首届中国辞书类一等奖
第二届中国出版政府奖图书奖

南京中医药大学 编著

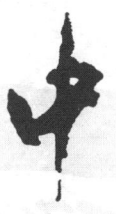
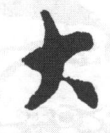
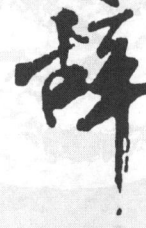
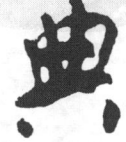

中药大辞典

第二版·下册

目 录

（九画以上）

九 画

春茸 chūn róng《四川中药志》

【异名】 水鹿茸《中国药用动物志》。

【基原】 为鹿科鹿属动物水鹿雄性尚未骨化的嫩角。

【原动物】 水鹿 *Cervus unicolor* Kerr 又名：黑鹿、春鹿、山马、山牛、水牛鹿、麋、哈那（藏名）《中国药用动物志》。

体形粗壮，雄性可达
200 kg 以上，体长约 2 m，
颈粗，具长而蓬松的鬣
毛；雄鹿有角，全角每支
三叉。体毛粗糙，多栗棕
色；颈鬣毛深棕色；体两
侧栗棕色，背部色浅，有
一条宽窄不等的深棕色
显黑色的带纹。尾毛长，
尾较粗大。鼠蹊及腋下
白色或浅黄色。

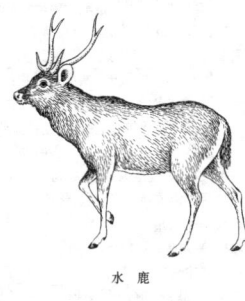
水 鹿

栖息于热带、亚热带山区的各类次生林、阔叶林、针叶林，而多以针阔混交林为主。机警善奔跑，性喜水，以植物为食。一般 4~5 龄角长全成三叉，春季换角，并长出新茸角，茸期约 2 个月。分布于江西、台湾、湖南、广东、海南、广西、四川、贵州、云南等地。水鹿为国家二级保护动物，资源渐少，禁止捕取。

【采收加工】 有锯茸、砍茸。参见"鹿茸"条。

【药材】 春茸 Cervi Umicolor Cornu Pantotrichum 产地参见"鹿茸"条。

性状 本品呈类圆柱形，茸体较细瘦，多为二岔，少为三岔。主板长 50~70 cm，从近磨盘处发出斜向上伸的单分枝，顶端细尖与主体之间成一锐角，磨盘直径 4~6 cm。主板较直，顶端弯曲，向上方伸出。第二分枝较短或仅呈一突起状并不伸出，毛茸稀而长粗，黑褐色或深灰褐色。茸体表面有纵棱筋及突起的疙瘩钉，习称"苦瓜棱"及"苦瓜丁"。老茸较特征更明显。横切面有细密蜂窝状小孔。茸上段切面淡黄色或灰黄色，中段以下色渐淡，并见骨质。气微腥，味咸。

【药性】《四川中药志》1960 年版："性温，味甘、成，无毒。入肝、肾、心三经。"

【功用主治】 补阳，益精血，壮筋骨。主治阳痿滑精，耳聋目眩，腰膝酸痛，崩漏带下。

1.《四川中药志》1960 年版："补血生精，壮骨，补肝益肾。治阳痿精消，崩漏带下，腰膝酸痛，目眩耳聋。春茸用于男子阳虚效好。"

2.《中国药用动物志》："壮元阳，补气血，益精髓，强筋骨。主治虚劳羸瘦，精神倦乏，眩晕、目暗，子宫虚冷、崩漏、带下。"

【用法用量】 内服：入丸、散，0.3~0.6 g。

【宜忌】《四川中药志》1960 年版："阴虚火旺大便结燥及尿血者禁用。"

春不见 chūn bù jiàn《陕西中草药》

【异名】 蕨萁《植物名实图考》，一朵云《陕西中草药》。

【基原】 为阴地蕨科蕨萁属植物蕨萁的根或全草。

【原植物】 蕨萁 *Botrypus virginianus* (L.) Holub [*Osmunda virginiana* L.；*Botrychium virginianum* (L.) Sw.] 又名：假阴地蕨《中国药用孢子植物》。

多年生蕨类植物，植株高 30~50 cm。具短而直立的根茎及簇生多数肉质粗糙不分枝的长根。总叶柄长 15~30 cm，草质而多汁，干后扁平，基部有长
2.5~3 cm 的棕色托叶状的
苞。叶二型：营养叶阔三角
形，长 12~18 cm，基部宽
20~30 cm，薄草质，三至四回
羽状分裂，一回羽片 6~8 对，
二回羽状或基部下方为三回
羽裂；二回羽片无柄，长圆状
披针形，深羽裂；末回裂片狭
长圆形，有长而粗的尖锯齿。
孢子叶自营养叶的基部生出，
柄长 14~18 cm。孢子囊穗直
立，复圆锥状，长 8~16 cm，宽
4~6 cm，成熟后高出于营养
叶之上，几无毛或略具疏长
毛；孢子囊无柄，成熟时横裂。

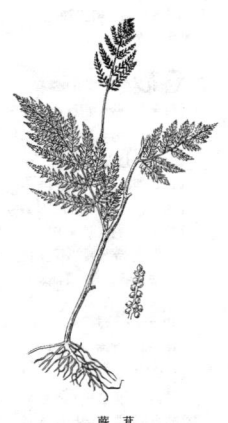
蕨 萁

生于海拔 1 600~3 200 m 的山谷林下阴湿处。分布于山西、陕西、浙江、湖北、四川、云南等地。

【采收加工】 5~6 月采挖，晒干或鲜用。

【药性】 甘、苦，微寒。

1.《陕西中草药》："味苦、涩，性凉。"

2.《秦岭巴山天然药物志》："甘、淡，微寒。"

【功用主治】 清热解毒，祛风定惊。主治肺痈，疮毒，蛇虫咬伤，小儿急惊风，瘰疬，风湿痹痛，跌打损伤。

1.《陕西中草药》："清热解毒，平肝散结。主治肺痈，结膜炎，劳伤，蛇咬伤，瘰疬。"

2.《全国中草药汇编》："消肿散结。主治跌打损伤。"

3.《秦岭巴山天然药物志》："清热解毒，消肿散结，补虚润肺，止咳化痰。主治肺热咳嗽，小儿惊风，目生云翳，淋巴结核，风湿性腰腿疼痛，虚弱。"

【用法用量】 内服：煎汤，6~9 g。外用：捣敷。

【选方】 1. 治肺热咳嗽 春不见 9 g。蒸鸡蛋吃或水煎服。《秦岭巴山天然药物志》

2. 治肺脓疡 假阴地蕨 30 g，金荞麦 15 g。煎服。《中国药用孢子植物》

3. 治小儿高热，手足抽搐 春不见、龙胆草各等量。研末，每次 3~6 g，温开水吞服。

4. 治目生云翳 春不见根、蝉蜕各等量。焙研为末，每次 3~6 g，温开水吞服。

5. 治淋巴结核 鲜春不见、夏枯草各 15 g。水煎代茶饮。

6. 治风湿腰腿疼 春不见 9 g，梁英（八棱麻）9 g。水煎服。（3~6 方出自《秦岭巴山天然药物志》）

春尖油 chūn jiān yóu《重庆草药》

【异名】 椿树油《万县中草药》。

【基原】 为楝科香椿属植物香椿树干流出的液汁。

【原植物】 参见"椿白皮"条。

【采收加工】 5～8月切割树干,流出液汁,晒干。

【药性】 辛,苦,温。

【功用主治】 润燥解毒,通窍。主治胸病,手足皲裂,疔疮。

【用法用量】 内服:烊化,6～9 g。外用:溶化捣敷。

【选方】 1. 治胸病 春尖油 9 g,混人乳蒸化服。《重庆草药》

2. 治手足皲裂 椿树油适量。加温溶化后敷伤处,再用敷料包扎。

3. 治疗毒 椿树油、大蒜各适量。捣烂外敷。(2、3方出自《万县中草药》)

3144 春砂花 ^{chūn shā huā} 《饮片新参》

【异名】 砂仁花《中国医学大词典》

【基原】 为姜科豆蔻属植物阳春砂的花朵及花序梗。

【原植物】 参见"砂仁"条。

【采收加工】 3～6月集花序,阴干。

【药性】 《中国医学大词典》:"辛,平,无毒。"

【功用主治】 1.《中国医学大词典》:"利肺快膈,调中和胃。"

2.《饮片新参》:"宽胸理气,化痰,治喘咳。"

【用法用量】 内服:煎汤,1.5～3 g;或入丸、散。

3145 珂 ^{kē} 《别录》

【异名】 马珂、马珂螺(徐表《异物志》),珬《通典》,马鹿贝《动物学大辞典》。

【基原】 为蛤蜊科蛤蜊属动物中国蛤蜊的壳。

【原动物】 中国蛤蜊 *Mactra chinensis* Philippi [*Mactra sulcataria* Deshayes] 又名:凹线蛤蜊《中国北部海产经济软体动物》,蛤蜊(俗称)。

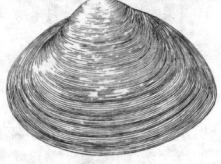

贝壳长椭圆形,质稍厚而厚,一般壳长 50 mm 左右,高约为长的3/4,宽约为长的1/2。壳顶在背缘中央稍靠前方,小月面及蜯面宽大,呈宽披针形。壳表黄绿色或黄褐色,生长线极显著,于壳顶处细致,在中部和腹缘上方

中国蛤蜊

形成同心环形的凹线。壳自壳顶至腹缘有深浅色调不同,宽窄不等的放射状色带。壳前缘圆;后缘稍尖,腹缘弧形。壳顶有时剥蚀状,略呈蓝白色。壳内面白色,后背缘和凹陷部分微带蓝紫色。韧带槽三角形,内韧带黄褐色,铰合部左壳主齿 1 枚,二叉状,前、后侧齿单片;右壳主齿 2 枚,前、后侧齿双片。外套痕明显,外套窦短,末端钝圆,向前略超过后闭壳肌痕。前闭壳肌痕小,卵圆形;后闭壳肌痕大,半圆形。水管短,愈合,末端具小触手。足部大。

生活于潮间带中、下区及浅海沙质海底,喜潮流通畅、盐度较高,较为清洁的沙质环境,埋栖深度 100～300 mm。繁殖季节长,通常于3～4月最盛,可延续至9月。我国主要分布于北方沿海,东南沿海亦有。

【采收加工】 冬、春季捕捞,捕得后,沸水烫,去肉取壳,晒干。

【成分】 本品含氨基酸:甘氨酸、丙氨酸。另含腺苷一磷酸、腺苷三磷酸、肌苷、次黄嘌呤(hypoxanthine)、甜菜碱(betaine)、肉毒碱(carnitine)、蛤蜊黄质(mactraxanthin)。

【药性】 《新修本草》:"味咸,平,无毒。"

【功用主治】 退翳明目。主治目赤、翳膜、胬肉、视物不明、眼部涩痛。

1.《新修本草》:"主目中翳,断血,生肌。"

2.《海药本草》:"《别录》云,消翳膜及筋弩肉,并刮点之。"

3.《纲目》:"去面黑。"

4.《中国动物药志》:"有消翳,生肌,止血的功能。治眼赤痛,远视不明,痒涩等病。"

【用法用量】 外用:研细粉点眼。

【选方】 治目生浮翳 马珂三分,白龙脑半钱,枯过白矾一分。研匀点之。《圣惠方》

3146 玳瑁 ^{dài mào} 《绍兴本草》

【异名】 瑇瑁《本草拾遗》,瑇蝐《桂海虞衡志》,瑇瑁甲《本草汇言》,明瑇瑁,文甲《药材学》。

【基原】 为海龟科玳瑁动物玳瑁的背甲。

【原动物】 玳瑁 *Eretmochelys imbricata*(Linnaeus) 又名:鹰嘴海龟《浙江动物志》,十三棱龟(俗称)。

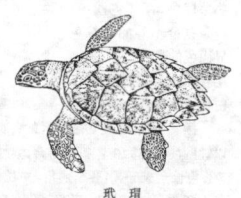

体长 60～170 cm。头部具对称的鳞片,前额鳞 2 对。鼻孔近于吻端,吻长而侧扁,上颌钩曲,嘴似鹦鹉,颌缘锯齿状。幼时背中的角板呈覆瓦状排列,随着年龄的增长而逐渐呈平铺状镶嵌排列。颈角板短宽,椎板为 5 块,中央有一明显的棱脊;肋角板左右各 4 块,第二块最大;缘角板每侧各 11 块,相邻第二对肋角板左的缘角板开始排列呈锯齿状;臀角板 2 块,其间有一缝隙。腹甲前缘有较小的喉角板;两侧自肱

玳瑁

角板、胸角板、腹角板、股角板至肛角板中间,均有 1 条隆起。在腹部中沟两侧形成两条明显的隆嵴,每侧甲桥处有 4 块下缘角板,在腋、胯区尚有数块小角板。四肢扁平呈桨状,覆被大鳞,前肢较大,具有 2 爪,后肢短小,仅具 1 爪。尾短小,不露于甲外。背甲棕红色或棕褐色,有光泽,缀有浅黄色小花纹,头及四肢呈棕色,腹部黄黑色有褐斑。

栖息于热带和亚热带海洋中。分布于江苏、浙江、福建、山东、广东、广西、台湾及海南西沙群岛等地。野生玳瑁为国家二级保护动物,禁止滥捕。

玳瑁的肉(玳瑁肉)亦供药用,另设专条。

【养殖】 生活习性 栖息于温、热带海洋中,性凶猛,以鱼、虾、蟹、软体动物及海藻类等食物为主。

繁殖技术 春季开始繁殖。产卵期,离水登陆,在沙滩上挖坑穴产卵其中,每次 130～250 枚不等,孵化期为 2 个月。

饲养管理 池养玳瑁水温以 20 ℃左右,天然海水或人工海水,将海水晶和精盐按 1:5 比例混合,加入经过 1 星期曝晒的自来水中配置成浓度为 3.3%的人工海水(盐度为 1.020),每季换水 1 次。

【采收加工】 将捕获的活玳瑁倒挂悬起,用沸醋浇之,使其背部鳞片剥落,去除残肉,洗净。

玳瑁甲 *Eretmochelydis Carapax* 主产于台湾、福建、广东、海南等地。

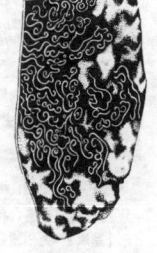

性状 本品呈长方形、菱形、三角形、多角形或近圆形板片状,长 8～24 cm,宽 8～17 cm,厚 1～3 mm,中间较厚,边缘薄似刀刃,有不整齐的锯齿状。外表面平滑而有光泽,半透明状,有暗褐色与乳黄色相间的不规则花纹,对着明亮中间有隆起的棱脊,斜切面显层纹;内表面有条纹形成云彩样纹理。质坚韧,不易折断,断面角质。气微,味淡。

鉴别 (1)本品醇浸出液,置紫外光

玳瑁(背甲)外形

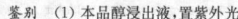

下观察，显淡蓝绿色荧光。

（2）取本品烧之，有羽毛焦臭，爆鸣声及闪光，不冒烟。

【成分】 玳瑁的背甲含角蛋白（keratin），其中含有赖氨酸、组氨酸等多种氨基酸；体脂含脂肪酸：月桂酸（lauric acid）、棕榈酸（palmitic acid）、肉豆蔻酸（myristic acid）、硬脂酸（stearic acid）、花生酸（arachidic acid）、山嵛酸（behenic acid），C_{14}、C_{16}、C_{18}、C_{20}、C_{22}、C_{24}不饱和酸等。

【药理】 对免疫功能的影响 玳瑁的乙醇提取液，在体外对鼻咽癌患者 T 调节细胞亚群的 T4 和 T8 阳性细胞，仅有微弱诱导作用。

【炮制】 1. 玳瑁 取原药材，刷净，用温水浸软，切成细丝，干燥或研成细粉。

2. 制玳瑁 取滑石粉置锅内，用文火炒热，加入净玳瑁丝，拌炒至表面微黄色，鼓起，取出，筛去滑石粉，放凉，碾成粉末。

饮片性状 玳瑁呈粉末或不规则的丝状。淡黄棕色或灰黄色，玳瑁丝一面光滑，一面有白色沟纹，对光照视可见紧密透明小点，质坚韧，不易折断，气微腥，味淡。制玳瑁形如玳瑁丝，鼓起，质脆。粉末呈淡黄色。

贮干燥容器内，置阴凉干燥处。

【药性】 甘、咸，寒。归心、肝经。

1. 《开宝本草》："寒，无毒。"

2. 《绍兴本草》："味咸，微寒。"

3. 《宝庆本草折衷》："平，寒。"

4. 《纲目》："甘，寒。"

5. 《本草汇言》："入手少阴、足厥阴经。"

6. 《本草求原》："入心、脾。"

【功用主治】 平肝定惊，清热解毒。主治热病高热，神昏谵语抽搐，小儿惊痫，眩晕，心烦失眠，痈肿疮毒。

1. 《食性本草》："疗心风邪，解烦热。"

2. 《日华子》："破癥结，消痈毒，止惊痫。"

3. 《开宝本草》："主解岭南百药毒。"

4. 《纲目》："解痘毒，镇心神，急惊客忤，伤寒热结，狂言。"

5. 《本草求原》："凉血解毒，行气血，利大小肠，解蛊毒、百药毒。预解痘毒及痘疮黑陷，迎风目泪。"

6. 《本草用法研究》："平肝镇惊，定心气，且入心、主血，有解毒、解热之功。"

【用法用量】 内服：煎汤，9～15 g；或磨汁；亦可入丸、散。外用：研末调涂。

【宜忌】 虚寒证无火毒者禁服。

1. 《本经逢原》："同犀角，解痘毒。"

2. 《本草汇言》："诸病虚寒无火毒者，勿用。"

3. 《本经逢原》："虚寒而陷者，勿用。"

【选方】 1. 治急风及中恶，不识人，面青，四肢逆冷 生玳瑁五两（捣罗为末），安息香五两（酒浸似糊，用绢滤去滓），朱砂二两（细研，水飞过），雄黄半两（细研），琥珀一两（细研），麝香一分（细研），龙脑一钱（细研）。上药都令匀，以安息香糊和丸，如鸡子大。用童子小便三合，生姜自然汁半合，相合暖过，不计时候，研下三丸。《圣惠方》玳瑁丸

2. 治中风不语，精神冒闷及中恶不语 瑇瑁（锉）、丹砂（研）、雄黄（研）、白芥子各半两，麝香（研）一分。上五味，捣罗为末，再同研匀，别以银石器酒煎安息香一分，和丸如绿豆大。每服十丸，温童子小便下，不拘时候服。《圣济总录》玳瑁丸

3. 治脓毒血病、血中毒、痈疽疔疮、疮疡 玳瑁 10 g，犀角 2 g，紫草根 10 g，水 500 ml，煎至 200 ml，每日 3 服。《现代实用中药》

4. 治痘疮黑陷，乃心热血凝也 生玳瑁、生犀角同磨汁一合。入猪心血少许，紫草汤五匙，和匀温服。《纲目》引《痘疹论》

5. 疗中蛊毒 生玳瑁以水磨如浓饮，服一盏即解。《产乳集验方》

6. 治初乳流泪，乃心肾虚热也 生瑇瑁、羚羊角各一两，石燕子一双。为末。每服一钱，薄荷汤下，日一服。《纲目》引《飞鸿集》

【各家论述】 1. 《本草衍义》："生者入药，盖性味全也，既人汤火中，即不堪用，为器物者是矣，与生、熟犀其义同。"

2. 《纲目》："瑇瑁，解毒清热之功同于犀角，古方不用，至宋时'至宝丹'始用之也。"

玳玳花 _{dài dài huā}《药材资料汇编》

【异名】 代代花《饮片新参》，枳壳花《草花谱》，酸橙花《药材学》。

【基原】 为芸香科柑橘属植物玳玳花的花蕾。

【原植物】 玳玳花 *Citrus aurantium* L. var. *amara* Engl.［*C. aurantium* cv. Daidai］又名：玳玳橘、玳玳圆、回青橙、回春橙。

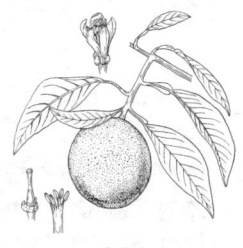
玳玳花

常绿灌木或小乔木，高 5～10 m。小枝细长，疏生短棘刺。叶互生，具柄；叶翼宽阔；叶片革质，椭圆形至卵状长圆形，长 5～10 cm，宽2.5～5 cm，先端渐尖，钝头，基部阔楔形，边缘具微波状齿，叶面有半透明油腺点。花单生或簇生于叶腋；花葶杯状，先端 5 裂，近卵圆形，有缘毛；花瓣通常 5，长圆形，白色；雄蕊约 25 个，花丝基部连合成数束；子房上位，扁球形，花柱圆柱形，柱头头状。柑果橙红色（留在树上至次年夏间又转为污绿色），近圆球形，径7～8 cm，有增大的宿存花萼；瓤囊约 10 瓣。种子椭圆形，先端微尖。花期 5 月，果熟期 12 月。

分布于我国南部各地，江苏、浙江、广东、贵州等地有栽培。

【采收加工】 立夏前后，选晴天上午露水干后，摘取含苞未开的花朵，用微火烘干。

【药材】 玳玳花 *Citri Aurantii Flos* 主产于江苏、浙江等地。

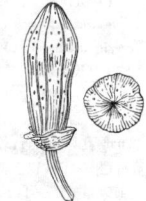
玳玳花（花蕾）外形

性状 花蕾略呈长卵圆形，先端稍膨大，长 1～1.5 cm，直径 6～8 mm，有梗。花萼灰绿色，皱缩不平，基部联合，裂片 5 片，有凹陷的小油点；花瓣 5 片，覆瓦状抱合，黄白色或浅黄棕色，表面有棕色油点和纵纹；雄蕊多数，黄色，花丝基部联合成数束；雌蕊棒状，子房倒卵形，暗绿色。体轻，质脆易碎。气香，味微苦。

鉴别 粉末特征：淡黄色。花粉粒众多，淡黄色，类球形，直径26～43 μm，具 4 个萌发孔，表面有网状雕纹。花粉囊内壁细胞壁呈肋条状增厚。草酸钙结晶多存在于薄壁细胞中，呈方形、菱形、棱尖、锐尖或钝尖，直径5～13 μm。非腺毛单细胞多破碎，有时可见 2～3 个分隔，直径 16～26 μm，壁厚约 6 μm。气孔可见，环式，副卫细胞 6 个。

品质标志 《中华人民共和国卫生部药品标准》1992 年规定：本品含挥发油不得少于 0.25%(ml/g)。

【药性】 辛、甘、微苦，平。

1. 《福建药物志》："辛、甘、微苦，平。"

2. 《浙江药用植物志》："微苦，甘，平。"

【功用主治】 理气宽胸，和胃止呕。主治胸中痞闷，脘腹胀痛，不思饮食，恶心呕吐。

1.《饮片新参》:"理气宽胸,开胃止呕。"

2.《福建药物志》:"理气宽胸,开胃解酒。主治食欲不振,食后胀闷,恶心呕吐,酒醉。"

3.《浙江药用植物志》:"疏肝利气,止痛。主治气郁不舒,胃脘作痛,脘腹胀满。"

【用法用量】 内服:煎汤,1.5～2.5 g;或泡茶。

【选方】 1. 治胸胀腹满 玳玳花适量,沸水冲泡代茶饮;或代代花、玫瑰花、厚朴花各3 g。水煎服。

2. 治胃脘作痛 代代花3 g,制香附、川楝子、白芍各9 g。水煎服。(1、2方出自《浙江药用植物志》)

3148 玳瑁肉 dài mào ròu 《食性本草》

【基原】 为海龟科玳瑁属动物玳瑁的肉。

【原动物】 参见"玳瑁"条。

【采收加工】 加工玳瑁时取肉。

【药性】 甘,平。

【功用主治】 祛风除痰,行气活血。主治咳嗽痰多,月经不调。

1.《食性本草》:"主诸风毒,行气血,去胸膈中风痰,镇心神,逐邪热,利大小肠,通妇人经脉。"

2.《中国药用海洋生物》:"祛痰,解毒,利肠。用于咳嗽痰多,月经不调等。"

【用法用量】 内服:适量,煎汤或煮食。

3149 珍珠 zhēn zhū 《本经逢原》

【异名】 真珠(《雷公炮炙论》),蚌珠(《南方志》),真珠子(《绍兴本草》),药珠(《宝庆本草折衷》),珠子(《儒门事亲》),濂珠(《增订伪药条辨》)。

【基原】 为珍珠贝科珠母贝属动物合浦珠母贝、珠母贝、大珠母贝或蚌科帆蚌属动物三角帆蚌、冠蚌属动物褶纹冠蚌、无齿蚌属动物背角无齿蚌等贝壳中外套膜受刺激形成的珍珠。

【原动物】 1. 合浦珠母贝Pinctada martensii (Dunker) [Pteria martensii (Dunker)] 又名:马氏珠母贝。

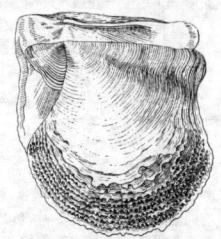

合浦珠母贝

贝壳为斜四方形,壳质较脆,壳长50～90 mm,宽18～32 mm,高与长相近,较大个体高可达100 mm以上。壳顶位于前方,两侧有耳,前耳较后耳稍小。两壳不等,右壳较平,左壳稍凸,右壳前下方有一明显的足丝凹陷。背缘平直;腹缘圆;后缘淡黄褐色,同心生长轮脉极细密,成片状脱落,壳中部常呈磨损状,近腹缘的排列紧密,延伸成小舌状,末端稍翘起,足丝孔大,足丝呈毛发状。壳内面中部珍珠层厚而发达,具极强的珍珠光泽。有的外套膜受刺激后,上皮组织急剧增殖,形成珍珠囊,且不断分泌珍珠质,才逐渐形成珍珠。壳内面边缘淡黄色,无珍珠层。铰合线直,有一突起主齿,沿铰合线下方有一长齿片。韧带紫褐色,前上擘肌痕明显,位于壳下方。闭壳肌痕大,近肾形,位于壳中央稍近后方。

栖息于风浪较为平静的海湾中,在泥沙、岩礁或石砾较多的海底,以足丝固着生活于岩礁或石块上,以潮流通畅、水质较肥的海区生长较好。从低潮线附近至水深10 m左右均有生长,通常在5 m的深处较多。以硅藻为主食,适宜生长温度在15～30 ℃之间,产卵期5～10月,生长速度较快,一般2年壳高即可达70 mm左右。分布于广东、广西沿海,尤以北部湾较为常见,广西合浦产量最高。

2. 珠母贝 P. margaritifera (Linnaeus) 又名:珍珠贝。

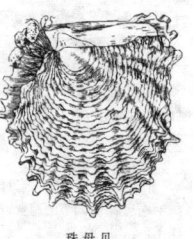

珠母贝

贝壳呈不规则圆形,壳质坚厚,一般壳长110～150 mm,大者可达200 mm左右,高与长近等,左壳稍凸略大于右壳,壳顶位于背缘前端并向前弯,右壳顶前方有一凹陷,为足丝出孔,右壳平不明显,壳表面棕褐色或绿褐色,壳顶光滑,暗绿色,其余部分被有同心形鳞片,鳞片延伸至壳的边缘呈棘状或锯齿状,中部鳞片常脱落,多数留有淡白色放射斑。壳内面珍珠层厚,有虹彩光泽,铰合线直,无齿,韧带强壮,紫褐色,前上擘肌痕较小,闭壳肌痕宽大,长圆形,略呈葫芦状,外套缘黑色,肛门膜具黑色素,肥厚宽大,顶端有一小突起。

栖息于潮间带低潮线附近,以足丝固着于岩礁缝隙或珊瑚礁内,且多固着于背风浪的岩石基部。分布于广东、海南、广西及西沙群岛等沿海。为育珠的良种之一。

3. 大珠母贝 P. maxima (Jameson) 又名:白蝶贝、珍珠贝。

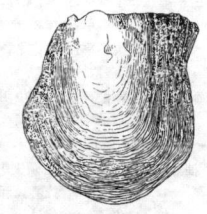

大珠母贝

贝壳近五边形,略圆,壳质坚实厚重,成体壳长超过200 mm,大者可达300 mm以上,重达4～5 kg,是珍珠贝中最大的一种,壳稍平,壳顶位于背缘前端,前耳大,无后耳。壳表面鳞片排列不规则,呈灰黄褐色,放射肋淡褐色,老贝壳体鳞片常脱落,显露珍珠层,放射肋不明显。壳内面具厚重的银白色珍珠层,边缘部黄褐色。铰合部后端稍黄褐色。韧带宽厚,脱落后有一凹痕。闭壳肌痕宽大,近肾形,痕面不平滑,有许多横纹。肛门膜舌形,末端宽圆。

多栖息于水深20 m左右的海区,在60 m的深处也能采到。分布于海南及西沙群岛,为热带亚热带种。大珠母贝为国家二级保护动物,不能随意采集。

4. 长耳珠母贝 P. chemnitzi (Philippi) 又名:解氏珠母贝。

贝壳近方形,壳长100 mm左右,个体比合浦珠母贝稍大,壳顶位于前方,无前耳,后耳较长,成翼状突起,右壳较平,左壳稍凸。壳表边缘鳞片层薄,成片状翘起。壳内面具银白色珍珠层,闭壳肌痕细长。

生境与分布同合浦珠母贝。

5. 三角帆蚌 Hyriopsis cumingii (Lea) 又名:大燕蛤蜊。

贝壳大而扁平,壳质坚硬,外形略呈三角形。左右两壳顶紧接在一起,后背缘长,并向上突起形成大的三角帆状巨翼,前背缘短小,呈尖角状。腹缘近直线,略呈弧形。壳面不平滑,壳顶部刻有粗大的肋脉。生长线同心环状排列,距离宽。贝壳内面平滑,珍珠层乳白色。

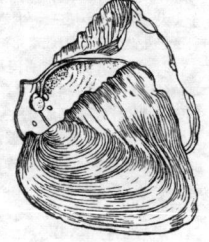

三角帆蚌

生活于淡水泥底稍带沙质的河湖中。分布于河北、江苏、安徽、浙江等地。

6. 褶纹冠蚌 Cristaria plicata (Leach) 又名:湖蚌、燕蛤蜊、大江贝、水壳。

贝壳较大,略呈不等边三角

形。前背缘冠突不明显，后部长高，后背缘向上斜出伸展成为大形的冠。壳的后背部自壳顶起向后有一系列的逐渐粗大的纵肋。腹缘长直直线。壳面深黄绿色至黑褐色，壳顶常受侵蚀而丢失表层颜色。珍珠层有光泽。

生活于江河、湖泊的泥底，行动迟缓。分布于全国各地。

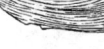
褶纹冠蚌

三、**背角无齿蚌** *Anodonta woodiana*(Lea) 又名：河蚌蜊、蛤蜊、河蚌。

贝壳外形呈有突的卵圆形，前端稍圆，后端呈斜切状，腹缘呈弧形。后背部有自壳顶射出的3条粗脉。壳面绿褐色。闭壳肌痕长椭圆形。壳内面珍珠层乳白色。

生活于江河湖泥底。分布于全国各地。

褶纹蚌、三角帆蚌或合浦珠母贝的贝壳(珍珠母)、褶纹冠蚌、三角帆蚌和背角无齿蚌等蚌类的肉(蚌肉)、体内分泌液(蚌泪)、贝壳制成的粉(蚌粉)亦供药用，另设专条。

【**养殖**】 生活习性 合浦珠母贝，生活于较为平静的海湾中，泥沙、岩礁或石砾较多的海底。蚌一般生活在江、河、湖泊、池沼、小溪等泥底、沙质或石砾之中。珍珠分天然珍珠和人工养殖珍珠两种。天然珍珠：当珍珠贝和蚌在水中生长时，在一定的刺激下，刺激点附近的外套膜上皮分泌珍珠质的外套膜上皮组织急剧裂殖，逐渐包围刺激源物，然后形成完整的珍珠囊，以刺激源为中心，内套膜不断分泌珍珠质，渐次一层层地包围，逐渐形成珍珠。在自然条件下的刺激为外界砂粒、寄生虫等，形成核珍珠。如动物本身外套膜上皮细胞因病态或其他外因刺激而离开原来的位置，进入组织中也可以形成珍珠囊而形成无核珍珠。

养殖技术 根据自然珍珠形成的原理，我国先后在海水、淡水中养珠获得成功。其养殖方法分植核法和植皮法两种。植核法：将蚌壳的珍珠层磨成小核，用专门的器械插入蚌的外套膜内，即可培养出核珍珠。植皮法：将外套膜小片植入另一蚌的外套膜内，可形成无核珍珠。一般宜选生活力旺盛，蚌体完整无残，健壮无病的蚌，接种好的吊养在饵料丰富、阳光充足、水流畅通、水深1m以上的水域内，2～3年可培育出1.5～2.0g的珍珠。

饲养管理 养蚌育珠水面不能同时种植水生植物。鱼蚌混养的池塘在夏季高温季节要经常冲水，保持水质新鲜有氧。刚放养的10日内，每隔2～3日检查1次，有死亡或有核的，以后每隔1星期检查1次或半个月检查1次，同时洗刷育珠蚌上的青苔及其他附着物。

【**采收加工**】 天然珍珠，全年可采，以12月为多，从海中捞取珠蚌，剖取珍珠，洗净即可。人工养殖的无核珍珠，在接种后2～3年采收的珍珠质量较佳。采收的适宜时间为秋末，因河蚌分泌珍珠质主要在4～11月。采收后可将珍珠置于饱和盐水中浸5～10分钟，洗去黏液，最后用清水洗净即可。

【**药材**】 珍珠 *Margarita* 海水珍珠主产广东、广西、台湾等地，淡水养殖珍珠主产黑龙江、江苏、安徽及上海等地。

性状 本品呈类球形、长圆形、卵圆形、棒形等，直径1.5～8mm。表面类白色、浅肉红色、浅黄色、浅蓝色等，半透明，光滑或微有凹凸，具特有的彩色光泽。质坚硬，破碎面显层纹。无臭、无味。

鉴别 (1)本品磨片在显微镜下观察，可见粗、细两种类型的同心层环纹。粗层纹较明显，连续成环，层间距离在60～500μm之间；细层纹，有些部位明显，多不甚明显，间距不足32μm。海水珍珠层厚0.1～8μm，淡水珍珠层厚0.015～3μm。磨片置暗视野微镜下观察，可见珍珠特有的彩虹般光彩环，又称珍珠虹光环。断面应全部具同心层纹。

粉末特征：类白色。不规则碎块，半透明，具彩虹样光泽，表面显颗粒性，由数至十数薄层重叠，片层结构排列紧密，可见致密的成层线条或极细密的微波状纹理。

(2)取本品粉末，加稀盐酸，即发生大量气泡，滤过，蘸于用盐酸湿润后的铂丝，在无色火焰中燃烧，火焰即显砖红色。

(3)本品横断面置荧光灯下观察，天然珍珠显浅蓝色荧光，养殖珍珠显亮黄绿色荧光，通常环周部分较明亮。

(4)将珍珠自60cm高处落下至玻璃板上，海产珍珠弹跳高度15～75cm，淡水珍珠弹跳高度为5～10cm。

(5)珍珠火烧后表面显黑色，有爆裂声，并可见层层剥落的银灰色小片。

【**成分**】 1. 合浦珠母贝 珍珠含16种无机元素，以碳酸钙为主，次为硅、钠、镁的化合物；其角蛋白中含16种氨基酸，以丙氨酸、甘氨酸含量较高，次为天冬氨酸、亮氨酸、精氨酸。还含有牛磺酸(taurine)，酸性多糖。

2. 珠母贝 珍珠主要含有碳酸钙，约92%，有机物占5%左右。无机元素有铝、铜、铁、镁、锰、锌、硅、钛等。还含有氨基酸：组氨酸、精氨酸、苏氨酸、丝氨酸等十多种。黄色珍珠色素有类胡萝卜素，贝壳硬蛋白(conchiolin)样蛋白，卟啉类(porphyrins)，铁等。紫色素含毛茛黄素(flavoxanthin)等。

3. 三角帆蚌 珍珠含有20种无机元素，含量最高的是钙，其次为钠，低的是铍。此外，还富有氨基酸，其中甘氨酸和丙氨酸含量较高，苏氨酸含量甚低。三角帆蚌的珍珠层粉的氨基酸种类与含量明显少于该珍珠本身。

4. 褶纹冠蚌 珍珠含有钙、钠、镁、锶、铁、锰等20种无机元素及碳酸根、草酸根等酸根阴离子。富有15种以上的氨基酸，其中以甘氨酸、丙氨酸的含量最高，次为天冬氨酸、丝氨酸和亮氨酸。

【**药理**】 1. 延缓衰老作用 以珍珠粉剂液浸泡的优质桑叶给家蚕食用，发现三角帆蚌珍珠粉使家蚕幼虫期显著缩短(5%浓度组缩短3.48%，10%组缩短1.26%)，同时使家蚕成虫期较大幅度地延长(5%组延长57.74%，10%组延长25.72%)，表明低浓度组效果更为显著。5%组珍珠粉延长家蚕总寿命2.33%。给小鼠饲含1%珍珠粉的配合颗粒饲料，使小鼠平均寿命延长21.6%。腹腔注射珍珠粉混悬液(200mg/kg)使心肌和脑组织的脂褐素含量明显降低。

2. 抗氧化作用 从三角帆蚌珍珠中提取的总卟啉成分(PFC)以及其组分对超氧阴离子的半数抑制发光率(IC_{50}，$\mu g/ml$)分别为PFC-170、PFC-A 140、PFC-B 124、PFC-C 151、PFC-D 706，表明PFC及其分离后的产物抑制自由基反应，清除体内超氧阴离子的作用。

3. 抗肿瘤作用 小鼠每日腹腔注射PFC 40mg/kg，连续9日，对小鼠肉瘤S_{180}有明显抑制作用，抑制率达34.8%；对Lewis肺癌也有较弱的抑制，但无统计学差异；对P_{388}/J淋巴性白血病小鼠可明显延长生存时间，并明显减轻动物肿瘤；在体外，PFC 50$\mu g/ml$和100$\mu g/ml$对P_{388}/J细胞的杀伤率分别为25.0%和24.8%。

4. 促进创面肉芽增生作用 选用健康雄性家兔，在其前肢背侧建立金黄色葡萄球菌开放感染创面，术后3日开始外敷珍珠粉。待两侧肉芽组织新鲜时，取肉芽组织标本做病理检查，镜下组织学观察发现：珍珠粉组新生的肉芽组织全部为新生毛细血管，其间填充大量纤维母细胞及少量胶原纤维，还有不同成熟阶段的浆细胞、巨噬细胞等。对照组与珍珠粉组相比较，新生的毛细血管和纤维母细胞数均显著不活跃，浆细胞及巨噬细胞数量较少。此外，珍珠粉组还可明显缩短创面长出新鲜肉芽组织的时间。

【**炮制**】 1. 珍珠粉 ①取原药材，除去杂质，洗净，晾干，捣碎，研成极细粉。②取净碎珍珠置乳钵内，加入适量水研细，再加多量水，搅拌，倾出混悬液，下沉部分再按上法反复操作数次，直至研尽，合并混悬液，静置后，分取沉淀，干燥，研散。

2. 豆腐制珍珠　取原药材，置布袋内，扎固，与豆腐同置锅内加适量水煮 2 小时，取出，洗净，干燥，研成粗粉，反复水浸淘洗，除去悬浮物至水清，再水飞成极细粉。每珍珠100 kg，用豆腐 80 kg。

3. 煅珍珠　取净珍珠，大小分开，置铁锅内，上面扣一碗，用中火加热，煅至爆炸声尽，取出，晾凉，水飞或研成极细粉。

饮片性状　珍珠粉为乳白色的极细粉，或以舌舔之不具沙性，臭微，味淡。豆腐制珍珠、煅珍珠，形同珍珠。

贮干燥容器内，密闭，置通风干燥处。

【药性】　甘、咸，寒。归心、肝经。

1.《别录》：“寒。”

2.《本事方》：“入肝经。”

3.《本草发挥》：“咸，寒。”

4.《纲目》：“咸、甘，寒。”

5.《雷公炮制药性解》：“入心经。”

6.《药性真》：“专人心、肝，兼入脾、胃。”

【功用主治】　安神定惊，清肝明目，解毒生肌。主治惊悸怔忡，心烦失眠，惊风癫痫，目赤翳障，口舌生疮，咽喉溃腐，疮疡久不收口。

1.《别录》：“治目肤翳。”

2.《药性论》：“治眼中翳障白膜，亦能坠痰。”

3.《海药本草》：“主明目，除面鼾，止泄。合知母疗热消渴，以左缠根治小儿麸豆疮入眼。”

4.《日华子》：“安心，明目，驻颜色。”

5.《开宝本草》：“主手足皮肤逆胪，镇心，绵裹塞耳主聋，敷面令人润泽好颜色，粉点目中主肤翳障膜。”

6.《绍兴本草》：“破毒，定心，利经络。”

7.《本草衍义》：“小儿惊热药中多用。”

8.《纲目》：“安魂魄，止遗精白浊，解痘疗毒，主难产，下死胎胞衣。”

9.《本草汇言》：“镇心、定志，安魂，解结毒，化恶疮，收内溃破烂。”

10.《本经逢原》：“煅灰入长肉药，及汤火伤，敷之。”

【用法用量】　内服：研末，每次 0.3～1 g，多入丸、散，不入汤剂。外用：研末干撒，点眼或吹喉。

【宜忌】　孕妇慎服。

1.《海药本草》：“真珠为药，须久研如粉面，方堪服饵。研之不细，伤人脏腑。”

2.《宝庆本草折衷》：“娠妇忌服。”

3.《本草经疏》：“病不由火热者勿用。”

4.《本草新编》：“疮毒若内毒未净，遽用真珠以生肌，转难收口。”

【选方】　1. 治大人惊悸怔忡，癫狂惊惚，神志不宁，魂魄散乱，及小儿气血虚弱，或急惊惊风，癫痫搐搦　真珠一钱（研极细末），茯苓、钩藤、半夏曲各一两，甘草、人参各六钱。同炒黄，研极细末。总和匀，炼蜜丸龙眼核大。每服一丸，生姜汤化下。（《本草汇言》）

2. 治肝经因虚，内受风邪，状若惊悸　真珠母（未钻真珠也，研如粉）三分，当归（去芦，薄切，焙干后称）、熟干地黄（酒洒，九蒸九曝，焙干）各一两半，人参（去芦）、酸枣仁（微炒，去皮，研）、柏子仁（研）各一两，犀角（镑为细末）、茯神（去木）、沉香、龙齿各半两。上为细末，炼蜜为丸，如梧子大，辰砂为衣。每服四五十丸，金、银、薄荷汤下，日午夜卧服。（《本事方》真珠丸）

3. 治小儿惊啼及夜啼不止　真珠末、伏龙肝、丹砂各一分，磨香一钱。同研为粉，炼蜜和丸，如绿豆大。候啼即温水下一丸。量大小，急急加减。（《圣济总录》真珠丸）

4. 治小儿中风，手足拘急　真珠末（水飞）一两，石膏末一钱。每服一钱，水七分，煎四分，温服，日三。（《圣惠方》）

5. 治风痰火毒，喉痹，及小儿痰搐惊风　珍珠三分，牛黄一分。上研极细，或吹或掺；小儿痰喘，以灯心调服二三分。（《医级》珠黄散）

6. 治口内诸疮　珍珠三钱，硼砂、青黛各一钱，冰片五分，黄连、人中白各二钱（煅过）。上为细末。凡口内诸疮皆可掺之。（《丹台玉案》珍宝散）

7. 治眼久积顽翳，盖覆瞳人　真珠一两，地榆三两（锉）。以水二大盏，同煮至水尽，取出真珠，以醋浸五日后，即用热水淘令无醋气，即研令极细。每以铜箸，取少许点翳上，以瘥为度。（《圣惠方》）

8. 治目中生肉，稍长欲满目，及生珠管　真珠、贝齿等分。上二味并研如粉，拌令和，以注肉上，日三四度。（《外台》引《肘后方》）

9. 治一切诸疮疖疮，穿筋溃络，烂肌损骨，破关通节，脓血淋漓，溃久不收之证　真珠一钱（研极细末），胞衣一具（烘熟，研极细末）。白蜡二两，猪脂油一两，火上共熔化，和入胞衣末，真珠末，调匀。先以猪蹄汤淋洗毒疮净，将蜡油疮药，轻轻敷上，再以铅粉麻油膏药贴之。（《本草汇言》油蜡膏）

10. 治下疳皮损肉烂，痛极难忍，及诸疮新肉已满，不能生皮，又汤泼火烧皮损肉烂，疼痛不止者　青缸花五分，珍珠一钱（研极细），真轻粉一两。上三味共研千转，细如飞面。凡下疳初起皮损，搽之；腐烂疼痛者，甘草汤洗净，猪脊髓调搽；如诸疮不生皮者，用此干掺。又以人凤蜕，亦可搽。汤泼火烧痛甚者，用玉红膏调搽之。（《外科正宗》珍珠散）

11. 治一切清洁疮面及烧伤、烫伤，上皮生长迟缓　珍珠（煅，研）4.5 g，当归子 1.5 g，琥珀末 15 g，滴乳香 30 g。共研极细粉末。薄撒患处。撒布后，很快结痂，切勿清除其痂皮，以防影响上皮生长。（《赵炳南临床经验集》珠香散）

12. 治幼孩遍体胎火胎毒，臀赤无皮，音哑鼻塞，或赤游丹毒　真珠三分，血珀五分，飞滑石八分。共为末，每服三分，乳汁调下。（《幼科心得集》猴疳化毒丹）

13. 治虚劳客泄　真珠六两（以牡蛎六两，用水同煮一日，去牡蛎，只取真珠用），捣细，水飞，候干，用蒸饼和，丸如梧桐子大。每服，食前以温酒下二十九。（《圣惠方》摄精珍珠丸）

【临床报道】　1. 治疗中老年高血压病　90 例患者，口服珍珠粉胶囊每次 0.5 g，每日 2 次，30 日 1 个疗程。1 个疗程后，降压总有效率为 75.6%，其中治前收缩压增高者 78 例，治后有效 22 例，无效 56 例；舒张压增高者 77 例，治后显效 42 例，有效 23 例，无效 11 例。症状总有效率为 78.1%。

2. 治疗老年性白内障　口服珍珠末每次 1 g，每日 3 次，2 星期为 1 个疗程，视力提高再服 2 星期，以后改为每次 1 g，每日 1 次维持半年。无效（视力 1 行或低于 1 行）30 只眼（30%），有效者（视力增加 2 行）42 只眼（42%），显效者（视力增加 3 行以上）28 只眼（28%），有效率 70%。

3. 治疗皮肤和软组织缺损　常规消毒伤口，把珍珠末均匀涂在创面上，厚度约 0.2 cm，最后用无菌纱布盖好胶布包扎固定。每 1～2 日换药 1 次，直至痊愈。共治 26 例，显效 17 例，有效 9 例，伤口全部愈合并脱痂。

4. 治疗 2 型糖尿病　对照组和观察组各 30 例，分别服用安慰剂和水溶珍珠粉胶囊，摄入量为 1.5 g/日，每日 3 次，连服 30 日，水溶珍珠粉对糖尿病主要临床症状有改善作用，观察组总有效率为 63.33%（对照组为 23.33%），能降低空腹血糖、餐后 2 小时血糖及尿糖（P<0.05），对血清胰岛素水平无影响。由此可见，水溶珍珠粉有近期降血糖作用。

【各家论述】　《宝庆本草折衷》：“诸方以真珠为镇心要药，而许云微又取为入肝之第一也。夫心主火，肝主木，火炎则暴拢，木病则枯槁。珠生于水，禀水之性，以水济火，则成既济之功，以木得水，则有相生之益。”

珍珠风 _{zhēn zhū fēng}
《《草木便方》》

【异名】 珍珠柳(《草木便方》)，鱼子、漆大白(《四川中药志》)，珠子树、爆竹树(《湖南药物志》)。

【基原】 为马鞭草科紫珠属植物紫珠的根、茎叶。

【原植物】 紫珠 Callicarpa bodinieri Lévl. 〔C. giraldiana Hesse var. subcanescens Rehd.〕 又名：珍珠枫、菊盘花、米筛子(《中国高等植物图鉴》)。

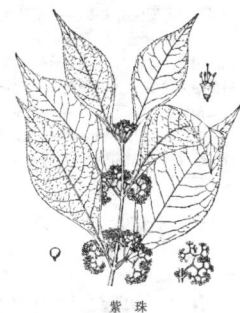

紫珠

灌木，高 1～2 m。小枝、叶柄和花序均被粗糠状星状毛。单叶对生；叶柄长 0.5～1 cm；叶片卵状长圆形至椭圆形，长 7～8 cm，宽 4～10 cm，先端长渐尖至短尖，基部楔形，边缘具细锯齿，表面有短柔毛，背面密被星状毛，两面均密生暗红色或红色细粒状腺点。聚伞花序宽 3～4.5 cm，4～5 次分歧，总花梗长约 1 cm，苞片线形，细小；花萼 4 裂，长约 1 mm，外被星状毛和暗红色腺点，萼齿钝三角形；花冠先端 4 裂，紫红色，长约 3 mm，被星状柔毛和暗红色腺点，雄蕊 4，长约 6 mm，花药椭圆形，药隔有暗红色腺点；子房有毛。果球形，熟时紫红色，径约 2 mm。花期 6～7 月，果期 8～11 月。

生于海拔 200～2 300 m 的林下、灌丛中或林缘。分布于西南及江苏、浙江、安徽、江西、湖北、湖南、广东、广西等地。

紫珠的果实(珍珠风子)亦供药用，另设专条。

【采收加工】 6～10 月采收，切片晒干或烘干。

【药性】 苦、微涩辛，平。

1.《草木便方》："辛，平。"

2.《湖南药物志》："微苦、涩，无毒。"

3.《四川中药志》1982 年版："苦、涩、凉。"

【功用主治】 散瘀止血，祛风除湿，解毒消肿。主治血瘀经痛，衄血，咯血，吐血，崩漏，尿血，风湿痹痛，跌打瘀肿，外伤出血，烫伤，丹毒。

1.《草木便方》："祛风胜湿，消积毒。治瘀血停滞，产后血气闷痛。"

2.《分类草药性》："治风湿麻木，筋骨疼痛，妇人红崩，白带，月经不调。"

3.《湖南药物志》："舒筋络，凉血止血，止痛消肿。"

【用法用量】 内服：煎汤，10～15 g；或浸酒。外用：捣敷，研末撒或调敷。

【附方】 1. 治鼻衄，咯血，咳血 珍珠风 30 g。水煎服。(《四川中药志》1982 年版)

2. 治胃出血 珍珠枫、仙鹤草、藕节各 15 g。水煎服。(《湖南药物志》)

3. 治血崩 珍珠风根 30 g。水煎服。(《万县中草药》)

4. 治尿血 珍珠风、石韦各 30 g。水煎服。(《四川中药志》1982 年版)

5. 治跌伤筋骨痛，肌肉红肿 珍珠枫全草捣烂，酒调，揉敷患处。(《湖南药物志》)

6. 治创伤出血 珍珠风以粉末撒患处。

7. 治疮肿，烧烫伤 珍珠风研粉，调菜油外敷。(6、7 方出自《四川中药志》1982 年版)

8. 治带状疱疹 珍珠风叶适量研末，麻油调搽；并用其茎叶

30 g 煎水，内服及外洗。(《万县中草药》)

珍珠母 _{zhēn zhū mǔ}
《《饮片新参》》

【异名】 珠牡、珠母(《本草图经》)，真珠母(《宝庆本草折衷》)，明珠母(《中药志》)。

【基原】 为蚌科冠蚌属动物褶纹冠蚌、帆蚌属动物三角帆蚌或珍珠贝科珠母贝属动物合浦珠母贝的贝壳。

【原动物】 参见"珍珠"条。

【采收加工】 全年均可采收。捞取贝壳后，除去肉质、泥土，放入碱水中煮，然后放入淡水中浸泡，取出，刮去外层黑皮，晒干或烘干。

【药材】 珍珠母 Margaritifera Concha 三角帆蚌主产于河北、安徽、江苏、浙江等地；褶纹冠蚌产于全国大部分地区；合浦母贝主产于广西合浦。

性状 三角帆蚌 完整的贝壳略呈不等边四方形。壳面生长轮呈同心环状排列。后背缘向上突起，形成大的三角形帆状后翼。壳内面外套膜明显；前闭壳肌痕呈卵圆形，后闭壳肌痕略呈三角形。左、右壳均具 2 枚拟主齿，左壳具 2 枚长条形侧齿，右壳具 1 枚长条形侧齿。质坚硬、气微腥，味淡。

褶纹冠蚌 完整的贝壳呈不等边三角形。后背缘向上伸展成大形的冠。壳内面外套痕明显；前闭壳肌痕大呈楔形，后闭壳肌痕呈不规则卵圆形，在后侧齿下方有与壳面相应的纵肋和凹沟。左、右壳均具 1 枚短而略粗的后侧齿及 1 枚细弱的前侧齿，均无拟主齿。

合浦珠母贝 完整贝壳呈斜四方形，后耳大，前耳小，背缘直、腹缘圆，生长线极细密，成片状。闭壳肌痕大，长圆形，具一突起的长形主齿。

鉴别 (1) 粉末特征：灰白色。珍珠层较大碎块灰白色、灰黄色或淡黄棕色，小碎块近无色。表面多不平整，呈明显的颗粒性，有的块片呈片层结构而较松散，易断裂，边缘具不规则锯齿状，小碎片几为单片。棱柱层碎块少见，淡黄色或灰黄色，断面呈棱柱状，断端大多平截，有的一端渐尖，有明显的横向条纹，少数条纹不明显；顶面观偶见，呈多角形或类方形。

(2) 取本品粉末，加稀盐酸，即发生大量气泡，滤过。滤液用铂丝蘸取，在无色火焰中燃烧，火焰即显砖红色(检查钙盐)。

(3) 取本品水溶液，加草酸铵试液，即发生白色沉淀；分离所得沉淀不溶于醋酸，但溶于盐酸(检查钙盐)。

【成分】 1. 合浦珠母贝 贝壳主含碳酸钙 92% 以上，有机物 5%，其中以角壳蛋白为主。尚含铝、铜、铁、镁、钠、锌、锰、钡、硫、氯、钾、硅等无机元素。珍珠母珍珠层碳酸钙 0.35%，其中壳硬蛋白(conchiolin)由苏氨酸、甘氨酸、脯氨酸、天冬氨酸等 17 种氨基酸组成。还含牛磺酸、鸟氨酸、丝氨酸磷酸酯。

珍珠层粉中的无机元素有钙、钠、钾、镁、硅等 16 种。

贝壳棱柱层含氨基酸以甘氨酸、亮氨酸、丝氨酸、组氨酸为主。

珠母层含氨基酸以丙氨酸、甘氨酸、缬氨酸、天冬氨酸为主。又含磷酸乙醇胺(phosphorylethanolamine)，半乳糖基羟基酰胺。

2. 珍珠母 贝壳主要成分为壳硬蛋白和碳酸钙。碳酸钙的含量为 92% 左右，有机物占 5% 左右，含铝、铜、铁、镁、锰、钠、锌、硅、钛等无机元素；组氨酸、精氨酸、苏氨酸、丝氨酸、谷氨酸、甘氨酸、丙氨酸等 14 种氨基酸。

棱柱层水解液中含丝氨酸和甘氨酸等。

珍珠层贝壳硬蛋白和其他蛋白质，另含卟啉(porphyrin)。

【药理】 1. 对实验性白内障的作用 3 周龄 SD 大鼠，以含 50% 半乳糖饲料喂养，形成白内障，水晶体重量较正常者增加。当模造型的同时，双眼同时滴入合浦珠母贝浓盐酸水解制成的珍珠层粉滴眼液，每日 5～6 次，在裂隙灯显微镜下观察，可见对照组水晶体空泡期平均从第四日延迟到第八日出现，延迟 4 日，核心混

浊则从第十五日延迟至第二十四日,水晶体重量也比对照组减轻,能非常显著地延迟大鼠白内障形成。采用 D-半乳糖胺腹腔和球后注射诱发大鼠和豚鼠白内障,于 14 日内每日用珍珠粉滴眼液 3 次;对初期半乳糖性白内障有明显疗效。

2. 抗溃疡作用　乙酸型胃溃疡大鼠灌服珍珠层粉注射液 2.5 g/kg,每日 2 次,连续 14 日,能显著促进溃疡面愈合;如一次灌服 5 g/kg,能显著减少幽门结扎大鼠 5 小时胃液排出量,并减少总酸排出量。

3. 抗氧化作用　冠心病患者,每日服珍珠层粉 9 g,共服 1 个月,可使血清过氧化脂质明显降低,但对血清总胆固醇、三酰甘油和高密度脂蛋白胆固醇则无明显影响。

毒性　三角帆蚌、褶纹冠蚌或背角无齿蚌制成的珍珠层粉水溶液给大鼠灌服,LD_{50} 大于 21.5 g/kg,经去毛后皮肤外用,LD_{50} 大于 31.6 g/kg,观察 1 星期,未见明显中毒症状。将珍珠层粉均匀混于饲料连续喂养 2 个月,478×10^{-6} 组和 $1\,434 \times 10^{-6}$ 组对体重增长未见影响,43×10^{-4} 组大鼠体重明显减轻,该组血红蛋白也明显降低,血尿素氮则明显升高,其他未见明显异常,重要脏器病理切片未见异常。

【炮制】　1. 珍珠母　取原药材,除去杂质及灰屑,打碎。

2. 煅珍珠母　取净珍珠母置适宜容器内,用武火加热,煅至酥脆,取出放凉,打碎。

3. 珍珠层粉　取净珍珠母用砂轮磨去外、中层,保留内层(珍珠层),浸入 50×10^{-6} 的高锰酸钾中消毒 30 分钟,再用清水洗净,粉碎,过 130 目筛,水飞,烘干,再粉碎,过 200 目筛后干燥即可。

饮片性状　珍珠母呈不规则鳞片状,大小不一。外表面乳白色或银灰色,有光泽,可剥离,质硬而重,微臭,味淡。煅珍珠母形如珍珠母,青灰色,质酥脆易碎,无臭,味微咸。珍珠层粉为白色的微细粉末,入口有化感,无味。

贮干燥容器内,置于燥处,防尘。

【药性】　甘、咸,寒。归肝、心经。

1.《中国医学大辞典》:"甘、咸,冷,无毒。入心、肝两经。"

2.《饮片新参》:"咸、平,凉。微腥。"

【功用主治】　平肝潜阳,安神定惊,清肝明目。主治头痛眩晕,心悸失眠,癫狂惊痫,肝热目赤,翳膜遮睛。

1.《中国医学大辞典》:"滋肝阴,清肝火。治癫狂惊痫,头眩,耳鸣,心跳,胸膈膀胀,妇女血热血崩,小儿惊搐发痉。"

2.《饮片新参》:"平肝潜阳,安神魄,定惊痫,消热痰、眼翳。"

3.《吉林中草药》:"止血。治吐血、衄血,崩漏。"

【用法用量】　内服:煎汤,10~30 g;打碎先煎;或研末,每次 1.5~3 g;或入丸、散。

【宜忌】　脾胃虚寒者慎服。

【选方】　1. 治肝阳上升,头晕头痛,眼花耳鸣,面颊燥热　珍珠母 15~30 g,制女贞、旱莲草各 9 g。水煎服。(《常用中草药图谱》)

2. 治身无他苦,饮食如常,惟независ夜不寐,间日轻重,如发疟然,起伏而又延久不愈,左关独弦数,余部平和　真珠母八钱,龙齿二钱,柴胡一钱(醋炒),薄荷一钱,生地六钱,归身二钱,白芍一钱五分(酒炒),丹参、柏子仁、夜合花各二钱,沉香五分,红枣十枚,夜交藤四钱(切)。煎服。(《医醇賸义》)甲乙归藏汤》

3. 治羊痫风　珍珠母 6 g,生代赭石 9 g。研末,每日 2 次,每次 3 g,开水送服。(《广西药用动物》)

4. 治内眼疾患(晶体混浊,视神经萎缩)　珍珠母 60 g,苍术 24 g,人参 3 g。水煎,每日 2 次。(《吉林中草药》)

【临床报道】　1. 治疗角膜白斑　取珍珠层粉 20 g,医用眼膏基质 80 g,制成珍珠层粉眼膏。每次用绿豆大小涂于患者结膜囊内,涂后立即给予湿热敷或蒸汽熏浴 30 分钟,每日 2 次;同时口服珍珠层粉每次 1.5 g,每日 3 次,4 星期为 1 个疗程。治疗 28 例

32 只眼,痊愈 3 只眼。特效 5 只眼,显效 6 只眼,微效 7 只眼,无效 11 只眼,总有效率 65.62%。据观察,外伤性角膜白斑效果较好,炎症性次之,营养不良性最差,其有效率分别为 100%、61.11% 和 42.86%。

2. 治疗小儿智能发育不全　用珍珠层粉(要用未经火煅或碱水煮过,而用水磨成粉的)制成片剂(每片含珍珠层粉 0.25 g)。每岁服 1~2 片,每日 3 次,每日最高量不超过 16 片,3 个月为 1 个疗程,连服 3~4 个疗程。观察 175 例和 50 例,有效率分别为 80% 和 92%。服药期间有食欲不振、便秘等副作用。胃酸缺乏者慎用。

3. 治疗褥疮　治疗组 40 例,先用生理盐水清洗局部,彻底清创后撒珍珠层粉,然后覆盖无菌纱布,每日换药 2 次。注意疮面避免受压,帮助患者定时更换体位。对照组 40 例,采用常规庆大霉素换药,并用红外线烤灯照射患处 20 分钟,每日 2 次。两组均治疗 1 星期为 1 个疗程。治疗组 3 星期内褥疮愈合有 38 例,而对照组仅 13 例,两者比较有显著性差异($P < 0.05$)。

珍珠伞 zhēn zhū sǎn (《云南中草药》)

【异名】　紫绿果根、小罗伞、天青地红(《云南中草药》),紫背绿(《新华本草纲要》)。

【基原】　为紫金牛科紫金牛属植物珍珠伞的全株。

【原植物】　珍珠伞 Ardisia maculosa Mez [A. patens Mez] 又名:多斑紫金牛。

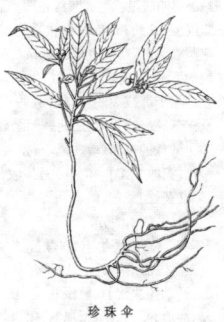
珍珠伞

灌木,高 1~2 m。除侧生特殊花枝外,无分枝。叶互生;叶柄长 1~1.5 cm;叶片坚纸质,椭圆形或长圆状披针形,长 10~18 cm,宽 3~6 cm,先端渐尖或近尾状渐尖,基部楔形,几全缘或具浅圆齿,其边缘腺点,背面有时被疏鳞片上,复亚伞形聚伞花序,着生于侧生特殊花枝顶端,花枝全部有叶;花梗长 1~2 m,被微柔毛;萼片卵形或长圆状卵形,先端急尖或近圆形,具疏腺点;花瓣粉红色,卵形,长 5~6 mm,先端急尖,无腺点或腺点极不明显;雄蕊比花瓣略短,花药披针形,雄蕊与花瓣近等长。果球形,直径 7~9 mm,红色或带黑色,无腺点或腺点不明显。花期 5~6 月,果期 12 月至翌年 3 月。

生于海拔 1 200~1 900 m 的沟谷林下潮湿处。分布于云南。

【采收加工】　7~10 月采收,鲜用或切片晒干。

【药性】　辛、苦,微温。

《云南中草药》:"麻、苦,温。"

【功用主治】　活血止痛,清利咽喉。主治跌打损伤,骨折,风湿痹痛,白喉,咽喉肿痛,胃溃疡。

1.《云南中草药》:"舒筋活络,强筋壮骨,清利咽喉。"

2.《全国中草药汇编》:"理气止痛,舒筋活络,清利咽喉。外用治骨折,跌打损伤。内服治咽喉肿痛,胃痛,急性肠炎,风湿关节痛。"

【用法用量】　内服:煎汤,9~45 g;或泡酒。外用:捣敷。

【选方】　1. 治开放性骨折　鲜珍珠伞捣细炒热,与热鸡血拌匀敷患处,每日换药 1 次。

2. 治白喉　珍珠伞 0.9 g,研粉,吹喉。

3. 治胃溃疡　每晚用珍珠伞 0.3~0.6 g,生嚼吃。(1~3 方出自《云南中草药》)

3153 珍珠莲 zhēn zhū lián
《天目山药用植物志》

【基原】 为桑科榕属植物珍珠莲的根、藤。

【原植物】 珍珠莲 *Ficus sarmentosa* Buch.-Ham. ex J. E. Smith var. *henryi* (King ex Oliv.) Corner [*F. henryi* King ex Oliv.] 又名：珍珠榕《贵州植物志》、冰粉树《全国中草药汇编》、大风藤《福建植物志》。

常绿攀缘状灌木。幼枝密被褐色柔毛，后变无毛。叶互生；叶柄长1～3.5 cm；叶片近革质，卵形或椭圆状卵形，长6～12 cm，宽2.5～3.6 cm，先端渐尖或尾状急尖，基部圆形或楔形，全缘或略带微波状，上面深绿色，有光泽，无毛，下面浅绿色，密被褐色柔毛；基生脉3出，侧脉6～8对，网脉在背面隆起成蜂窝状。隐头花序，花序托单生或成对着生于叶腋，圆球形或近圆形，直径1.2～2 cm，顶部中央有脐状突起，基部有苞片3枚，宽三角形；雄花、瘿花着生于同一花序托的内壁，雌花生于另一花序托内壁。瘦果小。花期4～5月，果期8～10月。

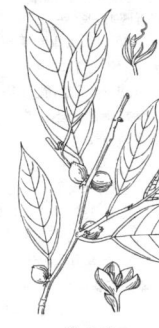
珍珠莲

生于低山疏林或山麓、山谷及溪边树丛中。分布于华东、中南和西南各地。

【采收加工】 全年均可采收，切片，鲜用或晒干。

【药性】 微辛，性平。

1.《全国中草药汇编》："辛，温。"

2.《福建药物志》："微辛，平。"

【功用主治】 祛风除湿，消肿止痛，解毒杀虫。主治风湿关节痛，脱臼，乳痈，疮疖，癣症。

1.《全国中草药汇编》："祛风除湿，消肿解毒，杀虫。主治风湿性关节炎，乳腺炎，疮疖，癣。"

2.《福建药物志》："行气消肿。主治脱臼。"

【用法用量】 内服：煎汤，30～60 g。外用：捣敷；或和米汤磨汁涂。

【选方】 1. 治慢性关节痛风 （珍珠莲）藤或根、钻地风根、毛竹根各60～90 g，白牛膝30～120 g，丹参30～60 g。水煎，冲黄酒，早、晚空腹服。

2. 治乳痈 （珍珠莲）鲜根30～60 g。煎服。(1、2方出自《天目山药用植物志》)

3. 治疮疖，癣 （珍珠莲）鲜根适量，加米汤磨汁。外敷患处。（《浙江药用植物志》）

3154 珍珠菜 zhēn zhū cài
《南京民间药草》

【异名】 扯根菜、矮桃《植物名实图考》，狗尾巴草《南京民间药草》，山高梁、山地梅、山酸溜秆、黄参草、大红袍、山马尾《贵州民间方药集》，通筋草、白花蓼草《浙江中医杂志》1958,(12):31]，蓼子草《贵阳民间药草》，红根草《浙江中药资源名录》，狼尾草《江苏药材志》，野荷子、荷树草、金鸡土下黄、红头绳、水荷子、矮脚荷、赤脚草《江西草药》，红丝毛、高脚酸味草、大酸米草、酸罐罐草《陕西中草药》，狼尾巴花《宁夏中草药手册》，阉鸡尾《云南中草药选》。

【基原】 为报春花科珍珠菜属植物虎尾珍珠菜的根或全草。

【原植物】 虎尾珍珠菜 *Lysimachia clethroides* Duby

多年生草本，高40～100 cm。全株多少被黄褐色卷曲柔毛。根茎横走，淡红色；茎直立，单一，圆柱形，基部带红色，不分枝。单叶互生；具2～10 mm的柄；叶卵状椭圆形或阔披针形，长6～

14 cm，宽2～5 cm，先端渐尖，基部渐狭，边缘稍背卷，两面疏生毛和黑色腺点。总状花序顶生；盛花期长约6 cm，花密集，常转向一侧，后渐伸长，果时长20～40 cm；花梗长4～6 mm；苞片线状钻形；花萼5裂，裂片狭卵形，长2.5～3 mm，先端圆钝，周边膜质，有腺状缘毛；花冠白色，长5～6 mm，5裂片，基部合生，裂片狭长圆形，先端钝；雄蕊内藏，5数，花丝基部连合并贴生于花冠基部，被腺毛，花药长圆形；子房卵珠形，花柱稍短于雄蕊。蒴果近球形，直径2.5～3 mm。花期5～7月，果期7～10月。

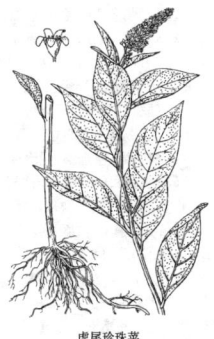
虎尾珍珠菜

生于山坡、路旁、溪边草丛中等湿润处。分布于我国东北、华北、华东及陕西等地。

【采收加工】 7～10月采收，鲜用或晒干。

【成分】 虎尾珍珠菜含黄酮：紫云英苷(astragalin)、异槲皮苷(isoquercitrin)、山柰酚-3-*O*-芸香糖苷(kaempferol-3-*O*-rutino-side)、山柰酚-3-*O*-(2,6-二-*O*-吡喃鼠李糖基)吡喃葡萄糖苷[kaempferol-3-*O*-(2, 6-di-*O*-rhamnopyranosyl) glucopyranoside]、3-*O*-甲基槲皮素-7-*O*-[α-L-吡喃鼠李糖和(1→2)吡喃葡萄糖苷]{3-*O*-methylquercetin-7-*O*-[α-L-rhamnopyranosyl and (1→2)glucopyr-anoside]}、槲皮素-3-*O*-β-*D*-吡喃葡萄糖苷(quercetin-3-*O*-β-*D*-glu-copyranoside)等多个山柰酚、槲皮素为苷元的糖苷，左旋表儿茶素(epicatechin)。

根含多种皂苷，苷元是报春花皂苷元(primulagenin)A和二氢药用樱草皂苷元(dihydroprivrogenin)A。

种子含脂肪油32.24%。

【药理】 1. 抗肿瘤作用 从珍珠菜全草中得到珍珠菜黄酮苷，273 mg/kg连续腹腔注射7日，对大鼠 W_{256} 肝癌的抑制率为45.2%；625 mg/kg剂量，连续注射10日左右，对小鼠肿瘤 $L1$-皮下型、小鼠肉瘤 S_{180}、小鼠宫颈癌 U_{14}、肝癌腹水型(HAC)转实体(HSC)、艾氏腹水型(EAC)转实体(ESC)的抑制率分别为58.3%、51.9%、49.6%、46.7%、48.78%，对小鼠网状细胞肉瘤腹水型(ARS)生命延长率达63.6%，作用均极显著；珍珠菜黄酮苷对ARS瘤细胞有显著破坏作用，并对瘤细胞有丝分裂有明显抑制作用。珍珠菜黄酮苷对小鼠 L_{615} 白血病有较明显抑制作用，以500 mg/kg剂量组抑制作用最显著，生命延长率为260.7%，3/6小鼠长期存活。长期存活小鼠肝脏病理形态观察比起空白模型组白血病细胞浸润轻微，肝脾结构尚存在，说明本品似有破坏白血病细胞作用。2. 抗菌作用 全草50%煎剂，用平板小沟法，对金黄色葡萄球菌有抑制作用。

毒性 小鼠一次腹腔注射珍珠菜黄酮苷，观察6日，以简化卡氏法测得 LD_{50} 为1450 mg/kg。动物死亡在6小时内。死亡者，脏器呈血管扩张，瘀血肿胀，血管内凝血。未死者于第六日处死，唯见肝细胞空泡状或气球状变性明显，肝窦消失。

【药性】 苦，辛，平。

1.《江西草药》："性平，味辛、微涩。"

2.《云南中草药》："酸、涩，平。"

3.《宁夏中草药手册》："苦，凉。"

【功用主治】 清热利湿，活血散瘀，解毒消痈。主治水肿，热淋，黄疸，痢疾，风湿热痹痛，带下，经闭，跌打，骨折，外伤出血，乳痈，疔疮，蛇咬伤。

1.《植物名实图考》:"散血。"

2.《贵阳民间药草》:"行血调经。外洗消肿。"

3.《云南中草药》:"活血,祛风湿。治骨折,风湿,死胎不下,崩漏,白带,黄疸型肝炎,支气管炎,乳痈。"

4.《陕西中草药》:"清热凉血,调经,解毒。主治小儿发热,月经不调,痛经,淋症,红线疔(急性淋巴管炎),疯狗咬伤。"

5.《广西本草选编》:"治急性肾炎,小便不利。"

6.《贵州民间方药集》:"利水,通经,祛痰,止痛,止血。治水肿,咳喘,腰痛,劳伤,跌打,经闭,血崩,刀伤出血等。"

【用法用量】 内服:煎汤,15~30 g;或泡酒;或鲜品捣汁。外用:煎水洗;或鲜品捣敷。

【选方】 1. 治水肿胀满　狼尾巴花 15 g,玉米须 30 g。水煎服。(《宁夏中草药手册》)

2. 治尿路感染　珍珠菜、萹蓄各 15 g,车前草 30 g。煎服。(《安徽中草药》)

3. 治黄疸型肝炎　狼尾巴花、茵陈各 15 g,柴胡 9 g。水煎服。(《宁夏中草药手册》)

4. 治痢疾　狼尾巴花 12 g,黄柏 9 g。水煎服。(《宁夏中草药手册》)

5. 治白带　珍珠菜、平地木各 15 g,椿根白皮 9 g。煎服。(《安徽中草药》)

6. 治经闭　珍珠菜鲜根 30 g,茜草 15 g。水煎,黄酒、红糖冲服。(江西《草药手册》)

7. 治月经过多　珍珠菜、金樱子根各 30 g,棕榈根 15 g。水煎服,每日 1 剂。(江西《草药手册》)

8. 治跌打损伤　鲜珍珠菜、五爪龙等量。捣烂,敷伤处。(《湖北中草药志》)

9. 治跌打损伤,风湿性关节炎　阉鸡尾根 60 g,泡酒 500 ml,5~7 日后可服,每次 5~10 ml,每日 2 次。(《云南中草药选》)

10. 治乳痈　珍珠菜根 15 g,葱白 7 个。酒水各半煎服。(《江西草药》)

11. 治咽喉肿痛　珍珠菜、连翘各 9 g,薄荷 4.5 g(后下)。煎服。(《安徽中草药》)

12. 治流火肿毒　珍珠菜根 15~30 g,金银花藤 30 g。煎水冲黄酒、红糖服,渣外敷。或加用蛇根草 15 g,服法同前。(江西《草药手册》)

13. 治蛇咬伤　狼尾巴草 1 棵,打烂混酒调和涂伤口处。(《江苏药材志》)

14. 治口鼻出血　珍珠菜鲜根 30 g,茜草 15 g。水煎服。(《湖南药物志》)

15. 治小儿疳积　珍珠菜根 18 g,鸡蛋 1 个。水煎,服汤食蛋。(《江西草药》)

3155 珍珠梅 zhēn zhū méi (《东北常用中草药手册》)

【异名】 山高粱、八木条(《东北常用中草药手册》),珍珠杆、花儿杆(《宁夏中草药手册》)。

【基原】 为蔷薇科珍珠梅属植物高丛珍珠梅、珍珠梅、星毛珍珠梅的茎皮或果穗。

【原植物】 1. 高丛珍珠梅 *Sorbaria arborea* Schneid.　又名:野生珍珠梅(《经济植物手册》)。

落叶灌木,高达6 m。枝条开展;小枝圆柱形,稍有棱角,幼时黄绿色,微被星状毛或柔毛,老时暗红褐色,无毛。冬芽卵形或近长圆形,紫褐色,外被绒毛。羽状复叶;小叶片 13~17 枚,连叶柄长 20~32 cm;托叶三角卵形,长 8~10 mm;小叶片对生,相距 2.5~3.5 cm,披针形至长圆披针形,长4~9 cm,宽 1~3 cm,先端渐尖,基部宽楔形或圆形,边缘有重锯齿,上下两面无毛或下面微具星状绒毛,羽状网脉,侧脉 20~25 对。顶生大型圆锥花序,分枝开展,直径 15~25 cm,长 20~30 cm;花梗长 2~3 mm,总花梗与花梗微具星状柔毛;苞片线状披针形,长 4~5 mm;花白色,直径 6~7 mm;萼筒浅钟状,萼片长圆形,花瓣近圆形,长 3~4 mm;雄蕊 20~30,着生在花盘边缘,约长于花瓣 1.5 倍;心皮 5;无毛,花柱长不及雄蕊的一半。蓇葖果圆柱形,无毛,长约 3 mm,萼片宿存,反折,果梗弯曲,果实下垂。花期 6~7 月,果期 9~10 月。

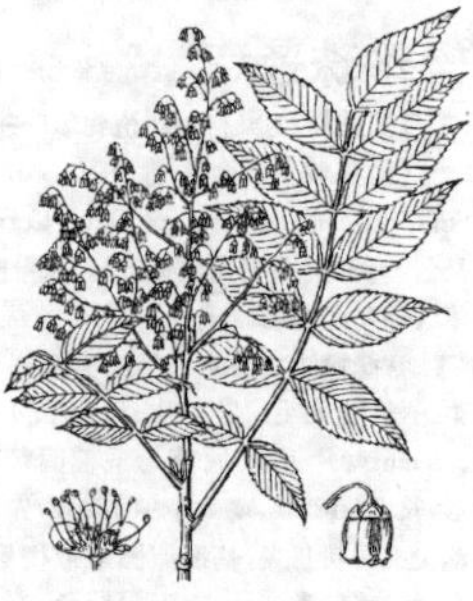

高丛珍珠梅

生于海拔 2 500~3 500 m 的山坡林边、山溪沟边。分布于陕西、甘肃、新疆、江西、湖北、四川、贵州、云南、西藏等地。

2. 珍珠梅 *S. sorbifolia*(L.) A. Br.　又名:华楸珍珠梅(《东北木本植物图志》),东北珍珠梅(《中国高等植物图鉴》)。

本种与高丛珍珠梅不同之处是,高达 2 m。小枝稍屈曲。羽状复叶连叶柄长13~23 cm,宽 10~13 cm;小叶片相距 2~2.5 cm,披针形至卵状披针形,长 5~7 cm,宽 1.8~2.5 cm,侧脉 12~16 对。顶生大型密集圆锥花序,分枝近于直立,长10~20 cm,直径 5~12 cm;苞片长 5~10 mm;花直径 10~12 mm,花瓣长 5~7 mm,雄蕊 40~50。果梗直立。

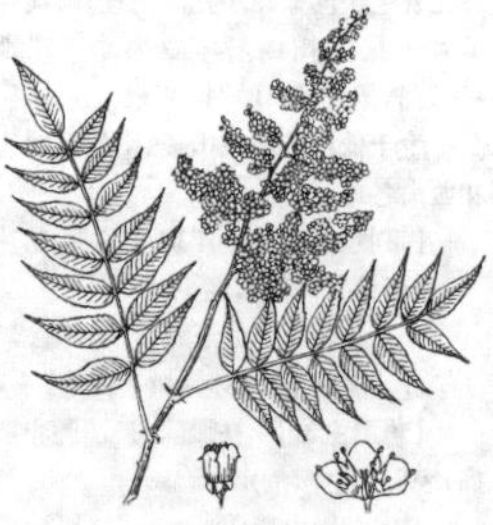

珍珠梅

生于海拔 250~1 500 m 的山坡疏林中。分布于黑龙江、吉林、辽宁、内蒙古等地。

3. 星毛珍珠梅 *S. sorbifolia*(L.) A. Br. var. *stellipila* Maxim.

本变种花序及叶轴密被星状毛,叶背具疏生星状毛,果实具疏生短柔毛。

分布于吉林、黑龙江。

【栽培】 生物学特性　喜光耐阴,抗寒耐旱,对土壤要求不严,一般土壤均可栽培,但宜选择排水良好、肥沃、湿润的砂质壤土栽培。

繁殖方法　分株繁殖和扦插繁殖法。分株法:于早春萌芽前或晚秋落叶后,将母株根部丛生的萌蘖苗挖出,剪掉顶端,每个枝条留 2~3 个芽,每 2~3 枝为 1 丛,按行株距60 cm×50 cm 开穴定植,覆土后浇 1 次透水。扦插法:于3~4 月进行硬枝扦插,插活培育 1 年后,同上法定植。

田间管理　在栽前施底肥后,一般可不施追肥。在春季叶芽萌动后至开花前,灌 3 次透水,立秋至霜冻前浇水 2~3 次;其余大旱时要及时浇水。花谢时,剪除残留花枝;秋后或春初,剪除病、虫枝和老弱枝。

病虫害防治　虫害有红蜘蛛等。

【采收加工】 9~12 月采收,晒干。

【成分】 1. 高丛珍珠梅　含倒地铃素-5-(4-羟基)-反式桂皮酸酯〔cardiospermin-5-(4-hydroxy)-*trans*-cinnamate〕,2-吡喃葡萄糖氧基-3-甲基丁腈(heterodendrin),2-*β*-*D*-吡喃葡萄糖氧基-4-对羟基苯甲酰氧基-3-亚甲基丁腈(2-*β*-*D*-glucopyranosyloxy-4-*p*-

hydroxybenzoyloxy-3-methylenebutyronitrile）。

2．珍珠梅含黄酮　汉黄芩素（wogonin），5，7，3′，4′-四羟基-3-甲氧基黄酮（5，7，3′，4′-tetrahydroxy-3-methoxyflavone）。还含去甲丁香色原酮（noreugenin），原儿茶酸（protocatechuic acid），对羟基苯甲酸（p-hydroxybenzoic acid），苯甲酸（benzoic acid），大黄素（emodin），胡萝卜苷醇（daucosterol）。

【药理】　1．抗缺氧作用　东北珍珠梅的浓缩水煎液2g/kg腹腔注射可使结扎两侧颈总动脉小鼠生存时间较对照小鼠明显延长。测定其10分钟内耗氧量，证明较后者明显减少。以本品浓缩水煎液3～4g/kg腹腔注射可使氰化物中毒小鼠，2%亚硝酸钠溶液腹腔注射小鼠的生存时间明显延长。表明本品对脑循环障碍性缺氧以及由氰化物或亚硝酸钠引起的组织中毒性缺氧均有保护作用。

2．抑瘤作用　给小鼠接种S₁₈₀肉瘤后，灌胃珍珠梅提取物，16.7 g/kg、8.4 g/kg珍珠梅乙酸乙酯提取物对S₁₈₀肉瘤的抑制率分别为46%、57%。

3．清除自由基作用　珍珠梅乙酸乙酯提取物能显著提高肝脏癌前病变及肝匀浆中的超氧化物歧化酶和谷胱甘肽过氧化物酶的活性，增高谷胱甘肽含量，降低丙二醛的含量。

【性味】　苦，寒，有毒。

1．《东北常用中草药手册》："苦，寒。"

2．《北方常用中草药手册》："有毒。"

【功用主治】　活血祛瘀，消肿止痛。主治跌打损伤，骨折，风湿痹痛。

1．《东北常用中草药手册》："活血祛瘀，消肿止痛。治骨折，跌打损伤。"

2．《全国中草药汇编》："治关节扭伤，红肿疼痛，风湿性关节炎。"

【用法用量】　内服：茎皮，果穗，研末，0.6～1.2 g；枝条，煎汤9～15 g。外用：研末调敷。

【宜忌】　服后如有恶心呕吐可减量，或暂停服用。

1．《东北常用中草药手册》："如恶心呕吐可减量。"

2．《全国中草药汇编》："中毒有恶心、呕吐等症状。轻者服甘草水，重者应对症处理。"

【选方】　1．治骨折，跌打损伤　珍珠梅茎皮3 g，五加皮9 g，穿山龙6 g，鳖甲15 g。共研细粉。每服2～3 g，每日3次，黄酒送下。

2．治风湿性关节炎　珍珠梅枝条、穿山龙、接骨木各15 g。水煎服。（1、2方出自《全国中草药汇编》）

3156 珍珠风子 *zhēn zhū fēng zǐ*（《中国药用植物志》）

【基原】　为马鞭草科紫珠属植物紫珠的果实。

【原植物】　参见"珍珠风"条。

【采收加工】　8～11月采收果实，晒干。

【成分】　果实中含有矢车菊素（cyanidin）和芍药花素（peonidin）。

【性味】　辛，温。

【功用主治】　《中国药用植物志》："为儿科伤寒发表药"

【用法用量】　内服：煎汤，6～12 g。

3157 珍珠露水草 *zhēn zhū lù shuǐ cǎo*（《曲靖专区中草药手册》）

【异名】　血见愁、蚌花草（《广西药用植物名录》），换肺草、如意草、露水草（《曲靖专区中草药手册》），鸡冠参、蓝耳草（《云南中草药》），老来红（《云南药用植物名录》），竹叶草、贝母、鸡爪参（《贵州中草药名录》），鸡出头草（《新华本草纲要》）。

【基原】　为鸭跖草科蓝耳草属植物蛛丝毛蓝耳草的根。

【原植物】　蛛丝毛蓝耳草 Cyanotis arachnoidea C. B. Clarke［C. bodinieri Lévl. et Vant.］又名：大蓝耳草（《广西药用植物

名录》）。

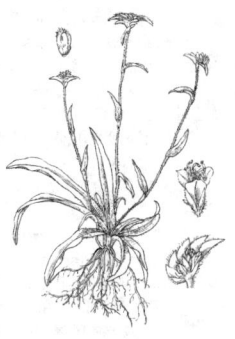
蛛丝毛蓝耳草

多年生草本，高15～80 cm。全株被丝状白色绵毛。根数条，直径1～2 cm，稍肉质。基生叶丛生，无柄；叶片带状，长8～20 cm，宽7～12 mm；茎生叶互生，长卵形，长2～3 cm，先端渐尖或钝，基部下延成明显的膜质叶鞘，全缘。聚伞花序顶生或腋生，具短花序，稀单生，无梗或具短梗；苞片大，叶状，小苞片折叠，镰刀状弯曲；萼片3；花冠蓝紫色，长约7 mm，中部连合成筒，两端分离，上部有裂片；雄蕊6，全育，花丝被珠丝状长绒毛；子房3室，先端簇生长刚毛。蒴果倒卵状三棱形，长约3 mm。种子小，先端有窝孔。花期7～8月。

生于海拔1 100～2 700 m的山坡、路旁向阳缓坡草地或湿处。分布于广西、云南等地。

【成分】　珍珠露水草含蜕皮甾类化合物：β-蜕皮激素（β-ecdysone），β-蜕皮激素-2-乙酸酯（β-ecdysone-2-acetate）。甾体类：β-谷甾醇（β-sitosterol），筋骨草甾酮（ajugasterone）C，尖叶土杉甾酮（panasterone）C等。又含大豆卵磷脂（soybeam lecithin）。

【性味】　辛，微苦，温。

1．《云南中草药》："辛、微苦，温。"

2．《全国中草药汇编》："甘，平。"

【功用主治】　通络止痛，利湿消肿。主治风湿痹痛，腰腿痛，四肢麻木，水肿，湿疹。

1．《云南中草药》："温经通络，除湿止痛。主治风湿性关节炎，四肢麻木。"

2．《全国中草药汇编》："祛风活络，利湿消肿，退虚热。主治腰腿痛，肾炎水肿，虚热不退；外用治湿疹，脚癣，刀伤。"

【用法用量】　内服：煎汤，9～15 g；或炖肉，30～60 g。外用：鲜品捣敷。

【选方】　治风湿性关节炎、四肢麻木　（露水草）根30～60 g。炖鸡或炖肉服。（《云南中草药》）

3158 珊瑚 *shān hú*（《新修本草》）

【异名】　大红珊瑚（《方脉正宗》），红珊、火树（《药材学》），红珊瑚（邹仁林）《南海研究与开发》）。

【基原】　为红珊瑚科红珊瑚属动物红珊瑚、日本红珊瑚、巧红珊瑚、皮滑红珊瑚、瘦长红珊瑚等多种红珊瑚的骨骼。

【原动物】　1．红珊瑚 *Corallium rubrum*（Linnaeus）

群体灌木状分枝，最大群体高约约45 cm，分枝不在一个面上，各个面上的分枝表面生有多数水螅体，即称珊瑚虫，其珊瑚萼呈半球形，疣状，上有羽状触手8条，触手中央有口，虫体所分泌的石灰质形成的骨骼，即通称为"珊瑚"。骨骼的表面和中轴均为殷红色（或称牛血红色）。中轴硬，皮层薄，其皮层骨针呈对称辐

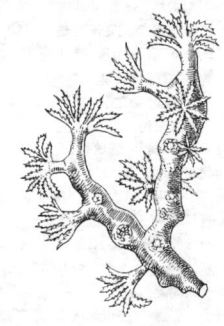
红珊瑚

射状多瘤突绞盘形，大小6.6～10 μm，为其鉴别特征。

红珊瑚一般均生长于深水区，不论在大西洋一地中海区系或印度洋—太平洋区系都产于深海。地中海的红珊瑚幼体在5～60 m深处经常能发现，成体一般均生长在60～300 m深处。生境的条件：要求硬质，无沉积物，水清，流急，低光照，低温（8～20℃）。生长速度慢，成体每年夏季产卵，其浮浪幼虫是负趋光性的，从幼虫附着后，生长12年开始性成熟，年生长率为0.5～2 cm，平均寿命为75年。分布于地中海、波斯湾，古来从波斯等地进口至我国。

2. 日本红珊瑚 C. japonicum Kishinouye 又名：桃色珊瑚。

群体分枝扩展如扇，分歧较细，皮层有6、7、8-辐射突和十字形骨针。外表面为公牛鲜血红色。

生长于太平洋区海域。水深100～400 m范围内是成体（指商业产品）生长丰富的区域，近年来新发现的红珊瑚产地为水深1 000～1 500 m。本种主产于日本海、小笠原群岛、琉球群岛、中途岛。我国分布于台湾东部、北部海域及澎湖列岛和南沙群岛的南威岛等海域。日本红珊瑚为国家一级保护动物，不能随意采集。

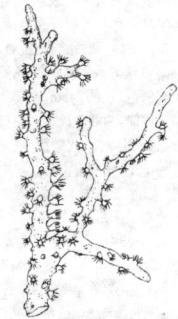
日本红珊瑚

3. 巧红珊瑚 C. secundum Dana

群体分枝扩展在一个面上，最大高度可达75 cm。正面的小枝瘦长而多。水螅体疣均匀分布，不呈丛状（小枝顶端除外），皮上乳突密。皮层有双茄形8-辐射突骨针。

生境、分布与日本红珊瑚相似。

4. 皮滑红珊瑚 C. konojoi Kishinouye 又名：石珊瑚《中国中药资源》。

群体分枝扩展在一个面上。水螅体疣成群成丛。皮光滑，皮层无8-辐射突骨针。小枝末端厚。

生境、分布与日本红珊瑚相似。皮滑红珊瑚为国家一级保护动物，不能随意采集。

5. 瘦长红珊瑚 C. elatius Ridley

群体分枝扩展在一个面上。水螅体疣均匀分布，不成群。皮上有乳突，皮层无8-辐射突骨针。小枝末端瘦长。

生境、分布与日本红珊瑚相似。瘦长红珊瑚为国家一级保护动物，不能随意采集。

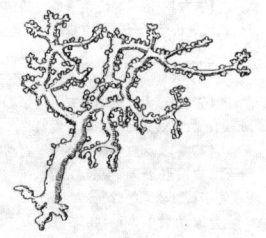
瘦长红珊瑚

【采收加工】 垂网入海底采捞。

【药材】 珊瑚 Corallii Os 主产于地中海、大西洋的深海中，我国南部沿海产量少。

性状 日本红珊瑚呈断碎的树枝状或短棒状，长1～1.5 cm，直径2～6 mm。表面红色而油润，部分呈黄色，具瓷样光泽，并有明显的细密纵沟，有的可见散在的小突起和小孔。质坚硬不易折断，断面中心部多呈黄色，粗大者呈空心筒状，细小者平坦无孔。气味均无。

鉴别 （1）生物显微镜下，粉末呈半透明的具棱角状的颗粒，并可见少量的珊瑚虫触手残段。偏光镜下，可见颗粒状及纤维状

晶粒，并有薄片状晶粒，其大小及排列方式不同，均为明显的正或负反射，明显的双折射和高级白的干涉色。

（2）取粉末少许置载玻片上，滴加2 mol/L盐酸1滴，1 mol/L硫酸1滴，在显微镜下观察，有针状、针簇状或片状结晶（检查碳酸钙）。

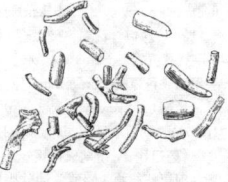
日本红珊瑚（骨骼）外形

（3）热差分析：吸热为165℃（宽），930℃（大）；放热335℃（小），20～200℃增重1%，200～940℃失重44.5%。

【炮制】 取原药材，除去杂质，洗净，研成细粉，再水飞制成极细粉，干燥。

饮片性状 呈极细粉末状，粉红色或灰白色。以舌舐之无沙砾感。质重，气微，味淡。

贮干燥容器内，密闭，置阴凉干燥处。

【药性】《新修本草》："味甘，平，无毒。"

【功用主治】 去翳明目，安神镇惊，敛疮止血。主治目生翳障，惊痫，吐衄，烧烫伤。

1.《新修本草》："主宿血，去目中翳。鼻衄，末，吹鼻中。"

2.《海药本草》："主消宿血、风痫等疾。"

3.《日华子》："镇心，止惊，明目。"

4.《纲目》："点眼，去飞丝。"

【用法用量】 内服：研末，0.3～0.6 g。外用：研细末点眼；或调敷。

【选方】 1. 治小儿眼有障翳 珊瑚，细研如粉。每点时，取如黍米大，纳在翳上，日再点之。《圣惠方》珊瑚散）

2. 治心神昏冒，惊痫卒倒，或怔忡烦乱 大红珊瑚、琥珀、真珠各一钱（研细末），人参、白术、当归、胆星各三钱（共研末）。和珊瑚为丸，每服一钱，灯心汤调下。《方脉正宗》）

3. 治心肺郁热，吐衄不止 大红珊瑚，徐徐研极细如粉。每服二分，百合煮成糊，调服。《彭氏家抄方》）

4. 治火烫伤 珊瑚研末，用麻油调涂患处。《水产品营养与药用手册》）

【临床报道】 治疗骨缺损 应用珊瑚—bBMP复合人工骨材料（将具有高诱导成骨活性的牛骨形态发生蛋白（bBMP）与珊瑚人工骨复合制备而成），治疗21例不同情况骨缺损患者。随访病例骨缺损均于4～6月得到满意修复，肢体功能恢复良好。结论：珊瑚—bBMP复合人工骨修复骨缺损疗效确切，是一种较为理想的骨缺损修复材料。

3159 **毒芹根**（辽宁《中草药新医疗法资料汇编》）

du qin gen

【基原】 为伞形科毒芹属植物毒芹的根和根茎。

【原植物】 毒芹 Cicuta virosa L. 又名：走马芹（辽宁《中草药新医疗法资料汇编》），河毒（东北），野胡萝卜（新疆），野芹（江苏）。

多年生粗壮草本，高60～120 cm。全株无毛。主根短缩，支根多数；根状茎绿色，内有明显横隔膜。茎单生，圆筒形，中空，有条纹，上部有分枝。叶片轮廓三角形或三角状披针形，长10～20 cm，二至三回羽状分裂；最下部的羽片3裂至羽裂，裂片线状披针形或狭披针形，长1.5～6 cm，宽3～10 mm，边缘疏生钝或锐锯齿；较上部的茎生叶分裂，形状同基生叶；最上部的茎生叶一至二回羽状分裂，末回裂片狭披针形，长1～2.5 cm，宽2～5 mm，边缘疏生锯齿。复伞形花序顶生或腋生，花序梗长2.5～10 cm；总苞片1或无，线形；伞辐6～25；小总苞片多数，线状披针形。小伞形花序有花15～35；萼齿明显，卵状三角形；花瓣白色，倒卵形或近圆形，先端有内折的小舌片；花柱基扁平。双悬果近卵圆形，长、宽均

2～3 mm,合生面收缩,主棱
阔,木栓质,每棱槽内有油管
1,合生面 2,胚乳腹面微凹。
花果期 7～8 月。

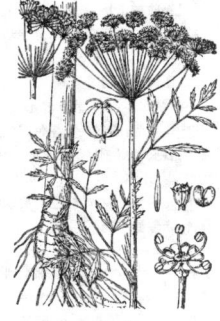

毒芹

生于海拔 400～2 900 m
的杂木林下、沟边、沼泽地、湿
地。分布于华北、东北及四
川、陕西、甘肃、新疆等地;历
史上江苏兴化有栽培。

【采收加工】 5～10 月
采挖,除去地上部分,鲜用或
晒干。

【药材】 毒芹根 Cicutae
Virosae Radix et Rhizoma
主产于辽宁。

性状 根茎粗大,短柱状或块状,长 2～4(～5)cm,直径 2～
3.5 cm。表面棕黄色或枯草黄色,纵切面观可见髓部中空并具若
干横隔;顶端连接粗大茎基,茎中空,节处有横隔,条状须根多数,
生块茎上者簇生,生茎基上者于节部轮生,长 8～15 cm,直径 2～
4 mm,表面黄棕色,具纵皱纹,并见支根或支根痕。质松,易折断,
断面黄白色,皮部多见裂隙及多数棕色细点状油室,木部圆形,亦
见径向裂隙。气特异而久贮转微弱,味微辛。

鉴别 肥大不定根横切面:木栓层细胞数列,扁方形、棕色或
暗棕色;栓内层中可见油管。韧皮部宽厚,具多数油管,圆形,细胞
10～20 余个,尚见小型细胞组成的筛管群;韧皮射线先端弯曲;裂
隙较多。初生木质部常为四原型;次生木质部中木质束的外侧部
分导管密集且伴有非木化纤维。

粉末特征:木栓层细胞多角形或方形,棕色或暗棕色,直径
29～47 μm。油管圆形,宽大,直径 65～179 μm,上皮细胞 10 数至
20 余个。草酸钙方晶,或见网纹或螺纹,直径 15～34 μm。

【成分】 根茎含毒芹素(cicutoxin)、毒芹醇(cicutol)。

【药性】 辛,微甘,温,大毒。

1.《黑龙江中药》:"味甜。"

2.《新疆中草药》:"甘,寒,有毒。"

【功用主治】 拔毒,祛瘀,止痛。主治急、慢性骨髓炎,痛风,
风湿痛。

1.《辽宁常用中草药手册》:"治疗急性或慢性骨髓炎已成瘘
道或长期不愈者。"

2.《新疆中草药》:"消肿杀虫,灭蝇蛆。"

3.《全国中草药汇编》:"拔毒祛瘀,灭臭虫。"

4.《东北植物药》:"治慢性发痒病、癫痫、破伤风,产褥期痉
挛,痛风或风湿,神经痛。"

【用法用量】 外用:捣敷;或研末调敷。

【宜忌】 本品有剧毒,严禁内服。

《黑龙江中药》:"根茎味甜,故能引诱误食招致中毒。"

【选方】 治骨髓炎 毒芹根适量。洗净后,以石器捣碎(忌铁
器),晾干,研成细末,以鸡蛋清调后敷疮面;或用鲜毒芹捣碎,调鸡
蛋清敷疮面。每日上药 1 次,连上 3～5 次。(辽宁《中草药新医疗
法资料选编》)

3160 **哉果** zāi guǒ 《《晶珠本草》》

【基原】 为伞形科棱子芹属植物西藏棱子芹的根或全草。

【原植物】 西藏棱子芹 Pleurospermum hookeri C. B. Clarke
var. thomsonii C. B. Clarke [P. dochenense W. W. Smith;P. tibe-
tanicum Wolff]

多年生草本,高 20～40 cm。全株无毛。根圆柱形,暗褐色,
径 4～6 mm。茎直立,单一或丛生,圆柱形,有条纹。茎生叶多数,

连叶柄长 10～20 cm;叶片轮
廓三角形,二至三回羽状分
裂,羽片 7～9 对,一回羽片披
针形或卵状披针形,末回裂片
宽楔形,长宽各约 5 mm,羽片
深裂成线形小裂片;茎上部叶
与基生叶同形,叶柄呈鞘状。
复伞形花序顶生或侧生;总苞
片 5～7,线状披针形,顶端尾
状分裂,边缘淡褐色透明膜
质;伞辐 6～12;小总苞片 7～
9,与总苞片同形;小伞形花序
花多数,萼齿狭三角形;花瓣
白色,近圆形,花药暗紫色;花
柱短,叉开。双悬果卵圆形,长
3～4 mm,果棱有狭翅,每

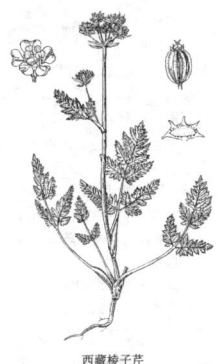

西藏棱子芹

棱槽内有油管 3,合生面油管 6。花期 8 月,果期 9～10 月。

生于海拔 3 500～4 500 m 的山地草坡上。分布于四川、云南、
甘肃、青海、西藏等地。

【采收加工】 7～10 月采收,晒干。

【成分】 西藏棱子芹全草含黄酮类:川陈皮素(nobiletin)、镰
叶芹二醇(falcarindiol)、异甘草苷元(isoliquiritigenin)、甘草查耳
酮(licochalcone)A。又含杜鹃花酸(azelaic acid)、反式阿魏酸(trans-
ferulic acid)、4,22-豆甾二烯-3-酮(stigmasta-4,22-dien-3-one)、月
桂醛(lauric anhydride)、β-谷甾醇(β-sitosterol)。

【药性】 《西藏常用中草药》:"性温,味辛。"

【功用主治】 理气健胃,活血利湿。主治消化不良,腹痛,肾
炎,腰痛,月经不调,黄水病。

1.《晶珠本草》:"治黄水病,腰肾寒症。"

2.《西藏常用中草药》:"理气活血止痛。治月经不调,瘀滞
腹痛。"

3.《青藏高原药物图鉴》:"滋补健胃。治肾炎,腰痛,消化不
良,黄水等。"

【用法用量】 内服:煎汤,3～9 g;或入丸、散。

3161 **荆芥** jīng jiè 《《吴普本草》》

【异名】 假苏、鼠蓂《《本经》》、姜芥《《别录》》。

【基原】 为唇形科裂叶荆芥属植物裂叶荆芥和多裂叶荆芥
的茎叶和花穗。

【原植物】 1. 裂叶荆芥 Schizonepeta tenuifolia(Benth.)Briq.
[Nepeta tenuifolia Benth.] 又名:香荆芥(河北),四棱杆蒿(北
方各省)、小茴香(四川)。

一年生草本,高 60～
100 cm。具强烈香气。茎直
立,四棱形,上部多分枝,基部
棕紫色。全株被灰白色短柔
毛。叶对生;茎基部的叶片无
柄或近无柄,羽状深裂,裂片
5,中部及上部叶无柄,羽状深
裂,裂片 3～5,长 1～3.5 cm,
宽 1.5～2.5 cm,先端锐尖,
基部楔状渐狭并下延至叶柄,
裂片披针形,全缘,上面暗绿
色,下面灰绿色,两面均无毛,
脉上及边缘密被,有腺点。花
为轮状花序,多轮密集于枝
端,形成穗状,长 3～13 cm;

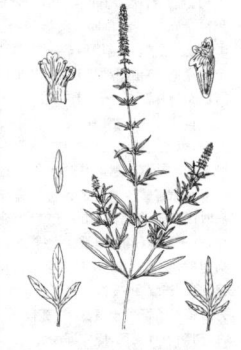

裂叶荆芥

苞片叶状，长4～17 mm；小苞片线形，较小，花小，花萼漏斗状倒圆锥形，长约3 mm，被灰色及黄绿色腺点，先端5齿裂；裂片among状三角形；花冠浅红紫色，二唇形，长约4 mm；雄蕊4,2强；子房4纵裂，花柱基生，柱头2裂。小坚果4，长圆状三棱形，棕褐色，表面光滑。花期7～9月，果期9～11月。

生于山坡路旁或山谷、林缘。海拔在540～2 700 m之间。分布于河北、山西、黑龙江、辽宁、河南、四川、贵州、陕西、甘肃、青海等地；江苏、浙江、福建、云南等地有栽培。

2. 多裂叶荆芥 S. multifida (L.) Briq. [Nepeta multifida L.] 又名：裂叶荆芥《中药志》。

多年生草本，高可达40～50 cm。茎基部木质化，上部四棱形，被白色长柔毛。叶对生，叶柄长约1.5 cm；叶羽状深裂，有时浅裂至全缘，裂片卵形或卵状披针形，全缘或具疏齿状，长2～3.4 cm，宽1.5～2 cm，先端锐尖，基部近截形至心形，上面深绿色，微被柔毛，下面白黄色，被白色短硬毛，脉上及边缘被睫毛，有腺点。多数轮伞花序组成顶生穗状花序，长6～12 cm；苞片叶状，深裂或全缘，卵形，长约1 cm；小苞片卵状披针形或披针形，带紫色，与花等长或稍长；花萼紫色，长约5 mm，有15条脉，外被稀疏短柔毛，先端5齿裂，三角形；花冠二唇形，蓝紫色，干后淡黄色，长约8 mm；雄蕊4，花药淡紫色；花柱细长，柱头2裂。小坚果4，扁长圆形，腹部稍具棱，褐色。花期7～9月，果期9月以后。

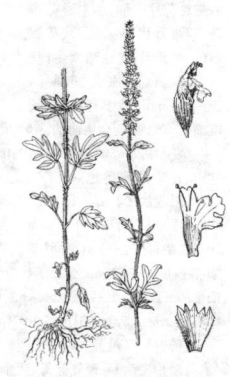

多裂叶荆芥

生于海拔1 300～2 000 m的松林林缘、山坡草丛中或湿润的草原上。分布于东北及河北、山西、内蒙古、陕西、甘肃等地。

荆芥的根（荆芥根）亦供药用，另设专条。

【栽培】 **生物学特性** 适应性强，我国南北均可栽培。喜温暖湿润气候，幼苗喜潮湿，怕干旱，忌积水。以疏松肥沃，排水良好的砂质壤土、油砂土、夹砂土栽培为宜。忌连作。前作以小麦、玉米和大豆为好。

繁殖方法 种子繁殖。在田间选择株壮、枝繁，穗多而密，又无病虫的单株或田块留作种用，种子需充分成熟、饱满、呈深褐色或棕褐色时采收。直播或育苗移栽法。春播于3月下旬至4月上旬为适期；秋播为9～10月。穴播，行株距17～20 cm。每亩用种量0.25～0.3 kg。条播行距20 cm，深5 cm。每亩用种量0.5 kg。撒播，每亩用种量0.5～0.75 kg。育苗移栽法，春播，4月上旬撒播，每亩用种量0.75～1 kg。当苗高约15 cm时移栽，行株距行株距20 cm×15 cm。

田间管理 苗期注意间苗、补苗。中耕除草1～2次，幼苗期浅锄，以免损伤幼苗。追肥以氮肥为主，适当施用磷钾肥。一般追肥3次。幼苗期遇旱及时浇水，涝及时排除积水。

病虫害防治 病害有立枯病，注意排水或选用高畦栽种，发病时50%多菌灵1 000倍液浇灌；茎枯病，与禾本科作物轮作，选干燥地种植，雨季注意排水，增施磷、钾肥，加强田间管理，发病初期，喷50%托布津、多菌灵可湿性粉剂1 000倍液，每7～10日1次，连续2～3次。虫害有银纹夜蛾，跳甲，小地老虎，蝼蛄等。另有菟丝子寄生于植株上，菟丝子开花前收获荆芥，减少来年为害，初期一发现，应立即彻底清除，并用20%硫酸亚铁100倍液喷洒地面。

【采收加工】 8～9月花开穗绿时割取地上部分，晒干。也可先摘下花穗，再割取茎枝，分别晒干。

【药材】 荆芥 Schizonepetae Herba 主产于河北、江苏、浙江、江西、湖北、湖南等地。

性 状 本品茎呈方柱形，上部有分枝，长50～80 cm，直径0.2～0.4 cm；表面淡黄绿色或淡紫红色，被短柔毛；体轻、质脆，断面类白色。叶对生，多已脱落，叶片3～5羽状分裂，裂片细长。穗状轮伞花序顶生，长2～9 cm，直径约0.7 cm。花冠多脱落，宿萼钟状，先端5齿裂，淡棕色或黄绿色，被短柔毛；小果棕黑色。气芳香味微涩而辛凉。

茎别 (1) 茎横切面：表皮细胞1列，外壁厚而角质化；气孔少数；腺毛稀为单细胞，头部类圆形，2细胞；腺鳞头部类圆形，8～13细胞，直径约85 μm，柄极短，单细胞；非腺毛1～8细胞，以4～5细胞多见，长约700 μm，壁具疣状突起。茎四棱处表皮内侧为厚角组织；皮层2～6列细胞。中柱鞘纤维束断续成环，壁微木化。形成层不明显。木质部较宽，导管及木纤维主要分布于茎四棱处。射线1～2列细胞。中央为髓部。

粉末特征：黄棕色。宿萼表皮细胞垂周壁深波状弯曲。腺鳞头部8细胞，直径96～112 μm，柄单细胞，棕黄色。小腺毛头部1～2细胞，柄单细胞。非腺毛1～6细胞，大多具壁疣。外果皮细胞表面观多角形，壁黏液化，胞腔含棕色物。内果皮石细胞淡棕色，垂周壁深波状弯曲，密具纹孔。纤维直径14～43 μm，壁平直或微波状。

(2) 取荆芥全草挥发油2滴，放入小试管中，加乙醇2 ml溶解后用1%香草醛浓硫酸2滴，振摇混匀，滤液呈淡红色(检查胡薄荷酮)。

(3) 取荆芥全草挥发油2滴，加入小试管中，加2,4-二硝基苯肼试液0.5 ml，振摇，溶液显黄色，并呈混浊状。继将试管放入沸水浴中加热5分钟，溶液澄清，分层，上层显红色(检查酮类成分)。

(4) 薄层色谱：取荆芥全草100 g切碎，按挥发油测定法提取挥发油，用薄荷酮、胡薄荷酮和柠檬烯作对照品。上述供试品和对照品点于同一硅胶G(青岛)薄层板上，以己烷-乙酸乙酯(90：10)展开，展距12 cm，取出晾干，喷以2,4-二硝基苯肼试剂，100 ℃加热5分钟，供试品色谱中在与对照品色谱相应的位置上显相同的色斑。

品质标志 《中华人民共和国药典》2010年版规定：本品含挥发油不少于0.60%，照高效液相色谱法测定，本品含胡薄荷酮(C$_{10}$H$_{16}$O)不得少于0.020%。

【成分】 1. 裂叶荆芥 地上部分、穗、梗各含挥发油1.12%、1.69%、0.60%，其中主要成分均为胡薄荷酮(pulegone)，薄荷酮(menthone)，异薄荷酮(isomenthone)，异胡薄荷酮(isopulegone)。还含新薄荷醇(neomenthol)，薄荷醇(menthol)，辣薄荷酮(piperitone)，辣薄荷烯酮(piperitenone)，葛缕酮(carvone)，二氢葛缕酮(dihydrocarvone)，马鞭草烯酮(verbenone)等几十种。

穗状花序含单萜类成分：荆芥苷(schizonepetoside)A、B、C、D、E,荆芥醇(schizonol)，荆芥二醇(schizonodiol)；黄酮类成分：香叶木素(diosmetin)、橙皮苷(hesperidin)，木犀草素(luteolin)，芹菜素-7-O-葡萄糖苷(apigenin-7-O-β-D-glucoside)，木犀草素-7-O-葡萄糖苷(luteolin-7-O-β-D-glucoside)；酚酸类成分：咖啡酸(caffeic acid)，迷迭香酸(rosmarinic acid)，迷迭香酸单甲酯(rosmarinic acid monomethyl ester)，荆芥素(schizotenuin)，1-羧基-2-(3,4-二羟基苯基)乙基-(E)-3-[3-羟基-4-[(E)-1-甲氧基羰基-2-(3,4-二羟基苯基)-乙烯氧基]丙烯酸酯(1-carboxy-2-(3,4-dihydroxyphenyl)ethyl-(E)-3-[3-hydroxy-4-[(E)-1-methoxycarbonyl-2-(3,4-dihydroxyphenyl)ethenoxy]propenoate)等。

2. 多裂叶荆芥 穗含挥发油1.34%，其中主要成分为胡薄荷酮和薄荷酮，还含：环己酮(cyclohexanone)，3-甲基环己酮，1-辛烯-

3-醇，异松油烯（terpinolene），乙酸-1-辛烯酯（octen-1-ol acetate），4α，5-二甲基-3-异丙基八氢萘酮〔octahydro-4α，5-dimethyl-3-(1-methylethyl)naphthalenone〕，辣薄荷酮，丁香烯，马鞭草烯酮，环辛二烯酮（cyclooctenone）等十几种。有机酸：二十四酸（tetracosanoic acid），山萮酸（behenic acid），琥珀酸（succinic acid），去氧齐墩果酸（deoxyoleanolic acid），neoenneaanetetraoic acid，又含 dehydrosylvestrene。

【药理】 1. 解热和降温作用　荆芥煎剂 4.4 g(生药)/kg 腹腔注射，对伤寒、副伤寒甲菌苗与破伤风类毒素混合制剂所致家兔发热，有显著解热作用。荆芥挥发油0.5 ml/kg灌胃，对正常大鼠有降体温作用，给药后 1 小时体温逐渐下降，3 小时后较用药前体温可下降 2.2 ℃，表明荆芥挥发油有降低正常大鼠体温的作用。

2. 镇静作用　荆芥挥发油 0.5 ml/kg 腹腔注射，使家兔活动明显减少，四肢肌肉略有松弛，呈现镇静作用。

3. 镇痛作用　荆芥水煎剂 15 g/kg 灌胃，给药后 1 小时，雌性小鼠热板法试验，使痛阈提高 200%，4～5 小时后提高 300%。荆芥油中主成分 d-薄荷酮 100 mg/kg 灌胃，对小鼠醋酸扭体反应的抑制率为 41.3%，其强度与氨基比林相当。

4. 抗炎作用　荆芥挥发油主要成分胡薄荷酮 100 mg/kg 灌胃，对腹腔渗出的抑制率为 39.8%，其抗炎作用强度与氨基比林大致相等。3-辛醇和 β-蒎烯也有一定抗炎作用。荆芥花蕾中所含苯并呋喃基丙烯酸衍生物也有明显抗炎作用，在体外对 3α-羟基类固醇脱氢酶的 IC_{50} 为2.4 μg/ml。

5. 止血作用　荆芥炭脂溶性提取物(StE)有显著止血作用，42 mg/kg 给大鼠灌胃，22 mg/kg 给兔灌胃或11.16 mg/kg 给兔腹腔注射，可显著缩短动物的凝血酶原时间（PT）、凝血酶时间（TT）、白陶土部分凝血活酶时间（KPTT）、血浆复钙时间（RT）和优球蛋白溶解时间（ELT），并能抑制纤溶活性（FA）；30 mg/kg 能明显缩短肝素化小鼠的凝血时间，具有体内抗肝素作用。但另有报道，荆芥在 0.01～0.04 g（生药）/ml 时，有强大的抗凝血酶作用。

6. 对心脏的作用　荆芥油 4 μg/ml 使离体蟾蜍心脏心率减慢和心收缩力代偿性增强。当浓度提高至 0.04 mg/ml 时，能明显抑制心脏收缩，直至停搏，但换液后仍可恢复跳动。荆芥花所含迷迭香酸有钙拮抗剂作用，其抑制尼群地平与兔骨骼肌膜蛋白结合的 IC_{50} 为 1.2×10^{-6} mol/L。

7. 对肠管和子宫平滑肌的作用　荆芥水煎剂对兔十二指肠平滑肌有较强的抑制作用。StE 对大鼠离体子宫有一定兴奋作用，浓度为 8.0×10^{-6} g/ml 时开始作用，达 1.6×10^{-5} g/ml 时兴奋作用增强，但达 3.2×10^{-5} g/ml 时兴奋作用消失。

8. 对机体免疫功能的影响　荆芥油对致敏豚鼠平滑肌的慢反应物质（SRS-A）释放有抑制作用，并能直接拮抗 SRS-A 所致豚鼠回肠的收缩，表明其有抗 SRS-A 作用。荆芥油对大鼠被动皮肤过敏反应（PCA）均有一定抑制作用。荆芥穗 50%甲醇提取物，在 0.05 g(生药)/ml 时有中等强度的抗补体作用。从该提取物中分离出的香叶木素、木犀草素和荆芥醇在 1.5 mg/ml 时均显示有一定程度的抗补体作用。

9. 抗氧化作用　荆芥甲醇提取物中含有能抑制大鼠脑匀浆过氧化脂质（LPO）生成的物质。在这些物质中，迷迭香酸相关化合物的作用较强，并在甲酯化后活性增强。

10. 抗微生物作用　荆芥 100%浸液在试管内对痢疾杆菌、变形杆菌、肺炎杆菌、伤寒杆菌、大肠杆菌和金黄色葡萄球菌等也有不同程度的抑制作用。50%荆芥水煎剂有明显抑制流感病毒 A3 的作用。

11. 其他作用　荆芥提取物对地西泮受体、多巴胺受体、血管紧张素Ⅱ受体有轻度抑制作用，对胆囊收缩素、β-羟基-β甲基戊二酸辅酶 A(HMG-CoA)还原酶有较明显的抑制作用。此外荆芥对磷酸二酯酶和腺苷酸环化酶有抑制作用。

毒性　荆芥水煎剂小鼠腹腔注射的 LD_{50} 为 39.8 g(生药)/kg。荆芥油小鼠灌胃的 LD_{50} 为 1.1 ml/kg。荆芥炭脂溶性提取物(StE)小鼠灌胃的 LD_{50} 为2.652 g/kg，相当原炭药 41.90 g/kg，为临床剂量的 244～367 倍。StE 小鼠腹腔注射的 LD_{50} 为 1.945 g/kg。

【炮制】 1. 荆芥　取原药材，除去残根及杂质，喷淋清水，洗净，润透，切段，晒干。

2. 荆芥穗　摘取花穗，筛去灰尘，切段。

3. 炒荆芥　取荆芥段置锅内，用文火加热，炒至微黄色，取出放凉。

4. 荆芥炭　取荆芥段，置锅内，用武火加热，炒至表面黑褐色，内部焦褐色时，喷淋清水少许，灭尽火星，取出，晾干，凉透。荆芥炭有止血功能，用于便血、崩漏。

5. 荆芥穗炭　取净芥穗，置锅内，用武火加热，炒至表面焦黑色，内部焦褐色时，喷淋清水少许，灭尽火星，取出，晾干，凉透。荆芥穗炭凉血、止血。

6. 醋荆芥　取荆芥段加醋炒至大部黑色，存性为度。每荆芥段 100 kg，用米醋 10 kg。

7. 蜜荆芥　取炼蜜用适量开水稀释后，加入净荆芥段拌匀稍闷，置锅内，用文火加热，炒至表面黄色，不粘手为度，取出放凉。每荆芥段 100 kg，加炼蜜 25 kg。

饮片性状　荆芥、荆芥穗为不规则的小段，参见“药材”项。炒荆芥表面焦黄色，气味稍弱。荆芥炭表面黑褐色，内部焦褐色，略具香气，味苦而辛。醋荆芥色泽加深，略具醋气。蜜荆芥表面显黄火色，味微甜。

贮干燥容器内，醋荆芥、蜜荆芥密闭，置阴凉干燥处，防潮。荆芥炭防复燃。

【药性】 辛、微苦，微温。归肺、肝经。

1.《本经》：“味辛，温。”

2.《别录》：“无毒。”

3.《医学启源》：“味辛苦。”

4. 张洁古：“气味俱薄，浮而升，阳也。”(引自《纲目》)

5. 王好古：“肝经气分药也，能搜肝气。”(引自《纲目》)

6.《滇南本草》：“性微温。”

7.《雷公炮制药性解》：“入肺、肝二经。”

8.《药品化义》：“味辛兼苦，性凉，能升能降。”

【功用主治】 祛风，解表，透疹，止血。主治感冒发热，头痛，目痒，咳嗽，咽喉肿痛，麻疹，风疹，痈肿，疮疥，衄血，吐血，便血，崩漏，产后血晕。

1.《本经》：“主寒热，鼠瘘，瘰疬生疮，破结聚气，下瘀血，除湿痹。”

2.《药性论》：“治恶风贼风，口面㖞斜，遍身顽痹，心虚忘事，益力添精。主辟邪毒气，除劳。”“主通利血脉，传送五脏不足气，能发汗，除冷风；又捣末和醋封毒肿。”

3.《本草拾遗》：“《新注》云，产后中风身强直，研末酒和服。”

4.《食性本草》：“主血劳，风气壅满，背脊疼痛，虚汗，理丈夫脚气，筋骨烦痛及阴阳毒，伤寒头痛，头旋目眩，手足筋急。”

5.《日华子》：“利五脏，消食下气，醒酒。作菜生熟食并煎茶，治头风并汗出；豉汁煎治暴伤寒。”

6.《本草图经》：“治头风，虚劳，疮疥，妇人血风。”

7.《滇南本草》：“上清头目诸风，止头痛明目。解肺、肝、咽喉热痛，消肿，除诸毒，发散疮痈。治便血，止女子暴崩，清风热，通肺气鼻窍塞闭。”

8.《雷公炮制药性解》：“主结气，瘀血，酒伤食滞；能发汗，去皮毛诸风；凉血热，疗痛痒诸疮。其穗治产晕如神。”

9.《痧胀玉衡》：“透肌解表，散痧毒，痧筋隐隐不发者，非此不现。”

【用法用量】 内服：煎汤，3～10 g；或入丸、散。外用：煎水熏洗；捣烂敷；或研末调敷。祛风解表生用，止血炒用炭用。

【宜忌】 表虚自汗，阴虚头痛者禁服。

1.《药性论》："久食动渴疾。"

2.《食疗本草》："多食熏人五脏神。"

3.《纲目》："反驴肉、无鳞鱼。"

4.《本草经疏》："病人表虚有汗者忌之；血虚寒热而不因于风湿风寒者勿用；阴虚火炎面赤，因而头痛者，慎勿误入。"

5.《苇航纪谈》："凡服荆芥风药忌食鱼。"（引自《纲目》）

【选方】 1. 治风热头痛 荆芥穗、石膏等分。为末，每服二钱，茶调下。《永类钤方》

2. 治寒邪伏于肺肝，头目眩痛，鼻流清涕，目珠胀疼，羞明怕日 荆芥穗一钱，白菊花一钱五分，川芎一钱，栀仁二钱（炒）。引用灯心草煎服。《滇南本草》

3. 治风痰上攻，头目昏眩，咽喉寒痛，涎涕稠黏 荆芥穗三两，牛蒡子（炒）一两，薄荷一两，为末，食后，茶下三钱。《扁鹊心书》

4. 治风热齿痛 荆芥、薄荷、细辛等分。为末。每服二钱，以沸点点，漱口含咽，并用擦牙。

5. 治隐疹 赤小豆、荆芥穗。晒为末。鸡子清调，薄傅。（4、5方出自《直指方》）

6. 治疔肿 荆芥一握，切，以水五升，煮取二升，冷分二服。《药性论》

7. 治风毒瘰疬，赤肿痛硬 鼠粘子一升（微炒），荆芥穗四两。捣粗罗为散。每服三钱，以水一中盏，煎至五分，去滓，入竹沥半合，搅匀服之，日三服。《圣惠方》

8. 治阴囊肿大 荆芥穗一两，朴硝二两。上为粗末。萝卜、葱白同煎汤淋洗。《洁古家珍》失笑散》

9. 治痔漏肿痛 荆芥煮汤，日日洗之。《简便单方》

10. 治脚丫湿烂 荆芥叶捣敷之。《简便单方》

11. 治子宫不收 荆芥穗、藿香叶、臭椿树皮。煎汤熏，即入。《世医得效方》

12. 治口鼻俱出血 荆芥一握，烧灰，置地上出火毒，细研。每服三钱，陈米汤下。《急救仙方》

13. 治损伤吐衄出血 荆芥穗、淡竹茹、当归（切、焙）各八两。上三味，粗捣筛。每服三钱匕，水一盏，煎至七分，临熟入地黄汁少许搅匀，去滓温服，不计时候。《圣济总录》荆芥汤》

14. 治小便尿血 荆芥（锉碎）一合，大麦一合（生），黑豆一合（生），甘草二钱（生）。上件拌匀，用水一盏半，煎至一盏，去滓，作两次温服，食后、临卧。《杨氏家藏方》归血散》

15. 治大便出血 荆芥，炒，为末。每米饮服二钱，妇人用酒下。亦可拌面作馄饨食之。《经验方》

16. 治妇人血崩及白痢、血痢 荆芥、椿树皮等分。锉散。治血崩，每服二钱，水一盏，煎至七分，去滓放温服；如血痢，则为末，冷醋调，徐徐呷服；白痢，热醋调下。《世医得效方》

17. 治产后血晕，眼前生花，甚则令人闷绝不知，口噤，神昏气冷 荆芥一两，川芎半两，泽兰叶、人参各一分。上为末，用温酒、热汤各半盏，调一钱急灌之。下咽即开眼，气定即醒。《妇人良方》清魂散》

18. 治破伤风 荆芥（炒黄）五钱，鱼鳔五钱，黄蜡五钱，艾叶三斤。入无灰酒一碗，重汤煮熟饮之。汗出愈，百日内忌鸡。《鲜溪单方选》

19. 治一切风，口眼偏斜 青荆芥一斤，青薄荷一斤。一处砂盆内研，生绢绞汁于磁器内煎成膏，余滓三分，以二分滓日下为末，以膏和为丸，如梧桐子大。每服二十丸。早至暮可三服。忌动风物。《经验后方》

20. 治小儿惊痫 荆芥穗二两，白矾一两（半生半枯）。上药

为末，面糊为丸，黍米大，米砂为衣。每服二十丸，姜汤送下。《丹溪心法》三痫丸》

【临床报道】 1. 治疗出血症 治疗组107例内、五官和妇科各类出血患者，给予止血宁胶囊（中药炮制品荆芥炭提取物 StE的口服制剂），一般100～200 mg/日，重症病例可酌情增加剂量至400～500 mg/日。每日剂量分为2～4次口服。3日为1个疗程。一般以2～4个疗程为限，慢性出血病例可适当延长用药时间。对照组93例内，予常规止血药。结果，治疗组有效率为98.13%，治愈率达65.42%，而对照组有效率、治愈率分别为81.72%和22.58%；经统计学处理，两者具有显著差异。

2. 治疗扁平疣 64例患者，病程3个月至2.5年，用新鲜荆芥叶捣烂成糊状敷于面部皮损处，10分钟后再用温水清洁面部即可，每日1次，连用3日后，再隔1日1次，有感染者先行抗感染治疗。治愈62例，2例失去联系未复诊。敷药后扁平疣颜色变深，逐渐萎缩干燥，表面角化脱落。疗程10～30日，治愈后皮损恢复正常。追踪随访1年，均未复发。

【各家论述】 1.《宝庆本草折衷》："续说云，(荆芥)旧经言性温，固本去真，张松性寒之说，尤其太过。今稽之方书，参其治疗，酌以可凉二字，而订之于薄荷条后，并论之矣。"

2.《纲目》："荆芥，入足厥阴经气分，其功长于祛风邪，散瘀血、破结气、消疮毒。盖厥阴乃风木也，其主血而相火寄之，故风病、血病、疮病为要药。"

3.《本草经疏》："假苏，入血分之风药也，故能发汗。其主寒热者，寒热或由邪盛而作，散邪解肌出汗，则寒热自愈。鼠瘘由热结于足少阳、阳明二经火热郁结而成，瘰疬为病亦属二经故也。生疮者，血热有湿也，凉血燥湿，疮自脱矣。破积聚气者，辛温解散之力也。下瘀血入血分，辛以散之，温以行气之功也。痹者，风寒湿三邪之所致也，祛风燥湿散寒，则湿痹痊矣。"

3162 荆芥根 _{jīng jiè gēn} 《纲目》

【基原】 为唇形科裂叶荆芥属植物裂叶荆芥和多裂叶荆芥的根。

【原植物】 参见"荆芥"条。

【采收加工】 7～10月挖取根部，晒干，或鲜用。

【功用主治】 止血，止痛。主治吐血，崩漏，牙痛，瘰疬。

【用法用量】 内服：研末，每次3～5 g；或鲜品捣汁。

【选方】 1. 治非时吐血 荆芥连根洗净，捣汁半盏饮之。《产育宝庆集》

2. 治崩漏年深 荆芥根（瓦上焙干焦，存性）、茜香各等分。上为末。每服三钱，温酒调下。只一服即效。《朱氏集验》

3. 治风热牙痛 荆芥根、乌桕根、葱根等分。煎汤频含漱之。《纲目》

4. 治瘰疬溃烂 荆芥根下一段，剪碎，煎沸汤，温洗良久，看烂破处紫黑，以针一刺，去血再洗；用樟脑、雄黄等分，为末，麻油调扫上，出水，次日再洗再扫，以愈为度。《活法机要》

3163 茜草 _{qiàn cǎo} 《本草经集注》

【异名】 茹藘《诗经》，茹卢本《五十二病方》，茅蒐《毛诗传》蒐茹《黄帝内经》，蒐《说文》，茜根《本经》，蒨草、地血、牛蔓（陆玑《诗疏》），芦茹《刘涓子鬼遗方》，血见愁《土宿本草》，过山龙《格致余论》，地苏木、活血丹《纲目拾遗》，红龙须根《贵州民间方药集》，沙茜秧根《河南中药手册》，五爪龙、满江红、九龙根《江苏省植物药材志》，红棵子根、拉拉秧子根《山东中药》，小活血龙《浙江民间草药》，土丹参、四方红根子《闽东本草》，红茜根《江苏省药材志》，入骨丹、红内消《中药志》。

【基原】 为茜草科茜草属植物茜草的根及根茎。

【原植物】 茜草 *Rubia cordifolia* L. [*Rubia akane* Nakai] 又

名：卢茹《五十二病方》），染绯草《蜀本草》），西天王草、四岳近阳草、铁塔草、风车草《土宿本草》），五叶藤《履巉岩本草》），土茜苗《救荒本草》），八仙草《纲目拾遗》），锯子草《植物名实图考》），四轮草、穿骨草、山龙草、拈拈草、涩涩草、草本人骨归、红根藤、红根草、锯锯草、粘蜜草、破血丹、小女儿红。

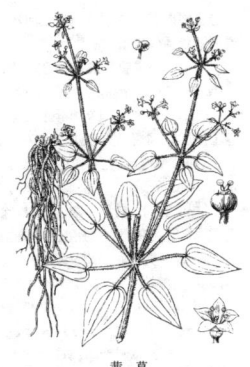

茜草

多年生攀缘草本。根数条至数十条丛生，外皮紫红色或橙红色。茎四棱形，棱上生多数倒生的小刺。叶四片轮生，具长柄；叶片形状变化较大，卵形、三角状卵形、宽卵形至窄卵形，长2～6cm，宽1～4cm，先端通常急尖，基部心形，上面粗糙，下面沿中脉及叶柄均有倒刺，全缘，基出脉5。聚伞花序圆锥状，腋生及顶生；花小，黄白色，5数；花萼不明显；花冠辐状，直径约4mm，5裂，裂片卵状三角形，先端急尖；雄蕊5，着生在花冠管中；子房下位，2室，无毛。浆果球形，直径5～6mm，红色后转为黑色。花期6～9月，果期8～10月。

生于山坡路旁、沟沿、田边、灌丛及林缘。分布于全国大部分地区。

茜草的地上部分(茜草藤)亦供药用，另设专条。

此外，作为茜草使用的还有：① 大叶茜草 Rubia schumanniana Pritz. 为四川茜草的主流品种，云南、广西也作茜草使用。② 披针叶茜草 R. lanceolata Hayata 四川、贵州将根、藤一起收购当茜草使用，福建、广西、陕西南部也作茜草使用。③ 钩毛茜草 R. oncotricha Hand.-Mazz. 云南作茜草收购。④ 红花茜草 R. podantha Diels 形态与上种相似，云南丽江、大理地区当茜草收购。⑤ 洋茜草 R. tinctorum L. 新疆当茜草收购使用。⑥ 膜叶茜草 R. membranacea(Franch.) Diels 四川、云南、陕西南部民间也作茜草使用。⑦ 金剑草 R. alata Wall. 四川、贵州当茜草使用。⑧ 林茜草 R. sylvatica Nakai 东北地区当茜草收购。⑨ 狭叶茜草 R. truppeliana Loes. 山东烟台当茜草使用。⑩ 光茎茜草 R. wallichiana Dence. 云南当茜草使用。⑪ 卵叶茜草 R. ovatifolia Z. Y. Zhang 四川、陕西南部当茜草使用。

【栽培】 生物学特性 喜温暖湿润气候。适应性较强，南、北各地均可栽培。以肥沃的砂质壤土栽培为宜。

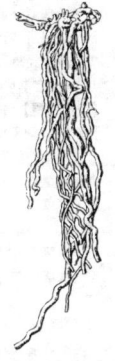

茜草(根和根茎)外形

繁殖方法 种子繁殖、扦插繁殖或分株繁殖。种子繁殖：10月种子成熟时采收。10月下旬或翌年3月上旬播种，按行距30～50cm开浅沟，条播，覆土压实。扦插繁殖：2～3月，选择呈圆形而未枯的老藤，剪成3个节以上约33cm长的插条，在已整好的地上，行1.3m宽的畦，按株距50cm×33cm开穴，深15～20cm，每穴插2～3根，插条顶端露出畦面；填土压紧，浇水。分株繁殖：11月上旬或3月，将植株根部挖起，剪去粗根入药，留下根茎分切成每丛有芽2～3个，并带有9cm长须根的小段，按行株距35cm×30cm深20cm开穴，每穴栽种1株，覆土，压实，浇水。

田间管理 苗高30cm左右，应搭支架以利生长。苗期喜荫，可与油菜、玉米间作。生长期注意松土除草、灌溉。施肥要看苗施肥，以防植株徒长，第一年4月下旬追施人畜粪肥，第二年4月施1次追肥，第三、第四年可增施磷、钾肥。每年要摘除花序。

病虫害防治 病害有根腐病，发病初期可用2%石灰水或退菌特50%的可湿性粉剂600倍液喷射；褐斑病，可用1：1：120波尔多液或代森锌65%可湿性粉剂600倍液喷射；白粉病，可用波美0.5度石硫合剂喷射。虫害有蚜虫等。

【采收加工】 栽后2～3年，于11月挖取根部，晒干。

【药材】 茜草 Rubiae Radix et Rhizoma 主产于陕西、河南、安徽、河北、山东等地。以陕西渭南、河南嵩县产量大且品质优。

性状 本品根茎结节状，丛生粗细不等的根。根呈圆柱形，略弯曲，长10～25cm，直径0.2～1cm；表面红棕色或暗棕色，具细纵皱纹及少数细根痕；皮部脱落处显红色。质脆，易折断，断面平坦，皮部狭，紫红色，木部宽广，浅黄红色，导管孔多数。无臭，久嚼刺舌。

鉴别 (1)根横切面：木栓细胞6～12列，含棕色物。皮层薄壁细胞有的含红棕色颗粒，部分细胞含草酸钙针晶束，针晶束与根的长轴平行排列。韧皮部细胞较小，薄壁细胞亦含针晶束。形成层不甚明显。木质部占根的主要部分，全部木化，射线不明显。(3)取本品粉末0.2g，加乙醚5ml，振摇数分钟，滤过。滤液加氢氧化钠试液1ml，振摇，静置使分层，水层显红色，醚层无色，置紫外光灯(365nm)下观察，显天蓝色荧光。(3)薄层色谱：取本品粉末0.5g，置锥形瓶中，加甲醇10ml，超声处理30分钟，滤过，滤液浓缩至约1ml，作为供试品溶液。另取大叶茜草素对照品，加甲醇制成每1ml含2.5mg的溶液，作为对照品溶液。吸取上述两种溶液各5μl，分别点于同一以羧甲基纤维素钠为黏合剂的硅酸G薄层板上，以石油醚(60～90℃)-丙酮(4：1)为展开剂，展开，取出，晾干，置紫外光灯(365nm)下检视。供试品色谱中，在与对照品色谱相应的位置上，显相同颜色的荧光斑点。

品质标志 《中华人民共和国药典》2010年版规定：照高效液相色谱法测定，本品含大叶茜草素($C_{17}H_{15}O_4$)不得少于0.40%，羟基茜草素($C_{14}H_8O_5$)不得少于0.10%。

【成分】 茜草根含茜草酸衍生物：茜草素(alizarin)，羟基茜草素(purpurin)，异茜草素(purpuroxanthine, xanthopurpurin)，异茜草素-3-O-β-D-葡萄糖苷(1-hydroxy-2-methoxyanthraquinone)等1-羟基蒽醌衍生物；1，2-二羟基蒽醌-2-O-β-D-木糖(1→6)-β-D-葡萄糖苷[1,2-dihydroxyanthraquinone-2-O-β-D-xylosyl(1→6)-β-D-glucoside, ruberythric acid]，1，3-二甲氧基-2-羧基蒽醌(1,3-dimethoxy-2-carboxyanthraquinone)，1，3-二羟基-2-甲基蒽醌(1,3-dihydroxy-2-methylanthraquinone, rubiadin)，1，3，6-三羟基-2-甲基恩醌(1,3,6-trihydroxy-2-methylanthraquinone-3-O-(3'-O-2酰基)-2-鼠李糖(12)葡萄糖苷等1，3-二羟基蒽醌衍生物(1,4-二羟基-2-乙氧基羰基蒽醌(1,4-dihydroxy-2-carboethoxy-anthraquinone)等1,4-二羟基蒽醌衍生物；1-甲氧基-2-甲氧基甲基-3-羟基蒽醌(1-methoxy-2-methoxymethyl-3-hydroxyanthraquinone)，4-羟基-2-羧基蒽醌(4-hydroxy-2-carboxyanthraquinone)，乌楠醌(tectoquinone)，1-乙酰基-6-羟基-2-甲基蒽醌-3-O-α-鼠李糖-(1→4)-α-葡萄糖苷[1-acetoxy-6-hydroxy-2-methylanthraquinone-3-O-α-rhamnosyl(1→4)-α-glucoside]，去甲虎刺醛(nordamnacantal)，大黄素甲醚(physcion)，1-羟基-2-甲基蒽醌(1-hydroxy-2-methylanthraquinone)。

萘酸衍生物为：2-氨基甲酰基-3-甲氧基-1,4-萘醌(2-carbamoyl-3-methoxy-1,4-naphthoquinone)，2-氨基甲酰基-3-羟基-1,4-萘醌(2-carbamoyl-3-hydroxy-1,4-naphthoquinone)，2-羧甲基-3-异戊烯基-2,3-环氧-1,4-萘醌(2-carboxylmethyl-3-prenyl-2,3-epoxy-1,

4-naphthoquinone)等1,4-萘醌衍生物:大叶茜草素(mollugin, rubimaillin),二氢大叶茜草素(dihydromollugin),2′-甲氧基大叶茜草素(2′-methoxymollugin),2′-羟基大叶茜草素(2′-hydroxymollugin)等大叶茜草素及其衍生物:还有钩毛茜草聚萘醌(rubioncolin)B,去氢-α-拉桤醌(dehydro-α-lapachone),呋喃大叶茜草素(furomollugin),茜草内酯(rubilactone)等。

萘氢醌衍生物:茜草萘-3-异戊烯基-1,4-萘氢醌-双-β-D-葡萄糖苷(2-carbomethoxy-3-prenyl-1,4-naphthohydroquinone-di-β-D-glucoside),3-甲酯基-2-(3′-羟基)-异戊基-1,4-萘氢醌-1-O-β-D-glucoside),3-carbomethoxy-2-(3′-hydroxy)-isopentyl-1,4-naphthohydroquinone-1-O-β-D-glucoside〕等。

具抗癌作用的环己肽:RA(rubia akane)Ⅰ、Ⅱ、Ⅲ、Ⅳ、Ⅴ、Ⅶ、Ⅵ、Ⅷ、Ⅸ、Ⅹ、Ⅺ、Ⅻ、ⅩⅢ、ⅩⅣ、ⅩⅤ、ⅩⅥ;

三萜化合物:黑果茜草萜(rubiprasin)A、B,茜草阿波醇(rubiarbonol)D,齐墩果酸乙酸酯(oleanolic acid acetate),齐墩果醛乙酸酯(oleanolic aldehyde acetate)。

其他:6-甲氧基栀子苷酸(6-methoxygeniposidic acid),东莨菪素(scopoletol, scopoletin),脂肪酸,β-谷甾醇(β-sitosterol)及胡萝卜苷(daucosterol),茜草萜三醇(rubiatriol),右旋-异落叶松脂醇(isolariciresinol)。

【药理】 1. 止血作用 家兔口服适量茜草温浸液后2~4小时内,或腹腔注射同种剂量之茜草液后30~60分钟均有明显的促进血液凝固作用。表现为复钙时间、凝血酶原时间及白陶土部分凝血活酶时间缩短。茜草还能明显地纠正肝素所引起的凝血障碍。家兔口服温浸液后,在体内可部分纠正肝素所致的复钙时间及白陶土部分凝血活酶时间的延长。

2. 抗血小板聚集作用 在试管内,大叶茜草素对花生四烯酸(AA)和胶原诱导的家兔血小板聚集有很强的抑制作用,对血小板激活因子(PAF)诱导的聚集也有一定的抑制性。1,3,6-三羟基-2-甲基-蒽醌对胶原诱导的血小板聚集有很强抑制作用,1,3,6-三羟基-2-甲基蒽醌-3-O-(3′-乙酰基)-2-基李糖(1→2)葡萄糖苷、异茜草素-3-O-β-D-葡萄糖苷及异茜草素为胶原诱导的血小板聚集的选择性抑制剂。

3. 升高白细胞作用 茜草的粗提取物具有升高白细胞作用。茜草双酯对正常小鼠、犬的白细胞有升高作用,小鼠一次口服2.5 mg/只,给药8小时后白细胞明显升高。犬一次口服200 mg/只,给药6小时白细胞明显增加,18~24小时达最高峰,48~72小时逐渐恢复到给药前水平。茜草双酯还有促进小鼠骨髓造血干细胞增殖和分化的作用,防治环磷酰胺所致犬白细胞减少症。

4. 抗癌作用 茜草根所含的环己肽类化合物 RA(rubia akane)-Ⅴ 10 mg/kg、RA-Ⅵ 4 mg/kg 腹腔注射,连续5日,对小鼠淋巴细胞白血病 P_{388} 均有显著疗效。RA-V 对小鼠淋巴白血病 L_{1210}、MM_2 乳腺癌、RA-Ⅶ对小鼠 L_{1210} 及 B_{16} 黑色素瘤、结肠腺癌 Colon-38、Lewis肺癌、艾氏癌等有明显的活性。小鼠体内肿瘤试验表明,从茜草根提取的有抗癌活性的单体 RC-18,能显著延长 P_{388}、L_{1210} 和 B_{16} 的小鼠寿命,但对 Lewis肺癌和肉瘤 S_{180} 无明显抑制作用。RC-18抗癌谱的实验结果提示,RC-18可能发展成为一种有效的抗癌剂。此外,茜草基黎基-3-异戊烯基-2,3-环氧-1,4-萘醌和二萘氢醌衍生物体外试验,对仓鼠肺(V_{79} 细胞)、淋巴白血病(P_{388})和人鼻咽癌细胞(KB)有抗癌活性。整体试验中对小鼠腹水型 S_{180} 有效。

5. 对尿路结石的作用 茜草根提取液给大鼠灌服能明显提高尿液稳定性,降低尿石形成的危险性,且有一定的降尿钙作用。

6. 对实验性心肌梗死的治疗作用 持续性结扎犬的左冠状动脉前降支,造成人工心肌梗死模型,静注用不同方法分离的茜草提取物茜Ⅰ、茜Ⅱ,均有降低ST段的抬高和缩小心肌梗死范围的作用。茜草提取物的水溶部分给小鼠腹腔注射对麻醉犬的急

性心肌缺血有保护作用,使心肌损伤范围减小,损伤程度减轻,能增加冠状动脉流量。

毒性 小鼠腹腔注射油酸乙酯茜草双酯混悬液的 LD_{50} 为3 012.4±66.4 mg/kg。犬长期毒性结果表明,每日口服茜草双酯5.4 g/只,连续90日,未见毒性反应,剂量增至9.6 g/只,则出现明显毒性反应,个别动物死亡。茜草根提取物对沙门菌属伤寒杆菌 TA_{100} 和 TA_{98} 有致突变作用,主要由其活性物质蒽醌衍化物光泽汀(lucidin)所致。

【炮制】 1. 茜草 取原药材,除去杂质,洗净润透,切厚片或段,干燥,筛去灰屑。生用凉血止血,活血祛瘀。

2. 茜草炭 取净茜草段或片,置锅内用武火加热,炒至表面焦黑色,内部棕褐色,喷淋清水少许,灭尽火星,取出再炒至水气逸尽,取出,晾干,凉透。炒炭后寒性降低,性变收涩,止血作用增强。

3. 炒茜草 取净茜草段或片,置锅内用文火加热,炒黄。

4. 酒制茜草 取净茜草片与黄酒拌匀,置锅内用文火微炒,取出,晾干。每茜草片100 kg,用黄酒25 kg。

饮片性状 茜草参见"药材"项。茜草炭形如茜草片或段,呈焦黑色,内部棕褐色。略具焦糊气,味苦。炒茜草形如茜草,表面焦黄色。酒制茜草形如炒茜草,微具酒气。

贮干燥容器内,置通风干燥处。酒制茜草密闭,茜草炭及时散热,防止复燃。

【药性】 苦,寒。归肝、心经。

1.《本经》:"味苦,寒。"

2.《别录》:"咸,平,无毒。"

3.《药性论》:"味甘。"

4. 杨士瀛:"(色赤入营,气温,味酸入肝,兼咸走血。"(引自《要药分剂》)

5. 朱丹溪:"热。"(引自《纲目》)

6.《纲目》:"手、足厥阴血分之药。"

7.《本草经疏》:"入足厥阴,手、足少阴。"

【功用主治】 凉血止血,活血化瘀。主治血热咯血、吐血、衄血、尿血、便血、崩漏、经闭,产后瘀阻腹痛,跌打损伤,风湿痹痛,黄疸,疮痈,痔肿。

1.《本经》:"主寒湿风痹,黄疸,补中。"

2.《别录》:"止血,内崩下血,膀胱不足,踒跌,蛊毒。久服益精气,轻身。""主痹及热中,伤跌折。"

3. 徐之才:"汁,制雄黄。"(引自《纲目》)

4.《日华子》:"止鼻洪,带下,产后血晕,乳结,月经不止,肠风痔瘘,排脓,治疮疖,泄精,尿血,扑损瘀血。"

5.《伤寒类要》:"治心瘅,烦心,心中热。"

6.《珍珠囊》:"去诸死血。"

7.《珍珠囊补遗药性赋》:"理风寒,解中虫毒。"

8.《纲目》:"通经脉,治骨节风痛。"

9.《本草经疏》:"行血凉血。"

10.《得宜本草》:"疗痔瘤。"

【用法用量】 内服:煎汤,10~15 g;或入丸、散;或浸酒。

【宜忌】 脾胃虚寒及无瘀滞者慎服。

1.《本草经集注》:"畏鼠姑。"

2.《本草蒙筌》:"勿犯铜铁。"

3.《本草经疏》:"病人虽见血症,若加泄泻,饮食不进者,勿服。"

4.《本草正》:"气虚不摄血及脾寒者勿用。"

5.《本草汇言》:"精虚血少者,脾虚胃弱者,阴虚火胜者,俱禁用之。"

6.《本草从新》:"无瘀滞者忌投。"

7.《本草求真》:"血虚发热者忌用。"

【选方】 1. 治吐血不定 茜草一两。生捣罗为散。每服二

钱，水一中盏，煎至七分，放冷，饭后服之良。《简要济众方》

2. 治吐血后虚热躁渴及解毒　茜草（锉）、雄黑豆（去皮）、甘草（炙，锉）各等分。上三味，捣罗为细末，井华水和丸如弹子大。每服一丸，温水化下，不拘时候。《圣济总录》茜根丸

3. 治衄血无时　茜草根、艾叶各一两，乌梅肉（焙干）半两。上为细末，炼蜜丸如梧子大。乌梅汤下三十丸。《本事方》茜梅丸

4. 治咯血，尿血　茜草9g，白茅根30g。水煎服。《河南中草药手册》

5. 治女子经水不通　茜草一两。黄酒煎，空心服。《经验广集》

6. 治跌打损伤　茜草根30～60g，水酒各半炖服；或茜草根和地鳖虫各15g，酒水各半炖服。《福建药物志》

7. 治风湿痛，关节炎　鲜茜草根120g，白酒500g。将茜草根洗净捣烂，浸入酒内1星期，取酒炖温，空腹饮。第一次要饮到八成醉，然后睡觉，覆被取汗，每日1次。服药后7日不能下水。《江苏验方草药选编》

8. 治脚气并骨节风痛因血热者　茜草根一两，木瓜、牛膝、羌活各五钱。水煎服。《本草汇言》

9. 治黄疸　茜草根水煎代茶饮。《本草汇言》引《方脉正宗》

10. 治肾炎　茜草根30g，牛膝、木瓜各15g。水煎备用。另取童子鸡1只，去肠杂，蒸出鸡汤后，取汤一半同上药调服，剩下鸡肉和汤同煮炖吃。《福建药物志》

11. 治热病，下痢脓血不止　茜根一两，黄芩三分，栀子一分，阿胶半两（捣碎，炒令黄燥）。上件药，捣醉为散。每服四钱，以水一中盏，煎至六分，去滓，不拘时候温服。《圣惠方》茜根散

12. 治脱肛不收　茜草、石榴皮各一握。酒一盏，煎七分，温服。《圣惠方》

13. 治牙痛　鲜茜草30～60g。水煎服。《河南中草药手册》

14. 治风热喉痹　茜草一两，作一服。降血中之火。《丹溪治法心要》

15. 治疮疖，蚀恶肉　漆头芦茹、矾石、硫黄、雄黄各二分。上四味捣筛，使，令箸兑头，纳疮口中，恶肉尽止，勿使过也。《刘涓子鬼遗方》芦茹散方

16. 治疔疮　地苏木，阴干为末。重者八钱，轻者五钱，好酒煎服；如欲散者，冲服。渣罨疔上。《纲目拾遗》

17. 治乳痈　茜草、枸橘叶各9g。水煎，酌加黄酒服。外用鲜茜草茎叶捣烂敷患处。《河南中草药手册》

18. 治时行瘟毒，痘疮正发　煎茜草根汁，入酒饮之。《奇效良方》

19. 治干癣（即癣）取茹卢本，蘸之，以酒渍之，后一夜，而以涂之，已。《五十二病方》

【临床报道】　1. 治疗软组织损伤　取茜草根200g，川军100g，共锉粗末，布包煮20分钟，先洗、温后敷患部，冷却后可再次加热使用。共治300例，用药3～8日，以肿胀全消，活动功能恢复至痊愈，反之为好转，仅肿消仍疼痛者为好转。结果：痊愈260例，好转16例，无效2例，不明者22例，治愈率为86.67％。

2. 治疗拔牙出血　茜草、1％呋喃西林、薄荷油各适量。先将茜草磨细，过80目筛，再加入后两药，调和拌匀，并用干热法同歇灭菌消毒（温度80℃，每日1次，每次1小时，连续7日）备用。拔牙后，用喷射器将茜草粉喷洒于拔牙创内即有血块凝结。一般在喷药后1～2分钟，拔牙创内即有血块凝结。30分钟后复查创口，仍有出血者可再喷1次。如血块过高可除去，令患者漱口后，再喷药即能止血。喷药后5分钟内拔牙创有血凝结且不出血者为有效，超过15分钟仍有出血者为无效。共观察1041例（拔牙1361个），有效者1022例，无效19例。无效者中17例在喷药15分钟拔牙仍有出血或血块凝结较松，经去除

过高或凝结较松之血块，漱口后再次喷药，均能止血；2例失败，因拔牙时牙龈边缘有撕裂等。追踪观察46例术后24～48小时的情况，除1例血块凝结稍差外，余45例复查拔牙创，不但血块凝结良好，且无炎症。

3. 治疗龋齿疼痛　茜草根（干）1g，用纱布包好，放在消毒碗内，加乳汁（人乳或牛乳）10ml，浸泡数分钟，待药液变成淡红色即可应用。用时将茜草乳浸液用棉球或滴管滴入牙痛患者两眼的泪囊口处，每1～2分钟滴1次，每滴1次可取出像虫一样的蛋白纤维样异物，数量不等，直至取完为止。共观察1700例，一般1次止痛，少数病例2次止痛。用药后30分钟症状减轻，1～3小时症状消失。

4. 治疗慢性结膜炎　观察组214例用茜草滴眼液治疗，对照组49例用常规抗生素滴眼液治疗。5个疗程后停药，观察远期效果。显效率与总有效率观察组分别为74.51％和94.14％，对照组为38.89％和66.67％，总有效率两组比较，差异有极显著性（χ^2＝68.02，$P<0.05$）。

5. 治疗慢性气管炎　鲜茜草18g（干品9g），橙皮18g，加水200ml，煎成100ml。每日服2次，每次50ml。或将茜草、橙皮煎汁浓缩压片，每片0.6g（含生茜草、橙皮各0.5g）。每日服3次，每次10～15片，皆10日为1个疗程。治123例，1个疗程后显效率为40.7％；2个疗程后显效率为69.1％。据观察，喘息型疗效略优于单纯型，不吸烟者疗效较高；男性显效率高于女性；年龄小、病程短、病情轻者疗效效均较好。茜草比咳作用明显，祛痰、祛咳、平喘次之，并有一定的消炎作用。服药后肺部干、湿啰音及哮鸣音多数减少或消失。半年后随访1次，显效以上为36.6％，复发率为46.5％。1年后第二次随访，显效以上仍为33.3％，复发率为65.2％。服药期间未发现严重的副作用。

6. 治疗慢性肾炎血尿　52例表现有明显血尿的慢性肾炎患者被随机分为两组，茜草双酯加泼尼松治疗者为治疗组32例，泼尼松为主治疗者为对照组20例。疗程均为8星期，观察两组治疗前后尿红细胞数的变化。结果治愈率治疗组为53.1％，对照组20％。两组比较有显著性差异（$P<0.05$）。提示茜草双酯有良好的消除慢性肾炎血尿的作用，又毒副作用小。

7. 治疗小儿腹泻　治疗组60例，用茜草50g，水适量，浸泡，置灶煎煮30分钟取汁，稍冷却至适温（>40℃）将小儿双足放入药汁中浸洗，揉搓脚心。至皮肤发红（不能过踝），每日2次。蒙脱石按说明口服，对照组60例，按说明单纯口服西药蒙脱石。每日3次，2日为1个疗程。治疗组总有效率为96.7％，对照组总有效率85％。

【各家论述】　1.《纲目》:"茜草，气温行滞，味酸入肝，而咸走血，专于行血活血。俗方治女子经水不通，以一两煎服最之，一日即通，甚效。"

2.《本草经疏》:"茜草，行血凉血之要药也。非苦不足以泄热，非计不足以达血。苦以泄血热，计以去血软坚，非温少阳之气不足以通行，故主瘅及疸。瘅有五，此其为治，盖指蓄血发黄，而不专于湿热者也。痹者血病，行血软坚则痹自愈。甘能益血而补中，病去血和，补中可知矣。苦寒能下泄热气，故止内崩及下血。除热，故益膀胱。跌扑则瘀血，血行则跌跌自安。凉无病之血，行已伤之血，故治蛊毒。"《药性论》味计主三枝伤心肺，吐血泻血，《日华子》味酸止鼻洪，带下，产后血晕，乳结，月经不止，肠风痔瘘，排脓，治疮疖，泄精，尿血，扑损瘀血，皆取其凉血行血，苦寒泄热之功耳。"

3.《药义明辨》:"茜草，入肝与心包经，二经滞血为病宜也。方书用以疗吐血、衄血及尿血、泻血、诸热证，意主于从治而导瘀耳，非谓其性凉能止动血也。"

3164　**茜草藤**　qiàn cǎo téng　《四川中药志》

【基原】　为茜草科茜草属植物茜草的地上部分。

【原植物】 参见"茜草"条。

【采收加工】 7～10月采集,切段,鲜用或晒干。

【药材】 茜草藤 Rubiae Herba 产于四川、江苏、上海、浙江等地。

性状 干燥茎下端粗3～4mm,呈圆形,外表面淡紫红色或棕红色;上端茎呈四方形,枯绿色,茎的棱上有粗糙细毛刺。体轻,质脆,易断,断面平整,内心色白而松。茎节上轮生叶片,叶柄及叶背中肋上均有倒刺毛。叶多脱落。气微,味微苦。

【成分】 全草含茜草酸(rubifolic acid)及茜草香豆酸(rubicoumaric acid)。

【炮制】 取原药材,除去杂质,洗净润软,切段,干燥,筛去灰屑。

饮片性状 为茎、叶混合,呈段状。

贮干燥容器内,置通风干燥处。

【药性】 苦,凉。

1.《履巉岩本草》:"凉,无毒。"

2.《四川中药志》1960年版:"性温,味苦,无毒;入心、肝、肾、大肠、小肠、心包络六经。"

【功用主治】 止血,行瘀。治吐血,血崩,跌打损伤,风痹,腰痛,痈毒,疔肿。

1.《履巉岩本草》:"大能活血,治便血等疾。"

2.《植物名实图考》:"行血,治腰痛。"

3.《民间常用草药汇编》:"止血,和血,行血。治风痹,寒湿,黄疸。"

4.《四川中药志》1960年版:"配成药酒,作打药、补药或调经药用。治风湿瘫痪、痒疮、羔毒发痒,煮水外洗。"

【用法用量】 内服:煎汤,9～15g,鲜品30～60g;或浸酒。外用:煎水洗;或捣敷。

【宜忌】《四川中药志》1960年版:"凡血虚发热泄泻无瘀滞者均忌用。"

【选方】 1. 治热症吐血,妇女血崩,经出色黑 茜草茎60g。熬水服。(《四川中药志》1960年版)

2. 治跌打愈后,筋骨酸痛 干茜草头24g。合猪脚节炖服。(《泉州本草》)

3. 治疔疮 茜草根嫩叶略加食盐,捣烂,敷疔疮疮头。(《现代实用中药》)

4. 治痈肿 新鲜(茜草)茎叶适量。捣烂外敷。(《上海常用中草药》)

3165 荚蒾 jiá mí
(《贵州草药》)

【异名】 酸汤杆(《贵州草药》)。

【基原】 为忍冬科荚蒾属植物荚蒾的茎、叶。

【原植物】 荚蒾 Viburnum dilatatum Thunb. 又名:猪婆子藤、糯米树、糯米子、招果(《湖南药物志》)。

落叶灌木,高达3m。树皮灰褐色,嫩枝被星状毛。叶对生;叶柄长10～15cm;叶宽倒卵形、倒卵形或宽卵形,长3～10cm,宽2～6cm,先端急尖或渐尖,基部宽楔形,近圆形或近心形,边缘具三角状锯齿,上面疏被短柔毛或星状毛,下面有黄色小腺点并被星状毛,脉上毛尤密,脉腋有簇毛,侧脉5～8对,直达齿端;

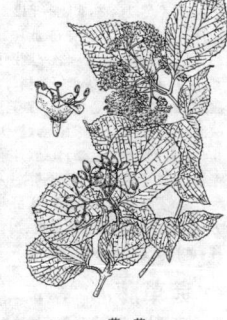

荚 蒾

复伞形式聚伞花序稠密,生于具1对叶短枝之顶,直径4～10cm;花萼筒形,萼檐5齿裂;花冠白色微黄,辐状,径4～5mm,5深裂;雄蕊5,高出花冠;花柱高出萼齿,柱头3裂。核果红色,椭圆状卵圆形,长7～8mm;核扁,卵形,有3条浅腹沟和2条浅背沟。花期5～6月,果期8～10月。

生于海拔100～1000m的向阳山坡、林下、灌木丛中。分布于华中、西南及河北、陕西、江苏、浙江、安徽、福建、江西、广东、广西、台湾等地。

荚蒾的根(荚蒾根)亦供药用,另设专条。

【成分】 叶含荚蒾螺内酯(dilaspirolactone),熊果酸(ursolic acid)。还含酚苷类:对羟苯基-β-D-阿洛糖苷(p-hydroxyphenyl-β-D-alloside),对羟苯基-6-O-反-咖啡酰基-β-D-葡萄糖苷(p-hydroxyphenyl-6-O-trans-caffeoyl-β-D-glucoside),对羟苯基-6-O-反式咖啡酰基-β-D-阿洛糖苷(p-hydroxyphenyl-6-O-trans-caffeoyl-β-D-alloside),4-烯丙基-2-甲氧基苯基-6-O-β-D-芹菜酰基(1→6)-β-D-葡萄糖苷(4-allyl-2-methyoxy phenyl-6-O-β-D-apiosyl(1→6)-β-D-glucoside),熊果苷(arbutin),呋喃卡苷(furocatin),毛柳苷(salidroside);黄酮苷:山奈酚(kaempferol),槲皮素(quercetin),异槲皮苷(isoquercitrin),左旋及右旋表儿茶素(epicatechin),山奈酚-3-O-刺槐二糖苷(kaempferol-3-O-robinobioside),山奈酚-3-O-芸香糖苷(kaempferol-3-O-rutinoside),山奈酚-3-O-(2G-鼠李糖基)芸香糖苷(kaempferol-3-O-(2G-rhamnosyl) rutinoside),山奈酚-3-O-龙胆二糖(kaempferol-3-O-gentiobioside),芸香苷(rutin),槲皮素-3-O-(2G-鼠李糖基)芸香糖苷(quercetin-3-O-(2G-rhamnosyl) rutinoside),木脂素类:苏型和赤型1-(4'-羟基-3'-甲氧苯基)-2-[2''-羟基-4''-(3-羟丙基)苯氧基]-1,3-丙二醇-1-O-β-D-吡喃葡萄糖苷(1-(4'-hydroxy-3'-methoxyphenyl)-2-[2''-hydroxy-4''-(3-hydroxypropyl) phenoxyl]-1,3-propanediol-1-O-β-D-glucopyranoside);南烛木糖苷(lyonieside)和裸柄吊钟花木糖苷(nudiposide);酚酸类:新绿原酸甲酯(neochlorogenic acid methyl ester),隐绿原酸甲酯(cryptochlorogenic acid methyl ester),3-O-对香豆酰奎尼酸(3-O-p-coumaroylquinic acid),4-O-对香豆酰奎尼酸(4-O-p-coumaroylquinic acid),2,3,4-三羟丁基-6-O-反式咖啡酰-β-吡喃葡萄糖苷(2,3,4-trihydroxybutyl-6-O-trans-caffeoyl-β-glucopyranoside)和2,3,4,5-四羟己基-6-O-反式咖啡酰-β-吡喃葡萄糖苷(2,3,4,5-tetrahydroxyhexyl-6-O-trans-caffeoyl-β-glucopyranoside);顺式和反式阿魏酸(ferulic acid),藜芦酸(veratric acid);三萜类化合物:viburnudienone B$_1$ methyl ester,viburnudienone B$_2$ methyl ester,viburnudienone H$_1$,viburnudienone H$_2$,viburnenone B$_1$ methyl ester,viburnenone B$_2$ methyl ester。达玛烷型三萜:viburnols A、B、C、D、E、F、G、H、I、J、K;环己烯类衍生物:(3R,6R,7E)-3-hydroxy-4,7-megastigmadien-9-one,(－)-loliolide,(＋)-isololiolide,(6R,7E)-4,7-megastigmadien-3,9-dione,(6S,7E)-6-hydroxy-4,7-megastigmadien-3,9-dione,(3S,7E)-3-hydroxy-5,7-megastigmadien-9-one,(3S,5R,7E)-5,6-epoxy-3-hydroxy-7-megastigmene-9-ene,(3S,5R,7E,8R)-3,5-dihydroxy-6,7-megastigmadien-9-one。

【药理】 1. 抗菌作用 本品煎剂在试管内对金黄色葡萄球菌、炭疽杆菌、白喉杆菌、铜绿假单胞菌、乙型链球菌、大肠杆菌、伤寒杆菌和痢疾杆菌有不同程度的抑制作用。

2. 抗肿瘤作用 荚蒾叶甲醇提取物50μg/ml,在体外对人表皮样瘤鼻咽癌(KB)细胞有明显抑制作用,其抑制率为36.2%。果实无效。

3. 抗胆碱酯酶作用 本品甲醇提取物对人血浆胆碱酯酶在体外试验中有显著抑制作用,其抑制率大于80%。

【药性】 酸,微寒。

1.《贵州草药》:"性微寒,味酸。"

2.《湖南药物志》:"甘苦平无毒,一说微甘。"

【功用主治】 疏风解表,清热解毒,活血。主治风热感冒,疔疮发热,产后伤风,跌打骨折。

1.《贵州草药》:"清热解毒,疏风解表。主治疔疮发热,风热感冒。"

2.《湖南药物志》:"活血。"

3.《全国中草药汇编》:"外用治过敏性皮炎。"

【用法用量】 内服:煎汤,9～30 g。外用:鲜品捣敷或煎水外洗。

【选方】 治外伤骨折 荚蒾茎叶,荨麻,水桐树根、糯米(各适量)。共捣烂,敷患处。(《湖南药物志》)

3166 荚蒾子 jiá mí zǐ (《唐本草》)

【基原】 为忍冬科荚蒾属植物荚蒾的果实。

【原植物】 参见"荚蒾"条。

【采收加工】 8～10月采收,晒干或烘干。

【药性】《唐本草》:"味甘。"

【功用主治】《千金翼方》:"主破血,止痢消肿,除蛊痒、蛇毒。"

【用法用量】 内服:煎汤,9～15 g。

3167 荚蒾根 jiá mí gēn (《湖南药物志》)

【基原】 为忍冬科荚蒾属植物荚蒾的根。

【原植物】 参见"荚蒾"条。

【采收加工】 7～10月采挖,切段,晒干。

【功用主治】 祛瘀消肿,解毒。主治跌打损伤,牙痛,淋巴结炎。

《全国中草药汇编》:"祛瘀消肿。主治淋巴结炎(丝虫病引起),跌打损伤。"

【用法用量】 内服:煎汤,15～30 g;或加酒煎。

【选方】 治牙痛 荚蒾根 15 g,石榴根 15 g。水煎汤。(《湖南药物志》)

3168 荚果蕨贯众 jiá guǒ jué guàn zhòng (《中药志》)

【异名】 小叶贯众(《陕西中草药》)、黄瓜香(《长白山植物药志》)。

【基原】 为球子蕨科荚果蕨属植物荚果蕨的根茎。

【原植物】 荚果蕨 Matteuccia struthiopteris (L.) Todaro [Osmunda struthiopteris L.]

植株高约 90 cm。根茎直立,与叶柄基部密被披针形鳞片。叶簇生,二型,有柄;营养叶长圆倒披针形,长40～90 cm,宽 15～25 cm,叶轴和羽轴偶有棕色柔毛,二回深羽裂;下部 10 多对羽片向下逐渐缩短成小耳形,中部羽片宽 1.2～2 cm;裂片边缘浅波状或顶端具圆齿;侧脉单一。孢子叶较短,直立,有粗硬较长的柄,一回羽状,羽片两侧向下反卷成有节的荚果状,包围囊群。孢子囊群圆形,着生于侧脉分枝的中部,成熟时汇合成矩圆形;囊群盖膜质,白色,成熟时破裂消失。

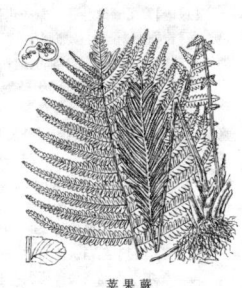

荚果蕨

生于海拔 800～3 200 m 的高山林下。分布于东北、华北及陕西、甘肃、河南、四川、西藏等地。

【采收加工】 春、秋季采挖,削去叶柄、须根,晒干或鲜用。

【药材】 荚果蕨贯众 Matteucciae Rhizoma 产于黑龙江、吉林、辽宁、河北、北京等地。

性状 本品呈倒卵形或长圆形,上部钝圆,下部稍尖,稍弯曲,长 10～16 cm,直径在 4～7 cm;棕褐色;全体密被叶柄残基、须根和少量鳞片。叶柄残基上部扁平,向下渐窄,背部隆起,中央有 1 条纵棱,近上端可见"V"或"M"形凸皱纹;质硬而脆,易折断,断面略平坦,有黄白色小点(分体中柱)2个,呈"八"字形排列。叶柄基部生有 1～3 条须根,多分支,有时具棕色绒毛。气微而特异,味涩。

蓥剂 (1) 根茎横切面:表皮常脱落,最外面为数列至 10 余列厚壁细胞,分体中柱 10 余个,断续环状排列。内皮层明显。木质部由多角形管胞组成;周围为韧皮部;薄壁组织中有大形裂隙,细胞内充满细小淀粉粒。

叶柄基部横切面:分体中柱 2个,呈"八"字形排列;内皮层明显;木质部两端呈弯钩状折叠;周围为韧皮部。维管束周围可见棕褐色的分泌细胞。

(2) 薄层色谱:取样品粗粉 5 g,在沙氏提取器中用氯仿回流提取 3 小时,回收氯仿至 20 ml 供点样用。以 β-蜕皮激素为对照品。用硅胶 G(上海荧光化学厂)铺板 105 ℃活化 1 小时。以氯仿-甲醇(9:1)展开,展距 15 cm。用 5%磷钼酸乙醇溶液喷雾,供试品色谱中,与对照品相应位置处均显蓝色斑点。

【成分】 含甾体化合物:蜕皮甾酮(ecdysterone)、尖叶土杉甾酮(ponasterone)A、蕨甾酮(pteosterone)、β-谷甾醇(β-sitosterol)。又含东北贯众素(dryocrassin),以花生四烯酸(arachidonic acid)为主的脂肪酸及多糖。

【药理】 抑制猪蛔虫作用 荚果蕨根茎及叶柄基部的煎剂稀释到 16%浓度时,体外对猪蛔虫头段有不同程度的抑制和松弛作用。50%～70%的煎剂对整体猪蛔虫作用 2～6 小时后,猪蛔虫不同程度的抑制。

【药性】 苦,微寒。

1.《陕西中草药》:"味涩、苦,性寒,有小毒。"

2. 南药《中草药学》:"苦,微寒。"

【功用主治】 清热解毒,杀虫,止血。主治热病发斑,痄腮,湿热疮毒,蛔虫腹痛,蛲虫病,赤痢便血,尿血,吐血,衄血,崩漏。

1.《陕西中草药》:"清热解毒,止血,杀虫。预防流行性感冒、麻疹、流行性乙型脑炎、流行性腮腺炎等传染病。治便血、尿血、鼻衄、月经过多、蛔虫症、蛲虫症。"

2.《内蒙古中草药》:"治热病发斑。"

3. 南药《中草药学》:"治赤痢,湿热肿痛。"

【用法用量】 内服:煎汤,5～15 g,大剂量可用至 50 g。外用:捣敷;或煎水洗。清热解毒宜生;止血宜炒炭。

【宜忌】 孕妇慎服。

【选方】 1. 预防流行性感冒、流行性乙型脑炎、流行性腮腺炎 荚果蕨 9 g,水煎服,每日 1 次;或水缸中放入 1～2 个,2 星期换 1 次。(《内蒙古中草药》)

2. 治流行性腮腺炎,鼻出血 ① 荚果蕨 9 g,干地黄 15 g,白茅根 15 g。水煎服。(《中国药用孢子植物》) ② 荚果蕨、白芷等分。研末,油调外敷。(《唐山中草药》)

3. 治虫积腹痛 (荚果蕨)15 g,乌梅 9 g,大黄 5 g。水煎服,每日 2 次。(《实用蒙药学》)

4. 治蛲虫病 小叶贯众 9～12 g。水煎服。另取 30 g,煎水,晚上睡前洗肛门。(《陕西中草药》)

5. 治头疮、白秃、漆疮作痒 (荚果蕨)研末,油调外敷。(《唐山中草药》)

6. 治功能性子宫出血 (荚果蕨)30 g,海螵蛸 12 g,艾叶炭 12 g。共研细粉,每次 3～4.5 g,开水送服,每日 3 次。(《实用蒙

《药学》》

破结逐水之品，未可分途而别视也。"

3169 荛花 yáo huā 《本经》

【基原】 为瑞香科荛花属植物荛花的花蕾。

【原植物】 荛花 Wikstroemia canescens（Wall.）Meissn. [Daphne canescens Wall.]又名：黄根枸皮、山皮条、铁扇子、半边梅、矮陀陀《云南中草药》。

落叶灌木，高30～90 cm。枝细长，小枝有灰色或淡黄色柔毛。叶互生或对生，叶柄长约3 mm，被柔毛；叶片长圆状披针形，长2.5～7.5 cm，宽1.5～2.5 cm，先端急尖，基部阔楔形，全缘，上面绿色，近无毛或疏生短柔毛，下面灰绿色，密生柔毛，叶脉隆起。花黄色，成顶生或腋生穗状花序，或再合成圆锥花序，被柔毛；花被管长6～8 mm，先端4裂，裂片钝尖；花盘鳞片状线形；雄蕊8,2轮，花丝短；子房上位，花柱短，柱头球形。核果，窄卵圆形，黑色，有丝状毛。花期5～6月，果期6～7月。

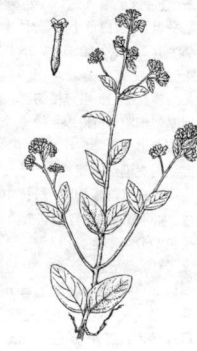

荛花

生于山地石壁隙缝或山坡沟边较潮湿处，也有栽培者。分布于江西、湖北、湖南、云南、西藏、陕西等地。

荛花的根（荛花根）亦供药用，另设专条。

【采收加工】 5～6月花未开时采收，晾干。

【药性】 辛、苦，性寒，有毒。

1.《本经》："味苦，寒。"

2.《别录》："辛，微寒，有毒。"

3.《本草求真》："入肠胃。"

【功用主治】 泻水逐饮，消坚破积。主治痰饮、咳逆上气、水肿，喉中肿满、瘰疬疼癖。

1.《本经》："主伤寒温疟，下十二水，破积聚、大坚癥瘕，荡涤肠胃中留癖、饮食，疗寒热邪气，利水道。"

2.《别录》："疗痰饮咳嗽。"

3.《药性论》："治咳逆上气，喉中肿满，痰癖气块，下水肿等。"

【用法用量】 内服：煎汤，2.5～4.5 g；或入丸剂。

【宜忌】 体质虚弱及孕妇禁服。

1.《本草汇言》："元气虚乏，正负而邪胜者禁用之。"

2.《药性考》："虚人禁服。"

【选方】 1. 治肿及支满癖饮 芫花、荛花各半两，甘草、大戟、甘遂、大黄、黄芩各一两，大枣十枚。上八味，细切。以水五升，煮成一升六合。分四服，以快下为度。（《千金方》干枣汤）

2. 治腹中积聚邪气，寒气，消谷 甘遂一分，荛花一分，芫花一分，桂心一分，巴豆一分，杏仁一分，桔梗一分。上七味，荛花、芫花熬令香，巴豆、杏仁去皮熬令变色已，各异捣，下细筛，捣合丸，以白蜜捣万杵。服如小豆一丸，日三行，长将服之。伤寒增剧，膈上吐，膈下利，小儿亦服，妇人兼身亦服。忌猪肉、芦笋、生葱。（《范汪方》捶凿丸）

【各家论述】 1.《本草衍义》："张仲景《伤寒论》以荛花治利者，以其行水也；水去则利止，其意如此。然今人用时，当以意斟酌，不可使过与不及也。仍须是有是证者方可用。"

2.《本草求真》："荛花虽与芫花形式相同，而究绝不相似，盖荛花叶尖如柳，花絮似荆；芫花苗茎无刺，花细嫩黄。至其性味，芫花辛苦而温，此则辛苦而寒。至论治主治，则芫花辛温，多有达表行水之力；此则气寒，多有入里泄泄之效，故书载能治利。然要皆属

3170 荛花根 yáo huā gēn 《全国中草药汇编》

【基原】 为瑞香科荛花属植物荛花的根。

【原植物】 参见"荛花"条。

【采收加工】 7～10月采根，鲜用或切片晒干。

【成分】 根含二萜酯类化合物佛波醇-12,13-二酯（phorbol-12, 13-diesters）。

【药性】 辛，温。

【功用主治】《全国中草药汇编》："通经活络，祛风除湿，收敛。主治跌打损伤，筋骨疼痛，腮腺炎，乳腺炎，淋巴腺炎。"

【用法用量】 内服：煎汤，3～9 g；或浸酒。外用：鲜品捣敷。

3171 荜茇 bì bá 《雷公炮炙论》

【异名】 荜拨《新修本草》，毕勃《本草拾遗》，荜拨梨、阿梨诃咃《酉阳杂俎》，椹圣（侯宁极《药谱》），蛤蒌《赤雅》，鼠尾《中药志》。

【基原】 为胡椒科胡椒属植物荜茇的果穗。

【原植物】 荜茇 Piper longum L.

多年生草质藤本。根状茎直立，多分枝。茎下部匍匐，枝横卧，质柔软，有纵棱和沟槽，幼时被粉状短柔毛。叶互生；下部的叶卵圆形，具较长的柄，向上的叶渐成为卵状长圆形，柄短，顶端叶无柄，基部抱茎，下面脉上被短柔毛；掌状脉7条，全部基出。花单性异株，无花被；穗状花序与叶对生；雄花序长4～5 cm，直径约3 mm；总花梗长2～3 cm，被短柔毛；苞片近圆形，盾状；雄蕊2,花丝极短；雌花序长1.5～2.5 cm，直径约4 mm；于果期延长；苞片直径约1 mm；子房卵形，柱头3。浆果下部与花序轴合生，先端有脐状凸起，直径约2 mm。花期春夏，果期7～10月。

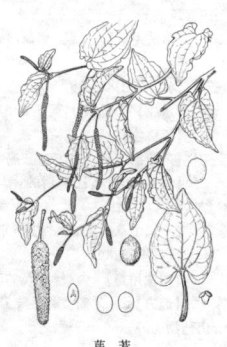

荜茇

生于海拔约600 m的疏林中。分布于云南东南至西南部，福建、广东和广西有栽培。

荜茇的根（荜茇根）亦供药用，另设专条。

【栽培】 生物学特性 原产热带，喜高温潮湿气候，幼苗需适度遮荫，否则因光照太强抑制生长，影响产量。果果期需充足光照。宜选山间、盆地、沟边湿润、疏松、肥沃的壤土种植。

繁殖方法 扦插繁殖或压条繁殖，可提早开花结实，保持母株优良性状及控制雌雄株比例，也可种子繁殖。扦插繁殖：宜在高温、湿润季节进行，插条或压条长度以带3～4个节为宜，用细沙或壤土作苗床，保持湿润，15～20日可生根。待长出4～5个新节时，即可按行株距50 cm×50 cm定植。从外地引种，为便于运输也可用种子繁殖。种子阴干可保存半年，晒干则丧失发芽率。气温22～25℃时播种，播前用30～40℃草木灰液浸2小时，除去种子表层蜡质有利于出苗。苗高20 cm左右可定植。

田间管理 扦插或播种后保持土壤湿润，经常除草、松土，花果期多施磷钾肥，苗期及定植前需搭棚适度荫蔽，至开花结果期去除荫蔽。当主蔓上发出新蔓时应搭架供茎蔓攀援。早春疏剪，除去过密枝、病枝及部分营养枝，以利通风透光、营养集中，提高产量。

【采收加工】 9月果穗由绿变黑时采收，晒干。包装后放荫

凉干燥处，注意防止霉变或虫蛀。

【药材】 荜茇 Piperis Longi Fructus 原产于印度尼西亚的苏门答腊以及菲律宾、越南。我国主产于云南、广东、海南等地。

性状 果穗圆柱形，稍弯曲，由多数小浆果集合而成，长 1.5～3.5 cm，直径 0.3～0.5 cm。表面黑褐色或棕色，有斜向排列整齐的小突起，基部有果穗梗残余或脱落痕；质硬而脆，易折断，断面不整齐，颗粒状。小浆果球形，直径约 1 mm。有特异香气，味辛。

荜茇(果穗)外形

鎏面 果穗横切面：果穗轴正中为薄壁组织，有一轮外韧型维管束，中央有的有空隙。每个浆果呈纵切面观，其顶端有的可见微突起的柱头薄壁细胞，外果皮为 1 列多角形表皮细胞，浅黄色，偶见小腺毛，表皮下有 2～4 列厚角组织。中果皮外侧有石细胞及油细胞散在，此外，另有油细胞层，靠近内果皮处有细小维管束分布。内果皮为 1 列方形或径向延长的薄壁细胞。内胚乳细胞及胚仅于通过种子上端可见。各浆果间的中果皮薄壁组织界线不易区分。有的部位可见两浆果间存在的苞片，为径向延长的薄壁细胞组成，亦有油细胞及维管束分布。

粉末特征：灰褐色。石细胞类圆形、长卵形或多角形，直径 25～61 μm，长至 170 μm，壁较厚，有的层纹明显，直径 25～60 μm。内果皮细胞长多角形，垂周壁不规则弯状增厚，有的似连珠状。种皮碎片深棕色，表面观长条形或类方形，直径 12～40 μm，壁厚 3～9 μm。淀粉粒细小，常聚成团块。

(2) 本品粉末或切片遇浓硫酸显鲜红色，渐变红棕色，后转棕褐色(检查胡椒碱)。

(3) 薄层色谱 取本品粉末 0.8 g，加无水乙醇 5 ml，超声处理 30 分钟，滤过，滤液作为供试品溶液。另取胡椒碱对照品，置乙醇量瓶中，加无水乙醇制成每 1 ml 含 4 mg 的溶液，作为对照品溶液。吸取上述两种溶液各 2 μl，分别点于同一硅胶 G 薄层板上，以苯-醋酸乙酯-丙酮(7:2:1)为展开剂，展开，取出，晾干，置紫外光灯(365 nm)下检视。供试品色谱中，在与对照品色谱相应的位置上，显相同的蓝色荧光斑点；喷以 10%硫酸乙醇溶液，加热至斑点显色清晰，供试品色谱中，在与对照品色谱相应的位置上，显相同的褐黄色斑点。

品质标志 《中华人民共和国药典》2010 年版规定，照高效液相色谱法测定，本品按干燥品计算，含胡椒碱(C₁₇H₁₉NO₃)不得少于 2.5%。

【成分】 荜茇果实含生物碱：胡椒碱(piperine)，荜茇明宁碱(piperlongumine)，二氢荜茇明宁碱(dihydropiperlongumine)。酰胺类：胡椒酰胺(pipercide)，几内亚胡椒酰胺(guineensine)，N-异丁基十八碳-2, 4-二烯酰胺[N-isobutyloctadeca-2(E), 4(E)-dienamide]，N-异丁基二十碳-2, 4-二烯酰胺[N-isobutyleicosa-2(E), 4(E)-dienamide]，N-异丁基二十碳-2, 4, 8-三烯酰胺[N-isobutyleicosa-2(E), 4(E), 8(Z)-trienamide]，N-异丁基癸二烯反-2-反-4-酰胺(N-isobutyldeca-trans-2-trans-4-dienamide)，哌啶类：荜茇壬二烯哌啶(pipernonaline)，荜茇十一碳三烯哌啶(piperundecalidine)，荜茇壬三烯哌啶(dehydropipernonaline)。还含挥发油，棕榈酸(palmitic acid)，四氢胡椒酸(tetrahydropiperic acid)，十一碳-1-烯-3, 4-亚甲基二氧苯(1-undecylenyl-3, 4-methylene-dioxy-benzene)，芝麻素(sesamin)。

种子中含长柄胡椒碱(sylvatine)，双桉脂素(diaeudesmin)。

【药理】 1. 降血脂作用 荜茇挥发油非皂化物(OPUM) 20 mg/kg、30 mg/kg、40 mg/kg 灌胃 20 日能显著降低外源性及内源性高胆固醇血症小鼠血清总胆固醇与肝胆固醇含量，作用随剂量增加而增强。胡椒酸甲酯(methyl piperate, MP)为 OPUM 中

的主要降胆固醇化合物，MP 20 mg/kg 灌胃显著提高大鼠血清卵磷脂胆固醇酰基转移酶的活性，有效地抑制 Triton-WR-1339 诱发的小鼠血清总胆固醇水平的升高，提示 MP 降低血清总胆固醇作用与抑制胆固醇的合成，促进胆固醇的酯化和排泄有关。

2. 耐缺氧、抗心肌缺血作用 荜茇挥发油能对抗多种条件所致的缺氧及心肌缺血作用。

3. 抗心律失常作用 荜茇挥发油静脉注射能预防氯仿-肾上腺素所致家兔室性心律失常，抗氯化钡所致大鼠心律失常，延长乌头碱所致大鼠室性早搏、室性心动过速及室性纤颤和心脏停搏时间。

4. 镇静、镇痛、解热作用 荜茇挥发油在增强乌头总碱镇痛作用的同时，还能降低其毒性，进一步研究证实，荜茇挥发油确有镇痛、镇静、解热作用。

5. 其他 荜茇果实的醋酸乙酯可溶部分，对冠状血管和肠管平滑肌有很强的松弛作用。荜茇油具有广谱抗菌作用，对金黄色葡萄球菌、蜡样芽胞杆菌、枯草杆菌、痢疾杆菌、伤寒杆菌、结核菌等都有抑制作用。

毒性 OPUM 小鼠灌胃的 LD_{50} 及 95%可信限为 491.73±46.78 mg/kg。

【药性】 辛，热。归胃、脾、大肠经。
1.《海药本草》："味辛，温。"
2.《开宝本草》："味辛，大温，无毒。"
3.《纲目》："气热，味辛。阳也，浮也。入手、足阳明经。"
4.《雷公炮制药性解》："入肺、脾、胃、膀胱四经。"
5.《本草正》："入手足阳明，亦入肝肾。"
6.《轩岐救正论》："辛燥，香辣，疏泄。"
7.《药物考》："味极辛，有毒。"

【功用主治】 温中散寒，下气止痛。主治脘腹冷痛，呕吐，泄泻，头痛，牙痛，鼻渊，冠心病心绞痛。
1.《本草拾遗》："温中下气，补腰脚，杀腥气，消食，除胃冷，阴疝，痃癖。"
2.《海药本草》："主老冷心痛，水泻，虚痢，呕逆醋心，产后泄利，与阿魏和合良。亦滋食味。"
3.《日华子》："治霍乱，冷气，心痛血气。"
4.《本草图经》："治气痢神良。"
5.《本草衍义》："走肠胃中冷气，呕吐，心腹满痛。"
6.《医学入门》："消痰破积，治肾寒疝腹脚痛。"
7.《纲目》："治头痛，鼻渊，牙痛。"
8.《本草备要》："除胃冷，散浮热。"
9.《医林纂要》："去肠中沉寒。"
10.《天宝本草》："荜茇辛温壮骨精，跌打损伤脚手疼，腹内疱块腰脊痛，通关利窍效如神。"
11.《现代实用中药》："治神经性头痛，慢性鼻黏膜炎症，鼻塞等症。"
12.《本草钩沉》："治急慢性气管炎，咳嗽，气急，痰多。"

【用法用量】 内服：煎汤，1～3 g；或入丸、散。外用：研末啮鼻；或为丸纳龋齿孔中，或浸酒擦患处。

【宜忌】 阴虚火旺者禁服。
1.《本草衍义》："多服走泄真气，令人肠虚下重。"
2.《纲目》："辛热耗散，能动脾肺之火，多用令人目昏，食料尤不宜之。"
3.《本草正》："其味大辛，须得人参、术、归、地诸甘温剂用之尤效。"
4.《本草易读》："多用令人上气。"

【选方】 1. 治心腹冷气刺痛，胀痛，不能下食 荜茇、胡椒、桂心各一分，为末。米三合，煮作粥，下荜茇等末，搅和，空心食之。(《食医心鉴》荜茇粥)

2. 治久寒积冷，脏腑虚弱，心腹疼痛，胁肋胀满，泄泻肠鸣，又利自汗，米谷不化，阳气暴衰，阴气独胜，手足厥冷，伤寒阴盛，神昏脉短，四肢怠惰　荜拨、肉桂各四斤，干姜、高良姜(炮)各六斤。为细末，水煮面糊为丸，如梧桐子大。每服二十粒，米饮汤下，食前服之。(《局方》大已寒丸)

3. 治冷痰恶心　荜拨，捣细罗为散。每于食前用清粥饮调下半钱。(《圣惠方》)

4. 治冷痰，饮食不下，膈脘不快　荜拨(炒)一两，诃黎勒(煨，去核)三分，干姜(炮)半两。上三味，为细末，煮面糊丸梧桐子大，每服二十丸，生姜汤下，不拘时。(《圣济总录》荜拨丸)

5. 治气痢久不差，及诸痢困弱者　荜拨(为末)三钱匕，牛乳半升。上二味，同于银石器中，慢火煎令减半，空腹顿服。(《圣济总录》荜拨煎)

6. 治飧泄气痢，腹胀满，不下食　荜拨半两，肉豆蔻(去壳，生半煨)一两，干姜(炮)半两，诃黎勒(半生半煨，去核)一两，白术三分，甘草(半生半炙，锉)半两，木香(半生半炒)一两。上七味，捣罗为散。每服二钱匕，空心米饮调下，日晚再服。(《圣济总录》荜拨散)

7. 治脐气成块，在腹不散　荜拨一两，大黄一两。并生为末，入麝香少许，炼蜜丸梧子大。每食酒调服三十丸。(《永类钤方》)

8. 治妇人无时月水来，腹痛(盐炒，去盐为末)、蒲黄(炒)各一两。为细末，炼蜜丸如梧桐子大。每服三四十圆，食后用盐水、米饮吞下。(《妇人大全良方》荜拨圆)

9. 治年深头风，痰厥呕吐，恶闻人声，头不能举，目不能开　荜拨为细末，每服一大钱，茶清调下，仍略少许鼻中，食后。(《杨氏家藏方》)

10. 治牙痛　荜拨末措之，煎苍耳汤漱去涎，治风虫牙痛。(《纲目》)

11. 治鼻流清涕　用荜拨末吹鼻内即止，治鼻流清涕不止。(《卫生易简方》)

12. 治满口白烂　荜拨一两，厚黄柏一两(火炙)。上为末，用米醋煅数沸后，调上药，漱口。(《丹溪治法心要》)

【各家论述】　1.《纲目》:"荜拨为头痛、鼻渊、牙痛要药，取其辛热能入阳明经散浮热也。"

2.《本草求真》:"(荜拨)气味辛热。凡一切风寒内积，逆于胸膈，而见恶心、呕吐；逆于下部，而见肠鸣、冷痢、水泻；发于头面，而见齿牙头痛、鼻渊；停于肚腹，而见中满痞塞疼痛，俱可用此投治，以其气味辛温，则寒自尔驱除。"

3171 荜茇根 bì bá gēn 《本草拾遗》

【异名】　荜拨没、毕勃没《本草拾遗》。

【基原】　为胡椒科胡椒属植物荜茇的根。

【原植物】　参见"荜茇"条。

【采收加工】　7～10月采挖，晒干。

【成分】　荜茇根含生物碱：胡椒碱(piperine)，荜茇明宁碱(piplartine, piperlongumine)，荜茇明宁碱(piperlonguminine)，胡椒酰胺(pipercide)，几内亚胡椒酰胺(guineensine)，荜茇酰胺(longamide)，马兜铃内酰胺(aristolactam)AII,胡椒内酰胺(piperolactam)A，又含 3, 4, 5. 还含 3, 4, 5-三甲氧基桂皮酸甲酯(methyl 3, 4, 5-trimethoxycinnamate)，头花千金藤酮(cepharanone)B，头花千金藤二酮(cephardione)A 及 B，去甲头花千金藤二酮(norcephardione)B,荜茇二酮(piperadione)，去甲荜茇二酮[2-hydroxy-1-methoxy-4H-dibenzo[de, g]quinoline-4, 5-(6H)-dione]。

【药性】　《本草拾遗》:"味辛，温，无毒。"

【功用主治】　温中行气，降逆消食，散寒止痛，截疟。主治中寒脘腹胀满，呕逆，食积不化，寒疝女宫不孕，疟疾。

1.《本草拾遗》:"主冷气呕逆，心腹胀满，食不消，寒疝核肿，

妇人内冷无子；治腰肾冷，除血气。""主五劳七伤，阴汗，核肿。"

2.《中国民族药志》:"解热截疟。治疗发烧，疟疾。"

【用法用量】　内服：煎汤，3～10 g；或研末，每次 1～2 g，每日2～3次。

3173 荜澄茄 bì chéng qié 《雷公炮炙论》

【异名】　澄茄《南州记》，毗陵茄子《开宝本草》，毕澄《本草求真》。

【基原】　为胡椒科胡椒属植物荜澄茄的果实。

【原植物】　荜澄茄 Piper cubeba L.

常绿攀缘藤本，长约 6 m。叶互生，椭圆状卵形或长卵形，先端渐尖，基部圆形或斜心形，全缘，两面均光滑无毛。花单性，雌雄异株，成单生的穗状花序，长约10 cm；花小，白色，无花被。核果球形，直径约 5 mm，黑褐色。果期 8～9 月。

分布于印度尼西亚、马来半岛、印度、西印度群岛等地。我国广东、海南、广西等地有引种栽培。

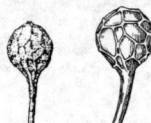

荜澄茄

【采收加工】　在果实充分成长而未成熟仍呈青色时采收，连果枝摘下，晒干。干燥后摘下果实(每粒须连小柄)。

性状　果实上部近圆球形，直径 3～6 mm。表面暗棕色至黑棕色，有网状皱纹，先端有一不甚明显的小突起柱头残迹；基部果发延长，形成细直的假果柄，长 3～7 mm，直径约1 mm，表面有纵皱纹。外果皮和中果皮稍柔软，内果皮薄而坚脆，内含未成熟种子 1 粒，黄棕色，富油质，有的皱缩干瘪。气强烈芳香，味苦。

荜澄茄(果实)外形

【成分】　荜澄茄果实含多种木脂素类：荜澄茄脂素(cubebin)，荜澄茄酸(cubebic acid)，荜澄茄内酯(cubebinolide)，左旋扁柏内酯(hinokinin)，左旋克氏胡椒脂素(clusin)，左旋二氢荜澄茄脂素(dihydrocubebin)，左旋二氢克氏胡椒脂素(dihydroclusin)，左旋荜澄茄脂素灵(cubebinin)，左旋荜澄茄脂酮(cubebinone)，左旋亚太因(yatein)，左旋异亚太因(isoyatein)，左旋欧侧柏内酯三甲醚(di-O-methylthujaplicatin methylether)，左旋荜澄茄脂素灵内酯(cubebininolide)，2-(3″, 4″-亚甲二氧基苄基)-3-(3′, 4′-二甲氧基苄基)-丁内酯〔(2R, 3R)-2-(3″, 4″-methylenedioxybenzyl)-3-(3′, 4′-dimethoxybenzyl)-butyrolactone〕，柳叶玉兰脂素(magnosalin)，高雄细辛脂素(heterotropan)，α 及 β-型的 O-乙基荜澄茄脂素(O-ethylcubebin)，5″-甲氧基扁柏内酯(5″-methoxyhinokinin)，二氢荜澄茄脂素-4-乙酸酯(hemiariensin)，胡椒不已烯醇(piperenol)A 及 B，长穗巴豆环氧素(crotepoxide)，锡兰紫玉盘环已烯醇(zeylenol)。

挥发油：荜澄茄脑(cubeben camphor)，荜澄茄烯(cadinene)，双环倍半水芹烯(bicyclosesquiphellandrene)，1-表双环倍半水芹烯(1-epibicyclosesquiphellandrene)。

【药理】　抑制血吸虫作用　荜澄茄体外直接观察及体外培养观察，对日本血吸虫有抑制作用。

【药性】　辛，温。归胃、脾、肾、膀胱经。

⑨ 荜　3171～3173

1.《海药本草》:"味辛、苦,微温,无毒。"

2.《开宝本草》:"味辛,温。"

3.《品汇精要》:"味辛,性温散。气之厚者,阳也。臭香。"

4.《玉楸药解》:"入足太阴脾、足阳明胃经。"

5.《得配本草》:"辛,微温。入足太阴脾经气分。"

6.《要药分剂》:"入脾、胃、肾、膀胱四经。"

7.《本草撮要》:"味辛,大热,有毒。"

8.《药物图考》:"有小毒,味微辛。"

【功用主治】 温中散寒,行气止痛,暖肾。主治胃寒呕逆,脘腹胀满冷痛,肠鸣泄泻,寒疝腹痛,寒湿小便淋沥浑浊。

1.《海药本草》:"主心腹卒痛,霍乱吐泻,痰癖冷气。"

2.《日华子》:"治一切气,并霍乱泻肚腹痛,肾气膀胱冷。"

3.《开宝本草》:"主下气消食,皮肤风,心腹间冷气胀,令人能食,能染发及香身。"

4.《纲目》:"暖脾胃,止呕吐哕逆。"

5.《要药分剂》:"散寒解结兼通。"

6.《万病药方》:"化痰行气,在溺管内发功力。主治白带、淋症、喉咙炎症。"(引自《药物图考》)

7.《应用本草分类辑要》:"利小便,治膀胱久炎及白浊。"

8.《本草用法研究》:"温中散逆,下气豁痰。"

9.《现代实用中药》:"用于痢疾及血吸虫病之下痢等。"

【用法用量】 内服:煎汤,1~5 g,或入丸、散。外用:研末擦牙或搐鼻。

【宜忌】 阴虚火旺及实热火盛者禁服。

1.《本经逢原》:"阴虚血分有热,发热咳嗽禁用。"

2.《得配本草》:"得豆蔻仁,治噎食;配荆芥、薄荷,治鼻塞;佐良姜,治寒呃。"

3.《本草撮要》:"得荜茇为末擦牙,治齿浮热痛。""多食损肺发疮。"

【选方】 1.治伤寒咳呕,日夜不止 荜澄茄、高良姜各三分。上二味,粗捣筛。每服二钱匕,水一盏,煎十余沸,入醋少许,搅匀去滓,热服,不拘时。《圣济总录》荜澄茄汤)

2.治反胃吐食,吐出黑汁,治不愈者 用荜澄茄为末,米糊丸梧子大。每姜汤下三四十丸,日一服。愈后服平胃散三百帖。(《纲目》引《永类钤方》)

3.治中焦痞塞,气逆上攻,心腹疼痛 荜澄茄半两,良姜二两,神曲(炒)、青皮(去白),官桂(去皮)各一两,阿魏半两(醋、面裹煨熟)。为末,醋、面糊为丸桐子大。每服二十丸,生姜汤下,不计时候。(《宣明论方》荜澄茄丸)

4.治脾胃虚弱,胸膈不快,不进饮食 荜澄茄不拘多少。为细末,姜汁打神曲末煮糊为丸,如桐子大。每服七十丸,食后淡姜汤下。(《济生方》荜澄茄丸)

5.治噎食不纳 荜澄茄、白豆蔻等分,为末,干舐之。(《纲目》引《寿域神方》)

6.治鼻塞不通 荜澄茄半两,薄荷叶三钱,荆芥穗一钱。为末,炼蜜丸如樱桃大。每服一丸。嚼化咽津。(《卫生易简方》)

7.治疮疡入目 荜澄茄末,吹少许入鼻中,三五次效。(《纲目》引《飞鸿集》)

8.治蜈蚣咬伤 荜澄茄嚼敷即愈。(《本草撮要》)

【临床报道】 治疗阿米巴痢疾 将荜澄茄连皮研细,装入胶囊。每次1 g,隔2小时1次,每日4次,视病情轻重连服3~5日。如服后有胃肠道刺激反应,可加入等量碳酸镁。共治60例,其中42例疗后复查大便,结果38例未再发现阿米巴原虫,症状消失;4例无效。另余18例未复查大便,疗后16例症状消失,2例无效。总治愈率90%。

【各家论述】 1.《本草述》:"愚按此味在《日华子》言其治肾气膀胱冷,而严用和《济生方》治脾胃虚弱、胸膈不快,不进饮食,是

则益脾胃令人食者,其本在于能暖肾与膀胱之气也。虽然暖肾之味,固上行而益中土,并及中土阳虚之病矣。然何以多治逆上诸症?是由温补而下气为功而味兼达。""荜澄茄,言与胡椒同其主治,然其温脾胃同,而疗脾气膀胱冷气者少类于蜀椒;下气同,而治阴逆、下气寒者少类于吴茱。投剂者亦宜知所用之。"

2.《本草便读》:"荜澄茄,形如胡椒,味苦辛温,不如胡椒之热。但入脾胃温中散逆、下气豁痰,又能治肾与膀胱冷气,亦凡子皆降之意。"

莸实 shī shí
《海药本草》)

【异名】 自然谷、禹余粮(张华《博物志》),师草实(《本草拾遗》),海米(《方孝孺集》),砂贡子(《中国经济植物志》)。

【基原】 为莎草科苔草属植物砂钻苔草的果实。

【原植物】 砂钻苔草 Carex kobomugi Ohwi.

多年生草本。根茎粗壮,木质,匍匐或垂直向下。秆粗壮,高10~20 cm,直径2~3 mm,钝三角形,坚硬,基部有黑褐色残留叶鞘。苞片短叶状革质;叶片长线形,革质,黄绿色,长10~15 cm,宽约5 mm,中肋在叶背突起,边缘有微锯齿,基部有长鞘。雌雄异株;小穗多数,顶生;雄穗状花序长圆形,长约4 cm,宽约2 cm,鳞片披针形,锐尖,背部有3或多脉,边缘近膜质;雌穗状花序长卵状,长4~5 cm,宽2~4 cm,鳞片革质,多脉,先端渐狭成芒,边缘有小锯齿。果囊卵状披针形,长约1 cm,平凸状,皮革质,栗色,具多脉,边缘有狭翅,先端渐尖成喙,

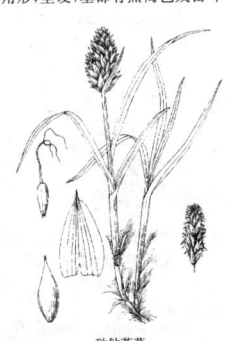

砂钻苔草

喙先端具2小齿。小坚果倒卵状柱形,长5~6 mm,花柱基部盘状,柱头3枚。花、果期5~8月。

生于沿海沙滩。分布于东北及河北、江苏、浙江、山东、台湾等地。

【采收加工】 7~8月间果实成熟时采收,晒干。

【药性】 甘,平。归脾、胃经。

1.《本草拾遗》:"味甘,平,无毒。"

2.《本草撮要》:"入手足太阴、阳明经。"

【功用主治】 健脾益气,降逆止呕。主治脾胃虚弱,呕吐呃逆。

1.《本草拾遗》:"主轻身。"

2.《海药本草》:"主补虚羸乏损,温肠胃,止呕逆,久食健人。"

【用法用量】 内服:煎汤,6~9 g。

带鱼 dài yú
《本草从新》)

【异名】 鞭鱼(《医林纂要》),带柳(《福清县志》),裙带鱼(《柑园小识》),海刀鱼、鳞刀鱼、白带鱼(《黄渤海鱼类调查报告》)。

【基原】 为带鱼科带鱼属动物带鱼的肉、鳞、油。

【原动物】 带鱼 Trichiurus haumela (Forskal) 又名:刀鱼、牙带(《中国药用海洋生物》)。

体带状,很侧扁。前部背腹缘几平行,体长一般50~70 cm,大者长达120 cm。头狭长、尖突,吻尖长。眼中大,位高,眼间隔平坦,中央微凸。口大;平直,口裂后缘达眼下方。下颌长于上颌,突出。牙强大,侧扁而尖,两颌前端各有2对倒钩状大犬牙,上颌具侧牙10~13;下颌具侧牙12~14。鳃孔宽大,鳃耙(8~14)+(15~24),细短。体光滑,鳞退化为银膜。侧线于胸鳍上方显著下

弯，沿腹缘伸达尾端。背鳍125～145，起点在头后部，延达尾端。臀鳍88～113，完全由分离小棘组成，仅棘尖外露，第一鳍棘甚小。胸鳍11～12，短尖而低。无腹鳍。尾鞭状，尾鳍消失。体银白色，背鳍上半部及胸鳍浅灰色，具细小黑点。吻暗黑色。

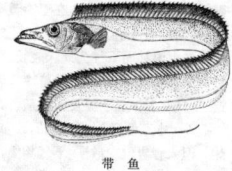
带鱼

为暖水性中下层回游鱼类，栖息于水深60～100 m泥质海底。主食虾虹、乌贼及各种鱼类，白天沉至深处，夜间上浮表层。5～7月于河口外咸淡水区产卵，怀卵量3.5万～19.6万粒，浮性卵。秋末冬初，鱼群由北往南越冬回游。我国沿海均有分布。

此外，与本品功用相同的同属动物尚有：① 小带鱼 T. multicus Gray我国沿海均有分布。② 沙带鱼 T. savala (Cuvier et Valenciennes)分布于东海和南海。

【采收加工】 常年均可捕捞，鲜用。

【成分】 带鱼食部含水分，蛋白质，脂肪，灰分，钙，磷，铁，硫胺素(thiamine)，核黄素(riboflavine)，烟酸(nicotinic acid)，碘等。

【药性】 甘，平。

1.《本草从新》："甘，温。"

2.《医林纂要》："甘，咸，平。"

【功用主治】 补虚，解毒，止血。主治病后体虚，产后乳汁不足，疮疖痈肿，外伤出血。

1.《本草从新》："补五脏，去风杀虫。"

2.《食物宜忌》："和中开胃。"(引自《纲目拾遗》)

3.《随息居饮食谱》："暖胃，补虚，泽肤。"

4.《中国药用海洋生物》："养阴止血。用于肝炎，外伤出血，疮疖，痈肿。"

5.《中国动物药》："滋补强壮，解毒，止血。"

【用法用量】 内服：鱼肉煎汤或炖服，150～250 g；或蒸食其油；或烧存性研末。外用：鱼鳞敷患处。

【宜忌】 不宜多食。

1.《食物考》："多食发疥。"

2.《随息居饮食谱》："发疥，动风病人忌食。"

【选方】 1. 治病后体虚 带鱼、糯米各适量，加调味品，蒸熟内服。(《海洋药物民间应用》)

2. 治产后乳汁不足 鲜带鱼200 g，木瓜250 g。煎汤服。(《常见药用动物》)

3. 治肝炎 鲜带鱼蒸熟后上层油食用，不限量。(《中国药用海洋生物》)

4. 治呃逆 带鱼火烧存性，研末，用量2～5 g。(《常见药用动物》)

5. 治疮疖痈肿 将砒霜放入带鱼腹内，挂阴凉处，2～3个月后(用过1个冬天)，鱼身上出来一层薄霜，将此霜刮下，加凤仙花种子焙干研末，外敷疮痈患处。

6. 治外伤出血 带鱼鳞敷患处。(5、6方出自《中国药用海洋生物》)

3176 草龙 cǎo lóng （《广西中药志》）

【异名】 水映草、田石梅、针筒草(广州部队《常用中草药手册》)，水仙桃、田浮草、香须公(《广西中草药》)，细水丁香(《台湾植物志》)，化骨溶、假木瓜(《全国中草药汇编》)。

【基原】 为柳叶菜科丁香蓼属植物线叶丁香蓼的全草。

【原植物】 线叶丁香蓼 Ludwigia hyssopifolia (G. Don) Exell [Jussiaea linifolia Poir；J. hyssopifolia G. Don]

一年生草本，高20～60 cm，全株无毛。茎直立，具3～4棱，分枝纤细。单叶互生；叶片披针形，长1～3(～9) cm，宽0.2～1.5(～3) cm，先端渐尖，基部狭楔形，全缘。花腋生；萼片狭卵形，全缘；花瓣4，披针形，3脉；花瓣4，黄色，长椭圆形，长约2.5 mm，短于萼片；雄蕊8；子房下位，花柱短，柱头扁球形。蒴果绿色或淡紫色，长1.2～2 cm，直径1～2 mm；种子多数。花期夏、秋季。

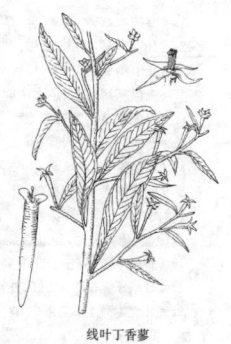
线叶丁香蓼

生于海拔240～750 m的沼泽、湿草地、田边、水沟边、河滩。分布于华南、西南及台湾各地。

线叶丁香蓼的根(草龙根)亦供药用，另设专条。

【采收加工】 7～10月采收全草，切段，晒干或鲜用。

【药性】 广州部队《常用中草药手册》："淡、凉，微涩。"

【功用主治】 清热解表，解毒利尿，凉血止血。主治感冒发热，咽喉肿痛，牙痛，口舌生疮，湿热泻痢，水肿，淋痛，疳积，咯血，咳血，吐血，便血，崩漏，痈疮疖肿。

1.《广西中药志》："治小儿身热，疮疖。"

2. 广州部队《常用中草药手册》："清热解毒，去湿消肿。治感冒发烧，咽喉肿痛，口腔发炎，肠炎腹泻，疮疡疖肿。"

3.《广西中草药》："去腐生肌。治溃疡。"

【用法用量】 内服：煎汤，10～30 g。外用：捣敷或煎汤含漱。

3177 草果 cǎo guǒ （《宝庆本草折衷》）

【异名】 草果仁(《局方》)，草果子(《小儿卫生总微论方》)，老蔻(《广西药用植物名录》)。

【基原】 为姜科砂仁属植物草果的果实。

【原植物】 草果 Amomum tsao-ko Crevost et Lemarie [A. hongtsaoko C. F. Liang et D. Fang；A. guixiense D. Fang] 又名：红草果(《中国植物志》)，广西草果(《广西药用植物名录》)，桂西草果(《中草药》)。

多年生草本，高2～2.5 m。全株有辛辣气味。茎基部膨大。叶2列，11～14枚，无叶柄，或上部叶有短柄；叶舌带紫色，长1～2 cm，膜质；叶鞘具条纹，叶舌及叶鞘边缘近革质；叶片长椭圆形至卵形，长20～83 cm，宽5～19 cm，先端长渐尖，基部楔形，全缘，两面无毛。花葶从茎基部抽出，长13～28 cm；总花梗长4～13 cm；鳞片阔卵形；穗状花序长9～15 cm；苞片淡红色，长圆形，长3.3～4 cm，外面疏被短柔毛；小苞片管状，长1.7～2 cm，2浅裂；外被疏短柔毛；花浅橙色，长5.5～7 cm；小花梗长不超过5 mm；花萼3齿裂，一侧浅裂，近无毛或疏被短柔毛；花冠管被短柔毛，裂片长圆形，后方一枚兜状；唇瓣长圆状倒卵形，边缘多皱，中脉两侧各有一条红色条纹；雄蕊长2～2.5 cm，花丝长约1 cm，花药具嚼蚀状牙齿；花柱被疏短毛，柱头漏斗状；子房无毛。蒴果成熟时暗紫色，近球形，长2.5～4.5 cm，直径2～

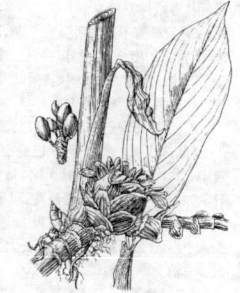
草果

2.5 cm,干时变橄榄形,黑褐色,先端具残存的花被管,基部有短柄。种子多数。花期4~5月,果期8~9月。

生于沟边林下。分布于广西和云南南部地区。

【栽培】 生物学特性 喜温暖湿润而阴凉的气候,怕热,怕旱,怕霜冻。以在海拔1 000~2 000 m,平均温度18~20 ℃,荫蔽度50%~60%的林下或溪旁湿润的山谷坡地处,疏松肥沃、富含腐殖质、排水良好、pH 4.5~6.5的微酸性黄壤或砂质壤土栽培为宜。

繁殖方法 种子繁殖或分株繁殖。种子繁殖:8~9月果实成熟果皮呈紫红色时采收,剥去果皮,洗净果肉,再用清水浸种10小时左右,然后拌湿沙贮藏。8~11月播种,也可在翌年2~3月播种。条播,行距15 cm,播深1.5~2 cm,覆土盖草淋水。播后约1个月出土,需搭荫棚遮荫,追施草木灰和腐熟的猪牛粪。经培育1~2年,苗高60~120 cm,可出圃定植。在4月上旬,按行株距1.7 m×2 m,穴宽30 cm,深15 cm开穴,每穴栽苗1~2株。选阴雨天进行定植。分株繁殖:选健壮母株带芽的根茎分株,每丛有苗2~3株,剪去下部叶片,只留上部2~3片叶,种后填细土踏实,盖草,淋水。

田间管理 定植后每年于春、秋季中耕除草2~3次。在秋季除草时,剪去枯株、病株和已结过果的老株,中耕除草结合追肥,采用环状沟施绿肥、堆肥和磷肥等。在开花前进行培土,促使幼芽生长健壮。在整个生长发育过程中,对被植地内隐蔽树进行适当疏株和调整荫蔽度控制在50%~60%。

病虫害防治 病害有立枯病,为害幼苗,可将病株拔除,周围撒石灰粉,或用50%多菌灵1 000倍液浇灌;叶斑病,用多菌灵600倍液或甲基托布津800倍液喷洒;另有花腐病、果腐病等。虫害有钻心虫、蛞蝓、蜡虫、钻心虫等。

【采收加工】 当果实红褐色时采收,晒干或烘干,或用沸水烫2~3分钟后,再晒干或烘干。

【药材】 草果 Tsaoko Fructus 主产于云南、广西。

性状 果实呈长椭圆形,具三钝棱,长2~4 cm,直径1.2~2.5 cm。表面灰棕色至红棕色,具纵沟及棱线,顶端有圆形突起的柱基部有果梗或果梗痕。果皮质坚韧,易纵向撕裂。剥去外皮,中间有黄棕色隔膜,将种子团分成3瓣,每瓣有种子多至8~11粒。种子团呈圆锥状多面体,直径约5 mm;表面红棕色,外被灰白色膜质的假种皮,中央有凹陷合点,种脊为一

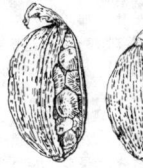
草果(果实)外形

条纵沟,尖端有凹状的种脐,质硬,胚乳灰白色。有特异香气,味辛、微苦。

鉴别 (1)种子横切面:假种皮薄壁细胞含淀粉粒。种皮表皮细胞棕色,长方形,壁较厚;下皮1列薄壁细胞,含黄色物;油细胞1列油细胞,类方形或长方形,切向42~162 μm,径向48~68 μm,含黄色油滴;色素层为数列棕色细胞,皱缩。内种皮为1列栅状厚壁细胞,棕红色,内壁与侧壁极厚,胞腔小,含红棕色块。外胚乳细胞含淀粉粒及少数细小草酸钙簇晶及方晶。内胚乳细胞含糊粉粒及淀粉粒。胚细胞含糊粉粒,并含脂肪油滴。

粉末特征:黄白色或棕白色。种皮表皮细胞表面观长条形,末端渐尖或钝圆,长至263 μm,直径20~48 μm,外具角质层。下皮细胞长方形或长条形,长74~149 μm,直径28~46 μm,常与种皮表皮细胞上下层垂直排列。油细胞含油滴。内种皮厚壁细胞表面观多角形或类圆形,大小(24~42)μm×(32~60)μm,壁厚约7 μm,非木化,胞腔内含硅质块,大小(15~23)μm×(19~35)μm;切面观细胞排成栅状,胞腔位于一端,内含硅质块。

(2)薄层色谱:取本品挥发油,加乙醇制成每1 ml含50 μl的

溶液,作为供试品溶液。另取桉油照对照品,加乙醇制成每1 ml含20 μl的溶液,作为对照品溶液。吸取上述两种溶液各1 μl,分别点于同一硅胶G薄层板上,以正己烷-醋酸乙酯(17∶3)为展开剂,展开,取出,晾干,喷以5%香草醛硫酸溶液,于105 ℃烘至斑点显色清晰。供试品色谱中,在与对照品色谱相应的位置上,显相同的蓝色斑点。

品质标志 《中华人民共和国药典》2010年版规定:本品种子团含挥发油不少于1.4%(ml/g)。

【成分】 果实含挥发油,油中的主要成分为α及β-蒎烯(pinene),1,8-桉叶素(1,8-cineole)对聚伞花烃(p-cymene),芳樟醇(linalool),α-松油醇(α-terpineol),橙花叔醇(nerolidol),壬醛(nonanal),癸醛(capric aldehyde),反-2-十一烯醛(trans-2-undecenal),橙花醛(neral),魏牛儿醇(geraniol)。又含双环壬烷化合物:tsaokoin;酚性化合物:(−)儿茶素(catechin),(+)-表儿茶素(epi-catechin),原儿茶醛(protocatechualdehyde),原儿茶酸(protocatechuic acid),香草酸(vanillic acid),对羟基苯甲酸(p-hydroxybenzoic acid),2,6-二甲基苯酚(2,6-dimethoxyphenol),1,7-双(4-羟基基)-1,7-庚二醇[(+)-hannokinol]。还含1,7-双[4-羟基]-3,5-二羟基(3R,5S)or(3S,5S)-庚烷[1,7-bis[4-hydroxyphenyl]-3,5-dihydroxy(3R,5S)or(3S,5S)-heptane],6-甲酰基-2-羟基3,4-(3′,2′-去二氢哌啶基)-吡啶[6-formyl-2-hydroxy-3,4-(3′,2′-dedihydropiperidinyl)pyridine]。

【药理】 1.对胃肠道平滑肌影响 生、姜100%草果煎剂1 ml均能使离体家兔十二指肠自发活动的紧张性升高,振幅加大,但有时不显著,剂量加大或减小未有明显作用。3种炮制品煎剂均可拮抗肾上腺素对回肠活动的抑制作用。对乙酰胆碱引起的肠管收缩,生、炒草果表现为紧张性下降,振幅逐渐加大,但未能恢复到原来水平;而姜草果在给药后出现瞬时的紧张性加强,随后减弱,振幅加大。

2.镇痛作用 给小鼠腹腔注射10%草果不同制品水煎液,均可显著减少由醋酸引起的扭体次数。

3.其他作用 草果中所含的α和β-蒎烯具有镇咳祛痰作用。草果的挥发油有明显抗真菌作用。

【炮制】 1.草果仁 取原药材,除去杂质。

2.姜草果仁 取净草果加姜汁,充分拌匀,闷透,置锅内,用文火炒干,取出放凉。每草果仁100 kg,用生姜10 kg或干姜3 kg。

3.煨草果仁 取净草果用面做皮包好,置热灰内煨至皮焦,或煨至皮微焦并有裂纹时,剥去外皮即可。

4.炒草果仁 取净草果置锅内,用武火炒至外表黑褐色,发泡,有香气时取出,筛去灰屑放凉。用时捣碎。或净草果仁置锅内,用文火炒至微鼓起,取出放凉。用时捣碎。

饮片性状 草果仁为不规则的多角形颗粒,参见"药材"项。姜草果仁形如草果仁,色泽加深,略具辛、味辣。煨草果仁形如草果仁,微鼓起。炒草果仁形如草果仁,表面焦黄至棕褐色,鼓起。

贮干燥容器内,密闭,置阴凉干燥处。

【药性】 辛,温。归脾、胃经。

1.《宝庆本草折衷》:"味辛,温,无毒。"

2.《品汇精要》:"气之厚者,阳也。臭香。"

3.《雷公炮制药性解》:"入脾、胃二经。"

4.《本草汇言》:"味辛、苦、涩,性热。浮也,阳也。"

5.《药性切用》:"性味辛烈。"

【功用主治】 燥湿温中,祛痰截疟。主治脘腹冷痛,恶心呕吐,胸膈痞满,泄泻,下痢,疟疾。

1.《宝庆本草折衷》:"主温中,去恶气,止呕逆,定霍乱,消酒毒,快脾暖胃。"

2.《饮膳正要》:"治心腹痛,止呕,补胃,下气。"

3.《本草元命苞》:"健脾消饮。"

4.《品汇精要》:"消宿食,导滞逐邪,除胀满,去心腹中冷痛。""截诸般疟疾,治山岚瘴气。"

5.《本经逢原》:"除寒,燥湿,开郁,化食,利膈上痰,解面食、鱼、肉诸毒。"

6.《本草求原》:"尤善消冷食停痰,破瘴治疟。水肿滞下,由于寒湿郁滞者均宜。"

【用法用量】 内服:煎汤,3～6 g;或入丸、散。

【宜忌】 阴虚血少者禁服。

1.《本草蒙筌》:"大耗元阳,老弱虚羸,切宜戒之。"

2.《本草汇言》:"凡疟疾由于阴阳两虚,不由于瘴气者;心痛胃脘痛,由于火而不由于寒湿饮食瘀滞者;泄泻暴注、口渴由于暑热,不由于鱼腥生冷伤者;痢疾赤白、后重里急,小水不利因作胀满,由于暑气湿热,不由于暑气湿寒者,皆不当用,用之增剧。"

3.《本草备要》:"忌铁。"

【选方】 1. 治脾胃虚寒,反胃呕吐 草果仁 4.5 g,熟附子、生姜各 6 g,枣肉 12 g。水煎服。(《全国中草药汇编》)

2. 治胃肠冷热不和,下痢赤白及伏热泄泻,脏毒便血 草果子、甘草、地榆(炒)、枳壳(去瓤,麸炒)各等分。上为粗末。每服二钱,用水一盏半,煨姜一块拍碎,同煎七分,去滓服,不拘时候。(《传信适用方》草果饮)

3. 解伏热,除烦渴,消暑毒,止吐痢 草果仁四两,乌梅肉三两,甘草二两半。上㕮咀,每服半两,水一碗,生姜十片,煎至八分,浸以热水,温冷任意。(《妇人良方》缩脾饮)

4. 治赤白带下 连皮草果一枚,乳香一小块。面裹煨焦黄,同面研细。每米饮服二钱,日二服。(《卫生易简方》)

5. 治瘟疫初起,先憎寒而后发热,日后但热而无憎寒,初起二三日,其脉不浮不沉而数,昼夜发热,日晡益甚,头身疼痛 槟榔二钱,厚朴一钱,草果仁五分,知母一钱,芍药一钱,黄芩一钱,甘草五分。用水一盅,煎八分,午后温服。(《瘟疫论》达原饮)

6. 治心脾痛 草果、延胡索、五灵脂、没药。四味等分为末。每服三钱,不拘时候,温酒调服。(《简便单方》)

7. 去寒热逐痰饮 草果仁四两,甘草二两,生姜五两。上药细锉,用水浸,文武火熬,以干为度,取出焙碾为末。每服一钱,入盐沸汤点服。(《卫生家宝》草果汤)

8. 治瘴疟 草果、常山、贝母、槟榔、大枣、甘草、乌梅等分,青蒿倍之。每服四钱,用水一盏半,煎至七分,通口服。滓再煎。(《朱氏集验方》草果七枣汤)

9. 治脾寒疟疾 紫苏叶、草果仁、川芎、白芷、高良姜(炒)、青橘皮(去白,炒)、甘草(炒)。上药等分为末。每服二大钱,水一盏,煎至七分,去滓热服。二滓并煎。当发日连进三服。(《局方》草果饮)

10. 治大肠脱肛 用草果去壳槌碎,解头上髻发开,留此药于脑上髻发中。少缚定,待肠头收上门边,即急去了药。若妇人产后衣不下,用此药去壳槌碎,缚两脚底心即下。(《普济方》)

【临床报道】 治疗妇科腹部手术后腹胀 草果 3 枚,加水 250 ml,浸泡 10 分钟后,煎至 100～150 ml,去渣,取汁顿服。治 35 例妇科腹部手术后腹胀总有效率达 100%。

【各家论述】 1.《纲目》:"草果,与知母同用,治瘴疟寒热,取其一阴一阳,无偏胜之害,盖草果治太阴独胜之寒,知母治阳明独胜之火也。"

2.《本草汇言》:"草果仁,治脾胃寒湿,逐瘴疟之药也。盖脾胃喜温而恶寒,喜燥而恶湿,喜利而恶滞,喜香而恶秽。草果气味香辛而热,香能达脾,辛能破滞,热能散寒与湿,故凡湿郁于中,胸满腹胀;湿积于脾,吞酸吐酸;湿聚于胃,呕吐恶心;湿蒸于内,黄疸黄汗,是皆湿邪之为病也。又有避暑受凉而为脾寒瘴疟;或中寒感寒而为腹痛吐利;或食瓜、桃、鱼腥、生冷而为冷积泄泻,是皆寒与湿之为病也。用草果并能治之。"

3.《本草求真》:"草果与草豆蔻,诸书皆载气味相同,功效无别,服之皆能温胃逐寒。然此气味浮散,凡冒巅雾不正瘴疟,服之直入病所而皆有效。"

3178 草莓 cǎo méi (《台湾药用植物志》)

【基原】 为蔷薇科草莓属植物草莓的果实。

【原植物】 草莓 *Fragaria ananassa* Duch. [*F. grandiflora* Ehrh.] 又名:荷兰草莓(《台湾药用植物志》),凤梨草莓(《中国植物志》)。

多年生草本,高 10～40 cm。茎低于叶或近相等,密被开展黄色柔毛。叶三出;叶柄长 2～10 cm,密被开展黄色柔毛;小叶具短柄,倒卵形或菱形,长 3～7 cm,宽 2～6 cm,先端圆钝,基部阔楔形,侧生小叶基部偏斜,边缘具缺刻状锯齿,锯齿急尖,上面深绿色,几无毛,下面淡白绿色,疏生毛,沿脉较密;叶片质地较厚。聚伞花序,有花 5～15 朵;花序下面具一短柄的小叶;花两性,直径 1.5～2 cm;萼片卵形,比副萼片稍长,副萼片椭圆披针形,全缘,果时扩大;花瓣白色,近圆形或倒卵椭圆形;雄蕊 20,不等长;雌蕊极多。聚合果大,直径达3 cm,鲜红色,宿存萼片直立,紧贴于果实;瘦果尖卵形,光滑。花期 4～5 月,果期 6～7 月。

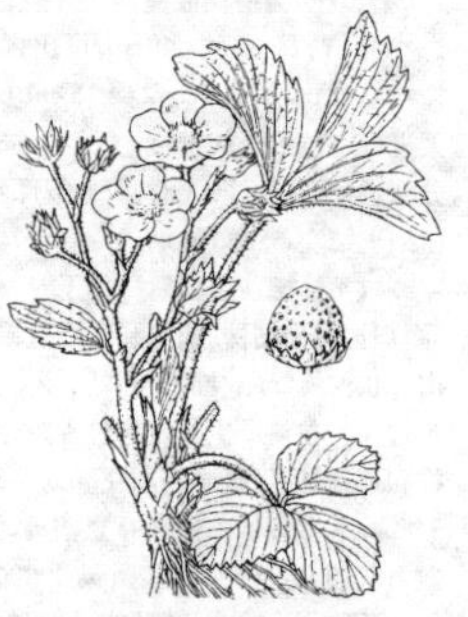

草 莓

我国各地栽培。本种为园艺杂种,亲本系美洲产 *Fragaria virginiana*. Duch. 与 *F. chiloensis* (L.) Ehrh. 杂交成功的八倍体($2n=56$)植物。

【采收加工】 草莓开花后约 30 日即可成熟,在果面着色 75%～80%时即可采收,每隔 1～2 日采收 1 次,可延续采摘 2～3 星期,采摘时不要伤及花萼,必须带有果柄,轻采轻放,保证质量。

【药材】 草莓 *Fragariae Ananssae Fructus* 全国大部分地区有栽培。

性状 聚合果肉质膨大成球形或卵球形,直径 1.5～3 cm,鲜红色,瘦果多数嵌生在肉质膨大的花托上。气清香,味甜、酸。

【成分】 果实含并没食子酸(ellagic acid)。

果皮含鞣质类成分:右旋儿茶素(catechin),左旋表儿茶素-右旋儿茶素(epicatechin-catechin),右旋儿茶素-右旋儿茶素(catechin-catechin),右旋儿茶素-右旋儿茶素-右旋儿茶素(catechin-catechin-catechin)。

【药理】 抑制化学致癌物作用 从草莓中分离的并没食子酸可以抑制多种化学致癌物所导致的癌症,如环芳香族碳氢化合物,*N*-亚硝胺,黄曲霉素,芳香胺等。

【功用主治】 清凉止渴,健胃消食。主治口渴,食欲不振,消化不良。

《台湾药用植物志》:"清凉止渴,滋养。"

【用法用量】 内服:作食品。

3179 草菇 cǎo gū (刘波《中国药用真菌》)

【异名】 稻草菇、兰花菇、秆菇、麻菇(《中国药用真菌图鉴》),家生菇、南华菇(《新华本草纲要》),草菌、美味苞、脚菇(《云南中药资源名录》)。

【基原】 为光柄菇科小包脚菇属真菌草菇的子实体。

【原植物】 草菇 *Volvariella volvacea* (Bull. ex Fr.) Sing.

[*Volvaria volvacea* (Bull.) Quél.; *Agaricus volvaceus* Bull.]

菌盖宽 5～19 cm,近钟形,后伸展且中部稍凸起,表面干燥,灰色至灰褐色,中部色较深,具有辐射状条纹。菌肉白色,松软,中部稍厚。菌褶白色后变粉红色,稍密,宽,离生,不等长。菌柄近圆柱形,长 5～18 cm,粗 0.8～1.5 cm,白色或带黄色,光滑,中实。菌托较大,苞状,厚,污白色至灰黑色。孢子印粉红色。孢子光滑,椭圆形,(6～8.4)μm×(4～5.6)μm。褶缘囊状体捧棒状,顶端渐尖或近尾尖,(95～100)μm×(16～35)μm。

生于稻草等草堆上。夏、秋季多人工栽培。分布于福建、湖南、四川、云南、西藏、台湾等地。

【栽培】 **生物学特性** 草菇是一种高温型腐生真菌,其生长发育温度范围为 10～44 ℃,相对湿度要求在80%～95%。属好气性真菌,酸碱度以 pH 6～7.5 为宜。

培育技术 **培养料**种类很多,其中以棉籽壳产量最高,稻草栽培产量高、质量好,甘蔗渣次之。辅料有干牛粪、米糠、麦麸、石灰等。草菇室内外均可栽培。室外栽培:在室外当气温稳定在 22 ℃ 以上时即可做畦床,床宽 1 m,高25 cm,两边工作行宽60 cm,将泥土翻至畦床上,混入 5% 干牛粪、混匀后压实,然后准备稻草。用 1% 石灰水将稻草湿透,扭成"∞"

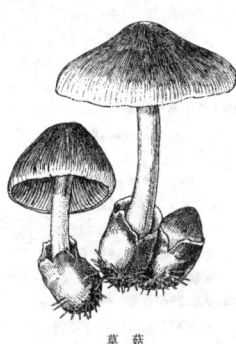

草菇

字形小扣,在畦床上先铺一层稻草,厚 3～5 cm,草上放第一层草把,在草地边缘内 1.5～2 cm 处撒一圈菌种,然后放第二层草把,每层都撒一圈菌种,并向内缩进 1.5～3 cm,使草堆呈梯形。一般堆 4～5 层,最上面堆放一层压实后高20 cm的稻草,称"龙骨草",将堆踩实压紧,表面淋水。建堆后保持堆温,调节湿度,下种后 2～3 日堆温达50～60 ℃,5～6 日后堆温下降到30～40 ℃,开始出菇,这时草堆湿度控制在 70%～90%,空气相对湿度以 85%～95% 为宜。可覆盖塑料薄膜控制和调节草堆温湿度。出菇二至三潮菇后追施牛粪粉、尿水或尿素等补充营养。在栽培堆四周主中喷洒防虫药剂。室内栽培:在人为控制温、湿度、营养、通气、光照等条件下,可避免室外受台风、暴雨等不利自然因素的影响,全年均可栽培,堆草与栽培方法与室外基本相同。

管理方法 主要控制适宜的温度湿度和空气。露天栽培时必须搭建荫棚。播种后第二日如果料温达到 45 ℃ 以上,及时揭膜通风降温,必须喷水降温,堆草堆内温度保持在 30～35 ℃。随菌丝生长和天气情况进行通风降温揭膜和盖膜管理,一般每日揭 2～3次,每次 1～2 小时,待菌丝长好布满料面时便可揭去薄膜。

病虫害防治 病害主要有绿霉菌、鬼伞等杂菌,引发原因为培养料 pH 偏低,播种后雨水过多,培养料过湿,发菌初期料太冷以及料含氧量过高等,因此要有适当的石灰用量,大田栽培要开沟排水,发菌期适当降低空气湿度,控制杂菌的发生。虫害有菇蝇、螨类等,用敌敌畏红糖混合液驱杀。

【采收加工】 6～10月采收,晒干。

【药材】 草菇 *Volvariellae Volvaceae Fructificatio* 产于福建、台湾、湖南、广西、四川等地。

性状 子实体多已纵切成两瓣,完整者菌盖钟形,或平展后中部微凸起,直径 5～19 cm,灰色及灰黑色有暗色纤毛,形成辐射状纹。菌肉中部较厚,松软,黄白色。菌褶较密而宽,不等长,白

色或粉红色。菌柄近圆柱形,长 5～18 cm,直径 0.8～1.5 cm,黄白色或淡黄色,内实。菌托较大,厚,杯状,污白色,上缘黄黑色。气香,味特异。

【成分】 草菇含苞脚菇毒素(volvotoxin)、狐衣酸(vulpinic acid)。又含麦角甾醇(ergosterol),麦角甾烯醇(γ-ergostenol),24β-甲基胆甾-5,7-二烯-3β-醇(24β-methylcholesta-5, 7-dien-3β-ol)、24β-甲基胆甾-7-烯-3β-醇(24β-methylcholesta-7-en-3β-ol)等甾醇类化合物;维生素 C、原维生素 D_2、D_4 等维生素类,多糖,17 种氨基酸。

【药理】 1. 抗菌作用 本品所含苞脚菇毒素及狐衣酸,对革兰阳性菌、金黄色葡萄球菌、耐酸耐垢杆菌有抗菌作用。

2. 抗癌作用 草菇子实体内含苞脚菇毒素,可使小鼠腹水癌细胞膨胀,并抑制其呼吸作用。

【药性】 刘波《中国药用真菌》:"性寒,味甘。"

【功用主治】 刘波《中国药用真菌》:"消暑去热,增益健康,抗癌。"

【用法用量】 内服:煎汤,9～15 g,鲜品 30～90 g;或作食品常服。

【选方】 1. 治高血压病 草菇 30 g。煮食。

2. 治各种肿瘤 草菇(鲜)60 g,猴头(鲜)60 g。炒食。

3. 治齿龈出血,瘀点性皮疹 草菇(鲜)90 g。炒食,经常食用。(1～3方出自《中国药用孢子植物》)

3180 草木犀 cǎo mù xī 《《内蒙古中草药》》

【异名】 马层子《《内蒙古中草药》》,臭苜蓿《《内蒙古植物志》》。

【基原】 为豆科草木犀属植物细齿草木犀的全草。

【原植物】 细齿草木犀 *Melilotus dentatus* (Waldst. et Kitag.) Pers. [*Trifolium dentatum* Waldst. et Kitag.] 又名:黄花草木犀。

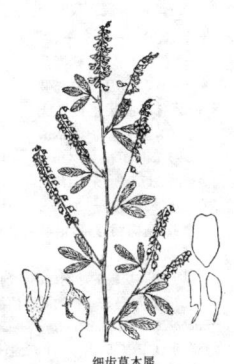

细齿草木犀

二年生草本,高 20～50 cm。茎直立,有分枝,无毛。叶为三出复叶;托叶线形或线状披针形;叶片倒卵状长圆形,长 15～30 mm,宽 4～10 mm,先端圆或钝,基部圆形或近楔形,边缘具细密细锯齿。总状花序细长,腋生,花多而密;花萼钟状,长约 2 mm,萼齿三角形;花黄色,长 3.5～4 mm,旗瓣椭圆形,先端圆或微凹,翼瓣比旗瓣稍短,龙骨瓣与翼瓣近等长;雄蕊 10,二体;子房线状长圆形,花柱细长。荚果卵形或近球形,长 3～4 mm,表面具网纹,成熟时黑褐色。种子 1～2 颗,圆形或椭圆形,稍扁。花期 6～8 月,果期7～9 月。

多生于低湿草地、路旁、滩地。分布于东北、华北、西北、华东等地。

【采收加工】 在 8～9 月果实大部分成熟时收获,割起全株,晒干即用。

【成分】 全草含挥发油,内含香豆素(coumarin)。

【药理】 消肿止痛作用 草木犀流浸液片剂对肛门直肠术后水肿、疼痛和出血有明显减轻作用。对其他外科损伤性肿胀及伴随症状也有显著疗效。

【药性】 《内蒙古中草药》:"味辛,性平。"

【功用主治】 《内蒙古中草药》:"和中健胃,清热化湿,利尿。主治暑湿胸闷,口腻,口臭,赤白痢,淋病,疖疮。"

【用法用量】 内服：煎汤，9～15 g。

【选方】 1. 治暑湿胸闷，头胀痛，口臭 草木犀 9 g，水煎服。

2. 治淋病 草木犀 15 g，瞿麦、木通、滑石各 9 g。水煎服。

（1、2方出自《内蒙古中草药》）

3181 草乌头 cǎo wū tóu （侯宁极《药谱》）

【异名】 堇《庄子》，芨《尔雅》，乌头、乌喙、奚毒、即子《本经》，鸡毒《淮南子》，毒公、耿子《吴普本草》，土附子《日华子》，草乌《圣济总录》，竹节乌头、金鸦《纲目》，五毒根、耗子头《中药材手册》。

【基原】 为毛茛科乌头属植物乌头（野生种）、北乌头等的块根。

【原植物】 1. 乌头（野生品）Aconitum carmichaeli Debx.

植物形态特征及分布地区，参见"川乌头"条。

2. 北乌头 A. kusnezoffii Reichb. 又名：鸡头草（东北）、小叶芦、勒草拉花（山西）。

多年生草本，高 65～150 cm。块根倒圆锥形或胡萝卜形，长 2.5～5 cm，直径 0.7～15 mm，外皮黑褐色。茎直立，通常分枝。叶互生，茎下部叶在开花时枯萎；叶柄长 2～12 cm，无毛；叶片五角形，长 6～16 cm，宽 8～20 cm，基部心形，3 全裂，中央全裂片菱形，近羽状分裂，末回裂片披针形；侧全裂片斜扇形，不等 2 深裂，上面疏被短曲毛，下面无毛，纸质或近革质。总状花序顶生，有 9～22 朵花；花序轴和花梗无毛；下部苞片 3 裂，上部苞片线形；下部花梗长 1.8～5 cm；小苞片生花梗中部或下部，线形；花两性，两侧对称；萼片5，蓝紫色，上萼片盔形或高盔形，高 1.5～2.5 cm，有喙，下缘长约 1.8 cm，侧萼片长 1.4～1.7 cm，下垂片长圆形，外面有疏曲柔毛或几无毛；花瓣 2，瓣片宽 3～4 mm，唇长 3～5 mm，距长 1～4 mm，向后弯曲或近拳卷，无毛；雄蕊多数；心皮 5。蓇葖果长 8～20 mm，

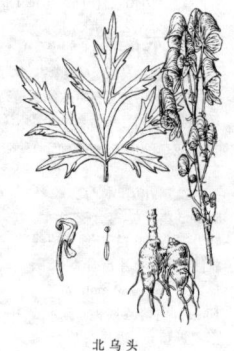

北乌头

种子多数，扁椭圆球形，沿棱有狭翅，只在一面有横膜翅。花期 8～9月，果期 9～10月。

以上植物块根的汁制成的膏剂（射罔）亦供药用，另设专条。

此外，供草乌头入药的同属植物尚有：① 展毛乌头 Aconitum carmichaeli Debx. var. truppelianum（Ulbr.）W. T. Wang et Hsiao.

分布于辽宁南部、山东、江苏、浙江北部。② 黄山乌头 A. carmichaeli Debx. var. huangshanicum W. T. Wang et Hsiao［A. chinense Paxt. var. huangshanicum W. T. Wang et Hsiao］分布于安徽南部、浙江西北部、江西东北部。③ 毛叶乌头 A. carmichaeli Debx. var. pubescens W. T. Wang et Hsiao 分布于陕西西南部、甘肃南部。④ 多根乌头 A. kerakolicum Rap. 分布新疆。⑤ 直喙乌头 A. transsectum Diels. 分布于云南西北部。

【栽培】 生物学特性 喜凉爽湿润，阳光充足环境，耐寒，冬季地下根部可耐 -30℃ 左右的严寒。天气干旱或土壤缺水时，植株生长迟缓，叶像干枯，叶片脱落，但雨季要注意防涝。对高温高湿适应性差，易引起退化或根部腐烂。土壤以肥沃疏松的砂质壤土为最好，黏土或低洼易积水地区则不宜栽培。

繁殖方法 分根繁殖或种子繁殖，以分根繁殖为主。分根繁殖：每年秋季或早春，挖取老根旁所生的子根栽种。开浅沟，行株距（30～45）cm×（9～15）cm，将子根均匀排在沟内，栽后覆土压

实。春栽 20 日左右出苗，秋栽到第二年春萌发芽。种子繁殖：须选用当年种子，秋播或春播，条播或穴播。温度在 18～23℃，有足够湿度，播种约 15 日出苗。苗高 9～15 cm时，间苗 1 次。

田间管理 生长前期，应及时浇水和锄草，7、8月雨季要排水。为了增加根的产量，6～8 月间可分别追肥 1 次，以氮、磷肥为主。

病虫害防治 见"附子"条。

【采收加工】 当年晚秋或次年早春采收，将地下部分挖出，剪去残茎和须根，晒干。

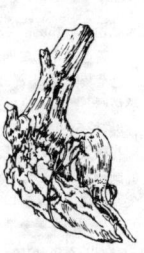

草乌头（北乌头）外形

【药材】 草乌头 Aconiti Kusnezoffii Radix 北乌头主产于东北、华北各地；乌头（野生品）主产中南、西南各地。

性状 块根呈不规则长圆锥形，略弯曲，长 2～7 cm，直径 0.6～1.8 cm。顶端常有残茎和少数不定根残基，有的顶端一侧有一枯萎的芽，一侧有一圆形或扁圆形不定根残基。表面灰褐色或黑棕褐色，皱缩，有纵皱纹、点状须根痕和数个瘤状侧根。质硬，断面灰白色或暗灰色，有裂隙，形成层环纹多角形或类圆形，髓部较大或中空。无臭，味辛辣，麻舌。

鉴别 （1）块根横切面：后生皮层为 7～8 列棕黄色栓化细胞；皮层有石细胞，单个散在或 2～5 个成群，类长方形、方形或长圆形，胞腔大；内皮层明显。韧皮部宽广，有不规则裂隙，筛管群随处可见。形成层环呈不规则多角形或类圆形。木质部导管 1～4 列或数个相聚，位于形成层角隅的内侧，有的内含棕黄色物。髓部较大。薄壁细胞充满淀粉粒。

粉末特征：灰棕色。淀粉粒单粒类圆形，直径 2～23 μm；复粒由 2～16 分粒组成。石细胞无色，与后生皮层连接的显棕色，呈类方形、类长方形、类圆形、梭形和长条形，直径 20～133(234)μm，长至 465 μm，壁厚薄不一，壁厚者显纹理明显，纹孔细，有的含棕色物。后生皮层细胞棕色，表面观呈类方形类多角形，壁不均匀增厚，有的呈瘤状突入细胞腔。

（2）取本品粉末 0.5 g，加乙醚 10 ml 与氨试液 0.5 ml，振摇 10 分钟，滤过，滤液置分液漏斗中，加 0.25 mol/L 硫酸溶液 20 ml，振摇提取，分取酸液适量，用水稀释后，用分光光度计测定，在 231 nm 与 275 nm 波长处有最大吸收。

（3）取本品粗粉 1 g，加乙醚 15 ml 与氨试液 1 ml，浸渍 1 小时，时时振摇，滤过，取滤液 5 ml，蒸干，残渣加 7% 盐酸羟胺甲醇溶液 5 滴与 0.1% 麝香草酚酞甲醇溶液 1 滴，滴加氢氧化钾饱和的甲醇溶液至显蓝色后，再多加 2 滴，置60℃ 水浴上加热 1～2 分钟，加冷水冷却，滴加稀盐酸调节 pH 至 2～3，加三氯化铁试液和氯仿各 1 滴，振摇，上层液显紫色。

（4）薄层色谱：取本品粉末 1 g，加 10% 氨溶液 1 ml 后，用乙醚 10 ml 冷浸 24 小时，滤过。滤液挥干，用残渣用二氯甲烷洗 1 ml 容量瓶中定容，作为样品溶液。另以乌头碱、中乌头碱、次乌头碱，用二氯甲烷配制成 1 mg/1 ml 的对照品溶液。在高效硅胶 GF$_{254}$ 板上点样品与对照品溶液各 4 μl，以环己烷-乙酸乙酯-二乙胺（8：1：1）展开，挥去溶剂，以碘蒸气熏后，供试品色谱中与对照品色谱相应位置处，各斑点均现污紫色。

【成分】 1. 乌头根含生物碱：乌头碱（aconitine）、中乌头碱（mesaconitine）、次乌头碱（ypaconitine）、塔拉乌头胺（talatisamine）、和乌胺（higenamine）即是消旋去甲基衡州乌药碱（demethylcoclaurine）、棍掌碱氯化物（coryneine chloride）、异飞燕草碱（isodelphinine）、苯甲酰中乌头碱（benzoyl mesaconitine）、新乌宁碱（neoline）、附子宁碱（fuziline）、北草乌碱（beiwutine）、多根乌头碱（karakoline）、去氧乌头碱（deoxyaconitine）、附子亭碱（fuzitine）、准噶尔乌头碱（songorine）、尿嘧啶（uracil）、江油乌头碱（jiangyouacon itine），

新江油乌头碱（neojiangyouaconitine），去甲猪毛菜碱（salsolinol），aldohypaconitine，准噶尔乌头胺（songoramine）。此外，还含多糖（polysaccharide）FI。

2. 北乌头　根主要含生物碱：中乌头碱，次乌头碱，乌头碱，3-去氧乌头碱（3-deoxyaconitine），北乌头碱，beiwusine A、B，乌胺。去甲二萜类生物碱：acsonine，beiwudine。

【药理】1. 镇痛作用　小鼠尾部加压实验证明，口服草乌头（野生品）子根 0.1～1 g/kg 可抑制疼痛反应，使痛阈值提高 30%～40%。北乌头注射液腹腔注射 5 mg/kg 可使小鼠热痛阈提高 2 倍以上。乌头与北乌头在等毒剂量（1/10 或 1/5 LD_{50}）口服，均有明显镇痛作用。乌头碱类为草乌头镇痛的主要有效成分。草乌头用甘草、黑豆炮制后毒性降低，但镇痛效力不受影响。乌头注射液具有显著的镇痛作用，其 2 mg/kg 腹腔注射作用强度与吗啡 10 mg/kg 相当。药效消除基本呈一级动力学过程并基本符合血管外给药的一房室开放模型，其药效达峰时间为 80.16 分钟，药效持续时间为 6～7 小时。

2. 抗炎作用　北乌头碱 5 g/kg 可促进蛋清所致大鼠足跖水肿消退。北乌头口服等毒剂量（1/5 LD_{50}）对巴豆油引起的鼠耳肿胀和腹腔毛细血管通透性增强抑制率分别为 29% 和 32%，而乌头的抑制率分别为 21% 和 15%，表明两者均有抗炎作用。

3. 对心脏的影响　以家兔心电图变化为指标的研究表明，北乌头总碱能增强肾上腺素对心肌的作用，对抗氯化钙所致 T 波倒置，对抗垂体后叶素所致初期的 ST 段上升和继之发生的 ST 段下降。豚鼠实验还可见有增强毒毛花苷 G 对心肌的毒性。北乌头药碱对豚鼠离体心房具有正性肌力作用和正时性作用，可以松弛血脉，抑制血小板聚集，有抗血栓作用，能够抑制脂多糖诱导的 NO 产物和 iNOSmRNA 的表达。

4. 其他作用　北乌头总碱有抗组胺、局部麻醉等作用。

毒性　小鼠口服乌头（草乌头）浸剂 LD_{50}（生药量）为 1 827±11.4 mg/kg，北乌头为 5 780±4.4 mg/kg；腹腔注射乌头为 1.62±1.1 mg/kg，北乌头 435±4.4 mg/kg。

乌头的药理参见"川乌头"条。

【炮制】1. 生草乌　取原药材，除去杂质及残茎，洗净，捞出，干燥。

2. 制草乌　（1）炮制、煮或蒸制　取生草乌，大小个分开，用水浸泡至内无干心，取出，加水煮沸 4～6 小时或蒸 6～8 小时，至取大个及实心者切开内无白心，口尝微有麻舌感时，取出，晾至六成干，切薄片，干燥。

（2）黑豆制　先将黑豆煮至膨胀，再将泡透的生草乌倒入锅内，煮至熟透为度。每草乌 10 kg，用黑豆 1 kg。

（3）甘草制　①取甘草打碎，去粗皮，与生草乌同置适宜的容器内，加水浸泡，夏季泡 10 日左右；冬季泡 15 日左右，每日换水 2～3 次，泡至口尝微有麻辣感时，捞出，拣去甘草，再置锅内，加水适量，煮透，捞出，晾至半干，切顺刀片 0.8～1 mm 厚，晒干。每生草乌 500 kg，用甘草 30 kg。②取净草乌加甘草及水，大火煮 0.5～1 日，至七成软，再切 1 mm 厚片，晒干。每草乌 100 kg，用甘草 2 kg。

（4）白矾、黑豆、甘草制　①取净草乌，大小分开，用清水浸漂，每日换水 1 次，换水时翻动，至口尝微有麻辣感取出，晾至六成干。再与煮好的甘草、黑豆、白矾水共煮，至内无白心时，取出，微晾，切片晾干。每草乌 100 kg，用甘草 5 kg，黑豆 10 kg，白矾 2 kg。②用捣碎的黑豆、甘草煮水，至黑豆烂时，将黑豆捞出，再投入白矾水 4.5 kg，煮沸，倒入泡透的草乌（以水淹没为度），煮至内无白心，口尝无麻辣味时捞出，晒七八成干，置于缸内闷润晃硪，俟表面出现白霜时取出，清水洗净，除去残茎，切厚片，压平，晾干。每草乌 100 kg，用白矾 12.5 kg，黑豆 10 kg，甘草 5 kg。

（5）生姜、皂角、甘草制　取净草乌，用清水泡透心（每日换水

1 次），取出，切成厚片。另取生姜、皂角、甘草捣绒煎汁，过滤，滤液泡草乌片 2～3 日，使药汁渗入草乌内，再置容器中蒸 4～8 小时，至无白心，微有麻味，取出，干燥。每草乌 100 kg，用生姜 6.24 kg/kg，皂角 6.24 kg，甘草 6.24 kg。

制草乌要求口尝微有麻味，但全国各地检查方法不一，差异较大，为了准确可靠，可用下法检查：① 舌尝部位在舌前 1/3 处。② 取样量为 100～150 mg。③ 在口中咀嚼时间为半分钟。④ 咀嚼当时不麻，经 2～3 分钟出现麻感。⑤ 舌麻时间维持 20～30 分钟后逐渐消失。

乌头炮制可降低毒性，其中所含以乌头碱为代表的双酯型生物碱可水解为毒性较小的单酯型生物碱或进一步水解为毒性极小的胺醇型生物碱。其水解产物仍然有效。

在众多的炮制方法中，高压蒸制法操作简便，生产周期短，物料损耗小，对总生物碱含量影响不大，而双酯型生物碱含量低，故减毒存效的效果较好。

制草乌要求酯型生物碱含量不得高于 0.15%；总生物碱含量以乌头碱计不得少于 0.2%。

饮片性状　生草乌参见"药材"项。制草乌为不规则的类圆形或近三角形薄片，表面黑褐色，中心部较浅，呈灰色，外层有灰白色曲折的环纹（形成层）及筋脉小点（维管束），并有空隙。周边褐色，有深皱纹或弯曲的深缺刻。质坚脆。无臭，味微辛辣，稍有舌感。黑豆制草乌，形如生草乌，表面颜色加深，味微辛辣，稍有麻舌感。

贮干燥容器内，置通风干燥处，防蛀。生草乌应按毒性中药专人管理。

【药性】辛、苦、热，大毒。归心、肝、脾经。

1.《本经》："味辛，温。"

2.《吴普本草》："乌头：神农、雷公、桐君、黄帝：甘；有毒……乌喙：神农、雷公、桐君、黄帝：有毒；李氏：小寒。"

3.《别录》："乌头：甘，大热，有大毒……乌喙：味辛，微温，有大毒。"

4.《药性论》："乌头：味苦、辛，大热，有大毒。"

5.《新修本草》："味辛、甘，温，大热，有大毒。"

6.《本草从新》："大燥。"

7.《本草求真》："入肝，兼入脾。"

8.《本草撮要》："入手厥阴、少阳经。"

【功用主治】祛风除湿，温经散寒，消肿止痛。主治风寒湿痹，关节疼痛，心腹冷痛，中风不遂，心腹冷痛，寒疝作痛，跌打损伤，痈疽肿毒，阴疽肿毒等。并可用于麻醉止痛。

1.《本经》："主中风，恶风洗洗出汗，除寒湿痹，咳逆上气，破积聚寒热。"

2.《别录》："乌头，消胸上淡冷，食不下，心腹冷疢，脐间痛，肩胛痛不可俯仰，目中痛不可久视，又堕胎。""乌喙，主风湿，丈夫肾湿阴痿痒，寒热历节掣引腰痛，不能行步，痈肿脓结，又堕胎。"

3.《药性论》："乌头，能治恶风憎寒，湿痹，逆气，冷痰包心，肠腹疠痛，痃癖气块。益阳事，治齿痛，主强志。""乌喙，能治男子肾气衰弱，阴汗，主疗风湿（应作'寒'）湿邪痛；治寒热痈肿，岁月不消者。"

4. 许洪："解肌肤热毒风，疗筋骨疼痛，除湿痹，治三十六种风（见《局方》骨碎补丸注）。""治风去痰，疗齿痛（见《局方》赴筵散注）。"（引自《宝庆本草折衷》）

5.《宝庆本草折衷》："治宿患风癣，遍身黑色，肌体如木，皮肤粗涩，四肢瘫痪」紫癜如墨，风疹疮疡。"（集许叔微乌头丸方说）

6.《本草蒙筌》："理风痹，却风痰，散寒邪，除痰痛，破滞气积聚，去心下痞坚。"

7.《纲目》："乌头：治头风，喉痹，痈肿疔毒。""乌喙：主大风顽痹。"

【用法用量】　内服：煎汤，3～6 g；或入丸、散。外用：研末调敷；或用醋、酒磨涂。

【宜忌】　阴虚火旺、各种热证患者及孕妇禁服。老弱及婴幼儿慎服。反半夏、栝楼、天花粉、川贝母、浙贝母、白蔹、白及。内服须炮制后用，入汤剂应先煎 1～2 小时，以减低毒性。酒剂、酒煎服，易致中毒，应慎用。内服过量可致中毒，中毒症状见"川乌头"条。

1.《吴普本草》："乌喙，所畏、恶、使尽与乌头同。"

2.《本草经集注》："莽草为之使。"反半夏、栝楼、贝母、白蔹、白及。恶藜芦。"

3.《药性论》："远志为之使。""忌豉汁。"

4.《宝庆本草折衷》："与茶相宜。"

5.许叔微："畏绿豆。"(引自《宝庆本草折衷》)

6.《本草蒙筌》："孕妇忌也。"

7.《纲目》："畏饴糖。黑豆、冷水，能解其毒。"

8.《本草汇言》："平素禀赋薄弱，或向有阴虚内热吐血之疾，并老人、虚人、新产人切宜禁用。"

【选方】　1. 治风，身体疼痛　草乌头(炒令黑，存性)三两，地龙(瓦上焙过)一两，五灵脂半两，麝香(研)一分。上四味，除研者外，为细末，和匀，醋煮面糊为丸，如绿豆大。每服十丸，温酒下。(《圣济总录》黑神丸)

2. 治寒湿久，四肢骨节疼痛剧　草乌(煮熟去黑皮，研)、苍术、甘草各一分。(共研末)，酒调吃。(《云林神彀》三分散)

3. 治腰膝关节疼痛，能除风湿，健步　草乌、防风、细辛各等分。为末。擦鞋袜中。(《扶寿精方》膝风方)

4. 治偏正头痛　草乌头四两，川芎四两，苍术半斤，生姜四两，连须生葱一把。捣烂，同入瓷瓶，封固，埋土中，春五、夏三、秋五、冬七日，取出晒干，拣去葱、姜，为末、面糊和丸，如梧桐子大。每服九丸，临卧温酒下。(《戴古渝经验方》)

5. 治心胃冷痛，痎心寒痛，常发不愈　草乌(切片，醋炒)、吴茱萸(炒)各等分。红曲打稀糊为丸，麻子大。每服十丸，日三。(《本草汇言》)

6. 治一切瘫痪风　草乌头(生)、五灵脂各等分。为末，滴水为丸，如弹子大。四十岁以下一丸分六服；病甚，一丸分两服。薄荷酒磨下，微觉麻为度。(《本草汇言》黑神丸)

7. 治脚气肿痛，行履无力及扑打伤折，痛不可忍　草乌(去皮、尖，生用)、干姜、五灵脂各一两、浮麦(炒黑焦)一分。上为细末，用醋一盏，入药三钱，熬成膏。摊纸上，敷痛处。(《普济方》整痛膏)

8. 治久新诸疮，破伤中风，项强背直，腰为反折，口噤不语，手足抽掣，眼目上视，喉中沸声　丹砂一两，草乌头三两(一半生用，一半火烧存性，于米醋内淬令冷)，麝香(研)、生乌豆(同草乌一处为末)各一分。上为细末，和匀。破伤风，以温一小盏调半钱，神效。(《局方》急风散)

9. 治跌打损伤，痛不可忍　草乌(去皮、尖，生用)、乳香(火煨)、没药(火煨)、五灵脂各三两，生麝香少许。上为末，酒糊丸如指头大，朱砂五钱(研)为衣。每服一丸，薄荷、生姜研汁磨化服。痛止。(《世医得效方》寻痛丸)

10. 治一切热肿，欲结恶疖，蔻红疼痛　草乌头(生，捣为细末)一两，蚌粉半两。拌匀，用新汲水调，摊纸上贴。(《圣济总录》拔毒散方)

11. 治疔疮　草乌头一两，蟾酥七钱，巴豆七分(去皮)，麝香一字。上为细末，面糊和，捻作锭子。如有恶疮透彻，不痛不有血者，用针深刺到痛处有血，用此锭子纴之，上用膏药贴之。疔疮四畔纴之，其疔三二日自然拔出。此药最当紧用。(《外科精义》回疮锭子)

12. 治疬瘤　草乌七个，赤小豆七粒，拒霜叶一两(阴干)。

末。井华水调涂四角畔，留顶。(《世医得效方》)

13. 治瘰疬初作未破，作寒热　草乌头半两，木鳖子二个。以米醋磨细，入捣烂葱头，蚯蚓粪少许，调匀敷上。(《医林正宗》)

14. 治寒湿脚气　草乌、南星各一个，生姜一块(熔干)为末。每取二钱，临卧时以好醋调作厣子，贴手脚心。(《卫生易简方》)

15. 治蛀发癣　草乌连皮切片，炙脆，研粉。醋调，日涂三次。数日愈。(《外科证治全书》)

16. 治白癜风　草乌头半两，巴豆一分(细切)。用米醋和湿，以布裹，浴罢搽之。频浴为佳。(《百一选方》)

17. 治肠风年久不瘥　草乌头(去皮、尖、切，炒令焦色，尝味不麻味佳)为末，用韭菜捣自然汁和丸，如梧桐子大。每服空心陈米饮下十四丸，不过两服即瘥。(《普济方》乌头丸)

【临床报道】　治疗风湿性关节炎等　将草乌制成注射液，肌注。成人每次 2 ml(含总生物碱 2 mg)，每日 1 次；或穴位注射，每次 0.5 ml，每次 2～3 穴(每日 1 次)，或 1～2 穴(每日 2 次)，10 日为 1 个疗程，停药 2～3 日后可继续用药。孕妇忌用、心脏病慎用。治疗风湿性关节炎、腰腿痛、神经痛等 64 例，总有效率为 95.8%以上。大多治疗 6～10 疼痛即见减轻，对重症风湿性关节炎止痛效果尤为明显。

【各家论述】　1.《纲目》："草乌头、射罔乃至毒之药，非若川乌头、附子人所栽种，加以酿制，杀其毒性之比，自非风顽急疾，不可轻投。甄权《药性论》言其益阳事，治男子肾气衰弱者，未可遽然也。此类尽禀阴毒之气，开顽痰，治顽疮，以毒攻毒而已，岂有川乌头、附子补右肾命门之功哉！"

2.《本草汇言》："草乌头去风寒湿气，逐痰攻毒之药也。其性猛劣有毒，其气锋锐且急，能通经络，利关节，寻蹊达径，而直达病所。宜其人风寒湿痹之证、或骨内冷痛、及积聚人骨、年久痛发，并一切阴疽毒疡诸疾，遇冷毒即消，热毒即溃，自非顽风急疾不可轻投入也。观其煎汁敷箭镞能杀禽兽，闻气即瞳仆。非性之锋锐捷利，酷劣有毒，能如是乎？"

3.《本经逢原》："草乌头，《本经》治恶风洗洗汗出，但能祛疯，而不能回阳散寒可知。乌、附五种，主治各分：附子大壮元阳，虽偏下焦，而周身内外无所不至；天雄峻温不减于附，而无顷刻回阳之功；川乌专搜风湿痹痛，却少温经之力；侧子善行四末，不入脏腑；草乌悍烈，仅堪外治。此乌、附之同类异性者。至于乌喙，禀气不纯，服食远之可也。"

4.《医林纂要》："草乌，辛苦大热，毒尤甚，亦可制用，以治风湿，攻顽疾，去久痼，然人用以作蒙汗药。绿豆、甘草皆可解。"

5.《本草正义》："按《本经》乌头(草乌头)主治，亦与附子、天雄大略相近。所谓中风恶风洗洗出汗者，乃以外受之寒风而言，皮毛受风，故见风必恶……此辛温之药，固以逐寒祛风为天职者。石顽《逢原》乃谓《本经》治疯风洗洗汗出，但能去恶风，而不能回阳散寒，竟以恶字如字读，有意过求其深，殊非正旨。本是辛温，何得云不能回阳散寒？惟此是刚燥激烈大毒之物，自非病情针对，不可妄投。"

3182 草石蚕《本草会编》

【异名】　甘露子、滴露(《饮膳正要》)，地蚕(《日用本草》)，甘露儿(《救荒本草》)，土蛐(《余冬录》)，宝塔菜(《中国植物图鉴》)，蜗儿菜(《江苏植物药材志》)，土虫草(《陆川本草》)，土人参、土蟞子、毛菜、川草(《湖南药物志》)，地牯牛、地纽(《贵州草药》)，螺丝蔓(《浙江药用植物志》)。

【基原】　为唇形科水苏属植物草石蚕的块茎及全草。

【原植物】　草石蚕 *Stachys sieboldii* Miq.

多年生草本。根状茎匍匐，其上密集须根及在顶端有串珠状肥大块茎的横走小根状茎；茎高 30～120 m，在棱及节上有硬毛。

叶对生;叶柄长 1～3 cm;叶片卵形或
长椭圆状卵形,长 3～12 cm,宽 1.5～
6 cm,先端微锐尖或渐尖,基部下延至
浅心形,边缘有规则的圆齿状锯齿,两
面被贴生短硬毛。轮伞花序通常 6
花,多数远离排列成长 5～15 cm顶生
假穗状花序;小苞片条形,具微柔毛;
花萼狭钟状,连齿长约 9 mm,外被具
腺柔毛,10 脉,齿 5,三角形,具刺尖
头;花冠粉红色至紫红色,长约
1.2 cm,筒内具毛环,上唇直立下唇
3 裂,中裂片近圆形。小坚果卵球形,
黑褐色,具小瘤。花期 7～8 月,果期
9 月。

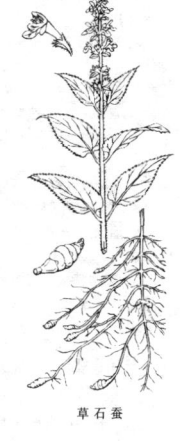
草石蚕

生于水边或湿地。分布于河北、
山西、江苏、浙江、安徽、四川等地。

【栽培】 生物学特性 对气候要
求不严,而以稍凉爽的气候较好,耐寒
性极强。土壤以肥沃、疏松的油砂土
为宜。

繁殖方法 块茎繁殖。在 11 月倒苗后至春季发芽前,随挖随
栽。在整好的地上,开 1.3 m 宽的畦,按行株距各约 25 cm 开穴,
深约7 cm,每穴栽块茎 2～3个,盖土3～4 cm。

田间管理 出苗后,中耕除草、追肥 2 次,第一次在 4 月,第二
次在 5 月,可施人畜粪水。6 月地上茎高约 33 cm 时摘心,促使块茎
生长。整个生长期,保持土壤湿润。

病虫害防治 病害有霉病,用 50%代森铵 1 000 倍液喷雾
防治。虫害有红蜘蛛、蚜虫等。

【采收加工】 春季采收在 4 月初清明节前后,秋季采收在 10
月下旬;挖块茎,晒干。5～10 月采全草,鲜用或晒干。

【药材】 草石蚕 Stachydis Sieboldii Rhizoma 产在西北、华
北各地。

性状 根茎多呈纺锤形,顶端有的呈螺旋状,两头尖,长
1.5～4 cm,直径 3～7 mm。表面棕黄色,多皱缩、扭曲,具 5～15
个环节,节间可见点状芽痕及根痕。质坚脆,易折断,断面平坦,白
色。气微,味微甘。用水浸泡后易膨胀,节结明显。

【成分】 地上部分含黄酮类化合物:异高山黄芩素-4'-甲基
醚-7-O-β-(6″-O-乙酰基-2″-阿洛糖基)葡萄糖苷〔isoscutellarein-4'-
methyl ether-7-O-β-(6″-O-acetyl-2″-allosyl) glucoside〕,异高山黄芩
素-7-O-β-(6″-O-乙酰基-2″-阿洛糖基)葡萄糖苷〔isoscutellarein-7-
O-β-(6″-O-acetyl-2″-allosyl) glucoside〕。还含洋丁香酚苷(acte-
oside)。

块茎中含水苏苷(stachyoside)A、B、C。

叶中含薰衣草叶水苏苷(lavandulifolioside)即水苏苷 B,水苏
苷(stachyoside)C、D。

【药理】 草石蚕地上部分含有的异高山黄芩素-4'-甲基醚-7-
O-β-(6″-O-乙酰基-2″-阿洛糖基)葡萄糖苷 0.25 mmol/L能增强氯
化钙所致透明质酸酶的活化作用,直到 0.2 mol/L 仍呈浓度依赖
性活化作用,但在 0.5 mol/L 时此作用明显减弱;洋丁香酚苷
0.5 mmol/L浓度下对透明质酸酶活性呈浓度依赖性增强作用;异
高山黄芩素 7-O-β-(6″-O-乙酰基-2″-阿洛糖基)葡萄糖苷完全未见
增强作用,反可较弱抑制透明质酸酶活性。

【药性】 甘,平。

1.《饮膳正要》:“甘,平,无毒。”

2.《贵州草药》:“性平,味甘、微辛。”

【功用主治】 解表清热,利湿解毒,补虚健脾。主治风热感
冒、虚劳咳嗽,黄疸,淋证,疮毒肿痛,毒蛇咬伤。

1.《饮膳正要》:“利五脏,下气,清神。”

2.《全国中草药汇编》:“祛风热,利湿,活血散瘀。主治黄疸,
尿路感染,风热感冒,肺结核。外用治疮毒肿痛,蛇虫咬伤。”“湖南
认为本品能补中益气,故用以治神经衰弱,头晕目眩,病后体虚,气
虚头痛,疳积等症。”

【用法用量】 内服:煎汤,全草 15～30 g,根 30～60 g;或浸
酒;或焙干研末。外用:煎水洗;或捣敷。

【宜忌】《纲目》:“不宜生食及多食,生寸白虫。与诸鱼同食,
令人吐。”

【选方】 1. 治风热感冒 地牯牛草 60 g。煎水服。

2. 治肺痨 地牯牛草根 120 g。炖猪肺常吃。(1、2 方出自
《贵州草药》)

3. 治关节酸痛 (草石蚕)全草 15 g。水、酒各半煎服。(《浙
江药用植物志》)

4. 治跌打损伤 (草石蚕)根(晒干研末)6 g,杜衡(晒干研末)
1.5 g。共用水酒送服。

5. 治黄疸 (草石蚕)根 15 g,积雪草 60 g,栀子根 30 g,鲜茵
陈 30 g,精肉 90 g。水炖服。

6. 治蛇伤 (草石蚕)鲜全草、积雪草、生半夏,捣敷。(4～6
方出自江西《草药手册》)

3183 草龙根 cǎo lóng gēn 《广西药用植物名录》

【基原】 为柳叶菜科丁香蓼属植物线叶丁香蓼的根。

【原植物】 参见“草龙”条。

【采收加工】 9～10月采收,鲜用或晒干。

【功用主治】 平喘止咳,消积,散结。主治哮喘,咳嗽,疳积,
瘰疬。

【用法用量】 内服:煎汤,6～15 g。外用:捣敷。

3184 草血竭 cǎo xuè jié 《植物名实图考》

【异名】 回头草、回头参《滇南本草》,土血竭,拱腰老《中
药形性经验鉴别法》,迁头鸡、一口血《四川中药志》,拳
参、鸢头鸡《贵州草药》,紫花根、地蜂子、地黑蜂、老腰弓《云南
中草药选》)。

【基原】 为蓼科蓼属植物草血竭的根茎。

【原植物】 草血竭 Polygonum paleaceum Wall.

多年生草本,高 15～50 cm。根茎肥厚,横生,常弯曲,外面棕
黑色,内面粉红色,多数坚韧须根。茎直立,不分枝,淡绿色,有棱
或带红色,无毛。基生叶有长柄,长 3～7 cm,有棱;叶片狭长披针形,长
7～12 cm,宽1.5～2.5 cm,先端渐尖或钝,基部渐狭,呈楔形,稍不
对称,且不下延成翅杆,边缘有不明显细齿,且常反卷,中脉有时显
红色、网脉明显,尤以边脉
显著,两面无毛;茎生叶互
生,下部有柄,上部的无
柄,叶片较基生叶小;托叶
鞘膜质,长达 5 cm,棕色,
疏被短柔毛,有纵脉多条,
先端有 2 裂状。总状花序
穗状,单生于茎顶,近直立,
长 3～4 cm,小花粉红色,
苞片卵状披针形,花被 5 深
裂,裂片卵状椭圆形;雄蕊
5;子房长卵形,花柱极小,2
裂。瘦果扁卵形,红褐色或
棕黑色,光亮,包藏于宿存
花被内。花期5～10月,果
期 9～12月。

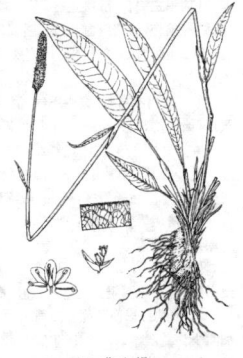
草血竭

生于高山草原石间，以阴坡为多。分布于四川、贵州、云南等地。

【栽培】 生物学特性 喜凉爽、向阳的环境。土壤以肥沃深厚、排水良好的腐殖质土较好。

繁殖方法 分株繁殖。在冬季或早春结合采挖，取有须根和芽嘴的根茎分成单株作种。在整好的地上，开 1.3 m 宽的畦，按行株距各约 26 cm 开穴，深 10～13 cm，每穴栽苗 3 株，成品字形，芽嘴向上，盖土浇水。

田间管理 在春季新叶出齐后除草、松土 1 次，第二次在 6～7月，第三次在 10～11月，并结合施肥，中除后都要追肥 1 次，前两次用人畜粪水，第三次用腐殖质土或草木灰撒在畦上。2～3 年后，只需在每年春、冬两季各中除、追肥 1 次。

【采收加工】 8～10月采挖、晒干。

【药材】 草血竭 *Polygoni Paleacei Rhizoma* 主产于云南等地。

性状 根茎扁圆柱形，常弯曲，两端略尖，一面隆起，另面微有凹槽，长 2～6 cm，直径 0.8～1 cm。表面紫褐色至黑褐色，具密扭环纹，并有残留细根及根痕。质硬，不易折断，折断面不平坦，红棕色或灰棕色，维管束点 25～40 个，断续排列成环。气微、味涩、微苦。

鉴别 (1) 根茎横切面：木栓层较厚。皮层较窄。维管束外韧型；韧皮部较窄，形成层不明显，木质部导管常多数相聚，木纤维较少。本品薄壁细胞含有草酸钙簇晶、淀粉粒及棕黄色树脂状物。

(2) 取本品粉末 0.5 g，加水 5 ml，微热，滤过。取滤液 1 ml，加三氯化铁试剂 1 滴，产生蓝黑色沉淀，稍振摇后，滤液即呈茶色(检查鞣质)。

【成分】 草血竭根茎含混合性鞣质。

【药理】 1. 抗炎镇痛作用 草血竭乙醇提取物对二甲苯致小鼠耳肿和角叉菜胶致小鼠足肿均有抑制作用，热板试验有镇痛作用，其抗炎机制与清除氧自由基、抗脂质过氧化、稳定溶酶体膜和减少炎性细胞因子如 IL-1β 和 TNFα 的生成有关。

2. 抗肿瘤作用 草血竭在体内外均有抗肿瘤作用，草血竭体外抑制 K_{562} 和 HL-60 的 IC_{50} 为 26.2～36.7 mg/L、1.6 g/kg，对 S_{180} 和 HepA 抑制率分别为 47.3% 和 52.9%。

3. 对胃肠功能的影响 草血竭提取物能抑制小鼠排便反射，延缓胃排空，抑制肠内容物推进，并有镇痛作用，但不影响兔离体肠管自主性和乙酰胆碱诱发的收缩。

【药性】 苦、涩、寒。

1.《滇南本草》："味苦、辛、微涩，性微温。"

2.《贵州草药》："性寒，味苦、涩。"

3.《四川中药志》1982 年版："酸、苦、寒。"

【功用主治】 散瘀止血，下气消积，解毒、利湿。主治癥瘕积聚，跌打损伤，外伤出血，吐血，咯血，衄血，经闭，崩漏，慢性胃炎，胃、十二指肠溃疡，食积停滞，痢疾，肠炎，水肿，疮毒，蛇咬伤，烫火伤。

1.《滇南本草》："宽中下气，消宿食，消铧块年久坚积板硬，甘气疼，面寒疼，妇人癥瘕。消浮肿，破瘀血，止咳嗽。"

2.《贵州草药》："清热和血，止血止痢，定惊。"

3.《全国中草药汇编》："活血散瘀，止血止痛，收敛。治慢性胃炎，胃、十二指肠溃疡，肠炎，月经不调，跌打损伤。"

【用法用量】 内服：煎汤，10～15 g；研末，1.5～3 g，或浸酒。外用：研末调敷。

【选方】 1. 治男女痞块疼痛，癥瘕积聚 草血竭焙为末。每服一钱，砂糖热酒服。气盛者，加槟榔、台乌。《滇南本草》

2. 治跌打损伤疼痛 草血竭 15 g，接骨草(陆英)18 g。水煎，加酒少许兑服。《四川中药志》1982 年版)

3. 治外伤出血 草血竭研末，外涂伤口。《云南中草药选》

4. 治吐血，咯血，衄血 草血竭 15 g，血盆草 30 g。水煎服。《四川中药志》1982 年版)

5. 治菌痢 草血竭干粉 3～5 g，吞服，每日 3 次。《云南中草药选》

6. 治寒湿气浮肿 草血竭三钱，茴香根三钱，草果子二钱。共为末，同鲫鱼煮吃三四次。《滇南本草》

7. 治水肿，胁下有包块 草血竭 15 g，马鞭草 18 g，大蓟 30 g。水煎服。

8. 治疮肿及蛇伤 草血竭研末，适量外敷。(7、8 方出自《四川中药志》1982 年版)

9. 治烫伤，火伤 鸢头鸡研末 3 g，冰片 1.5 g。调蓖麻油外搽患处。

10. 治母猪疯 鸢头鸡研末 3 g，白矾末 1.5 g。开水吞服。

11. 治产后虚弱 鸢头鸡 9 g，玉竹 15 g，萱草根 6 g。炖肉吃。(9～11 方出自《贵州草药》)

3185 **草问荆** cǎo wèn jīng （《长白山植物药志》)

【异名】 马胡须(《新华本草纲要》)。

【基原】 为木贼科问荆属植物草问荆的全草。

【原植物】 草问荆 *Equisetum pratense* Ehrh.

多年生草本，高 15～50 cm。根茎横走，黑褐色。春季孢子囊茎稍呈肉质、淡褐色，有密生的绿色轮状分枝。叶鞘长约 1.5 cm，叶鞘齿分离，长三角形，长尖，中部棕褐色或浅黄色，膜质。营养茎常单一，有锐棱脊及刺状突起，分枝细长，常水平或成直角展开。孢子囊穗顶钝头；孢子成熟时茎先端枯萎，产生分枝，渐变绿色，和营养茎同出。

生于林内、山沟林缘、灌丛杂草等地。分布于东北、华北、西北及湖北等地。

【采收加工】 6～8月采挖，晒干或鲜用。

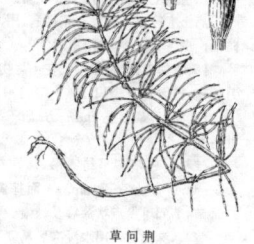

草问荆

【药材】 草问荆 *Equiseti Pratensis Herba* 主产于吉林、湖北、新疆等地。

性状 全草干缩，枝常脱落。茎有多数轮生的细长分枝。叶鞘齿分离，长三角形，长约 1.5 cm，先端尖，中部棕褐色，边缘白色膜质。气微、味淡。

【成分】 全草含黄酮类：槲皮素(quercetin)、山柰酚(kaempferol)、山柰酚-3-双葡萄糖苷(kaempferol-3-diglucoside)、山柰酚-3-芸香糖苷(kaempferol-3-rutinoside)、山柰酚-3, 7-双葡萄糖苷(kaempferol-3, 7-diglucoside)、山柰酚-3-双葡萄糖-7-葡萄糖苷(kaempferol-3-diglucoside-7-glucoside)、槲皮素-3-芸香糖-7-葡萄糖苷(quercetin-3-rutinoside-7-glucoside)；长链脂肪酸(C_{22}～C_{30})：14-甲基二十九烷二酸(14-methylnonacosanedioic acid)、14, 15-二甲基三十烷二酸(14, 15-dimethyltriacontanedioic acid)等。

【药理】 1. 降压作用 草问荆水提取液(1∶1)对家兔不同途径给药(灌服、腹腔注射、静脉注射)都有非常显著的降压作用，口服降压维持 3～6 小时，较正常血压下降 31.2%(平均值)，反复应用无快速耐受性。草问荆水提取液使乙酰胆碱的降压作用增敏，M-胆碱能受体阻滞药阿托品给予后，其降压作用减弱或消失。草问荆有抑制肾上腺素的升压作用；对阻断颈总动脉血流所致加压反应有抑制作用；切断迷走神经后降压作用显著减弱，故认为草问荆有中枢抑制作用。

2. 抗心肌缺血作用 草问荆提取物[1 g(生药)/ml]静脉注射1.5～3.0 g/kg 对垂体后叶素所致的标准Ⅱ导程心电图 ST 段和 T 波增高、心率减慢，都有显著的对抗作用。可使心电图 RR、PQ、QT 和 QRS 间期较给药前显著延长。草问荆提取物10～15 g/kg 给小鼠腹腔注射，能提高在低压和常压条件下耐缺氧能力，增强预先给予异丙肾上腺素所致的耐缺氧能力，使小鼠耗氧率较对照组降低 32.8%。心肌[86] Rb 摄取率在低剂量组（10 g/kg）和高剂量组（15 g/kg）较对照组分别降低 8.2%、26.4%；并能抗异丙肾上腺素所致心肌与血浆中 cAMP 含量增高。

3. 中枢神经抑制作用 用草问荆提取液 0.2 或 0.4 g/10 g 给小鼠灌胃能加强戊巴比妥钠的催眠作用，使入睡所需时间缩短及睡眠时间延长。草问荆在 0.2 g/10 g 腹腔注射给药时，对小鼠有微弱的对抗士的宁惊厥作用，能延长惊厥潜伏期；同样剂量亦能明显延长小鼠对尼可剎米惊厥的潜伏期。在热板法证明草问荆提取液 0.2 g/10 g 腹腔注射有明显镇痛作用。草问荆总生物碱对小鼠脑单胺氧化酶-B 具有明显的激活作用，可显著降低大鼠纹状体内乙酰胆碱的含量，对大鼠前脑边缘区的单胺类递质具有显著的降低作用，同时显著升高前脑边缘区单胺代谢物 5-羟吲哚乙酸、高香草酸的含量，从而对中枢神经系统产生抑制作用。

毒性 草问荆提取液给小鼠腹腔注射 LD_{50} 为 38.9 ± 2.66 g/kg，在给药后 20 分钟时，小鼠活动减弱，眼睑下垂，反射迟钝，中毒时翻正反射消失。草问荆提取液 1 mg/ml 按 0.3 ml/分钟恒速静脉注射，给药后平均 40.4 ± 3.6 分钟出现 ST 段、T 波明显上升或倒置，QRS 间期延长或心律不齐。

【药性】 苦，平。

【功用主治】 《长白山植物志》：“用于动脉硬化的治疗，并可做利尿、驱胎寄生虫剂。”

【用法用量】 内服：煎汤，5～10 g，鲜品 30～60 g。

3186 草苁蓉 cǎo cōng róng
《吉林中草药》

【异名】 金笋、地精、肉松蓉《现代实用中药》，苁蓉《长白山植物药志》。

【基原】 为列当科草苁蓉属植物草苁蓉的全草。

【原植物】 草苁蓉 Boschniakia rossica (Cham. et Schlecht.) Fedtsch.〔Orobanche rossica Cham. et Schlecht.；B. glabra C. A. Mey.〕

一年生寄生草本，高 15～35 cm。根状茎横走，圆柱状，通常有 2～3 条直立的茎，茎不分枝，粗壮，中部直径 1.5～2 cm，基部增粗。叶密集生于茎近基部，向上渐稀疏，三角形或宽卵状三角形，长、宽各为 6～8（～10）mm。穗状花序，圆柱形，长 7～22 cm，直径 1.5～2.5 cm；苞片 1 枚，宽卵形或近圆形；花萼杯状，长 5～7 mm，先端不整齐地 3～5 齿裂；花冠宽钟状，暗紫色或暗紫红色，筒部大成囊状，上唇直立，近盔状，下唇极短，3 裂；雄蕊 4，稍伸出于花冠之外，花药卵形，药隔较宽；心皮 2；子房近球形，柱头 2 浅裂。蒴果近球形，长 8～10 mm，2 瓣开裂。种子小，椭圆形，多数。花期 5～7 月，果期 7～9 月。

生于海拔 1 500～1 800 m 的山坡，林下低湿处及河边，常寄生于桤属（Alnus）植物的根上。分布于黑龙江、吉林、内蒙古等地。

【采收加工】 5～8 月采收，晒干

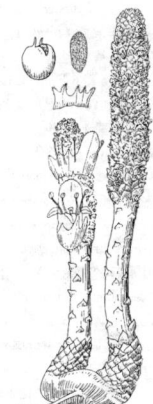

草苁蓉

或晾干后切段。

【成分】 全草含糖苷类：草苁蓉苯丙烯醇苷（rossicaside）A、B、C、D，草苁蓉苷（boschnaside），草苁蓉醛苷（boschnaloside），松脂酚-β-D-吡喃葡萄糖苷（pinoresinol-β-D-glucopyranoside）。环烯醚萜类：boschnaloside, boschnarol, bosnarol methylether；酸类：8-表去氧马钱子酸（8-epideoxyloganic acid），7-去氧基-8-表马钱子苷酸（7-deoxy-8-epiloganic acid），没食子酸（gallic acid），桂皮酸（cinnamic acid），咖啡酸（caffeic acid），对香豆酸（p-coumaric acid），齐墩果酸（oleanolic acid），3-表齐墩果酸。此外，含β-谷甾醇（β-sitosterol）及其吡喃葡萄糖苷，β-D-吡喃葡萄糖基（1→4）-α-吡喃鼠李糖基-（1→3）-D-（4-O-咖啡酰基）吡喃葡萄糖〔β-D-glucopyranosyl（1→4）-α-L-rhamnopyranosyl-（1→3）-D-（4-O-caffeoyl）glucopyranose〕，4, 5, 6-三羟基噢哢（4, 5, 6-trihydroxyaurone）。

地上部分含草苁蓉醛碱（boschniakine）和草苁蓉内酯（boschnialactone）。

根茎含甘露醇（mannitol），生物碱。

【药理】 1. 抗癌作用 500 mg/kg 剂量的甲醇提取物对二乙基亚硝胺诱发的 F344 大鼠肝脏中谷胱甘肽-S-转移酶阳性灶的形成有抑制作用，而且其突变型 P53 蛋白及 ras 基因产物 P21 蛋白的表达水平显著降低于癌前病变大鼠。草苁蓉提取物在大鼠肝脏化学致癌初期对血清超氧化物歧化酶、谷胱甘肽过氧化物酶、过氧化氢酶的活性及肿瘤坏死因子含量有回升作用，并能降低由于癌前病变的形成所增高的谷胱甘肽-S-转移酶活性及丙二醛含量，这可能是草苁蓉的抗致癌机制之一。

2. 延缓衰老作用 草苁蓉提取物对 D-半乳糖所致衰老大鼠的大脑皮质神经元脑组织琥珀酸脱氢酶活性下降、乳酸脱氢酶活性升高及脂褐素量增多有明显的对抗作用，对线粒体中细胞器的变性具有改善作用，从而对衰老大鼠脑组织有明显的保护作用。

3. 抗氧化作用 在对体外培养的 Wistar 乳鼠肝细胞观察发现，草苁蓉作用后，乳鼠肝细胞脂褐素颗粒随着日龄的增加而明显减少，超氧化物歧化酶活性增强，丙二醛含量下降。草苁蓉甲醇提取后进一步分离的水层成分能增强二乙基亚硝胺所致的肝癌前病变大鼠血清的超氧化物歧化酶活性，降低丙二醛的含量。

4. 对免疫功能的影响 草苁蓉提取液可促进小鼠脾脏抗体分泌细胞的功能，草苁蓉多糖可增强脾细胞对细菌脂多糖的增殖反应及其体外培养性，明显促进小鼠脾细胞的有丝分裂。

【药性】 甘、咸，温。
1.《现代实用中药》：“微臭，和缓。甘、酸、咸、温。”
2.《全国中草药汇编》：“甘、咸，温。”

【功用主治】 补肾壮阳，润肠通便，止血。主治肾虚阳痿，遗精，腰膝冷痛，小便遗沥，尿血，宫冷不孕，崩漏，带下，肠燥便秘。

《现代实用中药》：“为强壮补精药。治遗精、阳痿、暖腰膝、催情欲。对于膀胱炎、膀胱出血及肾脏出血时为止血药用。”“滋润五脏，益髓，强筋，治五劳七伤，绝阳不兴，绝阴不产，腰膝冷痛，遗精带下。”

【用法用量】 内服：煎汤，15～30 g；或泡酒。

【宜忌】 《长白山植物药志》：“阴虚火旺，阳强易举而精不固，及脾虚作泻者不宜。”

【选方】 1. 治阳痿 苁蓉 50 g，菖蒲 20 g，菟丝子 20 g。水煎服。或苁蓉 25 g，山茱肉 20 g，补骨脂 15 g。水煎服。《长白山植物药志》

2. 治不孕症兼有强心功效 草苁蓉 100 g，白酒 500 g。浸泡 1 星期后服用。《东北药用植物》

3. 治老人习惯性便秘 草苁蓉 30 g，大麻仁 15 g。水煎，日服 2 次。《吉林中草药》

3187 草豆蔻 cǎo dòu kòu
《雷公炮炙论》

【异名】 豆蔻《别录》，漏蔻《南方异物志》，草果《通志》),豆蔻子(《广济方》),草蔻(《本草从新》),大草蔻(《药材资料汇编》),偶子(《中药志》),草蔻仁、飞雷子、弯子(《广东中药》)。

【基原】 为姜科山姜属植物草豆蔻的种子团。

【原植物】 草豆蔻 Alpinia katsumadai Hayata[Languas katsumadai(Hayata)Merr.]

多年生丛生草本,株高 1.5～3 m。叶柄长 1.5～2 cm;叶片狭椭圆形或线状披针形,长50～65 cm,宽 6～9 cm,先端渐尖,基部渐狭,有缘毛,两面无毛或仅在下面被疏疏的粗毛。总状花序顶生,直立,长20～

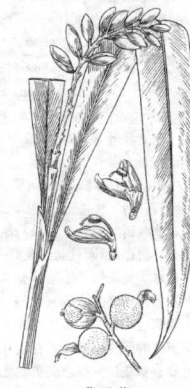

30 cm,花序轴密被粗毛,小苞片乳白色,阔椭圆形,长约3.5 cm,先端钝圆,基部连合;花萼钟状,白色,长 1.5～2.5 cm,先端有不规则 3钝齿,1 侧深裂,外被毛;花冠白色,花冠管长约8mm,裂片3,长圆形,上方裂片较大,长约 3.5 cm,先端2浅裂,边缘具缺刻,前部具红色或红黑色条纹,后部具淡紫红色斑点;侧生退化雄蕊披针形;雄蕊1,长 2.2～2.5 cm,花药椭圆形,药隔背面被腺毛,花丝扁平;子房卵圆形,下位,密被淡黄色绢毛。蒴果近圆形,直径约 3 cm,外被粗毛,熟时黄色。花期 4～6 月,果期 6～8 月。

草豆蔻

生于山地、疏林、沟谷、河边及林缘湿处。分布于广东、海南、广西等。

【栽培】 **生物学特性** 喜温暖湿润气候和半荫蔽的环境。以选稀林下土层深厚、肥沃疏松的壤土地栽培为宜。

繁殖方法 种子繁殖或分株繁殖。种子繁殖:选有一定荫蔽条件的地块作苗床,6～7月间,按行距 20 cm 开沟条播,覆土 2～3 cm。出苗后及时除草、追肥。第二年春季,按株距 80 cm×80 cm 定植。分株繁殖:2～3 月将母株挖起,选 1～2 年生健壮而且尚未结果的分蘖株作移栽。

田间管理 定植后经常注意中耕除草、培土、追肥,干旱时及时灌水,遇雨季及时排水。根据草豆蔻生育期要求的光强调整荫蔽度,荫蔽度过大则砍除过多的荫蔽树枝,荫蔽度过小则补种荫蔽树。

【采收加工】 8～10月果实略变黄色时采收,采后晒至八九成干,剥去果皮,再晒至足干。或将果实用沸水略烫后晒至半干,去其果皮,再晒至足干。置阴凉干燥处。

【药材】 草豆蔻 Alpiniae Katsumadai Semen 主产于海南、广西。

性状 种子团类球形或椭圆形,具较明显的 3 钝棱及 3 浅沟,直径 1.5～3 cm;表面灰褐色,中间有黄白色的隔膜将种子团分成 3 瓣,每瓣有种子多数,粘结紧密,种子略光滑。种子呈卵圆状多面体,长 3～5 mm,直径约 3 mm,外被淡棕色膜质假种皮,背面稍隆起,较厚一端有圆窝状种脐,合点位于较扁的中央微凹处,种脊为一条纵沟,自种脐直达合点;质硬,将种子沿种脊纵剖则两瓣,纵断面观呈斜心形,种皮沿种脊向内伸入部分约

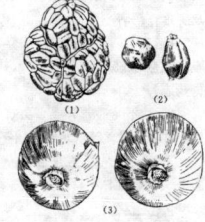

草豆蔻(果实及种子)外形
(1) 种子团 (2) 单粒种子 (3) 果实

占整个表面积的 1/2;断面乳白色。气芳香,味辛、辣。

紫列 (1) 种子横切面: 假种皮有时残存,为多角形薄壁细胞。种皮表皮细胞类圆形,壁较厚;下皮为 1～3 列薄壁细胞,略切向延长;色素层为数列棕色细胞,其间散有类圆形油细胞 1～2 列,直径约 50 μm;内种皮为 1 列栅状厚壁细胞,棕红色,内壁与侧壁极厚,胞腔小,内含硅质块。外胚乳细胞含淀粉粒及草酸钙方晶和少数细小簇晶。内胚乳细胞含糊粉粒。胚细胞含糊粉粒及油滴。

粉末特征 黄棕色。种皮表皮细胞表面观呈长条形,直径约至 30 μm,壁增厚,常与下皮细胞上下层垂直排列;下皮细胞表面观长条形或类多角形或类方形,界限不清楚,含红棕色物,易碎裂成不规则色素块。油细胞散列于色素层细胞间,呈类圆形或长圆形,含黄绿色油状物。内种皮厚壁细胞黄棕色或红棕色,表面观多角形,壁厚,非木化,胞腔内含硅质块;断面观细胞 1 列,栅状,内壁及侧壁极厚,胞腔偏内侧,内含硅质块。外胚乳细胞充满淀粉粒集结成的淀粉团,有的包埋有细小草酸钙方晶。内胚乳细胞含糊粉粒及脂肪油滴。

(2) 薄层色谱: 取本品粉末 1 g,加甲醇 5 ml,置水浴中加热振摇 5 分钟,滤过,滤液作为供试品溶液。另取山姜素和小豆蔻明对照品,加甲醇制成每 1 ml 各含 2 mg 的混合溶液,作为对照品溶液。吸取上述两种溶液各 5 μl,分别点于同一硅胶 G 薄层板上,以苯-醋酸乙酯-甲醚(15:4:1)为展开剂,展开,取出,晾干,于 100 ℃ 加热至斑点显色清晰,置紫外灯(365 nm)下检视。供试品色谱中,在与山姜素对照品色谱相应的位置上,显相同的浅蓝色荧光斑点。在与小豆蔻明对照品色谱相应的位置上,显相同的褐色斑点。再喷以 5% 三氯化铁乙醇溶液,日光下检视,供试品色谱中,在与小豆蔻明对照品色谱相应的位置上,显相同的褐色斑点。

品质标志 《中华人民共和国药典》2010 年版规定:本品含挥发油不得少于 1.0%(ml/g);照高效液相色谱法测定,含山姜素($C_{16}H_{14}O_4$)、乔松素-7-甲醚($C_{16}H_{14}O_4$)和小豆蔻明($C_{16}H_{14}O_4$)的总量不得少于 1.35%,桤木酮($C_{19}H_{18}O$)不得少于 0.5%。

【成分】 种子含黄酮类化合物: 7,4'-二羟基-5-甲氧基黄烷酮(7,4'-dihydroxy-5-methoxyflavanone)、槲皮素(quercetin)、山奈酚(kaempferol)、鼠李柠檬素(rhamnocitrin)、熊竹素(kumatakenin)、山姜素(alpinetin)、小豆蔻明(cardamonin)、乔松素(pinocembrin)、桤木酮(alnustone);二苯基庚烷类化合物: (5R)-反-1,7-二苯基-5-羟基-6-庚烯-3-酮[(5R)-trans-1,7-diphenyl-5-hydroxy-6-hepten-3-one]、(3S,5S)-反-1,7-二苯基-3,5-二羟基-1-庚烯[(3S,5S)-trans-1,7-diphenyl-3,5-dihydroxy-1-heptene]、反-1,7-二苯基-5-羟基-1-庚烯(trans-1,7-diphenyl-5-hydroxy-1-heptene)、反,反-1,7-二苯基-5-羟基-4,6-庚二烯-3-酮(trans,trans-1,7-diphenyl-5-hydroxy-4,6-heptadien-3-one)、(3S,5R)-3,5-二羟基-1,7-二苯基庚烷[(3S,5R)-3,5-dihydroxy-1,7-diphenylheptane]、反,反-1,7-二苯基-4,6-庚二烯-3-酮(trans,trans-1,7-diphenyl-4,6-heptadien-3-one);茋类化合物: 1-(E)-1-(1-萜品烯-4-醇基)-3-甲氧基茋[1-(E)-1-(1-terpinen-4-olyl)-3-methoxystilbene]、(Z)-3-甲氧基-5-羟基茋[(Z)-3-methoxy-5-hydroxystilbene]和(Z)-3,5-二甲基茋[(Z)-3,5-dihydroxystilbene];种子的挥发油中含反式桂皮醛(trans-cinnamaldehyde)、反,反-金合欢醇(trans,trans-farnesol)、桉叶素(1,8-cineole)、α-葎草烯(α-humulene)、芳樟醇(linalool)、樟脑(camphor)、4-松油醇(terpineol-4)、莳萝艾菊酮(carvotanacetone)、乙酸龙脑酯(bornyl acetate)、乙酸牻牛儿酯(geranyl acetate)、桂皮酸甲酯(methyl cinnamate)、橙花叔醇(nerolidol)、莰烯(camphorene)、柠檬烯(limonene)、α、β-蒎烯(pinene)、龙脑(borneol)。

【药理】 对消化系统的作用 10%草豆蔻浸出液对三通巴甫洛夫小犬胃的总酸排出量无明显影响,但是可使胃蛋白酶的活力显著升高。雏鸡腹腔内给予草豆蔻后,经口给予催吐素硫酸铜,草

豆蔻的氯仿及甲醇提取物可使干呕次数减少。煎剂 10 g/kg 给大鼠灌胃 5 日,可使动物胃黏膜血流量和血清胃泌素有不同程度的提高。能增加胃液分泌量,还能使胃黏膜组织 SOD 活性升高,MDA 含量降低。

【炮制】 1. 草豆蔻 取原药材,除去杂质、果柄及残留的果壳,筛去灰屑,用时打碎。

2. 炒草豆蔻 取净草豆蔻仁,置锅内,用文火加热,炒至微黄色并有香气逸出时,取出放凉,用时捣碎。

3. 姜制草豆蔻 取净草豆蔻,置锅内,用文火炒热,喷洒姜汁拌炒至干,用时捣碎。每草豆蔻 100 kg,用生姜 10 kg。

4. 盐制草豆蔻 取净草豆蔻,置锅内,边炒边洒盐水,炒至水干色黑。每草豆蔻 100 kg,用盐 1.5 kg,水 5 kg。

饮片性状 草豆蔻参见"药材"项。炒草豆蔻形如草豆蔻,种仁微黄色。姜制草豆蔻形如草豆蔻,种仁表面色泽加深,微有姜气。盐制草豆蔻形如草豆蔻,种仁色黑,味微咸。

贮干燥容器内,置阴凉干燥处,炒草豆蔻、姜制草豆蔻、盐制草豆蔻密闭,防潮。

【药性】 辛,温。归脾、胃经。

1.《别录》:"味辛,温,无毒。"

2.《千金方》:"味辛,温,涩。"

3.《珍珠囊》:"浮也,阳也。"

4.《医学启源》:"气热,味大辛。"

5.《汤液本草》:"入足太阴、阳明经。"

6.《本草汇言》:"味甘、苦。"

7.《药性考》:"香散性热。"

8.《本草再新》:"入心、脾、肺三经。"

【功能主治】 温中燥湿,行气健脾。主治寒湿阻滞脾胃之脘腹冷痛,痞满作胀,呕吐,泄泻,食谷不化,痰饮,脚气,瘴疟,口臭。

1.《别录》:"主温中,心腹痛,呕吐,去口臭气。"

2.《药性论》:"主一切冷气。"

3.《开宝本草》:"下气,止霍乱。"

4.《本草衍义》:"调敛冷气力甚速。"

5.《珍珠囊》:"益脾胃,去寒,又治客寒心胃痛。"

6.《纲目》:"治瘴疠寒疟,伤暑吐下泄痢,噎膈反胃,痞满吐酸,痰饮积聚,妇人恶阻、带下,除寒燥湿,开郁破气,杀鱼肉毒。"

7.《本草原始》:"磨积滞。"

【用法用量】 内服:煎汤,3~6 g,宜后下;或入丸、散。

【宜忌】 阴虚血少,津液不足者禁服,无寒湿者慎服。

1. 朱丹溪:"若热郁者不可用。"(引自《纲目》)

2.《纲目》:"过多亦能助脾热,伤肺损目。"

3.《本草经疏》:"凡疟不由于瘴气;心痛、胃脘痛由于火而不于寒;湿热瘀滞,暑气外侵而成滞下赤白,里急后重,及泄泻暴注口渴,湿热侵脾,因作胀满,或小水不利,咸属暑气湿热,皆不当用。"

4.《本草备要》:"忌铁。"

5.《本经逢原》:"阴虚血燥者忌之。"

6.《得宜本草》:"得熟附子,治寒疟;得乌梅,治久疟不止。"

【选方】 1. 治脾胃虚弱,不思饮食,呕吐满闷,心腹痛 草豆蔻肉八两,生姜一片,甘草四两(锉碎)。上三味匀和入银器内,用水过药三指许,慢火熬令干,杵为末。每服一钱,沸汤点服。夏月煎之,作冷汤服亦妙。(《博济方》豆蔻汤)

2. 治心腹胀满,短气 草豆蔻一两,去皮为末。以木瓜、生姜汤下半钱。(《千金方》)

3. 治大肠虚冷腹痛,不思饮食 草豆蔻一两半,白术、高良姜各三分,陈橘皮、厚朴各一分。上为细末。每服二钱,水一大盏煎至七分,空心食前和渣温服。(《鸡峰普济方》草豆蔻散)

4. 治冷痰呕逆,胸膈不利 草豆蔻(去皮)、半夏(汤洗去滑,

切,焙)各半两,陈橘皮(汤浸去白,焙)三分。上三味,粗捣筛。每服三钱匕,水一盏,入生姜五片,煎至七分,去滓温服,不拘时候。(《圣济总录》豆蔻汤)

5. 治山岚瘴气 草豆蔻(去皮)、高良姜、甘草(炙)各半两。上三味,粗捣筛。每服五钱匕,煎作熟水,频饮之。(《圣济总录》草豆蔻饮)

6. 治小儿脏寒泄泻不止 草豆蔻一枚,剥开皮,入乳香一块,裹定,慢火烧令焦,去面及草豆蔻皮不用;上为细末,以粟米饮丸如麻子大。每服五七丸,米饮下,无时。(《史载之方》豆蔻丸)

7. 治虚寒泄泻,腹痛无度 厚朴(姜制)二两,肉果(面煨)十枚,草豆蔻(煨)十枚。右为末,每服二钱,水煎服。(《赤水玄珠》草果散)

8. 治呕逆不下食,腹中气逆 豆蔻子七枚(碎),生姜五两,人参一两,甘草一两(炙)。上四味切,以水四升,煮取一升五合,去滓。分温二服,相去如人行五、六里。忌海藻、菘菜。(《广济方》豆蔻子汤)

9. 治小儿霍乱吐泻 草豆蔻、槟榔、甘草等分。上为末。姜煎一钱,空心服。(《普济方》)

10. 治霍乱心烦渴,吐利不下食 草豆蔻(去皮)一分,黄连(去须)一两。上二味,粗捣筛。每服三钱匕,水一盏,乌豆五十粒,生姜三片,煎至七分,去滓温服,日三。(《圣济总录》豆蔻汤)

【各家论述】 1. 朱丹溪:"草豆蔻,性温,能散滞气,消膈上痰。若明知身受寒邪,日食寒物,胃脘作疼,方可温散,用之如鼓应桴。或湿痰郁结成病者亦效。"(引自《纲目》)

2.《本草汇言》:"草豆蔻和中暖胃、消宿滞之药也,专主中膈不和,吞酸吐水,心疼肚痛,泄泻寒冷,凡一切阴寒湿滞之病,悉主治也。其功用与白豆蔻相同。白者入脾胃,复入肺经,行气而又有益气之功;草者仅入脾胃二经,长于利气破滞而已。"

3.《本草求真》:"草豆蔻,辛热香散,功与肉豆蔻相似,但此辛热燥湿除寒,性兼有涩,不似肉豆蔻涩性居多,能止大肠滑脱不休也。又功与草果相同,但此止逐风寒客于胃口之上,症见当心疼痛,不似草果辛热浮散,专治瘴疟寒疟也。故凡湿郁成病,而见胃脘作痛,服之最为有效。"

4.《本草求原》:"辛散外寒,温淡而香,大温中土。味又先去,故爆湿,入脾以散脾之郁而成病者宜之。无毒,主下气,健脾消食,冷气胀满,短气,泄泻,虚弱不食,痰饮积聚,噎膈,霍乱烦渴及客寒侵而心胃腹痛、腰痛,着痹瘴痿。"

3188 草牡丹 cǎo mǔ dān（《天目山药用植物志》）

【异名】 牡丹藤（《天目山药用植物志》）。

【基原】 为毛茛科铁线莲属植物大叶铁线莲的全株。

【原植物】 大叶铁线莲 Clematis heracleifolia DC. [C. heracleifolia DC. var. ichangensis Rehd. et Wils.] 又名:木通花（《经济植物手册》）,草本女萎（《天目山药用植物志》）。

直立草本,基部木质。高 0.3~1 m。主根粗大,褐色棕黄色。茎粗壮,纵条纹明显,密生白色糙细毛。叶对生,三出复叶,长达 30 cm;叶柄长 4.5~15 cm,被毛;小叶片亚革质或厚纸质,宽卵形、卵圆形或近圆形,长 6~13 cm,宽 4~10 cm,边

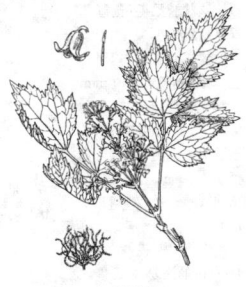

大叶铁线莲

先端短尖，基部圆形或楔形，有时偏斜，边缘有不整齐粗锯齿，齿尖有短尖头，上面暗绿色，近无毛，下面有曲柔毛，脉上尤多；顶生小叶柄长，侧生小叶柄短。聚伞花序顶生或腋生，花梗粗壮，有白色糙绒毛，每花下有一线状披针形苞片；花杂性，两性花与雄花异株；花直径2～3 cm；萼片4，蓝紫色，窄长圆形或宽卵形，长1.5～2 cm，先端常反卷，下半部靠合呈管状，外面有白色厚绢状短柔毛，边缘密生白色绒毛；花瓣无；雄蕊多数，长约1 cm，药隔有疏长柔毛；心皮多数，有白色绢毛。瘦果卵形，红棕色，宿存花柱羽毛状，长达3 cm。花期8～9月，果期9～10月。

生于山坡沟谷、路旁或林边。分布于河北、山西、吉林、辽宁、江苏、浙江、安徽、山东、河南、湖北、湖南、陕西。

【采收加工】 6～10月采收，切段晒干。

【药材】 草牡丹 Clematidis Heracleifoliae Herba 产于吉林、辽宁、河北、河南、浙江、山东等地。

性状 根粗大，木质化，表面深棕黄色。茎圆柱形，多切成段，直径5～8 mm，下段茎木化，上段茎草质，黄绿或绿褐色，具纵棱。叶对生，完整叶为三出复叶，顶端小叶较大，宽卵形，长宽均6～13 cm，先端短尖，基部楔形，不分裂或3浅裂，边缘有粗锯齿，具柄；侧生小叶近无柄，较小。聚伞花序顶生或腋生，花梗粗壮有白色糙毛，花淡蓝色。气微，味微苦。

【药性】《青岛中草药手册》："性微温，味甘、苦。"

【功用主治】 祛风除湿，止泻痢，消痈肿。主治风湿性关节痛，腹泻，痢疾，结核性溃疡。

1.《天目山药用植物志》："治手足关节痛风。"

2.《青岛中草药手册》："祛风除湿，解毒消肿，止痢。"

【用法用量】 内服：煎汤9～15 g；或泡酒。外用：煎汤熏洗。

【选方】 1. 治风湿性关节肿痛 ① 草本女萎、五加皮各9 g，牛膝、威灵仙各12 g。水煎服。② 草本女萎、透骨草各30 g。水煎液熏洗患处。

2. 治结核性溃疡、瘘管 草本女萎适量。水煎洗患处。(1、2方出自《青岛中草药手册》)

3189 草灵芝 ^{cǎo líng zhī}《新华本草纲要》

【异名】 铁刷把、万年青《云南中药资源名录》。

【基原】 为杜鹃花科岩须属植物岩须的全株。

【原植物】 岩须 Cassiope selaginoides Hook. f. et Thoms.［C. mariei Lévl.］ 又名：长梗岩须《峨眉植物图志》。

常绿矮小半灌木，高5～25 cm。分枝多而密，有时铺散成垫状，小枝密生交互对生的叶。叶硬革质，披针形至披针状长圆形，长2～3 mm，宽1～1.7 mm，基部稍宽，2裂，叉开，顶端稍钝，幼时具一紫红色芒刺，背面有光泽，龙骨状突起，有一深纵沟槽，腹面近凹陷，被微毛，边缘疏齿状或全缘。花单个腋生，下垂，花梗长1.5～2.2 cm，被蛛丝状长柔毛；花萼5，绿色或紫红色，裂片卵状披针形或披针形；花冠乳白色，钟状，长7～10 mm，口部5浅裂，裂片宽三角形；雄蕊10，较花冠短；花丝被柔毛。蒴果球形，直径5～8 mm，花柱宿存。花期4～5月，果期6～7月。

生于海拔2 000～4 000 m的灌丛中或垫状灌丛草地。分布于四川

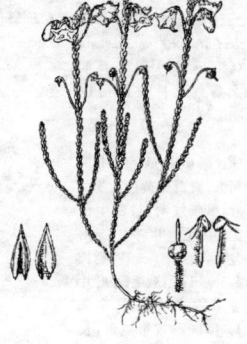

岩 须

东南部。

【采收加工】 6～10月采收，切段晒干。

【成分】 叶含8种黄酮苷类化合物：杨梅树皮素(myricetin)的3-O-葡萄糖苷、3-O-鼠李糖苷、3-O-阿拉伯糖苷(2种异构体)和7-O-葡萄糖苷；槲皮素(quercetin)的3-O-鼠李糖苷、3-O-阿拉伯糖苷以及3-O-鼠李葡萄糖苷。还含苯丙苷化合物：martynoside。

【药性】 辛，微苦，平。

《全国中草药汇编》："辛、微苦，平。"

【功用主治】 行气，活血，安神。主治肝胃气滞，胁肋脘腹胀痛，风湿痹痛，跌打损伤，失眠。

《全国中草药汇编》："行气止痛，安神。主治肝胃气痛，食欲不振，神经衰弱。"

【用法用量】 内服：煎汤，15～30 g。

【选方】 1. 治肝胃气痛 草灵芝为末，时用3 g，开水送服。

2. 治风湿关节痛 草灵芝15 g。泡酒服或配方用。

3. 治食欲不振 (草灵芝)配鸡屎藤、山药各9 g。共为细末，每服6 g，开水送服。

4. 治神经衰弱，头昏耳鸣，心悸失眠 草灵芝30 g，炖鸡服；或研末，每用6 g，蒸蛋服。(1～4方出自《西昌中草药》)

3190 草果药 ^{cǎo guǒ yào}《滇南本草》

【异名】 豆蔻《植物名实图考》，小草果、草果子《滇南本草》整理本）。

【基原】 为姜科姜花属植物草果药的果实。

【原植物】 草果药 Hedychium spicatum Ham. ex Smith 又名：长穗姜花《中国高等植物图鉴》。

多年生草本，高约1 m。根茎块状。叶无柄或其长1～1.5 cm的柄；叶舌长1.5～5 cm，膜质，全缘；叶片长圆形或长圆状披针形，长10～40 cm，宽4～12 cm，上下两面无毛或下面被极稀疏的长柔毛。穗状花序长约20 cm；苞片长圆形，长约2.5 cm，每一片内有花1朵；花萼管长3～5 cm；花冠黄色，管长5～6.5 cm，裂片线形，长2.5 cm；侧生退化雄蕊蕊形，白色，较花冠裂片稍长；唇瓣倒卵形，长2.5～3 cm，深2裂，白色或变黄，花丝淡红色，较唇瓣为短。蒴果球形，直径约1.5 cm。熟时开裂为3瓣。花期6～7月，果期10～11月。

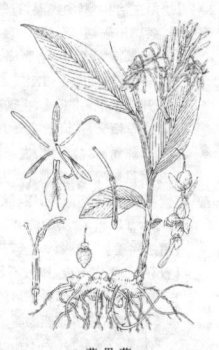

草果药

生于海拔1 200～2 900 m的山地密林中。分布于西南及西藏等地。

【采收加工】 10～11月果实将熟时采收，烘干。

【药性】《滇南本草》："味辛、微苦，性大温。"

【功用主治】《滇南本草》："宽中理气，消胸膈膨胀，开胃，消宿食。"

【用法用量】 内服：煎汤，3～9 g；或研末。

【选方】 治九种胃气疼痛，面寒疼，痞块疼痛 草果药(新瓦焙)二两，木香三钱。共为细末。每服一钱，热烧酒服。《滇南本草》

3191 草金杉 ^{cǎo jīn shān}《红河中草药》

【异名】 登亚严《广西药用植物名录》，七头风、糙叶地丁、

松香草、野杉根(《红河中草药》)。

【基原】 为菊科苇谷草属植物白背苇谷草的全草。

【原植物】 白背苇谷草 *Pentanema indicum*(L.) Ling var. *hypoleucum*(Hand.-Mazz.) Ling[*Inula indica* L. var. *hypoleuca* Hand.-Mazz.]

一年或二年生草本,高达1 m。茎直立,圆柱形,紫黑色,上部分枝伸展,具纵沟,疏被白色柔毛。单叶互生,粗糙;叶片线形,长2~5 cm,宽约 3 mm,先端稍钝,基部耳状抱茎,全缘,反卷,上面暗绿色,疏被白色短毛,下面密被白色厚茸毛。头状花序单生枝顶及叶腋,花梗密被棕黄色短毛;苞片披针状线形,2~3 列,被棕黄色毛;舌状花鲜黄色,中央管状花金黄色。瘦果有刺状冠毛。花期2~7 月,果期10 月。

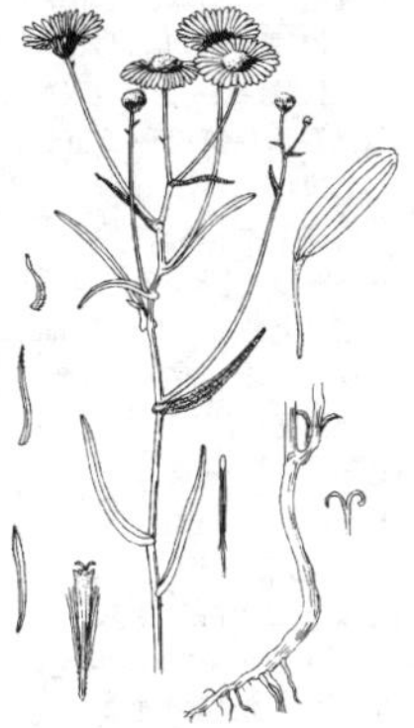

白背苇谷草

生于海拔 700~2 000 m 的较干燥的半山坡草地。分布于广西、贵州、云南等地。

【采收加工】 6~10 月采收,鲜用或晒干。

【成分】 全草含黄酮类:6-羟基木犀草素-7, 3′-二甲酯(6-hydroxyluteolin 7, 3′-dimethylether)。

【功用主治】 清热解毒,利水通淋。主治痄腮,咽喉肿痛,石淋。

【用法用量】 内服:煎汤,15~30 g。外用:捣敷;或煎水洗。

【选方】 1. 治腮腺炎 草金杉 15 g,葱、姜适量,煎服。外用葱、白糖、明矾等量捣敷。

2. 治扁桃体炎 草金杉 15 g。煎服。

3. 治肾结石,膀胱结石,尿道结石 草金杉 30 g。煎服,米酒汁或白酒和糖为引。

4. 治眼结膜炎,角膜云翳 鲜草金杉煎水外洗,同时内服。(1~4 方出自《红河中草药》)

3192 草柏枝 cǎo bǎi zhī (《昆明民间常用草药》)

【异名】 松叶接骨草、松叶蒿、蜈蚣草(《全国中草药汇编》)。

【基原】 为玄参科松蒿属植物草柏枝的全草。

【原植物】 草柏枝 *Phtheirospermum tenuisectum* Bur. et Franch. 又名:细裂叶松蒿(《中国植物志》)。

多年生草本,高 10~55 cm。全株被腺毛。根茎短,直立或斜生,其下有根数条,丛生,细而弯曲。茎直立,不分枝,细弱,成丛。叶对生;叶片三角状卵形,长 1~4 cm,二至三回羽状全裂,小裂片条形,先端圆钝或有小凸尖,两面均被粗毛。花单生叶腋;萼钟状,5 裂,裂片卵形至披针形,边缘多变化;花冠黄色或橙黄色,外被腺毛及柔毛,筒长 8~15 mm,喉部被毛,上唇裂片卵形,下唇 3 裂片均为倒卵形,边缘被缘毛;雄蕊内藏;子房被长柔毛。蒴果卵形,长 4~6 mm。种子小,扁平,卵形,有喙,具网纹。花、果期 5~9 月。

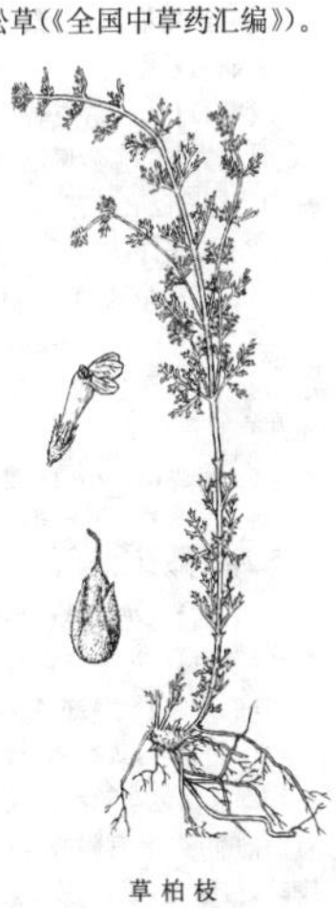

草 柏 枝

生于山坡、灌丛阴湿处。分布于四川、贵州、云南、西藏、青海。

【采收加工】 8~10 月采收,晒干。

【药材】 草柏枝 *Phtheirtspermi Tenuisecti Herba* 产于四川、云南、贵州、青海、西藏等地。

性状 全株密被腺毛。根茎短,根数条,细而弯曲。叶对生,二至三回羽状全裂,叶片淡绿色,长 1~1.5 cm,裂片狭细,线形。花黄色,萼钟状,花冠黄色。蒴果压扁,有喙,室裂。味辣、微苦。

【药性】 《四川中药志》1982 年版:"辛、微苦,平。"

【功用主治】 散瘀解毒,养心安神。主治骨折肿痛,咳嗽,痰中带血,咽喉肿痛,心悸怔忡,蛇犬咬伤。

1.《全国中草药汇编》:"清热解毒,养心安神,止痛。主治心脏衰弱,心悸,咳嗽,痰中带血,咽喉肿痛,蛇、犬咬伤,骨折疼痛。"

2.《四川中药志》1982 年版:"凉血散瘀,解毒。"

【用法用量】 内服:煎汤,10~15 g;或泡酒。外用:捣敷。

【选方】 1. 治骨折疼痛 草柏枝全草 30 g,加金铁锁9 g。泡酒服。

2. 治蛇、犬咬伤 草柏枝全草捣烂敷患处。(1、2 方出自《全国中草药汇编》)

3. 治心悸怔忡,咳嗽痰中带血 草柏枝 30 g,竹林霄30 g。水煎服。(《四川中药志》1982 年版)

3193 草威灵 cǎo wēi líng (《滇南本草》)

【异名】 威灵仙、小黑药、铁脚威灵、铜脚威灵、黑威灵(《滇南本草》),黑根(《贵州民间药物》),草灵仙(《昆明民间常用草药》),黑升麻、小黑根(《云南经济植物》),威灵菊(《全国中草药汇编》)。

【基原】 为菊科旋覆花属植物显脉旋覆花的根。

【原植物】 显脉旋覆花 *Inula nervosa* Wall.

多年生草本,高 20~70 cm。根茎粗短,密生多数根;根肉质,暗褐色,粗 1.5~3 mm。茎直立,单生或少数簇生;全部被开展的、上部被极密的具疣状基部的黄褐色长硬毛;上部或从中部起有细长分枝。叶互生;叶片椭圆形、披针形或倒披针形,基部叶较小;下部和中部叶长 5~10 cm,宽2~3.5 cm,下部渐狭成长柄,边缘从中部以上有浅或明显的锯齿,上部急狭,先端稍尖,两面有基部疣状的糙毛,但叶脉在下面具开展的长密毛,侧脉 4 对,几与下部叶缘平行;上部叶小,无柄。头状花序在枝端单生或少数排列成伞房状,径1.5~2.5 cm,花序梗细长;总苞半球形,长 6~8 mm;总苞片 4~5 层;舌状花较总苞长 2 倍,舌片白色,长8~9 mm,线状椭圆形;管状花花冠黄色,有尖卵圆三角形裂片;冠毛白色,后稍带黄色。瘦果圆柱形,有细沟,被绢毛。花期 7~10 月,果期 9~12 月。

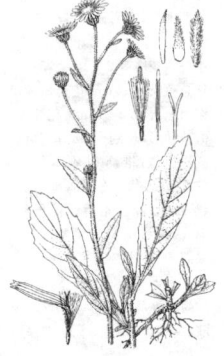

显脉旋覆花

生于低山地区杂木林下、草坡和湿润草地。分布于广西、四川、贵州、云南。

【采收加工】 8~10 月采挖,切段,晒干。

【药材】 草威灵 *Inulae Nervosae Radix* 主产于广西、四川、云南、贵州等地。

性状 本品根状茎短,不规则形,上有多数茎的痕迹,并着生许多棕色毛茸或者没有毛茸;下有 10 数条须根,表面黑褐色或灰褐色,长 10~20 cm,直径 1~3 mm,常扭曲,具皱纹。易折断,断

面有淡黄色的心(木质部),常从形成层处与皮部分离。味香略苦。

【成分】 全草含百里酚(thymol),异丁基百里酚(isobutyryl thymol),7,8-二羟基异丁基百里酚(7,8-dihydroxy-isobutyryl thymol),2,4-二甲基-6-(3′-甲基异丁基-5′-异丙基)-苯基3,5-己二酮〔2,4-dimethyl-6-(3′-methyl-isobutenyl-5′-isopropyl)-phenyl-3,5-hexan-dione〕,达玛二烯乙酯(dammadiene acetate),单亚麻酸-1-甘油酯(1-glyceryl monolinoleate),亚麻酸(1,3-甘油酯(1,3-glyceryl dilinoleate),胡萝卜甾醇(daucosterol)及豆甾醇(stigmasterol)。

【药性】 辛、苦,温。
1.《滇南本草》:"味辛、苦,性温。"
2.《贵州民间药物》:"性温,味辛、甘。"

【功用主治】 祛风湿,通经络,消积止痛。主治风湿疼痛,脘腹冷痛,食积腹胀,噎膈,风湿脚气。
1.《滇南本草》:"治胸膈中冷寒气痛,开胃气,能治噎膈,寒湿伤筋骨,止湿脚气,祛脾风。"
2.《云南中草药》:"祛风除湿,活络止痛,健胃消食。主治风湿疼痛,腰膝痠软,食滞,胃痛。"

【用法用量】 内服:煎汤,9~15 g。

【选方】 1. 治背寒痛不可忍 威灵仙三钱,夏枯草五分。煎汤冲烧酒服。
2. 治伤食,结滞胃中不消,日久面黄肌瘦,胸膈膨胀,肚大青筋,或时作泄,乍寒乍热,肢体痠困 威灵仙三钱,砂糖三钱。点水酒服之。
3. 治脚湿气,脚趾肿痛,经络痛,步履难行 威灵仙三钱。点水酒服。(1~3方出自《滇南本草》)
4. 治冷汗不止 黑根90 g。蒸鸡蛋或瘦肉吃。
5. 治头晕盗汗 黑根60 g。炖肉或煎鸡蛋吃。(4、5方出自《贵州民间药物》)

3194 草香附 cǎo xiāng fù 《西藏常用中草药》

【基原】 为灯心草科灯心草属植物走茎灯心草的根茎。
【原植物】 走茎灯心草 *Juncus amplifolius* A. Camus
多年生草本,高20~30 cm。具长的横走根茎。秆直立,光滑,具纵条纹。叶多集生于茎2/3以下部分,于分蘖者长达15 cm;茎生者长5~8 cm,宽2.5~3.5 mm,先端钝尖;叶鞘紧密抱茎,无明显叶耳。花序有2~3个小头状花序,每个小头状花序有3~10朵花;叶状总苞长1~4 cm;花有短梗,红褐色,长5.5~7 mm;花被片6,披针形,长约5 mm,具白色膜质边缘;雄蕊6;雌蕊具花柱,柱头线状3分叉。蒴果卵状,褐色,花柱宿存。种子卵形,两端有尾状附属物。花、果期7~8月。

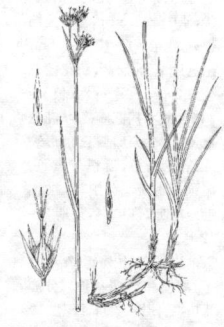
走茎灯心草

生于海拔3 100~3 300 m的高山湿草地或林缘,分布于陕西、甘肃、四川、云南、西藏等地。

【采收加工】 7~10月采挖,除去须根,晒干。
【药性】《西藏常用中草药》:"性平,味辛、微苦。"
【功用主治】《西藏常用中草药》:"理气止痛,调经活血。主治肝郁气滞,胸胁疼痛,月经失调,崩中带下。"
【用法用量】 内服:煎汤,3~9 g。

3195 草独活 cǎo dú huó 《云南中草药》

【异名】 小白升麻(《西昌中草药》),牛角七(《云南中草药》),九股牛(《云南中草药选》),龙眼独活、大力股牛、力股牛(《云南药用植物名录》),珠钱草、松香苈药(《全国中草药汇编》)。
【基原】 为五加科楤木属植物云南龙眼独活的根。
【原植物】 云南龙眼独活 *Aralia yunnanensis* Franch. 又名:云南独活(《拉汉种子植物名称》)。

多年生草本,高约1 m。根纺锤形,粗大。叶二至三回羽状复叶,长30~50 cm;叶柄长3~15 cm;托叶叶状,膜质。羽片有小叶3~5,卵形至长卵形,长2~7 cm,宽1.3~4.5 cm,先端尖至长渐尖,基部截形至浅心形,上面深绿色,疏生白色刚毛,下面灰白色,沿脉密生白色刺毛,边缘有细锯齿。伞形花序组成圆锥花序,顶生及腋生,分枝稀疏,基部有叶状总苞,伞形花序有花10~30朵,总花梗长2~8 cm;苞片线状披针形;萼杯状,边缘有5齿,三角形;花瓣5,暗紫色,三角状长圆形;雄蕊5;子房5室,花柱5,分离。核果球形浆果状,紫黑色,具5棱。花期7~8月,果期9~10月。

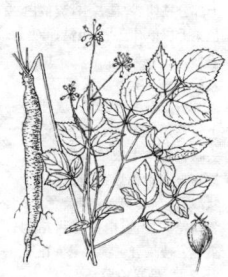
云南龙眼独活

生于海拔2 000~2 700 m的疏林、灌丛或山坡草丛中。分布于四川、云南等地。

【采收加工】 7~10月采挖,鲜用或晒干。
【药性】 苦、辛,微温。
1.《云南中草药》:"辛、微甘、涩,微温。"
2.《全国中草药汇编》:"苦、辛,微温。"
【功用主治】 发散风寒,健脾利水,舒筋活血,截疟。主治风寒感冒,咳嗽,脾虚水肿,小儿疳积,胸胁疼痛,跌打肿痛,风湿痠痛,腰痛,骨折,月经不调,外伤出血,疟疾。
1.《云南中草药》:"发散风寒,健脾利湿,强筋壮骨。"
2.《全国中草药汇编》:"主治感冒,咳嗽,胸满胁痛,腰痛,跌打风湿,月经不调,小儿疳积。"
【用法用量】 内服:煎汤,9~15 g;或泡酒。外用:鲜品捣敷;或研末外撒。
【宜忌】《云南中草药》:"孕妇忌服。"
【选方】 1. 治慢性肝炎,小儿疳积,体虚水肿 牛角七30 g。炖肉或猪肝吃。
2. 治跌打,风湿 牛角七30 g。煎服或泡酒分服。(1、2方出自《云南中草药》)
3. 治骨折 九牛股捣烂,加盐外敷。(《云南中草药选》)
4. 治外伤出血 鲜牛角七适量。捣烂敷患处。(《云南中草药》)
5. 治烧伤 小白麻研末,调清油外搽患处。(《西昌中草药》)

3196 草蜘蛛 cǎo zhī zhū 《纲目》

【异名】 花蜘蛛(《小儿卫生总微论方》)。
【基原】 为草蛛科漏斗网蛛属动物草蛛的全虫。
【原动物】 草蛛 *Agelena labyrinthica* (Clerck)
体椭圆形,雄蛛体长8 mm,雌蛛长约9 mm,全体灰褐色。头胸部有白色车轮状斑纹;口小,适于吮吸;单眼4对,位于头胸部背面的前端。下有肢体6对,第一对呈单螯状,内通毒腺;第二对为脚须,似触角,雄性末节膨大成交配器;其余4对,均为步足,由7

节组成,附节末端有钩爪2枚。腹椭圆形,有八字形的白斑5对,前腹面有生殖孔,上有生殖板覆盖;腹面后端有肛门,前方有3对疣状的纺锤突,第三对纺锤突延伸成1对尾状。纺锤突尖端有小孔,内通纺绩腺,能分泌黏液、凝成丝质而结网。

营单独生活,5~6月间,抽丝张漏斗状的网于灌木、草丛间,捕食其他小虫。

【成分】 含中性毒素[neurotoxin]Agl1。

【功用主治】《本草拾遗》:"主下肿出根。"

【用量用法】《本草拾遗》:"作膏涂之。"

3197 草鞋青 cǎo xié qīng 《全国中草药汇编》

【异名】 鹅仔草《全国中草药汇编》。

【基原】 为金星蕨科新月蕨属植物单叶新月蕨的全草。

【原植物】 单叶新月蕨 *Pronephrium simplex*(Hook.)Holtt.[*Meniscium simplex* Hook.,*Abacopteris simplex*(Hook.)Ching]

植株高30~40 cm。根茎细长横生,被披针形鳞片。叶远生,二型,单一;营养叶柄长14~18 cm,禾秆色;叶片纸质,干后绿色,椭圆状披针形,长15~20 cm,宽4~5 cm,基部心形或偶有1对耳片,全缘或具粗钝齿;叶脉网状,在侧脉间形成2行整齐的方形网眼。孢子叶高出营养叶,叶柄长30~35 cm;叶片披针形,长5~10 cm,宽8~15 cm,基部心形或戟形,全缘。孢子囊群生于小脉上,幼时圆形,成熟时满布叶片下面,无囊群盖。

生于海拔50~1 500 m的林下溪边。分布于福建、广东、广西、海南、云南、台湾等地。

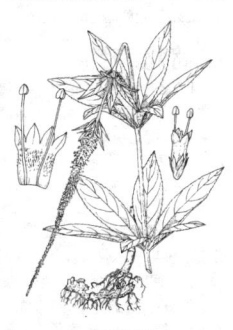
单叶新月蕨

【采收加工】 全年均可采收,晒干或鲜用。

【药性】《全国中草药汇编》:"甘、微涩,凉。"

【功用主治】 清热解毒。主治咽喉肿痛,痢疾,毒蛇咬伤。

1.《全国中草药汇编》:"清热解毒,利咽消肿。"

2.《中国药用孢子植物》:"用于扁桃体炎,蛇咬伤,痢疾等。"

【用法用量】 内服:煎汤,15~30 g。外用:捣敷。

【选方】 1. 治急性扁桃体炎 草鞋青30~60 g。水煎冲酒含服。(《全国中草药汇编》)

2. 治蛇咬伤 单叶新月蕨15 g,续随子草1.5 g。煎服,并取适量捣敷患处。(《中国药用孢子植物》)

3198 草本三角枫 cǎo běn sān jiǎo fēng 《昆明民间常用草药》

【异名】 变豆菜《西昌中草药》,肺形草、山芹菜《贵州中草药名录》。

【基原】 为伞形科变豆菜属植物川滇变豆菜的全草。

【原植物】 参见"小黑药"条。

【采收加工】 6~9月采收,晒干。

【药性】 辛、微苦,温。

【功用主治】 祛风湿,通经络。主治风湿痹痛,筋脉拘挛,跌打损伤。

【用法用量】 内服:煎汤,3~9 g;或泡酒。外用:煎汤外洗。

【选方】 1. 治风湿腰痛 变豆菜30 g。泡酒250 g,早晚各服30 g。

2. 治跌打劳伤 变豆菜、土枇杷、黑骨藤各15 g。煎水服。

3. 治虚弱 变豆菜60 g。炖肉服。(1~3方出自《西昌中

3199 草本威灵仙 cǎo běn wēi líng xiān 《中国药用植物图鉴》

【异名】 九盖草《中国药用植物图鉴》,狼尾巴花、九节草、山鞭草、草玉梅《辽宁经济植物志》,九轮草、斩龙剑《吉林中草药》,秆秆小麻、草龙胆、山红花、二郎箭《陕西中草药》。

【基原】 为玄参科腹水草属植物草本威灵仙的根及全草。

【原植物】 草本威灵仙 *Veronicastrum sibiricum*(L.)Pennell 又名:轮叶婆婆纳《东北植物检索表》。

多年生草本,高80~150 cm。根状茎横走,长达13 cm,节间短,多须根。茎直立,圆柱形,不分枝,无毛或略被柔毛。叶4~6枚轮生;无柄;叶片长圆形至宽条形,长8~15 cm,宽1.5~4.5 cm,先端渐尖,边缘有三角状锯齿,两面无毛或疏被柔毛。花序顶生,长尾状,各部分无毛;花梗短;花萼5深裂裂片不等长,前面最长者约为花冠的一半,钻形;花冠红紫色、紫色或淡紫色,长5~7 mm,4裂,裂片宽度不等,花冠筒内面被毛;雄蕊2。蒴果卵形,长约3 mm,4瓣裂,两面有沟。种子椭圆形。花期7~9月。

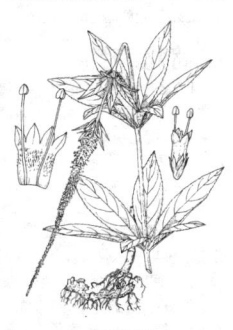
草本威灵仙

生于路边、山坡草地及山坡灌丛内。分布于东北、华北、陕西北部、甘肃东部及山东半岛。

【采收加工】 7~10月采收,根切片后,全草切碎,晒干。

【成分】 全草含酚酸类:异阿魏酸(isoferulic acid),3,4-二甲氧基桂皮酸(3,4-dimethoxy cinnamic acid)。还含3-O-乙酰齐墩果酸(3-O-acetyloleanolic acid),D-甘露醇(D-mannitol),胡萝卜苷(daucosterol),β-谷甾醇(β-sitosterol)。

根含糖苷类:米内苷(minecoside),桃叶珊瑚苷(aucubin),6-去氧-8-异阿魏酰哈帕苷(6-deoxy-8-isoferuloyl harpaside);甾醇类:β-谷甾醇3-O-D-葡萄糖苷(β-sitosteryl 3-O-D-glucoside),菜油甾醇3-O-D-葡萄糖苷(campesteryl 3-O-D-glucoside),β-谷甾醇,菜油甾醇(campesterol),豆甾醇(stigmasterol)。还含甘露醇,梓醇(catalpol),6-O-藜芦基梓醇酯(6-O-veratryl catalpol ester)。

种子含脂肪酸:棕榈酸(palmitic acid),硬脂酸(stearic acid),油酸(oleic acid),亚油酸(linoleic acid)等。

【药理】 抗炎镇痛作用 草本威灵仙的乙醇提取物具有显著的抗炎镇痛作用。与毛茛科的三种威灵仙比较,其抗炎作用的强度为:草本威灵仙>威灵仙>棉团铁线莲>东北铁线莲;其镇痛强度为:草本威灵仙>棉团铁线莲>东北铁线莲>威灵仙。经进一步筛选,从中分出并鉴定了6个化合物,药理实验结果表明,异阿魏酸具有很强的抗炎镇痛作用,为抗风湿的主要活性成分。3-O-乙酰齐墩果酸具有抗炎作用。3,4-二甲氧桂皮酸亦有抗炎镇痛作用。甘露醇具有镇痛作用。

毒性 急性毒性试验表明,轮叶婆婆纳乙醇提取物小鼠灌胃给药的 LD_{50} 为47.75 g/kg。

【药性】 辛、微苦,寒。

1.《东北常用中草药手册》:"微苦,寒。"

2.《陕西中草药》:"味苦、辛,性凉。"

【功用主治】 祛风除湿,清热解毒。主治感冒风热,咽喉肿痛、腮腺炎,风湿痹痛,虫蛇所伤。

1.《药用植物图鉴》:"有利尿、镇痛、祛风湿功效。治关节痛,

肌肉痛及痰饮积聚等症。"

2.《东北常用中草药手册》："祛风除湿，解毒止痛。治风湿性腰腿痛，肌肉痛，感冒，膀胱炎，肺结核咳嗽，创伤出血，毒蛇咬伤，毒虫螫伤。"

3.《陕西中草药》："发表祛风，泻火解毒。主治感冒周身骨节痛，扁桃体炎、腮腺炎。"

4.《内蒙古中草药》："治水臌胀满。"

【用法用量】 内服：煎汤，10～15 g，鲜品 30～60 g。外用：鲜品捣敷；或煎水洗。

【选方】 治毒蛇咬伤　鲜草本威灵仙 45 g，或干品 15～30 g。水煎服。另用鲜品适量，捣烂敷患处。《全国中草药汇编》

3200 茼蒿 tóng hāo
《千金方》

【异名】 同蒿《嘉祐本草》，蓬蒿《饮膳正要》，同蒿菜《滇南本草》，蓬蒿菜《本草从新》，蒿菜《得配本草》，菊花菜《植物名实图考》，茼蒿菜《食物中药与便方》。

【基原】 为菊科茼蒿属植物蒿子杆和南茼蒿的茎叶。

【原植物】 1. 蒿子杆 Chrysanthemum carinatum Schousb. [C. coronarium auct. non L.]

一年生草本，高30～70 cm。茎直立，光滑无毛，通常自中上部分枝。基生叶花期枯萎，中下部茎叶倒卵形至长椭圆形，长 8～10 cm，二回羽状深裂，一回深裂几全裂，侧裂片3～8 对，二回为深裂或浅裂，裂片披针形、斜三角形或线形，宽 1～4 mm。头状花序通常 2～8 个生茎枝顶端，有长花梗，但不形成明显的伞房状花序，或头状花序单生茎顶；总苞直径 1.5～2.5 cm；总苞片 4 层；舌状花的舌片长15～25 mm。舌状花的瘦果有 3 条宽翅肋；管状花的瘦果两侧压扁，有 2 条突起的肋，余肋稍明显。花果期6～8 月。

农田栽培作蔬菜食用。吉林省有野生。

2. 南茼蒿 C. segetum L. [C. coronarium L. var. spatiosum Bailey]

本种与蒿子杆的区别是：叶业缘有不规则大锯齿或羽状分裂。舌状花瘦果有 2 条明显突起的椭圆形侧肋。

我国南方各地普遍栽培作蔬菜食用。

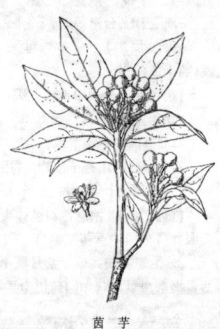

南茼蒿

【采收加工】 5～7月采收，鲜用。

【成分】 1. 蒿子茎叶含黄酮类化合物　槲皮素（quercetin），芦丁（rutin），异槲皮素（isoquercetin）等。

地上部分含香豆素类：花椒毒素（xanthotoxin），香柑内酯（bergapten），异茴芹香豆素（isopimpinellin），东莨菪素（scopoletin）；甾醇类：α 和 β-菠菜甾醇（spinasterol），β-谷甾醇（β sitosterol），豆甾醇（stigmasterol），菜油甾醇（campesterol），胆甾醇（cholesterol）。

2. 南茼蒿地上部分含香豆素类　伞形花内酯（umbelliferone），东莨菪素，7-甲氧基香豆素（herniarin）。

【药性】 辛、甘，凉。入心、脾、胃经。

1.《千金方》："味辛，平，无毒。"

2.《饮膳正要》："甘，平。"

3.《滇南本草》："味辛、微苦，性微寒。"

4.《本草从新》："甘、辛，凉。"

5.《医林纂要》："甘，温。"

6.《得配本草》："辛，温。入足阳明经。"

7.《本草求真》："入心、脾、肠、胃、肾。"

【功用主治】 和脾胃，消痰饮，安心神。主治脾胃不和，二便不通，咳嗽痰多，烦热不安。

1.《千金方》："安心气，养脾胃，消痰饮。"

2.《日用本草》："消水谷。"

3.《滇南本草》："行肝气，止疝气疼，治偏坠气疼，利小便。"

4.《医林纂要》："开胃，和脾。"

5.《得配本草》："通血脉，除肠中臭气。"

6.《现代实用中药》："为袪痰剂，用于感冒，咳嗽痰多；又为健胃药，治慢性胃肠病，习惯性便秘。"

【用法用量】 内服：煎汤，鲜品 60～90 g。

【宜忌】 1.《嘉祐本草》："动风气，熏人心，令人气满，不可多食。"

2.《得配本草》："泄泻者禁用。"

【选方】 1. 治热咳痰浓　鲜茼蒿菜 90 g。水煎去渣，加冰糖适量熔化后分 2 次饮服。

2. 治高血压性头昏脑胀　鲜茼蒿菜 1 握。洗，切，捣烂取汁。每服 1 酒杯，温开水和服，每日 2 次。

3. 治烦热头昏，睡眠不安　鲜茼蒿菜、菊花脑（嫩苗）各 60～90 g。煮汤，每日 2 次饮服。（1～3 方出自《食物中药与便方》）

【各家论述】《本经逢原》："茼蒿气浊，能助相火。禹锡言多食动风气，熏人心，令人气满。《千金方》言安心气，养脾胃，消痰饮，利肠胃者，是指素禀火衰而言，若肾气本旺，不无助火之患。"

3201 茵芋 yīn yù
《本经》

【异名】 卑山共《吴普本草》，莞草、卑共《别录》，茵蓣《千金方》，因预《纲目》。

【基原】 为芸香科茵芋属植物茵芋或乔木茵芋茎叶。

【原植物】 1. 茵芋 Skimmia reevesiana Fort. 又名：黄山桂《中国高等植物图鉴》。

常绿灌木，高 0.5～1 m。全株有芳香。单叶互生，常集生于枝顶；叶柄长 4～10 mm，绿色或淡红色；叶片革质，具腺点，长椭圆状披针形或披针形，长 7～11 cm，宽 2～3 cm，先端渐尖，基部楔形，全缘或有时中部以上有疏而浅的锯齿，上面深绿色，主脉上密被短柔毛，下面淡绿色，侧脉不明显，无毛。花常为两性，白色，芳香；苞片小，卵形；萼片 5，广卵形；花瓣 5，长圆形至卵状长圆形，长 3～5 mm，在花蕾时各瓣大小略有不等；雄蕊 5，与花瓣等长或较长；子房上位，近圆球形，4～5 室，花柱短，柱头头状。浆果状核果，圆形至卵状长圆形，长 10～15 mm，红色，有残存花萼。花期 4～5 月，果期 10～12 月。

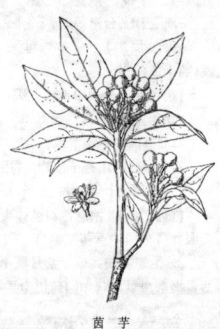

茵芋

生于树阴下。分布于华东、西南及湖北、湖南、广东、广西、台湾等地。

2. 乔木茵芋 S. arborescens T. Anders.

常绿小乔木，高 3～7 m。单叶互生，常集生于枝顶；叶柄长 1.2～2 cm；叶片纸质，长圆形或为倒披针形，长 8～18 cm，宽 2.5～6 cm，先端急渐尖，基部楔形，全缘，干后表面中脉微凸，侧脉清晰，两面无毛。聚伞状圆锥花序顶生，长 2～4 cm，花轴被微柔毛；花为杂性；苞片小，广卵形；萼片 5，卵形；花瓣 5，白或黄色，倒卵形或倒卵状长圆形，长 4～5 mm；雄性的雄蕊较花瓣长，退化雌蕊先端 3 深裂；两性花的雄蕊比花瓣略短；雌花的不育雄蕊比花瓣短，花丝细小，子房近圆球形，柱头增大。浆果状核果，圆球形，直径6～8 mm，黑色。花期 4～6 月，果期 7～9 月。

生于海拔较高林下。分布于广东、广西、云南等地。

【采收加工】 全年均可采收，茎叶切段，晒干。

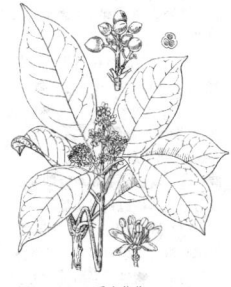
乔木茵芋

【成分】 茎皮含呋喃喹啉生物碱：7-异戊烯氧基-γ-崖椒碱(7-isopentenyloxy-γ-fagarine)，茵芋碱(skimmianine)，单叶芸香碱(haploine)，吴茱萸定碱(evodine)，吴茱萸素(evoxine)，茵芋宁碱(reevesianine)A、B；香豆素类化合物：7-异戊烯氧基-8-异戊烯基香豆素(7-isopentenyloxy-8-isopentenyl coumarin)，橙皮油内酯(aurapten)，欧芹酚甲醚(osthol)，异橙皮内酯(isomeranzin)，野栓翅芹素(pranferin)，R-(-)-二氢山芹醇[R-(-)-columbianetin]，伞形花内酯(umbelliferone)，橙皮内酯水合物(meranzin hydrate)和茵芋苷(skimmin)。

叶含茵芋苷和茵芋碱。

【药理】 茵芋碱有麻黄碱样作用，可升高麻醉猫血压，加强肾上腺素对血压及子宫的作用，加强猫和兔的在位子宫收缩，抑制小肠收缩及扩张冠状血管等作用。对中枢神经系统有兴奋作用，可使脊髓反射兴奋性增强，切除肾上腺后，其作用仍可保持。它对神经节无作用，对猫或鼠的神经——横纹肌都备亦无显著影响，亦不翻转拟交感药的作用。

毒性 皮下注射 600 mg/kg 剂量时，小鼠可出现抑制，共济失调，然不致死亡。实验猫皮下注射 50 mg/kg，无明显变化。剂量较大时可抑制心肌，在静注后，可产生心肌抑制，甚至麻痹，血压下降，终至衰竭而死亡。

【药性】 辛，苦，温，有毒。归肝、肾经。

1.《本经》："味苦，温。"
2.《吴普本草》："微温，有毒。"
3.《药性论》："味苦，辛，有小毒。"
4.《品汇精要》："味苦，性温燥。气厚味薄，阳中之阴。"
5.《本草求真》："入肝、肾。"

【功用主治】 祛风胜湿。主治风湿痹痛，四肢挛急，两足软弱。

1.《本经》："主五脏邪气，心腹寒热羸瘦如疟状，发作有时，诸关节风湿痹痛。"
2.《别录》："疗久风湿走四肢、脚弱。"
3.《药性论》："治诸关节中风痹拘急挛痛，男子女人软脚毒风，治温疟发作有时。"
4.《日华子》："治一切冷风，筋骨怯弱羸瘅，入药炙用。"
5.《珍珠囊补遗药性赋》："止心腹痛，通关节，主风寒湿痹。"
6.《药性考》："茵芋酒治偏风有效，煎汤帐虫牙，喉癣良。"
7.《萃金裘本草述录》："主肝肾之损，能补风虚，以为透关节之治风家妙品。"
8.《中国药用植物图鉴》："民间用治痛风。"

【用法用量】 内服：浸酒或入丸剂，0.9～1.8 g。

【宜忌】 阴虚而无风湿实邪者禁服。有毒之品，内服宜慎，用量不宜过大，中毒表现轻者可见轻度痉挛，重者则可引起血压下降，心肌麻痹而死亡。

《南方主要有毒植物》："茵芋有毒部位：果和叶以叶含毒较烈。中毒症状：误食少量，引起轻度痉挛，大量则引起血压下降，

心肌麻痹而死亡。"

【选方】 1. 治风气积滞成脚气，常觉微肿，发则或痛 茵芋叶(锉，炒)、薏苡仁各半两，郁李仁(去皮、尖，微炒)一两，牵牛子三两(生取末一两半)。上研细末，炼蜜为丸，如梧子大。每服二十丸，五更姜枣汤下。未利加至三十丸，日三，快利为度，白粥补之。(《本事方》茵芋丸)

2. 治产后中风 木防己半升，茵芋五两。上二味㕮咀，以苦酒九升，渍一宿，猪膏四斤，煎三上三下膏成。炙手摩千遍。(《千金方》木防己膏)

【各家论述】 1.《纲目》："《千金方》《外台》诸古方，治风痹有茵芋丸，治风痹有茵芋酒，治妇人产后中风有茵芋膏，风湿诸方多用之。茵芋、石南、莽草皆古人治风之妙品，而近世罕知，亦医家之缺典也。"

2.《本经逢原》："茵芋大毒，世亦罕用。《本经》虽有治羸瘦如疟状一语，皆是五脏有邪气，心腹寒热所致，非能疗虚虚寒热也。其治关节风湿痹痛，是其正治。"

3202 茵陈蒿 yīn chén hāo 《本经》

【异名】 因尘《吴普本草》，马先《广雅》，茵蒿《雷公炮炙论》，茵陈《本草经集注》，因陈蒿《本草拾遗》，石茵《日华子》，绵茵陈《本经逢原》，绒蒿《广西中兽医药用植物》，臭蒿、安吕草《江苏省植物药材志》，婆婆蒿《山东中药》，野兰蒿《湖南药物志》。

【基源】 为菊科蒿属植物猪毛蒿或茵陈蒿的地上部分。春采的去根幼苗，习称"绵茵陈"，夏割的地上部分称"茵陈蒿"。

【原植物】 1. 猪毛蒿 Artemisia scoparia Waldst. et kit. [A. capillaris Thunb. var. scoparia Pamp.] 又名：滨蒿《中药志》。

二年生至多年生草本。根纺锤形或圆锥形，多垂直。全株幼时被灰白色绢毛，成长后高 45～100 cm。茎常单一，基部常木化。表面紫色或黄绿色，有纵条纹，多分枝，老枝近无毛，幼嫩枝被灰白色绢毛，有时具叶较大而密集的不育枝。叶密集，下部叶与不育枝的叶同形，有长柄，叶片长圆形，长 1.5～5 cm，2 或 3 次羽状全裂，最终裂片披针形或线形，顶端尖，常被绢毛或上面较疏；中部叶长 1～2 cm，2 次羽状全裂，基部抱茎，裂片线形或毛管状，有毛或无毛；上部叶无柄，3 裂或不裂，裂片短，毛管状。头状花序极多数，有梗，在茎的侧枝上排列成复总状花序；总苞卵形或近球形，直径 1～2 mm，总苞片 3～5 层，每层 3 片，覆瓦状排列，边无毛，背杂也；均为管状花，外层者为雌花 5～15，以 10～12 个为多，能育，柱头 2 裂，叉状，伸出花冠外，内层为两性花 3～9，先端稍膨大，5 裂，子房退化，不育。瘦果小，长圆形或倒卵形，长约 0.7 mm，具纵条纹，无毛。花期 8～9 月，果期 9～10 月。

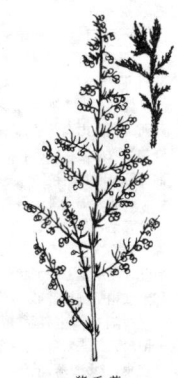
猪毛蒿

生于山坡、旷野、路旁及半干旱或半湿润地区的山坡、林缘、路旁、草原、黄土高原和荒漠边缘地区。分布几遍全国。

2. 茵陈蒿 A. capillaris Thunb.

半灌木状多年生草本。根分枝，常斜生，或为圆锥形而直生，但不呈纺锤状。茎常数个丛生，斜上，第一年生长者常单生，基部较粗壮，木质化程度较猪毛蒿为强。有时中部毛管状小裂片较前种细弱挺直而长，可达 2.5 cm。外层的雌花 4～12 个，常为 7 左右。瘦果较前种的稍大，长可达 1 mm。其余均与猪毛蒿相似。

生于低海拔地区河岸、海岸附近的湿润砂地、路旁及低山坡

地区。分布于华东、中南及辽宁、陕西、河北、台湾、四川等地。

此外，尚有以下 5 种蒿属植物的幼苗，在不同地区充当茵陈蒿入药：① 莳萝蒿 Artemisia anethoides Mattf.（西北及山东、天津）。② 大莳萝蒿 A. anethifolia Weber ex Stechm.（内蒙古）。③ 海州蒿 A. fauriei Nakai［A. haichowensis Chang］（河北、山东、江苏）。④ 冷蒿（小白蒿）A. frigida Willd.（吉林及新疆部分地区）。⑤ 白莲蒿（万年蒿）A. sacrorum Ledeb.（黑龙江）。

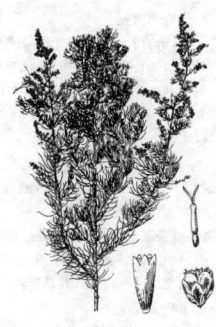
茵陈蒿

【栽培】 生物学特性 喜温暖湿润气候。耐寒性较强，生活力极强，抗旱，耐涝，去掉生长点后，留在地下部分的根又重新形成新的多个生长点。以向阳、土层深厚、疏松肥沃、排水良好的砂质壤土栽培为宜。

繁殖方法 种子繁殖或分株繁殖。种子繁殖：直播或育苗移栽，直播，于春季 3 月播种，将种子与细砂混合后，按行株距 25 cm×20 cm 开穴播种。条播，按行株距 25 cm 开条沟，将种子均匀播入；育苗移栽法：2 月育苗，撒播，上覆细土一层，以不见种子为度。苗高 6~8 cm 时，要及时拔去杂草，苗高 10~12 cm 移栽。分株繁殖，4 月挖掘老株，分株移栽。

田间管理 生长期间，每年中耕除草 2~3 次；并结合追施人粪尿 2~3 次。

病虫害防治 病害有根腐病、菌核病。虫害有地老虎等。

【采收加工】 播后第二年 3~4 月即可采收嫩苗，连续收获 3~4 年。

【药材】 茵陈蒿 Artemisiae Scopariae Herba 猪毛蒿主产于陕西、河北、山西等地；茵陈蒿主产于山东、江苏、浙江、福建等地。春季采收的习称"绵茵陈"，秋季采收的称"茵陈蒿"。陕西产者称西茵陈，质量最佳。

性状 绵茵陈 多卷曲成团状，灰白色或灰绿色，全体密被白色茸毛，绵软如绒。茎细小，长 1.5~2.5 cm，直径 0.1~0.2 cm，除去表面白色茸毛后可见明显纵纹。质脆，易折断；叶具柄，展平后叶片呈一至三回羽状深裂，裂片条形或细条形，两面密被白色柔毛；茎生叶一至二回羽状全裂，基部抱茎，裂片细丝状。头状花序卵形，多数集成圆锥状，长 1.2~1.5 mm，直径 1~1.2 mm，有短梗；总苞片 3~4 层，卵形，苞片 3 裂；外层雌花 6~10 个，可多达 15 内，内层两性花 2~10 个。瘦果长圆形，黄棕色。气芳香，味微苦。

茵陈蒿 茎呈圆柱形，多分枝，长 30~100 cm，直径 2~8 mm；表面淡紫色或紫色，有纵条纹，被短柔毛；体轻，质脆，断面类白色。叶密集，或多脱落；下部叶二至三回羽状深裂，裂片条形或细条形，两面密被白色柔毛；茎生叶一至二回羽状全裂，基部抱茎，裂片细丝状。头状花序卵形，多数集成圆锥状，长 1.2~1.5 mm，直径 1~1.2 mm，有短梗；总苞片 3~4 层，卵形，苞片 3 裂；外层雌花 6~10 个，可多达 15 内，内层两性花 2~10 个。瘦果长圆形，黄棕色。气芳香，味微苦。

鉴别 (1) 叶片表面观：猪毛蒿 表皮细胞垂周壁波状弯曲，长径 37~82(~138)μm，气孔不定式。表面密布"T"字形毛，顶端细胞较平直，长 614~1 362(~1 638)μm，中部略折成"V"字形，两臂不等长，细胞壁极厚，胞腔常呈细缝状；柄细胞 1~2 个，壁厚 1.3~3.4(~5)μm。偶见腺毛，呈椭圆形或鞋底状，有 2 个半圆形分泌细胞，常充满淡黄色油状物。

茵陈蒿 表皮细胞长径 25~58(~112)μm；丁字形毛柄细胞壁厚 2.5~4.7(~7.5)μm。

(2) 取本品粗粉 1 g，加乙醇 20 ml，置水浴中回流 30 分钟，滤过。滤液显淡黄绿色，置紫外光灯（365 nm）下观察，显紫红色荧光。

(3) 取本品粗粉各 2 g，分别加水 30 ml 于沸水浴中温浸 4 小时，冷后滤过。分别取滤液 20 ml，以等量氯仿萃取 3 次（首次萃取加入乙酸乙酯 5 ml），合并萃取液，用无水硫酸钠脱水后，蒸去溶剂，分别得到黄色油状物备用。取黄色油状物，用乙醇 0.5 ml 溶解（在水浴上稍热），加入 0.5% 2, 4-二硝基苯肼 2 mol/L 盐酸溶液 4 滴，振摇，猪毛蒿溶液即呈橘红色且析出颗粒状沉淀；而茵陈蒿溶液显淡橘红色且沉淀极少，或几无沉淀（检查对羟基苯乙酮）。

(4) 薄层色谱：取上述黄色油状物，用氯仿 0.5 ml 溶解后作供试品溶液。另取羟基苯乙酮和蒿属香豆素的乙醚溶液作为对照品溶液。将供试品溶液和对照品溶液分别点样于同一硅胶 G 薄板上，用石油醚（沸程 60~90 ℃）-乙酸乙酯-丙酮（6:3:0.5）展开，展距 14 cm。在紫外光灯（254 nm）下观察，或用 0.5% 2, 4-二硝基苯肼的 2 mol/L 盐酸溶液显色，供试品谱在与对照品谱的相应位置上，显相同颜色的斑点。

【成分】 1. 猪毛蒿 全草含挥发油，以单萜为主（80.74%），主要成分有丁香油酚（eugenol）、丁香油酚戊酸酯（eugenyl valerate）、丁香油酚异戊酸酯（eugenyl isovalerate）、丁香油酚丁酸酯（eugenyl butyrate）、桉叶素（cineole）、柠檬烯（limonene）、对聚伞花素（p-cymene）、β-丁香烯（β-caryophyllene）、葛缕酮（carvone）、侧柏酮（thujone）、侧柏醇（thujylalcohol）、欧芹脑（apiol）、月桂烯（myrcene）、α、β-蒎烯（pinene）、荜澄茄烯（cadinene）、乙酸牻牛儿酯（geranylacetate）等。酚酸类成分：3, 5-二羟基-5-甲氧基肉桂酸（3, 5-dihydroxy-5-methoxycinnamic acid）、咖啡酸（caffeic acid）、6, 7-二甲氧基香豆素（6, 7-dimethoxycoumarin）、绿原酸（chlorogenic acid）。还含槲皮素-3-O-β-D-葡萄糖苷（queretin-3-O-β-D-glucoside）、大黄素（emodin）。

花蕾、花和果实含香豆素类：蒿属香豆素、马栗树皮素二甲醚（esculetin dimethylether）、异滨蒿素（eupalifin）、7-甲基几甲栗树皮素（7-methylesculetin）和东莨菪素（scopoletin）。花序含黄酮类化合物：芸香苷（rutin）、槲皮素-3-O-葡萄糖半乳糖苷（quercetin-3-O-glucogalactoside）、山柰酚-3-O-葡萄糖半乳糖苷（kaempferol-3-O-glucogalactoside）、槲皮素-3, 7-芸香糖半乳糖苷、槲皮素-3, 7-芸香糖二半乳糖苷、7-甲基香橙素（7-methylaromadendrin）、鼠李柠檬素（rhamnocitrin）、滨蒿黄素（cirsimaritin）、泽兰黄元（eupatolitin）。

地上部分还含蒿黄素（artemetin）、紫花牡荆素（casticin）、匙叶桉油烯醇（spathulenol）和茵陈素（capillarin）。

2. 茵陈蒿 地上部分含挥发油，主要有萜类有：α、β-蒎烯、柠檬烯，α、β、γ-松油烯（terpinene）、月桂烯，对聚伞花素，β-丁香烯（β-caryophyllene）等二十多种；苯乙炔，双亚乙基炔成分：茵陈二炔（capilene）、茵陈烯酮（capillone）、茵陈二炔酮、降茵陈二炔（norcapillene）、茵陈炔醇（capillanol）、邻甲氧基茵陈二炔（o-methoxycapillene）等；酚类有：苯酚（phenol）、邻、对、间甲苯酚（cresol）、邻和对乙基苯酚（ethylphenol）、丁香油酚；脂肪酸：棕榈酸（palmitic acid）、硬脂酸（stearic acid）、亚油酸（linoleic acid）、油酸（oleic acid）、肉豆蔻酸（myristic acid）等 15 种；还含苯氧基色原酮类成分：茵陈色原酮（capillarisin）、6-去甲氧基茵陈色原酮（6-demethoxycapillarisin）等 5 种；黄酮类成分：中国蓟醇（cirsilineol）、滨蓟黄素、芫花素（genkwanin）、鼠李柠檬素、茵陈蒿黄酮（arcapillin）、异茵陈蒿黄酮（isoarcapillin）、artemisidin A；香豆素类：capillartemisin A, B, artemicapin A, B, C, D，茵陈素、马栗树皮素二甲醚。还含茵陈蒿酸（capillartemisin）A, B, 3, 5-二甲基苯烯丙苯（3, 5-dimethoxyallylbenzene）、去氢镰叶芹醇（dehydrofalcarinol）、去氢镰叶芹酮（dehydrofalcarinone）。

花序含东莨菪素、异东莨菪素（isoscopoletin）、茵陈蒿灵（artepillin）A、C，茵陈素及滨蓟黄素。

花蕾含马栗树皮素二甲醚，茵陈色原酮，4'-甲基茵陈色原酮，7-甲基茵陈色原酮，茵陈蒿megetin，中国蓟醇，泽兰黄元，异鼠李素(isorhamnetin)，槲皮素(quercetin)，鼠李柠檬素，异鼠李素-3-O-半乳糖苷(cacticin)，异鼠李素-3-葡萄糖苷(isorhamnetin-3-O-glucoside)及金丝桃苷(hyperin)。

芽含芳香-姜黄烯(ar-curcumene)，5-苯基-1，3-戊二炔(5-phenyl-1，3-pentadiyne)，茵陈二炔(capillen)，茵陈二炔醇(capillin)，茵陈素，甲基丁香油酚(methyleugenol)，乙酸龙脑酯(bornyl acetate)。

根含去氢镰叶芹醇(dehydrofalcarinol)。

【药理】 1.利胆作用 本品煎剂、水浸剂、去挥发油水浸剂、挥发油、挥发油中的茵陈二炔、茵陈二炔酮和茵陈素、醇提取物、蒿属香豆素、绿原酸等均有促进胆汁分泌和排胆作用。从茵陈中分离的多种成分有增加大鼠胆汁分泌的作用，利胆作用强度依次为茵陈蒿酸A，茵陈蒿酸B，蒿属香豆素，茵陈色原酮。也有认为茵陈色原酮的利胆作用较蒿属香豆素强。蒿属香豆素 0.2 或 0.3 g/kg 大鼠十二指肠给药，30 分钟后胆汁分泌量平均增加 50% 或 180%。慢性胆囊造瘘犬灌服 0.3 g/kg，3 小时内胆汁平均增加 73.86%。茵陈色原酮静注 100 mg/kg 可使大鼠胆汁分泌量显著增加，而 100 mg/kg 的蒿属香豆素作用不明显。给麻醉犬静注 10 mg/kg茵陈色原酮利胆作用也很显著。对羟基苯乙酮 25～50 mg/kg十二指肠给药，对大鼠有明显利胆作用。50 mg/kg时还能增加胆汁中固体物、胆红素和胆酸的含量。对四氯化碳所引起的肝损害，也能增加胆汁分泌。

2.保肝作用 茵陈蒿煎剂 5 g/kg、10 g/kg给小鼠灌胃，连续 7 日，能防治四氯化碳引起的肝损伤，降低丙氨酸氨基转移酶和血清胆固醇。茵陈蒿中一些黄酮和香豆素成分有抗四氯化碳或半乳糖胺诱发大鼠肝细胞毒性的作用，其作用强度依次为茵陈色原酮、蒿属香豆素、茵陈黄黄酮、槲皮素、异鼠李素。此外，蒿属香豆素对肝细胞损害呈强抑制作用。从猪毛蒿的幼苗中分离出的胆碱有抗脂肪肝作用。茵陈蒿中提取分离的水溶性成分茵陈多肽具有显著抗药物肝损伤作用，且作用强于茵陈蒿苷。

3.对心血管系统的作用 茵陈水浸液、乙醇浸液及挥发油均有降压作用。蒿属香豆素 0.4～10 mg/kg 静注或十二指肠给药，对全麻或局麻大鼠、猫与兔均有显著降压效果。实验结果表明其降压作用可能为中枢性的。蒿属香豆素能抑制 NE、5-HT、组胺和血管紧张素Ⅱ对血管平滑肌的收缩作用。其作用方式与硝酸甘油相似。蒿属香豆素 1.25、2.5、5.0 mg/kg 可使家兔血压下降，脑血流量增加，作用与剂量相关，对股动脉血流量无明显影响，血压最大降低值及脑血流量增加最大值分别为对照组的 15% 及 20%，结果表明蒿属香豆素可能选择性扩张脑血管。

4.解热镇痛消炎作用 小鼠分别腹腔注射蒿属香豆素水悬剂 40 或 80 mg/kg，对正常体温有明显降温作用。大鼠灌服及腹腔注射(125、250、500 mg/kg和 5、20、40 mg/kg)，对正常体温均有明显的下降，作用的强弱与给药剂量相关，降温幅度随剂量加大而增加，作用时间随剂量加大而延长。对鲜啤酒酵母与 2,4-二硝基苯酚致热大鼠也有明显退热作用，对伤寒杆菌苗致热家兔也有较好退热作用。蒿属香豆素在醋酸扭体法及热板法中均有镇痛作用，对角叉菜胶引起的大鼠足浮肿有抗炎作用。

5.抗病原微生物作用 体外试验表明，茵陈煎剂对金黄色葡萄球菌、白喉杆菌、炭疽杆菌、伤寒杆菌、甲型副伤寒杆菌、铜绿假单胞菌、大肠杆菌、痢疾杆菌、溶血性链球菌、脑膜炎双球菌等有不同程度的抑制作用。10% 煎剂能完全抑制人型结核杆菌的生长。

6.抗肿瘤作用 茵陈蒿煎剂灌服对 AFB_1 诱发的小鼠活体细胞遗传损伤有很好的拮抗作用，剂量为 12～50 g(生药)/kg 时，对 AFB_1 诱发的小鼠骨髓细胞微核、染色体畸变和姐妹染色单体交换频率 3 项实验均有显著抑制作用，且呈量效关系。给移植了 Meth A 肉瘤的小鼠口服茵陈水提物，即显示出抗肿瘤效果。

其抗肿瘤作用是直接杀伤肿瘤细胞的增殖所致。茵陈色原酮对 L-929 和 KB 细胞的 IC_{50}(50%抑制浓度)为 $1～2×10^{-5}$ g/ml，对 HeLa 细胞和艾氏腹水癌细胞的 IC_{50} 则分别为 $3.4×10^{-6}$ 和 $3×10^{-8}$ g/ml。

7.细胞保护作用 蒿属香豆素能拮抗顺铂引起的家兔原代培养肾小管上皮细胞内游离 Ca^{2+} 超载，减轻 Ca^{2+} 超载对细胞的损伤，还可显著提高被顺铂抑制的家兔原代肾小管细胞乳酸脱氢酶、碱性磷酸酶和 N-乙酰-β-氨基葡萄糖苷酶活力，使肾小管上皮细胞溶酶体免受顺铂的损伤。

8.其他作用 茵陈色原酮对突变链球菌在牙齿上的黏附力有明显削弱作用，提示其有防龋作用。醛糖还原酶活性增加和血小板聚集是引起糖尿病并发症的两个原因，茵陈蒿提取物对于 APP、PAF、花生四烯酸钠和骨胶原诱导的家兔血小板聚集显示了很强的抑制作用。

毒性 蒿属香豆素小鼠灌服的 LD_{50} 为 497 mg/kg，死前有阵发性痉挛。30～50 mg/kg 静注，可使部分猫、兔心电图出现一过性房室性传导阻滞及室内传导阻滞。茵陈二炔酮小鼠灌胃的 LD_{50} 为 6.98 mg/kg。对羟基苯乙酮小鼠腹腔注射的 LD_{50} 为 0.5 g/kg，口服给药为 2.2 g/kg。

【炮制】 取原药材，除去残根、老茎及杂质，搓碎，筛去灰屑。

饮片性状 本品为松散的碎团块，灰白色或灰绿色，全体密被白茸毛，绵软如绒。气清香，味微苦。

贮干燥容器内，置通风干燥处，防潮、防蛀。

【药性】 微苦、微辛，微寒。归脾、胃、膀胱经。

1.《本经》:"味苦，平。"

2.《吴普本草》:"神农、岐伯、雷公:苦，无毒。黄帝:辛，无毒。"

3.《别录》:"微寒，无毒。"

4.《药性论》:"味苦辛，有小毒。"

5.张洁古:"苦、甘。阴中微阳。入足太阳经。"(引自《纲目》)

6.《本草经疏》:"入足阳明、太阴、太阳三经。"

7.《本草三家合注》(叶注):"入手太阴肺、足太阳膀胱、手少阴心经。"

8.《本草再新》:"入肝、肾二经。"

【功用主治】 清热利湿，退黄。主治黄疸，小便不利，湿疮瘙痒。

1.《本经》:"主风湿寒热邪气，热结黄疸。久服轻身益气耐老。"

2.《别录》:"(主)通身发黄，小便不利，除头热，去伏瘕。面白悦，长年。"

3.《本草经集注》:"治久风湿痹。"

4.《本草拾遗》:"通关节，去滞热，伤寒用之。"

5.《日华子》:"治天行时疾，热狂，头痛头旋，风眼疼、瘴疟，女人瘕，并内损乏绝。"

6.《医学启源》:"治烦热，主风湿、风热。"

7.《本草再新》:"泻火，平肝，化痰，止咳，发汗，利湿消肿，疗疮火诸毒。"

【用法用量】 内服:煎汤，10～15 g;或入丸、散。外用:适量，煎水洗。

【宜忌】 脾虚血亏而致的虚黄、萎黄，一般不宜使用。

《本草经疏》:"蓄血发黄者，禁用。"

【附方】 1.治阳明病，但头汗出，身无汗，齐颈而还，小便不利，渴饮水浆，瘀热在里，身发黄者 茵陈蒿六两，栀子十四枚(擘)，大黄二两(去皮)。以水一斗二升，先煮茵陈，减六升，内二味，煮取三升，去滓分三服。小便当利，尿如皂角汁状。《伤寒论》茵陈蒿汤)

2.治黄疸，遍身悉黄，小便如浓栀子汁 茵陈四两，黄芩三两，枳实（炙）二两，大黄三两。四味捣筛蜜丸如梧子大。空腹，以米饮服二十丸，日一服，渐加至二十五丸，微利为度。忌热面、蒜、荞麦、黏食、陈臭物。《外台》引自《广济方》茵陈丸。

3. 治大便自利而灰　茵陈蒿三钱，栀子、黄连各二钱。水二盏，煎至八分，去滓服。《伤寒活人指掌图》茵陈栀子黄连汤。

4. 治发黄，脉沉细迟，肢体逆冷，腰以上自汗　茵陈二两，附子一个作八片，干姜（炮）一两半，甘草（炙）一两。上为粗末。分作四帖，水煎服。《玉机微义》茵陈四逆汤。

5. 治一切胆囊感染　茵陈 30 g，蒲公英 12 g，忍冬藤 30 g，川军 10 g。水煎服。《青岛中草药手册》

6. 治热病发黄　茵陈二两，川大黄（锉碎，微炒）、玄参各一两，栀子仁一分，生甘草半两。捣筛为散。每服四钱，以水一盏，煎至六分，去滓，不时候服。《圣惠方》茵陈散。

7. 治疬疡　茵陈蒿两握，以水一斗五升，煮取七升，（先）以皂荚汤洗疬疡讫上令伤，然后以汤洗之，汤冷更温洗，可作三四度洗，隔日作佳，不然恐痛难愈。《外台》引自《崔氏方》

8. 治风瘙瘾疹，遍身皆痒，搔之成疮　茵陈五两（生用），苦参五两。上细锉。用水一斗，煮取二升，温热得所，蘸绵拭之，日五七度。《圣惠方》

9. 治慢性肝炎　茵陈 200 g，当归 200 g，郁金（醋）200 g，枳实（炒）150 g，败酱草 250 g。上五味，茵陈、败酱草按前煎煮法煎煮，其余三味共研细粉，制成褐色水丸，口服每次 6 g，每日 3 次。《陕西省医院制剂规范》1983 年；《吉林省药品标准》1986 年。

【临床报道】　1. 治疗传染性肝炎　168 例重型病毒性肝炎患者在综合疗法的基础上，治疗组加生大黄和茵陈各 50 g 开水泡浸液 200 ml，每日 1 次顿服，对照组单纯采用综合疗法，对比两组的治疗效果。结果：治疗组中 HBeAg、HBV-DNA 转阴率分别为 39.5%、61.5%，对照组转阴率分别为 14.3%、21.4%，经统计处理有显著差异（$P < 0.05$）。

2. 治疗高脂血症　每日用茵陈 15 g 煎汤代茶饮，1 个月为 1 个疗程。用于 82 例高胆固醇血症，治疗前血清胆固醇平均为 7.017 mmol/L，治疗后平均为 6.617 mmol/L，平均降低 1.021 mmol/L。统计表明，血清胆固醇愈高者，下降幅度愈大。茵陈副作用较少，仅 1 例服后恶心而停药。

3. 治疗口腔溃疡　茵陈每日 30 g，煎汤内服或漱口。经治 40 例，3～4 日均愈，其中对单纯性口腔黏膜溃疡效果显better。

【各家论述】　1.《雷公炮制药性解》："按茵陈专理溲便，本为膀胱之剂，又何以治疸？盖疸为病，脾受作淫，而脾之所恶，湿乘土也，得茵陈以利水，则湿去土安，而疸自愈矣。"

2.《本草经疏》："茵陈，其主风湿寒热邪气，结热黄疸，通身发黄，小便不利及头热，皆湿热在阳明、太阴所生病也。苦寒能燥湿除热，湿热去，则诸证自退矣。"

3.《药义明辨》："茵陈蒿，为治瘟之君药，《乘雅》谓其芳香宣发，与他味之渗利为功者不同。然于外感之阳黄、阴黄皆宜，于内伤之湿热者亦宜，而于内伤之寒湿者则不宜。盖内伤之寒湿，是阳气不足之所化，不可以有余之治法治之，惟补阴如术附汤可矣。"

4.《本草正义》："茵陈，味淡利水，乃治脾、胃二家湿热之专药。湿疸、酒疸，身黄溲赤如酱，皆脾土蕴湿积热之证，古今皆以此物为主，其效甚速。荡涤肠胃，外达皮毛，非此不可。盖行水最捷，故凡下焦湿热瘙疳，及足胫跗肿，湿疮流水，并皆治之。"

茴香虫 huí xiāng chóng 《本草衍义》

【异名】　蘹香虫《纲目》。

【基原】　为凤蝶科凤蝶属动物黄凤蝶与凤蝶的幼虫。

【原动物】　1. 黄凤蝶 *Papilio machaon* Linnaeus　又名：金凤蝶、胡萝卜凤蝶《中国动物药志》。

成虫体色鲜黄，腹部背面有深黑色宽纵纹 1 条。翅鲜黄色，外缘及翅脉两侧深黑色。两性翅面斑纹无显著不同，唯雌蝶体型略大，翅面黑纹较宽。幼虫长圆筒形，体表光滑无毛，淡黄绿色，各节中部有宽阔的黑色横带纹 1 条。后胸节及第二至第八腹节上的黑条纹有间距等的橙红色圆点 6 个，色泽鲜艳。

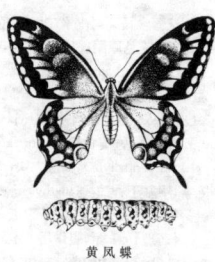
黄凤蝶

幼虫寄生于茴香、胡萝卜、芹菜等伞形科植物上。全国各地均有分布。

2. 凤蝶 *P. xuthus* Linnaeus　又名：花椒凤蝶《中国动物药志》。

成虫体色暗黄或淡黄绿色，腹面有黑带，由胸前方直达腹末端，两侧有淡黄白色边缘。前翅似张开的弓形，棕黑色，沿翅的外缘，列生 8 个月牙形的黄斑，前缘中室端基部有黄斑 1 枚。后翅黑色，有黄斑。幼虫长圆筒形，黄绿色。后

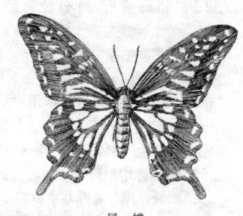
凤蝶

胸两侧各有眼状黄斑 1 枚，胸腹两侧近气门线有白色纵斑 1 列。幼虫多寄生于柚、柑、桔的嫩芽或嫩叶上。我国大部分地区均有分布。

【采收加工】　6～8 月捕捉，鲜用；或以酒醉死，文火焙干。

【成分】　黄凤蝶幼虫体中精油的成分有：对甲氧基桂皮醛（p-methoxy cinnamaldehyde），对甲氧基桂皮酸（p-methoxy cinnamic acid），对甲氧基苯甲醛（p-methoxy benzaldehyde），对甲氧基苯甲酸（p-methoxy benzoic acid）。凤蝶翅含 13 种以上黄色素，其中有蝶色素（papiliochrome）Ⅱa，蝶色素Ⅱb，蝶色素Ⅲa，蝶色素Ⅲb。

眼及睾丸含红色素二氢眼黄质（dihydroxanthommatin），虫眼黄素（xanthommatin）。

蛹色含氨酸、3-羟基犬尿氨酸（3-hydroxy kynurenine），邻氨基苯甲酸，α 和 β-胡萝卜素，叶黄素（lutein），甘油 0.5%。

蛹皮肤含大量酮类胡萝卜素：蝶刺桐酮（papilioerythrinone），鸡油菌黄质（canthaxanthin），蝶刺桐碱（papilioerythrin），虾黄质（astaxanthin）。

脂肪体含叶黄素的单酯与二酯。

蛹含臭腺分泌异丁酸（isobutyric acid），α-甲基丁酸（α-methylbutyric acid）。

【药性】　辛，异，温。归肝、胃经。

1.《品汇精要续集》："味甘，辛，性温。臭香。"

2.《草木便方》："入小肠经。"

【功用主治】　理气，化瘀，止痛。主治胃脘痛，疝气腹痛，呃逆，噎膈。

1.《本草衍义》："治小肠气。"

2.《草木便方》："治疝气痛攻心，奔豚，瘰疬，伏梁，反胃噎膈。"

3.《分类草药性》："治气痛，呃逆。"

【用法用量】　内服：研末，1.5～3 g；或 1～3 条。

【宜忌】　《四川中药志》1960 年版："胃有热及体虚者忌服。"

【选方】　1. 治胃痛　茴香虫 3 g，焙干，研细末，甜酒冲服。

《民间常用草药汇编》

2. 治疝气痛　台乌药 6 g，橘核、荔枝核各 6 g，煎水冲服茴香虫末 1.5～3 g，日服 2 次。

3. 治食管癌　茴香虫粉，每次 3 g，用香附、木香各 9 g，柿蒂 2～3 个，煎水冲服，隔日 1 次。(2、3 方出自《万县中草药》)

3204 茴香根 huí xiāng gēn 《本草图经》

【基原】　为伞形科茴香属植物茴香的根。

【原植物】　参见"小茴香"条。

【采收加工】　7 月间采挖，留根，鲜用或晒干。

【成分】　茴香根含挥发油。油含莳萝油脑(dillapiol)、α 和 γ-松油烯(α and γ-terpinenene)、异松油烯(terpinolene)、α 和 β-蒎烯(α-pinene)、β-月桂烯(β-myrcene)、α-水芹烯(α-phellandrene)、对聚伞花素(p-cymene)、柠檬烯(limonene)等。又含甾醇类：棕榈酸豆甾醇酯(stigmasteryl palmitate)、豆甾醇(stigmasterol)；香豆素类：5-甲氧基呋喃香豆素(5-methoxyfuranocoumarin)，伞形花内酯(umbelliferone)。

【药性】　辛、甘、温。

【功用主治】　温肾中和，行气止痛，杀虫。主治寒疝，耳鸣，胃寒呕逆、腹痛，风寒湿痹，鼻衄，蛔虫病。

1. 《千金方》"疗恶痈肿，或著阴卵，或偏著一边疼急牵痛，牵少腹不可忍。"

2. 《草木便方》"暖丹田，通肾经，纳气归肾。(治)肾气冲心卒恶痛。"

3. 《分类草药性》"治一切气痛，膀胱疝气。"

4. 《天宝本草》"治胃气胀满。"

5. 《贵州民间方药集》"消阴囊肿，膀胱气，表风寒，治腹痛。"

6. 《四川中药志》1960 年版"配筋骨草炖猪蹄子服，治丹停，肿胀。"

【用法用量】　内服：煎汤，9～15 g，鲜用加倍；或鲜品捣汁；或泡酒。外用：捣敷；或煎汤洗。

【宜忌】　阴虚火旺者禁服。

【选方】　1. 治耳鸣　小茴香根 30 g，响铃草、泡参各 9 g。煨水服。《西昌中草药》

2. 治风湿关节痛　茴香根、白茯苓、土茯苓各 30 g。煨水服。《贵州草药》

3. 治鼻衄　茴香根、南瓜子、头发灰各等分。研末，酒调敷患处。

4. 治蛔虫　茴香根、南瓜子、头发灰各等分。研末，每次 9 g，开水冲服。(3、4 方出自《湖南药物志》)

3205 茴香茎叶 huí xiāng jīng yè 《药性论》

【异名】　茴香菜《千金方》，草茴香《本经逢原》，香丝菜《植物名实图考》。

【基原】　为伞形科茴香属植物茴香的茎叶。

【原植物】　参见"小茴香"条。

【采收加工】　5～7 月割取地上部分，晒干或鲜用。

【成分】　叶含挥发油：柠檬烯(limonene)，反式茴香脑(trans-anethole)，还包括 α、β-蒎烯(pinene)，月桂烯(myrcene)，茴香酮(fenchone)，γ-松油烯(γ-terpinene)，爱草脑(estragola)，反式小茴香醇乙酸酯(trans-fenchol acetate)，莰烯(camphene)，茴香脑(anethole)，茴香醛(anisaldehyde)等。茴香脂肪油中的脂肪酸：月桂酸(lauric acid)，肉豆蔻酸(myristic acid)，十五烷酸(pentadecanoic acid)，棕榈酸(palmitic acid)，十七烷酸(heptadecanoic acid)，10-十八碳烯酸(octadec-10-enoic acid)，硬脂酸(stearic acid)，十九烷酸(nonadecanoic acid)，亚麻酸(linolenic acid)，花生酸(arachidic acid)，二十一烷酸(heneicosanoic acid)，山嵛酸(behenic acid)，二十四烷酸(tetracosanoic acid)。

【药性】　甘、辛、温。

1. 《千金方》"味苦、辛、微寒、涩，无毒。"

2. 《广西本草选编》"味辛、甘，性温。"

【功用主治】　理气和胃，散寒止痛。主治恶心呕吐，疝气，腰痛，痈肿。

1. 《药性论》"卒恶心，腹中不安，煮食之即瘥。"

2. 《千金方》"主霍乱，辟热，除口气。"

3. 《食物考》"治呕恶呃，小肠气痛，骑马痈疖，和酒煮饮，渣敷效捷。"

4. 《南京民间药草》"煎服，顺气，发汗；泡酒，治小肠气。"

【用法用量】　内服：煎汤，10～15 g，或捣汁、浸酒；外用：捣敷。

【选方】　1. 治牢肾气冲胁，如刀刺痛，喘息不得　生捣茴香茎叶汁一合，投热酒一合服之。《食疗本草》

2. 治腰痛并或时挫闪　用茴香茎叶，捣汁一碗，分三服，渣敷痛肿处。《急救良方》

3. 治肾虚耳鸣　茴香叶适量，捣绒取汁。右耳鸣滴左耳心，左耳鸣滴右耳心。《贵州草药》

4. 治小儿麻疹发热，疹出不透　用小茴香鲜全草 6～9 g，水煎服，并用鲜全草揉搓全身。《广西本草选编》

5. 治恶毒痈肿，或连阴髀间疼痛急挛，牵入少腹不可忍　茴香苗叶，捣取汁一升服之，日三四用，其滓贴肿上。《本草图经》

6. 治疮痈赤烂　茴香叶二钱(烧灰)，铜青、轻粉各五分。上为末干贴。《景岳全书》兰香散)

3206 茱苓草 zhū líng cǎo 《陕西中草药》

【基原】　为龙胆科龙胆属植物太白龙胆的全草。

【原植物】　太白龙胆 Gentiana apiata N. E. Br. (G. tsinlingensis Limpr. f.) 又名：秦岭龙胆《秦岭植物志》。

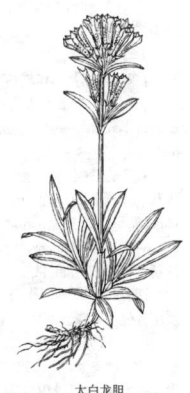

太白龙胆

多年生草本，高 10～15 cm。基部被黑褐色枯老膜质叶鞘。根茎缩短，斜伸，具多数近肉质的须根。枝 2～4 个丛生，其中有 1～3 个营养枝和 1 个花枝；花枝直立，常紫红色，中空，光滑。基生叶柄长 2～5 cm；叶片线状披针形，长 1.5～8 cm，宽 0.4～0.7 cm，先端钝，基部渐狭，中脉在两面明显；茎生叶短或几无柄，叶 2～4 对，叶片狭椭圆形至线状披针形，长 2～3.5 cm，宽上部叶较宽。花多数，顶生或腋生，聚成头状；无花梗；花萼管状钟形，长 10～15 mm，萼裂片反折或开展，不整齐；花冠黄色，具多数蓝色斑点，先端 5 齿裂，裂片间具褶；雄蕊 5，着生于花冠下部；子房长 8～11 mm，两端渐狭，子房柄长 9～11 mm，花柱短，柱头 2 裂。蒴果内藏，卵状椭圆形果柄长至 17 mm。种子黄褐色，长圆形。花、果期 6～9 月。

生长于海拔 1900～3400 m 的山坡山顶。特产于陕西秦岭、太白山。

【采收加工】　6～9 月开花时采收，晒干。

【药性】　苦，平。

【功用主治】　《陕西中草药》"调经活血，清热明目，利小便。主治月经不调，痛经，头晕失眠，小便不利，淋证，崩漏，白带，痢疾，腹痛。"

【用法用量】 内服：煎汤，6～12 g；研粉冲服，3～6 g。

【选方】 1. 治月经不调，痛经 茱苓草 60 g，研粉。每次 6 g，每日 2 次，黄酒冲服。《陕西中草药》

2. 治受寒湿热，红白痢疾，里急后重，肚痛，小便不利 茱苓草、石耳各 6 g，朱砂七 9 g，羌活 3 g。将药煎好，加香油 30 g 及红、白糖少许，待稍凉后，用以冲服太白米 1.5～1.8 g。《陕西草药》苓砂汤

3207 荞麦 qiáo mài 《千金方》

【异名】 花荞《宝庆本草折衷》，乌麦、荍麦《日用本草》，花荞、甜荞《纲目》，荞子《草木便方》，三角麦《全国中草药汇编》。

【基原】 为蓼科荞麦属植物荞麦的种子。

【原植物】 荞麦 *Fagopyrum esculentum* Moench［*F. sagitta-tum* Gilib.；*Polygonum fagopyrum* L.］ 又名：净肠草《植物名实图考》；流注草。

一年生草本，高 40～100 cm。茎直立，多分枝，光滑，淡绿色或红褐色，有时生稀疏的乳头状突起。叶互生，下部叶有长柄，上部叶近无柄；托叶鞘短筒状，顶端斜而平截，早落；叶片三角形或卵状三角形，先端渐尖，基部心形或戟形，全缘，两面无毛或仅沿叶脉有毛。花序总状或圆锥状，顶生或腋生；花梗长；花淡红色或白色，密集；花被 5 深裂，裂片长圆形；雄蕊 8，短于花被；花柱 3，柱头头状，瘦果卵形，有三锐棱，长大于宽，顶端渐尖，黄褐色，光滑。花果期 7～10 月。

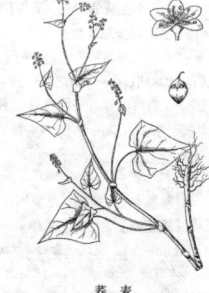

荞 麦

全国各地均有栽培。原产中亚。

荞麦的叶(荞麦叶)、茎叶(荞麦秸)亦供药用，另设专条。

【采收加工】 霜降前后种子成熟时收割，打下种子，晒干。

【成分】 瘦果中含水杨酸(salicylic acid)，4-羟基苯甲胺(4-hydroxybenzylamine)，*N*-亚水杨基水杨胺(*N*-salicylidene-salicylam-ine)。

种子含黄酮：槲皮素(quercetin)，槲皮苷(quercitroside)；金丝桃苷(hyperoside)，芸香苷(rutin)；脂肪酸：油酸(oleic acid)，亚麻酸(linoleic acid)。又含邻和对-β-D-葡萄糖氧基苄基苯胺(β-D-glucopy-ranosyloxy benzyl amine)，类胡萝卜素(carotenoid)，三种胰蛋白酶抑制剂 TI_1、TI_2 和 TI_4。

【药理】 1. 降压作用 以含荞麦粉的饲料饲养大鼠 4 星期，血压有轻度下降。本品对血管紧张素转化酶(ACE)有强大抑制作用，其有效成分可能是耐热的低分子物质。从荞麦种子核心部分提取的一种三肽，对 ACE 的 IC_{50} 为 12.7 μmol/L，实验表明对自发性高血压大鼠(SHR)有抗高血压作用。

2. 对血脂和血糖的影响 志愿者吃荞麦粉 4 星期，使高密度脂蛋白-胆固醇/总胆固醇的比值明显增加，极低密度脂蛋白-胆固醇、极低密度脂蛋白-三酰甘油、低密度脂蛋白-三酰甘油和高密度脂蛋白-三酰甘油明显降低，并使血糖降低，口服葡萄糖的耐受能力改善。以含荞麦粉的饲料饲养 4 星期的大鼠，对葡萄糖的耐受能力也提高，并在葡萄糖负荷后 1 小时，胰岛素的利用速度加快。高脂饮食兔服用荞麦提取物 12 星期后，可轻微降低血中二醛(MDA)浓度，但显著增加肝中抗坏血酸自由基的含量并伴随血中β-脂蛋白水平和肝中胆固醇和三酰甘油浓度的降低，血中苯乙酸睾丸素也同时增加，作用远远强于芸香苷。荞麦种子总黄酮具有

抑制高脂血症大鼠血清胆固醇、三酰甘油、空腹血糖的升高和肝脂质过氧化作用，可使糖尿病小鼠空腹血糖降低，改善糖耐量，对血浆胰岛素和 C 肽无影响，但胰岛素敏感指数明显高于实验对照组。

3. 其他作用 从干燥荞麦种子提取的胰蛋白酶抑制剂(TI)共有 3 种(TI_1、TI_2 和 TI_4)，除对胰蛋白酶有抑制作用外，TI_1 和 TI_2 对蛋白酶尚有一定抑制作用。此外，这些 TI 对互生链格孢菌(*Alternaria alternata*)的孢子有萌发及菌丝体生长也有抑制作用。荞麦花粉的水提取液具有和硫酸亚铁相似的抗缺铁性贫血作用，饮用水提取液的大鼠，生长发育良好，主要脏器未见损害。

【药性】 甘、微酸，寒。归脾、胃、大肠经。

1. 《千金方》：“味酸，微寒。无毒。”

2. 《嘉祐本草》：“味甘，平、寒。”

3. 《得配本草》：“入足太阴、阳明经。”

4. 《本草求真》：“专入肠、胃。”

5. 《本草再新》：“入脾、肺二经。”

6. 《随息居饮食谱》：“甘，温。有微毒。”

【功用主治】 健脾消积，下气宽肠，解毒敛疮。主治肠胃积滞，泄泻，痢疾，绞肠痧，白浊，带下，自汗，盗汗，疱疹，丹毒，痈疽，发背，瘰疬，烫火伤。

1. 《食疗本草》：“实肠胃，益气力，续精神，能炼五脏滓秽。”

2. 《四声本草》：“作饭食，压丹石毒，甚良。”

3. 《宝庆本草折衷》：“疗疮疹病重，肌体溃腐，脓血秽腥。”

4. 《日用本草》：“治小儿火丹赤肿。”

5. 《纲目》：“降气宽肠，磨积滞，消热肿风痛，除白浊白带，脾积泄泻。”

6. 《本草备要》：“解酒积。”

7. 柴裔《食鉴本草》：“治肠胃沉积，泄痢带浊，敷痘疮溃烂，汤火灼伤。”

8. 《医林纂要》：“去肠胃积秽，解热毒。”

9. 《药性切用》：“化积快胃，降气宽胸。”

【用法用量】 内服：入丸、散，或制面食服。外用：研末掺或调敷。

【宜忌】 不宜久服。脾胃虚寒者禁服。

1. 《千金方》：“荞麦食之难消，动大热风。黄帝云：作面和猪、羊肉热食之，不过八九顿，作热风，令人眉须落，又还生，亦希少。”

2. 《本草图经》：“荞麦不宜多食，亦能动风气，令人昏眩。”

3. 《日用本草》：“久食发病，或成风癫。”

4. 《品汇精要》：“不可与平胃散及矾同食。”

5. 《医林纂要》：“荞，春后食之动寒气，发痼疾。”

6. 《得配本草》：“脾胃虚寒者禁用。”

7. 《药性切用》：“胃虚无热者忌。”

8. 《食物考》：“性燥伤血。”

9. 《本草省常》：“同羊肉食，发痼疾；同黄鱼食、白矾食伤人。”

【选方】 1. 治男子败积，女人败血，不动真气 荞麦面三钱，大黄二钱半，为末。卧时酒调服之。《纲目》引《多能鄙事》通仙散

2. 治禁口痢疾 荞麦面每服二钱，砂糖水调下。《纲目》引《坦仙皆效方》

3. 治男子白浊，女子赤白带下 荍麦炒焦为末，鸡子白和为梧子大。每服五十丸，盐汤下，日三服。《纲目》引魏元君济生丹

4. 治咳嗽上气 荞麦粉四两，茶末二钱，生蜜二两，水一碗，顺手搅千下，饮之，良久下气不止，即愈。《儒门事亲》

5. 治十水肿喘 生大戟一钱，荞麦面二钱，水和作饼，炙熟为末。空心茶服，以大小便利为度。《圣惠方》

6. 治头风风眼 荞麦作钱大饼，贴眼四角，以米大艾炷灸之，即效如神。《纲目》

7. 治盗汗　荞麦粉早晨作汤圆,空心服,不用油盐。《方症汇要》

8. 治疮疹病重,肌体溃烂,脓血秽腥　荞麦粉厚布席上,令病人辗转卧之,不数日间,疮痂自脱,亦无瘢痕。《宝庆本草折衷》

9. 治痈疽发背,一切肿毒　荍麦面、硫黄各二两。为末,井华水和作饼晒收。每用一饼,磨水敷之,痛则令不痛,不痛则令痛。《仁斋直指方》

10. 治脚鸡眼　以荸荠汁同荞麦调敷脚鸡眼。三日,鸡眼疔即拔出。《本草撮要》

11. 治疬盘瘰疬,围接项上　荞麦(炒,去壳)、海藻、白僵蚕(炒去丝)等分。为末,白梅浸汤,取肉减半,和丸绿豆大。每服六七十丸,食后临卧米饮下,日五服。其毒当从大便泄去。若与淡菜连服尤好。淡菜生于海藻上,亦治此也。忌豆腐、鸡、羊、酒、面。《纲目》

12. 治烫火烧　荞麦面炒黄色,以井华水调敷。《奇效良方》

13. 治小肠疝气　荞麦(炒,去尖),胡芦巴(酒浸晒干)各四两,小茴香(炒)一两。为末,酒糊丸,梧子大。每空心盐、酒下五十丸。两月大便出白脓,去根。《纲目》引《孙天仁集效方》

【各家论述】　1.《纲目》:"荞麦,最降气宽肠,故能炼肠胃滓滞,而治浊、带、泄痢腹痛上气之疾。气盛有湿热者宜之。"按杨起《简便方》云,肚腹微微作痛,出即泻,泻亦不多,日夜数行者,用荞麦面一味作饭,连食三四次即愈。予壮年患此两月,瘦怯尤甚,用消食化气药俱不效,一僧授此而愈,转用皆效,则可征其炼积滞之功矣。

2.《本草求真》:"荞麦,味甘性寒,能降气宽肠,消积去秽,凡白带、白浊、泄痢,痘疮溃烂、汤火灼伤、气盛湿热等症,是其所宜。且炒焦热水冲服,以治绞肠痧腹痛,醋调涂之,以治小儿丹毒赤肿亦妙,盖以味甘入肠,性寒泻热,气动而降,能使五脏滓浊,皆炼而去也。"

3.《随息居饮食谱》:"开胃宽肠,益气力,御风寒,炼滓秽,磨积滞,与芦菔同食良。"

荞麦七 qiáo mài qī 《陕西中药志》

【异名】　白药子、金翘仁《陕西中药志》,石天荞《陕西中草药》,红要子《河南中草药手册》,红药子(南药《中草药学》),金荞仁《全国中草药汇编》。

【基原】　为蓼科翼蓼属植物翼蓼的块根。

【原植物】　翼蓼 Pteroxygonum giraldii Dammer et Diels

多年生蔓性草本。茎蔓延,不分枝,长达 2 m 以上。叶通常2～4 个簇生,叶柄长 3～8 cm,红色;具托叶鞘;叶片三角形或三角状卵形,长 4～8 cm,宽 3～5 cm,先端尾尖或渐尖,基部凹入,两侧基角呈耳形或圆形,全缘;具 5～7 条基出脉,背脉上微有毛。总状花序腋生;总花梗果期可伸长达20 cm;花为单被花;花被 5裂,裂片椭圆形或卵形,果时宿存,不增大;雄蕊 8,排成 2轮;子房上位,柱头 3 叉,头状。果实三角形,下垂,顶部有 3 翅,基部有 3 角,果梗有2 翼,其下具披针形膜质苞片。花期 6～8 月,果期 8～9 月。

生于高山密林或山坡草丛中。分布于河北、山西、河

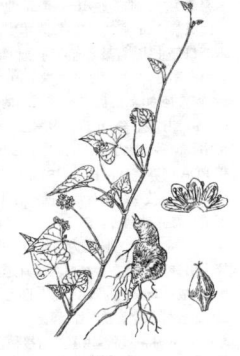

翼蓼

南、四川、陕西、甘肃等地。

【采收加工】　8～10 月挖出块根,切片晒干。

【药材】　荞麦七 Pteroxygoni Giraldii Radix　主产于陕西、四川、河北等地。

性状　块根近圆柱形,长约 10 cm,直径 2～8 cm。根头部留有突起的茎基及支根残基,凹凸不平,有的已切成块片。表面棕红色至棕色,光滑或皱缩,剖面可见纵横走向的维管束及纤维。质坚硬,难折断,气微,味苦。

鉴别　(1) 块根横切面:木栓层为 12～18 列黄棕色木栓细胞。栓内层为 7～8 列细胞;皮层薄,有纤维散在。韧皮部较窄,束间形成层不明显;木质部导管稀少,直径 20～80 μm,周围有纤维;射线宽广。髓部及其相邻的木质部有不同分化阶段的异型维管束散在。本品薄壁细胞含草酸钙簇晶,并含淀粉粒。

(2) 取本品粉末 0.5 g,加乙醇适量回流提取 2 小时,过滤。取乙醇提取液 3 ml,滴加 2% 氢氧化钠 1 ml,显淡棕色(检查蒽醌)。

取乙醇提取液 3 ml,滴加 1% 三氯化铁显草绿色(检查酚性化合物)。

取乙醇提取液滴于滤纸上,置荧光灯(254 nm)下观察,显紫红色荧光。

(3) 薄层色谱:取本品粉末(40 目)0.2 g,加甲醇 5 ml 冷浸片刻,滤过。于水浴上加甲醇蒸干,加水 2 ml,用 5 ml 乙醚振摇,分取醚层,浓缩至少量,作供试液;另取大黄素、大黄素甲醚作对照品。分别点样于同一硅胶 G 薄层板上,以石油醚-己烷-甲酸乙酯-甲酸(1:3:1.5:0.1)加水 0.5 ml 振摇,不待分清时,取有机溶剂层展开,日光下供试液色谱在与对照品色谱的相应位置上,显相同的黄色斑点;用氨气熏后显红色。

【成分】　荞麦七块根含蒽醌类:大黄素(emodin),大黄素甲醚(physcione)。并含鞣质。

【药理】　抗菌作用　本品煎剂在试管内对金黄色葡萄球菌有较强的抗菌作用。

【药性】　苦、涩、辛,凉。

1.《陕西中药志》:"辛,平,有小毒。"

2.《陕西中草药》:"味苦、涩、微甘,性凉。"

【功用主治】　清热解毒,凉血止血,除湿止痛。主治咽喉肿痛,疮疖肿毒,烧伤,吐血、衄血,便血,崩漏,痢疾,泄泻,风湿痹痛。

1.《陕西中药志》:"祛瘀止血,消肿解毒。主治咳嗽,吐血,衄血,咽喉肿塞,恶疮痈肿。""治红白痢疾,崩带,风湿痹痛。"

2.《秦岭巴山天然药物志》:"清热解毒,凉血止血,止痛,除风湿。主治肠炎,痢疾,腰腿痛,便血,崩漏;外用治烧烫伤。"

【用法用量】　内服:煎汤,6～15 g;或研末。外用:捣敷;或研末调敷。

【宜忌】　《陕西中药志》:"脾胃虚寒者慎用。"

【选方】　1. 治疮疖　鲜荞麦七适量,捣烂外敷。《陕西中草药》

2. 治烧伤　红药子 500 g,冰片 15 g。分别研细混合,麻油调,敷患处(不必包扎)。(南药《中草药学》)

3. 治鼻衄　翼蓼 60 g,白茅根 30 g。水煎服。《河北中草药》

4. 治腹泻,痢疾,便血　红要(药)子 30 g,地榆 30 g。共研面,每服 9 g,每日 2～3 次,开水冲服。《河南中草药手册》

5. 治腰痛　荞麦七、苄儿七、桃儿七各 6 g。共研细粉。白酒冲服,每次 3 g,每日 2 次。《陕西中草药》

荞麦叶 qiáo mài yè 《千金方》

【基原】　为蓼科荞麦属植物荞麦的叶。

【原植物】　参见"荞麦"条。

~ 1863 ~

⑨ 荞　3207～3209

【采收加工】 6~9月采收，鲜用或晒干。

【药理】 1. 对心肌肥厚的作用　皮下注射异丙肾上腺素以建立大鼠心肌肥厚模型，同时用荞麦叶总黄酮灌胃，能明显减轻心脏重量、缩短心肌纤维直径，减少心室 RNA、AngⅡ、丙二醛的含量并升高超氧化物歧化酶活性、抑制血清乳酸脱氢酶和肌酸磷酸激酶的活性。

降血糖、调血脂作用　用链脲佐菌素和高脂饲料诱发大鼠糖尿病和高脂血症，以荞麦叶总黄酮口服治疗12个月期，能降低血中空腹血糖，三酰甘油，低密度脂蛋白-C，升高高密度脂蛋白-C，改善糖耐量，增加胰岛素敏感指数和胰岛素与受体的结合力，存在剂量依赖性。同时能降低血清和肝组织中丙二醛含量，增加血清SOD活力。

【功用主治】 利耳目，下气，止血，降压。主治眼目昏糊，耳鸣重听，嗳气，紫癜，高血压病。

1. 《食性本草》：“下气，利耳目。”

2. 《医林纂要》：“滑肠，下气。”

【用法用量】 内服：煎汤，5~10 g，鲜品 30~60 g。

【宜忌】 不宜生食、多食。脾胃虚寒者慎服。

1. 《千金方》：“生食，动刺风，令人身痒。”

2. 《食性本草》：“多食则微泄。”

【选方】 治高血压病，眼底出血，毛细血管脆性出血，紫癜　鲜荞麦叶 30~60 g，藕节 3~4 个。水煎服。（《全国中草药汇编》）

<ruby>3210</ruby> 荞麦秸 _{qiáo mài jié}《纲目》

【基原】 为蓼科荞麦属植物荞麦的茎叶。

【原植物】 参见“荞麦”条。

【采收加工】 6~9月采收，鲜用或晒干。

【药材】 荞麦秸 *Fagopyri Esculenti Herba*　产于江苏、浙江等地。

性状　茎枝长短不一，多分枝，褐绿色或黄褐色，节间有细条纹，节部略膨大；断面中空。叶多皱缩或破碎，完整叶展开后呈三角形或卵状三角形，长3~10 cm，宽3.5~11 cm，先端狭渐尖，基部心形，叶互三角状，具尖头，全缘，两面无毛，纸质；叶柄长短不一；有的可托叶鞘筒状，先端截形或斜截形，褐色，膜质。气微，味淡略涩。

【功用主治】 下气消积，清热解毒，止血，降压。主治噎食，消化不良，痢疾，白带，痈肿，烫伤，咯血，紫癜，高血压病，糖尿病并发视网膜炎。

1. 《纲目》：“秸烧灰淋汁，取碱煎干，同石灰等分，密收，能烂痈疽，蚀恶肉，去瘀痣。”

2. 《中国药用植物图鉴》：“茎、叶应用于毛细血管脆弱性的高血压病，以可预防脑出血，及因毛细血管脆弱所诱发的各种出血症和非结核性所引起的肺出血；又能治疗糖尿病的视网膜炎。”

3. 《全国中草药汇编》：“茎叶降压，止血。”

【用法用量】 内服：煎汤，10~15 g。外用：烧灰淋汁熬膏涂；或研末调敷。

【宜忌】 脾胃虚寒者慎服。

1. 治噎食　荞麦秸烧灰淋汁，入锅内，煎取白霜一钱，入蓬砂一钱，研末，每服半钱。（《海上名方》）

2. 治白带　荞麦全草炒黄，研末，加鲜鸡蛋清制成黄豆大的丸药，每次30~50粒，每日3次，盐开水送服。（《福建药物志》）

3. 治深部痈肿　荞麦全草 30 g，打汁，用陈酒冲服，药渣外敷。（苏州医学院《中草药手册》）

治发背痈疽，疗肿恶疮　用荞麦秸灰，风条杆灰、石灰、旋风草灰，其等于三月上旬丙丁日日取拔，将干烧灰。四味不拘多少，每升灰用滚水二升泡于桶内，淋出以晒。春三日，夏二日，秋四日，冬五日，入锅慢火熬至七分，复入小铜锅内，熬成膏，入

黄丹搅匀，以瓷器盛之，如不浓，添石灰搅。不同年深久远无名恶疮、瘰疬瘰瘰，瘤子起出，刺字用药，点之其效如神。凡点恶疮，红血出者，再点至黑血出，就用纸封疮上即愈；若点上就出黑血者难疗。痔疮在内，用纸裹药点之。（《卫生易简方》）

5. 治出斸　用荞麦秸一担，不烂者，烧灰存性，入石灰半斤，同灰一齐过冷火灭，然后以热水淋灭，淋下灰水，用铁器内煮，以漆匙搅成青子，于脂上点出；或先以草茎刺破亦可。（《普济方》）

6. 治烫火伤　荞麦全草炒黄，研末，开水调敷患处。（《福建药物志》）

<ruby>3211</ruby> 茯苓 _{fú líng}《本经》

【异名】 茯菟（《本经》），松腴、不死面（《记事珠》），松薯、松苓、松木薯（《广西中药志》）。

【基原】 为多孔菌科卧孔属真菌茯苓的菌核。

【原植物】 茯苓 *Poria cocos* (Schw.) Wolf. [*Pachyma cocos* Fr.]

菌核球形、卵形、椭圆形至不规则形，长10~30 cm 或者更长，重量也不等，一般重 500~5 000 g。外面有厚而多皱褶的皮壳，深褐色，新鲜时软，干后变硬；内部白色或淡粉红色，粉粒状。子实体生于菌核表面，平伏，厚3~8 cm，白色，肉质，老后或干后变为浅褐色。菌管密，长2~3 mm，管壁薄，管口圆形、多角形或不规则形，径0.5~1.5 mm，口缘常裂为齿状。孢子长方形至近圆柱形，平滑，大小(7.5~9)μm×(3~3.5)μm。

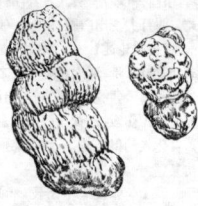

茯苓（菌核）外形

生于松树根上。分布于吉林、浙江、安徽、福建、河南、湖北、广西、四川、贵州、云南、台湾。

茯苓菌核的外皮（茯苓皮）、菌核中间抱有松根（茯神木）、菌核中间抱有松根的白色部分（茯神）、干燥菌核近外皮部的淡红色部分（赤茯苓）亦供药用，另设专条。

【栽培】 生物学特性　茯苓为兼性寄生菌，野生在海拔600~1 000 m山区的干燥、向阳山坡上的马尾松、黄山松、赤松、云南松、黑松等树种的根际。孢子22~28℃萌发，菌丝18~35℃生长，于25~30℃生长迅速，子实体18~26℃分化生长并能产生孢子。段木含水量以50%~60%、土壤以含水量20%、pH3~7、坡度10°~35°的山地砂性土较适宜生长。在昼夜温差大的条件下有利茯苓的生长。

繁殖方法　茯苓可用段木、树蔸及松针栽培，但目前仍以段木窖培为主。选直径10~45 cm的中龄松树，砍伐后每隔3~5 cm相间纵剖3 cm宽的树皮，深入木质部0.5 cm，称“剥皮留筋”，当松木断口停止排脂，敲之有声时锯料，截成长65~85 cm的节段，放通风向阳处，按“井”字形堆垛备用。选背风向阳、微酸偏砂的缓坡地，挖直径90 cm，深50~65 cm的窖，窖距上下为33 cm，左右17 cm，四周挖好排水沟。取木段3~5根，粗细搭配，分层放置于窖内。菌种也称引子，有菌丝引、肉引、木引三种，现多用菌丝引。用PDA培养基从菌核组织中分离出纯菌种，再扩种培养基用松木屑76%，麸皮22%，石膏和蔗糖各1%，含水量65%，装入广口瓶，灭菌后接入纯菌种，在25~28℃条件下培养半月，翻转瓶在22~24℃再培养半月，即为菌丝引。肉引在接种前半月内采挖鲜菌核为引。木引是在接种前两个月选直径4~10 cm的梢部无节筒木，锯成长50 cm的木段，每5根为一堆，分2层堆叠，将新鲜菌核250 g贴在木段上靠皮处，覆土3 cm，60日左右菌丝可长满筒木。早春3~4月份接种，用菌丝引接种，宜选晴天将窖中细木段削尖，插入栽培瓶中，粗木段靠在周围，覆土厚3 cm。肉引接种时用刀

剖开苓种,将苓肉面贴在筒料的上端截面或侧面,苓皮朝外。木引可锯成5~6 cm长,靠在料筒的上端截面或将引木锯成二段、三段,夹在料筒中间。

田间管理 有茯苓窖的地方要开好排水沟。栽种时用呋喃丹与碾碎黄土1:3混合,栽时窖底撒50 g,中段木上撒100 g,不要撒在菌material上。下种1星期后,检查是否上引,如在树段接种处见白色菌丝外延,说明接种成功,否则另选树段补放菌material。3个月后有茯苓菌核出土,或土的表皮开裂,及时补土填窖,土切勿盖厚。如菌核内白,表皮黄色,苓小不长,用小杂树枝叶覆盖窖上或树兜上,减少水分蒸发。

病虫害防治 黑翅白蚁常蛀食松木段,选养场时应避开蚁源,挖地时注意清除腐烂树根,或在养场周围设诱杀坑,埋入松木或蔗渣,诱白蚁集中于坑中,即可捕杀。同时可引进白蚁天敌——蚀白菌,蚁群只要有一只染病,全巢无一幸免,灭蚁率达100%。

【采收加工】 通常栽后8~10个月茯苓成熟,其成熟标志为苓皮再次出现龟裂纹,抓开观察菌核表皮颜色呈棕褐色,未出现白色裂缝,即可收获。选晴天挖出后去泥砂,堆在室内盖稻草发汗,等水气干了,苓皮起皱后削去外皮,干燥。

【药材】 茯苓 *Poria* 主产于云南、安徽、湖北等地。

性状 完整的茯苓呈类圆形、椭圆形、扁圆形或不规则团块,大小不一。外皮薄,棕褐色或黑棕色,粗糙,具皱纹和缢缩,有时部分剥落。质坚实,破碎后颗粒状,近边缘淡红色,有细小蜂窝样孔洞,内部白色,少数淡红色。有的中间抱有松根,习称"茯神块"。气微,味淡,嚼之粘牙。

鉴别 (1)粉末特征:灰白色。用斯氏液装片,可见无色不规则形颗粒团块,末端钝圆的分枝状团块及细丝菌material;遇水合氯醛液黏化成胶冻状,加热团块物溶化。用5%氢氧化钾溶液装片,可见细长的菌material,稍弯曲,或分枝,无色(内层菌material)或带棕色(外层菌material),长短不一,直径3~8(~16)μm,横隔偶见。

(2)粉末少许加碘化钾试液1滴,显深红色;加α-萘酚及浓硫酸,显橙红色至淡红色(检查多糖类)。

(3)取粉末0.5 g,加丙酮10 ml,水浴浸渍10分钟,滤过。滤液蒸干,残渣加冰醋酸1 ml使溶解,再加硫酸1滴,显淡红色,后变淡褐色(检查麦角甾醇)。

(4)薄层色谱:取粉末2 g,加乙醚4 ml,冷浸24小时,滤过。滤液浓缩至1 ml,点样于中性氧化铝板上,用苯-95%乙醇(9:1)上行展开,在紫外光灯(254 nm)下观察,有黄绿色与紫色两个荧光斑点。

【成分】 菌核含多种成分:① 三萜类:茯苓酸(pachymic acid),16α-羟基齿孔酸(tumulosic acid),β-对羟基苯酰基去氢齿孔酸(β-*p*-hydroxybenzoyldehydrotumulosic acid),3β-羟基-7,9(11),24-羊毛甾三烯-21-酸[3β-hydroxylanosta-7,9(11),24-trien-21-oic acid],茯苓酸甲酯(pachymic acid methyl ester),16α-羟基齿孔酸甲酯(tumulosic acid methyl ester),去氢茯苓酸甲酯[7,9(11)-dehydropachymic acid methyl ester],3β,16α-二羟基-7,9(11),24(31)-羊毛甾三烯-21-酸甲酯[3β,16α-dihydroxylanosta-7,9(11),24(31)-trien-21-oic acid methyl ester],多孔菌酸C甲酯(polyporenic acid C methyl ester),3-氢化松苓酸(trametenolic acid),齿孔酸(eburicoic acid),去氢齿孔酸(dehydroeburicoic acid),茯苓新酸(poricoic acid)A、B、C、D、DM、AM,β-香树脂醇乙酸酯(β-amyrin acetate),3β-羟基-16α-乙酰氧基羊毛甾三烯-21-酸[3β-hydroxy-16α-acetyloxylanosta-7,9(11),24-trien-21-oic acid],7,9(11)去氢茯苓酸[7,9(11)-dehydropachymic acid],*O*-乙酰茯苓酸(*O*-acetylpachymic acid),*O*-乙酰基-25-羟基茯苓酸(*O*-acetylpachymic acid-25-ol),*O*-乙酰基去氢茯苓酸甲酯(methyl-*O*-acetylpachymate),茯苓酸甲酯(methyl pachymate),灵

酸(ganoderic acid)。② 多糖:茯苓聚糖(pachyman),茯苓次聚糖(pachymaran)及高度[(1,3)、(1,6)]分支的β-D-葡聚糖H_{11}(glucan H_{11})。

其他尚含麦角甾醇(ergosterol),辛酸(caprylic acid),十一烷酸(undecanoic acid),月桂酸(lauric acid),十二碳烯酸(dodecenoic acid),棕榈酸(palmitic acid),十二碳烯酸酯(dodecenoate),辛酸酯(caprylate)以及无机元素。

【药理】 1. 利尿作用 25%茯苓醇浸剂经正常兔腹腔注射0.5 g/kg,出现利尿作用。茯苓灰分与茯苓浸剂对清醒家兔慢性实验,证明醇浸剂有利尿作用,而灰分无此作用,说明其利尿作用不是由于钾盐,而是由于钾盐以外的其他成分所致。对正常人稍有利尿作用,给家兔灌服,未能肯定其利尿效果。用切除肾上腺的大鼠实验,于注射去氧皮质酮时合并应用30%茯苓煎剂,比单用去氧皮质酮者尿量增多,尿钠和尿钾的排出量亦增加,从而认为不具有抗去氧皮质酮作用,而与影响肾小管对Na^+的重吸收有关。

2. 对消化系统功能的影响 ① 预防胃溃疡:茯苓水浸膏给大鼠口服,可预防轻度胃溃疡的发生,对小鼠也有预防水侵袭所致应激性胃溃疡的效果。② 对肝损伤的防治作用:大鼠皮下注射茯苓注射液,对四氯化碳引起的肝细胞损伤及丙氨酸氨基转移酶升高有良好防治效果。

3. 抗癌作用 茯苓多糖灌胃,抑制小鼠肉瘤S_{180}和艾氏腹水癌,提高接种艾氏腹水癌的NIN小鼠体内脾细胞天然玫瑰花环和自然杀伤细胞的活性。以尿素处理茯苓聚糖所得茯苓聚糖复合物对小鼠肉瘤S_{180}的抑瘤率为57.8%。从茯苓聚糖加工制成的羧甲基茯苓多糖对鼻咽癌、胃癌等恶性肿瘤和慢性肝炎有治疗作用。并可阻止小鼠宫颈癌的肺转移。茯苓多糖的较大剂量也能有效地抑制小鼠肉瘤S_{180}。国产茯苓菌核提取的茯苓素体外对小鼠白血病L_{1210}细胞的DNA合成有明显不可逆的抑制作用,作用点在细胞膜上,抑制作用随剂量的增大而增强,茯苓素可显著地对L_{1210}细胞的核苷转运,抑制L_{1210}细胞DNA合成的补偿途径的各个环节,对DNA聚合酶没有影响,对胸苷激酶有一定的抑制作用,但抑制程度远小于对核苷转运的抑制。茯苓素在体内外均有明显增强巨噬细胞产生溶生肿瘤坏死因子的能力,且有显著的剂量依赖关系。在体内对小鼠移植性肿瘤S_{180}细胞有明显的抑制生长作用,其作用强弱与肿瘤坏死因子的水平正相关。茯苓素对抗癌药有协同作用。

4. 免疫增强作用 茯苓聚糖对正常及荷瘤小鼠的免疫功能有增强作用,能增强小鼠巨噬细胞吞噬功能,使脾脏抗体分泌细胞明显增多,增加荷瘤小鼠ANAE阳性淋巴T细胞数,拮抗因荷瘤引起的胸腺萎缩和脾脏增大。皮下注射羧甲基茯苓多糖,可明显提高正常小鼠腹腔巨噬细胞的吞噬功能,并能对抗醋酸可的松所致巨噬细胞功能的降低。还可明显提高荷瘤小鼠腹腔巨噬细胞的吞噬功能,使其吞噬百分数增加142.47%,吞噬指数增加136.36%,同时使正常小鼠脾重显著增加。茯苓多糖也可改善老年人的细胞免疫功能,对体液免疫无明显影响。茯苓多糖不能对抗磷酰胺引起的大鼠白细胞减少,但可使白细胞回升加速。

5. 其他作用 茯苓的水、乙醇及乙醚提取物对离体蛙心均有增强收缩及加快心率的作用。100%茯苓煎剂平板打洞法,对金黄色葡萄球菌、大肠杆菌、变形杆菌均有抑制作用。乙醇提取物可杀死钩端螺旋体。茯苓水提液结合紫外线可诱发二硝基氯苯形成的接触性皮炎。茯苓水提取液能使健康人的离体红细胞2,3-二磷酸甘油酯(2,3-DPG)水平上升25%,并能有效地延缓温育过程中2,3-DPG的耗竭。小鼠静脉给药,整体红细胞中2,3-DPG水平显著升高,有效成分为水溶性小分子多糖。茯苓水或醇浸膏给家兔灌胃,出现暂时性血糖先升后降作用。从茯苓的甲醇提取液中分得三萜能抑制由12-氧-十四(烷)酰佛波醇-13-乙酸引

起的鼠耳肿。研究结果表明，在 10^{-5} M浓度8个茯苓三萜化合物及其茯苓的乙醚提取物和茯苓皮的甲醇提取物使胰岛素的分化诱导活性增强，白色脂肪细胞 ST_{13} 前脂肪细胞的分化增强。

【炮制】 1. 茯苓　取原药材，大小分开，浸泡，洗净，润透，稍蒸后趁热切厚片或块，干燥。生品具利水渗湿，健脾宁心的功效。

2. 朱茯苓　取茯苓片，加定量朱砂细粉拌匀。每茯苓100 kg，用朱砂2 kg。朱茯苓用于心神不安，惊悸失眠。

饮片性状　茯苓为不规则厚片或块，大小不一，表面白色、淡红色或淡棕色。体重，质坚实，切面颗粒性。无臭，味淡，嚼之粘牙。朱茯苓形如茯苓片，表面朱红色。

贮干燥容器内，置阴凉干燥处。

【药性】 甘、淡，平。归心、脾、肺、肾经。

1.《本经》："味甘，平。"

2.《医学启源》《主治秘要》云：性温，味淡。气味俱薄，浮而升，阳也。"

3.《汤液本草》："白者入手太阴经，足太阳经、少阳经。"

4.《本草蒙筌》："入膀胱、肾、肺。"

5.《雷公炮制药性解》："入肺、脾、小肠三经。"

6.《本草经疏》："入手、足少阴，手太阳，足太阴、阳明经。"

【功用主治】 利水渗湿，健脾和胃，宁心安神。主治小便不利，水肿胀满，痰饮咳逆、呕吐，脾虚食少、泄泻，心悸不安，失眠健忘，遗精白浊。

1.《本经》："主胸胁逆气，忧患惊邪，恐悸，心下结痛，寒热烦满，咳逆，口焦舌干，利小便。久服安魂养神，不饥延年。"

2.《别录》："止消渴，好睡，大腹，淋沥，膈中痰水，水肿淋结。开胸腑，调脏气，伐肾邪，长阴，益气力，保神守中。"

3.《药性论》："开胃，止呕逆，善安心神，主肺痿痰壅，治小儿惊痫，疗心腹胀满，妇人热淋。"

4.《日华子》："补五劳七伤，安胎，暖腰膝，开心益智，止健忘。"

5.《本草衍义》："行水之功多，益心脾。"

6.《伤寒明理论》："渗水缓脾。"

7.《医学启源》："止消渴，利小便，除湿益燥，利腰脐间血，和中益气为主。治小便不通，溺黄或赤而不利。《主治秘要》云，其用有五：止泻一也。利小便二也。开腠理三也。除虚热四也。生津液五也。"

8.《珍珠囊》："渗泄，止渴，伐肾邪。小便多则能止之，涩则能利之。"

9.《药征》："主治悸及肉胸筋惕，旁治头眩烦躁。"

【用法用量】 内服：煎汤，10～15 g；或入丸散。宁心安神用朱砂拌。

【宜忌】 阴虚而无湿热、虚寒滑精、气虚下陷者慎服。

1.《本草经集注》："马蔺为之使。得甘草、防风、芍药、紫石英、麦门冬，共疗五脏。""恶白敛，畏牡蛎、地榆、雄黄、秦艽、龟甲。"

2.《药性论》："忌米醋。"

3.《医学启源》："如小便利或数服之，则损人目；如汗多人服之，损元气，夭人寿。"

4.《汤液本草》："酒浸，与光明朱砂同用，能秘真。"

5.《本草正》："若以人乳拌晒，乳粉尤妙，补阴亦妙。"

6.《本草经疏》："病人肾虚，小水自利或不禁者及虚寒精清滑，皆不得服。"

7.《得宜本草》："得人参能下气，得半夏能涤饮。"

8.《得配本草》："上热阳虚(虚阳上浮故也)，气虚下陷，心虚寒，汗多血虚，水涸口干，阴虚下陷俱禁用。"

【选方】 1. 治太阳病，发汗后，大汗出，胃中干，烦躁不得眠，

脉浮，小便不利，微热消渴者　猪苓十八铢(去皮)，泽泻一两六铢，白术十八铢，茯苓十八铢，桂枝半两(去皮)。上五味，捣为散。以白饮和服方寸匕，日三服。多饮暖水，汗出愈。《伤寒论》(五苓散)

2. 治小便多，滑数不禁　白茯苓(去黑皮)、干山药(去皮，白矾水内湛过，慢火焙干)。上二味，各等分，为细末。稀米饮调服之。《儒门事亲》

3. 治孕妇转胞　茯苓赤白各五钱，升麻一钱五分，当归二钱，川芎一钱，芷根三钱。急流水煎服，或调琥珀末二钱服更佳。《医学心悟》茯苓升麻汤

4. 治水肿　茯苓(净)二钱，茯苓三钱，郁李仁(杵)一钱五分。加生姜汁煎。《不知医必要》茯苓汤

5. 治皮水，四肢肿，水气在皮肤中，四肢聂聂动者　防己三两，黄芪三两，桂枝三两，茯苓六两，甘草二两。上五味，以水六升，煮取二升，分温三服。《金匮要略》防己茯苓汤

6. 治心下有痰饮，胸胁支满目眩　茯苓四两，桂枝、白术各三两，甘草二两。上四味，以水六升，煮取三升，分温三服，小便则利。《金匮要略》苓桂术甘汤

7. 治卒呕吐，心下痞，膈间有水，眩悸者　半夏一升，生姜半斤，茯苓三两(一法四两)。上三味，以水七升，煮取一升五合，分温再服。《金匮要略小半夏加茯苓汤》

8. 治反胃吐而渴欲饮水者　茯苓半斤，泽泻四两，甘草二两，桂枝二两，白术三两，生姜四两。上六味，以水一斗，煮三升，内泽泻，再煮取二升半，温服八合，日三服。《金匮要略》茯苓泽泻汤)

9. 治飧泄洞利不止　白茯苓一两，南木香半两(纸裹煨)。上二味，为细末，煎紫苏木瓜汤调下二钱匕。《百一选方》

10. 治丈夫元阳虚惫，精气不固，余沥常流，小便白浊，梦寐频泄，及妇人血海久冷，白带、白漏、白淫，下部湿冷，小便如米泔，或无子息　黄蜡四两，白茯苓四两(去皮，作块，用猪苓一分，同于瓷器内煮二十余沸，出，日干，不用猪苓)。上以茯苓为末，溶黄蜡为丸，如弹子大。空心细嚼，满口生津，徐徐咽服，以小便清为度。《局方》威喜丸

11. 治心气不足，思虑太过，肾经虚损，真阳不固，旋有遗沥，小便白浊如膏，梦寐频泄，甚则身体拘倦，骨节酸疼，饮食不进，面色黧黯，容枯肌瘦，唇干口燥，虚烦盗汗，举动力乏　茯苓(去皮)四两，龙骨二两，五倍子六两。上为末，水糊为丸，每服四十粒，空心盐汤吞下，日进二服。《局方》秘传玉锁丹)

12. 治盗汗只自心头出，名曰心汗　用茯苓二两半，为末。每服二钱，浓煎艾汤调下。《普济方》陈艾汤)

13. 治下虚消渴，上盛下虚，心火炎炽，肾水枯涸，不能交济而成渴证　白茯苓一斤，黄连一斤。为末，熬天花粉作糊，丸梧桐子大，每温汤下五十丸。《德生堂经验方》)

14. 治头风眩，暖腰膝，主五劳七伤　茯苓粉同曲米酿酒饮。《纲目》茯苓酒)

【临床报道】 1. 治疗水肿　以茯苓制成含量为30%的饼干，成人每次服8片饼干(每片含生药约3.5 g)，每日3次，儿童量减半，1星期为1个疗程，停用一切其他利尿药，治疗30例水肿患者(20例为非特异性水肿患者，10例为器质性疾病如心、肾疾病致水肿患者)。结果：显效23例，有效7例。对器质性疾病水肿患者一般在服饼干后第二日尿量增加，1星期左右排尿量高于正常量的峰值，此后浮肿明显消退；对非特异性水肿患者服饼干后1星期，尿量明显增加，此后浮肿渐趋消退。据观察，茯苓饼干的疗效比同等剂量茯苓水煎剂的疗效满意。

2. 治疗婴幼儿秋冬季腹泻　以单味茯苓研细过筛成粉末，炒至盛入瓶内备用。1岁以内每次0.5 g，1～2岁每次1 g，每日3次口服。据93例观察，治愈79例，好转8例，无效6例，有效率达93.7%，与对照组(普通西药治疗)有效率无明显差异，但在控制症

状、缩短病程方面,茯苓组优于对照组。

3. 治疗精神分裂症 用茯苓60 g水煎,每日1剂,连续服1~3个月。治慢性精神分裂症53例。3个月后,不仅使血清铜蓝蛋白与免疫球蛋白IgA有明显下降,而且还使其磷酸酶肌酸酶(CRK)亦明显下降,同时还与临床症状的好转有密切关系。临床疗效痊愈3例,显效11例,好转16例,无效23例,总有效率为56.60%。

【各家论述】 1.《用药心法》:"茯苓,淡能利窍,甘以助阳,除湿之圣药也。味甘平补阳,益脾逐水。湿淫所胜,小便不利,淡味渗泄,阳也。治水缓脾,生津导气。"

2.《本草衍义补遗》:"茯苓,仲景利小便多用之,此治暴新病之要药也,若阴虚者,恐未为宜。"

3.《纲目》:"茯苓、《本草》又言利小便,伐肾邪,至李东垣、王海藏乃言小便多者能止,涩者能通,同朱砂能秘真元。而朱丹溪又言阴虚者不宜用,义似相反,何哉?茯苓气味淡而渗,其性上行,生津液,开腠理,滋水之源而下降,利小便,故张洁古谓其属阳,浮而升,言其性也;东垣谓其为阳中之阴,降而下,言其功也。《素问》云,饮食入胃,游溢精气,上输于肺,通调水道,下输膀胱。观此,则知淡渗之药,俱皆上行而后下降,非直下行也。小便多,其源亦异。《素问》云,肺气盛则便数而欠,虚则欠咳,小便遗数,心虚则少气遗溺,下焦虚则遗溺,胞遗热于膀胱则遗溺,膀胱不利为癃,不约为遗溺,厥阴病则遗弱闭癃。所谓肺气盛者,实热也,其人必壮肺强,宜用茯苓甘淡以渗其热,故曰小便多者能止也。若夫肺虚、心虚、胞热、厥阴病者,皆虚热也,其人必上热下寒,脉虚而弱,法当用升阳之药,以升水降火。膀胱不约,下焦虚者,乃火投于水,水泉不藏,脱阳之症,其人必肢冷脉迟,法当用益阳之药,峻补下焦,交济坎离,二证皆非茯苓辈淡渗之药所可治,故曰阴虚者不宜用也。"

4.《本草经疏》:"(茯苓)其味甘平,性则无毒,入手足少阴、手太阴、足太阴、阳明经,阳中之阴也。胸胁逆气,邪在手少阴也;忧恚惊邪,皆心气不足也;恐者,肾志不足也;心下结痛,寒热烦满,咳逆、口焦舌干,亦手少阴受邪也。甘能补中、淡而利窍,补中则心脾实,利窍则邪热解,心脾实则忧恚惊邪自止,邪热解则心下结痛、寒热烦满、咳逆、口焦舌干自除。中焦受湿热,则口发渴,湿在脾,脾气弱则好睡。大腹者,脾土虚不能制水,故腹胀大也。淋沥者,脾受湿邪,则水道不利也。膈中痰水水肿,皆缘脾虚所致。中焦者,脾土之所治也,中焦不治,故见斯病,利水实脾,则其证自退矣。开胸腑,调脏气,伐肾邪者何,莫非利水除湿,解热散结之功也。"

5.《本草正》:"(茯苓)若以人乳拌晒,乳粉既多补阴,尤妙。"

3212 茯神 *fú shén* 《别录》

【异名】 伏神《本草经集注》。

【基原】 为多孔菌科卧孔属真菌茯苓菌核中间抱有松根(即"茯神木")的白色部分。

【原植物】 参见"茯苓"条。

【采收加工】 取茯苓切去白茯苓后,选择茯苓中间抱有松根者,晒干。

【药材】 茯神 *Poria cum Radix Pini* 产地参见"茯苓"条。

性状 本品为茯苓块中穿有坚实细松根者。商品多已切成方形的薄片,质坚实,具粉质,切断的松根呈棕黄色,横断面可见年轮纹理。气微,味淡。

【药性】 甘、淡,平。归心、脾经。

1.《别录》:"平。"

2.《药性论》:"味甘,无毒。"

3.《本草经疏》:"入心。"

4.《药品化义》:"味甘、淡,性微温。入心、脾二经。"

5.《本草经解》:"入手太阴肺经,足太阴脾经。"

6.《要药分剂》:"入心经,兼入肝经。"

【功用主治】 宁心,安神,利水。主治惊悸,怔忡,健忘失眠,

惊痫,小便不利。

1.《别录》:"疗风眩、风虚、五劳、口干,止惊悸、多恚怒、善忘,开心益智,安魂魄,养精神。"

2.《药性论》:"主惊痫,安神定志,补劳乏;主心下急痛坚满,人虚而小肠不利加而用之。"

3.《珍珠囊》:"疗风眩、心虚,非此不能除。"

4.《本草药性大全》:"专理心经,善补心气。止怔忡惊悸,除恚怒健忘。"

5.《本草再新》:"治心虚气短,健脾利湿。"

【用法用量】 内服:煎汤,9~15 g;或入丸、散。

【宜忌】 肾虚小便不利或不禁、虚寒滑精者慎服。

1.《得宜本草》:"得枣仁能安神;得乳香、木瓜、酒治筋骨挛缩。"

2.《得配本草》:"得灯草、退心火;配金银,镇惊悸;配竹茹,消惊痰;佐沉香,消阴气。使远志,逐心邪;使菖蒲,散心气。"血虚者禁用。"

【选方】 1. 治心神不定,恍惚不乐 茯神二两(去皮),沉香半两。并为细末,炼蜜丸,如小豆大。每服三十丸,食后人参汤下。(《百一选方》)朱雀丸

2. 治健忘不记事者 白茯神、远志(制)、石菖蒲(去毛)各三两。上为末,每服四钱,食后各一服,水一盏,煎八分和渣服。(《古今医统》三神散)

3. 治心肾不交,惊悸痞塞,食少,遗精梦泄,大能益气清神,降火升水 茯神四两,香附一片。为末,蜜丸弹子大,每一丸,空心细嚼。用本方加甘草少许为末,调熟汤送下。(《医学入门》交感丹)

4. 治心腹虚气郁郁膨闷不食 用茯神去皮为末,炼蜜丸如桐子大,每服七丸,温酒送下,日三服。(《卫生易简方》)

【各家论述】 1.《纲目》:"《神农本草》止言茯苓,《名医别录》始添茯神,而主治皆同。后人治心病必用茯神,故洁古张氏谓风眩心虚非茯神不能除,然茯苓未尝不治心病也。"

2.《本草求真》:"茯神功与茯苓无异,但神抱心以生,茯则不从心抱,故专则能入脾与肾,而神则多人心。书曰服此开心益智,安魂定魄,无非人心导其痰湿,故能使心与肾交通之谓耳。"

3.《本草述钩元》:"茯神补心,须佐远志。盖茯神专杯心之阳,必藉远志举阴中之阳以上奉,乃可补心也。"

3213 茯苓皮 *fú líng pí* 《纲目》

【异名】 苓皮《四川中药志》。

【基原】 为多孔菌科卧孔属真菌茯苓菌核的外皮。

【原植物】 参见"茯苓"条。

【采收加工】 加工茯苓时将茯苓的紫黑外皮削下,阴干或晒干。

【药材】 茯苓皮 *Poriae Cutis* 产地参见"茯苓"条。

性状 本品多呈不规则片状,外表面棕褐色或黑褐色,内面白色或淡棕色。质较松软,略具弹性。气微,味淡。

【药理】 抗沙眼衣原体作用 茯苓皮体外有较强的抗沙眼泌尿生殖道沙眼衣原体的活性,随着浓度的升高,衣原体包涵体的体积和数量逐渐减小、减少,最后消失。

【炮制】 取原药材,拣去杂质,用清水洗净,捞起,切片,片厚约1.5 cm,当日晒干或烘干。筛去灰屑。置干燥容器内。防止霉变。

【药性】 《四川中药志》1960年版:"性平,味甘、淡,无毒。"

【功用主治】 利水消肿。主治水湿肿满,小便不利。

1.《纲目》:"主水肿肤胀,开水道,开腠理。"

2.《医林纂要》:"行皮肤之水。"

【用法用量】 内服:煎汤,15~30 g。

【选方】 1. 治水肿 茯苓皮、椒目二味不拘多少,煎汤饮。

《经验良方》）

2. 治男子妇人脾胃停滞，头面四肢悉肿，心腹胀满，上气促急，胸膈烦闷，痰涎壅塞，饮食不下，行步气奔，状如水病　生姜皮、桑白皮、陈橘皮、大腹皮、茯苓皮各等分。上为粗末，每服三钱，水一盏半，煎至八分，去滓，不计候，温服。忌生冷油腻硬物。《中藏经》五皮散

3. 治湿温，头胀，身痛呕逆，小便不利，神识昏迷，舌白，渴不多饮，先宜芳香通神利窍，继用淡渗分消浊湿　茯苓皮五钱，生薏仁五钱，猪苓三钱，大腹皮三钱，白通草三钱，淡竹叶二钱，水八杯，煮取三杯，分三次服。《温病条辨》茯苓皮汤

3214 茯神木 fú shén mù 《纲目》

【异名】黄松节《药性论》，松节《脚气治法总要》，茯神心《卫生宝鉴》，茯神心木《本草备要》，茯神木《上海市中药饮片炮制规范》）。

【基原】为多孔菌科卧孔属真菌茯苓菌核中间的松根。

【原植物】参见"茯苓"条。

【采收加工】采收茯苓后，选择中有松根者，敲去茯块（作茯苓用），拣取细松根。

【药材】茯神木 Pini Radix in Poria　产地参见"茯苓"条。

性状　本品多呈弯曲的松根，似朽木状。外部残留有茯神，呈白色或灰白色，内部呈木质状。质松，体轻。气微，味淡。

品质标志　每根的直径不得超过 2.5 cm，其周围必须带有2/3的茯神。

【炮制】取原药材，拣去杂质，用清水浸 2～4 小时，捞起，中途淋水，待润透即可，片厚约 1.5 mm，晒干或烘干，筛去灰屑。或取原药材劈成小块，或碾碎用。

置干燥容器内。

【药性】甘，平。

1.《本草求真》："味苦，性温。"

2.《要药分剂》："甘，平，无毒。"

【功用主治】平肝安神。主治惊悸健忘，中风语塞，脚气转筋。

1.《药性论》："治中偏风，口面㖞斜，毒风筋挛，不语，心神惊掣，虚而健忘。"

2.《纲目》："治脚气痹痛，诸筋牵缩。"

3.《得配本草》："治骨风，止指节痛，除血中湿。"

【用法用量】内服：煎汤，6～9 g；或入丸、散。

【宜忌】《得配本草》："血虚者禁用。"

【选方】1. 治中风舌强语涩　茯神心（炒）一两，薄荷（焙）二两，蝎梢（去毒）二两。上为末。每服二钱，温酒调下。《卫生宝鉴》茯神散

2. 治脚气冷搏于筋，转筋挛痛　松节（取茯神中根心子用）一两（锉如米），乳香一钱（捶碎）。上置银石器中，炒令焦，只留一二分性，出火毒，研细。每服一钱至二钱，热木瓜酒调下。《脚气治法总要》松节散

【各家论述】《要药分剂》："肝风内煽，发厥不省人事者，余每重用茯神木治之，无不效。盖此证虽属肝，而内煽则必上薄于心，心君为之不宁，故致发厥。茯神木治心，而中抱之木又属肝，以木制木，木平则风定，风定则心宁，而厥自止也。"

3215 荃皮 quán pí 《陕西中药志》

【异名】全皮、前皮《中药志》，小柳拐、山救驾《陕西中草药》，黑牛眼《新华本草纲要》）。

【基原】为木犀科素馨属植物黄素馨的根。

【原植物】黄素馨 Jasminum floridum Bunge subsp. giraldii (Diels) Miao[J. giraldii Diels] 又名：黄馨《中国树木分类

学》），毛叶探春《中国高等植物图鉴》。

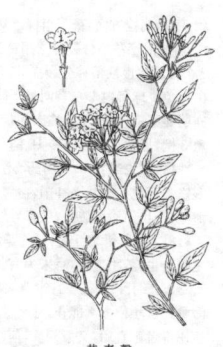

黄素馨

直立或攀缘灌木，高0.3～3 m。小枝通常被短柔毛，当年生枝草绿色，扭曲，具四棱。叶互生，复叶，小叶 3 或 5 枚，稀 7 枚，小枝基部常有单叶；叶柄长 2～10 mm；叶片纸质至薄革质；小叶片卵形、卵状椭圆形至椭圆形，长1～4 cm，宽 0.5～1.8 cm，上面光滑或疏被短柔毛，下面灰白色，疏被至密被白色长柔毛；顶生小叶片常稍大，具小叶柄，侧生小叶片近无柄；单叶通常为宽卵形、椭圆形或近圆形。聚伞花序或伞状聚伞花序顶生，苞片锥形；花萼具 5 条突起的肋，疏被短柔毛，萼管长 1～2 mm，裂片锥状线形；花冠黄色，近漏斗状，花冠管长0.9～1.5 cm，裂片卵形或长圆形，长 4～8 mm，先端锐尖，边缘具纤毛。果长圆形或球形，长 5～10 mm，成熟时呈黑色。花期 5～10月，果期 8～11月。

分布于山西、河南、湖北、四川、陕西、甘肃。

【采收加工】全年或 9～10 月采挖，切片，鲜用或晒干。

【药材】荃皮 Jasmini Giraldii Radix　主产于陕西、甘肃、河南等地。

性状　根呈圆柱形或不规则的段、块，大小不等。外表面黄色或棕黄色，有细纵纹，裂缝处有黄色粉状物。栓皮较实，无鳞状剥落。体较重，质硬而脆，易折断。断面皮部外层黄色，中层棕色，内层褐色，木部黄棕色。气浓，味微苦、涩。

鉴别　粉末特征：黄棕色。石细胞甚多，3～5 成群，类长方形、类椭圆形或黄色，长径 75～330 μm，短径 37～70 μm，孔沟明显，胞腔小。纤维多成束，直径约 75 μm。薄壁细胞类圆形、卵圆形，黄色，直径 30～40 μm。木栓细胞表面观类圆形，长径 105～180 μm，短径约 85 μm。

【药性】《陕西中草药》："味微苦、涩，性温。"

【功用主治】《陕西中草药》："活血祛瘀，生肌，收敛。主治跌打损伤，瘀血内滞，骨折，刀伤。"

【用法用量】内服：煎汤，3～9 g。外用：鲜品捣敷；或干品研末撒。

3216 茶子 chá zǐ 《纲目》

【异名】茶实《续名家方选》。

【基原】为山茶科茶属植物茶的果实。

【原植物】参见"茶叶"条。

【采收加工】10～12 月果实成熟时采收。

【药材】茶子 Camelliae Sinensis Fructus　主产于浙江、江苏、福建、安徽等地。

性状　果实扁球形，具 3 钝棱，先端凹陷，直径 2～5 mm，黑褐色，表面被灰棕色毛茸，果皮坚硬，不易压碎。薄片宿存，5 片，广卵形，长 2～5 mm，上表面灰棕色，具毛茸，下表面棕褐色，质厚，木质化。果柄圆柱形，上端稍粗，微弯曲，其下方有一突起的环节，棕褐色。气微，味微苦。

【成分】茶子含皂苷：茶皂苷（theasaponin），系由茶皂醇（theasapogenol）A、B、C、D、E 和山茶皂苷元（camelliagenin）D 与醋酸（acetic acid），当归酸（angelic acid），巴豆酸（tiglic acid）结合成酯，再与阿拉伯糖（arabinose），木糖（xylose），半乳糖（galactose），葡萄糖醛酸（glucuronic acid）组成的皂苷；种子油中的主要脂肪酸成

分：棕榈酸(palmitic acid)、硬脂酸(stearic acid)、油酸(oleic acid)、亚油酸(linoleic acid)，还有月桂酸(lauric acid)、肉豆蔻酸(myristic acid)、顺二十碳-9-烯酸(gadoleic acid)、芥酸(erucic acid)、十五烷酸(pentadecanoic acid)、十七烷酸(heptadecanoic acid)；甾体化合物：菜油甾醇(campesterol)、菜子甾醇(brassicasterol)、豆甾醇(stigmasterol)、β-谷甾醇(β-sitosterol)、菠菜甾醇(spinasterol)、菠菜甾酮(spinasterone)、燕麦甾醇(avenasterol)、24-甲基胆甾-7-烯醇(24-methyllathosterol)、22，23-二氢菠菜甾醇(22，23-dihydrospinasterol)、22，23-二氢菠菜甾酮(22，23-dihydrospinasterone)。此外，还含哌啶-2-酸(pipecolic acid)、咖啡酸(caffeic acid)、香草醛(vanillin)、对羟基苯甲醛(*p*-hydroxybenzaldehyde)、香草酸(vanillic acid)、松柏醛(coniferaldehyde)。

【药性】《纲目》："苦，寒，有毒。"

【功用主治】 降火消痰平喘。主治痰热喘嗽，头脑鸣响。

《纲目》："治喘急咳嗽，去痰垢。"

【用法用量】 内服：0.5～1.5 g，或入丸、散。外用：研末吹鼻。

【选方】 1. 治痰喘 茶种子适量，研末，喘时服 1 g。《草木便方今释》

2. 治头脑鸣响，状如虫蛀 茶子为末，吹入鼻中，取效。《医方摘要》

3. 治痫证茶子吐法 茶子一升捣烂煎汤。令患者先一夕勿食，次晨以帛束其少腹，于无风处饮而吐之。得大吐即止，不必尽剂。《易简方论》

3217 茶叶 chá yè《宝庆本草折衷》

【异名】 苦茶、槚《尔雅》、茶、茗、荈《尔雅》郭璞注)、苦楼《新修本草》，荈《茶经》、腊茶《圣济总录》、茶芽《本草别说》、芽茶《简便单方》、酪奴《纲目》。

【基原】 为山茶科茶属植物茶的嫩叶或嫩芽。

【原植物】 茶 *Camellia sinensis* (L.) O. Kuntze [*Thea sinensis* L.]

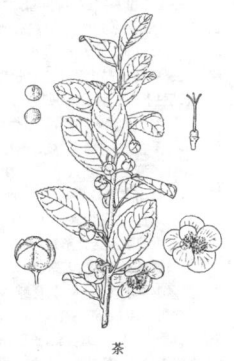

茶

常绿灌木，高 1～3 m；嫩枝、嫩叶具柔软柔毛。单叶互生；叶柄长 3～7 mm；叶片薄革质，椭圆形或倒卵状椭圆形，长 5～12 cm，宽 1.8～4.5 cm，先端短尖或钝尖，基部楔形，边缘有锯齿，下面无毛或微有毛，侧脉约 8 对，明显。花两性，白色，芳香，通常单生或 2 朵生于叶腋；花梗长 6～10 mm，向下弯曲；萼片 5～6 片，圆形，被微毛，边缘膜质，具睫毛，宿存；花瓣 5～8，宽倒卵形；雄蕊多数，外轮花丝合生成短管；子房上位，被绒毛，3 室，花柱 1，顶端 3 裂。蒴果近球形或扁三角形，果皮革质，较薄。种子通常 1 颗或 2～3 颗，近球形或微有棱角。花期 10～11 月，果期次年 10～11 月。

原产我国南部，现长江流域及其以南各地广为栽培。

茶的种子(茶子)、花(茶花)、根(茶树根)、干燥嫩叶浸泡后，加甘草、贝母、橘皮、丁香、桂子等以煎制成的膏(茶膏)、泡过的茶渣(烂茶叶)亦供药用，另设专条。

【采收加工】 培育 3 年即可采叶。4～6 月采春茶及夏茶。各种茶类对鲜叶原料采收标准要求不同，一般红、绿茶采摘标准是 1 芽 1～2 叶；粗老茶可为 1 芽 4～5 叶。加工方法因茶叶种类

的不同而有差异，可分全发酵、半发酵、不发酵三大类。鲜叶采摘后，经杀青、揉捻、干燥制成绿茶。绿茶加工后用香花熏制成花茶。鲜叶经凋萎、揉捻、发酵、干燥成红茶。还可以加工成茶砖。

【药材】 茶叶 *Camelliae Sinensis Folium* 主产于江苏、安徽、浙江、福建、江西、湖南、湖北、四川、贵州、云南、陕西等地。

性状 叶常卷缩成条状或成薄片状或皱褶。完整叶片展平后，叶片披针形至长椭圆形，长 1.5～4 cm，宽 0.5～1.5 cm，先端急尖或钝尖，叶基下延，边缘具锯齿，齿端呈棕红色爪状，有时脱落；上下表面均有柔毛；羽状网脉，侧脉 4～10 对，主脉在下表面较凸出，纸质较厚，叶柄短，被白色柔毛；老叶革质，较大，近光滑；气微弱而清香，味苦涩。

鉴别 (1) 叶横切面：上下表皮细胞各 1 列，外方覆有较厚的角质层；下表皮具气孔，单细胞非腺毛，长 112～740 μm，壁厚，基部木化；叶缘锯齿处呈弯钩状。叶肉组织不等面型，不通过主脉，上列长圆柱形，下列细胞上部较宽。主脉维管束 1 个，外韧型，周围有柱鞘纤维束列成，其壁不甚厚，木化，韧皮薄壁细胞内含草酸钙小结晶或簇晶。其余薄壁细胞含簇晶，薄壁组织内散有大型分枝状石细胞，壁较厚，木化，具纹孔。

(2) 取粉末进行微量升华，得白色针状结晶，偶有呈杆状或粒状结晶。加浓盐酸 1 滴，升华物溶解，滴加氯化金试液，即得黄色细针状结晶或集成松针状(检咖啡碱)。

【成分】 茶叶主要含黄酮类成分茶多酚，以黄烷醇类化合物为主：主要：左旋表没食子儿茶素酯〔(一)epigallocatechin gallate〕、左旋表没食子儿茶素(epigallocatechin)、没食子酸儿茶素酯(epicatechin gallate)、左旋表儿茶素(epicatechin)、没食子酸左旋没食子儿茶素酯〔(一)gallocatechin gallate〕、消旋儿茶素(catechin)、没食子儿茶素酯(catechin gallate)等。其他黄酮类成分：牡荆素(vitexin)、肥皂草苷(saponaretin)、异牡荆素(isovitexin)、紫云英苷(astragalin)、槲皮苷(quercetin)、异槲皮素(isoquercetin)、芸香苷(rutin)、山柰酚-3-鼠李葡萄糖苷(kaempfe-rol-3-rhamnoglucoside)、杨梅树皮素-3-葡萄糖苷(myricetin-3-glucoside)、6，8-二-C-葡萄糖基芹菜素(6，8-di-C*β*-glucopyranosyl apigenin)、芹菜素(apigenin)、山萘黄酮苷(camellianin)A 及 B 等。

嘌呤类生物碱，以咖啡碱(caffeine)为主，含量 1%～5%，另有可可豆碱(theobromine)、茶碱(theophylline)、黄嘌呤(xanthine)；氨基酸成分以茶氨酸(theanine)为主。又含多种三萜皂苷，其苷元为山茶皂苷元(camelliagenin) A、玉蕊醇(barrigenol) R_1、玉蕊皂苷元(barringtogenol)C、玉蕊醇(barrigenol) A_1、当归酸(angelic acid)。

精油：β 及 γ-庚烯醇(heptenol)、α 及β-庚烯醛(heptenal)、4-乙基愈创木酚(4-ethyl guaiacol)、荜澄茄烯醇(cadinenol)、橙花叔醇(nerolidol)、α 及γ-紫罗兰酮(ionone)、酞酸二丁酯(dibu-tylphthalate)、芳樟醇(linalool)、橙花儿醇(geraniol)、顺式茉莉酮酸(*cis*-jasmone)、顺式及反式芳樟醇氧化物(linalool oxide)、吲哚(indole)、茶螺酮(theaspirone)、5，6-环紫罗兰酮(5，6-epoxyionone)、二氢猕猴桃内酯(dihydroactinidiolide)等。

【药理】 1. 中枢兴奋作用 茶叶中所含茶碱和咖啡碱对中枢神经系统有强大兴奋作用。小剂量咖啡碱(85～250 mg)兴奋大脑皮质，剂量增大时能产生紧张，焦虑烦躁，失眠，震颤，感觉高度敏感等中枢兴奋作用。再大剂量时引起惊厥。当茶碱血药浓度超过 15 μg/ml,常产生催吐作用。脱咖啡碱茶的中枢兴奋作用较弱，给小鼠灌胃 0.77 g/kg,其自发活动明显少于茶叶，与生理盐水无显著差异。脱咖啡碱茶大鼠腹腔注射的半数致惊厥剂量为 7.341 g/kg,是茶叶的 1.8 倍。

2. 对心血管系统的作用 茶叶水浸剂对蛙和蟾蜍离体心脏可使心室收缩力增强，心率加快，作用强度绿茶＞青茶＞红茶。茶鞣质具有高度维生素 P 样活性，能增强毛细血管抵抗力，降低其通透性，防止其破坏。给小鼠皮下注射 1 mg 从绿茶中提取的儿茶

素制剂能显著减轻抽气减压所致肺溢血程度。

3. 降血压作用　绿茶的热水提取物有明显降压作用，20 mg/kg可使麻醉兔血压下降4.7～5.3 kPa，其中主要有效成分(一)没食子酸没食子儿茶素酯(GCG)0.1 mg/kg静脉注射就能使麻醉兔血压显著下降，0.5 mg/kg时下降4.0～5.3 kPa，并维持较长时间。绿茶热水提取物中豪苷酸组分0.23、0.45和0.9 mg/kg分别使兔血压下降3.7、4.5和5.6 kPa。随意饮用绿茶8星期，可使自发性高血压大鼠(SHR)血压明显下降。静脉给予大鼠0.5 mg/kg茶多酚后30秒，即出现降压作用，降压效应及时间与剂量成正比。它可使大鼠后肢灌注流出量增加，具有扩张血管作用，同时可使离体心脏收缩力增加，心排血量及冠脉流量增加，对常压密闭所致小鼠缺氧有对抗作用。

4. 对平滑肌和骨骼肌的作用　茶碱10 mg/kg或茶黄素30 mg/kg静脉注射能对抗前列腺素$F_{2α}$($PGF_{2α}$)所致麻醉豚鼠的支气管收缩。红茶多酚和茶黄素等，在豚鼠回肠标本有对抗缓激肽和前列腺素的作用。10%茶热水提取物或茶鞣质能降低大鼠和兔离体肠张力和收缩，对毛果芸香碱和氯化钡所致痉挛性收缩有解痉作用。

5. 利尿作用　茶叶的利尿作用是咖啡碱和茶碱共同作用的结果，咖啡碱特别是茶碱能抑制肾小管再吸收而有利尿作用。茶碱通过增心增加肾血流量和肾小球滤过率，增加水和电解质排泄，钾排泄增加不明显。茶碱可增强强效利尿药的作用，与碳酸酐酶抑制剂合用，则利尿作用加强。

6. 降血脂和抗动脉硬化作用　茶叶确有明显降血脂作用。以饮茶代替饮水，对高胆固醇喂养大鼠，能使血浆胆固醇、三酰甘油及器官组织中脂肪含量均显著低于对照组。茶多糖(TP)25和50 mg/kg腹腔注射，使正常小鼠血清胆固醇分别降低18%和24%；50和100 mg/kg灌胃能对大鼠灌胃实验性高胆固醇血症的形成。对高脂血症大鼠也能降低血清总胆固醇、三酰甘油和低密度脂蛋白胆固醇(LDL-Ch)，并升高HDL-Ch水平。对高胆固醇喂养的家兔，绿茶或花茶2 g/日，3%乌龙茶500 ml/日，均能防止或延缓主动脉脂质斑块的形成。

7. 降血糖作用　茶色素可抑制由链脲霉素诱致的大鼠糖尿病，降低血糖。这可能与茶色素具有保护$β$细胞免受链脲霉素毒性的作用有关。

8. 抑制血小板聚集和抗血栓作用　各种茶的热水提取物对胶原和ADP诱导的血小板聚集均有抑制作用，由茶中提取的茚三酮羟性化合物剂量依赖性抑制兔血凝血酶诱导的TXB_2形成，作用强度为咖啡碱的40倍。茶黄酮化合物在体外有抗凝及促纤溶作用。绿茶多酚400 mg/kg和800 mg/kg灌胃对大鼠血栓重量抑制率分别为42.7%和47.4%；连用7日能显著抑制TXB_2形成，而对6-酮-前列腺素$F_{1α}$浓度无明显影响。

9. 抑制亚硝基化合物合成　茶叶成分茶多酚和儿茶素类均为茶叶中N-亚硝化的抑制剂，能抑制脯氨酸的N-亚硝化。绿茶和红茶对人体内源性N-亚硝化也有抑制作用，饭后饮用比饭前饮用更有效。

10. 抗诱变作用　绿茶、乌龙茶和红茶等均有一定的抗诱变作用，其中绿茶及其有效成分效果较好。如绿茶和红茶提取物在试管内和大鼠体内均能抑制N-甲基-N-硝基-N-亚硝基胍(MNNG)对大肠杆菌WP2的诱变作用，绿茶中的儿茶素类(一)EGC和红茶中低分子量鞣质是其有效成分之一。

11. 抗癌作用　茶叶及其提取物在体外和体内对多种肿瘤均有显著抗癌作用。体外试验，绿茶或龙雾茶提取物对人胃腺癌细胞(BGC-823)、人肝癌BEL-7402细胞株和QCY-7703细胞株有显著细胞毒性作用，能直接杀伤癌细胞，并使部分肿瘤细胞形成集落的增殖能力受到抑制。绿茶提取物与细胞周期非特异性药物丝裂毒素C或细胞周期特异性药物氟尿嘧啶联合应用对人肝癌

BEL-7402细胞株有相加效应。此外绿茶或龙雾茶提取物能阻断L_{1210}白血病细胞由G_1期向S期移行，阻断效应发生在细胞分化的早期阶段，并明显抑制BGC-823细胞的DNA合成。体内试验，绿茶提取物10～50 mg/kg腹腔注射对小鼠艾氏腹水癌(EAC)的抑瘤率为28%～45%，绿茶浸剂灌胃给药也同样有效。亚硝胺类致癌物诱发小鼠癌变的抑制作用表明，喂饲绿茶与红茶提取物的动物其肿瘤繁殖量分别减少了67%和65%。0.6%的红茶提取物可减少63%的肿瘤发生量。红茶提取物(主体为茶色素)和绿茶提取物对鼠的乳腺组织、鼠的呼吸道上皮细胞以及人肺上皮细胞的肿瘤转移都有强的抑制作用，并可显著抑制苯并芘与人体DNA的结合，提高Ⅱ醛酶、谷胱甘肽S转移酶和醌还原酶的活性，抑制TPA诱导产生自由基的作用，从而达到化学预防癌症发生的目的。

12. 茶叶对红系细胞造血功能的影响　1%、3%和5%白茶(白牡丹,特级)能显著提升血清促红细胞生成素水平，且作用强度与给茶时间长短有关。

13. 其他作用　条茶提取物0.6 g/kg灌胃，连用7～14日能显著升高兔白细胞；1.3 g/kg灌胃，对大鼠^{60}Co-$γ$射线照射和小鼠环磷酰胺所致白细胞降低有明显对抗作用。茶叶有延缓衰老作用，在培养基中加入5%、10%和15%红茶、花茶或绿茶，均能显著延长果蝇的寿命。茶提取物(814)有杀精子作用，能损伤精子质膜、顶体、线粒体和微管，使精液凝固，精子头部形成结节状隆起及精子卷尾，"814"可能成为毒性低、副作用少、杀精作用强的外用避孕药。茶多糖能高佐剂性关节炎大鼠过低的脾淋巴细胞增殖反应和IL-2趋势，对佐剂性关节炎大鼠腹腔巨噬细胞产生过高的IL-1也有降低趋势。茶叶可干扰胃肠道内铁的吸收。

14. 体内过程　咖啡碱和茶碱口服易吸收，前者1小时，后者2小时血药浓度达高峰。咖啡碱在脑组织及脑脊液中浓度较高，茶碱约50%与血浆蛋白结合。咖啡碱和茶碱主要由肝脏代谢清除，其代谢产物前者主要有1-甲基尿酸和1-甲基黄嘌呤，后者主要有1,3-二甲基尿酸、1-甲基尿酸和3-甲基黄嘌呤；原型肾排泄者前者仅占1%，后者约10%。咖啡碱的血浆半衰期为3.5小时，茶碱在幼儿为3.5小时，成人8～9小时，在肝硬化或急性肺水肿患者消除缓慢。茶鞣质易由消化道吸收和肾脏排泄。

【药性】　苦、甘，凉。归心、肺、胃、肠经。

1. 《神农食经》："味甘、苦，微寒，无毒。"(引自《太平御览》)
2. 《千金方》："味苦、咸，酸，冷。"
3. 《汤液本草》："入手、足厥阴经。"
4. 《日用本草》："味苦，甘，平，凉。"
5. 《纲目》："苦而寒，阴中之阴，沉也，降也。"
6. 《雷公炮制药性解》："入心、肝、脾、肺、肾五经。"
7. 《医林纂要》："苦、辛，甘，微寒。"
8. 《本草求真》："入胃、肾经。"

【功用主治】　清头目，除烦渴，消食，化痰，利尿，解毒。主治头痛，目昏，目赤，多睡善寐，感冒，心烦口渴，食积，口臭，痰喘，癫痫，小便不利，泻痢，喉肿，疮疡疖肿，水火烫伤。

1. 《神农食经》："令人有力，悦志。""主疫疮，利小便，少睡，去痰渴，消宿食。"(引自《太平御览》)
2. 华佗《食论》："久食益意思。"(引自《太平御览》)
3. 《新修本草》："主下气。"
4. 《食疗本草》："利大肠，去热，解痰。"
5. 《本草拾遗》："除瘴气，久食令人瘦，去人脂。"
6. 《本草别说》："治伤暑。合醋治泄泻甚效。"
7. 张洁古："清头目。"(引自《本草发挥》)
8. 《汤液本草》："治中风昏愦。"
9. 《日用本草》："除烦渴，解腻清神。炒煎饮，治热毒赤痢。"

10.《纲目》:“浓煎,吐风热痰涎。”

【用法用量】 内服:煎汤,3～10 g;或入丸、散,沸水泡。外用:研末调敷,或鲜品捣敷。

【宜忌】 脾胃虚寒者慎服。失眠及习惯性便秘者禁服。服人参、土茯苓及含铁药物者禁服。服使君子饮茶易致呃。过量易致呕吐、失眠等。

1. 黄帝:“不可共韭食,令人身重。”(引自《千金方》)

2. 胡治:“与榧同食,令人身重。”(引自《纲目》)

3.《本草拾遗》:“食之宜热,冷即聚痰。”

4.《宝庆本草折衷》:“凡啜者,宜热而少,不宜冷而多。故冷则停寒聚痰,多则消脂瘦体。”

5.《日用本草》:“啜多妨寐。”

6. 李鹏飞:“大渴及酒后饮茶,水入肾经,令人腰、脚、膀胱冷痛,兼患水肿,挛痹诸疾。”(引自《纲目》)

7.《本草求原》:“如暑月以生姜,冬月以食茱萸,则不致伤阳。”

8.《纲目》:“服威灵仙、土茯苓者,忌饮茶。虚寒及血弱之人,久饮有害。”

9.《雷公炮制药性解》:“过食伤脾,令人面黄消瘦。”

10.《本经逢原》:“精气寒滑,触之易泄者,勿食。”

11.《本草用法研究》:“忌萆薢,反铁质。”

12.《广西民族药简编》:“忌吃酸物。”

【选方】 1. 治卒头痛如破,非中冷又非中风,是痛是膈中痰厥气上冲所致,名为厥头痛,吐之即瘥　单煮茗作饮二三升许,适冷暖,饮二升。须臾擿即吐,吐毕又饮,如此数过,剧者须吐胆乃止,不损人而渴则瘥。(《千金方》)

2. 治霍乱后烦躁,卧不安　干姜(炮为末)二钱匕,好茶末一钱匕。上二味,以水一盏,先煎茶末令熟,即调干姜末服之。(《圣济总录》姜茶散)

3. 治食积　干嫩茶叶 9 g。泡水服。(《福建中草药》)

4. 治咳嗽,喉中如锯,不能睡卧　好茶末一两,白僵蚕一两。上为细末,放碗内,用盏盖定,倾沸汤一小盏。临卧,再添汤点服。(《重订瑞竹堂方》)僵蚕汤)

5. 治羊痫风　经霜老茶叶一两,生明矾五钱。上二味为细末,水泛为丸,朱砂作衣。每服三钱,白滚汤下。(《纲目拾遗》引《周益生家宝方》)

6. 治风痰癫疾　茶芽、栀子各一两。煎浓汁一碗服。良久探吐。(《摘玄方》)

7. 治痰火发狂　鲜嫩茶叶 120～240 g。水煎服。(《福建中草药》)

8. 治虚冷下痢白脓　腊茶一钱,入热醋少许,调服。乳食前,大小以意加减。(《小儿卫生总微论方》)

9. 治痢疾发热发渴　细茶、乌梅(水洗,剥去核,晒干)各一两。共为末,生蜜捣作丸,弹子大。每一丸,冷水送下。(《医鉴》仙梅丸)

10. 治腰痛难转　煎茶五合,投醋二合。顿服。(《食疗本草》)

11. 治肿毒　鲜茶叶捣烂敷患处。(《湖南药物志》)

12. 治阴疮痒痛出黄水,久不瘥者　腊茶、五倍子各等分,腻粉少许。同为细末,先以浆水、葱椒汤洗之,频敷。

13. 治软疖　建茶一盏。捣罗为细末,油调敷之。(12、13 方出自《百一选方》)

14. 治脚趾缝烂疮,及因暑手抓两脚烂疮　细茶研末调烂敷之。(《摄生众妙方》)

【临床报道】 1. 治疗急、慢性肠炎　口服 100% 茶叶煎剂,每次 2 ml 或 5 ml,日 3～4 次。观察急性肠炎 57 例,治愈率达 90% 以上。平均治愈日数为 2 日。慢性肠炎 12 例,服药 4～21 日后,10 例临床症状完全消失,大便恢复正常;2 例接近正常。

2. 治疗急性结膜炎　春茶叶 20 g(干品),黄连 5 g(研末),加开水 200 ml,于砂锅内煮沸 10 分钟,用消毒纱布过滤后,静置于消毒杯中,待凉、沉淀后,取黄色澄清液装入滴管瓶或注射器内备用。配 1 次 3 日内用完,过期勿用。每次每只眼点 2 滴,每日 4 次。连续 3 日或至愈。预防则每只眼点 1 滴,每日 2 次,连用 3 日。治、防组均设对照组,以 0.25% 氯霉素眼药水点眼,方法同上。治疗组:以茶连液观察组总有效率 98.8%(336/340)。以氯霉素观察组总有效率 95.0%(304/320)。预防组:以茶连液观察 300 例,发病者 6 例,占 2.0%。以氯霉素观察 300 例,发病者 81 例,占 27.0%。

3. 治疗牙本质过敏症　次级红茶 30 g,水煎。先用煎液含漱,然后饮服。每日至少 2 次,直至痊愈,不可中断。不宜服用二煎。共治全口性及局部性牙本质过敏症 20 例,治愈 12 例(对冷热、酸甜及探针在牙齿上划时敏感消失),好转 6 例(敏感未消失但减轻),不明 2 例(未来复诊)。认为次级红茶含氟量较高,而牙齿的组织成分主要是氢氮磷灰石,与氟接触后变成氟磷灰石,具有较高的抗酸能力,且分子结构较稳固,对牙质内神经纤维束传导性可减弱,故对牙本质过敏症具有脱敏作用。

4. 治疗婴儿皮皱糜烂　患儿 30 例,年龄 2～10 个月;属轻度者(局部红肿,有少许渗液)18 例,属中度者(红肿明显,有脓液,皮肤点状破溃)9 例,属重度者(红肿、糜烂面广,脓液较多伴发热)3 例。先将茶叶研成细末,在患儿入睡前将患处用温水洗净晾干,撒上茶叶末。轻度者每日治疗 1 次,中重度者每日 2 次。结果轻者经治疗 1 次,重者治疗 6 次全部治愈。

5. 治疗带状疱疹　患者 39 例,疱疹发于头面部 5 例,背部 10 例,胸部 8 例,腰腹部 13 例,臂部 3 例。将铁落适量放入无菌容器内,茶叶(绿茶为佳)适量用开水浸泡 10～20 分钟后,取茶水适量将铁落调成物状,用无菌棉棒将其均匀涂敷于患处,每日 2～3 次,直至痊愈。一般采用暴露疗法,39 例中,4 日内治愈 17 例,5～7 日治愈 20 例,8～9 日治愈 2 例,治愈率 100%。

【各家论述】 1.《食疗本草》:“茗,当时成者良,蒸捣经宿,用陈故者,即动风发气。”

2.《汤液本草》:“茗,治阴证汤药内用此,去格拒之寒,及治伏阳,大意相似。茶苦,经云:苦以泄之。其体下行,如何是清头目。”

3.《本草蒙筌》:“茶茗所治,本经以清头目为上,后医坚执《素问》苦以泄之之说,乃云其体下行如何头目得清也?殊不知头目不清,多由热气上熏,用苦泄之,则热降而上清矣!且茶体轻浮,采摘之时芽蘖初萌,正得春生之气,是以味虽苦而气则薄,乃阴中之阳,可升可降也。故云清利头目有何悖乎?”

4.《纲目》:“茶苦而寒,阴中之阴,沉也,降也,最能降火。火为百病,火降则上清矣。然火有五,火有虚实。若少壮胃健之人,心肺脾胃之火多盛,故与茶相宜。温饮则火因寒气而下降,热饮则茶借火气而升散。又兼解酒食之毒,使人神思闿爽,不昏不睡,此茶之功也。又浓茶能令人吐,乃酸苦涌泄为阴之义,非其性能升也。”“茶苦而寒,若虚寒及血弱之人,饮之既久,则脾胃恶寒,元气暗损,土不制水,精血潜虚,成痰饮,成痞胀,成痿痹,成黄瘦,成呕逆,成洞泻,成腹痛,成疝瘕,种种内伤,此茶之害也。民生日用,蹈其弊者,往往皆是,而妇妪受害更多,习俗移人,自不觉尔。况真茶既少,杂茶更多,其为患也,又可胜言哉?人有嗜茶成癖者,时时咀嚼不止,久而伤营伤精,血不华色,黄瘁危弱,抱病不悔,尤可叹惋。陶隐居《杂录》言丹丘子、黄山君服茶轻身换骨,壶公《食忌》言苦茶久食羽化者,皆方士谬言误世者也。时珍早年气盛,每饮新茗必致数碗,轻发汗而肌骨清,颇觉痛快。中年胃气稍损,饮之即觉为害,不痞闷呕恶,即腹冷洞泄。”

5.《医林纂要》:“茶,苦辛微寒,得清高之气。甘则能补,而泄肺逆，泻心火，燥脾湿，坚肾水，开爽心神，良品也。能升清降浊，止渴除烦，清头目，去痰热，止咳嗽，醒昏睡，此皆泄肺逆、泻心火之功。又能消宿食，解酒毒，去一切油腻烧炰之火毒、热毒，而利大小便，此燥脾湿和肠胃之功也。浮火去则肾水坚，且使相火不作，又降中有补。"

6.《本草求原》："杂茶皆苦寒而涩，伐胃肝，伤包络。新茶多饮令人音喑，以其郁遏火邪也。"

3218 茶花 chá huā（《湖南药物志》）

【基原】 为山茶科茶属植物茶的花。

【原植物】 参见"茶叶"条。

【采收加工】 9～10月开花时采摘，鲜用或晒干。

【药材】 茶花 *Camelliae Sinensis Flos* 主产于江苏、安徽、浙江、福建、江西、湖南、湖北、四川、云南、陕西等地。

性状 花蕾类球形。萼片5片，黄绿色或深绿色，花瓣5片，类白色或淡黄白色，近圆形。气微香。

【成分】 花粉含黄酮类成分：茶花粉黄酮(pollenitin)即是3，5，8，4′-四羟基-7-甲氧基黄酮(3，5，8，4′-tetrahydroxy-7-methoxyflavone)，茶花粉黄酮苷(pollenin)A和B；苷A即是茶花粉黄酮-3-鼠李糖葡萄糖苷(pollenitin-3-rhamnoglucoside)，苷B即是茶花粉黄酮-3-葡萄糖苷(pollenitin-3-glucoside)。

【药性】 微苦，凉。

【功用主治】 清肺平肝。主治鼻疳，高血压病。

1.《湖南药物志》："治小儿疳疮。"

2.《福建药物志》："清肝平肺。治高血压病。"

【用法用量】 内服：煎汤，6～15 g。

【选方】 治小儿鼻疳 茶花6～9 g。水煎服。(《湖南药物志》)

3219 茶油 chá yóu（《随息居饮食谱》）

【异名】 楂油(《农政全书》)。

【基原】 为山茶科茶属植物油茶种子的脂肪油。

【原植物】 参见"油茶子"条。

【采收加工】 8～10月果实成熟时采收种子，榨取油。

【药材】 茶油 *Camelliae Oleum* 主产于福建等地。

性状 本品为淡黄色的澄清液体。在氯仿、乙醚、二硫化碳中易溶，在乙醇中微溶。相对密度在25 ℃时为0.909～0.915。折光率在25 ℃时为1.466～1.470。碘值为80～88。皂化值为185～196。酸值不大于3。

鉴别 (1) 取本品2 ml，小心加入新制放冷的发烟硝酸-硫酸-水(1∶1∶1)10 ml中，放置片刻，两液接界处显蓝绿色。

(2) 取本品3 ml，加石油醚3 ml，溶解成澄清液，加亚硝酸钠结晶少量与稀硫酸数滴，即有气泡发生，强力振摇后，静置片刻观察，油液层应澄清，油液与酸液接界处亦不得显混浊(检查是否掺桐油)。

(3) 取本品5 ml，置试管中，加含硫黄的二硫化碳溶液(1→100)与戊醇的等容混合液5 ml，置饱和食盐水浴中，注意缓缓加热至泡沫停止(除去二硫化碳)，继续加热使水浴保持沸腾，2小时内不得显红色(检查是否掺棉子油)。

【成分】 茶油中含三萜皂苷类成分。

【药理】 1. 对心肌细胞保护作用 皮下注射异丙肾上腺素诱发大鼠心肌损伤后，心肌线粒体MDA含量明显升高、SOD及GSH-Px活性显著降低；油茶皂苷能对抗异丙肾上腺素所致上述指标的改变，并呈剂量依赖关系。同时模型组动物的心肌线粒体Mg^{2+}含量明显减少，Na^+、Ca^{2+}含量显著增多；Na^+，K^+-ATP酶、Ca^{2+}，Mg^{2+}-ATP酶活性显著下降。油茶皂苷能显著对抗缺血心肌线粒体Na^+、Ca^{2+}、Mg^{2+}含量及Na^+，K^+-ATP酶、Ca^{2+}，Mg^{2+}-ATP酶活性的上述改变。

2. 抗菌作用 油茶皂苷提取物对大肠杆菌、橘青霉、黑曲霉、金黄色葡萄球菌和117产阮假丝酵母均有抑制作用，其中对大肠杆菌和黑曲霉抑制作用较强，对金黄色葡萄球菌无抑制作用。

3. 对子宫平滑肌的作用 油茶皂苷对缩宫素及高K^+去极化后所引起的离体大鼠子宫平滑肌收缩均有明显的抑制作用，油茶皂苷尚对缩宫素所致离体大鼠子宫平滑肌的依细胞内Ca^{2+}以及依细胞外Ca^{2+}的收缩反应均有抑制作用。

毒性 油茶干粉(其含量＞85%)，对SD大鼠经口LD_{50}为4 466.8 mg/kg，经皮LD_{50}＞10 000 mg/kg，油茶皂苷提取物蓄积系数为5.3，说明该物质仅具轻度蓄积作用。

【药性】 甘、苦，凉。

1.《救荒本草》："性寒。"

2.《调疾饮食辨》："性热而滑。"

3.《福建药物志》："甘，平。"

【功用主治】 清热解毒，润肠，杀虫。主治痧气腹痛，便秘，蛔虫腹痛，蛔虫性肠梗阻，疥癣，汤火伤。

1.《救荒本草》："疗一切疮疥，涂数次即愈。能退湿热。"

2.《随息居饮食谱》："润燥，清热，息风，解毒杀虫，上利头目，泽发不黍。"

【用法用量】 内服：冷开水送服，30～60 g。外用：涂敷。

【宜忌】 脾虚便溏者慎服。

【选方】 1. 治绞肠痧 油茶种子油60 g。冷开水送服。(《福建中草药》)

2. 治肠梗阻 茶油30～60 g。冷开水送服。(《浙江药用植物名录》)

3. 治肺结核 茶油、蜂蜜各半汤匙。每日服3次。

4. 治滞产 茶油1汤匙，鲜鸡蛋1个(去壳)，没药(研末)6 g。调匀服。(3、4方出自《福建药物志》)

5. 治小儿脸部生癣 茶油涂患部，日涂数次。

6. 治汤火伤 茶油、鸭蛋白、百草霜共擂匀，搽伤处。(5、6方出自《岭南草药志》)

7. 治褥疮 取生姜适量，洗净晾干，切成1 mm的薄片，浸泡于茶油中8～12小时。取出外敷患处。Ⅱ度有水泡者，先在无菌操作下用注射器抽去泡内渗液，然后敷茶油姜片，消毒纱布覆盖，胶布固定。创面大的Ⅲ度褥疮，应除去坏死组织，经生理盐水清洗创面，然后再如上法敷药。〔《中医杂志》，1991，(7)：13〕

【临床报道】 1. 治疗急性蛔虫性肠梗阻 口服茶油，1～2岁5～8 ml，3～4岁9～15 ml，5～6岁16～20 ml。如无茶油，麻油等亦可。服药前15分钟可皮下注射硫酸阿托品0.1～0.3 mg，服油后2小时可按小儿剂量口服驱虫药。若有脱水酸中毒，可先补液纠正酸中毒。共治小儿急性蛔虫性肠梗阻60例，结果：显效45例，好转12例，无效3例。

2. 治疗新生儿尿布疹 先温水洗净新生儿臀部，拭干。消毒棉签蘸茶油涂于患处，再撒上消毒脐粉(滑石粉150 g、硼酸50 g、氧化锌50 g混匀，常规高压蒸汽灭菌)，每日5～6次，并勤换尿布，保持臀部清洁、干燥。共治300例，连用3～5日，均痊愈。

【各家论述】《随息居饮食谱》："(茶油)烹调肴馔，日用所宜。蒸熟用之，泽发生光。诸油唯此最为轻清，故诸病不忌……其渣浣衣去垢，岂他油之浊腻可匹哉。"

3220 茶膏 chá gāo（《食物考》）

【基原】 为山茶科茶属植物茶的干燥嫩叶浸泡后，加甘草、贝母、橘皮、丁香、桂子等和煎制成的膏。

【原植物】 参见"茶叶"条。

【药性】 苦，甘，凉。

【功用主治】《食物考》："止渴生津，宽胸开胃，解酒怡神。舌糜口臭、喉痹俱清。"

【用法用量】 内服：煎汤，3～10 g；或沸水泡服。

3221 茶油耙 (chá yóu bā)《(广东中医)》

【异名】 枯饼(《药性考》)，茶枯(《中国药用植物志》)，茶麸、茶子饼(《广东中医》，1961，(2)：46)，茶子麸、茶油麸(《岭南草药志》)。

【基原】 为山茶科茶属植物油茶种子榨去脂肪油后的渣滓。

【原植物】 参见"油茶子"条。

【成分】 茶油饼含黄酮苷类：山柰酚-3-O-吡喃葡萄糖基(6→1)吡喃鼠李糖苷〔kaempferol-3-O-β-D-glucopyranosyl(6→1)-O-α-L-rhamnopyranoside〕，山柰酚-3-O-吡喃葡萄糖基〔(2→1)吡喃葡萄糖基(6→1)吡喃鼠李糖苷〔kaempferol-3-O-β-D-glucopyranosyl-〔(2→1)-O-β-D-glucopyranosyl〕(6→1)-O-α-L-rhamnopyranoside〕。还含皂苷。

【药理】 抗菌作用 茶油饼中所含油茶粗皂苷，在体外对玫瑰色毛癣菌、红色毛癣菌和铁锈色小孢子菌有不同程度抑制作用，其最低抑菌浓度(MIC)分别为 0.375%、5%和 5%。茶子饼的提取物结晶Ⅰ在试管内 1 mg/ml 时，对石膏样小孢子菌、絮状表皮癣菌，石膏样癣菌和堇色毛癣菌有杀菌作用。在含有血吸虫卵的犬粪中加入1%、5%和10%茶子饼粉，置30℃作用24小时，粪便孵化转为阴性，或仅有极少数毛蚴，表明茶子饼有杀血吸虫卵的作用。其他作用参见"油茶子"条。

【药性】 辛、苦、涩、平，小毒。

1.《岭南草药志》："嗅微有油脂辛腥气，味辛、苦、涩，性有小毒。"

2.《全国中草药汇编》："苦，平。"

【功用主治】 燥湿解毒，杀虫去积，消肿止痛。主治湿疹瘙痒，虫积腹痛，跌打伤痛。

1.《药性考》："烧灰敷疮，亦可下积。"

2.《岭南草药志》："能除垢涤污，驱逐杀虫，消湿疹痛痒。"

3.《全国中草药汇编》："清热解毒，活血散瘀，止痛。外用治皮肤瘙痒。"

【用法用量】 外用：煎水洗；或研末调涂。内服：煅存性，研末，3～6 g。

【宜忌】 《岭南草药志》："内服必须煅存性，否则有剧烈催吐作用。"

【选方】 1. 治阴囊湿疹 茶麸 60 g，青蒿 15 g，熟烟15g。煎水，洗患处。

2. 治气痛(包括寄生虫心腹痛) 茶麸适量，煅存性。为末，水一大碗，煮沸送服。

3. 治跌打损伤 茶麸 12 g，酒糟 60 g。将茶麸用火煅，研末，加入酒糟，调匀敷患处。

4. 治夹色伤寒 茶麸 30～90 g。打碎，用清水 2 碗煎至 1碗，温服。服后约 1 小时便大吐，吐后可愈。

5. 治子宫脱垂 茶麸 120 g，黑醋 500 g。煎汤先熏后洗。同时内补中益气汤加煅牡蛎 30 g 煎服。

6. 治铁钉刺伤脚底 茶油麸和桐油捣敷患处，钉刺自出。(1～6方出自《岭南草药志》)

【临床报道】 治疗蛔虫病 ① 将茶子饼浸于温水中，24 h后漂取茶子饼(除去壳及外衣)，反复洗涤至无泡沫为止，晒干研粉。② 茶子饼打碎浸于清水中，不去壳及外衣，洗数次，晒干研成粉。1～3岁儿童每次服 1.5 g，4～6 岁每次服 2 g，7～10 岁每次服 3 g。第一组①法制成的粉末，第二组②法制成的粉末，均服 1 次。第三组服②法制成的粉末，每日服 3 次，共治 1 733 例，驱出蛔虫者 1 105 例，排出率 63.8%。其中，第一组 315 例，驱出蛔虫者 126 例，排出率 40.0%；第二组 1 203 例，驱出蛔虫者 822例，排出率 68.3%；第三组 215 例，驱出蛔虫者 157 例，排出率

73.0%。用药过程中，除第三组有 12 例发生轻度头晕外，其余无任何反应。此药刺激口腔黏膜，小孩不甚乐意服。此药也能驱除蛲虫。

3222 茶树根 (chá shù gēn)《(纲目拾遗)》

【基原】 为山茶科茶属植物茶的根。

【原植物】 参见"茶叶"条。

【采收加工】 全年均可采挖，鲜用或晒干。

【药理】 1. 降血脂作用 茶树根片 30～40 g(生药)/日，用1～2个月对高脂血症患者有较好降低血清三酰甘油及胆固醇作用。茶树根对实验性动脉粥样硬化家兔能减少主动脉斑块面积和脂质含量，使冠状动脉口病变和狭窄程度减轻。

2. 增加心肌血流量 茶树根 70%乙醇提取物 2.1 g/kg 和1.4 g/kg腹腔注射能显著增加小鼠心肌对[86]Rb 的摄取率，表明有增加心肌营养血流量的作用。

3. 对肿瘤生长抑制作用 茶树根提取物可使化学物诱导的小鼠体内实体瘤血清中碱性磷酸酶升至正常浓度，给药组荷瘤小鼠与非给药组荷瘤小鼠相比凝血时间延长，Hb 及 WBC 总计数减少，并有显著差异。60 日时荷瘤小鼠血清 SOD 活性明显下降。而茶树根提取物组中 SOD 活性增加。

毒性 茶树根 70%乙醇提取物小鼠腹腔注射的 LD_{50} 为 4.25 g(生药)/kg。

【药性】 苦、凉。归心、肝、肺经。

1.《救生苦海》："味苦。"(引自《纲目拾遗》)

2.《全国中草药汇编》："苦，平。"

3.《福建药物志》："苦，凉。"

【功用主治】 强心利尿，活血调经，清热解毒。主治心脏病，水肿，肝炎，痛经，疮疡肿毒，口疮，汤火灼伤，带状疱疹，牛皮癣。

1.《全国中草药汇编》："强心利尿，抗菌消炎，收敛止泻。主治肝炎，心脏病水肿。"

2.《福建药物志》："清热解毒。治带状疱疹，漆过敏，牙痛，心律不齐，冠心病。"

【用法用量】 内服：煎汤，15～30 g，大量可用至 60 g。外用：水煎熏洗，或磨醋涂患处。

【选方】 1. 治心脏病 (茶树)根(10 年以上者为好) 30～60 g。加糯米酒适量，水煎，临睡前顿服。如为风湿性心脏病，加树参 30 g，万年青 6 g；高血压心脏病加锦鸡儿根 30 g；同煎服。(《浙江药用植物志》)

2. 治口烂 茶树根煎汤代茶，不时饮。(《纲目拾遗》引《救生苦海》)

3. 治痛经，不孕 茶叶树根 15 g，小茴根 15 g，凌霄 60 g。月经来潮时，将前二味药加米酒适量炖好，加红糖兑服；经净第二日再将一味药炖白母鸡，加少许米酒、食盐内服，1个月服 1 次，连服 3 个月。(《安义草方》)

4. 治汤火灼伤 茶树根切片。温开水泡，搅动起白沫，取汁搽患处。(江西《草药手册》)

5. 治带状疱疹 茶树根鲜适量。磨酸醋涂患处。(《福建药物志》)

6. 治牛皮癣 茶树根内层红色细皮，加茶叶汁盛杯里，用力搅动，取液面上泡涂患处，或以老茶树根磨米泔水涂。(江西《草药手册》)

7. 治外痔 (茶树)根 250 g。煎汤坐浴熏洗患处。(《浙江药用植物志》)

8. 治漆过敏 茶树根鲜 6～9 g。水煎熏洗患处。(《福建药物志》)

【临床报道】 1. 治疗冠心病高脂血症 治疗组 94 例，给予茶树根片剂，每次 5 片(相当于生药茶树根 2.5 g)，日服 3 次。对

照组 30 例,服用多烯康,每次 4 粒,每检 0.45 g。所有病例用药前 2 星期停用降脂中西药及影响血液流变学之药物,饮食习惯不变。结果表明,茶树根能显著降低载脂蛋白 B$_{100}$,与对照组比较差异有显著性($P < 0.05$),并且可明显提高载脂蛋白 A1 与 ApoB$_{100}$ 之比值($P < 0.001$),并降低丙二醛、脂蛋白(a),两组比较差异有显著性($P < 0.05$ 与 $P < 0.01$)。血液流变学亦获得显著改善。

2. 治疗心律不齐 用复方茶树根片观察冠心病、心肌炎后遗症等导致的心律不齐(包括室上性早搏、室性早搏、窦性心动过缓等)共 30 例。结果显效 13 例,有效 7 例,无效 10 例。有效病例半数以上在 2~4 星期内获效。初步观察,以对室上性早搏、室性早搏疗效较显著,而对窦房阻滞、Ⅲ度房室传导阻滞及持久性房颤等似无效果。制剂及用法:每片复方茶树根含老茶树根煎膏粉 285 mg(相当于生药 5 g),路丁 10 mg,维生素 B$_6$ 5 mg。一般每次 2 片,日服 3 次;部分病例于无效后增加至每次 3 片或 4 片。服后一般无明显副作用,部分患者引起失眠,少数患者觉胃脘不适,但加用胃舒平后即可缓解,能继续服药。

3223 茖葱 gé cōng 《新修本草》

【异名】 格葱(《千金方》),山葱(《新修本草》),隔葱、鹿耳葱(《救荒本草》),角葱(《尔雅义疏》),天蒜(《植物名汇》)。

【基原】 为百合科葱属植物茖葱的鳞茎。

【原植物】 茖葱 *Allium victorialis* L.

多年生草本。鳞茎柱状圆锥形,单生或数枚聚生,鳞茎外皮黑褐色,网状纤维质。叶具长柄;叶片 2~3 枚,长卵形或长椭圆形乃至宽椭圆形,长 8~20 cm,宽 3~10 cm,先端短尖或钝,向叶柄渐狭,全缘,质软而平滑,稍带粉白色;叶脉平行。花茎长 30~60 cm;花小,绿白色乃至淡紫色,簇生于茎顶,成伞形花序排列;花被片 6;雄蕊 6,花丝比花被片长 1.5 倍;子房上位,具短柄,3 室,每室有 1 胚珠。蒴果,室背开裂。种子黑色。花、果期 6~8 月。

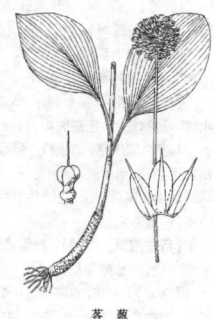

茖 葱

生于山野林荫、草甸。分布于东北、华北和陕西、甘肃、安徽、浙江等地。

【采收加工】 6~10 月采挖,鲜用。

【成分】 鳞茎含硫化物:甲基烯丙基二硫化物(methyl allyl disulfide),二烯丙基二硫化物(diallyldisulfide)和甲基烯丙基三硫化物(methylallyltrisulfide)等;黄酮类:紫云英苷(astragalin),山柰酚的糖苷 allivicin。皂苷: 20-*O*-β-D-吡喃葡萄糖基-22ξ-甲氧基-(25*R* 和 25*S*)-5α-呋甾-2α, 3β, 6β, 26-四醇-3-*O*-β-D-吡喃葡萄糖基(1→2)-*O*-[β-D-吡喃木糖基-(1→3)]-*O*-β-D-吡喃葡萄糖基-(1→4)-β-D-吡喃葡萄糖苷 {20-*O*-β-D-glucopyranosyl-22ξ-methoxy-(25*R* and *S*)-5α-furostan-2α, 3β, 6β, 26-tetraol 3-*O*-β-D-glucopyranosyl(1→2)-*O*-[β-D-xylopyranosyl-(1→3)]-*O*-β-D-glucopyranosyl-(1→4)-β-D-galactopyranoside}。

全草还含二硫杂苯化合物: 3, 4-二氢-3-乙烯基-1, 2-二硫杂苯(3, 4-dihydro-3-vinyl-1, 2-dithiin), 2-乙烯基-4*H*-1, 3-二硫杂苯(2-vinyl-4*H*-1, 3-dithiin)。

【药性】 辛,温。

1.《千金方》:"味辛,微温,无毒。"

2.《本草省常》:"性温。"

【功用主治】 散瘀,止血,解毒。主治跌打损伤,血瘀肿痛,蛆血,疮痈肿痛。

1.《千金方》:"除瘴气恶毒,久食益胆气,强志。"

2.《新修本草》:"主诸恶䘌,狐尿刺毒,山溪中沙虱、射工等毒。煮汁浸,或捣薄贴。"

3.《内蒙古中草药》:"止血,散瘀镇痛。主治蛆血,瘀血疼痛,跌打损伤。"

【用法用量】 内服:煎汤,鲜品 15~30 g。外用:捣敷。

【宜忌】 阴虚火盛者慎服。

《本草省常》:"多食伤人。"

3224 荠苧 qí níng 《本草拾遗》

【异名】 臭苏、青白苏《日华子》。

【基原】 为唇形科石荠苧属植物荠苧的茎和叶。

【原植物】 荠苧 *Mosla grosseserrata* Maxim. [*Orthodon grosseserratum* (Maxim.) Kudo]

一年生草本,高 20~50 cm。茎直立,四棱形,被倒生短柔毛。叶对生,叶柄长 5~15 mm;叶片卵形或卵状菱形,长 1~3 cm,宽 1~2.5 cm,先端锐尖,基部楔形,边缘具粗锯齿。轮伞花序 2 花,在主茎及侧枝上组成顶生的假总状花序,长 3~7 cm,其上的花朵排列不甚紧密,花序中轴节上具白色短毛,小花梗长 2~3 mm;苞片披针形,比小花梗长;花萼钟形,长约 3 mm,外面被短柔毛,并具腺点,上唇 3 齿,中齿较短;花冠唇形,长约 4 mm,白色,上唇短,先端微缺,下唇 3 裂;雄蕊 4,后对能育,花药 2 室,不育雄蕊的药室明显;子房 4 裂,花柱基生,柱头 2 裂。小坚果近球形,具疏网纹。花期 7~8 月,果期 8~11 月。

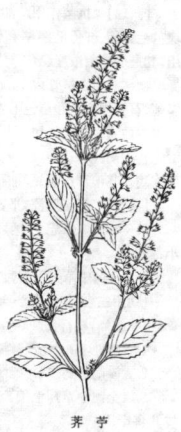

荠 苧

生于河边草地、路旁或灌木丛中。分布于吉林、辽宁、山东、江苏和安徽等地。

【采收加工】 7~8 月采收全草,晒干。

【成分】 茎叶含挥发油,主要为百里香酚(thymol),香荆芥酚(carvacrol),水芹烯(phellandrene)和百里香醌(thymoquinone)。

【药性】 辛,温。归胃、大肠经。

1.《纲目》:"辛,温,无毒。"

2.《本草汇言》:"味辛、苦,温。入手、足阳明经。"

【功用主治】 利水消肿,和胃制酸。主治腹水水肿,泄泻,胃酸过多,虫积腹痛,痔疮肿痛。

1.《本草拾遗》:"除蚁瘘,接碎敷之。亦主冷气泄痢。可为生菜,除胃间酸水。"

2.《现代实用中药》:"为收敛剂,治慢性下痢,及胃酸过多;又为驱虫剂。"

【用法用量】 内服:煎汤,9~15 g。外用:捣敷。

【选方】 治痔疮肿痛 荠苧全草适量,煎水熏洗。(山东《常用药物》)

3225 荠苨 jì ní 《别录》

【异名】 苨、菧苨《尔雅》,甜桔梗《纲目》,土桔梗《本草原始》,空沙参《本草从新》,梅参、长叶沙参《浙江民间常用草药》。

【基原】 为桔梗科沙参属植物荠苨、薄叶荠苨的根。

【原植物】 1. 荠苨 *Adenophora trachelioides* Maxim. 又名：心叶沙参、杏叶菜、老母鸡肉(《中国高等植物图鉴》)。

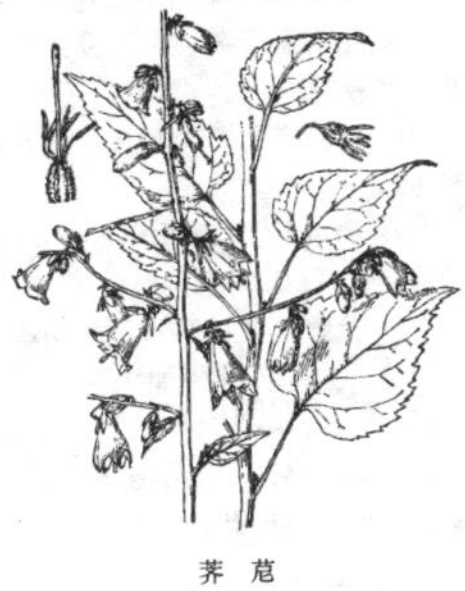

荠 苨

多年生草本，高 40～120 cm。全株无毛。茎单生，常多稍之字形曲折，具白色乳汁。基生叶心脏肾形，宽超过长；茎生叶具2～6 cm长的叶柄；叶片心形或在茎上部的叶基部近于平截形，通常叶基部不向叶柄下延成翅，先端钝至短渐尖，边缘为单锯齿或重锯齿，长 3～13 cm，宽2～8 cm。花序分枝长而几乎平展，组成大圆锥花序，或分枝短而组成狭圆锥花序；花萼筒部倒三角状锥形，5 裂，裂片长椭圆形或披针形；花冠钟状，蓝色、蓝紫色或白色，5 裂，裂片宽三角状半圆形，先端急尖；花盘筒状，上下等粗或向上渐细；花柱与花冠近等长。蒴果卵状圆锥形。花期 7～9 月。

生于山坡草地或林缘。分布于辽宁、河北、山东、江苏、安徽、浙江。

本植物的苗叶(荠苨苗)亦供药用，另设专条。

2. 薄叶荠苨 *A. remotiflora*(Sieb. et Zucc.) Miq. [*Campanula remotiflora* Sieb. et Zucc.]

本种与荠苨的主要区别为：茎生叶基部圆钝至宽楔形，或仅茎下部的叶有时浅心形，叶片薄，膜质。花萼筒部倒卵状或倒卵状圆锥形。花期 7～8 月。

生于海拔 1 700 m 以下的林缘、林下或草地。分布于黑龙江、吉林、辽宁。

【采收加工】 4～6 月采挖，除去茎叶，晒干。

【药性】 甘，寒。归肺、脾经。

1.《别录》："甘，寒。"

2.《千金翼方》："无毒。"

3.《本草从新》："甘、淡，微寒。"

4.《得配本草》："入手太阴经。"

5.《本草求真》："入肺、脾经。"

【功用主治】 润燥化痰，清热解毒。主治肺燥咳嗽，咽喉肿痛，消渴，疔痈疮毒，药物中毒。

1.《别录》："主解百药毒。"

2.《食医心镜》："利肺气，和中，明目，止痛。"

3.《食疗本草》："丹石发动，取根食之尤良。"

4.《日华子》："杀虫毒。治蛇虫咬，热狂温疾，罯毒箭。"

5.《纲目》："主咳嗽，消渴，强中，疮毒疔肿，辟沙虱短狐毒。"

6.《得配本草》："解上焦热邪。"

7.《饮片新参》："治虚损肺热燥咳，生津液，养胃退蒸。"

8.《长白山植物药志》："清热，化痰，解毒。""主治肺热咳嗽，咽喉痛，消渴，疔毒疮肿。"

【用法用量】 内服：煎汤，5～10 g。外用：捣烂敷。

【选方】 1. 治急慢性支气管炎 (荠苨)鲜根(刮去外表粗皮)30 g(干的 9 g)，枇杷叶(去毛)15 g。水煎服。(《浙江民间常用草药》)

2. 治强中之病，茎长兴盛，不交精液自出，消渴之后，即作痈疽 猪肾一具，大豆一升，荠苨、石膏各三两，人参、茯神(一作茯苓)、磁石(绵裹)、知母、葛根、黄芩、栝楼根、甘草各二两。上十二味，㕮咀，以水一斗五升，先煮猪肾、大豆，取一斗，去滓下药，煮取三升，分三服，渴乃饮之。(《千金方》猪肾荠苨汤)

3. 治疔肿 老荠苨根汁一合。去滓，涂。不过三度。(《千金方》)

4. 治面皯黯，灭瘢去黑痣 荠苨二两，桂心三分，上件药，捣细罗为散。每服，以醋浆水调下一钱，日三服。(《圣惠方》)

【各家论述】《纲目》："荠苨寒而利肺，甘而解毒，乃良品也，而世不知用，惜哉。按葛洪《肘后方》云：一药而兼解众毒者，惟荠苨汁浓饮二升，或煮嚼之，亦可作散服。此药在诸药中。毒皆自解也。又张鹭《朝野佥载》云：各医言虎中药箭，食清泥而解；野猪中药箭，豗荠苨而食。物犹知解毒，何况人乎？又孙思邈《千金方》治强中为病，茎长兴盛，不交精出，消渴之后，发为痈疽，有荠苨丸、猪肾荠苨汤方，此皆本草所未及者。然亦取其解热解毒之功尔，无他义。"

3226 **荠菜** jì cài (《千金方》)

【异名】 荠(《诗经》)，靡草(《礼记》)，护生草(《纲目》)，芊菜、鸡心菜(《医林纂要》)，净肠草(《植物名实图考》)。

【基原】 为十字花科荠属植物荠菜的全草。

【原植物】 荠菜 *Capsella bursa-pastoris*(L.) Medic. [*Thlaspi bursa-pastoris* L.]

一年或二年生草本，高 20～50 cm。茎直立，有分枝，稍有分枝毛或单毛。基生叶丛生，呈莲座状，叶柄长 5～40 mm；叶片大头羽状分裂，长可达 12 cm，宽可达 2.5 cm，顶生裂片较大，卵形至长卵形，长 5～30 mm，侧生者长 2～20 mm，裂片 3～8 对，较小，狭长，呈圆形至卵形，先端渐尖，浅裂或具有不规则粗锯齿；茎生叶狭披针形，长 1～2 cm，宽 2～15 mm，基部箭形抱茎，边缘有缺刻或锯齿，两面有细毛或无毛。总状花序顶生或腋生，果期延长达 20 cm；萼片长圆形；花瓣白色，匙形或卵形，长 2～3 mm，有短爪。短角果倒卵状三角形或倒心状三角形，长 5～8 mm，宽扁平，无毛，先端稍凹，裂瓣具网脉。种子 2 行，呈椭圆形，浅褐色。花果期 4～6 月。

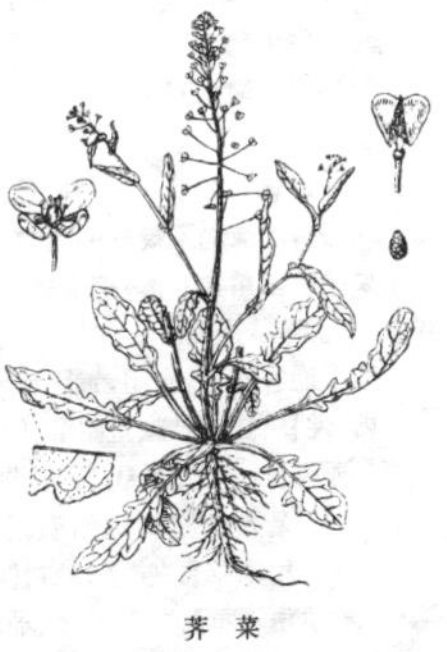

荠 菜

全国各地均有分布或栽培。

荠菜的种子(荠菜子)、花序(荠菜花)亦供药用，另设专条。

【采收加工】 3～5 月采收，晒干。

【药材】 荠菜 *Capsellae Bursa-pastoris Herba* 全国各地均产。

性状 主根圆柱形或圆锥形，有的有分枝，长 4～10 cm；表面类白色或淡褐色，有许多须状侧根。茎纤细，黄绿色，易折断。根出叶羽状分裂，多卷缩，展平后呈披针形，顶端裂片较大，边缘有粗齿；表面灰绿色或枯黄色，有的棕褐色，纸质，易碎；茎生叶长圆形或线状披针形，基部耳状抱茎。果实倒三角形，扁平，顶端微凹，具残存短花柱。种子细小倒卵圆形，着生在假隔膜上，成 2 行排列。搓之有清香气，味淡。

【成分】 全草含黄酮类：二氢非瑟素(dihydrofisetin)，山柰酚-4′-甲醚(kaempferol-4′-methylether)，槲皮素-3-甲醚(quercetin-3-methylether)，棉花皮素六甲醚(gossypetin hexamethyl ether)，香叶木苷(diosmin)，3，4′，7-三羟基黄烷酮(garbanzol)，洋槐黄素又名刺槐乙素(robinetin)，芸香苷(rutin)，木犀草素-7-芸香糖苷(luteolin-7-rutinoside)；生物碱类：胆碱(choline)，乙酰胆碱(acetylcholine)，芥子碱(sinapine)，育亨宾(yohimbine)，麦角克碱(ergocristine）；脂肪酸类：棕榈酸（palmitic acid），延胡索酸（fumaric acid），草酸（oxalic acid），酒石酸（tartaric acid），苹果酸（malic acid）；氨基酸类：对氨基苯磺酸，精氨酸，天冬氨酸，脯氨酸，甲硫氨酸，亮氨酸，谷氨酸，甘氨酸，丙氨酸，胱氨酸，半胱氨酸。还含侧金盏花醇（adonitol），黑芥子苷（sinigrin）。

【药理】 1. 兴奋子宫 荠菜煎剂与流浸膏对大鼠离体子宫、麻醉狗、猫在位子宫和兔慢性子宫瘘管，均有显著兴奋作用，其兴奋子宫的有效成分溶于水及含水醇中。

2. 对凝血时间的影响 小鼠腹腔注射荠菜流浸膏挥发液，毛细管法和玻片法均证明能缩短出血时间。荠菜煎剂小鼠灌胃给药，小剂量时使凝血时间缩短，大剂量时出血时间反而延长。

3. 对血压的影响 荠菜的醇提取物给犬、猫、兔、大鼠静脉给药可产生一过性血压下降，兔静脉注射荠菜提取物可降压，但不能翻转肾上腺素的作用。荠菜煎剂或流浸膏挥发液对麻醉犬有短暂降压作用，若先用阿托品可对抗血压的下降。

4. 抗肿瘤作用 荠菜全草提出物给小鼠腹腔每日注射0.14 g/kg，可引起其皮下移植的 Ehrlich 实体瘤生长抑制50%～80%。该瘤瘤内出现多发性坏死并有宿主纤维组织细胞长入。从该提出物中分离得有效成分为一酸性物质并已鉴定为延胡索酸。延胡索酸在每日 10 mg/kg 剂量下即能抑制 Ehrlich 实体瘤生长，而其腹腔注射的小鼠 LD_{50} 为 266 mg/kg。

5. 其他作用 醇提取物可使由阿托品引起的豚鼠小肠抑制产生收缩作用。

【炮制】 取原药材，除去杂质，抢水洗净，切段，干燥，筛去灰屑。

饮片性状 为不规则的段片，根是须状分枝。茎生叶狭披针形，多破碎，叶缘呈不规则的缺刻或锯齿。总状花序，呈十字展开。短角果呈扁三角状心形，有细柄，淡黄色。种子细小，倒卵圆形，深褐色。气微，味淡而涩。

贮干燥容器中，密闭，置阴凉干燥处，防霉。

【药性】 甘、淡，凉。归肝、脾、膀胱经。

1.《别录》："味甘、温，无毒。"

2.《千金方》："味甘、涩，温。"

3.《日用本草》："味辛，凉，甘，平。"

4.《滇南本草》："辛、苦，性平。"

5.《本草撮要》："入手少阴、太阴，足厥阴经。"

6. 南京《中草药学》："甘、淡，微凉。入肝、胃经。"

【功用主治】 凉肝止血，平肝明目，清热利湿。主治吐血、衄血、咯血、尿血、崩漏，目赤疼痛，眼底出血，高血压病，赤白痢疾，肾炎水肿，乳糜尿。

1.《别录》："主利肝气，和中。"

2.《药性论》："烧灰，能治赤白痢。"

3. 崔禹锡《食经》："补心脾。"

4.《日华子》："利五脏。根疗目疼。"

5.《滇南本草》："清肺热，消痰，止咳嗽，除小肠经邪热，利小便。"

6.《品汇精要》："散风毒，消瘴翳。"

7.《纲目》："明目，益胃。"

8.《本草汇言》："解动积去滞，而又能收敛浮气。""治痢去积滞，不行者可通，久痢多行者可止。"

9.《医林纂要》："利水和脾，辟寒氲，散郁热。"

【用法用量】 内服：煎汤，15～30 g；鲜品 60～120 g；或入丸、散。外用：捣汁点眼。

【选方】 1. 治内伤吐血 荠菜 30 g，蜜枣 30 g。水煎服。《湖南药物志》）

2. 治崩漏及月经过多 荠菜 30 g，龙芽草 30 g。水煎服。《广西中草药》）

3. 治尿血 鲜荠菜 125 g。水煎，调冬蜜服，或加陈棕炭 3 g，冲服。《福建药物志》）

4. 治肺热咳嗽 （荠菜）全草用鸡蛋煮吃。《滇南本草》）

5. 治高血压病 荠菜、夏枯草各 60 g。水煎服。《全国中草药汇编》）

6. 治暴赤眼，疼痛碜涩 荠菜根，捣绞取汁，以点目中。《圣惠方》）

7. 治风湿性心脏病 荠菜 60 g，鲜苦竹叶 20 个（去尖）。水煎代茶饮，每日 1 剂，连服数月。《青岛中草药手册》）

8. 治肿满腹大，四肢枯瘦，小便涩浊 甜葶苈（纸隔炒）、荠菜根等分。上为末，蜜丸如弹子大。每服一丸，陈皮汤嚼下。《三因方》葶苈大丸）

9. 治乳糜尿 荠菜（连根）120～500 g，洗净煮汤（不加油盐），顿服或 3 次分服，连服 1～3 月。〔中华外科杂志〕1956，4（12）：948〕

3227 荠苨苗 jì nǐ miáo 《《纲目》》

【异名】 隐忍（陶弘景）。

【基原】 为桔梗科沙参属植物荠苨的苗叶。

【原植物】 参见"荠苨"条。

【采收加工】 春季苗出时采收，鲜用。

【药性】《纲目》："甘苦，寒，无毒。"

【功用主治】 1.《本草图经》："主腹脏风壅，咳嗽上气。"

2.《纲目》："蛊毒腹痛，面目青黄，淋露骨立，煮汁一二升饮。"

【用法用量】 内服：煎汤，3～9 g。

3228 荠菜子 jì cài zǐ 《《千金方》》

【异名】 蒫、荠实《尔雅》，荠熟干实《五十二病方》，荠子《药性论》，蒫实《纲目》。

【基原】 为十字花科荠属植物荠菜的种子。

【原植物】 参见"荠菜"条。

【采收加工】 6 月间果实成熟时，采摘果枝，晒干，揉出种子。

【药材】 荠菜子 *Capsellae Bursa-pastoris Semen* 全国各地均产。

性状 种子呈小圆球形，或卵圆形，直径约 2 mm。表面黄棕色或棕褐色，一端可见类白色小脐点。种皮薄，易压碎。气微香，味淡。

【成分】 种子含脂肪油 22.5%。

【药理】 对毛细血管的作用 香叶木苷有维生素 P 样作用，其降低兔毛细血管渗透性的作用比芦丁强，治疗毛细血管脆性增加的效果比芦丁好，并且毒性较低。

【药性】《纲目》："甘，平，无毒。"

【功用主治】 祛风明目，主治目痛，青盲翳障。

1.《吴普本草》："治腹胀。"

2.《别录》："主明目，目痛。"

3.《药性论》："主青盲病不见物，补五脏不足。"

4.《食性本草》："主骥，去风毒邪气，明目去翳障，能解毒。久食视物鲜明。"

【用法用量】 内服：煎汤，10～30 g。

【宜忌】 1.《药性论》："患气人食之动冷疾。"

2.《食疗本草》："不与面同食，令人胸闷，服丹石人不可食。"

【选方】 治黄疸 荠菜子 30～60 g，大青根或叶 30～60 g。水煎服。《湖南药物志》）

3229 荠菜花 jì cài huā 《《履巉岩本草》》

【异名】 荠花《植物名实图考》，地米花《贵州民间方药集》。

【基原】 为十字花科荠属植物荠菜的花序。

【原植物】 参见"荠菜"条。

【采收加工】 4~6月采收，晒干。

【药材】 荠菜花 Capsellae Bursa-pastoris Flos 全国各地均产。

性状 总状花序轴较细，鲜品绿色，干品黄绿色；小花梗纤细，易断；花小，直径约 2.5 mm，花瓣 4 片，白色或淡黄棕色；花序下部常有小倒三角形的角果，绿色或黄绿色，长 5~8 mm，宽 4~6 mm。气微清香，味淡。

【炮制】 取原药材，抢水洗净，切段，干燥。

饮片性状 参见"药材"项。

贮干燥容器中，密闭，置阴凉干燥处，防霉。

【药性】 甘，凉。

《履巉岩本草》："性暖，无毒。"

【功用主治】 凉血止血，清热利湿。主治崩漏，尿血，吐血，咯血，衄血，小儿乳积，痢疾，赤白带下。

《植物名实图考》："能消小儿乳积，烧灰治红白痢。"

【用法用量】 内服：煎汤，10~15 g；或研末。

【选方】 1. 治久痢 （荠菜花）阴干研末，枣汤日服二钱。(《纲目》引《日华子》)

2. 治崩漏 鲜荠菜花 30 g，水煎服；或配丹参 6 g，当归 12 g。水煎服。(江西《草药手册》)

3. 治吐血，咯血，鼻出血，齿龈出血 荠菜花、白及各15 g。水煎服。

4. 治高血压病，眼底出血 荠菜花 15 g，墨旱莲 12 g。水煎服。(3、4 方出自《食物中药与便方》)

5. 预防流脑 荠菜花30 g，水煎代茶，可隔日或 3 日服 1 次，连服 2~3 星期。(《饮食治疗指南》)

3230 茭白 jiāo bái 《本草图经》

【异名】 出隧、蘧蔬《尔雅》，绿节《西京杂记》，菰菜、菰首《食疗本草》，菰首《本草拾遗》，菰蒋节《子母秘录》，菰手《本草图经》，菰笋《救荒本草》，菰笋、茭粑《纲目》，菰瓜、茭耳菜《植物名实图考》。

【基原】 为禾本科菰属植物菰的嫩茎秆被菰黑粉菌 Yenia esculenta (P. Henn.) Liou 刺激而形成的纺锤形肥大部分。

【原植物】 菰 Zizania caduciflora (Turcz. ex Trin.) Hand.-Mazz. 又名：蒋草《说文》，菰蒋草、茭草《本草经集注》。

多年生水生草本，常有根茎。秆直立，高 90~180 cm。叶鞘肥厚，长于节间，基部有横脉纹；叶呈三角形，长达 15 mm；叶片扁平而宽广，表面粗糙，背面较光滑，长 30~100 cm，宽 10~20 mm。圆锥花序大型，长 30~60 cm，分枝多簇生，开花时上举，结果时开展，雄小穗长10~15 mm，两侧多少压扁，常带紫色，常着生于花序下部开展或上升的分枝上，脱节于小穗柄上，惟其柄较细弱；颖退化为先端渐尖或有短尖头，并有 5 脉，厚纸质；花药6~9 mm；雌小穗长15~25 mm，外稃有芒长 15~30 mm，内稃与外稃同质，常均有 3 脉，为外稃所紧抱；雌花中有 6 枚发育雄蕊。颖果圆柱形，长约 10 mm。花、果期秋季。

分布于我国南北各地。

本植物的果实(菰米)、根茎及根(菰根)亦供药用，另设专条。

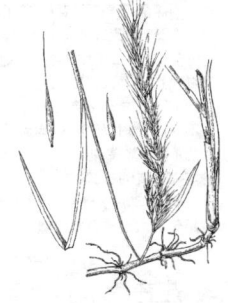

菰

【采收加工】 7~9月采收，鲜用或晒干。

【药性】 甘，寒。归肝、脾、肺经。

1.《食疗本草》："寒。"

2.《本草拾遗》："味甘，无毒。"

3.《日华子》："微毒。"

4.《日用本草》："甘，寒。"

5.《本草汇言》："味甘、淡，气冷，性滑。"

6.《本草再新》："入肝、脾二经。"

7.《本草撮要》："入手、足太阴经。"

【功用主治】 解热毒，除烦渴，利二便。主治烦热，消渴，二便不通，黄疸，痢疾，热淋，目赤，乳汁不下，疮疡。

1.《食疗本草》："利五脏邪气，酒皶面赤，白癞，疬疡，目赤，热毒风气，卒心痛，可盐、醋煮食之。"

2.《本草拾遗》："去烦热，止渴，除目黄，利大小便，止热痢，解酒毒。"

3.《日用本草》："治肠胃积热。"

4.《本草汇言》："润大肠，疏结热。"

5.《随息居饮食谱》："清湿热，止烦渴、热淋。"

6.《食物考》："消胀。"

7.《河北中草药》："清热，解毒，除烦，止渴，并有调经、通乳作用。"

【用法用量】 内服：煎汤，30~60 g。

【宜忌】 脾虚泄泻者慎服。

1.《食疗本草》："滑中，不可多食。""性滑，发冷气，伤阳道，令下焦冷滑。""杂齑食之，发痼疾。"

2.《本草汇言》："脾胃虚冷、作泻之人勿食。"

3.《随息居饮食谱》："精滑、便泻者勿食。"

【选方】 1. 治温病狂热，神志昏闷，烦渴引饮 菰笋、水芦根各一两，忍冬、淡竹叶、防前草根各三钱，石菖蒲根、水灯心各一钱五分。水煎服。(《草药简易方》引《文堂集验方》)

2. 治便秘，心胸烦热，高血压病 鲜茭白 60 g，旱芹菜30 g。水煎服。(《食物与治病》)

3. 催乳 茭白 15~30 g，通草 9 g。猪脚煮食。(《湖南药物志》)

4. 治虚劳咳嗽，吐血，肺痿，肺痈吐脓血垂危者 茭白细根约三四两捣碎，陈酒煎绞计，每日服一二次。(《鲟溪单方选》)

5. 治小儿风疮久不瘥 烧菰蒂节，末，以敷之。(《子母秘录》)

6. 治酒皶鼻 生茭白捣烂，每晚敷患部，次日洗去；另取生茭白30~60 g，煮服。(《浙江药用植物志》)

7. 治小儿赤游丹 茭白烧存性，研细末，撒布患部，或以麻油调涂。(《食物中药与便方》)

3231 茺蔚子 chōng wèi zǐ 《本经》

【异名】 益母草子《本草要解》，冲玉子《湖南药材手册》，益母草子《江西药材志》，小胡麻《江苏省药材志》。

【基原】 为唇形科益母草属植物益母草和细叶益母草的果实。

【原植物】 参见"益母草"条。

【采收加工】 8~11月在全株花谢、果实成熟时割取全株，晒干，打下果实。

【药材】 茺蔚子 Leonuri Fructus 全国各地均产。

性状 小坚果呈长圆形，具三棱，长 2~3 mm，直径 1~1.5 mm。表面灰褐色或褐色，有稀疏深色斑点，上端较宽，平截状，下端渐窄而钝尖，有凹入的果柄痕。果皮薄，褐色，胚乳、子叶白色，富油质，气微，味苦。

鉴别 (1)果实横切面：外果皮为 1 列浅黄色径向延长的细

胞。中果皮为 2～3 列类方形薄壁细胞，近内果皮的细胞中含草酸钙方晶。内果皮坚硬，为 1 列径向延长的石细胞，木化。为 1 列切向延长的棕色色素细胞。胚乳和子叶细胞含糊粉粒及脂肪油。

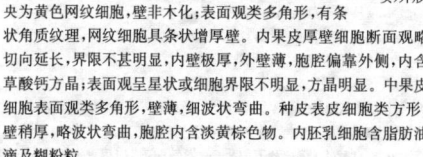

茺蔚子（果实）外形

粉末特征：黄棕色至深棕色。外果皮细胞横断面观略径向延长，长度不一，形成多数隆起的脊，脊中央为黄色网纹细胞，壁非木化。表面观多角形，有条状角质纹理。网纹细胞具条状增厚壁。内果皮厚壁细胞断面观略切向延长，界限不甚明显，内壁极厚，外壁薄，胞腔偏靠外侧，内含草酸钙方晶。表面观多角形，壁薄，细波状弯曲。内果皮细胞表面观多角形，壁薄，细波状弯曲。种皮表皮细胞类方形，壁稍厚，略波状弯曲，胞腔内含淡黄棕色物。内胚乳细胞含脂肪油滴及糊粉粒。

（2）薄层色谱：取本品粗粉 5 g，加盐酸-甲醇（1∶100）液 50 ml 冷浸过夜，滤过，取滤液 45 ml 浓缩，再加入蒸馏水 5 ml，再次滤过，浓缩后，加正丁醇至 2 ml，作供试液，另取水苏碱作对照品，分别点样于硅胶 G 板上，用正丁醇-乙酸乙酯-盐酸（4∶0.5∶1.5）展开，干后以碘化铋钾试剂显色，供试品色谱中在与对照品色谱相应的位置处显相同的橙红色斑点。

【成分】 益母草果实含生物碱：益母草宁碱（leonurinine），水苏碱（stachydrine）；脂肪油 26%，油中主要成分为油酸（oleic acid）占油总量的 63.75% 及亚麻酸（linolenic acid）占 21.13%，另含维生素 A 样物质 0.04%。

全草含酚苷类：leonuriside A、B；黄酮苷：芦丁（rutin），异槲皮苷（isoquercitrin），银椴苷（tiliroside），异鼠李素-3-O-芸香糖苷（sorhamnetin 3-O-rutinoside）；环烯醚萜苷类：leonuride。

细叶益母草果实种油含丙二烯类脂肪酸：phlomic acid, 7, 8-二十碳二烯酸（7, 8-eicosadienoic acid）。

【药理】 1. 降压作用 茺蔚子水浸出液或醇水浸出液对麻醉动物静脉注射有轻微降压作用。

2. 对子宫的作用 茺蔚子总碱和水苏碱对离体子宫均有兴奋作用。表现为张力增高，收缩力增加，频率加快。但高浓度的茺蔚子总碱对离体小鼠子宫的兴奋作用减弱。

毒性 人一次口服茺蔚子 30 g 以上，可于 4～6 小时后出现中毒反应，症状为全身无力，下肢不能活动，周身酸麻疼痛，重者汗多呈虚脱状态。

【炮制】 1. 茺蔚子 取原药材，除去杂质，洗净，干燥。

2. 炒茺蔚子 取净茺蔚子，置锅内，用文火加热炒至鼓起有爆裂声时，取出，放凉。

饮片性状 茺蔚子呈三棱形，表面灰褐色，有深色斑点，果皮薄，种子类白色，富油性。气无，味苦。炒茺蔚子形如茺蔚子，表面微鼓起，色泽加深。

贮干燥容器内，置通风干燥处。

【药性】 甘，辛，微寒，小毒。归肝经。

1.《本经》："味辛，微温。"

2.《别录》："甘，微寒，无毒。"

3.《纲目》："味甘，微辛，气温，阴中之阳，手足厥阴经药也。"

4.《得配本草》："入足厥阴血分。"

5.《本草经解》："入手太阴肺经，足太阴脾经。气味俱升，阳也。"

【功用主治】 活血调经，清肝明目。主治妇女月经不调，痛经，产后瘀滞腹痛，肝热头痛，目赤肿痛，目生翳障。

1.《本经》："主明目，益精，除水气，久服轻身。"

2.《别录》："疗血逆大热，头痛心烦。"

3.《日华子》："治产后血胀。"

4.《开宝本草》："作煎及捣绞取汁服之，下死胎也。"

5.《履巉岩本草》："去热气。"

6.《日用本草》："春仁，生食补中益气，通血脉，填精髓，止渴，润肺。"

7.《医学入门》："善行瘀血，养新血。治血逆心烦，益心力，逐水气浮肿，去风热疮毒。天阴则痛。"

8.《纲目》："治风解热，顺气活血，养肝益心，安魂定魄，调女人经脉，崩中带下，产后胎前诸疾。"

9.《得配本草》："制三黄、砒石。"

10.《本草求原》："益精，通血脉，养肝，凡肝气虚而滞，致经脉不调，崩中、带下最宜。"

【用法用量】 内服：煎汤，6～9 g；或入丸、散；或捣绞取汁。

【宜忌】 瞳孔散大者及孕妇禁服。

1.《经效产宝》："忌铁器。"

2.《本草从新》："虽曰行中有补，终是滑利之品，非血滞、血热者勿与。"

3.《本草用法研究》："血崩者禁用。患内障者、水肿不由于静脉郁血而由于虚弱性者、腹泻者均忌用。"

【选方】 1. 治子宫脱垂 茺蔚子 15 g，枳壳 12 g。水煎服。《湖南药物志》

2. 治头昏晕，目眩肿痛 茺蔚子 10 g，菊花 10 g，白蒺藜 10 g，川牛膝 10 g。水煎服。《四川中药志》1979 年版

3. 治高血压病 茺蔚子、黄芩各 9 g，夏枯草、生杜仲、桑寄生各 15 g。水煎服。《青岛中草药手册》

4. 治乳痈恶疮 用茺蔚子捣敷及取汁服。

5. 治小儿疳积痔疾 用茺蔚子煮食之。

6. 治耳跻 茺蔚子汁滴耳中。（4～6 方出自《普济方》

【临床报道】 治疗高血压病 用茺蔚子、桑枝、桑叶各等分制成洗剂（生药 75 g）、糖浆（每 1 ml 含生药 6 g）、注射液（每 1 ml 含生药 0.45 g）3 种剂型。用法：每晚临睡前双脚浸泡于 40～50℃ 洗剂中 30～40 分钟；糖浆剂每日服 3 次，每次 30～40 ml，7 日为 1 个疗程；注射液肌内注射，每日 2 次，每次 2 ml，7 日为 1 个疗程。共治 214 例，其中一期高血压病 134 例，二期高血压 52 例，三期高血压 28 例，结果各期显效分别为 102 例，31 例，18 例，分别为 2 例、17 例、4 例，无效分别为 0 例、4 例、6 例，有效率分别为 100%、92.3%、78.6%，总有效率为 95.3%。以上结果表明，此疗法对一期高血压病疗效较好，对二期和三期的疗效次之。

【各家论述】 1. 朱丹溪："茺蔚子，活血行气，有补阴之功，故名益母。凡胎前产后所恃者，血气也。胎前无滞，产后无虚，以其行中有补也。"（引自《纲目》）

2.《纲目》："茺蔚子，治妇女经脉不调，胎产一切血气诸病，妙品也。而医方鲜知用，时珍常以之同四物、香附诸药治人，获效甚多。盖包络生血，肝藏血，此物能活血补阴，故能明目、益精、调经，治女人诸病也。东垣李氏言瞳子散大者禁用茺蔚子，为其辛温主散，能助火也。当归虽辛温，而兼苦甘，能和血，故不禁之。愚谓目得血而能视，茺蔚行血甚捷，瞳子散大，血不足也，故禁之，非助火也。血滞病目则宜之，故曰明目。"

3.《本草正义》："茺蔚，古人止用其子。《本经》之明目益精，则温和养血，而又沉重，直达下焦，故为补益肾阴之用。除水气者，辛温下降，故能通络而逐水……《别录》加以微寒，则亦温亦寒，大是不妥，盖当时以治热证，因而屬人此说。疗血逆者，温和行血，从子重坠下降，故能平逆。惟主大热头痛心烦，则与温养之性不符，存而不论可也。"

4.《本草用法研究》："《本经》首言能明目，虽云行中有补，止可用于肝血瘀滞及血滞瞳神之证，若无瘀滞而欲其补益，则未必耳。"

3232 茳芒 jiāng máng 《别录》

【异名】 槐叶决明（《纲目》），望江南（北京）。

【基原】 为豆科决明属植物茳芒决明的种子。

【原植物】 茳芒决明 *Cassia sophera* L.

灌木或半灌木,高 1～2 m。分枝多,通常被毛。偶数羽状复叶,互生,叶柄近基部有 1 个腺体;托叶线状披针形,早落;小叶 5～10 对,叶片卵形、长卵形至椭圆状披针形,长 1.7～4.2 cm,宽 0.7～2 cm,先端急尖或短渐尖,基部近圆形,边缘有刺毛,上面绿色,下面被白粉,有臭气。伞房状总状

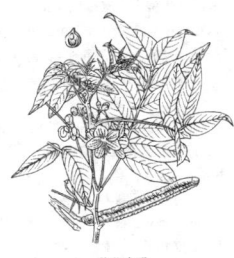

茳芒决明

花序有少数花,顶生或腋生;花萼筒短,花托状,萼片 5,倒卵形或近于圆形;花黄色,花瓣 5,直径约 2 cm,倒卵形;雄蕊 10,7 枚发育,3 枚退化;雌蕊 1,子房柄密被白色硬毛,花柱先端弯曲。荚果近圆筒形,膨胀,边缘被疏毛,中间棕色,长 7～9 cm,疏生毛。花期 7～9 月,果期 10～11 月。

生于山坡路旁或栽培。分布于华东、中南、西南及河北等地。

茳芒决明的根(茳芒根)亦供药用,另设专条。

【采收加工】 10～11 月果实成熟时采收,剪下荚果,晒干,打出种子晒干备用。

【药材】 茳芒 *Cassiae Sopherae Semen* 主产于山东、河南、河北、浙江等地。

性状 种子呈广卵形而扁,直径 3～4 mm。表面黄绿色或绿褐色,微有光泽,两表面中央有椭圆形凹斑,偏斜,一端略尖,旁有种脐,质坚硬,气微、味微苦。

【成分】 种子含抗坏血酸和去氢抗坏血酸。

【药性】 甘、苦,性平。

1.《本草拾遗》:"性平,无毒。"

2.《纲目》:"味甘苦。"

【功用主治】 清肝明目,健胃调中,润肠解毒。主治目赤肿痛,头晕头胀,口腔糜烂,习惯性便秘,小儿疳积,痢疾,疟疾。

1.《本草拾遗》:"火炙作饮极香,除痰止渴,令人不睡,调中。"

2.《浙江药用植物志》:"清热。"

【用法用量】 内服:煎汤,9～15 g。

3233 茳芒根 jiāng máng gēn 《全国中草药汇编》

【异名】 苦参、野苦参《云南药用植物名录》。

【基原】 为豆科决明属植物茳芒决明的根。

【原植物】 参见"茳芒"条。

【采收加工】 9～10 月挖根,切片晒干。

【药性】《全国中草药汇编》:"苦,寒。"

【功用主治】 清热解毒,杀虫。主治痢疾、咽喉炎、淋巴结炎、阴道滴虫,烧烫伤。

1.《全国中草药汇编》:"消炎,止痛,健胃。治痢疾,胃痛,肝脓疡,喉炎,淋巴腺炎。外治阴道滴虫,烧烫伤。"

2.《浙江药用植物志》:"强壮,利尿。"

【用法用量】 内服:煎汤,9～15 g。外用:煎水熏洗。

3234 荡皮参 dàng pí shēn 《南海海洋药用生物》

【异名】 乌虫参、乌参、乌参、红参《南海海洋药用生物》。

【基原】 为海参科海参属动物玉足海参(去内脏)的全体。

【原动物】 玉足海参 *Holothuria leucospilota*(Brandt)〔*H. vagabunda* Selenka〕 又名:白斑海参。

体圆筒状,后部常较粗大,一般体长为 20～30 cm。背面散生

少数疣足和管足,腹面管足较多,排列不规则,但幼小个体的管足排列成 3 纵带。皮内骨片主要为桌形体和扣状体。桌形体的底盘为圆形,中央有 4 个大孔,周围有 8～14 个小孔,塔顶有一大圆孔,周围有 8～11 个小齿;另有较小的桌形体,底盘近方形,中央有大孔 4 个,角上有小孔 4 个。扣状体骨片多为椭圆形,有穿孔 3～4 对。生活时背面为暗褐色,老年个体色常较深,幼小个体常带紫褐色。腹面色较淡。

多生活于石堆间水洼中;幼体常栖息于潮间带海岸珊瑚礁或岩石下。我国分布自福建东山、广东、海南至西沙群岛。

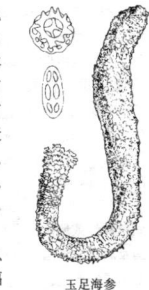

玉足海参

【采收加工】 参见"海参"条。

【成分】 玉足海参全体含皂苷:海参苷(holothurin)A、B。又含纤毛氨基酸(cilaamino acid),副肌球蛋白(paramyosin)及海参毒素Ⅰ、Ⅱ、Ⅲ。

干体壁含脂肪,蛋白质,碳水化合物,两种岩藻糖酸性多糖 HL-S 及 HL-P,HL-S 系聚岩藻糖硫酸酯(polyfucose sulfate),HL-P 系硫酸黏多糖(sulfatedmucopolysaccharide)。

脂肪部分含 3 个神经酰胺的糖苷:神经节苷酯(ganglioside)HLG-1(Ⅰ)、HLG-2(Ⅱ)、HLG-3(Ⅲ)。

【药理】 1. 抗肿瘤作用 玉足海参粗制剂浓度为 10～100 μg/ml 及玉足海参毒素Ⅰ、Ⅱ、Ⅲ浓度为 1～100 μg/ml 时,对人宫颈癌(HeLa)细胞均有细胞毒作用,尤以毒素Ⅰ和Ⅲ为强,仅次于长春新碱。但对正常细胞毒性作用小于长春新碱。每日给小鼠腹腔注射玉足海参粗提取物 50 mg/kg,连续 5 日及毒素Ⅰ 2 mg/kg,连续 6 日,对小鼠肉瘤 S_{180} 均有一定的抑瘤作用,其抑制率分别为 46.7% 和 57.7%,同时发现毒素Ⅰ的毒性亦较大。玉足海参多糖 HL-P 50 mg/kg(腹腔注射),对小鼠 MA_{733} 乳腺癌、Lewis 肺癌、肉瘤 S_{180} 及 B_{16} 黑色素瘤生长抑制率分别为 68.1%、35.2%、38% 和 57%。

2. 抗真菌作用 玉足海参提取的皂苷混合物,当浓度为 10～14 μg/ml 时,对黄癣菌、断发癣菌及新型隐球菌等均有抑制作用。海参素(皂苷)Ⅰ当浓度为 25～40 μg/ml,Ⅳ为 10～20 μg/ml,Ⅴ为 20 μg/ml 时,对黄癣菌、断发癣菌、产黄青霉、圆弧青霉、细小青霉及新型隐球菌等均有抑制作用。

3. 抗凝血作用 玉足海参多糖(HL-P 和 HL-S)体外 0.05～0.04 μg/ml 均可延长牛凝血酶时间,尤以 HL-P 更为明显,且作用强于肝素。给家兔静脉注射玉足海参多糖(HL-P)0.65 mg/kg 10 分钟后,凝血酶时间(TT)、白陶土部分凝血活酶时间(KPTT)显著延长,40 分钟后作用消失;当剂量增大为 2 mg/kg 时,静脉注射 10 分钟和 40 分钟后,TT 和 KPTT 均显著延长,至 240 分钟后恢复。HL-P 的终浓度为 12.8～320 μg/ml 时,可明显促进花生四烯酸(AA)诱导兔血小板聚集,且随剂量增加作用增强。兔静脉注射 HL-P 2 mg/kg,亦能显著促进 AA 诱导的血小板聚集。体外 Ca^{2+} 和 Mg^{2+} 均可显著加强 HL-P 促进 AA 诱导兔血小板聚集作用,同时 Mg^{2+} 也有直接促进 AA 诱导血小板聚集的作用;HL-P 促进 AA 诱导血小板聚集机制可能是 HL-P 增强血小板膜前列腺素受体的活性,从而增强 AA 的作用;HL-P、AA 和 Ca^{2+} 或 Mg^{2+} 同时作用于前列腺素受体,使血小板聚集性增强,HL-P 也可能促进 Ca^{2+} 和 Mg^{2+} 内流,使血小板的反应性增强。HL-P 可能为血小板的糖胺聚糖降低受细菌脂多糖刺激内皮细胞的促凝活性、组织因子抗原的表达和组织因子 mRNA 的转录,升高凝血酶调节蛋白抗原的表达和凝血酶调节蛋白 mRNA 的转录。

4. 对免疫功能的影响 小鼠腹腔注射玉足海参多糖 HL-P 0.5～12 mg/kg,对巨噬细胞 FCR 花环形成率均有明显促进作用,

且与剂量呈正相关。小鼠腹腔注射 HL-P 0.5～4 mg/kg，对 K 细胞介导的抗体依赖性细胞毒实验（ADCC）效应细胞有一定的增强作用，尤其在高剂量时更为明显。HL-P 能增强巨噬细胞的吞噬功能，促进血液中胶体炭粒的清除率，并有对抗环磷酰胺、氢化考的松的免疫抑制作用。小鼠每日灌胃玉足海参的酶解产物 HYB 4 g/kg，连续 7 日，可显著增强小鼠单核巨噬细胞及小鼠腹腔巨噬细胞的吞噬功能，并能增加小鼠脾脏重量，明显延长戊巴比妥钠睡眠时间，但对正常小鼠肝匀浆细胞色素 P_{450} 含量无明显影响。

5. 其他作用　玉足海参毒素 I 能使小鸡颈二腹肌痉挛，阻遏刺激神经或肌肉所引起的肌肉收缩。并可收缩离体兔耳血管，空肠及豚鼠支气管平滑肌。对离体心脏小剂量兴奋，大剂量则引起挛缩。

毒性　小鼠静脉注射 HL-P 的 LD_{50} 为 222～236 mg/kg。

【药性】　甘、咸、温。

【功用主治】　补肾养血，催乳，止血。主治虚弱劳怯，产后贫少，肠燥便秘，外伤出血。

【用法用量】　内服：煮食，适量。

【选方】　1. 治记忆力衰减　玉足海参适量，煮服。

2. 治虚劳　玉足海参配竹笋、菜莱适量，煮服。

3. 治便秘　玉足海参、木耳（切碎），入猪大肠煮食。（1～3 方出自《海味营养与药用指南》）

3235 荨麻 qián má 《本草图经》

【异名】　焮麻《益部方物略记》，蘵草《白香山集》，毛蘵《苏轼《分门集注杜工部诗》，蘵蘵《墨庄漫录》，藋草、蕁麻《蜀语》，蝎子草《人海记》，螫麻（通称）。

【基原】　为荨麻科荨麻属植物宽叶荨麻、荨麻、狭叶荨麻、麻叶荨麻的全草。

【原植物】　1. 宽叶荨麻 *Urtica laetevirens* Maxim. 又名：螫麻《全国中草药汇编》，哈拉海（东北），痒痒草（河北），虎麻草（湖北），青活麻（西藏）。

多年生草本。茎高 40～100 cm。疏生螫毛和微柔毛，不分枝或分枝。叶对生：叶柄长 1～3 cm：托叶每节 4 枚，离生，有时上部多少合生，披针形：叶片狭卵形至宽卵形，长 4～9 cm，宽 2.5～4.5 cm，先端短渐尖至长渐尖，基部宽楔形或圆形，边缘有锐牙齿或锯齿，两面疏生刺毛和细糙毛，钟乳体短杆状，有时点状：基出脉 3 条。雌雄同株：雄花序生于茎上部叶腋，长约 8 cm：花被片 4 浅裂：雌花序生于下部叶腋，较短：花被片 4，有细糙毛，柱头画笔头状。瘦果卵形，稍扁。花期 3～5 月，果期 5～8 月。

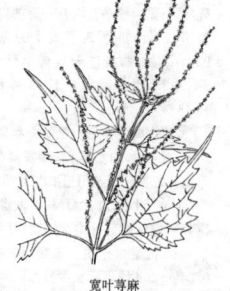
宽叶荨麻

生于山地林下或沟边。分布于东北、华北及陕西、甘肃、青海、山东、湖北、湖南、四川、云南、西藏等地。

2. 荨麻 *U. fissa* Pritz.　又名：火麻《秦岭植物志》，火麻草《湖北植物志》，白活麻、活麻草《四川中药志》，裂叶荨麻《高等植物图鉴》。

多年生草本，茎高 60～100 cm。

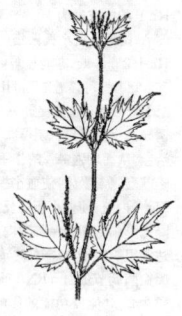
荨麻

生螫毛和反曲的微柔毛。叶对生：叶柄长 1～7 cm：托叶合生，卵形：叶片宽卵形或近三角形，长、宽 5～12 cm，先端渐尖，基部圆形或浅心形，近掌状浅裂，裂片三角形，有不规则牙齿，下面生微柔毛，沿脉生螫毛。雌雄同株或异株，雄花序生 10 cm，具稀疏分枝，在雌雄同株时生雌花序之下：雄花直径约 2 mm，花被片 4：雌花序较短，分枝极短，雌花小，长约 0.4 mm，柱头画笔头状。瘦果近球形，扁平，有细柔毛。种子有黄色细点。花期 9～10 月，果期 10～11 月。

生于海拔 1000 m 左右的山坡路旁草丛中或沟边。分布于陕西、甘肃、安徽、浙江、福建、河南、湖北、湖南、广西、四川、贵州、云南等地。

3. 狭叶荨麻 *U. angustifolia* Fisch. et Hornem. 又名：螫麻子、小荨麻、哈拉海（东北）。

多年生草本，高达 150 cm。茎直立，有四棱，被螫毛。单叶对生：叶柄长 8～17 mm：托叶线形，分离：叶片长圆状披针形或披针形，长 4～12 cm，宽 1.2～2.8 cm，先端渐尖，基部圆形，边缘有粗锯齿，齿尖朝向叶的先端。

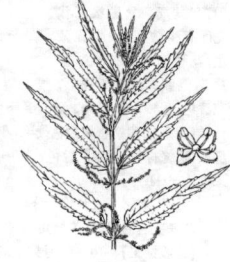
狭叶荨麻

雌雄异株，花序长达 4 cm，多分枝：雄花直径约 2 mm，花被片 4：雄花较雌花小，花被片 4，果期增大：子房长圆形，柱头画笔状。瘦果卵形，长约 1 mm，包于宿存的花被内。花期 7～8 月，果期 8～10 月。

生于山地林边或沟边。分布于东北、华北等地。

4. 麻叶荨麻 *U. cannabina* L.　又名：哈拉海、蝎子草、螫麻子、嫩麻《中国高等植物图鉴》。

多年生草本，茎高达 150 cm。有棱，被螫毛和紧贴的微柔毛。叶对生：叶柄长 2～8 cm：托叶离生，狭三角形：叶片五角形，长 4～12 cm，宽 3.5～12 cm，3 深裂或 3 全裂，一回裂片再羽状深裂，两面疏生短柔毛，下面疏生螫毛。雌雄同株或异株：花序长达 12 cm，雄花序多分枝，雄花直径约 2 mm，花被片 4，螫毛 4：雌花花被片花后增大，长达 2.5 mm，有短柔毛和少数螫毛，柱头画笔头状。瘦果卵形，扁，长约 2 mm，光滑。花期 7～8 月，果期 8～9 月。

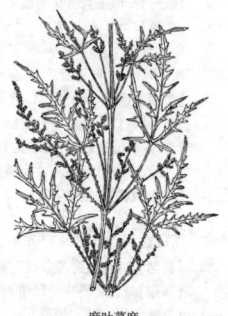
麻叶荨麻

生于干燥山坡或沙丘坡上。分布于东北、华北、西北及四川、云南等地。

宽叶荨麻、荨麻、狭叶荨麻、麻叶荨麻等的根（荨麻根）亦供药用，另设专条。

【采收加工】　6～9 月采收，切段，晒干。

【药材】　荨麻 *Urticae Herba*　产于全国大部分地区。

性状　宽叶荨麻　有四棱，被螫毛。茎长 1.4～3.8 cm，直径 1.5～4 mm，绿色至红紫色，有钝棱，疏生螫毛和短柔毛，节上有对生叶，叶绿色，皱缩易碎。花序穗形，皱缩，数个腋生，具短总梗。瘦果密集，宽卵形，稍扁，长约 1.5 mm。体轻，质软。气微，味淡、微辛。

荨麻　叶片具 5～7 对掌状浅裂，裂片有三角状粗锯齿。

鉴别　茎横切面：宽叶荨麻　表皮细胞外被角质层，毛茸少；腺毛的头 2～4 个细胞，柄为单细胞；非腺毛 1～2 个细胞，弯曲。表皮细胞 1 层，扁平长方形或稍不规则多边形的细胞，外壁较厚，细胞中有不定形浅黄棕色块状物。皮层较宽，厚角组织分布在茎的表皮下的四角处，有 2～10 层厚角细胞，在棱角处较多，亦含有浅黄棕色不定形块状物，往内为数层至 10 余层薄壁细胞，近韧皮部有厚壁细胞 2～5 层，排成弧形，其中散在少量纤维；厚壁细胞多边形、类圆形或长方形，木化。中柱外韧型，韧皮部较窄，筛管群散在，形成层明显，木质部较宽，木化，由导管、木纤维、木细胞和木射线组成，木射线 1～4 列细胞。髓部发达，薄壁细胞较大，近木质部细胞稍小，中心有髓腔。簇晶在韧皮部分布较多，排成弧形，在皮层和髓细胞中亦散在。

叶表面制片：下表皮细胞垂周壁弯曲，气孔不定式、不等式、非腺毛较上表皮多。上、下表皮有类结晶状物或不定形块状物，浅黄棕色。腺毛头 2～4 个细胞，柄单细胞。

【成分】　麻叶荨麻全草含多种维生素，鞣质，香叶木苷 (diosmin)，小苏碱 (stachydrine)。

茎皮含蚁酸 (formic acid)，丁酸 (butanoic acid)。

【药理】　1. 抗炎镇痛作用　荨麻水煎液均有显著的抗炎活性，能明显抑制小鼠的急性耳郭肿胀和足跖肿胀。荨麻水煎液给药后使小鼠热板致痛反应的痛阈值提高。

2. 抗凝作用　用荨麻水煎液给小鼠灌胃 10 日后，用玻片法、毛细玻管法、断尾法测得的凝血时间均比生理盐水组为长，说明荨麻有明显的抗凝作用。

【药性】　苦、辛，温，有毒。

1.《本草图经》：“有大毒。”

2.《纲目》：“辛、寒，有大毒。”

3.《全国中草药汇编》：“苦、辛，温，有小毒。”

【功用主治】　祛风通络，平肝定惊，消积通便，解毒。主治风湿病痛，产后抽风，小儿惊风，小儿麻痹后遗症，高血压病，消化不良，大便不通，荨麻疹，跌打损伤，虫蛇咬伤。

1.《本草图经》：“疗蛇毒”

2.《纲目》：“风疹初起，以此点之。”

3.《药性考》：“能疗蛇伤，风疹涂浴。”

4.《纲目拾遗》：“浴风，采取煮汁洗。”

5.《全国中草药汇编》：“祛风定惊，消积通便。主治风湿关节痛，产后抽风，小儿惊风，小儿麻痹后遗症，消化不良，大便不通。外用治荨麻疹初起，蛇咬伤。”

【用法用量】　内服：煎汤，5～10 g。外用：捣汁擦；或捣烂外敷；或煎水洗。

【宜忌】　内服不宜过量；脾胃虚弱者慎服。

《本草图经》：“人误服之，吐利不止。”

3236　荨麻根　qián má gēn 《贵州民间方药集》

【基原】　为荨麻科荨麻属植物宽叶荨麻、荨麻、狭叶荨麻等的根。

【原植物】　参见“荨麻”条。

【采收加工】　7～10 月采挖，晒干或鲜用。

【功用主治】　祛风，活血，止痛。主治风湿疼痛，荨麻疹，湿疹，高血压病。

《贵州民间方药集》：“治虚弱劳伤，舒筋活血，又可驱风。”

【用法用量】　内服：煎汤，15～30 g；或浸酒。外用：煎水洗。

【宜忌】　本品有毒。过量服用，可致剧烈呕吐，腹痛，头晕，心悸，以至虚脱。

【选方】　1. 治风湿久痛，类风湿关节炎，风湿性瘫痪　荨麻根配金缕半枫荷、滇白珠各 15～30 g，五加皮 9～15 g。切细，加

糖、酒炒香，水煎服。另用荨麻全草煎水洗澡后入睡。

2. 治阴疽　荨麻鲜根、生半夏、橘叶加酒糟捣烂敷。（1、2 方出自《湖南药物志》）

3. 治湿疹　荨麻（宽叶荨麻）根、麻黄根各 60 g。煎水洗患处。（《秦岭巴山天然药物志》）

4. 治高血压病，手足发麻　荨麻根 30 g。水煎服。（《新疆中草药手册》）

3237　荩草　jìn cǎo 《本经》

【异名】　菉竹《诗经》，王刍《毛诗传》，戾草《说文解字》，黄草《吴普本草》，藎、鵠脚莎《尔雅》郭璞注，盩草《汉书》晋灼注，菉蓐草《新修本草》，细叶秀竹《广州植物志》，马耳草《吉林中草药》。

【基原】　为禾本科荩草属植物荩草的全草。

【原植物】　荩草 *Arthraxon hispidus* (Thunb.) Makino
一年生草本。秆细弱无毛，基部倾斜，高 30～45 cm，分枝多节。叶鞘短于节间，有短硬疣毛；叶舌膜质，边缘具纤毛；叶片卵状披针形，长 2～4 cm，宽 8～15 mm，除下部边缘生纤毛外，余均无毛。总状花序细弱，长 1.5～3 cm，2～10 个成指状排列或簇生于秆顶，小穗孪生，有柄小穗退化成 0.2～1 mm 的柄；无柄小穗长 4～4.5 mm，卵状披针形，灰绿色或带紫色；第一颖边缘带膜质，有 7～9 脉，先端近膜质；第二颖近膜质，与第一颖等长，舟形，具 3 脉，先端尖；第一外稃，长圆形，先端尖，第二外稃与第一外稃

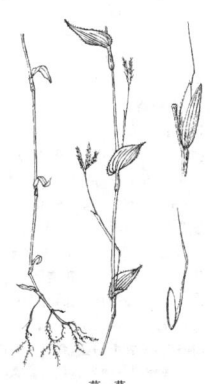

荩　草

等长，近基部伸出 1 曲膝的芒，芒长 6～9 mm，下部扭转；雄蕊 2；花黄色或紫色。颖果长圆形，与稃体几等长。花、果期 8～11 月。

生长于山坡、草地和阴湿处，全国均有分布。

【采收加工】　7～9 月割取全草，晒干。

【成分】　叶和茎含黄酮类化合物：木犀草素 (luteolin)，木犀草素-7-葡萄糖苷 (luteolin-7-glucoside)，荩草素 (arthraxin)。还含乌头酸 (aconitic acid)。

【药性】　苦，平。

1.《本经》：“味苦，平。”

2.《别录》：“无毒。”

3.《福建药物志》：“微苦，平。”

【功用主治】　止咳定喘，解毒杀虫。主治久咳气喘，咽喉炎，口腔炎，鼻炎，淋巴结炎，乳腺炎，疮疡疥癣。

1.《本经》：“主久咳上气喘逆，久寒，惊悸，痂疥，白秃疡气，杀皮肤小虫。”

2.《吴普本草》：“治身热邪气，小儿热气。”

3.《药性论》：“治一切恶疮。”

4.《全国中草药汇编》：“清热，降逆，止喘，解毒，祛风湿。主治肝炎，久咳气喘，咽喉炎，口腔炎，鼻炎，淋巴腺炎，乳腺炎；外用治疥癣，皮肤瘙痒，痈疖。”

5.《福建药物志》：“除湿。主治鹅掌风，淋浊。”

【用法用量】　内服：煎汤，6～15 g。外用：煎水洗或捣敷。

【宜忌】　《本草经集注》：“畏鼠妇。”

【选方】　1. 治气喘上气　马耳草 12 g。水煎，日服 2 次。（《吉林中草药》）

2. 治疥癣，皮肤瘙痒，痈疖　荩草60 g。水煎外洗。《全国中草药汇编》

3238　胡荽 hú suī 《食疗本草》

【异名】　香菜《韵略》，香荽《本草拾遗》，胡菜《外台》，蒝荽《唐小说》，园荽《东轩笔录》，芫荽、胡蒝《日用本草》，莞荽《普济方》，莛荽菜、莛荽草、满天星《湖南药物志》。

【基原】　为伞形科芫荽属植物芫荽的带根全草。

【原植物】　芫荽 Coriandrum sativum L.

一年生或二年生草本，高30～100 cm。全株无毛，有强烈香气。根细长，有多数纤细的支根。茎直立，多分枝，有条纹。基生叶一至二回羽状全裂，叶柄长2～8 cm；羽片广卵形或扇形半裂，长1～2 cm，宽1～1.5 cm，边缘有钝锯齿、缺刻或深裂；上部茎生叶三回至多回羽状分裂，末回裂片狭线形，长5～15 mm，宽0.5～1.5 mm，先端钝，全缘。伞形花序顶生或与叶对生，花序梗长2～8 cm；无总苞；伞辐3～8；小总苞片2～5，线形，全缘；小

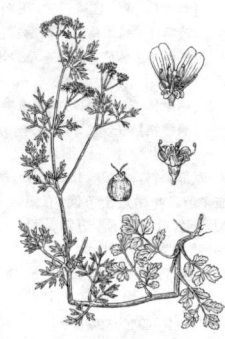

芫　荽

伞形花序有花3～10，花白色或带淡紫色，萼齿通常大小不等，卵状三角形或长卵形；花瓣倒卵形，长1～1.2 mm，先端有内凹的小舌片；辐射瓣通常全缘，有3～5脉；花柱于果成熟时向外反曲。果实近球形，直径约1.5 mm。背面主棱及相邻的次棱明显，胚乳腹面内凹，油管不明显，或有1个位于次棱下方。花、果期4～11月。

现我国各地多有栽培。原产地中海地区。

芫荽的果实（胡荽子）、茎梗（芫荽茎）亦供药用，另设专条。

【采收加工】　3～5月采收，晒干。

【药材】　胡荽 Coriandri Sativi Herba　全国各地均有栽培。

性状　多卷缩成团，茎、叶枯绿色，干燥茎直径约1 mm，叶多脱落或破碎，完整的叶一至二回羽状分裂。根呈须状或长圆锥形，表面类白色。具浓烈的特殊香气，味淡微涩。

【成分】　全草含维生素 C 98.1 mg /100 g，正癸醛，壬醛和芳樟醇(linalool)等。

地上部含有 4 个异香豆素物质：芫荽异香豆素(coriandrin)，二氢芫荽异香豆素(dihydrocoriandrin)，芫荽异香豆酮(coriandrone)A、B。

叶含香豆素类：香柑内酯(bergapten)，欧前胡内酯(imperatorin)，伞形花内酯（umbelliferone），花椒毒酚(xanthotoxol)和东莨菪素(scopoletin)；黄酮类：槲皮素-3-葡萄糖醛酸苷(quercetin-3-glucuronide)，异槲皮苷(isoquercitrin)，芸香苷(rutin)。

【炮制】　除去杂质，用清水洗净，切中段，干燥。

饮片性状　为段状片，段长10～15 mm，根、茎、叶、花、果混合。茎圆柱形，淡棕色，中空；叶片多皱缩破碎；复伞形花序；果实近球形，具特殊而强烈香气。

贮干燥容器内，置阴凉干燥处。

【药性】　辛，温。归肺、脾、肝经。

1.《食疗本草》：“平。”

2.《嘉祐本草》：“味辛、温(一云微寒)。微毒。”

3.《品汇精要》：“气之厚者，阳也，香。”

4.《雷公炮制药性解》：“入肺、脾二经。”

5.《本草汇言》：“可升可降，阳中阳也。入手少阴、足太阴、厥

阴经。”

6.《本草再新》：“味苦，性凉。无毒。”

【功用主治】　发表透疹，消食开胃，止痛解毒。主治风寒感冒，麻疹透发不畅，食积，脘腹胀痛，呕恶，头痛，牙痛，脱肛，丹毒，疮肿初起，蛇伤。

1.《食疗本草》：“利五脏，补筋脉，主消谷能食。可和生菜食治肠风。热饼裹食甚良。”

2.《嘉祐本草》：“消谷，治五脏，补不足，利大小肠，通小腹气，拔四肢热，止头痛，疗痧疹。豌豆疮不出，作酒喷之立出。通心窍。”

3.《日用本草》：“消谷化气，通大小肠结气，治头疼，齿痛，解鱼、肉毒，消蛊毒。”

4.《医林纂要》：“外散阴气，辟邪气，发汗，托疹。”

5.《本草再新》：“清热除烦。”

6.《分类草药性》：“治小儿痘疹不出，辟四时不正之气，发表散寒，治身塞不通。”

【用法用量】　内服：煎汤，9～15 g，鲜品 15～30 g；或捣汁。外用：煎汤洗；或捣敷；或绞汁服。

【宜忌】　疹出已透，或虽未透发而热毒壅滞，非风寒外束者禁服。

1.《千金方》：“叶不可久食，令人多忘。华佗云：胡荽菜，患胡臭人，患口气人，匿齿人，食之加剧。腹内患邪气者，弥不得食，食之发宿病。食疮尤忌。”

2.《食疗本草》：“久冷人食之脚弱。又不得与斜蒿同食，令人汗臭难瘥。不得久食，此是薰菜，损人精神。”

3.《本草拾遗》：“根发痼疾。”

4.《纲目》：“凡服一切补药及药中有白术、牡丹者，不可食此。伏石钟乳。”

5.《本草经疏》：“气虚人不宜食，疹痘出不快非风寒外侵及秽恶之气触犯者不宜用。”

6.《医林纂要》：“多食昏目、耗气。”

【方选】　1. 治风寒感冒，头痛鼻塞　苏叶6 g，生姜6 g，芫荽9 g。水煎服。《甘肃中草药手册》

2. 治小儿疹痘，欲令速出　胡荽三两，细切。以酒两大盏，煎令沸，沃胡荽，便以物合定，不令气出，候冷去滓，微微从项以下，喷背膂及两脚胸腹令遍，勿喷于面。《圣惠方》胡荽酒

3. 治热毒气盛，生疱疮如豌豆　胡荽一握(细切)，生地黄三两(细切)。上药相和，捣绞取汁，空心顿服。《圣惠方》

4. 治孩子赤丹不止　胡荽汁敷之。《兵部手集方》

5. 治消化不良，腹胀　鲜芫荽全草30 g。水煎服。

6. 治虚寒胃痛　鲜芫荽15～24 g。酒水煎服。(5、6方出自《福建中草药》)

7. 治浮肿　胡荽适量，放鲫鱼腹中，用香油煎食。《吉林中草药》

8. 治肛门脱出　胡荽(切)一升，炒，以烟熏肛。《子母秘录》

9. 治肛门瘙痒　胡荽研末，加熟蛋黄，共捣烂，调麻油塞入肛门，连用3次。《湖南药物志》

10. 治中蛊毒　胡荽根捣汁半盏，不计时候服之，其蛊立下，和酒服之更妙。《圣惠方》

11. 治众蛇毒　合口椒、胡荽苗等分。捣敷之。《千金方》

【各家论述】　1.《纲目》：“胡荽，辛温香窜，内通心脾，外达四肢，能辟一切不正之气，故痘疹出不爽快者，能发之。诸疮皆属心火，营血内摄于脾，心脾之气得芳香则运行，得臭恶则壅滞故尔。按杨士瀛《直指方》云，痘疹不快，宜用胡荽酒喷之，以辟恶气。”“若儿虚弱及天气阴寒，用此最妙；如儿壮实及春夏晴暖阳气发越之时，加以酒助虐，以火益火，胃中热炽，毒血蓄聚，则变成黑陷，不可不慎。”

2.《医林纂要》:"芫荽,补肝,泻肺,升散,无所不达,发表如葱,但专行气分。"

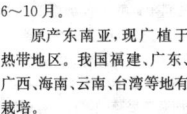

3239 胡椒 hú jiāo 《新修本草》

【异名】 味履支(《酉阳杂俎》),浮椒(《世医得效方》),玉椒(《通雅》)。

【基原】 为胡椒科胡椒属植物胡椒的果实。

【原植物】 胡椒 *Piper nigrum* L.

攀缘状藤本,长达5 m。节显著膨大,常生须根。叶互生;叶柄长1~2 cm;叶片厚革质,阔卵形或卵状长圆形,长9~15 cm,宽5~9 cm,先端短尖,基部圆,常稍偏斜,叶脉5~7条,最上1对离基1.5~3.5 cm从中脉发出,其余为基出。花通常单性,雌雄同株,少有杂性,无花被;穗状花序

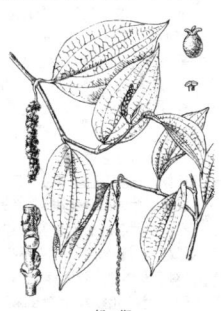

胡 椒

与叶对生,比叶短或近等长;总花梗与叶柄近等长;苞片匙状长圆形,下部贴生于花序轴上,上部呈浅杯状;雄蕊2,花药背形,花丝粗短;子房球形,柱头3~4。浆果球形,直径3~6 mm,成熟时红色,未成熟干后变黑色。花期6~10月。

原产东南亚,现广植于热带地区。我国福建、广东、广西、海南、云南、台湾等地有栽培。

【栽培】 生物学特性 属热带温湿型植物。适宜生长于年平均温度22~28℃及年降雨量1 800~2 800 mm的地区。旬平均温度15℃时基本停止生长。苗期和定植初期需荫蔽,成龄则要阳光充足。蔓枝攀柱生长,怕大风危害,宜选静风环境栽培。要求土层深厚、肥沃、通气、保水力强、微酸性的土壤,过湿或积水易受水害和病。

繁殖方法 扦插繁殖。结合整形剪蔓,选优良母株的健壮主蔓,割取长30~40 cm具5~7个节的插条,扦插在苗圃中,生根后及时定植。春、秋季选阴天或晴天下午,按行株距1.8 m×1.8 m或2 m×3 m开穴栽种。

田间管理 定植初期要遮荫,及时浇水施肥。茎抽新蔓时立枝、绑蔓以助攀援。主蔓生长到一定长度要打顶、摘花、摘叶,加速树型形成和使养分集中。定植后期要整形修剪。

病虫害防治 病害有胡椒疫病、细菌性叶斑病、花叶病、炭疽病等,防治采用土壤消毒及喷射硫酸铜。虫害有介壳虫类、蚜虫、盲蝽、网蝽、刺蛾、金龟子、蚂蚁、粉虱等。

【采收加工】 一般定植后2~3年封顶放花,3~4年收获。果穗先晒,后去皮,充分晒干,即为商品黑胡椒。果穗用流水浸至果皮腐烂去皮,晒干即为商品白胡椒。

【药材】 胡椒 *Piperis Fructus* 原产于国外,现我国云南、海南、广西等地已有大量栽培。

性状 黑胡椒 果实呈球形,直径3.5~5 mm。表面黑褐色,其隆起网状皱纹,顶端有细小花柱残迹,基部有自果轴脱落的瘢痕。质硬,外果皮可剥离,内果皮黄白色或淡黄色。断面黄白色,粉性,中有小空隙。气芳香,味辛辣。

白胡椒 表面灰白色或淡黄白色,平滑,顶端与基部有多数浅色线状纵纹。

鉴别 (1)粉末特征:黑胡椒 暗灰色。外果皮石细胞类方形、长方形或形状不规则,直径19~66 μm,壁较厚。内果皮石细胞表面观类多角形,直径20~30 μm;侧面观方形,壁一面薄。种皮细胞棕色,多角形,壁连珠状增厚。油细胞较少,类圆形,直径

51~75 μm。淀粉粒细小,常聚集成团块。

白胡椒 黄白色。种皮细胞、油细胞、淀粉粒同黑胡椒。

(2)取本品粉末少量,加硫酸1滴,显红色,渐变红棕色,后转棕褐色(检查胡椒碱)。

(3)薄层色谱:取本品粉末0.5 g,加无水乙醇5 ml,超声处理30分钟,滤过,滤液作为供试品溶液。另取胡椒碱对照品,置棕色量瓶中,加无水乙醇制成每1 ml含4 mg的溶液,作为对照品溶液。吸取上述两种溶液各2 μl,分别点于同一硅胶G薄层板上,以苯-醋酸乙酯-丙酮(7∶2∶1)为展开剂,展开,取出,晾干,喷以10%硫酸乙醇溶液,加热至斑点显色清晰。供试品色谱中,在与对照品色谱相应的位置上,显相同颜色的斑点。

品质标志 《中华人民共和国药典》2010年版规定:照高效液相色谱法测定,本品含胡椒碱($C_{17}H_{19}NO_3$)不得少于3.3%。

【成分】 胡椒果实含多种酰胺类化合物:胡椒碱(piperine),胡椒酰胺(pipercide),次胡椒酰胺(piperylin),胡椒亭碱(piperettine),胡椒油碱(piperolein)B,几内亚胡椒酰胺(guineesine),假荜茇酰胺(retrofractamide)A,胡椒酰胺-C 5∶1(2E)〔piperamide C 5∶1(2E)〕等,N-反式阿魏酰哌啶(N-*trans*-feruloyl piperidine),类阿魏酰哌啶(feruperine),二氢类阿魏酰哌啶(dihydroferuperine),墙草碱(pellitorine),N-异丁基二十碳-2E,4E,8Z-三烯酰胺(N-isobutyl-2E,4E,8Z-eicosatrienamide),N-异丁基十八碳-2E,4E-二烯酰胺(N-isobutyl-2E,4E-octadecadienamide),N-反式阿魏酰酪胺(N-*trans*-feruloyl tyramine),类对香豆酰哌啶(coumaperine),N-异丁基二十碳-反-2-反-4-二烯酰胺(N-isobutyl eicosa-*trans*-2-*trans*-4-dienamide);又含挥发油:向日葵素(piperonal),二氢香苇醇(dihydrocarveol),氧化丁香烯(caryophyllene oxide),隐品酮(cryptone),顺式对盖-2-烯-1-醇(*cis*-p-2-menthen-1-ol),顺式对盖-2,8-二烯-1-醇(*cis*-p-2,8-menthadien-1-ol),反式松香苇醇(*trans*-pinocarveol),胡椒酮(pipertone),倍半萜烯(sesquisabenene),β-蒎烯(β-pinone),1,1,4-三甲基环庚-2,4-二烯-6-酮(1,1,4-trimethylcyclohepta-2,4-dien-6-one),松油-1-烯-5-醇(1-terpinen-5-ol),对-3,8(9)-盖二烯-1-醇〔8(9)-p-menthadien-1-ol〕,对-1(7),2-盖二烯-6-醇〔1(7),2-p-menthadien-6-ol〕,N-甲酰哌啶(N-formyl piperidine),荜澄茄-5,10(15)-二烯-4-醇〔5,10(15)-cadinene-4-ol〕,对聚伞花素-8-醇甲醚(p-cymen-8-ol methyl ether)等。

【药性】 辛,热。归胃、大肠、肝经。

1.《新修本草》:"味辛,大温,无毒。"

2.《日用本草》:"味辛,热,有毒。"

3.《本草经疏》:"入手足阳明经。"

4.《本草正》:"善走气分。"

5.《本草汇言》:"味辛,气大热,有小毒。气味俱薄,可升可降,阳也。入足太阴、少阴、厥阴经。"

【功用主治】 温中散寒,下气止痛,止泻,开胃,解毒。主治胃寒疼痛,呕吐,受寒泄泻,食欲不振,中鱼蟹毒。

1.《新修本草》:"主下气,温中,去痰,除脏腑中风冷。"

2.《海药本草》:"去胃口虚冷,宿食不消,霍乱气逆,心腹卒痛,冷气上冲。和气。"

3.《日华子》:"调五脏,止霍乱、心腹冷痛;壮肾气及主冷痢,杀一切鱼、肉、鳖、蕈毒。"

4.《本草衍义》:"去胃中寒痰,吐水,食已即吐,甚验。大肠寒滑亦用,须以他药佐之。"

5.《本草蒙筌》:"疗方后气血刺痛,治跌扑血滞肿痛。"

6.《医学入门》:"消食下气宽胸。"

7.《纲目》:"暖肠胃,除寒湿反胃,虚胀冷积,阴毒,牙齿浮热作痛。"

8.马培之《药性歌括》:"助命门之真火,理腹内之绞痛。"

【用法用量】 内服:煎汤,1~3 g;或入丸、散。外用:研末调

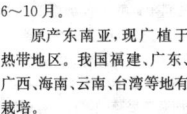

敷,或置膏药内外贴。

【宜忌】 热病及阴虚有火者禁服,孕妇慎服。

1.《海药本草》:"不宜多服,损肺。"

2.《本草衍义》:"过剂则走气。"

3.《本草衍义补遗》:"食之快膈,喜食者大伤脾、胃、肺、肠,积久而大气则伤,凡病气疾大其祸也。"

4.《纲目》:"辛热纯阳,走气助火,昏目发疮。"

5.《得配本草》:"得木香、蝎梢,治背膜寒癖;配绿豆为末,治冷热下痢;使芒硝,治大小便秘;人麝香,治伤寒呃逆。"

6.《随息居饮食谱》:"多食动火烁液,耗气伤阴,破血堕胎,发疮损目。故孕妇及阴虚内热、血证等患,或有咽喉、口齿、目疾者皆忌之。"

7.《本草害利》:"此药犹如桂、附,使与阴虚火炎,必与归、地同用,则无偏胜之弊也。"

8.《萃金裘本草述录》:"肠胃有寒湿者不宜。"

9.《现代实用中药》:"服小量有增进食欲之效;用大量则刺激胃黏膜,引起充血性炎症之局部作用。"

【选方】 1. 治五脏风冷,冷气心腹痛,吐清水 胡椒,酒服之佳,亦宜汤服。若冷气吞三七枚。《食疗本草》

2. 治翻胃 胡椒一味。醋浸之,晒干,醋浸不计遍数,愈多愈好,碾末,醋糊为丸。淡醋汤下十丸,加至三四十丸。《证治要诀》

3. 治心下大痛 胡椒四十九粒,乳香一钱。研匀,男用生姜,女用当归酒下。又方,胡椒五分,没药三钱,研细,分二服,温酒下。《纲目》引《寿域方》

4. 治心痛,精神闷乱 胡椒、高良姜、乌头(炮裂,去皮脐)各一两。上三味捣罗为细末,米醋三盏,熬令硬软得所,丸如兔子大。每服一丸,盐汤嚼下,妇人酷下。《圣济总录》胡椒丸

5. 治脾疼不可忍,及疗冷气痛 陈茱萸二两、浮椒、蚌粉(炒赤色)各一两。为末,醋糊丸如梧子大。每服二十丸,用温酒或盐汤下。遇发时服,甚者不过二三服立效。《世医得效方》浮椒丸

6. 治泄泻 用胡椒为末,姜汁调敷脐上。《幼科指南》

7. 治夏令吐泻 夏月冷泻及霍乱,胡椒碾末,饭丸梧子大。每米饮下四十丸。《卫生易简方》

8. 治水气脚肿,腹胀,上气喘满 胡椒二百粒(生用)、巴豆十粒(去皮并心膜,用竹纸套裹,压换纸,去油尽为度)。上二味同碾为细末,醋糊圆如绿豆大,每服一丸,淡姜汤下,食后服。《卫生家宝》胡椒丸

9. 治哮证遇冷即发,属内外皆寒者 胡椒四十九粒。入活蛤蟆腹中,盐泥固,煅存性,卧时分五次好酒调服。有热者误用,其喘更甚。《证治汇鉴》椒蟆丸

10. 治寒冷咳逆,胸中有冷,咽中有物状,吐之不出 胡椒五分,干姜六分,款冬花三分。上三味捣筛,蜜和丸如梧子大。米饮服三丸,日再服,以知为度。《外台》小胡椒丸

11. 治小肠淋,沙石难出疼痛 胡椒、朴硝各一两。上二味捣罗为细散。温汤调下二钱匕,并二服。《圣济总录》二拗散

12. 治小便不通 白胡椒7粒、麝香1根。共捣如泥,填敷脐上,盖以塑料薄膜,胶布固定。一般敷药2~3小时即效。〔《新中医》1984,(9):封四〕

13. 治阴囊湿疹 胡椒10粒。研成粉,加水2000 ml,煮沸。外洗患处,每日2次。《草医草药简便验方汇编》

14. 治一切疮口黑烂死肉 胡椒半两、腻粉一分,乌梅肉半两(烧存性)。上三味同研匀。每用少许敷死肉上,外用醋调面糊膏子盖之。次日蚀下,即用生肌药贴。《鬼遗方》

15. 治蜈蚣咬伤 取胡椒嚼封之,即不痛。《纲目》引《多能鄙事》

16. 治牙疼 胡椒末一钱、蟾酥一字大(浸过)。上药同研令

相得,丸如麻子大。以绵裹于痛处咬之。有涎即吐却。《圣惠方》

【临床报道】 1. 治疗婴幼儿单纯性腹泻 将白胡椒粉1g,用胶布固定于神阙及长强穴上,每日更换1次,连用3次为1个疗程,观察214例,有效率为97.20%。同时设用常规西药治疗组,观察286例,有效率为89.86%。经统计学处理,显示明显优于西药对照组(P<0.01)。两组均属中医寒湿型腹泻,加用长强穴比单用神阙穴好。

2. 治疗癫痫 取胡椒粉1.7份、萝卜粉8.3份;或胡椒6份、萝卜粉4份;或胡椒、党参、车前子各3份,绿豆1份;或胡椒、荜茇各3份,滑石、淀粉各1.24份,绿豆0.02份,酵母粉1.5份。分别加工制成抗痫原方粉、抗痫1号、抗痫10号及抗痫35号粉。每次2~4g,每日3次饭后服。每日服胡椒总量为2.7~3.6g,如病情需要可加倍。并酌配西药抗痫药。若为大发作当时,可用西药针剂。采用自身对照服法观察。以抗痫原方粉共治131例,显效率12.9%,总有效率61.7%;以抗痫1号共治68例,显效率26.6%,总有效率83.9%;以抗痫10号共治43例,显效率21%,总有效率93%;以抗痫35号共治80例,显效率28.75%,总有效率92.5%。在上述基础上,经研究发现胡椒与荜茇所含胡椒碱有抗惊厥作用,遂以胡椒、荜茇为原料,从中提取胡椒碱的粗提物,并制成抗痫片,每片含胡椒碱、荜茇生药各0.5g,每次2~4片,每日2次口服。药物的配用及诊疗标准同上。共治各种癫痫150例,显效率27.3%;总有效率93.3%。疗效较前述粉剂显著提高,且对大发作型疗效尤佳(显效率33.3%)。其中71例完全撤去西药(经半年治疗),42例在未用抗痫片前西药不能减少,而药后西药用量均减少。疗效出现时间较西药苯妥英钠等长。有刺激胃,引致上火,以及对口疮、痔疮刺激等副作用,但在观察剂量下,有用药1年亦未见任何中毒反应。

3. 治疗室上性心动过速 患者46例,所有病例经胸部X线、心脏彩色超声检查,无器质性心脏病。取胡椒粉0.1g用塑料吸管将胡椒粉吹入患者鼻腔内,左右交替吹入,待鼻腔刺激感明显时,连续打喷嚏数次,结束治疗。有91%(42/46)可成功诱发连续打喷嚏。有24%(11/46)的患者室上性心动过速中止发作。

4. 治咳嗽 患者166例,病程2日~1个月,其中136例曾经其他治疗而咳嗽不能缓解,全部临床检查均未发现肺气肿、肺心病及其他明显器质性病变。用食用胡椒粉,加清凉油适量调成膏,摊于3cm×3cm大小之麝香追风膏上,贴敷于双侧肺俞穴。每隔8~12小时换药1次。5日为1个疗程。结果121例痊愈,36例好转,9例无效,总有效率为95%。一般多在用药后的2~3日即可起效。未发现不良反应。

【各家论述】 1.《纲目》:"胡椒大辛热,纯阳之物,肠胃寒湿者宜之。热病人食之,动火伤气,阴受其害。时珍自少嗜之,岁岁病目,而不疑及此。后渐知其弊,遂痛绝之,目病亦止。才食一二粒,即便昏涩,此乃昔人所未试者。盖辛走气,热助火,此是物之性。食料用之,亦取其热而散寒,辛而消食尔。然过多则损肺。近医每以绿豆同治病有效,盖豆寒椒热,阴阳配合得宜,且以豆制椒毒也。按张从正《儒门事亲》云,噎膈之病,或因酒得,或因气得,或因火得,医氏不察,火里烧姜,汤中煮桂,丁香未已,豆蔻继之,荜茇未已,胡椒继之,虽曰和胃,胃本不寒;虽曰补胃,胃本不虚。况三阳既结,食必上潮,止宜汤丸小小润之可也。时谚窃谓此说是非,然亦有食入反出无火之证,又有痰气郁结得辛热暂开之证,不可执一也。"

2.《本草经疏》:"胡椒,其味辛,气大温,性虽无毒,然辛温太甚,过服未免有害,气味俱厚,阳中之阳也。其主下气、温中、去痰,除脏腑中风冷者,总因肠胃为寒冷所乘,以致脏腑不调,痰气逆上,辛温暖肠胃而散风冷,则痰气降、脏腑和,诸证悉瘳矣。"凡胃冷呕逆,宿食不消,或霍乱气逆,心腹冷痛,或大肠虚寒,完谷不化,或寒痰积冷,四肢如冰,兼杀一切鱼、肉、鳖、蕈等毒,诚为要品,然而血

分有热,与夫阴虚发热,咳嗽吐血,咽干口渴,热气暴冲,目昏口臭,齿浮鼻衄,肠风脏毒,痔漏泄痢等证,切勿轻饵,误服之,能令诸病即时作剧,慎之慎之。”

3.《本草求真》:“胡椒,辛热纯阳,比之蜀椒,其热更甚。凡因火衰寒人,痰食内滞,肠滑冷痢,及胃痛腹痛,胃寒呕吐,牙齿浮热作痛者,治皆有效,以其寒气既除而病自可愈也。但此止除寒散邪之力,非同附、桂终有补火益元之妙,况走气动火,阴热气薄,最其所忌。”

4.《本草便读》:“胡椒,能宣能散,开豁胸中寒痰冷气。虽辛热燥散之品,而又极能下气,故食之即觉胸膈开爽。又能治上焦浮热口齿诸病。至于发疮助火之说,亦在用之当与不当耳。”

3240 胡子七 hú zǐ qī 《甘肃中草药手册》

【异名】 黑毛七、小山桃儿七、九百棒、九龙丹、鸳鸯七(《陕西中草药》),猪毛七、红毛七(《甘肃中草药手册》)。

【基原】 为毛茛科铁筷子属植物铁筷子的根及根茎。

【原植物】 铁筷子 *Helleborus thibetanus* Franch.〔*H. chinensis* Maxim.;*H. viridis* L. var. *thibetanus* (Franch.) Finet et Gagnep.〕

多年生草本,高 30～50 cm。根状茎直径约 4 mm,密生肉质长须根。茎直立,无毛,上部分枝,基部有 2～3 个鞘状叶。基生叶 1～2,无毛;叶柄长 20～24 cm;叶片肾形或五角形,长 5～16 cm,宽 14～24 cm,鸡足状 3 全裂,中央全裂片倒披针形,宽 1.6～4.5 cm,在下部以上叶缘有密锯齿;侧全裂片扇形,不等 3 全裂,具短柄;茎生叶较基生叶为

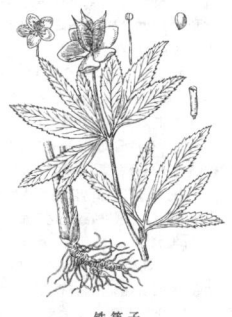

铁筷子

小,中央全裂片狭椭圆形,侧全裂片不等 2～3 深裂;近无柄。花两性,通常 1 朵生茎或枝端,在基生叶刚抽出时开放,无毛;萼片 5,花瓣状,椭圆形,或狭椭圆形,长 1.1～2.3 cm,粉红色,至果期变绿色,宿存;花瓣 8～10,圆筒状漏斗形,具短柄,长 5～6 mm,腹面稍 2 裂,淡黄绿色;雄蕊多数;心皮 2～3。蓇葖果扁,长 1.6～2.8 cm,有横脉,喙长约 6 mm。种子椭圆形,扁,有 1 条纵肋。花期 4 月,果期 5～6 月。

生于海拔 1 100～3 700 m 的山地林中或灌木丛中。分布于陕西、甘肃、湖北、四川。

【栽培】 生物学特性 喜光,耐寒,耐寒,低温对其无冻害,气温 5 ℃以上即可返青,高温易灼伤幼苗。不耐旱,耐涝。以中性偏酸的轻壤土或砂壤土为宜。

繁殖方法 种子繁殖或分根繁殖。种子繁殖:5 月下旬采收种子,晾干,于当年秋播,春播一般不发芽。播后盖细土,压紧,撒一层草木灰。初冬浇防冻水。分根繁殖:秋季地上部分枯萎后,将宿根挖出,剪去须根,按芽多少,自上而下分割成多块,埋入地下 2～3 cm 处,翌年开始返青。

田间管理 1 年生植株每月浇水 2 次,二年生植株每月 1 次,浇透即可,三年生植株靠自然降水及土壤水即可基本满足需求,天旱时浇 1 次水即可。4 月中旬趁草萌生时浅锄,结合中耕除草,在株旁侧培土成梯形,点播或撒播者,周围培土成圆锥形,高 3～6 cm,为 4 月以人粪尿作追肥,穴施法进行。

【采收加工】 7 月中旬地上部分完全枯萎后采挖,晒干或鲜用。

【成分】 根含铁筷子苷(desglucohellebrin)。

【药性】 苦,凉,小毒。

1.《陕西中草药》:“味苦,性凉,有小毒。”

2.《甘肃中草药手册》:“苦、辛,凉,有小毒。”

【功用主治】《陕西中草药》:“清热解毒,活血散瘀,消肿止痛。主治膀胱炎,尿道炎,疮疖肿毒,跌打损伤,劳伤。”

【用法用量】 内服:煎汤,3～6 g;或泡酒。外用:鲜品捣烂敷。

【宜忌】《陕西中草药》:“服药后 2 小时内,忌食热物及荞面。”

【选方】 1. 治跌打损伤 胡子七 4.5 g。水煎,兑黄酒服。

2. 治疮疖 鲜胡子七适量。捣烂,敷患处。(1、2 方出自《甘肃中草药手册》)

3241 胡芦巴 hú lú bā 《医学启源》

【异名】 葫芦巴(侯宁极《药谱》),苦豆(《饮膳正要》),芦芭(《医学入门》),胡巴(《本草求真》),季豆(《东北药用植物志》),香豆子(《新疆中草药手册》)。

【基原】 为豆科胡卢巴属植物胡卢巴的种子。

【原植物】 胡卢巴 *Trigonella foenumgraecum* L. 又名:香草(《中国高等植物图鉴》)。

一年生草本,高 30～80 cm,全株有香气。茎、枝被疏毛。三出羽状复叶,互生。小叶倒卵形或倒披针形,先端圆钝,基部楔形。花 1～2 朵腋生,无梗;萼筒状,萼齿披针形,与萼筒近等长;花冠蝶形,黄白色或淡黄色,基部略带紫堇色,旗瓣长圆形,顶端深波状凹弯,翼瓣狭长圆形,龙骨瓣长方状倒卵形;雄蕊 10,9 枚合生成束,1 枚分离。荚果细长,直或稍弯曲,先端具长喙,表面有纵长网纹。种子

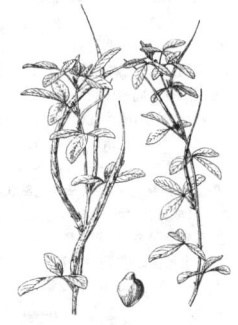

胡卢巴

10～20 颗,近椭圆形,稍扁,黄褐色。花期 4～7 月,果期 7～9 月。

多为栽培或野生,分布于东北、西南及河北、江苏、浙江、安徽、山东、河南、湖北、广西、陕西、甘肃、新疆。

【栽培】 生物学特性 喜温暖气候,耐旱性较强。地势宜高燥,向阳、排水良好。对土壤要求不严,我国南方各地宜栽培。一般以肥沃疏松的砂质壤土为佳。

繁殖方法 种子繁殖:南方多采用秋播(10～11 月),北方以春播(4～5 月上旬)为宜。穴播,穴行距各 30 cm,穴深 6～9 cm,每穴下种 6～10 粒。条播:在畦面上横向开沟,行距 20～25 cm,沟深 10～15 cm。

田间管理 苗高 3～10 cm 时,即可除草匀苗、补苗,每穴留壮苗 3～5 株。条播的株距约 10 cm 留苗 1 株,苗高 10～15 cm 时,浅锄土表,除尽杂草,并施人粪水提苗,至开花前期,再行清沟培土,防止倒伏。

病虫害防治 病害有白粉病,南方多在 5～7 月发生为害,发病初期可喷托布津 500 倍液,亦可用波美 0.3 度石硫合剂喷雾;菌核病,4～7 月发生,根部腐烂,可用 50%托布津 500 倍液浇灌,轮作。虫害有地老虎,在苗期为害,可人工诱杀;此外,花期前后有蚜虫为害。

【采收加工】 南方 6～7 月,北方 9～10 月,当植株由绿变黄,下部果荚变黄时,用刀齐地割下全株,晒干后打下种子,除尽灰渣杂质即成。

【药材】 胡芦巴 Trigonellae Semen 主产于安徽、四川、河南等地。

性状 种子略呈菱形，一端略尖，长 3～4 mm，宽 2～3 mm，厚约 2 mm。表面淡黄棕色至淡棕色，两侧各有 1 条深斜沟，种脐点状，位于两沟相连接处，质坚硬，不易破碎。纵切后可见种皮、质薄，胚乳半透明，遇水有黏性，子叶 2 片，淡黄色，胚根粗长，弯曲。气微，味微苦。

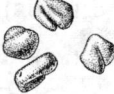

胡芦巴（种子）外形

鉴别 (1) 种子横切面：种皮最外为 1 列栅状细胞，外被角质层，栅状细胞先端尖，壁厚，层纹明显，微木化，其外侧有光辉带，胞腔内常有棕色内含物。向内为 1 列支柱细胞，呈扁梯形，有大形细胞间隙，外侧平周壁增厚，侧壁具放射状条形增厚纹理，其下为 3～4 列薄壁细胞。胚乳最外为 1 列糊粉层，细胞类方形，内含棕色物质，其余的胚乳细胞较大，类圆形，初生壁薄，次生壁极厚，黏液化，胚乳内含有大量的黏液细胞。子叶细胞较小，细胞内含糊粉粒及脂肪油滴。

(2) 取本品粉末 2 g，加水 20 ml，水浴温热 15 分钟，滤过，取滤液 2～3 ml，置具塞试管中，振摇半分钟，产生蜂窝状泡沫，放置 10 分钟，泡沫不消失（检查皂苷）。

(3) 薄层色谱：取本品粉末 1 g，加乙醇 30 ml，加热回流 0.5～1 小时，滤过，滤液蒸干，加乙醇 2 ml 溶解作为供试品溶液；另取胆碱，加乙醇配制每 1 ml 含 1 mg 溶液作为对照品溶液。分别点样于同一硅胶 G 薄层板上，以正丁醇-醋酸-水（4∶1∶5）展开，取出晾干，喷改良碘化铋钾-碘化钾（1∶1）试剂。供试液色谱中应与对照品色谱的相应位置上呈相同棕色斑点。

品质标志 《中华人民共和国药典》2010 年版规定：照高效液相色谱法测定，本品含胡芦巴碱（$C_7H_7O_2$）不得少于 0.45%。

【成分】 种子含胡芦巴肽（fenugreekine）、(2S, 3R, 4R)-4-羟基异亮氨酸（(2S, 3R, 4R)-4-hydroxyisoleucine），及多种黄酮：6-C-木糖基-8-C-葡萄糖基荭菜素（vicenin Ⅰ），6, 8-二-C-葡萄糖基荭菜素（vicenin Ⅱ），肥皂草素（saponaretin），合模荭草苷（homoorientin），牡荆素（vitexin），牡荆素-7-葡萄糖苷（vitexin-7-glucoside），槲皮素（quercetin）和木犀草素（luteolin）。还含有皂苷类成分：薯蓣皂苷元（diosgenin），芰脱皂苷元（gitogenin），替告皂苷元（tigogenin），新替告皂苷元（neotigogenin），雅姆皂苷元（yamagenin），丝兰皂苷元（yuccagenin），胡芦巴皂苷（graecunin）H、I、J、K、L、M、N 和胡芦巴皂素 B（fenugrin B），其苷元都是薯蓣皂苷元。还含生物碱：胡芦巴碱（trigonelline），胆碱（choline），番木瓜碱（carpaine）。叶中分得胡芦巴素 A、B、C 及 D。

【药理】 1. 对糖尿病及其并发症的防治作用 给正常小鼠口服胡芦巴种子水提物和甲醇提取物有降血糖作用。胡芦巴种子水提物中的活性物质给糖尿病家兔口服，有缓慢而持久的降血糖作用。胡芦巴粉末给予能使四氧嘧啶性糖尿病大鼠血红蛋白、糖化血红蛋白和总脂质等含量下降，增加谷胱甘肽、维生素 C 含量，降低 α-生育酚，提高 β-生育酚。胡芦巴乙醇提取物给予能抑制四氧嘧啶性糖尿病大鼠血糖升高，抑制白内障形成。胡芦巴水煎剂灌胃对链脲佐菌素诱发糖尿病的大鼠能减少蛋白排泄率，降低血肌酐和尿素氮水平，减轻肾脏病变程度。胡芦巴可溶性膳食纤维成分给 2 型糖尿病大鼠口服，降低血清糖胺，减少三酰甘油、胆固醇、低密度脂蛋白水平，增加高密度脂蛋白水平。

2. 抗肿瘤作用 胡芦巴种子粉添加到饲料中喂饲抑制 1, 2-二甲基肼诱导的大鼠结肠肿瘤发生，减少结肠 β-葡萄糖醛酸酶和黏蛋白酶含量。胡芦巴种子乙醇提取物腹腔注射，可抑制接种 ECA 腹水癌细胞小鼠的肿瘤增长。胡芦巴种子提取物可以增强腹膜渗出物细胞数和巨噬细胞数。胡芦巴中的成分能抑制人白血

病 HL-60 细胞生长，诱导 HL-60 细胞凋亡，但对人胃癌 KATO Ⅲ 细胞作用弱。

3. 抗溃疡作用 胡芦巴分离的水提物和凝胶部分能保护乙醇所致大鼠胃溃疡溃疡面，抗溃疡作用与抗分泌、保护黏膜上糖蛋白有关。胡芦巴能增强胃黏膜的抗氧化性，阻止乙醇导致的脂质过氧化物的增长，降低黏膜损伤。

4. 对甲状腺功能的影响 胡芦巴种子提取物给予成年雄性小鼠和大鼠，降低血清三碘甲状腺氨酸（T_3）的浓度和 T_3/T_4 比例，但增加四碘甲状腺氨酸（T_4）浓度和动物体重。胡芦巴种子对甲状腺素诱导的大鼠高血糖有降低血糖和甲状腺素的水平的作用。

5. 保肝作用 胡芦巴水提取对实验性乙醇中毒大鼠肝脏、大脑损伤有保护作用。提高肝脏、大脑超氧化物歧化酶、过氧化氢酶、谷胱甘肽过氧化酶、谷胱甘肽-S-转移酶和谷胱甘肽还原酶水平。胡芦巴灌胃对四氯化碳、D-氨基半乳糖所致小鼠急性肝损伤模型及四氯化碳所致大鼠慢性肝损伤模型均有保护作用，降低肝脏丙二醛含量，谷胱甘肽过氧化酶活力升高。

6. 其他作用 胡芦巴乙醇提取物腹腔注射抑制大鼠角叉菜胶性足肿胀，有抗炎作用。雄性大鼠灌服胡芦巴种子提取物，精液量、精子数和精子睾丸、附睾及睾丸等处蛋白质和唾液酸的浓度也下降，具有抗生育和抗雄激素活性。胡芦巴水提物灌胃提高小鼠胸腺、肝重量，增加胸腺、骨髓细胞，提高迟发型超敏反应，提高整体免疫和巨噬细胞吞噬能力，刺激淋巴细胞增殖。胡芦巴提取物有刺激毛发生长的作用。胡芦巴总皂苷灌胃，对结扎双侧颈总动脉造成急性不完全性脑缺血的模型小鼠延长平均存活时间，延长断颅小鼠喘息时间。胡芦巴总皂苷体外抑制兔血小板聚集，在低、中切变率能降低血黏度，具有抗脑缺血作用。胡芦巴总皂苷腹腔注射改善小鼠东莨菪碱所致记忆获得障碍、亚硝酸钠所致记忆巩固障碍及乙醇所致记忆再现障碍。

【炮制】 1. 胡芦巴 取原药材，除去杂质，洗净，干燥。

2. 炒胡芦巴 取净胡芦巴置锅内，用文火炒至表面黄棕色，微鼓起，时有爆裂声及有香气逸出时，取出放凉。

3. 盐胡芦巴 取净胡芦巴，用盐水拌匀，闷透，置锅内，用文火炒至微鼓起，时有爆裂声，有香气逸出时，取出放凉。

4. 酒胡芦巴 取胡芦巴与酒拌匀，稍闷，俟酒液被吸尽，置锅内，用文火炒至黄色，有香气逸出时，取出放凉；或置笼内蒸 2 小时，取出，干燥。

饮片性状 胡芦巴参见“药材”项。炒胡芦巴形如胡芦巴，表面色泽加深，微鼓起，或现裂口，有香气。盐胡芦巴形如胡芦巴，微鼓起，色泽加深，有香气，味微咸。酒胡芦巴形如胡芦巴，表面黄色，具酒香气味。

贮干燥容器内，盐胡芦巴密闭保存，防潮；酒胡芦巴密闭，置阴凉干燥处，防潮，防蛀。

【药性】 苦，温。归肝、肾经。

1.《饮膳正要》：“味苦，温，无毒。”

2.《雷公炮制药性解》：“入肾、膀胱二经。”

3.《玉楸药解》：“味苦辛，气温。入足阳明胃、足少阴肾经。”

4.《本草撮要》：“入心、肾二经。”

5. 张秉成《本草便读》：“入肝、肾二经。”

【功用主治】 温补肾阳，祛寒逐湿。主治寒疝，腹胁胀满，寒湿脚气，肾虚腰痛，阳痿遗精，腹泻。

1.《嘉祐本草》：“主元脏虚冷气。”

2.《纲目》：“治冷气疝瘕，寒湿脚气；益右肾，暖丹田。”

3.《国药的药理学》：“为滋养强精药，用于阴痿、遗精及早泄。”

【用法用量】 内服：煎汤，3～10 g；或入丸、散。

【宜忌】 阴虚火旺或有湿热者慎服。

1.《品汇精要》：“妊妇勿服，服之令儿矮。”

2.《本草汇言》:"肾脏有邪火内热者,宜斟酌。"
3.《本草从新》:"相火炽盛,阴血亏少者禁之。"

【选方】 1. 治小肠气攻刺 胡芦巴(炒)一两。为末。每服二钱,茴香炒紫,用热酒沃,盖定,取酒调下。《仁斋直指方》葫芦巴散

2. 治气攻头痛 葫芦巴(炒)、荆三棱(酒浸,焙)各半两,干姜(炮)二钱半。上为细末。每服二钱,温生姜汤或温酒调服,不拘时候。《济生方》葫芦巴散

3. 治肾脏虚冷,腹胁胀满 葫芦巴二两,附子(炮裂,去皮、脐)、硫黄(研)各五分。上三味,捣研为末,酒煮面糊丸,如梧桐子大。每服二十九至三十九,盐汤下。《圣济总录》葫芦巴丸

4. 治一切寒湿脚气,腿膝疼痛,行步无力 胡芦巴(浸一宿)四两,破故纸(炒香)四两。上件为细末,用大木瓜一枚,切顶去穰,填药在内,满为度,复用顶盖之,用竹签签定,蒸熟取出,烂研,用前件填不尽药末,搜为丸,如梧桐子大。每服五十九,温酒送下,空心食前。《杨氏家藏方》葫芦巴丸

5. 治肾虚精冷自遗 胡芦巴四两,枸杞子三两,配六味地黄丸。每早服五钱,淡盐汤下。

6. 治脾胃虚寒,洞泻不止 胡芦巴四两,补骨脂三两,白术二两,人参一两。俱炒黄为末,饴糖为丸。每服三钱,汤酒任下。(5、6方出自《本草汇言》)

7. 治乳岩,乳痈 胡芦巴三钱。捣碎,酒煎服,渣敷之。未成散,已溃愈。《蕙怡堂经验方》

8. 治腰痛 胡芦巴(焙研)三钱,木瓜酒调服。《疡医大全》

【各家论述】 1.《纲目》:"胡芦巴,右肾命门之药也。元阳不足,冷气潜伏,不能归元者,宜之。张子和《儒门事亲》云:有人病目不眠,思食苦豆,即胡芦巴,频频不缺,不周岁而日中微痛,如虫行入眦,渐明而愈。按此亦因其益命门之功,所谓益火之原,以消阴翳是也。"

2.《本草汇言》:"胡芦巴,壮元阳,补肾命之药也,能敛互水火两肾之元阳,故主元藏虚冷,命门火衰,不能生土,以致脾胃洞泄不禁,精冷自遗。又治寒疝冲心,及奔豚瘕癖,寒湿脚气,诸阴冷证,无不奏功,因其益命门之力,所谓益火之原,以消阴翳也。"

3.《本草求真》黄宫绣:"(胡芦巴)功与仙茅、附子、硫黄恍惚相似,然其力则终逊于附子、硫黄,故补火仍须兼以附、硫、茴香、吴茱萸等药同投方能有效。"

4.《本草正义》:"胡芦巴,乃温养下焦,疏泄寒气之药,后人以治疝瘕,脚气等证,必系真阳式微,水寒气滞为宜,苟挟温邪,即为大忌。"

3242 胡豆草 ^{hú dòu cǎo}《四川中药志》

【异名】 石蜈蚣草《中国植物志》,吊鱼杆《新华本草纲要》。

【基原】 为唇形科黄芩属植物无柄黄芩的全草。

【原植物】 无柄黄芩 *Scutellaria sessilifolia* Hemsl.

多年生草本。根状茎横走,密生须根,节上生匍枝;茎高约50 cm,纤细,微具翅。叶几无柄;叶片卵形至长1.9~3.5 cm,近全缘或具3~4个不明显的浅圆齿,上面略被具节糙伏毛。花序总状,3~7花,顶生或腋生,长为叶长的2倍,均偏于一侧而下垂;苞片小,卵状钻形;花萼长约2 mm,盾片高约1.5 mm,果时增大;花冠

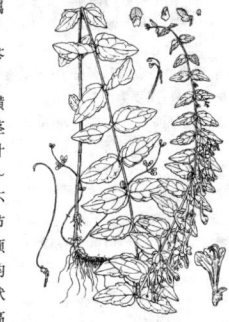
无柄黄芩

基部白色,上部淡紫至紫红,长约18 mm,花冠筒部前方有长达2 mm向下延伸的囊距;下唇中裂片三角状卵圆形;雄蕊4,2强;花盘前方隆起;花柱丝状,先端微裂,子房4裂,后对裂片较大。花期6~8月,果期8~9月。

生于海拔800~2 000 m的亚热带沟谷林下、灌丛中或潮湿的石山上。分布于四川。

【采收加工】 6~8月采收,鲜用或晒干。

【药性】《四川中药志》1982年版:"苦、辛,凉。"

【功用主治】《四川中药志》1982年版:"清热解毒,活血散瘀。用于目赤肿痛,痈肿疮毒,跌打损伤。"

【用法用量】 内服:煎汤,18~30 g。外用:捣敷。

【选方】 1. 治目赤肿痛,痈肿疮毒 胡豆草30 g,夏枯草30 g,蒲公英30 g,地龙胆30 g。水煎服。

2. 治跌打损伤,瘀肿疼痛 胡豆草30 g,大二郎剑30 g,威灵仙12 g,七叶一枝花9 g。水煎,加酒冲服。(1、2方出自《四川中药志》1982年版)

3243 胡枝子 ^{hú zhī zǐ}《救荒本草》

【异名】 随军茶《救荒本草》,扫皮、胡枝条《青岛木本植物名录》,虾夷山萩《国产牧草植物》,野花生《福建民间草药》,过山龙、羊角梢、豆叶柴《江西民间草药》,夜合草、假花生《闽东本草》,横条、横笆子、扫条《内蒙古植物志》。

【基原】 为豆科胡枝子属植物胡枝子的枝叶。

【原植物】 胡枝子 *Lespedeza bicolor* Turcz. 又名:萩子梢《中国树木志》。

直立灌木,高达2 m。茎多分枝,被疏柔毛。叶互生;托叶条形,长3~4 mm;顶生小叶较大,宽椭圆形,长圆形或卵形,长1.5~5 cm,宽1~2 cm,先端通常钝,微凹或有极小短尖,基部宽楔形或圆形,上面绿色,近无毛,下面淡绿色,疏生平伏柔毛,侧生小叶较小,具短柄。总状花序腋生,较叶长;小苞片长圆形或卵状披针形,有毛;花萼杯状,长4~5 mm,紫褐色,萼齿4裂;花冠蝶形,紫红色,旗瓣倒卵形,基部有爪,翼瓣长圆形,有爪和短耳,龙骨瓣基部有爪;雄蕊10,二体;子房线形,有毛。荚果1节,扁平,倒卵形和密柔毛。种子1颗。花期7~8月,果期9~10月。

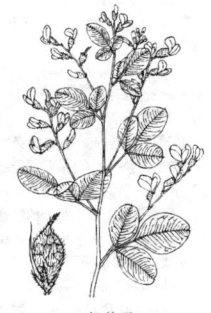
胡枝子

生于山地灌木林中。分布于华北、东北及浙江、江西、福建、河南、湖北、四川、陕西等地。

胡枝子的花(胡枝子花)、根(胡枝子根)亦供药用,另设专条。

【采收加工】 6~9月采收,鲜用或切段晒干。

【成分】 枝叶含黄酮类化合物:槲皮素(quercetin)、山柰酚(kaempferol)、三叶豆苷(trifolin)、异槲皮素(isoquercetin)、荭草素(orientin)、异荭草素(isoorientin)。还含必需氨基酸,鞣质。

【药理】 1. 抗炎镇痛作用 胡枝子叶总黄酮1 g/kg腹腔注射对角叉菜胶、琼脂、右旋糖酐及甲醛性大鼠足肿均有显著抑制作用,并能显著抑制组胺所致大鼠皮肤毛细血管通透性增加,对于切除肾上腺大鼠的角叉菜胶性足肿仍具有显著的抗炎效果。从本品茎中提得的总黄酮对小鼠有镇痛活性,此黄酮可能属槲皮素类成分。胡枝子地上部分总黄酮腹膜内注射,热板法研究其止痛作用,50 mg/kg剂量组痛阈值明显提高,100 mg/kg剂量组出现最大止痛效应,最大止痛效果是在注射各剂量后的30分

钟,作图法计算胡枝子止痛作用 ED_{50} 为 47.5 mg/kg。

2. 抗过敏作用　胡枝子叶总黄酮可显著对抗大鼠皮肤被动过敏反应。

3. 对肾功能的影响　本品所含黄酮灌服 1～2 g/kg,可使甘油所致急性肾功能不全大鼠尿素及尿量排泄增多。对肾功能的作用　胡枝子叶中的总黄酮,以每日 100～200 mg/100 g的剂量口服给药,对丙三醇引起的大鼠急性肾功能不全有明显的治疗作用,尿量增加的同时,血中的残余氮降低。其酊剂亦有利尿作用,并减少血中尿素含量,而使尿中的肌酸酐和尿素的排出量增加。

【药性】 甘,平。

1.《救荒本草》:"性温。"

2.《内蒙古中草药》:"味甘,性平。"

【功用主治】《内蒙古中草药》:"润肺解热,利尿止血。主治感冒发热,咳嗽,眩晕头痛,小便不利,便血,尿血,吐血。"

【用法用量】 内服:煎汤,9～15 g,鲜品 30～60 g;或泡作茶饮。

【选方】 1. 治肺热咳嗽,百日咳　胡枝子鲜全草 30～60 g,冰糖 15 g。酌冲开水炖 1 小时服,每日服 3 次。

2. 治小便淋漓　胡枝子鲜全草 30～60 g,车前草 15～24 g,冰糖 30 g。酌加水煎,每日服 2 次。(1、2 方出自《福建民间草药》)

3244 胡荽子 hú suí zǐ《千金方》

【异名】 芫荽子(《普济方》)。

【基原】 为伞形科芫荽属植物芫荽的果实。

【原植物】 参见"胡荽"条。

【采收加工】 8～9 月果实成熟时采收,晒干。

【药材】 胡荽子 *Coriandri Sativi Fructus*　主产于江苏、安徽、湖北。

性状　果实为 2 小分果合生的双悬果,呈圆球形,直径3～5 mm。淡黄棕色至土黄棕色,顶端可见极短的柱头残迹,多分裂为 2,周围有宿存的花萼 5 枚。表面较粗糙,有不甚明显的波状纵棱 10 条与明显的直纵棱 10 条相间排列。基部钝圆,有时可见小果柄或果柄痕。小分果背面隆起,腹面中央下凹,具 3 条纵行的棱线,中央稍直,两侧呈弧形弯曲,有时可见悬果柄。质稍坚硬。气香。用手揉碎则散发浓烈的特殊香气,味微辣。

鉴别　(1) 取本品粗粉 2 g,加乙醚 10 ml,振摇提取30 分钟,滤过,取滤液 2 ml 挥干,加 1%香荚兰醛硫酸溶液1～2 滴,即现玫瑰色(检查挥发油)。

(2) 取本品粗粉 5 g,加甲醇 30 ml,置水浴上加热回流 10 分钟,滤过,取滤液 5 ml,浓缩至约 0.5 ml,分别于滤纸上滴加 2 点,其中一点上加 1%三氯化铝乙醇液,置紫外光灯下观察,滴加三氯化铝乙醇液的蓝色荧光斑明显加强(检查黄酮素)。

品质标志　《江苏省中药材标准》(1989 年版)规定:本品含挥发油不得少于 0.5%(ml/g)。

【成分】 果实含挥发油 1%～1.4%,脂肪 26%;挥发油成分:α、β-蒎烯(pinene),莰烯(camphene),柠檬烯(limonene),水芹烯(phellandrene),芳樟醇(linalool),樟脑(camphor)。松油醇(terpineol),龙脑(borneol),乙酸牻牛儿酯(geranyl acetate),牻牛儿醇(geraniol);脂肪油中脂肪酸:棕榈酸(palmitic acid),棕榈油酸(palmitoleic acid),硬脂酸(stearic acid),亚油酸(linoleic acid)和较高数量油酸系列的不饱和酸。还含黄酮类化合物,三萜衍生物芫荽甾醇苷(coriandrinol)。

种子含挥发油 1%,脂肪 20%～25%,糖类 20%,含氮物质 13%～15%,无机物 7%。挥发油的主要成分(约 70%)是 *d*-芳樟醇(linalool),其他尚有 α、β-蒎烯,柠檬烯 (dipentene),α、β、γ-松油烯(α、β、γ-terpinene),对聚伞花素(*p*-cymene),牻牛儿醇,龙脑,水芹烯,乙酸龙脑酯(bornyl acetate),乙酸牻牛儿酯,乙酸芳樟醇酯(linalyl acetate),莰烯,月桂烯(myrcene),樟脑。脂肪酸主要有棕榈酸,油酸(oleic acid),岩芹酸(petroselinic acid),亚油酸, 5, 6-十八碳烯酸($\Delta^{5,6}$-octadecenoic acid)。种子所含磷脂主要成分为:磷脂酰胆碱(phosphatidylcholine),磷脂酰乙醇胺(phosphatidylethanolamine),磷脂酰肌醇(phosphatidylinositol)。此外,还含黄酮苷,β-谷甾醇,*D*-甘露醇和芫荽萜酮二醇(coriandrinonediol)。

【药理】 1. 降血糖作用　胡荽子可降低小鼠链脲霉素性糖尿病的高血糖水平,降低体重消失率,它不影响血浆胰岛素的降低,能阻止小鼠链脲霉素性糖尿病的发展。

2. 对血管的作用　胡荽子挥发油能明显对抗去甲肾上腺素的缩血管作用,而增加离体下肢及离体兔耳的灌流量,但对肾上腺素所致收缩性主动脉条作用不明显。

【炮制】 取原药材,除去杂质,抢水洗净,晒干。用时捣碎。

饮片性状　参见"药材"项。

贮干燥容器内,置阴凉干燥处,防蛀。

【药性】 辛、酸,平。归肺、胃、大肠经。

1.《千金方》:"味酸,平。无毒。"

2.《饮膳正要》:"辛,温。"

3.《纲目》:"辛、酸,平。"

4.《四川中药志》1960 年版:"入肺、胃二经。"

【功用主治】 健胃消积,理气止痛,透疹解毒。主治食积,食欲不振,胸膈满闷,脘腹胀痛,呕恶反胃,泻痢,肠风便血,脱肛,疝气,麻疹,痘疹不透,秃疮,头痛,牙痛,耳痈。

1.《千金方》:"消谷,能复食味。"

2.《食疗本草》:"治食着诸毒肉,吐下血不止,肠头出。"

3.《本草拾遗》:"主小儿秃疮,油煎敷之。亦主蛊毒,五野鸡病及食肉中毒下血,煮令子拆,服汁。"

4.《纲目》:"发痘疹,杀鱼腥。"

5.《四川中药志》1979 年版:"收涩固肠,止血止痛。用于痔漏脱肛,泻痢出血,牙齿疼痛。"

【用法用量】 内服:煎汤,6～12 g;或入丸、散。外用:煎水含漱或熏洗。

【宜忌】 有火热者禁服。

《四川中药志》1960 年版:"胃热者忌用。"

【选方】 1. 治消化不良,食欲不振　芫荽子 6 g,陈皮9 g,生姜 3 片,神曲 9 g。水煎服。(《山东中草药手册》)

2. 治恶心反胃　胡荽子、萝卜子各 50 g。研末,每次10 g,日服 2 次。(《吉林中草药》)

3. 治胆道蛔虫　胡荽子 50 g,捣碎,加水 300 ml,浓煎取汁,1 次服用。5 岁以下小儿减半。〔《新医学》1974, 5(6): 298〕

4. 治痢疾亦治泻血　芫荽子一合。捣碎,赤者用冰糖调,白者用生姜自然汁调,温服。一方酒调服。(《普济方》)

5. 治五痔结核,痒痛时有脓血,远年不差　胡荽子(用纸盛锅内,慢火炒令香熟)、芸薹子(用纸盛锅内炒)、破故纸(生用)。上三味各适量,捣罗为细末。每服三钱,煨核桃一个,烂嚼后用米饮调下,空心服。(《卫生家宝》妙应散)

6. 治脱肛痔漏　胡荽子一升,乳香少许,粟糠半升或一升。上先泥成炉子,止留一小眼,可抵肛门大小,不令透烟火,熏之。(《儒门事亲》)

7. 治麻疹透发不畅　芫荽子 9 g。水煎服。或芫荽子适量,置炭中烟熏。(《浙江药用植物志》)

8. 治齿痛　胡荽子五合,水五合,煮一合,含之。(《卫生易简方》)

9. 治中耳炎　芫荽子略炒,加枯矾等量,冰片少许。研极细末。每用少许吹入耳中。(《山东中草药手册》)

3245 胡桐泪 ʰú tóng lèi

《《新修本草》》

【异名】 胡桐律(《汉书》颜师古注),石律(《日华子》),石泪(《岭表录异》),胡桐碱(《纲目》)。

【基原】 为杨柳科杨属植物胡杨的树脂流入土中,多年后形成的产物。

【原植物】 胡杨 *Populus euphratica* Oliv.［*P. diversifolia* Schrenk］ 又名:胡桐(《汉书》)。

落叶乔木,高 10～15 m。树皮淡灰褐色,下部条裂。芽椭圆形,褐色,长约 7 mm。苗期和萌枝叶披针形或线状披针形,全缘或具不规则的波状齿牙;成年树小枝泥黄色;枝内富含盐分;叶形多变,叶柄微扁,约与叶片等长,萌枝叶柄长仅 1 cm;叶片卵圆形、卵状披针形、三角状卵形或肾形,先端有粗齿牙,基部楔形、阔楔形、圆形或截形,基部有 2 腺点,两面同色。雄花序长 2～3 cm,轴有短柔毛;雄蕊

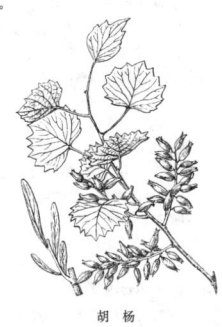

胡 杨

15～25,花药紫红色,花盘边缘有不规则齿牙;苞片略呈菱形,上部有疏齿牙;雌花序长约 2.5 cm,果期长达 9 cm,子房长卵形,柱头 3,2 浅裂,鲜红或淡黄绿色。蒴果长卵圆形,长 10～12 cm,2～3瓣裂。花期 5 月,果期 7～8 月。

生于海拔 250～1 800 m 的盆地、河谷和平原等地的盐碱地。分布于内蒙古、甘肃、青海、新疆。

【采收加工】 多在冬季采收,干燥。

【药材】 胡桐泪 *Resina Populi Euphraticae* 主产新疆。

性状 本品不规则的颗粒状小块或小薄片状,多相互黏结成疏松的团块。表面棕黄色至棕色,其角质样光泽。质脆易碎,断面颜色稍浅,放置则逐渐变黑。气极微,味微苦、涩,嚼之微粘牙,稍有砂粒感。

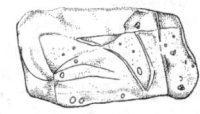

胡桐泪(树脂)外形

鉴别 (1) 粉末特征:棕黄色。树脂状物呈不规则的多角形,淡黄色,常带裂隙和纹理。多混杂有两种非腺毛,一种长而细,直径约10 μm;一种短而粗,直径约20 μm;叶组织细胞中含有草酸钙簇晶,直径 10～20 μm。有时可见具散孔型花粉粒,直径约 20 μm,并有少量的淀粉粒和草酸钙方晶。

(2) 取胡桐泪的 1%甲醇液,加盐酸 2 滴,振摇后再加镁粉少许,微加热,5～10 分钟后溶液显棕红色(检查黄酮类)。

(3) 取本品加热软化熔液,燃之微起泡,呈亮黄色火焰;微有芳香气散出,残渣黑色。

(4) 取本品甲醇液 0.5 ml,加 5%亚硝酸钠 2 滴,溶液呈乳状淡黄色;再加 5%硝酸铝 2 滴,则析出大量黄色沉淀;最后加入 5%氢氧化钠 2～4 滴,则变成暗血红色溶液(检查酚羟基)。

(5) 薄层色谱:用微量吸管取取胡桐泪甲醇液,以水杨酸为对照品,分别点样于同一硅胶 CMC 薄板上,以氯仿-乙酸乙酯-甲醇-甲酸(25:3:1:1)展开,距距 13 cm,在紫外光灯下观察,供试品色谱中与对照品色谱相应位置上,有相同颜色的荧光斑。

【炮制】 取原药材,除去杂质,置石灰缸中干燥,捣碎,除去砂粒,过 60 目筛。

饮片性状 本品呈结晶性碎粒,土黄色或樱绿色,有吸湿性。气微,味咸。

贮干燥容器内,密闭,置阴凉干燥处。

【药性】 苦、咸,寒。归肺、胃经。

1.《新修本草》:"味咸、苦,大寒,无毒。"

2.《本草纲目》:"入足阳明经。"

3.《本草汇言》:"气味俱厚,阴中之阴也。"

4.《本草求真》:"入胃,兼入肾。"

【功用主治】 清热解毒,化痰软坚。主治咽喉肿痛,齿痛,牙疳,中耳炎,瘰疬,胃痛。

1.《新修本草》:"主大毒热,心腹烦满,水和服之取止吐。"

2.《海药本草》:"主风疳齿牙疼痛,骨槽风劳,能软一切物。"

3.《日华子》:"治风蚛牙齿痛,兼杀火毒并面毒。"

4.《本草图经》:"治口齿家为最要之物。""伏砒石。"(引自《纲目》)

5.《医学启源》:"瘰疬非此不能除。"

6.《纲目》:"咽喉热痛,水磨扫之,取涎。"

7.《本草汇言》:"降火热,清痰结。"

8.《医林纂要》:"补心血,泻心火,散结热,杀虫。"

【用法用量】 内服:煎汤,6～10 g;或入丸、散。外用:煎水含漱;或研末撒。

【宜忌】 多服可致呕吐。脾胃虚寒者禁服。

1.《海药本草》:"多服,令人吐也。"

2.《本草汇言》:"胃家虚寒不食者,勿用。"

【选方】 1. 治咽喉急胀,肿结不通 胡桐泪三钱,硼砂二钱,生矾一钱,胆皂一钱五分。共为末,用一二茶匙,姜汤调咽。(《本草汇言》)

2. 治齿缝血出不止 胡桐泪半两。研罗为末,用贴齿缝,如血出不定,再贴。

3. 治牙疳宣露,脓血,口气 枸杞根一升(切),胡桐泪一两。上件药,和匀,分为五度用。每度以水二大盏,煎至一盏,去滓,热含冷吐。(2、3方出自《圣惠方》)

4. 治小儿疳蚀 胡桐泪一两,铜绿一钱,麝香少许。上研令匀,每用少许,以鸡翎扫之。(《普济方胡桐泪散》)

5. 治中耳炎,痔疮 胡桐泪粉吹入或敷患处。(《全国中草药汇编》)

6. 治急黄或黑汗,黄汗 胡桐泪三钱,白汤调服。(《本草汇言》)

7. 治瘰疬结核 胡桐泪研末外敷。(《医林纂要》)

8. 治胃及十二指肠溃疡,胃痛,胃酸过多 10%胡桐泪精制品。成人每次 10 ml;或粉剂每次 1 g,每日 2 次,饭后服,7 日为 1 个疗程。(《全国中草药汇编》)

【各家论述】 1.《纲目》:"石泪,入地受卤气,故其性寒能除热,其味咸能入骨软坚。"

2.《本草经疏》:"胡桐泪,《经》曰:热淫于内,治以咸寒;又曰:在高者因而越之。苦以涌址,寒以胜热,故主大毒热,心腹烦满,取吐而效也。《日华子》以之治风虫牙齿痛,李珣谓其能治骨槽风、齿、元素言瘰疬非此不能除,皆资其苦能杀虫,咸能入骨软坚,大寒能除极热之用耳。"

3.《本草汇言》:"如急患大热火毒,咽喉口齿肿胀不通,或心腹胀满而胀者,用此咸能润下,苦能涌上,或下而愈,或吐而痊。"

3246 胡桃仁 ʰú táo rén

《《七卷食经》》

【异名】 虾蟆(《酉阳杂俎》),胡桃穰(《梅师方》),胡桃肉(《海上集验方》),核桃仁(《纲目》)。

【基原】 为胡桃科核桃属植物胡桃的种仁。

【原植物】 胡桃 *Juglans regia* L.［*J. orientis* Dode; *J. sinensis* (C. DC.) Dode］ 又名:羌桃(《名物志》),播罗斯(《梵书》),核桃(《纲目》),播师罗(《广群芳谱》)。

落叶乔木，高20～25 m。树皮灰白色，幼时平滑，老时浅纵裂。小枝被短腺毛，具明显的叶痕和皮孔。冬芽被芽鳞；髓部白色，薄片状。奇数羽状复叶，互生，长40～50 cm，小叶5～9枚，有时13枚，先端1片较大，椭圆状卵形至长椭圆形，长6～15 cm，宽3～6 cm，先端钝圆或锐尖，基部偏斜，近于圆形，全缘，表面深绿色，有光泽，背面淡绿色，有侧脉11～19对，脉腋内有一簇短柔毛。花单性，雌雄同株，与叶同时开放；雄荑黄花序腋生，下垂，长5～10 cm，花小而

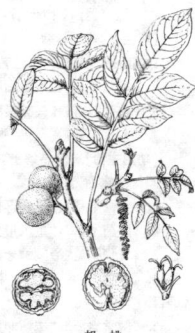

胡 桃

密集，雄花有苞片1，长圆形，小苞片2，长卵形，花被片1～4，均被腺毛，雄蕊6～30；雌花序穗状，直立，生于幼枝顶端，通常有雌花1～3朵，总苞片3枚，长卵形，贴生于子房，花后随子房增大，花被4裂，裂片线形，高出总苞片，子房下位，2枚心皮合成，花柱短，柱头2裂，呈羽毛状，鲜红色。果实近球形，核果状，直径4～6 cm，外果皮绿色，由总苞片及花被发育而成，表面有斑点，中果皮肉质，不规则开裂，内果皮骨质，表面凹凸不平，有2条纵棱，先端具短尖头，内果皮壁内具空隙而有皱折，隔膜较薄，内里无空隙。花期5～6月，果期9～10月。

生于山地及丘陵地带。我国南北各地均有栽培。

胡桃的叶（胡桃叶）、花（胡桃花）、嫩枝（胡桃枝）、根或根皮（胡桃根）、树皮（胡桃树皮）、成熟果实的内果皮（胡桃壳）、未成熟的果实（青胡桃果）、未成熟果实的外果皮（胡桃青皮）、果核内的木质隔膜（分心木）、种仁的脂肪油（胡桃油）及种仁返油而变成黑色者（油胡桃）亦供药用，另设专条。

【栽培】　**生物学特性**　喜凉爽干燥气候，耐干旱、耐寒冷，怕湿热、涝、盐碱。寿命长达200～300年，一般2～4年为始果期，20～30年为盛果期。以阳光充足、土层深厚、疏松肥沃、排水良好的中性砂质土壤和壤土栽培为宜。过黏重的土壤和瘠薄土壤生长不利。

繁殖方法　种子繁殖、嫁接繁殖或压条繁殖。种子繁殖：以选薄壳的单株母树，待果皮由绿色变黄色或黄绿色，50%果实顶端已开裂，青果皮易剥离时采种，不易脱皮时可在室内堆积3～5日，晾干。种子处理用冷水浸泡2～3日，用湿沙贮藏。待壳破露芽时，分批播种。播前深翻土地，施足基肥，可用腐熟厩肥，整平畦面，作垄。秋播或春播。条播按行距30～40 cm，株距10～15 cm。播后约1个月出苗。5～6月追施人畜粪肥，7～8月施过磷酸钙进行根外追肥。冬季苗木要做好防寒措施。嫁接繁殖：芽接或枝接，砧木可选本砧或核桃楸、麻核桃、野核桃等。接芽选中下部发育充实的当年生新枝，忌雄花枝作接穗和接芽。嫁接苗可在春季2月下旬至3月上中旬或秋季10月下旬至11月上中旬移栽，按行株距7 m×8 m开穴，穴径1 m，穴深0.8～1 m，底层施腐熟厩肥，每穴栽种1株，填土，踏实，浇水。

田间管理　幼树林可与豆类、瓜类、草莓等间作，并施氮肥为主。成树林花期增施磷、钾肥；果期施氮、磷、钾混合肥。幼树需整形修剪，定植后要整形定干，成自然半圆形或自然开心形。冬季培土，涂白防寒。成年树要培养骨架，调节营养枝。老树要进行更新复壮。

病虫害防治　病害有黑斑病、核桃枝枯病、核桃枯梢病等。虫害有木尺蠖、云斑天牛、绿胸大蓑蛾、核桃缀叶螟、核桃举肢蛾、核桃葉须球小蠹、核桃小吉丁虫、芳香木蠹蛾等为害。

【采收加工】　9～10月中旬，待外果皮变黄、大部分果实顶部

已开裂或少数已脱落时，打落果实。青果可用乙烯利200～300倍液浸0.5分钟，捞起，放通风水泥地上2～3日，或收获前3星期用乙烯利200～500倍液喷于果面催熟。核果用水洗净，倒入漂白粉中，待变黄白色时捞起，冲洗，晾晒，40～50℃烘干。将核桃的合缝线与地面平行放置，击开核壳，取出核仁，晒干。

【药材】　**胡桃仁** *Juglandis Regiae Semen*　全国多数地区均产，以河北产量大，山西汾阳所产品质佳。

性状　种子完整者类球形，由两片呈脑状的子叶组成，直径1～3 cm，一端可见三角状突起的胚根。通常两瓣裂或破碎成不规则块状。种皮菲薄，淡棕色至深棕色，有深色纵脉纹。子叶黄白色，碎断后可见黄白色或乳白色，富油性，气微香，味甜，种皮微涩。

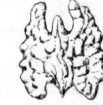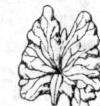

胡桃仁（种子）外形

鉴别　粉末特征：黄白色，富油性。表皮细胞表面观类多角形，直径14～34 μm，壁薄，垂周壁有的略呈念珠状增厚。在冷水合氯醛装置下观察，可见不规则棕色块。气孔常突出表面，不定式，副卫细胞3～8个。子叶表皮细胞表面观类长方形、长条形，壁薄，不规则纵横交错排列。子叶细胞类椭圆形或类圆形，含有糊粉粒及脂肪油滴。网纹细胞偶见，存在于种皮维管束基部，长卵圆形，直径23～45 μm，长60～140 μm，壁稍厚，具斜向、横向长条状或网状纹孔。螺纹导管细小，直径7～10 μm。脂肪油滴极多，散在。糊粉粒多数。

【成分】　胡桃仁含粗蛋白22.18%，其中可溶性蛋白的组成以谷氨酸为主，其次为精氨酸和天冬氨酸。粗脂类64.23%，其中中性脂类占93.05%；中性脂类中三酰甘油82.05%，甾醇脂3.86%，游离脂肪酸4.80%。总脂和中性脂类中脂肪酸组成主要为亚油酸(linoleic acid)和油酸(oleic acid)；三酰甘油所含脂肪酸主要为亚麻酸(linolenic acid)；甾醇：β-谷甾醇(β-sitosterol)，并有少量的菜油甾醇(campesterol)，豆甾醇(stigmasterol)，燕麦甾-5-烯醇(Δ⁵-avenasterol)，豆甾-7-烯醇(Δ⁷-stigmasterol)；糖类：多种游离的必需氨基酸。

果实含有1, 4-萘醌(1, 4-naphthoquinone)，胡桃叶醌(juglone)，4-羟基-1-萘基-β-D-吡喃葡萄糖苷(4-hydroxy-1-napthalenyl-β-D-glucopyranoside)，4, 8-二羟基-1-萘基-β-D-吡喃葡萄糖苷(4, 8-dihydroxy-1-naphthalenyl-β-D-glucopyranoside)。

【药理】　1. 抗癌作用　胡桃叶和果实中含胡桃叶醌。小鼠腹腔注射胡桃叶醌对肝癌腹水型小鼠生命延长率可达95%，对小鼠肉瘤 S_{180} 实体型抑制率达50%。在体外对小鼠肝癌细胞 DNA 合成有抑制作用，从电子显微镜观察，胡桃叶醌主要影响肝细胞线粒体。

2. 其他作用　给犬喂饲含有胡桃油的混合脂肪食饵，可加快其体重增长，并使其血清清蛋白增加，血胆甾醇水平高较慢。研究证明，它可能影响胆甾醇在体内合成及其氧化、排泄。

【炮制】　取原药材，除去杂质及分离的木质隔膜。

饮片性状　胡桃仁呈不规则的碎块，淡黄色或棕黄色，参见"药材"项。

贮干燥容器内，置阴凉干燥处。

【药性】　甘、涩、温。归肾、肝、肺经。

1. 《七卷食经》："味甘、温。"（引自《医心方》）

2. 《千金方》："味甘，冷滑，无毒。"

3. 《本草拾遗》："味甘，平，无毒。"（引自《医心方》）

4. 《本草图经》："性热。"

5. 《品汇精要》："味甘，性平缓。气之薄者，阳中之阴。"

6. 《纲目》："入肾、肺。"

7. 《雷公炮制药性解》："入肺、肝、肾三经。"

8.《玉楸药解》:"味甘、涩,气平。入足阳明胃、手太阴肺经。"

【功用主治】 补肾益精,温肺定喘,润肠通便。主治腰痛脚弱,尿频,遗尿,阳痿,遗精,久咳喘促,肠燥便秘,石淋及疮疡瘰疬。

1.《七卷食经》:"去积气。"(引自《医心方》)

2.《食疗本草》:"除风,令人能食。""通经脉,润血脉,黑鬓发。""常服,骨肉细腻光润,能养一切老痈疾。"

3. 崔禹锡《食经》:"下气了,主喉痹,杀白虫。"(引自《医心方》)

4.《本草拾遗》:"食之令人肥健,润肤发,去野鸡病。"(引自《医心方》)

5.《日华子》:"润肌肉,益发,食酸龋齿,细嚼之。"

6.《开宝本草》:"敷瘰疬疮,拔白须发。多食利小便,去五痔。"

7.《本草药性大全》:"补下元。"

8.《纲目》:"补气养血,润燥化痰,益命门,利三焦,温肺润肠。治虚寒喘嗽,腰背重痛,心腹疝痛,血痢肠风;散肿毒,发痘疮,制铜毒。"

9.《医林纂要》:"补肾,润命门,固精,润大肠,通热秘,止寒泻虚泻。"

【用法用量】 内服:煎汤,9~15 g;单味嚼服,10~30 g;或入丸、散。外用:研末调敷。

【宜忌】 痰火积热,阴虚火旺,以及大便溏泄者禁服。不可与浓茶同服。

1.《千金方》:"不可多食,动痰饮,令人恶心,吐水吐食。"

2. 马志:"多食动风,脱人眉。同酒食,多令人咯血。"(引自《纲目》)

3. 汪颖《食物本草》:"多食生痰,动肾火。"(引自《纲目》)

4.《本草经疏》:"肺家有痰热,命门火炽,阴虚吐衄等证,皆不得施。"

5. 姚可成《食物本草》:"小儿痧疹后不可食,须忌半年,犯之刮肠,痢不止。"

6.《得配本草》:"泄泻不已者禁用。"

【选方】 1. 治肾虚气弱,风冷乘之,或血气相搏,腰痛如折,起坐艰难,俯仰不利,转侧不能,或劳役过度,伤于肾经,或处卑湿,地气伤筋,或坠堕伤损,或风寒客搏,或气滞不散,皆令腰痛,或腰间似有物重坠,起坐艰辛者 胡桃肉三十个(去皮、膜,别研如泥),补骨脂(用芝麻同于银器内炒熟)、杜仲(去粗皮,锉,酥炒黄色,去麸,乘热略杵碎,又用酒洒匀再炒)各六两。上为细末,入研药令匀,酒糊丸如梧桐子大。每服三、五十,温酒、盐汤下,空心,食前服。《局方》青娥丸

2. 治湿伤于内外,阳气衰绝,虚寒喘嗽,腰脚疼痛 胡桃肉二十两(捣烂),补骨脂十两(酒蒸)。研末,蜜调如饴服。《续传信方》

3. 治肾虚耳鸣,遗精 核桃仁 3 个,五味子 7 粒,蜂蜜适量,于睡前嚼服。《贵州草药》

4. 治消渴,亦云内消,多因快情纵欲,极意房中,年少惧不能房,多服丹石及失志伤肾,遂致唇口干燥,精溢自出,或小便赤黄,五色浮浊,大便燥实,小便大利而不甚渴 白茯苓、胡桃肉(汤浸去薄皮,研),附子大者一枚(去皮、脐,切作片,生姜汁一盏,蛤粉一分同煮,焙干)。上等为末,蜜丸,如梧桐子大,米饮下三十九,或为散,米汤调下,食前服。《三因方》胡桃丸

5. 治久嗽不止 核桃仁五十个(煮熟,去皮),人参五两、杏仁三百五十个(麸炒,汤浸去皮)。上人炼蜜,丸梧子大。每空心细嚼一丸,人参汤下,临卧再服。《纲目》引《箫大尹方》

6. 治血寒凝滞不行,筋骨酸痛 核桃肉三十枚,浸酒饮之。如不饮酒者,以胡桃肉,早晚各食二枚,白汤下之,七日愈。《简便方》

7. 治急心气痛 核桃一个,枣子一枚。去核桃夹,纸裹煨熟,以生姜汤一盅,细嚼送下。《神效名方》盏落汤

8. 治翻胃 胡桃肉、旧铜钱、蜂蜜各五钱。上捣三千下,丸如弹子大,噙舌下,不可嚼,待消自化下即愈。若随食随吐者,加珍珠二分。《鲁府禁方》

9. 治小肠气痛 胡桃一枚。烧炭研末,热酒服之。《奇效良方》

10. 治肠风下血,老人更宜 胡桃仁(去油)四两、皂角刺(炒焦)二两,补骨脂(微炒)两半,槐花(炒)一两。上为末,每服二钱,米汤或汤调下。《古今医统》胡桃散

11. 治妇人少乳及乳汁不行 核桃仁(去皮)十个捣烂,穿山甲一钱。上捣和一处,黄酒调服。《济阴纲目》胡桃散

12. 治石淋痛甚,便中有石子者 胡桃肉一升,细米煮浆粥一升,相和顿服即瘥。《海上方》

13. 治一切痈肿、背痈、附骨疽未成脓者 胡桃十个(煨熟去壳),槐花一两(研末),杵匀,热酒调敷。《古今录验》

14. 治小儿头疮不愈 胡桃和皮,灯上烧存性,碗盖出火毒,入轻粉少许,生油调涂,一二次愈。《保幼大全》

15. 治疵疮倒 用胡桃一个烧灰存性,干胭脂三钱,为末。以矾萝煎汤调下一钱服。《卫生简易方》

【临床报道】 治2型糖尿病 胡桃饮组84例,每日取12枚胡桃敲碎,加水750 ml,文火煎60分钟,药汤约300 ml,去除硬壳及分心木,将药汤及果肉分为3等份,于饭前半小时1份,每日3次,仍用其他降糖药物治疗的患者,本方与其原降糖药物治疗3星期,待尿糖减少(+~++)后逐渐停用原药。降糖灵组治疗28例,对照组:口服降糖片,每次25 mg,每日3次,饭前服。两组均以治疗30日为1个疗程。在改善临床症状方面前者优于后者,治疗前后两组血糖均显著下降(P<0.01),两组间无显著性差异。两组的总有效率分别为84.5%、78.6%。

【各家论述】 1.《纲目》:"(胡桃仁)外皮水汁皆青黑,故能人北方,通命门,利三焦,益气补血,与补下焦肾、命之药。夫命门气与肾通,藏精血而恶燥。若穿、命不媒,精气内充,则饮食自健,肌肤光泽,肠腑润而血脉通。此胡桃佐补药,有令人肥健能食、润肌、黑发、固精、治燥、调血之功也。命门既通,则三焦利,故上通于肺而虚寒喘嗽者宜之,下通于肾而腰膝虚痛者宜之,内而心腹诸痛可止,外而疮肿之毒可散矣。洪氏《夷坚志》云言胡桃治痰嗽,能敛肺,盖不知其为命门三焦之药也。""胡桃仁气热,皮涩肉润,孙真人言其咯冷滑,误矣。近世医方,用治痰气喘嗽,醋心及疮风诸病,则酒家往往醉后为嗜之,则食多吐水、吐食、脱冒及酒同食咯血之说,亦未必然也。但胡桃性热,能人肾肺,惟虚寒者宜之,而痰火积热者,不宜多食耳。"

2.《本草求真》:"(胡桃)味甘则三焦可利,汁黑则能人肾通命,皮涩则气可敛而喘可定,肉润则肺得滋而肠可补。是以疮肿、鼠瘘、痰核,取其用能通郁解结。养血去皮用,敛涩连皮用。"

3.《夷坚志》:"其性又能消坚开积,治心腹疼痛,砂淋、石淋杜寒作疼,肾败不能溉水,小便不利,或误吞铜物,多食亦能消化。又善消疮疽及皮肤疥癣,头上白秃;又能治疮毒深入骨髓,软弱不能步履。"

3247 **胡桃叶** hú táo yè (《贵州草药》)

【基原】 为胡桃科核桃属植物胡桃的叶。

【原植物】 参见"胡桃仁"条。

【采收加工】 5~10月均可采收,鲜用或晒干。

【成分】 胡桃叶含黄酮类化合物:槲皮苷(quercitrin),金丝桃苷(hyperoside),胡桃苷(juglanin),槲皮素-3-α-阿拉伯糖苷(quercetin-3-α-arabinoside);酚酸:水杨酸(salicylic acid),对羟基苯甲酸(p-hydroxybenzoic acid),香草酸(vanillic acid),龙胆酸(gentisic acid),对羟基苯基乳酸(p-hydroxyphenyllactic acid),没食子酸(gallic acid),对香豆酸(*p*-coumaric acid),阿魏酸(ferulic acid),咖啡酸(caffeic acid),芥子酸(sinapic acid),原儿茶酸(protocatechuic acid),丁香酸(syringic acid)和绿原酸(chlorogenic acid);挥发油中主要成分有大牻牛儿烯(germacrene)D,丁香烯(caryophyllene),β-罗勒烯(β-ocimene),β-蒎烯(β-pinene),柠檬烯(limonene),芳樟醇(linalool),β-桉叶醇(β-eudesmol),小茴香酮(fenchone),guacazulene 等。还有胡桃叶醌(juglone)。

【药理】 1.抗菌作用 叶的水提取物(不含胡桃醌)对炭疽杆菌、白喉杆菌的杀菌作用强,对枯草杆菌、霍乱弧菌、链球菌、肺炎链球菌、金黄色葡萄球菌及伤寒杆菌、大肠杆菌、痢疾杆菌的杀菌作用微弱,对结核杆菌无效。纯化的胡桃醌及叶的水提物在体外中和白喉、破伤风毒素,在体内无此作用。试管试验证实1∶100 以上的浓度叶浸剂能杀灭钩端螺旋体。

2.抗癌作用 "胡桃醌"抗癌药理参见"核桃楸果"条。

3.其他作用 叶中所含黄酮类化合物能降低犬的血压,叶煎剂能加速大鼠体内糖原的合成,并有降低血糖作用。

【性味】 苦、涩,平。

【功用主治】 收敛止带,杀虫,消肿。主治妇女白带,疥癣,象皮腿。

1.《贵州草药》:"杀虫解毒。"

2.《全国中草药汇编》:"解毒消肿。主治象皮肿,白带过多,疥癣。"

【用法用量】 内服:煎汤,15～30 g。外用:煎水洗;熏或捣敷。

【选方】 1.治白带过多 胡桃树叶 10 片,加鸡蛋 2 只。煎服。(苏医《中草药手册》)

2.治象皮腿 胡桃树叶 60 g,石打穿 30 g,鸡蛋 3 个。同煎至蛋熟,去壳。入汤继续煎至蛋色发黑为度。每日吃蛋 3 个,14 日为 1 个疗程。另用臭草树叶适量,煎水熏洗患足。(《全国中草药新医疗法展览会资料选编》)

3248 **胡桃壳** hú táo ké
（《纲目》）

【基原】 为胡桃科核桃属植物胡桃成熟果实的内果皮。

【原植物】 参见"胡桃仁"条。

【采收加工】 采收胡桃仁时,收集核壳(木质内果皮),晒干。

【成分】 胡桃壳(内皮)含抗艾滋病毒及肿瘤的多糖。

【药性】 苦、涩,平。

【功用主治】 止血,止痢,散结消痈,杀虫止痒。主治妇女崩漏,痛经,久痢,疝疝,乳痈,疥癣,鹅掌风。

1.《纲目》:"烧存性,入下血、崩中药。"

2.《本经逢原》:"烧灰存性,治乳痈。"

3.《本草求原》:"通郁结。"

【用法用量】 内服:煎汤,9～15 g;或煅存性研末,每次3～6 g。外用:煎水洗。

【选方】 1.治妇女血气痛 核桃硬壳 60 g,陈老棕30 g。烧成炭,泙水服。(《重庆草药》)

2.治疝瘤(即病久胁下成块疼痛,名疝母) 核桃壳(煅灰,研末)三钱,木香(研细)八分。好酒调服,三五次即消。(《文堂集验方》)

3.治久痢 核桃壳,水炮频服。〔《国医论坛》1986,(2):52〕

4.治乳痈 核桃壳烧灰存性,取灰末二钱,酒调服,未卵即消,已溃渐愈。(《本经逢原》)

5.治鹅掌风 核桃壳(鲜者更佳),鸦鸽屎等分。煎水,频洗立效。(《成氏秘传外科心法》)

6.治疥癣 胡桃壳,煎,洗。(苏医《中草药手册》)

3249 **胡桃花** hú táo huā
（《重庆草药》）

【基原】 为胡桃科核桃属植物胡桃的花。

【原植物】 参见"胡桃仁"条。

【采收加工】 5～6月花盛开时采收,鲜用或晒干。

【成分】 胡桃雌花含左旋茉莉酮酸(jasmonic acid),6-表西葫芦子酸(6-epicucurbic acid),6-表-7-异西葫芦子酸(6-epi-7-isocucurbic acid)。

【功用主治】 《重庆草药》:"泡酒涂瘰子(疣)。"

【用法用量】 外用:浸酒涂搽。

3250 **胡桃枝** hú táo zhī
（《贵州草药》）

【基原】 为胡桃科核桃属植物胡桃的嫩枝。

【原植物】 参见"胡桃仁"条。

【采收加工】 5～8月采摘嫩枝叶,鲜用。

【功用主治】 杀虫止痒,解毒散结。主治疥疮,瘰疬,肿块。

1.《贵州草药》:"杀虫解毒。"

2.《山西中草药》:"可治食管癌,乳腺癌,胃癌,淋巴系统肿瘤等。"

【用法用量】 内服:煎汤,15～30 g。外用:煎水洗。

【选方】 1.治疥疮 鲜核桃枝叶、化楠树叶叶各等量。煨水洗患处。(《贵州草药》)

2.治淋巴结肿 核桃树鲜嫩枝、鲜大蓟等分。煎水当茶饮;另煮马齿苋当菜吃。(《新疆中草药单验方选编》)

3.治宫颈癌 鲜核桃树枝 33 cm,鸡蛋 4 个。加水同煮,蛋熟后去壳,入汤再煮 4 小时。每次吃蛋 2 个,每日 2 次,连续吃。此方可试用于各种癌症治疗。(《新编中医入门》)

3251 **胡桃油** hú táo yóu
（《药性考》）

【基原】 为胡桃科核桃属植物胡桃种仁的脂肪油。

【原植物】 参见"胡桃仁"条。

【采收加工】 将净胡桃种仁压榨,收集榨出的脂肪油。

【药性】 辛,甘,温。

【功用主治】 温补肾阳,润肠,驱虫,止痒,敛疮。主治肾虚腰酸,肠燥便秘,虫积腹痛,耵耳出脓,疥癣,冻疮,狐臭。

1.《药性考》:"杀虫。治疥风,疥癣,杨梅,白秃。"

2.《纲目拾遗》:"补火。"

3.《现代实用中药》:"缓下剂,能驱蛲虫;外用于皮肤病,疥癣,冻疮,脓臭等。"

【用法用量】 内服:炖汤,9～15 g。外用:涂搽。

【宜忌】《纲目拾遗》:"坏核桃榨取者,有毒,味劣,不宜食。"

【选方】 1.治伤耳或疮出汁者 胡桃,杵取油,纳入。(《普济方》)

2.治耳疳 核桃仁研烂,拧油去渣,得油一钱,兑冰片二分。每用少许,滴于耳内。(《医宗金鉴》滴耳油)

3.治湿疹,皮炎,渗出糜烂 胡桃仁,略炒,轧取油。每100 ml油加甘石粉 100 g,调匀。薄涂于创面,能迅速止痒,减少渗出,创面感染者亦有效,加冰片 3 g尤佳。(《疮疡外用本草》)

4.治宫颈糜烂 核桃馏油 300 g,甘油适量,甘油明胶足量。制成 1 000 粒栓剂,用时先将外阴部洗净,然后将栓剂送入阴道深部,每次 1 粒,每日 1 次,连用 7 日为 1 个疗程。(《辽宁省药品标准》1987 年)

3252 **胡桃根** hú táo gēn
（《重庆草药》）

【基原】 为胡桃科核桃属植物胡桃的根或根皮。

【原植物】 参见"胡桃仁"条。

【采收加工】 全年均可采收,挖取根,切片;或剥取根皮,切片,鲜用。

【成分】 胡桃根皮含醌类化合物:胡桃叶醌(juglone),3,3'-双胡桃叶醌(3,3'-bisjuglone)及环三胡桃叶醌(cyclotrisjuglone)。

【功用主治】 止泻,止痛,乌须发。主治腹泻,牙痛,须发早白。

1.《药性考》:"根皮:止泄,沐头染褐。"

2.《重庆草药》:"杀虫,攻毒。治老年牙痛,兼能补气。"

【用法用量】 内服:煎汤,9～15 g。外用:煎水洗。

【选方】 染须发 胡桃根皮一秤,莲子草十斤(切)。以瓮盛之,入水五升,煮五升,熟至五升,入芸苔子油一斗,慢火煎取五升,收之。凡用,先以炭灰汁洗,则油净之。外以牛蒡叶包住,绢裹一夜洗去,明日即黑也。《圣惠方》

3253 **胡黄连** ^{hú huáng lián}《新修本草》

【异名】 割孤露泽《开宝本草》,胡连《本草正义》,假黄连《全国中草药汇编》。

【基原】 为玄参科胡黄连属植物胡黄连和印度胡黄连的根茎。

【原植物】 1. 胡黄连 *Picrorhiza scrophulariiflora* Pennell.

多年生草本,高 5～10 cm。根茎粗壮,长圆锥形,横走,长15～50 cm,节间密集,常有暗棕色鳞片状老叶及圆柱状支根。叶近基生,常集成莲座状;叶片匙形至卵形,长 2～7 cm,宽1.5～3.5 cm,先端微或钝,基部渐窄成短柄,边缘除基部外均有钝锯齿,无毛,干时变黑。花葶自叶丛中生出,高 5～15 cm,被腺毛,花密集成顶生穗状的圆锥聚伞花序;苞片、花萼均被毛,苞片卵形;萼片4,长5～6 mm,其中一裂片几线形,其他 4 裂片近披针形、狭长圆形至狭长椭圆形;花冠暗紫色或浅蓝色,二唇形,内外具疏柔毛;雄蕊 4,2 强;着生于花冠管中部;子房 2 室;胚珠每室多数,花柱细长,柱头头状。

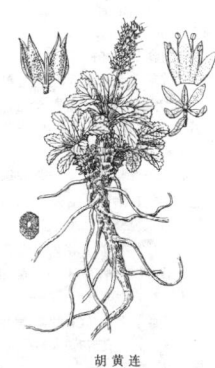

胡黄连

蒴果卵圆形,长约1 cm,先端4裂。种子多数,长圆形,有光泽,有网眼。花期6～8月,果期8～9月。

生于海拔3 600～4 400 m 的高寒地区的岩石上及石堆中,或浅土层的向阳处。分布于四川、云南、西藏。

2. 印度胡黄连 *P. kurroa* Royle

多年生草本,有毛。根茎圆柱形,稍带木质,长15～20 cm。叶近于根生,稍带革质;叶片匙形,长 5～10 cm,先端尖,基部狭窄成有翅的具鞘叶柄,边缘有细锯齿。花茎长于叶;穗状花序长5～10 cm,有少数苞片;苞片长圆形或披针形,与萼等长;萼片5,披针形,长约5 mm,有缘毛;花冠短于花萼,先端5相等的裂片,裂片卵形,具缘毛,内面具疏柔毛,外面无毛或近无毛;雄蕊4,花丝细长,伸出花冠,无毛;子房2室,花柱细长,柱头单一。蒴果长

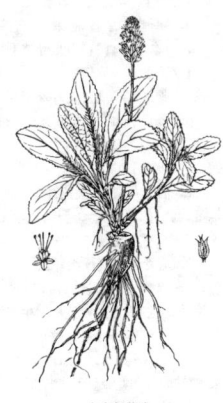

印度胡黄连

卵形,长6 mm,侧面稍有槽,室间开裂。种子长圆形。花期6月,果期7月。

生于高山草地。分布于喜马拉雅山区西部。

【栽培】 生物学特性 喜凉爽湿润、土质肥沃,适合在高海拔地段栽培。

繁殖方法 种子繁殖。选成熟的种子,在秋末播种。事前做苗床,床面高出地面20 cm,随当地的地形做成长方形,四周设排水沟,播种后覆土,盖草保湿防寒,翌年春天出苗。如阳光太强,需支设遮阳棚。

【采收加工】 8～10月地上部分枯萎时采挖,晒干。

【药材】 胡黄连 *Picrorhizae Rhizoma* 主产于西藏。

性状 根茎呈圆柱形,略弯曲,偶有分枝,长 3～12 cm,直径0.3～1 cm。表面灰棕色至暗棕色,粗糙,有较密的环状节,具稍隆起的芽痕或根痕,上端密被暗棕色鳞片状的叶柄残基。体轻,质硬而脆,易折断,断面略平坦,淡棕色至暗棕色,木部有 4～10 个类白色点状维管束排列成环。气微,味极苦。

鉴别 (1) 根茎横切面:表皮1列细胞,较粗根茎的表皮常不存在。木栓层为数列或10余列木栓细胞。皮层薄壁细胞壁稍厚,有的具4个大的圆形单纹孔或网状纹孔,胞腔内含脂肪油滴;内皮层细胞长方形。中柱鞘为2～3列薄壁细胞。韧皮部薄壁细胞含淀粉粒、脂肪油滴及树脂块。束间形成层不明显。木质部由导管、木薄壁细胞及木射线组成,木化。初生射线宽9列细胞。髓为类圆形的薄壁细胞,细胞间隙明显,有的细胞壁具圆形单纹孔及网状纹孔。

(2) 取本品粉末 0.5 g,置适宜器皿中,60～80℃升华4 小时,置显微镜下观察,可见针状、针簇状、棒状、板状结晶及黄色球状物。

(3) 取本品粉末 5 g,加水 50 ml,置于60℃水浴中温浸20分钟,滤过。取滤液 1 ml,加三氯化铁乙醇溶液2 滴,生成暗绿色沉淀;另取滤液 1 ml,加 5% α-萘酚乙醇溶液 2 滴,摇匀,生成黄白色浑浊,缓缓沿管壁加硫酸 0.5 ml,两液接界处显紫色环,振摇后颜色变深,加水稀释生成暗紫色沉淀。

(4) 薄层色谱:取鉴别(2)项下的升华物,加氯仿数滴使溶解,作为供试品溶液。另取香草酸、肉桂酸对照品,加氯仿制成每1 ml各含5 μg的混合溶液,作为对照品溶液。吸取上述两种溶液各5 μl,分别点于同一硅胶 GF₂₅₄薄层板上,以正己烷-乙醚-冰醋酸(5∶5∶0.1)为展开剂,展开,取出,晾干,置紫外光灯(254 nm)下检视。供试品色谱中,在与对照品色谱相应的位置上,显相同颜色的斑点。

品质标志 《中华人民共和国药典》2010年版规定:照高效液相色谱法测定:本品含胡黄连苷Ⅰ($C_{24}H_{28}O_{11}$)与胡黄连苷Ⅱ($C_{23}H_{28}O_{13}$)的总量不得少于9.0%。

【成分】 胡黄连根茎中含有环烯醚萜糖苷:胡黄连苦苷(picroside)Ⅰ、Ⅱ、Ⅲ、Ⅳ,桃叶珊瑚苷(aucubin),梓醇(catalpol)酚苷:scrosides A～C,盾叶夹竹桃苷(androsin);葫芦素类糖苷:25-乙酰氧基-2β-吡喃葡萄糖基-3,16,20-三羟基-9-甲基-19-去甲羊毛苷-5,23-二烯-22-酮(25-acetoxy-2β-glucopyranosyloxy-3,16,20-trihydroxy-9-methyl-19-norlanosta-5,23-diene-22-one),2β-吡喃葡萄糖基-3,16,20,22-四羟基-9-甲基-19-去甲羊毛苷-5,24-二烯(2β-glucopyranosyloxy-3,16,20,22-tetrahydroxy-9-methyl-19-norlanosta-5,24-diene);酚酸类:香草酸(vanillic acid),桂皮酸(cinnamic acid),阿魏酸(ferulic acid)。

印度胡黄连根中含环烯醚萜糖苷:胡黄连苦苷Ⅰ～Ⅲ,香草酰基梓醇(6-vanilloylcatalpol),胡黄连苷(kutkoside),6-阿魏酰基梓醇(6-feruloyl catalpol),婆婆纳苷(veronicoside),米内苷(minecoside),云杉苷(picein),盾叶夹竹桃苷,五乙酰基-6′-桂皮酰基梓醇(pantaacetyl-6′-cinnamoyl catalpol),六乙酰基-6-香草酰基梓醇

(hexaacetyl-6-vaniloyl catalpol)、六乙酰基梓醇（hexaacetyl catalpol）、pikuroside;葫芦素类糖苷：海绿甾苷Ⅰ(cucurbitacin B-2-O-glucoside arvenin Ⅰ)、海绿甾苷(arvenin)Ⅱ、Ⅲ、葫芦苦素(cucurbitacin)、葫芦苦素 B、D 的糖苷、25-乙酰氧基-2-β-葡萄糖氧基-3,16, 20-三羟基-9-甲基-19-去甲-5, 23-羊毛甾二烯-22-酮（25-acetoxy-2-β-glucosyloxy-3, 16, 20-trihydroxy-9-methyl-19-norlanosta-5, 23-diene-22-one)等羊毛甾烯糖苷近 20 种。又含茶叶花宁(apocynin)。

【药理】 1. 保肝利胆作用 婆婆纳苷、米内苷、6-阿魏酰基梓醇,云杉甘、盾叶夹竹桃杏苷,胡黄连苦苷Ⅰ和Ⅱ、梓醇和桃叶珊瑚苷在体外,对四氯化碳或半乳糖胺引起的原代培养大鼠肝细胞毒性有较弱的抗肝毒作用。胡黄连苦苷Ⅰ和Ⅱ在体外对补体介导的原代培养小鼠肝细胞毒性也有保肝作用。一种胡黄连苦苷Ⅰ和胡黄连苷的混合物称为 kutkin,对于半乳糖胺诱发的大鼠肝损害和贝氏疟原虫(Plasmodium berghei)诱发的多乳鼠肝损害均有保肝作用。胡黄连苦苷Ⅰ和胡黄连苷按 1∶15 比例的混合物称为 picroliv,给大鼠灌服每日 12.5 mg/kg 或 25 mg/kg,连续 7 日,对硫代乙酰胺诱发的肝损害有明显保肝作用;对硫代乙酰胺产生的血清天冬氨酸氨基转移酶(AST)、丙氨酸氨基转移酶(ALT)和碱性磷酸酶活性的升高,picroliv 均可使之降低,但对血清胆红素的升高则并无降低作用;对硫代乙酰胺诱发的肝细胞琥珀酸脱氢酶和葡萄糖-6-磷酸酶活性降低,酸性核糖核酸酶活性升高,DNA 和 RNA 含量增加,Picroliv 可使这些变化明显减少;对 5′-核苷酸酶和 γ-谷氨酰转肽酶活性的升高,picroliv 只在每日 25 mg/kg 剂量时才有降低作用。清醒大鼠灌服 picroliv 水溶液每日 1.5～12 mg/kg,连服 7 日,产生剂量依赖性利胆作用,胆汁流量明显增加,胆盐、胆酸和脱氧胆酸含量也显著增加;对醋氨酚诱发的大鼠胆汁郁积和胆盐减少,灌服 picroliv 每日 6 mg/kg 和 12 mg/kg,连服 7 日,可完全逆转胆汁流量的减少,减少的胆酸和脱氧胆酸含量也基本恢复。灌服 picroliv 每日 6 和 12 mg/kg 连续 7 日的麻醉豚鼠,可使胆汁流量显著增加,胆盐、胆酸和脱氧胆酸也明显增加;对醋氨酚诱发胆汁郁积的麻醉豚鼠,同样剂量的 picroliv 可使减少的胆汁流量完全恢复,减少的胆盐、胆酸脱氧胆酸亦可完全恢复。胡黄连能明显降低四氯化碳、对乙酰氨基酚和硫代乙酰胺所引起的急性肝损伤小鼠血清 ALT、AST 的升高。对四氯化碳所致的亚急性肝损伤大鼠血清 ALT、AST 升高有明显抑制作用,同时可升高总蛋白的含量。增加正常大鼠胆汁流量。

2. 对免疫功能的影响 胡黄连根和根茎的水提物对补体激活的经典途径和旁路途径均有很强的抑制作用,对游走抑制因子(MIF)的产生则有明显的兴奋作用。其抑制补体经典途径的 IC_{50} 为 0.6 μg/ml。水提物中所含小分子化合物对抑制被酵母多糖激活的多形核(PMN)白细胞氧自由基的产生,其有效成分经分析为茶叶花宁、胡黄连苦苷Ⅱ和香草酸,抑制 PMN 白细胞氧自由基产生的 IC_{50} 分别为 1、18 和 19 μg/ml,茶叶花宁的作用最强,胡黄连苦苷Ⅰ的 IC_{50} 的浓度比胡黄连苦苷Ⅱ大 1 000 倍以上。另有报道胡黄连根提取物在体外能减少美洲商陆激活淋巴细胞产生的 MIF。胡黄连冷水或热水提取物提取物的部分对补体激活的经典途径有较强的抑制作用,而冷水提取物中不含于甲醇的部分则对经典途径和旁路途径均有较强的抑制作用。

3. 神经细胞损伤的保护作用 胡黄连苷Ⅱ能减轻过氧化氢溶液引起的对 PC12 神经细胞的损伤,明显提高细胞的存活率,减少乳酸脱氢酶的释放量,降低细胞内氧化活性物质水平。

4. 降糖、降脂作用 胡黄连提取物能降低正常禁食大鼠、四氧嘧啶诱导糖尿病大鼠的血糖,提高糖耐量,降低四氧嘧啶大鼠血清脂质过氧化物水平,且使血中尿素氮和白细胞数目很快恢复正常水平。

5. 抑瘤作用 小鼠接种 Dalton's 淋巴腹水瘤细胞 30 日后,胡黄连提取物 60、300、1 500 mg/kg 灌胃,分别减小肿瘤体积 15.4%、31.2%和 50.4%。

6. 对气管平滑肌作用 豚鼠皮下注射异丙肾上腺素(Ⅰ)5 μg/kg,每日 3 次,共 3 星期,此时豚鼠对Ⅰ引起的气管扩张作用敏感性显著降低,如同时给予从胡黄连中提取的糖苷部分,则可防止这种敏感性降低。豚鼠对Ⅰ敏感性降低时,则过敏性气管痉挛的严重程度增加,而胡黄连糖苷可使这种严重程度减少,同时豚鼠对组胺的气管收缩效应也明显减少。

7. 抗真菌作用 胡黄连 1∶4 水浸液在体外对董色毛癣菌、同心性毛癣菌、石膏样毛癣菌、许兰黄癣菌、奥杜盎小芽胞癣菌、铁锈色小芽胞癣菌、羊毛样小芽胞癣菌、石膏样小芽胞癣菌、腹股沟表皮癣菌、红色表皮癣菌、KW 表皮癣菌、星形奴卡菌等均有抑制作用。

【药性】 苦,寒。归肝、胃、大肠经。

1.《新修本草》:"大寒。"

2.《开宝本草》:"味苦,平,无毒。"

3.《品汇精要》:"味苦,性平寒泄。气薄味厚,阴中之阳。"

4.《雷公炮制药性解》:"入肝、胆、胃三经。"

5.《本草汇言》:"入手、足太阴,足阳明、足厥阴经,沉也,降也。"

6.《本草通玄》:"苦,寒,入心,旁通肝胆。"

7.《萃金裘本草述录》:"微寒。"

【功用主治】 退虚热,消疳热,清热燥湿,泻火解毒。主治阴虚骨蒸,潮热盗汗,小儿疳疾,湿热泻痢,黄疸,吐血,衄血,目赤肿痛,痈肿疮疡,痔疮肿毒。

1.《新修本草》:"主骨蒸劳热,补肝胆,明目,治冷热泄痢,益颜色,厚肠胃,治妇人胎蒸虚惊,治三消五痔,大人五心烦热。解巴豆毒。以人乳浸点目良。"

2.《开宝本草》:"主久痢成疳,伤寒咳嗽,温疟、骨热,理腰肾,去阴汗,小儿惊痫,寒热,不下食,霍乱下痢。"

3.《本草衍义补遗》:"去果子积。"

4.《本草正》:"(治)吐血、衄血。"

5.《药品化义》:"独入血分而清热,主治血虚骨蒸,五心烦热,日晡肌热,脏毒痔疮。"

6.《要药分剂》:"为清湿除热之品。"

7.《新本草纲目》:"用作健胃杀虫药。"

【用法用量】 内服：煎汤,6～12 g;或入丸、散。外用：研末调敷;或浸汁点眼。

【宜忌】 脾胃虚弱者慎服。

1.《新修本草》:"恶菊花、玄参、白鲜皮。"

2.《本草经疏》:"小儿肾脏不足,脾胃虚寒者,其切忌焉。"

【选方】 1. 治伤寒劳复,身热,大小便赤如血色者 胡黄连一两,山栀子二两（去皮）,入蜜半两拌和,炒令微焦,二味捣罗为末,用猪肪汁和丸,如梧桐子大。每服用生姜二片,乌梅一个,童子小便三合,浸半日,去滓,食后,煎小便令温,下十丸,临卧再服,甚效。《本草图经》

2. 治小儿盗汗,潮热往来 南蕃胡黄连、柴胡等分。罗极细,炼蜜为丸,如鸡头大,每服二九至三九,银器中用酒少许,化开,更入水五分,重汤者沸三二十沸,放温,食后和滓服。《孙尚药方》

3. 治骨蒸劳气烦热,四肢无力,夜卧盗汗,唇口干焦,面无血色,日渐羸瘦 胡黄连二两,柴胡二两（去苗）,鳖甲二两（生用）。上件药,捣细罗为散,每服,用生姜酒调一钱,每日早晨、日午、临卧各一服。《圣惠方》三圣散

4. 治小儿疳热,肚胀,潮热,发焦 胡黄连五钱,灵脂一两。为末,雄猪胆汁和丸绿豆大。米饮服,每服一二十丸。《全幼心鉴》

5. 治肥疳热 川黄连五钱,胡黄连五钱,朱砂一钱（另研）

上二物为细末，入朱砂末，都填入猪胆内，用淡浆水煮，以杖于铫子上用线钓之，勿著底，候一炊久取出。研入芦荟、麝香各一分，饭和丸如麻子大。每服五七丸至二三十丸，米饮下，食后。(《小儿药证直诀》胡黄连丸)

6. 治冷热不调下泻　胡黄连半两，绵姜一两(炮熟)。上为细末。每服半钱，草节汤调下，食前。(《小儿卫生总微论方》草节汤)

7. 治血痢　胡黄连、乌梅肉、灶下土。上等分为末，腊茶清调下，空心温服。(《普济方》黄连丸)

8. 治小儿疳痢，腹痛不止　胡黄连、木香各一分。上件药捣罗为末，用糯米饭和丸如绿豆大，每服以粥饮下五丸，日三四服。(《圣惠方》胡黄连丸)

9. 治小儿黄疸　胡黄连、川黄连各一两。为末。用黄瓜一个，去瓤留盖入药，合定面里煨熟，去面捣丸，绿豆大，每量大小，温水下。(《小儿卫生总微论方》)

10. 治吐血，衄血　生地黄、胡黄连各等分。上为末，用猪胆汁为丸，如梧桐子大。每服五十丸，临卧煮茅花汤送下。(《普济方》胡黄连散)

11. 治一切久新赤目疼痛，不能坐卧，并大小人口疮　胡黄连、槟榔各半两，麝香少许别研。上为细末，研细点之。如口疮，每服半钱，麝香一字匀口疮大小贴之。忌食鱼、猪油腻物。(《宣明论方》胡黄连散)

12. 治旋耳疮　胡黄连。上一味，研细末，麻油调搽。(《外科证治全书》)

13. 治咽喉中壅塞如核，连颊肿痛　胡黄连一分，升麻半两，铅霜(研)一分。上除铅霜外，捣罗为散，再同和匀，每服半钱匕。以棉裹含化咽津。日三五度，不计时候。(《普济方》胡黄连汤)

14. 治痈疽疮肿，已溃未溃者皆可用之胡黄连、穿山甲(烧存性)等分为末。以茶或鸡子清调涂。(《易简方》)

15. 治痔漏不拘远年近日，有漏通肠，污从孔出者　胡黄连一两(切片，姜汁拌炒)，刺猬皮一两(炙，切片再炒黄为末)，麝香二分。软饭为丸麻子大，每服一钱，食前酒下，服药后脓水反多，是药力到也，勿惧之。(《外科正宗》胡连追毒丸)

16. 治痔疮疼肿，不可忍者　胡黄连末，鹅胆汁调涂之。(《孙天仁集效方》)

【临床报道】 1. 治疗菌痢　将胡黄连烘干研末，成人每日2～6 g，分 3 次服。治疗 45 例，结果全部治愈。

2. 治疗小儿流涎　患儿 42 例，年龄 6 个月～2 岁；病程 10 日～3 个月。以吴茱萸 8 g，胡黄连 8 g 共研细末，加适量食醋调成糊状，涂于双层纱布上，贴敷于足心，以胶布固定。临睡时贴上，次晨取下，每日 1 次。平均用药 4 日后，42 例患儿全部获效，其中治愈 36 例，口角流涎及伴随症状全部消失；6 例有效，口角仅有少量流涎，伴随症状基本消失。

【各家论述】 1.《本草经疏》："胡黄连，得天地清肃阴寒之气，故其味至苦，其气大寒，性则无毒。善除湿热，故主久痢成疳，及冷热泄痢，厚肠胃。伤寒咳嗽者，邪热在手太阴、足阳明也。温疟骨蒸者，热在骨间也。理腰肾，去阴汗者，肾虚湿热下流客之，使热伏肾间也。小儿惊痫、寒热下不食者，热则生风，故发惊痫，热在胃口，故不下食也。心主五色，脾胃主肌肉，二经湿热去，则颜色自佳也。三消五痔，大人五心烦热者，无非湿热在肠胃，及火在五脏间也。大寒至苦，极清之性，能清热，自肠胃以次于肾，一切湿热、邪热、阴分伏热所生诸病，莫不消除。""胡黄连，气味苦寒之至，设使阴血太虚，真精耗竭，而胃气脾阴俱弱者，虽见如上诸证，亦勿轻投。即欲用之，亦须健脾安胃等药同用。乃可无弊，慎之。"

2.《药义明辨》："《纲目》谓性味功用似黄连，不知黄连专功于火土之相因，此味则效长于土木之交病，观先哲首言其补肝胆，而诸方多合猪胆以佐之，其义固可思矣。"

3.《本草正义》："按胡连之用，悉与川连同功。惟沉降之性尤速，故清守下焦湿热，其力愈专，其效较川连为捷。凡热痢脱肛，痔漏疮疡，血痢血淋，溲血泻血及梅毒疳疮等证，湿火结聚，非此不能直达病所，而小儿疳积腹膨之实证亦可用之。盖苦降直坠，导热下趋，最为迅疾，且不致久留中州，妨碍脾胃冲和之气耳。""胡连大苦大寒，纯阴用事，且较川连尤为峻烈。自苏恭有主妇人胎热之说，而后之本草皆仍其旧，须知胎前实火，止是百病中之一端，惟妊身养胎，最重脾胃，苦寒峻药，胡可轻投。苏恭又以治骨蒸劳瘵，则热入骨髓，精血已枯，虽曰火炎，实由阴竭，大寒大苦，戕伐生机，火纵可息，而大命何如？适以速之蹶耳。缪氏《经疏》又谓主久痢成疳，似以小儿疳劳言之，然久痢之余，岂可峻用苦寒，再戕脾气！"

3254 胡萝卜 hú luó bō (《绍兴本草》)

【异名】 黄萝卜(《本草求原》)，胡芦菔、红芦菔(《随息居饮食谱》)，丁香萝卜(《现代实用中药》)，金笋(《广州植物志》)，红萝卜(《岭南草药志》)，伞形棱菜(《广西药用植物名录》)。

【基原】 为伞形科胡萝卜属植物胡萝卜的根。

【原植物】 胡萝卜 *Daucus carota* L. var. *sativa* Hoffm.

二年生草本，高达120 cm。根肉质，长圆锥形，粗肥，呈橙红色或黄色。茎单生，全株被白色粗硬毛。基生叶叶柄长3～12 cm；叶片长圆形，二至三回羽状全裂，末回裂片线形或披针形，先端尖锐，有小尖头；茎生叶近无柄，有叶鞘，末回裂片小或细长。复伞形花序；花序梗长10～55 cm，有糙硬毛；总苞片多数，呈叶状，羽状分裂，裂片线形；伞辐多数，结果期外缘的伞辐向内弯曲；小总苞片 5～7，不分裂或 2～3 裂；花通常白色，有时带淡红色；花柄不等长。果实圆卵形，棱上有白色刺毛。花期 5～7 月。

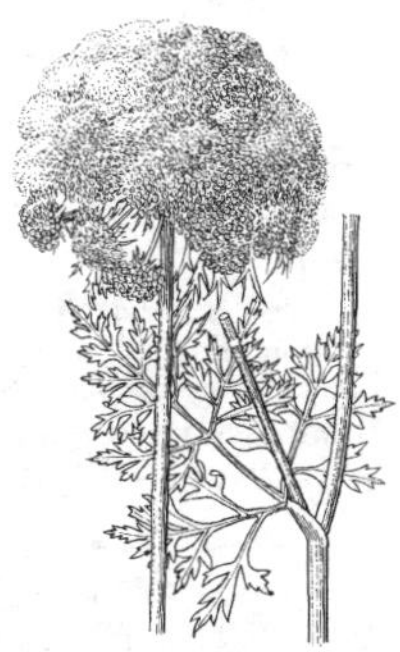
胡萝卜

我国各地广泛栽培。

胡萝卜的种子(胡萝卜子)、基生叶(胡萝卜叶)亦供药用，另设专条。

【采收加工】 10～12 月采挖根部。

【成分】 根含糖 3%～15%，脂肪油 0.1%～0.7%，挥发油 0.014%。多种类胡萝卜素：α、β、γ 和 δ-胡萝卜素(carotene)，番茄烃(lycopene)，六氢番茄烃(phytofluene)等，还含维生素 B_1、B_2，花色素，伞形花内酯(umbellifoerone)等。挥发油中含 α-蒎烯(α-pinene)，莰烯(camphene)，月桂烯(myrcene)，α-水芹烯(α-phellandrene)，甜没药烯(bisabolene)等。

【药理】 降糖作用　干胡萝卜石油醚提取部分，分离出的无定形黄色成分，溶于杏仁油，注于兔或犬均有明显降血糖作用。

【药性】 甘、辛，平。归脾、肝、肺经。

1.《绍兴本草》："味甘，平。无毒。"

2.《日用本草》："味甘、辛。"

3.《品汇精要》："气之薄者，阳中之阴，香。"

4.《纲目》："味甘、辛，微温。"

5.《本草求真》："专入肺，兼入脾。"

6.《本草省常》："生性寒，熟性平。"

7.《本草撮要》："入手、足阳明经。"

8.《医林纂要》："生微辛、苦，熟则纯甘。"

9.《岭南采药录》："味甘、淡。"

【功用主治】 健脾和中，滋肝明目，化痰止咳，清热解毒。主治脾虚食少，体虚乏力，脘腹痛，泄痢，视物昏花，雀目，咳喘，百日咳，咽喉肿痛，麻疹，疖肿，汤火伤，痔漏。

1.《绍兴本草》：“下气，调利肠胃。”

2.《日用本草》：“宽中下气，散胃中邪滞。”

3.《纲目》：“下气补中，利胸膈肠胃，安五脏，令人健食，有益无损。”

4.《医林纂要》：“润肾命，壮元阳，暖下部，除寒湿。”

5.《本草省常》：“黄者养气，红者养血，久食令人强健。”

6.《本草撮要》：“以锅底灰煨之，去外皮，治痰喘。”

7.《岭南采药录》：“凡出痘疹，始终以此煎水饮，能消热解毒。”

【用法用量】　内服：煎汤，30～120 g；或生吃；或捣汁；或煮食。外用：煮熟捣敷；或切片烧热敷。

【宜忌】《本草省常》：“宜熟食，多食损肝难消，生食伤胃。”

【选方】　1. 治痢疾　胡萝卜 30～60 g，冬瓜糖 15 g。水煎服。《福建药物志》

2. 治夜盲症　羊肝 500 g，切片，入沸水煮 2～3 分钟，捞出；胡萝卜 1～2个，捣汁拌肝片，加调味品，随意食用。《青海常用中草药手册》

3. 治小儿百日咳　红萝卜 125 g，红枣 12 枚（连核）。以水 3 碗煎成 1 碗，随意分服。

4. 治小儿发热　红萝卜 60 g。水煎，连服数次。

5. 治麻疹　红萝卜 125 g，芫荽 90 g，荸荠 60 g。加多量水，久熬成 2 碗，1日分服。

6. 治水痘　红萝卜 125 g，风栗 90 g，芫荽 90 g。煎服。（3～6方出自《岭南采药录》）

7. 治臁疮　胡萝卜适量，用水煮熟，趁热捣烂，敷患处。

8. 治痔疮、脱肛　胡萝卜切片，用慢火烧热，趁热敷患处。凉了再换，每回轮换 6～7 次。（7、8方出自《吉林中草药》）

【各家论述】　1.《医林纂要》：“胡萝卜，甘补辛润，故壮阳暖下，功用似蛇床子。”

2.《本草求真》：“胡萝卜，因味辛则散，味甘则和，质重则降，故能宽中下气，而使肠胃之邪与之俱去也。但书又言补中健食，非是中虚得此则补，中虚不食得此则健，实因邪去而中受其补益之谓耳。”

3255　胡麻叶　hú má yè《本草经集注》

【异名】　青蘘，巨胜苗《本经》，蔓、梦神《吴普本草》，胡麻苗《寿亲养老新书》。

【基原】　为胡麻科胡麻属植物脂麻的叶。

【原植物】　参见“黑脂麻”条。

【药性】　甘，寒。

1.《本经》：“味甘，寒。”

2.《本草图经》：“甘，滑。”

【功用主治】　主治风寒湿痹，崩中，吐血，阴部湿痒。

1.《本经》：“主五脏邪气，风寒湿痹。益气，补脑髓，坚筋骨，久服耳目聪明。”

2.《药性论》：“患崩中血凝注者，生取一升捣，纳热汤中绞取（汁）半升（服之）。”

3.《千金方》：“主伤暑热。”

4.《本草衍义》：“利大肠。”

5.《纲目》：“祛风解毒，润肠。又治壮丝入咽喉者，嚼之。”

【用法用量】　内服：煎汤或捣汁。外用：研末干擦。

【选方】　1. 治吐血：胡麻嫩茎叶，水煎，兑糖服。《湖南药物志》

2. 治阴部湿痒：胡麻叶、朝阳花、朱砂。共研末，干擦。《湖南药物志》

3256　胡麻花　hú má huā《千金方》

【异名】　乌麻花《千金方》。

【基原】　为胡麻科胡麻属植物脂麻的花。

【原植物】　参见“黑脂麻”条。

【采收加工】　6～8月采收已开放的花，鲜用。

【功用主治】　主治秃发，冻疮。

1.《千金方》：“生秃发。”

2. 苏轼《物类相感志》：“身上生肉丁，擦之。”

3.《纲目》：“润大肠。”

【用法用量】　内服：煎汤或研末。外用：研末调敷或酒浸涂擦。

【选方】　1. 治眉毛稀疏　七月（采）乌麻花阴干，末之，以生麻油渍之，二日一涂。《千金方》

2. 治冻疮　白芝麻花，须于三伏时采收，浸于烧酒瓶中，勿令泄气，迨至冬天，冻疮将发，取以涂擦患处。虽已红肿有块，亦能消散。〔《幸福杂志》(4)：32，1934〕

3257　胡颓子　hú tuí zǐ《本草经集注》

【异名】　卢都子《中藏经》，雀儿酥《雷公炮炙论》，王婆奶《履巉岩本草》，蒲颓子、半含春《纲目》，半春子、甜棒捶《植物名实图考》，牛奶子《草木便方》，羊奶奶《贵州民间方药集》，假灯笼、梅花泡《广西药用植物名录》，咸匏头《福建民间草药》，柿蒲《泉州本草》，土菌肉、补朗丹《闽东本草》，野枇杷、野水葡萄、甜果儿、麦檐《浙江民间常用草药》，清明子《江西药》，潘桑果、野枣子《上海常用中草药》，羊头泡、白叶丹、半钱子、小青六、郎郎崽《湖南药物志》，斑楂、旗杞《浙江药用植物志》。

【基原】　为胡颓子科胡颓子属植物胡颓子的果实。

【原植物】　胡颓子 *Elaeagnus pungens* Thunb.

常绿直立灌木，高 3～4 m。具刺，刺长 20～40 mm，深褐色；小枝密被锈色鳞片，老枝鳞片脱落后显黑色，具光泽。叶互生；叶柄长 5～8 mm；叶片革质，椭圆形或阔椭圆形，长 5～10 cm，宽 1.8～5 cm，两端钝尖或基部圆形，边缘微反卷或微波状，上面绿色，有光泽，下面银白色，密被银白色和少数褐色鳞片。花白色或银白色，下垂，被鳞片，1～3 朵生于叶腋；花梗长 3～5 mm，花被筒圆形或漏斗形，长 5～7 mm，先端 4 裂，裂片内面被短柔毛；雄蕊 4，花丝极短；子房上位，花柱直立，无毛。果实椭圆形，长 12～14 mm，幼时被褐色鳞片，成熟时红色；果核内面具白色丝状棉毛。花期 9～12 月，果期翌年 4～6 月。

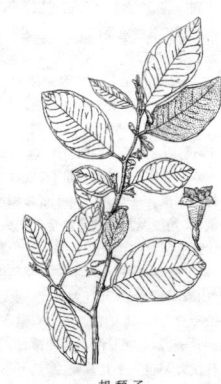
胡颓子

生于海拔 1 000 m 以下的向阳山坡或路旁。分布于江苏、浙江、安徽、福建、江西、湖北、湖南、广东、广西、四川、贵州等地。

胡颓子的叶（胡颓子叶）、根（胡颓子根）亦供药用，另设专条。

【栽培】　生物学特性　适应性较强，耐寒，耐干旱贫瘠。对土壤要求不严，沙土、砂质壤土、壤土、黏壤土、黏土均可。萌芽力和根蘖性都很强。

繁殖方法　种子繁殖，扦插繁殖及嫁接繁殖。种子繁殖：在果实成熟后及时采种，堆放后熟，洗净晾干后播种。多秋播，条播、点播或撒播。作畦高 30 cm、宽 80 cm、长 1.5～2 m。苗高 30 cm 以上时移植。西南地区多用扦插繁殖：于梅雨季节进行，采当年生半木化枝条 8～12 cm，留叶 3～5 片，在苗床上每隔 10～15 cm 插 1 条，直插入土中 1/2，成活后按株距 2 m 定植。嫁接：采用 "T" 形腹接或单芽切接。

田间管理　扦插后注意除草，天旱时浇水。第二年 3～4 月新芽萌发时，除浅耕除草 1 次外，还要追施清淡人畜粪水 1 次。以后在 6、8、11 月各中耕除草 1 次，11 月中耕除草后追肥 1 次过冬。第三年管理与第二年相同。

【采收加工】　4～6 月果实成熟时采收，晒干。

【成分】　种子含水 18 种氨基酸，其中有 8 种为人体必需氨基酸，还含糖，有机酸，维生素及铁、镁、锌、铜、锰等微量元素。

【药性】　酸、涩，平。

1.《中藏经》："酸涩。"

2. 马琬《食经》："味甘。"

3.《纲目》："酸，平，无毒。"

4.《现代实用中药》："酸、涩，平。"

5.《全国中草药汇编》："甘、酸，平。"

【功用主治】　收敛止泻，健脾消食，止咳平喘，止血。主治泄泻，痢疾，食欲不振，消化不良，咳嗽气喘，崩漏，痔疮下血。

1. 马琬《食经》："补益五脏。"

2.《本草拾遗》："止水痢。"

3.《草木便方》："消渴，止饮，镇心神，除烦热。"

4.《现代实用中药》："收敛，止泻。治痢疾，疥疮。"

5.《全国中草药汇编》："消食止痢。主治肠炎，痢疾，食欲不振。"

【用法用量】　内服：煎汤，9～15 g。外用：煎水洗。

【选方】　1. 治腹泻，不思饮食　胡颓子果 15～24 g，水煎服。（《青岛中草药手册》）

2. 治痢疾　（胡颓子）果 15 g，水煎服。

3. 治脚软无力　（胡颓子）果 15 g，席草根 15 g，煮鸡蛋食。（2、3 方出自《湖南药物志》）

4. 治咳嗽喘喘　胡颓子适量，炒枯研末，加炒米粉等量拌匀，每日服 2 次，每次 9 g，酌加白糖或蜂糖，用水冲服。（江西《草药手册》）

5. 治崩漏，白带，大便下血经久不愈　胡颓子果 60 g，猪大肠 90 g，大枣 5 个。黄酒适量，加水煮熟，吃肠喝汤。（《河南中草药手册》）

6. 治痔疮　（胡颓子）果泡水，洗患处。

7. 治跌打损伤　（胡颓子）果 15～30 g，水煎服。（6、7 方出自《湖南药物志》）

3258 **胡燕卵** hú yàn luǎn（《别录》）

【基原】　为燕科燕属动物金腰燕的卵。

【原动物】　金腰燕 Hirundo daurica japonica Temminck et Schlegel　又名：胡燕、夏候（陶弘景）。

体长约 18.5 cm。雌雄相似。上体大都呈金属蓝黑色；后颈具栗色领环；腰部栗黄，形成宽阔的腰带，各羽微缀以黑色干纹。两翼除小、中复羽与背相同外，余与尾羽均黑褐色。眼先棕灰，羽端缀黑；耳羽暗栗色；自眼先上方有一栗色眉纹，直伸至颈侧而与后颈同色的领环相接续。下体白色沾棕，满杂以黑色羽干纹；这些纵纹在颈和喉等处较粗而密，向后渐细而疏；尾下复羽的羽端为辉蓝黑色。眼暗褐；嘴黑；脚暗红褐至黑褐色。

大都栖息于山地村落间。夏季在我国中部及东部繁殖，至秋季南迁过冬。

本动物的巢泥（燕窠土）亦供药用，另设专条。

【采收加工】　产卵时捡取。

【功用主治】　主治卒水浮肿。

【用量用法】　每吞 10 枚。

3259 **胡枝子花** hú zhī zǐ huā（《新华本草纲要》）

【异名】　胡枝花、鹿鸣花（《国产牧草植物》）。

【基原】　为豆科胡枝子属植物胡枝子的花。

【原植物】　参见"胡枝子"条。

【采收加工】　7～8 月间花开时采收，阴干。

【药性】　甘，平。

【功用主治】　清热止血，润肺止咳。主治便血，肺热咳嗽。

【用法用量】　内服：煎汤，9～15 g。

3260 **胡枝子根** hú zhī zǐ gēn（《江西民间草药》）

【异名】　野山豆根（《江西民间草药》），扫皮（《全国中草药汇编》）。

【基原】　为豆科胡枝子属植物胡枝子的根。

【原植物】　参见"胡枝子"条。

【采收加工】　7～10 月采根，切片，晒干。

【药材】　胡枝子根 Lespedezae Bicoloris Radix　产于东北、华北及江西、福建、河南等地。

性状　根呈圆柱形，稍弯曲，长短不等，直径 0.8～1.4 cm。表面灰棕色，有支根痕，横向突起及纵皱纹。质坚硬，难折断。断面中央无髓，木部黄色，皮部棕褐色。气微弱，味微苦涩。

【药性】　

1.《全国中草药汇编》："辛、微苦，凉。"

2.《秦岭巴山天然药物志》："甘，平。"

【功用主治】　祛风除湿，活血止痛，止血止带，清热解毒。主治感冒发热，风湿痹痛，跌打损伤，鼻衄，赤白带下，流注肿痛。

1.《江西民间草药》："治腰痛，风湿肌肉关节痛，跌打伤，妇人赤白带下，流注痰毒，黄肿。"

2.《全国中草药汇编》："解表。治感冒发热。"

【用法用量】　内服：煎汤，9～15 g，鲜品 30～60 g；或炖肉；或浸酒。外用：研末，调敷。

【选方】　1. 治风湿　胡枝子根 30～60 g，与猪脚煲服。（《广西民族药简编》）

2. 治跌打损伤后筋骨痛　胡枝子根 9～15 g，矮地茶 15～30 g，朱砂根、金樱根、血党各 9 g。水煎服。（《湖南药物志》）

3. 治腰膝疼痛　胡枝子根、瘦猪肉各 60 g，黄酒 250 g，开水一碗冲服，分二服。（《闽东本草》）

4. 治鼻衄　胡枝子根 15 g 与冰糖炖服。（《秦岭巴山天然药物志》）

5. 治妇女赤白带下　胡枝子根 30 g，用猪瘦肉 120 g 炖汤，以汤煎药服。

6. 治流注肿毒　胡枝子根皮，研极细末，鸡蛋白调敷。（5、6 方出自《江西民间草药》）

3261 **胡桃青皮** hú táo qīng pí（《开宝本草》）

【异名】　青胡桃皮（《救急方》），青龙衣（《山东中草药手册》）。

【基原】　为胡桃科核桃属植物胡桃成熟果实的外果皮。

【原植物】　参见"胡桃仁"条。

【采收加工】　7～10 月摘下未成熟果实，削取绿色的外果皮，鲜用或晒干。

【药理】　抗炎及镇痛作用　胡桃青皮对巴豆油所致的小鼠耳壳肿胀、大鼠角叉菜胶性足肿胀、醋酸引起的小鼠腹腔毛细血管通透性增高均有明显的抑制作用；对热传导及化学刺激引起的拟痛反应有明显镇痛作用。

【药性】　苦、涩，平。

1.《纲目》："苦,涩,无毒。"

2.《本草汇言》："气温。"

3.《山东中草药手册》："苦,涩,平。"

4.《全国中草药汇编》："有毒。"

【功用主治】 止痢,止咳,止泻,解毒,杀虫。主治脘腹疼痛,痛经,久咳,泄泻久痢,疮肿疮毒,顽癣,秃疮,白癜风。

1.《开宝本草》："染须皆黑。"

2.《本草汇言》："止水痢之药也。"

3.《药性考》："傅疡疡疮,癜风,嵌甲。"

【用法用量】 内服:煎汤,9～15 g;或入丸、散。外用:鲜品拭擦或捣敷;或煎水洗。

【附方】 1. 治水痢不止 青胡桃皮一两。捣碎,铁锅内微炒,再捣细。每早服三钱,白汤下立止。《本草汇言》引《方脉正宗》)

2. 治小儿食土炭,黄瘦 青胡桃皮曝干为末,水糊丸如绿豆大。每服五七丸,温水送下。《卫生易简方》)

3. 治慢性气管炎 青龙衣 9 g,龙葵 15 g。水煎 2 次,将药液混合,每日分 2～3 次服,10 日为 1 个疗程。《全国中草药汇编》)

4. 治疡伤 青胡桃皮,捣之,并少许酱清和硇砂,令相人,如煎饼面。先以汁清洗之,然后敷药。《外台》引《救急方》)

5. 治痈肿疮毒 青龙衣适量。水煎,烫洗患处。《山东中草药手册》)

6. 治白癜风 青胡桃皮一个,硫黄一皂子大。研匀。日日掺之。《纲目》)

7. 治牛皮癣,鱼鳞癣 在白露节前摘取绿核桃,用小刀刮去外面的薄皮,趁湿在癣疮上用力擦,每日 3～5 次。一般用 5～10 个青皮核桃,10～20 日治愈。亦可剥下绿皮晒干,煎水洗患部。〔《中医杂志》1958,(4);267〕

8. 治蛟虫咬伤 青龙衣 4 个,白酒 60 g。浸泡 3 日,外擦患处。《山东中草药手册》)

9. 治嵌甲 胡桃皮,烧灰,贴患处。

10. 乌髭发 胡桃皮、蝌蚪等分。捣泥涂之。(9、10 方出自《纲目》)

【临床报道】 1. 治疗银屑病 用复方青龙衣注射液(每 1 ml 含生药核桃青皮 1 g,山豆根 0.5 g)肌内注射,每日 1～2 次。共治82 例患者,病程 2 星期至 32 年。结果治愈 23 例,显效 21 例,有效18 例,无效 19 例。注射局部有短暂疼痛。

2. 治疗白细胞减少症 核桃青皮注射液制成 7421 注射液,每支2 ml,每 1 ml 相当于生药 2 g。每日 1 次,每次 4 ml;或每日 2 次,每次 2 ml,用于化疗、放疗患者及化疗、放疗后白细胞计数低于4×10⁹/L者共 71 例,有效 68 例,有效率达 95.7%。观察结果表明,本品在升白细胞总数的同时,还可使分叶核偏低者升高分叶核,并有升血小板之功。用药后患者临床症状改善,疼痛减轻,食欲增加。认为本品具有促进新陈代谢、增强机体抵抗力的作用,疗效不逊于维生素 B₆ 和利血生等常用升白细胞药。仅 1 例出现皮疹、局部瘙痒。

3. 治疗子宫脱垂 用生核桃皮 50 g,加水煎取 2 000 ml,温洗,每次 20 分钟,早、晚各 1 次,1 星期为 1 个疗程。Ⅱ度、Ⅲ度子宫脱垂患者配用补中益气汤煎服,并用土炒生核桃皮,每次 6 g,每日 2 次,研细冲服。观察 42 例,其中Ⅰ度脱垂 15 例,Ⅱ度 20 例,Ⅲ度 7 例。结果治愈 27 例,好转 7 例,无效 8 例,总有效率80.9%。有收敛、祛湿之功。煎汤外洗可使子宫明显上缩,带下、瘙痒亦随之消失。

3262 胡桃树皮 hú táo shù pí (《开宝本草》)

【基原】 为胡桃科核桃属植物胡桃的树皮。

【原植物】 参见"胡桃仁"条。

【采收加工】 全年均可采收,或结合栽培砍伐整枝采剥茎皮和枝皮,鲜用或晒干。

【成分】 茎皮含左旋-胡桃种萘醌(regiolone),胡桃叶醌(juglone),谷甾醇(sitosterol),白桦脂酸(betulinic acid)。

树皮含 β-谷甾醇及白桦脂醇(betulin)。

【功用主治】 涩肠止泻,解毒,止痒。主治泄泻,痢疾,麻风结节,肾囊风,皮肤瘙痒。

1.《开宝本草》："止水痢。"

2.《重庆草药》："杀虫,攻毒。"

【用法用量】 内服:煎汤,3～9 g。外用:煎水洗;或研末调敷。

【附方】 1. 治肾囊风 胡桃树皮 250 g,麻柳叶 250 g。煎水,加食盐少许,外洗。《重庆草药》)

2. 治麻风结节 胡桃树皮 30 g,轻粉 9 g。共研末,调香油,搽。

3. 治全身发痒 胡桃树皮,煎水洗。(2、3 方出自《湖南药物志》)

3263 胡萝卜子 hú luó bo zǐ (《纲目》)

【基原】 为伞形科胡萝卜属植物胡萝卜的果实。

【原植物】 参见"胡萝卜"条。

【采收加工】 6～8月果实成熟时采收,摘取果枝,打下果实,晒干。

【成分】 果实含芹菜素-7-葡萄糖苷(apigenin-7-glucoside)。

【功用主治】 燥湿散寒,利水杀虫。主治久痢,久泻,虫积,水肿,宫冷腹痛。

1.《纲目》："治久痢。"

2.《本草撮要》："治痰喘,并治时痢,锅底灰内煨之,去外皮。"

3.《国药提要》："利尿。治水肿。"

4.《台湾药用植物志》："种子可视为壮阳剂,并用于子宫疼痛。果实可治慢性腹泄。"

【用法用量】 内服:煎汤,3～9 g;或入丸、散。

3264 胡萝卜叶 hú luó bo yè (《上海中医药杂志》)

【异名】 胡萝卜英(《上海中医药杂志》1956,(1);23),胡萝卜缨子《吉林中草药》)。

【基原】 为伞形科胡萝卜属植物胡萝卜的基生叶。

【原植物】 参见"胡萝卜"条。

【采收加工】 冬季或春季采收,连根挖出,削取带根头部的叶,鲜用或晒干。

【成分】 叶中含木犀草素-7-葡萄糖苷(lutedin-7-glucoside)0.01%。

【药性】 辛、甘,平。

【功用主治】 理气止痛,利水。主治脘腹痛,浮肿,小便不通,淋痛。

1.《上海中医药杂志》1956,(1);23:"治浮肿。"

2.《吉林中草药》:"治产后腹痛。"

3.《台湾药用植物志》:"利尿。治水肿,小便不通,砂淋及膀胱疾患。"

【用法用量】 内服:煎汤,30～60 g;或切碎蒸熟食。

【附方】 1. 治产后腹痛 胡萝卜缨子适量,日服 2 次。《吉林中草药》)

2. 治浮肿 胡萝卜英 500 g(切碎),蒸熟服食,连服 1 星期。〔《上海中医药杂志》1956,(1);23〕

3265 胡颓子叶 hú tuí zǐ yè (《本草拾遗》)

【异名】 蒲颓叶《中藏经》)。

【基原】 为胡颓子科胡颓子属植物胡颓子的叶。

【原植物】 参见"胡颓子"条。

【采收加工】 全年均可采,鲜用或晒干。

【药材】 胡颓子叶 Elaeagni Folium 产于陕西、江苏、安徽、浙江、江西、福建等地。

性状 叶片椭圆形或长圆形,长4～9 cm,宽2～4 cm,先端钝尖,基部圆形,全缘或微波状缘,革质,上表面浅绿色或黄绿色,具光泽,散生少数黑褐色鳞片;叶背面被银白色星状毛,并散生多数黑褐色或浅棕色鳞片,主脉在叶背面突出,密生黑褐色鳞片,叶片常向背面反卷,有时成筒状。叶柄粗短,长0.5～1 cm,灰黑色。质稍硬脆,气微,味微涩。

茎叶 叶片横切面:主脉上表皮细胞外侧角质层厚,下表皮细胞外侧角质层较薄,有时可见非腺毛的纵切面,柄部可见3～4个并列的长方形细胞,上部呈水牛角状的两歧分枝。细胞壁木化。上表皮下有2层排列整齐的厚角细胞,再向内为排列疏松的类圆形薄壁细胞,内中均含叶绿粒,少数细胞内含细小的草酸钙短柱晶,成丛存在于圆形薄壁细胞中,下表皮内有数层厚角细胞,再向内为较大的类圆形薄壁细胞,主脉维管束呈半圆形,维管束鞘纤维分散环绕于维管束外,常2至数个纤维聚成一堆,壁厚,腔小,木质化。维管束木质部围成半圆形,含导管、管胞和单列射线,中央有排列疏松的薄壁细胞形成半月形似髓部,切皮部在木质部外侧亦形成半圆形,此外偶见薄壁细胞中含有单宁物质。叶片表皮细胞同主脉,上表皮下具一列排列紧密整齐的椭圆形厚角细胞,下表皮有时可见气孔的断面及非腺毛的纵切面,栅栏组织为2～4圆形细胞,海绵组织细胞排列疏松,宽度与栅栏组织近相等,个别细胞内含成丛的细小短柱晶。侧脉维管束分布其间。

粉末特征:黄绿色。黄棕色盾状鳞片,直径300～500 μm,由无数一端尖锐的细长细胞放射排列组成,其另一端集中于中心,各细胞的侧壁全部相连;柄部由数枚细胞组成,所有细胞壁全部木质化。透明的星状非腺毛,头部直径115～300 μm,由数十枚细长细胞组成,其一端略膨大,另一端渐尖,游离放射伸出,细胞近中央的一端部分相连,柄部的组成与盾状鳞片相似,细胞壁全部木质化。草酸钙柱晶,长2～4 μm。纤维木质化,直径6～11 μm。上表皮细胞壁波状弯曲。下表皮细胞多角形。

【成分】 叶含羽扇豆醇(lupeol)、熊果酸(ursolic acid)、齐墩果酸(oleanolic acid)、β-谷甾醇(β-sitosterol)、熊竹素(kumatakenin)及挥发油。

【炮制】 取原药材,除去杂质,洗净,切丝,干燥。

饮片性状 为不规则的丝段,丝宽5～10 mm,上表面光滑,下表面灰白色,被银白色鳞片,散生点状褐色鳞斑。革质,气微,味微涩。

贮干燥容器,置通风干燥处。

【药性】 酸,微温。

1.《纲目》:"酸,平,无毒。"

2.《青岛中草药手册》:"性温,味酸、涩。"

3.《全国中草药汇编》:"微苦,平。"

【功用主治】 止咳平喘,止血,解毒。主治肺虚咳嗽,气喘,咳血,吐血,外伤出血,痈疽,痔疮肿痛。

1.《中藏经》:"治喘嗽上气。"

2.《纲目》:"主治肺虚短气喘咳。"

3. 南药《中草药学》:"平喘止咳。主治肺虚咳嗽,气喘。"

【用法用量】 内服:煎汤,9～15 g;或捣汁;或研末,每次2～3 g。外用:捣散;或研末调敷;或煎汤熏洗。

【选方】 1. 治一切肺喘剧甚者 蒲颓叶焙干研为细末。米饮调酒服二钱匕,并服取瘥。(《中藏经》)

2. 治肺虚咳嗽气短 胡颓子叶焙干碾细末,每次6 g,米汤调和,加饴糖适量温服。(《安徽中草药》)

3. 治支气管哮喘 胡颓子叶15 g,紫菀6 g,百部9 g。水煎服。(《青岛中草药手册》)

4. 治肺结核咳血 鲜胡颓叶24 g(或干品15 g),冰糖15 g。开水冲炖,饭后服,每日2次,连服1星期。(《闽东本草》)

5. 治痈疽发背,金创出血 鲜胡颓叶捣烂敷患处。(《泉州本草》)

6. 治痔疮肿痛 胡颓子茎叶240 g。煎水,先用蒸气熏,水温后坐浴,每日3次,每次10分钟。(《湖南农村常用中草药手册》)

7. 治蜂、蛇咬伤 鲜胡颓叶捣烂绞汁和酒服,渣敷患处。(《泉州本草》)

【临床报道】 1. 治疗慢性气管炎 鲜胡颓叶30 g,金樱子15 g,五味子15 g。先制成浸膏后制成糖衣片15片,相当于成人1日量。每日分3次服,10日为1个疗程。共治老年慢性气管炎90例。结果:单纯型75例近控7例,显效33例;喘息型15例近控1例,显效6例。

2. 治疗哮喘 胡颓子叶晒干,文火炒至微黄,研末。每次用热米汤送服3 g,早晚各1次,连续15日,必要时可服至病愈。共治100余例,一般10～15日后症状即显著好转,部分患者发作次数明显减少,尤其对虚寒型患者疗效较好。

【各家论述】《纲目》:"蒲颓叶治喘咳方,出《中藏经》,云甚者亦效如神。云有人患喘三十年,服之顿愈。甚者服毕后,胸上生小癗疹作痒,则瘥也。虚甚加人参等分,名清肺散。大抵皆取其酸涩,收敛肺气耗散之功耳。"

3266 胡颓子根 hú tuí zǐ gēn 《本草拾遗》

【异名】 牛奶根《分类草药性》,贯榨根《浙江民间草药》,叶刺头《泉州本草》。

【基原】 为胡颓子科胡颓子属植物胡颓子的根。

【原植物】 参见"胡颓子"条。

【采收加工】 7～10月采挖,切片晒干。

【药材】 胡颓子根 Elaeagni Radix 产于陕西、江苏、安徽、浙江、福建、湖北等地。

性状 根呈圆柱形,弯曲,多截成30～35 cm长的段,粗细不一,粗根约3 cm,细根为1 cm。表面土黄色,根皮易剥落;露出黄白色的木部。质坚硬,横断面纤维性强,中心色较深。气微,味淡。

【药性】 苦、酸,平。

1.《纲目》:"酸,平,无毒。"

2.《江西草药》:"性凉,味淡、涩。"

3.《四川常用中草药》:"微温。"

4.《全国中草药汇编》:"苦,平。"

【功用主治】 活血止血,祛风利湿,止咳平喘,解毒敛疮。主治吐血,咯血,便血,月经过多,风湿关节痛,黄疸,水肿,泻痢,小儿疳积,咳喘,喉咙肿痛,疮疥,跌扑损伤。

1.《纲目》:"主治吐血不止,喉痹痛塞。"

2.《分类草药性》:"治跌打损伤,和气行血,补虚清火。"

3.《浙江民间草药》:"消食滞,化疳积。"

4.《江西草药》:"调和肝脾,散瘀解毒。"

5.《四川常用中草药》:"治癣疮。"

6.《安徽中草药》:"止泻,止血。"

7.《全国中草药汇编》:"祛风利湿,行瘀止血。主治传染性肝炎,小儿疳积,风湿关节痛,咯血,吐血,便血,崩漏,白带,跌打损伤。"

8.《贵州民间方药集》:"益精神,安五脏,补虚劳,止咳化痰,催乳。"

9.《香港中草药》:"治慢性肝炎,慢性骨髓炎,急性睾丸炎。"

【用法用量】 内服:煎汤,15～30 g;或浸酒。外用:煎汤洗;或捣敷。

【选方】 1. 治风湿痛 胡颓子根 150 g，黄酒 60 g，猪脚 500 g。加水本一时许，取汤一碗，连同猪脚服。《福建民间草药》

2. 治产后伤风、腹痛、下痢 胡颓子根 60 g，红糖 30 g。水煎服。《闽东本草》

3. 治脾虚久泻 胡颓子根 30 g，桂圆肉 15 g。水煎服。《安徽中草药》

4. 治风寒咳喘 胡颓子根 30 g。水煎，冲红糖服。《河南中草药手册》

5. 治咽喉疼痛 胡颓子根 30 g，王瓜根 15 g。水煎，频频含咽，每日 1 剂。《江西草药》

6. 治乳痈 胡颓子鲜根 30 g，鲜琴叶榕根 30 g，鲜雪见草 30 g。水酒煎服。《江西《草药手册》

7. 治无名肿毒未破溃者 胡颓子根 90～150 g。煎浓汁，涂洗患部，每日 3～5 次。《食物中药与便方》

8. 治皮肤湿疹 胡颓子根适量。煎洗。《苏医《中草药手册》

9. 治跌打损伤 胡颓子根 30 g，娃儿藤根 15 g，徐长卿9 g。酒水各半煎服。《全国中草药汇编》

3267 荔枝 lì zhī 《食疗本草》

【异名】 离支《上林赋》，荔支《齐民要术》，荔枝子《开宝本草》，离枝、丹荔《纲目》，火山荔《生草药性备要》，丽枝《纲目拾遗》，勒荔《广西中药志》。

【基源】 为无患子科荔枝属植物荔枝的假种皮或果实。

【原植物】 荔枝 Litchi chinensis Sonn.

常绿乔木，高 10～15 m。偶数羽状复叶，互生，叶连柄长 10～25 cm，或过之；小叶 2 或 3 对，小叶柄长 7～8 mm，叶片披针形或卵状披针形，长 6～15 cm，宽 2～4 cm，先端骤尖或尾状短渐尖，全缘，无毛，薄革质或革质。圆锥花序顶生，阔大，多分枝；花单性，雌雄同株，带浅杯状深 5 裂，被金黄色短绒毛；花瓣 5，基部内侧有阔而生厚毛的鳞片；雄蕊6～7，有时 8，花丝长约 4 mm；子房密被小瘤体和硬毛。果卵圆形至近球形，长 2～3.5 cm，成熟时通常暗红色至鲜红色。种子全部被肉质假种皮包裹。花期春季，果期夏季。

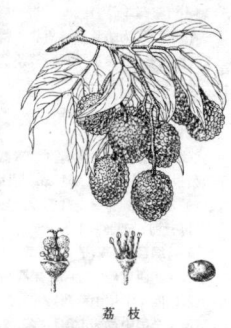

荔枝

分布于华南和西南等地，尤以广东和福建南部、台湾栽培最盛。

荔枝的叶（荔枝叶）、果皮（荔枝壳）、种子（荔枝核）、根（荔枝根）亦供药用，另设专条。

【采收加工】 6～7月果实成熟时采摘，鲜用或晒干备用。

【药材】 荔枝 Litchi Fructus 产于广东、广西、福建等地。

性状 果实球形，红色，有多数尖锐的疣状突起。气微，味甜。

【成分】 果肉含 37 种挥发性成分。

【药理】 降血糖作用 荔枝口服液具有较好的降血糖作用，应用该品后四氧嘧啶所致大鼠高血糖动物血清胰岛素水平有下降的趋势。

【药性】 甘、酸，温。归肝、脾经。
1.《食疗本草》："微温。"
2.《本草拾遗》："酸。"
3.《海药本草》："甘、酸。"
4.《开宝本草》："甘，平，无毒。"
5.《本草蒙筌》："味甘、微酸，气温。"

6.《玉楸药解》："入足太阴脾、足厥阴肝经。"
7.《本草述钩元》："入手足少阴、厥阴经。"

【功用主治】 养血健脾，行气消肿。主治病后体虚，津伤口渴，脾虚泄泻，呃逆，食少，瘰疬，疔肿，外伤出血。
1.《食疗本草》："益智、健气及颜色。"
2.《海药本草》："主烦渴，头重、心躁，背膊劳闷。"
3.《日用本草》："生津，散无形质之滞气。"
4.《本草衍义补遗》："消瘤赘赤肿。"
5.《纲目》："治瘰疬、疔肿，发小儿痘疮。"
6.《玉楸药解》："暖补肝脾，温滋肝血。"
7.《本草从新》："解烦渴，止呃逆。"
8.《医林纂要》："补肺，宁心，和脾，开胃。治胃脘寒痛，气血滞痛。"
9.《全国中草药汇编》："益气补血，主治病后体弱，脾虚久泻。"

【用法用量】 内服：煎汤，5～10 枚；或烧存性研末；或浸酒。外用：捣烂敷；或烧存性研末撒。

【宜忌】 阴虚火旺者慎服。
1.《食疗本草》："多食则发热。"
2.《海药本草》："食之多则发热也。"
3.《纲目》："鲜者食多，即龈肿口痛，或衄血。病齿䘌及火病人尤忌之。"

【选方】 1. 治呃逆不止 荔枝七个，连皮核烧存性，为末，白汤调下。《医方摘要》

2. 治老人五更泻 荔枝，每次五粒，春米一把，合煮粥食，连服三次。酌加山药或莲子同煮更佳。《泉州本草》

3. 治疗疮恶肿 荔枝肉、白梅各三个。捣作饼子，贴于疮上。《济生秘览》

4. 治风火牙痛 大荔枝一个，剔开，填盐满壳，煅研，搽之。《孙天仁集效方》

5. 治外伤出血，并防止疮口感染溃烂，得以迅速愈合 荔枝晒干研末(浸童便晒更佳)备用。每用取末掺患处。《泉州本草》

6. 治象皮腿，鞘膜积液 干荔枝果 9 g，浸入盐水一夜，取出炒干研末；小茴香 15 g，食盐 4.5 g，共炒焦，研末。以上两种药末混匀，每用 9 g，可逐渐增至 24 g，和青皮鸭蛋 2 个，油炒，晚间用黄酒送服。《全国中草药汇编》

【各家论述】《玉楸药解》："荔枝，甘温滋润，最益脾肝精血，阳败血寒，最宜此味。功与龙眼相同，但血热宜龙眼，血寒宜荔枝。干者味减，不如鲜者，而气味平和，补益无损，不至助火生热，则大胜鲜者。"

3268 荔枝叶 lì zhī yè 《岭南采药录》

【基源】 为无患子科荔枝属植物荔枝的叶。
【原植物】 参见"荔枝"条。
【采收加工】 全年均可采，鲜用或晒干。
【功用主治】《生草药性备要》："浸水数日，贴烂脚。"
【用法用量】 外用：煎水洗；或烧存性研末调搽。
【选方】 治耳后溃疡 （荔枝叶）晒干，烧存性，研末调茶油，抹患处。《泉州本草》

3269 荔枝壳 lì zhī ké 《本草蒙筌》

【基源】 为无患子科荔枝属植物荔枝的果皮。
【原植物】 参见"荔枝"条。
【采收加工】 6～7月采收成熟的果实，在加工时剥取外果皮，晒干。
【功用主治】 除湿止痢，止血。主治痢疾，血崩，湿疹。
1.《纲目》："痘疮出不爽快，煎汤饮之；又解荔枝热，浸水饮之。"

2.《广西中药志》:"洗湿疹。"

【用法用量】 内服:煎汤,4.5～9 g;或入散剂。外用:煎水洗。

【选方】 1. 治赤白痢 橡实壳、甘草、荔枝壳、石榴皮。上药等分,细锉。每服半两,水一盏半,煎至八分。去滓温服。(《普济方》橡实散)

2. 治血崩 荔枝壳烧灰存性,研末。好酒空心调服,每服二钱。(《同寿录》)

荔枝草 _{lì zhī cǎo} 3270 _{《纲目》}

【异名】 水羊耳(《生草药性备要》),过冬青、天明精(《经验广集》),凤眼草、赖师草、隔冬青(汪连仕《采药书》),雪里青(《慈航活人书》),皱皮葱(《纲目拾遗》),癞子草、野芝麻、膨客蚂草、野卜荷(《草木便方》),虾蟆草(《药物图考》),膨胀草、沟香薷(《中国药用植物图鉴》),麻麻草、青蛙草(《民间常用草药汇编》),野猪菜(《上海常用中草药》)。

【基原】 为唇形科鼠尾草属植物荔枝草的全草。

【原植物】 荔枝草 *Salvia plebeia* R. Br.

一年生或二年生直立草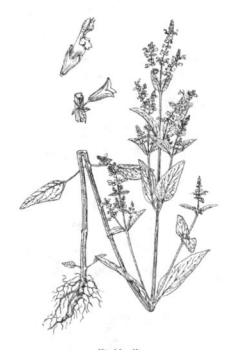本,高15～90 cm,多分枝。主根肥厚,向下直伸,有多数须根。茎方形,被灰白色倒向短柔毛。基生叶丛生,贴伏地面,叶片长椭圆形至披针形,叶面有明显的深皱折;茎生叶对生,叶柄长0.4～1.5 cm,密被短柔毛;叶片长椭圆形或披针形,长2～6 cm,宽0.8～2.5 cm,先端钝或锐尖,基部楔形渐狭,边缘具小圆齿或钝齿,叶有皱折,被柔毛,下面密被微柔毛及金黄色小腺点,纸质。轮伞花序有2～6朵花,聚集成顶生及腋生的假总状

荔枝草

或圆锥花序,花序轴开展短柔毛和腺点;苞片细小;花萼钟形,长约3 mm,外面密被黄褐色腺点,沿脉被开展短柔毛,二唇形;花冠紫色或淡紫色,长5～6 mm,冠筒直伸,内面基部有毛环,上唇冠状;下唇有3裂片;能育雄蕊2;花柱与花冠等长,先端不等2裂,子房4深裂,花柱着生于子房底部。小坚果倒卵圆形,褐色,光滑,有小腺点。花期4～5月,果期6～7月。

生于山坡、路旁、荒地、河边湿地上,海拔不至2 800 m。除西藏、甘肃、青海、新疆外,几乎分布于全国各地。

【采收加工】 6～7月割取地上部分,扎成小把,晒干或鲜用。

【药材】 荔枝草 *Salviae Plebeiae Herba* 主产于江苏、浙江、安徽。

性状 全草长15～80 cm,多分枝。茎方柱形,直径2～8 mm,表面灰绿色至棕褐色,被短柔毛,断面类白色,中空。叶对生,常脱落或破碎,完整叶多皱缩或卷曲,展开后呈长椭圆形或披针形,长1.5～6 cm,边缘有圆锯齿或钝齿,背面有金黄色腺点,两面均被短毛;叶柄长0.4～1.5 cm,密被短柔毛。轮伞花序顶生或腋生,花序具花2～6,集成多轮的假总状或穗状花序;花冠多脱落;宿存花萼钟状,长3 mm,灰绿色或灰褐色,背面有金黄色腺点及短柔毛,内藏棕褐色倒卵圆形的小坚果。

茎剂 (1)叶表面观:上表皮细胞呈不规则多边形,壁较平直;下表皮细胞略小,壁弯曲。气孔直轴式为主,以下表皮为多。上下表皮均有多数非腺毛,由2～3细胞组成,长116～160 μm,基部的细胞膨大,直径约40 μm,上部细胞缢缩变狭而渐尖,外壁有

小刺状突起。非腺毛基部附近的表皮细胞壁常增厚。

(2)取本品粉末2 g,加乙醇适量,热提10分钟,滤过。滤液蒸干,残渣加水5 ml,煮沸,趁热过滤。取滤液1 ml,加镁粉少许,盐酸数滴,溶液显樱红色;另取滤液,加1%三氯化铝乙醇溶液,呈鲜黄色(检查黄酮类)。

【成分】 全草含黄酮类:高车前苷(homoplantaginin)、粗毛豚草素(hispidulin)、楔叶泽兰素(eupafolin)即是尼泊尔黄酮素(nepetin)、楔叶泽兰素-7-葡萄糖苷(eupafolin-7-glucoside)即是尼泊尔黄酮苷(nepitrin),4-羟基苯苯乳酸(4-hydroxyphenyl lactic acid)、咖啡酸(caffeic acid)。

【药理】 1. 抗微生物作用 煎剂体外试验(直接镜检1.9 mg/ml,培养法3.9 mg/ml)可抑制或杀死钩端螺旋体,醇提液试管内试验抑制金黄色葡萄球菌、八叠球菌、枯草杆菌。本品所含咖啡酸对单纯疱疹病毒有体外抑制作用。

2. 止咳祛痰作用 荔枝草液可延长氨水引起的小鼠咳嗽潜伏期,减少咳嗽次数;能对抗乙酰胆碱所致豚鼠离体气管平滑肌的收缩作用,延长豚鼠引喘潜伏期。荔枝草组可使酚红排出量比对照组增42%,虽不及远志组的112%,但具有显著的统计学意义。

3. 抗氧化作用 荔枝草在油脂中具有较强的抗氧化作用,其最佳溶剂提取物在猪油中添加0.06%的量有大于人工合成抗氧化剂BHT最大允许使用量的抗氧化作用,并且与0.02%的增效剂柠檬酸一起在大豆烹调油中添加后抗氧化效果比BHA和BHT都强。采用化学显色法初步推断,其主要有效抗氧化成分为黄酮类化合物。

4. 对平滑肌的作用 当磷酸组胺使家兔离体肠平滑肌强烈收缩时,盐酸苯海拉明可发挥其抗组胺作用而使曲线下移,当冲洗后再用组胺引起的曲线上升,用荔枝草可使其下降,且下降温和,不抑制正常肠肌的收缩作用。

【炮制】 取原药材,除去杂质,喷淋清水,切段,干燥,筛去灰屑。

饮片性状 荔枝草为不规则的小段,根、茎、叶、花、果实混合。根为暗红色小段。茎为规则小段,直径2～8 mm,外表被灰色小粗毛。叶片破碎皱缩,完整叶片展平后呈长椭圆状卵形或披针形,边缘有钝齿,两面疏被柔毛,花萼紫色,小坚果倒卵圆形,黑褐色,有腺点,味苦、辛。

贮干燥容器内,置通风干燥处。

【药性】 苦、辛,凉。

1.《本草从新》:"苦,大寒。"

2.《纲目拾遗》:"性凉。"

3.《草木便方》:"苦,寒。"

4.《分类草药性》:"性辛,温,香。"

5.《江西草药》:"性凉,味苦、辛。"

【功用主治】 清热解毒,凉血散瘀,利水消肿。主治感冒发热,咽喉肿痛,肺热咳嗽,咳血、吐血,尿血,崩漏,痔疮出血,肾炎水肿,白浊,痢疾,痈肿疮毒,湿疹瘙痒,跌打损伤,蛇虫咬伤。

1.《生草药性备要》:"治跌打伤,去瘀,洗痔疮。"

2.《本草从新》:"治咽喉急闭。"

3. 汪连仕《采药书》:"凉血,止崩漏,散一切痈毒。"

4.《纲目拾遗》:"《葛祖遗方》治咽喉十八症,消痈疡、杨梅、痔疮。"

5.《草木便方》:"解毒。白秃、疮癞、风癣除,脚胫疮痒黄水止,杀虫,干水。"

6.《天宝本草》:"专治咳嗽,耳边疮黄水相得,拔疔去毒黄糖捣,肺金火胜能消克。"

7.《分类草药性》:"治一切久年烂疮,洗痔疮、痒疮。"

8.《江西草药》:"活血,凉血,止血,消肿。"

9.《四川中药志》1979年版："清热解毒，化痰止咳。用于痈肿疮毒，痔疮、咽喉肿痛，肺热咳嗽。"

【用法用量】 内服：煎汤，9～30 g（鲜品 15～60 g），或捣绞汁饮。外用：捣敷，或绞汁含漱及滴耳，亦可煎水外洗。

【选方】 1. 治喉痛或生乳蛾 用荔枝草捣烂，加米醋绢包裹，缚箸头上，点入喉中数次。《救生苦海》

2. 治急性乳腺炎 荔枝草 60 g，鸭蛋 2只。水煮，服汁煮蛋。或鲜全草捣烂，捣烂，塞入患侧鼻孔，每日 2次，每次 20～30分钟。《浙江药用植物志》

3. 治耳心痛，耳心灌脓 癞子草捣汁滴耳。《重庆医药》

4. 治咳血，吐血，尿血 鲜荔枝草根 15～30 g，猪瘦肉 60 g。炖汤服。《江西《中草药学》

5. 治血小板减少性紫癜 荔枝草 15～30 g，水煎服。《全国中草药汇编》

6. 治痔疮 荔枝草二两和五倍子七枚，砂锅煎水熏洗。《岭南采药录》

7. 治鼠瘘 过冬青五六枚，同鲫鱼入锅煮熟，去草及鱼，饮汁数次。《经验广集》

8. 治跌打伤 荔枝草 30 g，捣汁，以滚甜酒冲服，其渣作烂，敷伤处。〔《江西中医药》1957，（6）：57〕

9. 治慢性肾炎，尿潴留 鲜荔枝草适量，加食盐捣烂敷脐部；同时取鲜车前草，苎麻根各 60 g，水煎服。《浙江药用植物志》

10. 治湿疹，皮炎 鲜蛤蟆草适量。以 65%乙醇浸泡2日，取酒涂患处。《青岛中草药手册》

【临床报道】 1. 治疗急性扁桃体炎 用鲜荔枝草1 000 g或干草 500 g，洗净后加水 1 000 ml，煎高浓缩成药 500 ml，每次服50 ml，每日 2次，5日为 1 个疗程，个别高热患者每日 3次，共观察5 000 例，治疗后患者症状能迅速改善，3日内绝大多数患者体温下降至正常，占 83.3%；咽喉疼痛随着体温下降而减轻，甚至消失，占 76.9%，扁桃体肿大治疗后明显缩小，甚至恢复正常，血象亦从增高而降至正常。

2. 治疗慢性气管炎 ① 片剂：每片重 0.5 g。每次 5 g，每日 2次。② 鲜草注射液：每 1 ml 约含生药 1.4 g，每日 2次，每次 5 ml，肌内注射。③ 挤汁煮沸剂：取鲜草（去根）500 g，捣烂挤汁，药渣再加水 250 ml，煮沸至 100 ml 左右去渣，将两汁混合，再加热煮沸冷却，为 1 人的 1 日量，分 2次服。④ 鲜草蒸馏煮沸剂：用秋季采集的新鲜荔枝草（去根），先蒸馏煮着，然后 2次药液混合，每人每日 40 ml，分 2次服；或以去根的干草（夏季采集），按上法制成药液，每人每日 60 ml，分 2次服。约 10 日为 1 个疗程。共治疗2 619例，观察 1 个疗程 562 例，近控 34 例（6%），显效 103 例（18.3%）；2个疗程 2 054 例，近控 167 例（8.1%），显效 541 例（26.4%）。初步认为近期控制率鲜草大于干草；不同剂型中以注射液疗效较高；对止咳、祛痰、平喘及哮鸣音消失均有相似疗效，但见效时间均为 7天左右。

3. 治疗阴道炎，宫颈糜烂 用鲜荔枝草 500 g，洗净切碎，加水 3～3.5 kg，煮沸 10分钟，过滤即做冲洗剂；另取鲜草 500 g，洗净切碎，加水 1 000 ml，煮后，放在 2层纱布内挤出药汁，再用 6层纱布过滤，浓缩至 500 ml。治疗时先用冲洗剂冲洗阴道，然后用干棉球浸吸浓缩剂纳入阴道内宫颈处。每日治疗 1次，7日为 1 个疗程，间隔 2～3日再进行第二个疗程。观察 441 例，其中阴道炎140 例，宫颈糜烂 301 例。结果阴道炎经 1 个疗程治愈者 82 例，2个疗程治愈者 33 例，3个疗程治愈者 14 例，治愈率 92.14%；宫颈糜烂经 1、2、3个疗程治愈者分别为 67 例、72例、97 例，治愈率78.41%。未治愈者也有不同程度的好转。

荔枝核《本草衍义》

【异名】 荔核《景岳全书》，荔仁《广西中药志》，枝核《四川中药志》），大荔核《药材学》

【基原】 为无患子科荔枝属植物荔枝的种子。

【原植物】 参见"荔枝"条。

【采收加工】 6～7月果实成熟时采摘，食荔枝肉（假种皮）后收集种子，晒干。

【药材】 荔枝核 Litchi Semen 产于广东、广西、福建等地。

性状 种子呈长圆形或卵圆形，略扁，长 1.5～2.2 cm，直径1～1.5 cm。表面棕红色或紫棕色，平滑，有光泽，略有凹陷及细波纹，一端为类圆形黄棕色的种脐，直径约7 mm。质硬，子叶 2枚，棕黄色。气微，味甘、苦、涩。

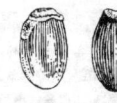

荔枝核（种子）外形

鉴别 （1）粉末特征：棕黄色。镶嵌层细胞黄棕色，呈长条形，由数个细胞为一组，以其长轴作不规则方向嵌列。星状细胞为种皮通气组织，淡棕色，呈不规则星状分枝，分枝先端平截或稍钙圆，细胞间隙大，壁薄。石细胞成群或单个散在，呈类圆形、类方形、类多角形、长方形或长圆形，多有突起或分枝，纹孔及孔沟较稀疏，层纹不甚明显。子叶细胞呈类圆形或类圆多角形，充满淀粉粒，并可见棕色油细胞。种皮外表皮细胞棕色或红棕色。侧面观细胞 1列，栅状，壁增厚，非木化，外被角质层；表面观多角形，垂周壁不均匀增厚。淀粉粒单粒类球形、卵圆形，少数一端尖或两端尖，脐点点状、三叉状或裂缝状，层纹不明显；复粒较少，2～4 分粒组成；半复粒少，脐点 2～3个。

（2）取本品粉末 0.5 g，加水 4 ml，微热，滤过，取滤液1 ml，加三氯化铁试液 1滴，显蓝绿色反应（检查鞣质）。

【成分】 种子含皂甙，鞣质及 α-亚甲基环丙基甘氨酸〔(methylenecyclopropyl) glycine〕。挥发油主要有 3-羟基丁酮(3-acetoin)、2, 3-丁二醇(2, 3-butanediol)，珀坦烯(copaene)、顺式丁香烯(cis-caryophyllene)、别香橙烯 (allo-aromadendrene)、葎草烯(humulene)、δ-荜澄茄烯(δ-cadinene)、α-姜黄烯(α-curcumene)、菖蒲烯(calamenene)、喇叭茶醇(ledol)、愈创木烷(guaiazulene)、黄根醇(xanthorrhizol)等。种油脂肪酸：棕榈酸(palmitic acid)、油酸(oleic acid)、亚油酸(linoleic acid)。环丙烷类有机酸：二氢苹婆酸(dihydrosterculic acid)，顺-7, 8-亚甲基十六烷酸(cis-7, 8-methylenehexadecanoic acid)，顺-5, 6-亚甲基十六烷酸(cis-5, 6-methylenehexadecanoic acid)等。

【药理】 1. 降血糖作用 荔枝核干浸膏水溶液 1.3 及2.6 mg/kg 给大鼠灌胃，连续 30 日，对四氧嘧啶糖尿病有显着降血糖作用。荔枝核所含 α-亚甲基环丙基甘氨酸给饥饿 22小时的小鼠皮下注射 230～400 mg/kg，使血糖从正常的 3.976～7.280 mmol/L降至 4.2～1.96 mmol/L，肝糖原含量亦显着降低。荔枝核能显着降低 2型糖尿病伴胰岛素抵抗模型大鼠空腹血糖和口服葡萄糖量试验后2小时血糖，同时改善了病鼠的糖耐量减退。

2. 降血脂作用 荔枝核中油含有 50.3%的不饱和脂肪酸和30.85%的环丙烷基长链脂肪酸，可以显着降低高脂大鼠血总胆固醇浓度和低密度脂蛋白胆固醇浓度，同时增高高密度脂蛋白胆固醇含量，使高密度脂蛋白胆固醇/总胆固醇含量比值极显着提高。荔枝核皂甙显着降低地塞米松致胰岛素抵抗模型大鼠的总胆固醇、三酰甘油、低密度脂蛋白-胆固醇含量，显着提高高密度脂蛋白-胆固醇含量,抑制天冬氨酸氨基转移酶、丙氨酸氨基转移酶活性,降低天冬氨酸氨基转移酶/丙氨酸氨基转移酶，加强超氧化物歧化酶活性和降低丙二醛的含量，增强抗氧化能力。

3. 抗乙肝病毒作用 乙肝病毒 DNA 斑点杂交法证明荔枝核水提取物(100 mg/ml)能完全抑制乙肝病毒的复制，是乙肝病毒复制的高效抑制剂。

毒性 荔枝核皂甙混合物小鼠腹腔注射后 LD_{50} 为1 469 mg/kg，该剂量相当于降糖药效用量的近 15倍。

【炮制】 1. 荔枝核 取原药材,除去杂质,洗净,干燥。用时捣碎。生品可用于肝郁气滞的胃脘疼痛。

2. 炒荔枝核 取净荔枝核置锅内,用文火炒至微焦,取出放凉。用时捣碎。炒荔枝核散寒止痛作用较强,多用于寒凝气滞引起的胃痛、痛经及产后腹痛。

3. 盐荔枝核 取荔枝核捣碎,用盐水拌匀,闷透,置锅内,用火加热,炒干,取出放凉;或将荔枝核洗净,用盐水煮沸至盐水被吸尽为度,取出干燥,捣碎。每荔枝核100 kg,用食盐2 kg。盐荔枝核多用于疝气疼痛。

饮片性状 荔枝核参见"药材"项。盐荔枝核呈碎块状,断面棕褐色,偶见焦黑,味苦涩而微咸。炒荔枝核形如荔枝核,表面棕褐色微焦。

贮干燥容器内,盐荔枝核、炒荔枝核密闭,置通风干燥处。

【药性】 甘、微苦,温。归肝、肾、胃经。

1.《纲目》:"甘,温,涩,无毒。入厥阴。"

2.《本草经疏》:"味甘,温,入肝、肾。"

3.《医林纂要》:"甘、涩,温,微咸。"

4.《本草撮要》:"入足太阴、厥阴经。"

5.《广西中药志》:"味甘、微苦涩,性平。"

【功用主治】 理气止痛,祛寒散滞。主治疝气痛,睾丸肿痛,胃脘痛,痛经及产后腹痛。

1.《本草衍义》:"治心痛及小肠气。"

2.《纲目》:"行散滞气。治癥疝气痛,妇人血气刺痛。"

3.《本草经疏》:"散滞气,辟寒邪。"

4.《本草汇言》:"疏肝郁。"

5.《本草备要》:"治胃脘痛。"

6.《本草求原》:"辟寒以散阳滞,活血通经络,破血。主癥疝卵肿如斗。"

【用法用量】 内服:煎汤,6~10 g;研末,1.5~3 g;或入丸、散。外用:研末调敷。

【选方】 1. 治心痛及小肠气 以(荔枝)核慢火中烧存性,为末,新酒调一枚末服。《本草衍义》

2. 治疝气 凡在气分者最宜用之,并治小腹气痛等证 荔枝核(炮微焦)、大茴香(炒)等分。上为末。用好酒调服三钱,如寒甚者,加制吴茱萸减半用之。

3. 治心腹胃脘久痛,屡触屡发者(惟妇人多有之) 荔核一钱,木香八分。为末。每服一钱,清汤调服。(2、3方均为《景岳全书》荔香散)

4. 治疝气上冲,筑痛心腹欲死,手足厥冷者 荔枝核、陈皮、硫黄各等分。为末,饭丸梧子大。每十四丸酒下,其疼立止,如自觉疼甚不能支持,加用六丸,再不可多。《医学入门》硫黄丸

5. 治妇人血气刺痛 荔枝核(烧存性)半两,香附子(去毛,炒)一两。上为细末。盐汤、米饮调下二钱,不拘时候服。《妇人良方》蠲痛散

6. 治妇人心痛脾疼 用荔枝核灰存性为末,淡醋汤下。亦治男子小儿卒心痛,蚌粉汤下。《普济方》

7. 治脱臭 白疮枝 荔枝核焙干研末,白酒适量,调匀涂擦腋窝,每日2次。《福建药物志》

【临床报道】 1. 治疗乳腺增生病 患者31例取荔枝核20 g,橘络20 g研为细末,放入容积为2.5 L暖瓶中,注满开水,放置1小时后饮用,每日1壶,10日为1个疗程。轻症服1个疗程,重症可连服2、3个疗程。痊愈11例,显效14例,无效6例,总有效率为80%。

2. 治疗糖尿病 用荔枝核加工制成的"丽仁降糖片",口服,每日3次,每次4片(每片含生药2.5 g;个别患者每次8片),3个月为1个疗程。对45例糖尿病患者,进行1年10个月的疗效观察。结果:显效8例,有效28例,无效9例,总有效率为80%。

【基原】 为无患子科荔枝属植物荔枝的根。

【原植物】 参见"荔枝"条。

【采收加工】 全年均可挖根,鲜用或晒干。

【药性】 微苦、涩,温。

【功用主治】 理气止痛,解毒消肿。主治胃脘痛,疝气,咽喉肿痛。

《全国中草药汇编》:"主治胃脘胀痛。"

【用法用量】 内服:煎汤,10~30 g,鲜品60 g。

【选方】 1. 治胃脘胀痛 荔枝根、枇杷根各30 g。水煎服。《全国中草药汇编》

2. 治疝气 鲜荔枝根60 g。水煎调红糖,饭前服。《福建中草药》

3. 治喉痹肿痛 荔枝花并根,共十二分。以水三升,煮,去滓,含,细细咽之。《海上集验方》

【异名】 麦瓜、癫瓜《滇南本草》,番瓜《群芳谱》,番瓜《本草求原》,倭瓜《植物名汇》,阴瓜《植物名实图考》,北瓜、金冬瓜、冬瓜《广州植物志》,伏瓜《民间常用草药汇编》,金瓜《陆川本草》,老缅瓜、窝瓜、饭瓜《中国药用植物图鉴》,番蒲《江西《草药手册》。

【基原】 为葫芦科南瓜属植物南瓜的果实。

【原植物】 南瓜 Cucurbita moschata (Duch. ex Lam.) Duch. ex Poir. [C. pepo L. var. moschata Duch. ex Lam.]

一年生蔓生草本,茎长达2~5 m。常节部生根,密被白色刚毛。单叶互生;叶柄粗壮,长8~19 cm,被刚毛;叶片宽卵形或卵圆形,有5角或5浅裂,长12~25 cm,宽20~30 cm,先端尖,基部深心形,上面绿色,下面淡绿色,两面均被刚毛和茸毛,边缘有小而密的细齿。卷须稍粗壮,被毛,3~5歧。花单性,雌雄同株;雄花单生,花萼筒钟形,长5~6 mm,裂片条形,长10~15 mm,被柔毛,上部扩大成叶状,花冠黄色,钟状,长约8 cm,5中裂,裂片边缘反卷,雄蕊3,花丝腺体状,长5~

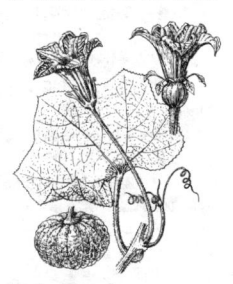

南瓜

8 mm,药室折曲;雌花单生,子房1室,花柱短,柱头3,膨大,先端2裂,果梗粗壮,有棱瘤,长5~7 cm,瓜蒂扩大成喇叭状。瓠果形状多样,外面常有纵沟。种子多数,长卵形或长圆形,灰白色。花期6~7月,果期8~9月。

全国各地普遍栽培。

南瓜的种子(南瓜子)、叶(南瓜叶)、花(南瓜花)、卷须(南瓜须)、根(南瓜根)、果蒂(南瓜蒂)、茎(南瓜藤)、果瓤(南瓜瓤)、成熟果实内种子所萌发的幼苗(盘肠草)亦供药用,另设专条。

【采收加工】 8~10月,采收成熟果实,一般鲜用。

【成分】 果含氨基酸:瓜氨酸(citrulline),精氨酸,天冬酰胺等;类胡萝卜素类:还含α、β-胡萝卜素(carotene),β-胡萝卜素5,6-环氧化物(β-carotene-5, 6-epoxide)、β-隐黄质(β-cryptoxanthin),叶黄素(lutein),蒲公英黄质(taraxanthin),玉蜀黍黄质(zeaxanthin),黄体内啉素(luteoxanthin),异黄黄质(auroxanthin)。又含葫芦苦素(cucurbitacin)B,葫芦巴碱(trigonelline),腺嘌呤(adenine),维生素B和C,葡萄糖、蔗糖,戊聚糖,甘露醇等。

【药理】 1. 降糖作用　南瓜多糖给予四氧嘧啶糖尿病模型大鼠(6～8 g/kg)，连续服用3星期，有降低四氧嘧啶糖尿病大鼠血糖的作用，并且效果优于消渴丸对照组。

2. 降支链氨基酸作用　用南瓜多糖对正常及糖尿病模型小鼠灌胃200 mg/kg和500 mg/kg时，均有降支链氨基酸作用，正常小鼠平均可下降10.0%，而四氧嘧啶糖尿病模型小鼠平均下降31.7%，并且南瓜多糖对糖尿病模型小鼠的降支链氨基酸作用强于正常小鼠，且高剂量组下降的幅度大于低剂量组。

3. 降血脂作用　南瓜多糖200和500 mg/kg水溶液，经胃分别注入正常及糖尿病模型小鼠后，南瓜多糖能显著降低正常及糖尿病小鼠血清三酰甘油、胆固醇及低密度脂蛋白，升高高密度脂蛋白及高密度脂蛋白/胆固醇。

4. 抗癌作用　南瓜多糖按10 mg/ml每日灌胃0.4 ml，连续给药7日，对肉瘤S_{180}、艾氏腹水癌的抑癌率分别为37.3%和33.3%。

【药性】 甘，平。归肺、脾、胃经。

1.《滇南本草》："味甘，平，性微寒。入脾、胃二经。"

2.《滇南本草图说》："味甘，性温。"

3.《纲目》："无毒。"

4.《本经逢原》："有毒。"

5.《医林纂要》："甘、酸，温，有小毒。"

6.《本草求真》："专入脾、胃、肠。"

7.《本草再新》："入心经。"

8.《本草撮要》："入手太阴经。"

【功用主治】 解毒消肿。主治肺痈，哮证，痈肿，烫伤，毒蜂螫伤。

1.《滇南本草》："横行经络，分利小便。"

2.《滇南本草图说》："补中气而宽利。"

3.《医林纂要》："益心，敛肺。"

4.《食物考》："开胃益气。"

5.《随息居饮食谱》："解鸦片毒，治烫火伤。"

6.《中国药用植物图鉴》："治干性肋膜炎、肋间神经痛，有消炎止痛作用。"

【用法用量】 内服：适量，蒸煮或生捣汁。外用：捣敷。

【宜忌】 气滞湿阻者禁服。

1.《滇南本草》："胃中有积者，吃之，令人气胀作呃逆，发肝气疼；胃气疼者，动气，不宜多吃。"

2.《滇南本草图说》："多食发脚疾及瘟病。同羊肉食之令人滞气。"

3.《纲目》："多食发脚气，黄疸。"

4.《食物考》："疟疾尤忌。"

5.《本草求原》："忌与猪肝、赤豆、荞麦面同食。"

6.《本草省常》："百病人皆忌之。"

7.《随息居饮食谱》："凡时病，疳、疟、疸、痢、胀满、脚气、痞闷、产后、痧痘皆忌之。"

【选方】 1. 治肺痈　南瓜500 g，牛肉250 g。煮熟食之(勿加盐、油)，连服数次后，则服六味地黄汤5～6剂。(《岭南草药志》)

2. 治冷哮　匾式老南瓜一个，挖盖去子，入大麦糖二斤，候冬至蒸一个时辰为度，每晨取二调羹，滚水冲服。(《鲟溪单方选》)

3. 治胸膜炎、肋间神经痛　南瓜肉煮熟，摊干布上，敷贴患部。(《食物中药与便方》)

4. 治糖尿病　南瓜250 g(煮熟)，每晚服食。5日后，每日早晚各吃250 g。[《大众医学》1983，(3)：2]

5. 解鸦片毒　生南瓜捣汁频灌。(《随息居饮食谱》)

6. 治火药伤人及汤火伤　生南瓜捣敷。(《随息居饮食谱》)

7. 治肿疡　老南瓜晒干，研末，黄醋调敷患处。(《湖南药物志》)

8. 治外伤出血　南瓜适量，捣烂敷伤口。(《壮族民间用药选编》)

【临床报道】 治疗糖尿病　治疗组、对照组分别40例，在接受胰岛素与口服药物治疗的同时，治疗组加南瓜粉进行辅助治疗，每次5 g，每日3次，连续服用18日。两组治疗前后餐后血糖、胆固醇、三酰甘油均下降，但治疗组与对照组比较有显著差异(分别为$P<0.05$、$P<0.01$、$P<0.01$)。

3274 南藤 nán téng (《开宝本草》)

【异名】 丁父、丁公寄(《别录》)，丁公藤(《本草拾遗》)，搜山虎(《滇南本草》)，风藤(《纲目》)，巴岩香(《分类草药性》)。

【基原】 为胡椒科胡椒属植物石南藤的茎叶或全株。

【原植物】 石南藤 *Piper wallichii* (Miq.) Hand.-Mazz. [*P. wallichii* (Miq.) Hand.-Mazz. var. *hupehense* (C. DC.) Hand.-Mazz.]

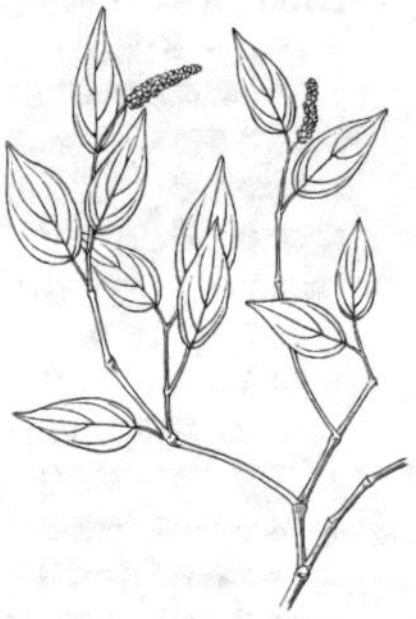
石南藤

常绿攀缘藤本，揉之有香气。茎深绿色，节膨大，生不定根。叶互生；叶柄长1～2.5 cm；叶片椭圆形或向下渐变为狭卵形或卵形，长7～14 cm，宽4～6.5 cm，先端渐尖，基部钝圆或阔楔形，下面被疏粗毛。花单性异株，无花被；穗状花序与叶对生；雄花序与叶片近等长；总花梗与叶柄近等长，花序轴被毛；雄花苞片圆形，直径约1 mm，具被毛的短柄，雄蕊2，花药比花丝短；雌花序短于叶片；雌花苞片柄于果期延长达2 mm，密被白色长毛；子房离生，柱头3～4。浆果球形，直径3～3.5 mm，有疣状凸起。花期5～6月；果期7～8月。

生于山谷林中阴处或湿润处，攀缘于树上或岩石上。分布于湖北、湖南、广西、四川、贵州、云南及甘肃南部等地。

【栽培】 生物学特性　属热带温湿型植物。喜凉爽湿润的气候。较耐寒、耐半阴、耐干旱瘠薄，不耐涝。以深厚、肥沃、富含腐殖质的夹砂土较好。

繁殖方法　分株繁殖为主。3～4月选取节上有不定根和腋芽长成新枝的老株作种株，在整好的地上按行距1 m，株距0.7 m开穴，深宽各约45 cm，穴内拌填大半腐殖质土，淋水湿透，每穴栽种苗1株，栽稳按紧，上盖松土。

田间管理　栽后2年各松土除草、追肥3次，第一次在5月成活后，第二次在7～8月，并浇水防旱，第三次在10～11月，并结合培土，肥料以人畜粪水为主。以后每年在冬、春两季清除穴边杂草，并培土1次，当藤长70 cm左右时要设立支柱引藤上树，或另搭棚架以供攀缘。

【采收加工】 8～10月割取带叶茎枝或全株，晒干后，扎成小把。

【药材】 南藤 *Piperis Wallichii Caulis et Folium*　主产于四川、湖南、云南等地。

性状　茎扁圆柱形，表面灰褐色或灰棕色，有细纹，节膨大，具不定根，节间长7～9 cm；质轻而脆，横断面呈放射状排列，中心有灰褐色的髓。叶多皱缩，展平后卵圆形，上表面灰绿色至灰褐色，下表面灰白色，有5条明显突起的叶脉。气清香，味辛辣。

鉴别　茎横切面：本品与海风藤相似，主要区别点在于：角质层呈瘤状突起。皮层中散有较多的石细胞。束间部位石细胞壁厚，层纹明显。淀粉粒多为单粒。

【成分】 石南藤含海风藤酮(kadsurenone)，玉兰脂(denudatin)B,N-异丁基癸-反-2-反-4-二烯酰胺（N-isobutyl-deca-trans-2-trans-4-dienamide），南藤素（wallichinine）、山蒟酮（hancinone）C,盖尔格拉文（galgravin），二氢荜茇明宁碱（dihydropiperlongiminine），长穗巴豆环氧素（crotepoxide）及黄酮类化合物。

【药理】 1. 对冠脉循环的影响 石南藤制剂 10 g/kg 腹腔注射，能显著增加小鼠心肌营养性血流量；40 g/kg 腹腔注射，可提高小鼠心肌对缺氧的耐力。石南藤注射液 1 g/kg 静脉注射，能降低犬心肌缺血区侧支血管阻力，增加侧支循环血流量。离体试验表明，石南藤黄酮提取物能降低冠脉阻力、增加冠脉流量，且随剂量增加而增强，能延长停止灌流后的兔心跳持续时间，对心率和心肌收缩力无明显影响。

2. 抗血小板活化因子（PAF）作用 从石南藤分离的活性成分具有明显抑制 PAF 诱导的血小板聚集作用。

【炮制】 取原药材，除去杂质，洗净，润透切成小段，干燥。

饮片性状 为不规则小段，茎叶混合。茎枝呈扁圆形，直径 1～3 mm。表面灰褐色或灰棕色，有纵纹，节膨大，上生不定根。质轻而脆，皱缩。气清香，味辛辣。

贮干燥容器内，密闭。置通风干燥处。

【药性】 辛、甘、温。归肝、肾经。

1.《别录》："味甘。"

2.《本草拾遗》："气味辛烈。"

3.《开宝本草》："味辛，温，无毒。"

4.《滇南本草》："味甘、微酸，性微温。入肝、胆（一作脾）、小肠三经。"

5.《品汇精要》："气之厚者，阳也。"

6.《生草药性备要》："味劫，性平。"

7.《本草述钩元》："味辛，甘，气温。"

8.《四川中药志》1960 年版："入肝、肾二经。"

【功用主治】 祛风湿，强腰膝，补肾壮阳，止咳平喘，活血止痛。主治风寒湿痹，腰膝酸痛，阳痿，咳喘气喘，痛经，跌打肿痛。

1.《别录》："主金疮痛、延年。"

2.《本草拾遗》："磨服之，变白不老。"

3.《开宝本草》："主风血，补衰老，起阳，强腰脚，除痹，变白，逐冷气，排风邪。"

4.《本草图经》："治腰疼。"

5.《滇南本草》："治风寒湿痹，伤筋，祛风，筋骨疼痛，利小便及茎中痛，热淋初起，急速治效。"

6.《纲目》："煮汁服，止痰气咳嗽。"

7.《草木便方》："通关利窍发表灵，祛风除湿消痰妙，解毒散瘀止痛。"

8.《药考》："性透经络，排风补虚，强腰健脚，诸痹冷气，浸酒为药。"

9.《四川中药志》1960 年版："补肾壮阳，发表散寒。"

【用法用量】 内服：煎汤 6～15 g；或浸酒，酿酒，煮汁，熬膏。外用：鲜品捣敷，捣烂炒热敷。

【宜忌】 孕妇及阴虚火旺者慎服。

1.《岭南采药录》："煮汁或浸酒服，惟服后令人发胶汗，如痴迷一样，故不可多饮。"

2.《四川中药志》1960 年版："阴虚火旺者忌用。"

3.《广东省惠阳地区中草药》："孕妇慎用。"

【选方】 1. 治风湿，逐冷气，除痹痛，强腰膝 石南藤煎汁，同曲米酿造酒。（《纲目》南藤酒）

2. 治跌打扭伤 石南藤适量。捣烂，加酒适量，蒸热，内服少许，外搽患处。（《广东省惠阳地区中草药》）

3. 治伤风 丁公藤叶一二块。煮酒服之，汗出如雨下即愈。（《岭南采药录》）

4. 治哮喘，久咳 巴岩香、淫羊藿各 30 g。泡酒 500 g，常服，每次 10 ml。（《草木便方今释》）

5. 治热淋涩痛或脓糊住马口 石南藤二钱，木贼八分，甘草一钱，八仙草二钱。水煎，点水酒服。（《滇南本草》）

6. 治牙龈肿痛 石南藤茎少许。放口内嚼烂，含痛处。（《湖南药物志》）

7. 治风湿块 石南藤、路路通、忍冬藤各 30 g。水煎，洗澡。（《湖北中草药志》）

8. 治溃疡 鲜石南藤叶。滚米汤浸软，贴患处。

9. 治妇女会阴破裂 石南藤全草适量。煲水外洗患处，每日 3 次，连洗数日，能加速伤口愈合。（9、10 方出自《粤北草药》）

【临床报道】 1. 治疗冠心病心绞痛 以瓦氏胡椒（石南藤）的藤茎为原料，制成海风藤总黄酮。取总黄酮 160 mg 加入 10% 葡萄糖 250 ml 中，静脉滴注，每日 1 次，连续 14 次为 1 个疗程，间隔 3 日，以同样方法进行第二个疗程。合并糖尿病者，以等量生理盐水代替 10% 葡萄糖，用法上同。共观察 56 例，结果心绞痛显效率 73.2%（41/56），改善率 23.2%（13/56），总有效率 96.4%（54/56）。心电图显效率 22.9%（11/48），包括二级梯运动试验阳性转阴者 7 例，改善率 54.2%（26/48），总有效率 77.1%（37/48）。并以随机抽样法设丹参注射液对照组，每次静滴丹参注射液 8 ml（含丹参 8 g），方法同海风藤总黄酮组。两组心绞痛疗效虽无明显差异（P>0.05），而海风藤组的心电图总有效率却非常显著地高于丹参组（P<0.01）。在用药 7 个疗程中，仅 3 例于开始治疗的 1 星期内自述有短促头痛，余无不良反应。经血、尿、粪和肝功检查，均未见损害表现。对急性心肌梗死后心绞痛及陈旧性心肌梗死并发心绞痛，均较好疗效。观察表明，本品是一种治疗冠心病心绞痛安全、有效、非速效型制剂。

2. 治疗脑梗死 每次取海风藤总黄酮注射液 4～8 ml（含 80～160 mg 海风藤总黄酮），加入 10% 葡萄糖注射液 500 ml 中静脉滴注，每日 1 次，10 次为 1 个疗程，亦有用 15～20 次者。有意识障碍者 20 例，都配用 20% 甘露醇，或 50% 葡萄糖。治疗 87 例，总有效率为 83.9%，显效率为 65.5%。87 例中属脑栓形成者 63 例，总有效率为 87.3%，显效率为 69.8%。属脑栓塞者 24 例，总有效率为 75%，显效率为 54.1%。

3275 南丹参 nán dān shēn 《全国中草药汇编》

【异名】 土丹参《福建药物志》，丹参《中药志》。

【基原】 为唇形科鼠尾草属植物南丹参的根。

【原植物】 南丹参 Salvia bowleyana Dunn

多年生草本，高约 1 m。茎粗壮，具钝四棱形，具沟槽，被下向长柔毛。根肥厚，外表红色。叶为羽状复叶，对生；叶柄长 4～6 cm，被长柔毛；叶片长 10～20 cm，有小叶(5)7 片，顶生小叶卵圆状披针形，边缘具圆齿状锯齿。轮伞花序 8 至多花，组成长 14～30 cm 顶生总状花序或总状圆锥花序；花萼筒状，二唇形，上唇宽三角形，下唇较小，三角形，浅裂或 2 齿；花冠淡紫色、紫色至蓝紫色，冠筒长约 10 mm，伸出花萼，冠檐二唇形，上唇略呈镰刀状，下唇有 3 裂片长方形，3 裂，中裂片最大，倒心形；花柱伸出，先端呈不相等 2 浅裂。小坚果椭圆形。花期 3～7 月。

生于山地、林间、路旁及水边。分布于浙江、福建、江

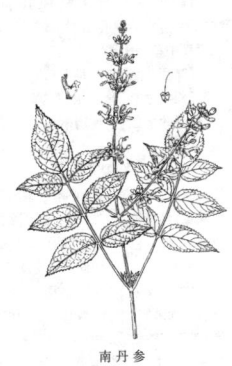
南丹参

西、湖南、广东与广西等地。

【采收加工】 8～10月采挖，晒干。

【药材】 南丹参 *Salviae Bowleyanae Radix* 产于湖南、江西、浙江、福建等地。

性状 根棕短，上端残留有茎基。根数条，圆柱形，微卷曲，长5～20 cm，直径2～8 mm；表面灰棕色或灰红色。质坚硬，易折断，断面不平坦，角质样。气微，味微苦。

鉴别 （1）根横切面：木栓层为3～7列木栓细胞，内侧1～3列细胞壁木化。皮层较宽，无厚壁组织。韧皮部较窄，筛管群稀疏。形成层成环。木质部较宽，导管束4～8束，导管单个散在与数个至十数个成群，略呈径向稀疏排列，木纤维主要位于木质部内侧。

粉末特征：灰白色。网纹及具缘纹孔导管直径11～60 μm，网纹导管分子末端钝尖、钝圆或锐尖，壁较厚，穿孔位于端壁或侧壁。网孔较狭而短；具缘纹孔导管短，具缘纹孔类圆形，排列密集，有的具网状三生增厚。纤维管胞梭形，有的呈弯曲状，末端斜尖。

（2）薄层色谱：取本品粗粉2 g，用乙醚在索氏提取器中回流4小时，回收大部分乙醚后，用0.5%碳酸钾水溶液洗乙醚液，再用水洗后，乙醚液供试品液；另取隐丹参酚、丹参酮ⅡA作对照品。分别点样于同一硅胶G（以碳酸钾水溶液制备）薄板上，用苯-甲醇（9：1）展开19 cm。供试品色谱中在与对照品色谱相应位置，显相同颜色的斑点。

【成分】 根含丹参酮(tanshinone)Ⅰ、ⅡA、β-谷甾醇(β-sitosterol)、咖啡酸(caffeic acid)、迷迭香酸(rosmarinic acid)、迷迭香甲酯(methyl rosmarinate)、丹参酚酸(salvianolic acid)A、B、C、亚甲基丹参醌(methylene tanshinquinone)。

【药理】 1. 抗凝血作用 南丹参水溶性注射液0.4 g/ml体外具有完全性抗凝血作用。

2. 抗心肌缺血作用 南丹参水溶性注射液以相当于30 g(生药)/kg剂量给小鼠腹腔注射，极显著提高小鼠常压耐缺氧能力。以3 mg(生药)/ml浓度给离体豚鼠心脏灌流，能显著增加冠脉流量。

【性味】《福建药物志》："苦，微寒。"

【功用主治】《福建药物志》："活血祛瘀，调经止痛。主治冠心病、头痛、失眠、关节痛、疝痛、肝炎、子宫出血、痛经、闭经、乳汁稀少、产后恶露不尽、跌打损伤、痈、丹毒、疥疮。"

【用法用量】 内服：煎汤，9～15 g；或入丸、散。

【选方】 治痛经 南丹参15 g，乌豆30 g。水煎服。《福建药物志》)

南瓜子 _{nán guā zǐ} 《《纲目》》

3276

【异名】 南瓜仁《科学的民间草药》，白瓜子《《东北药用植物志》)，金瓜米《《陆川本草》)，窝瓜子《《陕西中药志》)，倭瓜子《青岛中草药手册》)。

【基原】 为葫芦科南瓜属植物南瓜的种子。

【原植物】 参见"南瓜"条。

【采收加工】 食用南瓜时，收集成熟种子，除去瓤膜，晒干。

【药材】 南瓜子 *Moschatae Semen* 全国各地均产。

性状 种子扁圆形，长1.2～1.8 cm，宽0.7～1 cm。表面淡黄白色至淡黄色，两面平坦而微隆起，边缘稍有棱，一端略尖，先端有珠孔，种脐稍突起或不明显。除去种皮有黄绿色薄膜状胚乳。子叶2枚，黄色，肥厚，有油性。气微香，味微甘。

鉴别 种子横切面：种皮外表皮，为1列栅状细胞，壁稍厚，微木化，下皮为8列薄壁细胞，细胞类圆形与不规则长圆形，石细胞层1列细胞，类圆形，其内为薄壁细胞，细胞壁向外突起呈乳头状，细胞间隙较大；种子两端各有一维管束；种子内表皮为1列薄壁细胞。子叶2片，细胞中含有脂肪油和糊粉粒。

【成分】 种子含油16.4%，其中主要脂肪酸为亚油酸(linoleic acid)、油酸(oleic acid)、棕榈酸(palmitic acid)、硬脂酸(stearic acid)、亚麻酸(linolenic acid)、肉豆蔻酸(myristic acid)。还含类脂：三酰甘油(triglyceride)，二酰甘油(diglyceride)、单酰甘油(monoglyceride)，甾醇酯(sterolester)以及磷脂酰胆碱(phosphatidyl choline)、磷脂酰乙醇胺(phosphatidylethanolamine)、磷脂酰丝氨酸(phosphatidylserine)、脑苷脂(cerebroside)等。含氮8.5%，其中50.1%为粗蛋白，还含赖氨酸、南瓜子氨酸(cucurbitine)等。此外，还含磷、钙、铜、镁、锰、铁、锌等元素。

【药理】 1. 驱虫作用 南瓜子仁体外对牛肉绦虫或猪肉绦虫均有麻痹作用。1：500南瓜子氨酸使绦虫外大绦虫明显兴奋，甚至挛缩，并与槟榔碱有协同作用。犬灌服南瓜子氨酸，对水泡绦虫、豆状绦虫和曼氏裂头绦虫均有驱虫作用。

2. 抗血吸虫作用 小鼠感染血吸虫尾蚴当日开始，每日每鼠灌服南瓜子1～3 g，连续28日，能显著降低血吸虫童虫的成长率，减虫率达85.3%～95.7%。剂量愈大，疗效愈佳。感染尾蚴的猪每日灌服265.5 g去油南瓜子粉，连续28日，亦有满意疗效。和南瓜子相似，南瓜子氨酸对性发育前期的童虫有抑制作用，实验感染血吸虫小鼠灌服南瓜子后，在宿主肝内能杀灭部分童虫，表现为炎性反应和虫体退行性变化。南瓜子或南瓜子氨酸均不能杀灭血吸虫成虫，而大剂量则可使虫体萎缩、生殖器官退化、子宫内虫卵减少、变性和消失。雌虫较雄虫敏感。但这些变化均可在停药后迅速恢复正常。

3. 其他作用 家兔静注150～250 mg/kg南瓜子氨酸出现血压升高与呼吸加深加快，用1：3 300～1：20 000南瓜子氨酸盐可使豚鼠或兔的离体回肠肌收缩受到明显抑制。

4. 体内过程 小鼠灌服或腹腔注射^{14}C南瓜子氨酸100～200 mg/kg后,4小时或24小时,发现标记药物均以肝肾含量最高,上述两种途径给药后24小时,在各组织中分布无明显差别。小鼠静注100 mg/kg南瓜子氨酸后,血浓度下降很快,5分钟时血浓度仅为立即取血的1/5,1小时后含量甚微。药物主要从尿排出。尿中代谢物分离结果表明,其中南瓜子氨酸占97%。并据报道药物能进入虫体,但不掺入虫体组织蛋白质合成。

毒性 小鼠灌服南瓜子氨酸过氧酸盐与盐酸盐的LD_{50}分别为1.25与1.10 g/kg,小鼠腹腔注射南瓜子氨酸过氧酸盐1.2～2.0 g/kg 30分钟后,出现体态不稳,对外界刺激反应敏感,其中1.6～2.0 mg/kg剂量注射于给药后4～5小时时可致兴奋狂躁,阵发性痉挛,抽搐死亡,未死者在注药后1星期左右恢复正常。经动物病理检查表明:南瓜子与南瓜子氨酸对正常小鼠的肝、肺、肾、十二指肠等可出现暂时性病理损伤,肝糖原减少与脂肪增加,停药后可迅速恢复正常。

【药性】 甘，平。归大肠经。

1.《现代实用中药》："甘，温，无毒。"

2.《四川中药志》1960年版："性平，味甘，无毒。入脾、大肠、小肠三经。"

【功用主治】 杀虫，下乳，利水消肿。主治绦虫、蛔虫、血吸虫、钩虫、蛲虫病，产后缺乳，产后手足浮肿，百日咳，痔疮。

1.《现代实用中药》："为绦虫驱除药。"

2.《中国药用植物图鉴》："治产后手足浮肿,对糖尿病患者亦有效。"

3.《四川中药志》1960年版："疗营养不良之萎黄病。"

4.《四川中药志》1979年版："用于蛲虫病。"

【用法用量】 内服：煎汤，30～60 g；研末或制成乳剂。外用：煎水熏洗。

【选方】 1. 治绦虫病 南瓜子60～120 g，去皮生食，或炒研粉,早晨空腹服下,30分钟后,再用槟榔60～120 g,石榴皮30 g,水煎服。2小时后如不大便,再用芒硝6～9 g,开水冲服。《山东

中草药手册》)

2. 治小儿蛔虫　南瓜子30 g，韭菜叶30 g，水竹沥60 g。开水冲服。(《湖南药物志》)

3. 治血吸虫病　南瓜子炒黄，碾细末。每日服60 g，分2次，加白糖，开水冲服。以15日为1疗程。(《验方选集》)

4. 治钩虫病　南瓜子榨油，每次1茶匙，内服后4小时服泻下剂。(《泉州本草》)

5. 治产后缺乳　南瓜子60 g。研末，加红糖适量，开水冲服。(《青岛中草药手册》)

6. 治产后手脚浮肿，糖尿病　南瓜子30 g。炒熟，水煎服。(《食物中药与便方》)

7. 治百日咳　南瓜种子，瓦上炙焦，研细粉。赤砂糖汤调服少许，一日数次。〔《江西中医药》1953，(3)：20〕

8. 治内痔　南瓜子1 000 g。煎水熏之。每日2次，连熏数日。(《岭南草药志》)

【临床报道】 1. 治疗绦虫病　用南瓜子30～150 g（有大剂量用至300～400 g），槟榔40～150 g（亦有大剂量用至300 g）。晨起空腹嚼食南瓜子或冲服南瓜子粉，30分钟后再服槟榔煎剂，再过0.5～2小时服硫酸镁50～150 ml，小儿用量减半。据各地300例左右统计，排虫率达90%～100%。药后排出时间30分钟至数小时不等，一般在用药后2小时许出现腹胀痛、肠鸣、欲排便感。多数患者一次即排出完整之虫，亦有少数需服2次或2次以上，随后腹痛等症消失。此外，南瓜子与槟榔、石榴皮联合治疗猪肉绦虫、短小绦虫亦有较好疗效。副作用有恶心呕吐、腹痛腹泻、头痛头晕等。

2. 治疗血吸虫病　①用去油粉剂，每日240～300 g，10岁以下减半，10～16岁服160～200 g。②水浸膏（每1 ml相当于生药4 g），急性病例每日服180 ml，慢性病例每日服60 ml，儿童酌减。均以30日为1个疗程。共治治73例急性患者，药后1～5日体温下降的占89%；6～14日下降的占11%；75.3%的患者3～10日内体温降正常，随之症状消失，病情好转。治疗结束时半数患者肝肌明显缩小，约3/4患者肝区压痛消失，多数患者大便虫卵阴性。此外，体重、血象、肝功能、心电图等一般情况均有好转。服药期间有轻度腹泻、恶心、食欲减退等，不久可自行消失。浸膏剂反应较粉剂为轻。治疗中有3例晚期患者黄疸指数上升，停药后2例下降，1例仍持续上升并发生肝昏迷，故对晚期病例应用宜慎。

3. 治疗蛔虫病　南瓜子煎服或炒熟吃。用法用30～60 g于早晨空腹时服，观察5～13岁粪检阳性患儿56例。服药后1～2日51例排出蛔虫；第五至第十日48例复查大便，有33例转为阴性。

3277 南瓜叶 (nán guā yè) (《岭南草药志》)

【基原】 为葫芦科南瓜属植物南瓜的叶。

【原植物】 参见"南瓜"条。

【采收加工】 6～10月采收，晒干或鲜用。

【功用主治】 清热，解暑，止血。主治暑热口渴，热痢，外伤出血。

《福建药物志》："清热解暑，止血消肿。治热痢，牛皮癣，疔疮疖肿，产后子宫收缩痛。"

【用法用量】 内服：煎汤，10～15 g，鲜品加倍；或入散剂。外用：研末撒。

【选方】 1. 治夏季热　南瓜叶、苦瓜叶、丝瓜叶、梨子皮各9 g。煎水服。(《万县中草药》)

2. 治风火病　南瓜叶(去叶柄)7～8片。水煎，加食盐少许服之，5～6次即可。(《闽东本草》)

3. 治小儿疳积　南瓜叶500 g，腥豆叶(即大眼南子叶)250 g，剃刀柄60 g。晒干研末。每次15 g，蒸猪肝服。(《岭南草药志》)

4. 治汗斑　南瓜叶适量，揉出水后，蘸硫黄粉搽患处。(《壮族民间用药选编》)

5. 治刀伤　南瓜叶，晒干研末，敷伤口。(《闽东本草》)

3278 南瓜花 (nán guā huā) (《分类草药性》)

【基原】 为葫芦科南瓜属植物南瓜的花。

【原植物】 参见"南瓜"条。

【采收加工】 6～7月开花时采收，鲜用或晒干。

【药性】 甘，凉。

【功用主治】 清湿热，消肿毒。主治黄疸，痢疾，咳嗽，痈疽肿毒。

1.《分类草药性》："治咳嗽，提音，解毒，久远痢疾。"

2.《民间常用草药汇编》："消肿，除湿热，解毒，排痰，下乳。治黄疸病及痢疾；外敷治痈疽。"

3.《福建药志》："治蜈蚣螫伤。"

【用法用量】 内服：煎汤，9～15 g。外用：捣烂或研末调敷。

3279 南瓜须 (nán guā xū) (《江西中医药》)

【基原】 为葫芦科南瓜属植物南瓜的卷须。

【原植物】 参见"南瓜"条。

【采收加工】 6～10月采收，鲜用。

【药理】 镇痛抗炎作用　南瓜须提取液对电刺激所致小鼠疼痛对醋酸所致小鼠疼痛具有显著的镇痛作用，其镇痛强度与给药剂量在一定范围内成正比。对二甲苯所致小鼠耳壳炎性肿胀，南瓜须低剂量组抗炎作用与复方阿司匹林组相似，而高剂量组抗炎作用优于复方阿司匹林组。

【功用主治】 治妇人乳缩(即乳头缩入体内)疼痛。

【选方】 治妇人乳缩，剧烈疼痛　南瓜须一握，加食盐少许杵烂，用开水泡服。〔《江西中医药》1954，(12)：49〕

3280 南瓜根 (nán guā gēn) (《分类草药性》)

【基原】 为葫芦科南瓜属植物南瓜的根。

【原植物】 参见"南瓜"条。

【采收加工】 6～10月采挖，晒干或鲜用。

【药性】 甘、淡，平。

《四川中药志》1960年版："性平，味淡，无毒。"

【功用主治】 利湿热，通乳汁。主治湿热淋证，黄疸，痢疾，乳汁不通。

1.《分类草药性》："治一切火淋，火疱，行大肠气胀。"

2.《民间常用草药汇编》："消肿，除湿热，解毒，排痰，下乳。治黄疸病及痢疾。"

【用法用量】 内服：煎汤，15～30 g，鲜品加倍。外用：磨汁涂或研末调敷。

【选方】 1. 治小便赤热涩痛　南瓜根15 g，车前草、水案板、水灯心各9 g。水煎服。(《万县中草药》)

2. 治湿热发黄　南瓜根炖黄牛肉服。(《重庆草药》)

3. 治乳汁不下　南瓜根30～60 g，炖肉服。(《民间常用草药汇编》)

4. 治便秘　南瓜根45 g。浓煎灌肠。(《闽东本草》)

5. 治头风疼痛　南瓜根榨汁搽头部。(《泉州本草》)

6. 治疟疾　南瓜根120 g，烂泥巴树根30 g，三白草15 g。煮鸡食。(《岭南草药志》)

7. 预防麻疹　南瓜根180～240 g。水煎服。每日1次，共服4次。

8. 治痈疽发背　南瓜根磨浓汁，加鸡蛋清调匀，搽患处。(6～8方出自《湖南药物志》)

9. 治烫伤　南瓜根150 g，炉甘石30 g，冰片1.5 g。研细，麻

油调擦。《万县中草药》）

3281 南瓜蒂 nán guā dì 《纲目拾遗》

【基原】 为葫芦科南瓜属植物南瓜的瓜蒂。

【原植物】 参见"南瓜"条。

【采收加工】 采收果实时，切取瓜蒂，晒干。

【药材】 南瓜蒂 Cucurbitae Moschatae Calyx 主产于江苏、安徽、浙江等地。

性状 本品呈五至六角形的盘状，直径 2.5～5.5 cm，上附残存的柱状果柄。外表浅黄色，有光泽，具稀疏刺状短毛及突起的小圆点。果柄略弯曲，粗 1～2 cm，有隆起的棱脊 5～6条，纵向延伸至等端。质坚硬，断面黄白色，常有空隙可见。气微，味淡。

【功用主治】 解毒，利水，安胎。主治痈疽肿毒，疔疮，烫伤，疮溃不敛，水肿腹水，胎动不安。

1.《安徽药材》：焙末用麻油调涂，治疔疮，背疽。"

2.《民间常用草药汇编》："排脓，安胎。外敷治痈疽，散肥水疙瘩。"

3.《陕西中药志》："主治百日咳。煅炭研末油调涂，治冻疮。"

【用法用量】 内服：煎汤，15～30 g；或研末。外用：研末调敷。

【选方】 1. 治疔疮 老南瓜蒂数个。焙研为末，麻油调敷。《行箧检秘》）

2. 治对口疮 南瓜蒂烧灰，调茶油涂患处，连涂痊愈为止。《岭南草药志》）

3. 治无名肿毒 老南瓜蒂 1 个，烧炭存性，研末。陈酒冲服一半，另一半用麻油涂患处。亦可试用于乳岩。〔《河南中医》1982，(3)：40〕

4. 治慢性骨髓炎 经霜南瓜蒂，焙干敲碎，研为细末，和麻油调成糊状敷于疮面，外用纱布固定，7日后换药 1 次。如朽骨或瘘管脱出，则改用其他外治药物。〔《浙江中医杂志》1983，(3)：118〕

5. 治急性乳腺炎 南瓜蒂磨洗采水涂患处。《广西民族药简编》）

6. 治乳癌(已溃、未溃都有) 南瓜蒂烧灰存性，研末，每服 2 个，黄酒 60 g，调和送下。每日早晚各服 1 次。能饮酒者，可加大酒量。已经溃烂者，亦可用香油调南瓜蒂灰外敷。《常见抗癌中草药》）

7. 治烫伤 南瓜蒂晒干烧灰存性，研末，茶油调擦。（江西《草药手册》）

8. 治鼻息肉 南瓜蒂 1 个，煅存性，合枯矾 3 g，研极细末，每用少许点息肉处，数次自消失。《泉州本草》）

9. 治浮肿，腹水，小便不利 南瓜蒂烧存性，研末。每次 1～2 g，每日 3 次，温水送服。《食物中药与便方》）

10. 治子宫脱垂 老南瓜蒂 6 个。将瓜蒂剖开，煎取浓汁顿服。每日 1 次，5 日为 1 个疗程。〔《山东中医杂志》1984，(3)：50〕

【临床报道】 治疗晚期血吸虫病程度较轻的腹水 取带柄的南瓜蒂，置于瓦片上焙焦存性，研末吞服；每次 0.5 g 左右，每日 3 次，连服 2～3 星期。据 34 例观察，服药后有 4 例尿量显著增加，腹水逐渐消失，食量增加 1 倍以上；23 例腹围有所缩小，体重减轻，食欲增加，精神改善，但尿量增加不显著，腹水消失迟缓；8 例无效。服药期间忌盐，注意休息及补充营养。

3282 南瓜藤 nán guā téng 《本草再新》

【基原】 为葫芦科南瓜属植物南瓜的茎。

【原植物】 参见"南瓜"条。

【采收加工】 6～10月采收，鲜用或晒干备用。

【药性】 甘、苦，凉。入肝、胃、肺经。

1.《本草再新》："味甘，苦，性微寒，无毒。入肝、脾二经。"

2.《本草求原》："苦、辛、凉，无毒。"

【功用主治】 清肺，平肝，和胃，通络。主治肺痨低热，肝胃气痛，月经不调，火眼赤痛，水火烫伤。

1.《本草再新》："平肝和胃，通经络，利血脉，滋肾水，治肝风，和血养血，调经理气，兼去诸风。"

2.《上海常用中草药》："清热，治肺结核低热。"

3.《福建药志》："茎汁：清热泻火，消肿解毒。治烫伤，结合膜炎。"

【用法用量】 内服：煎汤，15～30 g；或切断取汁。外用：捣汁涂或研末调敷。

【选方】 1. 治虚劳内热 秋后南瓜藤，齐根剪断，插瓶内，取汁服。《随息居饮食谱》）

2. 治肺结核低热 南瓜藤 15 g，水煎服。《浙江药用植物志》）

3. 治胃痛 南瓜藤汁，冲红酒服。《闽东本草》）

4. 治各种烫伤 南瓜藤汁涂伤处，每日数次。〔《福建中医药》1957，2(1)：8〕

5. 治坐板疮 南瓜藤一枝，瓦上焙干，研细末，以桐油调敷。《同寿录》）

【临床报道】 预防麻疹 取干南瓜藤切段洗净，加水煎煮，滤过再煎，浓缩至每 10 ml 含生药 3 g，少加许蔗糖即成。6 个月以内儿童每次 5 ml，6 个月至 3 岁每次 10 ml，均每日 3 次，连服 4 日。给麻疹流行区 44 例易感儿童用药结果，有 5 例在服药 4 个月后，1 例在服药 2 个月后有风疹现象，但均未发现服药期间未发现任何毒副作用。另据在麻疹流行区 89 名易感儿童用上药，结果：其中有直接接触史 30 人中只有 3 人发病，但症状极轻，且无并发症发生。统计表明，对控制易感者发病有效率达 96.25%，对控制接触史易感者有效率达 90%。

3283 南瓜瓤 nán guā ráng 《纲目拾遗》

【基原】 为葫芦科南瓜属植物南瓜的果瓤。

【原植物】 参见"南瓜"条。

【采收加工】 将成熟的南瓜剖开，取出瓜瓤，除去种子，鲜用。

【成分】 瓜瓤含脂肪酸，胡萝卜素，果胶酸(pectic acid) 及微量元素钙、铜、镁、锰、铁、锌等。

【功用主治】 解毒，敛疮。主治痈肿疮毒，烫伤，创伤。

【用法用量】 内服：适量，捣汁。外用：捣敷。

【选方】 1. 治肿疡 南瓜瓤、马齿苋，捣烂，敷患处。《湖南药物志》）

2. 治汤火伤 伏月收老南瓜瓤连子，装入瓶内，愈久愈佳。凡遇汤火伤者，以此敷之。《慈航活人书》）

3. 治枪子入肉 南瓜瓤敷之。晚收南瓜，浸盐卤中备用。《随息居饮食谱》）

4. 治打扑损目 南瓜瓤捣敷伤眼，连敷 12 小时左右，其痛则止，轻者痊愈。《岭南草药志》）

5. 治误吞农药(乐果)中毒 生南瓜瓤、生萝卜片等量，捣烂绞汁灌服，可立刻催吐，且能解毒。《食物中药与便方》）

3284 南赤飑 nán chì páo 《湖南药物志》

【异名】 野冬瓜、球子莲、地黄瓜（《湖南药物志》）；麻皮栝楼、野瓜蒌、鸟瓜、苦瓜蒌、秦岭赤飑（《浙江中药用植物志》）。

【基原】 为葫芦科赤飑儿属植物南赤飑的根及叶。

【原植物】 南赤飑 Thladiantha nudiflora Hemsl. 又名：裸花赤飑（《中国高等植物图鉴》）。

攀缘草本。根块状。茎有较深的棱沟，全株密被柔毛状硬毛。叶柄粗壮，长 3～10 cm；叶片质稍硬，卵状心形，或近圆心形，长 5～15 cm，宽 4～12 cm，先端渐尖或锐尖，边缘具胼胝状小尖头的细锯齿，基部弯缺，开放或有时闭合，上面深绿色，粗糙，具短而密的刚毛，背面色淡，密被淡黄色的柔毛。花雌雄异株；雄花为总状花序，多数花着生在花序轴的上部；花序轴纤细，长4～8 cm，密被短柔毛；花梗纤细，长1～1.5 cm；花萼密生淡黄色柔毛，花萼筒宽钟形，裂片钻状披针形，先端急尖，3脉；花冠黄色，裂片卵状长圆形，长1.2～1.6 cm，先端急尖或稍钝，5脉；雄蕊5，

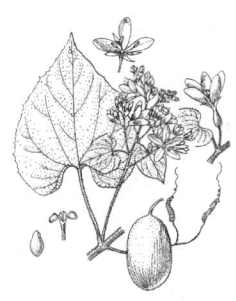

南赤瓟

着生在萼筒的檐部，花丝有微柔毛；雌花单生，花梗细，长1～2 cm；花萼花冠同雄花，但花较大；子房狭长圆形，花被淡黄色柔毛，花柱粗短，自1 mm处3裂，柱头膨大，圆肾形，2浅裂；退化雄蕊5，棒状。果梗粗壮；果实长圆形，干后红色或橘红色，长4～5 cm。种子卵形或宽卵形，长5 mm，先端尖，基部圆，表面有明显的网纹。春、夏开花，秋季果成熟。

生于海拔900～1 700 m的山沟边、林缘或山坡灌丛中。分布于我国秦岭各地。

【采收加工】 5～8月采叶，鲜用或晒干。10月后采根，鲜用或切片晒干。

【药材】 南赤瓟 Thladianthae Nudiflorae Radix seu Folium 产于长江流域各地。

性状 根块状或块片状，灰棕色，去皮者色灰黄，有细纵纹，断面纤维性。味淡，微苦。

鉴别 根横切面：韧皮部有少数石细胞群散在；石细胞多角形或近圆形，长达249 μm，韧皮纤维束与木部纤维束排列较不规则，有时稍呈同心环状。薄壁细胞有小方晶，长2～16 μm，并含淀粉粒，单粒直径可达96 μm。

离解组织：木纤维长1 425 μm，一或两端分叉，并有分隔纤维。导管群有导管可达16个，导管直径可达285 μm。

【药性】《湖南药物志》："苦，凉。"

【功用主治】 清热解毒，消食化滞。主治痢疾，肠炎，消化不良，脘腹胀闷，毒蛇咬伤。

《湖南药物志》："清热解毒。主治肠炎，菌痢，毒蛇咬伤。"

【用法用量】 内服：煎汤，9～18 g。外用：鲜品捣敷。

【选方】 1. 治肠炎，菌痢 （南赤瓟）叶18 g，人苋、水蓼各9 g。水煎服。

2. 毒蛇咬伤 （南赤瓟）成熟果实或鲜根捣烂敷。（1、2方出自《湖南药物志》）

3. 治消化不良，脘腹胀闷 （南赤瓟）鲜叶120 g，水煎服。（《浙江药用植物志》）

3285 南牡蒿 nán mǔ hāo 《全国中草药汇编》

【基原】 为菊科蒿属植物南牡蒿的根或全草。

【原植物】 南牡蒿 Artemisia eriopoda Bunge 又名：牡蒿《北京植物志》

多年生草本，高30～70 cm。主根明显，粗短，有侧根；根状茎稍粗短，肥厚。茎直立，单生或数个丛生，近无毛，基部常密被绒毛，上部有多数花序枝。叶片宽2～5 cm，通常羽状深裂，裂片5～7个，宽倒卵形，基部楔形，先端以掌状分裂，有时匙形而边缘有齿或浅裂；上部叶三裂或不裂，裂片条形；全部叶上面无毛，下面被微柔毛。头状花序小，多数，卵球形或近球形，直径1～1.5 mm，下垂，在茎顶或枝端排成复总状花序；无梗或有短梗，有

条形苞叶；总苞卵形，长约2 mm；总苞片3～4层，无毛；雌花4～8朵，花冠狭管状，花柱伸出，先端2叉；两性花6～10朵，不孕育。瘦果小，长圆形。花、果期6～11月。

生于山坡、路旁及林缘等处。分布于河北、山西、黑龙江、吉林、辽宁、内蒙古、江苏、安徽、山东、河南、湖北、湖南、四川、云南、陕西、甘肃等地。

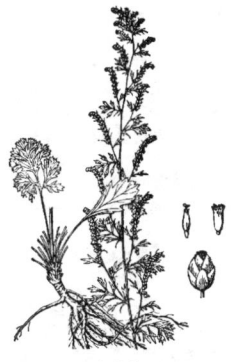

南牡蒿

【采收加工】 6～8月割取地上部分，鲜用或晒干。8～10月挖根，鲜用。

【成分】 全草含挥发油：芳樟醇(linalool)、α-松油醇(α-terpineol)、δ-榄香烯(δ-elemene)、γ-荜澄茄烯(γ-cadinene)，菖蒲烯(calamenene)，反式丁香烯(trans-caryophyllene)，γ-依兰油烯(γ-muurolene)和珂珀烯(copaene)及桉叶烷倍半萜类挥发油，多炔类：(1, 8E, 13Z, 16)-十七烷四烯-4, 6-二炔-3, 11, 12-三醇[(1, 8E, 13Z, 16)-heptadecatetraene-4, 6-diyne-3, 11, 12-triol]、(1, 8E, 12E, 14Z)-十七烷四烯-4, 6-二炔-3, 11-二醇[(1, 8E, 12E, 14Z)-heptadecatetraene-4, 6-diyne-3, 11-diol]。此外，还含β-谷甾醇，α和δ-香树脂醇(α and δ-amyrin)。

【功用主治】《全国中草药汇编》："祛风除湿，解毒。治风湿关节痛，头痛，浮肿，毒蛇咬伤。"

【用法用量】 内服：煎汤，10～15 g，鲜品加倍。外用：捣敷。

【选方】 治金蛇咬伤 鲜南牡蒿叶嚼烂敷患处。敷后再用鲜南牡蒿30 g，金银花15 g，细辛、大黄各3 g，水煎兑酒或黄酒服，早晚饭前各1次。（《全国中草药汇编》）

3286 南烛子 nán zhú zǐ 《纲目》

【异名】 乌饭果《药材学》。

【基原】 为杜鹃花科越橘属植物乌饭树的果实。

【原植物】 乌饭树 Vaccinium bracteatum Thunb. [V. spicatum (Lour.) Poiret; V. malaccense Wight; V. bracteatum Thunb. var. longitubum Hayata] 又名：牛筋《本草拾遗》，黑饭草、南烛、乌饭草《日华子》，乌草《开宝本草》，南烛草木、男续、染菽、猴药、后卓、猴般、草木之王、惟那木《本草图经》，墨饭草《纲目》，饱饭花《植物名实图考》，苞越橘《江苏植物志》，米饭花《台湾植物志》。

常绿灌木或小乔木，高2～6(9)m。多分枝，幼枝被短柔毛；老枝紫褐色。叶柄长2～8 mm；叶片薄革质，椭圆形、菱状椭圆形、披针状椭圆形，长4～9 cm，宽2～4 cm，先端锐尖、渐尖，基部楔形、宽楔形，边缘有细锯齿，表面平坦有光泽，侧脉5～7对，斜伸而在边缘以网结。总状花序顶生或腋生，长4～6 cm，有多数花，花序轴被短柔毛；苞片叶状，披针形，边缘有锯齿，宿存或脱落，小苞片2，线形或卵形；萼筒被短柔毛或茸毛，萼齿短小，三角形；

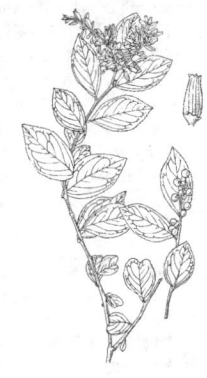

乌饭树

花冠白色，筒状，长 5～7 mm，外面被短柔毛，内面有疏柔毛，口部裂片短小，三角形，外折；雄蕊内藏；花盘密被短柔毛。浆果直径 5～8 mm，熟时紫褐色。花期 6～7 月，果期 8～10 月。

生于丘陵地带或海拔 400～1 400 m 的山地，常见于山坡林内或灌木丛中。分布于华东、中南至西南以及台湾等地。

乌饭树的茎或枝叶（南烛叶）、根（南烛根）亦供药用，另设专条。

【采收加工】 8～10 月间果实成熟后采摘，晒干。

【药材】 南烛子 Vaccinii Bracteati Fructus 主产于江苏、浙江等地。

性状 果实类球形，直径 4～6 mm。表面暗红褐色至紫黑色，稍被白粉，略有细纵纹。先端具黄色点状的花柱痕迹，基部有细果梗或果梗痕。有时有宿萼，包被果实 2/3 以上，萼筒钟状，先端 5 浅裂，裂片短三角形。质松脆，断面灰白色，内含多数长卵状三角形的种子，橙黄色或橙红色。气微、味酸而稍甜。

【成分】 干燥果实含糖约 20%，游离酸 7.02%，以苹果酸（malic acid）为主，多为枸橼酸（citric acid）、酒石酸（tartaric acid）。

【药性】 酸、甘、平。归肝、肾、脾经。

1.《本草图经》:"酸美。"

2.《纲目》:"酸、甘、平。无毒。"

3.《本草新编》:"入肝、肾二经。"

4.《要药分剂》:"入心、脾、肾三经。"

5.《广西本草选编》:"味甘、酸、性温。"

【功用主治】 补肝肾，强筋骨，固精气，止泻痢。主治肝肾不足，须发早白，筋骨无力，久泄梦遗，带下不止，久泻久痢。

1.《纲目》:"强筋骨，益气力，固精驻颜。"

2.《要药分剂》:"为固涩之品。""治久痢久泻，痢血日久。饭后瞼睡。"

3.《广西本草选编》:"主治筋骨痿软乏力，滑精。"

【用法用量】 内服：煎汤，9～15 g；或入丸剂。

【选方】 1. 添精益髓，舒筋明目 南烛子（生者）两斤，白果（去壳）四两，山药末一斤，茯苓四两，芡实半斤，同捣为饼，火焙干为末；人枸杞子一斤，熟地一斤，山萸肉一斤，桑叶末一斤（嫩桑为妙），巨胜子半斤。共为末，蜜为丸。每日早晨老酒送下五钱。（《本草新编》）

2. 治多梦遗精，头晕失眠，心悸盗汗 南烛子、覆盆子、楮实子各 30 g，五味子 4.5 g。煎服。

3. 治体虚气弱，赤白带下 南烛子、芡实、金樱子各 9 g。煎服。

4. 治鼻衄，牙龈出血，血小板减少性紫癜 南烛子、旱莲草、女贞子各 30 g。煎服。（2～4 方出自《安徽中草药》）

【各家论述】 《要药分剂》:"《纲目》于南烛枝叶载有止泄、除睡、变白三条，于子载有固精、驻颜二条，其强筋益力，子与枝叶相同。乃以南烛子治久痢久泻，辄效，以治南烛后瞼睡，亦效。可知止泻、除睡不独枝叶为然也。又尝以子治痢血日久症，亦效，此并《本草》所未及者。曾细一方，以南烛子为君，制首乌为臣，谷芽生、焦各半为佐，其使药则随症加用，如久痢加黄连、木香、诃子，久泻加山药、建莲、除睡加益智、远志；瘀血加黄连、槐花、当归、地榆，真是如响斯应。"

3287 南烛叶 *nán zhú yè*（《本草新编》）

【异名】 南烛枝叶（《开宝本草》）。

【基原】 为杜鹃花科越橘属植物乌饭树的叶或枝叶。

【原植物】 参见"南烛子"条。

【采收加工】 8～9 月间采收，晒干。

【药材】 南烛叶 Vaccinii Bracteati Folium et Ramulus 主产

于江苏、浙江等地。

性状 叶长椭圆形至披针形，长 2.5～6 cm，宽 1～2.5 cm，两端尖锐，边缘有稀疏的细锯齿，多向外反卷，上面暗棕色，有光泽，主脉凹陷，下面棕色，叶脉明显凸起。叶柄短而不明显。质脆，气微，味涩而苦。

【成分】 叶含黑素（melanin）3.52%，脂肪酸：以 α-亚麻酸（α-linolenic acid）为主，还有棕榈酸（palmitic acid）、硬脂酸（stearic acid）、亚油酸（linoleic acid）、花生酸（arachic acid）；总黄酮为 11.64%，主要有槲皮素（quercetin）、异荭草素（isoorientin, homoorientin）；萜类：无羁萜酮（friedelin）、表无羁萜醇（epifriedelinol）、熊果酸（ursolic acid）。此外，还含对羟基桂皮酸（p-hydroxy-cinnamic acid）、内消旋肌醇（myoinositol）、β-谷甾醇（β-sitosterol）维生素 B_1、B_{12}、E 及微量元素钛、锌、硒等。

【药性】 酸、涩、平。归心、脾、肾经。

1.《开宝本草》:"味苦，平，无毒。"

2.《纲目》:"酸、涩。"

3.《本草经疏》:"入心、脾、肾三经。"

4.《本草汇言》:"味苦、涩，气凉，无毒。"

【功用主治】 益肠胃，养肝肾。主治脾胃气虚，久泻，少食；肝肾不足，腰膝乏力，须发早白。

1.《日华子》:"益肠胃，捣汁浸蒸，晒干服。"

2.《开宝本草》:"止泄，除睡，强筋，益气力。久服轻身长年，令人不饥，变白，去老。"

3.《本草纲目大全》:"治大人一切风疾，多采煎汤；疗小儿误吞铜钱，单用烧末。悦颜色耐老，坚筋骨健行。"

4.《本草汇言》:"益气添精，凉血养筋。"

【用法用量】 内服：煎汤，6～9 g；或熬膏；或入丸、散。

【选方】 1. 治一切风疾，若能久服，轻健，明目，黑髭驻颜 南烛树叶（春、夏取枝叶，秋、冬取根及皮，拣择细锉）五斤。以水五斗，慢火煎取二斗，去滓，别于净锅中，慢火煎如稀饧，即以瓷瓶盛。每服以温酒调下一茶匙，日三服。（《圣惠方》南烛煎）

2. 助阳补肾，发白变黑 春间采南烛嫩叶，约二十斤。用蒸笼在饭锅蒸之。蒸熟晒干为末（阴干者不用）。大约一斤南烛树叶末，加人桑叶一斤，熟地二斤，山茱萸一斤，白果一斤，花椒三两，白术二斤；为末，蜜丸。白滚水送下一两，每日早晨服之。（《本草新编》）

3. 治刀斧伤 （乌饭树）叶嚼烂，敷患处。（《湖南药物志》）

4. 治牙龈腐烂 （乌饭树）叶煎汤含漱。（《浙江药用植物志》）

【各家论述】 《本草经疏》:"南烛，秉春升之气以生，《开宝本草》(原作《本经》，今据《政和》改)言其味苦气平，性无毒。然尝其味亦多带微温，其气平者，平即凉也。《十剂》云，涩可去脱，非其味带涩，则不能止泄，非其气本凉，则不能变白。发者，血之余也。颜色者，血之华也。血热则鬓发旱白而颜枯槁，脾弱则困倦嗜卧而气力不长，肾虚则筋骨软弱而行步不前。人心凉血，人脾益气，人肾添精，其云轻身长年、令人不饥者，非虚语矣。凡变白之药，多是气味苦寒，有妨脾胃，惟南烛久味和平，兼能益脾，为修真家所须。"

3288 南烛根 *nán zhú gēn*（《纲目》）

【异名】 乌饭树根（江西《草药手册》）。

【基原】 为杜鹃花科越橘属植物乌饭树的根。

【原植物】 参见"南烛子"条。

【采收加工】 全年均可采，鲜用或切片晒干。

【药性】 酸、微甘，平。

1.《湖南药物志》:"酸、涩、微甘，无毒。"

2.《广西本草选编》:"味甘、酸，性温。"

【功用主治】 散瘀，止痛。主治牙痛，跌伤肿痛

1.《湖南药物志》:"止血生肌补血。"

2.《广西本草选编》:"散瘀消肿,止痛。主治跌打损伤肿痛,牙齿痛。"

【用法用量】 内服:煎汤,9~15 g;或研末。外用:捣敷,或煎水洗。

【选方】 1. 治牙齿痛 (乌饭树)鲜根9~15 g。捣烂炖鸡蛋吃。(《广西本草选编》)

2. 治手足跌伤红肿 (乌饭树)根捣烂煎水洗。(江西《草药手册》)

3. 治白带淋症 乌饭树根30 g,牛奶子根30~60 g,红枣树根15 g。煎水,炖猪肉食。(《湖南药物志》)

3289 南蛇藤 ^{nán shé téng}《植物名实图考》

【异名】 过山枫、挂廓鞭、香龙草《中国药用植物志》,过山龙《江西中药》,大南蛇、老龙皮《湖南药物志》,穿山龙《泉州本草》,老牛筋《东北常用中草药手册》,黄果藤《全国中草药汇编》。

【基原】 为卫矛科南蛇藤属植物南蛇藤的茎枝。

【原植物】 南蛇藤 Celastrus orbiculatus Thunb. [C. articulatus Thunb.] 又名:蔓性落霜红《中国树木分类学》,南蛇风《中国高等植物图鉴》。

落叶攀缘灌木,高达8~8 m。小枝圆柱形,灰褐色或暗褐色,有多数皮孔。单叶互生;叶柄长1~2 cm;叶片近圆形、宽倒卵形或长椭圆状倒卵形,长5~10 cm,宽3~7 cm,先端渐尖或短尖,基部楔形,边缘具钝锯齿。腋生短聚伞花序,有花5~7朵,花淡黄绿色,雌雄异株;花萼裂片5,卵形;花瓣5,卵状长椭圆形,长4~5 mm;雄花具有5雄蕊,雌蕊1,子房上位,近球形,柱头3裂;雌花的雄蕊稍长,雌蕊退化。蒴果球形,直径

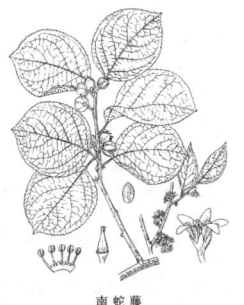

南蛇藤

7~8 mm。种子卵形至椭圆形,有红色肉质假种皮。花期4~5月,果熟期9~10月。

生于丘陵、山沟及山坡灌丛中。分布于华北、东北、华东、西北及湖北等地。

【栽培】 生物学特性 喜阳光充足,稍耐阴,抗严寒,耐干旱,适应性较强,在土壤疏松、肥沃、排水良好及气候较湿润处生长良好,耐贫瘠瘠薄土壤。

繁殖方法 种子繁殖、分株繁殖、压条繁殖或扦插繁殖。种子繁殖:将成熟果实放入水中用手搓揉,ま漂洗取出种子,阴干。直接秋播,或沙藏3~4月后春播。做宽1.2 m的床,点播或条播,覆土约2 cm。秋播次年春季出苗,春播当年4~5月出苗。分株繁殖:早春萌芽前,从蘖地根际下,选择较大分蘖苗,从侧面挖掘并将地下茎所发生的萌蘖苗带部分根切下栽植。压条育苗:春季萌芽前,选择生长良好的枝条,于发芽前褪去末端不充实的枝梢5~10 cm,剪口上芽,开深约10 cm的浅沟,把枝条平放于沟中,间隔一定距离用木钩固定,若土壤干燥先在沟内浇水,放入藤蔓后覆以浅土。扦插育苗:根插了落叶后在成年植株根部挖取根条剪取或结合苗圃起苗时剪取,粗7~10 mm,可于室内或露天扦插。亦可用枝插。栽植苗要适当重剪,苗数不大的留3~5个芽,苗龄大的,主侧蔓留一定数,进行重剪、疏剪。

田间管理 早春或晚秋施有机肥作基肥,秋季多施钾肥,减少氮肥。进入旺盛生长期后及时补充养分,开花前多施磷、钾肥,薄肥勤施。苗期适当控水,夏初到时供水,开花期严格供水,越冬前浇水。及时排涝。移栽后茎长至100~130 cm时,搭架引蔓。

【采收加工】 春、秋采收,鲜用或切段晒干。

【成分】 南蛇藤的叶(南蛇藤叶)、果实(南蛇藤果)根(南蛇藤根)亦供药用,另设专条。

南蛇藤含倍半萜烯成分:1α, 2α, 8β-三乙酰氧基-9β-桂皮酰氧基-β-二氢沉香呋喃(1α, 2α, 8β-triacetoxy-9β-cinnamoyloxy-β-dihydro agarofuran)和2α, 2α-二乙酰氧基-9β-桂皮酰氧基-β-二氢沉香呋喃(α, 2α-diacetoxy-6β-benzoyloxy-9β-cinnamoyloxy-β-dihydro-agarofuran)。

地上部分含黄烷-3-醇苷类:(一)-表儿茶素〔(一)-epicatechin〕,(一)-表儿茶素-5-O-β-D-葡萄糖苷-3-苯酯〔(一)-epicatechin-5-O-β-D-glucosyl-3-benzoate〕,(一)-5, 7, 4′-三羟基黄烷-3-醇〔(一)-epiafzelechin〕。

【药性】 苦、辛,微温。

1.《湖南药物志》:"温平,无毒。一说辛。"

2.《全国中草药汇编》:"辛,温。"

【功用主治】 祛风除湿,通经止痛,活血解毒。主治风湿关节痛,四肢麻木,瘫痪,头痛,牙痛,疝气,痛经,闭经,小儿惊风,跌打扭伤,痢疾,痧症,带状疱疹。

1.《湖南药物志》:"散血通经,祛风湿,强筋骨,解毒消炎。主治瘫痪,四肢麻木,腰腿痛,头昏痛,痢疾,小儿惊风,呕吐,牙痛,肠风,痔漏,脱肛,肛痒,经闭。"

2.《全国中草药汇编》:"祛风活血,消肿止痛。主治风湿性关节炎,跌打损伤。"

【用法用量】 内服:煎汤,9~15 g;或浸酒。

【宜忌】 孕妇慎服。

【选方】 1. 治风湿性筋骨痛、腰痛、关节痛 南蛇藤、凌霄花各120 g,八角枫根60 g。白酒250 g,浸7日。每日临睡前服15 g。(江西《中草药学》)

2. 治牙痛 南蛇藤30 g。煮蛋食。

3. 治小儿惊风 南蛇藤9 g,大青根4.5 g。水煎服。

4. 治一切痧症 南蛇藤15 g。水煎,兑酒服。

5. 治肠风,痔漏,脱肛,肛痒 南蛇藤、槐米,煮猪大肠食。(2~5方出自《湖南药物志》)

6. 治疝气痛 南蛇藤15 g。黄酒煎服。(《浙江药用植物志》)

7. 治带状疱疹 南蛇藤加水磨成糊状,外敷患处,每日4~5次。(《浙江药用植物志》)

3290 南酸枣 ^{nán suān zǎo}《浙江民间常用草药》

【异名】 五眼果《广西中草药》,山枣子、人面子《南川《常用中草药手册》,冬东子《四川中药志》,广枣《实用蒙药学》,酸枣《壮族民间药选编》。

【基原】 为漆树科南酸枣属植物南酸枣(鲜)或果核。

【原植物】 参见"五眼果树皮"条。

【栽培】 生物学特性 喜光,喜温暖湿润的环境,耐干旱,耐寒冷酷暑,年降雨量800~2 000 mm,酸性、碱性、中性或石灰岩风化的土壤皆能生长。萌发力强。

繁殖方法 种子繁殖,育苗移栽。2月中旬,在播前将种子用0.5%的甲醛溶液消毒后,用60~80 ℃温水浸泡24小时。作宽1.2 m,长10~15 m的苗床,步道宽30~35 cm,畦面平整。按行距30 cm,株距15 cm条播,种孔朝上插入土中,上端于地面平,覆细土3~5 cm。上搭小拱架,盖塑料中膜。注意控温在30 ℃以下。幼苗长出4片真叶时,于谷雨前后移栽。苗高1.5 m以上,直径1.5 cm以上时,按50 cm×30 cm行株距定植,大径级苗木可按

3 m×2 m或2 m×2 m密度定植。

田间管理　依墒适时浇水，一般每半月浇一次透水。移栽后半月要中耕除草，以后每浇过水后，要中耕1次。4～6月上旬追氮肥，或有机肥与无机肥交替使用，6月中旬至7月底施全元素复合肥，8月以磷钾肥为主。

病虫害防治　病害有茎腐病，用0.125%多菌灵防治。虫害有蛴螬、地老虎，幼苗期用90%晶体敌百虫0.1%溶液插孔灌浇。

【采收加工】 9～10月果熟时采收，鲜用，或取果核晒干。

【药材】 南酸枣 *Choerospondiatis Axillaris Fructus*　产于浙江、福建、湖北等地。

性状　果实呈椭圆形或卵圆形，长2～3 cm，直径1.4～2 cm。表面黑褐色或棕褐色，稍有光泽，具不规则的皱褶；基部有果梗痕。果肉棕褐色。核近卵形，红棕色或黄棕色，顶端有5个（偶有4或6个）明显的小孔。质坚硬。种子5颗，长圆形。无臭，味酸。

鉴别　(1) 果实横切面：外果皮由表皮细胞和数列厚角细胞组成，表皮细胞外壁被有角质层，细胞内含有黄棕色色素块。中果皮宽广，最外方的数列细胞长圆形，排列整齐，从外向内细胞形状逐渐变大，切向延长，并呈不规则交错排列，细胞内含多数黄棕色的颗粒状物质，偶可见簇晶样物质，直径为10～25 μm；内侧有压缩的中果皮颓废组织。内果皮由纤维状石细胞和少数的石细胞群组成，呈镶嵌状交错排列，内果皮组织中，可见细微的维管束组织，导管的直径稍大于其周围的纤维状石细胞，此外尚有压缩的颓废组织。

粉末特征：棕黄色。外果皮细胞为不规则多角形或类圆形，细胞内含黄棕色色素块，有时可见加厚的角质层纹理。中果皮薄壁细胞浅黄色，细胞内含丰富的颗粒状物质，偶见簇晶样物质。内果皮石细胞呈类方形、类圆形或不规则形，胞腔和纹孔明显，胞腔中常含有黄棕色色素块。内果皮纤维细胞多成群散在，偶见有细微的维管束组织通过。棕红色色素块众多，呈不规则形。

(2) 取本品粗粉5 g，加水50 ml，浸渍过夜，在60 ℃水浴上温热10分钟，滤过。取滤液1 ml，加5% α-萘酚乙醇溶液2～3滴，再沿管壁加浓硫酸1 ml，在界面处显紫红色环，振摇，放冷，加水稀释产生暗紫色沉淀。

(3) 取本品粗粉2 g，加甲醇50 ml，在水浴上回流1小时，滤过，取滤液1 ml，蒸干，加氯仿1 ml溶解，再加硫酸1 ml，在紫外灯下观察，氯仿层显蓝绿色荧光，硫酸层显绿色荧光。

【成分】 南酸枣含黄酮。

【药理】 1. 对心血管系统的作用　广枣总黄酮对各种实验性心律失常模型有明显的对抗作用。从南酸枣果实中提取的总黄酮能明显降低小鼠耗氧速度和耗氧量，显著提高小鼠耐缺氧的能力，广枣总黄酮能明显对抗大鼠因垂体后叶素所致心电图ST-T变化，有对抗急性心肌缺血所致心律失常和心律减慢的作用。广枣总黄酮能显著降低麻醉犬后冠脉阻力，使冠脉流量显著增加，改善血液流变学特性。广枣总黄酮能明显减慢心律，降低血压和总外周血管阻力。从而降低心肌耗氧量，对动物耐缺氧和急性心肌缺血有保护作用。

2. 抑制血小板聚集作用　南酸枣果实中酚酸类化合物均具有抑制ADP诱导的血小板聚集作用。

3. 增强免疫功能　广枣总黄酮能显著促进小鼠腹腔巨噬细胞的吞噬功能，增强小鼠细胞免疫和体液免疫功能。

【药性】 甘、酸，平。

1.《广西中草药》："味酸、涩，性寒。"

2.《四川常用中草药》："性温，味酸、甘。"

3.《四川中药志》1979年版："酸、涩，凉。"

4.《实用蒙药学》："甘、酸，平。"

【功用主治】 行气活血，养心安神，消积，解毒。主治气滞血瘀，胸痛，心悸气短，神经衰弱，失眠，支气管炎，食滞腹满，腹泻，疝气，烫火伤。

1.《广西中草药》："清热毒，杀虫收敛，消食滞。主治烫火伤，食滞腹满。"

2.《四川常用中草药》："除湿，收敛。治湿热腹泻，口渴，吼喘等症。"

3.《实用蒙药学》："行气活血，养心安神。主治气滞血瘀，心区作痛，神经衰弱，失眠，心跳气短，心神不安。"

【用法用量】 内服：煎汤，30～60 g；鲜果，2～3枚，嚼食；果核，煎汤，15～24 g。外用：果核煅炭研末，调敷。

【选方】 1. 治慢性支气管炎　冬东子250 g，炖肉吃。（《四川中药志》1979年版）

2. 治疝气　酸枣种仁适量，磨水内服。（《壮族民间用药选编》）

3. 治食滞腹痛　（南酸枣）鲜果2～3枚，嚼食。（《浙江药用植物志》）

4. 治烫伤　酸枣树果核适量，烧灰存性，研末，茶油调涂患处。（《福建药物志》）

3291 南鹤虱 nán hè shī （《中华人民共和国药典》）

【异名】 野胡萝卜子（《本草求真》），窃衣子（《中药志》），鹤虱（通称）。

【基原】 为伞形科胡萝卜属植物野胡萝卜的果实。

【原植物】 野胡萝卜 *Daucus carota* L.

二年生草本，高20～120 cm。全株被白色粗硬毛。根细圆锥形，肉质，黄白色。基生叶薄膜质，长圆形，二至三回羽状全裂，末回裂片线形或披针形，长2～15 mm，宽0.5～4 mm，先端尖，有小尖头，光滑或有糙硬毛；叶柄长3～12 cm；茎生叶近无柄，有叶鞘，末回裂片小而细长。复伞形花序顶生，花序梗长10～55 cm，有糙硬毛；总苞片多数，叶状，羽状分裂，裂片线形，长3～30 mm；伞辐多数，结果时外缘的伞辐向内弯曲；小总苞片5～7，线形，不分裂或2～3裂，边缘膜质，具纤毛；花通常白色，有时带淡红色。双悬果长卵形，长3～4 mm，具棱，棱上有翅，翅上有短钩刺或白色刺毛。花期5～7月，果期6～8月。

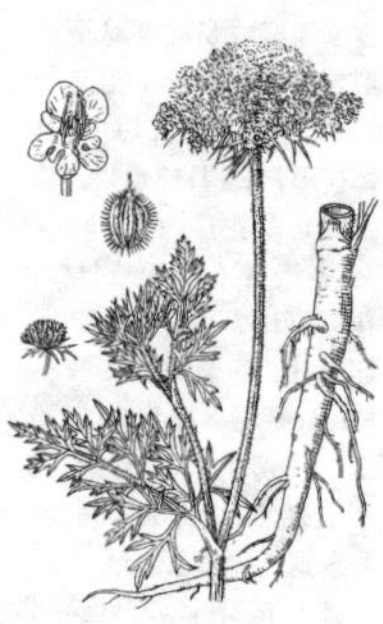

野胡萝卜

生于山坡路旁、旷野或田间。分布于江苏、浙江、安徽、江西、湖北、四川、贵州等地。

本植物的根（野胡萝卜根）、地上部分（鹤虱风）亦供药用，另设专条。

【采收加工】 7～9月果实成熟时采收，晒干。

【药材】 南鹤虱 *Carotae Fructus*　主产于江苏、浙江、安徽、湖北等地。

性状　双悬果呈椭圆形，多裂为分果，分果长3～4 mm，宽1.5～2.5 mm。表面淡绿棕色或棕黄色，顶端有花柱残基，基部钝圆，背面隆起，具4条窄翅状次棱，翅上密生1列黄白色钩刺，刺长约1.5 mm，次棱间的凹下处有不明显的主棱，其上散生短柔毛，接合面平坦，有3条暗色纵纹（油管）及3条弧形脉纹（维管束），脉缘上具柔毛。种仁类白色，有油性。搓碎时有特异香气，味微辛、苦。

鉴别　(1) 分果横切面：外果皮细胞1列；次棱翅上大型钩刺长300～980 μm，基部直径75～265 μm，先端具一至数个横向或倒钩状弯曲的单细胞非腺毛；主棱处有分化成单细胞的非腺毛，毛长 86～390 μm，基部常有数个细胞形成枕状垫。中果皮为数列薄壁细胞，每条次棱的基部各有一大型油管，接合面为近长圆形油管，内含黄棕色物；主脉脊内侧各有一细小维管束，接合面有 2 个维管束。内果皮为 1 列扁平薄壁细胞。种皮细胞含红棕色物质。胚乳丰富，薄壁细胞多角形，壁稍厚，含脂肪油及糊粉粒，糊粉粒中含有细小草酸钙簇晶。

(2) 薄层色谱：取本品粗粉 5 g，置挥发油测定器中提取挥发油，加无水硫酸钠脱水后，挥发油用石油醚溶解供点样，另以细辛醛为对照品，在同一硅胶 G-CMC 薄层板上，分别点样品液和对照品液，以己烷-乙酸乙酯-苯（7：2：1）展开，晾干，在紫外光灯（254 nm）下观察，用 5%香兰醛-硫酸溶液显色，样品与对照品在相对应的位置处显紫红色斑点。

【成分】 果实含挥发油约 2%，中有细辛脑（asarone）、甜没药烯（biasabolene）、巴豆酸（tiglic acid）、细辛醛（asarylaldehyde）、芳樟醇（linalool）、柠檬烯（limonene）、香柑油烯（bergamotene）、α 和 β-蒎烯（α and β-pinene）、百里香酚（thymol）、胡萝卜烯（daucene）、榄香脂素（elemicin）、α-姜黄烯（α-curcumene）、展牛儿醇乙酸酯（geranyl acetate）、环氧二氢丁香烯（epoxydihydrocaryophyllin）等。果实中还含黄酮类、季铵生物碱、氨基酸、胡萝卜苦苷（daucusin）、胡萝卜醇（daucol）、香豆素及甾醇。

种子的脂肪油组成中有岩芹酸（petroselinic acid）、油酸（oleic acid）、亚油酸（linoleic acid）、亚麻酸（linolenic acid）、肉豆蔻酸（myristic acid）和棕榈酸（palmitic acid）。

【药理】 1. 对心血管系统的作用 野胡萝卜果实的醇提取物，对离体猫心冠状动脉有扩张作用。

2. 对平滑肌的作用 种子中的苷分成能松弛大鼠和兔小肠及未孕子宫，叶提取物对已孕或未孕猫和豚鼠子宫有收缩作用。

【炮制】 取原药材，除去杂质及残存果柄，筛去泥屑。

饮片性状 参见"药材"项。

贮干燥容器内，置通风干燥处。

【药性】 《浙江药用植物志》："辛、苦，平，有小毒。"

【功用主治】 杀虫，消积，止痒。主治蛔虫、蛲虫、绦虫、钩虫病，虫积腹痛，小儿疳积，阴痒。

1.《浙江药用植物志》："驱虫。主治虫积腹痛。"

2.《湖北中草药志》："杀虫。用于蛔虫病、绦虫病、蛲虫病等症。"

【用法用量】 内服：煎汤，6～9 g；或入丸、散。外用：煎水熏洗。

【选方】 1. 治蛔虫病、绦虫病、蛲虫病 鹤虱 6 g。研末水调服。（《湖北中草药志》）

2. 治钩虫病 南鹤虱 45 g，浓煎两（次）汁合并，加白糖适量调味，晚上临睡前服，连用 2 剂。（《浙江药用植物志》）

3. 治蛲虫病肛痒 南鹤虱、花椒、白鲜皮各 15 g，苦楝根皮 9 g。水煎，趁热熏洗或坐浴。（《浙江药用植物志》）

4. 治阴痒 鹤虱 6 g。煎水熏洗阴部。（《湖北中草药志》）

3292 **南天仙子** nán tiān xiān zǐ 《中药志》

【基原】 为爵床科水蓑衣属植物水蓑衣的种子。

【原植物】 参见"水蓑衣"条。

【采收加工】 8～10 月果熟期，割取地上部分，晒干，打下种子，备用。

【药材】 南天仙子 Hygrophilae Salicifoliae Semen 主产广东、广西、福建等地。

性状 种子略呈扁平心脏形，直径 1～15 mm。表面棕红色或暗褐色，略平滑，无网纹，基部常有种脐。表面有贴伏的黏液化的表皮毛，成薄膜状，遇水则膨胀竖立，蓬松散开，黏性甚大，湿润即粘结成团。无臭，味淡而粘舌。

鉴别 种子纵切面：切面呈长圆形。种皮细胞 1 列，棕色，细胞壁薄，种皮外侧有黏膜状的表皮毛。种皮内表皮细胞 1 列，排列整齐，细胞壁较厚。内部为 2 片很大的子叶，由薄壁细胞组成，细胞内含草酸钙簇晶。种子的一端有长圆形的胚根。

种子表面观：用水浸泡种子，放体视显微镜下观察，可见种子表面有 1 层表皮毛，毛吸水后膨胀竖立、蓬松散开。手感有黏滑性。

【功用主治】 清热解毒，消肿止痛。主治乳痈红肿热痛，疮肿。

【用法用量】 外用：研末调敷。

【宜忌】 脓疡成或已溃者忌用。

【临床报道】 治疗急性乳腺炎 取南天仙子约 15 g。用温水调成饼状，趁湿外敷患处，以胶布固定，每 24～36 小时更换 1 次。高热者给予退热处理，但不用抗生素。共治 50 例，均为初产妇，均见乳房肿胀疼痛，局部皮肤轻度蔻红灼热，可触及有触痛之肿块，伴畏寒发热，胸闷纳差，口苦咽干，脉浮数或弦数，患侧腋窝淋巴结肿大，白细胞计数升高。敷药后乳房肿块完全消退，临床症状消失，体温恢复正常为治愈。50 例中，2 次治愈者 10 例，3 次治愈者 25 例，4 次治愈者 15 例，治愈率 100%。

3293 **南天竹子** nán tiān zhú zǐ 《纲目拾遗》

【异名】 红杷子（王玷桂《不药良方》），天烛子（《三奇方》），天竺子（《鲟溪单方选》），红枸子（《现代实用中药》），南竹子（《广西中药志》），钻石黄（《上海常用中草药》）。

【基原】 为小檗科南天竹属植物南天竹的果实。

【原植物】 南天竹 Nandina domestica Thunb. 又名：南烛（《本草图经》），蓝田竹（《竹谱详录》），杨桐（《纲目》），阑天竹（《群芳谱》），大椿（《花镜》），猫儿伞、小铁树、老鼠刺、珍珠盖凉伞。

常绿灌木，高约 2 m。茎直立，圆柱形，丛生，分枝少，幼嫩部分常为红色。叶互生，革质有光泽；叶柄基部膨大呈鞘状；叶通常为三回羽状复叶，长 30～50 cm，小叶 3～5 片，小叶片椭圆状披针形，长 3～7 cm，宽 1～1.2 cm，先端渐尖，基部楔形，全缘，两面深绿色，冬季常变为红色。花成大型圆锥花序，长 13～25 cm，直径约 6 mm，萼片多数，每轮 3 片，内两轮全白色花瓣状；雄蕊 6，离生，花药纵裂；子房 1 室，有 2 个胚珠，花柱短。浆果球形，熟时红色或有时黄色，直径 6～7 mm，内含种子 2 颗，种子扁圆形。花期 5～7 月，果期 8～10 月。

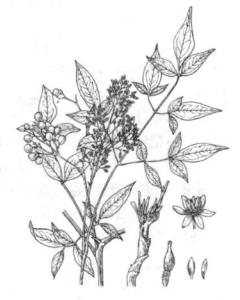

南天竹

生长于疏林及灌木丛中，多栽培于庭院。分布于江苏、浙江、安徽、四川、贵州、陕西等地。

南天竹的叶（南天竹叶）、根（南天竹根）、茎枝（南天竹梗）亦供药用，另设专条。

【栽培】 生物学特性 喜温暖、湿润气候。不耐严寒，较耐旱，耐瘠薄。以土层深厚、疏松肥沃、排水良好的砂质壤土栽种为宜。种子有较长的后熟期，需经 120 日左右才能萌发。

繁殖方法 种子繁殖、分株繁殖或扦插繁殖。种子繁殖：秋播于 10～11 月果实成熟后，随采随播。将种子播于湿润的盆土内，保持 20 ℃左右，4 个月后出苗，苗高 10 cm 时定植。分株繁殖：多在初春 2～3 月当芽萌动时或晚秋，挖起母株分栽或挖掘母株旁的侧株栽种。切忌伤母根。扦插繁殖：于春季新芽萌发前和夏季新梢停止生长后进行。春插为3～4月，剪取壮枝，长20 cm，选择阳光不易直射，通气湿润地作苗床，夏季于6月取嫩枝，插于沙床，保持湿润，经30～40日即可生根，第二年春季定植。春、秋季移栽，苗需带土或用泥浆法，按行株距70 cm×70 cm开穴，每穴栽1株，填土压实，浇水。

田间管理　南天竹要求湿度较大，但不能渍水，幼树喜阴，需搭设荫棚。每年追肥2～3次，以腐熟的有机肥为好，若施肥不当会出现烂根。每年落果后应剪去花序，秋后齐地疏剪或截去株干，以利翌年萌发新枝结果。

病虫害防治　有介壳虫为害。

【采收加工】　秋季果实成熟时或至次年春季采收，剪取果枝，摘取果实，晒干。置干燥处，防蛀。

【药材】　南天竹子 Nandinae Fructus　主产于浙江、江苏、上海等地。

性状　浆果球形，直径6～9 mm。表面黄红色、暗红色或红紫色，平滑，微具光泽，有的局部凹陷，先端具突起的宿存柱基，基部具果柄或其断痕。果皮质松脆，易破碎。种子两粒，略呈半球形，内面下凹，类白色至黄棕色。气无，味微涩。

鉴别　(1) 粉末特征：石细胞众多，无色、淡黄色、棕黄色；类圆形、椭圆形或类方形，长径15～65 μm，短径10～30 μm，壁厚3～10 μm，孔沟明显。果皮表皮细胞多角形，垂周壁平直。另有小形螺纹导管，直径8～12 μm。

(2) 取本品粉末1 g，加1%盐酸10 ml，水浴温浸10～15分钟，滤过。滤液分置3个试管，分别加碘化铋钾、碘化钾碘及硅钨酸试剂各2～3滴，各产生橙红色、棕色及灰白色沉淀(检查生物碱)。

【成分】　南天竹果实含生物碱：南天宁碱(O-methyldomesticine、nantenine)，N-去甲南天竹碱(N-nornantenine)，去氢南天竹碱(dehydronantenine)，4，5-二氧代去氢南天竹碱(4, 5-dioxodehydronantenine)，南天竹种碱(domesticine)，南天竹定碱(nantenidine)，南天青碱(nandazurine)，异紫堇定碱(isocorydine)，药根碱(jatrorrhizine)，原阿片碱(protopine)。还含翠雀苷(callistephin)、蹄纹天竺苷-3-木糖葡萄糖苷(pelargonidin-3-xylosylglucoside)及脂肪酸。

【药理】　1. 对心血管系统的作用　南天竹碱对整体蛙心和离体兔心有抑制作用，毒毛旋花子素有良好抗拮作用，肾上腺素次之；南天竹碱可使冠脉血流量增加，但系该药抑制心肌使紧张度降低所致，而非直接作用于冠脉血管。

2. 对平滑肌的作用　南天竹碱对离体兔肠及子宫，离体犬肠皆为低浓度兴奋，高浓度抑制；对在位兔肠及子宫则皆为兴奋作用。

3. 对中枢神经系统的作用　南天竹碱对蛙先轻度麻醉，继则反射亢进引起痉挛，最后因心脏麻痹死亡，对温血动物小鼠的作用性质与蛙类似。

【药性】　苦、甘、平，有毒。归肺经。

1.《福建民间草药》：“苦、酸、涩，无毒。”

2.《广西中药志》：“味酸、甘，性平，有毒。”

3.《福建药物志》：“酸、平，有小毒。”

【功用主治】　敛肺止咳，平喘。主治久咳，气喘，百日咳。

1.《王圣念手集》：“明目乌须，解肌热，清肝火，活血散瘀。”(引自《纲目拾遗》)

2.《广西中药志》：“治喘息、百日咳，能强筋骨。”

【用法用量】　内服：煎汤，6～15 g；或研末。

【宜忌】　外感咳嗽初起慎用。本品有毒，过量服用，能使中枢神经系统兴奋，产生痉挛。严重时，可导致呼吸中枢麻痹，心力衰竭而死亡。

【选方】　1. 治小儿天哮　经霜天烛子、蜡梅花各三钱，水蚫

蛐一条。俱预收，水煎服。《串雅内编》三奇顶）

2. 治百日咳　南天竹子9～15 g，酌加冰糖、开水，炖1小时，饭后服，日服2次。《福建民间草药》）

3. 治三阴疟　南天竹隔年陈子，蒸熟。每岁一粒，每早晨白汤下。《文堂集验方》）

4. 治肝气痛极黄　天竺子泡汤饮之。《觯溪单方选》）

5. 治下疳久而溃烂，名蜡烛疳　红杷子烧存性一钱，梅花冰片五厘。麻油调搽。(王玷桂《不药良方》)

6. 解砒毒，食砒垂死者　南天竹子四两，擂水服之。如无鲜者，即用干子一二两煎浓服亦可。《纲目拾遗》)

7. 治八角风　红杷子同水银捣烂搽之。亦可浸酒，去风痹。《纲目拾遗》)

【异名】　南竹叶《百草镜》，天竹叶《上海常用中草药》。

【基原】　为小檗科南天竹属植物南天竹的叶。

【原植物】　参见“南天竹子”条。

【采收加工】　四季均可采叶，晒干。

【药材】　南天竹叶 Nandinae Folium　主产于浙江、江苏及上海等地。

性状　二至三回羽状复叶，最末的小羽片有小叶3～5枚；小叶椭圆状披针形，长3～10 cm，宽0.5～1 cm，先端渐尖，基部楔形，全缘，表面深绿色或红色。革质。气弱，味苦。

【成分】　南天竹叶含微量木兰花碱(magnoflorine)，南天竹氰苷(nandinin)，南天竹苷(nantenoside)A、B，穗花杉双黄酮(mentoflavone)，维生素C和 scoulerine。

【药性】　苦，寒。

1.《现代实用中药》：“苦、酸、涩。”

2.《广西中药志》：“味苦，性寒，无毒。”

3.《中草药学》：“酸、涩、平。”

【功用主治】　清热利湿，泻火，解毒。主治肺热咳嗽，百日咳，热淋，尿血，目赤肿痛，疮痈，瘰疬。

1.《广西中药志》：“治目赤肿痛，疟疾，跌打。”

2.《上海常用中草药》：“止血，止咳。主治尿血，百日咳。”

3.《四川中药志》1979年版：“清热利湿，泻火解毒。用于湿热黄疸，泻痢，热淋，下肢关节肿痛，咽喉肿痛，目赤肿痛，感冒发热及肺热咳嗽。”

【用法用量】　内服：煎汤，9～15 g。外用：捣烂涂敷；或煎水洗。

【选方】　1. 治人初觉头疼，身体酸困，便即感冒寒邪，急宜服此药发散，毋使传经，变成时疫　南天竹叶三十片，乌梅、红枣各三枚，灯心三十根，芫荽根三段(无芫荽，以葱白三节代之)，甘草、麦冬各三钱，小柴胡二钱。水二钟，煎一钟。不拘时温服，微汗即愈。《行箧检秘》却疫方）

2. 去风火热肿，眵泪赤痛　南天竹叶(煎水)洗眼。《纲目拾遗》)

3. 治疮毒　南天竹全苗，捣烂敷。《湖南药物志》)

4. 治风火牙痛　南天竹叶15 g，蟛蜞草、铁马鞭各12 g。水煎服。《万县中草药》)

5. 治小儿疳病　南天竹叶，煎汤代茶服。《纲目拾遗》)

【异名】　土甘草、土黄连《广西中药志》，钻石黄、山黄连《重庆草药》，鸡爪黄连、山黄芩《湖南药物志》。

【基原】　为小檗科南天竹属植物南天竹的根。

【原植物】　参见“南天竹子”条。

【采收加工】　9～10月采收，晒干，或鲜用。

【成分】 南天竹根含生物碱:南天竹种碱(domesticine)、南天竹种碱甲醚(O-methyldomesticine)即南天宁碱、南天青碱(nandazurine)、小檗碱(erberine)及药根碱(jatrorrhizine)。

【药性】 《重庆草药》:"味苦,性寒,无毒。"

【功用主治】 清热,止咳,除湿,解毒。主治肺热咳嗽,湿热黄疸,腹泻,风湿痹痛,疮扬,瘰疬。

1.《民间常用草药汇编》:"治回食病。"

2.《重庆草药》:"清热除湿。治流注火丹,吐血,风热头痛,风湿腿痛或劳动后腰腿胫痛。"

3.《陕西中草药》:"健脾利湿,活血止痛。主治消化不良,腹泻,淋症,腰痛,狂犬咬伤。"

【用法用量】 内服:煎汤,9~15 g,鲜品 30~60 g;或浸酒。外用:煎水洗或点眼。

【宜忌】 孕妇禁服。

【选方】 1. 治肺热咳嗽 鲜南天竹根 30 g,鲜枇杷叶(去毛)30 g。水煎,日分 3 次服。《福建中草药》

2. 治百日咳 南天竹(根),一两球各 30 g。水煎,加冰糖适量,日分 3~4 次服。《广西民间常用草药》

3. 治湿热黄疸 鲜南天竹根 30~60 g,水煎服。《福建中草药》

4. 治发热口渴 南天竹根 9 g,水竹叶、水灯心各 6 g。水煎服。《湖南药物志》

5. 治食积腹泻 南天竹(根)60 g,炒麦芽 30 g。水煎,日分 3 次服。《广西民间常用草药手册》

6. 治流火风痹(俗称热风关节炎) 南天竹鲜根 30~60 g,猪脚 1~2 个。酌加红酒、开水,炖 2 小时,分 2~3 次服。《福建民间草药》

7. 治湿热下注,关节肿痛 南天竹根 30 g,银花藤 30 g。水煎服或泡酒服。《四川中药志》1979 年版

8. 治腰肌劳损 南天竹根 30 g,黄酒吞服。《浙江药用植物志》

9. 治跌打损伤,气闭晕厥 南天竹根 1 节,磨白酒 15 g 成浓汁,兑开水 1 杯温服。《湖南农村常用中草药手册》

10. 驱除蛔虫 南天竹根和楝树皮,煎水服。《杭州药用植物志》

3296 南天竹梗 ^{nán tiān zhú gěng} 《纲目拾遗》

【基原】 为小檗科南天竹属植物南天竹的茎枝。

【原植物】 参见"南天竹子"条。

【采加工】 全年可采,切段,晒干。

【成分】 南天竹茎含生物碱:南天竹种碱(domesticine)、南天竹种碱甲醚(O-methyldomesticine)、南天竹碱(nandinine)、异波尔定碱(isoboldine)及南天青碱(nandazurine)。去氢南天竹碱(dehydronantenine)、N-去甲南天宁碱(N-normantenine)、羟基南天竹碱(hydroxynantenine)、荷叶碱(nuciferine)、去氢异波尔定碱(dehydroisoboldine)、清风藤碱(sinoacutine)、小檗碱(berberine)、药根碱(jatrorrhizine)、木兰花碱(magnoflorine)、蝙蝠葛任碱(menisperine)、掌叶防己碱(palmatine)、黄连碱(coptisine)、非洲防己碱(columbamine)、芬氏唐松草定碱(thalifendine)、芬氏唐松草亭碱(thalidastine)、5-羟基小檗碱(berberastine)、表小檗碱(epiberberine)、去四氢碎叶紫堇碱(groenlandicine)。

【药性】 苦,寒。

【功用主治】 清湿热,降逆气。主治湿热黄疸、泻痢、热淋、目赤肿痛、咳嗽、膈食。

1.《纲目拾遗》:"作羹,治膈食,膈气。"

2. 南药《中草药学》:"治腹泻,疝气,水火烫伤。"

【用法用量】 内服:煎汤,10~15 g。

【选方】 1. 治小儿睡觉磨牙 南天竹茎叶适量,水煎服。《青岛中草药手册》

2. 治膈食 南天竹鲜茎、鲜桔梗各 30 g,活鲫鱼 1 条。水煎,吃鱼和汤。(江西《草药手册》

3297 南方荚蒾 ^{nán fāng jiá mí} 《全国中草药汇编》

【基原】 为忍冬科荚蒾属植物南方荚蒾的根、茎、叶。

【原植物】 南方荚蒾 Viburnum fordiae Hance 又名:火柴树、荚蒾、满山红、苍伴木《广西本草选编》,火斋《全国中草药汇编》,酸汤国《湖南药物志》,苦茶子、人丹子、赤籽、晒谷子、荚蒾《福建药物志》,土五味《贵州中草药名录》。

灌木或小乔木,高 3~5 m。幼枝、芽、叶柄、花序、萼和花冠外面均被暗黄色或黄褐色的簇状毛。叶对生;叶柄长 5~12 mm;叶膜状坚纸质至膜状,叶片宽卵形或菱状卵形,长 4~7 cm,宽 2.5~5 cm,先端急至渐尖,基部钝至圆形,边缘基部以上疏生浅波状牙尖齿,上面绿色,有时沿脉

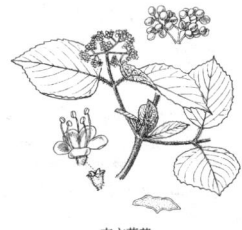

南方荚蒾

散生有柄的红褐色小腺点,下面淡绿色,沿各级脉上具簇状绒毛。复绞形式聚伞花序顶生或生于具 1 对叶的侧生小枝之顶,直径 3~8 cm;总梗长 1~3.5 cm,第一级辐射枝 5 条;花着生于第三至第四级辐射枝上;花萼外被簇状毛,萼齿 5,三角形,长约 0.3 mm;花冠白色,辐状,直径 4~5 mm,裂片卵形,长约 1.5 mm;雄蕊 5,近等长或超出花冠。核果卵状球形,长 6~7 mm,红色;核扁,有 2 条腹沟和 1 条背沟。花期 4~5 月,果期 10~11 月。

生于海拔 200~1 300 m 的山谷溪涧旁疏林、山坡灌丛中或平原旷野,分布于浙江、安徽、福建、江西、湖南、广东、广西、贵州、云南、台湾。

【采收加工】 全年均可采根,切段或切片晒干。6~9 月采收茎叶,鲜用或切段晒干。

【药性】 苦、涩,凉。

1.《全国中草药汇编》:"苦,凉。"

2.《湖南药物志》:"涩,凉。"

【功用主治】 疏风解表,活血散瘀,清热解毒。主治感冒,发热,月经不调,风湿痹痛,跌打损伤,淋巴结炎,疮疖肿,湿疹。

1.《全国中草药汇编》:"祛风清热,散瘀活血。主治感冒,发热,月经不调,肥大性脊椎炎,风湿痹痛,跌打骨折,湿疹。"

2.《福建药物志》:"根:祛瘀消肿;茎、叶:下气消谷,杀虫疗疳。主治小儿疳积,月经不调,跌打损伤,淋巴腺炎,过敏性皮炎,疖。"

【用法用量】 内服:煎汤,6~15 g;或泡酒。外用:捣敷;或煎水洗。

【选方】 1. 治小儿疳积 南方荚蒾茎或叶 15~30 g,芡实 3~15 g。水煎服。《福建药物志》

2. 治湿疹 用(南方荚蒾)根、茎 30~60 g。水煎外洗。《全国中草药汇编》

3. 治风火牙痛,疮疖肿毒 将(南方荚蒾)茎燃烧后,靠近铁刀面,使冷凝成油液,涂患处。《湖南药物志》

4. 治淋巴腺炎(丝虫病引起) 南方荚蒾、鲜满山红根各 30 g。水煎服。

5. 治过敏性皮炎、疖 鲜荚蒾叶适量,水煎,温洗患处。(4、5 方出自《福建药物志》)

3298 南板蓝叶 nán bǎn lán yè

【异名】 蓝靛叶(《四川中药志》),靛叶(《云南思茅中草药选》),大青叶(通称)。

【基原】 为爵床科马蓝属植物马蓝的茎叶。

【原植物】 参见"青黛"条。

【采收加工】 7~9月采收,晒干。

【药材】 南板蓝叶 *Baphicacanthi Cusiae Folium* 主产福建、广东、四川、贵州等地。

性状 本品多皱缩成不规则团块状,有时带小枝。呈黑绿色或灰绿色。完整叶片长椭圆形或倒卵状长圆形,长5~15 cm,宽3~5 cm。叶缘有细小钝锯齿,先端渐尖,基部楔形下延,中脉于背面突出较明显。纸质,质脆易碎。气微弱,味淡。

鉴别 (1) 叶表面观:上、下表皮细胞垂周壁近平直或微弯曲,气孔存在于下表皮,直轴式。上、下表皮均有腺毛及非腺毛,以下表面为多,腺毛多具单细胞柄及4个细胞头,少数具6个或8个细胞头,头部直径23~40 μm;非腺毛由3~10个单列细胞组成,长90~360 μm,基部直径17~27 μm,壁上有细疣点,有的非腺毛呈塔形。叶上表皮的下层具大型含钟乳体异细胞,长纺锤形,长57~114~330 μm,最宽处直径16~42 μm,加稀硫酸后有大量气泡产生,并逐渐溶化后,析出硫酸钙针晶。

叶主脉横切面:上下表面均突出,表皮内侧均有厚角组织,维管束一个,呈半月形,栅栏组织1列,通过中脉,叶肉组织细胞含许多蓝色物质。钟乳体多存在于上表皮内侧,中脉部分薄壁组织中亦有存在。

(2) 薄层色谱:取本品2 g,研碎,加氯仿20 ml,加热回流提取2小时,滤过,减压浓缩至2 ml,作供试品溶液;另取靛玉红、靛蓝各1 mg,加氯仿2 ml,作为对照品溶液。吸取供试品及对照品溶液各10 μl,点于同一块硅胶G薄板上,以苯-氯仿-丙酮(5:4:1)作展开剂,展开,取出,晾干,立即在日光下检视。供试品色谱在与对照品色谱相应的位置上显相同颜色的斑点。

【成分】 叶含靛苷(indican),靛玉红(indirubin),靛蓝(indigo),色氨酮(tryptantrin)。

全草含三萜类化合物:羽扇豆醇(lupeol),白桦脂醇(betulin),羽扇烯酮(lupenone);喹唑酮类化合物:4(3*H*)-喹唑酮〔4(3*H*)-quinazolinone〕和2,4(1*H*,3*H*)喹唑二酮〔2,4(1*H*,3*H*)-quinazolinedione〕。

【药理】 1. 抗肿瘤作用 皮下和腹腔注射马蓝叶中所含靛玉红(4%吐温混悬液)每日200 mg/kg,共6~7日,对大鼠瓦克癌肉瘤W_{256}的抑制率分别为47%~52%和50%~58%,经重复实验疗效稳定,皮下注射剂量在100 mg/kg以下,抑制作用不明显,而注射剂量在200~800 mg/kg递增时,抑制作用相近。靛玉红500 mg/kg口服对大鼠W_{256}抑制率为23%~33%,皮下注射靛玉红200 mg/kg,2次,亦可延长W_{256}腹水型大鼠生存时间43%;对小鼠肉瘤S_{180}也有一定抑制作用。对白血病L_{7212}小鼠的生存时间未见明显延长。将接种W_{256}及Lewis肺癌后24小时的大、小鼠按100 mg/kg灌胃给药,每日1次,连续9~10次后处死,称取瘤重,结果靛玉红对Lewis肺癌的抑瘤率为34.6%,对W_{256}的抑瘤率为30.2%~31.3%,与对照组比较具有显著差异。

2. 对大鼠肾上腺皮质功能的影响 靛玉红200 mg/kg皮下注射大鼠,共2次给药,按Roe and Kuether法测肾上腺皮质维生素C的含量,结果表明靛玉红对正常大鼠及带瘤大鼠的肾上腺皮质的维生素C含量无明显影响,提示靛玉红对肾上腺皮质功能并无特异作用。

3. 对吞噬功能的影响 靛玉红200 mg/kg每日皮下注射连续给药7日,测定血中炭粒廓清率,结果对照组的$t_{1/2}$为7.93±0.36分钟,靛玉红组的$t_{1/2}$为5.37±0.40分钟,表明皮下注射靛玉红能提高小鼠单核巨噬系统的吞噬功能,按同法测定了小鼠灌胃给予靛玉红500 mg/kg连续7日,对正常小鼠的单核巨噬系统无明显影响。给腋下接种W_{256}的大鼠皮下注射200 mg/kg靛玉红,每日1次,连续给药6日,测试吞噬百分率和吞噬指数,结果表明靛玉红能提高荷瘤动物的吞噬能力,使之恢复到正常大鼠的水平。

4. 其他 靛玉红饲喂小鼠后,用荧光偏振法测定其红细胞膜脂流动性,测定值明显降低,与正常小鼠红细胞对照,有显著差异。

5. 体内过程 ^{3}H-靛玉红给小鼠口服后,可经消化道缓慢吸收,血中浓度逐渐上升,1日后缓慢下降,维持时间较长,这对于发挥治疗白血病作用提供了依据,^{3}H-靛玉红在小鼠体内的分布和变化表明靛玉红在小鼠体内运转的主要途径是经胃肠吸收,肝胆代谢,再经消化道随粪便排出体外。

毒性 急性毒性实验:小鼠用靛玉红(1%西黄蓍胶混悬液)口服5 g/kg,每日1次,连续5日,观察1星期,未见动物发生死亡和出现明显毒性反应。亚急性毒性实验:大鼠靛玉红500与1 000 mg/kg灌胃给药,每日1次,连续3星期,结果表明,靛玉红对大鼠的生长、外周血象、心电图、肝肾功能及心、肝、脾、肺、肾、肾上腺、十二指肠均无明显影响。犬灌服靛玉红6个月,表明在200 mg/kg靛玉红的剂量下,犬的肝细胞出现肿胀、溶解性坏死及萎缩变性,在100 mg/kg剂量的靛玉红的作用下,可见细胞RNA呈不同程度增强,嗜碱质粗大等代谢增强现象,按犬100 mg/kg剂量与人体表面积计算,人要出现类似动物的毒性反应,剂量要加大至每人每日2 240 mg。而目前临床用量多在每人每日150~200 mg量,故对人是安全的。

【药性】 苦、咸,寒。归肺、胃、心、肝经。

1.《本草述》:"苦,寒。无毒。"

2.《药性考》:"甘,冷。"

3.《草木便方》:"咸,寒。"

4.《四川中药志》1960年版:"入心、胃二经。"

5.《广西本草选编》:"味甘,苦,性寒。"

6.《云南中草药》:"微苦,寒。"

【功用主治】 清热解毒,凉血止血。主治温热病,高热头痛,发斑,肺热咳嗽,湿热泻痢,黄疸,丹毒,猩红热,麻疹,咽喉肿痛,口疮,痄腮,淋巴结炎,肝痈,肠痈,吐血,衄血,牙龈出血,崩漏,疮疖,蛇虫咬伤。

1.《本草图经》:"马蓝,连根采之,焙,捣下筛,酒服钱匕,治妇人败血甚佳。"

2.《药性考》:"能止血崩。"

3.《草木便方》:"泻肝风,消中、下二焦风热。治伤寒发斑,吐、痢血,惊痫,丹毒,蛇犬伤。"

4.《四川中药志》1960年版:"清热凉血,消炎解毒。""治伤寒,瘟疫,温热斑疹,丹毒,喉痛,乙型脑炎及大头瘟等传染病。"

5.《广西民族药简编》:"水煎服,治妇女产后腰痛(壮族);捣烂敷患处或调酒炒热敷患处,治跌打损伤,骨折(壮族,瑶族)。"

【用法用量】 内服:煎汤,6~15 g,鲜品30~60 g;或入丸、散;或绞汁饮。外用:捣敷或煎汤洗。

【宜忌】 脾胃虚寒者慎服。

《四川中药志》1960年版:"虚弱无热者勿用。"

【选方】 1. 治流行性乙型脑炎 鲜马蓝叶60~120 g。水煎,多次分服。(《福建中草药》)

2. 防治流脑、流感 马蓝叶9~15 g。水煎服。(《湖南药物志》)

3. 预防麻疹 大青叶250 g,小青叶100 g,西河柳150 g。配水1 600 ml,文火煎取800 ml。1日服1次,半岁~3岁15 ml,3~5岁20 ml,5~7岁25 ml,7岁以上30 ml。连服3日为1个疗程。酌隔数日,再照前量服3日。〔《福建中医药》1959,(11):7〕

4. 治腮腺炎　鲜马蓝叶 30～60 g。水煎服。另用鲜叶捣烂调蜜或绞汁调醋，涂抹患部。《福建中草药》

5. 治疟疾　(蓝靛)叶 9 g，煎服。或用(蓝靛)鲜叶适量，捣烂包于腕部。《云南中草药》

【临床报道】　治疗钩端螺旋体病　大青叶(爵床科马蓝)成人每次 30～45 g，小儿 5 岁以下每岁 3 g，6～12 岁 18～24 g，12 岁以上 27～30 g。水煎服，每日 4～8 次。共治疗钩端螺旋体病 41 例，多数病例在用药后 1～2 日内体温降至正常，同时中毒症状消失，疗效显著者占 68.2%，与青霉素治疗组对照，疗效并不逊色，如两者合并使用，则效果似更显著。

3299 南板蓝根 nán bǎn lán gēn
（《中药志》）

【基原】　为爵床科马蓝属植物马蓝的根和根茎。

【原植物】　参见"青黛"条。

【采收加工】　11～12 月采挖，晒干。

【药材】　南板蓝根 Baphicacanthis Cusiae Radix et Rhizoma 主产福建、四川等地。

性状　本品根茎呈类圆形，多弯曲，有分枝，长 10～30 cm，直径 0.1～1 cm。表面灰棕色，具纵纹；节膨大，节上长有细根或茎残基；外皮易剥落，呈蓝灰色。质硬而脆，易折断，断面不平坦，皮部蓝灰色，木部灰蓝色至淡黄褐色，中央有髓。根根细不一，弯曲有分枝，细根细长而柔韧。气微，味淡。

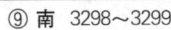

南板蓝根
（根及根茎）
外形

鉴别　(1) 根茎横切面：木栓层为数列细胞，内含棕色物。皮层宽广，外侧为数列厚角细胞；内皮层明显，可见石细胞。韧皮部较窄，散有石细胞。木质部宽广。细胞均木化；导管单个或 2～4 个径向排列，木射线宽广。髓部细胞类圆形或多角形，偶见石细胞。薄壁细胞中含有椭圆形的钟乳体。

(2) 取本品粉末 2 g，加乙醇 20 ml，加热回流 1 小时，滤过。取滤液点于滤纸上，晾干，置紫外光灯 (365 nm)下观察，显紫红色荧光。另取剩余滤液，蒸干，残渣加冰醋酸 1 ml使溶解，加硫酸 1 滴，溶液渐变为黄、红、紫、蓝、墨绿色。

(3) 薄层色谱：取本品粉末 2 g，加氯仿 20 ml，加热回流 1 小时，滤过，滤液浓缩至 2 ml，作为供试品溶液。另取靛蓝、靛玉红对照品，加氯仿制成每 1 ml含靛蓝和靛玉红分别为 1 mg和 0.5 mg的混合溶液，作为对照品溶液。吸取上述两种溶液各 10 µl，分别点于同一硅胶 G薄层板上，以苯-氯仿-丙酮 (5：4：1)为展开剂，展开，取出，晾干。供试品色谱中，在与对照品色谱相应的位置上，显相同的蓝色和紫红色斑点。

【成分】　根茎中含大黄酚 (chrysophanol)、靛苷 (indican)、靛玉红 (idirubin)、靛蓝 (indigo)、β-谷甾醇 (β-sitosterol)、羽扇豆醇 (lupeol)、白桦脂醇 (betulin)、羽扇烯酮 (lupenone)。

【炮制】　取原药材，除去杂质，抢水洗净，闷润，切成薄片，干燥、筛去灰屑。

饮片性状　为类圆形、大小不一的薄片。外表皮灰棕色或暗棕色。切断面显纤维性，中部有白色海绵状的髓。质硬而韧。气微，味微苦。

贮干燥容器内，置通风干燥处，防蛀。

【药性】　苦，寒。归心、肝、胃经。

1.《本草述》："苦、寒。无毒。"

2.《四川中药志》1960 年版："入肝、胃经。"

【功用主治】　清热解毒，凉血消肿。主治温毒发斑，高热头痛，大头瘟疫，丹毒，痄腮，病毒性肝炎，流行性感冒，肺炎，疮肿，疱疹。

1.《本草图经》："(马蓝)连根采之，焙，捣，下筛，酒服钱匕，治

妇人败血。"

2.《现代实用中药》："清凉解热，解毒。用于丹毒，产褥热，大头瘟，产后伤寒，小儿游疗。"

3.《四川中药志》1960 年版："清热解毒，避疫杀虫。治伤寒发斑，丹毒，瘟疫发颐及大头瘟。"

【用法用量】　内服：煎汤，15～30 g，大剂量可用至 60～120 g；或入丸、散。外用：捣敷或煎汤熏洗。

【宜忌】　脾胃虚寒、无实火热毒者慎用。

《四川中药志》1960 年版："凡非实热及虚弱作泻者慎用。"

【选方】　1. 治流行性腮腺炎　南板蓝根 30 g，或配金银花、蒲公英各 15 g，水煎服；外用鲜马蓝叶捣敷。《浙南本草新编》

2. 治喉痛　南板蓝根 30 g，开喉箭 30 g，山豆根 30 g，马勃 9 g。煎水服。《重庆草药》

3. 预防小儿喘憋性肺炎　南板蓝根、金银花、一枝黄花，4～7 岁各用 4.5 g，3 岁以下各用 3 g。水煎，每日分 3～4 次服。

4. 治夏季微热，经久不退　南板蓝根 30 g，柴胡 9 g，体虚者加北沙参或孩儿参 9 g。水煎，每日 1 剂，连服 7～10 日。（3、4 方出自《浙南本草新编》）

5. 治热毒疮　南板蓝根 30 g，银花藤 30 g，蒲公英 30 g，土茯苓 15 g。炖肉服。《重庆草药》

6. 治小儿天疱疮(传染性脓疱疮)　南板蓝根 15 g。水煎服。再以青黛粉适量搽患处。《北海民间常用中草药手册》

【临床报道】　1. 治疗流行性乙型脑炎　取南板蓝根洗净切碎，每 500 g加水 2 000 ml，煎液 1 000 ml。渣再加水 1 500 ml，煎液 600 ml。将二煎液混合，共成 1 600 ml(每 10 ml内含生药约 9 g)。暖水瓶贮存。按年龄大小及病情轻重，成人每次用量 20～25 ml，每日量为 240～300 ml；15 岁以下至 5 岁，每次用量 15～20 ml，每日量为 180～240 ml；4 岁以下每次用量 10～15 ml，每日量为 120～180 ml。隔 2 小时服 1 次，加 2～5 g葡萄糖同服。昼夜连续服药，至体温降至正常时则减剂量及次数，2 日后停药。并按脑炎常规护理法护理，或情绪分镇吐、镇静、镇痉等对症治疗。体温正常、一般症状消失为治愈。设立对照组。治疗组观察 190 例，治愈 178 例，占 93.68%；死亡 12 例，占 6.31%；在死亡的 12 中，进院不满 24 小时者 4 例，纠正死亡率为 4.21%。治愈病例的绝大多数(77.4%)在 3 日内退热，一般症状多在退热后则消失，很少超过药后 24 小时者。对治愈病例中的 23 例在出院前行血液及脑脊液常规检查，白细胞及脑脊液中细胞数均已减小，但未恢复到正常。治愈病例中，有后遗症者 5 例，占 2.6%。5 例均有失语，4 例分别兼有迟钝、痴呆、偏瘫或多语。单用南板蓝根者 10 例，5 例单用南板蓝根液，5 例单用乙型脑炎马血清。单用南板蓝根者症状较重，治疗结果已包括在前述 190 例中。单用马血清者症状较轻，经治后痊愈，但疗效不及单用南板蓝根液者。南板蓝根液治疗组退热时间比马血清组快 1 倍。所有患者在服药期间均未发现有任何副作用，血液及尿常规检查，亦未发现足以怀疑的改变。另有 2 例为腮腺炎并发脑病，单用南板蓝根液治愈。此次经验证明，单用南板蓝根治疗乙型脑炎，不管脉象如何，或偏湿热，或属营留卫，其效果是一致的。

2. 防治流行性腮腺炎　取马蓝根 62～125 g，小儿 31～62 g。每日 1 剂，水煎服。也可将马蓝根制成 30%溶液，外搽患处。共治 387 例，治愈 377 例，好转、无效各 5 例。用于预防 11 295 人次，有效地控制了本病的流行。

3. 治疗玫瑰糠疹　取南板蓝根 3 000 g，制成 50%南板蓝根注射液。每 2 ml含生药 1 g，每日肌注 4 ml，7 日为 1 个疗程。也可连用几个疗程。共治 30 例，用药后均获痊愈，皮疹消退，瘙痒消失。疗程最短 5 日，最长 45 日。其中 5～15 日 11 例，16～30 日 17 例，31～45 日 2 例。绝大多数在 1～3 星期内治愈。未见副作用。

4. 治疗流行性出血性结膜炎　用板蓝根制成 10%或 5%眼

药水,每日由专职人员滴眼 6 次。观察 235 例,4 日内治愈 223 例,占 94.9%。多数用药(10%浓度)1 日后球结膜水肿消失或好转,自觉症状减轻或消失,治疗早、病情轻者疗效最好,药液浓度 10% 比 5%的效果好。对照组以 0.5%氯霉素液、0.025～0.05%亚甲蓝液分别滴眼,方法同上。对氯霉素者治 137 例,4 日内治愈 128 例,占 93.4%;用亚甲蓝者治 62 例,4 日内治愈 56 例,占 90.3%。从治愈时间和对主要症状结膜水肿的消退等方面看,以板蓝药液为优。

3300 南蛇簕苗 nán shé lè miáo 《南宁市药物志》

【基原】 为豆科云实属植物喙荚云实的嫩茎叶。

【原植物】 参见"苦石莲"条。

【采收加工】 5～10 月均可采集,鲜用或晒干。

【药性】 苦,性凉。

《广西本草选编》:"味苦,性寒。"

【功用主治】 清热解毒,活血。主治风热感冒,跌打损伤,瘰疬,疮疡肿毒,湿疹。

1.《广西中药志》:"嫩苗煎水洗蛇癞,或加糯米捣烂治小儿白泡疮。"

2.《云南中草药》:"疏风解毒,清热解毒。"

3.《广西本草选编》:"治瘰疬,痈肿,跌打骨折,湿疹,疮疖。"

【用法用量】 内服:煎汤,10～15 g;或捣汁。外用:捣敷;或煎水洗。

【宜忌】 非实热者禁服。

1.《广西中药志》:"虚寒无火者忌用。"

2.《广西本草选编》:"孕妇忌用。"

【方选】 1. 治感冒发热 南蛇簕茎叶 9 g,甘草 1.5 g。水煎服。《全国中草药汇编》

2. 治瘰疬,痈肿 南蛇簕嫩茎叶捣烂,调蜜糖外敷。《广西本草选编》《广西民间常用中草药手册》

3. 治跌打骨折 南蛇簕嫩叶捣烂,调酒炒热外敷。《广西本草选编》

4. 治皮肤过敏,疮疖 取(石莲子)茎叶,煎水外洗。《云南中草药》

3301 南蛇簕根 nán shé lè gēn 《南宁市药物志》

【基原】 为豆科云实属植物喙荚云实的根。

【原植物】 参见"苦石莲"条。

【采收加工】 全年均可采收,挖出根部,切片,鲜用或晒干。

【药性】 广州部队《常用中草药手册》:"性苦凉。"

【功用主治】 清热利湿,散瘀消肿。主治外感发热,瘀症,淋症,泄泻,痢疾,风湿骨病,疮肿,跌打损伤。

1.《岭南采药录》:"捣烂,和好酒煮,热敷跌打伤,或浸酒服之。"

2.《广西中药志》:"治大热症。"

3. 广州部队《常用中草药手册》:"治疗外感高热,风湿骨痛。"

4.《广西本草选编》:"治外感风热,膀胱炎,小便淋沥,急性胃肠炎,痢疾,疟疾。"

5.《全国中草药汇编》:"清热解暑,消肿止痛,止痒。"

【用法用量】 内服:煎汤,10～15 g;或捣汁。外用:捣敷。

【宜忌】 脾肾虚寒者慎服。

《广西本草选编》:"孕妇忌服。"

【方选】 治诸骨鲠喉 南蛇簕根切片,含于口中,徐徐咽口水。《广西民间常用中草药手册》

3302 南蛇藤叶 nán shé téng yè 《中国药用植物志》

【基原】 为卫矛科南蛇藤属植物南蛇藤的叶。

【原植物】 参见"南蛇藤"条。

【采收加工】 4～6 月采收,晒干。

【成分】 南蛇藤含倍半萜类化合物:1α,2α,8β-三乙酰基-9β-桂皮酰氧基-β-二氢沉香呋喃(1α,2α,8β-triacetoxy-9β-cinnamoyloxy-β-dihydro agarofuran),1α,2α-二乙酰氧基-6β-苯甲酰氧基-9β-桂皮酰氧基-β-二氢沉香呋喃(1α,2α-diacetoxy-6β-benzoyloxy-9β-cinnamoyloxy-β-dihydroagarofuran)。

地上部分含黄烷-3-醇苷类:(−)-表儿茶素-5-O-β-D-葡萄糖基-3-苯甲酸酯〔(−)-epicatechin-5-O-β-D- glucosyl-3-benzoate〕,(−)-儿茶素〔(−)-epicatechin〕和(−)-阿夫儿茶素〔(−)-epiafzelechin〕。

【药性】 苦、辛,平。

【功用主治】 祛风除湿,解毒消肿,活血止痛。主治风湿痹痛,疮疡疖肿,疱疹,湿疹,跌打损伤,蛇虫咬伤。

1.《中国药用植物志》:"治毒蛇咬伤,加雄黄、穿山甲研粉末,和大麦面用。"

2.《全国中草药汇编》:"解毒,散瘀。主治跌打损伤,多发性疖肿。"

【用法用量】 内服:煎汤,15～30 g。外用:鲜品捣敷,或干品研末调敷。

【宜忌】 孕妇慎服。

【方选】 1. 治毒蛇咬伤 鲜南蛇藤叶适量,捣烂如泥,酌加雄黄、烧酒共捣匀,敷于伤口周围及肿处。另用鲜南蛇藤茎叶 30 g,水煎服。《战备草药手册》

2. 治蜂、虫伤 南蛇藤叶捣烂外敷。《湖南药物志》

3. 治湿疹,多发性脓肿,跌打损伤 南蛇藤叶 21～24 g。煎服。《南京地区常用中草药》

4. 治疱疹 南蛇藤叶 15～21 g,水煎服,或用鲜叶捣烂外敷。《广西本草选编》

3303 南蛇藤果 nán shé téng guǒ 《药物备考》

【异名】 合欢花、狗葛子、皮狮子、鸦雀食《山东中草药手册》。

【基原】 为卫矛科南蛇藤属植物南蛇藤的果实。

【原植物】 参见"南蛇藤"条。

【采收加工】 9～10 月间,果实成熟后摘下,晒干。

【药材】 南蛇藤果 Celastri Orbiculati Fructus 产于东北、华北、华东、西北等地。

性状 蒴果黄色,球形,直径约 1 cm,3 裂,干后呈黄棕色。种子每室 2 粒,有红色肉质假种皮。略有异臭,味甘酸而带腥。

【药性】 甘、微苦,平。

1.《山东中药》:"味苦。"

2.《山东中草药手册》:"苦、甘,平。"

【功用主治】 养心安神,和血止痛。主治心悸失眠,健忘多梦,牙痛,筋骨痛,腰腿麻木,跌打伤痛。

1.《山东中草药手册》:"养心安神,理气解郁。治失眠多梦。"

2.《东北常用中草药手册》:"补脾安神,和血止痛。治神经衰弱,惊悸不安,心烦,头痛。"

3.《北方常用中草药手册》:"强筋骨,治跌打损伤。"

【用法用量】 内服:煎汤,6～15 g。

【宜忌】 孕妇慎服。

【方选】 1. 治神经衰弱,失眠头痛 南蛇藤果 9 g。水煎服。

2. 治惊悸不安,心烦 南蛇藤果、丹参各 9 g。水煎服。(1、2 方出自《安徽中草药》)

3. 治牙痛 南蛇藤果实 50 g,煮鸡蛋。每次吃 2 个,每日 1 次。《东北药用植物》

4. 治腰腿麻木 南蛇藤果实 25 g。水煎服。《东北药用植物》

3304 南蛇藤根 _{nán shé téng gēn}
南蛇藤根 《植物名实图考》

【基原】 为卫矛科南蛇藤属植物南蛇藤的根。

【原植物】 参见"南蛇藤"条。

【采收加工】 9～10月采收，鲜用或晒干。

【药材】 南蛇藤根 *Celastri Orbiculati Radix* 产于江西、福建、湖南等地。

性状 本品呈圆柱形，细长而弯曲，有少数须根，外表棕褐色，具不规则的纵皱。主根坚韧，不易折断，断面黄白色，纤维性；须根较细，亦呈圆柱形，质较脆，有香气。

【成分】 根含倍半萜类化合物：orbiculins B、C、D、E、F、G，1β、2β-乙酰氧基-6α、9α-双苯甲酰基二氢-β-沉香呋喃［1β、2β-diacetoxy-6α、9α-bis(benzoyloxy)dihydro-β-agarofuran］。

【药理】 1. 抗菌作用 从南蛇藤皮中提出一种红色结晶，体外能抑制枯草杆菌、金黄色葡萄球菌、普通变形杆菌、大肠杆菌。

2. 抑瘤作用 根含扁蒴藤素，经体外抗癌试验，对 P_{388} 细胞的 IC_{50} 为 0.267 $\mu g/ml$，对 LAX 细胞 IC_{50} 为 0.018 $\mu g/ml$。

3. 抗炎镇痛作用 南蛇藤根水煎液能明显抑制二甲苯引起小鼠耳壳的炎症以及小鼠腹腔毛细血管通透性的增加，并且还能抑制大鼠棉芽肉芽肿和角叉菜胶引起的大鼠踝关节肿胀，还能明显使小鼠热烫致痛的疼痛时间延长，使醋酸致痛的扭体次数减少，显示了显著的镇痛作用。

4. 抗生育作用 从南蛇藤根中提取出的南蛇藤素对豚鼠精子的前向运动、获能、顶体反应和穿透至透明带仓鼠卵均有明显的抑制作用，其作用明显强于乙酸棉酚。

5. 昆虫拒食及毒杀作用 从南蛇藤种子和根皮中得到的此类活性成分对菜青虫、亚洲玉米螟、仓库害虫赤拟谷道、黏虫具有拒食和毒杀作用，此类成分几乎均为 β-二氢沉香呋喃类化合物。

毒性 南蛇藤根皮中提出的红色结晶给小鼠腹腔注射的 LD_{50} 为 30～50 mg/kg。

【药性】 辛，苦，平。归肝、脾经。

【功用主治】 祛风除湿，活血通经，消肿解毒。主治风湿痹痛，跌打肿痛，闭经，头痛，腰痛，疝气痛，痢疾，肠风下血，痈疽肿毒，水火烫伤，毒蛇咬伤。

1. 《植物名实图考》："治无名肿毒，行血气。"

2. 《全国中草药汇编》："祛风活血，消肿止痛。主治风湿性关节炎，跌打损伤，腰腿痛，闭经。"

【用法用量】 内服：煎汤，15～30 g；或浸酒。外用：研末调敷或捣敷。

【宜忌】 孕妇禁服。

【选方】 1. 治关节痛 南蛇藤根 30 g，猪蹄 1 个，酌加酒水各半煎服。《福建民间草药》

2. 治跌打损伤 南蛇藤根皮120 g，研末，每次 6 g，开水、黄酒送服，并用白酒调末外敷。《青岛中草药手册》

3. 治肠风便血 南蛇藤根、五味子根各 60 g。水煎服。《江西草药》

4. 治经闭，腰痛 南蛇藤根、金樱子根各 15 g。水煎服。《江西草药手册》

5. 治偏头痛 南蛇藤根、臭大青叶各 15 g。煎服。《安徽中草药》

6. 治夏季发痧，呕吐腹痛 南蛇藤根 15 g，青木香 9 g。煎服。《江西〈中草药学〉》

7. 治湿疹瘙痒 南蛇藤根 120 g，猪肉 60 g。加水煎服。《福建民间草药》

8. 治疔疮肿毒 南蛇藤根或鲜根，磨烧酒，频频涂抹患处，以保持湿润为度。另取鲜南蛇藤根 60 g(干者减半)，水煎，早晚分服。气虚者加盐肤木 30 g，黄芪 15 g，同炖服。《常用青草药》

9. 治气性坏疽 南蛇藤根皮研末，调桐油涂患处。《福州军区〈中草药手册〉》

10. 治水火烫伤 南蛇藤根适量，研末，植物油调涂。《湖北中草药志》

3305 南方露珠草 _{nán fāng lù zhū cǎo}
南方露珠草 《湖南药物志》

【异名】 拐子菜《湖南药物志》，辣椒七，白辣蓼草《广西药用植物名录》，假蛇床子《元江哈尼族药》。

【基原】 为柳叶菜科露珠草属植物南方露珠草的全草或根。

【原植物】 南方露珠草 *Circaea mollis* Sieb. et Zucc. ［*C. coreana* Lévl.］

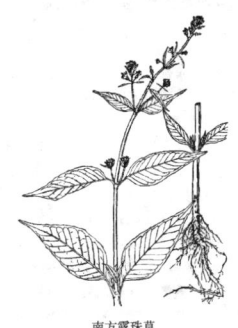
南方露珠草

多年生草本，高 40～60 cm。茎、叶柄、叶上均被弯曲短柔毛。叶对生：叶柄长 1～2 cm；叶片狭卵形至椭圆状披针形，长 4～12 cm，宽 2～4.5 cm，先端渐尖，基部楔形，边缘有疏锯齿。总状花序顶生或腋生，花序轴被弯曲柔毛或近无毛；苞片小；花两性；萼筒卵形，先端匙形 2；花瓣 2，倒卵形，先端凹缺；雄蕊 2；子房下位，2 室。果实坚果状，倒卵状球形，直径约 3 mm，具 4 纵沟，外被钩状毛。花期 7～9 月，果期 9～11 月。

生于海拔 1 000～2 400 m 的山坡林下阴湿处。分布于东北、西南及河北、浙江、福建、江西、湖北、湖南、广东、广西、海南、台湾等地。

【采收加工】 6～9 月采收全草，鲜用或晒干。8～10 月挖根，鲜用或晒干。

【药性】 辛，苦，平。

《湖南药物志》："微苦，涩，平。"

【功用主治】 祛风除湿，活血消肿，清热解毒。主治风湿痹痛，跌打瘀肿，乳痈，瘰疬，疮肿，无名肿毒，毒蛇咬伤。

【用法用量】 内服：煎汤，3～9 g；或绞汁。外用：捣敷。

【选方】 1. 治跌打损伤 鲜南方露珠草捣烂敷。并以 60～90 g 水煎服，或捣烂以淘米水泡服。《湖南药物志》

2. 治疮疡未溃，颈淋巴结核 假蛇床子根 30 g。水煎服。

3. 治无名肿毒 假蛇床子根 20 g，毛牛舌头叶根 30 g，野荷 30 g。水煎服。(2、3 方出自《元江哈尼族药》)

3306 荭草 _{hóng cǎo}
荭草 《别录》

【异名】 游龙《诗经》，红、茏古、蕢《尔雅》，龙薣《广雅》，红草、茏葂《〈尔雅〉郭璞注》，鸿藊、天蓼、石龙《别录》，大蓼《本草拾遗》，水红《本草图经》，水红花《外科集验方》，红蓼《普济方》，朱蓼《花镜》，白水荭苗《救荒本草》，蓼草《滇南本草》，大毛蓼《植物学大辞典》，东方蓼《中国药用植物志》，水蓬稞《东北药用植物志》，九节龙、大接骨、果麻、追风草《湖南药物志》，八字蓼、捣花、辣蓼、丹药头《闽东本草》，家蓼《新疆中草药手册》，水红花草《山西中草药》。

【基原】 为蓼科蓼属植物荭蓼的茎叶。

【原植物】 荭蓼 *Polygonum orientale* L.

一年生草本，高 1～3 m。茎直立，中空，多分枝，密生长毛。叶互生；叶柄长 3～8 cm；托叶鞘筒状，下部膜质，褐色，上部草质，被长毛，上部常展开成环状翅；叶片卵形或宽卵形，长 10～20 cm，宽

6～12 cm,先端渐尖,基部近圆形,全缘,两面疏生软毛。总状花序由多数小花穗组成,顶生或腋生;苞片宽卵形;花淡红或白色;花被5深裂,裂片椭圆形;雄蕊通常7,长于花被;子房上位,花柱2。瘦果近圆形,扁平,黑色,有光泽。花期7～8月,果期8～10月。

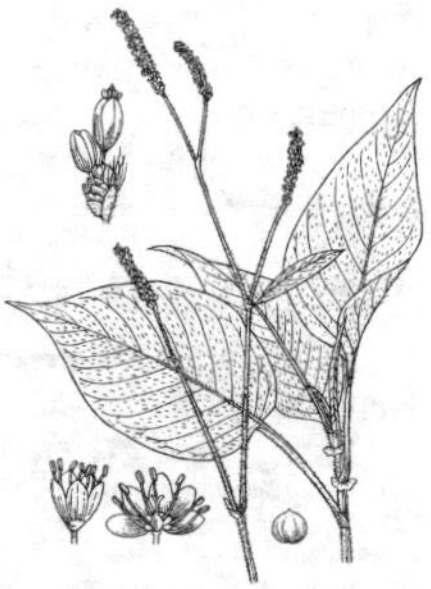

荭 蓼

生于路旁和水边湿地。除西藏自治区外,分布几遍全国。

荭蓼的花序(荭草花)、果实(水红花子)、根茎(荭草根)亦供药用,另设专条。

【采收加工】 晚秋霜后,采割茎叶,茎切成小段,晒干;叶置通风处阴干。

【成分】 地上部分主含黄酮类:洋地黄黄酮(digicitrin),月橘素(exoticin),槲皮苷(quercitrin),3, 3′, 5, 6, 7, 8-六甲氧基-4′, 5′-亚甲二氧基黄酮(3, 3′, 5, 6, 7, 8-hexamethoxy-4′, 5′-methylenedioxyflavone),5-羟基-3, 3′, 6, 7, 8-五甲氧基-4′, 5′-亚甲二氧基黄酮(5-hydroxy-3, 3′, 6, 7, 8-pentamethoxy-4′, 5′-methylenedioxyflavone)等亚甲二氧基黄酮衍生物;木脂素类:牛蒡苷(arctiin),牛蒡酚(lappaol)B。还含近东罂粟灵碱(orientalin)。

叶含黄酮类:荭草素(orientin),荭草苷(orientoside)A、B,牡荆素(vitexin)。

全草含柠檬苦素(limonoids)类:polygonumin A、B,去乙酰闹米林(deacetylnomilin),闹米林(nomilin),吴茱萸苦素(rutaevin)及其乙酸酯;黄酮类:槲皮素-3′-*O*-*α*-*L* 鼠李糖苷(quercetin-3′-*O*-*α*-*L*-rhamnoside),槲皮素-*O*-*β*-*D*-葡萄糖苷(quercetin-*O*-*β*-*D*-glucoside),芦丁(rutin),槲皮素-7-*O*-*α*-*L*-鼠李糖苷(quercetin-7-*O*-*α*-*L*-rhamnoside),异鼠李素(isorhamnetin),6″-没食子异荭草素酯(isoorientin-6″-gallate)。5, 4′-二氧基-2-*O*-*β*-*D*-吡喃葡萄糖基-3-*O*-*α*-*L* 吡喃鼠李糖芪(5, 4′-dihydroxyl-2-*O*-*β*-*D*-glucopyranosyl-3-*O*-*α*-*L*-rhamnopyranosyl-stilbene)。

【药理】 1. 增加心肌营养血流量　荭草注射液20 g(生药)/kg腹腔注射,使正常小鼠心肌摄^{86}Rb量显著增加,表明其能明显增加小鼠心肌营养血流量,但其作用强度弱于异丙肾上腺素。按Langendorff法灌流离体豚鼠心脏,加入荭草液0.2 ml(相当生药0.4 g),可使冠脉流量增加48.5%。

2. 抗急性心肌缺血　荭草注射液40 g(生药)/kg腹腔注射对脑垂体后叶素引起急性心肌缺血的小鼠,也能明显增加心肌^{86}Rb的摄取率,表明其有对抗小鼠急性心肌缺血的作用,作用强度与双嘧达莫(100 mg/kg)相似。

3. 对耐缺氧的影响　荭草液40 g(生药)/kg腹腔注射可显著延长小鼠常压缺氧的存活时间,同时能减慢小鼠的耗氧速度和提高机体在低氧状态下的用氧能力。

4. 对心血管功能的影响　荭草液灌流离体豚鼠心脏和离体蛙心可使心肌收缩力减弱,心率减慢;静注荭草液0.8～1 g(生药)/只可使大鼠下肢血管扩张,血压轻度下降。

5. 扩张支气管　豚鼠肺溢流试验表明,荭草液能拮抗组胺所致支气管痉挛,舒张支气管平滑肌,改善肺通气功能。

6. 抗菌作用　本品煎剂在试管内对金黄色葡萄球菌、炭疽杆菌和白喉杆菌有显著抑制作用,对乙型链球菌、伤寒杆菌和铜绿假单胞菌有较弱的抗菌作用。100%煎剂对痢疾杆菌有抑制作用。

7. 其他作用　本品对兔在体子宫有兴奋作用;本品所含牡荆素有一定程度抗癌活性。

毒性　荭草液100 g(生药)/kg给小鼠腹腔注射,观察7日,未见死亡;小鼠静脉注射的LD_{50}为33.2±3.6 g(生药)/kg。

【炮制】 取原药材,除去杂质,抢水洗净,润软,切段,干燥,筛去灰屑。

饮片性状　为段状,全体暗黄绿色。茎圆柱形,密被黄色长硬毛。叶具圆筒状疏弛包茎的托叶鞘。叶全缘,两面被短柔毛。气微,味辛。

贮干燥容器内,置通风干燥处。

【药性】 辛,平,小毒。归肝、脾经。

1.《别录》:"辛,有毒。"

2.《冯氏锦囊》:"味辛,性凉。"

3. 南药《中草药学》:"辛,温,有微毒。入胃、大肠、膀胱经。"

【功用主治】 祛风除湿,清热解毒,活血,截疟。主治风湿痹痛,痢疾,腹泻,吐泻转筋,水肿,脚气,痈疮疔疖,蛇虫咬伤,小儿疳积,疝气,跌打损伤,疟疾。

1.《别录》:"治恶疮,去痹气。"

2.《新修本草》:"除恶疮肿,脚气,煮浓汁渍之。"

3.《草药新纂》:"治疝气。"

4. 南药《中草药学》:"祛风湿,健胃,治痢。主治风湿性关节炎,痢疾,吐泻,风湿水肿,脚气,小儿疳积。"

5.《全国中草药汇编》:"祛风利湿,活血止痛。"

6.《福建药物志》:"治风湿关节痛,疝气,水肿,丹毒,脓肿,跌打损伤。"

【用法用量】 内服:煎汤,9～15 g;浸酒或研末。外用:研末或捣敷;或煎汁洗。

【宜忌】 内服用量不宜过大,孕妇禁服。

【选方】 1. 治霍乱转筋　陈大蓼一把,水三升,煮取二升,乘热熏洗,仍饮半盏。凡用蓼须家园种者。(《世医得效方》)

2. 治风湿关节炎　荭草120 g,鸡蛋1～2枚,水煎服;或炖猪脚食。(《湖南药物志》)

3. 治水肿　鲜荭草30～60 g,地胆草、繣木各9 g,紫苏、樟柴各6 g。水煎服。(《福建药物志》)

4. 治疮肿　水红花叶为细末,先用水红花根锉碎,煎汤洗净,却用叶末撒疮上。每日洗一次,撒一次。(《外科集验方》生肌散)

5. 治外伤骨折　荭草6 g,石胡荽9 g。水煎服。(《湖南药物志》)

【各家论述】《冯氏锦囊》:"水红草,辛能散,寒能泄,所以下水、解毒、(治)消渴、除痹、去热、明目之用也。"

3307 荭草花 hōng cǎo huā 《纲目》

【异名】 水荭花(《摘玄方》),何草花、狗尾巴花(《改订植物名录》)。

【基原】 为蓼科蓼属植物荭蓼的花序。

【原植物】 参见"荭草"条。

【采收加工】 6～8月开花时采收,鲜用或晒干。

【药性】 辛,性温。

【功用主治】 行气活血,消积,止痛。主治头痛,心胃气痛,腹中痞积,痢疾,小儿疳积,横痃。

1.《纲目》:"散血,消积,止痛。"

2.《药性考》:"(治)疠痛,痞积。"

3.《四川常用中草药》:"健脾开胃,治小儿疳积。"

【用法用量】 内服:煎汤,3～6 g;或研末、熬膏。外用:熬膏贴。

【选方】 1. 治胃脘血气作痛　水荭花一大撮,水二盅,煎一钟服。(《避水集验方》)

2. 治心气疠痛　水荭花为末,热酒服二钱。又法:男用酒水各半煎服,女用醋水各半煎服。(《摘玄方》)

3. 治腹中痞积　水荭花一碗，以水三碗，用桑柴文武火煎成膏，量积大小摊贴，仍以酒调膏服。《保寿堂方》

4. 治痢疾初起　水荭花(取花、叶)炒末。每服9 g，红痢蜜汤下，白痢沙糖汤下。《经验广集》

5. 治脚气疼痛　水荭花，煮汁，浸之。《救急良方》

6. 治横痃　荭草花一握，红糖15 g。捣烂加热敷贴，每日换1次。《福建民间草药》

3308 荭草根 hóng cǎo gēn 《本草图经》

【异名】　水红花根《山西中草药》，红蓼根《广西本草选编》。

【基原】　为蓼科蓼属植物荭草的根茎。

【原植物】　参见"荭草"条。

【采收加工】　7～10月挖取根部，晒干或鲜用。

【药性】　辛，凉，有毒。

1. 《药性考》："有毒。"

2. 《陕甘宁青中草药选》："味辛，性微寒，有微毒。"

【功用主治】　清热解毒，除湿通络，生肌敛疮。主治痢疾，肠炎，水肿，脚气，风湿痹痛，跌打损伤，荨麻疹，疮痈肿痛或久溃不敛。

1. 《本草图经》："作汤，接脚气。"

2. 《药性考》："浓汁洗疮，脚气水肿。"

3. 《山西中草药》："治痢疾，肠炎。"

4. 《广西本草选编》："治风湿性关节炎，跌打损伤。"

【用法用量】　内服：煎汤，9～15 g。外用：煎汤洗。

【选方】　1. 治痢疾、肠炎　水红花根干品30 g(或鲜品60 g)。水煎服，连服2日。《山西中草药》

2. 治风湿性关节炎，跌打损伤　红蓼根9～15 g，水煎服；并用全草适量，水煎熏洗。《广西本草选编》

3. 治麻疹　荭草根适量，煎水外洗。《浙江药用植物志》

4. 生肌肉　水荭花根，煎汤淋洗，仍以叶晒干研末，撒疮上，每日1次。《谈野翁试验方》

3309 药黄泡根 yào huáng pào gēn 《四川中药志》

【基原】　为蔷薇科悬钩子属植物光滑高粱泡的根。

【原植物】　参见"黄水藨叶"条。

【采收加工】　7～10月采挖根部，切碎，晒干。

【药性】　苦，涩，凉。

【功用主治】　清热利湿，止血敛疮，活血散瘀。主治湿热疸，痢疾，带下，吐血，便血，崩漏，血滞经闭，痛经，跌打损伤，风湿关节痛，黄水疮，烫火伤。

1. 《贵州民间药物》："清热，除湿，解毒。"

2. 《四川中药志》1982年版："活血散瘀，清热利湿，止血，止痛。用于血滞经闭，痛经，跌打损伤，湿热黄疸，肠炎，痢疾，带下，吐血、便血，崩漏，风湿关节痛。"

【用法用量】　内服：煎汤，15～60 g。

【选方】　1. 治湿热带下　药黄泡根60 g，粉子头15 g。水煎服。

2. 治吐血，便血，崩漏　药黄泡根250 g，黑大豆90 g。炖肉服。

3. 治风湿关节痛，腰痛　药黄泡根90 g，红活麻根90 g。水煎服。(1～3方出自《四川中药志》1982年版)

3310 药用倒提壶 yào yòng dào tí hú 《新疆中草药手册》

【基原】　为紫草科倒提壶属植物红花琉璃草的根。

【原植物】　红花琉璃草 Cynoglossum officinale L.

二年生草本，高40～60 cm。根圆锥形，表面黑褐色，老时半

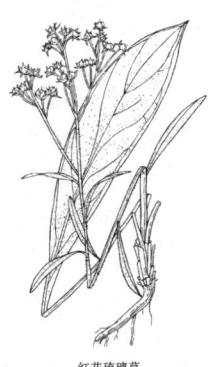

红花琉璃草

木质化，通常有残留的基生叶。茎直立，粗壮，具肋棱，上部有分枝，全株粗糙，被疏柔毛。基生叶具柄，茎生叶无柄；叶片排列紧密，长圆状披针形，长5～15 cm，宽1～5 cm，先端钝或尖，基部宽楔形或近圆形，上面具长柔毛，下面密生短柔毛；侧脉4对。聚伞花序成总状，顶生及腋生，花后伸长可达15 cm；花梗果期伸长，密被短柔毛；花萼长4～6 mm，裂片卵状长圆形或卵状披针形，外面密被短柔毛，果期增大，长达1.5 cm；花冠漏斗状，暗紫红色或紫红色，长5～7 mm，裂片卵形，具网脉，喉部附属物梯形；雄蕊5，花丝极短；雌蕊花柱肥厚。小坚果卵形，扁平，背面凹陷，锚状刺疏散，边缘增厚而突起，密生锚状刺。花期5～6月，果期7～9月。

生于海拔1 500～1 800 m的阴湿山坡、山沟及草丛。分布于新疆北部。

【采收加工】　7～10月采收，晒干或鲜用。

【药材】　药用倒提壶 Cynoglossi Officinalis Radix　主产于新疆。

性状　根圆锥形，长8～15 cm，直径1.5～3 cm。表面粗糙，有黑褐色外皮，具支根或根痕。质较硬，断面有放射状纹理。气微，味微甘。

【成分】　根含生物碱：N-氧化天芥菜品碱(heliosupine N-oxide)，N-氧化刺凌德草碱(heliotridine viridiflorate N-oxide)，胆碱(choline)，天芥菜品碱(heliosupine)，刺凌德草碱(echinatine)及绿花倒提壶碱(viridifloric acid)；根还含多酚酸(polyphenol acid)。

药用倒提壶还含吡咯里西啶类生物碱：颈胆胺(trachelanthamine)，绿花倒提壶碱(viridiflorine)，7-当归酰 N-氧化刺德凌草碱(7-angeloylheliotridine)，rinderine，3'-乙酰基刺凌德草碱(3'-acetylechinatine)。

【药理】　胃肠道作用　采用气囊和电记法技术，在急、慢性犬实验证明，药用倒提壶没食子酸胆碱0.5～2 mg/kg皮下注射或口服时对胃肠运动有较强的兴奋作用。其兴奋作用是结合状态的5-羟色胺释放所致。大鼠皮下注射该化合物0.25 mg/kg，刺激胃的分泌功能，使胃液分泌增多。这种作用可用促进组胺释放来解释。

毒性　喂饲药用倒提壶干草常引起马死亡。患病马的中毒表现为体重减轻、黄疸、光致敏和肝性脑病。组织学检查呈现为巨红细胞症，肝增生和肝纤维化。药用倒提壶干草含大量(0.6%～2.1%)有毒性的四氢吡咯生物碱，喂饲小马20日，也引起肝纤维化和胆管增生。每日给小牛总生物碱15 mg/kg、60 mg/kg，大剂量组4只小牛1次给药后全部死亡，血清γ-谷氨酰转移酶(GGT)、天冬氨酸氨基转移酶(AST)活性及血清胆汁酸、总胆红素浓度均显著提高；肝脏有大面积细胞坏死和出血。小剂量组2只小牛，1只给药后34日死亡，另1只存活至35日处死，血清AST和GGT活性显著提高，组织学检查有巨红细胞症，伴有胆管上皮细胞核肥大的肝坏死。

【药性】　甘，平。

【功用主治】　《新疆中草药》："清热利尿，补涩止血。"

【用法用量】　内服：煎汤，15～30 g。外用：根皮捣敷；或研末撒。

【选方】　1. 治肌炎，痢疾，疟疾，尿路感染，疝气　药用倒提

壶 15～30 g。水煎服。

2. 治阴虚咳嗽，白带　药用倒提壶 30～60 g。炖肉吃。

3. 治外伤出血　（药用倒提壶）鲜根皮捣烂外敷，或研末敷患处。(1～3方出自《新疆中草药》)

3311 柑 ^{gān} 《本草拾遗》

【异名】　金实《马瑢《食经》），柑子《开宝本草》，木奴《纲目》，瑞金奴《群芳谱》。

【基原】　为芸香科柑橘属植物茶枝柑等多种柑类的果实。

【原植物】　茶枝柑 *Citrus chachiensis* Hort.　又名：新会柑《广东植物志》。

小乔木，高 2～3 m。枝多刺密，针刺极少。叶互生；常椭圆形，先端渐尖，基部楔形，叶缘锯齿不明显；叶翼小而不明显。花小白色，萼片黄绿色，花瓣 5。果实扁圆形或馒头形，纵径 4.5～6 cm，横径 6.5～7 cm，基部平或隆起，上有浅放射沟 4～8 条，顶部微凹；果皮易剥离，质松脆，内层棉絮状，有香气；瓤囊 11～12 瓣；中心柱空虚，味酸甜；种子 20 余粒，卵圆形，淡黄褐色。果熟期 12 月中旬。

主要分布于珠江三角洲一带，以新会、四会栽培最多。广州近郊也有栽培。

柑的叶（柑叶）、果皮（柑皮）、成熟果皮（陈皮）、种子（柑核）亦供药用，另设专条。

【采收加工】　8～10月果实成熟时采收，鲜用。

【成分】　柑含黄酮类成分。又含柠檬苦素类成分：柠檬苦素(limonin)，闹米林(nomilin)等。

【药理】　抑癌作用　柑中的黄酮有抑制 HL-60 白血病细胞生长和具有溶解癌细胞的作用。黄酮与黄酮醇的吡啉核双键被饱和的产物是黄烷酮，其中的苷元可以抑制致癌或艾滋病基因 RNA 转录酶的活性。在豚鼠、仓鼠的动物试验中被证明，柠檬苦素类物质，尤其是柠檬苦素、闹米林能诱发和激活解毒酶谷胱甘肽转移酶的活性，而可能抑制化学致癌物质的致癌作用。

【药性】　甘、酸，凉。

1. 崔禹锡《食经》："味甘酸，小冷，无毒。"

2.《开宝本草》："味甘，大寒。"

【功用主治】　清热生津，醒酒利尿。主治胸膈烦热，口渴欲饮，醉酒，小便不利。

1. 崔禹锡《食经》："食之下气，主胸热烦满。"

2.《开宝本草》："利肠胃中热毒，止暴渴，利小便。"

3.《医林纂要·药性》："除烦，醒酒。"

4.《随息居饮食谱》："清热，止渴，析酲。"

【用法用量】　生食，适量。

【宜忌】　脾胃虚寒者禁服。

1.《本草衍义》："脾肾冷人食其肉，多致藏寒及泄利。"

2.《医林纂要》："多食生寒痰。"

3.《随息居饮食谱》："风寒为病忌之。"

3312 柑叶 ^{gān yè} 《纲目》

【基原】　为芸香科柑橘属植物茶枝柑等柑类的叶。

【原植物】　参见"柑"条。

【采收加工】　6～10月采摘，鲜用。

【成分】　叶含挥发油油(linalool)63.46%。

【功用主治】　《本草求原》："治伤膈逆气，行肝胃滞气，消肿毒，消乳痈，乳吹，乳岩，肋痛，用之行经，治肺痈，煅伤寒胸痞。"

【用法用量】　内服：煎汤，3～9 g；或捣汁。外用：捣烂炒热熨；或捣汁滴耳。

【选方】　1. 治伤寒胸痞　柑叶捣烂，和面熨。

2. 治肺痈　柑叶，绞汁一盏服，吐出脓血愈。(1、2方出自

《本草求原》)

3. 治聤耳流水或脓血　柑树叶嫩头七个，入水数滴，杵取汁滴。（《蔺氏经验方》）

4. 治三焦受伤，死血凝结不化，作痛，滞注胸膈，大痛不移症　取柑子叶四两，葱白根三两，生姜片二两。以上共捣烂如泥，用锅烙热，铺盖痛处，白布裹紧，将盐炒热，包熔立止。（《万氏家传点点经》柑叶定痛散）

3313 柑皮 ^{gān pí} 《本草拾遗》

【异名】　广陈皮、新会皮《药性切用》，陈柑皮《本草求原》。

【基原】　为芸香科柑橘属植物茶枝柑等柑类的果皮。

【原植物】　参见"柑"条。

【采收加工】　将成熟果实的果皮剥下，晒干。

【药性】　辛、甘，寒。

1.《七卷食经》："小冷。"

2.《纲目》："辛、甘，寒，无毒。"

3.《随息居饮食谱》："辛、甘，凉。"

【功用主治】　下气，调中，化痰，醒酒。主治饮食失调，上气烦满，伤酒口渴。

1. 崔禹锡《食经》："主上气烦满。"

2.《本草拾遗》："去气，调中，治产后肌浮，为末酒下。"

3.《七卷食经》："治气，胜于橘皮；去积痰。"

4.《日华子》："皮炙作汤，可解酒毒及醒酒。"

5.《纲目》："伤寒饮食劳复者，浓煎汁服。"

【用法用量】　内服：煎汤，3～9 g；或入丸、散。

【宜忌】　脾胃虚寒者慎服。

1.《食疗本草》："食多令人肺燥、冷中，发痃癖。"

2.《日华子》："多食发阴汗。"

【选方】　治酒毒或醉昏闷烦渴　柑皮二两，焙干为末，以三钱匕，水一中盏煎三五沸，入盐，如茶法服，妙。《肘后方》

3314 柑核 ^{gān hé} 《图经》

【基原】　为芸香科柑橘属植物茶枝柑等柑类的种子。

【原植物】　参见"柑"条。

【采收加工】　剥开成熟果实，食取果瓤，留下种子，晒干。

【功用主治】　温肾止痛，行气散结。主治腰痛，膀胱气痛，小肠疝气，睾丸偏坠肿痛。

1.《新修本草》："作涂面药。"（引自《纲目》）

2.《本草求原》："主肾痓腰痛，膀胱气痛，小肠疝气，卵肿偏坠。"

【用法用量】　内服：煎汤，6～9 g；或研末服。

【选方】　1. 治肾冷膀痛　柑核、杜仲等分。炒研，盐酒下。《本草求原》

2. 治疝　金橘 2 个，柑核 30 g，紫皮蒜 2 头，白糖 30 g。将金橘、柑核、紫皮蒜放入锅中，用清水 2 碗，煮至 1 碗，放白糖，调味温服。《农家常用饮食医疗便方汇集》

【各家论述】　《本草求原》"柑核，功同青皮而核象肾，功专在下。以上诸病，皆肾与膀胱之气化郁以病乎肝也。此唯肝肾同治，故功专，但实证宜宣，虚者禁用，以味苦大伤阴气也。"

3315 柯树皮 ^{kē shù pí} 《本草拾遗》

【异名】　木奴《本草拾遗》。

【基原】　为壳斗科石栎属植物柯树的树皮。

【原植物】　柯树 *Lithocarpus glaber*（Thunb.）Nakai [*Quercus glabra* Thunb.]　又名：木奴树《临海异物志》，柯树《植物名实图考》，柯、白橿树、椆木《中国高等植物图鉴》，石栎、椆柯

《中国树木志》),白柯、白椎、锥子(《福建药物志》)。

常绿乔木,高 7～15 m。树皮暗褐黑色,内皮红褐色,具脊棱。一年生枝密被灰色或黄色短绒毛,二年生枝疏被暗黑色毛。叶互生;叶柄长 1～2 cm,嫩时被毛;叶片革质,长椭圆形、倒卵状椭圆形或倒卵形,长6～14 cm,宽2.5～4 cm,先端突尖、短尾状或长渐尖,基部楔形,全缘或近顶有 2～4 个浅齿,上面深绿色,光亮,下面灰白色,嫩时密被鳞毛,老时无毛,侧脉 6～8 对。花序单生或多个排成圆锥状,常雌雄同序,雌花位于雄花之下;雄花序长 5～10 cm,花极密,花被 6 裂,外被毛,雄蕊 10～12;雌花序长 10～13 cm,花轴粗壮,小苞片一;雌花被 6 裂,雄蕊 3。壳斗杯形,近无柄,包围坚果基部,鳞片小,至三角形,紧贴,略连成环状,有灰白色细柔毛;坚果长椭圆形,先端尖,被白粉,果脐凹下,表面暗赤色,有光泽。花期 9～10 月,果期翌年9～10 月。

生于海拔 400～1 000 m 的山地阔叶林中。分布于江苏、浙江、湖北、湖南、广东、广西等长江以南各地。

【采收加工】 全年均可采,刮去栓皮,鲜用或晒干。

【药性】 《本草拾遗》:"味辛,平。"

【功用主治】 行气,利水。主治腹水肿胀。

1.《本草拾遗》:"主大腹水病。"

2.《福建药物志》:"行气利水。主治腹水。"

【用法用量】 内服:煎汤,15～30 g。

【选方】 治浮气 采(柯树)皮以水煮去滓,复炼候凝结,丸得为度。每朝空心饮下三丸。浮气水肿从小便出。(《海药本草》)

3316 柯蒲木 kē pú mù (《云南思茅中草药》)

【异名】 蕊木、老鸦檬果(《西双版纳傣药志》)。

【基原】 为夹竹桃科蕊木属植物云南蕊木的果实、叶及树皮。

【原植物】 云南蕊木 Kopsia officinalis Tsiang et P. T. Li

乔木。树皮灰褐色,具乳汁;叶腋间及叶腋内有钻状腺体,淡黄色。叶 对生,叶片坚纸质,椭圆形至长椭圆形,长 12～17 cm,宽 3.5～5.5 cm,先端渐尖,基部楔形,无毛或幼叶略有微毛;侧脉每边约 20 条。聚伞花序复总状,分二叉;着花 42 朵,总花梗粗壮,长达14 cm;苞片与小苞片无毛;花萼 5 深裂,裂片双盖覆瓦状排列,两面无毛,仅边缘有睫毛,外边具 1 个黑色腺体;花冠白色,高脚碟状,花冠筒近顶部膨大,内被长柔毛,花冠裂片 5,向右覆盖;雄蕊 5,着生于花冠筒喉部;花盘为 2 枚鳞状披针形的舌状片所组成,与心皮互生;子房无毛,花柱长约 2.5 cm,柱头长圆形,先端短 2 裂。核果椭圆形,成熟时黑色。种子 2 颗。花期 4～9 月,果期 9～12 月。

生于海拔 500～800 m 的山间疏林中或山地路旁。分布于云南。

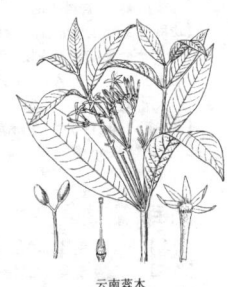
云南蕊木

【采收加工】 9～12月采收果实,全年可采,晒干。

【成分】 果实含生物碱:象牙仔榄树宁碱(eburnamenine)、柯

蒲木酮碱(kopsanone),5, 18-二氧代柯蒲烷(5, 18-dioxokopsane)、多果树酰胺(kopsinilamine),柯蒲木宁碱(kopsinine)、多果树碱(pleiocarpine),柯蒲木胺(kopsamine),N-甲氧基-12甲氧基柯蒲木那林碱(N-carbomethoxy-12-methoxykopsinaline),N-甲酯基-11,12-二甲氧基柯蒲木那林碱(N-carbomethoxy-11, 12-dimethoxyko-psinaline),右旋异形蔓长春花胺(vincadifformine),N-甲酯基-11-羟基-12-甲氧基柯蒲木那林碱(N-carbomethoxy-11-hydroxy-12-me-thoxy-kopsinaline),N-甲酯基-11-甲氧基-12-羟基柯蒲木那林碱(N-carbomethoxy-11-methoxy-12-hydroxykopsinaline),N-氧化柯蒲木胺(kopsamine N-oxide)等 16 种。

【药理】 保肝作用 柯蒲木宁碱提前 24 小时灌服 200 mg/kg两次(间隔 8 小时),对四氯化碳所致小鼠血清丙氨酸氨基转移酶(ALT)和天冬氨酸氨基转移酶(AST)升高均有显著抑制作用,先以四氯化碳引起肝损伤后再灌服柯蒲木宁碱也具有明显治疗效果,可使 ALT 显著降低,嗜酸性变、脂肪变性、炎细胞浸润及气球样变等肝脏病理损伤也显著减轻,但对肝三酰甘油的蓄积无抗拮效果,对于醋氨酚、硫代乙酰胺、泼尼松等所致小鼠肝损伤也均有明显保护作用,其中对硫代乙酰胺所致三酰甘油升高也有一定降低作用。同剂量柯蒲木宁碱连续给药 7 日对正常小鼠肝脏 ALT 和 AST、醛缩酶以及血清 ALT 活性均无明显影响。0.5 μmol/L浓度的柯蒲木宁碱于体外对正常或四氯化碳中毒小鼠肝 ALT 活性也无明显影响,但其 20 mg/kg灌服 3 日,即可使肝切除小鼠再生肝重量明显增加,整个肝脏的蛋白质和 DNA, RNA 含量明显增加。在体外 1 mmol/L的柯蒲木宁碱能明显抑制四氯化碳所致大鼠肝微粒体丙二醛(MDA)的生成,甲吡酮可明显拮抗柯蒲木宁碱的抑制 MDA 生成作用,表明其抗四氯化碳脂质过氧化作用可能是通过激活细胞色素 P450 而实现的。提前 24 小时灌服可明显降低四氯化碳所致肝脏共轭双烯物的升高,但柯蒲木宁碱对四氯化碳与肝微粒体脂质和蛋白质共价结合的抑制作用较弱,提示其抗四氯化碳肝损伤的作用机制可能主要是阻断了四氯化碳对膜结构的损伤作用。

【药性】 《西双版纳傣药志》:"性凉,味苦,有小毒。"

【功用主治】 《全国中草药汇编》:"果、叶:清热消炎,主治咽喉炎。树皮:消肿,主治水肿。"

【用法用量】 内服:煎汤,3～6 g;或泡酒饮。外用:叶煎水洗。

3317 柄果槲寄生 bǐng guǒ hú jì shēng (《福建药物志》)

【异名】 有柄槲寄生、桂花寄生、油桐寄生(《广西药用植物名录》)。

【基原】 为桑寄生科槲寄生属植物柄果槲寄生的带叶茎枝。

【原植物】 柄果槲寄生 Viscum multinerve (Hayata) Hayata [V. orientale Willd. var. multinerve Hayata] 又名:油香藤寄生(《海南植物志》)。

灌木,高 0.5～0.7 m。茎圆柱状。茎交叉对生或二歧分枝,小枝披散或悬垂,节间长 4～6 cm,粗约1mm。叶对生,薄革质;叶柄短;叶片披针形或镰刀形,稀长卵形,长4.5～8 cm,宽 1～2.5 cm,先端稍尖或近急尖,下半部渐狭,基出脉5～7条。扇形聚伞花序,1～3 个腋生或顶生,总花梗长 2～5 mm;总苞舟形,具花3～5 朵;花排列成 1 行,中央1～3 朵为雌花,侧生

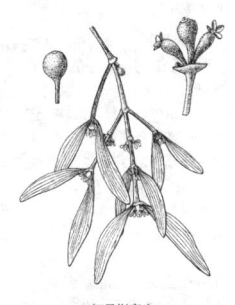
柄果槲寄生

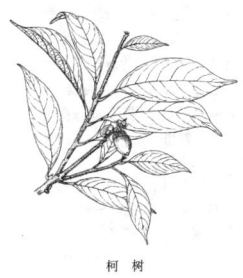
柯 树

的为雄花;雄花花蕾时卵球形,萼片 4 枚,三角形,花药圆形,贴生于萼片下半部;雌花花蕾时椭圆形,萼片 4 枚,三角形,柱头乳头状。浆果黄绿色,长 7~8 mm,上半部倒卵球形或近球形,下半部骤狭呈柄状,果皮平滑。花期 4~12 月。

生于海拔 200~1 600 m 的山地常绿阔叶林中,寄生于锥栗属、柯属或樟树等植物上。分布于华南及福建、江西、贵州、台湾等地。

【采收加工】 全年均可采,扎成束,晾干。

【成分】 茎枝含三萜类:β-香树脂素(β-amyrin),羽扇豆醇(lupeol),β-香树脂醇乙酸酯(β-amyrin acetate),羽扇豆醇乙酸酯(lupeoyl acetate),β-香树脂酮(β-amyrenone),羽扇烯酮(lupenone),白桦脂酸(betulic acid),齐墩果酸(oleanolic acid);甾醇及其甘类:菜油甾醇(campesterol),豆甾醇(stigmasterol),β-谷甾醇(β-sitosterol),菜油甾醇葡萄糖甘(campesteryl glucoside),豆甾醇葡萄糖甘(stigmasteryl glucoside),β-谷甾醇葡萄糖甘(β-sitosteryl glucoside);黄酮类:高圣草酚(homoeriodictyol),柚皮素(naringenin),3'-甲基鼠李素-3-葡萄糖甘(3'-rhamnazin-3-glucoside),高圣草酚-7-葡萄糖甘(homoeriodictyol-7-glucoside);脂肪酸等脂肪族化合物:棕榈酸(palmitic acid),硬脂酸(stearic acid),花生酸(arachidic acid),二十二酸(behenic acid),正二十三酸(n-tricosanoic acid),二十四酸(lignoceric acid),二十五酸(pentacosanoic acid),二十六酸(cerotic acid)和二十八酸(octacosanoic acid);二十四烷醇(tetracosanol),二十六烷醇(hexacosanol),二十八烷醇(octacosanol),三十烷醇(triacontanol),二十七烷(heptacosane),二十八烷(octacosane),二十九烷(nonacosane)。

【药性】《中国中药资源志要》:"微苦,平。"

【功用主治】 祛风湿,补肝肾,活血止痛,安胎,下乳。主治风湿痹痛,腰腿痛,跌打损伤,高血压病,胎动不安,乳汁不下。

《中国中药资源志要》:"祛风除湿。用于跌打,骨折,腰腿痛。"

【用法用量】 内服:煎汤,15~30 g。

【选方】 1. 治肾虚腰痛 柄果槲寄生、女贞树寄生、五指毛桃寄生各 15~30 g,猪脊骨 200 g。加水 800 ml,煎至 200 ml,分 2 次服,每日 1 剂。

2. 治坐骨神经痛(腰腿痛) 柄果槲寄生、桑树寄生、半枫荷寄生、松寄生各 15 g,狗脊骨 30 g。加水 300 ml,煎至 150 ml,分 2 次服,每日 1 剂。

3. 治高血压病,头晕,头痛 柄果槲寄生 30 g,桑树寄生 15 g,夏枯草 10 g。水煎代茶频饮。

4. 治妊娠中期,胎动不安 柄果槲寄生 15 g,杜仲树寄生 12 g,枸杞根 10 g。水煎代茶频饮。

5. 治产后乳汁不下 柄果槲寄生、木蔓头寄生、黄豆(炒)各 15~30 g,黄花倒水莲 30 g,猪脚 1~2 只。慢火久煎,分 2 次服。喝汤吃黄豆及猪蹄,连服 5~7 剂。(1~5 方出自《药用寄生》)

3318 柘木 zhè mù
《本草拾遗》

【基原】 为桑科柘属植物柘树的木材。

【原植物】 柘树 Maclura tricuspidata Carr. [Cudrania tricuspidata (Carr.) Bur.] 又名:柘《诗经》,柘桑《淮南子》高诱注),文章树《清异录》,灰桑树《淮阴县志》,黄疸树、刺钉《浙江民间常用草药》),九重皮、大丁癀《福建中草药》,刺桑、奶桑《贵州草药》,疟瘤刺、黄龙蜕壳《云南中草药》。

落叶灌木或小乔木,高达 8 m。小枝暗绿褐色,具坚硬棘刺。单叶互生;叶柄长 0.5~2 cm;托叶侧生,分离;叶片近革质,卵圆形或倒卵形,长 5~13 cm,先端钝或渐尖,基部楔形或圆形,全缘或 3 裂,上面暗绿色,下面淡绿色,幼时两面均有毛,成长后下面主脉略有毛,余均光滑无毛;基出脉 3 条,侧脉 4~5 对。花单性,雌雄异株;均为球状头状花序,具短梗,单个或成对着生于叶腋;雄花

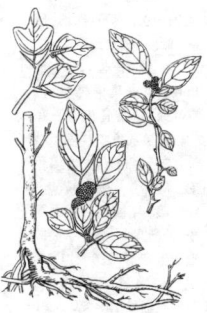

柘树

花被片 4,长圆形,基部有苞片 2 或 4,雄蕊 4,花丝直立;雌花被片 4,花柱 1,线状。聚花果球形,肉质,橘红色或橙黄色,表面呈微皱缩,瘦果包裹在肉质的花被里。花期 5~6 月,果期 9~10 月。

生于海拔 200~1 500 m 的阳光充足的荒坡、山地、林缘和溪旁。分布于华东、中南、西南及河北、陕西、甘肃等地。

本植物的根(穿破石)、树皮或根皮(柘木白皮)、茎叶(柘树茎叶)、果实(柘树果实)亦供药用,各详专条。

【采收加工】 全年均可采收,砍取树干及粗枝,趁鲜剥去树皮,切段或切片,晒干。

【药材】 柘木 Maclurae Tricuspidatae Lignum 产于长江中下游以南各地及西南等地。

性状 木材圆柱形,较粗壮。全体黄色或淡黄棕色。表面较光滑。质地硬,难折断,断面不平坦,黄色至黄棕色,中央可见小髓。气微,味淡。

【成分】 柘木含多糖。

【药理】 1. 抑瘤作用 腹腔注射柘木根水提液组分 F_1 和 F_3,对 S_{180} 荷瘤小鼠的肿瘤生长起到抑制作用。柘木根中提取的一种多糖可使小鼠腹腔巨噬细胞过氧化酶活性、细胞毒活性及杀噬功能均有所提高,提示该多糖参与了机体的免疫调节作用,从而起到抗肿瘤作用。

2. 抗炎、镇痛作用 柘树茎乙醇提取液 4.0、2.0、1.0 灌胃给药对巴豆油引起的小鼠耳郭急性炎性肿胀和纸片埋藏引起的慢性肉芽肿均有极显著的抑制作用。6.0 和 3.0 g/kg 1 次灌胃给药对小鼠醋酸致痛扭体反应有极显著的抑制作用,抑制率分别为 47.0%和 41.2%,且 6.0 g/kg 组有明显提高小鼠热板法的痛阈值,痛阈提高的百分率为 65.5%。

【药性】 味甘,性温。

【功用主治】 主治虚损,妇女崩中血结,疟疾。

1.《本草拾遗》:"主补虚损。"

2.《日华子》:"主妇人崩中血结及主疟疾。"

【用法用量】 内服:煎汤,15~60 g。外用:煎水洗。

【选方】 1. 洗目令明 柘木煎汤,按日温洗。《海上方》

2. 治飞丝入眼 柘树浆点(日)了,绵裹箸头,蘸水于眼上缴拭涎毒。《医学纲目》

3319 柘耳 zhè ěr
《纲目》

【异名】 柘黄《纲目》,柘上木耳、柘树耳《药用寄生》。

【基原】 为寄生于桑科柘属植物柘树上的木耳。

【原植物】 参见"木耳"条。

【采收加工】 6~9 月采收,晒干。

【药性】《药用寄生》:"味甘,性平。入肺、大肠经。"

【功用主治】 清肺解毒,化痰止咳。主治肺痈咳吐脓血,肺燥干咳。

1.《纲目》:"主治肺痈咳唾脓血腥臭,不问脓成未成。"

2.《食物考》:"解毒。"

【用法用量】 内服:煎汤,9~12 g;或入丸、散。

【选方】 1. 治肺痈咳唾脓血腥臭 用柘耳一两,研末,同百齿霜二钱,栳丸,梧子大,米饮下三十丸。《纲目》

2. 治肺燥热，干咳无痰，舌红少苔　柘耳、白木耳、冰糖各10 g，清水炖服，每日 1 剂。

3. 治肺结核，咳嗽，潮热　柘耳 12 g，沙田柚寄生 15 g，鳖甲（炙）10 g。加水 500 ml，煎至 250 ml，冲蜜糖适量，分 3 次服，每日 1 剂。

4. 治大肠燥热，大便秘结　柘耳 10～12 g，红乌柏树寄生10～12 g，阴阳莲 12 g，水煎代茶频饮。（2～4 方出自《药用寄生》）

3320 柘木白皮 zhè mù bái pí 《《本草拾遗》》

【基原】　为桑科柘属植物柘树除去栓皮的树皮或根皮。

【原植物】　参见"柘木"条。

【采收加工】　全年均可采收，剥取根皮和树皮，刮去栓皮，鲜用或晒干。

【药材】　柘木白皮 Maclurae Tricuspidatae Cortex　产于长江中下游以南各地及西南等地。

　　性状　树皮为扭曲的卷筒状，外表面淡黄白色，偶有残留未除净的橙黄色栓皮，内表面黄白色，有细纵纹。树皮为扭曲的条片，常纵向裂开，露出纤维，全体淡黄白色，体轻质韧，纤维性强。气微，味淡。

【成分】　根皮含柘树咕吨酮（cudraxanthone）A、B、C、D、H、I、J、K。还含黄酮类：柘树二氢黄酮（cudraflavanone）A，柘树黄酮（cudraflavone）A、B、C，环桂木生黄素（cycloartcarpesin），杨属苷（populnin），槲皮黄苷（quercimeritrin）。

【药性】　甘，微苦，平。

1.《品汇精要》："甘，温，缓；气之厚者，阳也。"

2.《浙江民间常用草药》："性平，味苦。"

【功用主治】　补肾固精，利湿解毒，止血，化瘀。主治肾虚耳鸣，腰膝冷痛，遗精，带下，黄疸，疮疖，呕血，咯血，崩漏，跌打损伤。

1.《本草拾遗》："煮汁酿酒，主风虚耳聋，劳损虚羸瘦，腰肾冷，梦与人交接泄精。"

2.《贵州草药》："活络，镇痛，解毒，利湿，止咳。"

3.《浙江民间常用草药》："清热凉血，舒筋活络。"

4.《安徽中草药》："补肾，舒筋活络，止血。"

【用法用量】　内服：煎汤，15～30 g，大剂量可用至 60 g。外用：捣敷。

【宜忌】　孕妇禁服。

【选方】　1. 治肾虚耳鸣，遗精，腰膝冷痛　柘木白皮30 g，补骨脂 9 g，芡实、山药各 12 g。煎服。《安徽中草药》

2. 治黄疸　刺桑 30 g，黄栀子 9 g。炖猪蹄吃。《贵州草药》

3. 治咯血，呕血　柘树根皮（去粗皮）30～60 g。炒焦，水煎，冲白糖，每日 3 次分服。《浙江民间常用草药》

4. 治血崩，月经过多　柘根白皮、棕榈炭各 30 g。煎水，加红糖适量。《安徽中草药》

5. 治腮腺炎，疔肿，关节扭伤　用鲜柘根皮适量，捣烂敷患处。《云南中草药》

3321 柘树茎叶 zhè shù jìng yè 《《浙江民间常用草》》

【基原】　为桑科柘属植物柘树的枝及叶。

【原植物】　参见"柘木"条。

【采收加工】　6～9 月采收，鲜用或晒干。

【药材】　柘树茎叶 Maclurae Tricuspidatae Ramulus et Folium　产于长江中下游以南各地及西南等地。

　　性状　茎枝圆柱形，直径 0.5～2 cm，表面灰褐色或黄灰色，可见灰白色小点状皮孔。茎节上有坚硬棘刺粗针状，有的略弯曲，刺长 0.5～3.5 cm。单叶互生，易脱落，叶痕明显。叶片为倒卵状椭圆形、椭圆形或长椭圆形，长 3～9 cm，宽 1～2.8 cm，先端钝或

渐尖，或有微凹缺，基部楔形，全缘，基出脉 3 条，侧脉 6～9 对，两面无毛，深绿色或绿棕色，厚纸质或近革质。叶柄长 5～10 mm。气微，味淡。

【成分】　茎含黄酮类：桂木生黄素（artocarpesin），降桂木生黄亭（norartocarpetin），5-O-甲基染料木素（5-O-methylgenistein）；甾醇类：β-谷甾醇（β-sitosterol），β-谷甾醇葡萄糖苷（β-sitosterol gluoside）。

　　叶含植物抗毒素（phytoalexins）。

【药理】　抑菌作用　柘树叶子的丙酮提取物有抑制葡萄球菌生长的活性作用。

【药性】　味甘，微苦，性凉。

1.《安徽中草药》："性温，味甘、微苦。"

2.《福建药物志》："微苦，凉。"

【功用主治】　清热解毒，舒筋活络。主治痄腮，痈肿，湿疹，跌打损伤，腰腿痛。

《福建药物志》："清热利湿。主治急、慢性肝炎，肺结核，肺积肿，腰痛，风湿关节痛，跌打损伤，骨折，疔疮痈肿。"

【用法用量】　内服：煎汤，9～15 g。外用：煎水洗，或捣敷。

【选方】　1. 治疔子，湿疹　柘树茎叶煎汤外洗。《浙江民间常用草药》

2. 治小儿身热，皮肤生恶疮　柘树叶煎汤洗浴。《天目山药用植物志》

3. 治腮腺炎，疔肿，关节扭伤　用柘树鲜叶适量，捣烂敷患处。《云南中草药》

4. 治肺结核　柘树鲜叶 30 g。水煎服。《福建中草药》

【临床报道】　治疗消化道恶性肿瘤　用柘树的茎、叶加工成柘木糖浆，每次服 24 ml，每日 3 次。治疗 226 例消化道恶性肿瘤患者(其中晚期患者占 91.7%)，显效率11.28%，总有效率为71.28%。其中食管癌 106 例，显效 16 例，有效 59 例；胃癌 95 例，显效 9 例，有效 57 例。本品对食管癌、贲门癌、胃癌及结、直肠癌有较好的近期疗效，能使肿块稳定或缩小，梗阻改善，疼痛减轻，食欲增加，体重增加，胸腹水消退等，使晚期患者抵抗力增加。恶液质改善。

3322 柘树果实 zhè shù guǒ shí 《《浙江民间常用草药》》

【异名】　佳子（《纲目》），山荔枝、水荔枝（《福建药物志》）。

【基原】　为桑科柘属植物柘树的果实。

【采收加工】　8～10 月果实将成熟时采收，切片，鲜用或晒干。

【原植物】　参见"柘木"条。

【药材】　柘树果实 Maclurae Tricuspidatae Fructus　主产于长江中下游以南各地及西南等地。

　　性状　完整果实近球形，直径约 2.5 cm，鲜品肉质，橙黄色。干品多为对开切片，呈皱缩的半球形，全体橘黄色或棕红色，果皮内层着生多数瘦果，瘦果被干韧的肉质花被包裹，长约 0.5 cm，内含种子 1 枚，棕黑色。气微，味微甘。

【药性】　《浙江民间常用草药》："性平，味苦。"

【功用主治】　《浙江民间常用草药》："清热凉血，舒筋活络。"

【用法用量】　内服：煎汤，15～30 g；或研末。

【选方】　治跌打损伤　柘树将成熟果实切片晒干，研粉。每次 1 调羹，用黄酒吞服，每日 2 次，连用 5～6 日。《浙江民间常用草药》

3323 相思子 xiāng sī zǐ 《《新修本草》》

【异名】　红豆（《王右丞集》），云南豆子（《增订伪药条辨》），郎君子（《和汉药考》），红漆豆（《现代实用中药》），相思豆、鸡母珠、难丹真珠、八重山珊瑚、美人豆（《中国主要植物图说·豆科》），观音

子、鬼眼子（《南宁市药物志》），鸳鸯豆（《中药材手册》）。

【基原】 为豆科相思子属植物相思子的成熟种子。

【原植物】 相思子

Abrus precatorius L. 又名：相思藤、红公卵（《中国主要植物图说·豆科》），红豆树、红珠木（《台湾药用植物志》）。

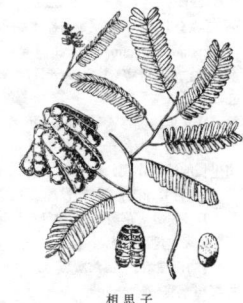

相思子

攀缘灌木。枝细弱，有平伏短刚毛。偶数羽状复叶，互生；小叶 8～15 对，具短柄，长圆形，两端圆形，先端有极小尖头，长 1～2 cm，宽 0.3～0.8 cm，上面无毛，下面被稀疏的伏贴细毛。总状花序很小，长 3～6 cm，成头状，生在短枝上，无总花梗，花序轴短而粗，肉质。花小，排列紧密，具短梗；花萼黄绿色，钟形，先端有 4 短齿，外侧被毛。花冠淡紫色，旗瓣阔卵形，基部有三角状的爪，翼瓣与龙骨瓣狭窄；雄蕊 9，成 1 束；子房上位，被毛，柱头具细乳头。荚果黄绿色，革质，菱状长圆形，扁平或膨胀，先端有弯曲的喙，被刚毛状细毛。种子 4～6 颗，椭圆形，在脐的一端黑色，上端朱红色，有光泽。花期 3～5 月，果期 9～10 月。

生于丘陵地带或山间、路旁灌丛中。分布于福建、广东、广西、海南、云南、台湾等地。

本植物的根（相思子根）、茎叶（相思藤）亦供药用，各详专条。

【采收加工】 7～10 月分批采摘成熟果实，晒干，打出种子。

【药材】 相思子 *Abri Semen* 主产于广东、广西。

性状 干燥成熟种子呈椭圆形，少数近于球形，长 5～7 mm，直径 3～5 mm。表面红色，种脐凹陷，白色，椭圆形，位于腹部的一端，周围呈乌黑色，占种皮表面的 1/4～1/3，种脊位于种脐一端，呈微凸的直线状。质坚硬，不易破碎，破开后内有淡黄色的胚根，及半圆形的子叶 2 片。具青草气，味微苦涩。

鉴别 （1）种子横切面：种子表皮为 1 列外被角质层的栅状细胞，排列紧密，壁厚，非木化，具纹孔。胞腔内侧明显，向外渐成条缝状；其下为 1 列径向延长的支持细胞，两端略膨大，边缘不规则缢缩，有类圆形、长圆形或不规则长形的细胞间隙，外胚乳为十数列切向排列的薄壁细胞，外方数列常颓废；内胚乳为 1 列类方形，含糊粉粒；子叶细胞类多角形，最外一列排列整齐，类方形至长方形，胞壁较厚，内含大量糊粉粒团块。

（2）取本品粉末 2 g，加 1% 盐酸 10 ml，水浴加热 15 分钟，滤过。取滤液 1 ml，加碘化铋钾试剂 1～2 滴，显橙红色沉淀；另取滤液 1 ml，加碘化钾试剂 1～2 滴，显棕色沉淀；加磷钼酸 1～2 滴，呈污绿色（检查生物碱）。

（3）取本品粉末 2 g，加醋酐 5 ml，水浴加热 5 分钟，滤过，滤液 1 ml，倾入干燥试管中，沿管壁加浓硫酸 1 ml，二液交界面即现红色，渐变红棕色（检查甾醇）。

（4）薄层色谱：取本品粉末 5 g，加乙醇 15 ml，回流 30 分钟，滤过，滤液浓缩至 5 ml，供点样。另取本品相思子碱的乙醇液作对照溶液。同点于硅胶 G 板上，以正丁醇-醋酸-水（4∶1∶5）为展开剂，展距 10 cm，用对二氨基苯甲醛显色，样品与对照品在相同的位置处显樱红色斑点。

【成分】 相思子种子含生物碱：相思子碱（abrine），相思子灵（abraline），下篓刺桐碱（hypaphorine），下篓刺桐碱甲酯（methyl ester of *N*, *N*-dimethyltryptophan methocation），相思豆碱（precatorine），胆碱（choline），胡芦巴碱（trigonelline）；蛋白质类：相思子毒蛋白（abrin）Ⅰ、Ⅱ、Ⅲ，相思子毒蛋白-b（abrin-b），毒素（toxin），相思子凝集素（agglutinin），相思子凝集素Ⅰ、Ⅱ（A. P. A Ⅰ、Ⅱ），蓖麻毒蛋白（ricin）；皂苷类：常春藤皂苷元型的皂苷 abrus-saponin Ⅰ、Ⅱ，常春藤皂苷元甲酯及齐墩果酸型皂苷 3-*O*-〔β-D-吡喃葡萄糖基-（1→2）-β-D-吡喃葡萄糖基〕齐墩果酸｛3-*O*-〔β-D-glucopyranosyl-(1→2)-β-D-glucopyranosyl〕oleanolic acid｝槐花皂苷Ⅲ甲酯（kaikasaponin Ⅲ methyl ester）；黄酮类：precatorin Ⅰ、Ⅱ、Ⅲ；甾醇类：相思子甾醇（abricin），相思子甾醇（abridin），豆甾醇（stigmasterol），β-谷甾醇（β-sitosterol），胆甾醇（cholesterol），菜油甾醇（campesterol），5β-胆烷醇（5β-cholanic acid）；脂肪酸类：棕榈酸（palmitic acid），硬脂酸（stearic acid），油酸（oleic acid），亚麻酸（linolenic acid），花生酸（arachidic acid）和山箭酸（behenic acid）。此外，还含 β-香树脂醇（β-amyrin），环木菠萝烯醇（cycloartenol），相思子酸（abrussic acid），槐二醇（sophoradiol），槐花二醇-22-*O*-乙酸酯（sophoradiol-22-*O*-acetate），相思子皂醇（abrisapogenol）J，相思子素（abrusin），相思子素-2″-*O*-芹菜糖苷（abrusin-2″-*O*-apioside）。

种子皮中含没食子酸（gallic acid），相思子苷（abranin），木糖葡萄糖基飞燕草素（xyloglucosyldelphinidin）和对香豆酰没食子酰基葡萄糖基飞燕草素（*p*-coumaroylgalloylglucosyldelphinidin）。

种仁中还含黄酮类：有相思子黄酮（abrectorin），去甲氧基矢车菊黄酮素-7-*O*-芸香糖苷（desmethoxycentaureidin-7-*O*-rutinoside），木犀草素（luteolin），荭草素（orientin）和异荭草素（isoorientin）。

【药理】 1. 抗肿瘤作用 从相思子中分得之相思子毒蛋白具有强烈的细胞毒反应和抗肿瘤作用。一个相思子毒蛋白分子可杀死一个真核细胞。其对多种动物的实验性肿瘤具有显著的抑制作用，能显著减小瘤重，延长生存期，其作用较蓖麻毒蛋白和白喉毒素更强。小剂量的相思子毒蛋白与环磷酰胺合用可发挥显著的协同抗癌作用，但毒性却不增加。

2. 抗组胺、抗过敏作用 对于组胺-乙酰胆碱喷雾所致豚鼠的实验性哮喘，以相思子碱灌服 450 mg/kg、600 mg/kg，或腹腔注射 600 mg/kg 均可显著延长Ⅲ级反应的潜伏期。对于组胺所致大鼠皮肤毛细血管通透性亢进，相思子碱灌服 253 mg/kg 或腹腔注射 338 mg/kg 均可显著抑制，使染料透出显著减少。对于鸡蛋白所致豚鼠的速发型过敏性休克，相思子碱 450 mg/kg 灌服有显著的防治效果，能明显延长休克发生的潜伏期。

3. 抗生育作用 交配前或交配后给大鼠注射种子的提取物平均每日 1 mg，可 100% 引起不孕，如交配后至 20～5 日再注射则无作用。如在交配前或后 1 日给大鼠注射很纯的相思子甾酮，也能 100% 引起不孕，血浆中雌二醇的水平也对照组明显降低。

4. 其他作用 本品所含相思子凝集素有很强的致红细胞凝集作用，而相思子毒蛋白的血凝作用则弱，如有报告粗的相思子毒蛋白于 2.5 μg/ml 浓度时即可使绵羊红细胞凝集，而纯化的相思子毒蛋白于 100 μg/ml 浓度仍不能使绵羊红细胞发生血凝。相思子碱于 0.2% 浓度可抑制溶血油样作用。

5. 体内过程 相思子毒素在小鼠的血浆浓度-时间过程呈二房室模型。同位素示踪法测得相思子毒素在血浆中的半衰期为 $t_{1/2(\alpha)}$ 为 6.6 分钟，$t_{1/2(\beta)}$ 为 5.67 小时，放免分析法测得结果 $t_{1/2(\alpha)}$ 为 8.4 分钟，$t_{1/2(\beta)}$ 为 6.93 小时。组织分布含量最多的是脾，达注射剂量的 45%，其次是肺，为 19.6%。大部分组织如脾、肝、肾、胃、肺等中的毒素浓度均比同时间血中毒素浓度高，表明相思子毒素与组织细胞表面受体有较高亲和力。

毒性 相思子毒蛋白与蓖麻毒蛋白等相似，具有很强的毒性，纯化的相思子毒蛋白腹腔注射对小鼠的 LD_{100} 为 0.55 μg/kg。相思子凝集素与相思子毒蛋白分子结构颇为相似，但毒性却很低。相思子碱灌服对小鼠的 LD_{50} > 5 g/kg，腹腔注射为 1 362 mg/kg，小鼠灌服 840 mg/kg 除活动略有减少外，外观无其他异常。麻醉犬十二指肠给药 200 mg/kg，呼吸、血压、心电图无明显改变。

【药性】 苦，辛，平，大毒。

1.《本草拾遗》:"平,有小毒。"

2.《纲目》:"苦,平,有小毒。"

3.《全国中草药汇编》:"有大毒。"

【功用主治】 清热解毒,祛痰,杀虫。主治痈疽、腮腺炎、疥癣,风湿骨痛。

1.《本草拾遗》:"通九窍,治心腹气,令人香,止热闷,头痛,风痰,杀腹脏及皮肤内一切虫。又主蛊毒。"

2.《现代实用中药》:"治皮肤疥疮、顽癣等。"

3.《全国中草药汇编》:"涌吐,杀虫。外用治癣疥、痈疮、湿疹。"

【用法用量】 外用:研末调敷;或煎水洗;或熬膏涂。

【宜忌】 本品有毒,不宜内服,以免中毒。中毒症状为腹泻、呕吐、虚脱,尿闭,幻视、溶血。

1.《广西中药志》:"体弱气虚及脾胃不健者忌用。"

2.《全国中草药汇编》:"遇有中毒,民间解救法用甘草9g,金银花12g,清水2碗,煎至1碗饮服。"

【临床报道】 治疗流行性腮腺炎 相思子微火炒至黄色,研成细粉,加入适量鸡蛋清,调成糊状软膏,涂布于塑料布或油纸上面,贴敷于患处,膏药面积大于病灶部位,每日换药1次。治疗485例,其中敷药1次痊愈者402例,2次痊愈者56例,3次痊愈者26例,1例情况不明。多数患者敷药后半日内肿消病愈,治疗最长3日痊愈。药膏配制应以新鲜为宜,一般临用时配制。调配膏药须用蛋清,如用醋、凡士林调配则疗效差。

3324 相思藤 xiāng sī téng 《广西药用植物图志》

【异名】 土�”甘草、相思子藤《广西药用植物图志》,山甘草《广西中草药》。

【基原】 为豆科相思子属植物相思子的茎叶。

【原植物】 参见"相思子"条。

【采收加工】 5～10月茎叶生长旺盛时,割取带叶幼藤(除净荚果),切成小段,鲜用或晒干。

【药材】 相思藤 Abri Precatorii Caulis 主产广东、广西等地。

性状 茎纤细,直径约1mm,青绿色,表面被有稀疏刚毛,质坚脆,易折断,断面中空。叶互生,偶数羽状复叶,小叶片长方形至长方状倒卵形,上面光滑,下面有稀疏刚毛。气微,味平淡。

鉴别 茎横切面:木栓层细胞排列紧密,内含棕色物质;栓内层薄壁细胞含有众多草酸钙棱晶。中柱鞘厚壁细胞环的石细胞2～3列,靠近的薄壁细胞中有较多的草酸钙棱晶。韧皮部纤维径向排列成束,射线1～4列,木质部导管径向排列。髓部细胞类圆形,表面有点状壁孔,细胞内亦含有草酸钙棱晶。

叶表面观:表皮细胞形状不规则,胞壁呈波状弯曲,气孔主为不定式,副卫细胞2～7个。单细胞非腺毛长144～165(～578)μm,直径13～17μm,平直,先端锐尖,表面平滑。

【成分】 相思子叶中含三萜皂苷:相思子三萜(abrusoside)A、B、C、D。黄酮类:5,7,4′-三羟基黄烷苷(5,7,4′-tri-hydroxyflavane glycoside)、7,4′-二羟基黄酮醇二糖苷(7,4′-di-hydroxyflavonol diglycoside)、花旗松素-3-葡萄糖苷〔taxifolin(e)-3-glucoside〕、甘草甜素(glycyrrhizin)。又含相思子内酯(abruslactone)A,相思子原酸(abrusgenic acid)和相思子原酸甲酯。

【药性】《广西中草药》:"味甘,性平。"

【功用主治】 清热解毒,利尿。主治感冒、咽喉肿痛、肺热咳嗽、乳痈、疮疖、肝炎。

1.《中国药用植物图鉴》:"叶:利尿,治支气管炎。"

2.《广西中草药》:"清热解毒。治咽喉肿痛,肝炎,支气管炎。"

3. 南药《中草药学》:"主治感冒发热。"

【用法用量】 内服:煎汤,9～15g。外用:煎水洗;或鲜品捣敷。

3325 相思子根 xiāng sī zǐ gēn 《南宁市药物志》

【基原】 为豆科相思子属植物相思子的根。

【原植物】 参见"相思子"条。

【采收加工】 全年均可采挖,切段,干燥。

【药材】 相思子根 Abri Precatorii Radix 主产于广西。

性状 根略呈圆柱状,直径2～5cm或更粗,表面深棕色至灰褐色,粗糙,密被横向皮孔及突起的瘤状瘢痕。质地坚硬,不易折断,折断面不整齐,破裂状。气微,味微苦涩。

鉴别 根横切面:木栓层由7～12列切向延长的扁平细胞组成,内含棕色物质;木栓形成层明显,栓内层由5～9列切向延长的薄壁细胞组成,内有草酸钙棱晶及类球状淀粉粒。中柱鞘厚壁细胞环由3～5列椭圆形或多角形的石细胞和纤维组成,其内外侧的一列细胞内均含有草酸钙棱晶。韧皮部广阔,筛管群分布密集,周围薄壁细胞内含有众多的草酸钙晶;韧皮射线1～5列细胞,胞内也常含草酸钙棱晶。形成层明显。木质部近外缘的导管直径80～95(～104)μm,纵切面观多为其缘纹孔;木薄壁细胞呈不规则多角形或类圆形,木纤维成群散在;射线1～4列细胞,表面有细小点状壁孔,细胞内偶亦含草酸钙棱晶。

【成分】 相思子根中含相思豆醇(precol),相思子醇(abrol),相思子新碱(abrasine),相思豆碱(precasine),相思子醌(abruquinone)A、B、C、D、E、F,相思子内酯(abruslactone)A,相思子原酸(abrusgenic acid)及其甲酯。

【药性】 甘,凉。

【功用主治】 清热解毒,利尿。主治咽喉肿痛,肺热咳嗽,黄疸。

1.《广西中草药》:"清热利尿,主治咽喉肿痛,肝炎,支气管炎。"

2.《福建药物志》:"清暑解热。"

【用法用量】 内服:煎汤,6～9g。

3326 柚 yòu 《本草经集注》

【异名】 櫾《山海经》,条《尔雅》,雷柚《广志》,柚子(陶弘景),胡柑《新修本草》,臭橙《食性本草》,臭柚(《桂海虞衡志》),朱栾、香栾《纲目》,苞《闽游录略》,胪《闽中记略》,文旦《闽产录异》。

【基原】 为芸香科柑橘属植物柚的果实。

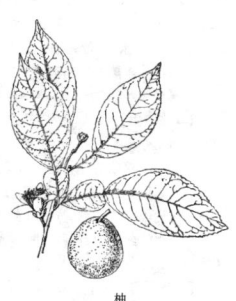

柚

【原植物】 柚 Citrus grandis (L.) Osbeck 〔C. maxima (Burm.) Merr.〕

常绿乔木,高5～10m。小枝扁,幼枝及新叶被短柔毛,有刺或有时无刺。单身复叶,互生;叶柄有倒心形宽叶翼,长1～4cm,宽0.4～2cm;叶片长椭圆形或阔卵形,长6.5～16.5cm,宽4.5～8cm,先端钝圆或微凹,基部圆钝,边缘浅波状或有钝锯齿,有疏柔毛或无毛,有半透明油腺点。花单生或总状花序,腋生,白色;花萼杯状,4～5浅裂;花瓣4～5,长圆形,肥厚;雄蕊25～45,花丝下部连合成4～10组;雌蕊1,子房长圆形,柱头扁头状。果实梨形、倒卵形或扁圆形,直径10～15cm,柠檬黄色。瓤囊10～18瓣。种子扁圆形或楔形,白色或带黄色。花期4～5月,果熟期9～11月。

栽培于丘陵或低山地带。浙江、福建、江西、湖北、湖南、广东、广西、四川、贵州、云南、台湾等地均有栽培。

以上植物的根(柚根)、叶(柚叶)、花(柚花)、果皮(柚皮)、外层果皮(化橘红)、种子(柚核)亦供药用,各详专条。

【采收加工】 9～11月果实成熟时采收,鲜用。

【成分】 果实含黄酮类成分:柚皮素(naringenin)等。柠檬苦素类成分:闹米林(nomilin)等。

【药理】 1. 保肝作用 柚皮素能降低小鼠谷氨酸氨基转移酶、丙氨酸氨基转移酶、天门冬氨酸氨基转移酶的血清值。柚皮素能显著降低四氯化碳诱发的肝毒的作用,并能改善因四氯化碳引起的肝肿大及肝脂肪积累。

2. 抗肿瘤作用 闹米林可以大大增加小鼠谷胱苷肽 S 转移酶的活性,因此有预防及抗肿瘤的作用。

3. 治疗糖尿病作用 柚皮素可以抑制大鼠醛糖还原酶的活性,IC_{50} 为 3.30×10^{-5} mol/L,可以治疗糖尿病。

【药性】 甘、酸,寒。

1.《日华子》:"无毒。"

2.《品汇精要》:"味甘酢,性寒,无毒。"

3.《纲目》:"酸,寒。"

【功用主治】 消食,化痰,醒酒。主治饮食积滞,食欲不振,醉酒。

1.《日华子》:"治妊孕人吃食少并口淡,去胃中恶气,消食,去肠胃气,解酒毒,治饮酒人口气。"

2.《随息居饮食谱》:"辟臭,消食,解醒。"

3.《福建药物志》:"破积散气,止咳定喘。"

【用法用量】 内服,食生。

【选方】 治痰气咳嗽 用香栾去核切,砂瓶内浸酒,封固一夜,煮烂,蜜拌匀,时时含咽。《纲目》

3327 柚叶 yòu yè 《纲目》

【基原】 为芸香科柑橘属植物柚的叶。

【原植物】 参见"柚"条。

【采收加工】 6～10月采叶,鲜用或晒干备用。

【药材】 柚叶 Citri Grandis Folium 主产于四川、浙江、江西、福建。

性状 叶多皱缩卷曲,展平后呈卵形至椭圆状卵形,长6～15 cm,先端渐尖或微凹,边缘具稀锯齿。表面黄绿色,背面浅绿色,对光透视,可见无数透明小点(油室)。叶柄处有倒心形宽翅,长2～5 cm。质脆,易撕裂。气香,味微苦、微辛。

【药性】 味辛、苦,性温。

1.《本草求原》:"辛,温。"

2.《福建药物志》:"辛、苦,平。"

【功用主治】 行气止痛,解毒消肿。主治头风痛,寒湿痹痛,食滞腹痛,乳痈,扁桃体炎,中耳炎。

1.《本草求原》:"消风肿,碎疬。"

2.《重庆草药》:"治小儿寒食肚胀痛,寒湿脚膝痛,冻疮。"

3.《全国中草药汇编》:"解毒消肿,治乳腺炎,扁桃体炎。"

4.《福建药物志》:"调气降逆,解毒消肿。主治胃痛,痢疾,砒中毒,中耳炎。"

【用法用量】 内服:煎汤,15～30 g。外用:捣敷或煎水洗。

【选方】 1. 治头风痛 柚叶,同葱白捣,贴太阳穴。《纲目》

2. 治关节痛 柚叶5片,生姜4片,桐油20 g。共捣烂敷患处。《食治本草》

3. 治乳腺炎 柚叶20片,金樱子根30 g。水煎服洗患处。

4. 治中耳炎 鲜柚叶适量,捣烂绞汁,滴耳中,每日2～3次。(3、4方出自《福建药物志》)

5. 治乳痈 柚叶4～7枚,青皮、蒲公英各30 g。水煎服。

《湖南药物志》

3328 柚皮 yòu pí 《新修本草》

【异名】 柚子皮《本草经集注》,五爪红《浙江药用植物志》,化橘红(广东)。

【基原】 为芸香科柑橘属植物柚的果皮。

【原植物】 参见"柚"条。

【采收加工】 10～11月采集果皮,剖成5～7瓣。晒干或阴干备用。

【药材】 柚皮 Citri Grandis Pericarpium 主产于四川。

性状 果皮多为5～7瓣,少有单瓣者。完整者展平后的皮片直径为25～32 cm,每单瓣长10～13 cm,宽5～7 cm,厚0.5～1 cm。皮片边缘略向内卷曲;外表面黄绿色至黄棕色,有时呈微金黄色,极粗糙,有多数凹下的圆点及突起的油点,内表面白色,稍软而有弹性,呈棉絮状。具有浓厚的柚子香气。

【药理】 对免疫功能的影响 将小鼠置于柚皮气味的环境中,3星期后测定小鼠各项免疫指标。结果柚皮组小鼠的免疫器官指数、腹腔巨噬细胞吞噬指数、脾淋巴细胞增殖及白介素-2活性明显增加,与对照组比较有显著差异。

【药性】 辛、甘,苦,温。归脾、肺、肾经。

1.《新修本草》:"味甘。"

2.《本草求原》:"苦、辛。"

3.《四川中药志》1960年版:"性温,味辛、苦、甘。入脾、肾、膀胱经。"

【功用主治】 宽中理气,消食,化痰,止咳平喘。主治气郁胸闷,脘腹冷痛,食积,泻痢,咳嗽,疝气。

1. 陶弘景:"下气。"(引自《纲目》)

2.《纲目》:"消食快膈,散愤懑之气,化痰。"

3.《四川中药志》1960年版:"解酒毒,治肾脏水肿,宿食停滞,湿痰咳逆及疝气。"

【用法用量】 内服:煎汤,6～9 g;或入散剂。

【宜忌】《四川中药志》1960年版:"孕妇及气虚者忌用。"

【选方】 1. 治肝郁气滞,脘腹胀痛 柚子皮(去白)60 g,茶苈120 g,青木香30 g。研末,每服6 g,温开水送服。《四川中药志》1979年版

2. 治食宿停滞不消 柚子皮12 g,鸡内金、山楂肉各10 g,砂仁6 g。水煎服。《食治本草》

3. 治腹泻 柚子皮10 g,细茶叶6 g,生姜3片。水煎服。《农家常用饮食医疗便方汇集》

4. 治小儿咳喘 柚子皮、艾叶各6 g,甘草3 g。水煎服。《全国中草药汇编》

3329 柚花 yòu huā 《纲目》

【异名】 橘花《广西中药志》。

【基原】 为芸香科柑橘属植物柚的花。

【原植物】 参见"柚"条。

【采收加工】 4～5月间采花,晾干或烘干备用。

【药材】 柚花 Citri Grandis Flos 主产于四川、浙江、江西、福建。

性状 花多破碎,少数完整者呈倒卵状茄形,长0.9～2.3 cm,棕黄色。花萼杯状,扭曲,有凹陷的油点。花瓣多脱落,单个花瓣呈舌形,淡灰黄色,表面密布凹陷油点。雄蕊脱落。子房球形,棕黑色,花柱存在或折断。质脆,易断。气香,味苦。

【功用主治】 行气,化痰,止痛。主治胃脘胸膈胀痛。

1.《民间常用草药汇编》:"顺气,止痛。"

2.《广西中药志》:"行气,除痰,镇痛。治胃脘胸膈间痛。"

【用法用量】 内服:煎汤,1.5～4.5 g。

3330 柚核 ^{yòu hé}《岭南采药录》

【基原】 为芸香科柑橘属植物柚的种子。

【原植物】 参见"柚"条。

【采收加工】 9～11月，将成熟的果实剥开果皮，取出种子，晒干备用。

【功用主治】《岭南采药录》："治小肠疝气。"

【用法用量】 内服：煎汤，6～9g。外用：开水浸泡，涂擦。

【选方】 1. 治疝 金橘2个，柑核30g，柚核15g，白糖30g。将前三味药入锅中，用清水两碗煮至一碗，去渣，白糖调服。《农家常用饮食医疗便方汇集》

2. 治寒咳 柚子种子20余颗，加冰糖适量，水一大茶杯煎服，每日2～3次。《常见病验方研究参考资料》

3. 治发黄，发落(包括斑秃) 柚子核15g，开水浸泡，每日2～3次，涂拭患部。《食物中药与便方》

3331 柚根 ^{yòu gēn}《民间常用草药汇》

【基原】 为芸香科柑橘属植物柚的根。

【原植物】 参见"柚"条。

【采收加工】 全年均可采挖，切片晒干。

【药材】 柚根 Citri Grandis Radix 主产于四川、浙江、江西、福建。

性状 根呈圆柱形，直径0.4～2m。表面灰黄色或淡棕黄色，具纵向浅沟纹和细根痕，刮去粗皮显鲜黄色。质硬，难折断，断面不平坦，纤维性。气微香，味苦、微辛微辣，刺舌。

【药性】 辛、苦，温。

1.《重庆草药》："味辛，性温，无毒。"

2.《福建药物志》："苦、辛，微温。"

【功用主治】 理气止痛，散风寒。主治胃脘胀痛，疝气疼痛，风寒咳嗽。

1.《民间常用草药汇编》："顺气，止痛。"

2.《重庆草药》："解毒，散寒，理气，消积。治气胀，风寒咳嗽。"

【用法用量】 内服：煎汤，9～15g。

3332 柚树寄生 ^{yòu shù jì shēng}《生草药性备要》

【异名】 柚寄生《本草求原》，橡柚寄生《岭南采药录》，大柚寄生、黄皮寄生、柚子寄生、橘子寄生、蛤叭木寄生、柿树寄生、山橘寄生、无患子寄生、羊奶寄生、克李寄生《广西药用植物名录》，杂寄生、东方槲寄生《中药材品种论述》，瘦果槲寄生《全国中草药汇编》。

【基原】 为桑寄生科槲寄生属植物瘦果槲寄生的带叶茎枝。

【原植物】 瘦果槲寄生 Viscum ovalifolium DC. [V. orientale auct. non Willd.]

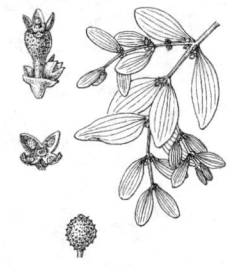
瘤果槲寄生

灌木，高约0.5 m。茎、枝圆柱形；枝交叉对生或二歧分枝，节间长1.5～3 cm，粗3～4 mm，干后具细纵纹，节稍膨大。叶对生，革质；叶柄长2～4 mm；叶片卵形或长椭圆形，长3～8.5 cm，宽1.5～3.5 cm，先端圆钝，基部骤狭或渐狭，基出脉3～5条。聚伞花序，一个或多个簇生于叶腋；总苞舟形，具花3朵；中央1朵为雌花，侧生的2朵为雄花，或雌花不发育，仅具1朵雌花；雄花花蕾时卵球形，萼片4枚，三角形，花

药椭圆形；雌花花蕾时椭圆形，花托卵球形，萼片4枚，三角形，柱头乳头状。浆果近球形，基部骤狭呈柄状，果皮具小瘤体，成熟时淡黄色，果皮变平滑。花、果期几全年。

生于海拔1 100 m以下的沿海红树林中或平原、盆地、山地亚热带季雨林中，寄生于柚树、黄皮、柿树、无患子、柞木、板栗或海桑、海莲等多种植物上。分布于华南及云南等地。

【采收加工】 全年均可采收，扎成束，晾干。

【药材】 柚树寄生 Visci Ovalifolii Herba 产于广东、广西、云南等地。

性状 带叶茎枝圆柱形，2～3叉状分枝，下部粗者可达1 cm，具细纵纹和肋纹，节部稍膨大，表面黑褐色或棕褐色，光滑无毛。质硬脆，折断面不平坦，皮部褐色，木部黄白色，髓部棕褐色。叶对生多破碎或卷曲，完整叶卵形、倒卵形或长椭圆形，先端钝圆或钝，基部骤狭，基出脉3～5条，上面稍明显，表面黑褐色或棕褐色，无毛，有细皱纹。革质。叶柄短。果近球形，果皮具小瘤体。气微，味淡。

【药性】《生草药性备要》："味辛，性平。"

【功用主治】 祛风除湿，活血止痛，化痰止咳，解毒。主治风湿痹痛，脚肿，跌打损伤，疝气痛，牙痛，疳积，痢疾，咳嗽，麻疹，风弦烂眼。

1.《生草药性备要》："治风湿，洗脚肿，牙痛煲水含。"

2.《本草求原》："洗风弦湿烂眼。"

3. 南药《中草药学》："治麻疹，产后风疹，疝气痛，跌打内伤，风湿痹痛。又可治麻疹，痔积。"

【用法用量】 内服：煎汤，9～15g。外用：煎水洗或含漱。

【选方】 1. 治风湿关节炎 柚树寄生、小叶榕树寄生、半枫荷寄生各15g，猪骨1块。水煎，加酒为引，分3次服，每日1剂。

2. 治小儿疳积 柚树寄生、人面树寄生各6g，葫芦茶5g。水煎代茶饮。

3. 治痢疾 柏树寄生、苦楝树寄生各30g。加水300 ml，煎至200 ml，加入红糖50 g待溶化，分2次服。每日1剂，连服2～3剂。

4. 治肺热咳嗽 柚树寄生、杧果树寄生、陈皮各10～15g。水煎加白糖适量，分3次服。每日1剂，10日为1个疗程。

5. 治小儿麻疹 柚树寄生6g，芫荽(香菜)3g，浮萍2g。水煎代茶饮。

6. 治目赤肿痛 柚树寄生15g，夏枯草、野菊花各10g。水煎分3次服。每日1剂，5日为1个疗程。(1～6方出自《药用寄生》)

3333 枳壳 ^{zhǐ ké}《雷公炮炙论》

【基原】 为芸香科柑橘属植物酸橙及其栽培品未成熟的果实。

【原植物】 参见"枳实"条。

除酸橙外，植物的未成熟果实在部分地区作枳壳入药：① 代代花 Citrus aurantium L. var. amara Engl.（江苏苏州及浙江金华地区） 又名：代代花枳壳。② 香圆 C. wilsonii Tanaka（陕西安康地区） 又名：香圆枳壳。③ 枸橘 Poncirus trifoliata (L.) Raf.（福建） 又名：绿衣枳壳。

【采收加工】 7月下旬至8月上旬，果实近成熟时采摘，大者横切成两半，晒干或微火烘干。

【药材】 枳壳 Aurantii Fructus 主产于四川、江西、湖南、浙江、江苏等地。四川产者称"川枳壳"，江西产者称"江枳壳"，湖南产者称"湘枳壳"，江苏、浙江产者称"苏枳壳"。

性状 果实呈半球形，直径3～5 cm。外果皮棕褐色至褐色，有颗粒状突起，突起的顶端有凹点状油室；有明显的花柱残迹或果梗痕。切面中果皮黄白色，光滑而稍隆起，厚0.4～1.3 cm，边

缘散有 1～2 列油室,瓤囊 7～12 瓣,少数至 15 瓣,汁囊干缩呈棕色至棕褐色,内藏种子。质坚硬,不易折断。中轴坚实,宽 5～9 mm,黄白色,一圈断续环列的维管束点。气清香,味苦、微酸。

显微 (1)果皮横切面:表皮细胞 1 列,较小,外被角质层,有气孔。中果皮薄壁细胞壁不均匀增厚,有较大细胞间隙,外侧有的细胞含草酸钙方晶,长至 35 μm;油室不规则排列成 1～2 列,卵圆形或长圆形,径向长 325～1 560 μm,切向长 260～715 μm;维管束纵横散布。内侧细胞多切向延长,排列紧密。

粉末特征:黄白色或棕黄色。中果皮细胞类圆形或形状不规则,壁大多至不均匀增厚。果皮表皮细胞表面观多角形,类方形或长方形,气孔近环式,直径 16～34 μm,副卫细胞 5～9 个;侧面观外被角质层。汁囊组织淡黄色或无色,薄膜状,表面观表皮细胞狭长、皱缩,并与下层细胞交错排列。草酸钙方晶存在于果皮和汁囊细胞中,呈斜方形、多面体形或双锥形,直径 3～30 μm。螺纹、网纹导管和管胞细小。油室碎片可见。

(2)取本品粉末 0.2 g,置试管中加乙醇 5 ml,在沸水上煮沸 3 分钟,加入清液,加盐酸 2 滴,镁粉适量,置沸水浴中加热数分钟,溶液即显红色(检查黄酮类化合物)。

(3)取本品粉末 0.5 g,加甲醇 10 ml,加热回流 10 分钟,滤过。取滤液 1 ml,加四氢硼钾约 5 mg,摇匀,加盐酸数滴,溶液显樱红色至紫红色(检查二氢黄酮类)。

(4)薄层色谱:取本品粉末 1 g,加甲醇 5 ml,冷浸 48 小时以上,滤过,滤液供试验液;另取对羟基福林(辛弗林)作对照品。分别点样于同一硅胶 G 薄层板上,以氯仿-丙酮-乙醇-氨水(5∶3∶1.5∶0.5)展开 20 cm。喷雾三酮(茚三酮0.1 g,溶于乙酸 2.5 ml和正丁醇 47.5 ml),在 105 ℃ 烤 5 分钟。供试液色谱在与对照品色谱相应的位置上显相同的红色斑点。

品质标志 《中华人民共和国药典》2010 年版规定:照高效液相色谱法测定,本品含柚皮苷(C$_{27}$H$_{32}$O$_{14}$)不得少于 4.0%,含新橙皮苷(C$_{28}$H$_{34}$O$_{15}$)不得少于 3.0%。

【成分】 参见"枳实"。

【药理】 1. 对心血管系统的作用 枳壳煎剂对离体蟾蜍心脏,低浓度时使其收缩增加,高浓度时收缩减弱。枳壳煎剂及乙醇提取液对兔、猫、犬静脉注射时,可致显著的血压升高,肾容积减少。当实验动物血压下降时,可用以升压、抗休克。在对麻醉犬血压升高、容积减小的同时,有暂时的抑尿作用。

2. 对胃肠的作用 枳壳煎剂对小鼠离体肠管、家兔离体和在体肠管及麻醉犬在体胃肠运动均有显著的抑制作用。但胃瘘性试验和胃瘘慢性试验,却出现一定的兴奋作用,并使胃肠收缩有力。枳壳水煎剂(12.5%、25%、50%、75%、100%)均能显著抑制家兔离体十二指肠的自发活动,使收缩力降低,紧张性下降,且量效反应关系。对乙酰胆碱、氯化钡、5-HT 引起的回肠收缩加强均有显著的拮抗作用。而且能使先用阿托品、肾上腺素、多巴胺而紧张性降低的离体兔肠进一步松弛。普萘洛尔对其的抑制效应影响不大。枳壳能通过改变空肠、回肠的峰电活动,缩短空肠、回肠的移行复合波周期,增强峰电活动,特别使移行复合波Ⅲ相活动明显增强,增强小肠的位相收缩,加强小肠的排空作用。

3. 对子宫的作用 枳壳煎剂对家兔离体和在体子宫不论已孕未孕和子宫旁,均有明显的兴奋作用,能使其收缩有力,张力增加甚至出现强直收缩。但对小鼠离体子宫无论已孕未孕均呈抑制作用。

【炮制】 1. 枳壳 取原药材,除去杂质,洗净,润透,切薄片,干燥。生品擅于理气宽中,多用于脘腹胀痛。

2. 炒枳壳 取净枳壳片,置锅内,用文火炒至黄色,或用武火炒至焦黄色,喷淋清水少许,灭尽火星,取出放凉。清炒后缓和其药性。

3. 麸炒枳壳 取麸皮撒入热锅内,用中火加热,候冒烟时,加入净枳壳片,迅速拌炒至深黄色,麸皮呈焦黄色时,取出,筛去焦麸皮,放凉。每枳壳 100 kg,用麸皮 10 kg。麸炒后缓和其辛燥之性,多用于和胃消胀。

4. 盐炒枳壳 取净枳壳片,用盐水拌匀,闷润至尽,置锅内,用文火炒干,取出放凉。

5. 蜜炙枳壳 取炼蜜加适量开水稀释,加入净枳壳片拌匀,闷润至尽,置热锅内,用文火炒至不粘手为度,取出放凉。每枳壳 100 kg,用炼蜜 25 kg。

饮片性状 枳壳为不规则的薄片,表面黄白色,外皮绿褐色或棕褐色,无瓤核。气清香,味苦、微酸。炒枳壳形如枳壳片,表面黄色或焦黄色,气香,味淡。麸炒枳壳形如枳壳片,表面黄色,偶有焦斑,质脆易折断,气香,味较弱。盐炒枳壳形如枳壳片,色泽加深,气香,味微酸、咸。蜜炙枳壳形如枳壳片,表面黄色,气香,味微甜。

贮干燥容器内,麸炒枳壳、炒枳壳、蜜炙枳壳、盐炒枳壳,密闭,置阴凉干燥处。

【药性】 苦、酸,微寒。归肺、脾、胃、大肠经。

1.《雷公炮炙论》:"辛、苦、腥。"

2.《开宝本草》:"味苦、酸,微寒,无毒。"

3.《医学启源》:"气寒。"

4.《雷公炮制药性解》:"入肺、肝、胃、大肠四经。"

5.《药品化义》:"气微香,味甘、微辛,鲜者带酸,性微寒而缓。""入脾、肺、胃、大肠经。"

【功用主治】 理气宽胸,行滞消积。主治胸膈痞满,胁肋胀痛,食积不化,脘腹胀满,下痢后重,脱肛,子宫脱垂。

1.《雷公炮炙论》:"能消一切痛。"

2.《药性论》:"治遍身风疹,肌中如麻豆恶痒,主肠风痔疾,心腹结气,两胁胀虚,关膈拥塞。"

3.《日华子》:"健脾开胃,调五脏,下气,止呕逆,消痰,治反胃,霍乱泻痢,消结痃癖,五膈气,除风明目及肺气水肿,利大小肠,皮肤痒,痔肿可炙散。"

4.《开宝本草》:"主风痒麻痹,通利关节,劳气咳嗽,背膊闷倦,散留结,胸膈痰滞,逐水,消胀满,大肠风,安胃,止风痛。"

5.《医学启源》:"治胸中痞塞,泄肺气。《主治秘要》云,其用有四:破心下坚痞一也;利胸中气,二也;化痰,三也;消食,四也。又云:破气。"

6.《食物本草》:"治产后肠出不收。"

7.《现代实用中药》:"治咳嗽,水肿,便秘,子宫下垂,脱肛。"

【用法用量】 内服:煎汤,3～9 g;或入丸、散。外用:煎水洗或炒热熨。

【宜忌】 孕妇慎服。

1. 李东垣:"气血弱者不可服枳壳,以其损气也。"(引自《本草发挥》)

2.《品汇精要》:"多用损胸中至高之气。"

3.《本草备要》:"孕妇及气虚人忌用。"

4.《赤水玄珠》:"枳壳得桔梗,能使胸中宽。"

【选方】 1. 治气滞,食饮痰火停结 用枳壳一两,厚朴八钱,俱用小麦麸拌炒,去麸。每用枳壳二钱,厚朴一钱六分。水煎服。(《本草汇言》)

2. 治久嗽上焦热,胸膈不利 枳壳(炒)、桔梗各三两,黄芩二两。上咬咀,每日早用二两作一服,水三盏煎二盏,夏月作三服,午时一服,申时一服,临卧时一服。(《古今医统》枳壳汤)

3. 治虚羸大便秘 枳壳(制)、阿胶(炒)各等分。上为细末,炼蜜和剂,杵二三千下,丸如桐子大,别研滑石末为衣。温汤下二十丸,半日来未通,再服三十丸,止于五十丸。(《济阳纲目》)

4. 治肠风下血,疼痛不可忍 枳壳(去瓤,麸炒)、荆芥穗各一

两,槐鹅半两(炒黄)。上为末。每服二钱,温米饮调下,不拘时,未效再服。(《普济方》荣顺散)

5. 治直肠脱垂 十岁以下小儿,每日用枳壳30 g,甘草3~9 g,水煎,分3~5次服;成人用枳壳30~60 g,升麻9 g,炙甘草6~12 g,台参、生黄芪据身体强弱,适当增减,水煎分2次服。〔《山东医刊》1962,(11):9〕

6. 治子宫脱垂 枳壳、蓖麻根各15 g。水煎兑鸡汤服。每日2次。(《草医草药简便验方汇编》)

7. 治风疹瘙痒不止 枳壳三两,麸炒微黄,去瓤,为末。每服二钱,非时,水一中盏,煎至六分,去滓服。(《经验后方》)

8. 治中风口干 口中涎出 右在右边 枳壳(去瓤,麸炒)三两,牛黄(研)、白芷各一两。上捣研为细散。每服三钱匕,空心温酒调下。(《圣济总录》枳壳散)

【临床报道】 1. 治疗子宫脱垂 取枳壳、芜蔚子各15 g,浓煎成100 ml,加糖适量,每日1剂,30日为1个疗程。共治疗Ⅰ度子宫脱垂924例,结果:显效602例,有效173例,无效149例,有效率为83.87%。与服用补中益气汤的116例(有效率为54.13%)比较,疗效显著。

2. 治疗外痔 威灵仙80 g,枳壳60 g,先用水1 000 ml浸泡30分钟后,煮沸30分钟,趁热熏蒸患处,待药液温度降低后可入药液坐浴,时间30分钟,每日早晚各1次。熏洗期间忌食辛辣刺激食物,保持大便通畅。疗程3~12日,平均7日。治疗54例炎性血栓性外痔,治愈34例,好转17例,无效3例,有效率94%。治疗期间未发现全身不适和肛周皮肤明显不良反应。

3. 治疗骨折后腹胀 四磨汤口服液(含木香、乌药、枳壳、槟榔)以2:3:3:3比例组成,每1 ml合生成1.5 g。成人首次剂量30 ml,以后10 ml,每日3次;儿童首次剂量15 ml,以后每次10 ml,每日3次,腹胀消失后停药。治疗93例,有效93例,有效率100%。

【各家论述】 1. 王好古:"枳壳主高,枳实主下,高者主气,下者主血,故壳主胸膈皮毛之病,实主心腹脾胃之病,大同小异。朱肱《活人书》治伤寒呕逆用桔梗枳壳汤,非用此治心下痞也,果知误下,气将陷而成痞,故先用此,使不至于痞也,若已成痞而用此,则失之晚矣,不惟不能消痞,反损胸中之气,先之一字有谓也。"

2.《纲目》:"枳实、枳壳,气味功用俱同,上世亦无分别,魏、晋以来,始分实、壳之用。洁古张氏,东垣李氏,又分治高治下之说。大抵其功皆能利气,气下则痰喘止,气行则痞胀消,气通则痛刺止,气利则后重除。故以枳壳治胸痹,枳实利肠胃,然张仲景治胸痹痞满,以枳实为要药,诸方治泻下血诸痢,又用枳壳,其枳壳之用稍缓,独治不独治于上,而枳壳不独治高也。盖自飞门至魄门,皆肺主之,三焦相通,一气而已,则二物分之可也,不分亦无妨。"

3.《本草经疏》:"其主风痒麻痹,通利关节,止风痛者,盖肺主皮毛,胃主肌肉,风寒湿入于二经,则皮肤瘙痒,或作痛,或麻木,此药有苦泄辛散之功,兼能引经风药入二经,故为治风所需,风邪郁自散,则关节自然通利矣。其疗劳气咳嗽,背膈闷倦者,盖亦指风寒郁于上焦,则肺气滞而为闷痛咳喇也。《经》曰:肺苦气上逆,急食苦以泄之,枳壳味苦,能泄至高之气,故主治也。又肺与大肠相表里,风邪入肺,则并入大肠,风热相搏则为肠风下血,苦寒下泄之气,则血热清风自除矣。"

4.《本草汇言》:"大抵枳壳之性,专于平气,气平则痰喘止,气平则痞胀消,气平则刺痛散,气平则后重除。所以戴氏方谓枳壳能定痰喘、消胀满,止胁肋刺痛,除下痢后急迫,正此意也。以上诸证属实邪气有余,气火、风痰、食饮为病者宜之。"

3334 枳实 zhǐ shí 《本经》

【异名】 鹅眼枳实(《本草原始》)。

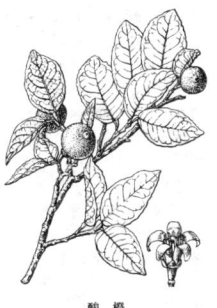

酸橙

【基原】 为芸香科柑橘属植物酸橙及其栽培变种或甜橙的幼果。

【原植物】 1. 酸橙 Citrus aurantium L. 又名:皮头橙(《中药志》),钩头橙(《全国中草药汇编》)。

常绿小乔木。枝三棱形,有长刺。叶互生;叶柄有狭长形或狭长倒心形的叶翼,长8~15mm,宽3~6mm;叶片革质,倒卵状椭圆形或卵状长圆形,长3.5~10 cm,宽1.5~5 cm,先端短而钝,渐尖或微凹,基部楔形或圆形,全缘或微波状,具半透明油点。花单生或数朵簇生于叶腋及当年生枝条的顶端,白色,芳香;花萼杯状,5裂;花瓣5,长圆形;雄蕊20以上;子房上位,雌蕊短于雄蕊,柱头头状。柑果近球形,熟时橙黄色;味酸。花期4~5月,果期6~11月。

我国长江流域及其以南各地均有栽培。常见的栽培品种有:朱栾(小红橙)、枸头橙、江津酸橙等。

本植物的将近成熟果实(枳壳)亦供药用,另设专条。

2. 甜橙 Citrus sinensis (L.) Osbeck

参见"甜橙"条。

此外与近地区作枳实药用的有香圆 Citrus wilsonii Tanaka(陕西汉中),枸橘 Poncirus trifoliata (L.) Raf.(福建局部地区)。

【栽培】 生物学特性 喜温暖湿润气候。耐荫性强。生长适宜温度为20~25℃,在−5℃以上能安全生长。年降雨量1 000~2 000 mm,相对湿度75%时生长良好。以阳光充足,土层深厚,疏松肥沃,富含腐殖质,排水良好的微酸性冲积土或酸性黄壤、红壤栽培为宜。

繁殖方法 种子繁殖或嫁接繁殖。种子繁殖:11月果实充分成熟时采摘,堆放,取出种子洗净后水播;或用湿河沙混合贮藏,以待春播。条播育苗,按行距30 cm开沟,株距3~6 cm,盖肥土,再覆草。出苗前要保持床土湿润,出苗后及时揭去盖草。苗高10 cm进行间苗、补苗、松土除草、追施人粪尿或尿素等,夏秋季再追肥1次,冬季需防霜盖草。遇旱及时浇水,保持苗床湿润,苗高1 m即可移植。嫁接繁殖:嫁接所用的幼苗作砧木,接穗选自优良母树的内膛枝梢,于清晨或傍晚嫁接随用。一般可在2月、5~6月、9~11月进行嫁接。可用单芽切接法或丁字形芽接法。成活后在早春萌芽前于芽的上方10~15 cm处剪断,移栽。3月下旬按行株距5 m×5 m开穴,穴径70 cm,深50 cm,开穴呈三角形排列,每穴栽1株,使根部舒展,填土压实,浇透水。

田间管理 幼树栽种后要勤除草松土,结合施肥,以氮肥为主。结果树每年施肥3~4次,即于3月上旬、6~7月上旬和7月下旬至8月上旬和11月各施肥1次。花谢后可用(8~10)×10⁻⁶的2,4-D、0.5%尿素、1%过磷酸钙浸出液、3%草木灰浸出液、敌百虫1 000倍液等混合液进行叶面喷射。幼果期施过磷酸钙进行根外追肥。4~6月多雨季节要注意排水;7~9月干旱季节要浇水。整形修剪:幼树整形,主要培养骨干枝,形成高产稳产树型,定植后1~2年冬季,将1 m高以上的部分剪去,留3~4个分枝作骨干枝,逐年培养分枝与侧枝,使树冠生长正常,骨干枝可选夏梢或秋梢,长30~35 cm,以主要摘心或短截,保留8~10片叶,在1~2年内可定型。早年始花要摘除全部花蕾以后可适当疏去树冠中、上部枝条上的花蕾,使其在下部着生适量的果实。修剪宜轻,主要剪去密生枝,荫蔽的细弱枝,适当短截长枝。结果树修剪,主要删除留疏,除去弱枝、病虫枝、枯枝、丛生枝、下垂枝、徒长枝、衰老枝等。大年结果树修剪宜重,以疏删修剪为主,短截为辅。小年树修剪以轻剪为主,尽量保留强壮枝,结果母枝不宜修剪。衰老树更新,3～5月换砧更新或修剪主枝更新。

病虫害防治 病害有溃疡病,为害叶及果实,可在芽萌动时喷1:1:200的波尔多液1～2次;疮痂病,为害叶、枝梢及果实,可在落花时喷1:1:200的波尔多液或50%退菌特可湿性粉剂500倍液;还有立枯病为害幼苗,煤烟病为害叶、枝及果实。虫害有星天牛、锈壁虱、介壳虫、桔细潜蛾、吉丁虫等。

【采收加工】 种子繁殖在栽后8～10年开花结果,嫁接苗栽后4～5年结果。于5～6月间采摘幼果或待其自然脱落后拾其幼果,大者横切成两半,晒干。

【药材】 枳实 Aurantii Fructus Immaturus 酸橙主产于四川江津称"川枳实",湖南沅江称"湘枳实",江西新干称"江枳实";甜橙主产于四川、贵州。

性状 果实呈半球形,少数为球形,直径0.5～2.5 cm。外果皮黑绿色或暗棕绿色,具颗粒突起和皱纹,有明显的花柱残迹或果梗痕。切面中果皮略隆起,黄白色或黄褐色,厚0.3～1.2 cm,边缘有1～2列油室,瓤囊棕褐色。质坚硬。气清香,味苦、微酸。

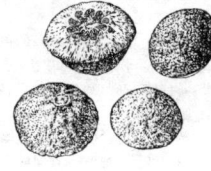

枳实(酸橙果实)外形

鉴别 (1)粉末棕褐色:淡黄色或棕黄色。中果皮细胞类圆形或形状不规则,壁大多呈不均匀增厚呈连珠状。果皮表皮细胞表面观多角形、类方形或长方形,气孔近环式,直径18～26 μm,副卫细胞5～9个;侧面观外被角质层。草酸钙方晶存在于果皮及汁囊细胞中,以邻近表皮的细胞中为多见,呈斜方形、多面形或双锥形,直径2～24 μm。橙皮苷结晶存在于薄壁细胞中,黄色或无色,呈圆形或无定形团块,有的显放射状纹理。油室碎片多见,分泌细胞狭长而弯曲。螺纹、网纹导管和管胞细小。

(2)取本品粉末0.5 g,加甲醇10 ml,加热回流10分钟,滤过。取滤液1 ml,加四氢硼钾约5 mg,摇匀,加盐酸数滴,溶液显樱红色至紫红色(检查二氢黄酮类成分)。

(3)薄层色谱:取本品粉末0.5 g,加甲醇10 ml,超声处理20分钟,滤过,滤液蒸干,残渣加甲醇0.5 ml使溶解,作为供试品溶液。另取辛弗林对照品,加甲醇制成每1 ml含0.5 mg的溶液,作为对照品溶液。吸取上述两种溶液各2 μl,分别点于同一以1%氢氧化钠的羧甲基纤维素钠液为黏合剂的硅胶G薄层板上,以正丁醇-冰醋酸-水(4:1:5)的上层溶液为展开剂,展开,取出,晾干,喷以0.5%茚三酮乙醇溶液,在105 ℃加热至斑点显色清晰。供试品色谱中,在与对照品色谱相应的位置上,显相同颜色的斑点。

品质标志 《中华人民共和国药典》2010年版规定:照高效液相色谱法测定,本品含辛弗林($C_9H_{13}NO_2$)不得少于0.30%。

【成分】 1.酸橙 果实主要含黄酮类:橙皮苷(hesperidin)、新橙皮苷(neohesperidin)、柚皮苷(naringin)、野漆树苷(rhoifolin)、忍冬苷(lonicerin)、川陈皮素(nobiletin)、福橘素(tangeretin)、甜橙素(sinensitin)、5,7,4′-三甲氧基黄酮(5,7,4′-trimethoxy flavone)等;生物碱:辛弗林(synephrine)、N-甲基酪胺(N-methyltyramine)。

种子含柠檬苦素类:宜昌橙苦素(ichangin)、闹米林(nomilin)、去乙酰闹米林、柠檬苦素(limonin)、异柠檬内酯酸(isolimonic acid)、黄柏酮(obacunone)、闹米林酸(nomilinic acid)、去乙酰闹米林酸和17-β-D-葡萄糖苷。

2.甜橙 果实主要含黄酮类:柚皮芸香苷(narirutin)、异樱花素-7-芸香糖苷(isosakuranetin-7-rutinoside)、圣草枸橼苷(erioc-

itrin)、柚皮素-4′-葡萄糖苷-7-芸香糖苷(naringenin-4′-glucoside-7-rutinoside);生物碱:辛弗林、N-甲基酪胺。

果实含黄酮类:橙皮苷、柚皮苷、柑属苷(citrusin)A、B、C,松柏苷(coniferin)、2″-O-β-木糖基牡荆素(2″-O-β-xylosylvitexin)、川陈皮素-3-O-β-葡萄糖苷(nobiletin-3-O-β-glucoside)、3,8-二葡萄糖基芹菜素(3,8-di-C-glucosylapigenin)、3,8-二葡萄糖基香叶木素(3,8-di-C-glucosyldiosmetin)、福橘素、5,7,4′-三甲氧基黄酮等;萜类:丁香苷(syringin)、去氢二松柏醇-4-β-D-葡萄糖苷(dehydrodiconiferyl alcohol-4-β-D-glucoside)、反式丰菊醇-6β-吡喃葡萄糖苷(trans-carveol-6β-D-glucopyranoside)、α-松油醇-3-β-D-吡喃葡萄糖苷(α-terpineol-8-β-D-glucopyranoside)、9-羟基芳樟醇-9β-吡喃葡萄糖苷(9-hydroxylinalool-9-β-glucopyrano-side)、催化萝芙木醇-9-O-β-D-吡喃葡萄糖苷(vomifoliol-9-O-β-D-glucoside);肽类:柑属环肽(citrusin)Ⅱ、Ⅲ、Ⅳ。

【药理】 1.对胃肠道的作用 以家兔创伤性体表胃电图为指标,枳实煎剂灌胃,可使胃肠平滑肌兴奋,胃电频率加快,幅度增加。枳实可显著减小结肠肌条的平均收缩幅度及频率,抑制大鼠离体结肠肌条的收缩活动,该抑制作用部分与α受体有关。

2.对阴道平滑肌的作用 枳实有兴奋离体家兔环行阴道平滑肌的作用,能诱发肌条的节律性收缩活动或加强原有自发性收缩肌条的收缩力及收缩频率。因此,枳实对离体家兔阴道平滑肌有收缩作用。

3.对心血管系统的作用 枳实注射液及辛弗林和N-甲基酪胺静脉注射对麻醉犬能显著增强多种心肌收缩性和泵血功能的指标,具有强心、增加心排血量和血管提高总外周阻力,导致左室压力和动脉血压上升。枳实注射剂0.1～0.2 g对离体豚鼠心脏可增加冠脉流量,增强心收缩力,对豚鼠心肺制备使心收缩力加强,心率减慢,心排血量增加。N-甲基酪胺能加强离体豚鼠心脏和在体兔心收缩力,β受体阻滞剂能拮抗此作用。川陈皮素则可降低麻醉大鼠血压,其降压作用可被阿托品和苯海拉明部分阻断,普萘洛尔不能阻断。川陈皮素可抑制cAMP磷酸二酯酶,并证明多种黄酮类的抑制作用比多经基黄酮为强。枳实可浓度依赖性地提高兔主动脉条张力,使兔主动脉平滑肌收缩。低浓度枳实提取液可浓度依赖性的增大豚鼠心室肌细胞L型钙电流,有促进钙通道开放的作用;高浓度枳实提取液有抑制心室肌细胞L型钙电流,有抑制钙通道开放的作用。

4.抗炎作用 柚皮苷、橙皮苷和新橙皮苷有抗炎作用,小鼠腹腔注射100 mg/kg,对鸡蛋清足跖肿胀有明显抑制,但对5-HT引起的炎症无效。大鼠口服柚皮苷和橙皮苷对角叉菜胶引起的足跖肿胀有明显抑制作用。多种类黄酮对角叉菜胶产生的肿胀和福氏完全佐剂产生的关节炎均有明显的抗炎作用,对创口的愈合也有抑制作用,此两作用相关。其强弱顺序如下:芹菜素>槲皮素>芸香苷>橙皮苷>柚皮苷。

5.抗菌、抗病毒作用 柚皮苷元和橙皮素在试管内对金黄色葡萄球菌、大肠杆菌、痢疾杆菌和伤寒杆菌有抑制作用,苷的作用较苷元弱。有报告认为柚皮苷对酵母和真菌有明显作用,而柚皮苷元对真菌无效。柚皮苷、柚皮苷元或(和)其酯或盐有抗病毒作用,有助于艾滋病治疗。

6.抗变态反应作用 大鼠口服枳实水提取液对I型被动皮肤过敏反应(PCA)有明显抑制作用。多种类黄酮如橙皮素、柚皮苷、橙皮苷、新橙皮苷等均可抑制反应素抗体(reaginic antibody)产生的被动皮肤过敏反应。橙皮苷0.5～1.0 mmol/L可抑制化合物48/80诱发的大鼠肥大细胞组胺的释放,川陈皮素有抗组胺作用。大鼠口服橙皮苷对被动皮肤过敏反应有明显抑制作用,但对摘除肾上腺大鼠则无效,提示橙皮苷为I型变态反应抑制剂。

7.抗氧化作用 柚皮苷元、橙皮素对由抗坏血酸或硫酸亚铁诱导的非酶性脂质过氧化有一定程度的抑制作用,苷元作用比相应的苷作用强。柚皮苷对氢过氧化枯烯(cumene hydroperoxide)在体外使红细胞膜过氧化产生丙二醛和荧光的脂溶性产物的作用有一定的抑制作用。柚皮苷还有较强的清除超氧阴离子的作用。

8. 抗肿瘤作用　柚皮苷在体外对人癌组织(乳腺癌、结肠癌、肝癌)DNA合成有较强抑制作用,但对人正常组织(骨髓、脾)则无影响。柚皮苷和柚皮苷元能选择性抑制癌细胞生长,可用于对化疗、放疗耐受的癌症患者治疗。川陈皮素在体外对人鳞状细胞癌HTB$_{43}$的生长有明显抑制。小鼠静注柚皮苷10 μg, 3小时后注射百日咳病原体,2小时后其血中肿瘤坏死因子活性增高。柚皮苷及其苷元和川陈皮素对某些化学物质致突变的作用有明显的抑制。

9. 抗血小板聚集作用　枳对健康大鼠及血瘀模型大鼠均具有明显的抗血小板聚集及抑制红细胞聚集的作用,其作用优于阿司匹林,并呈明显的量效关系。

10. 体内过程　大鼠皮下注射橙皮苷24小时后,尿中已测不出柚皮苷及其代谢产物硫酸或葡萄糖醛酸结合物。24小时内经尿排泄总量仅为给药量的26%。提示其大部分已在体内完全代谢,且排泄较快。

毒性　小鼠静脉注射枳实注射剂的LD_{50}为71.8 ± 6.5 g/kg,腹腔注射的LD_{50}为267 ± 37 g/kg。

【炮制】　1. 枳实　取原药材,除去杂质,洗净,润透,切薄片,干燥。

2. 麸炒枳实　现行,取麸皮撒入热锅内,用中火加热,候冒烟时,加入净枳实片,迅速拌至深黄色,麸皮焦褐色,取出,筛去焦麸皮,放凉。每枳实100 kg,用麸皮10 kg。本品破气作用强烈,麸炒后缓和其峻烈之性,以免损伤正气。

3. 炒枳实　现行,取净枳实片,置锅内,用文火炒至淡黄色为度,取出放凉。

4. 枳实炭　取枳实片,置热锅内,用武火炒至外表黑色,内部黑褐色为度,喷淋清水少许,灭尽火星,取出凉透。

5. 蜜枳实　取炼蜜加适量开水稀释,加入净枳实片拌匀,闷润至尽,置热锅内,用文火炒至色泽加深,不粘手为度,取出放凉。每枳实100 kg,用炼蜜25 kg。

6. 烫枳实　取净砂子置锅内,用武火炒热,加入净枳实片,拌炒至棕褐色,取出,筛去砂子,放凉,用时捣碎。

饮片性状　枳实为半圆形薄片,余参见"药材"项。麸炒枳实形如枳实片,表面深黄色,有焦斑,质脆易折断,气焦香,味较弱。炒枳实形如枳实片,表面淡黄色,气清香,味苦、微酸。枳实炭形如枳实片,表面黑色,内部黑褐色,气微、味苦、涩。蜜枳实形如枳实片,色泽加深,气清香,味微苦、甜。烫枳实形如枳实片,表面棕褐色,质脆易碎,气微香,味苦、微酸。

贮干燥容器内,麸炒枳实、炒枳实、蜜炙枳实、烫枳实,密闭,置阴凉干燥处。枳实炭散热,防复燃。

【药性】　苦、辛、微寒。归脾、胃、大肠经。

1.《本经》:"味苦,寒。"

2.《别录》:"酸,微寒,无毒。"

3.《药性论》:"味苦,辛。"

4.《本草经疏》:"气味俱阴,阴也。入足阳明、足太阴经。"

5.《药品化义》:"味大苦,微辛,性寒。入脾、胃、大肠三经。"

【功用主治】　破气消积,化痰除痞。主治积滞内停,脘满腹痛,大便秘结,泻痢后重,结胸,胸痹,胃下垂,子宫脱垂,脱肛。

《本经》:"主大风在皮肤中如麻豆苦痒;除寒热结,止痢,长肌肉,利五脏,益气轻身。"

2.《别录》:"除胸胁痰癖,逐停水,破结实,消胀满,心下急痞痛,逆气,胁风痛,安胃气,止溏泄,明目。"

3.《药性论》:"解伤寒结胸,入陷胸汤用。主上气喘咳,肾内

伤冷,阴痿而有气,加而用之。"

4.《珍珠囊》:"去胃中湿热,消心下痞痛。"

5.《医学启源》:"《主治秘要》云:其用有四:主心下痞,一也;化心腹痰,二也;消宿食,散败血,三也;破坚积,四也。"

6.《本草新编》:"治泻痢淋闭,痔肿肠风。"

7.《本草再新》:"破气,化痰,消食宽肠,杀虫,败毒。"

8.《现代实用中药》:"治肠无力性消化不良,并治咳嗽,水肿,便秘,子宫脱垂,胃肠弛缓无力及脱肛等。"

【用法用量】　内服:水煎,3~10 g;或入丸、散。外用:研末调涂;或炒热熨。

【宜忌】　脾胃虚弱及孕妇慎服。

1.《本草蒙筌》:"能损至冬之气,不宜接迹服多。虚怯劳伤,尤当全禁。"

2.《医学入门》:"虚而久病,慎不可误服。"

3.《得配本草》:"大损元气,非邪实者不可误用。孕妇及血虚者禁用。"

【选方】　1. 治痞,消食,强胃　白术二两,枳实(麸炒黄色,去穰)一两。上同为极细末,荷叶烧饭为丸,如桐子大。每服五十丸,多用白汤下,无时。(《内外伤辨惑论》枳术丸)

2. 治胸痹心中痞气,气结在胸,胸满胁下逆抢心　枳实四枚,厚朴四两,薤白半斤,桂枝一两,栝楼实一枚(捣)。上五味,以水五升,先煮枳实、厚朴,至五沸,纳诸药,煮数沸,分温三服。(《金匮要略》枳实薤白桂枝汤)

3. 治卒患胸痹痛　枳实捣(末),宜服方寸匕,日三夜一服。(《肘后方》)

4. 治两胁疼痛　枳实一两,白芍药(炒)、川芎、人参各半两。为末,空心姜、枣汤调二钱服,酒亦可。(《卫生易简方》)

5. 治大便不通　枳实、皂荚等分。为末,饭丸,米饮下。(《世医得效方》)

6. 治小儿久痢淋沥,水谷不调,形羸不堪大汤药者　枳实二两,治下筛。三岁以上饮服方寸匕。若儿小以意服,日三。(《千金方》枳实散)

7. 治产后腹痛,烦满不得卧　枳实(烧令黑,勿太过)、芍药等份。杵为散,服方寸匕,日三服。并主痈肿;以麦粥下之。(《金匮要略》枳实芍药散)

8. 治肠风下血　枳实半斤(麸炒,去穰),绵黄芪半斤(洗,锉)为末。米饮非时下二钱匕。若难服,以糊丸,汤下三五十丸。(《经验方》)

9. 治五痔不以年月日久新　枳实为末,炼蜜丸如桐子大,空心饮下二十丸。(《集验方》)

10. 治胃下垂　川枳实洗净,加2倍量的水浸泡24小时,待发胀变软取出,剪为细块,再放原液中煮沸1.5小时,过滤,滤渣加水再煎,共煮3次,最后将渣液挤压弃去;3次滤液,微火浓缩成66%或132%浓度的煎剂。口服,每次10~20 ml,日服3次,饭前30分钟服。〔《中医杂志》1961,(4):137〕

【临床报道】　治疗偏头痛　枳实50 g,加水200 ml,煎取50 ml,过滤。连煎3次,将3次药汁混匀后代茶频饮,为1日量。连服10日为1个疗程。治疗60例顽固性偏头痛,结果,显效38例(服药10日后,头痛症状消失,随访3月不复发);有效20例(服药10日后,头痛症状减轻,但不稳定),无效2例。

【各家论述】　1.《本草衍义》:"枳实、枳壳,一物也。小则其性酷而速,大则其性和而缓。故张仲景治伤寒仓卒之病,承气汤中用枳实,此其意也,皆取其疏通决壅、破结实之义。"

2.《本草经疏》:"枳实,细详神农主治,与本药气味大不相伴,究其所因,必是枳壳所主。盖二物古文原同一条,后人分出其误入耳。其《别录》所除胸胁痰癖,逐停水,破结实,消胀满,心下急痛,逆气,胁风痛,安胃气,止溏泄者,是其本分内事,皆足阳明、太

阴受病,二经气滞则不能运化精微,而痰癖停水,结实胀满所自来矣。胃之上口名曰贲门,贲门与心相连,胃气壅则心下亦自急痞痛,邪塞中焦,则升降不舒,而气上逆;肝木郁于地下,则不能条达而胁痛,得其破散冲走之力,则诸症悉除。所以仲景下伤寒腹胀结实者,有承气汤;胸中痞痛者,有陷胸汤。洁古疗心下痞满者,有枳术丸。壅滞既去,则胃气自安而溏泄亦止矣。"

3.《药品化义》:"枳实,专泄胃实,开导坚结,故主中脘以治血分。疗脏腹间实痛,消核癖,祛停水,逐宿食,破结胸,通便闭,非此不能也。若皮肤作痒,因积血滞于中,不能营养肌表;若饮食不思,因脾郁结不能运化,皆取其辛散苦泻之力以治。为血分中之气药,惟此称最。"

4.《本草新编》:"上用枳壳缓治,下用枳实急治,断无差也。然而切不可单用,必附之补气血之药,则破气而不耗气,攻积而正不伤,逐血而血不损,尤为万全耳。"

5.《医林纂要》:"枳实,人知其破气,而不知其敛阴。盖酸能抑肺,所以敛阴也。《本经》言其益气明目。肺主气,壮火烁金,则能耗气,补肺降火,则所以益气。"

3335 枳茹 ^zhǐ rú^《本草图经》

【异名】 枳树皮《本草经集注》

【基原】 为芸香科枳属植物枸橘的树皮屑或果皮屑。

【原植物】 参见"枸橘"条。

【采收加工】 刮取树皮及未成熟果实的果皮晒干。

【药材】 枳茹 Ponciri in Taeniae Cortex seu Pericarpium 产于福建、江苏、浙江等地。

性状 树皮屑呈长条形果皮破碎块片状,卷曲,长短不一。外表面棕绿色或棕黄色;内表面黄白色或淡黄棕色。质柔韧,不易折断。气微香,味苦。

【功用主治】 息风止痉,化痰通络。主治中风身体强直,屈伸不利,口眼㖞斜。

1.《本草经集注》:"枳树茎及皮:疗水肿,暴风,骨节疼急。"

2.《本草蒙筌》:"治风中身直,久不能屈伸。"

3.《药性考》:"酿酥有辣,治风病,经脉通利。"

【用法用量】 内服:煎汤,15~30 g;或浸酒。

【选方】 治卒中急风,身直不得屈伸反复者 刮枳树皮取一升。以酒一升,渍一宿,服五合至一升。酒尽更作。《肘后方》

3336 枳根皮 ^zhǐ gēn pí^《本草拾遗》

【基原】 为芸香科枳属植物枸橘的根皮。

【原植物】 参见"枸橘"条。

【采收加工】 全年均可挖根,剥取根皮,切片,晒干。

【药材】 枳根皮 Ponciri Trifoliatae Cortex 产于福建、江苏、浙江、河北等地。

性状 根皮呈细卷筒状或不规则片状,长短宽窄不一,厚0.3~1.2 mm。外表面灰褐色或棕褐色,较粗糙,具稀疏斜向纵裂纹;内表面淡黄棕色,具细小纵沟纹。质硬脆,易折断,断面淡棕黄色,内层易成片状剥离。气微香,味微苦。

鉴别 根皮横切面:木栓层细胞10余列,偶见落皮层。皮层宽广,外侧具大型椭圆形分泌腔;石细胞群散在,长椭圆形或类圆形,壁厚,孔沟明显,木化;薄壁细胞含草酸钙方晶。韧皮部纤维常切向2~4列成束,排成断续的3~5个环带,以内侧较齐整;壁薄,木化或微木化,纤维束周围薄壁细胞含草酸钙方晶,形成晶纤维。射线宽1~2细胞。本品薄壁细胞含淀粉粒,单粒卵圆形或类圆形,直径1~4 μm。

【成分】 根含香豆素类:枸橼内酯(ponciltin),印度楝桲素(marmesin),去甲旨叶黄皮素(nordentatin),花椒内酯(xanthyle-

tin),黄皮豆素(clausarin),枸橘福林(ponfolin),邪蒿素(seseline),枸橘双香豆素(khelmarin)A、B;生物碱类:5-羟基去甲降真香碱(5-hydroxynoracronycine),citracridone-I;黄酮类:5-羟基-3,7,3′,4′-四甲氧基黄酮(5-hydroxy-6,7,3′,4′-tetramethoxyflavone)、5-羟基-3,7,3′,4′-四甲氧基黄酮(5-hydroxy-6,7,3′,4′-tetramethoxyflavone)、柚皮苷(naringin)、橙皮苷(hesperidin)、新橙皮苷(neohesperidine)、枳属苷(poncirin);萜类:羽扇豆醇(lupeol)、鼠尾草酸-11-甲酯(carnosic acid-11-methylether)。此外,还含黄柏内酯(obaculactone)、β和γ-谷甾醇(sitosterol)及胡萝卜色素。

【功用主治】 敛血,止痛。主治痔疮,便血,齿痛。

1.《药性论》:"浸酒煎,含,治齿痛。"

2.《本草拾遗》:"主野鸡病(痔)。末,服方寸匕。"

3.《本草蒙筌》:"主痔瘘米红及肠风肛毒。"

【用法用量】 内服:煎汤,4.5~9 g;或研末。外用:浸酒含漱。

3337 枳椇子 ^zhǐ jǔ zǐ^《新修本草》

【异名】 木蜜(陆玑《诗疏》),树蜜、木饧(崔豹《古今注》),蜜楱楸《雷公炮炙论》),鸡距子、枅栱(坤雅),拐枣《救荒本草》),天藤《滇南本草》),鸡爪子、鸡橘子、结留子、曹公爪《纲目》),白石枣《医林纂要》),万寿果《药物出产辨》),鸡爪梨、龙爪《中国树木分类学》),碧久子《广州植物志》),金钩钩《江苏植物药材志》),鸡爪《南宁市药物志》),枳枣《中药志》),转钮子(江西《草药手册》),鸡脚瓜、万字果、橘扭子《全国中草药汇编》),金钩子《浙江药用植物志》)。

【基原】 为鼠李科拐枣属植物北枳椇、枳椇和毛果枳椇的成熟种子。亦有用带花序轴的果实。

【原植物】 1. 北枳椇 Hovenia dulcis Thunb.〔H. dulcis Thunb. var. glabra Makino〕又名:枳椇《中国树木分类学》。

落叶乔木,高约10 m。小枝红褐色。叶互生,具长柄;叶片广卵形,长8~15 cm,宽6~10 cm,先端尖或长尖,基部圆形或心形,边缘具不整齐粗锯齿;基出3脉,淡红色。聚伞花序腋生或顶生;花杂性,绿色,萼片5,近卵状三角形;花瓣5,倒卵形,先端平截,中微凹,两侧卷起;雄花具雄蕊5,花丝细,有退化的子房;两性花有雄蕊5,雌蕊1,子房3室,每室有1胚珠,花柱3浅裂。果实近球形,灰褐色,生于肥厚、扭曲,肉质的花梗上,成熟后味甘可食。种子扁圆,红褐色,有光泽。花期5~7月,果期8~10月。

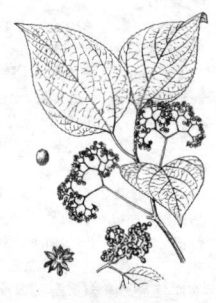

北枳椇

生于海拔200~1 400 m的次生林中或栽培。分布于华北、华东、中南、西南、西北及台湾。

2. 枳椇 H. acerba Lindl.又名:鸡爪树《中国植物志》),南枳椇《黄山植物的研究》)。

落叶乔木,高达10 m。树皮灰褐色,浅纵裂,不剥落。小枝红褐色,幼时被锈色细毛;冬芽卵圆形,芽鳞2片。叶互生;叶柄长2~5 cm,红褐色,具细腺点。

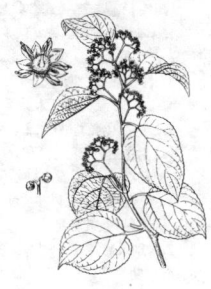

枳椇

点;叶片卵形或卵圆形,长8～16 cm,宽6～11 cm,先端渐尖,基部圆形或心形,边缘具细尖锯齿,上面无毛,背面脉上及脉腋有细毛;三出脉,淡红色,侧脉3～5对。二歧式聚伞花序顶生或腋生;萼片5,卵状三角形;花瓣5,黄绿色,雄蕊5,中央有退化的雌蕊;两性花具雄蕊5,子房上位,埋于花盘中,圆锥形,3室,柱头半裂或深裂。果实近球形,灰褐色,果柄肉质肥大,扭曲,红褐色,上具黄色皮孔,成熟后味甜可食。种子扁圆形,暗褐色,有光泽。花期5～6月。果期9～10月。

生于海拔2 100 m以下阳光充足的山坡、沟谷及路边,也常栽培于庭园内。分布于华北、华东、中南、西南及陕西、甘肃等地。

3. 毛果枳椇 H. trichocarpa Chun et Tsiang(安徽、浙江)、毛枳椇(《中国树木分类学》)、黄毛枳椇(《东北林学院植物研究室汇刊》)。

高大落叶乔木,高达18 m。小枝褐色或黑紫色,有明显的皮孔。叶纸质,长圆状卵形或宽椭圆形,先端渐尖或渐渐尖,基部截形、近圆形或心形,叶下面密被淡褐色或黄灰色不脱落的绒毛。二歧式聚伞花序顶生或兼腋生;花瓣绿色;花萼密被锈色柔毛,萼片具明显的网脉;花瓣卵圆状匙形;花盘密被锈色长柔毛;花柱自基部3深裂。浆果状核果球形,果序轴膨大,被锈色或棕色绒毛。种子黑色、黑紫色或棕色,近圆形,腹面中部有棱,背面有时具乳头状突起。花期5～6月,果期8～10月。

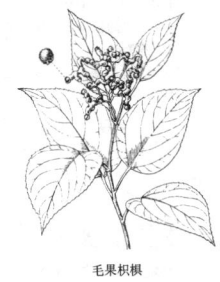

毛果枳椇

生于海拔600～1 300 m的山地林中。分布于浙江、江西、湖北、湖南、广东及贵州。

本植物的根(枳椇根)、树皮(枳椇木皮)、树干中的液汁(枳椇木汁)、叶(枳椇叶)亦供药用,另设专条。

【栽培】 生物学特性 喜温暖湿润的气候。但不耐空气过于干燥,喜阳光充足,潮湿环境,生长适温20～30 ℃,对土壤要求不严,酸性、碱性地也能生长,适应性较强。

繁殖方法 种子繁殖。种子需砂藏90日后再播。春季条播,行距30 cm,沟深2～3 cm,将种子均匀播入沟内,覆土后稍加镇压,浇水,保持土壤湿润。当苗高35～40 cm时,按株距400 cm×300 cm挖穴定植,每穴栽1株。

田间管理 移栽后,每年中耕除草4次,每年春、秋季各追施厩肥、追肥。冬季削去阴枝、弱枝。促进树干直立粗壮。

【采收加工】 9～11月果实成熟时连肉质花序轴一并摘下,晒干,取出种子。

【药材】 枳椇子 Hoveniae Semen 北枳椇主产于陕西、湖北、江苏、安徽;枳椇主产于福建、广东、广西、湖南、湖北、四川、云南、贵州;毛果枳椇主产于江西、湖北、湖南、广东北部、贵州。

性状 北枳椇 种子扁平圆形,背面稍隆起,腹面较平坦,直径3～5 mm,厚约2 mm。表面红褐、棕黑色或绿棕色,有光泽,于扩大镜下观察可见散在凹点,基部凹陷处有点状淡色种脐,顶端有微凹的合点,腹面有纵行隆起的种脊。种皮坚硬,胚乳白色,子叶淡黄色,肥厚,均富油质。气微,味微涩。

枳椇 种子暗褐色或黑紫色,直径3.2～4.5 mm。

 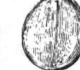

枳椇子(种子)外形

毛果枳椇 种子黑色、黑紫色或棕色,近圆形,直径4～5.5 mm,腹面中部有棱,背面有时具乳头状突起。广东、广西等地有以连肉质花序轴一并入药。

鉴别 种子横切面:北枳椇 外表皮为1列栅状细胞,外壁薄,侧壁甚厚,胞腔窄缝状,靠内壁处膨大,外侧具光辉带。色素层细胞数列,近卵形或多角形,含有棕色物,其内数列薄壁细胞较小,不含色素。内表皮细胞径向延长,排列较整齐。外胚乳细胞颓废,内胚乳细胞壁较厚,子叶细胞壁薄,均充满粉粒。

【成分】 北枳椇种子含生物碱:黑麦草碱(perlolyrine)、β-咔啉(β-carboline);皂苷:枳椇苷(hovenoside)C、D、G、G'、H,其中枳椇苷D和G相应的苷元为酸枣苷元(jujubogenin)。达玛烷型皂苷:hovenidulciosides A_1、A_2、B_1、B_2;二氢皂苷:hovenitins Ⅰ、Ⅱ、Ⅲ,二氢山柰酚(dihydrokaempferol),(+)-二氢杨梅素〔(+)-dihydromyricetin〕;黄酮类:槲皮素(quercetin),(+)-3,3′,5′,5,7-五氢黄烷酮〔(+)-3,3′,5′,5,7-pentahydroflavanone〕,白蔹素〔(+)-ampelopsin〕,laricetrin,杨梅素(myricetin),(+)-没食子儿茶素〔(+)-gallocatechin〕及hoduloside Ⅲ。

【药理】 1. 中枢抑制作用 小鼠腹腔注射枳椇子皂苷30 mg/kg,能显著减少自发活动,并延长环己巴比妥的睡眠时间;大鼠腹腔给药30 mg/kg,能特异性地抑制条件反射,显示有一定的镇静作用。小鼠腹腔注射较大剂量(400 mg/kg以上)时,对电刺激或戊四唑或士的宁所致的惊厥均有一定的抗惊厥作用。

2. 降压作用 小鼠静脉注射枳椇子皂苷3～10 mg/kg,均有短暂的降压作用。静脉注射3.4～6.7 mg/kg枳椇子水提取液,会引起正常麻醉猫平均动脉压下降13～27 mmHg;静脉注射0.2～0.4 mg/kg枳椇子正丁醇提取物水溶液会引起正常麻醉猫平均脉压下降22～24 mmHg。

3. 保肝作用 枳椇子水提取液预先灌胃给药能阻止乙醇所致的小鼠肝脏丙二醛升高和谷胱甘肽下降,并能对抗乙醇所致的胆固醇、三油酸甘油酯增高。枳椇子提取物能显著降低血清透明质酸、Ⅰ型前胶原、Ⅲ型前胶原及细胞生长转化因子β含量,减轻肝脏胶原纤维增生程度。枳椇子水提取液能显著抑制小鼠腹腔巨噬细胞一氧化氮的释放,这可能是其保肝作用机之一。

4. 解酒毒作用 枳椇子水提取液可明显缩短乙醇诱导的小鼠睡眠时间,降低血中乙醇的浓度,降低丙二醛含量并能提高谷胱甘肽过氧化物酶活力。

5. 抗肿瘤作用 2.5～100 mg/ml枳椇子水提取物对体外培养的人肝癌Bel-7402细胞的生长呈抑制作用,ID_{50}为14.0 mg/ml;体内灌胃给予枳椇子水提物每日〔2、0.4、0.08 g(生药)/kg〕×10日剂量下,对小鼠肿瘤H_{22}的抑制率依次为25.41%、36.95%和15.38%。

6. 抗脂质过氧化作用 枳椇子匀浆液给雄性小鼠6、9 g/kg灌胃给药14日,以硫代巴比妥酸比色法测定血清及肝、肾、脑组织中丙二醛(MAD)含量,表明能显著降低血清和组织中MAD含量并呈量效依赖关系;以邻苯三酚自氧化法测定超氧化物歧化酶(SOD),表明能显著增加小鼠肝、脑组织中的SOD含量。

7. 其他作用 枳椇子匀浆液6 g/kg灌胃给药7日能增强小鼠耐寒(-20 ℃)和耐热(50 ℃)功能,并能延长小鼠游泳时间。表明枳椇子能显著增加小鼠综合体能和抗御不良刺激的能力。

【炮制】 取原药材,除去杂质及果柄,清水洗净,干燥,筛去灰屑。用时捣碎。

饮片性状 参见“药材”项。

【药性】 甘,平。入胃经。

1.《新修本草》:“味甘,平,无毒。”

2.《滇南本草》:“性甘,微温。”

3.《本草再新》:“味甘,酸,性平。无毒。入心、脾二经。”

【功用主治】 解酒毒,止渴除烦,止呕,利大小便。主治醉酒,烦渴,呕吐,二便不利。

1.《新修本草》:“主头风,小腹拘急。”

2.《本草拾遗》:“止渴除烦,去膈上热,润五脏,利大小便,功用如蜜。"

3.《滇南本草》:"治一切左瘫右痪，风湿麻木，能解酒毒，或泡酒服之，亦能舒筋络。久服轻身延年。化小儿疳虫，健胃养脾。"

4.《纲目》:"止呕逆。"

【用法用量】 内服：煎汤，6～15 g；或泡酒服。

【宜忌】 脾胃虚寒者禁服。

1.《得配本草》:"反乌头，脾胃虚寒者，禁用。"

2.《本草省常》:"多食损齿。"

1. 治饮酒多、发积为酷热，熏蒸五脏，津液枯燥，血泣，小便并多，肌肉消烁，专嗜冷物寒浆　枳椇子二两，麝香一钱。上为末，面糊丸，梧桐子大。每服三十丸，空心盐汤吞下。《世医得效方》枳椇子丸）

2. 治醉酒　鲜枳子 30 g，煎水冷服。或枳椇子 12 g（杵碎），葛花 9 g，煎水冷服。《安徽中草药》）

3. 治伤暑烦渴，头晕，尿少　枳椇子、竹叶各 30 g。水煎服。《华山药物志》）

4. 治风湿麻木　拐枣 120 g，白酒 500 g，浸泡 3～5 日，每次服 1 小酒杯，每日 2 次。《安徽中草药》）

5. 治手足抽搐　枳椇果实、四匹瓦、蛇莓各 15 g。水煎服。《湖南药物志》）

6. 治小儿疳积　拐枣树种子 9 g。研末，蒸鸡肝吃。《贵州草药》）

3338 枳椇叶 zhǐ jù yè
《姚可成（食物本草）》

【基原】 为鼠李科拐枣属植物北枳椇、枳椇和毛果枳椇的叶。

【原植物】 参见"枳椇子"条。

【采收加工】 8 月采收，晒干。

【成分】 北枳椇叶含芳糖苷：kenposide A、B，icariside C_1；达玛烷型皂苷：hoduloside Ⅰ～Ⅴ。皂苷：hovenoside Ⅰ，saponins C_2、E、H，jujuboside B。

枳椇含黄酮类：山柰酚（kaempferol），槲皮素（quercetin），异槲皮素（isoquercetin）及其它们的糖苷；达玛烷型皂苷：hovenia saponin C_2，hovacerboside A_1。还含 3-O-香豆酰奎尼酸（3-O-coumaroylquinic acid），4-羟基-N-甲基脯氨酸（4-hydroxy-N-methyl-proline）。

【功用主治】 清热解毒，除烦止渴。主治风热感冒，醉酒烦渴，呕吐，大便秘结。

1. 姚可成《食物本草》:"治死胎不出。"

2.《陕西中草药》:"熬膏服，功效同果梗，且能止呕，解酒毒与铁棒锤毒。"

【用法用量】 内服：煎汤，9～15 g；或浸酒。

【选方】 1. 治死胎不出　枳椇子树上叶十四片。水、酒各一盏，煎八分服。《姚可成《食物本草》）

2. 治风湿痹痛　拐枣叶（或树枝）120 g，白酒 500 g。浸泡 3～5 日。每服 1 小酒杯，每日 2 次。《安徽中草药》）

3339 枳椇根 zhǐ jù gēn
《姚可成（食物本草）》

【异名】 拐枣根《重庆草药》。

【基原】 为鼠李科拐枣属植物北枳椇、枳椇和毛果枳椇的根。

【原植物】 参见"枳椇子"条。

【采收加工】 10 月采收，切片晒干。

【药性】 甘、涩，温。

1.《重庆草药》:"味涩，性温。无毒。"

2.《福建药物志》:"甘，温。"

【功用主治】 祛风活络，止血，解酒。主治风湿筋骨痛，劳伤咳嗽，咯血，小儿惊风，醉酒。

1.《重庆草药》:"行气活血，治伤风咳嗽，吐血，风湿筋骨痛，

解酒毒。"

2.《福建药物志》:"祛风通络。治小儿惊风，手足抽搐。"

【用法用量】 内服：煎汤，9～15 g，鲜品 120～240 g；或炖肉服。

【选方】 1. 治抽筋、震颤　拐枣根 60～95 g。水煎服。《福建药物志》）

2. 治痨伤吐血　拐枣根 240 g。炖五花肉服。

3. 治男女虚弱，脚手无力　拐枣根 120 g，黄花头、岩豆菜、鸡肶草各 60 g。炖鸡服。（2、3 方出自《重庆草药》）

4. 治酒醉难醒　拐枣树根、香樟子各 15 g。煨水服。《贵州草药》）

3340 枳椇木汁 zhǐ jù mù zhī
《纲目》

【基原】 为鼠李科拐枣属植物北枳椇、枳椇和毛果枳椇的树干中流出的液汁。

【原植物】 参见"枳椇子"条。

【药性】《纲目》:"甘，平。无毒。"

【功用主治】《卫生易简方》:"治腋下狐气。"

【用法用量】 外用：煎水洗。

【选方】 治腋下狐气　枳椇树凿孔，取汁一二碗。用青木香、桃、柳、As人乳，共煎一二沸，就热洗之。《卫生易简方》）

3341 枳椇木皮 zhǐ jù mù pí
《新修本草》

【异名】 拐枣树皮《贵州草药》。

【基原】 为鼠李科拐枣属植物北枳椇、枳椇和毛果枳椇的树皮。

【原植物】 参见"枳椇子"条。

【采收加工】 4～5 月剥取树皮，晒干。

【成分】 毛果枳椇树皮含羽扇豆烷型三萜及皂苷：枳椇酸（hovenic acid），3(2→1)abeolupane glucoside，hovetrichoside H；酚苷类：hovetrichosides A、B；苯苄呋喃型苷类：hovetricosides C、D；新木脂素型糖苷：南烛木树脂酚-3α-O-β-D-吡喃葡萄糖苷〔（+）-lyoniresinol-3α-O-β-D-glucopyranoside〕，hovetricosides E、F；苯丙素型糖苷：hovetricosides G。还含 ceanothetric acid，枸橼苦素（citrusin）B。

【药性】 甘，温。

1.《新修本草》:"温，无毒。"

2.《纲目》:"甘，温。"

【功用主治】 活血，舒筋，消食，疗痔。主治筋脉拘挛，食积，痔疮。

1.《新修本草》:"主五痔，和五脏。"

2.《贵州草药》:"利湿热，解酒毒。治脚转筋。"

3.《陕西中草药》:"能活血舒筋。治食积，解铁棒锤毒。"

【用法用量】 内服：煎汤，9～15 g。外用：煎水洗，适量。

【选方】 1. 治脚转筋（腓肠肌痉挛）　拐枣树皮 15 g，煨水服。另用 60 g，煨水外洗。《贵州草药》）

2. 治风湿麻木　拐枣树皮、叶 120 g，白酒 500 ml。浸泡 3～5 日。每次服 1 小酒杯，每日 2 次。《安徽中草药》）

3. 治酒痨　拐枣皮、淫羊藿各 120 g。炖杀口肉服。《重庆草药》）

3342 柞木叶 zuò mù yè
《纲目》

【基原】 为大风子科柞木属植物柞木的枝叶。

【原植物】 参见"柞木皮"条。

【采收加工】 全年均可采，晒干。

【药性】《安徽中草药》:"性寒，味苦、涩。"

【功用主治】 清热燥湿，解毒，散瘀消肿。主治泄泻，痢疾，痈

疖肿毒，跌打骨折，扭伤脱臼，死胎不下。

1.《纲目》："治肿毒痈疽。"

2.《草木便方》："叶敷痈疽发背。"

3.《全国中草药汇编》："清热利湿，散瘀止血，消肿止痛。主治跌打肿痛，骨折，脱臼，外伤出血。"

【用法用量】 外用：捣敷；或研粉，酒、醋调敷。

【宜忌】 孕妇禁服。

【选方】 1. 治痈疖初起　鲜柞木叶，捣烂敷患处，干则更换。

2. 治跌打骨折，扭伤脱臼　整复后，取柞木叶研粉，加酒、醋调敷。（1、2方出自《安徽中草药》）

3. 治妇人横产，倒生，死胎在腹，胀烂不出，催生　柞木叶一把（圆，三寸长，寸并细枝锉），甘草一茎长（一握，如小拇指，拍破）。上二味，用水三升半，慢火同煎至一升半，去滓，用瓷瓶盛，纸封瓶口。于产妇房内，慢火煨，先服一小盏，少顷心头快，更服一小盏，三四盏内，恶物下。（《圣济总录》柞木叶饮）

3343 柞木皮 zuò mù pí（《本草拾遗》）

【异名】 孤奴、纳葛窊《霉疠新书》。

【基原】 为大风子科柞木属植物柞木的树皮。

【原植物】 柞木 *Xylosma congestum* (Lour.) Merr. [*Croton congestum* Lour.；*X. japonicum* (Walp.) A. Gray.] 又名：凿子木（《纲目》），凿头木（《本草求原》），柞树（《草木便方》），榛子树（《分类草药性》），葫芦刺（《中国高等植物图鉴》），刺柞、凿树（《全国中草药汇编》）。

常绿灌木或小乔木，高2～10 m。枝干常疏生长刺，尤以小枝为多。叶革质，互生，具柄，长3～10 mm；叶片广卵形、卵形至卵状椭圆形，长3～8 cm，宽2～5 cm，先端渐尖，基部圆形或阔楔形，两面无毛，边缘有锯齿；侧脉4～6对。花雌雄异株，总状花序腋生，长1～2 cm，有柔毛；萼片4～6，卵圆形；无花瓣；雄花有多数雄蕊，花盘由多数腺体组成，位于雄蕊外围；雌花花盘圆盘状，边缘略成浅波状，子房1室；花柱短，柱头2浅裂。浆果球形，成熟时黑色，先端有宿存花柱。种子2～3颗。花期夏季。

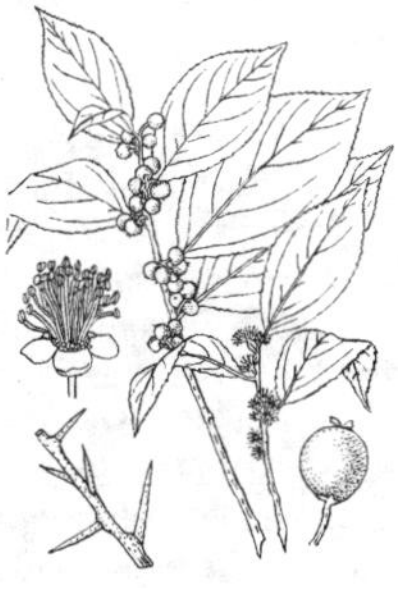

柞　木

生于平原、丘陵地、村落附近或山麓疏林中。分布于秦岭以南和长江以南各地。

本植物的根（柞木根）、枝叶（柞木叶）亦供药用，另设专条。

【采收加工】 7～10月剥取树皮，晒干。

【药性】 苦、酸，微寒。

1.《嘉岭本草》："味苦，平，无毒。"

2.《纲目》："酸、涩。"

3.《本草求原》："辛，微寒。"

【功用主治】 清热利湿，催产。主治湿热黄疸，痢疾，瘰疬，梅疮溃烂，鼠瘘，难产，死胎不下。

1.《本草拾遗》："治黄疸病。烧末，水服方寸匕，日三。"（引自《纲目》）

2.《纲目》："治鼠瘘，难产。催生，利窍。"

3.《本草求原》："平肝降火，益阴，堕胎，破块。"

【用法用量】 内服：煎汤，6～9 g；或研末。

【宜忌】《民间常用草药汇编》："孕妇忌服。"

【选方】 1. 治鼠瘘　柞木皮五升。上一味，以水一斗，煮熟去皮，煎，令汁得二升，稍稍服尽。当有宿肉出即愈。（《外台》引张子仁方）

2. 治产难或横或倒，死胎烂胀于腹中　生大柞木皮一大握（长一尺，净洗，寸锉），甘草大者五寸（锉作五段）。上用新汲水三升半，同入新沙瓶内，以纸三重紧封之，文武火煎至一升半，令香。觉腹痛便准备候产。妇腰重痛欲坐草时，温温饮一小盏，便觉心下开豁。如觉再渴，又饮一盏，至三四盏，觉下重便生。切不可坐草太早及坐婆乱下手。如催生，药只消一服。（《妇人良方》催生柞木饮子）

3344 柞木根 zuò mù gēn（《四川中药志》）

【基原】 为大风子科柞木属植物柞木的根。

【原植物】 参见"柞木皮"条。

【采收加工】 秋季采挖根，切片晒干备用，亦可鲜用。

【药性】《草木便方》："味苦，平。"

【功用主治】 解毒，利湿，散瘀，催产。主治黄疸，痢疾，水肿，肺结核咯血，瘰疬，跌打肿痛，难产，死胎不下。

1.《草木便方》："黄疸烧服不留停，难产催生横逆顺，胎死腹中下安宁，利窍鼠瘘冲汁饮。"

2.《四川中药志》1960年版："治水肿。"

3.《安徽中草药》："解毒，利湿，止痢。"

4.《全国中草药汇编》："清热利湿，散瘀止血，消肿止痛。主治跌打肿痛，骨折，脱臼，外伤出血。"

【用法用量】 内服：煎汤，12～18 g，鲜品60～120 g；或烧存性研末酒调。

【宜忌】《民间常用草药汇编》："孕妇忌服。"

【选方】 1. 治痢疾　柞木根90 g。煎汤服。（《湖南药物志》）

2. 治肺结核咯血　鲜柞木根皮60～120 g。水煎服。（《单方验方调查资料选编》）

3345 柞树叶 zuò shù yè（《黑龙江常用中草药手册》）

【基原】 为壳斗科栎属植物蒙栎的树叶。

【原植物】 参见"柞树皮"条。

【采收加工】 6～9月采摘嫩叶，鲜用或晒干。

【药材】 柞树叶 *Querci Mongolicae Folium*　主产于东北及河北、山东、山西、内蒙古等地。

性状　叶多破碎，完整叶片倒卵形至长椭圆状倒卵形，长7～17 cm，宽4～10 cm，先端钝或急尖，基部耳形，边缘具7～10对深波状钝齿，幼叶脉有毛，老叶无毛，侧脉7～11对；叶柄长2～5 mm。气微，味淡，微涩。

【成分】 蒙栎叶含羽扇豆醇（lupeol），β-黏霉烯醇（glutinol），β-谷甾醇（β-sitosterol）。长链烷烃：正二十五烷（*n*-pentacosane），正二十六烷（*n*-hexacosane），正二十七烷（*n*-heptacosane），正二十八烷（*n*-octacosane），正二十九烷（*n*-nonacosane），正三十一烷（*n*-hentriacosane）。

【药性】 味微苦、涩，性平。

【功用主治】《黑龙江常用中草药手册》："解毒。治痈疽肿毒。"

【用法用量】 内服：煎汤，3～10 g；研末，每次1～1.5 g，小儿酌减。外用：捣敷。

【选方】 1. 治细菌性痢疾，急性胃肠炎　柞树叶15～30 g。水煎服。

2. 治小儿消化不良　嫩柞树叶，阴干，碾成极细粉，用文火炒焦。1周岁内每服0.5 g，1周岁以上渐增至0.75～1 g，每日3～4次。

3. 治急、慢性支气管炎　柞树叶25 kg，水100 kg。煎煮，过滤浓缩至10 kg，于60～70 ℃的温度下干燥成固体状，粉碎，备用。

每 6 小时服 1 次，每次 1～1.5 g。（1～3 方出自《全国中草药汇编》）

4. 治痔疮　柞树叶 30 g。捣敷患处。（《黑龙江常用中草药手册》）

3346 柞树皮 zuò shù pí 《吉林中草药》

【基原】为壳斗科栎属植物蒙栎的树皮。

【原植物】蒙栎 *Quercus mongolica* Fisch. 又名：蒙古栎《中国树木分类学》，柞栎《东北木本植物图志》，柞树、小叶槲树《中国高等植物图鉴》。

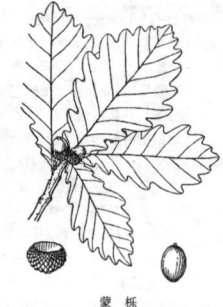
蒙栎

落叶乔木，高达 30 m。树皮暗灰色，深纵裂；幼枝具棱，无毛，紫褐色。叶互生，多集生于小枝顶端；叶柄长 2～5 mm，无毛；叶片倒卵形或倒卵状长椭圆形，长 7～19 cm，宽 4～10 cm，先端短钝或急尖，基部窄圆形或耳形，边缘具 7～10 对深波状钝齿；侧脉 7～11 对。花单性，雌雄同株；雄花序穗状，下垂，雄花序长 5～7 cm，生于新枝叶腋；雄花花被 6～7 裂，雄蕊通常 8；雌花序长约 1 cm，有花 4～5 朵，花被 9 浅裂，1～2 朵花结果。壳斗杯形，包围坚果 1/3～1/2，壁厚；苞片小，三角状卵形，背部呈半球形瘤状突起，密被灰白色短绒毛；坚果卵形至长卵形。花期 5～6 月，果期 9～10 月。

生于海拔 200～2 100 m 的山坡向阳干燥处的疏林中，常与辽东栎、杨、桦等混生，有时成纯林。分布于华北、东北及山东等地。

本植物的叶（柞树叶）亦供药用，另设专条。

【采收加工】春、秋季采，刮去外层粗皮，晒干或焙洗。

【药材】柞树皮 *Querci Mongolicae Cortex*　主产于山东、河北、山西、内蒙古及东北等地。

性状　树皮外表面暗灰色，具纵深裂；内面灰白色，平滑。气微，味苦、涩。

【药性】《全国中草药汇编》："微苦、涩，平。"

【功用主治】清热利湿，解毒消肿。主治痢疾，泄泻，小儿疳积，咳嗽痰多，黄疸，痔疮。

1.《吉林中草药》："解毒，利湿，清热。治肠炎腹泻，痢疾，黄疸。"

2.《全国中草药汇编》："主治细菌性痢疾，急性胃肠炎，小儿消化不良，黄疸，急、慢性支气管炎，痔疮。"

3.《长白山植物药志》："化痰。"

【用法用量】内服：煎汤，5～10 g；或入丸、散。外用：煎液熏洗；或捣敷。

【选方】1. 治痢疾，肠炎，腹泻　柞树皮 15 g。水煎，日服 3 次。

2. 治黄疸　柞树皮，煅炭研末。每服 6 g，日服 3 次。

3. 治痔疮　鲜柞树皮捣烂，敷患处。（1～3 方出自《吉林中草药》）

【临床报道】治疗感染性腹泻　鲜柞树嫩皮 250 g（干皮 100 g），加水 2 000 ml，煎沸 30 分钟，将药液倒进洗脸盆内，凉至 40 ℃左右，让患者浸泡脚至膝关节部位，每日 1 次，约泡 30 分钟。一般 1～2 次即愈。如无效可改口服其煎剂，按每 1 kg 体重 1 ml 计算。共治 48 例，结果：显效 37 例（77.08％），有效 8 例（16.67％），无效 3 例（6.25％），总有效率 93.75％。

3347 柞蚕蛹 zuò cán yǒng 《东北动物药》

【异名】茧蛹《东北动物药》。

【基原】为天蚕蛾科天蚕蛾属动物柞蚕的蛹。

【原动物】柞蚕 *Antheraea pernyi* Geurin-Meneville

大型蛾类，翅展达 11～13 cm，体翅黄褐色。头部小，两侧有复眼 1 对。复眼之间有触角 1 对；胸部由 3 个环节组成，各节有胸足 1 对。肩板及前胸前缘紫褐色，前翅较大，呈三角形，前缘紫褐色，杂有白色鳞片，顶角外伸较尖，后肢较小，略呈圆形，前、后翅中央各有 1 个眼状纹，纹周有白、红、黑、黄等线条，腹部呈圆球形隆起，密被毛。

一年发生两代，以蛹在茧内越冬。主产于东北，其他地区也有分布。

【采收加工】全年均可收集，鲜用或晒干。

【成分】柞蚕蛹含蛋白质 41％ 以上，脂肪 11.64％～15.07％，总氨基酸 25％～71％，其中，人体必需氨基酸为 32.50％～49.76.％，富含钙及镁、锌、铁、锰、铜等元素。又含脂肪酸，20-羟基蜕皮素 (20-hydroxyecdysone)。

【药理】1. 雄性激素样作用　柞蚕蛹提取物的乙酸乙酯可溶部分，按 2.0、1.5 和 1.0 g/kg 灌胃给药，连续 10 日，可明显增加成年去势小鼠和未成年小鼠前列腺-贮精囊重量，增加肝中的 RNA 和 DNA 含量，还能促进未成年雄性小鼠生长。乙醇沉淀部分也有雄激素样作用，但不如乙酸乙酯可溶部分作用强。

2. 对血压的影响　蚕蛹免疫肽 5 mg/kg 静脉注射，对麻醉猫的血压基本无影响。25 mg/kg 的药物可使麻醉猫的血压明显下降，收缩压降低的同时，脉压差也明显减少，15 分钟后可恢复正常。

3. 对肝脏作用　蚕蛹多糖 50、100 和 200 mg/kg，可降低四氯化碳造成肝损伤小鼠肝脂质过氧化产物丙二醛含量，增加肝中 5'-核苷酸活性，降低血中丙氨酸氨基转移酶的活性。

4. 对免疫功能的影响　柞蚕蛹虫草醇提取液在一定剂量范围内，可提高小鼠碳廓清率和巨噬细胞的吞噬功能，小鼠淋巴细胞转化实验与对照组比较也具有显著性差异。

5. 其他作用　蚕蛹氨基酸有明显促进幼年大鼠生长作用，可使成年减重家兔体重迅速恢复。蚕蛹氨基酸可增加大鼠排尿量。

【功用主治】《山东药用动物》："生津止渴，消食理气，镇惊。治消渴，尿多、膨胀、麻疹、痢病等。"

【用法用量】内服：煎汤，10～15 g；或研末。

【选方】1. 治消渴，尿多　茧蛹 15 g。水煎服，日服 2 次。

2. 治臌胀　茧蛹焙干研面。每服 6 g，日服 2 次。

3. 治癫痫　茧蛹 70 个，加水糖适量，蒸熟。每次发作清醒后，分 2 次服下。若在发作前服用，效果更好。（1～3 方出自《山东药用动物》）

3348 柏脂 bǎi zhī 《本草经集注》

【异名】柏油《纲目拾遗》。

【基原】为柏科侧柏属植物侧柏树干或树枝经燃烧后分泌的树脂。

【原植物】参见"侧柏叶"条。

【药性】《草木便方》："甘，平。"

【功用主治】除湿清热，解毒杀虫。主治疥癣，癫疮，秃疮，黄水疮，丹毒，赘疣。

1.《新修本草》："柏枝节烧取滴，疗疥疮及癞疮良。"

2.《本草别说》："以其枝节烧油膏，敷恶疮久不瘥有虫者。"

3.《纲目拾遗》："搽秃疮，治癣，多年近日痫毒，头面耳上黄水疮，赤游丹。"

【用法用量】外用：涂敷或熬膏搽。

【选方】　1. 治疗疮　柏油、明矾、花椒各等分。上为细末，入香油调，敷上数次立效。《普济方》

2. 治诸般癣，多年近日痼毒　生柏油一瓶。涂患处。后用年老枯桑柴火熏烤，待好即止。如一次倘不瘥，再熏。《纲目拾遗》

3. 治血风等疮　轻粉为末，用生柏油调，随疮大小摊纸上。先用米泔水煎甘草洗过，贴之，布扎紧勿动。先三日痛，次二日痒，再二日，共七日去药。《外科大成》柏粉膏

4. 治面疣目　（柏油）同松脂研匀涂之。《纲目》引《圣惠方》）

3349　柏子仁 bǎi zǐ rén 《新修本草》

【异名】　柏实《本经》，柏子、柏仁《本草经集注》，侧柏子《日华子》。

【基原】　为柏科植物侧柏植物侧柏的种仁。

【原植物】　参见"侧柏叶"条。

【采收加工】　9～12月采成熟球果，晒干，收集种子，碾去种皮，簸净。

【药材】　柏子仁 Platycladi Semen　主产于山东、河北、河南。

性状　种仁长卵圆形至长椭圆形，长4～7 mm，直径1.5～3 mm。新鲜品淡黄色或黄白色，久置则颜色变深而呈黄棕色，显油性。外包膜内有内皮，先端略尖，圆三棱形，有深褐色的小点，基部钝圆。质软，富油性。气微香，味淡而有油腻感。

鉴别　(1) 种仁横切面：内种皮细胞1列，扁长形，外壁稍厚。胚乳较发达，胚及胚乳子叶薄壁细胞充满脂肪油和糊粉粒。

(2) 取柏子仁粗粉2 g，加水10 ml，煮沸10分钟，趁热滤过。取滤液2 ml置试管中，用力振摇1分钟，产生持久性泡沫，放置10分钟泡沫仍不消去。

(3) 取本品细粉2 g，加甲醇10 ml，回流提取10分钟，滤过。取滤液2 ml置水浴上蒸干，残渣加油醋酸1 ml溶解，再加醋酐-浓硫酸试剂(19：1)1 ml，则显黄色、紫色、污绿色。

【成分】　种仁含二萜类成分：红松内酯(pinusolide)，15, 16-双去甲-13-氧代-半日花-8(17)-烯-19-酸〔15, 16-bisnor-13-oxo-8(17)-labden-19-oic acid〕，15, 16-双去甲-13-氧代-半日花-8(17)，11E-二烯-19-酸〔15, 16-bisnor-13-oxo-8(17)，11E-labdadien-19-oic acid〕，14, 15, 16-三去甲半日花-8(17)-烯-13, 19-二酸〔14, 15, 16-trisnor-8(17)-labdene-13, 19-dioic acid〕，二羟基半日花三烯酸(12R, 13-dihydroxycommunic acid)；脂肪油约14%，内含不饱和脂肪酸。又含谷甾醇(sitosterol)，皂苷。

果实含挥发油，主要成分为α-柏木醇(α-cedrol)。

【药理】　对神经系统的作用　柏子仁对前脑基底核破坏的小鼠被动回避学习有改善作用。用电极热损伤破坏小鼠两侧前脑基底核，每日灌胃给予柏子仁乙醇提取物250及500 mg/kg，连续15日，在避暗法和跳台法试验中，均证明其对损伤造成的记忆再现障碍及记忆消去促进有明显的改善；对损伤所致的获得障碍亦有改善。腹腔注射柏子仁单方注射液后，睡眠时间在注射药物后第二个小时段即延长，并缓慢增加，第六个小时段增加达最大，之后缓慢降低。猫在睡眠过程中，与对照实验组相比，慢波睡眠浅睡期延长，慢波睡眠深睡期明显延长。

【炮制】　1. 柏子仁　取原药材，除去杂质及残留的种皮，筛去灰屑。

2. 炒柏子仁　取净柏子仁，用文火加热，炒至油黄色，有香气逸出为度。取出，放凉。

3. 柏子仁霜　取净柏子仁，碾成泥状，å微热后，压去部分油脂，制成松散粉末。或研细，用能吸油的纸包裹多层，上压重物，使油渗透纸上，换纸，再如法操作，至油脂大部分吸尽，药渣松散不黏为度。或取净柏子仁，研成泥状，用布包好，蒸约30分钟，用压榨机去油，反复蒸榨至油尽为度，研细。柏子仁霜滑肠作用减弱，

适于惊悸失眠、健忘、盗汗而又脾虚便溏的患者。

饮片性状　柏子仁参见"药材"项。炒柏子仁表面油黄色，偶见焦斑，具焦香气。柏子仁霜为松散粉末，淡黄色，气微香。

贮干燥容器内，密闭，置阴凉干燥处。

【药性】　甘，平。归心、肾、大肠经。

1.《本经》："味甘，平。"

2.《药性论》："味甘辛。"

3.《雷公炮制药性解》："入肺、脾、肾三经。"

4.《本草经疏》："入足厥阴、少阴，亦入手少阴经。"

5.《本草新编》："入心、肝、肾、膀胱四经。"

【功用主治】　养心安神，敛汗，润肠通便。主治惊悸怔忡，失眠健忘，盗汗，肠燥便秘。

1.《本经》："主惊悸，安五脏，益气，除风湿痹，久服令人润泽美色，耳目聪明，不饥不老，轻身延年。"

2.《别录》："疗恍惚，虚损吸吸，历节，腰中重痛，益血止汗。"

3.《药性论》："能治腰中冷，膀胱冷脓宿水，兴阳道，益寿，去头风，治五邪鬼魅，主小儿惊痫。"

4.《日华子》："治风，润皮肤。"

5.《纲目》："养心气，润肾燥，安魂定魄，益智宁神，烧沥，泽头发，治疥癣。"

6.《本草正》："润心肺，养肝脾。"

7.《本中参西录》："能涵濡肝木，治肝气横窜胁痛；滋润肾水，治肾行虚热上冲；能入肺宁嗽定喘，导引肺气下行。"

【用法用量】　内服：煎汤，10～15 g，便溏者制霜用；或入丸、散。外用：研末调敷；或鲜品捣敷。

【宜忌】　便溏及痰多者慎服。

1.《本草经集注》："牡蛎及桂、瓜子为之使。""畏菊花、羊蹄、诸石及面曲。"

2.《本草经疏》："柏子仁体性多油，肠滑作泻者勿服，膈间多痰者勿服，阳道数举、肾家有热、暑湿作泻，法咸忌之。"

3.《得配本草》："痰多，肺气上浮，大便滑泄，胃虚欲吐，四者禁用。"

【选方】　1. 治老人虚秘　柏子仁、大麻子仁、松子仁等分。同研，溶白蜡丸桐子大，以少黄丹汤服二三十丸，食前。《本草衍义》

2. 治肠风下血　柏子仁十四粒(捶破)，纱囊贮，以好酒三盏，煎至八分服之，初服反觉加多，再服立止。非饮酒而致斯疾，以艾叶煎汤服之。《世医得效方》

3. 治小儿躯啼，惊痫腹满，不乳食，大便青白色　柏子仁末，温水调下二钱。《圣惠方》

4. 治视力减退　侧柏仁、猪肝，加适量猪油蒸后内服。《苗族药物集》

5. 治脱发　当归、柏子仁各250 g。共研细末，炼蜜为丸。每日3次，每次饭后服6～9 g。《全国中草药新医疗法展览会技术资料选编》

6. 治腮腺炎，疮肿　鲜柏子仁捣烂，蛋清调敷患处。《青岛中草药手册》

7. 治胸痛　柏子仁、桂(去粗皮，锉)等分。上二味，捣罗为细散。每服二钱匕，米饮调下，日三服。《圣济总录》柏实散

8. 治石淋　柏子仁、芥子、滑石各等分。上三味捣筛为散，以麦汁调服方寸匕，日三服。《外台》

【各家论述】　1.《纲目》："柏子仁，性平而不寒不燥，味甘而补，辛而能润，其气清香，能透心肾、益脾胃，盖上品药也，宜乎滋养之剂用之。"

2.《本草正》："柏子仁，气味清香，性多润滑，虽滋阴养血之佳剂，欲欲培补根本，乃非清品之所长。"

3.《药品化义》："柏子仁，香气透心，体润滋血。同茯神、枣

仁、生地、麦冬,为浊中清品,主治心神虚怯,惊悸怔忡,颜色憔悴,肌肤燥烊,皆养血之功也。又取气味俱浓,浊中归肾,同熟地、龟版、枸杞、牛膝,为封填骨髓,主治肾阴亏损,腰背重痛,足膝软弱,阴虚盗汗,皆滋肾豫之力也。味甘亦能燥肝,补肝胆之不足,极其稳当。但性平力缓,宜多用之为妙。"

4.《本经逢原》:"柏子仁《本经》言除风湿痹者,以其性燥也。《经疏》以为除风湿痹之功非润药所能,当是叶之能事。岂知其质虽润而性却燥,其味有香气之性不燥者也。昔人以其多油而滑,痰多作泻忌服,盖不知其性燥而无伤中泥痰之患,久服每致大便燥结,以芳香走气而无益血之功也。"

3350 **柏枝节** bǎi zhī jié
《新修本草》

【基原】 为柏科侧柏属植物侧柏的枝条。

【原植物】 参见"侧柏叶"条。

【采收加工】 全年均可采收,以6~9月采收者为佳,剪取树枝,置通风处风干用。

【成分】 木材含挥发油,其中大部分是倍半萜醇,约占50%,内有:α及β-柏木烯(cedrene),苇得醇(widdrol),苇得醇-α-环氧化物(widdrol-α-epoxide);α、β及γ-花侧柏萜醇(cuparenol),α-异花侧柏萜醇(α-isocuparenol),α及β-侧柏萜醇(biotiol),β-异侧柏萜醇(β-isobiotiol);姜黄烯醚(curcumenether)等;其次是倍半萜烯,约占40%,内有罗汉柏烯(thujopsene),罗汉柏二烯(thujopsadiene),α及β-柏木烯(cedrene),β-花侧柏烯(β-chamigrene),α-β-二氢花侧柏烯(cuprenene),α-姜黄烯(α-curcumene),去氢-α-姜黄烯(dehydro-α-curcumene),花侧柏萜烯(cuparene)等;还有倍半萜酮约4%,内有:α及β-花侧柏萜酮(cuparenone),麦由酮(mayurone),又有单萜酸约4%。

【药性】《宝庆本草折衷》:"味辛,温,无毒。"

【功用主治】 驱风除湿,解毒疗疮。主治风寒湿痹,历节风,霍乱转筋,牙齿肿痛,恶疮,疥癣。

1.《新修本草》:"煮以酿酒,主风痹历节风。"

2.《本草药性大全》:"疗病疥尤灵。"

【用法用量】 内服:研末,3~6 g。外用:捣敷;或研末调敷;或煎水洗。

【选方】 1. 治诸风及痰热上攻头面,目眩鼻塞,精神如醉,百节疼痛,口眼蜗动,若中风人 (柏叶)碾细为末。每服二钱,煎葱白汤调下,不以时服。《宝庆本草折衷》

2. 治霍乱转筋 先以暖物裹脚,然后以柏树木细锉。煮汤,淋之。《经验后方》

3. 治瘰疬疫疬温毒 柏枝。曝干,末。服方寸匕。《肘后方》

4. 治小儿衄血吐血 柏枝(干者)、藕节(干者)。上等分,为末。三岁半钱。藕汁,入蜜,沸汤调下。《幼科类萃》柏枝饮)

3351 **柏树叶** bǎi shù yè
《分类草药性》

【基原】 为柏科柏木属植物柏木的枝叶。

【原植物】 参见"柏树果"条。

【采收加工】 全年均可采收,剪取枝叶,阴干或鲜用。

【药材】 柏树叶 Cupressi Cacumen 产于华东、中南、西南及甘肃、陕西。

性状 小枝扁平,棕褐色。叶细小,鳞片形,交互对生在小枝上,叶片先端锐尖,不紧贴生于枝上,而成刺状突起,手触时有刺感,叶面黄绿色或灰绿色。质脆,易断。气淡,味涩。

鉴别 (1)显微与侧柏叶主要区别为,表皮和皮层有较多的含棕色物质的细胞,转输管胞的具缘孔少,草酸钙结晶主要为砂晶,偶见片状或柱状结晶。

(2)薄层色谱:取本品粗粉3 g,加甲醇30 ml,置水浴上回流

30分钟。滤过,滤液蒸干,残渣加5%碳酸钠15 ml溶解,用水饱和正丁醇提取2次,每次10 ml,再用稀盐酸调节pH至3~4,用乙醚提取2次,每次10 ml,合并醚液挥干,残渣用甲醇2 ml溶解,作供试液。另取槲皮素适量,以甲醇溶解作对照液用。分别取上液10 μl,点于同一硅胶 GF$_{254}$薄层板上,以甲苯:乙酸乙酯:甲酸(5:4:1)展开,置紫外灯下检视,供试品色谱中,在与对照品色谱相应的位置上,显相同色斑。

【成分】 柏树叶含黄酮:穗花杉双黄酮(amentoflavone),单甲基穗花杉双黄酮(monomethylamentoflavone),扁柏双黄酮(hinokiflavone),7″-单甲基扁柏双黄酮(7″-monomethylhinokiflavone),柏木双黄酮(cupressuflavone)及其衍生物。还含α-柏木萜烯(α-funebrene)。

【药理】 杀蚊作用 用无水乙醇浸提柏树叶粉,对淡色库蚊Ⅲ龄幼虫有良好的毒杀效果,与对照相比,各处理存活幼虫的平均发育历期延长,蛹重减轻。

【药性】 苦,涩,平。

1.《重庆草药》:"味苦、辛,性温(外用性涩),无毒。"

2.《福建药物志》:"苦、涩,平。"

【功用主治】 凉血止血,敛疮生肌。主治吐血,血痢,痔疮,癞疮,烫伤,刀伤,毒蛇咬伤。

1.《草木便方》:"疗风痹,烧汁擦杀虫、癞。"

2.《分类草药性》:"治肠风痔肿。和血。并治痢疾,吐鲜血者,兼涂小儿肥疮。"

3.《重庆草药》:"止血生肌,治刀伤。"

4.《福建药物志》:"凉血,止血;治吐血,痔疮、烫伤。"

【用法用量】 内服:煎汤,9~15 g;或研末。外用:捣敷或研末调敷。

【选方】 1. 治吐血 柏树子、柏树叶。打粉,兑酒服,每次12 g。

2. 治小儿肥疮 (柏树)叶打粉(或稍煅打粉),调麻油涂。(1、2方出自《重庆草药》)

3. 治烫伤 (柏树)叶捣汁搽。(江西《草药手册》)

4. 治刀伤 (柏树)嫩叶,嚼烂敷。《重庆草药》

3352 **柏树果** bǎi shù guǒ
《四川中药志》

【异名】 柏树子《草木便方》,香柏子《四川中药志》。

【基原】 为柏科柏木属植物柏木的球果。

【原植物】 柏木 Cupressus funebris Endl. 又名:扁柏、松柏木、檀香《广西药用植物名录》。

乔木,高达35 m,胸径达2 m。树皮淡褐灰色;大枝开展,小枝细长,下垂,生鳞叶的小枝扁平,排成一平面,绿色;较老的小枝圆柱形,暗褐紫色,略有光泽。叶二型;鳞叶长1~1.5 mm,先端锐尖,中央之叶的背面有条状腺点,两侧之叶背部有棱脊。雄球花椭圆形或卵圆形,长2.5~3 mm;雌球花

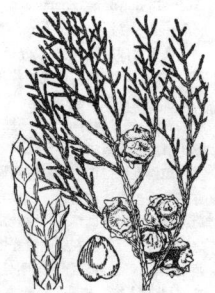

柏木

长3~6 mm,近球形。球果圆球形,径8~12 mm,熟时暗褐色;种鳞4对,先端为不规则五角形或方形,中央有尖头或无,能育种鳞有5~6粒种子,种子宽倒卵状菱形或近圆形,淡褐色,有光泽,边缘具窄翅。花期3~5月,球果翌年5~6月成熟。

分布于西南及浙江、福建、江西、湖北、湖南、广东、陕西、甘肃等地。以四川、湖北西部和贵州栽培最多,江苏南部也有栽培。为我国特产树种。

本植物的叶(柏树叶)、树干渗出的树脂(柏树油)及根(柏树根)亦供药用,另设专条。

【栽培】 生物学特性 柏木属亚热带植物,喜温暖湿润气候。对土壤要求不严格,能耐瘠薄干旱,且稍耐水湿,中性、微酸性、石灰质性土壤均能生长。

繁殖方法 种子繁殖。种子采收后秋、冬、春三季均可播种,以秋播为好。条播,行距20~25 cm,播幅5 cm,覆土以不见种子为度,播后盖草。1个月左右幼苗出土,揭去盖草。立冬前后当苗展现3轮以上真叶时,可追施草木灰,以保温抗寒。翌年4~8月追施人粪尿、硫酸铵等肥,促进苗木生长。播后育苗3年可移栽,立春至春分期间移植,挖径50 cm,深40 cm的穴,每亩移苗200~240株。

田间管理 移栽当年及次年雨季应除草松土2次,以后每年1次。修枝不宜过早,一般只宜修去下部干枯枝条。

病虫害防治 赤枯病,发病初期结合苗期管理喷施波美0.5~1.0度的石硫合剂。害虫主要有柏毛虫为害,可于早春初击树震荡法捕捉幼虫。用灯火诱杀成虫蛾,剪去有茧、卵的枝条并烧毁之。

【采收加工】 4~5月,球果长大而未裂开时采收,晒干。

【药材】 柏树果 Cupressi Strobilus 产于华东、中南、西南及甘肃、陕西。

性状 成熟干燥球果呈圆球形,直径8~12 mm,暗褐色;种鳞4对,顶端为不规则五角形或方形,能育鳞有种子5~6粒。种子宽卵状菱形或近圆形,略扁,淡褐色,有光泽,长约2.5 mm,边缘具窄翅。气微,味涩。

【成分】 球果含脂肪酸:含亚油酸(linoleic acid)、油酸(oleic acid)。

【药性】 苦、甘、平。

1.《草木便方》:"辛,温。"

2.《分类草药性》:"苦,涩。"

3.《重庆草药》:"味甘、辛、微苦,性平,无毒。"

【功用主治】 祛风,和中,安神,止血。主治感冒发热,胃痛呕吐,烦躁,失眠,劳伤吐血。

1.《草木便方》:"散表寒,通关利窍,祛风痰,行气散郁,止呕哕,定魄安魂。"

2.《分类草药性》:"安神除烦。"

3.《四川中药志》1960年版:"治风寒感冒,胃痛及虚弱吐血。"

4.《重庆草药》:"解风邪,安神,止血;用治血热烦躁,小儿寒热高烧,吐血。"

【用法用量】 内服:煎汤,10~15 g;或研末服。

【选方】 1.治风寒感冒、头痛、胃痛 (柏木)球果2~3枚。捣碎和酒吞服。

2.治吐血 (柏木)球果9~15 g。晒干研粉,甜酒冲服。(1、2出自《浙江药用植物志》)

3353 柏树油 bǎi shù yóu
《民间常用草药汇编》

【异名】 柏油、寸柏香《草木便方》。

【基原】 为柏科柏木属植物柏木树干渗出的油脂。

【原植物】 参见"柏树果"条。

【采收加工】 7~8月间砍伤树干,待树脂渗出凝结后收集。

【药性】 味甘、微涩,性平。

1.《草木便方》:"甘,平。"

2.《重庆草药》:"味涩,性平,无毒。"

【功用主治】 祛风,除湿,解毒,生肌。主治风热头痛,白带,淋浊,痈疽疮疡,赘疣,刀伤出血。

1.《草木便方》:"除风毒,生肌,续筋骨。治身面疣目,痈疽疮疡,刀斧损伤。"

2.《民间常用草药汇编》:"清热凉血,收敛精气。"

3.《重庆草药》:"解风热,调气,镇痛。治风热头痛(高血压病),白带淋浊。"

【用法用量】 内服:煎汤,3~9 g。外用:研末撒。

【选方】 治胸口痛 柏油3 g,柏子6 g,鱼鳅串根9 g。捣烂泡开水服。《重庆草药》

3354 柏树根 bǎi shù gēn
《天目山药用植物志》

【基原】 为柏科柏木属植物柏木的根。

【原植物】 参见"柏树果"条。

【采收加工】 全年均可采,挖取根部,切片,晒干用。

【功用主治】 清热解毒。主治麻疹身热不退。

【用法用量】 内服:煎汤,6~15 g。

【选方】 治麻疹透足后,疹点经久不消,身热持续不退 (柏树)根、金银花藤各12~15 g,野刚子(马钱科醉鱼草)、夏枯草各9~12 g。煎,早晚饭前各服1次。《天目山药用植物志》

3355 柏根白皮 bǎi gēn bái pí
《纲目》

【异名】 柏白皮《别录》,柏皮《本草经集注》。

【基原】 为柏科侧柏属植物侧柏除去栓皮的根皮。

【原植物】 参见"侧柏叶"条。

【采收加工】 10~12月采挖,趁新鲜时刮去栓皮,纵向剖开,以木槌轻击,使皮部与木心分离,剥取白皮,晒干。

【药材】 苦,平。

1.《日华子》:"无毒。"

2.《纲目》:"苦,平。"

【功用主治】 凉血,解毒,敛疮,生发。主治烫伤,灸疮,疮疡溃烂,毛发脱落。

1.《别录》:"主火灼烂疮,长毛发。"

2.《本草经疏》:"凉血。"

【用法用量】 外用:入猪油或犬油内煎枯去渣,涂搽。内服:煎汤,6~12 g;或入丸、散。

【选方】 1.治汤破疮 以大黄、柏白皮等分。上件药,捣罗为末。以生地黄汁调涂之。《圣惠方》

2.治火疮败坏及中热油 以柏白皮切,以腊月猪膏合淹相得。煮四五沸,色变去滓。敷疮上。一云柏白皮末一斤。以水五升,煎至二升,滤去滓,熬成膏。涂之即愈。《普济方》

3.治灸疮肿急 柏白皮切三两,当归一两,薤白一握。上件药,锉。以猪脂一斤,同煎。薤白令黄焦,绞去滓。候冷涂之。亦治风水中疮及火疮。《圣惠方》

4.治乳痈 猪青年多者佳,柏皮(去黑皮)三斤。以猪青煎之。当稍稍煎皮熟,黑便漉出,更煎余柏皮如初。尽以涂疮。《外台》引《深师方》柏皮膏

3356 栀子 zhī zǐ
《本经》

【异名】 木丹《本经》,鲜支《上林赋》,桶桃《广雅》,卮子《汉书》孟康注),越桃《别录》,支子《本草经集注》,山栀子《药性论》,枝子《新修本草》,小卮子《本草原始》,黄栀子《闽东本草》,黄栀子《江苏药材志》,黄梔、山黄栀、山栀《浙江药用植物志》)。

【基原】 为茜草科栀子属植物栀子的果实。

【原植物】 栀子 Gardenia jasminoides Ellis

常绿灌木,高1~2 m。小枝绿色,幼时被毛,后近无毛。单叶对生,稀三叶轮生;叶柄短;托叶两片,生于叶柄内侧;叶片革质,椭圆形、阔倒披针形或倒卵形,长6~14 cm,宽2~7 cm,先端急尖或渐尖,基部楔形,全缘,上面光泽,仅下面脉腋内簇生短毛;侧脉羽状。花大,极芳香,顶生或腋生,具短梗;萼绿色,裂片5~7,线状披

针形,通常比萼筒稍长;花冠高脚碟状,白色,后变乳黄色,基部合生成筒,上部6~7裂,旋转排列,先端圆;雄蕊与花冠裂片同数,着生于花冠喉部,花丝极短,花药线形,纵裂,2室;雌蕊1,子房下位,1室。果实深黄色,倒卵形或长椭圆形,有5~9条翅状纵棱,先端有条状宿存之萼。种子多数,鲜黄色,扁椭圆形。花期5~7月,果期8~11月。

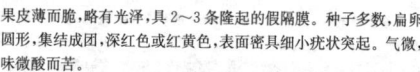
栀 子

生于丘陵山地或山坡灌林中。分布于中南、西南及江苏、浙江、安徽、江西、福建、台湾等地。

本植物的叶(栀子叶)、花(栀子花)及根(栀子根)亦供药用,另设专条。

【栽培】 生物学特性 喜温暖湿润气候,较耐旱,耐阴不耐严寒,忌积水。适宜生长温度25~28℃。幼苗期需要遮荫,荫蔽度以30%生长良好,但进入结果期,则需充足的光照。以土层深厚、疏松肥沃、排水透气良好的冲积土、砾质土等酸性土壤为好,盐碱地不宜栽培。

繁殖方法 种子繁殖、扦插繁殖或分株繁殖,生产上以种子繁殖为主,种子繁殖:育苗移栽,立冬后采集成熟果实,摊开晾干。于3月播种前,剥开果皮,取出种子,置水中浸泡,并轻搓种子,除去杂质及瘪粒,用45℃温水浸种24小时播种或用湿砂拌持播。苗床先施基肥,细碎平整后,按行距20~25 cm,开2cm浅沟,播种,再盖火灰或细土,厚约2cm,稍行压实并盖草保温。出苗后分次间苗。保持株距5~8 cm,注意遮荫、除草、追肥。育苗1~2年,苗高35 cm以上即可扦插。扦插繁殖:春季2月中、下旬;秋季10月前后,选健壮株上的二年生枝条,剪13~16 cm长,按行株距16 cm×7 cm插入床中,压实浇水。培育1年于春季2~3月;或秋季10~11月定植,行株距各为1~1.3 m,穴栽,每穴栽1株。分株繁殖:在早春或秋季挖取母株根部16~20 cm高的萌蘖苗,按定植时的行株距栽植。亦有用压条繁殖。

田间管理 栽后每年春、夏季各中耕除草和追肥1次。修剪整枝多采用单干三分枝自然形的整形方法。冬季或早春进行,宜轻剪。剪去病虫枝、枯枝、交叉枝、徒长枝以及树冠内部过密或过细弱枝条。每年采果后,于冬季前结合施肥,进行根际培土,以利保温防冻。

病虫害防治 病害有褐斑病,防治法可选用无病苗木,发病前喷洒50%托布津1 000倍液或1∶1∶100波尔多液,每隔15日1次,连续2~3次。虫害有大透翅天蛾、龟蜡蚧、卷叶螟、蛞蝓、栀子三纹螟等。

【采收加工】 于10月中、下旬,当果皮由绿色转为黄绿色时采收,置蒸笼内蒸熟或放入明矾水中煮熟,取出晒干或烘干。亦可直接将果实晒干或烘干。

【药材】 栀子 Gardeniae Fructus 主产于浙江、湖南、江西、湖北、福建、四川。以湖南产量大,浙江品质佳。

商品规格 按栀子果实成熟的程度分为二等。一等:果实长圆形或椭圆形,饱满。表面橙红色、红黄色、淡红色、淡黄色,具人纵棱,顶端有宿存萼片。皮薄,草质。略有光泽。破开后种子聚集成团状。气微,味微酸而苦。二等:较瘦小。表面橙黄色、暗棕色或带青色,间有怪形果与破碎,余同一等。

性状 果实呈长卵圆形或椭圆形,长1.5~3.5 cm,直径1~1.5 cm。表面红黄色或棕红色,具6条翅状纵棱,棱间常有1条明显的纵脉纹,并有分枝。顶端残存萼片,基部稍尖,有残留果梗。

果皮薄而脆,略有光泽,具2~3条隆起的假隔膜。种子多数,扁卵圆形,集结成团,深红色或红黄色,表面密具细小疣状突起。气微,味微酸而涩。

鉴别 (1)果实中部横切面:圆形,纵棱处显著凸起。外果皮为1列长方形细胞,外壁增厚并被角质层;中果皮外侧有2~4列厚角细胞,向内为薄壁细胞,含黄色素,少数较小的细胞内含草酸钙簇晶,外韧型维管束稀疏分布,较大的维管束四周具木化的纤维束,并有石细胞夹杂其间;内果皮为2~3列石细胞,近方形、长方形或多角形,壁厚,孔沟清晰,有的胞腔内可见草酸钙方晶,偶有含簇晶的薄壁细胞镶嵌其中。

种子横切面:扁圆形,一侧略凸。外种皮为1列石细胞,近方形,内壁及侧壁显著增厚,胞腔含棕红色或黄色色素,内种皮为颓废薄壁细胞。胚乳细胞多角形,中央为2枚扁平的子叶,细胞内均充满糊粉粒。

粉末特征:红棕色。果皮石细胞类长方形,果皮纤维细长,梭形,直径约10 μm,长约至110 μm,常交错、斜向镶嵌状排列;含晶石细胞类圆形或类多角形,直径17~31 μm,壁厚,胞腔内含草酸钙方晶,直径约8 μm。种皮石细胞黄色或淡棕色,长多角形、长方形或形状不规则,直径60~112 μm,长至230 μm,壁厚,纹孔甚大,胞腔棕红色。草酸钙簇晶直径19~34 μm。

(2)取本品粉末0.2 g,加水5 ml,置水浴中加热3分钟,滤过。取滤液5滴,置蒸发皿中,蒸干,加硫酸1滴,即显蓝绿色,迅速变为褐色,继转为紫褐色(检查藏红花素)。

(3)取品1%热水浸出液,滤过。取滤液10 ml,置有塞量筒中,加乙醚5 ml,振摇,水层呈鲜黄色,醚液无色(检查藏红花素)。

(4)薄层色谱:取本品粉末1 g,加75%乙醇10 ml,置温水浴中浸2小时,滤过,滤液作为供试品溶液。另取栀子苷对照品,加乙醇制成每1 ml含4 mg的溶液,作为对照品溶液。吸取上述两种溶液各5 μl,分别点于同一硅胶G薄层板上,以醋酸乙酯-丙酮-甲酸-水(5∶5∶1∶1)为展开剂,展开,取出,晾干,喷以硫酸乙醇(5∶10)溶液,在110℃加热至斑点显色清晰。供试品色谱中,在与对照品色谱相应的位置上,显相同颜色的斑点。

·品质标志 《中华人民共和国药典》2010年版规定:照高效液相色谱法测定,本品按干燥品计算,含栀子苷($C_{17}H_{24}O_{10}$)不得少于1.8%。

【成分】 果实含环烯醚萜类成分:栀子苷(gardenoside)、都桷子苷(geniposide)、都桷子素-1-龙胆双糖苷(genipin-1-gentiobioside)、山栀苷(shanzhiside)、栀子酮苷(gardoside)、鸡屎藤次苷甲酯(scandoside methyl ester)、都桷子苷酸(geniposidic acid)、去乙酰基车叶草苷酸(deacetyl asperulosidic acid)、去乙酰车叶草苷酸甲酯(methyl deacetyl asperulosidate)、乙酰基都桷子苷(10-acetylgeniposide)、$6''$-对香豆酰基都桷子素龙胆双糖苷($6''$-p-coumaroyl genipin gentiobioside)。酚酸类成分:绿原酸(chlorogenic acid)、3,4-二-O-咖啡酰基奎宁酸(3, 4-di-O-caffeoyl quinic acid)、3-O-咖啡酰基-4-O-芥子酰基奎宁酸(3-O-caffeoyl-4-O-sinapoyl quinic acid)、3,5-二-O-咖啡酰基-4-O-(3-羟基-3-甲基)戊二酰基奎宁酸(3, 5-di-O-caffeoyl-4-O-(3-hydroxy-3-methyl)glutaroyl quinic acid)、3,4-二咖啡酰基-5-(3-羟基-3-甲基戊二酰基)奎宁酸(3, 4-dicaffeoyl-5-(3-hydroxy-3-methyl glutaroyl)quinic acid);类胡萝卜素:藏红花素(crocin)、藏红花酸(crocetin)、藏红花素葡萄糖苷(crocinglucoside)、藏红花素、藏红花酸二(β-龙胆糖)酯、藏红花酸-β-龙胆糖酯等。还含芸香苷(rutin)、熊果酸(ursolic acid)等。

栀子含五乙酰基都桷子苷(penta-acetyl geniposide)、多糖。

【药理】 1.对消化系统的作用 (1)对肝胆功能的影响 由异硫氰酸 α-萘酯诱发的急性黄疸大鼠灌服都桷子苷28.70 mg/kg能显著降低血清胆红素含量、丙氨酸氨基转移酶和天冬氨酸氨基转移酶活性,对肝细胞有一定的保护作用。栀子生品及各种炮制品95%乙醇提取物以含生药7.5 g/kg灌胃小鼠,发现生品对四氯化碳所致小鼠急性肝损伤的保护作用最强,炒品、炒焦品、姜炙品也有较好的作用,炒炭品则无此作用。

(2) 对胆汁分泌的影响　大鼠十二指肠内给予都椁子1 g/kg及2 g/kg,分别于5小时、2小时后对胆汁分泌呈显著的持续性的促进作用;都椁子素静脉内及十二指肠内给予25 mg/kg,门静脉内给予2.5 mg/kg,均与去氢胆酸钠作用相同或有过之。而水提取物于给药后4小时观察未见作用,都椁子苷的利胆作用是通过水解所生成的都椁子素而引起的。

(3) 促进胰液分泌和对胰腺功能的影响　都椁子苷有显著的降低胰淀粉酶作用,其酶解产物都椁子素的增加胰胆流量作用最强,持续时间较短。栀子能提高胰腺炎时机体的抗病力,减轻胰腺炎症程度并有稳定胰腺炎时胰泡细胞膜的作用。栀子可使急性胰腺炎时明显降低的大鼠胰腺细胞内琥珀脱氢酶升高,升高的酸性磷酸酶释放率明显降低,细胞内细胞色素P450增高。增强了胰腺炎时胰腺腺细胞的抗病能力。

(4) 对胃功能的影响　都椁子素以25 mg/kg十二指肠给药,对幽门结扎大鼠呈胃液分泌抑制、胃液总酸度减小、胃液pH上升作用,都椁子素以相同用量静脉给药,对大鼠在体胃呈一过性抑制其自发运动及毛果芸香碱所致的运动亢进,并能使胃张力减小。

(5) 泻下作用　去乙酰基车叶草苷酸甲酯有泻下作用,小鼠的ED_{50}为0.53 g/kg,服用6小时后开始腹泻。都椁子苷亦有导泻作用,小鼠口服ED_{50}为1.2 g/kg,栀子苷的导泻作用ED_{50}为300 mg/kg,两者均为服药后3小时起作用;栀子苷酸的导泻作用ED_{50}为800 mg/kg。

2. 对中枢神经系统的作用　栀子醇提取物给小鼠腹腔注射5.69 g/kg,能减少小鼠自发活动,具镇静作用,且与环己巴比妥钠有协同作用,能延长睡眠时间近12倍。但它不能拮抗苯丙胺诱发的活动和戊四氮、硝酸士的宁、电击等方法所致的惊厥,也无镇痛作用。栀子有效成分熊果酸能提高戊四氮所致小鼠半数惊厥剂量,有明显的抗惊作用。栀子生品及各种炮制品的95%乙醇提取物以含生药1 g/100 g灌胃大鼠,或制热剂15%鲜醇母混悬液以2 ml/100 g皮下注射大鼠颈背部所致发热有良好的解热作用,以生品作用强于炮制品。

3. 对心血管系统的作用　栀子提取物能降低心肌收缩力。麻醉犬、鼠静注栀子提取物500 mg/kg引起的血压下降是由于心收缩容积及心排血量下降。大鼠静注大剂量1 g/kg的栀子甲醇提取物时,心电图可呈现心肌损伤及房室传导阻滞。栀子果实的热水提取物能有效地增进³H-胸腺嘧啶脱氧核苷和¹⁴C-亮氨酸的掺入,表明可显著增加细胞内DNA和蛋白质的合成。栀子果实的热水提取物对增殖的刺激作用可为1 μmol/L蛋白质合成抑制剂放线菌酮所抑制。栀子中仅低分子量成分能刺激内皮细胞的增殖,从而使血管内膜得以修复。栀子具有增加内脏血流量的作用,对大鼠出血坏死性胰腺炎早期脏器血流有显著性的增加作用,使它们保持正常血流水平。栀子还能显著地增加正常胰血流量。

4. 抗菌和抗炎作用　平板打洞法证明栀子水提取物及醇提取物对金黄色葡萄球菌、脑膜炎双球菌、卡他球菌等有抑制作用。栀子水浸剂在体外对许兰黄癣菌、腹股沟表皮癣菌、红色表皮癣菌等多种真菌有抑制作用。水煎剂具有杀死钩端螺旋体及血吸虫成虫的作用。栀子乙醇提取物,乙酸乙酯部分和都椁子素对二甲苯和巴豆油所致小鼠耳壳肿胀及对甲醛致大鼠亚急性足跖肿胀均具有明显的抑制作用,对动物软组织损伤的实验有较好的治疗作用。

5. 抑瘤作用　栀子多糖对S_{180}肉瘤细胞及腹水肝癌细胞有一定的抑制作用。

毒性　都椁子素静注LD_{50}为153 mg/kg,腹腔注射为190 mg/kg,口服为237 mg/kg。小鼠皮下注射藏红花素、藏红花酸钠致死量分别为15 g/kg与5 g/kg。小鼠腹腔注射熊果酸的LD_{50}为680 mg/kg。

【炮制】　1. 栀子　取原药材,除去杂质,碾碎。或取原药材,去杂质、研碎,过筛,去皮壳取仁或去仁取皮壳用。全栀子清热泻火,凉血解毒。栀子仁善去内热。栀子皮善去肌表热。

2. 炒栀子　取栀子碎块置锅内,用文火加热,炒至深黄色,取出放凉。炒制可缓和苦性。

3. 炒栀子仁　取栀子仁置锅内,用文火加热,炒至老黄色为度。

4. 焦栀子　取栀子碎块置锅内,用武火加热,炒至焦黄色,取出放凉。焦栀子凉血止血,用于血热吐衄、尿血、崩漏。

5. 焦栀子仁　取栀子仁置锅内,用武火加热,炒至焦橙色,取出放凉。

6. 栀子炭　取栀子碎块置锅内,用武火加热,炒至表面黑褐色,喷淋清水少许,灭尽火星,取出凉透。栀子炭炒用于收敛止血。

7. 姜栀子　取栀子碎块,加姜汁拌匀,润透,置锅内,用文火加热炒干,取出放凉。每栀子100 kg,用鲜生姜10 kg,或干姜3 kg。姜制可加强除烦止呕之功。

8. 盐栀子　取净栀子,用武火加热,炒至内心半透,喷洒定量盐水,炒至黑褐色,取出放凉。每栀子100 kg,用食盐3 kg。

饮片性状　栀子为不规则碎块状,参见"药材"项。炒栀子表面黄红色或黄褐色。炒栀子仁呈扁卵圆形,表面老黄色。焦栀子表面焦黄色。焦栀子仁表面焦橙色,具焦香气。栀子炭表面黑褐色或焦黑色。姜栀子表面金黄色,具姜辣味。盐栀子表面黑褐色,味咸微苦。

贮干燥容器内,炒栀子、炒栀子仁、焦栀子、焦栀子仁、栀子炭、姜栀子、盐栀子密闭,置阴凉干燥处。栀子炭防复燃。

【药性】　苦,寒。归心、肝、肺、胃、三焦经。
1. 《本经》:"味苦、寒。"
2. 《医学启源》:"性寒,味苦,气薄味厚,轻清上行,气浮而味降,阳中阴也。"
3. 《汤液本草》:"气寒,味微苦。入手太阴经。"
4. 《药品化义》:"入肺、胃、肝、胆、三焦、胞络六经。"

【功用主治】　泻火除烦,清热利湿,凉血解毒。主治热病心烦,肝火目赤,头痛,湿热黄疸,淋证,吐血,衄血,血痢,尿血,口舌生疮,疮疡肿毒,扭伤肿痛。
1. 《本经》:"主五内邪气,胃中热气,面赤,酒皶、皶鼻,白癞赤癞,疮疡。"
2. 《别录》:"疗目热赤痛,胸心大小肠大热,心中烦闷,胃中热气。"
3. 《药性论》:"杀蟅虫毒,去热毒风,利五淋,主中恶,通小便,解五种黄病,明目,治时疾,除热及消渴口干,去目肿落(痛)。"
4. 《食疗本草》:"主痞哑,紫癜风,黄疸积热心躁。"
5. 《医学启源》:"其用有四:去心经客热一也;除烦躁二也;去上焦虚热三也;治风热四也。"
6. 朱丹溪:"泻三焦火,清胃脘血。治热厥心痛,解热郁,行结气。"(引自《纲目》)
7. 《纲目》:"治吐血衄血,血痢下血,血淋,损伤瘀血,及伤寒劳复,热厥头痛,疝气,汤火伤。"
8. 《本草新编》:"止吐血疼痛,泄上焦火邪,祛湿中之热,消五瘅黄病,止霍乱转筋,赤痢。主之吐则吐、之利则利。"
9. 《医林纂要》:"泻心火,安心神,敛相火妄行,渝三焦之水道。"

【用法用量】　内服:煎汤,5~10 g;或入丸、散。外用:研末掺或调敷。清热泻火多生用,止血每炒焦用。

【宜忌】 脾虚便溏，胃寒作痛者慎服。

1.《本草汇言》："吐血衄血，非阳火暴发者忌之。"

2.《得配本草》："邪在表，虚火上升，二者禁用。"

3.《得配本草》："得滑石，治血淋溺闭；得良姜，治寒热腹痛；得柏皮，治身热发黄；配连翘，治心经留热；佐柴胡、白芍，治肝胆郁火；使生地、丹皮，治吐衄不止。"

【选方】 1. 治伤寒虚烦不得眠，心中懊侬 栀子十四个(剖)，香豉四个(绵裹)。以水四升，先煮栀子得二升半，纳豉煮取一升半。去滓，分为二服。温进一服，得吐者止后服。《伤寒论》栀子豉汤)

2. 治中外诸热，寝汗、咬牙、睡语、惊悸、溺血、淋闭、咳嗽、瘦弱，头痛并骨蒸，肺痿喘嗽 栀子、黄连、黄柏、黄芩各等分。为末，滴水为丸，如小豆大。每服二三十丸，新汲水下。小儿丸如麻子大三五丸。《宣明论方》大金花丸)

3. 治伤寒身黄发热 肥栀子十五个(剖)，甘草一两(炙)，黄柏二两。上三味，以水四升，煮取一升半，去滓，分温再服。《伤寒论》栀子柏皮汤)

4. 治伤寒急黄 栀子仁、柴胡(去苗)、朴硝(别研)、茵陈蒿各半两。上除朴硝外，各细锉。用水三大盏，煎二大盏，去滓，下朴硝，搅令匀，不计时候，分温三服，取利为度。《普济方》)

5. 治血淋涩痛 生山栀子末，滑石等分。葱汤下。《经验良方》)

6. 治热水肿 山栀子五钱，木香一钱半，白术二钱半。细切，水煎服。《丹溪心法》)

7. 治阴阳痞结、咽膈噎塞、状若梅核、妨碍饮食、久而不愈，即成翻胃 山栀子(炒)、干姜(炮)各一两。上件为粗末。每服二钱，水一盏，同煎至五分，去滓，食后热服。《杨氏家藏方》二气散)

8. 治胃脘火痛 大山栀七枚或九枚。炒焦，水一盏，煎七分，入生姜汁饮之。《丹溪纂要》)

9. 治气实火痛 山栀子(炒焦)六钱，香附一钱，吴茱萸一钱。上为末，蒸饼丸如花椒大。以生地黄汤洗净，同生姜煎汤，送下二十丸。《丹溪心法》)

10. 治肝热目赤肿痛 山栀七枚，钻透为熔火煨熟，水煎去滓。入大黄末三钱匕，搅匀，食后旋旋温服。《圣济总录》栀子汤)

11. 治鼻出血 山栀子、乱头发(烧灰)。共为末，吹入鼻中。《片玉心书》吹鼻散)

12. 治暴衄衄血，因热极妄行者 用山栀子炒黑一两，怀生地二两，炮姜灰五钱。水三碗，煎一碗，徐徐服。《本草汇言》引《龙潭家秘》)

13. 治火疮未起 栀子仁灰，麻油和封，惟厚为佳。《千金方》)

【临床报道】 1. 治疗踝关节扭挫伤 生栀子粉50g，生蜜适量，调成黏膏状，备用。将调好的药膏平摊于棉垫上(视损伤部位的大小)，贴于患处，绷带包扎。嘱抬高患肢，适当活动，患处保暖。每2日换药1次，3次为1个疗程。

2. 治疗冠心病 栀子、桃仁各12g，共轧成末，加炼蜜30g(或蛋清)调成糊状。将药摊敷在心前区，纱布敷盖固定。开始每3日换药1次，2次后7日换药1次，6次为1个疗程。治疗冠心病50例，经治疗1个疗程症状无改善者6例，其余44例症状均有好转，其中显效者22例，改善者22例。心电图显效者7例，改善者18例，25例无改变。

3. 治疗小儿发热 取生山栀9g，研碎，浸入70%乙醇或白酒中30~60分钟，取浸泡液与适量面粉和匀，做成4个如5分镍币大小的面饼，临睡前贴压于患儿的双侧涌泉穴、内关穴，外包纱布，固定，次晨取下，以皮肤呈青蓝色为佳。用于小儿发热60例，结果经1~3次治疗60例患儿体温均恢复正常。其中外用1次即热退者28例，2次热退者21例，3次热退者11例，总有效率100%。

4. 治疗婴幼儿腹泻 取生山栀子(有条件者取新鲜者尤佳)捣如泥，加少许食盐混匀，外贴于手厥阴心包经荥穴劳宫上，外用纱布包扎固定。每隔12小时调换，直至吐泻完全停止。有脱水表现者加因米汤频服，少数重度脱水者补液纠正电解质紊乱。治疗婴幼儿腹泻45例，结果12小时内治愈25例，24小时内治愈17例，无效而改用其他方法者3例。总有效率为93.3%。

5. 治疗急性卡他性结膜炎 生栀子6~12g，捣碎后用开水浸泡，当茶饮用，每日更换药物1次。治疗急性卡他性结膜炎58例，结果显效35例，有效17例，总有效率89.7%。

【各家论述】 1.《本草衍义》："栀子，仲景治(伤寒)发汗吐下后虚烦不得眠；若剧者，必反复颠倒，心中懊侬，栀子豉汤治之。虚，故不用大黄，有寒毒故也。栀子虽寒无毒，治胃中热气，既仁血、亡津液，脏腑无润养，内生虚热，非此物不可去。"

2.《丹溪心法》："山栀子仁，大能降火，从小便泄去。其性屈曲下降，人所不知。亦治痞块中火邪。"又"大凡心膈之痛，须分新久。若初则知身受寒气，口吃寒物而得病者，于初得之时当与温散或温利之药。若日病得之稍久则成郁，久郁则蒸热，热久必生火，《原病式》中备言之矣。若欲行温散散利，宁无助火添病邪！故予有治郁以山栀为热药之向导，则邪易伏，病易退，正易复而病安。"

3.《本草求原》："生用泻火，酒炒去心肝血热；炒黑止血；童便炒滋肾血、降阴火；姜汁炒，开郁、止痛、止烦呕。上热连皮，表热用皮；内热、下焦热用仁。亦说生用其气乃存，炒黑则无用。"

4.《本草思辨录》："栀子，苦寒涤热，而所涤为瘀郁之热。黄疸之瘀热在表，热在血中，热在胃，栀子人胃涤热下行，更以走表利便之茵陈辅之，则瘀消热解而疸以治。至治肝则古方不可胜举。总不离平解郁火。凡肝郁则火生，胆火外扬，肝火内伏，栀子解郁火，故不治胆而治肝。古方如泻肝青丸、凉肝汤、越鞠丸、加味逍遥散之用栀子皆是。"

3357 **栀子叶** [zhī zǐ yè]《本草求原》

【异名】 黄枝叶《生草药性备要》。

【基原】 为茜草科植物栀子的叶。

【原植物】 参见"栀子"条。

【采收加工】 5~8月采收，晒干。

【成分】 叶含环烯醚萜类：栀子苷(gardenoside)，都桷子苷(geniposide)。萜类：栀子醛(cerbinal)，二氢茉莉酮酸甲酯(methyl dihydrojasmonate)，桂皮酸-α-香树脂醇酯(α-amyrin cinnamate)，柠檬烯(limonene)，芳樟醇(linalool)等。

【药性】 苦、涩，寒。

1.《本草求原》："涩，寒。"

2.《岭南采药录》："味涩，苦，性寒。"

【功用主治】 活血消肿，清热解毒。主治跌打损伤，疔毒，痔疮，下疳。

1.《生草药性备要》："消肿，理跌打伤。"

2.《本草求原》："洗疳痔疔，散毒疮；同鸡煮，则祛风。"

【用法用量】 内服：煎汤3~9g。外用：捣敷；或煎水洗。

3358 **栀子花** [zhī zǐ huā]《滇南本草》

【异名】 䅲下花《酉阳杂俎》，野桂花、白蟾花、雀舌花《滇南本草》，山栀花《纲目》，玉瓯花、玉荷花《浙江药用植物志》。

【基原】 为茜草科栀子属植物栀子或重瓣栀子的花。

【原植物】 1. 山栀 *Gardenia jasminoides* Ellis 参见"栀子"条。

2. 重瓣栀子 *Gardenia jasminoides* Ellis var. *fortuniana* (Lindl.) Hara 常绿灌木或小乔木状，高达2m。花萼倒筒圆锥形，顶端6深裂，裂片条状披针形；花冠筒长4~8cm，重瓣，花瓣卵形、倒卵形或椭圆形；雌雄蕊退化。花期6~7月。

华东、中南各地栽培。

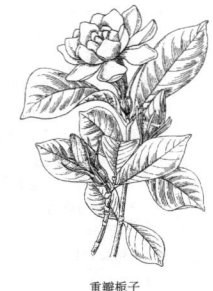
重瓣栀子

【采收加工】 6～7月采摘，鲜用或晾干。

【药材】 栀子花 Gardeniae Flos 主产于广东、广西、四川等地。

性状 本品为不规则团块或类三角锥形。表面淡棕色或棕色。萼筒卵形或倒卵形，先端5～7裂，裂片线状披针形。花冠旋卷，花冠下部连成筒状，裂片多数，倒卵形至倒披针形。雄蕊6，花丝极短。质轻脆，易碎。气芳香，味淡。

【成分】 山栀花含三萜成分：栀子花酸（gardenolic acid）A、B，栀子酸（gardenicacid）；单萜类：芳樟醇，龙脑的二糖苷（linalyl and bornyl disaccharide glycosides）。

【药性】 《滇南本草》："味苦，性寒。"

【功用主治】 清肺止咳，凉血止血。主治肺热咳嗽，鼻衄。

1.《滇南本草》："泻肺火，止肺热咳嗽，止鼻衄血，消痰。"

2.《纲目》："悦颜色，《千金翼》面膏用之。"

【用法用量】 内服：煎汤，6～10 g；或焙研吹鼻。

【选方】 1. 治伤风，肺有实痰、实火，肺热咳嗽 栀子花三朵，蜂蜜少许，同煎服。

2. 治鼻血不止 栀子花数片。焙干，为末，吹鼻。（1、2方出自《滇南本草》）

3359 栀子根 zhī zǐ gēn 《分类草药性》

【基原】 为茜草科栀子属植物栀子的根。

【原植物】 参见"栀子"条。

【采收加工】 全年均可采，鲜用或切片晒干。

【药材】 栀子根 Gardeniae Radix 主产于广东、广西、四川等地。

性状 根呈圆柱形，多分枝，多已切成短段，长2～5 cm。表面灰黄色或灰褐色，具有瘤状突起的须根痕。质坚硬，断面白色或灰白色，具放射状纹理。气微，味淡。

【药性】 味甘，苦，性寒。

1.《分类草药性》："苦。"

2.《岭南草药志》："味苦、微甘，性凉。"

3. 广州部队《常用中草药手册》："苦，寒。"

【功用主治】 清热利湿，凉血止血。主治黄疸，痢疾，感冒高热，吐血，衄血，淋证，水肿，乳痈，风火牙痛，疮疡肿毒，跌打损伤。

1.《分类草药性》："治妇女血气不和。"

2.《四川中药志》1960年版："开心窍，解心热，通小便。治黄疸，吐血，痢血，五淋，跌打等症。"

3.《岭南草药志》："凉血止血，清热利湿。治胡豆黄，黄疸，感冒高热，赤痢，水肿，鼻衄，牙痛，瘰疬，跌打损伤。"

4. 广州部队《常用中草药手册》："清热鲜毒，凉血泻火。主治黄疸型肝炎，菌痢，口舌生疮，乳腺炎，疮疡肿毒。"

【用法用量】 内服：煎汤，15～30 g。外用：捣敷。

【选方】 1. 治黄疸 山栀根30～60 g。煮瘦肉食。

2. 治鼻血 山栀根30 g，白芨15 g。水煎服。（1、2方出自《岭南草药志》）

3. 治便血 鲜栀子根30 g，黑地榆15 g。水煎服。《福建药物志》

4. 治赤白痢疾 栀子根和冰糖炖服。《闽东本草》

5. 治肾脏性水肿 黄栀子根120 g，孵仔母鸡1只。将药放

与鸡加水炖烂，去渣食之。《岭南草药志》

6. 治牙痛 栀子根30 g，臭茉莉根、石仙桃各15 g。水煎服。《福建药物志》

3360 柃木 líng mù 《湖南药物志》

【异名】 吹木叶（《湖南药物志》），钓茄子（江西《草药手册》），细叶茶（《四川省中药资源普查名录》）。

【基原】 为山茶科柃木属植物柃木的枝叶或果实。

【原植物】 柃木 Eurya japonica Thunb. 又名：海岸柃（《中国高等植物图鉴》）。

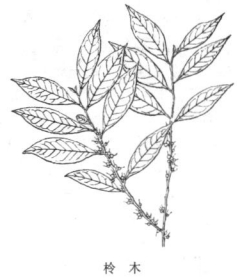
柃木

灌木，高1～3 m。嫩枝有棱。单叶互生；叶柄长2～5 mm；叶片革质，成两列状，椭圆形至长圆状披针形，长3～6 cm，宽1.5～3 cm，先端锐尖或渐尖，微凹，基部楔形，边缘具钝齿，上面深绿色，下面黄绿色，主脉在上面下陷，侧脉不明显。花单性，雌雄异株，常1～3朵簇生于叶腋和枝侧；花梗短；下垂；萼片5，近圆形，宿存；花瓣5，白色或黄绿色，卵形，基部连合；雄花的雄蕊多数，短于花瓣，退化子房有或无；雌花无雄蕊，花柱短，先端3浅裂。浆果圆球状，成熟时紫黑色。花期3～4月，果期7～8月。

生于山坡阴湿处。分布于浙江、湖南、四川、台湾等地。

【采收加工】 全年可采枝叶，8月采果实，鲜用或晒干。

【药材】 柃木 Euryae Japonicae Ramulus seu Fructus 主产于湖南、四川、贵州等地。

性状 枝条灰色，皮孔明显，有枝痕和叶痕。叶多破碎，完整叶片长披针形，长4～6 cm，宽1.5～2 cm；先端急尖或渐尖，基部楔形，边缘有细圆锯齿或呈锯齿状，表面黄绿色或暗绿色，嫩叶色淡，有柔毛，老叶色深，较光滑；革质。果实呈不规则的球形，皱缩，直径3～4 mm，暗红色或紫黑色。气微，味微苦。

【成分】 新鲜的叶中含维生素 C 29～219 mg/100 g。果实含黄酮苷：矢车菊苷（chrysanthemin），矢车菊素 3-乙酰芸香糖苷（cyanidin 3-acetylrutinoside）。

【药性】 苦、涩，凉。

1.《湖南药物志》："味涩。"

2.《贵州草药》："性平，味苦、涩。"

3.《四川中药志》1982年版："苦、涩、凉。"

【功用主治】 祛风清热，利水消肿，止血生肌。主治风湿痹痛，腹水臌胀，发热口干，外伤，跌打肿痛，创伤出血。

1.《湖南药物志》："清热消肿。治发热口干，外伤，腹水。"

2.《全国中草药汇编》："主治风湿关节疼痛，腹水，外伤出血。"

3.《四川中药志》1982年版："清热消肿，止血生肌。用于外伤出血，肿痛。"

【用法用量】 内服：煎汤，10～30 g。外用：鲜品捣敷；或煎汤熏洗。

【选方】 1. 治创伤出血 柃木叶研末，敷伤处。

2. 治跌打损伤肿痛 柃木叶15 g，飞蛾七15 g。水煎服。（1、2方出自《四川中药志》1982年版）

3361 枸橘 gōu jú 《纲目》

【异名】 枳实（《本经》），臭橘（《本草图经》），枸棘子（《履巉岩

本草》），野橙子（《纲目》），唐橘（《中国树木分类学》），绿衣枳实、绿衣枳壳（福建）。

【基原】 为芸香科枳属植物枸橘幼果或未成熟果实。

【原植物】 枸橘 *Poncirus trifoliata* (L.) Raf. [*Citrus trifoliata* L.] 又名：枳（《周礼》），铁篱笆（《植物名实图考》），铁篱寨、绿角刺（河南）。

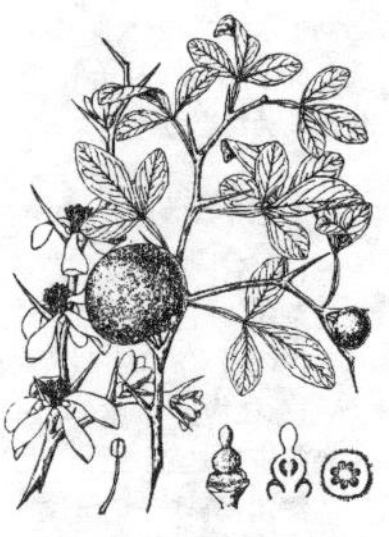

枸 橘

落叶灌木或小乔木。茎分枝多，小枝呈扁压状。茎枝具腋生粗大的棘刺，长1～5 cm，刺基部扁平。叶互生，三出复叶；叶柄长 1～3 cm，宽 2～5 mm；顶生小叶倒卵形或椭圆形，长 1.5～6 cm，宽 0.7～3 cm，先端微凹或圆，基部楔形，边缘有不明显小锯齿；侧生小叶较小，椭圆状卵形，基部稍偏斜，幼嫩时在主脉上有短柔毛，具半透明油腺点。花白色，具短柄，单生或成对生于二年生枝条叶腋，常先叶开放，有香气；萼片5，卵状三角形；花瓣 5；雄蕊 8～20 或更多，长短不等；雌蕊 1，子房近球形，密被短柔毛，6～8 室，每室具数枚胚珠，花柱粗短，柱头头状。柑果球形，直径 2～5 cm，熟时橙黄色，密被短柔毛，具很多油腺，芳香，柄粗短，宿存于枝上。种子多数。花期4～5 月，果期 7～10 月。

多栽培于路旁、庭园作绿篱。河北、山东、江苏、浙江、安徽、福建、江西、河南、湖北、湖南、广东、广西、四川、贵州、云南、陕西、甘肃、台湾等地均有栽培。

本植物的根皮（枳根皮）、树皮屑（枳茹）、棘刺（枸橘刺）、叶（枸橘叶）、幼果（枳实）、将成熟的果实（枳壳）、种子（枸橘核）亦作药用，另设专条。

【栽培】 生物学特性　宜疏松肥沃、排水良好的壤土或沙壤土。

繁殖方法　种子繁殖、压条繁殖、扦插繁殖或嫁接繁殖。育苗移栽：选未育过柑橘类苗木的土地，整地施足基肥，作宽 1 m 的畦。种子随采随播，秋播，用火烧土盖种，以不见种子露面为宜，覆盖草帘或茅草，防雨后土壤板结。种子发芽后揭去部分盖物，而后全部揭除改用搭棚遮阳。苗稍大后以3～4 cm 间苗，第三年春季按 3 m×3 m 行距定植，每穴 3 株。高空压条：选取 13～16 年健壮、无病虫害的母树，在 1～3 年生的树条上进行高空压条，待环割处长根后，于第二年春季从母树上剪下定植。扦插繁殖：选择 10 年以上的结果母树，剪取二年生枝条，除去硬刺，剪成数段，每段留芽 2～3 个，在砂质壤土上进行扦插，浇一次透水，以后注意土壤保湿，1 年后定植。嫁接繁殖：砧木选用二年生野生的绿衣枳实幼苗。采用带木质部嵌芽接法，用"T"字形芽接，从芽的上方 0.8～1.0 cm 处向下斜削一刀，长约 1.5 cm，后在芽的下方 0.5～0.8 cm 处，向下斜切至第一刀刀口底部，使两刀斜切面呈 30°夹角，取下芽片插入砧木的切口处。砧木切口比芽片稍长，芽片插入后，其上端必须露出一线砧木皮层，最后绑紧。

田间管理　出苗后，经常拔草，薄施腐熟人粪或复合肥，防积水，旱时勤灌水。每年四个季节各施 1 次肥，春秋两季重施保果肥和保树肥，保果肥开花前进行，以发酵过的人畜粪尿、塘泥、堆肥、草木灰、过磷酸钙及硫胺为主，采用环状沟施肥法、水平沟施肥法。冬季施越冬肥，施后在树的周围堆积 15～18 cm 腐熟草皮，再铺上塘泥土。隔一定时候进行中耕除草。春季进行整形修剪，剔除病虫枝条及枯枝，剪去重叠枝、交叉枝、密生枝及下垂枝。

【采收加工】 7～8 月拾取自然脱落在地上的幼小果实，晒干；略大者自中部横切为两半，晒干者称绿衣枳实；未成熟果实，横切为两半，晒干者称绿衣枳壳。

【药材】 枸橘 *Ponciri Trifoliatae Fructus*　主产福建。

性状　绿衣枳实　呈圆球形或剖成两半，直径 0.8～1.2 cm；外表面绿褐色，密被棕绿色毛茸，基部具圆盘状果柄痕；横剖面；类白色，边缘绿褐色，可见凹陷的小点，瓤囊黄白色；味苦涩。

绿衣枳壳　多为半球形，直径 2.5～3 cm；外皮灰绿色或黄绿色，有微隆起皱纹，被细柔毛；横剖面果皮厚 3～5 mm，边缘有油点 1～2 列，瓤囊 5～7 瓣，中轴宽 2～5 mm。气香，味微苦。

鉴别　粉末特征：淡棕黄色或绿色。果皮表皮细胞不规则多角形，壁厚 3～6 μm；横切面观，细胞径向延长，平周壁及垂周壁外方增厚。非腺毛由 1～14 个细胞组成，平直或稍弯曲，顶端渐尖或钝圆，壁疣明显，壁厚 5～7 μm。中果皮细胞类圆形，壁厚 7～10 μm。油室大小悬殊，长径 91～715 μm。草酸钙结晶斜方形、菱形或多面体。

【成分】 果实含黄酮类：枳属苷（poncirin），橙皮苷（hesperidin），野漆树苷（rhoifolin），柚皮苷（naringin），新橙皮苷（neohesperidin）等。

果皮含挥发油约 0.47%，其中有单萜类成分：α-蒎烯（α-pinene），β-蒎烯（β-pinene），月桂烯（myrcene），柠檬烯（limonene），莰烯（camphene），γ-松油烯（γ-terpinene），对聚伞花素（p-cymene），丁香烯（caryophyllene）等。还含茵芋碱（skimmianine）。

【药理】 1. 抗病毒作用　将小鼠纤维细胞放置于200 μg/ml 的橙皮苷中预先孵化，能保护细胞不受水疱性口炎病毒的侵害维持 24 小时。果实中所含橙皮苷预先处理HeLa细胞，能预防流感病毒的感染，但其抗病毒活性可被透明质酸酶所破坏。

2. 抗炎作用　小鼠腹腔注射柚皮苷 100 mg/kg 可降低甲醛性踝肿胀，大鼠注射 100 mg/kg，也有显著的抗炎作用。橙皮苷和柚皮苷对豚鼠因维生素 C 缺乏所致眼球结膜血管内血细胞凝聚及微血管抵抗力降低，有改善作用。能增强维生素 C 缺乏的豚鼠肾上腺、脾及白细胞中抗坏血酸的含量。

3. 其他作用　果皮所含橙皮苷和柚皮苷都能抑制大鼠眼晶状体的醛糖还原酶，在大鼠体内柚皮苷的 10^{-4} mol/L 浓度，抑制作用为 80%。

【炮制】 取原药材，除去杂质，洗净，润软，对剖，干燥，筛去灰屑。

饮片性状　为半球形。表面绿黄色或绿橙色，密布凹下的小油点及微细的网状皱纹，被稀疏的短柔毛，顶端有隆起的环圈。果瓤 6～8 瓣，每瓣有种子数枚。气香而浊，味酸而苦。

贮干燥容器内，置通风干燥处。

【药性】 辛、苦，温。归肝、胃经。

1.《本经逢原》："辛，温。"

2.《上海常用中草药》："辛、苦，温。"

3.《青岛中草药手册》："入肝、胃经。"

【功用主治】 疏肝和胃，理气止痛，消积化滞。主治胸胁胀满，脘腹胀痛，乳房结块，疝气疼痛，睾丸肿痛，跌打损伤，食积，便秘，子宫脱垂。

1.《本经逢原》："破气散热，解酒毒。"

2.《纲目拾遗》："疔子痈及疝气，俱取整个枸橘，煅存性研末，陈酒送服。"

3.《植物名实图考》："治跌打。"

4.《中国药用植物图鉴》："治胸腹满、胸腹痛；祛痰、利尿、发汗及健胃。"

5.《上海常用中草药》："利气，健胃，通便。治胃部胀满，消化不良，便秘，子宫脱垂，脱肛，疝气，乳房结核。"

【用法用量】 内服：煎汤，9～15 g；或煅研粉服。外用：煎水洗；或熬膏涂。

【宜忌】《青岛中草药手册》："气血虚弱及孕妇慎服。"

【选方】 1. 治胃脘胀痛，消化不良　枸橘 9 g，水煎服；或煅

存性研粉，温酒送服。(《浙江药用植物志》)

2. 治疝气　枸橘 6 个。用 250 g 白酒泡 7 日。每服药酒 2 盅，日服 3 次。(《河北中草药》)

3. 治牙痛　铁篱寨 6 g，小茴香 9 g。水煎服。(《河南中草药手册》)

4. 治内伤诸痛　枸橘，醋浸熬胶，摊贴。贴即痛止，但须久贴，方不复发。(《本经逢原》)

5. 治下痢脓血　枸橘、草薢各等分。炒存性，研粉。每次 6 g。用茶汁送服。(《浙江药用植物志》)

3362 枸杞子 gǒu qǐ zǐ (《别录》)

【异名】　苟起子(《本草经集注》)，枸杞红实(《宝庆本草折衷》)，甜菜子(《救荒本草》)，西枸杞(《纲目》)，狗奶子(《广雅疏证》)，红青椒、枸蹄子(《河南中药手册》)，枸杞果(《河北药材》)，地骨子、枸茄茄(《山西中药志》)，红耳坠、血枸子(《中药材手册》)，枸杞豆、血杞子(《药材学》)。

【基原】　为茄科枸杞属植物宁夏枸杞的果实。

【原植物】　宁夏枸杞 *Lycium barbarum* L. [*L. halimifolium* Mill.]　又名：中宁枸杞(《拉汉种子植物名称》)。

灌木或经栽培后而成大灌木，高 1～3 m。主茎数条，粗壮；小枝有纵棱纹，有不生叶的短棘刺和生叶、花的长棘刺；果枝细长，通常先端下垂，外皮淡灰黄色，无毛。叶互生或数片簇生于短枝上；叶柄短；叶片披针形或长圆状披针形，长 2～8 cm，宽 0.5～3 cm，先端尖，基部楔形或狭楔形而下延成叶柄，全缘，上面深绿色，背面淡绿色，无毛。花腋生，常单 1 或 2～6 朵簇生在短枝上；花梗细；花萼钟状，先端 2～3 深裂，裂片宽卵状或卵状三角形；花冠漏斗状，先端 5 裂，裂片卵形，粉红色或淡紫红色，具暗紫色脉纹，管内雄蕊着生处上方有一圈柔毛；雄蕊 5；雌蕊 1，子房长圆形，2 室，花柱线形，柱头头状。浆果卵圆形、椭圆形或阔卵形，长 8～20 mm，直径 5～10 mm，红色或橘红色，果皮肉质。种子多数，近圆肾形而扁平，棕黄色。花期 5～10 月，果期 6～11 月。

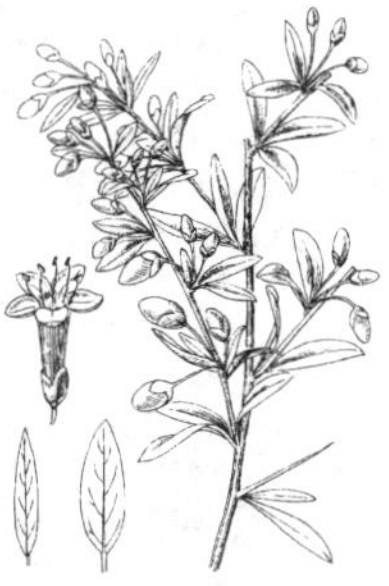

宁夏枸杞

生于沟岸及山坡或灌溉地埂和水渠边等处。野生和栽培均有。分布于华北、西北等地。

本植物的根皮(地骨皮)、嫩茎叶(枸杞叶)亦供药用，另设专条。

【栽培】　生物学特性　适应性强，耐寒，在－25.6 ℃下越冬无冻害。喜光照。对土壤要求不严，耐盐碱、耐肥、耐旱、怕水渍。以肥沃、排水良好的中性或微酸性轻壤土栽培为宜，盐碱土的含盐量不能超过 0.2%，在强碱性、黏壤土、水稻田、沼泽地区不宜栽培。

繁殖方法　种子繁殖或扦插繁殖。种子繁殖：选用优良品种，夏季采摘后，用 30～60 ℃温水浸泡，搓揉种子，洗净，晾干备用。在播种前用湿沙(1∶3)拌匀，置 20 ℃室温下催芽，待有 30% 种子露白时或用清水浸泡种子一昼夜，再行播种。春、夏、秋季均可播种，以春播为主。3 月下旬至 4 月上旬，按行距 40 cm 开沟条播，深 1.5～3 cm，覆土 1～3 cm，幼苗出土后，要根据土壤墒情，注意灌水。苗高 1.5～3 cm 松土除草 1 次，以后每隔 20～30 日松土除草 1 次。苗高 6～9 cm 时定苗，株距 12～15 cm，每亩留苗 1 万～1.2 万株。结合灌水在 5、6、7 月追肥 3 次，为保证苗木生长，应及时去除幼株离地 40 cm 部位生长的侧芽，苗高 60 cm 时应行摘心，以加速主干和上部侧枝生长，当根粗 0.7 cm 时，可出圃移栽。扦插繁殖：在优良母株上，采粗 0.3 cm 以上的已木质化的一年生枝条，剪成 18～20 cm 长的插穗，扎成小捆竖在盆中用 100×10^{-6} α-萘乙酸浸泡 2～3 小时，然后扦插，按株距 6～10 cm 斜插在沟内，填土踏实。

田间管理　在 5、6、7 月各中耕除草 1 次。10 月下旬至 11 月上旬施羊粪、猪粪、厩肥、饼肥等作基肥。追肥可于 5 月施尿素和 6～7 月施磷、钾复合肥。幼树整形，枸杞栽后当年秋季在主干上部的四周选 3～5 个生长粗壮的枝条作主枝，并于 20 cm 左右处短截，第二年春在此枝上发出新枝时于 20～25 cm 处短截作为骨干枝。第三、第四年仿照第二年办法继续利用骨干枝上的徒长枝扩大，加高充实树冠骨架。经过 5～6 年整形培养进入成年树阶段。成年树修剪，每年春季剪枯枝、交叉枝和根部萌蘖枝，夏季去密留疏，剪去徒长枝、病虫枝及针刺枝。秋季全面修剪，整理树冠，选留良好的结果枝。

病虫害防治　病害有枸杞黑果病(炭疽病)，为害花蕾、花和青果，可合理密植，保持良好的通风透光性，及时排除田间积水，控制田间湿度，发病前用 1∶1∶120 波尔多液喷射，发病初期喷 50% 可湿性退菌特 1 000 倍液，7～10 日喷 1 次；根腐病，可用 50% 托布津 1 000～1 500 倍液或 50% 多菌灵 1 000～1 500 倍液浇注根部，或及时挖除病株，并在病穴施入石灰消毒，充分曝晒一夏后，补植健株。虫害有枸杞实蝇，可在越冬成虫羽化时，在杞园地面撒 50% 西维因粉 3 kg/亩，摘除蛆果深埋、秋冬季灌水或翻土杀死土内越冬蛹；枸杞负泥虫，可在春季灌溉松土，破坏越冬场所杀死虫源，4 月中旬于杞园地面撒 5% 西维因粉(1 kg 兑细土 5～7 kg)，杀死越冬成虫，或用 1.5% 苦参素 1 200 倍液喷雾防治；枸杞蛀果蛾，可于 4 月上、中旬第一代幼虫为害时，喷 90% 敌百虫 800～1 000 倍液防治；枸杞蚜虫，用 1.5% 苦参素乳油或 2% 百草 1 号乳油 1 000～1 200 倍液，2.5% 扑虱蚜可湿性粉剂 3 000～3 500 倍液喷雾；枸杞瘿螨，用 0.9% 爱福丁 2 000～3 000 倍液防治。

【采收加工】　6～11 月果实陆续红熟，要分批采收，迅速将鲜果摊在果栈上，厚不超过 3 cm，一般以 1.5 cm 为宜，放阴凉处晾至皮皱，然后曝晒至果皮起硬，果肉柔软时去果柄，再晒干；晒干时切忌翻动，以免影响质量。遇多雨时宜用烘干法，先用 45～50 ℃烘至七八成干后，再用 55～60 ℃烘至全干。

【药材】　枸杞子 *Lycii Fructus*　主产于宁夏。

商品规格　商品有西枸杞、津枸杞(血枸杞)。西枸杞系指宁夏、甘肃、内蒙古、新疆等地的产品，分五个等级。血枸杞系指河北、山西等地产品，分三个等级。出口商品分特级(贡果面)、甲级(贡果王)、乙级(贡果)、丙级(超王杞)。

性状　果实呈类纺锤形或椭圆形，长 6～20 mm，直径 3～10 mm。表面红色或暗红色，顶端有小凸起状的花柱痕，基部有白色的果柄痕。果皮柔韧，皱缩；果肉肉质，柔润。种子 20～50 粒，类肾形，扁而翘，长 1.5～1.9 mm，宽 1～1.7 mm，表面浅黄色或棕黄色。气微，味甜。

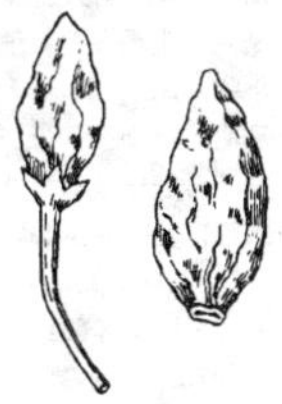

枸杞子(果实)外形

鉴别　果皮横切面：外果皮 1 列细胞，切向壁增厚，非木化或微木化，外被角质层，外缘不规则细齿状。中果皮为 10 余列细胞，最外层细胞略切向延长，其下细胞类圆形、长圆形、类长方形，向内细胞渐增大，最内侧有的细胞较小，壁稍增厚；细胞含众多橙红色素颗粒，有的含草酸钙砂晶；维管束双韧型，多数，散列，导管细小。内果皮 1 列细胞，细胞壁全面增厚，木化。

粉末特征：黄橙色或暗红色。种皮石细胞表面观不规则多角形或长多角形，垂周壁深波状弯曲或微波状弯曲，直径 37～

117 μm，长至 196 μm，壁厚 5～27 μm；断面观类方形或扁方形，侧壁及内壁增厚，内壁稍弯曲，外壁黏液化。外果皮细胞表面观类多角形或长多角形，垂周壁细波状弯曲或平直，外平周壁表面有较细密平行角质条纹。中果皮薄壁细胞类多角形，胞腔内含橙红色或红棕色色素颗粒；有的含草酸钙砂晶。另有内胚乳细胞，含脂肪油滴及糊粉粒。

品质标志　《中华人民共和国药典》2010年版规定：照紫外可见分光光度法测定：照紫外可见分光光度法测定本品含枸杞子多糖以葡萄糖（$C_6H_{12}O_6$）计，不得少于 1.8%；照薄层色谱法测定：本品含甜菜碱（$C_5H_{11}NO_2$）不得少于 0.30%。

【成分】　果实含生物碱：甜菜碱（betaine），阿托品（atropine），天仙子胺（hyoscyamine），丙烯胺类 lyciumide A。多糖约 7.09%，主要有：多糖 LBP-I，LLBP，糖肽。又含脑苷脂（cerebroside），熊果酸（uronic acid），玉蜀黍黄质，酸浆果红素，隐黄质（cryptoxanthin），东莨菪素（scopoletin），对香豆酸（p -coumaric acid），胡萝卜甾醇（daucosterol），β-谷甾醇（β-sitosterol），硫色素，核黄素，烟酸，维生素 C。还含钾、钙、钠、锌、铁、铜、锰、硒、铬、锶、铅、镍、镉、砷、钴、镁等元素。

种子含氨基酸：天冬氨酸，脯氨酸，丙氨酸，亮氨酸，苯丙氨酸，丝氨酸，甘氨酸，谷氨酸，半胱氨酸，赖氨酸，精氨酸，异亮氨酸，苏氨酸，组氨酸，酪氨酸，色氨酸，甲硫氨酸，牛磺酸，γ-氨基丁酸。

【药理】　1. 对免疫功能的影响　枸杞多糖（LBP）对小鼠 T、B 淋巴细胞因子呈双向调节作用，剂量大至 1 mg/ml 时呈抑制作用，小至 10^{-5} mg/ml 时呈增长作用。LBP 10 mg/kg给小鼠灌胃，能显著地增加巨噬细胞 C_{3b} 和 Fc 受体的数量和活力，并能减弱醋酸氢化可的松对巨噬细胞 C_{3b} 和 Fc 受体的抑制作用。LBP5 mg/kg、10 mg/kg，腹腔注射，可提高小鼠脾脏 T 淋巴细胞的增殖功能，增强细胞毒 T 淋巴细胞（CTL）的杀伤功能，可以对抗环磷酰胺（CY）对小鼠 T 淋巴细胞、CTL 和自然杀伤细胞（NK 细胞）的免疫抑制作用。1 mg/ml 浓度的 LBP 对环磷酰胺和^{60}Co照射所致的白细胞数降低有明显的升白细胞作用。小鼠淋巴细胞转化率、腹腔巨噬细胞吞噬功能、抗体分泌功能的检测和胸腺、脾重的结果显示，枸杞水浸液具有明显的抗 X 射线辐射作用。

2. 延缓衰老作用　LBP 注射老龄小鼠可显著促进脾细胞增殖。26 月龄衰老大鼠心肌 β 受体密度降低，枸杞子可使之显著升高，接近年轻大鼠水平，提示对心肌 β 受体数目的调节是枸杞子发挥延缓衰老作用的分子基础之一。

3. 抗肿瘤作用　用枸杞子的丙醇提取液对致癌剂诱导的突变株 TA$_{98}$、TA$_{100}$ 有抑制突变作用，抑制率分别为 91.8%、82.6%。说明枸杞子含有抗突变物质和具有抗癌、阻断致突变作用。枸杞子对人胃腺癌 KATO-Ⅲ 细胞有明显抑制作用，其作用机制主要表现在抑制细胞 DNA 合成，干扰细胞分裂，细胞再殖能力下降。用 C_{57} BL 纯系小鼠及可移植性 Lewis 肺癌模型实验，结果表明，单独使用枸杞多糖对肿瘤生长无明显抑制作用，而枸杞多糖结合放疗显示明显的放射增敏作用，枸杞多糖对急性乏氧瘤细胞也具有一定的放射增敏效应。

4. 降血脂与保肝、抗脂肪肝作用　枸杞子液有明显降低血中血清总胆固醇（TC）、三酰甘油（TG）、低密度脂蛋白胆固醇（LDL-C）的作用以及降低肝内 TC、TG 的作用。小鼠灌服枸杞水浸液对四氯化碳引起的肝损害有轻微的抑制脂肪在肝细胞内沉积和促进肝细胞新生的作用。用天冬氨酸甜菜碱，也观察到对四氯化碳中毒性肝炎的保护效果。

5. 对造血系统的影响　每只灌服 10%枸杞煎剂 0.5 ml，连续 10 日，对正常小鼠造血功能有促进作用，可使白细胞增多。LBP 10 mg/kg腹腔注射，连续 3 日，小鼠骨髓中爆式红系集落形成单位（BFU-E）和红系集落形成单位（CFU-E）分别上升到对照组的 342%和 192%，外周血网织红细胞比例于给药后第六日上升到对

照组 218%，LBP 注射后还可促进小鼠脾脏 T 淋巴细胞分泌集落刺激因子，提高小鼠血清集落刺激活性水平；在体外培养体系中，LBP 对粒——单系祖细胞无直接刺激作用，但可加强集落刺激因子（SF）的集落刺激活性。

6. 抗遗传物质损伤作用　枸杞子可减少老年大鼠心、脑、骨骼肌组织线粒体 DNA 缺失，提高心、脑线粒体三磷酸腺苷（ATP）的合成和心、骨骼肌线粒体呼吸链复合酶Ⅳ活力及脑线粒体呼吸链复合酶Ⅰ活力。枸杞子水提物对丝裂霉素 C 诱发微核的拮抗作用，发现枸杞子具有明显的抗丝裂裂霉素 C 诱发微核作用。

7. 降血糖作用　给正常小鼠灌胃枸杞多糖 50 mg/kg 及 100 mg/kg，可使血糖明显降低，给四氧嘧啶中毒小鼠枸杞多糖 100 mg/kg，高血糖水亦明显降低，糖耐量实验表明，枸杞多糖 100 mg/kg可明显对抗正常小鼠给予 5 g/kg 葡萄糖引起的血糖升高。

8. 降压作用　枸杞水提取物有降低血压作用。枸杞子多糖可降低肾性高血压大鼠收缩期、舒张期血压，降低血浆及血管内丙二醛、内皮素含量，增加降钙素基因相关肽的释放。

9. 抑菌作用　枸杞子浸出液对金黄色葡萄球菌、表皮葡萄球菌、溶壁微球菌、伤寒杆菌 H-901、伤寒杆菌 O-901、甲型副伤寒杆菌、乙型副伤寒杆菌、丙型副伤寒杆菌、鼠伤寒杆菌、痢疾杆菌、大肠杆菌、产气杆菌、铜绿假单胞菌、枯草杆菌、炭疽杆菌（无毒株）、鼠疫杆菌（无毒株）、白念球菌等 17 种细菌均有较强的抑制作用。

10. 其他作用　枸杞提取物能促进乳黄杆菌之生长，并刺激其产酸。枸杞水煎剂（13.23%浓度）给予小鼠口服 0.3 ml/20 g，每日 1 次，30 日后可使小鼠皮肤羟脯氨酸含量增加 15.5%，能显著增强小鼠的耐缺氧能力，能显著延长小鼠游泳时间。

毒性　枸杞毒性很小。甜菜碱进入体内以原形排出，大鼠静注 2.4 g/kg，未见毒性反应。小鼠腹腔注射 25 g/kg，10 分钟内出现全身痉挛，呼吸停止。枸杞水提取物小鼠皮下注射的 LD_{50} 为 8.32 g/kg，而甜菜碱为 18.78 g/kg，表明前者毒性较后者大 1 倍多。

【炮制】　1. 枸杞子　取原药材，除去杂质，摘去残留果梗和蒂。

2. 炒枸杞子　取净枸杞子，用文火炒至表面有焦斑点，取出放凉。

3. 盐枸杞子　将食盐置锅内，用文火炒热后，再加入枸杞子炒至黄色发胖时，筛去盐即可。

饮片性状　枸杞子参见"药材"项。炒枸杞子形同枸杞子，有焦斑点。盐枸杞子形如枸杞子，表面暗红色或污黄色，微鼓起，味微咸。

贮干燥容器内，炒枸杞子、盐枸杞子密闭，置阴凉干燥处，防热、防潮、防虫蛀。

【药性】　甘，平。归肝、肾、肺经。

1.《药性论》："味甘，平。"

2.《本草蒙筌》："味甘、苦，气微寒，无毒。"

3.《本草汇言》："味甘、微苦，气寒，性润无毒。可升可降，阴中阳也。入足少阴、足厥阴经。"

4.《本草新编》："味甘、苦，气微温。"

5.《本草经解》："入足少阴肾经、手少阴心经，气味俱降，阴也。"

6.《要药分剂》："入肝、肾二经，兼入肺经。"

【功用主治】　养阴，滋肾，润肺。主治肝肾亏虚，头晕目眩，目视不清，腰膝酸软，阳痿遗精，虚劳咳嗽，消渴引饮。

1.《本草经集注》："补益精气，强盛阴道。"

2.《药性论》："能补益精诸不足，易颜色，变白，明目，安神，令人长寿。"

3. 王好古："主心病嗌干心痛，渴而引饮，肾病消中。"（引自《纲目》）

4.《纲目》:"滋肾,润肺,明目。"

5.《本草汇言》:"润肺生津,补肾添精。"

6.《本草述》:"疗肝风血虚,眼赤痛痒昏翳。""治中风眩晕,虚劳,诸见血证,咳嗽血,痿,厥,挛,消瘅,伤燥,遗精,赤白浊,脚气,鹤膝风。"

【用法用量】 内服:煎汤,5～15 g;或入丸、散、膏、酒剂。

【宜忌】 脾虚便溏者慎服。

1.《本草经疏》:"若病脾胃薄弱,时时泄泻者勿入。"

2.《本草汇言》:"如脾有寒痰冷癖,时作泄泻者勿入。"

3.《药品化义》:"人参恐气令精不遗,枸杞滋阴使火不泄,二品相须而用。"

【得配本草】 "得麦冬,治干咳;得北五味,生心液;配椒、盐,理肾而除心痛;佐术、芩,补肾而不滑泄。"

【方解】 1. 治肝肾不足,眼目昏暗,瞻视不明,茫茫漠漠,常见黑花,多有冷泪 枸杞子三两,巴戟(去心)一两,甘菊(拣)四两,苁蓉(酒浸,去皮,炒,切,焙)二两。上为细末,炼蜜丸,如梧桐子大。每服三十丸至五十丸,温酒或盐汤下,空心食前服。《局方》菊睛丸

2. 治男子肾脏虚耗,水不上升,眼目昏暗,远视不明,渐成内障 枸杞子(酒蒸)四两,白茯苓(去皮)八两,当归二两,菟丝子(酒浸,蒸)四两,青盐(另研)一两。上为细末,炼蜜和丸,如桐子大。每服七十丸,食前用白汤送下。《证治准绳》杞苓丸

3. 治肾虚腰痛 枸杞子、地骨皮各一斤,川萆薢、川杜仲各十两。俱晒燥,微炒,以好酒三斗,净罈内浸之,煮一日,滤出渣。早晚随量饮之。《千金方》

4. 治虚劳烦渴不止 枸杞子(酒拌微炒)八两,地骨皮(微炒)十两,共研为末;麦门冬(去心)、熟地黄各四两,酒煮捣膏,和药共为丸,梧子大。每早晚各服四钱,白酒下。《千金方》

5. 安神养血,滋阴壮阳,益智,强筋骨,泽肌肤,驻颜色 枸杞子(去蒂)五升,圆眼肉五斤。上二味为一处,用新汲长流水五十斤,以砂锅桑柴火慢慢熬之,渐渐加水煮至杞圆味尽,方去渣,再慢火熬成膏,取起,磁罐收贮。不拘时频服二三匙。《摄生秘剖》杞圆膏

6. 治劳伤虚损 枸杞子三升,干地黄(切)一升,天门冬一升。上三物,细捣,曝令干,以绢罗之,蜜和作丸,大如弹丸。日二。《古今录验》枸杞丸引《医心方》

7. 治一切痈疽恶疮,溃烂不已,及瘰疬结核,马刀肉瘿,延结不休;或风毒流注,上愈下发,左消右起,延串不止;或便毒鱼口,杨梅破烂,日久不合 枸杞子一味。每早晚一两于嚼,以川草薢五钱,煎汤传送,服百日痊愈。《外科全书》引《本草汇言》

【临床报道】 1. 调节免疫功能 枸杞多糖 45 mg,口服,每日3次。用于60例恶性肿瘤放疗患者。结果,放疗后 T_3、T_4 细胞比例,T_4/T_3 比值、淋巴细胞转化率及巨噬细胞吞噬率均较放疗前明显提高。放疗结束时,白细胞总数、淋巴细胞绝对值及 T_3、T_4 细胞比例、T_4/T_3 比值均较单纯放疗组显著提高,淋巴细胞转化率及巨噬细胞吞噬率也有明显增加。

2. 治疗心力衰竭 人参10 g,枸杞子10 g,桂圆肉10 g,大枣9枚。先煎人参20分钟后再加入其他药物,再煮沸10分钟即可。每剂分2次服下,服药时连同药物(药渣)一同吃下,药渣也分2次用完。人参选用红参。治疗心力衰竭73例,结果显效51例,有效19例,无效3例,总有效率95.8%。

3. 治疗男性不育症 每晚嚼食枸杞子15 g,连服1个月为1个疗程,一般精液常规检查在正常后再服1个疗程,服药期间及停止治疗,精液常规转正常者23例,2个疗程转正常者10例,5例无精子者无效,3例效不佳。2年后随访,精液转正常的33例均已有后代。

【各家论述】 1.《纲目》:"枸杞之滋益不独子,而根亦不止于退热而已。但根、苗、子之气味殊,而主治亦未必无别。盖其苗乃天精,苦甘而凉,上焦心肺客热者宜之;根乃地骨,甘淡而寒,下焦肝肾虚热者宜之。此皆三焦气分之药,所谓热淫于内,泻以甘寒也。至于子则甘平而润、性滋而补,不能退热,止能补肾润肺,生精益气。此乃平补之药,所谓精不足者,补之以味也。分而用之,则各有所主;兼而用之,则一举两得。"

2.《本草经疏》:"老人阴虚者十之七八,故枸杞子服食家为益精明目之上品,昔人多谓其能生精益气、除阴虚内热、明目者,盖热退则阴生,阴生则精血自长,肝开窍于目,黑水神光属肾,二脏之阴气增益,则目自明矣。"

3.《本草正》:"枸杞,味重而纯,故能补阴,阴中有阳,故能补气。所以滋阴而不致阴衰,助阳而能使阳旺。虽谓云离家千里,勿食枸杞,不过谓其助阳尔,似亦未必也。此物微助阳而无动性,故用之以助熟地最妙。其功则明耳目,添精固髓,健骨强筋,善补劳尤止消渴,真阴虚而脐腹疼痛不止者,多用神效。"

4.《本草通玄》:"枸杞,补肾益精,水旺则骨强,而消渴、目昏、腰疼膝痛,无不愈矣。平而不热,有补水制火之能,与地黄同功。"

5.《本草求真》:"枸杞(子)甘寒性润,据书皆载祛风明目,强筋健骨,补精壮阳,然究因于肾水亏损,服此甘润,阴从阳长,水至风息,故能明目强筋,是明指为滋水之味,故书又载能治消渴。今人因其色赤,谓枸杞(子)能补阳,其失远矣,岂有甘润气寒之品,而尚可言补阳耶?"

3363 **枸杞叶** ^gǒu qǐ yè^ 《别录》

【异名】 地仙苗(《日华子》),枸杞尖(《滇南本草》),天精草(《保寿堂经验方》),枸杞苗(《纲目》),枸杞菜(《生草药性备要》),枸杞头(《江苏省植物药材志》)。

【基原】 为茄科枸杞属植物枸杞及宁夏枸杞的嫩茎叶。

【原植物】 参见"地骨皮"及"枸杞子"条。

【采收加工】 3～6月采摘,多鲜用。

【药材】 枸杞叶 Lycium Chinensis Folium 产于山西、河北、河南、浙江、江苏等地。

性状 单叶或数片叶簇生于嫩枝上。叶片皱缩,展平后卵形或长椭圆形,长2～6 cm,宽0.5～2.5 cm,全缘。表面深绿色。质脆,易碎。气微,味苦。

【成分】 枸杞 含链状二萜苷类: lyciumosides Ⅳ～Ⅸ。

宁夏枸杞 含四个环肽化合物: lyciumins A、B、C、D;3个二萜苷类: lyciumosides Ⅰ、Ⅱ、Ⅲ。还含丙氨酸苷、单萜苷及甾醇苷,及甜菜碱(betaine)。

【炮制】 取原药材,除去杂质及枯叶,筛去灰屑。

饮片性状 完整叶有短柄,叶片卵状披针形或菱状卵形,先端尖或钝,基部窄楔形,全缘,灰绿色或黄绿色,无毛。气微,味淡。

贮干燥容器内,置通风干燥处。

【药性】 苦、甘,凉。归肝、脾、肾经。

1.《药性论》:"味甘,平。"

2.《千金方》:"味苦,平,涩,无毒。"

3.《纲目》:"苦甘而气凉。"

4.《要药分剂》:"入心、肺、脾、肾四经。"

【功用主治】 补虚益精,清热明目。主治虚劳发热,烦渴,目赤昏痛,障翳夜盲,崩漏带下,热毒疮肿。

1.《药性论》:"能补益精诸不足,易颜色,变白,明目,安神,和羊肉作羹,益人,除风,明目。若渴,可煮汁饮,代茶饮之。发热诸毒烦闷,可单煮汁解之,能消热面毒。主患眼目障,赤膜昏痛,取叶捣汁注眼中。"

2.《食疗本草》:"坚筋耐老,除风,补益筋骨,能益人,去

虚劳。"

3.《日华子》:"除烦益志,补五劳七伤,壮心气,去皮肤骨节间风,消热毒,散疮肿。"

4.《纲目》:"去上焦心肺客热。"

5.《生草药性备要》:"明目,益肾亏,安胎宽中,退热,治妇人崩漏下血。"

【用法用量】 内服:煎汤,鲜品 60～240 g;或煮食;或捣汁。外用:煎水洗;或捣汁滴眼。

【宜忌】《药性论》:"与乳酪相恶。"

【选方】 1. 治五劳七伤,房事衰弱 枸杞叶半斤(切),粳米二合。上件以豉汁相和,煮作粥,以五味末葱白等,调和食之。《圣惠方》枸杞粥方)

2. 治阳气衰,腰脚疼痛,五劳七伤 枸杞叶一斤,羊肾一对(细切),米三合,葱白十四茎。上四味细切,加五味煮粥,如常法,空腹食之。《圣济总录》枸杞羊肾粥)

3. 治急性结膜炎 枸杞叶 60 g,鸡蛋 1 只。稍加调味,煮汤吃。(广西《中草药新医疗法处方集》)

4. 治视力减退及夜盲 枸杞菜 60 g,枸猪草 30 g,夜明砂 9 g,猪肝 120 g。水煎服。(《陆川本草》)

5. 治痔疮炎肿 鲜枸杞茎叶一握。煎汤熏洗。(《福建民间草药》)

6. 治年少妇人白带 枸杞尖作菜,同鸡蛋炒食。(《滇南本草》)

【临床报道】 治疗复发性口疮 枸杞叶鲜品 60 g 或干品20 g,每日 1 剂,开水浸泡,代茶,不拘时饮用,连服 7 日。治疗复发性口疮 134 例,结果治愈 43 例,好转 86 例,未愈 5 例,总有效率为 96.26%。

3364 枸骨子 gǒu gǔ zǐ 《本经逢原》

【异名】 功劳子(《全国中草药汇编》),枸骨果(《湖北中草药志》)。

【基原】 为冬青科冬青属植物枸骨的果实。

【原植物】 参见"功劳叶"条。

【采收加工】 11～12月采摘成熟的果实,晒干。

【药材】 枸骨子 Ilicis Cornutae Fructus 产于江苏、安徽、浙江、江西、湖北等地。

性状 果实圆球形或类球形,直径 7～8 mm;表面浅棕色至暗红色,微有光泽,外果皮多干缩而形成深浅不等凹槽;顶端具宿存柱基,基部有果柄痕及残存花粤,偶有细果梗。外果皮质脆易碎,内有分果核 4 枚,分果核呈球体的四等分状,黄棕色至暗棕色,极坚硬,有隆起的脊纹,内有种子 1 枚。气微,味微涩。

【成分】 枸骨子中含脂肪油 9.84%,生物碱、皂苷、鞣质。枸骨还含熊果酸(ursolic acid)等三萜类化合物。

【药性】 南药《中华药学》:"苦、涩,微温。"

【功用主治】 补肝肾,强筋活络,固涩下焦。主治体虚低热,筋骨疼痛,崩漏,带下,泄泻。

1.《本经逢原》:"为活血散瘀,坚强筋骨之专药。又为填补髓藏,固敛精血之要品。"

2.《南京民间药草》:"治筋骨痛。"

3.《江苏省植物药材志》:"用于阴虚内热,作滋养解热药,与女贞子同功。"

4.《上海常用中草药》:"补肝肾,止泻。治身体虚弱的低热,崩带,泄泻。"

【用法用量】 内服:煎汤,6～10 g;或泡酒。

【选方】 1. 治泄泻 枸骨子、白扁豆各 9 g。煎服。(《安徽中草药》)

2. 治小儿疳积 枸骨果 6～9 g。煎水,加冰糖内服。(江西

《草药手册》)

3. 治百日咳 枸骨子 9 g。煎水,加冰糖适量,分 3 次服。(《安徽中草药》)

3365 枸橘叶 gǒu jú yè 《纲目》

【异名】 臭橘叶(《普济方》)。

【基原】 为芸香科枳属植物枸橘的叶。

【原植物】 参见"枸橘"条。

【采收加工】 6～9月采叶,鲜用或晒干。

【药材】 枸橘叶 Ponciri Trifoliatae Folium 产于福建、江苏、浙江等地。

性状 叶多为三出复叶,小叶片卷曲,完整者展平后呈椭圆形至倒卵形,长 1.5～5 cm,宽 1～3 cm,先端圆或微凹,基部楔形,稍不对称,边缘有波形锯齿,上面暗黄绿色,主脉被疏短柔毛,下面灰黄绿色,对光透视有多数透明腺点;总叶柄长 0.5～3 cm,具翼,宽 3～5 mm。微革质而脆。有特异香气,味辛辣、微苦。

【成分】 叶含黄酮类:枳属苷(ponciri),新枳属苷(neoponci-rin)、柚皮苷(naringin)、野漆树苷(rhoifolin)等。枸橘还含橙皮苷(hesperidin)、新橙皮苷(neohesperidine)等黄酮类化合物。

【药性】《纲目》:"辛,温,无毒。"

【功用主治】 理气止呕,消肿散结。主治噎膈,反胃,呕吐,疝气,疝气。

1.《纲目》:"主治下痢脓血后重。""又治喉瘘,消肿导毒。"

2.《上海常用中草药》:"行气消结,止呕。治噎膈,反胃,呕吐,口疮。"

【用法用量】 内服:煎汤,6～15 g,鲜品 30 g;或炒研末,每次 3～6 g。

【选方】 1. 治咽喉间生肉,层层相叠,渐渐肿起,不痛,多日乃有窍子,臭气自出,遂退(原作逊)食饮 用臭橘叶煎汤。连服愈。(《普济方》)

2. 治梅核气(慢性咽炎) 铁篱寨嫩芽 15 g,腊肉若干。每晚煎汤服。(《河南中草药手册》)

3. 治肝胃气痛,小肠疝气 枸橘嫩枝带叶 30 g(鲜品 60 g)。加黄酒和水合煎,去渣,每日 2 次分服。(《食物中药与便方》)

4. 治下痢脓血、后重 枸橘叶、草薢等分。炒存性,研,每茶调二钱服。(《纲目》)

3366 枸橘刺 gǒu jú cì 《纲目》

【异名】 臭橘刺(江苏)。

【基原】 为芸香科枳属植物枸橘树上的棘刺。

【原植物】 参见"枸橘"条。

【采收加工】 全年均可采,剪取枝刺,晒干。

【药材】 枸橘刺 Ponciri Trifoliatae Spina 主产福建、江苏、浙江等地。

性状 刺单一,多带有部分小枝,长 1～7 cm,基部常扁平,刺端锐尖。表面黄绿色至暗绿色,顶部略带黄棕色,有细纵纹及点状突起。质坚,不易折断,断面淡黄绿色。气微香,味淡。

【功用主治】《药性考》:"疗牙痛。"

【用法用量】 外用:水煎,含漱。

【选方】 治风虫牙痛 以枸橘刺一合。煎汁,含之。(《纲目》)

3367 枸橘核 gǒu jú hé 《纲目》

【异名】 臭橘子核(江苏)。

【基原】 为芸香科枳属植物枸橘的种子。

【原植物】 参见"枸橘"条。

【采收加工】 果实成熟时,剖开,取出种子,晒干备用。

【成分】 种子含香豆素类：欧芹属素乙(imperatorin)，香柑内酯(bergapten)，橙皮油内酯(aurapten)，独活内酯(heraclenin)，6-甲氧基皮油内酯(6-methoxyaurapten)；脂肪油1.9%，其中脂肪酸有棕榈酸(palmitic acid)、硬脂酸(stearic acid)、亚油酸(linoleic acid)、油酸(oleic acid)、亚麻酸(linolenic acid)。此外，本品尚含柠檬烯(limonene)、β-谷甾醇(β-sitosterol)。

【功用主治】 《药性考》"下血不止，宜用。"

【用法用量】 内服：煎汤，9～15 g；或研末，1.5～3 g，每日2次。

【选方】 1. 治肠风下血不止　枸橘核同樗根白皮等分。炒，研。每服一钱，皂荚子仁汤调服。《纲目》

2. 治肠风下血　枸橘核15 g，大青根15 g，臭牡丹15 g。水煎服。《湖南药物志》

3368 枸骨树皮 gǒu gǔ shù pí 《本草拾遗》

【基原】 为冬青科冬青属植物枸骨的树皮。

【原植物】 参见"功劳叶"条。

【采收加工】 全年均可采剥，晒干。

【药性】 微苦，凉。

1. 《纲目》："微苦，凉，无毒。"

2. 《本经逢原》："微苦，甘，平，无毒。"

【功用主治】 补肝肾，强腰膝。主治肝肾不足，腰脚痿弱。

1. 《本草拾遗》："浸酒，补腰脚令健。"

2. 《本草从新》："补阴，益肝肾。"

【用法用量】 内服：煎汤，15～30 g；或浸酒。

3369 柳叶 liǔ yè 《本经》

【基原】 为杨柳科柳属植物垂柳的叶。

【原植物】 参见"柳枝"条。

此外，同属植物细柱柳 Salix gracilistyla Miq. 其叶亦作柳叶入药。分布于东北地区。

【采收加工】 5～8月采收，鲜用或晒干。

【药材】 柳叶 Salicis Babylonicae Folium　产于全国大部分地区。

性状　叶狭披针形，长9～16 cm，宽0.5～1.5 cm，先端长渐尖，基部楔形，两面无毛，边缘有锯齿，全体灰绿色或淡绿棕色。有叶柄，长0.5～1 cm。质地柔软，气微，味微苦、涩。

【成分】 茎叶含鞣质。

【药性】 苦，寒。归肺、肾、心经。

1. 《纲目》："苦，寒，无毒。"

2. 柴裔《食鉴本草》："味苦，平。"

3. 《本草再新》："柳头（枝梢嫩叶）味苦，性凉。入心、脾二经。"

【功用主治】 清热，解毒，利尿，平肝，止痛，透疹。主治咳喘，热淋，石淋，白浊，高血压病，痈疽肿毒，烫火伤，关节肿痛，牙痛，痧疹，皮肤瘙痒。

1. 《别录》："疗心腹内血，止痛。"

2. 《日华子》："治天行热病，疔疮，传尸骨蒸劳，汤火疮毒入腹热闷，服金石药人发大热闷；并下水气；煎膏续筋骨，长肉止痛；牙痛煎含。"

3. 《纲目》："疗白浊，解丹毒。"

4. 《本草再新》："柳头平肝，发（散）热，能托疹出，败毒，发斑。治小儿痧痘等症。"

5. 《全国中草药汇编》："治慢性气管炎，尿道炎，膀胱炎，膀胱结石，高血压病；外用治关节肿痛，痈疽肿毒，皮肤瘙痒。"

【用法用量】 内服：煎汤，15～30 g；鲜品30～60 g。外用：煎水洗；或捣敷；或研末调敷；或熬膏涂。

【选方】 1. 治老年慢性气管炎　鲜垂柳叶、鲜栗叶、鲜侧柏叶各60 g。水煎服(煎1小时以上)，10日为1个疗程，间隔2～3日，再服1个疗程。

2. 治高血压病　新鲜柳树叶250 g。水煎浓缩成100 ml，分2次服，6日为1个疗程。(1～3方出自《全国中草药汇编》)

3. 治卒得恶疮，不可名识者，及面上恶疮　柳叶或皮，水煮汁，入少盐频洗之。《肘后方》

4. 治疖肿，乳腺炎　柳树叶切碎煮烂，过滤，浓缩至糖浆状，外敷。《全国中草药新医疗法展览会资料选编》柳叶膏

5. 治背痈　垂柳鲜叶、鲜丝瓜各适量。捣烂敷患处。《福建药物志》

【临床报道】 治疗出血性结膜炎　新鲜柳叶200 g，加水1 000 ml，浓缩至500 ml，加95%乙醇1 000 ml。放置、过滤、减压回收乙醇。将提取液调至pH6～7，用0.3 μm滤膜，抽滤为淡黄色透明液体。最后定容至1 000 ml，灌封红于100 ml无菌玻璃瓶中。蒸气灭菌30分钟。滴眼，每日4次。治疗出血性结膜炎72例，其中40例双眼均用柳叶提取液，32例左眼用阿昔洛韦，右眼用柳叶提取液。结果柳叶提取液对出血性结膜炎疗效较常规阿昔洛韦点眼治愈日数明显缩短。

3370 柳花 liǔ huā 《本经》

【异名】 杨花(《摘玄方》)，柳椹(《峭嵝神书》)，柳蕊(《纲目拾遗》)。

【基原】 为杨柳科柳属植物垂柳的花序。

【原植物】 参见"柳枝"条。

【采收加工】 春季花初开放时采收，鲜用或晒干。

【药性】 苦，寒。

1. 《本经》："苦，寒。"

2. 《药性论》："苦。"

3. 《品汇精要》："味苦，性寒，泄。味厚于气，阴也。香。"

【功用主治】 祛风利湿，止血散瘀。主治风水，黄疸，咳血，吐血，便血，血淋，经闭，疮疥，齿痛。

1. 《本经》："主风水，黄疸，面热黑。"

2. 《别录》："主痂疥，恶疮，金疮。"

3. 《药性论》："主止血。治湿痹四肢挛急，膝痛。"

4. 《品汇精要》："主齿痛。"

5. 《滇南本草图说》："治吐血，咯血，咳血，唾血，下血，血淋，一切血症。"

【用法用量】 内服：煎汤，6～12 g；或研末，3～6 g；或捣汁。外用：烧存性，研末撒。

【选方】 1. 治热郁小水不通　柳花，煎汤饮之。《本草汇言》

2. 治走马牙疳　杨花烧存性，入麝香少许。搽。《小儿卫生总微论方》

3371 柳杉 liǔ shān 《天目山药用植物志》

【基原】 为杉科柳杉属植物柳杉的根皮或树皮。

【原植物】 柳杉 Cryptomeria fortunei Hooibrenk ex Otto et Dietr. 〔C. japonica (L. f.) D. Don var. sinensis Sieb.〕又名：宝树(《植物名实图考》)，长叶孔雀杉(《中国裸子植物志》)，孔雀松、沙род树(《青岛中草药手册》)，天鹅、温木(《福建药物志》)，玉杉、桉杉、华杉树(《浙江药用植物志》)。

乔木，高达40 m，胸围2 m以上。树皮红棕色，裂成长条片脱落；大枝近轮生，平展或斜展；小枝细长下垂。叶钻形，长1～1.5 cm，微向内弯曲，先端内曲，四边有气孔线。雄球花单生叶腋，长椭圆形，集生于小枝上部，成短穗状花序状；雌球花顶生短枝上。球果种鳞20左右，上部具4～5(稀至7)短三角形裂齿，齿长2～

4 mm，苞鳞尖头长 3～5 mm，发育种鳞具 2 种子。种子褐色，近椭圆形，扁平。花期 4 月，球果 10～11 月成熟。

生于东部海拔 1 000～1 400 m以下，西部海拔 2 000～2 400 m的地带；分布于长江流域以南至广东、广西、云南、贵州、四川等地，江苏、安徽、山东、河南等地有栽培。浙江天目山，江西庐山，云南昆明有数百年的老树。

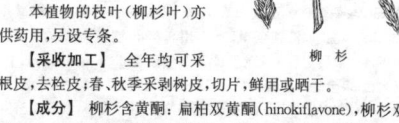

本植物的枝叶（柳杉叶）亦供药用，另设专条。

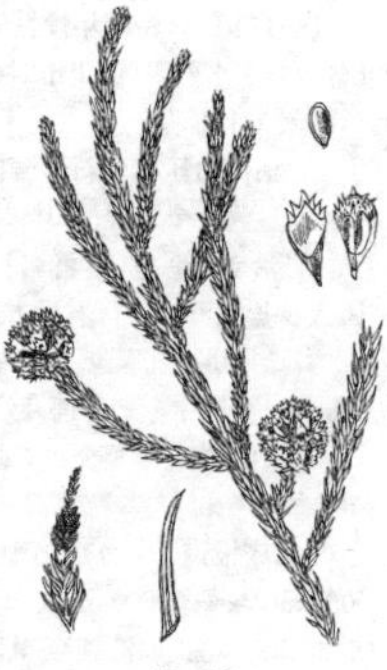

柳 杉

【采收加工】 全年均可采根皮，去栓皮；春、秋季采剥树皮，切片，鲜用或晒干。

【成分】 柳杉含黄酮：扁柏双黄酮（hinokiflavone），柳杉双黄酮（cryptomerin）A、B，榧双黄酮（kayaflavone），金松双黄酮（sciadopitysin）。还含榜利烯（kaurene），α-podocarprene。柳杉树脂酚（cryptojaponol）。

【药性】 苦、辛，寒。

1.《青岛中草药手册》："性温，味辛。"

2.《全国中草药汇编》："苦，寒。"

【功用主治】 解毒，杀虫，止痒。主治癣疮，鹅掌风，烫伤。

1.《青岛中草药手册》："散肿，消胀，祛风解毒。主治心胃胀痛，咳嗽痰多，一切顽癣。"

2.《全国中草药汇编》："解毒，杀虫。"

3.《福建药物志》："杀虫止痒。主治癣、鹅掌风。"

【用法用量】 外用：捣敷或煎水洗。

【选方】 1. 治癣疮　柳杉鲜根皮（去栓皮）250 g，捣细，加食盐 30 g，开水冲泡，洗患处。（《天目山药用植物志》）

2. 治顽癣　鲜柳杉皮 120 g，土槿皮 120 g，加食盐 30 g。水煎洗患处。（《青岛中草药手册》）

3. 治烫伤　柳杉茎皮煅存性，青油调敷。（《浙江药用植物志》）

3372 柳枝 liǔ zhī（《本草拾遗》）

【异名】 杨柳条（《摘元方》），柳条（《芷园臆草》）。

【基原】 为杨柳科柳属植物垂柳的枝条。

【原植物】 垂柳 *Salix babylonica* L.　又名：小杨（《说文》），杨柳（《本草拾遗》），青丝柳（《本草求原》）。

乔木，高可达 18 m。树冠开展而疏散。树皮灰黑色，不规则开裂；枝细，下垂，无毛。芽线形，先端急尖。叶狭披针形，长 9～16 cm，宽 0.5～1.5 cm，先端长渐尖，基部楔形，边缘具锯齿；叶柄长（3～）5～10 mm，有短柔毛；托叶仅生在萌发枝上。花序先叶或与叶同时开放；雄花序长 1.5～3 cm，有短梗，轴有毛；雄蕊 2，花药红黄色；苞片披针形，外面有毛；腺体 2；雌花序长 2～5 cm，有梗，基部有 3～4 小叶，轴有毛；子房椭圆形，无柄或近无柄，花柱短，柱头 2～4 深裂；苞片披针形，外面有毛；腺体 1。蒴果长 3～4 mm。花期 3～4 月，果期 4～5 月。

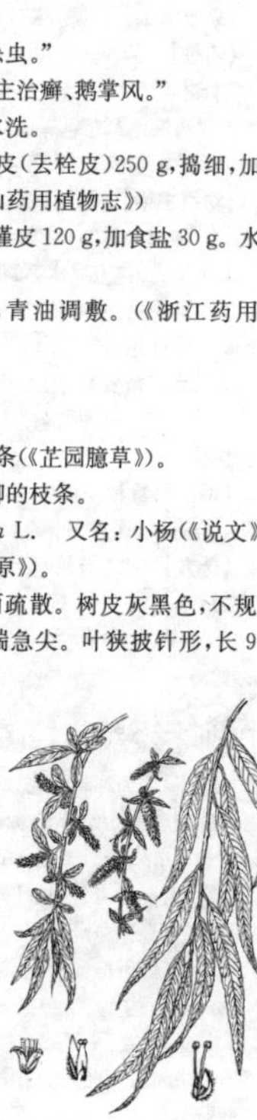

垂 柳

分布于长江及黄河流域，其他各地均有栽培。

本植物的叶（柳叶）、花（柳花）、根（柳根）、茎枝蛀孔中的蛀屑（柳屑）、带毛种子（柳絮）、根皮或树皮（柳白皮）亦供药用，另设专条。

【采收加工】 全年可采，切段，晒干。

【药材】 柳枝 *Salicis Babylonicae Ramulus*　产于全国大部分地区。

性状　嫩枝圆柱形，直径 5～10 mm，表面微有纵皱纹，黄色。节间长 0.5～5 cm，上有交叉排列的芽或残留的三角形瘢痕。质脆易断，断面不平坦，皮部薄而浅棕色，木部宽而黄白色，中央有黄白色髓部。气微，味微苦、涩。

鉴别　枝横切面：表皮为 1 列细胞，外被较厚角质层，较粗的枝可见木栓层。皮层明显，中柱鞘部位可见纤维束群，老枝为断续排列的环状，韧皮部宽广，有纤维束散在，形成层成环，木质部占绝大部分，导管常单个或 1～3 个相连。中央髓部发达，由大型薄壁细胞组成。皮层和韧皮部薄壁细胞中有草酸钙簇晶和方晶。

【成分】 柳枝含水杨苷（salicin）。

【炮制】 取原药材，除去杂质，稍浸洗净，润透，切厚片，干燥。

饮片性状　本品为圆形厚片，表面浅白色，中心髓部小。周边绿褐色或棕褐色，有灰色点状物及细纹。质坚韧。气微，味淡、微涩。

贮干燥容器内，置通风干燥处。

【药性】 苦，寒。归胃、肝经。

1.《新修本草》："味苦，寒，无毒。"

2.《滇南本草图说》："气味苦、辛。"

3.《得配本草》："入足阳明、厥阴经。"

【功用主治】 祛风利湿，解毒消肿。主治风湿痹痛，小便淋浊，黄疸，风疹瘙痒，疔疮，丹毒，龋齿，龈肿。

1.《新修本草》："主痰热淋。可为吐（《纲目》作浴）汤，煮洗风肿痒。酒煮含主齿痛。"

2.《日华子》："可消食。"

3.《滇南本草图说》："主治血凝气滞，风寒外束；小儿痘症，有乌头陷顶，浆升不起者，服此，可以透达，浆随暖而行矣。以此煎服或浴之。"

4.《纲目》："煎服，治黄疸，白浊；酒煮，熨诸痛肿，祛风，止痛，消肿。"

5.《得配本草》："去风热，除湿痹。"

【用法用量】 内服：煎汤，15～30 g。外用：煎水含漱；或熏洗。

【选方】 1. 治小便淋浊不清　柳枝一握，甘草三钱。煎汤饮之。（《肘后方》）

2. 治黄疸　柳枝三大升。以水一斗，煮取浓汁，搦半升。一服令尽。（《外台》引崔氏方）

3. 治急、慢性肝炎　一寸以内嫩柳枝 60 g。加水 1 000 ml，煎至 200 ml，每日 1 剂，分 2 次服。（《新疆中草药单方验方选编》）

4. 治疔毒及反花疮　煎柳枝叶作膏涂之。（《独行方》）

5. 治天灶丹毒，赤从背起　柳木灰水调涂之。（《外台》）

6. 治齿龂肿，连耳脑肿疼　垂柳枝、槐白皮、桑白皮、白杨皮各一握。上药细锉，每用半两，以水一大盏，煎至七分，去滓，入盐一钱，搅令匀，热含冷吐。（《圣惠方》柳枝汤）

3373 柳根 liǔ gēn（《本草图经》）

【异名】 杨柳须（《开宝本草》），水柳须（《中医药实验研究》），红龙须（《修订增补天宝本草》），青龙须（《四川中药志》）。

【基原】 为杨柳科柳属植物垂柳的根及须状根。

【原植物】 参见"柳枝"条。

【采收加工】 4～10 月采挖，鲜用或晒干。

【药材】 柳根 Salicis Babylonicae Radix 产于全国各地。

性状 须根条众多细长，呈不规则尾巴状，多弯曲，有分枝，表面紫棕色至深褐色，较粗糙，有纵沟及根毛，外皮剥落后露出浅棕色内皮和木部。质脆，易折断，断面纤维性。气微，味涩。

【药性】 苦，寒。

1.《滇南本草》："味苦，寒。"

2.《滇南本草图说》："气味甘，寒，无毒。"

【功用主治】 利水通淋，祛风除湿，泻火解毒。主治淋证，白浊，水肿，黄疸，痈疬，白带，风湿疼痛，黄水疮，牙痛，烫伤，乳痈。

1.《滇南本草》："治一切五淋、白浊，血淋，沙淋。"

2.《纲目》："煎服，治黄疸，白浊，酒煮，熨诸肿痛，祛风，止痛消肿。"

3.《本草省常》："泻火解毒，利水通淋。"

4.《草木便方》："祛风除湿。疗热痢，崩、带，四肢拘挛，筋骨疼，汤火伤，牙痛。"

5.《分类草药性》："治水肿。"

【用法用量】 内服：煎汤，15～30 g。外用：煎水熏洗；或酒煮温熨。

【选方】 1. 治黄水湿疮 水柳根烧存性，研末，麻油调涂。

2. 治风火牙痛 水柳须15～21 g，猪精肉60～90 g。以汤药服。

3. 治痔疮 水柳根60～90 g，水煎滚，加入皮硝 9 g，再煎数滚，倾入罐或盆内；另用圆桶 1 只，将罐放桶中，坐桶上，使药气熏入肛内，水冷为止，渣再煎，日熏 2 次。(1～3 方出自《中医药实验研究》)

4. 治瘰疬 柳根三十斤。以水一斛，煮得五升，同米三斗酿之，酒成。先食服一升，日三。《姚僧垣集验方》

5. 治哮喘 垂柳根 30 g。放入羊肚内炖服。《福建药物志》

6. 治奶发痛不可忍 水杨柳根新采者一握，捣碎，以好酒同甘草、乌梅煎至七分，去滓。时时温服。《妇人良方》

3374 # 柳屑 liǔ xiè
《新修本草》

【异名】 柳蚰屑《圣惠方》，柳蛀粪《圣济总录》。

【基原】 为杨柳科柳属植物垂柳茎枝蛀孔中的蛀屑。

【原植物】 参见"柳枝"条。

【采收加工】 6～10月采收，晒干。

【功用主治】《新修本草》："主风瘙痒瘾疹。"

【用法用量】 内服：煎水洗浴；或炒热熨。

【选方】 1. 治风瘾疹 柳蚰屑一斤，蒴藋根一斤，黄栌木一斤(挫)，盐二合。上药，以水五斗，煎至三斗，去滓。暖室中看冷热，洗浴后，宜避风。《圣惠方》柳蚰屑浴方

2. 治筋风筋骨疼痛，手脚拳孪 柳蚰屑二升。上一味，甑上炊一饭顷。摊于床上，著旧夹衣盖衬，令患人卧，蒸覆所患处。《圣济总录》

3. 治湿气腿肿 空心柳树中屑，取出筛细，入锅内炒热，以臭泔水酒湿，加面少许拌匀。趁热取起，敷腿上，候水出再炒，敷数次。《慈幼新书》

3375 # 柳絮 liǔ xù
《本经》

【异名】 柳实《本经》，柳子《别录》。

【基原】 为杨柳科柳属植物垂柳的带毛种子。

【原植物】 参见"柳枝"条。

【采收加工】 4～5月果实将成熟时采收，干燥。

【药材】 柳絮 Salicis Babylonicae Semen 产于全国大部分地区。

性状 种子细小，倒披针形，长 1～2 mm，黄褐色或淡灰黑色。

表面有纵沟，顶端簇生白色丝状绒毛，长 2～4 mm，成团状包围在种子外部。

鉴别 种子在光镜下呈鞋底形，一端稍尖，一端较大。在尖端套有一环，极易脱落，环上环生细长非腺毛，长 504～3 024 μm或更长。非腺毛单细胞，基部壁孔明显。表皮细胞长方形，表面观细胞平滑壁上有众多疣形或点状突出物。侧面观成半环形。

【药性】《本草引说》："性凉。"

【功用主治】 凉血止血，解毒消痈。主治吐血，创伤出血，痈疽，恶疮。

1.《本经》："主溃痈，逐脓血。"

2.《本草别说》："絮贴灸疮良。"

3.《纲目》："可贴疮止血裹痹之用。"

【用法用量】 内服：研末；或浸汁。外用：敷贴；或研末调搽；或烧成灰撒。

【选方】 1. 治吐血 柳絮，不拘多少。焙干，碾为细末。温米饮下。《经效良方》柳絮散

2. 治金疮血出不止 柳絮封之。《千金方》

3. 治一切恶毒，脓血胀痛不溃化 柳絮敷上，脓泄毒减。《外科撮要》

4. 治脚气 将柳絮烧成灰敷患处。未溃者用香油调敷，已破出水者烧灰干敷。〔《山东医刊》1996，(2)：48〕

5. 治冻疮局部溃烂或流水 将柳絮煅成炭灰状，研面。先将局部用温开水(或过氧化氢溶液)冲洗清洁，将药面均匀撒入创面，敷料包扎，隔日换 1 次。〔《山东中医杂志》1989，8(1)：49〕

3376 # 柳叶菜 liǔ yè cài
《陕西中草药》

【异名】 水丁香、通经草、水兰花《云南中草药选》，水接骨丹、九牛造接骨丹《陕西中草药》，水接骨、继母怀胎《西昌中草药》，绒棒紫花草、长角草、光明草《全国中草药汇编》，小杨柳《贵州草药名录》，锁как筒《广西药用植物名录》。

【基原】 为柳叶菜科柳叶菜属植物柳叶菜的全草。

【原植物】 柳叶菜 Epilobium hirsutum L. 又名：钝叶柳叶菜、西柳叶菜《新华本草纲要》。

多年生草本，高约 1 m。茎密生展开的白色长柔毛及短腺毛。下部叶对生，上部互生；无柄，有叶延，略抱茎，两面被柔毛；叶片长圆状披针形至披针形，长4～13 cm，宽 7～17 mm，基部楔形，边缘具细齿。花两性，单生于叶腋，浅紫色；萼筒圆柱形，裂片 4，外面被毛；花瓣4，宽倒卵形，先端凹缺，2裂；雄蕊 8，4长 4短；子房下位，柱头4裂，短棒状至棒状。蒴果圆柱形，具 4棱，4开裂，被长柔毛及短腺毛，果梗密生中央小乳突。种子椭圆形，棕色，先端具一簇白色种缨。花期4～11月。

生于海拔 500～2 800 m的林下湿地，沟边或沼泽地。分布于华北、东北和浙江、江西、西藏、新疆、台湾等地。

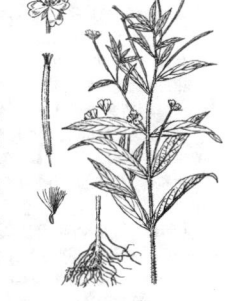

柳叶菜

本植物的花(柳叶菜花)、根(柳叶菜根)亦供药用，另设专条。

此外，与本种功效相似的同属植物还有：抱茎柳叶菜 Epilobium adnatum Griseb.、高山柳叶菜 E. alpinum L.、新疆柳叶菜 E. minutiflorum Hausskn.、显脉柳叶菜 E. nervosum Bioss et Buhe.、短毛柳叶菜 E. velutinum Nevski均分布于新疆；圆柱柳叶菜 E. cylindricum D. Don 分布于西南和湖北、新疆；多枝柳叶菜 E. fastigi-

atoramosum Nakai 分布于华北、东北及新疆;异叶柳叶菜 *E. propinquam* Hasskn. 分布于东北及新疆。各自的全草与根可代替本种入药。

【采收加工】 全年均可采,鲜用或晒干。

【药性】 苦、淡,寒。

1.《云南中草药》:"淡,平。"

2.《陕西中草药》:"味淡,性凉。"

3.《湖南药物志》:"甘,寒。无毒。"

【功用主治】 清热解毒,利湿止泻,消食理气,活血接骨。主治湿热泻痢,食积,脘腹胀痛,牙痛,月经不调,经闭,带下,跌打骨折,疮肿,烫火伤,疥疮。

1.《云南中草药》:"清热解毒,活血止血。主治月经不调。"

2.《陕西中草药》:"消炎止痛,去腐生肌。主治月经过多,骨折,跌打损伤,疮疖痈肿,烫火伤。"

3.《湖南药物志》:"治疮毒高热,水泻肠炎。"

【用法用量】 内服:煎汤,6~15 g;或鲜品捣汁。外用:捣敷;或捣汁涂。

【选方】 1. 治水泻肠炎 柳叶菜全草 30 g。水煎服。(《湖南药物志》)

2. 治食积腹胀,胃痛 柳叶菜、矮子常山各 15 g,九牛股 9 g。水煎服。

3. 治牙痛 水接骨,枸杞叶各 15 g。煎水服。(2~3 方出自《西昌中草药》)

4. 治月经不调 水丁香鲜草 30 g。红糖为引,煎水服。(《云南中草药》)

5. 治皮下瘀肿 水丁香叶捣绒外敷。(《昆明民间常用草药》)

6. 治疔疮 柳叶菜全草适量,捣烂敷患处。(《湖南药物志》)

3377 柳白皮 liǔ bái pí 《纲目》

【异名】 柳皮《新修本草》。

【基原】 为杨柳科柳属植物垂柳的树皮或根皮。

【原植物】 参见"柳枝"条。

【采收加工】 多在冬、春季采收,趁鲜剥取树皮或根皮,除去粗皮,鲜用或晒干。

【药材】 柳白皮 *Salicis Babylonicae Cortex* 产于全国各地。

性状 树皮呈槽状或扭曲的卷筒状,或片状。厚 0.5～1.5 mm,外表面淡黄色,灰褐色,有残留的棕黄色木栓,粗糙,具纵向皱纹及长圆形结节状瘢痕;内表面灰黄色,有纵皱纹,易纵向撕裂。体轻,不易折断,断面裂片状。气微,味微苦、涩。

根皮表面深褐色,粗糙,有纵沟纹,栓皮剥落后露出浅棕色木部。质脆,易折断,断面纤维性。气微,味涩。

鉴别 树皮横切面:木栓层多已除去或有残留。皮层较窄,薄壁细胞类长圆形,有的含棕褐色物。韧皮部占大部分,散有韧皮纤维束和晶纤维,韧皮射线窄 1 列细胞。薄壁细胞含有草酸钙簇晶和方晶。

【药理】 1. 中枢抑制作用 小鼠腹腔注射柳白皮注射液 10 g(生药)/kg,能明显抑制小鼠的自发活动;延长硝酸士的宁所致惊厥的发作时间;小鼠腹腔注射 20 g/kg,协同异戊巴比妥的阈下催眠剂量的催眠作用;使睡眠量的异戊巴比妥出现睡眠所需的时间缩短,睡眠维持时间延长。且有常压耐缺氧作用。此外,水杨苷有退热作用。

2. 降压作用 家兔耳静脉注射柳白皮注射液 0.5 g/kg,血压立即下降,且降压作用随剂量的增加而加强。柳白皮灌胃 2 g/kg,也有明显降压效果。

【药性】 《新修本草》:"枝皮味苦,寒,无毒。"

【功用主治】 祛风利湿,消肿止痛。主治风湿骨痛,风肿瘙痒,黄疸,淋浊,白带,乳痈,疔疮,牙痛,烫火伤。

1.《新修本草》:"枝皮主痰、热淋,可为吐(《纲目》作'浴')汤,煮洗风肿痒;酒煮含,主齿痛。"

2.《宝庆本草折衷》:"枝皮浴小儿寒热,亦治痈疽肿毒,妒乳疔疮。根皮治乳痈肿痛坚紧。"

3.《纲目》:"煎服,治黄疸,白浊;酒煮,熨诸肿肿,祛风,止痛消肿。"

4.《全国中草药汇编》:"主治白带,风湿性关节炎;外用治烧烫伤,黄水疮。"

【用法用量】 内服:煎汤,15~30 g。外用:煎水洗;酒煮或炒热温熨。

【选方】 1. 治疟疾及风湿骨痛 (清明柳)柳枝去其木心及外面黄黑之粗皮,用其青色之皮。鲜用一两至一两五钱。水煎服。(《岭南采药录》)

2. 治走注气痛或风毒卒肿 白酒煮柳白皮,暖熨之。(《姚僧垣集验方》)

3. 治妇人乳痈妒肿 削柳根皮,熟捣,火温,帛囊贮,熨之,冷更易。(《肘后方》)

4. 治风虫牙痛 杨柳白皮,卷如指大,含咀,以汁渍齿根,数过。(《纲目》引《古今录验方》)

5. 治汤火所灼,未成疮者 柳白皮细切,和猪膏煎,以涂之。

6. 治汤火灼成疮 柳皮烧灰,以粉涂之。(5、6 方出自《肘后方》)

7. 治中耳炎 柳树皮(烧存性)6 g,枯矾、冰片各 3 g。共研细面,吹耳。(《全国中草药新医疗法展览会资料选编》)

3378 柳杉叶 liǔ shān yè 《浙江药用植物志》

【基原】 为杉科柳杉属植物柳杉的枝叶。

【原植物】 参见"柳杉"条。

【采收加工】 4~6月采摘,鲜用或晒干。

【成分】 叶含黄酮类:榧双黄酮(kayaflavone),金松双黄酮(sciadopitysin),扁柏双黄酮(hinokiflavone),苏铁双黄酮(sotetsuflavone),柳杉双黄酮(cryptomerin)。又含挥发油,主要成分为萜类,醇类,酸类等。

【功用主治】 清热解毒。主治痈疽疮毒。

【选方】 1. 治对口疽 柳杉嫩叶适量,捣烂,外敷患处。

2. 治疮毒 柳杉枝叶适量,煎水洗患处。

3379 柳穿鱼 liǔ chuān yú 《内蒙古中草药》

【基原】 为玄参科柳穿鱼属植物柳穿鱼的全草。

【原植物】 柳穿鱼 *Linaria vulgaris* Mill. subsp. *sinensis* (Bebeaux) Hong [*L. vulgaris* Mill var. *sinensis* Bebeaux]

多年生草本,高 20～80 cm。茎直立,无毛,常在上部分枝。叶多互生,下部少有轮生。叶无柄或近无柄;叶片条形至条状披针形,长 2～6 cm,宽 2～4 mm,全缘,无毛。总状花序顶生,花密集,果期伸长而果疏离,各部被腺毛:花梗长 2～8 mm;苞片条状披针形,超过花梗;花萼 5 深裂,裂片披针形,长约 4 mm,外面无毛,内面被腺毛;花冠黄色,除距外长 1.5～1.8 cm,距长 1～1.5 cm,下唇在喉部向上隆起,檐部呈假面状,喉部密被毛;雄蕊

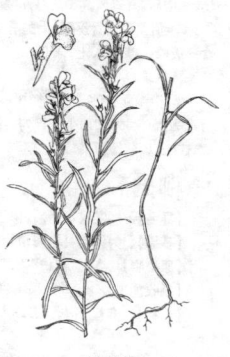
柳穿鱼

4,两两靠近。蒴果卵圆形，长 8～10 mm，先端 6 瓣裂。种子盘状，边缘有宽翅，成熟时中央常有瘤状凸起。花期6～9 月。

生于沙地，山坡草地及路边。分布于长江以北各地区。

【采收加工】 6～9月花盛开时采收，阴干。

【成分】 全草含乙酰柳穿鱼苷（acetyl pectolinarin）、γ-羟基谷氨酸（γ-hydroxyglutamic acid）；地上部分含鸭嘴花碱（peganine）。叶含龙头花苷（antirrinoside）。花含蒙花苷（linarin）、柳穿鱼苷（pectolinarin），新蒙花苷（neolinarin）。

【药理】 对心血管系统的作用 10%全草浸剂，能显著降低麻醉兔、猫和犬的血压，减慢心率，使心电图上 PQ间期延长，T波改变。1：600～1：2000使离体蛙心收缩幅度加大，频率减慢，对离体兔耳有收缩血管的作用。另有报道，全草所含乙酰柳穿鱼苷（Ⅰ）2 mg/kg，静脉注射有轻度升血压作用，5 mg/kg 时作用更明显；Ⅰ 2 mg/kg 使兔心收缩幅度增大 2～3 倍，静脉注射后其正性肌力作用可持续 56 分钟。

2. 镇静作用 10%浸剂 2.5～6 g/kg，皮下或腹腔注射，能抑制小鼠的自发运动，显著地延长环己巴比妥所致小鼠睡眠时间。

3. 其他作用 10%全草浸剂对麻醉兔、猫、犬有兴奋呼吸的作用，并能降低离体兔或猫小肠的张力。

毒性 10%柳穿鱼浸剂对小鼠 LD_{100}（未说明给药途径）的用量为 20 g/kg。乙酰柳穿鱼苷（Ⅰ）的毒性较柳花中所含柳穿鱼苷毒性低，Ⅰ对小鼠皮下注射的 LD_{50} 为 825 mg/kg。

【药性】 《内蒙古中草药》："甘、微苦，寒。"

【功用主治】 清热解毒，散瘀消肿。主治感冒，头痛头晕，黄疸，痔疮便秘，皮肤病，汤火伤。

1.《内蒙古中草药》："清热解毒，散瘀消肿。治头痛，头晕，黄疸，痔疮便秘，皮肤病，烫火伤。"

2.《全国中草药汇编》："清热解毒，利尿。治黄疸，小便不利。外用治痔疮。"

【用法用量】 内服：煎汤，10～15 g；或研末。外用：研末调敷；或煎水熏洗。

【选方】 治汤火伤 柳穿鱼9 g，地榆炭 15 g，大黄12 g，冰片3 g。共研极细末，油调外敷。《内蒙古中草药》

3380 柳叶剑蕨 liǔ yè jiàn jué 《中国药用孢子植物》

【异名】 肺痨草《广西药用植物名录》，石虎《陕西草药》。

【基原】 为剑蕨科剑蕨属植物柳叶剑蕨的全草。

【原植物】 柳叶剑蕨 Loxogramme salicifolia（Makino）Makino［Gymnogramme salicifolia Makino］

植株高 15～35 cm。根茎细弱，长而横走，密被棕褐色、卵状披针形鳞片。叶远生；叶柄长2～5 cm，或近无柄，与叶片同色或下部稍褐色，基部疏被卵状披针形鳞片或向上光滑；叶片近肉质，披针形，长12～30 cm，中部宽 1～2 cm，有时可达 3 cm，先端长渐尖，向基部渐变狭，常下延，全缘，干后稍反卷；中脉上面平坦，下面隆起，不达顶端，小脉网状，无内藏小脉。孢子囊群线形，多于下陷叶内，通常在 10 对以上，由中脉斜上，分布在叶片中部以上，沿中脉两侧各成 1 行；无囊群盖。

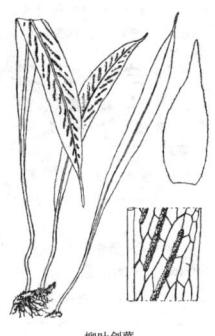

柳叶剑蕨

附生于海拔 200～1 200 m的山坡树干或岩石上。分布于中南、西南及福建、陕西、台湾等地。

【采收加工】 6～9月采收，去须根及叶柄，晒干。

【药性】 《中国药用孢子植物》："微苦，凉。"

【功用主治】 《中国药用孢子植物》："清热解毒。治犬咬伤，尿路感染等。"

【用法用量】 内服：煎汤，15～30 g。

【选方】 1. 治尿路感染 柳叶剑蕨 30 g，海金砂藤30 g。煎服。《安徽采药录》

2. 治疯狗咬伤 石虎、石花、射干各 30 g。同米煎汤服。《陕西草药》

3381 柳叶菜花 liǔ yè cài huā 《全国中草药汇编》

【异名】 地母怀胎草花《云南中草药选》，水丁香花《昆明民间常用草药》。

【基原】 为柳叶菜科柳叶菜属植物柳叶菜的花。

【原植物】 参见"柳叶菜"条。

【采收加工】 6～9月采收，阴干。

【成分】 花含有机酸：棕榈酸（palmitic acid）、硬脂酸（stearic acid）、亚油酸（linoleic acid）、齐墩果酸（oleanolic acid）、山楂酸（crategolic acid）、委陵菜酸（tormentic acid）、阿江榄仁酸（arjunolic acid）和23-羟基委陵菜酸（23-hydroxytormentic acid）。

【功用主治】 《全国中草药汇编》："清热消炎，调经止带，止痛。治牙痛，急性结膜炎，咽喉炎，月经不调，白带过多。"

【用法用量】 内服：煎汤，9～15 g。

【选方】 1. 治牙痛，火眼，月经不调 地母怀胎草花 9～15 g。水煎服。《云南中草药选》

2. 治白带过多 水丁香花9～15 g。水煎服。《昆明民间常用草药》

3382 柳叶菜根 liǔ yè cài gēn 《全国中草药汇编》

【异名】 地母怀胎草根《云南中草药选》，水丁香根《昆明民间常用草药》，白根丹根《玉溪中草药》。

【基原】 为柳叶菜科柳叶菜属植物柳叶菜的根。

【原植物】 参见"柳叶菜"条。

【采收加工】 8～11月采挖，切段，晒干。

【药性】 苦，平。归肝、胃经。

【功用主治】 《全国中草药汇编》："理气活血，止血。主治闭经，胃痛，食滞饱胀，骨折，跌打损伤，疗疮痈肿，外伤出血。"

【用法用量】 内服：煎汤，6～15 g。外用：捣敷；或研末敷。

【选方】 1. 治食滞饱胀，胃寒气痛 水丁香根 9～15 g。水煎服。《昆明民间常用草药》

2. 治闭经 地母怀胎草根 9～15 g。水煎加冰糖少许内服。《云南中草药选》

3. 治急性结膜炎，牙痛 白带丹根 15～24 g。水煎服，红糖为引。

4. 治骨折 鲜白带丹根适量，红糖少许，捣烂，复位后外包固定，3日换药 1次。（3、4方出自《玉溪中草药》）

3383 柳树寄生 liǔ shù jì shēng 《贵州中草药名录》

【异名】 柳寄生《纲目》，杂寄生《中药材品种论述》，寄生包《贵州中草药》，花椒寄生《新华本草纲要》。

【基原】 为桑寄生科钝果寄生属植物柳树钝果寄生的带叶茎枝。

【原植物】 柳树钝果寄生 Taxillus delavayi（Van Tiegh.）Danser［Phyllodesmis delavayi Van Tiegh.；Loranthus delavayi（Van Tiegh.）Engl.；L. balfourianus Diels］ 又名：寄生草《云南植物志》，西南寄生《贵州植物志》）。

灌木，高 0.5～1 m。全株无毛。二年生枝条黑色，具光泽。

叶互生,有时近对生或数枚簇生于短枝上,革质;叶柄长2~4 mm;叶片卵形、长卵形、长椭圆形或披针形,长3~5 cm,宽1.5~2 cm,先端圆钝,基部楔形,稍下延;侧脉3、4对。伞形花序,1、2个腋生或生于小枝已落叶腋部,具花2~4朵,花梗长4~6 mm;苞片卵圆形,长约2 mm;花红色;花托椭圆状,长约2.5 mm;副萼环状,全缘或具4浅齿;花冠花蕾时管状,长2~3 cm,稍弯,顶部椭圆状,裂片4枚,披针形,反折;雄蕊4;花柱线状,柱头头状。浆果椭圆形,长8~10 mm,黄色或橙色。花期2~7月,果期5~9月。

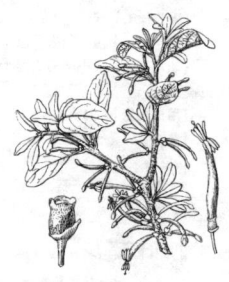

柳叶钝果寄生

生于海拔1 500~3 500 m的高原或山地阔叶林或针叶、阔叶混交林中,寄生于花楸、山楂、樱桃、梨树、桃树、马桑或柳属、桦属、栎属、槭属、杜鹃属等植物上,稀云南油杉上。分布于西南及广西、西藏等地。

【采收加工】 全年均可采收,鲜用;或扎成束,晾干。

【药材】 柳树寄生 Taxilli Delavayi Herba 主产于四川、云南、贵州、西藏等地。

性状 茎枝呈椭柱状,无叶或稍带叶,有分枝。表面光滑,略带光泽,老枝黑褐色或灰褐色,小枝紫褐色,有黄褐色圆形皮孔和细而疏的纵向细皱纹和裂纹,有突起的枝痕和叶痕。质坚硬,易折断,断面不平坦,皮部菲薄,棕褐色,木部宽阔,黄白色,有放射状纹理,髓部褐色。叶易脱落,在长枝上互生或近对生,在短枝上簇生,常破碎;完整者长卵形或长椭圆形至宽披针形,先端钝或近圆形,基部渐狭,稍下延,具短柄;黄褐色或茶褐色,侧脉3~4对,略明显,上、下面均无毛,纸质而脆。花果常脱落,花萼管状,稍弯,顶部卵圆形,末端急尖;果长圆形,黄褐色,顶端钝圆。气微,味微涩、苦。

【药性】《纲目》:"苦,平,无毒。"

【功用主治】《中国中药资源志要》:"舒筋活络。用于胎动,风湿腰痛。"

【用法用量】 内服:煎汤,10~15 g;或浸酒;或捣汁;或炖肉。外用:煎水洗。

【选方】 1. 治肾虚腰痛,腰膝酸软 柳树寄生30 g,黑大豆30 g(炒),猪尾2条。文火炖汤,滤去药渣,喝汤并吃黑豆和猪尾,每2日服1剂,连服10日为1个疗程。

2. 治妇女腰痛 柳树寄生、杜仲寄生、桑树寄生各30 g,猪腰(肾脏)1、2个(切片)。文火煎煮,喝汤吃猪肾,连服7日为1个疗程。

3. 治风湿腰腿痛 柳树寄生120 g,大风艾、小风艾各100 g。水煎加黄酒适量,熏洗患处,每日洗1~2次,连续5~7日为1个疗程。

4. 治妇女崩漏(功血) 柳寄生、桃寄生、杜仲寄生各30 g,海螵蛸、茜根炭各15 g。水煎分2次服,每日1剂,7日为1个疗程。

5. 治先兆流产,阴道流血 柳树寄生、菟丝子各30 g,阿胶(另烊化)15 g。水煎冲阿胶饮服,每日1剂,10日为1个疗程。(1~5方出自《药用寄生》)

3384 柳叶见血飞 liǔ yè jiàn xuè fēi 《云南中草药》

【异名】 见血飞、血见愁、大伸筋《云南中草药》。

【基原】 为毛茛科铁线莲属植物五叶铁线莲的全株及根。

【原植物】 五叶铁线莲 Clematis quinquefoliolata Hutch.

木质藤本。茎和枝有纵条纹。叶对生,一回羽状复叶,有长柄;小叶5;叶片薄革质,长圆状披针形、卵状披针形、长卵形或卵形,长4~9 cm,宽1~3.5 cm,先端突尖或渐尖,基部圆或为楔形,全缘,两面无毛。聚伞花序或总状、圆锥状聚伞花序,腋生或顶生,有3~10余朵;花序梗和花梗疏生短柔毛;花两性;萼片4,开展,近长圆形或倒卵状椭圆形,长1~2 cm,白色,外面被短柔毛,边缘密被绒毛;花瓣无;雄蕊多数;心皮多数,被短柔毛,花柱被绢状毛。瘦果卵形或椭圆形,扁,有柔毛,宿存花柱羽毛状,长达8 cm。花期6~8月,果期7~9月。

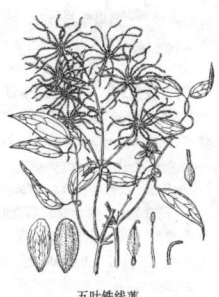

五叶铁线莲

生于山坡,路旁灌木丛中或水沟边。分布于湖北西部、湖南、四川、贵州、云南。

【采收加工】 9~12月采集,切碎,晒干。

【药材】 柳叶见血飞 Clematidis Quinquefoliolatae Herba 主产于云南、贵州等地。

性状 根细长圆柱形,直径约1 mm,数条簇生在不规则根茎上。茎藤缠绕或成段,表面绿褐色或枯绿色,具纵棱。叶对生,羽状复叶;小叶5片;叶片绿褐色,先端渐尖,基部楔形,全缘,两面光滑,枯绿色;小叶柄常扭曲;质地薄脆,易破碎。有时可见花序。气微,味微辛苦。

【药性】《云南中草药》:"辛辣,温。"

【功用主治】《全国中草药汇编》:"祛风除湿,温中理气,散瘀止痛。主治风湿关节疼痛,跌打损伤,扭挫伤,胃痛,痛经,偏头痛,面神经麻痹,鱼骨鲠喉。"

【用法用量】 煎汤,10~15 g;或泡酒。

【宜忌】 孕妇禁服。

【选方】 1. 治风湿关节疼痛,跌打损伤,扭挫伤 柳叶见血飞15 g。泡酒服。《全国中草药汇编》

2. 治虚寒胃痛,痛经 柳叶见血飞10 g。研末,炖蛋吃,每日1剂。

3. 治跌打损伤,瘀血肿痛 柳叶见血飞30 g。泡酒250 g,每晚10~20 ml,日服2次;或研末,每次3 g,酒送服,日服2次;也可泡酒外擦。

4. 治鱼骨鲠喉 柳叶见血飞15 g,水煎汁缓咽;或加醋少许内服。(2~4方出自《全国中草药汇编》)

3385 柳兰叶风毛菊 liǔ lán yè fēng máo jú 《青藏高原药物图鉴》

【基原】 为菊科风毛菊属植物柳叶菜风毛菊的全草。

【原植物】 柳叶菜风毛菊 Saussurea epilobioides Maxim.

多年生草本,高30~60 cm,具短的根状茎;地上茎无毛。叶互生;条状长圆形,长3~10 cm,宽1~2 cm,先端长渐尖,基部渐狭成深心形的耳,半抱茎,边缘具长尖头的细锯齿,上面被糙短毛,下面具腺体;上部叶较

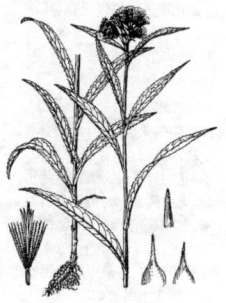

柳叶菜风毛菊

~1956~

小,基部无明显的耳;全部均无叶柄。头状花序,多数,梗短,在茎端密集成伞房状;总苞卵形,长约 10 mm,外面被蛛丝状毛,总苞片上部及边缘黑色,除最内层外,全部在先端有长钻状的附片;管状小花粉紫色,长10~11 mm。瘦果长 3~4 mm,冠毛污白色,外层糙毛状,内层羽毛状。花期 8~9 月。

生于海拔 2 600~4 000 m的高山草坡。分布于四川、甘肃、青海、宁夏等地。

【采收加工】 6~9月采收,鲜用或晒干。

【成分】 全草含镁,铬,硅,磷,钙,铁,锶,砷等 21 种微量元素。

【药性】 苦,平。

【功用主治】《青藏高原药物图鉴》:"镇痛,止血,解毒,愈创。治刀伤,产后流血不止等症。"

【用法用量】 内服,煎汤,5~15 g。外用:鲜品捣敷。

3386 栎叶槲蕨 lì yè hú jué
《海南岛常用中草药手册》

【异名】 树上槲蕨、树骨碎补(《海南岛常用中草药手册》)。

【基原】 为槲蕨科槲蕨属植物栎叶槲蕨的根茎。

【原植物】 栎叶槲蕨 Drynaria quercifolia (L.) J. Smith [Polypodium quercifolium L.]

植株高约 150 cm。根茎肉质,横生,粗约 2 cm,幼嫩顶部密被深棕色披针形鳞片,顶端呈钻形,基部阔卵形,盾状着生,边缘有细密的小齿。叶二型:营养叶厚革质,坚硬,棕色,阔卵形,长达 30 cm,宽约 25 cm,基部心脏形而有耳,无柄,边缘深裂;裂片长圆状三角形,长 2~5 cm,宽 1.5~2.5 cm,先端钝圆,两面无毛,全缘;侧脉两面均隆起,上部的斜上,中部的平展,下部的向下反折或弧形,侧脉与横脉相连,小脉连结成伸长的网眼;孢子叶薄革质,坚硬,两面无毛,长圆形,长达 100 cm,宽约 40 cm,羽状深裂在叶轴两侧形成阔翅,裂片近镰刀形,长约 20 cm,宽 3~4 cm,先端渐尖,基部扩大,全缘而有软骨质的边,略斜向上;叶轴稜色,中脉禾秆色,基部下面有腺体,侧脉明显露展,横脉在侧脉间构成 5~6 行斜方形大网眼,网眼内的小脉结连许多小网眼。孢子囊群圆形至椭圆形,在每个侧脉之间有 2 行,每个大网眼内有 2 个,大小不等。

生于林缘、路旁的老树干上或季雨林的树干上及岩石上。分布于海南等地区。

【采收加工】 9~12月采收,用刀刮去表皮鳞毛后,晒干。

【药材】 栎叶槲蕨 Drynariae Quercifoliae Rhizoma 产于海南等地。

性状 根茎呈扁平长条形。表面棕色,密生鳞片,鳞片卵圆形,具长钻头,有锯齿,基部盾状着生。两侧及上面基部盾状着生。两侧及上面有圆形叶柄痕,下面残留有细根。质轻脆,易折断。断面可见多数黄色点状分体中柱,排列成环。气微,味微苦。

【药性】 苦,温。

1.《海南岛常用中草药手册》:"苦,温。"

2.《中国药用孢子植物》:"微苦,温。"

【功用主治】 祛风湿,补肾续骨,活血止血。主治痹证日久,肝肾亏虚,腰膝疼痛,筋脉拘挛,肾虚耳鸣,牙痛,尿多,跌打损伤,骨折,外伤出血。

1.《海南岛常用中草药手册》:"祛风湿,行血止痛,补肾续骨。主治腰膝酸痛、风湿骨痛、筋脉拘挛、耳鸣、肾虚久泄、夜尿、经闭、经痛,跌打刀伤、骨折。"

2.《中国药用孢子植物》:"补肾续骨,活血止血。用于跌打损伤、外伤出血、风湿关节痛、白细胞减少等。"

【用法用量】 内服:煎汤,9~15 g。外用:研末敷。

【选方】 1. 治跌打损伤 栎叶槲蕨 15 g,煎服。

2. 治白细胞减少 栎叶槲蕨 15 g,当归 15 g,虎杖 9 g,熟地 30 g。煎服。

3. 治外伤出血 栎叶槲蕨晒干,研末外敷。(1~3 方出自《中国药用孢子植物》)

3387 柿子 shì zǐ
《滇南本草图说》

【基原】 为柿科柿属植物柿的果实。

【原植物】 参见"柿蒂"条。

【采收加工】 霜降至立冬间采摘,经脱涩红熟后,食用。

【成分】 果实含蔗糖,葡萄糖,果糖,未熟果实含鞣质,其组成主要是花白苷(leucoanthocyanin)。又含瓜氨酸。

【药性】 甘,涩,凉。归心、肺、大肠经。

1.《别录》:"味甘,寒,无毒。"

2.《千金方》:"味甘,寒,涩,无毒。"

3.《本草衍义》:"性凉。"

4.《滇南本草》:"金柿(俗呼牛心柿)味甘。""味甘、涩,性温,无毒。"

5.《雷公炮制药性解》:"入心、肺、大肠三经。"

【功用主治】 清热,润肺,生津,解毒。主治咳嗽,吐血,热渴,口疮,热痢,便血。

1.《别录》:"主通鼻耳气,肠澼不足。""软熟柿解酒毒,止口干,压胃间热。"

2.《千金方》:"主火疮,金疮,止痛。"

3. 崔禹锡《食经》:"主下痢,理痢肿,口焦,舌烂。"

4.《食疗本草》:"主补虚劳不足。"

5.《日华子》:"润心肺,止渴,涩肠,疗肺痿,心热,嗽,消痰,开胃。亦治吐血。"

6.《嘉祐本草》:"红柿补心,续经脉气。醂柿涩下焦,健脾胃气,消宿血。"

7.《湖南药物志》:"解桐油毒。"

【用法用量】 内服:作食品;或煎汤;或烧炭研末;或在未成熟时,捣汁冲服。

【宜忌】 凡脾胃虚寒、痰湿内盛、外感咳嗽、脾虚泄泻、疟疾等症,禁食鲜柿。

1.《本草图经》:"凡食柿不可与蟹同,令人腹痛大泻。"

2.《本草经疏》:"肺经无火,因客风寒作嗽者忌之;冷痢滑泄、肠胃虚脱者忌之;脾家素有寒积及感寒腹痛、感寒呕吐者,皆不得服。"

3.《随息居饮食谱》:"凡中气虚寒、痰湿内盛、外感风寒、胸腹痞闷、产后、病后、泻痢、疟、疝、痧痘后皆忌之。"

【选方】 1. 治地方性甲状腺肿 柿未成熟时,捣取汁,冲服。(江西《中草药学》)

2. 治桐油中毒 柿子或柿饼 2、3 个内服。(江西《草药手册》)

【临床报道】 1. 治疗慢性支气管炎 用柿子浸出液制成无菌水溶液(每 2 ml 含柿子 0.6 g),于膻中、定喘、肺俞、天突穴行穴位注射。每穴注 0.3~0.5 ml,每次取 1、2 穴,交替取穴,每日或隔日 1 次,7 次为 1 个疗程。治疗 194 例,近期控制 71 例,显效 66 例,好转 51 例,无效 6 例,总有效率 96.7%。据观察,本品具有祛痰、镇咳作用,且祛痰易于镇咳。但注射时有疼痛感,去除蛋白后则疼痛轻微。

2. 治疗久咳 霜打野柿子 10 枚,切片,加水 500 ml,水煎取汁 300 ml,代茶频服。每日 1 次,10 日为 1 个疗程,观察 3 个疗程。治久咳 31 例,其中上呼吸道感染 23 例,慢性支气管炎 5 例,支气管扩张 3 例。结果治愈 24 例,好转 4 例,无效 2 例。

【各家论述】 1.《纲目》:"柿乃脾、肺血分之果也。其味甘而气平,性涩而能收,故有健脾涩肠,治嗽止血之功。"

2.《本草经疏》:"鼻者肺之窍也,耳者肾之窍也,二脏有火上炎,则外窍闭而不通,得柿甘寒之气,俾火热下行,窍自清利矣。肺与大肠相表里，湿热伤血分，则为肠澼不足，甘能益血，寒能除热，脏气清而腑病亦除也。”

3388 **柿叶** shì yè（《滇南本草》）

【基原】 为柿科柿树属植物柿的叶。

【原植物】 参见“柿蒂”条。

【采收加工】 霜降后采收，晒干。

【成分】 含黄酮苷，鞣质，酚类，树脂，香豆素类化合物，还原糖，多糖，挥发油，有机酸，叶绿素等。有机酸有白桦脂酸（betulinic acid），齐墩果酸（oleanolic acid），熊果酸（ursolic acid），琥珀酸（succinic acid），苯甲酸（benzoic acid），水杨酸（salicylic acid），焦黏酸（pyromucic acid）及丁香酸（syringic acid）；香豆素类有：东莨菪素（scopoletin）即 6-甲氧基-7-羟基香豆素（6-methoxy-7-hydroxycoumarin），6-羟基-7-甲氧基香豆素（6-hydroxy-7-methoxycoumarin）；黄酮苷有紫云英苷（astragalin），异槲皮苷（isoquercitrin），芸香苷（rutin）。又含丰富的维生素 C，胡萝卜素（carotenes），胆碱（choline）等。另报道还含乌苏醇（uvaol），19α-羟基熊果酸（19α-hydroxyursolic acid），19α，24-二羟基熊果酸（19α，24-dihydroxyursolic acid）。

【药理】 1. 对心血管系统的作用　柿叶提取物能使麻醉犬冠脉血流量平均增加 78.3%，对大鼠实验性心肌缺血保护率为 60%；可抑制氯化钾引起的离体家兔大动脉的收缩，抑制率为 75.1%。分别静注柿叶醇提取物 50 和 100 mg/kg 对麻醉犬能增加心排血量，心脏指数与心搏指数，减慢心率；减轻心脏后负荷，对前负荷无明显影响；明显增加冠脉流量，降低分钟张力时间指数，使心脏每分钟耗氧量下降。

2. 对血液的影响　柿叶能使小鼠出血时间缩短 44.7%；凝血时间缩短 34.3%。柿叶有效成分琥珀酸 100 mg/kg 静注能提高兔红细胞电泳率，使血浆和全血比黏度下降，对实验性血栓有明显的抑制作用。

3. 降血糖和调血脂作用　小鼠每日口服柿叶提取物 40 或 80 mg/kg，连续 30 日，能明显降低四氧嘧啶所致糖尿病模型小鼠血糖，同时能明显调节四氧嘧啶所致的糖尿病模型小鼠血清中的总胆固醇、三酰甘油和低密度脂蛋白胆固醇的升高，以及高密度脂蛋白胆固醇的降低。给肥胖高血脂大鼠喂饮鲜柿叶汁后，与实验对照组比较，低浓度组和高浓度组的期末体重与增重水平均明显降低，低浓度组的 LDL-C 含量明显降低，高浓度组的 TG、TC 和 LDL-C 含量均明显下降，高浓度组的 HDL-C 含量明显增高。

4. 抗氧化作用　柿叶黄酮可以清除羟自由基，抑制羟自由基所致丙二醛的产生，减少红细胞溶血，减轻肝线粒体膨胀程度。柿叶黄酮能明显抑制由晚期氧化蛋白产物刺激的血管外膜成纤维细胞增殖。

5. 增强免疫功能　柿叶提取物能明显抑制抗体的形成，并能有效地防止淋巴细胞对羊红细胞的溶血作用；大剂量对移植物抗宿主反应及 ConA 诱导兔心脏血淋巴细胞转化有抑制作用，小剂量则无明显影响。这表明柿叶提取物具有抑制体液免疫及保护羊红细胞膜的作用，大剂量时有抑制细胞免疫的作用。

6. 其他作用　柿树叶对亚硝胺所诱发的小鼠前胃鳞状上皮增生与癌变有阻止作用。柿树叶制成注射液在体外对金黄色葡萄球菌、卡他球菌有一定的抑制作用，给兔腹腔注射有解热作用。

【药性】《本草再新》：“味苦，性寒，无毒。专入肺经。”

【功用主治】 止咳定喘，生津，止血。主治咳喘，消渴及各种内出血，臁疮。

1.《滇南本草》：“经霜叶敷臁疮。”

2.《本草再新》：“治咳嗽吐血，止渴生津。”

3.《分类草药性》：“治咳嗽气喘，消肺气胀。”

4.《湖南药物志》：“治高血压病。”

【用法用量】 内服：煎汤，3～9 g；或泡茶。外用：研末敷。

【选方】 1. 治高血压病　柿叶研末，每次服 6 g。

2. 治紫癜风　柿叶研末，每次服 3 g，每日服 3 次。（1、2 方出自《湖南药物志》）

【临床报道】 1. 治疗出血　取秋季自然脱落之柿树叶，洗净晒干，研细过筛内服，每次 5 g（重者 10 g），每日 3 次。治疗胃溃疡出血 4 例，平均 9 日止血；肺结核出血 5 例，均有效；支气管扩张咯血 5 例，止血 4 例，减少 1 例；肿瘤放疗出血 5 例，止血 4 例，减少 1 例；功能性子宫出血 7 例，止血 5 例，减少 2 例；痔瘘便血 60 例，止血 34 例，减少 16 例，无效 10 例；另鼻衄 6 例，月经过多 5 例，眼底出血 1 例，红斑狼疮出血 1 例，尿血 1 例，皆有一定效果。其止血机制尚待研究。

2. 治疗面部褐斑　将柿叶研成细粉，加入熔化的凡士林中搅拌，以成膏为度，装瓶备用。每日用本品搽面部褐斑处 3 次，一般用 1 瓶（45 g）后，褐斑减轻或消退，少数重度患者用 3 瓶后见效。共治疗面部黄褐斑 247 例，其中痊愈 50 例，显效 118 例，有效 78 例，无效 1 例。

3389 **柿皮** shì pí（《滇南本草》）

【基原】 为柿科柿树属植物柿的外果皮。

【原植物】 参见“柿蒂”条。

【采收加工】 将未成熟的果实摘下，削取外果皮，鲜用。

【功用主治】《滇南本草》：“贴疔疮、无名肿毒。”

【用法用量】 外用：鲜品，贴敷。

3390 **柿花** shì huā（《滇南本草》）

【基原】 为柿科柿树属植物柿的花。

【原植物】 参见“柿蒂”条。

【采收加工】 4～5 月花落时采收，晒干或研成粉。

【药性】 甘，平。归脾、肺经。

【功用主治】《滇南本草》：“滋润五脏。治一切呕吐、吞酸流液。”

【用法用量】 内服：煎汤，3～6 g。外用：研末搽。

【选方】 治痘疮破烂　柿花晒干为末，搽之。（《滇南本草》）

3391 **柿饼** shì bǐng（《日用本草》）

【异名】 火柿（《别录》），乌柿（《本草经集注》），干柿（《日华子》），白柿（《本草图经》），柿花（《纲目》），柿干（《本草备要》）。

【基原】 为柿科柿树属植物柿的果实经加工而成的饼状食品，有白柿、乌柿两种。

【原植物】 参见“柿蒂”条。

【采收加工】 秋季将未成熟的果实摘下，剥除外果皮，日晒夜露，经过 1 个月后，放置席圈内，再经 1 个月左右，即成柿饼。

【药性】 甘，平，微温。

1.《本草经集注》：“日干者性冷；火熏者性热。”

2.《日华子》：“干柿，平；火柿，性暖。”

3.《纲目》：“白柿：甘，平，涩，无毒”。“乌柿：甘，温，无毒。”

4.《本草通玄》：“甘寒而涩。”

【功用主治】 润肺，止血，健脾，涩肠。主治喉干音哑，咯血，吐血，便血，尿血，脾虚消化不良，反胃，泄泻，痢疾，颜面黑斑，热涩淋痛。

1.《别录》：“火柿主煞毒，疗金疮，火疮，生肉止痛。”

2.《本草经集注》：“乌柿，火熏者断下，又疗狗啮疮。”

3.《食疗本草》：“厚肠胃，涩中，健脾胃气，消宿血。”“治秋痢。”

4.《本草拾遗》：“日干者温补，多食去面皯，除腹中宿血；火干者，人服药口苦及欲吐逆，食少许立止。”

5.《日华子》：“润声喉，杀虫。”

6.《日用本草》:"健脾胃,消宿血,涩肠止泻,杀小虫,润喉音,治小儿秋深久痢。"

7.《纲目》:"白柿治反胃,咯血,血淋,肠澼,痔漏下血。"

8.《本草通玄》:"止胃热口干,润心肺,消痰。治血淋、便血。"

【用法用量】 内服:嚼食;或煎汤;或烧存性入散剂。

【宜忌】 脾胃虚寒,痰湿内盛者,慎服。

【选方】 1. 治痰嗽带血　青州大柿饼,饭上蒸熟,批开,每用1枚,掺真青黛一钱。卧时食之,薄荷汤下。(《丹溪纂要》)

2. 治小便血淋　① 白柿、乌豆盐花煎汤,入墨汁服之。(《经验方》) ② 干柿,烧灰存性,为末。米饮调服。(《世医得效方》柿焚散)

3. 治肠风下血　棉花核(炒黑,去壳)三两,侧柏叶(炒黑)四两,槐米(炒)一两。柿饼蒸烂捣丸,清晨滚汤下四五钱。(《绛囊撮要》柿饼丸)

4. 治小儿秋痢　①(柿饼适量),作饼及糕,与小儿食。② 以粳米煮粥,熟时入干柿末,再煮三两沸食之。奶母亦食之。(《食疗本草》)

3392 柿根 shì gēn (《纲目》)

【异名】 狐柿子根皮(《证治准绳》),柿子根(《重庆草药》)。

【基原】 为柿科柿树属植物柿的根或根皮。

【原植物】 参见"柿蒂"条。

【采收加工】 9～10月采挖,鲜用或晒干。

【药性】《重庆草药》:"味涩,性平,无毒。"

【成分】 根含3-甲氧基-7-甲基-胡桃叶醌(3-methoxy-7-methyl-juglone)和新柿醌(neodiospyrin),此外还有强心苷、蒽苷、皂苷、鞣质。

【功用主治】 清热解毒,凉血止血。主治血崩,血痢,痔疮,蜘蛛背。

1.《纲目》:"治血崩,血痢,下血。"

2.《民间常用草药汇编》:"清热凉血。治吐血,痔疮。"

【用法用量】 内服:煎汤,30～60 g。外用:鲜品捣敷。

【选方】 1. 治血痢,红崩　柿子根、红斑鸠窝各60 g。第一剂煎水服,第二剂炖肉服。(《重庆草药》)

2. 治蜘蛛背　紫背草、狐柿子根皮。砍烂,糟炒缚之。(《证治准绳》柿根膏)

3393 柿蒂 shì dì (《本草拾遗》)

【异名】 柿钱(《洁古家珍》),柿丁(《中药志》),柿子把(《中药材手册》),柿萼(《药材学》)。

【基原】 为柿科柿树属植物柿的宿存花萼。

【原植物】 柿 *Diospyros kaki* Thunb.　又名:镇头迦(《纲目》)。

落叶大乔木,高达14 m。树皮深灰色至灰黑色,长方块状开裂;枝开展,有深棕色皮孔,嫩枝有柔毛。单叶互生;叶柄长8～20 mm;叶片卵状椭圆形至倒卵形或近圆形,长5～18 cm,宽2.8～9 cm,先端渐尖或钝,基部阔楔形,全缘,上面深绿色,主脉生柔毛,下面淡绿色,有短柔毛,沿脉密被褐色绒毛。花杂性,雄花成聚伞花序,雌花单生叶腋;总花梗长约5 mm,有微小苞片;花萼下部短筒状,4裂,内面有毛;花冠黄白色,钟形,4裂;雄蕊在雄花中16枚,在两性花中8～16枚,雌花有8枚退化雄蕊;子房上位,8室,花柱自基部分离。浆果形状种种,多为卵圆球形,直径3.5～8 cm,橙黄色或鲜黄色,基部有宿存萼片。种子褐色,椭圆形。花期5月,果期9～10月。

多为栽培种。分布于华东、中南及河北、山西、辽宁、陕西、甘肃、台湾等地。

本植物的叶(柿叶)、花(柿花)、果实(柿子)、外果皮(柿皮)、果实经加工而成的饼状食品(柿饼)、果实制成柿饼时外表所生的白色粉霜(柿霜)、未成熟果实经加工制成的胶状液(柿漆)、树皮(柿木皮)、根或根皮(柿根)亦供药用,另设专条。

【采收加工】 9～12月收集成熟柿子的果蒂(带宿存花萼),去柄,晒干。

【药材】 柿蒂 *Kaki Calyx*　主产于山东、河南等地。

性状　宿萼近盘状,先端4裂,裂片宽三角形,多向外反卷或破碎不完整,具纵脉纹,萼筒增厚,平展,近方形,直径1.5～2.5 cm,表面红棕色,被稀疏短毛,中央有短果柄或圆形凹陷的果柄痕;内面黄棕色,密被锈色短绒毛,放射状排列,具光泽,中心有果实脱落后圆形隆起的瘢痕。裂片质脆,易碎,萼筒坚硬木质。质轻,气微,味涩。

鉴别　(1) 粉末特征:棕色。非腺毛较多,单细胞,直径20～26 μm,一种长150～300 μm,壁厚约8 μm,含棕色物质;另一种长可至850 μm,壁厚约5 μm。石细胞众多,有分枝,壁厚5～30 μm,纹孔细密,孔沟明显。草酸钙方晶直径6～30 μm。下表皮细胞近方形或多角形;气孔不定式,副卫细胞5～7个。腺毛少见,头部由2～3个细胞组成,胞腔内充满棕红色物质,柄1～2个细胞。

(2) 薄层色谱:取本品粗粉2 g,加70%乙醇10 ml,温浸2小时,滤过,滤液蒸干,残渣加甲醇1 ml使溶解,作为供试品溶液。另以没食子酸与槲皮素醇溶液为对照品。分别点样于同一以羧甲基纤维素钠为黏合剂的硅胶G薄层板上,用甲苯(用水饱和)-甲酸乙酯-甲酸(5∶4∶1),展开10 cm。取出晾干。以1%三氯化铁醇试剂喷雾显色,没食子酸呈蓝黑色。以2%三氯化铝醇试剂喷后显色,于紫外光灯(254 nm)下观察,槲皮素显黄绿色荧光。供试品色谱中,在与对照品色谱相应的位置上,显相同颜色的斑点。

【成分】 果实含蔗糖,葡萄糖,果糖。未熟果实含鞣质,其组成主要是花白苷(leucoanthocyanin)。又含瓜氨酸(*l*-citrulline)。新鲜柿子含碘49.7 mg%。

【药理】 1. 抗心律失常作用　0.5%柿蒂提取物50 mg/kg腹腔注射,能显著对抗氯仿诱发的小鼠室颤;亦能对抗乌头碱、氯化钡所致大鼠心律失常;每日用柿蒂提取物12.5 mg/kg腹腔注射,连续5日,能对抗毒毛花苷G(哇巴因)所致豚鼠室性心律失常。

2. 镇静作用　柿蒂提取物100 mg/kg腹腔注射,可使小鼠自发活动明显减少,增强阈下剂量戊巴比妥钠的催眠作用,延长其睡眠时间,并明显拮抗吗啡引起的小鼠竖尾反应。

3. 抗生育作用　在家兔抗生育筛选中,初步证实柿蒂有一定的抗生育作用,柿蒂"柄"优于柿蒂"蒂",柿蒂柄的抗生育率为79.6%。

4. 对胃平滑肌条运动的影响　柿蒂水煎剂体外对大鼠胃底肌条为兴奋效应,但对其他部位肌条则表现为兴奋或抑制不同的效应,说明对离体胃平滑肌条既有兴奋作用,也有抑制作用。

【炮制】 1. 柿蒂　取原药材,除去杂质,洗净,干燥。

2. 姜柿蒂　取生姜捣烂榨汁,加入净柿蒂拌匀,润至姜汁吸尽,置锅内用文火加热,炒干,取出放凉。每柿蒂100 kg,用生姜12.5 kg。

饮片性状　柿蒂参见"药材"项。姜柿蒂形如柿蒂,具焦气,味涩,微辣。

贮干燥容器内,姜柿蒂密闭,置通风干燥处,防蛀。

【药性】 苦、涩,平。归胃经。

1.《纲目》:"涩,平。无毒。"

2.《本草汇言》:"味苦、涩,气温,无毒。入手太阴肺经。"

3.《医林纂要》:"苦,寒。"

4.《本草求真》:"专入肺、胃。"

【功用主治】 降逆下气。主治呃逆,噫气,反胃。

1.《本草拾遗》:"煮服之,止哕气。"

2.《滇南本草》:"治气隔反胃。"

3.《青岛中草药手册》:"温中下气。治呕逆、呃逆及夜尿等症。"

【用法用量】 内服：煎汤，5～10 g；或入散剂。外用：研末撒。

【选方】 1. 治呃逆　柿钱、丁香、人参各等分。上为细末，水煎，食后服。《洁古家珍》柿钱散）

2. 治伤寒呕哕不止　干柿蒂七枚，白梅三枚。上二味，粗捣筛，只作一服，用水一盏，煎至半盏，去滓温服，不拘时。《圣济总录》柿蒂散）

3. 治胸满咳逆不止　柿蒂、丁香各一两。上细切。每服四钱，水一盏半，姜五片，煎至七分，去滓热服，不拘时候。《济生方》柿蒂汤）

4. 治血淋　干柿蒂烧存性为末。每服二钱，空心米饮调服。《奇效良方》柿蒂散）

5. 治聤耳　柿蒂 4.5 g，细辛 0.9 g，海螺蛸 6 g，梅片 0.3 g。共研细末，拭净耳内脓水，以上药末。《湖南药物志》）

【临床报道】 1. 治疗肿瘤化疗后呃逆　取柿蒂 9 g，丁香 9 g，生姜 9 g，大枣 5 g，煎汤代水饮用，每次口服 20～50 ml，每日 3 次。共治疗 80 例，结果：58 例显效，18 例有效，4 例无效，有效率为 95%。

2. 治疗中枢性呃逆　35 例患者，其中脑出血 11 例，脑栓塞 21 例，蛛网膜下腔出血 3 例。用柿蒂 4 个，加适量水煮沸 5～10 分钟，放置温凉后频服。结果后 3 小时呃逆消失 21 例，5 小时消失 9 例，12 小时消失 4 例，无效 1 例。治愈率 97.1%。

3. 治疗婴幼儿腹泻　取柿蒂 10～15 个（4～6 g），洗净加入水 250 ml，文火煎至 60 ml，加少许砂糖，分次喂服，每次 5 ml，每日 3 次，疗程 2～4 日。服药期间患儿不需禁食；母乳喂养者，可适当减少喂奶次数；人工喂养儿可酌情稀释加用米汤。治疗期间均未使用抗生素，仅加用维生素 B₁ 片及钙片，有 4 例因夜间哭闹加用非那根片。共治疗 76 例，结果 45 例有效 29 例，无效 2 例，总有效率为97.36%。显著者平均用药 1.06±0.25 日。可继续用 2 日。20 例观察5～7 日，均无复发。

4. 治疗新生儿脐疾　取柿蒂 10 g，微火焙干，研成细末，外敷脐部，用无菌纱布包扎。每日换药 1 次。共治疗 35 例，全部治愈。治疗时间最长为 7 日，最短 4 日，平均治愈时间为 5.5 日。

【各家论述】 1.《纲目》："咳逆（指'呃逆'者），气自脐下冲脉直上至咽喉，作呃忒，橛橛然有声也。朱肱《南阳书》以咳逆为哕，以哕为干呕，均非。咳逆有伤寒吐下后，及久病、产后、老人、虚人阴气大亏，阳气暴逆，自下焦逆至上焦，而不能出者；有伤寒失下，及平人痰火抑遏而然者。当视其虚实阴阳，或温或补，或泄热，或降气，或吐或下可也。古方单用柿蒂煮汁饮之，取其苦温能降逆气也。《济生》柿蒂散加以丁香、生姜之辛热，以开郁散痞，盖从治之法，亦昔人亦常用之收效矣。至易水张氏，又益以良姜之类，是真以为胃寒而助其邪火者也。丹溪朱氏但执以寒治热之理，而不及从治之法，矫枉之过矣。若陈氏《三因》，又加以良姜之类，是真以为胃寒而助其邪火者也。"

2.《本草汇言》："沈则施曰，按丹溪翁谓人之阴气，依胃为养。土伤则木挟相火，直冲清道而作咳逆，宜竹茹黄连柿蒂汤主之，此言热呃也。《济生》论谓阳虚于下，孤阳独升，阴气亦将旋脱，故逆上而作呃，宜丁附人参柿蒂汤主之，此言寒呃也。又按《准绳》论呃逆之证，有伤寒吐下后，久病、产后阴虚大亏，而气自下冲上直入咽膈，而作呃忒蹇逆之声，用平胃二陈汤，加柿蒂数枚煎服，亦可止也。观于柿蒂之苦涩，但可以散逆气，而因寒、因热、因虚、因滞者，则伤以丁、姜、茹、连、参、术、平胃、二陈辈，当仔细斟酌，毋轻视也。"

3.《本草求真》："柿蒂，虽与丁香同为止呃之味，然一辛热而一苦平，合用深得寒热兼济之妙。如系有寒无热，则丁香在所必

用，不得固执从治必当佐以柿蒂。有热无寒，则柿蒂在所必需，不得泥以兼济之必杂以丁香。是以古人用药，有合数味而见效者，有单用一味而见效者，要使药与病对，不致悖谬而枉施耳。"

柿漆 shì qī 《纲目》

【异名】 柿涩《药材资料汇编》。

【基原】 为柿科柿树属植物柿及同属植物的未成熟果实，经加工制成的胶状液。

【原植物】 参阅"柿蒂"条。

【采制加工】 采摘未成熟的果实，捣烂，置于缸中，加入清水，搅动，放置若干时，将渣滓除去，剩下胶状液，即为柿漆。

【成分】 含鞣质样物质柿漆酚（shibuol），胆碱（choline），乙酰胆碱（acetylcholine）。

【药理】 胆碱及乙酰胆碱样作用　从柿漆的提取物中，可得到胆碱及乙酰胆碱，这种有与胆碱结构类似、性质不明的氨基酸样物质，能降低兔血压，抑制离体蛙心，兴奋豚鼠肠管，此等作用可被阿托品阻断；在水蛭背肌标本上，其作用强度相当于乙酰胆碱的 3/4。在体外柿漆有溶血作用，注射入兔体，则引起红细胞的形态变化及淋巴细胞的减少。

【药性】《现代实用中药》："涩、苦。"

【功用主治】《现代实用中药》："治高血压病。"

【用法用量】 20～40 ml。

【选方】 治高血压病　柿漆 1～2 匙，用牛乳或米饮汤和服，每日 2 或 3 次。《现代实用中药》）

柿霜 shì shuāng 《滇南本草》

【基原】 为柿科柿树属植物柿的果实制成"柿饼"时外表所生的白色粉霜。

【原植物】 参阅"柿蒂"条。

【制法】 取近成熟的柿子，剥去外皮，日晒夜露（防雨、防虫蝇，防尘），经月余后，放置席圈内，再经月余，即成柿饼。其上生白色粉霜，用洁净竹片刮下即成柿霜。除去杂质及残留宿零，过 40 目筛。将柿霜放锅内加热熔化，成饴状时，倒入模型中，晾至七成干，用刀铲下，再晾至全干，刷净，即成柿霜饼。

贮于燥瓷缸内，置石灰箱内保存，防潮。

【药材】 柿霜 Kaki Mannosum　主产于山东、河南等地。

性状　柿霜　呈白色粉末状，质轻，易潮解。气微、味甜，具有清凉感。

柿霜饼　呈扁圆形，底平，上面微隆起，直径约 6 cm，厚约 6 mm，灰白色或淡黄色，平滑。质硬，易破碎，易潮解。

【成分】 含熊果酸（ursolic acid），齐墩果酸（oleanolic acid），白桦脂酸（betulinic acid），三萜酸和糖类。另含柿萘醇酮（shinanolone）。

【药性】 甘、凉。归肺、心经。

1.《本草汇言》："味甘、微涩，气平，无毒。""入手少阴、太阴经。"

2.《玉楸药解》："味甘，性凉。"

3.《医林纂要》："甘，寒。"

【功用主治】 润肺止咳，生津利咽，止血。主治肺热燥咳，咽干喉痛，口舌生疮，吐血，咯血，消渴。

1.《滇南本草》："治气膈不通。"

2.《滇南本草图说》："消痰止嗽。"

3.《本草蒙筌》："治劳嗽。"

4.《纲目》："清上焦心肺热，生津止渴，化痰宁嗽，治咽喉口舌疮痛。"

5.《本草经疏》："长于清肃上焦火邪，兼能益脾开胃。"

6.《本草求真》："专清肺胃之热。""治肠风痔漏。"

7.《随息居饮食谱》："甘凉清肺。治吐血，咯血，劳嗽，上消，

咽喉、口舌诸病甚良。"

【用法用量】 内服：冲服，3～9 g；或入丸剂噙化。外用：撒敷。

【宜忌】 风寒咳嗽患者禁服。

《滇南本草图说》："忌同蟹食。"

【方选】 1. 治咽喉嗽痛 柿霜、硼砂、天冬、麦冬各二钱，元参一钱，乌梅肉五分。蜜丸含化。（《杂病源流犀烛》柿霜丸）

2. 治膝胫烂疮 柿霜、柿蒂等分。烧研敷之。（《卫生杂兴》）

3. 治慢性气管炎，干咳喉痛 柿霜 12～18 g。温水化服，每日 2 次分服。（《全国中草药汇编》）

【临床报道】 治疗复发性口腔溃疡 柿霜粉涂患处，每日 3～5 次，每次少许。结果显效 29 例，好转 1 例。未见不良反应。

【各家论述】 1.《纲目》："真正柿霜，乃其（柿）精液，入肺病上焦药尤佳。"

2.《本草汇言》："柿霜，清上焦虚火之药也。如病久畏药味者，用此可作药中果珍，每日早晚白汤调服数钱。"

3.《本经逢原》："干柿白霜，专清肺胃之热。在元气未漓，可胜寒涸者，用之固宜，但虚劳烦嗽喘乏，得此郁闭虚阳，病根日固，与埋薪灰烬何异。"

4.《衷中参西录》："柿霜入肺，而甘凉滑润。其甘也，能益肺气；其凉也，能清肺热；其滑也，能利肺痰；其润也，能滋肺燥。"

3396 柿木皮 shì mù pí 《本草图经》

【基原】 为柿科柿树属植物柿的树皮。

【原植物】 参见"柿"条。

【采收加工】 全年均可采收，剥取树皮，晒干。

【功用主治】 清热解毒，止血。主治下血，汤火伤。

1.《本草图经》："治下血不止。"

2.《纲目》："治汤火疮。"

【用法用量】 内服：研末，5～6 g。外用：烧灰，调敷。

【方选】 1. 治下血不止 柿木皮，暴干焙，筛末。米饮和二钱匕服之。（《本草图经》）

2. 治汤火疮 柿木皮，烧灰，油调敷。（《纲目》）

3397 柿寄生 shì jì shēng 《广西药用植物名录》

【异名】 万寿木寄生、樟寄生、梨寄生（《广西药用植物名录》），桑寄生（《西藏常用中草药》），椰风（《全国中草药汇编》），荷树寄生、广丁香寄生（《福建药物志》）。

【基原】 为桑寄生科槲寄生属植物棱枝槲寄生的带叶茎枝。

【原植物】 棱枝槲寄生 Viscum diospyrosicolum Hayata [V. angulatum auct. non Heyne ex DC.］ 又名：青刚栎寄生（《海南植物志》）。

亚灌木，高0.3～0.5 m。直立或披散，枝交叉对生或二歧分枝，位于茎基部或中部以下的节间近圆柱状，小枝的节间稍扁平，长 1.5～3.5 cm，宽 2～2.5 mm，干后其明显的纵肋 2、3 条。幼苗期具叶 2、3 对；叶片椭圆形或长卵形，长 1～2 cm，宽3.5～6 mm，先端钝，基部狭楔形，基出脉 3 条，薄革质；成长植株的叶退化呈鳞片状。聚伞花序，1～3 个腋生，总花梗几无，总苞舟形，长 1～1.5 mm，具花 1～3 朵；3 朵花时中央 1 朵为雌花，

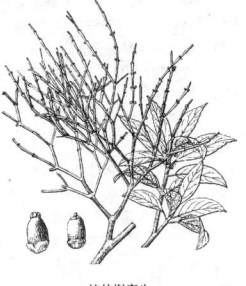
棱枝槲寄生

侧生的为雄花，通常仅具 1 朵雌花或雄花；雄花花蕾时卵球形，长 1～1.5 mm，萼片 4 枚，三角形，花药圆形，贴生于萼片下半部；雌花花蕾时椭圆状，长 1.5～2 mm，花托椭圆形，萼片 4 枚，三角形，柱头乳头状。浆果椭圆形或卵球形，长 4～5 mm，黄色或橙色，果皮平滑。花、果期 4～12 月。

生于海拔 2 100 m 以下的平原或山地常绿阔叶林中，寄生于柿树、樟树、梨树、油桐或壳斗科等多种植物上。分布于华南、西南及浙江、福建、江西、湖北、湖南、陕西、甘肃、台湾等地。

【采收加工】 6～9 月采收，扎成束，晾干。

【药性】《西藏常用中草药》："性平，味苦。"

【功用主治】 祛风湿，强筋骨，止咳。主治风湿痹痛，腰腿酸痛，咳嗽，慢性支气管炎，咯血，胃痛，胎动不安，乳痈，瘰疬，疖肿，高血压病。

1.《西藏常用中草药》："强筋骨，降血压，祛风湿。治风湿性关节炎，腰腿酸痛，高血压病，胎动，乳少。"

2.《福建药物志》："祛风除湿，散结消肿。主治风湿关节痛，咳嗽，胃痛，肾炎，瘰疬，中耳炎。"

【用法用量】 内服：煎汤，9～15 g，大剂量可用至 60 g；或浸酒、炖肉。外用：研末调敷。

【方选】 1. 治风湿关节炎 棱枝槲寄生 30 g，松节60 g，四方藤 120 g。用米酒 450 ml 浸泡 15 日，早、晚各饮服 1 次，每次10 ml，15 日为 1 个疗程。

2. 治腰膝酸痛，足软无力 棱枝槲寄生 10～15 g，金樱子生 30 g，猪肾脏 1 个(切片)。米酒少量，加水 450 ml，煎至 150 ml，分 2 次服，喝汤吃猪肾脏，每日 1 剂。

3. 治肺结核咯血 棱枝槲寄生 10 g，猪肺 120 g。加水300 ml，煎至 150 ml，分 2 次服服，并吃猪肺。

4. 治妊娠胎动不安 棱枝槲寄生 10 g，桑树寄生 15 g，菟丝子 15 g，鸡蛋 3 个。煎煮至蛋熟后，去蛋壳再慢火煎 30 分钟，喝汤吃蛋。每日服 3 次，每次吃 1 蛋，药渣送服。

5. 治原发性高血压病 棱枝槲寄生、钩藤根、夏枯草、罗芙木根各 10 g。水煎分 3 次服。每日 1 剂，服 5～7 剂后血压降至正常为止。（1～5 方出自《药用寄生》）

3398 柠条 níng tiáo 《沙漠地区药用植物》

【异名】 马集柴、老虎刺（《沙漠地区药用植物》）。

【基原】 为豆科锦鸡儿属植物中间锦鸡儿的全草。

【原植物】 中间锦鸡儿 Caragana intermedia Kuang et H. C. Fu

矮小灌木，高 30～100 cm。多分枝，树皮灰黄色，幼枝被丝质柔毛。长枝上的托叶宿存，硬化成针刺，长 4～7 mm；偶数羽状复叶；叶轴长 2.5～5 cm，密被白色短柔毛；小叶 3～8 对，小叶片椭圆形或倒卵状椭圆形，长 3～8 mm，宽 2～7 mm，先端圆与尖，具刺尖，基部楔形，两面密被白色短柔毛。花单生；花梗长 15～25 mm，密被绢状柔毛，常在中部以上具关节；萼管筒状钟形，长约 1 cm，密被短柔毛，萼齿宽三角形；花冠蝶形，黄色，长 2～2.5 cm，宽约1.5 cm，先端尖，基部具短爪；雄蕊 10，二体；子房无毛，花柱被短绒毛。荚果扁，披针形或长圆状披针形，长 3～4 cm，花柱宿存，暗褐色或黑褐色。种子红色。花期 5 月，果期 6 月。

生于沙丘、山坡及干燥坡地。

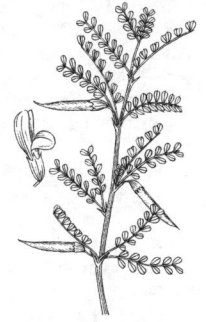
中间锦鸡儿

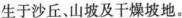

分布于内蒙古、陕西、甘肃、宁夏等地。

本植物的花（柠条花）、种子（柠条子）、根（柠条根）亦供药用，另设专条。

【采收加工】 6～10月采收，切碎，鲜用或晒干。

【药理】 抗炎作用 本品煎剂每日灌胃 50 g/kg，对大鼠甲醛性脚肿有明显抑制作用，能减少渗出期水肿程度，但对炎症后期之组织变性坏死无明显影响。对于大鼠棉球性肉芽肿也无抑制作用。由于本品不能使幼年小鼠胸腺重量减轻，也不能降低大鼠肾上腺中维生素 C 的含量，提示其本身无糖皮质激素作用，也不能增强肾上腺皮质功能。

【性味】 甘，微温。

1.《内蒙古中草药》："味苦，性平。"

2.《沙漠地区药用植物》："味甘性温。"

【功用主治】 滋阴补血。活血。主治月经不调。

1.《内蒙古中草药》："活血，止血，止痛，增进食欲。"

2.《沙漠地区药用植物》："滋阴养血。治月经不调，试用于癌症。"

【用法用量】 内服：煎汤，9～15 g，鲜品 20～30 g。

【选方】 1. 治妇女月经不调 柠条全草，水煎服。（《沙漠地区药用植物》）

2. 治宫颈癌，乳腺癌 柠条 60～120 g。水煎服，每日 1 剂。同时用柠条液冲洗阴道，或用柠条注射液局部封闭，每日 1 次。（《全国中草药新医疗法展览会资料选编》）

3. 治癌肿 柠条 15 g。水煎，每日分 3 次服完，1 个月为 1 个疗程。（《内蒙古中草药》）

3399 **柠檬** ning méng（《岭南采药录》）

【异名】 黎檬子（《东坡志林》），黎朦子（《桂海虞衡志》），黎檬子（《岭外代答》），宜母子、里木子、黎檬干（《事物绀珠》），药果（《广东新语》），檬子、梦子（《通雅》），宜檬子、宜母果（《岭南杂志》），柠檬果（《南宁市药物志》）。

【基原】 为芸香科柑橘属植物黎檬或柠檬的果实。

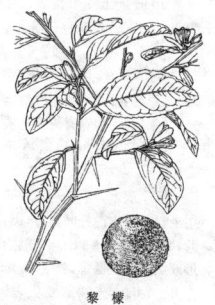
黎檬

【原植物】 1. 黎檬 *Citrus limonia* Osbeck 又名：里木树（《粤语》），柠檬（广东），广东黎檬（《海南植物志》）。

常绿灌木，具硬刺。叶互生，叶柄短，有狭翼，顶端有节。叶片小，长圆形至椭圆状长圆形，先端短锐尖或钝，边缘有钝锯齿。花单生或簇生于叶腋；萼 5 裂，杯状；花瓣 5，条状长圆形，下部渐狭，外面淡紫色，内面白色；雄蕊 20 个以上；子房上部狭，8～10 室，花柱大，脱落，每室有胚珠数个。柑果近圆形，先端有不发育的乳头状突起，长约 4.5 cm，宽约 5 cm，黄色至朱红色，皮薄易剥；且有黏土味，瓤囊 8～10 瓣，味极酸。种子 3～4 颗，卵形。花期春季。

原产亚洲。现我国南部多有栽培。

2. 柠檬 *C. limon* (L.) Burm. f. 又名：洋柠檬（《中国果树分类学》）。

与黎檬的主要区别为：本种果实为椭圆形。

以上两植物的叶（柠檬叶）、外果皮（柠檬皮）、根（柠檬根）亦供药用，另设专条。

【栽培】 生物学特性 喜温暖湿润气候，不耐寒。适宜于冬季较温暖、夏季不酷热、气温较平稳的地区生长。以疏松肥沃、富

含腐殖质、排水良好的砂质壤土或壤土栽培为宜。柠檬 1 年可抽生 3 次新梢，春梢 3 月中旬至 4 月下旬；夏梢 5 月中旬至 6 月下旬；秋梢 8 月中旬至 10 月上旬，主要结果母枝是 8 月秋梢，其次是 3～4 月抽发的春梢。1 年开花 3～4 次。

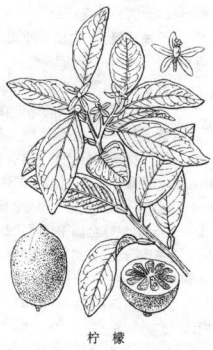
柠檬

繁殖方法 嫁接繁殖。选粗柠檬、红橘、枳等作砧木，选良种的枝条作接穗。用切接、芽接方法，培育成嫁接苗。按行株距 4 m×3 m 开穴栽种。

田间管理 根据其抽新梢及开花习性，施肥宜在抽梢及开花时进行，每年 5 或 6 次，以春、秋、冬肥为主，可施硫酸铵。开花时施过磷酸钙。冬季采果后，结合清洁田园进行喷 2, 4-D，可防落叶，遇旱季必须进行灌溉。修剪，幼树修剪，要树以疏剪、短截强枝为主，弱树以疏剪弱枝为主，间密抽稀。可在夏梢生长到 30 cm 长时，短截 1/2。成年树修剪，夏梢是主要结果母枝，以轻剪为主，要疏剪、短截相结合，一年修剪两次。冬季修剪在采果后，越早越好，最迟在春梢萌发前结束，要除去病虫枝、纤弱枝、干枯枝、衰老枝等。

病虫害防治 病害有流胶病，可将病部粗皮刮去，再纵切裂口数条，深达木质部，涂 50% 托布津或多菌灵 100～200 倍液。虫害有红蜘蛛等。

【采收加工】 一年四季开花，春、夏、秋季均能结果，以春果为主。春花果 11 月成熟；夏花果 12～1 月成熟；秋花果次年 5～6 月成熟。待果实呈黄绿色时，分批采摘，再用乙烯进行催熟处理，使果皮变黄，鲜用或切片晒干。

【药材】 黎檬 Citri Limoniae Fructus 主产于广东、广西、贵州等地。柠檬 Citri Limi Fructus 主产于广西、广东、台湾、四川等地。

性状 黎檬 果实近圆形或扁圆形，长约 4.5 cm，直径约 5 cm，一端有短果柄，长约 3 cm，另端有乳头状突起。外表面黄褐色，密布凹下油点。纵剖为两瓣，直径 3～5 cm，瓤囊强烈收缩。横剖者，果皮外翻显白色，瓤囊 8～10 瓣，种子长卵形，具棱，黄白色。质硬，味酸、微苦。

柠檬 果实长椭圆形，长 4～6.5 cm，直径 3～5 cm。

【成分】 黎檬 果皮含橙皮苷（hesperdin），β-谷甾醇（β-sitosterol），γ-谷甾醇（γ-sitosterol）。

柠檬 果皮含橙皮苷（hesperidin），香叶木苷（diosmin），柚皮苷（naringin），新橙皮苷（neohesperidin）。咖啡酸（caffeic acid）。种子含黄柏酮（obacunone），柠檬苦素（limonin）。

【药理】 1. 抗菌抗病毒作用 柠檬成分咖啡酸有广泛的抗菌作用，在体内能被蛋白质灭活。果皮所含橙皮苷（200 mg/ml）能预防水疱性口炎病毒及流感病毒。抗病毒活性可被透明质酸酶所消除。

2. 抗炎作用 柠檬果皮的成分香叶木苷腹腔注射对角叉菜胶所致大鼠足跖水肿有消炎作用，ED_{50} 为 100 mg/kg。橙皮苷 20 mg 每日给予豚鼠能增强维生素 C 的作用。香叶木苷具有维生素 P 样的作用，可降低家兔毛细血管渗透性；并具有维生素 C 样的作用，能增强豚鼠毛细血管的抵抗力。

3. 止血作用 咖啡酸有收缩、增固毛细血管，降低通透性，提高凝血功能及血小板数量的止血作用，可缩短凝血时间和出血时间 31%～71%。

4. 抗氧化作用　7月间收获的柠檬甲醇提取物 50 μg/ml 对由 NADPH-ADP 诱导的大鼠肝脏微粒体脂质过氧化抑制率达 71.8%，11月收集的柠檬抑制率达 47.4%，12月收集的柠檬抑制率达 45.7%。咖啡酸 500 ml/kg 灌服能延长亚硝酸钠中毒小鼠和氰化钾中毒小鼠的存活时间，腹腔注射 200 mg/kg，能对抗脑垂体后叶素引起的大鼠急性心肌缺血。

5. 其他作用　尼日利亚产的苦柠檬饮料在碱性增加时可减弱其杀精子作用；苦柠檬软包装饮料在性交后作冲洗用，可达到异常高的杀精效果。给两组小鼠分别灌服 20% 乙醇溶液和含柠檬酸 40 g/L 的 20% 乙醇溶液，发现柠檬酸可抑制乙醇的胃排空，增加乙醇在胃中氧化比例，减少肝脏负担，最终减轻乙醇中毒的程度。

【药性】　酸、甘、凉。入胃、肺经。

1.《桂海虞衡志》："味极酸。"

2.《四川中药志》1979年版："苦、辛、平。"

3.《西双版纳傣药志》："性凉，味酸。"

【功用主治】　生津解暑，和胃安胎。主治胃热伤津，肺燥咳嗽，中暑烦渴，食欲不振，脘腹痞闷，妊娠呕吐。

1.《食物考》："浆饮渴瘥，孕妇宜食，能辟暑。"

2.《粤语》："以盐腌，可治伤寒痰火。"

3.《岭南随笔》："治哕。"

4.《纲目拾遗》："腌食，下气和胃。"

5.《四川中药志》1979年版："行气健胃，解暑，用于脘腹气滞胀痛。暑天作清凉饮料。"

【用法用量】　内服：绞汁饮或生食。

【选方】　1. 治脘腹气滞痞胀，嗳气少食　柠檬 10 g，香附 10 g，厚朴 10 g。水煎服。（《四川中药志》1979年版）

2. 治妊娠呕吐　鲜柠檬 500 g，去皮、核后切块，加白糖 250 g，渍 1 日，再放锅内用小火熬至计快干时，拌少许白糖，随意食用。（《大众中医药》1990，(4)：11）

3. 美容，活血，舒筋　柠檬 4 个去皮切片，苹果 1 个去心切片，用米酒 1 瓶浸 3 个月以上人饮。（《台湾青草药》）

4. 治乳腺炎　取柠檬汁湿敷于患处。（《西双版纳傣药志》）

【临床报道】　防治术后恶心呕吐　妇科腹部手术及阴道手术患者 50 例，随机分为实验组和对照组。实验组术后柠檬果气味吸入，对照组按一般妇科术后常规处理。方法：实验组患者术毕回病房后即将备好的新鲜柠檬果切片，约 0.5 cm 厚，放于患者口鼻之间，余下的用保鲜薄膜包好。20~30 分钟更换 1 次，现切现用；术后 8 小时可根据患者恶心呕吐的情况酌情间歇吸入。术后实验组 2 例需注射止吐药，占 4%，对照组 6 例需注射止吐药，占 12%。差异有统计学意义。

3400 **柠条子** ⁿíng tiáo zǐ（《沙漠地区药用植物》）

【基原】　为豆科锦鸡儿属植物中间锦鸡儿的种子。

【原植物】　参见"柠条"条。

【采收加工】　6月果实成熟时采收，剥取种子，晒干。

【药性】　苦，平。

【功用主治】　燥湿解毒，杀虫止痒。主治黄水疮，神经性皮炎，牛皮癣。

1.《内蒙古中草药》："燥湿，解毒。治黄水疮。"

2.《沙漠地区药用植物》："止痒、杀虫。主治神经性皮炎、牛皮癣、黄水疮。"

【用法用量】　外用：熬油外涂；或研末撒。

【选方】　1. 治黄水疮　柠条子适量。研面，油调敷患处。（《内蒙古中草药》）

2. 治神经性皮炎，牛皮癣，黄水疮　柠条子熬油外涂。或将柠条子烧炭存性，研末撒于疮面。（《沙漠地区药用植物》）

3401 **柠条花** ⁿíng tiáo huā（《沙漠地区药用植物》）

【基原】　为豆科锦鸡儿属植物中间锦鸡儿的花。

【原植物】　参见"柠条"条。

【采收加工】　5月采收，鲜用或晒干。

【药性】　甘，温。

【功用主治】　《沙漠地区药用植物》："滋阴养血，主治高血压病，头晕。"

【用法用量】　内服：煎汤，6~15 g。

【选方】　治高血压病，头晕　柠条花 12 g，沙地旋覆花 9 g。水煎服，每日 2 次。（《沙漠地区药用植物》）

3402 **柠条根** ⁿíng tiáo gēn（《沙漠地区药用植物》）

【基原】　为豆科锦鸡儿属植物中间锦鸡儿的根。

【原植物】　参见"柠条"条。

【采收加工】　9~10月采挖根部，切片，鲜用或晒干。

【成分】　根含芒柄花素（formononetin），伪赝靛苷元（pseudobaptigenin），β-谷甾醇（β-sitosterol），3, 4'-二甲氧基-异黄酮-7-O-葡萄糖苷（3, 4'-dimethoxy-isoflavone-7-O-glucoside），4'-甲氧基-异黄酮-7-O-葡萄糖苷（4'-methoxy-isoflavone-7-O-glucoside），3', 4'-亚甲二氧基-7-O-葡萄糖苷（3', 4'-methylenedioxy-7-O-glucoside），β-谷甾醇棕榈酸酯（β-sitosteryl palmitate）。5, 7, 4'-三羟基-3, 3'-二甲氧基黄酮（5, 7, 4'-trihydroxy-3, 3'-dimethoxyflavone），3, 5, 7, 8, 4'-五羟基黄酮（3, 5, 7, 8, 4'-methoxyflavone），槲皮素（quercetin），柠檬黄酮醇（limocitrin(4)），槲皮素-3甲醚（5, 7, 3', 4'-tetrahydroxy-3-methoxyflavone），2(S)-7, 3', 5'-三羟基二氢黄酮（2(S)-7, 3', 5'-trihydroxyyflavanone），5, 7, 3', 4'-四羟基-3, 8-二甲氧基黄酮（5, 7, 3'-tetrahydroxy-3, 8-dimethoxyflavone），紫铆酮（butein），甘草素（liquiritigenin），5, 7, 4'-三羟基-3, 8-二甲氧基黄酮（5, 7, 4'-trihydroxy-3, 8-dimethoxyflavone）。

【药性】　微辛，温。

【功用主治】　《沙漠地区药用植物》："滋阴养血。主治高血压病、头晕、心慌、气短、四肢无力、疲乏。"

【用法用量】　内服：煎汤，9~15 g。

【选方】　1. 治心慌、气短、四肢无力、疲乏　柠条根 9~15 g，蘑菇 6 g。水煎服。

2. 治高血压病、头晕　鲜柠条根 24~30 g。水煎汁加白糖适量，分 3 次服。（1、2 方出自《沙漠地区药用植物》）

3403 **柠檬叶** ⁿíng méng yè（《生草药性备要》）

【基原】　为芸香科柑橘属植物黎檬或柠檬的叶。

【原植物】　参见"柠檬"条。

【采收加工】　全年均可采，晒干。

【药性】　辛、甘、微苦，微温。

《生草药性备要》："味辛，性温。"

【功用主治】　化痰止咳，理气和胃，止泻。主治咳喘痰多，气滞腹胀，泄泻。

1.《生草药性备要》："退热，止咳化痰，开胃。切鱼生用些，辟腥甚佳。"

2.《本草求原》："止咳，消痰，顺气。"

【用法用量】　内服：煎汤，9~15 g。

3404 **柠檬皮** ⁿíng méng pí（《广西中药志》）

【基原】　为芸香科柑橘属植物黎檬或柠檬的外果皮。

【原植物】　参见"柠檬"条。

【采收加工】　果实成熟时采摘，剥取外果皮，晒干。

【药材】　柠檬皮 Citri Limi Exocarpium　主产于广西、广东。

性状　外果皮呈螺旋状，长 2～3 cm，有时呈带状及不规则片状，厚 1.5～2.5 mm。外表面黄色至棕黄色，有多数凹入的油点；内表面淡黄色至类白色，常有线形脉络。易折断，断面颗粒性。气香，味微苦。

【药性】 酸、辛、微苦，温。

【功用主治】 行气，和胃，止痛。主治脾胃气滞，脘腹胀痛，食欲不振。

1.《广西中药志》："行气，祛痰，健胃。"

2.《中国药用植物图鉴》："柠檬皮及柠檬油作为芳香、健胃、矫臭、矫味剂及清凉饮料等用。"

【用法用量】 内服：煎汤，9～15 g。

3405 柠檬根 níng méng gēn（《陆川本草》）

【基原】 为芸香科柑橘属植物黎檬或柠檬的根。

【原植物】 参见"柠檬"条。

【采收加工】 7～10 月采挖，切片晒干。

【功用主治】 行气活血，止痛，止咳。主治胃痛，疝气痛，跌打损伤，咳嗽。

【用法用量】 内服：煎汤，15～30 g。

3406 柠檬桉叶 níng méng ān yè（《广西中药志》）

【基原】 为桃金娘科桉属植物柠檬桉的叶。

【原植物】 柠檬桉 *Eucalyptus citriodora* Hook. f. ［*E. maculata* Hook. var. *citriodora*（Hook. f.）Bailey］ 又名：油桉树（《中国树木分类学》），留香久（《中药大辞典》），香桉（《全国中草药汇编》），柠檬香桉树（《台湾药用植物志》），鱼鳞木（《贵州中草药名录》）。

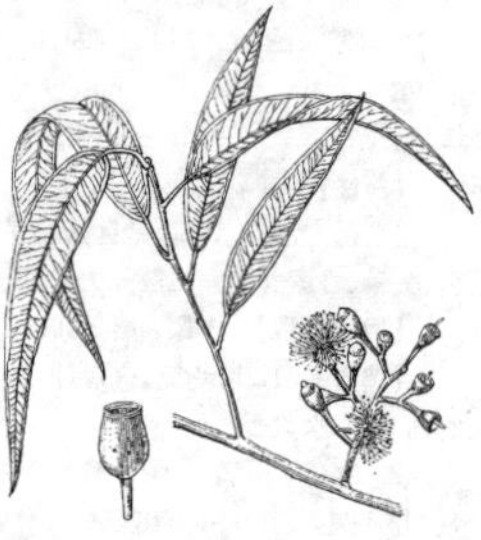

柠檬桉

大乔木，高达 28 m。树皮光滑，灰白色，大片状脱落。幼嫩叶片披针形，有腺毛，基部圆形，叶柄盾状着生；成熟叶片狭披针形，宽约 1 cm，长 10～15 cm，稍弯曲，基部楔形，两面有黑色腺点，揉之有浓厚的柠檬气味；过渡性叶阔披针形，宽 3～4 cm，长 15～18 cm，叶柄长 1.5～2 cm。圆锥花序腋生；花梗长 3～4 mm，有 2 棱；花蕾长倒卵形，长 6～7 mm；萼管长5 mm；帽状体长 1.5 mm，先端圆，有 1 小尖突；雄蕊多数，排成 2 列，花药椭圆形，背部着生，药室平行；子房与萼管合生。蒴果壶形，长 1～1.2 cm，宽 8～10 mm，果瓣藏于萼管内。花期 4～9 月。

栽培于福建、广东、广西，海南、台湾，常作行道树或造林。原产澳大利亚。

本植物的果实（柠檬桉果）、树干上流出的黑褐色硬脂（柠檬桉树脂）亦供药用，另设专条。

【栽培】 生物学特性　属阳性树种，喜温暖气候。较耐旱。对土壤要求不严，凡土层深厚、疏松肥沃、排水良好的红壤、砖红壤、红黄壤、黄壤和冲积土均生长良好。

繁殖方法　种子繁殖，育苗移栽。选 8～15 年无病虫害生长健壮的植株为采种母树，在 7～11 月当果呈褐色时采下，日晒，收集种子，即可播种；或用布袋装好，放干燥通风阴凉处贮藏备用。用营养杯育苗，幼苗带土种植，成活率高。培育营养容器苗，用塑料袋、纸袋以及用稻草泥浆制成容器，内装肥沃营养土，再直播种子和移植幼苗培育成苗木造林。苗木高达 70 cm 时，可大田种植，应合理密植，一般在春季 2～5 月栽培成活率高，生长最好。

田间管理　幼苗定根后 2～3 个月和 7～8 个月，各松土除草 1 次，连续 2 年，在松土除草的同时，在根蔸施化肥或土杂肥，3～4 年即可封林。结合采收枝叶，适度矮化和间伐。间伐时应保留伐桩，以利萌发。

病虫害防治　病害有苗基腐病，阴雨连绵，高温高湿时易发生，应及时清除病苗，并在无病苗基部喷 1：1：100 的波尔多液。虫害有袋蛾，主食树叶，用 90%敌百虫 1 000 倍液喷杀。

【采收加工】 秋季晴天采收，晒干或鲜用。

【药材】 柠檬桉叶 *Eucalypti Citriodorae Folium*　产于广西、广东、福建。

性状　幼嫩叶片披针形，有腺毛，基部圆形，叶柄盾状着生；成熟叶片狭披针形，宽约 1 cm，长 10～15 cm，稍弯曲，两面有黑腺点；过渡性叶阔披针形，宽 3～4 cm，长 15～18 cm，叶柄长 1.5～2 cm。干后叶片呈枯绿色，揉之有浓厚的柠檬气味，味微苦而辛。

【成分】 叶含挥发油，主要成分为香茅醛（citronellal），香茅醇（citronellol），异胡薄荷醇（isopulegol），1，8-桉叶素（cineole）和愈创木薁醇（guaiol）；尚含槲皮素（quercetin），槲皮苷（quercitrin），芸香苷（rutin），杨梅树皮素（myricetin），槲皮素-3-*O*-葡萄糖苷（quercetin-3-*O*-glucoside），杨梅树皮素-3-*O*-鼠李糖苷（myricetin-3-*O*-rhamnoside），杨梅树皮素-3-*O*-葡萄糖苷（myricetin-3-*O*-glucoside），莽草酸（shikimic acid），奎宁酸（quinic acid），戊二酸（glutaric acid），琥珀酸（succinic acid），苹果酸（malic acid），枸橼酸（citric acid），阿魏酸（ferulic acid），没食子酸（gallic acid），并没食子酸（ellagic acid），栗木鞣花素（castalagin），柠檬桉苷（citriodorin），桉树素（eucalyptin），对盂烷-顺式-3，8-二醇（*p*-menthane-*cis*-3，8-diol），对盂烷-反式-3，8-二醇（*p*-menthane-*trans*-3，8-diol）。树胶含香橙素 7-甲醚（aromadendrin 7-monomethyl ether），山柰酚 7-甲醚（kaempferol 7-monomethyl ether），并没食子酸，香橙素二甲醚（aromadendrin dimethyl ether）和柠檬桉醇（citriodorol）。

【药理】 1. 抗结核作用　柠檬桉树胶中成分柠檬桉醇1：100 万浓度即能抑制人型结核杆菌 H37RV 的生长；另外，1：60 万能抑制金黄色葡萄球菌，1：5 万能抑制草分支杆菌的生长。对某些真菌也有抑制作用。

2. 抗肿瘤作用　柠檬桉叶挥发油在体外抗肿瘤试验及动物移植性肿瘤抑瘤试验中，均显示了抑瘤作用。在艾氏腹水癌小鼠，腹腔注射给药的抑瘤率达 67.5%～98.4%；在 S_{180} 小鼠及 W_{256} 大鼠肿瘤模型，亦有 30%以上的抑瘤率。用对称二甲肼（DMH）诱发的小鼠大肠癌模型，每日灌服 2.5%柠檬桉叶挥发油乳剂0.75 ml，共治疗 7 星期，结果表明，治疗组小鼠的大肠肿瘤数显著低于对照组，镜检治疗组小鼠肿瘤的浸润程度亦低于对照组，提示柠檬桉叶挥发油具有抑制小鼠大肠癌的作用。在实验中，本品对小鼠重要脏器未见明显毒性。

【药性】《广西中药志》："味苦，气芳香，性温。无毒。"

【功用主治】 散风除湿，健胃，止痒。主治风寒感冒，风湿骨痛，胃气痛，食积，痧胀吐泻，痢疾，哮喘，疟疾，疮疖，风疹，湿疹，顽癣，水火烫伤，炮弹伤。

1.《广西中药志》："外用煎汤洗疮疖，治皮肤诸病及风湿痛。民间用治痢疾。"

2. 广州部队《常用中草药手册》："功与大叶桉叶基本相同，能清热解毒，防腐止痒。防治感冒，流感，流脑，脑炎；治丹毒，蜂窝织炎，深部脓肿，创伤感染，小儿头疮，烫伤，神经性皮炎。"

3.《福建药物志》："生肌，活血，健胃祛痰。治疟疾，哮喘，筋骨酸痛，荨麻疹，皮炎，外伤出血。预防麻疹。"

【用法用量】 内服：煎汤，3～6 g。外用：煎汤外洗。

【选方】 治疟疾　柠檬桉叶 7 片，水煎。冲泡鸡蛋 1 个，或酥饼 1～2 个，于发作前 1～2 小时服。（《福建药物志》）

3407 柠檬桉果 níng méng ān guǒ《贵州中草药名录》

【基原】 为桃金娘科桉属植物柠檬桉的果实。

【原植物】 参见"柠檬桉叶"条。

【采收加工】 秋季果实成熟时采收,晒干。

【功用主治】 祛风解表,散寒止痛。主治风寒感冒,胃气痛,痧胀腹痛,消化不良。

【用法用量】 内服:煎汤,3~9 g。

3408 柠檬桉树脂 níng méng ān shù zhī《福建药物志》

【基原】 为桃金娘科桉属植物柠檬桉树干上流出的黑褐色硬脂。

【原植物】 参见"柠檬桉叶"条。

【采收加工】 全年均可采。

【功用主治】 《福建药物志》:"治外伤或轻度感染伤口。"

【用法用量】 外用,溶入乙醇或甘油中外涂。

【选方】 治外伤或轻度感染伤口 取柠檬桉树脂适量,研末,加2~3倍量的75%乙醇,搅拌,促溶,静置沉淀,倾取上清液,兑入4倍浓茶液搅匀,将绷带或纱布浸入,高压消毒。将创面清洁处理后再将带药绷带或纱布敷上。或取树脂25 g,研末,放入100 ml甘油中,3日后甘油呈黑红色即可,为减少刺激,还可加蒸馏水适量,涂于经清洁后的创面。(《福建药物志》)

3409 柽柳 chēng liǔ《本草图经》

【异名】 柽《诗经》,河柳《毛诗传》,殷柽《尔雅》郑玄注,雨师《陆玑《诗疏》》,人柳《三辅旧事》,赤柽木《日华子》,三春柳《开宝本草》,春柳《本草图经》,三眠柳《本草衍义》,长寿仙人柳《颙巘岩本草》,观音柳《卫生易简方》,垂丝柳、雨丝、蜀柳《纲目》,西河柳《本草汇言》,赤柽柳《本草备要》,山柽柳《山西中草药》。

【基原】 为柽柳科柽柳属植物柽柳的嫩枝叶。

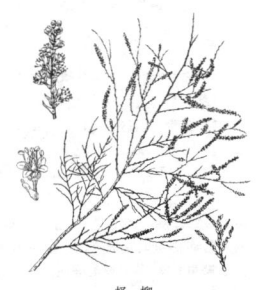

柽柳

柽柳 *Tamarix chinensis* Lour. [*T. juniperina* Bunge] 又名:西湖柳、红筋条《中国树木分类学》,桧柽柳《中国高等植物图鉴》,华北柽柳、钻天柳、溪河柳、香椿柳。

灌木或小乔木,高3~6 m。幼枝柔弱,开展而下垂,红紫色或暗紫色。叶鳞片状,钻形或卵状披针形,长1~3 mm,半贴生,背面有龙骨状脊。每年开花2~3次;春季在去年生小枝上侧生总状花序,花稍大而稀疏;夏、秋季在当年生幼枝顶端形成总状花序组成顶生大型圆锥花序,常下弯,花略小而密生;每朵花具1线状钻形的绿色小苞片;花5数,粉红色;萼片卵形;花瓣椭圆状倒卵形,长约2 mm;雄蕊着生于花盘裂片之间,长于花瓣;子房圆锥状瓶形,花柱3,棍棒状。蒴果长约3.5 mm,3瓣裂。花期4~9月,果期6~10月。

喜生于河流冲积地、海滨、滩头、潮湿盐碱地和沙荒地。野生于河北、辽宁、江苏、安徽、山东、河南等地;我国东部至西南部各地有栽培。

同属植物多枝柽柳 *T. ramosissima* Ledeb. 分布于内蒙古、宁夏、甘肃、青海、新疆等地,在产地也作柽柳使用。

本植物的花(柽柳花)亦供药用,另设专条。

【栽培】 生物学特性 适应性强,对气候土壤要求不严,耐碱,耐旱。在黏壤土、砂质壤土及河边冲积土中均可生长,常栽于河边、路边、沟边、庭院等处。

繁殖方法 种子繁殖或扦插繁殖。种子繁殖:3~4月播种育苗,行距15~18 cm,开沟条播,覆土约1 cm,苗高15 cm时,按株距12 cm间苗。春秋季时按行株距(1~2)m×1 m,穴深1 m移栽,栽后浇水。扦插育苗繁殖:在早春未发芽前,选2~3年生枝,剪成17~20 cm长的插条。畦面按行距33 cm开深15 cm的横沟,再按株距10 cm把插条插入沟中,上端露出3 cm左右,覆土压实,保持土壤湿润并适当追肥。2年后移栽,宜在早春发芽前进行,按行株距1 m×1 m开穴,每穴栽种1株,成活后浇人畜粪水。

田间管理 移栽后,夏季应松土除草,冬季施土杂肥。第二年夏、冬季再松土除草,追肥各1次。

病虫害防治 虫害有蓑衣虫、蚜虫等。

【采收加工】 4~8月采收,晒干。

【药材】 柽柳 *Tamaricis Cacumen* 主产于辽宁、河北、河南、山东、江苏、安徽、湖北、广东、福建、云南等地。

性状 枝细圆柱形,直径0.5~1.5 mm,表面黄绿色,节较密,叶鳞片状,钻形或卵状披针形,长1~3 mm,背面有龙骨状脊。质脆,易折断,断面黄白色,中心有髓。气微,味淡。

鉴别 (1)茎枝横切面,木栓层为多列木栓细胞。皮层窄,近木栓处含1列薄壁细胞,壁稍厚,木化。中柱鞘纤维壁木化;纤维束周围细胞含草酸钙结晶,形成晶纤维。韧皮部较窄,木质部导管多单个散在或2~3个相聚;髓初线宽2、3列细胞。髓部小。

粉末特征 灰绿色。叶表皮细胞横断面观类方形,外壁稍隆起,有的(叶缘)呈乳头状突起,角质层厚6~9 μm,内缘细齿状;表面观类方形、多角形或长方形,垂周壁细密连珠状增厚,有的可见半月形角原突起。气孔下陷,副卫细胞4~6个,有的特小。草酸钙结晶长5~34 μm,较多而明显,另有少数呈方形或小针状结晶。纤维稍厚,木化或微木化;纤维周围细胞含草酸钙结晶,形成晶纤维。髓薄壁细胞类圆形,有的含草酸钙结晶,此外,有薄壁细胞及叶柄基部纤维和导管等。

(2)取本品粉末1 g,加甲醇10 ml,在水浴上回流提取20分钟,滤过。取滤液1 ml,加镁粉少许,加盐酸3~4滴,在水浴上加热,显橘红色;取滤液分别滴在滤纸片上,用氨蒸气熏显黄色,喷1%三氯化铝乙醇液,显明显黄色;另置蒸发皿中,在水浴上蒸干,加饱和硼酸丙酮液1 ml,10%枸橼酸丙酮液1 ml,在水浴上蒸干,在紫外光灯下观察,可见强烈的黄绿色荧光(检查黄酮)。

(3)薄层色谱:取本品粉末2 g,加甲醇25 ml,在水浴上回流1小时,滤过,滤液回收甲醇。残渣溶于2 ml甲醇中,滤过,滤液供点样用。以槲皮素为对照品。同点于硅胶G薄层板上,用苯-甲醇(8:2)为展开剂,展距10 cm,用氨熏后紫外光灯下观察。供试品色谱中与对照品色谱相应位置处显相同颜色斑点。

【成分】 干燥柽柳嫩枝叶含柽柳酚(tamari-xinol),柽柳酮(tamarixone),柽柳醇(tamarixol),β-谷甾醇(β-sitosterol),胡萝卜苷(daucosterol),槲皮素-3',4'-二甲醚(quercetin-3',4'-dimethylether),硬脂酸(stearic acid),正三十一烷(hentriacontane),12-正三十一烷醇(12-hentriacontanol),三十二烷醇乙酸酯(dotriacontanyl acetate)。又含山柰酚-4'-甲醚(kaempferol-4'-methylether),山柰酚-7,4'-二甲醚(kaempferol-7,4'-dimethylether),槲皮素(quercetin),槲皮素-3'-甲醚(quercetin-3'-methylether)即异鼠李素(isorhamnetin),没食子酸(gallic acid),没食子酸甲酯-3-甲醚(methyl gallate-3-methyl ether)及反式的2-羟基-4-甲氧基桂皮酸(2-hydroxy-4-methoxycinnamic acid)。

【药理】 1.对呼吸系统的作用 柽柳煎剂5 g/kg腹腔注射,

对氨水喷雾所致的小鼠咳嗽有明显抑制作用,但小鼠酚红法试验表明无祛痰作用;1 g/kg 腹腔注射,对组胺喷雾所致豚鼠哮喘无明显平喘作用。另据道,以 1×10^{-5} g 组胺使正常豚鼠离体气管致痉,5 分钟后加入柽柳醇提物或水提物 1×10^{-4} g(生药),显示强大而持久的抗组胺作用,5 分钟内的对抗强度超过 100%。

2. 保肝作用　柽柳的 70% 乙醇提取物灌胃给药,对四氯化碳急性诱发的急性肝炎有保肝作用。给药组小鼠的天冬氨酸氨基转移酶(AST)和丙氨酸氨基转移酶(ALT)值比对照组明显降低,并可减轻四氯化碳所致肝重的增加,减轻肝组织变性程度。

3. 抗菌作用　柽柳煎剂在体外对肺炎链球菌、甲型链球菌、白色葡萄球菌和流感杆菌有抑制作用。柽柳成分柽柳酮及柽柳醇对抗药性金黄色葡萄球菌有较强抑制作用。

4. 抗炎作用　按高(50 g/kg)、中(25 g/kg)、低(12.5 g/kg)3 个剂量组,给小鼠连续灌胃给药 3.5 日,发现低剂量组无抗炎作用,中、高剂量组均出现非常明显的抗炎作用,并显示了一定的量效关系。

5. 解热、镇痛作用　柽柳煎剂按 50 g/kg 灌胃给药时有明显镇痛作用,并在给药 1 小时后作用最明显。另外,煎剂按 7.5 g/kg 灌胃或 12 g/kg 皮下注射,对人工发热的家兔有一定的退热作用。

毒性　以 0.5 ml/10 g 最大容许量给小鼠灌胃,给药 7 日,未发现小鼠死亡。另报道,柽柳煎剂小鼠腹腔注射的 LD_{50} 为 21.6 g/kg。

【药性】甘、辛,平。归肺、胃、心经。

1.《日华子》:"温。"

2.《开宝本草》:"无毒。"

3.《履巉岩本草》:"凉,无毒。"

4.《纲目》:"甘、咸,温。无毒。"

5.《本草经疏》:"浮而升,阳也。入足阳明,手太阴、少阴经。"

6.《本草汇言》:"味苦微咸。"

7.《本草从新》:"甘、咸,平。"

8.《医林纂要》:"甘、辛、咸,寒。"

【功用主治】疏风,解表,透疹,解毒。主治风热感冒,麻疹初起,疹出不透,风湿痹痛,皮肤瘙痒。

1.《开宝本草》:"主剥驴马血入肉毒。"

2.《纲目》:"消痞,解酒毒,利小便。"

3.《东医宝鉴》:"主疥癣一切恶疮。"

4.《本草备要》:"治痧疹不出,喘嗽闷乱。"

5.《本经逢原》:"去风,煎汤浴风疹身痒效。"

6.《得配本草》:"解瘟疫之躁乱,开肌肉之邪结,一切风火痧气,非此不能达表。"

7.《现代实用中药》:"为解热利尿药,治急性或慢性关节风湿。"

【用法用量】内服:煎汤,10~15 g;或入散剂。外用:煎汤擦洗。

【宜忌】麻疹已透及体虚多汗者禁服。

【选方】1. 治痧疹发不出,喘咳,烦闷,躁乱　西河柳叶,风干为末。水调四钱,顿服立定。(《纲目拾遗》)

2. 治麻疹伏而过期不出　西河柳为末。以茅根煎汤下三四钱,白水下亦可。(《麻科活人全书》独圣散)

3. 治一切风,不问远近　柽叶半斤(细锉。如无,枝叶亦可),荆芥半斤(细锉)。以水五升,煮取二升,滤去滓,澄清。白蜜五合,竹沥五合,上相和,以新瓷瓶盛,用油单子盖紧于釜中,以重汤煮,勿令入水,从初五更煮至日出后即佳。每服一小盏,日三服。(《普济方》柽叶煎)

4. 治风湿痹痛　西河柳、虎杖根、鸡血藤各 30 g。水煎服。(《浙江药用植物志》)

5. 治痞　用观音柳煎汤,露一宿,至五更饮数次,痞自消。(《卫生易简方》)

6. 治酒病　长寿仙人柳,不以多少,晒干为细末。每服一钱,用酒调下。(《履巉岩本草》)

【临床报道】治疗肾炎　每日取西河柳 30 g,水煎分 2 次空腹温服,15 日为 1 个疗程,连服 1~4 个疗程。用于急性肾炎迁延期及慢性肾炎 10 例,病程 3 个月至 2 年不等,尿蛋白+~+++。结果:显效 8 例,有效 2 例。获效时间 7~20 日,平均 14 日。服药期间未见明显副作用。

【各家论述】1.《本草汇言》:"柽柳,解疹毒之药也。古云痧疹,即今之瘄疹也,其毒起于肺胃之间,发于皮毛之分,外因风寒触感之邪,内因风火血热之郁,相感为病,宜苦凉轻散之剂则出而解。此药轻扬升散,开发瘄毒,如瘄毒内闭不出;或出之甚多,难于解退;或解退已热发不止,或喘嗽不消,肌肉羸瘦,致成瘄痔、瘄劳者多有之,以此煎汤代茶日饮,瘄疹诸疾渐自消减矣。与桔梗、甘草、牛蒡子同用更善。"

2.《本草经疏》:"赤柽木,近世又以治瘄疹热毒不能出,用为发散之神药。""盖柽禀炘于肺胃,则发痛疹于肌肉间,以肺主皮毛,胃主肌肉也。此药正入肺胃三经,三经专解,则邪透肌肤而内热自消,此皆开发升散,甘咸微温之功用也。"

3.《药性纂要》:"时行热瘄,则人患瘄疹。柽柳发瘄,取其清凉疏透,所以能散郁热。解酒亦此义也。"

4.《药义明辨》:"西河柳,味甘、咸,气微温,瘄疹热邪壅于肺,逆行于心包络,喘咳烦闷、躁乱狂越者,非此不治,以其能散结而营,解天行时热也。"

3410
柽柳花 chēng liǔ huā(《岭南采药录》)

【基原】柽柳科柽柳属植物柽柳或多枝柽柳的花。

【原植物】参见"柽柳"条。

【采收加工】4~9 月采收,鲜用或晒干。

【功用主治】治中风,又清热疹,发麻疹。

【用法用量】内服:煎汤,3~9 g。

3411
树刁 shù diāo(《四川中药志》)

【异名】葳参、玉术(《滇南本草》),树吊(四川)。

【基原】为百合科黄精属植物点花黄精的根茎。

【原植物】点花黄精 Polygonatum punctatum Royle ex Kunth [Corvallaria punctatum Wall. ; P. anomalum Hua]

多年生草本,高 30~70 cm。根状茎多少呈连珠状,直径 1~1.5 cm,密生肉质须根。茎具紫红色斑点。叶互生,具短柄;叶片卵形、卵状长圆形至长圆状披针形,长 6~14 cm,宽 1.5~5 cm,先端尖至渐尖,幼时稍肉质,老时原纸质或近革质。花序腋生,具 2~6 花,略呈总状,总花梗上举而花后平展;花梗长 2~10 mm;花被白色至坛状,全长 7~9 mm,裂片 6,花柱稍短于子房,柱头稍膨大。浆果近球形,直径约 7 mm,熟时红色,具 8~10 颗种子。花期 4~6 月,果期 9~11 月。

生于林下岩石上或附生树上。分布于西南及广东、广西、海南、西藏等地。

【采收加工】7~10 月采挖,鲜用或蒸后晒干。

【药性】甘、微苦,平。归脾经。

1.《滇南本草》:"味甘、微

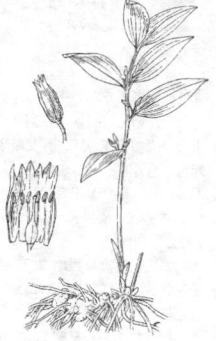

点花黄精

苦,性平,微温。入脾。"

2.《四川中药志》1960年版:"味辛,性平,无毒。"

【功用主治】 补脾益血,解毒消痈。主治脾血虚少,头昏少食,倦怠乏力,痈疽肿毒。

1.《滇南本草》:"补气血,补中健脾。"

2.《四川中药志》1960年版:"解热毒,搽疮疡。治痈疽肿毒,疗疮疖瘰。"

【用法用量】 内服:煎汤,9~15 g。外用:捣敷。

【选方】 1. 治妇女虚证,肢体酸软,自汗盗汗 葳参五钱,丹参二钱五分。水煎服。此方之义,效古书八珍汤。葳参补气,丹参补血。(《滇南本草》)

2. 治疮 树刁,蟾酥。捣涂患处。(《四川中药志》1960年版)

【各家论述】《滇南本草》:"葳参,一名玉术。入脾,补气血,补中健脾。脾经多气多血,故气血双补。脾、胃为人之总统,后天根本,灌溉经络,长养百骸。脾、胃盛而资以为生者是也。蒸露三次晒干用。"

3412 树舌 shù shé（《刘波（中国药用真菌》）

【异名】 赤色老母菌、扁芝（《刘波（中国药用真菌》）,梨菌、枫树芝、老母菌（《中国药用真菌图鉴》）,扁覃、白斑腐菌（《长白山植物志》）,木灵芝、树耳朵（《西藏真菌》）。

【基原】 为多孔菌科灵芝属真菌平盖灵芝的子实体。

【原植物】 平盖灵芝 Ganoderma applanatum（Pers. ex Wallr.）Pat.［Fomes applanatum（Pers. ex Wallr.）Gill.；Polyporus applanatus（Pers.）Wallr.］

子实体多年生,侧生无柄,木质或近木质化。菌盖扁平、半圆形、扁形、扁山丘形至低马蹄形,(5 ～ 30) cm ×(6 ～ 50) cm,厚2~15 cm;盖面皮壳灰白色至灰褐色,常覆有一层褐色孢子粉,有明显的同心环棱和环纹,常有大小不一的疣状突起,干后常有不规则的细裂纹;盖缘薄而锐,有时钝,全缘或波状。管面初期白色,渐变为黄白色至灰褐色,受伤处立即变为褐色;管口圆形,每1 mm间4~6个;菌管多层,在各层菌管间夹有一层薄的菌丝层,老的菌管中充塞有白色粉末状的菌丝。孢子卵圆形,一端有截头壁双层,外壁光滑,无色,内壁有刺状突起,褐色,(6.5 ～ 10) μm×(5 ～ 6.5) μm。

生于多种阔叶树的树干上。分布于全国各地,为世界广布种。

【采收加工】 7～10月采熟子实体,切片,晒干。民间常用生皂角树上者。

【药材】 树舌 Ganodermatis Applanati Fructificatio 产于全国各地。

性状 子实体无柄,菌盖半圆形,剖面扁半球形或扁平。表面灰白或褐色,有同心性环带及大小不等的瘤状突起,皮壳脆,边缘薄,圆钝。管口面污黄色或暗褐色,管口圆形,每1 mm间4~6个。纵切面可见菌管一层至多层。木质或木栓质。气微,味淡。

鉴别 生殖菌丝淡褐色,壁薄,直径3~6 μm。骨架菌丝褐色,壁厚至实心,树状分枝或呈针状,骨架干直径5~6 μm,分枝末端形成鞭毛状无色缠绕菌丝。缠绕菌丝无色或微带褐色,壁厚,分枝,直径1~2 μm。孢子卵形或顶端平截,长7~10 μm,直径4.3~6.2 μm。

【成分】 含麦角甾醇(ergosterol),麦角甾-7, 22-二烯-3-酮(ergosta-7, 22-dien-3-one),麦角甾-7, 22-二烯-3β-醇(ergosta-7, 22-dien-3β-ol),麦角甾-5, 8, 22-三烯-3β-醇(ergosta-5, 8, 22-trien-3β, 15-diol),麦角甾-7, 22-二烯-3β-醇棕榈酸酯(ergosta-7, 22-dien-3β-ol-palmitate),麦角甾醇过氧化物(ergosterol peroxide),24-甲基胆甾-7, 22-二烯-3β-醇(24-methylcholesta-7, 22-dien-3β-ol),灵芝酸-7, 22-二烯-3β-醇(ganoderenic acid) A、F、G,灵芝-22-烯酸 H、I 甲酯(methylganoderenate H、I),7-表灵芝酸 A 甲酯(7-

epiganoderate A),呋喃灵芝酸(furanoganoderic acid),灵芝酸 A、P 甲酯(methyl ganoderate acid A、P),树舌环氧酸(applanoxidic acid) A、B、C、D,赤杨烯酮(alnusenone),无羁萜(friedelin),无羁萜醇(friedelinol),表无羁萜醇(epifriedelinol),D：B-弗瑞德齐墩果-5-烯-3-酮(D：B-friedoolean-5-en-3-one)即是赤色烯酮,色素葡聚糖(glucan) CF₁、CF₂,多糖和棕榈酸(palmitic acid),亚油酸等脂肪酸。

【药理】 1. 对免疫功能的影响 树舌多糖在浓度为125～500 μg/ml 时可轻度直接刺激小鼠外脾细胞转化,以 500 μg/ml 剂量最佳,并可协同刀豆球蛋白 A(Con A)激活小鼠 T 淋巴细胞增殖。树舌多糖62.5~250 μg/ml 可单独刺激小鼠腹腔 M,诱导分泌 IL-2 样活性物质。口服或腹腔注射树舌多糖制剂可增强对蛋白质抗原的迟发性迟敏反应,增强 T 淋巴细胞对 IgG 抗体应答的记忆功能,树舌多糖增强迟发性迟敏反应可能是通过激活非特异性增强 T 细胞所致。树舌核酸提取物可减少鸡胚孵育成纤维细胞(CEF)组织培养中的牛天花病毒空斑数。静脉注射核酸提取物可保护小鼠对蜱媒脑炎病毒株 K₅ 的致命感染。在 CEF 组织培养中,树舌核酸提取物有轻微诱导干扰素样物质生成的作用,细胞内,只有树舌提取物中的 RNA 可诱导小鼠脾细胞产生干扰素样物质。

2. 抗肿瘤作用 从树舌子实体中分离出 G-F 和 G-Z 2 个多糖成分对移植肉瘤 S₁₈₀ 的生长抑制率为 95.3%和54.7%。树舌中分离得到 2 种相对分子质量分别约为 3.12×10⁵ 和 1.05×10⁶ 的 β-D-葡聚糖,在 1~5 mg/kg,对移植小鼠肉瘤 S₁₈₀ 有抑制作用,并且相对分子质量小的作用较强,从中分离出的 2 种杂杂半乳聚糖也有抗肉瘤 S₁₈₀ 的作用。此外,树舌菌丝中 1 种 β-葡萄糖对移植小鼠肉瘤 S₁₈₀ 也有显著抑制作用,其 IC₅₀ 为0.74 mg/kg。给荷肉瘤 S₁₈₀ 小鼠可日皮下注射树舌多糖 20 mg/kg,可使小鼠体内自然杀伤(NK)细胞活性和脾细胞产生 γ-IFN, IL-2 能力明显增强,小鼠带瘤率降低,瘤重减轻,显示明显抑瘤作用,其可能与其免疫增强作用有关。树舌多糖作用于 HepA(腹水型肝癌)小鼠,抑瘤效果显著。树舌多糖作用后,能明显降低其染色体 SCE 值;P₁₆ 基因,Rb 基因,TNF-α 表达显著增强;P₅₃ 癌基因,Ras 表达下降。结果可启动细胞周期的负反馈调节,细胞周期的负调节增强,从而阻止无限制从 G₁ 进入 S 期,抑制细胞增殖失控,起到抗肿瘤作用。

【药性】 微苦,平。

1.《全国中草药汇编》:"微苦,平。"

2. 刘波《中国药用真菌》:"性平。"

【功用主治】《全国中草药汇编》:"抗癌。主治食管癌。"

【用法用量】 内服:煎汤,10~30 g。

【选方】 1. 治食管癌 赤色老母菌(生于皂角树上者)30 g,炖猪心、肺服,每日 2~3 次。(刘波《中国药用真菌》)

2. 治鼻咽癌 树舌、蒲葵子各 30 g。水煎分 3 次服。

3. 治慢性咽喉炎 树舌 90 g,蜂蜜 60 ml。水煎分 3 次缓缓饮下。(2、3 方出自《中国民间生草药原色图谱》)

3413 树花 shù huā（《中国药用真菌图鉴》）

【异名】 白参(《中国药用真菌图鉴》),天花菌、八担柴(《云南中药资源名录》)。

【基原】 为裂褶菌科裂褶菌属真菌裂褶菌的子实体。

【原植物】 裂褶菌 Schizophyllum commune Fr.［Agaricus alneus L.；S. alneum Schrot.］

子实体往往覆瓦状叠生。菌盖无柄,侧生,或背面有附着点,革质,强韧,干时卷缩,润湿时恢复原状,扇形或肾形,宽1～4 cm。盖面白色至灰白色,有绒毛或粗毛,常有环纹,盖缘反卷,有多数裂瓣,具小云状锯齿。菌肉薄干、韧,白色带褐色。菌褶幅窄,从基部放射而出，直达盖缘尽头，有长短不同的三种褶；沿边缘纵裂反卷，白色，灰褐色至淡肉桂色。孢子印白色。孢子长椭圆形，无色，光滑，(4～6)μm×(2～3)μm。

生于阔叶树或针叶树的倒木、枯立木、原木、伐桩及木材上。分布于东南及西藏、陕西、甘肃、台湾等地。

【采收加工】 全年均可采收，晒干。

【药材】 树花 Schizophylli Communis Fructificatio 产于云南、福建等地。

性状 菌盖卷缩，湿润后呈扇形或肾形，直径1～3 cm，白色、灰白色或淡紫色，表面有绒毛或粗毛，边缘反卷，并呈瓣裂，裂瓣边缘波状；革质。菌肉薄，类白色。菌褶狭窄，从基部辐射而出，白色、灰白色或淡紫色，边缘纵裂而反卷。无菌柄。气微，味淡。

【成分】 含多糖，蛋白质，麦角甾醇(ergosterol)，裂褶菌黄素(schizoflavin)，裂褶菌素Ⅰ、Ⅱ，还含多种酶，如培养液中含有β-甘露聚糖酶(β-mannanase)，木聚糖内切酶(endoxylanase)，羧基蛋白酶(carboxyl proteinase)，β-葡萄糖苷酶(β-glucosidase)，纤维二糖酶(cellobiase)，菌体中含己糖激酶(hexokiase)等。

【药理】 促进免疫和护肿作用 裂褶菌提取的裂褶多糖(SPG)，能显著抑制肿瘤生长；对动物急、慢性感染有防衛作用，能预防葡萄球菌、大肠杆菌、铜绿假单胞菌等多种细菌的感染。并能提高细胞免疫功能，显著增加脾脏产绵羊红细胞(SRBC)抗体的细胞数，增强迟发型皮肤超敏反应。SPG₁是裂褶菌丝体分得的孢内多糖，可显著对抗氧化可的松对淋巴细胞增殖反应的抑制；小鼠腹腔注射后能增强羊红细胞诱导的小鼠脾脏空斑形成细胞(PFC)反应。从发酵培养液得的胞外多糖SPG₂和SPG₁都能促进刀豆素A(Con A)诱导的小鼠脾淋巴细胞的增殖；均可恢复老龄小鼠低下的脾淋巴细胞增殖反应，还能使老年小鼠的 PFC 反应恢复到成年水准。裂褶菌多糖1 mg/kg 腹腔注射荷肉瘤 S₁₈₀小鼠，连续10日，可抑制肿瘤重量达99%。

【药性】 刘波《中国药用真菌》："性平，味甘。"

【功用主治】 滋补强身，止带。主治体虚气弱，带下。

【用法用量】 内服：煎汤，9～16 g。

【选方】 1. 作滋补剂 裂褶菌9～16 g。水煎，以红糖为引，日服2次。

2. 治白带 (裂褶菌)和鸡蛋炖服。(1、2方出自刘波《中国药用真菌》)

3414 **树葱** shù cōng《云南中草药选》

【异名】 石葱、蜈蚣草《云南中草药选》，岩葱《云南思茅中草药选》，毛兰《全国中草药汇编》。

【基原】 为兰科毛兰属植物指叶毛兰的全草。

【原植物】 指叶毛兰 Eria pannea Lindl.

多年生附生草本，高约20 cm。具匍匐根茎。除叶外，均被白色绒毛。茎短，在根茎上，每间距2～5 cm 具3～4枚叶，下部生根。叶肉质，圆柱形，长4～20 cm，粗约3 mm，具槽，先端尖，基部套叠。总状花序腋生，有花1～3朵；花苞片小，卵状三角形；花被片外面被白色绒毛，内面黄褐色，疏生绒毛；中萼片卵状长圆形；侧裂片卵状三角形，明显较大，背面具龙骨，顶端急尖；萼囊较长，先端钝；花瓣椭圆形；中等片较长，唇瓣深褐色，肉质肥厚，长圆形，长约1 cm，宽5 mm，先端钝，基部和先端各具1粒胼胝体，边缘稍

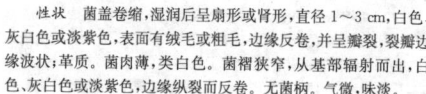

裂褶菌

波状；蕊柱短，具蕊柱足；花粉块8，棍棒状。

附生于海拔800 m上下的山坡阔叶林中树上或树下岩石上。分布于广东、广西、云南、西藏等地。

【采收加工】 全年均可采收，鲜用或蒸后晒干。

【药性】 微苦，凉。

《云南中草药》："苦，凉。"

【功用主治】 散瘀止痛，清热解毒。主治腰腿痛，跌打损伤，骨折，痈疮疖肿，烫火伤，药物中毒。

1. 《云南中草药》："清热解毒，消肿止痛。主治水马桑中毒，蕈类中毒，雪上一枝蒿中毒，草乌中毒，断肠草中毒，磷化锌中毒，荨麻疹，腰腿痛，跌打损伤，骨折，痈疮疖肿，烫伤。"

2. 《全国中草药汇编》："活血散瘀，解毒消肿。"

【用法用量】 内服：煎汤，6～9 g。外用：捣敷。

【宜忌】 《全国中草药汇编》："孕妇忌服。"

【选方】 1. 治骨折 岩葱、白及、胡椒。捣烂包敷。《云南思茅中草药选》

2. 治药物(水马桑、蕈类、一支蒿、草乌、断肠草、磷化锌)中毒，荨麻疹 石葱干品3～9 g。水煎服，日服2次。《文山中草药》

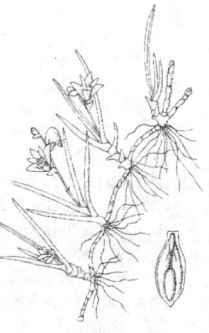

指叶毛兰

3415 **树头菜** shù tóu cài《植物名实图考》

【异名】 鹅脚木叶《南宁市药物志》，鼓槌果《广西药用植物名录》，苦洞树、鸡爪菜、帕贡《新华本草纲要》。

【基原】 为白花菜科鱼木属植物树头菜的茎、叶。

【原植物】 树头菜 Crateva unilocularis Buch.-Ham.[C. religiosa auct. non Forst. f.] 又名：虎王、龙头花、鹅脚木《中药大辞典》，单色鱼木《广东植物志》。

落叶无刺乔木，高达10 m以上。指状复叶；具长柄；小叶3枚，卵形或卵状披针形，长7～12 cm，宽3～5 cm，先端急尖或渐尖，背灰绿色。伞房花序顶生；花大，杂性，直径5～7 cm，初绿黄色，后变淡紫色；萼片4，下部与花盘愈合；花瓣4，卵形或矩圆形，先端钝或短尖，有柄；雄蕊多数，与雌蕊柄的基部合生；子房具柄，1室。浆果近球形，直径2.5～4 cm。种子多数。花期3～4月，果期7～8月。

多栽培于村边道旁。分布于广东、广西、云南等地。

本植物的根或树皮(树头菜根)亦供药用，另设专条。

【采收加工】 7～10月采收，鲜用或晒干。

【药性】 苦，寒。

【功用主治】 《台湾药用植物志》："茎叶煎服或捣碎局部贴敷，对头痛及下痢有效，治治风湿及刀伤。""叶可治肿胀及脚跟烈疼痛。以叶作烟吸可治鼻骨溃疡(印度)。""叶治月经不调(菲律宾)。"

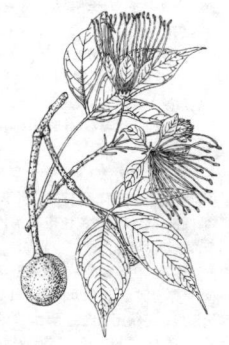

树头菜

【用法用量】外用：捣敷。内服：煎汤，6～9 g。

【宜忌】孕妇禁服。

3416 树韭菜 _{shù jiǔ cài}《贵州民间药物》

【异名】龙须草《贵州民间药物》，木莲金《浙江药用植物志》，丝带蕨《贵州中草药名录》。

【基原】为书带蕨科书带蕨属植物平肋书带蕨的全草。

【原植物】平肋书带蕨 Vittaria fudzinoi Makino [V. suberosa Christ]

植株高 30～40 cm。根茎斜上或横生，顶部密被灰褐色、粗筛孔状有虹光的钻状线形鳞片，顶端纤维状，边缘有疏锯齿。叶簇生，无毛，近于无柄；叶片厚，近肉质，线形，长30～40 cm、宽 3～5 mm，先端渐尖，基部渐缩狭并下延至叶柄基部，全缘；上面中脉狭而不甚明显，两侧各有 1 条纵沟，下面中脉较宽而平坦，两侧也稍下陷呈不明显的纵沟。孢子囊群生于叶缘内的边脉上，满布在中脉与叶边之间的沟内，above反卷的叶边覆盖，具有长柄的环状隔丝。

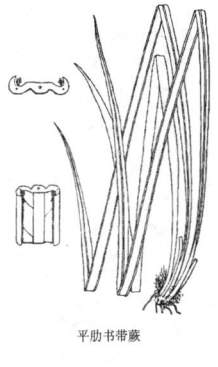

平肋书带蕨

附生于1 300～2 800 m 的林下岩石或树干上。分布于西南及浙江、福建、江西、湖北、广西等地。

【采收加工】全年均可采收，鲜用或晒干。

【药材】树韭菜 Vittariae Fudzinoi Herba 产于四川、湖北、贵州、广西等地。

根茎短，基部生有棕褐色鳞片。叶簇生，几无柄；叶片草质，狭线形，长 27～29 cm、宽 3～4 cm；上面中脉两侧有 2 行纵沟，下面中脉平坦。孢子囊群沿叶近边缘着生。气微，味苦、涩。

【药性】微苦，微温。

1.《贵州民间药物》："性微温，味微苦。"

2.《浙江药用植物志》："苦、涩，凉。"

【功用主治】活血，理气，止痛。主治筋骨疼痛，跌打损伤，劳伤病，胃气痛，小儿惊风，疳积，目翳。

1.《贵州民间药物》："活血，止痛，理气。"

2.《全国中草药汇编》："治胃痛，筋骨疼痛。"

3.《浙江药用植物志》："清热，退翳，活络，接骨。主治小儿惊风，疳积，目翳，干血痨，跌打损伤，骨折。"

【用法用量】内服：煎汤，15～30 g，大剂量可用至 90 g；或泡酒。外用：鲜品，捣敷。

【宜忌】《贵州民间药物》："孕妇忌服。忌生冷食物。"

【选方】1. 治肝胃气痛 鲜树韭菜 30 g。煎水，加酒少许，分 2 次服。《贵州草药》

2. 治小儿惊风（平肋书带蕨）全草 30～90 g。加红糖，水煎服。《浙江药用植物志》

3417 树扁竹 _{shù biǎn zhú}《云南思茅中草药选》

【异名】燕尾扁竹兰《云南思茅中草药选》，鱼尾巴草、树竹、老鼠尾《云南中草药》，石扁兰、野扁竹《全国中草药汇编》。

【基原】为兰科鸢尾兰属植物鸢尾兰的全草。

【原植物】鸢尾兰 Oberonia iridifolia（Roxb.）Lindl.［Cymbidium iridifolium Roxb.］。又名：鸢尾叶莪白兰《海南植物志》。

多年生附生草本，高 12～30 cm，簇生无秉须根。叶厚，两侧压扁并互相套叠，剑形或长圆状披针形，长 4～13 cm、宽 1～2 cm，先端有时稍歪斜，基部有关节。总状花序从植株中心抽出，远长于叶，直立，圆柱形，具多数密集的小花；小苞片薄革质，卵形，长 1.5～2 mm。花小，直径约 2 mm，白绿色；萼片与花瓣均反折，花瓣比萼片狭；唇瓣近半圆形，边缘有啮蚀状，先端 2 裂。蒴果倒卵状椭圆形，长约 5 mm。花期 10～11 月，果期 11～12 月。

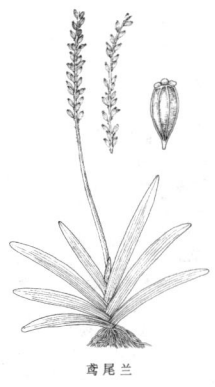

鸢尾兰

附生于乔木或岩石上。分布于海南及云南。

【采收加工】全年均可采收，开水烫后晒干。

【药性】微苦，凉。

1.《云南中草药》："苦，平。"

2.《全国中草药汇编》："淡，凉。"

【功用主治】清热利湿，活血通络。主治尿路感染，支气管炎，哮喘，肺炎，消化不良，跌打损伤，骨折。

1.《云南中草药》："健脾利湿，活血通络。主治消化不良，哮喘，肺炎，腹泻，尿路感染，骨折，跌打损伤。"

2.《全国中草药汇编》："理气消食，清热利湿，止咳止痛。主治消化不良，胃痛，肠炎，尿路感染，咳嗽，支气管炎，哮喘，跌打损伤，骨折，毒蛇咬伤。"

【用法用量】内服：煎汤，9～15 g。外用：鲜品捣敷。

【选方】1. 治消化不良 （老鼠尾）3 g。切细，蒸鸡蛋服。

2. 治骨折，跌打损伤 （老鼠尾）9 g，米酒引，煎服。外用鲜品适量，捣烂敷患处。（1、2方出自《云南中草药》）

3418 树头菜根 _{shù tóu cài gēn}《云南思茅中草药选》

【基原】为白花菜科鱼木属植物树头菜的根或根皮。

【原植物】参见"树头菜"条。

【采收加工】9～11月采收，鲜用或晒干。

【药性】苦，寒。

【功用主治】清热，祛湿活络，止痛。主治肝炎，痢疾，腹泻，尿路结石，扁桃体炎，风湿性关节炎，胃痛。

1.《全国中草药汇编》："破血，退热。主治催产，胃痛，扁桃体炎，关节痛。"

2.《台湾药用植物志》："树皮为缓和药，解热药，镇静剂，变质药及补药，可治尿道疾患及热病。树皮及根皮为结石疾患良药。可增进食欲，抑制胆汁分泌，具轻泻作用及调整尿道器官功能（印度）。""根为变质药，树皮液汁治搐搦及臌胀（菲律宾）。"

【用法用量】内服：煎汤，6～9 g。外用：捣敷或煎水洗。

【宜忌】《全国中草药汇编》："孕妇忌服，忌与鸡肉汤同服。"

【选方】治黄疸型肝炎 树头菜根配鬼针草、小黄散，水煎服。一般 3～5 剂后退黄，5～7 剂肝功能恢复。《云南思茅中草药选》

3419 树锦鸡儿 _{shù jǐn jī ér}《新华本草纲要》

【异名】锦鸡儿根《吉林中草药》，柠条（内蒙古）。

【基原】为豆科锦鸡儿属植物树锦鸡儿的根、根皮或花。

【原植物】树锦鸡儿 Caragana arborescens（Amm.）Lam.［Aspalathus arborescens Amm.］。又名：蒙古锦鸡儿《中国主要植

灌木或小乔木，高 2～
5 m。树皮灰褐色，平滑而有光
泽，小枝细弱，暗褐绿色，有
棱。托叶针刺状，生于长枝
者，有时宿存并硬化成针刺，
长5～10 mm。偶数羽状复叶，
叶轴细疏，长5～7 cm，幼时疏
被柔毛。小叶 4～8 对，长圆状
卵形至长椭圆形，长 8～
25 mm，宽 5～13 mm，先端圆
钝，有短硬尖，基部圆形或宽
楔形。花顶生，3～5 簇生或单
生，长 2～6 cm，花梗近上部具

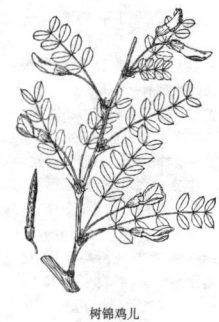

树锦鸡儿

关节；苞片小，鳞毛状；花萼筒钟形，长6～8 mm；花冠黄色，长16～
20 mm，旗瓣宽卵形，与翼瓣和龙骨瓣等长；子房线形，无毛。荚果
圆筒形，稍扁，长 4～6 cm，无毛。种子扁椭圆形，褐色至紫褐色。
花期 5～6 月，果期 7～8 月。

生于海拔 1 600～1 900 m 的山顶灌丛、岩缝和山坡、林缘。分
布于华北、东北、西北等地。

【采收加工】 9～11月采挖根部，切片或剥取根皮，鲜用或晒
干；5～6月采花，晒干。

【成分】 树皮、叶和种子含植物凝集素(lectin)。地上部分含
芸香苷(rutin)、异槲皮苷(isoquercitrin)、槲皮苷(quercitrin)。

【药性】《全国中草药汇编》：“甘、微辛，平。”

【功用主治】 健脾益肾，祛风利湿。主治肾虚耳鸣，眼花头
晕，食少羸瘦，脚气浮肿，男子淋浊，女子带下，血崩，乳汁不畅，风
湿骨节疼痛。

1.《吉林中草药》：“根皮：滋养，利尿，祛风湿。治男子淋浊，
妇女带下、杨梅结核、麻木、脚气肿、乳汁不足、肺伤出血、劳伤、血
崩。花：滋肾。治头晕耳鸣，腰膝酸痛，劳热咳嗽。”

2.《全国中草药汇编》：“通乳，利湿。主治乳汁不通，白带，脚
气，麻木浮肿。”

【用法用量】 内服：煎汤，15～30 g。

【选方】 1. 治身体枯瘦、不思饮食及年老耳鸣、眼花 锦鸡
儿花根皮 15 g。研末，蒸鸡蛋吃。

2. 治头痛 鲜锦鸡儿根 30 g，鸡蛋 2 个。炖服。

3. 治乳汁不足 锦鸡儿根皮 30 g。炖猪蹄，日服 3 次。

4. 治风湿性关节炎 鲜锦鸡儿根 30 g，猪蹄 1 只。酒水各半
炖之，早晚各服 1 次。

5. 治头痛、头晕、耳鸣及一切虚损 锦鸡儿花 9 g，蒸鸡蛋吃。
(1～5 方出自《吉林中草药》)

3420 咸虾花 xián xiā huā（广州空军《常用中草药手册》）

【异名】 大叶咸虾花、咸籽菜（《广州植物志》）、鲫鱼草（广州
空军《常用中草药手册》）、狗仔花（《广西中草药》）、万重花（《广西
药用植物名录》）、牛鞭子草（《红河中草药》）、蜻蜓饭、蜂仔草
（福建）。

【基原】 为菊科斑鸠菊属植物咸虾花的全草。

【原植物】 咸虾花 Vernonia patula (Dryand.) Merr. [Conyza
patula Dryand.]。

一年生粗壮草本，高 60～100 cm。根垂直，具多数纤细状根。
茎直立，多分枝；枝圆柱形，具明显条纹，被灰色短柔毛。叶互生，
叶柄长 10～20 mm；基部和下部叶在花期常凋落，中部叶具叶柄，叶
片卵形、卵状椭圆形，长 2～9 cm，宽 1～5 cm，先端钝或短尖，基部
宽楔状狭成叶柄，边缘波状或有浅齿，上面近无毛，下面有灰色密
柔毛，具腺点，向上部上渐小。头状花序较大，直径约 1 cm，通常

2～3 个生于枝端或排列成圆
锥状或伞房状花序，具 75～
100 个花；花序梗长 5～
25 mm，密被绢状长柔毛，有
苞片；总苞扁球形，直径 6～
8 mm，总苞片 4～5 层，绿色，
卵状披针形，锐尖，外面有短
柔毛；花托稍凸起，具窝孔；花
淡红紫色，花冠管状，长 4～
5 mm，裂片线状披针形。瘦
果近圆柱形，具 4、5 棱，长约
1.5 mm，无毛，有腺点；冠毛白
色，1 层，易脱落。花期 7 月至
翌年 5 月。

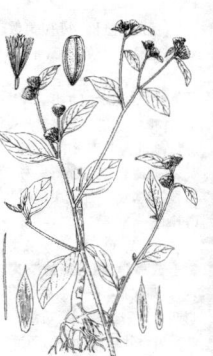

咸虾花

生于荒地、旷野、田边、路
旁。分布于浙江、福建、广东、
广西、海南、贵州、云南、台湾等地。

【采收加工】 全年均可采收，晒干或鲜用。

【药材】 咸虾花 Vernoniae Patulae Herba 产于广西、贵州、
云南、广东、福建、浙江等地。

性状 主茎粗 4～8 mm，茎枝均呈灰棕色或黄绿色，有明显的
纵条纹及灰色短柔毛，质坚而脆，断面中心有髓。叶互生，多破碎，
灰绿色及黄棕色，被灰色短柔毛。小枝通常带果序，瘦果圆柱形，
有 4～5 棱，无毛，有腺点；冠毛白色，易脱落。气微，味微苦。

【药性】 苦、辛，平。

1.《广西中草药》：“苦，平，无毒。”

2.《广西本草选编》：“味苦、辛，性平。”

3.《全国中草药汇编》：“辛、微苦，平。”

4.《福建药物志》：“苦，凉。”

【功用主治】 疏风清热，利湿，消肿。主治感冒发热、疟疾、肝
阳头痛、高血压病、泄泻、痢疾、风湿痹痛、湿疹、荨麻疹、疮疖、乳
痈、瘰疬、跌打损伤、疮口不合、木薯中毒。

1.《广西中草药》：“清热止泻。治热泻，头痛，感冒风热。”

2.《广西本草选编》：“疏风清热，凉血解毒。治久热不退，疟
疾，高血压，肠炎，荨麻疹，湿疹，乳腺炎，木薯中毒。”

3.《全国中草药汇编》：“清热利湿，散瘀消肿。治急性胃肠
炎，痢疾，外用治疮疖，跌打损伤。”

4.《福建药物志》：“消肿解毒。治淋巴结核。”

【用法用量】 内服：煎汤，15～30 g，鲜品 30～60 g。外用：
煎水洗或捣烂水调敷。

【选方】 1. 治感冒风热 狗仔花 30 g，山芝麻 30 g。水煎，
日分 2 次服。(《广西民间常用中草药手册》)

2. 治小儿水肿 （咸虾花）根 3～5 个，加猪瘦肉煎服，可略
下盐。

3. 治慢性喉痧 （咸虾花）鲜叶加片糖少许，捣烂含咽。(2、3
方出自阳春《草药手册》)

4. 治乳腺炎 狗仔花 60 g。和酒捶烂榨汁，加温内服，第 1
日服 2 次，以后每日服 1 次。病情重者，兼用药渣贴于患处。(《广
东医学》1966，(2)：19]

5. 治淋巴结核 咸虾花根 60 g，猪瘦肉适量。炖服。(《福
建药物志》)

3421 咸秋石 xián qiū shí（《药物出产辨》）

【基原】 为食盐的人工煅制品。

【制法】 取食盐加洁净泉水煎煮，过滤，将滤液加热蒸发，干
燥成粉霜，再将粉霜放在有盖的瓷碗内，置炉火上煅 2 小时，冷却
后即凝成块状固体。

【药材】 咸秋石 Sal Praeparatum 主产于安徽等地。

性状 为细条集合体。完整者呈盆状、馒头状；上端截平，中间略下凹，下端半圆形，直径 6～7 cm。表面平滑，白色或淡黄白色，有光泽；不透明。体较重，质硬而脆，易砸碎，断面呈不规则晶粒，具玻璃样光泽。易溶解。气微，味咸。本品易溶于水。

鉴别 取本品 0.5 g，加水 5 ml，使溶解，滤过，滤液显钠盐和氯化物的各种反应（参见"大青盐"条）。

【成分】 含氯 59.82%，硫酸盐 0.70%，钠 38.79%，钾 0.49%，钙 0.29%，稀盐酸不溶物 0.02% 等，主要成分为氯化钠（NaCl）。

【药理】 抗炎、退热作用 采用大鼠蛋清足跖浮肿容积法和化学刺激致热退热法发现，咸秋石具有抑制蛋清性足跖肿胀和缓解大鼠体温升高的作用，且其水煎液（0.8 g/kg 和 1.6 g/kg）作用效果差别不大，但 1.6 g/kg 的咸秋石水煎液对大鼠有明显利尿、排便增多的现象。

【药性】《宝庆本草折衷》："味苦而咸。"

【功用主治】 滋阴涩精，清心降火。主治骨蒸劳热，虚劳咳嗽，遗精，赤白带下，暑热心烦，口疮，咽喉肿痛。

1.《现代实用中药》："滋肾水，退骨蒸，明目，清心降火，消咳嗽。多作口腔咽喉诸疮之外用药。又为肾炎患者用作食盐之代用品。"

2. 南药《中草药学》："滋阴，除虚热，涩精。主治虚劳咳嗽，骨蒸劳热，遗精，赤白带下。"

【用法用量】 研末，每次 1.5～4.5 g，每日 2 次；或入丸、散。外用：研末吹喉。

【宜忌】 水肿患者慎服。

1.《宝庆本草折衷》："患肿渴及嗽，更服益，反增其极矣。"

2. 南药《中草药学》："为水肿患者的食盐代用品，但不宜太多。"

3422 **咸酸蔃** ^xián suān qiáng^《生草药性备要》

【异同】 菍间《生草药性备要》，入地龙、酸味蔃《岭南采药录》，水林果、枪子果、襄衣果《云南中草药》，早禾藤《全国中草药汇编》，牛皮蕊、牛尾藤、小种南藤、羊公板仔、碎米果、黑头果《新华本草纲要》。

【基原】 为紫金牛科酸藤果属植物白花酸藤果的根和叶。

【原植物】 白花酸藤果 Embelia ribes Burm. f.

攀缘灌木或藤本，长 3～6 m。老枝有明显的皮孔。叶互生；叶柄长 5～10 mm，两侧具狭翅；叶片坚纸质，倒卵状椭圆形或椭圆形，长 5～8 cm，宽约 3.5 cm，先端钝渐尖，基部楔形或圆形，全缘，背面有时被薄粉，腺点不明显。圆锥花序，顶生，长 5～15 cm，被疏柔头状突起或密被微柔毛；花梗长 1.5 mm 以上；小苞片钻形或三角形，长约 1 mm，外面被疏微柔毛；花 5 数，稀 4 数；花萼三角形，外面被柔毛，有时被乳头状突起，具腺点，花瓣淡绿色或白色，分离，椭圆形或长圆形，长 1.5～2 mm，外面被疏微柔毛，边缘和内面被密柔头状突起，具疏腺点；雄蕊在雄花中着生于花瓣中部，与花瓣几等长，在雌花中较花瓣短；雌蕊在雄花中退化，较花瓣短，柱头头状或盾状。果球形或卵形，直径 3～4 mm，红色或深紫色，无毛。

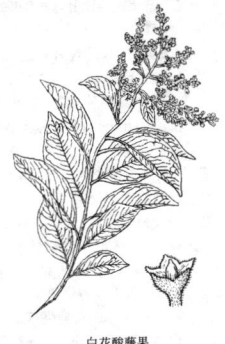
白花酸藤果

干时具皱纹或隆起的腺点。花期 1～7 月，果期 5～12 月。

生于海拔 50～2 000 m 的林缘、山坡或路旁灌丛中。分布于福建、广东、云南等地。

【采收加工】 全年均可采，切片晒干或鲜用。

【药材】 咸酸蔃 Embeliae Ribis Folium Seu Radix 产于云南、贵州、广西等地。

性状 叶片多破碎，完整者展平后呈倒卵状椭圆形或长圆状椭圆形，长 5～7 cm，宽约 2.5 cm，先端钝渐尖，基部楔形或圆形，全缘，两面无毛，背面有时被薄粉，腺点不明显；叶柄长 5～7 mm。气微，味微酸、涩。

【药性】 辛、酸，平。

1.《生草药性备要》："味甘、酸，性平。"

2.《本草求原》："甘、辛，平。"

3.《云南中草药》："微涩，平。"

【功用主治】 活血，清热利湿，消肿。主治闭经，痢疾，泄泻，小儿头疮，皮肤瘙痒，跌打损伤，外伤出血，毒蛇咬伤。

1.《生草药性备要》："消肿，散毒，止痛，理跌打。"

2.《本草求原》："浸酒壮筋骨，洗小儿烂头。"

3.《岭南采药录》："煎水洗止痒。去瘀生新，凡闭经，以之和猪精肉煎服即通。"

4.《云南中草药》："清热解毒，止血消炎。主治急性胃肠炎，痢疾，腹泻，刀枪伤，外伤出血。"

【用法用量】 内服：煎汤，9～15 g。外用：鲜品捣敷；或煎水洗；或研末撒。

3423 **威灵仙** ^wēi líng xiān^《侯宁极《药谱》》

【异名】 能消《开宝本草》，铁脚威灵仙《宝庆本草折衷》，灵仙《药品化义》，黑脚威灵仙《生草药性备要》，黑骨头《贵州民间方药集》。

【基原】 为毛茛科铁线莲属植物威灵仙、棉团铁线莲、东北铁线莲的根及根茎。

【原植物】 1. 威灵仙 Clematis chinensis Osbeck [C. chinensis Retz.; C. sinensis Lour.]

木质藤本，长 3～10 m。干后全株变黑色。茎近无毛。叶对生；叶柄长 4.5～6.5 cm；一回羽状复叶，小叶 5，有时 3 或 7；小叶片纸质，窄卵形、卵形或卵状披针形，或线状披针形，长 1.5～10 cm，宽 1～7 cm，先端锐尖或渐尖，基部圆形、宽楔形或浅心形，全缘，两面近无毛，或下面疏生短柔毛。圆锥状聚伞花序，多花，腋生或顶生；花两性，直径 1～2 cm；萼片 4，长圆形或圆状倒卵形，长 0.5～1.5 cm，开展，白色，先端常凸尖，外面边缘密生绒毛，或中间有短柔毛；花瓣缺；雄蕊多数，不等长，无毛；心皮多数，有柔毛。瘦果扁、卵形，长 3～7 mm，疏生紧贴的柔毛，宿存花柱羽毛状，长达 2～5 cm。花期 6～9 月，果期 8～11 月。

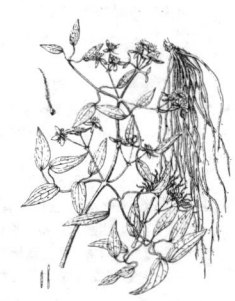
威灵仙

生于海拔 80～1 500 m 的山坡、山谷灌木丛中、沟边路旁草丛中。分布于陕西南部、江苏南部、安徽淮河以南、浙江、福建、江西、中南、四川、贵州、云南南部、台湾。

本植物的叶（威灵仙叶）亦供药用，另设专条。

2. 棉团铁线莲 C. hexapetala Pall. [C. angustifolia Jacq.]

直立草本，高 30～100 cm。茎圆柱形，有纵沟，疏生柔毛，后脱落无毛。叶对生;叶柄长 0.5～3.5 cm;叶片近革质,绿色,干后常变黑黄色,一至二回羽状深裂,裂片线状披针形、长椭圆状披针形、椭圆形或线形,长 1.5～10 cm,宽 0.1～2 cm,先端锐尖或凸尖,有时钝,全缘,两面或沿叶脉疏被长柔毛或近无毛,网脉突起。聚伞花序顶生或腋生,通常具3 花,有时为单花,花梗有柔毛;苞片线形;花两性,直径 2.5～5 cm;萼片 4～8,通常 6,长椭圆形或狭倒卵形,长 1～

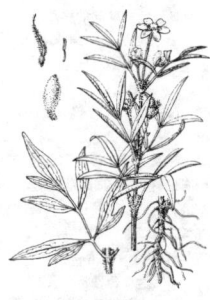

棉团铁线莲

2.5 cm,白色,开展,外面密生白色绵毛,花蕾时像棉花球,内面无毛;花瓣无;雄蕊多数,花丝细长,无毛,花药线形;心皮多数,被白色柔毛。瘦果倒卵形,扁平,长约 4 mm,密生柔毛,宿存花柱羽毛状,长 1.5～3 cm。花期 6～8月,果期 7～10 月。

生于干山坡、山坡草地或固定的沙丘上。分布于河北、内蒙古、辽宁、吉林、黑龙江、山西、陕西、甘肃东部、山东及中南地区。

3. 东北铁线莲 C. terniflora D.C. var. mandshurica (Rupr.) Ohwi [C. mandshurica Rupr.]

攀缘藤本。茎和分枝除节上有白色柔毛外,其余无毛或近无毛。一回羽状复叶,小叶片全缘,近革质,卵形、长卵形及披针状卵形,先端渐尖或锐尖,或钝,微凹,上面无毛,网脉明显,下面近无毛。花序较长而挺直,长可达25 cm,花序梗、花梗近无毛或稍有短柔毛,萼片外面除边缘有绒毛外,其余无毛或稍有短柔毛。瘦果较小,长 4～6 mm。花期 6～8月,果期 7～9月。

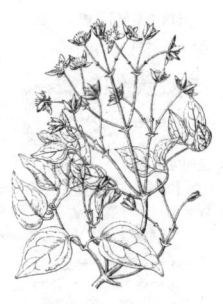

东北铁线莲

生于山坡灌木丛中,杂木林下或林边。分布于东北及内蒙古、山西等地。

【栽培】 生物学特性 喜温暖湿润气候,以含腐殖质的石灰质土壤最适宜栽培。

繁殖方法 种子繁殖或根芽繁殖。种子繁殖:9 月种子成熟期间及时分批采种。4 月上、中旬育苗,先浸水,然后把种子撒播在苗床内,上覆薄土,经常保持土壤湿润,温度适宜,约 10 日出苗。苗高3 cm时可间苗 1 次,并注意浇水、除草,播后 1～1.5月,即可定植。穴栽行株距 36 cm×30 cm,栽后覆土,压紧,浇水。根芽繁殖:移栽后 2～3 年的植株均可用作根芽繁殖的材料。早春未出枝叶前把根挖出,用刀把芽分开,以行株距各 30 cm 开穴栽植,也可用压条和扦插的方法繁殖。

田间管理 当苗高 30～45 cm时,要搭支架,架高 90～120 cm,将藤引到架上,以利生长,在支架前追肥 1 次。

【采收加工】 9～11月挖出,晒干,或切成段后晒干。

【药材】 威灵仙 Clematidis Radix et Rhizoma 威灵仙主产于江苏、浙江、江西、湖南、湖北、四川,棉团铁线莲主产于辽宁、吉林、黑龙江和山东等地,东北铁线莲主产于东北各省。

性状 威灵仙 根茎横长,呈圆柱形,长 1.5～10 cm,直径 0.3～1.5 cm,两侧及下方着生多数细根;表面淡棕黄色至棕褐色,皮部常裂断而呈纤维状,节略起,顶端常残留木质茎基;质较坚韧,断面纤维性。根细长圆柱形,稍扭曲,长 7～15 cm,直径 0.1～

0.3 cm;表面棕褐色或黑褐色,有细纵纹,有时皮部脱落,露出淡黄色木部;质硬脆,易折断,断面皮部较宽,木部淡黄色,略呈方形,皮部与木部间常有裂隙。气微,味微苦。

棉团铁线莲 根茎呈短柱状,长 1～4 cm,直径 0.5～1 cm。根细少,长 4～20 cm,直径 0.1～0.2 cm;表面棕褐色至棕黑色;断面木心圆形细小,占根直径的 1/2 以下。味咸。

东北铁线莲 根茎呈柱状,长 1～11 cm,直径 0.5～2.5 cm。根多数,细长密集如马尾状;表面棕黑色或棕褐色,有多数明显的细纵纹;断面皮部白色,木心近圆形,较细小。味辛辣。

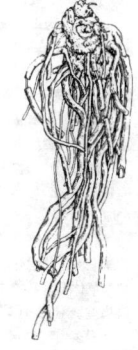

威灵仙
(根及根茎)外形

鉴别 (1)根横切面:威灵仙 表皮细胞外壁较厚,棕黑色。皮层宽,均为薄壁细胞,外皮层切向延长;内皮层明显。韧皮部外侧常有纤维束及石细胞,纤维直径 18～43 μm,形成层明显。木质部全部木化。薄壁细胞含淀粉粒。

棉团铁线莲 外皮层细胞多径向延长,紧接外皮层的 1、2 列细胞壁稍增厚。韧皮部外侧无纤维束及石细胞。

东北铁线莲 外皮层细胞径向延长,老根略切向延长。韧皮部外侧偶有石细胞及石细胞。

(2)取本品水提取液(1:10),置试管内用力振摇后产生持久性泡沫。分别取提取液 1 ml 放入两支试管内,一管加 5%氢氧化钠 2 ml,另管加入 5%盐酸 2 ml,振摇后,两管持续存在的泡沫高度相等(检查三萜类皂苷)。

(3)将本品甲醇提取液(1:2)放入试管内,蒸去甲醇,加入醋酐 1 ml,沿试管壁滴加浓硫酸,则两液交界处呈现红色环,最后变成蓝色(检查三萜类)。

(4)取本品粗粉 10 g,加入苯 200 ml,放入锥形瓶内密闭,放置过夜,滤过。滤液回收苯至干,放冷,加入 1%盐酸羟胺及 10%氢氧化钾(1:1)混合液 2 ml,在室温放置10 分钟,加入 10%盐酸至 pH3～4 后,再加 1%三氯化铁试液 1～2 ml,则产生红色沉淀(检查白头翁素)。

(5)薄层色谱:取本品粗粉 50 g,加水浸泡 24 小时(30 ℃)后,用水蒸气蒸馏,收集馏出液,取氯仿萃取后,氯仿与馏出液之比为 1:10、1:20、1:20。萃取液在 45～50℃减压回收氯仿至小体积,作为供试品溶液。另取白头翁素对照品少许用氯仿溶解后作为对照品溶液。分别吸取供试品与对照品溶液点样于同一硅胶 G 薄层板上。以苯-乙醚(4:1)展开 19 cm。喷 0.5% 2, 4-二硝基苯肼试液后,于 80℃烘干 30 分钟显色。供试品色谱在与对照品色谱相应位置上,显相同颜色的斑点。

品质标志 《中华人民共和国药典》2005 年版规定:照高效液相色谱法测定,含齐墩果酸($C_{30}H_{48}O_3$)和常春藤皂苷元($C_{30}H_{48}O_4$)不得少于 0.30%。

【成分】 威灵仙根含原白头翁素(protoanemonin)及以常春藤皂苷元(hederagenin)、表常春藤皂苷元(epihede ragenin)和齐墩果酸(oleanolic acid)为苷元的皂苷:威灵仙-23-O-阿拉伯糖皂苷(CP_0)、威灵仙单糖皂苷(CP_1)、威灵仙二糖皂苷 CP_2、CP_{2b}、CP_{3b},威灵仙三糖皂苷 CP_3、CP_{3a},威灵仙四糖皂苷 CP_{7a}、CP_8、CP_{8a},威灵仙五糖皂苷 CP_9、CP_{10}、威灵仙-23-O-葡萄糖皂苷(CP_{2a})、威灵仙表二糖皂苷(CP_{3a})等。另含二氢-4-羟基-5-羟甲基-2(3H)-呋喃酮(dihydro-4-hydroxy-5-hyroxymethyl-2(3H)-furanone)、β-谷甾醇(β-sitosterol)、胡萝卜苷(daucosterol)、棕榈酸(palmitic acid)、异阿魏酸(isoferulic acid)、亚油酸(linoleic acid)、白头翁素(anemonin)、5-羟甲基呋喃甲醛(5-hydroxymethyl-

2-furancarboxaldehyde），5-羟基乙酰丙酸（5-hydroxy-4-oxo-pentanoic acid）

【药理】 1. 镇痛作用　热板法实验表明，腹腔注射威灵仙煎剂2.5 g/kg，能提高小鼠痛阈，并且酒炙品的镇痛作用较强且持久。

2. 利胆作用　100%威灵仙煎剂和200%醇提取物3～4 ml/kg灌胃，均能促进大鼠胆汁分泌。200%醇提取物0.5～1 ml/kg静脉注射能迅速促进麻醉犬胆汁分泌及松弛总胆管末端的括约肌，更有利于胆汁分泌。

3. 对平滑肌作用　麻醉犬灌服威灵仙煎剂，可使食管蠕动节律增强、频率加快、幅度增强，有对抗组胺的兴奋作用。本品醇提取物能直接松弛豚鼠离体回肠平滑肌，并可对抗乙酰胆碱和组胺引起的回肠收缩。威灵仙注射剂亦能松弛豚鼠离体回肠平滑肌，可对抗组织胺或乙酰胆碱引起的回肠收缩反应。

4. 引产作用　稀醇提取物15 g(生药)/kg，肌内注射，连续5日，对小鼠中期妊娠有引产作用，完全产出者占80%以上。

5. 抗菌作用　本品100%煎剂对金黄色葡萄球菌、志贺痢疾杆菌有抑制作用。抗菌有效成分可能是原白头翁素及其聚合物白头翁素。原白头翁素对革兰氏阳性及阴性细菌和真菌都具有较强的抑制作用，对链球菌的有效浓度为1：60 000；对大肠杆菌为1：83 000～1：33 000；对白念珠菌为1：10 000。威灵仙水浸剂(1：3)体外对奥杜盎小芽胞癣菌有抑制作用。威灵仙提取液对感染拘氏鼠疟小鼠的原虫有抑制作用，灌胃时可使小鼠红细胞疟原虫感染率明显降低。

6. 消炎作用　威灵仙注射剂能显著抑制二甲苯引起的小鼠耳郭肿胀，能显著抑制纸片引起的大鼠肉芽组织生长。

7. 其他作用　威灵仙大剂量组(20%煎剂0.5 ml)给金黄地鼠灌胃，能降低血清胆固醇的水平。威灵仙对离体蟾蜍心脏有先抑制后兴奋作用，浸剂的药效比煎剂大3～5倍。煎剂可使麻醉犬的血压下降，肾容积缩小，其煎剂药效比浸剂弱1/2倍。威灵仙浸剂与煎剂对小鼠、大鼠和豚鼠都有抗利尿作用，浸剂与煎剂的作用大致相似。50%威灵仙煎剂0.2 ml其效价相当于垂体后叶素0.1 u的抗利尿效果，但作用时间较后者为长。

毒性　原白头翁素具刺激性，接触过久可使皮肤发泡、黏膜充血。原白头翁素易聚合成白头翁素，白头翁素为威灵仙有毒成分，服用过量可引起中毒。

【炮制】 1. 威灵仙　取原药材，除去杂质，洗净，润透，切厚片或段，干燥。

2. 酒威灵仙　取威灵仙片或段，加黄酒拌匀，闷润至透，置锅内，用文火炒干，取出放凉。每威灵仙100 kg，用黄酒10 kg。酒制能增强祛风通络作用。

饮片性状　威灵仙参见"药材"项。酒威灵仙形如威灵仙，表面颜色加深，微有酒气。

贮干燥容器内；酒威灵仙，密闭，置阴凉干燥处，防潮。

【药性】 辛、咸，温，小毒。归膀胱、肝经。

1.《开宝本草》："味苦，温，无毒。"

2.《医学启源》："气温，味苦、甘。《主治秘要》云：味甘，纯阳。"

3.《纲目》："味微辛、咸，不苦。"

4.《本经逢原》："苦、辛，温。小毒。"

5.《本草求真》："专入膀胱；兼入肠、胃诸经。"

6.《本草再新》："味辛、性温。入肺、肾二经。"

7.《本草求原》："苦，温。入心、肝。"

【功用主治】 祛风除湿，通络止痛。主治风湿痹痛、肢体麻木，筋脉拘挛，屈伸不利，脚气肿痛，疟疾，骨哽咽喉。并治痰饮积聚。

1.《新修本草》："腰肾脚膝、积聚、肠内诸冷病，积年不差者，服之无不立效。"

2.《海上集验方》："去众风，通十二经脉，疏宣五藏冷脓宿水变病，微利不泻人，服此四肢轻健，手足温暖，并得清凉。"

3.《开宝本草》："主诸风，宣通五脏，去腹内冷滞，心膈痰水，久积癥瘕，痃癖气块，膀胱宿脓恶水，腰膝冷疼，及疗折伤。久服之，无温疟疾。"

4.《本草衍义》："治肠风。"

5.《医学启源》："《主治秘要》云：去太阳之风。"

6. 李东垣："推新甘积滞，消胸中痰唾，散皮肤、大肠风邪。"【引自《纲目》】

7.《生草药性备要》："去风毒，除痰，通五脏膀胱，消水肿，治足肿腰膝冷痛，治折伤，诸般骨哽。"

8.《现代实用中药》："为利尿、通经药，有镇痛之效。治偏头痛，颜面神经麻痹，痛风等。"

【用法用量】 内服：煎汤，6～9 g，治骨哽咽喉可用至30 g；或入丸、散；浸酒。外用：捣敷；或煎水熏洗；或作发泡剂。

【宜忌】 气血亏虚及孕妇慎服。

1.《海上集验方》："其性甚善，不触诸药，但恶茶及面汤。以甘草、栀子代饮可也。"

2.《本草衍义》："根性快，多服疏人五藏气。"

3.《本草汇言》："凡病血虚生风，或气虚生痰，脾虚不运，气留生湿、生滞、生饮者，咸宜禁。"

【选方】 1. 治风寒痰壅呷，腰膝沉重　威灵仙末蜜和丸，桐子大。初服温酒下八十丸，平明微利恶物如青淤(脓)胶，即是风痰积滞也。如未利，夜再服一百丸。取下后，吃粥药补一月，仍常服温补药。(姚僧坦《集验方》)

2. 治一切风痹痿痪，筋骨疼痛，并大麻恶风　甘草、威灵仙各一斤(切叶)，水二担。于药煎五六遍，入大缸内，用板凳坐其中，周围用席围定熏之。待水温方浸洗，令浑身汗透淋漓。大忌风寒。(《仙拈集》二妙汤洗法)

3. 治手足麻痹，时发疼痛，或打扑伤损，痛不可忍，或瘫痪等症　威灵仙(炒)五两，生川乌、五灵脂各四两。为末，醋糊丸，梧子大。每服七丸，用盐酒下。忌茶。(《普济方》)

4. 治疝气，腰疼风冷，手足顽麻　威灵仙四两，当归、肉桂各二两。为末，酒糊丸，如桐子大。每服二三十丸，空心煎茴香汤下。若妇人用红花煎酒下。(《卫生易简方》)

5. 治脚气入腹胀闷　威灵仙(洗净，阴干)半斤，牛膝(净去苗，酒浸三日)半斤。上为细末，酒糊为丸，如梧子大。每服五十丸，空心木瓜酒下。(《普济方》仙灵丸)

6. 治停痰宿饮，喘咳呕逆，全不入食　威灵仙(焙)、半夏(姜汁浸，焙)。为末，用皂角水熬膏，丸绿豆大。每服七至十丸，姜汤下，一日三服，一月见验。忌茶、面。(《纲目》)

7. 治痔疮　威灵仙、楮桃儿各一两。上为细末。每服三钱重，用温酒调下。(《普济方》化铁丸)

8. 治男妇气痛，不拘远近　威灵仙五两，生韭根二钱半，乌药五分，好酒一盏，鸡子一个。灰火煨一宿，五更视鸡子壳软为度。去渣温服，以干物压之，侧睡向块边，渣再煎，次日服。觉块刺痛，是其验也。(《纲目》引《摘玄方》)

9. 治肠风病甚不瘥　威灵仙(去土)、鸡冠花各二两。上二味锉劈，以米醋二升煮干，更炒过，捣为末，以生鸡子清和作小饼子，炙干，再为末。每服二钱匕，空心，陈米饮调下，午餐更一服。(《圣济总录》灵仙散)

10. 治五痔肿痛，下血不止，或营卫滞涩，身体疼痛，大便风闭不通　威灵仙十两，木香一两。上为末，蜜丸桐子大。每服五十丸，荆芥汤下，不拘时。(《普济方》便red消丸)

11. 治痘疮黑陷　铁脚威灵仙一钱(炒为末)，脑子一分。温

水调服。取下疮痂为效。《纲目》引《儒门事亲》

12. 治破伤风及金刃伤打扑损　威灵仙末半两，独头蒜一枚，香油一钱。同捣烂，热酒调敷，汗出即愈。《卫生易简方》

13. 治诸骨哽喉　威灵仙一两二钱，砂仁一两，砂糖一盏，水二钟，煎一钟。温服。《纲目》

14. 治急性乳腺炎　威灵仙适量。研末，以米醋拌和成糊状，30分钟后贴敷于患处，随干随换，一般1～3日即愈。〔浙江中医杂志〕1984，(1)：39〕

15. 治膈噎，大便燥结，饮食良久复出，及朝食暮吐，暮食朝吐者，其功基捷　新取威灵仙(四、五月开花时，连茎四两(捣汁)，真麻油二两，白砂蜜四两(煎沸，掠去上沫)。上四味，同入银石器内搅匀，慢火煎，候如饧。时时以箸挑食之。一料未愈，再服一料决效。《医学正传》润肠膏

16. 治年高之人，津液枯燥，无以润养，肠间干涸，气血俱衰，艰于运化，其肤燥大　黄芪一两(蜜炙，切)，威灵仙半两(去土、洗)，枳壳一两。上为细末，炼蜜和丸如梧子大。生姜汤下二十九。又将紫苏子、麻仁研水取汁煮粥食甚佳。《鸡峰普济方》威灵仙丸

17. 治尿路结石　威灵仙60～90 g，金钱草50～60 g。每日1剂，煎服。〔上海中医药杂志〕1983，(5)：30〕

【临床报道】　1. 治疗脊柱肥大症　用威灵仙注射液注射于肥大椎体左右两侧之华佗夹脊穴，一般取2～4个穴，得气后注药，每穴注射1～2 ml，每日或隔日1次，10次为1个疗程。治疗颈、胸、腰椎等椎体肥大100例，有效率为87%。另设生地注射液组83例，有效率为83%。两组疗效无显著差异。有效治疗次数最短5次，最长40次，平均治1.5个疗程。

2. 治疗偏头痛　威灵仙2 g泡茶饮，每日2次。30日为1个疗程。疗效不明显者可进行第二个疗程治疗。仍无效则终止此疗法。共治疗30例，结果第一个疗程结束后痊愈18例，第二个疗程结束后痊愈5例，4例头痛有不同程度好转，3例无效。

3. 治足跟痛症　威灵仙5～10 g泡烂，用陈醋调宜膏状。先将患足浸泡热水中5～10分钟，擦干后将药膏敷于足跟，外用纱布绷带包扎。晚间休息时可将患足放在热水袋上热敷。每日换药1次。共治89例，痊愈76例，平均治疗6.5次；好转11例，平均治疗3次；无效2例，平均治疗5次。

4. 治疗胆石症　威灵仙60 g，每日分2次煎服，共治120例。结果：治疗后临床症状消失，大便能找到结石，且1年以上无复发者共60例，临床症状消失，但B超检查胆囊内仍有较大结石者共44例；临床症状无好转或中转手术者共16例。总有效率为87%。治疗结果表明，对于结石直径在15 mm以上者仅可使临床症状缓解或为中转手术创造条件，而对结石直径小于15 mm，特别是肝胆管泥沙样结石疗效显著。在120例中，肝胆管泥沙砂样结石26例，临床治愈23例，好转3例。从动物实验和临床观看看，威灵仙治疗胆石症的作用主要是促进肝内胆汁分泌，同时也能使奥狄括约肌张力明显松弛，从而为排石创造良好条件。

5. 治疗淋病尿道狭窄　单味威灵仙20～30 g，水煎，每日3次空腹服用。治62例痊愈50例，好转12例。疗程最短者7日，最长者25日。

6. 中期妊娠引产　取威灵仙鲜根，洗净后用碘酊和75%乙醇消毒，然后沿孕妇子宫壁徐徐送入宫腔，直至有阻力为止。通过149例各种月份孕妇的临床使用，引产有效率为95.6%，其中不全产14.6%。多数在上药后24～48小时内流产。但有高烧、寒颤等副作用。

【各家论述】　1. 朱丹溪：“威灵仙属木，治痛风之要药也，在上下者皆宜服之，尤效。其性好走，亦可横行。”(引自《纲目》)

2.《本草汇言》：“威灵仙主风湿痰饮之疾。治中风不语，手足顽麻，口眼涡斜及筋骨间病风，腰膝冷疼，胚踝酸痛，疠风酷毒，皮肤

风痒，肾脏风壅，头风眩晕，脑漏流涕，伤寒瘴气，憎寒壮热，黄疸黑疸，冷热气乘，胃痛膈气，膀胱宿脓、宿垢、恶水、气利，脚气，痔疾，瘰疬，疥癣，疡癣，红白月经，气血冲心，产后恶露不行，及大人暗风痫风，癫狂心风，小儿脐风脐风等证，并皆治之。大抵此剂宣行五脏，通利经络，其性好走，亦可横行直往。追逐风湿邪气，荡除痰涎冷积，神功特奏。”

3.《药品化义》：“主治风湿痰壅经络中，致成痛风走注，骨节疼痛，或肿或麻木。风胜者患在上，湿胜者患在下，二者俱过之久化为血热，血热为本而痰则为标矣。以此疏通经络，则血脉痰阻无不立瘥。若中风手足不遂，以此佐他药宣行气道。”

4.《轩岐救正论》：“威灵仙性疏利，方家盛称其善疗诸风，蠲痹宣毒，功能不可尽阐，愚亦以为大谬也。若病非实症从外得者，不可轻饵也。故《本草纲目》有云，此物能疏人真气，稍涉虚者宜禁之，意可知矣。大凡一药具补泻两性，只宜于实，不宜于虚，只宜用，不宜久服。人知其泻之有功，而不知其补之无能。殊味扶藏之理，益彰通治之害。”

3424 威灵仙叶　wēi líng xiān yè 〔《全国中草药汇编》〕

【基原】　为毛茛科铁线莲属植物威灵仙的叶。

【原植物】　参见“威灵仙”条。

【采收加工】　7～10月采叶，鲜用或晒干。

【药材】　威灵仙叶 Clematidis Chinensis Folium　产于江苏、安徽、浙江、江西等地。

　性状　鲜叶绿色，干后呈绿褐色，小叶多破碎。完整的叶片呈狭卵形或卵状卵形，长3～7 cm，宽1.5～3 cm，先端尖，基部圆形或宽楔形，全缘，主脉3条。微呈革质。气微，味淡。

【成分】　叶含原白头翁素(protoanemonin)。

【药性】　辛、苦，平。

【功用主治】　《全国中草药汇编》：“消炎解毒。主治咽喉炎，急性扁桃体炎。”

【用法用量】　内服：煎汤，15～30 g；或浸酒。外用：发泡，取鲜叶适量，捣烂敷贴于一定穴位，经30分钟左右，局部有轻度辣感时去掉敷物，约1日后局部起小水泡。

【选方】　1. 治疗咽喉炎　鲜威灵仙叶，洗净捣烂，布包绞汁。将4～5 cm长消毒棉绒捻成条(适合患者鼻孔大小)，一头浸透威灵仙叶汁，塞入鼻道，上达鼻道(左痛塞左，右痛塞右)。经4～6分钟，患者即流泪，打喷嚏，到30分钟左右，症状可显著减轻。如未愈，须隔4～6小时再用前法治疗。(《全国中草药汇编》)

2. 治鹤膝风　鲜威灵仙叶，捣成泥状，加入少量红糖(如无嫩叶，可用干品水浸后捣烂)，敷患侧的内外膝眼，当有蚁行感时立即除去。(《痹证通论》)

3. 治麦粒肿、结膜炎　取2.5 cm×2.5 cm胶布一块，中央剪一黄豆大小孔，贴于患眼侧内侧内关穴上，胶布小孔对准内关穴，以威灵仙鲜叶捣烂，捻成黄豆大一粒，置于小孔内，再覆盖胶布一块，约40分钟，敷药处有轻度灼热感时去药，1日后可见水泡，勿使破损，经3日左右即可治愈。〔《新中医》1972，(2～3)：38〕

4. 治跌打损伤　威灵仙全草浸酒服。《天目山药用植物志》

【临床报道】　治疗急性咽炎、急性扁桃体炎　鲜威灵仙叶20 g，生甘草10 g，鲜橄榄果4枚。将上药洗净后用冷开水浸泡15分钟，捞起捣烂，布包或榨汁机绞汁，可得原汁约10 ml，用冷开水稀释1倍即可服用。亦可按上药比例取原汁密封置放冰柜急冻冷藏，应用时解冻加冷水稀释。16岁以下年龄服原汁1次1～2次。16岁以上每次服原汁10 ml，每日2～3次。小儿每次服原汁5 ml，每日2～3次。共治疗112例，其中急性咽炎、急性扁桃体炎的42例，经治疗3～5日症状全部消失为治愈；慢性咽炎急性发作38例，经治疗症状全部消失，检查咽后壁仍可见少许滤泡，但咽喉

无不适感为显效；慢性扁桃体炎急性发作有 28 例经治疗症状全部消失为显效，其余 4 例经治疗 5 日，仍发热、咳嗽、咽痛，扁桃体肿大，为无效。

3425 歪头菜 wāi tóu cài 《救荒本草》

【异名】　山苦瓜（《植物名实图考》），三铃子、野豌豆、豆菜（《贵州民间药物》），豌豆花（《青海常用中草药手册》），山野豌豆、土黄芪（《新华本草纲要》）。

【基原】　为豆科野豌豆属植物歪头菜及短序歪头菜的全草。

【原植物】　1. 歪头菜 Vicia unijuga A. Br.

多年生草本，高达 1 m。幼枝被淡黄色疏柔毛。卷须不发达变成针状；小叶 1 对，大小和形状变化大，叶片卵形至菱形，长 3～10 cm，宽 1～5 cm，先端急尖，基部楔形；叶柄短；托叶戟形大，边缘有粗牙齿。总状花序腋生，总花梗长达 10 cm；萼斜钟状，萼齿 5，三角形，下面 3 齿长，疏生短毛；花冠蝶形，紫色或紫红色，旗瓣提琴形，先端微缺，长约 15 mm，翼瓣先端钝，具耳和爪，长约 13 mm，龙骨瓣倒卵形，与翼瓣等长，具耳和爪；雄蕊 10，二体，(9)＋1；子房具柄，无毛，花柱上半部被白色短柔毛。荚果狭长圆形，扁，长 3～4 cm，褐黄色。种子扁圆形，棕褐色。花期 6～7 月，果期 9 月。

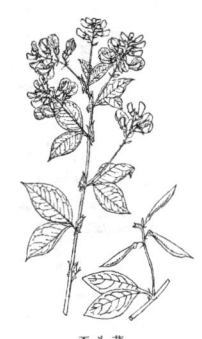

歪头菜

生于海拔 200～3 800 m 的草地、山沟、林下或向阳的灌丛中。分布于东北、华北、华东、西南及湖北、湖南、陕西、甘肃、宁夏。

2. 短序歪头菜 V. unijuga A. Br. var. apoda Maxim.

本种与正种相似，所不同者为从叶腋生出 1 至多数总状花枝（或总状花序的花轴于基部再分枝），其总花梗均极短，花序密集于叶腋，常如头状。

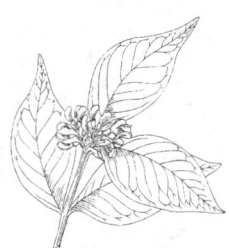

短序歪头菜

【采收加工】　7～10 月采挖，切段，晒干。

【成分】　鲜叶含大波斯菊苷（cosmosiin）和木犀草素-7-葡萄糖苷（luteolin-7-glucoside）和植物凝集素（lectin）。种子含赤式-γ-羟基精氨酸（erythro-γ-hydroxyarginine）。叶尚含木脂素（lignin）及其他酚性物。

【药性】　甘，平。

1.《救荒本草》"味甜。"

2.《植物名实图考》"涩。"

3.《贵州民间药物》"味甘，性平。"

【功用主治】　补虚，调肝，利尿，解毒。主治虚劳，头晕，头痛，胃痛，浮肿，疔疮。

1.《贵州民间药物》"补虚。治痨伤、头晕。"

2.《内蒙古中草药》"壮肝，利尿，解热。治头晕，浮肿。外用治疗毒。"

3.《湖南药物志》"清热利尿，补虚理气。治劳伤乏力，头晕目眩，疮疖肿毒。"

4.《长白山植物药志》"补虚调肝，理气止痛，主治胃痛，体虚浮肿。"

【用法用量】　内服：煎汤，9～30 g；或研末，3 g。外用：捣敷。

【选方】　1. 治病后体虚　豌豆花 15 g，小米、蕨麻各等分。水煎服。（《青海常用中草药手册》）

2. 治劳伤　三铃子根 15 g，蒸酒 30 g。每日服 3 次。

3. 治头晕　三铃子嫩叶 9 g，蒸鸡蛋吃。（2、3 方出自《贵州民间药物》）

4. 治水肿　歪头菜 30 g，车前草 30 g，大戟 1.5 g。水煎服。（《青岛中草药手册》）

3426 砗磲 chē qú 《海药本草》

【异名】　车渠（《海药本草》），海扇（《积霤雪录》），蚵筋（《南海海洋药用生物》）。

【基原】　为砗磲科砗磲属动物鳞砗磲、长砗磲等同属动物的贝壳。

【原动物】　1. 鳞砗磲 Tridacna squamosa Lamarck

贝壳卵圆形，厚重坚实，壳长约 200 mm，壳高约 150 mm，壳宽约 136 mm。两壳大小相等，两瓣亦近等。壳顶位于背缘中央，壳顶前方有一长卵形的足丝孔，孔边缘具有肋状突起若干条，近壳顶的大而突出，排列紧密，向前端渐稀不清。壳背缘较平。外韧带黄褐色，长约为其壳后半部的 3/4。壳表黄白色，生长线细密，具有 4～6 条强大的放射肋，肋上具有宽而隆起的大鳞片，肋间沟内又有宽的放射肋纹数条。肋与沟使壳缘弯曲呈波状。于壳顶附近常因磨损而使鳞片脱落。壳内面白色，具有光泽，铰合部长，左壳有主齿及后侧齿各 1 枚；右壳有主齿 1 枚及并列的后侧齿 2 枚。后闭壳肌痕卵圆形，位于壳中部。外套痕明显，生活时外套膜染红褐色。

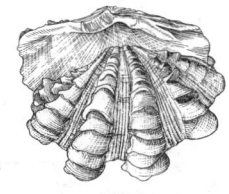

鳞砗磲

生活于潮间带珊瑚礁间。我国分布于南海，如海南、西沙群岛等沿海。

2. 长砗磲 T. elongata Lamarck [T. (Chamestrachea) maxima (Roding)]

贝壳长卵圆形，壳极坚厚，一般壳长约 170 mm，壳高约 90 mm，宽与高近等。两壳大小相等。前端突出，延长；后端短。壳顶方中凹，为长卵圆形的足丝孔，孔周缘有排列稀疏的齿状突起，壳背偏斜。韧带黄褐色，长几达腹缘。壳表黄白

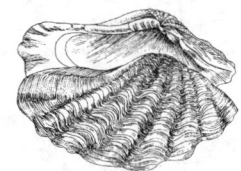

长砗磲

色，具有自顶部直达腹缘而向前方斜走的强大鳞状放射肋 5～7 条，肋宽显著大于肋沟。近壳顶部放射的鳞片低伏，多呈覆瓦状排列；近腹缘的鳞片较突起，腹缘呈弓形弯曲。壳内面白色，边缘淡黄色，具光泽，并有与壳表放射肋相应的凹沟。铰合部长达末端，左壳有主齿及后侧齿各 1 枚；右壳有主齿 1 枚及并列的后侧齿 2 枚。后收足肌痕与闭壳肌痕近相等。外套痕明显。生活时外套膜边缘为蓝色。

生活于浅海珊瑚礁间，在潮间带低潮线附近积水处亦可见，分布同上种。

本动物的肉（砗磲肉）亦供药用，另设专条。

【采收加工】　四季均可捕捉，捕得后，取肉，晒干。

【成分】　长砗磲含蛋白质，凝集素（agglutinin）；肾含砷核苷：5′-脱氧-5′-二甲胂基腺嘌呤呤核苷（5′-deoxy-5′-dimethylarsinyladenosine), (2S)-3-[5-脱氧-5-(二甲基胂氧基)-β-D-呋喃核糖氧基]-2-羟基丙基硫酸氢酯{(2S)-3-[5-deoxy-5-(dimethylarsinoyl)-β-D-ribofuranosyloxy]-2-hydroxypropyl hydrogen sulfate}。

【药性】 味甘、咸,性寒。

1.《海药本草》:"大寒,无毒。"

2.《纲目》:"甘、咸。"

【功用主治】 安神,解毒。主治心神不安,失眠多梦,蛲虫螫伤。

1.《海药本草》:"主安神,解诸毒药及虫螫,以玳瑁、车磲等同,以人乳磨服。"

2.《药性纂要》:"点目去翳。"

3.《中国药用海洋生物》:"镇惊,安神,解毒。用于心神不安,虫螫。"

【用法用量】 内服:磨粉,5~15 g。

【选方】 1. 治腹内癥瘕、积块、血瘀等肿瘤性疾病 砗磲壳煅烧,醋淬为丸,日服15~20 g。

2. 治肝热毒症状的大肠癌和肺癌 砗磲壳50 g,山豆根6 g,败酱草30 g,三七粉3 g。前三味水煎,取药液冲三七粉内服。(1、2方出自《海药撷英》)

3427 **砗磲肉** (chē qú ròu)
(姚可成《食物本草》)

【基原】 为砗磲科砗磲属动物鳞砗磲和长砗磲等的肉。

【原动物】 参见"砗磲"条。

【采收加工】 全年均可捕捉,去壳取肉,鲜用或晒干。

【药性】 甘、咸,寒。

【功用主治】 《食物本草》:"润五脏,止消渴,利关节,治痿痹,泄痢便脓血。服丹石人宜之,免生疮肿热毒。"

【用法用量】 内服:煮食,200~250 g。

3428 **砒石** (pī shí)
(《纲目》)

【异名】 砒黄(《日华子》),人言(《本事方》),信石(《救急易方》)。

【基原】 为氧化物类矿物砷华,或硫化物类矿物毒砂、雄黄、雌黄经加工制成的三氧化二砷。

【原矿物】 1. 砷华 Arsenolite
晶体结构属等轴晶系。晶形为八面体,偶尔也有菱形十二面体。歪晶为粒状、板柱状;微晶呈皮壳状、毛发状;集合体呈钟乳状、皮壳状和土状。无色至灰白色,多数带灰蓝、黄或红色色调。条痕白色或带有黄色。有玻璃至金刚样光泽,无晶而可见时则为油脂、丝绢样光泽。解理多组完全,交呈棱角。性脆。硬度为1.5,相对密度为3.7~3.9。性缓慢溶解于水。有剧毒。

分布于江西、湖南、广东、贵州等地。

2. 毒砂 Arsenopyrite
参见"礜石"条。

3. 雄黄 Realgar
参见"雄黄"条。

4. 雌黄 Orpiment
参见"雌黄"条。

【采收加工】 少数选取天然砷华矿石,除去杂质即可。多数是用毒砂、雄黄或雌黄加工制成,取毒砂、雄黄或雌黄,砸成小块,燃之,燃烧时产生气态的三氧化二砷与二氧化硫,冷却后,三氧化二砷即凝固而得。二氧化硫另从烟道排出。

【药材】 砒石 Arsenicum 主产于江西、湖南等地。

性状 砒石有红、白之分,药用以红砒为主。

红砒 呈不规则块状。淡红色、淡黄色或红、黄相间。略透明或不透明。具玻璃样光泽或丝绢样光泽或无光泽。质脆,易砸碎,断面凹凸不平或呈层状。气无,烧之,有蒜样臭味。极毒,不能

口尝。

白砒 无色或白色。有的透明。质较纯,毒性比红砒剧。

鉴别 (1) 透射偏光镜下:无色透明;有时呈现异常双折射,折射率 $N = 1.75$,高正突起;其交错解理纹。正交偏光镜下:显蜂质性。全消光。

(2) 取本品少量,置闭口管中加热,生成白色升华物(检查砷盐)。

(3) 取本品少量置于木炭火烧之,发生白色气体,并有蒜臭气,于木炭上显一层白色被膜(检查砷盐)。

(4) 取本品少量,加水煮沸,使溶解,溶液呈弱酸性,通硫化氢则生成黄色沉淀(检查砷盐)。

(5) 差热分析曲线 吸热 335 ℃(小),825 ℃(微);放热740 ℃(小),230 ℃开始到740 ℃前,失重——属砷华。

【成分】 主要成分为三氧化二砷,即亚砷酐(arsenous oxide, arsenous acid anhydride, As_2O_3)。三氧化二砷加高热可以升华,故精制比较容易;升华物普通名砒霜,成分仍为 As_2O_3。呈红黄色的砒石,含硫、铁等其他杂质。

【药理】 1. 抗哮喘作用 建立小鼠卵蛋白哮喘模型,灌胃给予砒石,哮喘小鼠肺组织5-脂氧合酶激活蛋白基因表达水平、支气管肺泡灌洗液中白三烯 C_4 水平均较正常对照组显著升高。1.25 mg/kg、2.50 mg/kg 及 5.00 mg/kg 剂量的砒石可下调哮喘小鼠5-脂氧合酶激活蛋白 mRNA 表达的量,抑制哮喘小鼠支气管肺泡灌洗液中白三烯 C_4 水平。说明砒石具有抗哮喘活性。

2. 分布 三氧化二砷,对毒性较大的砷化物,口服吸收后可随血流分布到全身各脏器,以骨和毛发贮存量最多,时间亦长,即使脱离接触数月至数年仍可测得。主要由肾脏和消化道,部分由皮肤、毛发和指甲排出。哺乳妇女可由乳汁排出。

毒性 三氧化二砷为原浆毒,对蛋白质的巯基有巨大亲和力,能抑制在代谢过程中起重要作用的许多含巯基的酶,如抑制丙酮酸氧化酶,影响细胞的正常代谢;抑制磷酸酯酶,损害细胞的染色体,阻碍细胞的有丝分裂;抑制糖-6-磷酸脱氢酶、乳酸脱氢酶和细胞呼吸和氧化过程发生障碍。三氧化二砷还直接损害小动脉和毛细血管壁,也可抑制血管舒缩中枢,使血管平滑肌麻痹,毛细血管扩张,血管渗透性增加;砷剂能使肝脏脂肪变性、肝小叶中心坏死、心、肝、肾、肠充血,上皮细胞坏死。

【炮制】 1. 砒石 取原药材,除去杂质,碾细。

2. 制砒石 ①豆腐制:取净砒石捣碎,加入豆腐和水,使水浸过料面,煮8小时,至豆腐变黑变硬,除去豆腐,取砒石100 kg,用豆腐20 kg。②煅制:取原药材,砸成小块,用白面包裹,置热锅内,不断翻动,用文火炒至微黄色,剥掉白面。每砒石100 kg,用白面50 kg。③矾制《医宗粹言》:"每将砒石一两打碎,用明矾一两为末,盖用上贮罐中,入明火一煅,以矾枯为度,砒之悍气随烟而去,驻形于砒者庶几无大毒,用之不伤也,并砒霜即用矾霜是也。"《外科大成》:"白砒与明矾为末入人小罐内,炭火煅红,青烟尽,白烟起片时,约上下通红,住火置地上,一宿取出。"

饮片性状 砒石为不规则碎块状或细粉。参见"药材"项。

贮干燥容器内,置阴凉干燥处,防尘,专柜保存。

【药性】 辛,酸,热,大毒。归肺、脾、胃、大肠经。

1.《日华子》:"暖,亦有毒。"

2.《开宝本草》:"苦、酸,暖,有毒。"

3.《纲目》:"辛酸,大热,有大毒。"

4.《本草求真》:"入肺、胃。"

5.《本草撮要》:"入手足太阴、阳明经。"

【功用主治】 蚀疮,杀虫,祛痰,截疟。主治痔疮,瘰疬,溃疡腐肉不脱,走马牙疳,顽癣,寒痰哮喘,疟疾。

1.《日华子》:"治疟疾,肾气,带癖蚕虫。"

2.《本草别说》："以冷水磨，解热毒，治痰壅。"

3.《本草衍义》："治碎积气。"

4.《纲目》："除齁喘，积痢，烂肉，蚀瘀腐，瘰疬。"

【用法用量】 外用：研末撒；或调敷。内服：入丸、散，每次1～3 mg。

【宜忌】 用时宜慎，体虚及孕妇、哺乳妇女禁服，肝肾功能损害者禁服。应严格控制剂量，单用要加赋形剂。外敷面积不宜过大。注意防止中毒。中毒表现：急性中毒在用药后1～2小时（快者15～30分钟），出现咽喉烧灼感、口渴流涎，上腹部不适，剧烈呕吐，继而出现阵发性和持续性腹痛，泻下黏液血便或米汤样粪便，甚至血水样便，可引起脱水、酸中毒及休克。神经系统症状主要为头晕、头痛、烦躁不安、惊厥、昏迷，或胸闷气急，腹式呼吸消失等腦神经麻痹症状；或出现循环衰竭、血尿、尿闭、黄疸等，一般于24小时死于贫血。其特征是"七窍流血"或肝、肾衰竭和呼吸中枢麻痹。慢性中毒可见食欲减退，疲乏，迟钝，发落视蒙，烦躁、肢麻、腿痛跛行；长期接触者，皮肤可见青铜色色素沉着，指甲薄脆易损，失去光泽。解救不宜用催吐法，中毒赤石脂末30 g，鸡蛋清（6～8只的量），水调冷服，以吸附砒石和保护胃肠黏膜，阻止胃肠对毒素的吸收。若服药超过3～4小时者，可用芒硝冲水服，以泻下排毒。并用绿豆120 g，甘草30 g，夏枯草30 g，水煎冷服。

《纲目》："若得酒及烧酒，则腐烂肠胃，顷刻杀人。""凡头疮及诸疮见血者，不可用，其毒入经，必杀人。"

【选方】 1.治五痔 好白矾四两，生砒二钱半，朱砂一钱（生研，令十分细）。上各研为细末，先将砒安在建盏中，次用白矾末盖，用火煅令烟绝，其砒尽随烟去，止是借砒气于白矾中，将枯矾取出，研令为细末，再入朱砂末。水调涂痔上，一日三次，痔头变焦黑，不数日能自落。（魏氏家藏方）枯药

2.治瘰疬 信州砒黄细研，滴浓墨汁丸如梧桐子大，于镟子内炒令干后，用竹筒子盛。要用于所患处灸破或针，将药半丸敲碎贴之，以自然蚀落为度，觉药尽时更贴少许。（灵苑方）

3.治鼠痿 砒石（入绿豆问研），斑蝥（去足、翅，为末）。上面糊为丸，黄丹为衣，用打破以醋浸一宿，其疮先以艾灸，次用此抹。（朱氏集验方）

4.治走马牙疳 信砒、铜绿各一分。研为细末，摊纸上，涂疮蚀处。（普济方）青金散

5.治童子遍身生云头癣，作圈如画，或大如钱，或小如笔管文印 砒石一二分。研极细，以米汤五六盏稀调。以新毫笔依癣圈涂之。（本草汇言）

6.治遇天气欲作雨便发齁喘，甚至坐卧不得，饮食不进 白砒一钱（生用），枯矾三钱（另研），淡豆豉（出江西者）一两，水润其皮，蒸研如泥，旋加二味共合匀。上捻作丸，如绿豆大。但觉举发，用冷茶送下七丸，甚者九丸，以不喘为愈，再不必多增丸数，慎之慎之！小儿服一二丸殊效。（万病回春）紫金丹

【临床报道】 1.治疗斑秃 白信石0.6 g，鲜生姜3块（拇指头样大）高度白酒60 ml。先将上药装瓶泡浸，2日后取用。取浸制的生姜擦患处，边擦边蘸药液。每日3次，每次1～3分钟。治疗200余例，效效甚佳。

2.治疗淋巴结核 将砒石研极细粉末，每次用1～2 g加白矾水60～80 ml，放入烧瓶中，置酒精灯上加热，待水煮沸，瓶口冒出蒸气时，熏蒸手心劳宫穴，每手心熏15～20分钟，每日1次，10日为1个疗程。一般1～2个疗程，多者3个疗程，疗程间应停药7日。治疗10例，7例治愈，1例无效。

【各家论述】《本草汇言》："砒石，祛时疟，除齁喘，化瘀肉之药。凡治疟疾，因暑热外受，生冷内伤，寒热不均，相因病起，内蓄痰涎，注于营分，故发则寒热往来，头眩胸闷，少服一厘，冷水吞下，伏瘧顿消，故齁喘疾可用。如齁喘之病，因肺中伏积冷涎，或触冒寒暑风湿之邪发散，或遇怒劳气郁，或值饥饱失度即发，少

3429 **砒霜** pī shuāng 《日华子》

【异名】 白砒《中药志》。

【基原】 为砒石经升华而成的三氧化二砷精制品。

制法：将砒石捣碎，放在阳城罐内，罐口用铁碗底盖住，碗和罐的接合处用盐泥封固，铁碗内装满水，将罐放在炉上用慢火烧2～3小时，使其产生升华附着在铁碗底部，凉后揭开取下，并除去罐里残留的杂质，将升华物再入罐内反复烧炼2～3次，即得极净的砒霜。

【药材】 砒霜 Arsenicum 主产湖南、江西、贵州。

性状 本品为块片或粉末状。白色，体重，无臭，无味，极毒，不可口尝。

鉴别 参见"砒石"条。

【成分】 主要是三氧化二砷（As_2O_3）。

【药理】 1.抑制多种肿瘤细胞生长作用 MTT法显示三氧化二砷能抑制结肠癌 LoVo 细胞的增殖，这种抑制作用呈现一定的时间、剂量依赖关系。形态学观察发现三氧化二砷诱导的 LoVo 细胞死亡呈现凋亡特征。三氧化二砷在低浓度时主要干扰细胞在 S 期的通过，高浓度时则选择性诱 S 期细胞凋亡。对于培养的髓性白血病细胞 NB_4 和 HL-60 细胞株，三氧化二砷诱导细胞凋亡是始自瀑布式激活 Caspases 酶的远端，通过多种的磷酸腺苷聚合酶凝解有明显作用。蛋白激酶 C 的激活，对于三氧化二砷诱导的细胞凋亡无影响。三氧化二砷使骨髓瘤细胞生长抑制，可使细胞周期蛋白依赖性激酶抑制因子 P_{15}、P_{16} 和 P_{21} 重新表达或表达增强，从而影响细胞增殖周期。不同浓度的三氧化二砷作用于肝癌细胞有明显的时间和剂量依赖性，发生作用后细胞生长有明显的凋亡特征性改变：细胞膜完整、染色质固缩、核碎裂、凋亡小体形成；琼脂糖凝胶电泳显示肝癌细胞存在 G_2/M 期阻滞和 G_1 峰前出现明显的凋亡峰；且出现典型的凋亡梯状条带。三氧化二砷腹腔注射 1 mg/kg 和 5 mg/kg 均能在小鼠体内诱导鼻咽癌细胞凋亡。在 5 mg/kg 剂量组，凋亡诱导最明显且能诱导鼻咽癌细胞分化，并有显著的抑制肿瘤生长作用，抑瘤率为70%。三氧化二砷可有效抑制人膀胱癌细胞株 BIU_{87} 的生长，具有浓度、时间依赖性特点。细胞中与凋亡有关蛋白 fas、bcl-2 的表达分别与浓度增加呈正、负相关。

2.对呼吸道的作用 小剂量的三氧化二砷（每日 1.0～2.0 mg/kg）雾化吸入能够显著减少哮喘豚鼠气道嗜酸粒细胞，从而减轻哮喘的气道炎症。

毒性 每日 2 mg/kg、4 mg/kg 三氧化二砷腹腔注射，大鼠精子头数和每日精子生成量较对照组有所减少，8 mg/kg 则明显减少；对附睾精子扩散进行检测发现三种剂量三氧化二砷对平均曲线运动速度、平均直线运动速度及平均均路径速度均有明显影响；但对精子运动的其他指标精子平均摆幅值、精子平均鞭打频率、运动的直线性、运动的摆动性及运动的前向性的影响均无统计学差异。说明三氧化二砷可引起精子生成量的减少和精子运动能力的降低而产生男（雄）性生殖毒性。其他毒性参见砒石。

【药性】 辛、酸、热，大毒。归肺、脾、胃、大肠经。

1.《日华子》："暖。"

2.《开宝本草》："味苦酸，有毒。"

3.《玉楸药解》:"味苦、辛,热,大毒。""入足太阴脾、手太阴肺、足厥阴肝经。"

4.《医林纂要》:"辛,咸,大热,毒。"

【功用主治】 蚀疮,杀虫,劫痰,截疟。主治痔疮、瘰疬、痈疽恶疮,走马牙疳、癣疮,寒痰喘嗽,疟疾,休息痢。

1.《日华子》:"治妇人血气冲心痛,落胎。"

2.《开宝本草》:"主诸疟,风痰在胸膈,可作吐药。"

3.《本草蒙筌》:"截疟除哮,膈上风痰可吐;溃坚磨积,腹内宿食能消。"

4.《医学入门》:"主恶疮瘰疬,腐肉,和诸药敷之,自然蚀落。又治蛇尿着人手足、肿痛肉烂,指节脱落。"

5.《纲目》:"蚀痈疽败肉,枯痔,杀虫。"

6.《玉楸药解》:"治寒疾冷嗽,久疟积痢,疗痔漏瘰疬,心疼胸嗽,蚀痈疽腐肉,平走马牙疳。"

【用法用量】 外用:研末撒或调敷。内服:人丸、散,每日量1～3 mg。

【宜忌】 本品大毒,内服宜慎。体虚及孕妇禁服,肝、肾功能不全者禁用。外用面积不宜过大。

1.《开宝本草》:"不可久服,能伤人。"

2.《品汇精要》:"不可轻服,能伤人,妊娠不可服。"

3.《纲目》:"砒乃大热大毒火毒之药,而砒霜之毒尤烈,鼠雀食少许即死,猫犬食鼠雀亦殆,人服至一钱许亦死。"

4.《医学折衷》:"大伤胸气,脾胃虚者,切宜戒之。"

【选方】 1.治哮嗽 砒霜、面、海螺蛸各一钱。为末,水调面饼子,慢火炙黄,再研令细。每服一字,用井华水作一呷,服良久,吐出为度。小儿减半。忌食热物。(《赤水玄珠》)

2.治疟百方不瘥者 砒霜一钱,乳香五钱,半夏十钱。为细末,用棕子尖和为丸,如皂角子大。大发时以醋汤下一丸。(《奇效良方》)

【临床报道】 治疗哮喘 砒霜3 g,淡豆豉30 g,加工制成紫金丹1 000粒。每晚临睡前服1～6粒。开始先用1～2粒,如无明显反应,再逐渐增至足量。治疗11例,除1例合并有肺门淋巴结核效果不满意外,其余均能基本控制症状。通常服药1日后见效,3日后症状基本控制。少数服药后有轻度头痛头昏,颜面浮肿,可在服药5～5日内自行消失。

【各家论述】 1.《本草经疏》:"砒霜,禀火之毒气,复兼煅炼,《本经》虽云味苦酸,而其气则大热,性有大毒也。酸苦涌泄,故能吐逐疟风痰在胸膈间。大热大毒之物,故不可久服,能伤人也。""砒黄既已有毒,见火则毒愈甚,而世人多用砒霜以治疟,不知《内经》云夏伤于暑,秋必痎疟,法当清暑、益气、健脾,是为正治,当宜用此大热大毒之药。如果元气壮实,有痰者服之,必大吐,虽暂获安,而所损真气实多矣。"

2.《本经逢原》:"砒霜疟家常用,入口吐利兼作,吐后大渴,则与绿豆汤饮之。砒性大毒,误食必死。然狂病之疾,又必需,胜金丹用之无不应者。枯痔散与白矾同用,七日痔枯自落,取热毒之性以枯尸肉也。"

3430 **厚朴** hòu pò 《本经》

【异名】 厚皮(《吴普本草》),重皮(《广雅》),赤朴(《别录》),烈朴(《日华子》),川朴、紫油厚朴(通称)。

【基原】 为木兰科木兰属植物厚朴和庐山厚朴的树皮、根皮和枝皮。

【原植物】 1.厚朴 Magnolia officinalis Rehd. et Wils.

落叶乔木,高5～15 m。树皮紫褐色,小枝粗壮,淡黄色或灰黄色。冬芽粗大,圆锥形,芽鳞被浅黄色绒毛。叶柄粗壮,长2.5～4 cm,托叶痕长约为叶柄的2/3。叶近革质,大形,叶片7～9集生枝顶,长圆状倒卵形,长22～46 cm,宽15～24 cm,先端短尖

或钝圆,基部渐狭成楔形,上面绿色,无毛,下面灰绿色,被灰色柔毛。花单生,芳香,直径10～15 cm,花被9～12或更多,外轮3片绿色,盛开时向外反卷,内两轮白色,倒卵状匙形;雄蕊多数,长2～3 cm,花丝红色;雌蕊多数,分离。聚合果长9～15 cm,蓇葖具2～3 mm的喙。种子三角状倒卵形,外种皮红色。花期4～5月,果期9～10月。

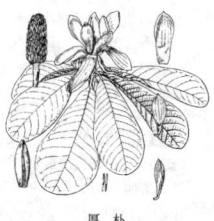

厚朴

喜生于温凉湿润气候和排水良好的酸性土壤。分布于浙江、江西、湖南、湖北、四川、贵州、陕西、甘肃等地。现在有些地区已多栽培。

2.庐山厚朴 M. officinalis Rehd. et Wils. var. biloba Rehd. et Wils.〔M. biloba (Rehd. et Wils.) Cheng〕又名:凹叶厚朴(《中国高等植物图鉴》)。

本种与厚朴十分相似,主要区别是:本种叶先端凹缺成2个钝圆的浅裂片。聚合果基部较窄。花期4～5月,果期9～10月。

生于山坡山麓及路旁溪边的杂木林中。分布于浙江、安徽、福建、江西、湖南。

以上两种植物的花(厚朴花)及果实(厚朴果)亦供药用。另设专条。

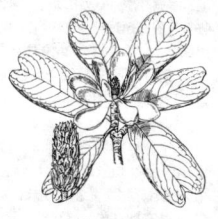

庐山厚朴

【栽培】 生物学特性 喜温和、潮湿、雾多、雨量充沛的气候,怕炎热,较耐寒,忌水渍。幼苗怕强光,成年树宜向阳。适宜生长温度为25～28 ℃。以土层深厚、疏松肥沃、排水良好、富含腐殖质的中性或微酸性粉砂质壤土栽培为宜。

繁殖方法 种子繁殖、压条繁殖或扦插繁殖。种子繁殖:在10～11月采收成熟果实,即可播种,或用湿砂贮藏至春季播种。播种前应浸种48小时后,用砂搓去蜡质层。条播为主,行距30 cm×33 cm,按粒距3～6 cm,将种子播于沟内,并覆土盖草。苗期要经常除草,每年追肥1～2次,多雨季节要防积水,并搭棚遮阳。压条繁殖:在11月上旬或2月选择生长10年以上成年树的萌蘖,横割断藤茎一半,向切口相反方向弯曲使茎纵裂,在裂缝中夹一小石块,培土覆盖。次年生有多数根后剪下定植。扦插繁殖:2月选茎粗1 cm的1～2年生枝条,剪成长约20 cm的插条,扦插于苗床中育苗。繁殖的幼苗于2～3月或10～11月落叶后定植,按株行距3 m×4 m或3 m×3 m开穴,每穴栽苗1株。

田间管理 幼树每年中耕除草2次。林地郁闭后一般仅冬季中耕除草、培土1次。结合中耕除草进行追肥,可施入畜粪肥、厩肥、堆肥等。

病虫害防治 病害有叶枯病,喷1:1:100波尔多液防治;根腐病、立枯病,可拔除病株,病穴用石灰消毒,还可喷50%托布津1 000倍液防治。虫害有褐天牛,可捕杀成虫。

【采收加工】 定植20年以上即可采树树皮,主要是砍树剥皮,宜在4～6月生长盛期进行。根皮和枝皮直接阴干或卷筒后干燥,称根朴和枝朴;干皮可环剥或条剥后,卷筒置沸水中烫软后,埋置阴湿处发汗。待皮内侧或横断面都变成紫褐色或棕褐色,并现油润或光泽时,将每段树皮卷成双筒,用竹篾扎紧,削齐两端,曝晒干燥即成。

【药材】 厚朴 Magnoliae Officinalis Cortex 主产于四川、湖

北、浙江、安徽等地。四川、湖北产者称"川朴"，质量较佳。浙江产者称"温朴"，产量较大。

商品规格　各地产品因生长部位及加工形式不同而有筒朴、靴筒朴、根朴、枝朴、耳朴等规格。温朴筒朴、川朴筒朴分四个等级，靴筒朴(蔸朴)分三个等级，根朴分二个等级。

性状　干皮　呈卷筒状或双卷筒状，长 30～35 cm，厚2～7 mm，习称"筒朴"；近根部的干皮一端展开如喇叭口，长 13～25 cm，厚 0.3～0.8 cm，习称"靴筒朴"。外表面灰棕色或灰褐色，粗糙，栓皮呈鳞片状，较易剥落，有明显的椭圆形皮孔和纵皱纹，刮去栓皮者显黄棕色。内表面紫棕色或深紫褐色，较平滑，具细密纵纹，划之显油痕。质坚硬，不易折断。断面颗粒性，外层灰棕色，内层紫褐色或棕色，有油性，有的可见多数小亮星。气香，味辛辣，微苦。

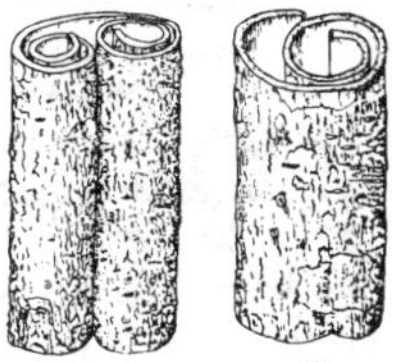
(1)　　(2)

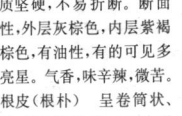

厚朴(干皮)外形
(1) 双卷筒　(2) 单卷筒

根皮(根朴)　呈卷筒状、片块状、羊耳状等；细小根皮形弯曲似鸡肠，习称"鸡肠朴"。外表面灰黄色或灰褐色。质硬，较易折断，断面纤维性。

枝皮(枝朴)　呈单筒状，长 10～20 cm，厚 1～2 mm。外表面灰褐色，内表面黄棕色。质脆，易折断，断面纤维性。

鉴别　(1) 树皮横切面：木栓层为 10 余列木栓细胞，有时可见落皮层。皮层外侧有石细胞环带，内侧散有石细胞群及多数油细胞，油细胞切向延长，长约至 140 μm，有的石细胞呈分枝状；纤维束稀少。韧皮部占绝大部分，韧皮射线宽 1～3 列细胞，向外渐变宽；纤维束众多，略切向断续排列成层，壁极厚；油细胞颇多，单个散在或2～5 个相连。本品薄壁细胞含黄棕色物、淀粉粒(多糊化)，并有少数草酸钙小方晶。

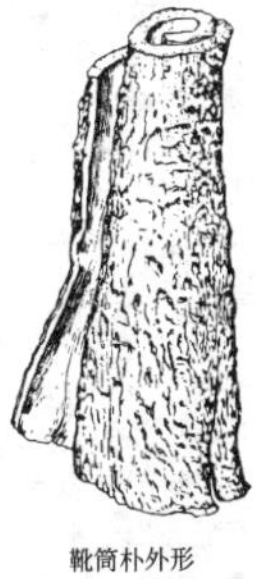

靴筒朴外形

枝皮横切面：韧皮部外侧具大型纤维束(多达 400 多个细胞)，即中柱鞘纤维束。

粉末特征：棕色。纤维甚多，直径15～32 μm，壁甚厚，有的呈波浪形或一边呈锯齿状，木化，孔沟不明显。石细胞类方形、椭圆形，卵圆形或不规则分枝状，直径 11～65 μm，有时可见层纹。油细胞椭圆形或类圆形，直径 50～85 μm，含黄棕色油状物。

(2) 取本品粗粉 3 g，加氯仿 30 ml，回流 30 分钟，滤过。取氯仿液 5 ml 置试管中，在荧光灯下顶面观显紫色，侧面观上面黄绿色，下面棕色。取氯仿液 15 ml，蒸去氯仿，残渣加 95%乙醇 10 ml 溶解，滤过，分别取滤液各 1 ml，加 5%三氯化铁甲醇溶液(1∶1)1 滴，显蓝黑色(厚朴酚的酚羟基反应)；加 Millon 试剂 1 滴，显棕色沉淀；加间苯三酚盐酸溶液 5 滴，显红色沉淀(厚朴酚的烯丙基反应)。

(3) 薄层色谱：取本品粉末 0.5 g，加甲醇 5 ml，密塞，振摇 30 分钟，滤过，滤液作为供试溶液，另取厚朴酚与和厚朴酚对照品，加甲醇制成每 1 ml 各含 1 mg 的混合溶液，作为对照品溶液。吸取上述两种溶液各 5 μl，分别点于同一硅胶 G 薄层板上，以苯-甲醇(27∶1)为展开剂，展开，取出，晾干，喷以 1%香草醛硫酸溶液，在 100 ℃加热至斑点显色清晰。供试品色谱中，在与对照品色谱相应的位置上，显相同颜色的斑点。

品质标志　《中华人民共和国药典》2010 年版规定：照高效液相色谱法测定，本品按干燥品计算，含厚朴酚($C_{18}H_{18}O_2$)与和厚朴酚($C_{18}H_{18}O_2$)的总量不得少于 2.0%。

【成分】 1. 厚朴　树皮含木脂素类化合物：厚朴酚(magnolol)，和厚朴酚(honokiol)，和厚朴新酚(obovatol)，6′-*O*-甲基和厚朴酚(6′-*O*-methylhonokiol)，厚朴醛(magnaldehyde)B、C，厚朴木脂素(magnolignan)A、B、C、D、E及台湾檫木醛(randain al)，单萜木脂素类化合物：辣薄荷基厚朴酚(piperitylmagnolol)，双辣薄荷基厚朴酚(dipiperitylmagnolol)，辣薄荷基和厚朴酚(piperitylhonokiol)及龙脑基厚朴酚(bornylmagnolol)；降木脂素类化合物：台湾檫木酚(randiol)，厚朴三酚(magnatriol)B，厚朴醛 D、E；双木脂素类化合物：厚朴木脂体 F、G、H 及 I；生物碱：木兰箭毒碱(magnocurarine)和柳叶木兰碱(salicifoline)；挥发油：含 30 多种成分，主要的有β-桉叶醇(β-eudesmol)，荜澄茄醇(cadinol)，愈创木薁醇(guaiol)，对聚伞花素(*p*-cymene)，1，4-桉叶素(1，4-cineol)，丁香烯(caryophellene)，芳樟醇(linalool)4.6%，α-松油烯(α-terpineol)，4-松油烯醇(4-terpinenol)，蓝桉醇(globulol)及 α-柠檬烯(α-limonene)等。还含芥子醛(sinapicaldehyde)，丁香树脂酚(syringaresinol)，丁香树脂酚-4′-*O*-β-*D*-吡喃葡萄糖苷(syringaresinol-4′-*O*-β-*D*-glucopyranoside)及 1-(4-羟基-3-甲氧基苯基)-2-〔4-(ω-羟丙基)-2-甲氧基苯氧基〕-1，3-丙二醇{1-(4-hydroxy-3-methoxyphenyl)-2-〔4-(ω-hydroxypropyl)-2-methoxyphenoxy〕-1，3-propanediol}。根皮含厚朴酚，和厚朴酚，松脂酚二甲醚(pinoresinol dimethylether)，鹅掌楸树脂酚 B 二甲醚(lirioresinol B dimethylether)及望春花素(magnolin)。另有报道厚朴还含 *O*-甲基丁香油酚(*O*-methyleugenol)，5，5′-双-2-丙烯基-2-羟基-3，2′，3′-三甲氧基-1，1′-联苯(5，5′-di-2-propenyl-2-hydroxy-3，2′，3′-trimethoxy-1，1′-biphenyl)及 4，4′-双-2-丙烯基-3，2′，6′-三甲氧基-1，1′-联苯醚(4，4′-di-2-propenyl-3，2′，6′-trimethoxy-1，1′-diphenylether)。

2. 庐山厚朴　树皮和根皮含 β-桉叶醇(β-eudesmol)，厚朴酚(magnolol)及和厚朴酚(honokiol)。根皮还含 α-桉叶醇。

【药理】 1. 肌肉松弛作用　厚朴生物碱对横纹肌有松弛作用，静注使兔垂头剂量为 13.8 mg/kg，用相同剂量反复给兔静注，其肌松作用并不减弱，显示本品无快速耐受现象。在大鼠的膈神经——膈肌标本试验中，0.3 mg/ml 的厚朴生物碱可使膈肌收缩幅度减小到给药前的 40%左右，当浓度增高至 0.4 mg/ml 时膈肌收缩幅度几乎处于停止状态。小鸡静注厚朴生物碱 40 mg/kg 以上时，呈弛缓性瘫痪。厚朴酚与和厚朴酚腹腔注射具有中枢性肌肉松弛作用。较大剂量时，可使小鼠的翻正反射消失，厚朴醚提取物也具有上述作用。在小鸡脊髓反射试验中，厚朴酚及和厚朴酚腹腔注射均能明显抑制伸肌反射。厚朴具有兴奋正常胃肠运动的作用，且明显改善休克时胃肠运动的抑制，使胃电快波的振幅指数、快波频率上升。

2. 抗溃疡作用　厚朴酚对幽门结扎，水浸应激性溃疡以及巯基乙胺所致的胃溃疡，均有抑制效果。对大鼠幽门结扎型及应激型两种急性实验性胃溃疡模型，厚朴生品、姜炙品均有抗溃疡作用，清炒品则无；厚朴姜制后抗胃溃疡作用加强。

3. 抗病原微生物作用　厚朴煎剂有广谱抗菌作用，体外实验，厚朴对葡萄球菌、溶血性链球菌、白喉杆菌、炭疽杆菌、大肠杆菌、变形杆菌、痢疾杆菌、伤寒杆菌、副伤寒杆菌等均有抗菌作用。厚朴煎剂对许兰毛癣菌、铁锈色毛癣菌、絮状表皮癣菌、犬小芽胞癣菌、同心性毛癣菌、红色毛癣菌、堇色毛癣菌等皮肤真菌有抑制作用。厚朴酚、和厚朴酚对革兰阳性菌、耐酸菌及真菌有明显的抗菌活性。厚朴的乙醚和甲醇提取物以及水提取物对致龋病原菌——变异链球菌有高效快速杀菌作用，其抗菌活性成分确定为厚朴酚与和厚朴酚，两者对变形链球菌的最低抑菌浓度为 6.3～10 μg/ml。

4. 抗炎镇痛作用　厚朴乙醇提取物 5 g/kg、15 g/kg 均有明显镇痛作用，均明显减少乙酸引起的小鼠腹腔毛细血管通透性升高，并明显抑制二甲苯引起的小鼠耳肿及角叉菜胶引起的小鼠足拓肿胀。

5. 抗肿瘤作用　厚朴酚和厚朴酚及单萜基厚朴酚是 12-O-十四烷酰佛波醇-13-乙酸酯（TPA）诱导的 Epstein-Barr 病毒早期抗原（EBV-EA）活化作用的抑制剂。厚朴甲醇提取物和厚朴酚对体内二期致癌试验引起的对小鼠皮肤瘤的促进有明显的抑制作用。

6. 抗凝作用　厚朴酚与和厚朴酚均可抑制胶原和花生四烯酸诱导的兔富血小板血浆的聚集和对 ATP 释放，而对 ADP、血小板激活因子（PAF）或凝血酶诱导者则无作用。对洗过的血小板聚集其抑制作用比富血小板血浆强，对全血的抑制作用最小。厚朴酚与和厚朴酚对胶原、花生四烯酸或凝血酶引起的血栓烷 B_2 生成均有抑制作用；对花生四烯酸或胶原引起的细胞内 Ca^{2+} 升高也有抑制作用。厚朴酚与和厚朴酚的抗血小板作用是由于对血栓烷 B_2 生成和细胞内钙流动的抑制。

7. 其他作用　和厚朴酚及厚朴酚拮抗钙调素（CaM）对环苷酸磷酸二酯酶的刺激作用，两者 IC_{50} 分别为 27 $\mu mol/L$ 和 82 $\mu mol/L$。在无 Ca^{2+} 及 CaM 体系中，和厚朴酚及厚朴酚对环苷酸磷酸二酯酶具有刺激作用；和厚朴酚在 160 $\mu mol/L$、厚朴酚在 280 $\mu mol/L$ 时，均达最大刺激活性，为基础活性的 2.5 倍和 3.6 倍。厚朴酚对急性实验性肝损伤具有降丙氨酸氨基转移酶（ALT）及降血氨的作用；对免疫性肝纤维化防治作用的病理学、免疫荧光光组织化学观察表明，厚朴酚可明显对肝纤维化及肝硬变的形成，对小鼠 T 细胞亚群及白介素-2 的影响，该药可提高机体的细胞免疫功能。厚朴酚对于肝免疫性纤维化大鼠具有提高血浆超氧化物歧化酶（SOD）活性，降低过氧化脂质（LPO）含量的生物效应；并具有降低炎区毛细血管壁通透性，抑制白细胞游走及抑制纤维组织增生的作用。

8. 体内过程　厚朴酚给大鼠口服吸收迅速，15分钟血药浓度达到峰值，8小时又有一次峰值，提示厚朴酚及其代谢物有肝肠循环，主要分布于胃肠道和肝脏，次为肾脏、脾脏及心脏。从胆汁排出的主要代谢产物为[环-^{14}C]厚朴酚-2-O-葡萄糖醛酸酯。

【炮制】　1. 厚朴　取原药材，刮去粗皮，洗净，润透，切丝，干燥。

2. 姜厚朴　取厚朴丝，加姜汁拌匀，润透，置锅内，用文火加热，炒干，取出，放凉。每厚朴 100 kg，用生姜 10 kg；或取净厚朴，锯成长节，用姜汁捣烂煎汁，反复淋润至透心，并煮至汁被吸尽，取出，切丝，干燥。每厚朴 100 kg，用鲜姜 20 kg；或取净鲜姜片，加适量水，煎汁，去渣，取姜汁喷淋厚朴丝内，润透，晾干。每厚朴 100 kg，用鲜姜 10 kg；或取生姜磨汁，将厚朴蒸透，切片，焙至八成干，用瓦坛封固 6～8 个月。每厚朴 100 kg，用老生姜 12 kg。姜制可消除厚朴对咽喉的刺激作用，并增强宽中和胃的功效。

3. 药汁制厚朴　取厚朴净片，将下列药汁趁热拌入，使之吸匀拌透，晒或瓦面上，筛去灰屑。每厚朴净片 100 kg，用鲜姜 10 kg或干姜 1.7 kg，加水 15 kg 左右，煎 1 小时，随后加入厚朴 5 kg，再煎 15～20 分钟，去渣取汁；或取原药材，加清水浸 3～6 小时，放铜锅内，加苏叶、生姜，加水浸泡至各药，用急火焖 16 小时，取出，刮去粗皮切片，再取滤去苏叶、生姜后的药汁，浇拌厚朴片，待焙干后晒干。每厚朴 100 kg，用苏叶 5 kg，生姜 10 kg。

经测定，厚朴粗皮（栓皮）基本不含厚朴酚和和厚朴酚。姜厚朴所含的厚朴酚较生品低，但仍符合药典规定的药材规格量标准。

饮片性状　厚朴为丝状，宽 2～3 mm，外表面棕褐色或灰褐色，较平滑。切面粗糙，是油性，有的可见多数小亮点。气香，味辛微苦。姜厚朴形如厚朴，色泽加深，稍具姜辣气味。药汁制厚朴形如厚朴，颜色加深，微有紫苏和生姜混合气味。

贮干燥容器内，姜厚朴、药汁制厚朴密闭，置阴凉干燥处。

【药性】　苦、辛、温。归胃、大肠经。

1.《本经》："苦，温。"

2.《吴普本草》："神农、岐伯、雷公：苦，无毒。李氏：小温。"

3.《别录》："大温，无毒。"

4.《药性论》："味苦、辛，大热。"

5.《雷公炮制药性解》："入脾、胃二经。"

6.《本草汇言》："味苦、辛，气温，性燥。"

【功用主治】　行气导滞，燥湿，降逆平喘。主治食积气滞，腹胀便秘，湿阻中焦，脘腹吐泻，痰壅气逆，胸满喘咳。

1.《本经》："主中风伤寒，头痛，寒热惊悸，气血痹，死肌，去三虫。"

2.《别录》："温中益气，消痰下气。疗霍乱及腹痛胀满，胃中冷逆及胸中呕不止，泄痢淋露，除惊，去留热心烦满，厚肠胃。"

3.《药性论》："主疗积年冷气，腹内雷鸣，虚吼，宿食不消，除痰饮，去结水，破宿血，消化水谷，止痛。大温胃气，吐呕酸水。主心腹满，病人虚而尿白。"

4.《日华子》："健脾。主反胃，霍乱转筋，冷热气，泻膀胱，泄五藏一切气。妇人产前产后腹藏不安。调关节，杀腹藏虫，明耳目。"

5. 王好古："主肺气胀满，膨而喘噎。"（引自《纲目》）

6.《本草正》："温降，散满，除寒湿泻痢。"

7.《萃金裘本草述录》："温中散结气，除胀满，湿滞胃中，冷逆呕吐，腹痛泄利，寒湿霍乱，化水谷，解暑，利膈宽胸。"

【用法用量】　内服：煎汤，3～10 g；或入丸、散。燥湿、泄满宜生用，止呕宜姜汁炒用。

【宜忌】　气虚、津伤血枯者及孕妇慎服。

1.《本草经集注》："恶泽泻、寒水石、消石。"

2.《药性论》："忌豆，食之者动气。"

3. 医学启源："若元气虚弱，虽腹胀，宜渐酌用之；误服，脱人元气，切禁之。《主治秘要》云：孕妇忌之。"

4.《丹溪心法》："专泻凝滞之气。久服大能虚人，气滞稍行即去之。"

5.《本草经疏》："凡呕吐不因寒气冷积，而由于胃虚火气炎上；腹痛因于血虚脾阴不足，而非停滞所致；泄泻因于火热暴注，而非积寒伤冷；腹满因于中气不足，气不归元，而非气实壅滞；中风由于阴虚火炎，卒致僵仆，而非西北真中寒邪；伤寒发热头疼，而无痞塞胀满之候；小儿吐泻乳食，将成慢惊；大人气虚血槁，见发膨证；老人脾虚不能运化，偶有停积；妊妇恶阻，水谷不入；娠妇胎升胀晕；娠妇伤食停积泻利；娠妇伤胎腹痛；产后血虚腹痛；产后中满作胀；产后泄泻冒闷。以上诸证，法所咸忌。"

6.《本草汇言》："气之盛者，用无不验；气之弱者，宜少用之。"

7.《药品化义》："若暴泻如水、滑泻无度者，肠气已虚者，忌此辛散。"

【选方】　1. 治腹满痛大便闭者　厚朴八两，大黄四两，枳实五枚。上三味，以水一斗二升，先煮二味，取五升，内大黄煮取三升。温服一升，以利为度。（《金匮要略》厚朴三物汤）

2. 治脾困脾胃，脘腹胀满，不思饮食，口淡无味，呕吐恶心，嗳气吞酸，常多泄泻，肢体沉重，怠惰嗜卧，舌苔白腻而厚，脉缓　苍术四两（去黑皮，捣为粗末，炒黄色），厚朴三两（去粗皮，涂生姜汁，炙令香熟），陈橘皮二两（洗令净，焙干），甘草一两（炙黄）。上药四味，捣罗为散。每服二钱，用水一盏，入生姜二片，大枣二枚，同煎至七分，去滓，空腹时温服。（《医方类聚》引《简要济众方》平胃散）

3. 治反胃　厚朴（去皮，锉作小块子）、附子（去皮、脐，锉作小块子）各一两，生姜八两（去皮取汁）。上件三味同煮，以附子为度，烤干为末，酒煮，和丸如梧桐子大。米饮下三粒，食前服。（《全生指迷方》朴附丸）

4. 治冒虚寒，痰盛呕吐　厚朴（去粗皮，姜汁炙）一斤，半夏（洗去滑，焙，切）半斤，枣（生捣袋盛）三斤，生姜三斤（研取汁尽，更入水二碗，绞取汁）。上四味，银器内用文武火煮尽姜汁，取厚朴、

半夏焙干，捣罗为末，枣去皮、核，入前药于臼内，再捣为丸，如梧桐子大。每服空心临卧，温酒下二十丸。《圣济总录》厚朴丸）

5. 治小儿吐泻，胃虚及有痰惊　厚朴一两，半夏（淹泡七次，姜汁浸半日，晒干）一钱。以水泔三升同浸一百刻，水尽为度，如未尽，少加火熬干，去姜，只研半夏。每服半钱或一字，薄荷汤调下。《小儿卫生总微论方》梓朴散）

6. 治胃虚泄泻，老人脏泄尤效　白头（炮）三分，厚朴（姜炙）、甘草（炙）、干姜（炮）各一分。每服一钱，水三合，生姜二片，煎至二合。热服，并二服止。《苏沈良方》健脾散）

7. 治暑毒，食滞，溏泄，水泻　锦纹大黄（酒煮三昼夜，捣、晒）半斤，川厚朴（姜汁炒）四两八钱，广木香（为末）五钱。和大黄杵丸绿豆大。每服二三钱。煎连』。《扶寿精方》朴黄丸）

8. 治冷滞下痢不禁虚羸者　厚朴（去粗皮，姜汁制）、附子（炮，去皮、脐）、干姜（炮裂）、橘红各等分。上为末，曲糊丸如梧桐子大。每服四十丸，食前米饮下，日二服。《续易简方》朴附丸）

9. 治咳而脉浮者　厚朴五两，麻黄四两，石膏如鸡子八，杏仁半升，半夏半升，干姜二两，细辛二两，小麦一升，五味子半升。上九味，以水一斗二升，先煮小麦熟，内诸药，煮取三升。温服一升，日三服。《金匮要略》厚朴麻黄汤）

10. 治妇人咽中如有炙脔　半夏一升，厚朴三两，茯苓四两，生姜五两，干苏叶二两。以水七升，煮取四升。分温四服，日三夜一服。《金匮要略》半夏厚朴汤）

11. 治鱼鱼及生肉，住胸膈中不化，吐之不出，便成癥瘕　厚朴一两（去粗皮，涂生姜汁，炙令香熟），川大黄二两（锉碎，微炒）。上件药，细锉。分为二服，每服，以酒一大盏，煎取六分，去滓，放温尽服，良久再服。《圣惠方》）

12. 治虫积　厚朴、槟榔各二钱，乌梅二个。水煎服。《保赤全书》）

13. 治心脾不调，肾气弱，或便尿白浊　厚朴一两（生姜汁制，微炒用）、白茯苓一钱。上㕮咀作一服，水酒一碗，煎至一碗。分作二服，食前温服。《普济方》莹泉散）

14. 治思虑过度，致便遗漏精气　厚朴（去粗皮，姜制研末）二两、羊胫炭一两（烧冷甚者，入炼熟朱砂半两，水煮面糊丸如梧桐子大。每服百丸至二百丸，空心米饮下。《宝庆本草折衷》引《刘信父方》秘真丹）

【临床报道】　1. 治疗咽异感症　用半夏厚朴汤（半夏、厚朴、茯苓、苏叶、生姜等分），水煎服，每日二次，连服5日为1个疗程。共治60例，结果48例治愈，咽部异物感消失；12例好转，症状明显减轻。随访2年，在此期间如又有症状出现，可再用此药2个疗程。

2. 治疗胃病　观察病例共90例，按2:1随机分为治疗组60例，对照组30例，西医诊断为慢性浅表性胃炎、胃神经症、功能性消化不良。治疗组厚朴生姜半夏甘草人参汤，每日1剂，水煎服。对照组多潘立酮，10 mg，每日3次。疗程2星期。结果：治疗组临床治愈16例，显效20例，有效20例，无效3例，总有效率95%；对照组分别为8、9、11、2例，总有效率90.3%。Ridit分析检验示，结果两组之间疗效无显著性差异。

3. 治疗阿米巴痢疾　将厚朴制成煎剂内服，每次20 ml（相当于生药6 g），每日2次。共治疗46例，用药3～9日后，有43例获愈，2例进步，1例无效。治愈者绝大多数在3日左右后临床症状即基本消失。平均腹痛消失3.8日，大便成形，黏液血便消失2.7日，大便次数恢复正常为3.2日，里急后重消失为3日，大便镜检恢复正常4.5日。但对阿米巴痢疾脱水及中毒症状严重者应酌情补液及维持电解质平衡。少数患者有轻微耳鸣及便秘，不影响治疗。

4. 用于制止针刺下子宫切除术的鼓胀现象　试用厚朴粉于手术前12小时1次吞服，体重50 kg以下者5～7.5 g，50 kg以

上者7.5～10 g。按此剂量用于36例手术，仅1例在手术过程中肠曲鼓出，使手术无法进行而改用硬膜外麻醉，其余在切开腹膜后肠曲不鼓，轻轻一推即可将肠曲推上。与未服厚朴粉的163例肠曲情况对照，经统计学处理两者有显著性差异。术后一般在24～36小时有肛门排气现象出现，自诉无其他不适。

【各家论述】　1. 李东垣：“厚朴，苦能下气，故泄实满；温能益气，故能散湿满。”（引自《纲目》）

2. 《本草衍义补遗》：“厚朴，气药之温而能散，泻胃之实也，而胃胃散levi之，佐以苍术，正上焦之湿，平胃土不使之太过而复其平，以致于和同，非谓诸补脾胃，习以成俗，皆为之补，哀哉！”“厚朴能治虚胀，因其味辛以提其气。”

3. 《衷中参西录》：“厚朴，治胃气上逆，恶心呕吻，胃气郁结胀满疼痛，为温中下气之要药。为其性温味兼辛，其力不但下行，又能上升外达，故《本经》谓其主中风、伤寒头痛。味之辛者，又能入肺以治外感咳逆；且能入肝，平肝之横恣，以愈胁下掀疼。兼入血分，甄权谓其破宿血，古方治月闭亦有单用之者。诸家谓其误服能脱元气，独叶香岩谓多用则破气，少用则通阳，诚为确当之论。”

4. 《本草述》：“先贤于此味（厚朴），首以除胀满为言。夫胀满之虚而无邪者，不宜此也。若寒湿之为胀满，此实也，固须此；即湿热之为胀满，如厚朴积热及外感郁热，此亦是也，苦寒辛之而亦无假此也。唯中气虚而患湿热者，乃虚中夹实，即中气之虚，与邪气之实，孰多孰少，以为攻补之多少，更有久暂之时，以定功补之多少，如此味又何可少哉？”

5. 《国药诠证》：“厚朴，为治一切湿病之专药，凡热病挟寒湿者，以温药治之则助热，以清药治之则助寒，均不能适中病势，惟有以厚朴燥湿散寒，则寒湿俱化而可以获愈。或畏其燥而不敢用，不知湿非畢不除，遇湿病正求燥而不得，岂可舍燥而不用。近人宗养阴之说者，都未能善用燥药，乃对于湿病往往不能应手而愈。”

3431 厚皮香 hòu pí xiāng （《植物名实图考》）

【异名】　白花果、称杆红（《昆明民间常用草药》），莫红砍、山茶树（《云南中草药》），猪血柴、气血藤（《浙江药用植物志》）。

【基原】　为山茶科厚皮香属植物厚皮香的叶或全株。

【原植物】　厚皮香 *Ternstroemia gymnanthera*（Wight et Arn.）Sprague [*Cleyera gymnanthera* Wight et Arn.]

灌木或小乔木，高3～8 m，全体无毛。树皮灰褐色；小枝粗壮，圆柱形，带棕褐色，近轮生或多次分叉。单叶互生，常聚枝簇生枝端；叶柄长5～15 mm；叶片革质，长圆状倒卵形或椭圆形，长4～11 cm，宽2.5～5 cm，先端急尖、渐尖或钝，基部楔形或渐狭而下延，全缘。花两性，单生叶腋或簇生小枝顶端；花淡黄色，径约1.8 cm，花梗长1～2 cm，通常下弯；小苞片2，卵状三角形；萼片5，几圆形，基部稍连合，宿存；花瓣5，倒卵状篦形，基部合生；雄蕊多数，排成两轮；子房长位上，2～3室，花柱1，粗短，柱头3裂。蒴果为干燥的浆果状，近球形或椭圆状卵形，径1～1.5 cm，黄色。种子红色。花期7～8月，果期8～10月。

生于海拔700～3500 m的山坡、路旁、杂木林或灌丛中。分布于江苏、安徽、福建、江西、湖北、湖南、广东、广西、四川、贵州、云南等地。

本植物的花（厚皮香花）

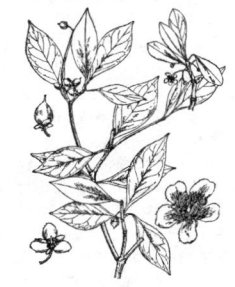

厚皮香

亦供药用，另设专条。

【采收加工】 全年均可采收，切碎，晒干或鲜用。

【药材】 厚皮香 Ternstroemiae Gymnantherae Folium 主产于云南、贵州等地。

性状 叶常破碎，完整叶片倒卵状长圆形；先端渐尖或短尖，基部楔形，全缘；表面绿色或棕绿色，光滑，革质。具短柄。气微，味苦、涩。

【药性】 苦，凉，小毒。

1.《昆明民间常用草药》："性凉，味腥苦。花果有小毒。"

2.《云南中草药》："气清香，苦、微甘、温。"

【功用主治】 清热解毒，散瘀消肿。主治疮痈肿毒，乳痈，感冒。

1.《昆明民间常用草药》："清热解毒，消痈肿。"

2.《云南中草药》："散寒破瘀，杀虫。"

【用法用量】 外用：鲜品捣敷或擦患处。内服：煎汤，6～10 g。

【选方】 治大疮痈疡，乳腺炎 用(厚香皮)鲜叶适量捣烂敷患处。《昆明民间常用草药》

3432 **厚朴花** hòu pò huā 《饮片新参》

【异名】 调羹花《中药材手册》。

【基原】 为木兰科木兰属植物厚朴或庐山厚朴的花蕾。

【原植物】 参见"厚朴"条。

【采收加工】 厚朴定植8年开始开花。于3～4月采收将开放的花蕾，置蒸笼中蒸至上气后约10分钟取出，晒干或用文火烘干，晒时注意翻动次数不宜过多，否则影响质量。

【药材】 厚朴花 Magnoliae Officinalis Flos 主产四川、湖北、浙江等地。四川、湖北所产者称"川朴花"，浙江所产者称"温朴花"。

性状 花蕾呈长圆锥形，长4～7 cm，基部直径 1.5～2.5 cm。红棕色至棕褐色。花被多为12片，肉质，外层是长方倒卵形，内层的呈匙形。雄蕊多数，花药条形，淡黄棕色，花丝宽而短。心皮多数，分离，螺旋状排列于圆锥形的花托上。花梗长0.5～2 cm，密被灰黄色绒毛。质脆，易破碎。气香，味淡。

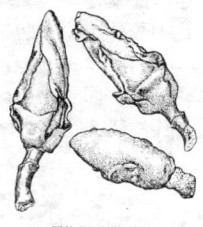

厚朴花(花蕾)外形

鉴别 (1)花梗横切面：表皮细胞1列，具非腺毛。皮层有石细胞群和油细胞散在，油细胞类圆形或卵圆形，直径35～115 μm；并有较大的花被迹维管束散在。中柱维管束径向窄长，列列。髓部散有油细胞及石细胞。

粉末特征 红棕色。花被表皮细胞为多角形或椭圆形，表面有密集的疣状突起，有的具细条状纹理。石细胞众多，呈不规则分枝状，壁厚7～13 μm，孔沟明显，胞腔小。油细胞类圆形或椭圆形，直径37～85 μm，壁稍厚。花粉粒椭圆形，直径37～48 μm，具一远极沟，表面有细网状雕纹。非腺毛1～3细胞，长820～2 300 μm，壁极厚，有的表面具螺状角质纹理，单细胞者先端尖长，基部稍膨大，多细胞者基部细胞较短或明显膨大，壁薄。

(2) 薄层色谱：取本品粉末1 g，加甲醇8 ml，密塞，振摇30分钟，滤过，滤液作为供试品溶液。另取厚朴酚、和厚朴酚对照品，加甲醇制成每1 ml含各2 mg的混合溶液，作为对照品溶液。吸取上述两种溶液各5 μl，分别点于同一硅胶G薄层板上，以甲苯-甲醇(27∶1)为展开剂，展开，取出，晾干，喷以1%香草醛硫酸溶液，在100 ℃加热至斑点显色清晰。供试品色谱中，在与对照品色谱相应的位置上，显相同颜色的斑点。

品质标志 《中华人民共和国药典》2010年版规定：照高效液相色谱法测定，本品含厚朴酚($C_{18}H_{18}O_2$)与和厚朴酚($C_{18}H_{18}O_2$)的总量不得少于2.0%。

【成分】 花蕾含厚朴酚(magnolol)，和厚朴酚(honokiol)和樟脑(camphor)。

【炮制】 1. 厚朴花 取原药材，除去杂质及残留的枝梗，筛去灰屑。

2. 姜厚朴花 取净厚朴花，用姜汁拌习，置锅内用文火微炒，取出，晒干。每厚朴花100 kg，用生姜10 kg。

3. 蒸厚朴花 取厚朴花洗净，置容器内，蒸30分钟，取出，晒干。

饮片性状 参见"药材"项。姜厚朴花形如厚朴花而无柄，颜色加深，微有姜气。蒸厚朴花，颜色加深。

贮干燥容器内，姜厚朴花、蒸厚朴花密闭，置阴凉干燥处。

【药性】 辛、微苦，温。归脾、胃、肺经。

1.《饮片新参》："微苦，温。"

2.《四川中药志》1960年版："味甘、微辛，性温。入脾、肝、胃三经。"

【功用主治】 行气宽中，开郁化湿。主治肝胃气滞，胸脘痞闷，食欲不振，纳谷不香，感冒咳嗽等证。

1.《饮片新参》："宽中理气。治胸闷，化脾胃湿浊。"

2.《四川中药志》1960年版："宽胸理膈，降逆理气。"

3.《全国中草药汇编》："治感冒咳嗽，胸闷不适。"

【用法用量】 内服：煎汤，3～5 g。

【宜忌】 《饮片新参》："阴虚液燥者忌用。"

【选方】 治梅核气 (厚朴)花15～30 g。水煎服。《浙江药用植物志》

3433 **厚朴果** hòu pò guǒ 《四川中药志》

【异名】 逐折、百合、厚实《别录》；厚朴实《纲目》。

【基原】 为木兰科木兰属植物厚朴的果实。

【原植物】 参见"厚朴"条。

【采收加工】 9～10月采摘果实，去糙，晒干。

【药材】 厚朴果 Magnoliae Officinalis Fructus 产于四川、湖北等地。

性状 聚合果长椭圆形，长9～12 cm，直径4.5～6 cm，顶端钝圆，基部近圆形，棕色至棕褐色，蓇葖果多数，纵向紧密排列，木质，先端有外弯尖头，内含种子1、2粒；种子扁卵形或三角状倒卵形，长9～11 mm，直径6～9 mm，腹部具沟槽，外皮棕红色，内皮褐色，背部具纵皱纹。气弱，味微涩。

【药性】 甘，温。

1.《纲目》："甘，温，无毒。"

2. 姚可成《食物本草》："味甘平。"

3.《全国中草药汇编》："微苦，温。"

【功用主治】 消食，理气，散结。主治消化不良，胸脘胀闷，鼠瘘。

1.《别录》："疗鼠瘘，明目益气。"

2. 姚可成《食物本草》："主消食，宽中利气。"

3.《全国中草药汇编》："治感冒咳嗽，胸闷不适。"

4.《四川中药志》1960年版："温中健胃。治胃部膨胀及鼠瘘。"

【用法用量】 内服：煎汤，2～5 g。

3434 **厚皮香花** hòu pí xiāng huā 《云南中草药》

【基原】 为山茶科厚皮香属植物厚皮香的花。

【原植物】 参见"厚皮香"条。

【采收加工】 7～8月采集，鲜用或晒干。

【功用主治】 杀虫止痒。主治疥癣瘙痒。

【用法用量】 外用：捣烂外敷或擦患处。

3435 厚叶牛耳草 hòu yè niú ěr cǎo《全国中草药汇编》

【异名】 石灰草《云南中草药选》、岩白菜《全国中草药汇编》。

【基原】 为苦苣苔科旋蒴苣苔属植物厚叶旋蒴苣苔的全草。

【原植物】 厚叶旋蒴苣苔 Paraboea crassifolia (Hemsl.) Burtt [Boea crassifolia Hemsl.] 又名：厚叶蛛毛苣苔《中国植物志》。

多年生草本。根状茎圆柱形，长 0.5～1.5 cm，具多数须根。叶基生：近无柄；叶片扁而肉质，倒卵状匙形或狭倒卵形，长 3.5～9 cm，宽 1.5～3.2 cm，先端急尖或近钝，基部渐狭，上面被灰白色绵毛，后变近无毛，绿色，下面具白色或淡褐色珠状状绵毛，边缘向上反卷，具不整齐锯齿。聚伞花序有少数花；花序梗长 8～12 cm，被淡褐色蛛丝状绵毛；苞片 2，钻形，长约 2 mm；花萼长约 3 mm，5 裂至基部，裂片狭线形，外面被淡褐色短绒毛；花冠紫色，长 1～1.4 cm，筒短，檐部二唇形，上唇 2 裂，下唇 3 裂，裂片近圆形；能育雄蕊 2，内藏，花药先端连着，退化雄蕊 2；雌蕊无毛，花柱伸出；柱头 1，头状。蒴果长达 2.7 cm，螺旋状扭曲。花期 6～7 月。

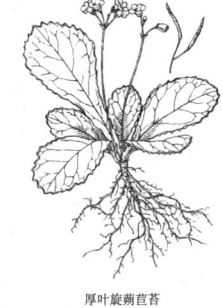
厚叶旋蒴苣苔

生于海拔约 700 m 的山地岩石上。分布于湖北、四川、贵州、云南等地。

【采收加工】 5～6 月采收，晒干。

【药性】 《全国中草药汇编》：“甘，平。”

【功用主治】 《全国中草药汇编》：“滋补强壮，止血，止咳。主治肝脾虚弱，劳伤吐血，内伤咯血，肺病咳喘，白带，无名肿毒等症。”

【用法用量】 内服：煎汤，30～60 g。

3436 厚叶岩白菜 hòu yè yán bái cài《新疆药用植物志》

【异名】 岩白菜《新疆中草药》。

【基原】 为虎耳草科岩白菜属植物厚叶岩白菜的全草。

【原植物】 厚叶岩白菜 Bergenia crassifolia (L.) Fritsch. [Saxifraga crassifolia L.]

多年生草本，高 5～50 cm，无毛。根茎粗，横走，棕褐色，有鳞片和枯残托叶鞘。茎直立，无叶或具 1 个小叶。叶基生；叶柄长 3～9 cm，基部具托叶鞘；叶片质厚，近革质，有光泽，圆形或宽椭圆形，长 5～12.5 cm，宽 3.2～9.5 cm，先端钝圆，基部通常楔形，有小腺窝，无毛，边缘具钝齿或不明显的细锯齿。聚伞花序圆锥状顶生，长 3.5～13 cm，多花；花梗长 2～4 mm；花萼钟状，5 裂，裂片圆形；花瓣 5，倒卵形，长 10～12 mm，先端微凹，基部

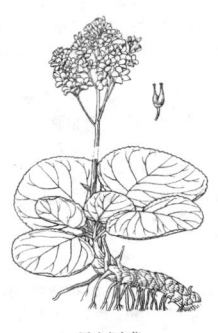
厚叶岩白菜

渐狭成爪，多脉，白色，或淡粉红色；雄蕊 10；子房卵球形，半下位，花柱 2，柱头头状。蒴果 2 裂。种子多数。花期 5～7 月，果期 9～10 月。

生于海拔 1 700～2 600 m 的落叶松林下悬崖石缝中。分布于新疆。

【采收加工】 5～6 月采收，晒干。

【药材】 厚叶岩白菜 Bergeniae Crassifoliae Herba 产于新疆。

性状 全草皱缩。根状茎近圆柱形，长 1.7 cm，直径 0.5～1.5 cm，表面紫褐色，有叶柄残基和鳞片状枯残托叶鞘；下面根上生有细根；质坚硬，不易折断，断面棕红色，粉性。茎圆柱形，略扁，长 30～60 cm。叶基生，多破碎，完整叶片倒卵形或椭圆形，长 5～12.5 cm，宽 3.2～9.5 cm，基部两面常具小腺窝，灰色，边缘有细锯齿，叶柄长 3～9 cm，基部具托叶鞘。聚伞花序圆锥状；花梗与花序分枝均有腺毛，花瓣红紫色，椭圆形至圆卵形。气微，味酸、涩。

【成分】 根和根状茎中含岩白菜素（bergenin）。叶中含鞣质（tannin）、熊果苷（arbutin）。厚叶岩白菜还含黄酮苷，为山柰酚（kaempferol）和槲皮素（quercetin）的 3-O-单糖苷和 3-O-双糖苷。

【药理】 消炎作用 从新疆厚叶岩白菜中提取的岩白菜素给动物灌胃进行的抗炎试验表明，它能抑制二甲苯引起的小鼠耳郭肿胀，对抗角叉菜胶所致小鼠足跖肿胀，该作用于炎剂作用后 1 小时起效，持续 3 小时！并能对抗棉球引起的大鼠肉芽肿。本品有效成分岩白菜素的止咳、祛痰、抗菌等其他药理作用见“岩白菜”条。

【药性】 《新疆中草药》：“微酸、涩、凉。”

【功用主治】 《新疆中草药》：“收敛止血，止咳定喘。”

【用法用量】 内服：煎汤，9～15 g；或研末，3 g。外用：研末撒敷。

【选方】 1. 治便血，血崩，咯血，吐血 厚叶岩白菜 9～15 g。水煎服。

2. 治急性胃肠炎，痢疾 厚叶岩白菜研末。每服 3 g，每日服 3 次。

3. 治外伤出血 厚叶岩白菜研成细粉，敷患部。

4. 治慢性气管炎 厚叶岩白菜 15 g，阿里红、牛蒡子各 9 g。水煎服。（1～4 方出自《新疆中草药》）

3437 砂仁 shā rén《本草蒙筌》

【异名】 缩沙蜜《药性论》，缩砂仁《医学启源》，缩砂蜜《纲目》。

【基原】 为姜科砂仁属植物阳春砂仁、绿壳砂仁和海南砂仁的成熟果实或种子。

【原植物】 1. 阳春砂仁 Amomum villosum Lour. 又名：春砂仁《古今药物别名录》，阳春砂《中药志》。

多年生直立草本，株高 1.2～2 m。根茎圆柱形，匍匐于地面，节上具鞘状膜质鳞片。芽鲜红色，锥状。茎直立，圆柱形，叶无柄或近无柄；叶舌半圆形，长 3～5 mm，棕红色或有时绿色；叶 2 列，叶片狭长椭圆形或披针形，长 15～40 cm，宽 2～5 cm，先端尾尖，基部渐狭或近圆形，全缘，两面无毛或有时下面有微毛。花葶从根茎上抽出，长 7～15 cm；总花梗长 3～10 cm，被细柔毛；鳞片膜质，椭圆形，褐

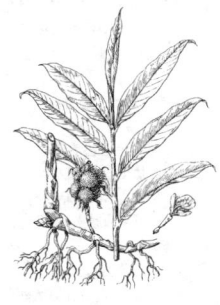
阳春砂仁

色或绿色，长 0.8~2.5 cm，先端钝圆，基部常连合成管状，穗状花序椭圆形，总苞片膜质，长椭圆形，长约 1.8 cm；苞片管状，长约 1.1 cm，膜质，先端 2 裂；花萼管状，白色，长约 1.7 cm，先端具三浅齿；花冠管细长，白色，长 1.8~2.0 cm；唇瓣圆匙形，白色，长宽 1.6~2.0 cm，中央部分稍加厚，呈淡黄色或黄绿色，间有红色斑点，先端 2 浅裂，反卷；侧生退化雄蕊 2，位于唇瓣的基部，呈乳头状突起；雄蕊 1，长约 1 cm，药长约 6 mm，药隔附属体 3 裂，花丝扁平，较花药略短；子房被白色柔毛。蒴果椭圆形，长 1.5~2 cm，直径约 1.5 cm，具不开分的软刺，棕红色。种子多数，聚成一团，有浓郁的香气。花期 3~5 月，果期 7~9 月。

生于气候温暖、潮湿、富含腐殖质的山沟林下阴湿处。分布于福建、广东、广西、云南等地。现广东、广西、云南等地区均大面积栽培。

2. 绿壳砂仁 A. villosum Lour. var. xanthioides (Wall. ex Baker) T. L. Wu et Senjen [A. xanthioides Wall. ex Baker]

本变种与正种外部形态极相似，区别点是：本变种根茎先端的芽、叶舌多呈绿色，果实成熟时亦为绿色。花期 4~5 月，果期 7~9 月。

生于海拔 600~800 m 的山沟林下阴湿处或栽培。分布于云南南部。

3. 海南砂仁 A. longiligulare T. L. Wu

与砂仁不同之处为：本种叶舌极长，长 2~4.5 cm。果具明显钝 3 棱，果皮硬，被片状、分裂的柔刺，极易识别。花期 4~6 月，果期 6~9 月。

生于山谷密林中。分布于海南。现广东、海南大面积栽培。

【栽培】 生物学特性 喜热带南亚热带季雨林温暖湿润的气候，不耐寒。年平均气温 19~22℃、年降水量在 1 000 mm 以上、空气相对湿度在 80% 以上时生长良好，怕干旱，忌水涝。需适当荫蔽，喜漫射光。以土层深厚、疏松、保水保肥力强、富含腐殖质的壤土和砂壤土为好，不宜在黏土、砂土栽种。

繁殖方法 种子繁殖或分株繁殖。种子繁殖：此法可使品种获得复壮，繁殖快。采果后 9~10 月初，种子新鲜时及早播种，发芽率高，早成苗，次年 5~6 月雨季初可出圃定植。如当年不能播种，可将种子用湿沙贮存至次年 2~3 月升温时播种。老产区种苗充足，多采用分株繁殖，直接从大田或苗圃地里割取带有 1、2 条萌发匍匐茎，具有 5~10 片叶的壮实幼苗作种苗。行株距 1 m×1 m，挖穴长、宽、深约 30 cm×20 cm×20 cm，每穴栽苗 1 株，覆土 6~7 cm，压实，淋水，盖草，保湿。

田间管理 种植后的第一、第二年幼龄期，每年除草 3~4 次，开花结果后每年除草 2 次，施肥培土 2~3 次，以有机肥为主，化肥为辅。为保持各生育期的荫蔽度，应修砍过茁的荫蔽树以调整荫蔽度，可抑制营养生长，促进生殖生长。旱季浇水覆盖地面保墒，雨季注意排除积水。砂仁的花是典型的虫媒花，在自然条件下，必须依赖昆虫传粉。因此，在缺乏传粉昆虫的栽培地，花期应进行人工授粉，用抹粉法，大幅度提高砂仁的结果率和产量。同时要保护或引进传粉的昆虫，有黄绿彩带蜂、埃氏彩带蜂和虹彩带蜂。为防止落果，可喷 (5~10)×10⁻⁶ g，4-D。

病虫害防治 病害有立枯病，苗期发生，可喷 1:1:120~140 波尔多液防治；叶斑病，苗期发生，用 1:1:150 波尔多液或 50% 托布津 1 000 倍液交替喷雾；果疫病。虫害有黄潜蝇。

【采收加工】 种植后 2~3 年开花结果。7~10 月初果实由鲜红转为紫红色时，种子呈黑褐色，破碎后有浓烈辛辣味即可采收。用剪刀剪断果序，晒干，也可用火焙法焙干。

【药材】 砂仁 Amomi Fructus 阳春砂主产于云南、广东，质量较好；绿壳砂主产于云南；海南砂主产于海南、广东，品质较差。

商品规格 商品有国产砂仁和进口砂仁两类。国产砂仁有阳春砂仁、绿壳砂仁、海南砂仁，因加工不同分壳砂仁和（净）砂仁

两种。进口砂仁习称"缩砂"，分壳砂和原砂仁。

性状 阳春砂、绿壳砂 果实呈椭圆形或卵圆形，有不明显的三棱，长 1.5~2 cm，直径 1~1.5 cm。表面棕褐色，密生刺状突起，顶端有花被残基，基部常有果梗。果皮薄而软。种子集结成团，具三钝棱，有白色隔膜，将种子团分成 3 瓣，每瓣有种子 5~26 粒。种子为不规则多面体，直径 2~3 mm；表面棕红色或暗褐色，有细皱纹，外被淡棕色膜质假种皮；质硬，胚乳灰白色。气芳香而浓烈，味辛凉、微苦。

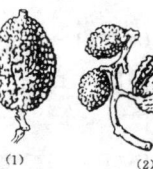

阳春砂仁（果实）外形
(1) 果实　(2) 果序

海南砂 果实呈长椭圆形或卵圆形，有明显的三棱，长 1.5~2 cm，直径 0.8~1.2 cm。表面被片状、分枝的软刺，基部具果梗痕。果皮厚而硬。种子团较小，每瓣有种子 3~24 粒；种子直径 1.5~2 mm。气味稍淡。

鉴别 (1) 阳春砂种子横切面：假种皮有时残存。种皮表皮细胞 1 列，径向延长，壁棕厚；下皮细胞 1 列，含棕色或红棕色物。油细胞层为 1 列细胞，长 76~106 μm，宽 16~25 μm，含黄色油滴。色素层为数列棕色细胞，细胞多角形，排列不规则。内种皮为 1 列栅状厚壁细胞，黄棕色，内壁及侧壁极厚，细胞小，内含硅质块。外胚乳细胞数列，内有少数细小草酸钙方晶。内胚乳细胞含细小糊粉粒及脂肪油滴。

粉末特征：灰棕色。内种皮厚壁细胞红棕色或黄色，表面多角形，壁厚，非木化，胞腔内含硅质块；断面观为 1 列栅状细胞，内壁及侧壁极厚，胞腔偏外侧，内含硅质块。种皮表皮细胞淡黄色，表面观长条形，常与下皮细胞上下层垂直排列；下皮细胞含棕色或红色物。色素层细胞皱缩，界限不清楚，含红棕色和深棕色物。外胚乳细胞类长方形或不规则形，充满细小淀粉粒集结成的淀粉团，有的包埋有细小草酸钙方晶。内胚乳细胞含细小糊粉粒及脂肪油滴。油细胞无色，壁薄，偶见油滴散在。

(2) 薄层色谱：取本品挥发油，加乙醇制成每 1 ml 含 20 μl 的溶液，作为供试品溶液。另取醋酸龙脑酯为对照品，加乙醇制成每 1 ml 含 10 μl 的溶液，作为对照品溶液。吸取上述两种溶液各 1 μl，分别点于同一硅胶 G 薄层板上，以环己烷-醋酸乙酯 (22:1) 为展开剂，展开，取出原干，喷以 5% 香草醛硫酸溶液，加热至斑点显色清晰。供试品色谱中，在与对照品色谱相应的位置上，显相同的紫红色斑点。

品质标志 《中华人民共和国药典》2005 年版规定：照挥发油测定法测定，阳春砂、绿壳砂种子团含挥发油不得少于 3.0%(ml/g)；海南砂种子团含挥发油不得少于 1.0%(ml/g)；照气相色谱法测定，本品含乙酸龙脑酯($C_{12}H_{20}O_2$) 不得少于 0.90%。

【成分】 1. 种仁含挥发油，经鉴定，成分有乙酸龙脑酯 (bornyl acetate)，樟脑 (camphor)，柠檬烯 (limonene)，莰烯 (camphene)，α-蒎烯 (α-pinene)，β-蒎烯 (β-pinene)，龙脑 (borneol)，β-榄香烯 (β-elemene)，β-丁香烯 (β-caryophyllene)，β-香柑油烯 (β-bergamotene)，α-侧柏烯 (α-thujene)，月桂烯 (myrcene)，α-水芹烯 (α-phellandrene)，芳樟醇 (linalool)，α-金合欢烯 (α-farnesene)，β-金合欢烯 (β-farnesene)，β-甜没药烯 (β-bisabolene)，γ-荜澄茄烯 (γ-cadinene)，棕榈酸 (palmitic acid)，α-石竹烯 (α-caryophyllene)，石竹烯氧化物 (caryophylleneoxide) 等近 50 种。果实含有香草酸 (vanillic acid)，硬脂酸 (stearic acid)，棕榈酸，多种微量元素 (μg/g)：锌 64.2，铜 8.8，铁 44.0，锰 138.0，钴 0.10，铬 1.2，钼 1.15，镍 6.69，钛 0.95，钒 0.09 等]叶的挥发油与种子挥发油各成分含量虽有差别，但其组成基本相同。

2. 绿壳砂仁 果实含挥发油，其成分有：橙花叔醇 (nero-

lidol）,樟脑,乙酰龙脑酯,芳樟醇,龙脑,樟脑烯（camphorene）,柠檬烯,β-蒎烯等;还含具有镇静作用的2-菠醇葡萄糖苷类（2-bornanol glucosides）,如豆蔻苷（amomumoside）等,及多种微量元素（μg/g）:锌87.6,铜10.2,铁14.2,锰921,铬2.84,钼4.11,钛3.13,钒0.47,镍0.90,钴0.12等。

3. 海南砂仁 果实含挥发油,油中的主要成分为α-蒎烯、β-蒎烯,桉叶素（1,8-cineole）,对聚伞花素（p-cymene）,芳樟醇,柠檬烯,莰烯,乙酰龙脑酯,樟脑,橙花叔醇,β-金合欢烯,γ-荜澄茄烯,3-蒈烯（Δ³-carene）,白菖烯（calarene）。多种微量元素（μg/g）:锌81.7,铜8.3,铁65.0,锰312.7,铬1.19,钼0.1,钒0.15,钛1.90等。

【药理】 1. 抗血小板聚集作用 砂仁0.6 g/kg、1.2 g/kg,家兔灌胃给药,对ADP诱导的血小板聚集有明显的抑制作用,剂量增加,则作用时间相应延长。砂仁对花生四烯酸或胶原与肾上腺素合剂所诱发的小鼠急性死亡有明显保护作用,砂仁的这种保护作用,除由于抑制血小板聚集作用外,也与扩张血管或抑制血栓烷合成有关。

2. 对消化系统的作用 砂仁0.3 g/kg、0.6 g/kg、1.2 g/kg灌胃给药,对束缚水浸法小鼠应激性溃疡有明显抑制作用;0.6 g/kg灌胃,可显著减少大鼠的胃酸分泌。试管实验表明,砂仁可明显抑制胃蛋白酶活性。砂仁抑制大鼠胃酸分泌的作用,可能是由于促进胃黏膜细胞释放前列腺素,致使胃酸分泌受到抑制的结果。砂仁对盐酸引起的急性胃黏膜损伤、吲哚美辛-乙醇引起的胃黏膜细胞障碍都有明显抑制作用。砂仁醇提物可能具持久的利胆作用,胆汁分泌量明显增加,且其剂量低依赖关系,无疑对清除水谷不化治疗脘胀满起了促进作用。砂仁对番泻叶刺激大肠性腹泻有效,对蓖麻油刺激小肠性腹泻无效,可能与其在小肠中迅速被吸收后又浓集（如分泌等）到大肠,或在肠内细菌作用下产生活性代谢物有关。引起腹泻的最直接原因是肠腔积液和肠推进运动亢进两个方面。砂仁挥发油主要成分乙酸龙脑酯有显著抑制番泻叶所致小鼠腹泻和离体家兔小肠平滑肌运动的作用。砂仁种子提取液（0.5 g/L、1.2 g/L、4 g/L）剂量依赖性地加强肠鼠离体肠管的节律性运动,并使收缩幅度增大。大剂量则使张力减弱,振幅降低,并能拮抗乙酰胆碱及氯化钡对肠管的兴奋作用。砂仁还能促进小鼠肠道运动,增进胃肠运输功能。

3. 其他作用 醋酸扭体法实验表明,砂仁0.3 g/kg、0.6 g/kg、1.2 g/kg,小鼠灌胃给药,有明显镇痛作用,并能显著减少小鼠肌体细胞数。

【炮制】 1. 砂仁 取原药材,除去杂质及果柄。用时捣碎。

2. 盐砂仁 取净砂仁用盐水拌匀,闷透,置锅内,用文火加热,炒干,取出放凉。每砂仁100 kg,用盐2.5 kg。

3. 姜制砂仁 取净砂仁与姜汁拌匀,闷透至姜汁尽,置锅内用文火微炒,取出,放凉。每砂仁1 kg,用生姜0.2 kg。

饮片性状 砂仁参见"药材"项。盐砂仁形似砂仁,色泽加深,味微咸。姜制砂仁形似砂仁,稍具姜辣气味。

贮干燥容器内,密闭,置阴凉干燥处。

【药性】 辛,温。归脾、胃、肾经。

1.《药性论》:"味苦、辛。"

2.《本草拾遗》:"味酸。"

3.《海药本草》:"味辛、平,咸。"

4.《开宝本草》:"温,无毒。"

5.《汤液本草》:"入手、足太阴经、阳明经、太阳经,足少阴经。"

6.《纲目》:"辛,温,涩,无毒。"

【功用主治】 化湿,行气,温脾,安胎。主治湿阻气滞,脘腹胀满,不思饮食,恶心呕吐,腹痛泄泻,妊娠恶阻,胎动不安,血崩,一切食毒。

1.《药性论》:"主冷气腹痛,止休息气痢,劳损,消化水谷,温暖脾胃。"

2.《本草拾遗》:"主上气咳嗽,奔豚,鬼疰,惊痫邪气。"

3.《日华子》:"治一切气,霍乱转筋,心腹痛。能起酒香味。"

4.《开宝本草》:"主虚劳冷泻,宿食不消,赤白泄痢,腹中虚痛,下气。"

5.《医学启源》:"治脾胃气结滞不散。"

6. 杨士瀛:"和中,行气,止痛,安胎。"（引自《纲目》）

7.《纲目》:"补肺醒脾,养胃益肾,理元气,通滞气,散寒饮胀痞,噎膈呕吐,止女子崩中,除咽喉口齿浮热,化铜铁骨鲠。"

8.《明医指掌》:"通经破滞。"

9.《痧胀玉衡》:"顺气开郁,散痧。"

10.《药性通考》:"祛痰逐冷,醒酒。"

【用法用量】 内服:煎汤,3～6 g,后下;或入丸、散。

【宜忌】 阴虚有热者禁服。

1.《本草经疏》:"凡腹痛属火,泄泻得之暑热,胎动由于血热,咽喉肿由于火炎,小儿脱肛由于气虚,肿满由于湿热,上气咳嗽由于火冲迫肺而不由于寒气所伤,皆须详察鉴别,难以概用。"

2.《药品化义》:"肺有伏火忌之。"

3.《本草从新》:"血虚火炎者勿用。胎妇多服耗气,必多难产。"

4.《得配本草》:"孕妇气虚,血热胎动,肺热咳嗽,气虚肿满,四者禁用。"

5.《药性考》:"有痧忌。"

【选方】 1. 破滞气,消宿食,开胃进食 木香、砂仁各五钱,枳实（麸炒）一两,白术（米泔浸,炒）二两。上为末,荷叶裹,烧饭为丸,桐子大。每服五十丸,白术汤下。（《景岳全书》香砂枳术丸）

2. 治一切气疾,心腹胀满,胸膈噎塞,噫气吞酸,胃中痰逆呕吐,及宿酒不解,不思饮食 缩砂仁八两,香附子（炒去毛）三十二两,甘草（爁）四两。上为细末。每服一钱,用盐汤点下。或锉为粗末,入生姜同煎,名小快气汤。（《局方》缩砂丸）

3. 治胸膈噎闷,心腹冷痛 缩砂仁一两,高良姜、天南星（汤洗7次,焙干）各四两。上为细末,生姜自然汁煮面糊为丸,如梧桐子大。每服五十丸至七十丸,生姜汤下,不拘时候。（《局方》缩砂丸）

4. 治脾胃虚弱,不思饮食,翻胃不食 砂仁、白豆蔻仁各二两,陈仓米一升（用东壁土炒,去土不用）。上末,生姜自然汁丸,桐子大。食远,淡生姜汤下。（《赤水玄珠》太仓丸）

5. 治脾胃虚弱,食欲不佳 砂糖一两,缩砂末一钱。砂糖作屑,入砂仁末,蜜少许和匀,每一两做三十丸。细嚼咽下,加五味子肉末1.5 g。（《东医宝鉴》砂糖丸）

6. 消食和中,下气止心腹痛 砂仁炒研,袋盛浸酒,煮饮。（《纲目》缩砂酒）

7. 治气痛 大虾蟆一只,破开,大砂仁填满腹中,黄泥封固,炭火煅红,冷定去泥,研末。陈皮汤调服。（《鲟溪单方》）

8. 治冷滑下痢不禁,虚羸 缩沙蜜、炮附子（末）、干姜、厚朴、陈橘皮各等分。为丸。日二服,四十丸。（《药性论》）

9. 治噤口痢 砂仁二钱（研）,砂糖七钱,细茶五钱,生姜五片（捣烂）。上水二钟半,煎八分,露一宿,次早温服。（《简便单方》）

10. 治小儿滑泄,肛头脱出 缩砂一两。去皮为末,每用一钱,以猪腰子一片劈开,入药末在内,绵系,米泔煮熟,与儿食之,次服白矾丸。（《小儿卫生总微论方》缩砂散）

11. 治大肠虚而夹热,脱肛红肿 缩砂、黄连、木贼。为末。每服二钱,米饮调下。（《直指方》缩砂汤）

12. 治疝气 茄蒂、砂仁五分。茄蒂伏天晒干,切片,交秋不用。蒸,好酒服。（《静耘斋集验方》疝气方）

13. 治妊娠胃虚气逆,呕吐不食 缩砂仁不拘多少,上为细

末。每服二钱,人生姜自然汁少许,沸汤点服,不拘时候。《济生方》缩砂散)

14. 治妇人血气攻刺,小腹痛不可忍 缩砂、附子(炮制去皮脐)各一两。上为末,醋煮饭和令熟为丸,如梧桐子大。每服食前,以热酒下十九。《普济方》

15. 治骨鲠 缩砂、威灵仙各一钱五分。用水二钟,入砂糖半碗,煎一碗。嚼在口中慢慢呷下,四五次即出。《疡科选粹》三仙汤)

16. 治牙齿常疼痛 缩砂常嚼之。《直指方》)

17. 治口疮 砂仁煅存性为末,掺上。《疡医大全》)

【各家论述】 1.《纲目》:"按韩懋《医通》云:肾恶燥,以辛润之,缩砂仁之辛,以润肾燥。又云:缩砂属土,主醒脾调胃,引诸药归宿丹田,香而能窜,和合五脏冲和之气,如天地以土为冲和之气,故补肾药用地黄丸蒸,取其达下之旨也。"

2.《本草汇言》:"砂仁,温中和气之药也。若上焦之气梗逆而不下,下焦之气抑遏而不上,中焦之气凝聚而不舒,用砂仁治之,奏效最捷。然古方多用以安胎何也?盖气结则痛,气逆则胎动不安,此药辛香而窜,温而不烈,利而不削,和而不争,通畅三焦,温行六腑,暖肺醒脾,养胃养肾,舒达肝胆不顺不平之气,所以善安胎也。沈则施口:砂仁温辛香散,止呕通膈,达上气也;安胎消胀,达中气也;止泻痢、定奔豚,达下气也。"

3.《药品化义》:"砂仁,辛散苦降,气味俱厚。主散结滞,行气下气,取其香气能和五脏,随所引药通行诸经。若呕吐恶心,寒湿冷泻,腹中虚痛,以此温中;若脾虚饱闷,宿食不消,酒毒伤胃,以此散滞化气;若胎气腹痛,恶阻胀少,胎胀不安,以此运行和气。"

4.《本草新编》:"砂仁,止可为佐使,以行滞气,所用不可过多,用之补脾丸中绝佳,能辅诸药,行气血于不滞也。补药乘重,非佐之消食之药,未免过于滋益,反滞难于开胃,人之砂仁,以苏其脾胃之气,则补药尤能消化,而生精生气,更易之也。"

5.《本草求真》:"缩砂,书号为醒脾调胃要剂。其言脾胃调补,快气调中,则于腹痛痞胀有效;云止痛安胎,则于胎妊调补有效;上大肠则于赤白泻痢有效;上肺则于咳嗽上气克理;至云止痛安胎,并咽喉口齿浮热能消,亦是和气顺之意。"

3438 砂茴香 shā huí xiāng 《内蒙古中草药》

【异名】 刚前胡、牛叫磨《内蒙古中草药》,沙茴香、沙前胡、赛防风、假防风、野茴香《沙漠地区药用植物》。

【基原】 为伞形科阿魏属植物硬阿魏的带根全草。

【原植物】 硬阿魏 Ferula bungeana Kitag. [Peucedanum rigidum Bunge;F. borealis Kuan;F. rigida (Bunge) Wolff]

多年生草本,高30~100 cm。植株密被短柔毛。根圆柱形,粗约8 mm,根颈残存枯萎的棕黄色叶鞘纤维。茎单一,有分枝,苍白色,从下部向上分枝成伞房状。基生叶莲座状,柄基部扩展成鞘,叶片轮廓广卵形至三角形,二至三回羽状全裂,末回裂片长条椭圆形或广椭圆形,再羽状深裂,小裂片楔形至倒卵形,长1~2 mm,有时3裂,先端细尖,被密集短柔毛,灰蓝色;茎生叶少,一至二回羽状全裂;上部叶片简化成披针形叶鞘。复伞形花序生于茎、枝和小枝顶端,直径4~12 cm;总苞片缺或1~3,锥形;伞辐4~15;小伞形花序有花5~12;小总苞片3~5,线状披针形,萼齿卵形;花瓣黄色,先端向内弯;花柱基扁圆锥形,花柱延长,柱头增粗。分生果广椭圆形,果棱突起,长10~15 mm,宽3~6 mm,每棱槽中有油管1,合生面油管2。花期5~6月,果期6~7月。

生于固定沙丘、沙地、戈壁滩冲沟、旱田、路边及砾石质山坡上。分布于东北、华北及河南、陕西、甘肃、宁夏等地。

本植物的种子(砂茴香子)亦供药用,另设专条。

【采收加工】 7~10月采挖,晒干。

【药材】 砂茴香 Ferulae Bungeanae Herba 主产于内蒙古。

性状 根呈长圆柱形,质地柔软。断面皮部类白色。气微香,味微甜。

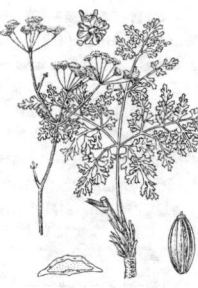

硬阿魏

【药性】 甘、微苦,凉。归肺经。

1.《内蒙古中草药》:"味甘,性平。"

2.《沙漠地区药用植物》:"味苦,辛,性微寒。"

【功用主治】 清热宣肺,祛痰,止痛。主治感冒发热,咽喉肿痛,咳喘,骨痹,瘰疬,疮болезни,腰扭伤。

1.《内蒙古中草药》:"清热解毒,消肿止痛,抗结核。治骨结核,淋巴结核;脓疮,扁桃体炎,肋间神经痛,闪腰岔气。"

2.《沙漠地区药用植物》:"解热,镇咳,祛痰。治感冒,发热头痛,气管炎咳嗽,喘息,胸闷,大叶性肺炎。"

【用法用量】 内服:煎汤,6~20 g。

【选方】 1. 治感冒 硬阿魏6 g,桑叶9 g,葱白15 g,生姜6 g。水煎服。

2. 治上呼吸道感染,咳嗽 硬阿魏6 g,桑皮15 g,杏仁9 g。水煎服。(1、2方出自《新乡地区中草药选编》)

3. 治肋间神经痛,闪腰岔气 砂茴香60 g。水煎分2次服。

4. 治骨结核 砂茴香60 g。水煎服。连服2个月。(3、4方出自《内蒙古中草药》)

3439 砂漏芦 shā lòu lú 《沙漠地区药用植物》

【异名】 刺甲盖、恶育火草、火绒草、刺头《沙漠地区药用植物》。

【基原】 为菊科蓝刺头属植物砂蓝刺头的全草。

【原植物】 砂蓝刺头 Echinops gmelinii Turcz.

一年或多年生草本,高30~60 cm。不分枝或下部分枝,有腺毛。叶互生;无叶柄;叶片条状披针形,长2~5 cm,宽1~1.5 cm,先端锐尖,基部半抱茎,边缘有白色硬刺,刺长约5 mm,两面淡黄绿色,上部叶有腺毛,下部叶被绵毛。复头状花序单生于枝端,球形,直径约3 cm,白色或淡蓝色;小头状花序的外总苞为白色冠毛状刚毛,内总苞片外部的先端渐尖成芒状,内总苞片上部边缘均有羽状睫毛;花冠筒白色,长约3 mm,裂片5,条形,淡蓝色,与筒近等长。瘦果密生绒毛;冠毛下部联合。花期6~9月。

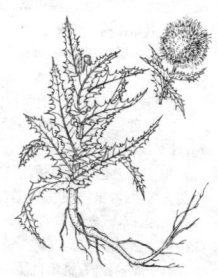

砂蓝刺头

生于路边沙丘地带。分布于东北及河北、山西、内蒙古、河南、陕西、甘肃、青海等地。

本植物的根(砂漏芦根)亦供药用,另设专条。

【采收加工】 7~10月采集,切碎,晒干。

【成分】 含蒲公英甾醇乙酸酯(taraxasteryl acetate),伪蒲公英甾醇乙酸酯(pseudotaraxasteryl acetate),蒲公英甾醇(taraxasterol),伪蒲公英甾醇(pseudotaraxasterol),β-香树脂醇乙酸酯(β-amyrin acetate),β-香树脂醇棕榈酸酯(β-amyrin palmitate)。

【药性】 咸、苦,寒。

【功用主治】 止血,安胎。主治先兆流产,产后出血。

【用法用量】 内服:煎汤,6～15 g。

3440 **砂茴香子** shā huí xiāng zǐ 《沙漠地区药用植物》

【异名】 沙前胡子。

【基原】 为伞形科阿魏属植物硬阿魏的种子。

【原植物】 参见"砂茴香"条。

【采收加工】 9～10月果实成熟时采摘,晒干。

【药性】 苦、辛,微寒。

【功用主治】 理气健胃。治消化不良,急慢性胃炎。

【用法用量】 内服:研末,1～3 g。

【选方】 治消化不良,急、慢性胃炎 沙前胡子、公丁香、广木香、锁阳等分。研细末,每服1.5～3 g,日服2～3次,饭前服。

3441 **砂漏芦根** shā lòu lú gēn 《沙漠地区药用植物》

【基原】 为菊科蓝刺头属植物砂蓝刺头的根。

【原植物】 参见"砂漏芦"条。

【采收加工】 春、秋季采挖,切片,晒干。

【药材】 砂漏芦根 Echinopsis Gmelinii Radix 产于东北、西北及河南等地。

性状 根呈倒圆锥形,较细小,完整者长15～25 cm,直径4～8 mm;根头部木纤维状叶柄维管束,但有少数白色绵毛。表面土黄色或淡黄色,有细的纵皱纹,下部常有支根;质地坚硬,不易折断,断面黄白色,呈裂片状,木黄黑相间的菊花纹;气微,味淡。

鉴别 根横切面:最外层由2～3列木栓细胞组成,皮层中有10～20个长椭圆形树脂道;韧皮部较窄,外侧有5～45个类圆形分泌腔;木质部发达,木射线由1～3列细胞组成,壁稍增厚且木化,韧皮射线不明显;本品菊糖结晶极少,且形较小。

【药性】《沙漠地区药用植物》:"味咸、苦,性寒。"

【功用主治】《沙漠地区药用植物》:"清热解毒,排脓,通乳。治腮腺炎、淋巴结核、痔漏、肿痛、乳腺炎,乳汁不通。"

【用法用量】 内服:煎汤,6～12 g。

【选方】 1. 治痈疖初起,红肿热痛 砂蓝刺头、连翘各15 g,大黄、生甘草各10 g。水煎服。

2. 治乳汁不下,乳房胀痛 砂蓝刺头、瓜蒌、蒲公英、土贝母各15 g。水煎服。

3. 治闪腰岔气,跌打损伤 砂蓝刺头15 g。水煎加红糖,早、晚分服。(1～3方出自《东北药用植物》)

3442 **面筋** miàn jīn 《宁原《食鉴本草》》

【基原】 为小麦面和麸皮入水搓洗后所获得的胶黏状物质。

【药性】 甘,凉。

1. 宁原《食鉴本草》:"性凉寒。"

2. 《纲目》:"甘,凉。"

3. 《医林纂要》:"咸,寒。"

【功用主治】 和中、解热,止烦渴。

1. 宁原《食鉴本草》:"宽中,益气。"

2. 《纲目》:"解热,和中,劳热人宜煮食之。"

3. 《医林纂要》:"解面毒,和筋养血,去瘀。"

4. 《随息居饮食谱》:"解热,止渴,消烦。"

【用法用量】 内服:煮食。

3443 **面根藤** miàn gēn téng 《分类草药性》

【异名】 葍子根、兔儿苗、秧儿秧、秧子根《救荒本草》,打破碗、蒲(铺)地参、盘肠参《滇南本草》,燕覆子《植物名实图考》、面根草、狗儿完《天宝本草》,奶浆藤《分类草药性》,小旋花

《植物学大辞典》,南面根《民间常用草药汇编》,常春藤、叶天剑、狗儿蔓《陕西中草药》,米线草《滇南本草》整理本。

【基原】 为旋花科打碗花属植物打碗花的全草。

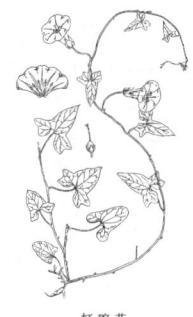

打碗花

【原植物】 打碗花 Calystegia hederacea Wall.〔Convolvulus japonicus Thunb.〕

一年生草本,高8～40 cm。具细长白色的根。茎自基部分枝,平卧,有细棱。单叶互生;叶柄长1～5 cm;基部叶片长圆形,长2～5 cm,宽1～2.5 cm,先端圆,基部戟形,上部叶片3裂,中裂片长圆形或长圆状披针形,侧裂片近三角形,全缘或2～3裂,叶基心形或戟形。花单一腋生;花梗长于叶柄;苞片宽卵形;萼片5,长圆形;花冠淡紫色或淡红色,钟状,冠檐近截形或微裂;雄蕊5,花丝基部扩大,贴生于花冠管基部,被小鳞毛;子房卵球形,柱头2裂,裂片长圆形,扁平。蒴果卵球形,外包宿存萼片。种子黑褐色,表面有小疣。花期夏季。

从平原至高海拔的地方都有生长,常见于农田、荒地、路旁。全国各地均有分布。

【采收加工】 6～10月采收,鲜用或晒干。

【药材】 面根藤 Calystegiae Hederaceae Herba 产于湖北、四川等地。

性状 根茎细长,直径约1 mm,表面灰黄色,有细纵皱纹。茎细长,常盘曲扭卷,表面灰棕色或灰褐色,有纵向棱线而扭曲;质脆,易折断。叶互生,有长柄,叶片淡绿色,多皱缩破碎,完整叶片展平后呈戟形。气微,味淡。

【成分】 根茎含防己内酯(columbin),掌叶防己碱(palmatine)。叶含山柰酚-3-半乳糖苷(kaempferol-3-galactoside)。

【药性】 甘、微苦,平。

1. 《四川中药志》1960年版:"性平,味淡、微甜,无毒。"

2. 《陕西中草药》:"味甘、淡。"

【功用主治】 健脾,利湿,调经。主治脾胃虚弱,消化不良,小儿吐乳,疳积,五淋,带下,月经不调。

1. 《天宝本草》:"健脾开胃,疗瘦肥肌。"

2. 《分类草药性》:"治白带,通月经并五淋,小儿呕吐乳症。"

3. 《民间常用草药汇编》:"治疳积和产后感冒。"

4. 《四川中药志》1960年版:"健脾消食,补虚疏,下乳汁。治妇女白带。"

5. 《陕西中草药》:"活血,调经,利尿。主治月经不调,消化不良,糖尿病。"

【用法用量】 内服:煎汤,10～30 g。

【选方】 1. 治小儿脾弱气虚 面根藤根,鸡矢藤。做糕服。

2. 治肾虚耳聋 鲜面根藤根、响铃草各120 g。炖猪耳朵服。(1、2方出自《重庆草药》)

【临床报道】 治疗疣疬及寻常疣 用新鲜打碗花(即面根藤)叶、茎适量,清水洗净,捣烂或取其茎中乳白色液体浸透3～5层纱布,加压敷贴疣体表面,最外层及周围用胶布密封固定,每隔24～48小时换新药1次。连续治疗至疣体全部自然脱落。治疗疣疬及手足部寻常疣40例,治愈33例,好转4例,无效3例。观察中发现外敷打碗花不但能控制疣体增生,而且有明显的腐蚀作用,而对疣体周围的正常皮肤未发现腐蚀现象。

3444 **牵牛子** qiān niú zǐ 《雷公炮炙论》

【异名】 草金铃《雷公炮炙论》,金铃《本草图经》,黑

牛、白牵牛（《直指方》），黑丑、白丑（《纲目》），二丑（《中药材手册》）。

【基原】 为旋花科牵牛属植物牵牛、圆叶牵牛的种子。

【原植物】 1. 牵牛 Pharbitis nil（L.）Choisy 又名：盆甑草（《酉阳杂俎》），狗耳草（《纲目》），牵牛花（《花镜》），勤娘子、姜花（《植物名实图考》）。

一年生缠绕性草本。茎左旋，长2 m以上，被倒向的短柔毛及倒向或向外展开的长硬毛。叶互生；叶柄长2～15 cm；叶片宽卵形或近圆形，深或浅3裂，偶有5裂，长4～15 cm，宽4.5～14 cm，基部心形，中裂片长圆形或卵圆形，渐尖或骤尖，侧裂片较短，三角形，裂口锐或圆，叶面被微硬的柔毛。花腋生，单一或2～3朵着生于花序梗顶端，花序梗长短不一，被毛；苞片2，线形或叶状；萼片5，近等长，狭披针形，外面有毛；花冠漏斗状，长5～10 cm，蓝紫色或紫红色，花冠管色淡；雄蕊5，不伸出花冠外，花丝不等长，基部稍阔，有毛；雌蕊1，子房无毛，3室，柱头头状。蒴果近球形，直径0.8～1.3 cm，3瓣裂。种子5、6颗，卵状三棱形，黑褐色或米黄色。花期7～9月，果期8～10月。

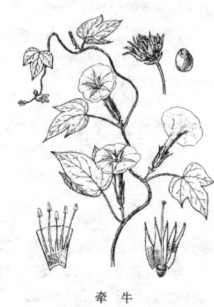

牵牛

原产美洲，我国各地常见栽培，也常逸为野生。

2. 圆叶牵牛 P. purpurea（L.）Voigt 又名：紫花牵牛（《广州植物志》）。

形态与牵牛相似，主要区别点是：叶片圆心形或宽卵状心形，长4～18 cm，宽3.5 cm，通常全缘。花腋生，单一或2～5朵成伞形聚金尾序，萼片卵状披针形。

生于平地以至海拔2 800 m的田边、路旁、宅旁或山谷林内，栽培或野生。我国大部分地区有分布。

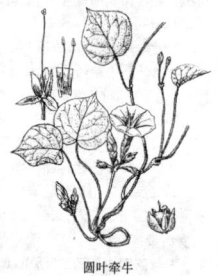

圆叶牵牛

【栽培】 生物学特性 牵牛适应性较强，对气候土壤的要求不严，但以温和的气候和中等肥沃的砂质壤土为宜。

繁殖方法 种子繁殖。3～5月播种，穴播。行距30～50 cm，株距23～33 cm，每穴播种3～4颗，覆土压实，10日左右出苗。待苗齐后每穴留苗1～2株。

田间管理 在藤蔓尚短时松土除草1～2次，藤蔓较长时须设立支架，或间种玉米、高粱等作物使其攀缘向上生长。前期施以人粪尿、硫酸铵等氮肥，后期施以草木灰、骨粉或磷钾肥。

病虫害防治 中害有红蜘蛛。

【采收加工】 8～10月果实成熟未开裂时将藤割下，晒干，收集自然脱落种子。

【药材】 牵牛子 Pharbitidis Semen 全国各地均产，主产辽宁。

性状 种子似橘瓣状，略具3棱，长4～8 mm，宽3～5 mm。表面灰黑色（黑丑）或淡黄白色（白丑），背面弓状隆起，两侧面稍平坦，略具皱纹，背面正中有一条浅纵沟，腹面棱线下端

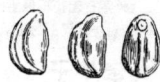

牵牛子（种子）外形

为类圆形浅色种脐，微凹。质坚硬，横切面可见淡黄色或黄绿色皱缩折叠的子叶2片。气微，味辛、苦，有麻舌感。

显微 （1）种子横切面：表皮细胞1列，略呈切向延长，有的含棕色物，间有分化成单细胞的非腺毛。表皮下方为1列扁平的下皮细胞。栅栏细胞层由2～3列细胞组成，靠外缘有一光辉带。营养层由数列切向延长的细胞及颓废细胞组成，有细小维管束，薄壁细胞中含细小淀粉粒。内胚乳最外1～2列细胞类方形，壁稍厚，内侧细胞的壁黏液化。子叶薄壁组织中散有多数圆形的分泌腔；薄壁细胞中充满糊粉粒及脂肪油滴，并含草酸钙簇晶。

粉末特征：淡黄棕色。种皮表皮细胞深棕色，形状不规则，呈微波状。非腺毛单细胞，黄棕色，稍弯曲，长50～240 μm。子叶碎片中有分泌腔，圆形或椭圆形，直径35～106 μm。草酸钙簇晶有直径10～25 μm。栅栏组织碎片及光辉带有时可见。

（2）取本品，加水浸泡后种皮呈龟裂状，手捻有明显的黏滑感。

（3）取本品粗粉2 g，加石油醚20 ml，浸泡2～4小时，滤过。滤渣加甲醇20 ml，冷浸4小时，滤过。取滤液3 ml，置蒸发皿内蒸干，加浓硫酸1滴，于水浴上加热，残渣呈红色至深红色；用毛细管将滤液滴在滤纸上，再滴加5%磷钼酸试液，于120 ℃ 烘烤2分钟，则呈蓝至蓝黑色斑点（检查牵牛子苷）。

【成分】 1. 牵牛 种子含牵牛子苷（pharbitin）约3%，系树脂性苷，用碱水解得到牵牛子酸（pharbitic acid）、巴豆酸（tiglic acid）、裂牵牛子酸（nilic acid）、α-甲基丁酸（α-methylbutyric acid）及戊酸（valeric acid）等。牵牛子酸为混合物，分离得到牵牛子醇酸A、B、C、D，以后二者为主；牵牛子酸 C 系由番红醇酸（ipurolic acid）与2分子D-葡萄糖（D-glucose），2分子L-鼠李糖（L-rhamnose），1分子异鼠李糖（D-quinovose）缩合而成的苷，牵牛子酸 D 比牵牛子酸C多含1分子鼠李糖。种子还含生物碱：裸麦角碱（chanoclavine）、野麦碱（elymoclavine）、狼尾草麦角碱（pennicla-vine）、田麦角碱（agroclavine）、麦角醇（lysergol）等。又含脂肪油11%及糖类。未成熟种子含多种赤霉素及其葡萄糖苷：赤霉素（gibberellin）I、Ⅱ；赤霉素葡萄糖苷（gibberellin glucoside）I、Ⅱ、Ⅲ、Ⅳ、Ⅴ、Ⅵ、Ⅷ。

2. 圆叶牵牛 种子含赤霉素 A₃、A₅、A₆、A₁₇、A₁₉、A₂₀、A₂₆、A₂₇、A₃₃、A₄₄、A₅₅。又含圣草素-7-O-β-D-吡喃木糖基-O-β-D-吡喃阿拉伯糖苷（eriodictyol-7-O-β-D-xylopyranosyl-O-β-D-arabinopyranoside）、2-羟基-1-苯基-1，4-戊二酮（2-hydro-xy-1-phenyl-1，4-pentadione）、2，3，22，23-四羟基胆甾-6-酮（brassinolide）、栗木甾酮（castasterone）和麦角类生物碱（ergot alkaloid）。

【药理】 1. 泻下及利尿作用 牵牛子苷有强烈的泻下作用。牵牛子苷在肠道内遇胆汁及肠液分解出牵牛子素，刺激肠道，增进蠕动，导致泻下。牵牛子的泻下作用机制与硫酸镁、大黄不同，在泻下时不引起血糖的剧烈变化，但能加速菊糖在肾脏中的排出，可能有利尿作用，但经煎后即失去作用。除去牵牛子苷后的水溶液，似仍有泻下作用，故除已知的牵牛子苷外，可能还有其他泻下成分。牵牛子水提物按20 μg/ml 对由猪新鲜肾皮浆精制的15-羟前列腺素脱氢酶具有抑制作用，抑制率达65.7%，从而延长了前列腺素 E₂ 的利尿作用。

2. 对平滑肌作用 牵牛子能兴奋离体兔肠和离体大鼠子宫。牵牛子苷水解产物的碱性盐，可使豚鼠小肠、大肠和盲肠收缩，其敏感顺序为大肠>小肠>盲肠，而煎剂及牵牛子苷本身无此作用。

3. 对神经系统的作用 牵牛子提取物对钙调神经磷酸酶有激活作用，对东莨菪碱所致小鼠记忆获得性障碍有比较明显的改善作用。

毒性 牵牛子小鼠皮下注射的 LD₅₀ 为37.5 mg/kg。对人有毒性，但不大。大剂量除对胃肠的直接刺激引起呕吐、腹痛、腹

泻与黏液血便外,还可能刺激肾脏,引起血尿,重者尚可损及神经系统,发生语言障碍,昏迷等。

【炮制】 1. 牵牛子 取原药材,除去杂质,洗净,捞出,晒干。用时捣碎。生品擅于泻水消肿,杀虫攻积,多用于水肿胀满,虫积腹痛。

2. 炒牵牛子 取净牵牛子置锅内,用文火加热,炒至微鼓起,颜色加深微带焦斑,有香气逸出时,取出放凉。炒后易于捣碎和煎出有效成分,药性缓和,毒性降低,以消痰涤饮,多用于痰饮咳嗽,水肿胀满,二便不通,气逆喘咳。

饮片性状 牵牛子参见"药材"项。炒牵牛子形如牵牛子,表面微鼓起或有裂explore,色略深或黄带焦斑,有焦香气。

贮干燥容器内,炒牵牛子密闭,置通风干燥处。

【药性】 苦,辛,寒,有毒。归肺、肾、大肠经。
1.《别录》:"味苦,寒,有毒。"
2.《药性论》:"味甘,有毒。"
3.《纲目》:"走气分,通三焦,达右肾命门。"
4.《雷公炮制药性解》:"入大、小肠二经。"
5.《本草正》:"味苦、辛,热。气雄烈,性急疾。"
6.《本草通玄》:"入肺,大、小肠。"
7.《本草新编》:"味辛而苦,气寒。入脾与大、小肠,兼通膀胱。"
8.《本经逢原》:"苦、辛,温。"

【功用主治】 利水,泻下,消积,杀虫。主治水肿,腹水,脚气,痰壅喘咳,大便秘结,食滞虫积,腰痛,阴囊肿胀,痈疽肿毒,痔漏便毒等。
1.《别录》:"主下气,疗脚满水肿,除风毒,利小便。"
2.《药性论》:"治痃癖气块,利大小便,除水气虚肿。落胎。"
3.《日华子》:"取腰痛,下冷脓,泻蛊毒药,并一切气壅滞。"
4.李东垣:"除气分湿热,三焦壅结。"
5.王好古:"利大肠,下水积。色白者,泻气分湿热上攻喘满,破血中之气。"(引自《纲目》)
6.《纲目》:"逐痰消饮,通大肠气秘风秘,杀虫,达命门。"
7.《本草正言》:"逐积驱虫,行水消胀。"
8.《医林纂要》:"(黑牵牛)补肝,润育命,行水,破痃癖,去下焦湿郁热。"

【用法用量】 内服:煎汤,3～10 g;丸、散,每次 0.3～1 g,每日 2、3次。炒用药性较缓。

【宜忌】 孕妇禁服,体质虚弱者慎服。不宜久服、久服,以免引起头晕头痛,呕吐,剧烈腹痛腹泻,心率加快,心音低钝,语言障碍,突然发热,血尿,腰部不适,甚至高热昏迷,四肢冰冷,口唇发绀,全身皮肤青紫,呼吸急促短浅等中毒反应。
1.李东垣:"辛热雄烈,泄人元气。"(引自《纲目》)
2.《本草衍义补遗》:"若非病形与证俱实者勿用。"又"不胀满、不大便秘者勿用。"
3.《品汇精要》:"妊娠不可服。"
4.《纲目》:"病在血分及脾胃虚弱而痞满者,则不可取快一时及常服,暗伤元气也。"
5.《药性切用》:"气虚者忌之。"
6.《本草用法研究》:"肺与大肠无水湿邪滞坚结者,不可轻投。"

【选方】 1. 治水肿 牵牛子末之。水服方寸匕,日一,以小便利为度。《千金方》

2. 治停饮肿痛 黑牵牛头末四两,茴香一两(炒),或加木香一两。上为细末。以生姜自然汁调一二钱,临卧服。《儒门事亲》禹功散）

3. 治腰脚湿气疼痛 黑牵牛、大黄各二两,白术一两。上为细末,滴水丸如桐子大。每服三十丸,食前生姜汤下。如要快利,

加至百丸。《世传神效名方》牛黄白术丸）

4. 治气筑奔冲不可忍 黑牵牛半两,槟榔一分(锉)。上为末,每服一大钱,浓煎紫苏生姜汤调下。《卫生家宝方》牵牛丸）

5. 治痄疮、啼哭烦躁、面赤痰喘 黑丑头末一两、雄黄一两,天竺黄二两。为末,饭丸黍米大。每岁五丸,入粥内与食。《婴童类萃》

6. 治大肠风秘,壅热结涩 牵牛(黑色。微炒,捣取其中粉)一两,别以麸炒去皮,微锉桃仁(末)半两。以熟蜜和丸如梧桐子。温水服三二十丸。不可久服。《本草衍义》

7. 治一切所伤,心腹痞满刺痛,积滞不消 黑牵牛二两(炒,末),五灵脂(炒)、香附(炒)各一两。上为末,醋糊丸如小豆大。每服三十丸,食后生姜汤下。《卫生宝鉴》消癖丸）

8. 治小儿心腹气胀,喘粗,不下食 牵牛子(微炒)、木香、马兜铃各一份。上件药,捣粗罗为散。每服一钱,以水一小盏,煎至五分,去渣,不计时候,量儿大小,分减服。《圣惠方》

9. 治小儿疳证 木香二钱半,黑牵牛半两(生用)。上为细末,面糊为丸,如绿豆大。三岁儿三十丸,用米饭汤送下,不拘时服。《奇效良方》分气丸）

10. 治一切虫积 牵牛子二两(炒,研为末),槟榔一两,使君子肉五十个(微炒)。俱为末。每服二钱,砂糖调下,小儿减半。《永类钤方》

11. 治冷气流注,腰疼不能俯仰 延胡索二两,破故纸(炒)二两,黑牵牛子三两(炒)。上为细末,煨大蒜研,搜丸如梧桐子大。每服三十丸,煎葱须盐汤送下,食前服。《杨氏家藏方》牵牛丸）

12. 治肾气作痛 黑牵牛(炒为末)、白牵牛(炒为末),等分。上为末。每服挑三钱匕,猪腰一副,薄切开缝,入川椒五十粒,茴香一百粒,以牵牛末渗掺入肾内,线系湿纸裹煨熟,香熟,出火气。灯后空心嚼吃,好酒送下,少顷就枕,天明取下恶物即愈。《直指方》腰子散）

13. 治一切痈疽发背,无名肿毒 牵牛黑、白者各一合。用布包槌碎,好酒一碗,煎至八分,露一夜。温热服,以大便出脓血为度。《鲁府禁方》黑白散）

14. 治风热赤眼 黑丑仁为末,调葱白汤,敷患处。《泉州本草》

【临床报道】 1. 治疗癫痫 用牵牛子制成的蜜丸(每丸重6 g,含牵牛子 3 g)和粗提牵牛子甙制成的片剂。每片 0.1 g,相当含生药1.5 g,2片相当于1蜜丸。12岁以下儿童,每日服1、2次,每次 1/2～1丸(或1～3片);12岁以上患者,每日 2次,每次 1～1.5 丸(或 1.5～4片)。开始先用小剂量,以后逐渐增加用量,直至出现疗效。共观察 115 例,结果总有效率为 56.7%,片剂与丸剂疗效相似。副作用主要表现为腹泻,一般为软便或稀便,1～2个月后逐渐恢复正常,多不影响治疗和疗效,未发现对造血、肝、肾功能有不良影响。

2. 治疗顽固性便秘 将牵牛子洗净置锅内,文火炒约5分钟,研粉每晚睡前30分钟温开水送服2～3 g,疗程1个月。治疗 25例,治痊愈 8例,显效 9例,好转 7例,无效 1例,总有效率为96%。

3. 治疗蛔虫病 先将黑、白丑各等分,研成粉末,然后用鸡蛋1个煎成块时,把药粉撒在蛋上面,卷成筒状,待煎熟鸡蛋后,于早上空腹服用,小儿 4.5 g,小儿 0.5～3 g,每隔 3日 1次,严重者服 3次,一般病者服 2次。共治疗 41例,服用 2、3次后均愈。服药后一般有轻微腹泻,大便次数增多症状,个别患者会出现短暂的腹痛。

4. 治疗淋巴结核 用二丑 30～60 g,壁钱若干(1岁 1个,成人 20个),糯米 500 g。将糯米炒黄,壁钱、二丑用米炒烫放入,等米冷后一同加工成粉。每次用粉 30 g,煮熟吃,每日 2次,服完上药为 1个疗程。共治疗 30余例,轻者 1个疗程治愈,重者 2个

疗程即可。

【各家论述】 1. 李东垣："牵牛非《神农》之药也，本草《名医续注》云：味苦寒，能除湿，利小水，治下疰脚气。据所说，气味主治俱误矣。何以明之？凡药中用牵牛者，少则动大便，多则下水，此乃泄气之药。试取尝之，即得辛辣之味，久而嚼之，猛烈雄壮渐渐不绝，非辛如何？续注家乃谓味苦寒，其苦寒果安在哉？""若以为泻湿之药，犹不知其的也。何则？此物但能泻气中之湿热，不能泻血中之湿热。""夫湿者水之别称，有形者也，若肺先受湿，则宜用之。今用药者不问有湿无湿，但伤食，或欲动大便，或有热服，或作常服克化之药俱用牵牛，岂不误哉？殊不知牵牛辛烈，泻人元气，比之诸辛药泻气尤甚，以其辛之雄烈故也。若病湿胜，湿气不得施化，致大小便不通，则宜用之耳，湿去则气得周流，所谓五脏有邪，更相平也。"(引自《本草发挥》)

2.《本草正义》："《别录》谓其苦寒，至李氏东垣，以其兼有辛莶气味，遂谓是辛热雄烈。按此物甚滑，通泄是其专长，试细嚼之，惟其皮稍有辛味，古今主治，皆用之于湿热气滞，实肿胀满，二便不通，则东垣以为辛热，张石顽和之，亦谓辛温，皆属不确，当以《别录》之苦寒为正。又莶气戟人喉舌，细味之亦在皮中，所谓有毒，盖即在此。古方中凡用末子，均称止用头末，正以其皮黏韧，不易细碎，只用头末，则弃其皮，而可无辛莶之毒，颇有意味可思。"

3.《本草求原》："黑、白牵牛，辛热达右肾命门，走精隧，泄血中之气以治湿。湿本属血，因气先不化，湿邪乃结实壅闭，致二便秘塞。此时补正不得，徒用硝、黄治血分，多致拒吐，须于硝、黄剂中，合此以开阴湿之气而破结。故湿无论寒热，果结实而上壅下秘，总宜佐此为血中开导，倘热实无湿，及湿热未实不可混用。"

4.《本草新编》："夫牵牛利下焦之湿，于血中泄水，极为相宜；不能泄上焦之湿，于气中泄水，未有不损元气者也。李东垣辨之至明，似无容再辨，但未论及中焦也。中焦居于气血之中，牵牛既利血中之水，安在中焦不可半利其血中之水乎。嗟乎，水湿乃邪也，牵牛既能利水，岂分气血。但水从下受，凡湿邪从下受者，乃外来之水邪，非内伤之水邪也。牵牛止能泄外来之水，而不能消内伤之湿。上焦之满肿，乃气虚不能化水，故水入之而作胀，久则与水无异，故用牵牛往往更甚。下焦之水肿，若是气虚，用牵牛迅逐，亦每无功，与上焦正复相同。惟真正水邪，用牵牛利之始效验如响，可见牵牛止可治外来之水，而不能治内伤之湿也明矣。非止治血中之水，而不能治气中之水也。然则外来之水与内伤之水何以辨之？亦辨之于皮肉而已。外邪之水，手按皮肉，必然如泥；内伤之水，手按皮肉，必随按随起，即或按之不起，必不如泥，而可团捻也。按之或起或不起者，又有分别，按之即起者，气虚而犹有命门之火也；按之久而不起者，气虚极而并少命门之火矣。按之如泥者，必须用牵牛以泄水；按之不如泥，而或起或不起者，必须补肾中先天之气，而又加健脾开胃，以益后天之气，始能奏功，倘亦用牵牛，岂特耗气而已，有随利水随亡者矣，可不慎乎。"又"外来之水，有从下而外入者，有从中而外入者；有从下而外入者，乃从脚而入也，从中而外入者，乃从腰脐而入也。世人止知外邪之水，从脚而入，未知从腰脐入也。从脚入者，其脚先肿，人易识；从腰脐入者，其腰重而肿，人难识也。水肿不分脚与腰脐，而概以牵牛泄水之湿，毋怪乎其有效有不效也。然则用牵牛之法，又乌可不分别之乎？凡治水从脚入者，用牵牛、甘草、甘遂以消之；若水从腰脐入者，用牵牛于白术之中，一剂而腰脐重除，再剂而腰脐肿平，三剂而腰脐俱利矣。"

3445 鸥 ōu (汪颖《食物本草》)

【异名】 鹥(《诗经》)，水鸮(《说文》)，江鸥、海鸥(《南越志》)。

【基原】 为鸥科鸥属动物红嘴鸥及多种鸥类的肉。

【原动物】 红嘴鸥 *Larus ridibundus* L.

体长 40 cm。嘴赤红色，先端黑色。虹膜暗褐色。头和颈的全部朱古力褐色，后缘转为黑褐色；眼周有白色羽圈；下背、肩、腰及两翅的内侧覆羽和次级飞羽均为珠灰色，飞羽先端近白；上背、外侧大覆羽和初级覆羽均为白色。第一枚初级飞羽白色，内、外翈边缘及先端黑色；第二至第五枚飞羽的黑色外缘逐渐减小，内翈渐转为深灰色，内缘及羽端仍为黑色；第六枚飞羽深灰色，仍具黑色内缘，羽端白色；其余初级飞羽均为纯灰色；体上余羽纯白。脚和趾亦红色，冬时转为橙黄色；爪黑色。

栖息于海岸或内陆河流、湖泊和池沼等处。繁殖在我国东北，越冬时几遍全国，沿海各地尤为常见。

除红嘴鸥外，银鸥 *L. argentatus vegae* Palmen 及燕鸥属动物燕鸥 *Sterna hirundo longipennis* Nordman 等亦同等入药。

【采收加工】 常年均可捕捉，捕获后，除去羽毛及内脏，取肉鲜用或焙干。

【药性】 《医学入门》："甘，无毒。"

【功用主治】 《医学入门》："主燥渴狂邪。"

【用法用量】 《医学入门》："五味淹炙食之。"

3446 残槁蔃 cán gǎo qiáng (《岭南采药录》)

【异名】 大疳根(《广西药用植物名录》)，潺槁木姜、香胶木、山胶木(《广西本草选编》)，青桐胶、野果木、牛耳枫、山加龙、潺果、三苦花(《中药大辞典》)。

【基原】 为樟科木姜子属植物潺槁树的树皮、叶。

【原植物】 潺槁树 *Litsea glutinosa* (Lour.) C. B. Rob. [*Sebifera glutinosa* Lour.] 又名：潺槁木姜子(《海南植物志》)。

常绿灌木或小乔木，高 3～15 m。全株有香气。单叶互生；叶柄长 1～2.6 cm，有黄色绒毛；叶片倒卵形、倒卵状长圆形或椭圆状披针形，长 6～10(～26) cm，宽 5～10 cm，先端钝或圆，基部楔形、钝或近圆形。幼时两面均有毛，老时上面仅中脉略有毛，下面有灰黄色绒毛或近无毛。伞形花序生于小枝上部叶腋，单生或几个生于短枝上；花单性，雌雄异株；苞片 4；花被不完全或缺；雄花中能育雄蕊通常 15，或更多，花丝长，有灰色柔毛，退化雌蕊椭圆形，无毛；雌花中子房近于圆形，无毛，花柱粗大，柱头漏斗状，退化雄蕊有毛。果球形，直径约 7 mm。花期 5～6 月，果期 9～10 月。

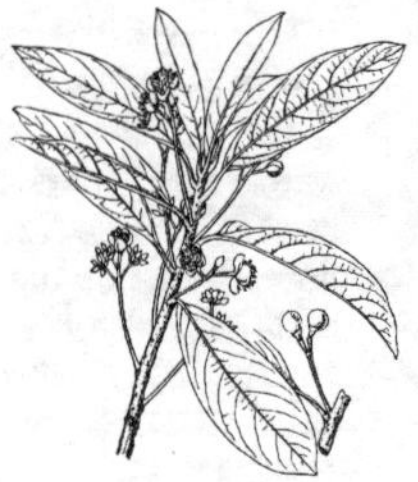

潺槁树

生于山地林缘、溪旁、疏林或灌丛中。分布于福建、广东、广西、云南等地。

本植物的根或根皮(残槁蔃根)亦供药用，另设专条。

【栽培】 生物学特性 喜亚热带气候。幼苗喜荫，需有适当的荫蔽。成龄树在阳光充足下生长。以土层深厚肥沃、排水良好的酸性土壤栽培为宜。

繁殖方法 种子繁殖。将采回的鲜果除去果皮，漂洗干净。因种皮很薄，易干缩，不宜日晒和久存。当秋季种子成熟时，应随采随播，按行距 15～20 cm 开沟，粒距 4～6 cm 播种，覆土 2 cm，盖草，浇水。种子发芽时，除去盖草并搭棚或插芒萁遮阳。育苗 1 年后，苗高 30 cm 以上即可移植，按行株距 3.0 m×2.5 m 定植。

田间管理 定植 2～3 年内，可间种花生、黄豆等作物。每年夏、秋季各除草 1 次，并追施有机肥料，冬季应注意修剪树型。

病虫害防治 病害有斑枯病，在夏、秋季发生，受害部位叶片呈褐色斑点，即用 1:1:100 倍波尔多液喷射。虫害有大头蟋蟀、地老虎等为害幼苗，可用毒饵诱杀。

【采收加工】 树龄4～5年以上，秋后冬初采收叶片，以晾干为佳。树龄在10年以上可在7～8月剥取树皮，晾干或熏干为佳，若用日光晒干，每日上午晒4小时，连晒1星期即可。

【成分】 叶含有柚皮苷(naringin)，紫云英苷(astragalin)，槲皮素-3-鼠李糖苷(quercetin-3-rhamnoside)，山柰酚-7-葡萄糖苷(kaempferol-7-glucoside)，蹄纹天竺素-3-葡萄糖苷(pelargonidin-3-glucoside)，鞣质(tannin)。树皮含有水溶性的阿拉伯木聚糖(arabinoxylan)，其中木糖与阿拉伯糖的摩尔比为1.0∶3.4。

【药性】 甘、苦、凉。归心、肝经。

1.《南宁市药物志》：“苦，寒。”

2.广州部队《常用中草药手册》：“甘、苦、涩、凉。”

3.《广西本草选编》：“味微甘，气香，性平。”

【功用主治】 拔毒，生肌，止血，消肿。主治疮疖痈肿，跌打损伤，外伤出血。

1.《南宁市药物志》：“外用拔毒生肌。捣溶敷疮疡。”

2.《广西民族药简编》：“叶：捣外敷患处，治外伤出血，捣烂调醋加热敷患处治疮疖；茎皮：可作骨折药的赋形剂。”

3.《广西本草选编》：“散瘀消肿，接骨，止血。”

【用法用量】 外用：捣敷；或研末撒。

【选方】 1.治疮疡，乳腺炎初起 潺槁树皮、叶，捣患处。(广州部队《常用中草药手册》)

2.治跌打损伤，骨折，疮疖红肿 用(潺槁木姜)鲜叶或鲜树皮捣烂外敷。(《广西本草选编》)

3.治外伤出血 潺槁叶，晒干，研粉，高压消毒后备用。伤口经消毒处理后撒上药粉；外用纱布包扎。(《全国中草药汇编》)

3447 残槁薃根 cán gǎo qióng gēn 《岭南采药录》

【基原】 为樟科木姜子属植物潺槁树的根或根皮。

【原植物】 参见“残槁薃”条。

【采收加工】 在树龄8～10年，于冬季采挖根及根皮，置坑内熏干或晒干，或鲜用。

【药性】 甘、苦、凉。归肝、胃、大肠经。

1.《南宁市药物志》：“苦，寒。”

2.广州部队《常用中草药手册》：“甘、苦、涩、凉。”

3.《广西本草选编》：“味微甘，气香，性平。”

【功用主治】 清湿热，消肿毒。主治腹泻痢疾，跌打损伤，腮腺炎，糖尿病，急慢性胃炎及风湿骨病。

1.《岭南采药录》：“治恶毒大疮，剥取其皮，捣烂敷之。”

2.《南宁市药物志》：“内服治久痢。”

3.广州部队《常用中草药手册》：“清湿热，消肿毒。”

4.《广西民族药简编》：“根皮水煎服治急慢性胃炎，并有壮阳作用，可作骨折药的赋形剂。”

5.《全国中草药汇编》：“根，内服治腹泻，跌打损伤，腮腺炎，糖尿病。”

【用法用量】 内服：煎汤，10～30g。外用：捣敷。

【选方】 治肠炎腹泻，跌打损伤，腮腺炎，痈疮 潺槁干根15～30g。水煎服。(广州部队《常用中草药手册》)

3448 挂金灯 guà jīn dēng 《救荒本草》

【异名】 酸浆实《本经》，灯笼儿《救荒本草》，王母珠、洛神珠《纲目》，天泡草铃儿《卫生杂兴》，金灯笼、天灯笼《汪连仕采药书》，红姑娘《纲目拾遗》，灯笼果《铁岭县志》，天泡果《贵州民间方药集》，包铃子《安徽药材》，端紫果、野胡椒《江苏省植物药材志》，锦灯笼《山西中药志》，天泡灯、鬼灯笼《浙江民间草药》，水辣子、浆水罐、勒马回《陕西中药志》，红灯笼《南药《中草药学》)。

【基原】 为茄科酸浆属植物挂金灯及酸浆的带宿萼的果实。

【原植物】 参见“酸浆”条。

【采收加工】 9～10月果实成熟时采摘，晒干。

【药材】 挂金灯 Physalis Calyx et Fructus 主产于江苏。

性状 宿萼膨大而薄，略呈灯笼状，多皱缩或压扁，长2.5～4.5cm，直径2～4cm；表面橘红色或淡绿色，有5条明显的纵棱，棱间具网状细脉纹，先端渐尖，微5裂，基部内凹，有细果柄。体轻，质韧，中空，或内有类球形浆果，直径约1.2cm，橘黄色或橘红色，表面被柔毛。种子细小，扁圆形，黄棕色。气微，宿萼味苦，果实微甜、微酸。

鉴别 (1)宿萼(中部)横切面：上、下表皮细胞各1列，皆切向延长，外被角质层，下表皮且具少数腺毛、非腺毛与气孔。主脉上凹下凸，上、下表皮内侧各有少许厚角细胞，维管束半月形、双韧型。叶肉分化不明显。细胞为长多角形，其内充满橙红色颗粒，细胞间隙大形，以叶肉的下半部为多。

宿萼粉末特征：浅橙红色。下表皮细胞垂周壁波状弯曲，气孔不等式或不定式。上表皮细胞垂周壁平整、无气孔。非腺毛由3～4个细胞单列组成，壁常具小疣点。腺毛头部单细胞，椭圆形，胞内常有淡黄绿色挥发油，柄部由3～4个细胞单列组成。叶肉细胞含多数橙红色颗粒。

浆果横切面：外果皮细胞1列，切向延长，外被角质层。中果皮广厚，其中散有小形双韧型维管束。种皮最外为1列石细胞，排列紧密，细胞类方形，壁作U字形增厚，外壁甚薄，非木化，常皱缩，侧壁及内壁均增厚并木化；石细胞层顶面观呈网状，细胞为不规则多角形。壁波状弯曲，互相镶嵌。石细胞层下方为若干列切向延长的薄壁细胞，皆已颓废破碎。胚乳细胞多角形，含有大量糊粉粒及脂肪油滴。胚根及子叶位于横切面两端，其组织略有分化。

(2)取本品粉末1g，加甲醇10ml，置水浴上回流加热10分钟，趁热滤过，滤液置水浴上蒸干，残渣用冰醋酸1ml溶解，加入醋酸酐-浓硫酸(19∶1)试剂1ml，混合均匀。溶液迅即经黄、红、紫、青，最终呈污绿色(检查植物甾醇)。

【成分】 果实含枸橼酸(citric acid)，种子含酸浆甾醇(physanol)A、B，β-谷甾醇(β-sitosterol)，胆甾醇(cholesterol)，24-甲基胆甾醇(24-methylcholesterol)，24-乙基胆甾醇(24-ethylcholesterol)，豆甾醇(stigmasterol)，24-甲基-5，22-胆甾二烯醇(24-methylcholesta-5, 24-dienol)，28-异岩藻甾醇(28-isofucosterol)，24-亚甲基胆甾醇(24-methylenecholesterol)，24-乙基-5，24-胆甾二烯醇(24-ethylcholesta-5, 24-dienol)，胆甾烷醇(cholestanol)，24-甲基胆甾烷醇(24-methylcholestanol)，24-乙基胆甾烷醇(24-ethylcholestanol)，7-胆甾烯醇(cholest-7-enol)，8-羊毛甾烯-3β-醇(lanost-8-en-3β-ol)，羊毛甾醇(lanosterol)，24-亚甲基-8-羊毛甾烯-3β-醇(24-methylenelanost-8-en-3β-ol)，环木菠萝烷醇(cycloartanol)，环木菠萝烯醇(cycloartenol)及24-亚甲基环木菠萝烷醇(24-methylenecycloartanol)。

【药理】 镇痛作用 500mg/kg或800mg/kg的挂金灯煎剂在灌胃后30、60或90分钟，分别用扭体法、热板法、电刺激鼠尾-嘶叫法，观察其对痛反应的影响。结果挂金灯在灌胃后60分钟能抑制小鼠的扭体反应，还能显著延长小鼠舔爪的潜伏期和抑制大鼠的嘶叫反应。1mg/kg的纳洛酮能翻转挂金灯对大鼠的镇痛作用。

【药性】 酸、甘、寒。归肺、肾经。

1.《本言》：“酸，甘。”

2.《陕西中药志》：“入肝、脾二经。”

3.《辽宁常用中草药手册》：“甘、微苦，寒。”

【功用主治】 清肺利咽，化痰利水。主治肺热咳嗽，百日咳，音哑咽痛，骨蒸劳热，小便淋涩，天疱湿疮，难产。

1.《本经》：“产难吞其实立产。”

2.《本草经集注》：“小儿食之能除热，亦主黄病多效。”

3.《嘉祐本草》：“人有骨节多服之。”

4.《辽宁常用中草药手册》:"清热,化痰。治咽喉肿痛,痰热咳嗽。"

5.《山东中草药手册》:"利尿,镇咳,清热解毒。"

6.《东北常用中草药手册》:"主治肺结核发热,咳嗽,咽喉肿痛,肺炎,小便不利,湿疮,角膜炎。"

【用法用量】 内服:煎汤,4.5~9g。外用:捣敷或煎水熏洗。

【宜忌】 脾胃虚寒及孕妇禁服。

《陕西中药志》:"脾虚泄泻者忌用。"

【选方】 1.治肺热咳嗽,咽干舌燥 锦灯笼9g,杏仁6g,玄参9g。水煎服。《山西中草药》

2.治咽喉肿痛 锦灯笼15g,甘草6g。水煎服。《山东中草药手册》

3.治尿(路)结石 天泡果15g,龙胆草3g,草药(红茯苓)9g,香樟根3g,车前草15g。煎水服。《贵阳民间药草》

4.治水肿、小便不利 金灯笼12g,车前草15g,西瓜皮24g。水煎服。《山东中草药手册》

5.治角膜炎 锦灯笼适量。水煎冼洗。《山西中草药》

【临床报道】 治疗小儿上呼吸道感染 将锦灯笼制成锦灯笼注射液(原药煎液每1ml相当于原生药1g)、锦灯笼1号注射液(原煎液提取物每1ml相当于0.9g原生药)、锦灯笼2号注射液(原煎液除去1号物,每1ml相当于1g原生药)分3组病例肌内注射。5岁以下,每次肌注锦灯笼注射液或锦灯笼2号注射液2ml,或锦灯笼1号注射液1.5ml。5岁以上每次药量加倍,每日2次。疗程为7日。体温降至正常,脓栓消失即停药。共治疗小儿上呼吸道感染191例,其中包括化脓性扁桃体炎169例,疱疹性咽炎6例,其他16例。结果第一组(锦灯笼注射液组)120例,痊愈91例,有效22例,无效7例,有效率为94.2%;第二组(锦灯笼1号注射液)41例,痊愈29例,有效11例,无效1例,有效率为97.5%;第三组(锦灯笼2号注射液)30例,痊愈25例,有效3例,无效2例,有效率为93.3%。三组平均有效率达94.7%。多数病例体温及渗出物在2~3日内趋于正常或消失。个别使用锦灯笼1号注射液的患者注射部位有疼痛,吸收不好现象,但不影响治疗。

3449 挂苦绣球根 guà kǔ xiù qiú gēn 《四川中药志》

【异名】 六蛾戏珠《全国中草药汇编》,涎塌棒《四川中药志》。

【基原】 为虎耳草科绣球属植物黄脉绣球的根。

【原植物】 黄脉绣球 Hydrangea xanthoneura Diels 又名:黄脉八仙花、仙桃盘《植物分类学报》。

落叶灌木,高1~3m。小枝粗壮,有狭椭圆形皮孔。叶对生;叶柄长2~3.5cm;叶片椭圆形至长圆状椭圆形,长10~18cm,宽5~8cm,基部楔形或近楔形,先端近无毛,下面脉上有短柔毛,脉腋间有束毛,边缘有锯齿。伞房状聚伞花序顶生;花二型,不育花有长梗,具4枚萼瓣,全缘,长1~1.7cm;能孕花小,萼筒有疏毛,裂片4~5,三角形;花瓣与萼片同数,雄蕊10;花柱3(~4),子房半下位。蒴果近卵形,长约3mm,约一半突出于萼筒之上,顶端开裂。种子线状狭纺锤形,两端有翅。花期7~8月,果期8~9月。

生于海拔1000~2800m的灌丛中或荒地上。分布于西南及陕西等地。

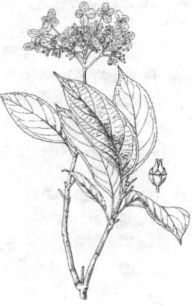

黄脉绣球

本植物的树皮(挂苦绣球树皮)亦供药用,另设专条。

【采收加工】 7~10月采挖,切段晒干。

【药材】 挂苦绣球根 Hydrangeae Xanthoneurae Radix 主产于陕西、甘肃、四川等地。

性状 圆柱形,扭曲,长约8cm或更长,直径约2mm。表面灰褐色,有纵皱纹及细根或根痕。外皮易脱落,脱落处显淡黄色。质韧,难折断,断面黄白色,纤维性。气微,味辛。

紫 粉末特征:淡黄白色。木栓细胞类多角形,壁较厚。针晶较多,多成束存在。纤维多成束存在,偶有散在,壁较厚,胞腔较明显。

【药性】 辛,温。

1.《全国中草药汇编》:"辛,温。"

2.《四川中药志》1979年版:"苦,凉。"

【功用主治】 活血祛瘀,接骨续筋。主治骨折,风湿性腰痛。

1.《全国中草药汇编》:"活血祛瘀,续筋接骨。主治骨折。"

2.《四川中药志》1979年版:"治风湿性腰痛。"

【用法用量】 内服:煎汤,15~30g;或泡酒。外用:捣敷。

3450 挂苦绣球树皮 guà kǔ xiù qiú shù pí 《四川中药志》

【基原】 为虎耳草科绣球属植物黄脉绣球的树皮。

【原植物】 参见"挂苦绣球根"条。

【采收加工】 6~10月剥取树皮,晒干或鲜用。

【药性】 苦,凉。

【功用主治】 清热解毒。主治无名肿毒,恶疮。

【用法用量】 外用:鲜品捣敷;或干品研细末用醋调敷。

【选方】 治无名肿毒、恶疮 挂苦绣球鲜皮,切碎捣烂,或干皮研细末调醋敷患处。《四川中药志》1979年版

3451 指天椒 zhǐ tiān jiāo 《岭南采药录》

【异名】 长柄椒《苏南种子植物手册》。

【基原】 为茄科辣椒属植物朝天椒的果实。

【原植物】 朝天椒 Capsicum annuum L. var. conoides Irish [C. conoides Mill. ; C. frutescens L. var. conoides Bailey]

一年生草本。茎多二歧分枝。单叶互生;叶卵形,长4~7cm,宽2~4cm,全缘,先端尖,基部渐狭,有柄。花常单生于叶腋间;萼钟状,先端5齿;花冠白色或带紫色,5裂;雄蕊5,着生于花冠基部,花药纵裂;雌蕊1,子房2室,花柱细长,柱头略呈头状。浆果圆锥形或矩圆状圆柱形,长1.5~3cm,通常直立,萼宿存。果实成熟后红色或紫色,味极辣。几全年开花结果。

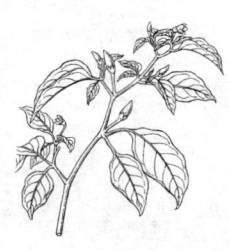

朝天椒

【采收加工】 全年均可采收,鲜用或晒干。

【药材】 指天椒 Capsici Conoidis Fructus 全国各地均产。

性状 果实呈圆锥形,长2~5cm,直径1cm,顶端渐尖,基部稍圆,具宿萼及果柄。表面红色,有光泽,光滑,果肉稍厚。横切可见中轴胎座,每室有类白色扁圆形种子。气特异,催嚏性;味辛辣如灼。

【成分】 果实中含辣椒萜苷(capsianoside)Ⅱ、Ⅲ、C、D。

【药性】 辛,温。

【功用主治】《岭南采药录》:"敷手疮,洗脚气,治狗咬伤。"

【用法用量】 外用:煎水洗;或捣敷。

【选方】 治癫狗、胎狗咬伤 指天椒子、假菱、紫苏、青苔、片

糖。捣烂敷。《岭南采药录》）

3452 指甲兰 zhǐ jiǎ lán
《浙江药用植物志》

【基原】 为兰科虾脊兰属植物短茎萼脊兰的全草。

【原植物】 短茎萼脊兰 *Sedirea subparishii* (Tsi) E. A. Chr. [*Hygrochilus subparishii* Tsi] 又名：仙人华日兰《浙江植物志》。

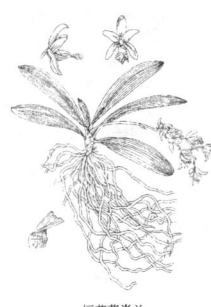

多年生附生常绿草本。茎短而斜上，被对褶叶基所包围，下部丛生气生根。气生根粗壮而长，弯曲，白色，无毛。叶3～5枚，2列，稍肉质，长圆形或长圆状披针形，长6～12 cm，宽2～3.5 cm，先端钝或斜而2浅裂，基部收窄抱茎，中脉明显。花茎1～4个，生于茎基部叶腋；总状花序长5～17 cm，疏

短茎萼脊兰

生花4～10余朵；花苞片卵圆形，长7～12 mm；花淡黄绿色；萼片和花瓣近相似，长椭圆形，长18～20 mm，稍肉质，开展；唇瓣3裂，中裂片肉质，狭长圆形，从基部至先端具1枚高约1.5 mm的褶片，侧裂片直立，半圆形边缘具微齿，距口处具1枚圆锥状胼胝体；距角状，约2 mm长，末端稍膨大；蕊柱长13～15 mm，具蕊状翅，蕊喙伸长2裂；蕊喙柄先端扩大；黏盘圆形。蒴果长椭圆形，连柄长约7 cm。花期5～6月，果期9月。

附生于海拔300～1 100 m的常绿阔叶林的树干上。分布于浙江、湖北、湖南、四川等地。

【采收加工】 全年均可采，鲜用。

【药性】 苦，凉。

【功用主治】 《浙江药用植物志》："治小儿惊风。"

【用法用量】 内服：煎汤，鲜品30 g。

【选方】 治小儿惊风 （指甲兰）鲜全草30 g，水煎。加白糖适量，每日分数次灌服。《浙江药用植物志》）

3453 指甲花叶 zhǐ jiǎ huā yè
《国药提要》

【基原】 为千屈菜科散沫花属植物散沫花的叶。

【原植物】 散沫花 *Lawsonia inermis* L. 又名：指甲花《南方草木状》。

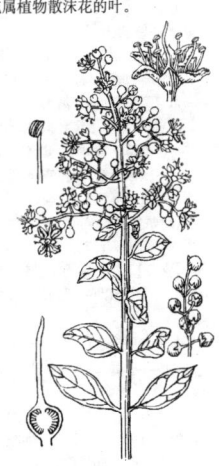

大灌木，高可达6 m。茎圆柱形，小枝略呈四棱形，无毛。叶交互对生，薄革质；叶片椭圆形或椭状披针形，长1.5～5 cm，宽1～2 cm；先端短尖，基部楔形或渐狭成叶柄。圆锥花序顶生，长7～15 cm，或更长；花极香，白色或玫瑰红色至朱红色，直径盛开时8～10 mm；花萼片2～5 mm，4深裂，裂片阔卵状三角形；花瓣4，略长于萼裂片，边缘内卷，有齿；雄蕊通常8，花丝丝状，为花萼裂片的2倍；子房近球形，花柱丝状，略长于雄蕊，柱头钻状。蒴果扁球形，直径6～7 mm。种子多数，肥厚，三

散沫花

角状尖塔形。花期6～10月，果期12月。

江苏、浙江、福建、广东、广西、海南、台湾等地庭园均有栽培。

【采收加工】 7～10月采收，鲜用或晒干。

【成分】 叶含咕吨酮类衍生物：指甲花醌(lawsone)，散沫花咕吨酮(laxanthone) I、Ⅱ、Ⅲ；香豆素类：秦皮素(fraxetin)，东莨菪素(scopoletin)，马栗树皮素(esculetin)，散沫花香豆素(lacoumarin)；黄酮类：木犀草素(luteolin)，木犀草素-7-O-葡萄糖苷(luteolin-7-O-glucoside)，刺槐素-7-O-葡萄糖苷(acacetin-7-O-glucoside)，木犀草素-3'-葡萄糖苷(luteolin-3'-glucoside)，芹菜素-7-葡萄糖苷(apigenin-7-glucoside)，芹菜素-4'-葡萄糖苷(apigenin-4'-glucoside)；甾醇类：β-谷甾醇(β-sitosterol)，豆甾醇(stigmasterol)，β-谷甾醇葡萄糖苷(β-sitosterol-D-glucoside)；萘衍生物：1, 4-萘醌(1, 4-naphthoquinone)，1, 2-二羟基-4-葡萄糖氧基萘(1, 2-dihydroxyl-4-glucosyloxynaphthalene)，2-羟基-1, 4-萘醌(2-hydroxy-1, 4-naphthoquinone)，1, 3-二羟基萘(1, 3-dihydroxynaphthalene)；酚性成分：散沫花醌(lawsoniaside)，黑麦草苷(lalioside)；无机元素：铜、镍、钼、钒、铊、锰、钡、锶、铁、铅等。还含有没食子酸(gallic acid)。

【药理】 1. 杀虫作用 散沫花叶提取物可抑制丝虫体线粒体苹果酸盐脱氢酶及线粒体苹果酸酶。

2. 护肝作用 散沫花(花朵)的醇水(1:1)提取物对四氯化碳引起的肝损伤有护肝作用，提取物对环己巴比妥诱导睡眠、磺溴酞钠(BSP)清除及某些生化指标均显示有保肝作用，对胆汁流量无作用。

3. 其他作用 散沫花成分指甲花醌与维生素K结构相似，故有止血作用。其种子有缓慢的大脑兴奋作用，可用于青年记忆差或精神不振。

毒性 散沫花醇水(1:1)提取物无任何毒性，小鼠灌胃最小致死量大约为2.0 g/kg。

【功用主治】 收敛，止血。主治创伤出血。

1. 《国药提要》："治创伤。"

2. 《台湾药用植物志》："(印度)叶外用治头痛，煎汁含漱治咽痛。(马来)叶研末，用以治包皮环切术之伤口，疖、皮肤病及风湿病。叶作硬膏，治任何指甲疾患，包括脓性指头炎。(越南)治麻风病、黄疸、疱疹。"

3. 《福建药物志》："收敛，清热。治创伤，外用鲜叶捣烂敷患处。"

【用法用量】 外用：鲜品捣敷；或焙干研末敷患处。

3454 挖耳草根 wā ěr cǎo gēn
《分类草药性》

【基原】 为菊科天名精属植物烟管头草的根。

【原植物】 参见"杓儿菜"条。

【采收加工】 9～10月采收，切片晒干。

【药理】 对钩端螺旋体的抑制作用 杓儿菜根煎剂用试管稀释法，1:1 280对钩端螺旋体有抑制作用。

【药性】 《分类草药性》："味苦，性凉。"

【功用主治】 清热解毒。主治痢疾，牙痛，乳蛾，子宫脱垂，脱肛。

1. 《分类草药性》："治心热湿寒，兼治痰火。"

2. 《云南中草药》："治痢疾，牙痛，子宫脱垂、脱肛。"

【用法用量】 内服：煎汤，5～15 g。

【选方】 治子宫脱垂，脱肛 （挖耳草）根9 g。炖肉服。《云南中草药》）

3455 轻粉 qīng fěn
《本草拾遗》

【异名】 水银粉、汞粉、峭粉《本草拾遗》，腻粉《传家秘宝》，银粉《纲目》，扒粉《本草便读》。

【基原】 为用升华法炼制而成的氯化亚汞结晶。又名甘汞

（化学名称）。

【制法】 轻粉系人工炼制品，其炼制方法有多种，如《纲目》载："升炼轻粉法：用水银一两、白矾二两、食盐一两，同研不见星，铺于铁器内，以小乌盆覆之。筛灶灰，盐水和，封固盆口，以炭打二炷香，取开，则粉升于盆上矣。其白如雪，轻盈可爱。一两汞，可升粉八钱。又法：水银一两、皂矾七钱、食盐五钱，同研，如上升炼。又法：先以皂矾四两、盐一两、焰消五钱，共炒黄为曲。水银一两，又曲二两、白矾二钱，研匀，如上升炼。"目前按传统加工法用砖砌一炉灶，上留十个炉眼，一炉眼放一平底锅，先将胆矾1.75 kg、食盐1.5 kg，放于盆内，加水约 1.5 L 溶开。放入水银 3.125 kg，搅拌成粥状，再加入红土约 10 大碗，拌和成半干半湿的软泥块，分成10 份，捏成馒头形，另在平底锅中央撒一层沙土，将馒头块物分别放在沙土上，并用陶瓷或瓷盆盖上，再用泥封固，以防泄气。先放在炉旁，每炉约用上等木炭23.5 kg，先在炉中烧之全红，再装各炉眼内，略烧片刻，即行通火，将炉中央摆成空型，若见有火苗之处，用炭压盖，不使冒烟。等到炭已烧透，无无火苗，且外被一层白灰时，将已封固的平底锅，放在每个炉眼上，将炉门关闭。22 小时后开锅，则见锅内出现多数多角形雪花样片状结晶，用鸡翎扫下，拣去杂质，即得轻粉。

现代制药工业多采用下列方法制造：① 将硝酸汞 15 份与汞10 份混合，使成为硫酸亚汞，加食盐 3 份，混合均匀，升华即得。升华物呈结晶状，与中药传统方法制得者相似，多供外用。② 硫酸亚汞 10 份和硝酸 1.5 份与蒸馏水 88.5 份混合，升华 6 份的水溶液，即得氯化亚汞沉淀，倾泻上层清液，以蒸馏水洗涤沉淀物，至无氯离子反应为止，过滤，避光微温，干燥。为非晶形粉末，因不含二氯化汞，故宜供内服。

【药材】 轻粉 Calomelas 主产于湖北、湖南、四川、天津、河北、云南等地。

性状 本品为白色有光泽的鳞片状或雪花状结晶，或结晶性粉末；半透明或微透明。体轻、质脆，用手捻之，易碎成细粉。遇光颜色缓缓变暗。气无，味淡。

鉴别 (1) 透射偏光镜下：无色透明；片状，不规则长片状、长条形，先端；常呈角状。高正突起。双晶为对称消光，双晶面平行解理面；单晶为平行消光，有的具晕彩。

(2) 本品遇氢氧化钙试液、氨试液或氢氧化钠试液，即变成黑色(检查汞盐)。

(3) 取本品，加等量的无水碳酸钠，混合后，置于燥试管中，加热，即分解析出金属汞，凝集在试管壁上，管中遗留的残渣加稀硝酸溶解后，滤过，滤液加硝酸使成酸性后，加硝酸银试液，即生成白色凝乳状沉淀；分离，沉淀加氨试液即溶解，再加硝酸，沉淀复生成(检查氯化物)。

品质标志 《中华人民共和国药典》2010 年版规定：本品含氯化亚汞 (Hg_2Cl_2) 不得少于 99.0%。

【成分】 轻粉主要含氯化亚汞。

【药理】 1. 抗菌作用 轻粉有广泛的抑菌作用。它不仅对革兰阳性菌有较好的抗菌作用，而且对革兰阴性菌和真菌也有良好的抑菌效果，敏感率均为 100%。0.5%～1%轻粉混悬液在体外对大肠杆菌、变形杆菌、乙型溶血性链球菌、金黄色葡萄球菌均有明显抑制作用。轻粉水浸剂(1:3)在试管内对堇色毛癣菌、许兰黄癣菌、奥杜盎小芽胞癣菌、红色表皮癣菌、星形奴卡菌等均有不同的抑制作用。

2. 对皮肤及黏膜的影响 轻粉直接撒布于兔耳完好的皮肤不产生组织坏死；如撒布于受损皮肤则产生明显的组织变性坏死。1%～4%轻粉悬液对兔耳健康皮肤无损害；2%以上浓度用于兔耳受损皮肤 2 日后产生组织性坏死。1%轻粉混悬液对兔耳鼓膜可引起纤维组织间血管扩张、充血；2%时可见出血、渗出物和炎性细胞浸润；3%产生灶性坏死。正常兔耳鼓膜黏膜上滴 1%轻粉混悬液后稍充血；滴 2%该液产生出血伴有渗出物；滴 3%该液后黏膜变性坏死。对兔中耳炎病理模型：刺破鼓膜后接种细菌，第三日培养致病菌阴性，兔耳流脓；第四日后滴 1%轻粉混悬液治疗 1 星期，耳流脓停止，感染部培养阴性。

3. 泻下作用 甘汞口服后在肠中遇碱及胆汁，小部分变成易溶的二价汞离子，它能抑制肠壁细胞的代谢与功能活动，阻碍肠中电解质与水分的吸收而引起泻下。且可抑制肠道中细菌将胆绿素变为胆红素，又因肠内容物迅速排出，影响了胆绿素的转变，故服药后大便可成绿色。

4. 利尿作用 二价汞离子吸收后，可与肾小管腔中含巯基酶结合，抑制酶的活性，影响其再吸收功能出现利尿作用。大量可致中毒。

毒性 用阿拉伯胶制成轻粉混悬液灌胃，小鼠 LD_{50} 为410 mg/kg，大鼠为 1 740 mg/kg。中毒后小鼠的心、肝、肾皆有不同程度的病变，肾小管上皮细胞最显著，有浊肿、脂肪变、坏死等，卵巢部分较大滤泡破碎，且有白细胞浸润。轻粉给家兔 1.5 g/kg(人服量的 50 倍)、0.99 g/kg、0.66 g/kg 经口给药，在 1～3 日内全部死亡。尸检肉眼见各内脏有不同程度的瘀血。各剂量组动物的心肌有轻度浊肿，心肌纤维变粗，横纹消失，大剂量组心肌还可见轻度空泡变性。多数动物可见肺小动脉痉挛，管壁变厚，管腔变小，肺泡壁充血，部分小血管内还有透明血栓形成，肺内有灶性炎症。肝有浊肿，脂肪变性及点状坏死和灶性坏死。肾有明显浊肿，近曲小管上皮有坏死，细胞核破碎或溶解。卵巢中卵泡的崩解破坏增多。另有报道小鼠灌胃轻粉、西黄耆胶混悬液的 LD_{50} 为2.068 g/kg，中毒现象为全身瘫软。

【药性】 辛，寒，有毒。归肝、肾、大肠经。

1. 《嘉祐本草》："辛冷，无毒。"

2. 《纲目》："温燥有毒，升也，浮也。"

3. 《本草正》："味微辛，性温燥，有大毒。升也，阳也。"

4. 《玉楸药解》："味辛，性寒。入足少阴肾、足厥阴肝经。"

5. 《本草从新》："辛凉而燥。"

6. 《本草再新》："入肝、肺二经。"

7. 《本草用法研究》："入脾、胃、肝、肾四经。"

【功用主治】 外用攻毒，祛腐，杀虫，止痒；内服祛痰，逐水，通便。外用主治疮疡溃烂，梅毒，疳疮，疥癣瘙疹，湿疹鼻，臁疮；内服用于急慢惊风，痰壅喘逆，水肿胀满，二便不利。

1. 《本草拾遗》："通大肠，转小儿疳并瘰疬，杀疮疥癣虫及鼻上酒皶，风疮瘙痒。"

2. 《本草衍义》："下涎药并小儿涎潮、瘰疬多用。"

3. 张洁古："洁净府，去膀胱中垢腻。"(引自《纲目》)

4. 《医学入门》："消水肿，止血痢，吐风涎。"

5. 《纲目》："治痰涎积滞，水肿膨胀，毒疮。"

6. 《本草正》："尤治瘰疬诸毒疮，去腐肉，生新肉。"

7. 《玉楸药解》："搽疥癣，涂杨梅。"

8. 《医林纂要》："劫顽痰，风泼，消坚积，热毒。"

【用法用量】 内服：0.06～0.15 g，入丸、散用，不入汤剂。

【宜忌】 以外用为主，但外用亦不宜过量和久用。内服宜慎，服后及时漱口，以免口腔糜烂及损伤牙齿。孕妇、小儿及体弱者禁服。

1. 《本草拾遗》："畏磁石、石黄。忌一切血。"

2. 《本草衍义》："不可常服及过多，多则其损兼行。若兼惊则尤须审慎，盖惊为心气不足，不可下，下之里虚，惊气入心，不可治。若其人本虚，便须禁此一物，慎之至也。"

3. 《纲目》："若服之过剂，或不得法，则毒气被熏，窜入经络筋骨，莫之能出。痰涎既去，血液耗亡，筋失所养，营卫不从，变为筋挛骨痛，发为痈肿疳漏，或手足皲裂，虫癣顽痹，经年累月，遂成废痈,其害无穷……陈文中言轻粉下痰而损心气,小儿不可轻用,伤脾败阳,必变他证,初生尤宜慎之。"

4.《本草经疏》:"凡闭结由于血虚不能润泽;小儿疳病,脾胃两虚;小儿慢惊,痰涎壅上;杨梅结毒,发于气虚久病之人,咸不宜服。"

5.《本草正》:"轻粉下痰而损心气,小儿不可轻用,伤脾败阳必变他证,初生者尤宜慎之。"

6.《疮疡外用本草》:"临床上有因调制药膏时未待油冷即将轻粉搅入,在外用引起接触性皮炎的病例,制膏时尤当注意。"

【选方】 1. 治疮疮化脓,久不收口 木香、轻粉各一钱,黄丹、枯矾各五钱。共为细末,以腊月猪胆汁和之,悬挂一百日(阴干),再研细用。此散去瘀搜脓生肌,盖无瘀肉自生也。《救伤秘旨》神效生肌散)

治一切痈疽溃烂,腐肉凸出 轻粉一钱,乌梅肉(煅)三钱。上药各研勾细末,混匀。掺腐肉上,外用膏贴。《片石居疡科辑要》)

2. 治臁疮 用轻粉一钱,黄连末二钱,以猪肚一个,针刺孔,滴汁汁在盏内,调成稠糊。用竹摊满地白上,以纸数层盖药,用无糨青绢紧紧拴住,过十日再换。《卫生易简方》)

4. 治小儿口疮赤烂 腻粉一钱,黄柏末一两。上药相和令匀,薄薄掺之。《普济方》)

5. 治疥痛痒,流水流虫 轻粉三分,萝卜子一钱,桃仁(去皮尖)十四个。研为末,擦疮上。《洞天奥旨》轻粉散)

6. 治杨梅疮毒 轻粉一钱,杏仁(去皮)七个。共捣烂,将疮去痂,先抹猪胆汁,后涂药。《古今医鉴》白杏膏)

7. 治下疳皮损痛烂,痛极难忍,及诸疮新肉已满,不能生皮;又汤泼火伤,皮损肉烂,疼痛不止者 青缸花(如无,用头刀靛花轻虚色翠者代之,终不及缸花为妙)五分,珍珠(不论大小以新白为上。入豆腐内煮数滚,研至极细无声方用)一钱,真轻粉一两。上三味共研千转细如飞面,方入罐收。凡下疳初起皮损,搽之即愈;腐烂疼痛者,甘草汤洗净,猪脊髓调搽。如诸疮不生皮者,用此干掺,其口自敛。又女妇阴蚀,或新嫁内伤诸疮者,以此搽之;汤泼火烧疮甚者,用玉红膏调搽之。《外科正宗》月白珍珠散)

8. 治面及身上生疣目 腻粉一两,巴豆一枚。上研细,以针轻拨疣目上点之,成疮自落,后用黄连末傅之,便干。《普济方》)

9. 治腋下体臭妙方 水银粉半钱,椒半两,黄丹一钱。上先将水银粉入瓶子内,却将椒末纸裹,却留在粉瓶内,经一宿。去了椒不用,将黄丹同粉涂上,以唾津调和抹之。《普济方》)

10. 治面颊,手指肌肤破泽不泽 轻粉、定粉各三钱,密陀僧二钱。上三味为细末,用皂角子取白仁,以热浆水浸成膏子调药,稀硬得所。涂洗处,涂贴无时。《御药院方》玉屑膏)

11. 治小儿涎端 用雄鸡子一个,用鸡子清调入轻粉一分拌匀,银器盛,置汤瓶上蒸熟,三岁儿尽,当吐痰或泄下而愈。壮实者乃可用。《串雅内编》轻粉顶)

12. 治大肺脹肠,气促,大便不通 轻粉三钱,韭菜子五钱,共捣作末,姜汁调敷脐上;或作末药,每服八分,姜汤调服亦可。《方脉正宗》)

【临床报道】 1. 治疗狐臭 轻粉5g,滑石粉5g。将轻粉在乳钵中研细,通过180~200目筛后与滑石粉充分混匀,即成腋臭散。开始每晚涂搽腋窝1次,数日后隔日1次,1月后每日1次。治疗狐臭100余例,均收到良好效果,无不良反应。

2. 治疗汗斑 取海螵蛸各轻粉和匀,即成汗斑散,瓶装备用。用以洗净局部,再扑擦汗斑剂适量(若微汗后擦之效果更好)。治疗汗斑31例,结果初发者1次即愈,最多3次可愈,无复发病例。

3. 滥用轻粉治疗银屑病的不良反应 观察到11例患者,其

中8例曾用轻粉煎汤外洗患处每日多次,1例曾将轻粉调成糊状外涂,2例放入煎剂内服,剂量不详。所有病例皆于用药7~15日后皮疹恶化,发展为剥脱性皮炎或红皮症。其中2例齿龈有暗色铅线,追问患者曾同时服用樟丹,剂量不详。实验室检查:白细胞皆略升高,肝、肾功能均有不同程度的损害。24 小时尿汞值在0.026~0.04 mg/L之间,皆高于正常值0.01 mg/L,其中2例有铅线者24 小时尿铅值分别是 0.13 和 0.16 mg/L,明显高于正常值0.08 mg/L。11 例患者住院后,7 例用地塞米松 10 mg/静脉滴注治疗,4 例先后用环磷菌素、依曲替唑治疗,病情虽有好转但进展不快。各病例在证实尿汞值升高后给予二巯基丙磺酸钠驱汞治疗,每日 0.12 g,连用 3 日,停用 4 日为 1 个疗程,2 个疗程后皆明显好转或基本痊愈。因此,对于银屑病严重恶化发生剥脱性皮炎或红皮症的患者,除了查明是否与内外用激素有关外,还应查明是否有内外用轻粉、樟丹等药的病史。对可疑者应查 24 小时尿中的汞铅含量,及时驱汞驱铅。

【各家论述】 1.《医学入门》:"轻粉,抑论《经》云利大肠,东垣又云抑肺而致肛门,何也? 盖轻粉经火本燥,原自水银性冷,用之于润表则利,用之于涩药则止,所以又能消水肿,止血痢,吐风涎。"

2.《纲目》:"水银乃至阴毒物,因火煅升砂而出,加以盐、矾炼而为轻粉,加以硫黄升而为银朱,轻飞灵变,化纯阴为爆烈,其性走而不守,善劫痰涎,消积滞,故水肿风痰湿热毒疮被劫,涎从齿龈而出,邪郁为之暂开,而疾因之亦愈。若服之过剂,或不得法;则毒气被蒸,窜入经络筋骨之间,莫能得出,痰涎既去,血液相凝,筋失所养,营卫不从,变为筋挛骨痛,发为痈肿疳漏,以手足皲裂,虫癣顽癣,经年累月,遂成废痼,其害无穷。"

3. 刘完素:"银粉能伤牙齿,盖上下齿龈属手足阳明之经,毒气感于肠胃,而精神气血水谷既不胜其毒,则毒即循经上行,而至齿龈嫩薄之分为害也。"(引自《纲目》)

4.《本草经疏》:"大肠实热则不通,小儿疳病,因多食甘肥,肠胃结滞所致,辛凉达肠胃积滞热结,故主治也。其主瘰疬疥癣虫及鼻上酒糟风疮瘙痒者,皆从外治,无非取其除热杀虫之功耳。"

3456 **鸦片** yā piàn 《本草药性大全》

【异名】 阿芙蓉、阿片《纲目》)。

【基原】 为罂粟科罂粟属植物罂粟果实中的乳汁经干燥而得。

【原植物】 参见"罂粟"条。

【采收加工】 一般于罂粟蒴果近成熟,果皮由绿转黄而呈显蜡被,产量及吗啡含量最高时采收。采时用利刀或特制的锯齿切伤器,于晴天傍晚,浅割果皮(直割或斜割),将散布于果表部组织中的乳汁管切断,即有白色乳汁渗出成滴状,暴露于空气中后则由白色转为微红色和棕色,并逐渐凝固成黏稠状物,翌晨用涂油的竹篾或竹刀刮取,每枚果实可采取 3~4 次。刮得的鸦片,以罂粟叶包裹,置暗处阴干。

【药材】 鸦片 Opium 由国家指定农场生产。

性状 本品形状不一,圆球形、饼形、砖块状或不规则形,棕色或黑色,带有蜡质,外面往往覆有罂粟叶或纸片。新鲜时质软,具可塑性,贮藏日久,则渐变硬而脆。内部呈颗粒状或平滑状,红褐色,常缀有色较浅的部分,稍有光泽。臭特异,带麻醉性,味极苦而特异。

鉴别 (1)取本品 0.02 g,加氯仿 3 ml 及氨试液 0.5 ml,振摇10 分钟,分取氯仿层,滤过,滤液置于水浴上,蒸发至干,残渣滴加甲醛硫酸溶液 2 滴,溶液现赤紫色,渐变紫色(检查吗啡,可待因)。

(2)取本品 0.1 g,加水 5 ml,振摇 5 分钟后,滤过。滤液加羟胺盐酸溶液(3→10)1 ml 及三氯化铁试液 1 滴,振摇时,溶液现红褐色(检查罂粟酸)。

【成分】 主含生物碱,大多与酸结合成盐而存在:吗啡(morphine),可待因(codeine),β-可待因(β-codeine)即是尼奥品(neopine),蒂巴因(thebaine),罂粟碱(papaverine),右旋的和消旋的网叶番荔枝碱(reticuline),杷拉乌定碱(palaudine),消旋半日花酚碱(laudanine),半日花酚碱(laudanidine),半日花酚碱甲醚(laudanosine),亚美罂粟碱(armepavine),可民碱(codamine),那碎因(narceine),α及β那可汀(narcotine),罂粟壳碱(narcotoline),原阿片碱(protopine),隐品碱(cryptopine),别隐品碱(allocryptopine),右旋四氢非洲防己碱(tetrahydrocolumbamine)即是异紫堇杷明碱(isocorypalmine),左旋斯氏紫堇碱(scouerine),消旋异种荷包牡丹碱(corexamine),左旋光千金藤定碱(stepholidine),异波尔定碱(isoboldine),罂粟红碱(papaverrubine)B、C、D、E,粉绿罂粟碱(glaudine),氢化可他宁碱(hydrocotarnine)等。还含环鸦片甾烯醇(cyclolaudenol),胡萝卜甾(daucosterol),右旋-10-二十九醇(10-nonacosanol),环木菠萝烯醇(cycloartenol)以及卵磷脂(lecithin),脑磷脂(cephalin)等。

【药理】 1. 镇痛作用 吗啡有显著的镇痛作用,并有高度选择性,镇痛时不但患者的意识未受影响,其他感觉亦存在。对持续性疼痛(慢性痛)效力胜过其对间断性的锐痛,如增加剂量对锐痛亦有效。其镇痛机制除提高痛阈外,对疼痛反应的改变也是一个重要因素,用吗啡后,痛刺激虽照旧感觉到,但紧张、恐惧、退缩等普遍应有的反应却已消失,患者痛而不苦。经常伴随疼痛的不愉快情绪若被取消,疼痛也就极易耐受。可待因的镇痛作用约为吗啡的 1/4。对鸦片镇痛作用的研究证实本体内存在着阿片受点。

2. 催眠作用 吗啡有催眠作用,但睡眠浅而易醒,不能视为真正的催眠药。可待因则不导致睡眠。

3. 呼吸抑制与镇咳作用 吗啡对呼吸中枢有高度选择性抑制作用,在低于镇痛的剂量时对呼吸已有抑制。呼吸中枢麻痹为吗啡中毒的直接致死原因。在吗啡的作用下,颈动脉体的化学感受器反应性提高,这是呼吸抑制造成缺氧的结果,吗啡抑制呼吸与低位脑干乙酰胆碱含量下降有关。吗啡的止咳作用也很强,主要由于对咳嗽中枢的抑制。可待因镇咳作用不及吗啡强,而又没有吗啡的许多缺点(成瘾性强,易致便秘,抑制呼吸等),所以为最常用的镇咳药。那可汀具有与可待因相等的镇咳作用,但无其他中枢抑制作用,不会产生精神或肉体的依赖性,亦不抑制呼吸,对动物,它甚至相反有兴奋呼吸的作用。

4. 对心血管系统的作用 吗啡有舒张外周小血管及释放组胺的作用。血容量减少的患者应用吗啡易引起低血压,吗啡与酚噻嗪类药物合用对呼吸抑制有协同作用,并有引起低血压的危险。吗啡通过对中枢阿片受点的作用影响血压及脉搏,影响部位在延髓背侧表面,皮下注射也是在此部位起作用,在此涂敷纳洛酮可有对抗作用。罂粟碱能松弛各种平滑肌,尤其是大动脉平滑肌,当存在痉挛时,松弛作用更加显著,可用于外周动脉和肺动脉栓塞。对狗有长时间舒张冠状血管及增加冠状血流量的作用,因其表现正性肌力及收缩压降低的作用,故并不足以防止心绞痛。那可汀也能抑制平滑肌及心肌,但在止咳剂量时,这些作用并不出现。那碎因能强烈降低血压。原阿片碱、隐品碱和别隐品碱主要影响心脏,有效的冠状动脉血管舒张剂,静脉注射于兔和豚鼠,开始血压轻度上升,而后很快出现心律不齐。

5. 耐受性 反复应用吗啡后可产生耐受性,但只有中枢抑制作用有耐受性,如镇痛、催眠、抑制呼吸等。一般连续服用 2～3 星期后即产生耐受性,停药后耐受性于数日至 2 个星期以内消失。如再用,第二次耐受产生更快。获得耐受性的瘾者,剂量可用到普通治疗量的 20～200 倍,甚至有 1 日用至 5 g 而不中毒者。瘾者如到时得不到吗啡,则 5～8 小时后即呈现严重戒断症状。可待因的"欣快"症与成瘾性均很低。罂粟碱与那可汀没有成瘾性。应用心钠素放射免疫测定和分子杂交技术发现吗啡耐受大鼠血浆心钠素水平显著降低,心房内心钠素含量明显升高,同时心房内心钠素特异性 mRNA 水平也相应提高,提示在吗啡耐受时大鼠心房内心钠素的合成和贮存增加,释放减少。

6. 体内过程 吗啡口服或皮下注射吸收俱好,但口服吸收较慢,故效果也较差。吸收后,仅 10% 在体内破坏,90% 排出体外,主要通过肾脏,其中结合的吗啡较游离的吗啡至少要多 5 倍。结合的过程主要在肝内进行。乳腺可有少量排泄,故须注意对婴儿中毒的可能性。吗啡容易透过胎盘进入胎儿的血液循环,孕妇、产妇不宜应用。可待因在胃肠道的吸收与吗啡相似。吸收后部分在肝内脱去酚羟处的甲基,变成吗啡,脱下的甲基氧化成二氧化碳从肺排出。另有部分可待因被脱去氮上的甲基。在体内变化后多从尿排出。游离体和结合体同时存在。罂粟碱于各种途径给药时均有效,但其作用短暂,消除也很快。用药后无论组织中、尿或粪中均找不到本品,可能在体内全部破坏。那可汀则也易吸收。

毒性 应用吗啡后的不良反应有头痛、头晕、恶心、呕吐、便秘、尿急而又排尿困难、出汗、胆绞痛等,但最危险者为呼吸抑制。急性吗啡中毒有三大特征,即昏睡,瞳孔缩小及呼吸抑制。呼吸可慢至每 1 分钟 2～4 次,并可见潮式呼吸。吗啡对于脊髓有兴奋作用,婴儿中毒可能出现惊厥,但强直型罕见。血压中毒初期正常,但如缺氧不纠正则发生休克。新生儿对吗啡有很大的敏感性,显然因其呼吸中枢尚未稳定之故,也可能由于其药酶系统尚未发育完全对吗啡的解毒能力还很不够。一般规定出生后 6 个月以内禁用吗啡。甲状腺功能不足者,小量吗啡即可致中毒,故亦禁用。慢性中毒即吗啡瘾,已如上述。吗啡及其所含生物碱对各种动物的 LD_{50} 值依给药途径不同而异。吗啡对大鼠口服和腹腔注射的 LD_{50} 为 255 和 160 mg/kg;小鼠皮下注射、腹腔注射和口服吗啡的 LD_{50} 分别为 360、293 和 745 mg/kg,小鼠静脉注射吗啡的 LD_{50} 为 190 mg/kg;豚鼠、家兔和猫皮下注射吗啡的 MLD 分别为 500、320 和 60 mg/kg。小鼠家兔静脉注射罂粟碱的 LD_{50} 分别为 25 和 18 mg/kg;小鼠和大鼠口服罂粟碱的 LD_{50} 分别为 230 和 325 mg/kg;小鼠和大鼠皮下注射罂粟碱的 LD_{50} 分别为 280 和 151 mg/kg,腹腔注射的 LD_{50} 分别为 117 和 64 mg/kg;家兔口服和皮下注射罂粟碱的 MLD 分别为 190 和 250 mg/kg。小鼠、大鼠口服可待因的 LD_{50} 分别为 250 和 600 mg/kg,皮下注射可待因的 LD_{50} 分别为 190 和 420 mg/kg,腹腔注射可待因的 LD_{50} 分别为 200 和 130 mg/kg;小鼠和家兔静脉注射可待因的 LD_{50} 分别为 54 和 34 mg/kg。此外,豚鼠口服和腹腔注射原阿片碱的 LD_{50} 分别为 237 和 116 mg/kg;大鼠腹腔注射原阿片碱的 MLD 为 100 mg/kg。小鼠皮下注射和腹腔注射蒂巴因的 LD_{50} 分别为 1 171 和 20 mg/kg。小鼠口服、皮下注射和静脉注射那可汀的 LD_{50} 分别为 1 090、725 和 83 mg/kg。豚鼠皮下注射隐品碱的 LD_{50} 为 160 mg/kg。家兔皮下注射那碎因的 LD_{50} 为 1 800～2 200 mg/kg。

【药性】 苦,温,有毒。归肺、肾、大肠经。
1.《纲目》:"酸、涩,温,微毒。"
2.《得配本草》:"入足少阴经。"
3.《本草求真》:"入命门。"
4.《本草撮要》:"入手足太阴、阳明、少阴经。"
5. 张寿成《本草便读》:"大苦大热。"

【功用主治】 止痛,涩肠,镇咳。主治心腹痛,久泻,久痢,咳嗽无痰。
1.《本草药性大全》:"止痢,醒酒,壮阳。"
2.《纲目》:"主治泻痢脱肛不止,能涩丈夫精气。"
3.《本草求真》:"补火,涩精,秘气。"
4.《药性考》:"止痢缩便,助神聚精。"
5.《本草求原》:"性功同于粟壳,而止痢、止痛、行气之效尤胜。"

6.《本草省常》:"暂服避风寒,解劳倦,固气涩精,止疼止泻。"

7.张秉成《本草便读》:"涩精止痢,醒睡助阳,通气血。"

【用法用量】 内服:入丸、散,0.15~0.3 g。

【宜忌】 本品有成瘾性,禁长期服用。婴儿、孕妇及哺乳期、肺源性心脏病、支气管哮喘患者禁服。

1.《医林集要》:"忌葱、蒜、浆水。"

2.《纲目》:"忌酸物,生冷、油腻、茶、酒、面。"

3.《本草述》:"止痢功胜粟壳,但忌常服,久反无验,且伤耗阴液,虽提助精神,而损折人寿,宜切戒之。"

《本草省常》:"常服丧气血,竭精神,消铄真火,令人虚寒懒惰。久服令人失颜色。"

【选方】 1. 治痢疾 木香、黄连、白术、鸦片各等分。研细末,捣饭粒为丸。随用大小,每服壮者各用一分,老稚只用半分,服时在空心或觉腹饥,用米汤送下。最忌酸物酒醋,生冷油腻。若渴亦只用米汤略饮之,不可茶汤太过,三日过,俱不忌。(《摄生众妙方》)

2. 治偏正头风,小肠气,一切气痛,咳嗽,喘急 阿芙蓉一分。用粳米饭同捣烂作丸,分作三丸,每服一丸,未效更一丸,不可多服。偏头风,川芎汤下;正头风,羌活汤下;小肠气,川楝子汤下;一切气痛,木香擂酒下;咳嗽,生姜汤下;喘急,莘荑汤下。(《古今医鉴》一粒金丹)

【各家论述】 1.《随息居饮食谱》:"鸦片……以吸之入口,直行谵道,顷刻而遍一身,壅者能宣,郁者能舒,陷者能举,脱者能敛,凡他药所不能治之病,得作一吸而顿有效,人不知其为劫剂,遂诧以为神丹,而旧疾吸此,尤易成瘾(瘾);追引(瘾)既成,脏气已与病习,嗣后旧疾复作,必较前更剧,而烟亦不能奏效矣。"

2.《本草便读》:"本草皆言味酸温,然究属大苦大热,其毒烈之性,竟与砒毒不同,一物之性相反如此,亦异事也。止泻痢,壮元阳,通气血,却有神效。然吸食一法,不知何人创始,固无性命之虑,然每每病根未除,烟瘾已上,为终身之累,追悔莫及耳。"

³⁴⁵⁷ 鸦葱 yā cōng 《救荒本草》

【异名】 雅葱、土参、黄花地丁(《南京民间药草》),人头发、老鹤咀子(《江苏药材志》),谷罗葱、兔儿奶、笔管草、老观笔(《全国中草药汇编》)。

【基原】 为菊科鸦葱属植物鸦葱、蒙古鸦葱、叉枝鸦葱的根或全草。

【原植物】 1. 鸦葱 Scorzonera ruprechtiana Lipsch. et Krasch. 〔S. austriaca Willd.;S. austriaca Willd. subsp. glabra Lipsch. et Krasch.〕又名:罗罗葱。

多年生草本,高15~25(~50)cm。根圆柱形,根颈部具多数残存纤维状叶鞘,黑褐色。茎无毛,直径3~6 mm,常在头状花序下膨大。基生叶宽披针形至长椭圆状卵形,基部渐狭成有翅的叶柄,长20~30(~40)cm,宽1.2~3.5(~5)cm,无毛,边缘平展;茎生叶2~3枚,下部的宽披针形,上部鳞片状。头状花序,单生枝端,大,长3.5~4.5 cm;总苞宽1.2~1.5 cm;外层总苞片宽卵形,无毛,内层长椭圆形;舌状花黄色,两性,结实。瘦果,长10~13 mm,无毛,有纵肋;冠毛污白色,羽状。花期4~5月,果期6~7月。

生于山坡草地。分布于华北、东北、华东及西北等

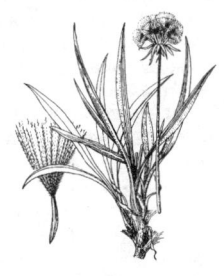

鸦 葱

地区。

2. 蒙古鸦葱 S. mongolica Maxim. 又名:羊奶子、羊角菜、滨雅葱、张牙牙、兔儿苗(《沙漠地区药用植物》)。

多年生草本,高6~30 cm。灰绿色,无毛。根垂直,圆柱状,粗或细,单头或多头;根颈被纤维状硬ерв," 褐色或乳黄色,内面有厚或薄绵毛。茎多分枝,自基部铺散。叶肉质,灰绿色,粗涩,具不明显的3~5脉;基生叶披针形或条状披针形,基部收缩成短宽柄基扩大成鞘状;茎生叶无柄,条状披针形。头状花序,单生茎端或分枝顶端,狭圆锥状,长1.8~2.8 cm至3 cm;总苞片无毛或有微毛,外层卵形,内层长椭圆状条形;舌状花黄色,干时红色。瘦果,长7 mm,有纵肋,上部有疏柔毛;冠毛白色,羽状。花期5~9月,果期7~9月。

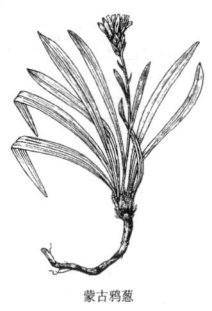

蒙古鸦葱

生于盐碱地或河边湿地。分布于河北、山西、内蒙古、山东、甘肃、青海等地。

3. 叉枝鸦葱 S. divaricata Turcz. 又名:苦葵鸦葱(《中国高等植物图鉴》),拐轴鸦葱(《黄土高原植物志》),分枝鸦葱(《沙漠地区药用植物》)。

多年生草本,高约50 cm。根状茎被鞘状或纤维状撕裂的残叶。全株黄绿色或灰绿色,有白粉,通常自根状茎上部或多数铺散或直立的茎;茎叉状分枝、少分枝、不分枝或仅花序茎有分枝。叶条形,长3~12 cm,宽1~3(~5)mm,无毛,先端反卷弯曲而不反卷弯曲,上部叶渐小。头状花序,单生顶端,有4~5个舌状花;总苞圆柱形,宽约5 mm,被白色短柔毛或脱毛;总苞片3~4层,外层卵形,内层长椭圆状披针形;花全部舌状,黄色,两性,结实。瘦果,无毛无喙;冠毛羽状。花期4~6月,果期6~8月。

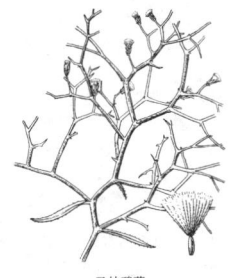

叉枝鸦葱

生于山坡向阳地及河谷砾石地。分布于山西、内蒙古、陕西、甘肃、青海、宁夏、新疆等地。

【采收加工】 7~10月采收,鲜用或晒干。

【药材】 鸦葱 Scorzonerae Ruprechtianae Radix seu Herba 产于华北、华东等地。

性状 根呈圆柱形,长可达20 cm以上,直径0.6~1 cm;根头部残留众多棕色毛须(叶基纤维束与维管束)。表面棕黑色,直立,上部具密集的横缩纹,全体具多数瘤状物。质较疏松,断面黄白色,有放射状裂隙。气微,味微苦涩。

【成分】 鸦葱根含菊糖,胆碱(choline)。叶含镍、铬、钴、钙、镁、铁等微量元素。

【药理】 抗腹泻、抗炎及对动体肠管的影响 鸦葱口服液18.2、10.3 g/kg灌胃,对蓖麻油、番泻叶所引起的小鼠腹泻具有显著的抑制作用;10.8 g/kg对二甲苯所致小鼠耳壳肿胀,醋酸所引起的小鼠腹腔毛细血管通透性增高也有显著的抑制作用;体外实验,鸦葱7.2 mg/ml、11.5 mg/ml对兔离体十二指肠有抑制作用,但对大肠杆菌和金黄色葡萄球菌均无抑制作用。

毒性 鸦葱口服液小鼠的 LD_{50} 灌胃给药＞54 g/kg，急性毒性试验：腹腔注射 LD_{50}＞9.2 g/kg。

【药性】 苦、辛，寒。

1.《救荒本草》："味微辛。"

2.《宁夏中草药手册》："微苦，寒。"

【功用主治】 清热解毒，消肿散结。主治疔疮痈疽，乳痈，跌打损伤，劳伤。

1.《南京民间药草》："治五痨七伤。""可敷治疔疮及妇女乳房肿胀。"

2.《内蒙古中草药》："清热解毒。治疗毒恶疮，近有试用于治疗胃癌，甲状腺癌。"

3.《沙漠地区药用植物》："消肿散结。"

【用法用量】 内服：煎汤，9～15 g；或熬膏。外用：捣敷；或取汁涂。

【选方】 1. 治癌症 叉枝鸦葱、苦菜各 500 g，熬膏。服时可酌加蜂蜜，每次 3 g，开水送服。（《内蒙古中草药》）

2. 治瘊子 分枝鸦葱新鲜汁涎外涂。（《沙漠地区药用植物》）

【临床报道】 治疗妊娠恶阻 鸦葱全草鲜品 15～30 g（无鲜品者干品 5～10 g 浸泡后用亦可），加水 300 ml，水煎代茶，多次少量饮用，待恶心呕吐缓解后，用鲜鸦葱 10～30 g 切碎，加鸡蛋 1～3 个炒食之，每日 2 次，直至痊愈。共治 88 例，结果痊愈 58 例，好转 27 例，无效 3 例，总有效率 96.7%，多数患者用药后 1～5 日恶心呕吐明显减轻，10～15 日基本痊愈。

3458 鸦胆子 yā dǎn zǐ（《纲目拾遗》）

【异名】 老鸦胆（《生草药性备要》），鸦胆、苦榛子（《吉云旅钞》），苦参子（《纲目拾遗》），鸦蛋子（《植物名实图考》），鸭蛋子（《衷中参西录》），鸭胆子（《中药志》）。

【基原】 为苦木科鸦胆子属植物鸦胆子的果实。

【原植物】 鸦胆子 *Brucea javanica* (L.) Merr. [*Rhus javanica* L.]

常绿灌木或小乔木，高 1.5～3(～8) m，全株均被黄色柔毛。小枝具有黄白色皮孔。奇数羽状复叶互生，长 20～40 cm；小叶 5～11，通常 7，对生，卵状披针形，长 4～11 cm，宽 2～4.5 cm，先端渐尖，基部宽楔形，偏斜，边缘具三角形粗锯齿，上面疏被、下面密被伏柔毛，脉上尤密。聚伞状圆锥花序腋生，狭长，可达 50 cm；雄花序长过于叶，萼片 4，卵形，长不及 1 mm，外面疏被淡黄色硬伏毛，边缘疏生腺体，花瓣 4，长圆状披针形，外面有硬毛，边缘有腺体，雄蕊 4，花盘发达，半球形；雌花序短于叶，萼片、花瓣同雄花，但稍大，雄蕊具不发育的花药，花盘杯状，4 浅裂，心皮通常 4，卵圆形，无毛，花柱反折，紧贴子房。核果椭圆形，紫红色转黑色，长约 8 mm，宽 5～6 mm，干时具凸起的网状皱纹，略偏斜。花期 4～6 月，果期 8～10 月。

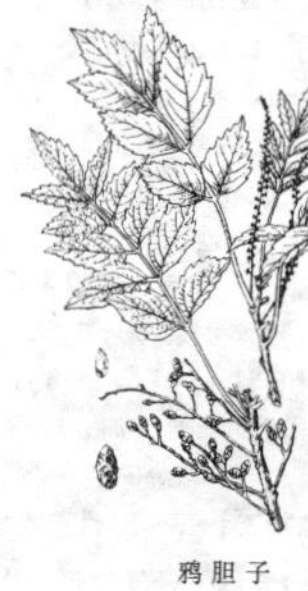

鸦 胆 子

生于海拔 950～1 000 m 的石灰山疏林中。分布于福建、广东、广西、海南、贵州、云南、台湾等地。

本植物的叶（老鸦胆叶）、根（老鸦胆根）亦供药用，另设专条。

【栽培】 生物学特性 喜温暖湿润气候，不耐寒，耐旱，耐瘠薄。以选向阳、疏松肥沃、富含腐殖质的砂质壤土栽培为宜。

繁殖方法 种子繁殖，育苗移栽。8～9 月采收黑色成熟果实，洗去果肉，阴干后及时播种，或用湿沙贮藏，于 9～10 月播种，行距 20～30 cm 开沟，将种子均匀播入沟内，覆土、盖草、浇水，经常保持湿润，出苗后揭去盖草。平均温度26～29 ℃，约至 15 日出苗。苗高 30 cm 时定植，按行株距 1 m×1.5 m 开穴，穴径 25～30 cm，穴深 25～30 cm，每穴栽 2～3 株，填土压实，浇足水。

田间管理 栽种 1～2 年，每年中耕除草 2 次，追肥 2 次。春、夏季施氮肥，秋季施堆肥、过磷酸钙等。幼苗成活后，每穴留雌株 1 株，田块内适当留雄株，以供授粉用，需要适当摘心，促进分枝，早春或冬季进行修剪。

【采收加工】 7～12 月果实成熟，果皮变黑紫色时，分批采收，扬净，晒干。

【药材】 鸦胆子 *Fructus Bruceae* 主产于广东、广西，以广东产量最大，质佳。

性状 核果卵形或椭圆形，略扁，长 0.6～1 cm，直径 4～7 mm，表面黑色，有隆起网状皱纹，顶端有鸟嘴状短尖的花柱残基，腹背两侧有明显的棱线，基部钝圆，有凹点状果柄痕，果肉易剥落；果核坚硬，破开后内面灰棕色平滑，内含种子 1 颗。种子卵形，长 5～6 mm，直径 3～5 mm，表面乳白色或黄白色，有稍隆起的网纹，顶端短尖呈鸟嘴状，其下有长圆形种脐，近基部有棕色圆形合点，种脐与合点间有稍隆起的种脊；种皮薄，胚乳和胚富油性。气微特异，味极苦。

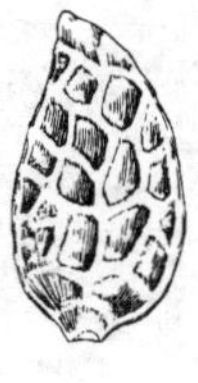

鸦胆子
（果实）外形

鉴别 (1) 果实横切面：外果皮最外 1 列表皮细胞，较小，有气孔；其内为2～3 列类方形薄壁细胞，内含红棕色物。中果皮为 6～20余列类圆形薄壁细胞，中部有维管束环列，薄壁细胞含草酸钙簇晶。内果皮由 2 条石细胞环带及 1 条厚壁细胞环带构成，向外形成多个角状突起；外侧环带为1～5 列大形石细胞，类圆形或方圆形，壁较厚，木化，壁孔和孔沟明显；中部环带为 1～6 列厚壁细胞，壁稍木化，通常壁孔及孔沟不明显，胞腔内含棕黄色物，近内侧的胞腔内有草酸钙方晶；内侧环带最宽，为多列纵横交织的石细胞团，细胞界限多不明显，壁甚厚，有孔沟，木化较强。种皮表皮细胞 1 列；其内为 1 至数列营养层薄壁细胞；再内为狭窄的黏液层；胚乳及子叶薄壁细胞充满糊粉粒和脂肪油。

粉末特征：果皮粉末棕褐色。表皮细胞多角形，含棕色物。薄壁细胞多角形，含草酸钙簇晶及方晶，簇晶直径约至 30 μm。石细胞类圆形或多角形，直径 14～38 μm。

种子粉末黄白色。种皮细胞略呈多角形，稍延长。胚乳和子叶细胞含糊粉粒。

(2) 取样品粉末 0.5 g，用乙醇 20 ml 回流提取 10 分钟，滤过。取滤液数滴置瓷蒸发皿中，于水浴上蒸干，残渣滴加浓硫酸 3～5 滴，溶液由黄色变为紫红色（检查苦味素）。

(3) 薄层色谱：取脱脂样品粉末 4 g，于水浴上用水提取 2 次，合并水提取液并浓缩至 10 ml，用氯仿萃取 2 次（10 ml，5 ml），合并氯仿液，浓缩至 1 ml 供点样用。以鸦胆子苦醇为对照品，点样于同一硅胶-G 板上，用氯仿-甲醇（9∶1）展开，干后喷 5%三氯化铁乙醇液显色，供试品色谱在与对照品色谱的相应位置上，显相同的蓝紫色斑点。

【成分】 鸦胆子含 30 余种结构上类似苦木素（quassin）的苦味成分：鸦胆子苦素（bruceine）A、B、C、D、E、F、G、H、I，鸦胆子苦醇（brusatol），去氢鸦胆子苦醇（dehydrobrusatol），去氢鸦胆亭醇（dehydrobruceantinol），去氢鸦胆子苦素（dehydrobruceine）A、B，二氢鸦胆子苦素（dihydrobruceine），鸦胆亭（bruceantin），鸦胆亭醇（bruceantinol），鸦胆子酮酸（bruceaketolic acid），鸦胆子苦素 E-2-葡萄糖苷（bruceine E-2-β-D-glucopyranoside，yadanzigan），鸦胆子苦烯（bru-ceene），鸦胆子苦内酯（yadanziolide）A、B、C、D，鸦胆子苷

(yadanzioside) A、B、C、D、E、F、G、H、I、J、K、L、M、N、O、P，鸦胆子苷(bruceoside) A、B，鸦胆子双内酯(javanicin)等。还含黄花菜木脂素(cleomiseosin) A，4-乙氧羰基酰基喹唑二-2-酮(4-ethoxycarbonyl-2-quinolone)，香草酸(vanillic acid)，金丝桃苷(hyperin)，木犀草素-7-O-β-D-葡萄糖苷(luteolin 7-O-β-D-glucoside)，胡萝卜苷(daucosterol)。油(鸦胆子油)含脂肪酸：三油酸甘油酯(triolein)等。

【药理】 1. 抗肿瘤作用　鸦胆子油的水包油静脉乳液在体外能抑制小鼠艾氏腹水癌细胞及腹水型肝癌细胞；整体试验水包油静脉乳液对小鼠艾氏腹水癌有较好抗癌效果，对肉瘤 S_{37}、肉瘤 S_{180}局部给药也有一定疗效。鸦胆子水针剂(9 mg/只睾丸)对水包油静脉乳液(3 mg/只睾丸)对小鼠精原细胞有丝分裂有明显抑制作用。鸦胆子乳剂腹腔注射对小鼠实体型和腹水型肝癌及大鼠癌肉瘤 W_{256}均有抑制作用。鸦胆子油乳剂和油中所含油酸在体外均能抑制 ^{3} H-TdR 掺入小鼠艾氏腹水癌细胞 DNA，表明其能抑制癌细胞 DNA 的合成，其作用随浓度增加而加强，除去药物后仍保留一定的后作用。鸦胆子水浸剂和水浸剂的氯仿提取物在体外对来自鼻咽癌的 KB 细胞有抑制作用，其 IC_{50}分别为 16.85 和 0.55 μg/ml。小鼠每日腹腔注射鸦胆子 0.25~1 mg 或鸦胆子白血病 P_{388}有明显效果；每日注射鸦胆子苦非 A 6 mg/kg 或鸦胆子苦醇125~250 μg/kg 也有效；鸦胆子苦素 D 和 E 则无效。鸦胆子苷 K、I 和 L 对小鼠白血病 P_{388}细胞有抑制作用，鸦胆子苷 N 和 O 的苷元可控制小鼠白血病 P_{388}细胞的生长。Yoshimura 等则报道鸦胆子苷 A~G 和 I~L 对小鼠淋巴细胞白血病 P_{388}有抗白血病作用。在体外，鸦胆子苦素 A 和鸦胆亭可抑制小鼠 TLX_5淋巴瘤细胞对 ^{3} H-胸腺嘧啶脱氧核苷酸的摄入，其 ID_{50}分别为 0.31 μg/ml 和 0.003 μg/ml。

2. 抗疟作用　鸦胆子试验证明，鸦胆子仁口服或以其粗提物肌内注射都有显著的抗疟作用，使血中疟原虫减少乃至转阴。鸦胆子煎剂肌内注射有显著抗鸡疟作用，最小有效量为 0.02 g(生药)/kg，浸膏最小有效量为 0.002 5 g/kg。口服较大剂量也同样有效。结果提示，其抗疟有效成分易溶于水，耐热。鸦胆子叶也有抗疟作用。以抗氯喹恶性疟原虫株[^{3} H]次黄嘌呤为指标，测得鸦胆子各有效成分的 IC_{50}值[μg/ml]如下：鸦胆亭 0.000 8，鸦胆亭醇 0.002，鸦胆子苦素 A 0.011、B 0.011、C 0.005、D 0.015，去氢鸦胆子苦素 A 0.046，鸦胆子苦醇 0.003，鸦胆子苷 A 0.031、F 5.00、I 22.04，二磷酸氯喹 0.210。整体试验中，对感染疟原虫小鼠寄生虫血症测得的 ED_{50}和 ED_{90}[mg/(kg·日)]如下：鸦胆子苦素 A 3.36 和 26.72，鸦胆子苦素 B 0.90 和 2.82，鸦胆子苦醇 1.27 和 3.03，鸦胆子苦素 D 3.04 和 6.15。

3. 抗阿米巴作用　去油鸦胆子水浸液和乙醚浸膏加入感染粪便，能杀灭阿米巴原虫，鸦胆子油不作用。鸦胆子仁水浸液(1%)在体外 15~20 分钟内可杀死阿米巴原虫，1∶1 000水溶液可抑制其生长，鸦胆子仁口服或浸剂灌肠对阿米巴痢疾有良好效果。在体外，鸦胆子丁醚提取物、苦木素、鸦胆子苦素 C 和鸦胆亭均有明显抑制溶组织内阿米巴原虫的作用，其 IC_{50}分别为 8.25、0.50、0.10 和 4.05 μg/ml，以苦木素的作用最有价值。

4. 抗菌、抗病毒作用　鸦胆子油部分Ⅱ、Ⅲ对金黄色葡萄球菌、大肠杆菌、铜绿假单胞菌、白念菌、溶血性链球菌、淋球菌都具有较强的抑制作用和较强的抗阴道滴虫作用，并具有一定的镇痛、止痒、抗炎作用。鸦胆子苷 A、C、F 和 G 具抗病毒作用。

5. 其他作用　用鸦胆子油栓塞日本大耳白兔肾动脉以研究本药的栓塞效果，1 星期及 4 星期后复查造影，动物被栓塞侧肾动脉均为内充盈，对侧正常。病理检查栓塞肾平均边髓质总厚度较对侧小，有高度显著性差异。

毒性　小鸡肌内注射鸦胆子仁煎剂的 LD_{50}为 0.25 g/kg，口服 0.4 g/kg 的煎剂；鸦胆子连壳煎剂肌内注射的 LD_{50}则为 0.788 g/kg。

小鼠尾静脉注射鸦胆子水针剂 LD_{50}为2.16 g/kg，鸦胆子油静脉乳则为 6.25 g/kg。小鼠灌服鸦胆子煎剂 LD_{50}为 2.4 g/kg，氯仿提取物则为54 mg/kg。亚急性毒性实验表明，家兔静脉注射鸦胆子油静脉乳每日 10 g/kg，连续 7 日或 18 日，对体重、氨基转移酶、尿素氮及血象等都无明显变化。鸦胆子挥发油对皮肤黏膜有刺激作用，其毒性成分溶于水，具有苦味。

【炮制】 1. 鸦胆子　除去果壳及杂质。

2. 鸦胆子霜　取净鸦胆子仁，炒热后研碎，用多层吸油纸包裹，压榨去油，反复数次，至松散成粉不再黏结成饼为度，取出碾细。

饮片性状　鸦胆子参见"药材"项。鸦胆子霜为类白色粉末，略显油性，味极苦。

贮干燥容器内，鸦胆子霜密闭，置阴凉干燥处。

【性味】 苦、寒，小毒。归大肠、肝经。

1.《生草药性备要》："味苦，性平。"

2.《表中参西录》："味极苦，性凉。"

3.《本草正义》："大苦，大寒。"

4.《广西中药志》："味极苦，性寒，有毒。"

【功用主治】 清热，解毒，杀虫，截疟，蚀疣。主治热毒血痢、冷痢、休息痢、疟疾、痔疮、痈肿、阴疽、白带、瘢疣、鸡眼，毒蛇咬伤。

1.《生草药性备要》："凉血、去脾家疮，理跌打。"

2.《纲目拾遗》："治痢，治痔。"

3.《本草求原》："能腐肉，止积痢。"

4.《岭南采药录》："治冷痢，久泻。去皮肤恶毒，又能杀虫。"

5.《表中参西录》："为凉血解毒之要药，善治热性赤痢，二便因热下血，最能清血分之热及肠中之热，防腐生肌，诚有奇效。""去皮捣细，醋调，敷疗毒甚效，立能止疼。其仁捣如泥，可以点痣。"

6.《科学的民间药草》："是截疟和治阿米巴痢疾的特效药。""制成油膏，可治中耳乳状瘤、乳头瘤，以及尖锐性湿疣。"

7.《现代实用中药》："治诸痔，通肠，去积滞，化湿热，杀虫，止赤痢。""捣涂痔疮之炎肿出血亦效。"

8.《广西中药》："治疳蚀。外用(油水可)治皮肤瘤。"

9.《抗癌本草》："治直肠癌，食管癌，外耳道及皮肤鳞状上皮癌，大肠癌，子宫颈癌。"

【用法用量】 内服：多去壳取仁，用胶囊或龙眼肉包裹吞服，治疟疾每次 10~15 粒，治痢疾每次 10~30 粒。外用：捣敷；或制成鸦胆子油局部涂敷；或煎水洗。

【宜忌】 对胃肠道有刺激作用，可引起恶心、呕吐、腹痛，对肝肾亦有损害，故不宜多服久服。脾胃虚弱呕吐者禁服。

1.《岭南采药录》："生食令人吐，忌食油腻荤腥酸物，并忌饮酒。"

2.《现代实用中药》："不可嚼碎，以免发生呕吐及上腹部不适。"

3.《广西中药》："孕妇和小儿慎用。"

【选方】 1. 治热性赤痢，及二便因热下血　鸦胆子(去皮)，每服二十五粒，极多至五十粒，白糖水送下。(《表中参西录》)

2. 治痢久，脓血腥臭，肠中欲腐，兼下焦虚惫，气虚滑脱者　生山药(轧细)一两，三七(轧细)二钱，鸭蛋子(去皮)五十粒。上药三味，先用水四盅，调山药末煮作粥。煮时，不住以箸搅之，一两沸即熟，约得粥一大碗。即用其粥送服三七末、鸭蛋子。(《表中参西录》三宝粥)

3. 治疟疾　鸦胆子仁 10 粒，入桂圆肉中吞服。每日 3 次，第三日后减半量，连服 5 日。

4. 治早期血吸虫病　鸦胆子果仁 10 粒，每日 2 次，连服 4~5日。(3、4 方出自《广西中草药》)

5. 治痔　鸦胆子七粒。包圆眼肉，吞下。(《纲目拾遗》)

6. 治疣　鸦胆子去皮，取白仁之成实者，杵为末，以烧酒和涂

少许，小作疮即愈。（《衷中参西录》）

7. 治鸡眼、胼胝　先用热水烫洗患处，发软后用刀削去隆起处及表面硬的部分，贴上剪孔的胶布，孔的大小与病变相等，而后将捣烂的鸦胆子膏满患处，再以胶布敷盖，每隔 6 日换药 1 次，一般 3 次。〔《中华皮肤科杂志》1965，17(6)；397〕

8. 治花椒毒淋，有热　丈菊子（即向日葵，捣碎）一两、鸭蛋子四十粒。将丈菊子蒸汤一盅，送服鸭蛋子仁。（《衷中参西录》消痔二仙丹）

治慢性鼻炎　将鸦胆子油涂于双鼻腔下、鼻腔黏膜前后端和游离缘，2～4 日 1 次。〔《中医外治杂志》1992，(3)；45〕

【临床报道】　1. 治疗溃疡性结肠炎　将鸦胆子乳剂 50 ml，加入 0.9%生理盐水 50 ml 保留灌肠，每晚睡前 1 次，15 日为 1 个疗程。各疗程可连续进行。共治 23 例，其中 1 例并用口服法，每日三餐前 15～20 分钟口服 10 ml。结果治愈 15 例，有效 7 例，无效 1 例。

2. 抑制幽门螺杆菌　鸦胆子乳剂 10 ml，每餐前 30 分钟口服，每日 3 次，共 8 星期。临床观察消化性溃疡幽门螺杆菌阳性者 91 例。结果 45 例幽门螺杆菌转阴，阴转率为 49.5%，明显优于西咪替丁（甲氰咪呱）对照组。

3. 治疗消化性溃疡　10%鸦胆子油乳剂口服 20 ml 1 次，每日 2 次。服药 45 日后复查胃镜并活检。共治疗 41 例，其中胃溃疡 26 例，痊愈 22 例，好转 3 例，总有效率96.2%；十二指肠球部溃疡 15 例，痊愈 8 例，好转 4 例，有效率 80%。

4. 治疗阴道炎　鸦胆子 25 g，加水 2 500 ml，微火煎至 500 ml，过滤去渣，高压消毒。灭菌状况下用 500 ml 冲洗阴道，每日 1 次，7 日为 1 个疗程。共治 270 例，其中滴虫性 37 例，真菌性 41 例，急性细菌性 192 例。结果痊愈 240 例，占 94.1%；15 例无效，占 5.9%。另 15 例中断治疗，未作统计。225 例 1 个疗程治愈。

5. 治疗肛周尖锐湿疣　取鸦胆子 30 g 捣细入 100 ml 香油内浸泡 1 星期备用。每次排便后温水肛门坐浴 5～10 分钟，有皮损症则用 1/5 000 高锰酸钾液坐浴。根据湿疣范围大小与多少用各好的鸦胆子浸泡油调成糊剂末 1～2 g 成糊状，摊在消毒纱布敷料上，对准湿疣处覆盖。最后用胶布固定，每日 1 次，1 星期为 1 个疗程，疗程之间可间隔 2～3 日。一般 2～3 个疗程疣体枯萎脱落而愈，疣体较大者需 4～5 个疗程。治疗期间忌食膏粱厚味，腥辣酒之发物。共治 60 例，治愈 46 例，复发 4 例，复发者继用上述方法治疗仍有效。复发者不排外重复感染之可能。

6. 治疗乳头状瘤　① 用乙醚提取鸦胆子油，滴入耳内，治疗外耳道乳头状瘤 42 人，治愈 30 人，占 71.4%；其余 12 人中，3 人先行手术，继用鸦胆子油涂布治愈；3 人好转，5 人中断治疗，1 人手术治愈。② 氯仿提取鸦胆子油，涂于手术切除乳头状瘤后之基底部，治疗 56 例；直接涂布治疗 15 例。共 71 例（其中外耳道者 60 例，手部 5 例，头部 3 例，其他部位 3 例），全部有效。观察 1～30 年，未见复发。

7. 治疗鼻息肉　取鸦胆子仁 30 粒，置于捣罐内，捣碎成黏性小碎片备用。患者坐位，头后仰，剪去鼻毛，用 1%的卡因、肾上腺素棉片贴于鼻息侧壁及鼻息肉根部，10 分钟后取出。用枪状镊子将两片油纱条分别置于鼻腔内壁及外侧壁。然后，夹取所需小碎药片，先置于鼻息肉蒂基处的周围，再置于鼻息肉的周围，而后，将松薄的小碎片置于鼻息肉下壁、内壁及外侧壁，使药物紧贴于息肉上并与鼻腔黏膜隔开。一般大小适宜的单片，于棉球球填塞着固定。共治 30 例，结果：于 24 小时后检查鼻腔，30 例息肉均已完全脱落。鼻腔黏膜有轻度充血，5 例蒂茎有丝状残留，用鼻息肉钳夹取，未出血。鼻腔无需填塞。无毒副作用。

8. 治疗传染性软疣　取鸦胆子 10 枚碾碎（家庭可用蒜白捣碎）加水 500～1 000 ml（自来水即可）搅拌均匀后置于炉灶上加

温，煮沸后继续加热 5 分钟，然后取下冷却，待降至合适温度（用手插入药液中不感觉烫手为宜）取干净毛巾或纱布一块浸入药液中，用浸入药液的毛巾或纱布在患处反复擦洗。每日可擦洗 1～3 次（药液凉时可再加温），当日洗完后将药液弃之，第二日再取鸦胆子 10 枚，重复上述配制过程及用法，3 日为 1 个疗程。治疗 37 例，结果：第一个疗程治愈 33 例，占 89.2%，其中第一个疗程刺痒感消失者 35 例，占 94.6%。其余 4 例在第二个疗程中全部治愈，用药后未出现副作用。

9. 治疗软纤维瘤　鸦胆子 10 g，去外壳，取鸦胆子仁，研成细末；小麦粉 10 g，加 100%冰醋酸 50 ml，再装瓶内均匀搅拌，成稀浆糊状，加盖，密封，放置 1～2 日即可用。用后立即加盖，以免失去效用。用法：先用 75%乙醇棉球轻擦瘤体，待皮肤干燥，用竹签黏上少许鸦胆子糊剂，仔细地均匀涂布于瘤体之上，而不要黏在正常的皮肤上。对于较大的软纤维瘤，则可用纱布或麝香止痛膏 1 小块，中间剪个小洞，刚好与瘤体同大，保护好周围正常皮肤，而后涂上鸦胆子糊剂少许，再复上一小块胶布固定。24 小时后，鸦胆子即已完全坏死，1 星期内结痂自行脱落。如 1 星期后仍有少许残留的瘤体。可再用上述方法治疗坏死 1 次。观察 103 例患者，最多者生有 130 只，最少的 20 余只，共有 4 265 只软性纤维瘤。其中最大的为 5 mm×5 mm，最小为 1 mm×1 mm。结果痊愈：1 次脱落 2 566 只，2 次脱落 612 只，共 3 178 只，占总数 97.35%。好转：（即过 1～2 个月又重新长出者）173 只，占 2.64%。原因多为用药量不足，涂药不均匀，只使瘤体部分坏死，或过早用水清洗所致。一般只要重复用药仍可痊愈。

10. 治疗寻常疣　鸦胆子油制备：取鸦胆子 200 g 研细粉，置密闭器内加乙醚 500 ml，浸渍 24 小时，将醚层倾出，再混入 300 ml 乙醚，浸渍 24 小时后倾出，将 2 次渍液用水浴蒸馏回收乙醚后即得鸦胆子油。分装 3 ml 小瓶内备用，患者以棉签蘸液直接涂抹在皮肤患处，每日 2～3 次，疗程 1 星期。观察 38 例，结果：痊愈 29 例，有效 7 例，无效 2 例，总有效率 94.7%。本组病例未出现全身或局部不良反应。

11. 治疗癌症　① 用鸦胆子油静脉乳剂治疗肺癌脑转移 100 例。方法：静脉滴注法：10%油水型鸦胆子静脉乳 20～30 ml 加入 5%葡萄糖液或生理盐水 250～500 ml 中，每日 1 次，连用 30 日为 1 个疗程，共 98 例。用 10%复方鸦胆子静脉乳剂（每 10 ml 中含 5-Fu 40 mg）2 例。口服法：10%鸦胆子油口服液 10～20 ml，每日 3 次，常与静注法交替使用。静注法：以 10%鸦胆子油静脉乳 20～30 ml 加中生理盐水或 25%～50%葡萄糖 20～40 ml 中静脉滴。用在颅内高压显著者或静脉方法不能进行者。结果：90%的患者症状改善，生存期平均 8.27 月，26.9%超过 1 年。用无毒性，副作用小。② 另用 10%鸦胆子油乳治疗膀胱肿瘤和手术后复发者 25 例。其中 10 例用鸦胆子油乳 50 ml 行膀胱灌注，每星期 1～2 次，10 次为 1 个疗程，共 1～8 个疗程，无 1 例复发；13 例口服，每次 50 ml，每日 3 次，15 日为 1 个疗程，共 1～4 个疗程复发；余 2 例晚期转移瘤，用鸦胆子油乳20 ml加 50 ml 生理盐水静滴，每日 1 次，1 个疗程，均无明显效果而死亡。未发现毒副作用。

【各家论述】《衷中参西录》："鸦胆子，其性善凉血止血，兼能化瘀生新。凡痢之偏于热者，用之皆有捷效，而以治下鲜血之痢、泻血水之痢则尤效。""鸦胆子又善清胃腑之热，凡胃脘有实热壅塞，嗜口不食者，服之即可进食。"

3459 **鸦跖花** yā zhí huā 《甘肃中草药手册》

【基原】　为毛茛科鸦跖花属植物鸦跖花的花及全草。

【原植物】　鸦跖花 Oxygraphis glacialis (Fisch.) Bunge [Ficaria glacialis Fisch. ex DC.]

多年生小草本，高 2～9 cm。根状茎短，须根簇生，细长。叶基生；叶柄长 1～4 cm，较宽扁，基部扩大成鞘状；叶为卵形、倒卵形或长圆形，长 0.3～3 cm，宽 5～25 mm，全缘，或具不明显的锯齿，基部楔形。花莛 1～3，无毛，花两性，单生，直径 1.5～3 cm；萼片 5，宽倒卵形，长 4～10 mm，近革质，无毛，绿色，果期增大，宿存，花瓣 10～15，披针形或长圆形，长 8～15 mm，橙黄色或表面白色，基部渐狭成爪，蜜槽呈杯状凹穴；雄蕊多数，花丝细，比花药长 2～4 倍，花药长 0.5～1.2 mm；花托宽扁；心皮多数。瘦果楔状菱形，长 2.5～3 mm，有 4 条纵肋，背肋明显，喙短而硬，基部两侧有翼。花果期 6～8 月。

生于海拔 3 000～5 100 m 的高山草甸或高山灌木丛中。分布于四川、云南、西藏、陕西、甘肃、青海及新疆。

【采收加工】 7～8 月采花或全草，晒干。

【药材】 鸦跖花 Oxygraphidis Glacialis Herba 产于陕西、甘肃、青海、新疆、四川、西藏。

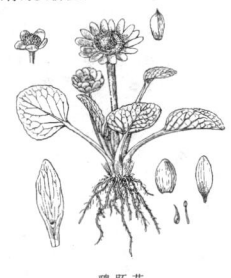

鸦跖花

性状 根茎短短，直径 3～6 mm。须根丛生，棕色至黑褐色，长可达 20 cm，直径小于 1 mm，具纵直纹；折断面棕色。叶丛生，黄绿色，叶片卵圆形或长圆形，长 0.2～2.8 cm，宽 0.5～2.2 cm；叶柄长 1～4 cm，上部有狭翅。花皱缩成团，萼片 5，近圆形，黄绿色；花瓣棕色，有时脱落，雄蕊多数。气微，味辛。

【药性】 微苦，寒。
1.《甘肃中草药手册》：“微苦，寒。”
2.《青藏高原药物图鉴》：“淡，苦，凉。”

【功用主治】 祛瘀止痛，清热燥湿。主治头部外伤，瘀血疼痛，疮疡。
1.《甘肃中草药手册》：“活血祛瘀，清热燥湿，解疮毒。”
2.《青藏高原药物图鉴》：“消炎镇痛，治头痛，头伤。”
3.《全国中草药汇编》：“疏风散寒，开窍通络。”

【用法用量】 内服：研末，1.5～3 g。

【宜忌】《全国中草药汇编》：“气虚有汗，血虚头痛、阴虚咳嗽者忌用。”

【选方】 1. 治头部外伤，阵发性疼痛，疮疡流黄水 鸦跖花适量。研末内服，每次 1.5～3 g，每日 2 次。
2. 治瘀血作痛，气喘 鸦跖花、沉香、降香各等分。研末内服，每次 1.5～3 g，每日 2 次。（1、2 方出自《甘肃中草药手册》）

韭子 jiǔ zǐ 《本草经集注》

【异名】 韭菜子（《滇南本草》），韭菜仁（《岭南采药录》）。
【基源】 为百合科葱属植物韭的种子。
【原植物】 参见“韭菜”条。
【采收加工】 韭抽薹开花后，约经 30 日种子陆续成熟，种壳变黑，种子变硬时，用剪刀割下花茎，分期分批进行，将剪下的花茎扎成小把，挂在通风处，或放在席上晾晒，待种子脱粒时再行脱粒，晒干。
【药材】 韭子 Allii Tuberosi Semen 全国各地均产，以河北、山西、吉林、江苏、山东、安徽、河南等地产量较大。

性状 种子呈半圆形或半卵圆形，略扁，长 2～4 mm，宽 1.5～3 mm。表面黑色，一面凸起，粗糙，有细密的网状皱纹，一面微凹，皱纹不甚明显。顶端钝圆，基部稍尖，有点状突起的种脐。纵切面可见种皮菲薄，胚乳灰白色，胚白色，弯曲，子叶 1 枚。质硬。气特异，味微辛。

鉴别 种子横切面：种皮表皮细胞较平整，细胞壁厚，外壁被有薄角质层，细胞腔含暗褐色物质，其下为数列棕黄色薄壁细胞。胚乳细胞形大，壁甚厚，有大形纹孔，胞腔内含有糊粉粒及脂肪油。

粉末特征：灰黑色。种皮表皮细胞黑色或棕黑色，长条形、类圆形、多角形或不规则形，直径（37～）74～139（～200）μm，表面具网状纹理。胚乳细胞众多，多破碎，有较多大的类圆形或长圆形纹孔。

【成分】 含烟草苷(nicotianoside)C, 1-O-α-L-鼠李糖(22S)-胆甾-5-烯-1β, 3β, 16β, 22-四羟基-16-O-β-D-葡萄糖苷〔(22S)-cholest-5-ene-1β, 3β, 16β, 22-tetrol-1-O-α-L-rhamnopyranosyl-16-O-β-D-glucopyranoside〕, 胡萝卜苷 (daucostrol), 腺嘌呤核苷 (adenosine), 胸腺嘧啶核苷 (thymidine), 韭子碱乙 (tuberosine B) 7-羟基 2, 5-二甲基 4H-1-苯基吡喃-4-酮 (7-hydroxy-2, 5-dimethyl 4H-1-benzopyran-4-one), 香草酸 (vernolic acid), 3-甲氧基-4-羟苯甲酸 (3-methoxy-4-methoxybenzoic acid), 对羟基苯甲酸 (p -hydroxy-benzoic acid), 3, 5-甲氧基-4-羟苯甲酸 (3, 5-methoxy-4-hydroxy-benzoic acid)。

【炮制】 1. 韭子 取原药材除去杂质，筛去灰屑。用时捣碎。
2. 盐水炒韭子 取净韭子，用文火炒至有爆裂声时，边炒边喷洒盐水，再炒干。每韭子 100 kg，用盐 2 kg。

饮片性状 韭子参见“药材”项。盐水炒韭子形状同韭子，鼓起，质酥，味微咸。

贮干燥容器内，置通风干燥处，防潮。

【药性】 辛、甘、温。归肝、肾经。
1.《滇南本草》：“性温，味辛、咸。”
2.《纲目》：“辛、甘、温，无毒。入足厥阴经。”
3.《本草经疏》：“入足厥阴，少阴经。”

【功用主治】 补益肝肾，壮阳固精。主治肾虚阳痿，腰膝酸软，遗精，尿浊，带下清稀，及顽固性呃逆。
1.《别录》：“主梦泄精，溺白。”
2.《四声本草》：“合龙骨服，甚补中。”
3.《日华子》：“暖腰膝，治鬼交甚效，入药炒用。”
4.《滇南本草》：“补肝阴，暖腰膝，兴阳道，治阳痿。”
5.《纲目》：“补肝及命门。治小便频数，遗尿，女人白淫、白带。”
6.《本草汇言》：“通淋浊，利小水。”
7.《本草正》：“（治）妇人阴寒，少腹疼痛。”
8.《本草再新》：“治筋骨疼痛，赤白带下。”
9.《岭南采药录》：“患烂鼻渊，烧烟熏之。内服能散跌打损伤积瘀。”
10.《现代实用中药》：“治疝痛。”

【用法用量】 内服：煎汤，6～12 g；或入丸、散。

【宜忌】 阴虚火旺者禁服。
1.《得配本草》：“阳火盛而遗精者禁。”
2.《本草求原》：“阴虚有火人勿用，多食令人昏。”

【选方】 1. 治虚劳尿精 韭子二升，稻米三升。上二味，以水一斗七升煮如粥。取汁六升，为三服。《千金方》）
2. 治失精 韭子一升，龙骨三两，赤石脂三两。凡三物以水七升，煮取三升半，分三服。《小品方》）
3. 治玉茎强硬不萎，精流不住，时时如针刺，捏之则痛，其病名强中，乃肾滞漏疾也 韭子、破故纸各一两。为末，每服三钱，水一盏，煎服，日三。《经验方》）
4. 治白浊茎痛 韭菜子五钱，车前子三钱。白酒煎，露一宿，空心热服。《同寿录》）
5. 治阴癞，撮痛不可忍者 韭子（炒）、芎藭。上二味等分为末，炼蜜丸如梧桐子大。每服三十丸，空心温酒下。《圣济总录》）

3460

应痛丸)

6. 治腰脚无力　韭子一升(拣净，蒸两炊久，曝干，簸去黑皮，炒黄，捣粉)，安息香二大两(水煮一二百沸，慢火炒赤色)。和捣为丸，梧子大，如干，入少蜜。每日空腹酒下三十丸，以饭三五匙压之。《海上集验方》

7. 治白痢、赤痢　(韭子)研末。治白痢白糖拌，治赤痢黑糖拌，陈米饮下。姚可成《食物本草》

8. 治耳聋　韭子一分(微炒)，头发一分(烧灰)，巴豆半分(去心皮)。上件药，用研令细，绵裹塞耳中，一日一换。《圣惠方》

9. 烟熏虫牙　瓦片煅红，安韭子数粒，清油数点，待烟起，以筒吸，引至痛处。良久，以温水漱吐。《急救易方》

【临床报道】　治疗恶性肿瘤化疗后呃逆　对照组 61 例用阿托品 0.2 mg、甲氧氯普胺 5 mg 加 0.9%氯化钠注射液至 4 ml，分别注入双侧韭子穴，足三里穴，每个穴位注射 1 ml，2次/日。观察组 65 例用韭子粉(置韭子于瓦片上，用文火烙干、研粉)3 g，温开水冲服，2次/日。两组用药 1～3次，统计、评价其效果。结果：对照组显效 19 例，有效 31 例，无效 11 例，有效率 81.97%；观察组显效 38 例，有效 25 例，无效 2 例，有效率 96.92%。两组有效率比较 $P < 0.01$。

【各家论述】　1.《纲目》："韭乃肝之菜，肾主闭藏，肝主疏泄。《素问》曰，足厥阴病则遗尿，思想无穷，入房太甚，发为筋痿，及为白淫，男随溲而下，女子绵绵而下。韭子之治遗精漏泄，小便频数，女人带下者，能入厥阴，补下焦肝及命门之不足。命门者藏精之府，故同治云。"

2.《本经逢原》："韭子，惟肾气过劳，不能收摄者为宜。若阴虚火旺及阳明不交，独阴失合误用，是抱薪救焚矣。大抵韭之功用，全在辛温散结，子则涩精，而壮火炽盛，则为戈戟，今人以韭子熏蟥齿出虫，然能伤肾骨坏齿，不可不知。"

3.《本草求原》："韭子辛甘而温，补肝，温达三焦，令肺胃合气下降以归于命门，治梦泄遗精，溺数，遗尿，白带，白淫，筋痿，下元虚冷，暖膝膝，同故纸从米滚水下，治茎强不萎，精流刺痛。是其治下焦肾元阳虚而有滞以为漏者，得上焦辛甘施化而病愈，通上以摄下也。盖韭之功在辛温散结，子则包含少火未散，故收精壮火。"

3461 **韭根** jiǔ gēn
《别录》

【异名】　韭菜根(通称)。

【基原】　为百合科葱属植物韭的根。

【原植物】　参见"韭菜"条。

【采收加工】　全年均可采，鲜用或晒干。

【成分】　含硫化物：甲基烯丙基二硫化物(methyl allyl disulfide)，二甲基二硫化物 (dimethyl disulfide)，2-丙烯基(烯丙基)二硫化物(2-propenyl(allyl) disulfide)。此外，还含蒜氨酸(alliin)。

【药理】　1. 抗菌作用　韭菜鳞茎中主要含有蒜氨酸(alliin)，蒜氨酸本身无抗菌作用，但在大蒜酶作用下可转变成大蒜辣素而显示强大的抗菌作用，抗菌范围广，对多种革兰阳性、阴性菌均有抑制作用，且对真菌，立克次体及阿米巴原虫也有效。

2. 溶血作用　韭菜鳞茎中所含的皂苷有很强的溶血作用，因皂苷与血中胆固醇的亲和力特别强，可形成分子络合物作用于红细胞膜表面类脂质而破坏红细胞的结构。

3. 祛痰作用　皂苷能刺激胃黏膜，反射性地引起呼吸道黏膜分泌增加而显示祛痰作用。

【药性】　辛，温。

1.《纲目》："温。"

2.《医林纂要》："甘、辛、酸、热。"

【功用主治】　温中，行气，散瘀，解毒。主治里寒腹痛，食积腹胀，蛔虫腹痛，胸胁疼痛，赤白带下，衄血，吐血，漆疮，疮癣，癞犬咬

伤，跌打损伤及盗汗、自汗。

1.《别录》："主养发。"

2.《本草拾遗》："叶及根生捣汁服，解药毒，疗狂狗咬人欲发者，亦杀诸蛇、虺、蝎、恶虫毒。又捣根汁多服，主胸痹骨痛不可触者。"

3.《纲目》："功用与韭叶相同。"

4. 姚可成《食物本草》："治诸癣。"

5.《医林纂要》："大补命火，去瘀血，续筋骨，逐陈寒，疗损伤，加酒服之，回阳救急。"

6.《分类草药性》："清风热，消食积，治女子劳复，明目清昏，补遗精，止鼻衄，清虚火，搽痔疮，熏喉蛾痒。"

7.《现代实用中药》："治吐血及衄血，又捣汁涂诸疮。"

8.《福建药物志》："下气，消瘀。主治过敏性紫癜、鼻衄，倒经，血崩，漆疮，乳腺炎，误吞金属针钉。"

【用法用量】　内服：煎汤，鲜者 30～60 g；或捣汁。外用：捣敷；或温熨；或研末调敷。

【宜忌】　阴虚内热者慎服。

【选方】　1. 治中恶，心神烦闷，腹胁刺痛　韭菜一把，乌梅七颗，吴茱萸一分(汤浸七遍，焙干微炒)。以水一大盏，煎至七分，去滓，不时候分温二服。《圣惠方》

2. 治少、小腹胀满　韭根汁和猪脂煎。细细服之。《千金方》

3. 治赤白带下　韭根捣汁，和童尿露一夜。空心温服。《海上仙方》

4. 治鼻衄　韭根、葱根同捣，枣大。纳鼻中，少时更著。《千金方》

5. 治时气鼻衄，日夜不止，面色如金黄　韭根一握，捣取汁，饼中盛。以索悬于井中，浸良久，急取出。滴二七滴于鼻中。《圣惠方》

6. 治小儿黄病　韭根汁，滴少许入鼻中。出黄水即瘥。《圣济总录》

7. 治血晕昏迷欲死者　急取韭菜根一大握，切细，放在小口瓶内，用滚热酸醋泡在瓶中，将瓶口冲在患者鼻口内，使韭气直冲透经络，血行即活再用后方。《医便》

8. 治伤寒后阴阳易，头重百节解痛，翕翕气劣，着床不能运动，甚者手足拳，卵肿疼痛　韭根、瓜蒌根各二两，青竹茹、干姜(炮)各半两。细锉和匀分八服。每服用水一大盏，煎至五分，去滓入鼠粪末一字搅匀，不拘时服。《证治准绳》韭根散

9. 治目内障　韭根，捣烂，贴脉上，俟起水泡，用银针挑破，流出黏液，颇效。《文堂集验方》

10. 住痛生肌止血　韭菜根二两，末毛鼠二个，嫩石灰二两。同放石臼内捣烂作饼，阴干为度。用时以刀刮末敷伤处，布裹即愈。《跌损妙方》

3462 **韭菜** jiǔ cài
《滇南本草》

【异名】　丰本《礼记》，草钟乳《本草拾遗》，起阳草(侯宁极《药谱》)，懒人菜《尔雅翼》，长生韭(王祯《农书》)，壮阳草《本草述》，扁菜《广西药用植物图志》。

【基原】　为百合科葱属植物韭的叶。

【原植物】　韭 *Allium tuberosum* Rottl. ex Spreng.

多年生草本，具特殊强烈气味。根茎横卧，鳞茎狭圆锥形，簇生，鳞茎外皮黄褐色，网状纤维质。叶基生，条形，扁平，长 15～30 cm，宽 1.5～7 mm。花莛自叶丛中抽出，高 25～60 cm，总苞 2 裂，白色，膜质，宿存；伞形花序簇生状或球状，多花；花梗为花被的 2～4 倍长；具苞片；花白色或微带红色；花被片 6，狭卵形至长圆状披针形，长 4.5～7 mm；花丝基部合生并与花被贴生，长为花被片的 4/5，狭三角状锥形；子房外壁具细的疣状突起。蒴果具倒心形

的果瓣。花、果期7～9月。

全国广泛栽培。

本植物的种子(韭子)、根(韭根)亦供药用,另设专条。

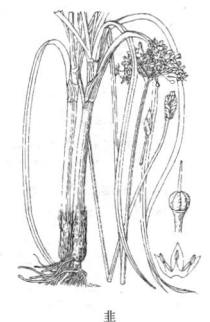
韭

【采收加工】 4叶1心即可收割第一刀,经养根施肥后,当植株长到5片叶时收割第二刀。根据需要也可连续收割5～6刀,鲜用。

【成分】 叶含甲基烯丙基二硫化物(methyl allyl disulfide)、二甲基二硫化物(dimethyl disulfide)、2-丙烯基(烯丙基)二硫化物〔2-propenyl(allyl) disulfide〕、山奈酚葡萄糖苷(glycoside of kaempferol)、槲皮素葡萄糖苷(glycoside of apigenin)、芹菜素葡萄糖苷、异鼠李素葡萄糖苷(isorhamnetin-glycoside)、3-O-槐糖基-7-O-β-D-(2'-O-阿魏酰葡萄糖基)山奈酚〔3-O-sophorosyl-7-O-β-D-(2'-O-feruloylglucosyl)kaempferol〕、3-O-β-槐糖基-7-O-β-D-(2-O-阿魏酰基)-葡萄糖基山奈酚〔3-O-β-sophorosyl-7-O-β-D-(2-O-feruloyl)glucosylkaempferol〕、3,4'-二-O-β-D-(2阿魏酰)葡萄糖基山奈酚〔3,4'-di-O-β-D-(2-feruloyl)glucosylkaempferol〕、3-O-β-D-(2-O-阿魏酰基)-葡萄糖基山奈酚-7,4'-二-O-β-D-葡萄糖基山奈酚〔3-O-β-D-(2-O-feruloyl)-glucosyl-7,4'-di-O-β-D-glucosylkaempferol〕、3,4'-二-O-β-D-葡萄糖基山奈酚槲皮素〔3,4'-di-O-β-D-glucosylquercetin〕及3-O-槐糖基山奈酚〔3-O-β-sophorosylkaempferol〕,左旋-(3S)-1,2,3,4四氢-β-咔啉基-3-羧酸〔(一)-(3S)-1,2,3,4-tetrahydro-β-carboline-3-carboxylic acid〕,L-酪氨酸(L-tyrosine),类胡萝卜素(carotenoid)、β-胡罗卜素(β-carotene)、抗坏血酸、大蒜辣素(allicin)、蒜氨酸(alliin)、丙氨酸(alanine)、谷氨酸(glutamic acid)、天冬氨酸(aspartic acid)、缬氨酸(valine)。全草含二甲基硫代亚磺酸酯(dimethylthiosulfinate)、二丙烯基硫代亚磺酸酯(dipropenylthiosulfinate)、丙烯基甲基硫代亚磺酸甲酯(methylpropenylthiosulfinate)、甲基硫代亚磺酸丙烯酯(propenylmethylthiosulfinate)、(Z)和(E)-甲基硫代亚磺酸-1-烯丙酯〔(Z)and(E)-1-propenylmethylthiosulfinate〕、(E)-1-丙烯基硫代亚磺酸甲酯〔(E)-methyl-1-propenylthiosulfinate〕、(Z)和(E)-二丙烯基硫代亚磺酸酯〔(Z)and(E)-dipropenylthiosulfinate〕、(E)、(Z)-二甲基-5,6-二硫代二环〔2.1.1〕己烷5-氧代化合物〔2,3-dimethyl-5,6-dithiabicyclo〔2.1.1〕hexane 5-oxides〕。

【药理】 1. 抗突变作用 应用SOS显色试验证明,韭菜叶水溶性提取物有抗突变作用。其对大肠杆菌GW_{1060}和GW_{1104} 42℃诱发的SOS反应有抑制作用,且有量效关系,但对大肠杆菌GW_{2707}的SOS反应无明显影响。SOS反应的表达有两个作用点,一是Rec A蛋白酶的被激活;二是Lex A蛋白对阻遏作用的释放。在菌株GW_{1060}和GW_{1104}中,SOS反应是由Rec A蛋白在42℃自动产生蛋白酶活力,从而分解Lex A蛋白。韭菜叶水提物通过在细胞内抑制Rec A蛋白酶调控的Lex A抑制体的裂解,从而产生抗突变作用。此外,韭菜叶的水溶性提取物与致突变剂MNNG(N-甲基-N'-硝基-N-亚硝基胍)或苯(α)P(苯并芘)作用后,降低其致突变作用,即在细胞外尚有直接灭活致突变物的作用。

2. 抗滴虫作用 韭菜叶研磨后的滤液,1:4在试管内接触30分钟,对阴道滴虫有杀灭作用。

【药性】 辛,温。归肝、胃、肺、肝经。

1.《别录》:"味辛,酸,温,无毒。归心。"

2.《日华子》:"热。"

3.《日用本草》:"归肾、心。"

4.《滇南本草》:"性温,味辛、咸。入肾。"

5.《纲目》:"生性涩,熟甘、酸。入厥阴经。"

6.《雷公炮制药性解》:"入肺、脾、肾三经。"

7.《本草求真》:"入肝、肾、肠、胃经。"

【功用主治】 补肾,温中,散瘀,解毒。主治肾虚阳痿,里寒腹痛,噎膈反胃,胸痹疼痛,气喘,衄血,吐血,尿血,痢疾,痔疮,乳痈,痈疮肿毒,疥疮,漆疮,跌打损伤。

1.《别录》:"安五脏,除胃中热,利病人,可久食。"

2.《本草经集注》:"以煮鲫鱼酢,断卒下利。"

3.《食疗本草》:"治胸膈咽气,利胸膈。"

4.《本草拾遗》:"温中,下气,补虚,调和脏腑,令人能食,益阳,止泄白脓,腹冷痛,并煮食之。叶及根生捣绞汁服,解药毒,疗狂犬咬人欲发者;亦杀诸蛇、虺、蝎、恶虫毒。"

5.《日华子》:"止泄精尿血,暖腰膝,除心腹痼冷,胸中痹冷,痃癖气及腹内冷积。肥白人中风失音,研汁服。心脾胃痛甚,生研服;蛇犬咬并恶疮,捣敷。"

6.《本草衍义补遗》:"研汁冷饮,可下膈中瘀血,能充肝气。"

7.《滇南本草》:"滑润肠道中积,或食金、银、铜器于腹内,吃之立下。"

8.《纲目》:"饮生汁,主上气喘息欲绝,解肉脯毒。煮汁饮,止消渴,盗汗,熏产妇血运,洗肠痔脱肛。"

9.《药性切用》:"活血助阳,散瘀止血,为血瘀噎膈专药。捣汁用。"

10.《全国中草药汇编》:"健胃,提神,止汗固涩。"

【用法用量】 内服:捣汁,60～120 g;或煮粥、炒熟、作羹。外用:捣敷,煎水熏洗;热熨。

【宜忌】 阴虚内热及疮疡、目疾患者慎食。

1.《食疗本草》:"热病后十日不可食热韭,食之即发困。"

2.《日华子》:"多食昏神暗目,酒后尤忌,不可与蜜同食。"

3.《本草经疏》:"胃气虚而有热者勿服。"

4.《本草汇言》:"疮毒食之,愈增瘙痒;疔肿食之,令人转剧。"

5.《本草求真》:"火盛阴虚,用之为最忌。"

6.《随息居饮食谱》:"疟疾,疮家,痧、痘后均忌。"

【选方】 1. 治阳虚肾冷,阳道不振,或腰膝冷疼,遗精梦泄 韭菜白八两,胡桃肉(去皮)二两。同脂麻油炒熟,日食之,服一月。《方脉正宗》

2. 治霍乱上吐下泻 用韭菜捣汁一盏,重汤煮热,热服之,立止。《寿世保元》

3. 治一切翻胃噎膈 韭汁二两,牛乳一盏,生姜半两(取汁),竹沥半两,童便一盏。上五味和匀,顿暖服,或加入煎剂内,尤为见效。《古今医鉴》

4. 治食郁久,胃脘有瘀血作痛者 生韭菜捣自然汁一盏,加温酒一二杯欲。或先暖桃仁一个余粒,用韭汁送下亦佳。《不知医必要》

5. 治胸痹,心中急痛如锥刺,不得俯仰,自汗出,或痛彻背上,不治至卒死 生韭或根五斤(洗),捣汁。灌少许,即吐胸中恶血。《孟诜方》

6. 治吐血、唾血、呕血、衄血、淋血、尿血及一切血证 韭菜十斤,捣汁,生地黄五斤(切碎)浸韭菜汁内,烈日下晒干,以生地黑烂,韭菜汁干为度,入石臼内,捣数千下,如丸膏无渣者,为丸,弹子大。每早晚各服二丸,白萝卜煎汤化下。《方脉正宗》

7. 治痔疮 韭菜不以多少,先烧热汤,以盆盛汤在内,盆上用器具盖之,留一窍,却以韭菜于汤内泡之,以谷道坐穸上,令气蒸熏;候温,用韭菜轻轻洗疮数次。《袖珍方》

8. 治脱肛不缩 生韭一斤。细切,以酥拌炒令熟,分为两处,以软帛裹,更互熨之,冷即再易,以入为度。《圣惠方》

9. 治过敏性紫癜 鲜韭菜500 g。洗净,捣烂绞汁,加健康儿

童尿 50 ml。每日 1 剂,分 2 次服。《福建省中草药新医疗法资料选编》

10. 治荨麻疹　韭菜、甘草各 15 g。煎服,或用韭菜炒食。《苏医《中草药手册》》

11. 治跌扑打伤,瘀血不散积聚　用韭菜捣汁,令渐呷服之,约须五斤而散。《杏苑生春》

12. 治金疮出血　韭汁和风化石灰,日干,每用为末,敷之。《濒湖集简方》

13. 治成人盗汗,肺痈或淋巴结核　韭菜或韭黄同蚬肉(猪肝或羊肝亦可)一起煮食喝汤。《食物中药与便方》

14. 治小儿聤耳　研韭汁点之,日二三度用之。《普济方》

15. 治产后血晕　韭菜(切)入瓶内,注热醋,以瓶口对鼻。《妇人良方》

16. 治中风失音　用韭菜汁灌之。《寿世保元》

【临床报道】　1. 治疗鼻衄　鲜韭菜洗净,捣取汁口服,每次 200 ml,小儿用量酌减,并配少量红糖调味。治疗 150 例,服 1 剂痊愈者 135 例,占 90%;服 2 剂痊愈者 10 例,占 6.6%;服 3 剂痊愈 5 例,占 3.3%。

2. 治疗跌打损伤　对急性损伤者,先在局部瘀血明显处以三棱针刺络拔罐排出瘀血。将市售新鲜韭菜切碎,不去汁,加适量细粉和水(或白酒)调敷患处,以圆形厚肉质树叶(或纱布)覆盖,绷带包扎加压(或胶布黏贴)固定,每日换 1 次,连换 2~5 日。治疗期间不用其他药物物,嘱患者抬高患肢。共治 49 例,全部获效,其中急性肌肉扭挫伤换药 1~2 次后即痊愈。治疗过程中凡见急性者,敷药 1 次后即显效。

3. 治疗脚癣　新鲜紫根韭菜 500 g,清水洗净,置于盆中,加沸水 4 500 ml 浸泡,以水温不烫手时为度,将韭菜捞入纱布内包好,然后用双手挤压,将其汁挤入浸泡韭菜的水内,患脚放于盆内浸泡 10 分钟,每日 1 次,5 日为 1 个疗程,并发淋巴管炎者同时口服灭滴灵。治疗 144 例,结果 1 个疗程痊愈 136 例,2 个疗程痊愈 8 例。

【各家论述】　1. 朱丹溪:"心痛,有食热物及怒郁,致死血留于胃口作痛者,宜韭汁、桔梗加入药中,开提气血。有肾气上攻,以致心痛者,宜用韭和五苓散为丸,空心茴香汤下。盖韭性急,能散胃口血滞也。"(引自《纲目》)

2. 《纲目》:"韭味热,根温,功用相同;生则辛而散血,熟则甘而补中。"

3. 《本经逢原》:"韭,昔人言治噎膈,惟死血在胃者宜之。若胃虚而噎,勿用,恐致呕吐也。"

4. 《药义明辨》:"(韭菜)入肝经散诸血之凝滞,是血中行气药也。凡暴见吐血、衄血、尿血及扑伤损,妇人经滞血逆,上冲心腹等证,生捣汁用,皆可取用效,不独消胃脘瘀血而已。熟之则甘而补中。"

5. 《本草求原》:"生则辛而散血,治血留胃口作痛,及吐衄、扑打;下血,尿血、噎膈,停瘀反胃,及痰带血丝。熟则甘则补,除心腹癥瘕冷痃癖,助肾益阳。"

3463　韭叶芸香草 jiǔ yè yún xiāng cǎo
《滇南本草》

【异名】　野香茅《广州植物志》,括草《中国主要植物图说》,芸香草《中药形性经验鉴别法》,臭草《中国经济植物志》。

【基原】　为禾本科香茅属植物扭鞘香茅的全草。

【原植物】　扭鞘香茅 Cymbopogon tortilis (Presl) A. Camus
多年生草本,高 60~100 cm。叶线形,扁平,长 30~50 cm,宽 4~6 mm,上面基部被微小茸毛;叶鞘无毛,叶舌长 2~5 mm,先端钝圆,无毛。伪圆锥花序稍密集,长 25~35 cm;总状花序孪生,叉开,长 8~18 cm,其下托以长 12~15 mm 之佛焰苞;无柄小穗长圆状披针形,长 3.5~5 mm,基盘具微毛;第一颖先端微呈裂齿状,具 2 脊,第二颖舟形,先端尖,第一外稃长圆

状披针形,约较颖短 1/4,第二外稃极狭,较颖短 1/3,顶端具 2 齿裂;芒从齿间抽出,中部膝曲;无内稃;雄蕊 3;有柄小穗长 3.5~5 mm,无芒。花、果期 8~10 月。

多生长于山坡草地。分布福建、湖北、湖南、广东、广西、四川、贵州、云南、台湾等地。

【采收加工】　夏季割取全草,晒干。

【性味】　《滇南本草》:"性微寒,味辛微苦。"

【功用主治】　辟秽,解毒。主治山岚瘴气,不服水土,呕吐腹泻,四时感冒,水毒,疮毒。

1. 《滇南本草》:"治山岚瘴气,不服水土,有感冒风寒暑湿,四时不正之气,乍寒乍热,体困酸软,寒热往来,似疟非疟或发瘴疟,胸膈膨胀,饮食无味,肚腹疼痛,呕吐水泻等症。"

2. 《中药形性经验鉴别法》:"解水毒,治疮毒。""韭叶芸香草,傣族人民用以避孕。"

【选方】　治伤暑霍乱,呕吐水泻,肚腹疼痛,头疼发热怕冷,或中烟瘴,不服水土:韭叶芸香草一钱,木瓜五分,苍术一钱,陈皮一钱,厚朴一钱,甘草五分,生姜一片。水煎服。忌油荤。《滇南本草》

3464　点腺过路黄 diǎn xiàn guò lù huáng
《湖南药物志》

【异名】　女儿红、露天过路黄、露天金钱草《湖南药物志》。

【基原】　为报春花科珍珠菜属植物点腺过路黄的全草。

【原植物】　点腺过路黄 Lysimachia hemsleyana Maxim.
多年生草本。茎簇生,平铺

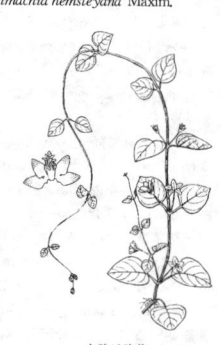

点腺过路黄

地面,先端伸长成鞭状,长可达 90 cm,圆柱形,密被多细胞柔毛。叶对生;叶柄长 5~18 mm;叶片卵形或阔卵形,长 1.5~4 cm,宽 1.2~3 cm,先端锐尖,基部近圆形或截形,全缘,上面绿色,密被小糙伏毛,下面淡绿色,毛被稀疏,两面均有褐色或黑色粒状小点。花单生于茎中部叶腋;花梗长 7~15 mm,果时下弯,可增长至 2.5 cm;花萼分裂近达基部,裂片狭披针形,被稀疏小柔毛,散生褐色腺点;花冠黄色,钟状辐射,裂片卵圆形,

先端锐尖或稍钝,散生暗红色或褐色腺点;花丝下部合生成筒,花药长圆形;子房卵珠形。蒴果近球形。花期 4~6 月,果期 5~7 月。

生于山谷林缘、溪旁和路边草丛中。分布江苏、浙江、安徽、湖北、湖南、四川、陕西等地。

【采收加工】　5~7 月采收,鲜用或晒干。

【成分】　全草含黄酮类、皂苷、内酯类和有机酸等。

【药理】　1. 利胆作用　大鼠每日口服 100%点腺过路黄煎剂 5 ml,连续 6 星期,在全身麻醉急性实验情况下,与对照组比较,有促进胆汁排泄的作用。如剂量较低或服用期短,则作用不明显。连续服煎剂 2~3 日后,动物大便变稀,颜色变棕褐色,但未发现中毒现象。大鼠无胆囊,故促进胆汁的排泄并非由增强胆囊收缩所引起。

2. 对免疫功能的影响　点腺过路黄氯仿提取部分可显著增强活化的淋巴细胞的增殖,正丁醇提取部分可显著抑制活化的 T 淋巴细胞的增殖,而在 10^{-6} g/ml 时可显著增强活化的 T 淋巴细胞的增殖,而在 10^{-8}~10^{-6} g/ml 时则显著抑制活化的 T 淋巴细胞增殖。正丁醇提取部分(10^{-10}~10^{-6} g/ml)对脾淋巴细胞释放 IL-2 具有双向调节作用,并增强巨噬细胞的吞噬功能。

【药性】《湖南药物志》:"微苦,平。"

【功用主治】《湖南药物志》:"清热解毒,活血通经。用于经闭干瘦,肾盂肾炎,膀胱炎,慢性肝炎,虫牙痛。"

【用法用量】 内服,煎汤,30～60 g。

【选方】 1. 治虫牙痛 点腺过路黄全草 60 g,鸡蛋 3 个。煮熟后去蛋壳再煮,吃蛋饮汁,取渣外敷患处。

2. 治经闭干瘦 点腺过路黄全草 30～60 g,丹参 18 g。水煎服。(1、2 方出自《湖南药物志》)

3465 省藤 shěng téng 《本草拾遗》

【异名】 红藤、赤藤《纲目》。

【基原】 为棕榈科黄藤属植物黄藤的茎。

【原植物】 黄藤 *Daemonorops margaritae*(Hance)Becc.[*Calamus margaritae* Hance]

有刺大藤本。茎初时直立,后攀缘状。叶羽状全裂,全长 2～3 m,叶轴顶端延伸成具爪状刺的纤鞭;裂片近对生,50～75 对,条状披针形,长 25～45 cm,宽

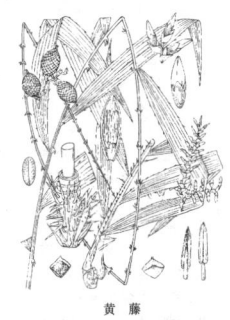

1～2 cm,先端渐尖,叶轴背面有大小不等下弯或劲直的刺;叶鞘无纤鞭但有扁平的刺。肉穗花序开花前为佛焰苞包着,呈纺锤形,长 25～30 cm,先端尾状渐尖,外面 1 枚密被褐色、扁平的直刺,里面的佛焰苞少刺或无刺,开花结果后佛焰苞脱落。雄花序上的小穗轴密生,长约 3 cm,花密集,雄花长圆状卵形,长 5 mm;花萼杯状,浅 3 齿;花冠 3 裂,约2 倍长于花萼;雄蕊 6,长约

黄藤

3.5 mm,总苞浅杯状。雌花的花萼筒形,先端 3 齿裂;花瓣披针形,长约为花萼的 2 倍;雌蕊子房卵形,柱头 3 裂。果实球形,直径1.8～2 cm,有 18～20 行纵列的鳞片,鳞片在每 1 列上有 10～20个,黄色而光亮,有槽纹。种子肾状球形。花期 5 月,果期 6～10 月。

常见于中海拔或低海拔的森林中。分布于广东东南部,广西、海南、云南西双版纳及台湾有栽培。

【采收加工】 全年均可采,切段,晒干。

【药性】《本草拾遗》:"味苦,平。"

【功用主治】 驱虫,通淋,驱风止痛。主治蛔虫、蛲虫、绦虫病,小便淋痛,齿痛。

1.《本草拾遗》:"主蛔虫,煮汁服之;又主齿痛,打碎口中含之。"

2.《纲目》:"治诸风,通五淋,杀虫。"

3.《全国中草药汇编》:"驱虫,利尿,驱风镇痛。主治蛔虫、蛲虫、绦虫病,小便热淋涩痛。"

【用法用量】 内服,煎汤,5～10 g;或研末,每次 1 g;或打碎口含。

【选方】 治五淋涩痛 赤藤、白茯苓、苎麻根等分。为末。百沸汤下,每服一钱。《纲目》引《究原方》

3466 省沽油 shěng gū yóu 《救荒本草》

【异名】 珍珠花《救荒本草》,双蝴蝶《浙江天目山药植志》。

【基原】 为省沽油科省沽油属植物省沽油的果实。

【原植物】 省沽油 *Staphylea bumalda* DC.

落叶灌木,高达 3 m。复叶对生;叶柄长 3～8 cm,有早落性托

叶;小叶 3 枚,椭圆形或椭圆状卵形,长 3～7 cm,宽 1～3 cm,先端渐尖,基部楔形,边缘细锯齿有小尖头,两面脉上疏生细毛;小叶柄极短。圆锥花序顶生;花萼 5,黄白色;花瓣 5,约与萼片等长,白色;雄蕊 5;心皮 2,子房被粗毛,花柱 2。蒴果扁平,倒三角形,长约 2 cm,果皮膜质,有横纹。种子圆形而扁,黄色而有光泽。花期6 月。果期 7～9 月。

生于山坡路边或溪谷两旁灌丛中。全国大部分地区有分布。

【采收加工】 根全年均可采挖,切片,鲜用或晒干;8～10 月果实成熟时采摘果实。

【功用主治】《浙江天目山药植志》:"治干咳,果实 9～12 g,水煎服。"

3467 省沽油根 shěng gū yóu gēn 《天目山药用植物志》

【基原】 为省沽油科植物省沽油的根。

【原植物】 参见"省沽油"条。

【采收加工】 全年均可采挖,切片,鲜用或晒干。

【药性】 辛,平。

【功用主治】 治妇女产后瘀血不净。

【用法用量】 内服:煎汤,9～15 g。

【宜忌】 忌食酸辣、芥菜。

【选方】 治妇女产后瘀血不净 鲜省沽油根 90 g,红花 15 g,茜草 30 g。水煎,冲红糖、黄酒,早、晚饭前各服 1 次。

3468 星蕨 xīng jué 《中国药用孢子植物》

【异名】 野苦荬《广西药用植物名录》。

【基原】 为水龙骨科星蕨属植物星蕨的全草。

【原植物】 星蕨 *Microsorium punctatum*(L.)Copel.[*Acrostichum punctatum* L.]

植株高 35～70 cm。根茎粗短而横生,灰白色,密生须根;疏被暗棕色、具粗筛孔的阔卵形鳞片,盾状着生,易脱落。叶近簇生;叶柄短或近于无柄,禾秆色,基部被鳞片;叶片纸质,淡绿色,阔披针形,长 35～55 cm,宽 4～8 cm,先端渐尖,向基部渐狭而形成狭翅,或呈圆楔形或近耳形,全缘或有时呈不规则的波状,有软骨质的狭边;叶脉网状,小脉纤细而曲折,内藏小脉分叉。孢子囊群小而密,橙黄色,通常仅叶背面上部能育,一般生于内藏小脉顶部,不规则散生或有时密集汇合;无囊群盖。

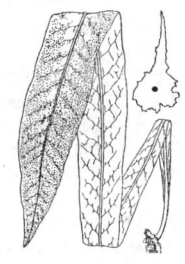

星蕨

附生于海拔 500～1 100 m 的林中老树干或墙壁石上。分布于华南、西南及台湾等地。

【采收加工】 全年均可采收,洗净,鲜用或晒干。

【成分】 星蕨全草中含有三萜类化合物:21-甲基旱地菊-12,22(29)-二烯[21-methylbacchara-12, 22(29)-diene]、21-甲基达玛-18(28), 22(29)-二烯[21-methyldammara-18(28), 22(29)-diene]。

【药性】《中国药用孢子植物》:"微苦,凉。"

【功用主治】《中国药用孢子植物》:"清热利尿。治尿路感染、痢疾等。"

【用法用量】 内服:煎汤,10～30 g。

【选方】 治尿路感染 星蕨 30 g,石韦 15 g。煎服。《中国药用孢子植物》

3469 毗黎勒 pí lí lè 《新修本草》

【基原】 为使君子科榄仁树属植物毗黎勒的果实。

【原植物】 毗黎勒 *Terminalia bellirica* (Gaertn.) Roxb. [*Myrobalanus bellirica* Gaertn.]

落叶乔木，高 18～35 m，胸围可达 1 m。枝灰色，具纵纹及明显的螺旋状上升的叶痕，小枝、幼叶及叶柄基部常具锈色绒毛。叶螺旋状聚生枝顶；叶柄长 3～9 cm，无毛，常于中上部有 2 腺体；叶片阔卵形或倒卵形，纸质，长 18～26 cm，宽 6～12 cm，全缘，边缘微波状，先端钝尖或短尖，基部渐狭或钝圆，两面无毛，较疏生白色细瘤点，具光泽；侧脉 5～8 对，背面网脉细密，瘤点较少。

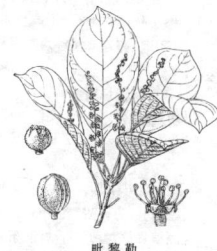

毗黎勒

穗状花序腋生，在茎上部常聚成单房状，密被红褐色的丝状毛，上部为雄花，基部为两性花；花 5 数，淡黄色，无柄；萼管杯状，5 裂，裂片三角形，被绒毛；花瓣缺；雄蕊 10，着生被毛的花盘外；花盘仅出现在两性花上，10 裂，被红褐色髯毛；子房上位，1 室，花柱棒状，下部粗壮，被疏生的长绒毛，上部纤细，微弯。假核果卵形，密被锈色绒毛，具明显的 5 棱。种子 1 颗。花期 3～4 月，果期 5～7 月。

生于海拔 540～1 350 m 的山坡向阳处及疏林中。分布于云南。

【采收加工】 6～7 月果实成熟后采收，晒干。

【药材】 毗黎勒 *Terminaliae Belliricae Fructus* 产于云南。

性状 果实卵形，长 1.7～3.5 cm，直径 1.6～2.5 cm。表面棕褐色，密被棕色绒毛。较细腻，具五棱脊及不规则纵皱纹，基部有果柄残痕。质坚硬，不易破碎。果肉厚 1～2.5 mm，暗棕色或浅绿黄色。果核淡棕黄色，质坚硬。种子 1 枚，种皮棕黄色，种仁黄白色，具油性。气微，味微苦，嚼之有豆腥气味。

荟片 (1) 果皮横切面：外果皮表皮 1 列，细胞类方形或长方形，切向排列，内含棕黄色物。外被非腺毛、非腺毛为 2、3 细胞，内含棕黄色物，中果皮为数十列薄壁细胞，内含草酸钙簇晶及棕色物，近外侧有数列具维管的索状组织，切向间断排列，石细胞单个散在或成群，有周韧型维管束分布。

粉末特征：黄褐色。具维管的索状组织，长 25～370 μm，直径 18～28 μm，壁厚，木化。非腺毛易见，为 2～3 细胞，内含棕黄色物。草酸钙簇晶众多。石细胞类圆形、椭圆或长方形，壁厚 3～10 μm，孔沟明显，具层纹。内果皮纤维木化，孔沟明显。外种皮细胞具网纹。螺纹导管直径 8～13 μm。油滴类圆形或卵形。

(2) 取本品粗粉 1 g，加水 20 ml，60 ℃水浴中加热 10 分钟，滤过，取滤液 1 ml，加氯化钠-明胶试液 1～2 滴，产生白色沉淀(检查鞣质)。

【成分】 含诃子酸(chebulinic acid)、诃黎勒酸(chebuligic acid)，1, 3, 6-三-*O*-没食子酰基葡萄糖(1, 3, 6-tri-*O*-galloyl-*β-D*-glucose)。

【药性】 苦、微涩，寒。

1.《新修本草》："味苦涩，无毒。"

2.《海药本草》："味苦寒涩，微温。"

【功用主治】 利咽，止咳，止痢，止血。主治咽喉肿痛，咳嗽，泻痢，痔疮出血，病后体虚。

1.《药性论》："能温暖肠腹，兼去一切冷气。蕃人以此作浆甚热，能染须发，变黑色。"

2.《海药本草》："主乌髭发；烧灰(治)干血效。"

3.《日华子》："下气，止泻痢。"

4.《全国中草药汇编》："清热解毒，调和诸病，收敛养血。用于各种热证，泻痢，黄水疮(藏医病名，非黄水疮)，肝胆病，病后

虚弱。"

5.《中国民族药志》："利尿，止痛，生津，止渴。治头痛，咽喉肿痛，慢性咳嗽，慢性腹泻，肠炎，痔疮流血，子宫出血。"

【用法用量】 内服：煎汤，3～10 g；或研末。外用：烧灰为末撒，或调涂。

【选方】 1. 治温疫热病初期或后期，劳累过度虚弱 诃子 300 g，毛诃子 200 g，余甘子 240 g。共研粗末，每服 3～5 g。每日 3 次，水煎服。(《中国民族药志》三果汤散)

2. 治大风头面，髭须脱落 毗黎勒烧灰，干掺患处。(《普济方》)

3470 **胃友** ^{wèi yǒu}《昆明民间常用草药》

【异名】 清香桂《云南中草药选》，叶上花《云南中草药》，大风消、三两金、三两银《湖南药物志》，黑杆草、铁铃胆《广西药用植物名录》，观音柴、断虫草《贵州中草药名录》。

【基原】 为黄杨科植物野扇花属植物野扇花的根。

【原植物】 野扇花 *Sarcococca ruscifolia* Stapf

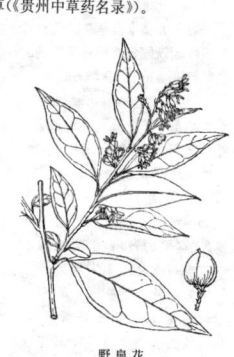

野扇花

常绿灌木，高 1～4 m。有发达的纤维状根系。分枝较密，小枝被微或疏短柔毛。叶互生；叶柄长 3～6 mm；叶片变化很大，常卵为卵形或椭圆状披针形，长 3.5～7 cm，宽 10～25 mm，先端急尖或渐尖，基部急尖或渐狭或圆，一般中部或中部以下较宽，上面亮绿，下面淡绿；大多数中脉近基部有 1 对互生或对生侧脉，多少成离基三出脉，叶背中脉稍平或凸出。花单性，雌雄同序，花序短总状，长 1～2 cm，花序轴被微细毛；苞片披针形或卵状披针形或阔卵形，芳香；雄花 2～7，大部分生花序轴上方，通常下方雄花有其 2 小苞片，小苞片卵形；萼片 4(亦有 3 或 5)，内方的阔椭圆形或阔卵形，先端圆，具小纤毛，花丝白色，花药黄色，背部着生，不育雌蕊极小，扁平；雌花 2～5，生花序轴下部，具多枚小苞片，狭卵形，覆瓦状排列；萼片 6；子房卵状长圆形，花柱 3。核果球形，熟时膜红至暗红色，宿存花柱 3 或 2。花、果期 10 月至翌年 2 月。

生于沟坡 200～2 600 m 的山坡、林下或沟谷中，亦有栽培。分布于西南、湖南、广西等地。

本植物的果实(胃友果)亦供药用，另设专条。

【采收加工】 全年均可采挖，鲜用或晒干。

【药性】《云南中草药》："辛、苦，平。"

【功用主治】 行气活血，祛风止痛。主治胃脘疼痛，风寒湿痹，跌打损伤。

1.《云南中草药》："活络，止痛。治胃痛，跌打损伤。"

2. 南药《中草药学》："理气止痛，活血舒筋。主治胃炎，胃痛，风湿疼痛。"

【用法用量】 内服：煎汤，9～15 g，鲜品 30～60 g；或研末，0.9～1.5 g。

【选方】 1. 治胃痛 野扇花粉末 1.5～2.4 g，吞服，每日 3 次；或用粗末 9～15 g，水煎服。

2. 治跌打损伤 野扇花鲜根 30～60 g。水酒各半煎服。(1、2 方出自南药《中草药学》)

3471 **胃友果** ^{wèi yǒu guǒ}《昆明民间常用草药》

【异名】 野樱桃《昆明民间常用草药》。

【基原】 为黄杨科野扇花属植物野扇花的果实。

【原植物】 参见"胃友"条。

【采收加工】 10月至翌年2月采收果实,鲜用或晒干。

【药性】 甘、微酸。

【功用主治】 养肝安神。主治头晕,目花,心悸,夜眠不安。

【用法用量】 内服:煎汤,3～9 g。

3472 **虾** ^{xiā}《别录》

【基原】 为长臂虾科沼虾属动物日本沼虾等的全体或肉。

【原动物】 日本沼虾 *Macrobrachium nipponense*(de Haan)又名:青虾《纲目》,河虾(统称)。

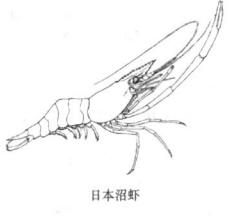

日本沼虾

体长40～80 mm,体形粗短。额角短于较粗大的头胸甲,上缘平直,具11～14齿,下缘具2～3齿,第一触角柄较短,第二触角鳞片与额角前端等长。第一对步足钳状,其小,雄体第二对步足特别强大,长度为体长的1.25～1.3倍;雌体较短,仅为体长的3/4或5/6,后3对步足形状相同,均呈爪状,第五步足指节较短。尾节短于肢,末缘中央呈刺状,后侧缘各具2个小刺,背面有2对短小的活动刺。生活时体呈深青绿色具棕色斑纹,有时雌体棕色较显著。

生活于淡水湖沼中或河口附近,常栖息于水草丛中,食性杂。我国南北各地均有分布。

【养殖】 **生活习性** 青虾有明显的变态期,一生经过受精卵(胚胎)、幼体、成虾三个阶段,形态各异。青虾喜栖息于湖、河、沟、汉的浅水区或水草丛生的缓流中,常在水草、石坎洞和水底爬行。夏、秋季在沿岸的浅水区索食或繁殖,冬季则向深水区潜伏越冬。游泳能力弱,前行不如后退明显。繁殖季节可白天进行交配。夜间捕食,食性较复杂,幼虾阶段主要摄食浮游生物,成虾阶段转换为底栖生活,主要摄食动物尸体、豆饼、花生饼、糠麸和豆渣。酒糟、糖渣或发酵饲料尤喜食。春季水温上升后,越冬后的青虾便开始游向浅水区,在岸边索食和交配。每年的夏、秋季是青虾的繁殖旺期,6～7月为产卵旺期。

养殖技术 青虾交配时,雄体将雌体抱住,身体的腹面相贴,将精液排放到雌虾的腹胸部中央,凝成团块,俗称精印。交配后的雌虾在24小时内产卵,多在夜间进行,1个生殖期可产2～3次。当第一次产的卵开始孵化时,即可进行第二次交配、产卵,间隔20～25日。产出的卵附着在胸足基部的抱卵囊中,并在其中受精发育,经20～25日即可孵化成幼虾,每批约4～6小时孵化完毕。

人工养虾多利用鱼池,靠近水源,水深在100～150 cm,浅水区可种植水生植物,供青虾栖息和摄食。

饲养管理 青虾饲养可单养、虾混养,也可用池养、塘养、网箱饲养等方法。水产养殖户利用稻田饲养。人工饲料以米糠、麸皮、糟糠、酒糟、豆饼等,可适当搭配一些螺、蚌、蚬、小杂鱼等动物性饲料。食物不足时可互相残杀。

【采收加工】 每年5月和11月分两批捕捞。捕捉方式可用干塘法或网捕法。捕得后,鲜用或焙干入药。

【药材】 虾*Macrobrachium Nipponensis* 产于全国各地。

性状 体较短粗,体长40～80 mm,有青绿色及棕色斑纹。头胸部较粗大,前部有三角形的剑额。头部附肢5对,胸部附肢8对,腹部7节,附肢6对,第六对为尾肢,与尾节组成尾鳍。尾节背面有2对短小的活动刺。气腥,味鲜。

【成分】 虾可食部分含钙,磷,铁,硫胺素(thiamine),核黄素

(riboflavine),烟酸(nicotinic aicd),维生素 A,细胞色素(cytochrome)C,肌酸酐(creatinine)。锯齿长臂虾肉含淀粉酶(amylase),蛋白酶(protease);游离氨基酸(free amino acids);游离氨基酸为甘氨酸,精氨酸,脯氨酸,丙氨酸。腹肌含游离氨基酸,主要有丝氨酸,丙氨酸,脯氨酸及游离脂肪酸。肌肉含 D-丙氨酸。

【药理】 1. 抗氧化作用 以抑制小鼠肝匀浆产生脂质过氧化物的方法,测定虾青素制剂的抗氧化作用。结果表明虾青素的抗氧化能力比 α-生育酚强得多(10^{-9} mol/L 或 10^{-6} mol/L)。

2. 其他作用 犬静脉注射虾肉提取物,可使淋巴中蛋白浓度升高,凝固性下降,胸导管淋巴流量显著增加,血浆中有磷酸酶苷类出现,而组胺增加至冬量。

【药性】 甘,微温。归肝、胃、肾经。

1.《食疗本草》:"平。"

2.《饮膳正要》:"味甘,有毒。"

3.《日用本草》:"味甘,辛。"

4.《品汇精要》:"味甘,性微寒。气薄味厚,阴中之阳。臭腥。"

5.《纲目》:"甘,温,有小毒。"

6.《本草再新》:"入肝、胃二经。"

【功用主治】 补肾壮阳,通乳,托毒。主治肾虚阳痿,产妇乳少,麻疹透发不畅,阴疽,恶核,丹毒,臁疮。

1.《食疗本草》:"小儿患赤白游肿,捣碎傅之。"

2.《本草拾遗》:"主五野鸡病。"

3.《纲目》:"作羹,治鳖瘕,托痘疮,下乳汁;法制,壮阳道;煮汁,吐风痰;捣膏,傅虫疽。"

4.《随息居饮食谱》:"通督壮阳,补胃气,敷丹毒。"

5.《食物宜忌》:"治疣去癣。"

【用法用量】 内服:煮食或炒食。外用:生品捣敷。

【宜忌】 湿热泻痢,痈肿热痛、疥癣瘙痒者慎服。

1.《千金方》:"虾鲙共猪肉食之,令人常恶心,多唾,损精色。虾无须,腹下通乌色者,食之杀人。"

2.《食疗本草》:"动风,发疮疥。""无须及煮色白者,不可食。"

3.《宝庆本草折衷》:"凡河鲗、痰嗽、疮肿者,甚忌之也。"

4.《饮膳正要》:"多食损人。"

5.《随息居饮食谱》:"多食发风动疾,生食尤甚,病人忌之。"

【方选】 1. 治阳痿 鲜活河虾60 g,清水中漂洗净,滚热黄酒半杯,将虾烫死后吃虾、喝酒,每日1次,连吃7日为1个疗程。《食物中药与便方》

2. 治无乳及乳病 鲜虾肉一斤,取净肉捣烂,黄酒热服,少时呈至,再用猪蹄汤饮之,一日几次,其乳如泉。《纲目拾遗》虾米酒

3. 治小儿麻疹,水痘 活虾煮汤服。能促其早透早回,经过顺利,并可减少并发症。

4. 治阴疽、恶核、寒性脓疡(包括骨结核)致流脓流水,久不收口者 活虾肉7～10只,生黄芪9 g。水煮汤服。(3、4方出自《食物中药与便方》)

5. 治血风臁疮 生虾、黄丹。捣和贴之,每日一换。《濒湖集简方》

6. 宣吐风痰 连壳虾半斤,入葱、姜、酱煮汁。先吃虾后吃汁,紧束肚皮,以翎探吐。《纲目》

3473 **虾蟆** ^{há má}《本经》

【异名】 蟞、蟆《尔雅》,蛤《吴录录》,蛤蟆《急救良方》。

【基原】 为蛙科蛙属动物泽蛙的全体。

【原动物】 泽蛙 *Rana limnocharia* Boie
体长40～55 mm左右,雄蛙略小,头长宽相等,吻端尖圆,吻棱圆。鼻孔距吻较距眼略近,眼间距窄,为上眼睑宽的1/2,鼓膜为

眼径的 2/3；犁骨齿两团，向后集中而不相遇。指、趾端钝尖；第一指非发达，指长顺序 3，1，4，2；关节下瘤及掌突发达。后肢短，胫跗关节前达眼前部附近，左右跟部稍重叠，趾间的蹼为达趾基长的 2/3；关节下瘤小而明显；内跖突窄长，有时与跗褶相连，外跖突小，有时与第五趾之跖褶相连。

背面的皮肤有许多不规则、分散排列之长短纵肤褶，而无背侧褶，体侧多为圆形疣，后肢背面也有小疣，头部两眼睑后方有一窄的横沟；颞褶明显。腹面皮肤光滑。生活时颜色变异颇大，背面为棕灰色或灰棕橄榄绿色，有时杂以赭红色，深棕色斑纹颇显著；上下唇缘有 6～8 条明显的纵纹；两眼之间有横纹；背面在前肢肩部多少成"VV"形斑，断续情况不一，两侧斑纹的凹入部分适于肩部浅色点相对；背后端有"V"字形纹或短横纹，四肢有横纹，雄性咽部黑色，其余为白色。雄性第一指上浅色婚垫发达，有单咽下外声囊。

广泛生活在田野、池沼附近的山区。食物以蛛形动物及膜翅类昆虫为主，5～7 月产卵；蝌蚪橄榄绿色上有棕褐色麻点，沿尾鳍上缘有若干的短黑横斑，腹无斑纹；口小；角质颌不强，唇乳突从口角两侧延至下唇两侧，而下唇中部乳突缺如。分布于江苏、浙江、安徽、福建、江西、山东、河南、湖北、湖南、广东、广西、海南、四川、贵州、云南、西藏、陕西、甘肃、台湾等地。

本动物的幼体（蝌蚪）、皮（虾蟆皮）、肝（虾蟆肝）、胆汁（虾蟆胆）及脑髓（虾蟆脑）亦供药用，另设专条。

【采收加工】 7～10 月捕捉，捕得后洗净入药。

【成分】 全体含氨基酸、甾类、胆碱及吲哚类衍生物。胆囊中含胆酸(cholic acid)、3α、7α、12α-三羟基-5β-胆甾烷酸(3α、7α、12α-trihydroxy-5β-cholestanoic acid)、5β-硫酸蟾毒醇(5β-bufol sulfate)及其牛磺酸(taurine)以酰键连接的化合物。

【药性】 甘、寒。归心、脾经。

1.《本经》："味辛，寒。"

2.《日华子》："冷，无毒。"

3.《本草衍义补遗》："味甘，性寒。"

4.《雷公炮制药性解》："入脾经。"

5.《医林纂要》："甘、辛、咸、温。"

【功用主治】 清热解毒，健脾消积。主治痈肿、疔疮、口疮、乳痈、瘰疬、小儿疳积、热痢。

1.《本经》："主邪气，破症坚血，痈肿阴疮。服之不患热病。"

2.《药性论》："涂痈肿及治热结肿。"

3.《日华子》："治犬咬及热狂，贴恶疮，解烦热。"

4.《雷公炮制药性解》："疗儿疳，贴痈肿，疗火伤。"

5.《医林纂要》："滋阴明目，补虚羸，健脾胃，杀疳积。"

【用法用量】 外用：捣敷或研末掺。内服：入丸、散。

【选方】 1. 治瘰疬溃烂 黑色虾蟆一枚。去肠，焙研，油调敷之。忌铁器。《纲目》

2. 治湿疮 干虾蟆一个。烧灰，细研为末，以猪脂调，涂敷疮上，日三五度。《圣济总录》虾蟆灰涂敷方

3. 治牙疳 虾蟆一只（小者背绿眼光者是用），明矾二钱，小红枣二枚（去核）。上共捣成膏作一丸，火煅存性，为细末，笔尖蘸药点患处。《松涯医径》

4. 治阴蚀疮 绿豆粉、虾蟆灰各二钱半，胭脂末一钱二分。为细末，干掺。《赤水玄珠》豆胭散

5. 治杨梅疮 大虾蟆一枚（不用红眼者）。入瓶，加酒封固，秤准。慢火煎至得酒重之半为度，再取酒服之。取汗，避风。上身疮多，先略饮酒，后饮；下身疮多，空腹饮酒。重者三日后，表出满身，七日痊愈，亦无瘢痕。《王氏医存》

6. 治小儿疳 干虾蟆一枚烧为灰，蛇蜕皮一分炒令黄，蝉壳一分。上为末，入麝香末半钱研匀。至午时后，以暖水调半钱，一二岁儿即服一钱。《普济方》

7. 治小儿洞泄下痢 烧虾蟆末，饮调方寸匕服。《子母秘录》

【各家论述】《本草衍义补遗》："虾蟆味甘性寒，南人多食之，《本草》明言可食，不患热病，由是病人煮食之矣。《本草》之义，盖是或炙，或干，或烧，或灰，在药剂中之，非若世人煮为羹，入盐、椒而啜其汤。此物大能发湿，久则湿以化热，《衍义》谓解劳热，非羹之谓也。"

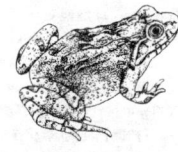

泽蛙

3474 虾子花 xiā zǐ huā（《云南思茅中草药选》）

【异名】 红蜂蜜花（《云南思茅中草药选》），红虾花、野红花、破血药（《云南药用植物名录》），洞荒、铜皮树《西双版纳傣药志》。

【基原】 为千屈菜科虾子花属植物虾子花的根或花。

【原植物】 虾子花 Woodfordia fruticosa (L.) Kurz [Lythrum fruticosum L.] 又名：吴福花《广州植物志》。

灌木，高 3～5 m。分枝细长，开展；幼枝有短柔毛，后脱落。叶对生，近革质，几无柄；叶片披针形或卵状披针形，长 3～14 cm，宽 1～4 cm，先端渐尖，基部圆形或心形。上面通常无毛，下面生灰白色短柔毛，并有黑腺点，有时全部无毛。聚伞花序腋生呈圆锥状，长约 3 cm，花序轴有毛；花梗长 3～5 mm；萼筒花瓶状，鲜红色，长 9～15 mm，口部略偏斜，有 6 齿，齿间有小附属体；花瓣 6，淡黄色，线状披针形；雄蕊 12，突出萼外，子房长圆形，2 室，花柱细长，超出雄蕊。蒴果线状长椭圆形，膜质，长约 7 mm，2 瓣裂。种子多数，卵状或圆锥状。花期 3～4 月。

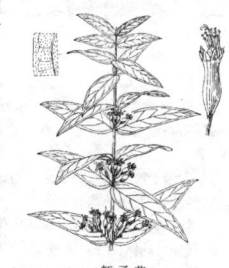

虾子花

生于路旁河边及山坡向阳处。分布于广东、广西及云南等地。本植物的叶（虾子花叶）亦供药用，另设专条。

【采收加工】 9～12 月挖取根部，切片，鲜用或晒干。3～4 月采花，烘干。

【成分】 花含多种可水解鞣质：虾子花鞣质(woodfordin)A、B、C、D、E、F、G、H、I，异槲眉木荷鞣素(isoschimawallin)A，月见草鞣素(oenothein)A、B，新喷哪草素(tellimagrandin)I，路边青鞣质(gemin)B，太子参环肽(heterophyllin)A，1、2、4、6-四-O-没食子酰-β-D-葡萄糖(1、2、4、6-tetra-O-galloyl-β-D-glucose)，1、2、3、6-四-O-没食子酰-β-D-葡萄糖(1、2、3、6-tetra-O-galloyl-β-D-glucose)，1、2、3、4、6-五-O-没食子酰-β-D-葡萄糖(1、2、3、4、6-penta-O-galloyl-β-D-glucose)。黄酮类化合物：蓼属苷(polystachoside)，杨梅树皮素-3-半乳糖苷(myricetin-3-galactoside)，槲皮素-3-鼠李糖苷(quercetin-3-rhamnoside)，柚皮素-7-葡萄糖苷(naringenin-7-glucoside)，山柰酚-3-葡萄糖苷(kaempferol-3-glucoside)，蹄纹天竺素-3、5-二葡萄糖苷(pelargonidin-3、5-diglucoside)，矢车菊素-3、5-二葡萄糖苷(cyanidin-3、5-diglucoside)。还含并没食子酸(ellagic acid)，大黄酚-8-O-β-D-吡喃葡萄糖苷(chrysophanol-8-O-β-D-glucopyra-noside)，海柯皂苷元(hecogenin)，二十八醇(octacosanol)，谷甾醇(β-sitosterol)，内消旋-肌醇(meso-inositol)，去甲岩白菜素(norbergenin)。

【药理】 1. 抗肿瘤作用 从虾子花的干花中分离得到的虾子花鞣质D及月见草鞣质A是具有大环结构的两种新的抗肿瘤三萜水解鞣酸成分。虾子花的甲醇提取物是一个新的DNA拓扑异构酶Ⅱ(TopoⅡ)的抑制剂，通过体内外抗肿瘤活性的研究，与

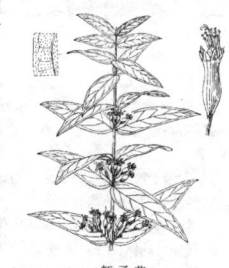

著名的 TopoⅡ 抑制剂阿霉素(ADR)及依托泊苷(ETP)比较,虾子花对 DNA TopoⅡ的抑制活性强于 ETP 及 ADR,虾子花明显抑制细胞内 DNA 合成,而不抑制 RNA 和蛋白质合成,虾子花对各种人类肿瘤细胞生长抑制作用弱于 ETP 及 ADR,虾子花能明显地对抗 PC-1 细胞及中等度地抗 MKN45 及 KB 细胞,上述结果提示虾子花抗肿瘤作用的机制可能通过 TopoⅡ 的抑制。

2. 其他作用　印度产虾子花的花,水煎剂给人工发热大鼠灌服,有明显退热作用,且退热作用强于阿司匹林。

【药性】微甘、涩、温。

1.《云南中草药》:"辛、涩、温。"

2.《全国中草药汇编》:"微甘、涩、温。"

【功用主治】活血止痛,舒筋活络。主治痛经、闭经、血崩、鼻衄、咳血,肠风下血,痢疾,风湿痹痛,腰肌劳损,跌打损伤。

1.《云南中草药》:"疏达活络,破血调经。主治:花:闭经、瘀块,月经不调。根:风湿性关节炎,肌肉痉挛,腰肌劳损,跌打损伤,肠风下血。"

2.《全国中草药汇编》:"调经活血,凉血,止血,通经活络。主治妇女血崩,月经不调,风湿性关节炎,腰肌劳损,鼻衄、咳血。"

【用法用量】内服:煎汤,10～30 g;或浸酒。

【宜忌】《云南中草药》:"孕妇忌服。"

【选方】1. 治痛经,经闭　虾子花、泽兰、茜草、韭菜根、棕树根。泡酒服。(《云南思茅中草药选》)

2. 治风湿性关节炎,肌肉痉挛,腰肌劳损,跌打损伤　(红虾花)根 15 g,泡酒分服。(《云南中草药》)

3475 虾须草《植物名实图考》

【异名】绿绿草、草麻黄(《贵州草药》)。

【基原】为菊科植物虾须草属虾须草的全草。

【原植物】虾须草 Sheareria nana S. Moore 又名:沙小菊(《钟氏考订名称》)。

一年生草本,高 15～40 cm。茎直立,自下部起分枝,绿色或稍带紫色,有纵棱,无毛或稍被软柔毛。叶稀疏,无柄;叶片线形或倒披针形,长 1～3 cm,宽 1～4 mm,先端尖,全缘;上部叶小,鳞片状。头状花序,顶生或腋生,直径 2～4 mm,有长 3～5 mm 的花序梗;总苞片 2 层,4～5 个,宽卵形,长约 2 mm,稍被细毛,外层较内层小;花托平,无托片;花少数;雌花舌状,白色或有时淡红色;舌片宽卵状长圆形,长约1.5 mm,近全缘或

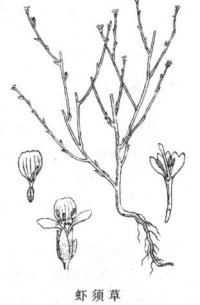

虾须草

先端具 5 钝齿;两性花筒状,先端有 5 齿裂;花药长椭圆形,先端有近三角形附片。瘦果,长椭圆形,长3.5～4 mm,褐色,具 3 条翅棱,无冠毛。花、果期8～9月。

生于山坡、田边、湖边草地或河边草地与沙滩上。分布于江苏、安徽、湖南、广东、贵州、云南等地。

【采收加工】7～10月采收,鲜用或晒干。

【药性】苦,平。

1.《植物名实图考》:"性凉。"

2.《贵州草药》:"性平、味苦。"

【功用主治】清热解毒,利水消肿,疏风。主治水肿,无名肿毒,风热头痛。"

【用法用量】内服:煎汤,15～30 g。外用:捣敷。

【选方】治无名肿毒　绿绿草、野菊花鲜叶各 30 g。煨水服,每日 3 次。另取药渣捣绒,敷患处。(《贵州草药》)

3476 虾蟆皮《纲目拾遗》

【基原】为蛙科蛙属动物泽蛙的皮。

【原动物】参见"虾蟆"条。

【采收加工】7～10月捕捉后,取皮,鲜用或烘干。

【功用主治】解毒,消肿,散结。主治疔肿、瘰疬、臁疮。

【用法用量】外用:贴患处;或煅灰油调敷。

【选方】1. 治有虫痒臁疮　用活虾蟆剥去皮,趁热贴之,连换二三次。其虫自出,甚妙。(《外科启玄》)

2. 治小儿软疖　虾蟆剥皮贴之。(《活幼全书》)

3. 治瘰疬脓已尽,肿已平,疮口未敛,以此贴之　虾蟆皮二个(要活剥者),鼠皮二张,蛇退二条,蜂房(大者)一个。上四味,俱煅灰,将水胶一两,用井花水一酒钟化开后,加蜜一两;蜈蚣煎麻油一小钟,搅匀前四味灰,临起入麝香一分。为绢摊来不湿为度。(《纲目拾遗》瘰疬敛口膏药)

4. 治脱肛　一片虾蟆皮,瓶中烧烟熏。(《妇人大全良方》)

3477 虾蟆肝《纲目》

【基原】为蛙科蛙属动物泽蛙的肝。

【原动物】参见"虾蟆"条。

【采收加工】7～10月捕捉后,取肝,鲜用或烘干。

【功用主治】解毒,疗疮。主治蛇咬伤,白屑疮,疔疮。

【用法用量】外用:捣敷或烧存性调敷。

【选方】1. 治蛇螫人,牙折入肉中,痛不可堪　以虾蟆肝敷上。(《补缺肘后方》)

2. 治小儿白屑疮　虾蟆肝 10 个,烧存性研末,加梅片 1 g,和麻油拌匀,敷患处。

3. 治疗疮　虾蟆肝贴疗上。(2、3 方出自福州台江区《验方汇集》)

3478 虾蟆胆《纲目》

【基原】为蛙科蛙属动物泽蛙的胆汁。

【原动物】参见"虾蟆"条。

【采收加工】7～10月捕捉后,取胆鲜用。

【功用主治】利咽开音。主治小儿失音。

【用法用量】外用:取胆汁点舌。

【选方】治小儿失音不语　取(胆)汁点舌上。(《孙天仁集效方》)

3479 虾蟆脑《别录》

【基原】为蛙科蛙属动物泽蛙的脑髓。

【原动物】参见"虾蟆"条。

【采收加工】7～10月捕捉后,取脑备用。

【功用主治】《别录》:"明目,疗青盲。"

【用法用量】内服:炖服。

3480 虾子花叶《云南中草药》

【基原】为千屈菜科虾子花属植物虾子花的叶。

【原植物】参见"虾子花"条。

【采收加工】全年均可采,鲜用。

【成分】叶含虾子花素(woodfruticosin),即是虾子花鞣质 C;黄酮醇苷:槲皮素-3-O-α-L-吡喃阿拉伯糖苷(quercetin-3-O-α-L-arabinopyranoside)、槲皮素-3-O-β-D-吡喃木糖苷(quercetin-3-O-β-D-xylopyranoside)、杨梅树皮素-3-α-L-吡喃阿拉伯糖苷(myricetin-3-O-α-L-arabinopyranoside);黄酮醇苷没食子酸酯:槲皮素-3-O-(6″-没食子酰)-β-D-吡喃半乳糖苷〔quercetin-3-O-(6″-galloyl)-β-D-galactopyranoside〕、槲皮素-3-O-(6″-没食子酰)-β-D-吡喃葡萄糖苷

〔quercetin-3-*O*-(6″-galloyl)-*β*-*D*-glucopyranoside〕，杨梅树皮素-3-*O*-(6″-没食子酰)-*β*-*D*-吡喃半乳糖苷〔myricetin-3-*O*-(6″-galloyl)-*β*-*D*-galactopyranoside〕；三萜类：羽扇豆醇(lupeol)，白桦脂醇(betulin)，白桦脂酸(betulinic acid)，齐墩果酸(oleanolic acid)，熊果酸(ursolic acid)；又含没食子酸(gallic acid)，并没食子酸(ellagic acid)，生物碱。

【功用主治】《云南中草药》："角膜云翳，用叶泡水点眼。"

【用法用量】 外用：泡水点眼。

3481 虻虫 méng chóng（《本草经集注》）

【异名】 蜚虻(《本经》)，牛虻(《本草崇原》)，牛蚊子(《中药形性经验鉴别法》)，绿头猛钻(《青海药材》)，牛苍蝇(《浙江中药手册》)，瞎虻虫、瞎蚂蜂(《河北药材》)，瞎蠓(《中药志》)，牛魔蚊(《四川中药志》)，牛蝇子、瞎眼蠓(《中药材手册》)。

【基原】 为虻科虻属动物华虻及其同属多种昆虫和黄虻属双斑黄虻的雌性全体。

【原动物】 1. 华虻 *Tabanus mandarinus* Schiner 又名：中华虻、白斑虻、灰虻(《中国药用动物志》)。

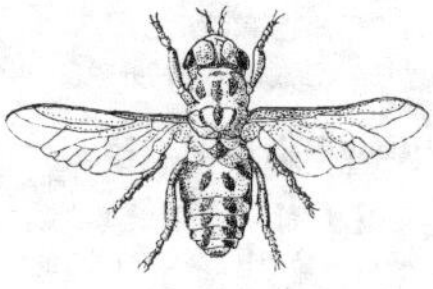

华 虻

雌虫体长16～18 mm，灰黑色。前额黄灰色，基胛近卵圆形，黄棕色。触角第一环节基部棕红色，有明显锐角突起。翅透明，翅脉棕色。胸部背板灰色，有5条明显黑灰纵带。腹部圆钝形，有明显的白斑。雄虫与雌虫相似，较雌虫稍大，仅腹部呈圆锥形。

雌虫吸食牛、马等动物血液，雄虫不吸血，吸食植物汁液。常居于草丛及树林中，性喜阳光，多在白昼活动。全国各地均有分布。

2. 双斑黄虻 *Atylotus bivittateinus* Takahasi 又名：复带虻(《中国药用动物志》)。

雌虫体长13～17 mm，黄绿色。眼大型，中部有一条细窄的黑色横带。前额黄色或略带淡灰色。触角橙黄色，第三节有明显钝角突。翅透明，翅脉黄色。腹部暗黄灰色，多金黄色毛及少数黑毛。背板两侧具大块黄色斑，腹板灰色。雄虫与雌虫相似，但体较小。

成虫白日活动，喜强烈阳光。雌虫吸食牲畜的血液。广泛分布于华北、东北及华东各地。

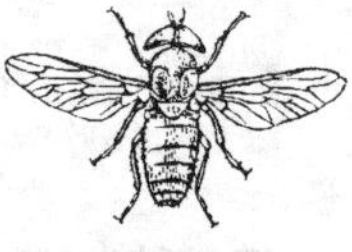

双斑黄虻

【采收加工】 7～10月捕捉，捕后用沸水烫死，晒干。

【药材】 虻虫 *Tabanus* 主产于广西、四川、浙江、江苏、湖南、湖北、山西、河南、辽宁等地。

性状 华虻 干燥的虫体呈长椭圆形，长1.3～1.7 cm，宽5～10 mm。头部呈黑褐色，复眼大多已经脱落；胸部黑褐色，背面呈壳状而光亮，翅长超过尾部，胸部下面突出，灰色，有5条明显黑灰纵带，具足3对，多碎断。腹部棕黄色，有明显的白斑，有6个体节。质松而脆。气臭，味苦、咸。

双斑黄虻 黄绿色，眼大型，中央有1条细横的黑色带；翅透明，翅脉黄色；腹部暗灰黄色，有较多的金黄色毛茸及少数黑色毛茸。

鉴别 华虻 单眼呈钝六边形，中间有凹陷，排列整齐、紧密。

双斑黄虻 单眼呈钝六边形，排列疏松。

【成分】 含蛋白质，氨基酸，胆固醇及钙、镁、磷、铁、钴、铜、锰、锶、锌、铝等24种无机元素。

【药理】 1. 抗凝作用 虻虫在体外有较弱的抗凝血酶作用，体外和体内均有活化纤溶系统的作用。虻虫水提取物每日540 mg/kg和270 mg/kg灌胃，连续7日，均能显著延长大鼠的出血时间，显著减少血浆纤维蛋白原含量；大剂量组对血小板最大聚集率也有明显抑制作用。华虻水浸液560 mg(生药)/kg或粗蛋白提取液150 mg/kg灌胃，每日1次，连续7日，能显著减少家兔血浆中纤维蛋白原含量，抑制血小板黏附性，降低全血黏度比和血浆黏度比，并能一定程度地降低血细胞比容。虻虫能显著延长凝血时间，并能降低内、外源凝血系统因子的活性，增加纤溶系统活力，进而防止血栓的形成和发展。虻虫可降低血细胞比容，改善红细胞聚集性，亦可降低血栓弹力图最大幅度、弹力度、最大凝固时间，还可改善红细胞变形能力，降低血小板黏附性和血浆纤维蛋白原，改善红细胞电泳率。

2. 对小肠功能的影响 虻虫水煎剂对小鼠离体回肠运动有明显抑制作用。灌胃给药，对小鼠小肠推进功能无明显影响。按千克体重计算，以相当于人用量的200倍，连续2日给小鼠灌服虻虫水煎液，也未见稀软便、黏液或脓血便。表明虻虫不阻止肠道水分的吸收，也无明显刺激作用，不但无"致泻"作用，相反使小鼠白天的排便次数明显减少。

3. 抗炎作用 虻虫提取物B、C和D组分80 mg/kg，分别腹腔注射，均能明显抑制大鼠角叉菜胶性足肿胀，其中B组分作用较强，后者静注10、20或40 mg/kg，即有显著作用，强度相当于静注10～20 mg/kg的阿司匹林。

4. 镇痛作用 虻虫提取物A或B组分100 mg/kg灌胃，能明显对抗苯醌所致小鼠扭体反应，其中B组分作用较强。

5. 其他作用 虻虫对家兔离体子宫有兴奋作用，对内毒素所致肝出血性坏死病灶的形成有显著抑制作用，虻虫醇提取物有明显溶血作用。

【炮制】 1. 虻虫 取原药材，除去杂质。

2. 炒虻虫 取净虻虫置锅内，用文火加热，微炒，取出放凉。

3. 米炒虻虫 取净虻虫与米置锅内，用文火加热，拌炒至米呈深黄色为度。取出筛去米粒，摊凉。每虻虫100 kg，用米20 kg。

饮片性状 虻虫略呈椭圆形。头部呈黑棕色而有光泽，有突出的两眼及长形的吸吻，背部黑棕色，有光泽，腹部黄褐色，有横纹节。质脆，易破碎。有臭气，味苦、咸。炒虻虫、米炒虻虫形如虻虫，表面色泽加深。

贮干燥容器内，密闭，置通风干燥处，防蛀。

【药性】 苦、微咸，凉，有毒。归肝经。

1.《本经》："味苦，微寒。"

2.《别录》："有毒。"

3.《纲目》："肝经血分药。"

4.《本草求真》："微苦、微咸。"

5.《医林纂要》："辛、苦、咸，寒。"

6.《要药分剂》："入肝经，兼入三焦经。"

【功用主治】 破血通经，逐瘀消癥。主治血瘀经闭，产后恶露不尽，干血痨，少腹蓄血，癥瘕积块，跌打伤痛，痈肿，喉痹。

1.《本经》："主逐瘀血，破下血积、坚痞、癥瘕，寒热，通利血脉及九窍。"

2.《别录》："主女子月水不通，积聚，除贼血在胸腹五脏者，及喉痹结塞。"

3.《日华子》："破癥结，消积脓，堕胎。"

4.《本草崇原》："治痘不起发，每加牛虻。"

5.《本草新编》："止两目赤痛，眦伤泪出。"

【用法用量】 内服：煎汤，1.5～3 g；研末，0.3～0.6 g；或入丸剂。外用：研末敷或调搽。

【宜忌】 气血虚者、孕妇及月经期均禁服。

1.《药性论》："恶麻黄。"

2.《品汇精要》："妊娠不可服，服之堕胎。"

3.《本草经疏》："伤寒发黄，脉沉结，少腹硬，如小便不利者为无血证,非蓄血也,不宜用;瘀血未审的者不宜用;女子月水不通,由于脾胃薄弱,肝血枯竭,而非血结闭塞者不宜用;孕妇腹中有癥瘕积累不可用,凡病气虚甚,形质瘦损者忌之。"

【选方】 1. 治太阳病,身黄,脉沉结,少腹硬,小便自利,其人如狂者 水蛭(熬)、虻虫(去翅、足)各三十个,桃仁二十个(去皮、尖),大黄三两(酒洗)。上四味,以水五升,煮取三升,去滓。温服一升,不下,更服。(《伤寒论》抵当汤)

2. 治瘀折瘀血 虻虫二十枚,牡丹一两。上二味,治下筛,酒服方寸匕,血化为水。(《千金方》)

3. 治血悲初起(其形如悲,渐大如疬,触破时长流血水),未触破者虻虫为末,姜醋调搽。(《血证论》)

4. 治肿瘤 虻虫、松香等分。为末,置膏药中贴患部。(《现代实用中药》)

【临床报道】 治疗心绞痛 用虻虫6～12 g,陈皮12 g;气虚加党参15 g,阴虚加玉竹12 g。煎服,每日1剂,连服30日为1疗程。治疗心绞痛发作18例,其中合并高血压8例,心肌梗死1例,心律不齐3例。使用本方治疗1个疗程者12例,2个疗程以上者6例。结果:显效12例,好转6例,总有效率100%;心电图示:显效6例,改善7例,无效5例,总有效率72.2%,其中对改善ST段降低及T波改变的效果好,对室性早搏及完全性右束支传导阻滞、房室传导阻滞效果不明显。未见不良反应。

【各家论述】 1.《本草经疏》:"蛋虫,其用大略与虿虫相似,而此则苦胜,苦能泄结,性善啮牛、马诸畜血,味应有咸,咸能走血。故主积聚癥瘕,一切血结为病,以《经》所言也。苦寒又能泄涤三焦火邪迫血上壅,闭塞咽喉,故主喉痹结塞也。今人以其有毒不用,然仲景抵当汤、丸,大黄虿虫丸中咸入之,正以其散脏腑宿血结有效也。"

2.《本草求真》:"虻虫,微苦微寒,治一切血结诸病。凡病血蓄而见身黄脉结,腹痛如狂,小便利,而坚瘕积块,疟母,九窍闭塞者,服之自克有效,以苦泄结,咸走血故也。仲景合水蛭,用此以治太阳蓄血是也,非此意。"

3.《国药诠证》:"虻虫与《本经》主逐瘀血破血,血积坚痞,均为血阻而致,故用以破血而通阻也。血脉不通则寒热往来,九窍不利,故破血可以通血脉而利九窍。《别录》主月水不通,此为血阻所致,故破血可以通经,设非血阻不可用也。血滞则气阻而为积累,故破血可以除积累,胸腹五脏有积血,则气不通畅,百病丛生矣。《别录》用虻虫以攻胸腹五脏之积血,以其透达于各处也。喉痹结塞,血化为毒而热焦也,故破血可以清喉痹而通结塞。要之此云,苦走血,血结不走者以苦攻之,其实苦并不能走血,凡血病之挟湿者,燥湿可以行血,虻虫既有破血之效,而加以味苦,故能破一切湿阻血滞之血也。"

3482 蚂蚁 mǎ yǐ 《中国动物药志》

【异名】 蚁、蚍蜉、马蚁(《纲目》)。

【基原】 为蚁科蚂蚁属动物丝光褐林蚁及刺黑蚁属拟黑多翅蚁等多种无毒蚂蚁的全体。

【原动物】 1. 丝光褐林蚁 Formica fusca Linnaeus 又名:黑蚂蚁(《四川中药志》),大黑蚁(《中国动物药志》)。

工蚁体长约13 mm。全体漆黑,平滑有光泽,头圆三角形。复眼1对,椭圆形,单眼3个,品字排列。触角屈膝状,12节。前胸背板甚发达,中胸背板较小。足3对,胸部和腹部相接处缩小成细柄状。有向上的鳞片1枚;腹部5节。兵蚁与工蚁相似。雌蚁与雄蚁相似,均有翅,触角细长,不呈屈膝状。幼虫头胸部细小,腹部较宽,体黄白色,无足,蛹白色。

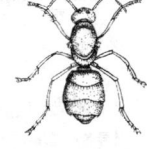

丝光褐林蚁

营群体生活,常筑巢于地下。广泛分布于全国各地。

2. 拟黑多翅蚁 Polyrhachis vicina Roger.

体形较丝光褐林蚁小,工蚁体长约6 mm,雄蚁体长 6～7 mm,雌蚁体长7～9 mm。

分布于广西、云南等地。

【养殖】 生活习性 蚂蚁为社会性巢居生活的昆虫。蚁巢有雌雄两性的生殖蚁,雄性寿命较短,大量的个体是工蚁,还有专司保卫的兵蚁。同巢中世代重叠,具有很强的恋巢性。多数种类筑巢于地下,有的居于树上或枯木之中。杂食性。在一般气候条件下没有明显的休眠或滞育现象。

养殖技术 首先设置蚂蚁饲养池,池的大小可根据应用数量而定。池壁三面用砖砌涂水泥,一面用木板遮挡,以便于调节池内温湿度。池内放入半朽树墩或树干1至数个,并填满砂壤腐殖土。饲养池备好后,即着手投放蚁种,应选择药用价值高的当地种,一般不应将异地蚁种随意迁入,既为了防止疫病,又为了防止过剩成交。在野外挖到主巢后,要把所有不同虫态的个体(蚁卵、蛹、工蚁、雄蚁、蚁后),全部装入布袋中带回,及时倒入饲养池中,上面盖上枯叶碎草。填入腐殖土,深达1 m,可保持群体结构。待蚁群适应人工巢箱后,工蚁便很快造室定居,3～5日后即可见工蚁在上面活动。这时,即可用木板制作的食盒,投入少量熟制品、植物残渣试喂,如很快吃完,可适当增量,加快蚁群繁殖。蚂蚁为全变态昆虫,不同种类的生物学特性变动很大。如大黑木工蚁是在地下36～104 cm处筑巢,巢口周围常有大蚁或蚁类粪堆成的火山口形成这种巢的土冢。每个巢中在春、夏、秋季均有卵、幼虫(苗)、蛹、成虫各虫态,冬季则缺少卵和蝎态,每年秋季产生有性蚁并渡过冬天,越冬后的春末夏初出洞婚飞,经交配后雄蚁不久即死亡。雌蚁经脱翅后选择适当场所筑巢,繁殖新的蚁群。一般在雨后闷热的天气,在2日之内即可完成婚飞、交配、脱翅、筑巢等一系列分群活动。

【采收加工】 采收时间应在婚飞之前进行。尽量选择阴雨天,在蚁群大部分归巢、数量集中时进行。要连蚁带土装入布袋中带走。然后过筛而取成蚁置于60 ℃水中迅速处死(水温高于60 ℃时,蚁酸等药用成分会大量挥发),晾干。

【药材】 蚂蚁 Formica 丝光褐林蚁主产于东北;拟黑多翅蚁主产于广西、云南等地。

性状 丝光褐林蚁 体长13 mm左右,黑色,平滑,有光泽。前胸背板甚发达,中胸背板较小,柄腹有1枚向上的鳞片。质脆,易碎,常有头足缺损,舔之有酸味。

拟黑多翅蚁 体长4～5 mm,黑色,胸部两侧有刺。质脆,易碎,常有头足缺损,舔之有酸味。

【成分】 1. 丝光褐林蚁 全体含多种九碳到十九碳的饱和直链和支链烷烃,十三碳的不饱和烷烃,金合欢醇(farnesene),高金合欢醇(homofarnesene),甲酸(formic acid),多种游离氨基酸,R, S-3, 4-二氢-8-羟基-3, 5, 7-三甲基异香豆素(R, S-3, 4-dihydro-8-hydroxy-3, 5, 7-trimethylisocoumarin),3, 4-二氢-8-羟基-3-甲基异香豆素(3, 4-dihydro-8-hydroxy-3-methylisocoumarin)。

2. 拟黑多翅蚁 含以脯氨酸、丙氨酸、谷氨酸和丝氨酸为主的多种氨基酸;硒、锗等无机元素;维生素 B_1、B_2、E、B_{12},粗蛋白、脂肪等。另外,还含油酸(oleic acid)、棕榈酸(palmitic acid)、硬脂酸(stearic acid)、亚麻酸(linolenic acid)和亚油酸(linoleic acid)等多种脂肪酸。

3. 赤蚁 全体含以十一烷(undecane)为主的饱和及不饱和非偶数碳的烷烃。多种甲酸酯,以十六烷基甲酸酯(hexadecyl formate)含量较高,另含 3-乙基-4-甲基戊酸甲酯(methyl 3-ethyl-4-methylpentanoate)、3-异丙基戊酸甲酯(methyl 3-isopropyl pentanoate)、3, 4-二氢-8-羟基-3-甲基异香豆素(3, 4-dihydro-8-hydroxy-3-methylisocoumarin)。此外,尚含游离和结合的去甲肾上腺素(no-

radrenaline)及蛋白质等成分。

4. 黄猄蚁　含多种挥发性成分，主要有十一烷（undecane），十三烷（tridecane），十五烷（pentadecane），1-辛醇（1-octanol），龙脑（borneol），橙花醇（nerol），1-壬醇（1-nonanol），3-癸醇（3-decanol），3-癸酮（3-decanone），3-十二烷酮（3-dodecanone），己酸己酯（hexyl hexanoate），己酸辛酯（octyl hexanoate）。尚含脂肪酸（fatty acids）。

【药理】 1. 镇静、镇痛作用　拟黑多刺蚁的醇提取物（简称蚁膏）6 g/kg 小鼠灌胃，结果表明，蚁膏能明显抑制小鼠自发活动，显示出镇静作用。同时蚂蚁液既可提高小鼠电刺激的痛阈，又可以减少化学致痛引起的扭体反应数，说明具有明显的镇痛作用。

2. 抗炎作用　给小鼠灌胃蚁膏 12 g/kg，连续 5 日，对小鼠耳部二甲苯所致炎症有明显抑制作用。蚁膏 4 g/kg 灌胃给药，有明显抗大鼠甲醛性关节炎的作用，通过脾脏和肾上腺称重，其抗炎机制与机体的垂体-肾上腺皮质系统功能无关，可能是直接作用。蚂蚁粉能显著抑制注射佐剂引起的原发性足肿胀且能减轻耳部红斑和尾部结节程度，能缓解角叉莱胶急性炎肿，能明显拮抗大鼠甲醛性关节炎和植入棉球所致的结缔组织增生。

3. 对免疫功能的影响　每日分别给老龄小鼠腹腔注射 25%蚂蚁水提取液 0.5 ml/只和醇提取液 0.5 ml/只，连用 4 星期，结果表明，两种提取液均能促进胸腺、脾脏的增生、发育。能使血中白细胞和溶菌酶增加，提高抗原刺激后产生的抗体细胞数和血清抗体水平，使淋巴细胞绝对值 E_a 和 E_t 花环形成及外周血中淋巴细胞酸性 α-醋酸萘酯酶染色（ANAE）阳性细胞增加。可促进免疫球蛋白的形成及淋巴细胞的转化。蚂蚁乙肝宁能明显增强丝裂原刀豆蛋白 A(ConA)对小鼠脾细胞的刺激作用，明显增强 ConA 诱导的小鼠脾细胞产生 IL-2 增强小鼠 B 胞对细菌脂多糖的增殖反应。此外，蚂蚁又可通过免疫调节，协助 T 细胞与抑制 T 细胞的平衡，起免疫抑制剂的作用。蚂蚁清风酒能明显增加老年雄性小鼠外周血白细胞数，对 T 细胞介导的 2，4-二硝基氟苯致右耳肿胀迟发型超敏反应有明显的抑制作用。

4. 对内分泌的影响　蚂蚁提取物能明显增加授乳鼠的泌乳量，使母鼠血清催乳素含量增加，具有促进乳腺泌乳功能改善的作用。蚂蚁制剂有促进幼年鼠睾丸发育的作用，睾丸组织中 RNA 和 DNA 含量用药后显著增高。蚂蚁清风酒能使雄性去势小鼠的精液囊、前列腺和包皮腺重量显著增加，使正常小鼠睾丸和附睾重量及精子数目显著提高，并使老年小鼠已萎缩的睾丸显著增重。

5. 提高耐力，延缓衰老　80%蚂蚁水提取液 25 ml/kg 小鼠灌胃，连续 7 日，结果表明，有显著的抗疲劳、耐低温、耐高温、耐缺氧的作用。蚂蚁能有效地清除机体内的自由基和过氧化脂质。分别给大鼠灌胃大黑蚂蚁（*Polyrhachis dives* Smith）匀浆液（即全蚁）和提取液（弃蚁渣）0.7 ml/只，连续 4 星期，具有明显的提高红细胞超氧化物歧化酶（SOD）活性，降低血清过氧化脂质及心肌自由基水平的作用。

6. 保肝作用　蚁膏 2.4 g/kg 灌胃，连续 6 日，能对抗四氯化碳所致大鼠血清丙氨酸氨基转移酶（ALT）的升高，具有护肝作用。临床上蚂蚁可使部分患者乙型肝炎病毒血清标志物（HBV-M）转换。还可使部分乙型肝炎表面抗原（HBsAg）阳性的病转阴。

7. 其他作用　蚁膏 1.6 g/kg 豚鼠腹腔注射，有一定平喘作用；能对抗乙酰胆碱和氯化钡所致豚鼠离体肠管痉挛，其平喘和解痉作用可能与抗胆碱及直接抑制平滑肌有关。

毒性　急性毒性小鼠灌胃能耐受蚁膏 66.7 g/kg。亚急性毒性大鼠灌服人用量 60 倍蚁膏 14 日，各项检测指标均正常。大鼠喂食蚁粉 1 g/kg、4 g/kg、7 g/kg，各 6 个月，也无异常反应。

【药性】《四川中药志》1960 年版："性平，味咸，有毒。"

【功用主治】 补肾，通经络，消肿毒。主治肾虚头昏耳鸣，失眠多梦，阳痿遗精，风湿痹痛，中风偏瘫，手足麻木，红斑性狼疮，硬皮病，皮肌炎，痈肿疔疮，毒蛇咬伤。

1.《本草拾遗》："独脚蚁，主疔肿疽疮，烧令黑，和油涂之。"

2.《药性考》："食之长力。"

3.《中国动物志》："清热解毒。治疗毒肿痛，蛇咬伤等。"

【用法用量】 内服：研末，2～5 g；或入丸剂；或浸酒饮。外用：捣烂涂敷。

【选方】 1. 益气力，泽颜色（美容），催乳汁，用于病后体力不足，产后缺乳等　良种无毒蚁 9～15 g，炒黄研面冲服。〔《江苏中医杂志》1989，(11)：43〕

2. 治男性不育症　蚂蚁干粉每日 15 g，1 次或分次口服，30 日为 1 个疗程。本品能提高精子数量和质量。〔《浙江中医杂志》1993，28(9)：401〕

3. 治类风湿关节炎，风湿性关节炎　良种蚂蚁烘干粉碎，蜜丸。成人每次 5 g，日服 3 次。〔《中医杂志》1986，(7)：63〕

4. 治手足麻木，全身窜痛（末梢神经炎或周围神经炎）　以白酒 0.5 kg，泡大蚂蚁 60 g，半月后即可应用。成人每次口服 15～30 ml，早、晚各 1 次。〔《上海中医药杂志》1989，(3)：35〕

5. 治小儿疳积　用鸡蛋 1 个打入碗内，加水等量，然后将蚂蚁粉 3 g 兑入，和匀后隔水炖服。〔《上海中医药杂志》1989，(3)：35〕

6. 治疗毒肿痛　黑蚂蚁、苍耳虫共春绒涂。

7. 治蛇咬伤　黑蚂蚁春绒涂。（6、7 方出自《四川中药志》1960 年版）

【临床报道】 治疗类风湿关节炎　应用蚂蚁制剂玄驹珍丸治疗 189 例类风湿关节炎（RA），并设五痹丸为对照组双盲对比治疗。药剂制备：玄驹珍丸（广西产大黑蚂蚁的干燥粉末，加蜂蜜为丸）、五痹丸（由麻黄、没药、乳香、制马钱子、防风、狗脊、穿地龙、熟附子等中药组成）。治法：每次 1 丸，每日 3 次，治疗期间禁用其他抗风湿药物。30 日为 1 个疗程。结果表明玄驹珍丸具有较强的抗炎及免疫调节作用。患者关节肿痛、晨僵等关节功能明显改善及消失，血中 IgG、IgA、IgM 以及补体（CH）明显下降，淋巴细胞转化率（CTR）明显增高，血沉下降曲线明显，类风湿因子（RF）转阴率为 74.3%，其作用明显优于对照组。

3483 蚂蚁花根 mǎ yǐ huā gēn（《云南中药资源名录》）

【异名】 野牡丹根（《玉溪中草药》）。

【基原】 为野牡丹科金锦香属植物蚂蚁花的根。

【原植物】 参见"大叶金锦香"条。

【采收加工】 9～10 月采收，鲜用或切片晒干。

【药材】 蚂蚁花根 *Osbeckiae Nepalensis Radix*　主产于广西、云南等地。

性状　根部弯曲细长，表面显棕褐色或黑褐色，有纵皱纹，偶有须根，根长约 2.8 cm，直径 0.1～1.2 cm；主根粗壮，支根较少，根顶端与茎相接处膨大，有绒毛，毛黄褐色。根质地坚韧，不易折断，断面显黄色，纤维性。

【药性】《全国中草药汇编》："苦、涩，凉。"

【功用主治】《全国中草药汇编》："清肝热，消炎，止泻。主治黄疸型肝炎，肠炎，痢疾；外用治外伤瘀血。"

【用法用量】 内服：煎汤，9～12 g，水煎服。外用：捣敷。

【选方】 1. 治黄疸型肝炎　野牡丹根 9 g，水煎服。

2. 治肠炎，痢疾　野牡丹根 9～12 g，水煎，红糖为引服。或用野牡丹根 15 g，红地榆 30 g，水煎，红糖为引服。

3. 治外伤瘀血　鲜野牡丹根、叶适量，捣烂，调酒少许外包；或以野牡丹根、黄锁梅叶各适量，捣烂外包。（1～3 方出自《玉溪中草药》）

3484 响叶杨 xiǎng yè yáng（《天目山药用植物志》）

【异名】 白杨树（《天目山药用植物志》），绵杨（《陕西中药名录》）。

【基原】 为杨柳科杨属植物响叶杨的根皮、树皮或叶。

【原植物】 响叶杨 Populus adenopoda Maxim. 又名：风响树、团叶白杨《中国树木分类学》。

乔木，高达 15～30 m。树皮灰白色，光滑，老时深灰色，纵裂。小枝暗赤褐色，被柔毛；老枝灰褐色，无毛。芽圆锥形，有黏质，无毛。叶互生，叶柄侧扁，长 2～8（～12）cm，顶端有 2 显著腺点；叶片卵状圆形或卵形，长 5～15 cm，宽 4～7 cm，先端长渐尖，基部截形或心形，边缘有内曲圆锯齿，齿端有腺点。葇荑花序下垂，雄花序长 6～10 cm，苞片条裂，有长缘毛，花盘齿裂。果序长 12～20（～30）cm；序轴有毛，蒴果卵状长椭圆形，长 4～6 mm，先端锐尖，无毛，有短柄，2 瓣裂。种子倒卵状椭圆形，暗褐色。花期 3～4 月，果期 4～5 月。

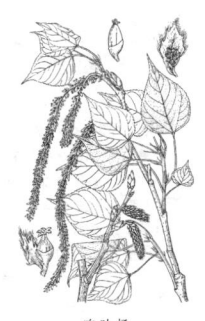

响叶杨

生于海拔 300～2 500 m 的阳坡灌丛中、杂木林中，或沿河两旁，有时成小片纯林或与其他树种混交成林。分布于江苏、浙江、安徽、江西、福建、四川、贵州、云南、陕西等地。

【采收加工】 冬、春季采收，趁鲜剥取根皮或树皮，鲜用或晒干；夏季采叶时，鲜用或晒干。

【药性】 苦，平。归肝、脾经。

【功用主治】 祛风止痛，活血通络。主治风湿痹痛，四肢不遂，龋齿疼痛，损伤瘀血肿痛。

1.《全国中草药汇编》："散瘀，活血，止痛。主治风湿关节痛，四肢不遂，损伤瘀血肿痛。"

2.《浙江药用植物志》："祛风活络。治龋齿疼痛。"

【用法用量】 内服：煎汤，9～15 g；或泡酒。外用：煎水洗；或鲜品捣敷。

【选方】 1. 治风痹，四肢不遂 （响叶杨）干燥树皮（去粗皮）15 g。酒蒸服。

2. 治龋齿 （响叶杨）叶。水煎含漱。

3. 治损伤瘀血肿痛 （响叶杨）根皮加苦参、蛇葡萄根等量。和酒糟捣烂包敷伤处。（1～3 方出自《天目山药用植物志》）

3485 响铃豆 xiǎng líng dòu 《云南中草药》

【异名】 黄花地丁《滇南本草》，马口铃《广西本草选编》，小响铃、狗响铃《云南思茅中草药选》，摆子药、土蔓荆《云南中草药》，假花生、黄疸草《广西药用植物名录》。

【基原】 为豆科野百合属植物响铃豆的全草。

【原植物】 响铃豆 Crotalaria albida Heyne

一年生或多年生直立灌木状草本，高 15～100 cm。单叶互生，几无叶柄；托叶极小，刚毛状；叶片倒披针形，枝上部叶较小，下部叶较大，先端渐钝，基部渐狭，上面绿色，无毛，下面灰绿色，被柔毛。总状花序顶生及腋生，有花 6～20 朵，花疏生；苞片细小、线形或丝状；花萼管短，长 6～8 mm，5 深裂，裂片斗等大，长圆形或线状披针形，被绢毛；蝶形花冠，淡黄色，伸出花萼

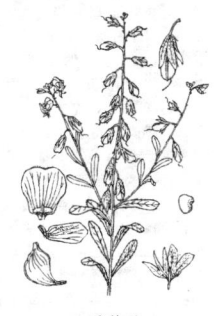

响铃豆

之外，旗瓣先端边缘略被毛；雄蕊 10，单体，花丝基部连合，上部分离，花药异型；花柱长，弯曲，柱头细小。荚果圆柱形，长 7～10 mm，花柱宿存。种子 6～12 颗。花期 5～11 月，果期 6～12 月。

生于山野荒坡。分布于浙江、安徽、江西、福建、湖南、广东、广西、四川、贵州、云南、台湾等地。

【采收加工】 6～10 月采收，鲜用，或扎成把晒干。

【药理】 1. 抗炎作用 响铃豆对二甲苯、巴豆油致鼠耳郭肿胀有明显的抑制作用，对酵母致热大鼠有解热作用。

2. 抗菌作用 乙型溶血链球菌对响铃豆呈低度敏感，对大肠杆菌、伤寒杆菌、金黄色葡萄球菌、痢疾杆菌、变形杆菌则不敏感。

【药性】 味苦、微辛，性寒。入肺。

【功用主治】 泻肺消痰，清热利湿。主治咳喘痰多，湿热泻痢，黄疸，小便淋痛，心烦不眠，乳痈，痈肿疮毒。

1.《滇南本草》："发散疮痈，解疮毒痈肿，消痰，定喘，止咳嗽，肺痿等症。"

2.《云南中草药》："清热利尿，治小便不利，肝炎，胃肠炎，口舌生疮，疟疾，小儿惊风，心烦不眠。"

3.《广西本草选编》："治черсу黄疸，痢疾，中暑发热，乳腺炎，目赤肿痛。"

4. 南药《中草药学》："消肿解毒。"

5.《全国中草药汇编》："清热解毒，止咳平喘，截疟。主治尿道炎，膀胱炎，肝炎，胃肠炎，痢疾，支气管炎，肺炎，哮喘；外用治痈肿疮毒，乳腺炎。"

【用法用量】 内服：煎汤，9～15 g。外用：鲜品捣敷。

【选方】 1. 治久治咳嗽，痰喘气粗，喉内如拽锯之声，夜卧不宁 黄花地丁（响铃豆）二钱（蜜炒），响铃草二钱（蜜炒）。竹叶为引，煎汤服之。《滇南本草》

2. 治尿道炎，膀胱炎 响铃豆 30～45 g。水煎，白酒为引，内服。《全国中草药汇编》

3. 治目赤肿痛 用响铃豆鲜全草水煎熏洗。《广西本草选编》

4. 治急性黄疸型肝炎 黄花地丁、茵陈、虎杖各 30 g。水煎分 3 次微温服。

5. 治宫颈癌，阴茎癌 黄花地丁、喜树皮、蒲葵子各 30 g。水煎冲青黛 2 g 服。（4、5 方出自《中国民间生草药原色图谱》）

3486 响铃草 xiǎng líng cǎo 《滇南本草》

【异名】 马响铃《滇南本草》，响铃豆《拉汉种子植物名称》，假花生《广西本草选编》。

【基原】 为豆科猪屎豆属植物假地蓝或条叶猪屎豆的全草。

【原植物】 1. 假地蓝 Crotalaria ferruginea Gran. 又名：狗响铃、马铃草《广西本草选编》。

灌木状多年生草本。根长达 60 cm 以上，分枝很多。全株几被长而扩展的绢毛。单叶互生，几无叶柄；托叶披针形，长 4～6 mm，反折。叶片长圆形、长卵形或长椭圆形，长 2～6 cm，宽 1～3 cm，先端钝或微尖，基部狭或略呈楔形。总状花序顶生及腋生，有花 2～6 朵；苞片及小苞片披针形，花萼长约 1 cm，5 深裂，几达基部，裂片披针形；蝶形花冠，黄色，长约 1 cm；雄蕊 10，花药异型；子房线形，花柱内弯，柱头略偏。荚果长圆形，膨胀成膀胱状，长 2.5～3 cm。种子肾形，20～30 颗。花、果期 6～10 月。

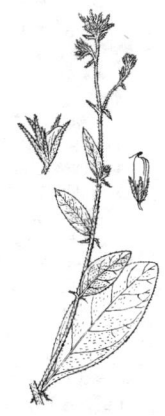

假地蓝

生于丘陵、山坡荒地。分布于江苏、浙江、安徽、福建、江西、湖北、湖南、广东、广西、四川、贵州、云南、西藏、台湾等地。

2. 条叶猪屎豆 C. linifolia L. f. 又名：线叶猪屎豆(《广西植物名录》)

形态与上种相似，其特点是：无托叶；叶片长圆形，倒披针形，稀有线形，长 2～5 cm，宽 1～2 cm，基部圆梢。总状花序，有多花；苞片和小苞片均为线形；花萼管短，长 6～8 mm，5 深裂，裂片不等大，上面 2 裂片近合生；子房长圆形，有黄棕色茸毛。荚果四角菱形，熟时黑色，花柱宿存。种子 8～10 颗。花、果期 5～11 月。

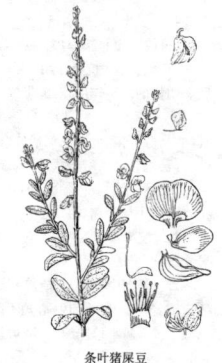
条叶猪屎豆

生于荒山坡草丛中。分布于江苏、浙江、安徽、福建、江西、湖北、湖南、广东、广西、四川、贵州、云南、西藏、台湾等地。

【采收加工】 7～10 月采收，晒干。

【药材】 响铃草 Crotalariae Ferrugineae Radix seu Herba 主产云南、贵州、四川等地。

性状 干燥全草，茎圆柱形，多弯曲，全体有黄棕色茸毛；带根者，根呈圆柱形，少分枝，须根细长，表面土黄色。叶片多卷曲，或已脱落，展开后呈椭圆形或卵形，黄绿色，有黄棕色茸毛。枝端常带有膨胀呈矩圆形的果实，长 2.5～3 cm，内有 20～30 颗种子，摇之有声，如铃响，或种子已散落。种子肾形。气微，味微苦。种子具腥气。

【药性】 苦、微酸，平。归肺、肝、肾经。

1.《滇南本草》："味苦、微酸，性寒，入肺。"

2.《滇南本草图说》："气味平、酸、苦。"

3.《草木便方》："甘。"

4.《分类草药性》："性温热。"

5.《四川中药志》1960 年版："入肾经。"

6.《贵州草药》："性平，味�‎甘、微苦。"

【功用主治】 养肝阴，止咳喘，利湿。主治耳鸣、耳聋，头目眩晕，遗精，月经过多，白带，久咳痰血，哮喘，肾炎，小便不利，扁桃体炎，腮腺炎，疔疮肿毒。

1.《滇南本草》："敛肺气，止咳嗽，消痰，定喘。治久咳嗽，痰中带血。"

2.《滇南本草图说》："主治石淋内结，止咳嗽吐痰，定喘降气，捣烂敷疮。"

3.《草木便方》："治崩淋，补中益气，疗耳鸣，头目昏眩，消肿痛，泻火清热，平肝风。"

4.《分类草药性》："(治)耳聋气虚，补脾肾。"

5.《四川中药志》1960 年版："治肾亏遗精及妇女干血痨。"

6.《湖南药物志》："解毒透疹。"

7.《贵州草药》："补肾，理气。"

8.《云南中草药》："消炎，利尿。主治小便不利，白浊，肾炎，淋巴结炎，腮腺炎，扁桃体炎，慢性支气管炎，哮喘。"

9. 南药《中药学》："主治：肝肾不足，耳鸣、耳聋，头晕、目眩，月经过多；咳喘，慢性支气管炎，慢性肾炎，膀胱炎，疔疮。"

10.《全国中草药汇编》："养肝滋肾，调经。主治月经不调，白带。"

【用法用量】 内服：煎汤，15～30 g。外用：鲜品捣敷。

【选方】 1. 治气虚耳鸣 响铃草 30 g，炖猪耳朵 1 对，加食

盐服。

2. 治病后耳聋 响铃草 24 g，石菖蒲 9 g。煎水服。

3. 治夜梦遗精 响铃草 15 g，夜寒苏 15 g，爬岩龙 15 g，毛药 15 g，双肾草 9 g。炖肉服。

4. 治虚弱气坠 响铃草根 15 g，一朵云 9 g。炖肉服用。(1～4 方出自《贵阳民间药草》)

5. 治疝气 响铃豆 30～60 g。熬水熏洗。(《贵州草药》)

3487 哈士蟆 hā shì má

《饮片新参》

【异名】 山蛤(《本草图经》)，田鸡(《辽宁主要药材》)，红肚田鸡、哈什蟆[《中药通报》1950，2(5)：205]，雪蛤(《药材资料汇编》)，蛤蟆、吧拉蛙(《吉林中草药》)。

【基材】 为蛙科蛙属动物中国林蛙或黑龙江林蛙的全体。

【原动物】 1. 中国林蛙 Rana temporaria chensinensis David

雌蛙体长 71～90 mm，雄蛙较小；头较扁平，头长宽相等或略宽；吻端钝圆，略突出于下颌，吻棱较明显；鼻孔位于吻眼之间，鼻间距大于眼间距而与上眼睑等宽；鼓膜显著，明显大于眼径之半，犁骨齿两短斜行，位于内鼻孔之间。前肢较短壮，指端圆，指较细长，指长顺序 3，1，4，2，第一、第三指几等长；关节下瘤，指基下瘤及内外掌突均较显著。后肢长，胫跗关节前达眼或略超过，左右跟部明显重叠，胫长超过体长之半，足与胫

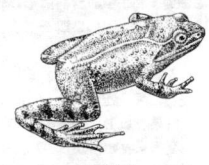
中国林蛙

等长或略短，趾端钝圆；趾细长，趾间蹼发达，除第四趾外，其余各趾的蹼多少至趾端而蹼缘缺刻较大，外侧跖间具蹼而不发达；关节下瘤小而明显，内跖突窄长，外跖突小而圆。皮肤上细小疣粒颇多，口角后端颌腺十分明显，背侧褶在颞部不平直而成曲折状，在鼓膜上方折褶斜向外侧，随即又折向中线，再向后延伸达胯部；两侧褶间有少数分散的疣粒，在肩部有排成"人"形者；腹面皮肤光滑。胸褶 2。两眼间深色横纹及鼓膜处三角斑清晰，背面与体侧有分散的黑斑点，一般都在疣粒上；四肢横斑清晰；腹面灰色斑点颇多，有的甚至自咽至腹下端都有斑纹。雄蛙前肢较粗壮，第一指下灰色婚垫极发达；有 1 对咽侧下内声囊。

栖息在阴湿的山坡树丛中，离水体较远，9 月底至次年 3 月营水栖生活。在严寒的冬季它们都成群地聚集在河水深处的大石块下进行冬眠。分布于河北、山西、内蒙古、东北、江苏、山东、四川、西藏、陕西、甘肃、青海、新疆。

2. 黑龙江林蛙 R. amurensis Boulenger

形态与上种相似，其特点是：雄性体长 63～66 mm，雌性比雄性略大；头长宽几相等；吻端尖圆。后肢短，胫跗关节前达眼部，胫短，左右跟部稍重叠，足长于胫，趾端钝圆而略尖；蹼发达，除第五趾外，其余各趾的蹼虽未达指端，而蹼缘的缺刻不深；外侧跖间蹼儿达基部，第五趾外侧无缘膜；关节下瘤显著而小，内跖突较细长；外跖突小或无。皮肤粗糙；背侧褶不平直，两侧褶间有分散的疣或

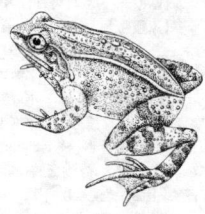
黑龙江林蛙

长或圆，大致成行排列；后背的疣多而小，一般不成行；体侧、腹部两侧及后肢背面有许多小疣。腹面一般光滑，仅腹侧及腹后端有刺粒。颜色变异颇大。腹面有红色与深灰色花斑。

栖息潮湿的林荫树丛中。分布于辽宁、吉林、黑龙江。

本动物的输卵管(哈士蟆油)亦供药用,另设专条。

【养殖】 生活习性　哈士蟆的生活史可分为水中生活和陆地生活两个阶段。水中生活阶段是在较深的水域中进入冬眠状态,以度过寒冷的冬季,一般从10月中下旬到翌年4月中旬,历时150～180日主要完成冬眠和繁殖后代;陆地生活阶段是5月上旬到9月下旬,哈士蟆完成生殖活动后,即进入陆地山林的草丛或灌丛中,营陆地生活。随着气温的升高,哈士蟆逐渐由低地向高地,由阳坡向阴坡迁移。此时摄食旺盛,蛙体渐肥,幼蛙也正处于迅速生长时期,从9月中旬开始,又从陆地生活转入水中生活。哈士蟆蝌蚪在水中为鳃呼吸,以植物碎屑、藻类、植物嫩芽、嫩叶等为食,为植物性食性期,约30日。变成蛙后即离水登陆,转变成动物性食性,以昆虫、蜘蛛、蜗牛等活饵为食,因有特殊结构和功能的蛙舌,故有很强的放舌捕捉各种小型飞虫的能力。

养殖技术　人工繁殖须注意孵化期、变态期和越冬期3个环节。哈士蟆每年繁殖1次。产卵量2 000枚左右,呈团状黏聚。最适产卵温度为10℃左右。这时应及时将卵团移入孵化池中。在水温20℃条件下3日后即可见蝌蚪陆续孵出。随着蝌蚪的体形增大,每10日左右疏散1次,35～40日即可变态成幼蛙,离水登陆。蝌蚪进入变态期时,摄食很少,不活动,多潜伏在水池边缘浅水内,经过体内剧烈的器官改造,尾部吸收,长出四肢。这时的代谢率很低,抵抗力很差,极易死亡,必须严密看管,特别防止水温骤变。水质污染,敌害侵袭,否则会造成大量死亡。约7日即可转变成幼蛙,进入陆地生活。水池周边的灌木,草丛、砖石瓦块,有利于登陆后的幼蛙隐蔽遮光,必要时可增设草帘,可提高幼蛙成活率。良好的越冬水域对当年幼蛙和成蛙非常重要,水深以在冰层下保持1 m左右为宜。

饲养管理　目前养殖哈士蟆多是采取人工繁殖和培育蝌蚪,经变态发育成为幼蛙之后即散放森林、草地之中,任其自由采食和活动,待生长发育成熟后(2年以上)进行回捕。这样的养殖方式可以减少对大量蛙群的活饵供给,是一种"半散养"方法,饲养成本降低。但由于生活环境,食物供应和天敌等影响,幼蛙死亡率较高,商品蛙回收率也较低。另一种方式即是对幼蛙和成蛙实行圈养,人工给予活饵。为一种高密度精养方法。这种方法投资较大,技术性较强,商品蛙回收率较高。必须有活饵充足供应,围墙防逃,防止天敌侵害,克服干旱和曝晒,有宽阔的隐蔽所等条件。回捕时应严格限制雌雄比例和年龄,避免平衡失调。

【采收加工】 于白露节前后捕捉。捕得雄蛙后即剖腹去内脏,洗净,挂起风干或晒干;若捕得雌蛙,先取出输卵管(参见"哈士蟆油"条),再除去其他内脏,然后晒干。

【成分】 中国林蛙含蛙醇(ranol)。腓肠肌含三磷酸腺苷(adenosine triphosphate),二磷酸腺苷(adenosine diphosphate),蛋白质,氨基酸,雌二醇(estradiol),睾酮(testosterone),孕酮(progesterone)等性激素,并含缓激肽(bradykinin)。

【药性】 甘、咸,凉。归肺、肾经。

1.《四川中药志》1960年版:"性凉,味腥、咸,无毒;入肺、肾二经。"

2.《内蒙古中草药》:"味甘,性寒。"

【功用主治】 补肺滋肾,利水消肿。主治虚劳咳嗽,小儿疳积,水肿腹胀,疮痈肿毒。

1.《本草图经》:"主小儿劳瘦及疳疾等。"

2.《四川中药志》1960年版:"养肺滋肾。治虚劳咳嗽。"

3.《内蒙古中草药》:"补虚退热,利水消肿。治体虚,水肿,腹胀。"

【用法用量】 内服:炖食,1～3个。外用:捣敷。

【宜忌】 《四川中药志》1960年版:"痰湿咳嗽及便溏者忌用。"

【选方】 1. 治疳积,虚损,水肿,腹胀　田鸡1、2只。煮熟或炙熟食之。

2. 治疮痈肿毒　田鸡1只,苍耳6 g。共捣烂敷之。(1、2方出自《内蒙古中草药》)

3488 哈士蟆油 hā shì má yóu (《中药志》)

【异名】 田鸡油、哈什蟆油、哈蚂油〔《中药通报》1956,(5):205〕。

【基原】 为蛙科蛙属动物中国林蛙或黑龙江林蛙的输卵管。

【原动物】 参见"哈士蟆"条。

【采收加工】 选肥大的雌蛙,用麻绳从口部穿起,挂于露天风干。干燥后,用热水浸润,立即捞起,放麻袋中闷一夜,次日剖开腹皮,将输卵管轻轻取出,去净卵子及其内脏,置通风处阴干。

【药材】 哈士蟆油 *Ranae Oviductus*　主产于辽宁、黑龙江、吉林、内蒙古等地。

性状　本品呈不规则块状,弯曲而重叠,长1.5～2 cm,厚1.5～5 cm。表面黄白色,呈脂肪光泽,偶有带灰白色薄膜状干皮。摸之有滑腻感,置温水中浸泡,膨胀时输卵管破裂,24 h后呈白色棉絮状,体积可膨胀10～20倍。加热煮沸不溶化,手捏不黏手。脱水干燥后可恢复原样,但失去光泽。遇火易燃,离火自熄,燃烧时发泡,并有噼啪之响声。无烟,有焦糊气,不刺鼻。气腥,味微甘,嚼之有黏滑感。

鉴别　(1) 哈士蟆油加碘酒染色后,在显微镜下呈金黄色。腺体细胞肥大,呈长椭圆形,排列整齐,细胞壁明显,靠腺体内腔一端较窄,细胞壁凸起,细胞核椭圆形;位于细胞中间稍偏向腺体内腔一面,腺体底部较宽,上端较狭,呈圆锥形。腺体开口呈心脏形内凹,腺体内脏较宽,整个腺体布满细小纹理。

(2) 取样品各1 g,于45 ℃烘干磨碎,过60目筛。加15 ml蒸馏水浸泡12小时后过滤,取滤液25 ml,双缩脲反应为深紫红色,茚三酮反应为深蓝紫色。

(3) 取哈士蟆油0.1 g,加入3 ml 50%乙醇浸渍12～24小时,取上清液备用。将此上清液滴加于白色滴板的凹穴中,置紫外分析仪中观察标定荧光。对颜色及荧光的标定以Royal Horticultural Society: R. H. S. Colour chart(1966, London)为依据。颜色及荧光在254 nm紫外光下,在浸出液pH为6时,哈士蟆油呈明显的蓝白色荧光。

品质标志　《中华人民共和国药典》2010年版规定:本品的膨胀度不得低于55。

【成分】 中国林蛙的输卵管含甾醇类:胆固醇(cholesterol),胆固醇十六烷酸酯(cholesterol, palmitote),脂肪酸及衍生物:棕榈酸(palmitic acid),棕榈酸-α-单甘油酯(palmitic acid, 2, 3-dihydroxypropyl ester),棕榈酸-α, α′-甘油二酯(palmitic acid, 2-hydroxy-1, 3-propanediyl ester),油酸-α-单甘油酯(9-octadecenoic acid, 2, 3-dihydroxypropyl ester),硬脂酸(octadecenoic acid),棕榈酰胺(hexadecanamide),棕榈酸乙酯(hexadecanoic acidethyl ester),硬脂酸乙酯(octadecenoic acidethyl ester)

【药理】 1. 强壮作用　哈士蟆输卵管有显著的强壮作用。每个鼠每日给予哈士蟆干粉0.02 g,连续5星期,可显著延长小鼠的游泳时间及耐高温能力。

2. 对血小板聚集和血脂的影响　哈士蟆卵油有强的抑制血小板聚集活性及降低血脂的作用。将每日0.5 g的哈士蟆卵油拌入饲料给每只兔喂服,发现其对ADP诱导体外血小板聚集抑制率可高达86%,高于月见草油3倍,并可显著降低血清三酰甘油(TG)、低密度脂蛋白-胆固醇(LDL-C)及升高高密度脂蛋白-胆固醇(HDL-C)的作用,上述作用可能与哈士蟆雌二醇含量高有关。

3. 抗氧化作用　哈士蟆油能明显提高老年雌性大鼠血中超氧化物歧化酶、GSH-PX(谷胱甘肽过氧化物酶)的活性,降低肝脏中MDA(丙二醛)的含量,具明显的抗氧化作用。

【炮制】 取原药材，除去杂质及卵子，剥去膜衣。

饮片性状 呈不规则的厚块状，弯曲、重叠，略呈卵形，长15～20 mm，厚1.5～3 mm。外表面黄白色，显脂肪样光泽，偶带灰白色薄膜状的干皮，手摸之有滑腻感，遇水可膨胀10～15倍。气特殊，味淡，嚼之黏滑。

贮干燥容器内，密闭，置阴凉干燥处。防潮、防蛀。

【药性】 甘、咸，平。归肺、肾经。

1.《饮片新参》:"甘，腥，腻。"

2.《四川中药志》1960年版:"性温，味甘、咸，无毒；人肺、肾二经。"

3.《甘肃中草药手册》:"甘，平。"

【功用主治】 补肾益精，养阴润肺。主治病后体虚，神经衰弱，心悸失眠，痨嗽吐血，潮热盗汗，产后无乳。

1.《饮片新参》:"养肺、肾阴。治虚劳咳嗽。"

2.《四川中药志》:"滋补强身，润肺生津；治肺痨吐血、神经衰弱，病后失调及盗汗不止等症。"

3.《内蒙古中草药》:"用于神经衰弱性头痛、眩晕、失眠、体虚弱等症。"

4.《甘肃中草药手册》:"补虚退热。"

5.《山东药用动物》:"治产后无乳及一些消耗性疾病。"

【用法用量】 内服：炖汤，5～15 g；或人丸剂。

【宜忌】 1.《饮片新参》:"痰湿咳嗽及便溏者忌用。"

2.《四川中药志》1960年版:"外感初起者忌用。"

【选方】 1. 治神经衰弱，产后、病后虚弱，慢性胃病，胃下垂，身体消瘦不复　干哈士蟆油3～6 g。清水250 ml，泡1夜，第二日再加冰糖适量炖服，每日1次，连服10～20日。《山东药用动物》

2. 治肺痨吐血　哈士蟆油5 g，白木耳2 g，白糖适量。加水蒸服，每日服2次。《中国动物药》

3. 治老年慢性气管炎　哈士蟆油1副。蒸熟1次服。10～15日为1个疗程。《全国中草药汇编》

3489 咬人狗 yǎo rén gǒu 《纲目拾遗》

【异名】 刺荨《纲目拾遗》，咬人猫《台湾药用植物志》。

【基原】 为荨麻科树头菜属植物咬人狗火麻树的嫩枝叶及根。

【原植物】 咬人狗火麻树 Dendrocnide meyeniana（Nalp.）Chew [Urtica meyeniana Walp.；Laportea pterostigma Wedd.；L. meyeniana（Walp.）Warb.]。 又名：咬人狗艾麻《中国树木志》。

常绿小乔木。树皮灰白色，平滑，小枝、叶柄、叶背及花序被白色柔毛。单叶互生；叶柄长5～13 cm；叶片长圆状卵形，长15～40 cm，基部宽，浅心形，上面光滑，下面被刺毛，全缘或有齿；羽状脉。雌雄异株；雄花为圆锥花序，雌花生于花枝顶端，呈2列着生于扁平的伞全花序托上，紫色或白色。瘦果扁球形，直径2～3 cm。

咬人狗火麻树

生于平地或山麓阴湿地及溪岸边。分布于台湾。

【采收加工】 全年均可采挖，鲜用或晒干。

【药性】 辛，温。

【功用主治】 解毒散结，消肿。主治瘰疬，痈肿。

1.《台海使搓录》:"治瘰疬。"（引自《纲目拾遗》）

2.《纲要台湾民间药物志》:"叶及根敷瘰疬及痈。"

【用法用量】 外用：鲜品捣敷。

【宜忌】 叶上毛刺有毒，刺人人毛孔后即致瘙痒，继而红肿、灼痛，故使用时切勿使毛刺刺伤皮肤。

3490 咳嗽草 ké sòu cǎo 《新华本草纲要》

【异名】 土香薷《西藏常用中草药》，野香薷《新疆中草药手册》。

【基原】 为唇形科香薷属植物密花香薷和萼果香薷的全草。

【原植物】 1. 密花香薷 Elsholtzia densa Benth.

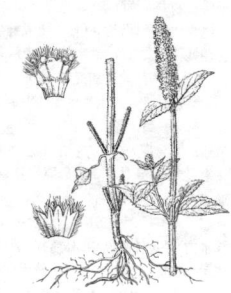

一年生草本，高20～60 cm。茎直立，四棱形，被疏柔毛。叶对生；叶柄长3～13 mm，被毛；叶片长圆状披针形或椭圆形，长1～4 cm，宽5～15 mm，先端急尖，基部楔形，边缘在基部以上具锯齿，两面被毛。轮伞花序多花密集成假穗状花序，长2～6 cm，密被串珠状长柔毛；苞片倒卵形，长约1.5 mm，被具节长柔毛；花萼钟状，长约1 mm，密被紫色串珠状长柔毛，果期花萼膨大近球形，直径3～4 mm，外被长柔毛；花冠淡紫色，长约2.5 mm，外面被串珠状柔毛，上唇直立，先端微缺，下唇3裂，中裂片较大，雄蕊4，前对较长，微露出，花药近圆形；子房4裂，花柱微伸出，柱头2裂。小坚果卵圆形，长约2 mm，暗褐色，被微柔毛，先端具小疣突起。花期7～9月，果期8～10月。

密花香薷

生于海拔1 800～4 100 m的高山草甸、林下、林缘、河边或山坡荒地。分布于河北、山西、四川、云南、西藏、陕西、甘肃、青海、新疆等地。

2. 萼果香薷 E. densa Benth. var. calycocarpa（Diels）C. Y. Wu et S. C. Huang[E. calycocarpa Diels]

本变种的区别在于植株矮小、扭曲、红色，基部分枝、枝平出上升；叶较小而狭，但非披针形。

生于海拔2 200～3 500 m的山坡荒地、田边。分布于四川、云南、甘肃、青海等地。

【采收加工】 7～9月采收，割取地上部分，阴干，扎把，切碎，或鲜用。

【药性】 辛，微温。

1.《西藏常用中草药》:"性微温，味辛。"

2.《内蒙古中草药》:"味辛，性温。"

3.《甘肃中草药手册》:"微辛，平。"

【功用主治】 发汗解表，化湿和中。主治暑天感冒，头痛身重，无汗恶寒，腹痛吐泻，食欲不振，水肿，疮痈肿毒，蛲虫病，阴道滴虫。

1.《西藏常用中草药》:"发汗解表，清暑化湿，利水消肿。治伤暑头痛，无汗恶寒，腹痛吐泻，水肿。还可用于脓疮及皮肤病等。"

2.《新疆药用植物志》:"清热解毒，消炎。"

3.《甘肃中草药手册》:"和中健胃，止血，杀虫。治脾胃不和，食欲不振，身重乏力，外伤出血，蛲虫，阴道滴虫。"

【用法用量】 内服：煎汤，3～9 g；或研末。外用：捣烂敷；或研末敷。

【宜忌】 表虚多汗慎服。

【选方】 1. 治伤暑感冒　野香薷、藿香各9 g。水煎服。

2. 治伤暑呕吐，胃痛　野香薷、扁豆各9 g，厚朴9 g。水煎服。

3. 治急性肾炎，浮肿尿少　野香薷、白术各 6 g。水煎服。（1～3 出自《内蒙古中草药》）

4. 治伤暑湿，呕吐泄泻，转筋　萼果香薷、紫苏、藿香各9 g，木瓜 15 g。炙甘草 6 g。水煎服。（《新疆中草药》）

5. 治疗咳嗽　咳嗽草（或磨盘草）、绞股蓝、地胆草。水煎服。《中国民族医药杂志》，1996，2(4)：19〕

3491 骨节草 《贵州民间方药集》

【异名】　节节菜《中国药用植物图鉴》，洗碗草、节节草、接骨筒《闽东本草》。

【基原】　为木贼科木贼属植物犬问荆的全草。

【原植物】　犬问荆 Equisetum palustre L.　又名：沼泽问荆《中国药用孢子植物》。

多年生草本，高 15～35 cm。根茎匍匐，细长，黑褐色，常具块茎。营养茎和孢子囊茎同时出，直立，丛生，细弱，具深沟及棱脊 5～12 条，常有轮生分枝。叶退化，轮生，鞘筒狭长，有时呈漏斗形，鞘齿三角状卵形，先端棕褐色，边缘膜质，白色，尖端延长为白色长刚毛。孢子囊穗长圆形，有梗，顶生，初呈紫褐色，后带黄色。孢子囊生于盾状孢子叶下面；孢子同形，具 2 条丝状弹丝，十字形着生，绕于孢子上，遇水即弹开，以便繁殖。

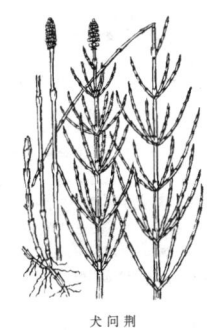

犬问荆

生于水田、沟旁和阴湿地带。分布于华北、东北、西北及福建、湖北、四川、贵州、西藏。

【采收加工】　5～7月采收，拔起全株，晒干或鲜用。

【药材】　骨节草 Equiseti Palustris Herba　主产于福建、贵州等地。

状状　茎常成束，有时带黑褐色细长根茎。茎细弱，长 15～35 cm，具 5～12条棱脊，每节常有多数轮生的分枝，折断后可见中心孔细小。叶鞘齿三角状卵形，不连接，先端棕褐，边缘白色，膜质，向尖端延长成白色长刚毛。气微，味淡。

【成分】　全草含犬问荆碱（palustrine），犬问荆定碱（palustridine），烟碱（nicotine），山柰酚-3-双葡萄糖-7-葡萄糖苷（kaempferol-3-diglucoside-7-glucoside），山柰酚-3，7-双葡萄糖苷（kaempferol-3，7-diglucoside），山柰酚-3-鼠李葡萄糖苷（kaempferol-3-rhamnosylglucoside），槲皮素-3-芸香糖-7-葡萄糖苷（quercetin-3-rutinoside-7-glucoside），乌头酸（aconitic acid）。

【药性】　《中国药用孢子植物》：“甘、微苦，平。”

【功用主治】　疏风明目，活血止痛。主治目赤云翳，迎风流泪，风湿痛，跌打损伤。

1. 《中国药用植物图鉴》：“为解热、利尿药。又用以接骨，治眼疾，舒筋活血。”

2. 《长白山植物药志》：“治疗风湿性关节炎，痛风，动脉粥样硬化。且具有驱肠寄生虫作用。”

3. 《中国药用孢子植物》：“疏风明目。治结膜炎，跌打损伤。”

【用法用量】　内服：煎汤，6～9 g，鲜品 15～30 g。

【宜忌】　阴虚火旺者慎用。

【选方】　1. 治目疗目翳　鲜骨节草全草 30 g，冰糖15 g，猪赤肉 60 g。水炖，分早晚服。

2. 治跌打伤筋　骨节草干全草 15 g，猪赤肉酌量。水炖服。

3. 治石淋，小儿淋　骨节草鲜全草 30 g，冬蜜 15 g。开水 1 杯冲炖服。（1～3 方出自《闽东本草》）

3492 骨牌草 《宁夏中草药手册》

【异名】　金鸡尾、大石韦、七星剑《贵州民间药物》，瓦韦、石茶《宁夏中草药手册》。

【基原】　为水龙骨科瓦韦属植物黄瓦韦的全草或根。

【原植物】　黄瓦韦 Lepisorus asterolepis（Bak.）Ching［Polypodium asterolepis Bak.］　又名：小瓦韦《中国高等植物图鉴》。

植株高 12～15 cm。根茎长而横生，密被卵形鳞片，钝头，全缘。叶远生：叶柄长 1～3 cm，以关节着生于根茎上；叶片坚革质，披针形，长 2～12 cm，宽 2～3 cm，中部以下最宽，渐尖头，向基部急缩狭而下延，叶干时黄色；中脉明显。孢子囊群大，卵圆形，背生于叶片上部中脉和叶边之间。

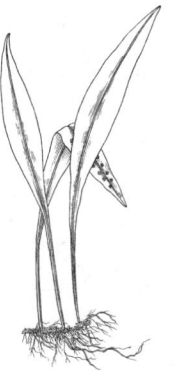

黄瓦韦

附生于海拔 800 m 左右的山坡林中树干或岩石上。分布于西南及江苏、浙江、安徽、江西、湖北、湖南、广西、陕西、宁夏等地。

【采收加工】　全年均可采收，晒干或鲜用。

【药性】　《贵州民间药物》：“性微寒，味苦。”

【功用主治】　清热解毒，利尿，止血。主治发热咳嗽，咽喉肿痛，小便淋痛，便秘，疮痈肿毒、外伤出血。

1. 《贵州民间药物》：“解热，治刀伤，止咳嗽。”

2. 《宁夏中草药手册》：“清热，利尿，解毒，止血。”

【用法用量】　内服：煎汤，9～15 g；或捣汁。外用：研末撒；或捣敷。

【宜忌】　服本品时禁服性燥、辛辣食物。

【选方】　1. 治发热　七星剑根（适量）。兑酒捣烂，取汁服。

2. 治小儿白口疮　以七星剑叶背的金星点炒后研成细末，用草筒吹 0.3 g 入小儿口腔患处。（1、2 方出自《贵州民间药物》）

3. 治尿路感染，小便涩痛，尿血　瓦韦、蒲黄各 9 g，茅根30 g。水煎服。

4. 治外伤出血　瓦韦适量。焙干，研细末，撒敷伤口。（3、4方出自《宁夏中草药手册》）

3493 骨碎补 《药性论》

【异名】　猴姜、猢狲姜《本草拾遗》，石毛姜《本草图经》，石菴蘭《开宝本草》，过山龙《植物名实图考》，石良姜《分类草药性》，爬岩姜、石岩姜、地蜈蚣、搜山虎《云南中草药》，树蜈蚣、象掌姜、石连姜《广西民间常用中草药手册》，石巴掌《四川中草药治疗手册》，毛姜、申姜《湖北中草药手册》，岩姜《浙江药用植物志》。

【基原】　为槲蕨科槲蕨属植物槲蕨、秦岭槲蕨及光叶槲蕨的根茎。

【原植物】　1. 槲蕨 Drynaria fortunei（Kunze）J. Smith［Polypodium fortunei Kunze］　又名：西南槲蕨《西双版纳植物名录》，板崖姜《鼎湖山植物手册》，飞鹅草、大飞龙《广西药用

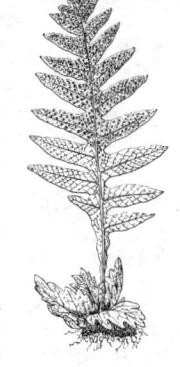

槲蕨

植物名录》)。

植株高 25~40 cm。根状茎横生，粗壮肉质，密被钻状披针形鳞片，有缘毛。叶二型；营养叶灰棕色，卵形，无柄，干膜质，长 5~7 cm，宽约3.5 cm，基部心形，背面有疏短毛，边缘有粗浅裂；孢子叶高大，纸质，绿色，无毛，长椭圆形，宽14~18 cm，向基部变狭而成波状，下延成有翅脉的短柄，中部以上深羽裂；裂片7~13对，略斜上，长7~10 cm，宽2~3 cm，短尖头，边缘有不明显的疏钝齿；网状脉，两面均明显。孢子囊群圆形，着生于内藏小脉的交叉点上，沿中脉两侧各排成2~3行；无囊群盖。

附生于海拔200~1 800 m的林中岩石或树干上。分布于西南及浙江、福建、江西、湖北、湖南、广东、广西等地。

2. 秦岭槲蕨 *D. baronii* (Christ) Diels〔*Polypodium baronii* Christ; *D. sinica* Diels〕又名：华槲蕨《中国蕨类植物图谱》），中华槲蕨《中药志》）。

与上种相似，其主要特征：根状茎密被红棕色、披针形鳞片。叶二型：营养叶稀少，长圆状披针形，深羽裂；孢子叶具有狭翅的柄，基部有关节；叶片阔披针形，深羽裂几达中轴；裂片20~30对，宽5~15mm，钝尖头，边缘具缺刻状锯齿。孢子囊群圆形，着生于内藏小脉的交叉点上。在中脉两侧各成1行；无囊群盖。

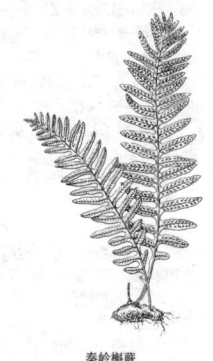
秦岭槲蕨

附生于海拔900~2 800 m的林缘石上或山谷岩石间。分布于西南及山西、陕西、甘肃、青海、宁夏。

3. 光叶槲蕨 *D. propinqua* (Wall.) J. Smith〔*Polypodium propinquum* Wall.〕又名：石莲姜槲蕨《中药志》，老鹰翅膀《云南药用植物名录》。

与上二种主要区别：根状茎被不透明棕褐色的披针形鳞片。叶二型，无毛；营养叶阔卵形，长8~15 cm，宽5~10 cm，浅羽裂至深羽裂；孢子叶叶柄长8~20 cm，基部以关节着生于根状茎上；叶片长25~45 cm，长圆形或长圆状卵形，羽状深裂达叶轴，裂片披针形，互生，两面光滑，边缘略加厚，有疏浅缺刻；网状叶脉明显。无孢子囊群盖。

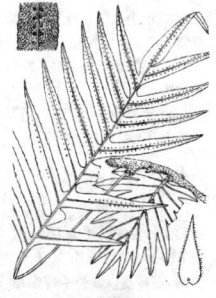
光叶槲蕨

附生于海拔500~2 400 m的林中树干或岩石上。分布于西南及广西。

【采收加工】 全年均可采挖，干燥，或燎去毛状鳞片。

【药材】 骨碎补 *Drynariae Rhizoma* 主产于湖南、浙江、广西、江西，以湖南产量最大。

性状 根茎呈扁平长条状，多弯曲，有分枝，长5~15 cm，宽1~1.5 cm，厚0.2~0.5 cm。表面密被深棕色至暗棕色的小鳞片，柔软光亮，经火燎者呈棕褐色或暗棕色，两侧及上表面均具凸起或凹下的圆形叶痕，少数有叶柄残基及须根疤痕。体轻，质脆，易折断，断面红棕色，维管束呈黄色点状，排列成环。无臭，味淡、微涩。

鉴别 (1) 根茎横切面：呈长扁圆形。表皮细胞1列，外壁稍厚；鳞片基位于表皮凹陷处，细胞3、4列，壁厚，内含红棕色色素。

内皮层围绕分体中柱，细胞切向延长。分体中柱18~28个，排成扁圆形环；木质部管胞多角形，直径6~40 μm，中部较大，向两端渐次变小，发育几达两端，将韧皮部包于内外两部分，内侧韧皮部的细胞壁增厚，并充满黄棕色分泌物。

(2) 薄层色谱：取本品粉末0.5 g，加甲醇30 ml，加热回流1小时，放冷，滤过，滤液蒸干，残渣加甲醇1 ml使溶解，作为供试品溶液。另取柚皮苷对照品，加甲醇制成每1 ml含0.5 mg的溶液，作为对照品溶液。吸取这两种溶液各4 μl，分别点于同一硅胶G薄层板上，以苯-醋酸乙酯-甲酸-水（1∶12∶2.5∶3）的上层溶液为展开剂，展开，取出，晾干，喷以三氯化铝试液，置紫外光灯（365 nm）下检视。供试品色谱中，在与对照品色谱相应的位置上，显相同颜色的荧光斑点。

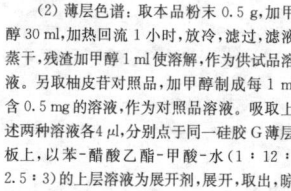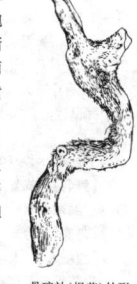
骨碎补（根茎）外形

品质标志 《中华人民共和国药典》2010年版规定：照高效液相色谱法测定，本品按干燥品计算，含柚皮苷（$C_{27}H_{32}O_{14}$）不得少于0.50%。

【成分】 1. 槲蕨根茎含柚皮苷（naringin），何帕-21-烯（hop-21-ene），9(11)羊齿烯〔fern-9(11)ene〕，7-羊齿烯（fern-7-ene），3-雁齿烯（filic-3-ene），β-谷甾醇（β-sitosterol），豆甾醇（stigmasterol），菜油甾醇（campesterol）及四环三萜类化合物：环木菠萝甾醇乙酸酯（cycloardenyl acetate），环水龙骨甾醇乙酸酯（cyclomargenyl acetate），环劳顿醇乙酸酯（cyclolaudenyl acetate），9，10-环羊毛甾-25-烯醇-3β-乙酸酯（9，10-cyclolanost-25-en-3β-yl acetate），里白烯（diploptene），里白醇（diplopterol），环劳顿醇（cyclolaudenol），环劳顿酮（cyclolaudenone），环麻根醇（cyclomargenol），三十二烷酸（n-dotriacontanic acid）。

2. 崖姜根茎含21-何帕烯，13(18)新何帕烯〔neohop-13(18)-ene〕，9(11)-羊齿烯，β谷甾醇，豆甾醇，菜油甾醇及四环三萜类化合物：环木菠萝甾醇乙酸酯，环水龙骨甾醇烯醇乙酸酯，环劳片甾烯醇乙酸酯，9，10-环羊毛甾-25-烯醇-3β-乙酸酯。

【药理】 1. 强骨作用 秦岭槲蕨水煎剂7.5、10、25、50 g/kg连续灌胃1~3个月，能改善骨性关节炎模型大鼠软骨细胞功能，推迟细胞退行性变，降低骨性关节病的病变率，发病时间推迟，发病程度减轻。应用^{45}Ca同位素示踪法证明，骨碎补具有促进骨对钙的吸收作用，同时提高血钙和血磷的水平，有利于骨钙化和骨质的形成。骨碎补提取液对组织培养中的鸡胚骨原基的生长和钙磷沉积有明显的促进作用，提高组织中碱性磷酸酶活性，促进蛋白多糖合成，但抑制胶原合成。用骨碎补水提物沉渣饲喂新孵出莱亨鸡10~20日，对小鸡骨发育有显著的促进作用，可增加小鸡股骨的湿重和体积、单位长度皮质骨的钙、磷、羟脯氨酸、氨基己糖的含量。尚能显著抑制醋酸可的松引起的骨丢失，防治激素引起的大鼠骨质疏松。其水提物对鼠成骨细胞有抗氧化作用，防止过氧化氢诱导的氧化细胞死亡，且无细胞毒性作用。骨碎补对骨愈合过程中转化生长因子、骨形态发生蛋白等相关基因表达具有有益的调控作用。

2. 抑制链霉素的耳毒性作用 骨碎补煎服与链霉素一起或其单独使用，对链霉素急性毒性副作用头痛、头晕、耳鸣、唇、面麻木有较好的防治效果，但对耳聋效差。用骨碎补水剂作为链霉素溶媒，能明显降低豚鼠耳蜗毛细胞损伤百分率，参考Preyer耳廓反射和听性脑干反应（ABR）测试，证明骨碎补对链霉素耳毒性作用减轻。实验能使链霉素所致耳蜗一回和二回毛细胞的损伤减轻。50%骨碎补注射液作为链霉素溶剂，对链霉素抗菌活性、pH及澄明度均无影响。骨碎补煎剂灌服亦能减轻卡那霉素对豚鼠的耳蜗毒副作用，但不能控制停药后毒性耳聋的发展。

3. 降血脂作用　骨碎补注射液 0.8 g/kg 肌内注射,可以预防高脂血症家兔血脂(胆固醇、三酰甘油)升高;1.7 g/kg 肌内注射能降低家兔高脂血症指标,防止动脉粥样硬化斑块的形成,连续用药 5～10 星期后效果明显;能拮抗实验性高脂血症家兔血管内皮损伤,促进肝、肾上腺内胆固醇代谢过程,从而使无粥样硬化区主动脉壁、肝脏、肾上腺中胆固醇含量明显下降。抗动脉硬化的活性成分——骨碎补多糖酸盐 10、25、50 mg/kg,能抑制家兔血清胆固醇含量升高,减少动脉粥样硬化斑块的形成,且有明显的量效关系;50 mg/kg 饲喂 6 星期,能保护家兔肝及肾上腺的细胞器,增强细胞功能,促进肝及肾上腺细胞内胆固醇的转化与排出。

4. 强心作用　从骨碎补中分离出的双氢黄酮苷,0.5% 溶液 10～12.5 mg/kg 静脉注射给药,可使家兔心肌收缩增强,作用维持 2 小时以上,而对心率、血压无明显影响。其强心作用是直接作用于心肌而非作用于交感神经系统。

5. 其他作用　黄烷酮苷 125 mg/kg 小鼠腹腔注射有明显镇静镇痛作用,并能增强小鼠常压耐缺氧能力;250 mg/kg 灌胃给药,能明显减少戊巴比妥钠所致小鼠翻正反射发生率及缩短翻正反射消失持续时间,可能与其诱导激活肝药酶,加速戊巴比妥钠代谢有关。骨碎补在试管内对金黄色葡萄球菌、溶血性链球菌、炭疽芽胞杆菌、白喉杆菌、福氏痢疾杆菌、大肠杆菌、铜绿假单胞菌有较强的抑制作用,对伤寒杆菌亦有抑制作用。骨碎补能抑制小鼠对Ⅱ型胶原免疫反应,调节动物对Ⅰ型胶原的免疫反应。

毒性　临床报道,成人大剂量(100～150 g/日)水煎口服可致急性中毒,表现为口干、多语、心悸、胸闷、神志恍惚、瞳孔散大等,经对症处理后症状消失。

【炮制】　1. 骨碎补　取原药材,除去杂质,洗净,润透,切薄片,干燥。

2. 烫骨碎补　取净砂子置锅内,炒热,加入骨碎补片,不断翻动,烫至鼓起,取出,筛去砂子,放凉,撞去绒毛。

3. 炒骨碎补　取骨碎补片,置锅中,炒至鼓起呈老黄色,取出,放凉。

4. 酒骨碎补　取烫骨碎补片,加酒拌匀,闷透,文火炒干,取出放凉。每骨碎补片 100 kg,用白酒 10 kg。酒骨碎补常用于疗伤接骨。

5. 盐骨碎补　取烫骨碎补片,加盐水拌匀,闷透,文火炒干,取出放凉。每骨碎补片 100 kg,用食盐 2 kg。盐骨碎补片长于补肾健骨。

砂烫骨碎补的柚皮苷含量高于清炒骨碎补,其外观形态亦优于清炒品。

饮片性状　骨碎补参见"药材"项。烫骨碎补无毛,鼓起,颜色加深,有焦斑,质轻脆,无臭,味淡、微苦、涩。炒骨碎补呈老黄色。酒骨碎补微具酒气。盐骨碎补微有咸味。

贮干燥容器内,盐骨碎补、酒骨碎补密闭,置通风阴凉干燥处。

【药性】　苦,温。归肝、肾经。

1.《日华子》:"平。"

2.《开宝本草》:"味苦,温。无毒。"

3.《纲目》:"足少阴药也。"

4.《本草正》:"乃足少阴、厥阴肝、肾药也。"

5.《得配本草》:"辛、苦、温。"

6.《本草求真》:"专入肾,兼入心。"

7.《本草辑要》:"入足少阴经,兼入手、足厥阴经。"

【功用主治】　补肾强骨,活血止痛。主治肾虚腰痛,足膝痿弱,耳鸣耳聋,牙痛,久泻,遗尿,跌打骨折及斑秃。

1.《雷公炮炙论》:"治耳鸣,亦能止诸余痛。"

2.《药性论》:"主骨中毒气,风血疼痛,五劳六极,手不收,上热下冷。"

3.《本草拾遗》:"主伤折,补骨碎。"

4.《日华子》:"治恶疮,蚀烂肉,杀虫。"

5.《开宝本草》:"主破血,止血,补骨折。"

6.《本草图经》:"治闪折筋骨伤损","又能治耳聋","亦入妇人血气药用。"

7.《纲目》:"治耳鸣及肾虚久泄,牙疼。"

8.《药镜》:"去风毒之发疼,疗下寒而上热,能令齿固,齿闭兼开,治肾虚之久泻,起痢后之痿痹。"

9. 张秉成《本草便读》:"浸水刷他长发。"

【用法用量】　内服:煎汤,10～20 g;或入丸、散。外用:捣烂敷或晒干研末敷;也可浸酒搽。

【宜忌】　阴虚内热及无瘀血者慎服。

1.《本草经疏》:"不宜与风燥药同用。"

2.《本草汇言》:"如血虚风燥,血虚有火,血虚挛痹者,俱禁用之。"

3.《本草乘雅半偈》:"有火性者,恐生慄怵。"

4.《得配本草》:"忌羊肉、羊血、芸薹菜。"

5.《广西中药志》:"风寒外感热盛者忌用。"

【选方】　1. 治肾虚腰痛,风湿性腰腿痛　骨碎补、桑寄生各 15 g,秦艽、豨莶草各 9 g。水煎服。《陕甘宁青中草药选》

2. 治肾虚久泄　骨碎补 15 g,补骨脂 9 g,山药 15 g,五味子 6 g。水煎服。《山西中草药》

3. 治遗尿　骨碎补 500 g,盐盅 50 g,水 2 500 ml。先将水倒入容器中,再加入食盐搅匀,待溶化后放入骨碎补,浸泡 12 小时后焙干、研面。每晚睡前用淡盐水冲服 0.3 g。3 日为 1 个疗程,一般 1～3 个疗程基本痊愈。《内蒙古中医药》1986,(1);37

4. 治小儿疳积　骨碎补(研粉)9 g,同瘦猪肉蒸食。(江西《草药手册》)

5. 治耳鸣,亦能止诸杂痛　骨碎补去毛,细切后,用生蜜拌蒸,从前曝时,捣末,用炮猪肾,空心吃。《雷公炮炙论》引《乾宁记》

6. 治肾虚气攻牙齿出血,牙龈痒痛　骨碎补(炒黑色)二两。上为细末,漱口后揩齿根,良久吐之;卧时再用。咽津不妨。《普济方》骨碎补散)

7. 治病后发落不住　用骨碎补、野蔷薇枝各少许。煎汁刷之。《本草汇言》

8. 治被打伤破,腹中有瘀血　刘寄奴、延胡索、骨碎补各一两。上三味咬咀,以水二升,煎取七合,复内酒及小便各一合,热温顿服。《千金方》

9. 治接骨入白者,先用此药浸之,软其筋骨　骨碎补、香附各二钱,草乌一钱半,川芎一钱。共为细末,每用姜酒调服,饮醋自解。《伤科汇纂》

10. 治鸡眼,疣子　骨碎补 9 g,碾粗末,浸泡于 95% 乙醇 100 ml 中,3 日后滤出。用时先以温水将足部鸡眼或疣子洗泡柔软,用小刀削去其外层厚皮,再涂擦骨碎补乙醇浸剂,每 2 小时擦 1 次,连续 4～6 次,每日最多 10 次。〔《中医杂志》1964,8;37〕

【临床报道】　1. 防治链霉素毒副作用　每日用骨碎补 30 g,水煎分 2 次服,治疗 36 例因注射链霉素引起的耳鸣及口唇、肢体、面部、头皮麻木等反应,服药 3 日后即表现症状减轻,大部分患者在 10 日内见效,服药 3 星期可完全消除中毒症状。长期或重复反应者,仍有良好效应。

2. 治疗斑秃　骨碎补 50 g 放入 75% 乙醇 500 ml 中浸泡 14 日后即可供使用。每日 6 次涂于患处。治疗 39 例患者均获痊愈,治疗 1 星期脱落者 26 例,治疗 2 星期脱落者 8 例,治疗 3 星期脱落者 5 例。

【各家论述】　1.《本草乘雅半偈》:"骨碎可补,功胜补骨脂矣,不唯胜负有别,即顿渐(钝尖)有殊,形藏亦有宜忌也。补骨脂渐(尖)而烈,骨碎补顿(钝)而圆,左右平均,转无峻暴之失矣。故温归于右,此生气之本也,协蓄性以走骨,自内及外而皮毛。皮毛者,肺之合。自外及内而两肾,功力到时,莫不森荣,互为变化,则五藏之劳可充,五形之极可神。毋虑气血之不流,伤折之难续,与上热下冷之藏宛形藥,不充不神者矣。"

2.《本草求真》:"骨碎补,虽与补骨脂相似,然总不如补骨脂性专固肾通心,而无逐瘀破血之治也。"

3.《本草正义》:"骨碎补,甄权谓主骨中毒风,风血痛痛,上热下冷。盖温养下元,能引升浮之热,藏于下焦窟宅,是可以治上热下冷。李濒湖谓研末同猪烟食,可治耳鸣及肾虚久泄,牙痛,皆是此意,非可通治胃家实火之齿痛。寿颐先业师阆仙朱先生尝用以治寒痰凝滞,牙关不利,颊车隐痛之骨槽风重症。又凡阴虚于上,而肝胆浮阳,挟痰上凝之齿痛,牙槽不利,及阴寒逼加上浮之喉痹,喉癣诸证,用此亦颇有效,皆即濒湖用治牙痛之意,而阳邪实盛者,类皆不可妄试。"

3494 钟乳石 zhōng rǔ shí

《本草崇原》

【异名】 石钟乳《本经》、留公乳《太平御览》引《本经》、虚中、钟乳《吴普本草》、公乳、芦石、夏石《别录》、黄石砂《药性论》,卢布、夏乳根《石药尔雅》。

【基原】 为碳酸盐类方解石族矿物方解石的钟乳状集合体下端较细的圆柱状管状部分。

【原矿物】 钟乳石 Stalactite

晶体结构属三方晶系。呈扁圆锥形、圆锥形及圆柱形。表面粗糙,凹凸不平。类白色,有的因含杂质而染成灰白色或浅棕黄色等。玻璃光泽或暗淡。硬度3;性脆。断面较平整,可见同心层状构造或放射状构造,中心有的有空心。相对密度2.6～2.8。

钟乳石系含碳酸钙的水溶液,经石灰岩裂隙,从溶洞顶滴下,因水分蒸发了,二氧化碳散逸,使析出的碳酸钙淀积而成,且自上向下逐渐增生,倒垂于洞顶。

分布于中南、西南、山西、陕西、甘肃等地。

本矿物钟乳状集合体附着于石上的粗大根盘(股孽)、细管状集合体(鹅管石)亦供药用,另设专条。

【采收加工】 石灰岩山洞中采集,除去杂石,洗净、晒干。

【药材】 钟乳石 Stalactitum 主产于广西、湖北、四川等地。

性状 钟乳石集合体,多呈圆锥形或圆柱形。表面白色、灰白色或棕黄色,粗糙,凹凸不平。质硬,易碎,断面较平整,白色至浅灰白色,对光观察具闪星状的亮光,近中心常有一圆孔,圆孔周围具多数浅橙黄色同心环层,有的可见放射状纹理。无臭,味微咸。

鉴别 (1) 透射偏光镜下:薄片无色透明。方解石呈结晶状,其分布呈同心圆,晶体延长方向垂直中心,似环带状结构,环带接触处往往有褐铁矿,中心为孔洞。方解石闪突起明显。干涉色高级彩白。折射率:$No = 1.658$,$Ne = 1.486$;双折射率:$No-Ne = 0.172$。

(2) 本品呈碳酸盐、钙盐的各种反应。参见"方解石"条。

(3) 差热分析曲线 吸热913℃(中),由700℃后失重。

品质标志 《中华人民共和国药典》2010年版规定:本品含碳酸钙($CaCO_3$)不得少于95.0%。

【成分】 主要为碳酸钙($CaCO_3$),其中CaO 55.93%。含微量元素铁、铜、钾、锌、锰、镉。其他尚含有镁、磷、钴、镍、铅、银、铬等。

【炮制】 1. 钟乳石 取原药材,除去杂质,洗净,干燥,捣成碎块或碾成粉末。

2. 煅钟乳石 取净钟乳石,砸成小块,置耐火容器内,用无烟武火煅烧至红透时,取出,放凉,捣成碎块或碾成细粉。

3. 醋淬钟乳石 取净钟乳石,装入罐中,置无烟武火上煅至红透,趁热倾入醋中淬透,冷后研碎。每钟乳石100 kg,用醋25 kg。

饮片性状 钟乳石参见"药材"项。煅钟乳石形如钟乳石,白色或灰黄色,质酥松,无光泽。醋淬钟乳石形如煅钟乳石,具有醋味。

贮干燥容器内,置干燥处,防潮、防尘。

【药性】 甘,温。归肺、肾、胃经。

1.《本经》:"味甘,温。"

2.《吴普本草》:"神农:辛。桐君、黄帝、医和:甘。扁鹊:甘,无毒。"

3.《药性论》:"有大毒。"

4.《绍兴本草》:"性热,无毒。其不经制炼及制炼不如法者,并有小毒矣。"

5.《纲目》:"阳明经气分药也。"

6.《雷公炮制药性解》:"入肺、肾二经。"

【功用主治】 温肺,助阳,利窍通乳。主治寒痰喘嗽,虚劳久喘,阳痿早泄,梦遗滑精,腰脚冷痹,乳汁不通,伤食纳少,疮痹痔瘘等。

1.《本经》:"主咳逆上气,明目益精,安五藏,通百节,利九窍,下乳汁。"

2.《别录》:"益气,补虚损,疗脚弱疼冷,下焦伤竭,强阴,久服延年益寿,好颜色,不老,令人有子。"

3.《药性论》:"主泄精,寒嗽,壮元气,建益肺气,能通声。"

4.《日华子》:"补五劳七伤。"

5.《伤寒类要》:"治舌疮渴而数饮。"

6.《青囊子》:"补髓添精。"

7.《本草汇言》:"温肺气,主咳逆,壮元阳,健脚弱之药也。"

8.《本经逢原》:"(治)肺气虚寒,咳逆上气,哮喘痰清,下虚脚弱,阴痿不起,大肠冷滑,精泄不禁等疾。"

9.《医林纂要》:"补命门,破癥冷,温脾胃,生气血。"

10.《本草汇纂》:"镇阳归阴,通窍利水。"

【用法用量】 内服:煎汤,9～15 g,打碎先煎;研末,1.5～3 g;或入丸、散。外用:研末调敷。

【宜忌】 不可久服;阴虚火旺,肺热咳嗽者禁服。

1.《别录》:"不炼服之令人淋。"

2.《本草经集注》:"恶牡丹、玄石、牡蒙。畏紫石、襄草。"

3.《药性论》:"忌羊血。"

4.《新修本草》:"不可轻服,多发淋渴。只可捣筛,白练裹之,合诸药草浸酒服之。"

5.《医学入门》:"恶磁石,畏黄石脂。"

6.《纲目》:"土宿真君曰:钟乳产于阳洞之内,阳气所结,伏之可柔五金。麦门冬、独蒜、韭实、胡葱、胡荽、猫儿眼草,皆可伏之。"

7.《本草汇纂》:"久服多服,恐损人气。"

【选方】 1. 治肺虚壅热喘急,连绵不息 生钟乳五两(细研如粉),黄蜡三两(锉)。上二味,先取黄蜡盛于铫器,用慢火化开,投入钟乳粉末,搅和令匀,取出,用物刮盖之,于饭甑内蒸熟,研如膏,旋丸如梧桐子大。每服一二丸,温水下。《圣济总录》钟乳丸

2. 治肺气虚,久嗽,皮毛枯瘁,唾血腥臭,或喘不已 钟乳粉(煅炼熟)、桑白皮(蜜炙)、麦门冬(去心)、紫苏各五分。水一钟,姜三片,枣一枚。煎六分,食后服。《外科理例》钟乳粉散

3. 治寒嗽不止 钟乳粉(修事了者)、人参、阿胶(炒)。上三味分为末。用糯米饮调服。《叶氏录验方》钟乳散

4. 治五劳七伤,损肺气,阳气绝,手足冷,心中少气,髓虚腰痿脚痹,身频口干不能食 钟乳二两(研令细),菟丝子一两(酒浸一宿,别捣),石斛一两,吴茱萸半两。上四味,别捣筛为末,炼蜜丸如梧子。空腹服七丸,日再服之讫,行数百步,温清酒三合饮之,复行二三百步,口胸内热,热如定,即食平饭豆酱;过一日,食如常,暖

将息。(《千金方》草钟乳丸)

5. 治无乳汁　石钟乳、漏芦各二两。上二味,治下筛。饮服方寸匕。(《千金方》)

6. 治乳汁不通　钟乳石 9 g,王不留行、天花粉各 12 g,漏芦、黄芪各 15 g。水煎服。(《青岛中草药手册》)

7. 治疔疮　先灸疮三壮,以钟乳为末,和酱粒和,捣敷,须臾,拔根,验。(《龙门石窟药方》疗丁疮方)

8. 治大肠冷滑不止　钟乳粉一两,肉豆蔻(煨)半两。为末,煮枣肉丸梧子大。每服七十丸,空心米饮下。(《济生方》)

9. 治溃疡病胃酸过多　钟乳石研细,每服 1.8 g,每日 3 次,饭前温开水送服。(《全国中草药汇编》)

【各家论述】 1. 朱丹溪:"石钟乳为慓悍之剂。《经》云:石药之气悍。仁哉言也。天生斯民,养之以谷,及其有病,治之以药。谷则气之和,常食而不厌;药则气之偏,可用于暂而不可久;石药则又偏之甚者也。自唐时太平日久,膏粱之家惑于方士服食致长生之说,以药石体重气厚,可以延年,习以成俗。迨宋及今,犹未已也。斯民何辜受此气悍之祸而莫之能救,哀哉!《本草》赞其久服有延年之功而柳子厚又从而述其美,予不得不深言之。"(引自《本草发挥》)

2.《纲目》:"石钟乳,乃阳明经气分药也,其气慓疾,令阳气暴充,饮食倍进,而形体壮盛。昧者得此自庆,益肆淫泆,精气暗损,石气独存,孤阳愈炽。久之,营卫不从,发为淋渴,变为痈疽,是果乳石之过耶?抑人之自取耶?凡人阳明气衰,用此合诸药以救其衰,疾平则止,夫何不可?五谷五肉,久嗜不已,犹有偏绝之弊,况石药乎?""然须真病命门火衰者宜之,否则当审。""《相感志》云:服乳石,忌参、术,犯者多死。""沈括又云:医之为术,苟非得之于心,未见能臻其妙也。如服钟乳,当终身忌术,术能动钟乳也。然有药势不能蒸,须要其动而激发者。正如火少,必借风气鼓之而后发;火盛则鼓之反为害。此自然之理也。"

3.《本草经疏》:"其主咳逆上气者,以气虚则不得归元,发为斯证。乳性温而镇坠,使气得以归元则病自愈,故能主之也。通百节,利九窍,下乳汁者,辛温之力也;疗脚弱疼冷者,亦是阳气下行之验也。甄权主寒嗽、通声者,辛以散邪结,温以祛寒气故也。其他种种补益之说,当是前人好事者溢美之辞,夷考其性,恐无是理,未足信也。"

4.《本经逢原》:"昔人言钟乳与白术相反,而《千金方》每多并用,专取相反之性,激其非常之效。予常亲试,未尝有害。"

3495 **钩吻** gōu wěn (《本经》)

【异名】 野葛(《本经》),秦钩吻、毒根(《吴普本草》),冶葛、胡蔓草(《南方草木状》),黄野葛(《千金方》),除辛(《蜀本草》),吻莽、断肠草(《梦溪笔谈》),黄藤、烂肠草(《纲目》),朝阳草(《生草药性备要》),大茶(柴)药、虎狼草(《岭南采药录》),梭葛草(《福建民间草药》),黄花苦晚藤(《广西药用植物图志》),大茶藤、大炮叶(《中国药用植物图鉴》),苦晚公、荷班药(《岭南草药志》),发冷藤、大茶叶、藤黄(《广西药用植物名录》),山砒霜、梭葛、大王茶(《福建药物志》)。

【基原】 为马钱科胡蔓藤属植物胡蔓藤的全株。

【原植物】 胡蔓藤 *Gelsemium elegans* (Gardn. et Champ.) Benth. [*Medicia elegans* Gardn. et Champ.]

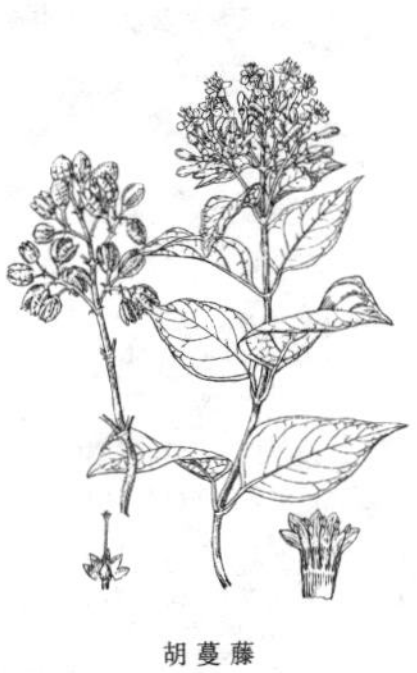
胡蔓藤

常绿藤本,长约12 m。枝光滑,幼枝具细纵棱。单叶对生;具短柄;叶片卵状长圆形至卵状披针形,长 5～12 cm,宽 2～6 cm,先端渐尖,基部楔形或近圆形,全缘。聚伞花序多顶生,三叉分枝,苞片 2,短三角形;萼片 5,分离;花小,黄色,花冠漏斗形,先端 5 裂,内有淡红色斑点,裂片卵形,先端尖,较花筒短;雄蕊 5;子房上位,2 室,花柱丝状,柱头 4 裂。蒴果卵状椭圆形,下垂,基部有宿萼,果皮薄革质。种子长圆形,多数,具刺状突起,边缘有翅。花期 5～11月,果期 7 月至翌年 2 月。

生于海拔 500～2 000 m 的向阳山坡、路边草丛或灌丛中。分布于浙江、福建、江西、湖南、广东、广西、海南、贵州、云南、台湾等地。

本植物的根(大茶药根)亦供药用,另设专条。

【采收加工】 全年均可采,切段,晒干或鲜用。

【药材】 钩吻 *Gelsemii Elegantis Herba*　产于广东、广西、福建、浙江、云南等地。

性状　茎呈圆柱形,外皮灰黄色至黄褐色,具深纵沟及横裂隙;幼茎较光滑,黄绿色或黄棕色,具细纵纹及纵向椭圆形突起的点状皮孔。节稍膨大,可见叶柄痕。质坚,不易折断,断面不整齐,皮部黄棕色,木部淡黄色,具放射状纹理,密布细孔,髓部褐色或中空。气微,味微苦,有毒。叶不规则皱缩,完整者展平后呈卵形或卵状披针形,先端渐尖,基部楔形或钝圆,叶脉于下面突起,侧脉 4～5对,上面灰绿色至淡棕褐色,下面色较浅。气微,味微苦。

鉴别　茎横切面:嫩茎表皮细胞外壁明显角质增厚;较老的茎有木栓层。皮层较窄,散有纤维束。维管束双韧型,外侧韧皮部较内侧韧皮部宽,外侧韧皮部纤维或石细胞单个或数个成群散在。木质部细胞均木化,导管单个或 2 个径向排列,射线宽 5～6 列细胞。内侧韧皮部有的细胞呈压缩状,并有厚壁性的纤维状石细胞散在;有的细胞含草酸钙簇晶或方晶。髓部薄壁细胞含草酸钙方晶及簇晶。

粉末特征:黄棕色。木纤维成束或单个散在,稍弯曲,具多数人字形壁孔。石细胞淡黄色,单个散在,短径的石细胞长方形、椭圆形或不规则分枝状。纤维状石细胞长梭形,一端或两端钝尖或具短分叉,孔沟明显,有的层纹隐约可见。韧皮纤维单个或成束散在,多断碎,壁厚,胞腔狭小。导管多为网纹及螺纹,常破碎。叶表皮组织碎片可见平轴式气孔,副卫细胞 2 个,保卫细胞及副卫细胞有的具明显的角质层纹理。淀粉粒单粒,椭圆形、圆形、半圆形或类方形,脐点点状或裂缝状;复粒由 2～4 个分粒组成。可见草酸钙簇晶和方晶。

【成分】 钩吻含生物碱:钩吻碱子(koumine),钩吻碱丑(kouminine)即是钩吻碱(gelsemine),钩吻碱寅(kouminicine),钩吻碱卯(kouminidine),钩吻碱丙即是常绿钩吻碱(sempervirine),钩吻碱丁(koumicine),钩吻碱戊(koumidine);茎中含钩吻碱子和常绿钩吻碱,叶含钩吻碱子、丑、丁和钩吻碱辰(kounidine)等。胡蔓藤碱甲(humantenmine),胡蔓藤碱乙(humantenine),胡蔓藤碱丙(humantendine),胡蔓藤碱丁(humantenrine),阿枯米定碱(akuammidine),16-表伏康树卡平碱(16-epivocarpine),19-羟基二氢-1-甲氧基钩吻碱(19-hydroxydihydrogelsevirine),二氢钩吻碱子(dihydrokoumine),19(*R*)-和 19(*S*)钩吻醇碱(kouminol)。含 *N*-去甲氧基兰金断肠草碱(*N*-desmethoxyrankinidine),11-羟基兰金断肠草碱(11-hydroxyrankinidine),11-羟基胡蔓藤碱乙(11-hydroxyhumantenine),11-甲氧基胡蔓藤碱乙(11-methoxyhumantenine),胡蔓藤碱乙和丁,*N*-甲氧基九节木叶山马茶碱(*N*-methoxytaberpsychine,*N*-methoxyanhydrovobasindiol),钩吻麦定碱(gelsamydine),钩吻精碱(gelselegine),11-甲氧基-19(*R*)-羟基钩吻精碱〔11-methoxy-19(*R*)-hydroxygelselegine〕,19(*R*)-和 19(*S*)-羟基二氢钩吻碱子(hydroxydihydrokoumine),20-羟基二氢兰金断肠草碱(20-hydroxydihydrorankinidine),*N*-去甲氧基胡蔓藤碱乙(*N*-desmethoxyhumantenine),15-羟基胡蔓藤碱乙（15-hydroxyhumante-nine），钩吻模仑宁碱（gelsemoxonine），钩吻内酰胺（gelsemamide），11-甲氧基钩吻内酰胺（11-methoxygelsemamide），19(R)和19(S)-羟基二氢-1-甲氧基钩吻碱（hydroxydihydrosevirine），19(R)-乙酰基二氢-1-甲氧基钩吻碱〔19(R)-acetyldihydrogelsevirine〕，19(R)-羟基二氢钩吻碱〔19(R)-hydroxydihydrogelsemine），钩吻碱，1-甲氧基钩吻碱（gelsevirine），19(Z)-阿枯米定碱，16-表伏康树卡平碱。

【药理】 1. 镇痛作用 本品全草提得之钩吻总碱有显著的镇痛作用，小鼠热板法试验腹腔注射 0.5 mg/kg、1.0 mg/kg和2.0 mg/kg均有显著镇痛效果，30 分钟时镇痛作用的 ED_{50} 为0.28 mg/kg，醋酸所致小鼠扭体反应灌胃时为 0.39 mg/kg，腹腔注射为 0.28 mg/kg，光热刺激大鼠甩尾试验腹腔注射给药的 ED_{50} 为 0.5 mg/kg。连续给药 14 日，对钩吻总碱镇痛作用无耐受性。

2. 镇静作用 钩吻总碱肌注或皮下注射 0.5、0.7 和 1 mg/kg均可显著增强阈下剂量戊巴比妥钠及水合氯醛对小鼠的中枢抑制作用，明显增加番木鳖正反射消失鼠数；钩吻总碱还可使大鼠自发活动明显减少，外观安静，表明钩吻总碱有持久的中枢抑制作用。

3. 抗炎作用 钩吻总碱皮下或腹腔注射 1 mg/kg，对鹿角菜胶、蛋清所致大鼠脚肿有显著的抑制作用，皮下注射 0.5 mg/kg还可显著抑制棉球肉芽组织增生。对幼年大鼠胸腺、肾上腺重量无明显影响，也不影响大鼠血浆皮质醇浓度，但可使鹿角菜胶所致肿胀大鼠鼠爪 PGE 含量明显降低，提示其抗炎机制不是通过垂体-肾上腺皮质系统，而是与抑制炎症部位前列腺素合成有关。

4. 散瞳作用 实验表明所含钩吻碱对家兔有明显散瞳作用，且恢复快。以 1‰钩吻碱溶液滴入人眼，每次 2 滴，每 5 分钟一次，共 3 次。69 例志愿者可见瞳孔迅速扩大，作用强、恢复也快，滴眼后 30 分钟即可见瞳孔直径、远视力、近视力、近点调节等均有明显改变，至 6 小时各指标几乎恢复至给药前水平。

5. 抗肿瘤作用 钩吻碱注射液于体外对人胰腺癌细胞AGZY-83-a和胃腺癌细胞 Sc-823 的增殖有一定抑制作用，可使癌细胞生长速度减慢，有丝分裂指数下降，细胞膜脂质流动性降低，死亡率增高。钩吻醇提物每日（以生药计）0.45 和 0.11 g/kg 连续灌胃给药约 14 日，对小鼠移植性肉瘤 S_{180} 实体瘤生长有明显的抑制作用，但对小鼠移植性肝癌实体型生长抑制不明显。

6. 对免疫功能的影响 本品根茎乙醇粗提取物腹腔注射0.1 g/kg可使小鼠腹腔巨噬细胞对鸡红细胞的吞噬百分率及吞噬指数均明显增高，并明显拮抗环磷酰胺所致吞噬功能抑制；对小鼠溶血素抗体生成及体内淋巴细胞转化无明显影响，但可显著拮抗环磷酰胺的抑制作用。

7. 对心脏的影响 钩吻水溶性总碱 1‰浓度以 2 ml/kg给蟾蜍淋巴囊或大鼠腹腔注射，可见蟾蜍心率明显减慢，P波时程延长，QRS波群时间延长，ST 段和 QT 时间延长，P波、R波和 T波压均降低，表明其有负性变时、变力和变传导作用，并可能有心肌缺血存在；而对于大鼠，则除 ST 段电压降低及 QT 时限延长外，余无明显影响。

8. 对平滑肌的影响 钩吻水溶性总碱对豚鼠肺支气管灌流可显著降低流出量，表明其可使支气管平滑肌收缩，普萘洛尔对此有拮抗作用，但苯海拉明无拮抗效果，表明其收缩支气管平滑肌作用与组胺 H_1 受体无关，而可能与 β 受体有关。

9. 其他作用 钩吻总生物碱 2.5～10 mg/ml 本身无致突变作用，但却可抑制 UV 和 MNNG（N-甲基-N-硝基-N1-亚硝基胍）引起的大肠杆菌倾向差错修复反应（SOS），而不能抑制苯并〔B(a)P〕所致突变，也无抗突变作用。

毒性 钩吻生物碱的毒性（小鼠腹腔注射）LD_{50}（mg/kg）：钩吻素甲 56.2，N_1-甲基钩吻素甲 63.1，钩吻素丁＞125，钩吻素

戊＞125，钩吻素子 100，钩吻素己 0.165，钩吻素庚 2.83，胡蔓藤碱甲 0.21。钩吻总碱注射液给麻醉大鼠静注，0.9 mg/kg 对大鼠呼吸、血压、心电及脑电四项指标均无明显影响；1.8 mg/kg（相当于人用药 10 倍），对大鼠呼吸、脑电无明显影响，但给药后 20～40 分钟期间出现血压下降、心率减慢，60 分钟后逐渐恢复正常；3.6 mg/kg（相当于人用量 20 倍）对大鼠呼吸、血压、心电和脑电指标均有明显抑制作用，在动物死亡过程中首先是表现为呼吸停止，然后脑电、心电消失，说明大鼠死亡的主要原因是呼吸中枢麻痹。该药随着剂量的加大，上述四项指标的抑制过程呈正变量效关系，提示临床使用该药时要严格控制剂量。

【药性】 辛、苦、温、大毒。

1.《本经》："辛，温。"

2.《吴普本草》："雷公：有毒。"

3.《别录》："有大毒。"

4.《本草汇言》："味辛、微甘，气温。"

5.《药性考》："辛、热，大毒。"

6.《岭南采药录》："味苦，性寒。"

【功用主治】 祛风攻毒，散结，止痛。主治疥癞，湿疹，瘰疬，痈肿，疔疮，跌打损伤，风湿痹痛，神经痛。

1.《本经》："主金疮，乳痉，中恶风，咳逆上气，水肿，杀鬼疰蛊毒。"

2.《别录》："破癥积，除脚膝痹痛，四肢拘挛，恶疮疥虫，杀鸟兽。"

3.《蜀本草》："主喉痹咽中塞，声变，咳逆气，温中。"

4.《生草药性备要》："祛风毒，洗烂癞。"

5.《本经逢原》："紫者破血积，青者破瘀积。"

6.《岭南采药录》："不论根茎叶，以之煎水外洗，能散风热毒；以之洗疥癞及癣，甚效。凡花柳毒下疳，以之煎浓汁，浸二三次即愈。"

7.《全国中草药汇编》："治跌打损伤，骨折，痔疮，疔疮，麻风。"

8.《福建药物志》："外治寒湿痹痛，慢性骨髓炎，骨结核，颈淋巴结核，内外痔，甲沟炎。"

【用法用量】 外用：捣敷；或研末湿敷；或煎水洗；或烟熏。

【宜忌】 本品有剧毒，误服后极易引起中毒，出现眩晕、视物模糊、瞳孔散大、剧烈腹痛、口吐白沫、呼吸麻痹、全身肌肉松弛、胃肠出血等症状，甚至可引起死亡，故只作外用，禁作内服。

1.《本草经集注》："恶黄芩。"

2.《药性考》："不宜服食，只入膏中。"

3.《岭南采药录》："有大毒，不入煎剂，误食之，则唇舌腐烂而死。"

【选方】 1. 治痈疮肿毒 生断肠草 120 g，黄糖 15 g。共捣敷患处。

2. 治风湿关节痛 干断肠草30 g，防风6 g，独活3 g。共研粗末，用纸卷烧烟熏患处。（1、2 方出自《广西药用植物图志》）

3. 治远年臁疮 鲜大茶药 500 g。煎水洗患处，日洗数次，洗后将药叶一张贴疮口。

4. 治瘰疬 大茶药叶、石灰。二味捣烂，贴患指第三节，有脓即溃，无脓即消。（3、4 方出自《岭南草药志》）

3496 **钩栗** ^{gōu lì}《本草拾遗》

【异名】 巢钩子《本草拾遗》，甜槠子《日用本草》，槸子、栲槠《医林纂要》，猴栗《全国中草药汇编》，木栗《浙江药用植物志》，猴板栗《贵州中草药名录》。

【基原】 为壳斗科锥属植物钩栲的果实。

【原植物】 钩栲 Castanopsis tibetana Hance 又名：青叶槠、大叶青栲《天目山药用植物志》，大叶锥《中国树木志》，钩锥

《中国高等植物图鉴补编》)。

乔木,高达 30 m。树皮暗灰色或红褐色,浅纵裂;皮孔微凸起。叶screwdriver;叶柄长 1.5～3 cm;叶片厚革质,卵状椭圆形、椭圆形或长椭圆形,长 15～30 cm,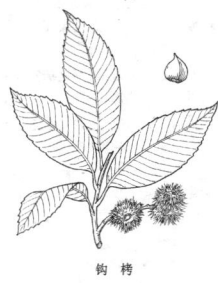宽 5～10 cm,先端渐尖或突尖,基部圆形或宽楔形,两侧不对称或近对称,边缘中部以上具锯齿,叶下面被红褐色或灰棕色鳞秕,老叶下面通常灰白色,羽状侧脉 15～18 对。花单性,雌雄同株;雄花序圆锥状或穗状,较疏散;雌花序长可达 30 cm,雌花单生于总苞内。果序长达 10～

钩栲

20 cm,无毛,壳斗具 1 果,球形,4 瓣裂,壳斗刺长 1.5～2.5 cm,多次分枝,基部汇合生成束,全部遮盖壳斗。坚果为顶端压扁的圆锥形,密生褐色绒毛,果脐与果底部几同大。花期 4～5月,果期翌年 8～10 月。

生于海拔 200～1 600 m 的山地杂木林中。分布于浙江、安徽、福建、江西、广东、广西、四川东部、贵州、云南东部等地。

【采收加工】 8～10 月果实成熟时采收,去壳,研粉。

【药性】 甘,平。

1.《本草拾遗》:"味甘,平。"

2.《本草药性大全》:"无毒。"

【功用主治】 厚肠,止痢。主治痢疾。

1.《本草拾遗》:"主不饥,厚肠胃,令人肥健。"

2.《天目山药用植物志》:"治痢疾。"

【用法用量】 内服:研粉,15～30 g,沸水冲。

3497 钩藤 gōu téng 《本草原始》

【异名】 钩藤(《别录》),吊藤(《本草经集注》),钩藤钩子(《小儿药证直诀》),钓钩藤(《滇南本草》),钓藤勾(《婴童百问》),莺爪风(《草木便方》),嫩钩钩(《饮片新参》),金钩藤(《贵州民间方药集》),挂钩藤(《药材学》),钩丁(《陕西中药志》),倒挂金钩、钩耳(《湖南药物志》),双钩藤、鹰爪风、倒挂刺(《全国中草药汇编》)。

【基原】 为茜草科钩藤属植物钩藤、华钩藤、大叶钩藤的带钩茎枝。

【原植物】 1. 钩藤 Uncaria rhynchophylla (Miq.) Miq. ex Havil. [Nauclea rhynchophylla Miq.] 又名:金钩莲(《贵州植物志》)。

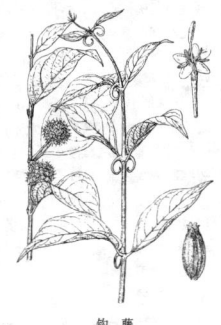

钩藤

常绿木质藤本,长可达 10 m。小枝四棱柱形,褐色。叶腋有成对或单生的钩,向下弯曲,先端尖,长 1.7～2 cm。叶对生;具短柄;叶片椭圆形、卵状长圆形或椭圆形,长 5～12 cm,宽 3～7 cm,先端渐尖,基部宽楔形,全缘,上面光亮,下面在脉腋内常有束毛,略呈粉白色,干后变褐红色;托叶 2 深裂,裂片条状钻形。头状花序单个腋生或为顶生的总状花序式排列;总花梗纤细,长 2～5 cm;花黄色,花冠合生,上部 5 裂,裂片外被粉状柔毛;雄蕊 5;子房下位。蒴果倒卵形或椭圆形,被疏柔毛,有宿存萼。种子两端有翅。

生于山谷溪边的疏林中。分布于浙江、安徽、福建、江西、湖

北、湖南、广东、广西、四川、贵州、云南、陕西等地。

本植物的根(钩藤根)亦供药用,另设专条。

2. 华钩藤 U. sinensis (Oliv.) Havil. [Nauclea sinensis Oliv.]

本种与钩藤的区别在于:叶片无毛;托叶全缘,宽三角形至圆形,或有时顶端略微凹;萼裂片线状长圆形;花和小蒴果近于无柄,花间小苞片存在。

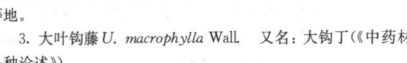

华钩藤

生于山地林中。分布于湖北、湖南、广西、四川、贵州、云南等地。

3. 大叶钩藤 U. macrophylla Wall. 又名:大钩丁(《中药材品种论述》)。

本种与前两种的区别在于:叶片大,革质;花萼裂片线状长圆形;花和小蒴果具柄,花间小苞片无。

生于山地次生林中。分布于广东、广西、云南等地。

【栽培】 生物学特性 喜温暖湿润气候,不耐严寒。以土层深厚、疏松肥沃、富含腐殖质的壤土栽培为宜。

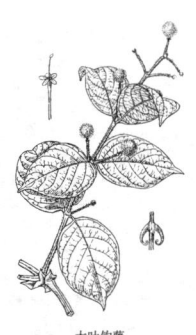

大叶钩藤

繁殖方法 种子繁殖或分株繁殖。种子繁殖:10～11 月采收成熟种子,随即播种,条播,按行距 12～15 cm 开条沟,将种子均匀撒播,覆细土薄层。越冬后翌春出苗,注意浇水、施肥等管理。培育 1年后翌春移栽。分株繁殖:春季在每株旁边,用锄在周围适当地将根挖伤,促使萌发不定芽,经 1 年后,割取连根的新苗另培。

田间管理 移栽后应设棚架或攀援于其他乔木上。在 1～2年内,要除草、施肥。每次采收后,也要中耕除草、追肥 1 次。

【采收加工】 栽后 3～4 年采收,在春季发芽前、在秋后嫩枝已长老时,把带有钩的枝茎剪下,再用剪刀在着生钩的两头平齐或稍长剪下,每段长 3 cm 左右,晒干或蒸后晒干。

【药材】 钩藤 Uncariae Ramulus Cum Uncis 主产于广西、江西、四川、云南、湖南、浙江、福建、海南以及安徽、广东等地。

性状 茎枝呈圆柱形或类方形,长 2～3 cm,直径 0.2～0.5 cm。表面红棕色至紫红色者具细纵纹,光滑无毛;黄绿色至灰褐色有的可见白色点状皮孔,略呈纵皱纹。多数枝节上对生两个向下弯曲的钩(不育花序梗),或仅一侧有钩,另一侧为凸起的瘢痕;钩略扁或稍圆,先端细尖,基部较阔;钩基部的枝上可见叶柄脱落后的窝点状痕迹和环状的托叶痕。质坚韧,断面黄棕色,皮部纤维性,髓部黄白色或中空。无臭,味淡。

鉴别 (1)钩藤茎横切面:表皮细胞 1 列,外被略弯曲的角质层。皮层薄壁细胞含棕色内含物。中柱鞘纤维排列成断续环带,韧皮部纤维单个或成群散在,较中柱鞘纤维小、微木化。木质部导管常数个径向相连,皮层与韧皮薄壁细胞含草酸钙砂晶及少数簇晶。本品薄壁细胞含淀粉粒,单粒直径约 4 μm,复粒由 2～6 个分粒组成,直径约 7 μm。

(2)取本品粉末 1 g,加浓氨试液使湿润,加氯仿 30 ml,振摇提取 30 分钟,滤过,滤液蒸干,残渣加盐酸溶液(1→100)5 ml 使溶解,滤过,滤液分置三支试管中,一管中加碘化铋钾试液 1～2 滴,

即生成黄色沉淀；一管中加碘化汞钾试液1～2滴，即生成白色沉淀；另一管中加硅钨酸试液1～2滴，即生成白色沉淀。

【薄层色谱】 取本品粉末1g，浓氨水浸润，以苯提取，回收溶剂，残渣用苯-乙酸乙酯(2∶5)溶解，作为供试品溶液。以钩藤碱、异钩藤碱、毛钩藤碱、翅果定碱对照品，用无水乙醇配制成含各0.2mg/ml溶液为对照品溶液。分别吸取供试品溶液和对照品溶液点于同一高效薄层板(HSGF254板)上，以环己烷-乙醚-甲醇-乙酸乙酯(8∶1∶1∶0.1)展开，晾干后，紫外灯下观察，样品色谱在与对照品相应位置处显出相同的褐色斑点。

【成分】 1. 钩藤 含2-氧代吲哚类生物碱：异去氢钩藤碱(isocorynoxeine)，异钩藤碱即为异钩藤碱甲酯(isorhynehophylline, isorhynchophyllic acid methylester)，去氢钩藤碱(corynoxeine)，钩藤碱即为钩藤酸甲酯(rhynchophylline, rhynchophyllic acid methylester)，吲哚类生物碱、去氢硬毛钩藤碱(hirsuteine)，硬毛钩藤碱(hirsutine)，柯楠因碱(corynantheine)，二氢柯楠因碱(dihydrocorynantheine)及痕量阿枯米京碱(akuammigine)。钩藤还含β-育亨宾(β-yohimbine)及缝籽嗪甲醚(geissoschizine methyl ether)。

2. 华钩藤 钩茎含2-氧代吲哚类生物碱：异翅柄钩藤酸(isopteropodic acid)，翅柄钩藤酸(pteropodic acid)，帽柱木酸(mitraphyllic acid)，异钩藤酸(isorhynehophyllic acid)，钩藤酸(rhynchophyllic acid)，吲哚类生物碱：四氢鸭脚木碱(tetrahydroalstonine)，异翅柄钩藤碱(isopteropodine)即异翅柄钩藤酸甲酯(isopteropodic acid methyl ester)，异钩藤碱、翅柄钩藤碱(pteropodine)即翅柄钩藤酸甲酯(pteropodic acid methylester)，钩藤碱A(7-isoformosanine)，帽柱木碱即帽柱木酸甲酯(mitraphylline, mitraphyllic acid methyl ester)，钩藤碱、异钩藤碱N-氧化物(isorhynchophylline N-oxide)，翅柄钩藤碱N-氧化物(pteropodine N-oxide)，钩藤N-氧化物(rhynchophylline N-oxide)，帽柱木碱N-氧化物(mitraphylline N-oxide)。尚含东莨菪素(scopoletin)。

此外，还含酚性化合物：儿茶素(catechin)，表儿茶素(epicatechin)，原花青素(procyanidin) B-1、B-2等。

【药理】 1. 对心血管系统的作用 (1)降压作用 从大叶钩藤中提取的异钩藤碱、钩藤碱、钩藤总碱及非生物碱部分分别给麻醉大鼠股静脉持续微量输注(每小时5ml/kg)，结果以上4组成分均有降压作用，降压强度的强弱顺序为异钩藤碱(平均动脉压降低42.0%)>钩藤碱(32.1%)>钩藤总碱(21.3%)>钩藤非生物碱(12.4%)。钩藤提取物给SHR后，可抑制血管内皮细胞生成白细胞素，保护内皮细胞的功能；它乙酰胆碱诱导的内皮依赖性血管松弛也有增强的趋势，故而对SHR的早期高血压病可能有血管保护的作用。异钩藤碱5mg/kg或10mg/kg给麻醉猫静脉注射后的药代动力学过程符合二室开放模型，异钩藤碱的降压效应与给药剂量相关，血药浓度-效应曲线呈明显的正相关。异钩藤碱有效降压浓度为(0.38±0.06～2.36±0.44)mg/L。用膜片钳单通道记录法研究钩藤碱对大鼠肺动脉平滑肌细胞的钙激活钾通道的影响，发现钩藤碱虽然缩短通道的开放时间，但浓度依赖性地增加钙激活钾通道开放概率，钩藤碱15、30、45和60μmol/L使开放概率由加药前的0.085±0.005分别增加到0.176±0.011、0.315±0.009、0.485±0.016和0.761±0.012，说明钩藤碱能促进肺动脉平滑肌细胞钙激活钾通道的开放。由于钙激活钾通道在肺动脉高压致病机制中具有重要地位，提示钩藤碱对防治肺动脉高压可能会有一定意义。

(2)逆转心肌重构 钩藤水煎液能逆转SHR因高血压引起的左室肥厚这一不良心肌重构，钩藤治疗组大鼠的左室重与体重比明显低于对照组，已肥大的左室明显缩小，透射电镜下的超微结构基本恢复正常，同时心肌组织中原癌基因c-fos表达也明显受到抑制，由此推测钩藤此作用的机制可能与抑制原癌基因c-fos的表达有关。

(3)抗心律失常 异钩藤碱减慢大鼠心率及抑制左室压最大变化速率和心肌收缩成分缩短速率等指标的血药浓度为(1.27±0.07～2.36±0.44)mg/L；血浆异钩藤碱浓度在0.73～3.68mg/L范围内呈剂量依赖性地减慢兔心率、延长窦房结传导时间、窦房结恢复时间、心房希氏束间期、希氏束心室间期以及心电图的P-R间期，其中对心率和房室传导的抑制作用明显，这说明异钩藤碱除减慢心率外，还可抑制房室与希氏束向浦肯野纤维的传导。钩藤碱还能提高豚鼠的心肌兴奋性，延长其功能性不应期，抑制2阶梯现象；抑制去甲肾上腺素诱发的兔主动脉系Ⅰ、Ⅱ相收缩；减慢小鼠氧耗速度。这说明钩藤碱具有许多钙拮抗剂的共同特点，因此能表现出抗心律失常的活性。运用微电极技术研究硬毛帽柱木碱和二氢柯楠因碱对兔窦房结和豚鼠右心室及左心房膜电位的作用，发现两者浓度依赖性地降低动作电位的最大上升速率，并延长其持续时间。这表明两者通过抑制多离子通道对心肌动作电位有直接作用，此机制可用以解释两者的负性变时和抗心律失常作用。

2. 对中枢神经系统的作用 (1)镇静作用 口服给予钩藤提取物和所含的吲哚类生物碱如柯诺辛、柯诺辛B、异钩藤碱和缝籽嗪甲醚，能显著抑制小鼠的运动反应，这一作用可能与其调节中枢多巴胺系统有关。

(2)对脑的保护作用 钩藤的甲醇提取物给大鼠腹腔注射100～1000mg/kg，能有效保护暂时性前脑缺血(10分钟)对海马CA₁区神经元所造成的损伤。缺血后24小时，钩藤组的大鼠海马区环氧合酶-2的表达受到抑制；缺血后第七日与对照组比较，钩藤组大鼠的神经元细胞受保护程度大于70%。钩藤碱对大鼠脑缺血-再灌注损伤也有保护作用。由于脑内NO的生成增多与脑缺血再灌注损伤密切相关，钩藤碱能降低脑内一氧化氮合酶的活性，减少NO生成，因而能保护脑缺血所造成的损伤。钩藤碱10、15mg/kg明显提高颈总动脉不完全结扎小鼠2h生存率，显著延长小鼠断头后张口喘气的时间(分别延长28.5%、27.2%)；增加缺血再灌注小鼠脑内的超氧化物歧化酶、乳酸脱氢酶的活性，降低自由基丙二醛和一氧化氮的含量。

(3)对神经细胞等的作用 在体外培养大鼠小脑颗粒细胞试验中，钩藤水提液能对抗谷氨酸诱发的神经细胞死亡，此保护作用呈效应关系，浓度为10⁻⁵～10⁻⁴g/ml的钩藤水提液较单用谷氨酸组有显著差异；同时，此钩藤水提液也能剂量依赖性地阻碍谷氨酸引起的Ca²⁺内流，提示它是通过阻碍Ca²⁺内流而对谷氨酸诱发的神经细胞死亡之起保护作用。进一步研究表明，钩藤中的氧化吲哚类如异钩藤碱、异柯诺辛B碱、钩藤碱，吲哚碱如硬毛帽柱木碱、硬毛帽柱木因碱以及部分酚性成分如儿茶素、表儿茶素、procyanidin B-1, procyanidin B-2是起到此保护作用的有效成分。对小鼠中枢5-羟色胺神经元系统，缝籽嗪甲醚有复合的5-HT₁A受体激动剂和5-HT₂A/2C受体拮抗剂的作用，通过阻断5-HT₂A受体和部分激活5-HT₁A受体可抑制小鼠头部的颤摇反应。

3. 对血液系统的作用 钩藤提取物与的离体红细胞悬浮液共同孵育，能保护红细胞膜对抗由偶氮引发剂2,2′-偶氮二(2-脒基丙烷)二盐酸盐(AAPH)引起的溶血，表现出它对红细胞的保护作用。钩藤碱有明显的抗血小板聚集和抗血栓形成的作用。大鼠静脉注射钩藤10～20mg/kg，可抑制花生四烯酸(AA)、胶原及腺苷二磷酸钠盐(ADP)诱导的血小板聚集；钩藤碱还能显著降低小鼠静脉注射ADP或胶原加肾上腺素而致肺血栓形成的死亡率；10～20mg/kg钩藤静脉注射可抑制实验性静脉血栓及脑血栓的形成。钩藤碱不影响血小板利用外源性AA合成血栓烷A₂(TXA₂)，但可抑制胶原诱导TXA₂的生成；对正常血小板内cAMP浓度无明显影响，但显著抑制血小板集剂如凝血酶、ADP等所引起的血小板内CA-P的下降；浓度为0.65～1.30mmol/L时可抑制ADP及胶原所诱导的血小板因子4的释放和活化。这些提示钩藤碱抗血小板聚集和抗血栓形成的机制与抑制血小板膜释放 AA 等活性物质有关。

4. 抗癌作用　钩藤总碱可逆转 KBv200 细胞(口腔上皮癌细胞 KB 的多药耐药细胞)对长春新碱的耐药性：钩藤总碱 5 $\mu g/ml$ 对长春新碱对 KBv200 细胞的逆转倍数为 16.8 倍，说明其具有较强的逆转肿瘤细胞多药耐药的作用。从钩藤的氯仿提取物中分得的 8 化合物钩藤酸 A、B、C、D、E 以及 3β-羟基-27-对-(Z)-香豆酰氧齐墩果-12-烯-28-酸、3β-羟基-27-对-(E)-香豆酰氧熊果-12-烯-28-酸、3β-羟基-27-对-(Z)-香豆酰氧熊果-28-酸对磷酯酶 $C\gamma_1$ 的抑制作用，且呈现量相关关系，IC_{50} 为 9.5~44.6 $\mu mol/L$；它们均可抑制磷脂酶 $C\gamma_1$ 过分表达的肿瘤细胞 HCT-15(结肠癌)、MCF_7(乳腺癌)、A_{549}(肺癌)和 HT-1197(膀胱癌)的增殖，IC_{50} 为 0.5~6.5 $\mu mol/L$。从大叶钩藤中分得的熊果酸对体外培养的 U_2OS 骨肉瘤细胞的增殖以及小鼠实体瘤 S_{180} 肉瘤均有较强的抑制作用，显示了其在体外和体内的抗肿瘤活性。

毒性　钩藤总碱盐酸盐对小鼠灌胃和腹腔注射的 LD_{50} 分别为 514.6±29.1 mg/kg 和 144.2±3.1 mg/kg。钩藤碱对小鼠腹腔和皮下注射的 LD_{50} 分别为 162.3 和 165 mg/kg。静注的 LD_{50} 则为 105 mg/kg。异钩藤碱小鼠腹腔和静注的 LD_{50} 分别为 217 和 80 mg/kg；二氢柯楠因碱小鼠腹腔注射的 LD_{50} 为 89 mg/kg；硬毛钩藤碱小鼠腹腔注射和静注的 LD_{50} 分别为 110 和 35 mg/kg；去氢硬毛钩藤碱小鼠腹腔和静注的 LD_{50} 分别为 134 和 33 mg/kg。每日灌胃 50 mg/kg，连续 14 日，钩藤未见内脏发生病理形态改变，但剂量加倍时可使出现轻度炎性病变，停药后可恢复。断乳大鼠灌服钩藤总碱50、100 mg/kg，连续 2 个月，小剂量组病理检查有肾脏轻度营养性障碍，大剂量组则可使动物死亡，死亡动物的心、肝、肾脏均有明显的病变。

【药性】　甘、微苦，微寒。归肝、心包经。

1.《别录》："微寒，无毒。"
2.《药性论》："味甘，平。"
3.《蜀本草》："味苦。"
4.《纲目》："初微甘，后微苦，平。手、足厥阴药。"
5.《玉楸药解》："味甘，微温。"

【功用主治】　息风止痉、清热平肝。主治小儿惊痫、夜啼、热盛动风，子痫，肝阳眩晕，肝火头胀痛，及伤寒头痛壮热，鼻衄口止。

1. 李当之："攻欬瘈。"(引自《本草汇言》)
2.《别录》："主小儿寒热，十二惊痫。"
3.《药性论》："主小儿惊痫，瘈疭热壅。"
4.《日华子》："治客忤胎风。"
5.《纲目》："治大人头旋目眩，平肝风，除心热，小儿内钓腹痛，发斑疹。"
6.《本草正》："清手厥阴之火，足厥阴、足少阳之风热。"
7.《本草述》："治中风瘫痪，口眼歪斜，及一切手足走注疼痛，肢节挛急。又治远年痛风瘫痪，筋脉拘急作痛不已者。"
8.《玉楸药解》："泻湿清热，止惊安悸。治木郁筋惕，惊悸。"
9. 张秉成《本草便读》："凉血。"
10.《全国中草药汇编》："清热，平肝，熄风，止痉。主治小儿高热，惊痫，抽搐，小儿夜啼，风热头痛，头晕目眩，高血压病，神经性头痛。"

【用法用量】　内服：煎汤，6~30 g，不宜久煎；或入散剂。

【宜忌】　脾胃虚寒者慎服。

1.《本草征要》："若大人有寒者，不宜多服。"
2.《本草新编》："最能益气，虚者勿投。"
3.《本草从新》："无火者勿用。"

【附方】　1. 治小儿卒得痫瘛　钩藤、甘草(炙)各半两。上锉碎，以水五合，煮取二合，分八服，日五夜三。(《小儿卫生总微论方》)

2. 治小儿惊痫，腹大项细　钩藤、甘草(炙)、人参、栝楼根各一分。上四味，粗捣筛，每服一钱匕，水一小盏，煎取五分，去滓，分温二服。空心，午后服，随儿大小加减。(《圣济总录》钩藤饮)

3. 治小儿惊热　钩藤一两、硝石半两，甘草一分(炙微赤，锉)。上药捣细，罗为散。每服以温水调下半钱，日三四服。量儿大小，加减服之。(《圣惠方》延龄散)

4. 治小儿盘肠内钓，啼哭而手足上撒，或弯身如虾者　钩藤、枳壳、延胡各五分，甘草三分。水半盏，煎 2 分服。(《幼科指掌》钩藤汤)

5. 治小儿夜啼　钩藤 6 g，蝉蜕 7 个，灯心 1 扎。水煎服。(《安徽中草药》)

6. 治妊娠胎动腹痛，面青冷汗，气欲绝者　钩藤钩、当归、茯神(去木)、人参各一钱，苦梗一钱五分，桑寄生一钱。上水煎服。烦热加石膏。(《校注妇人良方》钩藤饮)

7. 治风热目赤头痛　钩藤 12 g，赤芍 10 g，桑叶 10 g，菊花 10 g。水煎服。(《四川中药志》1979 年版)

8. 发斑疹　钩藤钩子、紫草茸各等分。上为细末，每服一字或五分，一钱。温酒调下，无时。(《小儿药证直诀》紫草散)

9. 治面神经麻痹　钩藤 60 g，鲜何首乌藤 125 g。水煎服。(《浙江民间常用草药》)

10. 治呕血　钩藤、隔山消、鸟不落各 10 g。水煎服。(《湘西苗药汇编》)

【临床报道】　1. 治高血压病　治疗 175 例，每日取钩藤 30 g，加水 1 000 ml，煎煮 10 分钟，早晚分服。对照组 37 例，口服复方降压片，每日 3 次，每次 2 片，以 30 日为 1 疗程。治疗后血压下降平均值 kPa(mmHg)：收缩压治疗组为 3.99~3.19(30~24)，对照组 5.72~4.52(43~34)；舒张压治疗组为 3.19~1.06(24~8)，对照组为 226~2.00(17~15)。治疗组 175 例中，Ⅱ期高血压病总有效率为 77.50%，Ⅲ期高血压病总有效率 73.33%；对照组高血压病总有效率为 72.97%，两组总有效率差异不显著。降压起效的时间，治疗组大多数为 3~4 星期，少数为 2 星期；而对照组少数为 1~7 日，大多数为 8~14 日。治疗组病史 5 年以内的降压有效率为 91.84%，而病史 10 年以上降压有效率为 64.29%，说明与病程长者效差。将治疗组按中医辨证分为痰湿壅盛、阴虚阳亢、阴阳两虚及肝火亢盛四型，其降压总有效率分别为 78.94%、65.22%、78.57%、96.24%，说明以肝火亢盛型最好，痰湿壅盛型次之。钩藤煎以煎煮 10 分钟为宜，超过 20 分钟后降压效果明显下降。

2. 治百日咳　以钩藤 6 g，薄荷 6 g，水煎服，每日 1 剂。共治 60 例，一般 3 剂后阵发性痉咳次数减少，持续时间缩短，6 剂后阵发性痉咳停止。

【各家论述】　1.《纲目》："钩藤，手、足厥阴药也。足厥阴主风，手厥阴主火。惊痫眩运，皆肝风相火之病。钩藤通心包于肝木，风静火熄，则诸证自除。""古方多用皮，后世多用钩，取其力锐尔。"

2.《本草汇言》："钩藤，祛风化痰，定惊痫，安客忤，治痘疹之药也。本草独治小儿寒热惊痫，手足瘈疭，口眼牵动。凡胎风客忤、天吊惊痰，幼科十二种惊风之证，用此通心胞、肝、胆三经，使风静火熄，则诸证自除矣。其味轻锋锐，其性捷利，祛风痰，开气闭，安惊痫于仓仁顷刻之际。""但久ináo便无力，俟他药煎熟十余沸，投入即起。"古法称微，去梗纯用嫩钩，功力十倍。"

3.《本草经疏》："钩藤，甘苦俱轻，气味悉和平者也。为手少阴、足厥阴要药。少阴主火，厥阴主风，风火相搏，则寒热、惊痫。此药气味甘、寒、直走二经，则风静火熄而肝心宁，寒热、惊痫自除矣。甄权主小儿惊啼、瘈疭热壅、客忤胎风者，亦此意耳。"

4.《本草新编》："钩藤，去风甚速，有风症者必宜用也。但风火之生，多因于肾水不足，以致木燥炎炎，于补肾药中，少用钩藤则风火易散，倘全不补阴，纯用钩藤以祛风散火，则风不能熄，而火且愈炽矣。"

5.《本草正义》："钩藤，自《别录》即以为专治小儿寒热，弘景且谓疗小儿，不入余方。盖气本轻清而性甘寒，最合于幼儿稚阴未充、稚阳易旺之体质。能治惊痫者，痫病皆肝动生风，气火上燔之病，此物轻清而凉，能泄火而能定风。甄权谓主小儿惊啼、瘈疭热壅，客忤胎风；濒湖谓治大人头旋目眩，平肝风，除心热，皆一以贯之。惟濒湖又谓其发斑疹，则本于钱仲阳之紫草饮。按仲阳之所谓斑疹，是痘疮及疹子，非今人时病中之所谓发斑，钩藤轻能透发，清能解热，而佐以紫草凉血活血，助其流动，又以酒辅之，能发亦能清火，洵是不亢不卑稳妥之法。"

3498 钩藤根 gōu téng gēn 《闽东本草》

【基原】 为茜草科钩藤属植物钩藤的根。

【原植物】 参见"钩藤"条。

【采收加工】 7～10月采挖，切片晒干。

【成分】 根含吲哚生物碱类：钩藤碱（rhynchophylline），异钩藤碱（isorhynchophylline），去钩藤碱（corynoxeine），异去氢钩藤碱（isocorynoxeine），硬毛钩藤碱（hirsutine），去氢硬毛钩藤碱（hirsuteine），柯楠因碱（corynantheine），二氢柯楠因碱（dihydrocorynantheine），缝籽嗪甲醚（geissoschizine methyl ether）和阿枯米京碱（akuammigine），β-育亨宾（β-yohimbine）。

【药性】 广州部队《常用中草药手册》："甘、苦、微寒。"

【功用主治】 舒筋活络，清热消肿。主治关节痛风，半身不遂，癫证，小儿高热，水肿，跌扑损伤。

1. 广州部队《常用中草药手册》："主治风湿性关节炎，坐骨神经痛。"

2.《江西草药》："清热平肝，活血通络。"

【用法用量】 内服：煎汤，15～24 g，大剂量可用 30～90 g。

【选方】 1. 治关节痛风 （钩藤）根250 g。加烧酒适量，浸1日后，分3日服。《浙江民间常用草药》

2. 治半身不遂 钩藤根120 g，五加根皮、枫荷梨根各60 g。水煎去渣，同老鹁鸭1只炖服。

3. 治精神分裂症（癫证） 钩藤根30 g，石菖蒲9 g。水煎服，每日1剂。

4. 治妊娠水肿 钩藤根45 g。水煎去渣，同鸡1只炖服。

5. 治跌打损伤 钩藤根150 g。水煎服，白酒为引。药渣捣烂外敷。（2～5方出自《江西草药》）

3499 看麦娘 kàn mài niáng 《救荒本草》

【异名】 路边谷、道旁谷（《青岛中草药手册》）、油草（《浙江药用植物志》）、棒槌草（《秦岭巴山天然药物志》）。

【基原】 为禾本科看麦娘属植物看麦娘的全草。

【原植物】 看麦娘 Alopecurus aequalis Sobol. [A. amurensis (Kom.) Kom.]

一年生草本。秆少数丛生，细瘦，光滑，节处常膝曲，高15～40 cm。叶鞘光滑，短于节间；叶舌膜质，长2～5 mm；叶片扁平，长3～10 cm，宽2～6 mm。圆锥花序圆柱状，灰绿色，长2～7 cm，宽3～6 mm；小穗椭圆形或卵状椭圆形，长2～3 mm；颖膜质，基部互相联合，具3脉，脊上有细纤毛；外稃膜质，先端钝，等大或稍长于颖，下部边缘相连合；芒约于稃体下部1/4处伸出，隐藏或外露；花药橙黄色。颖果长约1 mm。花、果期4～8月。

常生于海拔较低之田边及潮湿之地。我国大部分地区皆有分布。

【采收加工】 5～7月采收，晒干或鲜用。

【药性】 淡，凉。

1.《全国中草药汇编》："淡，凉。"

2.《浙江药用植物志》："淡，平。"

3.《秦岭巴山天然药物志》："辛，凉。"

【功用主治】 清热利湿，止泻，解毒。主治水肿，水痘，泄泻，黄疸型肝炎，赤眼，毒蛇咬伤。

1.《湖南药物志》："治水痘。"

2.《青岛中草药手册》："主治消化不良，小儿腹泻。"

3.《全国中草药汇编》："利水消肿，解毒。主治水肿。"

4.《浙江药用植物志》："清热解毒，消肿。主治蛇伤。"

5.《秦岭巴山天然药物志》："明目散翳，清火解毒。主治红眼，黄疸。"

【用法用量】 内服：煎汤，30～60 g。外用：捣敷；或煎水洗。

【选方】 1. 治水痘 看麦娘全草 30 g，野紫苏、芫荽菜各9 g。水煎服。《浙江药用植物志》

2. 治黄疸肝炎 棒槌草20 g，虎杖 20 g。水煎服。

3. 治小儿腹泻、消化不良 棒槌草适量。煎水洗脚。（2、3方出自《秦岭巴山天然药物志》）

【临床报道】 治小儿腹泻 取鲜草4～7棵，加水1 000 ml，煎至800 ml时停火，待水温降至42℃左右时，将患儿双足泡在药液中，医者捋起药液在患儿膝以下部分不停地洗，约10分钟，膝以上禁洗，1日2次。治疗90例。结果：治愈62例，好转24例，无效4例。

3500 矩圆线蕨 jǔ yuán xiàn jué 《泉州本草》

【异名】 大石韦（《浙江中药资源名录》）、笔梳剑（《泉州本草》）、中狭线蕨（《中国药用孢子植物》）。

【基原】 为水龙骨科线蕨属植物矩圆线蕨的全草。

【原植物】 矩圆线蕨 Colysis henryi (Bak.) Ching [Gymnogramme henryi Bak.]

植株高30～70 cm。根茎横生，密被褐色、卵状披针形鳞片，边缘有细锯齿。叶远生；叶柄长15～35 cm，禾秆色，以关节着生于根茎；叶片光滑，长圆披针形或卵状披针形，中部宽5～8 cm，向基部急变狭，楔形下延，渐尖头，全缘；叶脉在斜上的脉间成网状，内藏小脉分叉或单一。孢子囊群线形，在中脉两侧的侧脉间斜出，伸达叶边；无囊群盖。

生于海拔200～2 000 m的林下，成片聚生。分布于西南及江苏、浙江、湖北、广西等地。

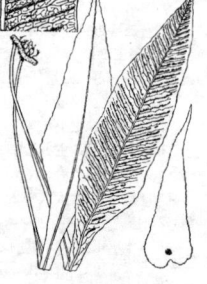

矩圆线蕨

【采收加工】 全年均可采收，晒干或鲜用。

【药性】《中国药用孢子植物》："甘，微寒。"

【功用主治】《中国药用孢子植物》："清热解毒，祛风除湿，利尿通淋。治关节炎，毒蛇咬伤，小便出血，肺热咳血，痈肿等。"

【用法用量】 内服：煎汤，15～30 g，鲜品 30～120 g。外用：捣敷。

【选方】 1. 治肺病咳血 鲜矩圆线蕨30～60 g。水煎，加冰糖少许，日服2次。

2. 治小便出血 鲜矩圆线蕨30～120 g。水煎，加红糖少许，日服2次。

3. 治小便不通 鲜矩圆线蕨60～90 g。水煎，加冰糖少许，日服2次。（1～3方出自《泉州本草》）

4. 治毒蛇咬伤 中狭线蕨30 g。酒煎服，药渣敷患处。

5. 治急性关节炎 中狭线蕨15～30 g。酒水煎服。（4、5方

出自《中国药用孢子植物》)

出自《中国药用孢子植物》)

3501 矩形叶鼠刺 *jǔ xíng yè shǔ cì*
《天目山药用植物志》)

【异名】 华鼠刺、老茶王(江西《草药手册》)、鸡骨柴、银牙连《浙江药用植物志》)、糯米树、青皮柴、女人柴《福建药物志》)。

【基原】 为虎耳草科鼠刺属植物牛皮桐的根或花。

【原植物】 牛皮桐 *Itea chinensis* Hook. et Arn. var. *oblong* (Hand.-Mazz.) Wu 又名:

长圆叶鼠刺《拉汉种子植物名称》)。

常绿灌木,高 2～6 m。枝有片状髓。叶互生,近革质;叶柄长 1.5～2 cm;叶片倒卵形或长圆状倒卵形,长6～12 cm,宽 2～4.5 cm,先端短渐尖,基部楔形或宽楔形,边缘密生小锯齿。总状花序长 7～12 cm;具柄状苞片;花萼 5 裂,裂片长三角形,先端尖,宿存;花瓣 5,镊合状排列,白色;雄蕊

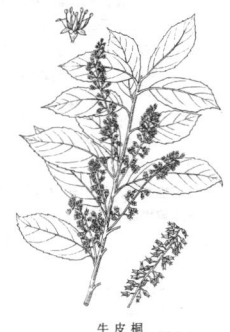

牛皮桐

5,1 轮,生于花盘边缘下方,花药椭圆形;子房上位,常呈 2 室,心皮合生,花柱连合,柱头微 2 裂,间 3 裂。蒴果 2 瓣裂,稀 3 裂,几全分离。种子多数,细小、线形,两端尖。花期 10 月,果期 9～10 月。

生于山坡杂木林中、溪沟边、山坡裸岩旁或林缘路边。分布于长江流域以南各地。

本植物的叶(矩形叶鼠刺叶)亦供药用,另设专条。

【采收加工】 9～10 月采根,切段晒干;夏季采花,晒干。

【药性】《全国中草药汇编》:"苦,温。"

【功用主治】 补虚,祛风湿,活筋骨。主治身体虚弱,劳伤乏力,咳嗽,产后关节痛,腰痛,白带,跌打损伤,骨折。

1.《全国中草药汇编》:"祛风除湿,滋补强壮,止咳,解毒,消肿。主治身体虚弱,劳伤脱力,产后风痛,跌打损伤,腰痛,白带,咳嗽,咽喉肿痛。"

2.《浙江药用植物志》:"接骨。主治骨折。"

3.《福建药物志》:"行气活血。"

【用法用量】 内服:煎汤,花 60～90 g,花 18～21 g。

【选方】 1. 治身体虚弱,劳伤乏力 矩形叶鼠刺根 60～90 g,加六月雪同煎,早晚饭前各服 1 次。

2. 治咳嗽兼喉痛 矩形叶鼠刺干花 18～21 g,煎汁,冲黄酒,加砂糖,每日早晚饭前各服 1 次。(1、2 方出自《天目山药用植物志》)

【临床报道】 治疗产后关节痛 矩形叶鼠刺 30 g,小二仙草、兰花参各 15 g。水煎服。治疗 103 例,痊愈 56 例,好转 42 例,无效 5 例。

3502 矩形叶鼠刺叶 *jǔ xíng yè shǔ cì yè*
《福建药物志》)

【基原】 为虎耳草科鼠刺属植物牛皮桐的叶。

【原植物】 参见"矩形叶鼠刺"条。

【采收加工】 7～10 月采收,鲜用。

【药性】 苦,温。

【功用主治】《福建药物志》:"止血。治外伤出血。"

【用法用量】 外用:捣敷。

3503 香艾 *xiāng ài*
《广西本草选编》)

【异名】 山风《全国中草药汇编》)。

【基原】 为菊科艾纳香属植物馥芳艾纳香的全草。

【原植物】 馥芳艾纳香 *Blumea aromatica* DC. [*Erigeron cochinchinense* Spreng.;*Conyza setschwanica* Hand.-Mazz.] 又名:香艾蒿《中国高等植物图鉴》)。

粗壮草本或亚灌木状,高 0.5～3 m。茎木质,有分枝,具粗沟纹,被微绒毛或上部花序轴披开展的密柔毛,杂有腺毛。叶腋常有束生的白色或污白色糙毛,节间长约 5 cm,在下部较短;下部近无柄,倒卵形、倒披针形或椭圆形,长 20～22 cm,宽 6～8 cm,先端短尖,基部渐狭,边缘有不规则粗细相间的锯齿或齿,有的 3～5 个细齿,叶面被疏糙伏毛,脉上的毛较密,杂有多数腺体,侧脉 10～16 对;中部叶倒卵状长圆形或长椭圆形,长12～18 cm,宽 4～5 cm,基部渐狭,下延,有时多少抱茎;上部叶较小,披针形或卵状披针形。头状花序多数,腋生和顶生,排成具柄的大圆锥花序;总苞圆柱形或近钟形;总苞片 5～6 层,绿色,外层长圆状披针形,背面被短柔毛和腺体,中层和内层线形,背面被疏毛;花托蜂窝状、流苏形;花黄色,雌花多数,花冠先端 2～3 齿裂,裂片有腺点,两性花花冠管状,向上渐宽,有腺体。瘦果圆柱形,有 12条棱,被柔毛;冠毛棕红色至淡褐色,糙毛状。花期 10 月至翌年3 月。

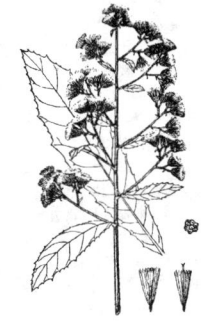

馥芳艾纳香

生于低山林缘、荒坡或山谷路旁。分布于西南、华南及福建、台湾等地。

【采收加工】 8～10 月采收,鲜用或切段晒干。

【药材】 香艾 *Blumeae Aromaticae Herba* 产于福建、台湾、广东、广西、四川等地。

性状 本品长 60～100 cm,茎分枝,密被浅黄色黏绒毛和腺毛,质较轻脆,易折断,断面圆形,皮部菲薄,髓部白色,占茎的大部分。老茎基部木质化,黑褐色,坚硬。单叶互生,完整叶片倒卵形或椭圆状倒披针形,先端渐尖,基部下延,有时有裂片,边缘有细锯齿,上面被疏糙毛,下面被黄褐色绒毛,在叶脉处较明显。头状花序顶生或腋生疏圆锥状,总苞半球状或近钟形,总苞片 4～5 层,矩圆状披针形。花朵平、蜂窝状。搓揉后有清香气,味辛、微苦。

【药性】《福建药物志》:"辛、微苦,温。"

【功用主治】《福建药物志》:"祛风止痒,活血消肿。治风湿关节痛,湿疹,皮肤瘙痒,外伤出血。"

【用法用量】 内服:煎汤,6～12 g;或浸酒。外用:煎水洗;或捣敷;或研末撒。

【选方】 治风湿性关节痛 香艾 9～15 g。浸酒或水煎冲酒服。《广西本草选编》)

3504 香叶 *xiāng yè*
《中国药用植物图鉴》)

【异名】 香艾《广西中药志》)。

【基原】 为牻牛儿苗科天竺葵属植物香叶天竺葵的茎叶。

【原植物】 香叶天竺葵 *Pelargonium graveolens* L'Herit.

多年生直立草本,高达 90 cm。茎基部木质,全株密被淡黄色长毛,具浓厚香味。叶对生或互生;叶柄长超过叶片,上部近等长;叶片宽心形至近圆形,掌状 5～7 深裂,裂片分裂为小裂片,边缘具不规则的齿裂。伞形花序与叶对生,柄短,直立;花小,几无柄;萼片披针形,被柔毛长,基部稍合生;花瓣玫瑰红或粉红,有紫色的脉纹,上面 2 片较大,长为萼片的 1 倍;雄蕊 10;雌蕊 1,子房 5 室,花柱 5。蒴果成熟时裂开,果瓣向上卷曲。花、果期 3～6 月。

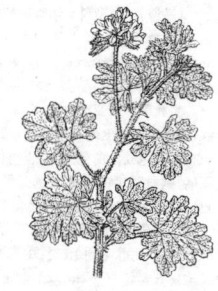

原产于非洲南部。我国各地均有栽培。

【栽培】 生物学特性 喜温暖湿润气候，不耐寒，较耐旱。喜阳光。以疏松肥沃的壤土栽培为好，耐弱碱土壤，但酸性土壤和黏质土壤和低洼地不宜栽培。忌连作。

香叶天竺葵

繁殖方法 扦插繁殖。长江流域以北不能露地越冬，作一年生植物栽培。直接扦插：于9、10月选健壮短枝作插穗进行扦插。育苗移栽法：冬季在温室或温床育苗，选一年生健壮枝条，长15 cm，具3～4个节，在沿节的下方削平，留顶叶1～2片，按株距5 cm×5 cm扦插，并需遮阳。经20日左右即能生根。翌年4月移栽，按行株距60 cm×50 cm开穴栽种。

田间管理 幼苗展叶时、分枝时、生长旺盛时需分别追施硫酸铵和过磷酸钙等。松土除草宜勤，春季宜浅，夏季宜深。遇雨季要做好开沟排水工作。

病虫害防治 病害有根腐病；虫害有蚜虫、红蜘蛛、菜青虫、白蚂蚁等为害，应加强防治。

【采收加工】 南方4月中、下旬开始，每隔3星期采收1次，一般上半年采收3～4次，下半年2～3次。采收方法，剪长枝、老枝、徒弱枝。留短枝、嫩枝、直立枝。可连续采收2～3年，有些地区则采收2～4年。

【成分】 全草含挥发油：芳樟醇（linalool），顺式玫瑰醚（cis-rose oxide），异薄荷酮（isomenthone），香茅醇（citronellol），甲酸香茅酯（citronellyl formate），愈创木烯（guaiene），此外还含α-蒎烯（α-pinene），反式玫瑰醚（trans-roseoxide），乙酸香茅酯（citronellyl acetate）等。

【药理】 1. 抗肿瘤作用 香叶挥发油中的魏牛儿醇对HL-60细胞有轻度诱导分化作用，香叶油和香茅醇对细胞毒性较大。腹腔注射发现香叶油、乙酸香茅酯、甲酸香茅酯、香茅醇、魏牛儿醇均可延长肉瘤S_{180}腹水型动物寿命，香茅醇作用最好。云南产香叶和香叶油可延长P_{388}型荷瘤动物寿命。乙酸香茅酯可延长瓦氏癌肉瘤腹水实体型动物寿命。甲酸香茅酯抗肿瘤活性较香葵油高70%。香叶治疗子宫颈癌局部应用对菜花状癌组织肉眼改变明显：精油可使宫颈癌细胞变性、坏死及脱落，与药物接触部位癌组织受影响最大，作用深度通常为癌变锥状上皮的2/3。香叶醇能抑制小鼠肝肿瘤细胞和黑色素瘤细胞的增生作用，其原理是通过抑制3-羟基-3-甲基戊二酸单酰辅酶A的还原酶活性，这个酶是甲羟戊酸合成的关键酶，从而抑制了细胞内甲羟戊酸的生成，导致细胞内甲羟戊酸数量的减少，限制了蛋白质的异戊烯化。用人的结肠癌细胞株作为研究对象，香叶醇能抑制70%结肠肿瘤细胞的生长，使细胞积累在细胞生长周期的S期，伴随抑制DNA合成酶的作用，也没发现细胞的溶解。香叶醇降低了细胞内鸟氨酸脱羧酶活性的50%，该酶是细胞内多胺生物合成的关键酶，导致丁二胺在细胞内的数量减少了40%，多胺能加强肿瘤细胞的生长。研究还表明，香叶醇激活了细胞内多胺的乙酰化，以致多胺的分解代谢增强。

2. 抗微生物活性 香叶油对16种细菌有抑制作用，尤其对革兰阳性菌的抑制更明显。香叶对23种细菌有抑制作用，乙酸香叶醋能抑制24种，且乙酰化后抑菌活性明显增强。在250×10^{-6}浓度下，香叶醇和香茅醇100%抑制细菌生长，香叶油为60%抑制。

3. 其他作用 每日1‰香葵精油以0.1 ml/kg给正常大鼠腹腔注射，连续6日，可显著降低末梢血中T淋巴细胞数，停药7日时T淋巴细胞仍继续下降。香叶醇能促进离体大鼠皮对5-氟尿嘧啶的透皮促进作用，它增加了药物的分配系数，也增加了其扩散系数，其中扩散过程是主要因素，用香叶醇后，透皮给药能力比对照提高了48倍左右。

毒性 2.5%香葵精油乳剂给小鼠腹腔注射的LD_{50}为0.293 9±0.039 g/kg。香葵精油对小鼠口服或腹腔注射均为弱蓄积作用。香葵精油对小鼠腹腔注射，累积剂量为LD_{50}的7.6倍，23日后观察可见脏器形成水肿、黏连、变形、变性，并有死亡，其中对肠刺激尤为为害。亚急性毒性试验中，每日300或100 mg/kg，隔日1次灌胃给予健康雄性犬，高剂量组给药60次，低剂量组给药30次，未见明显毒性表现。血象及肝、肾功能测定均基本正常，仅肝脏细胞和肾血管上皮细胞有轻度的变性反应。香葵精油每日1 200或600 mg/kg灌胃给予大鼠，连续30日，大小脑以及卵巢、睾丸均无病变，对胃黏膜、肝脏细胞的影响均很轻微。

【药性】 《广西中药志》："味辛，气香，性温散。"

【功用主治】 祛风除湿，行气止痛。主治风湿痹痛，疝气，阴囊湿疹，疥癣。

1. 《广西中药志》："全草治风湿，叶治疝气。"

2. 《四川中药志》1982年版："祛风除湿，理气止痛。用于阴囊湿疹，疥癣瘙痒。"

【用法用量】 内服：煎汤，9～15 g，鲜品30～45 g；或泡酒。外用：煎水洗，或捣烂敷。

【选方】 1. 治风寒湿痹，关节疼痛 香叶15 g，老鹳草15 g，石南藤15 g，红牛膝15 g，伸筋草15 g。上药用白酒500 g浸泡。每服20 ml。

2. 治疝气痛 香叶9 g，玄胡9 g，胡芦巴9 g，荔枝核9 g。水煎服。

3. 治阴囊湿疹，疥癣瘙痒 香叶30 g，藿香30 g，刺黄柏30 g。水煎浓汁，外涂患处。（1～3方出自《四川中药志》1982年版）

【临床报道】 治疗宫颈癌 ① 用香竺葵油治疗17例宫旁型宫颈癌患者，其中Ⅱ期9例，Ⅲ期6例，2例系Ⅲb期初用[60]钴外照射2个月及4个月未得控制，病理切片鳞癌16例，宫颈鳞状上皮增生不全角化合并继发感染1例。方法：香竺葵油胶丸口服，每次330 mg，每日3次，同时局部给予香竺葵油栓剂1 000～2 000 mg，每日1次。局部用药时先擦去宫颈阴道分泌物，用0.05%氯己定棉球清洗，再将栓剂置于宫颈肿瘤处，然后填塞纱条固定，使药物留8小时左右。30日为1个疗程，治疗30～90日不等。结果：显效5例，有效6例，无效6例。总有效率为64.7%。观察有效病例可见宫颈局部肿瘤呈不同程度缩小，但治疗前后病理检查均无变化。认为该制剂仅适合作辅助用药而不宜单独应用。② 另一组给予香叶天竺葵丸剂口服，每次360～440 mg，每日3次，局部用栓剂塞阴道，每日1次，每次500～1 000 mg（少数病例用至2 000 mg），棒剂（每支300 mg）塞颈管，共治宫颈癌43例，其中Ⅱ期局部用药33例，单纯局部用药10例，疗程15～110日不等。结果：临床近期治愈3例，显效10例，有效14例，无效16例，总有效率62.79%。

3505 香附 xiāng fù《纲目》

【异名】 雀头香《江表传》，莎草根《别录》，香附子《新修本草》，雷公头《纲目》，香附米《本草求真》，三棱草根《中药志》，苦羌头《中药材手册》。

【基原】 为莎草科莎草属植物莎草的根茎。

【原植物】 参见"莎草"条。

【采收加工】 春、秋采挖根茎，用火燎去须根，晒干。

【药材】 香附 Cyperi Rhizoma 主产于山东、浙江、福建、湖南、河南等地。以浙江、山东质量佳。

性状 根茎多呈纺锤形，有的略弯曲，长 2～3.5 cm，直径 0.5～1 cm。表面棕褐色或黑褐色，有纵皱纹，并有 6～10 个略隆起的环节，节上有未除净的棕色毛须及须根断痕，去净毛须者较光滑，质硬，经蒸煮者断面黄棕色或红棕色，角质样；生晒者断面色白而显粉性，内皮层环纹明显，中柱色较深，点状维管束散在。气香，味微苦。

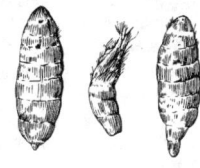

香附(根茎)外形

鉴别 (1) 根茎横切面：表皮细胞 1 列，棕黄色，其下为 2～3 层下皮细胞，壁稍厚；皮层维管束多数，紧靠表皮排列成环。皮层与中柱间内皮层明显；皮层散有叶迹维管束，外韧型，其外围也有内皮层。中柱维管束周木型，多数，散列。薄壁组织中散有多数类圆形分泌细胞，内含黄棕色分泌物。此外，薄壁细胞含淀粉粒。

粉末特征：淡棕色。分泌细胞类圆形，直径 35～72 μm，内含淡黄棕色至红棕色分泌物，其周围 5～8 个细胞作放射状环列。表皮细胞黄棕色，下皮纤维及厚壁细胞。下皮纤维成束，深棕色或红棕色，直径 7～22 μm，壁厚。厚壁细胞类方形、类圆形或形状不规则，壁稍厚，孔沟明显。石细胞少数，类方形、类圆形或类多角形，壁较厚。

(2) 薄层色谱 取本品粉末 1 g，加乙醚 5 ml，放置 1 小时，时时振摇，滤过，滤液挥干，残渣加醋酸乙酯 0.5 ml 使溶解，作为供试品溶液。另取 α-香附酮对照品，加醋酸乙酯制成每 1 ml 含 1 mg 的溶液作为对照品溶液。吸取上述两种溶液各 10 μl，分别点于同一硅胶 GF$_{254}$ 薄层板上，以苯-醋酸乙酯-冰醋酸(92∶5∶5)为展开剂，展开，取出，晾干，置紫外光灯(254 nm)下检视。供试品色谱中，在与对照品色谱相应的位置上，显相同的深蓝色斑点，喷以二硝基苯肼试液，放置片刻，斑点渐变为橙红色。

[成分] 根茎含挥发油：β-蒎烯(β-pinene)，莰烯(camphene)，桉叶素(1, 8-cineole)，柠檬烯(limonene)，对聚伞花素(p-cymene)，香附子烯(cyperene)，芹子三烯(selinatriene)，β-芹子烯(β-selinene)，α-香附酮(cyperone)，广藿香烯酮(patchoulenone)，α 及 β-莎草醇(rotunol)，香附醇(cyperol)，异香附醇(isocyperol)，香附醇酮(cyperolone)，考布松(kobusone)，异考布松(isokobusone)，4α, 5α-环氧-11-烯-3α-桉叶醇(4α, 5α-oxideoudesm-11-en-3α-ol)，香附子烯-2, 5, 8-三醇(sugetriol)，β-榄香烯(β-elemene)，丁香烯(caryophyllene)，α-葎草烯(a-humulene)，δ-毕澄茄烯(δ-cadinene)，δ-毕澄茄烯(δ-cadinene)，香附醇，广藿香烯酮乙酸酯(patchoulenyl acetate)，香附子烯-2-醇-8-醇乙酸酯(sugeonyl acetate)。又含鼠李素-3-O-鼠糖苷(1→4)吡喃鼠李糖苷〔rhamnetin-3-O-rhamnosyl(1→4)-rhamnopyranosi-de〕。

[药理] 1. 对子宫的作用 5% 香附流浸膏对豚鼠、兔、猫、犬等动物的离体子宫，不论已孕或未孕，均有抑制作用，使子宫平滑肌松弛，收缩力减弱，肌张力降低。香附石油醚部分分离得到的 α-香附酮能有效地抑制未孕大鼠离体子宫肌的自发性收缩，并呈剂量依赖关系。

2. 雌激素样作用 去卵巢大鼠试验证明，香附挥发油有轻度雌激素样活性，皮下注射或阴道内给药，可出现阴道上皮细胞完全角质化。在挥发油成分中，以香附子烯的作用最强，香附的这一作用可能是它治疗月经不调的主要依据之一。

3. 对中枢神经系统的作用 香附醇提取物对注射酵母菌引起的大鼠发热有明显的解热作用，其效价约为水杨酸钠的 6 倍。大鼠腹腔注射香附挥发油 0.1 ml/kg，可使大鼠正常体温下降，在 30 分钟时，降温作用最强。热板法试验证明，20% 香附醇提取物皮下注射，能明显提高小鼠痛阈，其所含三萜类化合物 5 mg/kg 小鼠灌服，镇痛效果与 30 mg/kg 的乙酰水杨酸相当，注射给药，效果更强。

香附醇提取物有安定作用，使小鼠自发活动减少、迟缓，并可消除大鼠的条件回避反射。对去甲吗啡引起的呕吐有保护作用。香附挥发油 0.03 ml 腹腔注射可协同阈下剂量戊巴比妥钠(20 mg/kg腹腔注射)对小鼠产生催眠作用。家兔静脉注射香附挥发油 0.050、0.075 及 0.100 mg/kg，以翻正反射消失为麻醉指标，平均麻醉时间依次为 9.0、15.0、28.5 分钟。静脉注射阈下剂量香附挥发油 0.035 mg/kg 可明显延长东莨菪碱 2 mg/kg 对家兔产生的麻醉作用时间。腹腔注射香附挥发油 0.1 ml/kg(1/3 LD_{50})对戊四唑引起的小鼠惊厥无保护作用。

4. 对肠道和气管平滑肌的作用 香附醇提取物 20 μg/ml 浓度时，对离体兔肠肠平滑肌有直接抑制作用，并可对抗乙酰胆碱、氯化钡和 5-羟色胺对肠肌的收缩作用，对组胺喷雾所致豚鼠支气管痉挛有保护作用。低浓度的香附挥发油可抑制离体家兔肠管的收缩。香附的有效成分 α-香附酮对引起的豚鼠回肠收缩的抑制作用最强，而对去甲肾上腺素的收缩未显抑制作用。

5. 对心血管系统的作用 香附挥发醇沉物在低浓度时对离体蛙心、及在体蛙、兔和猫心脏都具有强心和减慢心率作用，高浓度皮下注射，可使蛙心跳停止于收缩期，其总生物碱、苷类、黄酮类和酚类化合物的水溶液也都有强心和减慢心率的作用，同时使血压降低。香附乙醇提取物 20 mg/kg 给麻醉大静脉注射，血压缓慢下降，持续 0.5～1 小时，不影响肾上腺素和乙酰胆碱对血压的作用，但能部分阻断组胺的作用。

6. 抗病原微生物作用 香附挥发油，体外对金黄色葡萄球菌有抑制作用，对宋内痢疾杆菌亦有效，抗菌有效成分为香附子烯Ⅰ及Ⅱ。香附提取物对某些真菌亦有抑制作用。香附块茎的提取物对恶性疟原虫的半数抑制浓度(IC_{50})在 5～10 μg/ml。该抗疟有效物为 β-芹子烯的自动氧化产物，其抑制疟原虫的 IC_{50} 为 5.6 μg/ml。

7. 利胆作用 香附水煎剂 30 g(生药)/kg 十二指肠给药对正常大鼠有较强利胆作用，可促进胆汁分泌，提高胆汁流量，同时对由四氯化碳引起的肝损伤大鼠的肝细胞功能有保护作用。

毒性 香附毒性较小，饲料中加药比例不超过 25% 时，大鼠可以耐受，加药量达 30%～50% 时，动物生长受到一定抑制。香附醇提取物小鼠腹腔注射的 LD_{50} 为 1 500 mg/kg。三萜类化合物 (IV-B)小鼠腹腔注射的 LD_{50} 为 50 mg/kg。腹腔注射香附挥发油以寇氏法测得的 LD_{50} 为 0.297±0.019 ml/kg。

[炮制] 1. 香附 取原药材，除去毛须及杂质，碾成绿豆大粒块，或润透切薄片，干燥。生用上行胸膈，外达肌表，以理气解郁为主，多用于胸膈痞闷，胁肋胃脘疼痛等症。

2. 醋香附 取香附粒或片加入醋拌匀润闷至透，置锅内，用文火加热，炒干，取出放凉。每香附块或片 100 kg，用米醋 20 kg。醋炙能增强疏肝止痛和消食化滞的作用，可用于疝气疼痛、气滞出血、胃脘疼痛等症。

3. 香附炭 取香附粒或片，置锅内用武火炒至表面焦黑色，内部焦黄色，但须存性，喷淋清水，取出干燥。炒黑则止血。

4. 四制香附 取净香附碎块或片，用姜汁、盐水、黄酒、米醋拌匀，闷透，置锅内用文火加热，炒干取出放凉。每香附块或片 100 kg，用黄酒、米醋各 10 kg，生姜 5 kg，食盐 2 kg。

5. 酒香附 取香附碎块或片加黄酒拌匀，闷透，置锅内，用文火加热，炒干，取出放凉。每香附块或片 100 kg，用黄酒 20 kg。酒炒则行经络。香附在历史上曾有过多种炮制方法，沿用至近代，各地习用者只有上几种，目前以醋制香附应用较多。根据香附从临床上有调经止痛之效，以解郁、止痛为指标，比较生、制香附的作用，证明两者均有降低大鼠离体子宫张力、缓解子宫痉挛以及提高小鼠痛阈作用，但以醋制香附作用较强。醋蒸法优于醋炙法。

饮片性状 香附参见"药材"项。醋香附形如香附，表面色泽加深，带有斑点，略有醋气。香附炭形如香附，表面焦黑色，内呈焦褐色，有焦糊气。四制香附形如香附，表面深棕褐色，内呈黄褐色，具有清香气。酒香附形如香附，表面红紫色，带有焦斑，略有酒气。

贮干燥容器内，置阴凉干燥处，防蛀。醋香附、四制香附、酒香附、香附炭应密闭。香附炭应散热后贮存，防止复燃。

【药性】 辛、甘、微苦，平。归肝、三焦经。

1.《别录》："味甘，微寒，无毒。"

2.《本草衍义》："味苦。"

3.《珍珠囊》："甘、苦，阳中之阴。"

4.《滇南本草》："味辛，性微温。"

5.《医学入门》："辛、甘，气平，无毒。沉也，阴中阳也。"

6.《纲目》："辛、微苦、甘，平。足厥阴、手少阳药也。能兼行十二经、八脉气分。"

7.《雷公炮制药性解》："入肺、肝、脾、胃四经。"

【功用主治】 理气解郁，调经，安胎。主治胁肋胀痛，乳房胀痛，疝气疼痛，月经不调，脘腹痞满疼痛，嗳气吞酸，呕恶，经行腹痛，崩漏带下，胎动不安。

1.《别录》："主除胸中热，充皮毛，久服利人，益气，长须眉。"

2.《新修本草》："大下气，除胸腹中热。"

3.《医学启源》："快气。"

4. 李东垣："治一切气，霍乱吐泻腹痛，肾气膀胱冷气。"（引自《纲目》）

5.《汤液本草》："治崩漏。"

6.《滇南本草》："调血中之气，开郁气而调诸气，宽中消食，止呕吐，和中养胃，进食。"

7.《医学入门》："能去寒气及皮肤瘙疹，胸中虚热，消食下气，散郁逐瘀。"

8.《纲目》："散时气寒疫，利三焦，解六郁，消饮食积聚，痰饮痞满，跗肿，腹胀，脚气，止心腹、肢体、头、目、齿、耳诸痛，痈疽疮疡，吐血，下血，尿血，妇人崩漏带下，月候不调，胎前产后百病。"

9.《药性能毒》："开郁快气，（治）头痛、上气、胸塞、吞酸、虫积、妇人气病、带下。发汗。"

10.《医林纂要》："补肝，破郁，宣达气血，肝家主药，兼利三焦。""治疟、痢。"

【用法用量】 内服：煎汤，5～10 g；或入丸、散。外用：研末撒，调敷。

【宜忌】 气虚无滞，阴虚、血热者慎服。

1.《雷公炮炙论》："勿令犯铁。"

2.《汤液本草》："多用亦能走气。"

3.《本草经疏》："凡月事先期者，血热也，法当凉血，禁用此药。"

4.《本草汇言》："阴虚血燥火盛，真气衰微，干咳咯血，及血热经水先期者，法当用滋阴润养之药，误用香附，病必转甚。""性燥而苦，独用、多用、久用，反能耗气损血。"

5.《得配本草》："久服助火耗血散气，气虚作胀，血虚内热，月事先期，精血枯闭皆禁用。"

【选方】 1. 治一切气疾，心腹胀满，胸膈噎塞，噫气吞酸，胃中痰逆呕吐，及宿酒不解，不思饮食　香附子（炒去毛）三十二两，砂仁八两，甘草（爁）四两。上为细末。每服一钱，用盐汤点下。（《局方》快气汤）

2. 治脾胃不和，消食健脾，化痰顺气　香附一斤（酒浸炒），山楂肉一斤（饭上蒸），半夏曲四两（炒），萝卜子二两（炒）。共为细末，水叠为丸。白滚汤、姜汤随意服。（《婴童类萃》和中丸）

3. 治一切名利失意，抑郁烦恼，七情所伤，不思饮食，面黄形瘦，胸膈痞闷诸症　香附米一斤半（用瓦器炒令黄色，取净末一斤），茯神（去皮木，为末）四两。上为末，炼蜜丸弹子大。每服一丸，空心细嚼，白滚汤下，或降气汤下好。（《仁术便览》交感丹）

4. 治停痰宿饮，风气上攻，胸膈不利　香附（皂荚水浸）、半夏各一两，白矾末半两。姜汁、面糊丸，梧子大。每服三四十丸，姜汤随时下。（《仁存堂经验方》）

5. 治偏正头痛　川芎二两，香附子（炒）四两。上为末，以茶调服，得腊茶清尤好。（《澹寮方》）

6. 治头风头皮肿痛，两太阳穴疼及头旋眼晕　香附子（炒去毛）一两，大川芎一两，桂（去粗皮）半两，蝎梢二钱半。上为细末，每服二钱，水一盏，葱白二寸，山茶少许，煎至七分，食后服。（《叶氏录验方》蝎附散）

7. 治吐血　莎草根（去毛）五两，甘草一两（锉，炙）。上二味，粗捣筛。每服二钱匕，水一盏，煎取七分，去滓温服。（《圣济总录》香草汤）

8. 治鼻衄　香附子（为末），妇人发（烧灰），研匀，汤调方寸匕服。（《卫生易简方》）

9. 治尿血　香附子、新地榆等分。各煎汤，先服香附汤三五呷，后服地榆汤。（《全生指迷方》）

10. 治癞疝胀痛及小肠气　香附末二钱，以海藻一钱，煎酒，空心调下，并食海藻。（《濒湖集简方》）

11. 安胎　香附子（炒去毛），为细末。浓煎紫苏汤调下一钱。（《中藏经》铁罩散）

12. 治经候不调　香附子（带毛），一斤分作四份，一份好酒浸七日，一份米醋浸七日，一份小便浸七日，一份盐水浸七日，各焙干。上为细末，醋糊为丸，如梧桐子大。每服七十丸，空心食前，温酒送下。肥人只依本方服，并无加减；瘦人加泽兰叶、赤茯苓各二两重。（《瑞竹堂方》）

13. 治妇人白带，下元虚冷　香附子二两（醋煮），吴茱萸、白薇各一两，上为细末，酒糊为丸，如梧桐子大。每服五十丸，米汤下，空心服。（《普济方》香附丸）

14. 治消渴累年不愈　莎草根（去毛）一两，白茯苓（去黑皮）半两。上二味，捣罗为散。每服三钱匕，陈粟米饮调下，不计时候。（《圣济总录》莎草根散）

15. 治瘰疬流注肿块，或风寒袭于经络，结肿或痛　香附为末，酒和，量疮大小，做饼覆患处，以热熨斗熨之。未成者内消，已成者自溃。若风寒湿毒，宜用姜汁作饼。（《外科发挥》）

16. 治肝虚睛痛，冷泪羞明　香附子一两，夏枯草半两。为末。每服一钱，茶清调下，无时。（《简易方》补肝散）

17. 治牙齿疼痛，往来不歇　香附子四两，细辛半两。上锉碎。每服二钱，水一盏，煎至八分，去滓，稍热漱，冷则吐之再易。（《奇效良方》香附子散）

18. 治跌打损伤　炒香附 12 g，姜黄 18 g。共研细末。每日服 3 次，每次服 3 g，孕妇忌服。（徐州《单方验方新医疗法选编》）

【临床报道】 1. 治疗急性膀胱炎　香附 30 g，加水300 ml，煎至 200 ml，1 剂煎 2 次，两煎兑匀，1 次顿服，当日再如法服 2 剂，一般不超过 3 日。依此共治疗 98 例，服药后 92 例在 3 日内尿痛、尿频、尿急等症状消失，尿常规正常，随访 1 月内未复发。

2. 治疗原发性痛经　香附、当归各 10 g，共研细末，制成止痛散，加红糖 5～10 g 开水冲服，用于治疗原发性痛经 56 例，治愈率 97.14%，无不良反应。

3. 治疗子宫肌瘤　采用七制香附丸，6 g/次，2 次/日，口服。2 星期为 1 个疗程。治疗期间，停用其他药物，并注意忌食生冷、辛辣刺激性食物，保持精神舒畅，避免情志刺激。治疗 32 例，显效 20 例，好转 8 例，无效 4 例，总有效率 87.5%。

【各家论述】 1.《汤液本草》："香附子，益血中之气药也。方中用治崩漏，是益气而止血也。又能化去瘀血，是推陈也。"

2.《本草衍义补遗》："香附子，必用童便浸，凡血气药必用之，引至气分而生血，此阳生阴长之理也。"

3.《纲目》："香附之气，平而不寒，香而能窜，其味多辛能散，微苦能降，微甘能和。""生则上行胸膈，外达皮肤；熟则下走肝肾，外彻腰足。炒黑则止血，得童溲浸炒则入血分而补虚，盐水浸炒则入血分而润燥，青盐炒则补肾气，酒浸炒则行经络，醋浸炒则消积聚，姜汁炒则化痰饮。”“乃气病之总司，女科之主帅也。”

4.《本草述》：“香附主治诸证，当审其为血中之气病，乃中肯窾，不漫同于诸治气之味也。”“故上焦心包络所生病，如七情抑郁者能开之，以心包络主血也；中焦脾胃所生病，如霍乱吐逆及饮食积聚、痰饮痞满能畅之，以胃生血，脾统血也；下焦肝肾所生病，如膀胱连胁下气妨，如下血、尿血及女子崩漏、带下、月候不调等证，亦以胃脾为血之元，肝固血之藏，肾乃血之海也。”“此味于血中行气，则血以和而生，血以和生，则气有所依而健运不穷，是之谓生血，是之谓益气，非二义也。用此于补血味中，乃能使旧血和而新血生，即气虚而事补益者，亦借此为先导，去虚中之着，韩悉所谓去虚怯甚速之义也。”“香附子类谓调气之味，不知气之为病所因不一，如痞胀喘哕噫酸噎塞，又如胃脘痛或心腹痛，《局方》概同香燥用之，或砂仁，或沉香，或蕲艾、良姜辈，止可治虚寒或寒湿之病，而火热病气者种种不一，况寒湿之久则亦化火乎？如黄鹤丹之同黄连而用，其义不可思欤？”

5.《本草正义》：“香附，辛味甚烈，香气颇浓，皆以气用事，故专治气结为病。”“气结诸症，因肝胆横逆肆虐为多，此药最能调气，故濒湖谓之专入足厥阴。其实胸胁痹结，腹笥䐜胀，少腹结痛，以及诸疝，无非肝络不疏，所谓三焦气分者，合上中下而一以贯之，固无论其何经何络也。”

3506 香茅 xiāng máo 《纲目》

【异名】 茅香（《本草拾遗》），香麻（《本草图经》），大风茅（《岭南采药录》），柠檬茅（《种子植物名称》），茅草茶、姜巴茅（《贵州民间药物》），姜草、香巴茅（《四川中药志》），香茅草、风茅草（《广东中药》）。

【基原】 为禾本科香茅属植物香茅的全草。

【原植物】 香茅 *Cymbopogon citratus*（DC.）Stapf

多年生草本。秆粗壮，高达2 m。有柠檬香味。叶片长达1 m，宽15 mm，两面均呈灰白色而粗糙。佛焰苞披针形，狭窄，长1.5～2 cm，红色或淡黄褐色；伪圆锥花序线形至长圆形，疏散，具三回分枝，基部间断，其分枝细弱而下倾或稍弯曲以至弓形弯曲。第一回分枝具5～7节，第二回或第三回分枝具2～3节。总状花序孪生，长1.5～2 cm，具4节；穗轴节间，具稍长之柔毛，但其毛并不遮蔽小穗，无柄小穗两性，线形或披针状线形，无芒，锐尖；第一颖先端具2微齿，脊上具狭翼，背面微凹而在下部凹陷；脊间无脉，第二外稃先端浅裂，具短尖头，无芒，有柄小穗暗紫色。

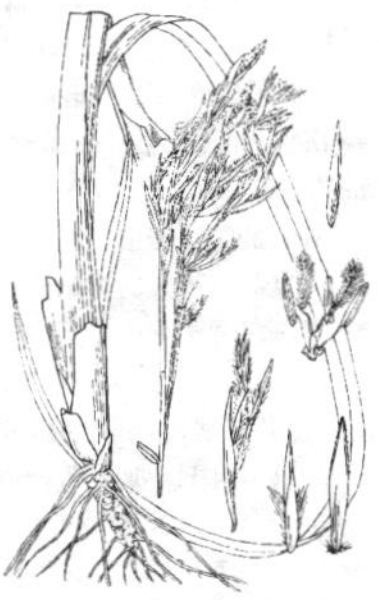
香 茅

我国华南、西南、福建、台湾地区有栽培。

本植物的花（香茅花）亦供药用，另设专条。

【采收加工】 7～10月采收，鲜用或切段晒干。

【药材】 香茅 *Cymbopogonis Citrati Herba* 我国南方如福建、广东、广西、浙江、四川、云南等地多有栽培。

性状 全草长可达2 m，秆粗壮，节处常被蜡粉。叶片条形，宽约15 mm，长可达1 m，基部抱茎；两面粗糙，均呈灰白色；叶鞘光滑；叶舌厚，鳞片状。全体具柠檬香气。

【成分】 叶含香茅素（cymbopogne），香茅甾醇（cymbopogonol）黄酮类：木犀草素（luteolin），木犀草素-6-*C*-葡萄糖苷（luteolin-6-*C*-glucoside），木犀草素-7-*O*-*β*-葡萄糖苷（luteolin-7-*O*-*β*-glucoside），木犀草素-7-*O*-新橙皮糖苷（luteolin-7-*O*-neohesperoside），异荭草素（homoorientin），2″-*O*-鼠李糖异荭草素（2″-*O*-rhamnosyl-homoorientin）。有机酸类：绿原酸（chlorogenic acid），咖啡酸（caffeic acid），对香豆酸（*p*-coumaric acid）。另含挥发油，内有*β*-柠檬醛（citral）即橙花醇（neral），香茅醛（citronellal），甲基庚烯酮（methyl-hepte-none），二戊烯（dipentene），月桂烯（myrcene）等。

【药理】 1. 抗菌作用 西亚药用植物香茅叶精油中的牻牛儿醛、橙花醛对革兰阳性菌、阴性菌皆有抑制作用。另一种成分月桂烯虽无抑制作用，但与上述两种成分混合有提高它们抑制作用的现象。香茅油低浓度可使大肠杆菌细胞内物质渗漏，表明它有损伤细胞膜的作用；高浓度还有使大肠杆菌去壁菌细胞胞浆凝固的作用等。香茅油在加速试验条件下，经受快速氧化，被氧化的油样品抗菌活性会降低。加入抗氧化剂，可增加油的抗菌活性。香茅精油对念珠菌属真菌的最低抑制浓度（*MIC*）为0.05%（*V*/*V*），对烟曲霉菌、石膏样小孢霉菌、须发菌的*MIC*分别为0.1%、0.08%、0.08%（*V*/*V*）。其中的柠檬醛抑制真菌活性较强，而香茅醛仅对念珠菌抑制活性较强，二戊烯和月桂烯无抑制真菌活性。香茅精油还具有杀真菌作用。

2. 杀蝇作用 香茅油对家蝇有较强的熏蒸活性，熏蒸毒力LC_{50}为6.580 1 μl/L，且表现出一定的触杀活性。

3. 抗炎、降压等作用 20%香茅煎剂15 ml/kg给大鼠口服，对角叉菜胶诱发的足跖肿抑制率达18.6%。大鼠静脉注射煎剂，给药后出现一过性降压作用，1～2 ml/kg作用短暂，3 ml/kg作用可持续35分钟以上，10%、20%香茅叶煎剂25 ml/kg给大鼠口服，有微弱的利尿作用。

【药性】 甘、辛，温。

1.《本草拾遗》：“味甘，平。”

2.《岭南采药录》：“味辛，气香。”

3.《四川中药志》1960年版：“性温，味辛，辣，无毒。”

【功用主治】 祛风通络，温中止痛。主治感冒头身疼痛，风寒湿痹，脘腹冷痛，泄泻，跌打损伤。

1.《开宝本草》：“苗、叶可煮作浴汤，辟邪气，令人身香。”

2.《岭南采药录》：“散跌打伤瘀血，通经络。头风痛，以之煎水洗。将香茅与米同炒，加水煎饮，立止水泻。煎水洗身，可祛风消肿，辟腥臭。提取其油，止腹痛。”

3.《四川中药志》1960年版：“除风湿，散凉寒。治筋骨疼痛及半身麻木，风湿疼痛，风寒湿全身疼痛。”

4.《广东中药》：“祛风消肿。主治头晕头风，风疾，鹤膝症，止心痛。”

5. 广州部队《常用中草药手册》：“主治胃痛，腹痛，腹泻，风湿肿痛，脚气，月经不调。”

6.《贵州草药》：“补虚，止咳，镇痛，宁心。”

7.《全国中草药汇编》：“主治产后水肿。”

【用法用量】 内服：煎汤，6～15 g。外用：水煎洗或研末敷。

【选方】 1. 治风寒湿全身疼痛 香茅0.5 kg。煎水洗澡。（《四川中药志》1960年版）

2. 治骨节疼痛 茅草茶、石错（即辣子青药）、土荆芥各30g。捣绒加酒少许，炒热包痛处。

3. 治胃痛 茅草茶30 g。煎水服。（2、3方出自《贵州草药》）

4. 治虚弱咳嗽 茅草茶60 g。煎水当茶服。（《贵州民间药物》）

3507 香菇 xiāng gū 《随息居饮食谱》

【异名】 香蕈（《日用本草》），合蕈、台蕈、台菌（《菌谱》），雷惊蕈、石蕈（《吴蕈谱》），椎蕈（《皇和蕈谱》），冬菇（刘波《中国药用真菌》），菊花菇（《全国中草药汇编》）。

【基原】 为白蘑科香菇属真菌香菇的子实体。

香菇 *Lentinus edodes* (Berk.) Sing.

菌盖半肉质,宽 5～12 cm,扁半球形,后渐平展,菱色至深肉桂色,上有淡色鳞片。菌肉厚,白色,味美。菌褶白色,稠密,弯生。柄中生至偏生,白色,内实,常弯曲,长 3～5(～9)cm,粗 5～9 mm,菌环以下往往盖有绒毛状鳞片,菌环窄而易消失。孢子无色,光滑,椭圆形,(4.5～5)μm×(2～2.5)μm。

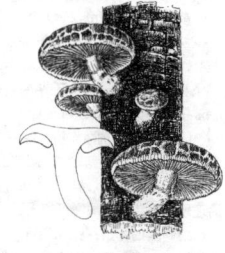

香菇

生于阔叶树倒木上。春季、冬季多人工栽培。分布于西南及浙江、安徽、福建、江西、湖北、广东、广西、台湾等地。

【栽培】 生物学特性 香菇营腐生生活,其孢子萌发的最适温度为 22～26 ℃。菌丝生长的最适温度为 25～27 ℃。子实体在 5～24 ℃范围内都可发生,最适温度为 10～16 ℃,菌丝在相对湿度 60%～70%范围内生长良好,子实体分化和生长则要求空气相对湿度达到 80%～90%。并具有适合的漫射光,没有光线决不形成子实体。偏酸性 pH3.7～3.8 是菇木酸碱度,有利于出菇。

培育技术 主要采用段木栽培与代料栽培。段木栽培:选择木质坚实、树皮较厚、不含芳香油质的阔叶树种,直径以 12～20 cm为宜。在深秋至冬初季节砍伐,截成 1～1.2 m木段,根据树种含水量适当干燥 15～30 日,使段木含水量达 40%左右,即可打孔接种。菇场选择有树荫或搭遮荫网的条件,郁蔽度掌握在 0.7 左右,地上撒一层双二粉和石灰,再铺厚 5～7 cm的砂石,2～4 月上旬用打孔器或电钻在段木上打出深 1.8 cm的接种穴,穴距 20～25 cm,横向距离 6～8 cm,两排作"品"字形排列。香菇菌有木屑菌种和木块菌种两种,接种时用纯菌种通过母种→原种→栽培种的三级菌种生产制作。将菌种接入接种穴,盖树皮盖后将菇木集中堆叠起来,堆叠的方式很多,常用的"井"字形,以石头垫底,距地面 20 cm左右,井字形一层层堆叠,堆高 1.5～1.6 m。

管理方法 从接种到出菇近 1 年时间的管理工作是非常重要的,要创造良好的温、湿、光、空气条件,促进菌丝在菇木中生长。在垛上盖小树技及塑料薄膜,保持温度在 20 ℃左右,夏季应去膜搭凉棚遮阴,天干喷水,每次要喷 1～2 小时。定植后 30～50 日开始翻堆,将菇木上下、左右、内外调换位置,雨水多的季节,每 10～15 日就应翻堆 1 次,降低湿度和温度,防止污染杂菌。当气温开始下降时,拆堆架木,将菇木浸水后刺激出菇,然后排成"人"字形或覆瓦式架,菇木间隔 10 cm,春秋气温在 18 ℃以下,相对湿度 80%～90%时可出菇,一般 1 年可采两季菇,夏季高温季节,菇木越夏养菌很少出菇,秋后采收后,将菇木堆起以避风向阳处,适当覆盖保温保湿养菌丝,为次年香菇高产创造条件,可连续采 2～3 年菇。

代料栽培:可用木屑、玉米芯、甘蔗渣、棉子壳等配制培养基,如棉子壳培养基配方为棉子壳 78%,麦麸 20%,石膏粉 1%,加水后拌匀,装入直径 10 cm、长 40～60 cm的塑料袋,旁开 4～5 个接种孔用胶布贴好,高压或常压灭菌后接入原种,放进 25～28 ℃的培菌室,3～4 日后移至 23～25 ℃的菇房,空气相对湿度提高到 80%,菌丝长满后可脱去袋,室温降到 18～20 ℃,相对湿度 90%,并加强通风,10 日左右即可出蕾,从 9 月底接种,11 月底可采收第一批香菇,然后加大温差,次年 1～2 月收二潮菇,此期菌筒已失水干燥,可将其泡在 15 ℃以下水中 10 小时,重新搬入菇房再生菌丝,准备采三潮菇。

【采收加工】 子实体长到六分成熟,边缘仍内卷曲、菌盖尚未全展开,就应该及时采收,然后用火烤、电烤或日晒干燥。野生者都于秋、冬及春季采收,晒干。

【药材】 香菇 *Edodes Lentinus* 产于浙江、安徽、江西、福建、台湾、湖南、湖北、广东、广西、四川、贵州、云南等地。

性状 菌盖半肉质,扁半球形,或平展,直径 4～12 cm。表面褐色或紫褐色,有淡褐色或褐色鳞片,具不规则裂纹。菌肉类白色或淡棕色。菌褶类白色或浅棕色。菌柄中生或偏生,近圆柱形或稍扁,弯生或直生,常有鳞片,上部白色,下部白至褐色,内实。柄基部较膨大。气微香,味淡。

【成分】 子实体含挥发性成分:1-辛烯-3-醇(1-octen-3-ol)、2-辛烯-1-醇(2-octen-1-ol)。肽类化合物及氨基酸:γ-谷氨酰基烟草香素(γ-glutamyl nicotianine)、醇母氨酸(saccharopine)。核苷酸:香菇嘌呤(eritadenine),三磷酸腺苷(adenosine triphosphate)、二磷酸腺苷(adenosine diphosphate)、5'-磷酸腺苷(5'-adenosine monophosphate)。甾体类:麦角甾醇(ergosterol),5,7-麦角甾二烯-3β-醇(ergosta-5,7-dien-3β-ol),多糖类:香菇多糖(lentinan)、葡聚糖(glucan),水溶性杂半乳聚糖(heterogalatan)。又含前维生素 D₂(provitamin D₂)、牛磺酸(taurine)、甲醛(formaldehyde)、2(*R*),3(*R*)-二羟基-4-(9-腺嘌呤基)丁酸[2(*R*),3(*R*)-dihydroxy-4-(9-adenyl) butyric acid]、2(*R*)-羟基-4-(9-腺嘌呤基)丁酸[2(*R*)-hydroxy-4-(9-adenyl) butyric acid]。

【药理】 1. 调节机体免疫 香菇多糖针剂小鼠皮下注射,可以增加小鼠体重,提高腹腔巨噬细胞的吞噬功能,促进小鼠外周血 E-玫瑰花结形成,增加小鼠体内淋巴细胞转化率。香菇多糖 KS-2 腹腔注射能明显增强小鼠脾抗体分泌细胞数,最佳给药剂量为 100 mg/kg。香菇多糖可增加小鼠腹腔巨噬细胞的绝对数量,体内给药后在第五日达到高峰。体内给药还能诱生 γ-干扰素(IFN),给药 12 小时血浆中 IFN 的浓度到高峰。当宿主机体注射香菇多糖(LNT)几小时后,一些具有生物活性的血清因子如急性期蛋白诱导因子、血管扩张和出血诱导因子、白介素 I 生成诱导因子和集落刺激因子的水平达到峰值。这些因子作用于淋巴细胞、肝细胞、血管内皮细胞和滑液或纤维细胞后,产生许多有效免疫应答,同时,导致胸腺内的 T 细胞趋于成熟、分化、增殖并向外周释放。LNT 能刺激小鼠腹腔巨噬细胞活化并释放大量 NO,同时细胞内谷胱甘肽含量随 NO 生成增加而减少,具有一定的相关性。

2. 抗肿瘤作用 香菇多糖对强诱变剂甲磺酸甲酯直接阻止 DNA 复制有很强的抑制作用,从而具抗诱变活性。LNT 对小鼠 S₁₈₀肉瘤有明显的抑制作用,当剂量为 0.5、2.5 g/kg时,抑瘤率为 17%、32%、42%,抑瘤率与剂量呈依赖关系。给昆明小鼠接种 H₂₂肝细胞 24 小时后腹腔注射 LNT,2 星期后 LNT 1 ml/只、2 ml/只组对 H₂₂抑瘤率分别为 29%、40%。两组剂量能延长小鼠的生存期。LNT 具有增强肿瘤浸润细胞(TIL)抗癌活性作用,IL-2 加 LNT 培养的肿瘤浸润细胞对自体瘤细胞、K₅₆₂和 Raji 细胞的杀伤活性,随着培养时间的延长而明显增加,培养 25 日对 3 种靶细胞的最大杀伤活性分别为 67.18 ± 14.73,71.25±15.86 和 66.15 ± 15.07。

3. 抗病毒作用 硫酸化香菇多糖可抑制艾滋病毒和人类 T 细胞白血病病毒Ⅰ型。香菇菌丝培养物中提取的 KS-2 对流感病毒 A₂ 感染的小鼠有保护作用。

4. 抗肝炎作用 香菇多糖有抗慢性肝炎的作用,T 细胞亚群功能低下及 IL-2 受体表达不足是慢性肝炎患者不能清除感染的重要原因。对慢性迁延性和慢性活动性肝炎,肌注香菇多糖注射液,每日 4 mg,治疗后 T 细胞亚群细胞,IL-2 受体表达细胞比治疗前增加 49.6%。也有报道香菇多糖对人体淋巴细胞 IL-2 分泌及 IL-2 受体表达具有双向调控作用。

5. 对血小板聚集的作用 香菇水煎醇沉提取物在体内外均有抑制腺嘌呤核苷二磷酸单钠盐诱导的家兔血小板聚集作用。

体外实验，在富含血小板血浆中，药物浓度为0.8 mg/ml时抑制血小板聚集作用非常显著。体内实验，静脉注射香菇提取物 30 mg/kg 后 5、30、60、120 和 360 分钟抑制血小板聚集作用，30 分钟显著，尔后各时间都非常显著。

6. 抗氧化作用　香菇的水提取物对过氧化氢有清除作用，其 CI_{50}（设清除率为 50%时，所需样品液的用量）为 802.25 μl，对黄嘌呤—黄嘌呤氧化酶体系产生的氧自由基及碱性连苯三酚体系的氧自由基皆有一定的清除作用。

毒性　小鼠口服 KS-2 急性毒性 $LD_{50} > 12\,500$ mg/kg。以香菇多糖注射液人用剂量 50 及 100 倍分别给犬和大鼠肌内注射，每日 1 次，连续 6 个月。运动外观、体重、肝肾功能、血常规、病理检查、电镜观察等均无异常发现。大鼠用药达人用量 400 倍时，肝脏出现轻度损害，犬和大鼠用药分别增至人用剂量 800 和 1 600 倍时，肝脏都出现明显损害。中、高剂量组大鼠肝脏损害，分别于停药后 4 星期和 9 星期，经病理及电镜观察证实已恢复正常。说明香菇多糖长期应用，在临床治疗范围内是相当安全的。

【药性】　甘，平。胃、胃经。

1.《纲目》：“甘，平，无毒。”

2.《医林纂要》：“甘，寒。”

3.《本草求真》：“专入胃。”

4.《本草再新》：“入肝经。”

【功用主治】　扶正，益气开胃，透疹，化痰，抗癌。主治正气衰弱，神疲乏力，纳呆，消化不良，胃肠不适的腹痛，贫血，佝偻病，高血压病，高脂血症，慢性肝炎，盗汗，小便不禁，水肿，麻疹透发不畅，荨麻疹、毒菇中毒，肿瘤。

1.《日用本草》：“主益气，不饥，治风破血。”

2.《本经逢原》：“大益胃气。”

3.《医林纂要》：“可托痘毒。”

4.《本草求真》：“大能益胃助食及理小便不禁。”

5.《食物考》：“开胃，通秘，破血，引毒。”

6.《本草求原》：“治湿热肿胀。”

7.《随息居饮食谱》：“治泄泻浊不禁。”

8. 刘波《中国药用真菌》：“化痰理气。”

9.《全国中草药汇编》：“经常食用可预防佝偻病，预防人体各种黏膜及皮肤的炎症，预防身体衰弱，毛细血管破裂，牙床以及腹腔出血等。”

10.《中国药用孢子植物》：“用于佝偻病、贫血、小便失禁、痘疮、麻疹不透、高血压病、扁桃体炎等。”

【用法用量】　内服：煎汤，6～9 g，鲜品 15～30 g。

【宜忌】　脾胃寒湿气滞者禁服。

1.《本草求真》：“（香蕈）性极滞濡，中虚服之有益，中寒与滞，食之不无滋害。”

2.《随息居饮食谱》：“痧痘后、产后、病后忌之，性能动风故也。”

【选方】　1. 治头痛，头晕　香菇煮酒，食之。

2. 治水肿　香菇 16 g，鹿衔草，金樱子根各 30 g。水煎服，每日 2 次。（1、2 方出自刘波《中国药用真菌》）

3. 治盗汗　香菇 15 g，酒适量，炖后调白糖服。

4. 治麻疹不透　香菇 15 g，桂圆肉 12 g。水煎服。（3、4 方出自《福建药物志》）

5. 种牛痘后用以表发　香菇（干品）6 g。水煎服，每日 2 次。（刘波《中国药用真菌》）

6. 治荨麻疹　香菇 15 g，酒适量。炖服。《福建药物志》

7. 治误食毒菌中毒　香菇（干品）90 g。水煮熟，食之。（刘波《中国药用真菌》）

【各家论述】　《本草求原》：“香蕈，祛风行血，香能散，故此治湿热肿胀，亦香能运胃之功。”

3508 **香蒲** xiāng pú 《本经》

【异名】　蒲《诗经》，睢、睢蒲《本经》，醮、醮石《吴普本草》，甘蒲《唐本草》，蒲草草《经效产宝》，鬼蜡烛《类证活人书》，水蜡烛《广东新语》，蒲（汪连仕《采药书》），蒲包草《纲目拾遗》，随手香《草木便方》，毛蜡烛《天宝本草》，芦烛、芦油烛《闽东本草》。

【基原】　为香蒲科香蒲属植物长苞香蒲、狭叶香蒲、宽叶香蒲或其同属多种植物的全草。

【原植物】　参见“蒲黄”条。

【采收加工】　春、夏季植株生长旺盛时割取全草，切段晒干。

【功用主治】　利尿通便，消痈。主治热结，大小便不利，乳痈。

《本草汇言》：“润燥凉血，去脾胃伏火。”

【用法用量】　内服：煎汤，3～9 g；研末或烧灰入丸、散。外用：捣敷。

1. 治小便不利　蒲灰七分，滑石三分。上二味杵为散。饮服方寸匕，日三服。《金匮要略》蒲灰散

2. 治产后妒乳并痈：蒲黄草，熟捣，敷肿上，日三度易之，并叶煎汁饮之亦佳，食之亦得。《经效产宝》

3509 **香蕉** xiāng jiāo 《纲目拾遗》

【异名】　蕉子《桂海虞衡志》，蕉果《本草求原》。

【基原】　为芭蕉科芭蕉属植物香蕉和大蕉的果实。

【原植物】　1. 香蕉 Musa nana Lour.

多年生草本，具匍匐茎。植株丛生，一般高不及 2 m，高型的达 4～5 m。假茎均浓绿而带黑褐，被白粉，尤以上部为多。叶柄短粗，通常长在 30 cm 以下，叶翼明显，张开，边缘褐红色或鲜红色。叶片长圆形，长（1.5～）2～2.2 m，宽 60～70 cm，先端钝圆，两侧对称，叶面深绿色，无白粉，叶背浅绿色，被白粉。穗状花序下垂，花序轴密被褐色绒毛，苞片外面暗紫色，雄花苞片不脱落，每苞片内有花 2 列；花乳白色或略带浅紫色，离生花被片近圆形，全缘，先端有锥状急

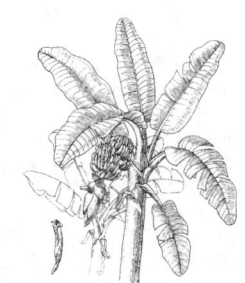

香蕉

尖，合生花被片的中间二侧生小裂片，长约为中央裂片的 1/2。最大的果丛有果 360 个之多，重可达 32 kg；一般的果丛有果 8～10 段，有果 150～200 个；果长圆形，长 15～25 cm，果棱明显，有 4～5 棱，先端渐狭，果柄短，果皮青绿色，果肉甜滑，无种子，花味特浓。花、果期全年。

福建、广东、广西、云南以及台湾等地有栽培。

2. 大蕉 Musa sapientum L. [M. paradisiaca L. var. sapientum(L.) O. Kuntze] 又名：甘蕉《南方草木状》，香蕉、香牙蕉、龙奶奶《纲目拾遗》，粉芭蕉《云南中药资源名录》，芭蕉（广东）。

与上种主要区别：叶柄甚伸长，长在 30 cm 以上，多白粉，叶翼闭合。穗状花序下垂，花序轴无毛，苞片卵形或卵状披针形，脱落，外面呈紫红色，内面深红色，每苞片有花二列，雄花脱落；花被片黄白色，合生花被片长 4～6.5 cm，离生花被片长约为合生花被片长之半，为透明蜡质，具光泽，长圆形或近圆形，先端具小突尖、锥尖或卷曲一囊。果序由 7～8 段至数十段的果束组成。果长圆形，按长宽比例较短粗，果身直或微弯曲，棱角明显，果肉细腻，结实，未成熟前味涩，成熟时味甜或略带酸味，但缺香气或微具香气，无

种子或其少数种子。花、果期全年。

我国福建、广东、广西、云南及台湾等地均有栽培。原产印度、马来西亚等地。

以上两种植物的根(香蕉根)、果皮(大蕉皮)亦供药用,另设专条。

【采收加工】 果实将成熟时采收,鲜用或晒干。

【成分】 大蕉果实含甾体类:14α-甲基-9β, 19-环-5α-麦角-24(28)-烯-3β-醇〔14α-methyl-9β, 19-cyclo-5α-ergost-24(28)-en-3β-ol〕,31-去甲环鸦片甾烯酮(31-norcycloloaudenone)。另含多巴胺(dopamine),肾上腺素(epinephrine),去甲肾上腺素(norepinephrine),5-羟色胺(serotonin),蛋白质(protein),枸橼酸(citric acid),磷酸烯醇丙酮酸化酶(PEPC)。

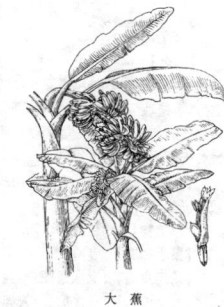

大 蕉

种子含黄酮类:黄烷-3, 4-二醇类成分:左旋-(2S, 3S, 4R)-2, 3-顺式-3, 4-反式-4′, 7-二羟基黄烷-3, 4-二醇〔(−)-(2S, 3S, 4R)-2, 3-cis-3, 4-trans -4′, 7-dihydroxyflavan, 4-diol〕,左旋-(2S, 3R, 4R)-2, 3-反式-3, 4-顺式-4′, 7-二羟基黄烷-3, 4-二醇〔(−)-(2S, 3R, 4R)-2, 3-trans-3, 4-cis-4′, 7-dihydroxyflavan-3, 4-diol〕,左旋-(2S, 3R, 4R)-2, 3-反式-3, 4-顺式-4′-羟基黄烷-3, 4-二醇〔(−)-(2S, 3R, 4R)-2, 3-trans-3, 4-cis-4′-hydroxyflavan-3, 4-diol〕,左旋-(2S, 3S, 4R)-2, 3-顺式-3, 4-反式-4′, 5, 7-三羟基黄烷-3, 4-二醇〔(−)-(2S, 3S, 4R)-2, 3-cis -3, 4-trans-4′, 5, 7-trihydroxyflavan-3, 4-diol〕。

果皮含 31-去甲环鸦片甾烯酮,β-谷甾醇(β-sitosterol),棕榈酸环木菠萝烯醇酯(cycloartenyl palmitate)。

【药理】 1. 抗溃疡作用 大鼠灌胃 6 g/kg 香蕉粉对应激性和消炎痛(吲哚美辛)胃溃疡模型有良好的保护作用,其溃疡抑制率分别为50%、38%。对乙酸法慢性胃溃疡模型有明显促进愈合作用,其溃疡抑制率为72%。

2. 抗氧化和释胆固醇作用 新鲜香蕉在体外对 ROO・、$O_2^-・、・OH, H_2O_2$ 均有清除作用,清除率分别为81.8%、54.5%、72.1%和68.8%,在体内可明显降低人血浆极低密度脂蛋白(VLDL)、低密度脂蛋白(LDL)和高密度脂蛋白(HDL)中过氧化脂质水平。给雄性大鼠喂饲含猪油(50 g/kg)及胆固醇(5 g/kg)饲料,观察大蕉果肉的释胆固醇作用,当冻干的大蕉果肉 300~500 g/kg 掺入饲料时,显示明显的降胆固醇作用,有效成分为大蕉果肉中水溶及水不溶纤维部分(除纤维素外)。

3. 其他作用 从未成熟的香蕉中分离的食物纤维素作为天然清洁剂残渣能改变喂饲河游离胆固醇及胆固醇饮食大鼠的主动脉中的甘油氨基葡萄糖浓度,同时降低了主动脉中β-葡萄糖醛酸酶(9.5%)及氨基己糖酶(19.7%)的活性。

【药性】 甘,寒。

1.《新修本草》:"味甘,冷。"

2.《纲目》:"甘,大寒,无毒。"

3.《医林纂要》:"甘,寒,微涩。"

【功用主治】 清热,润肺,滑肠,解毒。主治热病烦渴,肺燥咳嗽,便秘,痔疮。

1.《日用本草》:"生食破血,合金疮,解酒毒;干者解肌热烦渴。"

2.《纲目》:"除小儿客热,压丹石毒。"

3.《本草求原》:"止渴润肺解酒,清脾滑肠;脾火盛者食之,反

能止泻止痢。"

4.《现代实用中药》:"治便秘,高血压病,血管硬化等。"

5.《福建药物志》:"治大便秘结,痢疾,扁桃体炎。"

【用法用量】 内服:生食或炖熟,1~4 枚。

【选方】 1. 治咳嗽日久 香蕉 1~2 只。冰糖炖服,每日 1、2 次,连服数日。(《食物中药与便方》)

2. 治痔及便后血 香蕉 2 个。不去皮,炖熟,连皮食之。(《岭南采药录》)

3. 治高血压病血管硬化,大便秘结,手指麻木 每日吃香蕉3~5 只。(《现代实用中药》)

4. 治扁桃体炎,痢疾 未成熟香蕉果2个。切片,加冰糖适量,水炖服。(《福建药物志》)

3510 香橼 xiāng yuán《本草图经》

【基原】 为芸香科柑橘属植物枸橼与香圆的成熟果实。

【原植物】 1. 枸橼 *Citrus medica* L. 又名:钩缘子《南方草木状》,香泡树,香橼柑。

常绿小乔木或灌木。枝有短硬棘刺,嫩枝光滑,带紫红色。单叶互生,革质;具短柄,无叶翼或略有痕迹,与叶片间无明显关节;叶片长圆形或倒卵状长圆形,长 8~15 cm,宽 3.5~6.5 cm,先端钝或短锐尖,基部宽楔形,边缘有锯齿,具半透明的油胞点。总状花序,3~10 朵花生于叶腋;两性花或因雌蕊退化成雄花,具短柄;花萼杯状杯状,上端 5 浅裂;花瓣 5,内面白色,外面淡紫色;雄蕊 30~60;雌蕊 1,子房 10~13 室,每室有胚珠多数,花柱短肥大,宿存,柱头头状。

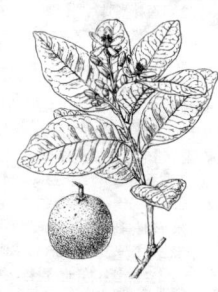

枸 橼

柑果长圆形、卵形或近球形,长 10~25 cm,先端有乳头状突起,果皮粗糙或平滑,熟时柠檬黄色,芳香,瓤囊小。种子卵圆形,表面平滑。花期 4 月,果期 10~11 月。

江苏、浙江、福建、中南、四川、云南、台湾等地皆有栽培。

2. 香圆 *C. wilsonii* Tanaka

常绿乔木,高 9~11 m。分枝较密,有短刺。单身复叶互生;叶柄有倒心形宽翅,长为叶片的 1/3~1/4;叶片革质,椭圆形或长圆形,长5~12 cm,宽 2~5 cm,先端短而钝或渐尖,微凹头,基部短圆,全缘或有波状锯齿,两面无毛,有半透明油腺点。花单生或簇生,也有成总状花序,花白色;雄蕊 25~36;子房10~11 室。柑果长圆形、圆形或扁圆形,先端有乳头状突起,果皮通常粗糙而有皱纹或平滑,成熟时橙黄色,有香气。种子多数。花期 4~5 月,果期期 10~11 月。

江苏、浙江、安徽、江西、湖北、四川、陕西等地有栽培。

以上两种植物的叶(香橼叶)、根(香橼根)和果实之蒸馏液体(香橼露)亦供药用,另设专条。

【栽培】 生物学特性 喜温暖湿润气候,怕严寒,不耐严寒。以土层深厚,疏松肥沃,富含腐殖质、排水良好的砂质壤土栽培为宜。

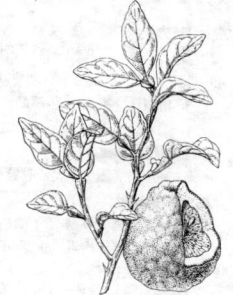

香 圆

繁殖方法 种子繁殖或扦插繁殖。种子繁殖：10月选成熟果实，切开取出种子，洗净，晾干，随即播种；或将种子用湿沙层积贮藏，春季播种。按行距30 cm开条沟，将种子均匀播入，覆土，浇水。培育2～3年定植。扦插繁殖：选2～3年生枝条，除去棘刺，剪成18 cm左右的小段，在春季高温高湿季节扦插。按行距30 cm开条沟，株距12 cm，斜插，将插穗露出地面1/3，覆土，压紧，浇水。培育1～2年定植。移栽，春季按行株距3 m×3 m开穴，每穴栽苗1株，覆土压紧，浇水。

田间管理 每年中耕除草、施肥2、3次。5～9月施人畜粪为主，可追施稀液饼肥；冬季增施过磷酸钙，可行开沟环施；修剪要剪去徒长枝、过密枝。结果期要插设支柱。

病虫害防治 病害有煤烟病为害叶、枝梢、果实。虫害有吹棉介壳虫，可用天敌大红瓢虫防治；亦可喷松脂合剂，冬季稀释8～10倍，夏季稀释20倍液。此外，还有天牛、红蜘蛛、蚜虫。

【采收加工】 定植后4～5年结果，9～10月果实变黄成熟时采摘，用糠壳堆1星期，待皮变金黄色后，切成1 cm厚，摊开曝晒，遇雨天可烘干。

【药材】 香橼 *Citri Fructus* 枸橼主产于云南、广西、四川等地；香圆主产于江苏、浙江。

性状 枸橼 为圆形或长圆形片，直径4～10 cm，厚0.2～0.5 cm。横切面外果皮黄色或黄绿色，边缘呈波状，散有凹入的油点；中果皮厚1～3 cm，黄白色，有不规则的网状突起的维管束；瓤囊10～17室。纵切片中心柱较粗壮。质柔韧。气清香，味微甜而苦辛。

香圆 为类球形，半球形或圆片，直径4～7 cm。表面黑绿色或黄棕色，密被凹陷的小油点及网状隆起的粗皱纹，顶端有花柱残痕及隆起的环圈，基部有果梗痕迹。质坚硬。剖面或横切薄片，边缘油点明显；中果皮厚约0.5 cm；瓤囊9～11室，棕色或淡红棕色，间或有黄白色种子。气香，味酸而苦。

鉴别 粉末特征：枸橼 浅绿色。表皮细胞类方形或多角形，气孔类圆形。中果皮细胞圆形或不规则形，壁不均匀增厚，壁厚6～18 μm(不加热测量)。瓤囊表皮细胞长方形，壁稍厚。草酸钙方晶易见。螺纹及网纹导管直径8～20 μm。油室碎片可见。

香圆 淡棕黄色。表皮细胞多角形或不规则长方形，长6～16 μm，壁薄。气孔副卫细胞5～8个。中果皮细胞壁厚3～10 μm，草酸钙方晶长6～22 μm。导管为螺纹或孔纹。油室大小悬殊，径向长360～1 170 μm，切向长195～520 μm。

【成分】 1. 枸橼 果实含橙皮苷(hesperidin)；有机酸：琥珀酸(succinic acid)，枸橼酸(citric acid)，苹果酸(malic acid)；挥发油：乙酸芳樟醇酯(linalyl acetate)，右旋柠檬烯(limonene)，柠檬醛(citral)，水芹烯(phellandrene)，柠檬油素(citropten)等。果实中还含β-谷甾醇(β-sitosterol)，胡萝卜苷(daucosterol)和三萜苦味素类化合物枸橼苦素(citrusin)。

种子含黄柏酮(obacunone)，黄柏内酯(obaclac tone)。

2. 香圆 果皮中含胡萝卜素类成分：堇黄质(violaxan thin)，叶黄素环氧化物(lutein epoxide)，羟基-α-胡萝卜素(hydroxy-α-carotene)，新黄质(neoxanthin)，β-阿朴-8-胡萝卜醛(β-apo-8-carotenal)，β-胡萝卜素氧化物(mutatochrome)，η-胡萝卜素(η-carotene)，异堇黄质(auroxanthin)，黄体呋喃素(luteoxanthin)，玉米黄质(mutatoxanthin)，隐黄素(cryptoflavin)，六氢番茄烃(phytofluene)以及多量的维生素类活性物质。含生物碱：辛弗林(synephrine)，N-甲基酪胺(N-methyltyramine)。

【炮制】 1. 香橼 取净个药材，洗净，润透，去瓤，切厚片，干燥；或取厚片，除去杂质，喷淋清水，润透，切丝，晒干。

2. 炒香橼 取净香橼片，置锅内，用文火炒至微焦，取出放凉。

3. 麸炒香橼 取麸皮撒入热锅内，用中火加热，候冒烟时，加入净香橼片或丝，拌炒至淡黄色，取出，筛去焦麸皮及瓤皮，放凉。

饮片性状 香橼参见"药材"项。炒香橼形如香橼，表面黄色，质焦微，气香。麸炒香橼形如香橼，表面淡黄，质微，略具麸香气。

贮干燥 容器内，炒香橼、麸炒香橼密闭，置阴凉干燥处。

【药性】 辛、苦、酸，温。归肝、肺、脾经。

1.《本草经集注》："温。"

2.《新修本草》："性冷。"

3.《本草拾遗》："味辛、酸，性温。"

4.《饮膳正要》："味酸，甘，平，无毒。"

5.《本草通玄》："苦、酸，辛。"

6.《冯氏锦囊》："苦，温，无毒。入肺、脾二经。"

7.《本草再新》："入肝、脾、肺三经。"

【功用主治】 理气降逆，宽胸化痰。主治胸腹满闷，胁肋胀痛，咳嗽痰多。

1.《本草拾遗》："去气，除心头痰水。"

2.《饮膳正要》："下气，开胸膈。"

3.《滇南本草图说》："(治)痰气咳嗽。煎汤，治下气痛。"

4.《本草通玄》："理上焦之气，止呕逆，进食，健脾。"

5.《医林纂要》："治胃脘痛，宽中顺气，开郁。"

6.《本草再新》："平肝舒郁，理肺气，通经利水，治腰脚气。"

7.《本草求原》："除膀胱，久哮。"

8.《本草省常》："下气，消食，化痰，解酒。散愤满之气，除恶浊之气。"

9.《随息居饮食谱》："下气，醒胃豁痰，辟恶解醒，消食止痛。"

【用法用量】 内服：煎汤，3～6 g；或入丸，散。

【宜忌】 虚人慎服。

1.《本草通玄》："香圆性虽中和，单用，多用亦损正气。"

2.《本草求原》："痢久气虚勿服。"

3. 张乘成《本草便读》："香圆皮，虽无橘皮之温，而究属香燥之品，阴虚血燥之人仍当禁用耳。"

【选方】 1. 治膨胀 陈香橼一枚(连穰)，大核桃肉二枚(连皮)，缩砂仁二钱(去膜)。各煅存性为散，砂糖拌调。空心顿服。《本经逢原》

2. 治咳嗽 香橼(去核)，薄切作细片。以时酒同入砂瓶内，煮令熟烂，自昏至五更为度，用蜜拌匀。自睡中唤起，用匙挑服。《养疴漫笔》

3. 治三日疟 陈香橼一枚，去顶皮，入研细明雄黄，同内火煅之，取出研极细。每服七分，干咽下，用无水。《华佗神医秘传》

4. 治头风 香橼不拘新旧一枚(切开)，鸭蛋一枚(煮熟，切两半)，塞入香橼内。每边包在太阳穴上，得热即愈。《串雅外编》

【各家论述】 《本草求原》："香橼、佛手是两种，俱辛苦甘，温，无毒。佛手形如指掌，专破滞气，治下痢后重，功专于下。香橼无指，甘香尤胜，兼破痰水，治咳嗽气壅，除膀胱。"

3511 **香薷** xiāng rú（《别录》）

【异名】 香菜（《千金方》），香菜、香戎（《食疗本草》），石香薷（《四声本草》），石香薷、香茸（《本草图经》），紫花香菜（《履巉岩本草》），蜜蜂草（《纲目》）。

【基原】 为唇形科石荠苧属植物江香薷或华荠苧的带根全草或地上部分。

【原植物】 1. 江香薷 *Mosla chinensis* Maxim. cv. *jiangxian-gru*

直立草本，茎高55～65 cm。基部分枝较长，向上分枝渐短。茎四棱形，基部类圆形，中上部茎具细浅纵槽数条，四棱上疏生柔毛，槽内为卷曲柔毛。叶对生：叶柄长0.7～1 cm，被小纤毛；叶片披针形，长3～6 cm，宽0.6～1 cm，先端渐尖，基部渐狭，边缘具

5～9个锐浅锯齿，侧脉明显，上面黄绿色，被短柔毛，间有长绵毛，下面较淡，两面均具凹陷腺点。总状花序密集成穗状，长2～3.5 cm；苞片覆瓦状排列，倒卵圆形或圆形，先端短尾尖，全缘，中面上半部被疏柔毛，下面密被白色长柔毛，上半部密生凹陷腺点，边缘具长睫毛，脉7～9条，自基部掌状生出。花梗被短柔毛。花萼钟形，萼齿5，钻形或披针形，近相等，约为全长的2/3，果时基部膨大；发育二药室近相等，花丝极短，着生于花冠筒内；柱头2裂，反卷；花盘前方指状膨大。小坚果扁圆球形，表面具疏纹理，网眼内平坦，具疣状突起。花期6月，果期7月。

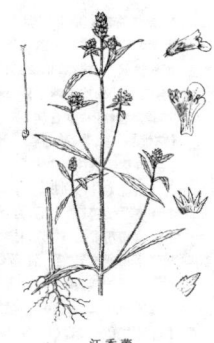

江香薷

栽培于江西宜春、新余等地。

2. 华荠苧 M. chinensis Maxim. [Orthodon chinensis (Maxim.) Kudo] 又名：石香薷《中药材品种论述》。

与江香薷极相似，但叶呈线状披针形，长1.8～2.6 cm，宽0.3～0.4 cm，边缘具疏锯齿3～4个；苞片多为5条脉；冠筒内基部具2～3个乳突状或短棒状毛茸；退化雄蕊多不发育，2药室，一大一小。小坚果具深穴状或针刺状雕纹，穴窝内具腺点。

野生于草坡或林下，海拔至1 400 m。分布于华东、中南、贵州、台湾。

【栽培】 生物学特性 适应性较强，喜温暖环境，对土壤要求不严，以排水良好、疏松肥沃的土壤为宜。低洼易积水地不宜栽培，不宜重茬。

繁殖方法 种子繁殖。4月间条播，开沟深约3 cm，均匀播种，覆土1.5 cm，轻轻镇压，2星期左右出苗。苗高6～9 cm，按株距6～9 cm留苗。6月可追肥1次，用稀释的粪尿或化肥，施后浇水。

田间管理 幼苗出土后，适当松土除草，保持畦间湿润。苗高6～9 cm时间苗、补苗。苗高12～15 cm时，进行追肥，每厘施硫酸铵7.5 kg左右。追肥后浇水，开花后有1/3种子成熟时，停止浇水。

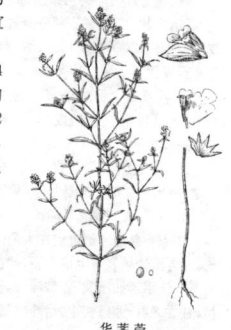

华荠苧

【采收加工】 7～9月茎叶茂盛，花初开时采割，阴干或晒干，捆成小把。

【药材】 香薷 Moslae Herba 产于江西、广西、湖南、四川、安徽、浙江、江苏、湖北、广东、福建、山东，以江西产量大。

性状 全体长30～50 cm，基部紫红色，上部黄绿色或淡黄色，全体密被白色茸毛。茎方柱形，直径1～2 mm，节明显，节间长4～7 cm；质脆，易折断。叶对生，多皱缩或脱落，叶片展平后呈长卵形或披针形，暗绿色或黄绿色，边缘有疏锯齿。穗状花序顶生或腋生，苞片宽卵形，脱落或残存；花萼宿存，钟状，淡紫红色或灰绿色，先端5裂，密被茸毛。小坚果4，近圆球状，具网纹，网间部下凹呈浅凹状。气清香而浓，味微辛而凉。

鉴别 (1) 叶表面观：上、下表皮均有毛茸；气孔直轴式。叶肉细胞黄绿色，有的含黄色油滴，并可见细小草酸钙方晶。非腺毛有两种：一种为2～8细胞，常有一个细胞缢缩，或下部细胞较大，顶端细胞骤然似针刺状，壁有疣状突起或细条纹理；另一种单细胞，较短。腺鳞头部6、8或10细胞，柄单细胞，极短；偶有头部1～2细胞，柄1(～2)细胞的小腺毛。

(2) 薄层色谱：取本品粉末100 g，置挥发油测定器中蒸馏，取挥发油一定量，用乙醚制成10%溶液，作供试液。取供试液与照品香荆芥酚和麝香酚溶液，分别点样于同一硅胶 G-0.5% CMC薄层板上，以二氯甲烷展开，喷以5%香草醛浓硫酸溶液，于100 ℃烘5分钟，供试品色谱与对照品色谱的相应位置上显相同的色斑；取供试液与对照品石竹烯和松油烯，分别点样于同一硅胶 G-0.5% CMC薄层板上，以己烷展开，同上方法显色，供试液色谱在与对照品色谱相应的位置上显相同的色斑；取供试液与对聚伞花素对照品溶液，分别点样于同一硅胶 GF$_{254}$-0.5% CMC薄层板上，以己烷展开，置紫外光灯(254 nm)下观察，供试品色谱与对照品色谱相应的位置上显相同的荧光色斑。

品质标志 《中华人民共和国药典》2010年版规定：照气相色谱法测定，本品含麝香草酚($C_{10}H_{14}O$)与香荆芥酚($C_{10}H_{14}O$)的总量不得少于0.16%。

【成分】 1. 江香薷 全草含挥发油：香荆芥酚(carvacrol)、α-反式香柑油烯(α-trans-bergamotene)、β-丁香烯(β-caryophyllene)、百里香酚(thymol)、β-甜没药烯(β-bisabolene)、4-松油烯醇(terpinen-4-ol)、γ-松油烯(γ-terpinene)、对聚伞花素(p-cymene)、α-水芹烯(α-phellandrene)、β-蒎烯(β-pinene)、莰烯(camphene)、α-蒎烯(α-pinene)。

2. 石香薷 全草含挥发油：香荆芥酚、对聚伞花素、对异丙基苯甲醇(p-isopropylbenzyl alcohol)、β-蒎烯、4-蒈烯(4-carene)、α-松油烯(α-terpinene)、百里香酚、β-金合欢烯(β-farnesene)、柠檬烯(limonene)、月桂烯(myrcene)、香荆芥酚。黄酮类：5-羟基-6, 7-二甲氧基黄酮(5-hydroxy-6, 7-dimethoxyflavone)、5-羟基-4'-甲基-7-O-β-D-吡喃木糖(3→1)-β-D-吡喃木糖双氢黄酮苷[5-hydroxy-6-methoxyl-7-O-β-D-xylopyranosyl(3→1)-β-D-xylopyranoside]、5, 7-二羟基-4'-二甲氧基黄酮(5, 7-dihydroxy-4'-dimethoxyflavone)、洋芹素(apingenin)、山柰素-3-O-β-D-葡萄糖苷(kaempferol-3-O-β-D-glucoside)、桑色素-7-O-β-D-葡萄糖苷(morin-7-O-β-D-glucoside)、鼠李柠檬素-3-O-β-D-芹糖(1→5)芹糖-4'-O-β-D-葡萄糖苷(rhamnocitrin-3-O-β-D-apiose(1→5) apiose-4'-O-β-D-glucoside)。又含β-谷甾醇(β-sitosterol)、6-甲基三十三烷(6-methyl-tritriacontane)、熊果酸(ursolic acid)。

【药理】 1. 解热作用 香薷散酒浸液30 g生药/kg灌胃，对注射啤酒酵母致发热的大鼠，一次给药仅有短暂的退热作用，连续3次给药有显著解热作用，对发热过程的体温反应指数(体温曲线与基线间面积)TRI也有明显影响。

2. 镇痛作用 石香薷挥发油0.3和0.15 ml/kg灌胃，对小鼠醋酸扭体反应有明显抑制作用，并呈量效关系。

3. 镇静作用 石香薷挥发油0.3 ml/kg灌胃，对阈下剂量的戊巴比妥钠的催眠作用有显著增强作用，表明有镇静作用。

4. 对胃肠作用 石香薷挥发油对小鼠、大鼠、豚鼠和家兔离体肠的自发性收缩均有显著抑制作用，其ED_{50}分别为35.1、14.2、3.6和7.6 μg/ml，在40 μg/ml浓度时对蛋清所致豚鼠回肠的过敏性收缩和氯化钡所致肠痉挛性收缩也有显著抑制作用。江香薷挥发油对在体胃肠推进有明显促进作用，且小剂量(0.1 ml/kg)作用比大剂量明显。

5. 免疫增强作用 石香薷挥发油每日190 mg/kg灌胃，连续7～8日，能显著增加小鼠血清溶菌酶含量及血 ACH$_{50}$(表明有激活补体第二途径作用)，明显促进抗体形成细胞分泌溶血素，升高血清抗绵羊红细胞(SRBC)抗体效价和外周血 T 淋巴细胞百分率，并使脾脏重量增加。这些结果表明本品对机体非特异性及特异性免疫功能均有显著增强作用。

6. 抗菌作用　石香薷挥发油有较强的广谱抗菌作用。其抗菌有效成分为百里香酚、香荆芥酚和对聚伞花素等。1：2 000 的香薷油的抗菌作用与 75%乙醇的抗菌作用相似，对金黄色葡萄球菌、卡他球菌和福氏痢疾杆菌的抗菌作用强度高于碘液，而弱于呋喃西林和苯扎溴铵。此外，石香薷的挥发油或水煎剂对大肠杆菌、乙型链球菌、伤寒杆菌、痢疾杆菌、白喉杆菌、肺炎杆菌、变形杆菌、炭疽杆菌、铜绿假单胞菌及脑膜炎球菌等均有显著抑制作用。

7. 抗病毒作用　本品在体外对亚洲甲型流感病毒和孤儿病毒(ECHO$_{11}$)有显著抑制作用；体内试验，在 ECHO$_{11}$ 感染同时或感染后给药能延缓病变出现 72～96 小时。应用酶联免疫吸附试验的方法发现香薷能高效抑制乙型肝炎病毒表面抗原。

8. 其他作用　香薷提取物在体外对血管紧张素Ⅱ受体和 β-羟基-β-甲基戊二酸辅酶 A 还原酶均有明显抑制作用，提示可能具降压和降低胆固醇作用。石香薷挥发油尚有利尿、镇咳和祛痰作用。

毒性　石香薷和香薷挥发油小鼠灌胃的 LD_{50} 分别为 1.304～1.333 ml/kg 和 1.145 ml/kg。

【药性】　辛，微温。归肺、胃经。

1.《别录》："味辛，微温。"

2.《食疗本草》："温。"

3.《日华子》："无毒。"

4.《本草正》："味苦、辛，气寒，气轻。能升能降。"

5.《雷公炮制药性解》："入肺、胃二经。"

6.《本草经解》："入足少阳胆经、手太阴肺经、手阳明大肠经。"

【功用主治】　发汗解暑，化湿，利水。主治夏月外感风寒，内伤于湿，恶寒发热，头痛无汗，脘腹疼痛，呕吐腹泻，小便不利，水肿。

1.《别录》："主霍乱腹痛吐下，散水肿。"

2.《食疗本草》："去热风，卒转筋，可煮汁顿服。又干末止鼻衄，以水服之。"

3.《日华子》："下气，除烦热，疗呕逆冷气。"

4.《开宝本草》："主调中温胃。"

5.《履巉岩本草》："截四时伤寒。"

6. 汪颖《食物本草》："夏月煮饮代茶，可无热病，调中温胃，含汁漱口，去臭气。"

7.《纲目》："主脚气寒热。"

8.《本经逢原》："热服能散暑邪，冷饮则解热利小便，治水甚捷。"

9.《医林纂要》："泻肺，舒郁暑，散结行水。"

【用法用量】　内服：煎汤，3～9 g，或入丸、散，或煎汤含漱。外用：捣敷。

【宜忌】　内服宜凉饮，热饮易致呕吐。表虚者禁服。

1.《纲目》："香薷乃夏月解表之药，如冬月之用麻黄，气虚者尤不可多服。""其性温，不可热饮，反致吐逆。饮者惟宜冷服，则无拒格之患。"

2.《本草从新》："无表邪者戒之。"

3.《医林纂要》："多服耗气。"

4.《得配本草》："火盛气虚，寒中阴脏，阴虚有热者禁用。""忌山自根。"

【选方】　1. 治脾胃不和，三脘痞滞，内感风冷，外受寒邪，憎寒壮热，遍体疼痛，胸膈满闷，霍乱呕吐，脾疼翻胃，酒中不醒，四时伤寒头痛　香薷(去土)二两，甘草(炙)半两，白扁豆(炒)、厚朴(去皮，锉，姜汁炒)、茯神(去木)各一两。上为细末。每服二钱，沸汤点服，入盐亦得。不拘时。《局方》香薷汤

2. 治中暑烦渴　香薷二两。上一味，捣罗为散，每服二钱匕，水一盏，煎服七分，不去滓温服，不拘时候。《圣济总录》香薷散

3. 治霍乱吐利，四肢烦疼，冷汗出，多渴　香薷二两、蓼子一两。上二味粗捣筛。每服二钱匕，水一盏，煎七分，去渣温服，日三。《圣济总录》

4. 治暴水风水气，水肿，或疮中水，通身皆肿　干香薷一斤，白术七两。上二味捣术下筛，浓煮香薷取汁，和术为丸，如梧桐子大。每服十丸，日夜四、五服，利小便极良。夏取花、叶合用亦佳。忌青鱼、海藻、菘菜、桃、李、雀肉。《僧深集方》香薷术丸

5. 治舌上忽出血如钻孔者　香薷汁服一升，日三。《肘后方》

6. 治小儿白秃，发不生，汗出，燥痛　浓煮陈香薷汁少许，脂和胡粉敷上。《子母秘录》

7. 治口臭　香薷一把，以水一斗煮，取三升，稍稍含之。《千金方》

8. 治多发性疖肿，痱子　鲜华芥苧适量。捣烂外敷。(江西《草药手册》)

9. 治皮肤瘙痒，阴部湿疹　华芥苧全草适量。水煎外洗。《浙江药用植物志》

【临床报道】　治疗口疮　方法：治疗组 85 例，用单味药香薷草液清洗口腔溃疡面，然后再含液并保留 3 分钟。每日用药 3 次，严重者用药 4 次，1 星期为 1 个疗程，全部病例只用药 1 疗程。并与硼酸液组(对照组)30 例对照观察。结果：治疗组有效率为 98.82%，明显高于对照组(为 90.00%)。

【各家论述】　1.《本草衍义补遗》："香薷有彻上彻下之功，治水甚捷。肺得之则清行而热自下。"

2.《纲目》："世医治暑病，以香薷饮为首药，然暑有乘凉饮冷，致阳气为阴邪所遏，遂病头痛发热恶寒，烦躁口渴，或吐或泻，或霍乱者，宜用此药，以发越阳气，散水和脾。若饮食不节，劳役作伤之人伤暑，大热大渴，汗泄如雨，烦躁喘促，或泻或吐者，乃劳倦内伤之证，必用东垣清暑益气汤、人参白虎汤之类，以泻火益元可也；若用香薷之药，是重虚其表而济之以热矣。"

3.《幼科要略》："参《本草》香薷辛温发散，能泄宿水，夏热气闭无汗，渴饮停水，香薷必佐杏仁，以杏仁苦降泄气。又曰，香薷辛温气升，热服易吐，佐苦降如杏仁、黄连、黄芩则不可。"

4.《本草汇言》："香薷，和脾治水之药。伤暑用之，即消蓄水；霍乱用之，即定烦躁；水肿用之，即行小便。其辛温利水，有彻上彻下之效；甘温和脾，有彼渴出清之功。所以肺得之则清气化行而蕴热自下；脾得之则浊气不干而水道流行也。"

5.《本草正义》："香薷气味清洌，质又轻扬，上之能开泄腠理，宣肺气，达皮毛，以解在表之寒；下之能通达三焦，疏膀胱，利小便，以导在里之水。《别录》主霍乱腹痛吐下者，皆由暑天饮冷伤其中阳，以致饮食不化，腹痛绞急，香薷能通阳气，可治之。此其特寒霍乱之轻者耳，如果肢厥脉伏，目陷面青，唇舌淡白如纸，则是真寒直中之阴症，非大剂姜、附、连、萸，不能挽救于什一者，亦非香薷轻清所能胜任。散水肿者，水溢于肤表，本宜发表以开鬼门，且肺气开泄，清肃之令顺其下降之常而小溲自畅，水肿自消。香薷达表通阳，又能利水，故治肿甚捷，此与麻黄解表亦能消肿之理无二。《别录》用一'散'字，则已包括在内，重在散表，又重在利水。后人每谓此物为治暑要药者，亦指暑月受凉，外寒闭其内热，有发热恶寒头痛等证，则香薷通阳解表，是其专职，而又能导水利湿，更与暑月湿热郁蒸，膀胱不利者相合，非谓暑天百病，香薷一物能通治也。"

3512 香石藤 xiāng shí téng 《云南中草药》

【异名】　小密细藤、小血藤、满山香、黄袍《云南中草药》，血

藤、小密藤、大钻地红《云南中药志》）。

【基原】　为五味子科五味子属植物披针叶五味子的茎藤及根。

【原植物】　披针叶五味子 Schisandra lancifolia（Rehd. et Wils.）A. C. Smith［S. sphenanthera Rehd. et Wils. var. lancifolia Rehd. et Wils.］又名：长叶五味子《云南种子植物名录》）。

落叶木质藤本。茎较纤细，小枝圆柱形。叶互生；叶柄长约 1 cm，叶柄边缘具极狭的翅，有时呈啮状下延至枝上；叶片披针形或狭椭圆形，长 4～10 cm，宽 1～3 cm，先端渐狭或突尖，基部渐窄，边缘具不明显的细齿或下部全缘；上面绿色，下面淡绿色。雌雄异株，花小；花被6～8 片，外轮淡黄绿色至黄色，内轮橙黄色或黄色带红晕；雄蕊 10～16，着生于倒卵状的花托上；雌蕊有心皮 16～21。聚合果序长 4～6 cm；小浆果球形，红色；内有 1～2 枚椭圆形扁平的种子，种皮部分平滑。花期 5～6 月，果期 9～10 月。

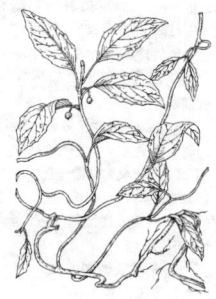

披针叶五味子

生于 1 500～2 400 m 的杂木林间及岩坡、林缘溪沟边。分布于四川、云南。

本植物的叶（香石藤叶）和果实（香石藤果）亦供药用，另设专条。

【采收加工】　9～10 月采收，切片，晒干。

【药性】　《云南中草药》："微苦，涩，温。"

【功用主治】　《云南中草药》："止血接骨，祛瘀消肿。治跌打损伤，骨折。"

【用法用量】　内服：煎汤，9～15 g；或浸酒。外用：捣敷。

【选方】　1. 治跌打损伤，骨折　香石藤适量，捣烂，开水调，酒引外敷患处。另用香石藤根皮 15～30 g，泡酒内服。《云南中草药》）

2. 治跌打损伤，风湿腰痛　香石藤根 60 g，泡酒 500 ml，浸泡 5～7 日。每服 10 ml，每日 3 次。《云南中草药选》）

3513 香叶树 <small>xiāng yè shù</small>
《广西药用植物名录》

【异名】　冷青子、千年树《广州植物志》，土冬青《广西药用植物名录》）。

【基原】　为樟科山胡椒属植物香叶树的枝叶及茎皮。

【原植物】　香叶树 Lindera communis Hemsl

常绿小乔木或灌木，高 4～10 m。单叶互生；具短柄；叶片厚革质，椭圆形、卵形或阔卵形，长 5～8 cm，宽 3～5 cm，先端短尖或长尖，基部圆楔形，上面无毛，光亮，下面淡灰色或淡褐色，疏生柔毛。花单性，雌雄异株；伞形花序 1 个或 2 个同生于叶腋，具短梗；苞片被长，早落；花黄色，有毛；雄花雄蕊裂片 6，卵形；雄蕊 9，花药 2 室，全内向瓣裂；退化雌蕊的子房卵形，无毛；雌花黄色或黄白色，退化雄蕊 9，子房椭圆形，柱头头状。核果卵形，熟时红色，位于一小花被杯内。花期 3～4 月，果期 9～10 月。

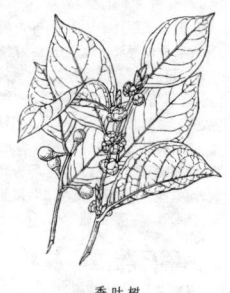

香叶树

生于丘陵和山地下部的疏林中。分布于浙江、福建、江西、四川、贵州、云南、陕西、甘肃等地。

【采收加工】　全年均可采收，树皮应刮去粗皮，晒干。

【药理】　抗菌作用　香叶树叶挥发油体外对 8 种人体皮肤真菌（新型隐球菌、申克氏孢子丝菌、羊毛状小孢子菌、石膏样小孢子菌）或细菌（大肠杆菌、枯草杆菌、白葡萄球菌、四联球菌）抗菌试验表明，该挥发油具有强大的抗菌活力。

【药性】　涩、微凉，微寒。

1. 《云南中草药》："微苦、涩、凉。"

2. 《广西本草选编》："味涩、微苦，性温。"

3. 《福建药物志》："微辛、微苦，平。"

【功用主治】　解毒消肿，散瘀止痛。主治跌打肿痛，外伤出血，疮痈疖肿。

1. 《云南中草药》："清热解毒，止血接骨。"

2. 《全国中草药汇编》："散瘀消肿，止血止痛，解毒。主治骨折，跌打肿痛，疮疖痈肿。"

3. 《广西本草选编》："祛风消肿，止血生肌。"

4. 《浙江药用植物志》："消肿，排脓，活血，止血。"

【用法用量】　内服：煎汤；或开水泡服，3～9 g。外用：鲜叶捣烂敷；或干叶研末撒布。

【选方】　1. 治外伤出血，疮疖，无名肿毒　（香叶树）鲜品捣烂敷患处，或研末撒布患处。《云南中草药》）

2. 治疗疮，对口疮　（香叶树）鲜品适量，未成脓时加白酒，已成脓时加白糖，同捣烂敷患处，每日换药 1 次，亦可同时用鲜枝叶煎汤内服。《全国中草药汇编》）

3. 治感冒，消化不良　香叶树嫩叶 15 g。泡开水服。《云南中草药》）

3514 香加皮 <small>xiāng jiā pí</small>
《四川中药志》

【异名】　五加皮、北五加皮、杠柳皮《科学的民间药草》，臭五加《山东中药》，山五加皮《山西中药志》，香五加皮《四川中药志》）。

【基原】　为萝藦科杠柳属植物杠柳的根皮。

【原植物】　杠柳 Periploca sepium Bunge　又名：羊桃、小桃花《救荒本草》）。

落叶蔓生灌木，长达 1.5 m。具乳汁，除花外全株无毛。叶对生；叶柄长约 3 mm；叶片膜质，卵状长圆形，长 5～9 cm，宽 1.5～2.5 cm，先端渐尖，基部楔形；侧脉多数。聚伞花序腋生，有花数朵；花萼 5 深裂，裂片先端钝，花萼内面基部有 10 个小腺体；花冠紫红色，裂片 5，中间加厚呈纺锤形，反折，内面被长柔毛；副花冠环状，10 裂，其中 5 裂片丝状伸长，被柔毛；雄蕊着生于副花冠内面，花药包围着柱头；心皮离生；花粉颗粒状，藏在直立匙形的载粉器内。蓇葖果双生，圆柱状，具纵条纹。种子长圆形，先端具白色绢质种毛。花期 5～6 月，果期 7～9 月。

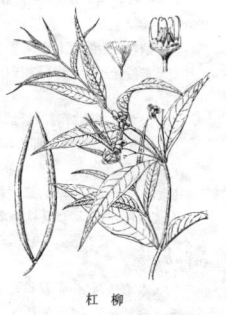

杠柳

生于平原及低山丘的林缘、沟坡、河边沙质地或地埂等处。分布于河北、山西、内蒙古、辽宁、吉林、江苏、江西、山东、河南、四川、贵州、陕西、甘肃等地。

【栽培】　生物学特性　对气候选择不严，宜在山坡或河边向阳处栽种。土壤以土层深厚、疏松肥沃、排水良好的黄色夹沙土较好。

繁殖方法 种子繁殖、分株繁殖或根插繁殖，以分株繁殖和根插繁殖为主。分株繁殖：在冬季落叶后或早春发芽前，把老株旁长出的分蘖苗挖起，剪去过长的分蘖和部分枝干，按行株距各约1.7 m开窝，每窝栽苗1株，盖土踩紧。根插繁殖：在冬、春季把老根挖起，切成20 cm左右长的插条，开窝扦插，每窝2根。

田间管理 栽后1～2年内，在春、夏、冬季各松窝、除草1次，并追施人畜粪水2次，在春、夏两季松窝进行。

病虫害防治 虫害有蚜虫等，可用敌百虫防治。

【采收加工】 栽后4～5年采收，但10年以上的产量质量较好，夏、秋季挖取根皮质量全根，除去须根，洗净，用木棒轻轻敲打，剥下根皮，晒干或炕干。

【药材】 香加皮 *Periplocae Cortex* 主产于山西、河南、河北、山东等地。

性状 根皮呈卷筒状或槽状，少数呈不规则块片状，长3～10 cm，直径1～2 cm，厚2～4 mm。外表面灰棕色至黄棕色，粗糙，有横向皮孔，栓皮松软常呈鳞片状，易剥落，露出灰白色皮部；内表面淡黄色至灰黄色，稍平滑，有细纵纹。体轻，质脆，易折断，断面黄白色，不整齐。有特异香气，味苦。

鉴别 (1) 粉末特征：淡棕色。石细胞浅黄色或棕色，长方形、类多角形或长条形，直径24～70 μm，壁厚至28 μm，孔沟短或偶有不明显。乳汁管内含无色油滴状物。草酸钙方晶多存在于薄壁细胞中，直径5～20 μm，有的1个细胞含数个结晶；含晶细胞纵向连接，结晶排列成行。分泌细胞胞形大，呈椭圆形、壁非木化，胞腔内偶见油滴状分泌物。木栓细胞壁薄，有的微波状弯曲，黄棕色。淀粉粒直径3～11 μm，脐点点状；复粒由2～7个分粒组成。韧皮薄壁细胞长梭形，有的端壁连珠状增厚，部分表面可见网状微细纹理。

(2) 取本品粉末10 g，加水150 ml，加热蒸馏，馏出液有特异香气，收集馏出液10 ml，分置2个试管中。一管内加1%三氯化铁溶液1滴，即显红棕色；另一管加硫酸肼饱和溶液5 ml与醋酸钠溶液1滴，稍加热，放冷，即显淡黄绿色沉淀，置紫外光灯(365 nm)下观察，显强黄色荧光。

(3) 取本品粉末1 g，加乙醇10 ml，加热回流1小时，滤过，置25 ml量瓶中，加乙醇稀释至刻度。取1 ml置20 ml量瓶中，加乙醇稀释至刻度，用分光光度法测定，在278 nm的波长处有最大吸收。

(4) 薄层色谱：取本品粉末2 g，加甲醇30 ml，置水浴中回流1小时，滤过，滤液蒸干，残渣加甲醇2 ml使溶解，作为供试品溶液。另取4-甲氧基水杨醛对照品，加甲醇制成每1 ml含1 mg的溶液，作为对照品溶液。吸取上述两种溶液各2 μl，分别点于同一硅胶 G 薄层板上，以石油醚(60～90 ℃)-醋酸乙酯-冰醋酸(20:3:0.5)展开，取出，晾干，喷以二硝基苯肼试液。供试品色谱中，在与对照品色谱相应的位置上，显相同颜色的斑点。

品质标志 《中华人民共和国药典》2010年版规定：照高效液相色谱法测定。本品于60 ℃干燥4小时，含4-甲氧基水杨醛(C$_8$H$_8$O$_3$)不得少于0.20%。

【成分】 根皮含甾类糖苷：杠柳毒苷(periplocin)即北五加皮苷(periplocoside) G、北五加皮苷 K、H$_1$、H$_2$、A、B、C、D、E、L、M、N、J、K、F、O，杠柳苷(periploside) A、B、C，杠柳加拿大麻糖苷(periplocymarin)；β-谷甾醇-β-D-葡萄糖苷(β sitosteryl-β-D-glucoside)；孕烯醇类化合物：5-孕甾烯-3β，20(R)-二萜-3单乙酸酯[5-pregnene-3β，20(R)-diol-3-monoacetate]，21-O-甲基-5-孕甾烯-3β，14β，17β，20，21-五醇(21-O-methyl-5-pregnene-3β，14β，17β，20，21-pentol)，21-O-甲基-5，14-孕甾二烯醇(21-O-methyl-5-pregnadiene-3β，17β，20，21-tetrol)，21-O-甲基-5-孕甾烯-3β，14β，17β，21-四醇-20-酮(21-O-methyl-5-pregnene-

3β，14β，17β，21-tetrol-20-one)，昔斯马洛苷元(xysmalogenin)及夹竹桃烯酮(neridie-none) A，还含北五加皮寡糖(periplocae oligosaccharide) C$_1$、D$_2$、F$_1$、F$_2$，4-甲氧基-水杨醛(4-methoxysalicylaldehyde)。

【药理】 1. 强心、升压作用 香加皮含多量强心苷，北五加皮甘有显著的强心作用，主要强心成分为杠柳苷。实验表明香加皮醇提取物对离体蟾蜍心脏及在位蛙心均有剂量依赖性强心作用，但剂量过大则可使心脏停搏于收缩期，对衰竭心脏强心作用更为显著。粗提取物的猫单位为0.176 g原生药，其氯仿-乙醇提取物对鸽的致死量为1.6 mg/kg。杠柳苷强心作用机制在于其对心肌细胞膜 Na$^+$、K$^+$-ATP 酶的抑制与 Mg^{2+}-ATP酶抑制作用明显。此外，香加皮醇提取物对兔和猫都有升压作用。

2. 对中枢神经系统的作用 香加皮的氯仿-乙醇提取物对小鼠有镇静作用。香加皮水蒸气蒸馏所得"杠柳脑"皮下注射则引起小鼠兴奋，对声、光等刺激的反应性增强。香加皮的多种制剂均不能对抗巴比妥的中枢抑制作用。杠柳脑、香加皮酊及香加皮蒸出液均可缩短蟾蜍脊髓反射的潜伏期。

3. 抗癌作用 香加皮氯仿-甲醇(10:1)组分对肉瘤 S$_{180}$ 细胞有抑制作用，有效组分为苷类。

4. 其他作用 杠柳苷有抗胆碱酯酶作用，并因此而能增强大鼠、豚鼠和猫对乙酰胆碱的敏感性。杠柳苷有抗放射作用，能使微波照射小鼠的生命延长1.46倍。此外，香加皮还有较强的杀虫作用，1:50浸液对28星瓢虫有胃毒作用，杀虫率达88%，1:10浸液可使金龟、烟草蚜100%杀灭。

毒性 香加皮有较强毒性，较小剂量注射即可引起蟾蜍、小鼠死亡；兔、犬静注可使血压先升后降，呼吸麻痹而于数分钟内死亡；香加皮制剂1 g/kg给猫灌服即可死亡。北五加皮粗苷家鸽最小致死量为2.62±0.11 mg/kg。服用北五加皮后致中毒者主要表现为严重心律失常。说明北五加皮毒性反应与洋地黄类药物相似，胃肠道反应如恶心呕吐是过量的早期表现。

【性味】 苦、辛，微温，有毒。归肝、肾、心经。

1. 《四川中药志》1960年版："性微温，味甘，芳香，有毒。入心、肝、肾三经。"

2. 《陕甘宁青中草药选》："味苦辛。"

【功用主治】 祛风湿，利水，强心。主治风湿痹痛，水肿，小便不利，心力衰竭，皮肤、阴部湿痒。

1. 《四川中药志》1960年版："强心镇痛，除风湿。治风寒湿痹、脚膝拘挛及四肢疼痛，少量能强心。"

2. 《陕甘宁青中草药选》："祛风湿，壮筋骨，强腰膝。"

3. 《上海常用中草药》："强筋通络。"

4. 《青岛中草药手册》："主治阴囊水肿，皮肤、阴部湿痒。"

【用法用量】 内服：煎汤，4.5～9 g；或浸酒；或入丸、散。外用：煎水洗。

【宜忌】 本品有毒，不可作五加科植物五加皮的代用品，亦不宜过量或持续长期服用。

《四川中药志》1960年版："血热，肝阳上亢者忌用。"

【选方】 1. 治风湿性关节炎，关节拘挛疼痛 穿山龙、白鲜皮、五加皮各15 g。用白酒泡24小时，每日饮10 ml。《陕甘宁青中草药选》

2. 治阴囊水肿 五加皮9 g，仙人头30 g。水煎服。《山东中草药手册》

【临床报道】 治疗慢性充血性心力衰竭 北五加皮粗苷提取物(强心甘总甘相对含量为11.2%)制成片剂或装胶囊，每片(粒)10 mg。每次口服20 mg，每日3～4次，服2～3日后改用维量，每日20～40 mg。共治21例(风湿性心脏病12例、高血压性心脏病8例、先天性心脏病1例)，其中心力衰竭Ⅰ度2例，Ⅱ度12例，Ⅲ度7例。合并有心房颤动14例。结果显效(心力衰竭控制、恢复正常，或心力衰竭减轻Ⅰ度以上者）12例，有效（心力衰竭基本控制或减轻）9例。服药过程中，部分病例有轻度恶心，呕吐，腹泻。

3515 香血藤 xiāng xuě téng 《新华本草纲要》

【基原】 为五味子科五味子属植物红花五味子的藤茎。

【原植物】 红花五味子 *Schisandra rubriflora* (Franch.) Rehd. et Wils. [*S. chinensis* var. *rubriflora* Franch.]

落叶木质藤本。幼枝紫色或褐色，有棱，老枝灰褐色，近圆柱形。叶柄长1～3cm；叶片倒卵形或椭圆形至长圆状披针形，长（4～）6～15 cm，宽（2～）3～7 cm，先端急尖或渐尖，基部楔形，边缘有明显的腺状锯齿或有时全缘，上面深绿色，下面灰绿色或苍白色，网脉明显在下面凸起。花单性，雌雄异株；花单生或2～3朵簇生，深红色，花被5～8，排成2～3轮；雄蕊40～60，着生于长椭圆形花托上，排成4～7列；雌蕊心皮60～100。聚合果果序轴粗壮，小浆果成熟时球形，红色。种子2，肾形，种皮光滑。花期5～6月，果期8～10月。

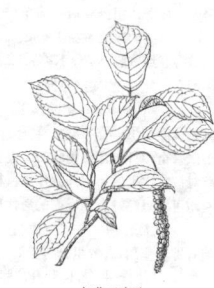

红花五味子

生于2500～3400 m的山地杂木林中。分布于湖北、四川、云南、西藏。

本植物的成熟果实（滇五味）亦供药用，另设专条。

【采收加工】 全年均可采，切片，晒干。

【成分】 藤茎含木脂素：五味子酯甲（schisantherin A），去氧五味子素（deoxyschizandrin A），五味子乙素，丙素（schizandrin B、C）。

【药性】 辛，温。

【功用主治】 祛风除湿，活血止痛。主治风湿性关节炎。

【用法用量】 内服：煎汤，9～15 g。

3516 香茅花 xiāng máo huā 《纲目》

【异名】 茅香花《开宝本草》，茆香花《圣济总录》。

【基原】 为禾本科香茅属植物香茅的花。

【原植物】 参见“香茅”条。

【采收加工】 花期采收，晒干。

【药性】 甘、微苦，温。

1.《开宝本草》：“味苦，温，无毒。”

2.《本草汇言》：“入足阳明，太阴经。”

【功用主治】 温和胃。主治心腹冷痛，恶心呕吐。

1.《本草汇言》：“主中恶，温胃止呕吐，疗心腹冷痛。”

2.《药性考》：“治伤寒劳久病。”

【用法用量】 内服：煎汤，6～16 g；或入丸、散。

【宜忌】 阴虚内热及胃热者禁服。

1.《本草汇言》：“凡阴虚血热咳嗽与胃热作呕之证，不可用此。”

2.《医学入门》：“忌腥滑发气之物。”

【选方】 治冷劳久病 茅香花，艾叶各四两。烧存性，研末，粟米饭丸梧子大。初以枣床子汤下二十丸至三十丸，微吐不妨，后枣汤下。《圣济总录》

3517 香茶菜 xiāng chá cài 《救荒本草》

【异名】 蛇总管，山薄荷《南宁市药物志》，蛇通管、小叶蛇总管《广西中药志》，母猪花头、盘龙七《云南中草药》。

【基原】 为唇形科香茶菜属植物香茶菜的地上部分。

【原植物】 香茶菜 *Rabdosia amethystoides* (Benth.) Hara [*Plectranthus amethystoides* Benth.；*Isodon amethystoides* (Benth.) C. Y. Wu et Hsuan]

多年生草本，高0.3～1.5 m。根茎肥大，疙瘩状，木质。茎直立，四棱形，被绸向柔毛。叶对生，叶柄长0.2～2.5 cm；叶片卵圆形、卵形或披针形，长0.8～11 cm，宽0.7～3.5 cm，先端渐尖、急尖或钝，基部楔形下延于叶柄，边缘基部以上具圆齿，两面被短柔毛，均具腺点。二歧聚伞花序多花，组成顶生疏散的圆锥花序；苞片卵形或针状，小，但较显著；花萼钟形，萼齿5，三角形，近相等；花冠白、蓝白或紫色，外面被短柔毛，上唇外翻，先端4圆裂，下唇阔圆形，内凹呈舟形；雄蕊4,2强，内藏；子房4裂，花柱与雄蕊等长，柱头2浅裂；花盘杯状。小坚果卵形，褐色。花期6～10月，果期7～11月。

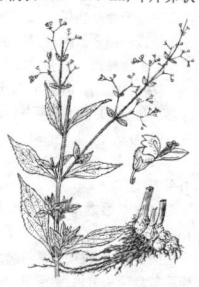

香茶菜

生于海拔200～920 m的林下或草丛中的湿润处。分布于江苏、浙江、安徽、福建、江西、湖北、广东、广西、贵州、台湾等地。

本植物的根（香茶菜根）亦供药用，另设专条。

【采收加工】 6～10月开花时割取地上部分，晒干。或随采随用。

【成分】 茎叶含萜类：熊果酸（ursolic acid），金合欢烯（acacia-olefin），降胡萝卜素（degradation-larotene），羊毛甾醇乙酸酯（lanosterol-acetate），毛叶醇（rabdosinaiol），齐墩果酸（oleanolic acid）。又含β-谷甾醇（β-sitosterol），香茶菜素（amethystoidin A），香茶菜醛（amethystonal），香茶菜酸（amethystonal acid），14-乙酰基耐阴香茶菜素（14-acetylumbrosin）A）,耐阴香茶菜素（umbrosin）A、B,棕榈酸（palmitic acid）,氢化兰萼甲素又名王枣子甲素（hydroglaucocalyxin A）,兰萼甲素，乙素（glaucocalyxin A、B）。

【药理】 1. 抗肿瘤作用 香茶菜含有的香茶菜甲素有抗实验肿瘤及抑制金黄色葡萄球菌作用。香茶菜甲素在体外培养人体癌症细胞试验中，对人体肝癌细胞株 QGY-7703、人宫颈癌 HeLa 细胞及人体食管癌细胞株（CaEs-17）均有明显细胞毒作用，IC_{50} 分别为2.74、1.33、2.57 μg/ml。在作用时间一定（3日）时，杀伤细胞能力随药物浓度增加而增强，呈浓度依赖性。细胞杀伤动力学分析表明，该化合物对食管癌细胞株的平均致死量为2.47 μg/ml，其敏感性强于其他细胞株。香茶菜甲素给接种艾氏腹水癌的小鼠腹腔注射，每日1次，连续7日，可明显延长荷瘤小鼠存活时间。

2. 抗菌作用 香茶菜甲素体外试管法测得对金黄色葡萄球菌、枯草杆菌的最低抑菌浓度分别为7.8、450 μg/ml。琼脂平板扩散法表明香茶菜甲素对蜡样芽胞杆菌、枯草杆菌、八叠球菌、福氏痢疾杆菌有一定抑制作用。香茶菜素31 μg/ml 对福氏痢疾杆菌即有抑制作用。香茶菜体内试验也具有一定的抗菌活性。

3. 抗炎作用 50%乙醇提取物对5或10 kg/kg 给大鼠灌胃，均显著抑制正常大鼠和摘除双侧肾上腺大鼠的角叉菜胶性足肿胀，作用持续5小时以上。药物以5或10 kg/kg给小鼠灌胃，也能明显抑制小鼠醋酸清性足肿胀。醇提物5或10 kg/kg分别给大鼠灌胃，连续7日，显著抑制大鼠巴豆油性气囊肿渗出及肉芽组织增生。醇提物5或10 kg/kg给小鼠灌胃，明显抑制二甲基引起的小鼠皮肤毛细血管通透性增高；抑制巴豆油所致小鼠耳肿胀；抑制醋酸所致小鼠扭体反应。

4. 对肝损伤的保护作用 香茶菜甲素以10 mg/kg给大、小鼠皮下注射，连续5～6日，明显对抗四氯化碳所致大、小鼠血清丙氨酸氨基转移酶(ALT)升高；降低肝损伤大鼠肝内三酰甘油蓄积量，促进变性和坏死的肝细胞修复，但对正常大鼠 ALT 无影响。

5. 其他作用　香茶菜酊剂提取物表现出反向肌力作用，同时表现有降血压作用。香茶菜甲素的乙酰基衍生物抗菌、抗癌活性均增强，在大鼠心肌缺血再灌注实验中，该化合物能提高缺血及再灌期左室收缩压(LVSP)及左室压最大上升速率($\pm dp/dt_{max}$)，降低再灌注所致心律失常发生率，降低血浆中磷酸肌酸激酶、丙二醛、血栓烷 B_2 水平，缩小心肌梗死面积，表明其对心肌缺血再灌注损伤的保护作用与抗脂质过氧化损伤有关。

毒性　香茶菜醇提液灌胃最大耐受量大于 200 g/kg。香茶菜甲素小鼠口服的 LD_{50} 为 1 238.79 ± 104.99 mg/kg，皮下注射的 LD_{50} 为 42.43 ± 4.8 mg/kg。

【**药性**】《广西中药志》："味苦辛，气香，性凉，无毒。入心、肝、脾三经。"

【**功用主治**】　清热利湿，活血，解毒。主治湿热黄疸，淋证，水肿，咽喉肿痛，关节痹痛，闭经，乳痈，痔疮，发背，跌打损伤，毒蛇咬伤。

1.《广西中药志》："清热，散血，消肿，解蛇虫毒。治跌打瘀积，毒蛇咬伤。"

2.《浙江药用植物志》："清热利湿，活血破瘀，解毒。主治湿热黄疸，闭经，乳痈，发背。"

3.《福建药物志》："清热解毒，活血消肿。主治肾炎，泌尿道感染，中暑腹痛，扁桃体炎，急性传染性肝炎，关节痛，痔疮，淋巴腺炎，胃痛，癌症疼痛。"

【**用法用量**】　内服：煎汤，10～15 g。外用：鲜叶捣敷；或煎水洗。

【**宜忌**】《广西中药志》："孕妇及虚寒者忌服。"

【**选方**】　1. 治肝硬化，肝炎，肺脓疡　香茶菜茎叶 15～30 g。水煎服。《广西本草选编》

2. 治乳痈，发背已溃　香茶菜全草、野荞麦、白英各 15～30 g。水煎服。《浙江药用植物志》

3. 治淋巴腺炎　香茶菜鲜叶，米酒各适量。捣烂拌匀敷患处。

4. 治关节痛　香茶菜、南蛇藤各 30 g。酒、水各半炖服。(3、4方出自《福建药物志》)

【**临床报道**】　治疗毒蛇咬伤　用小叶蛇总管茎叶 60 g，了刁竹 15 g，浸入米酒(或三花酒)150 g中，约3星期即可服用，首次量 50～100 ml，以后每日 3～4次，每次 25～50 ml，连服 3～4 次。或以本品 5 份，了刁竹 2 份，制成浸膏片，每片 0.3 g，首次量 10～15 片，以后每日 3～4 次，每次5～8 片，连服 3～4 日。药酒及药片也可并用，涂敷伤口。治疗 126 例，痊愈 122 例，死亡 4 例。死亡病例中银环蛇咬伤 3 例，在患者被咬伤后 3～5 小时经抢救无效而死亡；另 1 例孕妇被蝰蛇咬伤后 3 小时左右引起早产流血不止，并发出血性休克及急性肾衰竭而死亡。个别患者服药后有呕吐，未见其他不良反应。

3518 香桂皮 xiāng guì pí 《思施中草药手册》

【**基原**】　为樟科樟属植物香桂的树皮或根皮。

【**原植物**】　香桂 *Cinnamomum subavenium* Miq. [*C. albiflorum* Nees var. *kwangtungensis* Liou Ho; *C. chingii* Metc.] 又名：细叶香桂《中国高等植物图鉴》。

常绿乔木，高达 20 m，树皮灰色，平滑。枝条密被黄色平伏绢状短柔毛，老枝或互生。叶柄长 5～15 mm，密被黄色平伏绢状短柔毛；叶片卵状椭圆形或卵状披针形，长 4～13.5 cm，宽 2～6 cm，先端渐尖，基部楔形或圆形，全缘，上面深绿色，光亮，下面黄绿色，密被黄色平伏绢状短柔毛，后渐稀疏；三出脉及离基三出脉，中脉和侧脉在叶上面凹陷，下面凸起，侧脉脉腋有时在叶

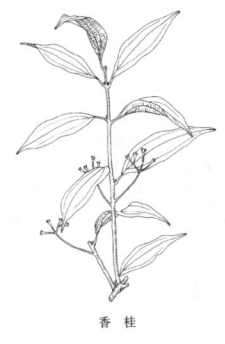

香桂

面呈不明显囊状，上面略为泡状凸起。花序腋生，密被黄色平伏绢状短柔毛，最末分枝，具 3～5 朵花，作聚伞状排列。花两性，淡黄色；花被筒倒锥形，花被片 6，外轮长圆状披针形及披针形，内轮卵状长圆形；能育雄蕊 9，第一、第二轮雄蕊花药 4 室，内向瓣裂，第三轮雄蕊药 4 室，外向瓣裂；退化雄蕊 3，位于最内一轮；子房球形，柱头盘状。果实椭圆形，蓝黑色；果托杯状，先端全缘。花期 6～7 月，果期 8～10 月。

生长于山坡、山谷常绿阔叶林中。分布于浙江、安徽、福建、江西、湖北、广东、广西、四川、贵州、云南、台湾。

【**采收加工**】　立夏前后，在近树根处及树干分枝处，上下各横截半周，剥取半周树皮，保留半周，让其继续生长。全年均可采，晒至 7～8 成干，层叠作圆筒状，再晒干，捆扎成件。

【**药材**】　香桂皮 *Cinnamomi Subavenii Cortex*　主产于浙江、福建、安徽及湖南等地。

性状　树皮呈不规则板片状，边缘常翘起，长短宽窄不一，厚 1～4 mm。外表面灰棕色，散有大小不等的灰白色地衣斑及不明显的皮孔，内表面红棕色，光滑，具细纵纹。质坚硬，较易折断，断面较平坦，可见细纵纹。有特异芳香气，味辛而微苦。

鉴别　树皮横切面：木栓细胞数列，壁厚，木化。皮层细胞有纹孔，含棕色内含物及草酸钙小方晶；石细胞少数，散在。中柱鞘部位石细胞断续散在，石细胞类圆形或长圆形，长 44～80 μm，直径 32～45 μm，壁厚 8～16 μm，有的和纤维束伴随。射线 1～2 列；多数细胞部细胞含有棕色内含物。

【**成分**】　香桂皮含挥发油：桂皮醛(cinnamaldehyde)。

【**药性**】《湖南药物志》："辛温，无毒。"

【**功用主治**】　温中散寒，理气，止血。主治胃寒疼痛，胸满腹痛，呕吐泄泻，疝气疼痛，跌打损伤，风湿痹痛，血痢肠风。

1.《湖南药物志》："温胃散寒，宽中下气。"

2.《浙江药用植物志》："祛寒镇痛，行气健胃。"

3.《福建药物志》："暖脾胃，散风寒，通血脉。治腹冷胸满，呕吐，噎膈，风湿痹痛，跌损瘀滞，血痢肠风。"

4.《全国中草药汇编》："主治腹痛，风湿痛，创伤出血。"

【**用法用量**】　内服：煎汤，5～10 g；或入丸、散。外用：捣烂，或研末，外敷。

【**选方**】　治风湿痹痛　香桂皮或根、豨莶草、虎刺各 15 g。水煎服。《浙江药用植物志》

3519 香排草 xiāng pái cǎo 《四川中药志》

【**异名**】　排香草、香草《四川中药志》，排草《广东中医》1960，5(11)：512，毛柄珍珠菜《广西植物名录》，满山香(江西)。

【**基原**】　为报春花科星宿菜属植物细梗香草的全草。

【**原植物**】　细梗香草 *Lysimachia capillipes* Hemsl.

一年生草本，高 40～60 cm。全株平滑无毛，有香气。茎通常 2 至多条簇生，直立，有四棱或狭翅。叶互生，叶柄长 2～8 mm；叶片卵形至卵状披针形，长 1.5～3.5 cm，宽 1～2 cm，先端急尖或有时渐尖，基部圆钝或渐狭，很少近圆形或截形，两侧常稍不对称，边缘全缘或微皱呈波状，无毛或上面被极疏的小刚毛，侧脉 4～5 对，在下面稍隆起，网脉不明显，无腺点。花单生腋下；花梗纤细，丝

状:花萼 5 深裂,裂片卵形或披针形,先端渐尖;花冠黄色,5 裂,分裂达近基部,裂片狭长圆形或近线形,先端稍钝;花丝 5 枚,基部与花冠合生约 0.5 mm,分离部分明显,花药顶孔开裂;花柱丝状,稍长于雄蕊。蒴果球形。种子多数,细小,多角形。花期 6～7 月,果期 8～10 月。

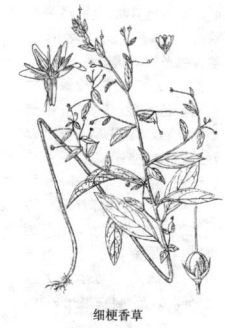

细梗香草

生于海拔 300～2 000 m 的山谷林下和溪边。分布于浙江、福建、江西、湖南、广东、四川、贵州等地。

【采收加工】 6～7 月开花时采收,晒干或鲜用。

【成分】 全草黄酮类:槲皮素(quercetin)、3′, 4′, 5, 5′, 7-五羟基黄酮(3′, 4′, 5, 5′, 7-pentahydroxyflavone)、槲皮素-3-O-β-D-吡喃葡萄糖苷(quercetin-3-O-β-D-glucopy ranoside)、山柰酚(kaempferol)。又含香草内酯(capilliplactone)、香草素(capillirpnin)、胡萝卜苷(β-daucosterol)、琥珀酸(succinic acid)。

【药理】 1. 抗病毒作用 水煎液在鸡胚内采用不同途径给药,均能对流感病毒甲 3 型、乙型、丙型及副流感Ⅰ型仙台株产生抑制作用。在鸡胚内对流感病毒(亚洲甲型浙防 72-4 株)在 60 个 EID_{50} 感染量时有明显抑制作用。小鼠感染甲 1 型流感病毒 FM1 株后,给予水煎液,在小鼠体内具有一定抑毒作用。人胚肾单层细胞分别感染甲 3 型流感病毒后,可出现明显的凝集和吸附红细胞的现象,但此现象可被本品提取液 E_2 0.3%水溶液所抑制。

2. 解热作用 乙醇提取物对人工发热家兔有明显解热作用;水煎液作用不明显。

【药性】 《四川中药志》1960 年版:"性平,味甘,无毒。"

【功用主治】 祛风,行气止痛,调经。主治感冒,咳嗽,风湿痹痛,脘腹胀痛,月经不调,疔疮,蛇咬伤。

1.《中国药用植物志》:"治虚弱。"

2.《四川中药志》1960 年版:"祛风湿,理气,止气痛,醒脑除烦,搭雀斑。"

3.《湖南药物志》:"消炎退肿,理气消积,行气。用于血气痛,胃痛,妇女经闭,小儿疳积,疔疮,骨疽,蛇咬伤。"

4.《全国中草药汇编》:"祛风,止咳,调经。主治感冒咳嗽,气管炎,哮喘,月经不调,神经衰弱。"

5.《浙江药用植物志》:"清热解毒,理气止痛,宁神。主治流行性感冒,风湿痹痛,胸腹胀痛,心神不宁。"

【用法用量】 内服:煎汤,9～15 g。外用:鲜品捣敷。

1. 治胃痛 细梗香草 9 g,芭蕉根(牛心子)3 g,铁马鞭、青木香各 9 g,生姜 3 片。水煎服。

2. 治妇女经闭,小儿疳积 细梗香草全草 9～12 g。水煎服。

3. 治骨疽 细梗香草、铁马鞭。同捣烂,敷患处。(1～3 方出自《湖南药物志》)

【临床报道】 1. 治疗流行性感冒 取满山香全草切碎,加水煮沸后再煎 1 小时,共两煎,混合浓缩至每 100 ml 含满山香(干)30 g,再加白糖适量。甲组每次服 50 ml,每日 2 次。治疗 64 例;乙组每次 50 ml,每日 4 次,治疗 50 例。结果有效率甲组 76.6%,乙组 88%,差异不显著。总有效率 81.6%,与西药组 50 例对照(有效率 50%),差异非常显著。58.1%的病例在服药后 24 小时内体温降至正常。本组 12 例服药前曾进行病毒分离,其中 10 例阳性,服药 8 例转阴,说明满山香对流感病毒有抑制作用。有 27 例发生副作用,其中咽喉不适 9 例,腹泻 8 例、恶心 6 例,心窝部不适 2 例,呕吐 1 例,另 1 例出现荨麻疹,均可自行消失。

2. 治疗流行性乙型脑炎 用满山香根冲剂(每袋相当满山香根 8 g),1 岁以下每日 4～8 g,2～4 岁 12～16 g,5～10 岁 16～20 g,11 岁以上 24 g,早晚 2 次分服。体温下降,病情基本稳定后 2 日停药。共治 93 例,多数用药 4～7 日,与中药"清热解毒方剂"89 例对照,治愈率分别为 82.8%及 61.8%。病死率分别为 8.6%及 18%。平均退热日数、止痉日数、病程及功能障碍发生率均较对照组明显为优。

3. 治疗水肿 取排草根(去根茎叶)30 g,加水 1 200 ml,煎至 300 ml。每日服 2 次,每次 150 ml(儿童酌减)。观察 43 例,有效率 100%。一般服药后 1～2 日尿量迅速增加,4～5 日水肿即基本消退。但对原发病仍需处理,无副作用及不良反应。

3520 ## 香椿子 xiāng chūn zǐ 《东北药用植物志》

【异名】 椿树子《生生编》,香椿铃《陕西中草药志》,香铃子《青岛中草药手册》。

【基原】 为楝科香椿属植物香椿的果实。

【原植物】 参见"椿白皮"条。

【采收加工】 8～10 月采收,晒干。

【成分】 果实含挥发油:1-己醇(1-hexanol)、茴香脑(anethole)、榄香烯(elemene)、2-戊基呋喃(2-pentyl-furan)、白菖烯(canarele)等约 40 种。

【药性】 《青岛中草药手册》:"性温,味苦。"

【功用主治】 祛风,散寒,止痛。主治外感风寒,风湿痹痛,胃痛,疝气痛,痢疾。

1.《民间常用草药汇编》:"发汗,治心胃气痛。"

2.《青岛中草药手册》:"收敛止血,祛风燥湿,止痒。主治赤白痢疾,虚火头晕,尿道炎,遗精,便血。"

3.《福建药物志》:"治百日咳。"

【用法用量】 内服:煎汤,6～15 g;或研末。

【选方】 1. 治外感身痛 香椿子、鹿衔草各 15 g。煎水服。(《西昌中草药》)

2. 治胸痛 香椿子、龙骨。研末开水冲服。(《湖南药物志》)

3. 治虚火头痛 香铃子 6 g,白菊花 9 g,生牡蛎 18 g。水服。(《青岛中草药手册》)

4. 治误吞鱼刺 香椿树子(阴干)半碗,擂碎,热酒冲服。良久连服吐出。(《纲目》引《保寿堂方》)

3521 ## 香蕉根 xiāng jiāo gēn 《泉州本草》

【异名】 甘蕉根《别录》,大蕉根《中国中药资源志要》。

【基原】 为芭蕉科芭蕉属植物大蕉和香蕉的根。

【原植物】 参见"香蕉"条。

【采收加工】 全年均可采收,切碎,鲜用或晒干。

【药理】 溶石作用 以锌片植入大鼠膀胱引起尿路结石,大蕉茎汁每日 3 ml/只口服,发现有减轻结石形成作用或溶解已形成的结石。

【药性】 甘,寒。

1.《别录》:"大寒。"

2.《新修本草》:"味甘,寒,无毒。"

3.《得配本草》:"入足阳明经。"

【功用主治】 清热,凉血,解毒。主治热病烦渴,血淋,痈肿。

1.《别录》:"主痈肿结热。"

2.《新修本草》:"捣汁服。主产后血胀闷;敷肿,去热毒亦效。"

3.《本草蒙筌》:"绞汁服,主天行狂热闷烦,误服金石燥渴,产后血闷;捣烂敷,去小儿赤游丹毒,大人发背痈疽,风疹头疮。"

4.《本草求原》:"治一切肿痛,发背欲死,血淋涩痛。"

【用法用量】 内服:煎汤,30～60 g;或捣汁。外用:捣敷;或绞汁涂。

【宜忌】 《得配本草》:"多服动冷气。胃弱脾弱、肿毒系阴分者禁用。方》

【选方】 1. 治麻疹肺热痰喘 鲜香蕉根 6 g，马齿苋 30 g，六月霜 24 g。合捣烂绞汁，炖微温，去沫内服。《泉州本草》

2. 预防白喉 鲜香蕉根 30 g，蟛蜞菊 15 g。水煎服。

3. 治血淋 鲜香蕉根 120 g，旱莲草 30 g。水煎服。(2、3 方出自厦门《新医疗法与中草药选编》)

4. 治痈肿，疔肿 鲜香蕉根茎或叶捣烂绞汁，涂敷患处。《食物中药与便方》

3522 香樟根 xiāng zhāng gēn 《分类草药性》

【异名】 土沉香、山沉香《四川中药志》，走马胎《贵州民间方药集》。

【基原】 为樟科樟属植物樟的根。

【原植物】 参见"樟木"条。

【采收加工】 春、秋季采挖，切片，晒干。不宜火烘，以免香气挥发。

【药材】 香樟根 Cinnamomi Camphorae Radix 产于广西、江西、浙江、湖南、湖北等地。

性状 为横切或斜切的圆片，直径 4～10 cm，厚 2～5 mm，或为不规则块状，外表赤棕色或暗棕色，有栓皮或部分脱落，横断面黄白色或黄棕色，有年轮。质坚而重。有樟脑气，味辛而清凉。

【成分】 根含挥发油：黄樟醚(safrole)、松油醇(terpineol)、α-萜品烯(α-terpinene)、β-蒎烯(β-pinene)、樟脑(camphor)、桉叶素(1, 8-cineole)、对聚伞花素(p-cymene)。生物碱：新木姜子碱(laurolitsine)及网状番荔枝碱(eticuline)。

【药性】 辛，温。归肝、脾经。

1.《贵阳民间药草》:"辛，温，无毒。"

2.《四川中药志》1960年版:"入肝、脾二经。"

【功用主治】 温中止痛，和中，祛湿。主治胃脘疼痛，霍乱吐泻，风湿痹痛，皮肤瘙痒等。

1.《草药新纂》:"为行气药，强心药。能治胃痛、霍乱、噎气等证。"

2.《贵阳民间药草》:"理气行血健胃。治胃病，筋骨疼痛，狐臭脚汗。"

3.《四川中药志》1960年版:"能避邪恶，除风湿。治霍乱腹胀，宿食不化，手足风湿痹痛及疥癣。"

4.《湖南药物志》:"发表散寒，行气活血，消肿止痛。主治邪气中恶，心腹痛，霍乱腹泻，常吐酸臭水，脚气，疥癣风痒，手足风痛，腹痛，老虎咬伤。"

5.《天目山药用植物志》:"作兴奋剂，又治风湿疼痛，跌打损伤。"

【用法用量】 内服：煎汤，3～10 g；或研末调服。外用：煎水洗。

【宜忌】 凡气虚有内热者禁服。

【选方】 1. 治胃寒腹痛 香通 3 g，茴香根 9 g，青藤香 9 g。水煎服。《四川中药志》1982年版

2. 治跌打内伤 樟根浸酒服。《湖南药物志》

3. 治嘴面歪风(面神经麻痹) 鲜香樟根 60 g，枫香树根皮 15 g，混合捣烂外包(歪左包右，歪右包左)。

4. 治狐臭 香樟根为细末，加入米饭混合成团，搓揉腋下，四五次可好。(3、4 方出自《贵阳民间药草》)

3523 香橼叶 xiāng yuán yè 《滇南本草》

【基原】 为芸香科柑橘属植物枸橼的叶。

【原植物】 参见"香橼"条。

【采收加工】 全年均可采，鲜用或晒干。

【药性】 苦，辛，微寒。

【功用主治】 主治伤寒咳嗽。

【用法用量】 内服：煎汤，3～9 g。

3524 香橼根 xiāng yuán gēn 《民间常用草药汇编》

【基原】 为芸香科柑橘属植物枸橼的根。

【原植物】 参见"香橼"条。

【采收加工】 夏、秋季采挖，切片晒干。

【功用主治】 理气，消胀。治胃腹胀痛，风嗽咳嗽，小儿疝气。

1.《分类草药性》:"治风嗽咳嗽，理气和血。"

2.《民间常用草药汇编》:"通气行滞，治心胃痛及小儿疝气。"

3.《重庆草药》:"理气，治胸腹气痛，气滞、积胀。"

【用法用量】 内服：煎汤，3～9 g；或泡酒。

【选方】 治胃气胀，体力衰弱 香橼根二两，淫羊藿二两。泡酒常服。《重庆草药》

3525 香橼露 xiāng yuán lù 《纲目拾遗》

【基原】 为芸香科柑橘属植物枸橼或香圆的果实之蒸馏液。

【原植物】 参见"香橼"条。

【药性】 淡。

【功用主治】 消痰逐滞，与金橘橙露同功。

【用法用量】 内服：炖温饮，30～60 g。

3526 香木菌桂 xiāng mù jùn guì 《现代实用中药》

【异名】 杠谷树、刺格、猫儿刺、粘糊《现代实用中药》。

【基原】 为木犀科木犀属植物柊树的树皮及枝叶。

【原植物】 柊树 Osmanthus heterophyllus (G. Don) P. S. Green [Ilex heterophylla G. Don]。

常绿灌木或小乔木，高 2～8 m。幼枝被柔毛；叶对生；叶柄长 5～10 mm，幼时常被柔毛；叶片革质，长圆状椭圆形或椭圆形，长 4.5～6 cm，宽 1.5～2.5 cm，先端渐尖，具针状尖头，基部楔形或宽楔形，叶缘具 3、4 对刺状牙齿或全缘，上面腺点呈细小水泡突起，下面不明显；中脉在两面明显凸起，上面被柔毛，近叶柄处尤密，幼叶更密。花序簇生于叶腋；苞片被柔毛；花略具芳香；花萼裂片大小不等；花冠白色，花冠管极短，裂片长 3～3.5 mm；雄蕊着生于花冠管基部，与裂片几等长；雌蕊柱头头头头状，明显 2 裂；雄花内的不育雌蕊呈圆锥状。果卵圆形，长 1.5 cm，暗紫色。花期 11～12 月，果期翌年 5～6 月。

分布于我国台湾，其他地区广有栽培。

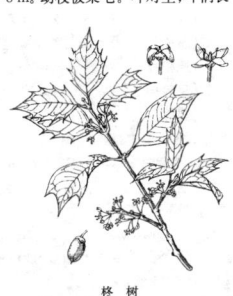

柊树

【采收加工】 全年均可采；晒干或鲜用。

【药性】《现代实用中药》:"微苦，凉，无毒。"

【功用主治】《现代实用中药》:"为消毒药，外用治痈疔及肿毒；内服于百日咳亦有效；补肝肾，健腰膝。"

【用法用量】 内服：煎汤，5～10 g；或浸酒服。外用：捣敷。

3527 香石藤叶 xiāng shí téng yè 《云南中草药》

【基原】 为五味子科五味子属植物披针叶五味子的叶。

【原植物】 参见"香石藤"条。

【采收加工】 7～10月采摘，鲜用或晒干备用。

【功用主治】《云南中草药》:"治外伤出血。"

【用法用量】外用:捣敷;或研末撒。

3528 香石藤果 ^{xiāng shí téng guǒ}《云南中草药》

【基原】为五味子科五味子属植物披针叶五味子的果实。

【原植物】参见"香石藤"条。

【采收加工】秋季果实成熟未脱落时采摘,晒干。

【药材】香石藤果 Schisandrae Lancifoliae Fructus 产于四川、云南。

性状 果实类球形,直径 3～5 mm。红色,干后皱缩,表面棕褐色。种子肾形,表面呈乳头状突起,并有细小密布的疣状突起。气微香,味酸、咸。

鉴别 果皮表面观:果皮表皮细胞类多角形,具角质线纹;油细胞类圆形,直径约 50 μm。种皮横切面:种皮表皮石细胞 1 列,类长方形,长约 70 μm,宽 25～35 μm,外侧壁厚,并稍突起,内侧壁极薄,含棕色色物,纹孔及孔沟细密;种皮表皮下石细胞类圆形或长圆形,长 40～100 μm,宽 16～50 μm,壁厚薄不一,纹孔及孔沟明显。

【药理】1. 镇静作用 本品醇浸膏 5 g/kg 灌胃,能明显延长小鼠对戊巴比妥钠睡眠时间。

2. 镇咳、祛痰作用 通过氨水引咳与酚红排泌实验,醇浸膏 5 g/kg灌胃,可明显减少小鼠咳嗽次数与增加酚红排出量,表明本品有明显的镇咳祛痰作用。

3. 保肝作用 醇浸膏 5 g/kg 灌胃,对四氯化碳引起的小鼠肝损伤有显著降低血清氨基转移酶作用,也可降低小鼠死亡率。

【药性】酸、咸、温。

【功用主治】《云南中草药》:"益肾固精,治神经衰弱。"

【用法用量】内服:煎汤,6～10 g。

3529 香茶菜根 ^{xiāng chá cài gēn}《浙江药用植物志》

【异名】盘龙七根《云南中草药》。

【基原】为唇形科香茶菜属植物香茶菜的根。

【原植物】参见"香茶菜"条。

【采收加工】7～10 月采挖,切片晒干或鲜用。

【药性】甘、苦、凉。

1.《云南中草药》:"甘,凉。"

2.《全国中草药汇编》:"辛、苦,凉。"

【功用主治】清热解毒,祛瘀止痛。主治毒蛇咬伤,疮疖肿毒,筋骨酸痛,跌打损伤,烫火伤。

1.《云南中草药》:"清热解毒,消肿止痛。主治毒蛇咬伤。"

2.《全国中草药汇编》:"散瘀消肿。主治跌打肿痛,筋骨酸痛,疮疡。"

3.《福建药物志》:"主治烫火伤。"

【用法用量】内服:煎汤,15～30 g。外用:煎水洗;或鲜品捣敷;或磨水涂。

【选方】1. 治毒蛇咬伤 盘龙七根 9～15 g。草果仁为引,水煎服,连服 2 日,另取根煎水洗患处。《云南中草药》

2. 治筋骨酸痛 香茶菜根 15 g。加黄酒、白糖适量,炖汁服。《浙江药用植物志》

3. 治肝炎 香茶菜根 30～60 g。水炖服。《浙南本草新编》

3530 香唐松草 ^{xiāng táng sōng cǎo}《中药志》

【异名】马尾黄连《新疆中草药手册》;土黄连《新疆中草药》。

【基原】为毛茛科唐松草属植物香唐松草的根及根茎。

【原植物】香唐松草 Thalictrum foetidum L. 又名:腺毛唐松草《中国植物志》。

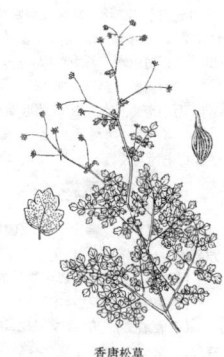

香唐松草

多年生草本,高 15～100 cm。茎直立,上部分枝或不分枝。叶互生;叶柄短,有鞘;托叶膜质,褐色;基生叶和茎下部叶在开花时枯萎;茎中部叶为三至四回三出近羽状复叶,有短柄;叶片长 5.5～12 cm;小叶草质,菱状宽卵形、卵形或近圆形,长 4～15 mm,宽 3.5～15 mm,先端急尖或钝,基部圆楔形或圆形,有时浅心形,3 浅裂,裂片全缘或有 2、3 齿,上面脉稍凹陷,疏被腺毛,下面脉稍隆起,沿脉生短柔毛和腺毛。圆锥花序;具少数或多数花;花两性,花梗细,被白色短柔毛和腺毛;萼片 4～5,花瓣状,卵形,淡黄绿色,外面常有疏柔毛,早落;花瓣无;雄蕊多数,比萼片长 1～2 倍,花丝上部狭线形,下部丝状,花药狭长圆形,先端有短尖;心皮 4～8,被疏柔毛,无柄,柱头三角状箭头形。瘦果倒卵形,扁平,有 8 条纵肋,柱头宿存。花期 5～7 月,果期 6～8 月。

生于海拔 350～4 500 m 山地草坡或高山多石砾处。分布于华北及四川、陕西、西藏。

【采收加工】春、秋季采挖,晒干,用时切段。

【药材】香唐松草 Thalictri Foetidi Radix et Rhizoma 产于河北、山西、内蒙古、陕西、甘肃、青海、四川、西藏。

性状 细根数十条丛生于较小的根茎下面,长 3～8 cm,直径约 1.5 mm;表面棕色。质脆,易折断,断面略呈纤维性。气微,味略苦。

鉴别 根横切面:表皮细胞 1 列。皮层细胞 3、4 列;皮层纤维连成环带;内皮层明显。初生木质部三原型;木质部束与纤维束各 3 束相间排列。

【成分】根含生物碱:小檗碱(berberine),异波尔定碱(isoboldine),木兰花碱(magnoflorine),海罂粟碱(glaucine),黄花海罂粟碱(glauvine,corunnine),唐松品碱(thalphine),唐松品宁碱(thalphinine)等。

【药理】1. 抗癌作用 香唐松草碱能抑制大鼠瓦克肉瘤 W_{256} 及小鼠 Lewis 肺瘤。香唐松草苷 C 亦有抗肿瘤活性。

2. 抗菌作用 香唐松草具有一定抗菌作用,其对结核杆菌的最小抑制浓度(MIC)为 62.5 μg/ml(无血清)或125 μg/ml(有血清时)。

【药性】《新疆中草药手册》:"味苦,性寒。无毒。"

【功用主治】清热燥湿,解毒。主治湿热痢疾,黄疸,目赤肿痛,风湿热痹,痈肿疮疖。

1.《西藏常用中草药》:"清热解毒,祛风凉血,消炎止痢。主治结膜炎、传染性肝炎、痈肿疮疖、痢疾等症。"

2.《新疆中草药手册》:"清热燥湿,杀菌止痢。"

【用法用量】内服:煎汤,3～10 g。外用:研末调敷。

【宜忌】脾胃虚寒者慎服。

【选方】1. 治痢疾、肠炎 马尾黄连 27 g,木香 9 g。共为细末,每次 3～6 g,每日 3 次。

2. 治渗出性皮炎 马尾黄连适量,焙干,研末,撒患处。或松花粉各等分同用。如撒后患处干燥起裂,则用香油调敷。

3. 治脚癣 马尾黄连 15 g,黄柏 30 g,新鲜猪胆汁 1 个,冰片 0.9 g。先将前二味水煎成糊状,去渣,再下猪胆汁,微火煎 1～2 分钟离火,待温加冰片搅匀。每晚擦患处。(1～3 方出自《新疆中草药手册》）。

4. 治膀胱热毒，阴囊肿胀　土黄连、赤小豆、赤芍、薏苡仁各9 g。水煎服。《新疆中草药》）

3531 秋石 qiū shí 《品汇精要》

【异名】　秋石丹《本草蒙筌》，秋冰《纲目》，淡秋石《本经逢原》。

【基原】　为人尿或人中白的加工品。

【制法】　1. 阴炼法　《苏沈良方》："小便三五石，夏月虽腐败亦堪用，置大盆中，以新水一半以上相和，旋转搅数百匝，分置澄清。碎去清者留浊脚，又以新水同搅，水多为妙。又澄去清者，直候无臭气，澄生秋石如膏即止。暴干刮下，如腻粉光白，粲然可爱，都无气臭味为度。再研以乳男子乳，和如膏，烈日中暴干，如此九度。须拣好日乃和，盖假太阳真气也。第九度即为丸之，如梧桐子大，暴干。"

2. 阳炼法　《苏沈良方》："小便不计多少，大约两桶为一担，先以清水，好皂角浓汁，以布绞去滓，每小便一担椭，入皂角汁一盏，用竹篦急搅，令转百千遭乃止。直候小便澄清，白浊者皆沉底，乃徐徐撇去清者不用，只取浊脚，并作一满桶。又用竹篦子搅百余匝，更候澄清，又撇去清者不用。十数担，不过取得浓脚一二斗其小便，须是先以布滤过，勿令有滓。取清浓汁，入净锅中煎引。刮下捣碎，再入锅，以清汤煮化，乃于筲箕内，丁淋下清汁。再入锅熬干，又用酒煮化，再依前法丁淋。如熬干色未洁白，更准前丁淋，直候色如霜雪即止，乃入固济砂盒内，歇口火煅成汁，倾出。如熬未成窝，更煅为妙。细研，入砂盒内固济，顶火四周，养七昼夜，久养尤善。再研，入地窠内为丸，如梧桐子大。"

现代制法：取澄净晒干的人中白，研加粉末，加白及浆水作辅料，拌和后用模型压成小方块，晒干。

【药材】　秋石 Urinae Depositum Praeparatum　主产于华东。

性状　为粉状集合物。呈小方块形或扁圆形，有的常印有红色"淡秋石"字样，直径 1.5～2.2 cm。白色或灰白色，表面平坦而不光滑，无光泽。质硬脆，易碎裂，断面粉状，不平坦。气微，味淡。本品不溶于水。

鉴别　（1）取本品粉末约 0.1 g，加稀盐酸 2 ml，使溶解，滤滤液加氢氧化钠试液至中性，再加草酸铵试液数滴，即发生白色沉淀；分离，沉淀不溶于醋酸，但溶于盐酸（检查钙盐）。

（2）取本品粉末 0.2 g，加碳酸钠溶液（6 mol/L）2 ml，加热，微沸，放冷后，取上清液 3 滴，加浓硝酸 6 滴，再加钼酸铵试液 3 滴，加热，即发生黄色沉淀；分离，沉淀溶于氢氧化钠溶液（检查磷酸盐）。

【成分】　淡秋石主要为尿酸钙和磷酸钙。

【药理】　抗炎、退热作用　秋石具有抑制蛋清性足跖肿胀和缓解大鼠体温升高的作用，但其水煎液（0.8 g/kg 和 1.6 g/kg）作用效果差别不大，但 1.6 g/kg 的咸秋石水煎液对大鼠有明显利尿、排便增多的现象。

【药性】　咸，寒。归肺、肾经。

1.《医学入门》："味咸，无毒。"

2.《纲目》："咸温，无毒。"

3.《雷公炮制药性解》："入肺、肾二经。"

4.《本草从新》："咸平。"

5. 张秉成《本草便读》："咸寒。"

【功用主治】　滋阴降火，止血消瘀。主治虚劳羸瘦，骨蒸劳热、咳嗽、咳血，咽喉肿痛，遗精，尿频，白浊，带下。

1.《本草蒙筌》："大补，久服秘真，养丹田，归根复命，安和五脏，润泽三焦，消咳逆稠浓，退骨蒸邪热，积块癥坚堪用，脏胀非可尝，明目清心，延年益寿。"

2.《医学入门》："治色欲过度，羸弱久嗽，眼昏头眩，腹胀喘满，腰膝酸疼，遗精白浊。"

3.《纲目》："治虚劳冷疾，小便遗数，漏精白浊。"

4.《本经逢原》："能滋阴降火而不伤胃，补益下元真火，散瘀血，理阴精，降邪火，归真阳，治血淋咳血，骨蒸劳瘵。""阴炼淡秋石，治暑暑热淋，小便不通，及浊淋、沙石淋、血淋，老人绝欲太早，小便淋沥涩痛。"

5.《医林纂要》："补心坚硬，渗血去瘀，利三焦，通水道，澄清肾水，降逆消痰。"

6.《现代实用中药》："应用于肺结核之骨蒸潮热、咳嗽、咽喉痛，以及口腔及喉头慢性诸炎症。"

【用法用量】　内服：入丸、散；或煎汤，5～15 g。外用：研末撒。

【宜忌】　不宜多服。脾胃虚寒慎服，阳虚水泛者禁服。

1.《纲目》："久服令人成渴疾。"

2.《本草汇纂》："但气薄火衰水泛亦忌。"

【选方】　1. 治男子妇人虚劳赢瘦　秋石一两，干山药一两。研末，别以酒调山药为糊，丸如桐子大，又以干山药为衣。每服二十丸，温酒米饮任下。《洪氏集验方》）

2. 治思虑色欲过度，损伤心气，遗精，小便数　秋石、白茯苓各四两，莲肉、芡实各二两。为末，蒸枣肉和丸，梧子大。每空心盐汤下三十丸。《永类钤方》秋石四精丸）

3. 治赤白带下　真秋石研末，蒸枣肉捣丸，梧子大。每服六十丸，空心醋汤下。《摘玄方》）

4. 治噎食反胃　秋石，每用一钱，白汤下，妙。《纲目》引《医方摘要》）

【各家论述】　1.《纲目》："叶梦得《水云录》极称阴阳二炼之妙。而《琐碎录》乃云秋石味咸走血，使水不制火，久服令人成渴疾。盖用药既经煅炼，其气近温，服者多是淫欲之人，借此放肆，虚阳妄作，真水愈涸，安得不渴耶？况其别加以阳泄，助其邪火乎？惟丹田虚冷者，服之可耳。观病淋者，水虚火炽，则煎熬成沙成石，小便之炼成秋石，与此一理也。"

2.《本经逢原》："人尿本咸寒命名，专取秋气下降之意。他时制料，功力颇难。火盛者宜生宜淡，阴虚者宜熟宜咸。""其阴炼淡者，性最下渗，苟非阴分热极，未可轻投。阴虚多火，小便频数，精气不固者误服，令人小便不禁，甚则令人梦泄。其咸者可代盐蘸物食之，喘咳燥渴不瘥者，以半钱匙，冲汗水服之，即得安康，觉时满口生津，亦不作渴，补阴之功可知。阴炼淡秋石，治夏暑热淋，小便不通及浊淋、沙石淋、血淋，老人小便淋沥涩痛。"

3.《医林纂要》："秋石，润下作咸之性，大约如盐，第本于人身，得阴阳之化，自三焦而降，为旧出之道，又重之澄以石膏，和以秋露，则滋溢真阴，补心清肺，去肾水之秽浊，利三焦之决渎，自应有胜于盐者。""至于软坚去瘀，亦与盐同，其能治劳热骨蒸、虚火咳嗽、白浊遗精之功，自不可昧。《内经》云：咸走血，血病无多食咸者，以人或失血已多，血液枯少，不宜更以咸渗之耳，非指火逆直妄，火郁血瘀而言也。血妄血瘀，正宜咸补心以靖之、散之矣，安得复有多食咸之理。今人于血羸火妄、吐血、咯血及腹胸膨胀，每戒食盐，而劝服秋石，夫淘下作咸，秋石与盐，亦复何异哉。"

4.《本草求真》："秋石，据书载能滋阴润脏，退蒸软坚，治痨止嗽，通淋利便，涩精固气，且云经火煅炼，去其咸寒，转为温补，温而不燥，润而不滞，清不损元，降不败胃，为滋阴降火之圣药。然绣谷谓补少而清处多，温处少而寒处多（温止于火煅，而非瀰中浊气，具有温补之性也）。虚劳水重，服此似不甚碍，间有微功，亦非补中正剂，若使气薄、火衰水泛，纵经煅炼，终不免有虚虚之祸矣。"

3532 秋枫木 qiū fēng mù 《陆川本草》

【异名】　秋风子《植物名实图考》，水梁木、三叶红、鸭脚板、丢了棒《广西药用植物名录》，大秋枫《广西本草选编》，重阳树《福建药物志》。

【基原】 为大戟科重阳木属植物秋枫木的根、树皮。

【原植物】 秋枫木 *Bischofia javanica* Bl. 又名:胡杨、红桐、茄苳树、赤木(《中国树木分类学》)。

常绿或半常绿乔木,高可达 20 m。三出复叶,革质;有长达 8~20 cm 的总叶柄;侧生小叶柄长 0.5~2 cm,顶生小叶柄长 2~5 cm;小叶片卵形、倒卵形、长椭圆形、椭圆形或稀有拔针形,长 7~15 cm,宽 4~8 cm,先端急尖或短尾状渐尖,基部宽楔形或钝圆,边缘有疏锯齿;两面光滑无毛。花小,单性,雌雄异株,无花瓣;圆锥状花序腋生,雌花序较长,长达 15~27 cm;萼片 5,覆瓦状排列;雄花雄蕊 5;退化子房盾状;

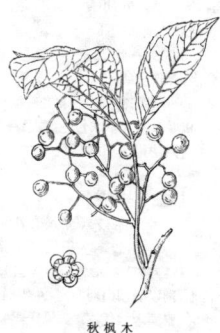

秋枫木

雌花子房 3 或 4 室,每室 2 胚珠,花柱 3,不分裂。果实不开裂,球形或略扁,淡褐色。种子长约 5 mm。花、果期全年。

生于山谷阴湿的林中,多见于溪旁近水处。分布于华东、中南、西南等地。

本植物的叶(秋枫木叶)亦供药用,另设专条。

【采收加工】 7~10 月采收,鲜用、浸酒或晒干用。

【成分】 茎含甾体类:β-谷甾醇(β-sitosterol),无羁萜(friedelin),表无羁萜醇(epifriedelinol),无羁萜醇(friedelinol)及 β-谷甾醇-β-葡萄糖苷(β-sitosterol-β-glucoside)。

【药性】 辛、涩,凉。

1.《广西本草选编》:"味酸、涩,性凉。"

2.《全国中草药汇编》:"味微辛、涩,性凉。"

3.《福建药物志》:"微苦、涩,平。"

【功用主治】 祛风除湿,化瘀消积。主治风湿骨痛、噎膈、胃、痢疾。

1.《广西本草选编》:"祛风化湿。主治风湿骨痛。"

2.《全国中草药汇编》:"行气活血。"

3.《福建药物志》:"治膈食反胃。"

【用法用量】 内服:煎汤,9~15 g;或浸酒。外用:捣敷。

【选方】 1. 治风湿骨痛 秋枫木根或树皮 9~15 g,浸酒服,并用药酒外擦。(《广西本草选编》)

2. 治膈食反胃 重阳木 60 g,桑寄生、苦杏仁、白英、石菖蒲、丁葵各 15 g。水煎冲白糖少许,每日 1 剂,4 次分服。(《福建药物志》)

3533 秋牡丹根 qiū mǔ dān gēn
《浙江药用植物志》

【基原】 为毛茛科银莲花属植物秋牡丹的根。

【原植物】 秋牡丹 *Anemone hupehensis* Lem. var. *japonica* (Thunb.) Bowles et Stearn [*A. japonica* (Thunb.) Sieb. et Zucc.] 又名:秋芍药(《花镜》),压竹花(《植物名实图考》)。

多年生草本,高 30~80 cm。根粗长,暗褐色。基生叶为三出复叶;柄长 24~32 cm;小叶片宽卵圆形,长 5~12 cm,宽 4.5~8 cm,先端渐尖,基部截形或为心脏形,边缘 5~7 浅裂,并有不规则钝锯齿,齿端具尖头,两面疏生白色毛。花茎 3 回分枝,叶片状苞片,下部的叶 3 小叶所成,上部的为单叶,2、3 裂,均对生;花单生或成稀疏聚伞状花序,花重瓣,萼片 15~20 或更多,外轮绿色,边缘略带暗紫,内轮深红或淡紫红色,呈花瓣状;雄蕊多数,黄色,花丝短,细而弯曲,花药椭圆形;雌蕊心皮多数,集成球形,有细毛,柱头长方形,倾斜。瘦果聚生成球状,具白色绢状毛。花期

9~11 月,果期次年 4~5 月。

生于低山或丘陵的草坡或沟边。部分地区有栽培。分布于江苏、浙江、安徽、福建、江西、广东、云南等地。

【采收加工】 7~10 月采挖,鲜用或晒干。

【药材】 秋牡丹根 *Anemones Japonicae Radix* 产于云南、四川、贵州、陕西等地。

性状 根呈长圆柱形,稍扭曲。长 10~16 cm,直径 1~1.8 cm。表面灰褐色或棕褐色,粗糙有纵纹。根头部有分枝,其上有白色绒毛及未去净的叶基。质脆易折断。断面平坦,中间可见白心。无臭,味苦微涩。

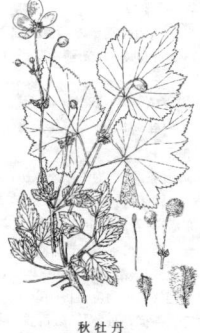

秋牡丹

【药性】《天目山药用植物志》:"性寒,味苦,有毒。"

【功用主治】 杀虫,清热解毒。主治蛔虫病、蛲虫病,体癣、股癣,中暑发热。

1.《天目山药用植物志》:"功能下气杀虫。治小儿寸白虫、蛔虫。试治股癣、体癣、足癣等有效。"

2.《浙江药用植物志》:"杀虫,清热解毒,截疟。主治蛲虫病、蛔虫病,顽癣,口喉,疟疾,中暑。"

【用法用量】 内服:煎汤,3~9 g;或研末 0.6~1.5 g,温开水送。外用:捣汁涂或研粉外搽。

【宜忌】 孕妇慎服。

【选方】 1. 治中暑 秋牡丹根 0.6 g。捣烂,开水吞服。(《浙江药用植物志》)

2. 治白喉 秋牡丹根 3 g。捣烂,冲半杯开水,在 1 日内频滴喉部;颈部用萝卜叶敷。(《湖南药物志》)

3534 秋枫木叶 qiū fēng mù yè
《陆川本草》

【基原】 为大戟科重阳木属植物秋枫木的叶。

【原植物】 参见"秋枫木"条。

【采收加工】 全年均可采收,洗净,鲜用。

【药材】 秋枫木叶 *Bischofiae Javanicae Folium* 主产于山东、江苏、安徽、浙江、江西、福建、台湾、河南、湖北、湖南、广西、广东、四川、贵州及云南等地。

性状 3 小叶复叶互生;顶生小叶柄长 2~5 cm,侧生小叶柄长 0.5~2 cm;叶片近革质,棕绿色,卵形、矩圆形或椭圆状卵形,长 7~15 cm,宽 4~8 cm,先端渐尖,基部宽楔形,边缘有波状齿。气微,味微辛、涩。

【药性】 苦,涩,凉。

1.《广西本草选编》:"味酸、涩,性凉。"

2.《全国中草药汇编》:"微辛、涩,凉。"

【功用主治】 解毒散结。主治噎膈,反胃,传染性肝炎,小儿疳积,咽痛,疮疡。

1.《广西本草选编》:"消肿散结。"

2.《全国中草药汇编》:"消肿解毒。主治食道癌,胃癌,传染性肝炎,小儿疳积,肺炎,咽喉炎,外用治痈疽,疮疡。"

【用法用量】 内服:煎汤,鲜品 60~90 g;或捣汁。外用:鲜品捣敷。

【选方】 1. 治膈食反胃 重阳木鲜叶 10~15 片,猪瘦肉 60 g。水煎服。

2. 治传染性肝炎 重阳木鲜叶 10~15 片,猪瘦肉 60 g。水煎服。(1、2 方均出自《福建药物志》)

3. 治肺炎 (秋枫)鲜叶 30~60 g,捣烂取汁,调蜜内服。

《全国中草药汇编》)

4. 治咽喉炎　① 重阳木鲜叶水煎漱口,含至口麻后吐掉。② 重阳木鲜叶、荸荠各 30 g。捣烂绞汁服。

5. 治痈疽疮疡　重阳木鲜叶适量,用热米汤泡软,贴患处。(4、5 方出自《福建药物志》)

3535 秋海棠花 qiū hǎi táng huā《纲目拾遗》

【基原】　为秋海棠科秋海棠属植物秋海棠的花。

【原植物】　参见"秋海棠茎叶"条。

【采收加工】　7～10 月采收,鲜用或晒干。

【药性】　苦、酸,寒。

【功用主治】　《百草镜》:"擦癣杀虫,用叶、花浸蜜,入妇人面药用。"

【用法用量】　外用:捣汁调蜜擦。

3536 秋海棠果 qiū hǎi táng guǒ《湖南药物志》

【基原】　为秋海棠科秋海棠属植物秋海棠的果实。

【原植物】　参见"秋海棠茎叶"条。

【采收加工】　9～10 月采果,多鲜用。

【药性】　酸、涩、微辛,凉。

【功用主治】　解毒,消肿。主治毒蛇咬伤。

【用法用量】　外用:鲜品捣敷或捣汁搽。

【选方】　治毒蛇咬伤　鲜秋海棠茎叶、果实各适量,捣烂外敷患处周围及肿处;另用金银花、鸭跖草各 30 g,野菊花 15 g,煎水当茶饮。(《安徽中草药》)

3537 秋海棠根 qiū hǎi táng gēn《贵州民间方药集》

【异名】　一口血《分类草药性》,金线吊葫芦《贵州民间方药集》,红白二丸、岩丸子《陕西中草药》。

【基原】　为秋海棠科秋海棠属植物秋海棠的根。

【原植物】　参见"秋海棠茎叶"条。

【采收加工】　全年均可采收,鲜用或切片晒干。

【成分】　块茎含秋海棠皂苷(begonin)。

【药性】　酸、涩,凉。

1.《湖南药物志》:"酸、涩、辛,凉。"

2.《贵州草药》:"性平,味酸、涩。"

3.《陕西中草药》:"味苦、涩、酸,性寒。"

【功用主治】　化瘀,止血,清热利湿。主治跌打损伤,吐血,咯血,衄血,刀伤出血,崩漏,血瘀经闭,月经不调,带下,淋浊,泻痢,胃痛,腹痛,咽喉肿痛。

1.《植物名实图考》:"根治妇科血症。"

2.《分类草药性》:"治止血,跌打损伤。"

3.《湖南药物志》:"行气行血,消肿止痛,镇痉。主治瘰疬,损伤疼痛,吐血、淋浊,白浊,经闭。"

4.《贵州草药》:"活血化瘀,凉血止血。主治月家病,劳伤咳嗽。"

5.《陕西中草药》:"活血散瘀,清热,止血止痛。主治跌打损伤,吐血、衄血,胃溃疡,痢疾,肺痈,崩漏,白带。月经不调。"

6.《贵州民间方药集》:"治心悸,刀伤,喉炎。"

7.《秦岭巴山天然药物志》:"活血化瘀,清热解毒。主治肠炎,疝气,喉痛。"

【用法用量】　内服:煎汤,9～15 g;或研末,每次 3～6 g。外用:捣敷;或研末敷;或捣汁含漱。

【选方】　1. 治跌打重伤心悸,剧痛　一口血、连钱草各 3 g。捣绒冲酒服。(《贵州草药》)

2. 治肺热吐血　秋海棠 6 g,血余炭 3 g。共研细末,白茅根 30 g,煎水冲服。

---

3. 治血瘀经闭　秋海棠 6 g,牛膝 15 g,泽兰 12 g。煎服。(2、3 方出自《安徽中草药》)

4. 治痛经,产后出血,月经不调　一口血、见血飞、红丝毛(珍珠菜)、川芎各 6 g。水煎服。(《秦岭巴山天然药物志》)

5. 治崩漏,白带　① 红白二丸、石泽兰各 6 g。水煎服。(《陕西中草药》)　② 秋海棠、椿根白皮各 9 g。煎服。(《安徽中草药》)

6. 治淋浊,白浊　白秋海棠块根末,开水送服 3 g;血尿用红秋海棠块根末,开水吞服 6 g。(《湖南药物志》)

7. 治喉肿痛　一口血 120 g。加冷开水 2 小碗,捣烂取汁,含漱数次。(《秦岭巴山天然药物志》)

3538 秋葡萄茎 qiū pú táo jīng《贵州草药》

【异名】　扁担藤《贵州草药》。

【基原】　为葡萄科葡萄属植物秋葡萄的茎或茎中液汁。

【原植物】　秋葡萄 *Vitis romanetii* Roman. 又名:黑葡萄《中国高等植物图鉴》,野葡萄《贵州草药》。

木质藤本。枝条粗大,幼枝紫色和叶柄密生锈色短柔毛和长腺毛。单叶互生;叶柄长 4～9 cm;叶片宽卵形或五角状卵形,长 9～20 cm,宽 8～14 cm,先端有不明显 3 浅裂或不裂,基部心形,边缘具粗齿,齿尖略显短刺状,上面深绿色,下面淡绿色,主脉和网脉上均有棕黄色具腺的刚毛。圆锥花序与叶对生,较叶长,或近等长,花序轴疏被短毛;分枝短;花小,淡黄绿色,无毛;花萼盘形,全缘;花瓣 5,上部互相合生,早落;雄蕊 5;子房上位,2室。浆果球形,熟时黑紫色。花期 5～6 月,果期 7～8 月。

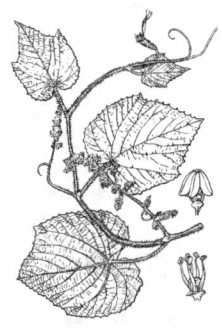

秋葡萄

生于低山灌丛中或沟边。分布于江苏、河南、湖北、湖南、陕西、甘肃。

【采收加工】　8～12 月割取茎藤,切片,晒干。或在夏、秋季生长旺盛时砍断茎藤,取液汁,鲜用。

【成分】　含鞣质(tanin),木脂素(lignine)。

【药性】　《贵州草药》:"性凉,味甘、微涩。"

【功用主治】　去翳明目,止血生肌。主治翳膜遮睛,吐血,外伤出血。

1.《贵州草药》:"去翳,止血生肌。主治翳膜,刀斧斧伤。"

2.《全国中草药汇编》:"主治吐血。眼翳,跌打损伤。"

【用法用量】　外用:取茎汁点眼;或捣烂敷。内服:煎汤,15～30 g。

【选方】　1. 治眼蒙皮(眼翳)　将扁担藤去节,吹入藤内之水,用灯草点入眼内,每日数次。

2. 治刀斧斧伤　扁担藤 30 g 捶绒,先用浓茶洗净伤口,再药包于伤处。(1、2 方出自《贵州草药》)

3539 秋海棠茎叶 qiū hǎi táng jīng yè《陆川本草》

【基原】　为秋海棠科秋海棠属植物秋海棠的茎、叶。

【原植物】　秋海棠 *Begonia evansiana* Andr. 又名:八月春、断肠花《群芳谱》,相思草《漳州府志》,断肠草《大观录》,大红袍《陕西中草药》。

多年生草本,高 60～100 cm。地下具球形块茎。茎直立粗壮,多分枝,光滑,节部膨大。叶腋间生珠芽;叶互生,叶柄长 5～12 cm;托叶披针形;叶片斜宽卵形,长 8～20 cm,宽 6～18 cm,先端尖,基部偏斜,两面生细刺毛,叶下面和叶柄都带紫红色,边缘有细尖牙齿。花单性,粉红色;雌雄同株,成腋生的又状聚伞花序;雄花被片4,外2片圆形较大,雄蕊多数,聚成头状,花丝成1总柄,花药黄色;雌花被片5,在内的较小,雌蕊1由3心皮合生,子房下位,花柱3歧,柱头扭曲状。蒴果有3翅,其中1翅通常较大。花期7~8月,果期10~11月。

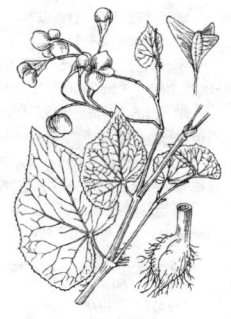

秋海棠

生于林下阴湿处,野生或栽培。分布于长江以南各地,北至河北、山东。

本植物的花(秋海棠花)、果实(秋海棠果)以及根(秋海棠根)亦供药用,另设专条。

【采收加工】 4~7月采收茎,叶,分别切碎,晒干或鲜用。

【成分】 叶甾醇类:β-谷甾醇(β-sitosterol),胡萝卜苷(daucosterol),豆甾醇(stigmasterol),豆甾醇-3-O-β-D-吡喃葡萄糖苷(stigmasterol-3-O-β-D-glucopyranoside)。又含β-香树素(β-amyrin),5,7,4′-三羟基黄酮-6-O-β-D-吡喃葡萄糖苷(5,7,4′-trihydroxyflavone-6-O-β-D-glucopyranoside)。

【药性】 酸、辛,微寒。

【功用主治】 解毒消肿,散瘀止痛。主治咽喉肿痛,疮痈溃疡,毒蛇咬伤,风湿痹痛,跌打瘀痛,皮癣。

1.《药性考》:"捣汁治咽喉痛。"

2.《百草镜》:"擦癣杀虫,用叶、花浸蜜,入妇人面药用。"

3.《安徽中草药》:"活血散瘀,凉血除湿,消肿止痛。"

4.《贵州民间方药集》:"叶治癣、疥。"

【用法用量】 外用:鲜品捣敷或绞汁含漱。

【选方】 1. 治跌打损伤疼痛 鲜秋海棠茎叶加甜米酒各适量,捣烂外敷痛处。《安徽中草药》

2. 治风湿痹痛 秋海棠10 g,骨碎补15 g,桑寄生30 g,大血藤30 g,虎耳草12 g。水煎服。《四川中药志》1979年版

3540 重阳木 chóng yáng mù 《全国中草药汇编》

【基原】 为大戟科重阳木属植物重阳木的根、树皮。

【原植物】 重阳木 Bischofia polycarpa(Lévl.)Airy-Shaw [B. racemosa Cheng et Chu]

落叶乔木,高可达二十余米。全株光滑,树皮灰褐色,有裂纹。掌状复叶,小叶3;总叶柄长6~10 cm,侧生小叶柄长0.5~2 cm,顶生小叶柄长2~5 cm;小叶近圆形或广椭圆形,长5~12 cm,宽3.5~6 cm,先端尾状短尖或急尖,基部钝圆或微心形,边缘锯齿较密;两面无毛。花小,雌雄异株,淡绿色,排列成腋生的总状花序;雄花雄蕊5,退化子房盾状;雌花具粗壮花梗,萼片有膜质边缘,早落,子房3室或4室,每室有胚珠2,花柱不分裂。果实球形或略扁,蓝紫色。种子小,长圆形,中端尖,有光泽。花期4~5月,果期7~8月。

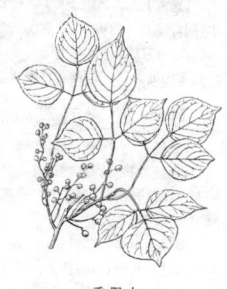

重阳木

生于低山或平地的林中及河谷沟边。分布于江苏、浙江、江西、湖北、广东、广西、四川、贵州、云南等地。

本植物的叶(重阳木叶)亦供药用,另设专条。

【采收加工】 全年均可采收,浸酒或晒干用。

【药性】 辛、涩,凉。

【功用主治】 理气活血,解毒消肿。主治风湿痹痛,痢疾。

1.《广西民族药简编》:"治痢疾。"

2.《秦岭巴山天然药物志》:"行气活血,消肿解毒。主治风湿骨痛。"

【用法用量】 内服:煎汤,9~15 g;或浸酒。外用:捣敷;或浸酒擦。

【选方】 治风湿骨痛 重阳木根或树皮9~15 g,浸酒服,并用药酒外擦。《秦岭巴山天然药物志》

3541 重唇鱼 chóng chún yú 《食物本草》

【异名】 似鲮鲔鱼《鱼类分类学》,唇鳟《黑龙江流域鱼类》,真口鱼、于哥、土风鱼《中国经济动物志》,重口鱼《中国药用动物志》。

【基原】 为鲤科鳎属动物鳎鳎的全体。

【原动物】 鳎鳎 Hemibarbus labeo(Pallas)

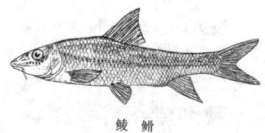

鳎鳎

体较长,稍侧扁,头长,吻钝而圆,眼大,侧上位,长于头侧中轴之上。口下位,呈马蹄形,唇发达,肉质,下唇两侧叶特别宽大,唇后沟中断,间距甚窄。颌须一对,略短于眼径。下咽齿3行。侧线完全,前端微弯,鳞中等大。背鳍3,7,具有一光滑硬刺,其起点稍近于吻端。臀鳍3,6。体背灰褐色,腹部白色,幼鱼体侧有黑色斑点。

多栖息于水流湍急的河流中。以水生昆虫的幼虫为食;也食软体动物中的淡水壳菜等。2龄开始性成熟。4~6月产卵。分布于长江流域的岷江、嘉陵江,黑龙江流域各水系中。

【采收加工】 四季均可捕捞,捕杀后,除去鳞片及内脏,洗净,鲜用或晒干。

【成分】 全鱼含甘油酯:主要为三酰甘油(triglyceride);脂肪酸:棕榈酸(palmitic acid),十六碳烯酸(hexadecenoic acid),十八碳烯酸(octadecenoic acid),肉豆蔻酸(myristic acid),十八碳二烯酸(octadecadienoic acid)。又含胆甾醇(cholesterol),磷脂(phospholipid),硅酮(silicone)。

【药性】 姚可成《食物本草》:"味甘,无毒。"

【功用主治】 祛风湿,强筋骨,利小便。主治水肿,小便不利,腰膝酸痛,行动艰难。

1. 姚可成《食物本草》:"治十年腰脊疼痛,腿膝酸麻,不能行动。"

2.《中国动物药》:"补气利水,祛风湿,强筋骨。"

【用法用量】 内服:煮食,100~200 g。

【选方】 1. 治水肿、小便不利 重唇鱼2条,茶叶15 g,白茅根50 g。水煎熟,食肉饮汁。每日服2次。

2. 治腰膝酸痛 重唇鱼2条,狗脊15 g,杜仲15 g。水煎服,食肉饮汁。每日服2次。(1、2方出自《中国动物药》)

3542 重阳木叶 chóng yáng mù yè 《全国中草药汇编》

【基原】 为大戟科重阳木属植物重阳木的叶。

【原植物】 参见"重阳木"条。

【采收加工】 4~7月采摘,鲜用。

【功用主治】《秦岭巴山天然药物志》:"治食管癌,胃癌,传染

性肝炎,小儿疳积,肺炎,咽喉炎,疮痈,疮疡。"

【用法用量】 内服:煎汤,鲜品60～90 g;或捣汁。外用:鲜品捣敷。

【选方】 1. 治食管癌,胃癌　重阳木鲜叶60～90 g,肥肉60 g。炖服,连服30剂。

2. 治传染性肝炎　重阳木鲜叶60 g,合欢皮15 g,积雪草30 g,冰糖15 g。水煎服。

3. 治肺炎　重阳木鲜叶30～60 g,捣烂取汁,调蜜内服。

4. 治咽喉炎　重阳木鲜叶、荸荠各30 g。捣烂取汁内服。

5. 治痈疮肿痛,无名肿毒　重阳木鲜叶,捣烂外敷患处。

(1～5方出自《秦岭巴山天然药物志》)

3543 复叶耳蕨 fù yè ěr jué 《中国药用孢子植物》

【基原】 为鳞毛蕨科复叶耳蕨属植物刺头复叶耳蕨的根茎。

【原植物】 刺头复叶耳蕨 Arachniodes exilis (Hance) Ching [Aspidium exile Hance]

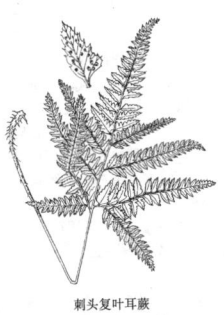

植株高30～90 cm。根茎长而横生,密被棕色、钻状鳞片。叶远生或近生;叶柄长15～50 cm,禾秆色,连同叶轴和羽轴常被棕色、线状钻形小鳞片;叶片纸质,三角形或卵状三角形,长20～35 cm,宽约20 cm,先端狭缩成尾状渐尖,三回羽状;羽片5～8对,斜向上,有柄,基部1对最大,卵状三角形,长15～20 cm,宽7～10 cm,其基部下侧1片小羽片特长,并为一回羽状;小羽片长8～10 cm,

刺头复叶耳蕨

其余向上各至逐渐缩狭;小羽片长圆形,先端锐尖,基部上侧略呈耳状突起或为分离的耳片,边缘浅裂或具长芒刺状锯齿,上面光滑,下面沿中脉疏生棕色小鳞片;叶脉羽状,侧脉2～4叉。孢子囊群圆形,背生于小脉顶端,位于中脉与叶边中央;囊群盖圆肾形,早落。

生于山坡林下溪沟边或路旁。分布于长江流域以南地区及山东、河南等地。

【采收加工】 全年均可采挖,鲜用或晒干。

【成分】 根状茎含异绵马素(isoaspidin)BB、AB。

【药理】 1. 抗生育作用　复叶耳蕨甲醇提取液分别于小鼠妊娠6～7日、10～11日、15～16日腹腔注射0.8 g/kg或1.6～2.4 g/kg,连续3日,可终止小鼠的早、中、晚期妊娠。早、中期妊娠胎儿退化后,在子宫腔内逐渐被吸收,晚期妊娠大部分在第一次或第二次用药后即将全部仔胎连同完整的胎盘排出。组织切片检查表明小鼠的子宫蜕膜组织受损,蜕膜反应被抑制。其作用具备作用于蜕膜和绒毛及发动宫缩两方面,导致妊娠组织坏死,并且由宫腔排出。

2. 收缩子宫作用　复叶耳蕨水煎剂(含生药10^{-6}～10^{-4} g/ml)和甲醇提取物(含生药10^{-6}～10^{-5} g/ml)能使正常未孕小鼠及妊娠10～11日小鼠离体子宫的节律性收缩明显增强,部分肌张力增加,但一般不易引起子宫强直性收缩。

【药性】 微苦,涩,凉。

【功用主治】 清热收敛。主治蛲痢,烫伤。

【用法用量】 内服:煎汤,15～30 g。外用:研末调敷。

【宜忌】 本品久煎可致宫寒不孕。

【选方】 治汤火伤　复叶耳蕨(适量)。晒干,研末,菜油调涂。

3544 顺江木 shùn jiāng mù 《云南中草药》

【基原】 为樟科樟属植物狭叶阴香的根、叶或树皮。

【原植物】 狭叶阴香 Cinnamomum burmannii (C. G. et Th. Nees) Bl. f. heyneanum (Nees) H. W. Li [C. burmannii (C. G. et Th. Nees) Bl. var. angustifolium (Hemsl.) Allen]

乔木,高达10 m。树皮

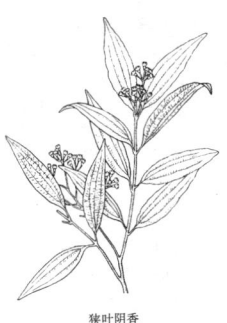

光滑,灰褐色至黑褐色;枝条纤细,绿色或褐绿色。叶互生或近对生;叶片稍革质,线状披针形或披针形,有时为线形,长4～15 cm,宽0.7～4 cm,上面绿色,光亮,下面粉绿色,具离基三出脉。圆锥花序腋生或近顶生,最末分枝为3花的聚伞伞形花;花小,绿白色;花被简短小,倒锥形,花被裂片6,长圆状卵形,先端锐尖;能育雄蕊9,三轮排列,第一、第二轮雄蕊花丝无腺体,第三轮雄蕊花

狭叶阴香

丝有圆形腺体,不育雄蕊3,位于最内轮,长三角形;子房近球形,柱头盘状。果实卵球形,具齿裂。花期主要在秋、冬季,果期主要在冬末或春季。

生于河边、山坡灌丛中。分布于湖北西部、广西、四川东部、贵州西南部、云南东南部。

【采收加工】 全年均可采。根切片晒干;叶鲜用或阴干。

【药性】 辛,温。

1.《云南中草药》:"辛,温。"

2.《香港中草药》:"味辛、微甘,性温,气香。"

【功用主治】 祛风散寒,温中,活络。主治风寒感冒,胃脘寒痛,腹痛腹泻,风湿痹痛,跌打损伤,外伤出血,疮疖肿毒。

1.《云南中草药》:"舒经活络,散寒止痛。"

2.《香港中草药》:"祛风散寒,温中止痛。主治寒性胃痛,食欲不振,腹泻;慢性风湿关节痛,腰腿痛;外用治跌打肿痛,疮疖肿毒,外伤出血。"

【用法用量】 内服:煎汤,6～10 g;研末,1.5～3 g。外用:研末,酒调敷或干粉撒患处;或煎水洗。

【选方】 1. 治感冒　顺江木干叶9 g,细木通9 g。煎服。《红河中草药》

2. 治风湿,跌打骨折　顺江木根9 g,泡酒服或水煎服;叶煎水外洗,或捣烂用酒调敷患处。《云南中草药》

3545 鬼目 guǐ mù 《别录》

【异名】 来甘《别录》,白草子《本草经集注》,排风子《圣济总录》,毛藤果《百草镜》。

【基原】 为茄科茄属植物白英的果实。

【原植物】 参见"白毛藤"条。

【采收加工】 9～11月果实成熟时采收。

【成分】 含咖啡酸(caffeic acid)、香草酸(vanillil acid)。

【药性】 酸、平。

1.《别录》:"酸、平。"

【功用主治】 明目,止痛。主治眼花目赤,迎风流泪,翳障,牙痛。

1.《别录》:"明目。"

2.《四川中药志》1960年版:"治虫牙。"

3.《重庆草药》:"治眼黄,见风流泪,白雾遮瞳及痘风眼。"

【用法用量】 内服:煎汤,6 g;或研末服。外用:研末涂。

【选方】 1. 治风热上攻,目赤头旋,眼花面肿 排风子(焙)、甘草(炙)、菊花(焙)各一两。为末。每服二钱,卧时温水下。(《圣济总录》)

2. 治虫牙 (排风藤)果实研成细粉,放在烧红的瓦片上,再滴酒少许,趁热以酒漏斗罩来熏牙患处。(《四川中药志》1960年版)

3546 鬼笔 _{guǐ bǐ}(《本草拾遗》)

【异名】 朝生暮落花、狗溺台(《本草拾遗》)。

【基原】 为鬼笔科鬼笔属植物细皱鬼笔的子实体。

【原植物】 细皱鬼笔 *Phallus rugulosus* Fisch.

子实体发生之初,为卵圆形,长约约 2 cm,白色柔软,有弹力,内部发达时,则外皮破裂,抽出柄条,高 10~15 cm。全体极软,头部的菌盖呈钟状,朱红色,有细微的纹线,表面有黏液,发恶臭,柄的上部淡红色,下半部分白色。

生于竹林等阴湿地处。分布于安徽、山东、河北、江西等地。

【采收加工】 春、夏季采收,鲜用或晒干。

【功用主治】 1.《本草拾遗》:"主恶疮、疽、蠹、疥、痈、蚁瘘等,并日干,末,和油涂之。"

2.《纲目》:"研末,敷下疳疮。"

3547 鬼盖 _{guǐ gài}(《别录》)

【异名】 朝菌(《庄子》),地盖(《别录》),鬼伞、朝生(《本草经集注》),鬼屋(《本草拾遗》),鬼盖(《广菌谱》),朝生地盖、一夜茸(《中国药用孢子植物》)。

【基原】 为伞菌科鬼伞属真菌墨汁鬼伞、粪鬼伞等的子实体。

【原植物】 1. 墨汁鬼伞 *Coprinus atramentarius* (Bull.) Fr. 又名:柳树蘑(《中国食用菌志》)。

菌盖宽 2~8 cm,初卵形且完整,后则不规则撕裂,盖表具丝光质纤毛,白色,见阳光后不久即变成灰黑色,由盖缘而中央。菌肉薄,菌褶离生,初白色,后随孢子的成熟和组织融解,与菌盖同时自溶成墨汁状。柄条粗而细长,基部稍膨大,灰褐色,中空,易折。担孢子黑褐色,椭圆形,(7~12)μm×(4~6)μm。

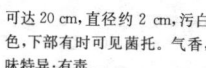

墨汁鬼伞

春、夏和秋季常丛生于道旁、林缘或草地。分布于华北、东北、华东、中南及陕西、青海、新疆等地。

2. 粪鬼伞 *C. sterquilinus* Fr.

菌盖宽 2.5~8 cm。圆锥形,渐平展。纯白色,后呈灰色,中央具浅褐色鳞片。棱纹明显。菌肉极薄,后期与菌褶均呈黑色,褶片离生。菌柄长5~18 cm,粗 0.5~0.6 cm,白色,伤后变污。柄基膨大,上部有膜质菌环,易脱落,但柄部多有残痕相系。孢子黑褐色,椭圆形,(18~24)μm×(10~13)μm。

散生或群生于粪堆上。春、秋季常见。分布于河北、江苏、山东、陕西。

【采收加工】 4~10月采收,采后洗净,立即煮熟,晒干。不可鲜晒,否则子实体潮解成墨汁。

【药材】 鬼盖 *Coprini Fructificatio* 墨汁鬼伞产于全国各地;粪鬼伞产于河北、陕西、山东、江苏、湖北、广西、云南等地。

性状 墨汁鬼伞 菌盖卵形或钟形,直径 4~11 cm,灰褐色或污褐色,中部具细小鳞片,边缘灰紫色或黑色,开裂呈不规则花瓣状。菌肉薄,类白色或黄白色。菌褶密,不等长,白色。菌柄长

可达 20 cm,直径约 2 cm,污白色,下部有时可见菌托。气香,味特异;有香。

粪鬼伞 菌盖短圆柱形、圆锥形或平展,直径 2.5~8 cm,白色或灰色,中部浅褐色,表面有鳞片,边缘具灰褐色或黑色棱纹。菌肉薄,白色。菌褶白色、粉红色或黑色。菌褶长 5~18 cm,直径 5~6 mm,基部膨大,白色或污色。菌环窄,膜质,类白色,常留在菌柄基部。气香,味特异。

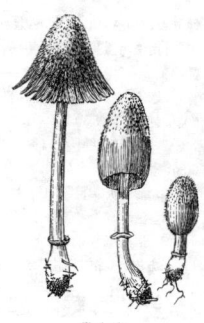

粪鬼伞

【成分】 墨汁鬼伞含硒、锌、镁、钙等。尚含尿素(urea),植物凝集素(phytolectins)。

【药性】 甘、平,小毒。

1.《别录》:"味甘,平,无毒。"

2.《本草拾遗》:"有小毒。"

3. 刘波《中国药用真菌》:"性寒,味甘。"

【功用主治】 益脾胃,化痰理气,解毒消肿。主治食欲不振,咳嗽吐痰,小儿痴病,气滞胀痛,疔肿疮疡。

1.《别录》:"主小儿寒热痴。"

2.《本草拾遗》:"和醋敷肿毒,马脊肿人,恶疮。"

3.《纲目》:"烧灰治疔肿,以针刺破四边,纳灰入内,多经出根。"

4. 刘波《中国药用真菌》:"益肠胃,化痰理气,解毒,消肿。"

5.《中国药用孢子植物》:"治消化不良,无名肿毒和其他疮疽。"

【用法用量】 内服:煎汤,3~9 g;鲜品 15~30 g;或入丸、散。外用:研末调敷。

【宜忌】 不宜与酒、鸡肉同食。

刘波《中国药用真菌》:"饮酒时食用可能引起中毒。"

3548 鬼毛针 _{guǐ máo zhēn}(刘波《中国药用真菌图鉴》)

【异名】 茶褐小皮伞(《中国药用真菌图鉴》)。

【基原】 为白蘑科小皮伞属真菌安络小皮伞的菌索。

【原植物】 安络小皮伞 *Marasmius androsaceus* (L. ex Fr.) Fr. 又名:点地梅小皮伞(《吉林省有用有害真菌》)。

子实体小型,菌盖宽 5~15 cm。初期半球形,后平展,中央凹陷,具放射状条纹,灰褐色、茶褐色、红褐色至深紫褐色,中央色深,成熟时色浅。菌肉白色,薄。菌褶白色,直生,不等长,稀疏。菌柄细长,光滑,长 0.3~4 cm,直径约 1 mm,脆骨质,黑褐色至黑色,上部淡黄色,生在基物上的根比生在菌索上的柄短。根状菌索特别发达,脆骨质,栗黑色至黑色,顶端色浅,为淡黄色至淡褐色,直径 0.5~1 mm,长可达150 cm,分枝或不分枝。

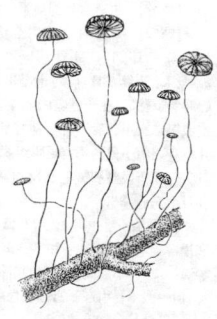

安络小皮伞

孢子近卵形,无色,透明,(7.9~9)μm×(3~4.5)μm。

生于林下枯枝落叶上。分布于吉林、湖南、云南等地。

【栽培】 生物学特性 子实体群生或散生,在6~8月气温为22~26℃时生长旺盛。子实体和根状菌索皆需较高的湿度。完

全黑暗的条件下，只适于菌丝体生长，不能形成子实体和菌索。

繁殖方法　培养基菌种时的培养基组成：麦麸10%、蔗糖或麦芽糖2%、磷酸二氢钾0.15%、硫酸镁0.05%、琼脂2%、pH5～6。菌种转接在培养基上，在23～25℃条件下培养10日即可获得白色菌丝。

固体培养　用麦麸70%～75%、稻壳25%～30%配制而成。配料用水拌和，以手握紧、指缝间有水渗出而不滴下为宜。然后装瓶，进行常温灭菌。灭菌后即可接种。在23～25℃温室中培养，20小时后，菌丝开始萌发，40～50日全瓶长满白色菌丝体。待菌丝表面变成褐黑色时，给以散射光使其长出根状菌索。取出根状菌索，在60～80℃条件下烘干。也可用液体深层发酵法生产菌索，既可扩大药源，又可得到提纯物，制成片剂。

培养基配方为：葡萄糖3%、玉米浆0.5%、硫酸镁0.05%、磷酸二氢钾0.1%、碳酸钙0.4%、酵母汁0.2%、pH5～8。适温为22～26℃，最适宜的pH5。

【**采收加工**】　7～10月采收菌索，晒干。

【**成分**】　安络小皮伞菌丝、菌素含甘露醇(mannitol)、胆甾醇乙酸酯(cholesteryl acetate)、甘氨酸、天冬氨酸、苏氨酸、缬氨酸、β-谷甾醇(β-sitosterol)、棕榈酸(palmitic acid)、二十八碳酸(octacosanoic acid)、对羟基桂皮酸(p-hydroxycinnamic acid)及小麦黄素(tricin)、腐殖酸(humic acid)、多糖(polysaccharide B_3)。

【**药理**】　对中枢神经系统的作用　安络小皮伞浸剂24 g/kg小鼠灌胃给药有非常显著的抗电休克作用。安络小皮伞菌丝体水提醇沉物(ANA)的镇痛作用起效慢、时效长，并呈量效关系。小鼠每日腹腔注射100 mg/kg，连续4日，其显著性效应出现于第三日，持续8日。ANA中分子量小于1万的多肽可能同镇痛有关。安络小皮伞中羟基桂酸成分腹腔注射，小鼠扭体法也证明具有镇痛作用。并能对抗苯丙胺而显示镇静作用。从安络小皮伞中提取的粗多糖，含葡萄糖、甘露糖和果糖，纯化后得六个组分，其中经进一步提取得到的多糖B_1和B_2，能促进神经组织和纤维结缔组织的炎症消失，改善局部血液循环和组织营养状况，恢复神经功能。

毒性　小鼠急性毒性试验表明：对羟基肉桂酸小鼠腹腔注射的LD_{50}为1 273.5 mg/kg。亚急性毒性试验结果显示，安络小皮伞浸膏剂大鼠用日灌胃给药量为成人口服量的120倍，连续20日，见一般健康状况良好，外观和活动无明显变化，心、肝、脾、肺、肾病理学检查未见明显病损。

【**药性**】　刘波《中国药用真菌》："性温，味微苦。"

【**功用主治**】　活血止痛。主治跌打损伤，骨折疼痛，偏头痛，各种神经痛，腰腿疼痛，风湿痹痛。

1. 刘波《中国药用真菌》："止痛，消炎。治跌打损伤，骨折疼痛，风风性神经痛，坐骨神经痛，三叉神经痛，偏头痛，眶上神经痛以及风湿性关节炎。"

2. 《中国药用孢子植物》："用于麻风性神经痛，面神经麻痹，面肌痉挛，腰肌劳损。"

【**用法用量**】　内服：煎汤，5～15 g；或浸酒、研末。

【**选方**】　治疗风风关节痛　用鬼毛针培干，研成细粉，少量白酒兑服，每次0.5 g，每日2次。《全国中草药汇编》

【**临床报道**】　1. 治疗三叉神经痛、坐骨神经痛、偏头痛、风湿性关节炎等　用安络小皮伞菌发酵液，提取制成安络痛胶囊（每粒含安络痛浸膏100 mg），每次1～2粒，每日3～4次；或药酒（30 g干菌丝以50度米酒500 g浸泡而成），每日10～20 ml，20日为1个疗程。共治各种类型神经痛、神经炎、风湿性关节炎等共503例，总有效率84.3%。其中治愈95例，显效158例，有效71例，无效79例。本品止痛起效较缓慢，但维持止痛时间较长，少数患者有轻微头晕，过敏性皮疹等。

2. 治疗类风湿关节炎　采用鬼毛针酒剂（将鬼毛针菌丝，包括固体培养基在内，低温干燥，以50度米酒浸泡15日后，滤得药液，使其每1 ml含上述干燥品0.2 g）口服治疗，每日3次，每次10～15 ml，10～12日为1个疗程，一般连服6个疗程。治疗类风湿关节炎92例，有效率73.9%，其中优4例，良15例，好转49例。疗效出现时间在3～5日或1～2星期或更长，而一般多在1～2星期。近期疗效明显，随访近2年的部分病例，一般疗效尚稳定；此类风湿病症在停用药物治疗后，病情往往较用药前为轻。少数病例可出现血红蛋白轻度降低、皮疹和身痒。

鬼灯笼 guǐ dēng lóng 《生草药性备要》

【**异名**】　白灯笼、虎灯笼《生草药性备要》，苦灯笼《岭南采药录》，红灯笼《陆川本草》，红花路边青、夜鬼灯笼《南宁市药物志》，苦丁茶《广州空军《常用中草药手册》》。

【**来源**】　为马鞭草科臭牡丹属植物白花灯笼的茎、叶。

【**原植物**】　白花灯笼 Clerodendrum fortunatum L.　又名：灯笼草《中国高等植物图鉴》。

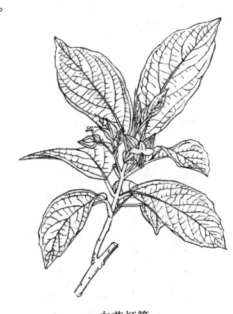

白花灯笼

灌木，高可达2.5 m。嫩枝密被黄褐色短柔毛，小枝暗棕褐色，髓部干后不中空。单叶对生；叶柄长0.5～3 cm，密被黄褐色短柔毛；叶片纸质，长椭圆形、椭圆状披针形或倒卵状披针形，长5～17 cm，宽1.5～5 cm，先端渐尖，基部楔形至宽楔形，全缘或波状缘，表面疏被短柔毛，背面密被黄色腺点。聚伞花序腋生，1～3分歧，有花3～9朵，花序梗与苞片均密被棕褐色短毛；花萼紫红色，膨大似灯笼，具5棱，外面被短毛，先端5深裂，裂片宽卵形，渐尖；花冠淡红色或白色而稍带紫色，外面被毛，先端5裂，裂片长圆形；雄蕊4，与花柱同伸出花冠外；柱头2裂。核果近球形，直径约5 mm，熟时深蓝绿色，藏于宿萼内。花果期6～11月。

生海拔1 000 m以下的山坡、丘陵、村旁、路边及旷野。分布于福建、江西南部和广东、广西等地。

本植物的根或根皮（鬼灯笼根）亦供药用，另设专条。

【**采收加工**】　6～10月采收，切段，晒干或鲜用。

【**药材**】　鬼灯笼 Clerodendri Fortunati Caulis et Folium　主产于广西、广东等地。

性状　茎枝圆柱形或近方柱形，老枝表面淡灰棕色、粗糙，有纵向及凸起的圆形皮孔，幼枝棕绿色，密被短柔毛。叶对生，皱缩，易破碎，完整者展平后呈矩圆形至矩圆状披针形，先端渐尖，基部楔形，全缘或略呈波状，上面墨绿色，下面灰绿色，叶脉密被短柔毛。叶腋处常见残留数个花萼，形似灯笼并有五棱角。花冠白色，萼基紫色。气微，味微苦。

【**成分**】　鬼灯笼含赪桐烯醇(clerodol)、赪桐二醇烯酮(clerodolone)、赪桐酮(clerodone)、赪桐甾醇(clerosterol)、甾醇(sterol)。

【**药性**】　《福建药物志》："微苦，凉。"

【**功用主治**】　《福建药物志》："止咳利咽，清热止痛。治咳嗽，咽喉炎，肺结核潮热，胃痛，疝气，跌打损伤，疖、疖。"

【**用法用量**】　内服：煎汤，15～30 g。外用：捣敷。

鬼羽箭 guǐ yǔ jiàn 《生草药性备要》

【**异名**】　幼克草、克草《南宁市药物志》，黑骨草、羽箭《广东中药》，羽箭草《全国中草药汇编》。

【基原】 为玄参科黑草属植物黑草的全草。

【原植物】 黑草 *Buchnera cruciatas* Hamilt.

一年生直立草本，干时黑色，高 15～50 cm。全株被弯曲短毛。茎有时上部分枝。基生叶莲座状，叶片倒卵形，长 1～3 cm；茎生叶下部的对生，长圆形，长 2～5 cm，宽 3～5 mm，无柄，上部的有时互生，狭披针形至条形，全缘，偶有齿。花密集，无梗；苞片卵形，先端渐尖；花萼下有 1 对钻状小苞片，花萼与苞片等长，筒状，短 5 裂，被柔毛；花冠蓝紫色，狭筒状，多少具棱，稍弯曲而斜展；雄蕊 4，内藏，花药 1 室，先端具短尖；子房卵形。蒴果近圆柱形，室背 2 裂，果瓣硬厚。种子多数，三角状卵形或椭圆形，具多少螺旋状的条纹。花果期 4 月至次年 1 月。

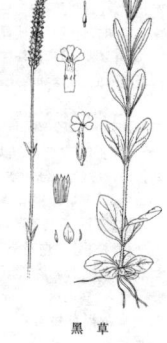

黑 草

生于旷野、山坡及疏林中。分布于福建、江西、中南、贵州、云南等地。

【采收加工】 8～10 月采收，鲜用或晒至半干，收回堆放，用麻布包盖覆，焖两日，晒干。

【药材】 鬼羽箭 *Buchnerae Cruciatae Herba* 主产于云南、广西、广东。

性状 全草呈黑色或黑褐色，稍被白毛。茎中空。根生叶卵形或倒卵形，茎生叶线形。顶端多具花序或果序。气微，味微苦。

【药性】 《广西中药志》：“味淡，微苦，性凉，无毒。”

【功用主治】 清热解毒，凉血止血。主治流行性感冒，中暑腹痛，身发斑疹，伤寒，癫痫，皮肤风毒肿痛。

1. 《生草药性备要》：“治血箭，祛瘀痛。”

2. 《广西中药志》：“清热解毒，去疹气。治斑毒，夹色伤寒，皮肤风毒肿痛。”

3. 《广东中药》：“清热祛邪。治血瘀症。”

4. 《全国中草药汇编》：“清热解毒。治流行性感冒，中暑腹痛，蛛网膜下腔出血，荨麻疹。”

5. 《福建药物志》：“解暑清热。主治中暑发痧，小儿疳热，血箭。”

【用法用量】 内服：煎汤 10～15 g。外用：鲜品捣敷。

【宜忌】 《广西中药志》：“体虚寒及孕妇忌服。”

3551 **鬼针草** guǐ zhēn cǎo
《本草拾遗》

【异名】 鬼钗草《本草拾遗》，鬼黄花《福建民间草药》，盲肠草、跳虱草《福建中草药》1959，（3）；9），引线包、针包草、一把针《浙江民间草药》，粘花衣、鬼蒡、粘身草《闽东本草》，小鬼针《江苏药材志》，刺针草《全国中草药汇编》。

【基原】 为菊科鬼针草属植物鬼针草的全草。

【原植物】 鬼针草 *Bidens bipimata* L.。又名：鬼骨针《江苏植物志》，婆婆针《中国植物志》。

一年生草本，高 50～100 cm。茎中部叶和下部叶

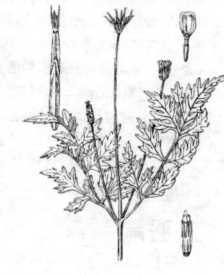

鬼针草

对生；柄长 2～6 cm；叶片长 5～14 cm，二回羽状深裂，裂片再次羽状分裂，小裂片三角状或菱状披针形，先端尖或渐尖，边缘具不规则细齿或钝齿，两面略有短毛。上部叶互生，羽状分裂。头状花序；总花梗长 2～10 cm；总苞片条状椭圆形，先端尖或钝，被细短毛；舌状花黄色，通常有 1～3 朵不发育；筒状花黄色，发育，裂片 5。瘦果条形，具 3、4 棱，有细毛；先端冠毛芒状，3、4 枚。花期 8～9 月，果期 9～11 月。

生于路边、荒野或住宅附近。全国广布。

【栽培】 **生物学特性** 喜温暖湿润、阳光充足的气候。以疏松肥沃、富含腐殖质的砂质壤土、黏壤土栽培为宜。

繁殖方法 种子繁殖。11 月果实成熟，割回全草，晒干，脱粒，扬净，备用。3～4 月穴播，按行株距 33 cm×24 cm 开穴，穴深 3～4 cm，播后覆土。温度在 18～21 ℃，有一定湿度的条件下，有 10～15 日出苗。

田间管理 苗高 6～8 cm 时间苗、补苗，每穴留苗 3～4 株，并进行松土除草，追施人粪尿。生长旺盛时再施 1 次人畜粪肥。

【采收加工】 8～9 月开花盛期，收割地上部分，鲜用或晒干。

【药材】 鬼针草 *Bidentis Bipinnatae Herba* 全国大部分地区均产。

性状 茎略呈方形，幼茎有短柔毛。叶纸质而脆，多皱缩，破碎，常脱落。茎顶常有扁平盘状花托，着生 10 余个呈条形，有 3～4 棱的瘦果，冠毛 3～4 枚，有时带有头状花序。气微，味淡。

【成分】 叶黄酮类：金丝桃苷（hyperoside），异奥卡宁-7-O-葡萄糖苷（isookanin-7-O-β-D-glucopyranoside），奥卡宁（okanin），海生菊苷（maritimetin）。又含水杨酸（salicylic acid），原儿茶酸（protocatechuic acid），没食子酸（gallic acid）和脂肪酸类化合物。

根含微量聚乙炔类化合物（polyacetylene）Ⅰ、Ⅱ、Ⅲ、Ⅳ，鬼针聚炔苷。

地上部分含 4-O-（6″-O-对香豆酰基-β-D-吡喃葡萄糖）-对豆酸［4-O-（6″-O-p-coumaroyl-β-D-glucopyranosyl）-p-coumaric acid］，4-O-（2″-O-乙酰基-6″-O-对香豆酰基-β-D-吡喃葡萄糖）-对香豆酸［4-O-（2″-O-acetyl-6″-O-p-coumaroyl-β-D-glucopyranosyl）-p-coumaric acid］，4-O-（2″，4″-O-二乙酰基-6″-O-对香豆酰基-β-D-吡喃葡萄糖）-对豆酸［4-O-（2″，4″-O-diacetyl-6″-O-p-coumaroyl-β-D-glucopyranosyl）-p-coumaric acid］，（顺）-6-O-（4″，6″-O-二乙酰基-β-D-吡喃葡萄糖）-6，7，3′，4′-四羟基橙酮［（Z）-6-O-（4″，6″-O-diacetyl-β-D-glucopyranosyl）-6，7，3′，4′-tetrahydroxyaurone］，胡萝卜苷（daucosterol），豆甾醇葡萄糖苷（3β-gluco-stigmasterol），丁二酸（butanedioic acid），3-β-D-吡喃葡萄糖-1-羟基-6（反）-十四烯-8，10，12-三炔〔3-β-D-glucopyranosyl-1-hydroxy-6(E)-tetradecene-8，10，12-triyne〕。

【药理】 1. **对中枢神经系统的作用** 小鼠鬼针草注射液 45 g/kg 腹腔注射能显著延长小鼠的戊巴比妥钠睡眠时间，明显减少小鼠自发活动次数，并与氯丙嗪有协同作用，与苯丙胺有拮抗作用，但不能对抗士的宁性惊厥。扭体法和热板法均证实，鬼针草注射液给小鼠腹腔注射有一定镇痛作用，但其强度不及吗啡。

2. **抗高血脂及血栓形成作用** 鬼针草和小花鬼针草混合水浸膏，给雄性大鼠 20 g（生药）/kg 灌胃连续 3 星期，无论是预防给药或治疗给药均有明显的降低胆固醇和 β-脂蛋白的作用，以 3、6 g（生药）/kg 给大鼠静注对实验动物血栓形成有明显的抑制作用。

3. **抗胃溃疡作用** 小花鬼针草注射液（40 g/kg）皮下注射对大鼠实验性胃溃疡有明显的抑制作用。45 g/kg 皮下注射对小鼠应激性溃疡可降低溃疡发生率。46 g/kg 皮下注射对小鼠利血平溃疡有显著保护作用。但对组胺溃疡、可的松溃疡无效。

4. **对胃肠道平滑肌作用** 鬼针草注射液对豚鼠离体胃纵行肌条的收缩、振幅、张力无明显影响，也无对抗乙酰胆碱的收缩作

用。静注能完全抑制鸡在体胃的运动。45 g/kg腹腔注射能抑制小鼠肠道的对发抖的推进作用。

5. 抗炎作用　鬼针草中的新天然成分——鬼针聚炔苷(bipinnatpolyacety lenic loside)能明显抑制巴豆油诱发的小鼠耳壳肿胀及蛋清性足肿胀，降低大鼠棉球肉芽肿重量，还能显著抑制小鼠毛细血管通透性和醋酸至炎的大鼠的白细胞游走。鬼针草中的黄酮混晶有较好的抗炎作用。

6. 抗肿瘤作用　鬼针草5种提取物对体外培养的二种不同白血病细胞HL-60，V_{937}均有不同程度的抑制作用，其中聚炔苷混晶和鬼针聚炔苷活性为最佳。对两种细胞均有较强抑制作用，尤其对人组织淋巴瘤细胞 V_{937} 的 $IC_{50} < 60\ \mu g/ml$。

7. 降糖作用　鬼针草95%乙醇提取物灌胃7日后，能降低正常小鼠和四氧嘧啶高血糖小鼠的血糖。

毒性　小鼠腹腔注射鬼针草注射液的 LD_{50} 为173 g/kg，体外无溶血作用。对家兔角膜也无刺激作用，肌内注射局部组织有充血现象。

【**药性**】苦，微寒。

1.《本草拾遗》：“味苦，平，无毒。”
2.《药性考》：“寒。”
3.《青岛中草药手册》：“微寒。”

【**功能主治**】清热解毒，祛风，活血。主治咽喉肿痛，泄泻，痢疾，黄疸，肠痈，疔疮肿毒，蛇虫咬伤，风湿痹痛，跌打损伤，汤火伤，金疮出血。

1.《本草拾遗》：“主蛇及蜘蛛咬，杵碎敷之，亦杵绞汁服。”
2.《药性考》：“疗虫伤，风热烦躁。”
3.《江苏省植物药材志》：“捣汁敷，止血。”
4.《中国药用植物图鉴》：“治痢疾，咽喉肿痛，噎膈反胃，贲门痉挛及食管扩张等症。有解毒，止泻，解热功效。近用治肠炎。”
5.《杭州药用植物志》：“强壮剂，活血，通络。”
6.《全国中草药汇编》：“清热解毒。主治上呼吸道感染，咽喉肿痛，急性阑尾炎，急性黄疸型传染性肝炎，胃肠炎，消化不良，风湿关节疼痛，疟疾；外用治疮疖，毒蛇咬伤，跌打肿痛。”
7.《浙江药用植物志》：“主治肺炎，肝炎。”

【**用法用量**】内服：煎汤，15～30 g，鲜品倍量；或捣汁。外用：捣敷或取汁涂；煎水熏洗。

【**选方**】1. 治急性胃肠炎　刺针草15～30 g，车前草9 g。水煎服。呕吐加生姜5片，腹痛加酒曲2个。
2. 治小儿单纯性消化不良　刺针草鲜品3～5株。水煎浓汁，连渣放在桶内，趁热熏洗患儿双脚，一般熏洗3～4次，每次熏洗约5分钟。1～5岁熏洗脚心，6～15岁熏洗到脚面，腹泻严重者，熏洗部位可适当上升至腿。
3. 治急性黄疸型传染性肝炎　鬼针草100 g，连钱草60 g。水煎服。(1～3方出自《全国中草药汇编》)
4. 治急性肾炎　鬼针草叶15 g(切细)。煎汤，和鸡蛋一个，加麻油或茶油煮熟食之，每日1服。〔《福建中医药》1961，6(2)；19〕
5. 治阑尾炎　鬼针草15～30 g(鲜草45 g)。煎液内服；或加冰糖、蜂蜜。如加牛乳180 g同服，疗效更佳。〔《福建中医药》1959，(3)；8〕
6. 治气性坏疽　鲜鬼针草全草，冷水洗净，水煎汤熏洗。(《福建民间草药》)
7. 治风湿性关节炎、类风湿关节炎　臭梧桐、粘身草各120 g，做丸药。每服9 g，开水送服，每日2次。(《沙漠地区药用植物》)
8. 治跌打损伤　鲜鬼针草全草30～60 g(干的减半)。水煎，另加黄酒30 g，温服，每日1服，一般连服3次。(《福建民间草药》)

9. 治胃气痛　鲜鬼针草全草45 g。和猪肉120 g同炖，调黄酒少许，饭前服。(《泉州本草》)
10. 治偏头痛　鬼针草30 g，大枣3枚。水煎温服。(《江西草药》)

【**临床报道**】1. 预防感冒、流感　将野菊花30 g，鬼针草60 g(鲜品倍量)，浓煎至50～100 ml，每星期1次，连续服用。共用于248例，经5个月观察，由于有严重流感疫情的情况下，只发生普通感冒3例，发病率为1.2%。对照组206例，发生流感5例，普通感冒8例，发病率为6.3%。
2. 治疗高血压病、高胰岛素血症　治疗组56例用鬼针草颗粒剂2～3包，2～3次/日，规格30 g/包；对照组12例用尼群地平10 mg，3次/日，两组均以4星期为1个疗程。结果治疗组获较满意疗效，有效率达到76.8%，治疗后收缩压、舒张压下降，以舒张压压降更显著，能降低血浆胆固醇，提高血浆高密度脂蛋白，对血糖、糖耐量无明显影响，但能够降低血浆胰岛素水平。对高血压病的阴虚阳亢、痰浊壅盛两个中医证型尤其适用。
3. 治疗小儿细菌性痢疾　治疗组42例用鬼针草煎液每毫升含生药5 g。年龄在4岁以下者每次10 ml，4～7岁每次15 ml，7岁以上每次20 ml，日服2～3次；对照组25例用复方新诺明片每日50 mg/kg，分2～3次服。结果：治疗组显效11例，无效1例，总有效率为97.6%；对照组显效6例，无效3例，总有效率为88%。经统计学处理有显著性差异。
4. 治疗小儿腹泻　观察婴儿腹泻289例；急性腹泻168例，迁延性腹泻86例，慢性腹泻35例。方法：每日用鬼针草鲜品300 g(若无鲜品，用干品50 g代替)加水煎汤，取药液600 ml，置小盆内，待药液不烫手时(约42℃)，将婴儿双足置于药液内进行洗浴，视腹泻程度决定洗足次数，最高不超过外踝尖。每日早晚各1次。另取药液擦洗患儿脐部，并用干棉球蘸取少许药液敷于脐孔处，以伤湿止痛膏固定，每日一换，3日为1个疗程。结果：治愈249例，好转21例，未愈19例。总有效率93.43%。
5. 治疗急性黄疸型肝炎　将黄牛木叶60 g，鬼针草全草60 g，水煎至300 ml，成人每次口服150 ml，每日2次，儿童酌减。20日为1个疗程。共观察43例。结果：治愈39例，好转4例，治愈率为90.7%，治愈时间平均为26.6日。另设对照组，使用静滴葡萄糖加维生素C、肌注肝精和维生素B_{12}、口服葡醛内酯、肝维隆等，观察40例，治愈25例，好转15例；治愈率为62.5%，平均治愈时间为40.3日。经统计学处理，两组疗效有非常显著差异。观察结果表明，黄牛木叶和鬼针草能提高急性黄疸型肝炎的治愈率，并缩短治愈时间。
6. 治疗慢性前列腺炎　用20%～40%鬼针草液直流电透入法。令患者仰卧，将鬼针草液浸湿二极衬垫，置于作用极100～200 cm二极板，置于下腹部耻骨联合上缘，接阳极；非作用极150～250 cm二极板置于腰骶近肛门部，接阴极。电流强度10～30 mA，以患者能忍受为限。每次20分钟，每日1次，7～14次为1个疗程。每一疗程结束后休息7日再行下一个疗程。治疗106例患者，痊愈26例，好转71例，无效9例，总有效率为91.4%。经7～14次治疗后，绝大多数患者排尿异常，尿道流白色分泌液，腰部、下腹部、耻骨上及腹股沟疼痛等症状均不同程度好转，尤以排尿异常和尿道流白色分泌液改善最著。

3552 **鬼箭羽** guǐ jiàn yǔ（《日华子》）

·【**异名**】鬼箭(《本经》)，六月凌(《植物名实图考》)，四面锋、篦箕柴(《浙江中药手册》)，四棱树(《中国药用植物志》)，山鸡条子(《东北药用植物志》)，四面戟(《药材学》)。

【**基原**】为卫矛科卫矛属植物卫矛的具翅状物枝条或翅状附属物。

【原植物】 卫矛 *Euonymus alatus* (Thunb.) Sieb. 又名：鬼见愁(《中国树木学》)，千层皮、四棱茶(《辽宁经济植物志》)。

落叶灌木，植株光滑无毛，高 2～3 m。多分枝，小枝通常四棱形，棱上常具木栓质扁条状翅，翅宽约 1 cm 或更宽。单叶对生；叶柄极短；叶片薄，稍膜质，倒卵形、椭圆形至宽披针形，长 2～6 cm，宽 1.5～3.5 cm，先端短渐尖或渐尖，边缘有细锯齿，基部楔形或宽楔形，表面深绿色，背面淡绿色。聚伞花序腋生，有花 3～9 朵，花小，两性，淡黄绿色；萼 4 浅裂，裂片半圆形，边缘有不整齐的毛状齿；花瓣 4，近圆形，边缘有时呈微波状；雄蕊 4，花丝短，着生于肥厚方形的花盘上，花盘与子房合生。蒴果椭圆形，绿色或紫色，1～3 室，分离。种子椭圆形或卵形，淡褐色，外被橘红色假种皮。花期 5～6 月，果期 9～10 月。

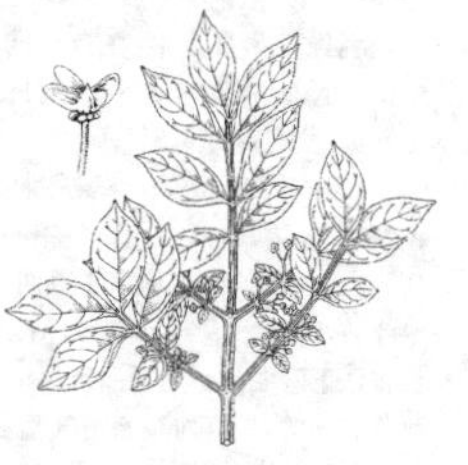

卫 矛

生于山野。分布于东北及河北、江苏、浙江、安徽、山东、湖北、湖南、四川、贵州、云南、陕西、甘肃等地。

【采收加工】 全年均可采，割取枝条后，取其嫩枝，晒干。或收集其翅状物，晒干。

【药材】 鬼箭羽 *Euonymi Alati Ramulus* 主产于湖北、河北、浙江、安徽、山东，以湖北、河北、浙江产量大。

性状 为具翅状物的圆柱形枝条，顶端多分枝，长 40～60 cm，枝条直径 2～6 mm，表面较粗糙，暗灰绿色至灰黄绿色，有纵纹及皮孔，皮孔纵生，灰白色，略突起而微向外反卷。翅状物扁平状，靠近基部处稍厚，向外渐薄，宽 4～10 mm，厚约 2 mm，表面深灰棕色至暗棕红色，具细长的纵直纹理或微波状弯曲，翅极易剥落，枝条上常见断痕。枝坚硬而韧，难折断，断面淡黄白色，粗纤维性。气微，味微苦。另，市售也有用木翅的，木翅为破碎扁平的薄片，长短大小不一，宽 4～10 mm，两边不等厚，靠枝条生长的一边厚可至 2 mm，向外渐薄，表面土棕黄色，微有光泽，两面均有微细致密的纵条纹或微呈波状弯曲，有时可见横向凹陷槽纹，质轻而脆，易折断，断面平整，暗红色，气微，味微涩。

鉴别 (1) 枝条横切面：表皮细胞 1 列，外壁显著突起，被厚角质层。皮层为 10 余列细胞组成，外侧为 2～3 列，形较小。壁微增厚的厚角细胞，其下方数列不规则形薄壁细胞，内含叶绿体；内侧的薄壁细胞较大，壁有时微木化，部分细胞具壁孔，薄壁细胞中含较多的草酸钙簇晶。韧皮部较薄，细胞大多皱缩，形成层不明显。木质部较宽，由导管、管胞、木纤维等组成，胞壁厚，木化。射线细胞单列，木化，具壁孔。木质部常有年轮。髓部由薄壁细胞组成，常呈斜“十”字形，有少数草酸钙簇晶。枝翅由下皮部位的表皮破裂后，变为数列扁平薄壁性的分生细胞，并不断向外分裂和栓化而成。

粉末特征：枝翅全为木栓化细胞的碎片，淡黄棕色，细胞长方形或方形，壁微增厚。枝条中常见有方形的木栓细胞，片状增厚的厚角细胞碎片、纤维及网状、螺纹增厚的导管和散在的簇晶。纤维直径 17～20 μm，导管直径 13～17 μm，簇晶大小为 17～34 μm。

(2) 取本品粉末 10 g，加乙醇 50 ml，热提 1 小时，滤过，滤液蒸干，残渣用氯仿溶解。取溶液 1 ml，蒸去氯仿，残渣加1 ml醋酐溶解，加入 1 滴浓硫酸，醋酐层成绿色；取溶液1 ml，加入浓硫酸 1 ml，氯仿溶液自黄色转变成深红色(检查植物甾醇、三萜)。

(3) 薄层色谱：取(2)项下氯仿溶液，以 6β-羟基豆甾-4-烯-3-酮、β-谷甾醇、豆甾-4-烯-3，6-二酮及豆甾-4-烯-3-酮作对照，同点于硅胶 G 板上，以苯-乙醚(3：2)为展开剂，展距：17.5 cm。用 1% 香草醛硫酸显色，供试品与对照品在相对应位置上显黄棕色或紫色斑点。

【成分】 枝含酚酸类：对羟基苯甲酸(*p*-hydroxybenzoic acid)，3，4-二羟基苯甲酸(protocatechuic acid)，3-甲氧基-4-二羟基苯甲酸(4-hydroxy-3-methoxybenzoic acid)，3，5-二甲氧基-4-二羟基苯甲酸(3，5-dimethoxy-4-hydroxybenzoic acid)。

【药理】 1. 调节血脂作用 鬼箭羽水煎液 3.6 g/(kg·日)灌胃，共 60 日，对喂高胆固醇饲料的日本鹌鹑具有一定的调节血脂作用，能降低高密度脂蛋白-胆固醇(HDL_3-C)和血浆总胆固醇(TC)，升高 HDL_2-C，使 HDL_2-C/HDL_3-C 比值升高，增加卵磷脂胆固醇酰基转移酶(LCAT)活力，从而调节脂质代谢和减轻动脉粥样硬化(AS)病变程度。鬼箭羽水煎部位有明显降低化学性糖尿病小鼠总胆固醇的作用。

2. 降血糖作用 本品煎剂提得的草酰乙酸钠对正常或四氧嘧啶性糖尿病的家兔有降低血糖、尿糖及增加体重作用。对正常麻醉犬，静脉点滴能引起低血糖及胰岛细胞增殖，胰 β-细胞增生，同时有胰 α-细胞之萎缩，说明草酰乙酸钠能刺激 β-细胞，调整不正常的代谢过程，加强胰岛素的分泌。鬼箭羽 5 个提取部位对四氧嘧啶性糖尿病小鼠均有显著的降血糖、提高糖耐量作用。其降血糖强度依次为：水煎部分＞乙醚、乙酸乙酯萃取后剩余部分＞乙醇浸膏的热水不能分散部分＞乙醚萃取部分＞乙酸乙酯萃取部分。

3. 对心脏和血流的作用 卫矛水提酒沉剂及其粗提物能增加心肌对 ^{86}铷、铯的摄取，说明卫矛能增加心肌营养性血流量，改善氧和营养物质的供应。卫矛股静脉注射能增加冠状动脉血流量，减少冠脉阻力，降低心肌耗氧量，改善心肌缺血状态；股动脉较小剂量注射能扩张末梢血管，降低末梢血管阻力，使血流量增加。鬼箭羽在降低糖尿病小鼠的血糖同时，糖尿病小鼠的高、低切变率下的全血黏度也明显下降。鬼箭羽水煎醇提物对兔有红细胞变形能力增加、红细胞电泳率增加、体外血栓重量减轻等作用；对小鼠断头所致脑缺血缺氧状态下使呼吸次数增加 10%，对维持时间作用不明显；对大鼠离体心脏冠脉流量、心肌收缩幅度与心率无明显影响。

4. 抗肿瘤作用 1，2，5，6-二脱水卫矛醇对体外培养 S_{180} 细胞及体内 W_{250}、L_{1210} 等 10 种瘤株均有不同程度的活性；对 L_{1210} 的治疗指数为 5.4；与阿糖胞苷和甲氨蝶呤合用有一定的协同作用。

毒性 二去水卫矛醇小鼠一次腹腔注射的 LD_{50} 为(9.9±0.6)mg/kg；治疗剂量对细胞无明显的致突变、致癌作用。

【药性】 苦、辛，寒。归肝、脾经。

1.《本经》：“味苦，寒。”

2.《吴普本草》：“苦，无毒。”

3.《药性论》：“有小毒。”

4.《日华子》：“味甘，涩。”

5.《纲目》：“酸，涩。”

6.《本草原始》：“苦，平。”

7.《本草撮要》：“入足厥阴经。”

8.《湖南药物志》：“辛，温。”

【功用主治】 破血通经，解毒消肿，杀虫。主治癥瘕结块，心腹疼痛，闭经，痛经，崩中漏下，产后瘀滞腹痛，恶露不下，产后无乳，疝气，历节痹痛，疮肿，跌打伤痛，虫积腹痛，汤火伤，毒蛇咬伤。风湿痛，干咳感冒。

1.《本经》：“主女子崩中下血，腹满汗出，除邪，杀鬼毒蛊疰。”

2.《别录》：“主中恶腹痛，去白虫，消皮肤风毒肿，令阴中解。”

3.《药性论》：“破陈血，能落胎。主中恶腰腹痛及百邪鬼魅。”

4.《日华子》：“通月经，破癥结，止血崩带下，杀腹藏虫及产后血咬肚痛。”

5.《开宝本草》:"疗妇人血气。"

6.《本草图经》:"疗卒暴心痛。"

7.《医学入门》:"下乳汁,杀虫,祛风邪。"

8.《本经逢原》:"治妇风历节诸痹,妇人产后血晕。"

9.《医林纂要》:"催生。"

10.《湖南药物志》:"疏散风寒,辟瘟疫秽气。治狂犬伤、蛇虫咬伤,感冒,头痛,跌打损伤,全身疼痛时疼。"

【用法用量】 内服:煎汤,4~9g;或泡酒或入丸、散。外用:捣敷或煎汤洗;或研末调敷。

【宜忌】 孕妇、气虚崩漏者禁服。

1.《品汇精要》:"妊娠不可服。"

2.《中国药学大辞典》:"无瘀积者禁用。"

3.《本草用法研究》:"虚人不宜用。"

【选方】 1. 治瘤内包块 卫矛6g,赤芍9g,红花9g,赤木3g。水煎服。(《辽宁常用中草药手册》)

2. 治月经不调 卫矛茎枝15g。水煎,兑红糖服。(《湖南药物志》)

3. 治血崩 卫矛10g,当归10g,甘草10g。水煎,日服2次。(《东北药用植物》)

4. 治产后瘀血不散,儿枕块痛、疼痛发歇,及新产乘虚,风寒内搏,恶露不快,脐腹坚痛 红蓝花、鬼箭(去中心木)、当归(去芦,炒)各一两。上为粗散,每服三钱,酒一大盏,煎至七分,去滓,粥食前温服。(《局方》当归散)

5. 治妇人心腹挛急 鬼箭羽如鸡子大一块,甘草一尺(炙,锉)、麻黄四两(去根节,掠去沫,焙干)、石膏如鸡卵一块。上四味,粗捣筛。每服五钱匕,水一盏半,煎至八分去滓,空心、临卧各一服。慎外风。(《圣济总录》鬼箭汤)

6. 治肾炎 鬼箭羽茎皮60g。水煎取汁,用药汁打鸡蛋茶喝。(《河南中草药手册》)

7. 治鬼疟 鬼箭羽、鲮鲤甲(烧存性)各一分。上二味,捣罗为细散,每服一字,酒在发时,良久再服。(《圣济总录》一字散)

8. 治漆过皮疹 鬼箭羽枝叶适量,加白果叶等量,煎水洗患处。或单用本品枝叶亦可。(《陕西中草药》)

9. 治全身痛时疼 卫矛9~12g,穿山甲9g,大蒜500g。水煎服。(《湖南药物志》)

【临床报道】 1. 治疗慢性活动性肝炎 取鬼箭羽6g,儿童用3g。多数病例配伍红花10g。共治21例,均有典型慢性活动性肝炎症状。治疗1~2个月后,显效14例,好转6例,无效1例。18例检测HBsAg,阳性14例,治疗后下降1例,上升2例,无1例转阴。

2. 治疗染发过敏 用鬼箭羽、甘草煎水,内服、外洗治疗因染发引起过敏患者10例,取得满意效果。用药时间最长8日,最短3日,平均5日治愈。

【各家论述】 1.《本草述》:"鬼箭羽,如《本经》所治似专功于女子之血分矣。又如苏颂所述古方,更似专功于恶疰及中恶气之毒以病之血分。苏方书述女子经闭有牡丹散以入此味,而治男子见蛊丸亦用此味,即苏颂所述治古方之治,犹未言治妇女子也。大抵此功精专在血分,如女子固以血为主,较取效于男子者更为切中耳。苏颂谓疗妇人血气大效,非无据也。"

2.《本经逢原》:"鬼箭,专散恶血,故《本经》有崩中下血之治。《别录》治中恶腹痛,去白虫,消皮肤风毒肿,即腹满汗出之治。今人治贼风历节诸瘀,妇人产后血气,血结著于胸中,或偏于胁肋少腹者,四物倍加;加鬼箭羽、红花、玄明索煎服,以其性专破血,力能堕胎。"

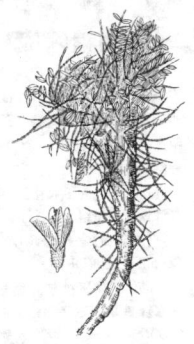

3553 **鬼灯笼根** guǐ dēng lóng gēn《本草求原》

【异名】 土骨皮(《陆川本草》)。

【基原】 为马鞭草科臭牡丹属白花灯笼的根或根皮。

【原植物】 参见"鬼灯笼"条。

【采收加工】 8~10月采挖,切片,晒干。

【药性】 苦,寒。

1.《本草求原》:"苦、甘,平。"

2.《岭南采药录》:"味苦,性寒。"

3. 广州部队《常用中草药手册》:"微苦,凉。"

4.《海南岛常用中草药手册》:"甘、淡微苦、微凉,性凉。"

【功用主治】 清热解毒,凉血消肿。主治感冒发热,咳嗽,咽痛,衄血,赤痢,痈疬疔肿,瘰疬,跌打肿痛。

1.《生草药性备要》:"消热毒,洗蜒脚烂疮疼痛,用白灯笼和咸酸蔗煲洒饮,即止痛消肿。跌打亦用。红者旺火,白者消毒。"

2.《本草求原》:"消热止痛。治大疮,洗蜒疥肿烂。红者破瘀凉血,白者活血生血。"

3.《岭南采药录》:"治疝气,消跌打红肿,瘀核,腹中结块,按之坚硬,捣敷之。"

4. 广州部队《常用中草药手册》:"清热解毒,止咳定痛。治感冒发热,咽痛,咳嗽,肺结核;胃痛,腹痛;疔疮肿痛。"

5.《海南岛常用中草药手册》:"消炎止痛。治咽喉炎,口腔炎,白带,白浊,疮疖脓肿。"

【用法用量】 内服:煎汤,10~15g。外用:煎水洗;或捣敷。

【选方】 治疮蠚身痒 鬼灯笼根15g,猪肉皮120g。水煎服。(《陆川本草》)

3554 **鬼箭锦鸡儿** guǐ jiàn jǐn jī ér《高原中草药治疗手册》

【异名】 鬼见愁(《植物名实图考》)。

【基原】 为豆科锦鸡儿属植物鬼箭锦鸡儿的根及枝叶。

【原植物】 鬼箭锦鸡儿 Caragana jubata(Pall.)Poir. 又名:藏锦鸡儿《藏药标准》。

多刺矮灌木,高1~2m。基部分枝,茎多刺,树皮深灰色至黑色。偶数羽状复叶,小叶4~6对;叶轴宿存并硬化成刺,长5~7cm;叶簇集于枝的上部,小叶长椭圆形至线状长椭圆形,长7~24mm,宽1.5~7mm,先端圆或急尖,有针尖,两面疏生柔毛,网脉不明显;托叶与叶柄基部贴生,不硬化成刺。花单生,花梗极短,基部有关节;花萼筒状,密生长柔毛,基部偏斜,萼齿5,披针形,长为萼筒的1/2;花冠蝶形,淡红色或近白色;子房长椭圆形,密生长柔毛。荚果长椭圆形,密生丝状长柔毛。花期5~7月,果期7~8月。

生于海拔3000~5000m的山坡或山顶灌木中。分布于河北、山西、内蒙古、辽宁、四川、西藏、甘肃、青海等地。

【采收加工】 7~10月采收枝叶,晒干;9~10月采挖根部,切片,晒干。

【药性】 辛、苦、涩,微寒。

1.《青海常用中草药手册》:"辛苦寒。"

2.《青藏高原药物图鉴》:"涩,微寒。"

【功用主治】 清热解毒,降压。主治乳痈,疮疖肿痛,高血压病。

1.《青海常用中草药手册》:"清热散毒,生肌止痛。主治痈疽,疮疖肿痛。"

2.《青藏高原药物图鉴》:"内服平血压,治由高血压病引起之发烧;外用消毒散疖,治疔疮痈疽。"

鬼箭锦鸡儿

【用法用量】 内服：煎汤，9～15 g。外用：熬膏敷。

【选方】 治高血压病　锦鸡儿（去外皮切片）30 g。水煎加白糖适量，分3次服。《西宁中草药》

3555 泉水 quán shuǐ 《本草拾遗》

【基原】 为未受污染的天然井泉中新汲水或矿泉水。

【原物质】 水 Water

为无色透明液体。天然井泉水均含微量元素和盐类等杂质。

【药材】 泉水 Mineral Water 主产青岛、广东、贵州等地。

性状 本品为透明的澄明液体，无色，有时具有极少量矿物盐沉淀。无异臭，无异味，具有矿泉水的特征性口味。

品质标志 按《中华人民共和国国家标准》(GB8537-87) 规定：① 确定饮用天然矿泉水的界限指标(mg/L)：锂≥0.2；锶≥0.2；锌≥0.2；溴≥1；碘≥0.2；偏硅酸≥25；硒≥0.01；游离二氧化碳≥250；矿物质≥1 000。② 某些元素和组分的限量指标(mg/L)：锂＜5；锶＜5；碘＜1；锌＜1；铜＜1；钡＜5；镉＜0.01；铬＜0.05；铅＜0.05；汞＜0.001；银＜0.05；硼（以 H_3BO_3 计）＜30；硒＜0.05；砷＜0.05；氟化物（以 F 计）＜2.5；耗氧量（以 O_2 计）＜3；硝酸盐（以 NO_3 计）＜45；226 Ra 放射性＜1.1 Bq/L。③ 污染物指标(mg/L)：酚类化合物（以苯酚计）＜0.002；氰化物（以 CN 计）＜0.01；亚硝酸盐（以 NO_2 计）＜0.005；总 β 活性＜1.5 BO/L。④ 微生物指标：细菌总数＜100 个/ml；大肠菌群＜3 个/L。

【药性】 《本草拾遗》："味甘，平，无毒。"

【功用主治】 益五脏，清肺胃，生津，利尿。

1.《本草拾遗》："主霍乱烦闷，呕吐腹空，转筋恐入腹及多服之，名曰洗肠，人皆惧此，尝试有效，不令腹空，空则更服。""又主消渴，反胃，热淋，小便赤涩，兼洗漆疮，射痈肿令散。久服调中，下热气，伤胃，利大小便，并多饮之，令至喉少即吐。"

2.《食物本草》："慧山泉，主补五藏，益精神，调和荣卫，清凉肺腑，解郁闷，破坑思，散酒除渴，通灵发汗。久饮之，延年驻色，轻身不老（为天下第二泉）。浮槎泉：主补精神，益腊膑，润肺热，止燥渴，生津液，化痰涎……紫微泉：主润肺清心，明耳目，益智慧，生津止渴，利胸膈，通调脏腑。治脾胃火邪，口燥口苦，久饮悦颜色，耐老延年。"

【用法用量】 饮服。

【宜忌】 注意水质，有硫黄味、朱砂色者，均不可饮。

1.《嘉祐本草》："凡诸饮水疗疾，皆取新汲泉清泉，不用停污浊暖，非直无效，固亦损人。"

2.《煮泉小品》："泉不流者，食之有害。"（引自《食物本草》）

3556 禹余粮 yǔ yú liáng 《本经》

【异名】 太一余粮、石脑（《本经》）、太一禹余粮、禹哀（《吴普本草》）、白余粮（《别录》）、石中黄子（《新修本草》）、天师食、山中盈脂、石饴饼（《石药尔雅》）、石中黄（《本草衍义》）、白禹粮（《中国医学大辞典》）、禹粮石、余粮石（《中药志》）、禹粮土（南药《中草药学》）。

【基原】 为氢氧化物类矿物褐铁矿（以针铁矿族矿物针铁矿水针铁矿为主组分）。

【原矿物】 褐铁矿 Limonite 以针铁矿为主组分。针铁矿 Goethite〔FeO(OH)〕

晶体结构属斜方晶系，内部为链状结构；含不定量吸附水的称水针铁矿〔FeO(OH)·nH_2O〕。并可含纤铁矿 Lepidocrocite〔FeO(OH)〕、水纤铁矿、水赤铁矿（Fe_2O_3·nH_2O）及含水的二氧化硅、黏土矿物等混合物；其化学成分产地而异，块体的不同部位亦不一。形态为不规则隐晶质块体或分泌体、结核；内眼见有针铁矿晶体，或在甲壳层中有纤状微晶。纯净处黄、褐黄、黄褐色（因胶凝体含水星而异）。条痕淡黄至黄褐色。含水赤铁矿处带褐红、红色；富锰土质或锰、钴等杂质处带褐黑、褐紫色；富二氧化硅或黏土部位或壳层灰白色、灰黄色。表面多凹凸不平或覆有粉末状褐铁矿，呈半金属光泽或土状光泽。不透明。无解理。断口不平坦，或见甲壳层、纹层等结构，显示出不同色调及断面形态。硬度为2～5或1～4。致密平整处硬度近于小刀，疏松处低于指甲；但可磨花指甲及硬币。相对密度 3.3～4.3。无臭、无味，嚼之无砂粒感和土味。褐铁矿是分布很广的含铁矿物之一。主要形成于地表风化壳中。纯净者是 Fe(OH)3 水胶溶体被搬运、再沉积于岩石空隙中或在沼泽中聚沉的水胶凝体；它们老化形成的褐铁矿或呈分泌体、结核，或呈致密块体产出；大量（成层）堆积的多夹杂硅质、黏土质。

主要产区有河北、江苏、浙江、河南，其他省区亦有产销。

本矿冶炼而成的灰黑色金属（铁）亦供药用，另设专条。

【采收加工】 全年可采挖，挖出后去净杂石、泥土。

【药材】 禹余粮 Limonitum 主产河南、江苏等地。

性状 本品呈卵偏球形的结核状，有核心或中空，但完整者少见；通常，壳层与核心分离，壳层碎成不规则斜方块状或扁块状；大小厚薄不等。表面，多凹凸不平；土黄色、黄褐色、褐色，内表面粗糙，附有土黄色细粉，体重质坚，但可砸碎，断面层状，色泽不一，土黄色、褐色、紫褐色、灰青色；各层厚薄不等，一般褐色层或紫褐色层最厚。中心结核近圆球形，表面粗糙，附有细粉；黄褐色至褐色；断面不呈层次，而有多至多蜂窝状小孔，有的硬碰后，有核心，具黄粉，手触之污指；略有滑感。土腥气，味淡。

鉴别 (1) 反射偏光镜下：矿物组分由水针铁矿、石英、长石、岩屑等碎屑组成。外壳褐铁矿含量较中心部少。水针铁矿：反射光下呈胶状结构，蜂窝状构造；反射色为灰白色；略见非晶质，反射率 17%（伏黄）：粒径约为 0.01 mm，集合体则为 0.1 mm；蜂窝空缺部分为黏土质和石英充填。碎屑粒径一般为 0.05～0.1 mm，呈棱角状，半接触式的胶结。胶结物主要为黏土质、碳酸盐和铁质等。

(2) 取本品粉末 0.2 g，加稀盐酸 10 ml，振摇，静置。滤液显铁盐的各种反应，参见"蛇含石"条。

(3) 取本品粉末少许，置于试管中，密闭，在火焰上加热，有小水珠附于试管壁的上方。

【成分】 主要成分为碱式氧化铁〔FeO(OH)〕及碱式含水氧化铁〔FeO(OH)〕n·H_2O，并夹有泥土及有机质等。

【药理】 对胃肠作用 用 100%禹粮石的生品、煅品、醋淬品水煎液 0.25 ml/10 g 分别给小鼠灌胃，观察小鼠胃肠道推进运动，发现三者均能抑制肠蠕动，其移行率分别为 61.3%、50.6%、5.6%，而对照组为 80.9%。

2. 对凝血作用的影响　100%禹粮石的生品、煅品、醋淬品水煎液各 0.1 ml/10 g 灌胃，每日 1 次，连续 5 日，同时测定凝血时间及出血时间。生品禹粮石对两者均有明显缩短作用，而禹粮石经煅制后，则出现延长作用。

3. 抑瘤作用　禹余粮体外可抑制 S_{180} 肿瘤细胞生长，0.5、1.0 mg/ml 组瘤重明显低于对照组。

毒性　小鼠静脉注射禹粮石煎剂的 LD_{50} 为 8.25 g/kg，中毒症状有拒食、肺肿大。

【炮制】 1. 禹余粮　取原药材，除去杂质，打碎。生品以涩肠止泻、止带为主。

2. 煅禹余粮　取净禹余粮，置适宜的容器中，用无烟武火加热，煅至红透，取出，放凉，碾碎或捣碎。

3. 醋禹余粮　取净禹余粮，打碎，置适宜的容器内，用无烟武火煅至红透，立即投入醋内淬酥，取出，干燥。每禹余粮 100 kg，用醋 30 kg。煅淬后易于粉碎，增强收涩性。醋禹余粮以收敛止血为主。

饮片性状　禹余粮参见"药材"项。煅禹余粮形如禹余粮,灰棕色或黄棕色,质酥脆,易碎。醋禹余粮呈粉末状,黄褐色或褐色,具醋气。

贮干燥容器内,醋禹余粮密闭,置干燥处,防尘。

【药性】　甘、涩,微寒。归脾、胃、大肠经。

1.《本经》:"味甘,寒。""甘,平。"

2.《吴普本草》:"李氏:小寒。扁鹊:甘,无毒。"

3.《药性论》:"味咸。"

4.《本草发挥》:"味甘、酸而性凉。"

5.《纲目》:"手足阳明血分重剂也,其性涩。"

6.《本草新编》:"入脾、胃、大肠。"

【功用主治】　涩肠,止血,止带。主治久泻,久痢,崩漏,便血,带下。

1.《本经》:"主咳逆,寒热烦满,下赤白,血闭癥瘕,大热。""炼饵服之不饥,轻身延年。""主漏下,除邪气。久服耐寒暑不饥。"

2.《雷公炮炙论》:"益脾,安脏气。"

3.《别录》:"疗小腹痛结烦疼。""肢节不利,大饱绝力身重。"

4.《药性论》:"主治崩中。"

5.《日华子》:"治邪气及骨节疼,四肢不仁,痔漏等疾。"

6.《纲目》:"催生,固大肠。"

7.《长沙药解》:"止小便之痛涩,收大肠之滑泄。"

8.《医林纂要》:"补脾,敛固胃气,泻肝,去瘀血,厚大肠。"

9.《本草述钩元》:"治气证痰涎,咳嗽遗失,血痢遗精。"

10.《现代实用中药》:"外用为撒布剂,治溃疡;配合他种强壮药,作补血剂。"

【用法用量】　内服:煎汤,10～15 g,宜先煎去渣,取汁再入其他药煎煮;或入丸、散。外用:研末撒或调敷。

【宜忌】　暴病实邪不宜使用。孕妇慎服。

1.《本草经集注》:"畏贝母、菖蒲、铁落。"

2.《本草汇言》:"髓虚血燥之证勿用。"

3.《本草经疏辑要》:"泄泻由于实热者不宜用。"

【选方】　1.治伤寒服汤药,下利不止,心下痞硬。服泻心汤已,复以他药下之,利不止,医以理中与之,利益甚。理中者,理中焦,此利在下焦　赤石脂一斤(碎),太一禹余粮一斤(碎)。上二味,以水六升,煮取二升,去滓。分温三服。(《伤寒论》赤石脂禹余粮汤)

2.治冷劳,大肠转泄不止　禹余粮四两(火烧令赤,于米醋内淬,如此七遍后,捣研如面),乌头一两(冷水浸一宿,去皮、脐,焙干,捣罗为末)。上药相和,用醋煮面糊和为丸,如绿豆大。每服五粒前,以温水下五丸。(《圣济总录》神效太乙丹)

3.治老人多泄泻气虚者,久不止　禹余粮四两(盐泥数层封固,炭火煅半日),白术四两,甘草一两,补骨脂三两(俱用酒拌炒,研为末,和入禹余粮内。每服三钱,早晨参汤或米汤调下。或用饴糖作丸,亦可。(《石室秘录》)

4.治妇人带下　白下,禹余粮一两,干姜等分;赤下,禹余粮一两,干姜半两。禹余粮用醋淬,捣研细为末。空心温酒调下二钱匕。(《胜金方》)

5.治妇人少腹痛,面青或黄或赤或黑,不能喘息　禹余粮,为末。每服二钱匕,米饮调下,日二三服,极效。(《卫生易简方》)

6.治五劳七伤,气脉饱满,黄病四肢无力,女子赤白带,干血劳症,久疰痨块　余粮石二斤半,好醋八升,同煮醋干为度。(《秘传大麻疯》)

7.治产后烦躁　禹余粮一枚状如酸馅者,入地埋一半,四面紧筑,用炭一秤,发顶火一斤煅,去火三分,耗二度,用湿砂土罨一宿取劫,打去外面一重,只使里内细研,水淘澄五七度,将纸淋干再研数千遍。患者用甘草煎汤调下一服,立效。(《经验良方》)

8.治大风疬疾,眉发秃落,遍身顽癣　禹余粮二斤,白矾一斤,青盐一斤。为末。罐子固济,炭火一秤煅之,从旦至巳,候冷,研粉,埋土中,三日取出,每一两入九蒸九曝炒熟胡麻末三两。每服二钱,荆芥茶下,日二服。(《圣惠方》)

9.灭瘢痕　禹余粮、半夏等分。末之,以鸡子黄和。先以新布拭瘢令赤,以涂之勿见风,日二。(《千金方》)

【各家论述】　1.《纲目》:"其性涩,故主下焦前后诸病。"

2.《本经逢原》:"重可以去怯,禹余粮之重,为镇固之剂。手足阳明血分药,其味甘,故治咳逆寒热烦满之病。其性涩,故主赤白带下前后诸病。中景治伤寒下利不止,心下痞硬,利在下焦,赤石脂禹余粮丸主之,取重以镇瘀涩,涩以固脱泄也。"

3.《长沙药解》:"禹余粮止小便之痛涩,收大肠之滑泄。《伤寒》禹余粮丸,治汗家重发汗,恍惚心乱,小便已阴痛者,以发汗太多,阳亡神败,湿动木郁,水道不利,便后滞气梗涩,尿孔作痛,禹余粮甘寒收涩,秘精敛神,心火归根,坎阳绥复,则乙木发达,滞开而痛止矣。赤石脂禹余粮汤用之治大肠滑泄,利在下焦者,以其收涩而敛脱也。"

4.《本草求真》:"禹余粮功与赤石脂相同,而禹余粮之质重于石脂,石脂之温过于余粮,不可不辨。"

5.《国药诠证》:"禹余粮性味甘寒,《本经》主治咳逆寒热烦满,以其有收涩之力也。收涩则可以利气而止咳,湿化而不烦;湿热下注则下赤白,清热收涩即赤白自止;湿阻则血闭,收涩可以通闭,癥瘕大热为血病,禹余粮能清血热而除其癥瘕。《别录》疗小腹痛结,则收涩止痛中,兼有温行之力。《大明》治邪气骨痛,均兼清热收湿之力也。凡五脏湿热之病,皆可以治之。"

3557 追风伞 zhuī fēng sǎn 《贵州民间方药集》

【异名】　惊风伞《贵州民间方药集》,一把伞《贵阳民间药草》,公接骨丹《贵州草药》。

【基原】　为报春花科星宿菜属植物狭叶落地梅的全草或根。

【原植物】　狭叶落地梅 *Lysimachia paridiformis* Franch. var. *stenophylla* Franch. 又名:伞叶排草《拉汉种子植物名称》。

多年生草本,高 20～50 cm。须根淡黄色,数条丛生。茎基部红色,上部绿色,节间长,节处稍膨大,有短柔毛。叶6～18片轮生茎端,近于无柄;叶片披针形至线状披针形,长 4～16 cm,宽 1.2～5 cm,先端渐尖或短渐尖,基部渐狭,枣红色,有柔毛,全缘,稍成皱波状;茎下部叶退化成鳞片状或有时发育成正常叶,但较顶部叶远小,对生或3枚轮生。花6至多朵集生茎端成伞形花序,有时亦生于近顶端1～2轮鳞片状叶片腋间;花梗密被褐色腺体;花萼5深裂,裂片线状披针形,淡绿色;花较大,花冠钟状,黄色,5裂,裂片长圆形,通常有黑色腺

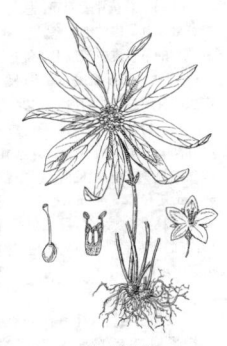

狭叶落地梅

条;雄蕊5,长约为花冠的一半,花丝下部合生成筒;子房上位,卵球形,红色,1室,花柱细长。蒴果球形。花期5月,果期5～6月。

多生于山坡阴地,杂木林下及沟边阴湿处。分布于湖北、湖南、广东、广西、云南等地。

【采收加工】　全年均可采,鲜用或晒干。

【药性】　辛,温。

1.《贵阳民间药草》:"辛,温。无毒。"

2.《贵州草药》:"性温,味苦、辛。"

【功用主治】 祛风通络，活血止痛。主治风湿痹痛，半身不遂，小儿惊风，跌打，骨折。

1.《贵阳民间药草》："驱风行血。治风湿瘫痪，小儿惊风。"

2.《贵州草药》："追风除湿，活血化瘀，定惊，生肌。治骨折，跌打劳伤。"

3.《贵州民间方药集》："驱风镇静。治小儿惊风抽搐，风湿瘫痪，半身不遂。近有治脑震荡后遗症抽搐，有一定作用。"

4.《广西民族药编》："治咯血，胃溃疡出血。"

【用法用量】 内服：煎汤，15～30 g；或泡酒。外用：研末敷。

【选方】 1. 治风湿麻木　追风伞、红活麻各 15 g，大风藤 30 g。泡酒 250 ml，每次服 60 ml。

2. 治小儿惊风　追风伞根、金钩莲各 9 g。煎水服。

3. 治脚抽筋　追风伞根 60 g，伸筋草 15 g。煨猪肉吃。（1～3 方出自《贵阳民间药草》）

4. 治骨折　追风伞、岩豇豆、红四块瓦各等分晒干研末，调酒外包；若破口骨折，用开水调敷包扎，每日一换。（《贵州草药》）

3558 追骨风 zhuī gǔ fēng 《南京民间药草》

【异名】 八里花、八里麻《南京民间药草》，蓝刺头《中国民族药志》。

【基原】 为菊科漏芦属植物禹州漏芦的花序。

【原植物】 参见"漏芦"条。

【采收加工】 8～9月采摘，晒干。

【药材】 追骨风 Echinopsis Latifolii Flos　产于华北、东北、陕西、甘肃、山东、河南等地。

性状　本品大多为散抱的小头状花序，长 1.5～2 cm。外总苞刚毛状，白色，长约 0.5 cm，内总苞片外层为匙形，长约 1 cm，先端渐尖，边缘有筐状睫毛，内层为狭菱形至长圆形，长约 1.5 cm，先端锐尖，中部以上有睫毛，内总苞片的顶端均为淡蓝色或天蓝色，中部为黄白色或棕黄色。花冠筒状，长约 1.5 cm，先端 5 裂，裂片条形，呈黄褐色或黄棕色，下面雪部淡黄色或白色，子房倒钟形，被淡黄色茸毛，柱头 2 裂。偶见完整的复头状花序，呈球形，直径 2～4 cm。气微弱，味淡。

鉴别　总苞片表面观：总苞片表皮细胞多纵向延长，内总苞片脊部处及其周围的细胞壁呈连珠状增厚。气孔和腺毛多集中于内总苞片的下表皮中部以上。气孔为不定式。腺毛长 60～90 μm，腺头由 2～4 个细胞组成。内层总苞片的上表皮细胞壁较厚，呈纤维状。各层总苞片的顶端及边缘细胞均向外突出呈毛状。

粉末特征：淡黄色。花粉粒多见，呈椭圆形或类三角形，长径 55～75 μm，短径约 50 μm，外壁具稀疏的刺状突起。石细胞单个散在或数个成群，呈椭圆形、类圆形、圆形或类长方形，长径 50～60 μm，短径 20～40 μm，壁较厚，胞腔明显，具壁孔。柱头碎片可见，顶端呈刺状突起。腺毛极少见。非腺毛两种，一种呈长圆锥形，有的弯曲；另一种稍长，顶端短圆。草酸钙簇晶和针晶多存在于薄壁细胞碎片中。

【药性】 苦，凉。

【功用主治】 《日华子》："治小儿壮热，通小肠，泄精，尿血，风赤眼，乳痈，发背，瘰疬，肠风，排脓，补血。""治扑损，续筋骨，傅金疮，止血长肉，通经脉。"

【用法用量】 内服：煎汤，3～9 g。

【选方】 1. 治骨折，骨折　蓝刺头、杜仲各等量。共为细粉。每次 3～6 g，每日 1～3 次，水煎温服。

2. 治血热头痛　蓝刺头、木鳖子、地丁、龙骨各等量。共为细粉。每次 3～6 g，每日 3 次，水煎温服。（1、2 方出自《中国民族药志》）

3559 盾果草 dùn guǒ cǎo 《湖南药物志》

【异名】 盾形草《全国中草药汇编》，野生地、猫条干《湖南

药物志》，黑骨风、铺墙草《广西药用植物名录》。

【基原】 为紫草科盾果草属植物盾果草的全草。

【原植物】 盾果草 Thyrocarpus sampsonii Hance ［Bothriospermum majasculum (Hayata) Suzuki］

一年生草本，高 15～50 cm。茎直立或斜升，常自下部分枝，全株密被开展的长硬毛和短糙毛。基生叶丛生，有短柄，叶片匙形，长 3.5～19 cm，宽 1～5 cm，先端钝，基部渐狭，两面均被具基盘的长硬毛和短糙毛；茎生叶较

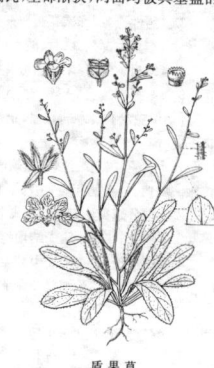

盾果草

小，无柄，叶片狭长圆形或倒披针形，长 2～8 cm，宽 1～2 cm。花单生于叶腋或着生于腋外，或成蝎尾状总状花序，长 6～16 cm；苞片狭卵形或披针形；花萼 5 深裂，裂片狭椭圆形，背面和边缘有长硬毛；花冠淡蓝色或白色，花冠筒较裂片稍长，裂片卵圆形，开展，喉部有 5 个附属物呈线形，肥厚，有乳头突起，先端微缺；雄蕊 5，花丝短，内藏，着生于花冠筒中部；子房小，花柱短，柱头头状，2 浅裂。小坚果 4，卵圆形，黑褐色，密生疣状突起，上部分裂成 2 层，外层有一轮有长齿，内层全缘，内外两层紧贴，呈碗状突起。花期 4～5 月，果期 6～8 月。

生于山坡草地、路旁或石砾地、灌丛中。分布于华东、中南及四川、贵州、云南、陕西、甘肃、台湾等地。

【采收加工】 4～6月采收，鲜用或晒干。

【药材】 盾果草 Thyrocarpi Sampsonii Herba　产于长江以南各地。

性状　茎较细，1 至数条，圆柱形，长 10～30 cm，表面枯绿色，具灰白色糙毛，质脆易折断，断面白色。基生叶丛生，皱缩卷曲，浸润展开后，匙形，具柄，枯绿色或深绿色，两面均具灰白色粗毛；茎生叶较小，无柄。叶片稍厚。有时可见蓝或紫色小花。或有两层碗状突起的小坚果，其顶部外层有直立的齿轮，内层紧贴边缘。气微，味微苦。

【药性】 苦，凉。

1.《全国中草药汇编》："苦，凉。"

2.《湖南药物志》："微苦，寒。"

【功用主治】 清热解毒消肿。主治痈肿、疔疮、咽喉疼痛、泄泻、痢疾。

1.《全国中草药汇编》："清热解毒，消肿。主治痈疖疔疮，菌痢，肠炎。"

2.《湖南药物志》："利咽，止渴。"

【用法用量】 内服：煎汤，9～15 g，鲜品 30 g。外用：鲜品捣烂敷。

【选方】 治咽喉痛，口渴　(盾果草)鲜草捣烂取汁，每次服 2 匙，每日数次。或干品 9 g 煎水服，亦可配铁马鞭、青木香等。（《湖南药物志》）

3560 待霄草 dài xiāo cǎo 《湖南药物志》

【基原】 为柳叶菜科月见草属植物待霄草的根。

【原植物】 待霄草 Oenothera stricta Ledeb. ex Link ［O. odorata Jacq.］ 又名：夜来香、月见草、山芝麻《中国高等植物图鉴》，香待霄草、月下月香《中国经济植物志》，夜来开《四川中药志》，线叶月见草《云南植物志》。

多年生草本，高 70～100 cm。主根发达，近木质。茎直立粗

壮，被毛。叶丛生或互生，基生叶丛生，具柄，茎生叶互生，具短柄或无柄；叶片下部叶为线状倒披针形，上部叶为披针形或卵状披针形，长 10 cm 左右，宽 1～1.5 cm，两面被白色短柔毛，边缘具不规则疏锯齿。花两性，单生于叶腋或枝顶，鲜黄色，无柄，夜间开放，有香气；萼筒延伸于子房之上，裂片 4，披针形，开花时常两片相连，反卷；花瓣 4，近倒心形，先端微凹缺；雄蕊 8，等长；子房下位，柱头 4 裂。蒴果圆柱形，略有 2 钝棱，被毛。花期 4～6 月。

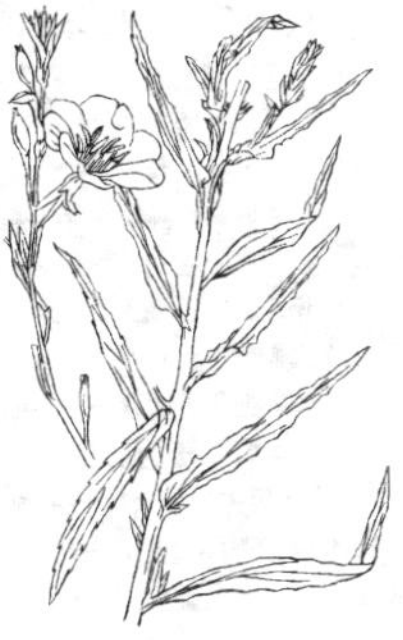

待宵草

生于庭园或田野，多栽培，并有逸为野生。分布于全国各地，自东北至西南、华东、华南等地庭园均栽种。

【采收加工】 9～10 月挖取根部，晒干。

【药性】 辛、微苦，微寒。

【功用主治】 《四川中药志》1982 年版："清热解毒，祛风除湿。用于感冒风热，咽喉肿痛，风湿疼痛。"

【用法用量】 内服：煎汤，6～15 g。

【选方】 1. 治风热感冒 待宵草 15 g，桑叶 12 g，菊花 12 g。水煎服。（《四川中药志》1982 年版）

2. 治急性化脓性扁桃体炎 鲜（待宵草）根、鲜玄参、土牛膝各 30 g。水煎，分多次咽服。（《湖南药物志》）

3561 剑麻 jiàn má（《梧州草药及常见病多发病处方选》）

【异名】 菠萝麻（《梧州草药及常见病多发病处方选》）。

【基原】 为龙舌兰科龙舌兰属植物剑麻的叶。

【原植物】 剑麻*Agave sisalana* Perr. ex Engelm.

多年生草本。茎粗短。叶莲座状排列于茎上；叶剑形，长 1～1.5 m，宽 10～15 cm，挺直，肉质，初被白霜，后渐脱落而呈深蓝绿色，表面凹，背面凸，常全缘，先端有一长 2～3 cm的红褐色刺尖。大型圆锥花序，高达 6 m；花黄绿色，有浓烈气味；花梗长5～10 mm；花被管长 1.5～2.5 cm，花被裂片卵状披针形，长 1.2～2 cm；花丝着生于花被裂片的基部，长 6～8 cm，花药长约 2.5 cm；子房长圆形，花柱线形，柱头稍膨大。蒴果（通常不正常结实）长圆形，长约6 cm，宽 2～2.5 cm。花落后，花序上产生大量吸芽。花期夏季，果期秋季。

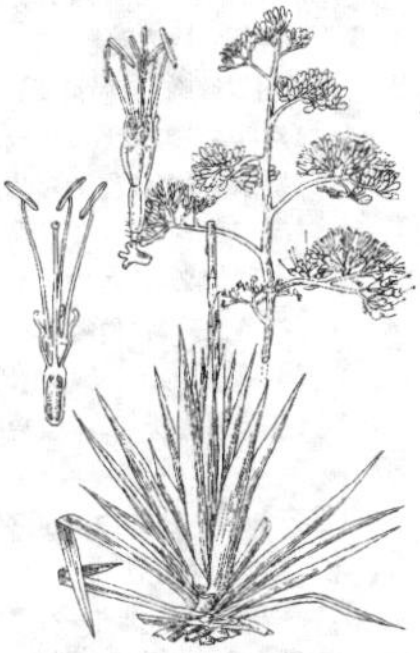

剑 麻

生于山坡、林缘及路旁。分布于华南及西南地区。多栽培。

【采收加工】 剑麻定植后，叶长 100 cm 以上，叶片数达 50 片左右时就可以开割。割叶季节以冬季为好。洗净鲜用，或晒干。

【成分】 叶含皂苷元有：新替告皂苷酮（neotigogenone），新替告皂苷元（neotigogenin），替告皂苷元（tigogenin），剑麻皂苷元（sisalagenin），海柯皂苷元（hecogenin），洛柯皂苷元（rockogenin），绿莲皂苷元（chlorogenin），12-表洛柯皂苷元（12-epirockogenin），5*α*-孕甾烷-3*β*，20*β*-二醇（5*α*-pregnan-3*β*，20*β*-diol），海南皂苷元（hainangenin），红光皂苷元（hongguanggenin），剑麻皂苷（sisalanin）A、B、C、D、E、F、G。多糖：阿拉伯半乳聚糖（arabinogalactan），木聚糖（xylan），木葡聚糖（xyloglucan）。

【药理】 神经-肌肉阻滞作用 剑麻提取物〔相当于 50～250 mg（叶）/ml〕可先增强鸡腹肌神经-肌肉标本间接诱发的收缩，然后阻滞直接或间接刺激作用引起的张力持续但可逆性的变化。其作用类似去极化琥珀酰胆碱，而不同于非去极化的加兰他敏作用。

【药性】 微甘、辛，凉。

【功用主治】 凉血止血，消肿解毒。主治肺痨咯血，衄血，便血，痢疾，痈疮肿毒，痔疮。

【用法用量】 内服：煎汤，9～15 g。外用：鲜品捣敷。

3562 剑叶玉簪 jiàn yè yù zān（《长白山植物药志》）

【异名】 玉簪花（《吉林中草药》）。

【基原】 为百合科玉簪属植物东北玉簪的全草、根、叶及花。

【原植物】 东北玉簪 *Hosta ensata* F. Maekawa［*H. clause* Nakai var. *normalis* F. maekawa］

多年生草本。根茎粗约 1 cm，有长的走茎。叶基生；叶柄长 5～26 cm；叶片长圆状披针形、狭椭圆形至卵状椭圆形，长10～15 cm，宽 2～6 cm，先端近渐尖，基部楔形或钝，具 5～8 对侧脉；由于叶片下延而至少叶柄上部具狭翅，翅每侧宽 2～5 mm。花葶高 33～55 cm，具数朵至 20 余朵花；苞片近宽披针形，膜质；花单生，盛开时从花被管向上逐渐扩大，紫色；雄蕊稍伸出花被之外，完全离生。子房 3 室，花柱细长，柱头小。蒴果近圆柱形，常有棱，室背开裂。种子多数，黑色，有翅。花期 8 月。

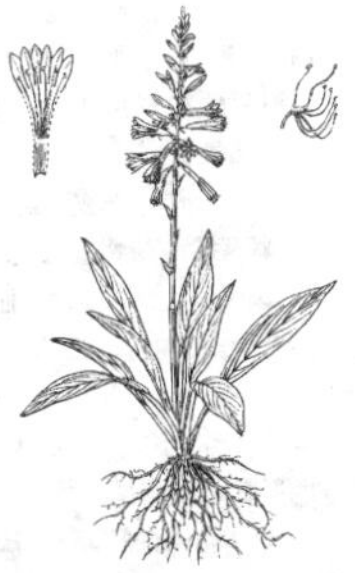

东北玉簪

生于海拔 420 m 的林边或湿地上。分布于吉林南部和辽宁南部。

【采收加工】 春、秋季采挖，鲜用或晒干。

【药性】 苦，微寒。

【功用主治】 清热解毒，利尿。主治疔疮肿毒，咽喉肿痛，小便不利，痛经。

1.《长白山植物药志》："根、叶：清热解毒，消肿止痛，治乳腺炎，中耳炎，疔疮肿毒，下肢溃疡；花：清咽，利尿，通经，治咽喉肿痛，小便不利，痛经。"

2.《吉林中草药》："解毒，通淋。治耳根毒，骨哽。"

【用法用量】 内服：煎汤，3～6 g；或研末，每次 3 g。外用：捣敷。

【选方】 1. 治耳根毒 玉簪花 3 g，大黄 3 g，黄柏 3 g。共研末，鸡蛋清调匀，敷患处。

2. 治鱼骨哽喉 玉簪、山楂果各捣汁半碗，合在一起，用竹筒灌入咽中。

3. 治小便不通、淋浊 玉簪花 6 g，蛇蜕 6 g。共研末，每次 3 g，白酒送下，每日 2 次。（1～3 方出自《吉林中草药》）

3563 剑叶耳草 jiàn yè ěr cǎo（《全国中草药汇编》）

【异名】 千年茶、铁扫把、长尾耳草（《全国中草药汇编》），咳嗽痨、小柴胡（《湖南药物志》），山甘草、柳枝红、甜茶、山溪黄草（《福建药物志》），少年劳（《湖南省中药资源名录》），硬杆野甘草（《中国中药资源志要》）。

【基原】 为茜草科耳草属植物剑叶耳草的全草。

【原植物】 剑叶耳草 Hedyotis lancea（Thunb.）O. Kuntze.［Oldenlandia lancea（Thunb.）O. Kuntze.

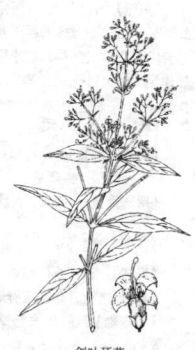

直立分枝的灌木状草本。茎圆柱形，上部近四棱形。叶对生，叶柄长 2～7（～10）mm，稍粗壮，叶片革质，披针形，长 4～10 cm，宽 2～2.5 cm，先端渐尖或长尖，基部楔形或稍下延，侧脉 2～3 对，两面光滑无毛。聚伞花序三歧分枝，圆锥花序式排列，顶生或生于上部叶腋，花序中央的花无梗，两侧的有短梗；苞片披针形，萼筒陀螺状，裂片卵状三角形，与萼筒等长；花冠白色或淡紫色，漏斗状，裂片披针形；雄蕊伸出。蒴果椭圆形，有宿存的萼裂片，两瓣裂。

剑叶耳草

生于山地林下或山谷溪旁。分布于福建、江西、广东、广西、贵州等地。

【采收加工】 6～10月采收，鲜用或切碎晒干。

【药性】 甘，平。

1.《全国中草药汇编》:"甘，平。"

2.《湖南药物志》:"无毒。"

3.《福建药物志》:"甘，凉。"

【功用主治】 止咳化痰，健脾消积。主治支气管哮喘，支气管炎，肺痨咯血，小儿疳积，跌打损伤，外伤出血。

1.《全国中草药汇编》:"润肺止咳，消积止血。主治支气管炎，咳血，小儿疳积，跌打肿痛，外伤出血。"

2.《湖南药物志》:"祛风清热，止咳止血。主治肺痨咳嗽、咳血，火眼。"

3.《福建药物志》:"疏风，退热，止泻。主治小儿发烧，咽喉痛，腹泻。"

【用法用量】 内服：煎汤，10～15 g。外用：捣敷；或煎水洗。

【选方】 1. 治肺痨咳嗽 剑叶耳草 15～30 g，石仙桃12～15 g。水煎服。（《湖南药物志》）

2. 治小儿疳积 剑叶耳草鲜用 30 g。与猪瘦肉同炖，服汤食肉。（《全国中草药汇编》）

3. 治火眼 剑叶耳草叶煎水洗，并可内服。（《湖南药物志》）

3564 **食盐** shí yán
《别录》

【异名】 盐《周礼》，咸鹾《礼记》，鹾、醎、鹹、鹼《广雅》。

【基原】 为海水或盐井、池盐、盐泉中的盐水经煎、晒而成的结晶体。

【药材】 食盐 Natrii Chloridum 主要海盐及池盐、井盐。海盐产于辽宁、河北、山东、江苏、浙江、福建、广东、广西、台湾；池盐产于山西、陕西、甘肃、宁夏、青海、新疆一带；井盐产于云南、四川。

性状 本品为立方体形、长方形或不规则多棱形晶体。纯净者，无色透明；通常呈白色或灰白色，半透明。具玻璃样光泽。体较重，质硬，易破碎。有咸味。露置空气中易潮解。能溶于水，不溶于乙醇。在无色火焰上燃烧，火焰呈鲜黄色。

鉴别 取本品约 0.1 g，加水 10 ml，使溶解，滤过，滤液显氯化物和钠盐的反应。参见"大青盐"条。

【成分】 主要为氯化钠（NaCl）。又因来源和制法上的不同，夹杂的物质有所差异。常含有氯化镁（$MgCl_2$），硫酸镁（$MgSO_4$），硫酸钠（Na_2SO_4），硫酸钙（$CaSO_4$），及不溶物质等。

【药性】 咸，寒。归胃、肾、大小肠经。

1.《别录》:"味咸，温，无毒。""大盐，味甘、咸，寒，无毒。"

2.《本草衍义》:"大盐，新者不苦，久则咸、苦。"

3.《本草蒙筌》:"味咸，气寒。"

4.《纲目》:"咸、微辛，寒。""辛走肺，咸走肾。"

5.《雷公炮制药性解》:"入肾、肺、肝三经。"

6.《本草经疏》:"入足少阴，手少阴，足阳明，手太阴，阳明经。"

7.《随息居饮食谱》:"咸，凉。"

8.《本草用法研究》:"入肾经，兼入心、肝、胃三经。"

【功用主治】 涌吐，凉血，解毒，软坚。主治食停上脘，心腹胀痛，胸中痰癖，二便不通，气淋，小便血，齿龈出血，喉痛，牙痛，目翳，疮痛，毒虫螫伤。

1.《本经》:"大盐，令人吐。"

2.《别录》:"主杀鬼蛊邪疰毒气，下部䘌疮，伤寒寒热，吐胸中痰癖，止心腹卒痛，坚肌骨。""大盐，主肠胃结热，喘逆，胸中病。"

3.《本草拾遗》:"除风邪，吐下恶物，杀虫，明目，去皮肤风毒，调和腑脏，消宿物，令人壮健。人卒小便不通，炒盐纳脐中，即下。"

4.《日华子》:"暖水脏，及霍乱心痛，金疮，明目，止风泪邪气，一切虫伤疮肿，消食，滋五味，长肉，补皮肤，通大小便，小儿疝气，并纳肾气。"

5.《本草蒙筌》:"寒齿缝来红，驱蚯蚓毒仿。少用接药入肾。"

6.《纲目》:"解毒，凉血润燥，定痛止痒。吐一切时气风热、痰饮、关格诸病。"

7.《本经逢原》:"杀蛊毒，凡水蛭、蚯蚓，得盐即化为水。毒虫螫伤，以盐擦之，其毒即解。"

8.《本草从新》:"泄热润燥，补心，通二便，宜涌吐，为诸药引经。"

9.《医林纂要》:"熟用补心，安神止妄，活血去瘀；生用泄肾，坚骨固齿，降逆消痰。"

10.《药性切用》:"软坚杀虫，解一切荤腥毒。"

【用法用量】 内服：沸汤溶化，0.9～3 g；作催吐用 9～18 g，宜炒黄。外用：炒热熨敷；或水化点眼、漱口、洗疮。

【宜忌】 咳嗽、口渴慎服，水肿者忌服。

1.《素问》:"血病无多食咸，多食则脉凝泣而变色。"

2.《别录》:"多食伤肺喜咳。"

3.《蜀本草》:"多食令人失色肤黑，损筋力。"

4.《本草衍义》:"病嗽及水者，宜全禁之。"

5.《本草经疏》:"消渴，法所大忌。"

6.《本草述钩元》:"喘嗽水肿消渴者，盐为大忌。"

7.《本草用法研究》:"如胸中一时痰食闭结，用此作吐，亦止可暂服。"

【选方】 1. 治贪食，食多不消，心腹坚满痛 盐一升，水三升。上二味，煮令盐消，分三服，当吐出食，便瘥。（《金匮要略》）

2. 治头痛如破，非中冷，又非中风，是胸膈中痰厥气上冲所致，名为厥头痛，时则瘥 以盐汤吐，令吐瘥出。（《肘后方》）

3. 治喜笑不休 盐（成块者）二两。火烧令通赤，放冷研细，以河水一大碗，同煎至三五沸，放温，分三次啜之，以钗探喉中。（《儒门事亲》）

4. 治阴阳脱虚证，四肢厥冷，不省人事，或小腹紧痛，冷汗气喘 盐炒热，熨熨下气海。（《本草汇言》引《方脉正宗》）

5. 治干霍乱，欲吐不吐，欲泻不泻，烦躁腹胀 盐一两，生姜半两（切）。同炒，令色变。以童尿二盏，煎一盏，分为二，温服。（《直指方》姜盐饮）

6. 治霍乱吐利转筋，四肢逆冷，须臾不救 吴茱萸、木瓜、食盐各五钱。上三味同炒焦，另用瓷瓶盛水三升，煎百沸入药，煎至一升，随患者意冷热服之。（《杏苑生春》茱萸食盐汤）

7. 治二便不通　盐和苦酒敷脐中，干即易，仍以盐汁灌肛内，并用纸裹盐投水中饮之。《杨氏家藏方》

8. 治脚气　取盐三升，蒸，候热，分裹，近壁，脚踏之，令脚心热，又和槐白皮蒸用，夜夜为之。

9. 治牙齿动摇及蚛齿　以皂荚两梃，盐半两，同烧令通赤，细研。夜夜用揩齿。一月后并瘥，其齿牢固。（8、9 方出自《食疗本草》）

10. 治风热牙痛　槐枝煎浓汤二碗，入盐一斤。煮干炒研，日用揩牙，以水洗目。《唐瑶经验方》

11. 治眼暗及风赤痒　煎成白盐三匙，乌贼鱼骨四枚（去爪）。上二味，以清酢浆水四升，煎成二升，澄清，每旦及晚洗眼。亦去肤肉。单盐浆水澈之洗亦佳。《外台》引张文仲方

12. 治浮翳、宿障，雾膜遮睛痛眦　食盐雪白者少许，置净器中，生研如尘，以灯心渗法，轻手指定翳上，点二三次，即不痛矣。《眼科全书》立消丹

13. 治口鼻急疳，蚀烂腐臭　斗子盐、白面等分，为末吹之。《本草述钩》

14. 治悬臃（雍）肿，喉咙内食物不下　以绵裹箸头，盐揩之，如此二七遍。《圣惠方》

15. 治病内下有虫生疮　熬盐绵裹熨之。《梅师集验方》

16. 治溃痈作痒　盐摩其四围。《外科精义》

17. 治手足心毒，风气毒肿　盐末、椒末等分，酢和敷之。《肘后方》

18. 治皮肤瘙痒症　用盐汁煎〔食盐 100 kg，水汁 1 000 ml 置铁锅内煮沸 5～10 分钟〕搽洗患部，每日 2 次，每次 1～3 分钟。〔《新中医》1986，(7)：51〕

19. 治诸蛇虫伤毒　用酥和盐敷之瘥。《卫生易简方》

【临床报道】　1. 治疗尿潴留　食盐 250 g，大蒜120 g，放铁锅内炒热，装入布袋，敷膀胱中极、关元等穴，1次热敷 30 分钟。用此法治疗尿潴留 24 例，疗效极好，一般热敷 1 次就能自行排尿，最多热敷 2 次。

2. 治疗嗜盐菌性食物中毒　食盐 15 g，温开水 1 杯（约 800 ml）冲化快速饮下，未溶化食盐再冲水 1 杯连服。一般快速服 1 600 ml 后，患者即有大量水样呕吐，吐后再将剩下之食盐冲水 1 杯内服。治疗 40 例嗜盐菌性食物中毒患者，服用盐水并出现大量水样呕吐后症状迅速缓解，面色立即转红，恢复时间 1～1.5 ह。本组 40 例与常规用阿托品、氯霉素与补液治疗的 40 例对比，常规组症状缓解缓慢，常需 6～8 小时，恢复时间约 3 h。

【各家论述】　1.《纲目》："《洪范》：水曰润下作咸，《素问》曰水生咸，此盐之根源也。夫水周流于天地之间，润下之性，无所不在，其味惟咸，凝结为盐，亦无所不在，在人则血脉应之。盐之气味咸腥，人之血东咸腥，咸走血，血病无多咸，多食则脉凝泣而变色，从其类也。煎盐者用皂角灰之，故盐之味愈苦。辛走肾，喘嗽、水肿、消渴者，盐为大忌，以引痰吐，或泣血肿，或助水邪故也。然盐为百病之主，百病无不用之，服补肾药用盐汤者，咸归肾，引药气入本脏也。补心药用炒盐者，心苦虚，以咸补之。补脾药用炒盐者，虚则补其母，脾乃心之子也。积聚结核用者，咸能软坚也。诸痈疽眼目及血病用之者，咸走血也。诸风热病用之者，寒胜热也。大小便病用者，咸能润下也。骨病齿病用之者，肾主骨，咸入骨也。吐药用者，引以水聚也，能收豆腐与此同义。诸蛊及虫伤用者，取其解毒也。"

2.《本草汇言》："盐味，和脾回阳，引吐化食，消癥、定疝，去风热，明目，开关格之药也。经曰：热淫于内，治以咸寒，正此之谓也。于药需用甚多，而奏咸亦复不一。今发吐药用者，咸引水聚而上逆也。化食药用者，咸通停滞而润下也。消癥药用之者，咸去垢而逐积也。定疝药用之者，咸能止暴而缓急也。和阴回阳用之者，咸能升清降浊以补正也。去风热之者，

3.《重庆堂随笔》："盐味咸，味过咸即渴者，干浊之征也，既能补液，则咸味属火无疑。但味虽属火而性下行，虚火上炎者，饮淡盐汤即降，故为引火归元之妙品。吐衄不止者，盐卤浸足立愈。"

3565　**胆木** dǎn mù（广州部队《常用中草药手册》）

【异名】　山熊胆、熊胆树（广州部队《常用中草药手册》），药乌檀、黄胆木、黄心木、树黄柏（《新华本草纲要》）。

【基原】　为茜草科乌檀属植物乌檀的枝、树皮。

【原植物】　乌檀 *Nauclea officinalis* Pierre. ex Pitard　又名：细叶黄梁木、黄羊木（《海南植物志》）。

乔木，高4～12 m。小枝纤细而光滑。叶对生，纸质；叶柄长10～15 mm；托叶宽卵形，长 6～10 mm，先端圆，早落；叶片椭圆形，罕有倒卵形，长 7～14 cm，宽4～7 cm，先端渐尖，略钝，基部楔形，全缘，侧脉 8 对，近边缘处彼此连接，两面均明显。头状花序顶生，单生，圆球形；总花梗长1～3 cm，中部以上有早落的苞片；花 5 数；萼管连成肉质体；子房下位。小坚果合成一球状体，熟时黄褐色，表面粗糙。种子椭圆

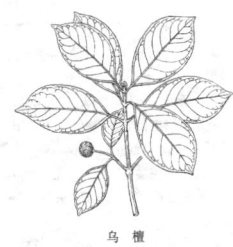
乌檀

形，腹面平坦，背面拱起，种皮黑色有光泽，并有微小窝孔。花期8～9 月。

生于半山坡薄荫蔽潮湿地带的杂木林中。分布于广东、广西。

【采收加工】　全年均可采，切片，晒干。

【药材】　胆木 *Naucleae Ramulus*　产于广东、广西、海南、湖南等地。

性状　多劈成不规则的片、块，浅黄色或棕黄色，有的带皮部，外皮棕色，粗糙，较疏松，易剥离。横切面皮部棕褐色，木部黄色或棕黄色。质坚硬，气微，味苦。

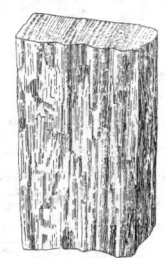
胆木（木部）外形

鉴别　(1) 木材部分横切面：全组织由导管、木纤维、木薄壁细胞组成，射线较密，放射状。导管单个散在，少数二三成群，直径 40～220 μm。射线细胞1～2 列，长方形，木化，具纹孔。外层木纤维少数，成群散在，壁较薄，微木化；内层纤维密集，壁厚腔小，强木化。木薄壁细胞为外层的基本组织，内层的纤维群中亦有少数，壁木化，具纹孔。

切向切面：导管节长短不一，具缘纹孔。射线高度为十数至几十列细胞，长方形或类方形。木薄壁细胞长方形，壁呈念珠状增厚。木纤维密集，纵向延长。

(2) 取本品粉末 5 g，加 60% 乙醇50 ml，回流30分钟，滤过。取滤液 2 ml，加少量锌粉和浓盐酸，约 5 分钟后滤液呈黄绿色；取滤液2 ml，加1%三氯化铝乙醇2 ml，滤液即显金黄色（检查黄酮类）。取滤液 10 ml，碱化至 pH9，用适量氯仿提取，滤过，挥干氯

仿，用稀盐酸溶解残渣，加碘-碘化铋钾试液数滴，即产生棕褐色沉淀(检查生物碱)。

(3) 薄层色谱：取本品粗粉适量，用乙醇热提，蒸干，然后用0.5%盐酸处理，除去不溶部分，再蒸干，残渣用甲醇溶解，作供试品液，另取胆木碱乙少许，加甲醇溶解，作对照品。分别点于同一硅胶 G 薄板上，以氯仿-甲醇-乙酸乙酯(4：1：0.5)展开13 cm。用碘蒸气显色。供试品色谱中在与对照品色谱相应位置上，显相同的黄色斑点。

【成分】 胆木茎中主要含生物碱类和生物碱苷类，其中生物碱有：乌檀醇新碱(naucleficine)、乌檀费卟啶(nauclefidine)、乌檀福林碱(nauclefoline)、1-乙酰基咔啉(1-acetylcarboline)、乌檀费林碱(nauclefiline)和乌檀醛碱(naucleidinal)。生物碱苷有胆木碱庚(naucleoside)、胆木碱辛(nauclecosidine)和长春花苷内酰胺(vincoside lactam)。另外含有奎诺酸(quinov(a)ic acid)、β-谷甾醇(β-sitosterol)、香草酸(vanillic acid)。

【药理】 1. 抑菌作用 从胆木茎中分离得到的乌檀醛碱经抑菌试验表明有抑菌作用，乌檀醛碱在100 μg/ml 以上对金黄色葡萄球菌、蜡样芽胞杆菌有明显抑制作用。

2. 消炎作用 胆木浸膏片对冰醋酸所致的小鼠腹部毛细血管通透性增加和二甲苯所致的小鼠耳肿胀具有非常显著的抑制作用，并显著抑制大鼠蛋清性足跖肿胀形成和棉球性慢性肉芽组织增生，对伤寒 Vi 多糖菌苗所致的家兔双高峰体温升高有解热作用。

【药性】 广州部队《常用中草药手册》："苦，寒。"

【功用主治】 广州部队《常用中草药手册》："清热解毒，消肿止痛。主治急性扁桃体炎，咽喉炎，乳腺炎，肠炎，菌痢，尿路感染，胆囊炎，下肢溃疡，脚癣感染，疖肿脓疡，皮炎湿疹。"

【用法用量】 内服：煎汤，15～30 g。外用：鲜品捣敷；或煎水洗。

【方字】 1. 治上呼吸道感染 胆木注射液，每1 ml 相当于生药1 g，每次肌注2 ml，每日1次。

2. 治钩端螺旋体病 ① 胆木注射液(每1 ml 含胆木的乙醇提取物3 g)，每8小时肌内注射1次，每次2～3 ml，用至体温正常后2～3日。有出血倾向者加紫珠草30 g，水煎，每日分3次服。② 胆木、大青叶、地胆草、紫草草60～90 g(小儿酌减)。加水3碗，煎成1碗，分3次口服。在口服合剂的同时可加用胆木注射液。(1、2方出自《全国中草药汇编》)

3566 **胆矾** <small>(品汇精要)</small>

【异名】 石胆、毕石(《本经》)，君石(《李当之本草》)，黑石、铜勒(《吴普本草》)，碁石(《别录》)，石液、制石液(《石药尔雅》)，胆子矾(《本事方》)，鸭嘴胆矾(《济生方》)，翠胆矾(《本草蒙筌》)，蓝矾(《中药材手册》)。

【基原】 为硫酸盐类胆矾族矿物胆矾的晶体，或为硫酸作用于铜而制成的含水硫酸铜结晶。

【原矿物】 胆矾 Chalcanthite 晶体结构属三斜晶系。

单斜体呈厚板状或短柱状，但不常见。集合体呈不规则块状、肾状或粒状。多具棱角，表面不平坦，深蓝色或附有风化物——白色粉霜，半透明，硬度2.5，性极脆，易打碎，断口贝壳状。相对密度2.1～2.3。极易溶于水，使水呈均匀的天蓝色。胆矾是由含铜硫化物氧化分解形成的次生矿物，可与蓝铜矿(扁青)、孔雀石(绿青)等矿物共生。

天然胆矾主要产于我国西北等气候干燥地区铜矿床的氧化带中。

【采收加工】 可于铜矿中挖得，选择蓝色、有玻璃光泽之结晶即可。又常存于矿水，蒸去水分即得。人工制造者，可用硫酸作用于铜片或氧化铜而制得。

【药材】 胆矾 Chalcanthitum 主产于云南、山西。

性状 本品呈不规则斜方扁块状，棱柱状。表面不平坦，有的面具纵向纤维状纹理。蓝色或淡蓝色；条痕白色或淡蓝色。半透明至透明。玻璃样光泽。体较轻，硬度近于指甲；质脆，易碎碎。气无，味涩。

鉴别 (1) 透射偏光镜下：呈小板状及片状。无色至淡蓝色。折射率 $Np = 1.514$，$Nm = 1.537$，$Ng = 1.543$；双折射率：$Ng - Np = 0.029$。斜消光；正延性符号。$2V \lessgtr 90°$。

(2) 取本品约1 g，加热灼烧，变为白色，遇水则又变为蓝色(检查结晶水)。

(3) 取本品约0.5 g，加水5 ml 使溶解，滤过。取滤液约1 ml，滴加氨试液，即生成淡蓝色沉淀，再加过量的氨试液，沉淀即溶解，生成深蓝色溶液。取滤液约1 ml，加亚铁氰化钾试液，即显红棕色或生成红棕色沉淀(检查铜盐)。取滤液约1 ml，加氯化钡试液，即生成白色沉淀；分离，沉淀在盐酸或硝酸中均不溶解；取滤液约1 ml，加醋酸铅试液，即生成白色沉淀；分离，沉淀在醋酸铵试液及氢氧化钠试液中溶解(检查硫酸盐)。

【成分】 胆矾主成分为硫酸铜，通常是带5分子结晶水的蓝色结晶($CuSO_4 \cdot 5H_2O$)。

【药理】 1. 利胆作用 胆管引流的麻醉大鼠，十二指肠给予胆矾0.6 g/kg，有明显促进胆汁分泌的作用。

2. 催吐作用 内服后能刺激胃壁神经，反射引起呕吐。但因刺激性太强，损害胃黏膜，一般不采用。

3. 腐蚀作用 外用能与蛋白质结合，生成不溶性的蛋白化合物而沉淀，故胆矾浓溶液对局部黏膜具有腐蚀作用。可退翳。

毒性 成人口服15 g 可致死，有人服10 g 而致死。200%胆矾煎液小鼠灌胃 LD_{50} 为279 mg/kg，静脉注射为50～65 mg/kg。大鼠口服 LD_{50} 为0.3 g/kg，也有报道为0.96 g/kg。家兔静脉注射 LD_{50} 为5 mg/kg。犬静脉注射 LD_{50} 为27 mg/kg。胆矾是多亲和性毒物，可作用于全身各系统。首先，它对口腔、胃肠道有强烈的刺激作用，可引起局部黏膜充血、水肿、溃疡；对心、肝、肾有直接的毒性作用，对中枢神经系统亦有很强的亲和力。此外，还能引起急性溶血性贫血。

【药性】 酸、辛、涩，有毒。归肝、胆经。

1. 《本经》："味酸，寒。"

2. 《吴普本草》："神农：酸，小寒。李氏：大寒。桐君：辛，有毒。扁鹊：辛，无毒。"

3. 《别录》："有毒。"

4. 《药性论》："有大毒。"

5. 《日华子》："味酸、涩，无毒。"

6. 《医学入门》："辛、酸、苦，气寒。"

7. 《纲目》："入少阳胆经。"

8. 《药品化义》："入肝、胆二经。"

【功用主治】 涌吐，解毒，去腐。主治中风，癫痫，喉痹，喉风，痰涎壅塞，牙疳，口疮，烂弦风眼，痔疮，肿毒。

1. 《本经》："主明目，目痛，金疮，诸痫痉，女子阴蚀痛，石淋，寒热，崩中下血，诸邪毒气，令人有子。"

2. 《别录》："散癥积，咳逆上气及鼠瘘恶疮。"

3. 《药性论》："破热毒。"

4. 《新修本草》："(主)下血赤白，面黄，女子脏寒。"

5. 《日华子》："主蚀牙，鼻内息肉。"

6. 《本草图经》："吐风痰。"

7. 《本草蒙筌》："治喉蛾喉痹。""杀虫，坚齿。"

8. 《本草汇言》："消喉痹，疗齿疳龈烂。"

9. 《玉楸药解》："治脚痛，痔瘘，杨梅，金疮，白癜，一切肿病，带下崩中，上气，眼疼弦烂，疯狗咬伤，百虫入耳，腋下狐臭。"

10. 《医林纂要》："行肝气，泻肝火，敛肺气，清肺邪，亦兼补心，软坚去毒。功用略同白矾。"

【用法用量】 内服：温汤化，0.3～0.6 g；催吐，限服 1 次；或入丸、散。外用：研末撒；或调敷；或水溶化洗；或 0.5% 水溶液点眼。

【宜忌】 本品无论内服外用都应控制剂量，不宜过量或久服，体虚者禁服，严防中毒。中毒表现为口中有金属涩味，咽干，恶心呕吐，腹痛腹泻，吐出物或排泄物蓝绿色，头晕头痛，眼花，疲乏，面色苍黄，黄疸，血压下降，心动过速，呼吸困难，少尿无尿，多因肾衰竭而死亡。

1.《本草经集注》："畏牡桂、菌桂、芫花、辛夷、白薇。"

2.《本草用法研究》："虚人禁用。"

【选方】 1. 治酒面热盛，咽喉肿结闭寒 鸭嘴胆矾半钱，全蝎二个。上为末。以鸡羽蘸药入喉中，须臾，破开声出，次用生青荷研细，井水调下。喉吐出毒涎即愈，未吐再服。《直指方》胆矾散。

2. 治喉内结核不消 石胆、硇砂研细。每用竹筒吹之，或以箸头蘸之。《普济方》保安散。

3. 治口疮，喉牙，乳蛾 胆矾一钱，熊胆一钱，广木香三分。通为细末，以木鳖子一个，去壳，磨井水，以鹅翎蘸药敷。《摄生众妙方》

4. 治大人、小儿牙齿动摇，龈腭宣露，骨槽风毒，宣蚀溃烂，不能人食者 胆矾二钱，雄黄二钱，麝一钱（别研），龙骨一钱。上件同研令极细。每用一字，以鹅毛蘸药扫患处，日用一二次。若小儿走牙床者，唇龈蚀烂者，先抱青盐汤洗净，后用新绵拭干掺药。《杨氏家藏方》麝香雄散

5. 治口舌生疮 胆矾一分，干姜一分（炙）。共研为末。每取小豆大，掺在疮上，良久，用新汲水五升漱口，水尽为度。《圣惠方》

6. 治唇生肿瘤，目赤痛，痒涩 石胆半两、石盐一两、朱砂一两、盐绿半两、龙脑一分、腻粉一钱。上为末。每以铜箸头取如小豆大，点中，一日三四次。《圣惠方》石胆散

7. 治男子忽结肿 石胆（煅令红，去火毒）、滑石（研）各一两，秦皮半两（为末）、腻粉二钱。上四味，同研匀。每用一字，汤浸候温。闭目洗两眦头，以冷为度。《圣济总录》洗眼石胆散

8. 治热极及有脓之眼目 胆矾二分，水二合。调匀贮之。《眼科锦囊》石胆水

9. 治白虫人耳 胆矾末和醋灌之。《千金方》

10. 治甲疽 石胆一两，于火上烧令烟尽，碎研末。傅疮上，不过四五度，立瘥。《梅师集验方》

【临床报道】 1. 治扒牙术后出血 治法：胆矾按1.5%的比例水溶解，煮沸 15 分钟，冷却，过滤，250 ml 瓶罐分装，100 ℃ 30 分钟灭菌备用。临用时将消毒纱布浸于止血液中浸透，以药液不会滴下为度，即为止血纱布，将止血纱布置于拔牙创面渗血点即可。共观察 132 例，结果：显效 125 例，有效 7 例，全部有效。

2. 治疗复发性口腔溃疡 治法：治疗组将胆矾霜胆矾与柿霜的混合物直接涂在溃疡面上，持续 1～3 分钟后用清水漱口即可。对照组用硼砂散直接涂在溃疡面上，反复用至愈合。有原发病者同时治疗原发病。结果：治疗组 87 例，平均治疗时间 3.4 日，疼痛指数 4.2 分，愈合率为 100%；对照组 84 例，平均治疗时间 7.6 日，疼痛指数 9.9 分，愈合率为 62.9%。两组比较有明显差异。

【各家论述】 1.《纲目》："石胆，其性收敛上行，能涌吐热痰涎，发散风木相火，又能消血止痛喉口齿齿毒有奇功也。"

2.《本草述》："喉痹一证，亦不宜审处。楼全善有云：喉痹恶寒者，皆是寒折热，寒闭于外，热郁于内，切忌胆矾酸寒等剂点喉，反使其阳怫郁不伸，为患尤剧。若然，则此味宜喉闭与缠喉风

者，乃治阴不能蓄阳之痹，是为风淫，属不恶寒之喉痹也。其不宜者，乃不治阳不能达阴之痹，是为风虚，正属恶寒之喉痹，正全善所谓切忌者也。盖此味在李时珍云人手少阳，能散风木相火，故其对上膈之风痰及喉痹，鼠瘟，皆少阳相火之为患也。如恶寒之喉痹，原因郁热，非属相火，宜消阴伸阳，不宜收阳抑阴。投剂者可得卤莽干戈也。"

3.《本经逢原》："(石胆)，《本经》主目痛金疮诸痛，取酸以敛风热痰垢也。治阴蚀、崩淋、寒热，取酸寒以涤湿热淫火也。又为咽齿喉痹乳蛾诸邪毒气要药。涌吐风痰最快，方用米醋煮真鸭嘴胆矾末，醋调，用鸡胶搅即瘥。疯犬咬伤，胆矾末水服探吐，蜜调敷之立验。胃脘虫痛，茶清调胆矾末吐之。走马牙疳，红枣去核，入胆矾煅过，研末傅之，追出痰涎即愈。百虫人目，胆矾和醋瀹之即出。"

4.《本草求真》："胆矾，味酸而辛，气寒而涩，功专上膈，涌吐风热痰涎，使之上出。盖五味唯辛为散，惟酸为收，五性惟寒胜热。风热盛于少阳，结为痰垢，汗之气横而不解，下之沉寒而益甚。凡因湿热痰火，见为阴蚀、崩淋，寒热，见为咳逆痼瘰，目痛难忍，及金疮不愈；乳蛾，风热痰垢结聚，见为唇逆痼瘰，结果牢固，虫牡蛎粉生研调摩之。诸毒内闭胶结，见为虫痛牙疳，种种等症，服此力能涌吐上出，去其胶痰，化其结聚，则诸症悉除。"

胆星 (《纲目》)
dǎn xīng

【异名】 胆南星 (《本草选旨》)。

【基原】 为制天南星细粉与牛、羊或猪胆汁拌制，或生天南星细粉与牛、羊或猪胆汁经发酵而制成的加工品。

【原植物】 参见"天南星"条。

【药材】 胆南星 Arisaema Cum Bile 产全国大部分地区。

性状 本品呈方块状或圆柱状，棕黄色、灰棕色或棕黑色。质硬。气微腥，味苦。

鉴别 (1) 粉末特征：粉末淡黄棕色。薄壁细胞类圆形，充满糊化淀粉粒。草酸钙针晶束长 20～90 μm。螺纹及环纹导管直径 8～60 μm。

(2) 取本品粉末 0.2 g，加水 5 ml，振摇，滤过。取滤液 2 ml 置试管中，加新制的糠醛溶液(1→100)0.5 ml，沿管壁加硫酸 2 ml，两液接界处即显棕红色环。

【炮制】 取制天南星细粉，加入净胆汁（或胆膏粉及适量水）拌匀，蒸 60 分钟至透，取出放凉，制成小块，干燥。或取生天南星粉，加入净胆汁（或胆膏粉及适量水），搅拌均匀，放温晾处，发酵 7～15 日后，再连续或隔本炖 9 昼夜，每隔 2 小时搅拌 1 次，除去腥臭气，至呈黑色浸膏状，口尝无麻味，取出，阴干。再蒸软，趁热制成小块。每制天南星细粉100 kg，用牛（或猪、羊）胆汁 400 kg（胆膏粉 40 kg）。

天南星经胆汁制后辛燥之性转为苦凉，毒性大减，功能以熄风定惊为主，可用于痰热惊风、癫痫、咳嗽等。胆星的质量可用总胆汁酸的含量作为控制标准。在鉴别生产中应用哪种胆汁酸。测定胆星中总胆汁酸的含量方法，初步认为重量法使用仪器简单，结果比较准确，但时间较长；容量法终点难观察，误差大；比色法只能用于牛、羊胆汁，不能应用于猪胆汁。比较胆汁酸的传统发酵法和新法中胆酸的含量，结果表明：传统法为 0.82%，新法为 9.5%。胆星的新法炮制工艺是：取制天南星细粉与胆汁拌匀成坨，再加麻油搓揉均匀，制块，干燥。

饮片性状 参见"药材"项。

贮干燥容器内，密闭，置阴凉干燥处。

【药性】 苦、微辛，凉。归肝、胆、肺经。

1.《本草正》："味苦，性凉。"

2.《药品化义》："属阴中有阴。气与味微辛而苦，性凉。能升能降。性气薄而味浓。入肝、胆二经。"

3.《医林纂要》："辛、苦、平。"

4.《本草再新》："有毒。入心、肝、肾三经。"

【功用主治】 清火化痰，熄风定惊。主治中风，惊风，癫痫，头痛，眩晕，喘嗽。

1.《本草正》："降痰因火动如神，治小儿急惊必用。总之实痰实火壅闭上焦而气喘烦躁、焦渴胀满者所当必用。"

2.《本草汇言》："(治)小儿惊风惊痰，四肢抽搐，大人气虚内热，热郁生痰。"

3.《药品化义》："主治一切中风，风痫，惊风，头风，眩晕，老年神呆，小儿发搐，产后征忡，为肝胆性气之风调和之神剂也。"

4.《医林纂要》："性和缓，补肝肾，驱风痰，而不失之躁。"

5.《得配本草》："豁结气，除肝热。"

6.《药性切用》："专化顽痰，以益肝胆。"

7.《本草再新》："化痰清火，凉血生津。"

【用法用量】 内服：煎汤，3～6 g；或入丸、散。

【选方】 1. 治伤风瘟疫，身热昏睡，气粗风热，痰塞壅嗽，惊风潮搐及蛊毒中暑 壮实小儿宜时与服之 天竺黄一两，雄黄(水飞)一钱，辰砂、麝香(各别研)半两，天南星四两(腊月酿牛胆中阴干百日。如无，只将生者去皮、脐，锉，炒干用)。上为细末，煮甘草水和丸，皂子大，温水化下服之。百日小儿每丸分作三四服，五岁一二丸，大人三五丸。腊月中雪水煮甘草和药尤佳。《小儿药证直诀》抱龙丸)

2. 治小儿惊风 牛胆南星半两，朱砂、防风各二钱，麝一字。上药用腊月黄牛胆汁和南星末作饼子，挂当风处四十九日，和药末研细，浸牛胆皮汤为丸，如梧桐子大。每服一丸，并花水调下。《直指小儿方》胆星丸)

治小儿诸痫，退后不能言 天南星，泡为细散，每服一匙许，猪胆汁调下。量儿大小加减。(一方用生姜、薄荷、蜜酒调下。一方用腊月牛胆酿南星，不拘多少，每服半字、薄荷汤调下，卧时服。儿大者服一字至半钱。)《普济方》排关散)

治伤风寒头痛 天南星(末)二两，石膏(末)一两(水飞过)。上二味，填牛胆中，每用荷叶裹之，于风道中挂。以清明节候入龙脑少许，滴雪水为丸，如鸡头子大。每服一丸，嚼烂，薄荷汤送下。《圣济总录》天南星丸)

【临床报道】 治疗寻常型银屑病 治疗56例，口服胆星黛蛤丸(用胆南星、青黛、煅蛤壳研末，以2：1：2的比例制成，每粒含药重 0.5 g 胶囊)，每日 3 次，每次 6 粒(3 g)。对照组 30 例，口服复方青黛丸，每日 3 次，每次 1 包(6 g)。两组病例均以 30 日为 1 个疗程，2 个疗程后判断其他疗效。治疗期间禁食辛辣、酒腥，而情用温水洗澡，并停用其他药物治疗。结果：治疗组基本痊愈 33 例，显效 15 例，有效 6 例，无效 2 例，基本痊愈率为 58.9％，总有效率为 96.4％。对照组基本痊愈 9 例，显效 10 例，有效 6 例，无效 5 例，基本痊愈率为 30％，总有效率为 83.3％。治疗组与对照组比较，差异有显著意义。

【各家论述】 1.《本草汇言》："(天南星)前人以牛胆制之，名曰胆星。治痰寒而润，有益肝镇惊之功。制星之燥而使不毒。"（天南星）得牛胆汁拌制，则凉润而活利痰线。……"若风燥湿痰，急闭涎疾，非南星不能散；如小儿惊风，四肢搐搦，大人气虚内热，热郁生痰，非胆星不能疗也。"

2.《本草正》："(胆星)较之南星味苦性凉，故善解风痰热滞。"

3.《药品化义》："胆星，意不重南星而重胆汁，借星以收取汁用，非如他药监制也，故必须九制纯纯。是汁色染为黄，味变为苦，性化为凉，专人肝胆。《经》云肝为清净之官，十一脏取决于胆，以肝胆之气一受攻，周身无不有之。假胆以清肝气，以豁结气，大能益肝镇惊。主治一切中风，风痫，惊风，头风，眩晕，老年神呆，小儿发搐，产后征忡，为肝胆性气之风调和之剂。本草言其功如牛黄者，即胆汁之精华耳。"

3568 胜红蓟 shèng hóng jì 《福建民间草药》

【异名】 白花草《福建民间草药》，脓泡草，绿升麻《贵州民间药物》，白苦苦、毛射香《广西民间常用中草药手册》，白花臭草《广州部队常用中草药手册》，消炎草《云南中草药选》，胜红药、水丁药《云南中草药》，紫红毛草、广马草《文山中草药》。

【基原】 为菊科胜红蓟属植物藿香蓟的全草。

【原植物】 藿香蓟 Ageratum conyzoides L. 又名：咸虾花、臭炉草《广州植物志》。

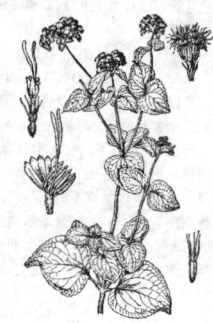

藿香蓟

一年生草本，高 50～100 cm。茎直立，多分枝，较粗壮，茎枝淡红色，通常上部绿色，具白色尘状短柔毛或长绒毛。叶对生，上部互生；叶柄长 1～3 cm，生白色短柔毛及黄色腺点；叶片卵形，长 5～13 cm，宽 2～5 cm，上部叶及下部叶片渐小，多为卵形或长圆形，叶先端急尖，基部钝或宽楔形，边缘有钝齿。头状花序小，于茎顶排成伞房状花序；花梗长 0.5～1.5 cm，具尘状短柔毛；总苞钟状或半球状，突尖；总苞片 2 层，长圆形或披针状长圆形，边缘撕裂；花冠淡紫色，全部管状，先端 5 裂。瘦果黑褐色，5 棱；冠毛膜片 5 或 6 个，通常先端急狭或渐狭成长或短芒状。花、果期全年。

生于山谷、山坡林下或林缘，荒坡草地常有生长。我国福建、广东、广西、贵州、云南等地常有栽培或逸为野生。

【栽培】 生物学特性 喜温暖气候、向阳土壤。以深厚、肥沃、排水良好的砂质壤土较好。

繁殖方法 种子繁殖。3～4 月播种。在整好的地上，开 1.3 m宽墒，按行、株距各约 25 cm 开穴，深约 3 cm，拌成种子灰，撒在穴里，上盖草木灰至不见种子灰为止。或可行苗床移栽，3～4 月撒播育苗，当苗高 10～13 cm 时，选雨后移栽，每穴播苗 3、4 株，栽后施清淡人畜粪水。

田间管理 直播的在苗出齐后除草，并施清淡人畜粪水提苗。当苗高 10～13 cm 时匀苗、补苗，每穴留苗 2、3 株，并行浅薅、追肥。至 6 月再行中除，追肥 1 次，肥料以人畜粪水为主，也可施氮素化肥。育苗移栽的在栽后浅耕、追肥 1 次，至 6～7 月再进行 1 次。

病虫害防治 虫害有蛞蝓，可在早晨撒石灰粉防治。

【采收加工】 6～10 月采收地上部分，鲜用或切段晒干。

【成分】 全草含黄酮类：胜红蓟黄酮(ageconyflavone)A、B、C，川陈皮素(nobiletin)，甜橙素(sinensetin)，钓樟黄酮(linderoflavone)B，5'-甲氧基川陈皮素(5'-methoxynobiletin)，5、6、7、8、5'-五甲氧基-4'、亚甲二氧基黄酮(5，6，7，8，5'-pentamethoxy-3'，4'-methylenedioxyflavone)，5，6，7，5'-四甲氧基-3'，4'-亚甲二氧基黄酮(5，6，7，5'-tetramethoxy-3'，4'-methylenedioxyflavone)，5，6，7，3'，4'-五甲氧基黄酮(5，6，7，3'，4'-pentamethoxyflavone)，5，6，7，8，3'-五甲氧基-4'-羟基黄酮(5，6，7，8，3'-pentamethoxy-4'-hydroxyflavone)，5，6，7，8，3'，5'-六甲氧基-4'-羟基黄酮(5，6，7，8，3'，5'-hexamethoxy-4'-hydroxyflavone)，槲皮素(quercetin)，山柰酚-3-芸香糖苷(kaempferol-3-rutinoside)，山柰酚-3，7-双葡萄糖苷(kaempferol-3，7-diglucoside)。生物碱：石松胺(lycopsamine)，刺凌德草碱(echinatine)。三萜类化合物：无羁萜(friedelin)。甾醇类：β-谷甾醇(β-sitosterol)，豆甾醇(stigmasterol)。挥发油：胜红蓟色烯(ageratochromene)，香豆素

（coumarin），β-丁香烯（β-caryophyllene），7-甲氧基-2，2-二甲基色烯（7-methoxy-2，2-dimethylchromene）和去甲氧基胜红蓟色烯（demethoxyageratochromene）。

地上部分含有色烯类：7-甲氧基-2，2-二甲基色原烯（7-methoxy-2，2-dimethylchromene），7，8-二甲氧基二甲基色烯（7，8-dimethoxy-2，2-dimethylchromene），7-甲氧基-8-乙酰基-2，2-二甲基色烯（7-methoxy-8-acetyl-2，2-dimethylchromene），6-（1-甲氧基乙基）-7-甲氧基-2，2-二甲基色烯〔6-（1-methoxyethyl）-7-methoxy-2，2-dimethylchromene〕，6-（1-羟基乙基）-7-甲氧基-2，2-二甲基色烯〔6-（1-hydroxyethyl）-7-methoxy-2，2-dimethylchromene〕，6-（1-乙氧基乙基）-7-甲氧基-2，2-二甲基色烯〔6-（1-ethoxyethyl）-7-methoxy-2，2-dimethylchromene〕，6-乙烯基-7-甲氧基-2，2-二甲基色烯（6-vinyl-7-methoxy-2，2-dimethylchromene），6-当归酰氧基-7-甲氧基-2，2-二甲基色烯（6-angeloyloxy-7-methoxy-2，2-dimethylchromene），7-甲氧基-2，2-二甲基色烯（7-methoxy-2，2-dimethylchromene）。黄酮类：5，6，7，3′，4′-亚甲二氧基甲基川陈皮素，山奈酚，槲皮素，5，6，7，3′，4′，5′-六甲氧基黄酮，8-羟基-5，6，7，3′，4′，5′-hexamethoxyflavone）。此外，还含有有旋芝麻素（sesamin），丁香烯氧化物（caryophyllene oxide），β-豆甾醇-3-醇（stigmast-7-en-3-ol），延胡索酸（fumaric acid），咖啡酸（caffeic acid），5，22-二烯-3β-豆甾醇（5，22-diene-3β-stigmasterol），6，7-二甲氧基-2，2-二甲基色烯（6，7-dimethoxy-2，2-dimethylchromene）。

【药理】 1. 对心肌的作用 粗提取物用 AgCE 增加离体豚鼠心脏的心电图 PR 间期，降低心房搏动速率，延长 A-H 时间，说明其作用于房室结，降低房室的传导性。同时 AgCE 也能抑制窦房结，导致心率减缓。其抑制房室结和窦房结的机制相同，即抑制舒张期自律细胞的 Ca^{2+} 和 Na^+ 缓慢内流。而 AgCE 缩短 QT 间期是激活 K^+ 通道的结果。

2. 对平滑肌的作用 叶的 70% 乙醇提取物中水溶性部分 WSF（0.5～3.3 mg/ml）能够对平滑肌直接产生剂量依赖性松弛作用。WSF 使去极化后的空肠对 Ca^{2+} 的敏感度下降，说明 WSF 可以通过对电压依赖性 Ca^{2+} 通道的抑制而阻断 Ca^{2+} 通过。

3. 炎症、镇痛作用 WSF（20～50 mg/kg 腹腔注射）能减轻大鼠由于角叉菜胶引起的关节功能障碍。纳洛酮（2 mg/kg）可拮抗吗啡的镇痛作用，但却不影响 WSF 的抗伤害作用，提示 WSF 抗伤害感受作用与阿片样物质无关。用 WSF（30～50 mg/kg，腹腔注射）处理过的大鼠腹腔注射或皮下气囊注射角叉菜胶，发现中性粒细胞的迁移受到明显的抑制。相同剂量的 WSF 还可抑制角叉菜胶引起的水肿，但对葡聚糖引起的水肿无改善作用。相同剂量的 WSF 对组胺引起的表皮血管通透性增加有直接的调节作用。结果还表明 WSF 可抑制中性粒细胞迁移刺激引起的炎症反应。

4. 抗菌作用 胜红蓟中得到的精油在杯碟法试验中表现出抗菌活性。

【药性】 辛、微苦，凉。

1.《广西民间常用中草药手册》：“味微苦，气臭，性凉，无毒。”

2.《云南中草药》：“微苦、辛，凉。”

【功用主治】 清热解毒，止血，止痛。主治感冒发热，咽喉肿痛，口舌生疮，咯血，衄血，崩漏，脘腹疼痛，风湿痹痛，跌打损伤，外伤出血，鹅口疮，痈肿疔疮，湿疹瘙痒。

1.《广西民间常用中草药手册》：“清热解毒，外用止血。治感冒风热，外用治疮疖川。”

2.《海南岛常用中草药手册》：“凉血止血，清热解毒，消风止痒。”

3.《云南中草药》：“拔毒消肿。”

4.《全国中草药汇编》：“祛风清热，止痛，止血，排石。主治上

呼吸道感染，扁桃体炎，咽喉炎，急性胃肠炎，胃痛，腹痛，崩漏，肾结石，膀胱结石，湿疹，鹅口疮，痈疮肿毒，蜂窝织炎，下肢溃疡，中耳炎，外伤出血。”

【用法用量】 内服：煎汤，15～30 g，鲜品加倍；或研末；或鲜品捣汁。外用：捣敷；研末吹喉或调敷。

【选方】 1. 治感冒发热 白花草 60 g。水煎服。《广西民间常用中草药手册》

2. 治喉症（包括白喉） 胜红蓟鲜叶 30～60 g，洗净，绞汁。调冰糖服，日服 3 次。或取鲜叶晒干，研为末，作吹喉散。《泉州本草》

3. 治肺结核咳嗽痰中带血 胜红蓟、矮茶风、麦冬、叶上珠（青荚叶）各 15 g。水煎服。《四川中药志》1979 年版

4. 治鼻衄 白花草鲜叶搓烂塞鼻。《广西本草选编》

5. 治胃溃疡，急慢性腹痛 胜红蓟煅存性，研末装瓶备用。每服 1.5 g，每日 1 次，嚼服。在 30 分钟之内不喝水。镇痛作用良好。《全国中草药汇编》

6. 治风湿痛，骨折（复位固定后） 鲜广马草打烂敷患处。《文山中草药》

7. 治痈疽肿毒 胜红蓟全草洗净，和酸饭粒、食盐少许，共捣烂敷患处。《泉州本草》

8. 治鱼口便毒 胜红蓟鲜叶 120 g，茶饼 15 g。共捣烂，加热温敷。《福建民间草药》

9. 治小腿溃疡 桉树叶适量，水煎洗患处，然后用胜红蓟、红糖各适量，捣烂敷患处。《福建药物志》

3569 胖大海 pàng dà hǎi （《纲目拾遗》）

【异名】 安南子、大洞果（《纲目拾遗》），胡大海、大发（《中国药学大辞典》），大海子（《药物出产辨》），通大海（《兽医国药及处方》），大海（《中药志》），大海榄（《中药临床应用》）。

【基原】 为梧桐科萍婆属植物胖大海的种子。

【原植物】 胖大海 *Sterculia lychnophora* Hance 又名：红胖大海（《西双版纳植物名录》）。

落叶乔木，高可达 40 m。树皮粗糙，有细条纹。叶互生；叶柄长 5～15 cm；叶片革质，长卵圆形或略呈三角状，长 10～20 cm，宽 6～12 cm，先端钝尖或锐尖，基部圆形或近心形，全缘或具 3 个缺刻，下面网脉明显。圆锥花序顶生或腋生，花杂性同株；花萼钟状，深裂，裂片披针形，宿存，外面被星状柔毛；雄花具 10～15 枚雄蕊，花药具星状柔毛，不育心皮被短柔毛；雌花具 1 枚雌蕊，由 5 个被短柔毛的心皮组成，具 1 细长纤弱的子房柄，柱头 3～5 裂，退化雄蕊为 1 簇无花丝的花药，环绕子房着生。蓇葖果 1～5 个，船形，成熟前开裂，内含 1 颗种子。种子椭圆形或长圆形，状如枣核，黑褐色或黄褐色，表面疏被粗糙微皱纹，种脐位于腹面下方的基部处。

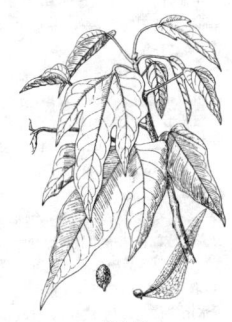

胖大海

花期为热带地区。分布于越南、印度、马来西亚、泰国及印度尼西亚等地。我国广东湛江、海南、广东东兴、云南西双版纳已有引种。

【栽培】 生物学特性 胖大海原产热带，在引种区的年平均温度为 21～24.9℃。喜阳光，成龄期耐旱，对土壤要求不严，在砂壤土、黄壤土和砖红壤土上均生长良好。宜选择排水良好、避风地区种植。

繁殖方法 种子繁殖、空中压条繁殖或嫁接繁殖。种子繁殖：采摘种皮呈黑褐色、表面具有明显皱纹的成熟种子，播于洁净的砂床上，开沟点播，沟距 12 cm，种子之间距约为 5 cm，深约 3 cm。播后用砂盖剛，再用稻草覆盖畦面，浇透水，并保持畦面湿润。待出苗后，移入营养袋育苗，苗高 30～50 cm 便可定植于大田。空中压条繁殖：选取木栓化的枝条，在距离顶端 20～30 cm 处进行环剥，环剥后经1～2 d，待伤口稍干后，用湿椰糠或稻草裹湿泥包在伤口周围，再用塑料膜包裹，经 2 个月左右便长出新根，新根若已开始木栓化，便可将枝条剪下假植于沙地中，或直接定植于大田。嫁接繁殖：采用上部树冠分枝、组织充实、直径1～1.5 cm的褐色较平滑的枝条，剪取长 12～15 cm 一段作为接穗，选和胖大海亲和力强的同属植物 *Scaphium wallichii* Schott et Endl. 作砧木进行枝接，也可剥取接穗的芽片进行芽接。接穗和砧木愈合后，切去砧木的上半，经常打去砧木的萌芽。

田间管理 定植后 1 年内注意除草，每季度施肥 1 次，腐熟牛栏粪或堆肥 12 000～15 000 kg，采用穴施，施后再覆土。在定植后1 年，株高已达 1 m 左右后，便可摘顶进行矮化栽培。

病虫害防治 虫害有绿鳞象甲，成虫为害叶和嫩芽，可人工捕杀，或用棉油皂 50 倍液喷雾。

【采收加工】 4～6 月果实开裂时采取成熟的种子，晒干。胖大海外种皮遇水即膨胀发芽，故果熟时要及时采收。产区因植株高大，一般都是采取砍树的方式采摘果实。

【药材】 胖大海 *Sterculiae Lychnophorae Semen* 产于越南、泰国、印度尼西亚等地。

性状 种子呈纺锤形或椭圆形，状如橄榄，长 2～3 cm，直径 1～1.5 cm。先端钝圆，基部略尖而歪，具浅色的圆形种脐，表面棕色或暗棕色，微有光泽，具不规则的干缩皱纹。外层种皮极薄、质脆，易脱落。中层种皮较厚，黑褐色，质松易碎，遇水膨胀成海绵状。断面可见散在的树脂状小点。内层种皮红棕色，可与中层种皮剥离，稍革质，内有 2 片肥厚胚乳，广卵形；子叶 2 枚，菲薄，紧贴于胚乳内侧，与胚乳等大。气微，味淡，嚼之有黏性。

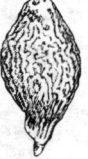
胖大海
（种子外形）

鉴别 (1) 粉末特征：淡棕色。种皮表皮细胞表面观方形或五角形，淡棕色，垂周增厚，有壁孔。气孔多。腺毛头部扁平或钝椭圆形，含棕色物；柄单细胞。非腺毛较少，常破碎，完整者呈鞭状，直径 220～260 μm，4～13 分叉，含棕色物。种皮薄壁细胞遇水膨胀为不规则形，其单纹孔，含淡棕色物，胞间隙较大。此外有少数螺纹及环纹导管。

(2) 取本品数粒置烧杯中，加沸水适量，放置数分钟即吸取水分膨胀成棕色半透明的海绵状物。

(3) 取本品粉末 0.2 g，加水 10 ml，置水浴中加热30分钟，滤过，取滤液 4 ml，加氢氧化钠试液 3 ml 及碱性酒石酸铜试液 5 ml，置水浴中加热，即生成红色沉淀(检查糖类)。

(4) 薄层谱：取样品粉末 100 g，置沙氏提取器中，用石油醚提出油，取油 2 g，加 0.5 mol/L 氢氧化钾乙醇溶液80 ml，皂化后得总脂肪酸，用2%浓硫酸-甲醇溶液(1：5)30 ml 回流 2 小时进行甲基化，得总脂肪酸甲酯，作供试品，另以油酸甲酯、亚麻酸甲酯、亚油酸甲酯、棕榈酸甲酯作对照品。分别点样于硅胶 G-10% AgNO₃(3：10)薄层板上，以苯展开 18 cm，喷以 0.2% 2′, 7′二氯荧光素乙醇溶液，置紫外光灯(254 nm)下，供试品色谱在与对照品色谱相应位置上显相同的黄色斑点。

取胖大海种皮 5 g，加水 100 ml，煮沸 15 分钟，滤出膨胀的西黄芪胶黏质(Bassorin)，移入 200 ml 圆底烧瓶中，加 5%硫酸于沸水浴中回流加热 1 小时，滤过；滤液用 10%氢氧化钠中和后浓缩至约 5 ml，加乙醇 20 ml，混匀，滤过，作供试液，另以半乳糖、阿拉

伯糖作对照品。分别点样于硅胶G-4%磷酸硼二钠薄层板上，以正丁醇-丙酮-水(4：5：1)展开18 cm，喷以苯胺-二苯胺-磷酸(4：4：20)混合溶液，于80 ℃烤 10 分钟，供试品色谱在与对照品色谱相应位置上，显相同的色斑。

【成分】 种子含 D-半乳糖(D-galactose)，L-鼠李糖(L-rhamnose)，蔗糖(sucrose)，2，4-二羟基苯甲酸(2,4-dihydroxybenzoic acid)，胡萝卜苷(daucosterol)，β-谷甾醇(β-sitosterol)，乙苯(ethylbenzene)，二十烷酸甲酯(methyleisanoate)，十八烷酸甲酯(octadecanoate)。

【药理】 1. 泻下作用 胖大海种子浸出液，对兔有缓泻作用，因可增加肠内容积(增加容积为琼脂的 8 倍)，产生机械刺激而缓泻。将胖大海外层皮、软壳、仁分别水浸提取，对于麻醉犬，无论何种给药方法，皆可明显增加肠蠕动(仁的作用最强，软壳次之，外层最弱)，此作用可被阿托品所拮抗；1：40 万的仁的浸出液使离体兔肠蠕动增加，其他二层作用不明显。

2. 降压作用 胖大海仁(去脂干粉)制成 25%溶液，静注、肌注或口服，皆可使犬、猫血压明显下降。进一步实验表明其降压原理可能与中枢有关。胖大海仁水浸剂对麻醉犬有降压作用，而对兔却为升压(兔有效量较大犬 10 倍)；对犬、兔血压不同的影响，可用毒扁豆碱增敏解释。

3. 杀菌作用 胖大海对大肠杆菌和痢疾杆菌的抑杀作用与痢特灵相似，同时胖大海对大肠杆菌和痢疾杆菌的杀伤强度相当。

毒性 胖大海仁(去脂干粉)用于急性中毒试验，可见兔呼吸困难，运动失调；犬连续 10～15 日用大量致死后，可见肺充血水肿，肝脂变；小鼠口服的 LD_{50} 为 12.96 g/kg，兔静脉注射大量(1%，2 ml)胖大海仁浸剂，可见呼吸先停，心脏还跳，胃肠表面很红。

【药性】 甘、淡，凉。归肺、大肠经。

1.《纲目拾遗》："味甘、淡。""其性纯阴。"

2.《全国中草药汇编》："甘、淡，寒。"

【功用主治】 润肺利咽，清热通便。主治干咳无痰，咽喉肿痛，音哑，牙痛，热结便秘。

1.《纲目拾遗》："治六经之火。""治火闭痘，服之立起；并治一切热症劳伤，吐衄下血，消毒去暑，时行赤眼，风火牙痛，虫积下食，痔疮漏管，干咳无痰，骨蒸内热，三焦火症，诸疮皆效。"

2.《现代实用中药》："为清凉性消炎药，用于喉头气管诸黏膜炎症，咽喉干灼，咳嗽声音不出。并有镇咳去痰之效。对于重伤风咳嗽失音，咽喉燥痛，咯血或牙龈肿痛等，均可用之。又可用于喉头结核，热嗽干咳无痰等症。"

3. 南药《中草药学》："治体虚便秘。"

4.《全国中草药汇编》："清肺热，利咽喉，清热通便。治慢性咽炎，热结便秘。"

【用法用量】 内服：煎汤或开水泡，2～4 枚，大剂量可用至 10 枚；入散剂，用量减半。

【宜忌】 脾胃虚寒泄泻者慎服。

【选方】 1. 治干咳失音，咽喉肿痛，牙龈肿痛，因于外感者 胖大海五枚，甘草一钱。炖茶饮服，老、幼者可加入冰糖少许。《慎德堂方》

2. 治肺热音哑 胖大海 3 枚，金银花、麦冬各 6 g，蝉蜕 3 g。水煎服。

3. 治慢性咽炎 胖大海 3 枚，杭菊花、生甘草各 9 g。水煎服。(2、3 方出自《全国中草药汇编》)

4. 治大便出血 胖大海数枚，开水泡发，去核，加冰糖调服。因热便血为主。〔《医界春秋》1936，(1)：93〕

【临床报道】 1. 治疗急性扁桃体炎 用胖大海 4～6 枚，重症 8 枚，放入碗内，冲入沸水，加盖闷 30 分钟左右(天冷注意保暖)，徐徐服完，间隔 4 小时，再如法用沸水冲服。治疗 100 例，68

例治愈,21例显著好转,11例效果不佳。一般经2～3日即愈。

2. 治疗细菌性痢疾　用胖大海15 g,放入碗内,冲入开水200 ml。如红痢加白糖15 g,白痢加红糖15 g,服汁并食胖大海肉。共治疗200余例,屡获良效,一般1～3剂可愈。

【各家论述】 张山雷:"胖大海近人用之,皆以治伤风咳嗽,鼻塞声重等症。几宜性温,故能散寒风,然其味极淡,微含甘意,温散之药,决不如此。盖全从胖大之性情作用,故善于开宣肺气,并能通泄皮毛,风邪外闭,不问为寒为热,并皆主之。抑能开音治瘖,爽嗽豁痰。赵谓治火闭之痘,盖热毒壅于肌腠,而痘出不快者,此物开发最捷,宜有速效,恕轩之说,当有征也。经用二三枚,如肺闭已甚,咳不出声,或金室音嘶者,可用至五六枚。此盖植物之果,与苗叶情性不同,故发汗而极有应验,绝无温升扰动之弊,尤其可据。"(引自《中国药学大辞典》)

3570 胖血藤 pàng xuè téng (《贵州民间方药集》)

【异名】 荞麦蔓(《贵阳民间药草》),毛血藤、荞叶细辛、白前蓼、百解药(《贵州民间方药集》)。

【基原】 为蓼科蓼属植物牛皮消蓼的根。

【原植物】 牛皮消蓼 *Polygonum cynanchoides* Hemsl.[*Fagopyrum cynanchoides*(Hemsl.) H. Gross] 又名:牛皮消叶蓼(《湖北植物志》)。

多年生蔓生草本。茎细长,圆柱形,被淡黄色柔毛。叶互生;叶柄通常比叶片短或近等长,被柔毛;托叶鞘短筒状,膜质,先端斜形,被锈绒毛;叶片心状箭形,长3～7 cm,宽4～8 cm,先端急尖,基部侧生裂片具小尖,全缘,两面被柔毛。圆锥花序顶生,长达20 cm;花小,花被5深裂,白色;雄蕊8,近等长或稍短于花被;花柱3,柱头缨状。瘦果卵状三棱形,黑色,有光泽,包于宿存花被内。花、果期8～10月。

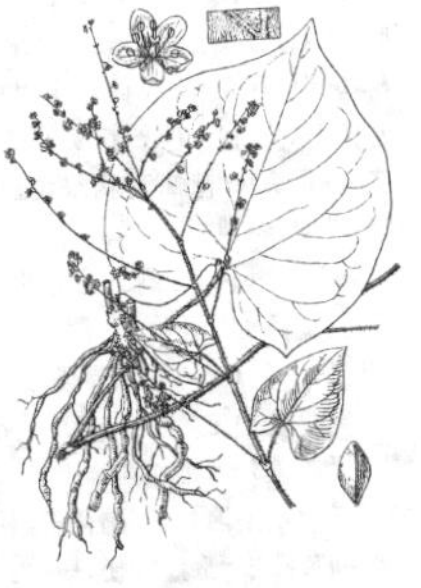

牛皮消蓼

生于河岸或山沟草丛中。分布于河南、湖北、四川、贵州、云南、陕西、甘肃等地。

【采收加工】 7～10月采挖,鲜用或晾干。

【药材】 胖血藤 *Polygoni Cynanchoidis Radix*　产于云南、贵州、四川、湖北等地。

性状　根数条聚生于节状根茎上,有时尚可见残留茎基。根长圆柱形或长条形,或有分枝,长10～20 cm,直径3～6mm;表面红褐色至棕褐色,有明显的细纵皱纹,并有须根和褐色点状须根痕。质坚硬,易折断,断面黄白色,有明显的木心。气微,味微苦、涩。

【药性】 酸、辛,凉。归肺、胃经。

1.《贵阳民间药草》:"酸,涩,微寒。"

2.《贵州草药》:"辛,涩,凉。"

【功用主治】 敛肺止咳,行气,化湿。主治肺痨咳嗽,痰中带血,百日咳,胃脘胀闷疼痛,风湿痹痛,阴疮久不收口。

1.《贵阳民间药草》:"敛肺,止咳,止血。治肺痨,止胃痛。"

2.《贵州草药》:"健胃,止咳,镇痛,解毒。"

3.《贵州民间方药集》:"治胸胃气痛,惊痫等症。有解毒,镇惊,镇痛作用。"

4.《全国中草药汇编》:"敛肺止咳,行气化湿,镇痛清热。"

【用法用量】 内服:煎汤,10～15 g;或浸酒。外用:捣敷。

【选方】 1. 治肺痨咳嗽、吐血　生胖血藤(去粗皮和木心)60 g。炖猪肉吃。(《贵阳民间药草》)

2. 治百日咳　毛血藤9 g,鹿衔草6 g。煎水服。(《贵州草药》)

3. 治胃脘痛　胖血藤、穿心莲各15 g。煎水服,连服数次。

4. 治风湿　胖血藤、透骨草各30 g,泡酒500 g。每服药酒30 g。(3、4方出自《贵阳民间药草》)

3571 狭叶当归 xiá yè dāng guī (《长白山植物药志》)

【基原】 为伞形科当归属植物狭叶当归的根。

【原植物】 狭叶当归 *Angelica anomala* Ave-Lall.　又名:额水独活、库页白芷、白山独活(《东北植物检索表》),异形当归(《中国种子植物分类学》)。

多年生草本,高80～150 cm。根粗大,长达20 cm,径达3 cm,表面黄褐色至灰褐色。茎有细沟纹,带紫色,被短毛。基生叶开展,三回羽状全裂;茎生叶二至三回羽状全裂,叶柄比叶片短,基部膨大成长圆状叶鞘,抱茎,外面密被短毛;叶片长15～20 cm,宽8～15 cm,有一回羽片2～4对;末回裂片有时3裂,基部一般不下延或稍下延或翅状,无柄或有柄,边缘具尖锐细锯齿,并有白色软骨质边;茎上部叶的叶柄全部成长圆筒状的鞘,不膨大,贴伏抱茎,带紫色。复伞形花序,花序梗、伞辐和花柄均密被短糙毛;无总苞片或1片,早落;小总苞片3～7,线状,膜质,被短毛;花瓣倒卵形,白色;萼齿不明显。果实长圆形至卵形,背棱隆起,侧棱宽翅状,棱槽内油管1,黑褐色,合生面油管2。花期7～8月,果期8～9月。

生于山坡、路旁、草地、林缘、水溪旁或阔叶林下。分布于东北及内蒙古等地。

【采收加工】 5～8月采挖,晒干。

【药性】 《长白山植物药志》:"辛,温。"

【功用主治】 《长白山植物药志》:"祛风发表,止痛消肿。治风寒头痛,鼻窦炎,眉棱骨痛,牙龈肿痛,疮疡肿毒,痔瘘便血,寒湿白带,烧伤。"

【用法用量】 内服:煎汤,6～15 g。外用:煎汤洗。

【宜忌】 阴虚火旺者慎服。

【选方】 1. 治感冒头痛　狭叶当归10 g,菊花15 g,生姜3片。水煎服。

2. 治鼻窦炎　狭叶当归10 g,辛夷10 g,苍耳子(炒)10 g。水煎服。(1、2方出自《长白山植物药志》)

3572 狭头橐吾 xiá tóu tuó wǔ (《全国中草药汇编》)

【异名】 山紫菀(《全国中草药汇编》)。

【基原】 为菊科橐吾属植物窄头橐吾的根。

【原植物】 窄头橐吾 *Ligularia stenocephala*(Maxim.) Matsum. et Koidz.[*Senecio stenocephalus* Maxim.] 又名:戟叶橐吾(《台湾植物志》)。

多年生草本,高40～170 cm。有根头,其上着生多数须根。茎直立,上部被蛛丝状毛。基生叶有长柄,达40 cm,基部稍抱茎;叶片心形或肾状戟形,长和宽10～20 cm,先端圆形而有突出的尖头,边缘有细齿,基部有较大而开展的齿,下面色浅,有掌状脉;中部叶渐小,下部有鞘状抱茎的短柄;上部叶渐变为披针形或条形。头状花序多数,排列成总状,有长梗;苞叶披针形,花后常下垂;总苞筒状;总苞片5个,2层,先端三角形;舌状花1～4个,舌片长圆形,黄色;管状花5～10个。瘦果圆柱形,有纵沟;冠毛污白色。花、

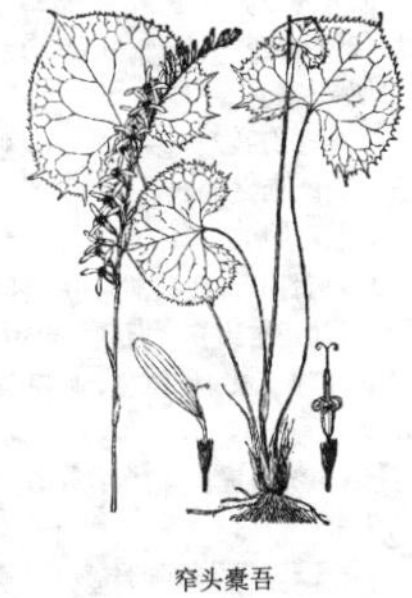

窄头橐吾

果期 8~12 月。

生于海拔 850~3 100 m 的山坡潮湿岩石边上。分布于河北、山西、山东、江苏、浙江、河南、湖北、四川、云南、西藏、台湾等地。

【采收加工】 7~10 月采收，晒干。

【成分】 根含 10α-H-呋喃檀吾酮(10α-H-furanoligularenone)和 10β-H-呋喃檀吾酮(10β-H-furanoligularenone)、5, 6-二甲氧基-2-异丙烯基苯并呋喃(5, 6-dimethoxy-2-isopropenylbenzofuran)。

【药性】 苦、辛、平。

【功用主治】《浙江药用植物志》："清热，利尿，散结，解毒。主治乳痈，水肿，瘰疬，河豚鱼中毒。"

【用法用量】 内服：煎汤，30~60 g。外用：鲜全草捣敷。

【选方】 1. 治乳痈 窄头檀吾鲜全草 1 株。洗净，加红糖捣烂烘熟，外敷患处。

2. 治水肿胀满 窄头檀吾鲜根适量。加烧酒捣烂，烘热敷脐部(忌食酸辣、芋艿)。

3. 治瘰疬 窄头檀吾鲜根 60 g，夏枯草 30 g。酒水各半煎服。

4. 治河豚鱼中毒 窄头檀吾鲜叶 30~60 g。水煎服或捣汁服。(1~4 方出自《浙江药用植物志》)

3573 狭叶竹节参 xiá yè zhú jié shēn 《《云南药用植物名录》》

【异名】 竹根七《《云南药用植物名录》》，野三七、鸡头七、土三七、藏三七《《云南植物志》》，扣子七、竹节三七《《西藏常用中草药》》。

【基原】 为五加科人参属植物狭叶竹节参的根茎。

【原植物】 狭叶竹节参 *Panax japonicus* C. A. Mey. var. *angustifolius*(Burk.) Cheng et Chu[*Panax pseudo-ginseng* Wall. var. *angustifolius*(Burk.) Li] 又名：狭叶人参《《中国植物志》》。

多年生草本，高 50~100 cm。根茎横卧，节结膨大，节间短，每节有一浅环状的茎基痕，呈竹鞭状，侧面常生数个圆锥状的肉质根。茎直立，圆柱形，有条纹，光滑无毛。掌状复叶，3~5 枚轮生于茎端；叶柄长 8~11 cm；小叶 5~7 片，狭长形或窄披针形，长为宽的 5 倍以上，最宽处在叶的中部以下，长约 3 cm，先端长尾状渐尖，边缘具细锯齿。伞形花序单生于茎顶，有花 50~80 朵；总花梗长 12~20 cm，有条纹；花小，淡绿色；花萼具 2 齿，齿三角状卵形；花瓣 5，长卵形；雄蕊 5，花丝线伏瓣短；子房下位，2~5 室，花柱 2~5，中部以下合生，果时外弯。核果状浆果，近球形，熟时红色。种子 2~5 颗，白色，三角状长卵形。花期 5~6 月，果期 7~9 月。

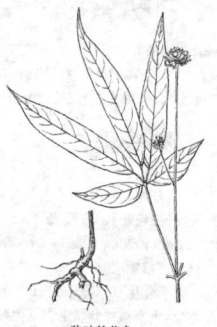
狭叶竹节参

生于海拔 2 000~3 000 m 的山中灌木丛中。分布于四川、贵州、云南、西藏等地。

【采收加工】 9~10 月采挖，除去泥土及细根，晒干。

【药性】《西藏常用中草药》："性温，味甘、微苦。"

【功用主治】《西藏常用中草药》："止血散瘀，消肿止痛。治吐血、衄血、血痢、便血、血崩及产后出血过多，外用可治伤口出血。"

【用法用量】 内服：煎汤，3~9 g；或入丸、散；或酒浸。外用：研末敷。

【宜忌】 孕妇禁服。

《西藏常用中草药》："血虚无瘀者忌服。"

3574 狭萼半边莲 xiá è bàn biān lián 《《湖南药物志》》

【异名】 大种半边莲《《湖南药物志》》，野烟叶、大号半边莲、山梗菜《《福建药物志》》。

【基原】 为桔梗科半边莲属植物线萼山梗菜的全草。

【原植物】 线萼山梗菜 *Lobelia melliana* E. Wimm. 又名：韶关大将军、东南山梗菜《《中国植物志》》。

多年生草本，高 80~150 cm。主根粗，侧根纤维状。茎禾杆色，无毛。叶互生，螺旋状排列；有短柄或近无柄；叶片多少镰状卵形至镰状披针形，长 6~15 cm，宽 1.5~4 cm，先端长尾状渐尖，基部宽楔形，光滑无毛，边缘具睫毛状小齿。总状花序生主茎和分枝顶端，长 15~40 cm，花稀疏；下部花的苞片与叶同形，向上变狭至条形，长于花，具睫毛状小齿；花梗背腹压扁；小苞片 2 枚，生中部；花萼筒半椭圆状，裂片窄条形，全缘，果期外展，花冠淡红色，檐部近二唇形；上唇裂片条状披针形，上升，下唇裂片披针状椭圆形，外展；雄蕊基部密生柔毛，在基部以上连合成筒。蒴果近球形，无毛。种子长圆形，稍压扁，表面有蜂窝状纹饰。花、果期 8~10 月。

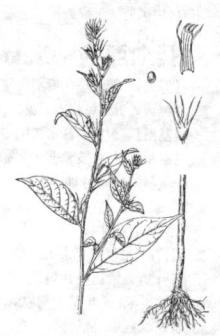
线萼山梗菜

生于海拔 1 000 m 以下的沟谷、道路旁、水沟边或林中潮湿地。分布于浙江、福建、江西、湖南、广东等地。

【采收加工】 7~10 月采收，鲜用或晒干。

【药性】《福建药物志》："辛、微甘，温，有毒。"

【功用主治】 宣肺化痰，利尿解毒。主治咳嗽痰多，水肿，乳蛾，痈肿疔疮，毒蛇咬伤，蜂螫。

1.《湖南药物志》："治疮疖肿毒，蜂螫、蛇伤，扁桃体炎。"

2.《福建药物志》："解毒消肿，镇咳祛痰，杀虫止痒。主治胃痛，骨结核，支气管炎，毒蛇咬伤，毒虫螫伤，血栓性脉管炎，湿疹，跌打损伤。"

【用法用量】 内服：煎汤，6~9 g。外用：鲜品捣烂敷；或水煎洗患处。

【选方】 1. 治毒蛇咬伤 ① 鲜山梗菜 30 g，鲜三叶鬼针草 60 g。捣烂绞汁或水煎服，有喉痹者加六神丸 20 粒。② 山梗菜根，酒浸 7 日后捣烂外敷；内服山梗菜叶(研末)，每次 3 g，冷开水送服。

2. 治血栓性脉管炎 山梗菜研粉，装入胶囊，每日 3 次，每次 1 粒，连服 2~3 个月；外用山梗菜 30~60 g，水煎洗。(1、2 方出自《福建药物志》)

3. 治扁桃体炎 狭萼半边莲根煎水含漱。《《湖南药物志》》

3575 狮子七 shī zi qī 《《全国中草药汇编》》

【异名】 红景天《《中华人民共和国药典》》，土三七《《新疆中草药》》。

【基原】 为景天科红景天属植物狭叶红景天的根及根茎。

【原植物】 狭叶红景天 *Rhodiola kirilowii*(Regel) Maxim. [*Sedum kirilowii* Regel] 又名：狮子草、九头狮子七、涩疙瘩《《秦岭植物志》》，高壮红景天《《拉汉种子植物名录》》，长茎红景天《《植物分类学报》》增刊)。

多年生草本，高 25~50 cm，全株无毛。根粗壮，直立。根颈肥厚，块状多歧，褐色，先端被三角形鳞片。茎直立，1～2枝或成丛，淡绿白色。叶互生，无柄，叶片条形至条状披针形，长4～6 cm，宽2～5 mm，先端急尖，边缘有疏锯齿，有时近全缘。聚伞花序伞房状，花多数，雌雄异株；花萼4或5，三角状卵形，先端急尖；花瓣5或4，绿黄色，条状披针形至倒披针形，雄花有雄蕊10或8，与花瓣同长或稍长，花药黄色；鳞片5或4，近正方形或长方

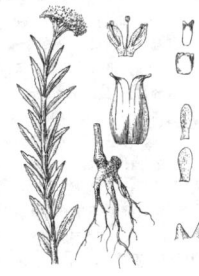

形，先端钝或微缺；心皮5或4，直立，近基部合生。蓇葖果上部开展，有短而向外弯曲的喙。种子长圆状披针形，褐色，具翅。花期7～8月，果期8～10月。

生于海拔2 000～5 600 m的高山灌丛、多石草地上或石坡上。分布于河北、山西、四川、云南、陕西、甘肃、青海、新疆、西藏等地。

狭叶红景天

【采收加工】 9～10月采挖，晒干。

【成分】 全草含酪醇（tyrosol），胡萝卜苷（daucosterol），红景天苷（salidroside），百脉跟苷（lotaustralin）。

【药理】 1. 对心血管系统的作用 狭叶红景天根及根茎的粉末，经乙醇提取2次，制成膏（每1 g含生药5.3 g），大鼠按每日15 ml/kg（每10 ml溶液含干膏1 g）口服，给药9日，由在海拔4 475 m高原测定大鼠心、肺组织中的心钠素含量，结果表明在海拔红景天能有效地抑制进入高原后大鼠心、肺组织中心钠素含量降低。红景天胶囊（处方为单味大株红景天）可使实验性心肌缺血犬心肌收缩性增强，改善心脏的血流动力学状况，减轻心肌缺血损伤程度，缩小损伤范围，防止缺血心肌细胞的酸中毒；并可显著降低麻醉犬心肌耗氧量和耗氧指数，大剂量能降低冠脉阻力，对冠脉血流量无明显影响。红景天胶囊还有一定的降低血压和减慢心率的作用。

2. 抗血栓形成作用 按上述方法同样处理的本品干膏，按每日15 ml/kg（10 ml溶液含干膏1 g）给大鼠口服，连续9日，在海拔4 475 m高原发现本品能有效地抑制大鼠进入高原后血栓烷B2的升高及6-酮-前列腺 F1α的降低，以及血栓烷B2/6-酮-前列腺 F1α比值增大的趋势，证实了该品的活血化瘀作用。

3. 对代谢的影响 本品的干膏，小鼠按每日1.0 g/kg，大鼠按每日0.5 g/kg灌胃，连续15日，以四甲苯胺法测定血糖含量，结果表明，大鼠按每日2.0 g/kg灌胃本品连续7日。结果表明，狭叶红景天醇浸膏可显著降低大鼠血乳酸、心肌乳酸和脑乳酸的含量。提示本品能够改善缺氧动物的有氧代谢。

4. 辐射保护作用 狭叶红景天水提物可显著提高小鼠照射后的存活率，拮抗照射造成的急性骨髓造血及免疫功能的损伤，给药组小鼠30日存活率提高13.8%～21.3%。给药后60Co照射所引起的小鼠血清抗体合成及分泌量的下降、小鼠迟发型过敏反应的抑制和刀豆素A（conA）刺激的小鼠脾淋巴细胞增殖的降低均得到不同程度的恢复。

【药性】 苦、涩，温。归肺、心、肝、大肠经。

1.《陕西中草药》：“味涩，性温。”

2.《甘肃中草药手册》：“苦，温。”

3.《新疆中草药》：“酸、涩，平。”

【功用主治】 养心安神，化瘀，止血。主治气虚体弱、短气乏力、心悸失眠、头昏眩晕、胸闷疼痛、跌打损伤、月经不调、崩漏、吐血、痢疾、腹泻。

1.《陕西中草药》：“止血，止痛，破坚，消积，止泻。主治跌打损伤、腰痛、月经不调、崩漏、白带、月经不调、痢疾。”

2.《藏药标准》：“清热解毒，消肿。用于温病肺热，中毒及四肢肿胀等症。”

【用法用量】 内服：煎汤，9～12 g。

【宜忌】《陕西中草药》：“孕妇禁服，过量亦破血。”

【选方】 1. 治吐血，咳血，鼻衄 土三七、紫参、赤芍各15 g。水煎服。

2. 治月经过多 土三七、丹参、当归、玄参各3 g。水煎服。

3. 治跌打损伤 土三七、土当归各3 g。水煎服。（1～3方出自《新疆中草药》）

3576 **狮子草** shī zǐ cǎo（《滇南本草图说》）

【异名】 九头狮子草（《滇南本草图说》），滇香茶菜、四棱草、血剑草（《云南中草药》），小铁牛（《新华本草纲要》），疙瘩草（《云南中药资源名录》）。

【基原】 为唇形科香茶菜属植物不育红的根茎或全草。

【原植物】 不育红 Rabdosia yuennanensis（Hand.-Mazz.）Hara［Plectranthus yuennanensis Hand.-Mazz.］

多年生草本，高30～70 cm。根茎木质，块状，具红色的芽眼，其上生出一或多茎。茎通

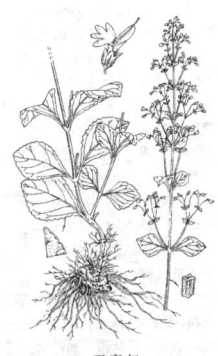

不育红

常不分枝，四棱形；被白色糠秕状短柔毛及混生的具节柔毛。叶对生，狭或圆卵形，长2.5～6 cm，宽1.4～3.8 cm，先端锐尖稀锐，基部楔形，无柄，而渐狭成其翅的假柄，边缘具圆齿，上面密被或疏被糙伏毛，下面密被紫色腺点，尤其是脉上有糠秕状短硬毛。圆锥花序顶生，有时由聚伞花序；最下部的苞叶叶状，向下渐小，上部的披针形或三角形，全缘；苞片狭披针形或线形；花萼钟形，被红色腺点及短柔毛，萼齿5，略

短于萼筒，二唇形，后3齿小，前2齿较大，但均为阔卵形；花冠筒淡黄色或白色，略超过花冠筒，檐二唇形，上唇黑紫色或紫紫红色，长约与冠筒相等，具4圆裂，裂片卵形，极外反，下唇淡黄色，具紫色斑点，与上唇近等长，狭卵形，伸展，扁平；在雄蕊退化的雌性花中雄蕊内藏于下唇中，两性花中则雄蕊与雌蕊一样长地伸出。小坚果、卵形，略扁，深褐色。花、果期8～10月。

生于松林下或草丛中。分布于云南。

【采收加工】 7～10月采收，鲜用或晒干。

【成分】 叶含狮子草素甲、乙、丙（rabyuennane A、B、C），齐墩果酸（oleanolic acid）、熊果酸（ursolic acid）、山楂酸（crataegolic acid）、豆甾醇（stigmasterol）和β-谷甾醇（β-sitosterol）。

【药性】 辛，苦，微温。

1.《滇南本草图说》：“味苦、辛，性温，有毒。阴中之阳药也。”

2.《云南中草药》：“辛、涩，微温。”

【功用主治】 祛风利湿，活血，解毒。主治感冒、麻疹、风疹、风湿骨痛、痢疾、偏瘫、食积、脘闷、痛经、经闭、崩漏、跌打损伤、瘰疬、梅疮、疮疡、疥癣、狂犬、毒蛇咬伤。

1.《滇南本草图说》：“治风热积毒，脏腑不和。通十二经络，散疮痛、退黄疸。积热注于血分，肌肉成疥癣疮疮，或多食牛马，积热成疮，或杨梅结毒，一切风热等症，服之神效。”

2.《云南中草药》：“发表透疹，活血散瘀，解毒。”

【用法用量】内服:煎汤,6～15 g;或研末;或泡酒。外用:捣敷;或煎汤洗。

【宜忌】孕妇慎服。

【选方】1. 治偏瘫 九头狮子草根 15 g,猪卵巢 2 个。烘干,共研末加酒热服。《云南中草药》

2. 治胃寒痛 九头狮子草根,隔山消各 9 g。水煎服。

3. 治痛经,经闭 九头狮子草根 6 g,茜草 9 g,小茴香 6 g。水煎服。(2、3 方出自《丽江中草药》)

4. 治赤目 不育红根适量。蒸鸡肝吃。《云南中草药选》

3577 独活 dú huó（《本经》）

【异名】胡王使者、独摇草《别录》,独滑《本草蒙筌》,长生草《纲目》,川独活、巴东独活《中药志》。

【基原】为伞形科当归属植物重齿当归的根。

【原植物】重齿当归 Angelica biserrata (Shan et Yuan) Yuan et Shan[A. pubescens Maxim. f. biserrata Shan et Yuan] 又名:重齿毛当归《新华本草纲要》。

多年生高大草本。根圆柱形,棕褐色,长至 15 cm,直径 1～2.5 cm,有特殊香气。茎 1～2 m,粗至 1.5 cm,中空,常带紫色,光滑或稍有浅纵沟纹,上部有短糙毛。叶二回三出式羽状全裂,宽卵形,长 20～40 cm,宽 15～25 cm;茎生叶叶柄长达 30～50 cm,基部膨大成长管状,半抱茎的厚膜质叶鞘,开展;末回裂片膜质,卵圆形至长椭圆形,长 5.5～18 cm,宽 3～6.5 cm,先端渐尖,基部楔形,边缘有不整齐的尖锯齿或重锯齿,齿端

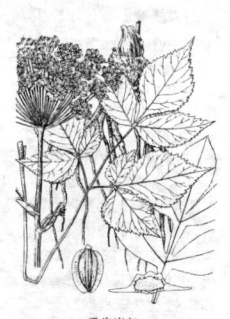

重齿当归

有内曲的短尖头,顶生的末回裂片多 3 深裂,基部常沿叶轴下延成翅状,侧生的具短柄或无柄,两面沿叶脉及边缘有短柔毛;最上部的叶简化成囊状膨大的叶鞘。复伞形花序顶生和侧生;总苞片 1,长钻形,有缘毛,早落;伞辐 10～25,密被短糙毛;伞形花序有花 17～28(～36)朵;小总苞片 5～10,披针形,先端有长尖,背面及边缘被短毛;花瓣白色;无萼齿;花瓣倒卵形,先端内凹,花柱基扁圆盘状。双悬果椭圆形,侧翅与果体等宽或略狭,背棱线形,隆起,棱槽间有油管 1～3,合生面有油管 2～6。花期 8～9 月,果期 9～10 月。

生于阴湿山坡、林下草丛中或稀疏灌丛间。分布于浙江、安徽、江西、湖北、四川等地。四川、湖北及陕西等地的高山地区已有栽培。

【栽培】 生物学特性 喜阴凉潮湿气候,耐寒,宜生长在海拔 1 200～2 000 m 的高寒山区。以土层深厚、肥沃、富含腐殖质的黑色灰泡土、黄沙土为宜,不宜在土层浅、积水地和黏性土壤上种植。

繁殖方法 种子繁殖,育苗移栽或直播。育苗移栽:撒播,开 1.3 m 宽的高畦,与生火灰、人畜粪水拌成种子灰撒播畦面,薄盖火灰或腐殖质土,后覆草,保持土壤湿润,待苗出齐后,揭去覆草,于冬季倒苗后或第二年 3～4 月解冻后进行移栽,按行穴距各 33 cm 挖穴,每穴栽 1 2 株,压紧泥土。冬季栽种,盖土宜厚。直播在 10～11 月采收种子后立即进行;春播在 3 月,按穴距 33 cm 挖穴,与火灰、人畜粪水拌成种子灰,匀撒穴内,盖细土约 2 cm。亦可用根芽繁殖。

田间管理 移栽苗在 5、6、7 月各中耕除草 1 次,追肥 2 次,在出苗时和夏季植株封垄前进行,施人畜粪水为主,适当施尿素

和饼肥。直播在苗高 7～10 cm 时,匀苗、补苗,中耕除草,春、夏季施人畜粪水或尿素,冬季施饼肥、过磷酸钙、堆肥(堆沤之后)。

病虫害防治 根腐病,高温多雨季节易发生,用 5%石灰水或 50%多菌灵 1 000 倍液灌病穴。褐斑病,发病前与初期,喷 1 : 150 波尔多液或 50%多菌灵可湿性粉 1 000 倍液。胡萝卜微管蚜,5～7 月发生,在越冬卵完全孵化或幼叶尚未卷曲时进行防治。

【采收加工】育苗移栽的当年 10～11 月,直播的在生长 2 年后收获,挖出根部,摊晾下水气后,堆放炕楼上,用柴火熏炕,炕至五成干时,将每枝顺直捏拢,扎成小捆,炕至全干即成。

【药材】独活 Angelicae Pubescentis Radix 主产于四川、湖北、陕西。

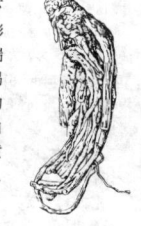

独活(根)外形

性状 根头及主根粗短,略呈圆柱形,下部 2～3 分枝或更多,长 10～30 cm。根头部膨大,圆锥形,多横皱纹,直径 1.5～3 cm,顶端有茎、叶的残基或凹窝,表面灰褐色或棕褐色,具纵皱纹,有隆起的横长皮孔及稍突破的细根痕。质较硬,受潮则变软,断面皮部灰白色,有多数散在的棕色油室,木部灰黄色至黄棕色,形成层环棕色。有特异香气,味苦、辛、微麻舌。

鉴别 (1)根横切面:木栓细胞数列。皮层窄,有少数油室。韧皮部宽广,约占根的 1/2;油室较多,排成数轮,切向长至 153 μm,周围分泌细胞 6～10 个。形成层环。木质部射线宽 1、2 列细胞;导管稀少,直径约至 84 μm,常单个径向排列。薄壁细胞含淀粉粒。

粉末特征:淡黄色或淡棕色。淀粉粒单粒类圆形或椭圆形,脐点、层次不明显;复粒由 10 数个分粒组成。油室多破碎,横断面周围分泌细胞类长圆形,直径 9～22 μm,胞腔内大多含黄绿色或淡黄棕色分泌物及油滴。网纹、螺纹导管直径 14～81 μm。此外,有木栓细胞及类圆形或类长方形薄壁细胞。

(2)取本品粉末 3 g,加乙醚 30 ml,加热回流 1 小时,滤过。滤液蒸去乙醚,残渣加石油醚(30～60 ℃)1 ml,振摇,滤过。滤液加乙醇 3 ml 溶解,置紫外光灯(365 nm)下观察,显紫蓝色荧光(检查香豆素)。

(3)取上述乙醚溶液 1 ml,加新配制的 7%盐酸羟胺甲醇溶液与 10%氢氧化钾甲醇溶液 3 滴,在水浴上微热,冷后加 1%三氯化铁盐酸溶液 2 滴,摇匀显橙黄色(检查香豆素)。

品质标志 《中华人民共和国药典》2010 年版规定:照薄层扫描法测定,本品含蛇床子素(C_{15}H_{16}O_5)不得少于 0.50%,含二氢山芹醇当归酸酯(C_{19}H_{20}O_5)不得少于 0.080%。

【成分】根含香豆素类化合物:二氢山芹醇(columbianetin)及其乙酸酯(columbianetin acetate)、欧芹酚甲醚(osthol)、异欧前胡内酯(isoimperatorin)、香柑内酯(bergapten)、花椒毒素(xanthotoxin)、二氢山芹醇当归酸酯(columbia nadin)、二氢山芹醇葡萄糖苷(columbianetin-β-D-glucopyranoside)、毛当归醇(anpubesol)、当归醇(angelol)B、D、G,meranzin hydrate、nodakenetin、marmesinin、columbianin。挥发油:佛术烯(eremophilene)、百里香酚(thymol)、α-柏木烯(α-cedrene)、葎草烯(humulene)、对甲基苯酚(p-cresol)、β-柏木烯(β-cedrene)、氧杂环十六烷-2-酮(oxocyclohexadecan-2-one)、8-亚甲基-4,11,11-三甲基双环[7.2.0]-4-十一碳烯[bicyclo[7.2.0]undec-4-ene-4,11,11-trimethyl-8-methylene]、十二烷基异丙基醚(dodecylisopropylether)、4,4′-甲撑双(2,3,5,6-四甲基)-苯酚[4,4′-methylenebis(2,3,5,6-tetramethyl)phenol]、α-长叶烯(α-longipinene)、枞油烯(sylvestrene)、α-蒎烯(α-pinene)、3-甲基壬烷(3-methylnonane)、橙花叔醇(nerolidol)、对聚伞花素(p-cymene)及 α-水芹烯(α-phellandrene)等。

【药理】1. 对心血管系统的作用 独活粗制剂(品种未鉴

定)予麻醉犬或猫静注,有降压作用,但不持久。酊剂作用大于煎剂。切除迷走神经不影响其降压,注射阿托品后,降压作用受到部分或全部抑制。独活对离体蛙心有抑制作用。煎液在蛙腿灌注时,有收缩血管作用。以酶、受体为指标进行筛选表明,独活具有抑制血管紧张素Ⅱ受体、α-肾上腺素受体、钙通道阻滞剂受体等活性。独活水提取部分有抗心律失常作用,并提取得到其有效成分γ-氨基丁酸(GABA)。

2. 对血小板聚集的影响　独活醇提取物对 ADP 体外诱导的大鼠血小板聚集有抑制作用,能明显减轻大鼠动-静脉旁路血栓的湿重,在 Chandler 法大鼠体外血栓形成的实验中,可明显延"雪暴"(血小板聚集时间)出现和血栓形成的时间,并使湿血栓长度缩短,湿重减轻,此外,醇提物还可延长小鼠尾出血时间因此有抑制血小板聚集和抗血栓形成作用。

3. 镇痛、镇静和抗炎作用　独活煎剂或流浸膏,给大鼠或小鼠口服或腹腔注射,均可产生镇静及催眠作用,甚至可防止士的宁对蛙的惊厥作用,但不能使其免于死亡。小鼠热板法证明,独活有镇痛作用。腹腔注射欧芹酚甲醚能显著抑制角叉菜胶诱导的大鼠后爪水肿和醋酸引起的小鼠扭体反应。

4. 光敏作用　独活所含的香柑内酯、花椒毒素等呋喃香豆素类化合物为光活性物质,当它们进入机体后,可使受日光或紫外线照射处皮肤发生日光性皮炎,光敏感活性以花椒毒素最强,香柑内酯次之。

5. 解痉作用　独活所含成分香柑内酯、花椒毒素等对兔回肠具有明显的解痉作用。

6. 抗肿瘤作用　独活中所含的呋喃香豆素类成分如香柑内酯和花椒毒素具有抑制^{32}P 掺入 HeLa 细胞(人宫颈癌细胞)的作用。花椒毒素、香柑内酯对艾氏腹水癌细胞有杀灭作用。

7. 抗菌作用　独活煎剂于体外对结核杆菌的 MIC 为1:100,花椒毒素对人型结核杆菌 H_{37} RV 的 MIC 为 100 $\mu g/ml$。独活中的光敏物质呋喃香豆素类化合物一般无明显抗菌活性,但当与金黄色葡萄球菌、大肠杆菌等一起曝光,也发生光敏作用,使菌死亡。

8. 其他作用　香柑内酯、花椒毒素等物质能激活大鼠脂肪细胞由肾上腺素诱导的脂肪分解。香柑内酯对实验性胃溃疡有中等强度的保护作用,花椒毒素作用较弱。独活静注可兴奋呼吸,使其加深、加快。

毒性　大鼠肌内注射花椒毒素、香柑内酯的 LD_{50} 分别为 160 mg/kg、945 mg/kg。

【炮制】　1. 独活　取原药材,除去杂质及走油变黑者,大小个分开,抢水洗净,润透,切薄片,晒干或低温干燥。

2. 炒独活　取净独活片,用文火炒至微焦,取出放凉。

饮片性状　参见"药材"项。

贮干燥容器内,置阴凉干燥处。防霉、防蛀。

【药性】　苦、辛、微温。归肾、膀胱经。

1.《本经》:"味苦,平。"

2.《别录》:"甘,微温,无毒。"

3.《医学启源》:"味甘、苦,平。足少阴肾引经药也。"《主治秘要》云:"味辛而苦,气温,性味薄而升。"

4.《滇南本草》:"行十二经络。"

5.《本草正》:"味苦,气香,性微凉。升中有降。""入肾与膀胱两经。"

6.《药品化义》:"味苦微辛,性微温。能沉能浮,性气与味俱重。入心、肝、脾、膀胱四经。"

【功用主治】　祛风胜湿,散寒止痛。主治风寒湿痹,腰膝疼痛,头痛身痛。

1.《本经》:"主风寒所击,金疮止痛,奔豚,痫痉,女子疝瘕。久服轻身耐老。"

2.《别录》:"疗诸贼风,百节痛风无久新者。"

3.《药性论》:"能治中诸风湿冷,奔喘逆气,皮肤苦痒,手足挛痛,劳损。主风毒齿痛。"

4.《医学启源》:"《主治秘要》云:治风须用,及能燥湿。又云:苦头眩目运,非此不能除。"

5. 张元素:"散痈疽败血。"《引自《纲目》)

6.《珍珠囊补遗药性赋》:"其用有二:诸风掉眩,颈项难伸;风寒湿痹,两足不用。"

7. 王好古:"去肾间风邪,搜肝风,泻肝气,治项强腰脊痛。"《引自《纲目》)

8.《本草通玄》:"治失音不语,手足不随,口眼歪斜,目赤肤痒。"

9.《本草正》:"善行滞气。""专理下焦风湿,两足痹痛,湿痒拘挛。"

10.《眼科全书》:"明目,治黑花。"

【用法用量】　内服:煎汤,3～10 g;或浸酒;或入丸、散。外用:煎汤洗。

【宜忌】　阴虚血燥者慎服。

1.《本草经疏》:"血虚头痛及遍身疼痛骨痛因而带寒热者,此属内证,误用反致作剧。"

2.《本草逢原》:"气血虚而遍身痛,及阴虚下体痿弱者禁用。""一切虚风类中,咸非独活所宜。"

【选方】　1. 治腰背痛,由肾气虚弱,卧冷湿地当风所得,不时速冷,喜流入脚膝,为偏枯冷痹缓弱沉重,或腰痛挛脚重痹　独活三两,寄生、杜仲、牛膝、细辛、秦艽、茯苓、桂心、防风、芎䓖、人参、甘草、当归、芍药、干地黄各二两。上十五味,㕮咀,以水一斗,煮取三升,分三服。温身勿冷。《千金方》独活寄生汤)

2. 治风毒脚弱痹满上气　独活五两,附子五两(生用,切)。以酒一斗,渍经三宿,服一合,始以微痹为度。《肘后方》独活酒)

3. 治脚气肿胀痛　真川独活五钱,木瓜、牛膝各一两。共为末,每服二钱,空心白汤调下。《本草汇言》)

4. 治产后中柔风,举体疼痛,自汗出者及余百疾　独活八两,当归四两。上二味,㕮咀,以酒八升,煮取四升,去滓。分四服,日三夜一,取微汗出,身润则瘥。若上气者,加桂心二两,不瘥更服。《千金方》引《小品方》)

5. 治历节风痛　独活、羌活、松节等分。用酒煮过,每日空心饮一杯。《纲目》引《外台》)

6. 治中风不语　独活一两,酒二升,煎一升,大豆五合,炒有声,以药热投,盖之良久,酒服三合,未瘥再服。《纲目》引《小品方》)

7. 治卒中急风,口噤不开者　独活四两,桂二两。以酒水二升,煮取一升半,分为三服,开口与之。温卧,火灸,令取汗。《肘后方》)

8. 治风痉　独活半两(锉),荆芥穗一两。上以水三盏,煎荆芥叶一大盏,再入独活煎一半,去滓温服。《全生指迷方》独活汤)

9. 治风牙疼痛,引口偏耳旁,牙车急,舌不得转　生地黄汁一升,竹沥一升,独活三两。上三味,合煎取一升,顿服之,即愈。《千金方》)

10. 治小儿痫,手足挛纵,十指颤,舌强　独活、麻黄、人参各二分,大黄四分。上以水二升,煮麻黄,减三合,去沫,纳诸药,煎九合,分三次服。《幼幼新书》引《婴孺》)

11. 治少阴寒郁头痛　川独活五钱,防风二钱。水煎服。《本草汇言》)

12. 治风头眩运,倒仆不定　独活(去芦头)六两,石膏四两(碎),枳实(去瓤,麸炒)、麻黄(去根、节,先煮,掠去沫,焙)各三两。上四味,粗捣筛。每服五钱匕,水一盏,酒半盏,同煎至一盏,去滓温服,日三。《圣济总录》四神汤)

13. 治齿根动痛　生地黄、独活各三两。上二味，咬咀，以酒一升渍一宿，以含之。《千金方》

【临床报道】　治疗头痛　取独活50 g，加水1 000 ml，浸泡30分钟，再加鸡蛋4个(外壳冲洗干净)，放入锅中温火煎煮至50 ml，去药液，吃蛋喝汤。轻度头痛者服1剂，中度者隔7日再服2剂，重者每隔7日连服3剂。治疗165例，治愈50例，好转12例，无效3例，总有效率达96%。

【各家论述】　1.《汤液本草》:"独活细而低，治足少阴伏风，而不治太阳，故两足寒湿，浑不能动止，非此不治。"

2.《本草经疏》:"独活气细。细者治足少阴伏风头痛，两足湿痹不能行动，非此不能除；而不治太阳之证。名列君部之中，性比柔懦之主，小无不入，大无不通，故能散肌表八风之邪，利用身百节之痛。其主风寒所击金疮止痛者，金疮为风寒之所袭击，则血气壅而不行，故其痛愈甚。独活之苦甘辛温，能辟风寒，邪散则肌表安和，血气流通，故其痛自止也。奔豚者，肾之积，肾邪为风寒乘虚客之，则成奔豚。此药本入足少阴，故治奔豚。痫与痉皆风邪之所成也，风能燥湿，温能辟寒，辛能发散，风邪去而肾脏安，故主女子疝瘕之疗诸贼风、百节痛风无久新也。"

3.《本草汇言》:"凡病风之证，如头项不能俯仰，腰膝不能屈伸，或痹痛难行，麻木不用，皆风与寒之所致，暑与湿之所伤也。必用独活之苦辛而温，活动气血，祛散寒邪。故《本草》言能散脚气、化奔豚、疗疝瘕、消痈肿，治贼风百节攻痛，定少阴寒邪头痉，意在此矣。"

4.《药品化义》:"(独活)能治风，风则胜湿，专疏湿气，若腰背酸重，四肢挛痪，肌黄作块，称为良剂。"

5.《本草求真》:"独活，辛苦微温，比之羌活，其性稍缓，凡因风干足少阴肾经，伏而不出，发为头痛，则能善搜而治矣。以故两足湿痹，不能动履，非此莫痉；风毒牙痛，头眩目晕，非此莫克。""羌行上焦而上理，则游风头痛，风湿骨节疼痛可治；独行下焦而下理，则伏风头痛，两足湿痹可治。二治虽属治风，而用各有别，不可不细审耳。"

6.《本草正义》:"(羌活、独活)二者形色既异，气味亦有浓淡之殊。虽皆以气胜而导血气为用，通利机关，宣行脉络，其功若一，而羌活之气尤胜，则能直上顶巅，横行支臂，以尽其搜风通痹之职；而独活止能通行胸腹腰膝耳。又'颐之师门'恒以羌活专主上部之风寒湿邪，显与独活之专主身半以下者截然分用，其功允捷。而外扬之一切风寒湿邪，著于肌肉筋骨者，亦分别身半以上、身半以下之痛，则在腰脊背膂之部，或肢节牵掣，身是上下交痛，则宜兼而用之，宣通络脉，更能神应。固不仅内科之痹应手辄效，而外科之风寒湿邪亦莫不投剂立验。"

3578 **独一味** dú yī wèi
《《四川中药志》》

【异名】　巴拉努务、吉布孜孜、哈吾巴拉、达王木、达折合巴(《晶珠本草》)。

【基原】　为唇形科独一味属植物独一味的全草。

【原植物】　独一味 Lamiophlomis rotata(Benth.) Kudo
多年生无茎矮小草本。根及根茎圆柱状，强直，直径可达2 cm。叶于基部丛生，常4枚，呈辐射状平展，圆形或肾形，质厚，长6~13 cm，宽6~12 cm，边缘具圆齿，上面密被白色疏柔毛，下面网脉多凹陷，密被绒毛。轮伞花序组成头状或短穗状，长3.5~7 cm；苞片丝状，先端针形；花萼紫绿色，漏斗状，被粗硬毛，具短裂齿，齿端具刺尖；花冠近圆形，边缘具齿，自内面密被柔毛，下唇3裂，中裂片较大，外被微柔毛，内面在中裂片中部被髯毛；雄蕊4，前对稍长，药室2室，室汇合，极叉开；花柱先端2浅裂。小坚果倒卵状三棱形，包被于宿萼内。花期6~7月，果期8~9月。

生于海拔2 700~4 500 m的高原或高山上强度风化的碎石滩中或石质高山草甸、河滩地。分布于四川、云南、西藏、甘肃、青海等地。

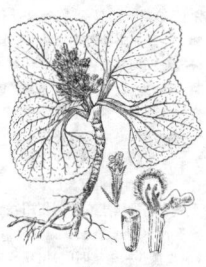

独一味

【采收加工】　9~10月采挖，用根及根茎者截去叶及须根，晒干。用全草者除去泥沙，晒干，用时切段。

【药材】　独一味 Lamiophlomis Herba　产于甘肃、青海、四川等地。

性状　根呈圆锥形，长10~15 cm，直径7~16mm，表面棕色，具浅槽、棱及皱纹；质脆，易折断，断面边缘浅棕色，内环黄白色，中心枯朽。茎呈方柱形，表面粗糙，被毛。叶暗绿色或褐绿色，多皱缩。完整者展平后呈菱形、扇形、肾形或三角形，先端圆，边缘有钝齿，两面均有毛。轮伞花序，花序轴密生短柔毛，花冠二唇形，紫色，多已脱落；花萼呈筒状，被蜂窝状、弯齿5，外被疏刚毛，齿端具刺尖。气微香，味微甜，后微涩。

鉴别　(1)叶横切面：上、下表皮细胞1列，外被角质层，有非腺毛和腺毛：腺毛头部8细胞，柄单细胞。气孔下陷。栅栏组织2列细胞，海绵组织中有草酸钙小针晶和小方晶。主脉明显向下凸出，上面微凹，维管束外韧型。主脉上、下表皮内侧有厚角细胞1~2列。

粉末特征：棕褐色。叶表皮碎片有众多非腺毛，2~3细胞，壁较厚，具疣状突起；偶见腺毛，头部多细胞，柄单细胞。叶肉细胞不规则形，含草酸钙针晶，长7~10 μm，小方晶稀少。气孔不定式、不等式或直轴式。纤维长梭形，壁孔横裂。花粉粒类圆形，浅棕色，表面光滑，具3孔沟。

(2)本品粉末置紫外光灯下，显黄色荧光。

(3)取本品粗粉5 g，加乙醇40 ml，加热回流1小时，滤过，滤液置水浴上蒸干，加5%盐酸15 ml，搅溶，滤过。取滤液6 ml，分置3支试管内，分别加入硅钨酸、碘化汞钾及改良碘化铋钾试剂，分别出现白色、橙黄色絮状物混浊及沉淀：取滤液4 ml，用氨水调溶至碱性，用氯仿10 ml，3次提取，提取液合并，浓缩至0.5 ml，取0.1 ml滴于滤纸上，喷改良碘化铋钾试剂，滤纸显红色斑点(检查生物碱类)。

品质标志　《中华人民共和国药典》2010年版规定：照高效液相色谱法测定，本品按干燥品计，含山栀苷甲酯($C_{17}H_{26}O_{11}$)和8-O-乙酰基山栀苷甲酯($C_{19}H_{28}O_{12}$)的总量不得少于0.50%。

【成分】　叶含黄酮类：木犀草素(luteolin)、木犀草素-7-O-葡萄糖苷(luteolin-7-O-glucoside)、槲皮素(quercetin)、槲皮素-3-O-阿拉伯糖苷(quercetin-3-O-arabinoside)、芹菜素-7-O-新陈皮苷(apigenin-7-O-neohesperidoside)。

根含1-羟基-2，3，5-三甲氧基呫吨酮(1-hydroxy-2, 3, 5-trimethoxyxanthone)、$β$-谷甾醇($β$-sitosterol)、棕榈酸(palmitic acid)、独一味素(lamiophlomiol)、3-羟基-4-甲氧基苯乙基-O-α-L-吡喃阿拉伯糖(1→3)-O-[β-D-吡喃芹菜糖(1→6)]-4-O-阿魏酰基-$β$-D-吡喃葡萄糖苷(leucosceptoside B)、独一味苷(lamiophlomioside) A、8-O-乙酰基山栀苷甲酯(8-O-acetylshanzhiside methyl ester)、6-O-乙酰基山栀苷甲酯(6-O-acetylshanzhiside methyl ester)。

地上部分含山栀苷甲酯(shanzhiside methyl ester)、8-O-乙酰基山栀苷甲酯，胡麻属苷(sesamoside)。

【药理】　1.抗肿瘤作用和对免疫功能的影响　独一味皂苷每日500 mg/kg、独一味醇提物以每日300或150 mg/kg给荷瘤小鼠腹腔注射，连续10日，对移植性肿瘤 EC 有显著抑制作用，皂苷对 Hep 实体瘤株也有显著抑制作用。同样剂量的皂苷给 S_{180} 肉瘤小鼠连续用药 12 日，也有一定疗效。皂苷还可使荷瘤小鼠脾重、胸腺重及体重有一定程度增加。独一味浸膏提取出的皂苷每日 50 mg/kg、100 mg/kg，连续 5 日给动物腹腔注射，均显著提高巨噬细胞吞噬率及吞噬指数、E-玫瑰花结形成率及醋酸萘酯酶染色阳性率，表明独一味有显著提高非特异性免疫和特异性细胞免疫的作用。

2. 镇痛作用　10% 独一味浸膏以 0.28 ml/10 g、0.14 ml/10 g 给小鼠灌胃，有明显的镇痛作用，持续时间约 2 小时。浸膏还可显著抑制小鼠醋酸性扭体反应，0.19～3.0 g/kg 的镇痛作用与 0.23 g/kg阿可匹林作用相当。独一味镇痛效果与吲哚美辛相比，差别无显著性，可以作为癌痛第一阶梯的止痛药，可避免吲哚美辛产生的副作用。

3. 止血作用　小鼠尾静脉出血实验中，10%、5% 浸膏各 0.14 ml/10 g 给小鼠灌胃，有显著止血作用。独一味对大鼠肝脏切割性创口有局部止血作用。独一味具有止血作用是通过促进骨髓巨核系祖细胞而形成或提高外周血血小板数。

4. 抗菌作用　独一味浸膏在滤纸片法中对乙型溶血性链球菌和产气杆菌有抑制作用。独一味叶皂苷对痢疾杆菌、铜绿假单胞菌、产气杆菌、枯草杆菌和乙型溶血性链球菌均有显著抑制作用。

毒性　小鼠一次口服独一味浸膏的 LD_{50} 为 13.5 g/kg。浸膏 1.5 g/kg 给麻醉家兔肠内注入，无中毒表现。浸膏以 0.1 g/kg、0.5 g/kg给犬静脉灌服，连续 21 日 对动物活动、一般状态、血象、肝及肾功能无明显影响。病理组织切片各脏器大部分未见异常，偶见血管扩张充血和肝组织坏死。

【药性】　甘、苦、平。

1.《晶珠本草》：“《图鉴》：山生甘，苦；川生和沼泽生性温、燥。”

2.《四川中药志》1960 年版：“味苦，性微寒，有小毒。入肝经。”

3.《青藏高原药物图鉴》：“苦，温。”

4.《甘肃中草药手册》：“苦、辛，微寒。”

5.《藏药标准》：“甘、涩，平。”

【功用主治】　活血化瘀，消肿止痛。主治跌打，筋骨疼痛，关节肿痛，痛经、崩漏。

1.《晶珠本草》：“固精髓，引流黄水。《图鉴》：山生独一味治风病。”

2.《四川中药志》1960 年版：“活血行瘀，止痛，行气，消肿，续筋接骨。治跌伤筋骨及闪腰挫气等症。”

3.《青藏高原药物图鉴》：“补髓，止血。治浮肿后流黄水，关节黄水，骨松质发炎。”

【用法用量】　内服：浸酒或作散剂，3～6 g。

【宜忌】　《四川中药志》1960 年版：“凡无瘀滞者及孕妇勿服。”

【临床报道】　1. 治疗瘀血性头痛　观察组 97 例用独一味胶囊口服，每次 3 粒，每日 3 次，连续服用 7 日；对照组 72 例用镇脑宁胶囊口服，每次 2 粒，每日 3 次。均服药 10 日后评价疗效。结果：观察组显效 62 例，有效 25 例，无效 10 例，总有效率 89.69%。无效的 10 例中，4 例病程较长（2～3 年）；而在大多数瘀血性头痛均获得较好的效果，一般用药 3～5 日后头痛即减轻。对照组显效 34 例，有效 22 例，无效 16 例，总有效率 77.78%。两组相比有显著性差异，观察组疗效明显优于对照组。

2. 治疗上环后出血　独一味口服，1 次 3 片，每日 3 次，7 日为 1 个疗程。治疗 120 例。结果：月经量多 38 例，治愈 28 例，无效 10 例。月经期延长 40 例，治愈 38 例，无效 2 例。月经周期间断出血 22 例，治愈 19 例，无效 3 例。上环后出血性盆腔炎 20 例，治愈

20 例，无效 0 例。合计治愈率 87.5%。

3. 治疗褥疮　首先将独一味胶囊粉剂用凡士林搅拌成膏待用。创面不用无菌消毒，用独一味膏直接外敷于创面上行纱布包扎，视创面深度或感染程度，每日换药 1～2 次。观察 30 例，褥疮创面共 48 处。结果：48 处创面全部治愈，治愈日数为 18～72 日。

3579 独脚柑（dú jiǎo gān）（《生草药性备要》）

【异名】　细脚马骝（《南宁市药物志》），马佬含菊（《广西中药志》），金锁匙（《闽南民间草药》），疥疮草、黄花甘（《广东中药》），同脚草、鸦鹏草（《广东药用植物手册》），地连枝（《贵州草药》），消米虫（《湖南药物志》），五疳草、黄花积药草、串金黄（《福建药物志》）。

【基原】　为玄参科独脚金属植物独脚金的全草。

【原植物】　独脚金 Striga asiatica (L.) O. Kuntze　又名：干草（《广州植物志》），矮脚子（《中国高等植物图鉴》）。

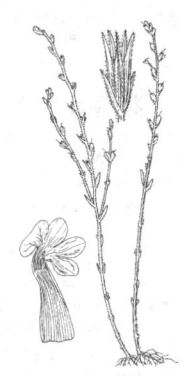

独脚金

一年生半寄生草本，高 10～30 cm。全株被刚毛。茎单 1，少分枝。叶下部者对生，上部者互生，叶片线形或狭披针形，长约 1 cm 或更短，有时退化为鳞片。花单朵腋生，或在茎顶端形成穗状花序，下部花疏，上部花紧密，无柄；苞片常长于萼，萼管状，5 裂，裂片钻形，具棱 10 条；花冠黄色、红色或白色，花冠先端急剧弯曲，上唇短 2 裂，下唇 3 裂；雄蕊 4，内藏，花药 1 室；花柱细长，先端棒状。蒴果卵形，包于宿存的萼内。种子多数。花期 7 月，果期 8～9 月。

生于庄稼地和荒草地，寄生于寄主的根上。分布于福建、江西、湖南、广东、广西、贵州、云南、台湾。

【采收加工】　7～10 月采收。晒干。

【成分】　全草含黄酮类：木犀草素-3′，4′-二甲醚 (luteolin-3′, 4′-dimethylether)，木犀草素-7，3′，4′-三甲醚 (luteolin-7, 3′, 4′-trimethylether)，刺槐素-7-甲醚 (acacetin-7-methyl ether)，刺槐素 (acacetin)，金圣草素 (chrysoeriol)，芹菜素 (apigenin)。又含 β-谷甾醇 (β-sitosterol)，棕榈酸 (palmitic acid)，香豆酸 (coumaric acid)，柯伊利素 (chrysoeriol)。

【药理】　抑菌作用　独脚柑煎剂在试管内对金黄色葡萄球菌、炭疽杆菌和白喉杆菌有显著抑制作用，对乙型链球菌、伤寒杆菌、铜绿假单胞菌和痢疾杆菌也有一定程度的抑制作用。

【药性】　甘、微苦，凉。归肝、脾、胃经。

1.《生草药性备要》：“味淡，平。”

2.《本草求原》：“叶淡，平。”

3.《广西中药志》：“味微苦，性平，无毒。”

4.《湖南药物志》：“甘淡无毒，气微香。”

【功用主治】　健脾消积，清热杀虫。主治小儿伤食，疳积黄肿，夜盲，夏季热，泄泻，黄疸肝炎，喉痒，咳嗽。

1.《生草药性备要》：“除小儿黄气，五脏虫积。”

2.《本草求原》：“消肝积黄肿。”

3.《广东中药》：“解积，去肝火。治小儿疳积消瘦，精神烦躁，夜睡不宁，磨牙咬指，常发热，大小便不调。”

4.《湖南药物志》：“驱虫，消积，退热。用于小儿疳积，夏季热，腹泻，黄疸肝炎。”

5.《贵州草药》：“润肺止咳。治喉痒，咳嗽。”

6.《四川常用中草药》：“清心火，解热毒。治小儿疳积，小便

赤,大便热燥等症。"

7.《福建药物志》:"平肝热。治消化不良,食欲不振,咽喉炎,结合膜炎,夜盲症,毒蛇咬伤。"

【用法用量】 内服:煎汤,10~15 g。

【选方】 1. 治小儿疳积、夜盲　独脚柑 9~15 g。和猪肝煮熟服,日服 1 次。《闽南民间草药》

2. 治小儿伤食　独脚柑干全草、截叶铁扫帚各 9~15 g。水煎服。

3. 治夜盲　独角柑干全草 15~30 g。配家禽家畜肝脏煮服。(2、3 方出自《福建中草药》)

4. 治小儿腹泻　独脚金 6 g,地锦 6 g。水煎服。《湖南药物志》

3580 独蕨萁 <small>《云南思茅中草药选》</small>

【异名】 蕨萁参《云南思茅中草药选》,蕨萁细辛《西昌中草药》,蕨苗一支蒿、蕨蕨萬、蕨蕨蒿、金扇子《云南药用植物名录》,独脚鸡《四川中药志》。

【基原】 为阴地蕨科阴地蕨属植物绒毛假阴地蕨的全草或根茎。

【原植物】 绒毛假阴地蕨 *Botrypus lanuginosus*(Wall.) Holub[*Botrychium lanuginosum* Wall.] 又名:绒毛阴地蕨《中国植物志》,绒毛小阴地蕨《中国药用孢子植物》。

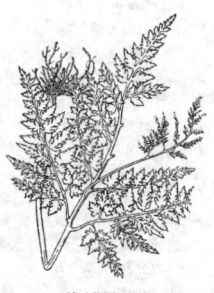

绒毛假阴地蕨

多年生中型蕨类植物,植株高 40~50 cm。根茎粗短,直立。根肉质而粗壮。总叶柄长 20~30 cm,粗壮,幼时密被白色长毛,基部具鞘状苞片;芽有毛,外露。营养叶片草质,三角形或卵状三角形,长 18~30 cm,宽 20~30 cm,四回羽状分裂;羽片6~8对,互生,基部第一对羽片最大,近三角形,长14~16 cm,宽 8~10 cm,三回羽状分裂;二回羽片7~9对,下部的有柄,三角状卵形,基部下侧 1 片最大,长 5~8 cm,宽 4~5 cm,二回羽状分裂;三回羽片卵形至狭卵形,羽状分裂,裂片长圆形或卵形,向上渐缩小为狭长圆形,叶轴及羽轴均有白色长毛;叶脉不明显。孢子囊穗由第一对羽片以上的叶柄生出,二至四回羽状,小疏松圆锥状;穗轴具白色长毛;孢子囊圆球形,黄色。

生于海拔 1 800~2 600 m 的山地常绿杂木林下。分布于湖南、广西、贵州、云南、台湾等地。

【采收加工】 四季均可采收全草,切段,晒干或鲜用。8~10月采收根茎,晒干。

【药性】 微苦、甘,微寒。

1.《全国中草药汇编》:"微苦,平。有毒。"

2.《中国药用孢子植物》:"微苦,凉。"

3.《四川中药志》1982 年版:"甘、辛,凉。"

【功用主治】 清热解毒,止咳平喘。主治毒蛇咬伤,乳痈,疮疖肿毒,瘰疬,咽喉炎,肺热咳嗽。

1.《全国中草药汇编》:"清热解毒,平肝散结。治疮毒、淋巴结肿,目中生翳。"

2.《中国药用孢子植物》:"清热解毒,止咳平喘。治毒蛇咬伤,乳腺炎,咽喉炎,咳嗽,肺结核,产后体虚,肝肾虚弱,百日咳等。"

3.《四川中药志》1982 年版:"治腮腺炎,肺热咳嗽。"

【用法用量】 内服:煎汤,9~15 g;或入散剂。外用:鲜品捣敷;或研末撒。

【选方】 1. 治毒蛇咬伤,乳痈,疔疮肿毒　独脚鸡、一支箭、瓜子金、重楼各等分。研末,白酒冲服 9 g,并以粉末罨伤处。《四川中药志》1982 年版

2. 治乳腺炎　绒毛小阴地蕨 15 g,蒲公英 15 g。煎服。《中国药用孢子植物》

3. 治肺热咳嗽,百日咳　独脚鸡 12 g,吉祥草 12 g,青蛙草 12 g,九头狮子草 12 g。水煎服。《四川中药志》1982 年版

3581 独叶岩珠 <small>《浙江药用植物志》</small>

【基原】 为兰科石豆兰属植物齿瓣石豆兰的全草。

【原植物】 齿瓣石豆兰 *Bulbophyllum psychoon* Reichb. f. [*B. levinei* Schltr.]

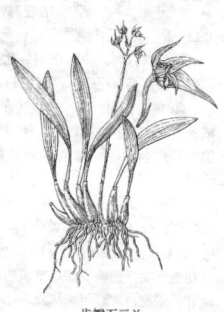

齿瓣石豆兰

附生植物。假鳞茎狭圆锥形或近圆柱形,长约1 cm,粗2~4 mm,紧密聚生于根茎上,基部生多数须根。顶生 1叶;叶片革质,倒卵状拔针形或椭圆状拔针形,长 3~4 cm,宽5~7 mm,先端钝,基部渐狭成柄,全缘。花葶从假鳞茎基部生出,纤细,通常高出叶。总状花序缩短呈伞形,具 2~6 朵花;花苞片小,膜质,狭拔针形,比花梗(连子房)短,先端渐尖;花白色,中萼片近椭圆形,先端骤尖而增厚,边缘具细齿;侧萼片狭卵状拔针形,中上部增厚,向先端骤狭为尾状;花瓣靠合于萼片,卵形,先端急尖,边缘具流苏;唇瓣狭状拔针形,肉质,弯曲,先端钻形,基部平截;合蕊柱短,无离生的蕊柱脚,蕊柱齿钻状。蒴果椭圆形。花期 4 月,果期 6 月。

附生于林内树上或壁上。分布于浙江、广东、云南等地。

【采收加工】 全年均可采收,鲜用或蒸后晒干。

【药性】 《全国中草药汇编》:"甘、淡,寒。"

【功用主治】 滋阴清热,解毒消肿。主治阴虚内热,热病口渴,肺热咳喘,咽喉肿痛,口腔炎,风湿痹痛,跌打损伤,乳痈,疔肿。

1.《全国中草药汇编》:"滋阴降火,清热消肿。治急性咽炎,扁桃体炎,口腔炎,热性病高热、口渴等。"

2.《浙江药用植物志》:"主治阴虚内热,肺热喘咳,小儿惊风,咽喉肿痛,风湿痹痛,跌打损伤。"

【用法用量】 内服:煎汤,6~15 g,鲜品 30~60 g。外用:捣敷。

【选方】 1. 治麻疹并发肺炎　(齿瓣石豆兰)鲜全草30 g。水煎频频饮服。

2. 治血疔,乳腺炎　(齿瓣石豆兰)鲜全草适量,捣烂外敷;或全草加丁萝卜、地胆草、穿心莲各 9~15 g。水煎服。(1、2 方出自《浙江药用植物志》)

3582 独行千里 <small>《常用中草药彩色图谱》</small>

【异名】 扣扭子《常用中草药彩色图谱》,落地金鸡《广西本草选编》,黄虎龙、勒儿根、落杆箸《全国中草药汇编》,黑皮蛇、尖破石《新华本草纲要》。

【基原】 为白花菜科槌果藤属植物尖叶槌果藤的根及叶。

【原植物】 尖叶槌果藤 *Capparis acutifolia* Sweet[*C. membranacea* Gardn. et Champ.] 又名:膜叶槌果藤《香港中草药》,膜叶马槟榔《广西本草选编》。

藤状灌木。枝无刺或有小刺。叶互生；叶柄长约6 mm，托叶两枚变刺；叶片长圆形至披针形，长7～12 cm，宽2～3 cm，先端渐尖，基部楔形或渐狭，侧脉7～9对，和网脉在叶两面向凸起。花白色，1～4朵，在叶腋稍上方排列成一短纵列；花柄长1～1.5 cm；萼片4，阔形；花瓣4，狭长圆形；雄蕊20～30，生于雄蕊柄基部；子房柄长15～20 mm。浆果球形，先端有短喙。花期4月。

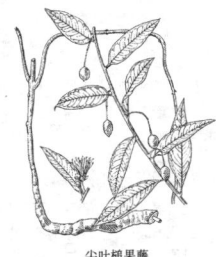

尖叶槌果藤

生于灌丛或林中。分布于我国东南至南部。

【采收加工】 7～10月采收，鲜用或晒干。

【成分】 含生物碱、氨基酸、有机酸等。

【药性】 苦、涩，微温，小毒。

1.《广西本草选编》："味苦涩，性温，有小毒。"

2.《全国中草药汇编》："苦、涩，平。有毒。"

【功用主治】 活血祛瘀，祛风止痛。主治跌打瘀肿，闭经，风湿痹痛，咽喉肿痛，牙痛，腹痛。

1.《广西本草选编》："消肿止痛，舒筋活络。主治风湿骨痛，咽喉肿痛，腹痛，牙痛，闭经。"

2.《全国中草药汇编》："活血散瘀，解痉止痛。外用治疮疖肿毒，跌打损伤。"

3.《香港中草药》："破血散瘀"，"止血"。

【用法用量】 内服：煎汤，根3～9 g。外用：根煎水洗或研粉水调涂；鲜叶捣敷。

【宜忌】 内服勿过量，孕妇慎服。

1.《广西本草选编》："孕妇慎服。"

2.《全国中草药汇编》："服本品后，有头晕、恶心等副作用，可用姜汁、蜂蜜调于水服，以解药害。"

【选方】 1. 治跌打肿痛，瘀血 膜叶槌果藤根适量，浸酒外搽。

2. 治咽喉肿痛，牙痛 膜叶槌果藤根适量煎水漱口。

3. 治风湿骨痛，腹部不舒 膜叶槌果藤3 g，盐肤木12 g。水煎服。（1～3方出自《香港中草药》）

4. 治小儿感冒发热 独行千里60 g，浸入500 ml米酒中3日。服少量酒，兼搽前额和胸部。（《广西民族药简编》）

【临床报道】 治疗溃疡病疼痛和胃肠痉挛性疼痛 用独虎龙片制成独虎龙片（每片含生药1 g），每次2片，每日3次。共治疗414例，其中显效133例，有效194例，总有效率为79.0%。

3583 独脚乌桕 dú jiǎo wū jiù《本草求原》

【异名】 山番薯、土大黄（《广西药用植物名录》），独脚乌扣、山葫芦、粉藤头（《广东中草药》）。

【基原】 为葡萄科白粉藤属植物白粉藤的块根。

【原植物】 白粉藤 Cissus repens (Wight et Arn.) Lam. [Vitis repens Wight et Arn.] 又名：白薯藤、藤桑、青藤（《广西药用植物名录》），粉藤（《台湾药用植物志》）。

草质藤本，长达数米。根具块根。卷须二叉状分枝，与叶对生；小枝通常被白粉，枝带肉质，绿色，有纵条纹，干时易在节上脱离。单叶互生；叶柄长4～5 cm，无毛；托叶斜菱形，基部楔形；叶片膜质，心状卵形或狭卵形，长5～10 cm，先端渐尖，基部心形或截形，边缘有疏锐小锯齿或有时仅3浅裂，上面绿色，下面浅绿色。花两性，聚伞花序与叶对生，少花，第一次分枝呈伞形状；基部

常有小苞片；花萼盘状，全缘，外有微柔毛及睫毛；花瓣4，分离；雄蕊4，与花瓣对生；花盘杯状，子房略短于雄蕊，花柱极短，近钻形。浆果肉质，倒卵形或球形，熟时紫色。种子1颗。花期夏、秋季。

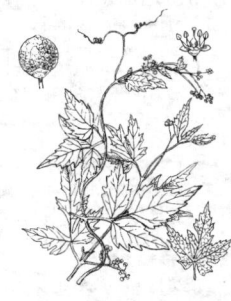

白粉藤

生于海拔600 m左右的山坡、路旁旷地或河谷两岸的疏林中。分布于华南及贵州、云南、台湾等地。

本植物的茎藤（白鸡屎藤）亦供药用，另设专条。

【采收加工】 9～12月挖取块根，切片，晒干。

【药性】 苦、微辛，凉。

1.《本草求原》："甘、淡、腥，平。"

2.《岭南采药录》："味甘、腥，性平。"

3.《广西本草选编》："味淡、微辛，性凉。"

【功用主治】 活血通络，散结，消痈。主治跌打损伤，风湿痹痛，瘰疬痰核，痈肿疮毒，毒蛇咬伤。

1.《本草求原》："(酒磨)涂疮，理蛇伤。"

2.《岭南采药录》："横痃、白浊，煎服。"

3.《广西本草选编》："清热解毒，消肿止痛。主治痰火瘰疬，痈疮肿毒，毒蛇咬伤。"

4.《全国中草药汇编》："化痰散结，消肿解毒，祛风活络。主治颈淋巴结结核，扭伤骨折，腰肌劳损，风湿骨痛，坐骨神经痛，疮疡肿毒，毒蛇咬伤。"

5.《台湾药用植物志》："清凉解毒。捣敷痈疔良效。"

【用法用量】 内服：煎汤，10～15 g；或入丸、散。外用：捣敷。

【选方】 1. 治痰火瘰疬，痈疮肿毒，毒蛇咬伤 白粉藤根9～15 g，水煎服；并用鲜茎、叶捣烂外敷。（《广西本草选编》）

2. 治赤白下痢 白粉藤根15～24 g，煎汤，赤痢加白糖，白痢加红糖服。

3. 治风毒肿痛 白粉藤根60 g，红肿属风热者合猪脚节，肿而不红属虚寒性风毒者合鸡炖服；外用全草捣烂加食盐少许敷患处。（2、3方出自《泉州本草》）

3584 独脚蟾蜍 dú jiǎo chán chú《秦岭巴山天然药物志》

【基原】 为葡萄科蛇葡萄属植物掌裂草葡萄的块根。

【原植物】 掌裂草葡萄 Ampelopsis aconitifolia Bunge var. glabra Diels [A. aconitifolia Bunge var. palmiloba Redb.] 又名：光叶草葡萄（《江苏南部种子植物手册》）。

木质藤本。根纺锤形或块状。枝条细长，皮孔明显，幼枝略带淡紫色。叶互生；叶柄长2～4 cm；叶片掌状3～5全裂，有时3裂，宽卵形，长6～10 cm，宽7～10 cm，边缘有不规则的粗齿，上面深绿色，光滑，下面淡绿，无毛或幼时仅主脉、侧脉上有细毛；中间裂片菱形，长6～10 cm，宽3～7 cm，先端渐尖，基部宽楔形；侧生裂

掌裂草葡萄

片斜卵形，稍短。花两性，聚伞花序小，花序梗长 4~7 cm，伸直或缠绕；花萼小；花瓣 5，稀为 4 片；雄蕊 5；花盘与子房贴生；子房上位，2 室。浆果球形至扁球形，橙黄色。花期 6 月，果熟期 9~10 月。

生于海拔 1 500 m 以下的山坡灌丛中或陡崖上。分布于华北及吉林、辽宁、江苏、山东、湖北、四川、甘肃等地。

【采收加工】　9~12 月采挖，切片，鲜用或晒干。

【药性】《全国中草药汇编》"甘、苦，寒。"

【功用主治】　清热化痰，解毒散结。主治热病头痛，胃痛，痢疾，肿痛，痰核。

1.《全国中草药汇编》"清热解毒，豁痰。主治结核性脑膜炎，痰多胸闷，喙口痢，疮疖痈肿。"

2.《广西民族药简编》"内服治胃痛；外用治无名肿毒，腮腺炎，淋巴结核。"

【用法用量】　内服：煎汤，3~6 g。外用：捣烂、磨水成浆或研末调敷。

3585 独叶一枝花 dú yè yì zhī huā《滇南本草》

【异名】　肾子草、雨流星草《贵州草药》，无柄一叶兰、扇叶舌喙兰、鸡肾参、独叶参、一面锣、单肾草《全国中草药汇编》，落地还阳、鸡蛋参、独叶一枝枪《湖北中药资源名录》。

【基原】　为兰科舌喙兰属植物扇唇舌喙兰的全草。

【原植物】　扇唇舌喙兰 Hemipilia flabellate Bur. et Franch. [H. cordifolia Lindl. var. subflabellata Finet]

多年生草本，高 20~28 cm。块茎长椭圆形，长 1.5~3.5 cm。茎稍弯曲，基部仅有 1 叶，广心脏形，长 2~10 cm，大小变化很大，先端尖，基部心形或圆形，抱茎，全缘，上面绿色，具紫色斑点，背面紫色。花茎中部有 2 鳞片。总状花序常具 3~10 朵花，花中等大；苞片绿色，中等片近卵形，先端钝，侧萼片斜卵形，等长，先端钝；花瓣紫红色，阔卵状披针形，稍短于萼片，近急尖；唇瓣扇形，紫红色，先端及边缘均具不整齐细锯齿，基部骤狭成短爪；距绿白色，长于子房，渐尖，短口外具 2 枚胼胝体，子房细圆柱形，无毛。蒴果，种子小，多数。

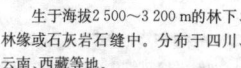

扇唇舌喙兰

生于海拔 2 500~3 200 m 的林下、林缘或石灰岩石缝中。分布于四川、云南、西藏等地。

【采收加工】　7~10 月采收，鲜用或晒干。

【药性】　甘，微苦，平。

1.《滇南本草》"味甘、辛。"

2.《贵州草药》"性平，味甘、微苦。"

【功用主治】　滋阴润肺，补虚，止血。主治肺热燥咳，痨嗽，虚损劳伤，虚热，盗汗，肾虚腰痛，外伤出血。

1.《滇南本草》"主治一切诸百损，五劳七伤，腰腿疼痛，取花为末，生肌长肉。"

2.《贵州草药》"滋阴润肺，补虚益损。"

3.《全国中草药汇编》"主治肺虚燥咳吐腥痰，虚热，疝气，肾虚腰痛，小便脓血，中耳炎，外伤出血。"

【用法用量】　内服：煎汤，15~30 g；或入丸、散。外用：鲜叶捣敷；或干叶研末撒。

【选方】　1. 治肺虚燥咳吐腥臭痰　雨流星草、马鞭草、车前草各 15 g。煨水服。

2. 治虚热　雨流星草 15~30 g。炖肉吃。（1、2 方出自《贵州草药》）

3. 乌须发　独叶一枝花同草果捣烂，晒干为末，合丸。每服一钱，以扁柏叶一钱同服。《滇南本草》

4. 治中耳炎　单肾草鲜块根捣烂取汁滴耳。《全国中草药汇编》

3586 急性子 jí xìng zǐ《救荒本草》

【异名】　金凤花子《世医得效方》，凤仙子《纲目》。

【基原】　为凤仙花科凤仙花属植物凤仙花的种子。

【原植物】　凤仙花 Impatiens balsamina L. 又名：小桃红、染指甲草《救荒本草》，凤仙、旱珍珠《纲目》。

一年生草本，高 40~100 cm。茎肉质，直立，粗壮。叶互生；叶柄长 1~3 cm，两侧有数个腺体；叶片披针形，长 4~12 cm，宽 1~5 cm，先端长渐尖，基部渐狭，边缘有锐锯齿，侧脉 5~9 对。花梗短，单生或数枚簇生于叶腋，密生短柔毛；花大，通常粉红色或杂色，单瓣或重瓣；萼片 2，宽卵形，旗瓣圆，先端凹，有小尖头，背面中肋有龙骨突；翼瓣宽大，有短柄，2 裂，基部裂片近圆形，上部裂片宽斧形，先端 2

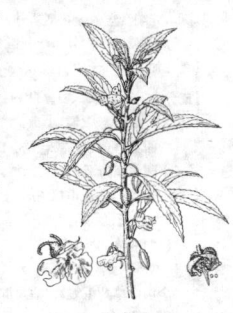

凤仙花

浅裂；唇瓣舟形，被疏短柔毛，基部突然延长成细而内弯的距；花药钝。蒴果纺锤形，熟时一触即裂，密生茸毛。种子多数，球形，黑色。

我国南北各地均有栽培。

本植物的叶（凤仙叶）、花（凤仙花）、根（凤仙根）、茎（凤仙透骨草）亦供药用，另设专条。

【栽培】　生物学特性　适应性较强，在多种气候条件下均能生长，一般土壤都可种植，但以疏松肥沃的壤土为好，涝洼地或干旱瘠薄地生长不良。

繁殖方法　种子繁殖。3~4 月播种，穴播、条播、撒播均可，按行距 30 cm 开浅沟，沟宽 20 cm，深 1~1.5 cm，将种子均匀撒于沟内，覆土 1~1.5 cm，稍加镇压，保持土壤湿润。当温度 25 ℃左右时，4 日左右即开始出苗。

田间管理　苗高 5~10 cm 时开始间苗，苗高 15 cm 左右时，按株距 20~25 cm 定苗，干旱要及时浇水，应适时松土除草。

病虫害防治　白粉病，为害叶、茎、果，发病初期喷胶体硫或甲基托布津液。冬末清园，处理病残体，减少越冬菌源。红天蛾，幼虫为害叶。忌连作及与同科作物间作。

【采收加工】　8~9 月当蒴果由绿转黄时，及时分批采摘，将蒴果脱粒，筛去果皮及杂质。

【药材】　急性子 Impatientis Semen　主产于江苏、浙江、河北、安徽等地。

性状　种子呈椭圆形、扁圆形或卵圆形，长 2~3 mm，宽 1.5~2.5 mm。表面棕褐色或灰褐色，粗糙，有稀疏的白色或浅黄棕色小点，种脐位于狭端，稍突出。质坚实，种皮薄，子叶灰白色，半透明，油质。无臭，味淡、微苦。

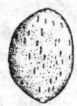

急性子（种子）外形

鉴别　(1) 种子横切面：外种皮外被腺毛及非腺毛。下皮层 1 列细胞。色素层细胞含棕红色物质，外侧近下皮层分布有大形薄壁细胞，内含草酸钙针晶束。内种皮 1 列细胞，壁稍增厚。子叶薄壁细胞含淀粉粒及糊粉粒。

粉末特征：浅棕色。外种皮细胞垂周壁波状弯曲，有腺毛或非腺毛。腺毛头部单细胞或 2～8 细胞，直径 20～60 μm；柄为单细胞。非腺毛为单细胞，与腺毛同含黄棕色物质。含草酸钙针晶细胞椭圆形，针晶长约 50 μm。内种皮细胞长方形或多角形，壁稍增厚。

(2) 取本品粉末 1 g，加乙醇 20 ml，浸泡 4 小时，滤过。取滤液 1 ml，置蒸发皿中蒸干，残渣加冰醋酸 1 ml 溶解，再加醋酐与硫酸(19∶1)混合液 3～4 滴，显红色，逐渐变为紫红色、污绿色(检查甾类)。

【成分】 种子含脂肪酸：十八碳四烯酸(parinaric acid)约 27%。甾醇类成分：α-菠菜甾醇(α-spinasterol)，β-谷甾醇(β-sitosterol)。三萜类成分：β-香树脂醇(β-amyrin)，凤仙萜四醇(hosenkol)-A。脂肪酸：9-十八碳烯酸-1-甘油酯[(R, Z)-glycerol-1-9-octadecenoate)，棕榈酸(palmitic acid)，硬脂酸(stearic acid)，油酸(oleic acid)和棕榈酸乙酯(ethyl palmitate)，硬脂酸乙酯(ethyl stearate)，油酸乙酯(ethyl oleate)，蒽醌苷类。黄酮类：山奈酚(kaempferol)，山奈酚-3-葡萄糖苷(kaempferol-3-glucoside)，山奈酚-3-葡萄糖鼠李糖苷(kaempferol-3-glucosylrhamnoside)。

【药理】 1. 抗生育作用 急性子煎剂 3 g/kg 给小鼠灌胃，连续 10 日，第五日开始雌雄合笼，停药 35 日后剖检，避孕率达 100%，此作用可能与抑制排卵、使子宫和卵巢萎缩有关。

2. 对子宫平滑肌的作用 急性子糖浆对小鼠离体子宫，煎剂、酊剂、水浸剂对未孕免离体子宫及已孕或未孕豚鼠离体子宫均有明显的兴奋作用，使收缩频率增加，张力增强乃至强直收缩。麻醉免静注或肌注急性子水浸剂 0.05～0.3 g/kg，亦有兴奋子宫作用。

3. 抗菌作用 水煎剂对金黄色葡萄球菌、溶血性链球菌、铜绿假单胞菌、祗氏痢疾杆菌、宋内痢疾杆菌、伤寒杆菌均有不同程度的抑制作用。

4. 抗过敏作用 凤仙花 35%乙醇提取物使鸡蛋白溶菌酶特异性过敏小鼠血压下降受到明显抑制，且可以鸡蛋白溶菌酶激发而未致敏的小鼠注射，未发现有升压作用。在被动皮肤过敏反应实验(PCA)中，凤仙花乙醇提取物减少 PCA 反应蓝斑点的直径，提示凤仙花乙醇提取物可抑制抗体的产生。其抗过敏作用不同于 H₁ 受体阻滞剂盐酸苯海拉明(DPH)的作用。凤仙花乙醇提取物明显抑制一氧化氮(NO)依赖性血压降低，其作用机制为抗 NO 作用。凤仙花乙醇提取物可明显抑制血小板激活因子(PAF)依赖性低血压和引发剂所致的低血压，认为抗过敏机制为抗 PAF 及脱颗粒作用。

【炮制】 1. 急性子 取药材，除去果壳及杂质，洗净，干燥。

2. 炒急性子 取净急性子，置锅内，用文火炒至表面色泽变深，有香气逸出时，取出放凉。

饮片性状 急性子参见"药材"项。炒急性子形如急性子，微鼓起，色泽略加深，略具香气。

贮干燥容器内，置通风干燥处，防蛀。

【药性】 辛、微苦，温，小毒。归肝、脾经。

1.《纲目》："微苦，温，有小毒。"

2.《玉楸药解》："入足少阴肾经。"

3.《医林纂要》："辛、平。"

4.《本草再新》："入肝、肺二经。"

5. 南药《中草药学》："入肝、脾经。"

【功用主治】 行瘀降气，软坚散结。主治经闭腹痛，痛经，产难，产后胞衣不下，产后瘀血未尽，噎膈，骨哽，龋齿，疮疡肿毒。

1.《纲目》："治产难，积块，噎膈，下骨哽，透骨通窍。"

2.《本经逢原》："软坚，搜顽痰，下死胎。"

3.《玉楸药解》："软坚化骨，消癖，落牙。"

4.《医林纂要》："解蛇虫毒。"

5.《本草再新》："治诸疮疡，败一切火毒。"

6.《本草正义》："治外瘀坚块，酸肿麻木，阴发内痈。研末熬膏贴患处，极能软坚消肿。"

7.《本草用法研究》："滑窍软坚，行瘀降气。"

8.《四川中药志》1982 年版："用于产后瘀血不下腹痛，血滞经闭，痛经、痰核瘰疬，梅核气。"

【用法用量】 内服：煎汤，3～4.5 g。外用：研末或熬膏敷贴。

【宜忌】 内无瘀积者及孕妇禁用。

1.《纲目》："缘其透骨，最能损齿，与玉簪根同，凡服者不可着齿也，多用亦戟人咽。"

2.《本草用法研究》："非实证积聚不用，虚弱人禁用。"

3.《山西中草药》："妊娠忌用。"

【选方】 1. 治产难催生 凤仙子二钱。研末，水服，勿近牙。外以蓖麻子，随乎数捣涂足心。《濒湖集简方》

2. 治噎食不下 凤仙花子，酒浸三宿，晒干为末，酒丸绿豆大。每服八粒，温酒下，不可多用。《纲目》引《摘元方》

3. 治小儿痦积 急性子、水红花子、大黄各一两。俱生研末，每味取五钱，外用皮硝一两拌匀。将白勃鸽或白鸭一个，去毛、屎，剖腹，勿犯水，以布拭净，将末装入，用绵扎定，砂锅内入水三碗，重重纸封，以小火煮干，将鸽(鸭)翻身焙黄色，冷定。早晨食之，日西归床，三日，大便下血，病去矣，忌冷物百日。《纲目》引孙天仁《集效方》

4. 治骨哽 金凤花子嚼烂嚥化下。无子用根亦可，口中骨自下，便用温水漱漱，免损齿。鸡骨尤效。一方擂碎，水化服。《世医得效方》

5. 治单、双喉蛾 白金凤花子研末，用纸管取末吹入喉内，闭口含之，日三二次。《闽南民间草药》

6. 治跌打损伤、阴囊入腹疼痛 急性子、沉香各 1.5 g。研末冲开水送服。《闽东本草》

3587 **亮菌** liàng jūn (刘波《中国药用真菌》)

【异名】 假蜜环菌、易逝杯伞(刘波《中国药用真菌》)，青杠钻《中国药用真菌图鉴》，光菌《新华本草纲要》，发光小蜜环菌《云南中药资源名录》。

【基原】 为白蘑科假蜜环菌属真菌发光假蜜环菌的菌丝体。

【原植物】 发光假蜜环菌 Armillariella tabescens (Scop. ex Fr.) Sing. [Clitocybe tabescens (Scop. ex Fr.) Bres.]

子实体丛生，菌盖宽 3～8 cm，半球形，后渐平展，中部钝，盖面不黏，蜜黄色或黄褐色，老后锈褐色，往往中部色深，有纤毛状鳞片；盖缘有时稍上翘。菌肉白色或带乳黄色。菌褶延生，较窄，不等长，白色至白色或稍带淡肉粉色。菌柄长 3～12 cm，粗 0.3～1 cm，近等粗，上部污白色，中部以下灰褐色至黑褐色，常扭曲，有平伏丝状纤毛，内部松软，后中空。孢子宽椭圆形至近卵圆形，平滑，无色，(8～10) μm×(5～7) μm。菌丝体具发达的根状菌索。

生于阔叶树的树桩上或树干的根部和基部，丛生。分布于华北、东北及江苏、浙江、安

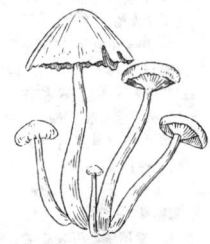
发光假蜜环菌

徽、福建、广西、四川、云南、甘肃等地。

【栽培】 **生物学特性** 亮菌是兼性腐生真菌，寄生于柳树朽木上，菌丝体在28℃温度条件下茂密地生长，子实体在20℃左右温度下分化生长。好气，菌丝体发光。

培育技术 (1) **菌种分离** 将旺盛生长亮菌的朽木用自来水洗净，剥去树皮，在无菌室用乙醇将表面消毒，挑取心材放于干面粉(10%)、琼脂(2%)平板培养基上于24～28℃下培养1星期，在黑暗中观察有无发光菌落，挑取菌丝体移入斜面试管中。

(2) **培养子实体** 将20%玉米粉培养基200 ml装入500 ml三角瓶中，灭菌后接入亮菌菌种，在26～28℃培养1个月，用无菌刀分割成小块，将数瓶混合转入圆形玻璃缸中，压平盖数层于20～25℃下散光培养10日即可现蕾，将整块培养物取出，悬挂于稍大的玻璃缸内，缸底盛1 cm深的清水保持湿度，1星期后子实体即可发育成熟。

(3) **固体发酵** 将母种转接于玉米粉培养基中，28℃下培养1个月左右，所得菌丝用80℃的水浸取，制成水剂，或将菌丝烘干磨碎制剂。

(4) **液体深层发酵** 以玉米粉、淀粉、黄豆饼粉、玉米浆等为培养基，28～30℃温度条件下进行液体深层发酵，培养100小时左右，发酵终止，菌丝体干燥压片。

【药材】 亮菌 *Armillariellae Tabescentis Mycelium* 产于河北、河南、江苏、安徽、浙江、福建、四川等地。

性状 菌丝体白色或黄棕色至棕褐色。菌索发达。白色菌丝体在暗处发浅蓝色荧光。

【成分】 发光假蜜环菌含假蜜环菌素(armillarisin)A、B、C，甘露醇(mannitol)。另外，还含有亮菌多糖 ATM、AT-HW、AT-AL。

【药理】 1. **抗肿瘤作用** 由亮菌菌丝用热水抽提、醇沉、去蛋白、透析得到的白色粉末 ATM，体内抑瘤率对小鼠肉瘤 S_{180} 为26.6%，对小鼠艾氏腹水癌(HAC)为37.7%。从子实体中分离得到两种多糖：AT-HW(热水提取物)和 AT-AL(碱性提取物)分别以每只10 mg/d腹腔注射，对小鼠移植性肉瘤 S_{180} 有抑制作用，小鼠碳廓清试验，AT-HW 10 mg/kg腹腔注射，可显著提高网状内皮系统功能，AT HW 每只 300 μg/日和 AT-AL 每只 300、100 μg/日腹腔注射，连续 3 日，可显著提高小鼠腹腔渗出细胞。这两种多糖在小鼠体内能增强巨噬细胞的吞噬功能，主要是通过提高酸性磷酸酶活性，显著提高葡萄糖消耗及可轻微增加巨噬细胞产生的超氧化阴离子所致。

2. **辐射防护和升白作用** 小鼠腹腔注射亮菌悬液75 mg/只，亮菌多糖50、75、100 mg/只；犬肌注亮菌多糖 80～100 mg/只，对受致死量^{60}Co、γ射线照射小鼠和犬有明显的防护作用，能提高机体的抗辐射能力，减轻造血组织损伤，促进造血功能恢复，提高外周血中白细胞数量。对正常犬和猕猴升白作用明显，对小鼠环磷酰胺所致白细胞减少也有提升作用。应用^{3}H-TdR脉冲标记法研究表明，亮菌制剂及亮菌多糖能加速造血组织 DNA 的合成。

3. **抗菌作用** 亮菌所含假蜜环菌 A 和 B，对革兰阳性菌和真菌有抗菌作用。

4. **其他作用** 亮菌甲素(假蜜环菌素 A)可促进实验动物胆汁分泌，并对麻醉犬有降压作用。以小鼠脾细胞培养用 MTT 法测定结果表明 AT-HW 和 AT-AL 有促进有丝分裂作用。麻醉犬静注亮菌甲素溶液 5 mg/kg，对总胆管十二指肠连接处括约肌有松弛作用，剂量增大，作用更强。

【药性】 《秦岭巴山天然药物志》:"苦，寒。"

【功用主治】 清热解毒。主治急、慢性胆囊炎，胆道感染，肝炎，阑尾炎，中耳炎。

1. 《全国中草药汇编》:"抗菌消炎。主治胆囊炎、肝炎。"

2. 《秦岭巴山天然药物志》:"主治阑尾炎，中耳炎。"

【用法用量】 内服:煎汤，6～15 g;研末，1.5～3 g。

【临床报道】 1. **治疗慢性胆囊炎** 采用亮菌水剂，成人每日3次，每次服 50 ml，或亮菌普通片，每日 3 次，每次 10 片，15～30日为1个疗程，一般观察 1～3 个疗程。共治疗慢性胆囊炎 475例。结果:临床治愈 8 例，显效 34 例，好转 320 例，总有效率为76.3%。其中 250 例进行 2～5 年远期随访，临床治愈、显效及有效者共 231 例，占 92.4%，因反复发作手术者仅占 4.4%。部分病例胆囊造影复查，造影有效率 52.4%，2～5 年远期随访部分病例，造影有效率为 33.3%。

2. **治疗迁延性及慢性肝炎** 常规剂量亮菌普通片(每片含0.1 g干菌丝体)，每次 10 片，或浓缩片(每片含 0.25 g 干菌丝体)每次 5 片，日服 3 次(观察 60 例)，如服用半月至 1 月后病情无好转者则改用大剂量，普通片 20 片，或浓缩片 10 片，日服 3 次(观察28 例)，治疗迁延性肝炎 66 例(其中 12 例使用普通片，54 例使用浓缩片)，慢性肝炎 22 例(均使用浓缩片)。治疗 1 个月后迁延性肝炎的有效率为 89.4%，慢性肝炎为 63.6%;2 个月后迁延性肝炎的有效率为 96.96%，慢性肝炎为 77.27%。黄疸指数治疗前 23例增高，治后均下降，其中 18 例恢复至正常。丙氨酸氨基转移酶:迁延性肝炎 80%～90%下降或恢复正常，慢性肝炎疗效较差。硫酸锌浊度、麝香草酚浊度 50%患者好转。乏力、食减，肝区麻，腹胀等症状 80%～90%患者好转。对肝脏肿大回缩不理想。10 例慢性肝炎脾肿大者，治后无变化。副作用:仅少数病例有口干，或大便次数增多至 2～3 次/日，1 星期左右可自愈。大剂量者宜于饭后服药，以免胃部不舒。在上述治疗中，对 56 例作 1 年内随访，其复发率为 30.43%。

3. **治疗急性胆道感染** 用亮菌甲素治疗急性胆道感染 131 例，剂量为 200～400 μg/2 ml，每日 3～4 次，肌注，总有效率 92.4%，临床治愈 66.4%。对急性胆囊炎、胆道寄生虫病合并急性胆道感染及慢性胆囊炎急性发作均较满意，特别是急性胆囊炎 43 例，全部有效，临床治愈率 79.1%;治疗慢性胆囊炎急性发作总有效率94.3%，临床治愈 61.4%;胆石症合并急性胆道感染无梗阻型亦较满意，而对梗阻型效果不著。多数患者治疗后腹痛迅速缓解，平均腹痛消失时间为 3.6 日。临床观察亮菌甲素有利胆、解痉、止痛和退热消炎作用。未发现毒副作用。

3588 亮叶冬青 liàng yè dōng qīng 《福建药物志》

【异名】 青皮子楂、猪黑椎、大叶帽子《福建药物志》。

【基原】 为冬青科冬青属植物亮叶冬青的叶。

【原植物】 亮叶冬青 *Ilex viridis* Champ.

常绿灌木或小乔木，高5 m。小枝绿色，四棱或具条纹，无毛。叶互生;叶柄长 3～5 mm;叶片革质，卵形、倒卵形或椭圆形，长2.5～7.5 cm，宽1.5～3 cm，先端渐尖，基部楔形，边缘有钝锯齿，齿端褐色，上面绿色有光泽，下面黄绿色，有褐色腺点，中脉上面深凹，下面凸起。雄花序为腋生的聚伞花序，间或有簇生花，花白色，4数，花萼裂片宽三角形;花瓣倒卵形或圆形，基部稍结合，雄蕊短于花冠;雌花序仅含 1 花，单生叶腋，花萼裂片近圆形，全缘，花冠似雄花，子房卵形，柱头盘状。果球形，熟时黑紫色;分核 4 颗，近圆形背部具羽状突起的线纹，内果皮木质。花期 4～5 月，果期 6～10 月。

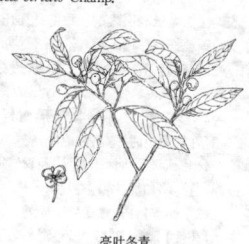

亮叶冬青

常生于低山或丘陵地区疏林、灌丛中。分布于安徽、福建、江西、广东、广西等地。

本植物的根(亮叶冬青根)亦供药用,另设专条。

【采收加工】 全年均可采收,鲜用。

【药性】 《全国中草药汇编》:"甘、微凉,凉。"

【功用主治】 《全国中草药汇编》:"凉血解毒,祛瘀生新。主治水火烫伤,外伤出血。"

【用法用量】 外用:鲜品捣敷。

【选方】 治烧火伤 亮叶冬青鲜叶、槐花各适量。加洗米水捣烂敷患处。《福建药物志》

3589 **亮叶桦叶** liàng yè huà yè 《浙江药用植物志》

【异名】 光叶桦叶(《天目山药用植物志》)。

【基原】 为桦木科桦木属植物亮叶桦的叶。

【原植物】 参见"亮叶桦根"条。

【采收加工】 4~7月采收,鲜用或晒干。

【药性】 《全国中草药汇编》:"甘、辛,凉。"

【功用主治】 《全国中草药汇编》:"清热利尿。主治疖毒,水肿。"

【用法用量】 内服:煎汤,10~15 g。外用:鲜品捣敷。

【选方】 治疖毒已出脓,不收口 光叶桦鲜叶捣烂敷患处,每日换1次。《天目山药用植物志》

3590 **亮叶桦皮** liàng yè huà pí 《四川常用中草药》

【异名】 桦树皮、桦杆树皮(《四川常用中草药》)。

【基原】 为桦木科桦木属植物亮叶桦的树皮。

【原植物】 参见"亮叶桦根"条。

【采收加工】 7~10月剥取树皮,晒干或鲜用。

【药性】 甘、辛,微温。

1.《四川常用中草药》:"性微温,味苦。"

2.《全国中草药汇编》:"甘、辛,温。"

【功用主治】 祛湿散寒,消滞,解毒。主治感冒,风湿痹痛,食积饱胀,小便短赤,乳痈,痈疮。

1.《四川常用中草药》:"除湿,消食,解毒。治食积停滞,乳痈红肿;行气热毒疮,风疹,小便短赤,胸腹饱胀,黄疸。"

2.《全国中草药汇编》:"温中散寒,祛风除湿。主治感冒,胃酸痛,风湿骨痛。"

【用法用量】 内服:煎汤,15~30 g。外用:捣敷。

3591 **亮叶桦根** liàng yè huà gēn 《贵州草药》

【基原】 为桦木科桦木属植物亮叶桦的根。

【原植物】 亮叶桦 Betula luminifera H. Winkl. [B. alnoides Buch.-Ham. var. pyrifolia (Franch.) Burk.] 又名:光皮桦(《中国树木分类学》),光叶桦(《天目山药用植物志》),狗啃木(《贵州草药》),化桃树、花皮木(《云南思茅中草药选》),红桦树、花胶树(《全国中草药汇编》)。

乔木,高达20 m。树皮红褐色或黄灰色,平滑;枝条红褐色有蜡质白粉;小枝黄褐色,密生短柔毛。芽鳞无毛,边缘生纤毛。叶柄长1~2 cm,密生短毛及腺点;叶片卵形至宽卵形,长4.5~10 cm,宽2.5~6 cm,先端骤尖或呈细尾状,基部圆形、楔形或近心形,边缘具不规则刺毛状重锯齿,上面幼时密

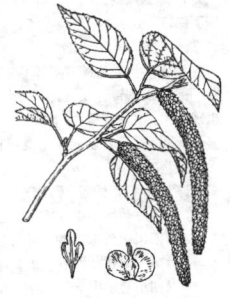

亮叶桦

生短柔毛,下面密生腺点,沿脉生长柔毛,脉腋间有髯毛,侧脉12~14对。雄花序2~5,通常簇生小枝顶端,花序梗密生腺体。果序多为单生,长圆柱形;果序梗下垂;果苞中裂片长圆形至披针形,侧裂片卵形,有时不发育;翅果倒卵形,膜质翅宽为果的1~2倍。

生于海拔500~2 500 m的向阳山坡及杂木林内。分布于西南及浙江、江西、湖北、广东、广西、陕西、甘肃等地。

本植物的叶(亮叶桦叶)、树皮(亮叶桦皮)亦供药用,另设专条。

【采收加工】 全年均可采挖,切片,晒干。

【药性】 《贵州草药》:"性凉,味甘、微辛。"

【功用主治】 清热利尿。主治小便不利,水肿。

1.《贵州草药》:"清热,利尿。"

2.《福建药物志》:"主治水肿,小便不利,疔疮。"

【用法用量】 内服:煎汤,10~15 g。

3592 **亮叶冬青根** liàng yè dōng qīng gēn 《福建药物志》

【基原】 为冬青科冬青属植物亮叶冬青的根。

【原植物】 参见"亮叶冬青"条。

【采收加工】 全年均可采,切片,晒干。

【药性】 甘、微辛,凉。

【功用主治】 《福建药物志》:"治关节痛。"

【用法用量】 内服:煎汤,15~30 g。

【选方】 治关节痛 亮叶冬青根30 g,猪脚1只。炖服。《福建药物志》

3593 **疬子草** lì zi cǎo 《广西本草选编》

【异名】 蛮刀背(《四川常用中草药》),下延叶排草、大羊古臁(《广西本草选编》),马兰花、狮子草(湖南),白当归、黑疗草(广西),树胡椒(曲江)。

【基原】 为报春花科珍珠菜属植物延叶珍珠菜的全草。

【原植物】 延叶珍珠菜 Lysimachia decurrens Forst.

多年生粗壮草本。茎直立,有棱角,上部分枝,基部常木质化。叶互生,有时近对生;叶柄基部沿茎下延;叶片披针形或椭圆状披针形,先端锐尖或渐尖,基部楔形,下延至叶柄成狭翅,干时膜质,上面绿色,下面淡绿色,两面均有不规则的黑色腺点,有时腺点仅生于边缘,并常连结成条。总状花序顶生;苞片钻形,斜展或下弯;花萼分裂近达基部,5裂,裂片狭披针形,边缘有腺状醒毛,背面具黑色短腺条;花冠白色或带淡紫色,基部合生,裂片匙状长圆形,先端圆钝,裂片间弯曲呈圆形;雄蕊5枚,明显伸出花冠外;花丝密

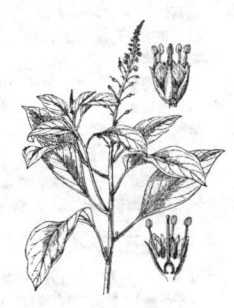

延叶珍珠菜

被小腺体,贴生于花冠裂片的基部;花药阔圆形,紫色;子房球形,花柱细长。蒴果球形或略扁,不规则开裂。花期3~4月,果期6~7月。

生于村旁荒地、路边、山谷溪边疏林下及草丛中。分布于福建、江西南部、湖南南部、广东、广西、贵州、云南南部、台湾等地。

【采收加工】 4~7月采收,鲜用或晒干。

【药性】 苦、辛,平。

1.《四川常用中草药》:"性温,味苦、涩。"

2.《广西本草选编》:"味苦、辛,性平。"

【功用主治】清热解毒,活血散结。主治瘰疬,喉痹,疔疮肿毒,月经不调,跌打损伤。

1.《四川常用中草药》:"祛瘀,消痈肿。治跌打损伤,扭伤,血热。"

2.《广西本草选编》:"活血调经,消肿散结。主治月经不调,跌打骨折,瘰疬,疔疮肿毒。"

3.《广西民族药简编》:"叶:捣烂,榨汁含咽,治急性咽喉炎、扁桃体炎;捣烂敷患处治无名肿毒。"

【用法用量】内服:煎汤,9~15 g。外用:鲜品捣敷。

【选方】1.治瘰疬,疔疮肿毒 下延叶排草鲜全草适量,加酸糟少许,捣烂外敷。

2.治跌打骨折 下延叶排草鲜全草捣烂,调酒炒热外敷。(1、2方出自《广西本草选编》)

3594 闽粤千里光 mǐn yuè qiān lǐ guāng 《湖南药物志》

【基原】为菊科千里光属植物闽粤千里光的全草。

【原植物】闽粤千里光 Senecio stauntonii DC.

多年生草本,高40~60 cm。茎直立,常屈折,有开展分枝。叶互生;基部叶在花期枯萎;中部叶缘圆状披针形,长5~12 cm,宽1~4 cm,无柄,基部有抱茎的圆耳,先端渐尖,边缘有浅齿,有羽状中脉,两面无毛或被微柔毛;上部叶小,常近全缘。头状花序,在枝端排列成疏散伞房状,有长2~5 cm的长梗及条形苞叶;总苞近钟形;总苞片1层,约12个,近无毛,条形,先端尖,边缘狭膜质;舌状花6~7个,黄色;筒状花多数。瘦果,圆柱形,有纵沟,被微短毛;冠毛白色。

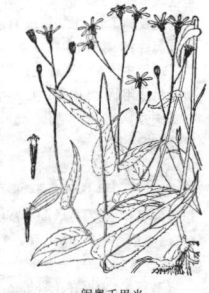
闽粤千里光

生于山坡、田野、水边及疏林中。分布于福建、湖南、广东。

【采收加工】7~10月采收,扎把晒干。

【药性】苦,微辛,凉。

【功用主治】《湖南药物志》:"清热解毒,消肿,止痒。主治疮疖肿毒,疥癣,湿疹。"

【用法用量】内服:煎汤,9~15 g。外用:煎水洗;或熬膏涂;或研末调搽。

【选方】1.治疮疖肿毒 闽粤千里光全草15 g,银花12 g,一枝黄花9 g,乌药15 g。水煎服。

2.治疥癣、湿疹 闽粤千里光全草煎水洗;或加野菊花,亦可熬膏;或研末调搽。(1、2方出自《湖南药物志》)

3595 美人蕉花 měi rén jiāo huā 《中药大辞典》

【基原】为美人蕉科美人蕉属植物美人蕉的花。

【原植物】参见"美人蕉根"条。

【采收加工】花开时采收,阴干。

【药性】广州部队《常用中草药手册》:"甘、淡,凉。"

【功用主治】凉血止血。主治吐血,鼻衄,外伤出血。

1.广州部队《常用中草药手册》:"治外伤出血。"

2.《安徽中草药》:"治吐血,鼻衄。"

【用法用量】内服:煎汤,6~15 g。

【选方】1.治吐血,鼻衄 美人蕉花6 g,白茅根30 g。煎服。《安徽中草药》

2.治外伤出血 美人蕉花10~15 g。水煎服。(广州部队《常用中草药手册》)

3596 美人蕉根 měi rén jiāo gēn 《南宁市药物志》

【异名】观音姜《南宁市药物志》,小芭蕉头《四川中药志》,状元红《西昌中草药》,白姜《云南思茅中草药选》。

【基原】为美人蕉科美人蕉属植物美人蕉的根或茎。

【原植物】美人蕉 Canna indica L.[C. chinensis Willd.] 又名:兰蕉《农圃六书》,水蕉《生草药性备要》,虎头蕉《纲目拾遗》,莲蕉《台湾府志》,洋巴蕉、破血红《江西药用植物名录》,红花蕉《广东药用植物名录》。

多年生草本,高可达1.5 m。

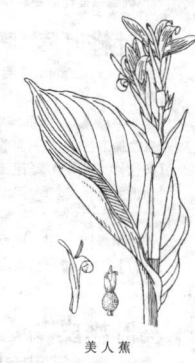
美人蕉

全株绿色无毛,被蜡质白粉。具块状根茎。地上枝丛生。单叶互生;具鞘状的叶柄;叶片卵状长圆形,长10~30 cm,先端尖,全缘或微波状,基部阔楔形至圆形。总状花序,花单生或对生;具1苞片,苞片卵形;花片3,绿白色,先端带红色,长约1cm;花冠大多红色,管长约1cm,花冠裂片披针形,长约3 cm;唇瓣披针形,长约3 cm,弯曲;发育雄蕊药片和花丝相连接处稍呈弯曲,退化雄蕊2~3枚,鲜红色,倒披针形,长约4 cm;子房下位3室,花柱1。蒴果,长卵形,绿色,具柔软刺状物。花、果期3~12月。

生于湿润草地。原产于印度。

本植物的花(美人蕉花)亦供药用,另设专条。

【采收加工】全年可采挖,切片,晒干或鲜用。

【成分】本品含β植物血细胞凝集素(β-lectins)。

【药理】1.保肝作用 1:5美人蕉根煎剂15 ml/kg小鼠灌胃,连续5日,对四氯化碳引起的肝损伤有预防作用,给药8日有治疗作用,均能显著加速中毒小鼠血清溴磺酞钠的清除。表明煎剂对四氯化碳肝损伤有保护作用。

2.利胆作用 给结扎胆囊、胆总管引流的麻醉犬静注煎剂(1:5)1 ml/kg,肝脏分泌胆汁量明显增加,且作用迅速,高峰注射后30分钟,持续约1小时。含酚性物质的1:10提取物1 ml/kg静注,也能使麻醉犬胆汁流量迅速增加。表明其利胆有效成分在所含酚性物质中。一些酚性提取物对不结扎胆囊管的麻醉犬也有利胆作用。而阿托品此时无效,提示其利胆作用非通过兴奋迷走神经所引起。给药后胆汁中胆红素含量略有增高。

3.对肠管运动的影响 在50 ml营养液的麦氏浴槽中加1:5~1:10煎剂1.5~2.0 ml,可使家兔离体肠管紧张性降低,收缩幅度变小,并能对抗乙酰胆碱和氯化钡引起的肠管收缩。

4.对血压的影响 麻醉犬静注1:10煎剂1 ml/kg,血压随即下降,1~4分钟降至最低点,然后逐步回升,10分钟左右恢复正常。

毒性 小鼠灌胃煎剂400 g(生药)/kg(相当于临床用量的200倍)未出现毒性反应,同等剂量腹腔注射,观察24小时,亦未出现死亡。大鼠口服1:5或1:2煎剂0.7 ml/kg,连续4星期,其体重、血象、肝肾功能和主要器官的组织学检查与对照组比较无明显差异。

【药性】甘,微苦,涩,凉。

1.《生草药性备要》:"味涩,性寒。"

2.《四川中药志》1960年版:"性寒,味苦、涩,无毒。"

3.广州部队《常用中草药手册》:"甘、淡,凉。"

4.《四川常用中草药》:"性平,味微苦、涩。"

【功用主治】清热解毒,调经,利水。主治黄疸,痢疾,跌打损伤，疮疡肿毒，月经不调，带下。

1.《生草药性备要》："治胎衣不下，取汁熬热服，又利小水，根能退热毒，敷大疮。""用心槌烂敷疮，消红肿。"

2.《四川中药志》1960年版："能补肾虚，治红崩白带、月经不调及痈疽红起红肿疼痛等症。"

3. 广州部队《常用中草药手册》："清热利湿。主治急性黄疸型肝炎。"

4.《云南中草药》："补肾，止血，疏经。主治遗精，神经症，遗尿，小儿麻痹后遗症。"

5.《安徽中草药》："治痢疾，跌打损伤，疮疡肿毒。"

6.《全国中草药汇编》："安神降压。治神经症、高血压病。"

【用法用量】 内服：煎汤，6～15 g，鲜品 30～120 g。外用：捣敷。

【选方】 1. 治湿热白带　美人蕉根 15 g，炒贯众 9 g。煎服。《安徽中草药》

2. 治脾虚所致的崩漏　小芭蕉头根 60 g，金樱子根60 g。炖鸡服。

3. 治疮疖初起，红肿疼痛　小芭蕉根适量。配醪糟或乙醇，捣绒外敷患处。（2、3方出自《四川中药志》1960年版）

4. 治遗精，红崩白带，神经症　美人蕉根 30～60 g。炖鸡蛋及糯米须。

5. 治遗尿　美人蕉根 30 g。炖猪膀胱服。（4、5方出自《云南中草药》）

【临床报道】 治疗急性黄疸型肝炎　① 取美人蕉鲜根 60～120 g（最多不超过 250 g），水煎，分早晚服，20 日为 1 个疗程。观察 63 例，痊愈 53 例，好转 3 例，无效 2 例，一般多在 20～30 日内治愈。② 用美人蕉与苎麻根、铁马鞭制成合剂，治疗急性黄疸型肝炎 100 例，痊愈 92 例，基本治愈8例。

3597 **美商陆子** ^měi shāng lù zǐ^ 《南药《中草药学》》

【基原】 为商陆科商陆属植物垂序商陆的种子。

【原植物】 参见"商陆"条。

【采收加工】 9～10 月采摘成熟果实，晒干后取种子，再晒干。

【成分】 美商陆种子含美商陆素（americanin）A，异美商陆素（isoamericanin）A，美商陆酚（americanol）A，异美商陆酚（isoamericanol）A，3-乙酰齐墩果酸（3-acetyloleanolic acid）及一种单链的抗病毒蛋白，简称 PAP-S。

【药理】 1. 抗病毒作用　美商陆种子中所含抗病毒蛋白（PAP-S）有抗病毒作用，将 PAP-S 和Ⅲ型脊椎炎病毒混合液接种于密单层细胞上，在 4.17×10^{-8} mol/L 时能抑制 98% 的病毒增殖。

2. 抗肿瘤作用　抗病毒蛋白（PAP）也有抗癌作用，将 PAP 与特定的癌细胞衍生的单克隆抗体连接而制备的导向药物（免疫毒素，PAP-S）能有效地杀伤癌细胞。实验表明，含有 PAP 的免疫毒素能有效地杀伤白血病细胞、人乳腺肿瘤细胞、黑色素瘤细胞和卵巢癌细胞等。游离 PAP-S10^{-9} mol/L 时可杀伤约 10% 的细胞；对人 T 细胞单克隆抗体 Wu_{71} 在 10^{-9} mol/L 对细胞的杀伤作用低于 4%，相同浓度的 Wu_{71}：PAP-S结合物 72 小时则可杀伤 76.4% 的淋巴 B 细胞白血病 CEM 细胞，而对阴性细胞仅杀灭 7%，表明含 PAP 的免疫毒素对癌细胞有特异性杀灭作用。

3. 其他作用　垂序商陆种子提取的新木脂素美商陆 A 有抗菌毒作用。PAP-S 在无细胞系统中抑制蛋白合成 50% 所需剂量（ID_{50}）为 0.037 nmol/L。浆果提取物 1/15 000 浓度时即显示有丝分裂原活性。乳鼠脑半球的神经细胞培养实验表明，美商陆种子中提取的异美商陆酚 A、美商陆素 A 能提高脑细胞培养基内胆碱乙酰基转移酶的活性，从而具有神经营养作用。

【功用主治】 南药《中草药学》："利尿。"

3598 **美商陆叶** ^měi shāng lù yè^ 《新华本草纲要》

【异名】 洋商陆叶（江西《草药手册》）。

【基原】 为商陆科商陆属植物垂序商陆的叶。

【原植物】 参见"商陆"条。

【采收加工】 叶茂盛花未开时采收，干燥。

【药材】 美商陆叶 *Phytolaccae Americanae Folium* 主产于山东、浙江、江西等地。

性状　叶常皱缩，展平后呈卵状长椭圆形或长椭圆状披针形，长 10～14 cm，宽 4～6 cm，全缘，上表面浅绿色，下表面浅棕黄色，羽状网脉于叶背明显突出，主脉粗壮；叶柄长约 2 cm，上面具浅槽。体轻，质脆。气微，味淡。

【成分】 垂序商陆叶含黄酮类：山柰酚（kaempferol），山柰酚-3-β-D-木糖苷（kaempferol-3-β-D-xyloside），紫云英苷（astragalin），瑞诺苷（reynoutrin），异槲皮苷（isoquercitrin），烟花苷（nicotiflorin），芸香苷（rutin）。又含商陆皂苷（phytolaccoside）E，多糖和美洲商陆抗病毒蛋白（PAP）。

【药理】 1. 对代谢的影响　垂序商陆叶中所含的美洲商陆抗病毒蛋白（PAP）对真核细胞的蛋白质合成有抑制作用，能抑制兔网织细胞核糖体上珠蛋白和苯丙氨酸肽的合成。PAP 属于核糖体失活蛋白，以酶学作用方式使真核细胞核糖体失活，抑制蛋白质合成，引起细胞死亡。PAP 在无细胞系统中对苯丙氨酸合成的抑制作用比在兔网织细胞核糖体上更明显。试验表明，PAP 不是作用于蛋白合成的始动阶段，而是作用于肽链延伸阶段，使真核细胞核糖体的 60S 亚基酶失活，从而抑制了肽链的延伸。PAP 有较强的抑制蛋白合成作用。叶的 PAP 和夏叶的 PAP-Ⅱ 在无细胞系统中抑制蛋白质合成 50% 所需剂量（ID_{50}）分别为 0.24 和 0.25 nmol。

2. 抗肿瘤作用　抗病毒蛋白有抗癌作用，将 PAP 与特定的癌细胞衍生的单克隆抗体连接而制备的异向药物（免疫毒素）等有效地杀伤癌细胞。实验表明，含有 PAP 的免疫毒素能有效地杀伤白血病细胞、人乳腺肿瘤细胞、黑色素瘤细胞和卵巢癌细胞，也可预防白血病细胞在小鼠体内生长。

3. 其他作用　垂序商陆叶提取物对红细胞和白细胞均有显著凝集作用。

【功用主治】 南药《中草药学》："叶煎服治脚气病，鲜叶有解热功效。"

【用法用量】 内服：煎汤，3～6 g。

3599 **美蔷薇叶** ^měi qiáng wēi yè^ 《河北中草药》

【基原】 为蔷薇科蔷薇属植物美蔷薇的叶。

【原植物】 参见"美蔷薇果"条。

【采收加工】 6～10 月采叶，鲜用或晒干。

【功用主治】 止血，解毒。主治创伤出血，痈疽疔毒。

【用法用量】 外用：鲜品捣敷；或干品研末调敷。

3600 **美蔷薇花** ^měi qiáng wēi huā^ 《内蒙古中草药》

【异名】 山刺玫花《内蒙古中草药》。

【基原】 为蔷薇科蔷薇属植物美蔷薇的花。

【原植物】 参见"美蔷薇果"条。

【采收加工】 5～7 月花盛开时采摘，晾干或晒干。

【药材】 美蔷薇花 *Rosae bellae Fols* 产吉林、河北、山西、山东、陕西、甘肃等地。

性状　花呈不规则球形。花托椭圆形，萼片 5，卵圆披针形，先端尾尖，全缘，并稍宽大呈叶状，外表面有腺毛及细柔毛，内表面密被柔毛。花瓣 5，倒卵形，先端微凹，淡红或淡棕色。气芳香，味微苦涩。

【药性】《内蒙古中草药》:"味甘、酸、微苦,性温。"

【功用主治】《内蒙古中草药》:"理气、活血、调经,消肿、健脾。主治消化不良,气滞腹痛,乳痈,肿毒,月经不调,跌打损伤。"

【用法用量】内服:煎汤,5~10 g;或泡酒。

【选方】1. 治食管痉挛,咽有异物感 山刺玫花、苏梗各3 g。沏水当茶饮。

2. 治月经过多 山刺玫花9 g。水煎服。

3. 治轻度扭伤 山刺玫花15 g,白酒120 mg,浸泡4小时后,去渣,分3日服完。(1~3方出自《内蒙古中草药》)

3601 **美蔷薇果** měi qiáng wēi guǒ 《内蒙古中草药》

【异名】山刺玫《内蒙古中草药》。

【基原】为蔷薇科蔷薇属植物美蔷薇的果实。

【原植物】美蔷薇 Rosa bella Rehd. et Wils.

灌木,高1~3 m;小枝有细而较直立的皮刺。羽状复叶;小叶7~9,长椭圆形或卵形,长1~2.5 cm,宽0.5~1.5 cm,先端急尖,基部楔形或近圆形,边缘有锐锯齿,沿中脉有腺毛;叶柄和叶轴有柔毛和腺毛;托叶宽,大部附于叶柄上,边缘有腺齿。花单生或2~3朵聚生;花梗长5~10 mm;苞片1~3枚;花粉红色,直径4~5 cm,芳香;萼外面有柔毛及腺毛。果椭圆形,深红色,先端渐细,略成颈部。花期5~7月,果期8~10月。

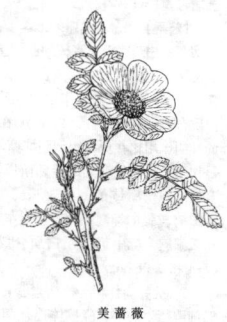

美蔷薇

生于海拔1 700 m的灌木丛中,山脚下或河沟旁等处。分布于河北,山西、内蒙古、河南、吉林等地。

本植物的叶(美蔷薇叶)和花(美蔷薇花)亦供药用,另设专条。

【采收加工】9~10月果实成熟时采摘,晒干。

【成分】果实含3-O-β-D-葡萄糖(6-O-对羟基反式香豆酰基)-山奈素苷(tiliroside),蔷薇酸(euscaphic acid),胡萝卜苷(daucosterol),槲皮素(quercetin),齐墩果酸(oleanolic acid),β-谷甾醇(β-sitosterol)。

【药性】甘、酸、涩、平。

1.《内蒙古中草药》:"味甘、涩,性平。"

2.《河北中草药》:"酸、涩,平。入脾、肺、肾经。"

【功用主治】固精,止泻,养血,活血。主治肾虚遗精遗尿,脾虚泄泻,带下赤白,肠管炎,高血压病头晕。

1.《内蒙古中草药》:"养血,活血。治肠管炎,高血压病头晕。"

2.《河北中草药》:"益肾固精,涩肠止泻。用于肾虚遗精,尿频失禁,睡后遗尿以及脾虚泄痢,带下赤白,虚弱多汗。"

【用法用量】内服:煎汤,5~10 g。

【宜忌】《河北中草药》:"本品收涩性强,有实邪慎用。"

【选方】1. 治遗精,带下 美蔷薇果15 g,芡实,山药各12 g,桑螵蛸9 g。水煎服。

2. 治脾虚久泄 美蔷薇果12 g,茯苓,党参、白术各9 g。水服。(1、2方出自《河北中草药》)

3. 治胃痛腹胀 山刺玫6 g,香附9 g。水煎服。(《内蒙古中草药》)

3602 **美花风毛菊** měi huā fēng máo jú 《长白山植物药志》

【基原】为菊科风毛菊属植物美花风毛菊的全草。

【原植物】美花风毛菊 Saussurea pulchella Fisch. 又名:球花风毛菊《东北植物检索表》。

多年生草本,高25~100 cm。根状茎纺锤形。茎直立,上部分枝,被短毛和腺点。基生叶和下部叶有长柄;上部叶披针形或条形,羽状浅裂或全缘,有短梗或几无柄,两面有短粗毛和腺点;茎生叶叶片长圆形或椭圆形,羽状深裂或全裂,裂片条形或披针状条形,长渐尖,又分裂或有齿。头状花序,多数在茎枝顶端排列成密伞房状或圆锥状,有长梗;总苞球形或球状钟形,总苞片多层,被疏短毛,外层条形,中层和内层卵形或长圆形,先端有膜质、粉紫色,圆形具齿的附片;花淡紫色,长约13 mm。瘦果,长约3 mm;冠毛白色,外层短、糙毛状,内层羽毛状。花期7~8月,果期8~9月。

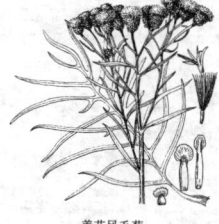

美花风毛菊

生于灌丛、草甸子及河岸。分布于华北、东北等地。

【采收加工】7~10月采收,晒干。

【成分】全草含美花风毛菊内酯(saurin)。又含黄酮类:矢车菊素-3-O-β-D-葡萄糖苷(cyanidin-3-O-β-D-glucoside),芸香苷(rutin),槲皮苷(quercitrin),芹菜素-7-O-β-D-葡萄糖鼠李糖苷(apigenin-7-O-β-D-glucorhamnoside),木犀草素-7-O-β-D-葡萄糖鼠李糖苷(luteolin-7-O-β-D-glucorhamnoside)。

【药性】辛、苦,寒。

【功用主治】可作止血、解热药,尚可作风湿性关节炎止痛剂,又治腹泻。

【用法用量】内服:煎汤,5~10 g。

【临床报道】治疗风湿性关节炎 共收治200例患者。随机分为治疗组100例,对照组100例。方法:治疗组:单纯服用风毛菊水煎剂。将风毛菊(80 g或100 g)加水500 ml,文火煎成100 ml汤剂(病程半年者80 g,半年以上者100 g)。每日1剂,早晚2次空腹温服。对照组也同时停服其他药物,均服用雷公藤多甘1.5 mg/kg,分3次饭后服用。连服4星期后逐渐减量。两组患者均以2个月为1个疗程。结果:治疗组完全缓解20例,基本缓解48例,有效7例,无效25例,总有效率75%。对照组完全缓解23例,基本缓解48例,有效7例,无效22例,总有效率78%(P>0.05)。

3603 **美丽风毛菊** měi lì fēng máo jú 《陕甘宁青中草药选》

【异名】漏芦多吾《陕甘宁青中草药选》。

【基原】为菊科风毛菊属植物华丽风毛菊的根。

【原植物】华丽风毛菊 Saussurea superba Anthony f. pygmaea Anthony

多年生草本,高4~15 cm。根茎粗壮,木质化,上端有残叶柄宿存。茎直立,疏被长柔毛。基生叶莲座状,倒披针形至椭圆形,长3~9 cm,宽1~2.5 cm,先端圆,具短尖头,叶缘疏生稀齿及缘毛,基部下延成柄,上面被粉伏毛,下面中脉处贴生长柔毛;茎生叶较小,披针形。头状花序,单一顶生,总苞钟形,总苞片紫色或具紫色边缘,具短尾状长尖,内列线形;花全部管状,紫色,两性,长达2.5 cm,先端5裂。瘦果,长圆形,有黑色花纹;冠毛白色,外层短、糙毛状,内层

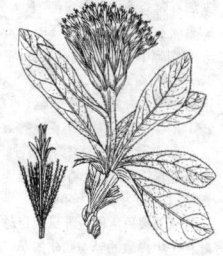

华丽风毛菊

羽毛状。花期 7～8 月。

生于海拔 4 000 m 以上的草原、路边、山脚。分布于云南、西藏、甘肃、青海等地。

【采收加工】 10 月采挖，晾干。

【成分】 全草含黄酮类化合物。

【药性】《青藏高原药物图鉴》："苦，寒。"

【功用主治】 清热解毒，解表透疹。主治流行性感冒，咽喉肿痛，麻疹，风疹。

1.《陕甘宁青中草药选》："清热解毒，祛风。治流感，咽喉肿痛，麻疹，荨麻疹。"

2.《青藏高原药物图鉴》："治食物中毒，并有镇静麻醉作用。"

【用法用量】 内服：煎汤，3～9 g。

3604 姜石 jiāng shí
《新修本草》

【异名】 沙姜石《绍兴本草》，礓砺石《保命集》，礓砾《纲目》，裂姜石《中国矿物药》。

【基原】 为黄土层或风化红土层中钙质结核。

【原矿物】 黄土层或风化红土层中钙质结核主要组成矿物均为方解石、石英、黏土矿。

方解石 Calcite

晶体结构属三方晶系。为细粒结晶或细分散隐晶皮壳状胶结物。白或灰白色。土状光泽。肉眼见不到解理。硬度 3。相对密度 2.7 左右。因掺杂次要矿物而硬度、密度不一。

次要矿物组分有石英：细粒，肉眼难分辨；牙碜感主要是石英的硬度不大所致；其他性状参见"白石英"条。

黏土矿物有高岭石、多水高岭石、伊利石和蒙脱石(性状分别参见"白石脂"、"黄石脂"、"甘土"条)。它们的种类、数量比决定着姜石的可溶出成分及吸附性、离子交换性(即微量元素成分特征)。

黄土中的姜石，其黏土组分中还含有残留的长石(性状参见"浮石"条)、角闪石(性状参见"麦饭石"条)及云母(性状参见"云母"条)等。它们与方解石呈不同结构关系：以均一间杂分布或碎屑斑杂分布为主，以细分散浸染状为次。

主产于华北、西北黄土地带及石灰岩古风化壳红土层中。

【采收加工】 挖取后，除去泥沙、杂石，洗净。

【药材】 姜石 Calcaribus Loess Nodus 主产于河北、山西、陕西等地。

性状 本品为不规则块状。土黄色或浅灰色；条痕浅黄色。不透明，土状光泽。表面凹凸不平，并具裂隙。体重，质坚硬，可碾碎，断面呈颗粒状，色较深，并可见结核状类圆形痕迹或灰白色结晶层。具土腥气，味淡。遇冷稀盐酸强烈起泡。

鉴别 (1) 透射偏光镜下：薄片中无色、微带褐黄色，因含黏土质和铁质呈污浊状。自形粒少见，为多不规则粒状、球粒状。矿物组分主要是方解石。方解石：折光率 Ne = 1.486，No = 1.658；双折射率 No−Ne = 0.172；闪突起明显。干涉色为高级白彩带。一轴晶，负光性。在薄片中可见黏土质和微粒状石英，两者占 10% 左右，石英粒径约 0.05 mm，星点状分布；黏土质多呈隐晶、粉尘状分布。(样品取自南京产的钙质结核)

(2) 取本品粉末约 0.5 g，加稀盐酸 5 ml，即沸腾，将发生的二氧化碳导入氢氧化钙试液中，即生成白色沉淀(检查碳酸盐)。

(3) 将上述泡沸后的溶液，滤过。滤液加甲基红指示液 2 滴，用氨试液中和，再滴加盐酸至恰呈酸性后，加草酸铵试液，即生成白色沉淀，分离，沉淀不溶于醋酸，但可溶于盐酸(检查钙盐)。

(4) X 射线衍射分析曲线(钙质结核) 方解石：3.88(1)，3.05(10)；石英：4.29(1)，336(2)。

【成分】 主要为碳酸钙(CaCO₃)。尚含有氟、碘、硅、铁、锌、铜、锰、钴、钒、铬、硒、钼等元素。

【药性】《新修本草》："咸咸，寒，无毒。"

【功用主治】 清热解毒消肿。主治疗疮痈肿，乳痈，瘰疬，发背恶疮，豌豆疮。

1.《新修本草》："主热豌豆疮，疔毒初肿。"

2.《本草药性大全》："治疗疮肿痛妙方，散乳痈大效，祛背疮如神。"

3.《药性考》："治水肿。"

【用法用量】 内服：入丸、散，每日 1～3 g；或泡饮。外用：研末敷。

【选方】 1. 治疗疮肿毒痛 白姜石末和鸡子清傅之，干即易，疗自出。《本草图经》引《崔氏方》

2. 治乳痈肿痛如升碗大，痛不可忍 取白姜石捣末一二升，用鸡子白和如稀泥。傅肿，干更易之。《外台》引《救急方》

3. 治小儿胎疳，怕日赤烂，泪下疼痛，不久眼睛弄落 姜石(以浓米泔浸七日，晒干，捣研水飞过)、桑叶(捣罗为末)、豉(焙干，捣罗为末)各一两。上件药同研令匀。三岁以下每服半钱，三岁以上至七岁，每服一钱，用羊肝或猪肝、牛肝两指大，去膜细切，以水研，绞取汁调下。《圣惠方》

4. 治产后胀冲，气喘 礓砾石、代赭石等分。为末，醋糊丸梧子大。每服三五十丸，醋汤下。《纲目》引《保命集》

5. 治通身水肿 姜石烧赤，纳黑牛尿中。热服，日饮一升。《千金方》

3605 姜叶 jiāng yè
《纲目》

【基原】 为姜科姜属植物姜的茎叶。

【原植物】 参见"生姜"条。

【采收加工】 6～9 月采收，切碎，鲜用或晒干。

【药性】 辛，温。

【功用主治】 活血散结。主治癥积，扑损瘀血。

1.《金匮要略》："食脍多不消，结为癥病，以姜叶汁饮之一升。"

2.《本草汇言》："散水结，杀鱼脍生冷诸积，捣汁和酒饮。"

【用法用量】 内服：研末，每次 1.5 g；或捣汁。

【选方】 治打伤瘀血 姜叶一升，当归三两。为末。温酒服方寸匕，日三。《范汪方》

3606 姜炭 jiāng tàn
《本草衍义补遗》

【基原】 为姜科姜属植物姜的干燥根茎经炒炭形成的炮制品。

【原植物】 参见"生姜"条。

【炮制】 取干姜或块，置锅内。用武火加热，炒至表面焦黑色，内部棕褐色时，喷淋清水少许，灭尽火星，取出及时凉透。

饮片性状 姜炭形如炮姜，表面焦黑色，内部棕褐色，体轻，质松脆。微苦，微辣。

【药性】 苦、辛、涩，温。归脾、肝、肾经。

1. 金灵昭："苦，平。"(引自《本草汇言》)

2.《药品化义》："阳中微阳，体轻，色黑，气和，味苦、辛，性温，能守，气味俱轻，入肺、脾、肝经。"

3.《冯氏锦囊》："味苦、咸。"

4.《本草经解》："入足少阴肾经，气味俱升，阳也。"

5.《医林纂要》："辛、苦，温。"

6.《福建药物志》："辛、涩、热。"

【功用主治】 温经止血，温脾止泻。主治虚寒性吐血、便血、崩漏，阳虚泄泻。

1.《本草衍义补遗》："止血。"

2.《丹溪治法心要》："治吐血不止。"

3.《本草蒙筌》："止唾血，痢血。"

4.《医学入门》："童便炒黑，止鼻衄，唾血，血痢，血崩。与补阴药同用，能引血药入气分生血，治血虚发热及产后大热。"

5.《药品化义》："温脾经，止泄泻日久。"

6.《本草备要》："温经止血。"

7.《冯氏锦囊》："去恶生新，使阳生阴长。"

8.《医林纂要》："去下部沉寒积湿，回阳气于至阴，润肾，坚肾。"

9.《药性切用》："治产后虚冷，假热外浮。"

10.《药性考》："治反胃。"

【用法用量】 内服：煎汤，1～6 g；或入丸、散。外用：研末调敷。

【宜忌】 阴虚火旺及孕妇慎服。

1.《本草徵要》："血寒者可用，血热者不过用三四分为向导而已。"

2.《本草备要》："多用损阴耗气，孕妇忌之。"

3.《得配本草》："孕妇服之令胎内消，气虚者服之伤元，阴虚内热多汗者禁用。"

【选方】 1. 治血痢 干姜，急于火内烧黑，不令成灰，瓷碗合放冷，为末。每服一钱，米饮调下。（《集验方》）

2. 治血崩 棕榈、乌梅肉各一两，干姜一两五钱（并烧存性）。上为细末。每服二钱，乌梅酒调下，空心食前服。久患不过三服愈。（《证治准绳》如圣散）

3. 治恶露败血刺心腹，儿枕痛，坐卧不得动，余血不快 川姜七钱半（烧黑，瓶中存性），黑附子半枚（炮，去皮、脐）。为细末。挑三钱，童子小便浸，调服。血内净方住服。（《普济方》乌金散）

4. 治疟 干姜，炒令黑色，捣为细末。临发时以温酒调三钱服。已发再服。（《博济方》）

5. 治走马牙疳 干姜（烧存性）、南枣（烧存性）、枯白矾各等分。为末敷之。（《医学正传》）

【各家论述】 1.《雷公炮制药性解》："吐衄下血崩淋产证，熟者反能止之，何也？盖物极则反，血去多而阴不复，则阳亢无所附，得此助阳之生而复阳，且见火则味苦色黑，守而不走，血安得不止耶？然必病久气虚，亡阳而多盗汗及手足冷者宜用；若初病火炽，遽尔投之，是抱薪救火，危亡立至矣。"

2. 金灵昭："按前贤朱丹溪云，姜本辛热，炒黑则苦平矣，能由阳入阴，由阴出阳，所以引气药入血分而补血，引血药入血分而止血，如血虚发热、产后大热必须用之。止血痢肠红及唾血、吐血、呕下血、血脱，面色白而夭不泽，六脉濡弱，有阴无阳者，大宜加；用有四物汤配人参、黄芪、加炒黑干姜而治血虚血脱者，有阳生阴长、阴和阳合之义。"（引自《本草汇言》）

3.《本草便读》："干姜，炮黑则辛少苦多，燥散之性已减，温守之力尤逊，能人血分，协助补药之力，故营血虚寒而欲温补者，非此不为功，即纯虚而无寒者，亦可用之，不温则虚不复生。"

4.《药性切用》："干姜炮黑，辛苦大热，入脾胃而守中逐冷，救急回阳，为温中止血专药，产后虚冷必须之，即设假热外浮，非炮姜导之不可。"

5.《本草求原》："后世谓失血每用姜炭，以为火从水化，使浮阳不僭而血自止。不知姜炭全失姜之本性，止宜炒以守中，配入凉血之味，使寒不凝而血乃和。"

姜黄 jiāng huáng 《新修本草》

3607

【异名】 宝鼎香《纲目》，黄姜《生草药性备要》。

【基原】 为姜科姜黄属植物姜黄的根茎。

【原植物】 姜黄 Curcuma longa L.

多年生草本，高1～1.5 m。根茎发达，成丛，分枝呈椭圆形或圆柱状，橙黄色，极香；根粗壮，末端膨大成块根。叶基生，5～7片，2 列；叶柄长20～45 cm；叶片长圆形或窄椭圆形，长 20～

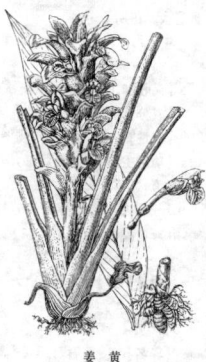

50 cm，宽 5～15 cm，先端渐尖，基部楔形，下延至叶柄，上面黄绿色，下面浅绿色，无毛。花葶由叶鞘中抽出，总花梗长12～20 cm；穗状花序圆柱状，长 12～18 cm；上部无花的苞片粉红色或淡红紫色，长椭圆形，中下部有花的苞片嫩绿色或绿白色，卵形至近圆形；花萼筒绿白色，具 3 齿；花冠管漏斗形，淡黄色，喉部密生柔毛，裂片 3；能育雄蕊1，花丝短而扁平，花药基部有距；子房下位，花柱细长，基部有 2 个棒状腺体，柱头稍膨大，略呈唇形。花期 8 月。

姜黄

多为栽培。植于向阳、土壤肥厚质松的田园中。偶有野生的。分布于福建、江西、广东、广西、四川、云南、台湾等地。

本植物的块根（郁金）亦供药用，另设专条。

【栽培】 参见"郁金"条。

【采收加工】 12月下旬挖出地下部分，去掉泥土和茎秆，选出种根；摘下块根作黄丝郁金（参见"郁金"条）。将根茎水洗，放入开水中焯熟，烘干，撞去粗皮，即得干姜黄；也可将根茎切成 0.7 cm厚的薄片，晒干。

【药材】 姜黄 Curcumae Longae Rhizoma 主产于四川、福建、江西等地。

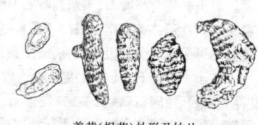

姜黄（根茎）外形及饮片

性状 根茎呈不规则卵圆形、圆柱形或纺锤形，常弯曲，有的具短叉状分枝，长 2～5 cm，直径 1～3 cm。表面深黄色，粗糙，有皱缩纹理和明显环节，并有圆形分枝痕及须根痕。质坚实，不易折断。断面棕黄色至金黄色，角质样，有蜡样光泽，内皮层环纹明显，维管束呈点状散在。气香特异，味苦、辛。

鉴别 (1) 根茎横切面：表皮细胞为1列，细胞扁平，壁薄。皮层宽广，有叶迹维管束；外侧近表皮处有6～8列木栓细胞，扁平，壁薄，排列较整齐；内皮层细胞凯氏点明显。中柱鞘为1～2列薄壁细胞；维管束有限外韧型，散列，近中柱鞘处较多，向内渐减少。薄壁细胞含油滴、淀粉粒及红棕色色素。薄壁组织中散有油细胞。

(2) 取本品粉末少量，置滤纸上，滴加乙醇及乙醚各 1 滴，待干，除去粉末，滤纸染成黄色，加热硼酸钠和溶液 1 滴，则渐变为橙红色。再加氨试液 1 滴，则变成蓝黑色，后渐变为褐色，久置，则又变为橙红色。

(3) 取本品细粉 10 mg，加醋酐 2 ml，振摇后加硫酸 1～2 滴，在荧光灯(365 nm)下呈血红色。

品质标志 《中华人民共和国药典》2010 年版规定：本品含挥发油不得少于 7.0%(ml/g)，照高效液相色谱法测定，本品按干燥品计算，含姜黄素($C_{21}H_{20}O_6$)不得少于 1.0%。

【成分】 根茎含姜黄素衍生物：姜黄素(curcumin)，对，对'二羟基二桂皮酰甲烷(p, p'-dihydroxydicinnamoyl methane)，即双去甲氧基姜黄素(bisdemethoxycurcumin)，对羟基桂皮酰阿魏酰基甲烷(p-hydroxycinnamoylferuloylmethane)，即去甲氧基姜黄素(demethoxycurcumin)，二氢姜黄素(dihydrocurcumin)；倍半萜类化合物：姜黄新酮(curlone)，姜黄酮醇(turmeronol) A、B，4-羟基甜没药-2，10-二烯-9-酮(4-hydroxybisabola-2，10-diene-9-one)，4-甲氧

基-5-羟基甜没药-2, 10-二烯-9-酮(4-methoxy-5-hydroxybisabola-2, 10-diene-9-one), 2, 5-二羟基没药-3, 10-二烯(2, 5-dihydroxybisabola-3, 10-diene),原术术醇(procuramediol),术术双环烯酮(curcumenone),去氢术术二醇(dehydrocurdione),(4S, 5S)-大牻牛儿酮-4, 5-环氧化物[(4S, 5S)-germacrone-4, 5-epoxide],α-姜黄酮(α-turmerone),甜没药姜黄醇(bisacumol),甜没药姜酮(bisacurone),术术烯醇(curcumenol),异原术术醇(isoprocurcumenol),术术酮二醇(zedoaronediol),原术术烯醇(procurcumenol),表原术术烯醇(epiprocurcumenol),术术二醇-甜没药-2, 10-二烯,5-二羟基-甜没药-2, 10-二烯(4, 5-dihydroxybisabola-2, 10-diene),酸性多糖:姜黄多糖(utonan)A、B、C、D。挥发油:姜黄酮,芳香姜黄酮(ar-turmerone),姜黄烯(curcumene),大牻牛儿烯(germacrone),芳香姜黄烯(ar-curcumene),桉叶素(cineole),松油烯(terpinene),术术醇(curcumol),术术呋喃烯酮(curzerenone),术术二酮(curdione),α-蒎烯(α-pinene),β-蒎烯(β-pinene),柠檬烯(limonene),芳樟醇(linalool),丁香烯(caryophyllene),龙脑(borneol)等。还含菜油甾醇(campesterol),豆甾醇(stigmasterol),β-谷甾醇(β-sitosterol),胆甾醇(cholesterol),脂肪酸及金属元素钾、钠、镁、钙、锰、铁、铜、锌等。

【药理】 1. 抗炎作用 姜黄素和姜黄素钠胶注射时对大鼠角叉菜胶足肿的ED_{50}分别为2.1和0.36 mg/kg,而氢化可的松的ED_{50}约为10 mg/kg。大鼠口服姜黄素、去甲氧基姜黄素(FHM)等对角叉菜胶产生的足肿有抑制作用,FHM作用最强,三者在30 mg/kg以下剂量时,其抗炎作用有效剂量,则抗炎作用反而减弱。每日口服姜黄挥发油0.1 ml/kg,也能抑制急性鸡足肿,切除动物肾上腺即无效,提示其早期抗炎作用由于抗组胺,而晚期抗炎作用系因兴奋垂体-肾上腺轴所致。

2. 保肝作用 小鼠注射姜黄根茎50%乙醇提取物20 g(生药)/kg,对四氯化碳引起的血清ALT(丙氨酸氨基转移酶)和AST(天冬氨酸氨基转移酶)升高有明显抑制作用。姜黄根茎经水及醋酸乙酯分步,以醋酸乙酯溶解部分显示抗肝毒作用。从醋酸乙酯部分进一步分离得3个组分:姜黄素、去甲氧基姜黄素和双去甲氧基姜黄素。姜黄素1 mg/ml可使四氯化碳产生的培养大鼠肝细胞的AST降低到53%,ALT降到20%,使D-半乳糖胺产生的ALT降低到对照组的44%,去甲氧基姜黄素和双去甲氧基姜黄素也有相似的作用。

3. 对心血管系统的作用 姜黄提取物灌胃能对抗静注垂体后叶素引起的大鼠心电图S-T、T波变化,小鼠灌服姜黄素能增加心肌营养性血流量。犬静注姜黄素7.5 mg/kg,产生急剧而短暂的降压作用,阿托品、抗组胺药与β-肾上腺素拮抗剂不能阻断其降压作用,姜黄素对豚鼠离体心脏有抑制作用。

4. 抗血凝和抑制血小板凝集作用 灌服姜黄醇提取物或姜黄素可抑制高脂血症大鼠ADP诱发的血小板凝集。姜黄素能增强纤溶活性。姜黄乙醚提取物能抑制花生四烯酸诱发的人血小板血栓烷B_2(TXB$_2$)的产生,可能使膦氧酶催化的产物增加。大鼠腹腔注射姜黄素25 mg/kg或100 mg/kg,可抑制胶原、肾上腺素诱发的血小板聚集,但并不影响膦主动脉前列腺素PGI$_2$的合成。姜黄素、双去甲氧基姜黄素和去甲氧基姜黄素腹腔注射时均可延长雄性小鼠复钙时间。为姜黄的抗凝有效成分。

5. 降血脂作用 姜黄素可降低含饵性高脂血症小鼠血清TC和TG浓度,增加HDL-C含量,显著降低LPO含量,并且呈量效相关关系。有研究认为,姜黄素可能通过促进肝和肾上腺对低密度脂蛋白和脂蛋白α的代谢,增加胆囊对低密度脂蛋白排泄,抑制脾对低密度脂蛋白的摄取,使血中低密度脂蛋白和脂蛋白α的含量降低,从而具有降血脂和抗动脉粥样硬化作用。近年研究发现,含姜黄素血清能增加LDL受体的数量。

6. 抗氧化作用 姜黄素、去甲氧基姜黄素及双去甲氧基姜黄素对亚油酸在空气中的氧化有抗氧化作用,姜黄素最强,其50%抑制亚麻油酸完全氧化的浓度为1.83×10^{-2}%(硫巴比妥酸值)及1.15×10^{-2}%(过氧化物值),优于消旋α-生育酚(维生素E)的值。姜黄素类物质抗氧化作用与其化学结构有关,酚羟基对其抗氧化活性非常重要,与酚羟基相邻的甲氧基也与其抗氧化活性有关。

7. 抗生育作用 腹腔或皮下注射姜黄煎剂,对小鼠和兔早、中、晚期妊娠均有明显终止作用,抗妊娠率可达90%～100%,但口服无效,姜黄终止小鼠妊娠的作用可被黄体酮所对抗,还可明显抑制假孕小鼠创伤性子宫蜕膜瘤的生长,故推测姜黄引起动物早期妊娠的机制,很可能是由于抗孕激素和宫缩作用所致。

8. 抗肿瘤作用 姜黄素对高转移倾向的黑色素瘤$B_{16}F_{10}$细胞肺转移有抑制作用,口服200 nmol/kg剂量的抑制率达80%。100 μmol/L姜黄素可显著降低C_3H小鼠膀胱细胞系MBT$_2$膀胱移植瘤的成瘤率。姜黄素给动物口服时能抑制裸鼠以下体内转移素依赖型前列腺癌细胞LNCaP的成瘤率。以姜黄素处理体外培养的乳腺癌细胞株,不论是激素依赖型还是非依赖型、具耐药性或药物敏感性细胞,对姜黄素的抑制作用均敏感,而且耐药性乳腺癌细胞对姜黄素的敏感性较正常乳腺上皮细胞高35倍。姜黄素对人白血病HL-60细胞及人口腔癌HSC$_4$细胞具有强于五倍子酸的细胞毒性作用。姜黄素对erbB$_2$癌基因转染的鼠胚成纤维NIH 3T3细胞及鼠肉瘤S$_{180}$细胞、人结肠癌HT$_{29}$细胞、肾癌293细胞、人肝癌HepG$_2$细胞等多种癌细胞均有诱导凋亡作用,但对原代培养的大、小鼠胚纤维原细胞无诱导凋亡作用。姜黄素可诱导胃癌细胞KATOⅢ以及结肠癌细胞HCT-116凋亡。有研究认为姜黄素对鼠腺癌细胞以及人白血病T淋巴细胞(Jurkat细胞)的作用不属于传统的凋亡模式。在姜黄素处理的细胞中可观察到不一致的细胞周期阻滞作用,对于不同组织类型的癌细胞来说,姜黄素对细胞周期的调控可能是有不一致的机制。

9. 姜黄素的细胞光毒效应 姜黄素对哺乳动物细胞具有光毒效应,这种光毒效应需要在有氧条件下才能产生,并且这种光毒性与氧自由基和激化态的中心碳原子的产生有关。姜黄素在光照条件下可降低诱导人胃腺癌细胞MGC-803凋亡所需要的药物浓度,即光照有促进姜黄素诱导细胞凋亡的效应。

毒性 姜黄粉或姜黄素按人用量的1.25～125倍喂饲大鼠,对生长喂饲效率、红细胞、白细胞、血红蛋白、血红蛋白、血红蛋白、血红蛋白、清蛋白、球蛋白、血清磷酸酶等均无任何不良反应。小鼠用姜黄粉(饲料中含0.5%)或姜黄素(饲料中含0.015%)对骨髓嗜多染红细胞微核率、染色体结构和数量的畸变率、妊娠率、活胚胎和死胎胎数等均无明显影响,大鼠喂饲含姜黄0.5%和0.05%的饲料,对骨髓染色体畸变发生率也无明显影响。

【药性】 苦、辛、温。归脾、肝经。

1.《新修本草》:"味辛、苦,大寒,无毒。"
2.《本草拾遗》:"味辛、温。"
3.《纲目》:"入心、脾。"
4.《雷公制药性解》:"入心、肺二经。"
5.《本草经疏》:"入足太阴,亦入足厥阴。"
6.《本草汇言》:"味苦辛,性燥而温,阴中阳也,降也。"

【功用主治】 破血行气,通经止痛。主治血瘀气滞诸证,胸腹胁痛,妇女痛经,闭经,产后瘀滞腹痛,风湿痹痛,跌打损伤,痈肿,诸疮癣初生时作痛痒。

1.《新修本草》:"主心腹结积,疰忤,下气破血,除风热,消痈肿。"
2.《日华子》:"治癥瘕血块,痈肿,通月经,治扑损瘀血,消肿毒,止暴风痛冷气,下食。"
3.《本草图经》:"治气胀及产后败血攻心,祛郁辟恶。"
4.《纲目》:"治风痹臂痛。"

5.《本草述》:"治气证痞证,胀满喘噎,胃脘痛,腹胁肩背及臂痛,痹,疝。"

6.《现代实用中药》:"为芳香健胃药,有利胆道及肝脏之消毒作用。用于胃及十二指肠卡他性炎症,黄疸,胸满痞闷疼痛。又为止血剂,治吐血、衄血、尿血,并治痔疾。外用于脓肿创伤。"

【用法用量】 内服:煎汤,3~10 g;或入丸、散。外用:研末调敷。

【宜忌】 血虚气无气滞血瘀及孕妇慎服。

1.《本草经疏》:"凡病人因血虚臂痛,血虚腹痛,而非瘀血凝滞,气逆上壅作胀者,切勿误用。误则徒伤血分,令病转剧。"

2.《药性通考》:"虚弱之人忌用。"

3.《本草求原》:"忌见火。"

【选方】 1. 治右肋痰痛,胀满不食 片姜黄(洗)、枳壳(去瓤,麸炒)、桂心(去粗皮,不见火)各五钱,甘草(炙)二钱。上为细末,每服二钱。姜酒调服。热酒调服亦可,不拘时候。《济生续方》推气散

2. 治心痛 姜黄一两,桂(去粗皮)三两。上二味,捣罗为细散。每服二钱匕,醋汤调下。《圣济总录》姜桂散

3. 治蛔虫心痛,喜吐水,冲刺痛不可忍,或不能食,面黄腹满 姜黄一两三分,鹤虱(锉)一两,鹤虱(微炒)一两一分。上捣筛,每服三钱,水一盏,煎七分,又入酒一合,更煎取沸。空心晚食后热吃,一服未尽,更服。《普济方》姜黄散

4. 治九气,膈气、风气、寒气、热气、忧气、喜气、惊气、怒气、山岚瘴气,积聚坚牢如杯,心腹刺痛,不能饮食,时去时来,发则欲死 川姜黄、甘草、香附子。为末,每服一大钱,入盐少许,空心白沸汤点服。《世医得效方》神仙九气汤

5. 治风痰攻背疼痛 姜黄二两,羌活一两,白术一两半,甘草一两,已上皆生用。上㕮咀。每服约五大钱,水一盏,姜七片,煎至七分,去滓。温服。《叶氏录验方》五痹汤

6. 治臂背痛,非风非痰 姜黄、羌活、白术二两。每服一两,水煎。腰以下痛,加海桐皮、当归、芍药。《赤水玄珠》姜黄散

7. 治产后泄血不止,无禁忌,及治腹痛胸膈闷 姜黄为末。酒服方寸匕,日三四服。《济阴纲目》

8. 治产后腹痛 川姜黄二分,没药一分。上为末,以水及童便各一盏,入药煎至一盏半。分作三服,通口服。约人行五七里再进一服,即止,不过三服便安。《普济方》姜黄散

9. 治牙痛不可忍 姜黄、白芷、细辛等分。上为粗末。擦患处,须臾吐涎,以盐汤漱口。面赤肿者,去姜黄加川芎,其肿立消。《景岳全书》姜黄散

10. 治五般淋 姜黄、滑石各二两,木通一两。上件为细末,每服一钱,水一盏,煎至七分。温下,日三服。《普济方》姜黄散

【临床报道】 治疗囊虫病 治法:10%姜黄酊的配制:姜黄100 g,轧碎如30度白酒1 000 ml,泡7日后即可服用。服药方法:每次50 ml,3、4次/日,饭后服用,6个月为1个疗程,视病情轻重服2~3个疗程。不饮酒的患者可频服,每次10 ml,总量同前。观察56例患者;结果:治愈30例,好转18例,无效8例。

【各家论述】 1.《本草拾遗》:"蓬珠苦色青;姜黄味辛温无毒,色黄,主破血下气,温,不寒;郁金味苦寒色赤,主马热病,三物不同,所用各别。姜黄,性热不冷,《本经》云寒,误也。"

2.《纲目》:"姜黄、郁金、蓬莪荗三物,形状功用皆相近,但郁金入心治血,而姜黄兼入脾,治气;蓬莪荗则入肝,兼治气中之血,为不同尔。古方五痹汤用片子姜黄治风寒湿气手臂痛。戴原礼《要诀》云:片子姜黄能入手臂治痛,其兼理血中之气可知。"

3.《本草经疏》:"姜黄,得火气多,金气少,故其味苦胜于辛,辛香燥烈,性不应寒,宜其无毒,阳中阴也,降也,入足太阴,亦入足厥阴经。苦能泄热,辛能散结,故主心腹积结之属血分者。兼治

气,故又云下气,总其辛苦之力,破血除风热,消痈肿,其能事也。《日华子》谓其能治癥瘕积血块,又通月经及扑损瘀血。苏颂谓其祛邪辟恶,治气胀及产后败血攻心,方书用以同肉桂、枳壳治右胁痛,臂痛有效。戴元礼云能入手臂治痛,何莫非下气破血、辛走泄之功效。察其气味治疗,乃介乎京三棱、郁金之药也。"

4.《本草述》:"姜黄,试阅方书诸证之主治,如气证、痞证、胀满、喘、噎、胃脘痛、腹胁肩背及臂痛、痹、疝,虽所投有多寡,然何莫非以气为其所治之的也……未有专为治痛而兹味,如《本草》所谓也。正其味亦不专于破决诸剂,此味能致血虚之患,较之他血药有原委,不察于是,而漫谓其破血,讵知姜黄不任受'破'之一字也。"

5.《本草求真》:"姜黄,功用颇类郁金、三棱、蓬术、延胡索,但郁金入心,专泻心包之血;莪术入肝,治气中之血;三棱入肝,治血中之气;延胡索则于心肝血分行气,气分行血,此则入脾,既治气中之血,复兼血中之气尔。""陈藏器曰:此药辛劣苦多,性气过于郁金,破血立通,下气最速,凡一切结气积气,癥瘕瘀血,血闭痈疽,其皆有效,以其气血兼理也。"

6.《本草求原》:"姜黄,苦益火生气,辛温迫火化气,气生化则津液行于三阴三阳,清者注于肺,浊者注于经、溜于海;而血自行,是理气散结而兼泄血也。"

7.《本草正义》:"姜黄始见《唐本草》,称其辛味大寒,藏器辨其非,谓辛少苦多,性热不冷,则《唐本》寒字,盖亦传写之误。《唐本》又谓除风热,消痈肿,功力烈于郁金,则正以入血泄散,故痈疡之坚肿可消,扬科普通敷药之如姜金黄散用之,即是此意。固非疏风清热作用,而乃竟以为除风热,宜乎有辛苦大寒之误矣。"

3608 姜露 jiāng lù 《纲目拾遗》

【基原】 为姜科姜属植物姜的鲜根茎的蒸馏液。

【原植物】 参见"生姜"条。

【功用主治】 辟秽,解中霜雾毒,驱瘴,消食化痰。

【用法用量】 内服,炖温,9~15 g。

3609 姜味草 jiāng wèi cǎo 《滇南本草》

【异名】 地生姜《昆明药用植物调查》,柏枝草、香草《中国经济植物志》,小姜草、小香草《昆明民间常用草药》。

【基原】 为唇形科姜味草属植物姜味草的全草。

【原植物】 姜味草 Micromeria biflora (Ham. ex D. Don) Benth.

多年生草本,高15~30 cm。全株有姜气味。茎基部木质,茎多丛生,紫褐色,被具节柔毛及短柔毛。叶对生;叶柄极短,被微柔毛;叶片细密集,卵圆形,长4~5 mm,宽2.5~3 mm,先端急尖,基部近圆形,全缘,上面被微柔毛,下面具金黄色腺点。轮伞花序1~5支;苞片及小苞片近等大,具缘毛;花萼筒状,等齿长5、二唇形,后3齿长三角形,先端长渐尖,前2齿钻形,先端具刺尖,齿缘均具纤毛;花冠粉红色,外面被疏微柔毛,上唇椭圆形,先端微凹,下唇3裂,裂片近等大;雄蕊4,前对较长,不超过花冠,花药2室;子房4裂,无毛,花柱不超出雄蕊,柱头2裂;花盘平顶。小坚果长圆形,褐色,无毛。花期6~7月,果期7~8月。

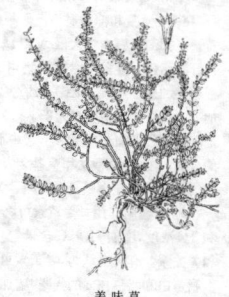

姜味草

生于海拔1 900~3 200 m的石灰岩山地、向阳山坡地或开旷的草地。分布于贵州、云南、西藏等地。

【采收加工】 6～10月采收,晒干。

【成分】 全草含挥发油:苯甲醛(phenyl aldehyde),6-甲基-5-庚烯-2-醇(6-methyl-5-hepten-2-ol),6-甲基-5-庚烯-2-酮(6-methyl-5-hepten-2-one),1-环己烯-1-甲基酮(1-cyclohexenyl-1-methyl ketone),柠檬烯(limonene),顺式氧化芳樟醇(cis-linalool oxide),反式氧化芳樟醇(trans-linalooloxide),芳樟醇(linalool),6-甲基-3,5-庚二烯-2-酮(6-methyl-3,5-heptadien-2-one),侧柏酮(thujone),3-对蓋烯-9-酮(3-p-menthene-9-ol),氧化戊二烯(pentadiene oxide),顺-葛缕烯(cis-carveol),橙花醛(neral),百里香酚(thymol),乙酸香茅酯(citronellyl acetate),乙酸橙花酯(neryl acetate),β-丁香烯(β-caryophyllene),葎草烯(humulene),γ-衣兰油烯(γ-uurolene)和δ-荜澄茄烯(δ-cadinene)。

【药性】《滇南本草》:"味辛,性大温。"

【功用主治】 散寒解表,温中,消积。主治风寒感冒,小儿肺炎,胃寒脘痛,腹胀,恶心呕吐,泄泻,痢疾,癥瘕,寒疝,小儿虫积腹痛。

1.《滇南本草》:"燥脾暖胃,进饮食,宽中下气。疗九种胃气疼痛,面寒痛,胸膈气胀,肚腹冷疼,呕吐恶心,噎膈翻胃,五积六聚,痞块疼痛,男子寒疝胀疼,妇人癥瘕作痛。"

2.《云南中草药》:"温中健胃,祛风散寒,除湿。主治胃痛,腹胀,呕吐,腹泻,感冒风寒,预防痢疾。"

3.《全国中草药汇编》:"治感冒咳嗽,急性胃肠炎,消化不良,疝气痛。"

【用法用量】 内服:煎汤,9～15 g;或研末。

【选方】 1.治感冒,头痛,胃病,消化不良 姜味草干品9～15 g。煎服。头痛亦可用鲜品捣敷太阳穴。

2.治心积 姜味草三钱,石菖蒲一钱,甘草一钱,厚朴一钱,草豆蔻二钱。共为末。每服一钱,滚水点酒服。为丸亦可。

3.治脾积 姜味草三钱,吴茱萸二钱,草豆蔻三钱,吴神曲二钱,甘草五分。共为末,滚水点酒服。

4.治肺积 姜味草二钱,姜黄三钱,白豆蔻二钱,木香五分。共为末,为丸。每服一钱,滚水点酒服。

5.治肾积 姜味草三钱,益智仁二钱,沉香二钱,荔枝核七个(煅)。共为末,或为丸。每服一钱,滚水点酒服。(1～5方出自《滇南本草》)

3610 姜黄草 jiāng huáng cǎo 《植物名实图考》

【基原】 为薯蓣科薯蓣属植物黄山药的根茎。

【原植物】 黄山药 Dioscorea panthaica Prain et Burkill 缠绕草质藤本。根茎横生,圆柱形,不规则分枝,表面着生稀疏须根。茎左旋,光滑无毛,草黄色,有时带紫色。单叶互生,叶片三角状心形,先端渐尖,基部深心形或宽心形,全缘或边缘呈微波状,干后表面栗褐色或黑色,背面灰白色,两面近于无毛。花雌雄异株。雄花无梗,新鲜时黄绿色,单生或2～3朵簇生组成穗状花序,花序又分枝而呈圆锥花序,单生或2～3个簇生于叶腋;

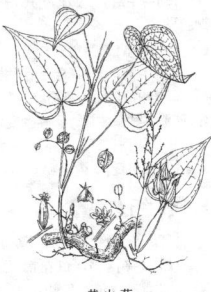

黄山药

苞片舟形,小苞片与苞片同形而较小;花被碟形,先端6裂,裂片卵圆形,内有黄褐色斑点,开放时平展;雄蕊6,着生于花被管的基部,药隔背着。雌花序与雄花序基本相似;雌花花被6裂,具6枚退化雄蕊。蒴果三棱形,先端截形或微凹,基部狭圆,每棱翅状,半月形,表面棕黄色或栗褐色,有光泽,密生紫褐色斑点,成熟时果反曲下垂;种子每室通常2枚,着生于中轴的中部。花期5～7月,果期7～9月。

生于海拔1 000～3 500 m的山坡灌木林下,或仅见于密林的林缘或山坡路旁。分布于西南及湖北、湖南等地。

【采收加工】 7～10月采收,切段晒干或鲜用。

【药材】 姜黄草 Dioscoreae Panthaicae Rhizoma 主产于云南省。

性状 根茎呈圆柱形,有的略弯曲,直径2～3 cm。表面黄棕色,有纵皱纹及须根或须根痕,呈深棕色。质硬而韧,折断后断面呈白色绒毛状并可见很多黄色点状维管束散在。气微,味微甜。

【成分】 块根含甾体皂苷:薯蓣皂苷元(diosgenin),雅姆皂苷元(yamogenin),含薯蓣皂苷(dioscin),纤细薯蓣皂苷(gracillin)。

【药理】 1.降脂和抗血小板聚集作用 给小鼠灌胃黄山药总苷(DX)(400和200 mg/kg)和薯蓣皂苷(Dio)(160和80 mg/kg)时,Dio对小鼠高胆固醇血症有明显预防和治疗作用,而DX只有大剂量时才有一定预防作用。给大鼠灌胃DX(400和200 mg/kg)和Dio(200和100 mg/kg),均能明显降低血中总胆固醇含量,Dio的预防效果明显优于DX。DX(60～240 μg/ml)和Dio(90～120 μg/ml)体外有明显的抗血小板聚集活性,Dio的抑制率明显高于DX。

2.抗氧化作用 黄山药总皂苷5 mg/kg静脉注射,能降低血中LPO含量,升高红细胞与心肌SOD活力,给药组ESR谱中氧自由基信号消失。

【药性】《贵州草药》:"味甘,微辛,性平。"

【功用主治】《贵州草药》:"清热解毒,理气止痛。治胃气痛,跌打劳伤,九子疡。"

【用法用量】 内服:煎汤,15～30 g。外用:鲜品绞汁涂;或捣烂敷。

【选方】 1.治跌打劳伤 黄山药30 g。泡酒服。

2.治九子疡 黄山药、水慈姑各30 g。研末,调甜酒敷患处。(1、2方出自《贵州草药》)

3.治下肢溃疡,窦道瘘管 黄山药(鲜品)适量,舂捣碎后榨汁涂患处。《哀牢本草》

3611 姜花果实 jiāng huā guǒ shí 《四川中药志》

【基原】 为姜科姜花属植物姜花的果实。

【原植物】 参见"路边姜"条。

【采收加工】 9～12月采收,剪下果穗,晒干。

【药性】 辛,温。

【功用主治】《四川中药志》1982年版:"温中散寒止痛,止呕。多用于寒湿郁滞,脘腹胀痛。"

【用法用量】 内服:煎汤,3～9 g。

3612 籼米 xiān mǐ 《本草蒙筌》

【异名】 粘米(《本草药性大全》)。

【基原】 为禾本科稻属植物稻(籼稻)的种仁。

【原植物】 参见"粳米"条。

【采收加工】 收获后脱粒,取种仁。

【药性】 甘,温。归心、脾、肺经。

1.《本草药性大全》:"味甘,气凉,无毒。"

2.《纲目》:"甘,温。"

3.《本草再新》:"入心、脾二经。"

4.《随息居饮食谱》:"甘,平。"

5.《本草撮要》:"入手、足太阴经。"

【功用主治】 温中益气,健脾止泻。主治脾胃虚寒泄泻。

1.《本草蒙筌》:"温中健脾,益卫养荣,长肌肤,尤调脏腑。"

2.《纲目》:"温中益气,养胃和脾,除湿止泄。"

3.《食物考》:"长力泽肥,宽中行滞。"

4.《随息居饮食谱》:"补中,养气,益血,生津,填髓,充肌。"

【用法用量】 内服:煎汤,30~60 g;或煮粥。

【宜忌】 1.《药性切要》:"久食,助热损肌,惟当地人宜。"

2.《随息居饮食谱》:"凡患病不饥,妇人初产,感证新愈,并勿食之。"

3613 迷迭香 mí dié xiāng 《本草拾遗》

【基原】 为唇形科迷迭香属植物迷迭香的全草。

【原植物】 迷迭香 *Rosmarinus officinalis* L.

灌木,高达 2 m。茎及老枝圆柱形,皮层暗灰色,不规则的纵裂,块状剥落,幼枝四棱形,密被白色星状绒毛。叶常在枝上丛生;具极短的柄或无柄;叶片革质,线形,长 1~1.2 cm,宽 1~2 mm,先端钝,基部渐狭,全缘,向背面卷曲,上面稍具光泽,近无毛,下面密被白色的星状绒毛。

花对生,少数聚集在短枝的顶端组成总状花序;苞片小,具柄;花萼卵状钟形,外面密被白色星状绒毛和腺体,内面无毛,11 脉,二唇形,上唇近圆形,全缘或具很短的 3 齿,下唇 2 齿,齿卵圆状三角形;花冠蓝紫色,冠筒稍外伸,冠檐二唇形,上唇直伸,2 浅裂,裂片卵圆形,下唇宽大,3 裂,中裂片最大,内凹,下倾,边缘为齿状,基部缢缩成柄,侧裂片长圆形;雄蕊 2 枚发育,着生于花冠下唇的下方,花丝中部有 1 向下的小齿,药室平行,仅 1 室能育;花柱细长,远超过雄蕊,先端不相等 2 浅裂,裂片钻形,后裂片短;花盘平顶,具相等的裂片;子房裂片与花盘裂片互生。花期 11 月。

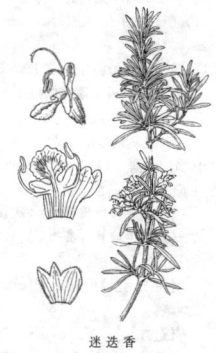
迷迭香

原产于欧洲及非洲地中海沿岸。我国引种栽培于园圃中。

【采收加工】 5~6 月采收,切段,晒干。

【成分】 全草含黄酮类:橙皮苷(hesperidin),香叶木苷(diosmin),蓟黄苷(cirsimarin),结合刺果藤苷(phegopolin),槲叶泽兰素-3'-*O*-葡萄糖苷(eupafolin-3'-*O*-glucoside),槲叶泽兰素-4'-*O*-葡萄糖苷(eupafolin-4'-*O*-glucoside),高车前苷(homoplantaginin),尼泊尔黄酮苷(nepetrin),芹菜素-7-葡萄糖苷(apigenin-7-glucoside),木犀草素-3'-*O*-葡萄糖醛酸苷(luteolin-3'-*O*-glucuronide)。生物碱:迷迭香碱(rosmaricine),异迷迭香碱(isorosmaricine)。三萜类:表-α-香树脂醇(epi-α-amyrin),α-香树脂醇(α-amyrin),β-香树脂醇(β-amyrin),白桦脂醇(betulin),芫花素(genkwanin),乙氧基迷迭香酚(7-ethoxyrosmanol),迷迭香酚(rosmanol),7-甲氧基迷迭香酚(7-methoxyrosmanol),熊果酸(ursolic acid),19α-羟基熊果酸(19α-hydroxyursolic acid),2β-羟基齐墩果酸(2β-hydroxyoleanolic acid),白桦脂酸(betulinic acid),迷迭香酸(rosmarinic acid),鼠尾草酸(carnosic acid)。

根含醌类:紫杉双醌(tarodione),7α-羟基总状土木香醌(7α-hydroxyroyleanone),隐丹参酮(cryptotanshinone)。

枝、叶中含挥发油,其中含 α-蒎烯(α-pinene),莰烯(camphene),1,8-桉叶素(cineole),龙脑(borneol),樟脑(camphor),α和β-松油烯(terpinene),4-松油烯-醇(4-terpineol),马鞭烯醇(verbenol),乙酸龙脑酯(bornyl acetate)等。

【药理】 1.抗微生物作用 迷迭香提取物 0.5%可抑制肉毒梭状芽胞杆菌生长,0.2%~0.5%可抑制枯草芽胞杆菌和蜡状芽

胞杆菌生长。迷迭香酸对大肠杆菌、金黄色葡萄球菌及立枯丝合菌的生长均有明显的抑制作用,其最低抑制浓度分别为 300、400 及 800 μg/mL。

2.利胆作用 开花期迷迭香稀醇提取物对豚鼠有利胆和促进胆汁分泌的作用。

3.抑制过氧化作用 迷迭香酸与不饱和脂肪酸竞争性与脂质过氧化物结合,以终止脂质过氧化的连锁反应,降低脂质过氧化速率;迷迭香酸对 H_2O_2 引起的大鼠红细胞溶血和脂质过氧化有显著的抑制作用,对由维生素 C-NADPH 或 Fe^{2+}-半胱氨酸诱发的大鼠脑、肝、肾微粒体的脂质过氧化都有很强的抑制作用;迷迭香酸可抑制中性粒细胞呼吸爆发和脂质过氧化及通过减少细胞内钙离子浓度而抑制溶酶体的释放,还能抑制内皮细胞调节的低密度脂蛋白的氧化。研究迷迭香酸的抗氧化的构效关系,认为邻二酚羟基是清除自由基活性的物质基础,而且 C_3 位的共轭双键具有增效作用。

4.免疫抑制活性 体外人血清溶血实验中,迷迭香酸可阻断补体的经典途径(IC$_{50}$ 为 180 μmol/L)和旁路途径(IC$_{50}$ 为 160 μmol/L)。迷迭香酸可抑制 C_{3b} 结合到细胞上(IC$_{50}$ 为 34 μmol/L),其机制为具有邻二酚羟基结构的迷迭香酸可特异性地与初生 C_{3b} 的 α 链上的硫酯反应,以阻止 C_{3b} 结合到细胞膜上,而产生抑制补体活性。迷迭香酸对淋巴细胞特异性激酶(Lck)Sr-同源区(SH$_2$)与磷酸酪氨酸激酶所含有的共性序列肽的结合,有特异性抑制作用(IC$_{50}$ 为 7 mmol/L)。对 Jurket 细胞由抗 CD3 和抗 CD4 抗体刺激下,白介素 2(IL-2)基因表达有抑制活性(IC$_{50}$ 为 8 mmol/L)。

5.抗肾炎活性 体内实验研究表明迷迭香酸可抑制肾小球系膜细胞增殖和肾小球肥胀。体外实验迷迭香酸抑制血小板衍生生长因子(PDGF)和肿瘤坏死因子(TNF-α)诱导肾小球系膜细胞增殖,亦可抑制由 PDGF 刺激肾小球系膜细胞的 PDGF 和 *c-myc* 的 mRNA 表达。迷迭香酸亦可抑制 HIGA 小鼠的血清中 IgA 增加和肾病 IgA 沉降。

6.其他作用 迷迭香碱及其衍生物体外有明显的平滑肌兴奋作用和中等的镇痛作用。含有 1.0%迷迭香提取物的食物可明显减少 DMBA(7, 12-二甲苯蒽)所致乳腺癌发生率,平均减少 47%。含 0.5%和 1.0%迷迭香提取物的食物体内可抑制 DMBA 与乳腺上皮细胞 DNA 结合,平均抑制率达 42%。

毒性 急性毒性试验中,大、小鼠腹腔注射迷迭香提取物 2 g/kg,未见明显毒副作用。

【药性】《本草拾遗》:"辛,温,无毒。"

【功用主治】 发汗,健脾,安神,止痛。主治各种头痛,防止早期脱发。

1.《本草拾遗》:"主恶气。"

2.《海药本草》:"合羌活为丸散,夜烧之,辟蚊蚋。"

3.《中国药用植物图鉴》:"为强壮剂,发汗剂,且为健胃、安神药,能治各种头痛症。和硼砂混合作成浸剂,为优良的洗发剂,且能防止早期秃头。"

【用法用量】 内服:煎汤,4.5~9 g。外用:浸水洗。

3614 前胡 qián hú 《雷公炮炙论》

【基原】 为伞形科前胡属植物白花前胡和紫花前胡的根。

【原植物】 1.白花前胡 *Peucedanum praeruptorum* Dunn 又名:水前胡《植物名实图考》。

多年生草本,高 60~100 cm。根圆锥形,有少数侧根,表面黄褐色至棕黑色,根头处我留多数棕褐色叶鞘纤维。茎直立,圆柱形,上部分枝,被短柔毛,下部无毛。基生叶有长柄,基部扩大成鞘状,抱茎;叶片宽三角状卵形,三出或二至三回羽状分裂,长 15~20 cm,宽约 12 cm,第一回羽片 2~3 对,最下方的 1 对有长柄,柄

长 3.5～6 cm，其他有短柄或无柄；末回裂片菱状倒卵形，先端渐尖，基部楔形至截形，边缘具不整齐的 3～4 个粗或圆锯齿，有时下部锯齿呈浅裂或深裂状，下表面叶脉明显突起；茎生叶和基生叶相似，较小；茎上部叶无柄，叶片三出分裂，裂片狭窄，基部楔形，中间一枚基部下延。复伞形花序顶生或侧生，伞辐 6～18，不等长，长 1.5～4.5 cm，有柔毛；总苞片 1 至数片，花后脱落，线状披针

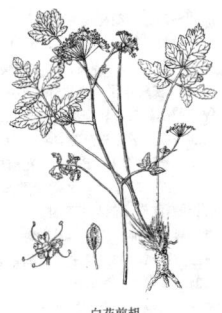

白花前胡

形，边缘膜质，有柔毛；小伞形花序有花 15～20，花梗不等长，有柔毛；小总苞片 7～12，钻形或披针形，先端长渐尖，与花梗等长或超过；萼齿不显著；花瓣 5，白色，广卵形至近圆形；雄蕊 5 子房下位，花柱短，мейки贴生呈圆锥状；子房下位。双悬果卵圆形，背部扁压，棕色，背棱线形稍突起，侧棱呈翅状，比果体狭，稍厚，棱槽内有油管 3～5，合生面有油管 6～10，胚乳腹面平直。花期 7～9 月，果期 10～11 月。

生于海拔 250～2 000 m 的山坡林缘、路旁或半阴性的山坡草丛中。分布于江苏、浙江、安徽、福建（武夷山）、江西、河南、湖北、湖南、广西、四川、贵州、甘肃等地。

2. 紫花前胡 *Angelica decursiva*（Miq.）Franch. et Sav.［*Peucedanum decursivum*（Miq.）Maxim.］ 又名：土当归（《植物名实图考》）。

多年生草本，高 1～2 m。根圆锥状，常有数支根，表面黄褐色至棕褐色。茎直立，圆柱形，具浅纵沟纹，光滑，紫色，上部分枝，被柔毛。根生叶和茎生叶有长柄，柄长13～36 cm，基部膨大成圆形的紫色叶鞘，抱茎；叶片三角形至卵圆形，坚纸质，一回三全裂或一至二回羽状分裂；第一回裂片的小叶柄翅状延长，侧方裂片和顶端叶片有基部联合，沿叶轴呈翅状延长，叶片宽卵形至

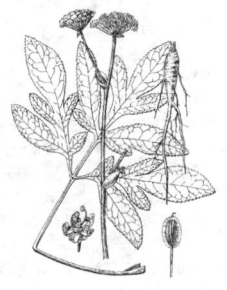

紫花前胡

卵圆形；末回裂片卵形或长圆状披针形，长 5～15 cm，宽 2～5 cm，先端渐尖，边缘有白色软骨质锯齿，齿端有尖头，上面深绿色，下面绿白色，主脉带紫色；茎上部简化成囊状膨大的紫色叶鞘。复伞形花序顶生和侧生，伞辐 10～22，长 2～4 cm；总苞片 1～3，卵圆形，阔椭状，宿萼，反折，紫色；小总苞片 3～8，线形至披针形，伞辐及花柄有毛；花深紫色；萼齿明显，三角状锥形；花瓣倒卵状椭圆状或三角状倒卵形，先端渐狭长，顶端内曲；花药暗紫色。果实宽圆形至卵状圆形，背棱线形隆起，尖锐，侧棱有较厚的狭翅，与果体近等宽，棱槽内有油管1～3，合生面油管 4～6，胚乳腹面凹入。花期 8～9 月，果期 9～11 月。

生于山坡林缘、溪沟边或杂木林灌丛中。分布于河北、辽宁、江苏、浙江、安徽、江西、河南、中南、四川、陕西、台湾等地。

【栽培】 **生物学特性** 喜冷凉湿润气候，耐旱，耐寒。适应性较强。以肥沃深厚的腐殖质壤土生长最好，重黏土及过于低湿地方不宜栽种。

繁殖方法 种子繁殖或分根繁殖。种子繁殖：种子采收后，立即播种，撒播或条播，播后覆土以不见种子为度，稍加镇压，浇

水。苗出土后 40 日即可移栽，按株距 60 cm×45 cm 开穴栽植。分根繁殖：春季挖出老根，有新芽的作种栽，按株距 60 cm×45 cm 开穴种植。

田间管理 移栽成活后，及时松土除草，夏季雨后须松土，于8 月中旬可追施磷肥和钾肥。

【采收加工】 栽种 2～3 年后，于 9～11 月挖取根部，晒干。

【药材】 **前胡** *Peucedani Radix* 白花前胡主产于浙江、湖南、四川等地。紫花前胡产于江西、安徽、湖南、浙江等地。

性状 白花前胡 根呈不规则的圆柱形、圆锥形或纺锤形，稍扭曲，下部常有分枝，长 3～15 cm，直径 1～2 cm。表面黑褐色或灰黄色，根头部多有茎痕及纤维状叶鞘残基，上端有密集的细环纹，下部有纵沟、纵皱纹及横向皮孔。质松泡软，干者质硬，可折断，断面不整齐，淡黄白色，皮部散有多数棕黄色油点，形成层环纹棕色，射线放射状。气芳香，味微苦、辛。

紫花前胡 根头顶端有残留茎基，茎基周围常有膜状叶鞘基部残留。断面类白色，射线不明显。

鉴别 (1) 根横切面：白花前胡 木栓细胞 10 余列。韧皮部散有油室，径向 40～78 µm，切向 50～120 µm，韧皮射线稍弯曲。形成层成环。木质部有较多油室，木射线宽 2～4 列细胞。本品薄壁细胞含定粉粒。

紫花前胡 韧皮部有众多油室，径向 44～90 µm，切向 58～150 µm，韧皮射线较平直。木质部无油室，木射线宽 2～3 列细胞。

(2) 取本品粉末 1 g，加乙醇 10 ml，浸渍 2 小时，取乙醇液 2 滴，分别点于两张小滤纸片上，置紫外光灯（365 nm）下观察，显淡天蓝色荧光，然后滴加 15%氢氧化钠溶液数滴，2 分钟后荧光消失。将一张滤纸片避光保存，另一张滤纸片曝光，约 3 小时后，置紫外光灯下观察，曝光者天蓝色荧光加强，避光者不显荧光。

(3) 取本品粉末 5 g，加甲醇 30 ml，加热回流 10 分钟，滤过，取滤液 2 ml，蒸干，残渣加冰醋酸 1 ml 使溶解，再加乙酰氯 5 滴和氧化锌数粒，置水浴中加热 1～2 分钟，溶液显红色（检查留种）。

(4) 薄层色谱法：取本品粉末 2 g，加乙醚 6 ml 冷浸 4 小时，滤过，滤液至干，残渣加氯仿制成点样液。取白花前胡丙素和丁素与伞形内酯分别制成对照品溶液，分别取各溶液点于同一硅胶 G-CMC 薄层板上，用石油醚-乙酸乙酯（1：1）展开，置荧光灯下观察，白花前胡色谱中与白花前胡丙素、丁素色谱相应位置显相同荧光斑点；紫花前胡色谱中，与伞形内酯相应位置显相同荧光斑点。

品质标志 《中华人民共和国药典》2010 年版规定：照高效液相色谱法测定，含白花前胡甲素（$C_{21}H_{22}O_7$）不得少于 0.90%，含白花前胡乙素（$C_{21}H_{26}O_7$）不得少于 0.24%。

【成分】 1. 白花前胡 根含香豆素类化合物：外消旋白花前胡素(praeuptorin)A 即 Pd-Ia、B 即 Pd-Ⅱ，右旋白花前胡素 C、D 及 E，右旋白花前胡素 Ib(Pd-Ib)、Ⅱ(Pd-Ⅲ)，前者С为右旋-3′(R)-当归酰氧基-4′-酮基-3′，4′-二氢邪蒿素〔3′(R)-angeloyloxy-4′-keto-3′，4′-dihydroseselin〕后者为右旋-3′(S)-当归酰氧基-4′-(S)-异戊酰氧基-3′，4′-二氢邪蒿素〔3′(S)-angeloyloxy-4′-(S)-isovaleryloxy-3′，4′-dihydroseselin〕，北美芹素(pteryxin)，白花前胡香豆素(peucedanocoumarin)Ⅰ、Ⅱ、Ⅲ，前胡豆素(qianhucoumarin)A，补骨脂素(psoralen)，5-甲氧基补骨脂素(5-methoxypsoralen)，8-甲氧基补骨脂素(8-methoxypsoralen)，左旋白花前胡醇(peucedanol)香豆素类化合物：白花前胡定(marmesinin)，茴芹甘(skimmin)，芸香呋喃香豆醇葡萄糖苷(rutarin)，异茴香呋喃豆醇葡萄糖苷(isorutarin)，东莨菪苷(scopolin)，白花前胡苷(praeroside)Ⅰ、Ⅱ、Ⅲ、Ⅳ及Ⅴ，紫花前胡苷(decuroside)Ⅳ，芨菜芹甘(apterin)及芹菜糖基茴芹甘(apiosylskimmin)；其他：D-甘露醇(D-mannitol)，β-谷甾醇(β-sitosterol)，半乳糖醇(galactitol)，胡萝卜苷(daucosterol)及紫花前胡皂苷V(Pdsaponin Ⅴ)即 3-O-α-L-吡喃阿拉伯糖基常春藤皂苷元-28-O-β-龙胆二糖苷(3-O-α-L-arabinopyranosyl hederagenin-28-O-β-gentiobioside)。

2. 紫花前胡 根含香豆素类化合物：紫花前胡素(decursidin)，紫花前胡素 C-Ⅰ(Pd-C-Ⅰ)即 3'(S)-(3-甲基-2-丁烯酰氧基)-4'(R)-羟基-3'，4'-二氢花椒内酯〔3'(S)-senecioyloxy-4'(R)-hydroxy-3'，4'-dihydroxanthletin〕,紫花前胡素 C-Ⅱ(Pd-C-Ⅱ)即 3'(S)-羟基-4'(R)-(3-甲基-2-丁烯酰氧基)-3'，4'-二氢花椒内酯〔3'(S)-hydroxy-4'(R)-senecioyloxy-3'，4'-dihydroxanthletin〕,紫花前胡素 C-Ⅲ(Pd-C-Ⅲ)即 3'-当归酰氧基-4'(R)-乙酰氧基-3'，4'-二氢花椒内酯〔3'(S)-angeloyloxy-4'(R)-acetoxy-3'，4'-dihydroxanthletin〕,紫花前胡素 C-Ⅳ(Pd-C-Ⅳ)即 3'-乙酰氧基-4'(R)-(3-甲基-2-丁烯酰氧基)-3'，4'-二氢花椒内酯〔3'(S)-acetoxy-4'(R)-senecioyloxy-3'，4'-dihydroxanthletin〕,紫花前胡素 C-Ⅴ(Pd-C-Ⅴ)即为 3'(S)-乙酰氧基-4'(R)-异戊酰氧基-3'，4'-二氢花椒内酯〔3'(S)-acetoxy-4'(R)-isovaleryloxy-3'，4'-dihydroxanthletin〕与 3'(S)-乙酰氧基-4'(R)-当归酰氧基-3'，4'-二氢花椒内酯〔3'(S)-acetoxy-4'(R)-angeloyloxy-3'，4'-dihydroxanthletin〕的等量混合物,紫花前胡素 I(AD-Ⅰ)即 3'(S)-当归酰氧基-4'(R)-异戊酰氧基-3'，4'-二氢花椒内酯〔3'(S)-angeloyloxy-4'(R)-isovaleryloxy-3'，4'-dihydroxanthletin〕,紫花前胡苷元(nodakenetin)及香柑内酯;香豆素糖类化合物:紫花前胡苷,紫花前胡种苷Ⅰ、Ⅱ、Ⅲ、Ⅳ及Ⅴ;皂苷:紫花前胡皂苷Ⅰ、Ⅱ、Ⅲ、Ⅳ及Ⅴ。

【药理】 1. 对心血管系统的作用 (1)对血流动力学影响 对麻醉开胸犬,静脉注射外消旋白花前胡素 A(Pd-Ia)具有剂量依赖性增加冠脉流量(CBF)、降低主动脉血压(AP)、左室收缩压最大上升速率(dp/dt$_{max}$)、心肌耗氧量和外周血管阻力等作用。

(2)抗心律失常作用 大鼠静注白花前胡水醇提取液(Pd-Wa)1 g(生药)/kg,对氯化钡诱发的心律失常有预治作用,可使心律失常持续时间缩短,或立即停止心律失常的发作,血压、心肌收缩最大上升速率及心率也有短时间降低;对结扎大鼠左冠状动脉引起的室性心律失常,可明显减少发作程度,在静注白花前胡注射液 2 g(生药)/kg 对乌头碱诱发的大鼠心律失常有预防作用,使 88%的室性心动过速转为正常节律。

(3)对心脏的作用 大鼠腹腔注射右旋白花前胡素 C(Pd-Ⅲ),可改善离体缺血再灌注工作心脏的收缩与舒张功能,并能促进心输出量、冠脉流量及心率恢复,改善心脏的工作效率,减少肌酸激酶释放和心肌线粒体钙含量,表明对心肌缺血有保护作用。Pd-Ⅲ可抑制氯化钙、高钾和 Bay K8644 引起的培养大鼠心室肌细胞内游离钙[Ca^{2+}]i增加,并呈量效关系;对毒毛旋花苷 G 引起的[Ca^{2+}]i增加无明显作用。提示 Pd-Ⅲ降低心肌细胞[Ca^{2+}]i的作用与抑制电压敏感性钙通道有关。白花前胡甲素 Pd-Ia〔(±)praeruptorin A〕能缩短心肌细胞动作电位时程 APD$_{30}$、APD$_{50}$及 APD$_{100}$,并有量效关系,且使慢反应动作电位振幅(APA)缩短,提示白花前胡甲素 Pd-Ia 能抑制 Ca^{2+}内流。

(4)扩血管作用 白花前胡丙素能非竞争性抑制氯化钾所诱导的大鼠动脉的收缩反应,白花前胡丙素对肾型高血压大鼠尾动脉有松弛作用;此外,白花前胡丙素尚能减弱血管收缩物质如去甲肾上腺素对肾型高血压大鼠的升压反应,说明白花前胡丙素在病理条件下可能既抑制经电压敏感性钙通道的钙内流又抑制受体操纵性钙通道的钙内流,进而松弛血管平滑肌。8-甲氧基补骨脂素有舒张血管作用,抑制血管收缩的作用,且抑制去甲肾上腺素和新福林所诱发的收缩作用较抑制 KCl 所诱发的收缩作用强,但 8-甲氧基补骨脂素的作用机制不是 Ca^{2+}拮抗作用,可能与 α_1肾上腺素受体作用的某些环节作用有关。

(5)对血小板聚集的影响 紫花前胡苷和紫花前胡素元对 ADP 诱发的原发性和继发性血小板聚集,均有抗聚集作用。紫花前胡和白花前胡醚提取物和乙酸乙酯提取物,对 ADP 诱发的人血小板聚集的抑制作用较水、丁醇正己烷提取物强。而 Pd-Ia 和紫花前胡素 C-V,对原发性血小板聚集反有促进作用。

2. 祛痰作用 小鼠呼吸道酚红排泌量实验结果显示,不同品种的前胡都具有较强的祛痰作用。麻醉猫灌胃实验表明,紫花前胡煎剂,能增加呼吸道的黏液分泌,并持续 6~7 小时以上。

3. 其他作用 Pd-Ia,紫花前胡素 C-Ⅱ、Pd-C-Ⅲ 和 Pd-C-Ⅳ均可抑制刀豆球蛋白 A 和磷脂酰丝氨酸诱发的大鼠肥大细胞组胺的释放,此作用似与其阻滞肥大细胞钙内流相关。白花前胡石油醚提取物能抑制乙酰胆碱和氯化钾所致兔离体气管平滑肌收缩,使乙酰胆碱收缩气管平滑肌的量效曲线右移,最大反应降低。白花前胡挥发油在试管内对金黄色葡萄球菌的生长有抑制作用,对大肠杆菌也有一定的抑制作用。

【炮制】 1. 前胡 取原药材,除去杂质及残茎,洗净,润透,切薄片,晒干,或低温干燥。

2. 炒前胡 取前胡片置锅内,文火炒至表面呈黄色,微带焦斑,取出放凉。

3. 蜜前胡 取炼蜜,用适量开水稀释后,加入净前胡片拌匀,润透,置锅内,用文火炒至不黏手为度,取出放凉。每前胡片100 kg,用炼蜜 25 kg。

饮片性状 参见“药材”项。炒前胡形如前胡片,表面黄色,微带焦斑。蜜前胡形如前胡片,表面深黄色,略黏手,微带光泽,味微甜。

贮干燥容器内,蜜前胡密闭,置阴凉干燥处,防霉、防蛀。

【药性】 苦、辛,微寒。归肺、脾、肝经。

1.《雷公炮炙论》:“味甘、微苦。”

2.《别录》:“味苦,微寒,无毒。”

3.《药性论》:“味甘、辛。”

4.《本草约言》:“可升可降,入足厥阴肝、足阳明胃、手太阴肺。”

5.《纲目》:“味甘辛,气微平。”“乃手足太阴、阳明之药。”

【功用主治】 疏散风热,降气化痰。主治外感风热,肺热痰郁,咳喘致多,痰黄稠粘,呕逆食少,胸膈满闷。

1.《别录》:“主疗痰满,胸胁中痞,心腹结气,风头通,去痰实,下气。治伤寒寒热,推陈致新,明目益精。”

2.《药性论》:“能去热实,下气,主时气,内外俱热。”

3.《日华子》:“治一切劳,下一切气,止嗽,破癥结,开胃下食,通五脏,主霍乱转筋,骨节烦闷,反胃呕逆,气喘,安胎,小儿一切疳气。”

4.《纲目》:“清肺热,化痰热,散风邪。”

5.《本草汇言》:“散风寒,净表邪,温肺气,消痰嗽。”

6.《本草通玄》:“止小儿夜啼。”

【用法用量】 内服:煎汤,5~10 g;或入丸、散。

【宜忌】 阴虚咳嗽、寒饮咳嗽患者慎服。

1.《本草经集注》:“恶皂荚,畏藜芦。”

2.《本经逢原》:“凡阴虚火动之风,及不因外感而有痰者禁用。”

3.《得配本草》:“气虚逆满,病非外邪实热者禁用。”

4.《本草求真》:“阴虚火动,并气不归元,胸胁逆满者切忌。”

5.《药性集要便读》:“脾阴虚液火忌。”

【选方】 1. 治咳嗽涕唾稠黏,心胸不利,时有烦热 前胡一两(去芦头),麦门冬一两半(去心),贝母一两(煨微黄),桑根白皮一两(锉),杏仁半两(汤浸,去皮、尖,麸炒微黄),甘草一分(炙微赤,锉)。上药捣筛为散,每服四钱,以水一中盏,入生姜半分,煎至六分,去滓。不计时候,温服。(《圣惠方》前胡散)

2. 治肺喘,毒壅滞心膈,昏闷 前胡(去芦头)、紫菀(洗去苗土)、诃黎勒皮、枳实(麸炒微黄)各一两。上为散。每服一钱,不计

时候，以温水调下。(《普济方》前胡汤)

3. 治妊娠伤寒，头痛壮热　前胡(去芦头)、黄芩(去黑心)、石膏(碎)、阿胶(炙，焙)各一两。上粗捣筛，每服三钱匕，水一盏，煎至七分去滓。不计时温服。(《普济方》前胡汤)

4. 治胸中气满塞短气　前胡(去苗)一两半，赤茯苓(去黑皮)二两，甘草(炙，锉)一两，杏仁二七枚(汤浸，去皮、尖、双仁，炒)。上四味，粗捣筛。每服三钱匕，水一盏，煎至六分，去滓。空心温服。(《圣济总录》前胡汤)

5. 治骨蒸热　前胡一钱，柴胡二钱，胡黄连一钱，猪脊髓一条，猪胆一个。水煎，入猪胆汁服之。(《国医宗旨》)

6. 治小儿风热气啼　前胡(去芦)。上为末，炼蜜和丸小豆大。日服一丸，熟水下。服至五六丸即瘥。(《小儿卫生总微论方》前胡丸)

【临床报道】　治疗手指疔疮　将前胡饮片捣烂，浸泡在75%乙醇中，冬季浸泡5日，夏季3日。加盖贮存，以免乙醇蒸发，使前胡能充分吸收乙醇。用时先将手指疔疮局部皮肤常规消毒后，取已备好的前胡制剂外敷，敷药面积视红肿面积而定，厚约0.5 cm，外用塑料薄膜包扎，胶布固定。每日换药1次，脓出较多者，可每日换2次。治疗38例，全部治愈，患指肿痛消失，活动自如。治疗时间：病程短、无化脓者1～3日愈；病程短，但已开始化脓者3～7日愈；病程长，脓已成者7～20日愈。

【各家论述】　1.《纲目》：前胡，"乃手足太阴、阳明之药，与柴胡纯阳上升入少阳、厥阴者不同也。其功长于下气，故能治痰热喘嗽、痞膈呕逆诸疾。气下则火降，痰亦降矣，所以有推陈致新之绩，为痰气要药，陶弘景言其与柴胡同功，非矣。治证虽同，而所入所主则异。"

2.《本草汇言》："前胡，散风寒，净表邪，温肺气，消痰嗽之要药也。如伤风之证，咳嗽痰喘，声重气盛，此邪在肺经也；伤寒之证，头痛恶寒，发热骨疼，此邪在膀胱经也；胸胁痞满，气结不舒，此邪在中膈之分也；又妊娠发热，饮食不甘；小儿发热，疮疹未形；大人痰热，逆气隔拒，此邪气壅闭在腠理之间也。用前胡俱能治之。""罗一经云，前胡去寒痰，半夏去湿痰，南星去风痰，枳实去实痰，蒌仁治燥痰，贝母、麦门冬治虚痰，黄连、天花粉治热痰，各有别也。"

3.《本草经疏》："前胡苦辛微寒之药也，能散有余之邪热痰实，而不可施诸气虚血少之病。故凡阴虚火炽，煎熬真阴，凝结为痰而发咳嗽，真气虚而不归元以致胸胁逆满，头痛不因于痰而因于阴血虚内热，心烦外现寒热而非外感者，法并禁用。明目益精，厥理亦缪。"

4.《本草正义》："前胡，主疗痰满，胸胁痞，心腹结气，去痰实，下气，皆降气消痰散结也。前胡微苦而降，以下气消痰为长，故能散结而泄痞满。"

5.《本草求真》："前胡功专下气，凡因风入肝胆，火盛痰结，暨气实哮喘，咳嗽呕逆，痞膈霍乱，及小儿疳气等症，升药难投，须当用此苦泄，俾邪去正复。不似柴胡性主上升，引邪外出，而无实痰实气固结于其中也。按二胡均是风药，一升一降，用各不同，若使兼有外感风邪，与痰火实结，而用柴胡上升，不亦如火益热乎，故必用此下降。"

3615 总状绿绒蒿 zǒng zhuàng lǜ róng hāo (《青藏高原药物图鉴》)

【基原】　为罂粟科绿绒蒿属植物总状绿绒蒿的全草。

【原植物】　总状绿绒蒿 *Meconopsis horridula* Hook. f. et Thoms. var. *racemosa*(Maxim.) Prain[*M. racemosa* Maxim.]

一年生草本，高约40 cm。全株被黄褐色或淡黄色坚硬而平展的刺毛，有时刺毛的基部呈紫色。主根长达20 cm。茎圆柱形，不分枝。基生叶和茎下部叶具柄，长3～8 cm；叶片长圆状披针形、披针形至条形，长5～20 cm，宽0.7～4.2 cm，先端急尖或钝，基部狭楔形，下延至叶柄基部近鞘状，全缘或波状，稀具不规则的粗锯齿，两面绿色，被刺毛；上部茎生叶具短柄至无柄，叶片长圆状披针形，有时条形。花生于茎上部1/3以上的叶腋内，最上部者无苞片，有时生于混生的花葶上；花梗长2～5 cm；萼片长圆状卵形，外面被刺毛；花瓣5～8，倒卵状长圆形，天蓝色或蓝紫色，有时红色；雄蕊多数，花丝丝状，紫色，花药长圆形，黄色；子房卵形，4～6心皮，密被刺毛，花柱圆锥形，具棱，柱头长圆形。蒴果卵形或长卵形，密被刺毛，4～6瓣自先端开裂至全长的1/3处，宿花柱长0.7～1 cm。种子长圆形，表面具窗格状网纹，花托膨大成盘状。花期5～8月，果期7～11月。

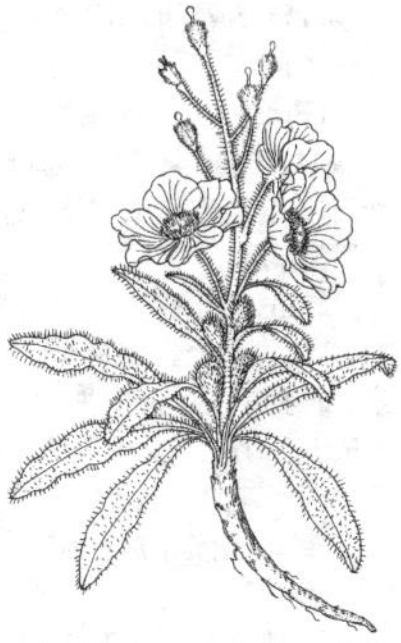

总状绿绒蒿

生于海拔3 000～4 900 m的草坡、石坡或林下。分布于四川、云南、西藏、甘肃、青海等地。

本植物的根(雪参)亦供药用，另设专条。

【采收加工】　5～7月采收，晒干。

【药理】　1. 止痛、镇静作用　总状绿绒蒿乙醇提取物具有非常明显的抗扭体作用，亦有一定镇痛作用，对小鼠有镇静作用。

2. 抗疲劳作用　总状绿绒蒿根乙醇提取物高、低剂量均能显著延长气虚小鼠的爬杆时间，明显提高小鼠的抗疲劳能力，但对血细胞数及血红蛋白含量无显著影响。

3. 止泻作用　总状绿绒蒿乙醇提取物具有非常显著的止泻作用，明显减少湿粪次数，而总状绿绒蒿水提取物对小鼠腹泻无显著影响。

【药性】　微苦、涩，寒。

1.《青海常用中草药手册》："(花)苦，寒。"

2.《青藏高原药物图鉴》："淡，微寒。"

【功用主治】　清热解毒，止痛。主治肺炎，传染性肝炎，风热头痛，跌打损伤，骨折，关节肿痛。

1.《青海常用中草药手册》："(花)清热解毒。治肺炎，传染性肝炎。"

2.《青藏高原药物图鉴》："消炎，止骨痛。治头伤，骨折。"

3.《中草药》1984，(8)：23："解热，止痛，接骨。治风热头痛，跌打骨折，湿热关节肿痛。"

【用法用量】　内服：研末，1～1.5 g。

3616 炮姜 páo jiāng (《本草经疏》)

【异名】　黑姜(《本草备要》)。

【基原】　为姜科姜属植物姜干燥根茎的炮制品。

【原植物】　参见"生姜"条。

【药材】　炮姜 *Zingiberis Rhizoma Preparata*　主产于四川、贵州等地。

性状　本品呈不规则膨胀的块状，具指状分枝。表面棕黑色或棕褐色。质轻泡，断面边缘处显棕黑色，中心棕黄色，细颗粒性，维管束散在。气香特异，味微辛、辣。

鉴别　粉末特征：棕褐色。淀粉粒众多，卵圆形、椭圆形、三角状卵形、类圆形或不规则形，直径5～40 μm，脐点点状，位于较小端，也有呈裂缝状者，层纹有的明显。偶见糊化淀粉粒团块。油细胞及树脂细胞散于薄壁组织中，内含淡黄色油滴或暗红棕色物质。纤维成束或散离，先端钝尖，少数分叉，有的一边呈波状或锯齿状，直径15～40 μm，壁稍厚，非木化，具斜细纹孔，常可见菲薄的横隔。梯纹、螺纹及网纹导管多见，少数为环纹导管，直径15～

70 μm，导管或纤维旁有时可见内含暗红棕色物的管状细胞，直径12～20 μm。

【药理】 1. 抗溃疡作用 每日以炮姜水煎剂4.5 g(生药)/kg灌胃，连续3日，对大鼠应激性及幽门结扎型胃溃疡均有抑制作用；连续给药10日，对醋酸诱发的胃溃疡也有抑制作用，而干姜无明显作用。

2. 止血作用 各种姜炮制品的醚提取物，1.25%浓度33 ml/kg灌胃，炮姜的醚提取物能极显著地缩短小鼠的凝血时间。炮姜的水煎剂10 g(生药)/kg灌胃，剪尾法实验表明能显著缩短小鼠出血时间；但在缩短凝血时间方面，而炮姜不显著。另有报道，炮姜水煎液可显著缩短小鼠出血时间和凝血时间。

毒性 炮姜水煎液小鼠灌胃的LD_{50}为170.6 g(生药)/kg。

【炮制】 取净砂子置锅内，用武火炒热后加入干姜片或块，不断翻动，炒至鼓起，表面显棕褐色，内部棕黄色时，取出，筛去砂子，放凉。

据报道，干姜在220 ℃制成炮姜后，挥发油含量下降不明显，姜炭炮制温度高过300 ℃，挥发油含量下降约57%。炮姜与姜炭的薄层色谱图谱大致相同，但与干姜有明显区别。经加热炮制后，部分斑点消失，同时出现了一些新的斑点。相同Rf值斑点之间的相对含量，发生了明显改变。经薄层扫描分析，干姜、炮姜、姜炭薄层色谱图谱中，各斑点的相对含量发生了明显改变。醚提取液的气相～质谱～计算机检测表明，生姜、干姜、炮姜、姜炭中分别有22个，22个，23个，23个组分，各组分的含量都发生了变化，有些成分发生了质的变化。生姜中4种成分，在干姜和炮姜中均未能检出。干姜和姜炭的3种成分，是生姜中所没有的。不同炮制品中所含成分的变化，势必对其药理作用产生不同的影响。

【药性】 苦、辛，温。归脾、胃、肝经。

1.《珍珠囊》："味苦。"(引自《汤液本草》)

2.《医学入门》："味微苦。"

3.《轩岐救正论》："性平。"

4.《本草备要》："辛、苦，大热。"

5.《得配本草》："辛、苦，热。入足太阴经血分。"

【功用主治】 温中止泻，温经止血。主治虚寒性脘腹疼痛，呕吐，泻痢，吐血，便血，崩漏。

1. 李东垣："除胃冷而温中。"(引自《心印绀珠经》)

2. 王好古："温脾燥胃，理中。"(引自《本草发挥》)

3.《本草蒙筌》："调理痼冷沉寒，霍乱腹痛吐泻。"

4.《医学入门》："温脾肾，治里寒水泻，下痢肠澼，疟，霍乱，心腹冷痛、胀满，止鼻衄，唾血、血痢、崩漏。"

5.《药品化义》："退虚热。"

6.《药性微蕴》："止呕吐，燥太阴之寒湿。"

7.《冯氏锦囊》："治脾胃虚冷，中气不足，身凉疸白。"

8.《医林纂要》："去沉寒，祛积湿，达阳气于太阴。"

9.《得配本草》："除脐腹之寒痞，暖心气，温肝经。"

【用法用量】 内服：煎汤，3～6 g；或入丸、散。外用：研末调敷。

【宜忌】 孕妇及阴虚有热者禁服。

1.《药性微蕴》："阴虚咳嗽及病久阳虚者禁之，误用必致脱汗。"

2.《冯氏锦囊》："内实壮热者忌之。"

3.《得配本草》："气虚者服之伤元，阴虚内热多汗者禁用。"

【选方】 1. 治心脾疼痛，宽胸下气，进美饮食，疗一切冷物所伤。养脾温胃，去冷消痰 干姜(炮)、良姜(去芦头)。上件等分为细末，面糊为丸，如梧桐子大。每服十五丸至二十丸，食后，橘皮汤下。妊娠妇人不宜服。(《局方》二姜丸)

2. 治头目旋晕，吐逆，盖胃冷生痰 川干姜二两(炮)，甘草一两(炙赤色)。上二味，㕮咀为粗末，每服四五钱，用水二盏，煎至八分，食前热服。(《传信适用方》止逆汤)

3. 治肠胃虚寒，心腹冷痛，泄泻不止 干姜(炮)、附子(炮，去皮、脐)、肉豆蔻(面裹，煨)各等分。为细末，米糊为丸，如梧桐子大。每服五十丸，空心米饮下。(《济生方》火轮丸)

4. 治休息痢 干姜(炮)、建茶各一两。上为末，以乌梅取肉，丸如梧桐子大。每服三十圆，食前米饮下。(《续易简方》姜茶丸)

5. 治五饮酒癖，因饮酒冒寒或冷水过多所致 干姜(炮)、肉桂(去粗皮)各半斤，白术一斤。上三味，捣筛，蜜和丸如梧桐子大。每服二十丸，温米饮下，加至三十丸，食前服，日二服。(《局方》倍术丸)

6. 治妇人赤白带下，脐腹冷痛，面色萎黄，日渐虚损 干姜一两(炮裂，锉)，禹余粮二两(炮，醋淬七遍)，阿胶一两(捣碎，炒令黄燥)。上件药，捣细罗为散。每于食前，以粥饮调下二钱。

7. 治妇人血瘕痛 干姜一两(炮裂，锉)，乌贼鱼骨一两，桃仁一两(汤浸，去皮、尖、双仁，微炒)。上件药，捣细罗为散。每服，空心以温酒调下二钱。

8. 治悬痈肿痛，咽中生垂肉及舌肿 干姜(炮裂，锉)、半夏(汤洗七遍，去滑)。上件药等分，捣细罗为散。先开口，以铁针刺破血出后，用药少许涂之，神效。若痒时，以生姜汁解之。(6～8方出自《圣惠方》)

9. 治牙齿疼痛不止 川姜(炮裂)、川椒(去目)各等分。上为细末。每用以指蘸药，无时擦牙痛处，后用盐汤漱之。(《御药院方》追风散)

【各家论述】 1.《得配本草》："炮姜守而不走，燥脾胃之寒湿，除脐腹之寒痞，暖心气，温肝经，能去恶生新，使阳生阴长，故吐衄下血有阴无阳者宜之。"

2.《恰堂散记》："柯韵伯《伤寒注》云：凡治伤寒，当知惜津液，津液一伤，病不能解。炮姜为损津液之第一药。以辛温大热之性，而更炮之以烈火，胃无真寒，何以堪此？"

3.《本草崇原》："干姜，炮过则辛味稍减，主治产后血虚身热及里寒吐血衄血便血之证。若炮制太过，本质不存，谓之姜炭，其味微苦不辛，其质轻浮不实，又不及炮姜之功能矣。""《神农本经》只有干姜、生姜，而无炮姜。后人以干姜炮黑，谓之炮姜。《金匮要略》治肺痿用甘草干姜汤，其干姜亦炮，是炮姜之用，仲祖其先之矣。"

3617 炮弹果 páo dàn guǒ
（《云南思茅中草药选》）

【异名】 藤杜仲(《云南中草药》)。

【基原】 为夹竹桃科清明花属植物清明花的根、叶。

【原植物】 清明花 *Beaumontia grandiflora* Wall. [*Echites grandiflora* Roxb.]

高大木质藤本。全株有乳状液汁，枝幼时有锈色柔毛，茎有皮孔。单叶对生；叶柄长达2 cm；叶片革质，长圆状倒卵形，长6～15 cm，宽3～8 cm，先端短渐尖，基部楔形。聚伞花序顶生，着花3～5朵；花5数；花萼裂片长圆状披针形、倒卵形或倒披针形，长2.5～4 cm；花冠长约10 cm，漏斗状，裂片卵圆形；雄蕊着生于花冠筒的喉部，花药箭头状。果形状多变，圆柱形，长15～18 cm，直径3～4 cm；内果皮亮黄色。种子长约2 cm，种毛白色绢质，长达4 cm。花期春、夏季，果期秋、冬季。

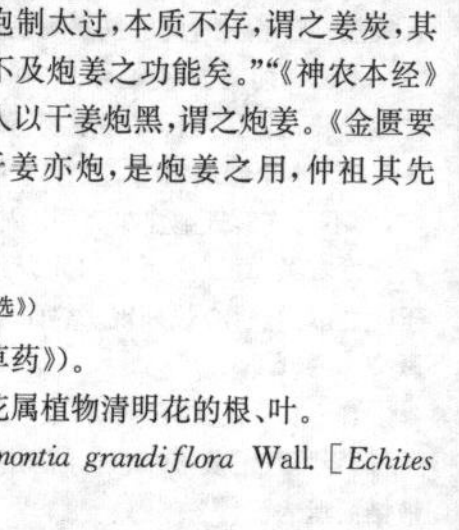

清明花

生于路边、河谷、灌木丛中或山地林中。分布于福建、云南，广

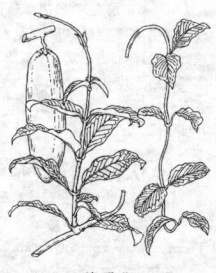

东、广西有栽培。

【采收加工】 全年均可采，根切片晒干，叶多为鲜用。

【成分】 本品含洋地黄毒苷(digitoxin)，东莨菪苷(scopolin)，苄基-8-β-D-吡喃葡萄糖苷(benzyl-8-β-D-glucopyranoside)，山柰酚-3-O-β-D-吡喃葡萄糖苷(kaempferol-3-O-β-D-glucopyranoside)，山柰酚-3-O-β-芸香糖苷(kaempferol-3-O-β-rutinoside)。

【药性】《云南中草药》："微辛、麻，温。"

【功用主治】《云南中草药》："祛风除湿，散瘀活血，接骨。主治骨折，跌打损伤，风湿腰腿痛，腰肌劳损，风湿性关节炎。"

【用法用量】 内服：煎汤，3～6 g；或浸酒。外用：鲜叶捣敷。

【选方】 治风湿性关节炎，风湿骨痛　炮弹果根 9～15 g，光叶巴豆15 g。浸酒 500 ml，每次 20～30 ml，每日服 3 次。(《云南思茅中草药选》)

3618 **洪连** hóng lián (《西藏常用中草药》)

【异名】 藏黄连(《西藏常用中草药》)，兔耳草(《全国中草药汇编》)。

【基原】 为玄参科兔耳草属植物大萼兔耳草、全缘兔耳草或短筒兔耳草的根及全草。

【原植物】 1. 大萼兔耳草 *Lagotis clarkei* Hook. f.　又名：显茎兔耳草(《全国中草药汇编》)。

多年生草本，高 15～20 cm。根状茎粗壮，多横走，直径7～12 mm，根多数，条形，簇生，根茎外无残留的老柄。茎1～2 条，肥壮，蜿蜒上升，长超出叶。基生叶多数，莲座状；叶柄长 4～7 cm，边缘有翅，基部扩大成鞘状；叶片卵形至卵状长圆形，长 4～9 cm，先端渐尖或钝，基部楔形，边缘具不整齐的锯齿；茎生叶多数，无柄，与基生叶相似而较小。穗状花序长 8～10 cm，细柔，外弯，下部花稀疏，上部花稠密；苞片卵形，先端渐尖，全缘或具齿；花萼佛焰苞状，阔大，膜质，后方浅裂，裂片卵状三角形至近圆形，有短缘毛；花冠蓝紫色，被包于萼内，花冠筒稍弓曲，与唇部近等长，上唇倒卵圆形，下唇 3 裂，裂片披针形；花丝短，贴生于上唇基部边缘；花柱伸出花冠筒外，柱头 2 裂。花期 8～9 月。

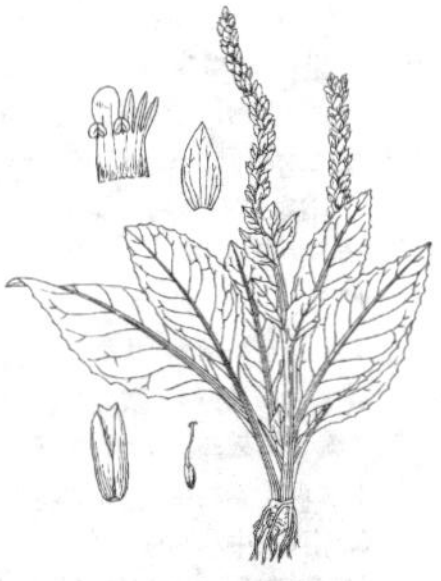

大萼兔耳草

生于海拔 4 600～5 300 m 的高山灌木隙地及高山草地上。分布于西藏南部。

2. 全缘兔耳草　*L. integra* W. W. Smith

本种与大萼兔耳草的区别：苞片全缘，花丝着生于上下唇分界处，花柱内藏或达于花冠筒口。

生于海拔 3 200～4 800 m 的高山草地及高山针叶林下。分布于四川、云南、西藏、青海等地。

3. 短筒兔耳草 *L. brevituba* Maxim.

本种与大萼兔耳草的区别：根茎外常有残留的鞘状老叶柄。苞片近圆形；花冠筒伸直，花冠筒部短，与唇部近等长或稍短。

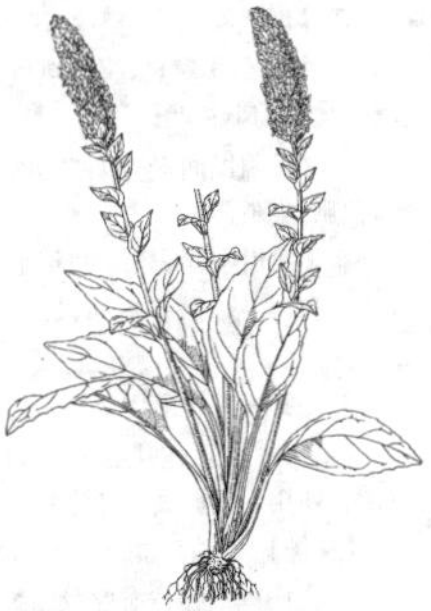

全缘兔耳草

生于 3 000～4 420 m 的高山草地及沙砾的坡地上。分布于西藏、甘肃、青海等地。

【采收加工】 7～9 月采收，切段，晒干。

【药材】 洪连 *Lagotis Herba*　大萼兔耳草主产西藏南部；全缘兔耳草主产于青海、云南、四川及西藏等地；短筒兔耳草产于青海及西藏等地。

性状　大萼兔耳草　全草长 10～20 cm。根茎呈圆柱形，略弯曲，节间紧密，形似蚕体，长 2～10 cm，直径 3～6 mm，表面深棕褐色或紫褐色；质脆，易折断，断面灰黄色或棕褐色，有 3～7 个白色的点状维管束，排列成环。根着生于根茎，长 3～9 cm，直径约 0.2 cm，表面深棕褐色。上部茎生叶及茎已枯萎，茎直径 0.1～0.2 cm，棕色；基生叶具长柄，叶片多卷曲破碎，完整者展平后呈卵状椭圆形，长 3～5 cm，宽 2～3 cm，先端急尖，基部宽楔形，边缘有疏锯齿，灰绿色或黄绿色；叶脉背面略呈淡紫色。穗状花序顶生，长 2～8 cm；苞片叶状，花小，淡紫色或深紫色；花萼佛焰苞状，具 2 浅齿；花冠管弯曲，上部二唇形。气微，味略苦。

全缘兔耳草　基生叶基部阔楔形，边缘近于全缘或有小而浅的齿。

短筒兔耳草　长 5～15 cm，茎紫红色。茎生叶圆形或卵圆形，先端钝圆，中部边缘具圆齿，基部楔形。花序长 2～6 cm，花紫红色；花萼呈大形苞片状，先端微凹。

鉴别　(1) 大萼兔耳草叶表面观：上表皮细胞壁较平直；下表皮细胞壁较弯曲，有的垂周壁有突起，上下表皮气孔均较多，气孔不定式。

大萼兔耳草茎横切面：表皮细胞 1 列，类方形较小；皮层细胞类圆形，排列不规则，有细胞间隙；内皮层为 1 列类方形细胞，排列整齐。中柱鞘纤维 2～5 列，非木化。韧皮部狭而成环；木质部外方有木纤维束排列成环，其内侧有非木化细胞群，细胞壁较厚，间隔排列成 1 轮；导管位于木纤维内侧。髓部薄壁细胞数列；中央大部呈空洞。

(2) 取本品粉末(20 目)5 g，加乙醇 50 ml，于水浴提取 30 分钟，提取液通过 10 g 氧化铝柱后，再用乙醇 20 ml 洗脱，洗脱液减压浓缩至 10 ml，加水 10 ml，用石油醚 50 ml 振摇 5 分钟，分取水层，加入等量正丁醇萃取 3 次，分别浓缩正丁醇及水提取液至各为 2 ml。取水提取液 1 ml，加 5%α-萘酚乙醇液 2～3 滴，摇匀后，沿试管壁缓缓加入浓硫酸 1 ml，两液交界面现紫红色环(检查糖类)。取正丁醇提取液 1 ml，加入 Godin 试剂(1%香草醛的乙醇溶液和 3%高氯酸水溶液，临用时等量混合)，呈红紫色，或取间苯三酚试剂和盐酸各 1 滴，置蒸发皿中，加上述正丁醇提取液数滴，呈蓝绿色(检查环烯醚萜苷)。

(3) 薄层色谱：取(2)项正丁醇提取液作供试品液，另取梓醇标准品配成浓度为每 1 ml 含 1 mg 的对照品溶液，分别吸取供试品溶液和对照品溶液点于硅胶 G 板上，以正丁醇-乙酸乙酯-冰乙酸(10:9:1)展开。喷以 Godin 试剂后于 80～90 ℃烘烤 3～4 分钟显色，供试品色谱在与对照品色谱相应的位置上显相同颜色的斑点。

【药理】 1. 抗溃疡作用　本品水提取物(Ⅰ)4 g/kg，在麻醉大鼠以冰醋酸造成化学损伤性胃溃疡后第一日开始灌胃给药，连续用药 7 日，第八日处死动物，以溃疡面积和溃疡容积为指标，结果表明Ⅰ能明显促进大鼠慢性胃溃疡的愈合，有抗溃疡作用。

2. 镇静作用　5 g/kg 腹腔注射，给药后 10 分钟小鼠自发活动开始减少，20 分钟后蜷伏一处，多数闭目休息，仅个别动物略有活动，而对照组动物的活动未见减少。5 g/kg 腹腔注射尚能显著延长戊巴比妥钠的睡眠时间，表明本品有较好的镇静作用。

毒性　给予 10 只大鼠Ⅰ25 g/kg 灌胃，观察 1 星期，无一死亡。小鼠腹腔注射Ⅰ的 LD_{50} 为 38.2 g/kg。

【药性】 苦、甘,寒。

1.《西藏常用中草药》:"性寒,味苦。"

2.《青藏高原药物图鉴》:"苦、甘,寒。"

【功用主治】 清热解毒,降血压,调经。主治急性肝炎,肺脓扬,高血压病,月经不调,乳腺炎。

1.《西藏常用中草药》:"清热解毒,平逆降压。主治慢性肝炎,高血压病等症。"

2.《青藏高原药物图鉴》:"退烧,降血压,调经,解毒。治全身发烧,肾炎,肺病,阴道流黑色液物,高血压病,动脉粥样硬化,月经不调,综合性毒物中毒及心热。"

3.《中国民族志》:"清热解毒,行血调经。用于五脏有热,血分热毒,急、慢性肝炎,月经不调。"

【用法用量】 内服:煎汤,5~10 g;或研末;或浸酒。

【选方】 治乳腺癌 兔耳草鲜根 3、4条(6~9 g),捣烂和适量烧酒浸泡后,去渣饮酒,分3次1日服完。同时取渣敷患处,并覆盖兔耳草叶(取叶子烧酒中浸片刻)。每日1次,1星期为1个疗程。一般用2~4个疗程。《全国中草药汇编》

3619 活血丹 huó xuè dān 《植物名实图考》

【异名】 遍地香《祝穆试方》,地钱儿《救荒野谱》,钹儿草《救生苦海》,连钱草《质问本草》,铜钱草《慈航活人书》,九里香、半地连、遍地金钱、金钱草《纲目拾遗》,金钱艾《本草求原》,马蹄草、透骨消《植物名实图考》,透骨风、巡骨风《分类草药性》,胡薄荷《现代实用中药》,穿墙草《经效实验单方》,肺风草、金线薄荷《福建民间药物》,江苏金钱《中药通报》1959,5(1):27,透骨草、一串钱《民间常用草药汇编》,大叶金钱草、野薄荷《江西民间草药》,马蹄筋骨草、破铜钱《四川中药志》)。

【基原】 为唇形科活血丹属植物活血丹的全草。

【原植物】 活血丹 Glechoma longituba(Nakai)Kupr〔*G. hederacea* L. var. *longituba* Nakai〕

多年生草本,高 10 ~ 30 cm,幼嫩部分被疏长柔毛。匍匐茎着地生根,茎上升,四棱形。叶对生;叶柄长为叶片的1.5倍,被长柔毛;叶片心形或近肾形,长1.8~2.6 cm,宽2~3 cm,先端急尖或钝,边缘具圆齿,两面被柔毛或硬毛。轮伞花序通常2花;小苞片线形,被缘毛;花萼筒状,外面被长柔毛,内面略被柔毛,萼齿5,上唇3齿较长,下唇2齿略短,顶端芒状,具缘毛;花冠蓝

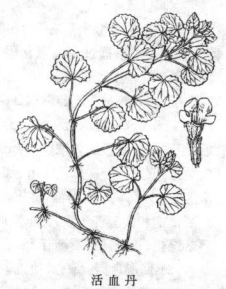

活 血 丹

或紫色,下唇具深色斑点,花冠筒有长和短两型,长者者长1.7~2.2 cm,短筒者长1~1.4 cm,外面多少被柔毛,上唇2裂,裂片近肾形,下唇伸长,3裂,中裂片最大,先端凹入;雄蕊4,内藏,后对较长,花药2室;子房4裂,花柱略伸出;柱头2裂;花盘杯状,前方呈指状膨大。小坚果长圆状卵形,深褐色。花期4~5月,果期5~6月。

生于海拔50~2 000 m的林缘、疏林下、草地上或溪边等阴湿处。全国各地除西藏、甘肃、青海、新疆外,均有分布。

【采收加工】 4~6月采收全草,晒干或鲜用。

【药材】 活血丹 *Glechomae Longitubae Herba* 产于全国各地。

性状 茎呈方柱形,细而扭曲,表面黄绿色或紫红色,具纵棱及短柔毛,节上有不定根;质脆,易折断,断面常中空。叶对生,灰绿色或绿褐色,多皱缩,展平后呈肾形或近心形,边缘具圆齿;叶柄

纤细。轮伞花序腋生,花冠淡蓝色或紫色,二唇形,长达2 cm。搓之气芳香,味微苦。

茎别 茎横切面:表皮细胞1列,有非腺毛及腺毛,皮层薄壁细胞约8列,角隅处有厚角组织;内皮层凯氏点明显。维管束外韧型,环列;韧皮部外侧有木化纤维,木质部较宽。髓部薄壁细胞较大。

粉末特征:灰绿色。非腺毛多细胞,常有一至数个细胞缢缩,另有单细胞锥状非腺毛。腺鳞头部8细胞。小腺毛头部单细胞,柄单细胞。叶下表皮细胞壁波状弯曲。气孔直轴式。上表皮细胞垂周壁波状弯曲,有较细密的角质纹理。螺纹、网纹导管直径20~30 μm。

【成分】 茎叶含挥发油,主成分为左旋松樟酮(pinocamphone),左旋薄荷酮(menthone),胡薄荷酮(pulegone),α-蒎烯(α-pinene),β-蒎烯(β-pinene),柠檬烯(limonene),1,8-桉叶素(1,8-cineole),对聚伞花素(p-cymene),异薄荷酮(isomenthone),异松樟酮(isopinocamphone),芳樟醇(linalool),薄荷醇(menthol)及α-松油醇(α-terpineol),欧亚活血丹呋喃(glechomafuran),欧亚活血丹内酯(glechomanolide)。此外尚含熊果酸(ursolic acid)、β-谷甾醇(β-sitosterol)、棕榈酸(palmitic acid)、琥珀酸(succinic acid)、咖啡酸(caffeic acid)、阿魏酸(ferulic acid)、胆碱(choline)、维生素C及水苏糖(stachyose)等。

【药理】 1. 利胆作用 能促进肝细胞的胆汁分泌,肝胆管内胆汁增加,内压增高,胆道括约肌松弛,而使胆汁排出。

2. 利尿作用 煎剂大鼠灌胃有显著利尿作用,连续应用则利尿作用逐渐降低。麻醉家兔试验也有明显利尿作用。

3. 溶解结石作用 能使小便变为酸性,而使存在于碱性条件下的结石溶解。

【药性】 苦、辛,凉。归肝、胆、膀胱经。

1.《纲目拾遗》:"味微寒,性微寒。"

2.《本草求原》:"辛、涩,微温。"

3.《岭南采药录》:"味涩,平、辛,性平。"

4.《现代实用中药》:"有特异香气。苦、寒。"

5. 南药《中草药学》:"微甘,寒;入肾、肝、胆经。"

【功用主治】 利湿清热,散瘀消肿。主治热淋石淋,湿热黄疸,暑热痰热,伤风咳嗽,胎咳,子肿,小儿痄疖,疮痈肿痛,牙痛,痹痛,跌仆损伤,蛇咬,疥疮。

1.《百草镜》:"治跌打损伤,疟疾,产后惊风,肚痈,便毒,痔漏;擦鹅掌风;汁淋牙痛。"

2. 王安卿《采药志》:"发散头风风邪。治脑漏,白浊,热淋,玉茎肿痛。"

3.《本草求原》:"祛风湿,止骨痛。浸酒,舒筋活络,止跌打闪伤,取汁调酒更效。"

4.《植物名实图考》:"治吐血,下血。"

5.《现代实用中药》:"为强壮药,有解热,镇咳,止泻,止血,利尿之效。治小儿痫热,腹内热气,瘰疬鼠漏,研汁点暴赤眼;以盐揉贴肿毒并风癣。"

6.《贵阳民间药草》:"治月经不调,红崩带下,解热利尿,镇咳,治肺结核。"

7.《四川中药志》1960年版:"能活血通络。治感冒咳嗽,风湿麻木,筋骨疼痛,跌打损伤,黄疸,肺痈,凝寒闪挫及涂寸耳窍(耳下腮϶)等症。"

8.《浙江民间常用草药》:"清热利湿,利尿通淋。"

【用法用量】 内服:煎汤,15~30 g;或浸酒,或捣汁,或捣烂口含。外用:捣敷或绞汁涂敷。

【宜忌】 阴疽、血虚及孕妇慎服。

《陕西中草药》:"血虚及孕妇忌用。"

【选方】 1. 利小便 治膀胱结石 连钱草、龙须草、车前草各

15 g。煎服。（《浙江民间草药》）

2. 治肾炎水肿　连钱草、萹蓄草各 30 g，荠菜花 15 g。煎服。（《上海常用中草药》）

3. 治湿热黄疸　连钱草 60 g，婆婆针 75 g。水煎服。

4. 治胆囊炎，胆石症　金钱草、蒲公英各 30 g，香附子 15 g。煎服，每日 1 剂。（《浙江药用植物志》）

5. 治肺热咳嗽，肺痈　金钱草 60 g，甘草 30 g。用大麦煎汤浸泡 1～2 小时。去渣加蜂蜜 15 g，当茶饮。（《吉林中草药》）

6. 治疟疾　疟发前用连钱草 7 叶为丸塞鼻中。（《质问本草》）

7. 治胃痛　连钱草 30 g，或配五味子根 9 g，水煎服；呕泛酸水者加鸡蛋壳（炒黄研粉）9 g 吞服。（《浙南本草新编》）

8. 治瘰疬　透骨消、藜芦各 3 g。共为细末，豆腐 250 g，放砂锅内煮熟，分两次食，隔 2 日食 1 次，食后避风寒。（《陕西草药》）

9. 治跌打损伤　连钱草（鲜）30 g，杜衡根（鲜）3 g，捣汁，水酒冲服；药渣捣烂敷患处。（《江西草药》）

10. 治痈肿　鲜连钱草、鲜马齿苋等量。煎水熏洗。（《上海常用中草药》）

11. 治疮疖，丹毒　鲜金钱草、鲜车前草等分。捣烂绞汁，加等量白酒，擦患处。（《吉林中草药》）

12. 治湿疹　金钱草、白鲜皮各 30 g，蛇床子 15 g。水煎，熏洗患处。（《山东中草药手册》）

13. 治月经不调，小腹作胀　团经草（活血丹）、对叶莲各 9 g，大叶艾 6 g。泡酒吃。（《贵阳民间药草》）

14. 治白带　团经草 15 g，杜仲 9 g，木通 4.5 g。煎水加白糖服。（《贵阳民间药草》）

15. 治膀胱尿病　连钱草（鲜）120 g，玉米根 120 g，猪瘦肉 90 g。水煮服汤食肉。（景德镇《草药手册》）

【临床报道】　1. 治疗腮腺炎　将连钱草洗净，加少量食盐捣烂后，敷于肿大处，不论一侧或两侧腮腺肿大，一般两侧一起敷药，鲜品或干品疗效一样。共随访 50 例，全部治愈。腮腺肿大消退，体温下降平均为 12 小时。

2. 治疗烧伤　用新鲜连钱草 1 把，洗净，取黄草纸包 2、3 层，水中浸湿后于炭火中烤熟，20～30 分钟取出药汁，乘热将药膏揉烂取汁，盛于杯中，用消毒鸭毛蘸药汁涂搽伤面，每日搽 多次十次，以保持伤面湿润为度。伤势严重的，药汁中可加入适量冰片或麝香；如创面感染化脓，须先经清洗消毒处理，然后搽药。治疗 30 例 Ⅱ度、Ⅲ度烧伤者，其已感染化脓者 17 例，伴全身症状者 3 例。结果：全部治愈，且无功能障碍。

3620 洋虫 yáng chóng
《药性考》

【异名】　九龙虫（《纲目拾遗》）

【基原】　为拟步行虫科洋虫属动物洋虫的全虫。

【原动物】　洋虫 Martianus dermestiodes (Chevrolata)　全体长椭圆形，长 4～6 mm，宽 1.5～1.9 mm。头部和前胸背板黑色，鞘翅黑棕色。上唇、触角棕褐色。胸腹面、足及腹部腹面深棕褐色。头顶黑色小刻点，有许多白色短小的毛，复眼甚大，由许多圆珠状突起的小眼组成，头部小。触角生于额之下，复眼的前方，触角上着生许多白色短毛。前胸背板长形，密布小凹刻点和白色短毛，小盾片三角形，红棕色。两鞘翅外缘下垂内褶，后缘向下弯，内褶处有许多小刻点。每个鞘翅有 8 条刻点组成的纵线，各自连成几字形状。腿节腹面有一纵的深沟，与胫节恰似一把锯刀状。附节 5 节。胸腹板和腹板具小刻点和白色短毛。生活于粮仓内。

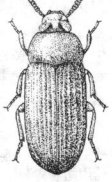

洋虫

分布于福建、海南、江苏、浙江、广东等地均有饲养。

【养殖】　生活习性　洋虫生活周期短，卵孵化为幼虫，经蛹再羽化为成虫。成虫寿命约 3 个月。怕冷怕热，生活温度范围在 10～40℃之间。喜群居。

养殖技术　一般用木箱饲养，箱高 10 cm，宽 30 cm，长 50 cm。箱底钉铁丝网，网孔 2～3 mm，箱内镶铁皮或玻璃，防止逃跑。先在箱底铺一张纸，成虫即产卵在纸上。每日要投入 1～2 次饲料。洋虫卵期短，约为 5 日。所以，每隔 5～7 日要筛卵 1 次。筛卵时首先将箱中的饲料和碎屑筛掉，避免箱内留有卵或幼虫。然后将卵纸一起搬到孵化箱中进行孵化。孵化箱底是木板，卵纸要分层铺放，每隔一层放一张纸，5 日之内即可全部孵化成幼虫。然后将卵纸全部抽出。幼虫生长发育早期（1～2龄）可不加饲料，只放菜叶，随着幼虫的生长，逐步添加饲料。幼虫饲料配方为：玉米面 40%、麦粉 40%、花生饼粉 10%、麦麸 10%；其他如复合维生素 B 0.1%，维生素 C 0.05%，土霉素 0.03%，苯甲酸钠 0.3%。此外，还可加花生米、熟地瓜片和饼干等。

洋虫幼虫化蛹后可不必检出，待蛹羽化成虫后，上面盖一纸片，供成虫爬上，再将纸片一起移至产卵箱中饲养产卵。

【采收加工】　6～10 月捕捉。可用筛集法或甜食诱捕法。收后用清水洗净，热水烫死，然后晒干或烘干；亦可鲜用。

【药理】　1. 抗凝血和活血作用　洋虫乙醇提取物能显著延长小鼠凝血时间，将洋虫乙醇提取物用石油醚萃取而得到的石油醚部分也显著延长小鼠凝血时间。洋虫全虫的水提液能显著降低大鼠全血高切黏度、低切黏度、血浆黏度、纤维蛋白原含量和血细胞比容；对血沉、血沉方程 K 值、全血还原黏度、最大聚集率以及 1 分钟聚集率均无明显影响。

2. 清除亚硝酸盐和阻断亚硝胺合成作用　洋虫对亚硝酸钠具有清除作用，其量与清除率之间存在显著的相关关系，体外阻断二甲基亚硝胺合成实验中，洋虫量与阻断率之间也存在相关关系，体内阻断二甲基亚硝胺合成实验中，洋虫能显著降低血清丙氨酸氨基转移酶量者低于对照组。

3. 延缓衰老作用　洋虫明显防止老龄鼠肝组织中丙二醛含量升高和超氧化物歧化酶活性降低。

4. 护肝作用　洋虫乙醇提取液对乙醇性、CCl₄ 性肝损伤有保护作用，能抗乙醇、CCl₄ 对肝脏组织的破坏作用，抑制小鼠血清丙氨酸氨基转移酶的上升。

【药性】　《纲目拾遗》："性温。"

【功用主治】　温中理气，活血止痛。主治心胃气痛，腹胀吐泻，跌打损伤，半身不遂，肢体痿痹，劳伤咳嗽，月经不调，赤白带下。

1.《药性考》："活吞数枚，止血，（治）劳怯。"

2.《纲目拾遗》："行血去瘀，暖脾胃，和五脏，健筋骨，去湿搜风，壮阳道，治怯弱。"

3.《常见药用动物》："有活血祛瘀，温中散寒，行气止痛的功效。治胃痛、喘嗽，劳嗽，心血不振等。"

【用法用量】　内服：研末或入丸剂，3～9 个。外用：捣敷。

【选方】　1. 治五劳七伤　洋虫七个，白茯苓三钱。捣烂。每日空心酒冲服，以复元为止。

2. 治痰嗽　洋虫七个，牛脊髓三钱，核桃肉三钱。共捣为丸，每丸重三钱。每日五更含化一丸。

3. 治吐血不止，喘息爆热　洋虫七个，川贝三分（研末），古墨（研浓）。陈酒冲服七次。

4. 治哮喘　洋虫九个。研末，薄荷汤送。

5. 治心疼胃痛　洋虫七个，木香为末。冲酒服。

6. 治伤食　洋虫九个。姜汤泡服。

7. 治臌胀　洋虫二十四个。薄荷、陈皮汤送服。

8. 治呕吐痰水　洋虫七个。淡姜汤送服。

9. 治痢疾　洋虫七个。白痢用红糖，红痢用白糖，用陈酒冲服。

10. 治水泻不止　洋虫七个。用猪苓、白术各一钱，陈酒煎冲服。

11. 治中风不语　洋虫二十四个。薄荷、灯心汤送服。

12. 治风瘫　洋虫九个。木香汤送服。

13. 治急、慢惊风　洋虫九个。薄荷、杏仁汤送服。

14. 治小便不通　洋虫七个，灯心、车前各七根。陈酒冲服。

15. 治梦遗、白浊、血淋、白带　洋虫七个，芡实三钱(微炒，研末)，白果五枚。上捣烂，用淫羊藿二钱、广皮二钱、韭子三钱同煎，加酒冲服。

16. 治疟后寒热不调　洋虫七个。未发之先，冲酒服三次。

17. 治无名肿毒　洋虫十六个。五更陈酒送服。

18. 治刀斧伤　洋虫适量。捣敷。(1～18方出自《纲目拾遗》)

3621　洋鸭　^{yáng yā}《纲目拾遗》

【异名】　西洋鸭、麝香鸭、番鸭、关鸭、旱鸭《广西药用动物》。

【基原】　为鸭科麝鸭属动物麝鸭的肉。

【原动物】　麝鸭 *Cairina moschata* Linnaeus

体较健壮，肉肥。头大颈短，全身呈长椭圆形。嘴黄色，基部和眼圈周围生有红色肉瘤，以雄者为发达。全身羽毛丰满，华丽且有光泽，色纯白或纯黑，间有杂彩或白色黑顶者。翼矫健，长达及尾，能飞翔。胸部平坦，宽阔。尾部瘦长。尾羽长，且向上微翘起。腿高，足与脚、蹼均呈黄色。喜生活于水滨，性驯。食蔬菜、青草及鱼、虾、田螺、蚯蚓等。

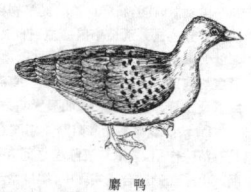

麝 鸭

原产于中美和南美。我国已有引入，现南方省，如浙江、福建、湖南、广东、广西、台湾等地均有饲养。

【采收加工】　全年均可捕杀，除去羽毛及内脏，取肉鲜用。

【药性】　《广西药用动物》："味甘，性平。"

【功用主治】　《纲目拾遗》："助阳道，健腰膝，补命门，暖水脏。"

【用法用量】　内服：煮汁或清炖，120～240 g。

【选方】　1. 治小孩遗尿　(西洋鸭)肉适量，加油盐煮熟服。

2. 治慢性肾炎　西洋鸭1只(去羽毛和内脏)，荷莲豆(干)100 g。共炖熟，分几次服。

3. 治瘘管(痈疽溃后，久不愈，致成瘘管，脓水常流)　纯白色西洋鸭1只(去羽毛和内脏)，白蒺藜120 g，香信(香菇)90 g。加水炖熟，分2～3次服，吃肉和汤。(1～3方出自《广西药用动物》)

3622　洋葱　^{yáng cōng}《药材学》

【异名】　玉葱《植物学大辞典》、浑提葱《云南种子植物名录》、洋葱头(北京)。

【基原】　为百合科葱属植物洋葱的鳞茎。

【原植物】　洋葱 *Allium cepa* L.

多年生草本。具强烈的香气。鳞茎大，球形或扁球形，外包赤红色皮膜。叶圆柱形，中空，径 25～50 cm，径 1～1.5 cm，中部以下最粗；绿色，有白粉。花葶高可达 1 m，圆柱形，中空；伞形花序球形，多花、密集；花梗为花被的数倍长；花被片呈星状展开，绿白色，花被片 6，长圆形或卵状长圆形；雄蕊花丝比花被片长，约 1/5 合生与花被贴生，内轮的基部极扩大，两侧各具 1 齿，外轮的锥形；

蒴果，室背裂开，含有多数种子。种子扁形，黑色。花期6～7月。

全国各地有栽培。

【采收加工】　当下部第一、第二片叶枯黄，鳞茎停止膨大进入休眠阶段，鳞茎外层鳞片变干时便可采收，葱头挖出后，在田间晾晒3～4日，当叶片晒至七八成干时，编成辫子贮藏。

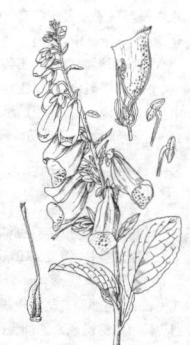

洋 葱

【药性】　辛、甘，温。

1. 《岭南杂记》："味极甘辛。"

2. 《福建药物志》："辛，温。"

【功用主治】　健胃理气，杀虫，降血脂。主治食少腹胀，创伤，溃疡，滴虫性阴道炎，高脂血症。

1. 《药材学》："新鲜洋葱捣成的泥剂，应用于治疗创伤、溃疡及妇女滴虫性阴道炎。"

2. 《全国中草药汇编》："主治便秘。"

3. 《福建药物志》："祛湿消肿。"

【用法用量】　内服：作菜生食或熟食，30～120 g。外用：捣敷或捣汁涂。

【选方】　治滴虫性阴道炎　鲜洋葱、鲜芹菜各等分。捣烂取汁，加醋适量，临睡前用带纱棉球蘸葱汁塞阴道，次晨取出，连续用1星期。《福建药物志》

3623　洋地黄　^{yáng dì huáng}《中国药用植物图鉴》

【异名】　地钟花《中国药用植物图鉴》，洋地黄叶《中国本草图录》。

【基原】　为玄参科洋地黄属植物毛地黄或毛花毛地黄的叶。

【原植物】　1. 毛地黄 *Digitalis purpurea* L. 又名：紫花洋地黄《中华人民共和国药典》1995年版》。

多年生草本，高 60～120 cm。除花冠外，全株被灰白色短柔毛和腺毛。茎直立，单生或数条成丛。基生叶多数成莲座状；叶柄长 2～8 cm，具狭翅；叶片卵形或长椭圆形，长 5～40 cm，先端急尖或钝，基部渐狭，边缘具带短尖的圆齿，少有锯齿；茎生叶下部的与基生叶同形，向上渐小，叶柄短直至无柄而成为苞片。总状花序顶生，萼钟状，果期增大，5裂几达基部，裂片长圆状卵形，先端钝至急尖；花冠紫红色，内面具斑点，筒状钟形，裂片短，先端被白色柔毛，下唇2浅裂，下唇3裂，中唇片较长；雄蕊4,2强；柱头2裂。蒴果卵形，先端尖，密被腺毛。种子短棒状，被毛及蜂窝状细纹。花期5～6月。

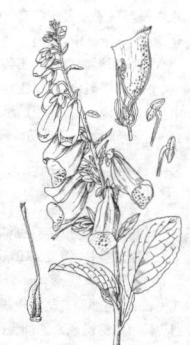

毛 地 黄

原产欧洲。北京、上海、浙江等地有引种栽培。

2. 毛花毛地黄 *D. lanata* Ehrh. 又名：狭叶洋地黄《浙江药用植物志》。

本种与毛地黄的区别是：叶长披针形或条状披针形，长 5～30 cm，宽约 1.5 cm，先端尖锐，基部楔形而略抱茎，全缘，基生叶边缘具不规则的锯齿，两面无毛，仅沿边缘中部以下有白色长绵毛，主脉较粗，侧脉自叶的基部伸达叶片上部，或与主脉呈锐角，向先端直走似平行脉状，无柄。花较小，长约2cm；花冠常为乳白色。

原产欧洲中部。北京、上海、浙江引种栽培。

【栽培】 生物学特性 喜温和气候，高温高湿不利其生长。阳光可促进植株体内有效成分的积累，故应选择阳光充足处栽培。在腐殖质较多的砂质壤土中生长较好。忌连作。北方作一年生栽培，南方可作二年生栽培。

繁殖方法 种子繁殖，育苗移栽或直播。南方采用平畦或高畦育苗，北方多采用阳畦育苗，阳畦内用腐熟的马粪作底肥，将肥料与床土充分混拌后整平，3月上旬播种，按6cm的行距条播或撒播，盖蒲席保温。一般上午10时左右打开蒲席，下午4时盖席保温。在5月中旬幼苗长到3～5片叶时，按行株距30cm×20cm定植到大田，栽后浇水。直播法省工，北方于4月上、中旬土壤解冻后，或11月土壤冻结前播种；南方宜晚秋播种。可用种子直接播种，也可用20℃温水催芽播种。播种时行距30cm，播深1cm左右。

田间管理 幼苗要注意及时浇水和松土除草，以减轻病害。定植后要立即浇水，促使缓苗。第一次追肥在6月底至7月初，第二次追肥在8月中旬。

【采收加工】 当叶片肥厚浓绿粗糙、停止生长时，即可采收，采后在60℃以下迅速干燥。

【药材】 洋地黄 Digitalis Folium 毛地黄主产于浙江；毛花毛地黄主产浙江。

性状 毛地黄 叶片多破碎、皱缩，完整叶片卵状披针形至宽卵形，长10～40cm，宽4～11cm；叶端钝圆，基部渐狭成翅状叶柄，叶柄至17cm；叶缘具不规则圆钝锯齿，上表面暗绿，微有毛，叶脉下凹；下表面淡灰绿色，密被毛，羽状网脉，主脉及主要侧脉宽扁，带紫色，显著凸起，细脉未伸人叶缘每一锯齿。质脆。干时气微，湿润后具特异气味，味极苦。

毛花毛地黄 叶常皱缩并破碎。完整叶片呈长披针形或线状披针形，无柄，长至27cm，宽至1.5cm，上表面暗绿色，下表面黄绿色，叶端渐尖，全缘；根出叶有不规则锯齿缘，基部狭缩成翅状叶柄，主脉较粗，叶缘无毛，于叶基部伸达叶片上部，与主脉呈锐角分出，直达叶端。质薄而脆，易碎，气微，味稍苦。

鉴别 粉末特征：毛地黄 黄绿色或灰绿色。上表皮细胞垂周壁略弯曲，下表皮细胞垂周壁波状弯曲。气孔不定式，以下表皮为多，副卫细胞3～5个。非腺毛2～8细胞，表面有细小疣状突起，中部常有1～2细胞缩瘪。腺毛一种头部为2细胞，柄1～2细胞；另一种为头部单细胞，柄1～4细胞，头部直径约25μm。

毛花毛地黄 上表皮细胞多角形，垂周壁略弯曲，稍不规则或连珠状增厚；下表皮细胞壁波状弯曲，连珠状增厚明显；断面观表皮细胞侧壁可见纵长纹孔。气孔不定式，副卫细胞3～4个。非腺毛2～14细胞，表面微有疣状突起。腺毛有两种，一种为头部2细胞，柄细胞；另一种为头部单细胞，柄3～10细胞。

【成分】 1. 毛地黄叶含强心苷，其中，由洋地黄毒苷元(digitoxigenin)衍生的苷有：紫花强心苷(purpurea glycoside) A,洋地黄毒苷(digitoxin)，洋地黄毒苷元单洋地黄毒糖苷(digitoxigenin-monodigitoxoside)，洋地黄毒苷元双洋地黄毒糖苷(digitoxigenin-bisdigitoxoside)，夹竹桃苷(odoroside) H,洋地黄普苷(digi proside)，洋地黄毒苷元-6-去氧葡萄糖苷(digitoxigenin-6-deoxyglucoside)等；由羟基洋地黄苷元(gitoxigenin)衍生的苷有：紫花强心苷(purpurea glycoside) B,羟基洋地黄毒苷(gitoxin)，羟基洋地黄毒苷元双洋地黄毒糖苷(gitoxigenin-bisdigitoxoside)即是芰脱林(gitorin)；吉他林毒(gitaloxin)，真地吉他林(gitalinum verum)，美翅毒毛花苷(strospeside)等；由吉他洛苷元(gitaloxigenin)衍生的苷有：吉他洛苷(gitaloxin)，葡萄糖吉他洛苷(glucogitaloxin)，吉他洛苷元单洋地黄毒糖苷(gitaloxigenin monodigitoxoside)即是毛花洋地黄毒苷(lanadoxin)，吉他洛苷元双洋地黄毒糖

苷(gitaloxigenin bisdigitoxoside)，渥洛多普(verodoxin)，葡萄糖渥洛多普(glucoverodoxin)等。上述强心苷大多数是次级苷，属于原生苷等：紫花强心苷A,B,真地吉他林和葡萄糖吉他洛苷等。还含甾体皂苷：洋地黄螺甾苷(digitonin)，芰配皂苷(gitonin)，替告皂苷(tigonin)，洋地黄孕烯三酮苷(digipronin)，紫花洋地黄孕烯酮三醇(digipurpurin)，紫花洋地黄孕烯酮苷(purpnin)，紫花洋地黄孕烯二酮苷(purpronin)，洋地黄酰苷(digacetinin)，洋地黄孕烯苄氧二醇苷(diginin)，洋地黄富林苷(digifolein)，洋地黄酰苷(digitalonin)；酚性苷：去鼠李黄酮洋丁香酚苷(desrhamnosyl acteoside)，连翘脂苷A (forsythiaside, forsythoside A)，紫花洋地黄叶苷(purpureaside) A,B, 3, 4-二羟基苯乙醇-6-O-咖啡酰-β-D-葡萄糖苷(3, 4-dihydroxyphenethylalcohol-6-O-caffeoyl-β-D-glucoside)；蒽醌类：洋地黄蒽醌(digitolulein)，φ-羟基洋地黄蒽醌(φ-hydroxydigitolulein)，紫花洋地黄蒽醌(digitopurpone)，黑点霉蒽醌(phomarin)，黑点霉蒽醌-6-甲醚(6-O-methyl phomarin)，异大黄酚(isochrysophanol)；黄酮类：洋地黄黄酮(digicitrin)，木犀草素(luteolin)，芹菜素(apigenin)，洋毛地黄次黄酮(dinatin)，金圣草素(chrysoeriol)，尼泊尔黄酮素(nepetin)等；内酯类：洋地黄内酯(digiprolactone)即是黑麦草内酯(loliolide)。

2. 毛花毛地黄叶 含强心苷40余种，其中，由洋地黄苷元衍生的有：紫花强心苷A,洋地黄毒苷元双洋地黄毒糖苷，洋地黄毒苷元单洋地黄毒糖苷，毛花强心苷(lanatoside) A,乙酰洋地黄毒苷(acetyldigitoxin) a,b,洋地黄毒苷，洋地黄毒苷元岩藻葡萄糖苷(glucodigifucoside)，夹竹桃双糖苷(odorobioside) G,新夹竹桃双糖苷(neoodorobioside) G,洋地黄毒苷元葡萄糖苷(digitoxigenin-β-D-glucoside)，洋地黄毒苷元葡萄糖-6-去氧葡萄糖苷(digitoxigenin glucoside-6-deoxyglucoside)，洋地黄毒苷元-6-去氧葡萄糖苷(digitoxigenin-6-deoxyglucoside)，洋地黄毒苷元-3-O-β-D-洋地黄毒糖-β-D-木糖苷(digitoxigenin-3-O-β-D-digitoxosido-β-D-xyloside)，洋地黄毒苷元-3-O-β-D-双洋地黄毒糖-β-D-木糖苷(digitoxigenin-3-O-β-D-bisdigitoxosido-β-D-xyloside)等；由羟基洋地黄毒苷元衍生的苷有：紫花洋地黄毒苷B,羟基洋地黄毒苷，羟基洋地黄毒苷元双洋地黄毒糖苷，芰脱苷，真地吉他林，美翅毒毛旋花子苷，葡萄糖芰脱林(glucogitorin)，毛花强心苷B,乙酰羟基洋地黄毒苷(acetyl gitoxin) a,b,羟基洋地黄毒苷元岩藻糖葡萄糖苷(glucogitofucoside)，芰脱林，美翅毒毛旋花子苷，真地吉他林等；由吉他洛苷元衍生的苷有：毛花强心苷E,乙酰基吉他洛苷(acetyl gitaloxin)，吉他洛苷，吉他洛苷元单洋地黄毒糖苷，葡萄糖渥洛多普等；由羟羟基洋地黄苷元(digoxigenin)衍生的苷有：毛花强心苷C,去乙酰基毛花强心苷(desacetyllanatoside) C, α 和 β-乙酰基地毒苷(acetyldigoxin)，地毒苷(digoxin)又名地高辛，新地毒苷(neodigoxin)，异羟基洋地黄毒苷元单洋地黄毒糖苷(digoxigenin monodigitoxoside)，异羟基洋地黄毒苷元双洋地黄毒糖苷(digoxigenin-bisdigitoxoside)，异羟基洋地黄毒苷元三洋地黄毒糖苷(digoxigenin-tridigitoxoside)，异羟基洋地黄毒苷元双糖苷(digoxigenin digilanidobioside)，葡萄糖新地毒苷(gluconeodigoxin)，地毒苷(digilanide) A、B、C,异羟基洋地黄毒苷元-3-O-β-洋地黄毒糖-β-D-葡甲基糖苷(digoxigenin-3-O-β-digitoxosido-β-D-glucomethyloside)，异羟基洋地黄毒苷元-3-O-β-双洋地黄毒糖-β-D-葡甲基糖苷(digoxigenin-3-O-β-bisdigitoxosido-β-D-glucomethyloside)，异羟基洋地黄毒苷元单洋地黄毒糖苷(digoxigenin monodigitaloside)，异羟基洋地黄毒苷元-3-O-β-双洋地黄毒糖苷(digoxigenin-3-O-β-bisdigitoxosido-β-D-2, 6-二去氧葡萄糖苷(digoxigenin-3-O-β-bisdigitoxosido-β-D-2, 6-dideoxyglucoside)，葡萄糖异羟基洋地黄毒苷元四洋地黄毒糖苷(glucodigoxin)，去甲基毛花强心苷(deslanatoside)，异羟基洋地黄毒苷元-3-O-β-双洋地黄毒糖-β-D-木糖苷(digoxigenin-3-O-β-bisdigitoxosido-β-D-xyloside)等；由双羟基洋地黄苷元(diginatigenin)衍生的苷有：毛花强心苷D,去乙酰基毛花强心苷D,双羟

基洋地黄毒苷(diginatin),乙酰基双羟基洋地黄毒苷(acetyldiginatin),双羟基洋地黄毒苷元-3-O-β-D-洋地黄糖苷(diginatigenin-3-O-β-D-digitaloside)等。上述苷中属于原生苷的有：毛花洋地黄苷A、B、C、D、E。还含甾体皂苷：洋地黄富林苷(lanafolein)、毛花洋地黄富林苷(lanafolein)、紫花洋地黄孕烯酮三醇苷、紫花洋地黄孕烯酮苷等；黄酮类：3-去甲氧基棕鳞矢车菊苷(jaceoside)、尼泊尔黄酮素、木犀草素-7-O-β-D-吡喃葡萄糖苷(luteolin-7-O-β-D-glucopyranoside)、粗毛豚草素(hispi-dulin)、5、7、4′-三羟基-6、3′-二甲氧基黄酮(5、7、4′-trihydroxy-6、3′-dimethoxyflavone)、柳穿鱼素(pectolinar igenin)、去甲氧基矢车菊黄酮素(desmethoxycentaureidin)、芹菜素等。

【药理】 毛地黄和狭叶洋地黄的叶含多种强心苷。临床用于治疗心力衰竭已有200多年历史。两种毛地黄叶中所含强心苷有数十种,但临床常用的只有数种,最常用的是地高辛,其次为洋地黄毒苷和去乙酰基毛花强心苷C。它们的药理作用在性质上是相似的,作用的快慢和持续的时间则不同。

1. 对心脏的作用 强心苷能明显加强心肌收缩性能,加强离体心乳头肌的收缩性,对体外培养的心肌细胞也能加强其搏动,这种作用是对心肌细胞的直接作用。地高辛在治疗浓度(1.0~2.0 ng/ml)时,由于迷走张力增加和交感活性降低,可降低心房和房室结的自律性和最大舒张静息膜电位,对房室结也能延长有效不应期和减慢传导速度。高浓度时,可引起室性心动过速或停跳,及(或)延长房室传导或心传导阻滞。此外,高浓度强心苷还能加强交感神经活性并直接影响心脏自律性,导致心律失常的发生。由于细胞内钙负荷增加以及交感张力增加导致4相自发除极速率增加和迟后除极,迟后除极达到阈值即可产生可传播的动作电位。这种同时发生的自律性不均匀增加和浦肯野纤维及心室肌传导的抑制易引起心律失常并导致室性心动过速或室颤。治疗量强心苷对心电图有明显影响,较早出现的是：T波幅度变小,逐渐发展至平坦甚至倒置,并使ST段下降,呈鱼钩状。T波的变化是强心苷缩小各部心肌动作电位时程的差别所致。强心苷还使P-R间期延长,这反映房室传导减慢。

2. 对其他器官的作用 强心苷可影响一切可兴奋的组织,包括平滑肌和中枢神经系统。胃肠道是强心苷对心脏以外最常见的作用部位。其作用有厌食、恶心、呕吐和腹痛,部分是由于对胃肠道直接作用引起,但也由于对中枢神经的作用包括刺激催吐化学感受区所致。

3. 体内过程 (1)吸收和分布 强心苷具有亲脂基团(甾核)和亲水基团(内酯环、羟基和糖)。这两种因子的平衡对强心苷吸收、代谢和排泄将起重要作用。如洋地黄毒苷脂溶性较高而地高辛则为中等。前者口服吸收较为完全和恒定,吸收90%~100%;地高辛吸收较差,吸收40%~90%,平均75%,且个体差异显著。在人体内洋地黄毒苷有相当程度的肝肠循环,可高达口服量的26%,消胆胺在肠腔中能与强心苷发生多价络合而降低肝肠循环,并增加洋地黄毒苷的经肠排泄,从而有助于洋地黄毒苷中毒的治疗。消胆胺对地高辛的消除无明显影响,乃因地高辛的肝肠循环较少(约7%)。地高辛与血浆蛋白的结合率为20%~40%,分布容积6.3 L/kg,洋地黄毒苷则分别大于90%和0.6 L/kg。一旦吸收入血,强心苷可广泛分布于各组织,包括中枢神经系统。地高辛在心、肾、肝的浓度高于血浆浓度比地高辛约10~50倍。

(2)代谢和排泄 在人,地高辛主要以原形经肾排泄,在肾脏病患者其清除显著减慢。与此相反,洋地黄毒苷在肝内代谢并通过胆汁排入肠内,其对心脏有活性的代谢产物(包括地高辛)及洋地黄毒苷原形以从小肠再吸收,建立起肝肠循环。地高辛在体内代谢小于20%,半衰期40小时;洋地黄毒苷在体内代谢大于80%,半衰期168小时。地高辛的有效血浆浓度为0.5~2 mg/ml,中毒血浆浓度为大于2 mg/ml;洋地黄毒苷有效血浆浓度为10~

25 mg/ml,中毒血浆浓度为35 mg/ml。

毒性 强心苷安全范围狭窄,据估计,一般治疗剂量约相当于60%的中毒量,故易中毒。中毒时表现有以下三方面:一是较早出现的胃肠道反应,如厌食、恶心、呕吐、腹泻。二是神经系统症状及视觉障碍,有头痛、头晕、疲倦、不适、失眠、谵妄等,还有色视障碍(黄视症或绿视症)、视觉模糊,可能与强心苷分布在视网膜中或与电解质紊乱有关。三是心脏毒性,这是强心苷中毒的危险症状,严重时可致死。临床上所见的各种心律失常几乎都可见于强心苷中毒,以室性早搏最常见。

【药性】 苦,温。归心经。

【功用主治】 强心,利尿。主治心力衰竭,心脏性水肿。

1.《中国药用植物图鉴》:"为重要的强心剂,主要作为兴奋心室,增加心肌的收缩力,并可延缓心搏跳动。此外,并有利尿作用。"

2.《青岛中草药手册》:"强心,利尿。主治心脏肥大及扩张、瓣膜伤害、代偿障碍为原因的心功能不全。脚气、萎黄病、急性热性病的心脏衰弱。由于脚气肿而引起的心脏扩张及代偿障碍,在萎缩肾及动脉硬化症时出现心脏疲劳等证。"

3.《全国中草药汇编》:"强心剂,其主要作用在兴奋心肌,增加心肌收缩力,使收缩期的血液输出量大为增强,改善血液循环。对心脏性水肿患者有利尿作用。"

4. 南药《中草药学》:"强心。主治充血性心力衰竭,心房颤动和心房扑动伴有心力衰竭者,阵发性心动过速(室性禁用)。"

【用法用量】 内服:粉剂,每次0.1~0.2 g,极量0.4 g。或制成片剂、注射剂用。

【宜忌】 用量的个体差异很大,必须根据患者的反应以确定剂量。

南药《中草药学》:"洋地黄有蓄积性,粉、针、片剂均可能引起恶心,二联脉等中毒现象;用药期间忌用钙注射液;急性心肌炎慎用。"

3624 洋金花 yáng jīn huā 《药物图考》

【异名】 曼陀罗花《法华经》,千叶蔓陀罗花、层台蔓陀罗花《洛阳花木记》,山茄花《扁鹊心书》,押不芦《癸辛杂识》,胡茄花《本草原始》,大闹杨花《生草药性备要》,风茄花《本草求原》,佛花、天茄弥陀花《和汉药考》,洋大麻子花、关东大麻子花《山东中药》,风麻花、酒醉花《陕西中药志》,羊惊花、大喇叭花《全国中草药汇编》。

【基原】 为茄科曼陀罗属植物白曼陀罗、毛曼陀罗的花。

【原植物】 1. 白曼陀罗 Datura metel L. 又名：风茄儿、山茄子《纲目》,大颠茄《生草药性备要》,颠茄、阿陀罗《广西通志》,猪颠茄、金盆托荔枝。

一年生草本,高30~100 cm。全株近无毛。茎直立,圆柱形,基部木质化,上部呈叉状分枝,绿色,幼枝四棱形,略带紫色,被短柔毛。叶互生,上部叶近对生;叶柄长2~5 cm;叶片卵形、长卵形或心脏形,长5~20 cm,宽4~15 cm,先端渐尖或锐尖,基部不对称,全缘或有不规则短齿,叶面有时被疏短毛,叶背面脉隆起。花单生于枝杈间或叶腋;花梗长约1 cm,直立或斜伸,被白色短柔毛;花萼筒状,长4~6 cm,直径1~1.5 cm,淡黄绿色,先端5裂,裂片三角形,整齐或

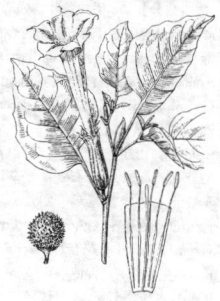

白曼陀罗

不整齐,先端尖,花后萼管自近基部处周裂而脱落,遗留的萼筒基部则宿存,果时增大呈盘状,直径 2.5～3 cm,边缘不反折;花冠管漏斗状,长 14～20 cm,檐部直径 5～7 cm,下部直径渐小,向上扩大呈喇叭状,白色,具 5 棱,裂片 5,三角形,先端长尖;雄蕊 5,生于花冠管内,花药线形,扁平,基部着生;雌蕊 1,子房卵形,2 室,疏生短刺毛,胚珠多数,花柱丝状,长 11～16 cm,柱头盾形。蒴果圆球形或扁球状,直径约 3 cm,外被疏短刺,熟时淡褐色,不规则 4 瓣裂。种子多数,扁平,略呈三角形,熟时褐色。花期 3～11 月,果期 4～11 月。

生于山坡、草地或住宅附近。分布于江苏、浙江、福建、湖北、广东、广西、四川、贵州、云南、上海、南京等地有栽培。

2. 毛曼陀罗 D. innoxia Mill. 又名:北洋金花、软刺曼陀罗《中药志》,毛花曼陀罗。

一年生草本,高 1～2 m。有恶臭,全株被白色腺毛及短柔毛。茎粗壮,直立,圆柱形,上部木质化,上部多呈叉状分枝,灰绿色。叶互生或近对生;叶片广卵形,长 8～20 cm,宽 5～12 cm,先端急尖,基部斜心形,全缘或呈微波状,背面叶脉隆起。花大,直立或斜升,长 15～20 cm,直径 7～8 cm,白色或淡紫色,具 5 棱;花冠筒部有 5 棱角,先端 5 浅裂。花后自近基部断裂,宿存部分随果实而增大并向外反折。蒴果生于下垂的果梗上,近圆形,密生柔韧针状刺并密被短柔毛,熟时先端不规则裂开。种子多数,肾形,淡褐色或黄褐色。花期 5～9 月,果期 6～10 月。

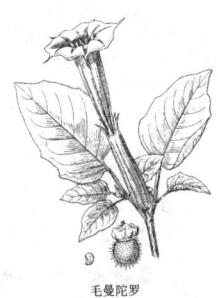

毛曼陀罗

原为栽培种,现村边路旁砂质地上也见有野生。分布于河北、辽宁、江苏、浙江、河南。

以上植物的果实或种子(曼陀罗子)、叶(曼陀罗叶)、根(曼陀罗根)亦供药用,另设专条。

【栽培】 生物学特性 喜温暖湿润、阳光充足的气候,气温 5℃左右种子开始发芽;气温低于 2～3℃时,植株死亡。以向阳、土层疏松肥沃、排水良好的砂质壤土栽培为宜。忌连作。前作不宜选茄科植物。

繁殖方法 种子繁殖,直播或育苗移栽。直播在 3 月下旬至 4 月中旬进行,行株距 43 cm×33 cm,每穴播种 6～7 颗。育苗移栽:在套种、间种田中或前作还未成熟时,为了经济利用土地,可在 3 月播种育苗,5～6 月上旬幼苗有 4～6 片真叶时移栽。

田间管理 苗高 10～12 cm 时匀苗、补苗,每穴留壮苗 1～2 株,结合中耕除草、施人畜粪水 1 次。苗高 33 cm 时,再中耕除草、追肥 1 次,并培土以防倒伏。追肥前期以氮肥为主,后期施氮肥与磷钾肥,做到前轻后重,利于植物体营养生长增加。留种应选主干的第一个分枝所结的果实取出种子,用水洗净晒干。

病虫害防治 病害有黑斑病,可清洁田园,烧毁残株,发病初喷 50%退菌特 1 000 倍液。虫害有烟青虫,可在幼虫初孵期或幼龄期用 90%晶体敌百虫 1 000 倍液喷杀。还有桃蚜、二十八星瓢虫等为害。

【采收加工】 在 7 月下旬至 8 月下旬盛花期,于下午 4～5 时采摘花冠伸长且露出的花朵,晒干;遇雨时用 50～60℃烘 4～6 小时即干。

【药材】 洋金花 Daturae Flos 主产于江苏、广东、海南。

性状 本品多皱缩成条状,完整者长 9～15 cm。花萼呈筒状,长为花冠的 2/5,灰绿色或灰黄色,先端 5 裂,基部有纵脉纹 5 条,表面微有茸毛;花冠呈喇叭状,淡黄色或黄棕色,先端 5 浅裂,裂片

有短尖,短尖下有明显的纵脉纹 3 条,两裂片之间微凹;雄蕊 5,花丝贴生于花冠筒内,长为花冠的 3/4;雌蕊 1,柱头棒状。烘干品质柔韧,气特异;晒干品质脆,气微,味微苦。

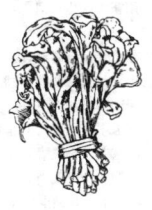

洋金花
(白曼陀罗花)外形

鉴别 (1) 粉末特征:灰棕色。花粉粒类球形或扁球形,3 孔沟不甚明显,表面有自二级放射的细条状纹饰。腺毛 2 种;腺毛头部 2～3 细胞,柄 1～2(～3)细胞;长腺毛头部单细胞,柄部 2～6 细胞。非腺毛 1～5 细胞,稀有 10 细胞以上,壁具疣状突起,有的非腺毛中间细胞皱缩。花冠表皮有气孔,不定式,副卫细胞 3～8 个。草酸钙砂晶、方晶及簇晶,多存在于花冠及花冠基部薄壁细胞中。此外,有黄棕色条块、花粉囊内壁细胞及螺纹、环纹导管。

(2) 本品乙醇浸液浓缩至稠膏状,用 1%盐酸溶解,滤过。滤液加浓氨试液使成碱性,用乙醚提取,提取液在水浴上蒸干,加 4 滴发烟硝酸,再蒸发至干,残渣显浅黄色,加新配的氢氧化钾无水乙醇饱和溶液数滴,即显紫色电,后为棕红色(检查生物碱)。

(3) 薄层色谱:取本品粉末 1 g,加浓氨试液 1 ml,混匀,再加氯仿 25 ml,摇匀,放置过夜,滤过,滤液蒸干,残渣加氯仿 1 ml 使溶解,作为供试品溶液。另取硫酸阿托品与氢溴酸东莨菪碱对照品,加甲醇制成每 1 ml 各含 4 mg 的混合溶液,作为对照品溶液。吸取上述两种溶液各 10 μl,分别点于同一硅胶 G 薄层板上,以醋酸乙酯-甲醇-浓氨试液(17:2:1)为展开剂,展开,取出,晾干,喷以稀碘化铋钾试液。供试品色谱中,在与对照品色谱相应的位置上,显相同颜色的斑点。

品质标志 《中华人民共和国药典》2010 年版规定:照高效液相色谱法测定,本品(白曼陀罗花)含生物碱以东莨菪碱($C_{17}H_{21}NO_4$)计不得少于 0.15%。

【成分】 1. 白曼陀罗 花含莨菪烷型生物碱 0.12%～0.82%,其中天仙子碱(hyoscine)就是东莨菪碱(scopolamine)为 0.11%～0.15%,天仙子胺(hyoscyamine)又名莨菪碱为 0.01%～0.37%。还含阿托品(atropine)。

2. 毛曼陀罗 花含生物碱 0.19%～0.53%,其中东莨菪碱为 0.17%～0.53%,莨菪碱 0.01%～0.49%。还含阿托品,酪胺(tyramine)、阿扑东莨菪碱(aposcopolamine)即是阿扑天仙子碱(apohyoscine)。

【药理】 1. 对中枢神经系统的作用 (1)对行为的影响 兔侧脑室注射东莨菪碱 6 mg/kg,可出现闭眼、侧卧、翻正反射消失,约经 40 分钟恢复,但活动仍较少。腹腔注射小剂量东莨菪碱(0.1～0.2 mg/kg)使小鼠自主活动减少,大剂量(2～40 mg/kg)使活动增加。给予小鼠腹腔注射东莨菪碱 4 mg/kg,能增强中枢兴奋药(苯丙胺、去甲麻黄碱、咖啡因等)引起的活动增加,并能对抗利舍平及氯丙嗪引起的活动减少,表现中枢兴奋作用。阿托品与东莨菪碱不同,人应用大剂量阿托品时,出现以兴奋为主的精神症状。给实验兔侧脑室注射阿托品(1.0～6.0 mg/kg)后,于出现翻正反射消失的同时,发生阵发性强烈抽搐,甚至强直性惊厥,角弓反张。

(2)对脑电的影响 给埋藏电极的清醒猫脑腔内注射氢溴酸东莨菪碱 0.05～0.1 mg/kg,5 分钟后,脑电图由低幅快波转变为不规则的高幅慢波。但此时惊醒反应仍存在,动物表现安静。若剂量增至 0.25～0.5 mg/kg 时,脑电活动出现高度同步化和不规则高幅慢波,而且脑惊醒反应亦消失,动物表现兴奋狂躁。东莨菪碱对脑电的作用比阿托品强 4～20 倍。犬用阿托品后,发生脑电和行为的分离,即脑电出现类似睡眠状态,而行为则表现兴奋性活动。东莨菪碱对皮层活动和行为的影响则是一致的。将阿托品直接

用于大脑皮层局部可发生痫样放电。

（3）对痛觉的影响　用钾离子透入法刺激兔耳测痛，不同途径给予东莨菪碱（腹腔、静脉注射 4 mg/kg，脑室注射5 μg/只），或小鼠热板法测痛，腹腔注射东莨菪碱 1.25 mg/kg，都能显著提高痛阈，具有一定强度的镇痛作用，并能加强哌替啶的镇痛作用，对抗去甲肾上腺素侧脑室注射引起的痛阈降低和哌替啶镇痛作用的减弱。小鼠腹腔注射洋金花总碱 0.2 mg/只，15 分钟后，对辐射热的痛阈可达 54.7%。洋金花能明显阻止连续应用吗啡出现的镇痛作用耐受性的发生，恢复小鼠对吗啡镇痛作用的敏感性。说明洋金花对阿片类物质成瘾可能具有较好的治疗作用。

（4）与神经递质的相互影响　大鼠腹腔注射东莨菪碱 0.63 mg/kg，脑中乙酰胆碱含量可减少 31%，作用在给药后 60 分钟为最强，于 120 分钟后恢复正常。说明非侧脑室给药仍能促进脑内乙酰胆碱的释放，而使脑组织中乙酰胆碱含量下降。兔脑室注射对氯丙氨酸（PCPA）5 mg/只，能延长侧脑室注射东莨菪碱 2～3 mg/只引起的麻醉，而注射 5-HT 250 mg/只，静注优降宁 50 mg/只均显著缩短麻醉时间。而脑室内注射去甲肾上腺素 200 μg/只，对东莨菪碱的麻醉时间无明显影响。对延髓和脊髓有不同程度的兴奋作用，特别是对延髓的呼吸中枢，兴奋作用较明显。为此，东莨菪碱可提高清醒犬的呼吸频率，从而抵消冬眠药物（哌替啶和氯丙嗪）减慢呼吸的作用。

2. 对循环系统的作用　（1）对心脏的作用　洋金花生物碱在小剂量时兴奋迷走中枢使心率减慢，剂量较大时，则阻滞心脏的 M 胆碱受体，使心率加快。东莨菪碱解除迷走神经对心脏的抑制，使交感神经作用占优势，故心率加快，其加速的程度随迷走神经对心脏控制的强弱而不同。在迷走神经控制最强的青壮年作用明显，但对老年人的心率无明显影响。阿托品有类似作用，而且更强。正常兔和麻醉犬静注阿托品 2～4 mg/kg 或东莨菪碱 4 mg/kg后，可拮抗肾上腺素或去甲肾上腺素 50 μg/kg 所诱发的心律紊乱（房性心动过速、室性心动过速等），但不能拮抗它们引起的心率加快。较高浓度的莨菪类药物具有抗心律失常作用和非特异性的钙通道阻滞作用。

（2）对血管的作用　离体兔耳血管灌流表明，20 mg 的东莨菪碱可以拮抗去甲肾上腺素 20 μg/0.1 ml 引起的血管收缩作用，阿托品的血管解痉作用比东莨菪碱强。当甘油为家兔急性肾衰竭（ARF）在严重缺血时期，东莨菪碱却有解除血管痉挛，改善微循环，增加肾血流量的作用。同时预防此血管紧张素Ⅱ含量明显比对照组减少，故认为该药可能抑制血管紧张素Ⅱ的产生。

（3）对微循环的影响　洋金花生物碱有改善微循环的作用，东莨菪碱能改善失血性犬的微循环。洋金花注射液可拮抗肾上腺素或去甲肾上腺素引起的微血管收缩，能改善大鼠气管微循环，并可延长动物存活期。

3. 对呼吸系统的影响　东莨菪碱能兴奋呼吸中枢，使呼吸加快，并能对抗冬眠药物抑制呼吸道腺体分泌，松弛支气管平滑肌的作用。这是药物作用于效应细胞的 M 胆碱受体、阻滞乙酰胆碱作用的结果。洋金花能加强正常动物和模型动物的"排泌"功能。这一方面是由于抑制了黏液的过度分泌，另一方面是由于改善了纤毛运动，从而有利于痰的排除。

4. 其他作用　（1）散瞳和调节麻痹　用 5%～50%洋金花滴眼进行扩瞳实验，证明 20%洋金花比 1%阿托品扩瞳力强。扩瞳作用在滴药后 10 分钟开始大，持续 4 小时，3～4 日瞳孔恢复正常，对眼及调节力无影响。

（2）抑制多种腺体分泌　抑制唾液腺分泌，故感口干。抑制汗腺，散热困难，体温升高，尤以夏天明显，体温升高大多在 48 小时内自行消退。

5. 体内过程　洋金花生物碱能迅速从消化道吸收。大鼠灌服[3]H-东莨菪碱后 15 分钟，即能从血浆中测得药物。大鼠静

注[3]H-东莨菪碱后，肺内浓度最高，肾次之，其次是肝、胃、肠、心、脑、睾丸、血浆和脂肪，静注后 30 分钟内药物浓度平均为血浆浓度的 3 倍。在脑内以纹状体、大脑皮层、海马回的药物浓度较高，脑区次之，而间脑、低位脑干及小脑浓度较低。[3]H-东莨菪碱的药代动力学符合二室模型。大鼠静注东莨菪碱后 48 小时内，从尿中排出的总放射性为给药剂量的 62%，其中原形药为 12%，绝大部分在给药后 8 小时内排出，尤以第一小时排出最多，约占总排出量的一半。静注 1 小时内无论尿、粪或胆汁中排出的原形药行占排出总放射量的 1/4～1/5，说明[3]H-东莨菪碱在体内大部分迅速被代谢。离体组织温孵实验表明，肝是代谢东莨菪碱的主要脏器，代谢活性很高。东莨菪碱的代谢有较大的种属差异和个体差异，兔代谢能力最强，猫较弱，犬最差。

毒性　洋金花注射液小鼠静注的 LD_{50} 为 8.2 mg/kg。经洋金花总碱处理的体外细胞，或者治疗的患者姐妹染色单体互换率（SCE）均有非常显著的增加，洋金花总碱还能使小鼠骨髓多染红细胞微核率增加非常显著，表明洋金花总碱能诱发染色体严重损伤。

【炮制】　1. 洋金花　取原药材，除去杂质及梗，筛去灰屑。

2. 制洋金花　取姜汁和酒拌习，喷人切碎的洋金花内，待其吸收，倒人 100 ℃ 热锅内，用文火炒至微焦。每洋金花 100 kg，用生姜、白酒各 12 kg。

饮片性状　洋金花参见"药材"项。制洋金花形如洋金花，略具酒香气。

贮干燥容器内，制洋金花密闭，置通风阴凉干燥处，防霉、防蛀。

【药性】　辛，温，有毒。归肺、肝经。

1. 《履巉岩本草》："性温，有毒。"

2. 《纲目》："辛，温。"

3. 《生草药性备要》："味甘。"

4. 张秉成《本草便读》："大毒。入肺。"

【功用主治】　平喘止咳，止痛，解痉。主治哮喘咳嗽，脘腹冷痛，风湿痹痛，肌肉疼痛，麻木，癫痫，惊风；外科麻醉。

1. 《履巉岩本草》："治寒湿脚，面上破，生疮，晒干为末，用少许贴患处也。"

2. 《纲目》："主治诸风及寒湿脚气，煎汤洗之。又主惊痫及脱肛，并人麻药。"

3. 《生草药性备要》："少服止痛，通关利窍，去头风。"

4. 《草金婆本草述录》："主惊痫，阳厥气逆，多怒而狂。"

5. 张秉成《本草便读》："止疮疹疼痛，宣痹着寒湿。"

6. 《内蒙古中草药》："定喘，止咳，祛风，止痛。主治关节痛，哮喘，咳嗽，胃肠疼痛，神经性偏头痛，蛇咬伤，跌打损伤。"

7. 《全国中草药汇编》："主治支气管哮喘、慢性喘息性支气管炎、胃痛，牙痛，风湿痛，损伤疼痛，手术麻醉。"

【用法用量】　内服：煎汤，0.3～0.5 g，宜人丸，散用。如作卷烟分次燃吸，每日量不超过 1.5 g。外用：煎水洗，或研末调敷。

【宜忌】　内服宜慎。外感及痰热喘咳、青光眼、高血压病、心脏病及肝肾功能不全者和孕妇禁用。本品有毒，用量过大易致中毒，出现口干，皮肤潮红，瞳孔散大，心动过速，眩晕头痛，烦躁，谵语，幻觉，甚至昏迷，最后可因呼吸麻痹而死亡。

《生草药性备要》："食能杀人，迷闷人。"

【选方】　1. 治哮喘　曼陀罗花五两，火硝一钱，川贝一两，法夏八钱，泽兰六钱、冬花五钱。上药研细末，用老姜一斤，捣烂取汁，将药末合匀，以有盖茶盅一只盛贮封固，隔水蒸 1 小时久，取出，将烟丝十两和匀，放通风处，吹至七八成干（不可过于干燥，恐其易碎）用，贮于香烟罐中备用。每日以旱烟筒或水烟袋，如常吸烟法吸之。《外科十三方考立止哮喘烟》

2. 治慢性气管炎　曼陀罗花 0.1 g，金银花、远志、甘草各

0.5 g(每丸含量)。共研细末,加适量蜂蜜制成蜜丸。每次服 1丸,每日 2 次,连服 30 日。《全国中草药汇编》

3. 治溃疡病 洋金花一个花(0.4～0.5 g),甘草粉9 g,炒白芍 21 g,陈皮 12 g,煅瓦楞 15 g,白及 9 g,贝母 9 g。水煎浓缩至100 ml,每次服 50 ml,每日 3 次,30～40 日为 1 个疗程。〔中西医结合杂志1982,(1);41〕

4. 治风湿关节痛 曼陀罗花 30 g,白酒 500 g。将花放酒内泡半个月,每次饮半小酒盅(约 5 ml),每日 2 次。《内蒙古中草药》

5. 治患者难忍艾火灸痛,服则昏睡不痛,亦不伤人 山茄花(八月收)、火麻花(八月收)、"一说七月收")。阴干,共研末。每服三钱,小儿只一钱,茶酒任下。一服后即昏睡,可灸五十壮,醒后再服再灸。《扁鹊心书》睡圣散

6. 治骨折疼痛,关节疼痛 曼陀罗全草晒干,研末,每服0.03 g。《全国中草药汇编》

7. 治小儿慢惊 曼陀罗花七朵(重一字),天麻二钱半,全蝎(炒)十枚,天南星(炮)、丹砂、乳香各二钱半。为末。每服半钱,薄荷汤调下。《御药院方》

8. 治阳厥气逆而狂 朱砂(水飞)半两,曼陀罗花二钱半。上为细末。每服二钱,温酒调下,若醉便卧,勿令惊觉。《证治准绳》祛风一醉散

9. 治面上生疮 曼陀罗花,晒干研末,少许贴之。《卫生易简方》

10. 治化脓性骨髓炎 洋金花研粉,加适量面粉糊拌匀,制成2 mm大药线,高压消毒备用。用时先清洁患处,然后将药线插入瘘管内盖上纱布,每 2～3 日换药 1 次。《广西本草选编》

【临床报道】 1. 治疗慢性气管炎 用洋金花 15 g,研成极细末,倒入装有纯 60 度粮食白酒 500 ml 之瓶中摇匀,密封存放 7 日后,每日服剂 3 次,每次服 1～2 ml,最大量不得超过 2 ml,服 1个疗程(500 ml 液酒)后不愈者,可按上法继续服用。共治疗慢支100 例,治愈 33 例,有效 55 例,无效 12 例,总有效率 88%。

2. 治疗强直性脊椎炎 取洋金花注射液(每支2 ml,含净生药相当于东莨菪碱 0.5 mg或每 10 ml含生药相当于东莨菪碱 0.5 mg)于每晚睡前肌内注射或口服剂 1 次。成人注射液量初从 0.5～1 ml(酊剂量 5～10 ml)开始,以后每3～5 日增加药量,待递增至每日注射液 6～7 ml(酊剂量 55～60 ml)时,即为每日常用剂量。一般以 3 个月为 1 个疗程,共治疗患者 34 例,显效 21 例,有效 10 例,无效 3 例。与西药对照组比较,近期疗效无显著性差异,但远期复发率,西药综合治疗组高达76.5%,而酊剂组仅 31 例,却无一例复发。

3. 治疗跟骨质增生 用下洋金花全草 100 g(或鲜洋金花全草 250 g)水煎烧开 20 分钟,先熏后洗患足,每日 1 次,15 日为 1个疗程。1 个疗程不愈者,可休息 5 日,进行第二个疗程治疗,直至症状消失为止。治疗 21 例,结果:治疗 3 个疗程后,14 人达到临床治愈,好转 7 人。未发现毒副作用。随访 3～5 年无复发。

4. 治疗急性软组织损伤 药物制作及用法:干洋金花50 g,50度白酒 500 ml(50%乙酒剂)内,放入玻璃瓶内浸泡,浸渍 3 星期后即可使用。用棉花或纱布蘸药适量,反复擦摩患处,每次 15分钟,每日 2 次。3 日为 1 个疗程。严禁内服。观察 125 例,结果:1 个疗程痊愈 25 例,2 个疗程痊愈 65 例,3 个疗程痊愈 21 例,4个疗程痊愈 14 例,治愈率为 100%。

5. 用于眼科检查 取 0.5%的洋金花溶液滴眼,每眼滴药 3次,每隔 10 分钟 1 次,滴完最后 1 次后 30 分钟,作视网膜检影验光和眼底检查,同时与 2%后马托品溶液散瞳验光相比较,共观察 400例 800 只眼,结果用 0.5%洋金花溶液滴眼散瞳验光,每眼平均的屈光度稍高于用 2%后马托品溶液散瞳验光的屈光度,故验光的正确性亦较高,但对瞳孔散大和调节麻痹的恢复需 1 星期左右,而用2%后马托品溶液滴眼恢复为迟。

3625 洋蓍草 yáng shī cǎo 《中国药用植物图鉴》

【异名】 一支蒿、一苗蒿、锯草、蜈蚣蒿《陕西中草药》。

【基原】 为菊科蓍属植物蓍的全草。

【原植物】 蓍 *Achillea millefolium* L. 又名:千叶蓍、欧蓍《东北植物检索表》。

多年生草本,高 40～100 cm。有匍匐根茎。茎直立,有细条纹,通常生白色长柔毛,中部以上叶腋常有缩短的不育枝。叶互生;无柄;叶片长圆状披针形或近条形,长 5～7 cm,宽1～1.5 cm,二至三回羽状全裂,裂片多数,细小,先端尖。头状花序多数,密集成复伞房状;总苞倒卵形,疏生柔毛;总苞片 3 层,覆瓦状排列,椭圆形或宽圆形,背中间绿色,边缘膜质;各头状花序有边花 5 朵,舌片近圆形,白色、粉红色或淡紫红色,先端2～3 齿;盘花两性;管状,黄色,5 齿裂,外面有腺点。瘦果宽卵圆形,淡绿色,有淡色边肋,无冠毛。花、果期 7～9 月。

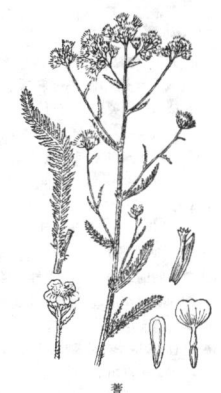

蓍

生于湿草地、荒地及铁路沿线一带。分布于东北及内蒙古、新疆等地。各地庭院多有栽培。

【采收加工】 7～10 月采收,鲜用或切段晒干。

【成分】 全草含倍创木内酯类成分:α-过氧千叶蓍酯(α-peroxyachifolid),β-过氧异千叶蓍酯(β-peroxyisoachifolid),10-异戊酰基脱乙酰基异司陷蓍萜(10-isovaleryldesacetylisoapressin),10-当归酰基脱乙酰基异司陷蓍萜(10-angeloyldesacetylisoapressin),异司陷蓍萜 (isoapressin),8-巴豆酰脱乙酰基旱蒙它宁(8-tigloyldesacetylzomontanin)。倍半萜内酯成分:8-乙酰氧基洋艾内酯(8-acetoxyartabsine),8-当归酰氧基洋艾内酯(8-angeloyxartab-sine),2,3-二氧去乙酰氧基母菊内酯(2,3-dihydrodeacetoxymatri-cin)。蒿属种酸(artecanin),墨西哥蒿素(estafiatin),巴尔喀蒿烯内酯(balchanolide),千叶蒿内酯(millefin),去乙酰基母菊内酯酮(deacetylmatricarine)。甾醇类成分:β-谷甾醇(β-sitosterol),胆甾醇(cholesterol)。三萜成分:蒲公英甾醇(taraxasterol),伪蒲公英甾醇(pseudotaraxasterol),α 和 β-香树脂醇(amyrin),以及 N-(α-甲基丙基)-(E. E)-2,4-癸二烯酰胺(N-(α-methylpropyl)-(E. E)-2,4-decadienamide)。黄酮类成分:芹菜素(apigenin),木犀草素(luteo-lin),木犀草素-7-O-β-D-吡喃葡萄糖苷(luteolin-7-O-β-D-glucopyr-anoside),大波斯菊苷(cosmosiin),芸香苷(rutin)。挥发油主要成分有桉叶素(ascaridole)(47.2%),1,8-桉叶素(1,8-cineole)(10.5%)和寒伞花素(p-cymene)(7.4%),α-松油烯(α-terpinene)(7.0%)和樟脑(camphor)(8.1%),还含蓍酸(achimilic acid)。

地上部含倍半萜内酯:8-乙酰基埃格尔内酯(8-acetylegelol-ide),8-当归酰基埃格尔内酯(8-angeloyleglelolide),去乙酰基母菊内酯酮,蓍草萜内酯(achillicin),环氧千叶蒿内酯(achillifolin),二氢小白菊内酯(dihydroparthenolide),二氢瑞诺木内酯(dihydrorey-nosin);黄芩素(artemetin),6-羟基木犀草素-6,7,3′,4′-四甲基醚(6-hydroxyluteolin-6,7,3′,4′-tetramethyl ether),尼泊尔黄酮素(nepetin),中国蓟醇(cirsineol),3′-去甲中国蓟醇(cirsiliol),3裂尾草素(salvigenin),粗毛豚草素(hispidulin),芹菜素,木犀草素;三萜类成分:α-香树酯醇乙酸酯(α-amyrin acetate), β-谷甾醇(β-sitosterol),谷甾醇-3β-葡萄糖苷(sitosteyl-3β-gluco-side),香草酸(vanillic acid)。

地下部分生物碱:癸三烯酸去二氢哌啶〔[E. E. E]-2, 4, 6-decatrienoic acid piperideide〕,[E. E. E]-2, 4, 6-decatrienoic acid piperideide〕,[E. E. E]-2, 4, 6, 8-癸四烯酸去二氢哌啶〔[E. E. Z. Z]-2, 4, 6, 8-decatetrae-noic acid piperideide〕,[E. E. E. Z]-2, 4, 6, 8-癸四烯酸二氢哌啶〔[E. E. E. Z]-2, 4, 6, 8-decatetraenoic acid piperideide〕,[E. E]-2, 4-癸二烯酸-对羟基苯乙基酰胺〔[E. E]-2, 4-decadienoic acid-p-hydroxyphenethylamide〕,[E. E]-2, 4-癸二烯酸-对甲氧基苯乙基酰胺〔[E. E]-2, 4-decadienoic acid-p-methoxyphenethylam-ide〕等。

花中含愈创木脂类成分:异千叶蓍酯二烯(isoachifolidiene),α-过氧千叶蓍内酯,β-过氧异千叶蓍酯(β-peroxyisoachifolid)。黄酮类成分:蓟黄素,紫花牡荆素(casticin),5-羟基-3, 6, 7, 4′-四甲氧基黄酮(5-hydroxy-3, 6, 7, 4′-tetramethoxyflavone)。花和叶中还含芹菜素及木犀草素-7-葡萄糖苷和木犀草素-7-丙二酰葡萄糖苷(luteolin-7-malonyl glucoside)。挥发油含兰香油烯(chama-zulene)。

【药理】 1. 止血作用 浸剂内服可治肠、痔出血,亦可外用治鼻、牙或外伤出血。止血作用可能是由于血小板数目的增加及出血时间的缩短。在犬急性试验中,10%浸剂 2 ml/kg 可增强溴化钠的凝血作用,使凝血时间缩短。再钙化时间,肝素的耐受力实验及凝血能质活力亦有相应改变,但作用较弱。洋蓍碱能缩短兔的凝血时间,持续45分钟,无明显毒性。它还能增加子宫肌的收缩,故可用于子宫出血。

2. 抗炎作用 干燥花头的水提物有抗炎作用(小鼠下肢浮肿法),其有效成分可能是蛋白-碳水化合物复合体,能溶于水,毒性很低。

3. 其他作用 干燥全草含生物碱,有降低血压作用,并有微弱的退热作用。洋蓍草中分离出的蓍酸混合物有抗肿瘤作用,其中的一种以 2 mg/kg 腹腔注射,可使移植 P_{388} 淋巴细胞癌的小鼠生存时间延长 30%。

【药性】《陕西中草药》:“味甘、苦、辛,性寒,有小毒。”

【功用主治】 祛风,活血,止痛,解毒。主治风湿痹痛,跌打损伤,血瘀痛经,痈肿疮毒,痔疮出血。

1.《陕西中草药》:“清热解毒,凉血消肿,止痛,调经。主治蛇、犬咬伤,疮疖痈肿,名肿毒,跌打损伤,月经不调,阴虚骨蒸。”

2.《新疆中草药》:“散瘀,祛风,止血。”

【用法用量】 内服:煎汤,5~10 g;或浸酒。外用:煎水洗,或捣敷。

【宜忌】《陕西中草药》:“孕妇慎用。”

【选方】 1. 治跌打损伤,疔疮肿毒 千叶蓍 15 g,土当归 9 g。水煎服。并取千叶蓍适量,煎水熏洗患部。

2. 治风湿疼痛 千叶蓍、骆驼蓬等分。煎水熏洗患处。

3. 治痔疮出血,痛经,外伤出血 千叶蓍 9 g,紫参 6 g。水煎服。(1~3方出自《新疆中草药》)

3626 **突厥雀** tū jué què
《本草拾遗》

【异名】 鸐鸬、寇雉《尔雅》,沙鸡《尔雅义疏》。

【基原】 为沙鸡科沙鸡属动物毛腿沙鸡的肉。

【原动物】 毛腿沙鸡 Syrrhaptes paradoxus (Pallas)

雄鸟体长约 40 cm。嘴蓝灰色。虹膜暗褐。头顶前部、眉纹及头侧纯黄色;头顶后部后颈杂灰;颈侧灰色,与颈基处两侧的块斑均锈红色。上体砂棕色,满杂以黑色横斑;肩羽与背羽相同,但其先端在黑斑间还杂以栗灰色斑。尾上覆羽的杂斑在羽端处沾蓝灰色。两翅的覆羽和三级飞羽均砂棕色;三级飞羽杂以蓝灰以至黑色的不规则状斑纹;中覆羽先端缀以黑色圆斑;大覆羽外翈先端深栗色,前后各羽相骈,形成一条栗带;初级飞羽大都为蓝灰色,第一枚特别尖长,末端呈丝状。尾大都呈砂棕色,具灰和黑色斑纹;中央尾羽特别延长甚细尖而呈蓝灰色;羽干黑褐色;外侧尾羽初级缀以黑。胸灰棕色。胸前贯以一道淡棕色带,其中杂以数条黑色细斑;腹淡砂棕色,中央具一大形黑块;覆腿羽和尾下覆羽白色;较长的尾下覆羽一条暗灰羽干纹;腋羽白而缀以黑端。脚仅三趾,上被羽毛;爪黑色。雌鸟羽色相似,但头、颈和背部白色。

常在开阔地带结群觅食,主食植物种子。繁殖于内蒙古、甘肃、新疆一带;冬季见于东北地区南部及河北、山东等地。

【采收加工】 捕捉后取肉,鲜用。

【药性】《纲目》:“甘,热,无毒。”

【功用主治】“补虚暖中。”

【用法用量】 内服:煮食。

3627 **穿山龙** chuān shān lóng
《东北药用植物志》

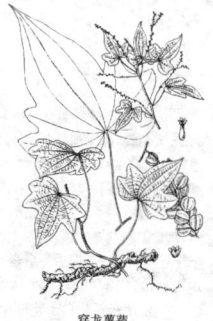
穿龙薯蓣

【异名】 穿龙骨、穿地龙《东北药用植物志》,山常山《山东中药》,穿山骨《中国药用植物图鉴》,火藤根《陕西中草药》,黄姜、土山薯《中国经济植物志》,竹根薯、铁根薯、雄姜、黄鞭《浙江民间常用草药》,野山药、地龙骨、金刚骨《河北中药手册》。

【基原】 为薯蓣科薯蓣属植物穿龙薯蓣和柴黄姜的根茎。

【原植物】 1. 穿龙薯蓣 Dioscorea nipponica Makino

多年生缠绕藤本,长达 5 m。根茎横生,圆柱形,木质,多分枝,栓皮层显著剥离。茎左旋,圆柱形,近无毛。单叶互生;叶柄长 10~20 cm;叶片掌状心形,变化较大,茎基部叶长 10~15 cm,宽 9~13 cm,边缘作不等大的三角状浅裂、中裂或深裂,先端叶片小,近于全缘,叶表面黄绿色,有光泽,无毛或有稀疏的白色细柔毛,尤以脉上较密。花单性,雌雄异株。雄花序为腋生的穗状花序,花序基部常有 2~4 朵集成小伞状,花序顶端常为单花;苞片披针形,先端渐尖,短于花被;花被碟形,6 裂,裂片先端钝圆;雄蕊 6,着生于花被裂片的中央,花药内向。雌花序穗状,单生;花被 6 裂,裂片披针形;雌蕊柱头 3 裂,每裂再 2 裂。蒴果成熟后枯黄色,三棱形,先端几凹入,基部近圆形,每棱翅状,大小不一。种子每室 2,有时仅 1 颗发育,着生于中轴基部,四周有不等的薄膜状翅,上方呈长方形,长约比宽大 2 倍。花期 6~8 月,果期 8~10 月。

生长于海拔 300~2 000 m 的山坡、林边、河谷两侧或灌木丛中,山脊路旁、沟边也有。分布于华北、东北、西北(除新疆)、华东、河南、湖北、四川等地。

2. 柴黄姜 D. nipponica Makino subsp. rosthornii (Prain et Burkill) C. T. Ting

本亚种与穿龙薯蓣十分相似,主要区别在:植株较粗壮;根茎没有剥落的栓皮;花多少有柄;叶片有较多小刺毛。花期 6~8 月,果期 8~10 月。

生于海拔 1 000~1 800 m 的河谷灌丛和稀疏杂木林下及林缘。分布于陕西秦岭以南和甘肃南部、湖北、湖南、四川、贵州等地。

【栽培】 生物学特性 适应性较强,耐严寒,耐旱,幼苗幻期至成龄植株需要光照。宜选疏松肥沃、排水良好的砂质壤土栽培为宜。壤土和黏壤土亦可栽种。

繁殖方法 种子繁殖或根茎繁殖。种子繁殖：春播育苗，至第二年春季移栽，行距 45～60 cm，株距 20～30 cm。根茎繁殖：春季萌芽前，将根茎挖出，选幼嫩部分切成 3～5 cm小段，按行距 45～60 cm，开深 10～15 cm的沟，按株距 30 cm 将根茎栽于沟中，覆土压实。

田间管理 生长期间每年中耕除草 3～4次，并搭架以供植物缠绕。第三、第四植株生长迅速，需分次追肥，增施磷钾肥。

【采收加工】 播种的培育 4～5年，根茎繁殖的第三年春进行采挖，去掉外皮及须根，切段、晒干或烘干。

【药材】 穿山龙 *Dioscoreae Nipponicae Rhizoma* 主产于辽宁、黑龙江、吉林、河北、内蒙古、山西、陕西等地；柴黄姜产于陕西、甘肃、河南、四川、贵州、湖南、湖北。

性状 穿龙薯蓣 根茎较圆柱形，稍弯曲，有分枝，长 10～15 cm，直径 0.3～1.5 cm。表面黄白色或棕黄色，有不规则纵沟，其点状根痕及偏于一侧的突起茎痕，偶有膜状浅棕色外皮和细根。质坚硬，断面平坦，白色或黄白色，散有淡棕色维管束小点。气微，味苦涩。

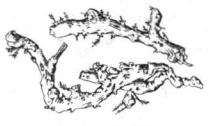
穿山龙（根茎）外形

柴黄姜 根茎较粗，表面较光滑，无脱落性栓皮。

鉴别 （1）根茎横切面：穿龙薯蓣 木栓细胞多列，常脱落。皮层较薄，细胞壁微木化，有黏液细胞，内含草酸钙针晶束。中柱散生外韧型维管束。本品薄壁细胞含淀粉粒。

柴黄姜 栓细胞扁平整齐，不脱落。

粉末特征：穿龙薯蓣淡黄色。淀粉粒椭圆形、类三角形、葫芦形、贝壳形，均较偏，两端或一端较尖，边缘有凹凸，直径 3～17 μm，长至 33 μm，脐点长缝状。草酸钙针晶束长 48～112 μm。木化薄壁细胞浅黄色，长椭圆形或类长方形，一端稍狭窄或偏斜，微木化，纹孔较小；断面观圆多角形。具缘纹孔导管直径 17～56 μm，其缘纹孔极细密，有网纹导管。另有木栓细胞。

（2）取本品粉末约 2 g，加水 30 ml，水浴上加热 10 分钟，滤过。取水提取液 2 ml，置于具塞试管，振摇 1分钟，产生大量蜂窝状泡沫，放置 10分钟，泡沫没有明显消失；取水提取液 2 ml，加入 2%红细胞混悬液 5～10 滴，放置数分钟，血液逐渐被溶解致使提取液呈红色透明液（检查皂苷）。

（3）取本品粉末 2 g，加 80%乙醇加热浸提，滤过。滤液蒸去乙醇，放冷，残渣溶于少量醋酸中，加醋酐和浓硫酸，应显紫红色（检查皂苷）。

薄层色谱：取本品粉末 1 g，加 2 mol/L盐酸约10 ml，加热水解 4 小时，滤过。残渣用水洗至中性，60 ℃真空干燥 2小时，加石油醚（60～90 ℃）回流提取 4小时，提取液蒸干后加氯仿 2 ml溶解作供试液；另取薯蓣皂苷用氯仿制成每 1 ml含 1 mg作对照。各取 10 μl 点于同一硅胶G-10%CMC板上，用氯仿-丙酮（93∶7）展开，喷磷3%磷钼酸醇试液，加热显色。供试品谱与对照品色谱相应的位置上显相同的蓝色斑点。

质量标志 《中华人民共和国药典》2010年版规定：按照高效液相色谱法测定，本品按干燥品计算，含薯蓣皂苷（$C_{45}H_{72}O_{16}$）不得少于 1.3%。

【成分】 穿山龙含甾体皂苷：薯蓣皂苷（dioscin）、纤细薯蓣皂苷（gracillin）、穗菝葜薯蓣苷（asperin）。又含 25-D-螺甾-3，5-二烯（25-D-spirosta-3，5-diene）及对羟基苄基酒石酸（piscidic acid）。

【药理】 1. 镇咳、祛痰、平喘作用 小鼠氨水引咳法证明，口服总皂苷、水溶性和水不溶性皂苷均有止咳效应，而制成注射剂，都有明显的镇咳作用，薯蓣皂苷元无效。镇咳的有效成分主要在极性最强部分中，此外，甾体皂苷在较大剂量时也有效。鼠酚红法表明灌服总皂苷、水不溶性皂苷、分子筛一号与腹腔注射剂均有

显著祛痰作用，水溶性皂苷效果不显著。豚鼠组胺喷雾法证明，灌服穿山龙制剂 0.15 g/kg 及 0.25 g/kg 剂量，喘息抑制率分别为70%及100%。

2. 抗炎镇痛作用 福建穿山龙能明显抑制二甲苯引起的小鼠耳壳炎症、大鼠角叉菜胶性足关节肿胀，降低小鼠腹腔毛细血管通透性及明显抑制大鼠棉球肉芽肿；并能延长小鼠疼痛反应时间，减少小鼠扭体反应次数。

3. 对心血管的作用 总皂苷 10 mg/kg 即能使兔血胆固醇水平从 29.04 mmol/L降低到 8.06～8.32 mmol/L，还可减慢心率，增强心肌收缩力，增加每分输出量，降低 β/α 脂百的比率，改善冠脉循环，降低动脉血压，尤其适用于轻、中度动脉粥样硬化。能显著增加心肌营养性血流量。

4. 对免疫功能的影响 小鼠每日灌穿山龙水煎剂15 g（生药）/kg，连续 7日，引起胸腺萎缩，外周血淋巴细胞 α-醋酸萘酯酶（ANAE）阳性率降低，二硝基氯苯（DNCB）所致皮肤迟发型超敏反应受抑，血清溶血素形成下降，腹腔巨噬细胞吞噬鸡红细胞的百分率和吞噬指数增加及血清溶菌酶含量升高。穿山龙水煎剂提取体外给药，可明显降低由 ConA诱导的脾细胞增殖反应，此种抑制作用只在培养早期加入药物才能发生。1 g/kg 穿山龙总皂苷灌胃给药可明显降低小鼠绵羊红细胞溶血素抗体生成和二硝基氯苯所致迟发型超敏反应。

5. 其他作用 穿山龙水煎剂有明显抗流感病毒作用，对金黄色葡萄球菌、八叠球菌、卡他球菌、脑膜炎双球菌、甲型链球菌等均有较明显的抑制作用。

【药性】 苦，平。归肝、肺经。
1.《浙江民间常用草药》：“性平，味苦。”
2.《辽宁常用中草药手册》：“甘、苦，温。”
3.《陕西中草药》：“有小毒。”
4.《青岛中草药手册》：“入肝、脾经。”

【功用主治】 祛风除湿，活血，止咳。主治风湿痹痛，肢体麻木，风湿热，胸痹心痛，腹痛，慢性气管炎，跌打损伤，劳损，疟疾，痈肿，冻疮。
1.《东北药用植物志》：“舒筋活血，治腰腿疼痛，筋骨麻木。”
2.《山东中药》：“治风寒湿痹。”
3.《东北常用中草药手册》：“主治扭挫伤，闪腰岔气。”
4.《陕西中草药》：“祛风湿，消食利水，祛痰截疟，消肿止痛。主治咳嗽，消化不良，疟疾，跌打损伤，痈肿恶疮。”
5.《陕甘宁青中草药选》：“主治活血祛瘀止痛。”
6.《陕西草药》：“主治活血祛瘀。”
7.《青岛中草药手册》：“治腹痛，冻疮。”
8.《湖北中草药志》：“用于牙周疼痛，风湿热。”

【用法用量】 内服：煎汤，干品 6～9 g，鲜品 30～45 g；或浸酒。外用：鲜品捣敷或熬膏涂。

【选方】 1. 治风湿腰腿疼痛，筋骨麻木 穿山龙 30 g，淫羊藿、土茯苓、骨碎补各 9 g。水煎服。《陕甘宁青中草药选》

2. 治大骨节病，腰腿疼痛 穿山龙 60 g，白酒 500 g，浸泡 7日。每服 30 g，每日 2次。《河北中药手册》

3. 治疟疾 火藤根 9 g，青蛙七、野棉花各 6 g。发病前水煎服。《陕西中草药》

4. 治过敏性紫癜 穿山龙 30 g，大枣 10 枚，枸杞子15 g。水煎服。《陕甘宁青中草药选》

5. 治痈肿恶疮 鲜火藤根适量，加等量芝麻根，捣烂敷患处。《陕西中草药》

【临床报道】 1. 治疗风湿和类风湿关节炎 ① 用穿山龙注射液每次肌注 2～4 ml（每 1 ml相当于生药 1 g），每日 1次，治疗风湿性关节炎 81例。结果：有效率为 89%，临床治愈率 26%。本法对风湿性心脏病也有相当疗效，共治 29例，结果：临床治愈 9

例,显效 12 例,好转 8 例;又治急性结膜炎 58 例,均愈。② 穿山龙注射液肌内注射,每次 2 ml(每 1 ml 含生药 1 g),每日 2 次,疗程1 个月。治疗类风湿关节炎 45 例,有效率为 83.3%,未见明显副作用。

2. 治疗慢性布氏杆菌病 ① 用穿山龙注射液深部肌注,隔日或每日 1 次,每次 4 ml,共治 231 例,其中 131 例采用每 1 ml 含生药 1.0 g 制剂,100 例采用 ml 含生药 0.6 g 制剂。10 日为 1个疗程,疗程间隔 5～7 日,共 3 个疗程。总效率 93%,其中治愈率 28.5%,基本治愈率 22.1%,好转 42.4%。1 年后随访 85 例,治愈率 9.4%,有效率 90.6%,复发率 4.7%。对 173 例患者观察,有脱敏作用的为83.8%,并表明能使患者血清抗体效价下降。副作用:少数患者鼻痒,女性患者经量增多,个别患者注射部位有红肿浸润现象。② 用穿山龙注射液肌内注射,每日 2 ml(含生药 1 g),少数病例用 4 ml。15 日 1 个疗程,间隔 3～7 日,再治 1 个疗程。共观察 5 294 例,近期有效率为 96.13%,其中治愈 2 901 例,基本治愈 1 213 例,好转 975 例。对 350 例进行远期效果观察,总有效率为 94.29%,但治愈率 17.14%,基本治愈率为 34.29%。治疗期间患者未见不良反应。

3. 治疗冠心病心绞痛 穿龙冠心宁片口服,每次 4 片(每片含穿龙薯蓣有效提取物 40 mg),每日 3 次,3 个月 1 个疗程。共治 216 例,其中 101 例治疗 1 个疗程,115 例治疗 2 个疗程。对资料较全的 161 例进行统计,结果:对心绞痛的有效率为 90.7%,其中显效率为 32.9%。在有心电图异常的 177 例中,有效率为41.2%。并有轻度降压作用,也有一定降血脂作用。副作用:9 例轻度腹泻,3 例便秘,胃部不适,恶心、呕吐和口腔炎 2 例,头晕 5 例,视物模糊 5 例,少数病例丙氨酸氨基转移酶暂时有升高,停药后均自行消失。

3628 穿山甲 chuān shān jiǎ 《本草图经》

【异名】 鲮鲤甲《别录》,鳣鲤甲《肘后方》,鲮鲤角《本草衍义》,川山甲《三因方》,鳖鲤甲《本草经疏》,山甲《本草求真》,甲片《疡科遗编》,麒麟片、鳞片、随碱片《广西中药志》,山甲片《中药材手册》,钱鲤甲《中国药用动物志》。

【基原】 为鲮鲤科鲮鲤属动物鲮鲤的鳞片。

【原动物】 鲮鲤 *Manis pentadactyla* Linnaeus 又名:石鲮《临海异物志》,龙鲤(郭璞《江赋》),石鲮鱼《纲目》。

身体背面、四肢外侧和尾部披覆瓦状角质鳞片,头细,吻尖,眼小,舌长,无齿,趾(指)爪强健有力。全身的鳞片间

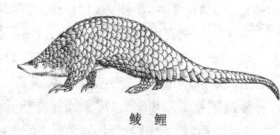

鲮鲤

杂有数根刚毛,颜面从下颌开始,自胸腹直至尾基以及四肢内侧无鳞着生稀毛。两颊、眼、耳周亦被毛。四肢粗短,前肢比后肢长;前足五爪比后足爪长,前中趾爪特别粗长,是为挖掘的强劲工具。鳞片颜色有黑褐色和棕褐色两种类型;前肢、后肢鳞片边缘,为橙褐色或灰褐色,每一鳞片自基部始有纵纹,年龄越大纹数越短少。初生兽则鳞软色白,1 月龄后渐次角化并变为褐色。鳞片形状大体有 3 种:背缘呈阔菱形,较扁平;腹侧、前肢近腹侧和后肢鳞呈盾状,鳞片中央有龙骨状突起,该突起亦随年龄而减少,老年个体几乎消失;尾侧鳞呈折合状。

栖息于丘陵山地的树林、灌丛、草丛等各种环境中,但极少在石山秃岭地带。掘凿穴居,昼伏夜出,能爬树游水,遇敌受惊时,将头裹在腹部,蹯成一团。听觉、视觉差,嗅觉灵敏。食物以白蚁为主,亦食黑蚁、蚁的幼虫和其他昆虫的幼虫。发情期雌雄同居。交配后即分开,幼仔由雌兽培育,产仔期在冬季,每胎 1 仔。主要分布于我国南方,其中以福建、广东、广西和云南等地数量较多。

本动物的肉(鲮鲤肉)亦供药用,另设专条。

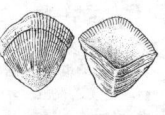
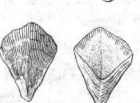

穿山甲(鳞片)外形

【采收加工】 全年均可捕捉,捕后杀死,剥取甲皮,放入沸水中烫,待鳞片自行脱落,捞出,晒干,名"甲片"。

【药材】 穿山甲 *Manis Squama* 主产广西、云南、贵州、广东、湖南、浙江、福建、台湾等地。

性状 本品呈扇面形、三角形、菱形或盾形的扁平片状或半折合状,中间较厚,边缘较薄。大小不一,长宽各 0.5～5 cm。背面黑褐色或黄褐色,有光泽,宽端有数十条排列整齐的纵纹及数条横纹线;窄端光滑,腹面色较浅,中部有一条明显突起的弓形横向棱线,其下方有数条与棱线相平行的细纹。角质,半透明,坚韧而有弹性,不易折断。气微腥,味微咸。

鉴别 (1)粉末特征:淡黄色,呈无定形碎块,近无色、淡黄色或黄色,大多有大小不一的类圆形、椭圆形或不规则形空洞,碎块缘凹凸不平或突起,偶见细纹理。

(2)取炮制后的穿山甲 5 g,研碎,加 95%乙醇 50 ml 浸泡过夜,过滤得乙醇提取液。取乙醇提取液 5 ml 蒸干,加氯仿 1 ml溶解,沿管壁滴加浓硫酸,则上层呈淡蓝色,中间有一棕色环,下层黄棕色,紫外光灯下可见绿色荧光;取醇提取液 1 ml 加茚三酮试剂水浴加热 10 分钟,呈紫色。

(3)取炮制后的穿山甲片 2 g,研碎,用稀盐酸浸泡过夜,过滤,取盐酸液加硅钨酸试剂,则可产生白色絮状沉淀。

【成分】 穿山甲的鳞片含硬脂酸(stearic acid),胆甾醇(cholesterol),*N*-丁基-二十三(碳)酰胺(*N*-butyl tricosylamide),碳原子数为 26 和 29 的两个脂肪族酰胺,环〔*L*-丝氨酰-*L*-酪氨酰〕二肽〔cyclo(*L*-seryl-*L*-tyrosyl)〕和环〔*D*-丝氨酰-*L*-酪氨酰〕二肽〔cyclo(*D*-seryl-*L*-tyrosyl)〕,又含锌、钠、钛、钙、铅、硅、磷、铁、锰、铬、镁、镍、铜、钒、硼、铅、钼、锡 18 种元素;水含天冬氨酸、苏氨酸、丝氨酸、谷氨酸、脯氨酸、半胱氨酸、甘氨酸、甲硫氨酸、异亮氨酸、亮氨酸、酪氨酸、苯丙氨酸、赖氨酸、精氨酸、脯氨酸 16 种游离氨基酸。还含挥发油和水溶性生物碱等。

【药理】 1. 对外周血氧流量的影响 100%穿山甲水提醇沉制剂,按 0.04 ml/kg 剂量直接注入犬股动脉,能显著增加股动脉血流量,降低外周阻力,对血管壁有直接扩张作用。

2. 抗凝血、降低血液黏度作用 腹腔注射 10%穿山甲片水煎液,用毛细管法和毛细管比黏度法证明有明显延长大鼠凝血时间、降低血液黏度的作用。穿山甲能显著降低大鼠血液黏度及延长凝血时间。给小鼠分别以穿山甲片水煎液及等量生理盐水灌胃给药,对小鼠亦有降低血液黏度及延长凝血时间的作用。

3. 抗炎作用 穿山甲片的水提取液、醇提取液灌胃后均有显著的抗巴豆油所致小鼠耳郭炎症的作用。

4. 对耐缺氧能力的影响 穿山甲中分离得到的化合物环〔*L*-丝氨酰-*L*-酪氨酰〕二肽和环〔*D*-丝氨酰-*L*-酪氨酰〕二肽均能提高小鼠常压缺氧的耐受能力。

【炮制】 1. 穿山甲 取原药材,除去杂质及残肉,筛去灰屑,洗净,晒干。按大小分档。

2. 醋甲 取砂子置锅内,用武火炒热后,加入净穿山甲炒至鼓起,醋淬,呈金黄色时取出,筛去砂子,放凉;或炒后去砂,趁热投入醋液中稍浸,捞出,干燥。每穿山甲 100 g,用醋液 30 g。

3. 炮甲 取砂子置锅内,用武火炒热后,加入净穿山甲炒至鼓起,呈金黄色时取出,筛去砂子,放凉。

4. 油制甲 取麻油置锅内,加热至沸,加入净穿山甲片,炸至鼓起,呈金黄色为度,捞出放凉。每穿山甲片100 kg,用油 18 kg。

饮片性状 穿山甲,参见"药材"项。醋山甲全体膨胀呈卷曲

状，黄色，酥脆，易碎，有醋气。炮山甲形如醋山甲，金黄色，气微腥，味咸。油制山甲形如醋山甲，金黄色，略带油性。

贮干燥容器内，密闭，置通风干燥处。

【药性】咸，微寒。归肝、胃经。

1.《别录》："微寒。"

2.《药性论》："有大毒。"

3.《日华子》："凉，有毒。"

4.《绍兴本草》："味苦，微寒。"

5.《滇南本草》："味咸，性寒凉。"

6.《纲目》："入厥阴、阳明经。"

7.《雷公炮制药性解》："味甘、咸。"

【功能主治】活血通经，下乳，消痈。主治血瘀经闭、癥瘕、风湿痹痛，乳汁不下，痈肿、瘰疬。

1.《别录》："主五邪惊癇，悲伤之作灰，以酒及水和方寸匕，疗蚁瘘。"

2.《本草经集注》："疗疥癣及诸疰疾。"

3.《药性论》："治山瘴疟。恶疮烧敷之。"

4.《日华子》："治小儿惊邪，妇人鬼魅悲泣，及痔漏、恶疮、疥癣。"

5.《滇南本草》："治诸癥痼毒，破气行血，(治)胸膈膨胀逆气，又治膀胱疝气疼痛。"

6.《纲目》："除疟疾寒热，风痹强直疼痛，通经脉，下乳汁，消痈肿，排脓血，通窍杀虫。"

7.《本草备要》："和伤发痘。"

8.《本草再新》："搜风去湿，解热败毒。"

【用法用量】内服：煎汤，3～9 g，或入散剂。外用：研末撒或调敷。

【宜忌】气血虚弱、痈疽已溃者及孕妇禁服。

1. 李仲南："性专行散，中病即止，不可过服。"(引自《纲目》)

2.《本草经疏》："痈疽已溃不宜服，痘疹元气不足，不能起发者，不宜服。"

3.《本草备要》："元气虚者慎用。"

4.《得配本草》："性猛不可过用，肝火虚者禁用。"

【选方】1. 治风湿痹走注肢节疼痛　川山甲(炮)、麻黄(不去节)、良姜各二两，石膏二两。上为细末。每服五钱，好酒一碗，热调下，出汗为效，休着风，衣被盖之。《普济方》一醉散

2. 治中风，手足偏废不举　川山甲、红海蛤(如棋子者)、川乌头(大者，生用)各二两。上用半两，捣葱白汁，和成厚饼，约径一寸半。贴在所患一边脚心，用旧帛裹紧缚定，于无风密室中椅子上坐，椅前用汤一盆，将药脚于汤内浸，仍用人扶病人，恐汗出不能支持。候汗出，即急去了药，汗欲出，身麻木，得手周遍为妙。切宜避风，自然手足可举。如病未尽除，候半月二十日后，再依此法用一次，自除根本。仍取坛补理药，忌口远欲以自养。《三因方》趁风膏

3. 治痢，里急后重　穿山甲、好蛤粉等分。上为细末，每服一钱，好酒空心调服。《普济方》

4. 治乳汁不通　穿山甲(炮)研末。酒服方寸匕，日二服。外以油梳梳乳，即通。《单骧方》涌泉散

5. 治痈疽恶疮初萌　穿山甲插入谷芒热灰中，候焦黄。上为末，入麝细意。才觉便服，每服二钱半，温酒调下，或瓜蒌煎酒调下尤妙。日两服。《直指方》内消散

6. 治吹奶疼痛不可忍　用穿山甲(炙黄)、木通各一两，自然铜(生用)半两。三味捣罗为散，每服二钱，温酒调下，不计时候。《本草图经》

7. 治便毒肿结　穿山甲(蘸法醋炙焦)半两，木鳖子(法煅微炙)三钱。上为末。每服二钱，食前木酒调下，次以法醋煮肥皂，研膏傅之妙。《直指方》退毒饮

8. 治赤游丹　穿山甲(炒左)、血余(煅)各等分。研末，每服五分，轻者三分，黑糖拌滚汤调下。《疡医大全》

9. 治气痔脓血　鲮鲤甲烧一两，存性，肉豆蔻仁三个。同为末，米饮调二钱服。甚者，加猬皮一两烧入，中病则已，不必尽剂。《本草衍义》

10. 治妇人阴㿗，硬如卵状　随病之左右，取穿山甲之左右边五钱，以砂炒焦黄，为末，每服二钱，酒下。《纲目》引《摘玄方》

11. 治瘰疬溃坏　用鲮鲤甲二十一片烧研，傅之。《纲目》引《姚氏集验方》

12. 治聤耳生脓　穿山甲烧存性，入麝香少许，吹之。三日水干即愈。《纲目》引《鲍氏小儿方》

13. 治蚁瘘疮多而孔小　烧鲮鲤甲，猪膏和敷。《肘后方》

14. 治蛇咬伤　穿山甲(炮)、广木香各一钱五分。研细末，热酒调下。《疡医大全》

15. 治喉癣　甲片(炙)五分，白霜梅(炙)一个，雄黄五分，枯矾一钱。上共研末，吹喉内。《疡科遗编》穿山甲散

16. 治但热不寒疟　穿山甲一两，干枣十枚。上同烧灰留性，研为细末。每服二钱，当发日日未出时，井花水调下。《杨氏家藏方》十枣散

17. 治产后血气上冲，或血晕　穿山甲一两，以童子小便浸一宿，取出慢火炙令黄。上捣罗为散，每服以热酒调下一钱，立效。《圣惠方》

18. 治疝气膀胱疼痛　穿山甲(炒)三钱，茴香子二钱。共为细末，每服二钱，水酒送下。《滇南本草》

19. 治火疯赤痛　穿山甲一片为末，铺白纸上，卷作绳，烧烟熏之。《纲目》引《寿域神方》

【临床报道】1. 治疗腰椎增生　用穿山甲 40 g、白芥子 20 g，共为细末姜汁调匀，于敷腰椎增生处，纱布覆盖，加热敷，7 日为 1 个疗程。治疗 49 例，男 29 例，女 20 例，年龄 38～52 岁，病程 1～4 年。结果：24 例 1 个疗程后症状缓解，疼痛消失；23 例用药 2 个疗程后症状缓解，疼痛消失；2 例 3 个疗程后改善症状，疼痛消失。

2. 治疗产后缺乳　方法：穿山甲 15 g、王不留行 20 g，猪蹄 3 个，同煮烂，饮汤食肉，2 日服完。观察 38 例，结果：用药 1～2 日，32 例产后 3 日内缺乳者乳汁量渐增多，2 例无明显增多，有效率 94.1%；4 例产后 6 日缺乳者，3 例用药 3～5 日后乳量增多，有效率 75%。

3. 治疗前列腺增生症　① 穿山甲片(炒)，与肉桂按 6:4，制成散剂。每日 2 次，每次 10 g，蜜水冲服，20 日为 1 个疗程。治疗时间最短 20 日，最长 90 日，平均 44 日。共治 45 例，结果近期痊愈 29 例，占 64.4%；好转 13 例，占 28.9%；无效 3 例，占 6.7%；总有效率为 93.3%。治疗后 35 例患者增大的前列腺有不同程度缩小。② 另将炙穿山甲片研成细粉，加蜂蜜制成丸剂(每 300 g 药粉内加蜂蜜 200 g)，每丸重 5 g，含药 3 g，治疗本病 42 例。全部患者均按每次 1 丸，每日 2 次口服，14 日为 1 个疗程。结果：临床治愈 27 例，有效 13 例，无效 2 例。用药时间 14～28 日，平均用药 19 日。40 例患者得以随访，随访时间 6 个月～4 年，平均 2.5 年。随访结果：27 例患者症状完全缓解，7 例 6 个月后症状复发，重复用药 1 个疗程症状缓解，6 例 2 年后复发，重复用药症状缓解。

4. 治疗扁平疣　山甲炮逐，研极细末，米酒调服，睡前服较好。每次 6 g，5～10 次为 1 个疗程，服药 30 日左右即可见效。治疗 40 余例，均在服药后 30 日左右疣体自行脱落，不留痕迹，经年未见复发。

【各家论述】1.《纲目》："穿山甲，古方鲜用，近世风疟、疮科通利下乳为要药。盖此物穴山而居，寓水而食，出阴入阳，能窜经络，达于病所故也。"又按《德生堂经验方》云：凡风疟冷痹之证，因水湿所致，浑身上下，强直不能屈伸，痛不可忍者，于五积散

加穿山甲七片，看病在左右手足，或臂胁疼痛处，即于鲮鲤身上取甲，炮熟，同全蝎炒十一个，葱、姜同水煎，入无灰酒一些，热服取汗。"

2.《本草求真》："穿山甲，治惊啼悲伤，大肠蚁瘘，外治疮疡痈肿，下乳发痘之需，总因善走之功，而为行气破血之药也。"

3.《衷中参西录》："穿山甲，味淡性平，气腥而窜，其走窜之性，无微不至，故能宣通脏腑，贯彻经络，透达关窍，凡血凝血聚为病，皆能开之。以治疗痈，放其病之自内生出者，使核消于未化；治横痃，亦极效验，其已有脓而红肿者，服之红肿即消，脓亦易出。至癥瘕积聚，疼痛麻痹，二便闭塞诸证，用药治不效者，皆可加山甲作向导。"

3629 穿心草 chuān xīn cǎo（《广西民间常用中草药手册》）

【异名】 穿钱草、顶心风（《广西民间常用中草药手册》），狮子草、穿心莲（《广西实用中草药新选》）。

【基原】 为龙胆科穿心草属植物穿心草的全草。

【原植物】 穿心草 Canscora lucidissima（Lévl. et Vant.）Hand.-Mazz. [Euphorbia lucidissima Lévl. et Vant.]

一年生草本，高 10～30 cm。茎直立，黄绿色，分枝，枝柔弱。基生叶对生，具短柄，叶片卵形；上中部茎叶为穿茎叶，叶片圆形，直径 7～20 mm，上面绿色，下面灰绿色，具突出的网状脉。聚伞花序呈假二叉状分枝，具多花，苞片叶状；花萼钟形，萼筒膜质，5 小齿，不等长；花白色或淡黄色，钟形，长圆状匙形；雄蕊 5，着生于花冠

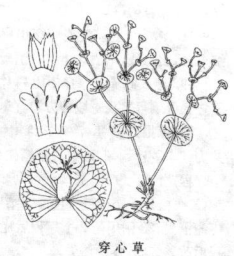

穿 心 草

筒上部，与裂片互生，花药不完全发育；子房长圆形，花柱丝状，柱头小，头状。蒴果内藏，宽长圆形。种子多数，扁平，黄褐色，表面具网纹。花、果期 8 月。

生于石灰岩山坡较阴湿的岩壁或石缝中。分布于广西、贵州等地。

【采收加工】 9～11 月采收，鲜用或扎把晒干。

【成分】 全草含 1-羟基-3,5-二甲氧基叫酮（1-hydroxy-3,5-dimethoxyxanthone），1,5,8-三羟基-3-甲氧基叫酮（1,5,8-trihydroxy-3-methoxyxanthone）。

【药理】 1. 保护心脏作用 3 种穿心草酮（xanthone，Xan）均可明显减轻由异丙肾上腺素引起的心肌损伤，抑制天冬氨酸氨基转移酶（AST）和乳酸脱氢酶的漏出，减少异丙肾上腺素引起的心肌丙二醛（MDA）的积累，显著提高心肌中 SOD 活性。3 种 Xan 不同程度地减少受伤线粒体的膨胀作用及阻止脂质过氧化的形成，增加膜脂质流动性，维护线粒体结构和功能的完整。

2. 抗脂质过氧化作用 10.05 μmol/L 的 3 种 Xan 均可抑制正常大鼠肝、肾、心匀浆体外过氧化脂质形成，并能对抗半胱氨酸和硫酸亚铁所致过氧化脂质生成增加，均能抑制红细胞自氧化，显著减少红细胞自氧化过程中 MDA 的含量；均能清除超氧阴离子自由基和羟自由基，清除羟自由基的作用更强。

3. 对缺血再灌注模型心律失常的保护作用 3 种 Xan 可不同程度地降低缺血再灌注损伤引起的室性心律失常发生率，缩短持续时间，提高超氧化物歧化酶的活性，减少脂质过氧化反应代谢产物丙二醛的含量，减少心肌天冬氨酸氨基转移酶及乳酸脱氢酶

酶的释放量。Xan 的活性与其苯环上羟自由基及甲氧基的多少及其位置有关。

4. 抗炎作用 Xan 腹腔注射给药对小鼠二甲苯致小鼠耳肿胀、乙酸介导的毛细血管通透性增加、鸡蛋清致大鼠足肿胀均有显著的抑制作用，具有直接的抗炎作用，Xan 具有膜稳定性作用，能够使大鼠炎性组织释放的 PGE$_2$ 明显减少。

【性味】 微甘、微苦，凉。

1.《广西民间常用中草药》："味微甘、微苦，性平，无毒。"

2.《广西本草选编》："性凉。"

【功用主治】 清热解毒，理气活血。主治肺热咳嗽，肝炎，钩端螺旋体病，胸痛，胃痛，跌打损伤，毒蛇咬伤。

1.《广西民间常用中草药手册》："理气，止痛，止咳。治肺热咳嗽，心胃气痛，毒蛇咬伤。"

2.《广西本草选编》："理气止痛，清肺止咳。主治黄疸型肝炎，胃痛，肋间神经痛，急性支气管炎，肺炎，风湿性心脏病引起的心律不齐。"

【用法用量】 内服：煎汤，9～15 g；鲜品及治毒蛇咬伤用量加倍。外用：煎水洗。

【选方】 治肺热咳嗽 干穿心草 9 g，干红薯叶 9 g。水煎服。（《广西民间常用中草药手册》）

3630 穿心莲 chuān xīn lián（广州部队《常用中草药手册》）

【异名】 一见喜（《泉州本草》），榄核莲、苦胆草、斩龙剑（广州部队《常用中草药手册》），日行千里、四方莲、金香草、金耳钩、印度草（《广东中草药》），苦草（《福建中草药》）。

【基原】 为爵床科穿心莲属植物穿心莲的全草。

【原植物】 穿心莲 Andrographis paniculata（Burm. f.）Nees [Justicia paniculata Burm. f.] 又名：圆锥须药草（广州部队《常用中草药手册》）。

一年生草本。茎直立，具 4 棱，多分枝，节处稍膨大，易断。叶对生；叶片披针形或长椭圆形，先端渐尖，基部楔形，边缘浅波状，两面均无毛。总状花序顶生和腋生，集成大型的圆锥花序；苞片和小苞片微小，披针形；萼有腺毛，花冠淡紫色，二唇形，上唇外弯，2 裂，下唇直立，3 浅裂，裂片覆瓦状排列，花冠筒与唇瓣等长；雄蕊 2，伸出，花药 2 室，药室一大一小，大的基部被髯毛，花丝有毛。蒴果扁扁，长椭圆形，中间具一沟，微被腺毛。种子 12 颗，四方形，有皱纹。花期 9～10 月，果期 10～11 月。

我国南方诸地均有栽培。本种原产东南亚。

【栽培】 生物学特性 喜阳光充足、高温高湿的气候。怕干旱，忌水涝，不耐寒，种子发芽和幼苗生长期适温为 25～30 ℃。遇 0 ℃左右低温或霜冻，植株全部枯萎。以疏松肥沃、排水良好的酸性和中性砂壤土栽培为宜。忌连作。

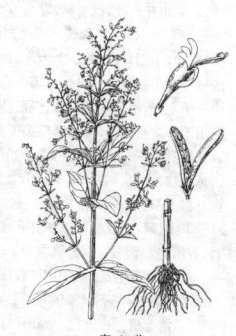

穿 心 莲

繁殖方法 种子繁殖，育苗移栽或直播，以育苗移栽为主。当 9～10 月果实呈黄褐色时，在早晨露水未干前分批采摘，放在阴凉处后熟几日，待果荚全部开裂后，筛去果皮，取得种子。穿心莲种子细小，种皮坚硬，外包有一层蜡质，对播种技术要求较高，在播种前要用细砂纸或砂磨去种皮蜡质再用温水浸咽，再放在 30 ℃温箱中催芽，然后播种。在 3 月上旬至 4 月上旬播种。出苗前要经常保持苗床湿润，畦内相对湿度保持 70%～80% 为宜。苗出齐后，

应控制土壤湿度,以防猝倒病发生。苗高6~7 cm,有3~4对真叶时即可移栽。直播不宜早于4月中、下旬,栽培时最好分种子田(专供采种用)和商品田(专门收割全草供药用)两种。种子田应在5~6月上旬移栽,行距50~65 cm,株距30~35 cm。商品田可在5月下旬~6月上旬栽种,行距25~33 cm,株距16~20 cm。

田间管理 及时浇水,以利幼苗扎新根,以后每隔15~20日中耕除草,追肥1次,追肥以氮肥为主,可施人畜粪水、尿素等,特别在6、7、8三个月的田间管理十分重要,要多施氮肥,经常浇水等。株高30~40 cm时,可培土防止风害。

病虫害防治 病害有立枯病,在4~5月幼苗长出1~2对真叶期发生,可降低土壤湿度,用50%多菌灵1 000倍液浇灌病区。猝倒病在5月幼苗长出2、3对真叶时发生,可控制湿度,注意通风,加强苗床管理。黑茎病在成株期发生,可加强田间管理,及时排除积水,忌连作。发病初期用50%多菌灵1 000倍液喷雾或浇灌病区。还有疫病、病毒病为害。虫害有棉铃虫、蝼蛄为害。

【采收加工】 播种当年9~10月花盛期和种子成熟初期采收,齐地割取全株晒干或割取全株后,摘下叶子分别晒干。

【药材】 穿心莲 *Andrographis Herba* 主产于广东、福建等地。

性状 本品茎呈方柱形,多分枝,长50~70 cm,节附膨大;质脆,易折断。单叶对生,叶柄短或近无柄;叶片皱缩,易碎,完整者展平后呈披针形或卵状披针形,长3~12 cm,宽2~5 cm,先端渐尖,基部楔形下延,全缘或波状;上表面绿色,下表面灰绿色,两面光滑。气微,味极苦。

鉴别 (1)横切面:上表皮细胞类方形或长方形,下表皮细胞较小,下表皮均有含圆形、长椭圆形和棒状钟乳体的晶细胞;并有腺鳞,有时可见非腺毛。栅栏组织为1~2列细胞,贯穿于主脉上方,主脉上方多为2列;海绵组织排列疏松。主脉维管束外韧型,呈凹槽状,木质部上方亦有晶细胞,韧皮部较窄。

叶表面观:上下表皮均有增大的晶细胞,内含大型螺状钟乳体,老叶甚多,嫩叶较少,主脉细胞多,长约180 μm,较大端有脐样点痕,层纹波状,有的2个晶细胞相接成双晶体,以叶脉处较多;下表皮气孔密布,直轴式,副卫细胞大小悬殊,也有不定式。腺鳞头部扁球形,4~6(~8)细胞,直径约40 μm;柄极短。非腺毛1~4细胞,长约160 μm,基部直径约40 μm,表面有角质纹理。

茎横切面:呈方形,四角茎棱明显外突。表皮细胞多不规则形,其外壁稍增厚,角质化,内含众多的钟乳体,具有单细胞头的腺毛,直径约30 μm,腺柄由3个细胞组成,长400~500 μm;厚角组织分布在茎的表皮下四角处,3~8层,胞间层不明显,细胞腔直径30~40 μm,绿皮层2~3层细胞纵向延长呈不规则的长柱状,壁薄,有细胞间隙,细胞中充满叶绿素。内皮层位于绿皮层内方,较绿皮层稍大。韧皮组织5~8层组成,细胞壁弯曲、皱缩。形成层不明显,壁薄易破裂。木质部宽阔发达,由木纤维、木细胞、导管和射线组成;初生木质部、细胞壁薄,不木化。髓部几占茎中心,细胞不规则圆形,壁较薄,有细胞间隙,其周边细胞较小,中心细胞较大,部分细胞有少量针状结晶,散在或成束。

(2)取本品叶用水润湿1小时,撕去表皮加碱性3, 5-二硝基苯甲酸的甲醇溶液,立即置显微镜下,可见叶内组织中出现紫红色。或取穿心莲叶,置本液中浸泡24小时,可见叶的两面析出穿心莲内酯类的板状结晶,柱状结晶,将结晶挑取滤纸上,加碱性3, 5-二硝基苯甲酸甲醇试液显紫红色。

(3)取本品粉末约1 g,加乙醇20 ml,置水浴中加热至沸,滤过,滤液加活性炭0.3 g,搅拌,滤过。取滤液1 ml加3, 5-二硝基苯甲酸试液与乙醇制氢氧化钾试液等容的混合液1~2滴,即显紫红色(活泼次甲基的反应)。另取滤液1 ml,加碱性三硝基苯酚试液

1~2滴,显橙色,放置逐渐转为棕色(活泼次甲基的反应);再取滤液1 ml,加乙醇制氢氧化钾试液数滴,逐渐显红色,放置后变为黄色(检查内酯)。

(4)薄层色谱 取本品粉末0.5 g,加乙醇5 ml回流提取30分钟,提取液为供试品溶液。另取脱水穿心莲内酯、穿心莲内酯对照品,加乙醇制成每1 ml各含1 mg的混合溶液,作为对照品溶液。吸取供试品溶液6 μl、对照品溶液4 μl,分别点于同一以羧甲基纤维素钠为黏合剂的硅胶GF254薄层板上,以氯仿-醋酸乙酯(4:3:0.4)为展开剂,展开,取出,晾干,置紫外光灯(254 nm)下检视。供试品色谱中,在与对照品色谱相应的位置上,显相同颜色的斑点;喷以2% 3, 5-二硝基苯甲酸乙醇溶液与2 mol/L氢氧化钾溶液的等量混合液(临用时配制),立即在日光下观察,供试品色谱中,在与对照品色谱相应的显相同颜色的斑点。

品质标志 《中华人民共和国药典》2010年版规定:高效液相色谱法测定,本品以干燥品计算,含脱水穿心莲内酯(C20 H28 O5)和穿心莲内酯(C20 H30 O5)的总量不得少于0.80%。

【成分】 叶含二萜类:穿心莲内酯(andrographolide)、14-去氧穿心莲内酯(14-deoxyandrographolide)、新穿心莲内酯(neoandrographolide)、14-去氧穿心莲内酯-19-β-D-葡萄糖苷即14-去氧穿心莲内酯苷(14-deoxyandrographolide-19-β-D-glucoside, 14-deoxyandrographoside, andropanoside)、14-去氧-12-甲氧基穿心莲内酯(14-deoxy-12-methoxyandrographolide)、穿心莲潘林内酯(andrograpanin);黄酮类:木蝴蝶素(oroxylin) A、汉黄芩素(wogonin)之酚类含咖啡酸(caffeic acid)、绿原酸(chlorogenic acid)及二咖啡酰奎宁酸混合物(mixture of dicaffeoylquinic acids)。

根含黄酮类:穿心莲黄酮(andrographin)、5, 2'-二羟基-7, 8-二甲氧基黄酮(panicolin)、3'-O-甲基魏穿心莲黄素即5-羟基-7, 8, 2', 3'-四甲基黄酮(3'-O-methoxywightin, 5-hydroxy-7, 8, 2', 3'-tetramethoxyflavone)、芹菜素-4, 7'-二甲醚(apigenin-4, 7-dimethylether)、5-羟基-7, 8-二甲基黄烷酮(5-hydroxy-7, 8-dimethoxyflavanone)、5-羟基-3, 7, 8, 2'-四甲氧基黄酮(5-hydroxy-3, 7, 8, 2'-tetramethoxyflavone)、5-羟基-7, 8-二甲氧基黄酮(5-hydroxy-7, 8-dimethoxyflavone)、穿心莲黄酮苷(andrographidine) A、B、C、D、E及F。还含α-谷甾醇(α-sitosterol)。

地上部分含二萜类:穿心莲新苷元(3, 14-dideoxyandrographolide)、14-去氧穿心莲内酯苷即穿心莲内酯-19-β-D-葡萄糖苷(andrographiside, andrographolide-19-β-D-glucoside)、穿心莲内酯、新穿心莲内酯、14-去氧-11, 12-去氢穿心莲内酯(14-deoxy-11, 12-didehydroandrographolide)、14-去氧穿心莲内酯。

全草含二萜类:穿心莲内酯、14-去氧代-11-氧穿心莲内酯(14-deoxy-11-oxo-andrographolide)、14-去氧11, 12-去氢穿心莲内酯、新穿心莲内酯。此外,尚含香荆芥酚(carvacrol)、丁香油酚(eugenol)、肉豆蔻酸(myristic acid)、三十一烷(hentriacontane)及三十三烷(tritriacontane)。

【药理】 1.**解热作用** 穿心莲内酯、新穿心莲内酯均具有抑制和延缓肺炎链球菌和溶血性乙型链球菌所引起的体温升高的作用,而后者的作用强度不及前者。对于伤寒、副伤寒菌苗所致发热的家兔或2, 4-二硝基苯酚所致发热的大鼠,去氧穿心莲内酯、穿心莲内酯和去氧去氢穿心莲内酯(即14-去氧-11, 12-去氢穿心莲内酯)均有一定的解热作用,其中以去氧去氢穿心莲内酯作用最强。

2. **抗炎作用** 穿心莲的有效成分,穿心莲甲、乙、丙、丁素均有不同程度的抗炎作用。能抑制急性炎症早期的毛细血管通透性亢进而抑渗出。穿心莲灌服对大鼠蛋清,角叉菜胶足跖注射致炎模型均有明显抗炎作用,且见效快,于30分钟开始,可维持8小

时之久，其中大剂量组作用略强于阿司匹林，进一步验证了穿心莲的抗炎作用。

3. 对机体免疫系统的作用 对小鼠腹腔注射穿心莲注射液后，腹腔巨噬细胞吞噬百分率和吞噬指数明显升高。进一步研究结果表明，小鼠接受穿心莲药物后，可能会促进 T 淋巴细胞表面受体吸附红细胞的作用，而使小鼠 E 玫瑰花环形成率增高，表示穿心莲有提高 T 淋巴细胞免疫的功能。穿心莲乙醇提取物中二萜穿心莲内酯能明显增加单核巨噬细胞游走指数及对大肠杆菌的吞噬作用，并对正常小鼠淋巴细胞有丝分裂反应产生明显增强作用。

4. 抗癌作用 穿心莲提取物对乳腺癌细胞株 MCF7、肝癌细胞株 HEPG2、肠癌细胞株 HT29、SW620 和 LS180 均有不同程度的增殖抑制作用。其中，对肝癌细胞株 HEPG2 有明显的细胞增殖抑制作用，且其作用强度随药物浓度的增加而增强。

5. 对缺血及缺血再灌注损伤的保护作用 穿心莲注射液能显著降低心肌缺血大鼠心肌与血清丙二醛及血清乳酸脱氢酶水平，改善缺血心脏心电图病理性改变与 ST 段的升高，降低脑缺血再灌注大鼠海马组织中丙二醛水平，保护抗氧化酶和 ATP 酶活性，提示穿心莲对实验性心肌缺血损伤与脑缺血再灌注损伤具有保护作用。

6. 抗血小板活化和抗血栓功能 API$_{1134}$ 是一种新分离的穿心莲有效成分，为黄酮类化合物，可抑制凝血酶诱导的血小板活化反应。穿心莲黄酮注射后 2 小时，血浆 TXB$_2$ 水平降低，注射后 2 小时，低浓度黄酮可明显降低全血低切率和血液黏度，高浓度黄酮可明显降低高低切率血液黏度。穿心莲黄酮可明显抑制二磷酸腺苷（ADP）、肾上腺素、花生四烯酸（AA）诱导的血小板聚集，并呈明显的正相关。对实验性犬心肌梗死的研究表明，冠状动脉溶栓后血浆 TXB$_2$ 水平显著升高，而 API$_{1134}$ 治疗组 TXB$_2$ 则进行性下降，再闭塞发生率也显著降低，说明 API$_{1134}$ 可抑制溶栓后血小板活化，特别是减少 TXB$_2$ 的产生，预防再闭塞的发生。API$_{1134}$ 能强烈抑制钙调蛋白（CaM）的活力，IC_{50} 为 34 $\mu g/mg$。但其对 CaM 依赖性磷酸二酯酶（PDE-Ⅰ）的基础活力无影响。在浓度增高时 API$_{1134}$ 也能抑制 CaM 不依赖性磷酸二酯酶（PDE-Ⅱ）的活力，IC_{50} 为 240 $\mu g/mg$。穿心莲成分 API$_{1134}$ 可使体外培养的猪主动脉内皮细胞分泌前列环素增加，血栓烷 A$_2$ 减少，环磷酸腺苷增加，并能使纤溶酶原激活物活性升高，纤溶酶原激活物抑制物活性下降，呈剂量效应关系。

7. 保肝利胆作用 穿心莲对大鼠有利胆作用，并可增加大鼠肝重量。腹腔注射穿心莲内酯后可使大鼠胆汁流量明显增加，而且所沉胆汁的物理性质也有所改变。穿心莲内酯还能对抗四氯化碳、D-半乳糖胺（800 mg/kg）和对乙酰氨基酚（3 g/kg，口服）造成的肝毒性作用，显著降低 ALT、AST、HTG 水平。

8. 抗氧化及保护血管内皮细胞 穿心莲成分 API$_{1134}$ 预防用药 4 星期及 8 星期，均能提高家兔血清一氧化氮（NO）、cGMP 和超氧化物歧化酶活性，降低脂质过氧化物含量，具有抗氧化、保护内皮功能和维持 NO/ET 平衡的作用。

9. 调脂作用及减少动脉粥样硬化发生 家兔系膜增生性肾炎模型研究表明，API$_{1134}$ 用药组血清总胆固醇、三酰甘油、低密度脂蛋白胆固醇（LDL-C）低于模型组，高密度脂蛋白胆固醇（HDL-C）及 HDL-C/LDL-C 高于模型组。穿心莲提取物能显著降低去内皮和高胆固醇饲养诱发的动脉硬化性颈动脉狭窄发生率，减轻狭窄程度，并能显著减轻血管成形后再狭窄。

10. 降压作用 穿心莲注射液 4 mg/kg 静脉注射，可使麻醉犬的血压产生快速而持久的降压作用，且其降压作用具有快速耐受性，对肾上腺素的升压作用没有明显的影响，推测穿心莲注射液无 α 受体阻断作用。

毒性 穿心莲内酯、14-去氧穿心莲内酯、14-去氧-11, 12-去

氢穿心莲内酯 1 次给小鼠灌胃的最小致死量（LD_{50}）均在 20 g/kg 以上，新穿心莲内酯在 30 g/kg 以上。穿心莲根总黄酮给小鼠静注的 LD_{50} 为 1.15 ± 0.28 g/kg。

【药性】 苦，寒。归心、肺、大肠、膀胱经。

1.《江西草药》："性寒，味苦。"

2.《青岛中草药手册》："性寒，味极苦。无毒。入心、肺经。"

【功用主治】 清热解毒，泻火，燥湿。主治风热感冒，温病发热，肺热咳喘，百日咳，肺痈，咽喉肿痛，鼻渊炎，中耳炎，结膜炎，胃火牙痛，急性菌痢，肠炎，湿热黄疸，淋证，丹毒，疮疡痈肿，湿疹，毒蛇咬伤，汤火伤。

1.《福建中医药》〔1962，(3)：39〕："能解热，消炎，止痛，止痒，止血，解蛇虫咬伤毒。能降低热性充血性高血压，并能治疗淋浊及多种热病。主治流行性感冒，百日咳，中暑与湿热病，细菌性痢疾，阑尾炎，血淋与热淋，实热型吐血、鼻衄和口腔出血，充血性热型高血压病，晕船、晕车，跌打损伤，脑后疽，疔疮痈疖与无名肿毒，扁桃体炎，鼻窦炎，中耳炎。预防新生儿破伤风，麻疹与百日咳。"

2.《江西草药》："清热凉血，消肿止痛。治胆囊炎，支气管炎，高血压病〔?〕。"

3.《广西中草药》："止血凉血，拔毒生肌。治肺脓疡，喉炎，口腔炎，结膜炎。"

4.《广西本草选编》："治滴虫性肠炎。"

5.《安徽中草药》："抗痨，降压。"

6.《青岛中草药手册》："利尿解毒。治肾炎，血淋，膀胱炎，尿道炎。"

7.《河北中草药》："治结核性胸膜炎，颈淋巴结核，麻疹，湿疹。"

8.《四川中药志》1979 年版："用于肝炎，钩端螺旋体病，血栓闭塞性脉管炎。"

9.《湖北中草药志》："主治肺脓疡，急性肠胃炎，中毒性消化不良，胆囊炎，肠伤寒，急性盆腔炎，麻疹。"

【用法用量】 内服：煎汤，9～15 g，单味大剂量可用至 30～60 g；研末，每次 0.6～3 g。装胶囊吞服或开水送服。外用：捣烂或制成软膏涂敷患处；或水煎滴眼、耳。

【宜忌】 阳虚证及脾胃虚弱者慎服。

1.《福建中医药》〔1962，(3)：39〕："对虚冷症和虚热症禁用。"

2.《湖北中草药志》："口服剂量过大，有头昏现象，停药即好转。另胃肠溃疡病患者不宜服用。"

【选方】 1. 治流感 一见喜叶研末，每日 2、3 次，每服 3 g；预防流感，一见喜叶研细粉，吹入咽喉内，每日 1 次。（《青岛中草药手册》）

2. 治肺炎 一见喜、十大功劳叶各 15 g，陈皮 6 g。水煎服。（《福建药物志》）

3. 治肺结核（轻症）发热 ①一见喜叶研末，蜜丸梧桐子大。每次 15～30 粒，每日 2～3 次，开水下。（《福建中草药》）②一见喜 15 g，丰城鸡血藤 30 g。水煎，分 2 次服。每日 1 剂，15～30 日为 1 个疗程。（江西《草药手册》）

4. 治肺伤寒 穿心莲 60 g，如意花根 30 g，一枝黄花 180 g。水煎服，每日 1 剂。用至退热后 3～5 日停药。〔《新医学》1972，(8)：29〕

5. 治高血压病 穿心莲叶 5～7 片。开水泡服，每日数次。（《江西草药》）

6. 治急、慢性喉炎，口腔溃疡 穿心莲 96 g，薄荷脑 2 g，冰片 2 g。取薄荷脑、冰片研匀液化，加入穿心莲细粉混匀，喷喉或涂患处，每日 1～2 次。（广州军区卫生部《中草药制剂手册》喉风散）

7. 治疔肿、蜂窝织炎 三颗针 15 g、一见喜 15 g，金银花 9 g，七叶一枝花 6 g。水煎服。

8. 治急性阑尾炎　野菊花30 g，一见喜15 g。水煎，每日2剂分服。(7、8方出自江西《草药手册》)

9. 治毒蛇咬伤　一见喜鲜叶捣烂，调旱烟筒内的烟油外敷；另取鲜叶9～15 g，水煎服。《福建中草药》

10. 治阴囊湿疹　一见喜30 g，加甘油100 ml，调匀涂患处。(江西《草药手册》)

【临床报道】1. 治疗感冒　观察穿心莲干燥提取物(穿心莲片)对两组感冒患者的治疗作用，第一组(33例)口服1 200 mg穿心莲片，第二组(28例)口服安慰剂。结果：在治疗后3～4日，观察到服用穿心莲片的患者临床症状第四日明显减轻，而第二组未见明显的变化。因此，认为穿心莲片在每日1 200 mg剂量下可缩短感冒的病程及持续时间，表明穿心莲片能增强患者对感冒的抵抗力。

2. 治疗上呼吸道感染　解毒消炎片组(为穿心莲水提物和少量原粉组成)每日2次，每次5片，每日量相当于生药10 g；解毒消炎丸组(为穿心莲全草粉碎制制成水丸)，每次20粒，每日2次，每日量相当于生药6.25 g。片剂治疗96例，痊愈44例，好转14例，无效38例，总有效率61%。丸剂治疗97例，痊愈61例，好转12例，无效24例，总有效率88%，两组比较P＜0.001，不经提取的穿心莲制剂较一般水提法制剂的疗效为佳。

3. 治疗细菌性痢疾　分别以穿心莲的粗剂、黄酮成分、穿心莲内酯品A、穿心莲新苷品B观察对细菌性痢疾的疗效，并与氯霉素、呋喃唑酮进行比较。结果：穿心莲粗制剂(每日4次，每次4～6片，相当于生药15.6 g)治疗165例，痊愈124例，治愈率75.2%；穿心莲黄酮成分(每日4次，每次0.1 g)治疗8例，其中4例大便培养阳性者治疗效果不佳而改用他药;每日2次治疗，穿心莲内酯品A(每日4次，每次0.1 g)治疗16例，其中大便培养阳性13例,9例治愈,阳性者3例,2例治愈;穿心莲新苷品B(每日4次，每次0.1 g)治疗66例，其中大便培养阳性者31例，痊愈23例(另4例12～14日内治愈，因超过10日作无效统计)，大便培养阴性35例，痊愈33例，治愈率84.8%;氯霉素与呋喃唑酮治愈率分别为47.8%与71.4%。经同期临床观察，穿心莲粗制剂、呋喃唑酮/氯霉素剂量为穿心莲新苷的2倍,但治愈率仅为穿心莲新苷的1/2。穿心莲新苷无苦味，未见副作用。

4. 治疗婴幼儿肺炎　每日以脱水穿心莲内酯琥珀酸半酯单钾盐注射液10 mg/kg分3～4次肌注或分1～2次静滴，治疗273例，显效198例，有效34例，无效41例，总有效率85.2%，平均退热3.2日，又与亚磺酸氢钠穿心莲内酯作了双盲比较观察，显示本品疗效为优，经卡方测验P＜0.001。

5. 治疗急性肾盂肾炎　穿心莲片7～10片，口服，每日3次，10日为1个疗程。治疗64例，治愈58例，好转4例，复发2例。对照组呋喃妥因组治疗48例，治愈32例，好转4例，无效4例，复发8例。穿心莲组服药后发热消退平均2.2日，膀胱刺激状消失平均4.5日，较呋喃妥因组时间短。

6. 治疗钩端螺旋体病　穿心莲粗品，每片0.05 g(含结晶物质20 mg)，成人口服1次5片，每次0.1～0.2 g，日总量0.4～1.2 g。治疗76例，结果治愈72例，失败4例，最后血培养和凝活试验为阳性者35例，其中重度24例，中度10例，轻度1例，治愈31例，失败4例均系重度。

7. 治疗化脓性中耳炎　穿心莲干粉5 g，纯甘油50 ml，20%乙醇50 ml，将穿心莲干粉在20%乙醇浸渍2～3日，用渗滤法收集滤液30～40 ml，另器保存，余液继续用渗滤法集至滤液呈淡棕色止，两液合并，加入甘油达50%即可。用时先以3%双氧水洗耳，拭干脓液后，滴入本滴剂，每日3～4次，个别病例配合穿心莲片内服，每日3次，每次3片。共治疗化脓性中耳炎55例，其中急性10例，慢性45例。结果：治愈16例，显效20例，好转15例，无效4例。

8. 治疗血栓闭塞性脉管炎　穿心莲静脉注射液，每支20 ml(乙醇沉淀，氯仿提取)，含生药70～100 g)，给药方法：①选患肢股动脉或肱动脉快速推注穿心莲20～40 ml，结合在注射处压迫3～5分钟。②选患肢病变部位上约30 cm处，用一止血带压迫注射处上段，将药液逆行注入静脉内，然后根据患者忍受程度，保留止血带继续压迫10～20分钟。两个方法每日1次，交替进行，10日为1个疗程，休息2～3日后再继续使用。共治疗50例，临床治愈13例，显效19例，好转13例，无效5例，总有效率90.0%，与毛冬青组疗效比较，无显著差别。

9. 治疗麻风病　①单用穿心莲片42例，L(瘤型)23例，T(结核样型)9例，B(界线类)10例。口服穿心莲片，初期每日16～24片，后期每日32～60片。②合并砜类药治疗：治疗57例，L 35例，T 8例，B 14例，除口服穿心莲外同时口服氨苯砜12.5～75 mg，维持量分别为50～75 mg，服药6日，停药1日。③穿心莲内酯治疗13例，L 8例，B 5例，口服成人量每日400～600 mg。结果：共治疗112例，治愈29例，接近治愈9例，显效45例，进步22例，无效6例(单用穿心莲组L 3例，T 1例，B 2例)，恶化1例(内酯组L 1例)，有效率单用组85.7%，内酯组92.3%，合并组100%。105例有效病例，治后麻风损害均有不同程度好转，反应减轻或停止;细菌变化，一般治疗后1个月麻风杆菌形态改变为颗粒状，91例瘤型、界线类查菌阳性者，除单用组2例不变、3例略有上升、内酯组1例上升外，余阴性46例，下降40例，月平均下降指数为0.052。显示穿心莲对麻风菌有一定抑制或杀灭作用，尤以穿心莲内酯更显著，能改善机体对砜类药物的耐受性，与砜类治疗并有较好的协同作用，疗效优于单用。用药后一般健康状况改善，长期使用未发现不良副作用。

10. 治疗烧伤　80例浅Ⅱ度烧伤患者经随机分配为Ⅰ、Ⅱ组。Ⅰ组为穿心莲油纱布治疗组，Ⅱ组为湿润烧伤膏对照组。Ⅰ组40例，Ⅱ组40例。患者首次就诊时先予清创，Ⅰ组用穿心莲油纱覆盖创面，外加无菌敷料包扎，每日换药1次;Ⅱ组用湿润烧伤膏涂济，始终保持创面有药物覆盖，每日清洁创面1次后，重新涂布，直接清除、涂药。结果：①穿心莲油纱的抗感染能力远远超过湿润烧伤膏，Ⅰ组无1例感染，而Ⅱ组有16例出现创面感染，两组间有显著性差异。②用药前未污染或污染的创面在穿心莲油纱治疗过程中未出现感染，如药前已化脓的创面，用药后2～3日脓液消失，创面干燥、收敛，充血水肿明显消退。③用穿心莲油纱治愈日数较用湿润烧伤膏明显缩短。

3631

穿鱼藤 chuān yú téng 《红河中草药》

【异名】乌金草《曲靖专区中草药》，水杨柳、茶头接筋叶、疏脉山茱萸《玉溪中草药》，大穿鱼草《红河中草药》，火烫药《万县中草药》，酸皮条《全国中草药汇编》。

【基原】为山茱萸科山茱萸属植物小株木的根和枝叶。

【原植物】 小株木
Swida paucinervis (Hance) Sojak [*Cornus paucinervis* Hance]

落叶灌木，高2～4 m。树皮灰黑色，光滑；小枝有四棱，通常赤褐色。叶对生；叶柄长5～15 cm；叶片椭圆状披针形或腹圆状椭卵形，长4～7 cm，宽1～2.5 cm；侧脉3对，稀2或4对，两面均有贴伏的毛。聚伞花序余房状，顶生；被短柔毛，长4～6 cm；花小、白色；萼齿披针状三角

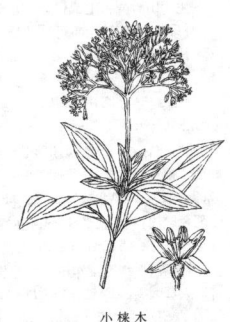
小株木

形,长于花盘;花瓣披针形;雄蕊 4,花丝下部稍粗;子房近球形,密被灰白色紧贴的短柔毛,花柱棍棒形。核果球形,黑色。花期6～7月,果期10～11月。

生于海拔 2 500 m 以下的河岸边或溪边灌丛中。分布于西南、江苏、福建、湖北、湖南、广东、广西及陕西、甘肃等地。

【采收加工】 全年均可采,洗净鲜用或切段晒干。

【药性】《云南中草药》:"涩、微酸,凉。"

【功用主治】《云南中草药》:"清热解表,止血消炎。主治感冒,流感,风湿麻木,关节炎,腰痛,外伤出血,骨折,黄水疮。"

【用法用量】 内服:煎汤,6～15 g;或浸酒。外用:鲜品捣敷;或研末撒、煎水洗。

【附方】 1. 治感冒头痛 乌金草 30 g,生姜 6 g,竹叶防风 6 g。水煎服。(《曲靖专区中草药》)

2. 治风湿麻木,腰痛 大穿鱼草干根 30 g,黑骨头 15 g,泡酒150 g。每服 10 ml,每日服 2 次。

3. 治腹泻 大穿鱼草 15 g。研末炖鸡蛋服。

4. 治骨折 鲜大穿鱼草、大接骨丹叶各适量捣敷。(2～4 方出自《红河中草药》)

3632 穿根藤 chuān gēn téng 《福建中草药》

【异名】 春根藤(《广东中药》),木头疳(《广西药用植物名录》),糙根藤、伸筋藤(《广东中草药》),上木蛇、苁筋藤(《广西本草选编》),白花风不动、山荚实、潭薏米、多泥红(《福建药物志》),风不动藤(《浙江药用植物志》),松筋藤(《香港中草药》)。

【基原】 为茜草科九节属植物蔓九节的全株。

【原植物】 蔓九节 Psychotria serpens L. 又名:匍匐九节、蜈蚣藤(《海南植物志》)。

多分枝攀缘藤本,长达 5 m 或更长。常以气生根攀附于乔木或岩石上。嫩枝稍扁,有细直纹,老枝柱状。叶对生,厚纸质;叶柄长 3～5 mm;托叶鞘状,早落;叶片卵形、倒卵形或卵状长圆形,长 1.5～6 cm,宽8～20 mm,先端急尖或钝,基部楔形,全缘,侧脉稀疏,不很明显。聚伞花序顶生,3 歧,总花梗长可达 3 cm;萼筒倒圆锥状,裂片 5,极短;花冠白色,外面稍呈粗糠状,5 裂,裂片略长于花冠筒;雄蕊 5;子房 2 室,每室有胚珠 1 颗。核果近球形,熟时白色。花期秋季,海南地区几乎全年可开花。

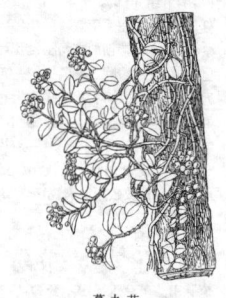

蔓九节

生于山野间石上或树上。分布于我国南部。

【采收加工】 全年可采,切段,晒干。

【药材】 穿根藤 Psychotriae Serpentis Herba 产于广东、海南、广西、福建、台湾及浙江等地。

性状 茎枝圆柱形,具分枝,多切成段,长 3～5 cm,直径 3～8 mm,老茎粗 1.5 cm;表面黑褐色,有纵皱纹,具节并常有不定根;质坚实,嫩枝较脆,折断面髓部较大或中空;老茎木质,难折断,断面木部浅棕红色,中央间见深色的小髓。叶对生,薄革质,卵形或椭圆形,先端急尖或钝,基部楔形,全缘,上面灰绿色或绿褐色,下面色较浅;叶柄长约 1 cm;托叶膜质,棕褐色,近方形。间见球果形小;核果,直径约4 mm,淡白色。气微,味涩,微苦。

【药理】 细胞毒作用 从穿根藤全草中提出的熊果酸在体外对人鼻咽癌(KB)细胞的 ED_{50} 为 6.6 μg/ml,对淋巴白血病细胞 L_{-1210} 的 ED_{50} 为 4.0 μg/ml,对淋巴白血病 P_{388} 的 ED_{50} 为 3.18 μg/

ml,对人肺癌 A_{549} 的 ED_{50} 为 4.0 μg/ml,对回盲肠癌 HCT-8 的 ED_{50} 为 4.5 μg/ml,对乳腺癌 MCF-7 的 ED_{50} 为 4.9 μg/ml。

【药性】 苦、辛,平。

1.《广西本草选编》:"味涩、微甘,性微温。"

2.《福建药物志》:"微苦,平。"

【功用主治】《福建药物志》:"祛风除湿,舒筋活络。主治风湿关节痛,头风痛,手足麻木,坐骨神经痛,腰肌劳损,骨结核,哮喘,多发性脓肿,青竹蛇咬伤。"

【用法用量】 内服:煎汤,15～30 g,鲜品 30～60 g;或捣汁;或浸酒。外用:捣汁涂;或研末调敷。

【宜忌】《广西本草选编》:"孕妇忌服。"

【附方】 1. 治风湿关节痛 蔓九节 60 g,白葡萄根45 g,水煎服(或加黄酒少许),另取 1 撮,水煎熏洗患处。

2. 治腰肌劳损 蔓九节、黄胆草各 15 g,谷精草 3 g,水煎服;或蔓九节 60～95 g,淡水鳗鱼 250 g,酒水炖服。

3. 治骨结核 蔓九节 60～125 g,了哥王 9 g,山芝麻鲜根15 g,黄酒 250 ml,炖 3 日后,早、晚各饮 30 ml。

4. 治多发性脓肿 蔓九节、杠板归各 60 g。番薯烧酒250 ml,炖服。(1～4 方出自《福建药物志》)

5. 治毒蛇咬伤 蔓九节 120 g,白酒 500 ml,浸 1 星期。每次 1 小杯;另用棉花蘸药酒擦伤口。(《泉州本草》)

3633 穿破石 chuān pò shí 《岭南采药录》

【异名】 柘根(《千金方》),川破石(《生草药性备要》),地棉根、拉牛入石(《岭南采药录》),柘藤根(江西《草药手册》),山黄箕、铁篱根(江西草药)。

【基原】 为桑科桑橙属植物构棘或柘树的根。

【原植物】 1. 构棘 Maclura cochinchinensis (Lour.) Corner [Cudrania cochinchinensis (Lour.) Kudo et Masam.] 又名:奴柘(《本草拾遗》),隈枝(《益部方物略记》),隈支(《纲目》),莨芝(《云谷杂记》),小柘树(《中药大辞典》)。

常绿灌木,高 2～4 m。直立或攀缘状;根皮橙黄色;枝灰褐色,光滑,皮孔散生,具直立或略弯的棘刺,粗壮。单叶互生;叶柄长 5～10 mm;叶片革质,倒卵状椭圆形、椭圆形或长椭圆形,长 3～9 cm,宽 1～2.8 cm,先端钝或渐尖,或有微凹缺,基部楔形,全缘;基出脉 3 条,侧脉 6～9

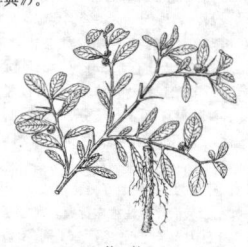

构棘

对。花单性,雌雄异株;球状花序单个或成对生腋生,具短梗,被柔毛;雄花序直径约 6 mm,雄花具花被片 3～5,楔形,不相等,被毛;雌花序直径约 1.8 cm,雌花具花被片 4,先端阔有绒毛。聚花果球形,肉质,熟时橙红色,直径 3～5 cm,被毛;瘦果包裹在肉质的花被和苞片中。花期 4～5 月,果期 9～10 月。

生于山坡、溪边灌丛中或山谷、林缘等处。分布于浙江、安徽、福建、江西、湖北、湖南、广东、海南、四川、贵州、云南等地。

本植物的棘刺(奴柘刺)、果实(山荔枝果)亦供药用,另设专条。

2. 柘树 M. tricuspidata Carr. [Cudrania tricuspidata (Carr) Bur.]

参见"柘木"条。

【采收加工】 全年均可采,根晒干或趁鲜切片,晒干,亦可鲜用。

【药理】 1. 抗结核菌作用 柘树根乙醇提取物有较好的抗

结核菌作用。试管中，采用改良苏通半流体琼脂培养基，接种强毒人型结核菌(H_{37}RV)，最低抑菌浓度为 6.3～12.5 μg/ml。体内抗菌试验表明，给感染结核菌小鼠第二日开始给予柘木注射液 1.5 g/只，每日 1 次，至对照组半数动物死亡时停药，可显著延长小鼠的半数存活时间。

2. 对细胞物质合成的影响　柘树根水提液经树脂处理获得的两组黄酮组分 1、组分 2，分别加入人胃癌细胞 NKM 进行体外培养同位素标记实验，结果表明，组分 1、组分 2 对 NKM 细胞 DNA、蛋白质合成有明显的抑制作用。在一定的浓度范围内，随剂量的增加，抑制率也相应地增加。组分 1 对 RNA 的合成抑制显著，而组分 2 对 RNA 的合成抑制不显著。组分 1 剂量 300 μg/ml 时，从细胞形态看出在几小时内细胞死亡、解体。

【药材】　穿破石 *Maclurae Cochinchinensis Radix*　产于长江中下游以南各地。

性状　根圆柱形，长短不一，直径 1.5～2.5 cm；或已切成圆形厚片；外皮黄色或橙红色，具显著的纵皱纹及少数须根痕。栓皮薄而易脱落。质地坚硬，不易折断，断面皮部薄，灰黄色，具韧性纤维，木部占绝大部分。黄色，柴性，导管孔明显，有的中央部位小髓。气微，味淡。

【药性】　淡、微苦，凉。

1.《生草药性备要》："味甜，性平。"

2. 广州部队《常用中草药手册》："淡、微苦，微凉。"

【功用主治】　祛风湿，清热，消肿。主治风湿痹痛、腰痛、跌打损伤、黄疸、癥瘕、肺痨咯血、鹅口疮、瘰疬、疔疮痈肿、外痔出血。

1.《生草药性备要》："治跌顶，消蛊胀，浸洒亦祛风。"

2.《本草求原》："壮筋骨，活血，理跌打。"

3.《岭南采药录》："祛风湿，十蒸九晒；肩疮和蜜捣敷。"

4. 广州部队《常用中草药手册》："主治闭经。"

5.《云南中草药》："清热解毒。主治腮腺炎、淋巴结核、咳嗽、肺结核咯血、肝炎、黄疸、头晕、咽不通、疔肿。"

6.《全国中草药汇编》："止咳化痰。主治黄疸型肝炎、肝脾肿大、胃、十二指肠溃疡。"

【用法用量】　内服：煎汤，9～30 g，鲜者可用至 120 g；或浸酒。外用：捣敷。

【宜忌】　孕妇慎服。

【选方】　1. 治风湿痛　穿破石 15 g，牯岭勾儿茶、青棉花藤各 9 g。水煎服。《浙江民间常用草药》

2. 治骨折　穿破石、三加皮、胡颓子各等量，均用根皮。焙干研末，以适量凡士林加热调成膏状，复位后，外敷药膏，夹板固定。隔日换药 1 次。

3. 治急性黄疸型肝炎　穿破石 30 g，勒党根、五指毛桃各 15 g，葫芦茶 9 g。水煎 2 次分服，每日 1 剂。(2、3 方出自《全国中草药汇编》)

4. 治胆道蛔虫　莨莪根、两面针根、阔叶十大功劳根各 15 g。水煎服。《福建药物志》

5. 治下肢流火（急性淋巴管炎）　穿破石根皮 90 g，威灵仙 15 g，猪瘦肉 120 g。水炖，服汤食肉。《江西草药》

6. 治尿路结石　柘藤根 15 g，野花椒 15 g，千斤拔 30 g，车前草 30 g。每日 1 剂，水煎分 2 次服。(江西《草药手册》)

7. 治肺结核　柘藤根 30 g，铁包金（细软勾儿茶）60 g，百部 15 g。水煎服。(江西《草药手册》)

8. 治耳聋、鸣、出汁，一二十年不差　故旋二十斤(烧水，水五斗浸三宿，去铁澄清)，柘根三十斤(水一石，煮取五斗去滓澄清)，菖蒲(切)五斗(水一石，煮取五斗，去滓澄清)。上三味合一石五斗，用米二石，并曲二斗，酿如常法酒。用一月封头开清，用磁石吸铁者三斤，捣为末，纳酒中，浸三宿。饮之，日夜饮，常取小小醉为度。眠，取闻人语乃止酒。《千金方》

【临床报道】　治疗急、慢性肝炎　取穿破石 1 kg，五指毛桃(*Ficus simplicissima*)250 g，葫芦茶 150 g。加水浸过药面煮 2 次，药液合并浓缩至 1 500 ml，加白糖 300 g 及防腐剂、静置过滤，制成"驱黄灵糖浆"。每次 45 ml，急性黄疸型肝炎及较重的慢性肝炎日服 2 次，轻症慢性肝炎日服 1 次，均以 30 日为 1 个疗程。经治 72 例，临床治愈 35 例(其中急性黄疸型肝炎 17 例，慢性肝炎 18 例)，好转 25 例(急性黄疸型肝炎 6 例，慢性肝炎 19 例)，无效 12 例。

3634　窃衣 ^{qiè yī}(《福建药物志》)

【异名】　华南鹤虱(《中药志》)。

【基原】　为伞形科窃衣属植物窃衣和小窃衣的果实或全草。

【原植物】　1. 窃衣 *Torilis cabra* (Thunb.) DC. [*Chaerophyllum scabrum* Thunb.]

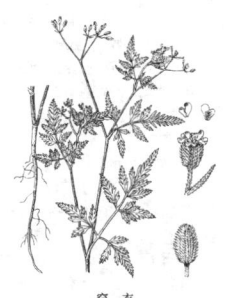

一年生或多年生草本，高 10～70 cm。全株有короткий毛。茎单生，有分枝，有细直纹和刺毛。叶卵形，一至二回羽状分裂，小叶片披针状卵形，羽状深裂，末回裂片披针形至长圆形，长 2～10 mm，宽 2～5 mm，边缘有条裂状粗齿至缺刻或分裂。复伞形花序顶生和腋生，花序梗长 2～8 cm；总苞片通常无，很少 1，钻形或线形；伞辐 2～4，长 1～5 cm，粗壮，有纵棱及向上紧贴的硬毛，小总苞片 5～8，钻形或线形；小伞形花序有花 4～12；萼齿细小，三角状披针形；花瓣白色，倒圆卵形，先端内折；花柱基圆锥状，花柱向外反曲。双悬果长圆形，长 4～7 mm，宽 2～3 mm，有内弯或呈钩状的皮刺，粗糙，有棱槽下方有油管 1。花、果期 4～10 月。

生于山坡、林下、河边、荒地或草丛中。分布于江苏、浙江、安徽、福建、江西、中南、四川、贵州、陕西、甘肃、台湾等地。

2. 小窃衣 *T. aponica* (Houtt.) DC. 又名：破子草(《中国高等植物图鉴》)，小叶芹(《长白山植物药志》)。

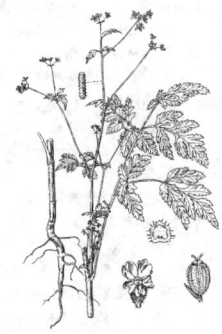

本种与窃衣的植物形态基本相似，区别点在于：总苞片 3～6，伞辐 4～12，果实圆卵形，长 1.5～4 mm，宽 1.5～2.5 mm。花、果期 4～10 月。

生于海拔 150～3 060 m的杂木林下、林缘、路旁、沟边及溪边草丛中。分布几遍全国。

【采收加工】　8～9 月采收，晒干或鲜用。

【药材】　窃衣 *Torilis Fructus seu Herba*　窃衣产于陕西、甘肃、江苏、安徽、湖南、湖北、广东、四川、四川等地。小窃衣在全国大部分地区均产。

小窃衣

性状　小窃衣为长圆形的双悬果，无裂为分果，分果长 3～4 mm，宽 1.5～2 mm。表面棕绿色或棕黄色，顶端有微突的残留花柱，基部圆形，常残留有小果柄。背面隆起，密生钩刺，刺的长短与排列均不整齐，状似刺猬。接合面凹陷成槽状，中央有 1 条脉纹。体轻。搓碎时有特异香气。味微辛、苦。

鉴别 小窃衣分果中部横切面:背面有多数长短不等钩刺和厚壁性枕状毛,毛的主体为一个具疣状突起的窄长细胞,其基部有多数表皮细胞组成的枕状垫。外果皮及钩刺外的角质层有齿状突起,背面有 4 个油管,两油管间均有一小型维管束。接合面凹陷,有大型油管 2 个;内果皮为 1 列狭长的薄壁细胞。种皮为 1 列薄壁细胞,内含红棕色物质。外胚乳由多角形薄壁细胞组成,壁较厚,内含脂肪油及糊粉粒。

【药性】 苦、辛,平。归脾、大肠经。

1.《西藏常用中草药》:"果实:苦、辛,有小毒。"

2.《广西本草选编》:"味微苦、辛,性微温。"

【功用主治】 杀虫止泻,收涩止痒。主治虫积腹痛,泄痢,疮疡溃烂,阴痒带下,风湿疹,皮肤瘙痒。

1.《西藏常用中草药》:"果实:杀虫,治虫积腹痛(蛔虫病),根能解毒,治食物中毒。"

2.《广西本草选编》:"活血消肿,收敛杀虫。主治慢性腹泻,痈疮溃烂久不收口,阴道滴虫。"

3.《福建药物志》:"活血破积,杀虫敛疮。主治腹痛,蛔虫病,阴道滴虫病,皮肤瘙痒。"

【用法用量】 内服:煎汤,6～9 g。外用:捣汁涂;或煎水洗。

【选方】 1. 治腹痛 鲜破子草 30 g。水煎,去渣,调冬蜜 30 g 服。(《福建药物志》)

2. 治痈疮溃烂久不收口,阴道滴虫 窃衣果实适量。水煎冲洗或坐浴。(《广西本草选编》)

3635 扁青 biǎn qīng (《本经》)

【异名】 白青(《本经》),碧青、鱼目青(《新修本草》),石青、大青(《纲目》)。

【基原】 为碳酸盐类孔雀石族矿物蓝铜矿的矿石。

【原矿物】 蓝铜矿 Azurite

晶体结构属单斜晶系。单晶为扁平厚板状、短柱状,但少见。集合体呈扁平块状、粒状、钟乳状、皮壳状或土状。均匀或不均匀的蓝色或浅蓝色,与孔雀石共生于一体时呈蓝绿混色。表面风化为黄色,条痕浅蓝色,玻璃光泽。质较硬,硬度 3.5～4。性脆,多组解离,完全或不完全。断口不平,多显颗粒状或贝壳状,色泽更鲜艳。相对密度 3.77～3.9。成因产状与绿青(孔雀石)相似。当温度增高时,扁青(蓝铜矿)可能变为绿青(孔雀石),而当干燥季节,并在有足够数量碳酸的条件下,绿青(孔雀石)可转变为扁青(蓝铜矿)。

共存有孔雀石、石英、褐铁矿石及其他黏土矿物。产于内蒙古、辽宁、吉林、湖北、湖南、广东、四川、西藏、青海等地。

本矿物具层壳结构的结核状集合体(曾青)、成球形或中空者(空青)亦供药用,另设专条。

【采收加工】 选择扁平块状、粒状集合体入药。

【药材】 扁青 Azuritum 产于内蒙古、吉林、辽宁、广东、青海、西藏、湖南。

性状 本品为不规则块状。蓝色,有时其中夹有浅蓝色条纹。条痕浅蓝色,玻璃光泽,半透明;浅蓝色者土状光泽,不透明。体较重,质硬脆,可砸碎,断面不平坦。气微,味淡。

鉴别 (1)透射偏光镜下:浅蓝至暗蓝色,在厚的薄片中多色性与吸收性明显,吸收公式:$Ng > Nm > Np$。斜消光,消光角:$Ng \wedge C = 13°$。二轴晶,正光性,光轴角 $2V = 68°$。

反射偏光镜下:反射灰至灰色,稍带肉红色。非均性比显著,反射率 7%～9%(伏黄)。于镜下见存孔雀石,往往分布在蓝铜矿、蛋白石的裂隙中。蓝铜矿 90%左右、蛋白石和孔雀石 5%左右。

(2)取本品粉末,加入稀盐酸,显碳酸盐的各种反应。参见"绿青"条。

(3)本品具铜盐的各种反应。参见"绿青"条。

(4) X 射线衍射分析曲线:5.18(6),5.09(8),4.98(6),

3.53(10),2.51(5)。

(5)差热分析曲线:吸热 390 ℃(大),980 ℃(大);放热 780 ℃(微),970 ℃(微);390 ℃(微)失重 45%。

【成分】 主含碱式碳酸铜〔2CuCO$_3$·Cu(OH)$_2$〕。其中氧化铜(CuO)69.2%,二氧化碳 25.6%,水分 5.2%,尚含铅、锌、铜、钙、镁、钡、钛、铁、铝等元素。

【炮制】《品汇精要》:"先捣下筛,更用水飞过,至细,乃再研。"

【药性】 酸、咸,平,有毒。归肝经。

1.《本经》:"味甘,平。"

2.《吴普本草》:"神农、雷公:小寒,无毒。"

3.《别录》:"酸咸,无毒。"

4.《玉楸药解》:"入足厥阴肝经。"

【功用主治】 吐风痰,明目,益精,消痈,解毒。主治癫痫、惊风,目翳,男子不育,癥瘕,痈肿。

1.《本经》:"主目痛,明目,折跌,痈肿,金疮不瘳。破积聚,解毒气,利精神。久服轻身不老。""主明目,利九窍,耳聋,心下邪气,令人吐,杀诸毒三虫。"

2.《吴普本草》:"治风痹,丈夫内绝,令人有子。"

3.《别录》:"去寒热风痹及丈夫茎中百病,益精。"

4.《纲目》:"吐风痰癫痫,平肝。"

【用法用量】 内服:入丸、散,0.5～1 g。外用:研末调敷;或点眼。

【宜忌】 内服宜慎。不宜多服久服。

《本草汇言》:"中病即已,不可多服也。"

【选方】 1. 治顽痰不化 石青一两(水飞),石绿半两(水飞)。上为末,面糊为丸如绿豆大。每服一十丸,温汤下。有痰即吐去一二碗,不损人。(《瑞竹堂方》化痰丸)

2. 治小儿急惊风 石青一两,天竹黄五钱,牛黄一分。俱研极细末。每服一二分,生姜汤调下。(《本草汇言》)

3. 治眼赤肿痛 石青、乳香各一钱,别研,枯白矾半钱,干姜末三捻。共研细。以铜箸点之。(《卫生易简方》)

4. 治目痛、目痒,并翳膜不明 石青三钱,珍珠一钱。研极细。用银簪脚点少许。(《本草汇言》)

【各家论述】《本经逢原》:"石青,走肝磨坚积,故《本经》所主,皆肝经积聚之病。时珍用吐风痰,研细温水灌下即吐,肝虚易惊多痰者宜之。"

3636 扁蕾 biǎn lěi (《内蒙古中草药》)

【基原】 为龙胆科扁蕾属植物扁蕾的全草。

【原植物】 扁蕾 Gentianopsis barbata (Froel.) Ma 〔Gentiana barbata Froel;G. barbata (Froel.) Ma var. sinensis Ma〕

一或二年生草本,高 3～40 cm。茎单生。基生叶有柄,长约 0.6 cm,叶片匙形或线状倒披针形,长 0.7～4 cm,宽 0.1～1 cm,先端圆钝,基部渐狭成柄,中脉在下面显著;茎生叶 3～10 对,无柄,狭披针形至线形,长 1.5～8 cm,宽 2～9 mm,先端渐尖,基部钝。花单生茎顶;花梗长达 15 cm,果时更长;花萼筒形,稍扁,或与花冠筒等长,萼裂片 4,不等长,异形,具白色膜质边缘,花冠筒状漏斗形,筒部黄白色,檐部蓝色或淡蓝色,长 2～5 cm,裂片 4,下部两侧

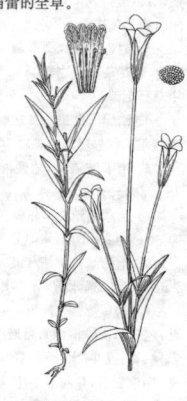

扁 蕾

有短的细条裂齿;腺体 4 个,近球形,着生于花冠筒基部,与雄蕊互生;雄蕊 4,生于花冠筒中部;子房狭椭圆形,长 2.5～3 cm,花柱短。蒴果长圆形。种子小,表面有较密的突起。花、果期 7～9 月。

生于海拔 700～4 400 m的水沟边、山坡草地、灌丛中。分布于华北、东北、西北、西南及湖北等地。

【采收加工】 5～7 月采收,晾干。

【成分】 全草含杧杧苷(mangiferin)等。

【药性】 苦,寒。

【功用主治】《内蒙古中草药》:"清热解毒,消肿。主治传染性热病,外伤肿痛,肝胆湿热。"

【用法用量】 内服:煎汤,6～10 g;或入丸、散。外用:捣敷。

【选方】 1. 治发热头痛 扁蕾 15 g,龙胆 12 g,草乌叶6 g。共为细面。每日 2 次,每次 2.4～3 g,薄荷汤送下。

2. 治头痛,暴发火眼 扁蕾、苦参、瞿麦各等分。共为细末。每日 3 次,每服 3～4.5 g,稍煎,内服。

3. 治热病头痛,呕吐 扁蕾、苦参、胡连、青木香各等分。共为细末,每日 3 次,每服 3～4.5 g,水煎或开水冲服服。(1～3 方出自《内蒙古中草药》)

3637 扁藤 biǎn téng （广州部队《常用中草药手册》）

【异名】 腰带藤、羊带风(广州部队《常用中草药手册》),扁骨风(《广西中草药》),铁带藤、大芦藤、过江扁龙(《全国中草药汇编》),脚白藤(《福建药物志》),大血藤、岩五加(《贵州中草药名录》)。

【基原】 为葡萄科扁担藤属植物扁担藤的根或藤茎。

【原植物】 扁担藤 *Tetrastigma planicaule* （Hook. f.）Gagnep.［*Vitis planicaule* Hook. f.］

攀缘木质大藤本,长约 10 m。茎深褐色,阔而扁,基部宽达 40 cm,分枝圆柱形,常有肿大的节,有条纹;卷须粗壮,不分枝。掌状复叶互生;总叶柄粗壮,长 5～14 cm,基部膨而宽;小叶 5,革质,小叶柄长 1～3 cm,中间叶片长圆状披针形或倒披针状长圆形,长 8～13 cm,宽 3～6 cm,先端渐尖,基部钝或楔形,边缘有浅钝齿;侧生小叶较狭窄或稍短。复伞形聚伞花序腋生,总花梗长 4～6 cm,近基部具苞片;花萼杯状,先端截平,有乳凸状小点;花瓣 4,绿白色,卵状三角形,先端兜状;花盘在雄花中明显,浅 4 裂,在雌花中不明显,雄蕊较子房短;子房宽圆锥形,柱头 4 浅裂。浆果较大,近球形,肉质,直径约 2 cm,具 2 颗种子。种子倒卵状椭圆形,两面均有平行的小槽 2 条,并具横皱纹。花期 4～6 月,果期 6～10 月。

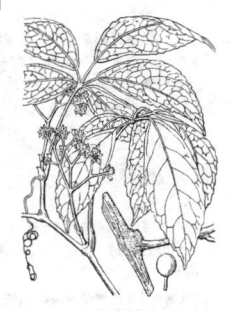
扁担藤

生于海拔 300～400 m的中山地区森林中,常攀附于乔木上。分布于福建、广东、广西、海南、贵州、云南等地。

本植物的叶(扁藤叶)亦供药用,另设专条。

【栽培】 生物学特性 喜阳凉湿润的气候。忌烈日直射。宜在含腐殖质多而肥沃的砂质壤土中栽培。

繁殖方法 种子繁殖或扦插繁殖。种子繁殖:夏季果实成熟时采收,搓去果皮,阴干。宜随播随播,种子需有一定湿度的湿润环境。于苗床上,用细土盖过种子为度,盖草,浇水保湿。当幼苗高达 30 cm时,按行株距 200 cm×200 cm开穴,每穴种 1 株。扦插繁殖:于春暖时进行,选择二年生枝条,截成长 15～20 cm的小段,斜插土中。

田间管理 扁藤幼苗苗生长缓慢,每月需追腐熟人粪尿 1 次,每年中耕除草 3～4 次,早春和秋后各追堆肥或厩肥 1 次。注意保持土壤湿润和荫蔽。

病虫害防治 病害有猝倒病,幼苗具 1～2 片真叶时易发生。雨季注意疏沟排水,拔除病株,于病穴处撒放生石灰消毒并在苗床表面撒一层干草木灰。

【采收加工】 9～12 月采收,切片,鲜用或晒干。

【药性】 辛、酸,平。

1. 广州部队《常用中草药手册》:"辛、微涩,温。"

2. 《广西中草药》:"味酸、涩,性平。"

3. 《福建药物志》:"甘、微苦,寒。"

【功用主治】 祛风化湿,舒筋活络。主治风湿痹痛,腰肌劳损,中风偏瘫,跌打损伤,疥癣疮。

1. 广州部队《常用中草药手册》:"祛风燥湿。治风湿性腰腿痛,半身不遂,肌肉风湿痛。"

2. 《广西中草药》:"祛风湿,舒筋骨,止痒。"

3. 《全国中草药汇编》:"祛风除湿,舒筋活络。主治风湿骨痛,腰肌劳损,跌打损伤,半身不遂。"

4. 《广西民族药简编》:"治游泳性风湿痛,急性肠胃炎,消化不良,误食蚂蟥入肚;小儿惊风,成人抽筋;水煮洗患处可拔脓。"

【用法用量】 内服:煎汤,15～30 g;或浸酒。外用:捣敷;或煎水洗。

【选方】 1. 治游走性风湿痛,背痛 扁藤 30 g,盐肤木 15 g,狮子尾6 g。水煎服。

2. 治中风偏瘫,乙脑后遗手足畸形 扁藤 30 g。炖猪蹄服。(1、2 方出自《福建药物志》)

3638 扁竹兰 biǎn zhú lán （《云南中草药》）

【异名】 白跌打、见血封口(《云南中草药》)。

【基原】 为百合科开口箭属植物弯蕊开口箭的根茎。

【原植物】 弯蕊开口箭 *Tupistra wattii* （C. B. Clarke）Hook. f.［*Campylandra wattii* C. B. Clarke］又名:柄叶开口箭(《中药大辞典》)。

多年生草本。根茎长,下部多少弯曲呈弧形,圆柱形,直径 0.8～1.2 cm,黄褐色。叶 3～10 枚生于延长的茎上;叶柄长 3～9 cm,基部抱茎,叶片纸质,窄椭圆形、椭圆状披针形至椭圆状卵形,长 6.5～20 cm,宽 3～7 cm,先端渐尖,基部楔形。穗状花序直立或外弯,侧生,长 2.5～6 cm;苞片披针形或条状披针形,绿色或黄色,有几枚无花苞片集生于花序顶端;花被圆筒状,筒长3～5 mm,上部 6 裂,裂片开展,宽卵形,肉质,红褐色或黄绿色;雄蕊 6,花丝下部扩大,贴生于花被筒上,上部分离,内弯,花药宽卵形;子房球形,花柱不明显,柱头具钝三棱形,先端 3 裂。浆果球形,红色,具种子 1～3 颗。花期 2～5 月,果期次年 1～4 月。

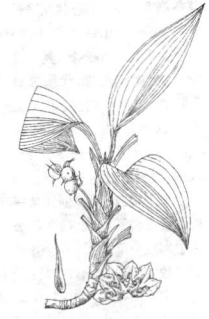
弯蕊开口箭

生于密林下阴湿处或溪边和山谷旁。分布于西南及广东、广西等地。

【采收加工】 全年均可采挖,切片后用米泔水浸泡,再用京竹叶煮 3 小时,晒干或鲜用。

【成分】 根茎含弯蕊开口箭苷元(wattigenin) A,螺甾四醇(ranmogenin) D。

【药性】 辛、微苦,寒,小毒。

1.《云南中草药》:"辛、苦,寒,小毒。"

2.《西藏常用中草药》:"味甘、苦。"

3.《全国中草药汇编》:"有毒。"

【功用主治】 清热解毒,凉血,散瘀。主治感冒风热,咳嗽咽痛,乳痈,目赤,跌打骨折,胃痛吐血,外伤出血。

1.《云南中草药》:"清热解毒,止血消肿。治外伤出血,跌打损伤,胃出血,目赤鼻雾,扁桃体炎,淋巴结炎。"

2.《西藏常用中草药》:"凉血。用于咽炎、喉炎,毒蛇咬伤,疔疮肿毒,乳痈。"

3.《全国中草药汇编》:"清热解毒,散瘀止痛。主治感冒,支气管炎,牙痛,胃痛,膀胱炎;外用治骨折。"

4.《广西民族药简编》:"浸米酒服,治风湿关节炎,水煎洗患处,治开放性骨折引起的伤口感染。"

【用法用量】 内服:煎汤,2~6 g;或浸酒;研末,1~2 g。外用:鲜品捣敷;或研末撒布。

【选方】 1. 治目赤眼雾,扁桃体炎,淋巴结炎 扁竹兰粉末1.5 g。开水送服。

2. 治外伤出血,跌打损伤,胃出血 扁竹兰鲜根 30 g。水煎酒为引服。外用粉末撒布患处。(1、2 方出自《云南中草药》)

扁竹参 biǎn zhú shēn 《全国中草药汇编》

【异名】 小扁草、扇子草《西昌中草药》,小石菖蒲、苍草《云南中草药选》,扁竹兰《云南药用植物名录》。

【基原】 为百合科岩菖蒲属植物叉柱岩菖蒲的全草。

【原植物】 叉柱岩菖蒲 Tofieldia divergens Bur. et Franch.〔T. yunnanensis Franch.〕 又名:云南岩菖蒲《云南药用植物名录》)。

具根状茎草本。植株大小变化较大,高7~35 cm。叶基生,二列,两侧压扁;叶片长3~22 cm,宽2~0.4 cm。花葶高 8~35 cm;总状花序长2~10 cm,开花后通常下垂;小苞片合生成小杯状,具 3 浅齿;花被片6,长圆状倒披针形,长2~3 mm,白色;雄蕊 6,花药近背着,内向纵裂;子房长圆状狭卵形,花柱 3,分离,较细,明显超过花药长度。蒴

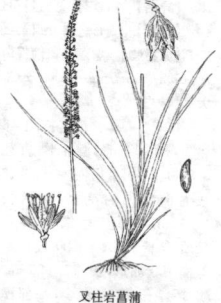

叉柱岩菖蒲

果多少下垂或平展,倒卵状三棱形或近椭圆形,上端 3 深裂达中部或中部以下,多少呈荚果状,宿存花柱长 1~1.5 mm。种子多数,连条状核形,不具白色纵带。花期 6~8月,果期 7~9 月。

生于海拔 1 000~4 300 m的草坡、溪边或林下岩缝中或岩石上。分布于四川、贵州、云南等地。

【采收加工】 7~10月采收,晒干。

【药性】 《全国中草药汇编》:"淡,平。"

【功用主治】 《全国中草药汇编》:"利尿,调经,滋阴补虚。主治水肿,头晕,耳鸣,小儿营养不良,月经不调,胃痛,小儿腹泻。"

【用法用量】 内服:煎汤,9~30 g。

【选方】 1. 治浮肿,小便不利 扁竹参 20 g,疙瘩草 20 g。水煎服。《彝药志》

2. 治食积腹痛 小扁草、毛头寒药、荞养头各 12 g。泡酒服。

3. 治皮肤风疹 小扁草适量。煎水外洗。(2、3 方出自《西昌中草药》)

4. 治小儿肺炎 扁竹参 10~20 g。水煎服。《彝药志》

扁竹根 biǎn zhú gēn 《草木便方》

【基原】 为鸢尾科鸢尾属植物蝴蝶花的根茎或根。

【原植物】 参见"蝴蝶花"条。

【采收加工】 6~7月采挖,鲜用或切片晒干。

【药材】 扁竹根 Iris Japonicae Rhizoma 产于四川、贵州、云南、广东、江西、江苏、浙江、湖北、河北等地。

性状 根茎呈圆柱形,表面有黄白色。近头部具横环纹并有叶痕,其下有纵皱纹及须根或须根痕。质较松脆,断面黄白色,角质样,木含空隙。气微,味甘略苦。

【成分】 根茎含鸢尾醛类(iridals):右旋-(6R, 10S, 11S, 14S, 26R)-26-羟基-15-亚甲基螺鸢尾-16-烯醛〔(+)-(6R, 10S, 11S, 14S, 26R)-26-hydroxy-15-methylidenespiroirid-16-enal〕,异德国鸢尾醛(iso-iridogermanal),射干醛(belamcandal)、28-去乙酰基射干醛(28-deacetylbelamcandal)、16-O-乙酰基异德国鸢尾醛(16-O-acetyl-iso-iridogermanal)。并含有鸢尾醛的脂肪酸酯(fatty acid esters),洋鸢尾醛(iriflorental)、iripallidal、irisgermanicals A、B、C。

【药性】 苦、辛,小毒。

1.《草木便方》:"苦、辛辣,温。"

2.《重庆草药》:"味辛,性平,无毒(或谓有小毒)。"

3.《上海常用中草药》:"苦,寒。"

【功用主治】 杀虫,通便,利水,解毒。主治食积腹胀,热结便秘,水肿、癥瘕,臌胀,久疟,牙痛,咽喉肿痛,疮肿、瘰疬,跌打损伤,子宫脱垂,蛇犬咬伤。

1.《草木便方》:"治水饮积聚,食积,蛊毒邪气,瘰疬,疯狗咬伤,杀鬼魁。"

2.《草药新纂》:"治咽喉肿痛,采根捣汁漱口。"

3.《分类草药性》:"消胀,嗑蛾子,并治跌打损伤。"

4.《浙江民间常用草药》:"利尿逐水。治肾炎水肿。"

5.《上海常用中草药》:"泻下通便,治便秘。"

6.《贵州草药》:"清热解毒,固脱,杀虫。治臌胀,年久疟疾,蛔虫积痛,牙痛,子宫脱垂。"

7.《贵州民间方药集》:"健脾胃,利水消肿。治臌胀,消化不良等。"

8.《湖南药物志》:"滋阴降火,止渴除烦。治肺劳咳血,小儿发热。"

9.《四川中药志》1982年版:"行气。治毒蛇咬伤,肠梗阻。"

【用法用量】 内服:煎汤,6~9 g;或研末;或泡酒。外用:鲜品捣敷。

【宜忌】 脾虚便溏及孕妇禁服。

【选方】 1. 治食积腹胀 扁竹根、臭草根、香附子各 9 g。煎水服。《万县中草药》

2. 治急性黄疸型肝炎 蝴蝶花根 15 g,车前草、茵陈各 30 g。煎服。《安徽中草药》

3. 治肾炎水肿,便秘 (扁竹根)鲜根状茎 15 g,水煎服;或鲜根状茎 12~30 g,捣烂敷脐部,每日换药 1 次。《浙江药用植物志》

4. 治子宫脱垂 扁竹根 60 g,捣绒炒热,包患处。《贵州草药》

5. 治小儿发热 蝴蝶花根 6 g,佛甲草 9 g。水煎服。《湖南药物志》

6. 治风寒郁结 紫燕鲜茎根 60 g,活蟾蜍 1 只。同捣为泥,敷于患处。每日换 2 次。《福州台江《民间实用草药》

7. 治毒蛇咬伤 扁竹根、薯莨各等分。捣烂敷患处。《四川中药志》1982年版

扁豆叶 biǎn dòu yè 《别录》

【基原】 为豆科扁豆属植物扁豆的叶。

【原植物】参见"白扁豆"条。

【采收加工】8~10月采收，鲜用或晒干。

【药材】扁豆叶 Dolichoris Lablab Folium　全国均产。

性状　散落小叶或具长柄的三出复叶。完整顶生小叶宽三角状卵形，长4.5~9 cm，宽约与长相等，先端渐尖，基部楔形；侧生小叶基部不对称，略呈斜卵形，较中央小叶稍大。两面疏被毛，暗绿色或枯绿色。质脆，气微。

【成分】叶含蛋白质28%和丰富的胡萝卜素，可在10 mg%以上，其他尚含叶黄素（xanthophyll）、磷酸酯酶。

【药性】《生草药性备要》："味辛、甜，性平，有小毒。"

【功用主治】消暑利湿，解毒消肿。主治暑湿吐泻，疮疖肿毒，蛇虫咬伤。

1.《别录》："主霍乱吐下不止。"

2.《食疗本草》："治瘕，和醋煮。"

3.《日华子》："敷蛇虫咬。"

4.《滇南本草》："烧灰搽金疮脓血。"

5.《生草药性备要》："理跌打损伤，消疮。"

6.《福建药物志》："清热利湿。主治中暑、痢疾、白带、疖肿。"

【用法用量】内服：煎汤，6~15 g；或捣汁。外用：捣敷；或烧存性研末调敷。

【选方】1.治霍乱　白扁豆叶一把，同白梅一枚，并仁研烂，新汲水调服。《本草述钩元》

2.治吐利后转筋　生捣（扁豆）叶一把。以少醋浸汁服。《食疗本草》

3642　扁豆衣 *biǎn dòu yī*　《安徽中草药》

【异名】扁豆皮《本草便读》。

【基原】为豆科扁豆属植物扁豆的种皮。

【原植物】参见"白扁豆"条。

【采收加工】8~10月采收种子，剥取种皮，晒干。

【药材】扁豆衣 Dolichoris Lablab Testa　全国各地均产，主产于安徽、湖南、河南等地。

性状　本品呈囊壳状、凹陷或卷缩成不规则瓢片状，长约1 cm，厚不超过1 mm，表面光滑，乳白色或淡黄白色，有的可见种阜，完整的种阜半月形，类白色。质硬韧，体轻。气微，味淡。

【药性】甘，微温。归脾经、胃经。

1.《安徽中草药》："性微温，味甘。"

2.《浙江药用植物志》："甘，微温。"

【功用主治】消暑化湿，健脾和胃。主治暑湿内蕴，呕吐泄泻，胸闷纳呆，呕吐泄泻，脚气浮肿，妇女带下。

1.张秉成《本草便读》："达肌行水。"

2.《江苏省植物药材志》："治脚气足肿。"

3.《安徽中草药》："健脾利湿。"

4.《浙江药用植物志》："生用清暑，利湿，解毒；炒熟健脾，化湿。主治脾胃虚热，暑湿内蕴，呕吐泄泻，口渴，酒毒，河豚鱼毒，白带。"

【用法用量】内服：煎汤，3~9 g。

3643　扁豆花 *biǎn dòu huā*　《本草图经》

【异名】南豆花《广东中药》。

【基原】为豆科扁豆属植物扁豆的花。

【原植物】参见"白扁豆"条。

【采收加工】7~8月间采收未完全开放的花，晒干或阴干。

【药材】扁豆花 Dolichoris Lablab Flos　主产于安徽、湖南、河南、浙江等地。

性状　花呈扁平不规则三角形，长、宽约1 cm。下部有绿褐色钟状花萼，萼齿5，其中有2齿几合生，外被白色短柔毛。花瓣5，皱缩，黄白、黄棕或紫棕色，未开放的花外为旗瓣包围，开放后，

广卵圆形的旗瓣则向外反折；两侧为翼瓣，斜椭圆形，基部有小耳；龙骨瓣镰钩状，几弯成直角。雄蕊10，其中9枚基部联合，内有一柱状雌蕊，弯曲。质软，体轻。气微香，味淡。

鉴别　（1）粉末特征：土黄色。花粉粒类圆形、长圆形，直径35~50 μm，表面有细网状雕纹，具3个萌发孔。非腺毛甚多，1~3细胞，完整者42~380（~600）μm，顶端细胞甚长，先端多锐尖。腺毛头部4~8细胞，倒卵形，柄1~3细胞。萼片表皮细胞表面观呈多角形，垂周壁平直或稍弯曲，可见腺毛、非腺毛或毛脱落痕；气孔不定式。花冠表皮细胞表面观呈类多角形的不规则形，壁稍弯曲，表面有细密的角质纹理，横切面观外壁向外隆起，或略呈乳突状。草酸钙棱晶成片存在于萼片薄壁细胞中，呈长双柱形。有花粉囊内壁细胞，形状不规则，壁螺纹增厚。药隔细胞壁甚薄。

（2）取本品粗粉1 g，加水20 ml，微沸20分钟，趁热滤过，取滤液点于滤纸上，再点加0.3%茚三酮溶液，热吹风，显紫红色（检查氨基酸）。

（3）取本品粗粉0.5 g，加乙醇10 ml，温浸30分钟，滤过，滤液浓缩至约2 ml，加块盐酸2~3滴，并慢慢加入锌粉少许，放于温水浴中数分钟，显红色（检查黄酮）。

（4）薄层色谱：取本品粗粉0.5 g，加氯仿10 ml，冷浸24小时，滤过，滤液挥尽氯仿后，加乙醇15 ml，冷浸24小时，滤过，滤液浓缩至1 ml，作供试品溶液。另取对照品槲皮素和芦丁制成对照品溶液。吸取二溶液点于硅胶G-CMC层析板上，用乙酸乙酯-丁酮-甲酸-水（5：3：1：0.5）展开，干后喷5%三氯化铝乙醇溶液，紫外灯下观察。供试品色谱中，在与对照品色谱相应位置处显相同颜色的荧光斑点。

【成分】花含有原花青苷（proanthocyanidins）、花青素（anthocyanidins）、香豆素（conmarins）。黄酮类化合物有：木犀草素（luteolin）、大波斯菊苷（cosmosiin）、木犀草素-4'-O-β-D-吡喃葡萄糖苷（luteolin-4'-O-β-D-glucopyranside）、木犀草素-7-O-β-D-吡喃葡萄糖苷（luteolin-7-O-β-D-glucopyranside）、野漆树苷（rhoifolin）；此外还含有D-甘露醇（D-mannitol）。

【炮制】1.扁豆花　取原药材，除去杂质及梗，筛去灰屑。

2.炒扁豆花　取净扁豆花，置热锅内，用文火炒至表面黄色，取出放凉。

饮片性状　扁豆花参见"药材"项。炒扁豆花如扁豆花，表面黄色。贮干燥容器内，置通风干燥处，防霉、防蛀。

【药性】甘，平。

1.《广东中药》："味甘，微香甜，性平。"

2.《福建药物志》："甘，微温。"

【功用主治】解暑化湿，和中健脾。主治夏伤暑湿，发热，泄泻，痢疾，赤白带下，跌打伤肿。

1.《本草图经》："主女子赤白下，干末，米饮和服。"

2.《纲目》："焙研服，治崩带。作馄饨食，治泄痢。擂水饮，解中一切药毒垂死。功同扁豆。"

3.《岭南采药录》："敷跌打伤，去瘀生新，消肿散青黑。"

4.《全国中草药汇编》："解暑化湿，止泻，止带。主治中暑发热，呕吐泄泻，白带。"

5.《福建药物志》："主治淋浊、腹泻、慢性肾炎、贫血、糖尿病。"

【用法用量】内服：煎汤，3~9 g；或研末；或捣汁。外用：捣敷。

【选方】1.治暑温，形似伤寒，右脉洪大，左手反小，而赤口渴，但汗不出者　香薷二钱，银花三钱，鲜扁豆花三钱，厚朴二钱，连翘二钱。水五杯，煮取二杯。先取一杯，得汗止后服；不汗再服；服尽不汗，再作服。《温病条辨》新加香薷饮）

2.治一切泄利　白扁豆花正开者，择净勿洗，以滚汤瀹过，和小猪脊肉一条，葱一根，胡椒七粒，酱汁拌匀，就以瀹豆花汁和面，包作小馄饨，炙熟食之。《纲目》引《必用食治方》）

3. 治妇人白崩　白扁豆花(紫者勿用)焙干为末。炒米煮饮入烧盐,空心服。(《奇效良方》)

4. 治疟疾　扁豆花 9 朵,白糖 9 g。清晨用开水泡服。(《湖南药物志》)

5. 解食物中毒　(扁豆)鲜花或叶,捣绞汁,多量灌服。(《本草钩沉》)

【各家论述】《本草便读》:"扁豆花赤者人血分而宜瘀,白者人气分而行气,凡此皆微,故可清暑散邪,以治夏月泄痢等证也。"

3644 扁豆根 biǎn dòu gēn (《生草药性备要》)

【基原】　为豆科扁豆属植物扁豆的根。

【原植物】　参见"白扁豆"条。

【采收加工】　9~10 月采收,晒干。

【成分】　根含天冬酰胺酶(asparaginase),根瘤中含多种游离的氨基酸。

【药性】　微苦,平。

【功用主治】　消暑,化湿,止血。主治暑湿泄泻,痢疾,淋浊,带下,便血,痔疮,漏管。

1.《滇南本草》:"治大肠下血,痔漏,冷淋。"

2.《生草药性备要》:"治白浊,去腐。"

3.《福建药物志》:"祛风利湿。主治中暑,痢疾,白带,风湿关节痛。"

【用法用量】　内服:煎汤,5~15 g。

【选方】　治白带　扁豆根 30 g,草决明 15 g,猪瘦肉适量。水炖服。(《福建药物志》)

3645 扁豆藤 biǎn dòu téng (《纲目》)

【基原】　为豆科扁豆属植物扁豆的藤茎。

【原植物】　参见"白扁豆"条。

【采收加工】　9~10 月采收,晒干。

【功用主治】　1.《滇南本草》:"治风痰迷窍,瘫狂乱语,同朱砂为末,姜汤下。"

2.《纲目》:"治霍乱,同芦箨、人参、仓米等分煎服。"

【用法用量】　内服:煎汤,9~15 g。

3646 扁藤叶 biǎn téng yè (《广州部队《常用中草药手册》)

【基原】　为葡萄科扁藤属植物扁担藤的叶。

【原植物】　参见"扁藤"条。

【采收加工】　7~10 月采摘,多鲜用。

【功用主治】　生肌敛疮。主治下肢溃疡,外伤。

【用法用量】　外用:捣敷。

3647 祖师麻 zǔ shī má (《陕西中草药》)

【异名】　祖司麻(《全国中草药汇编》),金腰带(《湖北中草药志》)。

【基原】　为瑞香科瑞香属植物黄瑞香、陕甘瑞香及凹叶瑞香的茎皮和根皮。

【原植物】　1. 黄瑞香 Daphne giraldii Nitsche

直立落叶小灌木,高达 50 cm 或更高。根红黄色。小枝绿色或紫褐色。叶互生,常集生于小枝梢端;倒披针形,长 3~6 cm,先端尖或钝,全缘,基部长楔形,下延成极短的柄,上面绿色,下面被粉

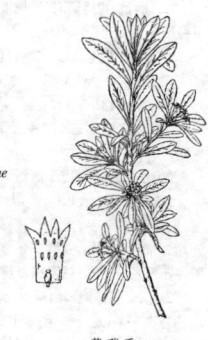

黄瑞香

白色霜。顶生头状花序,有花 3~8 朵,着生于短梗上;无苞片;花被黄色,筒部长 6~8 mm,裂片 4,尖形,长约为筒长之半;雄蕊 8,2 列,着生于花被管的近顶部;子房 1 室。浆果卵形,鲜红色。花期 6 月,果期 7 月。

生于山地疏林中。分布于四川、陕西、甘肃、青海等地。

2. 陕甘瑞香 D. tangutica Maxim. 又名:甘肃瑞香(《中国高等植物图鉴》)。

本种与黄瑞香的区别为:花玫瑰红色;叶条状披针形,长 3~8 cm,宽 0.5~1.8 cm,叶片皱缩,边缘反卷。

生于山地林间。分布于四川、云南、陕西、甘肃、西藏等地。

3. 凹叶瑞香 D. retusa Hemsl.

本种与前两种的区别为:幼枝密被灰黄或灰褐色刚伏毛,老枝无毛。叶片革质,长圆形至长圆状倒披针形,长 3~4.8 cm,宽 0.5~1 cm,先端钝,通常有凹缺,基部楔形,边缘反卷。头状花序顶生,具

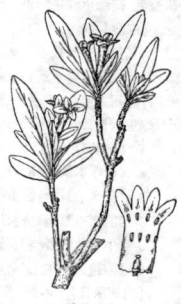

陕甘瑞香

总苞。总花梗和花梗短极,被黄色刚伏毛;花被外面淡红紫色,内面白色,芳香,裂片白色或微红色,无毛。核果,熟时鲜红色,无果柄。

生于中高山地林中。分布于四川、云南、陕西、甘肃等地。

【采收加工】　8~10 月采挖,剥取茎皮和根皮,切碎,晒干。

【药材】　祖师麻 Daphnes Cortex。黄瑞香主产于陕西、甘肃、四川、青海、宁夏、河南、山西等地;陕甘瑞香产于陕西、甘肃、宁夏等地。

性状　本品呈长条状,卷曲,厚 0.5~2 mm。根皮外表面红棕色,较粗糙,茎皮外表面褐黄色或灰褐色,较光滑,具纵皱纹及横长皮孔。栓皮易从片脱落;内表面浅黄色至淡棕色,有纵长纹理。质韧,不易折断,断面具纤维状碎裂。气微,味微苦,有麻舌感。

鉴列　(1)茎皮横切面:黄瑞香　木栓皮由 10 余列木栓细胞组成,黄棕色。栓内层由数列切向延长的薄壁细胞组成。皮层由 10 余列近椭圆形的薄壁细胞组成,有纤维单个散在或数个成群。韧皮部宽广,射线明显,宽 1~2 列细胞,纤维束成层状排列,形成硬韧部,纤维非木化,软韧部由 3~5 列薄壁细胞组成,散布有单个纤维。

陕甘瑞香　韧皮部有淡黄色、细胞壁极厚的纤维,常单个稀疏散在。

(2)样品水浸出液适量,蒸干,冷后加乙酸酐 1 ml,微热溶解,加浓硫酸 1 滴,溶液呈红色(检查皂苷)。

(3)薄层色谱:取本品粉末 1 g,加乙醇 5 ml,冷浸 24 小时,滤过,滤液浓缩至 1 ml,供点样用。以 7, 8-二羟基香豆素作对照。点于硅胶 G 板上,用氯仿-丙醇(4:1)为展开剂,展距 10 cm,置紫外光灯(254 nm)下观察。样品与对照品色谱相对应的位置处显相同的荧光斑点。

【成分】　1. 黄瑞香　根皮和茎皮主要含二萜和香豆素。二萜类:黄瑞香丙素(daphnegiraldifin),瑞香毒素(daphnetoxin),12-羟基瑞香毒素(12-hydroxydaphnetoxin)。香豆素类:西瑞香素(daphnoretin),瑞香素(daphnetin)即 7, 8-二羟基香豆素(7, 8-dihydroxycoumarin),瑞香苷(daphnin)即 7, 8-二羟基香豆素-7-β-D-葡萄糖苷(7, 8-dihydroxycoumarin-7-β-D-glucoside),双七叶内酯(7, 8-dimethoxy coumarin),伞形花内酯(umbelliferone),7-羟基-8-甲氧基香豆素(7-hydroxy-8-methoxycoumarin),7-甲氧基-8-羟基香豆素(7-methoxy-8-hydroxycoumarin)。另含 β-谷甾醇(β-sitosterol),3, 4, 5-三甲氧基苯甲酸(3, 4, 5-trimethoxybenzoic acid），丁香苷（syringin），芫花素（genkwanin）即 5，4′-二羟基-7-甲氧基黄酮（5，4′-dihydroxy-7-methoxyflavone），瑞香黄烷素（daphnodorins）A～D_5。

2. 陕甘瑞香　根皮含二萜：唐古特瑞香甲素（tanguticacine），格尼迪木春（gnidimacrin），土沉香素（excoecariatoxin），瑞香毒素（daphnetoxin），瑞香醇酮（daphneolone）；香豆素类成分有瑞香新素（daphneticin），瑞香素（daphnetin），西瑞香素（daphnoretin），7-羟基-8-甲氧基香豆素（7-hydroxy-8-methoxycoumarin）；木脂素主要为左旋松脂酚（pinoresinol），瑞香树脂酚（syringaresinol），左旋落叶松脂醇（lariciresinol），左旋双氢芝麻素（dihydrosesamin）。另含十六烷酸（hexadecanoic acid）。

3. 凹叶瑞香　香豆素：瑞香素（daphnetin），双白瑞香素（daphnoretin）。

【药理】　1. 镇痛作用　祖师麻具有明显的镇痛作用，镇痛的有效成分主要为瑞香素即祖师麻素（7，8-二羟基香豆素）。多种镇痛实验表明，注射和灌服瑞香素都有明显镇痛作用，且呈剂量依赖性。

2. 抗炎作用　祖师麻注射液对蛋清、角叉菜胶、甲醛、佐剂所致的大鼠关节肿胀，具有明显的抑制作用。大鼠腹腔注射瑞香素 20 mg/kg 亦能抑制蛋清性、右旋糖酐性及甲醛性足跖肿胀，切除双侧肾上腺后，瑞香素的抗炎作用消失。给正常大鼠腹腔注射瑞香素可使其肾上腺中维生素 C 的含量明显降低，切除大鼠脑垂体后，瑞香素降低肾上腺中维生素 C 含量的作用取消。

3. 镇静催眠作用　小鼠腹腔注射瑞香素 100 mg/kg 能明显减少自发活动。200 mg/kg 时表现安静，不活动，眼睑下垂，300 mg/kg 时翻正反射消失，持续时间为 29.4±5.1 分钟；400～600 mg/kg 时翻正反射消失，最后死于呼吸停止。兔静脉注射150～250 mg/kg 翻正反射、角膜反射、疼痛反射消失，分别于10～30 分钟恢复，睡眠时间与剂量成正比，表现出催眠麻醉作用。

4. 对心血管系统的影响　给犬静脉注射瑞香素 10 mg/kg，在出现短暂降压作用同时，观察到后肢血管、椎动脉阻力及冠状动脉左旋支阻力降低。兔静脉注射瑞香素 10 mg/kg，对垂体后叶素引起的急性心肌缺血有明显保护作用，对离体兔心在位猫心均能明显扩张冠状血管，增加冠脉流量。对减压有常压缺氧小鼠瑞香素有明显保护作用，能减少死亡率，延长生存时间。

5. 对血脂的影响　小鼠灌胃瑞香素 800 mg/kg 能明显降低由胆固醇注射蛋黄乳引起的高胆固醇血症的血总胆固醇（TC）含量，但不影响正常小鼠 TC 含量，此剂量瑞香素也能降低喂饲高脂饲料小鼠血清 TC 含量，并且升高血清高密度脂蛋白-胆固醇（HDL-c）和 HDL-c/TC 水平，但对总三酰甘油（TG）和低密度脂蛋白-胆固醇（LDL-c）无明显降低作用，对正常大鼠血清 HDL-c 含量及 HDL-c/TC 比值亦有升高作用，但对 TG、LDL-c 含量无影响。

6. 对免疫功能的影响　祖师麻甲素使小鼠胸腺和脾脏明显萎缩，胸腺指数分别下降 51.1% 和 20.6%，且与剂量相关。瑞香素 50～100 mg/kg 可显著降低小鼠血清凝集素滴度和溶血素 HC_{50} 值。祖师麻甲素明显抑制小鼠对SRBC 的免疫应答反应。其凝集素滴度及溶血空斑形成细胞（PFC）值均明显下降。也明显抑制迟发型超敏反应，抑制作用与药剂量明显正相关。

7. 清除自由基作用　以健康人血红细胞及细胞膜为实验材料，观察瑞香素及其铜、锌配合物对氧自由基的清除作用，结果瑞香素及其铜、锌配合物对氧自由基有明显的清除作用，氧自由基可使 Hb 氧化，使膜中过氧化脂质含量增加，瑞香素及其铜、锌配合物对此均有一定抑制作用，但抑制作用不及 SOD。且瑞香素与金属铜配合物的热稳定性较高。

毒性　瑞香素给小鼠灌胃、腹腔注射的 LD_{50} 分别为

3.66±0.28 及 0.48 g/kg。另有报道灌胃、静脉注射的 LD_{50} 分别为 5.37 和 0.375 g/kg。犬每日静脉注射 20 mg/kg 连续 3 日，未见明显毒性，但剂量增大可引起流涎、呕吐和腹泻。连续给药 3 星期，检查猴血常规、肝、肾功能均无明显改变，但心率减慢，大剂量见心电图 ST 段之 J 点下移。

【药性】《陕西中药志》："辛、苦，温，有小毒。"

【功用主治】　祛风通络，散瘀止痛。主治风湿痹痛，四肢麻木，头痛，胃脘痛，跌打损伤。

1. 《陕西中药志》："止痛，散血，补血，有麻醉性。用于跌打损伤，周身疼痛，头痛，心胃气痛，腰腿痛。又治四肢麻木。"

2. 《陕西中草药》："祛风除湿，温中散寒。治感冒，风湿疼痛，中风麻木，半身不遂，皮肤痒疹。"

3. 《全国中草药汇编》："祛风通络，祛瘀止痛。主治牙痛，胃痛，肝区痛。"

4. 《湖北中草药志》："舒筋通络，活血止痛。用于胃痛，风湿疼痛，腰痛，跌打损伤，骨折。"

【用法用量】　内服：煎汤，3～6 g；或泡酒。

【宜忌】　孕妇禁服。

《陕甘宁青中草药选》："本品有毒，刺激性大，用量用法应严格掌握。"

【选方】　1. 治胃痛　金腰带 30 g，白酒 250 ml，浸泡 7 日。每日服 2 次，每次 10 ml。（《湖北中草药志》）

2. 治心胃疼痛　祖师麻 4.5 g，甘草 9 g。水煎服。（《宁夏中草药手册》）

3. 治腰腿疼痛　祖师麻 6 g，独活、牛膝各 9 g。水煎服。（《全国中草药汇编》）

4. 治四肢麻木　祖师麻 9 g，水煎，煮鸡蛋 10 个。每日早、晚各吃 1 个，并喝汤 1～2 口（冬季用酒较好）。（《陕西中草药》）

5. 治跌打损伤　金腰带 30 g，三百棒、五加皮、蛇星七（吉祥草）各 90 g，白酒 1 000 ml，浸泡 10 日。每日早、晚各 1 次，每次 10 ml。（《湖北中草药志》）

6. 治慢惊风　凹叶瑞香根 12～15 g，一枝黄花 6～9 g。水煎服。（《浙江药用植物志》）

7. 治风寒感冒　祖师麻 6 g，生姜、葱白为引，水煎服。（《陕西中草药》）

【临床报道】　1. 治疗类风湿关节炎　治疗组 30 例给祖师麻片，口服，3 片，每日 3 次；对照组给治风透骨丸，口服，6 g，每日 2 次。均以 3 星期为 1 个疗程。观察期间停用一切具有祛风散寒、活血止痛功能的中成药；对短期服用非甾体类消炎止痛药者，应在使用本品前 2 日内停用；对长期服用非甾体类消炎止痛药者，在 1 星期内逐步停止使用后开始祖师麻片治疗。临床验证提示：治疗组总有效率为 80%，显效率 36.7%；疼痛和功能改善均优于对照组；治疗前后症状体征总积分比较，治疗组下降显著于对照组；治疗前后比较，对照组 $P > 0.05$，而治疗组 $P > 0.01$，存在显著性差异。

2. 治疗肩周炎　取至三里穴下 5 cm 偏腓侧处，左右交替用。局部消毒后，用注射针头迅速刺入，行提插泻法，同时让患者活动肩部，待针感向上或向下传导时，回抽无血，即将祖师麻注射液 4 ml 迅速注入。隔日注射 1 次，3 次为 1 个疗程。治疗 268 例，结果：痊愈 236 例，有效 32 例。有效率 100%。

3. 用于镇痛、消炎、手术麻醉　从祖师麻中提取的祖师麻素用于中药麻醉手术中作为镇痛药（代替盐酸哌替啶）107 例，作为辅助用药于针麻、硬脊膜外麻醉等者 105 例，以及用于临床非手术止痛 29 例，共 241 例。证明祖师麻素具有确切的镇痛和轻度的催眠作用，未发现明显的毒副作用。祖师麻甲素的用量以10～15 mg/kg 为宜，可以静脉滴注或推注，一次给足全量，注射时

间应在 3～5 分钟内输完，给药后 20～30 分钟出现镇痛作用，30 分钟到达高峰，1 小时开始下降，持续时间为 2～3 小时，少数病例可达 4～5 小时，在中药麻醉手术中应用时，于切皮前 15～25 分钟给药为宜。

3648 神曲 shén qū 《药性论》

【异名】 六神曲《本草便读》，六曲（通称）。

【基原】 为辣蓼、青蒿、杏仁等药加入面粉或麸皮混合后，经发酵制成的曲剂。

【制法】 将鲜辣蓼草、青蒿、苍耳草各 7 kg，切碎打汁，赤豆、杏仁（去皮）各 4 kg，轧成粉末，取麸皮 60 kg、面粉 40 kg，以麸皮和大部分面粉与上药混合和匀，余些面粉与沸水打成糊糊状，倾入混合的药料中，用木棒搅拌均匀，至粘成饼状，移置木板上压平约 1 cm 厚，用刀切成 3 cm 的见方小块，晒 0.5～1 日，收起堆置大竹圈内，上盖麻袋、草包或稻麦秆，使其发酵，待其表面生出黄丝，取出晒干即成。

【药材】 神曲 Massa Medicata Fermentata 为加工品。

性状 本品呈方形或长方形的块状，直径约 3 cm，厚约 1 cm，外表土黄色，粗糙。质硬脆，易断，断面不平整，类白色，可见未被粉碎的残渣及发酵后的空隙。具陈腐气，味苦。

【成分】 含酵母菌，淀粉酶，维生素 B 复合体，麦角甾醇（ergosterol），蛋白质及脂肪，挥发油等。

【药理】 对消化功能的作用 含多量酵母菌和 B 族维生素。干酵母菌中也含多种 B 族维生素，故本品具 B 族维生素样作用，如增进食欲，维持正常消化功能等。

【炮制】 1. 神曲 除去纸或麻叶，切成小方块，晒干。生用健脾开胃，并有发散作用。

2. 炒神曲 取净神曲置锅内，用文火加热炒至微黄色，取出放凉。炒神曲健脾悦胃功能增强，发散作用减少。

3. 麸炒神曲 取净麸皮撒入热锅内，待起烟时，随即倒入神曲块，拌炒至深黄色，取出，筛去麸皮，放凉。每六神曲 100 kg，用麸皮 10 kg。经麸炒后具有甘香气，以醒脾和胃为主。

4. 焦神曲 取净神曲置锅内，用无烟文火加热炒至表面焦黄色，有焦香气外逸，取出放凉。焦神曲消食止泻的功能增强。据对 13 个省、市生产的神曲中的消化酶测定研究表明，被测样品中均不同程度地含有一种蛋白酶或一种淀粉酶，含量均较低，但含量大都较低，并且产地不同，含量差异较大。

对神曲发酵工艺的研究认为，采用单一菌种定向发酵，以麦麸代替面粉为发酵营养源制备的神曲，发酵周期短，效果好，成本低，消化酶含量较高，并且质量稳定，发酵过程中可避免杂菌污染。经临床验证，具有与天然发酵品同等的疗效。

对神曲用法的研究表明，对单纯性食积，以生品温开水泡服为佳，便于发挥酶类和微生物对食物的分解作用。但中医长期用药经验是炒或炒焦后消食力递增，这可能是中医用其消食和胃，除了酶类和微生物外，尚有其他物质。因临床多以汤剂入药，即使在炮制时不被破坏，在煎熬时也会使酶类和微生物破坏，多年实践证实了炒后健脾消食，炒焦后治食积泄泻是行之有效的。

饮片性状 神曲参见"药材"项。炒神曲形如神曲，表面黄色或焦黄色，偶有焦斑，质坚脆，气香。麸炒神曲形如神曲，表面深黄色，质坚脆，有麸香气。焦神曲形如神曲，表面褐色，带焦斑，断面焦黄色，有焦香气。

贮干燥容器内，置通风干燥处，防蛀。

【药性】 甘、辛、温。归脾、胃经。

1. 《珍珠囊》："辛，纯阳。"

2. 《汤液本草》："气暖，味甘。入足阳明经。"

3. 《滇南本草》："性平，味甘。"

4. 《纲目》："甘、辛，温，无毒。"

5. 《雷公炮制药性解》："入脾、胃二经。"

【功用主治】 消食化积，健脾和胃。主治饮食停滞，消化不良，脘腹胀满，食欲不振，呕吐泻痢。

1. 《药性论》："化水谷宿食、癥结积滞，健脾暖胃。"

2. 《珍珠囊》："益胃气。"

3. 《汤液本草》："疗脏腑中风气，调中下气，开胃消宿食，主霍乱，心膈气，痰逆，除烦，破癥结，及补虚，去冷气，除肠胃中塞，不下食，能治小儿腹坚大如盘，胸中满，胎动不安，或腰痛抢心，下血不止。"

4. 《滇南本草》："宽中，扶脾胃以进饮食，消隔宿停留胃内之食，止泻。"

5. 《医学入门》："治小儿痘疾。"

6. 《纲目》："消食下气，除痰逆霍乱，泄痢胀满，闪挫腰痛者。"

7. 《本草述》："治伤暑，伤饮食，伤劳倦，疟气痞证，水肿胀满积聚，痰饮咳嗽，呕吐反胃，霍乱，蓄血，心痛，胃肠痛，胁痛，痹痿，眩晕，身重，不能食，黄疸。"

8. 《本经逢原》："其功专于消化谷麦酒积，陈久者良。"

9. 《本草再新》："消瘰疬疝瘤。"

【用法用量】 内服：煎汤，10～15 g；或入丸、散。

【宜忌】 脾阴不足，胃火盛及孕妇慎服。

1. 《本草经疏》："脾阴虚，胃火盛者不宜用；能落胎，孕妇宜少食。"

2. 《本经逢原》："无积而久服，则消人元气。"

3. 《国药的药理学》："神曲是借其发酵作用以促进消化机能，但是在胃酸过多，发酵异常的患者当绝对避免使用。"

【方选】 1. 治中脘宿食留饮，酸蜇心痛，口吐清水 神曲（炒）三两，苍术（米泔浸）一两半，陈皮一两，砂仁一两。上为细末，生姜汁煮神曲为丸，如梧桐子大。每服七十丸，姜汤送下。《古今医鉴油术丸》

2. 治酒癖不消，心腹胀满，噫醋吞酸，呕逆不食，胁肋疼痛 神曲（锉，炒）、麦蘖（炒）各一两，黄连（去须）半两，巴豆三粒（去壳）同炒，令转色，去巴豆不用。上为细末，沸汤为丸，如梧桐子大。每服五十丸，食后生姜汤送下。《济生方》曲蘖丸）

3. 治过食伤脾，健运无力，食滞不化，而为泄泻 神曲三钱，枳实二钱，大黄（后下）二钱。上以水煎，空心服下。《杏苑生春》导滞汤）

4. 治休息痢，日夜不止，腹内冷痛 神曲、芜荑、吴茱萸各等分。生姜汁和丸，如梧桐子大。每服三十丸，食前粥饮下。《普济方》神曲丸）

5. 治产后冷痢，脐下疗痛 神曲三两（炒令黄），熟干地黄二两，白术一两半。上为细散。每服二钱，粥饮调下，日服三四次。《圣惠方》神曲散）

6. 治产后瘀血不运，肚腹胀闷，渐成臌胀，亦可治小儿食臌胀 神曲（陈久者）一斤，微炒磨末。每旱晚各服三钱，食前砂仁汤下。《本草汇言》

7. 治妇人血气刺痛 神曲、香附子各等分。炒研为末，热服调下。《普济方》

8. 治脏腑宿滞风冷，气血不和，停滞宿饮，结为癥瘕痃块，及妇人血瘕，肠胃中塞，饮食不下，下痢赤白，霍乱转筋，及腰膝疼痛，不能行步 神曲半斤（炒黄），大附子二个（炮，去皮脐），甘草（炙）二两。上为末，蜜丸在手一握，分作七丸。每服一丸，细嚼米饮下。《普济方》一握七丸）

9. 治食噎 神曲（炒）一两，橘皮二两。上为细末，炼蜜和丸，如鸡头大。每服一粒，含化咽津。《全生指迷方》神曲丸）

10. 治闪挫腰痛 神曲一块，如拳头大，烧令通赤，好酒二大盏，淬消即饮令尽，仰卧少顷即安。《世医得效方》神曲酒）

11. 妇人产后回乳 神曲炒研，酒服二钱，日二。《纲目》

【临床报道】 治疗小儿单纯性消化不良 将炒神曲制成50%煎液。每6ml含神曲3g，每日用量1岁以内5～10 ml；2～3岁10～20 ml，3岁以上酌加，分2次服。治疗129例，服药后腹泻停止，大便正常103例，占79.8%；平均治愈日数为2.6日；大便次数减少15例，占11.6%，平均好转日数为2.7日；无效11例，占8.5%，疗效优于西药对照组。

【各家论述】 1.《本草经疏》："古人用曲，即造酒之曲，其气味甘温，专消导，行脾胃滞气，散脏腑风冷。神曲乃后人专造，以藉药力，力倍于酒曲。"

2.《本草正》："神曲味甘平，炒黄入药，善助中焦土脏，健脾暖胃，消食下气，化滞调中，逐痰积，破癥瘕，运化水谷，除霍乱胀满呕吐，其气腐，故能除湿热，其性涩，故又止泻痢。疗女人胎动因滞，治小儿腹坚积。"

3.《药品化义》："神曲味甘，炒香，香能醒脾，甘能治胃，以此平胃气，理脾，用治脾虚疟运，霍乱吐逆，寒湿泄泻，妇人胎动不下，下血不止。若生用力胜，主消米谷食积，痰滞癥结，胸满疟痞，小儿腹坚，皆能奏绩。"

4.《本草求真》："神曲辛甘气温，其物本于白面、杏仁、赤小豆、青蒿、苍耳、红蓼六味，作饼蒸郁而成，其味六味为一，故能散气调中，温胃化痰，逐水消肿，小儿补脾，医多用此以为消治，盖取辛不甚散，甘不甚燥，温不见燥也。然必合补脾等药，并施则佳。"

3649 神黄豆 shén huáng dòu 《《本经逢原》》

【异名】 回回豆《药材学》。

【基原】 为豆科山扁豆属植物节果决明的果实。

【原植物】 节果决明 Cassia nodosa L.。

乔木。嫩枝有丝毛。双数羽状复叶，对生：叶柄和叶轴无腺体；小叶6～12对，薄革质，椭圆状矩圆形长1.5～3.5 cm，宽1～1.5 cm，先端浑圆或凹入，上面净净，下面被毛。伞形花序顶生，长4 cm；苞片卵状披针形，宿存；萼片5，卵形；花瓣5，粉红色，长卵形，具短柄；雄蕊10，3长7短；雌蕊1，花柱内弯，柱头截形。荚果圆筒形，黑褐色，有横缝。花期6月（广州）。

多栽培于庭园。分布广东、广西、云南等地。

【采收加工】 8～10月采摘成熟果实，炒后备用。

【药性】《药材学》："性温，味甘苦。"

【功用主治】 稀痘，解毒。

1.《纲目拾遗》："稀痘，解毒。"

2.《中药形性经验鉴别法》："发痧发痘。"

【用法用量】 研末服。

【选方】 1. 治痘自胸以上，自脐以下俱有，而中间一截全无者，名两头痘，此气血不能贯通于上下，而腰脐之间恐为寒毒凝滞也，若不急治，七日之后，必变灰白之症矣 见点时，急用：生芪、当归、赤芍、桔梗、防风、荆芥、厚朴、续断、白芷、山查、木通、神黄豆三十粒。服此中间方有痘，乃可无虞。《种痘新书》

2. 治痘发未发时 神黄豆连壳焙炒燥，用面，研细，水服。《灵秘丹药笺》

3. 治痘将出时 用神黄豆，按一岁一粒，剥去外壳内皮；将瓦焙熟一半，留生一半，芫荽汤调服。毒重者毒轻者更稀，十余岁者亦不过七粒。倘未出痘者，亦如法以水调服之，竟不出痘。《纲目拾遗》宝笈方

3650 神仙掌花 shén xiān zhǎng huā 《本草求原》

【异名】 玉英《云南通志》，麒麟花《药用花卉》。

【基原】 为仙人掌科仙人掌属植物仙人掌及绿仙人掌的花。

【原植物】 参见"仙人掌"条。

【采收加工】 5～7月花开时采收，置通风处晾干。

【成分】 含有机酸类成分：苹果酸、琥珀酸。生物碱：仙人

掌素（opuntin）B；氨基酸类：羟脯氨酸（4-hydroxyproline）、酪氨酸（tyrosine）。

【药理】 改善前列腺肥大作用 经口给予仙人掌花提取物，前列腺重量及其5α-还原酶活性明显降低，对前列腺肥大有改善作用。

【药性】 甘，凉。

【功用主治】《本草求原》："止吐血，煎肉食。"

【用法用量】 内服：煎汤，3～9 g。

3651 除虫菊 chú chóng jú 《楼之岑《生药新》》

【基原】 为菊科小黄菊属植物除虫菊的头状花序和全草。

【原植物】 除虫菊 Pyrethrum cinerariifolium Trev. ［Chrysanthemum cinerariifolium (Trev.) Vis.］ 又名：白花除虫菊《青岛中草药手册》。

多年生草本，高20～60 cm。全株浅银灰色，被伏的丁字毛或顶端分叉的短柔毛。叶互生，银灰色，有腺点；基生叶长达20 cm，宽1～2 cm，卵形或椭圆形，沿有翅的羽轴作羽状全裂，一回羽片羽状或掌状再浅至深裂，末回羽片条形或长圆状卵形，先端钝或短渐尖。头状花序，单生或数个排成疏伞房状；总苞片约4层；舌状花白色，先端平截或微凹；管状花黄色。瘦果有纵棱，冠毛长不足1mm，边缘截齐或齿缺。花、果期5～8月。

原产欧洲。我国南北各地区有栽培。

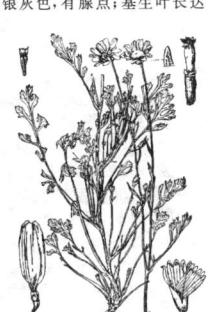

除虫菊

【栽培】 生物学特性 喜温和气候，适宜生长温度为10～25℃。耐寒，但怕霜冻。喜潮湿。宜中性或微碱性的砂壤土，黏土和低洼地以及酸性或碱性强的地区不宜栽种。

繁殖方法 种子繁殖。在可以越冬地区，秋播比春播好。秋播于处暑至白露间，用干种子播种。春播于春分至清明间，则经过催芽处理的种子播种。催芽处理方法，是在播种前1星期，将种子用水浸泡5～6小时，待种子吸水膨胀后取出，在湿布上铺开，在室温15～20℃下，保持5～6日，每日翻动，约有2%种子萌发，此时即可播种，穴播，行距45 cm，株距30 cm，播后覆土，浇水。也可采用春季育苗移栽的方法。

田间管理 定植后，在9月间行松土、除草，次年4月中旬结合培土再行松土除草。在生育期间用人粪尿，硫酸铵作追肥，4月中及7月中旬各施1次。

病虫害防治 病害有萎缩病，多发生在每年5月份，可选排水良好的地块，施基肥、忌连作；及时除草，使田间通风、透光；拔除病株，于病穴施入生石灰（碱性土不宜施）；发病前喷波尔多液（1：1：120）。虫害有地老虎、金针虫、蟒蛴等地下害虫，苗期为害严重，可采用毒饵诱杀。

【采收加工】 栽种后第二年在花完全开放时，选晴天采收，采下后风干入药。

【药材】 除虫菊 Pyrethri Cinerariifolii Herba et Flos 陕西、山东、江苏、浙江、安徽、江西、湖南、广东、四川、云南及东北等地有栽培。

性状 头状花序呈扁球形，直径约1 cm，总苞片40余枚，覆瓦状排列，2～4层。苞片近披针形，淡黄绿色，被短毛。花托扁圆形，边缘为一层舌状花，15～30朵，雌性，花冠淡黄色，先端3裂。中央管状花200～300朵，两性，花冠黄色，先端5裂，雄蕊5枚，聚

药,子房暗棕色,有5棱,具冠毛。气微香,味苦而辣。

鉴别 粉末特征:淡棕黄色。花粉粒圆球形,直径30～35 μm,外壁呈刺状突出,萌发孔3个。花粉囊细胞壁薄,具点状,条状或螺旋状增厚。苞片纤维状细胞壁木化而厚,具壁孔。舌状花冠下表皮细胞壁波状弯曲,有明显的角质层纹。腺毛无柄,头部2～8个细胞,顶面观近长圆形。非腺毛丁字形,臂为单细胞,柄2～4个细胞。

【成分】 花序主要含除虫菊素(pyrethrin)Ⅰ、Ⅱ及灰菊素(cinerin)Ⅰ、Ⅱ。还含水苏碱(stachydrine),除虫菊内酯(pyrethrosin, chrysanthin),β-环除虫菊内酯(β-cyclopyrethrosin),另外含倍半萜内酯成分:(11*R*)-11, 13-二氢塔揣定〔(11*R*)-11, 13-dihydrotatridin〕A、B,(11*R*)-6-*O*-β-*D*-葡萄糖基-11, 13-二氢塔揣定B〔(11*R*)-6-*O*-β-*D*-glucosyl-11, 13-dihydrotatridin B〕,塔揣定(tatridin)A、B,二氢-β-环除虫菊内酯(dihydro-β-cyclopyrethrosin);黄酮类成分:棕鳞矢车菊黄酮素(jaceidin),芹菜素-7-半乳糖醛酸甲酯(apigenin-7-galacturonic acidmethyl ester),芹菜素-7-葡萄糖醛酸(apigenin-7-glucuronic acid),芹菜素(apigenin),木犀草素(luteolin)。

【药理】 杀虫作用 除虫菊对多种昆虫如蚊、蝇、臭虫和蟑螂等有毒杀作用。昆虫接触除虫菊素后1～2分钟内即出现过度兴奋,运动失调,迅速被击倒和麻痹。但亦有部分昆虫可于1日后复苏。除虫菊是典型的神经毒,直接作用于可兴奋膜,干扰膜的离子传导,主要影响神经膜的钠通道,使兴奋时钠传导增加的消失过程延缓,致使跨膜钠离子流延长,引起感觉神经纤维和运动神经轴突反复活动,短暂的神经细胞去极化和持续的肌肉收缩。高浓度时则抑制神经膜的离子传导,阻断兴奋。

毒性 除虫菊口服对哺乳动物的毒性很低,它对昆虫和哺乳动物的毒性比其他大多数有机杀虫剂都低,并且在体内被迅速代谢,实际上不留下残余物。除虫菊内酯对温血动物有毒,兔52 mg/kg皮下注射,可于48小时内死亡。

【药性】 苦,凉。

1.《青岛中草药手册》:"性寒,味辛、苦。"

2.《全国中草药汇编》:"苦,凉,有毒。"

【功用主治】 杀虫。主治疥癣,并用于灭蚊、蝇、蚤、虱、臭虫。

【用法用量】 外用:研粉调敷。

【宜忌】《全国中草药汇编》:"本品常作蚊香原料,亦作粉剂或乳油剂。敏感者接触或吸入后,可出现皮疹、鼻炎、哮喘等。吸入较多或吞服,则可引起恶心、呕吐、胃肠绞痛、腹泻、头痛、耳鸣、噩梦、晕厥等。婴儿还可出现面色苍白、惊厥等症。"

【选方】 1. 灭孑孓 除虫菊,用20倍水浸液,投入污水中。(《全国中草药汇编》)

2. 驱蚊 除虫菊全草晒干研末,制成熏烟剂。

3. 杀蛆 除虫菊晒干研末,撒入粪坑内。(2、3方出自《青岛中草药手册》)

3652 娃娃拳 wá wá quán (《民间常用草药汇编》)

【异名】 檗迷、挐槛(陆玑《诗疏》),荚蒾、羿先(《新修本草》),孩儿拳头(《救荒本草》),麻糖果(《四川中药志》),拗山皮(《贵州草药》),棉筋条、山络麻(江西《草药手册》),串果崽子、狗肾子(《湖南药物志》),葛荆麻(《全国中草药汇编》)。

【基原】 为椴树科扁担杆属植物扁担杆的全株。

【原植物】 扁担杆 *Grewia biloba* G. Don [*G. glabrescens* Benth.] 又名:光叶扁担杆(《浙江药用植物志》)。

灌木或小乔木,高1～4 m。多分枝,嫩枝被粗毛。叶互生;叶柄长4～8 mm,被粗毛;托叶钻形,长3～4 mm;叶片薄革质,椭圆形或倒卵状椭圆形,长4～9 cm,宽2.5～4 cm,先端锐尖,基部楔形或钝,两面有稀疏星状粗毛,边缘有细锯齿;基出脉3条,两侧脉上行过半,中脉有侧脉3～5对。聚伞花序腋生,多花;花柄长3～6 mm;苞片钻形,长3～5 mm;萼片狭长圆形,外面被毛,内面无毛;花瓣长1～1.5 mm;雄蕊长2 mm;子房有毛,花柱与萼片平齐,柱头扩大,盘状,有浅裂。核果红色,有2～4颗分核。花期5～7月。

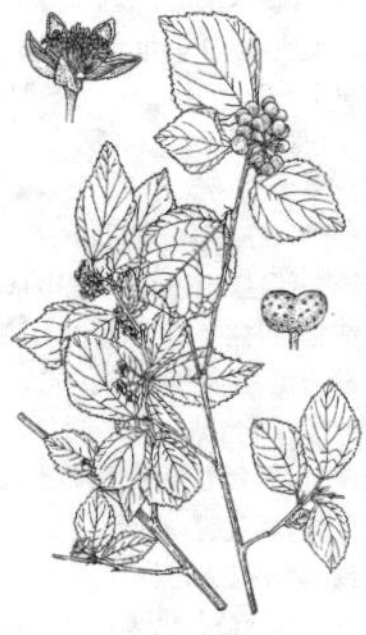
扁担杆

生于丘陵或低山路边草地、灌丛或疏林中。分布于江苏、浙江、安徽、广西、四川等地。

【采收加工】 7～10月采收,晒干或鲜用。

【药性】 甘、苦,温。归肺、脾经。

1.《新修本草》:"味甘、苦,平,无毒。"

2.《天目山药用植物志》:"性温,味甘、苦。"

3.《青岛中草药手册》:"味甘、微苦。入肺、脾、肝经。"

4.《全国中草药汇编》:"辛、甘,温。"

5.《湖南药物志》:"甘、微酸、辛,平。"

【功用主治】 健脾,祛风除湿,固涩。主治脾虚食少,久泻脱肛,气痞,小儿疳积,久病虚弱,小儿营养不良,蛔虫病,风湿痹痛,遗尿,遗精,崩漏,带下,子宫脱垂,睾丸肿痛。

1.《新修本草》:"主三虫,下气,消谷。煮树枝汁和粥以饲小儿,杀蛔虫。"

2.《药性考》:"化痰。"

3.《天目山药用植物志》:"健脾养血。治小儿疳积,妇女崩带。"

4.《贵州草药》:"祛风除湿,理气消痞,治风湿,气痞。"

5.《全国中草药汇编》:"健脾益气,固精止带,祛风除湿。主治小儿疳积,脾虚久泻,遗精,红崩,白带,子宫脱垂,脱肛,风湿关节痛。"

6.《湖南药物志》:"清热解毒。治骨髓炎,疮疖肿毒。"

【用法用量】 内服:煎汤,9～15 g;或浸酒。外用:鲜品捣敷。

【选方】 1. 治风湿性关节炎 扁担杆根120～150 g,白酒1 000 g。浸泡数日,每日2次,每服1酒盅。(《青岛中草药手册》)

2. 治白带 娃娃拳30 g,紫茉莉根(去皮)30 g,白鸡冠花30 g,刺萝卜30 g。炖肉服。(《四川中药志》1982年版)

3. 治血崩,胎漏 扁担杆根30～60 g,算盘子根15～30 g。加鸡蛋煮熟后,去蛋壳、药渣,再煮沸服。

4. 治骨髓炎 先以消毒药水洗净疮口,用鲜(扁担杆)根白皮捣烂敷,每日换1次,痊愈为止。可拔出小块死骨,亦可结合内服清热解毒药。(3、4方出自《湖南药物志》)

3653 蚤休 zǎo xiū (《本经》)

【异名】 蚩休(《本经》),重台根、螯休(《日华子》),紫河车(《本草图经》),重台草(《圣惠方》),白甘遂(《小儿药证直诀》),金线重楼(《丹溪治法心要》),草河车、虫蒌(《植物名实图考》),九道箍、鸳鸯虫(《分类草药性》),螺丝七、海螺七、灯台七(《陕西中药志》),白河车(《浙江民间常用草药》)。

【基原】 为百合科重楼属植物华重楼、云南重楼或七叶一枝花的根茎。

【原植物】 1. 华重楼 *Paris polyphylla* Smith var. *chinensis* (Franch.) Hara [*P. chinensis* Franch.] 又名:重楼、重台、草甘遂(《新修本草》),重楼金线(《本草图经》),铁灯盏、七叶一盏灯(《分类草药性》)。

多年生草本,高 30～100 cm。根茎肥厚,直径1～3 cm,黄褐色,结节明显。茎直立,圆柱形,常带紫红色或青紫色,基部有1～3片膜质叶鞘包茎。叶轮生茎顶,通常 7 片;叶柄长 5～18 mm;叶片长圆状披针形、倒卵状披针形或倒披针形,长 8～27 cm,宽2.2～6 cm,先端急尖或渐尖,基部楔形,全缘,膜质或薄纸质。花柄出自轮生叶中央,通常比叶长,顶生一花;花两性,外轮花被片

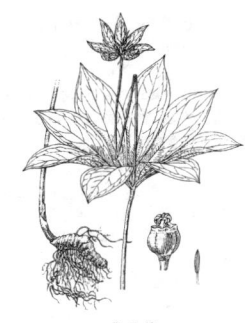

华重楼

4～6,叶状,绿色,长卵形至卵状披针形,长 3～7 cm,内轮花被片细线形,与外轮花被片同数,黄色或黄绿色,长为外轮花被片的1/3左右或近等长;雄蕊 8～10,排成 2 轮,花丝细短,长仅为花药的1/3～1/4,药隔在花药上方突出 0.5～2 mm;子房近球形,具棱,花柱短,具 4～5 向外反卷的分枝。蒴果球形,成熟时瓣裂;种子多数,具鲜红色多浆汁的外种皮。花期 5～7 月,果期 8～10 月。

生于山坡林下荫处或沟谷边的草地阴湿处。分布于华东、中南、西南及陕西、台湾。

2. 云南重楼 P. polyphylla Smith var. yunnanensis (Franch.) Hand.-Mazz. [P. yunnanensis Franch.] 又名:独脚莲《滇南本草》;三层草《纲目》,重楼一枝箭《植物名实图考》,阔瓣蚤休《中国药用植物志》,阔瓣重楼《中国植物志》。

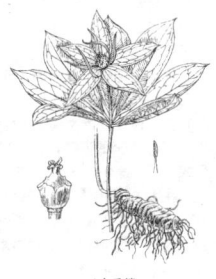

云南重楼

与华重楼不同点在于:根茎肥厚,直径2～3.5 cm,结节明显。叶6～10 片轮生;叶柄长5～20 mm;叶片披针形、卵状长圆形至倒卵形,长 5～11 cm,宽2～4.5 cm。外轮花被片绿色,披针形或长卵形;内轮花被片黄色,线形而常呈披针状,中部以上宽2～6 mm,长为外轮1/2至近等长;雄蕊8～10,排列成 2、3 轮,花丝比花药短,药隔突出部分长 1～2 mm。花期 6～7 月,果期 9～10 月。

生于海拔 200 m 左右的高山山沟林下,或阳坡杂木林下。分布于福建、湖北、湖南、广西、四川、贵州、云南。

3. 七叶一枝花 P. polyphylla Smith。

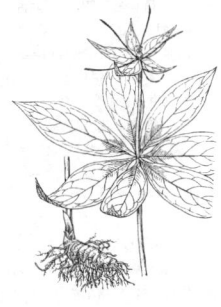

七叶一枝花

与华重楼十分相似,其区别在于:外轮花被片4～6,狭卵状披针形,长 4.5～7 cm;内轮花被片狭条形,长超过外轮或近等长;雄蕊8～12,花药短,长 5～8 mm,与花丝近等长或稍长;药隔突出部分长0.5～1 mm;花柱粗短,具 4、5 分枝。蒴果紫色,3～6 瓣裂。种子多数,具鲜红色多浆汁的外种皮。花期 4～7 月,果期8～11 月。

生于海拔 1 800～3 200 m 的林下。分布于四川、贵州、云南。

云南和西藏东南部。

【栽培】 生物学特性 喜冷凉阴湿环境,以土层深厚、疏松肥沃、富含腐殖质或砂质壤土栽培为宜。

繁殖方法 种子繁殖或根茎繁殖。种子繁殖:育苗移栽,在9～10月,当种皮变红时采种,采后立即播种。作 1.3 m 宽的高畦,按沟心距20～25 cm开横沟,深3～5 cm,播幅 10 cm,盖细土厚约3 cm,次年早春出苗,当年只抽一片叶,培育 2～3 年即可移栽。苗期注意除草和适当施肥。移栽在冬季倒苗时进行,行株距20 cm×12 cm,深 10～12 cm,每穴栽 1 株,栽后施人畜粪水,并盖火灰,最后覆土。根茎繁殖:可在收获时进行,在老株从茎尖倒数 3～5 节处切下,作为种根。

【采收加工】 移栽 3～5 年后,在 9～10月倒苗时,挖起根茎,晒或炕干后,撞去粗皮,须根。

【药材】 蚤休 Paridis Rhizoma 华重楼主产于江苏、浙江、安徽、江西、湖北、湖南、广东、广西、福建、贵州等地;云南重楼主产于云南、四川、贵州、广西等地;七叶一枝花主产于四川、云南、贵州。

性状 华重楼 根茎类圆锥形,常弯曲,直径 1.3～3 cm,长3.7～10 cm,顶端及中部较膨大,末端渐细。表面淡黄棕色或黄棕色,具斜向环节,节间长 1.5～5 mm;上侧有半圆形或椭圆形凹陷的茎痕,直径 0.5～1.1 cm,略交错排列;下侧有稀疏的须根及少数残留的须根;膨大顶端具凹陷的茎痕基,有的环节可见鳞叶。质坚实,易折断,断面平坦,粉质,少数部分为角质,粉质者粉白色,角质者淡黄褐色,可见草酸钙针晶束亮点。气微,味苦。

云南重楼 根茎类圆形,多平直,直径 1.2～6 cm,长4.5～12 cm。表面黄棕色,少数灰褐色,环节较稀疏,茎痕半圆形或扁圆形,不规则排列。质坚硬,不易折断,断面粉性。

七叶一枝花 根茎类圆柱形,多平直,直径 1～2.5 cm。

鉴别 (1)根茎横切面:华重楼 表皮细胞类方形,淡黄棕色,壁微木栓化,外壁增厚。近茎痕处最外为多列后生表皮,后生皮层细胞壁木质化,壁稍粗且茎皮常破碎或脱落。皮层散有叶迹维管束和根迹维管束;黏液细胞众多,针晶长 56～306 μm,宽 21～94 μm。中柱内维管束约 25～30 个,周木型,外侧排列较密,向内渐少。中柱亦有较多黏液细胞分布。本品薄壁细胞含淀粉粒。

云南重楼 皮层和中柱的黏液细胞少数,针晶长 94～201 μm,宽 40～142 μm。中柱内维管束约 20～35 个。

七叶一枝花 皮层较宽,黏液细胞较少,针晶束长达85～133 μm,宽38～77 μm。中柱内维管束少,黏液细胞罕见。

(2)取本品粗粉的水浸液,分别加入带塞 2 支试管中,1管加5%氢氧化钠溶液,1管加 5%盐酸溶液,密塞,振摇1分钟,产生大量蜂窝状泡沫,加碱管比加酸管的泡沫高 2 倍以上(检查甾体皂苷)。

(3)取本品乙醚提取液 2 份,挥干,1 份加醋酐 1 ml 溶解,加硫酸 2 滴,显黄色,后变红色、紫色、青色、污绿色;另一份加冰醋酸1 ml 溶解,加乙酰氯 5 滴与氧化锌少量,稍加热,显淡红色或紫色。

(4)薄层色谱 取本品乙醇提取液,蒸干,加 2 mol/L 盐酸回流 2 小时,用石油醚萃取,蒸干,加氯仿溶解作供试液,另以薯蓣皂苷元作对照品,分别点于同一硅胶 G 薄板上,以氯仿-甲醇(95:5)展开,用 5%磷钼酸乙醇液喷雾,110 ℃烤 5 分钟,供试品色谱中在与对照品色谱相应位置上,显相同的蓝色斑点。

【成分】 1. 华重楼 根茎含甾体皂苷:薯蓣皂苷元-3-O-α-L-呋喃阿拉伯糖苷(1→4)-[α-L-吡喃鼠李糖苷(1→2)]-β-D-吡喃葡萄糖苷(diosgenin-3-O-α-L-arabinofuranosyl(1→4)-[α-L-rhamnopyranosyl(1→2)]-β-D-glucopyranoside),薯蓣皂苷元-3-O-α-L-吡喃鼠李糖基(1→2)-β-D-吡喃葡萄糖苷[diosgenin-3-O-α-L-rhamnopyranosyl(1→2)-β-D-glucopyranoside],薯蓣皂苷元-3-O-α-L-吡

 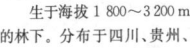

喃鼠李糖基(1→4)-α-L-吡喃鼠李糖基(1→4)〔α-L-吡喃鼠李糖基(1→2)〕-β-L-吡喃葡萄糖苷〈diosgenin-3-O-α-L-rhamnopyranosyl(1→4)-α-L-rhamnopyranosyl(1→4)-[α-L-rhamnopyranosyl(1→2)]-β-D-glucopyranoside〉,薯蓣皂苷元-3-O-α-L-吡喃鼠李糖基(1→2)-[α-L-呋喃阿拉伯糖基(1→3)]-β-D-吡喃葡萄糖苷〈diosgenin-3-O-α-L-rhamnopyranosyl(1→2)-[α-L-arabinofuranosyl(1→3)]-β-D-glucopyranoside〉即蚤休皂苷(pariphy-llin),薯蓣皂苷元-3-O-α-L-吡喃鼠李糖基(1→2)-[α-L-吡喃鼠李糖基(1→4)]β-D-吡喃葡萄糖苷〈diosgenin-3-O-α-L-rhamnopyranosyl(1→2)-[α-L-rhamnopyranosyl(1→4)]-β-D-glucopyranoside〉即薯蓣皂苷(dioscin)及痕量喷诺苷元-3-O-α-L-吡喃鼠李糖基(1→4)-[α-L-吡喃鼠李糖基(1→4)-[α-L-吡喃鼠李糖基(1→2)]-β-D-吡喃葡萄糖苷〈(pennogenin-3-O-α-L-rhamnopyra-nosyl)-(1→4)-α-L-rhamnopyranosyl-(1→4)-[α-L-rhamnopyranosyl-(1→2)]-β-D-glucopyranoside〉。

2. 云南重楼　根茎含甾体皂苷:薯蓣皂苷元-3-O-α-L-吡喃鼠李糖基(1→2)-[α-L-呋喃阿拉伯糖基(1→4)]-β-D-吡喃葡萄糖苷,薯蓣皂苷元-3-O-α-L-吡喃鼠李糖基(1→4)β-D-吡喃葡萄糖苷,薯蓣皂苷,薯蓣皂苷元-3-O-α-L-吡喃鼠李糖基(1→4)-β-D-吡喃葡萄糖苷,喷诺苷元-3-O-α-L-吡喃鼠李糖基(1→4)-β-D-吡喃葡萄糖苷〈pennogenin-3-O-α-L-rhamnopyranosyl(1→4)-β-D-glucopyranoside〉,喷诺皂苷元-3-O-α-L-吡喃鼠李糖基-(1→4)-α-L-吡喃鼠李糖基(1→2)]β-D-吡喃葡萄糖苷,还含β-蜕皮素(β-ecdysone)。

3. 七叶一枝花　根茎含甾体皂苷:薯蓣皂苷元-3-O-β-D-吡喃葡萄糖苷(diosgenin-3-O-β-D-glucopyranoside)即七叶一枝花皂苷(polyphyllin)A,薯蓣皂苷元-3-O-α-L-吡喃鼠李糖基(1→4)-β-D-吡喃葡萄糖苷,蚤休皂苷 A、B,薯蓣皂苷元-3-O-α-L-吡喃鼠李糖基-(1→2)-[α-L-呋喃阿拉伯糖基(1→4)]-β-D-吡喃葡萄糖苷-(1→4)-β-D-吡喃鼠李糖基(1→4)-β-D-吡喃葡萄糖苷,薯蓣,七叶一枝花皂苷 C、D、E、F、G、H,薯蓣皂苷元-3-O-α-L-呋喃阿拉伯糖基(1→4)-[α-L-吡喃鼠李糖基(1→2)]-β-D-吡喃葡萄糖苷,喷诺苷元-3-O-α-L-吡喃阿拉伯糖基-(1→2)]-β-D-吡喃葡萄糖苷〈pennogenin-3-O-α-L-arabinofuranosyl-(1→4)-[α-L-rhamnopyranosyl-(1→2)]-β-D-glucopyranoside〉,喷诺苷元-3-O-α-L-吡喃鼠李糖基(1→4)-β-D-吡喃葡萄糖苷,喷诺皂苷元-3-O-α-L-呋喃阿拉伯糖基-(1→4)-β-D-吡喃葡萄糖苷〈pennogenin-3-O-α-L-arabinofuranosyl(1→4)-β-D-glu-copyranoside〉,喷诺苷元-六乙酰基-3-O-α-L-吡喃鼠李糖基-(1→2)-β-D-吡喃葡萄糖苷〈pennogenin-hexaacetyl-3-O-α-L-rham-nopyranosyl-(1→2)-β-D-glucopyranoside〉,薯蓣皂苷元-六乙酰基-3-O-α-L-吡喃鼠李糖基-(1→2)-β-D-吡喃葡萄糖苷〈diosgenin-hexaacetyl-3-O-α-L-rhamnopyranosyl-(1→2)-β-D-glucopyranoside〉及薯蓣皂苷元-3-O-α-L-呋喃阿拉伯糖基(1→4)-β-D-吡喃葡萄糖苷〈diosgenin-3-O-α-L-arabinofuranosyl-(1→4)-β-D-glucopyranoside〉,还含蚤休甾酮(paristerone)孕-5,16-二烯-3-醇-20-酮-α-L-吡喃鼠李糖基(1→2)-α-L-吡喃鼠李糖基(1→4)-β-D-吡喃葡萄糖苷等18种氨基酸(creatinine)。

【药理】　1. 抗菌作用　体外试验表明,蚤休煎剂对金黄色葡萄球菌、溶血性链球菌、脑膜炎双球菌、痢疾杆菌、伤寒杆菌、副伤寒杆菌、大肠杆菌和铜绿假单胞菌有不同程度的抑制作用,前4种菌较敏感。华重楼、云南重楼去脂后甲醇提取物,在体外对宋内痢疾杆菌、黏质沙雷杆菌、大肠杆菌、敏感和耐药金黄色葡萄球菌均有明显的抑制作用。七叶一枝花水浸剂和煎剂在体外对伤寒杆

菌、甲型副伤寒杆菌、志贺和福氏痢疾杆菌均有抑制作用,生药水浸剂比煎剂抗菌作用强。重楼有较强的抗白念珠菌作用,其 MIC 为1.5 mg/ml,抗菌效价为6.25 mg/ml。

2. 抗肿瘤作用　蚤休水提取物在体外试验中对 HeLa 细胞株无效而甲醇提取物有效;在体内试验中对艾氏腹水癌(EAC)瘤株,两种提取物腹腔注射均有效,水提取物效更好。但对小鼠成纤维细胞(L_{929})瘤株,则甲醇提取物在体外的抑制率远高于水提取物。华重楼、云南重楼的甲醇提取物均有良好的抑瘤作用。从云南重楼和华重楼根茎中提取分离的总皂苷 350 mg/kg 灌服及 10 mg/kg、5 mg/kg腹腔注射均能明显抑制小鼠 H_{22} 细胞的生长;5 mg/kg腹腔注射能干扰[3]H-TdR、[3]H-UR 掺入肝癌实体型(H_{22})瘤细胞,抑制肿瘤和脾脏 DNA 和 RNA 的合成。

3. 杀精作用　七叶一枝花 70%乙醇提取物对大鼠精子的杀精有效浓度为3 mg(生药)/ml,对小鼠精子为1.5~3 mg(生药)/ml,其粗皂苷对大鼠和小鼠的杀精子有效浓度均为30 μg/ml,对人精子为500~1 000 μg/ml。七叶一枝花提取物(未报道提取法)在体外试验中对大鼠杀精作用的最低有效浓度为0.6%,对人精子为1.2%;兔阴道给药阻抑受精试验表明,100 mg/只对有60%的抑制受精作用。

4. 止血作用　重楼皂苷能显著缩短凝血时间及体内外血浆复钙时间,诱导家兔主动脉条收缩,其对家兔凝血时间有显著影响,但不缩短部分凝血活酶时间。

5. 其他作用　豚鼠口服蚤休水煎剂,对组胺喷雾法诱发的哮喘有明显平喘作用;小鼠口服蚤休水煎剂,对二氧化硫诱发的咳嗽有明显止咳作用,但无祛痰作用。重楼、华重楼和胶质重楼粉剂对未孕或已孕大鼠离体子宫均可使收缩加强,剂量增加,张力也明显增高,但很难引起宫直收缩。乙醇流浸膏的作用与粉剂一致,煎剂则无作用,提示有效成分不耐热。小重楼作用最强,大重楼次之,胶质重楼较弱。重楼皂苷对下丘脑内 ACTH 的作用与急性吗啡耐受关节炎大鼠的痛行为学变化显著相关,通过翻转佐剂性关节炎大鼠因急性吗啡镇痛耐受而引起的下丘脑内 ACTH 水平的下降,重楼皂苷可阻断急性吗啡镇痛耐受的形成。

毒性　小鼠灌服小重楼、大重楼或胶质重楼粉 5 g/kg,或灌服小重楼分离出的苦味部分 300~600 mg/kg(相当生药 20~40 g/kg),72 小时内未有死亡,灌服小重楼皮流浸膏 20 g(生药)/kg,6 只小鼠有 5 只死亡。

【药性】　苦,微寒,小毒。归肝经。

1.《本经》:"味苦,微寒。"

2.《别录》:"有毒。"

3.《滇南本草》:"味辛苦微辣,性微寒。"

4.《纲目》:"足厥阴经药。"

5.《本草再新》:"入肺经。"

6.《植物名实图考》:"大苦,大寒。"

【功用主治】　清热解毒,消肿,定惊。主治痈肿疮毒,咽肿喉痹,乳蛾,蛇虫咬伤,跌打肿痛,肝热抽搐。

1.《本经》:"主惊痫,摇头弄舌,热气在腹中,癫疾,痈疮,阴蚀,下三虫,去蛇毒。"

2.《新修本草》:"醋摩疗痈肿,敷蛇毒。"

3.《日华子》:"治胎风搐手足,能吐泻,瘰疬。"

4.《滇南本草》:"主治一切无名肿毒,攻各种疮毒痈疽,发背最良,利小便。"

5.《纲目》:"去疟疾寒热。"

6.《生草药性备要》:"补血行气,壮精益肾,能消百毒。"

7.《本草求原》:"益脾汁,升胃之清气,上行于肺,以益血行气,壮精益肾,已痨嗽内伤,活血,止血,消肿,解毒。"

8.《植物名实图考》:"治湿热,瘴,疟,下痢。"

9.《中国药用植物图鉴》："主治疔腮,肠痈,乳痈,乳癌。"

10.《陕甘宁青中草药选》："主治肠炎,痢疾,睾丸炎,流行性乙型脑炎,流行性脑膜炎。"

【用法用量】内服:煎汤,3～10 g;研末,每次1～3 g。外用:磨汁涂布、研末调敷或鲜品捣敷。

【宜忌】虚寒证,阴证外疡及孕妇禁服。

1.《医学入门》："能壮泻人,堕胎。"

2.《本草汇言》："热伤营阴,吐血衄血证,忌用之。"

3.《本经逢原》："元气虚者禁用。"

4.《本草纲目研究》："外科血色不红,腹泻者均忌用。"

【选方】 1. 治风毒暴肿 重台草、木鳖子(去壳)、半夏各一两。上药捣细罗为散,以醋醶调涂之。《圣惠方》重台草散》

2. 治一切无名肿毒 九道箍、生半夏、生南星、霸王七。外冲绒,调蜜外涂。《四川中药志》1960年版》

3. 治痈疽疗疮,腮腺炎 七叶一枝花9 g,蒲公英30 g。水煎服,另将两药的新鲜全草捣烂外敷。《宁夏中草药》

4. 治妇人乳结不通,红肿疼痛,与小儿吹着(乳) 重楼三钱。水煎,点水酒服。《滇南本草》

5. 治乳痈乳岩 七叶一枝花9 g,生姜3 g。水原兑白酒少许为引服,另用芹菜适量捣烂敷患处。《农村常用草药手册》

6. 治一切蛇(咬伤) 金线重楼。以水磨少许敷咬处,又为细末调敷之。《丹溪治法心要》

7. 治蛇咬肿毒闷欲死 重台六分,续随子七颗(去皮)。为末,酒服方寸匕,及以唾和少许敷咬处。《卫生易简方》

8. 治脱肛 蚤休末,用醋磨汁,外涂患处后,用纱布压送复位,每日可涂2～3次。《广西民间常用草药》

9. 治新旧跌打内伤,止痛散瘀 七叶一枝花,童便调灵四五十日,洗净晒干研末。每服1 g,酒或开水送下。《广西药用植物志》

10. 治小儿急惊抽搐 七叶一枝花焙干研末,每次 0.6～0.9 g,用钩藤9 g,薄荷1.5 g,煎水送服,日服2～3次。(9、10方出自《农村常用草药手册》)

11. 治慢性气管炎 七叶一枝花6 g,捣粉,另用地龙9 g,盐肤木30 g,煎汁送服。《浙南本草新编》

【临床报道】 1. 治疗急性扁桃体炎 将七叶一枝花根茎切片晒干,并焙烤后研末,过80目筛,开水冲服1.5 g,每日3次,儿童者减。治疗30例,结果显效18例,有效10例,无效2例。或将重楼研细末,用50%乙醇制粉,干燥后装入胶囊。成人每次服4粒,每日3次,疗效观察39例,结果疗效满意。

2. 治疗流行性腮腺炎 取七叶一枝花根茎10 g,用食醋呈浓汁状涂患处,每日3次;或用鲜品20 g,捣烂加食醋适量拌匀敷患处,每日1次。治35例,其中单纯腮腺炎26例,腮腺炎件发颌下腺肿大8例,并发睾丸炎1例。结果除1例成年男性并发睾丸炎疗效不很明显外,其余34例均治愈,治愈率97.14%。疗程最短3日,最长8日,平均4.3日。据观察,鲜品效果更佳。

3. 治疗带状疱疹 选20～60 g,视患处面积大小而定药量。米酒适量。用细锉刀把蚤休锉成粉末,加米酒调成稀糊状,调涂于患处,外用纱布包扎固定,每日调涂3～5次,连用3～5日。治疗50例,结果:经用药3日治愈者28例,5日好转者17例,超过6日者无效5例。总有效率90%。

4. 治疗静脉炎 将七叶一枝花根茎用醋磨汁涂患处,每日3、4次。治疗因各种抗癌药静注引起的静脉炎30例,结果均治愈,2日治愈20例,3日治愈9例,7日1例。

5. 治疗虫咬皮炎、神经性皮炎 ①将七叶一枝花根茎用50%乙醇浸泡2次,制成10%及20%酊剂涂患处,每日1、2次。用以上两种浓度的酊剂对治毛虫皮炎21例,结果涂药1次痊愈15例,涂药2日痊愈5例,涂药3日痊愈1例,有效率100%。据

观察,10%与20%两种酊剂疗效无明显差别。用10%酊剂治疗蜂螫皮炎16例(涂药前先将螫入皮肤的蜂尾刺拔出,并须将药液搽入螫孔中),结果涂药1次痊愈12例,涂药2日而愈3例,无效1例。②将蚤休干草草100 g,研细粉末,用70%乙醇1 000 ml浸泡半月,滤成10%蚤休酊备用。共治疗隐翅虫皮炎132例。局部皮损处外涂此药,每日4、5次。结果:皮损消退,疼痛消失者为痊愈。1日内痊愈者26例,2日内痊愈者68例,3日内痊愈者30例,4日内痊愈者8例。痊愈率100%。未见过敏反应,无明显刺激现象,局部有干燥感。此外,本品亦可用治神经性皮炎。将七叶一枝花根茎研成细粉,香油调敷,糜烂病变干掺。一般治疗2～3日即可止痒,皮损逐渐消退。

6. 治疗毛囊炎 鲜蚤休鲜茎,用95%乙醇浸1星期。用时振摇药液,再以药棉蘸之外搽患处,药液干后,再重复涂4次,一般早、中、晚3次使用。共治40例,除3例并发感染应用广谱抗生素外,余均痊愈。疗程最长7日,最短4日。

7. 治疗疖肿 采用蚤休加醋磨汁外涂治疗疖肿93例,长者4日,短2日,全部获愈。治法:蚤休加醋磨汁,外涂病变部位。外涂面积应超过红肿边缘,每日涂患部3、4次,直至痊愈。

8. 治疗痔疮 将蚤休焙干研末,每日3次,每服3 g,凉开水送服。另用蚤休适量加醋磨汁,每晚洗肛门后,滴入肛内10滴。治疗效果:100例中,61例痊愈,痔核及便血、疼痛症状消失;39例好转,症状改善,痔核缩小。一般用药2～5日即可见效。

9. 治疗慢性支气管炎 ①将重楼根茎去皮,捣碎糖粉压片。每疗程3 g每日3次1个疗程,共服3个疗程。每疗程间停药3日。共治250余例,结果第一个疗程治疗174例,有效率78%;第二个疗程治疗122例,有效率96.7%,全程治疗92例,有效率97.3%。②将重楼研细压片,每服3 g,每日3次,观察92例。另用重楼总皂苷片(每片含0.15 g,相当生药1 g),每次服3片,每日2次。观察106例,总有效率在80%以上。且后者的疗效略高于生药组。

10. 治疗女性生殖道衣原体感染 采用单味中药蚤休粉宫颈上药治疗,进行200例实验观察,同时设178例四环素治疗对照组比较。结果:蚤休治疗衣原体女性生殖道感染总有效率达100%,其治愈率81.50%;对照组总有效率85.95%,治愈率53.93%(P<0.001)。证明中药蚤休对衣原体女性生殖道感染有良好疗效。结果亦表明经蚤休治疗后症状消失、宫颈糜烂愈合或好转均比四环素治疗组佳(P<0.001)。副作用,在首次上药时7例有轻度的热刺痛感,但很快即可消失,均可内消失,重复用药,未有复现。

11. 治疗子宫出血 取重楼磨成粗粉,经提取制成干燥粉末装入胶囊(每粒相当生药2 g),在流血期间一般每次口服2个,每日3次;出血严重时每次3～4个,每日服4次。治疗300例,包括功能性子宫出血、子宫肌瘤及盆腔等所致的月经过多、产后子宫复位不良及子宫内膜炎所致的子宫出血,宫内节育器及避孕后发生的子宫出血等。治疗286例,无效14例,有效率95.3%。出血最短者1日,最长8日,平均2.8日。据观察,中医辨证为阴虚血热患者疗效佳,胎盘残留或子宫内膜增殖症所致的大量出血效果较差。

【各家论述】 1.《本草汇言》:"蚤休,凉血去风,解痈毒之药也。但气味苦寒,虽云凉血,不过为痈疮疮血热致疾者宜用。中病即止,又不可多服久服。"

2.《本草求原》:"七叶一枝花,乃草中之王,或谓其功兼参、芪、三七,为劳伤虚损,治痈疡、消痈肿神效。吾尝试之、味甘微苦,惟苦平下降,故能令肺阴入心生虫也。"

3.《本草正义》:"蚤休,乃苦泄解毒之品,濒湖谓之厥阴之药,盖清解肝胆之郁热,熄风降气,亦能退肿消痰,利水去湿。《本经治惊痫摇头弄舌,皆肝阳肆虐,木火生风之症。又谓之瘰疾者,癫痫巅顶之巅,字亦作颠,谓是肝风上凌,直上顶颠之病。蚤休能

治此症，正以苦寒泄降，能熄风阳而清气火，则气血不冲，脑经不扰，而癫痫惊痫，摇头弄舌诸病可已。若其专治痈肿，则苦寒清热，亦能解毒。治阴蚀，下三虫，亦苦寒胜湿，自能杀虫。此草专治痈疡，古今无不推重。然此类寒凉诸品，惟阳发红肿大痛者为宜，而坚块癀木之阴证大忌，非谓凡是外科，无不统治也。"

3654 柔软石韦 róu ruǎn shí wéi
《峨眉山药用植物调查报告》

【异名】 石岩金《峨眉山药用植物调查报告》，毛石韦、星星草《云南药用植物名录》。

【基原】 为水龙骨科石韦属植物柔软石韦的叶。

【原植物】 柔软石韦 Pyrrosia mollis（Kunze）Ching［Niphobolus mollis Kunze］ 又名：黄毛石韦《海南植物志》，多形石韦《台湾植物志》。

植株高 15～30 cm。根茎长，横生，密被卵状披针形鳞片，边缘有锯齿。叶远生，叶柄短，基部以关节着生于根茎；叶片革质，披针形至阔披针形，宽 1～3 cm，向基部变狭并下延，上面幼时有少数星状毛，后则脱落，有排列整齐的凹点，下面被两层星状毛，表层较稀，分枝较粗，黄色，里层较密，分枝细弱并卷曲，叶脉不明显。孢子囊群散布几至叶片全部，沿中脉两侧各成 6～8 行；无囊群盖。

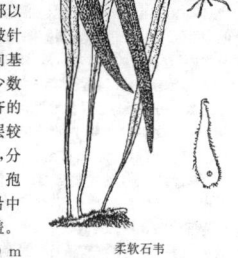

柔软石韦

附生于海拔 200～2 300 m 的林中岩石或树干上。分布于福建、海南、四川、云南、台湾等地。

【采收加工】 全年均可采收，鲜用或晒干。

【药性】 《中国药用孢子植物》："甘，微寒。"

【功用主治】 《中国药用孢子植物》："清热，利尿，通淋。治肾盂肾炎，尿路结石，膀胱炎，寻常疣，鸡眼。"

【用法用量】 内服：煎汤，10～15 g。外用：泡酒搽。

3655 柔毛水杨梅 róu máo shuǐ yáng méi
《陕西中草药》

【异名】 水杨梅、地椒《庚辛玉册》，头晕药、蓝布正、路边香、换骨丹《贵州民间方药集》，南布正《贵阳民间验草》，毛通经，虎掌叶《四川中药志》，小益母《湖南药物志》，香药归、老蛇骚、路边黄《贵州草药》，草水杨梅、中华水杨梅《江西《草药手册》，五气朝阳草《昆明民间常用草药》，大仙鹤草、大路边黄、头晕药《恩施中草药手册》，大疮丝、龙须草《云南中草药》，小儿惊风草、草本水杨梅《安徽中草药》，黄槿球、南水杨梅《浙江药用植物志》。

【基原】 为蔷薇科水杨梅属植物柔毛路边青的全草。

【原植物】 柔毛路边青 Geum japonicum Thunb. var. chinense F. Bolle 又名：华东水杨梅《浙江药用植物志》。

多年生草本，高 20～60 cm。须根簇生。茎直立，被黄色短柔毛及粗硬毛。基生叶为大头羽状复叶，通常有小叶 1～2 对，其余侧生小叶呈碎片状，连叶柄长5～20 cm；叶柄被粗硬毛及短柔毛；顶生小叶最大，卵形或宽卵形，浅裂或不裂，长 3～

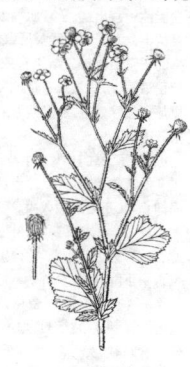

柔毛路边青

8 cm，宽 5～9 cm，先端圆钝，基部阔心形或宽楔形，边缘有粗大圆钝或急布大齿，两面绿色，被稀疏糙伏毛，下部茎生叶 3 小叶，上部茎生叶为单叶，3 浅裂；茎生叶托叶草质，边缘有不规则粗大锯齿。花两性；花序疏散，顶生数朵，花梗密被粗硬毛及短柔毛；萼片三角卵形，副萼片狭小，比萼片短，外面被短柔毛；花瓣 5，黄色；雄蕊多数，花盘在萼筒上部；雌蕊多数，彼此分离，花柱丝状，顶生，柱头细小，上部扭曲，成熟后自弯曲处脱落；心皮多数。聚合果卵球形，瘦果被长硬毛，花柱宿存，部分光滑，先端有小钩，果托被长硬毛。花、果期 5～10 月。

生于海拔 200～2 300 m 的山坡草地、田边、河边、灌丛及疏林下。分布于华东、中南、西南及陕西、甘肃、新疆等地。

本植物的花（柔毛水杨梅花）和根（柔毛水杨梅根）亦供药用，另设专条。

【采收加工】 6～10 月采收全草，切碎，晒干或鲜用。

【成分】 全草含水杨梅苷（gein）。鞣质：geponin，五倍子醛（gallic aldehyde）。三萜酸：2α, 19α-二羟基-3-氧代-12-乌苏烯-28-酸（2α, 19α-dihydroxy-3-oxo-12-ursene-28-oic acid），熊果酸（ursolic acid），山楂酸（maslinic acid）。

【药性】 苦、辛，寒。归肝、肾经。

1.《贵州民间药志》："辛、香，温。"

2.《北方常用中草药手册》："辛、甘，性平。"

3.《云南中草药》："苦、涩，凉。"

4.《安徽中草药》："性微寒。"

【功用主治】 补肾平肝，活血消肿。主治眩晕，阳痿，遗精，虚劳咳嗽，贫血，风湿痹痛，小儿惊风，月经不调，妇女小腹痛，乳痈，疮疡肿痛，跌打损伤。

1.《贵州民间方药集》："治头晕失眠，四肢无力，口味不开；又可治遗精、缩阴，表虚热。"

2.《贵阳民间药草》："舒肝解郁，（治）头昏目眩；为补虚弱，治头晕的要药。"

3.《四川中药志》1960 年版："平肝气。治肺痿声嘶。"

4.《湖南药物志》："温中，行气，止痛。治妇女小腹痛。"

5.《贵州草药》："解表散寒，壮阳补虚，和血，解毒。治劳伤，月经不调，感冒。"

6.《北方常用中草药手册》："镇痉，除湿，消肿。治小儿惊风，跌打损伤，风湿性腰腿痛。"

7.《浙江药用植物志》："降压。主治高血压病。"

【用法用量】 内服：煎汤，9～15 g；或鲜叶捣汁冲服。外用：捣敷。

【选方】 1. 治头晕疼痛 头晕药 30 g，仙桃草 30 g。研末。肉汤或油汤送下，每服 15 g。（《贵州民间药草》）

2. 治高血压病（华东水杨梅）鲜全草、鲜夏枯草各 30 g。水煎服。（《浙江药用植物志》）

3656 柔毛水杨梅花 róu máo shuǐ yáng méi huā
《中华本草》

【基原】 为蔷薇科水杨梅属植物柔毛路边青的花。

【原植物】 参见"柔毛水杨梅"条。

【采收加工】 6～9 月花蕾开时采摘，晒干。

【功用主治】 止血。主治出血症。

【用法用量】 内服：煎汤，9～15 g。外用：研末敷。

3657 柔毛水杨梅根 róu máo shuǐ yáng méi gēn
《中华本草》

【异名】 头晕药根《贵阳民间药草》，草本水杨梅根《安徽中草药》。

【基原】 为蔷薇科水杨梅属植物柔毛路边青的根。

【原植物】 参见"柔毛水杨梅"条。

【采收加工】 7～10 月采挖其根，晒干。

【药性】《贵阳民间药草》:"辛、香、温,无毒。"

【功用主治】 活血祛风,消肿止痛。主治小儿惊风、风寒感冒、风湿痹痛、肾虚腰痛、瘰疬、疮疖疔毒、咽喉肿痛、跌打损伤、脱肛及痔疮、大便脓血。

1.《贵阳民间药草》:"治痢疾腹痛、风寒感冒。"

2.《天目山药用植物志》:"治皮肤疮疖痈肿及一切无名肿毒。"

3.《贵州草药》:"治肾阳虚、头昏眩。"

4.《安徽中草药》:"治小儿高热抽搐。"

【用法用量】 内服:煎汤,15～30 g。外用:捣敷;或煮水熏洗。

【选方】 1. 治皮肤疮疖痈肿及一切无名肿毒 (华东水杨梅)根加盐捣烂捣烂,拌酒敷患处。《天目山药用植物志》

2. 治跌打损伤 (华东水杨梅)鲜根 60 g,玉簪 30 g,绵毛旋覆花、柳叶白前各 9 g。煎服,红糖为引。(江西《中草药学》)

3. 治痢疾腹痛 山púa药根 15 g,炒红糖。煎水服。《贵阳民间药草》

4. 治肾阳虚,眩晕 头晕药根 30 g,炖肉吃。《贵州草药》

3658 绒毛桢楠 róng máo zhēn nán 《全国中草药汇编》

【异名】 野枇杷、山枇杷《江西草药》,猴头铁、掠头柴《全国中草药汇编》。

【基原】 为樟科桢楠属植物绒毛桢楠的根及叶。

【原植物】 绒毛桢楠 Machilus velutina Champ. ex Benth. 又名:绒毛润楠《中国植物志》,绒楠《中国植物种子分类学》。

乔木,高可达 18 m。枝、芽、叶下面和花序均被锈色绒毛。叶互生;叶柄长 1～2.5 cm;叶片倒卵形、卵状长圆形或狭倒卵形,长 5～11 (～18)cm,宽 2～5 (～5.5) cm,先端渐狭或狭短渐尖,基部楔形,革质,上面有光泽。圆锥花序单独顶生或数个密集于小枝顶端,或无总梗,通常黄绿色,有香味,被锈色绒毛;花被裂片 6,排成 2 轮,内轮花被裂片长卵形,外轮的较小且较狭;能育雄蕊 9,排成 3 轮,长约 5 mm,第三轮雄蕊花丝基部有绒毛;子房淡红色。果球形,紫红色。花期 10～12 月,果期次年 2～3 月。

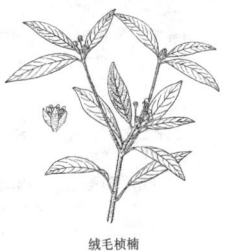

绒毛桢楠

生于湿润的山谷溪旁杂木林中。分布于浙江、福建、江西、广东、广西等地。

【采收加工】 全年均可采收,鲜用或晒干。

【药性】 苦、辛,凉。

1.《全国中草药汇编》:"苦,凉。"

2.《福建药物志》:"辛、微苦,温。"

【功用主治】 化痰止咳,消肿,止血。主治咳嗽痰多、痈疖疮肿、骨折、烧烫伤、外伤出血。

1.《全国中草药汇编》:"化痰止咳,消肿止痛,收敛止血。主治支气管炎。外用治烧烫伤,外伤出血,痈肿,骨折。"

2.《福建药物志》:"行气活血,散结消肿。主治骨折,痈肿,外伤出血,扭伤,跌打损伤。"

【用法用量】 内服:煎汤,叶 6～9 g,根 9～12 g。外用:研末调搽或水煎外洗。

【选方】 1. 治支气管炎 野枇杷叶(去毛)、桑叶、野菊花叶各 9g。水煎服,每日 1 剂。

2. 治烫伤 野枇杷根与叶适量,研末,麻油调搽或水煎外洗。

(1、2 方出自《江西草药》)

3. 治骨折 复位后,取绒楠末 125 g,花椒木根皮、南五味子根皮各 60 g,昆明鸡血藤檠根 30 g。共捣烂调黄酒适量,烤热温敷患处。《福建药物志》

3659 绒白乳菇 róng bái rǔ gū 《刘波(中国药用真菌)》

【基原】 为红菇科乳菇属真菌绒白乳菇的子实体。

【原植物】 绒白乳菇 Lactarius vellereus (Fr.) Fr. [Agaricus vellereus Fr.] 又名:杨树蕈、奶浆蕈《吴蕈谱》。

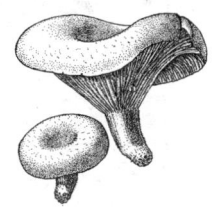

绒白乳菇

菌盖 8～30 cm,中央脐状,伸展后下凹呈半漏斗形,白色,表面有绒毛覆盖,有时具赭色晕斑。菌肉白色,具辣味。褶片白色,褶缘老后呈赭色,贴生。柄短柱形,长 2～6 cm,粗 2～2.5 cm。孢子阔椭圆形,表面花纹结连致密。

生于混交林下,尤多在栎、石栎等硬木材树种林下。夏、秋季盛产。分布于华北、东北及江苏、福建、湖北、广东、四川、云南、西藏、陕西等地。

【采收加工】 7～10月采收子实体,去泥沙、杂质,晒干。

【成分】 子实体中含多种倍半萜类化合物:硬酯酰基绒毛乳菇素(stearoylvelutinal),绒白乳菇醛(velleral),异绒白乳菇醛(isovelleral),5,13-环氧-3β,8β-二羟基乳菇-5,7(13)-二烯-5,13-epoxy-3β,8β-dihydroxy lactara-5,7(13)-di ene],5,13-环氧-8β-乳菇-3(12),5,7(13)-三烯-8β-醇[5,13-epoxy-8β-lactara-3(12),5,7(13)-trien-8β-ol],5,13-环氧乳菇-2,5,7(13)-三烯-8β-醇[5,13-epoxy lactara-2,5,7(13)-trien-8β-ol],5,13-环氧断乳菇-2(9),5,7(13)-三烯-8-酮[5,13-epoxysecolactara-2(9),5,7(13)-trien-8-one],绒白乳菇内酯(vellerolactone),焦绒白乳菇内酯(pyrovellerolactone),5,10α,13-三羟基-7(8)-马瑞斯姆烯(5,10α,13-trihydroxy marasm-7(8)-ene),5,13-epoxy-8β-lactara-2(9),5,7(13)-trien-4,8-dione],13-羟基-2,6,8-乳菇三烯-5-酸-γ-内酯〔13-hydroxylactara-2,6,8-trien-5-oic acid-γ-lactone]又名2(3)-8(9)-双脱水洗红乳菇素〔2(3)-8(9)-bisanhydro-lactarorufin〕A,淡红乳菇素(lactarorufin)A,异淡红乳菇素(isolacta-rorufin),呋喃倍半萜二醇(furandiol),9α,10α,13-三羟基-7(8)-马瑞斯姆烯-5-酸-γ-内酯〔9α,10α,13-trihydroxymarasm-7(8)-en-5-oic acid-γ-lactone〕,5,7α-二羟基-8-去甲马瑞斯姆烷-8-酮(5,7α-dihydroxy-13-normarasman-8-one),5,8α-二羟基-8-去甲马瑞斯姆烷-7-酮(5,8α-dihydroxy-13-normarasman-7-one),5-羟基-6,8-乳菇二烯-13-酸-γ-内酯(5-hydroxylactara-6,8-dien-13-oic acid-γ-lactone),乳菇萜(lactarol),7α,8α,13-三羟基马瑞斯姆-5-酸-γ-内酯(7α,8α,13-trihydroxy-marasm-5-oic acid-γ-lactone),13-羟基-7(8)-马瑞斯姆烯-5-酸-γ-内酯〔13-hydroxyma rasm-7(8)-en-5-oic acid-γ-lactone〕,7α,8α,13,14-四羟基-马瑞斯姆-5-酸-γ-内酯〔7α,8α,13,14-tetrahydroxy-marasm-5-oic acid γ-lactone〕,10β-羟基基淡红乳菇素(10β-hydroxy-lactarorufin)A。

【药性】 苦,温,有毒。

【功用主治】 追风散寒,舒筋活络。主治手足麻木,半身不遂。

1.《全国中草药汇编》:"追风,散寒,舒筋,活络。"

2.《秦岭巴山天然药物志》:"主治手足麻木,半身不遂。"

【用法用量】 内服:煎汤,6～12 g;或入丸,散。

3660 绛梨木子 jiàng lí mù zǐ 《重庆草药》

【异名】打枪子《分类草药性》，叫梨子《民间常用草药汇编》，鹿角刺果《贵阳民间药草》，绿皮刺果《云南中草药》，叫耳母子《四川中药志》，金钱子、震天雷、雷震子《重庆草药》，黑枣子《成都常用草药治疗手册》。

【基原】为鼠李科鼠李属植物薄叶鼠李的果实。

【原植物】薄叶鼠李 *Rhamnus leptophylla* Schneid. 又名：叶铃子《中国树木分类学》，铁包金、亮高柴《贵阳民间药草》，白赤木、腊子树、细叶鼠李《中国植物志》。

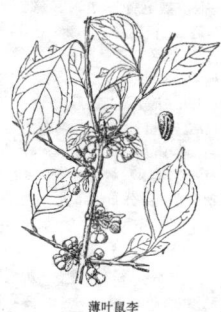
薄叶鼠李

灌木或稀小乔木，高达5 m。幼枝对生或近对生，褐色或黄褐色，平滑无毛，有光泽。叶对生或近对生；叶柄长 0.8～2 cm，有短柔毛；托叶线形，早落；叶片纸质，倒卵形或倒卵状椭圆形，长3～8 cm，宽2～5 cm，先端短急尖，基部楔形，边缘具钝锯齿，上面深绿色，下面淡绿色，仅沿脉腋有簇毛。花单性，雌雄异株，绿色，成聚伞花序或簇生于短枝端，花萼4裂；花瓣4；雄蕊4；花柱2半裂。核果球形，基部有宿存萼筒，成熟时黑色。种子宽倒卵圆形，背面具纵沟。花期3～5月，果期5～10月。

生于海拔 1 700～2 600 m 的山坡、山谷，或路旁灌丛中。分布于华东、中南、西南及陕西、甘肃等地。

本植物的叶（绛梨木叶）和根（绛梨木根）亦供药用，另设专条。

【采收加工】8～9月果实成熟时采收，鲜用或晒干。

【成分】果实中含 3 种黄酮苷：蔷薇苷(multiflorin) A，山奈酚-3-O-β-鼠李糖苷(kaempferol-3-O-β-rhamnoside)和意大利鼠李蒽醌(alaternin)。

【药性】苦，涩，平。

1.《贵阳民间药草》："苦，寒。无毒。"

2.《四川中药志》1960 年版："性微温，味苦、辛。无毒。"

3.《贵州民间药物》："性平，味涩、微苦。"

4.《云南中草药》："微苦、涩、凉。"

【功用主治】消食化滞，行水通便。主治食积腹胀，水肿，腹水，便秘，风热赤眼。

1.《民间常用草药汇编》："消食去积，行水。"

2.《贵阳民间药草》："逐水消肿。治食积臌胀。"

3.《四川中药志》1960 年版："消食顺气。治胸前饱胀及五停五积。"

4.《贵州民间药物》："利水行气，消食积，通大便。治便秘气胀，水臌。"

5.《云南中草药》："清热解毒，消食止痛，截疟。主治疟疾，消化不良，便秘，胃炎，胃痛，磷化锌和草乌中毒，急性结膜炎。"

【用法用量】内服：煎汤，5～15 g 或研末。外用：水煎并过滤，滴眼。

【宜忌】体弱者慎服，孕妇禁服。

1.《民间常用草药汇编》："体弱慎用。"

2.《重庆草药》："体弱，脾虚无积者勿用，孕妇、产妇忌。"

【选方】1. 治胃炎、胃痛 绿皮刺果3～9 g。煎服或泡酒分服。《云南中草药》

2. 治便秘，气胀 鹿角刺果研末 3 g，加甜酒酿少许，用开水吞服。《贵州民间药物》

3. 治水积，黄肿，丹田臌胀 绛梨木子、水杨柳、八月瓜根各30 g。熬水作 3 日服。积去完后再用上方加八珍汤及黄芪 120 g，蜂糖适量做成丸服。早、晚各 1 次，每次服龙眼大 2 粒，如不能劳动，再继续服丸药。

4. 治月家病 绛梨木子60 g。揭碎熬水服 3 次。服后现泻，泻后用六月雪 6 g，盛入鸡腹内炖服。（3、4 方出自《重庆草药》）

3661 绛梨木叶 jiàng lí mù yè 《重庆草药》

【异名】鹿角刺叶《贵州民间药物》。

【基原】为鼠李科鼠李属植物薄叶鼠李的叶。

【原植物】参见"绛梨木子"条。

【采收加工】5～7月采收，鲜用或晒干。

【药性】涩，微苦。

1.《贵州民间药物》："性平，味涩、微苦。"

2.《云南中草药》："微苦，涩，凉。"

【功用主治】消食通便，清热解毒。主治食积腹胀，小儿疳积，便秘，疮毒，跌打损伤。

1.《重庆草药》："治小儿食积，疳积。"

2.《贵州民间药物》："治疮毒。"

3.《湖南药物志》："用于跌打损伤，疮疖肿毒。"

4.《云南中草药》："清热解毒，消食止痛，截疟。"

【用法用量】内服：煎汤，3～9 g。外用：捣敷。

【选方】1. 治小儿食积饱胀 绛梨木叶，打粉。每次3 g，蒸五花肉服。

2. 治小儿食积疳积 绛梨木叶、鸡屎藤叶、刮金板叶各 30 g。打粉。每次 3 g，兑开水服或入饭内服。（1、2 方出自《重庆草药》）

3662 绛梨木根 jiàng lí mù gēn 《重庆草药》

【异名】黑龙须《民间常用草药汇编》，鹿角刺根《贵阳民间药草》，绿皮刺根《云南中草药》。

【基原】为鼠李科鼠李属植物薄叶鼠李的根。

【原植物】参见"绛梨木子"条。

【采收加工】9～11月采收，切片晒干。

【药性】苦，涩，平。

1.《贵阳民间药草》："苦，寒，无毒。"

2.《四川中药志》1960 年版："性微温。味苦、辛。无毒。"

3.《贵州民间药物》："性平，味涩、微苦。"

4.《云南中草药》："微苦、涩、凉。"

【功用主治】止咳，消滞，行水，散瘀。主治肺热咳嗽，食积，便秘，脘腹胀痛，水肿，腹水，痛经，跌打损伤，牙痛。

1.《分类草药性》："治黄肿病，酒疾，心膨胀，酒炒合用用。"

2.《民间常用草药汇编》："通气行滞。"

3.《四川中药志》1960 年版："消食顺气。治胸前饱胀及五停五积。"

4.《贵阳民间药草》："逐水消肿。治食积臌胀。"

5.《贵州民间药物》："主治肺热咳嗽。"

6.《贵州草药》："清热止咳。"

7.《全国中草药汇编》："活血祛瘀。主治跌打损伤，痛经。"

【用法用量】内服：煎汤，9～15 g。

【宜忌】《重庆草药》："体弱、脾虚无积者勿用。孕妇、产妇忌。"

【选方】1. 治水臌，消肿胀，胸水 鹿角刺根30 g，拳参15 g。水煎，分 3 次服。《贵阳民间药草》

2. 治慢性肝炎 绿皮刺根内皮 9 g。煎服。《云南中草药》

3. 治牙痛 绿皮刺根内皮 9～15 g。红糖引，煎服。《云南中草药》

络石藤 luò shí téng 《本草述钩元》

【异名】 石鲮《本经》，明石、悬石、云珠、云丹《吴普本草》，石蹉、石龙藤《别录》，耐冬、石血《新修本草》，白花藤《植物名实图考》，红对叶肾，对叶藤（南药《中草药学》）。

【基原】 为夹竹桃科络石属植物络石的带付藤茎。

【原植物】 络石 Trachelospermum jasminoides (Lindl.) Lem. [Rhynchospermum jasminoides Lindl.]

常绿木质藤本，长达 10 m。全株具乳汁。茎圆柱形，有皮孔，

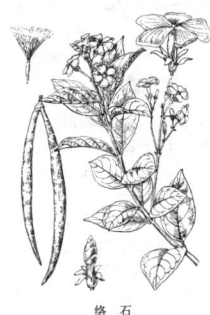

嫩枝被黄色柔毛，老时渐无毛。叶对生，革质或近革质，椭圆形或卵状披针形，长 2～10 cm，宽 1～4.5 cm；上面无毛，下面疏被短柔毛；侧脉每边 6～12 条。聚伞花序顶生或腋生，二歧，花白色，芳香；花萼 5 深裂，裂片线状披针形，顶部反卷，基部具 10 个鳞片状腺体，花蕾顶端钝圆，花冠筒圆筒形，高脚碟状，中部膨大，花冠裂片 5，向右覆盖；雄蕊 5，着生于花冠筒中部，腹部

络 石

粘生在柱头上，花药箭头状，基部耳具，隐藏在花喉内；花盘环状 5 裂，与子房等长；子房由 2 枚离生心皮组成，花柱圆柱状，柱头卵圆形。蓇葖果双生，无毛，线状披针形，种子多数，褐色、线形，顶端具白色绢质种毛。花期 3～7 月，果期 7～12 月。

生于山野、溪边、路旁、林缘或杂木林中，常缠绕于树上或攀缘于墙壁、岩石上。分布于华东、中南、西南及河北、陕西、台湾等地。

【采收加工】 9～10 月落叶时采收，晒干。

【药材】 络石藤 Trachelospermi Caulis et Folium 全国各地均产，主产于江苏、安徽、江西、山东、福建、湖北等地。

性状 藤茎呈圆柱形，弯曲，多分枝，长短不一，直径 1～5 mm；表面红褐色，有点状皮孔及毛，质硬，折断面纤维状，淡黄白色，常中空。叶对生，有短柄，展平后叶片呈椭圆形或卵状披针形，长 1～8 cm，宽 0.7～3.5 cm；全缘，略反卷，上表面暗绿色或棕绿色，下表面色较淡；叶脉羽状，下表面较清晰，稍凸起，革质，折断时可见白色绵毛状丝。气微，味微苦。

鉴别 (1) 茎横切面：木栓层为棕红色数列木栓细胞；表面可见单细胞非腺毛细，具壁疣。木栓层内侧为石细胞环带，石栓层与石细胞环带之间有草酸钙方晶分布。皮层狭窄。韧皮部薄，外侧有非木化的纤维束，继续排列成环。形成层成环。木质部均由木化细胞组成，导管多单个散在。木质部内方尚有形成层及内韧皮部。髓部木化纤维成束，周围薄壁细胞内含草酸钙方晶。散在髓部常破碎。

叶横切面：上、下表皮各为 1 列，下表皮有气孔和非腺毛。栅栏细胞 2～3 列，穿过主脉。主脉维管束双韧型，浅槽状，韧皮部外侧有纤维群，以下方为多。薄壁组织中有乳汁管。薄壁细胞含草酸钙方晶和簇晶。

(2) 薄层色谱：取本品粉末 2 g，加乙酸乙酯 20 ml，水浴回流 30 分钟，滤过滤液浓缩至 3 ml，作为供试品溶液。另

络石藤（茎藤）外形

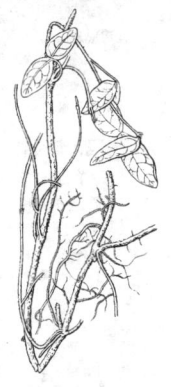

取木犀草素，加乙酸乙酯溶解成每 1 ml 含 1 mg 的溶液，作为对照品溶液。将上述两种溶液分别点样于硅胶 G 薄层板上，用甲苯-乙酸乙酯-甲酸(5∶4∶1)展开，取出晾干后，喷雾 1% 三氯化铝乙醇溶液，于紫外光灯(254 nm)下观察荧光，供试品色谱中应与对照品色谱在相同的位置处显黄色荧光斑点。

【成分】 藤茎含木脂素：牛蒡苷(arctiin)，络石苷(trachelosi-de)，去甲络石苷(nortracheloside)，穗罗汉松树脂酚苷(matairesinoside)，橡胶肌醇(dambonitol)，牛蒡苷元(arctigenin)，穗罗汉松树脂醇(matairesinol)，络石苷元(trachelogenin)，去甲络石苷元(nortrachelogenin)。

茎叶含生物碱：冠狗牙花定碱(coronaridine)，伏康京碱(voacangine)，白坚木辛碱(appuricine)，狗牙花任碱(conoflorine)，19-表伏康任碱(19-epivoacangarine)，伏康碱(vobasine)，伊波加因碱(ibogaine)及山辣椒碱(tabernaemontanine)等。

叶含黄酮类化合物：芹菜素(apigenin)，芹菜素-7-O-葡萄糖苷(apigenin-7-O-glucoside)，芹菜素-7-O-龙胆二糖苷(apigenin-7-O-gentiobioside)，芹菜素-7-O-新橙皮糖苷(apigenin-7-O-neohesperi-dioside)，木犀草素(luteolin)，木犀草素-7-O-葡萄糖苷(luteolin-7-O-glucoside)，木犀草素-7-O-龙胆二糖苷(luteolin-7-O-gentiobioside)及木犀草素-4′-O-葡萄糖苷(luteolin-4′-O-glucoside)。

全株含三萜类：β-香树脂醇(β-amyrin)，β-香树脂醇乙酸酯(β-amyrinacetate)，羽扇豆醇(lupeol)，羽扇豆醇乙酸酯(lupeolacetate)，羽扇豆醇不饱和脂肪酸酯，β-谷甾醇(β-sitosterol)；甾体类：豆甾醇(stigmasterol)及菜油甾醇(campesterol)。

【药理】 1. 抑菌作用 50% 络石藤煎剂用平板挖沟法，对金黄色葡萄球菌、福氏痢疾杆菌及伤寒杆菌有抑制作用。

2. 抗炎、镇痛作用 络石藤对二甲苯所致耳肿胀、琼脂所致小鼠足肿胀均有一定抑制作用；络石藤可提高小鼠热板致痛的痛阈，对酒石酸锑钾所致小鼠扭体反应也有一定抑制作用。

3. 抗痛风作用 络石藤叶含黄酮苷对尿酸合成酶黄嘌呤氧化酶有显著的抑制作用，用 1 μg/ml 和 10 μg/ml 浓度的木犀草素-7-O-葡萄糖苷的抑制百分率分别为 80.7% 和 86.1%，而槲皮黄素-4′-O-葡萄糖苷为 60.3% 和 86.2%。

4. 抗癌活性 经口服给予牛蒡苷对 2-氨基-1-甲基-6-苯并咪唑-吡啶诱发的雌性大鼠乳腺癌的发生中促进阶段的抑制率明显高于对照组。而且其抑制率与给药量呈现出量效关系。

【药性】 苦、辛，微寒。归心、肝、肾经。

1.《本经》："味苦，温。"

2. 李当之："大寒。"[引自《纲目》]

3.《吴普本草》："神农：苦，小温。雷公：苦，无毒。扁鹊、桐君：甘，无毒。"

4.《别录》："微寒，无毒。"

5.《药性论》："味甘，平。"

6.《纲目》："味甘、微酸，不苦。"

7.《本草经疏》："入足阳明，手足少阴、足厥阴、少阳经。"

【功用主治】 通络止痛，凉血，消肿。主治风湿痹痛，腰膝酸痛，筋脉拘挛，咽喉肿痛，咳嗽喘息，疔疮肿毒，跌打损伤，外伤出血，蛇、犬咬伤。

1.《本经》："主风热死肌，痈伤，口干舌焦，痈肿不消，喉舌肿，水浆不下。久服轻身明目，润泽好颜色，不老延年。"

2.《别录》："治大惊入腹，除邪气，养肾，主腰髋痛，坚筋骨，利关节，通神。"

3.《药性论》："杀蝥毒。主治喉痹。"

4.《新修本草》："疗产后血结大良。"主疗蝮蛇疮，绞取汁洗之；服汁亦去蛇毒心闷。刀斧伤诸疮，封之立差。"

5.《本草拾遗》："主一切风，变白宜老。"

6.《本草药性大全》："主诸疮，头疮白秃，治热气阴蚀疮，喉闭

不通欲绝,水煎汤下立苏,背痛燉肿延开,蜜和汁服即效。"

7.《萃金裘本草述录》:"明目,主一切风中喉中如有物噎塞。"

8.《中国药用植物志》:"祛风止痛,通络消肿。适用于关节痛,肌肉疼痛,腰膝酸痛等症。"

9.《湖南药物志》:"主治妊娠胎动,头风。"

10.《浙江药用植物志》:"主治产后腹痛,肾虚泄泻,白带,外伤出血。"

【用法用量】 内服:煎汤,6～15 g,单味可用至 30 g;浸酒,30～60 g;或入丸、散剂。外用:研末调敷或捣汁涂。

【宜忌】 阳虚畏寒、大便溏薄者禁服。

1.《本草经集注》:"恶铁落,畏菖蒲、贝母。"

2.《药性论》:"畏铁精。"

3.《本草经疏》:"阴脏人畏寒易泄者勿服。"

4.《广西本草选编》:"孕妇忌服。"

【选方】 1. 治筋骨拿挛,遍身疼痛,腰膝无力,行动艰难,不拘风寒湿毒,或精亡研丧,筋骨衰败者,服此即瘥 络石八两(日干,再炒爆)、枸杞子、当归各四两。浸酒,日逐饮。(《本草汇言》引《赵德先家抄方》)

2. 治关节炎 络石藤、五加根皮各 30 g,牛膝根 15 g。水煎服,白酒引。(《江西草药》)

3. 治喉痹咽塞,喘息不通,须臾欲绝 络石草二两。切,以水一大升半,煮取一大盏,去滓。细细吃。(《近效方》)

4. 治肺结核 络石藤 30 g,地菍 30 g,猪肺 120 g。同炖。服汤食肺。每日 1 剂。(《江西草药》)

5. 治白癜疬疡及风恶疮癣 用络石、木连藤取汁,敷疮上。(《普济方》)

6. 治尿血,血淋 络石一两(酒洗)、牛膝五钱、山栀仁(韭汁炒焦)二钱。共一剂,煎服立愈。(《何氏济生论》)

7. 治产后败损,不能饮食,腹中有血块,淋沥不尽,赤白带下,天行心闷 用络石煎汁服之。亦浸酒服。(《普济方》)

8. 治妇人频年不孕 络石八两,当归身、白术各四两,俱醋拌炒。为末,炼蜜丸梧子大。每早、晚各服三钱,白汤下可生育。(《本草汇言》)

9. 治小便白浊,缘心肾不济,或由酒色,遂至已甚,谓之上淫,盖有虚热而肾不足,故土邪干水 络石、人参、茯苓各二两、龙骨(煅)一两。共为细末。每服二钱,空心米饮下,日二服。(《纲目》引《仁存堂方》博金散)

10. 治腹泻 络石藤 60 g,红枣 10 个。水煎服。(《青岛中草药手册》)

【各家论述】 1.《本草汇言》:"凡服此,能使血脉流通,经络调达,筋骨强利。"

2.《本草经疏》:"络石,禀少阳之令,兼得地之阴气,其味苦,其气温,微寒而无毒。故主风热死肌痈疡,口干舌焦,痈肿不消,喉舌肿,水浆不下,皆言温通气血,血属阴,阴寒入血而除热之效也。又缘邪气养肾,主腰髋痛,坚筋骨,利关节,疗蛇毒心闷,刀斧伤,捣封立差,皆凉血除热之功也。《本经》久服轻身明目,润泽,好颜色,不老延年,陈藏器以为能变白,亦指益阴凉血而言也。"

3.《本草述钩元》:"络石味苦,凌冬不凋,得于阴气最厚。六七月采之,是阴中有阳,而非偏于寒者。惟其阴气厚,故治血中热毒;惟其阴中有阳,故就热毒以达清解之用,不至于相逆而奏效。盖如喉痹痹背痛疗治,原温寒凉,故此味有专功。至其治白浊,当是益气而不大寒,正阴中有阳,水火相济之功耳。"

4.《本草正义》:"络石气味,《本经》谓之苦寒,盖以隆冬不凋,而功能通络血、活血言之,故以为温。然《本经》主治纯是热证,则非温热可知,故《别录》改作微寒,而《御览》引李当之说,且以为大寒。此物蔓生而甚坚韧,节节生根,著善走经脉,通达肢节。《本经》主风热死肌,《别录》养肾,主腰髓痛,坚筋,利关节,皆明此义。

3664 **骆驼毛** luò tuó máo 《本经》

【异名】 驼绒(《龚氏经验方》)。

【基原】 为骆科骆驼属动物双峰驼的毛。

【原动物】 参见"骆驼脂"条。

【成分】 双峰驼毛含角蛋白(keratin),其中含高量硫,氨基酸的 30%是半胱氨酸,其次是苏氨酸、丝氨酸、脯氨酸等 67 种氨基酸残基,尚含铜、钡等。毛脂肪含 2.2%。

【药性】 1.《本经》:"味咸,平。"

2.《别录》:"有毒。"

【功用主治】 镇惊,收涩,解毒。主治惊痫癫狂,赤白带下,崩漏,痔疮,疳疮。

1.《本经》:"主蛊毒,寒热惊痫,癫痉狂走。"

2.《新修本草》:"主妇人赤白带下。"

3.《药性考》:"毛灰,止带疗疮。"

4.《中国药用动物志》:"解毒。"

【用法用量】 内服:煅存性研末,每次 3～6 g。外用:烧灰,调敷。

【选方】 1. 治妇人血崩 骆驼毛烧灰为末,每服二钱,盐酒调下。(《普济方》)

2. 治痔 骆驼额下毛,烧作灰,可取半鸡子大,酒和顿服之。(《外台》引《崔氏方》)

3. 治阴上疳疮 骆驼绒烧灰,水澄过,入炒黄丹等分。为末搽之。(《纲目》引《龚氏经验方》)

4. 治鼻出血 驼毛和鱼骨放在一起烟熏鼻子。(《内蒙古药用动物》)

3665 **骆驼肉** luò tuó ròu 《日华子》

【基原】 驼科骆驼属动物双峰驼的肌肉。

【原动物】 参见"骆驼脂"条。

【药味】 甘,温。

1.《日华子》:"温。"

2.《纲目》:"甘,温,无毒。"

【功用主治】 补气血,壮筋,润肤。

1.《日华子本草》:"治风,下气,壮筋力,润皮肤。"

2.《医林纂要》:"益气血,壮筋力。"

【用法用量】 内服:煮食。

3666 **骆驼刺** luò tuó cì 《沙漠地区药用植物》

【异名】 刺糖草(《新疆中草药》)。

【基原】 为豆科骆驼刺属植物骆驼刺的全草、种子或花。

【原植物】 骆驼刺 Alhagi pseudalhagi Desv. 又名:羊刺(《北史》)。

半灌木,高 60～130 cm。枝无毛或近无毛,灰绿色;针刺密生,刺长 1.2～2.5 cm。单叶互生;叶柄长 3～10 mm,被贴生柔毛;托叶小,脱落;叶片以背面向上,以表面向下生长,宽圆卵形或近圆形,长 0.5～2 cm,宽 0.4～1.5 cm,先端圆形或微凹,基部楔圆形,两面被贴生短柔毛。总状花序腋生,总花梗刺状,长 1.5～4 cm,花数朵;花萼钟状,萼齿三角形,极短,无毛或有疏毛;花冠紫色,旗瓣有短爪，长约 8 mm，翼瓣长约 5 mm，龙骨瓣较旗瓣瓣短，较翼瓣长；雄蕊 10，(9)+1，二体；子房无毛，无柄。荚果念珠状，长 2.5 cm，内弯，不开裂。种子 1～5 颗。花期 6～7 月，果期 9～10 月。

生于戈壁滩、沙漠上。分布于内蒙古、甘肃、新疆。

本植物的叶中分泌凝结而成的糖粒(刺蜜)亦供药用，另设专条。

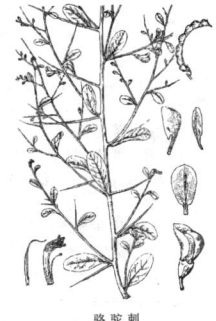

骆驼刺

【采收加工】 6～10 月采收全草或单独采花及种子，鲜用或晒干。

【成分】 全草骆驼刺含黄酮类成分：丁香亭-3-O-β-D-葡萄糖苷(syringetin-3-O-β-D-glucoside)、山奈素(kaempferol)、鼠李素(rhamnetin)、商陆素(ombuine)、异鼠李素(isorhamnetin)、柽柳素(tamarixetin)、山奈酚-3-O-β-D-(6″-O-对-香豆酰基)-葡萄糖苷〔kaempferol-3-O-β-D-(6″-O-p -coumaroyl)-glucoside〕、异槲皮苷(isoquercitrin)、D-3-O-甲基肌醇(D-3-O-methylinositol)、1-O-β-D-甲基葡萄糖苷(1-O-β-D-methylglucoside)、异獐牙菜苷(iso-swertianolin)、异鼠李素-3-O-β-D-芸香糖苷(isorhamnetin-3-O-β-D-rutinoside)、alhagitin、alhagidin、橙皮素-7-半乳糖基(1→2)〔鼠李糖基(1→6)葡萄糖苷〕(hesperitin-7-galactosyl (1→2)〔rhamnosyl (1→6)glucoside〕)。甾体类：24-甲基胆甾-5-烯-3β-醇(24-methylcholest-5-en-3β-ol)、24-乙基胆甾-7-烯-3β-醇(24-ethylcholest-7-en-3β-ol)、7-燕麦甾醇(Δ⁷-avenasterol)、胆甾醇(cholesterol)、24-乙基胆甾-5-烯-3β-醇(24-ethylcholest-5-en-3β-ol)、24-乙基胆甾-5, 22-二烯-3β-醇(24-ethylcholesta-5, 22-dien-3β-ol)、24-乙基胆甾-5, 24(28)-二烯-3β-醇〔24-ethylcholesta-5, 24(28)-dien-3β-ol〕。

地上部分含黄酮类：右旋儿茶素(catechin)、消旋没食子儿茶素(gallocatechin)、左旋表没食子儿茶素(epigallocatechin)、无色飞燕草素(leucodelphinidin)。

根和茎中含有生物碱类：β-苯乙胺(β-phenethylamine)、N-甲基-β-苯乙胺(N-methyl-β-phenethylamine)、大麦芽碱(hordenine)、3, 4-二羟基-β-苯乙基三甲基胺的氢氧化物(3, 4-dihydroxy-β-phenethyltrimethylammoniumhydroxide)、N-甲基墨斯卡灵(N-methylmescaline)、猪毛菜定(salsolidine)，根中上述成分含量较甚中少些。

【药性】 甘、苦、凉。

【功用主治】 清热解毒，消肿止痛。主治热痢腹痛，腹泻，口舌生疮，牙痛，咽喉肿痛。

1.《新疆中草药》："清热解毒，消肿止痛。"

2.《沙漠地区药用植物》："花、种子也有涩肠止痛作用。"

3.《全国中草药汇编》："种子治胃痛；外用治牙痛。"

【用法用量】 内服：煎汤，全草 15～25 g；种子 3～9 g。外用：种子研末涂；或鲜全草压汁涂。

【选方】 1. 治热痢腹痛，口舌生疮，咽喉疼痛 刺糖草 15 g，刺黄柏 9 g，甘草 3 g。水煎服。(《新疆中草药》)

2. 治腹胀 骆驼刺 100 g，红枣泥 10 g，加水 3 000 ml，煮成 500 ml；或骆驼刺花 100 g，加水 1 000 ml，煮成 500 ml。每次用 100 ml，每日 2 次。(《沙漠地区药用植物》)

3667 骆驼脂 luò tuó zhī 《日华子》

【异名】 驼脂《丹房鉴源》，峰子油《饮膳正要》。

【基原】 为驼科骆驼属动物双峰驼肉峰内的胶汁脂肪。

【原动物】 双峰驼 Camelus bactrianus ferus Przewalski〔C. bactrianus Linnaeus〕 又名：橐驼《山海经》，骆驼《本经》，驼驼《广志》。

躯体较大，体高 2 m 左右。头较小，耳短小。鼻能开闭。上唇中央分裂如兔唇，下唇较长。颈长，弯曲如鹅颈，有鬣毛。背部有 2 个肉峰。四肢细长，足大如盘。尾较短。胼胝体，胸部 1 个，前肢 2 对，后肢 1 对，共七块。雄性生殖器官弯转向后。全身被以绒毛，细密而柔软。鬣毛及前臂、峰上的毛较长。毛色多为棕褐色。野生的驼，肉峰矮小，毛短；四肢较长，掌狭。

野驼栖于荒漠中的灌丛地带，常季节性迁移，胆怯而机警；嗅觉敏锐；常结成 5～10 小群。以灌丛和半灌丛的盐漠植物为主要食物。野驼数量现在很少，内蒙古、甘肃、青海、新疆有分布。家驼在华北、西北、内蒙古等地都有饲养。

本动物的肉(骆驼肉)、毛(骆驼毛)、胆囊结石(骆驼黄)及雌性的乳汁(驼乳)、驼乳炼制而成的乳制品(酪)亦供药用，另设专条。

【药性】 甘、温。

1.《日华子》："温。"

2.《开宝本草》："无毒。"

3.《品汇精要》："味甘，性温，无毒。"

【功用主治】 润燥，祛风，活血，消肿。主治风疾，顽痹不仁，筋肉挛急；疮疡，肿毒；折伤。

1.《日华子》："疗一切风疾，顽痹，皮肤急及恶疮肿毒漏烂，并和药敷之。野者弥良。"

2.《开宝本草》："筋皮挛缩，腕损筋骨，火炙摩之，取热气入和。和米粉作煎饼食之，疗痔。"

3.《饮膳正要》："治虚劳风有冷积者，用葡萄酒温调峰子油服之；烧酒亦可。"

【用法用量】 内服：温酒调。外用：涂敷。

【选方】 治老人风热烦毒，顽痹不仁，五嗽六急 野驼脂五两，炼之为上，温酒五合下半挑已上脂，调令消，空心顿服之，日二服。(《寿亲养老新书》驼脂酒)

3668 骆驼黄 luò tuó huáng 《纲目》

【基原】 为驼科骆驼属动物双峰驼的胆囊结石。

【原动物】 参见"骆驼脂"条。

【药性】 苦、凉，小毒。

【功用主治】《纲目》："主治风热惊疾。"

【用法用量】 内服：研末，每次 0.3～0.6 g。

【各家论述】《纲目》："骆驼黄似牛黄而不香，戎人以乱牛黄，而用不及之。"

3669 骆驼蓬 luò tuó péng 《新疆中草药手册》

【异名】 苦苦菜《陕西中草药》，臭草、臭牡丹、沙蓬豆豆《陕甘宁青中草药选》，臭古都、老哇瓜《沙漠地区药用植物》。

【基原】 为蒺藜科骆驼蓬属植物骆驼蓬及多裂骆驼蓬的全草。

【原植物】 1. 骆驼蓬 Peganum harmala L.

多年生草本，高 20～70 cm。全株有特殊臭味。根肥厚肉质。茎多分枝，分枝铺地散生，下部平卧，上部斜生，茎枝圆形有棱，光滑无毛。叶互生，肉质，三至五回全裂，裂片条状披针形，长

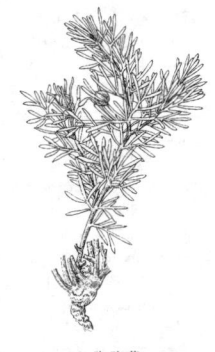

骆驼蓬

达 3 cm；托叶条形。花单生，与叶对生；萼片 5，披针形，有时先端分裂，长达 2 cm；花瓣 5，倒卵状长圆形，长 1.5～2 cm；雄蕊 15，花丝近基部宽展；子房 3 室，花柱 3。蒴果近球形，褐色，3 瓣裂开。种子三棱形，黑褐色，有小疣状突起。花期 6 月，果期 7～8 月。

生于干旱草地、盐碱化荒地。分布于华北、西北。

2. 多裂骆驼蓬 *P. harmala* L. var. *multisecta* Maxim.

多年生草本，嫩时被毛。茎平卧，长 30～80 cm。叶二至三回深裂，基部裂片与叶轴近垂直，裂片长 6～12 mm，宽 1～1.5 mm。花单生；萼片 3～5 深裂；花瓣黄色，倒卵状长圆形；雄蕊 15，短于花瓣，基部宽展。蒴果近球形，顶部压扁。种子多数，略成三角形，黑褐色，被小瘤状突起。花期 5～7月，果期 6～9 月。

生于半荒漠带河岸沙地、黄土山坡、荒地。分布于内蒙古、陕西、甘肃、青海、宁夏等地。

以上两种植物的种子（骆驼蓬子）亦供药用，另设专条。

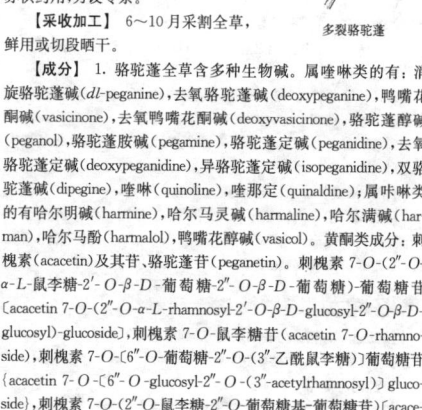

多裂骆驼蓬

【采收加工】 6～10 月采割全草，鲜用或切段晒干。

【成分】 1. 骆驼蓬全草含多种生物碱。属喹啉类的有：消旋骆驼蓬碱（*dl*-peganine）、骆驼蓬碱（deoxypeganine）、鸭嘴花酮碱（vasicinone）、去氧鸭嘴花酮碱（deoxyvasicinone）、骆驼蓬醇碱（peganol）、骆驼蓬胺碱（pegamine）、骆驼蓬定碱（peganidine）、去氧骆驼蓬定碱（deoxypeganidine）、异骆驼蓬定碱（isopeganidine）、双骆驼蓬碱（dipegine）、喹啉（quinoline）、喹那定（quinaldine）。属味啉类的有哈尔明碱（harmine）、哈尔马灵碱（harmaline）、哈尔满碱（harman）、哈尔马酚（harmalol）、鸭嘴花醇碱（vasicol）。黄酮类成分：刺槐素（acacetin）及其 7-葡萄糖苷、骆驼蓬苷（peganetin）。刺槐素 7-*O*-（2″-*O*-α-L-鼠李糖-2′-*O*-β-D-葡萄糖基-2″-*O*-β-D-葡萄糖苷〔acacetin 7-*O*-（2″-*O*-α-L-rhamnosyl-2′-*O*-β-D-glucosyl-2″-*O*-β-D-glucosyl)-glucoside〕、刺槐素 7-*O*-鼠李糖苷（acacetin 7-*O*-rhamnoside）、刺槐素 7-*O*-[6″-*O*-葡萄糖-2″-*O*-（3″-乙酰鼠李糖）]葡萄糖苷｛acacetin 7-*O*-[6″-*O*-glucosyl-2″-*O*-（3″-acetylrhamnosyl)] glucoside｝、刺槐素 7-*O*-（2″-*O*-鼠李糖-2″-葡萄糖基-葡萄糖苷）〔acacetin 7-*O*-（2″-*O*-rhamnosyl-2″-*O*-glucosyl-glucoside)〕、2′-鼠李糖基-2″-葡萄糖基基金雀儿黄素（glycoflavone 2′-*O*-rhamnosyl-2″-*O*-glucosylcytisoside）。

茎叶含挥发性化合物，以脂肪族为主，含量较高的有十六烷酸（hexadecanoic acid）、1-辛烯-3-醇（1-octene-3-ol）和 12-十七碳炔-1-醇（12-heptadecyn-1-ol）。

籽苗和愈伤组织中含生物碱：路因碱（ruine，8-hydroxy harmine-β-glucoside）、二氢路因碱（dihydroruine，8-hydroxyglucosylharmaline）、5-羟基色胺（5-hydroxytryptamine）、6-羟基色胺（6-hydroxytryptamine）和龙胆酸-2，5-双葡萄糖苷（gentisate-2，5-diglucoside）。

2. 多裂骆驼蓬 全草含生物碱：去氧鸭嘴花酮碱（deoxyvasicinone）、鸭嘴花酮碱（vasicinone）、哈尔明碱、黄酮：刺槐素（acacetin）、骆驼蓬苷（peganetin）、脱乙酰骆驼蓬苷（deacetylpeganetin）、7，4′-二羟基-3′-甲氧基酮-5-*O*-芸香糖苷（flavone 7，4′-dihydroxy-3′-methyloxy-5-*O*-rutinoside）。

茎叶中含挥发性成分：有十六烷酸，1-辛烯-3-醇（1-octene-3-ol）、12-十七碳块-1-醇。

【药理】 1. 抗肿瘤作用 骆驼蓬地上部乙醇提取物得到的总生物碱部分在体外对 L_{1210} 细胞、K_{562} 细胞半数抑制浓度分别为

45.71 和 36.40 μg/ml。口服或腹腔注射给予小鼠，发现对 S_{180} 实体瘤生长抑制率大于 30%。从总生物碱中分离得到的哈尔明碱的盐酸盐对 K_{562} 细胞生长半数抑制浓度为 70.94 μg/ml；去氧鸭嘴花酮碱对 K_{562} 在终浓度为 824.18 μg/ml 时，抑制率为 92.45%，终浓度为 70.03 μg/ml 时，抑制率为 31.38%；鸭嘴花酮碱盐酸盐在终浓度为 322.6 μg/ml 时，对 L_{1210} 细胞生长抑制率为 23.73%，终浓度 142.00 μg/ml，对 K_{562} 细胞生长抑制率为 100%。用小鼠移植性肿瘤和裸鼠异体移植入肿瘤模型研究表明，骆驼蓬总碱对小鼠 S_{180} 及裸鼠移植人鼻咽癌（CNE_2）和人（BEL-7402）肝癌均有抗肿瘤作用，并发现骆驼蓬总碱与顺铂或阿霉素合用有协同抗肿瘤作用。

2. 杀菌作用 去氢骆驼蓬碱对金黄色葡萄球菌、乙型溶血性链球菌、铜绿假单胞菌、大肠杆菌、伤寒沙门菌、福氏志贺菌的最小杀菌浓度（MBC）为 125～250 μg/ml，对念珠菌的 MBC 为 800 μg/ml。骆驼蓬总生物碱对 27 株胃幽门螺杆菌体外最小抑菌浓度（MIC）为（2.603±1.539）mg/ml，MBC 为（5.185±3.063）mg/ml，去氢骆驼蓬碱的 MIC 为（0.930±0.321）mg/ml，MBC 为（1.852±0.636）mg/ml。

毒性 从甘肃酒泉地区产骆驼蓬地上部分提取的总生物碱给小鼠腹腔注射的 LD_{50} 为 84.79±7.25 mg/kg，主要中毒症状为兴奋，跳跃，全身肌群震颤，眼球突出，呼吸迫促而窒息致死。5% 骆驼蓬碱总生物碱注射液以 10～15 μg/kg 给 5 头健康牛种黄牛肌注每日 1 次，连续 6 次，血清生理指标及肝、肾功能指标均无明显变化，但血清钾升高显著。药后反应为兴奋，易惊，全身肌肉震颤，空嚼，出汗，心跳过速，口流涎，眼珠，频排粪尿，30～40 分钟后逐渐减轻。骆驼蓬地上部分含有欧骆驼蓬碱、哈尔明碱等活性成分，药理作用参见"骆驼蓬子"条。

【药性】 辛，苦，平，有毒。

1.《陕西中草药》："味酸计，性平。"

2.《陕甘宁青中草药选》："味辛微苦，性凉，有毒。"

3.《新疆中草药》："辛，温，有毒。"

【功用主治】 止咳平喘，祛湿，解毒。主治咳嗽气喘，风湿痹痛，无名肿毒，皮肤瘙痒。

1.《陕西中草药》："祛风止痒，解毒。治皮肤瘙痒症。"

2.《陕甘宁青中草药选》："宣肺止咳，通经活络，解毒除湿。治月经不调，风湿性关节炎，气管炎，无名肿毒。"

3.《新疆中草药》："祛风除湿，止咳定喘。"

【用法用量】 内服：煎汤，3～6 g。外用：鲜品煎水洗或捣敷。

【宜忌】 过量易引起头晕眼花、恶心呕吐等反应。中毒则表现为全身震颤，眼球突出，心跳加快，呼吸急促，终至窒息。

【临床报道】 治疗银屑病 从骆驼蓬提取的总碱制成片剂（每片含总碱 10 mg），成人每日 15 片，分 3 次服。服药期间如无特殊毒副反应者，可连续服 2 个月，休息 3～5 日，再继续服用 1～2 个月。外用对症软膏。经治 69 例，痊愈 34 例；显效 10 例，有效 12 例，无效 13 例，总有效率81.16%。服药期间，除 2 例有胃肠不适，食欲下降外，未发现其他明显毒副作用。

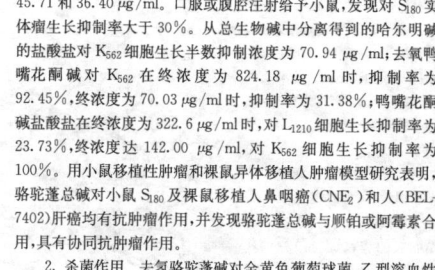

3670 骆驼蓬子 luò tuó péng zǐ
（《新疆中草药》）

【基原】 为蒺藜科植物骆驼蓬属植物骆驼蓬的种子。

【原植物】 参见"骆驼蓬"条。

【采收加工】 8～9 月果实成熟时采收，搓下种子，晒干。

【药材】 骆驼蓬子 *Pegani Harmalae Semen* 产于华北、西北各地。

性状 种子呈圆锥状三角形四面体，长 2～4 mm，中部直径 1～2 mm，顶端较狭而尖，可见脐点，下端钝圆，表面粗糙，棕色至褐色。置放大镜下可见表面皱缩呈蜂窝状，用水浸泡后膨胀，表面

平滑。气微,味苦。

蓥剂 (1) 种子横切面:外种皮的表皮细胞1层为巨细胞层,黄棕色,切线向延长,细胞壁较厚,可见内壁有小刺状突起,外被角质层。下皮薄壁细胞为3~4列,类圆形,多角形或不规则形,一端可见维管束1个,内层为1列栅状细胞,黄棕色。内种皮细胞1层,黄棕色,可见有较多的螺纹导管。内胚乳细胞颓废,1~2列,不含色素,内胚乳为5~6层细胞。子叶细胞径向延长,内侧细胞多角形,类圆形。胚乳细胞和子叶细胞含丰富的脂肪油和糊粉粒。

粉末特征:黄棕色。巨细胞黄棕色,长170~270 μm,宽130~170 μm。亦可见巨细胞碎片。胚乳细胞多角形,内含众多油滴。内种皮细胞长方形或多角形,细胞壁不均匀增厚,可见颗粒状纲纹。

(2) 取本品粗粉2 g,加乙醇10 ml,滤过。滤液在日光下有明显的蓝绿色荧光;取滤液0.3 ml,用乙醇稀释至10 ml,用紫外分光光度法测定,在301、242 nm有明显吸收峰。

【成分】 骆驼蓬种子含多种生物碱。属喹唑类的有:鸭嘴花碱(vasicine)、去氧鸭嘴花酮碱(deoxyvasicinone)、去氧骆驼蓬定碱(deoxypeganidine)等;属β-咔啉类的有:哈尔明碱(harmine)、哈尔马碱(harmaline)、哈尔酚(harmol)、哈尔马酚(harmalol)、去甲基哈尔明碱(norharmine)、哈尔马拉西宁碱(harmalacinine)、异哈尔明碱(isoharmine)、哈尔马利辛碱(harmalicine)、哈尔马利定碱(harmalidine)、哈尔马拉宁碱(harmalanine)、哈尔马西定碱(harmalacidine)、四氢哈尔明碱(tetrahydroharmine),并含8-羟基葡萄糖基哈尔明碱(8-hydroxyglucosylharmine)、γ-咔啉类生物碱γ-哈尔明碱(γ-harmine)、骆驼蓬碱(pega nine)和N,N'-二[2-乙二酰二胺(N,N'-[(3-hydroxy-5-methyl)phenyl]-oxamide]。蒽醌类化合物:骆驼蓬醌(pega none)Ⅰ、Ⅱ和骆驼蓬醌Ⅱ葡萄糖苷(peganone Ⅱ-1-O-β-D-glucopyranoside)、3,6-二羟基-8-甲氧基-2-甲基蒽醌-6-O-α-L-吡喃鼠李糖基-(1→6)-β-D-吡喃葡萄糖苷[3,6-dihydroxy-8-methoxy-2-methylanthraquinone-6-O-α-L-rhamnopyrano syl-(1→6)-β-D-glucopyranoside]、1,6-二羟基-5-甲氧基-2-甲基蒽醌-6-O-α-L-吡喃阿拉伯糖基-(1→6)-β-D-吡喃葡萄糖苷[1,6-dihydroxy-5-methoxy-2-methylanthraquinone-6-O-α-L-arabinopyrano syl-(1→6)-β-D-glucopyranoside]。黄酮类成分槲皮素(quercetin)、山柰酚(kaempferol)。另含9,14-二羟基十八烷酸(9,14-dihydroxyoctadecanoic acid)、羊毛甾醇(lanosterol)、β-谷甾醇(β-sitosterol)、延龄草苷元(kryptogenin)等。

【药理】 1. 抗癌作用 骆驼蓬总碱60 mg/kg腹腔给药对小鼠腹水型肝癌对数生长细胞有显著的作用,抑制率为53.4%,细胞抑制从G₂期向M期转化,细胞聚集于G₂期。骆驼蓬以每日30 mg或60 mg/kg给小鼠腹腔注射,连续9日,发现总碱对小鼠网织细胞肉瘤L-Ⅱ细胞超微结构有明显的破坏作用。粗面内质网、线粒体、细胞膜、核膜及染色质均有损害,甚至出现细胞质空泡化、核固缩和核溶解,提示总碱主要损伤细胞生物膜结构。去氢骆驼蓬碱、骆驼碱对人胃癌细胞系BGC₈₂₃、人大肠癌细胞系LO-VO、人宫颈癌细胞系HeLa以及人小鼠肉瘤系S₁₈₀几种细胞系均有明显的生长抑制作用,而鸭嘴花碱和鸭嘴花酮碱在最大浓度20 μg/ml均未见到对各细胞株的生长抑制作用。

2. 对中枢神经系统的作用 哈尔马灵碱15~30 mg/kg给小鼠腹腔注射,5分钟后可产生震颤。其浓度在去小脑的大脑和小脑中基本相同。10 mg/kg哈尔明碱对中枢多巴胺能神经功能激活状态下可引起大鼠跳卧行为,这种作用在5~10分钟达到高峰30分钟可减退。哈尔明碱15 mg/kg可引起小鼠静息震颤,这种作用在5~10分钟达到高峰持续30分钟。哈尔明碱0.85 mg/kg静脉注射对东莨菪碱麻醉家兔有催醒作用;1.5 mg/kg对冬眠Ⅰ号和东莨菪碱麻醉家兔有催醒作用。作用较为迅速,与毒扁豆碱合用有协

同作用。作为内源性兴奋剂,哈尔明碱对氯丙嗪等冬眠药物有较强的选择性对抗作用及快速、短时、强大并且可逆的中枢兴奋作用。

3. 对心血管系统的作用 哈尔明碱2×10^{-5} mol/L可逆性抑制豚鼠心房肌动作电位幅度和最大超射速度(dv/dt);增加细胞外Ca^{2+}浓度(5 mmol/L、4 mmol/L)可取消哈尔明碱对动作电位的抑制作用。哈尔明碱2×10^{-5} mol/L却可提高豚鼠乳头肌正常纤维的动作电位幅度和超射值,对在21.6 mmol/L K^+-台氏液中以去甲肾上腺素诱导的慢反应纤维也有此作用。这种作用发生在膜静息电位已最大超射速度没有改变的情况下,可被普萘洛尔阻断。较高浓度(8×10^{-5} mol/L)的哈尔明碱可抑制动作电位幅度和最大超射速度,但不影响动作电位时程。哈尔马灵碱1 mg/kg静注可降低狗心率15.2%、舒张压11.4%、收缩压5.7%,还可降低心脏指数和左心室的收缩力。口服哈尔马灵碱20 mg/kg可显著降低正常清醒大鼠及去肾皮质酮引起的高血压大鼠的血压。

4. 对肌肉及离子通道的作用 10%骆驼蓬乙醇浸膏灌服可明显增加小鼠小肠推进蠕动;对离体兔肠平滑肌,小剂量(2×10^{-5} g/ml,4×10^{-5} g/ml)有收缩作用,大剂量(1.6×10^{-4} g/ml,3.2×10^{-4} g/ml)有舒张作用;4×10^{-5}~2.8×10^{-4} g/ml尚能对抗氯化钡、匹鲁卡品、毒扁豆碱、乙酰胆碱引起的离体兔肠平滑肌收缩。骆驼蓬可以镇咳平喘,对离体气管平滑肌也有作用。哈尔马灵碱在地鼠(ground squirrel)肾原代培养细胞上可抑制K^+内流,效果强于毒毛花苷G和呋塞米结合;IC_{50}为200 μmol/L。其不和细胞外K^+竞争,但减少[³H]-毒毛花苷G与细胞结合,K^+外流也减少。因此可能抑制对呋喃苯胺酸敏感的Na^+/K^+交换系统及毒毛花苷G敏感的Na^+-K^+泵。哈尔马灵碱在20 μmol/L和2 mmol/L对乙酰胆碱引起的豚鼠回肠收缩有剂量依赖性抑制作用,并且呈非竞争性抑制。哈尔明碱作用更强。哈尔马灵碱对平滑肌毒蕈碱受体具有特异性和非竞争性抑制作用,可竞争Na^+结合点。高K^+台氏液可减少。哈尔马灵碱2×10^{-4} mol/L可逆性抑制豚鼠回肠平滑肌低Na^+性收缩,选择性阻断高K^+性收缩强直性收缩,是Ca^{2+}所致收缩的非特异性竞争抑制剂。哈尔马灵碱在10^{-5}~10^{-2} mol/L剂量范围内剂量依赖性抑制心肌纤维膜小囊处Na^+-Ca^{2+}交换机制。它抑制⁴⁵Ca^{2+}吸收的K_i值为2.5×10^{-4} mol/L。

5. 抗微生物作用 骆驼蓬种子对金黄色葡萄球菌、大肠杆菌、鸡沙门菌、肺炎杆菌、耻垢分枝杆菌607B、白念珠菌以琼脂稀释法测得最低抑菌浓度为1 000 μg/ml;从地上部分和种子中提取的生物碱也极有效。此外,骆驼蓬乃提取液对小鼠腹腔线虫蚴、泡球蚴、双芽巴贝焦虫、牛瑟泰勒焦虫、路氏锥虫均有抑制作用。

6. 其他作用 骆驼蓬总碱20 mg/kg灌胃1次,对阿司匹林和吲哚美辛(消炎痛)引起的小鼠胃黏膜损伤,有明显的保护作用。哈尔明碱11、16、25 mg每次给正常小鼠皮下注射,连续7日可减轻免疫器官脾脏和胸腺的重量,减少绵羊红细胞(SRBC)致敏小鼠免疫特异性玫瑰花结形成和血清溶血素;减轻SRBC诱发小鼠足垫迟发型变态反应;不影响碳粒廓清功能和腹腔巨噬细胞功能。哈尔明碱30、37及47 μg/ml体外对PHA诱导的[³H]TdR掺入的淋巴细胞转化也有抑制作用。0.5 mmol/L哈尔马灵碱可抑制鸽子葡萄糖转化,抑制作用呈剂量依赖性。

毒性 小鼠腹腔注射骆驼蓬总碱用概率单位求得LD_{50}为112.29±7.878 mg/kg。小鼠灌服骆驼蓬总碱片剂的LD_{50}为380.825±35.113 7 mg/kg。急性毒性实验中发现总碱注射液对中枢兴奋作用较强。小鼠百分之百死亡剂量173.01 mg/kg与百分之零剂量76.77 mg/kg间距离较小。根据报道北非地区的骆驼蓬注射有一定肝毒性。

【药性】 苦，温。

【功用主治】 止咳平喘，祛风湿，解郁。主治咳嗽气喘，小便不利，关节酸痛，四肢麻木，精神郁闷，癫症。

1.《陕甘宁青中草药选》:"镇咳平喘，祛风湿。"

2.《中国民族药志》:"解郁补脑。用于精神郁闷，瘫痪，健忘，癫痫。"

【用法用量】 内服:煎汤，1.5～3 g;研末，0.6～1.2 g;或榨油。外用:榨油涂。

【宜忌】 内服应慎，不可过量。

【选方】 1. 治咳嗽气喘，小便不利 骆驼蓬子 0.6～1.2 g。为末，加白糖或蜂蜜适量，开水冲服。《内蒙古中草药》

2. 治心慌烦躁、癫证，四肢麻木 骆驼蓬子油，每日 1～3 ml，口服。《陕甘宁青中草药选》

3. 治肠胃痛，肚胀 骆驼蓬子，炒熟研末，每次服 3～6 g，或水煎服。《沙漠地区药用植物》

4. 治胃癌、食管癌 骆驼蓬子研粉，每服 1.5 g，日服 3 次，开水送下。若出现眩晕、眼花、恶心呕吐等副作用，可适当减量。《新疆中草药》

3671 骆驼蹄瓣 luò tuó tí bàn 《沙漠地区药用植物》

【异名】 蹄瓣根《沙漠地区药用植物》。

【基原】 为蒺藜科霸王属植物豆叶霸王的根。

【原植物】 豆叶霸王 Zygophyllum fabago L. 又名:骆驼瓣《中国沙漠植物志》。

多年生草本。根肥壮。茎高 30～80 cm，有时基部木质，枝条开展或铺散。托叶草质，卵形或卵圆形，长4～10 mm，早落，下部的托叶自相结合，上部的离生;叶柄显著短于小叶，小叶 1 对，倒卵形，有时为圆状倒卵形，先端圆形，长 15～33 mm，宽 6～20 mm。花双生叶腋;萼片卵形或椭圆形，先端钝，边缘为白色膜质，长 6～8 mm，橘红色或杏黄色;雄蕊长于花瓣，长 11～12 mm，鳞片长圆形。蒴果长圆形或圆柱形。种子多数，长约 3 mm，宽2 mm。花期 5～6 月，果期 6～9 月。

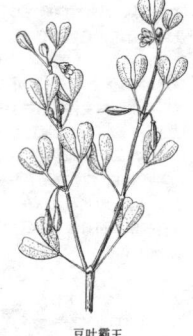

豆叶霸王

生于冲积平原、绿洲、河谷、湿润沙地和荒地。分布于内蒙古、甘肃、青海、新疆。

【采收加工】 7～10月采挖，鲜用或晒干。

【药性】《全国中草药汇编》:"辛，凉。"

【功用主治】《沙漠地区药用植物》:"止咳化痰，止痛消炎。"

【用法用量】 内服:煎汤，10～15 g;或研末，1～3 g。

【选方】 1. 治感冒 蹄瓣根、骆驼蓬等量。研粉，每次 6 g 冲服，每日 2～3 次。

2. 治支气管炎 蹄瓣根 30 g（鲜品蜜炙）。水煎服，每日 2 次。

3. 治顽固性头痛 蹄瓣根 2 份，刺猬 2 份，骆驼蓬 1 份。共研粉末，每服 1～3 g。每日 3 次。

4. 治牙痛 蹄瓣根煎水，漱口。（1～4 方出自《沙漠地区药用植物》

3672 绞股蓝 jiǎo gǔ lán 《救荒本草》

【异名】 七叶胆《中草药通讯》1972，（2）:24]，小苦药、公罗锅底、遍地生根。

【基原】 为葫芦科绞股蓝属植物绞股蓝的全草。

【原植物】 绞股蓝 Gynostemma pentaphyllum （Thunb.) Makino

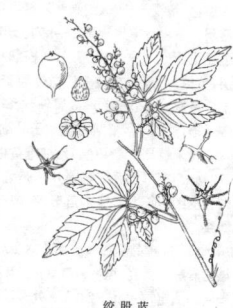

绞股蓝

多年生攀缘草本。茎细弱，多分枝，具纵棱和沟槽，无毛或疏被短柔毛。叶互生;叶柄长 3～7 cm;卷须纤细，2 歧，稀单一;叶片膜质或纸质，鸟足状，具 5～9 小叶，通常 5～7，卵状长圆形或长圆状披针形，中央小叶长 3～12 cm，宽 1.5～4 cm，侧生小叶较小，先端急尖或短渐尖，基部渐狭，边缘具波状齿或圆齿状牙齿，上面深绿色，背面淡绿色，两面均被短硬毛;侧脉 6～8 对，上面平坦，下面突起，细脉网状。雌雄异株，雄花为圆锥花序，花序穗纤细，多分枝，长 10～15（～20）cm，分枝扩展，有时基部具小叶，被短柔毛，花梗丝状;花萼筒极短，5 裂，裂片三角形;花冠淡绿色，5 深裂，裂片卵状披针形，具 1 脉，边缘具缘毛状小齿;雄蕊 5，花丝短，联合成柱;雌花为圆锥花序，较雄花小，花萼、花冠均似雄花;子房球形，花柱 3，短而分叉，柱头 2 裂。果实球形，成熟后为黑色，光滑无毛。内含倒垂种子 2 颗，卵状心形，灰褐色或深褐色，顶端钝，基部心形，压扁状，表面具乳突状突起。花期 3～11 月，果期 4～12 月。

生于海拔 100～3 200 m 的山谷密林中、山坡疏林下或灌丛中。分布于陕西、甘肃和长江以南各地。

【栽培】 生物学特性 喜温暖阴湿的气候。忌强光直射，耐旱性差，较耐寒。对土壤条件要求不严格，宜选择山地林下或阴坡山谷种植，以疏松肥沃、排水良好的砂壤土为好。忌连作。

繁殖方法 种子繁殖、根茎分段繁殖或茎蔓扦插繁殖。种子繁殖:可直播和育苗移栽。直播，播期 3～4 月，按行距 40 cm 开沟条播，覆土 1 cm。出苗后高 15 cm 时，按株距 15～20 cm 间苗立苗。育苗移栽法:将经浸种的种子在苗床上撒播，苗长出 2～3 片真叶时，按株距 40 cm×15 cm 于阴天移栽进大田。根茎分段繁殖:3～4 月，将根茎挖出，剪成长约 5 cm 小段，每段有 1、2 节，按行株距 50 cm×30 cm 开穴，每穴放入 1 小段，覆土约 3 cm，栽后及时浇水保湿。茎蔓扦插繁殖:5～7 月，把地上茎蔓剪下成段，每段保留 3～4 节，去掉下面 2 节小叶，按行株距 10 cm×10 cm 斜插入苗床，浇水保湿，待长出新根和新芽长至 10～15 cm 时，按行株距 30 cm×15 cm 开穴植入大田。

田间管理 苗期注意松土除草，勤浇水，遮阳避风。一般可搭 2 m 高棚架遮阳，棚下用竹竿插人字形支架，引蔓缠绕生长。在林下种植，不需搭棚架，任其匍匐地面生长或攀缘他生物生长。苗期追肥 1 次，生长盛期追施复合肥 2～3 次。每次收割后都需追肥 1 次。雨季浇水保湿，避免干旱，雨季注意排水防涝。

【采收加工】 北方 1 年可采收 2 次，南方可收 3～4 次，当植株茎蔓长达 3 m 左右时，选晴天，在距地面 15 cm 处收割，保留 3～4 片绿叶以利重新萌发，最后一次可齐地面收割。晾干。

【药材】 绞股蓝 Gynostemmae Pentaphylli Herba 主产于长江以南各地。

性状 本品为干燥皱缩的全草，茎纤细略带棕色或暗棕色，表面具纵纹沟纹，被稀疏毛茸，润湿展开后，叶为复叶，小叶膜质，通常 5～7 枚，少数 9 枚，叶柄长 2～4 cm 被糙毛;侧生小叶卵状长圆形或长圆状披针形，中央 1 枚较大，长 4～12 cm，宽 1～3.5 cm;先端渐尖，基部楔形，两面被糙毛，叶缘有锯齿，齿尖具芒。常可见果实，圆球形，直径约 5 mm，果梗长 3～5 mm。味苦，具草腥气。

鉴别 叶横切面：叶的上下表皮由 1 层长方形细胞组成，外被角质层。叶肉组织异面型，栅栏组织由 1～2 层细胞组成，不通过主脉；海绵组织由 3～4 层细胞组成。主脉均向上下表皮突出，内侧有 2～3 层厚角细胞，维管束外韧型。叶表面：上表皮垂周壁近乎直立，下表皮垂周壁微波状弯曲，气孔为不定式。上下表皮均为非腺毛和腺毛；非腺毛由 5～14 个细胞组成，表面有明显的线状角质纵纹，长 120～360 mm。

茎横切面：表皮为 1 列扁平的细胞组成，外壁角质增厚，着生单细胞和多细胞非腺毛，角隅处有厚角组织，由 4～6 列细胞组成，皮层内方有围绕于韧皮部外缘的半月形纤维束，内方 9～10 个大小不等的双韧维管束，放射排列；两韧皮射线间有石细胞群；髓部薄壁细胞内含有直径 12～28 mm 的淀粉粒。

[成分] 地上部分主含达玛烷型（dammarane）四环三萜皂苷：绞股蓝皂苷（gynosaponin）TN-1 和 TN-2；绞股蓝苷（gypenoside）Ⅰ～LXXIX 共 79 个，(20S)3β, 20, 23ξ-三羟基-24-达玛烷-21-酸-21, 23-内酯-3-O-[β-D-吡喃葡萄糖基(1→2)-α-L-吡喃阿拉伯糖基]-20-O-β-D-吡喃鼠李糖苷{(20S)3β, 20, 23ξ-trihydroxydammar-24-en-21-oic acid-21, 23-lactone-3-O-[β-D-glucopyranosyl(1→2)-α-L-arabino-pyranosyl]-20-O-β-D-rhamnopyranoside}及它的 (20R) 向异构体（epimer），(20S)-23ζ-达玛烯-3β, 20, 25, 26-四醇-3-O-[β-D-吡喃葡萄糖基(1→2)-α-L-吡喃阿拉伯糖基]-20-O-β-D-吡喃鼠李糖-26-吡喃葡萄糖苷〔(20S)-dammar-23ζ-ene-3β, 20, 25, 26-tetraol-3-O-[β-D-glucopyranosyl(1→2)-α-L-arabino-pyranosyl]-20-O-β-D-rhamnopyranosyl-26-O-gluco pyranoside〕、(20R)-25-达玛烯-3β, 20, 23ζ-四醇-3-O-[β-D-吡喃葡萄糖基(1→2)-α-L-吡喃阿拉伯糖基]-21-O-β-D-吡喃葡萄糖-24-O-吡喃鼠李糖苷〔(20R)-dammar-25-en-3β, 20, 23ζ-tetraol-3-O-[β-D-glucopyranosyl-(1→2)-α-L-arabinopyranosyl]-21-O-β-D-glucopyranosyl-24-O-rhamnopyranoside〕、3-O-β-D-吡喃葡萄糖基-2α, 3β, 12β, 20(S)-三羟基-达玛烷-20-烯-20-O-β-D-吡喃葡萄糖苷〔3-O-β-D-glucopyranosyl-2α, 3β, 12β, 20(S)-trihydroxydammar-24-en-20-O-β-D-glucopyranoside〕及 (20S)-三羟基达玛烷-24-in-21-羧基酸-21, 23ζ-内酯〔(20S)-3β, 20, 23ξ-trihydroxydammar-24-in-21-oic acid, 21, 23ξ-lactone〕、20(R)-达玛烷-25-烯-3β, 20, 21, 24ξ-四醇〔20(R)-dammar-25-en-3β, 20, 21, 24ξ-tetraol〕、C-20(20R)(20S)-达玛烷-23-烯-3β, 20, 25, 26-四醇〔C-20(20R)(20S)-dammar-23-ene-3β, 20, 25, 26-tetraol〕。甾醇类成分：5, 24-葫芦二烯醇（cucurbita-5, 24-dienol）、24, 24-二甲基-5α-胆甾-8-烯-3β-醇（24, 24-dimethyl-5α-cholest-8-en-3β-ol）、24, 24-二甲基-7-炔基-豆甾-22-炔-3β-醇〔(24R)-5α-stigmast-7-en-22-yn-3β-ol〕、24, 24-二甲基-5α-胆甾-7-烯-22-炔-3β-醇〔24, 24-dimethyl-5α-cholest-7-en-22-yn-3β-ol〕、24, 24-二甲基-5α-胆甾-7, 25-二烯-22-炔-3β-醇〔24, 24-dimethyl-5α-cholesta-7, 25-dien-22-yn-3β-ol〕、菠菜甾醇（spinasterol）、α-菠菜甾醇（α-spinasterol）、24, 24-二甲基-5α-胆甾-7-烯-3β-醇（24, 24-dimethyl-5α-cholest-7-en-3β-ol）、(22E)-24, 24-二甲基-5α-胆甾-7, 22-二烯-3β-醇〔(22E)-24, 24-dimethyl-5α-cholesta-7, 22-dien-3β-ol〕、24, 24-二甲基-5α-胆甾-7, 25-二烯-3β-醇〔24, 24-dimethyl-5α-cholesta-7, 25-dien-3β-ol〕、14α-甲基-5α-麦角甾-9(11), 24(28)-二烯-3β-醇〔14α-methyl-5α-ergosta-9(11), 24(28)-dien-3β-ol〕、24, 24-二甲基-5α-胆甾-3β-醇（24, 24-dimethyl-5α-cholestan-3β-ol）、24α-乙基-5α-胆甾-3β-醇（24α-ethyl-5α-cholestan-3β-ol）、14α-甲基-5α-麦角甾-9(11)-烯-3β-醇〔14α-methyl-5α-ergost-9(11)-en-3β-ol〕及 (24R)和 (24S)的差向异构体、4α, 14α-二甲基-5α-麦角甾-7, 9(11), 24(28)-三烯-3β-醇〔4α, 14α-dimethyl-5α-ergosta-7, 9(11), 24(28)-trien-3β-ol〕、异岩藻甾醇（isofucosterol）、β-谷甾醇（β-sitosterol）。黄酮类成分：芸香苷（rutin）、商陆苷（ombuoside）、商陆黄素（ombuin）；又含丙二酸（malonicacid）、维生

素 C（vitamin C）；天冬氨酸，苏氨酸，丝氨酸，谷氨酸等 17 种氨基酸和铁、锌、铜、锰、镍等 18 种元素。另含甜味成分：叶甜素（phyllodulcin）。

[药理] 1. 免疫调节作用 绞股蓝皂苷（GPs）150、300、600 mg/kg 灌胃给药，对环磷酰胺（CTX）或 ⁶⁰Co 照射所致的小鼠低白细胞血症均具有明显升高白细胞数的作用，在 150～300 mg/kg 之间作用强度与剂量呈正相关。并能增加 CTX 损伤小鼠的骨髓有核细胞数。GPs(200、400 mg/kg) 明显对抗 CTX 对免疫功能的抑制作用，对 CTX 所致的小鼠脾脏和胸腺重量、血清溶血素产生的水平及活性特异性玫瑰花形成率下降有不同程度的提高。GPs(50、100 mg/kg) 对正常小鼠有双向免疫调节作用。对于成年及老年小鼠灌 GPs(50、200、400 mg/kg) 14 日能提高小鼠外周 T 淋巴细胞 αANAE 阳性率、脾淋巴细胞的增殖反应及血清溶血素的水平，降低肝脏 MDA 生成。此外，GPs 能增强老龄鼠肝脏 SOD 活性。GPs 在体外能增强小鼠脾细胞对丝裂原 ConA、PHA、LPS 的增殖反应，对混合淋巴细胞的 T 细胞有增强作用，并能促进大鼠脾细胞分泌 IL-2 及大鼠腹腔巨噬细胞产生 IL-1。

2. 抗肿瘤作用 小鼠灌服 GPs 50 mg/kg，连服 7 日，对小鼠肉瘤 S₁₈₀ 可抑制瘤大小 40%。荷瘤（艾氏腹水癌）小鼠外周血酸性醋酸萘酯酶（ANAE）阳性细胞，对植物血凝素（PHA）的非特异性转化率均比正常小鼠低，绞股蓝则明显升高上述两项指标，应用 5-氟尿嘧啶或环磷酰胺的艾氏癌小鼠，脾淋巴细胞中 ANAE 阳性率，对 PHA 的非特异性转化率及 NK 细胞对艾氏癌细胞的毒性均降低，应用绞股蓝的小鼠，对上述三项指标均显著升高。在体外，GPs 0.5、1.0、2.0 mg/ml 对人体肝癌 SMMC-7721 细胞的生长有抑制作用，且与浓度相关；对 ³H 胸腺嘧啶脱氧核苷（³H-TdR）、³H 尿嘧啶核苷（³H-UR）和 ³H 亮氨酸（³H-Leu）的掺入均有抑制作用，且与浓度相关；癌细胞中 DNA、RNA 含量在 GPs 1 或 2 mg/ml 时也有降低，提示 GPs 对癌细胞 DNA、RNA 和蛋白合成均有抑制作用。GPs 能诱导 Huh-7、Hep3B 和 HA₂₂ T 细胞凋亡，这是通过上调 bax、bak 和 bclX(L)基因，下调 bcl-2 和 bad 基因实现的。进一步的研究表明，GPs 能导致线粒体内的细胞色素 C 释放到细胞质，随后激活级联反应酶 caspase1、9 和 3，导致 polyADPribose polymerase 的裂解。GPs 以剂量依赖方式抑制 Hep3B 和 HA22T 的增殖是通过细胞凋亡的机制，形态学研究也证实了这一点。用绞股蓝皂苷处理 2 日的 Hep3B 和 HA22T 细胞，染色的 DNA 减少并形成 subG₁ 峰，阻断 A₀ 期的细胞期，并将正常的 S 相移动到 S 相终期的 G₁ 期，降低 200 bp DNA 梯形片段数目。绞股蓝提取液对大鼠食管癌有一定的预防和阻断作用，可使体外培养的人直肠癌细胞（HCE-8693）DNA 合成降低，核分裂数减少，细胞变性坏死。GPs 抑制人口腔鳞癌颈淋巴结转移细胞的增殖，对癌细胞内线粒体和粗面内网网有损伤作用。

3. 延缓衰老作用 绞股蓝能明显延长细胞培养的传代代数。以人皮肤细胞体外培养，加 GPs 200 μg/ml 的培养液可使细胞传至 27 代，而对照组仅能传至 22 代；以人胎肺二倍体纤维细胞传代培养也获类似结果，对照组传至 51 代，GPs 组可传至 59 代。5 月龄小鼠采用含绞股蓝煎剂饲料（2.5 g 基础饲料含 0.1 g 生药）饲养 4 个月，存活 50%，对照组存活 0%，喂饲 2 个月即可提高小鼠 SOD 活性。d-半乳糖诱发的小鼠亚急性衰老模型，如同时给每只鼠每日腹腔注射绞股蓝浸膏混悬液 15 mg，共 40 日，可显著对抗衰老模型小鼠学习主动逃避反应能力的下降、脑内单胺氧化酶（MAO-B）活性的增高及脑脂褐质的增集，使衰老模型小鼠萎缩的胸腺恢复到正常水平，增大的脾胜也恢复到正常水平。

4. 抗氧化作用 GPs 降低人嗜中性粒细胞中超氧阴离子和过氧化氢量，减低由酵母聚糖引发的人单核细胞和鼠巨噬细胞化学发光氧化的激发，具有显著的抗氧化作用。对于氧自由基所致的血管舒张功能的降低及血管内皮细胞的损伤，GPs 也具有改善

和保护作用。GPs 不仅可对抗 X-XOD 所致血管舒张功能的降低，而且可对抗因美蓝(Mb)抑制内皮松弛因子(EDRF)所致的血管舒张功能的降低。其作用机制可能与促进组织释放 PGI 进而抗脂质过氧化有关。GPs 可减少 CCl_4 导致的肝组织 NO 含量的增高及肝细胞 DNA 合成速率的下降，降低大鼠心、肝、脑组织过氧化脂质含量，抑制大鼠脑、心、肝组织体外过氧化脂质生成；对大鼠肝微粒体和血管内皮细胞自发的和被 Fe^{2+}／半胱氨酸、维生素 C／NADPH、过氧化氢或 CCl_4 诱发的脂质过氧化亦有抑制作用。GPs 通过拮抗脂质过氧化所致的肝微粒体和线粒体膜流动性降低，增加血管内皮细胞粒血管酶活性以及降低细胞内 LDH 的外渗，从而保护生物膜免于氧化损伤。

5. 对心血管系统的作用 GPs 低浓度对离体蛙心有兴奋作用，2.4 mg/ml 时作用最强，4 mg/ml 时则呈抑制作用。麻醉兔静注 GPs 8 mg/kg，可使血压明显升高，16 mg/kg 时则使血压明显降低，且对垂体后叶素导致的心肌缺血(T 波高耸及 ST 段下移)有明显的对抗作用。麻醉开胸犬静注 GPs 5 或 10 mg/kg，能明显降低犬血压、心率，扩张血管与冠状血管阻力，增加冠脉血流量，减慢心率，使心脏张力-时间指数下降(间接反映心肌氧耗量降低)，对心肌收缩性能和心脏泵功能无明显影响，比等量人参总皂苷的作用略强。结扎冠脉引起急性心肌梗死大鼠，于结扎前 30 分钟及结扎后立即腹腔注射 GPs 25 mg/kg，可使缺血 24 小时的心肌梗死范围显著缩小，并使缺血 6 小时及 10 小时大鼠血清磷酸肌酸激酶(CPK)和乳酸脱氢酶(LDH)明显降低，使缺血后 30 分钟时缺血边缘区心肌超微结构损伤明显减轻。GPs 50、100 及 200 μg/ml 可减轻大鼠培养心肌细胞缺糖缺氧性损伤，抑制缺氧缺糖 6 小时心肌细胞 CPK 和 LDH 的释放。麻醉大鼠静注 GPs 10 或 25 mg/kg，30 分钟内对心率、血压、左心室收缩压和舒张压、左心室压力变化最大值、心指数等血流动力学指标均无明显变化。

6. 对血凝和血小板聚集的影响 在体外，GPs 0.25～1.00 mg/ml 时对花生四烯酸(AA)诱导的兔血小板聚集有促进血小板解聚作用，对放原诱导的血小板聚集，可使聚集曲线的坡度逐渐变小，潜伏期逐渐延长，说明可减慢血小板聚集的速度。家兔静注 GPs 40 mg/kg，对 ADP、AA 和胶原诱导的血小板聚集有明显的抑制作用，持续约 60 分钟，5 分钟时抑制作用最强。在体外，GPs 在抑制血小板聚集的浓度时，能明显抑制胶原诱导的血小板 5-羟色胺(5-HT)的释放，并能升高血小板悬液中 cAMP 水平，且效应与剂量相关。大鼠皮下注射 GPs 50 mg/kg，对血小板血栓(动脉血栓，主要由血小板激活所致)和静脉血栓(主要是凝血系统激活所致)有明显抑制作用。在体外，GPs 0.25～1.00 mg/ml 对血小板中血栓烷 B_2(TXB$_2$)和主动脉中 6-酮-前列腺素 $F_{1\alpha}$(6-keto-PGF$_{1\alpha}$)的生成均有抑制作用。IC_{50} 分别为 1.03 和 1.15 mg/ml，表明 GPs 可抑制 AA 代谢，可能是抑制血小板聚集和实验性血栓形成的机制之一。

7. 对中枢神经系统的作用 小鼠腹腔注射绞股蓝提取物 100、200 mg/kg，可明显延长戊巴比妥致睡眠时间。小鼠灌胃绞股蓝浸膏(含 GPs 约 20%)450 mg/kg 可明显减少小鼠的自发活动。表明绞股蓝或所含 GPs 有明显镇静作用。小鼠灌胃浸膏 450 mg/kg，用热板法证明有显著镇痛作用，对正常小鼠体温则有短时升高作用，并有明显增强小鼠常压耐缺氧作用，小鼠游泳试验有显著抗疲劳作用，还有显著耐高温作用。小鼠皮下注射绞股蓝 3 种提取物(水、20% 乙醇和 95% 乙醇提取物)3.0 g/kg，连续 4～5 日，可对善樟柳碱引起的记忆获得障碍以及 20% 乙醇提取物对蛋白合成抑制剂(环己酰亚胺、氯霉素)造成的记忆巩固不良以及 20% 乙醇引起的记忆再现障碍均有拮抗作用。

8. 对脑血再灌注损伤的保护作用 静注 GPs 50 mg/kg 可显著减轻脑缺血过程中皮层脑电发生的严重抑制，改善缺血脑组织的形态学变化，并抑制脑缺血后静脉血中 LDH 和 CPK 活性的

升高程度；显著减轻脑细胞内水、Na^+ 含量，减少 K^+ 的细胞外移，抑制细胞内 LDH 和 CPK 释放，显著改善脑组织内乳酸的积累，降低 MDA 含量。GPs 对外源性氧自由基诱发的脑血管收缩的抑制作用呈现浓度度依赖性。对于犬脑干缺血性损伤，GPs 可通过升高 SOD 活性及降低 PLA$_2$ 的活性产生较好的保护作用，使听觉诱发电位和病理恢复率逐渐升高。对于缺血易损区海马，GPs 能提高 SOD 活力，减少脂质过氧化物的生成，减轻海马结构缺血再灌注损伤，其作用机制与 GPs 抗氧化作用及改善 ATP 酶的功能有关。GPs 对大鼠急性全脑缺血再灌注及血管性痴呆导致的脑内神经元 DNA 和 RNA 损伤均有保护作用。

9. 肝脏保护作用 GPs 能明显降低因 CCl_4 诱导肝损伤升高的 SGOT(AST)、SGPT(ALT)，且可升高白蛋白／球蛋白(A/G)比率，使胶原质降低 33%，病理学观察亦发现肝胶原质变薄。证实 GPs 有保护肝脏和抗肝脏纤维化作用。绞股蓝的水提取物(100、300、500 mg/kg)可加快肝脏的恢复。在扑热息痛模型中，绞股蓝水提取物可逆低天冬氨酸氨基转移酶(AST)和丙氨酸氨基转移酶(ALT)升高。组织学观察在肝小叶中心区的坏死总量和窦状隙充血、肝中央静脉周围的淋巴细胞和肝巨噬细胞的滤过以及细胞边缘糊状和气球样变性均被 GPs 逆转。

10. 肾脏保护作用 在大鼠被动型 Heymann 肾炎模型，GPs 能减轻蛋白尿，降低血浆黏度，提高氧化能力并改善肾功能。GPs 对灌注腺嘌呤所致的大鼠慢性肾衰竭、肾组织纤维化不仅具有抗纤维化作用，而且可使肾功能明显改善，血浆内皮素和肿瘤坏死因子含量明显降低，血红蛋白量明显升高。在体实验已证实 GPs 对庆大霉素所致大鼠急性肾衰竭具有保护作用。离体实验研究表明，GPs 通过抗氧化、拮抗膜的流动性下降、激活并保护细胞 Na^+、K^+-ATP 酶、减轻 DNA 合成的受抑等机制减轻庆大霉素肾毒性损伤。

11. 药动学 家兔肌注 GPs 300 mg/kg，吸收快、分布广、排泄慢，24 小时总尿排量相当于给药总量 10% 左右，血药浓度还出现双峰，推测 GPs 可能存在肝肠循环。GPs 动力学符合二室模型，主要动力学参数如下：半衰期($t_{1/2}$, ka)0.289 小时，半衰期($t_{1/2}$, ke)16.440 小时，血浆浓度峰值(C_{max})163.598 μg/ml。

毒性 小鼠灌服绞股蓝水提浸膏(GP)10 000 mg/kg，72 小时内无死亡。腹腔注射 GP 的 LD_{50} 为 2 862.5 mg/kg。小鼠灌服绞股蓝浸膏(含 GPs 约 20%)的 LD_{50} 为 4.5 g/kg，不同产地的绞股蓝总苷 I 和总苷 II 给小鼠腹腔注射 LD_{50} 分别为 899.50～1 051.32 mg/kg 和 1 743.25～2 049.11 mg/kg。另有报道，小鼠腹腔注射 GPs 的 LD_{50} 为 755 mg/kg。大鼠腹腔注射绞股蓝粗提物 LD_{50} 为 1 850 mg/kg，经口服用 10 g/kg 未见毒性。每日喂服 8 g/kg，连续 1 个月，一般情况、体重增长、进食量、血、尿常规和病理组织学检查均未发现异常。

【药性】 苦、微甘，凉。归肺、脾、肾经。

1.《救荒本草》："叶：味甜。"

2.《中草药通讯》〔1972,(2)：24〕："带根全草：味苦，性寒。"

【功用主治】 清热、补虚、解毒。主治体虚乏力、虚劳失精，白细胞减少症，高脂血症，病毒性肝炎，慢性胃肠炎，慢性气管炎。

1.《中草药通讯》〔1972,(2)：24〕："消炎解毒，止咳祛痰。"

2.《全国中草药汇编》："主治慢性支气管炎，传染性肝炎，肾盂肾炎，胃肠炎。"

【用法用量】 内服：煎汤，15～30 g，研末，3～6 g；或泡茶饮。外用：捣烂涂擦。

【选方】 1. 治慢性支气管炎 绞股蓝晒干研粉，每次3～6 g，吞服，每日 3 次。《浙江药用植物志》

2. 治劳伤虚损，遗精 绞股蓝 15～30 g，水煎服，每日 1 剂。(浙江《民间常用草药》)

【临床报道】 1. 治疗虚证 用绞股蓝口服液每次 20 ml(含

绞股蓝总皂苷 30 mg），每日 3 次，空腹服，30 日为 1 个疗程。治疗虚证（气虚和阳虚）患者 54 例，结果：显效 39 例，有效 11 例，无效 4 例，总有效率 92.6%，其中气虚患者有效率 100%，阳虚患者有效率 82.6%。服药前后实验检测结果表明，本品有兴奋肾上腺皮质功能、提高血浆皮质醇含量的作用。采用绞股蓝冲剂治疗气虚和阳虚患者 60 例。方法：绞股蓝冲剂，每次 1 包（含总皂苷 90 mg），每日 3 次，空腹服，30 日为 1 个疗程。治疗期间未服其他益气补肾药物及激素。每星期记录虚证症状及舌脉变化情况并评分。平均服药 40.88 日，有效率分别为 93.55% 和 93.10%，总有效率 93.33%，无毒副作用。治疗后血浆皮质醇和淋巴细胞转化率均显著提高；血清 TC、TG、LDL 明显降低，说明该药有补虚和降血脂的作用。

2. 治疗萎缩性胃炎 用绞股蓝制成冲剂，每次 10 g，每日 3 次，3 个月为 1 个疗程。治疗慢性萎缩性胃炎 151 例（其中伴有肠化者 52 例）。结果：显效 28 例，好转 57 例，无效 58 例，加重 8 例，总有效率 56.26%，肠化有效率 75.03%。一般于服药 1 个月后开始起效，治疗期间未见明显毒副作用。

3. 治疗白细胞减少症 本组 39 例患者均为不明原因的白细胞减少症，除有病例肝脾淋巴结均不肿大。除 3 例过去未用提升白细胞药物外，其余病例均曾应用多种提升白细胞药物，效果不明显或不稳定。方法：本组治疗药为绞股蓝口服液。每支 10 ml，含人参皂苷 20 mg。每次 2 支，每日 3 次口服。15 日为 1 个疗程，连服 2 个疗程。均在门诊观察和随访。在服药期间，停用一切有关升高白细胞的中西药物。结果：39 例中，显效 21 例，有效 15 例，无效 3 例，总有效率 92.31%。治疗前后白细胞平均增加 0.916×10⁹/L。治疗前后比较有非常显著性差异。

4. 治疗高脂血症 将 75 例高脂血症患者随机分为治疗组和对照组，治疗组 34 例，对照组 31 例。方法：两组患者均保持原有饮食习惯及运动量。治疗组用当地野生绞股蓝采摘后洗净晾干，切成细段备用，2 g/日代茶饮。对照组 PSS 片 50 mg，3 次/日口服。药后 3 个月做血脂测定。结果：治疗组用药 3～6 个月后与治疗前比较，血脂显著降低，与对照组治疗前比较血脂虽然降低，但无统计学意义，绞股蓝降脂作用明显优于 PSS 组。

5. 治疗高血压病 轻、中度高血压患者共 120 例，随机分 3 组，各 40 例。Ⅰ组：硝苯地平 10 mg，每日 3 次；Ⅱ组：绞股蓝 10 g 代茶饮，每日数次；Ⅲ组：Ⅰ＋Ⅱ（方法同上）。每日记录血压变化，2 星期为 1 个疗程，同时进行肝功能、肾功能检查。均未应用其他影响血压的药物。结果：发现该药有显著降血压的作用，与硝苯地平作用相近，两组比较无显著性差异；其降血压的总有效率与硝苯地平相相近，组间比较差异无显著性；还发现，绞股蓝与硝苯地平联合应用，其降血压作用更显著。认为绞股蓝降血压的作用，可能与其含人皂苷成分有关，通过调节机体的免疫功能降低血液的黏稠度，改善微循环而起到降血压的作用。

6. 治疗血管性头痛 单用绞股蓝 20 g，开水冲泡代茶饮，每剂饮服可冲泡 5～6 次，每日 1 剂，30 日为 1 个疗程。如果效果不佳者可加服 1 个疗程，好转或治愈后，巩固治疗半月。坚持用药时间 1 个月，最长 1～2 年。结果：46 例中，治愈 32 例，有效 10 例，无效 4 例，总有效率 91.3%。

7. 治疗脑梗死后脑功能障碍 采用视觉诱发电位（PRVEP）研究绞股蓝对脑梗死患者脑功能障碍的改善作用。方法：32 例脑梗死患者（A 组）及正常老年人 23 例（C 组）服用绞股蓝，50 g/日，代茶饮；并设立脑复康治疗组 21 例（B 组）作为对照，服脑复康 0.8 g/次，3 次/日。三组均服药 24 星期。结果：A、C 组被试者在服用绞股蓝后，PRVEP 主波群形态变陡，异波出现率增多，尤其晚成分 N3，P4，N4 波改善明显，C 组晚成分分波潜伏期缩短。服用绞股蓝 24 星期较 12 星期对改善 PRVEP 更明显。认为绞股蓝可明显改善

脑梗死患者的脑功能障碍。

8. 治疗乙型肝炎 黄山绞股蓝冲剂，每日 2 次，连服 6 个月为 1 个疗程。疗程结束后检验 HBV M、HbeAg，未消失者可再用 1 个疗程。治疗过程中不加用其他。疗效标准：Ⅰ级：HBsAg 与 HBeAg 转阴，抗-HBs 形成，肝脏功能正常，症状基本消失。Ⅱ级：HBsAg 阳性，HBeAg 转阴，抗-HBc 形成，肝脏功能正常，症状消失。Ⅲ级：治疗后 HBsAg、HBeAg 仍阳性，肝脏功能和症状无明显改善。共观察 200 例，结果：Ⅰ级疗效 52 例；Ⅱ级疗效 139 例；Ⅲ级疗效 9 例；Ⅰ＋Ⅱ级疗效占 95.5%。

9. 治疗恶性肿瘤 用绞股蓝冲剂（每包含人参皂苷 40 mg），每次 2 包，每日 3 次，1 个月为 1 个疗程，治疗中晚期恶性肿瘤 19 例。结果显效 10 例，有效 7 例，总有效率 89.47%。对肿瘤患者细胞免疫功能有显著的提高。

10. 治疗复发性口腔溃疡 取生绞股蓝 9 g，放入杯内，用沸开水 150～200 ml 浸泡 20 分钟，待凉温后 1 次饮完，儿童酌减，每日再浸泡 1 次待下次饮用，日服 2～3 次，治疗原发性口腔溃疡 32 例。结果显效 22 例，有效 8 例，无效 2 例。

11. 治疗手足癣 取新鲜绞股蓝头部嫩茎叶适量，用手搓揉至出汁，而后用纱布包囊，使汁液从纱布缝中渗出，再用力反复擦涂患部，每日 3～4 次。治疗手足癣 100 例。经治 5～7 日，全部病例均获痊愈。报道认为，凡属浅部真菌性皮肤病，本品均有确切疗效。

3673 孩儿草 hái ér cǎo 《岭南采药录》

【异名】 蓝色草《广州植物志》、白甲草、黄峰草《广东中药》、火炭草、四方梗、鱼尾草《广西药用植物名录》、积粉草、土夏枯草（广州空军《常用中草药手册》）、疳积草《全国中草药汇编》）。

【基原】 为爵床科明萼草属植物孩儿草的全草。

【原植物】 孩儿草 *Rungia pectinata* (L.) Nees〔*Justicia pectinata* L.；*R. parviflora* (Retz.) Nees var. *pectinata* (L.) C. B. Clarke〕

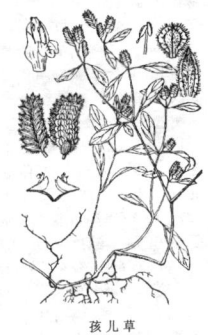
孩儿草

一年生细弱草本，高达 50 cm。全株被毛。茎上部多分枝，茎下部斜卧，节部稍膨大，带紫红色。叶对生；叶柄长 3～4 mm；叶片椭圆状至长圆状披针形，长 1.5～5 cm，先端尖，基部楔形，全缘。穗状花序顶生或腋生，长 1～2.5 cm，粗约 6 mm，花偏生一侧；苞片 2 型，有花的苞片倒卵状椭圆形，背有短柔毛，具宽膜质边缘和睫毛，无花的苞片顶端狭披针形，作篦齿状排列；小苞片 2；花白色带淡紫色，萼 5 裂，裂片狭披针形；花冠二唇形，上唇先端凹，下唇 3 浅裂；雄蕊 2，花药 2 室，药室不等高，较低的 1 室具小距；子房有胚珠 4。蒴果卵形或长圆形，开裂时胞座自萼底弹起。种子 4 颗，扁圆形，黑褐色。花期 11 月～翌年春季。

生于田边、坡地、村边之草丛中。分布于台湾、广东、海南、广西、云南等地。

【采收加工】 6～11 月采收，鲜用或晒干。

【成分】 全草含：十五烷（pentadecane）、二十碳烷（eicosane）、β-谷甾醇（β-sitosterol）、豆甾醇（stigmasterol）、亮氨酸（leucine）、异亮氨酸（isoleucine）、缬氨酸（valine）。

【药性】 微苦、辛，凉。

1. 《广东中药》:"甘,平,微凉。"

2. 《广西本草选编》:"味淡、微苦,性凉。"

3. 《全国中草药汇编》:"辛、苦,凉。"

【功用主治】 消积,泻肝火,清湿热。主治小儿食积,目赤肿痛,湿热泻痢,肝炎,瘰疬,痈肿,毒蛇咬伤。

1. 《岭南采药录》:"消小儿食积,清肝火,与白芍功用相同。"

2. 《广东中药》:"明目,止痢。"

3. 《广西本草选编》:"消积导滞,清热解毒。主治小儿消化不良,食欲不振,感冒,急性结膜炎,喉痛,颈淋巴结结核,肝炎,痢疾,疖肿,毒蛇咬伤。"

4. 《全国中草药汇编》:"清热利湿。"

【用法用量】 内服:煎汤,9～15 g。外用:捣敷。

【选方】 治疖肿,毒蛇咬伤 孩儿草9～15 g。水煎服。并用鲜全草捣烂外敷,蛇伤敷伤口周围。(《广西本草选编》)

3674 孩儿茶 hái ér chá (伏膝正要)

【异名】 乌爹泥、乌垒泥、乌丁泥(《纲目》),儿茶(《杂病源流犀烛》),粉儿茶(《中国药学大辞典》),儿茶膏(《中药大辞典》),黑儿茶(《浙江药用植物志》)。

【基原】 为豆科金合欢属植物儿茶心材或去皮枝干煎制而成的干燥浸膏。

【原植物】 儿茶 Acacia catechu (L. f.) Willd. [Mimosa catechu L. f.]

落叶小乔木,高 6～13 m。树皮棕色,常成条状薄片开裂,但不脱落,小枝被短柔毛。二回羽状复叶,互生,长 6～12 cm;托叶下常有一对扁平、棕色的钩状刺或无;总叶柄近基部及叶轴顶部约数对羽片着有腺体;叶轴被长柔毛;羽片10～30对;小叶20～50对,线形,长2～8 mm,宽 1～1.5 mm,叶缘被疏毛。总状花序腋生,萼成筒状,上部 5 裂,有疏毛;花瓣5,黄色或白色,披针形或倒披针形,为萼长的2～3倍,被疏毛;雄蕊多数,花丝分离,伸出

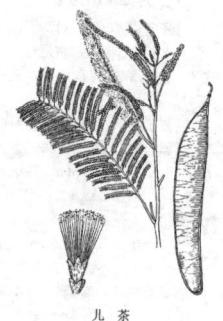

儿　茶

花冠外;雌蕊1,子房上位,长卵形,花柱细长。荚果带状,长 5～12 cm,宽1～1.8 cm,棕色,有光泽,开裂,先端有喙尖,紫褐色。种子3～10 颗。花期4～8 月,果期 9 月至翌年 1 月。

分布于浙江、广东、广西、云南、台湾,其中除云南(西双版纳、临沧地区)有野生外,余均为引种。

【栽培】 生物学特性 儿茶产于热带地区,西双版纳是我国儿茶商品的唯一产区,主产地年平均气温 21.2～21.7 ℃,极端最低气温-0.5～2.8 ℃,年降雨量 1 200～1 500 mm,相对湿度83%～85%。儿茶是阳性植物,要求阳光充足,特别是幼苗,最怕其他植物的覆盖和荫蔽。土壤宜选向阳,土层深厚、排水良好的壤土或轻黏土栽培。

繁殖方法 种子繁殖。生产上常用直播,于 5～6 月雨季进行,最迟不得过7月,按行株距2 m×3 m挖穴,穴口宽 50 cm,深40 cm,底宽 30 cm。每用农家肥和钙、镁、磷肥混合作基肥。每穴播种8～10颗。盖土 1～1.5 cm。苗高约8 cm时,进行第一次间苗,每穴留苗 4 株。苗高 15 cm 时进行第二次间苗,每穴留苗 2 株。翌年雨季定苗,去弱留壮,每穴留壮苗 1 株,确保全苗。6～9 月,每月除草 1 次。雨季末期,可将掉的杂草覆盖植株根基周围,以利抗旱保苗。儿茶收获部分主要是茎秆心材,故应离地面

2 m以下的分枝剪除,确保主杆形成;幼树顶端易下垂,应架支柱使其直立生长。

病虫害防治 病害有猝倒病,在苗过密和阴湿环境容易发生,应选阳光充足,通风、排水良好的地播种,喷 1∶1∶120 波尔多液预防。发病开始,立即拔除病株,用 3∶1 的石灰和草木灰撒于表土,并用50%多菌灵浇灌防止蔓延。虫害有地老虎咬断幼苗;粉蚧聚集枝杈上吸取汁液。

【采收加工】 一般儿茶栽培 10 年以上,即可采伐加工。可在冬季落叶前后春季萌芽抽枝前进行,此时正值旱季,儿茶膏易蒸发。将树砍伐后,除去白色边材,取褐色心材砍成碎片,加水 4倍,煮沸提取 6 次,每次浸提 1.5 小时,合并 6 次浸提液,浓缩成流浸膏,盛入模具干燥。

【药材】 孩儿茶 Catechu 主产于云南西双版纳。

性状 本品呈类方形块状或不规则块状,大小不一,表面棕褐色或黑褐色,稍具光泽、平滑或有龟裂纹。质脆,易破碎,断面不整齐,具光泽,有细孔。无臭,味涩、苦后略甜。

鉴别 (1) 取儿茶粉末以水装置,放置片刻,置显微镜下观察,可见大量针状结晶及黄色块状物。

(2) 取本品末约 0.1 g,加水 10 ml,使溶解,滤过,滤液加三氯化铁试液 1～2滴,溶液显墨绿色(检查鞣质)。

(3) 取本品粉末约 0.1 g,加水 25 ml 使溶解,滤过,取滤液10 ml,加铅和溴水约 5 滴,立即发生黄白色沉淀。

(4) 取火柴杆一端入本品水浸液中,使轻微着色,待干燥后再浸入盐酸中立即取出,置火焰附近烘之,杆上即显深红色(检查儿茶素)。

(5) 薄层色谱 取本品粉末 0.5 g,加乙醚 30 ml,超声处理 10分钟,滤过,滤液蒸干,残渣用甲醇 5 ml使溶解,作为供试品溶液。另取儿茶素和表儿茶素对照品,加甲醇制成每 1 ml 含 0.2 mg的混合溶液,作为对照品溶液。吸取上述两种溶液分别点于同一纤维素预制板上,以正丁醇-醋酸-水(3∶2∶1)为展开剂,展开,取出,晾干,喷以10%硫酸乙醇溶液,加热至斑点显色清晰。供试品色谱中,在与对照品色谱相应的位置上,显相同的红色斑点。

品质标志 《中华人民共和国药典》2010 年版规定:照高效液相色谱法测定,本品含儿茶素($C_{15}H_{14}O_6$)和表儿茶素($C_{15}H_{14}O_6$)的总量不得少于 21.0%。

【成分】 心材含儿茶鞣酸(catechutannic acid)20%～50%。黄酮类:左旋及消旋儿茶素(catechin)2%～20%,左旋及消旋表儿茶素(epicatechin),非瑟素(fisetin),槲皮素(quercetin),槲皮万寿菊素(quercetagetin),山柰酚(kaempferol),二氢山柰酚(dihydrokaempferol),花旗松素(taxifolin),异鼠李素(isorhamnetin),右旋阿夫儿茶素(afzelechin),双聚原矢车菊素(dimeric procyanidin)。

【药理】 1. 保肝、利胆作用 本品所含 d-儿茶素及表儿茶素均有显著保肝作用,d-儿茶素 150 mg/kg 灌服对四氯化碳所致肝损伤有保护作用,可使丙氨酸氨基转氨酶(ALT)明显降低,倒置的清蛋白/球蛋白(A/G)逆转,增加谷胱甘肽硫转移酶(GST)活性而增进肝解毒功能。d-儿茶素并能拮抗蝇蕈碱、鬼笔碱及醋氨酚所致肝损伤,对于高胱氨酸硫醚 S 和丙二酸所致大鼠肝脂肪变及低蛋白高脂饮食所致大鼠肝脂肪变,d-儿茶素 50 mg/kg 皮下注射也均有明显保护作用,而脒嘧啶-6-羧酸或乙醇所致之肝脂肪变 d-儿茶素灌服也可显著防止之。d-儿茶素的保肝作用与其促进肝内ATP合成、溶酶体膜稳定、自由基清除、抗氧化作用以及可能的抗肉毒素、抗脂肪浸润等有关。而表儿茶素的保肝作用也与其强的自由基清除作用有关。儿茶素 50 及75 mg/kg 十二指肠给约还可显著增加麻醉犬或大鼠的胆汁流量,作用分别持续 3 小时或 60～80 分钟。

2. 对免疫功能的影响 无抗原存在时 d-儿茶素不影响白细胞游走,但体外试验抑制对纯化的蛋白衍生物(PPD)抗原敏感的

正常人白细胞的游走,而对曾感染乙肝并对乙肝表面抗原敏感的患者其对白细胞游走的抑制作用更强,表明其能放大细胞介导的免疫反应而促进乙肝抗原的清除。d-儿茶素还可使慢性肝炎患者降低了的淋巴细胞数恢复正常。对于正常人外周血 Ts 细胞 d-儿茶素能激活,而抑制刀豆球蛋白 A(ConA)诱导的母细胞转化,但对慢性肝病患者 d-儿茶素则显著抑制 Ts 功能,抑制 Ig 的生成。

3. 抗病原微生物作用　体外抑菌试验表明,儿茶的最低抑菌浓度(MIC)对金黄色葡萄球菌为 2.81 mg /ml,白色葡萄球菌为 5.63 mg /ml,乙型溶血性链球菌为 5.63 mg /ml,白念珠菌为 5.63 mg /ml。5% 的儿茶混悬液在 58 株痢疾杆菌的药敏试验中对福氏和鲍氏痢疾杆菌的敏感率为 100%。此外对病毒及某些真菌也有显著抑制作用。

4. 降血糖作用　本品所含表儿茶素能使 ATP、温度和浓度依赖地促进大鼠胰岛素分泌,30 mg/kg 每日 2 次,动注射 4 日,可使大鼠胰岛中胰岛素量增加 30%,表儿茶素还可促进胰岛中 DNA 的合成。

5. 对血液和心血管系统的作用　儿茶素有显著的抗血小板聚集、抗血栓形成等作用,对 ADP、AA 和肾上腺素诱导的家兔血小板聚集,儿茶素呈浓度依赖性抑制;儿茶素还显著抑制大鼠血栓形成,可降低血栓烷 A_2 (TXA_2)含量而对 6-keto-PGF_1 无明显影响。

6. 其他作用　皮下埋入儿茶 30 mg,可显著延迟醋酸所致小鼠扭体反应发生的潜伏期,明显减少扭体次数,皮下埋入 40 mg 儿茶 5 小时局部无明显刺激反应,表明儿茶有一定镇痛作用。儿茶素有抗放射、升高白细胞和抗肿瘤作用,并因能抑制细菌产生纤维蛋白粘连而阻止龋齿的发生。儿茶鞣酸可对维生素 C 缺乏的豚鼠可促进维生素 C 吸收,并能抑制实验性大鼠膀胱结石的形成,可能与其能降低尿液的 pH 有关。

7. 体内过程　$[^{14}C]$-d-儿茶素口服,吸收率在 70% 以上,约 1~3 小时达峰浓度。口服 0.5、1.0 和 2.0 g,血清浓度随剂量大小而高低,但相对生物利用度大致相似,无胃肠道饱和吸收及剂量依赖性首过效应。原化合物的表观消除半衰期为 1~1.5 小时,以原形以下的约占 0.5%,约 8 小时可排泄完毕。

毒性　儿茶鞣酸小鼠静注 200~300 mg/kg 可致死亡,以含儿茶鞣酸 3%~5% 的饲料喂大鼠 1 个月不引起动物死亡。儿茶素灌服对小鼠的 LD_{50} 大于 1.37 g/kg。

【药性】　苦、涩、凉。归心、肺、脾经。

1.《饮膳正要》:"甘、苦、微寒、无毒。"

2.《纲目》:"苦涩,平,无毒。"

3.《本草正》:"味苦、微涩,性凉。"

4.《本草求真》:"入心、肺。"

【功用主治】　收涩敛疮,止血,化痰。主治疮疡久溃不敛,湿疮流水,牙疳,口疮,鼻渊流水,咯血,吐血,尿血,便血,血崩,外伤出血,痔疮肿痛,痰热咳嗽。

1.《饮膳正要》:"去膈热,止渴,利小便,消食下气,清神少睡。"

2.《医学入门》:"消血,治一切疮毒。"

3.《纲目》:"清上膈热,化痰生津,涂金疮,一切诸疮,生肌定痛,止血,收湿。"

4.《本草正》:"降火生津,清痰凉咳嗽,治口齿喉痹,烦热,止消渴,吐血,衄血,便血,尿血,湿热痢血,及妇人崩淋,经血不止,小儿肯热,口疳,热疮,湿烂诸疮,敛肌生肉,亦杀诸虫。"

5.《本草要要》:"涂阴疳痔肿。"

6.《本草求真》:"治时行瘟瘴。"

【用法用量】　内服:煎汤,0.9~3 g;或入丸、散。外用:研末

撒或调敷。

【选方】　1. 治牙疳,口疮　孩儿茶、硼砂等分。为末搽。《纲目》

2. 治走马牙疳　孩儿茶、雄黄、贝母等分。为末,米泔漱净搽之。《纲目》引《积德堂经验方》

3. 治下疳阴疮　孩儿茶一钱,真珠一分,片脑半分。为末敷。《纲目》引《纂要奇方》

4. 治皮肤湿疹、溃疡,分泌物多　儿茶 9 g,轻粉 6 g,冰片 0.9 g,龙骨 9 g。研末水调外敷。《中药临床应用》儿茶散

5. 治鼻龋和痔疮出血　儿茶末外敷,或用儿茶 7.5 g 研末,桂皮 1.5 g 研末,沸水 250 ml,浸 30 分钟滤净后外洗痔疮,或用棉花浸药液作痔孔压迫止血。《中药临床应用》

6. 治宫外孕,剖腹产,各类息肉,结石,包块,尿血,便血以及手术后粘连等　孩儿茶 15 g,方苏木 15 g,鸡血藤 15 g,紫丹参 30 g。水煎内服。如有外伤,久不愈合,加花蕊石 30 g,稻草灰 15 g,梅花片 3 g,研细末调香油(或菜油)擦患处。〔《中西医结合杂志》1985,(4);231〕

7. 治上消化道出血(肝硬化食管静脉曲张破裂之出血除外)　儿茶、白及、阿胶、云南白药各等量,研成细粉。每日服药 2、3 次,每次 3 g,白水冲服。〔《新医药学杂志》1978,(3);28　止血粉〕

8. 治鼻窦炎　辛夷 12 g,儿茶 6 g,乳香 1.5 g,冰片 1.5 g,甘油适量。将四药研细过筛,混合均匀,取甘油适量调成糊状,用棉片吸附药液至饱和状态。于患者中鼻道和下鼻道各放置复方辛夷油棉片 1 块,令患者低头,行体位引流 15~20 分钟。〔《新医药学杂志》1976,(2);40　复方辛夷油〕

9. 治咳嗽　儿茶 60 g,细辛 12 g,猪胆 1 个。前二味药共研末,取胆汁炼熟,三味药共为丸,每丸重 3 g。每日 4 次,每次 1 丸,空腹含化。《全国中草药新医疗法展览会资料选编》

【临床报道】　1. 治疗肺结核咯血　取孩儿茶 37.5 g,明矾 30 g。研末过 60 目筛混匀。口服,每日 3、4 次,每次 0.2~0.4 g,中等量咯血每次 0.4~0.8 g,无效 3 例后,咯血消失 67 例,好转 11 例,无效 3 例,总有效率达 96.3%,大咯血者不宜用。

2. 治疗溃疡病出血　将 102 例溃疡病出血患者均分 3 组,甲组大黄粉 3 g,儿茶粉 3 g,每日 3 次口服;乙组三七粉 3 g,儿茶粉 3 g,每日 3 次口服;丙组一般西药止血。结果:总有效率分别为 88.2%、85.29%、58.82%,大便潜血转阴平均日数依次为 4.41、5.82、6.94 日。显效,甲组 16 例,乙组 9 例,丙组 7 例。甲、丙组比较有显著差异。各组总有效率,甲、乙组分别与丙组比较,有显著差异。

3. 治疗慢性结肠炎　单纯用儿茶口服与保留灌肠,15~30 日为 1 个疗程。每次口服儿茶粉 0.6~2.0 g,每日 3 次,同时以儿茶粉 4~10 g 加温生理盐水或温开水 40~100 ml 保留灌肠,每日 1 次。共治 93 例,经 2~3 个疗程,痊愈 14 例(其中 6 例用儿茶蜜丸治疗),显效 42 例,有效 33 例,无效 4 例,总有效率 95.7%,与西药组 56 例(痊愈 6 例,显效 11 例,有效 33 例,无效 6 例)比较,有显著差异。

4. 治疗脓疱疮　用消毒棉签擦破脓疱并吸净脓液,清除疱壁或脓痂后外搽 25% 儿茶溶液,每日 1 次。共治 100 例,824 个皮损。治愈皮损为 768 个,显效 54 个,有效 2 个。与自身对照(搽 2% 甲紫液)635 个皮损比较(痊愈 561 个,显效 71 个,有效 3 个),$P < 0.05$。

5. 治疗口疮　单纯用儿茶粉末涂搽,每日 2、3 次,共治 162 例,治愈率 100%,涂抹 1 次而愈者 106 人,涂抹 2 次痊愈者 42 人,涂抹 3~5 次痊愈者 14 人。

3675 艳山姜 yàn shān jiāng（广州部队《常用中草药手册》）

【异名】玉桃（《植物名实图考》），草扣、大良姜（《广西药用植物名录》），大草蔻、假砂仁（《广西本草选编》），土砂仁（《贵州中草药名录》），草豆蔻《新华本草纲要》）。

【基原】为姜科山姜属植物艳山姜的根茎和果实。

【原植物】艳山姜 Alpinia zerumbet（Pers.）Burtt. et Smith [Costus zerumbet Pers.；Alpinia speciosa（Wendl.）K. Schum.]

多年生常绿草本，高 1.5～3 m。叶大，互生；叶柄长 1～1.5 cm；叶舌长 5～10 mm，外被毛；叶片披针形，长 30～60 cm，宽5～15 cm，先端渐尖而有一旋卷的小尖头，基部渐狭，边缘具短柔毛。圆锥花序呈总状花序式，下垂，长达 30 cm，花序轴紫红色，被绒毛，分枝极短，每一分枝上有花 1～2朵；小苞片椭圆形，白色，先端粉红色，蕾时包裹住花，无毛；花萼近钟形，长约2 cm，白色，先端粉红色，一侧开裂，先端 2 齿裂；花冠管较花萼为短，裂片长圆形，长约 3 cm，后方的 1 枚较大，乳白色，先端粉红色；侧生退化雄蕊钻状；唇瓣匙状宽卵形，长 4～6 cm，先端皱波状，黄色而有紫红色彩；雄蕊长约 2.5 cm；子房被金黄色粗毛；腺体长约 2.5 mm。蒴果卵圆形，直径约 2 cm，被稀疏的粗毛，具显露的纵向条纹，先端常冠以宿萼，熟时朱红色，种子有棱角。花期 4～6 月，果期 7～10 月。

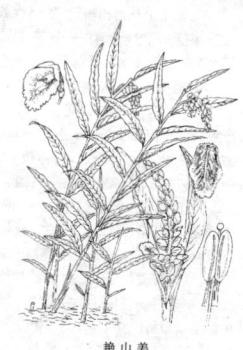

艳山姜

生于田头、地边、路旁及沟边草丛中，常栽培于房前屋后及庭园供观赏。分布于我国东南部各地。

【采收加工】　全年均可采挖根茎，鲜用或切片晒干。7～10月采收待成熟果实，烘干。

【药材】艳山姜 Alpiniae Zerumbet Fructus seu Rhizoma　产于福建、广东、广西等地。

性状　果实略呈球形，两端略尖，长约 2 cm，直径 1.5 cm，黄棕色，略有光泽，有 10 数条隆起的纵棱，顶端具一突起，为花被残基，基部有果柄断痕。果皮薄膜质疏松，易脱落，假种皮膜质，白色。种子为多面体，长 4～5 mm，直径 3～4 mm。味淡，辣辣子。

显微　（1）种子横切面：种皮表皮细胞类方形。下皮为 2～3列细胞，长方形或类方形，切向排列，内含黄褐色物，色素层为数列棕色细胞，其中散有类圆形油室；内种皮为 1 列栅状石细胞，棕色，内壁及侧壁极厚，胞腔小，内含硅质块。外胚乳细胞含草酸钙方晶。

粉末特征：灰棕色。假种皮细胞较大，常成团；单个细胞呈纺锤形，有的呈椭圆形，末端多膨大，腔内含多颗粒状物。种皮表皮细胞呈多角形，常见下皮细胞与之重叠。下皮细胞壁薄。石细胞多角状或类圆形。油细胞较大，卵圆形，含棕色物。

（2）取本品粉末 1 g，加石油醚 10 ml，浸过夜，滤液为棕黄色。置紫外灯（365 nm）观察，显黄白色荧光。滴加 5%香草醛-浓硫

酸，显紫色至暗紫色。

（3）薄层色谱：取本品粗粉 2 g，加乙醚 15 ml，浸 2 小时，滤过，滤液挥尽乙醚，残渣加甲醇 0.5 ml 溶解，作供试品溶液。另取对照品龙脑加无水乙醇制成每 1 ml 含 20 mg 的溶液和龙脑酸乙酯加无水乙醇制成 10%的溶液作为照品溶液。分别吸取供试品溶液 5 μl 和对照品溶液 3 μl，点于同一硅胶 G 色谱板上。用己烷-乙酸乙酯（85：15）展开，展距 15 cm。取出后喷 2%香草醛硫酸溶液，105 ℃烘 10 分钟。供试品色谱中与对照品色谱的相应位置，显相同颜色的斑点。

【成分】　种子含黄酮类：小豆蔻查耳酮（cardamonin），山姜素（alpinetin）即 7-羟基-5-甲氧基黄烷酮（7-hydroxy-5-methoxyflavanone）。

根茎含挥发油：龙脑（borneol），桂皮酸甲酯（methyl cinnamate），樟脑，α-蒎烯（α-pinene），β-蒎烯，桉叶素（1，8-cineole），对聚伞花素（p-cymene），α-侧柏烯（α-thujene），香桧烯（sabinene），柠檬烯（limonene），γ-松油烯（γ-terpinene），4-松油醇（4-terpineol），二氢-5，6-去氢卡瓦胡椒素（dihydro-5，6-dehydrokawain），5，6-去氢卡瓦胡椒素（5，6-dehydrokawain）。黄酮类成分：小豆蔻查耳酮，山姜素，2′-羟基-4′，6′-二甲氧基二氢查耳酮（2′-hydroxy-4′，6′-dimethoxydihydrochalcone），2′-羟基-4′，6′-二甲氧基查耳酮（2′-hydroxy-4′，6′-dimethoxychalcone）。还含甾体类：棕榈酸-β-谷甾醇酯（β-sitosteryl palmitate），菜油甾醇（campesterol），豆甾醇（stigmasterol）；萜类：8（17），12-半日花二烯-15，16-二醛（labda-8（17），12-diene-15，16-dial），15，16-双去半日花-8（17），11-二烯-13-酮（15，16-bisnorlabda-8（17），11-dien-13-one），zerumin A、B。另含艳山姜酮（zerumbetol），二氢黄卡瓦胡椒素（dihydroflavokawain），黄卡瓦胡椒素（flavokawain）B。

【药性】　广州部队《常用中草药手册》：“辛涩，温。”

【功用主治】　温中燥湿，行气，截疟。主治心腹冷痛，胸腹胀满，消化不良，呕吐泄泻，疟疾。

1. 广州部队《常用中草药手册》：“燥湿祛寒，除瘀截疟，健脾暖胃。治心腹冷痛，胸腹胀满，痰食积滞，消化不良，呕吐腹泻。”

2.《广西本草选编》：“燥湿散寒，行气止痛，截疟。主治胃脘冷痛，消化不良，呕吐泄泻，疟疾。”

3.《福建药物志》：“主治急性胃肠炎，噎膈，疝气，疽。”

【用法用量】　内服：煎汤，种子或根茎 3～9 g；种子研末，每次 1.5 g。外用：鲜根茎捣敷。

【选方】　1. 治胃痛　艳山姜、五灵脂各 6 g。共研末。每次3 g，温开水送服。

2. 治疽　艳山姜根茎 60 g，生姜 2 片，江南香 0.3 g。共捣烂敷患处。（1、2 方出自《福建药物志》）

3676 秦艽 qín jiāo（《本经》）

【异名】秦胶（《本草经集注》），秦札、秦纠（《新修本草》），秦爪（《四声本草》），左秦艽（《张聿青医案》），大艽、左宁根（《青海药材》），左扭（《河北药材》），西大艽、西秦艽、萝卜艽、瓣子艽（《全国中草药汇编》），鸡腿艽、山大艽（《中药材手册》），曲双（《中药志》）。

【基原】为龙胆科龙胆属植物秦艽、粗茎秦艽、麻花艽、达乌里秦艽的根。

【原植物】　1. 秦艽 Gentiana macrophylla Pall.

多年生草本，高 20～60 cm。主根粗长，圆柱形，上粗下细，扭

曲不直,有少数分枝,中部多呈螺纹状;根茎部有许多纤维状残存叶基。茎直立或斜生,圆柱形,无毛。基生叶多丛生,无柄,叶片披针形或长圆披针形,长达 40 cm,宽3～5 cm,先端尖,全缘,主脉5条;茎生叶3～4对,对生,较小,基部连合。花多集成顶生和茎上部腋生的轮伞花序,花萼筒一侧裂开至半,萼齿浅;花冠管状,深蓝紫色,长约2 cm,先端5裂,裂片间有5片短小褶片;雄蕊5,着生于花冠管中部;子房长圆形,无柄。蒴果长圆形或椭圆形。种子椭圆形,无翅,褐色,有光泽。花期7～9月,果期8～10月。

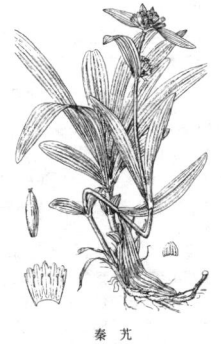
秦艽

生于海拔400～2 400 m的山区草地、溪旁两侧、路边坡地、灌丛中。分布于华北、东北、西北及四川。

2. 粗茎秦艽 *G. crassicaulis* Duthie ex Burk.又名:粗茎龙胆(《中国植物志》)。

与上种相似,高 20～40 cm。主茎根粗大,大部或全部裂为小根,相互缠绕扭结一起。叶片较大,窄椭圆形或椭圆状披针形。花茎粗壮而短,稀腋生,花多数,在茎顶簇生呈头状,稀疏生作轮状;花萼管仅于顶端一侧开裂,萼齿极浅或无;花冠壶状,黄色或蓝紫色,长约 3 cm,裂片先端微尖,内部有斑点;雄蕊5;子房长圆形,有柄。蒴果内藏,长圆形,无柄。花期 6～9月,果期9～10月。

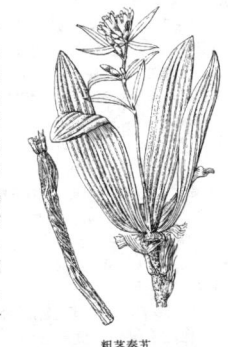
粗茎秦艽

生于海拔2 100～4 500 m的高山草甸、山坡草地、灌丛及林缘。分布于四川、贵州、云南、西藏、甘肃、青海。

3. 麻花艽 *G. straminea* Maxim.

与上二种相似,高10～20 cm。基生叶多丛生,无柄,叶片较大,披针形;茎生叶对生,较小。花较少成聚伞花序,有长梗;花萼筒黄绿色,膜质,一侧开裂,萼齿2～5;花冠管状,黄色,漏斗形,先端5裂,裂片卵圆形;雄蕊5,着生于花冠管中下部;子房上位,1 室,有 2 个侧膜胎座。蒴果,开裂为 2 个果瓣,椭圆形披针形。种子

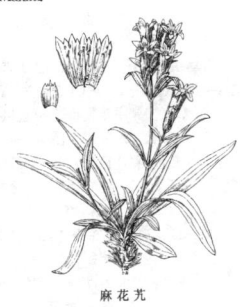
麻花艽

褐色,有光泽,狭长圆形。花期7～9月,果期8～10月。

生于海拔2 000～5 000 m的高山、草地和溪边。分布于湖北、四川、西藏、甘肃、青海、宁夏。

4. 达乌里秦艽 *G. dahurica* Fisch.又名:兴安龙胆、狗尾艽(《中药志》)、达乌里龙胆(《中国北部植物图志》)。

与上一种相似,根单一或稍分枝,向左扭转,细长圆柱形,直径

不及1 cm。叶片长窄披针形,无柄;茎生叶较小,对生,无柄,线状披针形。花常较多数或1～3 朵,顶生,成轮伞花序;花萼筒部通常不开裂;裂片 5,不整齐,线形,先端渐尖;花冠深蓝色;雄蕊 5,花丝线状钻形;子房长圆形,无柄,花柱线形,柱头 2 裂。蒴果椭圆形。种子淡褐色,有光泽。花期7～8月,果期9～10月。

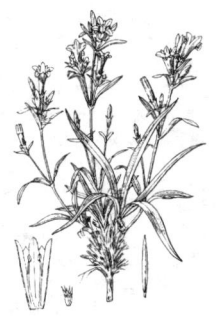
达乌里秦艽

生于海拔 800～4 500 m的田埂、路旁、河滩沙地、向阳山坡及干草原等地。分布于华北、东北、西北及四川等地。

【栽培】 生物学特性 喜凉爽、湿润气候,耐寒。宜土层深厚、肥沃、富含腐殖质的壤土栽培。

繁殖方法 种子繁殖。选生长 3 年以上的老株采种,晾干。早春撒播或条播,播幅 3 cm,深 1 cm,沟距 25 cm。

田间管理 长出 2～3 片真叶时,匀苗,每隔 10 cm 留壮苗 1 株,随即施肥 1 次。以后,每年春季出苗时及 6 月份各中耕除草、施肥 1 次。

病虫害防治 病害有叶斑病,可用代森锌或波尔多液防治。

【采收加工】 播种后 3～5 年采收。秋季采挖质量较好。挖出后晒至柔软时,堆成堆,使自然发热,至根内部变成肉红色时,晒干;也可在挖根后,直接晒干。达乌里秦艽挖根后,搓去黑皮,晒干。

【药材】 秦艽 *Gentianae Macrophyllae Radix* 秦艽主产于陕西、甘肃,以甘肃产量最大,质量最好;麻花艽产于甘肃、青海、四川、湖北等地;粗茎秦艽主产于青海、甘肃、四川、云南等地;达乌里秦艽产于河北、内蒙古及陕西等地。前三者按性状不同分别习称"秦艽""粗茎秦艽"和"麻花艽",后者习称"小秦艽"。

性状 秦艽 根呈类圆柱形,上粗下细,扭曲不直,长10～30 cm,直径 1～3 cm。表面黄棕色或灰黄色,有纵向或扭曲的纵皱纹,顶端有残存茎基及纤维状叶鞘。质硬而脆,易折断,断面略显油性,皮部黄色或棕黄色,木部黄色。气特异,味苦、微涩。

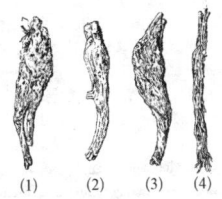
秦艽(根)外形
(1) 秦艽 (2) 粗茎秦艽
(3) 麻花艽 (4) 小秦艽

粗茎秦艽 根略呈圆柱形,较粗大,多不分枝,很少互相扭捏,长 12～20 cm,直径1～3.5 cm。表面黄棕色或暗棕色,有纵向扭转的皱纹;根头多有淡黄色叶柄残基及纤维状的叶基维管束。味苦、涩。

麻花艽 根呈类圆锥形,多由数个小根纠葛而膨大,直径可达 7 cm。表面棕褐色,粗糙,有裂隙呈网状孔纹。质松脆,易折断,断面多呈枯朽状。

小秦艽 根呈圆锥形或圆柱形,长 8～15 cm,直径 0.2～1 cm。表面棕黄色。主根通常 1 个,残存的茎基有纤维状叶鞘,下部多分枝。断面黄白色。

鉴别 (1)粉末特征:秦艽 黄棕色。栓化细胞表面观类多角形、类长方形或不规则形,壁薄,略弯曲,平周壁有横向微细纹理,胞腔内含油滴状物,每个细胞不规则分割成 2～12 个小细胞,分隔壁隐约可见,常不均匀增厚。草酸钙针晶散在于薄壁细胞中,长 9～17 μm。另有少数结晶呈细梭状、颗粒状、杆状或片状。内

皮层细胞(根须)巨大,无色或淡黄色,长方形或扁方形,壁薄,侧壁细波状弯曲,端壁较平直,平周壁现纤细的横向线状纹理,每个大细胞纵隔成2~10个栅状小细胞,小细胞又横隔成2~5个,有的分隔不明显。螺纹及网纹导管,直径8~67 μm。

麻花艽 棕褐色。厚壁网纹细胞梭形,类三角形或长条形,末端稍大,钝圆或平截,有的一端呈侧钩状,壁稍厚,木化,网孔长裂缝状,疏密不一,大多纵向,也有斜向或稍扭曲。草酸钙针晶细小,散在于薄壁细胞中,长3~7 μm。栓化细胞表面观长梭形、类方形、类长方形,壁薄,每个细胞横隔成2~8个小细胞。有的细胞纵隔成2个小细胞,小细胞再横隔成2~5个。内皮层细胞(根须)淡黄绿色或几无色,长条形,两端平截或稍倾斜,壁三边增厚,一边薄,孔沟较稀疏。

小秦艽 黄棕色。厚壁网纹细胞数个毗连或单个散在,常与栓化细胞上下连接,淡黄色或淡绿黄色,呈类梭形、类三角形、类长方形,壁螺状或网状增厚,木化或螺状增厚,壁斜向交错扭结,网孔呈纵或斜裂缝状、不规则的类长圆形、细小椭圆形,或纹孔偶见。草酸钙结晶偏小,针晶、针状,长至10 μm,也有呈微细粒状。栓化细胞表面观呈类梭形或长方形,壁薄,略弯曲,每个细胞横隔成2~8个小细胞。有的细胞纵隔成2个小细胞,小细胞再横隔成2~4个。内皮层细胞(根须)淡黄绿色或几无色,呈长条形,两端平截或稍倾斜,壁三边增厚,一边薄,厚约至11 μm,孔沟外口呈疣状突起,表面观呈细小双圈状。有的横隔成2个小细胞。

(2)取本品粗粉2 g,加氯仿-甲醇-浓氨液(75:25:5)混合液30 ml,放置2小时,滤过,滤液置水浴上浓缩至1 ml,加1 ml/L盐酸液2 ml,继续蒸去氯仿,放冷,滤过。取滤液分置2支试管中,一管加碘化汞钾试液,即生成淡黄白色沉淀;另一管加碘化铋钾试液,即生成棕红色沉淀(检查生物碱)。

(3)取本品横切面,置紫外光灯(365 nm)下观察,显黄白色或金黄色荧光。

品质标志 《中华人民共和国药典》2010年版规定:照醇溶性浸出物测定法热浸法测定,本品含醇溶性浸出物不得少于24.0%;照高效液相色谱法测定,本品含龙胆苦苷(C16H20O9)和马钱苷酸(C16H24O10)的总量不得少于2.5%。

【成分】 1. 秦艽 根含生物碱:秦艽碱甲即是龙胆碱(gentianine),秦艽碱乙即是龙胆次碱(gentianidine),秦艽碱丙(gentianal)。苷类:龙胆苦苷(gentiopicroside),当药苷(swertiamarin)。有机酸及其酯:褐煤酸(montanic acid),褐煤酸甲酯(methyl montanate),枺癭酸(roburic acid)。三萜:α-香树脂醇(α-amyrin)。甾体:β-谷甾醇(β-sitosterol),β-谷甾醇-β-D-葡萄糖苷(β-sitosterol-β-D-glucoside)。还含有秦艽苷(qinjialside)A,玄参苷(harpagoside),Z-methoxyanofinic acid,macrophyllosides A~D。

2. 粗茎秦艽 根含龙胆苦苷,当药苷(sweroside),当药苷酸,龙胆碱,秦艽碱丙。

3. 麻花艽 根含龙胆苦苷,当药苷,当药苷酸,龙胆碱,秦艽碱丙。

4. 达乌里秦艽 根含龙胆苦苷,当药苷,龙胆碱,秦艽碱丙。

【药理】 1. 抗炎作用 秦艽、粗茎秦艽、麻花艽的水提取物及醇提取物(含总苦苷,如龙胆苦苷、当药苷和当药苷酸,不含生物碱)对巴豆油性小鼠耳部肿胀及角叉菜胶所致大鼠脚爪肿胀具有显著的抗炎作用,其中对巴豆油性耳肿胀三种秦艽均有显著效果,粗茎秦艽的抗炎作用较麻花艽、秦艽强,醇提取物作用较水提取物强;但对于角叉菜胶性脚肿仅粗茎秦艽有显著效果,其余两种秦艽于2.7 g(生药)/kg剂量下未见显著抗炎作用。

2. 镇痛作用 秦艽有镇痛作用。曾报道秦艽碱甲对小鼠热板法试验中有显著镇痛作用,当与天仙子、延胡索、草乌等合用时,

镇痛作用增强,但与吗啡合用则无增强效果。秦艽碱甲90 mg/kg腹腔注射对光热压试验也有镇痛效果,但维持时间短,20分钟可使痛阈提高47%,但40分钟作用即消失。扭体法试验表明,粗茎秦艽也均有显著镇痛效果,仍以粗茎秦艽的作用为强。

3. 对心脏和血压的影响 秦艽碱甲5~20 mg每次静注,可引起麻醉兔、犬的血压下降,同时可见心率减慢,作用因剂量增大而增强,但仅持续2~10分钟即消失。由于秦艽碱甲有较强的心脏抑制作用,1:2000可使离体蛙心心率减慢,1:1000以上还可致心张弛不全、排血量减少,提示降压作用的机制可能系对心脏的直接抑制。

4. 其他作用 秦艽能明显降低小鼠的胸腺指数,并能明显抑制绵羊红细胞所致的小鼠迟发超敏反应。大剂量秦艽碱甲(180~250 mg/kg)腹腔注射可使大鼠血糖升高,对小鼠也有升血糖作用,同时可见肝糖原降低,切除睾丸或肾上腺素能阻滞剂均可阻断秦艽碱甲的升血糖作用;提示其作用机制可能与释放肾上腺素有关。60Co-γ射线照射量在5 kGy时,对秦艽的抗炎、镇痛、降压作用无影响;但辐射量增加到10 kGy时,其抗炎作用基本消失。

毒性 秦艽灌服对小鼠的LD50分别为粗茎秦艽水提取物18.96±1.02 g/kg,醇提取物17.38±0.53 g/kg。秦艽碱甲小鼠灌服和腹腔注射的LD50分别为480 mg/kg和300 mg/kg,静注为250~300 mg/kg。大鼠灌服420~520 mg/kg,犬灌服240 mg/kg或静注80 mg/kg,无明显毒性。猴、猫每日灌服100 mg/kg,连续3日也无毒性作用。秦艽碱甲50 mg/kg、90 mg/kg、120 mg/kg腹腔注射每日1次,连续14日,仅见肾小球及肾小管内有蛋白,部分动物有肺水肿,余无显著。

【炮制】 1. 秦艽 取原药材,除去杂质,大小个分开,略泡,洗净,润透,切厚片,干燥。

2. 酒秦艽 取秦艽片加黄酒拌匀,闷润至透,置锅中,用文火加热,炒干,取出放凉。每秦艽片100 kg,用黄酒10 kg。酒制后可增强活血舒筋之功。

饮片性状 秦艽参见"药材"项。酒秦艽颜色加深,略有酒香气。

贮干燥容器内,酒秦艽密闭,置阴凉干燥处。

【药性】 苦、辛,微寒。归胃、肝、胆经。

1.《本经》:"味苦,平。"

2.《别录》:"味辛,微温,无毒。"

3.《日华子》:"味苦,冷。"

4.《纲目》:"手、足阳明经药也,兼入肝、胆。"

5.《医林纂要》:"兼入血分。"

6.《本草求真》:"苦多于辛。"

【功用主治】 祛风湿,清湿热,退黄。主治风湿痹痛,筋脉拘挛,手足不遂,骨蒸潮热,小儿疳热,湿热黄疸。

1.《本经》:"主寒热邪气,寒湿风痹,肢节痛,下水,利小便。"

2.《别录》:"疗风,无问久新,通身挛急。"

3.《药性论》:"利大小便,瘥五种黄病,解酒毒,去头风。"

4.《日华子》:"主传尸,骨蒸,治疳及时气。"

5.《珍珠囊》:"去阳明经风湿痹,仍治口疮毒。"

6.医学启源》:"治口噤,及肠风泻血。《主治秘要》云:养血荣筋,中风手足不遂者用之。"

7. 王好古:"泄热,益胆气。"(引自《纲目》)

8.《纲目》:"治胃热,虚劳发热。"

9.《本草正》:"解瘟疫热毒,除潮热烦渴及妇人胎热,小儿疳热瘦弱。"

10.《痧胀玉衡》:"活血祛风,消痧毒。筋骨疼痛,壮热不退者,非此不解。"

【用法用量】 内服:煎汤,5~10 g;或浸酒;或入丸、散。外用:研末撒。

【宜忌】 久痛虚羸、溲多、便溏者慎服。

1.《药性论》："畏牛乳。"

2.《本草经疏》："下部虚寒人及小便不禁者勿服。"

3.《本草逢原》："若久痛虚羸，血气不能营养肢体而痛，及下体虚寒，疼酸枯瘦等病，而小便清利者，咸非秦艽所宜。"

4.《本草从新》："大便滑者忌用。"

5.《萃金裘本草述录》："恶羊肉。"

【选方】 1. 治痹，手足瘫肿　秦艽五分，附子一分。凡二物冶合和，半方寸匕，先铺饭，酒饮，日三，以愈为度。(《武威汉代医简》)

2. 治人一切风气风眩病　秦艽十二分，获神十二分，独活八分。三味切，捣筛为散。以酒服方寸匕，日三，依日月法。(《医心方》引《耆婆方》三光散)

3. 治头风痰　秦艽、白芷、川芎各 6 g，藁本 9 g。水煎服。(《沙漠地区药用植物》)

4. 治虚劳潮热咳嗽，盗汗不止　秦艽(去苗、土)、柴胡(去苗)、知母、甘草(锉、炙)各一两。上四味，粗捣筛。每服三钱匕，水一盏，煎至六分，去滓，温服，不计时候。

5. 治伤寒后潮热不退，发歇无定时　秦艽(去苗、土)、鳖甲(醋炙，去裙襴)各一两，甘草(炙)半两。上三味，粗捣筛，每服五钱匕，水一盏半，生姜半分拍碎，豉一百粒，葱白五寸，煎至七分，去滓温服。(4、5 方出自《圣济总录》秦艽汤)

6. 治时气发狂　秦艽半两(去苗)，大青半两，甘草半两(炙微赤，锉)。上件药，捣细罗为散。不计时候，以生地黄汁，调下二钱服。

7. 治消渴，除烦躁　秦艽二两(去苗)、甘草三分(炙微赤，锉)。上件药，捣细罗为散。每服四钱，以水一大盏，入生姜半分，煎至六分，去滓，不计时候温服。(6、7 方出自《圣惠方》)

8. 治黄，心烦热，口干，皮肉面黄　秦艽十二分，牛乳一大升。同煮，取七合，去滓，分温再服，瘥。(《广利方》)

9. 治阴黄　秦艽一两(去苗)，旋覆花半两，赤茯苓半两，甘草半两(炙微赤，锉)。上件药，捣筛为散。每服四钱，以牛乳一中盏，煎至六分，去滓，每日三四服。(《圣惠方》秦艽散)

10. 治肠胃湿热及有风而脱肛不止　秦艽(去芦，酒洗)七钱。水煎，空心服，服后安卧一时，渣再煎。(《赤水玄珠》秦艽汤)

11. 治小便艰难，胀满闷　秦艽一两(去苗)。以水一大盏，煎取八分，去滓，食前分作二服。(《圣惠方》)

12. 治虚劳口疮，久不差　秦艽(去苗土)、柴胡(去苗)各一两。上二味，捣罗为散。每服三钱匕，割猪肝三两片，用酒煮之，去肝取酒，调药温服，不拘时曾愈。(《圣济总录》秦艽散)

13. 治一切疮口不合　秦艽细末，掺之。(《直指方》秦艽掺方)

14. 治久痈疽　秦艽半两。上一味，捣罗为末，涂敷疮上，以帛裹缚之，日三次。(《圣济总录》秦艽涂敷方)

15. 治胎动不安　秦艽、阿胶(炒)、艾叶。上等分，为粗末。每服五钱，水二盏，糯米百粒，煎至一盏，去滓温服。(《妇人大全良方》秦艽汤)

【各家论述】 1.《纲目》："秦艽，手足阳明经药也，兼入肝胆，故手足不遂，黄疸烦渴之病须之，取其去阳明湿热也。"

2.《本草经疏》："秦艽，苦能泄、辛能散，微温能滑利，故治寒热邪气，寒湿风痹，肢节痛，下水，利小便。性能祛风除湿，故《别录》疗风，无问久新，及通身挛急。故能燥湿散热，故《日华子》治骨蒸及疳热，甄权治酒疸，解酒毒，元素治阳明风湿及手足不遂、肠风泻血，好古泄热益胆气，咸以其除湿散结，清肠胃之功也。"

3.《本草正》："秦艽，长于养血，故能退热舒筋。治风先治血，血行风自灭，故疗风无问新久。"

4.《本草正义》："秦艽能通关节，流行脉络，亦治寒湿痹痛之要药。《本经》主寒热邪气，盖即指寒热之邪客于肌肉、筋络、骨节间者，秦艽善行百脉，故以为主。《本经》之所谓肢节痛痛，《别录》之所谓通身挛急，皆风寒湿三气之邪留于肌膝，着于骨节者也。下水利小便，亦通达谷百脉，能祛湿下行耳。又(秦艽)"既能行于关节，亦能内达于下焦。故宜通诸腑，引导湿热直走二阴而出。昔人每谓秦艽为风家润药，其意指此，因之而并及肠风下血，张石顽且谓其治带，皆以湿热有余，宣泄积滞言之，非统治诸虚不摄之下血带下也。又就其导湿去热而引申之，则治胃热，泄内热，而黄疸酒毒，牙痛口疮，温疫热毒，及妇人怀胎蕴热，小儿疳热烦渴等证，又皆胃家湿热，而秦艽又能通治之矣。约而言之，外通经隧，内导二便是其真宗，而其能使酸疼而热病，又在理湿之上。要之皆是从湿阻热结一面着想。"秦艽治热本因其能通利二便，遂以胃家湿热诸证，一概归其主治。然皆治实热，非虚热也。自《日华本草》插入主传尸骨蒸一语，而俗医又认为劳瘵发热之圣药。于是，血虚身热，率以秦艽、柴胡错综相间，自谓已握治劳之秘钥。不知苦能伤胃，寒能伤脾，岂不轻者致重，重者致死，而病者医者皆不觉悟，则《日华本草》殆其作俑者乎! 李东璧谓黄疸烦渴之用秦艽，取其去阳明湿热也，阳明有湿，则身体疼痛而热，阳明有热，则日晡潮热而骨蒸。其说甚是清澈。盖其能治潮热骨蒸，亦皆胃有实热之证，而谬者遂以移之于虚热，其相去不太远耶? 若小儿疳热，亦惟实证为宜，挟虚者慎之。"

5.《药义明辨》："秦艽，肝胃合病，经络热结者宜之。盖此味以风木行湿土之化，使气血悉归调理，而脉络无不贯通，不似诸风剂但以生升为其功。"

3677 秦皮 qín pí 《本草》

【异名】 岑皮《吴普本草》，梣皮《别录》，樊槻皮《本草经集注》，秦白皮《药性论》，枠木皮《本草拾遗》，蜡树皮《中药志》。

【基原】 为木犀科白蜡树属植物大叶梣、尖叶梣、白蜡树和宿柱梣的树皮。

【原植物】 1. 大叶梣 Fraxinus rhynchophylla Hance 〔F. chinensis Roxb. var. rhynchophylla (Hance)Hemsl.〕 又名：梣木《淮南子》，苦沥木《淮南子》高诱注)，石檀《别录》，苦树《新修本草》，秦木《纲目》，秤星树《植物名实图考》，花曲柳《东北木本植物图鉴》，苦枥白蜡树《中药志》。

落叶大乔木，高 12～15 m。树皮灰褐色，光滑，老时浅裂。冬芽阔卵形，先端尖，黑褐色，内侧密被棕色曲柔毛。当年生枝淡黄色，通直，去年生枝暗褐色，皮孔散生。叶轴上面具浅沟，小叶着生处具关节，节上有时簇生棕色曲柔毛；单数羽状复叶对生；小叶 5～7 枚，革质，阔卵形、倒卵形或卵状披针形，长 3～11 cm，宽 2～6 cm，营养枝的小叶较宽大，顶生小叶显著大于侧生小叶，下方 1 对

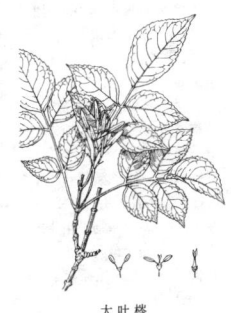

大叶梣

最小，先端渐尖、骤尖或尾尖，基部钝圆，叶缘呈不规则粗锯齿，齿尖稍向内弯，有时也呈波状，通常下部近全缘。圆锥花序顶生或腋生于当年生枝梢，长约 10 cm；苞片线状披针形，早落；花梗长约 5 mm；雄花与两性花异株；花萼浅杯状，萼片三角形无毛；无花冠；两性花具雄蕊 2，长约 4 mm；雌蕊具短花柱，柱头 2 叉深裂；雄花花萼小，花丝细短，长达 3 mm。翅果线形，具宿存萼。花期 4～5 月，果期 9～10 月。

生于山坡、河岸、路旁。分布于华北、东北及黄河流域、长江流

域、浙江、福建、广东、广西、贵州、云南等地。

2. 尖叶梣 *F. szaboana* Lingelsh.〔*F. chinensis* Roxb. var. *acuminata* Lingelsh.; *F. caudata* J. L. Wu〕又名:尖叶白蜡树《中国树木分类学》;尾叶梣《武汉植物研究》。

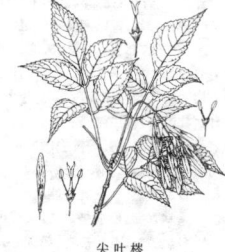

尖叶梣

本种与大叶梣的不同点在于:小枝、叶轴和小叶下面被毛。小叶 3～5(～7) 片,小叶先端长渐尖至尾尖,下面常在中脉基部被白色柔毛。花无花冠,与叶同时开放;花尊杯状,与坚果基部疏离。

生于山地杂木林中。分布于我国南方各地。

3. 白蜡树 *F. chinensis* Roxb.〔*F. chinensis* Roxb. var. *rotundata* Lingelsh.〕又名:梣《淮南子》。

与前两种不同点在于:小叶卵形、倒卵状长圆形至披针形,先端锐尖至渐尖;花尊筒状,紧贴坚果基部。

分布于中国南北各地。多为栽培,也见于海拔 800～1 600 m 的山地杂木林中。

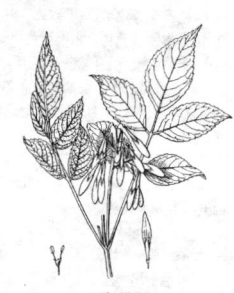

白蜡树

4. 宿柱梣 *F. stylosa* Lingelsh.〔*F. fallax* Lingelsh.〕又名:宿柱白蜡树、户县白蜡树《秦岭植物志》。

本种与前 3 种不同点在于:小叶无柄或近于无柄,叶片卵状披针形至阔披针形,叶轴细而直;花具花冠,先叶后花,尊齿明显。

生于海拔 1 300～3 200 m 的山坡杂木林中,分布于河南、四川、陕西、甘肃。

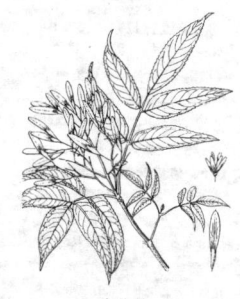

宿柱梣

【栽培】 生物学特性 喜温暖湿润、阳光充足的气候。对土壤要求不严,黄壤、黄棕壤等土壤上均能生长。

繁殖方法 种子繁殖或扦插繁殖。种子繁殖:3 月份播种前将种子用温水浸泡 24 小时,或混拌湿沙在室内催芽,待种子萌动后,可条播于苗床内。苗床管理注意适量浇水、中耕、除草、施肥。当年苗高可达 30～40 cm。扦插繁殖:在春季芽前选择健壮无病虫害的枝条,截成 16～20 cm 小段,在苗床上按行距 30 cm 开沟,深 12～15 cm,每隔 6～10 cm 扦插 1 根,插条的顶芽露出床面,压实土壤。插后经常淋水,保持土壤湿润,并及时抹去下部的幼苗,保证顶芽正常生长,一年生苗高可达 40～50 cm。苗高 80～100 cm,可移栽造林。

病虫害防治 病害有煤烟病,防治需注意通风、透光。虫害有蚜虫、介壳虫等,可用石硫合剂喷洒。糠槭小,6～7 月用 50% 杀螟松稀释 1 000 倍液喷洒。

【采收加工】 栽后 5～8 年,树干直径达 15 cm 以上时,于春秋两季剥取树皮,切成 30～60 cm 长的短节,晒干。

【药材】 秦皮 *Fraxini Cortex* 主产于辽宁、黑龙江、内蒙古、

陕西、河南等地。

性状 枝皮 呈卷筒状或槽状,长 10～60 cm,厚 1.5～3 mm。外表面灰白色、灰棕色至黑棕色或相间呈暗状,平坦或稍粗糙,并有灰白色圆点状皮孔及细斜皱纹,有的具分枝痕。内表面黄白色或棕色,平滑。质硬而脆,断面纤维性,黄白色。无臭,味苦。

干皮 为长条状块片,厚 3～6 mm,外表面灰棕色,有红棕色圆形或横长的皮孔及龟裂状沟纹。质坚硬,断面纤维性较强。

鉴别 (1) 树皮横切面:木栓层为 5～10 余列细胞。栓内层为数列多角形厚角细胞。皮层较宽,纤维或石细胞单个散在或成群。中柱鞘部位有石细胞及纤维束组成的环带,偶有间断。韧皮射线宽 1～3 列细胞;韧皮纤维束成层状排列,中间贯穿射线,形成"井"字形;每层 2～10 列纤维,纤维壁极厚,胞腔点状,纤维层中有时伴有石细胞。本品薄壁细胞含多数淀粉粒和草酸钙砂晶。

(2) 取药材少许,加热水浸泡,浸出液在日光下可见碧蓝色荧光(检查秦皮甲素与秦皮乙素)。

(3) 薄层色谱:取本品粉末 1 g,加乙醇 10 ml,加热回流 10 分钟,放冷,滤过,滤液作为供试品溶液。另取秦皮甲素与秦皮乙素对照品,加乙醇制成每 1 ml 各含 5 mg 的混合溶液,作为对照品溶液。吸取上述两种溶液各 3 μl,分别点于同一硅胶 G 薄层板上,以甲苯-醋酸乙酯-乙醇-甲酸(3:4:2:1)为展开剂,展开,取出,晾干,置紫外光灯(365 nm)下检视。供试品色谱中,在与对照品色谱相应的位置上,显相同颜色的荧光斑点。

品质标志 《中华人民共和国药典》2010 年版规定:按高效液相色谱法测定,本品含秦皮甲素 ($C_{15}H_{16}O_9$) 和秦皮乙素 ($C_9H_6O_4$) 的总量不得少于 1.0%。

【成分】 1. 大叶梣的树皮含马栗树皮素 (aesculin),马栗树皮素 (aesculetin)。香豆素类:秦皮乙素 (esculetine) 和秦皮素 (fraxetin),6,7-二甲氧基-8-羟基香豆素 (6,7-dimethoxy-8-hydroxycoumarin)。又含生物碱。

2. 尖叶梣的树皮含马栗树皮素,马栗树皮苷,秦皮苷 (fraxin),东莨菪素 (scopoletin),2,6-二甲氧基对苯醌 (2,6-dimethoxy-*p*-benzoquinone) 和微量的 *N*-苯基-2-萘胺 (*N*-phenyl-2-naphthylamine)。

3. 白蜡树的树皮含马栗树皮素,秦皮素,frachinoside,oleuropein,neooleuropein,野菊苷 (cichoriin),(+)-松脂醇〔(+)-pinoresinol〕,(+)-乙酰氧基松脂醇〔(+)-acetoxypinoresinol〕,(+)-松脂醇-β-*D*-吡喃葡萄糖苷〔(+)-pinoresinol-β-*D*-glucopyranoside〕,丁香树脂醇苷 (+)-4,4′-*O*-双吡喃葡萄糖苷〔syringaresinol(+)-4,4′-*O*-bis-β-*D*-glucopyranoside〕,cyllooivil。

4. 宿柱梣的树皮含马栗树皮素,马栗树皮苷,秦皮苷,丁香苷 (syringin),宿柱白蜡苷 (stylosin)。

【药理】 1. 抗菌作用 体外试验表明秦皮对金黄色葡萄球菌、福氏痢疾杆菌、宋内痢疾杆菌有显著的抑制作用,对伤寒杆菌、副伤寒杆菌也有一定程度的敏感性,但对大肠杆菌无效。体内试验显示,秦皮可降低由伤寒杆菌引起的小鼠急性腹腔感染的死亡率。

2. 对花生四烯酸代谢的影响 马栗树皮素有较强的选择性抑制脂氧酶的活性。马栗树皮素浓度在 10^{-7} mol/L 以上时,有抑制脂氧酶活性;反之,浓度在 $10^{-7}\sim10^{-4}$ mol/L 之间时,却增加血栓烷 B_2 (TXB$_2$) 的生成;浓度在 10^{-3} mol/L 时,脂氧酶和环氧酶都几乎完全被抑制。马栗树皮素对血小板脂氧酶的 IC_{50} 为 0.647 μmol/L,而对环氧酶的 IC_{50} 为 447 μmol/L。马栗树皮素是通过抗氧化作用或通过铁螯合作用实现其他方式,特别性地抑制血小板脂氧酶的。对敏感豚鼠离体肠系膜血管经抗原攻击后,会产生白三烯而产生强烈的收缩作用。马栗树皮素 7.5×10^{-6} mol/L 能对抗原攻击引起的灌流量减少,提示该成分对过敏反应释放白

三烯引起的血管收缩有保护作用。马栗树皮素的减少血液凝固、促进血液循环的作用，现已用于临床。马栗树皮素和马栗树皮苷注射液可使兔血管收缩、血压上升，但对离体兔肠呈抑制作用。

3. 止咳祛痰作用　马栗树皮素有止咳、祛痰、平喘作用。

4. 体内过程　秦皮甲素的消除半衰期 $t_{1/2(β)}$ 为 9.81 小时，吸收半衰期 $t_{1/2(β)}$ 为 0.45 小时。秦皮乙素的消除半衰期 $t_{1/2(β)}$ 为 12.21 小时，吸收半衰期 $t_{1/2(ka)}$ 为 0.33 小时，曲线下面积秦皮甲素(AUC)为 18.33 $μg$·小时/ml，秦皮乙素(AUC)为 27.1 $μg$·小时/ml，两者的吸收代谢虽不相同，但无显著差异。

【药性】　苦、涩、寒。归肝、胆、大肠经。

1.《本经》:"苦，微寒。"

2.《吴普本草》:"神农、雷公、黄帝、岐伯:酸，无毒。李氏:小寒。"

3.《别录》:"大寒，无毒。"

4.《宝庆本草折衷》:"苦，平，寒。"

5.《纲目》:"气寒，味苦，性涩。乃是厥阴肝、少阳胆经药也。"

6. 南药《中草药学》:"入肝、大肠、胆经。"

【功用主治】　清热燥湿，清肝明目。主治湿热泻痢，带下，目赤肿痛，睛生疮翳，肺热气喘咳嗽。

1.《本经》:"主风寒湿痹，洗洗寒气，除热，目中青翳白膜，久服头不白，轻身。"

2.《别录》:"疗男子少精，妇人带下，小儿痫，身热。可作洗目汤。皮肤光泽，肥大有子。"

3.《药性论》:"主明目，去肝中久热，两目赤肿疼痛，风泪不止;治小儿惊痫，作汤浴身。"

4.《本草拾遗》:"枰木皮、叶，煎洗蛀咬，亦作屑敷之。"

5. 张元素:"治女子崩中。"(引自《纲目》)

6.《履巉岩本草》:"治天蛇毒，似瀬非瀬。"

7.《汤液本草》:"主热痢下重，下焦虚。"

8.《本草汇言》:"敛精，收泪，息崩，止痢。"

9.《医林纂要》:"坚肾泻肝，平相火，止惊痫。"

10. 张秉成《本草便读》:"主少阳协热之痢疾，逐水行皮，洗厥阴湿火之阳邪，祛风明目。"

【用法用量】　内服:煎汤，6～12 g。外用:煎水洗眼或取汁点眼。

【宜忌】　脾胃虚寒者，禁服。

1.《本草经集注》:"恶茱萸。"

2.《药性论》:"恶苦瓠、防葵。"

3.《本草汇言》:"偶脾虚胃寒之人，尤宜少之。"

4.《本草逢原》:"胃虚少食者，禁用。"

【选方】　1. 治急性菌痢　秦皮、苦参各 12 g，炒莱菔子、广木香各 9 g。共为细末，开水调服，每次 9～12 g，每日 3～4 次。〔国医论坛〕1986,(2);52〕

2. 治下赤连年　鼠尾草、蔷薇根、秦皮。上三味等分，咬咀，以水淹煎，去滓，铜器重釜煎，成丸如梧子，服五六丸，日三，稍增，瘥止。亦可浓汁服半升。《千金方》

3. 治慢性细菌性痢疾　秦皮 12 g，生地榆、椿皮各 9 g。水煎服。《河北中药手册》

4. 治小儿惊痫发热及变蒸发热　秦皮、茯苓各一钱，甘草五分，灯心二十根。水煎服。《儿科撮要》

5. 治伤寒病热，毒气入眼，生赤脉、赤膜、白肤、白翳者，及疼痛不得见光，痛痒烦懑者　秦皮、升麻、黄连各一两。用水四升，煮取二升半，冷之，取淳以绵裹，仍仰卧点注目中可五六遍万佳。忌猪肉、冷水。《外台》引张文仲集验方

6. 治眼目卒痛有翳，障肉，多泪难开　秦皮三两，防风(去芦头)、黄连(去须)、甘草(炙微赤，锉)各一两半。上件药，捣粗罗为散。每服三钱，用水一中盏，入淡竹叶二七片，煎至六分，去滓。

于食后温服之。《圣惠方》秦皮散

7. 治肝经风热，目赤睛痛，隐涩难开，经久不瘥　秦皮(去粗皮)、黄柏(去粗皮)、黄连(去须)、甘草(生用)、五倍子各等分，咬咀，每用一大匙，水一中碗，入砂糖一弹子大，同煎至八分，绵滤令净，乘热洗至冷，觉口中苦为度，药冷再暖，两次洗。《杨氏家藏方》光明散

8. 治麦粒肿，大便干燥　秦皮 9 g，大黄 6 g。水煎服。孕妇忌服。《河北中药手册》

9. 治天蛇毒疮　疮间白蛛蜘螯伤成疮，似瀬非瀬　秦皮浓煎服，蚌粉、滑石、贝母末敷。《直指方》

10. 治牛皮癣　秦皮 30～60 g，煎水洗患处，每日或隔 2～3 洗 1 次，每次煎水可洗 3 次(温水)。《全国中草药汇编》

【临床报道】　1. 治疗细菌性痢疾　① 秦皮煎剂:每 40 ml 含生药 18 g，治疗小儿菌痢 50 例。1 岁以下每日 8～10 ml，1～3 岁 10 ml，3 岁以上 15 ml，分 4 次口服。体温恢复正常时间平均为 1.9 日;大便次数恢复正常平均为 8.1 日;21 例粪便培养至第三日以后均转为阴性。服药后有 5 例发生不良反应。② 秦皮素片剂:每片含秦皮素 50 mg 的剂量，制成合剂，不论年龄大小，分 4 次服。治疗 66 例(成人 30 例，小儿 36 例)，有肯定的疗效;但与对照组中合霉素及四环素相比，效果较差。

2. 治疗慢性气管炎　用秦皮(大叶梣树皮)制成 1:1 的喷雾液，喷射至气雾室空间，令患者在气雾室，每次喷雾 30 分钟(每次吸入量为 2 ml)，每日 1 次，10 次为 1 个疗程，共观察治疗 480 例，其中治疗 2 个疗程者 422 例，显效率 53.5%，总有效率 92.9%;治疗 5 个疗程者 58 例，显效率 81%以上，总有效率 98.3%。又用秦皮浸膏片(每片含浸膏 0.3 g)，每日 3 次，每次 2 片口服，10 日为 1 个疗程，观察 3 个疗程，共 50 例，显效率 64%，总有效率为 96%。本品有明显止咳、祛痰、平喘作用，且见效较快。

3. 治疗银屑病　用 50%秦皮注射液，每日 1 支肌注(每支 2 ml)。共治 20 例，其中静止期 13 例，进行期 7 例。结果治愈 9 例，显效 3 例，进步 7 例，无效 1 例，一般 20～40 日获效。

4. 治疗慢性结膜炎　将 70 例患者随机分为治疗组 35 例 70 只眼，用秦皮滴眼液治疗。1 次/小时，每次 2 滴，每日不少于 12 次，病情控制后改为每日 6 次。对照组用 0.5%林可霉素滴眼液滴眼，1 次/小时，每次 2 滴，每日不少于 10 次，病情控制后改为每日 6 次。均以 20 日为 1 个疗程，治疗第五日、第十日、第二十日各随诊 1 次。结果:治疗组疗效明显优于对照组;两组治疗后眼干涩、异物感、目痒等眼部症状均有明显改善以及球结膜内红赤、睑内椒样及累样颗粒的疗效，治疗组明显优于对照组。

【各家论述】　1.《纲目》:"梣皮治目病、惊痫，取其平木也;治下痢、崩带，取其收涩也。又能治男子少精，益精有子，皆取其涩而补也……药乃服食及惊、痫、崩、痢所宜，而人止知其治目一节，几于废弃，良为可惋。《淮南子》云:梣木色青，治目之要药也。又《万毕术》云:梣皮止水，谓其能收泪也。高诱解作去水，言能使水沸者，谬也。"

2.《本草汇言》:"秦皮，味苦性涩而坚，能收敛走散之精气。故仲景用白头翁汤，以此治下焦虚热而利者，取苦以涩之意也。《别录》方止男子精衰，妇人崩带；甄氏方又治小儿惊痫身热，及肝热目暗，翳膜赤种，风泪不止等疾，皆缘肝胆火郁，气散以致疾，以此澄寒清晋下降之物，使浊气分清，散气收敛。故治眼科，退翳膜，收泪出;治小儿科，安惊痫，退蒸发热。"

3.《国药诠证》:"秦皮味苦而性微寒，《本经》主治风寒湿痹，以其能燥湿而利气也。洗洗寒气，系气中挟湿欲化而不能也，故燥之以促其化;湿化则热，燥能去湿，而寒能清热，故用以除热。若无湿之热，则可以清而不可以燥也。湿阻则气不和而成风，目中乃生翳膜，燥湿可以去风，风去则气和而翳膜自消。大明日，秦皮之功，

洗肝益精明目退热。肝为湿阻则气滞而目不明,肝通肾,肝气不和,则肾气亦受其影响,故散阻肝之湿,上可明目而下可益肾,肾气宣化则精气自充,明目之效实在燥湿驱风,而退热为燥湿之副作用,性虽微寒,不能用以清热也。好古曰:痢则下焦虚,故张仲景白头翁汤以黄柏、黄连、秦皮同用者,皆苦以坚之也。古人对于寒湿痢皆称之日虚,唯白头翁汤所治者为湿热病,故以清燥主治,不能用虚,湿盛则气困而肠失其运化之力而痢,故清以治其热,燥以去其湿,使肠能运化则痢止矣。所谓苦以坚之,肠中有积滞则浮肿而不坚,故燥湿可以退肿而使坚。"

3678 珠兰 zhū lán 《纲目拾遗》

【异名】 真珠兰、鱼子兰《花镜》,珍珠兰《药性考》,鸡爪兰《纲目拾遗》,小疙瘩《云南种子植物名录》,米兰、大骨兰《广西本草选编》。

【基原】 为金粟兰科金粟兰属植物金粟兰的全株或根、叶。

【原植物】 金粟兰 Chloranthus spicatus (Thunb.) Makino

半灌木,高 30～60 cm。茎圆形,无毛。叶对生;叶柄长8～18 mm,基部多少合生;托叶微小;叶片厚纸质,椭圆形或倒卵状椭圆形,长5～11 cm,宽2.5～5.5 cm,先端急尖或钝,基部楔形,边缘具锯齿,齿端有一腺体,上面深绿色,光亮,下面淡黄绿色,侧脉6～8对,两面稍凸起。穗状花序排列成圆锥花序状,通常顶生;苞片三角形,花小,黄绿色,芳香;雄蕊3,药隔合生成一卵状体,上部不整齐3裂,中央裂片较大,有1个2室的花药,两侧裂片较小,各有1个1室的花药;子房倒卵形。花期4～7月,果期8～9月。

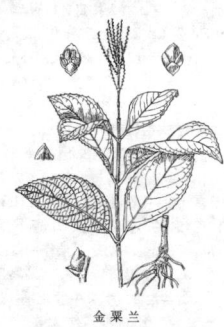
金粟兰

生山区丛林中,现各地多栽培。分布于福建、广东、四川、贵州、云南。

【采收加工】 夏季采收,切片,晒干。

【成分】 鲜花含挥发性成分:有顺式茉莉酮酸甲酯(cis-methyl jasmonate),顺式-β-罗勒烯(cis-β-ocimene)、β-蒎烯(β-pinene)、反式-β-罗勒烯(trans-β-ocimene)、α-蒎烯(α-pimene)、γ-榄香烯(γ-elemene)等。

根含有金粟兰内酯(chloranthalactone)A、C,异莪术呋喃二烯(isofuranodiene)和银线草呋喃醇(shizukafuranol)。

【药性】 辛、甘、温。

1.《药性考》:"辛,窨茶香郁,其根有毒。"

2.《云南中草药》:"辛,微甘,温。"

3.《广西本草选编》:"味苦、微辛,性平。"

4.《全国中草药汇编》:"辛、甘、微涩,温。"

【功用主治】 祛风湿,活血止痛,杀虫。主治风湿痹痛,跌打损伤,偏头痛,顽癣。

1.《药性考》:"磨敷痈疖。"

2.《云南中草药》:"祛风湿,接筋骨。主治风湿疼痛,跌打损伤,癫痫,子宫脱出,感冒,腹胀。"

3.《广西本草选编》:"活血散瘀,杀虫止痒。主治风湿性关节炎,偏头痛,劳伤咳嗽,跌打骨折,外伤出血,顽癣。"

【用法用量】 内服:煎汤,15～30 g;或入丸、散。外用:捣敷或研末撒。

【宜忌】 孕妇忌服。

【选方】 治风湿疼痛,跌打损伤,癫痫 (珠兰)全株30～

60 g,水煎或泡酒服。《云南中草药》

3679 珠儿参 zhū ér shēn 《本草从新》

【异名】 珠参《纲目拾遗》,钮子七、扣子七《四川中药志》,竹鞭七《湖南药物志》,疙瘩七、珠子参、土三七、盘七、野三七《云南中草药》。

【基原】 为五加科人参属植物珠儿参的根茎。

【原植物】 珠儿参 Panax japonicus C. A. Mey. var. major (Burk.) C. Y. Wu et K. M. Feng [P. pseudoginseng Wall. var. major (Burk.) Li] 又名:大叶三七《中国高等植物图鉴》,秀丽假人参《中国植物志》。

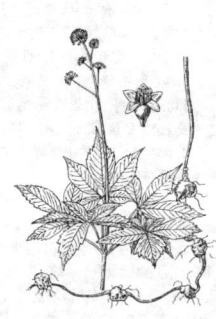
珠儿参

多年生草本,高约80 cm。根茎串珠状,故名珠子参,节间通常细长如绳;有时部分结节密生呈竹鞭状。掌状复叶3～5枚轮生茎顶;叶柄长约9 cm;小叶通常5,两侧的较小,小叶柄长5～15 mm,中央小叶片椭圆形或椭圆状卵形,长10～13 cm,宽5～7 cm,先端长渐尖,基部近圆形或楔形,边缘有细密锯齿,边缘及两面散生刺毛。伞形花序单一,有时其下生1至多个小伞形花序;花小,淡绿色;花萼先端有5尖齿;花瓣5,卵状三角形,先端尖;雄蕊5,花丝短;子房下位,花柱通常2,分离。核果状浆果,圆球形,熟时鲜红色。花期7～8月,果期8～10月。

生于海拔1 800～3 500 m的山坡竹林下或杂木林中阴湿处。分布于西南及河南、湖北、湖南、陕西、甘肃、宁夏等地。

本植物的叶(珠儿参叶)亦供药用,另设专条。

【采收加工】 9～10月采挖根茎,干燥,或蒸透后干燥。

【药材】 珠儿参 Panacis Majoris Rhizoma 主产于云南。

性状 根茎略呈扁球形、圆锥形或不规则菱角形,偶呈连珠状,直径0.5～2.8 cm。表面棕黄色或黄褐色,有明显的疣状突起及皱纹。偶有圆形凹陷的茎痕,有的一侧或残存竹节样的节间。质坚硬,断面不平坦,淡黄白色,粉性。气微、味苦、微甘,嚼之刺喉。蒸(煮)者断面黄白色或黄棕色,略呈角质样,味微苦、微甘,嚼之不刺喉。

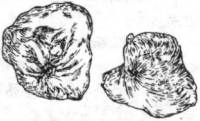
珠儿参(根茎)外形

鉴别 (1) 根茎横切面:木栓层为数列木栓细胞。皮层稍窄,有分泌道,呈圆形或长圆形,直径32～500 μm,周围分泌细胞5～18个。韧皮部分泌道较小。形成层断续可见。木质部导管呈放射状或"V"字形排列;导管类多角形,直径约76 μm;射线宽广。中央有髓。薄壁细胞含淀粉粒,有的含草酸钙簇晶。

(2) 取本品粉末1 g,加水10 ml,浸泡过夜,热浸10分钟,立即滤过。取具塞试管两支,各加入滤液1 ml,分别加氢氧化钠试液与盐酸溶液(1～20)各2 ml,用力振摇1分钟,加酸管生成的泡沫比加碱管高出约1倍(检查皂苷)。

(3) 取本品粉末约0.5 g,加乙醇5 ml,振摇30分钟,滤过,滤液蒸干,加冰醋酸与硫酸的乙酸酐溶液,再蒸干,即显紫红色。

(4) 薄层色谱:取本品粉末1 g,加水饱和的正丁醇10 ml,密塞,振摇10分钟,放置过夜,滤过,滤液蒸干,残渣加硫酸与30%乙醇的混合溶液(1～20)10 ml,加热回流2小时,用氯仿20 ml提取,分取氯仿层,加水10 ml洗涤(必要时离心,使分层),弃去洗液,蒸干,残渣加甲醇 1 ml 使溶解,作为供试品溶液。另取齐墩果酸与人参二醇对照品,加甲醇制成每 1 ml 含齐墩果酸 1.5 mg 和人参二醇 0.5 mg 的混合溶液,作为对照品溶液。吸取上述两种溶液各 10 μl,分别点于同一硅胶 G 薄层板,以苯-醋酸乙酯(1∶1)为展开剂,展开,取出,晾干,喷以硫酸溶液(1→10),于 105 ℃ 加热至斑点显色清晰,置紫外光灯(365 nm)下检视。供试品色谱中,在与对照品色谱相应的位置上,显相同颜色的荧光斑点。

【成分】 根中含多种皂苷,属齐墩果烷型的有:竹节人参皂苷(chikusetsusaponin)Ⅳa、Ⅴ(即是人参皂苷-Ro),齐墩果酸-28-O-β-D-吡喃葡萄糖苷(oleanolic acid-28-O-β-D-glucopyranoside),齐墩果酸-3-O-β-D-(6′-O-甲基)-吡喃葡萄糖醛酸苷〔oleanolic acid-3-O-β-D-(6′-O-methyl)-glucuronoside〕,竹节人参皂苷Ⅳa 甲酯(chikusetsu saponin Ⅳa methylester),3-O-〔β-D-吡喃葡萄糖基(1→2)-β-D-吡喃葡萄糖基〕-齐墩果酸-28-O-β-D-吡喃葡萄糖苷{3-O-〔β-D-glucopyranosyl(1→2)-β-D-glucopyranosyl〕-oleanolicac-id-28-O-β-D-glucopyranoside};属达玛烷型的有:人参皂苷(gin-senoside)-Rd、-Re、-Rg₂,20(S)-葡萄糖基人参皂苷-Rf〔20(S)-glu-co-ginsenoside-Rf〕,三七皂苷-R₂(notoginsenoside-R₂);属奥德赖木醇型的有:珠子参苷(majoroside)-R₁、-R₂;甾醇型的有:β-谷甾醇-3-O-β-D-吡喃葡萄糖苷(β-sitosterol-3-O-β-D-glucopyrano-side)。又含琥珀酸(succinic acid),糖蛋白 ZP-2(glycoprotein ZP-2),系由葡萄糖,甘露糖,岩藻糖,木糖,半乳糖,鼠李糖和糖醛酸所组成。

【药理】 1. 对免疫功能的影响 珠子参根茎总苷有与人参皂苷类似的免疫作用,能提高小鼠血中碳廓清率和激活腹腔巨噬细胞的吞噬活性。采用³H-TdR 掺入法,实验证明,珠子参总苷体内给药对植物血凝素(PHA)和刀豆素 A(ConA)诱导下的 T 细胞增殖效应有明显的增强作用,而对脂多糖(LPS)诱导下的 B 细胞增殖效应无明显增强作用,其浓度的高低也影响着 T 细胞增殖反应的增强作用。总苷对大肠杆菌脂多糖诱导的小鼠腹腔巨噬细胞产生白介素-1 有明显的增强作用,并能对抗环磷酰胺对小鼠腹腔巨噬细胞产生白介素-1 的抑制作用。总苷对 ConA 诱导的小鼠脾细胞产生白介素-2 有明显的促进作用,并能对抗环磷酰胺对白介素-2 产生的抑制作用。

2. 细胞毒作用 珠子参血清和珠子参煎液在体外对 HL-60 细胞株均有明显的细胞毒作用,72 小时时抑制率分别为 31.27%、34.23%,与 5-氟尿嘧啶(5-FU)联合应用后,达 72.9%、75.22%。作用 72 小时后酸性磷酸酶活性高于对照组,细胞形态学观察以中幼粒及晚幼粒为主,向成熟细胞方向分化。

3. 对化疗药物的减毒作用 使用化疗药物(5-Fu)同时服用珠子参组 S₁₈₀ 荷瘤小鼠外周血中白细胞及网织红细胞下降程度低于 5-Fu 组,并且能延长生存期。

4. 镇痛镇静作用 云南丽江产大叶珠子参总皂苷 50、100 mg/kg 腹腔注射,能明显提高热板法致痛的阈值,减少醋酸所致的扭体反应小鼠个数。爬杆实验表明,珠子参苷有镇静作用,能与戊巴比妥钠和硫喷妥钠对小鼠的睡眠时间。

5. 抗脂质过氧化作用 珠子参 F(系总皂苷中分离纯化的一种单体)100 mg/kg 腹腔注射,能明显降低沙土鼠急性前脑缺血于高氧环境中再灌流后脑组织中丙二醛(MDA)的形成,对脂质过氧化有明显的抑制作用。

6. 抗实验性溃疡作用 以盐酸/乙醇诱发大鼠胃溃疡为筛选模型,发现珠子参根茎的甲醇提取物(PME)其皂苷部分和竹节人参苷对此溃疡模型有抗溃疡作用。提示 PME 的胃黏膜保护作用与其粗皂苷成分和竹节人参皂苷有关。

7. 其他作用 优球蛋白分解时间测定法表明,珠子参根茎的甲醇提取物(PME)具有显著的促进纤维蛋白溶解作用,但实验表明 PME 对内毒素引起的大鼠弥散性血管内凝血(DIC)并无明显

拮抗作用。

毒性 1% 珠子参皂苷对兔实验结膜无明显刺激作用,有轻度溶血活性,溶血指数为 1∶400;3 只小鼠皮下注射珠子参苷 600 和 1 200 mg/kg,无异常反应,仅活动减少,3 日内无死亡。

【药性】 苦、甘,寒。

1.《本草从新》:"苦,寒,微甘。味厚体重。"

2.《药性考》:"味辛、甘,性温。"

3.《四川中药志》1960 年版:"性平,味苦、微甘。入肝、胃二经。"

【功用主治】 清热养阴,散瘀止血。主治热病烦渴,阴虚肺热咳嗽,咳血,吐血,衄血,便血,尿血,崩漏,外伤出血,跌打伤肿,风湿痹痛,胃痛,月经不调,风火牙痛,咽喉肿痛,疮痈肿毒。

1.《本草从新》:"补肺,降火,肺热者宜之。"

2.《药性切用》:"入阴泻热,补虚甲代沙参。"

3.《救生苦海》:"血症用之,可代三七。"(引自《纲目拾遗》)

4.《药性考》:"托里,外症堪用。"

5.《天宝本草》:"破瘀血,通骨节,治努力劳伤,气滞血凝,周身疼痛,吐衄。"

6.《四川中药志》1960 年版:"治崩中下血。"

7.《北方常用中草药手册》:"祛瘀。治尿血,气管炎,支气管炎,胸肋胃疼。"

8.《云南中草药》:"治胃痛,咽峡炎,喉炎,颌下腺炎、腮腺炎,月经不调,痛后伤痛。"

9.《陕西中草药》:"镇惊熄风,除风湿,理气健胃,止痛。主治小儿惊风,跌打损伤,风湿性关节炎,胃痛,肿毒恶疮。"

【用法用量】 内服:煎汤,3～15 g;或入丸、散;或泡酒。外用:研末干掺或调涂;或泡酒擦;或鲜品捣敷。

【宜忌】 孕妇禁服。

1.《本草从新》:"脏寒者服之,即作腹痛;郁火服之,火不透发,反生寒热。"

2.《药性切用》:"胃虚者不宜多用。"

3.《四川中药志》1960 年版:"血脱无瘀及孕妇忌服。"

【选方】 1. 治咳血 扣子七、枇杷叶各 9 g,白茅根、仙鹤草各 1.5 g,贝母 6 g。水煎服。《湖北中草药志》

2. 治吐血,鼻出血,便血,子宫出血 大叶三七研末,每服 1.5 g,每日 2 次。《宁夏常用中草药》

3. 治跌打损伤,腰腿痛 珠子参 15 g。泡酒 500 g 内服,每次服 10 ml,每日 3 次。《云南中草药选》

4. 治劳伤腰痛 扣子七 15 g,土鳖虫 15 g。泡酒服。《恩施中草药手册》

5. 治疮痛 珠儿参切片含之。《本草推陈》

6. 治痈肿疮疡,跌打瘀痛 大叶三七适量,用陈醋磨浓汁外涂;亦可同时取大叶三七 9 g,水酒各半煎服。《宁夏中草药手册》

7. 治小儿惊风 大叶三七 9 g,研粉,每次 0.3 g,每日 3 次,温开水冲服。《陕西中草药》

8. 治身体虚弱 ①(大叶三七)根 9 g。水煎服。《湖南药物志》②珠子参适量。炖肉服。《云南中草药》

【各家论述】《本草从新》:"珠儿参,性大约与西洋人参相同,不过清热之功,热去则火不刑金而肺脏受益,非真能补也。"

3680 珠子参 zhū zǐ shēn 《滇南本草》

【异名】 鸡腰参、大金线吊葫芦《昆明民间常用草药》,珠儿参、白地瓜《贵州药用植物目录》。

【基原】 为桔梗科党参属植物珠子参的块根。

【原植物】 珠子参 Codonopsis convolvulacea Kurz var. for-restii (Diels) Tsoong

多年生缠绕草本。块根肉质肥厚,常 2 枚并生,表面有横形瘤

状突起，含乳汁。茎枝较粗，直径可达 3 mm；单叶互生，披针形，长 5.5～8.5 cm，宽 1.4～2.2 cm，先端长渐尖，基部楔形，全缘；叶柄长 3～5 mm；花单生于叶腋，花梗长 5～14 cm，呈缠绕状，萼筒倒圆锥状，裂片 5；花冠浅钟状，蓝紫色，花瓣 5，狭椭圆形，长约4.5 cm；雄蕊 5 枚；子房半下位，柱头 3 裂。蒴果倒卵形，熟后室裂。种子多数，近卵形，浅棕色。

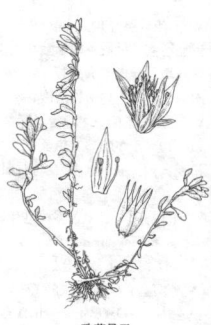
珠子参

生于山坡、灌木林下阴湿的地区。分布贵州、云南等地。

【采收加工】 秋季采挖，切片，晒干。

【药性】 甘，平。

1.《滇南本草》："性温平，味甘微苦。"

2.《昆明民间常用草药》："性平，味淡甜。"

【功用主治】 止血生肌，补肺。

1.《滇南本草》："止血生肌，为末，捻刀伤疮，收口甚速。"

2.《昆明民间常用草药》："补肺虚；治肺虚咳嗽。"

【用法用量】 内服：煎汤，15～30 g。外用：研末撒。

3681 珠儿参叶 zhū ér shēn yè
《本草推陈》

【异名】 参叶《湖北中草药志》，参叶子《陕西中草药》。

【基原】 为五加科人参属植物珠儿参的叶。

【原植物】 参见"珠儿参"条。

【采收加工】 7～10月采收，鲜用或晒干。

【药性】 苦，微甘，微寒。归肺、胃、心经。

1.《本草推陈》："味苦。"

2.《四川中药志》1960年版："性微寒，味苦、甘，无毒。入心、肺、胃经。"

3.《陕西中药志》："气味清香，微甘。入心、肝、肺经。"

【功用主治】 清热解暑，生津润喉。主治热伤津液，烦渴，骨蒸劳热，咽喉干燥，声音嘶哑，风火牙痛。

1.《本草推陈》："民间煎汤治风火牙痛，有清凉降火之功。有用叶试皮生发者。"

2.《四川中药志》1960年版："生津止渴，治暑热伤津，口干舌燥，心烦神倦，虚热上干清阳而头昏目眩等。"

3.《陕西中药志》："清肺，止渴，生津，作茶茗常服有滋补强壮之效，歌舞艺人多用之保护嗓音。"

4.《陕西中草药》："治骨蒸劳热，腰腿痛。"

5.《湖北中草药志》："治热病伤津，胃阴不足，虚火牙痛。"

【用法用量】 内服：煎汤，3～12 g；或泡茶。

【宜忌】 《四川中药志》1960年版："无热者忌服。"

【选方】 1. 治暑热津伤口渴 参叶 6 g，麦冬 9 g，五味子 1.5 g。开水泡，当茶服。《湖北中草药志》

2. 治骨蒸劳热，腰腿痛，防中暑 参叶子 6～9 g。水煎服或泡茶饮。《陕西中草药》

3682 珠芽半支 zhū yá bàn zhī
《全国中草药汇编》

【异名】 狗牙菜、狗牙瓣、小箭草《四川中药志》，零余子景天《拉汉种子植物名称》，珠芽石板菜《中国种子植物分类学》，零余子佛甲草《植物学大辞典》。

【基原】 为景天科景天属植物珠芽景天的全草。

【原植物】 珠芽景天 Sedum bulbiferum Makino [S. alfredii Hance var. bulbiferum (Makino) Frod.] 又名：马尿花《江苏南

多年生肉质草本，高 7～22 cm。茎基部分枝，直立或横卧，生须根。茎下部叶常对生，上部叶互生，卵状匙形或匙状倒披针形，长10～15 mm，宽 2～4 mm，先端钝，基部渐狭，有短距，叶腋内常生球形、肉质小珠芽，落地后能生成新的植株。聚伞状花序，常有 3 分枝，每分枝再成二歧分枝；花无梗；萼片 5，披针形至倒披针形，先端钝，有短距；花瓣 5，黄色，披针形，先端有短尖；雄蕊 10，2 轮，较花瓣短；心皮 5，略叉开，基部 1 mm 合生。蓇葖果，呈星状排列。种子长圆形，有乳头状突起。花期 4～5 月，果期 6～7 月。

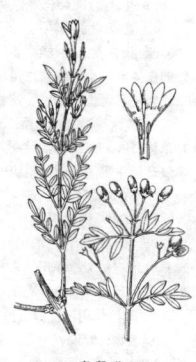
珠芽景天

生于海拔 1 000 m 以下的低山、平地、田野阴湿处。分布于华东、中南、西南、四川、云南、台湾等地。

【采收加工】 6～7月采收全草，鲜用或晒干。

【药性】 酸、涩，凉。归肝经。

1.《全国中草药汇编》："辛，涩，温。"

2.《四川中药志》1979年版："酸，凉。"

【功用主治】 清热解毒，止血，截疟。主治热毒痈肿，牙龈肿痛，毒蛇咬伤，血热出血，外伤出血，疟疾。

1.《全国中草药汇编》："散寒，理气，止痛，截疟。主治食积腹痛，风湿瘫痪，疟疾。"

2.《四川中药志》1979年版："清热解毒，凉血止血，用于疮肿，蛇伤，牙龈肿痛，热症出血。"

【用法用量】 内服：煎汤，12～24 g；或浸酒。外用：捣敷。

【选方】 1. 治毒蛇咬伤 鲜狗牙菜 60 g，鲜半边莲 60 g。捣烂绞汁内服，并以渣敷伤处。

2. 治火牙 鲜狗牙菜 30 g，鸭蛋 1 个。加盐少许煮食。

3. 治肺热咯血 鲜狗牙菜 30 g，吉祥草 30 g。水煎服。(1～3 方出自《四川中药志》1979年版)

3683 素馨花 sù xīn huā
《纲目》

【异名】 耶悉茗花《南方草木状》，野悉蜜《酉阳杂俎》，玉芙蓉《花镜》，素馨针《广东中药》。

【基原】 为木犀科茉莉属植物素馨花的花蕾。

【原植物】 素馨花 Jasminum grandiflorum L. [J. officinale L. var. grandiflorum (L.) Stokes]

攀缘灌木，高 2～4 m。小枝圆柱形，具棱或沟。叶对生，羽状深裂或具小叶 5～9 小叶；叶轴常具窄翼，叶柄长 0.5～4 cm，小叶片卵形或长卵形，顶生小叶片常为窄菱形，长 0.7～3.8 cm，宽 0.5～1.5 cm，先端急尖、渐尖、钝或圆，有时具短尖头，基部楔形、钝或圆。聚伞花序顶生或腋生，有花 2～9 朵；苞片线形，长 2～3 mm；花梗长 0.5～2.5 cm，花芳香；花萼裂片锥状线形，长 5～10 mm；花冠白色，高脚碟状，花冠管长 1.3～2.5 cm，裂片多为 5 枚，长圆形，长 1.3～2.2 cm，宽 0.8～1.4 cm。花期 8～10 月。

素馨花

生于石灰岩山地。世界各地广泛栽培。

【栽培】 生物学特性 喜温暖、湿润的气候。土壤以富含腐殖质的砂质壤土为好。

繁殖方法 压条繁殖或扦插繁殖。伞形压条法：选4～5年生植株，在冬季修剪时，选顶端健壮、长势旺盛的枝条4～5根，待枝条延伸到一定长度时，把枝条的中下部埋入土中，第二年秋季，压条长出新根后，切断与母株的联系，待新株完全成活后再行移栽。扦插繁殖：在7～8月间截取15～20 cm长、带有2～3芽眼的枝条，斜插于苗床中，保持床温25～35℃，经常湿润，约1个月即可生出新根。在早春或晚秋季节分栽定植。行株距按1 m左右挖成直径40～50 cm坑穴，施腐熟基肥，每穴栽3株及3～4株为一丛，填土踏实，浇水培育，加强管理。

【采收加工】 8～10月花蕾形成后，选晴天，当太阳尚未升起时采摘花蕾，隔水蒸、晒干。

【药材】 素馨花 Jasmini Officinalis Flos 主产于云南。

性状 花蕾略呈笔头状，长2～3 cm。表面金黄色或淡黄褐色，皱缩，花冠筒弯曲呈棒状，长1～2 cm，直径1～1.5 mm，花冠裂片5枚，基部筒状裹紧，直径2～3 mm，剖开可见着生于花冠筒上部的2枚雄蕊。花丝短，花药狭长圆形，中央常有花柱残存。质稍脆，遇潮变软。气香，味微苦、涩。

【成分】 花含挥发性成分：芳樟醇(linalool)，乙酸苄酯(benzyl acetate)，苯甲酸(Z)-3-己烯酯(Z)-3-hexenyl benzoate)，顺式茉莉酮(cis-jasmone)，吲哚(indol)，素馨内酯(jasmine lactone)及茉莉酮酸甲酯(methyljasmonate)。

【药性】《广东中药》："性平，无毒。"

【功用主治】 疏肝解郁，行气止痛。主治肝郁气滞所致的胁肋脘腹作痛，下痢腹痛。

1.《纲目》："采花压油泽头，甚香滑也。"

2.《岭南采药录》："解心气郁痛，止下痢腹痛。"

3. 广州部队《常用中草药手册》："疏肝解郁，化滞止痛。"

【用法用量】 内服：煎汤，3～5 g或代茶饮。

【选方】 治消化不良、十二指肠球部溃疡，或慢性肝炎、肝硬化，症见脘腹胁痛偏于热者 素馨花9 g，川朴6 g，延胡索、佩兰各9 g。水煎服。（《中药临床应用》素馨汤）

3684 **蚕豆** cán dòu
《救荒本草》

【异名】 佛豆(《益部方物略记》)，胡豆(《纲目》)，南豆(《蒙化府志》)，马齿豆(《台湾植物名录》)，竖豆、仙豆、寒豆、湾豆(《中国药用植物志》)，夏豆(《上海常用中草药》)，罗汉豆、川豆(《浙江药用植物志》)。

【基原】 为豆科巢菜属植物蚕豆的种子。

【原植物】 蚕豆 Vicia faba L.

越年或一年生草本，高30～180 cm。茎直立，不分枝，无毛。偶数羽状复叶；托叶大，半箭头状，边缘白色膜质，具疏锯齿，无毛，叶轴顶端具退化卷须；小叶2～6枚，叶片椭圆形或广椭圆形至长圆形，长4～8 cm，宽2.5～4 cm，先端圆形或钝，具细尖，基部楔形，全缘。总状花序腋生或单生；蕾钟状，膜质，5裂，裂片披针形，上面2片较短而宽；花冠白色，具红紫色斑纹，旗瓣倒卵形，先端钝，向基部渐狭，翼瓣椭圆形，先端圆基部作耳状三角形，一侧有爪，龙骨瓣三角状半圆形，有

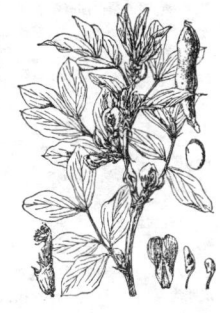

蚕 豆

爪；雄蕊10，二体；子房无柄，无毛，花柱先端背部有一丛白色髯毛。荚果长圆形，肥厚，长5～10 cm，宽约2 cm。种子2～4颗，椭圆形，略扁平。花期3～4月，果期6～8月。

全国各地广为栽培。

本植物的叶(蚕豆叶)、花(蚕豆花)、种皮(蚕豆壳)、果壳(蚕豆荚壳)和茎(蚕豆茎)亦供药用，另设专条。

【采收加工】 7～9月果实成熟呈黑褐色时，拔取全株，晒干，打下种子，扬净后再晒干；或鲜嫩时用。

【药材】 蚕豆 Viciae Fabae Semen 主产于江苏、浙江、安徽、四川等地。

性状 种子扁矩圆形，长1.2～1.5 cm，直径约1 cm，厚7 mm。种皮表面浅棕褐色，光滑，微有光泽，两面凹陷，种脐位于较大端，褐色或黑褐色。质坚硬，内有子叶2枚，肥厚，黄色。气微，味淡，嚼之有豆腥气。

【成分】 含磷脂类：卵磷脂(lecithin)，磷脂酰乙醇胺(phosphatidylethanolamine)，磷脂酰肌醇(phosphatidyl inositol)，半乳糖基甘油二酯(galactosyl diglyceride)和磷脂(phospha tide)。生物碱类：胆碱(choline)，哌啶-2-酸(pipecolic acid)，腐胺(putrescine)，精脒(spermidine)，精胺(spermine)，去甲精胺(norspermine)，巢菜碱苷(vicine)和伴巢菜碱苷(convicine)。另含抗坏血酸(ascorbic acid)。

【药性】 甘、微辛，平。归脾、胃经。

1.《纲目》："甘微辛，平，无毒。"

2. 姚可成《食物本草》："味甘、咸、辛，平，无毒。"

3.《医林纂要》："甘、咸，寒。"

4.《本草求真》："入脾、胃。"

5.《本草再新》："心、脾二经。"

【功用主治】 健脾利水，解毒消肿。主治膈食，水肿，疮毒。

1. 汪颖《食物本草》："快胃，和脏腑。"

2.《本草从新》："补中益气，涩精，实脏。"

3.《医林纂要》："滑肠，利水。"

4.《福建药物志》："健脾利水。主治脚气，水肿。"

【用法用量】 内服：煎汤，30～60 g；或研末；或作食品。外用：捣敷；或烧灰敷。

【宜忌】 内服不宜过量，过量易令食积腹胀。对本品过敏者禁服。

1.《本经逢原》："性滞，中气虚者食之，令人腹胀。"

2.《本草求原》："多食气滞成积作痛。"

3.《民间常用草药汇编》："不可与菠菜同用。"

【选方】 1. 治膈食 蚕豆磨粉，红糖调食。（《指南方》）

2. 治水胀 虫胡豆(有虫之胡豆)30～240 g，炖牛肉服。（《民间常用草药汇编》）

3. 治水肿 蚕豆60 g，冬瓜皮60 g。水煎服。（《湖南药物志》）

4. 治癞痢秃疮 鲜蚕豆打如泥，涂疮上，干即换之。三次即愈。如无鲜豆，用陈干豆，浸胖打如泥敷之，干即换，数五次即愈。（《吉人集验方》）

5. 治扑打及金刃伤，血出不止 蚕豆炒，去壳，取豆捣细和匀，蜡熔为膏，摊贴如神。（《串雅外编》假象皮膏）

6. 治阴发背由阴转阳 甘草三钱，大蚕豆三十粒，水二碗，煮熟，取蚕豆去皮食，半日后即转阳。（《仙拈集》甘蚕豆）

7. 治误吞铁针入腹 蚕豆同韭菜食之，针自大便同出。（《纲目》引《积善堂方》）

【临床报道】 治疗慢性肾炎 观察46例。分型：普通型16例、高血压型8例、类肾病型22例。用药分组：蚕豆组6例。方法：老蚕豆200 g，红糖100 g，水煎成500 ml，每日早晨空腹服100 ml，5日服完。可连续服用。蚕豆衣组38例。方法：蚕豆衣10 kg，煮成浸膏5 000 ml，内加红糖2.5 kg，分装50瓶。每次服20～30 ml，每日服2～3次。30日为1个疗程，一般服3个疗程。

蚕豆烧猪肉组 2 例。方法：老蚕豆 200 g，猪肉 500 g，炖服（也可红烧），坚持每日吃。蚕豆也可炖黄牛肉食用，不少于吃 1 个月。结果：临床治愈率为 32.6%，总有效率为 82.6%。

3685 蚕沙 cán shā 《本草经集注》

【异名】原蚕屎（《别录》），晚蚕沙（《斗门方》），蚕砂（《医学入门》），原蚕沙（《纲目》），马鸣肝（《东医宝鉴》），晚蚕矢（《本草备要》），二蚕沙（《江苏药材志》），蚕屎（《全国中草药汇编》）。

【基原】为蚕蛾科家蚕属动物家蚕蛾幼虫的干燥粪便。

【原动物】参见"原蚕蛾"条。

【采收加工】夏季收集二眠至三眠时排出的粪便，除去杂质，晒干。

【药材】蚕沙 Bombycis Feculae 养蚕之处皆产，以江苏、浙江产量最多。

性状 蚕沙呈颗粒状六棱形，长 2~5 mm，直径 1.5~3 mm。表面灰黑色或黑绿色，粗糙，有 6 条明显的纵沟及横向浅沟纹。气微，味淡。

【成分】蚕沙中含叶绿素衍生物：脱镁叶绿素（pheophytin）a 及 b，10-羟基脱镁叶绿素（10-hydroxypheophytin）a 等。

【药理】1. 抗癌及光敏作用 蚕沙中分离出的叶绿素衍生物（CPD）中的 132-羟基（132-R, S）脱镁叶绿素 a 和脱镁叶绿素 b 对体外肝癌组织培养细胞有抑制作用。小鼠腹部皮下接种肉瘤 S$_{180}$ 作为模型，瘤内注射 CPD，注后 1~2 小时或 24~48 小时后，以适当波长光线照射，早期照光者肿瘤治愈率 100%，注后 24~48 小时照光者，肿瘤治愈率只有 60%。因此，早期照光是必要的。编号为 CPD$_4$ 的叶绿素衍生物对荷瘤小鼠肿瘤细胞的杀伤剂量为 50 mg/kg（静注），结合 200 mW/cm^2 功率激光或光辐射照射 20~30 分钟，对小鼠移植性肉瘤 S$_{180}$ 和 Lewis 肺癌或宫颈癌 U$_{14}$ 均有明显杀伤效应。在研究中得到的 6 种叶绿素衍生物中，以 CPD$_{7(3)}$ 杀伤力最强，CPD$_4$ 最弱。

2. 其他作用 在体外试验中，0.04 g（生药）/ml 或 0.01 g（生药）/ml 的蚕沙水提取液具有抗牛凝血酶作用，可显著延长人血纤维蛋白原凝聚时间。

【药性】甘、辛，温。归肝、脾、胃经。

1. 《别录》："温，无毒。"

2. 《纲目》："甘、辛，温，无毒。"

3. 《本草汇言》："味甘，气温，可升可降，可行可散。入手少阳、足太阴经。"

4. 《医林纂要》："甘、辛、咸，温。"

5. 《本草求真》："专入肝、脾，兼入胃。"

6. 《广西药用动物》："入胃、大肠经。"

【功用主治】祛风除湿，和胃化浊。主治风湿痹痛，肢体不遂，风疹瘙痒，吐泻转筋，闭经，崩漏。

1. 《别录》："主肠鸣，热中消渴，风痹，隐疹。"

2. 《本草拾遗》："去风缓诸节不随，皮肤顽痹，腹内宿冷，冷血、瘀血、腰脚冷疼。""主偏风筋骨瘫缓，手足不随及腰脚枯，皮肤顽痹。"

3. 《日华子》："治风瘀顽疾不仁，肠鸣。"

4. 《纲目》："治消渴，癥结，及妇人血崩，头风，风赤眼，去风除湿。"

5. 《本草再新》："治风湿遏伏于脾家，筋骨疼痛，皮肤发肿，腰腿疼痛，血瘀血少，痘科浆瘫不起。"

6. 《广西药用动物》："祛风燥湿，镇痛，镇痉，明目，化瘀宣痹。主治关节不遂，风湿痹痛，腰脚冷痛，皮肤顽痹。外用治赤眼。"

7. 《中国动物药》："祛风除湿，清热明目。治风热目痛，风湿性心脏病，风湿性关节炎，腰膝冷痛，肢体麻木，隐疹。"

【用法用量】内服：煎汤，10~15 g，纱布包煎；或入丸、散。

外用：炒热熨；煎水洗或研末调敷。

【宜忌】血不养筋，手足不遂者禁服。

1. 《本草经疏》："瘫缓筋骨不随，由于血虚不能荣养经络，而无风湿外邪侵犯者，不宜服。"

2. 《本草求真》："蚕沙，晚者为良，早者不堪入药，以伺火烘，故有毒也。"

【选方】1. 治湿聚热蒸，蕴于经络，寒战热炽，骨骱烦疼，苔色灰滞，而目痿黄，病名湿痹 防己五钱，杏仁五钱，滑石五钱，连翘三钱，山栀三钱，薏苡五钱，半夏三钱（醋炒），晚蚕沙三钱，赤小豆皮三钱。水八杯，煮取三杯，分温三服。痛甚加片子姜黄二钱，海桐皮三钱。《温病条辨》宣痹汤

2. 治风湿痛，或麻木不仁 晚蚕沙 30 g。煎汤，临卧和入绍兴黄酒半斤同服。《现代实用中药》

3. 治大风半身不遂 蚕沙两石，熟蒸，作直袋三枚，各受七斗，热盛一袋着患处。如冷，即取余袋，一依前法，数数换，百不禁，差止。须羊肚、腅、粳米、葱白、姜、椒、豉等煮热，熨可，日食一枚，十日止。《千金方》

4. 治风缓麻痹，诸节不遂，腹内宿痛 原蚕沙炒黄，布袋盛，酒浸内服。《寿世青编》

5. 治风瘙瘾疹，遍身皆痒，搔之成疮 蚕沙一升。以水二斗，煮取一斗二升，去滓。温热得所以洗之，宜避风。《圣惠方》

6. 治霍乱转筋，肢冷腹痛，口渴烦躁，目陷脉伏，时行急证 晚蚕沙五钱，生苡仁、大豆黄卷各四钱，陈木瓜三钱，川连（姜汁炒）三钱、制半夏、黄芩、通草各一钱，焦栀一钱五分，陈吴萸（泡淡）三分。地浆或阴阳水煎，稍凉徐服。《霍乱论》蚕矢汤

7. 治月经久闭 蚕沙四两（炒微黄）。无灰酒一壶。重汤煮熟，去滓。温饮一盏。《内经拾遗方论》蚕沙酒

8. 治妇人崩中下血不止，头目晕闷，心神烦热 晚蚕沙一两（微炒），白垩一两。上为细散，每服二钱，以温酒调下。《圣惠方》

9. 治吐血，衄血，大便下血 蚕沙 30 g，炒黑成炭，研末。每日 2 或 3 次，每次 3 g，开水送服。《广西药用动物》

10. 治血淋 晚蚕沙，研为末，每于食前酒送下二钱。《普济方》

11. 治迎风流泪 蚕沙（炒）四两，巴戟（去皮）、川楝肉、马蔺花（去根）各二两。为细末。每服二钱，无灰酒调下，不拘时候。《眼科龙木论》蚕沙汤

12. 治烂弦风眼 蚕沙，以真麻油浸二三宿，涂患处。《纲目》引《陈氏经验方》

13. 治倒睫拳毛 蚕沙一两，虢丹五钱。慢火熬成膏，入轻粉五分，熬成黑色。逐时贴泡洗。《证治准绳》

14. 治男子妇人心气痛不可忍者 晚蚕沙不拘多少。上为细末，用滚汤泡过，滤净。取清液服之。《瑞竹堂方》蚕沙散

15. 治遗精白浊有湿热者 生蚕沙一两，生黄柏一钱。同研。空心开水下三钱。《医学从众录》蚕沙黄柏汤

16. 治干湿癣 蚕沙四两，薄荷半两。上为末，生油调搽之；湿者干掺之。《卫生宝鉴》祛湿散

17. 治带状疱疹 蚕沙 30 g，雄黄 12 g。共研末，用香油调敷患处。《广西药用动物》

18. 治伤折，恶血不散 原蚕沙二升（炒、研），麦麸三升。上二味和匀，以米醋煮稠、瓷器盛。量伤处大小涂敷，以绢帛裹之，日再易。《圣济总录》蚕沙膏

【临床报道】1. 治疗痹痛 观察 31 例。方法：取晚蚕沙 300 g，食盐 250 g，放入铁锅炒至微焦香味出即可，用纱布分开 2 包，降温至 40~50 ℃，热熨患处。每日 2 次，每次以药包温度低于皮肤为度。结果：显效 19 例，有效 10 例，无效 2 例，总有效率 93%。

2. 治疗白细胞减少症　用蚕沙提取物叶绿素之衍生物叶绿素铜钠盐，制成每片 20 mg 之肝血宝片，每次 2 片，日服 3 次，30 日为 1 个疗程。共观察 265 例；显效 164 例，有效 71 例，无效 30 例，总有效率 88.7%。

【各家论述】 1.《纲目》："蚕性燥，燥能祛风胜湿，故蚕沙主疗风湿之病。有人病风痹，用此熨法得效。"

2.《本草求原》："原蚕沙，为风湿之专药；凡风湿瘫缓固宜，即血虚不能养经络者，亦宜加人滋补药中。"

3686 蚕茧 cán jiǎn（《本草蒙筌》）

【异名】 蚕衣（《说文》），茧黄（《圣惠方》），绵茧（《寿世保元》），蚕茧壳（《药材资料汇编》）。

【基原】 为蚕蛾科家蚕属动物家蚕蛾的茧壳。

【原动物】 参见"原蚕蛾"条。

【采收加工】 夏季收集孵化出蚕蛾的茧壳，晒干。

【药材】 蚕茧 *Bombycis Incunabulum*　产于全国大部分地区。

性状　蚕茧长椭圆形或中间稍缢缩，长 3～4 cm，直径 1.7～2.1 cm。表面白色或淡黄色，有不规则皱纹，并有附着的蚕丝，呈绒毛状。其内壁的丝很有规律。体轻而韧，不易撕裂。微有腥气，味淡。

【药理】 降糖作用　蚕茧水煎液以 3.75、18.75 g/kg 给小鼠灌胃给药，连续 14 日，高剂量蚕茧能显著降低四氧嘧啶所致糖尿病小鼠的血糖水平，显著对抗肾上腺素或葡萄糖引起的小鼠血糖升高；低剂量蚕茧也能降低上述小鼠的血糖水平，但作用不显著；低、高剂量蚕茧对正常小鼠的血糖无明显影响。高剂量蚕茧组能显著升高四氧嘧啶所致大鼠的血清胰岛素水平。低剂量蚕茧组也能升高四氧嘧啶所致大鼠的血清胰岛素水平，但作用不显著。大鼠血清胰岛素改变与血糖变化趋势一致。

【炮制】 1. 蚕茧　取原药材，除去杂质及残留蛹体，筛去灰屑。

2. 煅蚕茧　取净蚕茧壳，置煅锅内，密封，焖煅至透，冷却后取出。

饮片性状　蚕茧参见"药材"项。煅蚕茧，形如蚕茧，表面黑色，略显光泽，质轻松易碎。

贮干燥容器内，密闭，置干燥处。防压。

【药性】 《纲目》："甘，温，无毒。"

【功用主治】 止血，止渴，解毒疗疮。主治肠风便血，淋痛尿血，妇女血崩，消渴引饮，反胃吐食，痈疽脓成不溃，疳疮。

1.《本草蒙筌》："烧研酒调，立使肿痈透孔。若煎汤液服之，杀虫止血立效。"

2.《纲目》："疗诸疳疮，及下血、血淋、血崩。煮汁饮，止消渴、反胃，除蛔虫。"

【用法用量】 内服：煎汤，3～10 g；或研末。外用：烧存性，研末撒或调敷。

【选方】 1. 治肠风，大小便血，淋沥疼痛　茧黄、蚕蜕纸（并烧存性）、晚蚕沙、白僵蚕（并炒）各等分。为末，入麝香少许。每服二钱，用米饮送下，日三服。（《圣惠方》茧黄散）

2. 治胎漏　蚕壳炒熟磨末。每服三四钱，加砂糖少许调服。

3. 预防胎坠　用头二蚕茧黄，阴阳瓦煅微焦，研细。每月用龙眼汤三钱。（2、3 方出自《蜉溪单方选》）

4. 治产时尿胞被伤，小便淋沥　用二蚕茧烧存性为末。服一月可愈。（《女科辑要》）

5. 治消渴　煮蚕茧汤，每服一盏。（《朱氏集验方》）

6. 治反胃吐食　蚕茧十个。煮汁，烹鸡子三枚食之，以无灰酒下，日二服。（《普济方》）

7. 治诸痈疮及贴骨痈不破者　蛾口茧一个，烧灰，用酒调服即透。切不可以二三个茧烧服。（《瑞竹堂经验方》透脓散）

8. 治小儿因痘疮余毒，肢体节骱上有疳蚀疮，脓水不绝　出蛾绵茧，不拘多少，用生白矾捶碎，实茧内，以炭火烧，矾汁干，取出为末。干贴疳疮口内。如作臀痛，更服活命饮。（《小儿痘疹方论》绵茧散）

9. 治口腔糜烂　蚕茧烧灰。调蜂蜜抹口内患处。（《本草骈比》）

10. 治女人生门翻出，流黄臭水作痛　取绵茧二三钱，烧灰存性，酒调以鸭毛搽上，其毒即收。（《寿世保元》）

【临床报道】 治疗牛皮癣　观察 30 例。方法：蚕茧1 000～1 500 g，每晚取 50 g 放入 2 000～3 000 ml 水中，煮沸 10 分钟后将蚕茧水一并倒入盆中。先用其蒸气熏蒸患处，待水温降至适宜温度时，再烫洗。注意勿烫伤皮肤。每晚 1 次，熏洗至药液温度下降至凉为止，20～30 日为 1 个疗程。效果：30 例中，8 例熏洗 1 个疗程获痊愈，10 例熏洗 2 个疗程痊愈，12 例因病程较长，面积较大，熏洗 2 个疗程后病变皮损逐渐恢复正常，瘙痒症状得到控制，夜间能安静入睡。对随访中发现有复发征象者，可再用此法熏洗以达到控制症状，解除痛苦的目的。

3687 蚕蜕 cán tuì（《纲目》）

【异名】 蚕退、马鸣退（《嘉祐本草》），佛退（《眼科龙木论》），蚕蜕皮（《本草蒙筌》），马明退（《纲目》），蚕退皮（《本草求原》），蚕衣（《山东中药》）。

【基原】 为蚕蛾科家蚕属动物家蚕蛾幼虫的蜕皮。

【原动物】 参见"原蚕蛾"条。

【采收加工】 收集家蚕起眠时的蜕皮，晒干。

【成分】 含甾体类化合物：(23*S*)-2, 22-二去氧-23-羟蜕皮素〔(23*S*)-2, 22-dideoxy-23-hydroxyecdysone〕，(23*S*)-2, 22-二去氧-23-羟蜕皮素-3-磷酸盐〔(23*S*)-2, 22-dideoxy-23-hydroxyecdysone-3-phosphate〕，2-去氧蜕皮素（2-deoxyecdysone），23ξ, 25-二羟基胆甾醇（23ξ, 25-dihydroxycholesterols）。

【药性】 《纲目》："甘，平，无毒。"

【功用主治】 祛风止血，退翳明目。主治崩漏，带下，痢疾，肠风便血，吐血衄血，牙疳，口疮，喉风，目翳。

1.《嘉祐本草》："主血风病，益妇人。"

2.《本草蒙筌》："止带漏崩中，赤白痢疾，除肠风下血，吐衄鼻洪。疔肿取灰敷，牙疳加麝贴，牙宣灰擦龈上，口疮灰敷患间。又治邪祟风癫，灰调酒下立愈。"

3.《纲目》："治目中翳障及疳疮。"

4.《握灵本草》："烧灰治牙痈，牙痛，牙疳，缠喉风。"

5.《本草求原》："主热淋。"

【用法用量】 内服：烧灰研末，1.5～5 g。外用：研末撒。

【宜忌】 《本草经疏》："妇人血虚无风湿者不宜用。"

【选方】 1. 治便血，尿血，子宫出血　蚕衣（烧灰）研末。每服 3 g，每日 2 次，开水送服。（《山东中草药手册》）

2. 治牙疳　枯矾、人中白（火煅色白）、五倍子各三钱，蚕退（烧存性）二钱。为细末。先以米泔水，用蛴螬虫翻转蘸水洗净瘀血，以药敷之。（《赤水玄珠》蚕退散）

3. 治疳疮　马明退（烧灰）三钱，轻粉少许。上研为细末。先以温浆水洗净，干掺之。

4. 治妇人吹奶　马明退五钱（烧灰），轻粉三钱，麝香少许。上为细末。每服二分，热酒调下。（3、4 方出自《儒门事亲》）

5. 解服相反中药中毒　蚕蜕烧灰研细一钱，凉水调，顿服。虽面青脉绝，腹胀吐血，服之即活。（《古今医统》）

【各家论述】 1.《本草经疏》："蚕退如蝉蜕、蛇蜕之类，各因其本质以为用。蚕蜕得蚕气之余，故能治血风病，血热则生风，妇人以血为主，故尤益妇人也。近世以之疗痘疹，去目中翳障，其义犹蝉蜕也。"

2.《本经逢原》:"蚕非桑叶不生得东方木气之全,故能治风病血病,而蜕治目中翳障,较之蝉蜕更捷。"

3688 蚕蛹 ^{cán yǒng}（《日华子》）

【异名】 小蜂儿(《日用本草》)。

【基原】 为蚕蛾科家蚕属动物家蚕蛾的蛹。

【原动物】 参见"原蚕蛾"条。

【采收加工】 由缫丝后的蚕茧中取出,晒干或烘干。

【药材】 蚕蛹 Bombycis Pupa 产于全国大多数地区。

性状 蚕蛹长 22～25 mm,宽 11～14 mm,略呈纺锤形。表面棕黄色至棕褐色,有不规则皱纹。雄蛹略小于雌蛹,色略深。气微腥。

【药理】 1. 雄性激素样作用 蚕蛹能增加成年雄性去势小鼠的前列腺-贮精囊、肛提肌-海绵球肌的重量,促进未成年雄性小鼠的睾丸,并使这两种小鼠的肝组织中的 RNA、DNA 及蛋白质含量增高。

2. 保护肝脏作用 蚕蛹含有丰富的蛋白质,以其制成的复合氨基酸对喂以无氮基础饲料的大鼠有升高血清总蛋白和血红蛋白的作用;对实验性肝炎大鼠有降低血清丙氨酸氨基转移酶、保护肝脏的作用。

3. 增强机体免疫功能作用 蚕蛹氨基酸能提高免疫功能低下的小鼠的细胞免疫和体液免疫功能,免疫器官脾脏和胸腺的重量也较免疫功能低下时的小鼠增加,还能增强小鼠外周血单核存噬细胞碳粒廓清的能力。

4. 对脂质代谢的影响 蚕蛹油可以降低大鼠血清中总胆固醇及丙二醛含量,升高高密度脂蛋白胆固醇/总胆固醇比值,降低肝组织中丙二醛含量,并促进大鼠体内二十碳五烯酸和二十二碳六烯酸合成。

5. 降血糖作用 蚕蛹粉对四氧嘧啶致糖尿病小鼠具降血糖作用,经过试验处理的小鼠在 30 日后,血糖明显下降。

【药性】 甘,咸,平。

1.《东医宝鉴》:"性平,味甘,无毒。"

2.《医林纂要》:"甘、辛、咸、温。"

3.《本草会编》:"性热。"

【功用主治】 杀虫疗疳,生津止渴。主治肺痨,小儿疳积,发热,蛔虫病,消渴。

1.《日华子》:"治风及劳疲。又研敷蚕瘑恶疮等。"

2.《纲目》:"为末饮服,治小儿疳瘦,长肌,退热,除蛔虫;煎汁饮,止消渴。"

3.《医林纂要》:"和脾胃,祛风湿,长阳气。"

4.《药性切用》:"炒食杀虫,亦治疳瘦。"

5.《本草会编》:"助阳事,固精气。"

6.《随息居饮食谱》:"补气,止渴,杀虫。治疳积、童劳,助痘浆、乳汁。"

7.《现代实用中药》:"治小儿消化不良,糖尿病口渴。"

【用法用量】 内服:炒食或煎汤,酌量;研末,3～6 g。

【宜忌】 《随息居饮食谱》:"患脚气者忌之。猘犬咬者,终身勿犯,误食必难免也。"

【选方】 1. 治小儿疳积 蚕蛹炒熟,蜜调吃。(《泉州本草》)

2. 治蛔虫 蚕蛹二合,研烂,生布绞取汁,空心顿饮之。或蚕蛹暴干,捣罗为末,和粥饮服之。(《圣济总录·蚕蛹饮》)

3. 治结核消瘦,慢性胃炎,胃下垂 蚕蛹焙干,研粉。每服1.5～3 g,每日 2 次。(《食物中药与便方》)

4. 治消渴热,或心神烦乱 蚕蛹一两。以无灰酒一中盏,水一大盏,同煮取一中盏,澄清,去蚕蛹服之。(《圣惠方》)

【临床报道】 1. 治疗慢性肝病 用复方蚕蛹粉(每 100 g 含蚕蛹粉 78.5%,橘皮粉 1.0%,枸橼酸 0.5%,糖粉 20.0%)每次

6～9 g,每日服 3 次,疗程 3～6 个月。治 223 例慢性肝病。病程最短 1 年左右,最长达 15 年之久。结果:显效 42 例,好转 82 例,无效 99 例。本药能使肝功能浊度反应有一定程度好转,临床症状亦有所改善。少数患者服药后有恶心、呕吐反应,停药即消失。

2. 治疗高胆固醇血症 用蚕蛹油纯品制成丸剂(每丸含亚油酸亚麻酸 150 mg)内服,每次 6 丸,每日 3 次,4 星期为 1 个疗程。观察31 例。经 4～12 星期治疗后,血清胆固醇平均下降 1.352 mmol/L。从 31 例 β-脂蛋白检查和 10 例中心脂检查的结果,未看出治疗前后的差异。但对 6 例脂肪肝和 3 例糖尿病并发高胆固醇血症者的观察,结果具有一定的降低血清胆固醇和改善肝功能的作用。

3689 蚕豆叶 ^{cán dòu yè}（《现代实用中药》）

【基原】 为豆科巢菜属植物蚕豆的叶或嫩苗。

【原植物】 参见"蚕豆"条。

【采收加工】 6～7 月采收,晒干。

【成分】 鲜叶含黄酮类:山柰酚-3-葡萄糖-7-鼠李糖苷(kaempferol-3-glucoside-7-rhamnoside)。又含 D-甘油酸(D-glyceric acid),天冬酰胺(asparagine),多巴(dopa),蛋白质和叶绿醌(plastoquinone)。

【药性】 苦,微甘,温。

【功用主治】 止血,解毒。主治咯血,吐血,外伤出血,臁疮。

1. 汪颖《食物本草》:"酒醉不醒,蚕豆苗油盐炒熟,煮汤灌之。

2.《现代实用中药》:"为止血剂,治一切出血。"

3.《四川中药志》1960 年版:"治风丹。"

【用法用量】 内服:捣汁,30～60 g。外用:捣敷;或研末撒。

【选方】 1. 治吐血 鲜蚕豆叶 90 g。捣烂绞汁,加冰糖少许化服。(《安徽中草药》)

2. 治大便下血 蚕豆苗适量。捣烂浸酒去渣服。(《青岛中草药手册》)

3. 治臁疮臭烂,多年不愈 蚕豆叶一把,捶烂敷患处。(《贵阳市秘方验方》)

4. 治酒精中毒 鲜蚕豆叶 60 g。煎水当茶饮。(《安徽中草药》)

3690 蚕豆壳 ^{cán dòu ké}（《纲目拾遗》）

【异名】 蚕豆皮(《本草求原》)。

【基原】 为豆科巢菜属植物蚕豆的种皮。

【原植物】 参见"蚕豆"条。

【采收加工】 取蚕豆放水中浸透,剥下豆壳,晒干;或剥取嫩蚕豆之种皮用。

【药材】 蚕豆壳 Viciae Fabae Spermodermium 主产于江苏、安徽、浙江、四川等地。

性状 种皮略呈扁肾形或不规则形的碎片,较完整者长约2 cm,直径 1.2～1.5 mm,外表面紫棕色,微有光泽,略凹凸不平,或具皱纹,一端有槽形黑色种脐,长约 10 mm;内表面色较淡。质硬而脆。气微,味淡。

【成分】 含多巴-O-β-D-葡萄糖苷(dopa-O-β-D-glucoside),多巴(dopa)和酪氨酸(L-tyrosine)。

【药理】 对细胞生长的作用 蚕豆衣对体外培养的人肾小球系膜细胞的增殖有抑制作用,IL-1、TNF 可刺激人肾小球系膜细胞分泌 IL-8 和 IL-6,而 IL-8 对体外粒细胞和 T 细胞有强大趋化作用,IL-6 可促进人肾小球系膜细胞增生。蚕豆衣可抑制人肾小球系膜细胞分泌 IL-8 和 IL-6,从而抑制人肾小球系膜细胞增生,减轻炎症反应。

【药性】 甘,淡,平。

【功用主治】 利水渗湿,止血,解毒。主治水肿,脚气,小便不

利,吐血,胎漏,下血,天泡疮,黄水疮,瘰疬。

1.《本草求原》:"煅灰治天泡疮。"

2.《现代实用中药》:"为利尿剂。治水肿,脚气,小便不利。"

【用法用量】 内服:煎汤,9~15 g。外用:煅存性研末调敷。

【选方】 1. 治小便日久不通,难忍欲死 蚕豆壳三两,煎汤服之。如无鲜壳,取干壳代之。(《慈航活人书》)

2. 治大人小儿头面黄水疮,流到即生,蔓延无休者 蚕豆壳炒成炭,研细,加东丹少许和匀;以真菜油调涂,频以油润之。(《养生经验合集》)

3. 治胎漏 炒熟蚕豆壳磨末。每服三四钱,加砂糖少许调服。(《种福堂公选良方》)

4. 治痨痹 蚕盐醋蚕豆壳一钟,麻油浸一周时,取起,将豆壳瓦上焙,研为末,麻油调搽患处。(《行箧检秘》)

3691 蚕豆花 *cán dòu huā*
(《现代实用中药》)

【基原】 为豆科巢菜属植物蚕豆的花。

【原植物】 参见"蚕豆"条。

【采收加工】 清明节前后开花时采收,晒干,或烘干。

【成分】 花含少量 D-甘油酸(D-glyceric acid)。花尊含绿醌(plastoquinone)。

【药材】 蚕豆花 Viciae Fabae Flos 主产于江苏、浙江、安徽、四川等地。

性状 花多皱缩,长2~3 cm,黑褐色,常一至数朵着生于极短的总花梗上。花筒钟状,紧贴花冠筒,先端5裂,裂片卵状披针形,不等长。花冠蝶形,旗瓣倒卵形,包裹着翼瓣和龙骨瓣;翼瓣中央其黑紫色大斑;龙骨瓣三角状半圆形而作掌合状。气微香,味淡。

【药性】《四川中药志》1960年版:"性平,味涩,无毒。"

【功用主治】 止血,止带,降压。主治劳伤吐血,咳嗽咯血,崩漏带下,高血压病。

1.《现代实用中药》:"治吐血、咯血。"

2.《民间常用草药汇编》:"治咳嗽,止白带"

3.《四川中药志》1960年版:"降血压。主治白带及劳伤出血。"

4.《福建药志》:"凉血平肝。治高血压。"

【用法用量】 内服:煎汤6~9 g,鲜者15~30 g;或捣汁;或蒸露。

【选方】 1. 治咯血 蚕豆花9 g。水煎去渣,溶化冰糖适量,每日2或3次分服。(《现代实用中药》)

2. 治中风口眼歪斜或吐血、咯血 鲜(蚕豆)花60 g。捣汁,冷冲开水服。每日1剂,连服1星期。(《贵州草药》)

3. 治高血压病 蚕豆花15 g,玉米须15~24 g。水煎服。(《青岛中草药手册》)

3692 蚕豆茎 *cán dòu jīng*
(《民间常用草药汇编》)

【异名】 蚕豆梗(《上海常用中草药》)。

【基原】 为豆科巢菜属植物蚕豆的茎。

【原植物】 参见"蚕豆"条。

【采收加工】 6~7月收割,晒干。

【成分】 嫩枝含山柰酚(kaempferol)。

【药性】 苦,温。

【功用主治】《民间常用草药汇编》:"止水泻。外用治烫伤。"

【用法用量】 内服:煎汤,15~30 g;或焙干研末,9 g。外用:烧灰调敷。

【选方】 1. 治各种内出血 蚕豆梗焙干研细末。每服9 g,分3次吞服。

2. 治水泻 蚕豆梗30 g。水煎服。(1、2方出自《上海常用

3693 蚕茧草 *cán jiǎn cǎo*
(《本草拾遗》)

【异名】 紫蓼(《花镜》),水蛇蛇(江苏),小蓼子草(四川)。

【基原】 为蓼科蓼属植物蚕茧草的全草。

【原植物】 蚕茧草 *Polygonum japonicum* Meissn. 又名:蚕茧蓼(《西藏植物志》)。

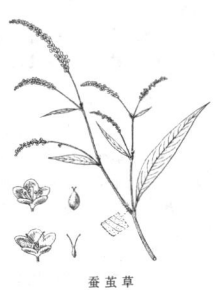

多年生草本,高可达1 m。茎棕褐色,单一或分枝,节部常膨大。叶互生;几无柄;托叶鞘筒状,外面有紧贴刺毛,边缘睫毛较长;叶片披针形,长6~12 cm,宽1~1.5 cm,先端渐尖,两面有伏毛及细小腺点,中脉无毛,但叶缘、叶脉往往有紧贴刺毛。穗状花序,长可达10 cm;苞片有缘毛,内有4~6朵花,花梗伸出苞外;花被5裂,白色或淡红色,雄蕊8;花柱2~3,基部合生,柱头头状。瘦果卵形,两面凸出,黑色,有光泽,包于宿存花被内。花期9~10月。

蚕茧草

生于水沟、路旁草丛中。分布于西南及江苏、浙江、福建、江西、湖北、广东、广西、西藏、陕西、台湾等地。

【采收加工】 9~10月花期采收,鲜用或晒干。

【成分】 叶含黄酮类:矢车菊素-3,5-二葡萄糖苷(cyanidin-3,5-diglucoside),矢车菊素(cyanidin),飞燕草素(delphini din),锦葵花素(malvidin)。

【药理】 抗生育作用 本品乙醇浸膏按一定比例混于饲料中喂饲小鼠,含药量7.5%、15%、20%、25%、30%组小鼠的受孕率分别为93%、80%、46%、20%、20%,表明含药量20%以上时能显著降低小鼠受孕率。进一步研究表明,本品对家兔无反射性排卵无抑制作用,但能加强雌激素作用,并能使雌性小鼠垂体前叶促性腺激素活性下降,其抗生育作用,可能与此二作用相关。

毒性 蚕茧草乙醇提取物小鼠灌胃的 LD_{50} 为31.5 g/kg。

【药性】 辛,温。

1.《本草拾遗》:"辛,平,无毒。"

2.《全国中草药汇编》:"辛,温。"

【功用主治】 解毒透疹,散寒止痛。主治疮疡肿痛,诸虫咬伤,泄泻,痢疾、腰膝寒痛,麻疹透发不畅。

1.《本草拾遗》:"主蚕及诸虫咬人,恐毒入腹,煮服之。生捣敷疮。"

2.《药性考》:"治诸虫毒,人被咬伤,急宜煎服。"

3.《全国中草药汇编》:"散寒活血,止痢。主治腰膝寒痛,麻疹,菌痢。"

4.《福建药志》:"散寒,理气,止痢。主治肠炎、痢疾、腰膝酸痛。"

【用法用量】 内服:煎汤,9~15 g。外用:捣敷。

【选方】 治肠炎,痢疾 蚕茧蓼18 g,车前草、龙芽草各15 g。水煎服。(《福建药志》)

3694 蚕退纸 *cán tuì zhǐ*
(《嘉祐本草》)

【异名】 蚕子故纸(《千金要方》),蚕纸(《近效方》),蚕布纸(《日华子》),蚕故纸(《圣惠方》),蚕连(《本草衍义》),蚕连纸(《纲目》),蚕沙纸(《本草求原》)。

【基原】 为蚕蛾科家蚕属动物家蚕蛾卵子孵化后的卵壳。

【原动物】 参见"原蚕蛾"条。

【采收加工】　春季收集，晒干。

【药性】　甘，平。

1.《日华子》："平。"

2.《得配本草》："甘，平。"

【功用主治】　止血，止痢，解毒消肿。主治吐血、衄血、崩漏、肠痔下血、赤白痢疾、咽喉肿痹、牙痛、口疮、聤耳、疮疡、疔肿。

1.《日华子》："止血，鼻洪，肠风泻血，崩中带下，赤白痢，敷疔肿疮。"

2.《本草衍义》："烧灰用之，治妇人血露。"

3.《品汇精要》："《别录》云，烧灰存性，揩牙宣、牙痛，并敷口疮。"

4.《纲目》："治牙宣，牙痛，牙痈，牙疳，头疮，药毒，沙证腹痛，小便淋闷，妇人难产，及吹乳疼痛。"

5.《医林纂要》："解结热，治邪祟。"

6.《得配本草》："疗痘疹、祛目翳。"

【用法用量】　内服：研末，3～5 g；或蜜丸含咽。外用：研末撒，或调敷。

【选方】　1.治吐血不止　蚕蜕纸，烧存性，蜜和丸，芡实大。含化咽津。《姚僧坦集验方》）

2.治肠露下血不止　蚕蜕纸、棕榈皮（各烧灰存性）。上研细末。各炒二钱，温酒调下。《海上名方》蚕退散》

3.治痔下血　蚕纸半张，碗内烧灰。酒服。《奚囊备急方》

4.治嗽喉风及喉痹　蚕纸不计多少，烧灰存性，炼蜜和丸，如鸡子大，含化咽津。

5.治走马牙疳　蚕退纸烧灰，入麝香少许。贴患处。

6.治牙宣，牙痛　蚕退纸烧灰，揩牙龈上。（4～6方出自《姚僧坦集验方》）

7.治小儿头疮　蚕纸烧存性，入轻粉少许，麻油调敷。《圣惠方》）

8.治小便涩痛　蚕退纸不拘多少，烧灰研末，入麝香少许和匀。每服二钱，米饮调下。《博济方》犀灰散》

9.治痧证壮热，头痛，呕恶，手足指末微厥，或腹痛闷乱　蚕蜕纸剪碎，于瓶中滚汤沃之，封闭良久，乘热服，暖卧取汗。《类证活人书》）

10.治发狂欲走，或自高自贵，或呻吟，或邪祟　蚕纸作灰，酒调或水调泛下。亦疗风痫。《古今医统》）

11.治临产数日不产　生过蚕纸烧灰，研为细散。每服二钱，温酒调下，不计时。《圣济总录》如圣散》

12.治中诸药毒　蚕故纸数张。烧灰为末，水调服。《卫生易简方》）

3695 蚕豆荚壳 ^{cán dòu jiá ké}（姚可成《食物本草》）

【异名】　蚕豆黑壳（《纲目拾遗》）。

【基原】　为豆科巢菜属植物蚕豆的果壳。

【原植物】　参见"蚕豆"条。

【采收加工】　7～9月果实成熟呈黑褐色时采收，除去种子、杂质，晒干。或取青荚壳鲜用。

【成分】　含 β-〔3-〔3-β-D-吡喃葡萄糖氧基）-4-羟苯基〕-L-丙氨酸〔β-〔3-(β-D- glucopyranosyloxy)-4-hydroxyphenyl〕-L-alanine〕，D-甘油酸酯（D-glyceric acid），多巴（dopa）。

【药性】　苦，涩。

【功用主治】　止血，敛疮。主治咯血、衄血、吐血，便血，尿血，手术出血，烧伤，天疱疮。

1.姚可成《食物本草》："烧灰涂天泡疮。"

2.《现代实用中药》："治一切出血。"

3.《全国中草药汇编》："敛疮。治天疱疮、脓疱疮、烧、烫伤。"

【用法用量】　内服：煎汤，15～30 g。外用：炒炭研细末

调敷。

【选方】　1.治中、小量咯血　鲜豆荚250 g。水煎，每日2次分服。

2.治鼻衄、血尿　将蚕豆荚煎剂过滤、浓缩，加热干燥后研粉。每次0.5 g，日服2次。〔1、2方出自《浙江医学》1960，(2)；74〕

3.治天疱疮，水火烫伤　蚕豆荚壳炒炭研细，用麻油调敷。《上海常用中草药》

3696 赶山鞭 ^{gǎn shān biān}（《江苏药材志》）

【异名】　小金丝桃（《中国种子植物分类学》），小茶叶、小金雀、女儿茶、小旱莲（《江苏药材志》）。

【基原】　为藤黄科金丝桃属植物赶山鞭的全草。

【原植物】　赶山鞭 *Hypericum attenuatum* Choisy　又名：乌腺金丝桃（《东北植物检索表》）。

多年生直立草本，高30～60 cm，上部多分枝。茎圆柱形，两侧有凸起的纵肋条1条，并散生黑色腺点或黑点。单叶对生，无柄；叶片卵形、长圆状卵形或卵状长圆形，长1～3.5 cm，宽0.3～1 cm，先端钝，基部渐狭而多少抱茎，两面及边缘散生黑色腺点。花多数，成顶生圆锥状花序或聚伞花序；萼片5，卵形，先端急尖，表面及边缘有黑色腺点；花瓣5，淡黄色，不等边形，旋转状排列，沿表面及边缘有稀疏的黑色腺点；雄蕊多数，连合成3束，花药上有黑色腺点；子房上位，3室，花柱3，分离。蒴果卵圆形或卵状长椭圆形，室间开裂。花期7～8月，果期9～11月。

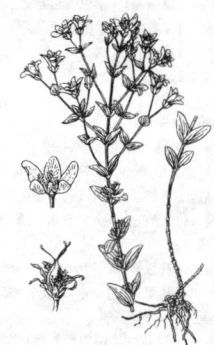
赶山鞭

生于山坡杂草丛中。分布于东北、华北及江苏、安徽、江西、山东、河南、湖北、广东、广西、陕西、甘肃等地。

【采收加工】　8～9月采集，晒干。

【成分】　全草含黄酮类：金丝桃苷（hyperin），槲皮素（quercetin），绿原酸（hlorogenic acid）。

【药性】　凉，平。

【功用主治】　凉血止血，活血，消肿。主治吐血，咯血，崩漏，外伤出血，风湿痹痛，跌打损伤，痈肿疔疮，乳痈肿痛，乳汁不下，烫伤及蛇虫咬伤。

【用法用量】　内服：煎汤，9～15 g。外用：鲜品捣敷或干品研粉调撒敷。

【选方】　1.治烫火伤　赶山鞭研粉，调麻油涂患处。《南充常用中草药》

2.治多汗症　赶山鞭60 g，水煎服。《广西民族药简编》

3697 赶风柴 ^{gǎn fēng chái}（《岭南采药录》）

【异名】　节节红（《南宁市药物志》），饭汤叶、贼佬药、大斑鸠米（《广西药用植物名录》）。

【基原】　为马鞭草科紫珠属植物裸花紫珠的叶。

【原植物】　裸花紫珠 *Callicarpa nudiflora* Hook. et Arn.

灌木至小乔木，高3～7 m。小枝、叶柄及花序均密生灰褐色分枝茸毛，老枝无毛，有明显皮孔。单叶对生；叶柄长1～2 cm；叶片长圆形至卵状长椭圆形，长10～23 cm，宽4～7.5 cm，先端短渐尖或尖，基部钝圆或宽楔形，边缘具疏齿，微波状或近全缘，表面深绿色，干后变黑色，主脉有褐色星状毛，背面密生黄褐色茸毛和分

枝毛,去毛后可见亮黄色腺点;侧脉 12～17 对。聚伞花序腋生,开展,6～9 次分歧,花8～13 cm,花序梗长 3～8 cm;苞片线形或披针形;花萼杯状,通常无毛,先端平截或有不明显的 4 齿;花冠 4 裂,紫色或粉红色;雄蕊 4,长于花冠 2～3 倍;子房无毛。果实近球形,红色,熟时变为黑色。花期 6～8 月,果期 8～12 月。

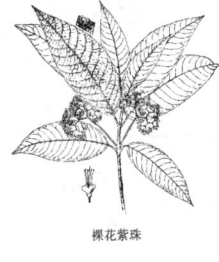

裸花紫珠

生于平地至海拔 1 200 m 的山坡、路旁、谷地、溪旁、林中或灌丛下。分布于广东、广西。

【采收加工】 6～9 月采收,晒干研末。

【药材】 赶风柴 Callicarpae Nudiflorae Folium 主产于广西、广东、福建等地。

性状 叶多卷曲皱缩,完整者展平后呈长圆形或卵状披针形,边缘有不规则细锯齿,上面黑褐色,仅主脉具有褐色毛茸,下面色稍淡,有灰褐色绒毛;叶柄长 1～2 cm。气微,味微苦、涩。

鉴别 叶横切面:上表皮 1 列细胞,其下有 1 列下皮细胞,下表皮仅 1 列细胞。两面均有腺毛、非腺毛及腺鳞,尤以下表皮较多。栅栏组织细胞 2 列,海绵组织细胞较小,排列紧密。主脉维管束外韧型,木质部呈半圆环形,其上方有 1～2 个较小的维管束;韧皮部排列不整齐,并间有断续排列的纤维群;薄壁细胞含少数草酸钙簇晶或方晶。

粉末特征:分枝非腺毛主干 2～3 个细胞者,长 50～300 μm;主干 3 个以上细胞者,长 34～150 μm,分枝叠生成数层。单列非腺毛由 1～3 个细胞组成,长达 400 μm 左右。腺毛腺头有 4 个细胞组成,含浅黄棕色油状物;腺柄 1 个细胞,常脱落。腺鳞由 7～8 个细胞组成,辐射状排列,含鲜黄色油状物;柄极短,为 1 个细胞。

【成分】 含黄酮、鞣质、挥发油和糖等。

【药理】 1. 抗菌消炎作用 裸花紫珠片对金黄色葡萄球菌、伤寒沙门菌、肺炎球菌有不同程度的抑制作用,对冰醋酸所致的小鼠腹部毛细血管通透性增加和二甲苯所致的小鼠耳肿胀具有非常显著的抑制作用,并明显缩短大鼠血清性凝胶形成和缩短小鼠的出凝血时间。

2. 对人胚纤维母细胞的影响 用同位素掺入技术方法,表明裸花紫珠的生药浓度在 0.4～1.6 mg/ml 范围内,可抑制人胚纤维细胞的 DNA 合成,抑制作用随药物浓度的增加而增加;在 0.4～1.2 mg/ml 范围内,细胞生长曲线右移,群落倍增时间及达饱和密度时间均延长;促进人胚纤维母细胞合成释放蛋白质;人胚纤维母细胞胞质内乳酸脱氢酶(LDH)活性增高。裸花紫珠能促进纤维母细胞合成与释放纤维结合蛋白。

毒性 裸花紫珠片小鼠灌胃给药的最大耐受量≥60 g/kg,大鼠以 2.5 及 1.25 g/kg 给药,动物无死亡,动物外观、体重增长、摄食量、血象、肝肾功能均未见异常,各脏器系及脏器病理学检查未见改变,说明裸花紫珠片临床口服用药安全范围较大。

【药性】 涩、微辛、微苦,平。

1. 《广东中药》:"微辛,性平。"

2. 《海南岛常用中草药手册》:"微辛、苦,平。"

【功用主治】 散瘀止血,解毒消炎。主治衄血,咯血,吐血,便血,跌打瘀肿,外伤出血,水火烫伤,疮毒溃疡。

1. 《岭南采药录》:"叶:煎水洗跌打伤,能生瘀生新。如遇风肿者敷水洗,取其梗和猪瘦肉煎服,能祛风消肿。"

2. 《海南岛常用中草药手册》:"散瘀消肿、止血。治鼻衄、咳血、肺咯血、胃溃疡出血、跌打肿痛,外伤出血。"

【用法用量】 内服:煎汤,15～30 g。外用:捣敷;或研末撒;或煎水洗。

【临床报道】 1. 治疗烧伤 用 1:1 的裸花紫珠煎液处理烧伤创面,有防止创面感染、减少败血症的发生率、减少渗出从而防止体液丧失,以及促使创面迅速愈合等作用。据对 104 例各度烧伤患者的观察,治愈率达 97.12%。平均住院 19.15 日。用法:① 喷雾法:将药液直接喷布于创面上,每日 2～3 次。适用于大面积、特殊部位、小儿烧伤,或药贴敷容易脱落的创面等。② 小纱布贴敷法:以 3 cm×2 cm(小儿 1 cm×1 cm)单层灭菌纱布块,用药液浸透后布于创面,每块纱布之间留 0.5～1.0 cm 的间隙,以利引流。治疗头几日用于纱布上喷药 1～2 次,待与创面贴紧,其间无脓液积聚时,即可停止用药,不要撕去纱布块,由其自行脱落。适用于中、小面积烧伤。③ 涂布法及湿敷法:将药液直接涂布于创面上,每日 1～2 次,适用于小面积创面。如小面积感染创面,可用药棉垫浸透药液湿敷患处,每日更换 1～2 次,待感染减轻后再用涂布法。此外,对于深Ⅱ度烧伤创面后 2～3 日面,除局部用药外,可内服 50%裸花紫珠煎液或注射裸花紫珠注射剂,每日 3～4 次;必要时需输血、补液,或应用广谱抗生素。缺点主要是创面应用裸花紫珠药液后,有短时间的疼痛。

2. 治疗化脓性皮肤溃疡 用裸花紫珠叶制成 3:1 煎液。清创后取单层纱布浸透药液湿敷患处或用药液直接涂布。采用暴露或半暴露疗法。治疗 232 例(其中 32 例为慢性皮肤溃疡)。结果:治愈 228 例,好转 4 例。平均治疗时间 9.87 日。据临床观察,用药后 1～2 日创面渗出物即消失,炎症水肿逐渐消退,肉芽组织由苍白转为新鲜,创面渗血培养转阴时间为 3～5 日。故用药后创面可形成一层药膜,有使创面干燥,保护肉芽组织并促进溃疡愈合作用。

3698 **盐蛇** yán shé 《陆川本草》

【异名】 树蜥蜴《动物学大辞典》,篱筒马、午时逢《陆川本草》,雷公蛇《广西中药志》。

【基原】 为鬣蜥科龙蜥属动物马鬃蛇除去内脏的全体。

【原动物】 马鬃蛇 Japalura polygonata (Hallowell)

全长 25～30 cm,尾长超过体长。头部前端尖,呈三角形;吻钝圆。颈部较细。全体棕褐色,背面、四肢及尾部有黑褐色袋状斑纹,腹面灰黄色。全身鳞片均起棱,自颈至尾下占体长 1/3 的脊鳞成尖突起,形如马鬃,尤以颈部的更为显著,耳后两侧亦有少数突起。四肢发达,前肢 5 指,后肢 5 趾,趾较指长,指、趾端均有钩爪。尾如鞭状,末端尖细。

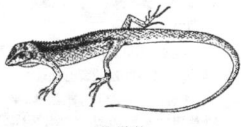

马鬃蛇

多栖于矮小的树枝上或草丛中,中午时特别活跃,常静候树干上,捕食昆虫。分布广西等地。

【采集】 夏季捕捉。用细绳结成活套,系于竹竿顶端,近其头部频频摆动以引诱之,待其头钻入套中,迅速抽紧,即可捕获。捕得后剖腹除去内脏,拭净、烘干;或用好酒浸泡。浸的酒呈青绿色,宜放瓷瓶内,避阳光照射,否则颜色变淡,影响质量。

【药性】 《陆川本草》:"甘,温。"

【功用主治】 《陆川本草》:"滋养强壮,祛风湿。治风湿骨痛,小儿孱积。"

【用法用量】 浸酒或与瘦肉蒸服。

3699 **盐肤子** yán fū zǐ 《纲目》

【异名】 盐肤子、瓶奴盐《开宝本草》,盐梅子、盐棒子《纲目》)，木附子（《现代实用中药》），盐肤木子（《湖南药物志》），假五味子、油盐果（《南宁市药物志》）。

【基原】 为漆树科漆树属植物盐肤木的果实。

【原植物】 盐肤木 Rhus chinensis Mill. ［Schinus indicus Burm.；R. javanica Thunb.］ 又名：楷木（《山海经》），盐麸树（《开宝本草》），肤木（《本草图经》），木盐（《通志》），五棓（《纲目》），盐霜柏（《生草药性备要》），枯盐其（《宁乡县志》），野漆树、猪草树（《安徽中草药》），五倍子树（《中国高等植物图鉴》）。

落叶小乔木或灌木，高2～10 m。小枝棕褐色，被锈色柔毛，具圆形小皮孔。奇数羽状复叶互生，叶轴及叶柄常有翅；小叶 5～13，无柄；纸质，多形，常为卵形或椭圆状卵形或长圆形，长6～12 cm，宽3～7 cm，先端急尖，基部圆形，边缘具粗锯齿，叶面沿中脉疏被柔毛或近无毛，叶背被锈色柔毛。圆锥花序宽大，顶生，多分枝，雄花序长30～40 cm，雌花序较短，密被锈色柔毛；花小，杂性，黄白色，雄花花萼裂片长卵形，花瓣倒卵状长圆形，开花时外卷，雄蕊伸出，花丝线形，花药卵形；雌花花萼裂片较短，花瓣椭圆状卵形；花盘无毛；子房卵形，密被白色微柔毛，花柱 3，柱头头状。核果球形，略压扁，被具节柔毛和腺毛，成熟时红色。花期 8～9 月，果期10 月。

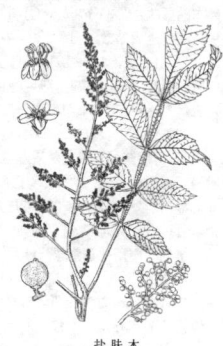
盐肤木

生于海拔 350～2 300 m 的石灰山灌丛、疏林中。除青海、新疆外，各地均有分布。

本植物的幼嫩枝苗（五倍子苗）、叶（盐肤叶）、去掉栓皮的树皮（盐肤木皮）、花（盐肤木花）、树根（盐肤木根）和去掉栓皮的根皮（盐肤木根皮）亦供药用，另设专条。

【采收加工】 10 月采收成熟的果实，鲜用或晒干。

【成分】 含鞣质：主要为五-间双没食子酰-β-葡萄糖（penta-m-digalloyl-β-glucose）；有机酸类：没食子酸（gallic acid），苹果酸（malic acid），酒石酸（tartaric acid），枸橼酸（citric acid）等。

【药性】 酸、咸，凉。
1.《开宝本草》：“味酸，微凉，无毒。”
2.《纲目》：“酸、咸、微凉。”
3.《福建药物志》：“咸、微酸，平。”

【功用主治】 生津，化痰，敛汗，止痢。主治肺虚久咳、痰嗽、胸痛、喉痹、黄疸、盗汗、痢疾、胃痛、顽癣、痈毒、头风白屑、毒蛇咬伤。
1.《本草拾遗》：“主头风白屑。”
2.《开宝本草》：“除痰饮、瘰疬，喉中热结、喉痹，止渴，解酒毒，黄疸，飞尸，蛊毒，天行寒热，痰嗽，变白，生毛发。干捣为末食之，岭南人将以防瘴。”
3.《纲目》：“生津降火，化痰，润肺滋肾，消毒，止痢，收汗。治风湿、眼病。”
4.《药性考》：“除瘰疬，喉痹，黄疸，咳，痢，蛊恶。”
5.《本草再新》：“治下血、血痢。”
6.《安徽中草药》：“清热解毒，除湿杀虫，祛痰平喘。治阴道滴虫，肺结核，扁桃体炎。”
7.《福建药物志》：“敛肺固脱，滋肾涩精，止血、止汗。治肺虚咳嗽、遗精，小腿溃疡，久泻脱肛，外伤出血。”

【用法用量】 内服：煎汤，9～15 g；或研末。外用：煎水洗；

【选方】 1. 治肺结核发热，咳嗽咯血 炒盐肤木果实、地骨皮各 9 g。煎服。（《安徽中草药》）
2. 治喉痹 盐肤子研罗为末，以赤糖和丸，如米枣大，含咽津。（《圣惠方》）
3. 治扁桃体炎 盐肤木果实（焙黄）3 g，冰片 0.3 g。研极细末，取少许吹喉。（《安徽中草药》）
4. 治酒疸 盐肤子、桑树白皮捣碎，米泔浸一宿，平旦空心温服一二升。（《普济方》）
5. 治年久顽癣 盐肤木子、王不留行。焙干研末，麻油调搽。（《湖南药物志》）

【各家论述】 《纲目》：“盐肤子，气寒味酸而咸，阴中之阴也。咸能软而润，故降火化痰消毒；酸能收而涩，故生津润肺止痢。肾主五液，入肺为痰，入脾为涎，入心为汗，入肝为泪，自入为唾，其本皆水也。盐肤、五倍先走肾、肝，有救水之功，所以痰涎、盗汗、风湿、下泪、涕唾之证，皆宜用之。”

3700 盐肤叶 yán fū yè
（《本草求原》）

【基原】 为漆树科漆树属植物盐肤木的叶。

【原植物】 参见“盐肤子”条。

【采收加工】 6～10 月采收，随采随用。

【成分】 含槲皮苷（quercitrin），没食子酸甲酯（methyl gallate），并没食子酸（ellagic acid），3, 25-环氧模corm醇酸（semimoronic acid），盐肤木酸（semialatic acid）。

【药性】 酸、微苦，寒。
1.《本草求原》：“酸、咸、寒。”
2.《安徽中草药》：“性微寒，味酸、咸。”

【功用主治】 止咳，止血，收敛，解毒。主治痰嗽、便血、血痢、盗汗、痈肿、疮疡、湿疹、疥疮、漆疮、蛇虫咬伤。
1.《本草求原》：“除痰饮咳嗽，生津止渴，解热毒，酒毒，喉痹，下血，血痢，功同五倍。”
2.《贵州民间方药集》：“强心壮脑。”
3.《福建药物志》：“消肿解毒。治皮肤过敏，湿疹，皮炎，瘰疬，对口疮。”

【用法用量】 内服：煎汤，9～15 g（鲜品 30～60 g）。外用：煎水洗；或鲜品捣敷；或捣汁涂。

【选方】 1. 治蛀节疽、五掌疽、对口疮 盐肤木鲜叶或树枝的二重皮适量，糯米饭少许，杵烂涂患处。（《闽东本草》）
2. 治痈肿 盐肤木嫩叶同毛桃树根嫩皮，捣烂，调酒糟擦患处。（《福建常用草药》）
3. 治黄蜂咬伤 鲜盐肤木叶，掐破，取其乳浆样的白汁，搽患处。（《赣中草药》）
4. 治痛风 盐肤叶捣烂，桐油炒热，布包揉痛处。（《湖南药物志》）
5. 治目中生星翳 新鲜盐肤木叶，折断，有乳浆样的白汁流出，盛于小瓷杯内，用灯心蘸药汁点患处，点药后闭目 10 分钟。可稍有刺痛感。（《赣中草药》）

3701 盐匏藤 yán páo téng
（《全国中草药汇编》）

【异名】 咸匏藤、沉菊、补阴丹（《全国中草药汇编》）。

【基原】 为胡颓子科胡颓子属植物披针叶胡颓子的根和叶。

【原植物】 披针叶胡颓子 Elaeagnus lanceolata Warb. 又名：柳叶胡颓子（《中国种子植物分类学》），羊奶子（《万县中草药》）。

常绿灌木，高约 4 m。幼枝密被银白色和淡黄褐色鳞片。单叶互生；叶柄长 5～7 mm，黄褐色；叶片革质，披针形或椭圆状披针形，长 5～14 cm，宽 1.5～3.6 cm，先端渐尖，基部圆形，稀圆楔形，全缘反卷；侧脉 8～12 对，与中脉开展成 45°角，网状脉在上面不明显。花淡黄白色，下垂，常3～5朵簇生于叶腋短小枝上；花梗长3～5 mm；花被筒圆形，裂片4，宽三角形；雄蕊4，花丝极短或无；花柱直立，几无毛或疏生极少数量状柔毛。果实椭圆形，密被褐色或银白色鳞片，成熟时红黄色。花期8～10月，果期翌年4～5月。

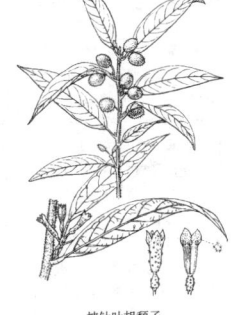

披针叶胡颓子

生于海拔600～2 500 m的山地林中或林缘。分布于西南及湖北、湖南、广西、陕西、甘肃等地。

本植物的果实（盐筢藤果）亦供药用，另设专条。

【采收加工】 全年可采，根切片晒干，叶晒干或鲜用。

【药性】 《全国中草药汇编》："酸、微甘、温。"

【功用主治】 《全国中草药汇编》："温下焦，祛寒湿。主治小便失禁，外感风寒。"

【用法用量】 内服：煎汤，9～15 g；或浸酒。外用：捣敷。

【选方】 1. 治骨折　羊奶子根、小接骨丹、叶上花、杉木白皮各30 g。捣烂，加酒焙热外包。

2. 治劳伤　羊奶子根皮15 g，大血藤、小血藤、红泽兰、牛马藤各9 g。泡酒服。

3. 治咳嗽　羊奶子叶、枇杷叶（去毛）各15 g，活麻、五匹风、石菖蒲各12 g，鱼腥草15 g。水煎服。（1～3方出自《万县中草药》）

3702 **盐肤木皮** yán fū mù pí 《湖南药物志》

【异名】 盐麸树白皮（《开宝本草》）。

【基原】 为漆树科漆树属植物盐肤木去掉栓皮的树皮。

【原植物】 参见"盐肤子"条。

【采收加工】 7～10月剥取树皮，去掉栓皮层，留取韧皮部，鲜用或晒干备用。

【成分】 含没食子酸（gallic acid），莨菪碱（scopolin），地衣酚（orcinol），地衣酚-β-D-葡萄糖苷（orcinol-β-D-glucoside），1，2，3，4，6-五-O-没食子酰基-β-D-葡萄糖苷（1，2，3，4，6-penta-O-galloyl-β-D-glucose）。

【药性】 酸，微寒。

【功用主治】 清热解毒，活血止痢。主治血痢，痈肿，疮疖，蛇犬咬伤。

1. 《开宝本草》："主破血，止血，血痢，杀蛔虫，并煎服之。"

2. 《湖南药物志》："治无名肿毒，恶疮疥癞，鱼口下疳，蛇犬咬伤，煎水洗。"

【用法用量】 内服：煎汤，15～60 g。外用：煎水洗或捣敷。

3703 **盐肤木花** yán fū mù huā 《湖南药物志》

【基原】 为漆树科漆树属植物盐肤木的花。

【原植物】 参见"盐肤子"条。

【采收加工】 8～9月采收，鲜用或晒干。

【药性】 《安徽中草药》："性微寒，味酸、咸。"

【功用主治】 清热解毒，敛疮。主治疮疡久不收口，小儿鼻下两旁生疮，色红瘙痒，渗液浸淫糜烂。

1. 《湖南药物志》："治身疮，痈毒溃烂。"

2. 《安徽中草药》："清热解毒，除湿杀虫。"

【用法用量】 外用：研末撒或调搽。

【选方】 1. 治疮疡不收口　盐肤木花（或果实）研细末，麻油调搽。《安徽中草药》

2. 治鼻疳　盐肤木花或子、硼砂、黄柏、青黛、花椒各等量。共研末，吹患处。

3. 治痈毒溃烂　盐肤木子和花捣烂，香油调敷。（2、3方出自《湖南药物志》）

3704 **盐肤木根** yán fū mù gēn 《泉州本草》

【异名】 盐麸子根（《日华子》），文蛤根、五倍根、泡木根、耳八蜈蚣（《分类草药性》），五倍子根（《贵州草药》）。

【基原】 为漆树科漆树属植物盐肤木的树根。

【原植物】 参见"盐肤子"条。

【采收加工】 全年均可采，鲜用或切片晒干。

【成分】 含黄酮类：3，7，4'-三羟基黄酮（3，7，4'-trihydroxyflavone），3，7，3'，4'-四羟基黄酮（3，7，3'，4'-tetrahydroxyflavone）。酚性成分：7-羟基-6-甲氧基香豆素（7-hydroxy-6-methoxycoumarin），没食子酸（gallic acid），没食子酸乙酯（ethyl gallate），水黄皮黄素（pongapin），四甲氧基非瑟素（tetramethoxyfisetin），去甲氧基小黄皮素（demethoxykanugin），二苯甲酰甲烷（dibenzoylmethane），椭圆叶崖豆藤酮（ovalitenone）。又含β-谷甾醇（β-sitosterol）。

【药性】 酸，咸，平。

1. 《岭南采药录》："味酸、咸，性平。"

2. 《重庆草药》："味辛，性热，无毒。"

3. 《福建药物志》："微苦、酸，微温。"

【功用主治】 祛风湿，利水消肿。主治风湿痹痛，腰背酸痛，水肿，咳嗽，跌打肿痛，乳痈，伤食泄泻，痔疮，癣疮，头上白屑，毒蛇咬伤。

1. 《日华子》："消酒毒。"

2. 《本草集议》："能软鸡骨。"（引自《纲目》）

3. 《分类草药性》："治咳嗽，消肿，贴癣子，跌打损伤，调末治癣疮。"

4. 《岭南采药录》："消肿散毒。煎水洗小儿烂头疮，能止痛；治乳痈，脚抽筋症，跌打伤肿痛，俱煎水洗之；以之浸酒，止痛，去瘀，生新。"

5. 《重庆草药》："去风解毒。治小儿缩阴症，配他药治九子痒。"

6. 《浙江民间常用草药》："消炎，利尿。"

7. 广州部队《常用中草药手册》："凉血降火，去瘀生新。治麻疹，感冒发热，咳嗽带血，跌打骨折。"

8. 《福建药物志》："化痰定喘，调中益气。治慢性支气管炎，冠心病，劳倦乏力，风湿关节痛，坐骨神经痛，腰肌劳损，扭伤。"

【用法用量】 内服：煎汤，9～15 g；鲜品30～60 g。外用：研末调敷或煎水洗；或鲜品捣敷。

【选方】 1. 治疲劳身痛　盐肤木根30～60 g，山荔枝60 g。水煎服。

2. 治慢性支气管炎　盐肤木根、兰花参、薄菜各30 g。水煎服。《福建药物志》

3. 治骨折　盐肤木根、前胡。捣烂敷伤处。

4. 治瘰疬　盐肤木根、破凉伞、凌霄根、酒槽。共捣烂敷。（3、4方出自《湖南药物志》）

5. 治冬季手足皲裂　盐肤木根置火上略烤，取其流出的白汁，涂敷患处。《天目山药用植物志》

【临床报道】 治疗痔疮　盐肤子根200 g（鲜者量加倍），水煎30分钟，取汁，先熏后洗30分钟，每日1次，连用7日为1个疗程，可连用2～3个疗程。忌食辛热之品。便秘者给予相应内服药治疗。观察55例，其中：内痔（Ⅱ、Ⅲ期）20例，治愈3例，好转16

例，无效 1 例，总有效率 95.00％；嵌顿痔 6 例，好转 6 例，总有效率 100％；血栓外痔 21 例，治愈 17 例，好转 3 例，无效 1 例，总有效率 95.24％；炎性外痔 8 例，治愈 7 例，好转 1 例，总有效率 100％。合计治愈 27 例，好转 26 例，无效 2 例，总有效率 96.36％。

3705 盐匏藤果 yán páo téng guǒ 《陕西中药名录》

【异名】 羊奶子果（《万县中草药》）。

【基原】 为胡颓子科胡颓子属植物披针叶胡颓子的果实。

【原植物】 参见"盐匏藤"条。

【采收加工】 4～5 月采收成熟的果实，晒干。

【药性】 酸，平。

【功用主治】 涩肠止痢。主治肠炎，痢疾。

【用法用量】 内服：煎汤，9～15 g。

3706 盐肤木根皮 yán fū mù gēn pí 《浙江民间常用草药》

【异名】 盐麸树白皮（《开宝本草》）。

【基原】 为漆树科漆树属植物盐肤木去掉栓皮的根皮。

【原植物】 参见"盐肤子"条。

【采收加工】 全年均可采，剥取根皮，鲜用或晒干。

【药性】 酸，咸，凉。

1.《福建常用草药》："酸、咸、微寒。"

2.《陕西中草药》："味咸、涩，性凉。"

【功用主治】 清热利湿，解毒散瘀。主治黄疸，水肿，风湿痹痛，小儿疳积，疮疡肿毒，跌打损伤，蛇虫咬伤，皮肤湿疹。

1.《开宝本草》："主酒疸，捣碎，米泔水浸一宿，平旦空腹温服一二升。"

2.《纲目》："诸骨鲠，以醋煎浓汁，时呷之。"

3.《浙江民间常用草药》："消炎，利尿。"

4.《湖南药物志》："治无名肿毒、恶疮疥癣，鱼口下疳，蛇犬咬伤，捣烂敷患处。"

5.《陕西中草药》："散瘀生新，消炎解毒，止血，利尿，祛风湿。治跌打损伤，骨折，外伤出血，疮疖，慢性支气管炎，麻疹，感冒，黄疸，水肿，风湿腰腿痛，咳嗽带血，便血。"

6.《福建药物志》："治食欲不振，小儿疳积，产后子宫收缩不良。"

【用法用量】 内服：煎汤，15～60 g。外用：捣敷。

【选方】 1. 治黄疸 盐肤木根皮 15 g，黄栀子根 15 g。水煎服。《浙江民间常用草药》

2. 治跌打损伤，疮疖 鲜盐肤木皮、鲜樗木根皮各等量。捣烂敷。《陕西中草药》

3. 治蛇咬伤 盐肤木鲜根皮，捣烂敷脑后。《福建中草药》

4. 治慢性支气管炎 盐肤木根皮 30 g，枇杷叶三片。水煎，加冰糖少许冲服。《浙江民间常用草药》

5. 治小儿疳积 盐肤木根皮 12 g，叶下珠（全草连果实）6 g。用瘦猪肉 60 g 炖汤，以汤同药煎服。《赣中草药》

3707 都拉 dū lā 《四川中药志》

【异名】 都拉参、肚拉（《四川中药志》），对对参、萝卜参、土败酱（《昆明民间常用草药》），白都拉，萝卜肚拉，土洋参（《西昌中草药》），双香（《云南中药资源名录》）。

【基原】 为川续断科双参属植物西南囊苞花的根。

【原植物】 西南囊苞花 Triplostegia glandulifera Wall. ex DC. 又名：小杜拉、东汉草（《四川中药志》），双参（《中国植物志》）。

柔弱多年生直立草本，高 15～40 cm。根茎细长，四棱形，具 2～6 节，节间长 0.5～2 cm，节上生不定根。主根常为 2 枝并列，

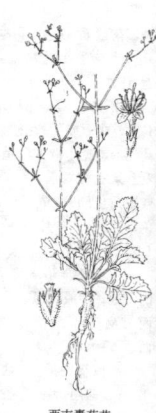

稍肉质，近纺锤形，长 3～15 cm，径 2～3 mm，棕褐色。茎方形，有沟，近光滑或微被疏柔毛。叶近基生，成假莲座状，3～6 对叶生缩短节上，或在茎下部松散排列，连柄长 3～8 cm；叶片倒卵状披针形，2～4 对羽状中裂，中央裂片较大，两侧裂片渐小，边缘有不整齐浅裂或锯齿，基部渐狭成长 1～3 cm 的柄，上面深绿色，下面苍绿色，沿脉上具疏柔毛；茎上部叶渐小，浅裂，无柄。花在茎顶端成疏松窄长圆形聚伞圆锥花序；各分枝处有苞片 1 对，其中脉 1 条，边缘疏生柔毛；小总苞 4 裂，裂片披针形，外面密被紫色腺毛；萼筒壶状，先端收缩成 8 个微小的牙齿状或锯齿状的檐部；花冠白色或粉红色，短漏斗状，5 裂，裂片先端钝，近辐射对称；雄蕊 4，略外伸，花药内向，白色，花丝直立，着生于花冠近口部；花柱略长于雄蕊，直伸，子房包于囊状小总苞内（囊苞）。瘦果包于囊苞中，囊苞 4 裂，裂片先端长渐尖，多曲钩。花、果期 7～10 月。

生于海拔 1500～4000 m 的林下、溪旁、山坡草地、草甸及林缘。分布于湖北、四川、云南、西藏、陕西、台湾等地。

【采收加工】 春秋发苗前，或秋后苗茎干枯后挖取根部，去掉茎苗，抖净泥沙，晒干或鲜用。

【药材】 都拉 Triplostegiae Glanduliferae Radix 主产于四川、云南。

根 根呈条状或纺锤形，多为单枝，少分叉略似莱乌，表面棕褐色或灰棕色，有粗而不规则纵皱纹，并有突起的疔瘤。芦头平截，有残茎痕迹，下部渐细小，底端钝圆或微尖，多已折断。质坚实，折断面纤维性。味麻，有毒，切勿口尝。

【药性】 甘，微苦，微温。归肺、脾、肾经。

1.《四川中药志》1960 年版："性微温，味甘、辛，有毒。入肺、脾二经。"

2.《全国中草药汇编》："甘、微苦，平。"

【功用主治】 温肾益气，活血止血。主治体虚头晕，虚劳久咳，脾虚食积，肾虚腰痛，带下，阳痿，不孕，风湿性心脏病，外伤出血，跌打痨伤。

1.《四川中药志》1960 年版："温肾益气，解烟毒，治虚劳久咳。"

2.《全国中草药汇编》："健脾益肾，活血调经，止崩漏，解毒，外用止血。主治肾虚腰痛，贫血，咳嗽，遗精，阳痿，风湿关节痛，月经不调，倒经，崩漏，带下，不孕症。"

【用法用量】 内服：煎汤，15～30 g；或炖肉服。外用：研末撒。

【宜忌】 《四川中药志》1960 年版："有实热郁滞者忌用。"

【选方】 1. 治贫血、咳嗽、头昏、风湿关节痛 （白都拉）鲜根 30 g，炖羊肉或猪肉服。《西昌中草药》

2. 治气虚带下 土败酱 9 g，研末，塞入鸡蛋，兑红糖蒸吃。《昆明民间常用草药》

3. 治不孕症 白都拉 30 g，榔头草 15 g，胡椒 3 g。炖鸡服。《西昌中草药》

4. 治风湿性心脏病 土败酱 9 g，柏子仁 9 g。研末，猪肝 60 g，共蒸吃。《昆明民间常用草药》

5. 治乌头中毒 白都拉鲜根 15～30 g。煎水服。《西昌中草药》

西南囊苞花

3708 **都咸子** ^{dū xián zǐ} 《《本草拾遗》》

【基原】 为漆树科腰果属植物腰果的果实。

【原植物】 腰果 *Anacardium occidentale* L. 又名：都咸树《南方草物状》，鸡腰果、槚如树《海南植物志》，心果树。

灌木或小乔木，高 4～10 m。小枝黄褐色；有乳状汁。单叶互生；叶柄长 1～1.5 cm；叶片倒卵形，长 8～14 cm，宽 6～8.5 cm，先端圆形或微凹，基部阔楔形，全缘，两面无毛，侧脉约 12 对，侧脉和网脉两面突起。圆锥花序宽大，多分枝，排

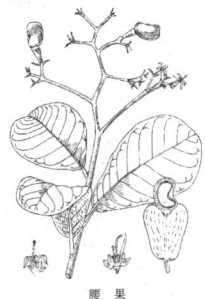

腰果

成伞房状，长 10～20 cm，多花密集，密被锈色微柔毛，黄色，杂性；花萼深 5 裂，裂片直立，覆瓦状排列；花瓣线状披针形，长 7～9 mm，开花时外卷；雄蕊 7～10，通常仅发育 1 枚 8～9 mm，不育雄蕊较短（长 3～4 mm），花丝基部多少合生，花药小，卵圆形；子房倒卵圆形，无毛，花柱钻形，长 4～5 mm。核果肾形，两侧压扁，长 2～2.5 cm，宽约 1.5 cm，果基部为肉质梨形或陀螺形的假果所托，假果长 3～7 cm，最宽处长 4～5 cm，成熟时紫红色。种子肾形，长 1.5～2 cm，宽约 1 cm。

生于低海拔干热地带。福建、广西、海南、云南、台湾等地有引种。

本植物的树皮（都咸子树皮）亦供药用，另设专条。

【采收加工】 7～10 月果实成熟时采收，除去假果，留取核果，晒干，炒熟备用。

【药材】 都咸子 *Anacardii Occidentalis Fructus* 主产海南。

性状 核果长约 3.5 cm，厚与宽约 2 cm，外表呈暗棕色，有光泽，具斑点，果皮厚约 4 mm，含有巨大椭圆形的香胶道。种子肾形，具有类红棕色的厚种皮，种仁肾形，黄白色，富油性，有香气。

【成分】 果壳中含腰果酸（anacardic acid），腰果酚（cardanol），腰果二酚（cardol），左旋表儿茶素（epicatechin），腰果苷（occidentoside），杞柳苷（salipurposide），β-谷甾醇（β-sitosterol）。

【药性】 甘，平。

【功用主治】 润肺化痰，止渴，除烦。主治咳嗽，口渴，心烦。

1.《本草拾遗》："主渴，润肺，去烦，除疾，火干作饮服之。"

2.《海药本草》："主烦躁，心闷，痰码，伤寒清涕，咳逆上气，宜煎服。"

【用法用量】 内服：煎汤，15～30 g。

3709 **都咸子树皮** ^{dū xián zǐ shù pí} 《全国中草药汇编》

【基原】 为漆树科腰果属植物腰果的树皮。

【原植物】 参见"都咸子"条。

【采收加工】 全年可采，剥取树皮，晒干备用。

【药理】 1. 降血糖作用 树皮的酊剂或提取物给正常人口服，有降血糖作用；于口服后 15～20 分钟开始；60～90 分钟最显著，可持续 3 小时。树皮（内皮）煎剂对动物也能降血糖。降血糖成分对离体大鼠睾丸脂肪组织的产生 CO_2，有促进作用。

2. 对平滑肌的作用 内皮的水及乙醇提取液给麻醉猫静注均可降低血压，但前者引起呼吸抑制，后者引起呼吸兴奋。对离体蟾蜍心脏均有抑制作用。对腹直肌，前者没有作用，后者则兴奋。对离体豚鼠回肠，两者均有较弱的兴奋作用。对离体兔十二指肠，两者均抑制其张力，对其运动则无作用。对离体大鼠子宫，前者兴奋，后者抑制。

毒性 乙醇提取液对小鼠有一定毒性，水提取液（1∶3）对小鼠几无毒性（每只腹腔注射 0.8 ml 并不引起死亡）。

【药性】 淡，平，有毒。

【功用主治】 截疟杀虫。主治疟疾。

【用法用量】 内服：煎汤，0.6～1 g。

【宜忌】 本品毒性较大，内服宜慎。

3710 **壶卢** ^{hú lú} 《日华子》

【异名】 匏、瓠《诗经》，匏瓠《论语》，甜瓠《新修本草》，腰舟《鹖冠子》陆佃注，瓠匏《滇南本草》，蒲姑《群芳谱》，葫芦瓜《本草求原》，葫芦《饮片新参》。

【基原】 为葫芦科葫芦属植物葫芦、瓠瓜的果实。

【原植物】 1. 葫芦 *Lagenaria siceraria* （Molina） Standl. ［*Cucurbita siceraria* Molina］

一年生攀缘草本。茎、枝具沟纹，被黏质长柔毛，老后渐脱落。叶柄纤细，长 16～20 cm，被毛；顶端有 2 腺体；叶片卵状心形或状卵形，长、宽 10～35 cm，不分裂或 3～5 裂，具 5～7 掌状脉，先端锐尖，边缘有不规则的齿，基

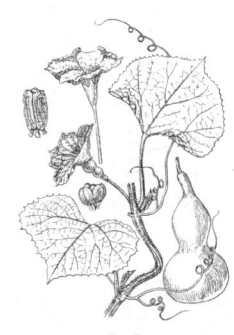

葫芦

部心形，弯缺开张，半圆形或近圆形，两面均被微柔毛，叶背及脉上较密。卷须纤细，初时有微柔毛，部分 2 歧。雌雄同株，雌、雄花均单生；雄花；花梗细长，比叶柄稍长，花梗、花萼、花冠均被微柔毛，花萼筒漏斗状，长约 2 cm，裂片披针形；花冠白色，裂片皱波状，先端微缺而顶端有小尖头，5 脉；雄蕊 3，花药长圆形，药室折曲；雌花花梗比叶柄稍短或近等长；花萼和花冠似雄花；子房中

间缢缩，密生黏质长柔毛，花柱粗短，柱头 3，膨大，2 裂。果实初为绿色，后变白色至带黄色，果形变化较大，因不同变种和品种而异，有呈哑铃状，长数十厘米，有的仅长 10 cm，有的呈扁球形、棒状或构状，成熟后果皮变木质。种子白色，倒卵形或三角形，先端截形或 2 齿裂，稀圆，长约 20 mm。花期 7～8 月，果期 8～9 月。

我国各地广泛栽培。

2. 瓠瓜 *L. siceraria* （Molina） Standl. var. *depressa* （Ser.） Hara

本种与葫芦的主要区别在于：瓠果扁球形，直径约 30 cm。

以上两种植物的茎、叶、花、须（壶卢秧）、种子（壶卢子）、老熟果实或果壳（陈壶卢瓢）亦供药用，另设专条。

【采收加工】 8～10 月采摘已成熟但外皮尚未木质化的果实，去皮用。

【成分】 葫芦杂交种果实含三萜类：22-脱氧葫芦苦素（22-deoxycucurbitacin） D 及少量 22-脱氧异葫芦苦素（22-deoxyisocucurbitacin）。

【药理】 1. 胰蛋白酶抑制作用 从瓠瓜中分离出两种胰蛋白酶抑制剂，分别称为 LLDTI-Ⅰ 和 LLDTI-Ⅱ，对牛胰蛋白酶的 K_i 值分别为 2.4×10^{-10} mol/L 和 $9.6 \times$

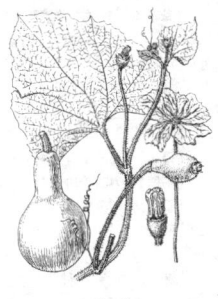

瓠瓜

10^{-11} mol/L。

2. 抗氧化活性　CCl_4 攻击能使大鼠离体肝组织脂质过氧化物含量升高，瓠瓜汁具有很高的阻抑过氧化作用，其阻抑率为52.3%。

【药性】 甘、淡，平。归肺、脾、肾经。

1.《千金方》："味甘，平，滑，无毒。"

2.《绍兴本草》："微寒。"

3.《日用本草》："味甘、微苦。"

4.《玉楸药解》："入手太阴肺、足太阳膀胱经。"

5.《本草再新》："入脾、肾二经。"

【功用主治】 利水，消肿，通淋，散结。主治水肿，腹水，黄疸，消渴，淋病，痈肿。

1.《本草经集注》："利水道。"

2.《千金方》："主消渴，恶疮，鼻口中肉烂痛。"

3.《宝庆本草折衷》："止渴，消热。"

4.《本草元命苞》："(主)黄疸。"

5.《滇南本草》："苦能下水，令人吐，除面目风邪，四肢浮肿；甜能利水，通淋，除心肺烦热。"

6. 姚可成《食物本草》："治石淋。"

7.《医林纂要》："利二便。"

8.《本草再新》："治腹胀。"

9.《湖南药物志》："治吐血、膨胀。"

10.《全国中草药汇编》："利水、消肿、散结。主治水肿、腹水、颈淋巴结结核。"

【用法用量】 内服：煎汤，9～30 g；或煅存性研末。

【宜忌】 脾胃虚寒者禁服。

1.《宝庆本草折衷》："多食吐人。"

2.《本草元命苞》："脚气不可食，虚胀尤宜忌。"

【选方】 1. 治头面、全身浮肿　霜打葫芦、黄瓜皮各15 g，蝼蛄7个(焙)，小青蛙2个(焙)。共研末，匀4次，黄酒冲服，每日服1次。

2. 治水肿　葫芦瓤子1个，赤小豆30 g。水煎，每日服2次。

3. 治肾炎　葫芦瓤子1个，枸杞、党参、黄芪各9 g。水煎，每日服2次。(1～3方出自《吉林中草药》)

4. 治脚气浮肿　葫芦瓜30 g，鲫鱼60～120 g。煮食。(《湖南药物志》)

5. 治高血压病，烦热口渴，肝炎黄疸，尿路结石　鲜葫芦捣烂绞汁，以蜂蜜调服，每服半杯至1杯，每日2次。或煮水服亦可。(《食物中药与便方》)

【临床报道】 治疗扁平疣　将新摘的葫芦用针刺破，把流出的葫芦液直接涂在患者处，每日3次，连用15日。共治疗132例。结果：11例因葫芦来源缺乏未能坚持治疗，其余完成治疗的121例患者中94例治愈，7例显效，8例好转，12例无效，治愈率为77.7%，总有效率为83.5%。

【各家论述】《本草求原》："(葫芦)甘甜者虽无毒亦不益人，惟解丹石毒，通石淋，治大小浮肿及水气黄疸，二便不通，亦必暴病实症方宜。若久病胃虚脾弱及脚气虚胀犯之，必致吐利不止而死，平人多食亦伤胃，发疮疥。"

3711 壶卢子 hú lú zǐ (《纲目》)

【异名】 葫芦子(《圣惠方》)。

【基原】 为葫芦科葫芦属植物葫芦和瓠瓜的种子。

【原植物】 参见"壶卢"条。

【采收加工】 8～10月采收成熟的果实，切开取出种子，晒干。

【成分】 1. 葫芦种子　含蛋白质；有机酸：棕榈酸(palmitic acid)，棕榈油酸(palmitoleic acid)，硬脂酸(stearic acid)，油酸(oleic acid)及亚油酸(linoleic acid)；糖：主要有鼠李糖，果糖，半乳糖，蔗糖，棉子糖及水苏糖。还含胰蛋白酶抑制剂(trypsin inhibitor) LLTI-Ⅰ、LLTI-Ⅱ、LLTI-Ⅲ。

2. 瓠瓜种子　含胰蛋白酶异抑制剂(trypsinisoinhibitor) LLDTI-Ⅰ、LLDTI-Ⅱ。

【药理】 胰蛋白酶抑制作用　葫芦种子提取物具有胰蛋白酶抑制作用。从其中分离出3种丝氨酸胰蛋白酶抑制剂，分别称为LLTI-Ⅰ、LLTI-Ⅱ、LLTI-Ⅲ，三者对牛胰蛋白酶的 K_i 值分别为 3.6×10^{-11} mol/L、6.5×10^{-11} mol/L和 3.0×10^{-11} mol/L。

【药性】《安徽中草药》："性平，味甘。"

【功用主治】 清热解毒，消肿止痛。主治肺炎，肠痈，牙痛。

1.《中国药用植物图鉴》："用于解热，治肺炎、肠炎等症。"

2.《食物中药与便方》："有润肠消炎作用，适用于阑尾炎。"

3.《晶珠本草》："止热痢。"

【用法用量】 内服：煎汤，9～15 g。

【选方】 1. 治肺炎　葫芦子(捣碎)、鱼腥草各15 g。煎服。(《安徽中草药》)

2. 治阑尾炎　葫芦子、大血藤、繁缕各30 g。水煎后分2次服。(《食物中药与便方》)

3. 治龋齿疼痛　葫芦子半升。以水五升，煮取三升，去滓。含漱，口吐之。(《圣惠方》)

4. 治齿龈或肿或露、齿摇疼痛　(壶卢)子八两，同牛膝四两，每服五钱，煎水含漱，日三四次。(《御药院方》)

3712 壶卢秧 hú lú yāng (《中华本草》)

【基原】 为葫芦科葫芦属植物葫芦和瓠瓜的茎、叶、花、须。

【原植物】 参见"壶卢"条。

【采收加工】 6～10月采收，晒干。

【药理】 毒性　将葫芦植物切碎给西非洲山羊、沙漠绵羊和犀牛口服或灌胃，可降低肝脏蛋白质合成能力、发生肾功能紊乱和血液浓缩，每日服果实和叶子1～5 g/kg可使山羊在1日至2星期期间死亡。其种子的毒性较小。

【药性】《千金方》："味甘，平。"

【功用主治】 解毒，散结。主治食物、药物中毒，龋齿痛，鼠瘘，痢疾。

1.《千金方》："叶主耐饥。"

2.《本草元命苞》："龋齿痛，煮茎叶含漱吐之。"

3.《本草约言》："藤、须、花：主解毒。"

4.《医学入门》："花：日干为末，敷鼠瘘。"

5.《湖南药物志》："治痢疾。"

【用法用量】 内服：煎汤，6～30 g；或煅存性研末。

【宜忌】《千金方》："扁鹊云，患脚气虚胀者，不得食之，其患永不除。"

【选方】 1. 治痢疾　葫芦花6 g，黄瓜叶4.5 g，生石膏粉少许。水煎服。(《湖南药物志》)

2. 预解胎毒　七、八月，或三伏日，或中秋日，剪壶卢须如环子脚者，阴干，于除夕夜煎汤浴小儿，可免出痘。(《唐瑶经验方》)

3. 防治中毒　瓠匏叶晒干，捣碎为末，盛于磁器内，随身边，或走路口渴，用末3 g，入水饮，不中水毒；或蛇虫蛤蟆扒过之物(人误食中毒)，此末亦可解。加雄黄，能解哑瘴山岚之毒；加松笔(头)，解一切(火毒)；凡中毒药，但可一二钱，开水送下。(《滇南本草》)

3713 埃蕾 āi léi (《沙漠地区药用植物》)

【基原】 为龙胆科百金花属植物百金花的带花全草。

【原植物】 百金花 *Centaurium pulchellum* Druce var. *altaicum* (Griseb.) Kitag. et Hara [*Erythraea ramosissima* Persoon var.

altaica Griseb.] 又名：东北埃蕾（《东北植物检索表》）。

一年生草本，高 20～40 cm。全株光滑无毛。茎直立，近四棱形，多分枝。叶对生；无柄；基部叶片椭圆形或卵状椭圆形，长 6～16 mm，宽 3～6 mm，先端钝尖，上部叶椭圆状披针形，先端尖，似苞叶状，长 6～13 mm，宽 2～4 mm；具 3 出脉。花多数，排列成疏散的二歧式聚伞花序，具细长梗；花萼 5 深裂，裂片钻形，中脉在背面高高突起呈脊状；花冠漏斗形，白色或粉红色，长 1.5 cm，花冠筒部狭长，先端 5 裂，裂片短，长椭圆形，长 2.7～3.2 mm；雄蕊 5，稍外露，着生于花冠喉部，花丝短，线形，花药长圆形，卷作螺旋形；子房上位，2 室，椭圆形，花柱丝状，柱头 2 裂，裂片膨大，圆形。蒴果无柄，椭圆形，花柱宿存。种子球形，黑褐色，表面有浅蜂窝状网隙。花、果期 7～9 月。

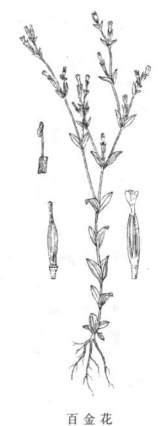

百金花

生于海拔 50～2 200 m 的潮湿荒地或滩地水旁。分布于华北、东北、西北、华东及华南等沿海地区。

【采收加工】 开花时采收，晒干。

【药性】 苦，寒。

【功用主治】《沙漠地区药用植物》："清热解毒。主治肝炎，胆囊炎，头痛，发热，牙痛，扁桃体炎。"

【用法用量】 内服：煎汤，6～9 g。

【附方】 治头痛，发热，牙痛，扁桃体炎 埃蕾、栀子、桃色女娄菜、黄连各等分。研末。每服 1.5 g，每日 2 次（蒙药方）。（《沙漠地区药用植物》）

3714 **荇菜** xìng cài 《《新修本草》》

【异名】 荇《《诗经》》，薂、接余《《尔雅》》，莕余《《说文》》，凫葵《《新修本草》》，水镜草《《造化指南》》，莕丝菜、金莲儿、藕莲菜《《野菜谱》》，莕公须《《救荒本草》》，金莲子、莕公须《《救荒本草》》，水镜锅、马脚草、马脚连《《湖南药物志》》，水荷叶、水葵《《长白山植物药志》》，莲花菜、小萍蓬草《《吉林中草药》》。

【基原】 为龙胆科荇菜属植物荇菜的全草。

【原植物】 荇菜 *Nymphoides peltatum* (Gmel.) O. Kuntze [*Limnanthemum peltatum* Gmel.] 又名：莲叶荇菜《《东北植物检索表》》。

多年生水生草本。茎沉水，圆柱形，长而多分枝，节上生不定根。上部叶对生，下部叶互生，叶浮于水面，近革质；柄长 3～30 cm，基部扩大抱茎；叶片卵状圆形，直径 2.5～7 cm，基部心形，上面亮绿色，下面带紫色，全缘或边缘呈波状；有不明显的掌状脉。花 1～6 朵簇生于节上，花梗长 2～8 cm；花萼 5 深裂，几达基部，裂片披针形；花冠金黄色，辐射状，分裂几达近基部，冠筒短，喉部具 5 束长毛，裂片 5，倒卵形，先端微凹，边缘有毛；雄蕊 5，着生于花冠喉部，花丝扁短；子房卵圆形，蜜腺 5，着生于子房基部，柱头膨大，2 瓣裂。蒴果卵圆形，长约 2 cm。种子褐色，多数，两面扁平，边缘密生睫毛。花期 4～8 月，果

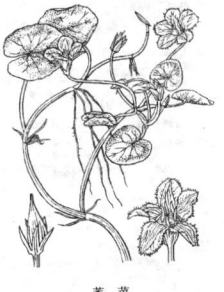

荇菜

期 6～9 月。

生于池塘中和水不甚流动的河溪中。我国温暖地区多有分布。

【采收加工】 6～9 月采收，鲜用或晒干。

【成分】 叶含黄酮类：芸香苷（rutin），槲皮素-3β-巢菜糖苷（quercetin-3β-vicinoside），槲皮素（quercetin）。三萜类：熊果酸（ursolic acid），β-香树脂醇（β-amyrin），齐墩果酸（oleanolic acid）。又含 β-谷甾醇（β-sitosterol）。

【药性】 辛，甘，寒。

1.《新修本草》："昧甘，冷，无毒。"

2.《品汇精要》："昧甘，性冷缓。气之薄者，阳中之阴。"

3.《医林纂要》："昧甘，咸，性寒，滑。"

4.《全国中草药汇编》："辛，寒。"

【功用主治】 发汗透疹，清热利尿。主治感冒发热无汗，麻疹透发不畅，水肿，小便不利，热淋，诸疮肿毒，毒蛇咬伤。

1.《新修本草》："主消渴，去热淋，利小便。"

2.《开宝本草》："捣汁服之，疗寒热。"

3.《纲目》："捣敷诸肿毒，火丹游肿。"

4.《医林纂要》："除烦，解热，消积，行水。"

5.《全国中草药汇编》："发汗，透疹，清热，利尿。主治感冒发热无汗，麻疹透发不畅，荨麻疹，水肿，小便不利，外用治毒蛇咬伤。"

【用法用量】 内服：煎汤，10～15 g。外用：鲜品捣敷。

【宜忌】《本草省常》："服甘草者忌之。"

【选方】 1. 治感冒发热无汗 荇菜、防风、苏叶各 10 g。水煎服。

2. 治麻疹透发不畅 荇菜、牛蒡子各 10 g。水煎服。

3. 治荨麻疹 荇菜 10 g，苦参 6 g。水煎服。

4. 治水肿，小便不利 荇菜 10 g，冬瓜皮 30 g。水煎服。（1～4 方出自《全国中草药汇编》）

5. 治热淋，小便不利 凫葵二斤，粟米半升。先用盐、豉汁五升，煎令沸，下米煮十余，下凫葵煮作粥。空心任意量多少食之。《普济方》凫葵粥）

3715 **荸荠** bí qí 《《日用本草》》

【异名】 芍、凫茈《《尔雅》》，葃菇、水芋、乌芋《《广雅》》，乌茨（陶弘景），蔤茨（孟诜），葧脐《《本草衍义》》，黑山棱《《博济方》》，地栗《《通志》》，铁葧脐《《救荒本草》》，马蹄《《本草求原》》，红慈菇《《民间常用草药汇编》》，马薯《《泉州本草》》。

【基原】 为莎草科荸荠属植物荸荠的球茎。

【原植物】 荸荠 *Heleocharis dulcis* (Burm. f.) Trin. ex Henschel

多年生水生草本。地下匍匐茎末端膨大成扁圆形球状，直径约 4 cm，黑褐色，地上茎即秆，高达 75 cm，直径约 9 mm，丛生，直立，不分枝，中空，具横隔，表面平滑，色绿。叶片退化，叶鞘薄膜质，上部斜截形。穗状花序 1 个，顶生，直立，线状圆柱形，淡绿色，上部尖锐，基部与茎等粗，长 2.5～4 cm；花鳞朵多数，鳞片宽近卵形，螺旋覆瓦状排列，背部有细纵纹直条纹；刚毛 6 个，上具倒生钩毛，与小坚果等长或较

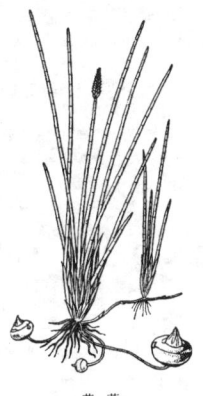

荸荠

长;雄蕊2,花丝细长,花药长椭圆形;子房上位,柱头2或3裂,深褐色。小坚果呈双凸镜形,长约2.5 mm。花期秋季。

栽培于水田中。我国温带地区均有栽培。

本植物的地上茎(通天草)亦供药用,另设专条。

【采收加工】 10~12月挖取,洗净,风干或鲜用。

【炮制】 洗净,削去外皮。荸荠粉:取荸荠洗净,除去嫩芽,磨碎,滤取白色浆汁,沉淀,干燥,即成。

【药性】 甘,寒。归肺、胃经。

1.《别录》:"味苦平,微寒,无毒。"

2.《纲目》:"甘,微寒滑,无毒。"

3.《医林纂要》:"甘咸,寒滑。"

4.《本草求原》:"味甘淡,性寒,无毒。"

5.《玉楸药解》:"入足太阴脾、足厥阴肝经。"

6.《得配本草》:"入足阳明经。"

7.《本草经疏》:"入肝、胃、大肠。"

8.《本草再新》:"入心、肝、肺三经。"

【功用主治】 清热,化痰,消积。治温病消渴,黄疸,热淋,痞积,咽喉肿痛,赘疣。

1.《别录》:"主消渴,痹热,热中,益气。"

2.孟诜:"消风毒,除胸中实热气;可作粉食,明耳目,止渴,消疸黄。"

3.《日华子本草》:"开胃下食。"

4.《日用本草》:"下五淋,泻胃热。"

5.《滇南本草》:"治肥中热painted痰,大肠下血。"

6.《本草汇言》:"疗五种膈气,消宿食,饭后宜食之。"

7.《纲目》:"主血痢,下血,血崩。"

8.《本经逢原》:"治酒客肺胃湿热,声音不清。"

9.《北砚食规》:"荸荠粉,清心,开翳。"

10.《本草再新》:"清心降火,补肺凉肝,消食化痰,破积滞,利脓血。"

【用法用量】 内服:煎汤,2~4两;捣汁,浸酒或煅存性研末。外用:煅存性研末撒,或生用涂擦。

【宜忌】 虚寒及血虚者慎服。

1.孟诜:"有冷气,不可食,令人腹胀气满。"

2.《医学入门》:"得生姜良。"

3.《本经逢原》:"虚劳咳嗽切禁。以其峻削肺气,兼耗营血,故孕妇血渴忌之。"

4.《随息居饮食谱》:"中气虚寒者忌之。"

【选方】 1. 治太阴温病,口渴甚,吐白沫黏滞不快 荸荠汁、梨汁、鲜苇根汁、麦冬汁、藕汁(或用蔗浆)。临时斟酌多少,和匀凉服,不喜凉者,重汤炖温服。《温病条辨》五汁饮

2. 治肝经热厥,少腹攻冲作痛 大荸荠四个,海蜇(漂去石灰矾性)一两。上二味,水二钟,煎八分服。《古方选注》雪羹

3. 治黄疸湿热,小便不利 荸荠打碎,煎汤代茶,每次四两。《泉州本草》

4. 治下痢赤白 取完好荸荠,洗净拭干,勿令损破,于瓶内人好烧酒浸之,黄泥密封收贮。遇有患者,取二枚细嚼,空心用原酒送下。《唐瑶经验方》

5. 治痞积 荸荠于三伏时以火酒浸晒,每日空腹细嚼七枚,痞积渐消。《本经逢原》

6. 治腹满胀大 乌芋去皮,填人雄猪肚内,线缝,砂器煮食之,勿入盐。《本草经疏》

7. 治大便下血 荸荠捣汁大半钟,好酒半钟,空心温服。《神秘方》

8. 治妇人血崩 凫茈一岁一个,烧存性,研末,酒服之。《纲目》

9. 治咽喉肿痛 荸荠绞汁冷服,每次四两。《泉州本草》

10. 治小儿口疮 荸荠烧存性,研末掺之。《简便单方》

11. 治寻常疣 将荸荠掰开,用其白色果肉摩擦疣体,每日3~4次,每次摩至疣体角质层软化,脱掉,微有痛感并露出针尖大小的点状出血为止。连用7~10日。〔《中华皮肤科杂志》12(2):74,1966〕

【各家论述】 1.《纲目》:"按王氏《博济方》治五积冷气攻心,变为五膈诸病,金锁丸中用黑三棱,注云即凫茈干者,则所谓消坚之说,盖本于此。"

2.《本草新编》:"乌芋,切片晒干,入药最消痞积,与鳖甲同用最佳,亦不耗人真气,近人未知入药,特表而出之。地芋有家种、野产之分,药用宜野产者为佳。然无野产,即拣家种之老者,切片连皮晒干用之,不特消痞积,更能碎癖气也。或问,荸荠吴、越人最多痞积,似乎荸荠非克消品也,其实味甘甜带酸性也。不知荸荠独用则消肾气,有泻无补,与鳖甲、神曲、白术、茯苓、枳壳之类并投,则能健脾去积,有补兼攻,所以单食则无功,同用则有益。"

3.《本草求真》:"乌芋,止一水果,何书皆言力能破积攻坚、止血、治痢、住湿、擦疮、解毒发痘、清声醒酒,其效若是之多,盖以味甘性寒,则于在胸实热可除,而诸实胀满可消;力善下行,而诸血痢毒可祛。是以冷气勿食,食则令人每患脚气。"

3716 **莽草** màng cǎo
《本经》

【异名】 芒草(《山海经》),葹、春草(《尔雅》),菵草(《本草经集注》),石桂、红桂(《梦溪笔谈》),鼠莽(《纲目》),红茴香、骨底搜(《浙南本草新编》),山木蟹、山大茴(《浙江药用植物志》)。

【基原】 为八角科八角茴香属植物狭叶茴香的叶。

【原植物】 狭叶茴香 Illicium lanceolatum A. C. Smith 又名:木蟹柴(《中国高等植物图鉴》),木蟹(《中国树木志》),披针叶茴香(《中国经济植物志》),红毒茴(《中国植物志》)。

常绿灌木或小乔木,高3~10 m。树皮、老枝灰褐色。单叶互生或集生;叶柄长7~15 mm;叶革质,披针形、倒披针形或椭圆形,长6~15 cm,宽1.5~4.5 cm,先端尾尖或渐尖,基部窄楔形,全缘。边缘稍反卷,上面绿色,有光泽,下面淡绿色。花腋生或近顶生,单生或2~3朵集生叶腋;花梗长1.5~5 cm;花被片10~15,红色至深红色,雄蕊6~11;心皮10~13,花柱直立,钻形。蓇葖果10~13,木质,先端有长而弯曲的尖头。种子淡褐色。花期5~6月,果期8~10月。

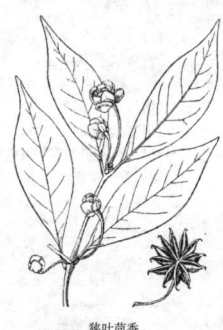

狭叶茴香

生于沿河两岸,阴湿沟谷两旁的混交林或疏林中。分布于江苏、浙江、安徽、福建、江西、陕西等地。

本植物的根或根皮(莽草根)亦供药用,另设专条。

【采收加工】 4~7月采摘,鲜用或晒干用。

【药材】 莽草 Illicii Lanceolati Folium 产于陕西、江苏、安徽、浙江、江西等地。

性状 本品干者多皱缩或破碎。完整者展平后为披针形、倒披针形或椭圆形,长6~15cm,宽1.5~4.5 cm,基部窄楔形,边缘微反卷;两面绿色,下面稍淡;叶柄长7~15 mm。气香烈,味辛,有毒。

【药理】 毒性 毒性作用为直接刺激消化道黏膜,经消化道吸收进入间脑、延脑,使呼吸中枢和血管运动中枢功能失常,并麻

痹运动神经末梢，严重时损害大脑。中毒症状类似癫痫，主要是惊厥，尚有精神作用，临床表现为有恶心、呕吐、口渴、腹泻、头痛、眩晕、狂躁不安、幻视、心律失常、四肢麻木、呼吸急促，严重者昏迷、谵语、四肢抽搐或阵发性惊厥、尿少至尿闭，死于呼吸衰竭。尸检见指甲青紫，面部及枕部皮下出血，脑、心、肝和肾充血。莽草慢性中毒的特点是发病缓慢，无胃肠道症状，均以失眠开始，有头昏、精神不振、全身无力、惊慌不安、幻听幻视、胡言乱语、阵发性惊厥、全身虫爬感、四肢不自主地抽搐以及神志不清。犬、猫、小鼠等动物的中毒症状与人相似，尸检发现：犬肺部有出血性梗死、浮肿、浆液膜下溢血和肾、胃、肝、脑瘀血，小鼠血液暗红。小鼠腹腔注射的 LD_{50} 为 4.6 g/kg。

【药性】 辛，温，有毒。

1.《本经》："味辛，温。"

2.《吴普本草》："雷公、桐君：苦，有毒。"

3.《本草求原》："甘，温。"

【功用主治】 祛风止痛，消肿，杀虫。主治头风，皮肤麻痹，痈肿，乳痈，瘰疬，喉痹，疝瘕，癣疥，秃疮，风虫牙痛，狐臭，狗咬昏闷。

1.《本经》："主风头痈肿，乳痈，疝瘕，除结气疥瘙。杀虫鱼。"

2.《别录》："疗喉痹不通，乳难，头风痒。"

3.《药性论》："治风疽，疝气肿坠，凝血，治瘰疬，除湿风。主头疮白秃，杀虫。"

4.《新修本草》："治难产。"

5.《日华子》："治皮肤麻痹，并浓煎汤淋。风蚛牙痛，喉痹，亦浓煎汁，含后净漱口。"

6.《福建药物志》："破结除秽，治乳痈、狐臭。"

【用法用量】 外用：捣敷；研末调敷；或煎水熏洗、含漱。

【宜忌】 禁内服，不可入目。

1.《别录》："勿近目。"

2.《药性论》："不入汤服。"

3.《纲目》："此物有毒，食之令人迷惘。"

【选方】 1. 治诸贼风，肿痹，风入五脏，恍惚，并治疥癣杂疮　莽草一斤，乌头、附子、踯躅各三两。四物切，以水和苦酒一升，渍一宿，猪脂四斤，煎，三上三下，绞去滓。向火以手摩病上三百度。耳鼻病，可以绵裹塞之。(《肘后方》莽草膏)

2. 治毒肿　莽草、白蔹、赤小豆。为末，鸡子白调如糊。熁毒肿，干即更易上。(《药性论》)

3. 治小儿瘾疹　莽草、防风(去叉)、附子(炮裂，去皮、脐)、牡蛎(煅过)各一两。上四味，粗捣筛，以水一斗，煮取七升，去滓。适寒温，浴，避风。(《圣济总录》莽草汤)

4. 治牙齿疼痛　菵草叶、胡桐泪、升麻各一两，槐枝二两。上为粗末。每用一两，水二盏，煎至一盏半，去滓通口漱渫。(《御药院方》菵草叶散)

5. 治跌打损伤　莽草根皮、仙茅根、土细辛、虎杖根，均鲜品，各适量。加童便捣烂敷患处。(《福建药物志》)

【各家论述】 1.《纲目》："莽草制雌黄、雄黄而有毒，误食害人。惟紫河车磨水服，及黑豆煮汁服，可解。豆汁浇其根即烂，性相制也。"

2.《本经逢原》："莽草大毒，善杀鱼、鼠，其性可知。《本经》治疝瘕结气，荡涤在内之宿积也；疗痈肿头风，搜逐在外之邪毒也，但性最猛烈，服之令人瞑眩。《千金方》每与茵芋同为搜风涤恶之峻剂，近世罕能用之，惟毒鱼之外，仅以浴顽痹风湿及煎漱虫牙，然浴时勿令入眼。"

3717 **莽草根** mǎng cǎo gēn (《天目山药用植物志》)

【异名】 红茴香根、老根(《天目山药用植物志》)，八角脚根(《浙江民间常用草药》)，披针叶茴香根(《中国药用植物简编》)。

【基原】 为八角科八角茴香属植物狭叶茴香的根或根皮。

【原植物】 参见"莽草"条。

【采收加工】 全年均可采，根挖起后切片晒干。根皮在根挖起后，切成小段晒至半干，用小刀割开皮部，除去木质部即得。

【药材】 莽草根 *Illicii Lanceolati Radix et Cortex*　产于陕西、江苏、安徽、浙江、江西等地。

性状　根圆柱形，常不规则弯曲，直径 2～3 cm。表面粗糙，棕褐色，具明显的横裂纹和纵皱纹，有的栓皮易剥落现出红棕色皮部。质坚硬，不易折断。断面淡棕色，木质部占根的大部分，并可见年轮。气香，味辛涩。有毒。

根皮呈不规则块片，略卷曲，厚 1～2 mm，外表棕褐色，具纵皱纹及少数横裂纹；内表面红棕色，光滑，有纵纹理。质坚脆，断面略整齐，气香，味辛、涩。有毒。

【药理】 1. 抗炎镇痛作用　5%红茴香根(莽草根)水提液腹腔注射对鸡蛋清所致大鼠踝关节肿胀有明显治疗作用。给小鼠腹腔注射 5% 的红茴香根提取液 20 ml/kg，使痛阈提高率为 84.3%，说明本品有明显的镇痛作用。

2. 中枢神经兴奋作用　红茴香根、茎不同部分的注射液给小鼠按 1 ml/10 g 腹腔注射，均显示对中枢神经系统的兴奋作用，初则活动增加，肌肉震颤，呼吸急促，继而产生阵挛性惊厥，甚至因呼吸衰竭而死。其作用的出现，根、茎木质部多较皮部为快。

3. 其他作用　给犬静注红茴香根注射液能使血压缓慢降低，并使脉压变小，大剂量尤为明显。不同浓度的红茴香根溶液对离体蛙心有抑制作用，使心率减慢，房室传导阻滞，心肌收缩力减弱。100%红茴香根皮醇提取液可使家兔离体小肠平滑肌张力降低，收缩幅度变小。

毒性　红茴香根注射液给大鼠静注，雌性大鼠最大致死量为 1 111±94.0 mg/kg，雄性大鼠则为 2 212±338.4 mg/kg。红茴香根急性中毒似先抑制呼吸，后影响心脏功能。对小鼠腹腔注射水浸液每只 0.2 ml(含生药 0.2 g)，引起急性中毒死亡，病理切片见到：心肌细胞浊肿，血管扩张充血，炎症细胞浸润；肺泡充血，血管明显扩张；肝细胞浊肿，肝郁血，部分细胞呈脂肪变；肾小球结构较完整，肾小管细胞浊肿变性，血管充血。

【药性】 苦、辛，温。有毒。

1.《浙江民间常用草药》："有毒。"

2.《全国中草药汇编》："辛，温。"

【功用主治】 祛风除湿，散瘀止痛。主治风湿痹痛，关节肌肉疼痛，腰肌劳损，跌打损伤，痈疽肿毒。

1.《天目山药用植物志》："治跌打损伤，内伤腰痛，风气痛。"

2.《浙江民间常用草药》："行血，祛瘀，杀虫，行气镇痛。治痈疽，无名肿毒。"

3.《全国中草药汇编》："散瘀止痛，祛风除湿。主治跌打损伤，风湿性关节炎，腰腿痛。"

【用法用量】 内服：煎汤，3～6 g；研末，0.3～0.9 g。外用：捣敷；或浸酒搽。

【宜忌】 孕妇禁服；阴虚无瘀滞者慎服。

【选方】 1. 治跌打损伤，瘀血肿痛　红茴香鲜根皮或树皮，加黄酒或食盐，捣敷患处。

2. 治内伤腰痛　红茴香干根白皮，研细末。早晚用黄酒冲服 9 g。(1、2 方出自《天目山药用植物志》)

3. 治痈疽，无名肿毒　红茴香根皮，研细末，和糯米饭捣烂敷患处。(《浙江民间常用草药》)

3718 **莱菔** lái fú (《新修本草》)

【异名】 葖、芦萉(《尔雅》)，芦菔、荠根(《说文》)，紫花菘、温菘(《尔雅》孙炎注)，苞葖(《尔雅》郭璞注)，紫菘(《新修本草》)，萝卜(《食疗本草》)，萝菖、楚菘、秦菘(《本草图经》)，莱头(《福建药物志》)。

【基原】 为十字花科莱菔属植物莱菔的鲜根。

【原植物】 莱菔 *Raphanus sativus* L. 又名：萝卜(通称)。

二年生或一年生草本，高30～100 cm。直根，肉质，长圆形、球形或圆锥形，外皮绿色、白色或红色。茎有分枝，无毛，稍具粉霜。基生叶和下部茎生叶大

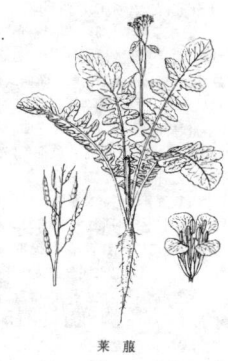

莱菔

头羽状半裂，长8～30 cm，宽3～5 cm，顶裂片卵形，侧裂片4～6对，长圆形，有钝齿，疏生粗毛；上部叶长圆形，有锯齿或近全缘。总状花序顶生或腋生；萼片长圆形；花瓣4，白色、紫色或粉红色，倒卵形，具紫纹，下部有长5 mm的爪；雄蕊6，4长2短；雌蕊1，子房钻状，柱头柱状。长角果圆柱形，在种子间处缢缩，形成海绵质横隔，先端有喙长1～1.5 mm；种子1～6颗，卵形，微扁，长约3 mm，红棕色，并有细网纹。花期4～5月，果期5～6月。

原产我国，全国各地均有栽培，且有许多栽培品种。

本植物的基生叶(莱菔叶)、成熟种子(莱菔子)、开花结实后的老根(地骷髅)亦供药用，另设专条。

【采收加工】 8～10月采挖，洗净，切片，晒干；多鲜用。

【药材】 莱菔 *Raphani Radix* 全国各地均产。

性状 鲜根肉质，圆柱形、圆锥形或圆球形的有的分叉，大小差异较大。表面红色、紫红色、绿色、白色或粉红色与白色间有，顶端有残留叶柄基。质脆，富含水分，断面类白色、浅绿色或紫红色，形成层环明显，皮部色深，木质部占大部分，可见点状放射状纹理。气微，味甘、淡或辣。

【成分】 根含芳香类芥子油苷(glucosinolate)、葡萄糖莱菔素(glucoraphanin)、莱菔苷(raphanusin)。酚酸类：对香豆酸(*p*-coumaric acid)、咖啡酸(caffeic acid)、阿魏酸(ferulic acid)、苯丙酮酸(phenylpyruvic acid)、龙胆酸(gentisic acid)、对羟基苯甲酸(*p*-hydroxybenzoic acid)、草酸(oxalic acid)、芥酸(erucicacid)、亚油酸(linoleic acid)、亚麻酸(linolenic acid)。另含有微量甲硫醇(methylmercaptan)、胡芦巴碱(trigonelline)、胆碱(choline)、腺嘌呤(adenine)、维生素C以及精氨酸、胱氨酸、半胱氨酸、天冬氨酸、谷氨酸、酪氨酸、缬氨酸、亮氨酸、甲硫氨酸、天冬素、谷酰胺。

【药理】 1. 抗菌作用 醇提取物有抗菌作用，特别是对革兰阳性细菌较敏感，并能抗真菌。

2. 抗病毒作用 小鼠鼻腔吸用莱菔提取物后，具有抗流(A/PR 8/34)的作用，能明显降低小鼠肺内流感病毒血凝素的滴度，并且能降低小鼠的死亡率。莱菔的变种"心里美"提取物对乙脑病毒感染小鼠最好保护作用。

毒性 莱菔根中的酸性物质对小鼠皮下注射3 g/kg或腹腔注射2 g/kg，均无毒性，家兔耳下注射1 g/kg仅有轻微、短暂的毒性反应。

【药性】 辛、甘、凉；熟者甘、平。归脾、胃、肺、大肠经。

1.《别录》："味苦，温，无毒。"

2.《新修本草》："味辛，甘，温。"

3.《食疗本草》："性冷。"

4.《绍兴本草》："味辛、甘，平。"

5.《纲目》："人太阴、阳明、少阳气分。"

6.《本草经疏》："生者味辛，性冷，熟者味甘，温。""人手足太阴、手足阳明经。"

【功用主治】 消食，下气，化痰，止血。主治消化不良，食积胀满，吞酸，翻胃，吐食，肠风，泄泻，痢疾，便秘，痰热咳嗽，咽喉不利，咳血，吐血，衄血，便血，消渴，淋浊。外治疗疮肿痛，损伤瘀肿，烫伤及冻疮。

1.《别录》："主利五脏，轻身益气。"

2.《新修本草》："散服及炮煮服食，大下气，消谷，去痰癖，肥健人；生捣汁服主消渴。"

3.《食疗本草》："利五脏，轻身。根，服之令人白净肌细。"

4.《四声本草》："消食，利关节，理颜色，练五脏恶气，制面毒。凡人饮食过度，生嚼咽之便消。研如泥，制面作馄饨佳，饱食亦不发热。亦主肺嗽吐血。酥煎食，下气。"

5.《日华子》："能消痰止咳，治肺痿吐血；温中补不足，治劳瘦咳嗽，和羊肉、鲫鱼煮食之。"

6.《日用本草》："捣汁服，治吐血、衄血。"(引自《纲目》)

7. 宁源《食鉴本草》："利五脏，宽胸膈，消食下气，利大小便。大者坚而宜食，食之化痰消谷；小者脆而宜生，啖之止渴宽中。"

8.《滇南本草》："解香油毒，治麦面积；熟吃之，醒脾气，化痰涎，解酒消食，利五脏而补中。"

9.《纲目》："主吞酸，化积滞，解酒毒，散瘀血，甚效。末服治五淋，丸服治白浊，煎汤洗脚气，饮汁治下痢及失音，并烟熏欲死，生捣涂打扑、汤火伤。""又终硇砂。"

10.《医学广笔记》："治久脾泄，百药不效，煮食经年，无不效者。"

【用法用量】 内服：生食、捣汁饮，30～100 g；或煎汤、煮食。外用：捣敷、捣汁涂、滴鼻、煎水洗。

【宜忌】 脾胃虚寒者不宜生食。

1. 孙思邈："久服涩营卫，令人发早白。"(引自《证类本草》)

2.《本草衍义》："服地黄、何首乌人服之，则令人髭发白。"

3.《宝庆本草折衷》："或云服当归者，亦忌之。"

4.《滇南本草》："生吃破血，动淤，逆气上升，咳嗽忌用。"

5.《纲目》："多食渗淡动气，惟生姜能制其毒。"

6.《本经逢原》："脾胃虚寒食不化者勿食。"

7.《得配本草》："气陷血少者禁用。"

【选方】 1. 治食物作酸 萝卜生食数片，或生嚼之亦佳。干者、熟者、盐腌者，及入胃冷者，皆不效。(《濒湖集简方》)

2. 治大便燥结不通，身体兼羸弱者 净朴硝四两，鲜莱菔五斤，将莱菔切片，入朴硝和水煮之，初次煮用莱菔片一斤，水五斤，煮至莱菔烂熟捞出，就其余汤，再入莱菔片五次，约得浓汁一大碗。如不能顿服者，先饮一半，停一点钟，再温饮一半，若脉虚甚不任通下者，加入参数钱，另炖同服。(《衷中参西录》硝菔通结汤)

3. 治结核性、粘连性、机械性肠梗阻 白萝卜500 g，切片，加水1 000 ml，煎至500 ml。每日1剂，1次服完。(《内蒙古《中草药新医疗法资料选编》)

4. 治痢疾，不拘红白久近 萝卜(捶取自然汁)二酒杯，生老姜(自然汁)半酒杯，生蜂蜜一酒杯，细茶(陈者佳)浓煎一杯，和匀服。《验方新编》

5. 治急慢性支气管炎咳嗽 萝卜(红皮辣萝卜更好，洗净，不去皮)切成薄片，放于碗中，上面放饴糖2～3匙，搁置一夜，即有溶成的萝卜糖水，频频饮服。

6. 治矽肺 每日可吃大量鲜萝卜、鲜荸荠，经一段时间后，黑色痰减少、胸闷咳嗽渐次减轻，坚持连服半年至一年，症状可渐消失。(5、6方出自《食物中药与便方》)

7. 治痰热喉闭 萝卜汁和皂角浆，灌之。(《普济方》)

8. 治热吐血、衄血 ① 生萝卜，取汁半盏，入白盐少许服之。(《直指方》萝卜饮) ② 以萝卜汁、藕汁同饮，及滴入鼻中亦妙。(《寿世保元》)

9. 治肺结核咯血　红色大萝卜 1 kg，加水 300 ml，煎到100 ml 时，除去残渣，再加入明矾 9 g，蜂蜜 90 g。每日 3 次，早、晚空腹服用，每次 50 ml。〔《中国防痨》1960，(2)：90〕

10. 治酒疾下血，旬日不止　生萝卜二十枚，留上青叶寸余及下根，用瓷瓶取井水煮令十分烂熟，姜米、淡醋，空心任意食之。(《寿亲养老新书》萝卜菜)

11. 治牙宣出血　用白萝卜捣汁一碗，加盐一钱在内，不时漱口即止。(《简便单方》)

12. 治消渴，舌焦口干，小便数　大萝卜五个，煮熟，绞取汁，用粳米三合，同水并汁，煮粥食之。(《饮膳正要》萝卜粥)

13. 治诸淋疼痛不可忍，及砂石淋　大萝卜，切作一指厚四五片，用好白蜜淹少时，安铁铲上，慢火炙干，又蘸又炙，取尽一二两蜜，反复炙令香熟，不可焦。候冷细嚼，以盐汤送下。(《朱氏集验方》瞑眩膏)

14. 治偏头痛　生萝卜取自然汁，入生龙脑调匀，昂头使人滴鼻孔，左痛灌右，右痛灌左，俱痛并灌之。(《串雅外编》)

15. 治臁疮　红萝卜一个，真轻粉三钱，潮脑一钱。共捣烂，填满疮内，外用布包定，七日开看，疮平而愈。(《外科启玄》)

16. 治冻疮　用白萝卜打碎或切碎，内拣大者切二三寸一段，用水煮一二十滚，不可太烂，亦不可太生，以所煮汤熏洗浸，并将所煮萝卜在疮上摩擦，每日洗三次，连洗三日即愈。(《种福堂公选良方》)

17. 治满口烂疮　萝卜自然汁频漱去涎。(《濒湖集简方》)

18. 治脚生鸡眼　生白萝卜，口嚼如泥，敷之，止痛如神。(《验方新编》)

19. 解煤熏毒　萝卜捣汁灌口鼻，移向风吹便能醒。(《沈氏经验方》)

【临床报道】 1. 治疗过敏性结肠炎，慢性溃疡性结肠炎等肠道疾患　采用大青萝卜汁保留灌肠，对结肠性腹泻、腹胀、便血等，具有较好疗效。萝卜汁的制备及用法：将大青萝卜洗净后，榨取原汁，装瓶封口，高压灭菌备用；或将青萝卜蒸熟后切碎，用纱布包起压榨取汁。灌肠后保留 15～30 分钟，每日 1 次，5～7 日为 1 个疗程。1 岁以下的婴幼儿每次灌注 20～30 ml；1～2 岁每次 30～40 ml；2～5 岁者每次不超过 50 ml；5～10 岁每次 50～80 ml；成人每次 100～200 ml。用于 297 例结肠疾患，治愈 229 例，改进 68 例，治愈率为 77%。其中疗效较好者，依次为过敏性结肠炎，结肠手术后腹泻，消化不良性腹泻，慢性溃疡性结肠炎，原因不明的便血，菌痢后腹胀、腹泻，肠外置术后腹泻，不全性肠梗阻，结肠息肉病的黏液血便及结肠癌脓血便等。有的病例为单纯的症状治疗，如结肠癌的脓血便；而结肠炎及消化不良性腹泻则可达到治愈目的。

2. 治疗急性扭挫伤　用新鲜白萝卜 50 g，生石膏粉 150 g，共捣烂，调成糊状，外敷伤处，用纱布或绷带固定 12～24 小时，必要时可再重复用药 1 次。经治疗 15 例，疗效最快的在 0.5 小时内疼痛减轻，4 小时止痛，1 剂治愈；最慢的连用 8 剂治愈。一般多在 8 小时内止痛，但血肿形成者治愈时间较长，平均 1 星期，最长 1 例 8 星期。

3. 治疗滴虫性阴道炎　将萝卜洗净后，乙醇擦拭消毒，剁成泥状，每次取 1～2 茶匙，用消毒纱布包成纱布卷，一端系以长线，作阴道塞剂，每日 1 次。共治 68 例，治愈 62 例。一般在用药后 2～3 日，外阴痒感、热感，下腹重感或疼痛均消失，分泌物由脓性渐渐恢复至正常状态；治疗 5～10 次后阴道黏膜充血减少或完全恢复正常。上药 4～7 次后涂片检查滴虫阴性。治程中未见副作用。

【各家论述】 1.《本草衍义》："莱菔根……世皆言草木中，惟此下气速者，为其辛也，不然，如生姜、芥子，又辛也，何止能散而已。莱菔辛而又甘，故能散缓，而又下气速也。散气用生姜，下气用莱菔。"

2.《本草衍义补遗》："莱菔根，本草言其下气速，往往见人食之多者，停滞成溢饮病，以其甘多而辛少也。"

3. 李时珍《纲目》："莱菔根、叶同功，生食升气，熟食降气，苏、寇二氏言其下气速，孙真人言久食涩营卫，亦不知其生则噫气，熟则泄气，升降之不同也。大抵入太阴、阳明、少阳气分，故所主皆肺、脾、肠、胃、三焦之病。""李九华云：莱菔多食渗人血，则其白人髭发，盖亦由此，非独因其下气，涩营卫也。"

4.《本草经疏》："莱菔根……详其功用应是生者味辛，性冷；熟者味甘，温平。故《本经》下气消谷，去痰癖，肥健人及温中补不足，宽胸膈，利大小便，化痰消导者，煮熟之用也；止消渴，制面毒，行风气，去邪热气，治肺痿吐血，肺热痰嗽，下痢者，生食之用也。"

3719 **莱菔子** lái fú zǐ (《本草衍义补遗》)

【异名】 萝卜子、芦菔子(《宝庆本草折衷》)。

【基原】 为十字花科莱菔属植物莱菔的成熟种子。

【原植物】 参见"莱菔"条。

【采收加工】 栽种翌年 5～8 月，角果充分成熟时采收晒干，打下种子，放干燥处贮藏。

【药材】 莱菔子 *Raphani Semen*　全国各地均产。

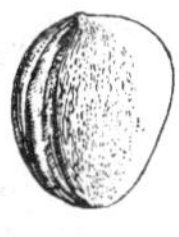

莱菔子
(种子)外形

性状　种子类圆形或椭圆形，略扁，长 2～4 mm，宽 2～3 mm。表面红棕色、黄棕色或深灰棕色，放大镜下观察有细密网纹，一端有深棕色圆形种脐，一侧有数条纵沟。种皮薄而脆，子叶 2 片，乳黄色，肥厚，有油性，纵摺。气微，味略辛。

鉴别　(1) 种子横切面：最外为 1 列类方形的表皮黏液细胞；下皮细胞 1 列切向延长巨大，薄壁性；栅状细胞 1 列，棕红色，其侧壁和内壁增厚，木化，色素层细胞颓废，内含红棕色物质。内胚乳细胞 1 列，扁平，内含糊粉粒。子叶较发达，含糊粉粒及脂肪油。

(2) 取本品粉末 1 g，置硬质试管内，加固体氢氧化钠 1 小粒，置酒精灯上灼热，融熔，放冷，加水 2 ml 使溶解，滤过。取滤液 1 ml，加 5% 盐酸酸化，即有硫化氢产生，遇新制的醋酸铅试纸，显有光泽的棕黑色。另取亚硝基铁氰化钠 1 小粒，置白瓷板上，加水 1～2 滴使溶解，加上述样品滤液 1～2 滴，显紫红色(检查异硫氰苷)。

【成分】 含芥子碱 (sinapine) 和脂肪油。油中含有机酸：芥酸(erucic acid)及亚油酸(linoleic acid)，亚麻酸(linolenicacid)；甾体类：菜子甾醇(brassicasterol)和22-去氢菜油甾醇(22-dehydrocampesterol)。另含莱菔素(raphanin)。

【药理】 1. 抗菌作用　莱菔子的有效成分莱菔素，在 1 mg/ml 浓度对葡萄球菌和大肠杆菌具有显著抑制作用，莱菔子水浸剂(1∶3)在试管内对同心性毛癣菌等 6 种皮肤真菌有不同程度的抑制作用。

2. 降压作用　莱菔子的醇提物降压效果最好，从乙醇提取物中分得的芥子碱硫酸氢盐具有显著的降压作用。莱菔子提取液静脉注射能明显降低家兔缺氧性肺动脉高压和体动脉压，其降压强度与酚妥拉明基本相等。随着莱菔子剂量加大降压时间延长，优于酚妥拉明。采用持续微量静脉注射能抑制急性缺氧导致的肺动脉高压，同时减少降低体动脉压的副作用。莱菔子水醇法提取液对家兔、猫及犬三种麻醉动物静脉注射均有降压作用，其作用缓和而较持久，降压效果稳定，重复性强，无明显毒副作用，静脉注射莱菔子提取液后，可使犬体动脉和肺动脉平均压、体血管和肺血管阻力明显下降，左心室和右心室的搏动指数明显降低。

3. 对胃和小肠运动的影响　各种莱菔子不同炮制品均有增强离体兔回肠节律性收缩的作用和抑制小鼠胃排空的作用，有提高离体豚鼠胃幽门部环行肌紧张性和降低胃底部纵行肌紧张性的作用,明显对抗肾上腺素对离体兔回肠节律性收缩的抑制作用。对胃和小肠运动的影响,生品的作用均弱于炒品和老品。

4. 其他作用 莱菔子的提取物 β-谷甾醇,有一定的镇痛、祛痰作用。此成分还能治疗人体血清胆固醇升高,防止冠状动脉粥样硬化,提示在治疗冠心病方面也可能有一定作用。

毒性 莱菔子水提物对小鼠腹腔注射的 LD_{50} 为 127.4(123.8~131.1)g/kg,动物于给药后1小时以内惊厥而死。大鼠每日灌服 100、200 及 400 g/kg,持续3星期,未见明显毒性。

【炮制】 1. 莱菔子 取原药材,除去杂质,洗净,干燥。用时捣碎。

2. 炒莱菔子 取净莱菔子,置锅内,用文火加热,炒至微鼓起,有香气逸出,取出放凉。炒后药性缓和、擅长于下气化痰,消食除胀。

饮片性状 莱菔子参见"药材"项。炒莱菔子形如莱菔子,表面鼓起或裂开,色泽加深,质酥脆,气微香。

贮干燥容器内,密闭,置通风干燥处,防蛀、防霉。

【药性】 辛、甘、平。归脾、胃、肺、大肠经。

1.《宝庆本草折衷》:"味辛,微寒,无毒。"

2.《滇南本草》:"味辛,性温。入脾、肺二经。"

3.《纲目》:"辛、甘、平。"

4.《药品化义》:"味甘、辛,性温而锐,入脾、胃二经。"

【功用主治】 消食导滞,降气化痰。主治食积气滞,脘腹胀满,腹泻,下痢后重,咳喘多痰,气逆喘满。

1.《日华子》:"水研服,吐风痰,醋研消肿毒。"

2.《宝庆本草折衷》:"(续说)云:张松谓萝卜子治气结成块,心腹胀满,小腹气痛及下水滞,消宿食。宜多炒用。"

3.《滇南本草》:"下气宽中,消膨胀,消疾涎,消宿食,消面积滞,降痰,定吼喘,攻肠胃积滞,治痞块,单腹胀。"

4.《纲目》:"下气定喘,治痰,消食,除胀,利大小便,止气痛,下痢后重,发疮疹。"

5.《药性切用》:"服参作胀,非此不消。"

6.《医林纂要》:"生用吐风痰,宽胸膈,托疮疹。熟用下气消痰,攻坚积,疗后重。"

7.《本草再新》:"化痰除风,散邪发汗。"

8.《随息居饮食谱》:"治咳嗽,胸闷,气鼓,头风,溺闭,及误服补剂。"

【用法用量】 内服:煎汤,5~10 g;或入丸、散,宜炒用。外用:研末调敷。

【宜忌】 无食积痰滞及中气虚弱者慎服。

1.《本草经疏》:"凡虚弱人忌之。"

2.《本草正》:"中气不足,切忌妄用。"

3.《本草从新》:"虚者服之,气喘难布息。"

4.《得配本草》:"服补药者忌之。"

5.《饮片新参》:"气虚血弱者禁用。"

【选方】 1. 治脾气痛,心腹胀满,胸膈不利,少思饮食 萝卜子五两(炒令熟,捣细罗取末一两,余者有油,别烂研如膏),沉香一分,白术一分,草豆蔻一分(去皮)。上件药,捣细,罗为散。入前萝卜子末,及别入白砂糖一钱半,同研令匀。每服一钱,细嚼后以米饮下。其萝卜子膏入草豆蔻末一分,白砂糖三分,拌匀,每取半枣大,亦细嚼,米饮下。不拘时候。《圣惠方》

2. 治小儿停食积胀 萝卜子(炒)、蓬莪术各一两,胡椒半两。上为细末,面糊为丸如绿米大,不拘时候,萝卜汤下,每服十五至二十丸。《百一选方》褐圆子

3. 治小儿腹胀如鼓,气急满闷 萝卜子半两(用巴豆肉一分,拍破,同炒黑色,去巴豆不用,止用萝卜子),木香一分。上为细末,用蒸饼为丸,如麻子大,每服五丸至七丸,橘皮汤下,食后,日三服。《圣惠方》

《叶氏录验方》赚气丸)

4. 治小儿盘肠气痛 萝卜子炒黄,研末。乳香汤服半钱。《直指方》

5. 治痢疾有积,后重不通 莱菔子五钱,白芍药三钱,大黄一钱,木香五分。水煎服。《方脉正宗》

6. 治风秘气秘 萝卜子(炒)一合,擂水,和皂荚末二钱服。《寿域神方》

7. 治高年咳嗽,气逆痰痞 紫苏子、白芥子、萝卜子。上三味各洗净,微炒,击碎,用生绢小袋盛之,煮作汤饮。随甘旨,代茶水啜用。《韩氏医通》三子养亲汤

8. 治胸膈痰饮,遇厚味即发者 萝卜子淘净,蒸熟,晒明,姜汁浸蒸饼丸绿豆大。每服三十丸,以口津咽下,日三服。(傅滋《医学集成》)清金丸

9. 治消渴后变成水气,令作小便出 萝卜子三两(炒令黄),紫苏子二两(微炒)。上药细罗为散。每服桑根白皮汤调下二钱,日三四服。

10. 治干脚气,心腹妨闷,脚膝疼痛 萝卜子一两(微炒),羌活一两。上药捣粗罗为散,每服四钱,以水一中盏,煎至六分,去滓,食前温服。(9、10方出自《圣惠方》)

11. 治风头痛及偏头痛 莱菔子半两,生姜汁半合。上二味相和研极细,绞取汁,入麝香少许,滴鼻中,嗜入立定,偏痛随左右用之。《圣济总录》

12. 治牙疼 萝卜子二七粒,去赤皮,细研。以人乳和,左边牙疼,即于右鼻中点少许,如右边牙痛,即于左鼻中点之。《圣惠方》

13. 点醫 萝卜子一粒,研细去壳,以灯草蘸睡津调点醫上。《扬医大全》

14. 治跌打损伤,瘀血胀痛 莱菔子二两,生研烂,热酒调敷。《方脉正宗》

15. 治小儿口疮 莱菔子、白芥子、地肤子各 10 g。共研细末,将食醋煮沸、待温,和药末调成膏状,涂纱布上,贴患儿两足涌泉穴,胶布固定,每日换药1次。(《湖北中医杂志》1984,(2):14)

【临床报道】 1. 治疗便秘 用莱菔子(文火炒黄)30~40 g,温开水送服,每日2~3次,用于老年性便秘32例,服药后不足12小时排粪者20例,12~24小时9例,超过24小时仍不能自动排粪者3例。总有效率90.6%。其中8例,再次发生便秘,重复应用莱菔子仍有效。也有用炒莱菔子研粉,每晚糖开水送服9~30 g用于顽固性便秘20余例,取得良好疗效。另有治疗服抗精神病药物氯氮平所致便秘68例。方法:取炒莱菔子80 g,浸泡4小时加水300 ml,急火煎20分钟,每日1剂,每早空腹微温服下。结果:痊愈2例,显效18例,有效13例,无效5例。总有效率92.65%。68例中服药见效最短时间6小时,最长者3日。

2. 治疗胃肠气胀 观察49例。其中肠疾病14例,腹部手术后26例,肝、胆、胰疾病7例,腹膜癌病2例。疗效:本组1次局敷43例,2次4例,3次2例。明药后肛门排气排便而腹胀消失47例,2例无效,总有效率95.90%。方法:取莱菔子、朴硝各50 g研成碎末,葱白50 g去根洗净,三者置于容器内,用木棒捣拌成糊剂,敷在患者的脐周,腹部手术者应避开切口处,厚约0.5 cm,覆盖塑料薄膜后用腹带固定。必要时4小时后再重复1次。

3. 治疗老年高脂血症 观察38例。其中血清胆固醇单项增高者16例,三酰甘油单项增高者13例,胆固醇和三酰甘油均增高者9例。方法:莱菔子炒至爆花,研细末,储瓶备用,每次9 g,餐后服,30日为1个疗程,连续服2~3个疗程。血脂控制后,减为每次6 g,日服3次,再服1个疗程,以巩固疗效。治疗期间禁用其他降脂中西药物。结果:血清胆固醇平均下降2.61 mmol/L,下降率为38%;三酰甘油平均下降2.48 mmol/L,

下降率为 50%。服药期间除 4 例出现大便偏稀外,余无不良反应。其中有 6 例血压偏高者,治疗后均有下降;有 14 例冠心病患者,治疗后胸闷胸痛症状明显减轻或消失,心电图 ST-T 改善者 9 例。

4. 治疗小儿疳积 将 63 例患者随机分为治疗组 32 例,观察组 31 例。方法:治疗组:单味莱菔子 20～30 g 炒制、研末,醋调成稀糊状,外敷贴神阙穴,每日 2 次,以双层消毒纱布及胶布十字固定。观察组:多酶片 1 片,每日 3 次,辅加复合维生素 B、锌制剂等。两组均以 7 日为 1 个疗程,治疗 2 个疗程评定疗效。结果:治疗组有效率为 98.6%,观察组总有效率为 46.2%,经统计学处理有显著性差异。

5. 治疗慢性气管炎 以炒萝卜子为主配合曼陀罗花等制成卜皂丸及卜石丸。分别治疗于痰热型及痰湿型慢性气管炎,有一定疗效。① 卜皂丸:炒萝卜子 330 g,酥钙皂粉 33 g,曼陀罗花 7 g。分别研细混匀,炼蜜为丸,每丸重 6 g,含生药 3 g。咳、痰、喘、哮四症俱全者,每晚服 1 丸,温开水送下,症状控制后,改服半丸。咳、痰、微喘者,每晚服半丸,症状控制后可再的减。10 日为 1 个疗程。连服 3 个疗程。适应于痰逆上气,咳多及白色泡沫痰,喘息不得卧,喉中痰鸣不休。如合并有心脏病、吐血、衄血、高热者及孕妇均禁服。服药期间忌烟、酒、辛辣食物。注意避风寒,防感冒。② 卜石丸:炒萝卜子 330 g,硼砂 130 g,曼陀罗花 7 g。用法禁忌均同卜皂丸。适用于咳逆上气,喘促不得卧,喉中痰鸣,咳吐黄色稠黏痰者。以上用卜皂丸治疗 407 例,卜石丸治疗 82 例,共 489 例。结果:近期控制 174 例,显效 214 例,好转 79 例,无效 22 例。有效率为 95.5%。

6. 治疗高血压 观察莱菔子组 70 例,利舍平组 20 例。方法:莱菔子每次 5 片(每片含生药 5 g),每日 2 次,个别患者每日 3 次。利舍平组每次 0.25 mg,每日 3 次。服药前 1 星期两组均开始停止一切降压药。疗效:莱菔子组显效 31 例,有效 29 例,无效 10 例,总有效率为 85.7%;利舍平组显效 9 例,有效 4 例,无效 7 例,总有效率为 65%。经统计学处理,两组无显著性差异。降压幅度:莱菔子组治疗前后舒张压平均值分别为 107.8 mmHg 和 94.4 mmHg,收缩压平均为 175.7 mmHg 和 149.1 mmHg,经统计学处理治疗前后舒张压、收缩压均有非常显著性差异。莱菔子组、利舍平组治疗后舒张压下降均值分别为 13.4 ± 1.101 mmHg 和 12.2 ± 2.699 mmHg,收缩压下降均值分别为 26.6±1.973 mmHg 和 0.6±4.116 mmHg,经统计学处理治疗前后两组舒张压和收缩压下降均值没有显著性差异。

7. 治疗黄褐斑 莱菔子文火炒至微鼓起,随见焦斑,闻有香气时取出晾冷,去皮取仁碾碎。每日 2～3 次,每次 6～9 g,1 个月为 1 个疗程,连服 2～3 个疗程。嘱患者尽量避光。观察患者 83 例,均曾经中西药治疗后无明显改善。均于半年后,痊愈 28 例,显效 42 例,好转 13 例,总有效率为 100%。其中有 5 例病轻者 1 个疗程即愈,病程长者所需疗程亦长。

【各家论述】 1.《纲目》:"莱菔子之功,长于利气。生能升,熟能降,升则吐风痰,风寒,发疮疹;降则定痰喘咳嗽,调下痢后重,止内痛,皆是利气之效也。"

2. 朱丹溪:"莱菔子治痰,有推墙倒壁之功。"(引自《纲目》)

3.《本草新编》:"或问萝卜子专解人参,一用萝卜子则人参无益矣。此不知萝卜子而并不知人参者也。人参得萝卜子,其功更神,盖人参补气,骤服气必难受,非止调胀之症方然,得萝卜子行其补中之利气,则气平而易受,是萝卜子平气之有余,非损气之不足,实制人参以平气,非制人参以伤其气气也。"

4.《本经逢原》:"莱菔子生用味微辛、性平,炒用气香性温。其力能升能降,生用则升多于降,炒用则降多于升。取其升气化痰宜用生者,取其降气消食宜用炒者。究之,无论或生或炒,皆能顺气开郁,消胀除满,此乃化气之品,非破气之药也。而医者多谓其破

气,不宜多服、久服,殊非确当之论。盖凡理气之药,单服久服,未有不伤气者,而莱菔子炒熟为末,每饭后移时服钱许,借以消食顺气,转不伤气,因其能多进饮食,气分自得其养也。若用以除痰,则必参、芪、术诸药佐之,虽多服久服,亦何至伤气分乎。"

5.《松峰说疫》:"凡邪实于上焦,或痰食气逆不通等证,皆可吐,可代瓜蒂散、三圣散。莱菔子捣碎,温汤搅和,徐饮之,少顷即吐,或吐不尽,必从下行。"

3720 ## 莱菔叶 lái fú yè 《新修本草》

【异名】 萝卜实《百一选方》,萝卜杆叶《滇南本草》,莱菔菜《本草从新》,萝卜缨《本草再新》,莱菔甲《现代实用中药》,莱菔英《食物中药与便方》。

【基原】 为十字花科莱菔属植物莱菔的基生叶。

【原植物】 参见"莱菔"条。

【采收加工】 冬季或早春采收,风干或晒干。

【药材】 莱菔叶 Raphani Folium 全国各地均产。

性状 通常皱缩卷曲成团,展平后叶片琴形羽状分裂,长可达 40 cm,表面不平滑,黄绿色。质干脆,易破碎。有香气。

【成分】 含叶黄素(phytoxanthin),挥发油。油中含 α、β 己烯醛(α、β-hexenal)及 β、γ 己烯醇(β、γ-hexenol)。

【药性】 辛、苦,平。归脾、胃、肺经。

1.《滇南本草》:"白萝卜杆叶,味甘,性温,入脾、胃二经;红萝卜杆叶,味甘、平,性温,入阳明胃经。"

2.《纲目》:"辛、苦,温,无毒。"

3.《本草再新》:"味淡而苦,性微凉。入脾、肺二经。"

【功用主治】 消食理气,利咽,消痈。主治食积气滞,脘腹痞满,呃逆,吐酸,泄泻,痢疾,咳嗽,音哑,咽喉肿痛,妇女乳房肿痛,乳汁不通。外治损伤瘀肿。

1. 崔禹锡《食经》:"消食和中。"

2.《滇南本草》:"白萝卜杆叶,治脾胃不和,宿食不消,胸膈膨胀,醒脾气,开胃宽中,(治)噎嗝可消。……呕吐酸水,赤白痢疾;煮水治天行疫疾。""红萝卜杆叶,行血破血,(治)乳汁不通,奶硬红肿疼痛,妇人经闭,里急后重。"

3.《本草再新》:"化痰止咳,消食理气。"

4.《随息居饮食谱》:"凡一切喉证、时行瘟疫、斑疹、疟痢、水土不服、饮食停滞、痞满、疳、疽、胀胃、脚气、痧毒诸病,洗净浓煎,服之并效。"

【用法用量】 内服:煎汤,10～15 g;研末或鲜叶捣汁。外用:鲜叶捣敷;或干叶研末调敷。

【宜忌】 气虚者慎服。

《本经逢原》:"久痢胃虚畏食者,不可用也。"

【选方】 1. 治噎食病,胸膈膨胀,肚腹嘈饿,吃饭胀痛,呕吐,打呃,食积在胸膈不消,饮食不下,或噎或哽,张口吐痰涎 白萝卜杆五钱(微炒),吴神曲三钱,白蔻仁三钱(去净壳)。共为细末,每服五钱,淡姜汤送下。《滇南本草》

2. 治中暑发痧,肚痛腹泻(包括急性肠胃炎) 鲜莱菔英捣汁服,或干莱菔英 100～125 g,煎浓汤服。《食物中药与便方》

3. 治红痢、血痢,腹疼里急后重 红萝卜杆三钱,神曲二钱,山楂三钱,砂糖二钱。水煎服。《滇南本草》

4. 治蛾蛾 陈萝卜英 6 g,清茶叶适量,泡饮,每日或隔日 1 次。《国医论坛》1986,(1):18 萝卜英茶

5. 治咽痛音哑 萝卜缨 15 g,玄参 9 g,桔梗、生甘草各 6 g。煎服。《安徽中草药》

6. 治妇人奶结,红肿疼痛,乳汁不通 红萝卜杆不拘多少,捣汁一杯,新鲜更好,煨热,点水酒或烧酒服。《滇南本草》

7. 治小便出血 萝卜叶捣汁,加好墨少许饮之。《验方

新编》）

8. 治血聚皮不破者　萝卜叶研细，罨，以绢帛包缚。（《百一选方》）

3721 ## 莲子 lián zǐ（《本草经集注》）

【异名】 的、薂（《尔雅》），藕实、水芝丹（《本经》），莲实（《尔雅》郭璞注），莲蓬子（《山西中药志》），莲肉（通称）。

【基原】 为睡莲科莲属植物莲的成熟种子。

【原植物】 莲 *Nelumbo nucifera* Gaertn.　又名：荷（《诗经》），芙渠（《尔雅》），泽芝、水芝（崔豹《古今注》），荷花（通称）。

多年生水生草本。根茎横生，肥厚，节间膨大，内有多数纵行通气孔洞，外生须状不定根。节上生叶，露出水面；叶柄着生于叶背中央，粗壮，圆柱形，多刺；叶片圆形，直径25～90 cm，全缘或稍呈波状，上面粉绿色，下面叶脉从中央射出，有1～2次叉状分枝。花单生于花梗顶端，花梗与叶柄等长或稍长；花直径10～20 cm，芳香，红色、粉红色或白色；花瓣椭圆形或倒卵形，长5～10 cm，宽3～5 cm；雄蕊多数，花药条形，花丝细长，着生于花托之下；心皮多数，埋藏于膨大的花托内，子房椭圆形，花柱极短。花后结"莲蓬"，倒锥形，有小孔20～30个，每孔内含果实1枚；坚果椭圆形或卵形，果皮革质，坚硬，熟时黑褐色。种子卵形，或椭圆形，长1.2～1.7 cm，种皮红色或白色。花期6～8月，果期8～10月。

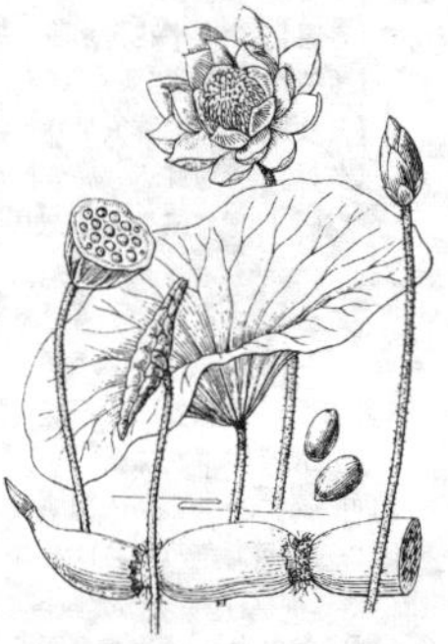

莲

生于水泽、池塘、湖沼或水田内，野生或栽培。广布于南北各地。

本植物的叶（荷叶）、叶柄或花柄（荷梗）、叶基部（荷叶蒂）、花蕾（莲花）、花蕾蒸馏所得的芳香水（白荷花露）、花托（莲房）、种皮（莲衣）、雄蕊（莲须）、肥大根茎（藕）、根茎的节部（藕节）、老熟的果实（石莲子）和成熟种子中的幼叶及胚根（莲子心）亦供药用，另设专条。

【栽培】 生物学特性　喜温暖湿润气候，土温达10 ℃以上时，种藕顶芽开始萌发，气温达15 ℃以上时，茎叶生长，20～30 ℃最适宜茎叶生长和开花结果，25～35 ℃最适宜结藕，当气温下降至15 ℃以下时植株停止生长。对水位要求：生长初期5～10 cm最适，生长盛期20～30 cm，水位最高不宜淹没立叶。

繁殖方法　以支藕、子藕作种，选土壤肥沃、保水保肥的水田。种藕一般要2节，每穴栽子藕2支或亲藕、子藕各1支。栽时按藕形开沟，将藕横放，顶芽向下倾斜，盖泥平沟，压紧防止浮起。

田间管理　除草，及时摘除枯黄浮叶。施肥以基肥为主，追肥为辅，一般在主茎长出1～2片叶时追肥1次，以促进立叶生长和分枝。

病虫害防治　虫害有长腿水叶甲，用40%乙敌粉，拌细土，施入田面，放入浅水后耕入土中；莲窄摇蚊，幼虫期喷90%敌百虫1 000～1 500倍液；莲藕黑斑病、莲藕褐斑病，发病开始用50%多菌灵500倍加0.3%洗衣粉喷雾，及时清除病叶。

【采收加工】 9～10月间果实成熟时，剪下莲蓬，剥出果实，趁鲜用快刀划开，剥去壳皮，晒干。

【药材】 莲子 *Nelumbinis Semen*　主产于湖南、湖北、福建等地。

性状　种子略呈椭圆形或类球形，长1.2～1.8 cm，直径0.8～1.4 cm。表面浅黄棕色至红棕色，有细纵纹和较宽的脉纹。一端中心呈乳头状突起，深棕色，多有裂口，其周边略下陷。质硬，种皮薄，不易剥离。子叶2枚，黄白色，肥厚，中有空隙，具绿色莲子心。无臭，味甘、微涩；莲子心味苦。

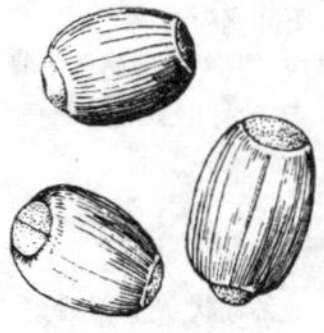

莲子（种子）外形

鉴别　(1) 粉末特征：类白色。主为淀粉粒，单粒长圆形、类圆形、卵圆形或类三角形，有的具小尖突，直径4～25 μm，脐点少数可见，裂缝状或点状；复粒稀少，由2～3分粒组成。色素层细胞黄棕色或红棕色，表面观呈类长方形、类长多角形或类圆形，有的可见草酸钙簇晶。子叶细胞呈长圆形，壁稍厚，有的作连珠状，隐约可见纹孔域。可见螺纹和环纹导管。

(2) 取本品粉末少许，加适量水混匀，加碘试液数滴，呈蓝紫色，加热后逐渐褪色，放冷，蓝紫色复现。

(3) 取本品粉末0.5 g，加水5 ml，浸泡，滤过，滤液置试管中，加α-萘酚试液数滴，摇匀，沿管壁缓缓滴加硫酸1 ml，两液接界处出现紫色环。

(4) 薄层色谱：取本品粉末0.1 g，加70%乙醇10 ml，冷浸4小时，滤过，滤液作供试品溶液。另取棉子糖加75%乙醇溶解，作对照品。吸取供试品及对照品溶液适量，分别点于同一硅胶G板上，以正丁醇-冰醋酸-水（4∶1∶5），展开2次，喷以α-萘酚硫酸液，105 ℃加热显色，供试品色谱在与对照品色谱的相应位置上，显相同颜色斑点。

【成分】 含脂肪酸：肉豆蔻酸（myristic acid），棕榈酸（palmitic acid），油酸（oleic acid），亚油酸（linoleic acid），亚麻酸（linolenic acid）。

【炮制】 1. 莲肉　取原药材，用清水略浸，润透，切开去心，干燥。

2. 炒莲肉　取净莲肉置锅内，用文火加热，炒至肉仁微黄色并有香气时，取出放凉。

3. 麸炒莲肉　取麸皮，撒入热锅内，用中火加热，俟冒烟时，加入净莲肉，拌炒至肉仁微黄时，取出，筛去麸皮，放凉。莲肉每100 kg，用麸皮10 kg。

饮片性状　莲肉参见"药材"项。炒莲肉形如莲肉，种仁微黄色，偶有焦斑。麸炒莲肉形如莲肉，显微黄色，气微香。

贮干燥容器内，密闭，置通风干燥处，防霉，防蛀。

【药性】 甘、涩，平。归脾、肾、心经。

1.《本经》："味甘，平。"

2.《别录》："寒，无毒。"

3.《日华子》："温。"

4.《纲目》："味甘，气温而性涩。"

5.《本草新编》："入心、肝、脾、肾四脏。"

6.《随息居饮食谱》："鲜者甘平，干者甘温。"

【功用主治】 补脾止泻，益肾固精。主治脾虚久泻、久痢，肾虚遗精、滑泄、小便不禁，妇人崩漏带下，心神不宁，惊悸，不眠。

1.《本经》："主补中，养神，益气力。久服轻身耐老，不饥延年。"

2.《食疗本草》："主五脏不足，伤中气绝，利益十二经脉血气。"

3.《食医心镜》："清神，止渴，去热。"

4.《日华子》："益气，止渴，助心，止痢。治腰痛，泄精，安心，多食令人喜。"

5.《绍兴本草》："补心。"

6.《日用本草》："止白浊。"

7.《纲目》:"交心肾,厚肠胃,固精气,强筋骨,补虚损,利耳目,除寒湿,止脾泄久痢,赤白浊,女人带下崩中诸血病。"

8.《遵生八笺》:"能补中益气,壮心神,消水谷,除惊悸,实肌肤。"

9.《雷公炮制药性解》:"醒脾,进饮食。"

10.《随息居饮食谱》:"鲜者,清心养胃,治噤口痢,生熟皆宜;干者,可生可熟,安神补心,镇逆止呕,固下焦,已崩带,遗精,厚肠胃,愈二便不禁。"

【用法用量】 内服:煎汤,6~15 g;或入丸、散。

【宜忌】 中满痞胀、大便燥结者禁服。

1.《食疗本草》:"生食微动气,蒸食之良。"

2.《本草拾遗》:"食之宜,生则胀人腹。中蕙令人吐,食当去之。"

3.《本草求原》:"大便燥者勿服,以其健脾堤水也。"

4.《随息居饮食谱》:"凡外感前后、疟、疸、痔、气郁痞胀,溺赤便秘,食不运化及新产后皆忌之。"

5.《本草省常》:"生食伤胃。"

【选方】 1. 治脾胃虚弱,饮食不进,多困少力,中满痞噫,心松气喘,呕吐泄泻及伤寒咳噫 莲子肉(去皮)、薏苡仁、缩砂仁、桔梗(炒令深黄色)各一斤,白扁豆(姜汁浸去皮微炒)一斤半,白茯苓、人参(去芦)、甘草(炒)、白术、山药各二斤。上为末,每服二钱,枣汤调下。小儿量岁数加减服。《局方》参苓白术散)

2. 治久痢不止 老莲子二两(去心)为末。每服一钱,陈米汤调下。《世医得效方》)

3. 治下痢饮食不入,俗名噤口痢 鲜莲肉一两,黄连五钱,人参五钱。水煎浓,细细与呷。《本草疏论》)

4. 治病后胃弱,不能饮食 莲肉、粳米各炒四两,茯苓二两。共为末,砂糖调和。每五六匙,白滚汤下。《医学入门》莲肉糕)

5. 治小便白浊,梦遗泄精 莲肉、益智仁、龙骨(五色者)各等分。上为细末。每服二钱,空心,用清米饮调下。《奇效良方》莲肉散)

6. 补益虚损 莲实(去皮)不以多少,用好酒浸一宿,入大猪肚内,用水煮熟,取出焙干。入酒糊为丸,如鸡头大。每服五、七十丸,食前温酒送下。《医学发明》水芝丸)

【各家论述】 1.《纲目》:"莲子味甘,气温而性涩,禀清芳之气,得稼穑之味,乃脾之果也。土为元气之母,母气既和,津液相成,神乃自生,久视耐老,以其权舆也。昔人治心曾不交,劳伤白浊,有清心莲子饮,补心肾,益精血,有瑞莲丸,皆得此理。"

2.《玉楸药解》:"莲子甘平,甚益脾胃。而固涩之性,最宜清泄之家,遗精、便溏,极有良效。"

3.《本草纲要》:"去心连皮生嚼,最益人,能除烦,止渴,涩精,和血,止梦遗,调寒热。熟食可治脾泄,久痢,厚肠胃,而交心肾之功减矣。更去皮,则无涩味,其功止于补脾而已。"

4.《重庆堂随笔》:"莲子交心肾,不可去心,然能滞冷。"

5.《王氏医案》:"莲子最补胃气而镇虚逆,若反胃由于胃虚,而气冲不纳者,但日以干莲子细嚼而咽之,胜于他药多矣。凡胃气薄弱者常服玉芝丸,能令人肥健,以熟邪伏其脾中清和之气,故以黄连苦泄其邪,即伏莲子甘镇其胃。惟鲜莲子煎之,清香不浮,镇胃之功独胜,如无鲜莲,干莲亦可。"

3722 莲衣 lián yī 《药品化义》

【异名】 莲皮《本草再新》)。

【基原】 为睡莲科莲属植物莲的种皮。

【原植物】 参见"莲子"条。

【采收加工】 9~10月间果实成熟时取种子,剥皮,晒干。

【成分】 含生物碱类成分:荷叶碱(nuciferine),原荷叶碱(nornuciferine),氧黄心树宁碱(oxoushinsunine)和 N-去甲亚美罂

粟碱(N-norarmepavine)。

【药性】 涩、微苦,平。归心、脾经。

1.《药品化义》:"味涩。"

2.《本草再新》:"味苦而涩,性凉,无毒。入心、脾二经。"

【功用主治】 收涩止血。主治吐血、衄血、下血。

1.《药品化义》:"能敛。诸失血后,仍参以补脾阴,使统血归以。"

2.《本草再新》:"治心胃之浮火,利肠分之湿热。"

【用法用量】 内服:煎汤,1~2 g。

3723 莲花 lián huā 《日华子》

【异名】 菡萏《诗经》),荷花《毛诗传》),水花,芙蓉(崔豹《古今注》)。

【基原】 为睡莲科莲属植物莲的花蕾。

【原植物】 参见"莲子"条。

【采收加工】 6~7月间采收含苞未放的大花蕾或开放的花,阴干。

【药材】 莲花 Nelumbinis Flos 产于湖南、湖北、福建、江苏、浙江等地。

性状 花蕾圆锥形,长2.5~5 cm,直径2~3 cm。表面灰棕色,花瓣多层。散落的花瓣卵形或椭圆形,皱缩或折裂,表面具多数细脉,光滑柔软。去掉花瓣,中心有幼小的莲蓬,顶端平坦,上面有小孔十余个,基部渐窄,周围着生多数雄蕊。气香,味微苦。

【成分】 含黄酮类成分:槲皮素(quercetin)、木犀草素(luteolin)、异槲皮苷(isoquercitrin)、木犀草素葡萄糖苷(luteoloside)、山柰酚(kaempferol)、山柰酚-3-半乳糖葡萄糖苷(kaempferol-3-galactoside)及山柰酚-3-二葡萄糖苷(kaempferol-3-diglucoside)。

【药性】 苦、甘,平。归肝、胃经。

1.《日华子》:"暖,无毒。"

2.《纲目》:"苦、甘,温。"

3.《本草再新》:"味苦、甘,性凉。入心、肝二经。"

【功用主治】 散瘀止血,去湿消风。主治跌伤呕血,血淋,崩漏下血,天泡湿疮,疥癣瘙痒。

1.《日华子》:"镇心,益色驻颜。"

2.《日用本草》:"涩精气。"

3.《滇南本草》:"治妇人血逆昏迷。"

4.《得配本草》:"破血。"

5.《本草再新》:"清心凉血,解热毒,止惊痫。消湿去风,治疮疥。"

6.《药性集要》:"清心润肺,解暑除烦。"

7.《河北药材》:"揉碎贴肿肓,促脓肿之吸收。"

8.《黑龙江常用中草药手册》:"治血虚心腹痛,月经不调,血崩。"

【用法用量】 内服:研末,1~1.5 g;煎汤,6~9 g。外用:鲜者捣敷患处。

【宜忌】《日华子》:"忌地黄、葱、蒜。"

【选方】 1. 治坠损呕血,坠跌积血,心胃呕血不止 干荷花为末,每酒服方寸匕。《医方集要》)

2. 治天泡湿疮 以莲花瓣贴之。《简便单方》)

3. 治唇上生疮 以白荷花瓣贴上。《丹溪治法心要》)

3724 莲房 lián fáng 《食疗本草》

【异名】 莲蓬壳《海上名方》),莲壳《儒门事亲》),莲蓬《直指方》)。

【基原】 为睡莲科莲属植物莲的花托。

【原植物】 参见"莲子"条。

【采收加工】 9～10月果实成熟时，割下莲蓬，除去莲子及梗，晒干。

【药材】 莲房 *Nelumbinis Receptaculum* 全国大部地区均产。

性状 本品呈倒圆锥状或漏斗状，多撕裂，直径5～8 cm，高4.5～6 cm。表面灰棕色至紫棕色，具细纵纹及皱纹，顶面有多数圆形孔穴，基部有花梗残基。质疏松，破碎面海绵样，棕色。气微，味微涩。

鉴别 (1) 粉末特征：黄棕色。表皮细胞表面观呈多角形，乳头状突起呈双圆圈状。草酸钙簇晶多见，直径10～54 μm。棕色细胞类方形或类圆形，壁稍厚，胞腔内充满红棕色物。螺纹、环纹导管直径8～80 μm。纤维成束，直径11～35 μm，具纹孔。

(2) 取本品粉末0.5 g，加乙醇5 ml，温热浸泡数分钟，滤过，滤液加镁粉少量与盐酸1～2滴，溶液渐变为红色。

【成分】 含黄酮类：金丝桃苷(hyperoside)，槲皮素-3-二葡萄糖苷(quercetin-3-diglucoside)，槲皮素(quercetin)。又含少量莲子碱(nelumbine)，脂肪，蛋白质，胡萝卜素，烟酸，维生素B。

【炮制】 1. 莲房 取原药材，除去杂质及灰屑，切碎。

2. 莲房炭 取净莲房碎块，置铁锅内，上面扣一口径较小的锅，锅上贴一白纸条，或放数粒大米，两锅接合处用盐泥封固，上压重物，用文武火加热，煅至贴在盖锅底上的白纸或大米显焦黄色为度，停火，待凉透后取出。或置锅内，用武火加热，炒至表面焦黑色，内部焦褐色，喷淋清水，灭尽火星，取出晾干。莲房炭用于收敛止血。

饮片性状 莲房参见"药材"项。莲房炭形如莲房，表面焦黑色，内部焦褐色。

贮干燥容器内，置阴凉干燥处，防潮。

【药性】 苦、涩，平。归肝经。

1.《宝庆本草折衷》："味涩，平，无毒。"

2.《纲目》："苦，涩，温。入厥阴血分。"

【功用主治】 散瘀止血。主治崩漏，月经过多，便血，尿血，痔漏。

1.《食疗本草》："破血。"

2.《本草拾遗》："主血胀腹痛，产后胎衣不下，酒煮服之；又主食野菌毒，水煮服之。"

3.《纲目》："主血崩，下血，溺血。"

4.《本草汇言》："止血痢，脾泄久痢之药也。"

5.《握灵本草》："烧灰，止崩带，胎漏，血淋等症。"

6.《岭南采药录》："疗乳头开裂。"

【用法用量】 内服：煎汤，5～10 g；或研末。外用：研末敷或煎汤熏洗。

【选方】 1. 治诸窍出血 隔年莲蓬、败棕榈、头发。上药烧灰存性，等分，为末。每服二钱，煎南木香汤调下。(《直指方》黑散子)

2. 治血崩不止，不拘冷热 莲蓬壳、荆芥穗各等分。各烧灰存性，总研末。每服二钱，米汤调服。(《圣惠方》)

3. 治崩中血凝注 用干莲蓬、棕榈皮及毛各烧灰一两，香附子三钱炒。为末。每服三四钱，空心，米饮调下。(《卫生易简方》)

4. 治妇人经水重来 莲房、人发、棕榈、柏叶(各烧灰存性)、黄芩各等分。研末。每服二钱，米饮汤下，一日一服。(《胎产新书》五灵丹)

5. 治小便血淋 莲房(烧存性，为末)，入麝香少许。每服二钱半，米饮调下，日二。(《纲目》引《经验方》)

6. 治红白淋带 莲蓬三十个，连根连子取来。将十根连壳，用水五碗，煎三碗服之。不止，再服一剂；连服三剂。即除根。(《串雅内编》)

7. 治脱肛 用莲蓬壳一对，橡椀二十个。捣碎，煎水数沸，入朴硝热淋洗。(《古今医统》)

8. 治乳裂 莲房炒研为末，外敷。(《岭南采药录》)

9. 治天泡湿疮 莲蓬壳。烧存性，研末，井泥调涂。(《海上名方》)

【各家论述】 1.《纲目》："莲房消瘀散血，与荷叶同功，亦急则治标之意也。"

2.《本经逢原》："莲房，功专止血，故血崩、下血、溺血，皆烧灰用之，虽能止截，不似棕灰之兜涩也。"

3725 **莲须** lián xū (《纲目》)

【异名】 莲花须(《济生方》)，莲花蕊(孙天仁《集效方》)，莲蕊须、佛座须(《纲目》)。

【基原】 为睡莲科莲属植物莲的雄蕊。

【原植物】 参见"莲子"条。

【采收加工】 6～8月花盛开时，采取雄蕊，阴干。

【成分】 含黄酮类：木犀草素(luteolin)，槲皮素(quercetin)，异槲皮苷(soquercitrin)，木犀草素葡萄糖苷(luteolinglucoside)，山柰酚(kaempferol)。

【药材】 莲须 *Stamen Nelumbinis* 全国大部地区均产。

性状 本品为干燥雄蕊，线状，常螺旋状扭曲，花药长1.2～1.5 cm，淡黄棕色，2室，纵裂，内有多数黄色花粉；花丝丝状略扁，稍弯曲，长1～1.5 cm，棕黄色或棕褐色，质轻。气微，味微涩。

【药性】 甘、涩，平。归肾、肝经。

1.《纲目》："甘，涩，温，无毒。"

2.《本草汇言》："入手、足少阴经。"

3.《本草从新》："甘，平而涩。"

4.《医林纂要》："苦，甘，涩，平。"

5.《本草再新》："味甘，淡，性清凉。"

6.《本草求原》："入脾、肝。"

【功用主治】 清心益肾，涩精止血。主治遗精，尿频，遗尿，带下，吐血，崩漏。

1.《绍兴本草》："补益心神。"

2.《本草蒙筌》："益肾，涩精，固髓。"

3.《纲目》："清心通肾，固精气，乌须发，悦颜色，益血，止血崩，吐血。"

4.《本草通玄》："治男子肾泄，女子崩带。"

5.《会约医镜》："除泻痢。"

6.《调疾饮食辨》："能止肾热泄精。"

7.《本草再新》："清心肺之虚热，解暑除烦，生津止渴。"

【用法用量】 内服，煎汤，3～9 g；或入丸、散。

【宜忌】 1.《日华子》："忌地黄、葱、蒜。"

2.《本草从新》："小便不利者勿服。"

【选方】 1. 治梦遗漏精 鸡头肉末、莲花蕊末、龙骨(别研)、乌梅肉(焙干，取末)各一两。上件煎山药糊为圆，如鸡头大。每服一粒，温酒、盐汤任下，空心。(《杨氏家藏方》玉锁丹)

2. 治男子色欲过度，精气不固，梦遗滑脱，无子 莲花蕊十两，石莲子十两(去内青，取粉)，鸡头实十两(粉)。上以金樱子三斤，取霜后半黄者，木臼中转杵，却刺去子，水淘净捣烂，入砂锅水煎不绝火，约水耗半，取出滤过重煎如稀饧，入前药末，和丸桐子大。每服五十丸，空盐汤下。(《医学正印》金锁思仙丹)

3. 治妇人血崩不止 当归、莲花心(莲花蕊)、白绵子、红花、茅花各一两。上锉如豆大，白纸裹定，泥固，炭火烧灰存性，为细末。血崩不止加麝香为引，好温酒调服。(《兰室秘藏》立效散)

4. 治久近痔漏三十年 莲花蕊、黑牵牛(头末)各一两半，当归五钱。为末。每空心酒服二钱。(《孙天仁》集效方)

【临床报道】 治疗婴幼儿脾虚泄泻 莲须研细末冲服，1周岁 0.5 g/次,3 次/日,其余年龄可酌情加减调整剂量;治疗期间停用一切药物。观察 468 例,治疗 4 日为疗效评价时限。结果:治疗组 468 例,痊愈 329 例,显效 120 例,无效 19 例,总有效率 95.7%;另有对照组 260 例,口服助消化药物,加静点丁胺卡那霉素、病毒唑,结果痊愈 128 例,显效 85 例,无效 47 例,总有效率 81.9%。前组的疗效明显高于对照组。

【各家论述】 1.《本经逢原》:"莲须,清心通肾,以其味涩,故为秘涩精气之要药;《三因》固真丸、巨胜子丸用之。然惟欲勤精薄者为宜,元阳不制者勿用,恐其变涩为患也。""莲须,甘温而涩,功与莲略同。但涩性居多,不似龙骨寒涩,有收阴、定魂安魄之妙;牡蛎咸涩微寒,兼有化坚解热之功;金樱徒有阻涩之力,而无清心通肾之理耳。"

2.《调疾饮食辨》:"《纲目》以(莲须)为与莲子同功,大误。莲子温而涩,此寒而涩也。"

3726 莲子心 lián zǐ xīn 《食性本草》

【异名】 薏《尔雅》,苦薏(陆玑《诗疏》),莲薏《纲目》,莲心《本草再新》)。

【基原】 为睡莲科莲属植物莲的成熟种子中的幼叶及胚根。

【原植物】 参见"莲子"条。

【采收加工】 将莲子剥开,取出绿色胚(莲心),晒干。

【药材】 莲子心 Nelumbinis Plumula 主产于湖南、湖北、福建、江西、江苏等地。

性状 本品略呈细棒状,长 1~1.4 cm,直径约 0.2 cm。幼株绿色,一短、卷成箭形,先端向下反折,两幼叶间可见细小胚芽。胚根圆柱形,约 3 mm,黄白色。质脆,易折断,断面有数个小孔。气微,味苦。

鉴别 (1)粉末特征:灰绿色。表皮细胞呈长方形,壁薄。叶肉细胞壁薄,类圆形,细胞内含众多淀粉粒与绿色色素。胚根细胞呈长方形,排列整齐,壁菲薄,有的含脂肪油滴。幼叶组织中细胞间隙较大。

(2)取本品粉末 2 g,加氯仿 15 ml,再加 10%氢氧化钠溶液 1 ml,加热回流 15 分钟,滤过,滤液置水浴上蒸去氯仿,残渣加稀盐酸 2 ml 使溶解,滤过,取滤液 1~2 滴,加碘化铋钾试液 1~2 滴,生成橙红色沉淀。

【成分】 含生物碱:莲心碱(liensinine)、异莲心碱(isoliensinine)、甲基莲心碱(neferine)、荷叶碱(nuciferine)、前荷叶碱(pronuciferine)、牛角花碱(lotusine)、甲基紫堇杷灵(methylcorypalline)、去甲基衡州乌药碱(demethylcoclaurine 或 higenamine)、亚美罂粟碱(armepavine)、莲子碱(nelumbine)、4′-甲基-N-甲基衡州乌药碱(4′-methyl-N-methylcoclaurine)。黄酮类:含木犀草苷(galuteolin)、金丝桃苷(hyperin)、芸香苷(rutin)。又含 β-谷甾醇(β-sitosterol)、β-谷甾醇脂肪酸酯(β-sitosterol fattyacid ester)、棕榈酸。

【药理】 1.降压作用 莲子心水煎剂对麻醉猫有降压作用。有效成分为莲心碱和甲基莲心碱;结晶部分降低作用时间短,变成季铵盐(O-甲基莲心碱硫酸甲酯季铵盐)后则降压作用强而持久的降压作用。甲基莲心碱给麻醉大鼠静注后平均血压(MAP)下降。甲基莲心碱给大鼠十二指肠给药也有明显降压作用,在相应时间内心率无明显变化。甲基莲心碱对肾性和醋酸去氧皮质酮(DOCA)盐型高血压大鼠也均有降压作用。麻醉猫和清醒家兔静注甲基莲心碱也使血压明显下降。说明甲基莲心碱对不同动物、不同给药途径都有降压作用。

2.抗心律失常作用 甲基莲心碱有较广泛的抗心律失常作用。静脉注射能对抗肾上腺素引起的家兔心律失常,提高家兔心室电致颤阈,效果与奎尼丁相似;对乌头碱致大鼠心律失常和毒毛花苷 G(哇巴因)致豚鼠心律失常以及对结扎大鼠冠脉复灌引起的心律失常,静注甲基莲心碱均有抗作用;在同剂量时抗心律失常效果强于奎尼丁;对电刺激丘脑下区诱发的大鼠心律失常,静注甲基莲心碱或奎尼丁均有显著预防作用。脑室内注射,甲基莲心碱有效而奎尼丁则否。甲基莲心碱抗心律作用的强度,以 ED_{50} 为指标,甲基莲心碱静注为 3.1 mg/kg,奎尼丁为 18.5 mg/kg,较奎尼丁强 6 倍,电生理研究证明这一作用与甲基莲心碱抑制 Na^+、K^+、Ca^{2+} 的跨膜转运有关。

毒性 甲基莲心碱静脉注射对小鼠的 LD_{50} 为 26 ± 2.3 mg/kg,约奎尼丁的 1/2。

【药性】 苦,寒。归心、肾经。

1.《宝庆本草折衷》:"味苦。"
2.《纲目》:"苦寒,无毒。"
3.《本草汇言》:"入手、足少阴经。"
4.《重庆堂随笔》:"甘苦咸。"
5.《本草再新》:"入心、肺、肾三经。"

【功用主治】 清心,平肝,止血,固精。主治神昏谵语,烦躁不眠,眩晕目赤,吐血,遗精。

1.《食性本草》:"疗血渴疾,产后渴疾。"
2.《日华子》:"止霍乱。"
3.《纲目》:"清心去热。"
4.《医林纂要》:"泻心坚肾,留欲尽之血,存生育之本。"
5.《本草再新》:"清心火,平肝火,泻脾火,降肺火,清暑除烦,生津止渴,治目红肿。"
6.《本草求原》:"治劳心吐血、尿精。"
7.《随息居饮食谱》:"敛液止汗,清热养神,止血固精。"
8.《全国中草药汇编》:"有降压作用,可治高血压。"

【用法用量】 内服:煎汤,1.5~3 g;或入散剂。

【宜忌】 脾胃虚寒者禁服。

《本草拾遗》:"薏,令人吐。"又:"食之令人霍乱。"

【选方】 1.治太阴温病,发汗过多,神昏谵语者 玄参心三钱、莲子心五分、竹叶卷心二钱、连翘心二钱、犀角尖二钱(磨,冲)、连心麦冬三钱。水煎服。(《温病条辨》清宫汤)

2.治失精久虚漏泄 莲子心一撮,辰砂一分。为末。每服二钱,空心白汤下。(《古今医统引》卫生方)

3.治劳心咯血、吐血 莲子心七个、糯米二十一粒。上为末。酒调服。(《续易简方论》莲心散)

4.治吐血 糯米五钱、莲子心七枚。研末,陈墨汁丸如梧子大,量便下。(《四科简效方》)

5.治小儿呕吐 莲子心七个、丁香三个、人参三寸。上为细末,以绵裹奶状,沾奶汁敷药末在上,令儿呷之。(《普济方》)

【各家论述】 《温病条辨》:"莲心,由心走肾,能使心火下通于肾,又回环上升,能使肾水上潮于心。"

3727 莲蓬草 lián péng cǎo 《福建民间草药》

【异名】 囊吾、独脚莲《质问本草》,荷叶术、荷叶三七、岩红、独足莲《浙江民间常用草药》,八角乌、马蹄当归、一叶莲《全国中草药汇编》)。

【基原】 为菊科大吴风草属植物大吴风草的全草。

【原植物】 大吴风草 Farfugium japonicum (L.) Kitam. [Ligularia tussilaginea (Burm. f.) Makino;Tussilago japonica L.]

多年生草本。根茎粗壮。基生叶有长柄;叶片肾形,长 4~15 cm,宽 6~15 cm,边缘具小尖头的疏齿或全缘,上面绿色,有光泽。花茎直立,高 30~70 cm,初时密被灰褐色绵毛,后渐脱落,有椭圆形或长椭圆形披针形的苞叶,苞叶无柄,抱茎。头状花序在花茎顶端排成疏伞房状,直径 4~6 cm,有长达 1.5~7 cm 的总花梗;总苞圆筒状,总苞片 1 层,长椭圆形,先端急尖,疏被短柔毛;舌状花黄色,长 3~4 cm,宽 5~6 mm;筒状花黄色,长 11~

12 mm。瘦果圆柱状，具纵纹和短毛，冠毛棕褐色，长8～11 mm。花期10～12月。

生于深山溪谷和石崖下，庭园中也有栽培。我国东南部等地有分布。

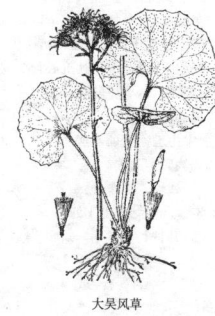

大吴风草

【采收加工】 7～9月采收，鲜用或晒干。

【成分】 根茎和叶含生物碱：克氏千里光碱（senkirkine），大吴风草素（farfugin）A、B。内酯类成分：3β-当归酰氧基-10β-羟基呋喃佛术烷（3β-angeloyloxy-10β-hydroxyfuranoeremophilane），3β-当归酰氧基-9-烯-8-表佛术内酯（3β-angeloyloxy-9-en-8-epieremophi-lenolide），3β-当归酰氧基-8-表佛术烯内酯（3β-angeloyloxy-8-epieremophilenolide），8β-羟基佛术烯内酯（8β-hydroxyeremophilenolide），3β-当归酰氧基-8β，10β-二羟基佛术烯内酯（3β-angeloyloxy-8β,10β-dihydroxyeremophilenolide），3β-当归酰氧基-6β-羟基-8-表佛术烯内酯（3β-angeloyloxy-6β-hydroxy-8-epieremophilenolide），3β-当归酰氧基-8β-羟基-9β-千里光酰氧基佛术烯内酯（3β-angeloyloxy-8β-hydroxy-9β-senecioyloxyeremophileno-lide）；佛术内酯类（Eremophilanolides）：eremofarfugin A，eremopetasitenin B3，3β-当归酰氧基-10β-羟基-9β-千里光酰氧基呋喃佛术烷（3β-angeloyloxy-10β-hydroxy-9β-senecioyloxyfuranoeremophilane），α，α'-双（3β-当归酰氧基呋喃佛术烷）〔α，α'-bis（3β-angeloyloxyfuranoeremophilane）〕。甾体类：菜油甾醇（campesterol），豆甾醇（stigmasterol），β-谷甾醇（β-sitosterol）。有机酸：棕榈酸（palmitic acid），亚油酸（linoleic acid），亚麻酸（linolenic acid）。

【药理】 毒性 根和叶中含双稠吡咯啶生物碱克氏千里光碱，对肝、肺有明显毒性，能致肝癌。据实验研究，刚出生之大鼠较喂乳之幼鼠敏感，较成年大鼠更敏感；因此双稠吡咯啶类物质并非在肝内微粒体（刚出生鼠肝内缺乏代谢酶）变为毒性代谢物，而可能是在体内变为相应的环氧化物（epoxide）而起毒性作用的。

【药性】 辛、甘、微苦，凉。

1.《浙江民间常用草药》："性凉，味苦。"

2.《全国中草药汇编》："辛、甘、微苦，凉。"

3.《浙江药用植物志》："苦，寒。"

【功用主治】 清热解毒，止血，消肿。主治感冒，流感，咽喉肿痛，咳嗽咯血，便血，尿血，月经不调，乳痈，瘰疬，痈疖肿毒，疔疮湿疹，跌打损伤，蛇咬伤。

1.《浙江民间常用草药》："清热解毒，消肿止痛。"

2.《全国中草药汇编》："活血止血，散结消肿。主治咳嗽咯血，便血，月经不调，跌打损伤，乳腺炎，痈疖肿毒。"

3.《浙江药用植物志》："主治感冒，流行性感冒，闭经；外治烫伤，蛇咬伤，湿疹，痈疽疔疮。"

4.《福建药物志》："活血行瘀。主治瘰疬、无名肿毒。"

【用法用量】 内服：煎汤，9～15 g，鲜品30～60 g。外用：捣敷。

【选方】 1. 治咯血，吐血，尿血，便血 八角乌仔7～8片（鲜干均可），鸡肉或瘦猪肉250 g，放在没煮过盐的瓦罐内，加水煮熟，临睡前30分钟吃肉喝汤。（《全国中草药汇编》）

2. 治妇人乳痈初起 独脚莲鲜草洗净，加红糖，共捣烂，加热敷贴。

3. 治瘰疬 独脚莲根60～90 g，或加夏枯草30 g。酌加黄酒和水各半，煎取半碗。饭后服，每日2次。或取叶炒鸡蛋服。

（2、3方出自《福建民间草药》）

---

4. 治跌打损伤 鲜大吴风草根捣烂敷伤处；或根6～9 g切片嚼碎，黄酒冲服，每日2次，伤重者连服8～9日。（《浙江民间常用草药》）

3728 莲生桂子花 lián shēng guì zǐ huā
《植物名实图考》

【异名】 芳草花（《中国植物图鉴》），金凤花（《广州植物志》），莲生桂子草、七姊妹（《福建民间草药》），野鹤嘴（《广西中药志》），状元红（《闽南民间草药》），草木棉（《贵州草药》），羊角丽、唐棉（《南方主要有毒植物》），野辣子、金银花台（《云南中草药》），金盏银台、连生桂枝（《云南思茅中草药选》），野辣椒、透云花、山桃花（《广西药用植物名录》），女金丹、半天花（《福建药物志》），刀口药（《四川中药志》）。

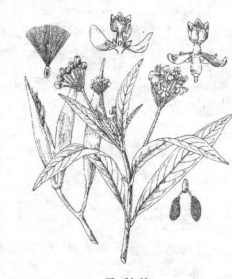

马利筋

【基原】 为萝藦科马利筋属植物马利筋的全草。

【原植物】 马利筋 Asclepias curassavica L.

多年生直立灌木状草本，高60～100 cm。全株有白色乳汁。叶对生；叶柄长0.5～1 cm；叶片膜质，披针形或椭圆状披针形，先端短渐尖或急尖，基部楔形而下延至叶柄，长6～13 cm，宽1～3.5 cm，侧脉每边约8条。聚伞花序顶生或腋生，有10～20朵；花萼5深裂，被柔毛，内面基部有腺体5～10个；花冠裂片5，紫红色，长圆形，反折；副花冠5裂，黄色，着生于合蕊冠上，有柄；雄蕊5，着生花冠基部；雌蕊由2枚离生心皮组成，子房上位，花柱2。蓇葖果披针形，两端渐尖，长6～10 cm，直径1～1.5 cm。种子卵圆形，先端具长约2.5 cm的白色绢质种毛。花期几乎全年，果期8～12月。

福建、湖南、广东、广西、海南、四川、贵州、云南、台湾等地均有栽培，原产拉丁美洲的西印度群岛。

【采收加工】 全年均可采，晒干或鲜用。

【药材】 莲生桂子花 Asclepiatis Curassavicae Herba 产于福建、云南、广西、四川等地。

性状 茎直，较光滑。单叶对生，叶片披针形，先端急尖，基部楔形，全缘。有的可见全形花序，花梗被毛，或披针形蓇葖裂果，内有许多具白色绢毛的种子。气特异，味微苦。

鉴别 茎横切面：表皮细胞1列，外被角质层，亦见表皮毛或其残基。皮层细胞数列至10列。维管组织连续成环，双韧型。外生初皮部的外侧具韧皮纤维束，断续列列，纤维细胞壁非木化。形成层连续成环。木质部较宽厚，导管及木纤维细胞壁均木化。内生韧皮束常有间隔。髓部宽大。本品薄壁细胞内富含淀粉粒，有的细胞内含草酸钙簇晶。

叶表皮特征：上表皮细胞垂周壁平直或略弯曲，外壁有时可见角质层纹理。下表皮细胞垂周壁常为波状弯曲。上、下表皮均有气孔，气孔多为不定式。非腺毛弯或直生，数个细胞，顶端细胞稍尖或钝，壁常具纵向短线形疣点。腺毛头部单细胞，狭长卵形或长卵状椭圆形，常枯萎。

【成分】 叶含强心苷类：细脉毒牛角瓜苷（calotropin），牛角瓜苷元（calotropagenin），乌它苷元（uzarigenin），克罗毒苷元（corotoxigenin），克罗甘元（coroglaucigenin），阿斯科勒苷元（asclepogenin），科勒玫苷元（clepogenin），枯热洒菲苷元（currassavogenin），马利筋苷元（ascurogenin），马利筋苷（curassavicin）。

【药理】 1. 强心作用 本品根、茎煎剂及叶、花、种子、果壳的醇剂注射于蛙均有显著强心作用，0.1 g左右（生药）于1小时可

使蛙心停止于收缩期，以花、茎作用强，叶次之，果壳弱。强心成分为马利筋苷、牛角瓜苷。马利筋苷 0.5 mg 注射可使蛙心停止于收缩状态，在体位么及离体豚鼠心脏灌流及心电图观察均表现正性肌力作用、负性频率和负性传导作用，作用性质与毒毛花苷 G 相似，作用迅速而蓄积性小。其作用强度鸽法为 0.751 ± 0.017 mg/kg，为原生药的 732 倍，为毒毛花苷 G 的 $1/5\sim1/4$，对鸽 24 小时已无蓄积。

2. 抗癌作用　本品醇提取物体外试验对人鼻咽癌 KB 细胞有明显的抑制作用，牛角瓜苷为细胞毒成分之一。

毒性　马利筋苷静注对鸽的 MLD 为 54.97 ± 19.4 mg(生药)/kg。

【药性】　苦，寒，有毒。

1.《贵州草药》："性温，味辛。"

2.《云南中草药》："苦，寒。"

3.《广西本草选编》："味微苦，性凉，有小毒。"

4.《福建药物志》："辛、苦，凉，有毒。"

【功用主治】　清热解毒，止血，消肿。主治咽喉肿痛，肺热咳嗽，热淋，月经不调，崩漏，带下，创伤出血，痈疮肿毒，湿疹，顽癣。

1.《贵州草药》："解表散寒，生肌止血。"

2.《云南中草药》："止血消炎，消肿止痛。主治乳腺炎，痈疖。"

3.《广西本草选编》："解毒消肿，散瘀止血。主治跌打肿痛，骨折，外伤出血。"

4.《四川中药志》1982年版："用于顽癣。"

5.《福建药物志》："根：治乳腺炎，瘰疬，脾肿大、咳嗽、吐血、鼻衄、痢、痔、疔；叶：治骨折，创伤出血，烫火伤；乳汁：治湿疹、顽癣、痢、疔、疖。"

【用法用量】　内服：煎汤，6～9 g。外用：鲜品捣敷；或干品研末撒。

【宜忌】　宜慎服。体质虚弱者禁服。本品全株有毒，其白色乳汁毒性更大。中毒症状：初为头痛、头晕、恶心、呕吐，继而腹痛、腹泻、烦躁、谵语，最后四肢厥冷，面色苍白，脉搏不规则，瞳孔散大，对光不敏感、痉挛、昏迷、心跳停止而死亡。

【选方】　1. 治疮疡　鲜马利筋 30 g。水煎服，胡椒为引。《全国中草药汇编》

2. 治痈疮肿毒　刀口药6～9 g，水煎服；并用鲜品适量，捣烂敷患处。《四川中药志》1982年版

3. 治乳腺炎，痈疖　竹林标(马利筋)6～9 g。水煎服。《云南中草药》

4. 治湿疹及顽癣　用鲜马利筋折断后流出的乳汁搽患处。每日 2 次。

5. 治外伤出血　马利筋花、叶晒干为末，或果内种毛撒敷伤口。(4、5 方出自《全国中草药汇编》)

3729 莳萝子 shí luó zǐ 《海药本草》

【异名】　时美中(侯宁极《药谱》)，慈谋勒(《开宝本草》)，莳萝椒(《本草蒙筌》)，小茴香(《纲目》)，瘪谷茴香(《本草正义》)，土茴香(《中药志》)。

【基原】　为伞形科莳萝属植物莳萝的果实。

【原植物】　莳萝 Anethum graveolens L.

一年生草本，稀为二年生，高 60～120 cm。全株无毛，有强烈香气。茎单一，直立，分枝。叶片轮廓宽卵形，三至四回羽状全裂，末回裂片丝状，长 4～20 mm，宽约 0.5 mm；茎上部叶较小，分裂次数少，无叶柄，仅有叶鞘。复伞形花序顶生，直径 5～15 cm，伞辐 10～25，无总苞片；小伞形花序有花 15～25；花两性；萼齿不明显；花瓣黄色，长圆形，小舌片近长方形，内曲；雄蕊 5，花丝长，花瓣长；子房下位，花柱短，

花柱基圆锥形至垫状。双悬果扁压卵形，长 3～5 mm，宽 2～3 mm，成熟时褐色，背棱细而明显突起，侧棱有狭翅，每棱槽有油管 1，合生面油管 2。花期 5～8月，果期7～9月。

我国东北、广东、广西、四川、甘肃等地有栽培。原产欧洲南部。

本植物的嫩茎叶或全草(莳萝苗)亦供药用。另设专条。

【采收加工】　7～9 月果实成熟时采收果枝，打落果实，晒干。

【药材】　莳萝子 Anethi Fructus　原产欧洲，我国北方各地均产。

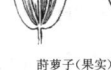
莳萝

性状　双悬果多分离为分果，呈扁平广卵形，长 3～4 mm，宽 2～2.5 mm。表面呈棕色，侧棱延展呈翅状，合生面中央有一条棱线。气微香、味辛、麻舌。

莳萝子(果实)外形

鉴别　粉末特征：黄棕色。油管黄棕色，分泌细胞表面观呈不规则形，含黄棕色分泌物。镶嵌细胞狭长排列整齐，呈波状波状，常数个为一束，细胞长轴不规则方向斜列，常与大型中果皮细胞相连。内胚乳细胞多角形，含糊粉粒及小簇晶。网纹细胞存在于维管束周围，壁较厚，有孔。表皮细胞类多角形，排列整齐。

【成分】　果实含挥发油：葛缕酮(carvone)、柠檬烯(limonene)，莳萝油脑(dillapiole)，香柑内酯(bergapten)，伞形花内酯金合欢醚(umbelliprenin)。

种子含挥发性成分：主要为 α-葛缕酮，柠檬烯，水芹烯(phellandrene)，二氢葛缕酮(dihydrocarvone)。又含 6, 7-二氢-8, 8-二甲基-2H, 8H-苯并[1, 2-b：5, 4-b']二吡喃-2, 6-二酮[6, 7-dihydro-8, 8-dimethyl-2H, 8H-benzo[1, 2-b：5, 4-b']dipyran-2, 6-dione]，东莨菪素(scopoletin)，花椒内酯(xanthyletin)。

【炮制】　1. 莳萝子　取原药材，除去杂质，筛去灰屑。用时捣碎。

2. 炒莳萝子　取净莳萝子，置锅内，用文火加热，炒至微鼓起为度。

饮片性状　莳萝子参见"药材"项。炒莳萝子形如莳萝子，表面棕黑色，香气较浓。

贮干燥容器内，置通风干燥处，防蛀。

【药性】　辛，温。归脾、胃、肝、肾经。

1.《海药本草》："味辛，温，无毒。"

2.《本草图经》："辛，香。"

3.《药品化义》："属阳，性温能沉，性气厚而味薄，入肾、肝、膀胱三经。"

4.《本草求真》："入脾、胃、肾三经。"

5.《随息居饮食谱》："辛、甘，温。"

【功用主治】　温脾开胃，散寒，止痛。主治腹中冷痛，胁肋胀满，呕逆食少，寒疝。

1.《海药本草》："主膈气，消食，温胃，善滋食味，多食无损。"

2.《日华子》："健脾，开胃气，温肠，杀鱼、肉毒。补水脏及壮筋骨，治肾气。"

3.《开宝本草》："主小儿气胀，霍乱呕逆，腹冷，食不下，两胁痞满。"

4.《本草蒙筌》:"散气除胁肋膨,消食开胃,温中健脾。"

5.《药品化义》:"主治阴囊冷痛,湿气成疝,肾虚腰痛不能转侧,血虚腿痛不能行动。"

6.《医林纂要》:"润肾补肾,补命门,暖丹田,开胃调中。上达膻中,舒肝木,达阴郁,舒筋,下除脚气,治寒疝。"

7.《本草再新》:"开胃理气,却寒湿,散风邪。治寒疝阴疝。"

8.《随息居饮食谱》:"温胃健脾,散寒止痛,杀虫,消食,调气止呕。定腰、齿疼,解鱼、肉之毒。"

【用法用量】 内服:煎汤,1~5 g;或入丸、散。

【宜忌】 气阴不足及内有火热者禁服。

1.《海药本草》:"不可与阿魏同合,夺其味尔。"

2.《本草正义》:"性颇爆烈,耗气伤津,止可藉以引经,不可独任重任。"

【选方】 1. 治小儿气胀,霍乱呕逆,腹冷,食不下及胁痛 莳萝为末,糊丸如绿豆大。三岁三十丸,青皮汤下。(《普济方》莳萝丸)

2. 治小肠疝气 荞麦面四两,葫芦巴四两(酒浸、晒燥勿炒),莳萝一两(炒,即小茴香)。共磨为末,酒糊为丸,如桐子大。每服一钱,空心盐汤下。服至两月,大便必有湿热之物如脓者泄出,方效。(《便易经验集》)

3. 治疝气偏坠,女子瘕疝 莳萝一两二钱。炒褐色,为细末,无灰好酒调服。(《摄生众妙方》)

【各家论述】 1.《本草蒙筌》:"莳萝气味比茴香更辛。"

2.《本草正义》:"莳萝子,藏器谓治霍乱吐逆,腹冷不下食,两胁痞满,《日华》谓健脾开胃,杀鱼肉毒,治肾气。皆温辛以行气散寒之功,治诸疝最佳,然辛香爆烈,耗气伤津,止可借以行经,不可独任重任。"

3730 莳萝苗 ^{shí luó miáo}(《纲目》)

【基原】 为伞形科莳萝属植物莳萝的嫩茎叶或全草。

【原植物】 参见"莳萝子"条。

【采收加工】 春末夏初采收,晒干。

【药性】 辛,温。

【功用主治】《纲目》:"下气,利膈。"

【用法用量】 内服:煎汤,3~9 g。

3731 莴苣 ^{wō jù}(《食疗本草》)

【异名】 莴苣菜(《肘后方》),生菜(《食经》),千金菜(《清异录》),莴笋(《滇南本草》),莴菜(《纲目》),藤菜(《河北药材》)。

【基原】 为菊科山莴苣属植物莴苣的茎和叶。

【原植物】 莴苣 Lactuca sativa L. [L. scariola L. var. sativa (L.) Hook. f.]

一年生或二年生草本,高 30~100 cm。茎粗,厚肉质。基生叶丛生,向上渐小,长圆状倒卵形,长 10~30 cm,全缘或卷曲皱波状;茎生叶互生,椭圆形或三角状卵形,基部心形,抱茎。头状花序有 15 个小花,多数在茎枝顶端排成伞房状圆锥花序;舌状花黄色。瘦果狭或长椭圆状倒卵形,灰色、肉红色或褐色,微压扁,每面有纵肋 7、8 条,上部有开展柔毛,喙细长,淡白色或褐红色,与果身等长或稍长,冠毛白色。

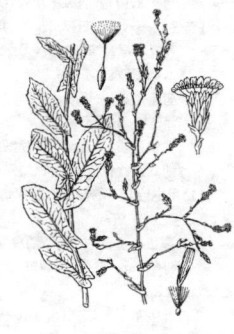

莴苣

花果期 5~7 月。

全国各地均有栽培,亦有野生。

本植物的果实(莴苣子)、茎叶呈淡绿白色者(白苣)亦供药用,另设专条。

【采收加工】 春季嫩茎肥大时采收,多为鲜用。

【药理】 1. 抗菌作用 莴苣汁对白念珠菌生长具抑制作用。

2. 保肝作用 大鼠以莴苣提取物 1.0 g/kg 剂量腹腔注射对四氯化碳引起的血清 AST(天冬氨酸氨基转移酶),ALT(丙氨酸氨基转移酶)活性升高有明显的抑制作用,可显著改善肝小叶脂肪性病变及细胞坏死。

3. 免疫作用 从莴苣汁分离的莴苣凝集素(prickly lettuceagglutinin, PLA)可使大、小鼠红细胞凝集。可调节鼠类脾脏 B 细胞的免疫生物学反应。

毒性 莴苣丙酮提取物,诱变试验阳性。

【药性】 苦、甘,凉。归胃、小肠经。

1.《嘉祐本草》:"冷,微毒。"

2.《日用本草》:"味苦,寒,平。"

3.《饮膳正要》:"苦,冷,无毒。"

4.《医林纂要》:"苦甘,寒。"

5.《本草求真》:"入肠、胃。"

6.《本草撮要》:"(入)手少阴经。"

【功用主治】 利尿,通乳,清热解毒。主治小便不利,尿血,乳汁不通,虫蛇咬伤,沙虱水肿毒。

1.《本草拾遗》:"利五脏,通经脉,开胸膈。"

2.《日用本草》:"利五脏,补筋骨,开膈热,通经脉,去口气,白齿牙,明眼目。"

3.《滇南本草》:"治冷积虫积,痰火郁结,气滞不通。"

4.《纲目》:"通乳汁,利小便,杀虫蛇毒。"

5.《医林纂要》:"泻心,去热,解暑炙火毒。"

6.《本草省常》:"泻热,利肠,止渴。"

7.《随息居饮食谱》:"利便,析醒,消食。"

【用法用量】 内服:煎汤,30~60 g。外用:捣敷。

【宜忌】 脾胃虚弱者慎服。

1.《本草衍义》:"多食昏人服。"

2.《滇南本草》:"常食目痛,素有目疾者且忌。"

3. 姚可成《食物本草》:"患冷人不宜食。"

4.《本草省常》:"同蜜食令人下利。"

【选方】 1. 治小便不下 莴苣捣成泥,作饼贴脐中。(《海上集验方》)

2. 治小便尿血 莴苣,捣敷脐上。(《纲目》引《杨氏方》)

3. 治产后无乳 莴苣三枚。研作泥,好酒调开服。(《海上集验方》)

4. 治蚰蜒入耳 莴苣叶一分(干者),雄黄一分。捣罗为末,用面糊和丸,如皂角子大。以生油少许,化破 1 丸,倾在耳中,其虫自出。(《圣惠方》)

5. 治阴疝肿缩疼痛 莴苣(切)半斤,皂荚(锉碎)三挺,蜀椒(去目及闭口者,炒出汗)一两。上三味,少用水煮,令相得,不可太稀。乘热用布三两重裹,熨肿处,冷即易,频熨自消。(《圣济总录》)

3732 莴苣子 ^{wō jù zǐ}(《纲目》)

【异名】 白苣子(《山西中药志》),苣胜子、生菜子(《河北中草药》)。

【基原】 为菊科山莴苣属植物莴苣的果实。

【原植物】 参见"莴苣"条。

【采收加工】 6~9 月果实成熟时,割取地上部分,晒干,打下果实,贮藏于干燥通风处。

【药材】 莴苣子 Lactucae Sativae Fructus 全国各地均有

栽培。

性状 瘦果呈长椭圆形至卵圆形而扁，一端渐尖，另一端钝圆。长3~5 mm，宽1~2 mm。外表灰白色，棕褐色，黑褐色。瘦果的每一面具7~8条形成顺直纹理的纵肋，用时可搓去外皮，多搓时即呈细毛状（纤维状）。搓去外皮后，即露出棕色的种仁，富油性。气弱，味微甘。

药理 1. 利尿作用 莴苣子挥发油0.2%水溶液，剂量0.1、0.15 ml/10 g腹腔注射，结果表明具有非常显著的利尿作用（小鼠代谢笼法），且有一定的量效关系。

2. 抗心律失常作用 莴苣子总黄酮可非常明显地对抗心率变缓，心律失常的程度和持续时间，非常明显地对抗ST段移位的幅度和移位的持续时间。给家兔注射垂体后叶素后，6/9发生心律失常，而莴苣子总黄酮可减少心律失常发生率到1/9，心律失常的持续时间亦明显缩短。总黄酮还可以明显地减少由氯仿所引起的室颤。实验表明，莴苣子总黄酮对这些实验性心律失常有显著拮抗作用。

毒性 小鼠尾静脉注射挥发油0.2%水溶液至1 ml/20 g剂量，10只小鼠无死亡，未测得半数致死量。

【药性】《青岛中草药手册》："性温，味苦、辛。"

【功用主治】通乳，利尿，活血行瘀。主治乳汁不通，小便不利，跌打损伤，痈肿疼痛，阴囊肿痛。

1.《食疗本草》："悦泽人面。"

2.《纲目》："下乳汁，通小便，治阴肿，痔漏下血，伤损作痛。"

3.《青岛中草药手册》："滋补强壮，有乌发之功。主治腰痛，胎漏，崩带，遗精，筋骨折断疼痛。"

4.《河北中药》："活血行瘀，通乳。"

【用法用量】内服：煎汤，6~15 g；或研末，每服3 g。外用：研末涂擦；或煎水熏洗。

【选方】1. 治乳汁不通 ① 莴苣子三十枚。研细酒服。② 莴苣子一合，生甘草一钱，糯米、粳米各半合。煮粥频食之。《纲目》）

2. 治黄疸如金 莴苣子一合。研，水煎服。（姚可成《食物本草》）

3. 治阴囊肿 莴苣子一合。捣末，水一盏，煎五沸，温服。《纲目》）

4. 治疔疮痈上不生黡皮 先以竹刀刮损，以莴苣子捣猢狲姜末，频擦之。（《摘玄方》）

5. 治遗精 苣胜子9 g，菟丝子6 g，五味子9 g。水煎服；或研末冲服，每服3 g，每日2次。《青岛中草药手册》）

【临床报道】治疗产后缺乳 停服其他一切药物，只用莴苣子50 g(布包)，加水2000 ml，武火煮至水沸，再以文火煮至米熟，弃去莴苣子，饮粥，每次1500 ml，每日2次。共观察63例，显效54例，有效6例，无效3例，总有效率95.2%。

莪术 é zhú《医学入门》

【异名】蓬莪茂《雷公炮炙论》，逢药《新修本草》，蓬莪术（侯宁极《药谱》），广茂《珍珠囊》，蓬术《普济方》，青姜《绫医雪七》，广术《生草药性备要》，广术《本草求真》，黑心姜《岭南采药录》，文术《四川中药志》。

【基原】为姜科姜黄属植物莪术、广西莪术和温郁金的根茎。

【原植物】1. 莪术 Curcuma aeruginosa Roxb.［C. zedoaria non Rosc.］

多年生草本，高80~150 cm。主根茎陀螺状至锥状陀螺形，侧根茎指状，内面黄绿至墨绿色，或有时灰蓝色。或有时灰蓝色末端膨大成肉质纺锤形，内面黄绿或淡绿色。叶鞘下段常为褐紫色。叶基生，4~7片，叶柄短，为叶片长度的1/3~1/2或更短；叶片长圆状椭圆形，长20~50 cm，宽8~20 cm，先端渐尖至短尾尖，基部下延

成柄，上面沿中脉两侧有1~2 cm宽的紫色晕。穗状花序圆柱形，从根茎中抽出，长12~20 cm，有苞片20多枚，上部苞片长椭圆形，长4~6 cm，宽1.5~2 cm，粉红色至紫红色；中下部苞片近圆形，长2~3.5 cm，宽1.5~3.2 cm，淡绿色至白色。花期4~6月。

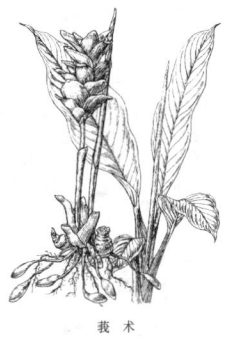
莪术

生于山野、村旁半阴湿的肥沃土壤上，亦见于林下。分布于广东、广西、四川、云南等地。浙江、福建、湖南等地有少量栽培。

2. 广西莪术 C. kwang-siensis S. G. Lee et C. F. Liang 又名：桂莪术、毛莪术《中药志》。

多年生草本，高50~110 cm。主根茎卵圆形，侧根茎指状，断面白色或微黄色。须根末端常膨大成纺锤形块根，断面白色。叶基生，叶柄为叶片长度的1/4，或短于叶柄；叶鞘长10~33 cm，被短柔毛；叶2~5片，直立，叶片长椭圆形，长14~39 cm，宽4.5~7(~9.5) cm，先端短尖至渐尖，基部渐狭，下延，两面密被柔毛，有的类型沿中脉两侧有紫晕。穗状花序从根茎中抽出，圆柱形，先叶或与叶同时抽出，长约15 cm，直径约7 cm，花序下部的苞片阔卵形，淡红色，花冠白色，一侧裂至中部，先端有3齿；花冠近漏斗状，花瓣3，粉红色，长圆形，后方的1片较宽，先端略成兜状；侧生退化雄蕊花瓣状，淡黄色，唇瓣近圆形，淡黄色，先端3浅圆裂，花药基部有距；子房被长柔毛，花柱丝状，柱头头状，有毛。花期5~7月。

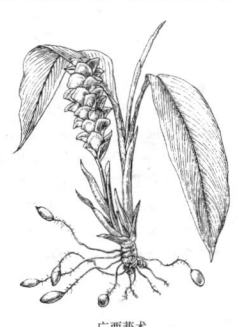
广西莪术

栽培或野生于山坡草丛及灌木丛中。分布于广西。

以上两种植物的块根(郁金)亦供药用，另设专条。

3. 温郁金 C. wenyujin Y. H. Chen et C. Ling 又名：温莪术《中药志》。

原植物参见"郁金"条。

【采收加工】12月中、下旬地上部分枯萎时，挖掘根部，除去根茎上的泥土，置锅里蒸或煮约15分钟，晒干或烘干，撞去须根即成。也可将根茎放入清水中浸泡，捞起，沥干水，润透，切薄片，晒干或烘干。

【药材】莪术 Curcumae Rhizoma 蓬莪术(莪术)主产于四川温江及乐山地区；广西莪术(桂莪术)主产于广西的上思、贵县、横县、大新、邕宁等地；温郁金(温莪术)主产于浙江瑞安。

性状 蓬莪术 根茎呈卵圆形、长卵形、圆锥形或长纺锤形，顶端多钝尖，基部钝圆，长2~8 cm，直径1.5~4 cm。表面灰黄色至灰棕色，上部环节凸起，有圆形微凹的须根痕或残留的须根，有的两侧各有1列下陷的芽痕和类圆形的侧生根茎痕。体重，质坚实，断面灰褐色至蓝褐色，蜡样，常附有灰棕色粉末，皮层与中柱易分离，内皮层环纹棕褐色。气微香，味微苦而辛。

广西莪术　环节稍凸起，断面黄棕色至棕色，常附有淡黄色粉末，内皮层环纹黄白色。

温莪术　断面黄棕色至棕褐色，常附有淡黄色至黄棕色粉末。气香或微香。

鉴别　(1) 根茎横切面：木栓细胞数列，有时已除去。皮层散有叶迹维管束；内皮层明显。中柱较宽，维管束外韧型，散在，沿中柱鞘部位的维管束较小，排列较密。薄壁组织中散有油细胞，含有金黄色油状物。薄壁细胞充满糊化淀粉团块。

(2) 参见"郁金"条。

(3) 吸收度：取本品中粉 30 mg，加氯仿 10 ml，超声处理 40 分钟或冷浸 24 小时，滤至 10 ml 量瓶中，用氯仿洗涤并稀释至刻度，摇匀。本溶液在 242 nm 处有最大吸收，其吸收度不得低于 0.45。

品质标志　《中华人民共和国药典》2010 年版规定，本品含挥发油不得低于 1.5%(ml/g)。

【成分】 1. 莪术根茎含挥发油：莪术呋喃烯酮（curzerenone），龙脑（borneol），α 和 β-蒎烯（pinene），莰烯（camphene），柠檬烯（limonene），1, 8-桉叶素（1, 8-cineole），松油烯（terpinene），异龙脑（isoborneol），丁香烯（caryophyllene），姜黄烯（curcumene），丁香烯环氧化物（caryophyllene epoxide），姜黄酮（turmerone），芳姜黄酮（arturmerone），莪术二酮（curdione）以及莪术烯醇（curcurmenol），异莪术烯醇（isocurcumenol），二呋喃莪术烯酮（difurocumenone），莪术二醇（aerugidiol），异莪术呋喃二烯（isofuranodiene），呋喃二烯酮（furanodienone），去氢姜黄二酮（dehydrocurdione），莪术双环烯酮（curcumenone），13-羟基大牻牛儿酮（13-hydroxygermacrone）。

2. 广西莪术根茎含挥发油：龙脑，莪术呋喃酮，莪术醇（curcumol），α 和 β-蒎烯，莰烯，柠檬烯，1, 8-桉叶素，松油烯，异龙脑，松油醇（terpineol），丁香烯，丁香油酚（eugenol），姜黄烯，姜黄酮，芳姜黄酮，莪术二酮以及芳樟醇（linalool），β 及 δ-榄香烯（elemene），草烯（humulene），异莪术烯醇，curcumafuranol，桂莪术内酯（gweicurculactone）。又含 β-谷甾醇（β-sitosterol），胡萝卜苷（daucosterol），棕榈酸（palmitic acid），以及锌、铁、钛、镍、钡、锶、铅、镉、铜、铬、钼等微量元素。

3. 温郁金根茎含挥发油：莪术二酮，莪术醇，α 及 β-蒎烯，莰烯，柠檬烯，1, 8-桉叶素，龙脑，异龙脑，樟脑（camphor），松油醇，丁香烯，丁香油酚，姜黄烯，姜烯（zingiberene），莪术呋喃烯酮，姜黄酮，温郁金萜醇（wenjin），莪术呋喃二烯（furanodiene），(1*R*, 10*R*)-环氧-左旋-1, 10-二氢莪术二酮〔(1*R*, 10*R*)-epoxy-(−)-1, 10-dihydrocurdione〕，莪术双环烯酮（curcumenone），温郁金螺内酯（curcumalactone），姜黄素（curcumin），去甲氧基姜黄素（desmethoxycurcumin），双去甲氧基姜黄素（bisdesmethoxycurcumin）。又含 β-谷甾醇。

【药理】 1. 抗肿瘤作用　莪术油制剂在体外对小鼠艾氏腹水癌细胞、615 纯系小鼠的 L_{615} 白血病及腹水型肝癌细胞等多种瘤株的生长有明显抑制和破坏作用。100% 莪术注射液 0.3～0.5 ml 给小鼠腹腔注射，对肉瘤 S_{180} 有较好的疗效，抑瘤率达 50% 以上。从莪术挥发油中得到的单体，莪术醇和莪术二酮 75 mg/kg 皮下注射时，对小鼠肉瘤 S_{37}、宫颈癌 U_{14}、艾氏腹水癌（ECA）均有较高的抑制率，对小鼠肉瘤的细胞核代谢有抑制作用。莪术油除能直接杀瘤作用外，还能增强瘤细胞免疫原性，从而诱发或促进机体对肿瘤的免疫排斥反应，实验证明用莪术处理的 ECA 及 L_{615} 瘤苗进行主动免疫，确实能使部分动物获得明显的保护效应。用纯系雌性 T-739 小鼠观察莪术油对肺腺癌（LA-795）的放射增敏作用，实验结果证明，用莪术油腹腔注射加照射组比单纯照射组有明显的肿瘤生长延迟效果，可使放射治疗效果提高 42%，达到中等增敏作用。

2. 抗早孕作用　莪术根茎的醇浸膏及其有效成分（单萜类和倍半萜类化合物）对大鼠、小鼠有非常显著的抗早孕作用，对犬也有一定抗着床效果。以莪术油的止孕作用最显著。用莪术煎剂灌小鼠胃，同样有止孕效果。

3. 抗菌作用　莪术挥发油试管内能抑制金黄色葡萄球菌、β-溶血性链球菌、大肠埃希菌、伤寒杆菌、霍乱弧菌等的生长。

4. 保肝作用　莪术醇提取物及挥发油对四氯化碳（CCl_4）、硫代乙酰胺（TAA）引起的小鼠丙氨酸氨基转移酶（ALT）升高有明显的降低作用，使磺溴酞钠（BSP）潴留量减少，相应肝组织病变减轻。

5. 对急性肾衰竭的作用　家兔用甘油盐水致急性肾衰竭，静脉给予莪术注射液后病理改变明显减轻，并无死亡。

6. 抑制血小板聚集和抗血栓形成　莪术水提取液大鼠灌胃，对 ADP 诱导的血小板聚集有显著的抑制作用，并能明显降低血液黏度，缩短红细胞的电泳时间。其水提醇沉注射液静脉注射对大鼠体内血栓形成也有非常显著的抑制作用。

7. 抗炎作用　小鼠灌服温郁金挥发油 200 mg/kg 对醋酸致腹膜炎有非常显著的抑制作用，小鼠腹腔注射温郁金挥发油，对烫伤性局部水肿、巴豆油引起的耳部炎症有明显抑制作用，大鼠腹腔注射挥发油，对棉球肉芽肿有明显抑制作用。

8. 体内过程　^{3}H-莪术醇口服吸收迅速完全，大鼠灌服后 5 分钟血中即可测到本品，15 分钟达高峰，可维持 1 小时左右，半衰期 $t_{1/2\alpha}$ 为 33 分钟，$t_{1/2\beta}$ 为 12.5 小时。体内分布以肝、肾浓度最高，为其他组织的 2～2.5 倍，且可透过血脑屏障，主要从尿排泄，胆汁也有排泄，存在肝肠循环现象。

毒性　莪术醇提取物，小鼠口服的 LD_{50} 为 86.8±12 g(生药)/kg。

【炮制】 1. 莪术　取原药材，除去杂质，大小个分开，洗净，润透或置笼屉内蒸软后切薄片，干燥。生品行气止痛，破血祛瘀力甚。

2. 醋莪术　取净莪术置锅中，加米醋与适量水浸没，煮至醋液被吸尽，切开无白心时，取出稍晾，切厚片，干燥。每莪术 100 kg，用米醋 20 kg。醋炙后主入肝经血分，增强散瘀止痛的作用。

3. 酒莪术　取净莪术片，置锅内，用微火加热，炒热后，均匀喷入酒，继续炒干，取出晾凉。每莪术片 0.5 kg，用酒 0.06 kg。

饮片性状　莪术参见"药材"项。醋莪术形如莪术片，色泽较黯，微黄色，偶有焦斑，角质状，具蜡样光泽，质坚脆，略有醋气。酒莪术形如莪术片，色泽略深，微有酒气。

贮干燥容器内，置通风干燥处，防蛀。醋莪术、酒莪术密闭，置阴凉干燥处。

【药性】 辛、苦，温。归肝、脾经。

1.《开宝本草》："味苦、辛，温。无毒。"

2.《医学启源》："味苦，平。"

3.《纲目》："入肝。"

4.《雷公炮制药性解》："入肺、脾二经。"

5.《本草备要》："入肝经血分。"

【功用主治】 行气破血，消积止痛。主治血气心痛，饮食积滞，脘腹胀痛，血滞经闭，痛经，癥瘕痞块，跌打损伤。

1.《药性论》："治女子血气心痛，破痃癖冷气，以酒醋摩服。"

2.《日华子》："治一切气，开胃消食，通月经，消瘀血；止扑损痛，下血及内损恶血等。"

3.《开宝本草》："主心腹痛，中恶疰忤鬼气，霍乱冷气吐酸水，解毒；食饮不消，酒研服之。又疗妇人血气，丈夫奔豚。"

4.《本草图经》："治积聚诸气，为最要之药。"

5.《珍珠囊》："治马刀未破而坚者。"

6. 王好古："通肝经聚血。"（引自《纲目》）

7.《医学入门》："能逐水，治心脾病，破气痞。"

8.《明医指掌》："止痛消瘀，癥瘕痃癖，通经最宜。"

9.《生草药性备要》："捶敷疮，消肿散瘀止痛。虚火动，食之立效。亦能止血，理跌打。"

10.《会约医镜》："治气滞膨胀，气肿，水肿。"

【用法用量】内服：煎汤，3～10 g；或入丸、散。外用：煎汤洗；或研末调敷。行气止痛多生用，破血祛瘀宜醋炒。

【宜忌】月经过多及孕妇禁服。

1.《雷公炮制药性解》："虚人禁之。"

2.《本草正》："性刚气峻，非有坚顽之积，不可用。"

3.《药性通考》："乃攻坚之药，可为佐使，而不可久用。"

4.《本草害利》："凡经事先期，及一切血热为病者忌之。"

【选方】1. 治一切冷气抢心切痛，发即欲死　蓬莪茂二两（醋醋久煮），木香一两（煨）为末。每服半钱，淡醋汤下。如久患心腹痛时复发动者，此药可绝根源。《卫生家宝》蓬莪茂散

2. 治癖气发酸，冲心疼痛，不知人　蓬莪茂（煨，锉）半两，胡椒一分、附子（炮裂，去皮脐）半两。上三味，捣罗为散。每服半钱匕，醋汤调下，不计时候。《圣济总录》蓬莪茂散

3. 治аг入血气攻心（痛）不可忍并走注　蓬莪术半两（油煎乘熟切片），玄胡索一分。上为细末。每服半钱，淡醋汤调下，食前。《鸡峰普济方》玄胡索散

4. 治吞酸吐酸　蓬莪术一两，川黄连五钱（吴茱萸五钱同煮，去吴茱萸）。水煎服。《丹溪心法》

5. 治大病之后，脾气虚弱，中满腹胀，四肢虚浮，状若水气　蓬莪茂（煨，切）、香附（炒）、茴香（炒）、陈橘皮（去白）、甘草（炙）各等分。为细末。每服二钱，煎灯心、木瓜汤下。《杨氏家藏方》正脾散

6. 治气不接续，气短，兼治滑泄及小便数　蓬莪茂一两，金铃子（去核）一两。上件为末，更入硼砂一钱，炼过研细，都和匀。每服二钱，盐汤或温酒下，空心服。《孙尚方》正元散

7. 治小儿疳热久蒸，肌肉消瘦，形容憔悴，神情不乐，饮食虽多，不生肌肉　蓬莪术（炮）、赤芍药、川当归、鳖甲（米醋炙焦为度，去裙）等分。上为细末，煮面糊为丸。一岁二十丸，熟水送下。量儿大小，熟水化下。《普济方》神妙宜气丸

8. 治盘肠内吊腹痛　以温水化阿魏一钱，去砂石，浸蓬莪术半两，一昼夜取出，熔干为细末。每服半钱，紫米饮紫苏汤调下，空心服。《小儿卫生总微论方》魏香散

9. 治小肠脏气，非时痛不可忍　蓬莪茂研末，空心葱酒服一钱。《纲目》引《杨子建护命方》

10. 治妇人血气痛游走及腰痛　莪术（切片）、干漆（研碎）各二两。上同炒漆焦香，如漆不用，只用莪术为末。温酒调下三钱。腰痛，胡桃酒下；游走痛，冷水调下。《普济方》

11. 治妇人血积血块，经闭　莪术、三棱各一两，熟大黄一两。丸如绿豆大，每服一二十丸，白汤下。《慎斋遗书》

12. 治产后心腹有宿冷疼痛　蓬莪术一两，五灵脂三两，醋三升。上捣罗为末，以醋熬为膏，候可丸即丸如梧桐子大。不计时候，以薤香汤或热酒下十九。《普济方》

13. 治小便不通　蓬莪术（锉，焙）、薤香子（炒）、茶叶各半两。上三味，捣罗为散。每服三钱匕，以水一盏，盐二钱匕、葱白二寸，煎至六分，和滓空心服。《圣济总录》

14. 治扑打疼痛　莪术、白僵蚕、苏木各一两，没药半两。每服二钱，水煎温服，日三五服。《博济方》蓬莪散

15. 治漆疮　以蓬莪术、贯众煎汤洗之。《普济方》

【临床报道】1. 治疗冠心病　用莪红（莪术、红花）注射液40～60 ml加入5%或10%葡萄糖液500 ml静脉滴注，每日1次，12次为1个疗程。一般治疗2个疗程，疗程之间休息2～3日。治疗50例。结果：①胸闷、气短、心悸、肢体麻木等一般症状大多在第一个疗程后得到改善。②心绞痛33例，大多为劳累性心绞痛，经2个疗程以后，显效23例、改善7例、无效3例，总有效

率为90.9%。③治疗前心电图异常者43例，经治疗2个疗程后，复查心电图，显效11例，改善17例，无效15例，总有效率为65.1%。陈旧性心肌梗死、左前分枝传导阻滞及慢性房颤则无变化。④治疗2个疗程后，血液流变学复查，全血比黏度、血浆比黏度、红细胞电泳时间明显改善，治疗前后有显著性差异。说明莪红注射液能改善心肌血液供给。

2. 治疗消化性溃疡　用莪术油胶丸口服3次，每次0.3 g，有夜间疼痛者，睡前加服0.3 g，给药6～8星期。经治10例均有效，其中显效7例/有效3例/总有效率100%。有1例患者，胃镜检查有癌变可能，坚持服药半年，溃疡面愈合，癌变病灶消失。

3. 治疗原发性肝癌　观察莪术油微球经肝动脉灌注栓塞治疗原发性肝癌的疗效。选择61例原发性肝癌患者，分为莪术油微球介入治疗组和化学药物介入对照组，采取同期、非随机对照研究。所有入选病例均采用 Seldinger 方法插管治疗。治疗组给予莪术油微球经肝动脉灌注栓塞；对照组给予常规三联化疗药+碘油+明胶海绵。每1～1.5个月治疗1次。结果：治疗组与对照组治疗后在缩小瘤体和总体生存时间方面的治疗作用无显著性差异；AFP变化程度类似，无显著性差异；治疗组副作用轻，生存质量较好。提示莪术油微球经肝动脉灌注栓塞治疗原发性肝癌有一定的疗效。

4. 治疗宫颈糜烂　用莪术挥发油制成4%莪术软膏或3%莪术乳剂，任择一种，用消毒棉球或纱布条涂置于宫颈患部，每日上药1次，严重者每日2次。治疗116例，其中度糜烂24例，中度糜烂28例，重度糜烂64例。结果治愈66例，好转48例，无效2例，有效率98.2%。轻度平均上药6次，中度平均11次，重度平均16次。对轻度糜烂疗效较好，重度糜烂疗效较差。全身无不适反应，只在开始数次上药时感到宫颈部有一过性烧灼或清凉感，个别患者感到口内呼出莪术挥发油气味。

5. 治疗宫颈癌　用1%莪术油；2%莪术乳剂；1%莪术油1～4馏分；0.5%莪术结晶Ⅰ号（莪术醇）；0.5%莪术结晶Ⅰ、Ⅱ号混合液。上药用时配制，每次5～10 ml,用扁桃体活检器将药液注入瘤体组织内，每日1次；同时用棉签蘸上述注射液局部外涂。亦可用0.25%莪术油20 ml静脉注射，或用0.25%莪术油100 ml加等量5%葡萄糖液静脉点滴。选择局部治疗1个月或静脉注射用药总量超过1 200 ml以上的宫颈癌165例进行疗效统计，结果临床近期治愈52例，显效25例，有效41例，无效47例。统计还表明，早期宫颈癌的疗效显著好于晚期；溃疡型与菜花型效果相等；原位癌疗效较好，而结节型及出后易复发者疗效较差。近期治愈病例随访43人，有4例复发，复发率占9.3%。副作用观察，以2%莪术乳剂局部注射时疼痛较重，推药过快会出现胸闷、面部潮红、呼吸困难等症状，停止注射即可恢复，其他剂型未发生类似反应。

6. 治疗真菌性阴道炎　用莪术油阴道栓每晚睡前置入阴道深部1枚，连续用药5次后，取白带涂片镜检真菌。疗程10次为1个疗程。一般治愈需经1～3个疗程。在治疗中不仅用其他药品。共治疗73例，结果治愈60例，显效3例，有效5例，无效5例。

7. 治疗儿科病毒性疾病及急性上呼吸道感染　①病毒性感染患儿84例随机分为2组，莪术油组每日给0.04%莪术油葡萄糖注射液25 ml/kg，静脉滴注，每日1次；对照组每日给利巴林10～15 mg/kg，加入5%～10%葡萄糖液配成0.1%～0.15%溶液，静滴，每日1次。疗程均4～14日。结果：在退热时间、症状和体征的恢复上，莪术油组与对照组比较差别无显著意义，均未发生不良反应。②观察莪术油葡萄糖注射液对急性上呼吸道感染的疗效。随机将182例急性上呼吸道感染患者分成治疗组85例，对照组97例，分别给予莪术油25 mg/kg，利巴韦林10 mg/kg，每日1次，疗程3日。结果：治疗组总有效率83.5%，对照组总有效率61.9%。莪术油疗效优于病毒唑；莪术油退热起效时间和体

温降至正常时间均优于利巴韦林；病程越短茋术油疗效越好。

8. 治疗婴幼儿秋季腹泻　每日 0.04%莪术油葡萄糖注射液 20～25 ml/kg 静脉滴注，每日 1 次，治疗 3 日后判断疗效。治疗 42 例。结果：显效 27 例，有效 12 例，无效 3 例，总有效率 92.9%。疗效明显高于用庆大霉素静脉滴注加口服吗啉胍、消食片的对照组。

9. 治疗银屑病　以 5%莪术油霜剂外涂患处每日 2 次。个别较大斑块（>2 cm×2 cm）者加以封包，每日 1 次。用药期间，除 4 例进行期患者，同时内服银屑灵冲剂外，其余患者不用其他治疗。观察寻常型银屑病 35 例。所有病例近 1 个月内未接受皮质类固醇激素、免疫抑制剂及光化疗法等治疗。经治疗 4 星期后，治愈 10 例，显效 21 例，有效 4 例。总有效率 88.6%。未见局部及全身不良反应。

10. 治疗皮肤溃疡　取 2%莪术液，创面以 0.1%苯扎溴铵消毒，用略大于创面的消毒纱布 4 层浸透药液，贴皮损处，外加纱布包扎，隔日换药 1 次，直至痊愈。治疗下肢静脉瘀血性溃疡、皮肤结核、贝赫切特综合征及其他各种皮肤病所致的溃疡 157 例，除显效及无效各 1 例外，余均治愈，有效率 99.35%。平均用药 3.8 次。用药 10 次以上治愈者 12 人，皆为久治不愈的下肢静脉瘀血性溃疡。本药外用仅有一过性局部疼痛。

11. 预防放射性皮肤烧伤　每次放疗后用 4%莪术油软膏涂于下腹部及腰骶部放射处，涂于，嘱患者着宽大内裤，防止累贴皮肤，禁洗澡及揉擦局部。共治疗 44 例子宫颈癌患者，多数患者于接受 X 线放射治疗皮肤空气量 12 000 R 即每野照射 3 000 R 时局部出现微红、痒感，经涂莪术油软膏后局部觉清凉舒适，可坚持不破皮到疗程结束。个别患者可出现小米粒样血疹（毛囊扩张），保持局部干燥或涂龙胆紫收敛后均可治愈，未出现Ⅱ°放射性烧伤。与 100 例未用莪术油软膏者相比有明显疗效。

12. 过敏反应　① 静脉滴注莪术油注射液致过敏性休克 3 例。② 莪术油葡萄糖注射液治疗呼吸道感染的不良反应，对 747 例患者进行调查，其中上呼吸道感染 597 例，急性支气管炎 150 例，均予莪术油葡萄糖注射液（其内不加其他药物）治疗。结果：19 例（占 2.5%）发生不良反应，其中心悸伴呼吸困难 10 例（占 1.3%），胃肠道反应 4 例，皮疹 3 例，手麻 2 例。均在首次用药 5 分钟内出现症状。故莪术油葡萄糖注射液治疗呼吸道感染部分患者不良反应较重，在临床应用时必须谨慎。

【各家论述】　1.《汤液本草》："蓬莪茂色黑，破气中之血，入气药发诸香，虽为泄剂，亦能益气，故孙用和治气短不能接续。所以大小七香丸、集香丸散及汤中多用此也。"

2.《本草经疏》："心腹痛者，非血气不得调和，即是邪客中焦所致。中恶忤忤鬼气，皆由气不调和、脏腑壅滞，阴阳乖隔，则疫疠疰忤鬼气，得以凭之。茂气香烈，能调气通窍，窍利则邪无所容而散矣，故多用醒香。其主霍乱冷气吐酸水及饮食不消，肯行气之功也，故多用酒醒。又治妇人血气结积，丈夫奔豚，入肝破血行气故也，多用醋醒。"蓬莪茂行气破血散结，为其功能之所长，若夫妇人、小儿气血两虚，脾胃素弱而无积滞者，用之反能损真气，使食愈不消而脾胃益弱。即有血气凝结、饮食停滞，亦当与健脾开胃、补益元气药同用，乃无损耳。"

3.《药品化义》："蓬术味辛性烈，专攻气中之血，主破积消坚，去积聚癖块，经闭血瘀，扑损疼痛，与三棱功用颇同，亦勿过服。"

4.《萃金裘本草述录》："破血中气血，血溶于气中则气不通，此味能疏阳化以达于阴血，血达而气乃畅，故前人谓之益气。"

5.《医家心法》："广茂即莪术，凡行气破血，消积散结皆用之。属足厥阴肝经气分药，大破气中之血，气血不足者服之，为祸不浅。好古孙尚药用治气短不能接续《经》言短气不足息下之，盖此之谓也。然中气虚实天渊，须宜详审！此短字乃是胃中为积所壅，舒气不长，似不能接续，非中气虚短不能接续。若不足之短而用此，宁不杀人？"

3734　荷叶 hé yè 《食疗本草》

【异名】　蕸（《尔雅》）。

【基原】　为睡莲科莲属植物莲的叶。

【原植物】　参见"莲子"条。

【采收加工】　6～7 月花未开放时采收，除去叶柄，晒至七八成干，对折成半圆形，晒干。亦用鲜叶，或初生嫩叶（荷钱）。

【药材】　荷叶 Nelumbinis Folium　我国大部地区均产。

性状　多为折成半圆形或扇形，展开后类圆盾形，全缘或稍呈波状，直径 20～50 cm。上表面深绿色或黄绿色，较粗糙；下表面淡灰棕色，较光滑，有粗脉 21～22 条，自中心向四周射出；中心有突起的叶柄残基。质脆，易破碎。稍有清香气，味微苦。

鉴别　粉末特征：灰绿色。上表皮细胞多角形，外壁乳头状或绒绒毛状突起呈双圆圈状；气孔不定式，副卫细胞 5～8 个。下表皮细胞垂周壁略波状弯曲，有时可见连珠状增厚。草酸钙簇晶多见，直径约 40 μm，导管旁常有分泌细胞，内含黄棕色物。

【成分】　含生物碱：斑点亚洲罂粟碱（roemerine），荷叶碱（nuciferine），原荷叶碱（nornuciferine），消旋亚美罂粟碱（armepavine），前荷叶碱（pronuciferine），N-去甲基荷叶碱（N-nornuciferine），番荔枝碱（anonaine），鹅掌楸碱（liriodenine），巴婆碱（asimilobine），N-甲基巴婆碱（N-methylasimilobine），N-去甲亚美罂粟碱（N-norarmepavine），北美鹅掌楸尼定碱（lirinidine），nuciferin，去氢斑点亚洲罂粟碱（dehydroroemerine），去氢荷叶碱（dehydronuciferine），去氢番荔枝碱（dehydroanonaine），N-甲基异乌药碱（N-methylisococlaurine），N-甲基药碱（N-methylcoclaurine）。黄酮类：槲皮素（quercetin）及异槲皮苷（isoquercitrin），无色矢车菊素（leucocyanidin）和无色飞燕草素（leucodelphinidin）。此外尚含荷叶苷（nelunboside），草酸，琥珀酸，苹果酸，酒石酸，葡萄糖酸（gluconic acid）及鞣质。

【炮制】　1. 荷叶　取原药材，除去杂质及叶柄，快速洗净，稍润，切丝，干燥。

2. 荷叶炭　取净荷叶折叠后平放锅内，留有空隙，上扣一个口径较小的锅，两锅接合处用盐泥封固，上压重物，并贴一白纸条或放大米数粒，用文武火加热，煅至白纸条或大米呈焦黄色，停火，待锅凉透后，取出。荷叶炭收涩化瘀止血，用于多种出血症及产后血晕。

饮片性状　荷叶参见"药材"项。荷叶炭为不规则的碎片及碎末，乌黑色。

贮于干燥容器内，置通风干燥处。

【药性】　苦，涩，平。归心、肝、脾经。

1.《滇南本草》："性微温，平，味辛。"

2.《本草药性大全》："味苦，辛，气凉无毒。"

3.《本草汇言》："味苦，气寒。蒸炙则温。"

4.《医林纂要》："苦、涩、平、微咸，多入肝分。"

5.《本草再新》："人心、肝、肺三经。"

6.《本草撮要》："入足太阴、阳明经。"

【功用主治】　清热解暑，升阳，止血。主治暑热烦渴，头痛眩晕，脾瘅腹胀，大便泄泻，吐血下血，产后恶露不净，赤游丹。

1.《本草拾遗》："主血胀腹痛，产后胞衣不下，酒煮服之，又主食野菌毒，水煮服之。"

2.《日华子》："止渴，落胞，杀蕈毒，并产后口干，心肺燥，烦闷。"

3.《宝庆本草折衷》："（治）吐血，咯血。"

4.《滇南本草》："上清头目之风热，止眩晕，清痰，泄气，止呕，头闷疼。"

5.《本草药性大全》："破血止渴，除烦止血，发痘下前，清少阳热,健脾益胃,消水肿病,定痫安胎。"

6.《纲目》:"生发元气,裨助脾胃,涩精浊,散瘀血,消水肿,痢肿,发痘疮。治吐血、咯血、衄血、下血、溺血、血淋、崩中、产后恶血,损伤败血。"

7.《本草崇原》:"治血痢、脱肛、赤游火丹、偏身风疬、阳水浮肿,痘疮倒靥。"

8.《生草药性备要》:"春汁,治白浊;(煅)存性,治莲蓬疮。"

9.《本草从新》:"能散瘀血,留好血。"

10.《药性切用》:"升胃中清气。煨饭助脾胃消化。炒黑,(止)崩漏下血。"

【用法用量】 内服:煎汤 3～10 g(鲜品 15～30 g);荷叶炭 3～6 g,或入丸、散。外用:捣敷或煎水洗。

【宜忌】 气血虚者慎服。

1.《纲目》:"畏桐油、茯苓、白银。"

2.《本草从新》:"升散消耗,虚者禁用。"

3.《本草求真》:"服荷叶过多,令人瘦弱,非可常用。"

4.《随息居饮食谱》:"凡上焦邪盛,治宜清降者,切不可用。"

【选方】 1.治手太阴暑温,发汗后,暑证悉减,但头微胀,目不了了,余邪不解 鲜荷叶边二钱,鲜银花二钱,西瓜翠衣二钱,鲜扁豆花一枝,丝瓜络二钱,鲜竹叶心二钱。水二杯,煮取一杯,日二服。(《温病条辨》清络饮)

2.治阳水浮肿 败荷叶烧存性,研末。每服二钱,米饮调下,日三服。(《证治要诀》)

3.治雷头风 升麻、苍术各一两,荷叶一张。为末。每服五钱,水煎,食后服。或烧全荷叶一张,研细调入煎药内服。(《卫生宝鉴》清震汤)

4.治吐血不止 ① 经霜败荷叶,烧存性研末,新水服二钱。(《肘后方》) ② 嫩荷叶七个,擂水服。(《纲目》)

5.治阳乘于阴,以致吐血、衄血 生荷叶、生艾叶、生柏叶、生地黄各等分。上研,丸鸡子大。每服一丸,水煎服。(《妇人良方》四生丸)

6.治产后血崩中不止 荷叶一两(七月七日者),鹿角胶二两,捣碎炒令黄燥。上药捣细罗为散,每于食前以温酒调下二钱。(《圣惠方》)

7.治产后血晕,烦闷不识人,或狂言乱语,气欲绝 荷叶三片,蒲黄二两,甘草二两(炙微赤,锉)。上药捣筛为散。每服三钱,以水一盏,煎至五分,入生地黄汁一合,蜜半匙,更煎三五沸,去滓,不计时候温服。(《圣惠方》荷叶散)

8.治妊娠伤寒,大热闷乱,燥渴,恐伤胎脏 卷荷叶嫩者(焙干)一两,蚌粉花半两。上为末。每服二钱,人蜜少许,新汲水调下,食前服。(《三因方》罩胎散)

9.治脱肛不收 贴水荷叶,焙,研,酒服二钱,仍以荷叶盛末坐之。(《经验良方》)

10.治肺胫生疮,浸淫腿膝,脓水淋漓,热痒痹痛 干荷叶四个,藁本二钱半。上细切,水二斗,煎至五升,去渣。温热得所,淋溇,仍服大黄左经汤。(《证治准绳》荷叶藁本汤)

11.治漆疮 荷叶(燥者)一斤,切末,煮取五升。洗了,以贯众末掺之,干则以油和涂。(《圣济总录》荷叶汤)

12.治扑打坠损,恶血攻心,闷乱疼痛 火干荷叶五斤。烧令烟尽,细研,食前以童子热小便一小盏,调三钱匕,日三服。(《圣惠方》)

【各家论述】 1.《秘传证治要诀及类方》:"治阳水浮肿,败荷叶烧存性,碾末米饮调下。荷叶灰服之令人瘦劣。今假病欲容体瘦以示人者,必服荷叶灰。"

2.《纲目》:"按闻人规《痘疹八十一论》云:痘疮已出,复为风寒外袭,则窍闭血凝,其点不长,或变黑色,此为倒黡,必身痛,四肢微厥。但温肌散邪,热气复行而斑自出也,宜紫背荷叶散治之。

盖荷叶能升发阳气,散瘀血,留好血。僵蚕能解散结滞之气也。此药易得而活人甚多,胜于人牙、龙脑也。"

3.《药品化义》:"其味苦,其性凉,其品清,与胆膈清净之性合,用此以佐胆气,为肺金火炽克伐肝胆,用荷钱入煎剂治之,真良法也。虽取其香,香益脾气,开胃和中。易老制枳术用荷叶裹烧饭为丸,滋养脾胃,其义深远,不专主脾。盖饮食入胃,藉少阳胆气升发,脾能运化。若脾胃虚因脾气弱不得上行,虽用此治脾,实资少阳生发之气。东垣至晚年始悟此理,以为神杳,余特拈出,以便此用。"

4.《药义明辨》:"古人取以治脾者为,能升发清阳,以上达胃气之功。胃气既法,则方书所列消水肿、发痘疮、诸血证,皆其应有之功。"

荷梗 hé gěng (《本草再新》)

3735

【异名】 莲蓬杆(《续回生集》),藕杆(《随息居饮食谱》),荷梗(《时病论》)。

【基原】 为睡莲科植物莲的叶柄或花柄。

【原植物】 参见"莲子"条。

【采收加工】 6～10月采收,晒干或鲜用。

【药材】 荷梗 *Nelumbinis Nuciferae Caulis* 全国大部地区均产。

性状 本品近圆柱形,长 40～80 cm,直径 8～15 mm。表面棕黄或黄褐色,有数条深浅不等的纵沟和细小的刺状突起。体轻,质脆,易折断,断面有大小不等的孔道。气微,味淡。

鉴别 本品横切面:表皮为1列细胞,外被角质层。外皮层为数列厚壁细胞(纤维),基本组织为薄壁细胞。维管束外韧型,排列成断续的环,导管多为1个,纤维束包围于两端。薄壁细胞内偶见草酸钙簇晶。中心有数个大型孔道。

(2)取本品粗粉 1 g,加稀盐酸 10 ml,振摇,置热水浴中浸泡15分钟,滤过。取滤液 1 ml,加碘化铋钾试液 3～4 滴,生成红色沉淀。另取滤液 1 ml,加硅钨酸试液 3～4 滴,生成灰白色沉淀。

【成分】 含生物碱:斑点亚洲罂粟碱(roemerine),原荷叶碱(nornuciferine)。此外尚含黄酮苷,天冬酰胺(asparagine)、树脂及鞣质。

【药性】《施今墨对药》:"苦,平。人肝、脾、胃经。"

【功用主治】 解暑清热,理气化湿。主治暑湿胸闷不舒,泄泻,痢疾,淋病,带下。

1.《本草图经》:"主霍乱后虚渴,烦闷不能食,及解酒食毒。"

2.《药性切用》:"开郁结以通淋。"

3.《药性考》:"通气,疗瘰疬。"

4.《本草再新》:"通气消暑,泻火清心。"

5.《随息居饮食谱》:"通气舒筋,升津止渴。霜后采者,清热止盗汗,行气愈崩漏。"

6.《现代实用中药》:"为收敛药。用于慢性衰弱之肠炎、久下痢、肠出血;妇人慢性子宫炎、赤白带下;男子遗精及夜尿证。又为解毒药,治淋、痢疾、淋病,带下。"

7.《山西中药志》:"止血,通乳。"

8.《施今墨对药》:"擅长于理气宽胸。用于治疗夏季感受暑湿,胸闷不舒,恶心呕吐,食欲不振等症。另外,又能通气利水,以治泄泻、痢疾、淋病,带下。"

【用法用量】 内服:煎汤,9～15 g。

【选方】 治乳结 莲蓬杆一把,煎汤熏洗数次。(《续回生集》)

荷叶蒂 hé yè dì (《本草拾遗》)

3736

【异名】 荷鼻(《本草拾遗》),荷蒂(《唐瑶经验方》),莲蒂(《岭南采药录》)。

【基原】 为睡莲科莲属植物莲的叶基部。

【原植物】 参见"莲子"条。

【采收加工】 7～9月采取荷叶，将叶基部连同叶柄周围的部分叶片剪下，晒干或鲜用。

【药材】 荷叶蒂 Nelumbinis Basis Folii 我国大部分地区均产。

性状 本品为荷叶中央近叶柄处剪下的叶片，近圆形、半圆形或菱形，直径 6～7 cm。上面紫褐色或绿黄色，较粗糙，叶脉微凹，作辐射状散出，下面棕黄色，有光泽，中央有残存叶柄基，叶脉突起。质轻而松脆。气微，味淡。

【成分】 含生物碱：斑点亚洲罂粟碱（roemerine），荷叶碱（nuciferine）及原荷叶碱（nornuciferine）。

【药理】 对心血管的作用 麻醉犬静注斑点亚洲罂粟碱 5～7 mg/kg，血压降低 3.99～6.65 kPa(30～50 mmHg)，持续 20～30分钟。大剂量引起周期性惊厥而无降压作用，小剂量（3～4 mg/kg）可使呼吸频率及幅度增加。可使离体蛙心跳立即停止。中毒量斑点亚洲罂粟碱能引起蛙、小鼠、兔和犬惊厥。其 LD_{50}（mg/kg）为：兔静注为 26.4，小鼠口服为 79.4，小鼠静注为 38.2，淋巴囊注射为 113.3。犬 50 mg/kg 可致呕吐。

【炮制】 1. 荷叶蒂 取原药材，除去杂质及灰屑。

2. 盐荷叶蒂 取荷叶蒂放在约 5% 的盐水中浸后取出，再移至微火上烘干。反复浸 2 次即可。

饮片性状 荷叶蒂参见"药材"项。盐荷叶蒂，形似荷叶蒂，味微咸。

贮干燥容器内，置通风干燥处，防潮。

【药性】 苦、涩，平。归脾、胃、肝经。

1.《本草拾遗》："味苦，平，无毒。"

2.《品汇精要》："甘。"

3.《本草崇原》："苦、涩、温。"

【功用主治】 解暑去湿，止血，安胎。主治暑湿泄泻，血痢，崩漏下血，妊娠胎动不安。

1.《本草拾遗》："主安胎，去恶血，留好血，血痢，煮服之。"

2.《品汇精要》："解食野草毒，水煮服之。"

3.《分部本草妙用》："润心烦躁，落胞，破血。血胀腹痛，酒煮服之，复安胎，去故生新，治一切上下血症。"

4.《药性切用》："守中和胃。"

5.《药义明辨》："崩漏，血痢宜之。"

6.《本草再新》："解暑除烦，治痢泻，清湿热。"

7.《本草求原》："健脾。"

【用法用量】 内服：煎汤，5～10 g；或研末。

【宜忌】《医学广笔记》："畏桐油。"

【选方】 1. 治卒暴吐血 用藕节、荷叶蒂各七个。上同蜜擂细，水二盅，煎八分，去滓温服，或研末蜜调下。《圣惠方》双荷散）

2. 治小儿百日咳，咳时吐血 荷叶蒂（去茎）数枚。煮汤，调百草霜（吹去煤，研末），空心服，连服数次。〔《幸福杂志》1944，(11～12)；58〕

3. 治小便出血 荷叶蒂七枚，烧存性，酒调服。《贵州省中医验方、秘方》）

4. 治痢疾 ① 血痢：荷叶蒂，水煮服之。《普济方》② 研热治下痢：赤痢砂糖调；白痢白蜜调之。《得配本草》）

5. 止渴，止痢，固精 慈山参。荷鼻。煎汤烧饭和药煮粥。《老老恒言》荷鼻粥）

6. 治疝气 干荷叶蒂（炒焦）二十一个，海金沙三分，好酒一碗，一滚，乘热服。《鳄溪单方》）

7. 治妊娠胎动，不见黄水者 干荷蒂一枚（炙，研末），糯米淘汁一盏调服。《唐瑶经验方》）

8. 治痈疽，止痛 干荷叶心当中钱片大，不计多少。为粗

末。每用三匙，水二碗，慢火煎至一碗半，放温，淋洗，捽干，以太乙膏敷。《本事方》拔毒七宝散）

9. 治乳癌已破 莲蒂七个，煅存性，黄酒调下。《岭南采药录》

【各家论述】 1.《分部本草妙用》："欲升胃气，用荷蒂为引合理。"

2.《本经逢原》："人健脾药但用其蒂，谓之荷鼻，取其味厚胜于他处也。"

3.《玉楸药解》："荷叶蒂，能领诸药直至巅顶。"

4.《调疾饮食辨》：(陈藏器)云：荷蒂能去恶血，留好血，可以安胎，后人遵而用之，绝无一验。《日华本草》云能破血落胎。以理揆之，消瘀散血药既下胞衣，则落胎之言可信，岂可反用以安胎。乃俗医误用，而胎不尽落者，以其少也。设使多用屡用，无不落之理。"

5.《本草用法研究》："荷蒂性同于叶，惟举之功，此惟尤甚。凡清气下陷，胎元不足者，亦均用之。"

3737 **荷苞花** hé bāo huā 《民间常用草药汇编》

【异名】 赪桐花《南方草木状》），贞桐花《植物名实图考》），合包花《草木便方》），龙穿花、香盏花、香斗花《四川中药志》），香袋花《重庆草药》），龙船花《广西中药志》），真珠花《闽东本草》），红龙船花《广西民间常用草药》），珍珠花、珍珠梧桐《福建药物志》），宾英《西双版纳傣药志》）。

【基原】 为马鞭草科臭牡丹属植物赪桐的花。

【原植物】 赪桐 Clerodendrum japonicum (Thunb.) Sweet [C. kaempferi (Jacq.) Sieb.]

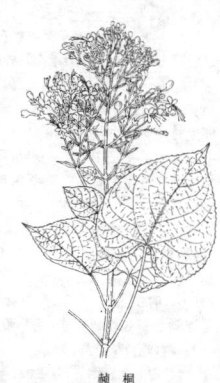

赪桐

灌木，高 1～4 m。小枝四棱形，嫩时有绒毛，枝内髓坚实，干后不空洞。单叶对生；叶柄长 1～15 cm，有黄褐色短柔毛；叶片圆心形或宽卵形，长 8～35 cm，宽 6～40 cm，先端尖或渐尖，基部心形，边缘有疏短尖齿，表面有疏伏毛，叶脉基部具较密的锈褐色短柔毛，背面密被锈黄色盾形腺体。二歧聚伞花序组成大而开展的顶生圆锥花序，长 15～34 cm，宽13～35 cm；苞片宽卵形、倒卵状披针形或线状披针形，小苞片线形；花萼红色，外面散生盾形腺体，深 5 裂，裂片卵形或卵状披针形；花冠红色，稀为白色，花冠管长 1.7～2.2 cm，先端 5 裂，长 1～1.5 cm；雄蕊 4，长约为花冠筒的 3 倍，与花柱同伸于花冠外；子房 4 室，柱头 2 浅裂。果实近球形，熟时蓝紫色。宿萼外折，星状。花、果期 5～11 月。

生于平原、溪边、山谷或疏林中，庭园亦有栽培。分布于西南及江苏、浙江、福建、湖南、广东、广西、台湾等地。

本植物的叶（赪桐叶）和根（荷苞花根）亦供药用，另设专条。

【采收加工】 6～7 月花开时采收，晾干。

【成分】 含苯丙素苷类：马蒂罗苷（martinoside），单乙酰马蒂苷（monoacetyl martinoside），赪桐苷（clerodenoside）A，阿克苷（acteoside）。甾体类：22, 23-二氢菠甾醇（22, 23-dihydrospinasterol），豆甾醇（stigmasterol），25, 26-去氢豆甾醇（25, 26-dehydrostigmasterol）。有机酸：熊果酸（ursolic acid），丁二酸酐（succinic anhydride）。又含小麦黄素（tricin）。

【药性】《四川中药志》1960 年版："性温，味甘，无毒。"

【功用主治】 安神，止血。主治心悸失眠，痔疮出血。

1.《民间常用草药汇编》："捣汁搽土痣。"

2.《四川中药志》1960年版："补血。治带症，痔疮，疝气，失眠。"

【用法用量】 内服：煎汁，15～30 g。外用：捣汁涂。

【选方】 1. 治痔疮　荷苞花或根炖猪大肠服。

2. 治血痔　荷苞花配天鹅蛋炖猪大肠服。

3. 治疝气及失眠　荷苞花或根研粉兑甜酒服。（1～3方出自《四川中药志》1960年版）

3738 荷苞花根 hé bāo huā gēn 《民间常用草药汇编》

【异名】 红苓藟《岭南采药录》。

【基原】 为马鞭草科臭牡丹属植物赪桐的根。

【原植物】 参见"荷苞花"条。

【采收加工】 8～9月采挖，切片，晒干。

【药材】 荷苞花根 Clerodendri Japonici Radix　产于广东、福建、云南、四川等地。

性状　根呈圆柱形，略弯曲，长 25～40 cm，直径 1～2 cm，表面灰黄白色，略显纵皱纹，有支根痕及圆点状凹陷的砂眼；质坚硬。切成切片者厚约 3 mm，横切面的皮部灰黄色，木部淡黄色至类白色，具细密放射状纹理及小孔。气微，味淡。嚼之味甘。

【药性】 甘，凉。

1.《广西中药志》："味淡、微甘，性平，无毒。"

2. 广州部队《常用中草药手册》："甘，微凉。"

3.《福建药物志》："辛，微温。"

【功用主治】 清肺热，利小便，止血。主治肺热咳嗽，热淋小便不利，咳血，尿血，痔疮出血，风湿骨痛。

1.《岭南采药录》："治咳嗽，煎服之。"

2.《民间常用草药汇编》："治痔疮出血。"

3.《四川中药志》1960年版："治带症，痔疮，疝气，失眠。"

4. 广州部队《常用中草药手册》："祛风湿，清肺热。治风湿骨痛，腰肌劳损，劳伤咳嗽，咳血。"

5.《西双版纳傣药志》："治尿急、尿黄、尿痛、尿血、睾丸炎。"

【用法用量】 内服：煎汤，15～30 g，鲜品加倍；或研末。

【选方】 1. 治劳伤咳嗽，咳血，尿血，痢疾　赪桐鲜根 30～60 g。水煎服。

2. 治风湿骨痛，腰肌劳损　赪桐鲜根 30～60 g，水煎服。并用其叶 500 g 水煎外洗。（1、2方出自《广西本草选编》）

3739 荷莲豆菜 hé lián dòu cài 《贵州民间药物》

【异名】 水蓝青、穿线蛇《中国高等植物图鉴》），串莲草、水荷兰（《广西本草选编》），野豌豆尖（《云南药用植物名录》），对叶莲、青芳草《台湾药用植物志》），粉丹草、对节草《四川中药志》），月光草、金玉藤、倒藤匙《福建药物志》）。

【基原】 为石竹科荷莲豆属植物荷莲豆草的全草。

【原植物】 荷莲豆草 Drymaria diandra Bl.[D. cordata (L.) Willd. ex Roem. et Schult.]

一年生披散草本。茎光滑，近基部分枝，枝柔弱，长 40～90 cm。单叶对生，膜质，叶柄短；托叶刚毛状；叶片卵圆形至圆形，长 1～1.5 cm，宽 1～1.2 cm；先端圆而具小凸尖，基部宽楔形、圆形

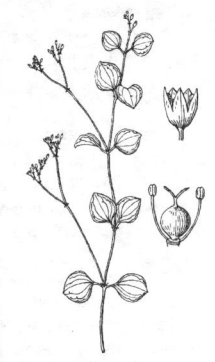
荷莲豆草

或近楔形；基出脉 3～5。花成顶生或腋生的聚伞花序；花小，绿色，花梗纤细，有短柔毛；苞片具膜质边缘，萼片 5，狭长圆形，有 3 脉，边缘膜质；花瓣 5，先端 2 裂，裂片狭，短于萼片；雄蕊 3～5，与萼片对生；花柱短，柱头 2～3裂，基部联合。蒴果卵圆形，2～3 瓣裂。种子 1 至多粒，圆形，压扁，有疣状突起。花期春、秋季。

生于山野阴湿地带。分布于西南、华南及福建、台湾等地。

【采收加工】 6～7月采全草，晒干或鲜用。

【成分】 含荷莲豆素（cordacin）。有机酸：琥珀酸（succinic acid），α-菠菜甾醇（α-spinasterol），辛酸（caproic acid），月桂酸（lauric acid），肉豆蔻酸（myristic acid），棕榈酸（palmitic acid），硬脂酸（stearic acid），油酸（oleic acid），亚油酸（linoleic acid），亚麻酸（linolenic acid），对羟基桂皮酸（p-hydroxycinnamic acid）。生物碱：荷莲豆碱（cordatanine）。环肽类：环九肽。黄酮类成分：drymriatin A，槲皮素（quercetin），杨梅素（myricetin），山柰酚-3-O-葡萄糖苷（kaempferol-3-O-glucoside），槲皮素-3-O-葡萄糖苷（quercetin-3-O-glucoside），drymarins A，B。

【药理】 本品所含抗白血病物质荷莲豆素，对人类白血病细胞的 MIC 为 $<0.25\ \mu g/ml$，并能延长白血病鼠的半数生存时间，毒性低且无积蓄。

【药性】 苦，凉。归肝、胃、膀胱经。

1.《贵州民间药物》："性平，味微涩。"

2.《云南中草药》："苦，凉。"

3.《广西中药志》："味淡、微酸，性平。"

4.《广西民族药简编》："有小毒。"

【功用主治】 清热利湿，活血解毒。主治黄疸，水肿，疟疾，惊风，风湿脚气，疮痈疖毒，小儿疳积，消化不良，气胀腹痛，癥块，目翳，胬肉。

1.《贵州民间药物》："治风湿，黄疸，散癥块。"

2.《贵州草药》："清热利湿，驱风，消积。"

3.《云南中草药》："清热消炎，利湿退翳。治黄疸，疟疾，翼状胬肉，骨折，疮痈。"

4.《广西本草选编》："消食化痰，清热解毒。主治肾炎，小儿单纯性消化不良，腹泻，肺结核咳嗽，疮痈。"

5.《全国中草药汇编》："清热解毒，利尿通便，活血消肿，用于急性肝炎，胃痛，腹水，便秘。外用治蛇咬伤。"

6.《福建药物志》："主治高血压，膀胱炎，小儿急惊，白带，漆过敏，带状疱疹，蛇伤。"

7.《广西民族药简编》："治口腔炎，皮炎，烧烫伤。"

【用法用量】 内服：煎汤，6～9 g，鲜品15～30 g；或泡酒；或绞汁。外用：鲜品捣敷。

【选方】 1. 治急性黄疸型肝炎　粉丹草 30 g，虎杖、地耳草各 15 g。水煎服。

2. 治肾盂肾炎　粉丹草、水黄连、金钱草、白茅根各15 g。水煎服。

3. 治肾结核　粉丹草 30 g，白及、金钱草、石莲子各 12 g。水煎服。（1～3方出自《四川中药志》1979年版）

4. 治慢性肾炎　荷莲豆草 60 g。炖鸡食。《湖南药物志》）

5. 治风湿脚气　团鱼鹅儿肠(荷莲豆草)30 g。泡酒服。《贵州草药》）

6. 治云翳胬肉　粉丹草 30 g。水煎熏眼并内服，每日 1 次。《四川中药志》1979年版）

7. 治小儿发热　荷莲豆加乙醇调匀擦身。《广西民族药简编》）

8. 治带状疱疹　荷莲豆草、绿竹叶各等量。烧灰存性，加雄黄末调茶油涂患处。《福建药物志》）

9. 治烧烫伤　荷莲豆洗米水浸泡取药液涂患处。

10. 治口腔炎　荷莲豆捣烂用布包口含。（9、10方出自《广西

民族药简编》)

【临床报道】 治疗急性黄疸型病毒性肝炎　共治疗84例,其中68例服荷莲豆糖浆,每次30 ml,每日2次,每日量相当于干品37 g。16例每日用干品47 g煎汤服。结果:服糖浆剂组基本痊愈67例,好转1例;服煎剂组基本痊愈13例,占81%;好转3例,占19%。未发现毒性反应及其他严重副作用。

3740 荷包牡丹根 hé bāo mǔ dān gēn 《汪连仕采药书》

【异名】 土当归(《纲目拾遗》)。

【基原】 为罂粟科荷包牡丹属植物荷包牡丹的根茎。

【原植物】 荷包牡丹 Dicentra spectabilis (L.) Lem. 又名:鱼儿牡丹(《花镜》),活血草(《纲目拾遗》)。

多年生草本,高30~60 cm。根茎粗壮。叶对生,具长柄;叶片二回三出全裂,小裂片倒卵形、深裂,基部楔形。总状花序顶生,花生于一侧,弯垂;花梗具2苞;萼片小,鳞片状,窄卵圆形;花瓣4,交叉排列为2层,外层2瓣稍联合为心脏形,基部膨大成囊状,上部有2短钝齿,粉红色,内层细长突出,包被在雌雄蕊外,粉白色;雄蕊多数,成2组;花柱细长,柱头盾状2裂;子房上位,1室。蒴果细长圆形,种子细小,有冠毛。花期4~6月。

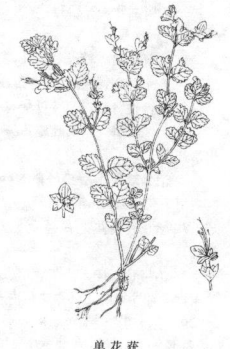
荷包牡丹

东北、西北、华北及云南均有栽培。

【采收加工】 夏季采挖,洗净,晒干或鲜用。

【药性】 《岭南采药录》:"味辛,性温。"

【功用主治】 和血,除风,麻醉。

1. 汪连仕《采药书》:"用其根捣汁;酒冲服之,令人沉醉,金疮之圣药也。"

2.《岭南采药录》:"散血,消疮毒,除风,和血。"

3741 莸 yóu 《浙江民间常用草药》

【异名】 方梗金钱草、倒挂金钟(《浙江民间常用草药》),荆芥叶莸(《全国中草药汇编》)。

【基原】 为马鞭草科莸属植物单花莸的全草。

【原植物】 单花莸 Caryopteris nepetaefolia (Benth.) Maxim. [Teucrium nepetaefolia Benth.]

多年生草本,高30~90 cm。有时蔓生,基部木质化,茎方形,被向下弯曲的柔毛。单叶对生;叶柄长0.3~1 cm;叶片纸质,宽卵形或近圆形,长1.5~5 cm,宽1.5~4 cm,先端钝,基部阔楔形或圆形,边缘具4~6对钝齿,两面被柔毛及腺点;侧脉3~5对。单花腋生,花梗纤细,近花柄中部有2枚锥形小苞片;花萼杯状,结时略增大,两面均被柔毛及疏生腺点,5裂,裂片卵圆形至卵状披针形;花冠淡蓝色,花冠管长6~

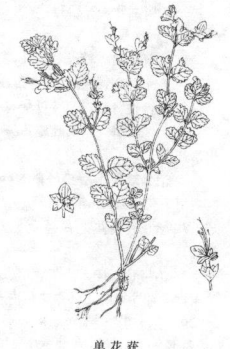
单花莸

9 mm,喉部通常被柔毛,下唇中裂片较大,全缘;雄蕊4,与花柱同伸出花冠管外;子房密生绒毛。蒴果淡黄色,4瓣裂,果瓣倒卵形,无翅,被粗毛,有不明显凹凸网纹。花、果期5~9月。

生于阴湿山坡、林边、路旁或水沟边。分布于江苏、浙江、安徽、福建等地。

【采收加工】 6~10月采收,切段晒干或鲜用。

【药性】 《浙江民间常用草药》:"性凉,味微甘。"

【功用主治】 《浙江民间常用草药》:"祛暑解表,利尿解毒。"

【用法用量】 内服:煎汤,15~30 g。外用:捣敷。

【选方】 1. 治感冒 莸、一枝黄花、忍冬藤各9~15 g。水煎服。

2. 治中暑 莸15~30 g。水煎代茶饮。

3. 治尿路感染 莸15~30 g,石韦、木通、车前草各9 g。水煎服。

4. 治白带 莸120 g。水煎服。

5. 治外伤出血 鲜莸叶捣烂外敷。(1~5方出自《浙江民间常用草药》)

3742 莎草 suō cǎo 《别录》

【异名】 莎随(《大戴礼记》),薃、侯莎(《尔雅》),地毛(《广雅》),回头青(《清录》),野韭菜、隔夜抽(《浙江中药手册》),小三棱、米珠子、缩缩草(《江苏省植物药材志》),地贯草、猪鬃草、地糕草(《广西中药志》),吊马棕(《湖南药物志》),土香草(《泉州本草》)。

【基原】 为莎草科莎草属植物莎草的茎叶。

【原植物】 莎草 Cyperus rotundus L.

多年生草本,高15~95 cm。茎直立,三棱形;根状茎匍匐延长,部分膨大呈纺锤形,有时数个相连。叶丛生于茎基部,叶鞘闭合包于茎上;叶片线形,长20~60 cm,宽2~5 mm,先端尖,全缘,具平行脉,主脉于背面隆起。花序复穗状,3~6个在茎顶排成伞状,基部有叶片状的总苞2~4片;每个花序具长短不等的辐射枝;每个花序有3~10个小穗,线形,长

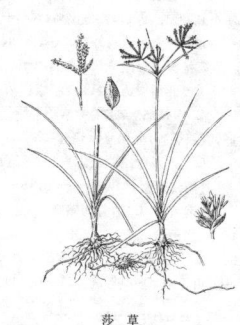
莎草

1~3 cm,宽约1.5 mm;颖2列,紧密排列,卵形至长圆形,膜质,两侧紫红色有数脉。每颖着生1花,花深棕色;雄蕊3;柱头3,丝状。小坚果长圆状倒卵形,三棱形。花期5~8月,果期7~11月。

生于山坡草地、耕地、路旁水边潮湿处。分布于华东、中南、西南及河北、山西、辽宁、陕西、甘肃、台湾等地。

本植物的根茎(香附)亦供药用,另设专条。

【栽培】 生物学特性 喜温暖湿润气候和潮湿环境,耐寒。宜选疏松的砂壤土栽培为宜。

繁殖方法 种子繁殖或分株繁殖。种子繁殖:4月育苗,按行距5~8 cm开浅沟条播,上覆一层薄细土。苗高10 cm左右,即可按行株距20 cm×15 cm移植入大田,栽后及时浇水。分株繁殖:旱春,将植株挖起穴栽,每穴栽2株,行株距20 cm×15 cm,栽后浇水。

田间管理 移植成活后应松土除草,追肥,雨季排除积水。

【采收加工】 5~7月采收,鲜用或晒干。

【成分】 含挥发性成分:反式松香芹烯、藏茴酮、4-松油烯(4-terpinene)、L-桃金娘醛(myrtenal)、香附子烯(cyperene)、β-芹子烯(β-selinene)、马兜铃酮(aeistolone)、α-香附酮(α-cyperolone)、十六

酸(hexadecanoic acid),9-十八烯酸(9-octadecenoic acid),9, 12-十八碳二烯酸(9, 12-octadecadienoic acid)。

【药性】 苦、辛,凉。

【功用主治】 《纲目》:"煎饮散气郁,利胸膈,降痰热。"

【用法用量】 内服:煎汤,10~30 g。外用:鲜品捣敷;或煎汤洗浴。

【选方】 1. 治皮肤瘙痒,遍体生风 取(莎草)苗一握。煎汤浴之,立效。《履巉岩本草》

2. 治水肿,小便短少 鲜莎草捣烂,贴涌泉、关元穴。《泉州本草》

3743 莎木面 suō mù miàn 《海药本草》

【异名】 莎面《海药本草》,沙孤米《东西洋考》,西国米《通雅》。

【基原】 为棕榈科西米棕榈属植物西谷椰子的木髓部提出的淀粉。

【原植物】 西谷椰子 *Metroxylon sagu* Rottb. 又名:莎木《本草拾遗》,沙孤《东西洋考》。

常绿乔木。杆高10~20 m,由杆基部生多数萌芽,幼时包围叶柄之叶鞘生有硬刺,亦有渐次生长而失去者,故可分为"有刺"及"无刺"二种。叶为羽状,颇似椰子。圆锥花丛,花梗颇大,着生多数淡红色花,为黄褐色有光泽之鳞被所包,果实大如李子。

南洋群岛一带多栽培。

据《中国植物志》第十三卷记载:古籍所称之"莎木"可能主要指现今所称之椰枣 *Arenga pinnata* 或 *A. sacchar ifera*,也指西谷椰子 *Metroxylon sagus*;但西谷椰子在我国及邻近国家如越南、缅甸、印度等国不产,仅产于马来西亚、印度尼西亚等国,所以古代医书上所指的莎木面(真品)应是指东南亚国家进口的,而我国南部如两广、海南、云南所产的应是莎木面的代用品,即桄榔树干所产的淀粉。(参见"桄榔面"条)

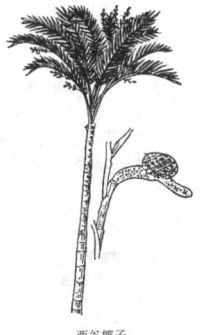

西谷椰子

【采收加工】 开花前采伐树干,截段,纵向破开后,投河中浸软,除去外皮,取其木髓部,用普通制淀粉法,经过粉碎、筛浆过滤、反复漂洗、沉淀、干燥等过程制取淀粉。最纯者色白,次者带褐色。淀粉晒至未十分干燥时,破碎后纳着布袋中,摇成细粒,再行晒干,即为西国米。质净白色名者"真珠西谷"。

【药性】 甘、温。

1.《海药本草》:"平温,无毒。"

2.《纲目》:"甘,平温,无毒。"

【功用主治】 温中健脾。治脾胃虚弱,消化不良。

1.《本草拾遗》:"温补。"

2.《海药本草》:"主补虚冷,消食。"

3.《柑园小识》:"健脾运胃,久病虚乏者,煮粥食最宜。"

【用量用法】 内服:煎汤。

3744 莨菪叶 làng dàng yè 《科学的民间药草》

【异名】 铃铛草《青海常用中草药手册》,麻性草《湖南药物志》。

【基原】 为茄科天仙子属植物莨菪的叶。

【原植物】 参见"天仙子"条。

【采收加工】 秋播者从第二年4月起便可选晴天陆续采收下部老叶片,最后在采收种子前5~6日将全部叶片采下,晒干。

【药材】 莨菪叶 *Hyoscyami Nigeris Folium* 产于辽宁、黑龙江、吉林、河南等地。

性状 本品多数为皱缩破碎的叶及花枝,完整的叶呈长卵形或三角状卵形,长约26 cm,宽约10 cm;叶端尖,叶缘不规则,羽状分裂,裂片呈三角形,叶片上表面黑绿色,下表面淡灰绿色,密具毛茸,主脉宽阔,着生毛茸更多,由腺毛分泌的物质,在叶片不很干燥时,带黏着性。无叶柄(根出叶具长柄)。

鉴别 (1)叶横切面:上下表皮均有气孔,毛茸易察见。叶肉的栅栏组织为1列细胞,排列较不整齐;海绵组织为3、4列细胞。在栅栏组织下方的叶肉细胞(结晶层)中,有含草酸钙方晶。主脉颇扁阔,维管束双韧型:木质部位于主脉中央部,稍偏下方,略作横弦状,导管稀疏散在,韧皮部细胞位于木质部的上下侧,维管束的四周,有细胞壁稍厚的细胞环。在对着木质部的薄壁细胞中,散有草酸钙砂晶。

粉末特征:灰绿色至暗绿色。表皮细胞壁略呈波状,气孔不等式,副卫细胞3~4个。腺毛柄长1~4细胞,腺头均为多细胞,约至10细胞以上,全形呈椭圆形或卵圆形;也有为单细胞腺头的腺毛。非腺毛由1~10细胞组成,以2~4细胞为多见,长100~300 μm。草酸钙结晶以方晶最多,存在于叶肉组织细胞中,有时可见双晶。稀有簇晶、圆形结晶及砂晶,主要存在于主脉薄壁细胞中。

(2)参见"颠茄草"条。

【成分】 含生物碱:天仙子胺(hyoscyamine),东莨菪碱(scopolamine)及阿托品(atropine)。另含天仙子苦甘(hyospicrin)。

【药性】 《陕甘宁青中草药选》:"味苦,性寒,有大毒。"

【功用主治】 镇痛,解痉。主治脘腹疼痛,牙痛,咳嗽气喘。

1.《中国药用植物志》:"为膀胱炎及淋病的镇痛剂与泻药共用,可防止肠绞痛。"

2.《东北药用植物志》:"为镇痛及镇静剂,治胃痛、神经痛、气喘等,亦用为催眠剂。"

3.《内蒙古中草药》:"镇痛,解痉,止泻。"

【用法用量】 内服:研末,0.1~0.16 g;或混入烟叶内烧烟吸。

【宜忌】 《内蒙古中草药》:"内服慎用,心脏病、心力衰竭者忌用。"

【选方】 1. 治气管炎 莨菪叶、三棵针、金刚骨各等量。为末,每次服0.35 g。

2. 治老人咳嗽,气喘 取莨菪叶少许,混烟中吸之。(1、2方出自《内蒙古中草药》)

3745 莨菪根 làng dàng gēn 《纲目》

【基原】 为茄科天仙子属植物莨菪的根。

【原植物】 参见"天仙子"条。

【采收加工】 9~10月拔取全株,切下根部,晒干或鲜用。

【成分】 含生物碱:天仙子碱(hyoscyamine),东莨菪碱(scopolamine),去水阿托品(atropamine),托品碱(tropine)和四甲基二氨基丁烷(tetramethyl diamino butane)。

【药性】 苦,辛,寒,有毒。

【功用主治】 截疟,杀菌,杀虫。主治疟疾,疥癣。

1.《纲目》:"主治邪疟,疥癣,杀虫。"

2.《本经逢原》:"治嗜酸反胃。"

【用法用量】 内服:烧存性研末,0.3~0.6 g。外用:捣敷。

【宜忌】 其外形颇似胡萝卜,常杂长于胡萝卜地内,须防误食中毒。中毒表现以精神症状为主,有:① 颜面潮红、瞳孔散大,腺体分泌减少。② 步伐不稳,平衡失调。③ 意识不清,出现丰富、生动的视幻觉。

《本经逢原》:"多食令人狂走。""虚者误服,为害不测。"

【选方】 1. 治疟无问新久 捣莨菪根烧为灰,和水服一合,量人大小强弱用。

2. 治癣 捣莨菪根蜜和敷之。

3. 治狂犬咬人 捣莨菪根,和盐敷,日三。(1～3方出自《千金方》)

4. 治趾间肉刺 莨菪根捣汁涂之。《纲目》

【临床报道】 莨菪根中毒 误食后出现中毒症状时间为0.5～3小时,临床表现均有颜面及全身皮肤潮红、干燥无汗、口干渴、惊恐、烦躁、谵妄,幻视幻听、手足舞动、步态不稳、心率增快,双侧瞳孔散大(0.3～0.8 cm),部分病例还出现发热(38～39.5℃),惊厥、嗜睡、尿潴留。入院均经洗胃、催吐、肌注胆碱酯酶抑制剂新斯的明,静脉滴注葡萄糖液,辅以维生素C、维生素B₂等综合治疗。共观察17例,平均1.5～5日全部治愈出院,未发现后遗症。

【各家论述】《本经逢原》:"今人用(莨菪)根治噎膈反胃,取其性走,以祛肾中留滞之邪,噎膈得以暂开。"

3746 莺 yīng
(汪颖《食物本草》)

【异名】 黄鸟、仓庚(《诗经》)、皇、商庚、鹜黄、楚雀(《尔雅》)、青鸟(《左传》)、鸧鹒(《易通卦验》)、黄鹂鹠、黄莺、黄袍(陆玑《诗疏》)、黄伯劳(《纲目》)。

【基原】 为黄鹂科黄鹂属动物黄鹂的肉。

【原动物】 黄鹂(《禽经》张华注)Oriolus chinensis diffusus Sharpe

体长约25 cm。嘴与头等长,形较粗厚,嘴峰粉红色,稍向下弯曲,上嘴先端微具缺刻,嘴须细短。虹膜红色。雄鸟羽毛金黄而有光泽,头部有通过眼周直达枕部的黑纹。初级飞羽及其覆羽黑色,覆羽的外翈黄色,初级飞羽则具黄或白色的狭边。尾短,尾羽除中央的一对为纯黑外,其余的黑色尾羽均具黄色尖端,且在尾靠外侧的尾羽,黄斑愈大。脚黑,呈铅蓝色;爪长而曲。雌鸟羽色相似,仅背面色泽稍带绿色;翼及尾的黑色部分稍沾褐色。

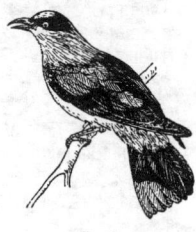

黄鹂

主要生活于平原地区,低山、丘陵地带亦可见到,常栖息于树上。鸣声婉转动听。营巢于高树枝端。分布于我国东部。

【药性】 甘,温。

1.《纲目》:"甘,温,无毒。"

2.《医林纂要》:"甘,平。"

【功用主治】 1. 汪颖《食物本草》:"补益阳气,助脾。"

2.《随息居饮食谱》:"舒郁利肝。"

【用法用量】 内服:煮食。

3747 真藓 zhēn xiǎn
(《新华本草纲要》)

【异名】 垣衣、屋游(《别录》)、古屋瓦苔(《药对》)、银叶真藓(《中国药用孢子植物》)。

【基原】 为真藓科真藓属植物真藓的植物体。

【原植物】 真藓 Bryum argenteum Hedw.

植物体密丛生,银白色、灰绿色。茎长约1 cm,单一或基部分枝。叶紧密覆瓦状排列,阔卵形,具细长的毛状尖;叶边全缘,常内曲;中肋粗,突出叶尖。叶细胞薄壁,上部细胞白色透明,近于菱形,基部细胞呈长方形。蒴柄红色,直立。孢蒴近于长梨形,下垂。褐红色。蒴壁两层。孢子球形,有疣。

生于住房周围和低山土坡及薄土岩面或火烧后的林地。分布于全国各地。

【采收加工】 四季均可采收,晒干。

【成分】 含黄酮类:芹菜素(apigenin)、木犀草素(luteolin)、芹菜素 7-O-β-D-吡喃葡萄糖苷(apigenin 7-O-β-D-glucopyranoside)、木犀草素 7-O-β-D-吡喃葡萄糖苷(luteolin 7-O-β-D-glucopyranoside)、芹菜素 7-O-β-D-(6″-O-丙二酰基)吡喃葡萄糖苷〔apigenin 7-O-β-D-(6″-O-malonyl)glucopyranoside〕、木犀草素 7-O-β-D-(6″-O-丙二酰基)吡喃葡萄糖苷〔luteolin 7-O-β-D-(6″-O-malonyl)glucopyranoside〕、异高山黄芩素 7-O-β-D-吡喃葡萄糖苷(isoscutellarein 7-O-β-D-glucopyranoside)、8-羟基木犀草素 7-O-β-D-吡喃葡萄糖苷〔8-hydrooxyluteolin 7-O-β-D-glucopyranoside〕。

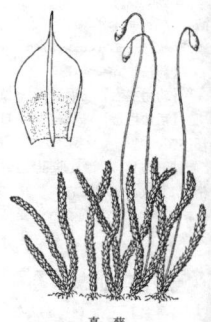

真藓

【药性】 甘、微涩,凉。

1.《别录》:"垣衣,味酸,无毒。""屋游,味甘,寒。"

2.《纲目》:"垣衣,酸,冷。"

3.《中国药用孢子植物》:"涩,凉。"

【功用主治】 清热解毒,止血。主治热病烦渴,细菌性痢疾,黄疸,鼻窦炎,痈疮肿毒,烧伤,衄血,咳血。

1.《别录》:"垣衣,主治黄疸,心烦,咳逆气血,暴热在肠胃,金疮内塞。久服补中益气,长肌,好颜色。"又主暴风口噤,金疮,酒渍服之效。""屋游,主浮热在皮肤,往来寒热,利小肠膀胱气。"

2. 徐之才《药对》:"主消渴。"

3.《开宝本草》:"主小儿痫热,时气烦闷,止渴。"

4.《纲目》:"垣衣,捣汁服,止衄血。烧灰油和,傅烫火伤。""屋游,煎水入盐漱口,治热毒牙酿宣露;研末,新汲水调服二钱,止鼻衄。"

5.《中国药用孢子植物》:"清热解毒。治细菌性痢疾,鼻窦炎等。"

【用法用量】 内服:煎汤,10～15 g。外用:研末调敷;或捣碎后用纱布包好塞鼻孔。

3748 莙荙子 jūn dá zǐ
(《纲目》)

【异名】 莙荙子(《食疗本草》)。

【基原】 为藜科甜菜属植物厚皮菜和莙荙菜的果实。

【原植物】 参见"莙荙菜"条。

【采收加工】 7月果实成熟时收集种子,晒干。

【药性】 甘、苦,寒。

【功用主治】 清热解毒,凉血止血。主治小儿发热,痔瘘下血。

1.《食疗本草》:"煮半生,捣取汁含,治小儿热。"

2.《本草拾遗》:"以醋浸之捣面,去粉滓,令润泽有光。"

【用法用量】 内服:煎汤,6～9 g;或研末。外用:醋捣涂擦。

3749 莙荙菜 jūn dá cài
(《嘉祐本草》)

【异名】 莙荙(《别录》)、甜菜(《日华子》)。

【基原】 为藜科甜菜属植物厚皮菜及莙荙菜的茎、叶。

【原植物】 1. 厚皮菜 Beta vulgaris L. var. cicla L. 又名:牛皮菜(《滇南本草》)、石菜(《本草求原》)、杓菜、猪膊菜(《广州植物志》)、光菜(《中国蔬菜栽培学》)、红牛皮菜(《四川中药志》)。

一年生或二年生草本,无毛,高30～100 cm。根不肥大,有分枝。茎至开花时抽出。叶互生,有长柄;基生叶卵形或长圆状卵形,长可达30～40 cm,先端钝,基部楔形或心形,边缘波疏形;茎生叶菱形、卵形,较小,最顶端的变为线形苞片;叶片肉质光滑,绿色。花小,两性,无柄,单生或2～3朵聚生,为一长而柔软、展开的圆锥花序;花被片5,基部与子房结合,果时包覆果实,变硬革质;雄蕊

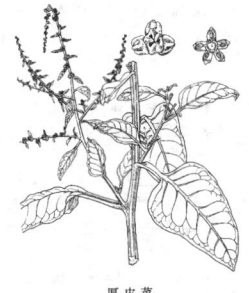

厚皮菜

5,生于肥厚的花盘上。种子横生,圆形或肾形,种皮红褐色,光亮。花期5～6月,果期7月。

我国南北方及西北地区多有栽培,以南方栽培为主。叶供蔬菜用。

2. 莙荙菜 B. vulgaris L. var. cruenta Alef.

参见"莙荙菜根"条。

以上两种植物的果实(莙荙子)亦供药用,另设专条。

【栽培】 生物学特性　莙荙菜原产欧洲南部,在我国栽培历史悠久。喜温凉湿润的气候,适应性较强,既耐寒,又耐热。对土壤要求不严,以疏松肥沃、排水良好的土壤生长更好,能耐肥、耐碱。

繁殖方法　种子繁殖。春播从3～5月可陆续播种,多行土播,采收嫩株的多为撒播,剥叶采收多次的宜条播,行距25～30 cm,间苗后株距20～25 cm。也可先育苗然后栽培。一般采用种子繁殖,播种前应搓破果实的皮,便于均匀出苗。另外,播前浸种24小时,宜在22～28℃温度下播种,播后覆土,还需覆草保湿,才能保证发芽率高。早播者播后30日左右定植株行距。

田间管理　春播后40～60日可进行采收,采后施上较浓厚的粪肥,促使植株不断生长,如多次剥叶采收,一般采用中后期,于中耕培土,促进发生新根,避免倒伏,保证丰产。秋后越冬栽培的于8月下旬至9月中旬播种育苗,苗期40日左右,霜降前后定植,株行距离15～20 cm。次年返青后,4月即可采收。

【采收加工】 根据不同的播种期,4月开始至秋季均可采收,收后鲜用或晒干。

【药性】 甘、苦,寒。归肺、肾、大肠经。

1.《别录》:"甘、苦,大寒。"

2.《日华子》:"冷,无毒。"

3.《嘉祐本草》:"平。微毒。"

4.《救荒本草》:"味咸,性平、寒。"

5.《本草求原》:"甘、涩,寒,滑。"

6.《本草撮要》:"入手足太阴经。"

【功用主治】 清热解毒,行瘀止血。主治时行热病,痔疮,麻疹透发不畅,吐血,热毒下痢,闭经,淋浊,痈肿,跌打损伤,蛇虫伤。

1.《别录》:"主时行壮热,解风热毒。"

2.《新修本草》:"夏月以其菜研作粥,解热,又止热毒痢。捣敷灸疮,止痛。"

3.《本草拾遗》:"捣绞汁服之,主冷热痢。又止血生肌,人有伤折,敷之立愈。"

4.《日华子》:"炙作熟水饮,开胃,通心膈。"

5.《嘉祐本草》:"补中下气,理脾气,去头风,利五脏。"

6.《医学入门》:"治天行疫疠,解暑毒。"

7.《医林纂要》:"益脾利肠胃。"

8.《随息居饮食谱》:"清火袪风,杀虫解毒,涤垢浊,稀痘疮,止带调经,通淋治痢,妇人小儿尤宜食之。"

9.《民间常用草药汇编》:"清热,行血。治肛门肿痛。"

10.《全国中草药汇编》:"清热凉血,透疹。主治吐血,麻疹不透。"

【用法用量】 内服:煎汤,15～30 g,鲜品60～120 g;或捣汁。外用:捣敷,或研末敷。

【宜忌】 脾虚泄泻者禁服。

1.《嘉祐本草》:"不可多食,动气,先患腹冷,食必破腹。"

2.《滇南本草》:"吃之动痰,有损无益。腹中有积不宜食,无积不宜多食。"

3.《食物本草》:"多食令人泄泻。"

4.《医林纂要》:"多食尤发냍。"

5.《本草求真》:"脾虚人服之,则有腹痛之患;气虚人服之,则有动气之忧;与滑肠人服之,则有泄泻之虞。"

6.《本草求原》:"胃寒人忌。"

【选方】 1. 治时行热病初得　用莙荙捣汁皆饮,得除,瘥。(《本草经集注》)

2. 治成人及小孩出麻疹应期不透　红牛皮菜、芫荽子、樱桃核各9 g。煎水服。

3. 治吐血　红牛皮菜、白及,炖猪条口肉服。(2、3方出自《四川中药志》1960年版)

4. 治痢疾　红牛皮菜适量,煮稀饭食。

5. 治痔疮　红牛皮菜30 g,红苋菜30 g,小血藤9 g。水煎服。外用蓝布裙冰片少许,研末敷患处。(4、5方出自《四川中药志》1982年版)

3750 **莼** chún 《《别录》）

【异名】 茆《诗经》,屏风《楚辞》,蒪《说文》,水葵《诗疏》,水芹《齐民要术》,露葵《颜氏家训》,瑰莼、丝莼《新修本草》,马蹄草、缺盆草《经验良方》,锦带《纲目》,马粟草《现代实用中药》。

【基原】 为睡莲科莼菜属植物莼菜的茎叶。

【原植物】 莼菜 Brasenia schreberi J. F. Gmel.

多年生水生草本。根茎横生,具叶及匍匐枝,匍匐枝节部生根。叶互生于根茎和匍匐枝上;叶柄长25～40 cm;叶片浮于水面,椭圆状长圆形,长5～16 cm,宽3～10 cm,全缘,上面绿色,下面蓝绿色带紫色,叶脉放射状,上半部脉有毛,叶脉处皱缩。花梗自叶腋抽出,长约10 cm,被柔毛及琼脂样的黏质;花露出水面,暗紫色;萼片、花瓣各3,均为条形,长1～1.5 cm;雄蕊12～18,短于花被,花药条形,心皮4～18个,柱头侧生,有长直毛。坚果长圆状卵形,革质,具宿萼和花柱。种子1～2,卵形。花期6月,果期10～11月。

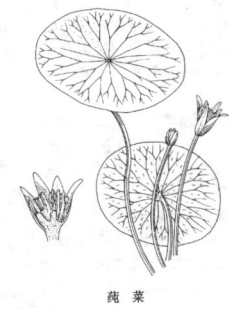

莼菜

生于池塘、河湖或沼泽地。分布于江苏、浙江、江西、湖南、四川、云南等地。

【栽培】 生物学特性　莼菜喜温暖,要求生长区域水底平坦,以富含有机质、pH5.5～6.5的淤泥土为好,水层以0.7～1.0 m且流动澄清未受污染的活水为宜;莼菜喜阳光,因此莼菜不可和莲藕、芦苇等立生水生植物混栽;对肥料要求以氮、磷为主,钾肥适量即可。

繁殖方法　匍匐茎繁殖。3月下旬至4月中旬,选择健壮、无

病虫害的匍匐茎作种株，随挖、随栽，剪成有 2～4 个节位、15～20 cm 长的茎段，每节具饱满芽 1 个，宽窄行栽植，宽行行距 1 m，窄行行距 20～25 cm，将匍匐茎段斜插或平栽（即两头按入泥中，露出芽头），栽植前后保持 10～20 cm 的浅水层，有利于其生根成活。出苗后水位需加深到 30～40 cm，到夏季植株生长旺盛时，水位逐渐加深到 60～100 cm，最好有流动澄清、富含矿物质的活水。到秋季，水位逐渐下降到 30～40 cm，冬季休眠期保持 30 cm 左右的浅水层即可。

田间管理 在莼菜生长过程中，除了在栽植前施入腐熟的有机肥以外，还要结合莼菜的生长势进行追肥，茎叶瘦小发黄、茎叶胶质很少时应立即追施尿素及过磷酸钙。追肥时，水位要放浅，均匀撒施，且不能撒在莼菜叶面上，防止化肥灼伤叶片，降低其品质。

病虫害防治 病害主要有叶腐病，可用 25% 或 12% 的绿得铜对水喷洒防治，每 7～10 日 1 次，连续 2～3 次即可。虫害有椎食螺，可用贝螺杀拌细土撒入栽植池中。发现有青苔时，要用波尔多液喷洒。

【采收加工】 清明到秋分可连续采收，以 4～7 月采收品质最好。在晴朗无风时每日都可以采摘嫩叶及茎叶，鲜用或晾干。

【药理】 经动物试验，发现有一定抗癌作用。本品的提取物对葱根的未分化细胞的有丝分裂有较弱的抑制作用。

【药性】 甘，寒。归肝、脾经。

1.《别录》：“甘，寒，无毒。”

2.《本草药性大全》：“味苦，气平，无毒。”

3.《医林纂要》：“甘，咸，寒滑。”

4.《本草再新》：“入肝、脾二经。”

【功用主治】 利水消肿，清热解毒。主治湿热痢疾，黄疸，水肿，小便不利，热毒痈肿。

1.《别录》：“主食消渴，热痹。”

2.《本草集注》：“补，下气。杂鳢鱼作羹，亦逐水。”

3.《新修本草》：“久食大宜人。合鲋鱼为羹食之，主胃气弱，不下食者至效。又宜老人。”

4.《食疗本草》：“和鲫鱼作羹，下气止呕。少食，补大小肠虚气。”

5.《日华子》：“治热疸，厚肠胃，安五焦，逐水，解百药毒并蛊毒。”

6.《医林纂要》：“除烦，解毒，消痰。”

7.《药性切用》：“泻热解暑，消肿治疮。”

【用法用量】 内服：煎汤，15～30 g；或作羹。外用：捣敷患处。

【宜忌】 脾胃虚寒者慎服。

1.《本草经集注》：“性滑，服食家不可多啖。”

2.《食疗本草》：“多食发病，虽冷而补，热食之亦壅气不下，甚损人胃及齿。亦不可多食，令人颜色恶。又不宜合醋食之，令人骨痿。不宜过多食用。”

3.《开宝本草》：“陈藏器本草云：按此物温煮起《纲目》作‘后’）食者多死，为体滑脾不能磨。常食发气，令关节急，嗜睡。”

4.《本草汇言》：“不宜多食久食，恐发冷气，困脾胃，亦能损人。”

5.《医林纂要》：“多食腹痛。”

6.《食物考》：“病后忌食，病复至死。”

7.《随息居饮食谱》：“多食腹冷。”

8.《本草正义》：“苟非实热，不可多食。”

【选方】 1. 治脾胃气弱，食饮不下，黄瘦无力 莼菜、鲫鱼各四两。上以纸裹，炮令熟，去骨，以橘皮、盐、椒、姜，依如茶羹法，临熟下鱼和，空心食之。（《食医心镜》）

2. 治一切痈疽 春夏用莼菜茎，冬月用莼菜子，就于根侧寻取，捣烂敷之。用菜亦可。（《保生余录》）

【临床报道】 治疗便秘 57 例成人便秘患者，每晚睡前口服“莼”营养液 50 ml。结果：服用第三日便秘症状缓解，第五日有 56% 以上服药者能每日排一次正常软便，第九日全部便秘者症状消除。

【各家论述】 1.《本草汇言》：“莼菜，凉胃疗疸，散热痹，解丹石药毒之药也。此草性冷而滑，和姜醋作羹食，大清胃火，清酒积，止暑热成痢。”

2.《本经逢原》：“莼性味滑，常食发气，令关节急，患痔漏、脚气、积瘕，皆不可食，为其寒滑伤肠也。《千金方》治热泻呕逆膈气，泽泻汤、麦门冬并用之，取其清胃脘之热逆也。”

3.《调疾饮食辨》：“陈藏器、孟诜皆言不堪食，陈说至云食之多死，未免过情。且张翰因秋风起而思莼鲈，则必为吴中常食之物，岂遂害人至死乎？亦岂有性味甘平，反杀人乎？当以《日华》、《唐本》之言为正。”

3751 桂丁 guì dīng
《纲目拾遗》

【异名】 肉桂子（《百草镜》），桂子（《中药志》），桂丁香（《上海饮片炮制规范》）。

【基原】 为樟科樟属植物肉桂的幼嫩果实。

【原植物】 参见“肉桂”条。

【采收加工】 10～11 月，采摘未成熟的果实，晒干后去果柄。

【药材】 桂丁 Cinnamomi Cassiae Fructus Immaturi 主产于广西、广东、福建。

性状 本品略呈倒卵形，长 5～12 mm，直径 6～7 mm。幼果椭圆形，直径约 3 mm，被宿萼包裹，表面黄棕色，先端稍平截，上有一微凸的花柱残基。宿萼杯

桂丁（幼果）外形

状，边缘有不明显的 6 浅裂，表面暗棕色，有皱纹，下部延长成萼筒，少数连有果梗。气香，味微辣。

显微 （1）幼果横切面：外果皮为 1 列长方形细胞，外壁及侧壁增厚，外被角质层；其下为 2～3 列类圆形厚壁细胞，壁木化，有纹孔，含棕色物质。中果皮为 10～20 列薄壁细胞，内含草酸钙方晶或小柱晶；散有油细胞及黏液细胞；近内果皮处处散列维管束 10 多个；内侧有多列色素细胞。内果皮为 1 列含草酸钙方晶细胞层。种皮外层为 4～5 列棕色细胞，其内为 2～4 列具网纹细胞，木化。偶见部分胚乳细胞。

（2）取本品粉末约 1 g，加乙醚 5 ml，振摇浸出 15 分钟，滤过。取滤液 2 ml，放入蒸发皿中，待乙醚挥散后，加乙醇 2 ml，移入试管中，加 2, 4-二硝基苯肼试液数滴，放置，产生棕红色沉淀（检查桂皮醛）。

（3）薄层色谱：取本品适量，按常法提出挥发油，用等量乙酸乙酯稀释，为供试液。另以桂皮醛的乙酸乙酯溶液作对照。分别点样于同一硅胶 G 板上，以乙酸乙酯-正己烷（1∶9），展开 18 cm，晾干，喷雾 2, 4-二硝基苯肼试液显色。供试品色谱在与对照品色谱相应位置上显相同的棕红色斑点。

【成分】 含挥发油：桂皮醛（cinnamaldehyde）。

【药性】《中药志》：“甘、辛，温。”

【功用主治】 温里散寒，降逆止痛。主治心胸疼痛，胃腹冷痛，恶心，暖气，呃逆，肺寒咳嗽。

1.《中药志》：“治胃脘痛和呕吐哕。”

2.《全国中草药汇编》：“温中散寒。主治胃腹疼痛，肺寒喘咳。”

【用法用量】 内服：煎汤，3～6 g；或研末，每次 1～3 g。

【宜忌】 阴虚火旺者忌服。

【选方】 治心痛，辟寒邪胃痛 桂丁研细，酒下三钱。（《纲目

3752 桂子 gui zǐ 《《纲目拾遗》)

【异名】 天竺桂实(《中国医学大辞典》)。

【基原】 为樟科樟属植物天竺桂的果实。

【原植物】 参见"桂皮"条。

【采收加工】 7～9月果熟期采集,晒干。

【药理】 抗胃溃疡作用 桂子水提取物105和210 mg/kg,灌胃给药,能显著抑制由应激性、5-羟色胺及半胱氨酸诱发的大鼠十二指肠溃疡,此种作用与西咪替丁(甲氰咪胍)70 mg/kg相似。对半胱氨酸诱发的十二指肠溃疡,西咪替丁无作用,而桂子作用明显。

【药性】 辛、甘,温。归胃经。

1.《药性考》:"甘、辛。"

2.《纲目拾遗》:"性温,味辛。"

【功用主治】 温中,和胃。主治胃脘寒痛,哕逆。

1.《药性考》:"温中暖胃,平肝益肾,散寒止哕。"

2.《纲目拾遗》:"胃脘寒痛甚宜。"

【用法用量】 内服:煎汤,3～6 g。

3753 桂皮 gui pí 《本草经集注》)

【基原】 为樟科樟属植物天竺桂、阴香和川桂的树皮。

【原植物】 1. 天竺桂 Cinnamomum japonicum Sieb. [C. pedunculatum Nees; C. chekiangense Nakai] 又名:山桂、月桂(《纲目》)。

常绿乔木,高达15 m。树皮灰褐色,平滑。叶近对生,在枝条上部者互生;叶柄长6～11 mm,无毛;叶片卵圆形或长圆状披针形,长7～10 cm,宽3～3.5 cm,先端锐尖或渐尖,基部宽楔形或楔形,全缘,上面绿色,光亮,下面灰绿色,离基三出脉,中脉和侧脉在叶两面凸起;革质。圆锥花序腋生,长3～10 cm,无毛;总花梗末端有3～5朵花,呈聚伞状排列;花被筒倒锥形,花被裂片6,卵圆形,先端锐尖,外面无毛,内面被柔毛;能育雄蕊9,内藏,花丝被柔毛,第一、第二轮雄蕊花药卵圆状椭圆形,

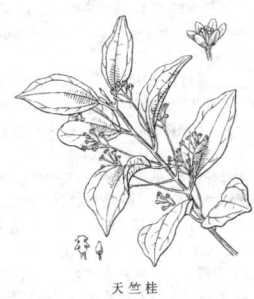

天竺桂

先端钝,4室,内向瓣裂,花丝无腺体;第三轮雄蕊花药external卵状椭圆形,外向瓣裂,花丝近中部有1对腺体,退化雄蕊3,位于最内一轮;子房卵球形,被细微毛,花柱稍长于子房,柱头盘状。果实长圆形,长约7 mm,直径约5 mm,无毛;果托浅杯状,顶端张开,全缘或具浅圆齿。花期4～5月,果期7～9月。

生于常绿阔叶林中。分布于江苏、浙江、安徽、福建、江西、台湾。

本植物的果实(桂子)亦供药用,另设专条。

2. 阴香 C. burmannii (C. G. et Th. Nees) Bl.

参见"阴香皮"条。

3. 川桂 C. wilsonii Gamble [C. wilsonii Gamble var. multiflorum Gamble]

常绿乔木,高达25 m。叶互生或近对生;叶柄长1～1.5 cm,无毛;叶片卵形或卵状长圆形,长8.5～18 cm,宽3.2～5.3 cm,先端渐尖,基部渐狭下延至叶柄,稀近圆形,边缘内卷,上面绿色,光亮,无毛,下面灰绿色,幼时被白色绢毛,离基三出脉,中脉和侧脉

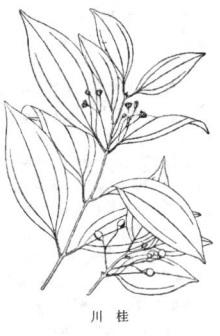

川桂

在叶两面凸起,横脉弧曲状,多数,较细;革质。圆锥花序腋生,长3～9 cm,少花,近总状或聚伞状排列,花两性,长约6.5 mm,白色;花梗长6～20 mm,被细微毛;花被筒状倒锥形,花被裂片卵形,先端锐尖,花被内外两面被绢状微柔毛;能育雄蕊9,花丝被柔毛,第一、二轮雄蕊花药卵状长圆形,4室,内向瓣裂,第三轮雄蕊花药长圆形,4室,外向瓣裂,中部有1对心形腺体;退化雄蕊3,箭头形,其柄被柔毛,位于最内一轮;子房卵球形,花柱长约3 mm,柱头头状状。果实卵球形;果托先端平截,边缘具短裂片。花期4～5月,果期6～9月。

生于山谷、山坡林中。分布于陕西秦岭以南、江西、中南、四川、贵州。

【采收加工】 冬季剥取树皮,阴干。

【药材】 天竺桂皮 Cinnamomi Japonici Cortex 主产于浙江、江苏、江西、安徽、福建、台湾;阴香皮 Cinnamomi burmannii Cortex 产于福建、广东、广西、云南等地;川桂皮 Cinnamomi wilsonii Cortex 主产于四川、广东、广西、湖南、湖北、江西及陕西南部。

性状 天竺桂皮 树皮为筒状或不整齐的块片,大小不等,一般长30～60 cm,厚2～4 mm。外皮灰褐色,密生不明显的小皮孔,并有灰白色花斑;内表面红棕色或灰红色,光滑,有不明显的细纵纹,指甲刻划显油痕。质硬而脆,易折断,断面不整齐。气清香而凉略似樟脑,味微甜辛。

阴香皮 参见"阴香皮"条。

川桂皮 不规则块片,厚1～3 mm。外皮褐色或棕褐色,粗糙,皮孔呈点状或椭圆形突起,或有灰棕色花斑;内表面灰棕色或棕色。质硬,断面浅棕色或棕色。香气弱,微有樟脑气,味辛凉、微辣。

鉴别 树皮横切面:天竺桂 皮层细胞稍小,排列不整齐,壁增厚,类方形,内含小方晶;中柱鞘部位石细胞2～10成群稀疏散在,不连成环,石细胞长圆形或类圆形,壁多数较薄,厚为6～8(～12)μm,韧皮部石细胞少,有分泌细胞及含棕色内含物细胞散在于皮层及小方晶及砂晶。

阴香 参见"阴香皮"条。

川桂 皮层细胞较小,方形或类三角形,排列整齐,壁增厚或内壁增厚,有红孔,含棕色内含物及草酸钙小方晶;有石细胞群散在,石细胞类圆形或椭圆形,壁厚6～10(～14)μm;中柱鞘部位石细胞少。韧皮部石细胞类圆形。射线细胞含草酸钙方晶。

【成分】 天竺桂树皮含挥发油:水芹烯(phellandrene)、丁香油酚(eugenol)、甲基丁香油酚(methyleugenol)等。

【药性】 辛、甘,温。归脾、胃、肝、肾经。

1.《开宝本草》:"味辛,温,无毒。"

2.《安徽中草药》:"性温,味辛、甘。"

【功用主治】 温中散寒,理气止痛。主治脘腹冷痛,呕吐泄泻,腰膝酸冷,寒疝腹痛,寒湿痹痛,瘀滞痛经,血痢,肠风,跌打肿痛,创伤出血等。

1.《开宝本草》:"主腹中诸冷,血气胀。功用似桂,皮薄不过烈。"

2.《海药本草》:"补暖腰脚,破产后恶血,治血痢肠风。功力与桂心同,方家少用。"

3.《福建中草药》:"温中散寒,理气止痛。治胃痛腹痛,寒痹,

跌打损伤，寒结肿痛。"

4.《中国药用植物图鉴》："树皮有时代桂皮作健胃、驱风药用。"

5.《安徽中草药》："温中散寒，活血止痛，祛风除湿。"

【用法用量】 内服：煎汤，6～12 g。外用：研末用水或酒调敷。

【选方】 1. 治胃病、腹痛 天竺桂干树皮 15～21 g。煎服。

2. 治跌打损伤 天竺桂干根皮。研末，调水或酒敷患处。(1、2方出自《福建中草药》)

【临床报道】 治疗小儿腹泻 观察组 360 例。对照组 240 例。方法：观察组选单味桂皮研为粉状，将脐孔先用生理盐水擦洗，然后将桂皮粉置于脐孔内稍加压，以填平为度，再用 4 cm×4 cm胶布或活血止膏覆盖固定，每日换1次。对照组用庆大霉素、利巴韦林、多酶片、复方苯乙哌啶，伴脱水者给补液治疗。治疗 4 日后判定疗效。结果：观察组治愈 356 例(其中 2 日内治愈 252 例)，未愈 4 例，治愈率98.89%。对照组治愈 88 例(其中 2 日内治愈 20 例)，未愈 152 例，治愈率为 36.67%。

3754 桂花 guì huā 《纲目拾遗》

【异名】 木犀花《墨庄漫录》。

【基原】 为木犀科木犀属植物木犀的花。

【原植物】 木犀 Osmanthus fragrans (Thunb.) Lour. [Olea fragrans Thunb.] 又名：九里香、岩桂《墨庄漫录》，桂《花镜》。

灌木，最高可达 18 m。树皮灰褐色。小枝黄褐色，无毛。叶对生，叶柄长 0.8～1.2 cm；叶片革质，椭圆形、长椭圆形或椭圆状披针形，长 7～14.5 cm，宽 2.6～4.5 cm，先端渐尖，基部渐狭呈楔形或宽楔形，全缘或通常上半部具细锯齿，腺点在两面连成小水泡状突起。聚伞花序簇生于叶腋，或近于帚状，每腋内有花多朵；苞片 2，宽卵形，质厚，具小尖头，基部合生；花梗细弱；花极芳香；花萼钟状，4 裂，裂片稍不整齐；花冠裂片 4，黄白色、淡黄色、黄色或橘红色，花冠管仅长 0.5～1 mm；雄蕊 2，着生于花冠管中部，花丝极短，药

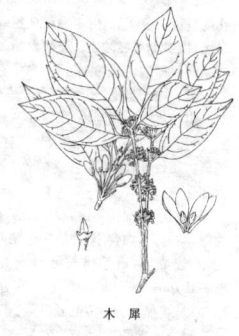

木 犀

隔在花药先端稍延伸呈不明显的小尖头；雌蕊长约 1.5 mm，花柱长约 0.5 mm。果歪斜，椭圆形，长 1～1.5 cm，呈紫黑色。花期 9～10 月，果期翌年 3 月。

全国各地多有栽培，原产我国西南部。

本植物的枝叶(桂花枝)、果实(桂花子)、根或根皮(桂花根)、花经蒸馏而得的液体(桂花露)亦供药用，另设专条。

【采收加工】 9～10 月开花时采收，拣去杂质，阴干，密闭贮藏。

【药材】 桂花 Osmanthi Fragrantis Flos 全国各地均产。

性状 花小，具短柄；花萼细小，浅 4 裂，膜质；花冠 4 裂，裂片矩圆形，多皱缩，长 3～4 mm，淡黄至黄棕色。气芳香，味淡。

【成分】 含挥发性成分：β-顺式和反式罗勒烯(β-cis and trans-ocimene)，3，6，6-三甲基-2-降蒈烯(3, 6, 6-trimethyl-2-nor-pinene)，α 和β-紫罗兰酮(α and β-ionone)，顺式和反式芳樟醇氧化物(cis and trans linalooloxide)，芳樟醇(linalool)，金合欢醇(farne-sol)，丁香油酚(eugenol)，β-蒎烯(β-pinene)，3-侧柏烯(3-thujene)，α-甲基呋喃(α-methylfuran)，

【药性】 辛，温。归肺、脾、肾。

1.《纲目》："辛，温，无毒。"

2.《本草汇言》："味辛、甘、苦，气温。"

3.《药性考》："热，性涩，味辛。"

【功用主治】 温肺化饮，散寒止痛。主治痰饮咳喘，脘腹冷痛，肠风血痢，经闭痛经，疝瘕腹痛，牙痛，口臭。

1.《纲目》："同麻油熬熟，润发及作面脂。"

2.《本草汇言》："散阳气，消瘀血，止肠风血痢。凡患阴寒冷气、瘕疝奔豚，腹内一切冷病，蒸热布裹熨之。"

3. 柴裔《食鉴本草》："益阳消阴，平肝补肾。"

4.《药性考》："窨茶造酱，调食芬馨，开胃生津。"

5.《国药的药理学》："除口臭及视物不明。"

6.《安徽中草药》："散寒破结，温肺止咳。主治胃寒腹痛，瘰疬。"

7.《浙江药用植物志》："治痰饮喘咳，经闭腹痛。"

【用法用量】 内服：煎汤，3～9 g；或泡茶。外用：煎汤含漱或蒸热外熨。

【选方】 1. 生津，辟臭，化痰，治风虫牙痛 木犀花、百药煎、孩儿茶。作膏饼噙。《纲目》

2. 治口臭 桂花 6 g，蒸馏水 500 ml。浸泡一昼夜，漱口用。《青岛中草药手册》

3. 治胃寒腹痛 桂花、高良姜各 4.5 g，小茴香 3 g。煎服。《安徽中草药》

3755 桂枝 guì zhī 《新修本草》

【异名】 柳桂《重广补注神农本草并图经》。

【基原】 为樟科樟属植物肉桂的嫩枝。

【原植物】 参见"肉桂"条。

【采收加工】 肉桂定植 2 年后，采折嫩枝，去叶，晒干；或取肉桂树砍伐后将多余的萌蘖枝从地面处剪断或取修枝、间伐的枝条，晒干。

【药材】 桂枝 Cinnamomi Ramulus 主产于广西、广东、福建。

性状 枝长圆柱形，多分枝，长 30～75 cm，粗端直径 约 3～1 cm。表面棕色或红棕色，有纵棱线、细皱纹及小疙瘩状的叶痕、枝痕和芽痕，皮孔点状或点状椭圆形。质硬而脆，易折断，断面皮部红棕色，可见一淡黄色石细胞环带，木部黄白色至浅黄棕色，髓部略呈方形。有特异香气，味甜、微辛，皮部味较浓。

鉴别 (1) 枝横切面：表皮细胞 1 列，嫩枝可见单列细胞非腺毛。木栓细胞 3～5 列，最内 1 列细胞外壁增厚。皮层有油细胞、黏液细胞及石细胞散在。中柱鞘部位石细胞群断续排列成环，并伴有纤维束。韧皮部有油细胞、黏液细胞及纤维散在，形成层明显。木质部射线宽 1～2 列细胞，含有棕色物质及细小草酸钙针晶。髓部细胞壁略厚，有的含有淀粉粒。

(2) 薄层色谱：取本品粉末 0.5 g，加乙醇 10 ml，密塞，浸泡 20 分钟，时时振摇，滤过，滤液作为供试品溶液。另取桂皮醛对照品，加乙醇制成每1ml 含 1 μl 的溶液，作为对照品溶液。吸取供试品溶液 10～15 μl，对照品溶液 2 μl，分别点于同一硅胶 G 薄层板上，以石油醚(60～90 ℃)-醋酸乙酯(17：3)为展开剂，展开，取出，晾干，喷以二硝基苯肼乙醇试液。供试品色谱中，在与对照品色谱相应的位置上，显相同的橙红色斑点。

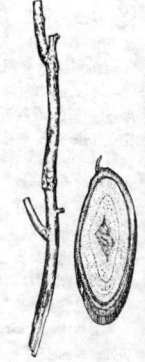

桂枝外形图及饮片

品质标志 《中华人民共和国药典》2010 年版规定：照醇溶性

浸出物测定法项下的热浸法测定，用乙醇作溶剂，不得少于6.0%；照高效液相色谱法测定，本品含桂皮醛(C_9H_8O)不得少于1.0%。

【成分】 含挥发油：桂皮醛(cinnamaldehyde)，苯甲酸苄酯(benzylbenzoate)，乙酸肉桂酯(cinnamylacetate)，β-荜澄茄烯(β-cadinene)，菖蒲烯(calamenene)，香豆素(coumarin)；桂皮酸(cinnamic acid)，2-甲氧基桂皮酸(2-methoxy cinnamic acid)，1，4-二苯基-丁二酮(1，4-diphenyl-butane-dione)，丁香醛(syringaldehyde)。甾体类：β-谷甾醇(β-sitosterol)，5α，8α-过氧化麦角甾醇(ergosterol-5α，8α-peroxide)，6β-羟基-4-烯-3-豆甾酮(stigmast-4-en-6β-ol-3-one)。又含原儿茶酸(protocatechuric acid)，胡萝卜苷(β-daucosterol)。

【药理】 1. 抗菌、抗病毒作用 体外实验证明，桂枝醇提物对金黄色葡萄球菌、肺炎球菌、大肠杆菌、变形杆菌、痢疾杆菌及伤寒杆菌等均有一定抑制作用；桂枝水煎液对流感病毒亚甲京科68-1株和孤儿病毒($ECHO_{11}$)均有抑制作用。

2. 解热、镇痛作用 桂枝水煎剂和桂皮醛能使伤寒、副伤寒菌苗所致发热家兔体温下降，并能使正常小鼠的体温降低。其解热和降温作用可能与其扩张外周血管，促进发汗、散热有关。

3. 镇静、抗惊厥作用 桂皮醛能使小鼠自主活动减少，巴比妥类催眠药的睡眠作用增强，并能对抗苯丙胺所致中枢兴奋以及延长士的宁所致惊厥的死亡时间和抑制小鼠听源性惊厥。

4. 抗炎作用 桂枝对角叉菜胶所致大鼠足跖肿有明显的抑制作用，且对佐剂性关节炎有一定的预防作用。

5. 对血管、血液的作用 桂枝注射液腹腔注射，每日1次，每次10 ml(含生药20 g)，连续5日，能对抗兔实验性肢体痹证模型的皮肤、肌肉、神经和血液流变学的病理改变。桂枝能解除毛细血管的收缩，降低血浆纤维蛋白原含量，降低血浆黏度，有助于血细胞表面电荷的充分暴露和变形活动，从而使全血黏度降低，并能解除红细胞和血小板聚集，改善组织血液循环，消除肌浆网和许旺细胞内质网的水肿，使病变组织逆转修复。桂枝水煎剂20 g/kg腹腔注射能使小鼠心肌营养性血流量增加。

6. 其他作用 桂枝能抑制IgE抗体所引起的肥大细胞脱颗粒释放介质，有抗过敏作用。桂皮醛在体外对血小板聚集有抑制作用并有抗凝血酶作用。

毒性 桂枝水煎液于白天小鼠灌服的LD_{50}为624.7 mg/kg，夜间灌服的LD_{50}为773.6 mg/kg。可见，桂枝对实验小鼠的毒性作用有明显的昼夜差异，白天的毒性和致死作用较夜间明显增强。

【炮制】 1. 桂枝 取原药材，除去杂质及残叶，粗细分开稍浸，洗净，淋润，切薄片，晾干或低温干燥。

2. 桂枝木 取10 mm以上的粗枝，削去皮，取木切薄片。

3. 桂枝尖 取泡好桂枝的梢部，切小段。

4. 炒桂枝 取净桂枝片或段，置锅内，用文火加热，炒至微显焦斑，取出放凉。

5. 蜜桂枝 取净桂枝或段加入炼蜜及清水少许拌匀，稍闷，置锅内，用文火加热，炒至老黄色不粘手，取出放凉，晾干。每净桂枝100 kg，用炼蜜12 kg。

饮片性状 桂枝参见"药材"项。桂枝木呈类圆形的薄片，气微香特异，味微辛。桂枝尖形同桂枝而细，呈不规则的小段。炒桂枝形同桂枝，黄棕色，偶有焦斑。蜜桂枝形同桂枝，黄棕色，略有黏性，味微甜。

贮干燥容器内，密闭置阴凉干燥处，防潮。

【药性】 辛、甘，温。归膀胱、心、肺经。

1.《本经》："味辛，温。"

2.《药性论》："味甘、辛。"

3.《医学启源》："《主治秘要》云：气味俱薄，体轻而上行，浮而升，阳也。"

4.《雷公炮制药性解》："入肺经。"

5.《药品化义》："入肝、肾、膀胱经。"

6.《本草求真》："入肌表，兼入心、肝。"

【功用主治】 散寒解表，温经，通阳。主治风寒表证，寒湿痹痛，四肢厥冷，经闭痛经，癥瘕结块，胸痹，心悸，痰饮，小便不利。

1.《本经》："主上气咳逆结气，喉痹吐吸，利关节。"

2.《别录》："(主)心痛，胁风，胁痛，温筋通脉，止烦，出汗。""主温中，利肝肺气，心腹寒热，冷疾，霍乱转筋，头痛，腰痛，出汗，止烦，止唾，咳嗽，鼻齆。"

3.《药性论》："能去冷风疼痛。"

4. 成无己："泄奔豚，和肌表，散下焦蓄血，利肺气。"(引自《纲目》)

5.《医学启源》："其用有四：治伤风头痛，一也；开腠理，二也；解表，三也；去皮风湿，四也。"

6.《宝庆本草折衷》："治伤寒表虚，取其轻而能发散，亦宜入治上焦药。"

7.《汤液本草》："轻薄者，宜入治眼目发散药。"

8.《药品化义》："专行上部肩臂，能领药至痛处，以除肢节间痰凝血滞。"

9.《本草备要》："温经通脉，发汗解肌。"

10.《医林纂要》："补肝泻肺，行阳气于四表，燮调荣卫，化汗液，去邪闭，外彻腠理，祛四肢及胁下风湿。"

【用法用量】 内服：煎汤，1.5～6 g，大剂量，可用至15～30 g；或入丸、散。

【宜忌】 热病高热，阴虚火旺，血热妄行者禁服。

1.《本草从新》："阴虚之人，一切血证，不可误投。"

2.《得配本草》："阴虚血乏，素有血证，外无寒邪，阳气内盛，四者禁用。"

3.《药义明辨》："助热伤阴，最易堕胎、动血，须防慎之。"

4.《药笼小品》："阳盛之人或挟暑热，下咽生灾。"

5.《药性集要便读》："舌绛、神昏、发斑、鼻衄、血热症皆忌用。"

【选方】 1. 治太阳中风，阳浮而阴弱，阳浮者，热自发，阴弱者，汗自出，啬啬恶寒，淅淅恶风，翕翕发热，鼻鸣干呕 桂枝三两(去皮)，芍药三两，甘草二两(炙)，生姜三两(切)，大枣十二枚(擘)。上五味，细切三味，以水七升，微火煮取三升。去滓。适寒温，服一升，服已须臾，啜热稀粥一升余，以助药力，温覆令一时许，遍身漐漐微似有汗者益佳。(《伤寒论》桂枝汤)

2. 治伤寒八九日，风湿相搏，身体疼烦，不能自转侧，不呕不渴，脉浮虚而涩 桂枝四两(去皮)，附子三枚(炮，去皮，破)，生姜三两(切)，大枣十二枚(擘)，甘草二两(炙)。上五味，以水六升，煮取二升。去滓。分温三服。(《伤寒论》桂枝附子汤)

3. 治血痹，阴阳俱微，寸口关上微，尺中小紧，外证身体不仁，如风痹状 黄芪三两，芍药三两，桂枝三两，生姜六两，大枣十二枚。上五味，以水六升，煮取二升。温服七合，日三服。(《金匮要略》黄芪桂枝五物汤)

4. 治胸痹，心中痞气，气结在胸，胸满，胁下逆抢心 枳实四枚，厚朴四两，薤白半斤，桂枝一两，栝楼实一枚(捣)。上五味，以水五升，先煎枳实、厚朴，取二升，去滓，内诸药，煮数沸。分温三服。(《金匮要略》枳实薤白桂枝汤)

5. 治发汗过多，其人叉手自冒心，心下悸欲得按 桂枝四两(去皮)，甘草二两(炙)。以水三升，煮取一升。去滓。顿服。(《伤寒论》桂枝甘草汤)

6. 治心中痞，诸逆，心悬痛 桂枝、生姜各三两，枳实五枚。上三味，以水六升，煮取三升，分温三服。(《金匮要略》桂枝生姜枳实汤)

7. 治妇人宿有癥病，经断未及三月，而得漏下不止，胎动在脐上者，为癥痼害。所以血不止者，其癥不去故也 桂枝、茯苓、牡丹

(去心)、芍药、桃仁(去皮尖,熬)各等分。上五味,末之,炼蜜和丸,如兔屎大,每日食前服一丸;不知,加至三丸。(《金匮要略》桂枝茯苓丸)

8. 治心下有痰饮,胸胁支满　茯苓四两,桂枝三两(去皮),白术二两,甘草二两(炙)。上四味,以水六升,煮取三升。去滓。分温三服。(《伤寒论》茯苓桂枝白术甘草汤)

9. 治伤寒,阳脉涩,阴脉弦,法当腹中急痛　桂枝三两(去皮),甘草二两,大枣十二枚(擘),芍药六两,生姜三两(切),胶饴一升。上六味,以水七升,煮取三升,去滓,内饴,更上微火消解。温服一升,日三服。(《伤寒论》小建中汤)

10. 治妇人有孕,伤寒脉浮,头重,腹中切痛　桂枝、芍药、当归各一两。上锉细,每服一两,水煎服。(《济阴纲目》桂枝芍药当归汤)

【临床报道】 治疗小儿多动症　用桂枝 6 g,白芍 15 g,炙草 4 g,生姜 4 片,大枣 4 枚(此为 5 岁左右小儿的剂量)。水煎服,每日 1 剂,7 日为 1 个疗程。根据年龄酌情加减。共观察 30 例,结果:痊愈 8 例,显效 17 例,改善 3 例,无效 2 例,总有效率为 93.3%。病程在 2 个月以内的 6 例均获痊愈,病程在半年以内者共 11 例,其中痊愈 2 例,显效 9 例。无效病例均为病程在 3 年以上者。

【各家论述】 1.《用药心法》:"桂枝气味俱轻,故能上行发散于表。"

2. 王好古:"或问《本草》言桂能止烦出汗,而张仲景治伤寒有'当发汗',凡数处皆用桂枝汤。又云无汗不得服桂枝,汗家不当重发汗,若用桂枝是重发其汗,汗多者用桂枝甘草汤,此又用桂枝闭汗也。一药二用,与《本草》之义相通与否?曰:《本草》言桂辛甘大热,能宣导百药,通血脉,止烦出汗,是调其血而汗自出也,仲景云太阳中风阴弱者,汗自出,卫实营虚,故发热汗出。又云太阳病发热汗出者,此为营弱卫强,阴虚阳必凑之,故皆用桂枝发其汗,此乃调其营气,则卫气自和,风邪无所容,遂自汗而解,非桂枝能开腠理、发出其汗也;汗多用桂枝者,以之调和营卫,则邪从汗出,而汗自止,非桂枝能闭汗孔也。昧者不知出汗、闭汗之意,遇伤寒无汗者亦用桂枝,误之甚矣。桂枝汤下'发'汗字,当认作'出'字,汗自然发出,非若麻黄能开腠理,发出其汗也。其治虚汗,亦当逆察其意可也。"(引自《纲目》)

3.《本草衍义补遗》:"仲景治表用桂枝,非表有虚以桂补之;卫有风邪,故病自汗,以桂枝发其邪,卫和则表密,汗自止,非桂枝能收汗而治之。"

4.《纲目》:"麻黄遍彻皮毛,故专于发汗而散寒邪,肺主皮毛,辛走肺也。桂枝透达营卫,故能解肌而风邪去,脾主营,肺主卫,甘走脾,辛走肺也。"

5.《本草汇言》:"桂枝散风寒,逐表邪,发邪汗,止咳嗽,去肢节间风痛之药也。气味虽不离乎辛热,但体属枝条,仅可发散皮毛肌腠之间,游行臂膝肢节之处。"

6.《本草述》:"桂枝与薄桂,虽皆属细枝条,但薄桂尤其皮之薄者,故和营卫之力似不及枝也。又肉桂治奔豚,而桂枝亦用之者,以奔豚属肾气,肾气出之膀胱,桂枝入足太阳故也。""世医不悟桂枝实表之精义,似以此味能补卫而密腠理,若然,何以不用参、芪耶?盖四时之风,因于四时之气,冬月寒风伤卫,卫为寒风所并,则不为营气之并而与之和,故汗出也,唯桂枝辛甘,能散肌表寒风,又通血脉,故合于白芍,由卫之固以达营,使其相和而肌解汗止也。"

7.《长沙药解》:"桂枝入肝家而行血分,走经络而达荣郁,善解风邪,最调木气,升清阳脱陷,降浊阴冲逆,舒筋脉之急挛,利关节之壅阻,入肝胆而散遏抑,极止痛楚,通经络而开痹涩,甚去湿寒,能止奔豚,更安惊悸。大抵杂证百出,非缘肺胃之逆,则因肝脾之陷,桂枝既宜于逆,又宜于陷,左之右之,无不宜之。"

8.《药物学纲要》:"桂枝轻用三、五分至七、八分,重用一钱至钱半,若营血素虚,而卫阳亦微,外有凛寒,则用一、二分与白芍合炒,其舌滑无苔者,且必桂、芍同炒,而拣去桂枝不用,仅取其气,不食其味,此虽吴下近时新法,而不可谓其无深意者也。桂枝即肉桂之枝,柔嫩细条,芬芳馥郁,轻扬升散,味辛气温。祛营卫之风寒,主太阳中风而头痛。立中州之阳气,疗脾胃虚馁而腹疼。宣通经络,上达肩臂。温辛胜水,则抑降肾气,下定奔豚,开肾家之痹着,若是阳微溲短,斯为通溺良材。惟在燥咳气升,妄用即教血溢,抑或阴亏液耗,误投必致病加。其效在皮,而仲景书反去其皮,可悟传抄之谬,无皮为木,而晚近来或用其木,毋乃嗜好之偏。"

9.《本经疏证》:"凡药须究其体用;桂枝能利关节,温经通脉,此其体也;《素问·阴阳应象大论》曰:味厚则泄,气厚则发热。辛以散结,甘可补虚。故能调和腠理,下气散逆,止痛除烦,此其用也。""盖其用之道有六:曰和营,曰通阳,曰利水,曰下气,曰行瘀,曰补中。其功之最大,施之最广,无如桂枝汤,则和营其首功也。"

3756 桂木干 guì mù gān (《广东中药》)

【异名】 狗果(《岭南采药录》)。

【基原】 为桑科桂木属植物白桂木和桂木的果实。

【原植物】 1. 白桂木 *Artocarpus pargyreus* ance　又名:胭脂木、红桂木(《海南植物志》),将军树(《广东植物志》)。

乔木,高达 10 m,全株有乳汁。树皮暗紫色,成薄片剥落;小枝被略紧贴的柔毛。单叶互生,2 列;叶柄长 1～2.2 cm,有短毛;托叶线形或狭三角形,长约 2 mm,被毛,脱落后有瘢痕;叶片椭圆形或倒卵状长圆形,长 7～22 cm,宽3～8.5 cm,先端渐尖或短渐尖,基部楔形,全缘,嫩叶常为羽状浅裂,上面无毛有光泽,下面密被灰白色短绒毛;侧脉7～9 对,与细脉交织成网脉在背面突起。花单性,雌雄同株;雄花序单个腋生,倒卵形或棒状形,总花梗长 1～2 cm,被浅灰色短柔毛;雄花有花被片 4,分离,线形或匙形,密被微柔毛;雄蕊 1,花丝长椭圆形,花药椭圆形。聚合果近球形,直径 3～4 cm,黄色,干时褐色,被短毛,表面有不明显、宿存的乳状突起,萼片近轴部分分离,结果时约 12 枚;果柄长 3.5～6.5 cm,被短柔毛。花期春末夏初,果期秋季。

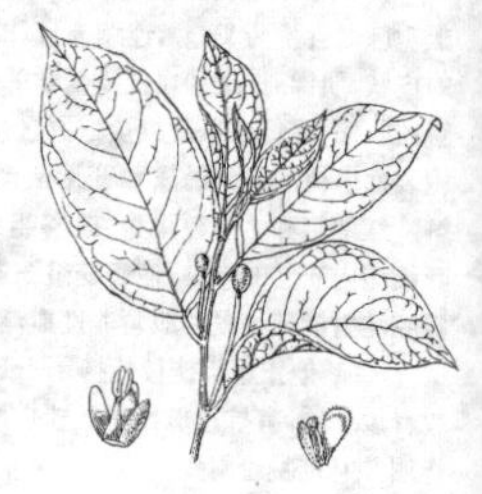

白 桂 木

生于低海拔的温暖山区、路旁、林缘或疏林中。分布于广东、广西、云南等地。

2. 桂木 *A. nitidus* Trec. subsp. *lingnanensis* (Merr.) Jarr. [*A. lingnanensis* Merr.]　又名:白桂木、大叶胭脂(《中国高等植物图鉴》),红桂木。

桂木与白桂木的区别在于:叶片椭圆形或卵状长椭圆形,先端钝或短渐尖。聚合果直径达 5 cm,鲜时红色,干后褐色,被绒毛;种子10～15 颗。

生于低海拔的山地、林缘,多栽培。分布于广东、广西、海南、云南等地。

上述植物的根(桂木根、白桂木根)亦供药用,另设专条。

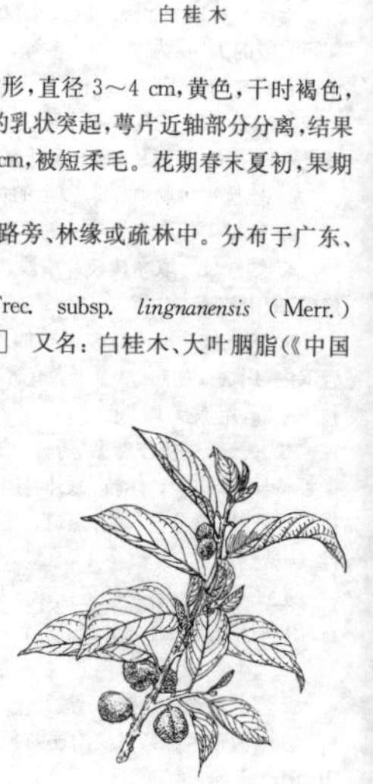

桂　木

【采收加工】 7～10月摘取成熟果实,切片,晒干。

【药材】 桂木干 *Artocarpi Fructus* 主产于广东。

性状 白桂木 肉质聚花果呈类球形,外表面灰绿色至茶褐色,常被锈色纹毛。已切成片块者直径约1.5 cm,边缘皱缩不平,切面肉质肥厚,黄白色或淡棕色。内有众多细小瘦果,瘦果心形或卵形,黄色,藏于肉质体内。气微,味酸,微甜。

桂木 聚花果较大,直径2～4 cm,厚约5 mm。

【药性】 甘、酸,平。归肺、胃、肝经。

1. 广州部队《常用中草药手册》:"酸,平。"

2.《全国中草药汇编》:"甘、酸,平。"

【功用主治】 生津止血,健胃化痰。主治热渴,咳血,吐血,衄血,食欲不振。

1.《岭南采药录》:"敛气,止咳血,助消化。"

2.《广东中药》Ⅱ:"止咳除痰。"

3. 广州部队《常用中草药手册》:"清热开胃,收敛止血。治肺热咳血,吐血,衄血,喉痛,胃酸缺乏,食欲不振。"

4.《全国中草药汇编》:"治肺结核咳血,支气管炎。"

【用法用量】 内服:煎汤,15～30 g。

3757 桂木根 guì mù gēn 《广西本草选编》

【基原】 为桑科桂木属植物桂木的根。

【原植物】 参见"桂木干"条。

【采收加工】 9月至翌年5月采挖,切片,晒干。

【药性】 辛,微温。归肝经。

【功用主治】 健脾行气,活血祛风。主治胃炎,食欲不振,风湿痹痛,跌打损伤。

【用法用量】 内服:煎汤,15～30 g;或浸酒。外用:浸酒搽。

3758 桂花子 guì huā zǐ 《江苏药材志》

【异名】 桂花树子、四季桂子(《江苏药材志》)。

【基原】 为木犀科木犀属植物木犀的果实。

【原植物】 参见"桂花"条。

【采收加工】 4～5月果实成熟时采收,用温水浸泡后,晒干。

【药材】 桂花子 *Osmanthi Fragrantis Fructus* 全国各地均产。

性状 果实黑色或紫黑色,长卵形,长1.5～2 cm,直径0.7～0.9 cm。果核紫红色,具有突起的棱线6～8条,胞间开裂,内含种子1颗。圆锥形,长1.2～1.3 cm,直径约0.5 cm,种皮黄色,种仁类白色,油质性。

【药性】《江苏药材志》:"甘、辛,温。"

【功用主治】 温中,行气,止痛。主治胃寒疼痛,肝胃气痛。

1.《植物名实图考长编》:"治心痛。"

2.《江苏药材志》:"暖胃,平肝,益肾,散寒,止哕。民间用作止痛剂,治肝胃气痛。"

3.《安徽中草药》:"行气散结。"

【用法用量】 内服:煎汤,5～10 g。

【选方】 1. 治胃寒疼痛 桂花子、砂仁各6 g,香附、高良姜各9 g。水煎服,日1剂。(江西《草药手册》)

2. 治肝胃气痛 桂花子、陈皮各6 g,香附、乌药各9 g。煎服。(《安徽中草药》)

3759 桂花枝 guì huā zhī 《生草药性备要》

【异名】 土桂枝(《生草药性备要》)。

【基原】 为木犀科木犀属植物木犀的枝叶。

【原植物】 参见"桂花"条。

【采收加工】 全年均可采收,鲜用或晒干。

【药性】《生草药性备要》:"味辛,性温。"

【功用主治】 发表散寒,祛风止痒。主治风寒感冒,皮肤瘙痒,漆疮。

1.《生草药性备要》:"祛风发散除热。"

2.《湖南药物志》:"治漆疮。"

【用法用量】 内服:煎汤,5～10 g。外用:煎水洗。

【选方】 治漆疮 每日用鲜桂花树叶500～1 000 g,加水2 000 ml,煎至黑色。用纱布蘸水,趁热烫洗患处(不要烫伤皮肤),原汤加热再洗,每日3～4次。〔《新中医》1983,(1):23〕

3760 桂花根 guì huā gēn 《分类草药性》

【异名】 桂树根、桂根(《纲目拾遗》),白桂花树根(《浙江药用植物志》)。

【基原】 为木犀科木犀属植物木犀的根或根皮。

【原植物】 参见"桂花"条。

【采收加工】 8～10月采挖老树的根或剥取根皮,切片,晒干。

【药性】 辛、甘,温。

1.《四川中药志》1960年版:"性平,味甘、微涩,无毒。"

2.《重庆草药》:"味辛,性温。"

【功用主治】 祛风除湿,散寒止痛。主治风湿痹痛,肢体麻木,胃脘冷痛,肾虚牙痛。

1.《纲目拾遗》:"贴牙痛,取桂树根上皮用。"

2.《分类草药性》:"治筋骨疼痛,气痛,散郁。"

3.《四川中药志》1960年版:"治风湿麻木及肾虚牙痛等症。"

4.《福建药物志》:"健脾益肾,舒筋活络。根治胃下垂,胃十二指肠溃疡,遗精;根二层皮治腰扭伤,失音。"

【用法用量】 内服:煎汤,15～30 g;炖肉或泡酒。外用:煎水洗或熬膏贴。

【选方】 1. 治风湿麻木及腰痛 桂花根粗皮500 g,麻油250 g,炒黄丹250 g。熬膏(黄丹要去渣后才下),取出冷后,贮入瓷罐中。用时火烛化,摊贴。(《四川中药志》1960年版)

2. 治脘腹冷痛 桂花根、吴莫各3 g,香通6 g,苦荞头15 g。水煎服。

3. 治肠风下血 桂花根、仙鹤草、槐花各9 g,香椿皮12 g。水煎服。

4. 治牙痛 桂花根9 g,细辛3 g,野菊花、地骨皮各15 g。水煎服。(2～4方均出自《四川中药志》1982年版)

5. 治瘤症 白桂花树根60 g。浓煎后去渣,放入瘦猪肉120 g(再煎至肉熟),加盐适量服用。2日1次,14日为1个疗程。(《浙江药用植物志》)

3761 桂花露 guì huā lù 《纲目拾遗》

【基原】 为木犀科木犀属植物木犀的花经蒸馏而得的液体。

【原植物】 参见"桂花"条。

【采收加工】 花采收后,阴干,经蒸馏而得。

【药性】 微辛、微苦,温。

【功用主治】 疏肝理气,醒脾辟秽,明目润喉。主治肝气郁结,胸肋不舒,龈肿牙痛,咽干口燥,口臭。

1.《金氏药帖》:"专治龈胀牙痛,口爆咽干。"

2.《纲目拾遗》:"明目疏肝,止口臭。"

3.《中国医学大辞典》:"醒脾、理气,宽胸,平肝,化痰。"

4.《江苏省植物药志》:"矫味,清心,润喉。"

【用法用量】 内服:炖温,30～60 g。

3762 桂皮紫萁 guì pí zǐ qí 《长白山植物药志》

【异名】 紫萁(《吉林中草药》)。

【基原】 为紫萁科紫萁属植物分株紫萁的根茎。

【原植物】 分株紫萁 *Osmunda cinnamomea* L. 〔*O. cinnamomea* L. var. *asiatica* Fernald；*O. cinnamomea* L. var. *fokiensis* Copel.〕

陆生蕨类，植株高 50～100 cm。根茎粗短或具粗肥圆柱形的主轴。叶丛生，二型：营养叶柄禾秆色，干后淡棕色，长 20～40 cm；叶片二回羽状深裂，长圆形或狭椭圆形，长 35～60 cm，宽 12～24 cm；羽片 12～20 对，近对生，无柄，基部有关节；线状披针形或披针形，长 8～12 cm，宽 1.5～2.4 cm；裂片 12～14 对，长圆形，长约 1 cm，宽 4～6 mm，全缘，纸质，幼时有淡棕色绒毛；中脉明显，侧脉二叉分枝；孢子叶柄长 24～40 cm，叶片二回羽状，长 20～40 cm，宽 3～4 cm；羽片 12～14 对，紧缩成线形，背面密被棕色的孢子囊。

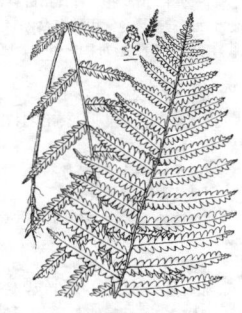

分株紫萁

生于沼泽地或潮湿山谷。分布于西南及吉林、黑龙江、安徽、福建、江西、台湾等地。

【采收加工】 春、秋季采收，除去须根及叶柄，晒干。

【性味】 苦，微寒。

1.《长白山植物药志》：“苦、涩、微寒。”

2.《中国药用孢子植物》：“微苦，凉。”“苦，寒，有小毒。”

【功用主治】 清热解毒，驱虫，利尿。主治痄腮、流感、痢疾、鼻衄、崩漏、外伤出血、钩虫病、蛲虫病、小便不利。

1.《吉林中草药》：“利尿，镇痛。治小便不利、小腹疼痛。”

2.《长白山植物药志》：“清热解毒，利尿镇痛，止血杀虫。主治痄腮、鼻衄、便血，崩漏下血，外伤出血，腮腺炎，麻疹、水痘，疹出不快，绦虫，钩虫，蛲虫，小便不利，小腹疼痛。”

3.《中国药用孢子植物》：“用于流感、气管炎、痢疾、功能性子宫出血与小便不利。”

【用法用量】 内服：煎汤，10～30 g；或炒炭研末，每次 3 g，每日 2～3 次。外用：研末调涂。

【选方】 1. 治流感 分株紫萁 30 g，大青叶 15 g。煎服。

2. 治痢疾 分株紫萁 30 g，地锦草 15 g。煎服。

3. 治功能性子宫出血 分株紫萁 30 g，乌贼骨 12 g。研末，每服 3 g，每日 3 次。（1～3 方出自《中国药用孢子植物》）

4. 治绦虫、钩虫、蛲虫病 紫萁 10 g，乌梅 6 g，大黄 3 g。水煎服。《长白山植物药志》

3763 桂竹糖芥 guì zhú táng jiè
《东北药用植物志》

【异名】 糖芥、打水水花、金盏盏花《内蒙古中草药》、苦堇芥《全国中草药汇编》、野菜子（陕西）。

【基原】 为十字花科糖芥属植物小花糖芥的全草和种子。

【原植物】 小花糖芥 *Erysimum cheiranthoides* L. 又名：浅波缘糖芥《全国中草药汇编》。

一年生草本，高 15～50 cm。茎直立，分枝或不分枝，有棱角，具 2 叉毛。基生叶莲座状，无柄，叶柄或叶片长 1～4 cm，宽 1～4 mm，有 2～3 叉毛；茎生叶披针形或线形，叶片长 2～6 cm，宽 3～9 mm；先端急尖，基部楔形，边缘具深波状疏齿或近全缘，两面具 3 叉毛。总状花序顶生，果期长达 17 cm；萼片 4，长圆形或线形；花瓣 4，浅黄色，长圆形，先端圆形或截形，下部具爪；雄蕊 6；雌蕊 1，子房有多数胚珠，花柱长约 1 mm，柱头头状，稍 2 裂。长角果圆柱形，长 2～4 cm，侧向，稍有棱，果瓣有 1 条不明显的中脉。种子每

室 1 行，卵形，淡褐色。花期 5 月，果期 6 月。

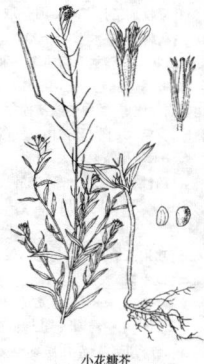

小花糖芥

生于海拔 500～2 000 m 的山坡、山谷、路旁及村旁荒地。分布于华北、东北、西北及江苏、安徽、山东、河南、湖北、湖南、四川、云南等地。

【采收加工】 4～5 月花盛期，割取全草，晒干；或于果实近成熟时，割下全草，晒干，将种子打落，簸去杂质，取净种子入药。

【药材】 桂竹糖芥 *Erysimi Cheiranthoidis Herba* 产于山东、河北、内蒙古等地。

性状 茎圆柱形，长 10～45 cm，黄绿色，有纵棱和贴生的毛茸。基生叶莲座状，条形羽状分裂，无叶柄；茎生叶披针形或条形，全缘或具波状齿，两面有毛茸。长角果微扁，四角形或近圆柱形，长 2～2.5 cm。种子椭圆形，略具三棱，长约 0.8 mm，宽约 0.4 mm，顶端圆或平截，基部略尖或微凹，有白色短小的种柄；表面黄褐色，具微细的网状瘤点样纹理及 2 条纵列浅槽；种皮薄，无胚乳，胚根背倚，子叶 2 片折叠。气微，味苦。

【成分】 全草含强心苷类：葡萄糖糖芥苷(erysimoside)，黄麻苷(corchoroside) A，木糖糖芥苷 (erychroside)，木糖糖芥醇苷 (erychrozol)。

种子含强心苷类：K-毒毛旋花子次苷-β(strophanthin)，cheiranthosides Ⅰ、Ⅱ、Ⅲ，cheiranthoside E[结构为：毒毛旋花苷元 3-O-β-D-吡喃葡萄糖-(1→4)-α-L-吡喃鼠李糖-(1→4)-β-D-3-O-乙酰基-吡喃毛地黄毒糖苷〔strophanthin 3-O-β-D-glucopyranosyl-(1→4)-α-L-rhamnopy ranosyl-(1→4)-β-D-3-O-acetyl-digitoxopyranoside〕]，cheiranthoside Ⅰ〔结构为：毒毛旋花苷元 3-O-α-L-吡喃鼠李糖-(1→4)-β-D-3-O-乙酰基-吡喃毛地黄毒糖苷〔strophanthidin 3-O-α-L-rhamnopyranosyl-(1→4)-β-D-3-O-acetyl-digitoxopyranoside〕]，洋地黄毒苷元 3-O-β-D-葡萄糖苷(digitoxigenin 3-O-β-D-glucoside)，glucodigigulomethyloside，洋地黄毒苷元葡萄糖岩藻糖苷 (glucodigifucoside)，桂竹香毒苷 (cheirotoxin)，糖芥苷 (erysimin)，黄麻苷 A，葡萄糖糖芥苷，葡萄糖糖芥苷元，黄白糖芥醇苷 (helveticosol)，葡萄糖糖芥苷醇(erysimosol)，木糖糖芥醇苷，糖芥卡诺醇苷(erycordin)，去葡萄糖糖芥卡诺醇苷(desglucoerycordin)，毒毛旋花子苷元(strophanthidin)。黄酮类：槲皮素-3-O-芸香糖苷(quercetin-3-O-rutinoside)，槲皮素-3-O-α-L-吡喃阿拉伯糖(quercetin-3-O-α-L-arabinopyranoside)，异鼠李黄素 3-O-α-L-吡喃阿拉伯糖(isorhamnetin-3-O-α-L-arabinopyranoside)。脂肪酸：肉豆蔻酸(myristic acid)，棕榈油酸(palmitoleic acid)，棕榈酸(palmitic acid)，硬脂酸(stearic acid)，油酸(oleic acid)，亚油酸(linoleic acid)，亚麻酸(linolenic acid)，二十碳烯酸(eicosenoic acid)，二十碳二烯酸(eicosadienoic acid)，芥酸(erucic acid)，二十二碳二烯酸(docosadienoic acid)。此外还含有腐败菌素(destruxin)B。

【药理】 对心脏的作用 从本品提出的糖芥总苷曾发现具有毒毛花苷样正性肌力作用，速效，蓄积性小。糖芥总苷小鼠腹腔注射 0.25～0.62 mg/kg 可使心肌营养性血流量增加。

【性味】 辛，微苦，寒。小毒。归脾、胃、心经。

1.《内蒙古中草药》：“味酸、苦，性平。有小毒。”

2.《全国中草药汇编》：“辛、苦，寒。”

【功用主治】 强心利尿，和胃消食。主治心力衰竭，脾胃不和，食积不化。

1.《内蒙古中草药》:"强心利尿,健脾和胃消食。主治心悸浮肿,消化不良。"

2.《全国中草药汇编》:"主治心力衰竭。"

【用法用量】 内服:煎汤,6~9 g;研末,0.3~1 g。

【宜忌】 本品有小毒,内服不宜过量,如出现呕吐、恶心、头晕、头痛、心动过缓即需停服。

3764 桔梗 jié gěng (《本经》)

【异名】 符扈、白药、梗草、卢茹(《吴普本草》),房图、荠苨(《别录》),苦梗(《丹溪心法》),苦桔梗(《纲目》),大药(《江苏省植物药材志》)。

【基原】 为桔梗科桔梗属植物桔梗的根。

【原植物】 桔梗 *Platycodon grandiflorus* (Jacq.) A. DC. [*Campanula grandiflora* Jacq.] 又名:铃当花、包袱花(山东)。

多年生草本,高 30~120 cm。全株有白色乳汁。主根长纺锤形,少分枝。茎无毛,通常不分枝或上部稍分枝。叶 3~4 片轮生、对生或互生;无柄或有极短的柄;叶片卵形至披针形,长 2~7 cm,宽 0.5~3 cm,先端尖,基部楔形,边缘有尖锯齿,下面被白粉。花 1 朵至数朵单生茎顶或集成疏总状花序;花萼钟状,裂片 5;花冠阔钟状,直径 4~6 cm,蓝色或蓝紫色,裂片 5,三角形;雄蕊 5,花丝基部变宽,密被细毛;子房半下位,花柱 5 裂。蒴果倒卵圆形,熟时顶部 5 瓣裂。种子多数,褐色。花期 7~9 月,果期 8~10 月。

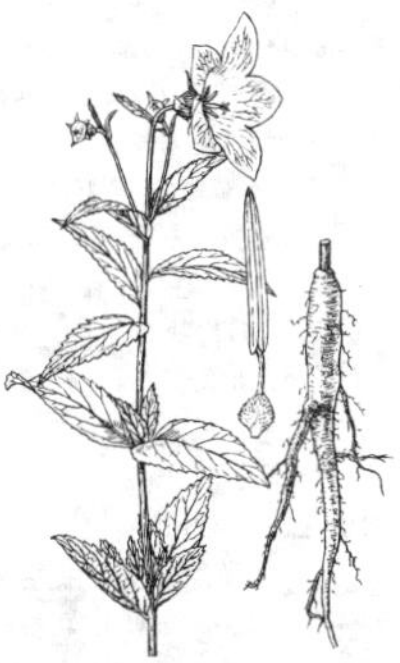

桔 梗

生于山地草坡、林缘或有栽培。分布于全国各地。

本植物的根茎(桔梗芦头)亦供药用,另设专条。

【栽培】 生物学特性 喜凉爽气候,耐寒、喜阳光。宜栽培在海拔 1 100 m 以下的丘陵地带,半阴半阳的砂质壤土中,以富含磷钾肥的中性夹沙土生长较好。种子寿命为 1 年,在低温下贮藏,能延长种子寿命。在温度 18~25 ℃,有足够湿度,播种后 15 日出苗。

繁殖方法 种子繁殖,直播或育苗移栽。直播,播前用温水浸种 24 小时,或用 0.3%高锰酸钾浸种 12 小时。春播和秋播均可,以秋播为好。条播,行距 20~25 cm,深 3~5 cm,播后盖火灰,稍镇压浇水。约 2 星期出苗。待苗高 5 cm 左右,结合松土间苗,苗高 10~15 cm 时,按 10 cm 株距定苗。育苗法,在较干旱地区,没有灌溉条件时采用。作 150 cm 宽的畦,条播,行距 5~10 cm,覆土 1~1.5 cm,保持土壤湿润。约 2 星期出苗。苗齐后拔除过密的幼苗,并松土除草,至翌年 4 月即可移栽大田。

田间管理 移栽后 1 个月左右,苗出土 5~10 cm 时,结合中耕除草追肥 1 次,每亩施清淡人畜粪水 1 000 kg。6~7 月开花前,可再追施人畜粪液 1 次。冬季植株枯萎后,重施冬肥,以人畜粪和杂肥为主。由于桔梗花期较长,花朵的生长发育消耗大量营养,在盛花期喷乙烯利 1 次,基本上达到除花目的,可增产 45%左右。抽茎现蕾后要培土壅根,以防倒伏。

病虫害防治 病害有轮纹病及斑枯病为害叶片,发病初期喷 1∶1∶100 波尔多液或 50%多菌灵 1 000 倍液;根腐病,可在发病初期拔除病株,还可用退菌特 50%可湿性粉剂 500 倍液灌注。虫害有拟地甲、红蜘蛛、地老虎、蚜虫、食子虫等可用 90%敌百虫 800 倍液喷杀。

【采收加工】 播种后的第二、第三年秋季地上部分枯萎时挖根,洗净泥土,乘鲜用碗片或竹片刮去外皮,放清水中浸 2~3 小时,捞起,晒干;或去芦切片,晒干。

【药材】 桔梗 *Platycodonis Radix* 全国大部分地区均产。以东北、华北产量大,称"北桔梗";华东产的质量较好,称"南桔梗"。

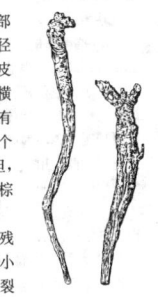

性状 根呈圆柱形或略呈纺锤形,下部渐细,有的有分枝,略扭曲,长 7~20 cm,直径 0.7~2 cm。表面白色或淡黄白色,不去外皮者表面黄棕色至灰棕色,具纵扭皱沟,并有横长的皮孔样斑痕及支根痕,上部有横纹。有的顶端有较短的根茎或不明显,其上有数个半月形茎痕,呈盘节状。质脆,断面不平坦,可见放射状裂隙,皮部类白色,形成层环棕色,木部淡黄白色。气微,味微甜后苦。

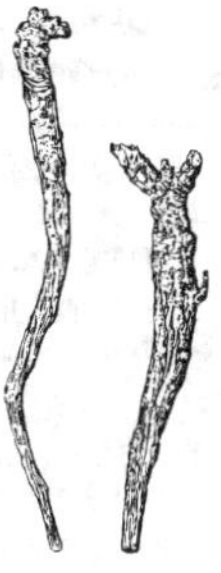

桔梗(根)外形

鉴别 (1) 根横切面:木栓细胞有时残存,不去外皮者有栓皮层,细胞中含草酸钙小棱晶。皮层窄。韧皮部宽广,外侧有时有裂隙;外侧韧皮射线渐弯曲;筛管群与乳管群伴生,作径向散列,乳管壁略厚,内含微细颗粒状黄棕色物。形成层成环。木质部导管单个散在或数个相聚,呈放射状排列;木射线较宽。薄壁细胞含菊糖。

粉末特征:米黄色。菊糖众多,用冷水合氯醛液装置,薄壁细胞中的菊糖团块呈扇形。乳汁管为有节联结乳汁管,直径 14~25 μm,内含浅黄色油滴及颗粒状物。梯纹、网纹及具缘纹孔导管直径 16~72 μm。木薄壁细胞纵断面观长方形,末端壁微波状弯曲。未去净外皮的可见木栓细胞,淡棕色,有的含细小草酸钙结晶。

(2) 本品水浸液于试管中用力振摇,产生持久性泡沫(检查皂苷)。

(3) 取本品粗粉 1 g,加甲醇 10 ml,回流 30 分钟,滤过,蒸干滤液,加醋酐 2 ml 溶解,沿管壁加入硫酸 1 ml,接界面呈棕红色环,上层液由蓝色立即变为绿色(检查植物甾醇)。

品质标志 《中华人民共和国药典》2010 年版规定,照高效液相色谱法测定,含桔梗皂苷 D($C_{57}H_{92}O_{28}$)不得少于 0.10%。

【成分】 含皂苷:桔梗皂苷(platycodin)A、C、D、D_2、D_3,去芹菜糖基桔梗皂苷(deapioplatycodin)D、D_3,2″-*O*-乙酰基桔梗皂苷(2″-*O*-acetylplatycodin)D_2,3″-*O*-乙酰基桔梗皂苷(3″-*O*-acetylplatycodin)D_2,远志皂苷(polygalacin)D、D_2,2″-*O*-乙酰基远志皂苷(2″-*O*-acetylpolygalacin)D、D_2,3″-*O*-乙酰基远志皂苷(3″-*O*-acetylpolygalacin)D_2,桔梗苷酸-A 甲酯(methylplatyconate-A),2-*O*-甲基桔梗苷酸-A 甲酯(methyl 2-*O*-methylplatyconate-A),桔梗苷酸-A 内酯(platyconic acid alactone)。皂苷元:桔梗皂苷元(platycodigenin),远志酸(polygalacic acid),桔梗酸(platycogenic acid)A、B、C。次皂苷:3-*O*-*β*-*D*-吡喃葡萄糖基远志酸甲酯(methyl 3-*O*-*β*-*D*-glucopyranosyl polygalacate),3-*O*-*β*-昆布二糖基远志酸甲酯(methyl 3-*O*-*β*-laminaribiosylpolygalacate),3-*O*-*β*-*D*-吡喃葡萄糖基桔梗皂苷元甲酯(3-*O*-*β*-*D*-glucopyranosyl platycodigenin methyl ester),3-*O*-*β*-昆布二糖基桔梗皂苷元甲酯(3-*O*-*β*-laminaribiosyl platycodigenin methylester),3-*O*-*β*-龙胆二糖基桔梗皂苷元甲酯(3-*O*-*β*-gentiobiosylplatycodi genin methyl ester),3-*O*-*β*-*D*-吡喃葡萄糖基桔梗酸 A 内酯甲酯(3-*O*-*β*-*D*-glucopyranosyl platycogenin A lactonemethyl ester),3-*O*-*β*-*D*-吡喃葡萄糖基桔梗酸 A 二甲酯(dimethyl 3-*O*-*β*-*D*-glucopyranosyl platycogenate A),2-*O*-甲基-3-*O*-*β*-*D*-吡喃葡萄糖基桔梗酸 A 二甲酯(dimethyl 2-*O*-methyl-3-*O*-*β*-*D*-glucopyranosylplatycogenate A)。甾醇类:*α*-菠菜甾醇(*α*-spinasterol),*α*-菠菜甾醇-*β*-*D*-葡萄糖苷(*α*-spinasteryl-*β*-*D*-glucoside)。

【药理】 1. 祛痰与镇咳作用 麻醉犬灌服桔梗煎剂，能显著增加呼吸道黏液分泌量，其强度可与氯化铵相比。对麻醉猫也有明显的祛痰作用。豚鼠多次灌服粗制桔梗皂苷，同样取得祛痰效果。桔梗的祛痰作用主要由于其所含皂苷口服时刺激胃黏膜，反射地增加支气管黏膜分泌，使痰液稀释而被排出。桔梗皂苷豚鼠腹腔注射的镇咳 ED_{50} 为 6.4 mg/kg（相当于 $1/4LD_{50}$ 量）。

2. 抗炎作用 大鼠灌服粗制桔梗皂苷，对角叉菜胶及醋酸所致的足肿胀均有较强的抗炎作用。大鼠灌服桔梗皂苷，对棉球肉芽肿呈显著抑制作用；且对大鼠佐剂性关节炎也有效。桔梗皂苷还能显著抑制乙敏性休克小鼠毛细血管透性。桔梗皂苷可抑制腹腔注射同一皂苷所致的扭体反应与腹腔渗出。桔梗无直接抗菌作用，但其水提取物可增强巨噬细胞的吞噬功能，增强中性白细胞的杀菌力，提高溶菌酶的活性。

3. 抗溃疡作用 桔梗皂苷低于 $1/5LD_{50}$ 的剂量，有抑制大鼠胃液分泌和抗消化性溃疡作用。剂量为 100 mg/kg 时，几乎能完全抑制大鼠幽门结扎所致的胃液分泌。灌胃给大鼠醋酸所致的慢性溃疡有明显疗效，且每日25 mg/kg组的疗效比甘草提取物 FM_{100} 每日 200 mg/kg组为高。

4. 对心血管系统的作用 麻醉犬动脉内注射桔梗皂苷，能显著降低后肢血管和冠状动脉的阻力，增加其血流量，扩血管作用优于罂粟碱。静注也可增加冠脉和后肢血流量，并伴有暂时性低血压。认为这种血管扩张是对外周血管的直接作用。大鼠静注桔梗皂苷 0.5～5 mg/kg，可使暂时性血压下降，心率减慢和呼吸抑制，随着剂量增大持续时间延长。对离体豚鼠心房，可使收缩力减弱，心率减慢，但能对抗 ACh 引起的心房抑制。

5. 降血糖作用 正常家兔灌服桔梗水或乙醇提取物 200 mg/kg，可使血糖下降。水和醇提取物灌服，对实验性四氧嘧啶糖尿病家兔均有降血糖作用，降低的肝糖原在用药后恢复，抑制食物性血糖升高。醇提取物的作用较水提取物强。

6. 对中枢神经作用 小鼠灌服桔梗皂苷能抑制小鼠自发性活动，延长环己巴比妥钠的睡眠时间。大鼠静脉内，对小鼠醋酸性扭体反应及尾压法呈镇痛作用；对正常小鼠及伤寒、副伤寒疫苗所致的发热小鼠，均有显著的降低体温作用。但对电休克和戊四唑所致的惊厥无保护作用。

7. 其他作用 桔梗皂苷可降低大鼠肝内胆固醇的含量，增加类固醇和胆酸的排泄。大鼠灌服桔梗对双侧颈静脉结扎造成的充血性水肿有抗水肿作用。热水提取物在体外有很强的杀虫作用。在培养基中添加一定浓度的桔梗浸提液，可明显促进光合细菌的生长，浸提液浓度愈高，促生效果愈明显。

毒性 桔梗皂苷灌胃给药，小鼠和大鼠的 LD_{50} 分别为 420 和大于 800 mg/kg，而腹腔注射时分别为22.3 与 14.1 mg/kg，豚鼠腹腔给药的 LD_{50} 为23.1 mg/kg。桔梗热水提取物及冷冻真空干燥剂，可使组氨酸缺陷型鼠伤寒沙门菌 TA_{98} 及 TA_{100} 回变菌落数显著增多，同时对小鼠微核试验及染色体畸变试验呈阳性结果。

【炮制】 1. 桔梗 取原药材，除去杂质，洗净，闷润至透，切薄片，干燥。

2. 炒桔梗 取桔梗片置锅内用火炒至表面微黄色。

3. 蜜桔梗 先取炼蜜，用适量开水稀释后置锅内，倒入桔梗片拌匀，闷透，用文火炒至表面呈黄色，不粘手为度，取出放凉。每桔梗 100 kg，用炼蜜 24 kg。

饮片性状 桔梗为不规则圆形薄片，切面类白色或淡黄白色，形成层环棕色，可见放射状裂隙。外皮白色或淡黄白色，去外皮的为黄棕色至灰棕色。质硬而脆。气微，味微甜而后苦。炒桔梗形如桔梗片，淡黄色。蜜桔梗形如桔梗片，表面黄色，味甜。

贮干燥容器内，炒桔梗、蜜桔梗密闭，置通风干燥处，防霉，防蛀。

【药性】 苦、辛，平。归肺、胃经。

1.《本经》:"味辛，微温。"

2. 李当之《药录》:"大寒。"（引自《纲目》）

3.《别录》:"苦，有小毒。"

4.《药性论》:"苦，平，无毒。"

5.《医学启源》:"味厚气轻，阳中阴也。"

6.《汤液本草》:"入足少阴经、入手太阴肺经药。"

7.《本草蒙筌》:"入手足肺、胆二经。"

8.《本草经疏》:"入手太阴、少阴，兼入足阳明胃经。"

【功用主治】 宣肺祛痰，利咽排脓。主治咳嗽痰多，咽喉肿痛，肺痈吐脓，胸满胁痛，痢疾腹痛，小便癃闭。

1.《本经》:"主胸胁痛如刀刺，腹满肠鸣幽幽，惊恐悸气。"

2.《别录》:"利五脏肠胃，补血气，除寒热风痹，温中消谷，疗喉咽痛，下蛊毒。"

3.《药性论》:"治下痢，破血，去积气，消积聚，痰涎，主肺气气促嗽逆，除腹中冷痛，主中恶及小儿惊痫。"

4.《日华子》:"下一切气，止霍乱转筋，心腹胀痛，补五劳，养气，除邪辟温，补虚消瘀，破癥瘕，养血排脓，补内漏及喉痹。"

5.《珍珠囊》:"其用有四：止咽痛，兼除鼻塞；利膈气，仍治肺痈—为诸药之舟楫；—为肺部之引经。"

6.《本草蒙筌》:"开咽膈，治上气壅，清头目，散表寒邪，驱胁下刺痛，通鼻中窒塞，咽喉肿痛急选，中恶蛊毒当求，逐肺热，住嗽、下痰，治肺痈排脓，养血，仍消愚怒，尤却征仲。"

7.《纲目》:"主口舌生疮，目赤肿痛。""伏砒。"

【用法用量】 内服：煎汤，3～10 g；或入丸、散。外用：烧灰研末敷。

【宜忌】 阴虚久咳及咳血者禁服；胃溃疡者慎服。内服过量可引起恶心呕吐。

1.《本草经集注》:"畏白及、龙眼、龙胆。"

2. 徐之才《药对》:"忌猪肉。"（引自《纲目》）

3.《本草经疏》:"凡病气逆上升，不得下降及邪在下焦者勿用；凡攻补下焦药中勿入。"

4.《本经逢原》:"阴虚久嗽不宜用。"

【选方】 1. 治风痰壅盛，咳嗽不已 桔梗(炒)、防己、白矾(枯)各一两，雄黄半两(研)。上为末，水浸，蒸饼，丸如鸡头大，每服一粒，绵裹含化。《卫生家宝》四金丹

2. 治肺痈咳而胸满，振寒脉数，咽干不渴，时出浊唾腥臭，久久吐脓如米粥者 桔梗一两，甘草二两。上二味，以水三升，煮取一升，分温再服。《金匮要略》桔梗汤

3. 治豆疮已靥未瘥，风热咳嗽，咽膈不利 桔梗、甘草、防风各等分。水煎服。《仁术便览》

4. 治肺虚声音不出 桔梗一两(切，用蜜拌，于饭上蒸三日)，诃黎勒(去核)四个(二个炮，二个生用，趁热捣)，甘草一两(半生半炙)。上三味为末，每服二钱匕，用马勃同纱糖少许，拌和为丸，含化咽津。《圣济总录》三昧丸

5. 治寒实结胸，无热证者 桔梗三分，巴豆一分(去皮、心，熬黑，研如脂)，贝母三分。上三味为散，以白饮和服，强人半钱匕，羸者减之。病在膈上必止，在膈下必利。不利，进热粥一杯，利过不止，进冷粥一杯。《伤寒论》白散

6. 治伤寒痞气，胸满欲死 桔梗、枳壳(炙，去穰)各一两。上锉如米豆大，用水一升半，煎减半，去滓，分二服。《苏沈良方》枳壳汤

7. 治伤寒腹胀，阴阳不和 桔梗、半夏、陈皮各三钱，姜五片。水二钟，煎一钟服。《南阳活人书》桔梗半夏汤

8. 治牙疳臭烂 桔梗、茴香等分。烧研敷之。《卫生易简方》

9. 治太阳经卫虚，血贯瞳人(瞳仁)，睑重，头中湿淫肤脉，睛

痛,肝风盛,眼黑肾虚 桔梗一斤,牵牛(头末)三两。上二味为末,炼蜜为丸,如桐子大,每服四五十丸,加至百丸,食前温水下,日二服。《保命集》桔梗丸》

10. 治妊娠中恶,心腹疼痛 桔梗一两(锉)。水一钟,生姜三片,煎六分,温服。《圣惠方》

11. 治产后乳汁不下 桔梗一两,漏芦(去芦头),钟乳粉各半两,蛴螬三分(炙干)。上四味,粗捣筛。每服三钱匕,水一盏,煎六分,去滓,温服,不拘时。《圣济总录》

12. 治霍乱吐利已定,汗出厥冷,四肢拘急,腹中痛不解,脉欲绝 桔梗(锉、炒)一两,甘草(炙),附子(炮裂,去皮、脐)各二两,干姜(炮)一两。上四味,咀如麻豆。每服三钱匕,水一盏,煎至七分,去滓温服。《圣济总录》桔梗汤》

【各家论述】1.《纲目》:"朱肱《活人书》治肺中痞满不痛,用桔梗、枳壳,取其通肺利膈下气也;张仲景《伤寒论》治寒实结胸,用桔梗、贝母、巴豆,取其温中、消谷、破积也;又治肺痈吐脓,用桔梗、甘草,取其苦辛清肺,甘温泻火,又能排脓血,补内漏也;其治少阴证二三日咽痛,亦用桔梗、甘草,取其苦辛散寒,甘平除热,合而用之,能调寒热也。"

2.《本草汇言》:"桔梗主利肺气,通咽膈,宽中理气,开郁行痰之药也。凡咳嗽痰喘,非此不除,以其有顺气豁痰之功。头目之病,非此不疗,以其有载药上行之妙。中膈不清,胁肋刺痛,或痰或气之所郁,剂用二陈,佐以枳桔治之无有不愈。咽喉口齿,腹满肿结,或火或热之所使,剂用甘翘,佐以甘桔,治之无有不愈。所以桔配于枳,有宽中下气之效;桔配于草,有缓中上行之功也。"

3.《本草通玄》:"桔梗之用,惟其上入肺经,肺为主气之脏,故能使诸气下降,世俗泥为上升之剂不能下行,失其用矣。"

4.《本草正》:"桔梗,味苦微辛,气微凉,气轻于味,其性浮。用此者用其载药上升,故有舟楫之号。入肺肥胸膈上焦,载散药表散寒邪;载凉药清咽疼喉痹,亦治赤目肿痛;载热药清肺热肺痈,鼻塞唾脓,咳嗽;载嗽药消瘀止血,亦可宽胸下气。引大黄可使上升,引青皮平肝止痛。能解中恶蛊毒,亦治惊痫怔忡。"

5.《本草崇原》:"桔梗治少阴之胁痛,上焦之胸痹,中焦之肠鸣,下焦之腹满,又惊则气上,恐则气下,悸则动中,是桔梗为气分之药,上中下皆可治也。"

6.《本草求真》:"桔梗,按书既能载诸药上行,又载诸药下气,其义何居? 盖缘人之脏腑胸膈,本贵通利,一有寒邪阻塞,则气血不通,其在于肺,则或为不利,则或痰壅喘促鼻塞;其在阳明,则或风热相搏,而见齿痛;其在少阴,则因寒闭火郁,而见目赤咽喉肿痛;久而火郁于肺,则见口疮,肺痈干咳;火郁上焦,则见胸膈刺痛;肺火移郁大肠,则见下痢腹痛,腹满肠鸣。总皆寒入于肺,闭其郁道,则清不得上行,浊因不得下降耳。桔梗味苦辛平,质浮色白,系开提肺气之药,可为诸药舟楫,载之上浮,能引苦泄峻下之剂至于至高之分成功,俾清气既得上升,则浊气自克下降。降气之说,理根于是。"

7.《本经疏证》:"胸胁痛如刀刺,是气海中气不行也。腹满肠鸣幽幽,是气海中气不行也。气海之气不行于是是惊恐与悸作悟。惊者气乱也,恐者气下也,悸者气不行,则水内侵心也。桔梗色白,得肺金之质,味辛得肺金之用,而苦胜于辛,苦先于辛,辛者主升,苦者主降,已降而还升,是升内之滞,通其出道也。六府之气窄,五脏之气达,上焦之痛,中焦之满,下焦之鸣,何患不一举而尽除。""排脓散即枳实芍药散加桔梗、鸡子黄也。排脓汤即桔梗汤加甘枣也。排脓何以桔梗? 盖皮毛者肺之合,桔梗入肺,畅达皮毛,脓自当出于皮毛之间,汤之所至者浅,枳实芍药散本治产后痈血腹痛,加桔梗、鸡子黄为排脓,是知所排者结于阴分、血分之脓。桔梗汤本治肺痈吐脓、喉痛,加姜枣为排脓汤,是知所排者阳分、气分之脓矣。二方桔梗外,无一味同,皆以排脓名,可见排脓者必以桔梗,而随病之浅深以定佐使,是桔梗为排脓之主药也。"

3765 桔梗芦头 jié gěng lú tóu 《纲目》

【基原】 为桔梗科桔梗属植物桔梗的根茎。

【原植物】 参见"桔梗"条。

【功用主治】 吐上膈风热痰实,生研末,白汤调服一钱,探吐。

3766 桄榔子 guāng láng zǐ 《开宝本草》

【异名】 砂糖椰子《中国高等植物图鉴》。

【基原】 为棕榈科桄榔属植物桄榔的果实。

【原植物】 桄榔 Arenga pinnata (Wurmb.) Merr. [Saguerus pinnata Wurmb.] 又名:桄榔木《本草拾遗》,姑榔木《临海异物志》,面木《洛阳伽蓝记》,董棕《厓言》,铁木《纲目》,糖树《两般秋雨庵随笔》,山椰子、南椰《中药大辞典》。

乔木状,高 5~10 m。茎较粗壮,直径 15~30 cm,有疏离的环状叶痕。叶簇生于茎顶,长 5~6 m 或更长,羽状全裂,羽片呈 2 列排列;线形或线状披针形,长 80~150 cm,宽 4~5.5 cm,顶端有啮蚀状齿,基部有 2 个不等长的耳垂,下面苍白色;叶鞘粗纤维质,包茎,黑色。肉穗花序腋生,从上往下部抽生几个花序,当最下部的花序上果实成熟时,植株即死亡;总花梗粗壮,下弯,分枝很多,下垂的圆锥花序式,长达 1.5 m;佛焰苞 5~6 枚,披针形;花雌雄同株;雄花成对着生;萼片 3,近圆形;花瓣 3,长圆形,革质;雄蕊 70~80,有的多达 100 枚以上;雌花

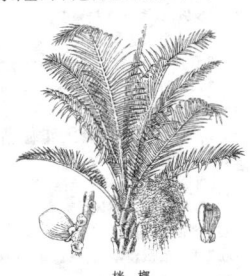

桄榔

常单生;萼片宽过于长,长约 4 mm;花瓣长 1.3 cm;子房具 3 棱。果实倒卵状球形,具 3 棱,棕黑色,基部有宿存的花被片。种子 3 颗,黑色,卵状三棱形。花期 6 月,果实在开花后 2~3 年成熟。

生长于温湿地区的石灰岩山林中。亦有栽培者。分布于广东、广西、海南、云南及台湾等地。

《中国植物志》第 13 卷据古代医药文献所载之莎木产地考证,古籍所称之"莎木"可能指今之桄榔,桄榔树干所产的淀粉(桄榔面)为莎木面的代用品。

本植物树干髓部的淀粉(桄榔面)亦供药用,另设专条。

【采收加工】 果实成熟时采收,晒干。

【成分】 果实含淀粉,蔗糖,粗蛋白,脂肪,并含蛋白酶(protease)。

【药性】 苦,平。有毒。

1.《开宝本草》:"味苦,平。无毒。"

2.《本草汇言》:"味苦,气温。"

【功用主治】 祛瘀破积,止痛。主治产后血瘀腹痛,心腹冷痛。

1.《开宝本草》:"主宿血。"

2.《本草汇言》:"破留食,积血。磨汁治妇人产后儿枕血瘕诸疼及心胃寒疼。"

【用法用量】 内服:磨汁或研末,1.5~3 g。

【宜忌】 本品种子和果肉的毛会使皮肤瘙痒,不宜过量服用,否则会出现头晕、呕吐及有醉酒一样的感觉等毒副作用。

3767 桄榔面 guāng láng miàn 《本草拾遗》

【基原】 为棕榈科桄榔属植物桄榔树干髓部的淀粉。

【原植物】 参见"桄榔子"条。

—2193—

⑩ 桔 桄 3764~3767

【采收加工】　将树干割断，取髓部晒干，磨粉。

【药性】　甘，平。

【功用主治】　《海药本草》："食之极有补益虚羸乏损，腰脚无力。"

【用法用量】　内服：适量，作饼食。

3768　**桐油** tóng yóu
《日华子》

【异名】　桐子油（《纲目》）。

【基原】　为大戟科油桐属植物油桐的种子所榨出的油。

【原植物】　参见"油桐子"条。

【药理】　毒性　其成分桐酸，对胃肠道具有强大的刺激作用，引起恶心、呕吐和腹泻。吸收入血后，经肾脏排泄，故可损害肾脏，引起肾病。此外，还可损害胃肠及神经。对肝病患者可使其症状加重，肝功能恶化。

【药性】　甘、辛，寒，有毒。

1.《日华子》："冷，微毒。"

2.《纲目》："甘，微辛，寒，有大毒。"

【功用主治】　涌吐痰涎，解毒杀虫，润肤生肌。主治喉痹痈疡、疥癣臁疮、烫伤、冻疮皲裂。

1.《本草拾遗》："摩疥癣虫疮，毒肿。"

2.《日华子》："敷恶疮疥，及宣水肿。"

3.《纲目》："涂胫疮，汤火伤疮。吐风痰喉痹，及一切诸疾，以水和油，扫入喉中探吐。"

4.《福建药物志》："拔脓生肌，消肿解毒。治烫伤、皲裂、疔疮、臁疮、冻疮。"

【用法用量】　外用：涂擦，调敷或探吐。

【选方】　1. 治喉风喉闭　温汤半碗，加入桐油三四匙，搅匀。用鹅翎蘸油，探入喉中，连探四五次，其痰涌出，再探再吐，以人甦声高为度。后服清咽、利膈、止呕之药。（《喉症全科紫珍集》桐油伐）

2. 治中风口噤、痰厥、不省人事　桐油用鸡翎蘸，扫入喉中，吐痰即活。（《万病回春》）

3. 治一切疮疖　桐油一斤，入锅内略滚片时，不待白沫尽，即下飞过妙黄丹五两，细细筛下，候黑色，即成膏矣。贴（患处）。（《疡医大全》丹油膏）

4. 治慢性溃疡　桐油、鲜桑白皮适量。捣烂，敷于创面，干后再换，直至结痂为止。（《草医草药简便验方汇编》）

5. 治脚肚风疮如癞　桐油、人乳等分。扫数次。（《濒湖集简方》）

6. 治冻疮皲裂　桐油一碗，发一握，熬化瓶收。每以温水洗令软，敷之即安。（《救急方》）

7. 解砒石毒　桐油二斤，灌之。吐即毒解。（《华佗危病方》）

【临床报道】　1. 治疗外科炎症　以桐油和石膏粉调敷患处，如用药可对急性化脓性炎症有促使其吸收消退或局限的作用。用于65例各种软组织急性炎症，用药1～10日后有46例炎症完全消失；6例炎症局限，症状好转；13例脓肿缩小，自行破溃或经小型切开引流而愈。用于急性阑尾炎11例，3～14日全部治愈；阑尾脓肿17例，除1例形成弥漫性腹膜炎而死亡外，其余均在7～15日治愈；慢性盆腔附件炎13例，均于3～6日痊愈；其他如膈下脓肿、腹腔脓肿、急性胆囊炎、局限性腹膜炎、扁桃体脓肿、齿槽脓肿等，用药后亦有良好的效果。用药后外敷有效。　2. 治疗流行性腮腺炎　石膏500 g，研成细粉，加适量桐油搅拌成糊剂，即可涂敷患处。治疗流行性腮腺炎105例，敷药面积适当超出炎症浸润范围，根据病轻重每日换药1～3次。治疗结果：痊愈54例，好转7例，无效44例。疗程4～15日平均9.7日。

3. 中毒　误食纯桐油可造成急性中毒；若食用油中混有桐

油，多次食用即可引起亚急性中毒。据289例观察，误食后大多在2小时内出现中毒症状，最早者40分钟，少数在4小时左右。主要表现为恶心、频繁的呕吐，其次为腹痛，头痛，头晕，呼吸困难，四肢抽搐，手足麻木，发冷，呕血，便血，发�グ；严重者出现昏迷和喉肌痉挛。实验室检查提示，部分病例的肾脏有轻度损害；并能加剧肝脏疾患的临床症状及肝功能改变。经及时救治均告恢复。此外，尚有因持续食入微量桐油（食油中掺有桐油）而引起急性中毒者。据52例报告，其临床表现较之上述急性中毒有如下不同之点：① 胃肠道症状轻；② 全身症状明显，发热、气憋、手足麻远多于全身水肿、感觉减退、潮红灼热、心肺扩大等急性中毒者罕见的征象；③ 预后较严重，本组病例中有5例因心力衰竭而死亡。

3769　**桐子花** tóng zǐ huā
《重庆草药》

【基原】　为大戟科油桐属植物油桐的花。

【原植物】　参见"油桐子"条。

【药材】　桐子花 Verniciae Fordii Flos　主产于陕西、江苏、安徽、浙江、江西、福建、台湾、河南、湖北、湖南、广西、广东、四川、贵州及云南等地。

性状　花白略带红色，聚伞花序；花单性，雌雄同株。萼不规则，2～3裂，裂片镊合状；花瓣5；雄花有雄蕊8～20，花丝基部合生，上端分离，且在花芽中弯曲；雌花子房3～5室，每室1胚珠，花柱2。气微香，味涩。

【采收加工】　4～5月收集凋落的花，晒干。

【药性】　苦，微寒，寒。有毒。

【功用主治】　清热解毒，生肌。主治新生儿湿疹、秃疮、热毒疮、天疱疮、烧烫伤。

1.《重庆草药》："外用治疮毒黄水，泡油涂癞痢，热毒疮，天泡疮。"

2.《浙江药用植物志》："清热解毒，生肌。外治烫伤。"

【用法用量】　内服：煎水洗；或浸植物油内，涂搽。

【选方】　1. 治初生儿湿疹及麻疹后生疮瘙痒　桐子花、花椒刺、羊食子条各100～150 g。熬水洗。（《重庆草药》）

2. 治癞痢头　桐子花、松针各等量。水煎洗头。或用桐子花、杜鹃花、金樱子花各等分，研末，用桐油调搽。（《恩施中草药手册》）

3. 治烧烫伤　桐花200 g，桐油500 g。将鲜桐花浸于桐油中，加盖密封，离地保存，3个月后即可使用。用法：清创后外涂，每日3次，以痂壳润泽不痛为度。（《全国中草药新医疗法展览会资料选编》）

3770　**桤木皮** qī mù pí
《天宝本草》

【基原】　为桦木科桤木属植物桤木的树皮。

【原植物】　桤木 Alnus cremastogyne Burk.　又名：牛屎树、罗拐木（《贵州民间药物》），水青冈、水漆树（《秦岭巴山天然药物志》）。

落叶乔木，高30～40 m。树皮光滑，灰色；幼枝有短柔毛；芽具柄，有2枚芽鳞。单叶互生；叶柄长1～2 cm，几无毛；叶片倒卵形、倒卵状长圆形或椭圆形，长4～14 cm，宽2.5～8 cm，先端急尖，基部阔楔形，边缘具疏锯齿，上面疏生腺点，幼时疏生长柔毛，下面密生腺点，几无毛，脉腋间有时具簇生的髯毛，侧脉8～10对。花单性，雌雄同株；雄花为葇荑花序，单生，下垂，长3～4 cm，每一苞片有花3朵；雌花序呈长圆形，单生，无花萼，小苞片附着于苞片上。果穗单生，下垂，长圆形，果序柄细长，柔软，果苞木质，先端具5枚浅裂片。小坚果卵形，扁平，具膜质翅。花期4～5月，果期8～9月。

生于山区的沟边或林中，常成群落生长。分布于四川、贵州、陕西、甘肃等地。江苏有栽培。

本植物的嫩枝叶（桤木枝梢）亦供药用，另设专条。

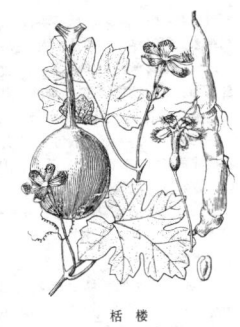
桤木

【采收加工】 7～10月剥取树皮，除去杂质，鲜用或晒干。

【药性】《贵州民间药物》："性平，味涩，有小毒。"

【功用主治】 凉血止血，清热解毒。主治吐血衄血，崩漏，肠炎痢疾，风火赤眼，黄水疮。

1.《天宝本草》："平肝伐木，清火利气。治鼻衄、崩证，风火赤目。"

2.《贵州民间药物》："解毒、清热。治麻疯。"

3.《全国中草药汇编》："清热凉血。主治肠炎，痢疾。"

【用法用量】 内服：煎汤，10～15 g；或捣汁。外用：鲜品捣敷；或煎水洗。

【选方】 1. 治腹泻 牛屎树皮9 g。捣绒兑开水服。每日3次。

2. 治麻疯 牛屎树、小米柴、三棱草（八面风）各250 g。共捣绒，煎水洗患处。（1、2方出自《贵州民间药物》）

3771 桤木枝梢 qī mù zhī shāo 《四川中药志》

【异名】 桤木梢《中国本草图录》。

【基原】 为桦木科桤木属植物桤木的嫩枝叶。

【原植物】 参见"桤木皮"条。

【采收加工】 5～7月采集，鲜用或晒干。

【药性】 苦、涩，凉。

1.《四川中药志》1960年版："性微温，味苦、涩。无毒。"

2.《贵州民间药物》："性平，味涩，有小毒。"

3.《全国中草药汇编》："苦、涩，凉。"

【功用主治】 清热凉血，解毒。主治腹泻痢疾，吐血衄血，黄水疮，毒蛇咬伤。

1.《民间常用草药汇编》："清热降火，止水泻，治吐血、衄血。"

2.《四川中药志》1960年版："治黄水疮。"

3.《全国中草药汇编》："清热凉血。"

4.《秦岭巴山天然药物志》："治胃出血，功能性子宫出血。"

【用法用量】 内服：煎汤，9～15 g。外用：鲜品捣敷。

【宜忌】《贵州民间药物》："酸、冷、油荤食物。"

【选方】 1. 治鼻衄 桤木枝梢15 g，白茅根30 g，栀子花9 g。水煎服。

2. 治胃出血，功能性子宫出血 桤木枝梢、大蓟根、仙鹤草各12 g。水煎服。（1、2方出自《秦岭巴山天然药物志》）

3772 栝楼 guā lóu 《本经》

【异名】 果蓏《诗经》，王菩《吕氏春秋》，地楼《本经》，泽巨、泽冶《吴普本草》，白臼《广雅》，天瓜《尔雅》郭璞注，瓜蒌《针灸甲乙经》，泽姑、黄瓜《别录》，天圆子《东医宝鉴》，柿瓜《医林篆要》，野苦瓜《贵州民间方药集》，杜瓜、大肚瓜《浙江中药手册》，药瓜《四川中药志》，山金匏《南药中草药学》及双边栝楼的果实。

【基原】 为葫芦科栝楼属植物栝楼及双边栝楼的果实。

【原植物】 1. 栝楼 Trichosanthes kirilowii Maxim.

攀缘藤本，长可达10 m。块根圆柱状，肥厚，富含淀粉。茎较粗，多分枝，具纵棱及槽，被白色伸展柔毛。叶互生；叶柄长3～10 cm，具纵条纹，被长柔毛；卷须3～7分歧，被柔毛；叶片纸质，轮

廓近圆形或近心形，长宽均5～20 cm，常3～5（～7）浅裂至中裂，稀深裂或不分裂而仅有不等大粗齿，裂片菱状倒卵形、长圆形，先端钝，急尖，边缘常再浅裂，基部心形，弯缺深3～4 cm，表面深绿色，粗糙，背面淡绿色，两面沿脉被长柔毛状硬毛，基出掌状脉5条，细脉网状。雌雄异株；雄总状花序单生或与一单花并生，或在枝条上部者单生，总状花序长10～20 cm，粗壮，具纵棱及槽，顶端有5～8花，小苞片倒卵形或阔卵形，上部具粗齿，基部具柄，被短柔毛；花萼筒状，先端扩大，裂片披针形，全缘；花冠白色，裂片倒卵形，先端中央具1绿色尖头，两侧具丝状流苏，被柔毛；花药靠合，花丝分离，粗长，被长柔毛；雌花单生，花梗长7.5 cm；花萼筒圆筒形，裂片和花冠同雄花；子房椭圆形，绿色，花柱长2 cm，柱头3。果实椭圆形或圆形，成熟时黄褐色或橙黄色，种子卵状椭圆形，压扁，淡黄褐色，近边缘处具棱线。花期5～8月，果期8～10月。

常生长于海拔200～1 800 m的山坡林下、灌丛中、草地和村旁田边，或在自然分布区内，广为栽培。分布于华北、华东、中南及辽宁、四川、贵州、云南、陕西、甘肃。

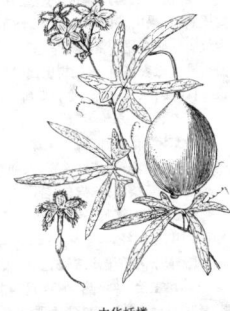
栝楼

2. 双边栝楼 T. rosthornii Harms 又名：中华栝楼《中国植物志》，芦山龟（广西）。

本种与栝楼十分相似，惟其植株较小；叶片常3～7深裂几达基部，裂片线状披针形或倒披针形，极稀具小裂片；雄花的小苞片较小，通常长5～16 mm，宽5～11 mm；花粤裂片线形；种子棱线距边缘较远。

分布于江西、湖北西南部、四川东部、贵州、云南东北部、陕西南部、甘肃东南部。

以上两种植物的果皮（栝楼皮）、种子（栝楼子）、根（天花粉）及栝楼的茎叶（栝楼茎叶）亦供药用，另设专条。

【栽培】 生物学特性 喜温暖潮湿气候。较耐寒，不耐干旱，怕水涝。以向阳、土层深厚、疏松肥沃的砂质壤土栽培为好。不宜在低洼地及盐碱地栽培。

繁殖方法 种子繁殖、分根繁殖或压条繁殖，生产上以分根繁殖为主，种子繁殖多用于采收天花粉。种子直播：9～10月选橙黄色短柄的成熟果实。翌春于3～4月间，将种子用40～50℃温水浸泡1昼夜，取出晾干，并经用湿沙催芽，待匀开沟2 m下种，上覆土3～4 cm。播后15～20日出苗。分根繁殖：在4月上旬将块根和芦头全部挖出，选择无病虫、新鲜的作种，分成7～10 cm的小段。注意雌、雄株的根要适当搭配，以利授粉。按行株距2 m×0.3 m挖穴，每穴平放1段种根，覆土4～5 cm，1个月左右即可出苗。

田间管理 栽种后，每年春、冬季各中耕除草1次。每次中耕除草后，均结合施肥。当茎蔓生长到30 cm以上时，需搭棚架引蔓上架。茎蔓上架后，注意

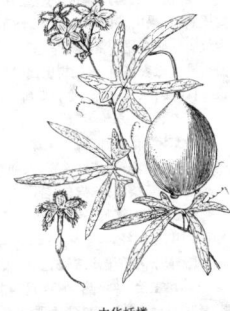
中华栝楼

修枝打杈，去掉弱蔓、徒长茎蔓、过多腋芽分枝，促使养分集中，以利结果。开花结果期应进行人工授粉，重施基肥。

病虫害防治　虫害有黄守瓜，成虫5月开始咬食叶片，幼虫蛀食根部。幼虫期可用30倍烟碱水灌根。瓜蒌透翅蛾，7月开始蛀食茎蔓，引起整枝枯死。瓜蚜，为害幼嫩心叶。

【采收加工】　9月下旬至10月上旬，当果实表面有白粉并变成浅黄色时，分批采摘。采时，用剪刀在距果实15 cm处，连茎剪下，悬挂通风干燥处晾干，即成全栝楼。

【药材】　栝楼 Trichosanthis Fructus　栝楼主产于山东、河南、河北，以山东肥城、长清、淄博所产子瓜蒌质量最佳；双边栝楼主产于四川。

性状　果实呈类球形或宽椭圆形，长7～15 cm，直径6～10 cm。表面橙红色或橙黄色，皱缩或较光滑，顶端有圆形的花柱残基，基部略尖，具残存的果梗。轻重不一。质脆，易破开，内表面黄白色，果瓤橙黄色，黏稠，与多数种子黏结成团。具焦糖气，味微酸、甜。

鉴别　参见"栝楼皮""栝楼子"条。

【成分】　含三萜皂苷，有机酸，树脂，糖类和色素。含丝氨酸蛋白酶(serine protease)A及B，其组成氨基酸为：天冬氨酸、苏氨酸、丝氨酸、谷氨酸、脯氨酸、甘氨酸、丙氨酸、半胱氨酸、缬氨酸、甲硫氨酸、异亮氨酸、亮氨酸、酪氨酸、苯丙氨酸、赖氨酸、组氨酸、精氨酸、色氨酸。甾醇类：7-豆甾烯-3β-醇(7-stigmasten-3β-ol)、7-豆甾烯醇 3-O-β-D-葡萄糖苷(7-stigmastenol 3-O-β-D-glucoside)、α-菠菜甾醇-β-D-葡萄糖苷(β-D-glucopyranosyl-α-spinasterol)、α-菠菜甾醇(α-spinasterol)。有机酸类：正三十四烷酸(tetratria-contanoic acid)、富马酸(fumaric acid)、琥珀酸(succinic acid)。萜类：栝楼萜二醇(karouniidiol)。又含2-甲基-3, 5-二羟基四氢吡喃-4-酮(5-oxymaltol)，半乳糖酸-γ-内酯(galactonic acid-γ-lactone)。

【药理】　1. 抗菌作用　1：5栝楼煎剂或浸剂，在体外对大肠杆菌等革兰阴性肠内致病菌有抑菌作用；并对葡萄球菌、肺炎链球菌、甲型溶血性链球菌、流感杆菌、奥杜盎小芽胞癣菌及星形奴卡菌等也有一定抑制作用。

2. 抗癌作用　1：5瓜蒌煎剂在体外(玻片法)能杀死小鼠腹水癌细胞。动物实验瓜蒌对癌细胞的作用不够明显。

3. 延缓衰老作用　果蝇繁殖实验证明，2.5%瓜蒌醇提液可明显增强果蝇生殖力，延缓其衰老退化。

毒性　瓜蒌与黑附片、炙川乌、炙草乌配伍后，毒性反应均重于相应之单味煎剂组。

【炮制】　1. 栝楼　取原药材，除去杂质及果柄，洗净，压扁，切丝或块，干燥。

2. 蜜栝楼　取炼蜜，加适量开水稀释，淋入净栝楼丝或块中拌匀，闷润，置炒制容器内，用文火加热，炒至不粘手为度，取出放凉。每栝楼丝或块100 kg，用炼蜜15 kg。

饮片性状　1. 栝楼为不规则的纵丝或块状，果皮、果肉、种子混合。果皮橙黄色；果肉橙黄白色；种子扁平椭圆形，表面灰棕色，边缘有一圈沟纹。味酸微甜。蜜栝楼呈棕黄色，带黏性，味甜。

贮干燥容器内，蜜栝楼密闭，置阴凉干燥处。

【药性】　甘、微苦，寒。归肺、胃、大肠经。

1. 《注解伤寒论》："苦，寒。"

2. 《本草衍义补遗》："味甘，性润。"

3. 《滇南本草》："性微寒，入肺经。"

4. 《本草蒙筌》："味甘、苦，气寒。味厚气薄，阴也。无毒。"

5. 《本草汇言》："味甘、微苦，气寒。无毒。气厚味薄，阴也。入手少阴、太阳经。"

6. 《陕西中药志》："入肺、胃、大肠三经。"

【功能主治】　清热化痰，宽胸散结，润燥滑肠。主治肺热咳嗽，胸痹，结胸，消渴，便秘，痈肿疮毒。

1. 《别录》："主胸痹，悦泽人面。"

2. 《本草图经》："主消渴。"

3. 《珠珍囊补遗药性赋》："治乳痈。"

4. 《本草衍义补遗》："治嗽之要药。"

5. 《滇南本草》："治发嗽，伤寒结胸，解渴，止烦。"

6. 《本草蒙筌》："味甘补肺捷，性润下气佳，令垢涤郁开，俾水弥痰降。凡疲怯痨嗽当求。解消渴生津，悦皮肤去皱。下乳汁，炒香酒调末服，止诸血。"

7. 《纲目》："润肺燥，降火，治咳嗽，涤痰结，利咽喉，利大肠，消痈肿疮毒。"

8. 《长沙药解》："清心。""通乳汁，下胸丞，理吹奶，调乳痈，解消渴，疗痈疽，通小便，润大肠，断吐血，收脱肛，平痫仲，医疮疡。"

9. 《重庆堂随笔》："舒肝郁，润肝燥，平肝逆，缓肝急。"

【用法用量】　内服：煎汤，9～20 g；或入丸、散。外用：捣敷；或研末调敷。

【宜忌】　脾胃虚寒，便溏及寒痰、湿痰者慎服。反乌头。

1. 《本草经集注》："恶干姜，畏牛膝、干漆，反乌头。"

2. 《本草述》："若用之于寒湿，湿痰，气虚所结之痰，饮食积聚之痰，皆无益而有害者也。"

3. 《本经逢原》："脾胃虚及呕吐自利者不可用。"

【选方】　1. 治肺热痰实壅嗽，润肺化痰，利咽膈　大栝楼五枚(去壳取瓤并子，点剁，令极匀细微，以白面同和作饼子，焙干，捣罗为末，秤三两)，杏仁(去皮、尖、双仁，麸炒令黄，研令极细)、山芋(去皮，切)各二两(焙)，甘草(炙，取末一两)。上四味，更用盐花三分，细研同和匀，每服一钱，沸汤点服。《圣济总录》栝楼汤

2. 治干咳无痰　熟瓜蒌捣烂绞汁，入蜜等分，加白矾一钱，熬膏，频含咽汁。《纲目》引《简便单方》

3. 治肺痿咳血不止　栝楼五十个(连瓤，瓦焙)，乌梅肉五十个(焙)，杏仁(去皮、尖、炒)二十一个。为末。每服一捻，以猪肺一片沥薄，掺末入内，炙熟，冷嚼咽之，日二服。《圣济总录》

4. 治胸痹不得卧、心痛彻背者　栝楼实一枚(捣)，薤白三两，半夏半斤，白酒一升。上药同煮取四升，温服一升，日三服。《金匮要略》栝楼薤白半夏汤

5. 治痰饮胸膈痞满　大栝楼(洗净，捶碎)、半夏(汤泡七次，锉)。俱焙干为末，用洗栝楼水熬成膏，研为丸，如梧桐子大，生姜汤下二十九。《卫生易简方》

6. 治肝气郁急而胁痛　大瓜蒌(连皮捣烂)一枚(重一二两)，粉甘草二钱，红花七分。水煎服。《医学心悟》瓜蒌散

7. 治小结胸病，正在心下，按之则痛，脉浮滑者　黄连一两，半夏半升(洗)，栝楼实大者一枚。上三味，以水六升，先煮栝楼，取三升，去滓，内诸药，煮取二升，去滓，分温三服。《伤寒论》小陷胸汤

8. 治乳痈　栝楼一两，乳香一钱。上为细末，每服一钱，温酒调下。《卫济宝书》栝楼散

9. 治一切痈疽已溃未溃者　栝楼一个(杵细)，大甘草节二钱，没药一钱(研末)。上用酒二碗，煎一碗，去渣，入没药服。《外科精要》万金散

10. 治时疾发黄，心狂烦热，闷不认人　大栝楼实一枚(黄者)，以新汲水九合浸，淘取汁，下蜜半大合，朴消八分，合搅，令消尽。分再服。《海上集验方》

11. 治肠风下血　栝楼一个(烧为灰)，赤小豆半两。上二味，杵罗为末，空心酒调下一钱匕。《圣济总录》

12. 治便毒初发　黄瓜蒌一个，黄连五钱。水煎，连服效。《纲目》引《永类钤方》

13. 治产后乳无汁　栝楼末，并花水服方寸匕，日二服。《效产宝》

14. 治赤眼痛不可忍　小团瓜蒌(曝干)、槐花(炒)、赤芍药。

上等分为末，每服二钱，临卧温酒下。（《卫生家宝》）

15. 治咽痛烦闷，咽物即痛，因于虚热　瓜蒌一枚，白僵蚕（微炒）五分，桔梗七钱半，甘草（炒）三钱。上为细末，少许干掺。（《赤水玄珠》引《三因方》发声散）

【临床报道】 治疗冠心病　瓜蒌制成片剂（每片相当生药2.6 g），每次口服4片，每日3次。共治疗100例，观察为2星期至14个月。结果心绞痛症状改善方面：显效9例，改善67例，无效24例，总有效率76%。临床症状改善随疗程延长而逐渐增高。其中85例心电图随访结果：显效5例，改善40例，无改变35例，加重5例，总有效率52.9%。本组中慢性冠状动脉供血不足共46例，心电图有效率为60.9%，其中以V5导联中ST段的改善较为明显（有效率76.9%），说明本品对左室前壁的供血不足者有一定的改善作用。本组中服药后胃内不适2例，大便次数增多3例，余无不良反应。

【各家论述】 1.《本草衍义补遗》："栝楼实，属土而有水。《本草》言治胸痹，以味甘性润，甘能补肺，润能降气。胸有痰者，以肺受火逼，失降下之令，今得甘缓润下之助，则痰自降，宜其为治嗽之要药也。"

2.《本草汇言》："根、实功力稍有异同。实主郁遏不能分解，根主散漫失于容平，靡不以热为因，以燥为证。"

3.《本草述》："栝楼实，阴厚而脂润，故于热燥之痰为对待的剂。"

4.《国药诠证》："李氏以成无已有苦寒以泻热之说，谓为不尝其味，随文附会。不知即使用实，亦包括皮、瓤、仁在内，三者并不皆甘，不能以甘字概之。仁之所以能润肺燥，亦为散湿利气之效，与麻子仁之散湿同一作用。非以其甘润而能治肺燥也。故涤痰结，利咽喉，止消渴，利大肠，消痈肿疮毒，皆为燥湿清热之效，其效在于苦，而不在于甘。"

5.《本草新编》："天花粉，即栝楼之根，而性各不同。盖栝楼实，其性最悍，非比天花粉之缓。用栝楼实，不若以天花粉代之，天花粉亦消痰降气，润渴生津清热，除烦排脓去毒，逐瘀定狂，利小便而通脉，其功用多于栝楼实，虚人有痰者，亦可少用，以解燥而滋枯，又何必轻用栝楼实哉！""（栝楼实）切戒轻用，必积秽滞气，结在胸上而不肯下者，始可用之以荡涤，否则万万不可孟浪。盖栝楼实，最消人之真气，伤寒结胸，乃不得已用之也，苟无结胸之症，何可轻用。至于消痰解渴下乳，止可少用之亦戒，不可重任也，本言其能治虚怯劳嗽，此杀人语，断不可信，总惑于补肺之说也。夫栝楼乃攻坚之药，非补虚之品。"

6.《本草便读》："瓜蒌，性味与（天）花粉相同，惟润降之功过之。"

7.《衷中参西录》："栝楼，能开胸间及胃口热痰……若但用其皮，最能清肺、敛肺、宁嗽、定喘；若但用其瓤，最善滋阴、润燥、滑痰、生津；若但用其仁，其开胸降胃之力较大，且善通小便。"

8.《本草正义》："蒌实入药，古人本无皮及子仁分用之例，仲景书以枚计，不以分量计，是其确证。盖蒌实能通胸膈之痹塞，而子善涤痰垢黏腻，一举两得。自《日华子本草》，有其子炒用一说，而景岳之《本草正》，只用其仁，张石顽之《逢原》，亦云去壳，纸包压去油，则皆不用其壳，大失古人专治胸痹之义。且诸疡阳证，消肿散结，又皆以皮子并用为捷。观濒湖《纲目》附方极多，全用者十之九，古人衣钵，最不可忽。"

9.《施今墨对药》："瓜蒌质体油润黏腻，能行善守，守多行少，以守为主，易于助湿碍胃（即腻膈）恋邪；枳实气味辛散，能行善走，破气行滞，以走为要，易于耗气伤正。故以栝楼之黏腻制枳实之行散，又以枳实之行散制瓜蒌之黏腻。二药掺合，亦即相互制约，相互促进，相互转化，以增疗效。"

3773 **栝楼子** guā lóu zǐ（《雷公炮炙论》）

【异名】 瓜蒌仁（《丹溪心法》），栝楼仁（《药性类明》），瓜米（《四川中药志》）。

【基原】 为葫芦科栝楼属植物栝楼及双边栝楼的种子。

【原植物】 参见"栝楼"条。

【采收加工】 采摘成熟果实后，将果实纵剖，瓜瓤和种子放入盆内，加木灰反复搓洗，取种子冲洗干净后晒干。

【药材】 栝楼子 *Trichosanthis Semen*　栝楼主产于山东、安徽、河南；双边栝楼主产于四川。

性状　栝楼子　呈扁平椭圆形，长12～15 mm，宽6～10 mm，厚约3.5 mm。表面浅棕色至棕褐色，平滑，沿边缘有1圈沟纹。顶端较尖，有1色浅的短条状种脐，基部钝圆或稍偏斜。种皮坚硬；内种皮膜质，灰绿色，子叶2片，黄白色，富油性。气微，味淡，有油腻感。

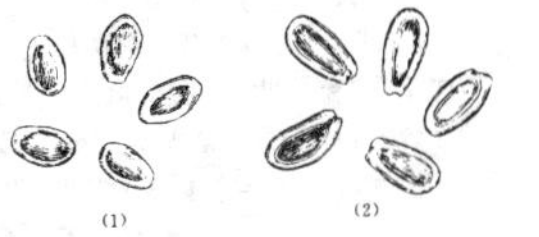

栝楼子（种子）外形
(1) 栝楼种子　(2) 双边栝楼种子

双边栝楼子　较大而扁，长12～20 mm，宽8～10 mm，厚约2.5 mm。表面棕褐色，沟纹明显而环边较宽。顶端较宽而平截。

鉴别　种子横切面：栝楼　种皮表皮细胞1列，长方形，壁具条状增厚纹理，在棱线处表皮细胞延长呈栅状；外被角质层。厚壁细胞6～15列，壁木化；外侧细胞较小，向内细胞大小不一，排列不规则；最内1～2列为石细胞，石细胞类方形或多角形，壁厚10～15 μm，排列紧密。腔隙薄壁组织为4～6列星状细胞，壁微木化。色素层细胞挤压皱缩，界线不清楚。种脊维管束位于腔隙薄壁组织的两端。外胚乳外层细胞的外侧壁角质化，其余细胞皱缩，内胚乳细胞1列，类长方形，内含脂肪油滴及糊粉粒。子叶细胞充满糊粉粒及脂肪油滴。

双边栝楼　种皮表皮细胞外缘具齿状突起。厚壁细胞9～19列，最内3～4列为石细胞，石细胞类方形或不规则多角形，壁厚10～12 μm，镶嵌排列。

【成分】 1. 栝楼子　富含油脂，脂肪油含量约26%，其中饱和脂肪酸占30%，不饱和脂肪酸占66.5%，以栝楼酸（trichosanic acid）为主成分。甘油酯：1-栝楼酸-2-亚油酸-3-棕榈酸甘油酯（1-trichosanoyl-2-linoleoyl-3-palmitoylglucerin），1-栝楼酸-2，3-二亚油酸甘油酯（1-trichosanoyl-2，3-dilinoleoylglycerin）以及1，3-二栝楼酸-2-亚油酸甘油酯（1，3-ditrichosanoyl-2-linoleoylglycerin）等。甾醇：菜油甾醇（campesterol），豆甾醇（stigmasterol），7-菜油甾烯醇（7-campestenol），谷甾醇（sitosterol），7，22-豆甾二烯-3-醇（7，22-stigmastadien-3-ol），7，25-豆甾二烯-3-醇（7，25-stigmastadien-3-ol），7，24-豆甾二烯-3-醇（7，24-stigmastadien-3-ol），7，22，25-豆甾三烯-3-醇（7，22，25-stigmstatrien-3-ol），α-菠菜甾醇（α-spinasterol），7-豆甾烯醇（7-stigmastenol），5，25-豆甾二烯醇（5，25-stigmastadienol）等。三萜类：栝楼萜二醇（karounidiol），栝楼萜二醇-3-苯甲酸酯（karounidiol-3-benzoate），7-氧代二氢栝楼萜二醇（7-oxodihydrokarounidiol），5-去氢栝楼萜二醇（5-dehydrokarounidiol）。氨基酸：以谷氨酸，精氨酸，天冬氨酸和亮氨酸含量较高。还含一种能使核糖体失去活性的栝楼子糖蛋白（trichokirin）。

2. 中华栝楼子　甾醇类：3-豆甾烯醇（3-stigmastenol）的和α-菠菜甾醇的葡萄糖苷混合物，（22*S*，24*S*）-22，25-环氧-24-羟基-5α-环木菠萝烷-3β-醇〔（22*S*，24*S*）-22，25-epoxy-24-hydroxy-5α-cycloartan-3β-ol〕，（22*R*，24*S*）-22，25-环氧-24-羟基-5α-环木菠萝烷-3β-醇〔（22*R*，24*S*）-22，25-epoxy-24-hydroxy-5α-cycloartan-3β-ol〕，3β，6α-豆甾二醇（stigmastane-3β，6α-diol），3β，6α-多孔甾二醇（poriferastane-3β，6α-diol），3β，4β-豆甾二醇-5-烯（stigmast-5-ene-3β，4β-diol），3β，4β-多孔甾醇-5-烯（poriferast-5-ene-3β，4β-diol），3β，4β-多孔甾醇-5，25-二烯（poriferast-5，25-diene-3β，4β-diol），豆甾-

7 烯-3β-醇（stigmast-7-en-3β-ol）、豆甾-7，22-二烯-3β-醇（stigmast-7，22-dien-3β-ol）、豆甾-7，22-二烯-3-O-β-D-葡萄糖苷（stigmasta-7，22-dien-3-O-β-D-glucoside）；三萜类化合物：10α-葫芦二烯醇（10α-cucurbitadienol），栝楼萜二醇（karounidiol），异栝楼萜二醇（isokarounidiol），7-氧代二氢栝楼萜二醇（7-oxodihydrokarounidiol）。又含 11-甲氧基去甲央戈宁（11-methoxynoryangonin），香草酸（vanillic acid），小麦黄素（tricin）。

【药理】 1. 泻下作用 栝楼仁所含脂肪油较泻作用较强。

2. 抑制血小板聚集 栝楼仁的主要成分栝楼酸，对胶原、二磷酸腺苷、肾上腺素刺激的血小板聚集有浓度依赖性抑制作用，抑制效价和亚麻酸（LNA）大致相同，其机制是抑制血小板环氧合酶的活性，减少血栓烷（TXA_2）的产生。

3. 抗癌作用 栝楼体外有抗癌作用。从栝楼种子提取出的栝楼子糖蛋白具有核糖体灭活作用，栝楼子糖蛋白偶联单克隆抗体（抗原为 Thy1.2）可选择性杀灭表达 Thy1,2 抗原的白血病细胞；栝楼子糖蛋白免疫毒素进入细胞的机制与蓖麻毒蛋白 A 链免疫毒素一致，前者在体内的应用前景更好。

4. 其他作用 栝楼子、仁均有扩张豚鼠离体心脏冠脉的作用。从栝楼种子中提纯出一植物凝集素（57 kDa 糖蛋白），不促进人体淋巴细胞有丝分裂。

毒性 内服过量栝楼仁可引起胃部不适、恶心呕吐和腹痛泄泻。

【炮制】 1. 栝楼子 取原药材，除去杂质及干瘪的种子，洗净，干燥。

2. 炒栝楼子 取净栝楼子，置锅锅内，用文火加热，炒至鼓起，取出，放凉。炒后寒性减弱，长于润肺化痰。

3. 蜜栝楼子 取炼蜜用适量开水稀释后，加入捣碎的栝楼子拌匀，闷透，置热锅内，用文火加热，炒至颜色加深，不粘手为度，取出，放凉。每栝楼子 100 kg，用炼蜜 5 kg。蜜炙能增强润肺止咳作用。

4. 栝楼子霜 取净栝楼子，碾成泥状，用布包严后蒸至上气，压去油脂，碾细。制霜后润肠作用明显减弱，且可除去恶心呕吐作用。

饮片性状 栝楼子参见"药材"项。炒栝楼子微鼓起，表面呈微黄色，具香气。蜜栝楼子表面深黄色，微显光泽，有甜味，具香气。栝楼子霜为黄白色松散粉末，微显油性。

贮干燥容器内，栝楼子霜、蜜栝楼子密闭，置阴凉干燥处，防霉，防蛀。

【药性】 甘、微苦，寒。归肺、胃、大肠经。

1. 《日华子》："味苦，冷，无毒。"

2. 《品汇精要》："味苦，性寒泄，气薄味厚，阴也。"

3. 《药品化义》："属阳中有阴，体润而滑，气和味甘（云苦非），性平（云寒非），能降。性气薄而味浊，入肺、大肠二经。"

4. 《医林纂要》："甘，寒，微苦。"

5. 《本草求真》："专入肺，兼入脾、胃。"

6. 《本草再新》："入肝、肺二经。"

【功用主治】 清肺化痰，滑肠通便。主治痰热咳嗽，肺虚燥咳，肠燥便秘，痈疮肿毒。

1. 《食疗本草》："下乳汁，又治痈肿。"

2. 《日华子》："补虚劳，口干，润心肺。疗手面皱，吐血，肠风泻血，赤白痢。"

3. 《药品化义》："利热痰老痰。"

4. 《要药分剂》："炒黄润肺，止一切血。"

5. 《本草再新》："解郁，祛风，生津止渴，止膝腿痛。"

6. 《衷中参西录》："其开胸降胃之力较大，"且善通小便。"

7. 《饮片新参》："清肺，化热痰，润肠，通大便。"

【用法用量】 内服：煎汤，9～15 g；或入丸、散。外用：研末调敷。胃弱者宜去油取霜用。

【宜忌】 脾胃虚冷作泄者禁服。反乌头。

1. 《本草经集注》："恶干姜，畏牛膝、干漆，反乌头。"

2. 《本草汇言》："脾胃虚冷作泄者勿服。"

3. 《药性辨疑》："如胃弱者宜去油取霜用。"

【选方】 1. 治肺脏蕴热痰嗽，胸膈塞满 瓜蒌子（去壳，别研）、半夏（汤泡七次，焙，取末）各一两。上件和匀，生姜自然汁面糊为丸，如梧桐子大，每服五十丸，食后用姜汤送下。《济生续方》半夏丸

2. 治咳嗽不止，不拘寒痰、热痰、风痰、湿痰、气闭痰、食积痰 用栝楼仁一斤，去壳，研细，绞去油，净算三两，配陈胆星、川贝母各一两和匀。有遇嗽证，除虚劳血嗽不治外，每用一钱。寒痰，用生姜汤调下；热痰，灯心汤下；风痰，用制胆子三分煎汤下；湿痰，白术汤下；气闭痰，牙皂汤下；食积痰，枳实汤下；如气虚不运生痰，浓煎人参汤下。《本草汇言》

3. 治胸膈痛彻背，心腹痞满，气不得通及治欬嗽 大栝楼去穰取子，熟炒别研，和子皮面糊为丸，如梧桐子大，米饮下十五丸。《医准》

4. 治胃气痛 瓜蒌一个，取仁炒熟。煎酒服，连服六七日。《万氏秘传外科心法》

5. 治大便燥结 栝楼子、火麻仁各 9 g。水煎服。《山西中草药》

6. 治发背诸恶疮 瓜蒌 5 个（取子细研），乳香 5 块（如枣子大，亦细研）。以白砂蜜一斤，同熬成膏，每服二三钱，温酒化下，日进二服，无不立效。《百一选方》神仙灵宝膏

7. 治小便不通，因伤火酒灸并秽垢败精不行，胀闭溺窍 用栝楼霜五钱，川牛膝一两（微炒）。共为极细末和匀。每服三钱，白汤调送。《本草汇言》

8. 下乳汁 栝楼子淘洗控干，炒令含香熟，瓦上蔗令白色，为末。酒调下一七，合面卧少时。《姚僧垣集验方》

9. 治产后恶露不尽，或经后瘀血停滞肠胃作痛 薏苡仁四钱、桃仁、牡丹皮、瓜蒌仁各二钱。水二钟，煎八分，食前空心下服。《外科正宗》瓜蒌子汤

10. 治热游丹毒 栝楼子仁（末）二大两，酽醋调涂。《产乳集验方》

【各家论述】 1. 《药性类明》："栝楼仁，昔人谓通肺中郁热，又言其能降气者，总由甘合于寒，能和、能降、能润，故郁热自通。丹溪所谓胸中垢腻，盖亦郁热之所成，热之郁者通，气之痹者降，何垢腻之不涤乎。"

2. 《本草汇言》："栝楼仁，润肺消痰，清火止渴之药也。其体油润多脂，专主心胸胃胸肓，一切燥热郁热逆于气分，食痰积垢滞于中脘，凡属有形无形，在上者可降，在下者可行。其甘寒而润，寒可以下气降痰，润可以通便利结。"

3774 **栝楼皮** guā lóu pí 《雷公炮炙论》

【异名】 栝楼壳《中药形性经验鉴别法》，瓜壳《四川中药志》。

【基原】 为葫芦科栝楼属植物栝楼及双边栝楼的果皮。

【原植物】 参见"栝楼"条。

【采收加工】 取成熟的栝楼果实，用刀切成 2～4 瓣至瓜蒂处，将种子和瓤一起取出，平放晒干或用绳子吊起晒干。

【药材】 栝楼皮 Trichosanthis Pericarpium 产地参见"栝楼子"条。

性状 本品常切成 2 至数瓣，果瓣呈舟状，边缘向内卷曲，长 6～12 cm。外表面橙红色或橙黄色，皱缩，有的有残存果梗；内表面黄白色。质较脆，易折断。具焦糖气，味淡、微酸。

鉴别 果皮横切面：栝楼 外果皮细胞 1 列，为近方形角质

化厚壁细胞，外壁及侧壁均增厚，内为数层色素细胞，其下为石细胞环带，石的内侧为宽广的薄壁组织，其中有多数双韧型维管束，木质部多向外弯曲。本品薄壁细胞含少量草酸钙结晶。

双边栝楼　石细胞环内侧有散生石细胞群。木质部半圆形，不外突。

粉末特征：栝楼　浅橙黄色。外果皮细胞多角形，长径19～57 μm；气孔不定式。石细胞多角形或类方形，直径20～62 μm，棕黄色，壁厚4～11 μm，纹孔较细密，胞腔甚小。木纤维披长纺锤形，直径15～47 μm，末端有时分叉，壁有裂隙状纹孔。中果皮内层薄壁细胞不规则多角形，内果皮细胞条状，壁极薄，两长细胞长径常互相垂直。草酸钙结晶不规则块状，直径9～38 μm。

双边栝楼　石细胞有圆形者，直径18～78 μm，壁厚6～20 μm，纹孔较疏而稍大，胞腔甚小。

【成分】 1. 栝楼果皮含脂肪酸：壬酸(nonanoic acid)，癸酸(capric acid)，月桂酸(lauric acid)，肉豆蔻酸(myristic acid)，支链十四烷酸，3种支链十五烷酸，正十五烷酸(pentadecanoic acid)，支链十六烷酸，棕榈油酸(palmitoleic acid)，棕榈酸(palmitic acid)，亚油酸(linoleic acid)，亚麻酸(linolenicacid)和硬脂酸(stearic acid)。甾醇：7-豆甾烯醇(Δ7-stigmastenol)，7-豆甾烯醇-β-D-葡萄糖苷(Δ7-stigmastenol-β-D-glucopyranoside)，β-菠菜甾醇(β-spinasterol)。

2. 中华栝楼果皮含脂肪酸：壬酸(nonanoic acid)，癸酸(capric acid)，月桂酸(lauric acid)，肉豆蔻酸(myristic acid)，支链十四烷酸，3种支链十五烷酸，正十五烷酸(pentadecanoic acid)，支链十六烷酸，棕榈油酸(palmitoleic acid)，棕榈酸(palmitic acid)，亚油酸(linoleic acid)，亚麻酸(linolenicacid)和硬脂酸(stearic acid)，棕榈酸，二十四烷酸(lignoceric acid)，二十六烷酸(cerotic acid)，褐煤酸(montanic acid)，蜂花酸(melissic acid)，L-(-)-α-棕榈酸丁油酯〔L-(-)-α-monopalmitin〕。甾醇：7-豆甾烯醇，7-豆甾烯-3-酮(7-stigmasten-3-one)，7-豆甾烯醇-3-β-D-葡萄糖苷。又含二十七烷(heptacosane)，二十九烷(nonacosane)和三十一烷(hentriacontane)。

【药理】 1. 对心血管系统的作用 （1）扩张冠脉　瓜蒌注射液(用瓜蒌皮提取制成)能显著扩张豚鼠离体心脏的冠脉。每1 ml滴注液含生药2.5或5.0 mg时，可使冠脉流量分别增加55%或71%。在离体兔心试验中也取得类似结果。瓜蒌注射液对垂体后叶素引起的离体豚鼠心脏冠脉流量减少有明显的拮抗作用。

（2）抗心肌缺血　瓜蒌注射液对垂体后叶素引起的大鼠心肌缺血有明显的保护作用；对异丙肾上腺素所致大鼠心肌缺血也有保护作用。瓜蒌注射液对家兔心肌缺血再灌注损伤有保护作用，它能减轻缺血再灌注丙二醛(MDA)的升高反应，提高SOD活性，缩小梗死范围，降低再灌性心律失常等作用。

（3）扩张微血管及改善微循环　静注瓜蒌注射液10 g(生药)/kg时，能使正常家兔肠系膜微动脉扩张。瓜蒌可对抗去甲肾上腺素、氯化钾引起的大鼠主动脉条收缩反应。瓜蒌注射液能明显延缓缺氧家兔微循环障碍的发生，其机制可能与增加红细胞的表面电荷有关。

（4）抑制血小板聚集　瓜蒌注射液体外能明显抑制ADP或AA诱导家兔血小板聚集性和TXA2合成释放反应；对ADP或胶原诱导的大鼠血小板聚集也有明显抑制作用。能明显抑制家兔结扎冠脉所致的血小板聚集和TXB2的变化，显著缩小梗死范围。

（5）抗心律失常　腹腔注射瓜蒌皮水煎剂2.5 g(生药)/kg可明显延长正常大鼠心电图的P-R、Q-T、R-R间期，对氯化钙诱发的大鼠室颤和毒毛花苷G所致的豚鼠心律失常有明显的预防作用。

2. 抗癌作用　瓜蒌皮的体外抗癌效果比瓜蒌仁好，且以60%乙醇提取物的作用最强。自瓜蒌皮的醚浸液中得到的类白色非晶体性粉末，也有体外抗癌作用。

毒性　瓜蒌注射液的毒性甚低，小鼠腹腔注射LD_{50}为363±33 g/kg，静注LD_{50}为306±22 g/kg，犬亚急性毒性试验，每日30 g/kg，静注21日，除个别犬在给药第三星期胃纳差，部分犬给药后出现肝细胞局部轻度红肿外，未见其他明显毒性反应。体重、心电图、血象、肝功、肾功、尿常规均无明显变化。镜检，心、脾、肺、肾及肾上腺均未见异常。

【炮制】 1. 栝楼皮　取原药材，除去果柄及杂质，用水洗净，润透，切丝，干燥。

2. 炒栝楼皮　取栝楼皮丝置锅内，用文火加热，炒至棕黄色，略带焦斑，取出放凉，筛去灰屑。

3. 蜜炙栝楼皮　取炼蜜用适量开水稀释后，加入栝楼皮丝，拌匀，闷透，置锅内，用文火加热，炒至棕黄色不粘手为度，取出放凉。每栝楼皮100 kg，用炼蜜25 kg。

饮片性状　栝楼皮为丝片状，表皮外侧橙黄色或红黄色，有光泽，内侧淡黄白色。味淡，微酸。炒栝楼皮黄棕色，略带焦斑。蜜栝楼皮黄红色，有光泽，味甜。

贮干燥容器内，蜜栝楼皮密闭，置阴凉干燥处，防霉，防蛀。

【药性】 甘，微苦，寒。归肺、胃经。

1. 《饮片新参》："甘、苦，微凉。"

2. 《本草推陈研究》："味甘，性微寒，无毒。"

3. 《四川中药志》1960年版："入肺、胃、大肠三经。"

【功用主治】 清肺化痰，宽胸散结。主治肺热咳嗽，胸胁痞痛，咽喉肿痛，乳癖乳痈。

1. 《药性切用》："主宽胸除热。"

2. 《药笼小品》："清肺和肝，开胸涤痰。"

3. 《丰中参西录》："敛肺，宁嗽，定喘。"

4. 《饮片新参》："化热痰，生津润肺。"

5. 《江苏省植物药材志》："为镇咳镇静药，有解热利尿的效能，治急性气管炎、咳嗽、胃阳、胃痛，能利福，宽胃，豁痰，宁咳，并治黄疸、水肿，解酒等。"

6. 《四川中药志》1960年版："治咽喉疼痛，大便燥结及乳痈。"

7. 《重庆草药》："除火清热，治肠热，止血。"

8. 《上海常用中草药》："清热化痰，宽胸利气，消痈肿。"

【用法用量】 内服：煎汤，9～12 g；或入散剂。外用：烧存性研末调敷。

【宜忌】 脾虚者慎服。反乌头。

1. 《本草经集注》："恶干姜，畏牛膝、干漆，反乌头。"

2. 《四川中药志》1960年版："凡脾胃虚寒，大便不实及湿痰者忌用。"

【选方】 1. 治阳明温病，下之不通，喘促不宁，痰涎壅滞，脉右寸实大，肺气不降　生石膏五钱，生大黄三钱，杏仁粉二钱，栝楼皮一钱五分。水五杯，煮取二杯，先服一杯，不知，再服。（《温病条辨》宣白承气汤）

2. 治阴阳咳嗽　栝楼果皮15 g，陈皮9 g，枇杷叶(去毛)9 g。水煎服，冰糖为引。（《江西草药》）

3. 治肺痈　瓜蒌皮、冬瓜子各15 g，薏苡仁、鱼腥草各30 g。煎服。

4. 治肋间神经痛　瓜蒌皮15 g，柴胡4.5 g，丝瓜络12 g，郁金、枳壳各9 g。煎服。（3、4方出自《安徽中草药》）

5. 治咽喉肿痛，语声不出　瓜蒌皮(细锉，慢火炒赤黄)、白僵蚕(去头，微炒黄)、甘草(锉，炒黄色)各等分。上为细末，每服一二钱，用温酒调下，或浓生姜汤调服，更用半钱绵裹，嚼化咽津亦得，并不计时候，日三两服。（《御药院方》发声散）

6. 治牙疼　露蜂房、栝楼皮。烧灰去火毒擦牙。或以乌桕根、韭菜根、荆梨根、葱根四味煎汤温漱。（《世医得效方》）

【临床报道】 1. 治疗喘息型气管炎及肺心病哮喘　用栝楼皮制成灭菌水溶液(每1 ml相当于生药5 g)，每次用12～16 ml静注，每日1次，10～15日为1疗程。观察35例，其中喘息型气管炎 13 例，肺心病哮喘 22 例。观察结果：控显率 45%，总有效率 82.5%。对轻、中、重度病情具有同样效果，但病程愈长，疗效愈差。主要副作用为唇麻、身热，少数病例有气喘、头晕、恶心等。继续用药无影响，不必停药。

2. 治疗冠心病　用瓜蒌注射液（每支 2 ml，含瓜蒌生药 10 g）4 ml，每日肌注 1 次；或 8 ml，加入于 50% 葡萄糖 20 ml 中，每日静注 1 次；或 12 ml 加入 5% 或 10% 葡萄糖 250～500 ml 每日静滴 1 次。半个月为 1 个疗程（大部分采用肌注，少部分静注，极个别静滴）。共治疗 25 例，其中冠心病心绞痛型 22 例（包括陈旧性前间壁心肌梗死 1 例，提示高侧壁小灶性心肌梗死 1 例，同时伴心律失常 4 例，伴高血压 5 例）（伴高血压 3 例）（伴高血压 1 例）中医分型：气滞血瘀兼阴虚 9 例（有心绞痛 8 例）；兼阳虚 1 例（伴心绞痛）；兼阴阳两虚 14 例（有心绞痛 13 例）；气滞血瘀兼痰浊 1 例。结果：伴心绞痛 22 例，疗效显著者 17 例，改善 3 例，无效 2 例。对轻、中、重度心痛均有效，尤其对中重度的效果更显著。心电图复查，疗效显著者 12 例，改善 2 例，无效 10 例，加重 1 例。在中医分型中，似对阴阳两虚，气滞血瘀型效果较好。但本品没有显著的降压和降脂作用。

【各家论述】《施今墨对药》：“瓜蒌皮清肺化痰，宽中利气；天花粉清热化痰，养胃生津，解毒消肿。二药伍用，药效倍增，荡热涤痰，生津润燥，开胸散结，润肺止咳甚效。”“瓜蒌子润肺涤痰，滑肠通便；瓜蒌皮理气散结，清肺化痰。两者合用，上可清肺胃之热，化痰散结，下能润大肠之燥，滑肠通便。肺、胃、大肠三经合治，去痰嗽，止咳喘，通大便之力甚强。”“痰热咳嗽，胸闷胀痛者，主取瓜蒌皮，佐以瓜蒌子；若兼见大便秘结者，则主取瓜蒌子，少佐瓜蒌皮。”

3775 栝楼茎叶 guā lóu jīng yè
《别录》

【基原】　葫芦科栝楼属植物栝楼的茎叶。

【原植物】　参见“栝楼”条。

【药性】《纲目》：“酸，寒，无毒。”

【功用主治】《别录》：“疗中热伤暑。”

【用法用量】　内服：煎汤，3～5 钱。

【各家论述】《本草正义》：“瓜蒌茎叶治中热伤暑，以其清芬凉爽，故善涤暑。又其味微酸，自能振刷精力，以御酷暑之炎热。亦犹孙真人所谓季夏之间，困乏无力，宜服五味子汤以收耗散之气，使人精神顿加也。”

3776 桦木皮 huà mù pí
《开宝本草》

【异名】　桦皮《灵苑方》，白桦皮《新疆中草药手册》，桦树皮《吉林中草药》。

【基原】　为桦木科桦木属植物白桦的树皮。

【原植物】　白桦 Betula platyphylla Suk.　又名：粉桦（东北），桦皮树（河北）。

乔木，高达 25 m。树皮白色，剥裂；枝条暗灰色或暗褐色，无毛；小枝暗灰色，幼枝红褐色，光滑无毛。叶柄细瘦，长 1～2.5 cm；叶片菱状三角形、三角形、菱状三角形或卵状菱形，长 3～9 cm，宽 2～7.5 cm，先端渐尖，有时呈短尾尖，基部截形至楔形，有时微心形或近圆形，边缘有重锯齿，上面疏生毛和腺点，下面无毛，密生腺点，侧脉 5～7 对。花单性，雌雄同株，葇荑花序；雄花 5 朵集生于每一鳞

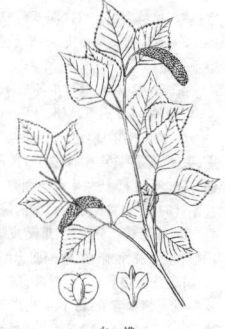

白　桦

片内，雄蕊 2；雌花生于枝顶，每苞有 3 花，花柱 2。果序单生，圆柱形或长圆柱形，下垂，果苞，外面密生短柔毛，中裂片三角状卵形，顶端渐尖或钝，侧裂片卵形或近圆形。小坚果狭长圆形或卵形，膜质翅短果长 1/3，与果近等宽。花期 5～6 月，果熟期 8～9 月。

生于海拔 400～4 100 m 的山地林中，是阔叶林和针阔叶混交林常见树种，常成群落生长。分布于华北、东北及河南、四川、云南、西藏、陕西、甘肃、青海、宁夏等地。江苏有栽培。

本植物树干中流出的液汁（桦树液）亦供药用，另设专条。

【采收加工】　春、秋季采剥树皮，切碎、晒干。

【药材】　桦木皮 Betulae Cortex　主产于东北及河北、山西、内蒙古等地。

性状　为大张的反卷筒状，卷筒的外表面（即皮的内表面）淡棕色，有深色横纹云。卷筒的内表面（即皮的外表面）灰白色而微带红色，上有疙瘩样的枝痕，黑棕色。质柔软，折断面略平坦，可层层片状剥落。气微弱而香，味苦。

【成分】　白桦含桦叶烯四醇（betulafolienetetraol），桦叶烯四醇（betulafolienetetraol）A，桦叶烯五醇（betulafolienpen taol）。

【药理】　1. 祛痰、止咳与平喘作用　桦树皮的水提取物、乙醇处理的水提取物，及酸性乙醇提取物给小鼠腹腔注射有明显的祛痰作用；白桦树皮的水、甲醇、乙醚及酸性乙醇的提取物以及乙醚析出物给小鼠腹腔注射有止咳作用；豚鼠腹腔注射乙醇处理的白桦树皮水提取物有平喘作用。

2. 抗菌作用　白桦树皮煎剂试管内对肺炎链球菌、卡他奈瑟球菌及甲型链球菌的某些菌株有抑制作用。

毒性　白桦树皮水煎液浓缩经乙醇处理，再加浓氨水沉淀后滤液，回水溶解的部分，给小鼠腹腔注射 LD_{50} 为 92.92 g（生药）/kg。

【药性】　苦，平。归肝、胃、大肠经。

1.《开宝本草》：“味苦，平，无毒。”

2.《品汇精要》：“味厚于气，阴中之阳。”

3.《本草经疏》：“气味俱薄，降多升少，阴也，入足阳明经。”

4.《本草汇言》：“味苦，气寒。”

5.《新疆中草药》：“苦，凉。”

【功用主治】　清热利湿，祛痰止咳，解毒。主治痛痒喉痹，咳嗽气喘，黄疸，腹泻，痢疾，淋证，小便不利，乳痈，疮毒，痒疹，烫伤。

1.《伤寒身验方》：“浓煮汁冷饮，主伤寒时行热疮（豌豆疮）。”

2.《开宝本草》：“浓煮汁饮之，主诸黄疸。”

3.《本草衍义》：“烧为黑灰，合他药，治肺风毒。”

4.《医学入门》：“治乳痈初肿。”

5.《本经逢原》：“收肥腻，治湿热疬风痈毒，利小便。”

6.《宁夏中草药手册》：“清热解毒，止咳。”

7.《全国中草药汇编》：“清热，利湿，解毒。主治急性扁桃体炎，支气管炎，肺炎，肠炎，肝炎，急性乳腺炎。外用治烧烫伤，痈疖肿毒。”

【用法用量】　内服：煎汤，10～15 g；烧炭，研末，每次 1～3 g，每日 2～3 次。外用：研末或煅炭研末调敷。

【宜忌】《本草汇言》：“脾胃冷弱，易于作泄者，勿多服久煎。”

【选方】　1. 治咳嗽气喘　桦树皮、贝母、麦冬各 9 g。水煎服。《新疆中草药》

2. 治五疸发黄　桦木皮、铃儿茵陈各等分。煎汤作茶饮。《林氏家抄方》

3. 治小便赤涩　桦树皮、车前草各 15 g。水煎服。《新疆中草药》

4. 治乳痈痈初发，肿痛结硬欲破脓　北采真桦皮，无灰酒服方寸匕，就之卧。《灵苑方》

5. 治痈疮肿毒，乳痈初起　桦树皮 60 g，山核桃 7 个（焙黄研

末）。以桦树皮煎水送服，每次 3 g，日服 1 次。《吉林中草药》

6. 治肺脏风毒，遍身疮疥及瘾疹瘙痒，搔之成疮，又治面上风刺及妇人粉刺　杏仁（去皮、尖，用水一碗，于银铫子内熬，候水减一半已来，取出，放令干）、荆芥穗各二两，枳壳（去瓤，用慢火烧存性，取出，于湿纸上令冷）、桦皮（烧成灰）各四两，甘草（炙）半两。上药除杏仁外，余药都捣罗为末，却将杏仁别研令极细，次用诸药末旋旋入，研令匀。每服二钱，食后，温酒调下，日进三服；疮疥甚者，每日频服。《局方》桦皮散

【临床报道】　治疗多种炎症　桦树皮 210 g，剥去上层白皮，切碎。水煎 2 次，加入蔗糖 90 g，制成 1 000 ml，日服 2 次。治疗急性乳腺炎、急性扁桃体炎、肺炎、肾炎、牙周炎、外伤感染、尿路感染、疖肿及腹泻等共 247 例，均有效果，其中对乳腺炎疗效较显著。

【各家论述】　1.《本草汇言》：“桦木皮，散风热，解痈毒，消五疸，清时行豌豆疮之药也。寇氏云，苦寒善降，能散郁热风毒；轻浮柔软，能消乳痒痈疡。但寒淡清脆之物，如脾胃冷弱，易于作泄者，勿多服久服。”

2.《本草经疏》：“五疸皆湿热蕴于阳明所致，（桦树皮）苦平能除湿热，故主诸疸也。藏器之治伤寒时行热毒疮，宗奭以之治肺风毒，皆取其苦凉能散风邪、热毒之义耳。”

3777 桦树液 huà shù yè（《吉林中草药》）

【基原】　为桦木科桦木属植物白桦树干中流出的液汁。

【原植物】　参见“桦木皮”条。

【采收加工】　5 月间春树皮划开，盛取液汁，鲜用。

【功用主治】　祛痰止咳，清热解毒。主治咳嗽，气喘，小便赤涩。

1.《吉林中草药》：“治咳喘气喘。”

2.《黑龙江常用中草药》：“清热，解毒。治坏血病，肾脏病，痛风。”

【用法用量】　内服：鲜汁 20~30 ml。

3778 桦叶葡萄根皮 huà yè pú táo gēn pí（《新华本草纲要》）

【异名】　大血藤《贵州草药》。

【基原】　为葡萄科葡萄属植物桦叶葡萄的根皮。

【原植物】　桦叶葡萄 Vitis betulifolia Diels et Gilg　又名：野葡萄《贵州草药》。

木质藤本。小枝被蛛丝状柔毛，后变无毛；卷须与叶对生，二叉状分枝。单叶互生；叶柄长 3~5 cm，被蛛丝状毛；叶片草质，卵形或宽卵形，长 5~10 cm，宽 4~9 cm，先端短渐尖，基部浅心形或截状心形，边缘有多数小牙齿，下面几无毛，下面密或疏被淡褐色短柔毛；侧脉 5~7 对。花杂性异株，圆锥花序长 5.5~7 cm，与叶对生，疏被蛛丝状毛；两性花基部有小苞片；花萼盘状；花瓣 5，顶部粘合成帽状脱落；雄蕊 5，与花瓣对生；子房有短花柱，花盘五裂；雄花序狭长，雄蕊退化子房埋入花盘中。浆果球形，熟时黑色，有白粉。花期 6 月，果期 7~8月。

生于海拔 470~2 600 m 的山坡沟旁或灌木丛中。分布于西南及湖北、广西、陕西、甘肃等地。

【采收加工】　冬季挖取根部，剥取根皮，切片，鲜用或

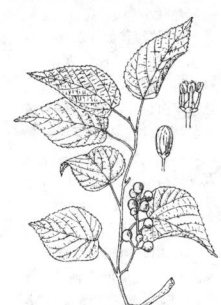

桦叶葡萄

晒干。

【药性】　涩，平。

【功用主治】　舒筋活血，利湿解毒。主治风湿瘫痪，跌打骨折，痢疾，无名肿毒。

【用法用量】　内服：煎汤，5~10 g。外用：捣敷。

【选方】　1. 治风湿瘫痪，劳伤，接骨　大血藤捣烂，和甜酒酿调匀，包敷患处。

2. 治赤痢　大血藤、何首乌、委陵菜各 6 g。红糖作引，煎水内服。

3. 治无名肿毒　大血藤（研末）、野油菜等分。二味共捣绒，和蜂蜜调匀敷患处。（1~3 方出自《贵州草药》）

3779 柏油 bǎi yóu（《纲目》）

【基原】　为大戟科乌桕属植物乌桕的种子榨取的油。

【原植物】　参见“乌桕木根皮”条。

【功用主治】　杀虫，拔毒，利尿，通便。主治疥疮，脓疱疮，水肿，便秘。

1.《本草拾遗》：“涂头，变白为黑。服一合，令人下利，去阴下水气。”

2.《纲目》：“涂一切肿毒疮疥。”

【用法用量】　外用：涂敷。

【选方】　治肤疱疥疮　柏油二两，水银二钱，樟脑五钱。同研，不见星乃止。以温汤洗净疮，以药填之。《纲目》引《唐瑶经验方》

3780 桧叶 guì yè（《福建民间草药》）

【基原】　为柏科圆柏属植物圆柏的叶。

【原植物】　圆柏 Sabina chinensis（L.）Ant.〔Juniperus chinensis L.〕又名：栝《禹贡》，桧《诗经》，刺柏《本草汇言》，桧柏《广西药用植物名录》，松球柏《内蒙古中草药》，红心柏（北京），珍珠柏（云南）。

乔木，高达 20 m，胸围达 3.5 m。树皮深灰色，纵裂，成长条片；幼树树枝条斜上伸展，树冠尖塔形或圆锥形，老树下部大枝近平展，树冠广圆形。叶二型：鳞叶和刺叶；生鳞叶的小枝近四棱形，径 1~1.2 mm，鳞叶先端钝尖，背面中部有椭圆形凹陷的腺体；刺叶 3 叶交叉轮生，长 6~12 mm，上面微凹，有 2 条白粉带。雌雄异株，稀同株，雄球花黄色，椭圆形，长 2.5~3.5 mm。球果翌年成熟，近圆形，熟时暗褐色，被白粉。种子 2~4，卵圆形，扁，先端钝，有棱脊及少数树脂槽。

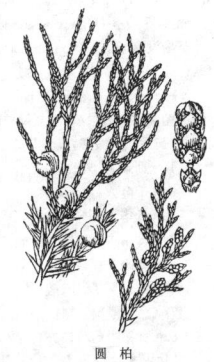

圆柏

生于海拔 500~1 000 m 的中性土、钙质土及微酸性土壤中。分布于华北、西南及长江流域至广东、广西等地。

【采收加工】　全年均可采收，鲜用或晒干。

【药材】　桧叶 Sabinae Chinensis Cacumen　产于全国大部地区。

性状　生桧叶的小枝近圆柱形或近四棱形。叶二型，即鳞状叶及鳞叶，生于不同枝上；鳞叶 3 叶轮生，直伸而紧密，近披针形，先端渐尖，长 2.5~5 mm；刺叶 3 叶交互轮生，斜展，疏松，披针形，长 6~12 mm。气微香，味微涩。

【成分】　含黄酮类：穗花杉双黄酮（amentoflavone），扁柏双黄

酮(hinokiflavone),芹菜素(apigenin),扁柏双黄酮甲醚(monomethyl ether ofhinokiflavone)。

【药性】《天目山药用植物志》:"性温,味辛,有毒。"

【功用主治】 祛风散寒,活血解毒。主治风寒感冒,风湿关节痛,荨麻疹,阴疽肿毒初起,尿路感染。

1.《天目山药用植物志》:"杀虫、辟秽、散结、解毒。"

2.《内蒙古中草药》:"治尿道炎、淋病、肺痨。"

3.《福建药物志》:"祛风散寒,活血消肿,驱秽除浊。主治感冒,荨麻疹,风湿关节痛,阴疽初起。"

4.《广西民族药简编》:"治内痔大便出血。"

5.《秦岭巴山天然药物志》:"解寒利尿。"

【用法用量】 内服:煎汤,鲜品 15～30 g;研末,每次 3 g,每日 2 次。外用:捣敷;煎水熏洗或烧烟熏。

3781 **桃子** táo zi 《日用本草》

【异名】 桃实《别录》。

【基原】 为蔷薇科桃属植物桃或山桃的果实。

【原植物】 参见"桃仁"条。

【采收加工】 7～8月成熟时采摘,鲜用或作脯。

【成分】 含有机酸:苹果酸(malic acid),枸橼酸(citric acid),苯甲酸,绿原酸(chlorogenic acid),新绿原酸(neochlorogenic acid),异绿原酸(isochlorogenic acid),奎尼酸(quinic acid),琥珀酸(succinic acid)。黄酮类:紫云英苷(astragalin),蜡梅苷(meratin),山奈素-3-双葡萄糖苷(kaempferol-3-β-D-glucopyranoside-β-D-glucopyranoside),桃皮素(persicogenin),柚皮素(naringenin),香橙素(aromadendrine),橙皮素(hesperetin),桃皮素-5-β-D-吡喃葡萄糖苷(persicogenin-5-β-D-glucopyranoside),柚皮素-5-β-D-吡喃葡萄糖苷(naringenin-5-β-D-glucopyranoside),橙皮素-5-β-D-吡喃葡萄糖苷(hesperetin)-5-O-β-D-glucopyranoside,右旋儿茶酚(catechol),左旋表儿茶酚没食子酸酯(epicatechol gallate),儿茶素(catechin),表儿茶素(epicatechin)。挥发性成分:己醛(hexanal),(E)-2-己烯醛〔(E)-2-hexenal〕,苯甲醛(benzaldehyde),芳樟醇(linalool)等。又含蔗糖,葡萄糖,果糖,山梨糖醇(sorbitol)和肌醇(inositol)。

【药性】 甘、酸,温。归肺、大肠经。

1.《别录》:"味酸。"

2.《千金方》:"无毒。"

3.《日华子》:"热,微毒。"

4.《日用本草》:"味甘,酸。"

5.《滇南本草》:"味辛,酸。"

6.《纲目》:"味辛,酸、甘,热。"

7.《医林纂要》:"甘、辛,温。"

8.《食物中药与便方》:"酸、甘,微温。"

【功用主治】 生津,润肠,活血,消积。主治津少口渴,肠燥便秘,闭经,积聚。

1. 孙思邈:"肺病宜食之。"(引自《纲目》)

2. 崔禹锡《食经》:"养肝气。"

3.《日华子》:"益色。"

4.《滇南本草》:"治蛊积,通月经,润大肠,消心下积。大黄桃,食之神清气爽,延年乌须。"

5.《纲目》:"冬桃,食之解劳热。"

6.《医林纂要》:"养肺,泻肺。"

7.《随息居饮食谱》:"补心,活血,解渴,充饥,水蜜桃生津涤热。"

【用法用量】 内服:适量,鲜食,或作脯食。外用:捣烂调敷。

【宜忌】 不宜多食。

1.《别录》:"多食令人有热。"

2.《千金方》:"不可多食,伤筋骨。"

3.《日用本草》:"桃与鳖同食,患心痛,服术人忌之。"

4.《滇南本草》:"多食动脾助热,令人膨胀,发疮疖。食桃浴水令人入泻。"

5.《本草省常》:"多食作湿热,生食伤脾胃。"

3782 **桃毛** táo máo 《本经》

【基原】 为蔷薇科桃属植物桃或山桃的果实上的毛。

【原植物】 参见"桃仁"条。

【采收加工】 将未成熟果实之毛刮下,晒干。

【药性】《纲目》:"辛、平、微毒。"

【功用主治】 活血,行气。主治血瘕,崩漏,带下。

1.《本经》:"主下血瘕,寒热积聚,无子。"

2.《别录》:"主带下诸疾,破坚闭。"

3.《日华子》:"疗崩中,破癖气。"

【用法用量】 内服:煎汤,1～3 g,包煎。

3783 **桃仁** táo rén 《雷公炮炙论》

【异名】 桃核仁《本经》。

【基原】 为蔷薇科桃属植物桃或山桃的种子。

【原植物】 1. 桃 *Amygdalus persica* L. 〔*Prunus persica* (L.) Batsch.〕 又名:毛桃(通称)。

落叶小乔木,高 3～8 m,小枝绿色或半边红褐色,无毛。冬枝上呈簇生状;叶柄长 1～2 cm,通常有 1 至数枚腺体;叶片椭圆状披针形至倒卵状披针形,边缘具细锯齿,两面无毛。花通常单生,先于叶开放;萼片 5,基部合生成短萼筒,外被短毛;花瓣 5,倒卵形,粉红色,罕为白色;雄蕊多数;子房 1 室,花柱细长,柱头小,圆头状。核果近球形,表面有短绒毛,果肉白色或黄色,离核或黏核。种子 1 枚,扁卵状心形。花期 3～4 月,果熟期 6～7 月。产我国,各地普遍栽培。

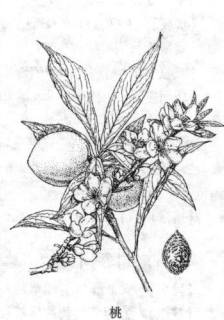

桃

2. 山桃 *A. davidiana* (Carr.) C. de Vos ex Henry 〔*Prunus davidiana* (Carr.) Franch.〕 又名:榹桃《尔雅》,山毛桃、野桃(内蒙古)。

落叶小乔木,高 5～9 m。叶互生,托叶早落;叶柄长1.5～3 cm;叶片卵状披针形,长 4～8 cm,宽 2～3.5 cm。花单生,萼片 5,花瓣 5,阔倒卵形,粉红色至白色。核果近圆形,黄绿色,表面被黄褐色柔毛。果肉离核,核小,坚硬。种子 1 颗,棕红色。花期 3～4 月,果期6～7 月。

生于海拔 800～1 200 m的山坡,山谷沟底或荒野疏林及灌丛内。分布于河北、山西、山东、河南、四川、云南、陕西、甘肃等地。

以上植物的果实(桃子)、

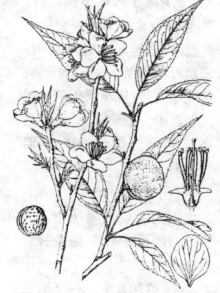

山 桃

果实上的毛(桃毛)、幼果(碧桃干)、叶(桃叶)、花(桃花)、幼枝(桃枝)、除去栓皮的树皮(桃茎白皮)、树皮中分泌出来的树脂(桃胶)、根或根皮(桃根)均供药用,另设专条。

【栽培】 生物学特性 桃喜阳光和温暖的气候,在肥沃高燥的砂质壤土中生长最好。怕涝,在低洼碱性土壤中生长不良。幼树抗寒力弱,容易冻纲。耐修剪,寿命较短。

繁殖方法 嫁接繁殖为主。用山桃、毛桃为砧木,可增强其抗涝、抗寒性。供砧木用桃核先在湿沙中完成春化阶段,使硬壳容易裂开,易于发芽,3月播种,4月上旬即可出芽。不经沙藏的种子,可在秋季播种,选地势高燥的圃地培育桃苗,苗木生长迅速,当年秋季幼苗可长20~30 cm高。芽接一般8月上、中旬为宜,多采用丁字形芽接法,或在春季4月上旬进行枝接,多采用切接、腹接和劈接法。

田间管理 注意整形修剪,加强土、肥、水管理。定植结果后,于每年的冬季进行修剪,剪除徒长枝、过密枝、病虫枝、细弱枝,使通风透光,提高果实的产量。

病虫害防治 病害有桃炭疽病,主要为害果实,也为害叶和新梢,发芽后喷65%代森锌500倍液2~3次;流胶病,发生在树枝干,可加强枝干管理,枝干涂白,预防冻害和日烧伤,防治蛀食枝干的害虫。虫害有桃蚜,为害叶片。

【采收加工】 7~8月采摘成熟果实,取出果核,或在食用果肉时收集果核,除净果肉及核壳,取出种子,晒干。

【药材】 桃仁 Amygdali Semen 桃仁全国大部分地区有产,主产于四川、云南、陕西、山东、北京、河北、山西、河南,产量大;山桃仁产于河北、河南、山东、山西、陕西,质量最好。

性状 桃仁 种子呈扁长卵形,长 1.2~1.8 cm,宽0.8~1.2 cm,厚 0.2~0.4 cm。表面黄棕色至红棕色,密布颗粒状突起。先端尖,中部略膨大,基部钝圆稍偏斜,边缘较薄。尖端一侧有短线形的脐,圆端有颜色略深不甚明显的合点,自合点处散出多数棕色维管束脉纹,形成布满种皮的纵向凹纹。种皮薄,子叶2,类白色,富油性。气微,味微苦。

桃仁(种子)外形

山桃仁 呈类球圆形,基部偏斜,较小而肥厚,长约0.9 cm,宽约 0.7 cm,厚约 0.5 cm。

鉴别 种皮粉末(或解离)片:桃仁 种皮外表皮石细胞黄色或黄棕色,侧面观贝壳形、盔帽形、弓形或椭圆形,高 54~153 μm,底部宽约至 180 μm,突出于表皮层的部分呈拱形,壁一边较厚,层纹细密。表面观呈圆形、圆多角形或类方形,孔沟细密。种皮外表皮细胞橙红色或樱红色,呈类圆形或多角形,常与石细胞连生。种皮内表皮细胞淡黄棕色或红棕色,断面观为1列类长方形色素细胞,表面观呈类多角形,垂周壁微波状弯曲。山桃仁 种皮外表皮石细胞淡黄色、橙黄色或橙红色,侧面观贝壳形、矩圆形、椭圆形或长条形,高 81~198(279) μm,宽约128(198) μm,突出部分近圆拱形,表面观呈圆形、类六角形、长方形或类方形,底部壁厚薄不匀,纹孔较大,孔沟密或红纹处小。

【成分】 种仁含苦杏仁苷(amygdalin)、野樱苷(prunasin)。甾醇类:24-亚甲基环木菠萝甾醇(24-methylene cycloartanol)、7-去氢燕麦甾醇(7-dehydroavenasterol)、β-谷甾醇(β-sitosterol)、菜油甾醇(campesterol)、β-谷甾醇-3-O-β-D-吡喃葡萄糖苷(β-sitosterol-3-O-β-D-glucopyrano side)、菜油甾醇-3-O-β-D-吡喃葡萄糖苷(campesterol-3-O-β-D-glucopyranoside)、β-谷甾醇-3-O-β-D-(6-O-棕榈酰)吡喃葡萄糖苷[sitosterol-3-O-β-D-(6-O-palmityl) glucopyranoside]、β-谷甾醇-3-O-β-D-(6-O-油酰)吡喃葡萄糖苷[sitosterol-3-O-β-D-(6-O-oleyl) glucopyranoside]、菜油甾醇-3-O-β-D-(6-O-棕榈酰)吡喃葡萄糖苷[campesterol-3-O-β-D-(6-O-palmityl) glucopyranoside]、菜油甾醇-3-O-β-D-(6-O-油酰)

喃葡萄糖苷[campesterol-3-O-β-D-(6-O-oleyl) glucopyranoside]。有机酸类:绿原酸(chlorogenic acid)、3-咖啡酰奎宁酸(3-caffeoylquinic acid)、3-对香豆酰奎宁酸(3-p-coumaroylquinic acid)、3-阿魏酰奎宁酸(3-feruloylquinic acid)、甘油三油酸酯(triolein)、油酸(oleic acid)和亚油酸(linoleic acid)。蛋白质:PR-A和PR-B。又含甲基-α-D-呋喃糖苷(methyl-α-D-fructofuranoside)、甲基-β-D-吡喃葡萄糖苷(methyl-β-D-glucopyranoside)。

【药理】 1. 对循环系统的作用 桃仁能明显增加犬股动脉的血流量并降低血管阻力。对离体兔耳血管能明显地增加灌流液的流量,并能消除去甲肾上腺素的缩血管作用。桃仁提取物能明显地使麻醉大鼠肝脏微循环内血流量加速,并与剂量相关,提示对肝脏表面微循环有一定的改善作用。

2. 抗凝血作用和抗血栓形成 山桃仁煎剂家兔灌胃,其出血时间和凝血时间均显著延长,还可完全抑制其血块收缩。抗凝作用的有效成分是甘油三油酸酯(triolein)。山桃仁煎剂家兔灌胃,对进行颈总动脉-颈外静脉血流旁路手术的麻醉公鸡实验性体外血栓形成有明显的抑制作用,抑制率平均为18%。桃仁经加冰水刺激形成的大鼠"血瘀"模型,用桃仁实验治疗,可见雌性大鼠的低切速全血黏度降低,对红细胞变形能力和纤维蛋白原含量等的影响则不明显。

3. 抗炎作用 桃仁的水提取物具有较强的抗大鼠角叉菜胶性足跖肿胀作用,从中分离得2个蛋白质成分PR-A和PR-B静注具有剂量依赖性的抗炎作用。桃仁煎剂口服,对大鼠肉芽肿形成有显著的抑制作用。大鼠角叉菜胶形成肉芽肿模型,4日后测定肉芽肿内渗出液量及渗出液中前列腺素 E$_2$(PGE$_2$)的含量,其抑制率为35%。桃仁提取液对经体外细胞培养时的纤维母细胞生长具有抑制作用,将其用于实验性巩膜滤过小梁切除术的家兔动物模型上,发现它具有抑制炎症细胞及纤维母细胞增生的作用。

4. 止咳祛痰作用 苦杏仁苷具有镇咳作用。作用机制为苦杏仁苷能被苦杏仁酶水解,产生的氰氢酸和苯甲醛对呼吸中枢有镇静作用,能使呼吸加深,咳嗽减少,痰易咳出。

5. 抗肿瘤作用 苦杏仁苷及其水解生成的氰氢酸和苯甲醛对癌细胞具有协同性杀伤作用;苦杏仁苷能帮助体内胰蛋白酶消化癌细胞的透明样黏蛋白被膜,使体内白细胞更易接近癌细胞,并吞噬癌细胞。

6. 其他作用 桃仁煎剂具有子宫收缩作用,有助于产后子宫复旧和止血。口服水煎剂有显著镇痛作用,抑制小鼠扭体反应。苦杏仁苷对实验性炎症的镇痛作用为氨基比林的1/2。PR-B有相当强的 SOD 样活性,PR-B(10^{-6}~$5×10^{-5}$ mol/L)对豚鼠腹腔巨噬细胞中过氧阴离子的产生有抑制作用,并随剂量的加大而增强。

毒性 桃仁水煎液,对小鼠腹腔注射 3.5 g/kg,可见肌肉松弛,运动失调,竖毛等现象。其 LD_{50} 为222.5±7.5 g/kg。

【炮制】 1. 桃仁 取原药材,除去杂质及残留的外壳,簸去灰屑。生品活血祛瘀力强。

2. 燁桃仁 取净桃仁置沸水中,加热至种皮微鼓起,置于凉水中稍浸泡,取出搓开种皮与种仁,干燥,簸去种皮。用时捣碎。燁桃仁利于有效物质的溶出。

3. 炒桃仁 取燁桃仁置锅内,用文火加热,炒至微黄色,取出放凉。用时捣碎。炒桃仁偏于和血润燥。

4. 麸炒桃仁 先将麸皮撒入锅内,待麸皮冒烟时,倒入燁桃仁,用文火炒至表面呈黄色,取出,筛去麸皮,放凉。每桃仁100 kg,用麸皮12 kg。

5. 桃仁霜 取燁桃仁,研成粗粉,用吸油纸包好,置榨床内压榨去油,如此反复几次,至油净,取出研细。桃仁霜活血祛瘀而不滑肠。

饮片性状 桃仁参见"药材"项。桃仁形如桃仁,无种皮,表面乳白色，有细纵纹。炒桃仁形如桃仁，表面微黄色，略有焦斑。麸炒桃仁形如桃仁，表面黄色。桃仁霜呈粉末状，乳白色，微显油性。

贮干燥容器内，桃仁、炒桃仁、麸炒桃仁、桃仁霜密闭，置阴凉干燥处。

【药性】 苦、甘，小毒。归心、肝、大肠经。

1.《本经》："味苦，平。"

2.《别录》："甘，无毒。"

3.《千金方》："味苦、甘、辛，平。"

4.《食疗本草》："温。"

5. 李东垣："苦甘而平，气薄味厚，沉而降，阴中之阳，手足厥阴经血分药也。"（引自《纲目》）

6.《心印绀珠经》："味苦，甘，平，性寒。"

7.《雷公炮制药性解》："入肝、大肠经。"

8.《本草经解》："入手太阴肺经、手少阴心经、足太阴脾经。"

【功用主治】 活血祛瘀，润肠通便。主治痛经，血滞经闭，产后瘀滞腹痛，癥瘕结块，跌打损伤，瘀血肿痛，肺痈，肠痈，肠燥便秘。

1.《本经》："主瘀血，血闭，癥瘕，邪气，杀小虫。"

2.《别录》："止咳逆上气，消心下坚，除卒暴击血，破癥瘕，通月水，止痛。"

3.《食疗本草》："杀三虫，止心痛。"

4.《医学启源》："治大便血结，血秘，血燥，通润大便。"

5. 李东垣："其功有四：治热入血室，一也；泄腹中滞血，二也；除皮肤血热燥痒，三也；行皮肤凝滞之血，四也。"（引自《纲目》）

6.《医学入门》："兼主上气咳嗽，喘急，胸膈痞满，止疝痛、腰疼，杀虫及尸疰邪祟。又小儿瘛疭，妇人阴痒，捣泥敷之。"

7.《纲目》："主血滞风痹，骨蒸，肝疟寒热，鬼疰疼痛，产后血病。"

8.《本草正》："止鬼疰血逆寒疼痛，膨胀，疗跌打损伤。"

9.《现代实用中药》："治高血压及慢性盲肠炎，妇人子宫血肿。"

【用法用量】 内服：煎汤，6～10 g，用时打碎；或入丸、散。制霜用须包煎。

【宜忌】 无瘀滞者及孕妇禁服。过量服用可引起中毒，轻者可见头晕恶心，精神不振，虚弱乏力等，严重者可因呼吸麻痹而死亡。

1.《医学入门》："血燥虚者慎之。"

2.《纲目》："双仁者有毒，不可食。"

3.《本草经疏》："桃仁性善破血，散而不收，泻而无补，过用之及用之不得其当，能使血下不止，损伤真阴，为害非细。故凡经闭不通，由于血枯而不由于瘀滞；产后腹痛，由于血虚而不于留血结块；大便不通，由于津液不足，而不由于血燥秘结，法并忌之。"

4.《药性切用》："肠滑者忌。"

【选方】 1. 治妇人、室女血闭不通，五心烦热 红花、当归（洗焙）、杜牛膝、桃仁（熔）各等末。每服三钱，温酒调下，空心，食前。《杨氏家藏方》桃仁散）

2. 治妇人宿有癥积，妊娠三月，漏下不止，胎动 桃仁（去皮、尖，熬）、芍药、桂枝、茯苓、牡丹（去心）各等分。上五味为末，炼蜜和丸如兔屎大。每日食前服一丸，不知，加至三丸。《金匮要略》桂枝茯苓丸）

3. 治伤寒蓄血，发热如狂，少腹硬满，小便自利 桃仁（去皮、尖）二十个，大黄（酒洗）三两、水蛭（熬）、虻虫（去翅、足，熬）各三十个。上四味，以水五升，煮取三升，去滓。温服一升，不下，更服。《伤寒论》抵当汤）

4. 治太阳病不解，热结膀胱，其人如狂，少腹急结 桃仁（去皮、尖）五十个，大黄四两，桂枝（去皮）二两，甘草（炙）二两，芒硝二两。上五味，以水七升，煮取二升半，去滓，内芒硝，更上火微沸，下

火。先食温服五合，日三服，当微利。《伤寒论》桃核承气汤）

5. 治食郁久，胃脘有瘀血作痛 生桃仁连皮细嚼，以生韭菜捣自然汁一盏送下。《万病回春》

6. 治气血凝滞，疝气膀胱小肠气痛不可忍 桃仁（炒，去皮、尖，研）、茴香（炒）各一两。上为末，每服二钱，葱白二寸，煨热蘸药细嚼，空心热酒下。《古今医统大全》百选桃仁膏）

7. 治膀胱气滞血涩，大小便秘 桃仁、葵子、滑石、槟榔各等分。为末。每以三钱，空心，葱白煎汤调下。《赤水玄珠》桃花散）

8. 治老人虚秘 桃仁、柏子仁、火麻仁、松子仁等分。同研，熔白蜡和丸如梧子大。以少黄丹汤下。《汤液本草》

9. 治里急后重，大便不快 桃仁三两，吴茱萸二两，盐一两。上三味，同炒熟，去盐并茱萸。只以桃仁，空心夜卧不拘时任意嚼五七粒至一二十粒。《圣济总录》

10. 治上气咳嗽，胸膈痞满，气喘 桃仁（去皮、尖）三两。以水一升，研取汁，和粳米二合，煮粥食之。《食医心镜》

11. 治奔豚气上冲心腹 桃仁（去皮尖，双仁）四两，汤浸研细取汁三升，京三棱（煨，锉）二两，鳖甲（去裙，醋炙）三两。上三味，捣二味为末，先煎桃仁汁至二升，次下药末，不住手搅，良久更入好醋一升，同煎如饧，以瓷合收。每服半匙，空心温酒调下。《圣济总录》三神煎）

12. 治女人阴户内生疮，作痛如虫咬，或作痒难禁者 桃仁、桃叶相等。捣烂，丝绵裹纳其中，日易三四次。《日用本草》引孟诜方）

13. 治疟 桃仁（去皮、尖）一百个，于乳钵中细研成膏，不得犯生水，候成膏，入黄丹三钱，丸如梧桐子大。每服三丸，当发日用温酒吞下，如不饮酒，井花水亦得。《证类本草》

14. 治冬月唇干血出 用桃仁捣烂，猪油调涂唇上，即效。《寿世保元》

15. 治风毒赤肿，浮肿成痞瘤 桃仁（去皮、尖、双仁，炒，生用）、杏仁（去皮、尖，生研）各三两，胡麻（生研）、凝水石（研如粉）各二两。上四味，各研细，别研芸菜绞取汁，和以白蜜，入前研药，搅为稀膏。用涂患处。《圣济总录》

【临床报道】 1. 治疗血吸虫病性肝硬化 用桃仁中提取的有效成分苦扁桃仁苷注射液 500 mg 静滴，隔日 1 次，总剂量 22.5 g，总疗程 90 日，并设 5%葡萄糖液滴注对照组。两组各观察 20 例，结果两组患者乏力、体力、体重、血红蛋白、红细胞、血小板、血清白蛋白、γ球蛋白等指标均有明显好转或改善；桃仁组肝脏缩小 3 cm 以上者 11 例，葡萄糖组为 3 例，经统计学处理，两组有显著性差异（$P < 0.05$）。

2. 治疗冠心病 桃仁、栀子各 12 g，共碾成末，加炼蜜 30 g（或蛋清）调成糊状。将药摊敷在心前区，敷药范围为右侧至胸骨右缘第三至第五肋间，左侧达心尖搏动处，约长 7 cm，宽 15 cm。外用纱布敷盖，胶布固定，开始每 3 日换药 1 次，2 次后 7 日换药 1 次，6 次为 1 个疗程。敷药期间除有严重心绞痛发作可含服硝酸甘油外，其他治疗冠心病的中西药物均停用。共观察治疗 50 例，症状改善显效者 22 例，改善者 22 例，无效 6 例；心电图显效者 7 例，18 例改善，25 例无改变。

3. 外伤性胸痛 生桃仁适量，去皮，文火炒黄，研末。每次 3 g，日 2 次，黄酒冲服。治疗外伤性胸痛 52 例，治疗结果：服药 3 日后治愈 49 例，好转 3 例，无效 0 例。治愈率94.2%，总有效率 100%。

【各家论述】 1.《伤寒明理论》："肝者血之源，血聚则肝气燥，肝苦急，急食甘以缓之。桃仁之甘以缓散血，故散血緩肝者，以治伤寒八九日，内有蓄血，发热如狂，小腹满痛，小便自利者。又有当汗失序，热毒深入，吐血及血结胸，烦躁谵语者，亦以汤主之。与虻虫、水蛭、大黄同用。"

2.《用药心法》："苦以泄滞血，甘以生新血，故凝血须用，又去

血中之热。"

3.《纲目》:"桃仁行血,宜连皮尖生用;润燥活血,宜汤浸去皮尖炒黄用,或麦麸同炒,或烧成性,各随本方。"

4.《本草经疏》:"夫血者,阴也,有形者也,周流乎一身者也,一有凝滞,则为癥瘕、瘀血、血闭,或妇人月水不通,或击伤仆损积血,及心下宿血坚痛,每此皆厥阴受病,以其为藏血之脏也。桃核仁苦能泄滞,辛能散结,甘温通行血脉,以其主输证也。心下宿血去,则气自下,咳逆自止;味苦而辛,故又能杀小虫也。"

5.《药品化义》:"味苦能泻血热,体润能滋肠燥,若连皮研碎多用,走肝经、主破蓄血、逐月水,及遍身疼痛,四肢不痹,左半身不遂,左足瘀甚者,以其舒经活血行血,有去瘀生新之功,若去皮捣烂少用,入大肠,治血枯便闭,血燥便难,以其濡润凉血和血,有开结通滞之功。"

6.《冯氏锦囊》:"此(桃仁)与杏仁润大肠功同,但杏仁治气秘,桃仁治血秘,虽云苦以去滞,甘以生新,然究竟破血之功多,而益血之力少,但走血分而性滑润,佐麻仁、当归以治燥结如神。"

3784 桃叶 táo yè 《别录》

【基原】 为蔷薇科桃属植物桃或山桃的叶。

【原植物】 参见"桃仁"条。

【采收加工】 夏季采叶,鲜用或晒干。

【药材】 桃叶 Pruni Persicae Folium 全国大部分地区均有栽培。

性状 叶片多卷缩成条状,湿润展平后呈长圆状披针形,长6～15 cm,宽2～3.5 cm。先端渐尖,基部宽楔形,边缘具细锯齿或粗锯齿。上面深绿色,较光亮,下面色较淡。质脆。气微,味微苦。

成分 含黄酮类:槲皮素(quercetin)、紫云英苷(astragalin)、蜡梅苷(meratin),山柰素-3-双葡萄糖苷(kaempferol-3-β-D-glucopyranoside-β-D-glucopyranoside)、桃皮素(persicogenin)、柚皮素(naringnin),香橙素(aromadendrine)、橙皮素(hesperetin)、桃皮素-5-β-D-吡喃葡萄糖苷(persicogenin-5-β-D-glucopyranoside)、橙皮素-5-O-β-D-吡喃葡萄糖苷(hesperetin-5-O-β-D-glucopyranoside)、右旋儿茶酚(catechol)、矢车菊苷(chrysanthemin)、左旋表儿茶酚没食子酸酯(epicatechol gallate)。有机酸:绿原酸(chlorogenic acid)、熊果酸(ursolic acid)、消旋扁桃酸(mandelic acid)。

【药性】 苦、辛,平。归脾、肾经。

1.《别录》:"味苦、辛,平,无毒。"

2.《日华子》:"暖。"

3.《本草再新》:"味甘,性温。入脾、肾二经。"

4.《广西本草选编》:"味微苦,性凉。"

【功用主治】 祛风清热,燥湿解毒,杀虫。主治外感风邪,头风,头痛,风痹,湿疹,痈肿疮疡,癣疾,疟疾,阴道滴虫。

1.《别录》:"主除尸虫,出疮中虫。"

2.《日华子》:"治恶气,小儿寒热客忤。"

3.《宝庆本草折衷》:"(治)女人阴疮疼痛。"

4.《滇南本草》:"洗疮除风。"

5.《纲目》:"疗伤寒,时气,风痹无汗,头大小便,止霍乱腹痛。"

6.《本草汇言》:"破妇人血闭血瘕。"

7.《药性纂要》:"截疟方中用之以辟邪也,桃叶蒸汗法治天行病。"

8.《甘肃中草药手册》:"清湿热,杀臭虫、虱、蛆。"

9.《上海常用中草药》:"治痔疮。"

10.《陕西中草药》:"治寻常疣,疮疖。"

11. 南药《中草药学》:"治脚癣,阴道滴虫。也有用鲜叶制杏仁水镇咳用。"

12.《全国中草药汇编》:"清热解毒,杀虫止痒。主治疟疾。

13.《福建药物志》:"治胆道蛔虫,皮肤瘙痒,狗咬伤。"

【用法用量】 外用:煎水洗;鲜品捣敷或捣汁涂;或膏剂敷服。内服:煎汤,3～6 g。

【宜忌】《甘肃中草药手册》:"桃叶有毒,切勿内服。"

【选方】 1. 治风热头痛 生桃叶适量,盐少许。共捣烂,敷太阳穴。(《广西民间常用草药手册》)

2. 治疟疾 桃树叶、生黄豆粉等分。共捣烂,搓成条塞鼻中,于发作前2小时用。(《湖南药物志》)

3. 治真菌性肠炎 鲜桃叶100 g,加水300 ml,煎汤,煮至100 ml。每次服50 ml,每日2次,连服10日为1个疗程。〔《湖北中医杂志》1982,(3):38〕

4. 治霍乱腹痛作痢 桃叶(切)三升。水五升,煮取一升三合,分温二服。(《广济方》)

5. 治脐痛 (桃树)叶适量,捣烂,煨热后敷肚脐。(《壮族民间用药选编》)

6. 治心痛 (三月)二日,收桃叶晒干,捣末。井花水服一钱。(《遵生八笺》引《四时纂要》)

7. 治蛲虫 桃叶一两。上一味,捣绞取汁,空腹服半合。(《圣济总录》)

【临床报道】 1. 治疗疟疾 用新鲜桃树叶5～8枝(每枝带5～8片小叶)于疟疾发作当天清晨煎服。据60例观察,多数1次即能控制发作,必要时可连服2日。

2. 治疗慢性荨麻疹 取青嫩碧桃叶500 g,切碎浸于5 000 ml纯乙醇中,密闭静置24～48小时后弃去药渣。用棉球蘸浸出液涂布患部,治疗45例,结果痊愈39例,进步2例,无效4例。用药后瘙痒迅速停止或减轻,皮疹在短期内消退,且不易复发。

3. 治疗小儿慢性腹泻 用鲜桃叶芯(嫩叶)10～20 g,洗净后捣碎,加开水50～100 ml,再用纱布过滤去渣,即得药汁。治疗小儿慢性腹泻35例,1～3岁者,每次服1茶匙;3～6岁者,每次服2茶匙;6～12岁者,每次服3茶匙,每日3次,疗程3～4日。经治疗35例中,治愈32例,好转1例,无效2例。

4. 治疗阴道滴虫 采集生长旺盛之桃树叶,制成桃叶膏(每1 ml含生药3.3%)。临用时以水稀释至10%。桃叶膏阴道冲洗后以药液的棉球擦涂阴道分泌物,再用带线大棉球浸药后充填于阴道后穹窿,每日换药1次,5日为1个疗程。共治疗130例,单疗程近期疗效80.9%(89/110)。对单纯性滴虫阴道炎,合并妊娠,伴有尿道炎的疗效分别为79.4%、82.6%、84.2%。对39例伴有尿道炎者比较研究后发现,单用桃叶膏组及加服甲硝唑(灭滴灵)组的疗效无统计学差别。

3785 桃花 táo huā 《本经》

【基原】 为蔷薇科桃属植物桃或山桃的花。

【原植物】 参见"桃仁"条。

【采收加工】 3～4月间桃花将开放时采摘,阴干,放干燥处。

【成分】 含黄酮类化合物:山柰素-3-鼠李糖苷(kaempferol-3-rhamnoside)、槲皮素(quercitrin)、蔷薇苷(multiflorin)A、B、野蔷薇苷(multinoside)A、紫云英苷(astragalin)、蜡梅苷(meratin)、山柰素-3-双葡萄糖苷(kaempferol-3-β-D-glucopyranosido-β-D-glucopyranoside)、桃皮素(persicogenin)、柚皮素(naringenin)、香橙素(aromadendrine)、橙皮素(hesperetin)、桃皮素-5-β-D-吡喃葡萄糖苷(persicogenin-5-β-D-glucopyranoside)、柚皮素-5-β-D-吡喃葡萄糖苷(naringenin-5-β-D-glucopyranoside)、橙皮素-5-O-β-D-吡喃葡萄糖苷(hesperetin-5-O-β-D-glucopyranoside)、右旋儿茶酚(catechol)、左旋表儿茶酚没食子酸酯(epicatechol gallate)、矢车菊苷(chrysanthemin)、山柰酚(kaempferol)、含香豆素(coumarin)。

【药性】 苦,平。归心、肝、大肠经。

1.《别录》:"苦,平,无毒。"

2.《本草汇言》："手少阴、足厥阴经。"

3.《得配本草》："足阳明经。"

【功用主治】 利水通便，活血化瘀。主治小便不利，水肿，痰饮，脚气，砂石淋，便秘，癥瘕，闭经，癫狂，疮疹，面䵟。

1.《本经》："令人好颜色。"

2.《别录》："除水气，破石淋，利大小便，下三虫，悦泽人面。"

3.《新修本草》："下恶气，消肿满，利大小肠。"

4.《食疗本草》："治心腹痛及秃疮。"

5.《纲目》："利宿水痰饮积滞，治风狂，研末，傅头上肥疮，手足疮疮。"

6.《本草汇言》："破妇人血闭血瘕，血风癫狂。"

7.《冯氏锦囊》："露桃花，除痘毒气，斑疹。"

8.《医林纂要》："燥湿除痰，泄肺逆。"

9.《本草求原》："治饮积下痢，惊怒伤肝致痰饮滞血而发狂，产后二便不通。"

【用法用量】 内服：煎汤，3～6 g；研末，1.5 g。外用：捣敷；或研末调敷。

【宜忌】 不宜多服，孕妇禁服。

1.《纲目》："若久服则耗阴血，损元气。"

2.《药性切用》："误服泻人。"

【选方】 1. 治脚气，腰肾膀胱宿水及痰饮 桃花取一大升（阴干），捣为散。温清酒和，一服令尽，通利为度，空腹服之，须臾当转，可六七行，但宿食不消等物，总写尽，老中间觉饥虚，进少许软饭及糜粥。（《外台》引崔氏方桃花散）

2. 治产后大小便秘涩 桃花、葵子、滑石、槟榔各一两。上药捣细，罗为散。每服食前，以葱白汤调下二钱。（《圣惠方》桃花散）

3. 治腰脊苦痛不遂 桃花一斗一升，井华水三斗，曲六升，米六斗。炊之一时，酿熟，去糟。一服一升，日三服。若作食饮，用河水，禁如药法。（《千金方》）

4. 治妇人无子 桃花、杏仁，阴干为末。和井华水，服方寸匕。（《卫生易简方》）

5. 治白秃 桃花末之，和猪脂封上。（《千金方》）

【各家论述】《纲目》："桃花，性走泄下降，利大肠甚快，用以治气实人病水饮肿满积滞，大小便闭塞者，则有功无害。"

3786 桃枝 táo zhī
《纲目》

【基原】 为蔷薇科桃属植物桃或山桃的幼枝。

【原植物】 参见"桃仁"条。

【采收加工】 夏季采收，切段，晒干；或随剪随用。

【药材】 桃枝 Amygdali Ramulus 全国大部分地区有栽培。

性状 枝条呈圆柱形，长短不一，直径 0.5～1 cm。表面红褐色，较光滑，有类白点状皮孔。质脆，断面黄白色，木部占大部分，中央有白色髓部。气微，味微苦、涩。

【成分】 山桃茎中含黄酮类：柚皮素（naringenin）及其葡萄糖苷，山柰酚及其葡萄糖苷，二氢山柰酚（dihydrokaempferol），山柰素葡萄糖苷（kaempferide glucoside），橙皮素葡萄糖苷（hesperetin glucoside），槲皮素葡萄糖苷（quercetin glucoside），右旋儿茶素（catechin），β-谷甾醇葡萄糖苷（β-sitosterol glucoside），柚皮素-7-O-葡萄糖苷（naringenin-7-O-glucoside），橙皮素-5-O-葡萄糖苷（hesperetin-5-O-glucoside）。

【药性】 苦，平。

1.《本草蒙筌》："味苦。"

2.《纲目》："苦，平，无毒。"

3.《西双版纳傣药志》："性温，味微苦。"

【功用主治】 活血通络，解毒，杀虫。主治心腹疼痛，风湿关节痛，腰痛，跌打损伤，疮癣。

1.《本草蒙筌》："天行疫劳者，煮浴，补心虚健忘，令人耳目聪明。"

2.《纲目》："治痃㿉心腹痛，辟疫疠。"

3.《药性考》："桃枝酒治痿痹不仁，大疯麻木，透络疏经。"

4.《陕甘宁青中草药选》："治黄疸。"

5.《全国中草药汇编》："清热利湿，活血止痛，截疟，杀虫。主治风湿性关节炎，腰痛，跌打损伤，丝虫病，间日疟。"

6.《西双版纳傣药志》："治一切风症，胃痛。"

7.《福建药物志》："治肋间神经痛，痛经。"

8.《浙江药用植物志》："通络，解毒。主治热毒内盛，尿频尿少，腹内坚痛。"

【用法用量】 内服：煎汤，9～15 g，鲜品加倍。外用：煎水含漱或洗浴。

【宜忌】《全国中草药汇编》："孕妇忌服。"

【选方】 1. 治卒心痛 桃枝一把，切，以酒一升，煎取半升，顿服。（《补缺肘后方》）

2. 治黄疸 鲜桃枝 90 g，切碎煎汁服。（《陕甘宁青中草药选》）

3. 治时气瘴疫 桃枝叶十两，白芷三两，柏叶五两。上件药，捣筛为散。每服三两，放汤浴之。（《圣惠方》）

4. 治天行瘟下部生疮 浓煎桃枝如糖，外敷，以通下部。若口中生疮，含之。（《伤寒类要》）

3787 桃根 táo gēn
《证类本草》

【异名】 桃树根（《圣惠方》）。

【基原】 为蔷薇科桃属植物桃或山桃的根和根皮。

【原植物】 参见"桃仁"条。

【采收加工】 7～8月挖取树根，切片，晒干；或剥取根皮，切碎，晒干。

【成分】 根含苯甲酸。

【药性】《纲目》："苦，平，无毒。"

【功用主治】 清热利湿，活血止痛，消痈肿解毒。主治黄疸，痧气腹痛，腰痛，跌打损伤疼痛，风湿痹痛，闭经，吐血，衄血，痈肿，痔疮。

1.《纲目》："疗黄疸身目如金。"

2. 姚可成《食物本草》："桃茎及根白皮，除邪鬼中恶腹痛，去胃中热，治痃忤心腹痛，解蛊毒，辟疫疠。""杀诸疮虫。"

3.《分类草药性》："治一切吐血，衄血，肾肚肿。破血。"

4.《贵州民间方药集》："外洗消痈肿，治风湿。"

5.《陕西中草药》："活血散瘀，消炎杀菌。主治跌打损伤，骨折，疗痈。"

6.《全国中草药汇编》："清热利湿，活血止痛，截疟杀虫。主治风湿性关节炎，丝虫病，间日疟。"

7.《福建药物志》："治肋间神经痛，痛经。"

8.《浙江药用植物志》："活血通络。主治各种劳伤疼痛。"

【用法用量】 内服：煎汤，15～30 g。外用：煎水洗；或捣敷。

【宜忌】《民间常用草药汇编》："孕妇忌服。"

【选方】 1. 治黄疸身眼皆如金色 桃根，切细如箸若钗股以下者一握。以水一大升，煎取一小升，适寒温空腹顿服。后三五日，其黄离离如薄云散，唯眼最后瘥，百日方平复。身黄散后，可时饮一盏清酒，则眼中易散，不饮则散迟。忌食热面，猪、鱼等肉。（《伤寒类要》）

2. 治跌打损伤 桃树根皮（鲜）15 g，南五味子根 15 g。水煎，酒送服。（《江西草药》）

3. 治肋间神经痛 桃树根二重皮 30 g，猪瘦肉少许。水炖加酒服。（《福建药物志》）

4. 治风火牙痛 桃树根 60 g，鸭蛋 1 个。同煮，服汤食蛋。（《江西草药》）

5. 治血痔　桃根半斤。细锉，用水一斗，煎至五升，去滓。温洗，日三五度。《圣济总录》

6. 治骨髓炎　白毛桃（未嫁接）根白皮，加红糖少许，捣烂外敷局部。《单方验方调查资料选编》

3788 桃胶 ^{táo jiāo}《别录》

【基原】　为蔷薇科桃属植物桃或山桃树皮中分泌出来的树脂。

【原植物】　参见"桃仁"条。

【采收加工】　夏季用刀切割树皮，待树脂溢出后收集，水浸，洗去杂质，晒干。

【药材】　桃胶 *Amygdali Resina*　栽培桃树的地区均产。

性状　本品呈不规则的块状、泪滴状等，大小不一，表面淡黄色、黄棕色，角质样，半透明。质韧软，干透较硬，断面有光泽。气微，加水有黏性。

【成分】　桃胶的主要组成为半乳糖、鼠李糖、α-葡萄糖醛酸。

【功用主治】　和血，通淋，止痢。主治石痕，石淋乳糜尿，痢疾腹痛，糖尿病。

1. 《别录》："主保中不饥，忍风寒。"

2. 《新修本草》："主下石淋，破血，中恶疰忤。"

3. 《纲目》："和血益气，治下痢，止痛。"

4. 《本草汇言》："破妇人癥闭，血瘕，产后下痢赤白，疗男子石淋溺涩之药也。"

5. 《本经逢原》："最通津液，能治痘疮黑陷。"

6. 《全国中草药汇编》："止痛。治糖尿病，乳糜尿，小儿疳积。"

7. 《浙江药用植物志》："调中和血，益气止痛。主治尿路感染，时疫病毒，痢疾腹痛。"

【选方】　1. 治石淋作痛　桃木胶如枣大，夏以冷水三合、冬以汤三合和服，日三服，当下石，石尽即止。《古今录验方》

2. 治血淋　石膏、木通、桃胶（炒作末）各半两。上为细末。每服二钱，水一盏，煎至七分，通口服，食前。《杨氏家藏方》桃胶散

3. 治气淋小肠憋膨不通　桃胶、李胶等分。为末。每服半钱，葱白汤调下，不时。《小儿卫生总微论方》二胶散

4. 治产后痢下赤白，里急后重，㽲痛疼痛　桃胶（瓦上焙干）、沉香、蒲黄（隔纸炒）等分。上为末。每服二钱，食前陈米饮调下。《妇人良方》桃胶散

5. 治糖尿病　桃树胶15～24 g，玉米须30～48 g，枸杞根30～48 g。水煎服。《上海常用中草药》

6. 治火烧疮　桃胶半两，松脂、黄柏各半两。上药捣细罗为散，用梨汁生蜜调涂之。《圣惠方》止痛散

7. 治疮㽲黯黯，发瘙危困　桃胶煎汤饮之。一方以水熬成膏，温酒调下，不时。《小儿卫生总微论方》桃胶汤

3789 桃儿七 ^{táo ér qī}《陕西中草药》

【异名】　奥莫色《月王药珍》，鸡素苔根《甘肃卫生通讯》，铜筷子《陕西中草药》，小叶莲《西藏常用中草药》，鬼打死《湖北植物志》，鬼臼《秦岭巴山天然药物志》，羊蹄爪（甘肃）。

【基原】　为小檗科桃儿七属植物桃儿七的根及根茎。

【原植物】　桃儿七 *Sinopodophyllum hexandrum* (Royle) Ying [*S. emodii* (Wall.) Ying；*Podophyllum emodii* Wall.]

多年生草本，高40～70 cm。根茎粗壮，侧根多硬，长15 cm，直径2～3 mm，外表浅褐色或棕褐色。茎单一，基部有2个膜质鞘。叶2～3，生于茎顶，具长叶柄；叶掌状着生，直径约25 cm；掌状3～5深裂至中下部或几达基部，小裂片先端渐尖，上面绿色无毛、下面淡绿色，有白色长柔毛。花单生叶腋，先叶开放，粉红色，萼片3～

落；花瓣6，排成2轮，外轮较内轮为长；雄蕊6，花丝向内弯，基部变宽，花药狭长圆形；子房近圆形，花柱短，柱头多裂。浆果卵圆形，被灰粉，熟时红色。种子多数，暗紫色。花期4～6月，果期6～8月。

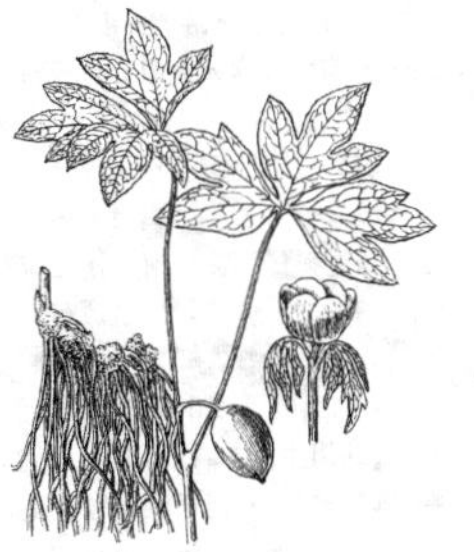

生于海拔2 000～3 000 m的山地草丛中或林下。分布于四川、云南、西藏、陕西、甘肃、青海等地。

本植物的果实（桃儿七果）亦供药用，另设专条。

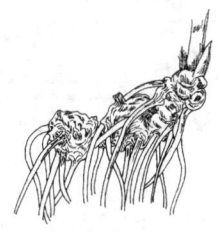

桃儿七

【采收加工】　春、秋采挖，晒干。

【药材】　桃儿七 *Sinopodophylli Hexandri Radix et Rhizoma* 主产于四川、陕西、甘肃等地。

性状　根茎呈不规则结节块状，每一结节类球形，直径0.8～1.2 cm，表面棕褐色，有不明显的环节及众多须状根和须根痕。须根圆柱形，直径1～3 mm，表面棕黄色，平滑，有细纵纹。质硬，折断面黄色，纤维状，根断面皮部平坦，木质部突起，环状排列，髓部小，约占直径的1/4。气微，味苦。

鉴别　根茎横切面：木栓细胞数至10余列；栓内层可见。皮层宽广，散有根迹维管束。中柱维管束外韧型，韧皮部与木质部的外侧有部分颓废细胞；形成层明显；木质部主要由导管与薄壁细胞组成。射线宽，细胞可达20列。髓部大，由薄壁细胞组成。

根横切面：表皮细胞1列。皮层宽，下皮细胞1列，内皮层凯氏点可见。初生木质部5原型。

桃儿七（根茎及根）外形

【成分】　根、根茎分离得木脂素类：鬼臼毒素（podophyllotoxin），4′-去甲基鬼臼毒素，α-盾叶鬼臼素（α-peltatin），β-盾叶鬼臼素，去氧鬼臼毒素（podophyllotoxone），异鬼臼苦素酮（isopicropodophyllone），4′-去甲基-去氧鬼臼毒素，4′-去甲基鬼臼毒酮，4′-去甲基异鬼臼苦素酮，鬼臼苦素（picropodophyllin），去氢鬼臼毒素（dehydropodophyllotoxin）。黄酮类：山荷叶素（diphyllin），山柰酚（kaempferol）及槲皮素（quercetin）。

【药理】　1. 抗癌作用　鬼臼毒素、4′-去甲基鬼臼毒素、α-盾叶鬼臼素、β-盾叶鬼臼素和鬼臼苦素对鸡胚及它们的葡萄糖苷对小鼠腹腔注射对艾氏腹水癌细胞的有丝分裂有阻止作用，苷元的阻止作用比苷更为持久，其机理可能因苷从细胞内消除比苷元更快所致。α-与4′-盾叶鬼臼素对小鼠白血病 L_{1210}、淋巴肉瘤、乳腺癌 C_3 HBA、黑色素瘤 S_{91}、大鼠瘤1643和肉瘤 S_{37} 有效。但临床试验均未见明显疗效。鬼臼毒素对肿瘤的抑制作用，主要抑制细胞有丝分裂的中期，但治疗指数低，对人的毒性大，不能用于治疗皮肤癌。其衍生物鬼臼酸乙�肼（SP-1）不能内服，只用于临床。

2. 抗病毒作用　鬼臼毒素、α和β-盾叶鬼臼素、去氧鬼臼素、4′-去甲基鬼臼毒素和鬼臼苦素对羊膜细胞培养的单纯疱疹病毒有抑制作用并有较高的化疗指数。

毒性　小鼠腹腔注射鬼臼毒素的 LD_{50} 为30～35 mg/kg，但鬼臼毒素、α和β-盾叶鬼臼素和4′-去甲基鬼臼毒素的葡萄糖苷，

其 LD_{50} 均在 200 mg/kg 以上。上述 4 种成分加上鬼臼苦素及它们的葡萄糖苷注入大鼠和豚鼠腹腔，检查其对骨髓、淋巴系统、白细胞、小肠上皮和精子生成作用，发现它们的葡萄糖苷阻止这些器官有丝分裂的毒性作用较苷小。但大剂量亦可产生腹泻、呕吐和唾液分泌过多。猫对上述作用最敏感，大鼠、豚鼠和犬耐受较好。猫注射氯丙嗪后对上述反应有一些保护作用。

【药性】 苦、微辛、温。有毒。

1.《陕西中草药》:"味苦，性微温。"

2.《西藏常用中草药》:"性温，味苦、微辛，有小毒。"

【功用主治】 祛风除湿，活血止痛，祛瘀止咳。主治风湿痹痛，跌打损伤，月经不调，痛经，脘腹疼痛，咳嗽。

1.《陕西中草药》:"除风湿，利气血，止痛，止咳，调和诸药。主治风湿痹痛，麻木，劳伤，跌打损伤，风寒咳嗽，月经不调，铁棒锤中毒等。"

2.《西藏常用中草药》:"和血，止血，解毒，消肿。主治腰腿疼痛、咳嗽、心胃痛、跌打损伤。"

3.《甘肃中草药手册》:"活血调经，祛风除湿，止咳。主治风湿疼痛，跌打损伤，胃气疼痛，喘嗽，月经不调等症。"

【用法用量】 内服：煎汤，1.5~6 g；或研末；或泡酒。

【宜忌】 鬼臼树脂中毒，症状为呕吐、呼吸兴奋、运动失调和昏迷。

《陕西中草药》:"忌生冷和酸味食物。"

【选方】 治劳伤咳嗽，风寒咳嗽 桃儿七、大羌活、大白贝母、沙参各 6 g。水煎服。《陕西中草药》

【临床报道】 治疗宫颈癌 将鬼臼根茎中提取的鬼臼草酯，溶于 75% 的乙醇内制成 10%~20% 的溶液。以棉球蘸附药液敷布于宫颈肿瘤上，24 小时后去除，视宫颈局部情况及阴道黏膜反应，每日或隔 1~2 日上药 1 次。治疗 5 例宫颈癌，其中 1 例 I 期菜花型宫颈癌，经治 2 个月后，肿瘤消失，宫颈恢复正常；4 例Ⅲ期宫颈癌中，2 例菜花型患者肿瘤明显缩小变平，但临床仍有肿瘤残留；另 1 例结节型患者局部肿瘤缩小及消失。有效病例一般用药 7~14 日后开始显效。多数患者上药 3 次左右，宫颈局部有白沫出现，白带增多。用药后无严重不良反应，但对正常黏膜有刺激作用，并有轻度腹泻和下腹疼痛。

3790 **桃金娘** táo jīn niáng 《生草药性备要》

【异名】 金丝桃（《花镜》），山稔子（《生草药性备要》），山苍（《本草原始》），多莲、豆稔子（《广西中药志》），稔果（《广西药用植物名录》），多奶、山多奶、苏园子、石榴子（《福建药物志》），白碾子（《云南药用植物名录》），岗稔、水刀莲（《湖南药物志》），乌肚子、当梨子（江西《草药手册》），哆哖仔（《台湾药用植物志》）。

【基原】 为桃金娘科桃金娘属植物桃金娘的果实。

【原植物】 桃金娘 *Rhodomyrtus tomentosa*（Ait.）Hassk. [*Myrtus tomentosa* Ait.]

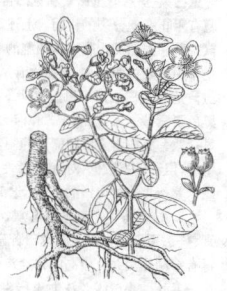
桃金娘

灌木，高 1~2 m。嫩枝有灰白色柔毛。叶对生；叶柄长 4~7 mm；叶片革质，椭圆形或倒卵形，长 3~8 cm，宽 1~4 cm，先端圆或钝，常微凹入，有时稍尖，基部阔楔形，上面初时有毛，以后变无毛，下面有灰色茸毛，全缘；离基 3 出脉，直达先端且相结合。花单生，紫红色，直径 2~4 cm，有长梗；萼管倒卵形，长 6 mm，有灰茸毛，裂片 5，近圆形，长 4~5 mm，宿存；花瓣 5，倒卵

形，长 1.3~2 cm；雄蕊红色，多数，长 7~8 mm，花药纵裂；子房下位，3 室，花柱长 1 cm，柱头扩大。浆果卵状壶形，长 1.5~2 cm，宽 1~1.5 cm，熟时紫黑色；种子多数，每室 2 列。花期 4~5 月，果期 7~9 月。

生于丘陵坡地，为酸性土指示植物。分布于福建、湖南、广东、广西、海南、贵州、云南、台湾等地。

本植物的花（桃金娘花）、叶（山稔叶）、根（山稔根）亦供药用，另设专条。

【采收加工】 7~8 月采收果实，干燥。

【药材】 桃金娘 *Rhodomyrti Tomentosae Fructus* 产于台湾、福建、广东、广西、云南、贵州及湖南南部。

性状 果实长圆球形，一端稍尖，直径约 1 cm，表面土黄色或暗绿褐色，质较硬，顶端有宿存萼片 5 枚及花柱残迹。内有种子多数，黄白色，扁平。味淡、微甜，气微香。

【成分】 含黄酮类、酚性成分、氨基酸和糖类。

【药理】 1. 提高黏液清除率 标准桃金娘油提高黏液清除率的作用主要包括两方面。一方面是黏液分解作用，主要是刺激黏膜层中的 globlet 细胞和分泌腺以减少上下呼吸道黏液浓厚度。另一方面是调节分泌作用，通过刺激沿黏膜排列的纤毛细胞，增加纤毛的摆动频率从而增加了黏液的排除量。用放射性标记物为指标研究服用标准桃金娘油前后上颌窦中纤毛清除率的变化。结果表明服用标准桃金娘油后黏膜纤毛清除率和阻塞物中累计放射活性均有增加，从而证实了其黏液溶解作用和对纤毛组织的药理活性。

2. 抗炎、抗变态反应作用 体内外验证实标准桃金娘油及其有效成分 1, 8-桉叶素能够干预炎症和变态反应介质。实验结果表明标准桃金娘油及其有效成分 1, 8-桉叶素能阻碍豚鼠和小鼠体内嗜酸及嗜碱性粒细胞中 5-脂氧酶的活性和白三烯 C_4 的形成；能抑制离体牛乳房乳头池的黏膜层中 PGE_2 含量的增加。由于炎症过程的病理和症状往往总是伴随活性氧的产生而出现或由活性氧而激发。标准桃金娘油能与羟自由基及其类活泼氧自由基发生作用并能干扰白细胞激活以减缓炎症过程。

毒性 桃金娘油的口服毒性和对肝的刺激性和小鼠实验表明，人连续每日使用 1~2 ml 的桃金娘油不会对肝造成损伤。

【药性】 甘、涩。平。归肝、脾经。

1.《纲目拾遗》:"味甘，入脾。"

2.《本草求原》:"甘，平。"

3.《广西中药志》:"味甘，性温。入肝、脾二经。"

4.《广西民间常用中草药手册》:"味涩、甘，性平。无毒。"

5.《广西本草选编》:"味甘，性微温。"

【功用主治】 养血止血，涩肠固精。主治血虚体弱，吐血，鼻衄，劳伤咳血，便血，崩漏，遗精，带下，痢疾，脱肛，烫伤，外伤出血。

1.《生草药性备要》:"健大肠，亦治蛇伤。"

2.《纲目拾遗》:"养血，明目。"

3.《本草求原》:"止痢，赤白带，止肌止血。"

4.《岭南采药录》:"活血补血，与黄精同功。"

5.《岭南草药志》:"滋养补血。治脱肛，鼻血，烂眼不收口。"

6.《广东中药》:"治夜多小便，耳鸣遗精。炒黑治血崩。"

7.《全国中草药汇编》:"安胎。"

8.《福建药物志》:"健脾，益血，解毒。治胃、十二指肠溃疡，结肠炎。"

【用法用量】 内服：煎汤，6~15 g，鲜品 15~30 g；或浸酒。外用：烧存性研末调敷。

【宜忌】《台湾药用植物志》:"儿童食之，或大便难下。"

【选方】 1. 治血虚 熟稔子果 1 kg，焙干，蒸晒 3 次，用好酒 1 kg 浸 1 星期后，每日服 3 次，每次服 30 g。《广西民间常用中草药》

2. 治鼻血　稔子干 15 g，塘虱鱼 2 条，以清水 3 碗煎至大半碗，服之则愈。（《岭南草药志》）

3. 治劳伤咳血　桃金娘干果浸人尿 2 星期，晒干，新瓦上煅存性，研细末，每次 9 g，日 2 次，童便冲服。（《福建中草药》）

4. 治胃、十二指肠溃疡　桃金娘果实 60 g，石菖蒲 9 g。水煎服。

5. 治结肠炎　桃金娘 60 g，土丁桂、野麻草各 30 g。水炖服。（4、5 方出自《福建药物志》）

6. 治脱肛　山稔子 60～90 g，煮猪肛肠服。

7. 治烂脚久不收口　山稔子干 9 g，冰片 3 g，枣肉 9 g。共为细末，用茶油调涂患处。（6、7 方出自《岭南草药志》）

3791 桃南瓜 táo nán guā 《中医杂志》

【异名】　金瓜、鼎足瓜（《中国蔬菜栽培学》），看瓜、吊瓜（《中医杂志》1958，(12)；812），北瓜（《食物中药与便方》）。

【基原】　为葫芦科南瓜属植物红南瓜的果实。

【原植物】　红南瓜 Cucurbita pepo L. var. kintoga Makino
一年生草质藤本，长约 3 m。茎粗壮，具分枝，有纵棱，被毛。单叶互生；叶柄长约 25 cm，卷须 3 歧；叶片纸质，宽卵圆形，5 浅裂或 3 裂，长 10～14 cm，宽大于长，先端钝圆，顶处有小突尖，基部宽心形，边缘有不规则的锯齿，两面被毛，下面浓密；掌状脉 5 条，直达叶缘。花单性，雌雄同株；花单生于叶腋，花冠辐射钟形，黄色，先端 5 裂，裂片卵状椭圆形；花梗长 4～10 cm。果形奇异，花836最大，显著突出成脐，而有十字形深沟，致成四足状。果面光滑，柿红色，脐状突出部呈灰白色，与柿红色部分界处呈绿色，直径 9～15 cm，果肉淡黄。种子多数，扁卵形，长约 1 cm。花期夏季，果期秋季。

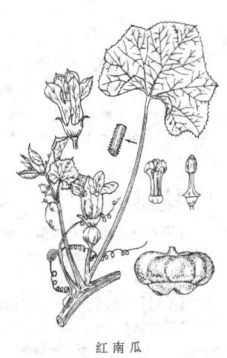

红南瓜

我国河北、江苏、广西、四川等地有栽培。

【采收加工】　秋季采收成熟的果实，风干贮藏，一般多鲜用，用时除去种子。

【药性】　《全国中草药汇编》：“甘、微苦，平。”

【功用主治】　止咳，平喘。主治咳嗽气喘。

1. 《浙江中药资源名录》：“治咳喘。”

2. 《全国中草药汇编》：“平喘咳，宁嗽。”

【用法用量】　内服：60～500 g，加蜜、糖蒸食。

【选方】　1. 治支气管哮喘、老年慢性支气管炎　北瓜（桃南瓜）1 个，切碎加等量饴糖（麦芽糖），略加水放陶器锅中，煮至极烂，去渣，将汁再煮，浓缩后再加生姜汁（500 g 瓜汁中加姜汁 60 g）。每服 1 匙（约 15 g），每日 2～3 次，开水冲服。（《食物中药与便方》）

2. 治咳喘　桃南瓜 1 个，将瓜蒂挖开，内放蜂蜜，蒸 1～2 小时，吃瓜瓤，1 个瓜 2～3 日，吃 4～5 个瓜为 1 个疗程。（《全国中草药汇编》）

3792 桃儿七果 táo ér qī guǒ

【异名】　墨地、八月瓜（《四川中药志》），鸡嗉台果（《甘肃中草药》）。

【基原】　为小檗科桃儿七属植物桃儿七的果实。

【原植物】　参见“桃儿七”条。

【采收加工】　8～10 月采摘，晒干。

【药性】　甘、酸，平，小毒。

1. 《四川中草药志》1960 年版：“性平，味酸涩，有毒。”

2. 《陕西中草药》：“味甘，性平。”

【功用主治】　活血调经，止咳平喘，健脾利湿。主治月经不调，血瘀经闭，产后瘀滞腹痛，咳嗽气喘，泄泻痢疾，白带。

1. 《四川中草药志》：“涩肠清热。治温热痢疾，腹痛驼胀及白带等症。”

2. 《陕西中草药》：“健脾理气，止咳平喘。治劳伤气喘。”

3. 《西藏常用中草药》：“治月经不调。”

【用法用量】　内服：煎汤，3～9 g，或研末。

【宜忌】　孕妇禁服。

3793 桃茎白皮 táo jīng bái pí 《别录》

【异名】　桃皮（《本草经集注》），桃树皮（孙思邈），桃白皮（《本草图经》）。

【基原】　为蔷薇科桃属植物桃或山桃除去栓皮的树皮。

【原植物】　参见“桃仁”条。

【采收加工】　7～10 月剥取，除去栓皮，切碎，晒干或鲜用。

【成分】　桃茎皮含黄酮类：紫云英苷（astragalin），蜡梅苷（meratin），山奈素-3-双葡萄糖苷（kaempferol-3-β-D-glucopyranosido-β-D-glucopyranoside），桃皮素（persicogenin），柚皮素（naringenin），香橙素（aromadendrine），橙皮素（hesperetin），桃皮素-5-β-D-吡喃葡萄糖苷（persicogenin-5-β-D-glucopyranoside），柚皮素-5-β-D-吡喃葡萄糖苷（naringenin-5-β-D-glucopyranoside），橙皮素-5-O-β-D-吡喃葡萄糖苷（hesperetin-5-O-β-D-glucopyranoside），右旋儿茶酚（catechol），左旋表儿茶酚没食子酸酯（epicatechol gallate），矢车菊苷（chrysanthenin）。又含桃苷（persicoside），三十烷酸甲酯（methyl triacontanate），β-谷甾醇。

【药性】　苦、辛，平。

1. 《别录》：“味苦、辛，无毒。”

2. 《纲目》：“苦，平。”

【功用主治】　清热利湿，解毒，杀虫。主治水肿，痧气腹痛，风湿痹痛，肺热喘闷，喉痹，牙痛，疮痈瘰疬，湿疮湿癣。

1. 《别录》：“除中恶腹痛，去胃中热。”

2. 《滇南本草》：“烧灰为末，搽黄水疮。”

3. 《纲目》：“解蛊毒，杀诸疮虫。”

4. 《全国中草药汇编》：“清热利湿，活血止痛，截疟，杀虫。主治风湿性关节炎，腹痛，跌打损伤，丝虫病，间日疟。”

5. 《福建药物志》：“治肋间神经痛，痛经。”

【用法用量】　内服：煎汤，9～15 g；捣烂取汁。外用：研末调敷，煎水洗或含漱。

【宜忌】　《全国中草药汇编》：“孕妇禁服。”

【选方】　1. 治水肿　桃茎三斤（削去黑，取黄皮），麦曲一升，秫米一升。上三味，以水三斗，煮桃皮令得一斗，以五升汁渍女曲，五升汁馈饭，酿如酒法，熟，漉去滓。一服一斗，耐酒者增之，以体中有热为候，小便多者即是病去。忌生、冷、酒、一切毒物。（《外台》引《小品方》桃叶酒）

2. 治肺热闷不止，胸中喘急惊悸，客（寒）热往来欲死，不堪服药，泄胸中喘气　桃皮、芫花各一升。二物以水四升，煮取一升五合，去滓。以故布手巾内汁中，薄胸，温四肢，不盈刻即歇。（《本草经集注》引《集验方》）

3. 治喉瘴　煮桃皮汁三升，服之。（《千金方》）

4. 治蛊毒　桃木如物啮，咽之不人，吐之不出，或下鲜血，渐将羸瘦，腹大，饮食不下　桃皮一两半（五月五日午时采，阴干，临用去黑皮），大戟二(三)分（锉碎，微炒），斑猫三分（糯米拌炒微黄，去翅足）。上件三味，并别捣细罗，都合和一处研匀。每服空心，以粥饮清汁调下一钱。良久更少吃粥饮。当大吐利,蛊毒并出。若一服不差,三日更一服即差。虽大困,终不损人,候吐尽,良久食粥饮。

5. 治牙痛颊肿 桃白皮、柳白皮、槐白皮等分。煎酒热漱,冷即吐之。(4、5方出自《圣惠方》)

6. 治脾肺风毒攻冲生疮癣 升麻、桃白皮、苦参各半两(细锉)。用水二斗,煮取一斗,去滓候温洗之。《普济方》

7. 治乳腺炎初起 鲜桃树皮 60 g。加水煎至半碗,打入鸡蛋 1 个,1 次服下。肿胀甚者应吸尽乳汁。对已化脓者无效。《全国中草药新医疗法展览会资料选编》

8. 治疟疾 桃树皮 3 块,大蒜头 1 枚,鸡蛋黄 3 g,水菖蒲 9 g。水煎服。《湖南药物志》

9. 治小儿羸瘦有蛔虫 吴茱萸根白皮四两,桃白皮二两。上以酒一升二合,渍之一宿,渐与服取差。《千金方》

3794 桃金娘花 táo jīn niáng huā 《纲目拾遗》

【异名】 岗稔花(广州空军《常用中草药手册》)。

【基原】 为桃金娘科桃金娘属植物桃金娘的花。

【原植物】 参见"桃金娘"条。

【采收加工】 4~5月采收,鲜用或阴干。

【药性】 《广西本草选编》:"味甘、涩,性平。"

【功用主治】 收敛止血。主治咳血,咯血,鼻衄。

1.《纲目拾遗》:"行血。"

2.《广西中药志》:"治痰咳咯血。"

3.《广西本草选编》:"固涩止血,治鼻衄。"

【用法用量】 内服:煎汤,6~15 g。

【宜忌】 广州空军《常用中草药手册》:"实热便秘者忌用。"

3795 核桃楸皮 hé táo qiū pí 《中药志》

【异名】 楸树皮(《甘肃中草药手册》),秦皮(《甘肃中草药手册》),楸皮(《中药志》)。

【基原】 为胡桃科胡桃属植物核桃楸的树皮。

【原植物】 参见"核桃楸果"条。

【采收加工】 春,秋季剥取树皮,除去杂质,晒干。

【药材】 核桃楸皮 Juglandis Mandshuricae Cortex 产于东北及河北等地。

性状 树皮呈卷筒状或扭曲成绳状,长短不一,直径约 2 cm,厚 2~4 mm。外表面平滑,有纵细纹,灰棕色,有少数圆形突起的皮孔及三角状叶痕;内表面暗棕色,质坚韧,不易折断,易纵裂,断面纤维性。气微,味微苦、涩。

鉴别 树皮横切面:木栓层为 10~20 列木栓细胞。皮层为薄壁细胞。韧皮部宽广,纤维束众多,断续成层状排列,外侧有石细胞群或单个散在。薄壁细胞中含草酸钙方晶。

粉末特征:暗灰棕色。纤维及晶纤维多成束或单个散离。纤维多碎断,直径 13~27 μm,壁极厚,木化,孔沟不明显,胞腔线形。纤维束周围细胞含草酸钙簇晶,形成晶纤维;含晶细胞壁厚,非木化。石细胞圆多角形、类圆形、矩圆形、类方形、长方形或短梭形,壁厚薄不一,孔沟明显或较少;胞腔甚小或无。草酸钙簇晶,直径 8~32 μm。筛管分子端壁倾斜,有复筛板,由 5~10 个类长卵圆形筛域组成,排列成梯状,在侧壁上也可看到多数筛域,常数十个呈网状排列。此外,有木栓细胞及少数淀粉粒。

【成分】 含胡桃醌(juglone)。

【药理】 1. 镇痛作用 研究表明,核桃楸皮无机盐、氯化钾、溴化钾及白矾均有较明显的镇痛作用,能提高小鼠基础痛阈,抑制扭体反应及甩尾反应,并能阻断神经干及感觉神经末梢的传导,作用强度与剂量相关。

2. 抗肿瘤作用 核桃楸青果皮浸膏对体外 S₁₈₀ 癌细胞有直

接杀死作用,其作用与药物浓度和作用时间呈正相关。病理学与电镜超微结构观察,核桃楸青果皮治疗后,癌组织中心部位有些癌细胞破碎,胞核裸露,胞质消失,呈坏死状改变。

毒性 急性、亚急性毒性实验中,未见不可逆的病理和生化改变,说明该药毒性低,对机体无明显毒副作用。

【药性】 苦、辛,微寒。

1.《甘肃中草药手册》:"苦,微寒。"

2.《全国中草药汇编》:"苦,辛,平。"

【功用主治】 清热燥湿,泻肝明目。主治湿热泻痢,带下,目赤肿痛,麦粒肿,迎风流泪,骨结核。

1.《甘肃中草药手册》:"清热燥湿,清肝明目。主治湿热下痢,妇女白带,目赤肿痛,迎风流泪等症。"

2.《全国中草药汇编》:"主治细菌性痢疾,骨结核,麦粒肿。"

【用法用量】 内服:煎汤,3~9 g。外用:煎水洗眼。

【选方】 1. 治慢性细菌性痢疾 核桃楸皮 12 g,生地榆、椿皮各 9 g。水煎服。《河北中药手册》

2. 治湿热带下 苍术、秦皮(即核桃楸皮)各 9 g。水煎服。

3. 治急性结膜炎 秦皮(即核桃楸皮)、竹叶各 9 g,黄连 3 g,水煎服。或用秦皮(即核桃楸皮)15 g,煎汤洗眼。(2、3方出自《陕甘宁青中草药选》)

4. 治麦粒肿,大便干燥 核桃楸皮 9 g,大黄 6 g。水煎服。孕妇忌服。《河北中药手册》

5. 治小儿消化不良,腹胀,便泻不止 茶叶 45 g,秦皮(即核桃楸皮)9 g。上药水浸泡一昼夜,以水 1 碗,煎至半碗。1 岁以下每次服半汤匙,3~4 岁每次一汤匙半,每日 3 次。《甘肃中草药手册》

3796 核桃楸果 hé táo qiū guǒ 《东北药用植物志》

【异名】 马核桃(《中国树木分类学》),楸马核果(《中国药用植物图鉴》),马核果(《北京植物志》),山核桃(《东北常用中草药手册》)。

【基原】 为胡桃科胡桃属植物核桃楸未成熟果实或果皮。

【原植物】 核桃楸 Juglans mandshurica Maxim. [J. stenocarpa Maxim.] 又名:胡桃楸(《中国树木分类学》)

落叶乔木,高超过 20 m。树皮暗灰色,浅纵裂。小枝粗壮,具柔腺毛;髓部薄片状;顶芽大,有黄褐色毛。奇数羽状复叶,互生,长可达 80 cm;叶柄长 5~9 cm,基部肥大,叶柄和叶轴被有短柔毛及星状毛;小叶 9~23 枚,椭圆形至长椭圆形,长 6~17 cm,宽 2~7 cm,先端渐尖,基部歪斜或截形,边缘具细锯齿,表面深绿色,初生稀疏短柔毛,后仅中脉有毛,背面色淡,贴生短柔毛及星状毛。花单性,雌雄同株;雄葇荑花序腋生,下垂,先叶开放,长 9~20 cm;雄花具短柄,有 1 枚苞片和 1~2 枚小苞片,花被状,花被片 3~4,常有雄蕊 12,稀 13 或 14;雌花序穗状,顶生,直立,有雌花 4~10 朵,花被片 4,披针形或线状披针形,被柔毛;苞片及小苞片合绕子房外壁,子房下位,柱头 2 裂,鲜红色。果序长 10~15 cm,俯垂,常有 5~7 个果实,核果球形或卵形,顶端尖,不易开裂,密被腺质短柔毛;果核坚硬,表面有 8 条纵棱,2 条较显著,其余不规则的曲曲及凹穴;内果皮壁内有多枚不规则的空隙,隔膜内亦有 2 空隙。花期

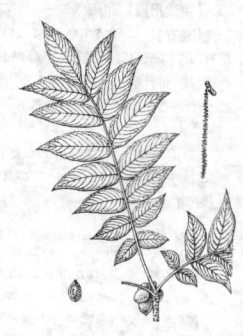

核桃楸

4～5月,果期8～9月。

生于土质肥厚、湿润、排水良好的沟谷两旁或山坡中下部的杂木林中。分布于东北及河北、山西等地。

【栽培】 生物学特性 喜冷凉干燥气候,耐寒,能耐−40℃严寒。不耐荫,以向阳、土层深厚、疏松肥沃、排水良好的沟谷栽培为好。干旱瘠薄及排水不良处不宜生长。

繁殖方法 种子繁殖:春播或秋播。春播,选粒大饱满无病虫害的种子,进行催芽处理,用湿砂贮藏,翌年春播时筛出种子,摊放翻晒,待种子有多数裂口时,于4月下旬至5月上旬播种。秋播不需催芽,可直接播种。

病虫害防治 病害有枯枝病,可在枝梢上涂杀菌剂。虫害有核桃金花虫、核桃楸天蚕蛾、核桃横沟象、核桃长足象、核桃鞍象。

【采收加工】 9～10月采近成熟的果实或剥取果皮,干燥。

【药材】 核桃楸果 Julandis Mandshuricae Fructus 产于东北及河北。

性状 果实类卵圆形。鲜品直径3.5～4 cm,长4.5～5 cm,表面灰绿色,密被浅灰绿色茸毛。干品直径3～3.5 cm,长3.5～4 cm,表面褐色,密被浅黄褐色茸毛,并具8条纵棱,棱间有不规则纵纹。一端稍大,有突起花柱基,花柱基长1.5～2 mm,另端有凹陷果柄痕。果皮稍坚硬,不易碎裂,断面褐色,略呈颗粒状。种子皱褶如脑状,黄白色,外被黄棕色种皮。气清香,味涩。

鉴别 果实横切面:外果皮细胞五方形,外被角质层,并有非腺毛,非腺毛4～8列细胞;厚角组织细胞4～6列;中果皮细胞卵圆形,排列疏松,散有外韧型维管束。

【成分】 果仁含油脂,蛋白质,糖及维生素C,青果皮中含有胡桃醌(juglone)。

【药理】 核桃楸青果皮的水煎液10和20 g/kg灌胃,对移植性小鼠实体型肝癌及小鼠内瘤 S_{180} 具有明显的疗效。胡桃醌8和10 mg/kg腹腔注射,连续7日,对小鼠内瘤 S_{180} 有明显抑制作用;腹腔注射5～8 mg/kg,连续7日,能明显延长肝癌腹水型小鼠生命,具有明显的剂量依赖关系。应用核素掺入实验证明在0.1和0.25 mg/ml胡桃醌浓度作用下5小时时对小鼠肝癌腹水型(HepA)细胞DNA抑制为高峰,分别是71.5%和60.15%。电子显微镜观察表明,胡桃醌主要影响 HepA 细胞线粒体。糅合成胡桃醌对小鼠自发性乳腺癌及移植性乳腺癌也有明显的抗癌活性。

【药性】 《全国中草药汇编》:"辛,平,有毒。"

【功用主治】 行气止痛,杀虫止痒。主治脘腹冷痛,牛皮癣。

1.《东北药用植物志》:"果皮浸酒,治胃病及腹痛。"

2.《全国中草药汇编》:"止痛。主治胃、十二指肠溃疡,胃痛;外治神经性皮炎。"

【用法用量】 内服:浸酒,6～9 g。外用:鲜品捣汁搽。

【选方】 治胃炎,胃及十二指肠溃疡等痉挛性腹痛 山核桃(选未成熟绿色果实)3 kg。轧碎,用烧酒5 kg,浸泡2～3星期,去渣,过滤备用。成人每次内服10～15 ml。《黑龙江常用中草药手册》)

【临床报道】 治食管贲门癌 用核桃楸未成熟果实酒浸物(黑龙江省中医研究院附属药厂生产)口服,每日3次,每次10～20 ml,连服1年。共治120例,其中早期患者50例,中期40例,晚期24例,术后6例。结果总有效率为53%,而早期患者的有效率达76%。多数患者服药2个月后症状明显改善,首先饮食增加,继之疼痛缓解,病情趋于稳定。未发现副作用。认为本品扶正固本,提高机体免疫功能,从而限制肿瘤的发展。

3797 核桃楸果仁 hé táo qiū guǒ rén 《全国中草药汇编》

【基原】 为胡桃科胡桃属植物核桃楸的种仁。

【原植物】 参见"核桃楸果"条。

【采收加工】 8～9月果实成熟时采收,除去果皮,取仁,干燥。

【药性】 甘,温。

【功用主治】 敛肺平喘,温补肾阳,润肠通便。主治肺虚咳喘,肾虚腰痛,遗精阳痿,大便秘结,乳汁缺少。

1.《东北常用中草药手册》:"补肺定喘,补肾,涩精,滑肠。主治身体虚弱,腰痛腿软,虚寒咳喘,阳痿,遗精,尿路结石,大便干燥。"

2.《全国中草药汇编》:"治乳汁缺少。"

【用法用量】 内服:煎汤,3～9 g;或入丸、散。

3798 桉叶 ān yè 《李承祜《生药学》

【异名】 桉树叶《现代实用中药》,蓝桉叶《广西中药志》,羊草果叶《云南思茅中草药选》。

【基原】 为桃金娘科桉属植物蓝桉的成长叶。

【原植物】 蓝桉 Eucalyptus globulus Labill. 又名:洋草果树《云南中草药》,有加利树、灰杨柳《文山中草药》,洋草果、玉树油树《全国中草药汇编》。

常绿大乔木。树皮灰蓝色,片状剥落;嫩枝略有棱。幼嫩叶对生:叶片卵形,基部心形,无柄,有白粉;成长叶片革质,披针形,镰状,长15～30 cm,宽1～2 cm,两面有腺点,叶柄长1.5～3 cm,稍扁平。花大,白色,径约4 cm;单生或2～3朵簇生于叶腋内;无花梗或极短;萼管倒圆锥形,长1 cm,宽1.3 cm,表面有4条突起棱角和小瘤状突起,被白粉;花瓣与萼片合生成帽状体稍扁平,中部为圆锥状突起,比萼管短,2层,外层平滑,早落;雄蕊多数,长8～13 mm,多列,花丝纤细,花药椭圆形,阔耳状纵裂;子房与萼管合生,花柱粗大。蒴果半球形,有4棱,宽2～2.5 cm,果缘平而宽,果瓣不突出。花、果期夏季及冬季。

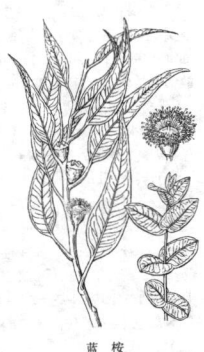

蓝桉

多为栽培,分布于广西、四川、云南等地栽培,常作行道树。原产澳大利亚。

本植物的果实(桉树果)亦供药用,另设专条。

【栽培】 生物学特性 喜光,喜冬无严寒,夏无酷暑的气候,能耐−6℃短期低温。在疏松、肥沃、湿润的酸性或微碱性土壤上生长迅速,在钙质紫色土或瘠薄干燥的土壤上则生长不良。

繁殖方法 种子繁殖,容器育苗栽种。一般在2月蒴果微裂时采下果实,经曝晒数日种子会自动脱出,收藏备用。选土壤疏松、肥沃、排水良好的砂质壤土为苗床,播后保持土壤湿度,7～10日即可大量出苗。待苗长到5～8 cm时,选健壮植株移入容器中培养,当苗高40～50 cm时,可移栽造林。定植密度可采用1 m×2 m, 2 m×2 m, 2 m×3 m。造林选在阴天或细雨天最好。

田间管理 造林后1～2年内,可采取封山育林的方法,每年松土除草,并结合追肥1～2次,在具有灌溉条件的地方,旱季要进行灌溉,雨季要注意排除积水,这样可加速苗木的生长。后期的管理应于每次采收枝叶时,进行浅中耕除草,追施腐熟人畜肥或尿素。

病虫害防治 病害有立枯病,多发于通风不良和高温高湿的天气,幼苗容易发生。通过对苗床采取通风透气,排水降温措施,可降低发病率;发病期间,可喷施克菌松500～800倍液或8:2草木灰石灰粉。虫害有卷叶虫,危害嫩叶,可用 0.1%敌百虫喷射叶面。

【采收加工】 秋、冬二季采集成熟老叶,晒干。

【药材】 桉叶 *Eucalypti Globuli Folium* 原产澳洲。我国西南、中南和南部地区都有栽培。

性状 本品呈镰刀状披针形,长 8～30 cm,宽 2～7 cm;革质而厚;叶端尖,叶基不对称,全缘;叶柄较短,长 1～3 cm,扁平而扭转。表面黄绿色,光滑无毛,有多数红棕色木栓斑点,对光透视,可见无数透明小点(油室)。羽状网脉,侧脉末端于叶缘处连合,形成与叶缘平行的边脉。搓之微有香气,味稍苦而凉。

鉴别 叶横切面:表皮细胞呈长方形,外有较厚的角质层,上下表皮均有深陷气孔。叶肉部位上下表皮内侧各有 2～4 列栅栏细胞,而以上面较为明显;海绵组织 3～4 层为多角形细胞,其间有大型溶生油室,直径 120～260 μm,破损的油室则充满了色素物质;细胞中尚有草酸钙簇晶及方晶。中脉压扁,维管束为外韧型;木质部极为发达,几成环状;韧皮部狭窄,细胞中含有方晶或棕色物质。维管束周围有 2 至多层六角形中柱鞘纤维,壁厚。纤维周围的薄壁细胞中含有草酸钙方晶,形成晶纤维。中脉下表皮内侧有 5～6 列厚角细胞。侧油维管束的上下二侧可见有强木化的纤维束,占叶肉的全部组织,此处叶肉部无栅栏组织和海绵组织。

粉末特征:淡绿色。表皮细胞多角形,壁颇厚,外被极厚的角质层。上下表皮都有气孔,副卫细胞 6 个以上,深陷于表面之下。油室众多,直径 120～260 μm;破损者可见木栓细胞充填于内。草酸钙簇晶众多,直径至 25 μm,并有方晶,有时形成晶纤维。

【成分】 含萜类:大果桉醛(macrocarpal)A、B、C、D、E,蓝桉醛(euglobal)I a1、I a2、I b、I c、II c、III、IV b、VII、IV、V。黄酮类:槲皮素(quercetol 即 quercetin)、槲皮苷(quercitrin)、芸香苷(rutin)、金丝桃苷(hyperoside)、槲皮素-3-葡萄糖苷(quercetol-3-glucoside)。有机酸:没食子酸(gallic acid)、咖啡酸(caffeic acid)、阿魏酸(ferulic acid)、龙胆酸(gentisicacid)、原儿茶酸(protocatechuic acid)。挥发油:桉叶素(cineole),丁香烯(caryophyllene)。又含正三十三烷-16, 18-二酮(n-tritriacontane-16, 18-dione),16-羟基-18-三十三烷酮(16-hydroxy-18-tritriacontanone),4-羟基-三十三烷-16, 18-二酮(4-hydroxy-tritriacontane-16, 18-dione)。

【药理】 1. 抗菌作用 挥发油对枯草杆菌和金黄色葡萄球菌有抑制作用,但对大肠杆菌效果不佳。挥发油中所含桉叶素抑菌活性较强。

2. 其他作用 蓝桉叶所含具有酚性配糖体桉糖苷(calyptoside)的部分,家兔实验表明有降低过高血糖的活性,但该部分进行纯化时则丧失活性。从桉叶蜡中分离得到 4-羟基-三十三烷-16, 18-二酮,用硫氰酸和硫代巴比土酸法测得其在水溶性系统或乙醇系统中有很强的抗氧化性,而在油性系统中无此活性。具长羟基侧链的二酮抗氧化活性强于结构为 β-二酮的类似物。

【药性】 辛、苦、寒。入脾、肝经。

1. 《广西中药志》:"味苦,气芳香,性温。"

2. 《四川中药志》1960 年版:"无毒。"

【功用主治】 疏风解表,清热解毒,杀虫止痒。主治感冒,高热头痛,肺热喘咳,百日咳,脘腹胀痛,腹泻痢疾,钩虫丝虫病,疟疾,风湿痛,痈疮肿毒,湿疹疥癣,烧烫伤,外伤出血。

1. 《国药提要》:"治肤炎及膀胱疾患。又为皮肤刺激剂,治神经痛、风湿痛。"

2. 《现代实用中药》:"健胃,驱风。"

3. 《广西中药志》:"祛瘀,引赤,抗疟。煎剂内服治痢疾。"

4. 《四川中药志》1960 年版:"解热镇痛,治关节痛。"

5. 《云南中草药》:"治疥癣。"

6. 《台湾药用植物志》:"叶或油治感冒,腐败性支气管炎,百

日咳,疟疾,肺坏疽等,对糖尿病,肾脏炎亦效。"

【用法用量】 内服:煎汤,6～15 g;或研末,每次 1 g,每日 4次。外用:煎水洗,或漱口、喷雾、灌肠;研末撒或调敷;或捣敷;或用桉叶油涂擦。

【宜忌】 内服用量不宜过大,孕妇及患胃、十二指肠溃疡者慎服。

《四川中药志》1960 年版:"凡体质虚寒者慎服。"

【选方】 1. 治哮喘 楠桉叶、黄荆各 9 g,白英 3 g。煎水服。《西昌中草药》

2. 治菌痢,阿米巴痢疾 用 15%～100%的桉叶煎剂 100～200 ml,保留灌肠,每日 1 次。《万县中草药》

3. 治丹毒,蜂窝织炎,脓肿,创伤感染,急、慢性盆腔炎,急性乳腺炎桉叶 60 g,水煎内服。并用 15%～20%溶液湿敷,尤对丹毒有良效。《万县中草药》

4. 治疮毒 嫩桉叶、葱、蜂蜜、巴巴叶各适量,捣烂外包。《曲靖专区中草药》

5. 治急性附睾炎 桉叶 150 g,松树叶 100 g,千里光 150 g,各用水洗净,放入砂罐内,加水 1 000 ml,煎 20 分钟,用消毒纱布滤去残渣,收取滤液备用。每次先将药液煮热,用洁净小毛巾浸透药液,拧干后敷患处,每次敷 20～30 分钟,早晚各敷 1 次,一般敷 2～3 次见效。《中医杂志》1985,(5);11]

【临床报道】 1. 预防麻疹 在麻疹流行季节,将流行的儿童随机分为甲、乙、丙 3 组。甲组口服预先制好的胎盘粉麻浆,3 个月～1 周岁,每次口服胎盘粉 1 g 的糖浆,每日 3 次;2～4 周岁,每次 2 g,日服 3 次;5 周岁以上,每次 3 g,日服 3 次。乙组口服紫麻根汤(紫麻根、甘草各等分,每 1 ml 含生药 0.75 g),3 个月至 1 周岁,每次 1 ml,日 3 次;2～4 周岁,每次 2 ml,日 3 次;5 周岁以上,每次 3 ml,日 3 次。丙组:口服桉叶汤(取桉树叶 25 kg,加清水 175 kg,煎成 75 kg,并酌加砂糖),3 个月至 1 周岁,1 食匙,日服 3 匙;2～4 周岁,每次 2 食匙,日服 6 匙;5 周岁以上,每次 3～4 食匙,日服 9～12 食匙。以上 3 组各服药 3 个疗程共 9 日。结果:甲组观察 30 人,其已感染者 22 人(即曾接触过麻疹患儿),用药 3～9 日后共出麻疹 19 人,占已感染者的 86%,易感染者 63%。乙组 15 人,其已感染者 11 人,服药后 5 日仍出麻疹 10 人,占已感染者 91%,易感染者 66%(10/15)。丙组 267 人,其已感染者 160 人,服药 9 日后观察 2 个月,出麻疹者 16 人,占已感染者 10%,易感染者 6%。

2. 治疗肺结核 采桉树老叶 500 g,制成 50%桉叶煎剂。若煎剂 1 000 ml 中加入单糖浆 150～200 ml(或蔗糖150～200 ml),即成桉叶糖浆。用桉叶煎剂 20～50 ml 每日 3 次,饭后服 3 个月为 1 个疗程,情况良好者,休息半个月再服 1 个疗程。小儿、妇女不能服桉叶煎剂者,服桉叶糖浆,用法用量同前。脓臭痰多或口腔炎者,用 10%桉叶煎剂漱口。结果:浸润型肺结核 11 例,显著进步 3 例,一般进步 6 例,无变化 2 例;慢性纤维空洞型肺结核 14 例,显著进步 1 例,一般进步 6 例,无变化 4 例,恶化 3 例;慢性纤维空洞型肺结核进展 9 例,显著进步 1 例,一般进步 4 例,无变化 2 例,恶化 2 例。总计显著进步 5 例(14.7%),一般进步 16 例(47%),无变化 8 例(23.5%),恶化 5 例(14.7%)。34 例中服药 7 日后有 21 例胃部不适,恶心,食欲减退。改用桉叶糖浆或减少用量之后,反应即减轻或消失。

3. 治疗急性菌痢、肠炎 取新鲜桉叶 5 kg,适量加水煎熬约 4 小时,最后浓缩至 3 000 ml 左右,去渣过滤,待冷后加入防腐剂。每日服药 4 次,每次 20～40 ml,少数失水患者,给予补液或服阿托品等对症治疗。共治菌痢 46 例,治愈 45 例,菌痢无效 1 例;治肠炎 41 例,治愈 39 例,未服本药 2 例。平均治愈日数 2.2 日。

4. 治疗钩虫病 取云南普洱县产的桉树叶,阴至半干。每次 30 g,切碎加水浸泡,煮 3 小时左右,过滤浓缩至 50～60 ml。于饭

前 1 次服下,不加泻剂。治疗钩虫病患者(7~20 岁学生)206 例,治疗前均经盐水漂浮法找到钩虫卵;服药后 15 日用同法复查 175 人,结果阴性 105 人,阴转率 60%。服药后个别病例出现头疼及腹部不适,但在次晨即行消失。

5. 治疗下肢溃疡　将鲜桉叶洗净后,煎煮浓缩成糊剂,装入大口瓶备用。涂药前,先用艾叶煎水反复清洗疮面。揩干后,涂桉叶糊剂,隔日换药 1 次,一般用药 4 次即可见效。共 54 例,经 14~20 日治疗,结果治愈 48 例,显效 3 例,好转 2 例,无效 1 例。治疗期间保持患部清洁,忌用冷水洗病变部位,忌食易动风及油腻食物,忌久站及房事。

3799　桉树果 àn shù guǒ 《曲靖专区中草药》

【异名】　洋草果《昆明民间常用草药》,楠桉果《西昌中草药》,桉果《丽江中草药》。

【基原】　为桃金娘科桉属植物蓝桉的果实。

【原植物】　参见"桉叶"条。

【采收加工】　夏季或冬季果实成熟时采收,晒干。

【性味】　《云南中草药》:"香,辛、凉。"

【功用主治】　《云南中草药》:"消炎杀虫,发表祛风,预防疟疾,流感,消化不良。"

【用法用量】　内服:煎汤,3~9 g;或研末。外用:泡酒外涂。

【宜忌】　内服不宜过量。

【选方】　治食积腹胀　桉树果 9 g,牛至(香薷)9 g。水煎服。《曲靖专区中草药》

3800　索骨丹 suǒ gǔ dān 《陕西中药志》

【异名】　慕荷、老蛇盘、猪屎七《四川中药志》,老汉球《陕西中药志》,天逢伞、秤杆七、麻鹞子、红药子《陕西中草药》,山藕、牛角七《湖北中草药志》。

【基原】　为虎耳草科鬼灯檠属植物七叶鬼灯檠的根茎。

【原植物】　七叶鬼灯檠 Rodgersia aesculifolia Batal.

多年生草本,高达 150 cm。根茎短,圆柱形,粗壮,外皮棕褐色,断面粉红色,具鳞片状毛。茎直立,中空,不分枝。基生叶通常 1~2 枚;叶柄长 10~30 cm;茎生叶约 2 枚,掌状复叶;小叶 3~7,狭倒卵形或倒披针形,长 8~27 cm,宽 3~9 cm,先端渐尖或急尖,基部楔形,边缘有不整齐重锯齿。近花序处的叶柄仅长 3 cm,基部呈鞘状抱茎。圆锥花序顶生;花梗短,有细毛;萼筒浅杯状,5 深裂,裂片卵形,白色或淡黄色;花冠缺;雄蕊 10,花丝短;花柱 2,分离。蒴果,有 2 喙,喙间裂开。种子多数。花期 6~7 月,果期 8~9 月。

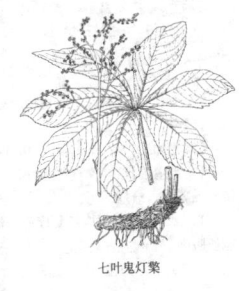

七叶鬼灯檠

生于海拔 1 100~3 400 m 的山地林下灌丛、草甸或阴湿处。分布于河南、湖北、四川、云南、西藏、陕西、甘肃、宁夏等地。

【采收加工】　8~10 月采根茎,切片晒干或鲜用。

【药材】　索骨丹 Rodgersiae Aesculifoliae Rhizoma　产于陕西、甘肃、宁夏等地。

性状　根茎呈圆柱形,略弯曲,长 8~25 cm,直径 1.5~3 cm。表面红棕色或灰棕色,有横沟及纵皱纹,上端有棕褐色鳞毛及多数细根及根痕,质坚硬,难折断。商品多切成薄片,表面棕色,皱缩,有点状根痕,有的有棕黄色鳞毛,切面红棕色或暗黄色,有多数白色亮点小点,并可见棕色或黑色维管束小点。气微,清香,味微涩。

苦、涩。

紫列　(1) 根茎横切面:木栓层细胞 4~9 列。皮层偶见根迹维管束。维管束外韧型,大小不一,环列,木质部内侧的导管中含有黄棕色物质。射线宽窄不一。髓宽大,有维管束散在,韧皮部位于内侧,木质部位于外侧。薄壁细胞含有淀粉粒及草酸钙针晶束。

(2) 理化鉴别参见"岩陀"条。

【成分】　根中含挥发油:左旋芳樟醇(linalool),甲苯(toluene),间二甲苯(mxylene),莰烯(camphene),α 及 β-蒎烯(pinene),月桂烯(myrcene),左旋柠檬烯(limonene),香荆芥酚(carvacrol),1,3,3-三甲基双环[2.2.1]庚-2-酮[1,3,3-trimethylbicyclo[2.2.1]-heptan-2-one],甲基异丁香油酚(methylisoeugenol),丁香油酚(eugenol),茴香脑(anethole),3,5-二羟基甲苯(3,5-dihydroxytoluene),2,3,6-三甲基茴香醚(2,3,6-trimethylanisole),香茅醛(citronellal),棕榈酸(palmitic acid)。甾醇:麦角甾醇(ergosterol),5-豆甾-烯-3β-醇(stigmast-5-en-3β-ol)及 β 谷甾醇(β-sitosterol)。有机酸及其酯:没食子酸(gallic acid),2,6-二羟基苯乙酸甲酯(methyl-2,6-dihydroxypheny-lacetate),丁香酸(syringic acid),3-O-没食子酰基-(-)-表儿茶素[3-O-galloyl-(-)-epicatechin],3-O-没食子酰基-表儿茶素-(4β-8)-(3-O-没食子酸基)-表儿茶素[3-O-galloyl)-epicatechin-(4β-8)-(3-O-galloyl)-epicatechin],1,2,4,6-四-O-没食子酰基-β-D-葡萄糖[1,2,4,6-tetra-O-galloyl-β-D-glucose],没食子酸甲酯(methyl gallate)。含有 14α-hydroxy-11,16-diketo-apian-8-en-(20,6)-olide,7α-hydroxy-11,16-diketo-apian-8,14(15)-dien-(20,6)-olide,岩白菜素(bergenin),7-甲氧基岩白菜素(7-methoxybergenin),熊果苷(arbutin),槲皮素(quercetin)。

【药理】　1. 抗病毒作用　索骨丹乙醇浸膏在 0.017~0.034 mg/ml 时,在直接抑制病毒中和试验和间接抑制病毒试验中(与 A549 细胞共同孵育 30 分钟)不仅能抑灭 DNA 病毒,而且抑制 RNA 病毒。索骨丹乙醇浸膏的不同提取组分 I(丁醇部分,皂苷类)、F(乙醇乙酯部分,黄酮类)、G(丙酮部位,酚酸类)、D(乙醚部分,香豆素类)中,D、G 提取物对柯萨奇 B 组 I~Ⅵ型病毒(CoxBⅠ~Ⅶ)的抑制效果不如 I、F 好。对于单纯疱疹Ⅰ型病毒(HSVⅠ)效果基本相同。而且药物间接抑制病毒的药效较直接抑制病毒为低,似说明药物在细胞外有抑灭病毒作用而对于细胞内的病毒作用较差。另外其水煎剂对各型病毒有无抑制作用。

2. 抗菌作用　索骨丹用稀酸水解提取,对金黄色葡萄球菌、铜绿假单胞菌、大肠杆菌、福氏痢疾杆菌均有抑制作用。

毒性　药物在无毒剂量下与病毒、A549 细胞共同孵育后,将药液去掉,细胞仍能分裂传代。提示此药没有或很少有毒副作用。最大无毒浓度为 0.191 mg/ml。

【药性】　苦、涩、凉。

1.《陕西中药志》:"味涩、微甘,性平。"

2.《全国中草药汇编》:"苦、涩、平。有小毒。"

3.《四川中药志》1979 年版:"苦、涩、凉。"

【功用主治】　清热解毒,凉血止血,收敛。主治泻痢,白浊带下,吐血,咯血,崩漏便血,外伤出血,咽喉肿痛,疮毒,烫火伤,脱肛,子宫脱垂。

1.《陕西中药志》:"活血,止血,生肌,止痛。治泻痢,吐、衄、咯血,妇人崩带,金疮。"

2.《陕西中草药》:"大便出血,月经不调,子宫脱垂,脱肛,痔疮,烫火伤,甲状腺肿。"

3.《全国中草药汇编》:"凉血止血,消肿解毒。治咽喉肿痛。"

【用法用量】　内服:煎汤,5~10 g;或研末,每次 3~6 g。外用:捣敷,或煎水洗;或研末撒。

【临床报道】　1. 治疗痢疾,腹泻　用鬼灯檠根茎粉碎加工制成片剂,每片重 0.5 g,相当于原生药 1.5 g。每日服 3 次,每次 2~

3片，服药2～3日。共治疗痢疾214例，痊愈138例；腹泻486例，痊愈338例。

2. 治疗子宫脱垂，阴道壁脱垂　用鬼灯檠软膏直接涂于患处，每日1次，经外敷7～14日。治疗109例，27例痊愈，41例好转，有效率为62%。

3. 治疗各种湿疹及脱肛、痔疮　以鬼灯檠软膏外敷，每日1次。观察各种湿疹17例，外敷2～7日痊愈；脱肛、痔疮37例，外敷7～14日，痊愈6例，好转18例，无效13例。

3801 **豇豆** jiāng dòu （《救荒本草》）

【异名】 䜮𧯞（《唐韵》），豆角（《医林纂要》），角豆、饭豆、腰豆、长豆、茳豆、裙带豆（《中国主要植物图说》），浆豆（《贵州民间方药集》）。

【基原】 为豆科豇豆属植物豇豆的种子。

【原植物】 豇豆 *Vigna unguiculata* (L.) Walp. [*Dolichos unguiculata* L.；*Vigna sinensis* (L.) Savi]

一年生缠绕草本。茎无毛或近无毛。三出复叶，互生；顶生小叶片菱状卵形，长5～13 cm，宽4～7 cm，先端急尖，基部近圆形或宽楔形，两面无毛，侧生小叶稍小，斜卵形；托叶菱形，长约1 cm，着生处下延成一短距。总状花序腋生，花序较叶短，着生2～3朵花；小苞片匙形，早落；萼钟状，萼齿5，三角状卵形，无毛；花冠蝶形，淡紫色或带黄白色，旗瓣、翼瓣有耳，龙骨瓣无耳；雄蕊10，二体，(9)+1；子房无柄，被短柔毛，花柱顶部里侧有淡黄色髯毛。荚果条形，下垂，长20～30 cm，宽在1 cm以内，稍肉质而柔软。种子多颗，肾形或球形，褐色。花期6～9月，果期8～10月。

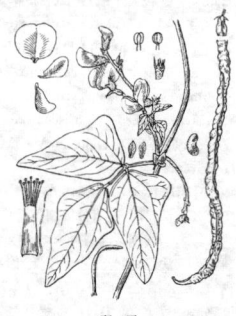

豇　豆

全国各地均有栽培。

本植物的叶（豇豆叶）、荚壳（豇豆壳）、根（豇豆根）亦供药用，另设专条。

【采收加工】 8～10月果实成熟后采收，晒干，打下种子。

【成分】 含氨基酸：胱氨酸，天冬氨酸，苏氨酸，丝氨酸，谷氨酸，脯氨酸，甘氨酸，丙氨酸，缬氨酸，甲硫氨酸，异亮氨酸，亮氨酸，酪氨酸，苯丙氨酸，赖氨酸，组氨酸，精氨酸和色氨酸。还含蛋白质，抗坏血酸(ascorbic acid)。

【药性】 甘、咸，平。归脾、肾经。

1.《纲目》："甘、咸，平，无毒。"

2.《本草从新》："甘、涩，平。"

3.《医林纂要》："甘，咸，温。"

4.《得配本草》："入足太阴经气分。"

5.《本草求真》："入肾，兼入胃。"

【功用主治】 健脾利湿，补肾涩精。主治脾胃虚弱，吐泻痢疾，肾虚腰痛，遗精，消渴，白带白浊，小便频数。

1.《滇南本草》："治脾土虚弱，开胃健脾。久服令人白胖。"

2.《纲目》："理中益气，补肾健胃，和五脏，调营卫，生精髓。止消渴，吐逆，泄痢，小便数。解鼠莽毒。"

3.《本草从新》："散血消肿，清热解毒。"

4.《医林纂要》："补心泻肾，渗水，利小便，降浊升清。"

5.《民间常用草药汇编》："治腰痛，乳痈，镇痛，消肿。"

6.《四川中药志》1960年版："滋阴补肾，健脾胃，消食。治食积腹胀，白带，白浊及肾虚遗精。"

7.《贵州草药》："清肝利湿，清热解毒，敛汗，止血。主治血尿，盗汗，毒蛇咬伤。"

【用法用量】 内服：煎汤，30～60 g；或煮食；或研末，6～9 g。外用：捣敷。

【宜忌】《得配本草》："气滞便结者禁用。"

【选方】 1. 治白带，白浊　豇豆、藤藤菜。炖鸡肉服。（《四川中药志》1960年版）

2. 治血尿　豇豆子研末。每次3 g，酒、水各半吞服。

3. 治盗汗　豇豆子60 g，冰糖30 g。煨水服。（2、3方出自《贵州草药》）

4. 治毒蛇咬伤　豇豆、山慈菇、樱桃叶、黄豆叶。捣绒外敷。（《常用草药治疗手册》）

5. 治莽草中毒　豇豆60 g，煎服。（《安徽中草药》）

3802 **豇豆叶** jiāng dòu yè （《滇南本草》）

【基原】 为豆科豇豆属植物豇豆的叶。

【原植物】 参见"豇豆"条。

【采收加工】 7～9月采收，鲜用或晒干。

【功用主治】《滇南本草》："治淋症。"

【用法用量】 内服：煎汤，鲜叶60～90 g。外用：捣敷。

【选方】 治蛇咬伤　豇豆叶、山慈姑、樱桃叶、黄豆叶各适量。捣绒，加鸡蛋清调敷。（《四川中药志》1979年版）

3803 **豇豆壳** jiāng dòu ké （《民间常用草药汇编》）

【基原】 为豆科豇豆属植物豇豆的荚壳。

【原植物】 参见"豇豆"条。

【采收加工】 8～10月采收果实，除去种子，晒干。

【药性】 甘，平。

【功用主治】《福建药物志》："和脾利水。主治肾炎，胆囊炎，带状疱疹。"

【用法用量】 内服：煎汤，30～60 g，鲜品90～150 g。外用：烧灰研末调敷。

【选方】 治牙䘌　豇豆荚、山木通各6 g。烧成炭研末，加冰片1.5 g，拌匀，用适量搽患处。（《贵州草药》）

3804 **豇豆根** jiāng dòu gēn （《滇南本草》）

【基原】 为豆科豇豆属植物豇豆的根。

【原植物】 参见"豇豆"条。

【采收加工】 秋季挖根，鲜用或晒干。

【功用主治】 健脾益气，消积，解毒。主治脾胃虚弱，食积，白带淋浊，痔血，疔疮。

1.《滇南本草》："捣烂敷疔疮。根、梗烧灰，调油搽破烂处，又能长肌肉。"

2.《分类草药性》："治五淋，消食积。"

3.《重庆草药》："健脾益气。治脾胃虚弱，白带白浊，痔疮出血。"

【用法用量】 内服：煎汤，鲜根60～90 g。外用：捣敷；或烧灰存性研末调敷。

【选方】 1. 治小儿疳积　豇豆根30 g。研末，蒸鸡蛋吃。（《贵州草药》）

2. 治妇女白带，男子白浊　豇豆根150 g，藤藤菜根150 g。炖肉或炖鸡吃。（《重庆草药》）

3805 **栗子** lì zi （《千金方》）

【异名】 板栗、栗实（《新修本草》），掩子、楔子（《医心方》），栗果（《滇南本草》），大栗（《天目山药用植物志》）。

【基原】　为壳斗科栗属植物板栗的种仁。

【原植物】　板栗 Castanea mollissima Bl. 又名：栗（《诗经》），瑰栗、魁栗（《西京杂记》），毛板栗、瓦栗子树（湖北），风栗（广东）。

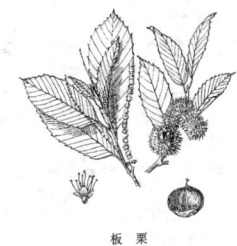

板　栗

乔木，高 15～20 m。树皮深灰色，不规则深纵裂。枝条灰褐色，有纵沟，皮上有许多黄灰色的圆形皮孔，幼枝被灰褐色绒毛。冬芽短，阔卵形，被茸毛。单叶互生，长 0.5～2 cm，被细毛或近无毛；叶片椭圆形或长椭圆状披针形，长 8～18 cm，宽 5.5～7 cm，先端渐尖或短尖，基部圆形或宽楔形，两侧不相等，叶缘有锯齿，齿端具芒状尖头，上面深绿色，有光泽，羽状侧脉 10～17 对，中脉及侧脉上有毛，下面淡绿色，有白色绒毛。花单性，雌雄同株，雄花序穗状，生于新枝下部的叶腋，长 9～20 cm，被绒毛，淡黄褐色，雄花着生于花序上、中部，每簇具花 3～5，雄蕊 8～10；雌花无梗，常生于雄花序下部，外有壳斗状总苞，2～3（～5）朵生于总苞内；子房下位，花柱 5～9，花柱下部被毛。壳斗连刺直径 4～6.5 cm，密被紧贴星状柔毛，刺密生，每壳斗有 2～3 坚果，成熟时裂为 4 瓣；坚果深褐色，顶端被绒毛。花期 4～6 月，果期 9～10 月。

常栽培于海拔 100～2 500 m 的低山丘陵、缓坡及河滩等地带。分布于辽宁以南各地，除青海、新疆外，均有栽培。以华北、西南和长江流域各地栽培最为集中，产量最大。

本植物的叶（栗叶）、花或花序（栗花）、外果皮（栗壳）、内果皮（栗荴）、总苞（栗毛球）、树皮（栗树皮）、树根或根皮（栗树根）亦供药用，另设专条。

【采收加工】　总苞由青色转黄色，微裂时采收，放冷凉处散热；搭棚遮阳，棚四周夹墙，地面铺河砂，堆果高 30 cm，覆盖湿软，经常洒水保湿。10 月下旬至 11 月入窖贮藏；或剥出种子，晒干。

【药材】　栗子 Castaneae Mollissimae Semen 主产于河北、山西、江苏、浙江、福建、安徽、江西、四川、云南、贵州等地。

性状　种仁呈半球形或扁圆形，先端短尖，直径 2～3 cm。外表面黄白色，光滑，有时具浅纵沟纹。质坚实难复，碎断后内部富粉质。气微，味微甜。

【成分】　含蛋白质、脂肪、氨基酸及铁、镁、磷、铜等元素。

【药性】　甘，微咸，平。归脾、肾经。

1.《别录》："味咸，温，无毒。"

2.《滇南本草》："味甘，平。"

3.《品汇精要》："气厚于味，阳中之阴。"

4.《玉楸药解》："入足太阴脾、足少阴肾经。"

5.《药性切用》："味甘，微咸，生平，熟温。"

6.《本草求真》："专入肾，兼入肠、胃经。"

7.《本草新编》："入心、肺二经。"

【功用主治】　益气健脾，补肾强筋，活血止血。主治脾虚泄泻，反胃呕吐，脚膝酸软，跌打肿痛，瘰疬，吐血、衄血、便血。

1.《别录》："主益气，厚肠胃，补肾气，令人耐饥。"

2.《千金方》："生食之，甚治脚弱不遂。"

3.《新修本草》："嚼生者涂疮上，疗筋骨断碎，疼痛、肿、瘀血。"

4.《日华子》："生食破冷痃癖，亦嚼署恶刺，并敷瘰疬肿毒痛。"

5.《滇南本草》："治山岚瘴气，疟疾，或水泻不止，或红白痢疾。""生吃止吐血、衄血、便血，一切血症俱可用。"

6.《医林纂要》："生食补心散血，清肺泻肾。"

7.《随息居饮食谱》："解羊肉毒。"

8.《安徽中草药》："疗漆疮。"

【用法用量】　内服：适量，生食或煮食；或炒存性研末服，30～60 g。外用：捣敷。

【宜忌】　食积停滞、脘腹胀满痞闷者禁服。

1.《新修本草》："实啮孩儿，令齿不生。"

2.《食疗本草》："蒸炒食之，令人气壅，患风水气不宜食。"

3.《本草衍义》："小儿不可多食，生者难化，熟则滞气、隔食、生虫，往往发小儿病。"

4.《得配本草》："风湿病者禁用。"

5.《本草省常》："同牛肉食，伤人。"

6.《随息居饮食谱》："外感未去，痞满、疳积、疟、痢、产后、小儿病人、不饥、便秘者，并忌之。"

【选方】　1. 治肾虚腰脚无力　生栗袋盛悬干。每日平明吃十余颗，次吃猪肾粥。《经验后方》

2. 治老人肾虚腰痛　用栗子同牡狗腰子、葱、盐煮食。（姚可成《食物本草》）

3. 治老年肾亏，小便频数，腰膝无力　每日早晚各食生栗子 1～2 枚，嚼食后咽。《食物中药与便方》

4. 治发背及一切毒肿　生栗子（取大小中者，熬焦去皮，碎，绢筛）四十九枚，生麻油六合，黄丹二两半，地胆二钱（捣碎，筛）。和于铜器中煎，候火溢出，入于器口次中，取小麦一合，分二人嚼取粉，急内药中搅，使与相和，膏擎下，安铜器冷水中，成膏讫。以故绵涂膏贴所苦处，晨夕换膏。《外台》引《近效方》

5. 治牙床红肿　板栗及棕树根各 30 g。水煎服。《湖北中草药志》

【各家论述】　1.《纲目》："风干之栗，胜于日曝，而火煨油炒，胜于煮熟，仍须细嚼，连液吞咽则有益，若顿食至饱，反致伤脾矣。"

2.《玉楸药解》："栗子补中助气，充塞益饱，培土实脾，诸物莫逮。但多食则气滞难消，少啖则气达易克耳。"

3806　栗叶 lì yè 《滇南本草》

【基原】　为壳斗科栗属植物板栗的叶。

【原植物】　参见"栗子"条。

【采收加工】　7～10 月采集，多鲜用。

【药材】　栗叶 Castaneae Mollissimae Folium 主产于江苏、云南等地。

性状　叶片薄草质，长圆状披针形或长圆形，长 8～15 cm，宽 5.5～7 cm，先端尖尾状，基部楔形或两侧不相等，边缘具疏锯齿，齿端为内弯的刺毛状，上面深绿色，有光泽，羽状侧脉 10～17 对，中脉有毛，下面绿色，有白色绒毛；叶柄短，有长毛和短绒毛。气微，味微涩。

【成分】　含鞣质：3, 4, 5-三羟基苯甲醛-3-O-(6'-O-没食子酸-β-D-吡喃葡萄糖苷)(castamollissin)，异栗鞣质亭(isochesnatin)，异栗鞣质(isochestanin)，栗木鞣质(castanin)，间-去氢二没食子酸(m-dehydrodigallic acid)，栗鞣质亭(chesnatin)，栗鞣质(chestanin)，克列鞣质(cretanin)，6'及 6"-没食子酰-栗鞣质(6' & 6"-galloyl chestanin)，地榆素(sanguiin)H-5，2, 3-(2, 2')-二没食子酰-4-O-没食子酰葡萄糖(3-hexahydrodiphenoyl-4-O-galloylglucose)，4, 6-(2, 2')-二没食子酰-1-O-没食子酰葡萄糖(strictinin)，4, 6-(2, 2')-二没食子酰-2-O-没食子酰葡萄糖(4, 6-hexahydroxydiphenoyl-2-O-galloylglucose)，路边青鞣质(gemin)D，β-D-没食子酰葡萄糖苷(β-D-glucogallin)，4, 6-(2, 2')-二没食子酰葡萄糖-2, 3-二-O-没食子酰葡萄糖(4, 6-hexahydroxydiphenoyl-2, 3-di-O-galloylglucose),木麻黄鞣质宁(casuarinin),木麻黄鞣质(casuariin),旌节花素(stachyurin),2,3-(2,2')-二没食子酰-4,6-橡椀酰葡萄糖(2,3-hexahydroxydiphenoyl-4,6-valoneaylglucose)。有机酸:丁香酸(syringic acid),香草酸(vanillic acid),龙胆酸(gentisic acid),没食子酸(gallic acid),并没食子酸(ellagic acid)。还含有长梗马兜铃素(peduncalgin),(3β)-表栗木脂素(vescalagin),地衣二醇(orcinol),对羟基苯甲酸(p-hydroxybenzoic acid),天冬氨酸,丙氨酸,γ-氨基丁酸。

【药性】《广西中草药》:"味微甘,性平。"

【功用主治】 清肺止咳,解毒消肿。主治百日咳,肺结核,咽喉肿痛,肿毒,漆疮。

1.《滇南本草》:"治喉灯火毒。"

2.《现代实用中药》:"为收敛剂,外用涂漆疮。"

3.《广西中草药》:"驱风止痒,止咳。"

4.《福建药物志》:"祛风化痰,散热消肿,镇吐破积。治咳嗽,百日咳。"

5.《四川中药志》1982年版:"治咽喉肿痛。"

【用法用量】 内服:煎汤,9~15 g。外用:煎汤洗;或烧存性研末敷。

3807 **栗壳** <ruby>lì ké</ruby>《食疗本草》

【基原】 为壳斗科栗属植物板栗的外果皮。

【原植物】 参见"栗子"条。

【采收加工】 剥取种仁时收集,晒干。

【药材】 栗壳 Castaneae Mollissimae Exocarpium 主产于陕西、湖北、浙江、广东等地。

性状 外果皮破碎成大小不等的不规则块片,厚约1 mm。外表面褐色,平滑无毛,内表面淡褐色,平坦。质坚韧,易折断,断面凹凸不平。气微,味微苦。

成分 板栗壳中含有酚类、有机酸、糖、多糖(或苷类)、内酯、香豆素、鞣质、甾体(或三萜)和黄酮等。

【药性】 甘、涩,平。

1.《纲目》:"甘、涩,平,无毒。"

2.《广西中草药》:"味微甘,性平。"

【功用主治】 降逆化痰,清热散结,止血。主治反胃,呕哕,消渴,咳嗽痰多,百日咳,腮腺炎,瘰疬,便血。

1.《食疗本草》:"煮汁饮之,止反胃消渴。"

2.《日华子》:"治泻血。"

3.《药性考》:"止血,定哕,鼻衄。"

4.《福建药物志》:"祛风化痰,散热消肿,镇吐破积。治呃逆,肠炎,痢疾,瘰疬。"

【用法用量】 内服:煎汤,30~60 g;煅炭研末,每次3~6 g。外用:研末调敷。

【选方】 1. 治膈气 栗壳黑壳(煅),同舂米槌上糠等分。蜜丸桐子大。每空心下三十九。(姚可成《食物本草》)

2. 治鼻衄 栗壳五两。烧灰,研为末。每服二钱,以粥饮调服。《圣惠方》)

3. 治痰火瘰疬 栗壳和猪精肉煎汤服。《岭南采药录》)

3808 **栗花** <ruby>lì huā</ruby>《日用本草》

【异名】 板栗花《湖南药物志》。

【基原】 为壳斗科栗属植物板栗的花或花序。

【原植物】 参见"栗子"条。

【采收加工】 4~6月采收,鲜用或阴干。

【药材】 栗花 Castaneae Mollissimae Flos 主产于四川、云南等地。

性状 雄花序穗状,平直,长9~20 cm;花被片6,圆形或倒卵

圆形,淡黄褐色;雄蕊8~10,花丝长约为花被的3倍。雌花无梗,生于雄花序下部,每2~3(~5)朵聚生于有刺的总苞内;花被6裂;子房下位,花柱5~9。气微,味微涩。

【成分】 含生物碱:chestnutamide。

【药性】 微苦、涩,平。

1.《滇南本草》:"味苦,涩,性微温。"

2.《四川中药志》1982年版:"性味涩,平。"

3.《福建药物志》:"淡、涩,平。"

【功用主治】 清热燥湿,止血,散结。主治泄泻,痢疾,带下,便血,瘰疬,瘿瘤。

1.《日用本草》:"治瘰疬。"(引自《纲目》)

2.《滇南本草》:"治日久赤白痢疾,大肠下血。"

3.《云南中草药》:"健脾燥湿,收敛止血。治赤白带,大肠下血,菌痢,阿米巴痢。"

【用法用量】 内服:煎汤,9~15 g;或研末。

【选方】 1. 治急性菌痢 板栗花12 g,鸡冠花6 g,槟榔6 g。水煎,每日1剂。《新医药学杂志》1978,(6);45)

2. 治瘰疬久不愈 栗花同贝母为末。每日酒下一钱。(姚可成《食物本草》)

3809 **栗莛** <ruby>lì fú</ruby>《新修本草》

【异名】 栗子内薄皮(《纲目》),栗蓬内膈断薄衣(姚可成《食物本草》)。

【基原】 为壳斗科栗属植物板栗的内果皮。

【原植物】 参见"栗子"条。

【采收加工】 剥取栗仁时收集,阴干。

【药材】 栗莛 Castaneae Mollissimae Endocarpium 主产于陕西、湖北等地。

性状 内果皮破碎成大小不等的块片,厚1~1.5 mm。外表面灰褐色,粗糙,内表面常与膜质的种皮粘连,淡棕色,平滑。质脆,易碎。气微,味微涩。

【药性】《纲目》:"甘,平,涩,无毒。"

【功用主治】 散结下气,养颜。主治反胃,瘰疬,反胃,面有皱纹。

1.《新修本草》:"捣为散,蜜和涂肉,令急缩。"

2.《食疗本草》:"研,和蜜涂面,展皱。"

3.《药性集要》:"治骨鲠。"

【用法用量】 内服:煎汤,3~5 g。外用:研末吹咽喉;或外敷。

【选方】 1. 治骨鲠在咽 栗子内薄皮,烧存性,研末。吹入咽中。《纲目》)

2. 治栗子颈 栗蓬内膈断薄衣,捣敷之。(姚可成《食物本草》)

3810 **栗毛球** <ruby>lì máo qiú</ruby>《纲目》

【异名】 栗毛壳(《新修本草》),栗刺壳(《日用本草》),栗黑壳(《得配本草》),风栗壳(《广东中药》),板栗壳斗(江西《草药手册》)。

【基原】 为壳斗科栗属植物板栗的总苞。

【原植物】 参见"栗子"条。

【采收加工】 剥取果实时收集,晒干。

【药材】 栗毛球 Castaneae Mollissimae Involucrum 主产于江西、湖北、云南、广东、广西等地。

性状 总苞球形,直径3~5 cm,外面有尖锐被毛的刺。气微,味微苦、涩。

【药性】 微甘、涩,平。

1.《福建药物志》:"淡、平。"

2.《四川中药志》1982年版:"甘、涩,平。"

【功用主治】 清热散结，化痰，止血。主治丹毒，瘰疬痰核，百日咳，中风不语，便血，鼻衄。

1.《新修本草》：“疗火丹，疗毒肿。”

2.《滇南本草》：“治哕不语，或中痰邪。”

3.《福建药物志》：“祛风化痰，散热消肿，镇吐破积。”

【用法用量】 内服：煎汤，9～30 g。外用：煎水洗或研末调敷。

【选方】 1. 治痰火头痛（风栗壳）30 g，蜜枣 3 枚。同煎服。

2. 治痰火核 风栗壳配夏枯草煎服。

3. 治小儿百日咳 风栗壳 9 g，加糖冬瓜 15 g。煎服。（1～3方出自《广东中药》）

3811 栗树皮 ^{lì shù pí} 《食疗本草》

【异名】 栗树白皮《新修本草》。

【基原】 为壳斗科栗属植物板栗的树皮。

【原植物】 参见“栗子”条。

【采收加工】 7～10 月剥取树皮，除去杂质，鲜用或晒干。

【药材】 栗树皮 Castaneae Mollissimae Cortex 主产于江苏、浙江、云南等地。

性状 树皮外表面暗灰色，不规则深纵裂；内表面黄白色或类白色。气微，味微苦、涩。

【成分】 含有机酸：丁香酸（syringic acid）、香草酸（vanillic acid）、龙胆酸（gentisic acid）、对羟基苯甲酸（p‑hydroxybenzoic acid）、没食子酸（gallic acid）、逆没食子酸（ellagic acid）。又含地衣二醇（orcinol）、天冬氨酸、丙氨酸、γ‑氨基丁酸、天冬酰胺、精氨酸。

【药性】 微苦、涩，平。

1.《药性考》：“凉。”

2.《安徽中草药》：“性平，味甘、淡。”

3.《福建药物志》：“微苦、涩，平。”

【功用主治】 解毒消肿，收敛止血。主治癞疮，丹毒，口疳，漆疮，便血，鼻衄，创伤出血，跌仆伤痛。

1.《新修本草》：“水煮汁，主溪毒。”

2.《食疗本草》：“主瘴，疮毒。”

3.《滇南本草》：“敷打仆，烧灰治癞疮。”

4.《医林纂要》：“煎水洗口疳，口烂。”

5.《安徽中草药》：“疗漆疮。”

【用法用量】 内服：煎汤，5～10 g。外用：煎水洗；或烧灰调敷。

【选方】 1. 治漆疮 板栗树皮或根皮 2 份，盐卤 1 份。各煅炭存性，共研细末，麻油调涂患处。《安徽中草药》

2. 治跌打损伤 板栗树皮，揭敷患处。《四川中药志》1982年版）

3812 栗树根 ^{lì shù gēn} 《汪颖《食物本草》》

【基原】 为壳斗科栗属植物板栗的树根或根皮。

【原植物】 参见“栗子”条。

【采收加工】 7～10 月采挖根部，鲜用或晒干。

【成分】 含天冬氨酸、丙氨酸、γ‑氨基丁酸、天冬酰胺（asparagine）、精氨酸等多种游离氨基酸。有机酸：丁香酸（syringic acid）、香草酸（vanillic acid）、龙胆酸（gentisic acid）、对羟基苯甲酸（p‑hydroxybenzoic acid）、没食子酸（gallic acid）、逆没食子酸（ellagic acid）。又含地衣二醇（orcinol）。

【药性】《四川中药志》1960年版：“味甘、淡，性平，无毒。”

【功用主治】 行气止痛，活血调经。主治疝气偏坠，牙痛，风湿痹痛，月经不调。

1. 汪颖《食物本草》：“主治偏肾（疝）气，酒煎服之。”（引自《纲目》）

2.《药性考》：“治偏坠。”

3.《四川中药志》1960年版：“治血痹，又治月瘕病。”

4.《福建药物志》：“行气除湿，止痹。治风湿关节痛。”

【用法用量】 内服：煎汤，15～30 g；或浸酒。

【选方】 1. 治牙痛 栗树根 15～30 g。煮猪精肉食。《湖南药物志》

2. 治风湿关节痛 板栗根 30～60 g。水煎服，或加猪脚同炖服。《福建药物志》

3813 翅卫矛 ^{chì wèi máo} 《高原中草药治疗手册》

【异名】 栓翅卫矛、鬼箭羽、八肋木《宁夏中草药手册》。

【基原】 为卫矛科卫矛属植物栓翅卫矛的枝皮。

【原植物】 栓翅卫矛 Euonymus phellomana Loes.

落叶灌木，植株高约 4 m。枝近四棱，有 2～4 个长条状软木质翅。单叶对生；叶柄长 1～1.5 cm；叶片长椭圆形、长圆形或椭圆状披针形，长 6～11 cm，宽 2～4 cm，先端渐尖，边缘具细锯齿，基部楔形。聚伞花序一至二回分歧，总花梗长 1～1.5 cm，有花 7～15 朵，淡绿色，4 数；花丝长。蒴果近倒心形或卵圆形，粉红色，4 浅裂，直径约 1 cm；花柱宿存。种子有红色假种皮。

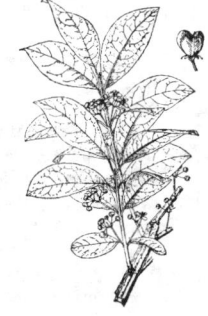

栓翅卫矛

生于海拔 1 300～2 700 m 的山梁、山坡、山谷林缘或路旁。分布于河南、湖北、四川、陕西、宁夏、甘肃。

【采收加工】 7～8 月采枝，刮取外皮，切段，晒干。

【成分】 含倍半萜：1α, 2α, 6β‑三乙酰氧基‑4β‑羟基‑9β‑(β‑)呋喃甲酰氧基‑15‑(α‑甲基)丁酰氧基‑β‑二氢沉香呋喃〔1α, 2α, 6β‑triacetoxy‑4β‑hydroxy‑9β‑(β‑)furancarboxy‑15‑(α‑methyl)butyroyloxy‑β‑dihydroagarofuran〕、1α, 2α, 6β‑三乙酰氧基‑4β‑羟基‑9β‑苯甲酰氧基‑15‑(α‑甲基)丁酰氧基‑β‑二氢沉香呋喃〔1α, 2α, 6β‑triacetoxy‑4β‑hydroxy‑9β‑benzoloxy‑15‑(α‑methyl) butyryloxy‑β‑dihydroagarofuran〕。

【药性】 苦，微寒。

【功用主治】《宁夏中草药手册》：“破血通经。”

【用法用量】 内服：煎汤，6～10 g；或浸酒；或入丸、散。

【宜忌】《宁夏中草药手册》：“孕妇忌服。”

【选方】 1. 治月经不调，产后瘀血腹痛 鬼箭羽、当归各 9 g，益母草 12 g。水煎服。

2. 治跌打损伤 鬼箭羽 9 g。水煎服。（1、2 方出自《宁夏中草药手册》）

3814 翅柄铁线蕨 ^{chì bǐng tiě xiàn jué} 《贵州草药》

【异名】 猪鬃草、猪鬃七《贵州草药》、牛毛针、小猪棕草、猪毛草、牛毛毡《四川常用中草药》、乌脚芒、岩浮萍《全国中草药汇编》。

【基原】 为铁线蕨科铁线蕨属植物团羽铁线蕨的全草或根茎。

【原植物】 团羽铁线蕨 Adiantum capillus-junonis Rupr. 又名：团叶铁线蕨《四川植物志》。

植株高 10～20 cm。根茎短而直立，顶部与叶柄基部被中间深褐色、边缘棕色、线状披针形鳞片。叶簇生；叶柄长 3～6 cm，紫棕色，圆柱形，纤细如铁丝，有光泽。叶片纸质，狭长圆形至线状披

针形，长 8～15 cm，宽1.5～
3.5 cm，一回羽状(叶轴顶部
常延伸成鞭状，着地生根，
行无性繁殖)；羽片 3～8 对，
平展或略斜向上，有纤细短
柄，近圆形、长圆形或少为
团扇形，长 6～15 mm，宽6～
20 mm，上缘有小钝齿，基部
截形至宽楔形，叶脉扇形，
多回二叉分枝，小脉直达叶
边，两面均明显。孢子囊群
长圆形或短线形，生于羽片
上缘小脉顶部，每羽片有
2～5个；囊群盖长圆形或短
肾形，上缘平直，棕色，宿存。

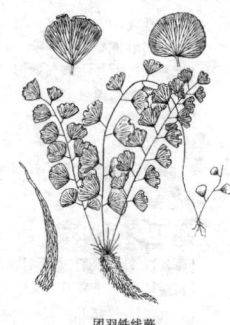
团羽铁线蕨

生于海拔 300～2 500 m 灌木林下湿地或岩石上。分布于西
南及河北、辽宁、山东、湖北、湖南、广东、广西、陕西、甘肃、台湾
等地。

【采收加工】 全年均可采收，晒干或鲜用；根茎采去须根，
洗净，晒干。

【药性】 微苦，凉。

1.《贵州草药》：“性凉，味微苦。”

2.《四川常用中草药》：“性平，味淡、甘。”

【功用主治】 清热解毒，利尿，止咳。主治小便不利，血淋，痢
疾，咳嗽，瘰疬，乳痈，毒蛇咬伤，烫火伤。

1.《贵州草药》：“清热利尿，舒筋活络，补肾止咳。”

2.《四川常用中草药》：“清热，利尿，止血，除湿。治咳喘吐
血、红崩、淋症、烫火伤året症。”

3.《中国药用孢子植物》：“治痢疾，咳嗽，乳腺炎，颈淋巴结
核，毒蛇咬伤等。”

【用法用量】 内服：煎汤，15～30 g；或浸酒。外用：捣敷。

【选方】 1. 治尿闭 猪鬃草 15 g，凤尾草 30 g。煨水服。
(《贵州草药》)

2. 治咳嗽 猪鬃草、车前草各 30 g。煨水服。(1、2 方出自
《贵州草药》)

3815 唇香草 chún xiāng cǎo
（《新疆中草药》）

【异名】 小叶薄荷(《新疆中草药手册》)，山薄荷(《新疆中草
药》)。

【基原】 为唇形科新塔花属植物唇香草的全株。

【原植物】 唇香草 *Ziziphora clinopodioides* Lam.

多年生草本，高 15～30 cm。全
株有强烈的薄荷香气。根木质。茎
由基部丛生，具四棱，表面紫色，
有短柔毛。叶对生，具短柄，叶片长
圆形或宽披针形，长 0.5～2 cm，宽
0.3～1 cm，全缘，有腺点。轮伞花
序顶生，集成头状；萼筒长 5～
7 mm；花冠唇形，长 10～12 mm，被
短柔毛。蓝紫色。小坚果长卵形。

生于低山潮湿处。分布于
新疆。

【采收加工】 7～8 月采割，切
段，阴干。

【药材】 唇香草 *Ziziphorae
Clinopodioidis Herba* 产于新疆。

性状 茎呈方柱形，表面黄绿

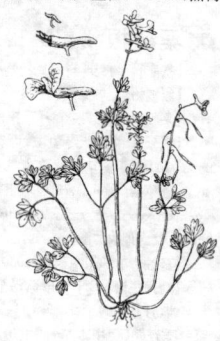
唇香草

色，多带紫红色，通常被有毛茸，断面淡黄绿色，中央有小孔隙。叶
对生，多脱落，完整者展平后呈广披针形、卵形或长圆形，叶面微灰
绿色，有明显的腺点，叶柄短。轮伞花序顶生，球形；花多已脱落，花
萼筒状，花冠唇形，淡紫红色或粉红色，外被短柔毛。间有小坚果，
长卵形。气芳香，味辛凉，微苦。

鉴别 幼茎横切面：表皮细胞 1 列，外被毛茸。皮层细胞 1～
3 列，四角棱角脊处有厚角细胞；内皮层凯氏点明显。韧皮部较
窄，形成层不明显，木质部较宽，导管单列径向排列。髓部薄壁
细胞较大，中央常形成空隙。

粉末特征：黄绿色。多细胞非腺毛，2～6 细胞，长 15～
200 μm。腺毛单头单细胞，长 23～33 μm。腺鳞圆形，直径 35～
70 μm。气孔直轴式，长轴约 30 μm，短轴约20 μm。花粉粒圆形或
椭圆形，直径 25～33 μm，壁厚。叶肉细胞含草酸钙方晶。此外，
有螺纹导管。

【成分】 地上部分含挥发油：α-蒎烯(α-pinene)和胡薄荷酮
(pulegone)。黄酮：木犀草素(luteolin)，蒙花苷(linarin)，7-甲基苏
打基亭(7-methylsudachitin)，白杨素-7-O-芸香糖苷(chrysin-7-O-
rutinoside)。有机酸及其酯：咖啡酸(caffeic acid)，4-羟基-3，5-二
甲氧基苯甲酸甲酯(methyl 4-hydroxy-3，5-dime-thoxybenzoate)。
三萜：齐墩果酸(oleanolic acid)。又含香叶木苷(diosmin)。

【药性】《新疆中草药》：“微甘、辛，凉。”

【功用主治】 宁心安神，利水清热。主治心悸失眠，水肿，感
冒发热，目赤肿痛，疮疡肿毒。

1.《新疆中草药》：“强心利尿，清热消炎。”

2.《新疆药用植物志》：“消炎解毒，安神，除湿。治神经衰弱，
失眠，心慌；外洗疮毒。”

3.《全国中草药汇编》：“治高血压，冠心病。”

【用法用量】 内服：煎汤，15～18 g；或开水冲泡代茶。外用：
煎水洗。

【选方】 1. 治感冒发烧 唇香草、西河柳、牛蒡根各 9 g，甘草
3 g。水煎服。

2. 治急性结膜炎 刺黄柏 4 份，唇香草 1 份。煎成 30％水溶
液，洗眼。(1、2 方出自《新疆中草药》)

3816 夏天无 xià tiān wú
（《浙江民间常用草药》）

【异名】 一粒金丹、洞里神仙、野延胡、飞来牡丹(《纲目拾
遗》)，伏地延胡索(江西《草药手册》)。

【基原】 为罂粟科紫堇属植物伏生紫堇的块茎。

【原植物】 伏生紫堇 *Corydalis decumbens* (Thunb.) Pers.
[*C. amabilis* Migo；*Pistolochia decumbens* (Thunb.) Holub] 又
名：无柄紫堇(《浙江药用植物志》)。

多年生草本，高 16～30 cm。块茎近球形，直径 3～9 mm，黑褐
色，当年生块茎叠生于老块茎
之上，老块茎随即变空。不定
根发自块茎表面。茎细弱，
2～3枝丛生，不分枝。基生
叶常 1 枚；具长柄；叶片轮廓
三角形，长约6 cm，二回三出
全裂，末回裂片无柄，狭倒卵
形，全缘，下面有白粉；茎生
叶3～4 枚，互生或对生，生于
茎中、上部，似基生叶而小，柄
短。总状花序顶生，长 1.5～
4 cm，疏列数花；苞片卵形或
狭倒卵形，全缘；下部花梗长
达 12 mm；花冠淡紫红色，外
轮上瓣长 14～18 mm，瓣片近

伏生紫堇

圆形，先端微凹，边缘波状，距圆筒形，长 6～8 mm；柱头具 4 乳突。蒴果细长椭圆形，略呈念珠状。种子细小，2 列。花期 4～5 月，果期 5～6 月。

生于海拔 80～300 m 丘陵、低坡阴湿的林下沟边及旷野田塍边。分布于江苏、浙江、安徽、福建、江西、河南、湖北、湖南、台湾等地。

【栽培】 **生物学特性** 喜凉爽，怕高温，忌干旱。2 月中旬平均气温 9～12 ℃时，生长迅速；3 月中旬至 4 月上旬平均气温达 12～15 ℃时，地下块茎生长迅速；4 月中、下旬平均气温达 17 ℃以上时，开始倒苗。从播种到成苗，整个生育期为 210 日。以阳光充足、土层疏松肥沃、富含腐殖质、排水良好的壤土栽培为宜。土壤干旱，过酸，白株生长黄弱，块茎多畸形，且易腐烂。遇干旱季节需浇水。

繁殖方法 块茎繁殖。一般在 9 月下旬栽植。条播，按行距 10～15 cm 开沟，块茎按株距 3 cm 栽种，芽头朝上，覆草木灰，再铺一层腐熟的畜粪，蔽苗同草。

田间管理 翌年春季出苗后，及时人工拔除杂草，不宜中耕，以免损伤块茎。追肥在 11 月下旬，每亩施腐熟人粪尿 1 000 kg，然后盖一层腐熟的厩肥，防冻保苗，促进地下茎的生长。12 月上旬施腐熟人粪尿。3 月上旬块茎膨大时，施人粪尿及过磷酸钙。

病虫害防治 病害有霜霉病，可喷 65%代森锌 300～500 倍液；菌核病可用 50%氯硝胺粉剂喷粉。

【采收加工】 4 月上旬至 5 月初待茎叶变黄时，选晴天挖取块茎，除去须根，鲜用或晒干。

【药材】 夏天无 *Corydalis Decumbentis Rhizoma* 主产于江西余江、贵溪、新余、临川等地。

性状 块茎呈类球形、长圆形或呈不规则块状，长 0.5～3 cm，直径 0.5～2.5 cm。表面灰黄色、暗绿色或黑褐色，有瘤状突起和不明显的细皱纹；顶端钝圆，可见茎痕，四周有淡黄色点状叶痕及须根痕。质硬，断面黄白色或黄色，颗粒状或角质样，有的略带粉性。气无，味苦。

鉴别 (1) 块茎横切面：皮层为 3 至数列淡黄色、扁平的细胞，常具纹孔。维管束外韧型，4～7 个，呈放射状排列。韧皮部宽广。木质部导管明显。中央有髓。薄壁细胞中淀粉粒已糊化。

(2) 取本品粗粉 4 g，加 1%碳酸钠溶液 25 ml，置近沸的水浴中浸泡 5 分钟，滤过，滤液用稀盐酸调至 pH 为 6，加氯仿 15 ml 振摇提取，分取氯仿液 2 ml，加硫酸 1 ml，振摇，硫酸层即显棕红色，放置后显棕黑色。

(3) 薄层色谱：取本品粉末约 4 g，加氯仿-甲醇-浓氨试液 (5∶1∶0.1)混合液 40 ml，超声处理 30 分钟，滤过，滤液浓缩至干，残渣加甲醇 2 ml 使溶解，作为供试品溶液。另取原阿片碱对照品，加氯仿制成每 1 ml 含 2 mg 的溶液，作为对照品溶液。吸取上述两种溶液各 5 μl，分别点于同一羧甲基纤维素钠为黏合剂的硅胶 G 薄层板上，以环己烷-醋酸乙酯-二乙胺(16∶3∶1)为展开剂，预饱和 15 分钟，展开，取出，晾干，喷以稀碘化钾试液显色。供试品谱中，在与对照品色谱相应的位置上，显相同颜色的斑点。

品质标准 《中华人民共和国药典》2010 年版规定：照高效液相色谱法测定，本品含原阿片碱($C_{20}H_{19}NO_5$)不得少于 0.30%、盐酸巴马汀($C_{21}H_{21}NO_4$·HCl)不得少于 0.080%。

【成分】 块茎含生物碱：夏无碱(decumbenine)、夏无碱(de-cumbenine) B、C，紫菫米定碱(corlumidine)、比枯枯灵碱(bicucul-line)、掌叶防己碱(palmatine)、α-别隐品碱(α-allocryptopine)、小檗碱(berberine)、药根碱(jatrorrhizine)、α-四氢掌叶防己碱(tetrahy-dropalmatine)、空褐鳞碱(bulbocapnine)、原阿片碱(protopine)、山缘草定碱(adlumidine)、表-α-夏无新碱(epi-α-decumbensine)、羟基毛茛碱(hydroxyhydrastine)、紫菫碱(coryda-line)、蝙蝠葛林(bianfugenine)、(−)-苏元胡素(humosine)、

(+)-egenine、(−)-corydecumbine，隐品碱(cryptopine)、mura-mine，(+)-奇科马宁碱((+)-kikemanine)、(−)-金黄紫菫碱((−)-scoulerine)、(−)-capnoidine、(−)-荷包牡丹碱((−)-bicu-culline)。又含阿魏酸(ferulic acid)。

【药理】 1. 对中枢神经系统的作用 空褐鳞碱可引起动物产生所谓"僵住症"，动物表现木僵、嗜睡、肌肉僵硬，如随意改变其位置，则保持于该种姿势，此可能是作用于基底神经节的结果，苯丙胺可拮抗之。

2. 对心血管系统的作用 夏天无生物碱注射液 0.1 mg/kg 给麻醉犬静脉注射，有增加冠脉流量的作用，剂量增加到 1 mg/kg，可引起血压下降作用。夏天无总碱静脉注射 1 mg/kg，可使麻醉犬脑与下肢血流量增加，血管阻力降低，血压轻度下降，提示总碱有扩张脑血管和下肢血管的作用。

3. 对平滑肌的作用 原阿片碱能直接松弛回肠平滑肌，能拮抗乙酰胆碱(ACh)和氯化钡($BaCl_2$)对肠肌的痉挛性收缩，其 IC_{50} 分别为 3.4 ± 1.4 μmol/L 和 5.1 ± 2.6 μmol/L。夏天无生物碱溶液 0.3～0.6 mg 明显兴奋大鼠离体子宫，并能对抗 2 μg 异丙肾上腺素松弛子宫平滑肌的作用。原阿片碱对睫状肌的收缩可出现明显松弛，其 IC_{50} 为 0.36 ± 0.17 mmol/L。

4. 抗血小板聚集及抗凝血作用 夏天无总碱体外实验和体内给药都明显抑制 ADP 诱导的大鼠血小板聚集，并明显抑制血栓的形成和血小板黏附。总碱静脉注射 0.3 mg/kg 对大鼠实验性血栓形成有明显的抑制作用，抑制率为 31.3%，这可能是夏天无治疗脑血管栓塞等疾病有效的机制之一。用毛细血管法测定小鼠凝血时间，证明夏天无生物碱注射液 0.3 mg/kg 腹腔注射，能延长凝血时间。

5. 抗炎作用 夏天无总碱对角叉菜胶和鸡蛋清引起的大鼠足趾肿胀、二甲苯引起的小鼠耳壳肿胀和大鼠滤纸片肉芽肿均有抑制作用，但对醋酸提高小鼠腹腔毛细血管通透性无抑制作用。

【药性】 苦、微辛，凉。归肝、肾经。

1. 南药《中草药学》："苦、凉。"

2. 《福建药物志》："有小毒。"

【功用主治】 祛风除湿，通络止痛，降血压。主治风湿性关节炎、中风偏瘫、坐骨神经痛、小儿麻痹后遗症、腰肌劳损、跌扑损伤、高血压病。

1. 《浙江民间常用草药》："行血，活血，止血，止痛，镇痉。"

2. 南药《中草药学》："降压。"

3. 《全国中草药汇编》："祛风湿，降血压。主治风湿性关节炎、腰肌劳损、高血压病、脑血管意外引起偏瘫。"

【用法用量】 煎汤，5～15 g；或研末，2～4 g；亦可制成丸剂。

【临床报道】 1. 治疗青少年近视眼 夏天无制成眼药水(每 1 ml 含生药 1 g)，在 1 小时内，每隔 15 分钟滴眼 1 次，连续滴眼 4 次后，检查视力变化，若视力未达到 1.0，则在第二、第三日继续按上法治疗。共观察 188 人 347 只眼，治愈 232 只眼(恢复到 1.0～1.5)，治愈率 66.9%，有效率 97.7%。

2. 治疗急慢性腰扭伤 用夏天无注射液(每 1 ml 含生物碱 1 mg)局部压痛点(阿是穴)注射，每例 4～6 ml，每日 1 次，5 日为 1 个疗程，注射后配合短暂按摩。治疗 46 例，其中急性扭伤 32 例，治愈 28 例，显效 4 例。慢性扭伤 14 例，治愈 5 例，显效 9 例。

3817 **夏至草** <small>xià zhì cǎo</small>
《陕西中草药》

【异名】 夏枯草、白花夏枯草《滇南本草》，白花益母《植物名实图考》，灯笼棵《江苏植物药材志》，风轮草《陕西中草药》，小益母草《全国中草药汇编》。

【基原】 为唇形科夏至草属植物夏至草的全草。

【原植物】 夏至草 *Lagopsis supina* (Steph.) IK.-Gal. [*Mar-*

rubium incisum Benth.]

多年生草本,高 15~35 cm。茎直立,方柱形,分枝,被倒生细毛。叶对生;有长柄,被细毛;叶片轮廓近圆形,直径 1.5~2 cm,掌状 3 深裂,裂片再 2 深裂或有钝裂齿,两面均密生细毛,下面叶脉凸起。花轮有花 6~10 朵,无梗或有短梗,腋生;苞片与萼筒等长,刚毛状,被有细毛;花萼钟形,外面被有细毛,喉部有短毛,具 5 脉和 5 齿,齿端有尖刺,上唇 3 齿较下唇 2 齿长;花冠白色,钟状,外面被有短柔毛,冠筒内面无毛环,上唇较下唇长,直立,长圆形,内面有长柔毛,下唇平展,有 3 裂片;雄蕊 4,2 强,不伸出;花柱先端 2 裂,裂片相等,圆形。小坚果褐色,长圆状三棱形,有鳞粃。花期 3~4 月,果期 5~6 月。

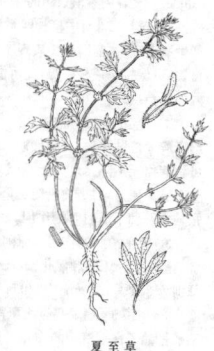
夏至草

野生于低山的水边、路旁旷地上。分布于河北、山西、内蒙古、辽宁、吉林、黑龙江、江苏、浙江、安徽、山东、河南、湖北、四川、贵州、云南、陕西、甘肃、青海、新疆等地。

【采收加工】 3~6 月花叶茂盛期采收,晒干或鲜用。

【药材】 夏至草 *Lagopsis Supinae Herba* 产于东北、华北、西北、西南等地。

性状 茎呈类方柱形,有分枝,长 12~30 cm,被倒生细毛。叶对生,黄绿色至暗绿色,多皱缩,完整叶片展平后呈掌状 3 全裂,裂片具钝齿或小裂,两面密被细毛,叶柄长。轮伞花序腋生;花萼钟形,萼齿 5,齿端有尖刺,花冠钟状,类白色。小坚果褐色,长卵形。质脆。气微,味微苦。

鉴别 茎横切面:表皮细胞 1 列,外被角质层;亦具腺毛、非腺毛或具有厚角组织数层;内皮层细胞 1 列,可见凯氏点。维管组织连续成环(嫩茎中断续列列),棱角处较宽厚。髓宽大,中心常形成腔隙。

叶表面特征:上表皮细胞垂周壁波状弯曲。下表皮细胞垂周壁深波状或波状弯曲。气孔以下表皮为多,常为不定式,亦见直轴式或不等式。非腺毛刚直、膝膝状或镰状弯曲,长 103~312 μm,多为 2 细胞,壁薄,具疣点,腺毛有两类,一类由 1~2 细胞的柄部和 1 细胞的头部组成,另一类为鳞状腺毛,柄部单细胞,头部常为 8 细胞。

【成分】 含苯丙类类:purpureaside 即 2-(3, 4-二羟基苯基)乙基-*O*-α-*L*-吡喃鼠李糖基(1→3)-[β-*D*-吡喃半乳糖基(1→6)]-(4-*O*-*E*-咖啡酰基)-β-*D*-吡喃葡萄糖苷{2-(3, 4-dihydroxyphenyl) ethyl-*O*-α-*L*-rhamnopyranosyl(1→3)-[β-*D*-galactopyranosyl(1→6)]-(4-*O*-*E*-caffeoyl)-β-*D*-glucopyranoside}, acteoside 即 2-(3, 4-二羟基苯基)乙基-*O*-α-*L*-吡喃鼠李糖基-*O*-(4-*O*-*E*-咖啡酰基)-β-*D*-吡喃葡萄糖苷{2-(3, 4-dihydroxyphenyl) ethyl *O*-α-*L*-rhamnopyranosyl(1→3)-(4-*O*-*E*-caffeoyl)-β-*D*-glucopyranoside}, cistanoside B 即 2-(3羟基-4-甲氧基苯基)乙基-*O*-α-*L*-吡喃鼠李糖基(1→3)[β-*D*-吡喃葡萄糖基(1→6)]-(4-*O*-*E*-阿魏酰基)-β-*D*-吡喃葡萄糖苷{2-(3-hydroxy-4-methoxy-phenyl) ethyl *O*-α-*L*-rhamnopyranosyl(1→3)[β-*D*-glucopyranosyl(1→6)]-(4-*O*-*E*-feruloyl)-β-*D*-glucopyranoside}, jionoside A 即 2-(3, 4-二羟基苯基)乙基-*O*-α-*L*-吡喃鼠李糖基(1→3)-[β-*D*-吡喃半乳糖基(1→6)]-(4-*O*-*E*-阿魏酰基)-β-*D*-吡喃葡萄糖苷{2-(3, 4-dihydroxyphenyl) ethyl-*O*-α-*L*-rhamnopyranosyl(1→3)-[β-*D*-galactopyranosyl(1→6)]-(4-*O*-*E*-feruloyl)-β-*D*-glucopyranoside}, 7-*O*-(6″-反式对香豆酰基)-β-*D*-吡喃半乳糖芹菜素苷{apigenin-7-*O*-[6″-(*E*)-*p*-coumaroyl]-β-*D*-galactopyranoside}、7-*O*-(3″, 6″-二反式对香豆酰基)-β-*D*-半乳糖-芹菜素苷{apigenin-7-*O*-[3″, 6″-di-(*E*)-*p*-coumaroyl]-β-*D*-galactopyranoside}。还含有二十酸十八醇酯(eicosanoic acid octadecyl ester)、二十酸-16-甲基-15, 16-烯十七醇酯(eicosanoic acid-16-methyl-15, 16-hetadecenyl ester)、棕榈酸(palmitic acid)、β-谷甾醇(β-sitosterol)、齐墩果酸(oleanolic acid)和胡萝卜苷(daucosterol)。

【药性】 辛、微苦,寒。归肝经。

1.《滇南本草》:"味辛、微苦,性寒。入肝经。"

2.《陕西中草药》:"味微苦,性平。有小毒。"

3.《四川中药志》1982 年版:"辛,平。"

【功用主治】 养血活血,清热利湿。主治月经不调,产后瘀阻腹痛,血虚头昏,半身不遂,跌打损伤,水肿,小便不利,目赤肿痛,疮痈,冻疮,牙痛,皮癣瘙痒。

1.《滇南本草》:"清肝热,除肝风,暴赤火眼,目珠胀痛,外障可用。""开肝郁,行肝气。""止牙齿疼痛,烧洗冻疮。"

2.《陕西中草药》:"活血,调经。治贫血性头昏,半身不遂,月经不调。"

3.《青藏高原药物图鉴》:"治沙眼、结膜炎、遗尿等。"

4.《四川中药志》1982 年版:"活血法瘀,清热利尿,解毒。用于产后瘀滞腹痛,跌打损伤,水肿,疮痈,皮肤痒疹。"

【用法用量】 内服:煎汤,9~12 g;或熬膏。

【宜忌】 1.《滇南本草》:"外障可用,内障不可用。"

2.《四川中药志》1982 年版:"孕妇慎用。"

【选方】 1. 治产后瘀滞腹痛,跌打损伤 夏至草 15 g,川刘寄奴 15 g,金丝梅 15 g,莲蓬 15 g。水煎服。

2. 治水肿,小便不利 夏至草 30 g,马鞭草 30 g。水煎浓汁服。(1、2 方均出自《四川中药志》1982 年版)

3818 夏枯草 ᵡⁱᵃ ᵏū ᶜᵃᵒ （《本经》）

夏枯草 ^{xià kū cǎo}（《本经》）

【异名】 夕句、乃东(《本经》),燕面(《别录》),麦夏枯(《滇南本草》),铁色草(《纲目》),棒柱头花(《中国药用植物志》),灯笼头、锣头草(《江苏植物药材志》),棒槌草(《中药志》),锣锤草、牛枯草、广谷草(《湖南药物志》),棒头草、六月干(《闽东本草》),夏枯头(《全国中草药汇编》)。

【基原】 为唇形科夏枯草属植物夏枯草或长冠夏枯草的果穗。

【原植物】 1. 夏枯草 *Prunella vulgaris* L. 又名:麦穗夏枯草、铁线夏枯草(《滇南本草》)。

多年生草本,茎高 15~30 cm。有匍匐地上的根状茎,在节上生须根。茎上升,下部伏地,自基部多分枝,钝四棱形,具浅槽,紫红色,被稀疏的糙毛或近无毛。叶对生,具柄;叶柄长 0.7~2.5 cm,自下部向上渐变短;叶片卵状长圆形或卵圆形,大小不等,长 1.5~6 cm,宽 0.7~2.5 cm,先端钝,基部圆形、截形至宽楔形,下延至叶柄成狭翅,边缘具不明显的波状齿或几近全缘。轮伞花序密集排列成顶生长 2~4 cm 的假穗状花序;苞片宽形或横椭圆形,具emph尖头;花萼钟状,二唇形,上唇扁平,先端近截平,有 3 个不明显的短齿,中齿宽大,下唇 2 裂,裂片披针形,果时花萼由于下唇

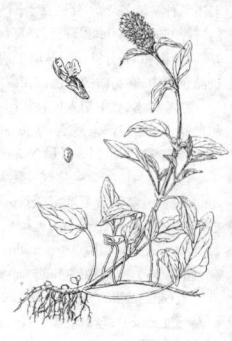
夏枯草

2齿斜伸而闭合；花冠紫、蓝紫或红紫色，长约13 mm，略超出于萼，长绝不达萼长之2倍，下唇中裂片宽大，边缘具流苏状小裂片；雄蕊4,2强，花丝先端2裂，1裂片能有具花药，花药2室，室极叉开；子房无毛。小坚果黄褐色，长圆状卵形，微具沟纹。花期4～6月，果期6～8月。

生于荒地、路旁及山坡草丛中。全国大部分地区均有分布。

本植物全草经蒸馏而得的芳香水（夏枯草露）亦供药用，另设专条。

2. 长冠夏枯草 P. asiatica Nakai [P. vulgaris L. subsp. asiatica (Nakai) Hara] 又名：山菠菜《《中国植物志》》。

与夏枯草极相似之处在于：植株较粗壮；花冠明显超出于萼很多，长约为萼长之2倍，达18～21 mm。

生于荒地、路旁及山坡草丛中。分布于东北及山西、江苏、浙江、安徽、江西、山东等地。

【采收加工】 5～6月当花穗变成棕褐色时，选晴天，割起全草，捆成小把，或剪下花穗，晒干或鲜用。

【药材】 夏枯草 Prunellae Spica 主产于江苏、安徽、河南等地。

性状 果穗呈圆棒状，略压扁，长1.5～8 cm，直径0.8～1.5 cm，淡绿色或棕红色。果穗由数枚至10数轮宿萼与苞片组成，每轮有对生苞片2枚，呈横肾形，膜质，先端尖尾状，脉纹明显，外表面有白色粗毛。每一苞片内有花3朵，花冠多脱落，宿萼二唇形，上唇3齿裂，下唇2裂，闭合，内有小坚果4枚。果实卵圆形，棕色，尖端有凸起突起，坚果遇水后，表面能形成白色黏液层。体轻，质轻柔，不易破裂。气微清香，味淡。

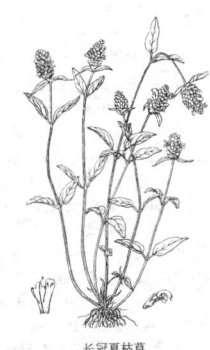

长冠夏枯草

鉴别 （1）粉末特征：深棕色。宿存花萼异形细胞，表面观细胞延长，垂周壁深波状弯曲，非木化，有稀疏细小纹孔，胞腔含淡黄色或黄棕色物。非腺毛全部碎断，完整者1～14细胞，单细胞者多见，呈三角锥形，多细胞者常有1个或几个细胞缢缩，表面具细小抚状突起，有的胞腔内含黄色物。苞片或萼片腺毛头部1～2细胞，单细胞者一边延长成钩状，胞腔内充满黄色分泌物；柄部1～2细胞。腺鳞头部类圆形，4细胞，内含黄色分泌物。中果皮石细胞表面观类长方形或类方形，壁厚5～13 μm，胞腔细胞状分枝，有的含黄色物。果皮薄壁细胞，表面观呈类多角形，内含草酸钙砂晶。种皮细胞表面观类长多角形，壁孔细密弧形丝网状增厚。苞片表皮表面观细胞呈类多角形，垂周壁稍弯曲，表面有细密角质条纹，有的细胞含黄色或黄棕色物，表面角质纹理不明显；气孔直轴式。此外，子叶细胞中含有脂肪油滴。

（2）取本品粉末1 g，加乙醇15 ml，加热回流1小时，滤过，取滤液1 ml，置蒸发皿中，蒸干，残渣加醋酐1滴使溶解，再加硫酸数滴，即显紫色，后变暗绿色（检查熊果酸）。

（3）取鉴别（2）项下的滤液点于滤纸上，喷洒0.9%三氯化铁溶液与0.6%铁氰化钾溶液的等容混合液，即显蓝色斑点（检查鞣质）。

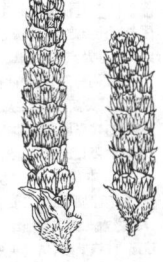

夏枯草（果穗）外形

（4）薄层色谱：取本品粉末1 g，加乙醇20 ml，加热回流1小时，滤过，滤液蒸干，用石油醚（30～60 ℃）浸泡2次，每次15 ml（约2分钟），倾去石油醚液，残渣加乙醇1 ml使溶解，作为供试品溶液。另取熊果酸对照品，加乙醇制成每1 ml含1 mg的溶液，作为对照品溶液。吸取上述两种溶液各2 μl，分别点于同一硅胶G薄层板上，以环己烷-氯仿-醋酸乙酯-冰醋酸(20：5：8：0.5)为展开剂，展开，取出，晾干，喷以10%硫酸乙醇溶液，100 ℃加热至斑点显清晰，分别置日光及紫外光灯（365 nm）下检视。供试品色谱中，在与对照品色谱相应的位置上，显相同颜色的斑点或荧光斑点。

品质标志 《中华人民共和国药典》2010年版规定：照高效液相色谱法测定，本品含迷迭香酸($C_{18}H_{16}O_8$)不得少于0.20%。

【成分】 果穗含三萜类：熊果酸（ursolic acid）、齐墩果酸（oleanolic acid）、β-香树脂醇（β-amyrin）和它的二十四烷酸（tetracosanic acid）、二十六烷酸（hexacosanic acid）、二十八烷酸（octacosanic acid）及三十烷酸（triacontanic acid）的酯、迷迭香酸（rosmarinic acid）。

全草含具抗人免疫缺陷病毒（HIV）的酸性多糖——夏枯草多糖（prunellin）。三萜皂苷类：2α, 3α, 24-三羟基乌索烷-12, 20(30)-二烯-28-酸(2α, 3α, 24-trihydroxyursa-12, 20(30)-dien-28-oic acid)、2α, 3α, 24-三羟基齐墩果酸-12-烯-28-酸(2α, 3α, 24-trihydroxyolean-12-en-28-oic acid)、2α, 3α, 24-三羟基乌苏烷-12-烯-28-酸(2α, 3α, 24-trihydroxyursa-12-en-28-oic acid)、2β-二羟基齐墩果酸-12-烯-28-酸(2α, 3β-dihydroxyolean-12-en-28-oic acid)、2α, 3β-二羟基乌苏烷-12-烯-28-酸(2α, 3β-dihydroxyursa-12-en-28-oic acid)、齐墩果酸-12-烯-28-醛-3β-羟基(3α-hydroxyolean -12-en-28-al)、乌苏烷-12-烯-28-醛-3β-羟基(3α-hydroxyurs -12-en-28-al)、齐墩果烷-12-烯3β, 28-二羟基(3β, 28-dihydroxyolean-12-en)、乌苏烷-12-烯3β, 28-二羟基(3β, 28-dihydroxyurs-12-en)、夏枯草皂苷（vulgarsaponin）A、B，熊果酸（ursolic acid）、2α, 3α-二羟基乌苏12-烯28-酸(2α, 3α-dihydroxyurs-12-en-28-oic acid)。黄酮类：槲皮素（quercetin）、槲皮素-3-O-β-D-半乳糖苷（quercetin-3-O-β-D-galactoside）、芸香苷（rutin）、金丝桃苷（hyperoside）。又含咖啡酸（caffeic acid）、左旋樟脑（camphor）、右旋小茴香酮（fenchone）。

【药理】 1. 对心血管系统的作用 夏枯草总皂苷40 mg/kg腹腔注射可减少麻醉大鼠心律失常的发生率；20 mg/kg腹腔注射对麻醉大鼠冠脉结扎后1小时，心肌梗死范围较对照组有缩小，降低早期死亡率；2.5 mg/kg静注开始对麻醉大鼠的舒张压和收缩压有显著下降。实验证明，夏枯草的降压作用可能与夏枯草总皂苷有关，并有对麻醉大鼠心肌的保护作用。

2. 抗炎及免疫抑制作用 1：1浓度的夏枯草水煎醇沉液小鼠腹腔注射对巴豆油所致小鼠耳郭肿胀及腹腔注射对10%酵母液所致大鼠足跖肿均有明显抑制作用。且抗炎效应与下鼠皮质中糖皮质激素含量、分泌的加强相关。夏枯草水煎醇沉液腹腔注射或注射液皮下注射，均可使动物胸腺、脾脏明显萎缩；肾上腺明显增大；腹腔注射后，血浆皮质醇水平明显升高，且使大鼠外周血淋巴细胞数量显著减少，表明夏枯草可能是一种抑制剂。

3. 降血糖作用 夏枯草中活性物质降糖素皮下注射，能明显抑制四氧嘧啶引起的小鼠血糖升高，作用强度以100 mg降糖素相当于22.6 u的胰岛素。

4. 抗菌、抗病毒作用 体外试验，煎剂对痢疾杆菌、霍乱弧菌、伤寒杆菌、大肠杆菌、变形杆菌、葡萄球菌及人型结核杆菌均有不同程度抑制作用。其水浸剂(1：4)在试管内对沙兰黄癣菌、奥杜盎小芽胞黄癣菌等皮肤真菌有抑制作用。本品提取物体外有抗Ⅰ型单纯疱疹病毒的作用。夏枯草皂苷具有明显抗艾滋病毒作用。

5. 细胞毒作用 夏枯草中所含的熊果酸及衍生物对细胞P_{388}、L_{1210}和人体肺肿瘤细胞A_{549}均具有显著的细胞毒作用。

毒性 夏枯草活性成分降糖素小鼠一次口服 10 g/kg 无死亡，大鼠、犬亚急性毒性试验表明该成分对血象、肝、肾功能及主要脏器无损害。致突变 Ames 试验为阴性。

【药性】 苦、辛、寒。归肝、胆经。

1.《本经》："味苦、辛、寒。"

2.《别录》："无毒。"

3.《滇南本草》："味苦、微辛，性微温。入肝经。"

4.《品汇精要》："气薄味厚，阴中之阳。臭香。"

5.《本草经疏》："入足厥阴、少阳经。"

6.《本草正》："味微苦、微辛。气浮而升。"

7.《本草汇言》："可升可降。""血少药。"

8.《生草药性备要》："味淡，性平。"

9.《本草新编》："入肺、脾、心三经。"

10.《要药分剂》："降也，阳中之阴也。"

11.《药性考》："纯阳。"

【功用主治】 清肝明目，散结解毒。主治目赤羞明，目珠疼痛，头痛眩晕，耳鸣，瘰疬瘿瘤，乳痈痄腮，痈疖肿毒，急、慢性肝炎，高血压病。

1.《本经》："寒热、瘰疬、鼠瘘、头疮，破癥，散瘿结气，脚肿湿痹，轻身。"

2.《丹溪心法》："补养血脉。"

3.《滇南本草》："祛肝风，行经络。治口眼歪斜，止筋骨疼，舒肝气，开肝郁。治目珠胀痛，消散瘰疬、周身结核、手足周身筋骨酸疼。"

4.《纲目》："能解内热，缓肝火。"

5.《本草经疏》："治瘰疬、乳岩。"

6.《生草药性备要》："去痰消脓。治瘰疬，清上补下，去眼膜，止痛。"

7.《医林纂要》："解暑。"

8.《科学的民间药草》："有利尿杀菌作用。煎剂可洗创口，治化脓性外症。洗涤阴道，治阴户及子宫黏膜炎。"

9.《现代实用中药》："为利尿药，对淋病、子宫病有效；并能治高血压，能使血压下降。"

【用法用量】 内服：煎汤，6～15 g，大剂量可用至 30 g；熬膏或入丸、散。外用：煎水洗或捣敷。

【宜忌】 脾胃虚弱者慎服。

1.《医学广笔记》："忌铁。"

2.《本草通玄》："久用亦防伤胃。"

3.《外科全生集》："久服则成痨瘵。"

4.《得配本草》："气虚者禁用。"

【选方】 1. 治肝虚目疼，冷泪不止，筋脉痛，及羞明怕日 夏枯草半两，香附子一两。共为末。每服一钱，腊茶汤调下，无时。（《简要济众方》补肝散）

2. 治眩晕 夏枯草、万年青根各 15 g。水煎服，每日 1 剂。（《实用中医内科学》）

3. 治高血压病 夏枯草、菊花各 10 g，决明子、钩藤各 15 g。水煎，每日 1 剂。服 1 星期，再每日加服决明子 30 g，水煎，分 2 次服，2 星期后停药。〔《中西医结合杂志》1983，（3）：176〕

4. 治羊痫风，高血压病 夏枯草（鲜）三两，冬蜜一两。开水冲服。（《闽东本草》）

5. 治肝气胀痛 夏枯草一两。煎水服之。（《吉人集验方》）

6. 治瘰疬，马刀，不问已溃未溃 夏枯草三钱，大黄三分，甘草二分。水煎，顿服。（《方家方选》夏枯草汤）

7. 治甲状腺腺瘤 夏枯草 30 g，鲫鱼大者 1 尾或小者数尾，去鳞，清除内脏后洗净，加水与夏枯草同炖。食鱼及汤。〔《福建医药杂志》1980，（2）：55〕

8. 治乳痈初起 夏枯草、蒲公英各等分。酒煎服，或作丸亦可。（《本草汇言》）

9. 治肺结核 夏枯草 30 g，煎液浓缩成膏，晒干，再加青蒿粉 3 g，鳖甲粉 1.5 g，拌匀。为一日量（亦可制成丸剂服用），分 3 次服。（《全国中草药汇编》）

10. 治月经过多 炒蒲黄 9 g，制五灵脂 9 g，夏枯草 9 g。每日 1 剂，分早晚 2 次顿服。连服 2 个月经周期，经期不停药。〔《中华妇产科杂志》1986，21（4）：215 调经 I 号〕

11. 治创伤出血 夏枯草 90 g，酢浆草 60 g，雪见草 30 g。研细粉，以药粉撒伤口，用消毒敷料加压（1～2 分钟），包扎。（《全国中草药汇编》）

12. 治小儿菌痢 1 岁以下，夏枯草 30 g，半枝莲 15 g；2～6 岁，夏枯草、半枝莲各 30 g；6～12 岁，夏枯草、半枝莲各 45 g。水煎服。（《全国中草药新医疗法技术展览会资料选编》）

【临床报道】 1. 治疗急性黄疸型肝炎 用夏枯草、白花蛇舌草、甘草煎制成 500 ml 药液，分别相当于生药 312.5 g、312.5 g 和 156.25 g。每次口服 25 ml，每日 2 次，28 日为 1 个疗程。共观察 72 例，结果平均住院天数为 25.3 日，痊愈者占 62.5%，总有效率为 100%。与服用三磷腺苷，或肝泰，或维丙胺的对照组相比，对食欲、腹胀、恶心、呕吐等消化道症状的改善及肝脏回缩的疗效均优于对照组；对黄疸消退比对照组快、例数多；对血清丙氨酸氨基转移酶和絮浊试验的恢复亦强于对照组。

2. 治疗肺结核 用夏枯草膏，每日 3 次，每次 15 ml。治疗 23 例，其中 6 型 19 例，8 型 4 例，均为病灶进展、中毒症状明显、咯血而用抗痨药无效者。结果除 2 例无改变外，21 例中毒症状消失，食欲增加、精神改善，咯血停止，体温正常，痰菌转阴，血沉正常。其中 10 例 X 线拍片复查，病灶明显吸收，有效率达 91.3%。

3. 治疗失眠 以半夏、夏枯草各 15 g，每日 1 剂，水煎服，分 2 次服，治疗失眠 113 例，服药期间停用中西药。结果：治愈 78 例，显效 28 例，好转 5 例。

【各家论述】 1.《丹溪心法》："夏枯草，大能散结气，而有补养血脉之功。能退寒热，虚者尤可倚仗。"

2.《纲目》："楼全善云：夏枯草治目珠疼至夜则甚者，神效，或用苦寒药点之反甚者，亦神效。盖目珠连目本，肝系也，属厥阴之经。夜甚及点苦寒药反甚者，夜与寒亦阴故也。夏枯草禀纯阳之气，补厥阴血脉，故治此如神，以阳治阴也。"

3.《灵兰要览》："从来水亏之证，前人皆以心肾不交治之，投剂无效，窃思阴阳违和二气亦不交。椿田每用制半夏、夏枯草各五钱，取阴阳相配之义，浓煎长流水，竟覆杯而卧。"

4.《本草经疏》："夏枯草，得金水之气，故其味苦辛而性寒无毒，为治瘰疬、鼠瘘之要药。又辛能散结，苦寒能下泄除热，故治一切寒热及消瘰疬鼠瘘、破瘢散瘿，结气头疮，皆由于热；脚肿湿痹无非湿热所成，热消结散湿去，则三证自除而身亦轻矣。"

5.《本草新编》："夏枯草，专散瘰核痰疬，尤通心气，头目之火可祛，胸膈之痞可降，世人弃而不收，谁知为药笼中必需之物乎？夫肺气为邪所壅，则清肃之令不行，而郁结于胸膈之间不散，倘早用夏枯草，同二陈汤煎服，则痰结于胸膈者解，自无化痰之生。况上焦火炎，头目肿痛，而痰即结于胸膈而成痞，早用夏枯草，入于芩、连、天花粉之内，何至头痛目肿乎？盖夏枯草直入心经，以通其气，而芩、连、花粉之类，得以解炎上之火也，尤幼火一平，引火生脾土，则脾气健旺，而痰自消亡，鼠疬从何生乎？本草止言其破瘢坚，消寒热，祛湿痹，尚未深知夏枯草也。"

6.《重庆堂随笔》："夏枯草，微辛而甘，故散结之中兼有和阳养阴之功，失血后不寐者，服之即瞑，其性可见矣。陈者其味尤甘，入药为胜。"

7.《增订治疗汇要》："(夏枯草)气禀纯阳，得冬至少阳之气而发，一交盛阳阴气尽则枯。凡盛阳留结之病，用治即能，此天地感应之理。"又"散疔毒(疔系大毒)",治头疮,兼治对口托腮痈等证,皆火气所发也。"

8.《本草正义》:"盖目珠系于厥阴,夜甚而遇寒药反甚,是厥阴之火郁窒不疏,自不宜直折以寒凉,反致遏抑愈剧。夏枯草能疏肝胆之气,木郁达之,故以禀纯阳之气而散阴中结滞之热耳。石顽谓《本经》言轻身者,能除脚肿湿痹而无重者之患也。又能解内热,缓肝火,治其热目赤,皆疏通厥阴气滞之功用。""夏枯草之性,《本经》本言苦辛,并无寒字,孙氏问姿堂本可证。而自《千金》经后,皆加一寒字于辛字之下,然此草夏至即枯,故得此名。丹溪谓其禀纯阳之气,得阴气而即死,观其主瘰疬,破癥散结,脚肿湿痹,皆以宣通渗化见长,必具有温和之气,方能消释坚凝,苦能泄降,辛能疏化,温能流通,善于宣泄肝胆火木之郁窒,而顺利气血之运行。凡凝痰结气,风寒痹者,皆其专职。"

3819 夏枯草露 _{xià kū cǎo lù}(《纲目拾遗》)

【基原】 为唇形科夏枯草属植物夏枯草的全草经蒸馏而得的芳香水。

【原植物】 参见"夏枯草"条。

【功用主治】《纲目拾遗》:"治瘰疬,鼠瘘,目痛,羞明。"

【用法用量】 内服,炖温,50~100 g。

3820 砧草 _{zhēn cǎo}(《青藏高原药物图鉴》)

【基原】 为茜草科拉拉藤属植物北方拉拉藤的全草。

【原植物】 北方拉拉藤 Galium boreale L.

多年生直立草本,高 20~50 cm。茎具四棱,有分枝,近无毛或节部有微毛。叶 4 片轮生;无柄;叶片线状披针形,长 1~3.5 cm,宽 2~4 mm,先端钝,基部圆楔形或近圆形,边缘略反卷,基出脉 3 条,除边缘有微毛外,二面无毛。聚伞花序顶生,或在枝顶结成带叶的圆锥花序状;花密,小,黄白色;小花梗长 3~5 mm;萼片 4,椭圆状卵形,有疏毛,先端短渐尖;雄蕊 4,与萼片互生;子房下位,近球形,花柱 2 裂至近基部。果实球形,小,黑色,密被白色钩毛。花期 6~8月,果期 7~9月。

生于山坡、草地、林缘灌丛。

分布于东北、西北及河北、山西和四川西部。

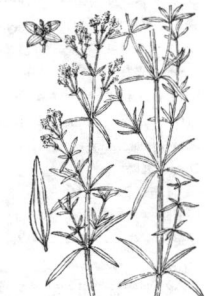

北方拉拉藤

【采收加工】 8~10月采收,切段晒干。

【成分】 含精油、香豆素类、黄酮类以及蒽醌类化合物。

【药性】 苦、辛,寒。

【功用主治】 清热解毒,祛风活血。主治肺炎咳嗽,肾炎水肿,腰腿疼痛,妇女经闭,痛经,带下,疮癣。

1.《青藏高原药物图鉴》:"治肺炎。"

2.《长白山植物药志》:"全草煎剂治疗腰腿疼痛。国外临床用地上茎的鲜汁外敷治淋巴结结核、癌和各种皮肤病。外洗治眼部炎症。地上茎之酊剂有利尿作用,可治肾病。酊剂治妇科恶露及停经等疾病。又治头痛和风湿症。"

【用法用量】 内服:煎汤,15~30 g。外用:捣敷;或煎水洗。

3821 破布叶 _{pò bù yè}(《生草药性备要》)

【异名】 布渣叶(《本草求原》),薜宝叶(《汉英韵府》),布布木叶(《岭南草药志》)。

【基原】 为椴树科布渣叶属植物破布叶的叶。

【原植物】 破布叶 Microcotis paniculata L.〔Grewia microcos L.〕 又名:布渣叶(《生草药性备要》),瓜木,火布麻(《中国高等植物图鉴》)。

灌木或小乔木,高 3~12 m。树皮粗糙,嫩枝有毛。单叶互生;叶柄长 1~1.5 cm,被毛;托叶线状披针形,长 5~7 mm;叶薄革质,卵状长圆形,长 8~18 cm,宽 4~8 cm,先端渐尖,基部圆形,两面初时有极稀疏星状柔毛,后渐变乏净;三出脉的两侧脉从基部发出,向上行超过叶片中部,边缘有细钝齿。顶生圆锥花序长 4~10 cm,被星状柔毛;苞片披针形;萼片长圆形,长 5~8 mm,外面有毛;花瓣长圆形,长 3~4 mm,下半部有毛;腺体长约 2 mm;雄蕊多数,比雌蕊短;子房球形,柱头锥形。核果近球形或倒卵形,果梗短。花期 6~7月,果期冬季。

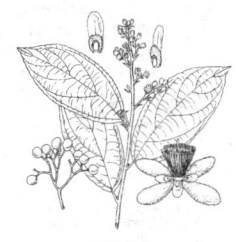

破布叶

生于山谷、平地、斜坡灌丛中。分布于广东、广西、海南、云南等地。

【采收加工】 7~10月采摘,干燥。

【药材】 破布叶 Microcotis Paniculatae Folium 产于广东、广西等地。

性状 叶多皱缩、破碎。完整者展平后呈卵状长圆形或倒卵圆形,长 8~18 cm,宽 4~8 cm,黄绿色或黄棕色,先端渐尖,基部钝圆,边缘具细齿。基出脉 3 条,侧脉羽状,小脉网状。叶柄长 7~12 mm。叶脉及叶柄有毛茸。气微、味淡、微涩。

显微 (1)叶片横切面:上、下表皮细胞长方形或类方形,外被角质层,下表皮细胞较小,位于叶脉下方的细胞,外壁突起呈乳头状。栅栏组织 1~2 列,不通过中脉。叶肉组织中含草酸钙棱晶较多,并有细小簇晶。中脉明显向下突,上面具非腺毛,维管束外韧型,木质部"U"状,韧皮部包围木质部的大部分,韧皮薄壁细胞中含草酸钙簇晶,维管束鞘纤维几乎排列呈环状,中脉下表皮的几层薄壁细胞挤压呈颓废状。

叶片表面观:上、下表皮细胞均呈不规则形,垂周壁略呈波状。气孔上表皮少见,下表皮较多,不定式,副卫细胞 3~5(~6)个。叶脉和网脉上有非腺毛和腺毛。非腺毛有两种:一种为星状毛,有 2~15 个细胞,有的细胞具分隔;另一种为单细胞非腺毛,平直或稍弯曲,先端尖。腺毛柄单细胞,头部有 5~10 余个细胞,纺锤形,先端圆。

(2)取粉末 20 g,加乙醇回流提取,滤过,滤液蒸干,残渣加 1%盐酸溶液加热溶解,滤过。取滤液分置 3 支试管中,分别滴加碘化铋钾、碘化汞钾及硅钨酸试液各 1~2滴,立即依次产生橙红色、淡白色、灰白色沉淀(检查生物碱)。

(3)取本品粗粉 2.0 g,加乙醇加热回流 20 分钟,滤过,取滤液点于滤纸片上,喷溴甲蓝试液,在蓝色背景上显黄色斑点。

【成分】 含黄酮类成分:异鼠李黄素(isorhamnetin);山柰酚(kaempferol),槲皮素(quercetin),5,6,4′-三羟基-3′-甲氧基黄酮-7-O-鼠李糖基葡萄糖苷,5,6,8,4′-四羟基黄酮-7-O-鼠李糖苷。

【药性】 酸、淡,平。归肝、脾、胃经。

1.《生草药性备要》:"味酸,性平,无毒。"

2.《本草求原》:"酸、甘,平。"

3.《岭南采药录》:"味微酸涩,性平。"

4. 广州部队《常用中草药手册》:"凉。"

5.《全国中草药汇编》:"味淡微酸。"

【功用主治】 清热利湿，健胃消滞。主治感冒发热，黄疸，食欲不振，消化不良，脘腹胀痛，泄泻，疮疡，蜈蚣咬伤。

1.《生草药性备要》："解一切虫胀，清黄气，清热毒，作茶饮去食积。"

2.《岭南草药志》："消滞清热。治热滞腹痛，瓜藤疮。"

3.《广西本草选编》："清热利湿，健胃消滞。主治感冒发热，食欲不振，消化不良，黄疸型肝炎。亦可作凉茶配料。"

4.《全国中草药汇编》："清暑，消食，化痰。"

【用法用量】 内服：煎汤，15～30 g，鲜品 30～60 g。外用：煎水洗，或捣敷。

【选方】 1. 治感冒，消化不良，腹胀 布渣叶、番石榴叶、辣蓼各 18 g。水煎服，每日 2 剂。

2. 治黄疸 破布叶、田基黄、茵陈蒿各 15～30 g。水煎服。（1、2 方出自《香港中药》）

3822 破布草 《云南中草药》

【异名】 土石蚕、冬虫草、水苏《广西药用植物名录》，麻布草《中国高等植物图鉴》，甜甘露《中药大辞典》。

【基原】 为唇形科水苏属植物西南水苏的全草。

【原植物】 西南水苏 Stachys kouyangensis (Vaniot) Dunn

多年生草本。茎高约50 cm，基部平卧，多分枝，在棱及节上被刚毛。叶对生；叶柄长约1.5 cm，被刚毛；叶片三角状心形，长约3 cm，宽约2.5 cm，基部心形，两面被刚毛。轮伞花序具5～6花，彼此远离；小苞片条状披针形，常早落；花萼倒圆锥形，10脉，齿5，正三角形，先端具刺尖头；花冠浅红色至紫红色，花冠筒内具毛环，檐部二唇形，上唇直伸，下唇3裂，中裂片圆形；雄蕊4，前对较长；花盘杯状，具圆齿。小坚果卵球形，无毛。

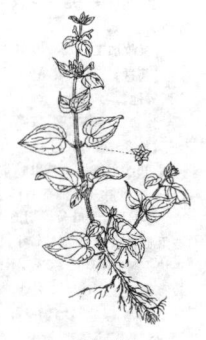

西南水苏

生于山坡草地、空地及潮湿沟边。分布于四川、贵州、云南。

【采收加工】 7～10月采收，鲜用或晒干。

【药性】《云南中草药》："咸、微苦，凉。"

【功用主治】《云南中草药》："消炎解毒，拔脓。治疮疖，骨髓炎。"

【用法用量】 内服：煎汤，3～9 g。外用：捣敷，或煎汤洗。

【选方】 1. 治疮痨 破布草、紫野鹿衔草根、五叶草、苦马菜各适量。加红糖捣烂外包。每日换1次。

2. 治湿疹 破布草、桃柳叶、核桃树皮、马桑树叶各适量。水煎外洗。（1、2 方出自《曲靖专区中草药手册》）

3823 破叶莲 《新华本草纲要》

【基原】 为毛茛科乌头属植物赣皖乌头的根。

【原植物】 赣皖乌头 Aconitum finetianum Hand.-Mazz.

多年生草本，高约1 m。根圆柱形，长约8 cm。茎上部疏被反曲的短柔毛，中部以下几无毛。叶互生；茎下部具长柄，长达30 cm，中上部叶柄渐短；叶片五角状肾形或肾状圆形，长 6～10 cm，宽 10～18 cm，5～7浅裂，裂片且其片菱形或近菱形，准菱形叶片较小，3～5裂，裂片边缘具稍尖的牙齿，两面疏被紧贴的短毛。总状花序顶生或腋生，具4～9朵花，花序轴和花梗均密被淡黄色反曲短柔毛；苞片卵形或披针形，长 9～14 mm；小苞片线形，生花梗中部附近，长约6 mm。花两性，两侧对称；萼片5，花瓣状，上萼片圆筒形，直或稍向内弯曲，外缘在中部以下向内外下方斜展成短喙，下缘长 1～1.2 cm，侧萼片倒卵形，下萼片狭椭圆形，白黄色，外面被疏软的短柔毛；花瓣2，距比唇片约2.5倍，向后弯曲；雄蕊多数，花丝全缘；心皮3，无毛。蓇葖果，长 0.8～1.1 cm。种子多数，倒圆锥状三棱形，长约1.5 mm，生横狭翅。花期8～9月，果期9～10月。

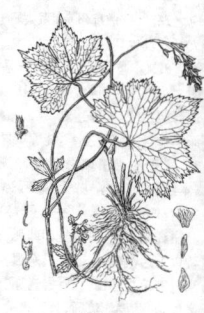

赣皖乌头

生于海拔850～1 600 m山地阴湿处。分布于浙江天目山、安徽黄山、江西庐山、湖北安化。

【采收加工】 春、秋季采挖，除去残茎及须根，晒干。

【药材】 破叶莲 Aconiti Finetiani Radix 产于安徽、浙江、江西。

性状 根呈长倒圆锥形，下部偶有分枝；长 5～20cm，直径 2～4 cm。表面棕褐色至棕黑色，粗糙，有时因后生皮层脱落而露出中柱，扭裂呈辮子状。质轻而松脆。

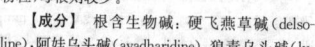

鉴别 根横切面：后生皮层由数列棕色木栓化细胞组成，排列不甚整齐；皮层为薄壁组织，内有石细胞散在或无；内皮层为1列整齐细胞，凯氏点明显。韧皮部宽，筛管群放射状排列；形成层呈环状。圆形、五角星形、多角星形、多边形或不规则形；导管排列成八字形、V字形或单行排列。中央为髓部薄壁组织。一般子根有多数淀粉粒，母根则较少。

破叶莲
（根）外形

【成分】 根含生物碱：硬飞燕草碱（delsoline），阿娃乌头碱（avadharidine），狼毒乌头碱（lycoctonine），刺乌头碱（lappaconitine），毛茛叶乌头碱（ranaconitine），赣皖乌头碱（finaconitine），N-去乙酰刺乌头碱（N-deacetyllappaconitine），N-去乙酰毛茛叶乌头碱（N-deacetylranaconitine），N-去乙酰赣皖乌头碱（N-deacetylfinaconitine），准噶尔乌头碱（songorine），闹米乌头碱（nominine），氨茴酰狼毒乌头碱（anthranoyllycoctonine），兴国乌头碱（finetianine），1-去氢准噶尔乌头碱（1-dehydrosongorine），洋翠雀碱（ajacine），依鲁灵（inuline），去氧刺乌头碱（deoxylappaconitine），异刺乌头碱（isolappaconitine），赣皖乌头新碱（neofinaconitine）。finetiadine, anthyanoyllycoctonine, 牛扁毒碱（lycoctonine）。

【药理】 1. 降压作用 赣皖乌头总生物碱给犬静脉注射，血压下降，在降压过程中，呼吸加深加快，振幅增大。颈总动脉注射赣皖乌头总生物碱 0.5 mg/kg，也出现明显的降压及呼吸兴奋作用。

2. 对空肠作用 用125%赣皖乌头醇浸剂 0.2 ml 对大鼠离体空肠先兴奋后抑制。

毒性 赣皖乌头总生物碱给小鼠腹腔注射的 LD_{50} 为19.72 mg/kg。亚急性毒性试验犬连续灌胃30日，每日分别为1、2、10 mg/kg三个剂量组，出现不同程度的中毒症状，大剂量组（8只）出现明显中毒症状者7只，死亡6只，存活2只。其中毒症状活动减少，后肢无力，伏卧，抽搐，呼吸加深加快，唾液分泌增加，瞳孔散大，大小便失禁，多在30分钟内死亡。

【功用主治】 祛风止痛，和血败毒。主治风湿痹痛，跌打损伤，肠炎，细菌性痢疾。

【用法用量】 内服：煎汤，6～9 g。外用：捣敷。

【临床报道】 治疗急性菌痢 破叶莲总碱（制成胶囊或片

剂),成人每次 25 mg,每日 4 次口服;小儿每次 0.5 mg/kg,每日 4 次口服。7 日为 1 个疗程。共治疗 152 例,临床治愈 100 例,好转 35 例,无效 17 例,总有效率 88.8%。1~7 日治愈平均 3.81 日。

3824 破骨风 (pò gǔ fēng)(《中国药用植物志》)

【异名】 破藤风(《四川中药志》)、碎骨风、散骨藤(《广西药用植物名录》)、花木通、小泡通、老鹰柴(《贵州民间药物》)、你海腊瓜(《怒江中草药》)。

【基原】 为木犀科素馨属植物清香藤的根及茎叶。

【原植物】 清香藤 Jasminum lanceolarium Roxb. 又名:川滇素馨(《中国树木分类学》)、北清香藤(《中国高等植物图鉴》)、光清香藤(《中国植物志》)。

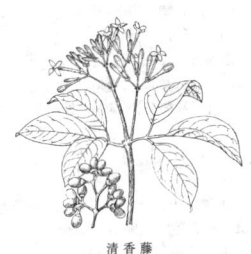
清香藤

大型攀缘灌木,高 10~15 m。小枝圆柱形,稀具棱,节处稍压扁,光滑无毛或被短柔毛。叶对生或近对生,三出复叶;叶柄长 1~4.5 cm,具沟,沟内常被微柔毛;小叶片椭圆形、卵形或披针形,稀近圆形,长 3.5~16 cm,宽 1~9 cm,先端钝、锐尖、渐尖或尾尖,基部圆形或楔形。复聚伞花序常排列呈圆锥状,顶生或腋生;苞片线形;花梗短或无,果时增粗增长,无毛或密被毛;花萼筒状,光滑或被短柔毛,果时增大,萼齿三角形;花冠白色,高脚碟状,花冠管纤细,裂片 4~5 枚,披针形、椭圆形或长圆形,先端钝或微尖;花柱异长。浆果球形或椭圆形,两心皮基部相连或仅一心皮成熟,黑色,干时呈橘黄色。花期 4~10 月,果期 6 月至翌年 3 月。

生于山坡灌丛或山谷密林中。分布于陕西、甘肃及长江流域以南各地。

【采收加工】 10~12 月采挖根部,切片;7~10 月采茎叶,切段,鲜用或晒干。

【药材】 破骨风 Jasmini Lanceolarii Radix seu Caulis 主产于四川、广西、贵州、江西等地。

性状 根长圆锥形,稍扭曲,长 15~20 cm,直径 1~1.5 cm。表面黄白色,有残存的黄褐色栓皮。质坚硬,不易折断,横断面有放射状纹理,皮部浅黄色,木部黄白色。气微,味淡。茎圆柱形,长短不一,直径 2 cm 左右。表面黄褐色,有细纵纹和横向皮孔,并有对生小枝或叶痕。质坚硬,断面浅黄色,髓部黄棕色,占茎的 1/2~2/3。气微,味淡。

【成分】 根含 jaslanceosides A、B、C、D、E, jasminoside, 10-羟基齐墩果甲二甲酯(10-hydroxyoleoside dimethyl ester)。

【药性】 苦、辛,平。
1.《四川中药志》1960 年版:"性温,味苦,无毒。"
2.《贵州民间药物》:"性平,味苦、辛。"

【功用主治】 祛风除湿,凉血解毒。主治风湿痹痛,跌打损伤,头痛,外伤出血,无名毒疮,蛇伤。
1.《中国药用植物志》:"治跌打损伤,有钻筋透骨之效。主治腰痛、腿痛,亦有去骨中风寒之效能。"
2.《四川中药志》1960 年版"散骨破后的积血,并治头风。"
3.《贵州民间药物》:"行血,治毒疮。"
4.《湖南药物志》:"解表。用于风寒头痛。"
5.《广西民族药简编》:"治吹风蛇咬伤。"

【用法用量】 内服:煎汤,9~15 g;或泡酒。外用:鲜品捣敷;或研末敷;或煎水洗。

【选方】 1. 治风湿 花木通、追风伞各 30 g,牛膝 18 g,泡酒 500 mL。每次服 30 mL,每日服 2 次。(《贵州民间药物》)
2. 治腰痛 破骨风、白牛胆各 30 g,兰香草 15 g。水煎服。《湖南药物志》
3. 治风寒头痛 破骨风鲜藤 30 g,白芷 9 g,川芎 15 g,防风 4.5 g。水煎,饭后服。(江西《草药手册》)
4. 治无名毒疮 花木通 15 g,土茯苓 12 g,夏枯草、地丁草各 9 g。煎水洗。(《贵州民间药物》)

3825 破碗掌脚树 (pò wǎn zhǎng jiǎo shù)(《云南药用植物名》)

【异名】 野广石榴、炸腰果(《云南中草药选》)、老扫叶(《云南思茅中草药选》)、水多尼、大号蒲淡(《福建药物志》)、蓝屿野牡丹(《台湾药用植物志》)。

【基原】 为野牡丹科野牡丹属植物多花野牡丹的全株。

【原植物】 多花野牡丹 Melastoma affine D. Don〔M. polyanthum Bl.〕

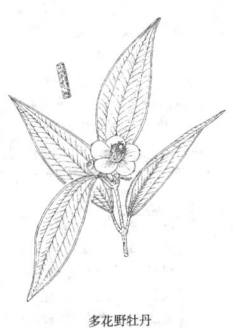
多花野牡丹

灌木,高约 1 m。茎钝四棱形,分枝多,地上各部表面密被紧贴的鳞片状糙伏毛或短柔毛,毛扁平,边缘流苏状。叶对生;叶柄长 5~10 mm;叶片坚纸质,披针形、卵状披针形或近椭圆形,长 5.4~13 cm,宽 1.6~4.4 cm,先端渐尖,基部圆形或近楔形,全缘;基出脉 5 条。伞房花序生于分枝顶端,近头状,有花 10 朵以上,基部具叶状总苞 2;花 5 数;花萼长约 1.6 cm,裂片广披针形,与萼管等长或略长,裂片间具一小裂片;花瓣粉红色至红色,稀紫红色,倒卵形,长约 2 cm,先端圆形,仅上部具缘毛;雄蕊 5 长 5 短,长者药隔基部伸长,末端具 2 深裂,弯曲,短者药隔不伸长,药室基部各具一小瘤;子房半下位,密被糙伏毛,先端具一圈密刚毛。蒴果坛状球形,先端平截,与宿存萼贴生。种子镶于肉质胎座内。花期 2~5 月,果期 8~12 月。

生于海拔 300~1 830 m 的山坡、山谷林下、刺竹林下、灌草丛中、路边、沟边、沟边。分布于西南及福建、广东、广西、海南、台湾等地。

【采收加工】 3~12 月均可采,鲜用或晒干。

【药性】 苦、涩,凉。

【功用主治】 清热利湿,化瘀止血,解毒。主治肠炎痢疾、肝炎、疝气、偏头痛、咯血、衄血、便血尿血,月经不调,难产,宫颈糜烂,乳腺增生,痈疖肿毒,水火烫伤,湿疹,跌打肿痛。
1.《台湾省通志土地志生物篇》:"治痢疾,解热。"(引自《台湾药用植物志》)
2.《新药学通讯》1971,(4;5):24:"治烧伤,呼吸道感染,宫颈糜烂,疖痈,创伤感染,脓疱疮,褥疮,甲沟炎。"
3.《福建药物志》:"治偏头痛,乳腺增生。"

【用法用量】 内服:煎汤,10~30 g。外用:鲜品捣敷或干品研末撒。

【宜忌】 孕妇及月经期慎服。

【选方】 1. 治消化不良,肠炎,腹泻,痢疾,肝炎 多花野牡丹 15~30 g。煎服。(《云南中草药选》)
2. 治偏头痛 多花野牡丹根、桃金娘根各 60 g,鸭蛋 1 个。水煎服。(《福建药物志》)
3. 治乳腺增生 多花野牡丹根 30 g,蒲公英 15 g,鸭蛋 1 个。水煎服;外用虎杖粉调浓茶敷。

4. 治甲沟炎　多花野牡丹叶加饭粒捣烂敷患处。(4、5方出自《福建药物志》)

5. 治刀枪伤　鲜多花野牡丹全株配黄泡捣烂外包。(《云南中草药选》)

【临床报道】　治疗宫颈糜烂　取多花野牡丹干叶 2 kg,加水煮沸浓缩,制成 200% 煎剂,分装小瓶备用。煎液 pH 2~3。使用时先用窥器扩张阴道,干棉球拭净宫颈黏液;再用消毒棉球在 200% 药液中浸湿,贴覆于宫颈糜烂面,每日 1 次。治疗以 12 次为限,并在此期内治疗交替。治疗时宫颈表面充满,完全被鳞状上皮所覆盖为痊愈;宫颈糜烂面明显缩小,或乳突状糜烂基本上变平滑或仅残存Ⅰ度Ⅰ度糜烂未愈为好转;糜烂面略有缩小或无明显变化为无效。共观察 300 例宫颈糜烂患者,根据宫颈糜烂范围分为Ⅰ度、Ⅱ度、Ⅲ度,分别为 79 例、176 例、45 例;因病变形态差异又可分为单纯型、颗粒型、乳突型,分别为 25 例、144 例、131 例。以Ⅱ度糜烂型和颗粒型与乳突型多见。此外还发现合并宫颈肥大者 51 例、宫颈旧裂 12 例、宫颈息肉 6 例、宫颈外翻 4 例及宫颈潴留囊肿 3 例。本组患者在治疗前全部作宫颈刮片镜检,细胞学检查均为巴氏Ⅰ或Ⅱ级。Ⅲ度糜烂或乳突型糜烂有癌变可疑者,取宫颈活组织病检,进一步排除宫颈癌。曾发现 1 例宫颈癌,即采用手术治疗。合并宫颈息肉者,手术摘除后再行治疗。结果:Ⅰ度及Ⅱ度糜烂者全部治愈,45 例Ⅲ度糜烂治愈 43 例,2 例好转,此 2 例均为乳突型。全部治愈率 99.33%,有效率 100%。观察表明,本品具有腐蚀、抑菌、消炎及促上皮生长作用。

3826 **原蚕子**　*yuán cán zǐ*《证类本草》

【异名】　蚕子《圣济总录》),蚕种《卫生家宝方》。

【基原】　为蚕蛾科家蚕属动物家蚕蛾的卵子。

【原动物】　参见"原蚕蛾"条。

【采收加工】　收集雌蛾所产的卵,低温保存。

【成分】　蚕子蛋白质的组成氨基酸有甘氨酸,亮氨酸,异亮氨酸,酪氨酸,脯氨酸,谷氨酰胺,天冬氨酸。蚕子的游离氨基酸有甘氨酸,酪氨酸,脯氨酸,谷氨酸,甘氨酸,丝氨酸,赖氨酸,谷酰胺,天冬氨酸,胱氨酸,牛磺酸(taurine),苏氨酸等。色素类:3-羟基犬尿素(3-hydroxykynure-nine),紫色素虫眼色因(ommine),黄色素虫眼黄素(xanthommatin)。维生素:维生素 A、B_1、C、D,核黄素,黄素单核苷酸(flavin mononucleotide, FMN)。酶及辅酶:辅酶Ⅰ,辅酶Ⅱ,琥珀酸脱氢酶(succinic dehydrogenase),苹果酸脱氢酶(malicdehydrogenase),L-氨基酸氧化酶(L-amino acid oxidase),酪氨酸酶(tyr osinase),过氧化氢酶(catalase)等。

【功用主治】　祛风,清热,止痉。主治风热牙疳,破伤风,热淋,难产。

【用法用量】　内服:研末,1.5~6 g。外用:研末撒。

【选方】　1. 治打伤损,因疮中风　蚕子不拘多少,将刀子于纸上量制,刮取约一钱匕,细研,暖酒三合至五合调服。如人行五里许,更一服。(《圣济总录》蚕子酒)

2. 治温疖疮　蚕子灰二钱,入白一钱,麝香少许。上为细末。贴齿龈上,日三遍为妙,涎出吐了。(《鸡峰普济方》蚕灰散)

3. 治淋难如血　蚕种烧灰,入麝香少许,水服二钱。(《卫生家宝方》)

4. 治倒产难生　原蚕子烧末,饮服三钱。(《子母秘录》)

3827 **原蚕蛾**　*yuán cán é*《别录》

【异名】　蚕蛾、晚蚕蛾(《日华子》),魏蚕蛾、天蛾(《宝庆本草折衷》)。

【基原】　为蚕蛾科家蚕属动物家蚕蛾雄虫的全体。

【原动物】　家蚕蛾 *Bombyx mori* L.

雌、雄蚕蛾全身均密被白色鳞片。

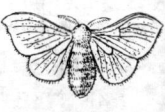
家蚕蛾

体长 1.6~2.3 cm,翅展 3.9~4.5 cm。体灰黄白色至灰白色。前翅外缘顶角后方向内凹切,各横线色稍暗,不甚明显;端线与翅脉灰褐色,后翅较前翅色浅,边缘鳞毛稍长。雌蛾腹部肥硕,末端钝圆;雄蛾腹部狭窄,末端稍尖。幼虫即家蚕,体色灰白至白色,胸部第二、第三节稍见膨大,有皱纹。腹部第八节背面有一尾角。

我国大部分地区均有饲养。

本动物幼虫的干燥粪便(蚕沙)、茧壳(蚕茧)、幼虫的蜕皮(蚕蜕)、蛹(蚕蛹)、卵子(原蚕子)、蚕蛹经白僵菌发酵的制成品(僵蛹)、卵子孵化后的卵壳(蚕退纸)、幼虫感染白僵菌而僵死的全虫(白僵蚕)均可供药用,另设专条。

本动物的亦供药用,另设专条。

【采收加工】　夏季取雄性蚕蛾,以沸水烫死,晒干。

【药材】　原蚕蛾 *Bombyx Masculus*　产于全国大部分地区。

【性状】　全为雄蛾。全体呈污白色,密被白色鳞片。体长 2 cm,翅展约 4 cm,头部小。复眼 1 对,黑色,半圆形。口器退化,下唇须细小。触角 1 对,黑色。胸部有翅 2 对;前翅较大,近三角形,后翅较小,近圆形。腹部较狭窄,末端稍尖。其触角、翅等多已残缺。质脆,易碎。气微腥。

【成分】　原蚕蛾含蛋白质及游离氨基酸,后者有 20 种之多,但无 α-氨基异丁酸(α-aminoisobutyric acid),脯氨酸及胱氨酸,只有雌蛾有鸟氨酸。含多脂肪油,雄蛾的脂肪油,性质与蚕蛹油极相似。荧光物质:荧光青(fluorescyanine)。又含细胞色素(cytochrome)C,变态激素 α-蜕皮素(α-ecdysone)及 β-蜕皮素,维生素 B_{12},烟酸(niacin)。

【药理】　1. 雄激素样作用　原蚕蛾水提取液给去势小鼠、大鼠灌胃,提高动物前列腺-贮精囊、包皮腺重量,显示有雄激素样作用。

2. 抗疲劳作用　原蚕蛾加入饲料中喂饲,延长小鼠游泳时间,降低血尿素氮、乳酸含量,提高乳酸脱氢酶的活性。

【炮制】　1. 原蚕蛾　去净杂质及足、翅。

2. 炒原蚕蛾　取净原蚕蛾置锅内小火炒至带火色时,取出,放凉。

饮片性状　原蚕蛾参见"药材"项。炒原蚕蛾形如蚕蛾,带火色。

贮干燥容器内,密闭,置阴凉干燥处,防蛀。

【药性】　咸,温。归肝、肾经。

1.《别录》:"热,有小毒。"

2.《药对》:"热,无毒。"(引自《纲目》)

3.《千金》:"味咸,温,有小毒。"

4.《品汇精要》:"味咸,性温,软,气厚于味,阳中之阴。臭腥。"

5.《玉楸药解》:"入足少阴肾经、足厥阴肝经。"

6.《医林纂要》:"辛、咸,温。"

【功用主治】　补肾壮阳,止血,解毒消肿。主治阳痿遗精,白浊,血淋,金疮出血,咽喉肿痛,口舌生疮,痈肿疮毒,冻疮,蛇伤。

1.《别录》:"益精气,强阴道,交接不倦,亦止精。"

2.《日华子》:"壮阳事,止泄精、尿血,暖水藏。治暴风,金疮,冻疮,汤火疮,并灭疮瘢。"

3.《医林纂要》:"补君相之火。"

4.《本经逢原》:"强志生子,안颜色,补中轻身。"

【用法用量】　内服:研末,1.5~5 g;或入丸剂。外用:研末撒或捣敷。

【宜忌】《本草经疏》:"阴虚有火者咸忌之。"

【选方】 1. 治男子肾气衰弱,阴痿阳事不举　原蚕蛾(取未连者,去头、足、毛羽)一两。上为细末,炼蜜为丸,如梧桐子大。每服七至十丸,临卧温盐菖蒲酒送下(《御药院方》神效丸)

2. 治遗精,白浊　晚蚕蛾焙干,去头、翅、足。为末。饭丸,绿豆大。每服四十丸,淡盐汤下。(《纲目》引《唐瑶经验方》)

3. 治失精清有血　蚕蛾二枚(阴干),黑参(锉碎)少许。上为末,以米汁调,日服令尽。(《普济方》)

4. 治血淋,脐腹及阴茎涩痛　晚蚕蛾,研为末。每于食前,以热酒调下二钱。(《圣惠方》)

5. 治刀斧伤,止血生肌　晚蚕蛾(生),为细散。将药散掺绢帛上,裹伤处。(《太平总录》蚕蛾散)

6. 治乳蛾喉痹　蚕蛾末三钱,儿茶一钱,生白矾三分,辰砂一钱。上为细末,吹入喉口。(《万病回春》)

7. 治小儿百日以上,二三岁以来患口疮　晚蚕蛾一分(微炒),麝香粉。上件药研细为散。每服少许掺于疮上,日再用之。(《圣惠方》晚蚕蛾散)

8. 治大人、小儿唇口并齿断有疮肿,疼痛臭气,及一切恶疮　晚蚕蛾、五倍子、密陀僧各等分。上为散。每用少许掺贴。(《圣济总录》消毒散)

9. 治肠痈,不拘脓已成未成,服之脓血皆从大便排出　蚕蛾(烧灰)、大黄各六钱,穿山甲(炒)、皂角各五钱。上为末。每服一钱,酒调下。(《丹台玉案》神通散)

10. 治玉枕疮,生枕骨上如痈,破后如箸头　石韦、原蚕蛾(炒)各等分。捣罗为散。干贴。(《圣济总录》石韦散)

11. 治白虎风,肢体游走疼痛　原蚕蛾(炒)一分,白僵蚕(炒)半两,蝉蜕(炒)、地龙(白色少泥者,微炒)各一分。上捣罗为散。先用干痛一片灸熟,安病人席间当痛处,不得令知,且待病人起后,取脯肉,脯色赤,每服三钱匕;脯色青暗,每服四钱匕,温酒或米饮调下。服后更令吃温酒小醉,汗出即愈。(《圣济总录》原蚕蛾散)

3828 **捆仙丝**^{kǔn xiān sī}(《陕西中草药》)

【异名】 青龙筋、九龙香、还阳草、藤叶细辛(陕西)。

【基原】 为萝藦科青龙藤属植物青龙藤的带根全草。

【原植物】 青龙藤 Biondia henryi (Warb. ex Schltr. et Diels) Tsiang et P. T. Li [Cynanchum henryi Warb. ex Schltr. et Diels]

多年生缠绕藤本。茎柔弱,无毛或幼枝上有微毛。叶对生;叶柄长约3 mm,被微毛,顶端具性小腺体;叶片薄纸质,窄披针形,长3~4.5 cm长5~10 mm,中脉在下面隆起,侧脉不明显。聚伞花序腋生,长1~2 cm;花萼5深裂,裂片披针形,外面被短柔毛,内面基部有5个腺体;花冠近钟状,花冠裂片5,展开,比花冠筒长;副花冠5裂,着生于合蕊冠基部,裂片三角形;花药先端有圆形薄膜附属物;花粉块长圆形,下垂,花粉块柄弯曲向上升;子房无毛,柱头盘状五角形。蓇葖果单生,狭披针形,长5~6 cm。种子先端具白绢质的种毛。花期4~7月,果期9~10月。

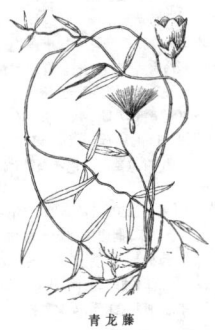

青龙藤

生于海拔1 000~1 700 m的山地疏林中。分布于浙江、安徽、江西、四川、陕西、甘肃等地。

【采收加工】 7~10月采收带根全草,鲜用或晒干。

【药性】《陕西中药》:"味淡,性温。"

【功用主治】《陕西中药》:"活血舒筋,理气祛风。治跌打损伤,下肢冷痛麻木,风湿手足麻木,牙痛。"

【用法用量】 内服:煎汤,9~30 g。

【选方】 1. 治风湿手足麻木,筋骨损伤　捆仙丝30 g,炖猪蹄服。

2. 治牙痛　捆仙丝干根半寸,研粉,含在痛牙处。(1、2方出自《陕西中草药》)

3829 **热痱草**^{rè fèi cǎo}(《广州部队《常用中草药手册》)

【异名】 大叶香薷(《常用中草药配方》)、小鱼仙草(《湖南药物志》)、山苏麻(《贵州草药》)、土荆芥、月味草、野香薷、姜芥、四方草、痱子草(《全国中草药汇编》)。

【基原】 为唇形科石荠苧属植物疏花荠苧的全草。

【原植物】 疏花荠苧 Mosla dianthera (Buch. -Ham.) Maxim. [M. remotiflora Sun]

一年生草本,高20~100 cm。揉之有香气。茎直立,四棱形,近无毛。叶对生,叶柄长3~18 mm,有柔毛;叶片卵状披针形或菱状披针形,长1.2~3.5 cm,宽0.5~1.8 cm,先端渐尖,基部渐狭,边缘具疏齿,近基部全缘。轮伞花序2花,在主茎及侧枝上组成顶生假总状花序,长3~15 cm;苞片线状或浅状披针形;花萼钟形,外面脉上被短硬毛,上唇3齿,卵状三角形,中齿较短,下唇2齿,披针形,果时花萼增大;花冠淡紫色,外面被微柔毛,上唇先端微凹,下唇3裂,中裂片较大;雄蕊4,后对能育,花药2室,叉开,前对退化;子房4裂,花柱基生,柱头2浅裂。小坚果灰褐色,近球形,具网纹。花期5~10月,果期6~11月。

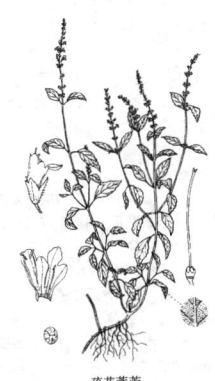

疏花荠苧

生于海拔175~2 300 m的山坡、路旁或湿润的草地上。分布于江苏、浙江、福建、江西、湖北、湖南、广东、广西、四川、贵州、云南、陕西和台湾等地。

【采收加工】 7~10月采收全草,晒干或鲜用。

【药材】 热痱草 Moslae Diantherae Herba　主产于广西、广东、福建等地。

性状　茎呈方柱形,多分枝,长20~70 cm,近无毛。叶多皱缩,展平后呈卵状披针形,长1~3.5 cm,宽0.5~2 cm,边缘有锐尖的稀疏锯齿,叶面有棕黄色凹陷腺点,叶背有棕黄色腺点。可见轮伞花序组成的顶生花序,宿萼棕黄色。小坚果类球形,表面灰褐色,具稀疏的网状雕纹。揉搓后有特异清香,味辛凉。

鉴别 (1)叶表面观:上、下表皮细胞垂周壁波状弯曲,上表面角质条纹明显,均有少数1~2个细胞组成的非腺毛,呈披针形或短锥形;有少数多细胞头脑鳞,下表面腺鳞较多。

(2)薄层色谱:取本品粉末100 g,用挥发油提取器提取挥发油,吸取一定量,用乙醚制成10%溶液,作供试品液。① 以香荆芥酚、麝香草酚作对照品。点样于同一硅胶G-CMC薄板上,用二氯甲烷展开15 cm,喷以5%香草醛浓硫酸溶液,于105 ℃烘5分钟。在供试品色谱中,仅对对照品香荆芥酚色谱位置相同的淡红色斑点。② 以石竹烯、松油烯为对照品。点样于同上薄板上,以石烷展开15 cm,用上述显色剂显色。在供试品色谱中,仅对对照品石竹烯色谱位置显相同的玫瑰紫色斑点。③ 以对聚伞花烃作对

⑩ 原捆热 3827~3829

照品。点样于同一硅胶 GF$_{254}$ -CMC 薄板上，用己烷展开 15 cm。置紫外灯(254 nm)下检视。在供试品色谱中，在与对照品色谱相同位置，显相同红色的斑点。

[成分] 全草含挥发油：侧柏酮(thujone)，香荆芥酚(carva-crol)，榄香脂素(elemicine)，细辛脑(asarone)，欧芹脑(apiole)，莳萝油脑(dillapiole)，珂巴烯(copaene)，α-香柑油烯(α-bergamotene)，α-丁烯(α-caryophyllene)和 γ-荜澄茄烯(γ-cadinene)。苯丙素类：4,5-二甲氧基-2,3-亚甲二氧基苯-1-丙烯基苯(4,5-dimethoxy-2,3-methylenedioxy-1-propenylbenzene)，4,5-二甲氧基-2,3-亚甲二氧基-桂皮醛(4,5-dimethoxy-2,3-methylenedioxy-cinnamaldehyde)，4,5-二甲氧基-2,3-亚甲二氧基苯甲醛(4,5-dimethoxy-2,3-methylenedioxybenzaldehyde)，2,4,5-三甲氧基苯甲醛(2,4,5-trimethoxybenzaldehyde)。

[药性] 《湖南药物志》:"辛、苦，微温。"

[功用主治] 发表祛暑，利湿和中，散风止痒。主治风寒感冒，阴暑头痛，恶心脘痛，痢疾，水肿，衄血，痔血，疮疖痱毒，阴痒湿疹，外伤出血，蛇虫咬伤。

1. 广州部队《常用中草药手册》:"散风止痒，祛风发表。治感冒发热，皮肤瘙痒，瘙痒，热痱。"

2.《贵州草药》:"发汗解表，清热利湿。治中暑头痛，恶心，汗不出，痢疾。"

3.《全国中草药汇编》:"治感冒头痛，扁桃体炎，溃疡病，蜈蚣咬伤。"

4.《湖南药物志》:"散寒发表，化痰止咳，消肿止血。"

[用法用量] 内服：煎汤，9～15 g；或泡酒服。外用：捣敷，捣汁涂，或煎水洗。

[宜忌] 体虚多汗者慎服。

[选方] 1. 治外感风寒　小鱼仙草 30 g，生姜 9 g。水煎服。(《湖南药物志》)

2. 治痔疮肿痛　鲜大叶香薷、鲜白花石蚕、鲜鸭跖草各适量，捣烂敷患处。

3. 治阴道作痒　大叶香薷、桉叶等 60 g。煎水 1 000 g，冲洗阴道。(2、3 方出自《常用中草药配方》)

3830 柴胡 chái hú（《本经》)

[异名] 茈胡、地薰(《本经》)，山菜、茹草(《吴普本草》)，柴草(《品汇精要》)。

[基原] 为伞形科柴胡属植物柴胡或狭叶柴胡的根。

[原植物] 1. 柴胡 Bupleurum chinense DC. 又名：硬苗柴胡(东北)，狗头柴胡(山东)。

多年生草本，高 40～85 cm。主根较粗大，坚硬。茎单一或数茎丛生，上部多分枝，微作"之"字形曲折。叶互生；基生叶倒披针形或狭椭圆形，长 4～7 cm，宽 6～8 mm，先端渐尖，基部收缩成柄；茎生叶长圆状披针形，长 4～12 cm，宽 6～18 mm，有时长达 3 cm，先端渐尖或急尖，有短芒尖头，基部收缩成叶鞘，抱茎；脉 7～9，上面鲜绿色，下面淡绿色，常有白霜。复伞形花序多分枝，顶生或侧生，梗细，常水平伸出，形成疏松的圆锥状；总苞片 2～3，或无，狭披针形，长 1～5 mm，宽 0.5～1.2 mm，很少 1～5 脉；伞辐 3～8，纤细，不等长，长 1～3 cm；小总苞片 5～7，披针形，先端渐尖锐，3脉，向叶背伸出；

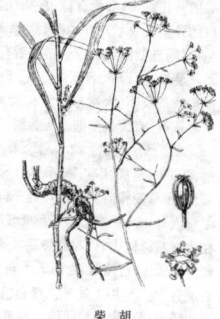

柴 胡

小伞形花序有花 5～10，花瓣鲜黄色，上部内折，中肋隆起，小舌片半圆形，先端 2 浅裂；花柱基深黄色，宽于子房。双悬果广椭圆形，棕色，两侧略扁，棱槽翼状，淡棕色，每棱槽中有油管 3，很少 4，合生面 4。花期 7～9 月，果期 9～11 月。

生于向阳旱荒山坡、路边、林缘灌丛或草丛中。分布于华北、东北、华东、华中、西北地区。

2. 狭叶柴胡 B. scorzonerifolium Willd. 又名：软苗柴胡(《中志》)，红柴胡(《中国植物志》)，香柴胡、细叶柴胡(东北)，蚂蚱腿(辽宁)，软柴胡(北方地区)，小柴胡(甘肃)。

多年生草本，高 30～60 cm。主根发达，圆锥形，外皮红褐色，质疏松而稍脆。茎单一或数分枝，基部留有多数棕红色或黑棕色的叶柄枯留纤维。叶细线形，长 6～16 cm，宽 2～7 mm，先端长渐尖，基部稍变窄，抱茎，质厚，稍硬挺，常对折或内卷，3～7 脉，叶缘白色，骨质；上部叶小，同形。总苞片 1～4，针形，极细小，1～3 脉，常早落；小总苞片 5，线状披针形，细而尖锐；小伞形花序有花(6～)9～11(～15)；花黄色，双悬果深褐色，棱浅褐色，粗糙，略凸，每棱槽中有油管 3～4，合生面 4～6。花期 7～9 月，果期 9～11 月。

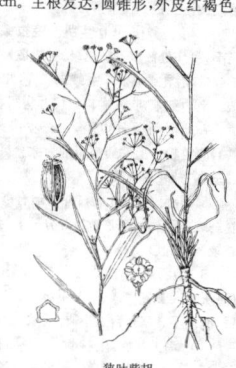

狭叶柴胡

生于干燥草原，向阳山坡及灌木林缘等处。分布于华北、东北及江苏、安徽、山东、广西、陕西、甘肃等地。

[栽培] 生物学特性　适应性强，喜冷凉而湿润的气候。耐寒、耐旱、忌涝。宜选干燥山坡、土层深厚、疏松肥沃、富含腐殖质的砂质壤土栽培。不宜在黏土和低洼地栽种。

繁殖方法　种子繁殖，直播或育苗移栽。直播：春播于 3～4 月，秋播于 10 月，条播，按行距 15～20 cm 开沟，深 2 cm，将种子均匀撒入沟内，薄覆细土，稍加镇压，浇水。育苗移栽：条播或撒播，按行距 10 cm 开沟播种，浇水，保持土壤湿润。培育 1 年，按行株距 6 cm×6 cm 开穴栽种。种子发芽率约 50%，温度在 20 ℃，并有一定湿度，播后约 10 天出苗，温度低于 7 ℃，则要 10 日出苗。无论直播或育苗移栽，第一年只长基生叶，第二年抽茎开花。

田间管理　出苗后经常松土除草、追肥。苗高 5～6 cm 时间苗、补苗，苗高 10 cm 时定苗。10～11 月增施浓人粪及腐熟饼肥、堆肥等。雨季应注意松土、培土。

病虫害防治　病害有根腐病，高温多雨季节易发病，用 50% 退菌特 1 000 倍液喷射；锈病，为害茎叶，注意清园，开花前喷敌锈钠 300 倍液。虫害有黄凤蝶，6～9 月幼虫为害叶片、花蕾，可用 90% 敌百虫 800 倍液，每隔 5～7 天喷 1 次，连续 2～3次，或用青虫菌 300 倍液喷雾；赤条蝽蟓，用 90% 敌百虫 800 倍液喷杀。

[采收加工] 播后第二、第三年 9～10 月采挖。抖净泥土，将根晒至半干，捆成小捆晒干或切片晒干。

[药材] 柴胡 Bupleuri Radix　柴胡主产于河北、辽宁、吉林、黑龙江、河南、陕西；狭叶柴胡主产于辽宁、吉林、黑龙江、陕西、内蒙古、河北、江苏、安徽。按性状不同，分别习称"北柴胡"和"南柴胡"。

性状　北柴胡　根呈圆柱形或长圆形，长 6～15 cm，直径 0.3～0.8 cm。根头膨大，顶端残留 3～15 个茎基或短纤维状茎基，下部分枝。表面黑褐色或浅棕色，具纵皱纹、支根痕及皮孔。

质硬而韧,不易折断,断面纤维性,皮部浅棕色,木部黄白色。气微香,味微苦辛。

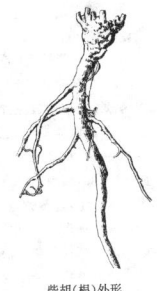

南柴胡 根较细,圆锥形,顶端有多数细毛状枯叶纤维,下部多不分枝或稍分枝。表面红棕色或黑棕色,靠近根头处多具细密环纹。质稍软,易折断,断面略平坦,不显纤维性,淡棕色,形成层环色略深。具败油气。

柴胡(根)外形

鉴别 (1)根横切面:北柴胡 木栓细胞 7~8 列。皮层狭窄,有 7~11 个油室,周围分泌细胞 6~8 个。韧皮部纤维束细小。木质部大,约占 4/5,直径较大的导管多切向排列,木纤维群排列成数个断续环状。

南柴胡 木栓细胞 6~10 列。皮层狭窄,有油室 8~12 个,周围分泌细胞 8~10 个。韧皮部室多,含黄色油状物。木质部导管多径向排列,木纤维群较少,散在,老根中有时成断续环状。

(2)取本品粉末 0.5 g,加水 10 ml,用力振摇,产生持久性泡沫。

(3)取柴胡根用水浸软,作横切片,滴加无水乙醇与硫酸等量混合的溶液 1 滴,初显黄绿色或绿色,5~10 分钟后由蓝绿色变为蓝色,持续 1 小时以上,最后变污蓝色而消失(检查柴胡皂苷)。

(4)取本品粉末 0.5 g,加甲醇 10 ml,用力振摇,放置 30 分钟,滤过,取滤液 0.5 ml,加对二甲氨基苯甲醛的甲醇溶液(1∶30)0.5 ml,混匀,加硫酸 2 ml,置水浴加热,溶液显淡红色或淡红紫色(检查柴胡皂苷)。

(5)薄层色谱:取本品粉末 0.5 g,加甲醇 20 ml,置 80 ℃水浴回流,放冷,滤过,滤液浓缩至 5 ml,滤过,滤液作为供试品溶液。另取柴胡皂苷 a、柴胡皂苷 d 对照品,加甲醇制成每 1 ml 各含 0.5 mg 的混合溶液,作为对照品溶液。吸取上述两种溶液各 5 μl,分别点于同一硅胶 G 薄层板上,以醋酸乙酯-乙醇-水(8∶2∶1)为展开剂,展开,取出,晾干,喷以 2% 对二甲氨基苯甲醛的 40% 硫酸溶液,60 ℃加热至斑点显色清晰,分别置日光及紫外光灯(365 nm)下检视。供试品色谱中,在与对照品色谱相应的位置上,显相同颜色的斑点及黄色荧光斑点。

品质标志《中华人民共和国药典》2010 年版规定:照高效液相色谱法测定,本品含柴胡皂苷 a($C_{42}H_{68}O_{13}$)和柴胡皂苷 d($C_{42}H_{68}O_{13}$)的总量不得少于 0.30%。

【成分】1. 柴胡 根含挥发油:邻-甲氧基苯酚(o-methoxyphenol),γ-庚内酯(γ-heptalactone),γ-辛内酯(γ-octalactone),γ-癸内酯(γ-decalactone),丁香油酚(eugenol),γ-十一烷内酯(γ-undecalactone),甲基酚(cresol),乙基苯酚(ethylphenol),百里香酚(thymol),玛索依内酯(messoia lactone),乙酸苯甲酯(vanillin acetate),2-甲基环戊酮(2-methylcyclopentanone),柠檬烯(limonene),月桂烯(myrcene),右旋香荆芥酮(carvacrone),反式香苇醇(carveol),胡薄荷酮(pulegone),桃金娘醇(myrtenol),α-松油醇(α-terpineol),芳樟醇(linalool),正十三烷(n-tridecane),α-荜澄茄油烯(α-cubebene),δ-荜澄茄油烯(δ-cadinene),葎草烯(humulene),反式丁香烯(caryophyllene),长叶烯(longifolene),努特卡扁柏酮(nootkatone),十六酸(hexadecanoic acid),六氢金合欢基丙酮(hexahydrofarnesyl acetone)。皂苷类成分:柴胡皂苷(saikosaponin)a、b_2、b_3、c、d、f、s_1、t、q-1、v、v-2、I,2″-O-乙酰柴胡皂苷 b_2(2″-O-acetyl-saikosaponin b_2),2″-O-乙酰柴胡皂苷 a(2″-O-acetyl-saikosaponin a),3″-O-乙酰柴胡皂苷 d(3″-O-acetyl-saikosaponin d),3″-O-乙酰柴胡皂苷 b_2(3″-O-acetyl-saikosaponin b_2)。黄酮类:芦丁(rutin),槲皮素(quercetin),异鼠李素(isorhamnetin),异鼠李素-3-O-葡萄糖苷(isorhamnetin 3-O-β-D-glucoside),葛根素(puerarin),7,

4′-二羟基异黄酮-7-O-β-D-葡萄糖苷(7, 4′-dihydroxy isoflavone-7-O-β-D-glucoside),色氨酸(tryptophane)。又含二十四烷酸(tetracosanoicacid),碳三十醇(triacontalcohol),α-菠甾醇(α-spinasterol),柴胡色原酮(saikochrome A),富马酸(fumaricacid),琥珀酸(butanedioic acid),水仙甙(nacissin),侧金盏花醇(adonitol),α-菠菜甾醇(α-spinasterol),多糖。

2. 狭叶柴胡 根含挥发油:β-松油烯(β-terpinene),柠檬烯,莰烯(camphene),β-小茴香烯(β-fenchene),胡薄荷酮,异龙脑(isoborneol),β-松油醇(β-terpineol),芳樟醇,α-金合欢烯(α-farnesene),香橙烯(aromadendrene),顺式的和反式的丁香烯,β-榄香烯(β-elemene),γ-衣兰油烯(γ-muurolene),广藿香醇(patchoulane),努特卡扁柏酮,喇叭茶醇(ledol)。皂苷类成分:柴胡皂苷 a、b_1、b_2、c、r、s、u、v,saikogenin F,prosailogenin F,3′′-O-乙酰柴胡皂苷 d,6′′-O-乙酰柴胡皂苷 d(6′′-O-acetylsaikosaponin d),4′′-O-乙酰柴胡皂苷 d(4′′-O-acetylsaikosaponin d),scorzoneroside A、B、C。黄酮类:saikoisoflavonoside A。

【药理】1. 抗炎作用 大鼠肌注 2%柴胡皂苷水溶液 50 mg/kg、25 mg/kg,能明显抑制由右旋糖酐引起的足浮肿,剂量增加则抑制作用也增强。柴胡皂苷对许多炎症过程包括渗出、毛细血管通透性、致炎介质的释放、白细胞游走和结缔组织增生等都有影响。大鼠去两侧肾上腺后,对醋酸引起的小鼠腹腔液渗出有明显的抑制作用。认为其抗炎作用与垂体-肾上腺轴系有一定关系。

2. 对中枢神经系统的作用 (1)解热作用 家兔静脉注射大肠杆菌引起发热后,在皮下注射柴胡醇浸膏的 5%水溶液出现明显的解热作用。20%柴胡水煎剂 2 g/kg 对过期伤寒混合菌苗所致家兔发热,也有明显的解热作用。分别将柴胡根或茎叶的水煎液给家兔灌胃,可使肌内注射发酵牛奶致热的家兔体温明显下降,柴胡根水煎剂的降温作用更明显,认为与柴胡所含的皂苷、挥发油等有效成分比茎、叶高有关。口服柴胡皂苷不仅可使伤寒和副伤寒混合菌苗致热大鼠体温下降,而且也能使体温正常的大鼠出现明显的降温。柴胡皂苷元 A 也有显著的退热降温作用。

(2)镇静作用 柴胡皂苷和柴胡皂苷元 A 等均有明显的镇静作用。口服柴胡粗皂苷 200~800 mg/kg 即能使小鼠出现镇静作用。小鼠攀登实验和大鼠条件性回避反应,证明了柴胡总皂苷和皂苷元 A 有明显的运动抑制和安定作用。小鼠口服总皂苷 500 mg/kg 及腹腔注射皂苷元 A100 mg/kg 均能明显延长环己巴比妥钠引起的睡眠时间,后者还能拮抗甲基苯丙胺、去氧麻黄碱及咖啡因对小鼠的兴奋作用。

(3)镇痛作用 小鼠压尾法或醋酸扭体法均证明口服柴胡粗皂苷有明显的镇痛作用。柴胡皂苷亦可通过松弛平滑肌紧张而发挥镇痛作用。

(4)镇咳作用 柴胡总皂苷及柴胡皂苷元 A 有较强的镇咳作用,机械刺激豚鼠腔注射总皂苷镇咳的 ED_{50} 为 9.1 mg/kg,其效果与磷酸可待因 7.6 mg/kg 相近。

3. 对肝脏的作用 醋炙柴胡能显著降低四氯化碳中毒小鼠的血清丙氨酸氨基转移酶(ALT),有轻度减轻肝脏损伤的作用。柴胡对伤寒菌苗、乙醇、四氯化碳、D-半乳糖胺等所致的肝损害有明显的抗损伤和促进胆汁的分泌作用。柴胡皂苷能抑制 D-半乳糖胺、四氯化碳及 α-萘碳氰酸酯所致的实验性肝损害。柴胡皂苷腹腔注射能抑制 D-半乳糖胺引起的大鼠肝损害,显著降低血清天冬氨酸氨基转移酶(AST)、ALT 活性。柴胡皂苷及柴胡皂苷 a、b、c、d 对损伤肝有显著的抑制作用,柴胡皂苷 d 并对四氯化碳造成的慢性肝炎也有显著效果。

4. 对胃肠道的作用 柴胡皂苷能兴奋离体肠平滑肌,且不为阿托品所对抗。柴胡的热水提取物中分离精制的酸性多糖部分 BR-2 灌服,对小鼠乙醇性溃疡、捆束水浸应激性溃疡及大鼠幽门结扎溃疡均有显著抑制作用。对盐酸-乙醇溃疡，BR-2 无论口服或腹腔、皮下注射作用均很明显，BR-3 和 BR-5 显示中度活性。BR-2 能增加黏液分泌和胃黏膜组织及胃液中己糖胺和唾液酸的含量，但对胃黏膜中前列腺素 E_2（PGE_2）的含量无影响，而且即使进行吲哚美辛预刺处理，BR-2 仍有作用，表明 BR-2 的抗溃疡作用同 PG 无关。

5. 对免疫功能的影响　小鼠腹腔注射柴胡多糖 100 mg/kg，可显著增加脾系数、腹腔巨噬细胞吞噬百分数及吞噬指数和流感病毒血清中的抗体滴度，但不影响脾细胞分泌溶血素，柴胡多糖对正常小鼠迟发超敏反应无作用，但可以完全己部分恢复环磷酰胺或流感病毒对小鼠迟发超敏反应的抑制。柴胡多糖还能明显提高刀豆球蛋白（ConA）激活的脾淋巴细胞转化率及自然杀伤细胞的活性。也有实验表明，柴胡煎剂、柴胡皂苷对动物胸腺有抑制作用，致使机体免疫功能降低。

6. 对血脂的影响　柴胡皂苷有降低高脂血症动物血清胆固醇的作用。肌内注射柴胡皂苷 a 和 d，能增加经由葡萄糖-^{14}C 的肝脂肪和脂固醇的形成；能降低大鼠由于喂饲胆固醇而升高了的血浆胆固醇、三酰甘油和磷脂的水平；还能加速腹腔注射的胆固醇-^{14}C 和其代谢产物的粪便排泄。

7. 抗菌抗病毒　柴胡煎剂（1∶1）在体外对结核杆菌生长有抑制作用，对金黄色葡萄球菌有轻度的抑制作用，对疟原虫、钩端螺旋体及牛痘病毒也有抑制作用。柴胡水煎液有较好的抑制流感病毒 A_3 的能力。柴胡注射液腹腔注射乳鼠，对抑制流行性出血热病毒有一定作用。柴胡皂苷 a 和 d 体外实验对流感病毒有抑制作用。

8. 抗肿瘤作用　柴胡对腹水瘤细胞酸酸酸水化酶（AC）活性有升高作用，且随柴胡浓度的升高作用愈强。用柴胡以新西兰纯种白兔制备其有抗癌效应的肿瘤坏死因子，以肝癌细胞作为靶细胞，结果使癌细胞坏死、裂解；用人宫颈癌（HeLa）细胞和肺腺癌细胞亦得同样结果。

9. 对代谢的影响　柴胡皂苷 a、c、d 混合物（3∶2∶2）每日按 100 g 体重肌注 2 mg，连续 4 日，能明显加大大鼠肝切片的蛋白质生物合成，使亮氨酸-^{14}C 掺入蛋白质明显增加。柴胡皂苷 a 和 d 可增高正常或麻醉大鼠血糖，可能与其兴奋腺垂体释放 ACTH 从而引起肾上腺皮质激素分泌量的增加有关。由于柴胡皂苷诱发皮质固醇分泌并伴有暂时的高血糖及胰岛素分泌过低，从而抑制脂肪分解和抑制胰岛素促进脂肪的生成作用，使血中脂肪量降低。

10. 其他作用　柴胡皂苷对胰蛋白酶有较强的抑制作用。推测柴胡治疗急性胰腺炎，可能是通过该作用实现的。柴胡中的皂苷及其衍生物能抑制 Na^+，K^+-ATP 酶的活性。柴胡的醇提取物 CH-1 和柴胡分离组分 CH-3、CH-4 对小鼠肝细胞酸酸环化酶（AC）具有较高浓度时抑制 AC 和较低浓度时活化 AC 的双重作用。

11. 体内过程　柴胡皂苷口服从消化道吸收较差，并有部分被失活，故用于抗炎作用时，口服剂量要比肌内注射剂量大 10 倍，才能达到相同的作用强度。本品排泄慢，主要从粪便中排泄。

毒性　柴胡皂苷的 LD_{50} 因动物种类给药途径不同，差别很大。小鼠口服的 LD_{50} 为 4.7 g/kg；腹腔注射 LD_{50} 为 1.906±0.21 g/kg；背部皮下注射为 1.75 g/kg；尾静脉注射为 0.07 g/kg。柴胡挥发油小鼠腹腔注射 LD_{50} 为 1.19±0.12 mg/kg。

【炮制】　1. 柴胡　取原药材，除去杂质及残茎，洗净，润透，切厚片，干燥。生柴胡升散性味强烈，多用于解表退热。

2. 炒柴胡　取柴胡片置锅内，用文火加热，炒至微焦，取出放凉。

3. 醋柴胡　取柴胡片加醋拌匀，闷润至透，置锅内，用文火加热，炒干，取出放凉。每柴胡片 100 kg，用醋 20 kg。醋柴胡能增强疏肝止痛作用，多用于肝郁气滞的胁痛、腹痛及月经不调等。

4. 蜜柴胡　取蜜置锅内，加热至沸，倒入柴胡片，用文火加热，炒至微黄色，不粘手为度，取出放凉。每柴胡片 100 kg，用炼蜜 12.5 kg。蜜柴胡兼有润肺止咳作用，用于有汗兼有咳嗽者。

5. 酒柴胡　取柴胡片用黄酒拌匀，闷润至透，置锅内，用文火加热，炒干，取出放凉。每柴胡片 100 kg，用黄酒 10 kg。

6. 鳖血柴胡　取柴胡片用鳖血及适量黄酒或清水拌匀，稍闷，置锅内，用文火加热，炒干，取出放凉。每柴胡片 100 kg，用鳖血 12.5 kg，黄酒 12.5 kg。鳖血柴胡有益阴清肝退热的功效，多用于热入血室，骨蒸劳热。柴胡根含柴胡皂苷，茎叶不含柴胡皂苷；叶含挥发油，约为根的 3 倍，说明根与茎叶的质量有差异，因此以柴胡全草代替柴胡根尚缺乏充分依据。

饮片性状　柴胡为不规则的厚片，表面粗糙，皮部浅棕色，木部黄白色，纤维性；周边黑褐色或红棕色，具有纵皱纹，支根痕及皮孔，有的可见纤维状叶茎。气微香，味微苦。炒柴胡色泽加深，表面微具焦斑。醋柴胡色泽加深，具醋香气。蜜柴胡色泽加深，微粘手，味微苦而甜。酒柴胡色泽加深，具酒气。鳖血柴胡色泽加深，具血腥气。

贮干燥容器内，醋柴胡、蜜柴胡、酒柴胡、鳖血柴胡密闭，置阴凉干燥处，防潮，防蛀。

【药性】　苦，辛，微寒。归肝、胆经。

1.《本经》：“味苦，平。”

2.《别录》：“微寒，无毒。”

3.《日华子》：“味甘。”

4.《珍珠囊》：“阴中之阳。少阳、厥阴行经药也。”

5.《医学启源》：“气味平，微苦。”

6.《滇南本草》：“味苦，性寒，阴中阳也。入肝、胆二经。”

7.《本草正》：“味苦、微辛，气平微寒。气味俱轻，升也，阳中之阴。”

8.《本草再新》：“入心、肝、脾三经。”

【功用主治】　解表退热，疏肝解郁，升举阳气。主治外感发热，寒热往来，疟疾，肝郁胁痛乳胀，头痛头眩，月经不调，气虚下陷之脱肛，子宫脱垂，带下。

1.《本经》：“主心腹，去肠胃中结气，饮食积聚，寒热邪气，推陈致新，久服轻身明目益精。”

2.《别录》：“除伤寒心下烦热，诸痰热结实，胸中邪逆，五脏间游气，大肠停积，水胀，及湿痹拘挛。亦可作浴汤。”

3.《药性论》：“治热劳骨节烦疼，热气，肩背疼痛，宣畅血气，劳乏羸瘦，主下气消食，主时疾内外热不解，单煮服良。”

4.《千金方》：“苗汁治耳聋，灌耳中。”

5.《日华子》：“补五劳七伤，除烦止惊，益气力，消痰止嗽，润心肺。添精补髓，天行温疾，热狂乏绝，胸胁气满，健忘。”

6.《珍珠囊》：“去往来寒热，胆痹，非柴胡梢子不能除。”

7.《滇南本草》：“伤寒发汗解表要药。退六经邪热往来，痹痿。除肝家邪热，痨热，行肝经逆结之气，止左胁肝气疼痛。治妇人血热烧经，能调月经。”

8.《金匮要略》：“治阳气下陷，平肝、胆、三焦、包络相火，及头痛眩晕，目昏赤痛肿翳，耳聋鸣，诸疟，及肥气寒热，妇人热入血室，经水不调，小儿痘疹余热，五疳羸热。”

9.《本草备要》：“散十二经疮疽血凝气聚。”

【用法用量】　内服：煎汤，3～10 g 或入丸、散。外用：煎水洗；或研末调敷。解热生用，用量宜大；疏肝醋炒，宜用中量；升阳生用，宜用小量。

【宜忌】　真阴亏损，肝阳上亢及肝风内动之证禁服。

1.《本草经集注》：“恶皂荚，畏女菀、藜芦。”

2. 李东垣：“欲上升，则用根，以酒浸；欲中及下降，则用梢。”（引自《纲目》）

3.《滇南本草》：“伤寒症发汗用柴胡，至四日方可用；若用在先，阳证引入阴经，当忌用。发汗用嫩蕊，治虚热调经用根好。"

4.《医学入门》："元气下绝及阴火多汗者，误服必死。"

5.《本草正》："性滑，善通大便，凡溏泄脾薄者当慎用之。"

6.《得配本草》："外感生升用，多用，升气酒炒、少用。"

【选方】 1. 治伤寒五六日，中风，往来寒热，胸胁苦满，嘿嘿不欲食，心烦喜呕，或胸中烦而不呕，或渴，或腹中痛，或胁下痞满，或心下悸，小便不利，或不渴，身有微热，或咳 柴胡半斤，黄芩三两，人参三两，半夏半升(洗)，甘草(炙)、生姜各三两(切)，大枣十二枚(擘)。上七味，以水一斗二升，煮取六升，去滓，再煎取三升。温服一升，日三服。《伤寒论》小柴胡汤)

2. 治伤寒初觉发热，头疼脚痛 柴胡(去苗)半两，甘草(去黑心)、荆芥穗各一分。上三味，锉如麻豆大。每服五钱匕，水一盏半，生姜一枣大(拍碎)，煎至八分，去滓，入生地汁一合，白蜜半盏，更煎三五沸。热服。《圣济总录》解毒汤)

3. 治外感风寒，发热恶寒，头疼身痛，痎疟初起 柴胡一三钱，防风一钱，陈皮一钱半，芍药二钱，甘草一钱，生姜三五片。水一钟半，煎七八分。热服。《景岳全书》正柴胡饮)

4. 治妊妇寒热头痛，嘿嘿不欲食，胁下痛，呕逆痰气；及产后伤风，头入胞内，恶热如疟，经水未来适断，病后劳复，余热不解 柴胡一两，黄芩、人参、甘草(炙)各一分半。上锉如麻豆大。每服五钱，水一盏半，煎一盏，去滓，温服。《类证活人书》黄龙汤)

5. 治疟疾寒，痰多气少，腹胀 柴胡、半夏、厚朴、陈皮各二钱。水二碗，煎八分。不拘时候服。《本草汇言》)

6. 治黄疸 柴胡一两(去苗)，甘草一分。上都细锉作一剂，以水一碗，白茅根一握，同煎至七分，绞去滓。任意时时服，一日尽。《孙尚药方》)

7. 治肝黄，面色青，四肢拘急，口舌干燥，言语謇涩，爪甲青色 柴胡(去苗)一两，甘草半两(炙微赤，锉)，决明子半两，车前子半两，羚羊角屑半两。上件药，捣罗为散。每服三钱，以水一中盏，煎至五分，去滓，不计时候温服。《圣惠方》柴胡散)

8. 治积热下痢不止 柴胡、黄芩各四钱。水煎服。《圣惠方》)

9. 治胸中大气下陷，气短不足以息，或努力呼吸，有似乎喘，或气息将停，危在顷刻。其兼证或寒热往来，或咽干作痛，或满闷怔忡，或神昏健忘，种种病状，诚难悉数。其脉象沉迟微弱，关前尤甚。其剧者，或六脉不全，或参伍不调 生箭芪六钱，知母三钱，柴胡一钱五分，桔梗一钱五分，升麻一钱。煎服。《衷中参西录》升陷汤)

10. 治眼赤痛微肿，眦赤烂多 柴胡(去苗)、蕤仁(去皮，研)、黄连(去须)、升麻各一两。上四味，粗捣筛。以水三升，煎取一半，滤去滓，乘热淋洗，如冷再暖，洗三两遍。《圣济总录》柴胡洗眼汤)

11. 治耳聋不闻雷声 柴胡一两，香附一两，川芎五钱。为末。早晚开水冲服三钱。《医林改错》通气散)

12. 治肾虚牙齿肿痛，膈上热甚 柴胡(去苗)一两，枳壳(去瓤，麸炒)、厚朴(去粗皮，生姜汁炙烟尽)各三分，黄连(去须)半两。上四味，粗捣筛。每服五钱匕，水二盏，煎至一盏，去滓，食后，分二服。《圣济总录》柴胡散)

13. 治舌本强，两边痛 柴胡(去苗)、升麻各半两，栀子仁半两。上三味，捣罗为散。每服一钱匕，熟水调下，日三。《圣济总录》柴胡散)

14. 治大人小儿口疮 柴胡、吴茱萸各等分。上为细末。每一钱，用酒调敷脚心。《普济方》)

15. 治口糜生疮 柴胡(去苗)、地骨皮各一两。上二味，粗捣筛。每服三钱匕，水一大盏，煎至六分，去滓，稍细含咽之。《圣济总录》柴胡汤)

【临床报道】 1. 用于退热 用柴胡注射液(每支 2 ml，含生药 8 g)及柴胡糖浆临床观察 197 例发热患者，其中感冒 115 例，扁

桃体炎 39 例，大叶性肺炎 16 例，急性支气管炎 21 例，急性咽炎 6 例。以北柴胡注射液治疗 110 例，总有效率为 54.54%。其剂量不同，疗效有异。肌注 2 ml 者，总有效率为 31.47%，4 ml 者为 68.54%，6 ml 者为 89.91%，2～4 ml 注射后 30～60 分钟退热 0.4～1 ℃，而有回升现象，6 ml 注射后出汗，体温下降未见回升；柴胡糖浆口服 20 ml(相当于药 3 g)，每日 3 次，治 87 例，总有效率为 78.15%，服后约 90 分钟，体温逐渐下降，3 小时可达正常。如不维持，4 小时后又可逐渐上升。

2. 治疗病毒性肝炎 柴胡注射液 10～20 ml 加入 50% 葡萄糖溶液静注或 5% 葡萄糖液 250～500 ml 静滴，每日 1 次，10 天为 1 个疗程，治疗病毒性肝炎 120 例，其中急性病例 97 例，有效率为 98.4%；慢性病例 23 例，有效率为 100%，对改善症状、回缩肝脾、恢复肝功及乙肝抗原阴转均有较好作用。

3. 治疗高脂血症 用干柴胡、罗汉果(调味用)混合水煎 2 次，每次煎 2 小时以上，煎出液过滤澄清浓缩。口服每次 20 ml 相当于干柴胡 3 g)，每日 3 次，3 星期为 1 个疗程。治疗 86 例，治疗前三酰甘油为 2.66±1.09 mmol/L，胆固醇 5.67±1.04 mmol/L，治疗后三酰甘油为 1.61±0.566 mmol/L，胆固醇 5.90±0.87 mmol/L。三酰甘油平均降低 1.06±0.132 mmol/L，下降率为 39.7%。

4. 治疗流行性腮腺炎 用柴胡注射液(每 1 ml 相当于原生药 1 g)，每次 2 ml(10 岁以下首剂 3 ml)，每日 2 次，肌内注射。治疗 28 例，治愈 27 例，其中 24 小时治愈 7 例，48 小时治愈 15 例，72 小时治愈 5 例。合并颌下淋巴结炎 1 例疗效不显。未发现副作用和其他不良反应。

5. 治疗单疱病毒角膜炎 用柴胡注射液(每 1 ml 相当于原生药 1 g)采取滴眼、球结膜下注射及肌内注射 3 种方法综合治疗。滴眼，柴胡注射液加生理盐水配制成 10% 眼液，每次 1～2 滴，每 1 小时 1 次。球结膜下注射，每次 0.3～0.5 ml，隔日 1 次。肌内注射，每次 2 ml，每日 1～2 次。病变程度重，症状严重者，合并使用 10% 阿托品溶液散瞳 1～2 次。共治疗 21 例，除 3 例外，余 18 例均获得满意效果。

6. 治疗多形红斑 用柴胡注射液(每 2 ml 含原生药 4 g)每次 2 ml 肌内注射，每日 2 次。治疗 13 例结果全部治愈，其中 5 日治愈者 5 例，7 日治愈者 6 例，10 日治愈者 2 例。

【各家论述】 1.《本草衍义》："柴胡《本经》并无一字治劳，今人治劳方中鲜有不用者，呜呼！凡此误世甚多。尝原病劳，有一种真藏虚损，复受邪热，邪因虚而致停，故日劳者年也。当须斟酌用之，热去即须急已，若或无热，得此愈甚。《日华子》又谓补五劳七伤，《药性论》亦谓治劳乏羸瘦，若此等病，苟无实热，医者执而用之，不死何待！"

2.《纲目》："劳有五劳，病在五脏。若劳在肝、胆、心及包络有热，或少阳经寒热者，则柴胡乃手足厥阴、少阳必用之药；劳在脾胃有热，或阳气下陷，则柴胡乃引清气退热必用之药；惟劳在肺肾者不可用也。"

3.《本草汇言》："银柴胡、北柴胡、软柴胡，气味虽皆苦寒，而俱人少阳、厥阴，然又有别也。银柴胡清热，治肝虚内热也；北柴胡清热，治伤寒邪热也；软柴胡清热，治肝热骨蒸也。其出处生成不同，其形色长短黑白不同，其功用内外二伤主治不同，胡前人混称一物，漫无分理。"

4.《本草经疏》："(柴胡)为少阳经表药，主心腹肠胃中结气，饮食积聚，推陈致新，除伤寒心下烦热者，是少阳胆也。胆为清净之府，无出无人，不可汗，不可吐，不可下，其经在半表半里，故法主和解，小柴胡汤之属也。其性升而散，属阳，故能达表散邪也。邪结心下烦热，邪散则烦热自除。阳气下陷，则为饮食积聚，阴升则清气上行，脾胃之气行于道，则饮食积聚自消散矣。诸痰热结实，胸中邪逆，五脏间游气，少阳实热之邪所生病也。

柴胡苦平而微寒，能除热散结而解表，故能愈以上诸病。大肠停积，水胀，及湿痹拘挛者，柴胡为风药，风能胜湿故也。”

5.《本草正》：“用此(柴胡)者用其凉散，平肝之热。其性凉，故解寒热往来，肌表潮热，肝胆火炎，胸胁痛结，兼治疮疡，血室受热；其性散，故主伤寒邪热未解，温疟热盛，少阳头痛，肝经郁证。总之，邪实者可用，真虚者当酌其宜，虽引清气上升，然升中有散，中虚者不可散，虚热者不可寒，岂容误哉?”

6.《本草新编》：“夫柴胡止可解郁热之气，而不可释骨髓之炎也；能入于里以散邪，不能入于里以补正；能提气以升于阳，使参、耆、归、术共健脾而开胃，不能生津以降于阴，使麦冬、丹皮同益肺以滋肾；能入于血室之中，以去其热，不能入于命门之内，以去寒。”

7.《本草从新》：“柴胡，为足少阳胆经表药，治诸疟寒热。东垣曰：诸疟以柴胡为君，佐以引经之药。喻嘉言《医门法律》云：疟发必有寒有热。盖外邪伏于半表半里，适在少阳所主之界，入与阴争，阳胜则热，出与阳争，阴胜则寒，即纯热无寒为瘅疟，温疟，寒多热少为牝疟，要皆自少阳而造其极偏，补偏救弊，亦必返还少阳之界，使阴阳协和而后愈也。谓少阳而兼他经则有之，谓他经而不涉少阳，则不成其为疟矣。”

8.《幼科要略》：“大方治疟症，须分十二经。若幼科庸俗，但以小柴胡去参，或香薷、葛根之属，不知柴胡劫肝阴，葛根竭胃汁。”

9.《药性切用》：“(柴胡)生用升阳，解表，能引清气上行而平少阳、厥阴之邪热，止诸疟寒热。酒炒则引入血分，治热入血室；盐水炒除烦热；鳖血炒退骨蒸；醋炒则专入肝经而调经散结，为和解表里之专药。”

10.《药征》：“《本草纲目》柴胡部中，往往以往来寒热为其主治也。夫世所谓疟疾，其寒热往来也剧矣，而有用柴胡而治也者，亦有不治也者。于是质之仲氏之书，其用柴胡也，无不有胸胁苦满之证。今乃施诸胸胁苦满，而寒热往来者，其应犹响之于声，非直疟也，百病皆然，无胸胁苦满证者，则用之无效焉。然则柴胡之所主治，不在彼而在此。”

11.《本草思辨录》：“少阳之火，即气食少火之火，少火者不寒不热，脾得之而升，肺得之而降。过寒过热，皆能犯胃作呕，胃岂可升，其气之陷者实少火之不足，柴胡升少阳而使适于中，则少阳自遂其生生之性，而脾胃悉受其荫，此即十一脏取决于胆之谓也。东垣以柴胡升阳明之清气，而后人遂沿其误，治本草者盍深究之。”

12.《衷中参西录》：“柴胡，味微苦，性平。禀少阳生发之气，为足少阳主药，而兼治足厥阴。肝气不舒畅者，此能舒之；胆火甚炽盛者，此能散之；至外感在少阳者，又能助其转输以透膈升出之，故《神农本草经》谓其主寒热，寒热者少阳外感之邪也。又谓其主心腹肠胃中结气，饮食积聚，诚以五行之理，木能疏土，为柴胡善达少阳之木气，则少阳之气自能疏通胃土之郁，而其结气饮食积聚自消化也。”

13.《本草正义》：“柴胡之治寒热往来，本主外感之病也，故伤寒、温热、湿温诸病，始则大寒大热，已而寒热间断，发作有时，胸胁不舒，舌苔浊腻者，斯为邪在半表半里，柴胡泄满透表，固是专司。若乍病之时，忽寒忽热，一日数作，则邪尚在气分，尚是表病，柴胡亦非其治。”“(柴胡)其治外邪寒热之病，则必寒热往来，邪气已渐入于里，不在肌表，非仅散表诸药所能透达，则以柴胡之气味轻清芳香疏泄者，引而举之以祛邪，仍自表分而解，故柴胡亦为解表之药，而与麻、桂、荆、防等专主肌表者有别。”

3831 **柴桂** chái guì
(《云南中草药》)

【异名】 三条筋(《云南中草药》)。

【基原】 为樟科樟属植物柴桂的树皮或叶。

【原植物】 柴桂 *Cinnamomum tamala* (Buch. -Ham.) Nees et Eberm. [*Laurs tamala* Buch. -Ham.] 又名：三条筋树(《拉汉种子植物名称》)。

常绿乔木，高达 20 m。树皮灰褐色，有芳香气。枝条茶褐色，幼时略被微柔毛，后渐脱落无毛。叶互生或近对生；叶柄长 5～13 mm；叶片卵形、长圆形或披针形，长 7.5～15 cm，宽3～5.5 cm，先端长渐尖，基部楔形或宽楔形，全缘，上面绿色，光亮，下面绿白色，离基三出脉，中脉和侧脉在叶上面稍凸起，下面显著凸起，网脉两面略明显，薄革质。圆锥花序腋生和顶生，长 5～10 cm，疏被灰白色微柔毛，分枝末端具 3～5 朵花作聚伞状排列；花两性，白绿色，花梗被灰白色微柔毛；花被筒倒锥形，花被裂片倒卵状长圆形，长约 4 mm，宽约 1.5 mm，先端钝；能育雄蕊 9，花丝被灰白色柔毛，第一至第二轮雄蕊长约 3.8 mm，花药卵状长圆形，4 室，内向瓣裂，花丝长约 2.5 mm，无腺体，第 3 轮雄蕊长约 4 mm，花药长圆形，4 室，外向瓣裂，花丝长约 2.5 mm，近下部有 1 对卵状心形腺体；退化雄蕊 3，被柔毛，箭头形，具柄；子房卵球形，被柔毛，花柱长 3.6 mm，柱头不明显。花期 4～5 月。

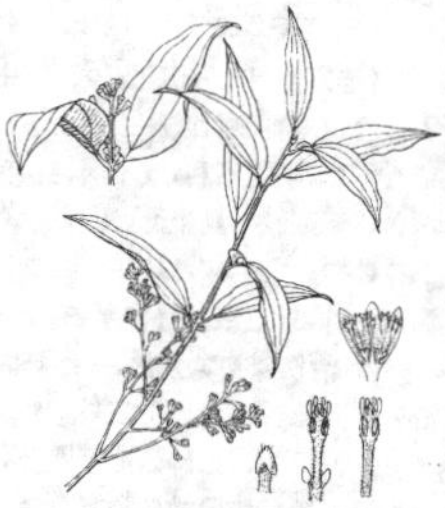

柴桂

生于山坡或谷地常绿阔叶林中或水边。分布于云南西部和南部。

【采收加工】 7～10 月剥取树皮，晒干。四季均可采叶，切碎，晒干。

【药材】 柴桂 *Cinnamomi Tamalae Cortex* 主产于云南。

性状 树皮略呈筒状、半筒状或不规则的块片，长短厚薄不等。外皮灰褐色，有灰白色地衣斑及不明显的皮孔；内表面红棕色，光滑，有不明显的细纵纹。质硬而脆，折断面整齐。具特异的香气，味甜，辣。

鉴别 树皮横切面：木栓细胞数列，壁厚，木化。皮层有较多厚壁细胞，类方形，壁均匀增厚或内壁厚。中柱鞘部位石细胞群断续排列成环，石细胞大，多数长圆形，壁厚 20～28 μm，亦有短椭圆形或圆形。韧皮束外端有较大的石细胞群及少量厚壁细胞群散在。射线细胞中有草酸钙小方晶。

【成分】 树皮及叶均含挥发油：丁香油酚(eugenol)，水芹烯(phellandrene)，樟脑(camphor)，桂皮醛(cinnamaldehyde)等。黄酮类：3，4′，5，7-四羟基黄酮(3，4′，5，7-tetrahydroxyflavone)，3，3′，4′，5，7-五羟基黄酮(3，3′，4′，5，7-pentahydroxyflavone)，山柰酚-3-*O*-葡萄糖苷(kaempferol-3-*O*-glucopyranoside)，山柰酚-3-*O*-槐糖苷(kaempferol-3-*O*-sophoroside)，山柰酚-3，7-二-*O*-鼠李糖苷(kaempferol-3，7-di-*O*-rhamnopyranoside)和槲皮素-3-*O*-芸香糖苷(quercetin-3-*O*-rutinoside)。

【药性】 《云南中草药》：“甘、辛、温。”

【功用主治】 《云南中草药》：“止血，接骨，通经活络。”

【用法用量】 内服：煎汤，3～6 g；研末，0.3～0.5 g。外用：研末调敷。

【宜忌】 阴虚者禁服。

3832 **鸬鹚肉** lú cí ròu
(《雷公炮炙论》)

【基原】 为鸬鹚科鸟纲属动物鸬鹚的肉。

【原动物】 鸬鹚 *Phalacrocorax carbo sinensis* (Blumenbach) 又名：鹚(《尔雅》)，乌鬼(杜甫《遣闷诗》)，水老鸦(《本草衍义》)，鱼鹰(王质《林泉结契》)，摸鱼郎(《事物绀珠》)，黑鱼郎、鱼老鸦(《中国经济动物志》)。

中型鸟类，体长 80 cm。颊、颏和上喉均为白色，形成一半环状。头、羽冠、颈等为黑色，但有金属紫绿色反光，并有白色丝状羽;肩和翼的覆羽青铜棕色,羽缘蓝黑色;初级飞羽黑褐色;次级和三级飞羽灰褐色,并带有绿色金属反光。下体黑色,并具金属反光,下胁有一雪白块斑。尾灰黑色,羽干基部呈灰白色。虹膜翠绿色。眼先橄榄绿色,缀以黑色斑点;眼下橙黄色;嘴下喉囊为橄榄黑色,并缀许多鲜黄色斑点。上嘴黑褐,边缘及下嘴灰白色,且具砖红色斑。跗跖黑色,四趾向前,具蹼及锐爪。冬羽时期,头无羽冠,头、颈无白色丝状羽;颊、额和上喉的白色半环为浅灰棕色所代替,下胁无雪白斑块。

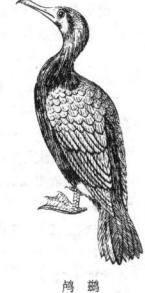

鸬鹚

栖息河川、湖沼及海滨,善潜水捕食鱼类。营巢于芦苇丛中或矮树、峭壁上。广布于我国各地。经驯养后可供捕鱼。

本动物的骨骼(鸬鹚骨)、唾涎(鸬鹚涎)、翼上羽毛(鸬鹚翅羽)亦供药用,另设专条。

【采收加工】 四季均可捕捉,去内脏及羽毛,取肉鲜用。

【药性】《纲目》:"酸、咸、冷,微毒。"

【功用主治】《纲目》:"主治大腹膨胀,利水道。"

【用法用量】 内服:烧存性,研末,5~10 g,开水或米饮调服。

【宜忌】 孕妇慎服。

1.《饮食须知》:"妊妇食之,令逆生。"

2.《品汇精要》:"肉,怀妊不宜食。"

【选方】 治大腹膨胀 鸬鹚肉烧存性,研成末,冲米汤水饮服,每日1次,每次3~9 g。《广西药用动物》

【各家论述】《纲目》:"《雷公炮炙论》云:'体寒腹大,全赖鸬鹚。'注云:'治腹大如鼓体寒者,以鸬鹚烧存性为末,米饮服之立愈。'窃谓诸腹鼓大,皆属于热,卫气并循于血脉则体寒。此乃水鸟,其气寒冷而利水,寒能胜热,利水能以湿故也。"

3833 鸬鹚骨 lú cí gǔ 《本草经集注》

【基原】 为鸬鹚科鸟纲动物鸬鹚的骨骼。

【原动物】 参见"鸬鹚肉"条。

【采收加工】 捕捉后去皮毛及肉,取骨骼晾干,烧灰用。

【功用主治】《本草经集注》:"主鱼鲠。"

【用法用量】 内服:烧存性研末,适量,白开水或米汤送下。

外用:研末调敷。

【选方】 1. 治鱼骨鲠 鸬鹚骨为末服,或煎汤饮。《卫生易简方》

2. 治雀卵面斑 鸬鹚骨烧研,入白芷末,猪脂和,夜涂旦洗。《纲目》引《摘玄方》

3834 鸬鹚涎 lú cí xián 《纲目拾遗》

【基原】 为鸬鹚科鸟纲动物鸬鹚的唾涎。

【原动物】 参见"鸬鹚肉"条。

【采收加工】 将活鸬鹚头向下,使唾液流出,收取。

【药性】 咸,平。

【功用主治】 化痰镇咳。主治百日咳。

【用法用量】 内服:开水冲,10 ml。

【选方】 治肾咳,俗呼顿呛,从小腹下逆上而咳,连嗽数十声,少住又作,甚或咳发必呕,牵掣两胁,涕泪皆出,连月不愈者 鸬鹚涎,滚水冲服。下咽即止。《纲目拾遗》

3835 鸬鹚翅羽 lú cí chì yǔ 《纲目》

【异名】 鸬鹚羽《范汪方》。

【基原】 为鸬鹚科鸟纲动物鸬鹚的翼上羽毛。

【原动物】 参见"鸬鹚肉"条。

【采收加工】 捕捉后拔取羽毛,晾干,烧灰用。

【功用主治】《范汪方》:"治鲠。"

【用法用量】 内服:烧存性研末,每次 15 g,开水送下;含咽。

【选方】 治诸鱼骨鲠在喉中 鸬鹚毛翅十片。烧灰,研细。每服一钱匕,浓煎橘皮汤,调下,或以绵裹含咽。《圣济总录》鸬鹚散)

3836 党参 dǎng shēn 《本草从新》

【异名】 上党人参《本经逢原》),黄参、防党参、上党参《百草镜》),狮头参《纲目拾遗》),中灵草《青海药材》)。

【基原】 为桔梗科党参属植物党参、素花党参、川党参、管花党参、球花党参、灰毛党参的根。

【原植物】 1. 党参 Codonopsis pilosula(Franch.)Nannf. [Campanumoea pilosula Franch.]

多年生草本。根ま圆柱形,直径1~1.7 cm,顶端有一膨大的根头,具多数瘤状的茎痕,外皮乳黄色至淡灰棕色,有纵横皱纹。茎缠绕,长而多分枝,下部疏被白色粗糙硬毛;上部光滑或近光滑。叶对生、互生或假轮生;叶柄长0.5~2.5 cm;叶片卵形或广卵形,长1~7 cm,宽0.8~5.5 cm,先端钝或尖,基部截形或浅心形,全缘或微波状,上面绿色,被粗伏毛,下面粉绿色,被疏柔毛。花单生,花梗细;花萼绿色,裂片5,长圆状披针形,长1~2 cm,先端钝,光滑或稍被茸毛;花冠阔钟形,直径2~2.5 cm,淡黄绿色,有淡紫色斑点,先端5裂,裂片三角形至广三角形,直立;雄蕊5,花丝中部以下扩大;子房下位,3室,花柱短,柱头3,极阔,呈漏斗状。蒴果圆锥形,有宿存花萼。种子小,卵形,褐色有光泽。花期8~9月,果期9~10月。

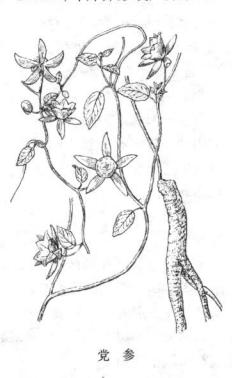

党参

生于山地灌木丛中及林缘。分布于华北、东北及河南、四川、云南、西藏、陕西、甘肃、青海、宁夏等地。

2. 素花党参 C. pilosula(Franch.)Nannf. var. modesta(Nannf.)L. T. Shen

本变种与党参的主要区别在于:全体近于光滑无毛;花萼裂片较小,长约10 mm。

生于海拔1 500~3 200 m间的山地林下、林边及灌丛中。分布于山西中部、四川西北部、陕西南部、甘肃、青海。

3. 川党参 C. tangshen Oliv.

本种与前两种的区别在于:茎下部的叶基楔形或较圆钝,仅偶尔呈心脏形;花萼紧贴于子房最下部,子房对花萼而言几乎为全上位。花、果期7~10月。

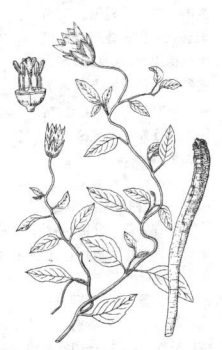

川党参

生于海拔900~2 300 m的山地林边灌丛中,现有大量栽培。分布于湖北、湖南、四川、贵州、陕西等地。

4. 管花党参 *C. tubulosa* Kom.

本种与前三种的区别在于：茎不缠绕，多攀缘或蔓生状。叶柄较短，长5 mm以下。花萼贴生于子房中部，裂片阔卵形，长1.2 mm，宽约8 mm，长不及花冠的一半；花冠管状；花丝被毛，花药龙骨状。花、果期7~10月。

生于海拔1 900~3 000 m的山地灌木林下及草丛中。分布于四川、贵州、云南。

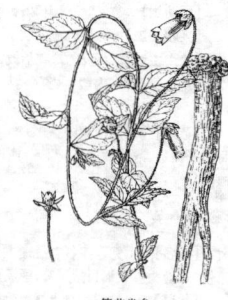
管花党参

5. 球花党参 *C. subglobosa* W. W. Smith

本种与前四种的区别在于：叶片较小，长宽均在3 cm以下。花萼贴生至子房先端，有刺毛，裂片卵圆形或菱状卵圆形，裂片间弯缺宽钝，有锯齿及刺毛；花冠球状钟形，黄色，而先端带深红紫色。花、果期7~10月。

生于海拔2 500~3 500 m的山地草坡多石砾处或沟边灌丛中。分布于四川西部、云南西北部。

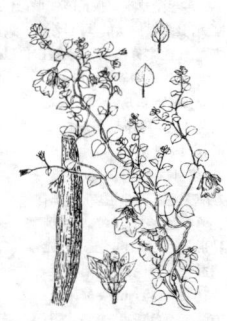
球花党参

6. 灰毛党参 *C. canescens* Nannf.

本种与前五种的区别在于：茎长25~85 cm。分枝多，近木质。植株密被白毛，使植株呈灰色。叶在主茎上互生，在侧枝上近于对生，叶片较小，长宽均1.5 cm×1 cm以下。花萼外面被白色长硬毛；花冠长一般不超过2 cm。花、果期7~10月。

生于海拔3 000~3 400 m的山地草坡、河滩多石或向阳干旱处。分布于四川、西藏、青海等地。

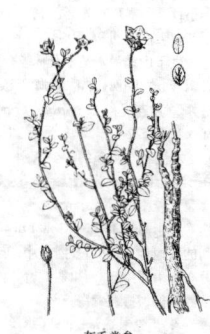
灰毛党参

【栽培】 **生物学特性** 喜气候温和，夏季较凉爽的环境，忌高温。幼苗期喜阴，成株喜阳光。以土层深厚，排水良好，富含腐殖质的砂质壤土栽培为宜。不宜黏土、低洼地、盐碱土和连作地上种植。

繁殖方法 种子繁殖。新鲜种子发芽率80%以上，隔年种子发芽率低，不宜作种。常用育苗移栽法，少用直播。播种期从早春解冻后至冬初封冻前均可进行，夏播和秋播出苗整齐。撒播或条播，条播行距10~15 cm，播种深度0.5~1 cm，用畦用玉米秆、谷草或松杉枝等覆盖保湿。苗高约5 cm时，逐渐除去遮盖物，并及时注意除草浇水。移栽，参苗培育1年，于秋季或春季幼苗萌芽前移栽。按行株距20~30 cm开沟，将种根按株距6~10 cm斜栽于沟内，覆土。

田间管理 除草是保证党参产量的主要措施之一，尤其是苗期必须勤除杂草。当苗高15 cm时，施人粪尿，每1 hm²15 000~22 500 kg，施后培土。在开花前每亩施磷酸铵溶液5 kg。苗高30 cm时搭架，使茎蔓攀缘生长。雨季注意排水，以免烂根。

病虫害防治 病害有锈病，发病期间喷25%粉锈宁1 000~1 500倍液，每隔7~10日1次，连续喷2~3次。根腐病，低洼地和多雨季节容易发生，忌连作，筑高畦，开深沟，有利排水，发病期可用50%托布津800倍液浇灌。虫害有小地老虎、非洲蝼蛄等为害。

【采收加工】 移栽后第二或第三年9~10月，将根挖出，晒4~6小时后，然后用绳捆起，揉搓使根充实，经反复3~4次处理后，即可扎成小捆，贮藏或进行加工。贮藏期间宜放于凉爽干燥处，避免虫蛀。

【药材】 党参 Codonopsis Radix 党参主产于黑龙江、吉林、辽宁、山西、河南，称东党、潞党。素花党参主产于甘肃、陕西及四川西北部，称西党、纹党、晶党，以四川南坪、松潘，甘肃文县所产品质最佳。川党参主产于四川、湖北、陕西，称条党、单枝党、板桥党。

商品规格 根据产地不同，商品名称较为复杂。党参有东党、潞党、台党。素花党参统称西党，有纹党、文党、晶党、庙党、汉中党、风党。川党参亦名条党、单枝党、板桥党。其中文党、庙党质量最好，潞党、台党产量最大，板桥党、庙党为主要出口规格。

性状 党参 根呈长圆柱形，稍弯曲，长10~35 cm，直径0.4~2 cm。表面黄棕色至灰棕色，根头部有多数疣状突起的茎痕及芽痕，集成球状，习称"狮子盘头"，每个茎痕的顶端呈凹下的圆点状；根头下有致密的环状横纹，向下渐稀疏，有的达全长的一半，栽培品环状横纹少或无；全体有纵皱纹及散在的横长皮孔，支根断落处常有黑褐色胶状物，系乳汁溢出凝成（俗称油点）。质稍硬或略带韧性，断面稍平坦，有的呈角质样，有裂隙或放射状纹理，皮部较厚，淡黄白色至淡棕色，

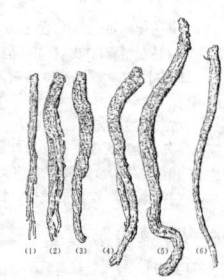
党参（根）外形
（1）党参 （2）素花党参
（3）灰毛党参 （4）川党参
（5）球花党参 （6）管花党参

与木部交接处有一深棕色环，木部淡黄色。有特殊香气，味甜，嚼之无渣。

素花党参 长10~35 cm，直径0.5~2.5 cm。表面黄白色至灰黄色，根头下致密的环状横纹常达全长的一半以上。断面裂隙较多，皮部灰白色至淡棕色，木部淡黄色。

川党参 长10~45 cm，直径0.5~2 cm。表面灰黄色至黄棕色，有明显不规则的纵沟。质较软而结实，断面裂隙较少，皮部黄白色，木部淡黄色。

鉴别 （1）根横切面：木栓细胞数列至10数列，外侧有石细胞，单个或成群。皮层窄。韧皮部宽广，外侧常现裂隙，散有淡黄色乳管群，并常与筛管群交互排列。形成层成环。木质部导管单个散在或数个相聚，呈放射状排列。薄壁细胞含菊糖。

粉末特征：黄白色。菊糖多，用冷水合氯醛液装置，菊糖团块略呈扇形、类圆形或半圆形，表面显放射状线纹。石细胞较多，单个散在或数个成群，有的与木栓细胞相嵌；石细胞多角形、类方形、长方形或不规则形，偶有纹孔疏密，具缘纹孔、网纹、网状纹缘纹孔导管与梯纹导管。乳汁管为有节联结乳汁管（或与周围细胞中充满油滴状物及细颗粒。木栓细胞棕黄色，表面观长方形、斜方形或类多角形，垂周壁微波状弯曲，木化，有纹条纹。

（2）本品乙醚浸出物加醋酐溶解，沿管壁加入浓硫酸，两液界

面呈棕色环,上层由蓝色即变为绿色(检查植物甾醇)。

(3)薄层色谱:取本品粉末以适量氯仿回流提取,提取液蒸干,以适量氯仿溶解作为供试液,以苍术内酯Ⅲ(atractylenolide Ⅲ)氯仿液作为对照品液。各取上述供试液及对照液适量,点于同一硅胶 GF$_{254}$板上,以环己烷-乙酸乙酯(7:3)展开。喷以亚硝酸钠硫酸试液,110 ℃加热5分钟后,在紫外灯(254 nm)下检测。党参及素花党参样品液色谱在与对照品色谱相应位置上,显示相同的淡绿色荧光斑点。

本品甲醇提取物经大孔树脂处理,去掉糖类和脂肪,作为供试液。以丁香苷(syrigin)甲醇液作为对照液。各取供试液及对照液适量点于同一硅胶 GF$_{254}$板上,以氯仿-甲醇-水(7:3:0.5)展开。置紫外灯(254 nm)下观察荧光,供试液色谱在与对照液色谱相应位置上显示相同的斑点。

品质标志 《中华人民共和国药典》2010年版规定:照醇溶性浸出物测定法热浸法测定,本品用45%乙醇为溶剂,其浸出物不得少于 55.0%。

【成分】 1. 党参 根中大部分是糖类:果糖,菊糖,多糖和4种杂多糖 CP$_1$、CP$_2$、CP$_3$、CP$_4$;苷类:丁香苷(syringin),正己烯基-β-D-吡喃葡萄糖苷(n-hexyl-β-D-glucopyranoside),乙基-α-D-呋喃果糖苷(ethyl-α-D-fructofuranoside),党参苷(tangshenoside);生物碱和含氮成分:胆碱(choline),黑麦草碱(perlolyrine),脲基甲酸正丁酯(n-butyl allophanate),焦谷氨酸-N-果糖苷(pyro-glutamic acid-N-fructoside),烟酸(nicotinic acid),5-羟甲基-2-吡啶甲醇(5-hydroxy-2-pyridine methanol);甾醇及三萜成分:蒲公英甾醇(taraxerol),乙酸蒲公英甾醇酯(taraxeryl acetate),木栓酮(friedelin),α-菠菜甾醇(α-spinasterol),α-菠菜甾醇-β-D-葡萄糖苷(α-spinasteryl-β-D-glucoside),7-豆甾烯醇(stigmast-7-en-3β-ol),7-豆甾醇-β-D-葡萄糖苷(Δ^7-stigmas tenyl-β-D-glucoside),豆甾醇(stigmasterol),豆甾醇-β-D-葡萄糖苷(stigmasteryl-β-D-glucoside),7-豆甾烯-3-酮(stigmasta-7-ene-3-one),α-菠菜甾酮(stigmasta-7,22-dien-3-one),5,22-豆甾二烯-3-酮(stigmasta-5,22-dien-3-one);其他成分:丁香醛(syringaldehyde),香草酸(vanillic acid),2-呋喃羧酸(2-furan carboxylic acid),苍术内酯(atractylenolide)Ⅱ 和 Ⅲ,5-羟甲基糠醛(5-hydroxy-methyl-2-furaldehyde),5-甲氧基甲基糠醛(5-methoxymethyl-2-furaldehyde),棕榈酸甲酯(methylpalmitate);挥发油:棕榈酸甲酯、α-蒎烯(α-pinene),2,4-壬二烯醛(nona-2,4-dienal),龙脑(borneol),δ-愈创木烯(δ-guaiene),α-姜黄烯(α-curcumene),苍术内酯(atrctylenolide)Ⅲ,白芷内酯(angelicin),补骨脂内酯(psoralen)。炔类:十四碳-4E,12E-二烯-8,10-二炔-1,6,7-三醇-6-O-β-D-葡萄糖苷(tetradeca-4E,12E-diene-8,10-diyne-1,6,7-triol-6-O-β-D-glucoside),十四碳-4E,12E-二烯-8,10-二炔-1,6,7-三醇(tetradeca-4E,12E-diene-8,10-diyne-1,6,7-triol)。

2. 素花党参 根含苏氨酸、缬氨酸、甲硫氨酸、异亮氨酸、亮氨酸、苯丙氨酸、组氨酸、天冬氨酸、丝氨酸、甘氨酸、谷氨酸、丙氨酸、胱氨酸、酪氨酸、赖氨酸、精氨酸、脯氨酸17种氨基酸。

3. 川党参 根含多糖。甾醇类:蒲公英赛醇,乙酸蒲公英甾醇酯,木栓酮。苷类:丁香苷 Ⅰ、Ⅱ、Ⅲ、Ⅳ,(E)-2-己烯基-β-槐糖苷[(E)-2-hexenyl-β-sophoroside],(E)-2-己烯基-α-L-吡喃阿拉伯糖基(1→6)-β-D-吡喃葡萄糖苷[(E)-2-hexenyl-α-L-arabinopyranosyl(1→6)-β-D-glucopyranoside],己基-β-龙胆二糖苷(hexyl-β-gentiobioside),己基-β-槐糖苷(hexyl-β-soporoside),(6R,7R)-E,E-十四碳-4,12-二烯-8,10-二炔-1,6,7-三醇-6-O-β-D-吡喃葡萄糖苷[(6R,7R)-E,E-tetradeca-4,12-diene-8,10-diyne-1,6,7-triol-6-O-β-D-glucoside]。又含党参内酯(codonolac-tone)、党参酸(codopiloic acid)以及天冬氨酸、苏氨酸、丝氨酸、甘氨酸、谷氨酸、丙氨酸、胱氨酸、甲硫氨酸、异亮氨酸、亮氨酸、酪氨酸、苯丙氨酸、赖氨酸、组氨酸、精氨酸、脯氨酸

等氨基酸和铁、铜、钴、锰、锌、镍、砷、钒、钼、氟等无机元素。

4. 管花党参 根含铁、铜、钴、锰、锌、镍、砷、钒、钼等无机元素及多糖。

5. 球花党参 根含甾醇类:蒲公英赛醇,乙酸蒲公英赛酯,木栓萜,豆甾醇。又含多糖、苍术内酯Ⅲ和天冬氨酸、苏氨酸、丝氨酸、甘氨酸、谷氨酸、丙氨酸、胱氨酸、缬氨酸、甲硫氨酸、异亮氨酸、亮氨酸、酪氨酸、苯丙氨酸、赖氨酸、组氨酸、精氨酸、脯氨酸等氨基酸。

6. 灰毛党参 根含多糖、苍术内酯Ⅲ。

【药理】 1. 增强机体应激能力 党参多糖给小鼠腹腔注射206 mg/kg,能延长小鼠游泳时间,提高小鼠耐高温能力,增强正常及摘除肾上腺小鼠的耐缺氧能力,并减少正常大鼠肾上腺内维生素C含量,对麻醉大鼠则无此种作用,表明党参增强应激作用可能与兴奋丘脑-垂体-肾上腺皮质系统有关。

2. 增强机体免疫功能 党参注射液能使小鼠腹腔巨噬细胞的数量增加,细胞体积增大,伪足增多,吞噬力加强;细胞内 DNA、RNA、糖类、酸性磷酸酶(ACP)、ATP 酶、酸性 α-醋酸萘酚酯酶(ANAE)、琥珀酸脱氢酶活性均明显增强。花粉多糖腹腔注射,也能使小鼠腹腔巨噬细胞内的糖类、ACP 酶与酸性 α-醋酸萘酚酯酶(ANAE)活性增强。党参醇提物对正常小鼠的免疫增强作用并不显著,但对环磷酰胺造成免疫抑制的小鼠,能明显增强淋巴细胞转化、抗体形成细胞的功能,提高血凝抗体滴度,提示党参对细胞、体液免疫的调节作用与机体的免疫功能状态密切相关。党参多糖对小鼠脾细胞分泌抗体的能力具有促进作用,对免疫受抑小鼠可使血清抗体及 B 淋巴细胞分泌抗体能力得到恢复,可促进正常小鼠体内白介素-2 的产生,但对正常小鼠可明显抑制血清溶血素的产生,对血清凝集素的生成无明显影响。

3. 延缓衰老作用 20%党参水煎液浸泡桑叶后喂蚕,可延长蚕的幼虫期、全生存期,并增加体重。体外试验表明,党参提取物能提高人血的超氧化物歧化酶(SOD)活性,增强清除自由基的能力,提示党参具有一定的延缓衰老作用。

4. 抗消化道溃疡作用 党参煎剂及其提取物Ⅰ、Ⅶ灌胃,对无水乙醇、强酸和强碱引起的大鼠胃黏膜损伤均有明显的保护作用。煎剂和水煎剂醇沉液、正丁醇中性提取物或多糖灌胃给药,对大鼠应激型、幽门结扎型、吲哚美辛(消炎痛)型、阿司匹林型及慢性醋酸型胃溃疡,具有明显的保护作用或促进溃疡愈合作用。研究发现,党参及其提取物能减少大鼠胃液分泌量,降低胃液总酸度,减少总酸排出量。抑制胃蛋白酶活性,但对游离酸无明显影响。水煎醇沉液能减少大鼠胃黏膜组织中组胺含量降低。多糖能抑制毛果芸香碱引起的大鼠胃酸分泌增加,并增加胃液中前列腺素 E$_2$(PGE$_2$)含量,表明党参抑制胃酸分泌及抗溃疡作用可能与其对 PG 代谢有关。

5. 对中枢神经系统作用 党参水煎醇提液腹腔注射,能显著延长士的宁、戊四唑诱发的小鼠惊厥潜伏期及死亡时间,并有抗电惊厥作用。党参多糖腹腔给药,除延长士的宁惊厥潜伏期外,还能降低正常小鼠及实验性发热大鼠的体温,抑制醋酸诱发的小鼠扭体反应;甲醇提取物也有一作用。醇提物灌胃或正丁醇提取物腹腔注射,均能拮抗或改善东莨菪碱造成的小鼠记忆获得障碍、亚硝酸钠造成的记忆巩固障碍和乙醇造成的记忆再现障碍;正丁醇提取物还能增加脑内 M 受体数量,提示党参的益智作用可能与胆碱能神经系统有关。

6. 对血液与造血功能的影响 党参水浸膏与醇浸膏可使家兔红细胞数及血红蛋白量增加,白细胞总数减少。中性粒细胞相对增多,淋巴细胞减少,摘除脾脏后,红细胞增加,但效应明显减弱,白细胞不减少。血液流变学研究表明,家兔静注党参注射液,能抑制体外血栓形成,减少血细胞比容,降低红细胞电泳值和血液黏度。

7. 对心血管的作用　党参提取物给麻醉猫静注，能提高心泵血量而不影响心率；增加脑、下肢和内脏血流量，将该提取物滴在小鼠肠系膜上，能扩张微血管并使血流量增加，具有对抗肾上腺素的作用。党参注射液及醇提物低浓度时对离体蟾蜍心脏呈抑制作用，高浓度可使心搏停止。家兔或大鼠静脉注射党参注射液，对垂体后叶素引起的心肌缺血有明显保护作用，对大鼠正常心率有减慢作用，但对垂体后叶素引起的心律失常并无影响。党参注射液静脉注射可使晚期失血性休克家兔血压明显回升，中心静脉压降低，心率轻度减慢，动物存活时间明显延长。

8. 对肿瘤辅助作用　党参煎剂能显著延长皮下移植 Lewis 肺癌及荷瘤小鼠的平均存活时间，动物的半数死亡时间和全部死亡时间均延长，日存活率也提高；抑制肿瘤体积和重量增长，明显减少肺转移灶。这些作用均优于单用环磷酰胺。煎剂能抑制原噬菌体的诱导释放，对大肠杆菌 SOS 反应有较强的抑制作用，表明党参有抗诱发作用，同时还能抑制羟基脲诱发的酵母细胞的基因突变。

9. 对血糖的影响　煎剂家兔灌胃可使血糖明显升高。小鼠腹腔注射、兔静脉注射射液，均有升高血糖作用；但大鼠每日皮下注射对血糖无明显影响。注射液对小鼠胰岛素引起的低血糖有对抗作用，对肾上腺素引起的高血糖无影响。家兔注射党参浸膏溶液，血糖量增加，但喂饲党参及注射发酵后党参溶液，则血糖无变化，故推测其升血糖作用与党参所含糖分有关。

毒性　党参注射液小鼠腹腔注射的 LD_{50} 为 79.21 ± 3.60 g/kg。家兔每日皮下注射 0.5 g/只，连续 13 日，无异常反应；家兔每日腹腔注射 1 g/只，连续 15 日，血清氨基转移酶活性无改变，也无中毒表现。党参碱小鼠腹腔注射的 LD_{50} 为 666～778 mg/kg。党参多糖给小鼠 1 次灌胃 10 g/kg，未见中毒表现及死亡。腹腔注射 LD_{50} 为 2.06±0.28 g/kg。党参水煎液给小鼠灌胃 LD_{50} 为 240.3 g/kg。

【炮制】　1. 党参　取原药材，除去芦头及杂质，洗净，润透，切厚片，干燥。

2. 米党参　取净米置锅内，用文火加热，喷洒清水少许至米粘锅上，候烟冒出时，倒入党参片，轻轻翻炒至米呈老黄色时，取出放凉，筛去焦米。每党参片 100 kg，用米20 kg。

3. 蜜党参　取炼蜜适量开水稀释后，加入党参片拌匀，闷透，置锅内，用文火炒至表面棕色，不粘手时，取出放凉。每党参片 100 kg，用炼蜜 20 kg。

4. 土炒党参　先将灶心土粉置锅内炒松，倒入党参片，用中火炒至表面土黄色，闻到党参香气为度，取出，筛去土粉，放凉。每党参片 100 kg，用灶心土 25 kg。

5. 麸炒党参　先以武火将锅加热，撒入麸皮，候冒烟时，倒入党参片，拌炒至表面呈微黄色，取出，筛去麸皮，放凉。每党参片 100 kg，用麸皮 20 kg。

6. 酒党参　将党参用米酒拌匀，放置 1 小时，置锅内，用文火炒干。每党参片 100 kg，用米酒 12 kg。

饮片性状　党参参见"药材"项。米党参形如党参，表面老黄色。蜜党参表面黄棕色，显光泽，略有黏性，气香，味甜。土炒党参表面土黄色。麸炒党参面微黄色，略有麸香。酒党参具酒香气。

贮干燥容器内。米党参、蜜党参、土炒党参、麸炒党参、酒党参密闭，置阴凉干燥处。

【药性】　甘，平。归脾、肺经。

1. 《本经逢原》："甘，平。"

2. 《得配本草》："入手、足太阴肺气分。"

3. 《本草求真》："专入肺。"

4. 《本草再新》："无毒。入心、脾、肺三经。"

【功用主治】　健脾补肺，益气生津。主治脾胃虚弱，食少便

溏，四肢乏力，肺虚喘咳，气短自汗，气血两亏诸证。

1. 《本经逢原》："清肺。"

2. 《本草从新》："补中，益气，和脾胃，除烦渴。"

3. 《药性集要》："能补脾肺，益气生津。"

【用法用量】　内服：煎汤，6～15 g；或熬膏，入丸、散。生津、养血宜生用；补脾益肺宜炙用。

【宜忌】　实证、热证禁服；正虚邪实证，不宜单独应用。

1. 《得配本草》："气滞、怒火盛者禁用。"

2. 《药笼小品》："中满有火者忌之。"

【选方】　1. 清肺气，补元气，开声音，助筋力　党参一斤（软甜者，切片），沙参半斤（切片），桂圆肉四两。水煎浓汁，滴水成珠，用磁罐盛贮。每用一酒杯，空心滚水冲服，冲人煎药亦可。(《得配本草》上党参膏)

2. 治小儿自汗症　每日用党参 30 g，黄芪 20 g。水煎成 50 ml，分 3 次服，1 岁以内减半。〔《江苏中医》1988，(9)；25〕

3. 治寒凉峻剂，以致损伤脾胃，口舌生疮　党参(焙)、黄芪(炙)各二钱，茯苓一钱，甘草(生)五分，白芍七分。白水煎，温服。(《喉科紫珍集》参芪安胃散)

4. 治小儿口疳　党参 30 g，黄柏 15 g。共为细末，吹撒患处。(《青海省中医验方汇编》)

5. 治脱肛　党参 30 g，升麻 9 g，甘草 6 g。水煎 2 次，早晚各 1 次。(《全国中草药汇编》)

6. 抑制或杀灭麻风杆菌　党参、重楼(蚤休)、刺包头根皮(楤木根皮)各等量。将党参、重楼研成细粉；将剩包头根皮加水适量煎煮 3 次，将 3 次滤液浓缩成一定量(党参、重楼细粉 3 g 的药液，加蜂蜜适量，再将重楼、党参细粉倒入捣匀作丸，每丸重 9 g)亦可作成膏剂。日服 3 次，每次 1 丸，开水送服。(北京中医学院《新医疗法资料汇编》)

【临床报道】　1. 治疗功能性子宫出血　每日用党参30～60 g，水煎，每日 1 剂。月经期或行经第一日开始连续服药 5 日。部分患者血止后，用人参归脾丸或乌鸡白凤丸等巩固疗效。共治疗 37 例，5 例痊愈，14 例显效，10 例有效，无效 8 例。

2. 治疗月经过多、产后恶露不尽　党参 20 g 用 400 ml 高黎水文火煎 40 分钟，取药汁 150～200 ml，兑入阿胶 10 g(烊化)顿服，每日 1 次，治疗月经过多、产后恶露不尽 68 例。结果月经过多 40 例，产后恶露不尽 28 例，中医辨证均属气虚型，均用本药全部有效，服药 3～7 剂，停药后未复发。

【各家论述】　1. 《本经逢原》："上党人参，虽无甘温峻补之功，却有平清肺金之效，不似沙参之性寒专泄肺气也。"

2. 《本草正义》："党参力能补脾养胃，润肺生津，健运中气，与人参不甚相远。其尤可贵者，则健脾运而不燥，滋胃阴而不湿，润肺而不犯寒凉，养血而不偏滋腻，鼓舞清阳，振动中气，而无刚燥之弊。有较诸辽参之力量厚重，而少偏于阴柔，高丽参之气味雄壮而微嫌于刚烈者，尤为得中和之正，宜乎五脏交受其养，而无往不宜也。"

3837　鸭毛 yā máo
《《山东药用动物》》

【异名】　鸭羽《华佗神医秘传》。

【基原】　为鸭科鸭属动物家鸭的羽毛。

【原动物】　参见"白鸭肉"条。

【采收加工】　宰鸭时拔取羽毛，晒干。

【功用主治】　解热毒。主治癞毒，水火烫伤。

【用法用量】　外用：鼠洗或研末调涂。

【选方】　1. 治癞毒(农家烧粪于地，为烈日蒸晒，人跣足行其上，受其热毒，足趾附痛，似溃非溃)　以鸭羽煎汤，合皂矾洗之。(《华佗神医秘传》华佗治乌茄疗神方)

2. 治烧烫伤溃烂出水　大鸭毛适量，烧灰，加冰片少许，共研

末，用香油调，涂患处。(《山东药用动物》)

3838 **鸭头** yā tóu (《别录》)

【基原】 为鸭科鸭属动物家鸭的头部。

【原动物】 参见"白鸭肉"条。

【采收加工】 宰鸭时取下头部，鲜用。

【功用主治】 利水消肿。主治水肿尿涩，咽喉肿痛。

1.《新修本草》:"《别录》云，头主水肿，通利小便。古方疗水，用鸭头丸也。"

2.《滇南本草》:"头：能消顶上秃疮。脑：能敷一切疮毒。"

3. 姚可成《食物本草》:"脑：主冻疮，取涂之。"

4. 柴裔《食鉴本草》:"舌：治痔疮。"

【选方】 1. 治阳水暴肿，面赤，烦躁喘急，小便涩　甜葶苈(炒)二两(熬膏)，汉防己末二两，以绿头鸭血同头合捣三千杵，丸梧子大。每木通汤下七十丸，日三服。一方加猪苓一两。(《纲目》引《外台》鸭头丸)

2. 治喉风肿　鸭嘴、胆矾为细末，醋煎一二沸，呷入口，吐即愈，如吐不止，呷米饭即止。(《普济方》)

3. 治酒皶鼻　鸭嘴、胆矾敷。(《脉因证治》)

3839 **鸭血** yā xuè (《本草经集注》)

【基原】 为鸭科鸭属动物家鸭的血液。

【原动物】 参见"白鸭肉"条。

【采收加工】 宰鸭时收集血液，鲜用。

【药材】 鸭血 *Anatis Domesticae Sanguis*　全国大部分地区均有。

性状　鲜血为红色液体，易凝固。有的加盐水后加热成赭色块状，细腻或内部有许多小孔，易破碎，用手挤压易变形而水被挤出。气微，味淡。

【药性】 咸，凉。

1.《饮食须知》:"味咸，性冷。"

2.《本草正》:"味咸，微凉。"

【功用主治】 补血，解毒。主治劳伤吐血，贫血虚弱，药物中毒。

1.《新修本草》:"《别录》云，解诸毒。"

2.《食疗本草》:"项中热血，解野葛毒，饮之。"

3.《纲目》:"热血，解中生金、生银、丹石、砒霜诸毒，射工毒。又治中恶及溺水死者，灌之。蚯蚓咬疮，涂之。"

4.《本草正》:"善解诸毒。盐卤毒，宜服此解之。"

5.《本经逢原》:"能补血解毒。劳伤吐血，冲热酒调服。"

6.《医林纂要》:"解鱼虫百毒。"

7.《随息居饮食谱》:"解亚片毒。"

【用法用量】 内服：趁热生饮或隔水蒸熟，100～200 ml。外用：涂敷。

【选方】 1. 治经来潮热，胃气不开，不思饮食　白鸭血，头上取之，酒调饮。(《秘传内府经验女科》鸭血酒)

2. 治贫血虚弱　用1只鸭的血(宰鸭时取之)，加清水适量，食盐少许，隔水蒸熟，再和入好酒(最好是首乌酒)1～2汤匙，稍蒸片刻后服食，每日1次，连服4～5次为1个疗程。(《中华食疗大全》)

3. 治中风　白鸭血，每日约两杯，晚食前1小时饮用。(《动植物民间药》)

4. 治小儿白痢，似鱼冻者　白鸭杀取血，滚酒泡服。(《纲目》引《摘玄方》)

5. 治中诸药毒已死者　取生鸭断头，以鸭项内病者口中，得血三两滴入喉中即苏也。(《太平御览》引《博物志》)

6. 解百蛊毒　白鸭血，热饮之。(《纲目》引《广记》)

7. 治吞金　热鸭血服之。金从大便出。(《王氏医存》)

3840 **鸭卵** yā luǎn (《本草经集注》)

【异名】 鸭子(孟诜)，鹜实、鹜元(《宝庆本草折衷》)，鸭蛋(《医钞类编》)。

【基原】 为鸭科鸭属动物家鸭的卵。

【原动物】 参见"白鸭肉"条，

【采收加工】 取鸭蛋鲜用，或加工成咸蛋、变蛋(皮蛋)。

【药材】 鸭卵 *Anatis Domesticae Ova*　全国大部分地区均产。

性状　鸭蛋呈卵圆形，长径5～9 cm，表面类白色或淡青绿色，外壳坚硬，光滑，皮破后内有白色厚膜，较坚韧。蛋清呈胶体，无色半透明，遇热固化变性成白色固体，蛋清内有2条系膜与蛋黄相连。蛋黄黄色或橘红色，胶体外有核膜包围，遇热易固化呈固体，手搓易呈粉状。气微腥，味淡。

【成分】 每100 g含蛋白质13 g，脂肪14.7 g，碳水化合物1 g，维生素A 1 380 u，硫胺素(thiamine)0.15 mg，核黄素(riboflavin)0.37 mg，烟酸(nicotinic acid)0.1 mg，灰分(ash)1.8 g，钙71 mg，磷210 mg，铁3.2 mg，镁7 mg，钾60 mg，钠82 mg。

【药性】 甘，凉。

1.《食疗本草》:"微寒。"

2.《日用本草》:"有毒。"

3.《饮食须知》:"味甘、咸，性微寒。"

4.《医林纂要》:"卵：甘、咸，寒。腌卵：味咸、涩，寒，入肺、肾。变蛋：味辛、涩，兼甘、咸，寒。"

【功用主治】 滋阴清肺，平肝，止泻。主治胸膈结热，肝火头痛眩晕，喉痛，齿痛，咳嗽，泻痢。

1.《日华子》:"治心腹胸膈热。"

2.《本草备要》:"能滋阴。"

3.《医林纂要》:"卵：补心清肺，止热嗽，治喉痛齿痛；百沸汤冲食，清肺火，解阳明结热。腌卵：能解暑，利小便，实大肠，治痢止泻。变蛋：泻肺热，醒酒，去大肠火，治泻痢。"

4.《食物中药与便方》:"皮蛋：清凉，明目，平肝。"

5.《彝医动物药》:"清虚热，清心醒脑，养阴益神。治老人体弱，阴虚火旺。"

【用法用量】 内服：煎汤，煮食或开水冲服，1～2个。宜盐腌煮食。

【宜忌】 不宜多食；脾阳不足，寒湿泻痢，以及食后气滞痞闷者禁食。

1.《本草经集注》:"不可合鳖肉食之。"

2.《食疗本草》:"发气，令背膊闷。小儿食之，脚软不行，爱倒。盐腌食之，即宜人。"

3.《日华子》:"多食发冷疾。"

4.《食性本草》:"生疮毒者食之，令恶肉突出。"

5.《日用本草》:"发疮疥。"

6.《饮食须知》:"妊妇多食，令子失音，不可合李子食，害人；合桑椹食，令妊娠生子不顺。"

7.《药性切用》:"闭气，滞下忌之。"

【选方】 1. 治鼻衄，头胀头痛　青壳鸭蛋10个，马兰头250 g。同煮，蛋熟后，将壳敲碎，再煮蛋至乌青色。每日适量，吃蛋喝汤。

2. 治高血压病　每日吃皮蛋2～3个，不用咸味，淡吃，或用糖醋蘸食。(1、2方出自《食物中药与便方》)

3. 治妇人胎前产后赤白痢　生姜(取自然汁)适量，鸭子一个(打碎，入生姜汁内搅匀)。共煎至八分，入蒲黄三钱，煎五七沸，空心温服。(《医钞类编》鸭蛋汤)

4. 治肠炎、腹泻　鸭蛋1～2个，酸醋250 g。共煮熟，吃蛋和醋。(《广西药用动物》)

5. 治黄疸初时便溏不爽者　青壳鸭蛋敲小孔，纳朴硝，纸封炖熟，日二服。效。

6. 治妇人无子　月经净后，每日用青壳鸭蛋一个，针刺七孔，蕲艾五分，水一碗，将蛋安艾水碗内，饭锅蒸熟食之。每月吃 5～6 个。(5、6 方出自《鳟溪单方选》)

7. 治小儿盗汗　鸭凤凰儿(望鸭卵)1 只，去毛和内脏，切碎，加胡椒 3 粒(打碎)，蒸熟服。《山东药用动物》

8. 治淋巴结结核　鸭蛋 2 只，大蒜 90 g(去皮)，同放锅内，加水适量同煮，待鸭蛋煮熟后，去壳再煮片刻。稍加调味后饮汤吃蛋和大蒜。本方肺结核患者也可经常食用。《中华食物疗法大全》大蒜炖鸭蛋汤)

【各家论述】　1.《纲目》："今人盐藏鸭子，其法多端。俗传小儿泄痢，炙咸卵食之，亦间有愈者。盖鸭肉能治痢，而炒盐治血痢故耳。"

2.《医林纂要》："鸭卵，腌久则黄变黑，能入肾，有涩味，能敛肺而止泄。"

3841 鸭肪 yā táng 《别录》

【异名】　鹜肪《别录》，鸭脂《圣济总录》。

【基原】　为鸭科鸭属动物家鸭的脂肪油。

【原动物】　参见"白鸭肉"条。

【采收加工】　宰杀后剖腹取脂肪，熬油，放凉。

【药材】　鸭肪 Anatis Demesticae Oleun　全国大部分地区均产。

性状　本品在 30℃左右呈淡黄色液体，随温度降低而渐变稠至凝固，呈淡黄色固体。质较细腻，有特殊的鸭油香气。

【药性】　甘，平。

1.《千金方》："味甘，平，无毒。"

2.《食性本草》："大寒。"

【功用主治】　消瘰散结，利水消肿。主治瘰疬，水肿。

1.《别录》："主风('风'一作'气')虚寒热。"

2.《新修本草》："《别录》云：主水肿。"

【用法用量】　涂敷。

【选方】　1. 治瘰疬汁出不止　鸭脂调半夏末敷之。(《水类钤方》)

2. 治蚰蜒瘘　鸭脂三两，胡粉二两，巴豆(去壳，细研，去油尽)半两。上三味，先溶脂，入二味末调如膏。每日三五度，涂疮上。(《圣济总录》鸭脂膏)

3842 鸭胆 yā dǎn 《纲目》

【基原】　为鸭科鸭属动物家鸭的胆囊。

【原动物】　参见"白鸭肉"条。

【采收加工】　宰杀去内脏时，摘下胆囊，取胆汁鲜用。

【药材】　鸭胆 Anatis Domesticae Fel　全国大部分地区均产。

性状　鲜胆呈小囊状，长 1.5～3 cm，上端颈部较细，内有深绿色胆汁。干胆呈扁平囊状，胆汁干燥呈粉状或块状。气微腥，味苦。

【成分】　胆汁中含胆酸类：鹅去氧胆酸(chenodeoxycholic acid)，别石胆酸(allolithocholic acid)，3α-羟基-7-酮基胆烷酸(3α-hydroxy-7-oxocholanic acid)，3-酮-4，6-二烯胆烷酸(3-oxo-4，6-dienechololanic acid)。

【药理】　与鸡胆相似，主含鹅去氧胆酸(CDCA)，CDCA 可利胆，溶解胆结石，促进脂肪的消化和吸收，止咳祛痰平喘，降血压，抗高血压及抗菌等，参见"鸡胆"条。

【药性】　苦，寒。

【功用主治】　《纲目》："涂痔核，良。又点赤目初起，亦效。"

【用法用量】　外用：涂敷。

3843 鸭涎 yā xián 《纲目》

【基原】　为鸭科鸭属动物家鸭的口涎。

【原动物】　参见"白鸭肉"条。

【采收加工】　以生姜少许，塞入鸭口中，将其倒悬，即有口涎流出，收集鲜用。

【功用主治】　主治异物哽喉，小儿阴囊被蚯蚓咬伤肿亮。

【用法用量】　外用：含漱或涂敷。

【选方】　1. 治小儿疰风，头及四肢皆往后　以鸭涎滴之。

2. 治蚯蚓吹小儿阴肿　取雄鸭(涎)抹之，即消。(1、2 方出自《纲目》引《海上方》)

3. 治谷芒刺喉　饮鸭涎。(《食物本草会纂》)

3844 鸭儿芹 yā ér qín 《国药提要》

【异名】　三叶、起莫、当田《别录》，三叶芹《经济植物手册》，水白芷、大鸭脚板《贵州民间方药集》，鸭脚板草《四川药志》，红鸭脚板《贵州草药》，牙痛草《甘肃中草药手册》，鸭脚菜《广西药用植物名录》。

【基原】　为伞形科鸭儿芹属植物鸭儿芹的茎叶。

【原植物】　鸭儿芹

Cryptotaenia japonica Hassk.

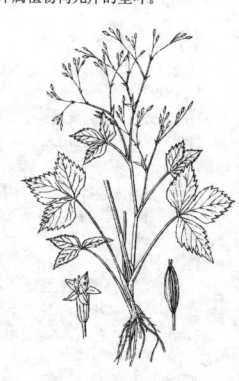

鸭儿芹

多年生草本，高 30～100 cm。主根短，侧根多数，细长。茎光滑，具叉状分枝。基生叶及茎下部叶有长 5～20 cm 的叶柄，叶鞘边缘膜质；叶片轮廓三角形至广卵形，长 2～14 cm，宽 3～17 cm。通常为 3 小叶，中间小叶片菱状倒卵形，先端有短尖，基部楔形，两侧小叶斜倒卵形至长卵形，近无柄，小叶片边缘均有不规则的尖锐重锯齿，有时 2～3 浅裂；最上部的叶近无柄，小叶片卵状披针形至窄披针形，边缘有锯齿。复伞形花序呈疏松的圆锥状，花序梗不等长，总苞片及小总苞片均为 1～3；线形或钻形，伞辐 2～3；小伞形花序有花 2～4，萼齿细小，三角形；花瓣白色，倒卵形，顶端有内折的小舌片；花柱基圆锥形，花柱短，直立。双悬果线状长圆形，长 4～6 mm，宽 2～2.5 mm，合生面略收缩，胚乳腹面近平直，每棱槽内有油管 1～3，合生面油管 4。花期 4～5 月，果期 6～10 月。

生于海拔 200～2 000 m 的山地、山沟及林下较阴湿地区。分布于河北、山西、江苏、浙江、安徽、福建、江西、湖北、广东、广西、云南、陕西、甘肃等地。

本植物的果实(鸭儿芹果)、根(鸭儿芹根)亦供药用，另设专条。

【采收加工】　7～8 月采收，鲜用或晒干。

【成分】　全草含挥发油：异亚丙基丙酮(mesityl oxide)，异丙烯基丙酮(isomesityl oxide)，甲基异丁基甲酮(methyl isobutyl ketone)，α、β-蒎烯(pinene)，莰烯(camphene)，β-月桂烯(β-myrcene)，二戊烯(dipentene)，对聚伞花素(p-cymene)以及 γ-松油烯(γ-terpinene)，异松油烯(terpinolene)，反式-β-罗勒烯(trans-β-ocimene)等。

叶中含脑苷脂类成分中含有 4-羟基鞘氨醇(4-hydroxysphingenine)。

【药性】　辛、苦，平。

1.《别录》："味辛。"

2.《陕西中草药》："味苦、微辛,性平。"

3.《全国中草药汇编》："辛,温。"

【功用主治】 祛风止咳,利湿解毒,化瘀止痛。主治感冒咳嗽,肺痈,淋痛,疝气,月经不调,风火牙痛,目赤翳障,痈疽疮肿,皮肤瘙痒,跌打肿痛,蛇虫咬伤。

1.《别录》："主寒热,蛇、蜂螫人。"

2.《天宝本草》："火牙噙之即刻消;叶捣敷于耳后,脱眼内翳。"

3.《分类草药性》："治白淋,消肿毒,调经,退火。"

4.《民间常用草药汇编》："外敷治臁疮。"

5.《陕西中草药》："活血祛瘀,镇痛止痉。治跌打损伤,皮肤瘙痒。"

6.《四川中药志》1979年版："用于感冒风寒咳嗽,疝气,无名肿毒。"

7.《广西民族药简编》："治眼结膜炎。"

【用法用量】 内服:煎汤,15～30 g。外用:捣敷;或研末撒;或煎汤洗浴。

【选方】 1. 治风寒感冒咳嗽 鸭儿芹10 g,紫苏6 g,铁筷子6 g,陈皮6 g。水煎服。《四川中药志》1979年版)

2. 治小儿肺炎 鸭儿芹15 g,马兰12 g,叶下红、野油菜各9 g。水煎服。

3. 治百日咳 鸭儿芹、地胡椒、卷柏各9 g。水煎,每日3次分服。

4. 治流行性脑脊髓膜炎 鸭儿芹15 g,瓜子金9 g,金银花藤60 g。水煎服。(2～4方出自《常用中草药配方》)

5. 治肿毒皮色不变,漫肿无头 鸭儿芹、东风菜各15 g,柴胡30 g。水煎,每日3次分服。并用鸭儿芹、东风菜各等分,研末,好烧酒调敷。

6. 治带状疱疹 鸭儿芹、匍伏堇、桉叶各30 g,酸浆草60 g。共为细末,醋调敷。(5、6方出自《常用中草药配方》)

3845 鸭舌头 yā shé tóu 《贵州草药》

【异名】 鸭舌草、鸭舌子《贵阳民间草药》),水充草《贵州草药》),鸭舌条、小箭《四川常用中草药》)。

【基原】 为泽泻科慈姑属植物矮慈姑的全草。

【原植物】 矮慈姑 Sagittaria pygmaea Miq. 又名:瓜皮草《中国植物志》)。

一年生沼生植物。叶全部基生;叶片条形或条状披针形,长2～30 cm,宽0.2～1 cm,先端渐尖或稍钝,基部鞘状。花葶直立,高5～35 cm;总状花序;花轮生,雌花单一,无梗,着生于下轮,或与雄花组成1轮,雄花2～5,具1～3 cm长的细梗;外轮花被片3,萼片状,卵形,长约3 mm,内轮花被片3,花瓣状,白色,较外轮者大;雄蕊12,花丝扁而宽;心皮多数,集成圆球形。瘦果近倒卵形,具翅,背缘有鸡冠状齿裂。花果期5～11月。

生于水田中。分布于华东、华南、西南各地。

【采收加工】 7～9月采收,鲜用或晒干备用。

【药理】 抑蛇毒作用 矮慈姑(鸭舌头)对眼镜蛇毒中毒小鼠(以神经毒为主要死因)有较好的保护作用,每只小鼠一次灌胃矮

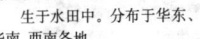
矮慈姑

慈姑煎液(干粉1 g/ml)0.3～0.6 ml,可使眼镜蛇毒中毒小鼠的死亡率明显下降,对照组死亡率75.9%,治疗组死亡率为32.1%。

【药性】 淡,凉。

1.《贵州民间药物》："性平,味淡。"

2.《四川常用中草药》："性凉,味淡。"

3.《湖南药物志》："微苦、淡,寒。"

【功用主治】 清肺利咽,利湿解毒。主治肺热咳嗽,咽喉肿痛,小便热痛,痈疖肿毒,湿疮,烫伤,蛇伤。

1.《贵州民间药物》："除湿。治疮毒,湿疮。"

2.《四川常用中草药》："治小便热痛,火烫伤。"

3.《全国中草药汇编》："清热解毒,行血。"

4.《湖南药物志》："利尿。"

【用法用量】 内服:煎汤,鲜品15～30 g。外用:捣敷。

【选方】 1. 治喉火 鲜鸭舌草30 g。水煎服;同时另取一部分捣敷颌下。《贵州民间药物》)

2. 治湿疮 鸭舌头、水慈姑、猪鼻孔叶各等分,捣烂搽患处。最后用清水洗净。(1、2方出自《贵州民间药物》)

3. 治蛇咬伤 鸭舌草、半边莲各等量,捣烂,敷患处;并用小箭30 g,半边莲30 g,水煎服。《四川中药志》1982年版)

3846 鸭舌草 yā shé cǎo 《植物名实图考》

【异名】 蕲草、蕲荣《新修本草》),接水葱《七卷食经》),鸭儿嘴《植物名实图考》),鸭仔菜、鸭儿菜《南宁市药物志》),香头草、猪耳菜、马皮瓜《江苏药材志》),肥猪草《江西草药手册》),黑菜、少花鸭舌草《福建中草药》),水玉簪《陕西中草药》),鹅仔菜、岩菜、湖菜《福建药物志》)。

【基原】 为雨久花科雨久花属植物鸭舌草的全草。

【原植物】 鸭舌草 Monochoria vaginalis (Burm. f.) Presl [Pontederia vaginalis Burm. f.; M. pauci flora (Bl.) Kunth]

多年生草本,高10～30 cm。根茎较短,近直立。叶互生;叶片形状变化较大;由心状宽卵形、长卵形至披针形,长2～6 cm,宽1～5 cm,先端短尖,基部圆形或略呈心形。总状花序从叶鞘中抽出,花序梗短,基部有1披针形苞片,花3～6朵;花被钟状,6深裂,蓝紫色;雄蕊6,内有1枚较大,花药基部着生,顶菜;子房3室。蒴果长卵形,长约12 mm,室背开裂;种子多数。花果期8～9月。

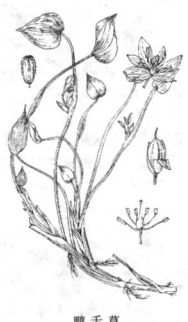
鸭舌草

生于潮湿地或稻田中。分布于全国各地。

【采收加工】 7～9月采收,鲜用或切段晒干。

【药性】 苦,凉。

1.《新修本草》："味甘,寒,无毒。"

2.《陕西中草药》："味苦,性平。"

3.《浙江药用植物志》："微苦,凉。"

4.《福建药物志》："微甘、咸,寒。"

【功用主治】 清热凉血,利尿,解毒。主治感冒高热,肺热咳喘,百日咳,咳血,吐血,崩漏,尿血,热淋,痢疾,肠炎,肠痈,丹毒,疮肿,咽喉肿痛,牙龈肿痛,牙龈红肿,蛇虫咬伤,毒菇中毒。

1.《新修本草》："主暴热喘息,小儿丹毒。"

2.《食物考》："解蛊毒。"

3.《陕西中草药》："止痛,离骨。主治牙科疾患。"

4.《青岛中草药手册》："清热解毒,消肿利尿。主治肠炎,齿

酿脓肿,急性扁桃体炎,咽喉肿痛,小便不利。"

5.《全国中草药汇编》:"治慢性支气管炎,肺结核,肺炎,百日咳。"

6.《福建药物志》:"清肝,凉血,解毒。治咯血,尿血,小儿高热,急性结合膜炎,疮痈肿,毒菇中毒,毒蛇咬伤。"

7.《湖北中草药志》:"用于感冒发热,心烦口渴,急性胃肠炎,口舌生疮。"

【用法用量】 内服:煎汤,15~30 g(鲜品 30~60 g);或捣烂绞汁。外用:捣敷。

【选方】 1. 治小儿高热,小便不利 鲜少花鸭舌草30 g,莲子草30 g。水煎服。(《福州军区后勤部中草药手册》)

2. 治咳血 鲜少花鸭舌草 30~60 g,捣烂绞汁,调蜜服。(《福建中草药》)

3. 治吐血 鸭舌草30~60 g,炖猪瘦肉服。(江西《草药手册》)

4. 治热淋 鲜鸭儿菜 60 g,鲜车前草 30 g。水煎服。(《梧州地区中草药》)

5. 治急性胃肠炎 鲜鸭舌草、旱莲草各 30 g,共捣汁,加白糖适量内服。(《湖北中草药志》)

6. 治疗疮 鸭舌草加桐油捣烂敷患处。(江西《草药手册》)

7. 治各种毒菇中毒 鲜少花鸭舌草 250 g,捣烂绞汁,拌白糖适量,灌服。或鲜少花鸭舌草 500 g(捣汁),冰糖60 g,炖至冰糖溶化后服。(《常见青草药选编》)

【临床报道】 治疗慢性气管炎 取鲜鸭舌草全草 30 g(干品),加水煮沸 15 分钟,加入蜂蜜 9~15 g,再煮沸 5 分钟,为 1 次量。日服 2 次,连服 30 日为 1 个疗程。观察 341 例,近控 42 例,显效 121 例,好转 140 例。总有效率 88.9%。

3847 鸭肫衣 yā zhūn yī 《纲目》

【异名】 鸭肫胵(《经验广集》),鸭肫内皮(《本草求原》),鸭肫皮(《药材资料汇编》),鸭内金(《中药形性经验鉴别法》)。

【基原】 为鸭科动物家鸭的砂囊角质内壁。

【原动物】 参见"白鸭肉"条。

【采收加工】 宰鸭去内脏时,摘下砂囊(鸭胗),剖开,剥取内壁,晒干或烘干。

【药材】 鸭肫衣 Anatis Domesticae Endothelium Corneum 全国大部分地区均产。

性状 本品呈碟形片状或破碎,厚约 1.5 mm,外表面暗绿色或黄棕色,内表面黄白色,皱纹粗且少,近边缘有沟纹。质硬,断面角质。气腥,味微苦。

【药性】 甘,平。归脾、胃经。

【功用主治】《纲目》:"主治诸骨哽,炙研,水服一钱即愈,取其消导也。"

【用法用量】 内服:煎汤,3~6 g;研末,1.5~3 g。

【选方】 治噎膈膈翻胃 鸭肫胵(内衣即肫皮)数十个。晒干微炒,为末,每早烧酒送下六分,频服。(《经验广集》鸭肫散)

3848 鸭跖草 yā zhí cǎo 《本草拾遗》

【异名】 鸡舌草、碧竹子(《本草拾遗》),青耳环花、竹叶草(《竹谱详录》),鸭脚草、耳环草、碧蝉儿花(《百一选方》),蓝姑草(《活幼全书》),竹鸡草(《濒湖集简方》),竹叶菜、碧蝉花(《纲目》),水竹子(《植物名实图考长编》),竹叶兰(《贵阳民间药草》),竹根菜(《四川中药志》),兰花草、野鸭青、竹叶活血草(《浙江民间常用草药》),鸡冠菜、蓝花姑娘(《江苏药材志》),竹仔草(《江西中草药》)。

【基原】 为鸭跖草科鸭跖草属植物鸭跖草的全草。

【原植物】 鸭跖草 Commelina communis L.

一年生草本,植株高 15~60 cm。多须根。茎多分枝,具纵棱,基部匍匐,上部直立,仅叶鞘及茎上部被短毛。单叶互生,无柄

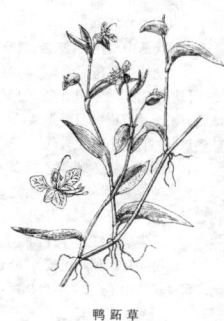

鸭跖草

或近无柄;叶片卵圆状披针形或披针形,长 4~10 cm,宽 1~3 cm,先端渐尖,基部下延成膜质鞘,抱茎,有白色缘毛,全缘。总苞片佛焰苞状,有 1.5~4 cm 长的柄,与叶对生,心形,稍镰刀状弯曲,先端短急尖,长 1.5~2.4 cm,边缘常有硬毛。聚伞花序生于上部者,花 3~4 朵,具短梗,生于枝最下部者,有花 1 朵,梗长约 8 mm;萼片 3,卵形,膜质;花瓣 3,深蓝色,较小的 1 片卵形,长约 9 mm,较大的 2 片近圆形,有长爪,长约 15 mm;雄蕊 6,能育者 3 枚,花丝长约 13 mm,不育者 3 枚,花丝较短,无毛,先端蝴蝶状;雌蕊 1,子房上位,卵形,花柱丝状而长。蒴果椭圆形,2 室,2 瓣裂,每室有子 2 颗。表面凹凸不平,具白色小点。花期 7~9 月,果期 9~10 月。

生于海拔 100~2 400 m 的湿润阴处,在沟边、路边、田埂、荒地、宅旁墙角、山坡及林缘草丛中均常见。分布于我国南北大部分地区。

【采收加工】 6~7 月开花期采收全草,鲜用或阴干。

【药材】 鸭跖草 Commelinae Herba 产于我国东南部地区。

性状 全草长可达 60 cm,黄绿色或黄白色,较光滑。茎有纵棱,直径约 0.2 cm,多有分枝或须根,节稍膨大,节间长 3~9 cm;质柔软,断面中心有髓。叶互生,多皱缩、破碎,完整叶片展平后呈卵状披针形或披针形,长 3~9 cm,宽 1~2.5 cm;先端尖,全缘,基部下延成膜状叶鞘,抱茎,叶脉平行。聚伞花序,总苞心状卵形,折合状,边缘不相连;花多脱落,总苞佛焰苞状,心形,两边不相连;花瓣皱缩,蓝黑色。气微,味淡。

鉴别 (1)叶表面观:上、下表皮细胞方形或长方形,散有多数草酸钙小针晶,长 7~12 μm;气孔ధ突起于表皮,副卫细胞平列 4 型型。非腺毛有两种,均为 2 细胞,一种短锥形,长 45~60 μm,壁较厚,基部细胞直径约 45 μm,顶端细胞短尖;另一种棒形,基部细胞长 45~60 μm,壁稍厚,顶端细胞较长,先端钝圆,壁薄,常脱落。草酸钙针晶较多,长至 74 μm。

(2)取本品粗粉 2 g,加水 30 ml,煮沸 30 分钟,滤过。取滤液 2 ml,加 0.2%茚三酮乙醇液 2~3 滴,置沸水浴中加热 5 分钟,溶液显蓝色(检查氨基酸)。

(3)取上述水提取液 20 ml,水浴浓缩至干,加 8 ml 甲醇溶解,滤过。取滤液 2 ml,加浓盐酸数滴,再加镁粉少量,溶液变红色;另取 2 ml 加 1%三氯化铝甲醇溶液数滴,溶液显黄色(检查黄酮)。

【成分】 全草含左旋-黑麦草内酯(loliolide),无羁萜(friedelin),β-谷甾醇(β-sitosterol)。对羟基桂皮酸(p-hydroxycinnamic acid),胡萝卜苷(dancosterol)和 D-甘露醇及正三十烷醇(n-triacontanol)。

地上部分含生物碱:1-甲氧羰基-β-咔啉(1-carbomethoxy-β-carboline),哈尔满(harman)及去甲哈尔满(norharman)。

花瓣含花色苷(anthocyanin),鸭跖黄酮苷(flavocommelin),丙二酰单酰基对香豆酰飞燕草苷(malonyl awobanin)及鸭跖兰素(commelinin)等。

【药理】 1. 抗菌作用 鸭跖草水滤液试管法试验表明,对金黄色葡萄球菌、白念珠菌的最小抑菌浓度(MIC)为 250 g/L,对白色葡萄球菌和溶血性链球菌的 MIC 为 500 g/L,而对铜绿假单胞菌药物浓度达 1×10^3 g/L,未见有抑菌作用。其抗菌有效部位为乙酸乙酯部分。对金黄色葡萄球菌、白色葡萄球菌、大肠杆菌和伤

寒杆菌的MIC均为$10^4\,\mu g/ml$。有效抗菌成分为对羟基桂皮酸。鸭跖草地上部分甲醇提取物对引起鲕齿的变异链球菌有杀灭作用。1-甲氧羰基-β-味啉、哈尔满和去甲哈尔满对该菌的MIC为$100\,\mu g/ml$。

2. 抗内毒素作用　鸭跖草煎液体外试验结果表明，作用1小时和4小时的最低抗细菌内毒素浓度分别为32 g/L和16 g/L。

3. 抗炎作用　鸭跖草煎液对小鼠灌服20 g/kg，对二甲苯致耳郭炎症的肿胀有明显抑制作用，与空白对照组比较，其抑制率为41.18%。

4. 镇痛作用　鸭跖草煎液对小鼠分别口服20和10 g/kg，对醋酸扭体法的镇痛率，与蒸馏水比较分别为59.98%和45.69%。热板法试验发现给药后1小时有明显的镇痛效果。

5. 止咳作用　小鼠氨水致咳实验中，石油醚和甲醇部分为止咳有效部分，500 mg级量时，石油醚部分半数咳嗽喷雾时间（EDT_{50}）为18.88秒；甲醇部分EDT_{50}为22.65秒。D-甘露醇为止咳有效成分。

毒性　鸭跖草水煎液对小鼠灌胃的最大耐受量大于于80 g/kg。

【药性】　甘、淡、寒。入肺、胃、膀胱经。

1.《本草拾遗》："味苦，大寒，无毒。"

2.《滇南本草》："味甘，性微寒。"

3. 南药《中华药学》："甘、淡、寒。入肺、肾经。"

【功用主治】　清热解毒，利水消肿。主治风热感冒，热病咽喉肿痛，痈肿疔毒，水肿，小便热淋涩痛。

1.《本草拾遗》："主寒热瘴疟、痰饮、疔肿，内瘴涩滞，小儿丹毒，发热狂痫，大腹痞满，身面气肿，热痢，蛇犬咬，痈疽等毒。"

2.《日华子》："和赤小豆末，下水气湿病，利小便。"

3.《品汇精要》："去热毒，消痈疽。"

4.《滇南本草》："补养气血，疗妇人白带，红崩。生新血，止尿血、鼻衄血、血淋。"

5.《纲目》："消喉痹。"

6.《药性考》："疗五痔肿痛。"

7.《本草推陈》："对血吸虫病急性感染发高热，大量用之，有迅速解热之效。有强利尿解毒作用，用于急性传染性热病炎，热病神昏，心脏衰竭时有效，并治水肿、膀胱水等症。对急性关节炎，关节肿痛及痈疽肿毒、毒蛇咬肿毒，小便不通及咽喉急性炎肿等，用之有解毒消肿之功。"

8.《四川中药志》1960年版："治跌打损伤，筋骨疼痛，小便淋沥作痛。"

【用法用量】　内服：煎汤，15～30 g；鲜品60～90 g，或捣汁。外用：捣敷。

【宜忌】　脾胃虚寒者慎服。

【选方】　1. 治高热惊厥　鸭跖草15 g，钩藤6 g。水煎服。（《福建药物志》）

2. 治流行性腮腺炎　鲜鸭跖草60 g，板蓝根15 g，紫金牛6 g，水煎服；另用鲜草适量，捣烂外敷患处。（《浙南本草新编》）

3. 治黄疸型肝炎　鸭跖草120 g，猪瘦肉60 g。水炖，服汤食肉，每日1剂。（《江西草药》）

4. 治赤白痢疾　鸭跖草15 g，竹叶9 g。水煎服。（《吉林中草药》）

5. 治小便不通　竹鸭跖草一两、车前草一两。捣汁入蜜少许，空心服之。（《濒湖集简方》）

6. 治咯血、吐血　竹叶菜、地星宿各60 g。捣绒，冲淘米水服。（《贵州草药》）

7. 治高血压病　鸭跖草30 g，蚕豆花9 g。水煎当茶饮。（《江西草药》）

【临床报道】　1. 防治感冒、流感　每日用鸭跖草60～90 g，分2～3次服。防治感冒，防治感冒流感374例，有效者280例，占74.8%。

与午时茶对照组比较，疗效有非常显著性差异（$P<0.01$）。

2. 治疗急性病毒性肝炎　用鸭跖草全草30～60 g，水煎服，每日2次，15～20日为1个疗程。治疗100例，肝功能恢复正常，平均时间为：谷丙转氨酶15.37日，麝浊30.5日，丙氨酸氢基转移酶23.3日；恶心平均6日好转；巩膜黄染平均14日消失；乏力、肝脾肿大30日恢复；平均住院42.5日。

3. 治疗丹毒　用鲜鸭跖草叶50片，食醋500 g，将叶片入食醋中浸泡1小时，外敷患处（将病灶全部敷罩），干则更换，每日换4～6次，至愈为止。治丹毒86例，1～2日内治愈34例，3～4日治愈44例，4～5日治愈8例，一般用30～40片即可治愈。

4. 治疗麦粒肿　先用生理盐水洗净患处，然后将洗净之1枝或1段鲜鸭毛，以45°角置于酒精灯上点燃上段，顷刻即见下段有水珠泡沫液体沸出，即将之滴涂于患处，无需冲洗或其他处理。共治61例，痊愈49例，好转7例。

3849 **鸭脚艾** yā jiǎo ài 《生草药性备要》

【异名】　秦州庵茴子《本草图经》，鸡鸭脚艾《纲目拾遗》，甜菜子、野菠菜《广州植物志》，鸡甜菜《陆川本草》，鸭脚菜、甜艾《南宁市药物志》，珍珠菊《福建药物志》，刘寄奴《广西药用植物名录》。

【基原】　为菊科蒿属植物白苞蒿的全草或根。

【原植物】　白苞蒿 Artemisia lactiflora Wall. ex DC.

多年生草本，高60～150 cm。主根明显，侧根细长；根状茎短。茎直立，有纵棱，上部多分枝。下部叶花期枯萎；中部叶有柄或假托叶；叶片广卵形或长卵形，长5.5～12.5 cm，宽4～8.5 cm，二回或1～2回羽状全裂，裂片3～5枚，变化大，卵形、长卵形、倒卵形或椭圆形，基部与侧中部裂片最大，长2～8 cm，宽1～3 cm，先端渐尖、长尖或钝尖，边缘有细裂齿或全缘；叶柄长2～5 cm，上部叶与苞叶略小，羽状深裂或全裂。头状花序卵圆形，无柄，基部无小苞叶，在分枝的小枝下数枚或十余枚，密集成穗状圆锥花丛；总苞钟状卵形；总苞片3～4层，半膜质或膜质；花杂性，外层雌花3～6朵；中央两性花，4～10朵；花冠管状；雄蕊5；柱头2裂，裂片先端呈画笔状。瘦果椭圆形，长约1.5 mm。花果期8～11月。

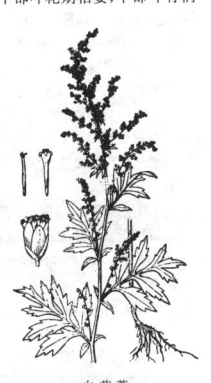

白苞蒿

生于林下、林缘、路旁、山坡草地及灌丛下。分布于华东、中南、西南至西部各地。

【采收加工】　7～10月割取地上部分，晒干或鲜用。秋季挖根，鲜用或晒干。

【成分】　鸭脚艾含挥发油：白花蒿烯醇(lactiflorenol)，匙叶桉油烯醇(spathulenol)、硫-愈创木(S-guaiazulene)、7-甲氧基香豆素(7-methoxycoumarin)即蛇床草素(herniarin)，α-蒎烯(α-pinene)，β-蒎烯(β-pinene)，对聚伞花素(p-cymene)，龙脑(borneol)，棕榈酸(palmitic acid)。

地上部分含7-甲氧基香豆素，7-羟基香豆素(7-hydroxycoumarin)即伞形花内酯(umbelliferone)。

花和叶中含白花蒿素(lactiflorasyne)，7，4-环氧-2-(亚-2)-己二炔基)-1，6-二氧螺[4，5]烯[7，4-epoxy-2-(2，4-hexadiynylidene)-1，6-dioxaspiro[4，5]dene]之。

【药理】　1. 护肝作用　鸭脚艾水煎液及乙醚提取物以相当

于生药 120 g/kg 给予,对四氯化碳所致小鼠实验性肝损伤有明显保护作用,且活性成分集中于乙醚提取物部分。从乙醚部分得的 7-甲氧基香豆素有明显护肝作用。伞形花内酯则无护肝作用。鸭脚艾浸膏 60 g/kg,显著降低四氯化碳中毒大鼠的丙氨酸氨基转移酶(ALT),肝脏重量也减轻。当剂量达到 90、120 g/kg 时,其治疗作用更显著。电镜观察,治疗组大鼠肝细胞形态结构变化程度减轻,脂肪滴明显减少,线粒体形态趋向正常。鸭脚艾水煎剂对 2-萘异硫氰酸酯造成的小鼠高胆红素血症,具有明显的退黄作用。

2. 平喘作用 鸭脚艾挥发油 2.56×10^{-3} g/ml 可使组胺致致的豚鼠离体气管肌显著松弛。挥发油 0.2 g/kg 口服,显著延长组胺所致豚鼠的抽搐翻倒潜伏期,翻倒数也减少,该作用优于同剂量的氨茶碱。挥发油 7.74×10^{-2} g/ml,即可显著增加小鼠离体肺的灌流量。挥发油 0.5 g/kg 腹腔注射,明显抑制卵蛋白被动致敏豚鼠皮肤反应(PCA)。可见,鸭脚艾可直接扩张痉挛状态支气管平滑肌,对抗组胺,影响变态反应,从而发挥平喘作用。

毒性 鸭脚艾浸膏给小鼠灌胃的 LD_{50} 为 156.6 g/kg。鸭脚艾 20、120 g/kg 连续给大鼠口服 3 个月,均未见明显不良反应和病理变化。挥发油给小鼠腹腔注射的 LD_{50} 为 750 ± 30 mg/kg。挥发油 250、150 mg/kg 分别给家兔灌胃,连续 4 星期,各脏器切片镜检均未见明显病理变化。

【药性】辛,微苦,微温。
1.《生草药性备要》:"味苦,性温,无毒。"
2.《广西本草选编》:"微苦、辛、温。"

【功用主治】活血散瘀,理气化湿。主治血瘀痛经、经闭,产后瘀滞腹痛,慢性肝炎,脾肿大,食积腹胀,寒湿泄泻,疝气,脚气,阴虚肿痛,跌打损伤,水火烫伤。
1.《生草药性备要》:"消血通经。疗霍乱水泻,止痄疮血出,汤火伤,治心气痛,水肿;又治大小便出血。"
2.《纲目拾遗》:"治脚气,疝气。"
3.《广西民间常用草药》:"治皮肤溃疡,汤火伤,头风痛。"
4.《广西本草选编》:"治慢性肝炎,急性胃肠炎,月经不调,闭经。"

【用法用量】内服:煎汤,10~15 g,鲜品加倍;或捣汁饮。外用:捣烂敷或绞汁涂;研末撒或调敷。

【选方】1. 治经闭或经前腹痛 鲜鸭脚艾 60 g。酒水煎,调红糖服。
2. 治黄疸 四季菜 15 g,茵陈 9 g。煎汤服。(江西《草药手册》)
3. 治大小便出血 鸭脚菜、旱莲草、狗肝菜各 60 g,车前草 30 g。捣烂,加二流米水 90 g 取汁,冲白糖,每日 1 次,连服 2~3 日。(《广西民间常用草药》)
4. 治阴疽肿痛 鲜鸭脚艾 60~90 g。酒水煎服,渣打烂外敷。(《福建中草药》)
5. 治跌打积瘀黑肿 鲜鸭脚菜 250 g,鲜水泽兰 120 g。共捣烂,用酒炒热,取汁二两熨;渣敷患处。(《广西民间常用草药》)

3850 **鸭嘴癀** yā zuǐ huáng 《全国中草药汇编》

【异名】定经草《泉州本草》,四方草、兰花仔《广西药用植物名录》,惊风榴、四角草《福建中草药》,小接骨、小脚笋《四川常用中草药》,鸡舌癀、田边草《全国中草药汇编》,长蒴母草《福建药物志》,母草《新华本草纲要》。

【基原】为玄参科母草属植物长蒴母草的全草。

【原植物】长蒴母草 Lindernia anagallis (Burm. f.) Pennell [L. cordifolia (Colsm.) Merr.]

一年生草本,高 10~40 cm。根须状。茎下部匍匐长蔓,节上生根,花茎上举。叶对生(仅下部有短柄)叶片三角状卵形、卵形或长圆形,长 1~2 cm,宽 0.7~1.2 cm,先端圆钝或急尖,基部截形

或近心形,边缘具圆齿,两面均无毛。花单生于叶腋;花梗长 1~2 cm;花萼绿色,5裂至基部,萼齿狭披针形,无毛;花冠白色或淡紫色,上唇直立,卵形,2浅裂,下唇开展,3裂,裂片近相等;雄蕊4,前面 2 枚花丝的基部有短棒状附属物;柱头 2 裂。蒴果条状披针形,比萼长约 2 倍,室间 2 裂。种子卵圆形,有疣状突起。花期 4~9 月,果期 6~11 月。

生于海拔 1 500 m 以下的林边、溪旁及田野较湿润处。分布于福建、江西、湖南、广东、广西、四川、贵州、云南。

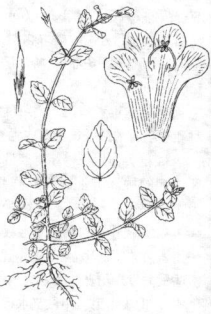
长蒴母草

【采收加工】7~10 月采收,鲜用或切段晒干。

【药性】甘,微苦,凉。
1.《四川常用中草药》:"平,味淡、辛。"
2.《全国中草药汇编》:"甘、淡,凉。"
3.《福建药物志》:"微苦,凉。"

【功用主治】清热解毒,活血消肿。主治风热咳嗽,扁桃体炎,肠炎,消化不良,月经不调,闭经,白带;目赤肿痛,牙痛,痈疽肿毒,蛇咬伤,跌打损伤。
1.《四川常用中草药》:"通筋,活血。治骨折损伤,跌打损伤,月经不调,闭经等症。"
2.《全国中草药汇编》:"清热利湿,解毒消肿。主治扁桃体炎,咽喉炎,咳嗽,肠炎,小儿消化不良,痈肿疮疖。"
3.《福建药物志》:"清热利湿。主治痧症,肠炎腹泻,小儿中毒性消化不良,咳嗽,急惊风,月经不调,白带,急性扁桃体炎,咽喉炎,慢性骨髓炎,眼红肿痛,牙痛,毒蛇及狂犬咬伤。"

【用法用量】内服:煎汤,10~15 g,鲜品 30~60 g。外用:鲜品捣敷;或捣汁涂。

【宜忌】孕妇禁服。

【选方】1. 治痢疾 鲜四方草 30 g。水煎成半碗,和冰糖 15 g 调服。(厦门《新疗法与中草药选编》)
2. 治扁桃体炎,咽喉炎 鲜长果母草适量,食盐少许共捣烂纱布包,含口内 30 分钟,日 2 次。(《福建药物志》)
3. 治痈疽肿毒 鲜定经草酌量,合冷饭粒加食盐少许捣敷;另以爵床 30 g,水煎代茶服。(《泉州本草》)
4. 治小儿急惊风 鲜定经草 15 g,冰糖少许。水炖服。(《福建中草药》)
5. 治牙痛 长果母草、旱莲草各 30~60 g。水煎服。渣捣烂敷患处。
6. 治蛇咬伤 长果母草、毛大丁草、徐长卿、绶草各鲜全草 30~60 g。捣烂绞汁,酒调服,渣敷伤处。(5、6 方出自《福建药物志》)
7. 治跌打损伤 小接骨 30 g,酢浆草 9 g。水煎服。或用鲜品捣烂敷伤处。
8. 治经闭腹痛 小接骨 30 g,元宝草 30 g,月季花 9 g。水煎服。(7、8 方出自《四川中药志》1982 年版)

3851 **鸭儿芹果** yā ér qín guǒ 《陕西中草药》

【基原】为伞形科鸭儿芹属植物鸭儿芹的果实。

【原植物】参见"鸭儿芹"条。

【采收加工】7~10 月采收成熟的果序,晒干。

【药性】《陕西中草药》:"味辛,性温。"

【功用主治】《陕西中草药》:"消积顺气。治食积。"
【用法用量】 内服:煎汤,3～9g;或研末。
【选方】 治食积 鸭脚板干果实6～9g,地骷髅(结籽后的萝卜枯根)1000g。煎水当茶饮。(《陕西中草药》)

3852 鸭儿芹根 _{yā ér qín gēn}《贵州民间方药集》

【基原】 为伞形科鸭儿芹属植物鸭儿芹的根。
【原植物】 参见"鸭儿芹"条。
【采收加工】 7～9月采挖,晒干备用。
【药性】 辛,温。
【功用主治】 发表散寒,止咳化痰,活血止痛。主治风寒感冒,咳嗽,跌打肿痛。
1.《贵州民间方药集》:"止咳化痰。治水呛咳嗽。"
2.《贵州草药》:"发表散寒,温肺止咳。治风寒感冒,寒咳,水呛咳嗽。"
3.《陕西中草药》:"活血祛瘀,镇痛。"
【用法用量】 内服:煎汤,9～30g;或研末。
【选方】 1. 治风寒感冒 鸭儿芹根9g,紫苏、铁筷子、陈皮各6g。煨水服。
2. 治水呛咳嗽 鸭儿芹根15g,水白菜9g。煨水服。(1、2方出自《贵州草药》)

3853 鸭舌鱼鳖 _{yā shé yú biē}《天目山药用植物志》

【异名】 苍条鱼鳖《浙江中药资源名录》),卧龙草、马牙齿《湖南药物志》),石豇豆《陕西植物药调查》,回阳生《广西药用植物名录》),金扁担、手指背《贵州中草药名录》),石菜叶《陕西中药名录》)。
【基原】 为水龙骨科石蕨属植物石蕨的全草。
【原植物】 石蕨 *Saxiglossum angustissimum*(Gies.)Ching[*Nephobolus angustissimum*(Bak.)Gies.]。又名:卷叶蕨《台湾植物志》)。

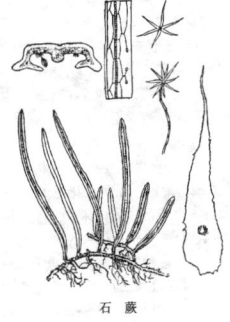
石蕨

植株高3～9cm。根茎细长,横生,被披针形鳞片,长渐尖,基部盾状着生,边缘有细齿。叶远生;叶片革质,基部被卵形鳞片,并以关节着生于根茎,线形,宽1.5～3.5mm,先端锐尖,边缘强度反卷;叶片两面被星状毛,上面通常只疏小脉,下面内无内藏小脉。孢子囊群线形,沿中脉两侧各成1行,初时为反卷的叶边覆盖,成熟时挤开叶边,露出孢子囊群。
生于海拔400～1000m的山地石壁上。分布于中南及山西、浙江、安徽、福建、江西、四川、贵州、陕西、甘肃、台湾等地。
【采收加工】 5～11月采收,鲜用或晒干用。
【药性】 微苦,凉。
1.《浙江药用植物志》:"淡、凉。"
2.《福建药物志》:"苦,平。"
【功用主治】 清热,利湿,明目。主治肺热咳嗽,咽喉肿痛,目赤羞明,小儿惊风,小便不利,跌打损伤。
1.《浙江药用植物志》:"清热,镇痉,利尿,明目。主治小儿惊风,咳嗽,百日咳,目翳,小便不通,跌打损伤。"
2.《中国药用孢子植物》:"活血调经,镇惊。治跌打损伤,小

儿惊风,疝气肿痛,月经不调等。"
3.《福建药物志》:"清热利湿,凉血止血。治目赤,咽喉肿痛,小便不利,白带,风湿腰腿痛,咯血,吐血,鼻衄,崩漏。"
【用法用量】 内服:煎汤,15～30g。
【选方】 治小儿急惊风 鸭舌鱼鳖30g,加黄花草(菊科一枝黄花)根15～18g,半边莲、寒扭(蔷薇科高粱泡)根各12～15g。放入金饰1件,水煎服。(《天目山药用植物志》)

3854 鸭皂树皮 _{yā zào shù pí}《中国药用植物图鉴》

【基原】 为豆科金合欢属植物金合欢的树皮。
【原植物】 金合欢 *Acacia farnesiana*(L.)Willd.[*Mimosa farnesiana* L.] 又名:鸭皂树、牛角花《中国高等植物图鉴》),刺球花《中国植物志》),番苏木《中国药用植物图鉴》),绒祖刺(福建晋江《中草药手册》)。

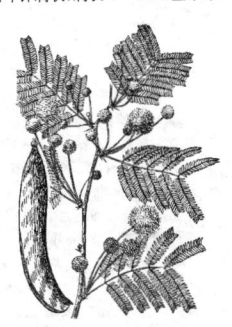
金合欢

灌木或小乔木,高2～4m。树皮粗糙,褐色;多分枝,小枝常呈"之"字形弯曲,有小皮孔。托叶针刺状,刺长1～2cm,生于小枝上的较短。二回羽状复叶,长2～7cm,叶轴槽状,被灰白色柔毛,有腺体;羽片4～8对,长1.5～3.5cm;小叶通常10～20对,线状长圆形,长2～6mm,宽1～1.5mm,无毛。头状花序1或2～3个簇生于叶腋,直径1～1.5cm;总花梗被毛,常3枚一束而花基部具小苞片;位于总花梗的顶部或近顶部;花黄色,极香;萼钟形,上方萼齿短而钝;花瓣连合呈筒状,5齿裂;雄蕊多数,长约为花冠的2倍;子房圆柱状,被微柔毛。荚果膨胀,圆筒形,暗褐色,表面密生斜纹。种子多数,褐色,卵形。花期3～6月,果期7～11月。
生于阳光充足,土壤较肥沃、疏松的地方。分布于浙江、福建、广东、广西、海南、四川、云南、台湾。
本植物的根(鸭皂树根)亦供药用,另设专条。
【采收加工】 7～10月剥取树皮,切片,晒干。
【成分】 树皮含儿茶鞣质(catechutannin)。黄酮类:narigerin 7-O-β-(4″,6″-digalloylglucopyranoside)、槲皮素-7-O-β-(6″-没食子酰吡喃葡萄糖苷)(quercetin 7-O-β-(6″-galloylglucopyranoside)]、杨梅树皮素 7-O-β-(6″-没食子酰吡喃葡萄糖苷)[myricetin 7-O-β-(6″-galloylglucopyranoside)]。
【药性】 微酸,涩,平。
【功用主治】 收敛,止血,止咳。主治遗精,白带,脱肛,外伤出血,慢性咳喘。
1.《中国药用植物图鉴》:"收敛止血。"
2.《台湾植物志》:"树皮有收敛之性。""壮阳剂之补助药物,治遗精。树皮煎服作收敛剂,治咳嗽。""树皮有收敛性,故以之煎服治脱肛,注射治白带。"
3.《福建药物志》:"治慢性气管炎,哮喘。"
【用法用量】 内服:煎汤,9～15g。外用:研末,调敷。

3855 鸭皂树根 _{yā zào shù gēn}《台湾药用植物志》

【异名】 洋梅花刺根《云南经济植物》)。
【基原】 为豆科金合欢属植物金合欢的根。
【原植物】 参见"鸭皂树皮"条。
【采收加工】 7～10月挖取根部,切片,晒干。
【药性】 《全国中草药汇编》:"微酸,涩,平。"

【功用主治】 清热解毒,消痈排脓,祛风除湿。主治疟疾,丹毒,肺结核,结核性脓疡,骨髓炎,风湿性关节炎。

1.《全国中草药汇编》:"消痈排脓,收敛止血。主治肺结核,冷性脓疡,风湿性关节炎。""此外并治疟疾。"

2.《台湾药用植物志》:"根煎服解热,治疟疾,丹毒。"

3.《福建药用植物志》:"祛风除湿,消痈排脓。主治肺结核,骨结核,骨髓炎,阴疽,风湿性关节炎。"

【用法用量】 内服:煎汤,9~15 g。外用:研末调敷。

【宜忌】《全国中草药汇编》:"孕妇忌服。"

3856 鸭脚木叶 yā jiǎo mù yè
《岭南采药录》

【基原】 为五加科鹅掌柴属植物鹅掌柴的叶。

【原植物】 参见"鸭脚木皮"条。

【采收加工】 7~10月采收,多为鲜用。

【成分】 叶中含三萜类:3-表白桦脂酸-3-O-硫酸酯-28-O-〔α-L-吡喃鼠李糖(1→4)-O-β-D-吡喃葡萄糖(1→6)〕-β-D-吡喃葡萄糖苷〔3-epi-betulinic acid-3-O-sulphate-28-O-〔α-L-rhamnopyranosyl(1→4)-O-β-D-glucopyranosyl(1→6)〕-β-D-glucopyrano-side〕,积雪草酸(asiatic acid),积雪草苷(asiaticoside),3α-羟基熊果酸-12-烯-23,28-二酸(3α-hydroxyurs-12-ene-23,28-dioic acid),威岩仙皂苷(cauloside)D,鹅掌紫熊果酸皂苷(scheffursoside)A、B、C、D、E和F,鹅掌柴熊果墩酸皂苷(scheffeoleside)B、D、E、F,3α,11α-二羟基羽扇豆-20(29)-烯-23,38-二酸〔3α,11α-dihydroxylup-20(29)-ene-23,38-dioic acid〕,3α-羟基羽扇豆-20(29)-烯-23,38-二羧酸-28-O-〔α-L-吡喃鼠李糖(1→4)-O-β-D-吡喃葡萄糖(1→6)〕-β-D-吡喃葡萄糖苷〔3α-hydroxy-lup-20(29)-ene-23,38-dioic acid-28-O-〔α-L-rhamnopyranosyl(1→4)-O-β-D-glucopyranosyl(1→6)〕-β-D-glucopyranoside〕,白桦脂酸-3-O-硫酸酯(betulinic acid-3-O-sulphate),3α,11α-二羟基羽扇豆-20(29)-烯-23,28-二羧酸-28-O-〔α-L-吡喃鼠李糖(1→4)-O-β-D-吡喃葡萄糖(1→6)〕-β-D-吡喃葡萄糖苷〔3α,11α-dihydroxylup-20(29)-ene-23,28-dioic acid-28-O-〔α-L-rhamnopyranosyl(1→4)-O-β-D-glucopyranosyl(1→6)〕-β-D-glucopyranoside〕,3-表白桦脂酸-28-O-〔α-L-吡喃鼠李糖(1→4)-O-β-D-吡喃葡萄糖(1→6)〕-β-D-吡喃葡萄糖苷〔3-epibetulinic acid-28-O-〔α-L-rhamnopyranosyl(1→4)-O-β-D-glucopyranosyl(1→6)〕-β-D-glucopyranoside〕,3-表白桦脂酸-3-O-β-D-葡萄糖苷-28-O-α-L-吡喃鼠李糖(1→4)-O-β-D-吡喃葡萄糖(1→6)〕-β-D-吡喃葡萄糖苷〔3-epibetulinic acid-3-O-β-D-glucopyranoside-28-O-〔α-L-rha-mnopyranosyl(1→4)-O-β-D-glucopyranosyl(1→6)〕-β-D-glucopyranoside〕,3-表白桦脂酸-3-O-β-D-6'-乙酰葡萄糖苷-28-O-〔α-L-吡喃鼠李糖(1→4)-O-β-D-吡喃葡萄糖(1→6)〕-β-D-吡喃葡萄糖苷〔3-epibetulinic-3-O-β-D-6'-acetylglucopyranosyl-28-O-〔α-L-rhamnopyranosyl(1→4)-O-β-D-glucopyranosyl(1→6)〕-β-D-glucopyranoside〕。

【药性】 辛,苦,凉。

1.《岭南采药录》:"味涩,性平。"

2. 广州部队《常用中草药手册》:"苦,涩,凉。"

【功用主治】 祛风化湿,解毒,活血。主治风热感冒,咽喉肿痛,斑疹发热,风疹瘙痒,风湿疼痛,湿疹,下肢溃疡,疮疡肿毒,烧伤,跌打肿痛,骨折,刀伤出血。

1.《中国药用植物图鉴》:"枝叶(捣)敷枪伤处,能使子弹脱出。"

2.《广西民间常用中草药》:"活血祛瘀。"

3.《广西本草选编》:"治跌打损伤,漆疮,风疹,湿疹,疳积入眼(角膜软化症)。"

4.《全国中草药汇编》:"止痒。外用治过敏性皮炎。"

5.《台湾药用植物志》:"利尿,烧之成灰,可治水肿。"

【用法用量】 内服:煎汤,6~15 g;或研末为丸。外用:捣汁涂;或酒炒敷。

【宜忌】《广西民间常用中草药》:"虚寒者及孕妇忌服。"

【选方】 1. 治感冒发热 鸭脚木叶1 500~2 000 g,煮水洗澡取汗。或鸭脚木叶250 g,救必应皮500 g,土独活60 g,晒干为末。每服12 g,开水送服。(《广东省惠阳地区中草药》)

2. 治烧伤 鲜鸭脚木叶适量,捣烂取汁,用棉签蘸涂患处。另取鸭脚木叶60 g。水煎服。(《广西民间常用中草药》)

3. 治跌打肿痛 鸭脚木叶1 500 g,扫把枝叶500 g。晒干研末,米汤调为丸,每丸重3 g。酒化内服或外涂,每日3次,每次3丸。(《广西民间常用中草药》)

3857 鸭脚木皮 yā jiǎo mù pí
《岭南采药录》

【异名】 西加皮(《陆川本草》),鸭脚皮(《岭南草药志》),鸭脚木、鸭脚罗伞、九节牛(《广西药用植物名录》),小叶鸭脚木、汉桃树、七叶莲(《云南药用植物名录》),江木母、脚母树、鸭麻瓜(《台湾药用植物志》)。

【基原】 为五加科鹅掌柴属植物鹅掌柴的根皮、茎皮。

【原植物】 鹅掌柴 Schefflera octophylla (Lour.) Harms 〔Aralia octophylla Lour.〕

常绿乔木或大灌木,高2~15 m,胸径可达30 cm以上。树皮灰白色,枝条粗壮,平时有皱纹,幼时密生星状短柔毛,不久毛渐脱落至稀。掌状复叶互生,有6~9;叶柄细长,圆柱状,长15~30 cm,小叶柄长2~5 cm;托叶半圆形。小叶革质或纸质,椭圆形、长椭圆形或卵状椭圆形,长9~17 cm,宽3~5 cm,先端急尖或短渐尖,稀圆形,基部宽楔形或近圆形,全缘;上面深绿,下面灰白色,幼时密被

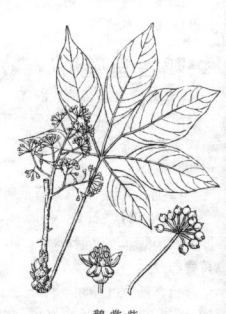

鹅掌柴

星状短柔毛,后渐脱落;侧脉7~10对,网脉不明显。花序为伞形花序聚生成大型圆锥花序顶生,初密生星状短柔毛,后渐脱落;萼疏被星状短柔毛至无毛,边缘有5~6个细齿;花瓣5,肉质,花后反曲,长2~3 mm,白色,芳香;雄蕊5,长过花瓣;子房下位,5~7室,花柱合生成粗短的柱状,长约0.5 mm。浆果球形,直径约5 mm,熟时暗紫色。花期11~12月,果期翌年1月。

生于常绿阔叶林中或向阳山坡。分布于浙江、福建、广东、广西、海南、贵州、云南、台湾等地。

本植物的叶(鸭脚木叶)、根(鸭脚木根)亦供药用,另设专条。

【采收加工】 全年可采剥,蒸透,切片,晒干。

【药材】 鸭脚木皮 Schefflerae Octophyllae Cortex 主产于广东、广西等地。

性状 树皮呈卷筒状或不规则板块状,长30~50 cm,厚2~8 mm。外表面灰白色或暗灰色,粗糙,常有地衣斑,具类圆形或横向长圆形皮孔。内表面灰黄色或灰棕色,具细纵纹。质脆,易折断,断面不平坦,纤维性。气微香,味苦,涩。

【成分】 茎皮中含齐墩果酸(oleanolic acid),3α-羟基羽扇豆-20(29)-烯-23,28-二酸〔3α-hydroxylup-20(29)-ene-23,28-dioic acid〕。

【药性】 辛,苦,凉。

1.《生草药性备要》:"味涩,性平。"

2.《岭南采药录》:"味苦,性散。"

3.《岭南草药志》:"味苦,涩,性微温。"

4. 广州部队《常用中草药手册》："苦、涩、凉、微香。"

5. 《广西本草选编》："味苦、微凉，气香，性凉。"

【功用主治】 清热解表，祛风除湿，舒筋活络。主治感冒发热，咽喉肿痛，烫伤，无名肿毒，带状疱疹，风湿痹痛，跌打损伤，骨折。

1. 《生草药性备要》："治酒病，洗烂脚，敷跌打，十蒸九晒，浸酒祛风。"

2. 《岭南采药录》："治斑痧毒，以之水煎服。"

3. 《岭南草药志》："除湿舒筋活络，清胃肠酒食积滞。治红白痢疾，食木薯中毒。"

4. 广州部队《常用中草药手册》："发汗解表，祛风除湿。治流感发热，咽喉肿痛，风湿骨痛，跌打瘀积肿痛。"

5. 《广西中草药》："活血祛瘀，清热。治风湿，跌打，烧伤。"

6. 《台湾药用植物志》："利尿，烧之成灰，可治水肿。"

7. 《福建药物志》："治急性淋巴结核，睾丸炎，湿疹，烫伤，无名肿毒。"

【用法用量】 内服：煎汤，9～15 g，大剂量可用至 30～60 g；或浸酒。外用：煎水洗，或捣敷，或研末调敷。

【宜忌】 《广西民间常用中草药》："虚寒者及孕妇忌服。"

【选方】 1. 治劳倦骨痛 鸭脚树皮 15 g，桑枝 30 g，细叶口根藤 15 g。水煎服。(《新会草药》)

2. 治骨折 鸭脚木皮 60 g，冷饭团 60 g，生鸡 1 只。共捣烂，将骨复位后，用杉木皮和药夹敷患处。(《岭南草药志》)

3. 治肚痛腹泻 鸭脚木皮 30 g，大牛奶根 30 g，鲜灯盏菜 90 g。水煎服。(《梧州地区中草药》)

4. 治红白痢疾 鸭脚木皮，去外皮，洗净，一蒸一晒。每用 120 g。煎服。

5. 治食木薯中毒 鸭脚木皮 250 g。水煎浓液服之以后，继服生油 30～60 g。(4、5 方出自《岭南草药志》)

6. 治断肠草中毒 鸭脚木树皮 250 g。捣烂，水煎服。(《广西本草选编》)

7. 治乳癌 散血丹、鸭脚树根皮、还魂草、早糯米，共捣烂敷。(《岭南草药志》)

3858 鸭脚木根 yā jiǎo mù gēn（《南宁市药物志》）

【基原】 为五加科鹅掌柴属植物鹅掌柴的根。

【原植物】 参见"鸭脚木皮"条。

采收加工 7～10月采挖，切片晒干。

【药性】 淡，微苦，平。

【功用主治】 《广西民间常用中草药》："活血祛瘀。"

【用法用量】 内服：煎汤，3～9 g，鲜品加倍；或浸酒。外用：煎汤洗，或研末调敷；或捣敷。

【选方】 1. 治流行性感冒 鸭脚木根、三叉苦根各 500 g。加水煎取 3 000 ml，再浓缩至 1 000 ml。每服 60 ml，每日 1～2次。(《全国中草药汇编》)

2. 治风湿骨痛 鸭脚木根 180 g，浸酒 500 g。每日 2 次，每次 15 ml。(《浙江药用植物志》)

3859 鸭脚板草 yā jiǎo bǎn cǎo（《分类草药性》）

【异名】 辣子草、野芹菜《分类草药性》，水辣菜《贵州民间药物》。

【基原】 为毛茛科毛茛属植物扬子毛茛的全草。

【原植物】 扬子毛茛 Ranunculus sieboldii Miq. 又名：西氏毛茛《天目山药用植物志》。

多年生草本，高 20～50 cm。须根多数，簇生。茎铺散，斜升，下部节上伏地生长根；多分枝，密生开展的白色或淡黄色柔毛。基生叶为三出复叶；叶柄长 2～5 cm，密生开展的柔毛，基部扩大成

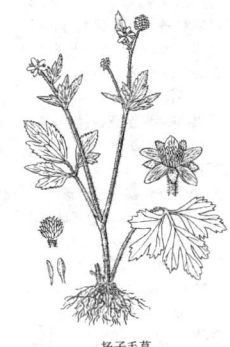

褐色膜质宽鞘抱茎；叶片轮廓圆肾形至宽卵形，长 2～5 cm，宽 3～6 cm，基部心形；中央小叶宽卵形或菱状卵形，3 浅裂或深裂，边缘有锯齿，小叶柄长 1～5 mm，被开展的柔毛；侧生小叶不等 2 裂，较小，具短柄；小叶两面疏生柔毛。花两性，直径 1.2～1.8 cm，与叶对生，花梗长 3～8 cm，密生柔毛；萼片 5，狭卵形，外面有柔毛；花瓣 5，狭卵形或近椭圆形，黄色，基部有长爪，蜜槽小鳞片位于爪基部；雄蕊 20 余，花药长约 2 mm；花托粗短，密生白柔毛；心皮多数。瘦果扁平，边缘有宽约 0.4 mm 的宽棱，喙长约 1 mm。花果期 5～10 月。

生于平原湿地或山林坡地。分布于江苏、浙江、福建、江西、湖北、湖南、广西、四川、贵州、云南、陕西、甘肃。

扬子毛茛

【采收加工】 5～7月采集，鲜用或晒干。

【药材】 鸭脚板草 Ranunculi Sieboldii Herba 产于四川、云南、贵州、湖南、湖北、广西、江西、江苏、浙江、福建、陕西、甘肃等地。

性状 茎下部节常生根。表面密生伸展的白色或黄白色柔毛。叶片圆形至宽卵形，长 2～5 cm，宽 3～6 cm，下面密生柔毛；叶柄长 2～5 cm。花对叶单生，具长梗；萼片 5，反曲；花瓣 5，近椭圆形，长达 7 mm。气微，味辛，微苦。

【药性】 辛、苦，热。有毒。

1. 《分类草药性》："性热，味苦，有毒。"

2. 《重庆草药》："辛热。"

3. 《四川中药志》1962 年版："性温，味辛，有毒。"

4. 《贵州民间药物》："味辛麻。"

【功用主治】 除痰截疟，解毒消肿。主治疟疾，瘰肿，毒疮，打损伤。

1. 《分类草药性》："治一切恶疮，包鱼口的良药，外治蛇咬，熬酒湿敷疮毒。"

2. 《四川中药志》1962 年版："治恶疮鱼口，跌打损伤及蛇咬伤等症。"

3. 《湖南药物志》："治瘰肿。"

【用法用量】 外用：捣敷。内服：煎汤，3～9 g。

【宜忌】 多作外用，内服宜慎。

《四川中药志》1962 年版："敷药时间不宜太久，恐刺激皮肤起泡。"

【选方】 1. 截疟 发疟前以鸭脚板草嫩枝叶揉包脉筋（前臂内侧接腕处），男左女右，也可包命门，但应以布垫之，包的时间不可太久。(《重庆草药》)

2. 治蛇咬伤 水辣菜叶适量，用口嚼烂，敷伤口周围（留口）；另用硫磺（研末）3 g，冲水 1 杯吞服；如在野外无硫黄水，可将水辣菜叶嚼烂，用冷水吞服。(《贵州民间药物》)

3860 鸭脚罗伞 yā jiǎo luó sǎn（《广西药用植物名录》）

【异名】 空壳桐《广西药用植物名录》，有勒鸭脚《梧州地区中药材》，刺鸭脚木、七加皮、掌叶木《全国中草药汇编》。

【基原】 为五加科罗伞属植物罗伞的根、树皮或叶。

【原植物】 罗伞 Brassaiopsis glomerulata (Bl.) Regel [Aralia glomerulata Bl.]

灌木或乔木，高 3～20 m。树皮灰棕色，小枝具皮刺，幼枝密被

红锈色绒毛。掌状复叶；叶柄长至70 cm，无毛或上端残留有红锈色绒毛；小叶5～9，小叶柄长2～9 cm；小叶片薄革质，椭圆形至宽披针形，或卵状长椭圆形，长15～35 cm，宽6～15 cm，先端渐尖，基部通常楔形至圆形，幼时两面均疏生红锈色星状绒毛，边缘全缘或疏生细锯齿；侧脉7～9对，明显，网脉不甚明显。伞形花序聚生在茎

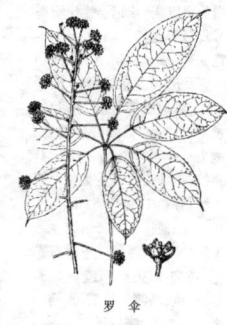

罗伞

顶，组成下垂的大型圆锥花序，长达40 cm，或更长，主轴及分枝有红锈色绒毛，后毛渐脱落；伞形花序直径2～3 cm，有花20～40朵；总花梗长2～5 cm，花后延长；萼筒短，有红锈色绒毛，边缘有5个尖齿；花瓣5，白色，长圆形；雄蕊5，长约2 mm；子房半下位，2室，花盘隆起，花柱合生成柱状。浆果阔扁球形或半球形，熟时紫黑色，宿存花柱长1～2 mm，果梗长1.2～1.5 cm。花期6～8月，果熟翌年1～2月。

生于海拔数百米至2 400 m的森林中。分布于华南、西南地区。

【采收加工】　全年或9～12月剥取树皮或挖出根部，切片，鲜用或晒干。全年均可采收，多鲜用。

【药性】《广西本草选编》：“甘、微辛，温。”

【功用主治】　祛风除湿，散瘀止痛。主治感冒发热，咳嗽，风湿痹痛，腰肌劳损，脘腹痛，跌打肿痛。

1.《广西本草选编》：“活血散瘀。”

2.《广西民族药简编》：“根或树皮水煎代茶饮，治中暑。”

【用法用量】　内服：煎汤，15～30 g，鲜品用量加倍。外用：煎汤洗；或鲜品捣烂，酒炒热敷。

【选方】　治小儿伤风咳嗽　有勒脚、斑鸠米各15 g，薄荷4.5 g，白马骨15 g。水煎服。《梧州地区中草药》

3861 鸭脚黄连 yā jiǎo huáng lián 《广西中药志》

【异名】　水黄连《贵州草药》。

【基原】　为毛茛科星果草属植物裂叶星果草的根及根茎。

【原植物】　裂叶星果草 Asteropyrum cavaleriei（Lévl. et Vant.）Drumm. et Hutch. [Isopyrum cavaleriei Lévl. et Vant.]

多年生草本，高12～20 cm。根茎短，密生黄褐色细根。基叶2～7；叶柄盾状着生，长6～13 cm，基部具膜质鞘；叶片五角形，5裂，裂片三角形，边缘稍显波状，上面有时具短伏毛，下面无毛。花葶1～3，无毛或被疏柔毛；苞片卵形或宽卵形，近互生或轮生；花两性；萼片5，花瓣状，白色，椭圆形或倒卵形，先端圆；花瓣5，小，长约为萼片的一半，黄色，瓣片近圆形，下部具短爪；雄蕊多数，比花瓣稍长，花丝黄色；心皮5～8，无毛。果星状展开，长达8 mm。种子多数，椭圆形，棕黄色。花期5～6月，果期6～8月。

生于海拔1 050～2 400 m的山林地下，路旁或水旁阴处。分布湖南西部、广东

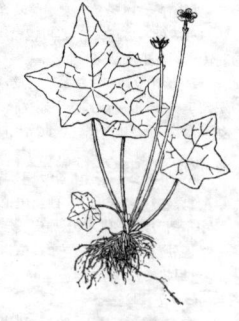

裂叶星果草

北部、四川南部、贵州、云南东南部文山。

【栽培】　生物学特性　喜冷凉、湿润的环境，忌高温、干旱及强光。土壤以土层深厚、质地疏松、腐殖质丰富的壤土为好，野生于石缝中均能生长正常。

繁殖方法　种子繁殖。种子随采随播，将种子拌15～20倍草皮灰撒播，再覆盖2 cm厚腐殖土，播后盖草浇水并立即搭荫棚。当种子发芽时应除去盖草，苗期追施人粪尿，苗长至3片以上真叶，株高5～5 cm以上即可移植，按行株距12 cm×8 cm定植于大田。

田间管理　定植成活后除草追肥，生长前期荫蔽度需80％以上，后期调节至50％～30％左右，气候干燥需淋水保湿。

病虫害防治　病害有炭疽病，4～5月发生为害叶片，发病初期用1：1：120波尔多液防治。虫害有金龟子、蝼蛄咬食幼苗，可用毒饵诱杀。

【采收加工】　9～11月采挖根及根茎，晒干。

【药材】　鸭脚黄连 Asteropyri Cavaleriei Radix　产于湖南、广西、四川、贵州等地。

性状　根圆柱形，密生细长须根。须根长5～20 cm，直径1～2 mm；表面鲜时黄色，干后棕褐色，有毛状较短的支根。质柔脆，易折断，断面棕色，无明显木心。气微，味苦。

【成分】　根茎含生物碱。

【药性】　苦，寒。归脾、大肠、肝经。

1.《广西中药志》：“味苦，性寒，无毒。”

2.《贵州草药》：“性寒，味微苦。”

【功用主治】　清热解毒，利湿。主治湿热痢疾，泄泻，黄疸，水肿，火眼目赤肿痛。

1.《贵州草药》：“清利湿热，利水。治黄疸病，水肿，腹水。”

2.《广西本草选编》：“清热解毒。治细菌性痢疾，急性肠炎，急性结膜炎，疮疡溃烂，外伤出血。”

【用法用量】　内服：煎汤，3～9 g，大剂量可用至30 g；研末，每次1.5 g。外用：煎水外洗；或研粉撒。

【选方】　治黄疸病　水黄连、女儿红各30 g。煨水服。《贵州草药》

3862 蚌肉 bàng ròu 《食疗本草》

【异名】　含浆《尔雅》，河歪《本草再新》，河蛤蜊《吉林中草药》。

【基原】　为蚌科冠蚌属动物褶纹冠蚌、帆蚌属三角帆蚌和无齿蚌属背角无齿蚌等种类的肉。

【原动物】　参见“珍珠”条。

【采收加工】　全年均可捕捉，取肉，鲜用。

【成分】　洞穴丽蚌、楔形丽蚌和猪耳丽蚌含锰、铁、镁、铜、锌等。

【药理】　抗癌作用　从蚌肉和蚌泪中提取的有效成分具有明显的抗小鼠腹水肝癌和艾氏腹水癌作用，瘤重抑制率为30％～59.2％；体外实验证明，该成分可以抑制肿瘤细胞的DNA聚合酶α。无齿蚌提取物以每日25 mg/kg或50 mg/kg剂量给荷瘤动物连续腹腔注射7日，对肉瘤S_{180}、Ehrlich癌、Lewis肺癌、B_{16}黑色素瘤及小鼠白血病P_{388}有体内抗肿瘤作用；体外对小鼠白血病L_{1210}、P_{388}、人宫颈癌传代 HeLa 细胞、S_3 等肿瘤细胞有直接细胞毒作用；该提取物能提高小鼠腹腔巨噬细胞的吞噬功能，能非特异性地激活其杀伤肿瘤细胞的作用，可加强特异性 T 淋巴细胞的免疫活性，也能增加其杀伤细胞对肿瘤细胞的杀伤能力。

毒性　从蚌肉及蚌泪中提出的有效成分给小鼠灌胃，其LD_{50}为4.02～5.86 g/kg。微生物致突变试验阴性。

【药性】　甘、咸，寒。归肝、肾二经。

1.《食疗本草》：“大寒。”

2.《日华子》："冷，无毒。"

3.《纲目》："甘、咸，冷，无毒。"

4.《本经逢原》："甘，寒。"

5.《本草再新》："入肝、肾二经。"

【功用主治】 清热解毒，滋阴明目。主治烦热，消渴，血崩，带下，痔瘘，目赤。

1.《食疗本草》："主大热，解酒毒，止渴，去眼赤。"

2.《本草拾遗》："主妇人劳损下血，明目，除湿，止消渴。"

3.《日华子》："明目，止消渴，除烦，解热毒，补妇人劳、下血，并痔瘘、血崩，带下，压丹石药毒。"

4.《本草再新》："治肝热，肾衰，托斑疹，解痘毒，清凉止渴。"

【用法用量】 内服：煮食，90～150 g。

【宜忌】 脾胃虚寒者慎服。

1.《本草衍义》："多食发风，动冷气。"

2.《随息居饮食谱》："多食寒中。外感未清，脾虚便滑者皆忌。"

【选方】 1. 治痔疮 鲜蚌肉半碗。洗净，先用油炒，再放少量盐、油、生姜调味，加水煮烂，共1碗，1次服完。每隔1日早、晚各空腹服。

2. 明目 鲜蚌肉 60 g，蝉花 9 g。炖汤服。孕妇用时要慎重。（1～2方出自《广西药用动物》）

【各家论述】 《本草逢原》："蚌与蛤皆水产。而蛤则生咸水，色白入肺，故有软坚积、化痰饮之功。蚌生淡水，色苍入肝，故有清热行湿，治雀目夜盲之功。雀、蚌则肝肾之病也。"

3863 蚌泪 bàng lèi 《(纲目拾遗)》

【异名】 方诸水《(本草拾遗)》，活蚌水《(本经逢原)》，蚌水《(得宜本草)》，蚌清水《(泉州本草)》。

【基原】 为蚌科褶纹冠蚌动物褶纹冠蚌、帆蚌属三角帆蚌和无齿蚌属背角无齿蚌等蚌类的体内分泌液。

【原动物】 参见"珍珠"条。

【采收加工】 在剖杀河蚌时，可收集其分泌液。

【药性】 《本草拾遗》："味甘，寒，无毒。"

【功用主治】 止渴，明目，清热解毒。主治消渴，赤眼，烫伤，鼻疗。

1.《本草拾遗》："主明目，定心，去小儿烦热，止渴。"

2.《本经逢原》："生蚌炙水，治火伤茧效。"

3.《得宜本草》："功专止渴除烦。"

4.《纲目拾遗》："清热安脏，消痰除湿，解酒积丹石药毒。"

【用法用量】 内服：适量，炖。外用：涂敷或点眼。

【选方】 1. 治赤眼并(眼)暗 以黄连木纳入(蚌中)取汁，点眼。《日华子》

2. 治鼻疗 活河蚌 1 个，冰片 0.3 g，硼砂 0.6 g。将硼砂和冰片研成细末，放已掀开的壳内，待死后，用水溶液滴入鼻孔内。《吉林中草药》

3. 治初生小儿哑惊 活蚌水磨取，滴人口中，少顷下黑粪而愈。《本经逢原》

3864 蚌粉 bàng fěn 《(日华子)》

【异名】 蚌蛤灰《(千金方)》，蜃灰《(纲目)》，蚌壳粉《(本草述)》，蚌壳灰《(中国医学大辞典)》。

【基原】 为蚌科蚌属动物褶纹冠蚌、帆蚌属三角帆蚌和无齿蚌属背角无齿蚌等淡水产的贝壳制成的粉。

【原动物】 参见"珍珠"条。

【采收加工】 取蚌壳洗净，刮去黑皮，捣碎，研粉或煅后研粉。

【药理】 加蚌壳粉饲喂大鼠及小鼠，皆无增进体重的作用。其吸收率为 14.45%，绝对吸收量为 12.67 mg，比磷酸氢钙组成的

照组高，股骨 X 线片及钙的含量析结果表明骨质钙化好，故蚌粉钙有一定效用。

【药性】 咸，寒。归肺、肝、胃经。

1.《日华子》："冷，无毒。"

2.《纲目》："咸，无毒。"

3.《本草汇言》："入手太阴、足阳明经。"

4.《本草再新》："入肝、肺、胃三经。"

【功用主治】 化痰消积，清热燥湿。主治痰饮咳嗽，呕逆，疳积，白带，湿疹，痱子，烫伤。

1.《本草拾遗》："烂壳为粉，饮下。主反胃，心胸间痰饮。"

2.《日华子》："治疳，止痢并呕逆，消痰痹调敷。"

3.《纲目》："解热燥湿，化痰消积。止白浊、带下、痢疾，除湿肿、水嗽，明目，擦阴疮、湿疮。"

4.《医林纂要》："治顽痰，止咳嗽，清心保肺。"

5.《得配本草》："制石导脂，磁疮。"

【用法用量】 内服：入丸、散，3～6 g。外用：干糁；或调敷。

【宜忌】 《本草汇言》："诸病属脾肺虚寒而无火者，须禁用之。"

【选方】 1. 治痰饮咳嗽 真蚌粉(新瓦上炒红)，入青黛少许，用淡米汤滴麻油数点，调服二钱。《内经类编试效方》

2. 治积聚涎块，结于心腹之间，致令心腹刺痛，日久不愈，或干呕减食 蚌粉一两，巴豆七粒(去壳及膜)，上二味同炒令赤，去巴豆不用，只以醋和其粉，如梧子大。丈夫脐腹痛，炒茴香油吞下二十丸；妇人血气，炒姜酒下；败血冲心，童便和当归酒服姜酒下。《世医得效方》炒豹丸

3. 治翻胃 真蚌粉，每服二钱，姜汁米饮调下。《世医得效方》

4. 治小儿疳困 龙胆草，蚌粉。为末，每服半钱，用米饮调下。《普济方》粉龙丸

5. 治痈疽赤色肿有尖头者 醋和蚌蛤灰涂，干者易之。《千金方》

6. 治湿疹 煅蚌壳 9 g，黄柏 15 g。研细末，撒敷患处，或用油调涂患处。《广西药用动物》

7. 治汤泡火烧溃烂，并下部恶疮 大蚌(一个，用文武火一盆，上架铁杵，置蚌煅之)，冰片(每散一两，加冰片三分)。为末，研匀。湿烂者，用撒筛上，自然收燥。如湿再加，不可剥去，燥则用麻油调涂，痂落自愈。如治恶疮，亦用麻调涂。《外科证治全生集》珠窝散

8. 治伤损大吐血，或因酒食饱，低头掬损吐血过多，并血妄行，口鼻俱出，但声未失者 蚌粉、百草霜各等分。为末，每一二钱，糯米饮调服，侧柏枝研汁尤效。如鼻衄、舌衄及灸疮出血，并用干糁立止。《医学入门》蚌霜散

【临床报道】 治疗胃及十二指肠溃疡 将蚌壳研粉置铜锅中干炒，待药粉呈黄褐色，腥味挥发殆尽后冷却过筛。每服二2 g，日3次每日1次，每日 12～14 次，4～8 星期为1个疗程治疗41例，服药 14～79 日不等。结果，上腹部疼痛消失者 28 例，减轻者 7 例；上腹部压痛消失者 23 例，减轻者 6 例；X 线复查 21 例，龛影消失者 9 例，变形消失者 1 例，龛影缩小者 6 例。

【各家论述】 《本草汇言》："蚌粉化痰积，定咳嗽，解湿热，止白浊白带之药也……其味沉坠，其性寒润而滑。治病之要，只在行湿清热化痰则治。如宋医李防御治湿嗽咳喘气壅闷，面浮肿喘息；而《日华子》治肠胃湿热不为人淋为癃为浊为带，或小儿脾热疳积，为痢为胀诸证。膀胱为水府，此药味咸水化，气类相从，故主理之。"

3865 蚌兰叶 bàng lán yè 《(广东中药)》

【异名】 紫万年青叶《(植物学大辞典)》，蚌花叶、红蚌兰叶《(广东中药)》。

【基原】 为鸭跖草科紫万年青属植物紫万年青的叶。

【原植物】 参见"蚌花"条。

【采收加工】 全年均可采收,鲜用或晒干。

【药性】 甘、淡,凉。

1.《广东中药》:"甘、淡,凉。"

2.《广西中药药》:"味淡,性凉。"

【功用主治】 清热解毒,化瘀止血。主治肺热咳嗽,吐血,衄血,便血,泻痢,跌打损伤,瘰疬,疮疖。

1.《广东中药》:"止血。主治劳伤吐血,咳血,便血,痰火核,肺燥热咳,小儿生积,腹胀,生疮(脾肿大)。"

2. 广州部队《常用中草药手册》:"清肺化痰,凉血止痢。主治感冒咳嗽,咳嗽带血,百日咳,鼻衄,菌痢。"

3.《广西中药药》:"凉血解毒。主治淋巴结核。"

4.《香港中草药》:"清热润肺。主治急慢性支气管炎。"

5.《福建药物志》:"主治疖。"

【用法用量】 内服:煎汤,15～30 g,鲜品可用至 60 g。外用:捣敷。

【选方】 治慢性支气管炎 蚌花叶 15 g,木蝴蝶 3 g。水煎服。《香港中草药》

3866 蚌兰花 bàng lán huā 《甘肃采药录》

【异名】 蚌花(《广州植物志》),紫万年青花(《广东中药》),荷包兰、兰花衣(广州空军《常用中草药手册》),菱角裁、红蚌兰花(广州部队《常用中草药手册》)。

【基原】 为鸭跖草科万年青属植物紫万年青的花。

【原植物】 紫万年青 *Rhoeo discolor* (L'Herit.) Hance

多年生草本,高约 50 cm。茎较粗壮,肉质:节密生,不分枝。叶基生,密集覆瓦状,无柄;叶片披针形或舌状披针形,长 10～30 cm,宽 2～6 cm,先端渐尖,基部扩大成鞘状抱茎,上面暗绿色,下面紫色。聚伞花序生于叶的基部,大部藏于叶内;苞片 2,蚌壳状,大而扁,长 3～4 cm,淡紫色,包围花序,花多而小,白色;萼片 3,长圆状披针形,分离,花瓣状;花瓣 3,分离,卵圆形;雄蕊 6,花丝被长毛;子房 3 室。蒴果 2～3 室,室背开裂。花期 5～7 月。

人工栽培于庭园、花圃。我国南方各地可露天种植,其他地区多温室栽培。

本植物的叶(蚌兰叶)亦供药用,另设专条。

紫万年青

【采收加工】 5～7 月采摘,晒干,或蒸 10 分钟后再晒干。

【成分】 花药中含多糖,酸性多糖,愈创葡聚糖(callose),果胶(pectins)。

【药性】 甘、淡,凉。

1.《广西中药志》:"味甘、淡,性平。"

2.《广东中药》:"凉。"

3.《四川中药志》1982 年版:"淡,寒。"

【功用主治】 清肺化痰,凉血止痢,解毒止痢。主治肺热咳喘,百日咳,咯血鼻衄,血痢便血,瘰疬。

1.《岭南采药录》:"治便血,咳血,和猪肉煮汤服之;治血痢,则煎水饮之。"

2.《广东中药》:"止咳,去痰火,衄血。主治劳伤吐血,肺燥热咳,小儿生积,痰火核。""配療刁竹,治脾肿大。腹胀宜加陈皮少许。"

3. 广州部队《常用中草药手册》:"清肺化痰,凉血止痢。主治感冒咳嗽,咳嗽带血,百日咳,鼻衄,菌痢。"

4.《广西中草药》:"凉血解毒,化痰止咳。主治菌痢,便血,肺热咳嗽,咳血,百日咳,鼻衄。"

5.《香港中草药》:"清热润肺。主治急、慢性支气管炎。"

【用法用量】 内服:煎汤,10～15 g。

【选方】 1. 治急性支气管炎 蚌花 9 g。加适量冰糖炖服。《香港中草药》

2. 治便血 紫万年青花 15 g,猪直肠适量。水煎,饭前服。《福建药物志》

3. 治湿热泻痢 紫万年青 30 g,马齿苋 30 g,车前草 15 g。水煎服。《四川中药志》1982 年版

3867 蚬肉 xiàn ròu 《新修本草》

【基原】 为蚬科蚬属动物河蚬或其近缘动物的肉。

【原动物】 参见"蚬壳"条。

【采收加工】 全年均可捕采,捕后置沸水中烫死,取肉,晒干。

【成分】 肉含叶黄素(lutein),叶黄素酯(lutein ester)、β-胡萝卜素(β-carotene),丁酸(butyric acid),异丁酸(isobutyric acid),棕榈酸(palmitic acid),神经鞘氨醇硫酸酯(sphingosine sulfate),木糖,三甲胺(trimethylamine),维生素 B_{12},脑苷脂(cerebroside)。还含甾醇(corbisterol, 7-dehydrostigmasterol)。

【药性】《新修本草》:"冷,无毒。"

【功用主治】 清热,利湿,解毒。主治消渴,目黄,湿毒脚气,疔疮痈肿。

1.《新修本草》:"治时气,开胃,压丹石药及疔疮,下湿气,下乳。糟煮服食。生取汁,洗疔疮。"

2.《日华子》:"去暴热,明目,利小便,下热气,脚气湿毒,解酒毒目黄,浸取汁服,主消渴。"

3.《纲目》:"生碾浸水,洗痘痈无瘢痕。"

4.《本草求原》:"饮食中毒,黄砚汤可解。"

【用法用量】 内服:煎汤,15～30 g;或煮食。外用:捣敷。

【宜忌】 不宜多服:虚寒滑遗者禁服。

1.《本草拾遗》:"多食发嗽并冷气,消肾。"

2.《本草求原》:"遗浊勿食。"

【选方】 治疔疮恶毒 蚬肉杵烂,涂。《外科集要》

3868 蚬壳 xiàn ké 《本草经集注》

【基原】 为蚬科蚬属动物河蚬或其近缘动物的贝壳。

【原动物】 河蚬 *Corbicula fruninea* (Muller) 又名:扁螺、黄蚬、沙蜊、金蚶、蟟蚌、蟟仔。

贝壳中等大小,略呈正三角形。壳质稍厚而坚硬。成体一般壳长 40 mm,壳高 37 mm,壳宽 20 mm。左、右两壳相等。壳顶有被暗褐色的壳皮,有时稍带黄色。表面生长轮状,较老个体壳顶常脱落而露出石灰质。壳内面紫白色。铰合部有主齿 3 枚,中央者最大。足大,呈舌状。

生活于河川、湖沼,多栖息于泥质的水底。我国大部分地区均有分布。

本动物的肉(蚬肉)亦供药用,另设专条。

【采收加工】 全年均可捕,捕后入沸水烫死,取肉,洗净,晒干。

【成分】 贝壳主要含碳酸钙,碳酸镁,壳蛋白(conchiolin)。还含甾体类化合物:胆甾醇(cholesterol),菜油甾醇(campesterol),β-谷甾

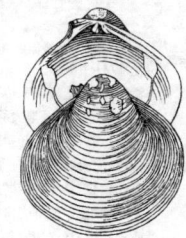

河蚬

醇（β-sitosterol），豆甾醇（stigmasterol）。

【药性】《本草拾遗》：“温。”

【功用主治】 化痰止嗽，祛湿和胃。主治痰喘咳嗽，反胃吐食，胃痛吞酸，湿疮、溃疡，脚气。

1.《本草经集注》：“止痢。”

2.《新修本草》：“治阴疮。”

3.《本草拾遗》：“烧灰饮服，治反胃吐食，除心胸痰水。”

4.《日华子》：“疗失精反胃。”

5.《纲目》：“化痰止咳，治吞酸心痛及暴咳。烧灰涂一切湿疮，与蚌粉同功。”

6.《医林纂要》：“除血热，敛虚汗。”

7.《中国药用动物志》：“生肌敛疮。治湿疮，溃疡。”

【用法用量】 内服：煎汤，15～20 g；或入散剂。外用：煅存性，研末撒或调敷。

【选方】 1. 治反胃吐食 田螺壳、蚬壳各适量。研细末，以米汁和匀，做成团，再烧存性，研细。以人参 5 g，砂仁 3 g。煎汤送服，每服 25 g，日服 2 次。《中国动物药》

2. 治诸恶疮疮口 生肌肉颇迟者 墙上多年白蚬壳（火煅通赤，去火候，冷研），草无名异（为末），密陀僧（火煅过）各一钱。更入麝香少许，同研令匀细。每用少许，掺疮口上。《圣济总录》生肌散）

3. 治脚气，脚上生风毒疮肿不瘥 烂蚬子壳一两半，黄连一两，马齿苋菜三分。捣罗为散，频敷疮上。《圣惠方》

3869 唢呐花 suǒ nà huā （《云南中草药》）

【异名】 金鸡豇豆、炮胀筒（《云南中草药选》），马尾连、羊奶子、燕山红（《云南中草药》），羊尾草（《贵州药用植物名录》），黄鸡尾、蜜糖花（《四川常用中草药》），两头毛、撒拉花、破碗花、大花药（《云南药用植物名录》），炮胀筒、麻叶子、羊胡子草、岩喇叭花（《全国中草药汇编》）。

【基原】 为紫葳科角蒿属植物毛子草的带根茎全草。

【原植物】 毛子草 Incarvillea arguta (Royle) Royle [Amphicome arguta Royle]

多年生草本，高达 1.5 m。根茎木质，粗壮。茎扁圆柱形，红褐色。单数羽状复叶，长约 15 cm，互生；小叶 5～11 枚，卵状披针形，长 3～5 cm，宽 15～20 mm，先端长渐尖，基部阔楔形，两侧不等大，边缘具锯齿，上面深绿色，疏披微硬毛，下面淡绿色。顶生总状花序，有花 6～20 朵；苞片钻形，长约 3 mm；花梗长 0.8～2.5 cm；萼钟状，萼齿 5，钻形，长 1～4 mm；花冠淡红色，紫红色或粉红色，钟状长漏斗形，花冠筒

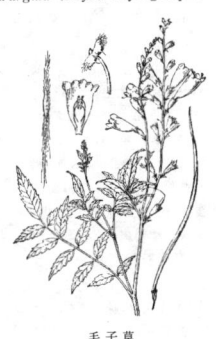

毛子草

基部紧缩成细筒，裂片半圆形；雄蕊 4，2 强，不外伸；花丝细长，柱头舌状，极薄，2 片裂；子房细圆柱形。蒴果线状圆柱形，革质，长约 20 cm。种子细小，多数，长椭圆形，两端尖，带丝状种毛。花期 3～7 月，果期 9～12 月。

生于干热河谷、山坡灌丛中。分布于四川、贵州、云南、西藏、甘肃。

【采收加工】 9～10 月采挖，鲜用或切段晒干。

【成分】 全草含单萜苷：dissectol A，此外叶还含三十一烷（hentriacontane）、熊果酸（ursolic acid）、氯化钾、毛子草酮（argutone）。

【药理】 1. 抗炎作用 毛子草（唢呐花）氯仿提取物 200 mg/kg（约为 LD_{50} 的 1/44）灌胃，对醋酸、二甲苯和组胺所致的小鼠腹腔和皮肤毛细血管通透性增高有明显的抑制作用；对巴豆油所致的小鼠耳部炎症及蛋清所致大鼠足肿胀也能明显抑制，但对棉球肉芽肿无明显影响。毛子草氯仿提取物对伤寒、副伤寒甲乙三联菌苗致热家兔的体温升高有降低作用。

2. 抗氧化作用 用叔丁基氢过氧化物（tert-butylhydroperoxide）为氧化剂使红细胞氧化，加毛子草提取物 AB-2 不仅可使红细胞膜脂质的氧化物减少，又可保护蛋白的的巯基不致氧化集合。毛子草 AB-2 可防止血红蛋白的自氧化及溶血，用电子自旋捕集法测羟自由基，结果说明毛子草 AB-2 可直接与羟自由基反应，可能是自由基的清除剂。

3. 其他作用 从毛子草中分离出 4 种结晶，经鉴定分别为熊果酸、三十一烷、氯化钾和一种未知成分。并证实熊果酸为其降低氨基转移酶的有效成分。未知成分具有较强的抑菌作用。从毛子草叶中分离得到的新吡啶喃毛子草酮具有抗菌活性。

毒性 毛子草注射液小鼠静脉注射的 LD_{50} 为 1.35 ± 0.09 g/kg，小鼠皮下注射 2.4 g/kg 后，无明显毒副作用。当给小鼠静脉注射毛子草注射液中毒剂量时，小鼠自发活动被抑制，共济失调，最后抑制呼吸而死亡。

【药性】《云南中草药》：“苦，凉。”

【功用主治】 健脾利湿，行气活血。主治泄泻痢疾，胃痛胁痛，风湿疼痛，月经不调，痈肿，骨折。

1.《云南中草药》：“止泻止痢，消食健胃。治腹泻，痢疾，消化不良。”

2.《全国中草药汇编》：“祛风湿，消炎止痛，活血散瘀。主治风湿骨痛，月经不调。外用治疮疖，痈肿，骨折。”

【用法用量】 内服：煎汤，10～30 g。外用：鲜品，捣烂敷。

3870 峨参 é shēn （《峨眉山药用植物调查报告》）

【异名】 田七（《四川中药志》），金山田七（《四川常用中草药》），土白芷、广三七（《湖南药物志》），胡萝卜七、南田七（《湖北中草药志》），水田七（《贵州中草药名录》）。

【基原】 为伞形科峨参属植物峨参的根。

【原植物】 峨参 Anthriscus sylvestris (L.) Hoffm. [Chaerophyllum sylvestre L.] 又名：小叶山水芹（《浙江药用植物志》）。

二年生或多年生草本，高达 1.5 m。直根粗大。茎粗壮，多分枝，近无毛或下部有细柔毛。基生叶有长柄，柄长 5～20 cm，基部有阔鞘；叶片轮廓呈卵形，二回羽状分裂，长 10～30 cm，一回羽片有长柄，有二回羽片 3～4 对，二回羽片有短柄，轮廓卵状披针形，羽状全裂或深裂，末回裂片卵形或椭圆状卵形，有粗锯齿，背面疏生柔毛；茎上部叶有短柄或无柄，基部鞘状，有时边缘有毛。复伞形花序直径 2.5～8 cm，伞辐 4～15；小总苞片 5～8，卵形至卵状披针形，反折；花白色，通常带绿或黄色；花柱较花柱基长 2 倍。双悬果长卵形至线状长圆形，长 5～10 mm，光滑或疏生小瘤点，先端渐狭成喙状，合生面明显收缩，果梗顶端常有一环白色小刚毛，合生面有横剖面近圆形，油管不明显，胚乳有深槽。花、果期 4～6 月。

生于从低山丘陵至海拔 4 500 m 的高山山坡林下或路旁，以及山谷溪边石缝中。分

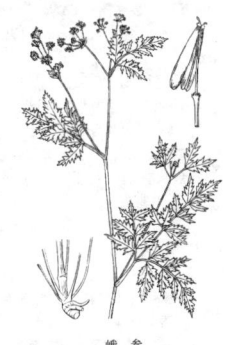

峨参

布于河北、山西、内蒙古、辽宁、江苏、浙江、安徽、江西、河南、湖北、湖南、四川、云南、陕西、甘肃、新疆等地。

本植物的叶(峨参叶)亦供药用,另设专条。

【栽培】 生物学特性 喜寒潮湿的环境,抗寒力强。宜选择中山或高山阴处和半阴处栽培,土壤以排水良好、富含腐殖质、肥沃疏松的夹沙土中生长最好。

繁殖方法 种子繁殖或分株繁殖。种子繁殖:8~9月采收成熟种子,阴干,直播,秋播9~10月,春播3~4月进行,秋播出苗快,发芽率高,按行窝距约27 cm开穴,种子与人畜粪水、草木灰拌匀后点播,再盖火灰一把。分株繁殖:收获时选小苗于未萌芽前栽培,每穴栽苗3~4株,栽后施土杂肥。

田间管理 无论直播或分株栽种,每年4、6、10月中耕除草时结合施肥,一般施人畜粪水,最后1次施腐肥或草木灰,施后盖土越冬。

病虫害防治 虫害有食心虫,为害嫩果;蚜虫,为害嫩叶。

【采收加工】 栽后2~3年收获,在春、秋季挖根,剪去须尾,刮去外皮,放行窝晒后,晒干,或微火炕干。

【药材】 峨参 *Anthrisci Sylvestris Radix*
主产于四川、湖南、江苏、云南等地。

性状 根皇圆锥形,略弯曲,多分叉,下部渐细,半透明,长3~12 cm,中部粗1~1.5 cm。外表黄棕色或灰褐色,有不规则的纵皱纹,上部有细密环纹,可见突起的横长皮孔,有的侧面有疔瘤。气微,味微辛,微麻。

鉴别 根横切面:可见残留木栓层由数列木栓细胞组成,皮层宽,有多数油管分布。形成层明显。木质部导管多列,放射状排列。射线宽广。部分根中心有裂隙。

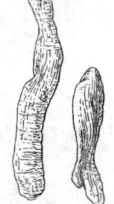

峨参(根)外形

粉末特征:淡灰棕色。导管为网纹、梯纹及环纹,壁木化。油管多已破碎,可见油管碎片及上皮细胞呈扁长形,壁薄,在其附近可见油滴。木栓组织碎片细胞多角形,壁淡棕色。皮层纤维较少数,多单个散在,或成节节状,壁不甚厚,木化。

【成分】 根含内酯类:峨参内酯(anthricin),异峨参内酯(isoanthricin),2-(3″,4″,5″-三甲氧基苄基)-3-(3′,4′-亚甲二氧基苄基)丁内酯[2-(3″,4″,5″-trimethoxybenzyl)-3-(3′,4′-methylenedioxybenzyl)butyro lactone],深黄水芹酮(crocatone),(Z)-2-当归酰氧甲基丁基-2-丁烯酸[(Z)-2-angeloyloxymethyl-2-butenoic acid],O-[(Z)-2-当归酰氧甲基丁基-2-丁烯酰]-3-甲氧基-4,5-亚甲基苯丙醇[O-[(Z)-2-angeloyloxymethyl-2-butenoyl]-3-methoxy-4,5-methylenedioxy cinnamyl alcohol]。又含紫花前胡苷(nodakenin),东茛菪苷(scopolin),尿嘧啶(uracil),芹菜素(apigenin),槲皮素(quercetin),芸香苷(rutin)及α-蒎烯(α-pinene)、β-月桂烯(β-myrcene)、d-柠檬烯(d-limonene),对聚伞花素(p-cymene)等十余种香精油。

【药性】 甘、辛,微温。归脾、胃、肺经。
1.《四川常用中草药》:"性微温,味甘、辛,入脾、胃、肺三经。"
2.《全国中草药汇编》:"甘、辛,微苦,微温。"

【功用主治】 益气健脾,活血止痛。主治脾虚腹胀,乏力食少,肺虚咳嗽,体虚自汗,老人夜尿频数,气虚水肿,劳伤腰痛,头痛,痛经,跌打瘀肿。
1.《四川常用中草药》:"补中益气。治脾虚食胀,四肢无力,肺虚咳喘,老人夜尿,水肿等症。"
2.《全国中草药汇编》:"补中益气,去瘀生新。主治跌打损伤,腰痛,肺虚咳喘,咳嗽咯血,脾虚腹胀,四肢无力,老人尿频。"
3.《湖北中草药志》:"健脾益肾,止咳,止痛。用于肺虚喘咳,

头痛,胃痛,腹痛,腹胀,食积,失眠,小儿口疮等症。"

【用法用量】 内服:煎汤,9~15 g;或研末,每次3~5 g;或泡酒。外用:研末调敷。

【宜忌】《浙江药用植物志》:"孕妇慎用。"

【选方】 1. 治食积 峨参9 g,青皮、陈皮各6 g。水煎服。《湖北中草药志》
2. 治肺虚咳嗽 峨参、百合、天冬各12 g,川贝9 g。水煎服。《万县中草药》
3. 治脾肺两虚,咳嗽气短,倦怠乏力,肺结核 峨参60 g,岩白菜15 g,黄精15 g,吉祥草根15 g。水煎服或炖猪瘦肉服。(《四川中药志》1979年版)
4. 治老人尿多 峨参12 g,桑螵蛸、益智仁各9 g。水煎服。《万县中草药》
5. 治失眠 峨参9 g,红刺3枚。水煎服。《湖北中草药志》

3871 **峨参叶** é shēn yè《重庆常用中草药手册》

【基原】 为伞形科峨参属植物峨参的叶。

【原植物】 参见"峨参"条。

【采收加工】 7~9月采收,鲜用或晒干备用。

【成分】 叶含挥发性成分:左旋香桧烯(sabinene),苯酚(phenol),苯甲酚(cresol),愈创木酚(guaiacol)等十余种化合物。又含去氧鬼臼毒素(deoxypodophyllotoxin),豆甾醇(stigmasterol),β-谷甾醇(β-sitosterol),正链烷烃类(n-paraffins),正醇(n-alcohol)。

【功用主治】 止血,消肿。主治创伤出血,肿痛。

【用法用量】 外用:鲜品捣敷;干品研末撒或调敷。

3872 **峨山草乌** é shān cǎo wū《四川中药志》

【异名】 水川乌(贵州)。

【基原】 为毛茛科翠雀属植物川黔翠雀花、黑水翠雀花和峨眉翠雀花的根。

【原植物】 1. 川黔翠雀花 *Delphinium bonvalotii* Franch。又名:铁脚草乌(四川)。

多年生草本。茎高50~70 cm,无毛,上部有分枝。茎下部及中部叶有长柄;叶片五角形,长4.5~9 cm,宽7~12 cm,3深裂,中央深裂片菱形,3裂,二回裂片有少数小裂片和牙齿,侧深裂片斜扇形,不等2深裂,两面被短糙毛,伞房状或短总状花序,有花3~11

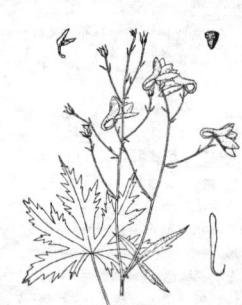

川黔翠雀花

朵;苞片线形;花梗长2.2~4.5 cm;小苞片生花梗中部以上;花两性,两侧对称;萼片5,椭圆状倒卵形,长1.4~2 cm,蓝紫色,外面有黄色腺毛和白色短伏毛,距长1.9~2.6 cm,向下作螺旋状弯曲或弧状弯曲;花瓣2,无毛;退化雄蕊2,蓝紫色,瓣片2裂至中部,有长缘毛,腹面有黄色髯毛;雄蕊多数,无毛;心皮3,有柔毛。蓇葖果长1~1.4 cm。种子近椭圆形,长约1mm,有鳞状横褶。花期6~8月,果期7~9月。

生于海拔1 100~2 600 m的山地林边。分布于四川、贵州。

2. 黑水翠雀花 *D. potaninii* Huth [*D. grandiflorum* L. var. *potaninii* Brühl; *D. fargesii* Franch.]

本种形态与川黔翠雀花相似,其特点是:茎高60~120 cm。叶片长7~8.5 cm,宽10~15 cm,3深裂,中央深裂片先端短渐尖,下部全缘,中部3裂,二回裂片有三角形锐齿,侧深裂片上面

被糙伏毛，下面脉上被毛。总状花序顶生，有多数花，轴和花梗无毛；基部苞片叶状；花梗2~9 cm；小苞片生花梗下部；萼片长1~1.8 cm，外面中部有短柔毛，内面无毛，距长1.6~3 cm，下部弓状向下弯曲；心皮3，无毛。蓇葖果长1.4~1.7 cm。种子倒卵球形，长约1.5 mm，密生鳞状横翅。花期8~9月，果期9~10月。

生于海拔1 800~3 300 m的山地山坡或林中。分布于四川、陕西、甘肃。

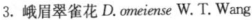
黑水翠雀花

3. 峨眉翠雀花 D. omeiense W. T. Wang

本种形态与川黔翠雀花相似，其特点是：多茎高60~95 cm，被硬毛。下部茎生叶，叶柄长达25~30 cm，基部有长鞘；叶片长5~9.5 cm，宽7.5~16 cm，3深裂，中央深裂片，三裂稍超过中部，二回裂片有缺刻状小裂片和三角形牙齿，侧深裂片不等2~3深裂。总状花序有花8~12朵；轴和花梗被白色糙毛和黄色腺毛；基部苞片叶状；花梗长1~4 cm；小苞片生花梗中部以上；萼片长1.2~1.6 cm，距长2~2.6 cm，末端稍向下弯曲；瓣片上部有短柔毛，腹面有黄色髯毛；心皮3，有短糙毛。蓇葖果长1.6~1.8 cm。种子倒卵球形，长1.5 mm，密生波状横翅。花期7~8月，果期8~9月。

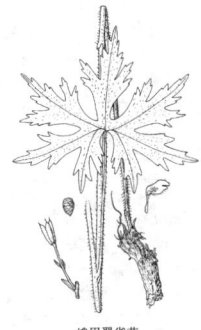
峨眉翠雀花

生于海拔2 500~3 300 m的山地山坡或林中。分布于四川。

【采收加工】 初春或秋末采挖，撞去须根，用水浸泡10日以上，每日换水1~2次，至麻味最小为止，取出拌以生姜、甘草，蒸2~3小时，晾干。

【药材】 峨山草乌 Delphinii Radix 川黔翠雀花 主产于贵州、四川；黑水翠雀花主产于四川、甘肃、陕西；峨眉翠雀花主产于四川。

性状 川黔翠雀花 主根不规则圆柱形，长2~10 cm，直径3~15 mm。表面棕褐色，有较多的支根痕及突起，具细密的网状纹理，有的表皮脱落可见棕黄色纤维；细根丛生或少见；根头残留叶柄残基及一至数个中空的茎基。质韧，不易折断，断面纤维性，黄色。气微，味辛、涩。

黑水翠雀花 根圆锥形或弯曲呈鸡肠形，长1.7~6 cm，直径0.5~1 cm。表面黑棕色，具弯曲纹理，有的表皮脱落，可见棕黄色纤维。质韧，不易折断，断面纤维性，黄白色。气微，味苦。

峨眉翠雀花 根团簇状或不规则弯曲圆柱形，有的支根较多，形如鸡爪，长2.5~5 cm，直径0.3~1 cm。表面棕褐色，粗糙，有的表皮脱落，可见棕色纤维交织成网状。质韧，不易折断，断面纤维性。气微，味苦。

【成分】 1. 川黔翠雀花 根含川黔翠雀亭（bonvalotine），川黔翠雀醇（bonvalol），川黔翠雀酮（bonvalone），翠雀它明（deltamine），翠雀它灵（deltaline），翠雀它亭（delbotine），翠雀波星（del-

boxine）。

2. 黑水翠雀花 含生物碱：黑翠碱（potanisines）A、B、C、D、E，牛扁碱（lycoctonine），氨茴酰牛扁碱（anthranoyllycoctonine），甲基牛扁碱（methyllycaconitine），德尔塔生（deltatsine），delectine，硬飞燕草碱（delsoline），德尔可明（delsemine）A、B，德拉瓦印（delavaine）A、B。

3. 峨眉翠雀花 含生物碱：omeienine，delamide，德拉瓦印A、B，lycotonine，anthranoyllycoctonine，hetisine，牛扁碱（lycoctonine），甲基牛扁碱，氨茴酰牛扁碱，黑翠碱乙（potanisines B），cardiopetalidine，乙燕草亭（ajacine），有氏翠雀药碱（browniine），delcaroline，6-demethyldelphatine，takaosamine，omeieline，硬飞燕草碱，potanine，delectine，delectinine，isodelecine，kusnesoline。

【药性】 辛、苦、温。有毒。

1.《四川中药志》1960年版：“性温，味辛，有毒。”

2.《全国中草药汇编》：“辛，热。有毒。”

【功用主治】 祛风除湿，通络止痛，消肿解毒。主治风湿筋骨疼痛，胃痛，跌打损伤肿痛，痈疮，癣癞，痔疮。

1.《四川中药志》1960年版：“能镇痛，祛风除湿；治中风半身不遂、风湿筋骨疼痛，并涂痈疮癣癞。”

2.《贵州民间药物》：“消无名肿毒。”

【用法用量】 内服：煎汤，2~6 g，先煎0.5~1小时；或入散剂，1~3 g。外用：捣敷或磨汁涂。

【宜忌】 本品有毒，应炮制后用。年老、体弱及孕妇均禁服。

3873 峨眉耳蕨 é méi ěr jué 《中国药用植物志》

【异名】 万年青《峨眉药用植物》，树林样《中国药用植物志》，细脚鸡《四川常用中草药》，草苍子《中国高等植物图鉴》。

【基原】 为鳞毛蕨科耳蕨属植物峨眉耳蕨的全草。

【原植物】 峨眉耳蕨 Polystichum omeiense C. Chr.

植株高约40 cm。根茎斜升，与叶柄基部疏被披针形小鳞片。叶簇生，叶柄长10~15 cm，禾秆色，叶片草质，披针形或阔披针形，长15~25 cm，中部宽4~7 cm，向基部变狭，近光滑或偶有小鳞片，三至四回羽状细裂；一回裂片多数，几无柄，披针形，长2~3 cm，近于基部者稍短；第二回裂片卵状椭圆形，6~12对，基部渐狭；末回裂片倒披针形，宽约1 mm，通常二深裂，与小羽轴等宽，锐尖头，全缘；每裂片有小脉1条。孢子囊群着生于小脉先端；囊群盖大，圆肾形，与裂片等宽，不久则脱落。

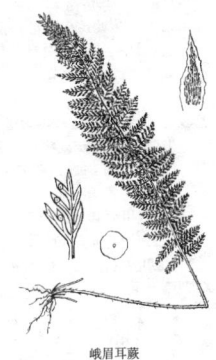
峨眉耳蕨

生于海拔800~1 500 m的山坡溪谷边遏石或树干上。分布于四川、贵州、云南等地。

【采收加工】 7~10月采收，鲜用或晒干。

【药性】 《四川常用中草药》：“性平，味苦。”

【功用主治】 清热，泻火，利尿。主治肺胃热盛，鼻肿，小便短赤，便秘，疮疖久不收口。

1.《中国药用植物志》：“治胃热证。用作清热药。”

2.《四川常用中草药》：“清热利尿，利水，治肺胃热鼻肿，小便短赤作痛，大肠火结等症。”

【用法用量】 内服：煎汤，15~30 g。

【选方】 治尿路感染 峨眉耳蕨15 g，金钱草15 g，石韦9 g。煎服。（《中国药用孢子植物》）

3874 峨眉半边莲 é méi bàn biān lián 《四川常用中草药》

【异名】 观音莲、半边莲（《峨眉山药用植物调查报告》），峨眉莲座蕨（《中国药用孢子植物》）。

【基原】 为观音座莲科莲座蕨属植物峨眉观音座莲、有柄观音座莲、中华观音座莲的根茎。

【原植物】 1. 峨眉观音座莲 *Angiopteris omeiensis* Ching

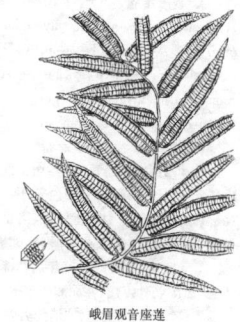

多年生草本，植株高 1.2～2 m。根茎肥大，肉质，圆球形。叶纸质，长达 80 cm，二回羽状；羽片 7～9 对，互生，斜向上，长 30～45 cm，中部宽 13～20 cm，向基部稍狭，羽柄长 3 cm，单数羽状，羽轴无翅；小羽片约 20 对，基部的长 5～8 cm，上方的小羽片长 7～11 cm，宽 8～13 mm，线状披针形，渐尖头，开展，基部略为心形，

峨眉观音座莲

不对称，有长约 2 mm 的小柄，边缘有圆锯齿，先端有尖锯齿。叶脉开展，单一或二叉分枝，较明显，没有倒行假脉，中脉下面有疏生的鳞片，干后上面为褐绿色，下面为黄绿色。孢子囊群长圆形，由 11～15 个孢子囊组成，彼此接近，生于叶背面近边缘处。

生于林下、沟谷中及灌木林下阴湿处。分布于四川。

2. 有柄观音座莲 *A. petiolulata* Ching 又名：黑薮筋（峨眉山）

植株高约 1.5 m。叶大，二回羽状；羽片长 55 cm，宽 23 cm，长圆形，向基部稍狭，羽轴棕禾秆色，向顶端稍有狭遏，无鳞片；小羽片约 25 对，互生，长 12 cm，宽 1.1～1.3 cm，基部 7 cm，狭披针形，短渐尖头，基部略呈心形，上侧截形，下侧近截形，边缘基部以上有阔三角形的尖齿牙，不育顶端有大而锐的粗锯齿。叶脉略开展，二叉或下部的往往一回分叉，明显。孢子囊群线形，长约 2 mm，由 14～20 个孢子囊组成，向边缘达于锯齿的基部或稍进，因此，除锯齿外，无不育的边缘存在。

生于山麓沟谷中。分布于四川（峨眉山山麓）。

3. 中华观音座莲 *A. sinica* Ching

本种形态与峨眉观音座莲基本相似，主要区别：本种小羽片远较宽，彼此接近，几无柄，边缘通体有尖锯齿。

生于海拔 650 m 处林下沟谷中。分布于四川（峨眉山山麓）。

【采收加工】 9～10 月采挖，去叶柄与须根，晒干或鲜用。

【药性】 苦、淡、凉。

1.《四川常用中草药》："性凉，味苦、淡。"

2.《四川中药志》1982 年版："苦、微甘、凉。"

【功用主治】 祛风湿，利小便，解热毒，止咳嗽。主治风湿骨痛，小便不利，血痢，疖肿，热毒痈肿，蛇咬伤，肺热咳嗽。

1.《四川常用中草药》："除风湿，利小便，治风湿骨痛，肺病热咳，腮腺炎，小便不利，肠胃血痢，痈肿热毒等症。"

2.《四川中药志》1982 年版："清肺止咳，利水消肿。用于肺热咳嗽，小便不利，下肢浮肿，疮痈肿毒。"

【用法用量】 内服：煎汤，30～60 g；或浸酒。外用：鲜品捣敷患处。

【选方】 1. 治血痢 峨眉莲座蕨 15 g，蛇莓 15 g，仙鹤草 15 g。煎服。

2. 治腮腺炎 峨眉莲座蕨 15 g，大青叶 15 g。煎服。（1、2 方出自《中国药用孢子植物》）

3875 峨眉蔷薇花 é méi qiáng wēi huā 《中国民族药志》

【基原】 为蔷薇科蔷薇属植物峨眉蔷薇的花瓣。

【原植物】 参见"刺石榴根"条。

【药材】 峨眉蔷薇花 *Rosae Omeiensis Petalum* 主产四川、云南、西藏、贵州、青海、甘肃等地。

性状 本品为皱缩卷曲的花瓣，完整的花瓣呈倒广卵形至扁形，长 1.2～2.5 cm，宽 1.2～2.3 cm。暗黄色或黄白色，先端微凹，浅裂或钝圆，基部有 10 余条花脉，呈放射状排列。纸质，体轻。气芳香，味微苦、甜。

鉴别 花瓣横切面：上下表皮均为 1 列扁平长方形薄壁细胞，较小，外被角质层，上下表皮内方为 1 列下皮细胞，长方形较大，下皮细胞下有 5～6 列薄壁细胞，类圆形或不规则形。主脉微凸，以向下凸稍明显。维管束木部韧型，木质部导管数个至十数个组成，韧皮部位于木质部下方，筛管群散在，细胞较小。

粉末特征：淡黄色。上表皮细胞表面观呈长方形、类方形、类多角形，有角质层纹理。下表皮细胞表面观呈类多角形、长方形或类方形，垂周壁波状弯曲，有角质层纹理。腺毛较少，腺头、腺柄均为单细胞。偶可见类三角形或近圆形花粉粒，直径 30～35（～38）μm，淡黄棕色，可见 3 个萌发孔，1～3 个萌发沟，外壁薄，光滑。

【采收加工】 6～8 月花盛开时采收，阴干。

【功用主治】 《中国民族药志》："降气清胆，活血调经。用于'龙'、'赤巴'病，肺热咳嗽，吐血，月经不调，脉管瘀痛，赤白带下，乳痈。"

【用法用量】 内服：煎汤，3～6 g。

3876 圆柏果 yuán bǎi guǒ 《新疆中草药手册》

【基原】 为柏科圆柏属植物叉子圆柏的球果。

【原植物】 参见"臭柏"条。

【采收加工】 9～10 月采球果，晒干。

【药材】 圆柏果 *Sabinae Vulgaris Strobilus* 主产于新疆、内蒙古、陕西等地。

性状 干燥成熟球果多为三角形球状，直径 5～9 mm；褐色至紫蓝色或黑色，少具白粉；种子 1～4 枚，常为卵圆形，微扁，长 4～5 mm，顶端钝或微尖，有纵脊与树脂槽。气微，味微涩。

【功用主治】 祛风清热，利小便。主治头痛，眼目迎风流泪，视物不清，小便不利。

【用法用量】 内服：煎汤，3～9 g。

3877 圆叶乌头 yuán yè wū tóu 《新疆中草药》

【异名】 草乌、准噶尔乌头（《新疆中草药手册》）。

【基原】 为毛茛科乌头属植物圆叶乌头的块根。

【原植物】 圆叶乌头 *Aconitum rotundifolium* Kar. et Kir.

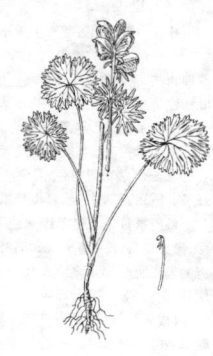

多年生草本，高 15～42 cm。块根成对，长约 2 cm。茎直立，疏被反曲而紧贴的短柔毛。叶互生；叶柄长 4.2～20 cm，被反曲短柔毛，基部具发育的鞘；叶片近肾形，宽 3～6.5 cm，3 深裂，中央深裂片倒梯形，3 浅裂，侧深裂片扇形，不等 3 裂稍过中部。总状花序有 3～5 朵花；花序轴和花梗被短柔毛；下部苞片叶状或 3 裂，上部苞片线形；花梗长 2.5～7 mm；小苞片生在花梗中

圆叶乌头

部或中部之上，线形；花两性，两侧对称；萼片5，花瓣状，紫色，外面密被短柔毛，上萼片镰刀形或船状镰刀形，下缘长1.4~1.8 cm，侧萼片斜倒卵形，长1.3~1.6 cm；花瓣2，瓣片下部裂成2条小丝，距稍向前弯；雄蕊多数；心皮5，密被短柔毛。果长0.9~1.3 cm。种子多数，倒卵形，有3条纵棱，棱上狭翅。花期8月，果期9月。

生于海拔3 100 m的高山草地。分布于新疆。

【采收加工】9~10月采挖块根，除去残茎及须根，晒干。

【成分】块根含阿替新(atisine)、异阿替新(isoatisine)。

【药性】《新疆中草药》："辛、苦，大热，有毒。"

【功用主治】《新疆中草药》："用于跌打损伤，止血。"

【用法用量】内服：研末，0.2~0.3 g。每日2次。外用：研末调敷。

【选方】治跌打损伤，止血　将圆叶乌头根挑选干净，用微火炒至焦黄，研末外用；或圆叶乌头0.3 g(炒)，土当归1.5 g。研末。水冲服。(《新疆中草药》)

3878 圆叶锦葵根 yuán yè jǐn kuí gēn《陕西中药志》

【异名】苏葉薈(《江苏省植物药材志》)、油油饼(《陕西中药志》)、土黄芪、献干根、狗干粮(《陕西中草药》)、白黄芪、白马棵、土芳苗(《安徽中草药》)、金钱根(《江苏植物志》)。

【基原】为锦葵科锦葵属植物圆叶锦葵的根。

【原植物】圆叶锦葵 *Malva rotundifolia* L.

多年生草本，高25~50 cm。分枝多而常偃生，被粗毛。叶互生，叶柄长3~12 cm，被星状柔毛；托叶小，卵状渐尖；叶肾形，长1~3 cm，基部心形，边缘具细圆齿，上面疏被长柔毛，下面疏被星状柔毛。花通常3~4朵簇生于叶腋，花梗、小苞片及花萼均疏被星状柔毛；小苞片3，披针形；萼钟形，长5~6 mm，被星状柔毛，裂片5，三角状渐尖头；花白色至浅粉红色，长10~12 mm，花瓣5，倒心形；雄蕊柱被短柔毛；花柱分枝13~15。果扁圆形，径5~6 mm，分果爿13~15，不为网状，被短柔毛。种子肾形。花期夏季。

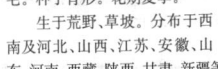

生于荒野、草坡。分布于西南及河北、山西、江苏、安徽、山东、河南、西藏、陕西、甘肃、新疆等地。

圆叶锦葵

【采收加工】7~10月挖根，切片晒干。

【药材】圆叶锦葵根 *Malvae Rotundifoliae Radix*　产于全国各地。

性状　本品呈圆柱形，长13~20 cm，直径0.5~1.5 cm，上端较粗，通常有5~10数个簇生的茎残基。下端渐细。表面淡棕黄色至浅棕褐色，有不整齐的纵皱纹及多数横间皮孔。中下部有多数分枝。质硬而韧，断面纤维性强，略具粉质。皮部黄白色，木部淡黄色，具放射状纹理。气微，味甜，嚼之微具特异气及黏液。

鉴别　根横切面：木栓层有数列木栓细胞。韧皮部纤维成束发达，常成断续环状；射线外缘常逐渐扩大成喇叭状；薄壁细胞含大量草酸钙簇晶。形成层成环。木质部导管单个或2~3个相连，放射状排列，木纤维成束，木射线细胞亦含草酸钙簇晶。薄壁细胞含淀粉粒。

粉末特征：淡黄白色。草酸钙簇晶众多，存在薄壁细胞中或散在，晶角较锐，少呈破碎状。纤维成束或散离，甚长，末端细尖，常分叉或分枝状，偶见斜缝状纹孔。具缘纹孔导管为主，亦见网纹及螺纹导管。淀粉粒较多，呈类球形或圆多角形，少类椭圆形，脐

点点状；复粒易见，由2~3个分粒组成，偶见5分粒。

【药性】《陕西中草药》："味甘，性温。"

【功用主治】益气止汗，利水通乳，托疮排脓。主治倦怠乏力，内脏下垂，肺虚咳嗽，自汗盗汗，水肿，乳汁不足，崩漏，痈疽难溃，或溃不收口。

1.《江苏省植物药材志》："催乳。"

2.《陕西中草药》："补中益气，托疮毒，利尿，通乳。治虚劳，贫血，肺结核，脱肛，子宫脱垂，肾炎水肿，糖尿病，疮肿不易外透，乳汁不足。"

3.《安徽中草药》："止带。"

4.《全国中草药汇编》："主治自汗，盗汗，血尿，崩漏，疮疡溃后脓稀不易愈合。"

【用法用量】内服：煎汤，9~15 g；炖肉，30~60 g。

【选方】1. 治气虚脱肛，子宫下垂，水肿　土黄芪根30~60 g，乌梅3个，祁艾9 g。水煎服。

2. 治自汗　土黄芪15 g，浮小麦30 g，乌梅3个。水煎，睡时服。(1、2方均出自《河南中草药手册》)

3. 治白带　白黄芪30 g，椿根白皮12 g，凤尾草9 g。煎服。(《安徽中草药》)

4. 治贫血　(土黄芪)30 g，菠菜根30 g。炖羊肉吃。

5. 下乳　(土黄芪)30 g，猪蹄2个。炖熟加白糖吃。(4、5方出自《陕西中草药》)

6. 治麻疹　土黄芪约250 g。煎汁一大碗，加红糖60 g，早晚分服。(《陕西中药志》)

7. 治疮肿不易外透　白黄芪30 g，野菊花、蒲公英各15 g，皂角刺6 g。煎服。(《安徽中草药》)

3879 钻天杨 zuān tiān yáng《青海省中草药野外辨认手册》

【基原】为杨柳科杨属植物钻天杨的树皮。

【原植物】钻天杨 *Populus nigra* L. var. *italica* (Moench.) Koehne. [*P. italica* Moench.；*P. pyramidalis* Salisb.] 又名：美国白杨(《中国树木分类学》)，笔杨(《全国中草药汇编》)。

乔木，高达30 m。树皮暗灰褐色，老时沟裂；树冠圆柱形。芽长卵形，先端长渐尖，淡红色，富黏质。长枝叶扁三角形，通常宽大于长，长约7.5 cm，先端短渐尖，基部截形或阔楔形，边缘具钝圆锯齿；短枝叶菱状三角形或菱状卵圆形，长5~10 cm，宽4~9 cm；叶柄上部侧扁，长2~4.5 cm，先端无腺点。葇荑花序雄花序长4~8 cm，雄蕊15~30；雌花序长10~15 cm。蒴果2瓣裂，先端尖，果柄细长。花期4月，果期5月。

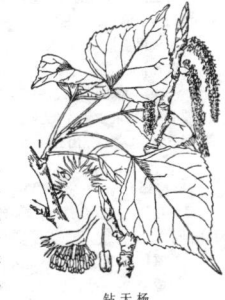

钻天杨

生于喜光、抗寒、抗旱，稍耐盐碱及水湿地。我国长江及黄河流域各地广为栽培。

【采收加工】10~12月采收或伐木剥取树皮，鲜用或晒干。

【药材】钻天杨 *Populi Italicae Cortex*　产于长江及黄河流域各地。

性状　树皮呈板片状。外表面暗灰褐色或黑褐色，粗糙，有沟槽，除去外皮后显黄白色或棕黄色，纤维性；内表面较平坦，黄白色或黄棕色，质轻。折断面近片状，纤维性。气微，味淡。

鉴别　树皮横切面：木栓层较宽，有多列木栓细胞。皮层较窄，散布众多黄色石细胞群。中柱鞘部位有纤维束。韧皮部占比的大部分，由切向排列的纤维束与筛管群及韧皮薄壁细胞交互排

列呈环带；纤维束周围薄壁细胞含草酸钙方晶，形成晶鞘纤维；石细胞偶见。韧皮射线 1 列细胞。近中柱鞘的薄壁细胞含细小草酸钙簇晶。

【成分】 皮层含鼠李素(rhamnetin)及鼠李柠檬素(rhamnocitrin)。

【药性】 苦，寒。

【功用主治】《全国中草药汇编》"凉血解毒，祛风除湿。"

【用法用量】 内服：煎汤，10～30 g；或泡酒。外用：烧炭研末调搽；或熬膏涂。

【选方】 1. 治肝炎，痢疾，感冒 鲜钻天杨树皮 60～120 g。水煎服。

2. 治风湿疼痛，脚气肿 （钻天杨）树皮泡酒服。

3. 治高血压病 （钻天杨）树皮 30 g。水煎服。

4. 治烧烫伤 （钻天杨）枝适量。烧成灰，加冰片少量，用香油调匀，涂患处。

5. 治疥癣秃疮 （钻天杨）树皮烧炭，香油调搽，每日数次；或树皮、花熬膏用。(1～5 方出自《全国中草药汇编》)

3880 钻石风 zuān shí fēng 《贵州民间药物》

【异名】 岩马桑《四川省中药资源普查名录》。

【基原】 为虎耳草科茶藨子属植物睫毛茶藨的根。

【原植物】 睫毛茶藨 *Ribes henryi* Franch. 又名：亨利茶藨《中药大辞典》，华中茶藨《中国树木志》。

常绿小灌木，高可达 1 m。小枝有腺体与刺毛。叶互生，具短柄；叶片革质，椭圆形或卵状椭圆形，长达 10 cm，宽1～2.4 cm，先端急尖，基部圆形，下面中脉上有长睫毛，边缘有长睫毛，上半部有浅齿。花单性，雌雄异株，数花集成总状花序，生于叶腋，花淡绿色；萼筒盆状，5 裂，裂片三角形，上面有中肋；花冠 5 裂，较萼片为短，与萼片互生；雄蕊 5；子房下位，柱头 2。浆果，倒卵状长椭圆形，绿色，长约 2 cm，有长柄腺毛。花期 4～5 月，果期 9～10 月。

生于岩石缝中。分布于湖北、四川、贵州等地。

【采收加工】 7～11 月采挖，切段晒干。

【药性】《贵州民间药物》"性温，味辛、涩。"

【功用主治】《贵州民间药物》"治风湿、痨伤、吐血。"

【用法用量】 内服：煎汤，9～15 g；或泡酒。

【选方】 1. 治筋骨疼痛 钻石风、黑骨藤各 15 g，透骨香、走马胎各 9 g。泡酒 500 g。每次服 15 g。

2. 治痨伤吐血 钻石风、鼻血雷各 15 g，仙鹤草 9 g。煎水服，加酒引。(1、2 方出自《贵州民间药物》)

3881 钻地风 zuān dì fēng 《植物名实图考》

【异名】 追地枫《药材资料汇编》，桐叶藤、全叶钻地风《天目山药用植物志》，利筋藤《全国中草药汇编》。

【基原】 为虎耳草科钻地风属植物钻地风的根及茎藤。

【原植物】 钻地风 *Schizophragma integrifolium* (Franch.) Oliv. [*S. hydrangeoides* Sieb. et Zucc. var. *integrifolium* Franch.]

落叶木质藤本，以气根攀缘，长至 4 m 以上。叶对生；叶柄长达 8 cm；叶片卵圆形至卵圆形，长 8～15 cm，宽 5～9 cm，先端渐尖，基部楔形或圆形至心形，全缘或上半部疏生小齿，质厚，下面叶脉有细毛或近无毛。伞房式聚伞花序顶生；花二型；周边为不育花，仅具 1 片大型旗状萼片，狭卵形至椭圆状披针

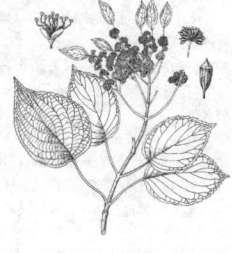

钻地风

形，长 4～6 cm，宽约 3 cm，先端短尖，乳白色，老时棕色，萼片柄细弱，长 2～4 cm；能育花小，萼片 4～5；花瓣 4～5，白色；雄蕊 10；花柱 1。蒴果陀螺形，长约 6 mm，有 10 肋。种子多数，线形，长 2～3 mm，浅褐色。花期 6～7 月，果期 10～11 月。

生于海拔 900～1 500 m 的山坡疏林内，以及路边裸岩旁，常蔓延岩石上及攀缘树木上升。分布于西南及浙江、安徽、江西、湖北、湖南、广东、广西、陕西、台湾等地。

【采收加工】 全年均可采根及藤茎，切片，晒干。

【药性】《天目山药用植物志》"性凉，味淡。"

【功用主治】 舒筋活络，祛风活血。主治风湿痹痛。

1.《植物名实图考》"治筋骨，行脚气。"

2.《天目山药用植物志》"驱风活血。治丝虫病。"

3.《全国中草药汇编》"舒筋活络，祛风活血。主治风湿筋骨痛，四肢关节酸痛。"

【用法用量】 内服：煎汤，9～15 g；或浸酒。外用：煎水洗。

3882 铁 tiě 《本经》

【异名】 黑金《说文》，生铁、钢铁、跳铁《别录》，鍒铁《新修本草》，劳铁《本草拾遗》，熟铁《开宝本草》，镴铁、柔铁《本草图经》，乌金《纲目》。

【基原】 为赤铁矿 Haematite、褐铁矿 Limonite、磁铁矿 Magnetite 等冶炼而成的灰黑色金属。

【原矿物】 1. 赤铁矿 参见"代赭石"条。

2. 褐铁矿 参见"禹余粮"条。

3. 磁铁矿 参见"磁石"条。

【药材】 铁 *Ferrum* 全国各地皆产，以内蒙古、辽宁、北京、四川为主产地。

性状 本品为不规则块状，大小不一。铁灰色至灰黑色；条痕钢灰色。无解理，不透明；新鲜断面具金属光泽。硬度 4，相对密度 7.87 左右，其延展性。体重，质坚硬，不易碎碎，断面锯齿状。气、味均无。

鉴别 (1) 反射偏光镜下：反射色为亮白色，稍带乳白色，无内反射。反射率目测法：绿 64，橙 59，红 58；高反射率，均质性。

(2) 取本品粉末约 0.1 g，加稀盐酸 2 ml，反应后(有氢气放出)，滤过。取滤液，加铁氰化钾试液，即生成蓝色沉淀；分离，沉淀在稀盐酸中不溶，但加氢氧化钠试液，即分解成棕色沉淀。取滤液，加1%邻二氮菲的乙醇溶液数滴，即显深红色(检查亚铁盐)。

【成分】 成分属元素铁，或煅制而成氧化铁。

【药性】 辛，凉。归心、肝、肾经。

1.《别录》"生铁：微寒。""钢铁：味甘，无毒。"

2.《日华子》"铁：味辛，平，有毒。"

3.《品汇精要》"钢铁：味甘性寒。气之薄者，阳中之阴。"

4.《纲目》"生铁：辛，微寒，微毒。""钢铁：甘，平。"

5.《医林纂要》"咸。"

6.《本草再新》"味辛，性凉。入心、肝、肾三经。"

【功用主治】 镇心平肝，消痈解毒。主治惊痫，癫狂，疗疮痈肿，跌打瘀血，脱肛。

1.《本经》"铁：主坚肌耐痛。"

2.《别录》"生铁：主疗下部及脱肛。""钢铁：主金疮，烦满，热中，胸膈气塞，食不化。"

3.《本草拾遗》"劳铁：主贼风，烧赤投酒中热淬之。"

4.《日华子》"铁：能制石亭脂毒。"

5.《医学入门》"(主)被打瘀血在骨节及胁外不去，俱酒煮服之。"

6.《纲目》"生铁：散瘀血，消丹毒。"

7.《本草汇言》"生铁：平肝气，安惊痫，清耳聋。"

8.《本草再新》"补肾益阴，消湿利水。"

【用法用量】 内服：煎汤或烧赤淬酒、水饮。外用：煎水或烧赤淬水洗。

【宜忌】 脾胃气虚及肝肾两亏者慎服。

1.《日华子》："畏磁石、灰炭等。"

2.《医学入门》："生铁性坚，服之伤肺。"

3.《纲目》："铁畏皂荚、猪犬脂、乳香、朴消、硇砂、盐卤、荔枝。""凡诸草木药皆忌铁器，而补肾药尤忌之，否则反消肝肾，盖肝伤则母气愈虚矣。""本草载太清服食法，言服铁伤肺者，乃肝字之误。"

【选方】 1. 治火焰丹、缠腰丹　用生铁为末，猪胆汁为膏，调即可。（《普济方》）

2. 治脱肛历年不愈　生铁三斤，水一斗。煮取五升，出铁以汁洗。（《纲目》引《集验方》）

3. 治耳聋鸣汁出，皆由肾寒，或一二十年不瘥　故铁二十斤（烧赤，水五斗浸三宿，去铁澄清），柘根三十斤（水一石煮取五斗，去滓澄清），菖蒲（切）五斗（水一石煮取五斗，去滓澄清）。上三味合一石五斗，用米二石，并曲二斗，酿如常法酒，用一月封头开清，用磁石噚铁者三斤，捣为末，内酒中，浸三宿，饮之，日夜伏，常取小小醉而眠，取闻人语乃止药。

4. 治发薄不生　先以醋泔清洗秃处，以生布揩，令火热，腊月脂并细研铁生煎三沸，涂之，日三遍。（3、4 方出自《千金方》）

【各家论述】《本草述》："铁居金之首，但爆而不洁，故用之必取其精锐者，乃钢铁是也。其针砂、铁粉、铁锈必以钢铁，乃《日华子》犹忘其留滞于脏腑，但取浸汁，借其气以为用而已。至于铁华粉、铁浆，固亦不取其质，而取其精者矣。释此种禀太阳之气，而阴气不交，如用之中的岂日可置？倘用非所宜，即宜而出剂，不惟消肾之阴，且以竭肝之阳，即时珍所谓消肾肝数语，宁独为修治者云乎？可不慎诸。"

3883　铁苋　tiě xiàn　《植物名实图考》

【异名】 人苋、海蚌含珠、撮斗撮金珠（《植物名实图考》）、六合草、半边珠（《草木便方》）、野麻草（《天宝本草》）、血见愁、小耳朵草（《江苏省植物药材志》）、玉碗捧真珠、粪斗草（《福建民间草药》）、凤眼草（《药材资料汇编》）、痢疾草（《江西民间草药》）、野麻草（《闽南民间草药》）、蚌壳草、铁灯碗（《四川中药志》）、七盏灯（《重庆中药》）、血布袋、布袋口（《中国药用植物图鉴》）、皮撮珍珠、田螺草（《湖南药物志》）、野苦麻（《闽东本草》）、猫眼菜（广州部队《常用中草药手册》）、寒热草（《上海常用中草药》）、叶里仙桃、金盘野苋菜（《浙江民间常用草药》）、沙罐草（《陕西中草药》）、灯盏窝（《贵州草药》）、金石榴、茶丝筑（《台湾药用植物志》）。

【基原】 为大戟科铁苋菜属植物铁苋菜及短穗铁苋菜的全草。

【原植物】 1. 铁苋菜 Acalypha australis L.

一年生草本，高 30～50 cm。茎直立，分枝，被微柔毛。叶互生；叶柄长 2～5 cm；叶片卵状菱形或卵状椭圆形，长 2～7.5 cm，宽 1.5～3.5 cm，先端渐尖，基部楔形或圆形，基出脉 3 条，边缘有钝齿，两面均粗糙无毛。穗状花序腋生；花单性，雌雄同株；通常雄花序极短，长 2～10 mm，生于极小苞片内；雌花序生于叶形，苞片展开时肾形，长 1～2 cm，合时如耳，

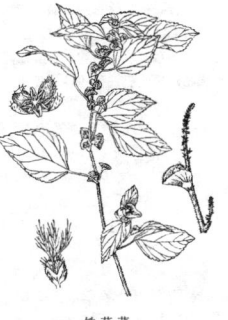

铁苋菜

边缘有钝锯齿，基部心形；花萼四裂；无花瓣；雄蕊 7～8 枚；雌花 3～5 朵；子房被疏柔毛，3～4 室；花柱羽状分裂至基部。蒴果小，三角状半圆形，被粗毛；种子卵形，长约 2 mm，灰褐色。花期 5～7 月，果期 7～10 月。

生于旷野、丘陵、路边较湿润的地方。分布于长江、黄河中下游各地及华北、东北、华南、西南各地及台湾。

2. 短穗铁苋菜 A. brach-ystachya Honem.

该种与铁苋菜的主要区别是：茎软弱，有短绒毛或近光滑，有纵条纹。叶片薄，菱形或卵状心形，叶柄长。穗状花序极短，腋生，苞片 3 裂，裂片披针形。花、果期 8～9 月。

多生于低山坡及荒地中。分布于河北、江苏、浙江、安徽、江西、湖北、湖南、广东、广西、贵州、云南等地。

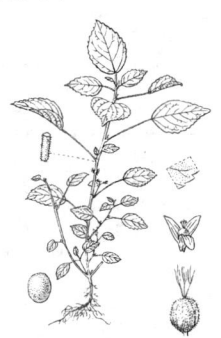

短穗铁苋菜

【采收加工】 7～10 月采收全草，晒干或趁鲜切段晒干。

【成分】 铁苋菜全草含没食子酸（gallic acid）、铁苋碱（acalyphine）。又含铁苋菜素（australisin）、胡萝卜苷（daucosterol）、β-谷甾醇（β-sitosterol）、十六烷基棕榈酸（palmityl palmitate）、1-三十烷醇（1-triacontanol）。

【药理】 1. 抗菌作用　铁苋菜煎剂用试管稀释法 1:128 对志贺痢疾杆菌、1:32 对史氏痢疾杆菌、变形杆菌、伤寒杆菌、铜绿假单胞菌、金黄色葡萄球菌，均有抑制作用。铁苋菜中的没食子酸在体外对金黄色葡萄球菌、肺炎球菌、甲型链球菌、卡他双球菌均有抑制作用，为铁苋菜中抗菌的主要成分。

2. 平喘作用　铁苋菜所含没食子酸有平喘作用。给豚鼠和猫腹腔注射铁苋菜中提取出的没食子酸 120 mg/kg，约 30 分钟后有明显拮抗支气管收缩作用，其峰效应可维持 120 分钟。

【药性】 苦、涩，凉。归心、肺、大肠、小肠经。

1.《草木便方》："味辛。"

2.《广西中药志》："味淡、涩，性平。"

3.《天目山药用植物志》："味苦，性微温。"

4.《贵州草药》："味辛、苦、涩，性平微凉。"

5.《西藏常用中草药》："味酸微涩，性凉。"

【功用主治】 清热利湿，凉血解毒，消积。主治痢疾，泄泻，吐血，衄血，尿血，便血，崩漏，小儿疳积，痈疖疮疡，皮肤湿疹。

1.《草木便方》："止泻痢，治虚热，牙疳腮肿，二便热结。"

2.《天宝本草》："利水通淋，走小肠，红痢煎酒下，白痢用茶下。"

3.《本草推陈》："止痢，止血，用于急性菌痢，阿米巴痢疾，吐下血，刀疮，跌打伤。"

4.《中国药用植物图鉴》："镇咳。治肺病。"

5.《天目山药用植物志》："消痈肿，治瘰丸肿大。"

6. 广州部队《常用中草药手册》："清热利湿，收敛止血。主治肠炎，痢疾，吐血，衄血，便血，咳嗽气喘，皮炎，湿疹。"

7.《江西草药》："凉血解毒。"

8.《贵州草药》："平喘。"

9.《东北常用中草药手册》："通经。"

【用法用量】 内服：煎汤，10～15 g；鲜品 30～60 g；或研末，每次 3 g，每日 2～3 次。外用：水煎洗或捣敷。

【宜忌】 老弱气虚者慎服，孕妇禁服。

【选方】 1. 治阿米巴痢疾　铁苋菜根、凤尾草根（均鲜）各

30 g，腹痛加南瓜藤卷须（鲜）15 g。水煎浓汁，早晚空腹服。（《江西药》）

2. 治吐血、便血、尿血　（铁苋菜）全草 30 g，煎服；或配地榆、甘草，疗效更确切。（南药《中草药学》）

3. 治痔疮　铁苋菜鲜全草 30～60 g，同猪肝煎煮服食。或用铁苋菜鲜品 15 g，姜、葱各 30 g，捣烂，加入鸭蛋清拌匀，外敷脚心 1 夜，隔 3 日 1 次，连敷 5～7 次。重病例内服、外敷同用。（《浙南本草新编》）

4. 治毒蛇咬伤　铁苋菜、半边莲、大青叶各 30 g。水煎服。（《江西草药》）

5. 治乳汁不足　（铁苋菜）鲜品 15～30 g，或干品 6～10 g。煎水，煮鱼服。（《东北常用中草药手册》）

6. 治疗管　① 野麻草 30～90 g，羊肉 250 g。水炖服。② 鲜野麻草捣烂取汁 30 g，羊肉 190 g，或鳗鱼适量。酒水各半炖服。（《福建药物志》）

【临床报道】1. 治疗肠炎、菌痢　铁苋菜（全草）鲜品60～90 g，或干品 30～45 g，煎水服，每日 1 剂，分 2 次服用。共治疗泄泻、痢疾患者 160 例，其中服后立即见效，临床症状、体征全部消失 83 人，服药后 1 日内临床症状、体征全部消失 59 人，服药后 2 日内，临床症状、体征全部消失 14 人，连续服药 3 日未见明显好转 4 人，总有效率 97.5%。

2. 治疗阿米巴痢疾　野麻草（全草）30 g，加水煎至100 ml，分 2 次 1 日内服完，鲜品加倍。凡内服野麻草煎剂的患者，均作体格检查及检出大便中阿米巴变形虫者，方予应用。共治疗 27 例，症状完全消失，并大便中检查变形虫 3 次以上均系阳性者 27 例，2 日消失者 13 例，3 日消失者 10 例，4 日消失者 3 例，6 日消失者 1 例，总治愈率 100%。

3. 治疗上消化道出血　将血见愁、地榆各等量，经蒸煮、过滤、浓缩、醇提、压片，制成血愈片，每片 0.25 g（相当于生药 2.5 g）。每次服 4 片，每日 3～4 次。共治疗上消化道出血 105 例，出血原因以十二指肠球部溃疡居多，少数患者系胃溃疡、胃黏膜脱垂、十二指肠憩室、十二指肠炎、胃多发性息肉所致。一般入院后即服本品，给予流质饮食或暂予禁食，由静脉补液，呕血停止后改流质，大便隐血阴转后继续服药 3 日以巩固疗效。治疗结果，101 例经过良好，如呕血停止，大便潜血转为阴性，有效率为 96.1%。大便隐血阴转日数，最短者药后 24 小时，最长者18 日。其中 1～3 日阴转者 30 例，4～5 日者 26 例，6～8 日者 30 例，9～18 日者 15 例，平均 5.75 日。

3884 铁树 ^{tiě shù}

（《植物名实图考》）

【异名】苏铁、象尾蕉、孔雀抱蛋（《云南思茅中草药选》），暹罗苏铁、凤尾蕉、节节萝卜（《云南中药志》）。

【基原】为苏铁科苏铁属植物云南苏铁的根、茎、叶、花（孢子叶）。

【原植物】云南苏铁 *Cycas siamensis* Miq.

常绿木本植物。树干矮小，基部膨大成盘根茎，高 30～180 cm，或稍高，径 10～60 cm。羽状叶集生于树干上部，长 1.2～2.5 m，幼嫩时被柔毛，叶柄长 40～100 cm，两侧具刺，刺略向下斜展；羽状裂片 40～120 对，在叶轴上较稀疏地排列成 2 列，披针状条形，薄革质，边缘稍厚，微向下

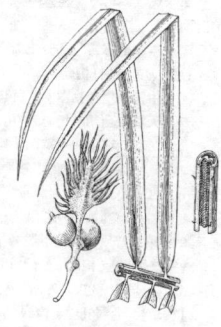

云南苏铁

反曲，上部渐窄，先端渐尖，基部圆，两面中脉隆起，平滑而有光泽，上面深绿色，下面色较浅。雄球花卵状圆柱形或长圆形，长达 30 cm，径 6～8 cm；小孢子叶楔形，密生黄色绒毛；大孢子叶密被红褐色绒毛，成熟后脱落，上部卵状菱形，边缘篦齿状深裂。种子卵圆形或宽倒卵形，先端有头关，熟时黄褐色或浅褐色，种皮硬质，平滑，有光泽，长 3～4 cm。

生于多雨林地下。分布于云南西南部思茅、景洪、澜沧、潞西等地区；广东、广西有栽培。

本植物的种子（铁树果）亦供药用，另设专条。

【采收加工】根、叶、茎全年可采，初夏采花，晒干。

【药性】《云南中药志》：“苦、酸、涩，平。”

【功用主治】化湿理气，清热解毒。主治慢性肝炎，急性黄疸型肝炎，高血压病，难产、痈疮、肿毒。

【用法与用量】内服：煎汤，9～15 g。

3885 铁浆 ^{tiě jiāng}

（《本草经集注》）

【基原】为铁浸渍于水中生锈后形成的一种混悬液。

【药材】性状　本品为混悬液，淡棕褐色，液面常浮有黄褐色物质。铁锈气，味淡。

鉴别　取本品约 1 ml，加稀盐酸 2 ml，振摇，使溶解，滤过，滤液显铁盐的各种反应。参见“铁落”条。

【成分】主要成分为氧化铁。

【药性】甘、涩，平。归心、肝、肺经。

1.《绍兴本草》：“性平，无毒。”

2.《品汇精要》：“味微咸，性寒，有小毒。味厚于气，阴也。”

3.《纲目》：“咸，寒。”

4.《雷公炮制药性解》：“味甘、涩，性平。入心、肺二经。”

【功用主治】镇心定痫，解毒敛疮。主治癫痫狂乱，疗疮肿毒，漆疮，脱肛。

1.《本草拾遗》：“解诸毒入腹之毒。亦镇心，主癫痫，发热急（黄）狂走，六畜癫狂，人为蛇、犬、虎、狼、毒刺恶虫等啮，服之，毒不入内。”

2. 陈藏器：“明目。”（引自《纲目》）

3.《本草汇言》：“解疗毒疮肿。”

4.《得配本草》：“退心经烦热。”

【用量用法】内服：适量煮沸后温饮。外用：洗涤或涂敷。

【附方】1. 治癫痫　铁浆服之。（《古今医统》）

2. 治一切疗肿　铁浆，每饮一升。

3. 治发背　饮铁浆二升，取利。（2、3 方出自《千金方》）

4. 治冻疮　铁浆洗之，随手瘥，频为之。（《外台》引《救急方》）

3886 铁粉 ^{tiě fěn}

（《本草拾遗》）

【基原】为生铁或钢铁飞炼或水飞而得的细粉。

【药材】性状　本品为细粉末，铁灰色至铁黑色。不透明；具金属光泽。体重。气、味皆无。

鉴别　取本品约 0.1 g，加稀盐酸 2 ml，振摇，使溶解，滤过，滤液显亚铁盐或亚铁盐的各种反应。参见“铁落”或“铁”条。

【成分】由钢铁飞炼而成者，主要含四氧化三铁（Fe$_3$O$_4$）；由生铁打碎而成者，主要含金属铁及少量的碳、磷、硅等杂质。

【药性】辛、咸，平。归心、肝经。

1.《开宝本草》：“味咸，平，无毒。”

2.《本草求真》：“专入肝，气辛、性平。”

【功用主治】平肝镇心，消痈解毒。主治惊痫，癫狂，脚气冲心，疗疮肿毒，脱肛，子宫不收，贫血。

1.《开宝本草》：“安心神，坚骨髓，除百病，变白润肌肤，令人不老，体健能食，久服令人身重肥黑。”

2.《本事方》：“化涎镇心，摧抑肝邪。”

3. 《本草求真》:"定惊疗狂,消痈解毒。"
4. 《本草汇纂》:"坚筋骨,强志力,除风邪,养血气,治心痛健忘,止虚痫,镇五脏,消宿食,去邪气、冷气、痃、癖、癥结、脱肛、痔瘘及伤竹木刺入肉。"

【用量用法】 内服:煎汤,10~30 g;入丸、散,每日 3~6 g。外用:调敷。

【宜忌】 脾胃虚弱者慎服。
1. 《医学入门》:"畏磁石、石炭。"
2. 《本草求真》:"暂用则可,久用鲜效,且诸草药切忌。畏磁石、皂荚。"
3. 《中国药学大辞典》:"凡肾虚及气陷者禁用。"

【选方】 1. 治小儿身体壮热,急惊搐搦,涎潮壅塞,忽乱不醒 朱砂一钱(别研),铁粉二钱(别研),腻粉半钱(别研)。上药同研令匀。半岁儿每服一字,一岁儿服半钱,煎薄荷汤调下,不拘时候。(《杨氏家藏方》朱砂铁粉散)
2. 治风惊,心神不安 铁粉一两,光明砂一两,天竹黄一两,铅霜一两。上件药,细研和面。每服,不计时候,以竹沥调下半钱。(《圣惠方》铁粉散)
3. 治阳毒伤寒,发狂妄言者 铁粉、朴硝各一两,天竺黄半两,龙脑一分。上四味,研令匀细。每服二钱匕,鸡子清和水调下,不拘时。(《圣济总录》铁粉散)
4. 治疔疮 铁粉一两,蔓青根三两。捣如泥封之,日二换。(《纲目》引《集玄方》)
5. 治疗根不ului 铁粉一两,轻粉一钱,麝香少许。为末,针画十字,以点药入内,醋调面糊敷之,极效。(《华佗神医秘传》)
6. 治大肠本虚,风毒客热乘之、脱肛红肿 铁粉研细,入白蔹末,夹和敷之,按入。(《直指方》铁粉散)
7. 治子宫不收,名痷疾,有痛不可忍者 当归、磁石(酒浸)、铁粉各等分。上为末,米饮调下,隔夜用角药,次日服此。角药用铁屑螺青为末,磨刀水调敷玉门上,炙。(《普济方》铁粉散)
8. 治贫血萎黄 铁粉 3 g,当归 10 g。共为细末,枣肉为丸,如梧桐子大。每服 5~10 粒,白开汤送下。(《矿物药浅说》)
9. 治小儿肺经积热,涎嗽咳嗽,睡卧不安 铁粉三钱,马牙硝四钱,蛤粉一两。上件为细末,每服一字,温养汁调下,乳食后临卧服。(《普济方》铁粉散)
10. 治清渴肝肺热,焦枯消瘦,或寒热口干,日夜饮水,小便如脂不止,欲死 水飞铁粉(绝燥者别研人)三两,鸡内金(阴干末人)五枚,牡蛎(熬)别研如粉人)二两,黄连三两。上四味,捣筛三五度,炼蜜为丸,饮汁下如梧子大五十丸。重者不过食时,轻者手下差。忌猪肉。(《外台》)

3887 **铁落** ^{tiě luò} 《本经》

【异名】 生铁落《素问》,铁屎《千金方》,铁屑《新修本草》,铁花《本草图经》,铁蛾《纲目》)。

【基原】 为生铁煅至红赤、外层氧化时被锤落的铁屑。

【原矿物】 磁铁矿 Magnetite 参见"磁石"条。

【药材】 铁落 *Pulvis Ferri* 全国各地皆产。

性状 本品为不规则细碎屑。铁灰色或棕褐色;条痕铁灰色。不透明。体重,质坚硬。气微,味淡。

鉴别 取本品约 0.5 g,加稀盐酸约 2 ml,振摇、静置。取上清液,滴加亚铁氰化钾试液 2 滴,即生成深蓝色沉淀;分离,沉淀在稀盐酸中不溶,但加氢氧化钠试液,即分解成棕色沉淀。取上清液,滴加硫氰酸铵试液,即显血红色(检查铁盐)。

【成分】 主含四氧化三铁(ferrosic oxide),或名磁性氧化铁(magnetic oxide Fe_3O_4,或 $FeO \cdot Fe_2O_3$)。

【炮制】 取煅铁时打下的铁落,去其煤土杂质,洗净,晒干。或煅后醋淬用。

【药性】 辛,凉。归心、肝经。
1. 《本经》:"味辛、平。"
2. 《别录》:"甘,无毒。"
3. 《素问》王冰注:"味辛,微温、平。"
4. 《品汇精要》:"味辛、甘。气之薄者,阳中阴也。"
5. 《本经逢原》:"辛、寒,有毒。"
6. 《玉楸药解》:"入手少阴心、足少阳胆经。"

【功用主治】 平肝镇惊,解毒敛疮,补血。主治癫狂,热病谵妄,心悸易惊,风湿痹痛,疮疡肿毒,贫血。
1. 《本经》:"主风热恶疮,疡痂疥痒气在皮肤中。"
2. 《别录》:"除胸膈中热气,食不下,止烦,去黑子。"
3. 《新修本草》:"炒使极热,用投酒中,饮酒疗贼风痉。又裹以熨腋,疗狐臭。"
4. 《本草拾遗》:"主鬼打鬼注邪气。"
5. 《日华子》:"治惊邪癫痫,小儿客忤,消食及冷气,并煎汁服之。""治心悸邪,一切毒蛇虫及蚕漆咬疮,肠风痔漏,脱肛,时痰热狂。并染髭发。"
6. 《本草蒙筌》:"治诸疮毒气,嫩在皮肤。"
7. 《本草述》:"治水肿。"
8. 《医林纂要》:"宁心神,泻妄火,坠涌痰。"

【用法用量】 内服:煎汤,30~60 g;或入丸、散。外用:研末调敷。

【宜忌】 肝虚及中气虚寒者禁服。
1. 《本草汇言》:"肝虚内乏,中气虚寒者,不必需也。"
2. 《本经逢原》:"不可过服,过服令人凛凛恶寒,以其专削阳气也。"
3. 《得配本草》:"畏慈石、皂荚、乳香灰炭、朴消、硇砂、盐卤、猪犬脂、荔枝,制石亭脂。"

【选方】 1. 治阳厥怒狂 生铁落为饮。(《素问》生铁落饮)
2. 治暴怒发狂 铁落三钱,甘草一钱。煎汤饮。(《本草汇言》引《方脉正宗》)
3. 治风湿痹 细铁屑(筛去粗沟去细,余存留锅中)一斤(炒,放冷),硇砂(研细)二钱。上药和匀,分作四份,冷水调匀一份,用皮纸包之,使绢帛包系,放于手心,浑身体温,如药性热过,再用水调之使热,每一服热三起,约行百里。如治风湿寒气,加苍术、草乌头末,用米醋调匀,如前包于患处,汤慰效。(《普济方》火龙丹)
4. 治小儿赤丹驳驳 铁落研,猪脂和敷之。(《千金方》)
5. 漏疮,露干后 用煅落铁屑半两,狗头连齿骨(炙黄)一两,鹿角(烧灰)一钱,真轻粉一钱。上细末,用猪脂调敷。(《直指方》铁屑膏)
6. 染髭发令永黑 以铁落及热末凝涂之。(《普济方》)

【各家论述】 1. 《本草经疏》:"铁落,本出于铁,不离金象,体重而降,故《素问》有生铁落饮,以疗病狂怒者,云生铁落也。夫怒狂属肝气暴升,故取金气以制之也。其主气在皮肤中及除胸膈中热气,食不下,止烦者,皆制木散热之功也。《本经》又风热恶疮、疡痂疮疥疮疡者,皆肝心火热所致,辛平能除二经之火热,故主之也。苏恭之炒热投酒中饮,疗贼风痉,大明治惊邪癫痫、小儿客忤,并煎服之,悉此意耳。"
2. 《本草折衷》:"铁落,性刚制木,故痷疾宜之。阳气太盛,怫郁不得疏越,少阳胆木挟三焦相火上升,巨阳阴火上行,使人善怒如狂,夺其食,则下气疾速。气即平火也。其铁浆、铁锈、铁精、铧、铁粉、针砂,入药肯同此意。"

3888 **铁锈** ^{tiě xiù} 《本草拾遗》

【异名】 铁衣《普济方》)。

【基原】 为铁置空气中氧化后生成的红褐色锈衣。

【采收加工】 取生锈的铁，刮下外层锈衣即可。

【药材】 性状 本品为粉末状或片状，红褐色或棕褐色。不透明；无金属光泽。体较重，片状者易碎。无臭，无味。触之染手。

鉴别 取本品粉末约 0.2 g，加稀盐酸 4 ml，振摇，使溶解，滤过，滤液显铁盐的各种反应。参见"铁落"条。

【成分】 主要成分为氧化铁。

【药性】 辛、苦，寒。归心、肝、胃经。

1.《本草经疏》："味辛、苦，气寒。"
2.《本经逢原》："无毒。"
3.《本草经解》："气平，味辛、甘，入手太阴肺、足阳明胃。气味降于升，阴也。"

【功用主治】 清热解毒，镇心平肝。主治疗疮肿毒、漆疮，口疮重舌，疥癣，烫伤，毒虫螫伤，脚气，癫痫。

1.《本草拾遗》："主恶疮疥癣，和油涂之。蜘蛛虫等咬，和蒜磨敷之。"
2.《日华子》："治痈疾，镇心，安五脏，能黑鬓发。"
3. 陶华："铁锈水和药服，性沉重，最能坠热开结，有神也。"（引自《纲目》）
4.《纲目》："平肝坠热，消痈肿，口舌疮。醋磨，涂蜈蚣咬。"
5.《本草汇言》："解疗毒，消恶疮，退风痫，散痈气壅肿。《嘉祐方》治伤寒热实结胸，铁锈水入承气汤服之。"
6.《本经逢原》："妇人产后阴挺不收，和冰片研末擦之。"
7.《玉楸药解》："消痈敛疮，降逆清热。"
8.《外科全生集》："杀疥虫。"

【用法用量】 外用：研末撒或调敷；或水磨取汁涂。内服：3～6 g，研末水调或酒调服。

【选方】 1. 治疗疮 用多年墙内或泥土中铁钉，洗净，以灰火内煅，入醋内淬，待冷，用刀刮钉锈，又于火内煅红，入醋淬，仍前刮末，再三如此煅淬，刮末，用纱帛细罗包裹。遇人有此证，略将疮口拨开，挑药末在内，不见之为膏。《普济方》

2. 治疗肿 铁衣末，和人乳汁敷之，立可。《千金方》
3. 治冷瘘青硬无头阴疮 生铁锈二钱，白松香两半，轻粉二钱，麝香少许。先将铁锈、松香为细末，入铫内，加麻油一两，慢火煎数沸，离火待热少退，入轻粉、麝香末搅匀，即为膏矣。收贮，量疮大小推贴患处。《疮疡经验方》

4. 治漆疮 用香油调铁锈涂之。胃气实者，内服黄连解毒汤；胃气弱者，以漆毒侵犯中气致虚，多不能饮食者，宜用六君加砂仁、藿香、酒炒芍药之类。《景岳全书》漆疮方

5. 治汤火伤烂 青竹烧油，同铁锈搽之。《积德堂经验方》
6. 治重舌肿胀 铁锈锁烧红，打下锈，研末，水调二钱噙咽。《生生编》
7. 治风癣作痒不止 先将癣抓破，用铁锈水涂之。《本草汇言》引《普济方》
8. 生眉毛 墙上青衣、铁生衣。上二味，等分，末之，以水和涂即生。《千金方》

【各家论述】 《本草经疏》："铁锈得金气之英华，其味应辛苦，气应寒。恶疮疥癣湿热所生，蜘蛛虫咬、毒气伤血，辛苦能除湿热，寒能解热毒气，故主之也。至疗肿未有不因肝经风热所致，此药属金，善能平木，故有如是之功。"

3889 **铁精** tiě jīng 《本经》

【异名】 铁精粉《子母秘录》，铁花《纲目》。

【基原】 为炼铁炉中的灰烬。多是崩落的赤铁矿屑细末。

【原矿物】 赤铁矿 Haematite 参见"代赭石"条。

【采收加工】 收集经久使用的铁铵烘炉中的灰烬。若有混杂的铁末和煅灶灰，可利用磁性和相对密度区分。

【成分】 成分为氧化铁。

【药性】 辛、苦，平。归心、肝经。

1.《本经》："平。"
2.《别录》："微温。"
3.《绍兴本草》："无毒。"
4.《本草汇言》："味苦、辛，气温。"
5.《本经逢原》："小毒。"

【功用主治】 镇惊安神，消肿解毒。主治惊悸癫狂，疗疮肿毒，脱肛。

1.《本经》："主明目。"
2.《别录》："疗惊悸，定心气，小儿风痫，阴癀，脱肛。"
3.《本草汇言》："拔疗毒。"能安心志，惊痫之证因火盛气怯，而神情浮越不静者，服之立安。"
4.《本经逢原》："破胃脘积血作痛。"
5.《医林纂要》："泄肺热，坠涌痰。"

【用法用量】 内服：煎汤，3～6 g；入丸、散，1.5～3 g。外用：调敷。

【宜忌】 脾胃虚寒、心肾两虚者慎服。

1.《本草汇言》："由劳倦神疲，气虚魄乱，神不守舍，以致惊痫烦溃者，非所宜也。"
2.《本经逢原》："胃气虚寒人服之，往往有夺食发呃之虞，以纯阳镇摄太过，而伤犯阳和之气也。"

【选方】 1. 治火热痫尤，暴发惊狂如痫者 铁精一钱，甘草二钱。煎汁饮。《本草汇言》引《至宝方》

2. 疗五癞 铁精一合，芎苈、防风各一两，蛇床子五合。上四味，合捣筛，酒服一钱匕，日三，有效。《外台》引《古今录验方》铁精散

3. 治疗肿拔根 铁精（研极细）一钱，轻粉三分，麝香三厘。共研匀，以银针画十字于疗上，将药敷上，神效。《普济方》

4. 治食中有蛊毒，令人腹内坚痛，面目青黄，淋露骨立，病变无常 用铁精细研，捣鸡肝和为丸，如梧桐子大。食前后酒下五丸。《圣惠方》

5. 治阴肿 铁精粉敷上。《子母秘录》

6. 治妇人阴挺出下脱 铁精细研，以羊脂调，布裹，炙令热，熨之，以瘥为度。《圣惠方》

7. 治小儿因痢肛门脱 铁精粉敷之。《姚和众方》

3890 **铁马豆** tiě mǎ dòu 《滇南本草》

【异名】 黄花马豆《滇南本草》，蝴蝶草《昆明民间常用草药》。

【基原】 为豆科宿苞豆属植物毛宿苞豆的全草。

【原植物】 毛宿苞豆 Shuteria pampaniniana Hand.-Mazz.

多年生草质藤本，长 60～120 cm。茎绿色，纤细，多分枝，密生白色柔毛。托叶披针形，长约 4 mm；叶互生；叶柄长 1～3 cm，密生短柔毛；小叶 3，椭圆形、倒卵形或菱状倒卵形，长 1～2.5 cm，宽 7～16 mm，先端钝圆，有小突尖，基部圆或阔楔形，两面有白色状柔毛，边缘多少波状。总状花序腋生；苞片、小苞片狭披针形，有毛，宿存；总花梗短，有白色长柔毛；萼钟状，密生长柔毛；花冠黄色，蝶形；雄蕊 10，二体；子房近无柄，有胚珠多数。荚果条形，扁平，密生长柔毛；成熟后开裂。种子 4～5，暗绿色，有黑色斑。

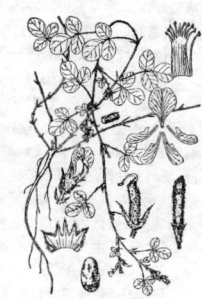

毛宿苞豆

铁 3888～3890

2258～

生于山野田边或湿润的路旁草丛中。分布广西、贵州、云南等地。

【采集】 夏、秋采集。晒干或鲜用。

【药性】 苦、凉。肝、胆。

1.《滇南本草》:"性微寒。"

2.《云南中草药》:"微苦，凉。"

3.《滇南本草》:"入肝、胆二经。"

【功用主治】 清肝泄热，除蒸镇咳。治阴虚潮热，午后骨蒸，虚痨咳嗽，乳腺炎，腮腺炎。

1.《滇南本草》:"主泄肝胆之火。治寒热往来，午后潮热。"

2.《云南中草药》:"清退火，泄肝胆热。治阴虚潮热，骨蒸痨热，虚痨咳嗽。"

3.《昆明民间常用草药》:"清热消炎。治乳腺炎，腮腺炎。"

【选方】 治室女干痨发热，午后怕冷，夜间发热，咳嗽吐痰 铁马豆三钱，淮熟地三钱，咳嗽加响铃草二钱(蜜炒)，多痰加云陈皮二钱。水煎点童便服。《滇南本草》

3891 **铁马鞭** tiě mǎ biān 《植物名实图考》

【异名】 三叶藤、野花生《江西中草药》，金钱藤、野花草《天目山药用植物志》，假山豆《广西药用植物名录》，夜牵牛、土黄芪《湖南药物志》。

【基原】 为豆科胡枝子属植物铁马鞭的带根全草。

【原植物】 铁马鞭 Lespedeza pilosa (Thunb.) Sieb. et Zucc. [Hedysarum pilosum Thunb.; Desmodium pilosum (Thunb.) DC.]

半灌木，高60~80 cm。茎枝均细长，常平卧地面，全株密被长粗毛。三出复叶，互生；叶柄长0.5~2 cm；叶片广椭圆形至广倒卵形，长1~2 cm，宽0.8~1.2 cm，先端圆或截形，有短尖，常内凹，基部近圆形，全缘。总状花序腋生，花梗短，每花序着生3~5朵花；小苞片披针形，花萼深5裂，裂片披针形；蝶形花冠，黄白色，旗瓣中央基部紫红，先端微凹，翼瓣、龙骨瓣基部均具爪；雄蕊10，二体；子房有毛。荚果卵圆形，扁平，径约3 mm，先端具细尖，种子肾圆形，光滑无毛。花期6~9月，果期10~11月。

生于向阳山坡疏林下或林缘草丛中、郊野旷地和路边。分布于江苏、浙江、安徽、福建、江西、广东、四川、贵州、甘肃等地。

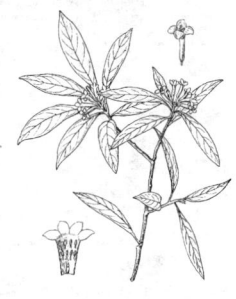
铁马鞭

【采收加工】 7~10月采收，鲜用或切段晒干。

【药材】 铁马鞭 Lespedezae Pilosae Herba 产于江苏、安徽、浙江、江西、湖南、湖北、四川等地。

性状 茎枝细长，分枝少，表被棕黄色长粗毛。三出复叶，总叶柄长0.5~2 cm，完整小叶片广椭圆形至圆卵形，长8~20 mm，宽5~15 mm，叶端圆或截形，微凹，具短尖，叶基近圆形，全缘。总状花序腋生，总花轴及小花轴较短，蝶形花冠黄白色，旗瓣有紫斑。荚果长圆状卵形，先端有喙，径约3 mm，表面密被白色长粗毛。气微，味微苦。

鉴别 叶表面观：上、下表皮细胞垂周壁波状弯曲，密布非腺毛，长208~325 μm，直径8~13 μm，壁疏细长，顶端细胞细长，基部1~3短细胞，末端明显膨大；下表皮具气孔，直轴式或不定式；叶脉处细胞中草酸钙方晶较多，排列整齐。

【功用主治】 益气安神，活血止痛，利尿消肿。主治气虚发

热，失眠，疹证腹痛，风湿痹痛，水肿，瘰疬，痈疽肿毒。

1.《植物名实图考》:"散血。"

2.《天目山药用植物志》:"治体虚长热不退。"

3.《江西草药》:"开郁散结，活血通络。"

4.《全国中草药汇编》:"清热散结，活血止痛，行水消肿。主治颈淋巴结结核，冷脓肿，虚热不退，水肿，腰膝筋骨痛；外用治乳腺炎。"

5.《湖南药物志》:"祛风镇痛，益气固表，健脾生津，利尿解毒。"

6.《浙江药用植物志》:"健胃安神。治失眠。"

【用法用量】 内服：煎汤，15~30 g；或炖肉。外用：捣敷。

【选方】 1. 治气虚头痛 铁马鞭根30~60 g。炖鸡肉吃。《湖南药物志》

2. 治筋骨痛，腰痛 野花生根120 g，石老鼠根15 g。焙干研末，每次6 g，早晚各服1次，黄酒或白酒送服。《江西草药》

3. 治水肿 铁马鞭全株或根30 g，山楂根15 g，白茅根60 g。水煎服。《湖南药物志》

4. 治瘰疬 野花生根、凤尾草根、过坛龙根各15~30 g。酒水各半煎服，每日1剂。

5. 治乳痈 野花生叶(鲜)、苦荬(鲜)各适量，米酒少许。捣烂外敷。(4、5方出自《江西草药》)

6. 治腋痈疽 鲜铁马鞭60 g，鸡蛋3个。水煎服。《江西草药手册》

7. 治寒性脓疡 野花生根120 g，瘦猪肉120 g。水炖，服汤食肉，每日1剂。《江西草药》

8. 治指疔 铁马鞭用酒浸后，把酒倒掉，捣烂，敷患处。《江西草药手册》

9. 治水莽草中毒 铁马鞭全株250~500 g。温开水洗净，捣烂，布包绞汁，加入白糖120~240 g，杀母鸭1只，取血调入药汁内，搅匀，立即灌服400 ml，余下药汁继续服用。

10. 治小儿脱肛 铁马鞭根18~24 g，山莓根12 g，人字草9 g。水煎服。(9、10方出自《湖南药物志》)

3892 **铁牛皮** tiě niú pí 《全国中草药汇编》

【异名】 大金腰带《江西草药》，金腰带、蒙花皮《金华常用中草药单方验方选编》。

【基原】 为瑞香科瑞香属植物毛瑞香的茎皮及根。

【原植物】 毛瑞香 Daphne odora Thunb. var. atrocaulis Rehd. 又名：山瑞香《广西药用植物名录》，野梦花《贵州中草药名录》，紫茎瑞香《中药大辞典》，白花瑞香《台湾药用植物志》，豹皮花、野水菖花《浙江药用植物志》。

常绿灌木，高0.5~1 m。枝深紫色或紫褐色，无毛，皮部很韧，不易拉断。叶互生，常在枝梢簇生；叶片近纸质，椭圆状倒披针形至倒披针形，长5~10 cm，宽1.5~3.5 cm，全缘。花白色，芳香；5~13朵组成顶生头状花序，无总花梗，基部具数枚早落苞片；花被筒状，长约10 mm，外被灰黄色绢状毛，裂片4，卵形，长约5 mm；雄蕊8，2轮；花盘环状，边缘波状；子房椭圆形，无毛。核果卵状椭圆形，熟时红色。花期3~4月，果期4~8月。

生于山坡岩石缝隙间。

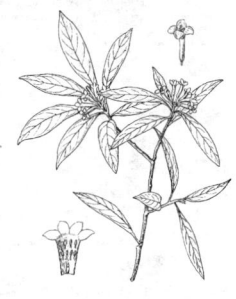
毛瑞香

分布于江苏、浙江、安徽、江西、湖北、湖南、广东、广西、四川、贵州、台湾等地。

【采收加工】　夏、秋季采挖，洗净，鲜用或切片晒干。

【药材】　铁牛皮 Daphnes Atrocaulis Radix seu Cortex　产于广东、广西、四川、贵州、湖北、江西、湖南等地。

性状　主根呈类圆柱形或圆锥形，有分枝，直径 10～20 mm；表面灰黄色至棕黄色，有细纵纹和横长突起的黄色皮孔；质坚韧，不易折断，断面不整齐，显白色，木部与皮部常分离，皮部纤维性强，似棉毛状。茎皮呈长条状形，长短、宽窄不一，常扎成小把，皮厚约1 mm；表面棕黑色至棕红色，摩擦后显光泽，有纵皱纹、叶柄残痕和横长皮孔；内表面黄白色，有细纵纹，显纤维性。质坚韧，难折断。气微，味辛辣。

鉴别　(1) 根横切面：木栓层细胞10～30 层，其外侧细胞均栓化；皮层由数层薄壁细胞组成。韧皮部细胞有空隙，韧皮纤维众多，成束存在者，腔大壁薄，微木化或非木化，单个存在者，胞腔小，壁强增厚，层纹隐约可见，壁较少。形成层明显，木质部发达，导管常数个成群分布，木射线宽窄 1～2 列细胞，有的纹孔明显，壁木化；年轮明显。本品薄壁细胞中含淀粉粒及少量方晶。

茎皮横切面：木栓层细胞 10 数层。皮层由 10 数层薄壁细胞组成，有纤维散在。韧皮部的纤维较多，成片或单个散在，多数纤维壁胞腔大，微木化或非木化，偶见胞腔极狭小、壁甚厚且强烈木化的纤维。

(2) 粉末特征：灰绿色。淀粉粒众多，单粒呈类圆形，脐点大多明显，点状或圆脐状，直径 3～12 μm，复粒少见。韧皮纤维胞腔小，壁厚，木化，直径 4～10 μm。木纤维胞腔较大，有的呈分叉状并具单纹孔，壁木化，直径25 μm。导管常见，有具缘纹孔和梯纹，多破碎，直径16～33 μm，木射线细胞呈方形，纹孔和壁孔明显，壁木化。木栓细胞呈长方形，壁薄，木栓化。

(3) 取本品粗粉 2 g，加乙醚 25 ml，回流 30 分钟，滤过，滤液供下述试验：① 取滤液 1 ml，加 1%三氯化铁试液 1 滴，溶液显蓝色（检查酚性化合物）。② 取滤液 4 ml 水浴上蒸干，残渣加冰醋酸1 ml溶解，滴加醋酐-浓硫酸(19∶1)试液 2 滴，溶液显红色至紫色，迅速变成绿色（检查甾醇类）。③ 取滤液 5 ml，适当浓缩后，点于圆形滤纸上，按圆形滤纸简易层析法进行。用 95%乙醇为展开剂，喷有机酸显色剂(0.1%甲基红乙醇液 5 ml，0.1%甲基橙水溶液 15 ml，0.1%石蕊水溶液 20 ml 混合液)，显一条红色斑带（检查有机酸）。④ 取滤液 1 ml，加5%香兰醛-浓硫酸试液 2 滴，溶液显红色（检查挥发油）。

【药性】　辛、苦、温。有毒。

1.《四川常用中草药》：“性温，味辛、麻、苦，有小毒。”

2.《浙江药用植物志》：“甘、咸，有毒。”

【功用主治】　祛风除湿，活血止痛，解毒。主治风湿痹痛，劳伤腰痛，跌打损伤，咽喉肿痛，牙痛，疮毒。

1.《四川常用中草药》：“能除湿，通经。(根)治风湿骨痛，劳伤腰腿痛，跌打损伤等症。(花)治牙痛，遗精等症。”

2.《台湾药用植物志》：“叶与饭共捣，外敷治肿毒、梅毒、麻风病。”

3.《浙江药用植物志》：“(根及茎皮)活血消肿，利咽。主治跌打损伤，咽喉炎。”

【用法用量】　内服：煎汤，3～10 g；研末，0.6～0.9 g；或泡酒。外用：捣敷。

【宜忌】　孕妇禁服。

【选方】　1. 治跌打损伤　毛瑞香根或茎皮(去粗皮、芯)，用童便浸 1 个月后洗净。每次 6 g，酒水炖服，连服 3～4 次。

2. 治咽喉炎　毛瑞香鲜根 6～9 g。加凉开水，捣烂绞汁咽服。(1、2方出自《浙江药用植物志》)

3893　铁包金 tiě bāo jīn　《岭南采药录》

【异名】　狗脚剌、提云草、小桃花(《岭南采药录》)，老鼠草(《岭南草药志》)，老鼠耳、老鼠乌、鼠乳头、乌金藤(《福建民间草药》)，老鼠乳、鼠米、乌痧米、乌李棘(《福建中草药》)，乌龙根、乌儿仔(《湖南药物志》)，小号铁包金、乌石米(《福建药物志》)。

【基原】　为鼠李科勾儿茶属植物铁包金及光枝勾儿茶的茎藤或根。

【原植物】　1. 铁包金 Berchemia lineata (L.) DC. [Rhamnus lineata L.] 又名：米拉藤、小叶黄鳝藤(《台湾药用植物志》)，细叶勾儿茶(《中国草本图录》)。

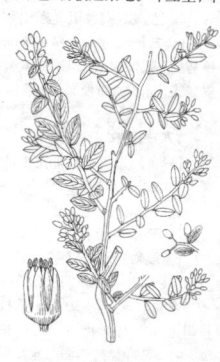

铁包金

藤状灌木，高 1～4 m。嫩枝黄绿色，密被短柔毛。叶互生；叶柄长不超过 2 mm；托叶披针形，略长于叶柄，宿存；叶片卵形至卵状椭圆形，长 1.5～2 cm，宽 0.4～1.2 cm，先端钝有小凸点，基部圆或微心形，全缘，无毛，上面深绿色，下面灰绿色。花两性或杂性；2～10余朵簇生于叶腋或枝顶，呈聚伞总状花序，花序轴被疏毛；萼片 5，长2～3 mm，线形或狭披针形；花瓣 5，匙形，白色；雄蕊5(6)；子房 2 室。核果圆柱形，肉质，长 4～5 mm，熟时黑色或紫黑色，有宿存的花盘和萼筒。花期 8～10 月，果期11 月。

生于低海拔的山野、矮林、路旁、坡地及丘陵。分布于福建、湖南、广东、广西、台湾。

2. 光枝勾儿茶 B. polyphylla Wall. var. leioclada Hand.-Mazz. 又名：光子勾儿茶、糯米藤叶(《湖南药物志》)。

藤状灌木，高3～4 m。小枝、花序轴及果梗均无毛。叶互生；叶柄长 3～6 mm，上面被疏短柔毛，叶片纸质，卵状椭圆形，先端圆形或锐尖，基部圆形。花两性，浅绿色或白色，无毛，通常 2～10 个簇生排成具短总梗的聚伞总状花序，或稀于下部具短分枝的窄聚伞圆锥花序，顶生，花 5 基数；萼片卵状三角形或三角形，先端尖；花瓣近圆形。核果圆柱形，顶端尖，成熟时红色，后变黑色，基部有宿存的花盘和萼筒。花期夏、秋季；果期7～11月。

生于海拔100～2 100 m 的山坡、沟边灌丛或林缘。分布于西南及福建、湖北、湖南、广东、广西、海南、陕西。

【栽培】　生物学特性　喜温暖湿润的气候，对土壤要求不严格，耐旱，忌积水。以排水良好，且含腐殖质丰富的砂质壤土栽培为宜。

繁殖方法　种子繁殖。秋后至冬季为果熟期，选采成熟饱满的种子，贮藏于布袋中。春播种，按行株距 35 cm×35 cm 挖穴点播，每穴放种子 3～4 颗，覆盖细土 1 cm，浇水保湿。

田间管理　前期生长缓慢，杂草易滋生，应勤除草，中耕宜浅，以免伤根。苗期每月追肥 1 次，以人畜粪尿为主。封行前，每季度追肥 1 次，并结合培土。

【采收加工】　7～8月孕蕾前割取嫩茎叶，切碎，鲜用或晒干；9～11月采根，洗净或切片晒干。

【药材】　铁包金 Berchemiae Radix seu Caulis　铁包金产于福建、台湾、湖南、广东、广西等地；光枝勾儿茶产于云南、贵州、广西、四川等地。

性状　铁包金　根呈圆柱形的短段或块状，大小长短不一。皮部较厚、坚实，表面棕褐色或黑褐色，有明显的网状裂隙及纵皱纹;木质部宽,橙黄色或暗黄棕色,质坚,纹理致密。气无,味淡。

光枝勾儿茶 茎呈圆柱形,直径可达 1.5 cm。表面棕褐色至暗紫色,外被蜡质;质坚硬,难折断,断面不整齐,皮部薄,木部浅黄色,髓明显。叶互生,有短柄,叶片卵圆形,长 2~4 cm,宽 1~2 cm,先端渐尖或钝圆,顶处有芒尖,全缘;上表面绿色,下表面黄绿色,羽状侧脉 7~9 对;叶近革质。气微,味微苦涩。

鉴别 (1)根横切面:铁包金 木栓层为 2 至数列细胞。皮层窄,有石细胞散生。韧皮部射线明显;纤维较多,呈束状或条状断续排列成环,石细胞单个散在或数个成群,薄壁细胞含草酸钙方晶及棕色物。形成层成环。木质部射线窄 1~4 列细胞,有纹孔,偶见含草酸钙方晶。木质部由成群导管组成,无髓。

茎横切面:光枝勾儿茶 表皮细胞外壁增厚,角质化。皮层窄,有石细胞散生。中柱鞘纤维与石细胞群断续排列成环,纤维壁厚,木化。韧皮部具纤维组成的维管束鞘,纤维壁薄,木化。韧皮射线中有单个散在或数个石细胞成群。形成层明显。木射线宽 1~4 列细胞,导管单个散在或 2~4 个成群。有髓。薄壁细胞含淀粉粒、草酸钙方晶及黄色分泌物。

(2)薄层色谱:取本品粗粉 10 g,加蒸馏水 100 ml,小火煮沸 20 分钟,趁热棉布滤过,滤渣再用蒸馏水 40 ml 煮沸 5 分钟,合并滤液,合并乙醚振摇 2 次,合并乙醚混振液,浓缩至 1 ml,作供试品溶液。另取少量槲皮素,用乙醇微热溶解成饱和溶液,作对照品溶液。分别吸取两溶液,点于硅胶 G 薄层板上,以乙酸乙酯-丁醇-甲酸-水(5:3:1:1)为展开剂,展距 15 cm。取出晾干。供试品色谱中在与对照品色谱相应的位置上日光下观察,均显 1 个褐色斑点;重氮化试剂喷雾后,斑点均显橙色。

(3)取上述乙醚提取液,点滴在滤纸上,干后,再点 3%三氯化铝乙醇溶液于紫外灯下观察,呈明显的橙黄色荧光斑点;取上述乙醚提取液,点滴在滤纸上,干后,再点加三氯化铁和铁氰化钾的混合试剂(2%三氯化铁的 50%乙醇液等量与等量的 2%铁氰化钾的 50%乙醇液),斑点显绿色。

(4)取粉末 1 g,加乙醚 10 ml,加热回流 5 分钟,滤过,滤液水浴上蒸干,残渣加 5 ml 溶解,再置水浴上蒸干,用乙醇 5 ml 溶解,再加镁粉 0.2 g,盐酸 2 滴(检查黄酮)。

【成分】 光枝勾儿茶地上部分含槲皮素(quercetin),芸香苷(rutin)和 β-谷甾醇(β-sitosterol)。

【药性】 苦,微温,平。归肝、肺经。
1.《岭南采药录》:"味苦,性温。"
2.《岭南草药志》:"性平,味涩。"
3.《湖南药物志》:"淡、微涩,平,无毒。"
4.《全国中草药汇编》:"微苦涩,平。"

【功用主治】 消肿解毒,止血镇痛,祛风除湿。主治痈疽疔毒,咳嗽咯血,消化道出血,跌打损伤,烫伤,风湿骨痛,风火牙痛。
1.《岭南采药录》:"解蛇毒,理恶疮,捣敷;理跌打伤,能驱骨止痛,治小肠气痛,水煎服。"
2.《岭南草药志》:"化瘀,除络血咳血,并有(除)湿毒,定痛功效。"
3.《湖南药物志》:"清热,镇咳祛痰,止血镇痛。主治肺结核,胃痛,烫火伤。"
4.《全国中草药汇编》:"化瘀止血,镇咳止痛。主治肺结核咯血,胃、十二指肠溃疡出血,精神分裂症,风湿骨痛,疔疮疖肿,颈淋巴结肿大,睾丸肿痛。"
5.《福建药物志》:"补肾益气,祛风行湿,消肿解毒。主治风毒流注,肺结核,糖尿病,胃溃疡,肠炎,遗精,风湿关节痛,腰酸痛,跌打损伤,淋巴结核,荨麻疹,痈疽肿毒,多发性脓肿,风火牙痛。"

【用法用量】 内服:煎汤,15~30 g;鲜品 30~60 g。外用:

捣敷;或浸酒涂。

【选方】 1. 治疗疮 老鼠草 30 g,捣烂,加盐花少许,敷患处;并用白菊 60 g,甘草 5 g,煎服。(《岭南草药志》)
2. 治睾丸脓肿 老鼠耳草头 15~30 g,鸭蛋 1 只。水、酒各半煎服。
3. 治外痔 老鼠耳鲜草头 30 g(洗净,切片),猪尾口头 1 节。水适量炖服。(2、3 方出自《闽南民间草药》)
4. 治脑震荡 铁包金 45 g,钩藤、川芎、白芷各 15 g。水煎,分 3 次服,每日 1 剂。(《全国中草药汇编》)
5. 治肺结核 铁包金鲜根 30 g,白及 15 g。水煎服。
6. 治胃脘痛 铁包金 30 g,苏铁干花 15 g。水煎服。
7. 治糖尿病 铁包金根 60 g,地耳草 30 g。炖冰糖服。(5~7 方出自《福建药物志》)

【临床报道】 治疗慢性气管炎 用铁包金(光枝勾儿茶)干茎叶 100 g,加 100 ml 糖浆,每日分 3 次,口服;另用铁包金有效成分之一芦丁,制成片剂(每片含芦丁140 mg)每日 3 次,口服,每次 2 片;又用铁包金 3 种有效成分制成片剂(每片含芦丁 140 mg,β-谷甾醇及槲皮素各 100 mg),每日 3 次,口服。以上均 10 日为 1 疗程,连续 2 个疗程。分别治疗 107 例、50 例及 52 例,结果总有效率分别为 92.7%、98.0%、100%;显效率分别为 89.7%、80.0%、92.3%。三组疗效对单纯型者无明显差异(P>0.05),对喘息型者芦丁组的显效率较其他两组差(P<0.05)。三组对重度及中度患者疗效无明显差异,但三合单体组(芦丁、β-谷甾醇、槲皮素)重度及中度的显效率较轻度的为高(P<0.05)。

3894 铁丝七 tiě sī qī 《陕西中草药》

【异名】 铜丝草、钢丝草、铁线草(《甘肃中草药手册》),猪宗七(《陕西中草药》),乌脚枪(《江西草药》),铁扇子(《全国中草药汇编》)。

【基原】 为铁线蕨科铁线蕨属植物掌叶铁线蕨的全草或根茎。

【原植物】 掌叶铁线蕨 Adiantum pedatum L.[A. boreale Presl;A. pedatum L. var. glaucinum C. Chr.]

植株高 40~70 cm。根茎短而直,连同叶柄基部被深棕色、阔披针形鳞片。叶近簇生;叶柄长 20~40 cm,向上及叶轴均为栗红色,有光泽;叶片纸质,背面灰绿色,掌状阔卵形,长度近相等或宽稍过于长,叶轴自叶柄先端向两侧二叉分枝,弯弓形;每侧有羽片 4~8 片,生于叶轴上侧,相距约 1.5 cm,带形,中间羽片较大,

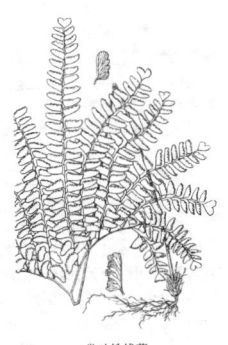
掌叶铁线蕨

一回羽状,其余向两侧的羽片较小,先端 1 片最小;小羽片 20~25 对,互生,斜长方形或斜长三角形,有短柄,中间的较大,长达 2 cm,宽约 1 cm,上缘浅裂至深裂,先端钝圆并有钝齿,两侧边平截形,全缘;叶脉多回二歧分叉,直达叶边。孢子囊群肾形或长圆形,横生于裂片先端的囊群基下面;囊群盖黄绿色,近膜质,全缘。孢子具明显的细颗粒状纹饰。

生于海拔 350~3 300 m 的山地林下溪沟边。分布于华北、东北、西南及河南、陕西、甘肃等地。

【采收加工】 全年均可采收,鲜用或晒干。

【成分】 叶含三萜类成分:羊齿烯(fernene),异羊齿烯

(isofernene)、7-羊齿烯(7-fernene)、23-羟基羊齿烯(23-hydro-fernene)、雁齿烯酸(filicenoic acid)、(glaucanol) A、雁齿烯(filicene)、雁齿烯醛(filicenal)、铁线蕨酮(adiantone)、掌叶铁线蕨醇(adipedatol)、何帕烯(hopene) II、新何帕烯(neohopene)、(neohopadiene)及羊齿二烯(fernadiene)。

【药性】 苦,微寒。归肝、肺、膀胱经。

1.《甘肃中草药手册》:"苦,微寒。"

2.《陕西中草药》:"味甘,微涩,苦,性平。"

3.《陕甘宁青中草药选》:"味淡,性微寒。"

4.《河北中草药》:"苦、淡,凉。"

【功用主治】 清热解毒,利水通淋。主治肺热咳嗽、痢疾、黄疸、小便淋涩、痈肿、瘰疬、烫伤。

1.《甘肃中草药手册》:"清肺止咳,利尿。治肺热咳嗽,吐血,牙痛,小便不利,痢疾等症。"

2.《陕西中草药》:"利水,除湿,通淋,调经,止痛。主治小便不利,淋证,血尿,风湿肿痛,月经不调,崩漏,白带。"

3.《全国中草药汇编》:"清热利湿,调经止血。主治泌尿系感染,肾炎水肿,小便不利,黄疸型肝炎,痢疾,白带,风湿骨痛,肺热咳嗽,小儿高热,痈肿初起,月经不调,吐血,血尿,崩漏。"

【用法用量】 内服:煎汤,15~30 g,鲜品可用至60 g;或捣汁饮。外用:研末调敷。

【选方】 1. 治淋证 铁丝草七、金刷把各6 g,木通3 g,参叶子1.5 g。水煎服。(《陕西中草药》)

2. 治疮疖,烫火伤,蛇咬伤,跌打损伤 (掌叶铁线蕨)研末,调涂患处。(《陕甘宁青中草药选》)

3895 铁扫竹 tiě sào zhú 《贵州民间药物》

【异名】 铁扫帚、女儿红《贵州民间药物》,山红蓝靛《广西药用植物名录》。

【基原】 为豆科木蓝属植物河北木蓝的根及全草。

【原植物】 河北木蓝 Indigofera bungeana Walp. 又名:本氏木蓝《中国主要植物图说》。

直立灌木,高40~100 m。茎褐色,有皮孔,枝条、叶片、花瓣、果实均被白色丁字毛。叶互生;奇数羽状复叶,长3~5 cm,小叶5~9枚,对生;柄极短;叶片长圆形或倒卵状长圆形,长7~15 mm,宽4~8 mm,先端钝圆,有短尖,基部圆形。总状花序腋生,较叶长,花疏松,有10~15朵极小的花;苞片线形;花萼钟形,偏斜,5裂,裂片披针形;蝶形花冠,紫色或紫红色,旗瓣阔倒卵形,长约5 mm,翼瓣与龙骨瓣等长,雄蕊10,二体;子房圆柱形,花柱内弯。荚果圆柱形,长2.5~3 cm,褐色。种子5~8颗,椭圆形。花期6月,果期7~9月。

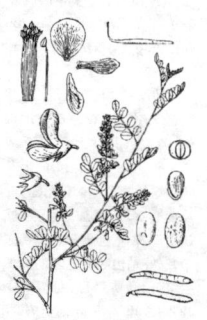

河北木蓝

生于海拔600~1 000 m的山坡荒丛及河滩,也有栽培。分布于河北、山西、江苏、浙江、安徽、山东、湖北、四川、贵州、云南、陕西、甘肃等地。

【采收加工】 春、秋采收,洗净,鲜用或切段晒干。

【药性】《贵州民间药物》:"性凉,味苦、涩。无毒。"

【功用主治】 止血敛疮,清热利湿。主治吐血,创伤,无名肿毒,口疮,臁疮,痔疮,泄泻腹痛。

1.《贵州民间药物》:"生肌收口,止血,消肿痛,拔毒。"

2.《河北中草药》:"用治湿热蕴结胃肠之腹泻,腹痛,有清热

燥湿作用。"

【用法用量】 外用:研末调敷;或鲜品捣敷;或煎水洗。内服:煎汤,9~15 g,鲜品30~60 g。

【宜忌】《贵州民间药物》:"忌燥、辣食物。"

3896 铁华粉 tiě huá fěn 《开宝本草》

【异名】 铁艳粉、铁霜《纲目》。

【基原】 为铁与醋酸作用形成的锈粉。

【制法】 将铁打成薄片,磨光后,洒上盐水,浸入醋瓮中,置阴凉处约百日,铁之表面生锈衣,取出刮下锈衣,研成细粉即成。

【药材】 性状 本品为粉末状,赤褐色。无金属光泽。体较重,触之易染手。气微,味酸。

鉴别 (1)取本品粉末少许,加硫酸后,加热,即分解发出醋酸的特臭(检查醋酸)。

(2)取本品粉末约0.1 g,加稀盐酸5 ml,使溶解后,滤之,滤液显亚铁盐的各种反应。参见"铁"条。

【成分】 为醋酸亚铁〔Fe(C$_2$H$_3$O$_2$)$_2$・H$_2$O〕。

【药性】 咸,平。归心、肝、肾经。

1.《开宝本草》:"味咸,平,无毒。"

2.《医林纂要》:"酸、咸,寒。"

【功用主治】 养血安神,平肝镇惊,解毒消肿。主治血虚萎黄、惊悸、癫狂、健忘、脱肛、痔漏。

1.《开宝本草》:"主安心神,坚骨髓,强志力,除风邪,养血气,延年变白,去百病。随体所冷热,合和诸药用。枣膏为丸。"

2.《本草汇言》:"推食积顽滞。"

3.《医林纂要》:"补心宁神,平肝阴定惊,止怒解毒。"

4.《中国药学大辞典》:"疗疮疡,镇逆,解毒。"

【用法用量】 内服:入丸、散,0.3~1 g。外用:研末调敷。

【宜忌】《本草汇言》:"坚金之质,体重而降,急趋直下,少无留难,病非坚结,体非强壮能食之人,不可轻用。每次用不过四、五、六分。"

【选方】 1. 治贫血萎黄 铁华粉和枣肉捣烂为丸。开水送服1.5 g。(《矿物药浅说》)

2. 治心虚风邪,精神忧惚,健忘 以锈使铮铁四斤,于炭火内烧令通赤,投于醋中,如此七遍,即堪打碎如棋子大,以水二斗浸经二日,每于食后服小盏。(《经验后方》)

3897 铁色箭 tiě sè jiàn 《纲目》

【异名】 岩大蒜、黄龙爪《四川中药志》,独脚蒜头、大一枝箭《南方主要有毒植物》,天蒜、独蒜《广西药用植物名录》。

【基原】 为石蒜科石蒜属植物忽地笑的鳞茎。

【原植物】 忽地笑 Lycoris aurea (L'Herit.) Herb.〔Amaryllis aurea L'Herit.〕又名:黄花石蒜《中国高等植物图鉴》。

多年生草本。鳞茎肥大,近卵形,直径约5 cm,外被黑褐色鳞茎皮。秋季出叶,基生;叶片质厚,宽条形,长约60 cm,最宽处达2.5 cm,向基部渐狭,宽约1.7 cm,先端渐尖,上面青绿色,有光泽,下面灰绿色。叶脉及叶片基部带紫红色。先花后叶;花茎高30~60 cm,总苞片2枚,披针形,长3.5 cm,宽约8 mm;伞形花序有花4~8朵,黄色或橙色,稍两侧对称;花被裂片

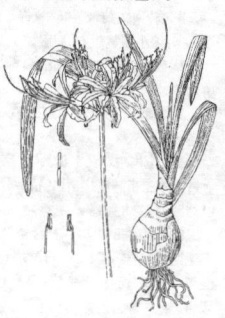

忽地笑

6,倒披针形,长约 6 cm,宽约 1 cm,背面具淡绿色中肋,强度反卷和皱缩;花被筒长 1.2～1.5 cm,具柄,雄蕊 6,与花柱同伸出花被外,花丝黄色;花柱上部玫瑰红色,子房下位,3 室。蒴果具 3 棱,室背开裂;种子多数,近球形,黑色。花期 8～9 月,果期 10 月。

生长于阴湿山坡、石崖下土壤肥沃地方。分布于西南及江苏、浙江、安徽、福建、江西、湖北、湖南、广东、广西、台湾等地。

【栽培】 **生物学特性** 适应性强,较耐寒。常野生于缓坡林缘、溪边等比较湿润及排水良好的地方。在夏季休眠习性,喜腐殖质丰富的土壤和阴湿而排水良好的环境。

繁殖方法 分球繁殖。春秋两季均可栽植,一般温暖地区多秋植,较寒冷地区则宜春植。栽植不宜过深,以球顶刚埋入地面为宜,栽植后不宜每年采挖,一般 4～5 年挖出分栽 1 次。

田间管理 栽培管理简便,一般园土栽植不必施肥,夏季花前如遇干旱,要浇 1～2 次透水。

【采收加工】 10～11 月将鳞茎挖出,选大者洗净,鲜用或晒干入药,小者做种。

【成分】 鳞茎含生物碱类:石蒜碱(lycorenine)、雪花莲胺碱(galanthamine)、伪石蒜碱(pseudolycorine)、高石蒜碱(homolycorine)、多花水仙碱(tazettine)、石蒜胺碱(lycoramine)。

【药理】 1. 抗癌和抗病毒作用 由伪石蒜碱有抗癌和抗病毒作用。对大鼠 W_{256} 癌肉瘤和人宫颈癌传代 HeLa 细胞有抑制作用;对小鼠淋巴细胞瘤毛脑膜炎病毒、脑心肌炎病毒和日本乙型脑炎病毒均有抑制作用。

2. 其他作用 所含石蒜伦碱有兴奋动物的子宫和小肠平滑肌的作用。所含雪花莲胺碱有抗胆碱酯酶和某些镇痛作用。本品流浸膏对犬、鸽均有催吐作用,产生催吐有反射性作用和中枢作用。家兔灌胃 0.1 g(生药)/kg,使呼吸道分泌增加,有显著祛痰作用。

毒性 本品流浸膏小鼠灌胃的 LD_{50} 为 26.42 g(生药)/kg。

【药性】 辛、甘、微寒。有毒。

《四川中药志》1960 年版:"性微温,味辛、甘,有毒。"

【功用主治】 解毒消肿。主治痈肿疮毒、疗疮结核、烫火伤。

《四川中药志》1960 年版:"解毒消肿。外用治痈肿疮毒、虫疮作痒,耳下红肿、疗疮结核及汤火灼伤等症。"

【用法用量】 外用:捣敷,或捣汁涂。

【选方】 1. 治疮疖 岩大蒜 15～30 g,凤仙花叶 15 g。捣烂敷患处。亦可单用。(《万县中草药》)

2. 治耳下红肿 岩大蒜、菊花叶同捣极取汁,加入黄桷树浆,和匀涂患处。

3. 治汤火伤 岩大蒜捣绒,鸡蛋清和匀涂患处。(2、3 方出自《四川中药志》1960 年版)

3898 铁钉菜 tiě dīng cài 《中国药用海洋生物》

【异名】 铁线草、剪刀菜《南海海洋药用生物》、铁菜、摇船铃(广东)。

【基原】 为铁钉菜科铁钉菜属植物铁钉菜及叶状铁钉菜的藻体。

【原植物】 1. 铁钉菜 Ishige okamurae Yendo

藻体暗褐色,干后呈黑色。软骨状,高 4～15 cm,体圆柱状,复叉状分枝,分枝细圆柱形的略扁圆,稍带棱角,短柄长 1～2 cm。小枝类圆形略略扁,中间部分宽 1～2 mm,顶端渐狭尖。髓部由纵横交错的丝状细胞组成。皮层有 6～30 排的小细胞,垂直于藻体表面,排列紧密。藻体成熟时,枝端颜色较浅。切面观察,有单室孢子囊自皮层长出,且有单列细胞的无色毛丝体从皮层毛窠内伸向体外。藻体固着器小盘状。

生于中、高潮带海浪冲击的岩礁上,一年四季均有生长。我国从浙江、台湾至广东的东南沿海均有分布。

2. 叶状铁钉菜 I. sinicola (S. et G.) Chihara〔I. foliacea Okam.〕 又名:扁铁钉菜《南海海洋药用生物》。

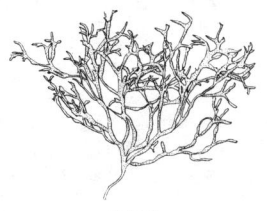

铁钉菜

藻体黄褐色至黑褐色,高 5～10 (～15)cm,宽 0.5～2 cm,扁平叶状,规则或不规则的复叉状分枝,有时在枝端下部膨大,有气体。内部构造与铁钉菜相似,惟皮层细胞较薄,为 5～6(～8)排细胞。

生于中、低潮带岩石上或石沼中,或附生于铁钉菜上。我国东南沿海有分布。

【采收加工】 5～7 月采收,晒干。

【成分】 铁钉菜含有二酰基甘油基羟基甲基三甲基-β-丙氨酸(diacylglycerylhydroxymethyltrimethyl-β-alanine)及磷脂酰胆碱(phosphatidylcholine)。还含褐藻酸盐(alginate)、葡萄糖(glucosan)、褐藻酸(alginic acid)、粗蛋白、甘露醇、碘等。

【药性】《中国药用海洋生物》:"咸、寒。"

【功用主治】 软坚散结,解毒,驱蛔。主治颈淋巴结肿、甲状腺肿、喉炎、蛔虫病。

1.《药学学报》〔1962,9(3):180〕:"驱蛔。"

2.《中草药通讯》〔1975,(2):57〕:"在妇女分娩后 2～3 日食之,有'破血'、'解毒'的效果。"

3.《中国药用海洋生物》:"清热解毒,软坚散结。用于喉炎、甲状腺肿和颈淋巴结肿等。"

4.《南海海洋药用生物》:"去痰。"

【用法用量】 内服:煎汤,15～30 g。

【选方】 1. 治喉炎 铁钉菜 15 g,石莼 15 g,大青叶 15 g。煎服。

2. 治甲状腺肿、颈淋巴结肿 铁钉菜 30 g,夏枯草 15 g,柴胡 9 g,黄芩 9 g。煎服。(1、2 方出自《中国药用海洋生物》)

3899 铁罗伞 tiě luó sǎn 《南宁市药物志》

【异名】 龙船参、单刀木《南宁市药物志》,广槟木《广西中草药》。

【基原】 为豆科仪花属植物仪花的根。

【原植物】 仪花 Lysidice rhodostegia Hance

常绿乔木或灌木,高 7～20 m。枝无毛,圆柱形。偶数羽状复叶,长 20～30 cm;托叶披针形;小托叶 1,锥形;小叶 8～12,长 4～12 cm,宽 2.5～5 cm,椭圆形,两侧不相等,先端渐尖或斜突尖,基部圆或钝;中脉弯。圆锥花序顶生,长约 20 cm;苞片椭圆形,长约 1 cm,绯红色,被毛;萼管状,肉质;管部长 8～12 mm,裂片 4,长圆形,开花时反曲;花瓣 5,白色或带紫红色,上面 3 片发达,倒卵形或匙形,具长爪,下面 2 片退化而小;发育雄蕊 3,余者为退化雄蕊;子房具柄,花柱长而细;花丝细弯。荚果长椭圆形,长约 15 cm,宽达 4 cm,扁平,革质至木质,2 瓣裂,旋卷。种子卵状椭圆形

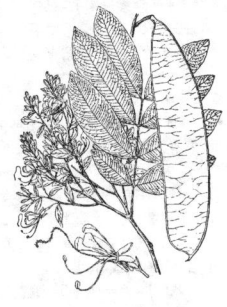

仪花

而扁,种子间有隔膜。花期5～7月,果期9～10月。

生于海拔1 000 m以下的山野林木灌丛中。分布于广东、广西、贵州、云南、台湾等地。

【采收加工】 冬、春季挖根,鲜用或切片晒干。

【药性】 苦、微辛,温。小毒。

1.《广西民间常用草药手册》:"味微苦、辛,性温,有小毒。"

2.广州部队《常用中草药手册》:"味苦、微辛,性温。"

【功用主治】 活血止痛,消肿止血。主治跌打损伤,骨折,风湿痹痛,外伤出血。

1.《广西民间常用草药手册》:"散瘀消肿,止血。治跌打损伤,骨折,风湿关节痛及外伤出血。"

2.《广西本草选编》:"活风湿骨痛,跌打肿痛。"

3.《全国中草药汇编》:"活血散瘀,消肿止痛。"

【用法用量】 内服:煎汤,15～30 g;或浸酒。外用:捣敷。

【选方】 1. 治跌打损伤 铁罗伞15 g,大力王根9 g,透骨消9 g。水、酒各半煎服。

2. 治骨折 铁罗伞、大罗伞各90 g,榕树须120 g。共捣烂,敷患处。

3. 治风湿骨痛 铁罗伞根250 g,用双酒1 500 ml浸。每日服3次,每次服30 g。(1～3方出自《广西中草药》)

4. 治外伤出血 铁罗伞叶捣烂(干的研末),敷伤处。(《广西民间常用草药手册》)

3900 铁线莲 tiě xiàn lián 《花镜》

【异名】 铁线牡丹《滇南本草》。

【基原】 为毛茛科铁线莲属植物铁线莲或重瓣铁线莲的全株或根。

【原植物】 1. 铁线莲 Clematis florida Thunb. 又名:番莲《花镜》。

草质藤本,长1～2 m。茎棕色或紫红色,有6条纵纹,节部膨大,疏被短柔毛。叶对生,二回三出复叶;叶柄长达4 cm;小叶片狭卵形或卵状披针形,长2～6 cm,宽1～2.5 cm,先端钝尖,基部圆形或阔楔形,全缘,极少有分裂,两面无毛。花单生于叶腋,花梗长6～11 cm,近无毛,在中下部生1对叶状苞片,卵形或卵状三角形,长2～3 cm,有毛或无毛;萼片6,开展,直径约5 cm,白色,倒卵圆形或匙形,长约3 cm;花瓣无;雄蕊多数,紫红色,花丝宽线形,花药长圆形、较花丝短;心皮多数,被该黄色柔毛,花柱短,柱头头状,微2裂。瘦果倒卵形,扁平,边缘厚,宿存花柱伸长成喙状,膨大的柱头2裂。花期1～2月,果期3～4月。

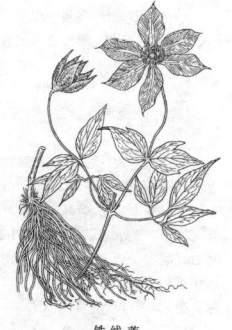

铁线莲

生于低山区丘陵地带灌木林中。分布于江苏、浙江、江西、湖北、湖南、广东、广西。

2. 重瓣铁线莲 C. florida Thunb. var. plena D. Don

本种与铁线莲的区别为:雄蕊全部成花瓣状,白色或淡绿色,较外轮略平为短。

生于海拔1 700 m的山坡、溪边及灌丛中。分布于浙江、云南,各地园林中有栽培。

【栽培】 生物学特性 喜凉爽气候,耐寒性强,在华北地区能安全越冬。喜光,耐阴。喜肥沃、疏松、排水良好的石灰质土壤,在

过酸的土壤上生长发育不良。梅雨期由于高温多湿,易罹病。

繁殖方法 扦插繁殖,亦可嫁接或压条繁殖。扦插繁殖:于5月下旬至8月上旬,利用当年抽生的新梢做插条,具2个节,在节下2 cm处截断,若把切口浸入(10～50)×10^{-6}吲哚丁酸溶液中2～3小时,可促进生根。扦插用土为园土加30%珍珠岩,置于阴凉处,3～4星期生根。嫁接繁殖:多于2～3月间在室内进行。接穗带1个节,并在节下2 cm处切断,运用劈接法法。压条繁殖:于4～6月间进行。培育1～2年后,于春、秋季,选背风向阳处,以带土球的植株定植。

田间管理 夏季要防梅雨,并须注意遮阳,春、秋季可施混合化肥1次。植株攀缘能力不强,需用铁丝扶持。

病虫害防治 病害有锈病,秋季发生,可用100倍石灰硫黄合剂喷洒。

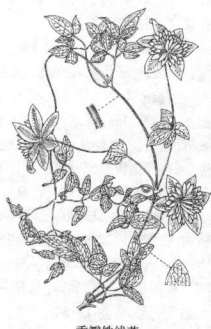

重瓣铁线莲

【采收加工】 7～8月采收全株,切段,鲜用或晒干。秋冬季挖根,晒干。

【药材】 铁线莲 Clematidis Floridae Radix seu Herba 产于广西、广东、浙江、湖南、湖北等地。

性状 茎藤细长圆柱形,常缠绕,表面黄棕或紫棕色,有6条纵线,节膨大。叶对生,二回三出复叶,小叶片狭卵形或卵状披针形,全缘或具1～2裂片。花单生,较大,直径约5 cm,黄白色。气微,味微苦。根茎呈不规则圆柱形,棕褐色,其两侧和下方生有少数粗壮的根,长约25 cm,直径2～5 mm。表面棕褐色,有明显的纵纹。折断面不甚平坦,木部较大,纤维型,可见导管小孔。气微,味淡。

鉴别 根横切面:表皮为1列细胞外壁增厚,皮层有10数列细胞,外韧型维管束,韧皮部可见纤维束,以老根尤多;木质部二原型,导管直径较大,中央无髓部。薄壁细胞含淀粉粒。

【成分】 铁线莲根含常春藤皂苷元(hederagenin)。

【药性】《滇南本草》:"味苦、微辛,性温。入脾、肾二经。可升可降。"

【功用主治】 利尿,通络,理气通便,解毒。主治风湿性关节炎,小便不利,闭经,便秘腹胀,风火牙痛,眼起星翳,虫蛇咬伤,黄疸。

1.《滇南本草》:"上行温暖脾胃,止呕吐恶心,吞酸吐酸,痰呕逆反胃吐食,胸膈丁口作痛,饱胀懵卤,有暖胃进食之功。下行入肾,扶助命门相火衰弱,温护下田,补火兴阳田。"

2.滇南本草图说:"主治一切疮科。"

3.《国药的药理学》:"根为尿酸症药,用于痛风。又治中风、积聚、黄疸。"

4.《天目山药用植物志》:"解毒,利尿,祛瘀。"

【用法用量】 内服:煎汤,15～30 g;研末,3～5 g。外用:鲜草加酒或食盐捣烂敷。

【宜忌】 孕妇禁服。

【选方】 1. 治腹胀、大小便秘结 铁线莲干根30 g,加仙鹤草、石菖蒲、夏枯草、乌药各15～18 g。水煎,早晚饭前各服1次。(《天目山药用植物志》)

2. 治反胃呕吐、饮食膈胸饱胀,胃口疼痛,吞酸吐痰 铁线莲丹(花蕊、叶、梗、根俱可用),为细末。每服一钱五分,滚水点酒调服。忌鱼、羊、蛋、蒜、生冷。(《滇南本草》)

3. 治眼起星翳　铁线莲鲜根捣烂塞鼻孔,左目塞右孔,右目塞左孔。《天目山药用植物志》

3901 铁栏杆 tiě lán gān
《贵州民间药物》

【异名】　野叶子烟《贵州民间药物》。

【基原】　为桔梗科半边莲属植物塔花山梗菜的全草。

【原植物】　塔花山梗菜 Lobelia pyramidalis Wall.

半灌木状草本,高1～2.5 m。茎无毛或仅花序轴上有刺毛,上部多分枝。叶互生,有短柄或无柄;叶近革质,基生叶匙形,茎下部的长圆形,长可达25 cm,中部以上的长披针形,长13～15 cm,宽2.5～4 cm,先端长渐尖,基部阔楔形,边缘具疏小而密集的齿,两面无毛。总状花序生茎和分枝顶端,形成圆锥花序,花极密集,朝向花穗一侧;苞片条形,全缘;小苞片1～2枚;花萼筒短长圆状,长5～7 mm,裂片拔针状,全缘;花冠白色、粉红色或带蓝色,长2.5～3 cm,近二唇形,上唇

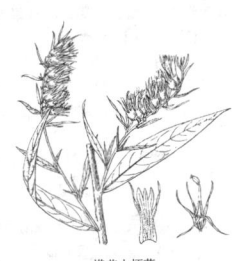

塔花山梗菜

裂片条形,下唇裂片卵状拔针形;雄蕊在基部以上连合成筒,蒴果近球状,直径6～8 mm,无毛,因果梗向后弓曲而顶垂。种子多数,长圆状,明显压扁,常具色淡的边缘。花、果期1～5月。

生于海拔1 900 m以上的山坡草地、灌丛或路旁。分布于广西西部、贵州西南部和云南。

【采收加工】　6～7月采收,鲜用或晒干。

【药性】《贵州民间药物》:"性平,味辛微苦。"

【功用主治】　解毒消肿,杀虫。主治对口疮、肠痈,皮肤瘙痒。

1.《贵州民间药物》:"解毒,杀阑灭虫虱。"

2.《全国中草药汇编》:"解毒、杀虫。主治急性阑尾炎,外用治对口疮,杀臭虫、虱子。"

【用法用量】　内服:煎汤,15～30 g。外用:捣敷;或煎水洗。

【宜忌】《贵州民间药物》:"忌豆腐、发物及腥辣食物。"

【选方】　治落头疽(即对口疮)　鲜铁栏杆、桃叶各等分。捣绒,敷患处,留疮头,每日换1次。《贵州民间药物》

3902 铁树果 tiě shù guǒ
《植物名实图考》

【异名】　凤凰蛋《植物名实图考》,神仙米《广西药用植物名录》。

【基原】　为苏铁科苏铁属植物云南苏铁的种子。

【原植物】　参见"铁树"条。

【采收加工】　7～10月采收,晒干。

【药性】《云南中药志》:"苦、酸、涩,平。"

【功用主治】　化湿降逆,健脾和胃,祛痰止咳。主治肠炎痢疾,消化不良,呃逆,气管炎,支气管炎。

1.《全国中草药汇编》:"治肠炎,痢疾,消化不良,呃逆,气管炎。"

2.《云南中药志》:"解毒,收敛,通经络,健脾胃,止咳祛痰。"

【用法用量】　内服:煎汤,6～9 g;或研末,1～1.5 g。

3903 铁轴草 tiě zhóu cǎo
《云南中药》

【异名】　凤凰草《贵州民间药物》,绣球防风、黄香科《云南中药》,小裂石蚕《云南药用植物名录》,红毛将军、红油麻、红痧药《湖南药物志》。

【基原】　为唇形科香科属植物铁轴草的全草、根及叶。

【原植物】　铁轴草 Teucrium quadrifarium Buch.-Ham. 又

名:牛尾草《中国高等植物图鉴》。

半灌木。茎基部常聚结成块状,高0.3～1.1 m,密被金黄色、锈棕色或艳紫色的长柔毛或糙毛。叶具短柄至近无柄;叶片卵圆形或长圆状卵圆形,长3～7.5 cm,上面被短柔毛,下面全柄被有与茎同一式毛,余为灰白色绒毛。假穗状花序组成顶生圆锥花序;苞片极发达;花具短梗;花萼筒状钟形,二唇形,上唇中齿极发达,倒卵状扁圆形,具明显网状侧脉;下唇2齿披针形,喉部内具毛环;花冠淡红色,长1.2～1.3 cm,筒稍伸出喉外;檐部单唇形,唇片与筒成直角;中裂片倒卵形,喉部下有白色微柔毛;雄蕊伸出;花盘盘状,4浅裂。小坚果倒卵状近圆形,背面具网状雕纹。花期7～9月。

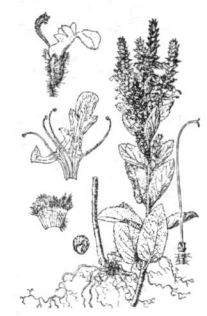

铁轴草

生于山地阴坡、林下及灌丛中。分布于福建、湖南、广东、广西、贵州、云南。

【采收加工】　全年均可采收,鲜用或晒干。

【药材】　铁轴草 Teucrii Quadrifarii Radix et Herba 产于福建、湖南、广东等地。

根略呈方柱形,直径2～4 mm,表面棕紫色,密被锈色或金黄色长柔毛;质脆,易折断,断面白色,有髓。叶多皱缩、破碎,完整叶片展平后呈卵形或长卵形,长3～7.5 cm,宽1.5～4 cm,先端钝或急尖,基部近心形,上面被锈色柔毛,下面密被灰白色柔毛。气微香,味微苦、涩。

茎 茎横切面:表皮细胞长方形或不规则形,内含棕色物,外被腺毛和非腺毛。皮层外侧有厚角组织,棱角处尤为明显。韧皮部外侧纤维断续成环,形成层不明显,木质部导管多单列。髓部广宽,细胞较大,壁薄。

茎粉末特征:棕褐色。腺毛头部1～2细胞,棕色,直径15～30 μm,柄单细胞。非腺毛多细胞,个别细胞缩细,细胞壁有疣状突起,有的含红棕色物。纤维壁增厚,内含棕色物。

【成分】　全草含山藿香定(teucvidin)、12-表山藿香定(12-epi-teucvidin)、黄花石蚕素(teuflin)、山藿香素(teucvin)、19-乙酰基多刺石蚕素(19-acetylteuspinin)、铁轴草素(teuquadrin)B。地上部分含黄酮类:5、4′、5′-三羟基黄-6、2′-二甲氧基黄酮(5、4′、5′-trihydroxy-6、2′-dimethoxyflavone)、新蒙花苷(neolinarin)、刺槐素(acacetin)、芹菜素(apigenin)。

【药理】　抗菌作用　铁轴草注射剂5 ml给大肠杆菌感染的仔猪每日肌内注射1次,有显著疗效。

【药性】　辛、苦,凉。

1.《贵州民间药物》:"性温,味甘。"

2.《湖南药物志》:"苦、涩,平。无毒。"

【功用主治】　祛风解暑,利湿消肿,凉血解毒。主治风热感冒,中暑无汗,肺热咳喘,肺痈,热毒泻痢,水肿,风湿痹痛,劳伤,吐血,便血,乳痈,无名肿毒,风疹,湿疹,跌打损伤,外伤出血,毒蛇咬伤,蜂螫伤。

1.《贵州民间药物》:"治劳伤,水肿。"

2.《云南中草药》:"消炎止血。主治外伤出血、刀枪伤。"

3.《湖南药物志》:"祛风发表,清热解毒。"

4.《广西民族药简编》:"治痧病,肠炎,吐血,便血。"

5.《中国民族药志》:"用于中毒性消化不良。"

【用法用量】　内服:煎汤,6～15 g大剂量可用至30～60 g;或泡酒。外用:捣敷;研末撒;或煎汤洗。

【选方】 1. 治感冒咳嗽 铁轴草全草 15 g，黄荆条 15 g，路边荆、石菖蒲各 6 g。水煎服。

2. 治菌痢 铁轴草全草 60 g，海蚌含珠 30 g。煎水兑糖，分 2 次服。

3. 治风湿痛，风疹发痒 铁轴草全草配路路通、石菖蒲、生姜、艾叶(各适量)，煎水熏洗。(1～3 方出自《湖南药物志》)

3904 铁破锣 tiě pò luó 《万县中草药》

【异名】 猴儿七、白细辛(《四川中药志》)，土黄连(《陕西中草药》)，白毛三七(《甘肃中草药手册》)，定木香(《贵州草药》)。

【基原】 为毛茛科铁破锣属植物铁破锣的根茎。

【原植物】 铁破锣 Beesia calthaefolia(Maxim.) Ulbr. [Cimicifuga calthaefolia Maxim. ex Oliv.] 又名：单叶升麻(《中国高等植物图鉴》)。

多年生草本，高 14～58 cm。根茎长约达 10 cm。基生叶 2～4；叶柄长 10～26 cm，具纵沟，基部稍宽，无毛；叶片心状肾形或心形，长 4.5～9.5 cm，宽 5.5～16 cm，先端短渐尖或急尖，基部深心形，边缘具圆锯齿，齿端具短尖，无毛。复穗伞花序，密被开展的短柔毛；苞片钻形；花梗长 5～10 mm；被短柔毛；花两性，萼片 5，花瓣状，白色或带粉红色，狭卵形或椭圆形，长 3～5 mm，先端急尖或钝；花瓣无；雄蕊多数，比萼片稍短，花药近球形；心皮 1，基部疏被短柔毛。骨葖果，披针状线形，长 1.1～1.7 cm，扁，约有 8 条斜横脉纹，喙长 1～2 mm。种子长约 2.5 mm，具纵皱折。花期 5～8 月，果期 6～9 月。

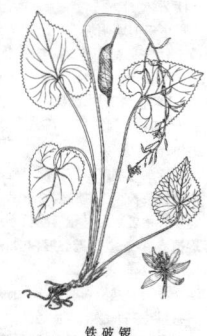

铁破锣

生于海拔 1 400～3 500 m 的山地谷中林下阴湿处。分布于湖北西部、湖南西部、广西北部、四川、贵州、云南西北部、陕西南部、甘肃南部。

【采收加工】 9～10 月采挖根茎，晒干。

【药材】 铁破锣 Beesiae Calthae foliae Rhizoma 产于贵州、四川及陕西、甘肃。

性状 根茎条状，斜生，略扁，长可达十余厘米，直径 3～7 mm，有数个分枝，节明显，节间长 0.5～1.2 cm；表面黄棕色至棕色，有纵直皱纹。须根多数，表面棕色至棕褐色。根茎肉质，易折断，断面黄棕色。气微，味苦、辛。

鉴别 根茎横切面：木栓层较薄。皮层较宽，偶见纤维束。中柱鞘纤维束发达，排成断续环状。维管束 20 余个排成一环，外韧型；韧皮部极窄；束间形成层不明显；木质部不甚发达，导管辐射状排列，有时于导管两侧可见木纤维束。髓部宽阔。本品薄壁细胞含淀粉粒。

【成分】 根茎含皂苷：铁破锣皂苷(beesioside)Ⅰ、Ⅱ、Ⅲ、Ⅳ,O,P。甾体化合物(β-sitosterol)，E-4Z-乙基 22-3α-甾醇(E-4Z-ethyl-cholest-22-3α-ol)、蒲公英赛酮(taraxerone)、蒲公英赛醇(taraxerol)。

【药理】 1. 淋巴细胞增殖反应 铁破锣皂苷 O 在小鼠体内给药可抑制由 ConA 诱导的 T 细胞增殖，提示有免疫抑制作用。

2. 抑制微血管生成的作用 鸡胚尿囊膜(CAM)试验表明，加铁破锣皂苷 O 的药片处，血管发生自溶现象，无新生血管形成；溶媒对照药片处血管无变化；氢考甲素药片处血管出现空白，无新生血管形成。

3. 对成骨细胞有抑制作用 体外对成骨细胞和对碱性磷酸

酶的影响表明，铁破锣皂苷 O 对成骨细胞有抑制作用，对碱性磷酸酶有抑制作用。

4. 其他 铁破锣皂苷 P 对钙离子受体拮抗率为 79.55%，对 NO 合酶抑制率为 60.5%，对醛糖还原酶抑制率为 57.5%。

【药性】 辛、苦、凉。

1.《贵州草药》："性温，味辛。"

2.《陕西中草药》："味苦，性寒。"

3.《全国中草药汇编》："苦、辛、凉。"

【功用主治】 祛风解表，清热解毒。主治风热感冒，目赤肿痛，咽喉肿痛，风湿骨痛；外用治疮疖，毒蛇咬伤。

1.《贵州草药》："驱风散寒，除湿止痛。"

2.《陕西中草药》："清热解毒，凉血，活血，消肿。主治目赤肿痛，咽喉疼，痢疾，关节疼痛。"

3.《全国中草药汇编》："祛风散热，清热解毒。治风热感冒，风湿骨痛，目赤肿痛，咽喉肿痛；外用治疮疖。"

【用法用量】 内服：煎汤，6～15 g。外用：研末调敷。

【选方】 1. 治红白痢 定木香、朱砂连各三钱，红糖五钱。煨水服。(《贵州草药》)

2. 治关节疼痛 铁破锣、秦艽、五加皮各 9 g，石南藤 12 g。水煎服。

3. 治牙痛 铁破锣、白茅根、并头草、石膏各 12 g。水煎服。(2、3 方出自《万县中草药》)

3905 铁拳头 tiě quán tóu 《全国中草药汇编》

【异名】 铁菱角、四角薄荷、溪薄荷(《全国中草药汇编》)。

【基原】 为唇形科香茶菜属植物长管香茶菜的根、叶或全草。

【原植物】 长管香茶菜 Rabdosia longituba(Miq.) Hara[Plectranthus longitubus Miq.; Isodon longitubus(Miq.)Kudo]

直立草本，高达 1 m。茎钝四棱形，具四浅槽，带紫色，密被下向微柔毛。叶对生；叶柄极短，腹凹背凸，密被极细微柔毛；叶片卵狭卵圆形至卵圆形，中部者长 3.5～12 cm，宽 2～4 cm，先端渐尖至长渐尖，基部楔形至狭楔圆形，边缘在基部以上具细锯齿，沿脉上密被微柔毛及金色小腺点。花序狭圆锥状，长 10～20 cm，顶生或腋生，由具 3～5 花远离的聚伞花序组成，聚伞花序具梗。总梗及序轴均密被微柔毛；苞叶下部者与叶同形，向上渐变小而呈苞片状，小苞片线形，被细微柔毛；花萼钟形，长达 4 mm，口部宽达 6 mm，带带紫红色，外面沿肋及边缘被细微柔毛，余部具腺点，萼齿 5，二唇形，上唇 3 齿，外反，齿三角形，下唇 2 齿，果时花萼长达 6 mm；花冠紫色，长达 1.8 cm，外面疏柔毛，冠筒长达 1.4 cm，平伸但中部略弯曲，基部上方明显囊状增大，冠檐二唇形，上唇外反，长 3.5 mm，宽约 4 mm，先端相等 4 圆裂，下唇阔卵圆形，内凹；雄蕊 4，内藏，花丝扁平；花柱丝状，先端相等 2 浅裂；花盘环状。成熟小坚果扁圆球形，径约 1.5 mm，深褐色。花、果期 9～10 月。

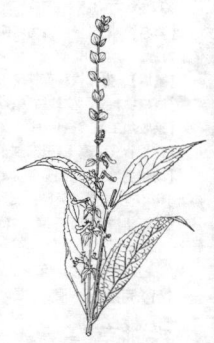

长管香茶菜

生于山地竹丛中。分布于浙江东部及南部。

【采收加工】 7～10 月采收，鲜用或切段晒干。

【成分】 叶含长管贝壳杉烯(longikaurin)A、B、C、D、E、F，尾叶香茶菜丙素(kamebakaurin)，异长管香茶菜醇(isolongirabdiol)，冬凌草甲素(oridonin)，毛叶香茶菜素(lasiokaurin)G，诺多星

(nodosin)F,长管贝壳杉素(longikaurin)G,长管香茶菜素(longirabdosin),长管香茶菜新素(rabdolongin)A,毛萼晶丁(maoecrystal D),三叶香茶菜醛(trichokurin),毛叶香茶菜丁素(odonicin),香茶菜宁(rabdosianin)B,迷迭香酸甲酯(methyl rosmarinate)。含二萜类成分:香茶菜贝壳杉素(rabdokaurins)A、B、C、D,长管香茶菜内酯(longirabdolactone),长管香茶菜缩醛(longirabdacetal),三氯香茶菜醛(trichorabdol)C、G,长管香茶菜酯(longirabdolides)A、B、D。地上部分含毛果贝壳杉素(lasiokaurin),外艾杠糖素(exidonin),灯心草素(effusanin)B、E,香茶菜叶绿素(rabdophyllin)G,大分子叶绿素(macrophyllin)B, macrecalyxoformin D, isodocarpin, jiuhuanin A。

【药性】《全国中草药汇编》:"苦,寒。"

【功用主治】《全国中草药汇编》:"清热解毒,凉血止血,消痈止痛。主治中暑腹痛,尿路感染,筋骨酸痛,蕲蛇咬伤,乳腺炎。"

【用法用量】 内服:煎汤,15~30 g。外用:鲜品捣敷。

【选方】 1. 治跌打损伤,痨伤,筋骨酸痛 (长管香茶菜)干根 15~18 g。水煎酌加黄酒。

2. 治蕲蛇咬伤 (长管香茶菜)鲜根 30 g,水煎服;另取鲜品捣烂外敷。(1、2 方出自福建晋江《中草药手册》)

3906 铁海棠 tiě hǎi táng (《福建民间草药》)

【异名】 玉麒麟、番鬼刺(《广西中药志》),海棠(《广西药用植物名录》),万年刺、霸王鞭、千脚刺(《贵州草药》),细龙骨(《广西本草选编》),爬壁刺(《贵州中草药名录》),麟麟刺(《全国中草药名鉴》)。

【基原】 为大戟科大戟属植物铁海棠的茎、叶、根及乳汁。

【原植物】 铁海棠 *Euphorbia milii* Ch. des Moulins[*E. splendens* Bojer.] 又名:虎刺(《中国高等植物图鉴》),老虎笋、狮子笋(《广州植物志》)。

多刺灌木,高可达 1 m。茎直立或稍攀援状,刺硬而尖,长 1~2.5 cm,成 5 行排列于茎的纵棱上。叶互生,通常生于嫩枝上;无柄;叶片倒卵形或长圆状匙形,长 2.5~5 cm,先端浑圆而具凸起,基部渐狭,楔形。2~4 个杯状聚伞花序生于枝端,排列成具长花序梗的二歧聚伞花序;总苞钟形,先端 5 裂,腺体 4,无花瓣状附属物;总苞基部具 2 苞片,苞片鲜红色,倒卵状圆形,直径 10~12 mm;花单性,雌雄花同生于萼状总苞内;雄花多数,具雄蕊 1;雌花单生于花序中央,子房上位,花柱 3 枚,柱头 2 浅裂。蒴果扁球形。花期 5~9 月,果期 6~10 月。

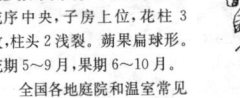

铁 海 棠

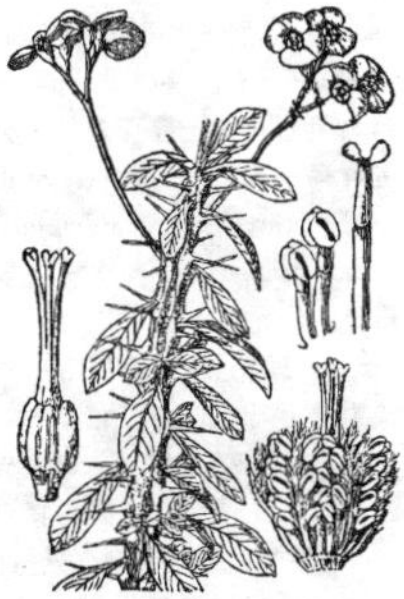

全国各地庭院和温室常见栽培。

本植物的花(铁海棠花)亦供药用,另设专条。

【采收加工】 全年均可采收,晒干或鲜用。

【成分】 茎含萜类:24-亚甲基环木菠萝烯醇(24-methylenecycloartenol),β-香树脂醇乙酸酯(β-amyrin acetate),大戟醇(euphorbol),大戟醇二十六烷酸酯(euphorbol hexacosanoate),巨大戟萜醇三乙酸酯(ingenol triace tate),亭牙毒素(tiyatoxin),12-去氧巴豆醇-13, 20-二乙酸酯(12-deoxyphorbol-13, 20-diacetate),含生物碱类:铁海棠碱(milliamine)A、B、C、D、E、F、G、H、I。

叶含 24-亚甲基环木菠萝烯醇(24-methylenecycloartenol),大戟二烯醇(euphol),大戟醇(euphorbol),12-去氧-4β-羟基巴豆醇-13-十二烷酸-20-乙酸二酯(12-deoxy-4β-hydroxyphorbol-13-dodecanoate-20-acetate),12-去氧-4β-羟基巴豆醇-13-十八烷酸-20-乙酸二酯(12-deoxy-4β-hydroxyphorbol-13-octadecanoate-20-acetate),β-谷甾醇(β-sitosterol)。

根含生物碱类:铁海棠碱 A、B。

乳汁含 α-香树脂醇(α-amyrin),12-去氧-4β-羟基巴豆醇-13-十二烷酸酯-20-乙酸酯(12-deoxy-4β-hydroxyphorbol-13-dodecanoate-20-acetate),12-去氧巴豆醇-13-二乙酸酯,β-谷甾醇,亭牙毒素(tinyatoxin)。

【药性】 苦、涩,凉。小毒。

1.《广西中药志》:"味苦、涩,性凉,有小毒。"

2.《贵州草药》:"根:性平,味辛,有小毒。"

3.《福建药物志》:"甘、辛,平,有毒。"

【功用主治】 解毒排脓,活血,逐水。主治痈疮肿毒,烫火伤,跌打损伤,横痃,肝炎,水臌。

1.《广西中药志》:"解疮毒,泻水气。治恶疮、横痃,大腹水肿。"

2.《广西本草选编》:"主治跌打肿痛,痈疮肿毒。"

3.《福建药物志》:"化瘀消肿,排脓解毒。"

【用法用量】 内服:煎汤,鲜者 9~15 g;或捣汁。外用:捣敷。

【宜忌】《广西本草选编》:"根、茎毒性较大,误服可致腹泻。如泻不止,用甘草 15~30 g,水煎服。"

3907 铁扇子 tiě shàn zi (《四川常用中草药》)

【异名】 铁杆猪毛七、过坛龙、细蕨萁、蕨萁莲(《四川常用中草药》)。

【基原】 为铁线蕨科铁线蕨属植物灰背铁线蕨的全草。

【原植物】 灰背铁线蕨 *Adiantum myriosorum* Bak. [*A. pedatum* L. var. *myriosum* Christ] 又名:灰白铁线蕨(《贵州中草药名录》)。

植株高 40~60 cm。根茎短而直立,被深棕色、阔披针形鳞片。叶近簇生;叶柄长 20~40 cm,乌木色,有光泽;叶片阔扇形,长宽近相等或宽稍过于长,叶轴由叶柄先端向两侧二叉分枝,每侧有羽片 4~8 片,生于叶轴上侧,带形,中间羽片较大,长达 20 cm,宽 3~4 cm,一回羽状,其余向两侧羽片渐小,顶端 1 片最小,叶片背面灰白色;小羽片 20~25 对,互生,斜长方形或斜长三角形,有短柄,中间的较大,长达2 cm,宽约 1 cm,小羽片先端急尖并有 3~5 锐齿,上缘浅裂至深裂,圆头或钝圆头,两侧边缘平截形,全缘,裂片上缘有钝齿;叶脉由小羽片基部向上缘二叉分枝,直达叶边。孢子囊群生于由裂片顶部反折的囊群盖下面;囊群盖较短,半圆形至圆肾形。孢子具明显的网状纹饰。

灰背铁线蕨

生于海拔 1 200~1 800 m 的林下沟旁或石灰岩上。分布于西南及湖北、湖南、陕西、甘肃等地。

【采收加工】 5~7 月采收,晒干。

【药性】《四川常用中草药》:"性平,味淡、苦。"

【功用主治】《四川常用中草药》:"能清热利水。治烫火灼伤,跌打损伤,小便癃闭,冻疮等症。"

【用法用量】 内服:煎汤,30~60 g。外用:研末醋调敷。

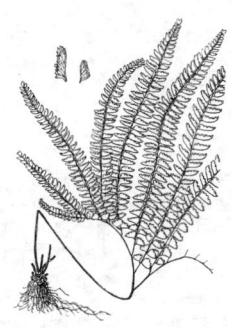

【选方】 1. 治尿血 铁扇子 6 g，木通 3 g，参叶 1.5 g。水煎服。《秦岭巴山天然药物志》

2. 治小便癃闭 灰背铁线蕨 30 g，半边莲 15 g。煎服。《中国药用孢子植物》

3908 铁棒锤 tiě bàng chuí 《陕西中草药》

【异名】 草乌《青海常用中草药手册》，铁牛七《陕西中草药》，雪上一枝蒿（四川、云南、甘肃）。

【基源】 为毛茛科乌头属植物铁棒锤和伏毛铁棒锤的块根。

【原植物】 1. 铁棒锤 Aconitum pendulum Busch[A. szechenyianum Gay.] 又名：一枝蒿，三转半（四川）。

多年生草本，高 30～100 cm。块根倒圆锥形，褐色。茎直立，无毛，有时在上部疏被短柔毛。叶互生；茎下部叶在开花时枯萎；叶柄长 4～5 mm，上部叶几无柄；叶片宽卵形，长 3.4～5.5 cm，宽 4.5～5.5 cm，3 全裂，全裂片二回近羽状深裂，末回裂片线形，宽 1～2.2 mm，两面无毛。总状花序顶生，长 7.5～20 cm，花序轴和花梗密被伸展的黄色短柔毛；下部苞片叶状或 3 裂，上部苞片线形；花梗长 2～6 mm；小苞片生花梗上部，披针状线形，疏被短柔毛；花两性，两侧对称；萼片 5，花瓣状，上萼片船状镰刀形或骟刀形，长 1.6～2 cm，弧状弯曲，外缘斜，侧萼片圆倒卵形，长 1.2～1.6 cm，下萼片斜长圆形，黄色，常带绿色，有时蓝色，外面被近伸展的短柔毛；花瓣 2，瓣片约 8 mm，唇长 1.5～4 mm，距长约 1 mm，向后弯曲，无毛或被疏毛；雄蕊多数，花丝全缘，心皮 5，花柱短。蓇葖果，长 1.1～1.4 cm，无毛。种子多数，倒卵状三棱形，长约 3 mm，光滑，沿棱有不明显的狭翅。花期 8～9 月，果期 9～10 月。

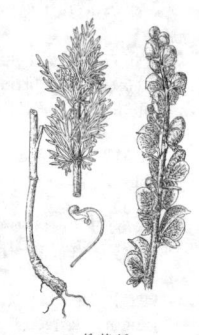

铁棒锤

生于海拔 2 800～4 500 m 的山地山坡或林缘。分布于河南西部、四川西部、云南西北部、西藏、陕西南部、甘肃南部、青海。

2. 伏毛铁棒锤 A. flavum Hand. -Mazz. [A. anthora L. var. gilvum Maxim.] 又名：两头尖《陕甘宁青中草药选》，一支蒿《宁夏中草药手册》，小草乌、断肠草、磨三转（甘肃）。

本种形态与铁棒锤相似，不同点是：茎通常不分枝，中部以下无毛，中部以上被反曲而紧贴的短柔毛。花序轴和花梗密被紧贴的短柔毛；花梗长 4～8 mm；小苞片生花梗顶部，线形。上萼片盔状船形，具有爪钩或短爪，下萼片斜长圆状卵形，黄色，常带绿色，或暗紫色。蓇葖果，长 1.1～1.7 cm。种子长约 2.5 mm，光滑，沿棱有狭翅。花期 8～9 月，果期 9～10 月。

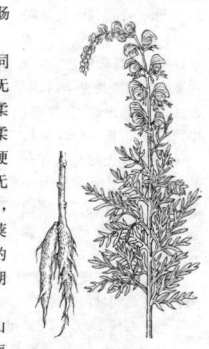

伏毛铁棒锤

生于海拔 2 000～3 700 m 的山地草坡或疏林下。分布于内蒙古南部、四川西北部、西藏北部、甘肃、青海、宁夏南部。

以上植物的茎叶（铁棒锤茎叶）亦供药用，另设专条。

【采收加工】 7～8 月间采挖，晒干。

【药材】 铁棒锤 Aconiti Penduli Radix 产于陕西、甘肃、青

海、河南、四川、云南、西藏；伏毛铁棒锤 Aconiti Flavi Radix 产于四川。

性状 铁棒锤 块根圆锥状或圆柱形，长 2～5 cm，直径 0.5～1.5 cm。表面灰棕色或黑棕色。母根有时有纵皱纹；子根表面近于光滑，少数有侧根痕。断面白色粗糙。气微，味辛苦麻，有毒。

伏毛铁棒锤 块根圆柱形，长 6～8 cm，直径 1～1.5 cm。表面棕色，光滑，具少数侧根。断面乳白色。气微，味苦麻，有毒。

鉴别 (1) 根横切面：铁棒锤 后生皮层为 1～2 列金黄色细胞。皮层为 6～7 列切向延长的细胞。形成层为五边或多边的星状，有时中断。维管束排成 U 字形或辐射状。

伏毛铁棒锤 后生皮层为 1 层黄棕色细胞。形成层多角形或不规则形。维管束排列成 U 形或辐射状。

(2) 薄层色谱：取本品粉末约 1 g，加 10%氨溶液 1 ml、乙醚 10 ml，冷浸 24 小时，滤过。滤液挥干，残渣用二氯甲烷洗入 1 ml 容量瓶中定容，作供试品溶液。另取乌头碱、中乌头碱、次乌头碱，用二氯甲烷配成各 1 mg/1 ml 溶液作对照品溶液。在同一高效硅胶 GF254 板（10 cm×10 cm）上点样品溶液 3 μl，对照品溶液 3 μl，以环己烷-乙酸乙酯-二乙胺(8：1：1)展开，取出晾干，喷以碘化铋钾试液与碘试液等容混合液显色。供试液色谱在与对照品色谱相应位置显相同颜色斑点。

【成分】 1. 铁棒锤 块根含生物碱类：分雪乌碱(penduline)、次乌头碱(hypaconitine)、3-乙酰乌头碱(3-acetylaconitine)、乌头碱(aconitine)。

2. 伏毛铁棒锤 块根含生物碱灯盏成分：头碱、3-乙酰乌头碱、去氧乌头碱等。乌头碱的作用见附子及川乌头条下。3-乙酰乌头碱、去氧乌头碱均具有显著镇痛活性。醋酸扭体法去氧乌头碱皮下注射的抑制小鼠扭体反应 50%的剂量 ID_{50} 为 0.22±0.06 mg/kg，3-乙酰乌头碱为 0.13±0.03 mg/kg；而热板法测得腹腔注射的小鼠镇痛 ED_{50} 则分别为 0.41±0.10 mg/kg 和 0.24±0.05 mg/kg，镇痛治疗指数分别为 6.37 及 4.60。

2. 抗炎作用 本品总碱以及乌头碱、3-乙酰乌头碱、去氧乌头碱均具有显著抗炎活性。总碱 0.15 mg/kg、乌头碱和 3-乙酰乌头碱 0.05 mg/kg 对大鼠蛋清性及甲醛性足跖肿具有显著抑制作用。去氧乌头碱对多种急性渗出水肿性炎症也具有显著抑制作用，0.2 mg/kg 腹腔或皮下注射均能显著抑制角叉菜胶、甲醛等所致大鼠足跖肿胀，抑制组胺所致大鼠皮肤或醋酸所致小鼠腹腔毛细血管通透性亢进，0.8 mg/kg 还能抑制巴豆油所致小鼠耳壳炎症。

3. 局部麻醉作用 本品总碱、乌头碱、3-乙酰乌头碱均有显著局部麻醉效果，肌注或皮内注射均有效。总碱的局麻强度为的卡因的 14 倍，盐酸普鲁卡因的 159 倍。

4. 解热作用　伤寒菌苗发热家兔腹腔注射 3-乙酰乌头碱 0.04 mg/kg 或去氧乌头碱 0.24 mg/kg 均有显著解热效果，于注射后 30 分钟起效，维持 3 小时以上。

5. 致心律失常作用　与乌头碱相似，3-乙酰乌头碱及去氧乌头碱也均有致心律失常作用，但小鼠静注诱发心律失常的剂量却较乌头碱为高，3-乙酰乌头碱为乌头碱的 2.85 倍，去氧乌头碱则为乌头碱的 7.2 倍，且诱发成功率也远较之为低，且呼吸抑制轻，仅为乌头碱的 38%；3-乙酰乌头碱静注对大鼠的致心律失常剂量为 0.097 mg/kg。

6. 体内过程　3-乙酰乌头碱血药-时间曲线符合开放型三室模型。各组织中分布以胆囊含量最高，肝、肾和肺次之。少量药物能通过胎盘进入胎儿。静脉注射后主要由尿排出，大部分以代谢产物形式排出，部分以原形物排出。

毒性　3-乙酰乌头碱对小鼠的 LD_{50} 灌胃，皮下注射、腹腔注射、静注时分别为 2.5、1.4、0.7 和 0.47 mg/kg，大鼠静注的绝对致死量为 0.41 mg/kg；另报告大鼠腹腔注射为 0.71±0.17 mg/kg，小鼠为 1.10±0.12 mg/kg；还有报告小鼠灌胃、皮下注射、腹腔注射及静注的 LD_{50} 分别为 3.09、0.70、0.58～0.62 及 0.40 mg/kg；大鼠灌胃、皮下注射和腹腔注射分别为 2.30、0.49 及 0.31 mg/kg。3-乙酰乌头碱有蓄积性，连续给药毒性增大。大鼠、兔、犬的亚急性毒性实验中，3-乙酰乌头碱主要损伤心肌，引起心肌细胞变性，肝细胞轻度损伤，部分大鼠精细胞发育受阻，但小鼠、家兔均未见致畸作用，但有一定胚胎毒性。去氧乌头碱腹腔注射的 LD_{50} 小鼠为 2.61±0.30 mg/kg，大鼠为 2.68±0.75 mg/kg。

药性　苦、辛、温。有大毒。

1.《青海常用中草药手册》："辛、温。"

2.《陕西中草药》："味苦、辛，性温，有大毒。"

3.《青藏高原药物图鉴》："苦、寒。"

功用主治　活血祛瘀，祛风除湿，消肿止痛。主治跌打损伤，骨折瘀肿疼痛，风湿腰痛，痈肿恶疮，无名肿毒，瘰疬未溃者，毒蛇咬伤，冻疮。

1.《青海常用中草药手册》："温中逐寒，散风除湿，止痛。"

2.《陕西中草药》："活血去瘀，祛风湿，止痛，消肿败毒，去腐生肌，止血。主治跌打损伤，风湿性关节炎，腰腿痛，劳伤，恶疮癣肿，无名肿毒，冻疮，毒蛇咬伤。"

3.《中国民族药志》："(回族)用于神经痛，风湿关节痛，妇女痛经，跌打损伤，疮痈，牙痛，胃痛。(藏族)清热退烧，止痛，治流行性感冒，疮疖痈疽。"

用法用量　外用：研末调敷；或磨汁涂；或煎水洗。内服：煎汤，1.5～3 g；或研末，0.06～0.15 g。

宜忌《陕西中草药》："服药后忌热饮食、酒，2 小时。若中毒，可用桃儿七、拐枣树皮，水煎原服；或生绿豆捣碎，凉水冲服；或服浆水、米泔水、凉甘草水、番瓜水、生萝卜汁、童便等解救。"

选方　1. 治神经痛，风湿关节痛，妇女经痛，跌打损伤，疮痈　铁棒锤 30 g(去皮)，汉三七、冬虫草 4.5 g。共研细末。每服 0.21 g，每日 1 次。跌打损伤及疮痈亦可外敷。《宁夏中草药手册》)

2. 治刀伤　铁棒锤、芋儿七各 9 g，冰片 1.5 g，麝香 0.3 g。共为细粉。外敷伤处。《陕西中草药》)

3. 治胃腹寒痛　制草乌 3 g(先煎)，干姜 6 g。煎服。

4. 治疝气　制草乌 3 g(先煎)，小茴香 6 g。煎服。(3、4 方出自《青海常用中草药手册》)

5. 治牙痛　铁棒锤研末，用牙签裹棉花，在水中浸湿，蘸药水 0.15 g，涂患牙。《青甘宁青中草药选》)

6. 治瘀块，食积腹痛　铁棒锤 0.9 g，天南星 0.6 g。研末撒在膏药上，贴脐部。《陕西草药》)

3909　铁筷子 tiě kuài zi
《贵州民间方药集》

【异名】钻石风(《贵阳民间药草》)，岩马桑根(《贵州草药》)，铁钢叉、瓦鸟柴(《贵州民间方药集》)，蜡梅根(《中药毒性防治》)。

【基原】为蜡梅科蜡梅属植物蜡梅的根。

【原植物】参见"蜡梅花"条。

【采收加工】四季均可采挖，鲜用，或干燥。

【药材】铁筷子 Chimonanthi Praecocis Radix　主产于贵州、陕西、山东、云南等地。

性状　根圆柱形或长圆锥形，长短不等，直径 2～10 mm。表面黑褐色，具纵皱纹，有细须根及须根痕。质坚韧，不易折断，断面皮部棕褐色，木部浅黄白色，有放射状花纹。气芳香、味辛、苦。

显微鉴别　根横切面：木栓细胞 10 余列，黄棕色。皮层稍宽，薄壁细胞椭圆形、类圆形，切向排列。维管束外韧型；韧皮部较狭窄，形成层明显，木质部发达，导管多角形，单个或成群，木射线明显，呈放射状排列，有 2～5 列细胞，可见壁孔。皮层、韧皮部散有油细胞。本品薄壁细胞含淀粉粒。

粉末特征：木纤维直径 25～30 μm，有的胞腔宽，有的较窄，孔沟明显。射线细胞长方形，排列整齐，壁连珠状增厚，壁孔明显。淀粉粒众多，圆形、盔帽形，直径 15 μm。此外，有网纹及具缘纹孔导管。

【药理】抑制肿瘤的作用　在细胞培养体系中加入不同剂量的 HFPS(铁筷子多糖)后，细胞克隆受抑制，集落形成率降低，剂量越大抑制作用越明显，说明铁筷子多糖可干扰肿瘤细胞在体外的生长。实验还显示 HFPS 对肿瘤在体内的生长有显著的抑制作用。HFPS 能明显改善机体的免疫功能，逆转因肿瘤生长而造成的免疫抑制状态，表现在提高脾淋巴细胞转化率，诱生较多的 IL-2，增加胸腺指数等方面。HFPS 治疗后荷瘤机体巨噬细胞功能活跃，对其识别、结合、吞噬肿瘤细胞及产物等起到积极作用。

【药性】《贵阳民间药草》："辛、温，无毒。"

【功用主治】祛风止痛，理气活血，止咳平喘。主治风湿痹痛，风寒感冒，跌打损伤，脘腹疼痛，哮喘，劳伤咳嗽，疔疮肿毒。

1.《贵阳民间药草》："治风湿骨节痛，气滞腹痛。"

2.《贵州民间方药集》："镇静，镇咳，止痛。治跌打损伤，腰酸背痛。"

【用法用量】内服：煎汤，6～9 g；研末，0.5 g；或浸酒。外用：研末敷。

【宜忌】孕妇禁服。

【选方】1. 治风湿痛　铁筷子 9 g，石楠藤 9 g，兔耳风 9 g。泡酒 120 g 每次服 30 g。

2. 治跌打损伤　铁筷子、柳叶过山龙各 9 g，一口血 9 g。浸酒 250 g，每次服酒 60 g，每日 2 次。

3. 治胃痛　铁筷子、大木姜子、青藤香、广木香各 6 g。研末，每次 6 g，开水吞服。

4. 治冷气腹痛　铁筷子、朱砂莲等分。研末，每次 3～6 g，酒吞服。

5. 治妇女腹内血包　铁筷子 9 g，红浮萍 30 g，薄荷 3 g，红花 6 g。煎水内服。(1～5 方出自《贵阳民间药草》)

6. 治疗瘰疬疮　岩马桑根、穿心草、仙鹤草各 15 g。煎水服，另将渣捣烂敷患处。《贵州草药》)

【临床报道】治疗腰肌劳损、风湿性关节炎　用铁筷子根制成 100% 注射液，肌内注射，每日 2 次，每次 2 ml；或穴位注射，每穴 0.5 ml，每次 2～3 穴。经治 47 例，一般用药 1～3 日明显好转，最长 10 日症状减轻或消失，活动自如。

3910　铁箍散 tiě gū sàn
《陕西中草药》

【异名】狗屎花(《昆明民间常用草药》)，蓝布裙(《四川常用

中草药》)、拦路虎、铁板道、铁链子、白牛舌头(《陕西中草药》)、贴骨散(《中国高等植物图鉴》)、捆天绳(《甘肃中草药手册》)、牛舌头草(《全国中草药汇编》)、生扯拢、野烟(《湖北中草药志》)、青菜参(《广西药用植物名录》)。

【基原】 为紫草科琉璃草属植物琉璃草的根及叶。

【原植物】 琉璃草 Cynoglossum zeylanicum (Vahl) Thunb. ex Lehm. [Anchusa zeylanica Vahl ex Hornem.; C. furcatum Wall.; C. formosanum Nakai] 又名：大琉璃草(《中药大辞典》)，叉花倒提壶(《云南植物志》)。

二年生或多年生草本，高40～60 cm。主根粗壮，黑褐色。根茎斑，被残枯的叶基；茎直立，上部分枝，全株被黄褐色糙伏毛。基生叶及茎下部叶具柄；叶片长圆形或长圆状披针形，长12～20 cm，宽3～5 cm，先端钝，基部渐狭；茎上部叶渐小，无柄，长圆状披针形。聚伞花序又状分枝呈总状，顶生及腋生；无苞片；花萼5深裂，裂片卵形，长1.5～2 mm；花冠漏斗状，蓝色，有时紫色或白色，先端5裂，裂片长圆形，喉部有5个梯形附属物，先端微凹，边缘密被白柔毛；雄蕊5，内藏，着生于花冠中部以上；子房4深裂，花柱短厚，压呈四棱形，长1～2.5 mm。小坚果4，卵圆形，长2～4 mm，背面突起，密生锚状刺。花期5～6月，果期7～9月。

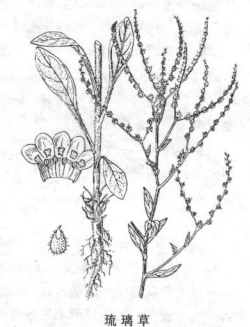

琉璃草

生于海拔300～3 040 m的向阳山坡、路边、河滩砂质地或林间草地。分布于华东、华南、西南及河南、西藏、陕西、甘肃、台湾等地。

【采收加工】 5～7月采集，切段，晒干或鲜用。

【成分】 大琉璃草地上部分含有β-谷甾醇(β-sitosterol)，月桂酸(lauric acid)和澳洲倒提壶碱(cynaustra line)。

【药性】 苦，凉。

1.《陕西中草药》："味苦，性寒。"

2.《湖北中草药志》："淡，凉。"

【功用主治】 清热解毒，散瘀止血。主治痈肿疮疖，崩漏、咳血，跌打肿痛，外伤出血，毒蛇咬伤。

1.《陕西中草药》："清热解毒，活血散瘀，消肿止痛，提脓生肌，调经。主治疮疖痈肿，毒蛇咬伤，跌打损伤，骨折，月经不调。"

2.《四川常用中草药》："能润肺止咳，生肌。治咳嗽，失音，吐血等症。"

3.《湖北中草药志》："清热利湿，活血，止血，解毒止痛。用于牙痛、咳血、黄疸、崩漏、白带、跌打损伤，毒蛇咬伤，钩虫病，溃疡不敛，痈肿疮毒，外伤出血。"

【用法用量】 内服：煎汤，9～12 g。外用：捣敷或研末敷。

【选方】 1. 治毒蛇咬伤 鲜生扯拢，捣烂，加白酒适量，连药渣敷于患处，每日换1次。

2. 治外伤出血 生扯拢、蜈蚣七各等分(夏天加岩黄连、冰片少许)。共研细末，撒敷或用麻油调敷，外用纱布包好。(1、2方出自《湖北中草药志》)

【异名】 散血莲(《贵州草药》)。

【基原】 为金星蕨科新月蕨属植物多羽新月蕨的根茎。

【原植物】 多羽新月蕨 Pronephrium nudatum (Roxb.) Holtt.

[Abacopteris multilineatum (Wall. ex Hook.) Ching] 又名：大羽新月蕨(《中国主要植物图说》)。

植株高达2 m以上。根茎横生，连同叶柄基部疏被棕褐色鳞片。叶远生；叶柄长达1 m以上，粗壮，禾秆色，向上光滑无毛；叶片长约1 m，一回羽状；羽片约12对，互生，斜向上，长圆状狭披针形，最大羽片长达30 cm，宽约5 cm，先端尾尖，基部宽楔形，边缘有圆齿，叶干后绿色，两面有细而密的泡囊状凸起，光滑，羽片上面密被短针状毛，叶轴、羽轴及侧脉下面均被短糙毛；侧脉斜升。孢子囊群小，圆形，背生于小脉上，在侧脉间排成整齐的2行，成熟时往往成对汇合成新月形。孢子椭圆形，具厚壁，表面具褶皱和刺状纹饰，有发育不良而早落的囊群盖。

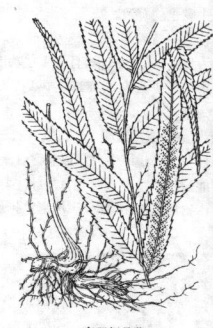

多羽新月蕨

生于海拔1 000～1 200 m的常绿阔叶林下。分布于贵州、云南、西藏等地。

【采收加工】 7～11月采收，晒干。

【药性】 苦，寒。

1.《贵州草药》："性寒，味苦、涩。"

2.《全国中草药汇编》："苦，寒。"

【功用主治】 通经活络，理气化湿。主治月经不调，劳伤疼痛，气滞胃痛，痢疾。

1.《贵州草药》："通经，活络，理气，利湿。"

2.《全国中草药汇编》："主治劳伤，胃气痛，痢疾，月经不调。"

【用法用量】 内服：煎汤，6～12 g；或研末。

【选方】 1. 治月经不调 铁蕨鸡、赶血王各15 g。煨水服。

2. 治气痛 铁蕨鸡、川芎、爬岩香各等量。切细吞服，每次3 g；或煨水服。

3. 治痢疾 铁蕨鸡、翻白草各9 g。煨水服。(1～3方出自《贵州草药》)

【基原】 为鼠李科铜钱树属植物马甲子的刺、花及叶。

【原植物】 参见"马甲子根"条。

【采收加工】 全年均可采，鲜用或晒干。

【药性】 苦，平。

1.《草木便方》："苦平，无毒。"

2.《四川常用中草药》："性平，味苦。"

3.《广西本草选编》："味苦、涩，性平。"

【功用主治】 清热解毒。主治疮疡痈肿，无名肿毒，下肢溃疡，眼目赤痛。

1.《草木便方》："疗疗疮"，"涂金疮内漏"，"敷臁疮"。

2.《四川中药志》1960年版："治无名肿毒。"

3.《广西本草选编》："清热解毒，消肿止痛。治疮疖肿毒。"

【用法用量】 外用：鲜品捣敷。

【选方】 1. 治痈疮初起 铁篱笆叶、芙蓉叶、金华头草冲绒外敷。(《四川中药志》1960年版)

2. 治疮疖肿痛，无名肿毒 鲜马甲子叶加红糖少许，共捣烂外敷。(《广西本草选编》)

【异名】 钻石风(《江西草药》)，石钻子(《江西省防治慢性气管炎资料汇编》)、青木香(《中国高等植物图鉴》)。

【基原】 为清风藤科清风藤属植物四川清风藤的根。

【原植物】 四川清风藤 *Sabia schumanniana* Diels〔*S. schumanniana* Diels var. *longipes* Rehd. et Wils.〕 又名：青风藤(《江西草药》)、女儿藤(《中国高等植物图鉴》)。

落叶攀缘木质藤本，长2～3 m。单叶互生；叶柄长2～10 mm；叶片纸质，长圆状卵形，长 3～13 cm，宽1.5～3.5 cm，先端急尖或渐尖，基部圆或阔楔形，两面均无毛；聚伞花序有花 1～3朵，花淡绿色；萼片 5，三角状卵形；花瓣 5，长圆形或阔倒卵形，长 4～5 mm，有 7～9 条脉纹；雄蕊 5 枚，长 3～

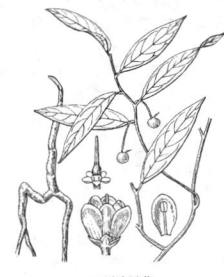

四川清风藤

5 mm；花盘肿胀，圆柱状，边缘齿状；子房无毛，花柱长约 4 mm。分果爿倒卵形或近圆形，长约 6 mm，无毛，核的中肋呈狭翅状。花期 3～4 月，果期 6～8 月。

生于海拔 1 200～2 600 m 的山谷、山坡、溪旁和阔叶林中。分布于浙江、江西、湖北、四川、贵州、陕西。

【采收加工】 9～12 月采挖根部，切片，晒干。

【成分】 根皮含三萜类：3-氧代-11，13(18)-齐墩果二烯(3-oxo-olean-11, 13(18)-diene)，3，11-二氧代-12-齐墩果烯(3, 11-dioxo-olean-12-ene)，3β-羟基-11，13(18)-齐墩果二烯〔3β-hydroxy olean-11, 13(18)-diene〕，3-氧代-11α-羟基-12-齐墩果烯(3-oxo-11α-hydroxy olean-12-ene)，3，11α-二羟基-12-齐墩果烯(3, 11α-dihydroxy olean-12-ene)。

【药性】《江西草药》："性温，味辛。"

【功用主治】 祛风活血，化痰止咳。主治风湿痹痛，跌打损伤，腰痛，慢性咳喘。

1.《江西草药》："祛风活血。"

2.《全国中草药汇编》："主治关节炎，跌打损伤，陈旧腰痛。"

【用法用量】 内服：煎汤，15～30 g；或研末；或浸酒。

【方选】 1. 治关节炎 钻石风根 60 g，五加根皮 30 g，寮刁竹根 15 g。白酒 500 ml，浸泡 1 星期。每次 30 ml，每日 2 次。或水煎服，每日 1 剂。

2. 治跌打损伤，陈旧腰痛 钻石风根 60 g，五加根皮 30 g，八角枫根 15 g。水煎服，每日 1 剂。(1、2 方出自《江西草药》)

【临床报道】 治疗老年性慢性支气管炎 将石钻子晒干研粉，每次 9 g，加冰糖 15 g，炖成稀糊状，即成"石冰合剂"，饭后顿服，每日 3 次。共治疗 150 例，结果：近期控制 19 例，占 12.66%，显效 47 例，好转 62 例。有效率 85.33%，显效率 44%。结论认为"石冰合剂"具有较好的祛痰、止咳、平喘作用。

3912 铁丝灵仙 tiě sī líng xiān (《全国中草药汇编》)

【异名】 铁丝根、铁杆威灵仙、铁脚威灵仙(《全国中草药汇编》)。

【基原】 为百合科菝葜属植物短梗菝葜、华东菝葜、黑叶菝葜及鞘柄菝葜的根及根茎。

【原植物】 1. 短梗菝葜 *Smilax scobinicaulis* C. H. Wright 又名：黑刺菝葜(《秦岭植物志》)。

攀缘灌木或半灌木。具粗短根茎。茎和枝条通常疏生刺或近刺，刺针状，长 4～5 mm，稍黑色。叶互生；叶柄长 5～15 mm，有卷须，脱落点位于上部；叶片卵形或椭圆状卵形，长 1～12.5 cm，宽 2.5～8 cm，基部钝或浅心形，干后有时变为黑褐色。花单性，

雌雄异株；伞形花序腋生，总花梗较短，一般不到叶柄长度的一半；花序托不膨大，具小苞片；花被片 6，长 4～5 mm，绿黄色，雄蕊 6，花丝比花药长；雌花具退化雄蕊 3，子房 3 室，柱头 3 裂。浆果近球形，直径 6～9 mm，黑色，具 3 颗种子。花期 5 月，果期 10 月。

生于海拔 700～1 500 m 的林下、灌丛下或山坡阴处。分布于西南、华中及河北、山西、江西、陕西、甘肃等地。

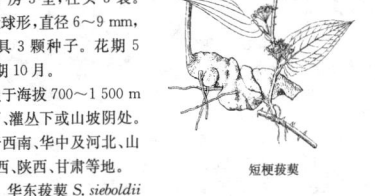

短梗菝葜

2. 华东菝葜 *S. sieboldii* Miq. 又名：粘鱼须、龙须菜(《救荒本草》)、鲇鱼须草〔王安卿(《采药志》)〕、金岗藤(《简易草药》)、鲢鱼须(《湖北志》)、倒钩刺(《中药志》)、威灵仙、粘鱼须菝葜(《山西中药志》)。

本种形态与短梗菝葜相似，不同点是：茎和枝条通常有刺，刺细长，针状，稍黑色。小枝常带草质，干后病凹瘪。叶互生；叶柄长 1～2 cm，约有一半具狭鞘，叶片卵形，卵形，长 3～9 cm，宽 2～5 cm，先端渐尖，基部常截形。总花梗纤细，通常长于叶柄或近等长；雌花小于雄花，具 6 枚退化雄蕊。浆果球形，直径 6～7 mm，熟时蓝黑色。花期 5～6 月，果期 10 月。

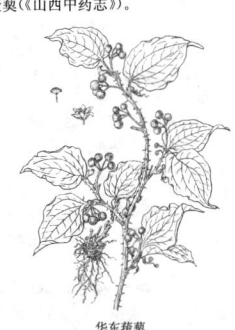

华东菝葜

生于林下、灌丛中或山坡草丛中。分布于华东及台湾等地。

3. 黑叶菝葜 *S. nigrescens* Wang et Tang ex P. L. Li

攀缘灌木。茎与枝条多少具棱，疏生刺或近无刺。叶互生；叶柄长 6～12 mm，占全长的 1/2～2/3，具狭鞘，一般有卷须，脱落点位于近顶端；叶片纸质，卵状披针形或卵形，长 3.5～9.5 cm，宽 1.5～5 cm，先端渐尖，基部近圆形至心形，下面通常苍白色，较少淡绿色，干后近黑色。伞形花序具几朵至十余朵花，总花梗比叶柄长或近等长；花序托点状膨大。花单性，雌雄异株；花被片 6，长约 2.5 mm，宽约 1 mm，绿黄色；雌花花被稍小；雌花与雄花大小相似，有 6 枚退化雄蕊，子房 3 室，柱头 3 裂。浆果球形，直径 6～8 mm，熟时蓝黑色。花期 4～6 月，果期 9～10 月。

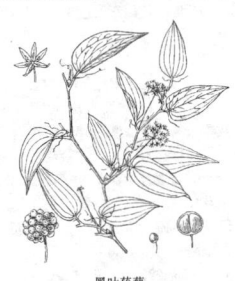

黑叶菝葜

生于林下、灌丛中山坡阴处。分布于西南及湖北、湖南、陕西、甘肃等地。

4. 鞘柄菝葜 *S. stans* Maxim.〔*S. vaginata* Decne. var. *stans* (Maxim.) T. Koyama〕

落叶灌木或半灌木。直立或披散。茎和枝条稍具棱，无刺。叶互生；叶柄长 5～12 mm，向基部渐宽成鞘状，背面有多条纵槽，

无卷须，脱落点位于近先端；叶片纸质、卵形、卵状披针形或近圆形，长 1.5～4 cm，宽 1.2～3.5 cm，先端短渐尖或钝，基部钝圆、平截或浅心形，下面稍苍白色或有时有粉尘状物。花序具 1～3 朵或更多的花；总花梗纤细，比叶柄长 3～5 倍，花序托不膨大；花单性，雌雄异株；花被片 6，绿黄色，有时淡红色，雄花外花被片长 2.5～3 mm，宽约 1 mm，内花被片稍狭；雄蕊 6；雌花比雄花略小，具 6 枚退化雄蕊，退化雄蕊有时具不育花药，子房 3 室，柱头 3 裂。浆果球形，直径 6～10 mm，熟时黑色，具粉霜。花期 5～6 月，果期 10 月。

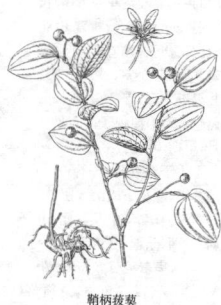

鞘柄菝葜

生于林下、灌丛中或山坡阴处。分布于河北、山西、浙江、安徽、河南、湖北、四川、陕西、甘肃、台湾等地。

【采收加工】 7～10 月采挖，除去茎叶，捆成小把，晒干或鲜用。

【药材】 短梗菝葜 Smilacis Scobinicaulis Radix et Rhizoma 产于河北、山西、陕西、甘肃等地；华东菝葜 Smilacis Sieboldii Radix et Rhizoma 产于吉林、辽宁、河南及华东地区；黑叶菝葜 Smilacis Nigrescentis Radix et Rhizoma 产于陕西、甘肃、湖北、四川、贵州、云南等地；鞘柄菝葜 Smilacis Standis Radix et Rhizoma 产于山西、河北、河南、山东、安徽、台湾湖北及西北、西南地区。

性状 短梗菝葜 根茎横向延长，略弯，具针状小刺，下侧着生多数细根。根长 20～100 cm，直径 1～2 mm，表面灰褐色或灰棕色，有细小的钩状刺及少数须根。质硬、富弹性，不易折断。断面外侧为浅棕色环(石细胞)，导管小孔状，排成一圈。气无，味淡。

华东菝葜 根茎不规则圆柱形，略弯，表面黑褐色，下侧着生多数细根。根长 30～80 cm，直径 1～2 mm，弯曲，表面灰绿色或灰棕色，有少数须根及细刺，刺尖弯曲，触之刺手。质坚韧，有弹性，不易折断。切面灰白色或黄白色，外侧有浅棕色环纹，内有一圈小孔(导管)。气无，味淡。

鉴别 根横切面 短梗菝葜 内皮层外侧的组织多已脱落，偶见残存的皮层细胞。内皮层一列石细胞，内含棕色色素，胞壁三面增厚，层纹及孔沟明显。中柱鞘为 9～13 列木化厚壁纤维。韧皮部束与木质部束各 15～25 个，相间排列。

【成分】 1. 华东菝葜 根茎含皂苷类：替告皂苷元(tigogenin)，新替告皂苷元(neotigogenin)，拉肖皂苷元(laxogenin)，菝葜皂苷(smilaxin)A、B、C，华东菝葜皂苷(sieboldiin)A、B，26-O-β-D-吡喃葡萄糖基-3β, 22ξ, 26-三醇-(25R)-5α-呋甾-6-酮-3-O-α-L-吡喃阿拉伯糖苷(1→6)-β-D-吡喃葡萄糖苷{26-O-β-D-glucopyranosyl-3β, 22ξ, 26-trihydroxy-(25R)-5α-furostan-6-one-3-O-α-L-arabinopyranosyl-(1→6)-β-D-glucopyranoside}，26-O-β-D-吡喃葡萄糖基-3β, 22ξ, 26-三醇-(25R)-5α-L-呋甾-6-酮-3-O-β-D-吡喃葡萄糖苷(1→4)-O-α-L-吡喃阿拉伯糖苷(1→6))-β-D-吡喃葡萄糖苷{26-O-β-D-glucopyranosyl-3β, 22ξ, 26-trihydroxy-(25R)-5α-L-furostan-6-one-3-O-β-D-glucopyranosyl-(1→4)-O-(α-L-arabinopyranosyl(1→6))-β-D-glucopyranoside}。

2. 鞘柄菝葜 根含菧类：无羁萜(friedelin)，薯蓣皂苷元(diosgenin)，3, 5, 4'-三羟基菧(3, 5, 4'-trihydroxy stilbene)，3, 5, 3', 4'-四羟基菧(3, 5, 3', 4'-tetrahydroxy stilbene)，薯蓣皂苷(dioscin)，甲基原薯蓣皂苷(methyl protodioscin)，伪原薯蓣皂苷

(pseudoprotodioscin)。另含正丁基-O-β-D-吡喃果糖苷(n-butanyl-O-β-D-fructopyranoside)，胡萝卜苷(stosterol 3-O-β-D-glucoside)。

3. 黑叶菝葜 根含熊果苷(arbutin)，薯蓣皂苷元-3-O-[α-L-吡喃鼠李糖基-(1→4)]-β-D-吡喃葡萄糖苷{diosgenin-3-O-[α-L-rhamnopyranosyl(1→4)]-β-D-glucopyranoside}，薯蓣皂苷元-3-O-[α-L-吡喃鼠李糖基(1→2)]-β-D-吡喃葡萄糖苷{diosgenin-3-O-[α-L-rhamnopyranosyl-(1→2)]-β-D-glucopyranoside}，薯蓣皂苷(dioscin)，孕-5, 16-二烯-3β-醇-20-酮-3-O-[α-L-吡喃鼠李糖基-(1→2)]-[α-L-吡喃鼠李糖基(1→4)]-β-D-吡喃葡萄糖苷{pregna-5, 16-diene-3β-ol-20-one-3-O-[α-L-rhamnopyranosyl-(1→2)]-[α-L-rhamnopyranosyl-(1→4)]-β-D-glucopyranoside}，甲基原薯蓣皂苷(methylprotodiosin)及伪原薯蓣皂苷(pseudoprotodioscin)。含甾醇类：26-O-β-D-吡喃葡萄糖基-(25R)-呋甾-5, 20(22)-二烯-3β, 26-二醇-3-O-[α-L-吡喃鼠李糖基(1→2)]-β-D-吡喃葡萄糖苷{26-O-β-D-glucopyranosyl-(25R)-furost-5, 20(22)-diene-3β, 26-diol-O-[α-L-rhamnopyranosyl(1→2)]-β-D-glucopyranoside}，26-O-β-D-吡喃葡萄糖基-22-甲氧基-(25R)-呋甾-5-烯-3, 26-二醇-3-O-[α-L-吡喃鼠李糖基(1→2)]-β-D-吡喃葡萄糖苷{26-O-β-D-glucopyranosyl-22-methoxy-(25R)-furost-5-ene-3, 26-diol-3-O-[α-L-rhamnopyranosyl-(1→2)]-β-D-glucopyranoside}，谷甾醇-3-O-葡萄糖苷(sitosterol-3-O-glucoside)。

【药性】 辛、微苦，平。

1.《简易草药》：“温，平。无毒。”

2.《陕西中草药》：“味苦，辛，性平。”

3.《全国中草药汇编》：“辛，温。”

【功用主治】 祛风除湿，活血通络，解毒散结。主治风湿痹痛，关节不利，疮疖，肿毒，瘰疬。

1. 汪连仕《采药书》：“治一切疔疮，肿毒、竃之。”

2.《简易草药》：“通筋血，去死血，消肿痛。”

3.《陕西中草药》：“除风湿，活血，解毒，镇惊，息风，抗癌。治风湿腰腿痛，小儿风，肠炎，疮疖，瘰疬，癌肿。”

4.《全国中草药汇编》：“祛风湿，通经络。主治风湿关节炎，关节不利。”

【用法用量】 内服：煎汤，6～9 g，大剂量可用至 15～30 g；或入丸、散；或浸酒。外用：捣敷或研末调敷；或煎水洗。

【选方】 1. 治风湿性关节痛，风湿腰痛 威灵仙、桂枝、当归等分为丸，每丸重 6 g，每次 1 丸，每日 2 次，酒送服。

2. 治手足麻木 威灵仙、红花、防风各 6 g。水煎服。

3. 治颈淋巴结核 金刚刺 30～60 g。炖猪肉吃。(1～3方出自《陕甘宁青中草药选》)

3915 铁海棠花 tiě hǎi táng huā 《全国中草药新医疗法展览会资料选编》

【异名】 麒麟花《中国植物图鉴》，刺篷花《贵州草药》。

【基原】 为大戟科大戟属植物铁海棠的花。

【原植物】 参见“铁海棠”条。

【采收加工】 随用随采。

【药材】 铁海棠花 Euphorbiae Milii Flos 产于我国各地。

性状 杯状花序 2～4 个，具长花序梗，形成二歧聚伞花序。总苞钟形，先端 5 裂，腺体 4，无花瓣状附属物；总苞基部 2 苞片，苞片鲜红色，倒卵状圆形，直径 10～12 mm。气微香，味苦、涩。

【药性】 苦、涩，凉。小毒。

1.《广西本草选编》：“味苦、涩，性凉，有小毒。”

2.《全国中草药汇编》：“苦、涩，平，有小毒。”

【功用主治】 凉血止血。主治崩漏，白带过多。

1.《广西本草选编》：“治功能性子宫出血。”

2.《全国中草药汇编》：“止血。”

3.《广西民族药简编》：“治白带过多。”

【用法用量】 内服：煎汤，鲜品10～15朵。

【选方】 治功能性子宫出血 铁海棠花10～15朵，与瘦猪肉30 g煎服，或水煎服。(《广西本草选编》)

3916 铁箭矮陀 tiě jiàn ǎi tuó（《全国中草药汇编》）

【异名】 田蜢葛(《天目山药用植物志》)，铁皂角、干水皂角(《四川中药志》)，夜合草、野皂角、篦子草(《云南药用植物名录》)，田萌葛、小合萌、野葛萌(《浙江药用植物志》)，地油甘、牛旧藤(《中国植物志》)。

【基原】 为豆科决明属植物短叶决明的根或全草。

【原植物】 短叶决明 *Cassia leschenaultiana* DC. [*C. wallichiana* DC.；*C. mimosoides* L. var. *wallichiana* (DC.) Baker] 又名：大叶山扁豆(《广州植物志》)。

一年生或多年生亚灌木状草本，高30～80 cm，有时可达1 m。分枝多，嫩枝密生黄色柔毛。叶互生，偶数羽状复叶，长2.5～7 cm；在叶柄的上端有圆盘状腺体1枚；托叶线状披针形，长7～9 mm，宿存；小叶14～25对，条形或线状镰形，长8～13 mm，宽2～3 mm，两侧不对称；中脉靠近叶的上缘。花通常单生叶腋，直径约1.3 cm；有花1至数朵不等；苞片长约5 mm；萼片5，线状披针形，长约1 cm，外面疏被黄色柔毛；花瓣黄色，与花萼几等长；雄蕊10，有时1～3枚退化；子房密生白色柔毛，花柱弯。荚果扁平，长2.5～5 cm，宽约5 mm。种子8～16颗。花期6～8月，果期9～11月。

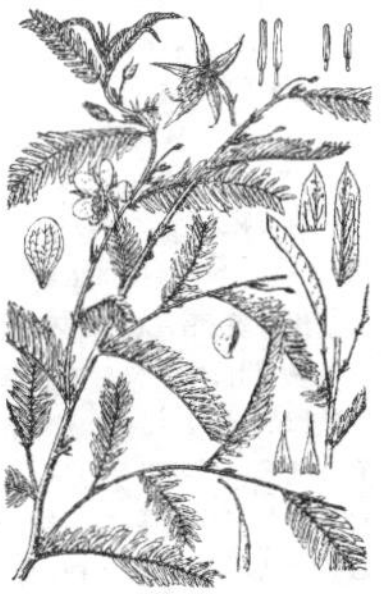

短叶决明

生于山地路旁的灌木丛或草丛中。分布于西南及江苏、浙江、安徽、福建、江西、广东、广西、海南、台湾等地。

【采收加工】 7～11月采收全草，9～11月采根，晒干。

【药性】 《四川中药志》1979年版："微苦，平。"

【功用主治】 消食化滞，健脾利湿。主治宿食不消，小儿疳积，泄泻，水肿，脚气胀满。

1.《天目山药用植物志》："利尿消肿，治水肿，脚气胀满。"

2.《四川中药志》1979年版："消食，利水。用于宿食不消，水泻，小儿疳积。"

【用法用量】 内服：煎汤，9～15 g。

【选方】 治眼生蟹珠 (短叶决明)全草90 g，加红叶枸骨根(冬青科枸骨)30 g。水煎，入青壳鸭蛋(先煮熟剥去外壳)5～6个同煮。饭后连同药汁服食；忌食酸辣及饮酒。(《天目山药用植物志》)

3917 铁篱笆果 tiě lí bā guǒ（《民间常用草药汇编》）

【基原】 为鼠李科铜钱树属植物马甲子的果实。

【原植物】 参见"马甲子根"条。

【采收加工】 果熟后采收，晒干。

【功用主治】 《民间常用草药汇编》："化瘀生新，治吐血，疗痔疮。"

【用法用量】 内服：煎汤，6～15 g。

3918 铁杆地柏枝 tiě gǎn dì bǎi zhī（《全国中草药汇编》）

【异名】 地柏叶(《植物名实图考》)，小凤尾草、地柏枝、小叶鸡尾草、大肥草、一炷香(《陕西中草药》)。

【基原】 为铁角蕨科铁角蕨属植物北京铁角蕨的全草。

【原植物】 北京铁角蕨 *Asplenium pekinense* Hance

植株高15～25 cm。根茎短而直立，顶部密被锈褐色鳞毛及黑褐色粗筛孔状披针形鳞片。叶簇生；叶柄长2～5 cm，被线形鳞毛，下部较密；叶片近纸质，披针形，长8～20 cm，宽2～3 cm，顶部渐尖并为羽裂，基部略缩短，二回羽状或三回羽裂；羽轴和叶轴两侧均有狭翅；羽片约10对，互生或近对生，三角状长圆形，中部的较大，长2～3 cm，宽约1 cm，下部的稍缩短；末回裂片椭圆形或短舌形，先端有2～3尖齿；叶脉羽状，侧脉二叉，直达尖齿。孢子囊群长圆形，背生于小脉中部以上，每小羽片上有2～4个，成熟时往往满布叶背面；囊群盖长圆形，膜质，全缘。

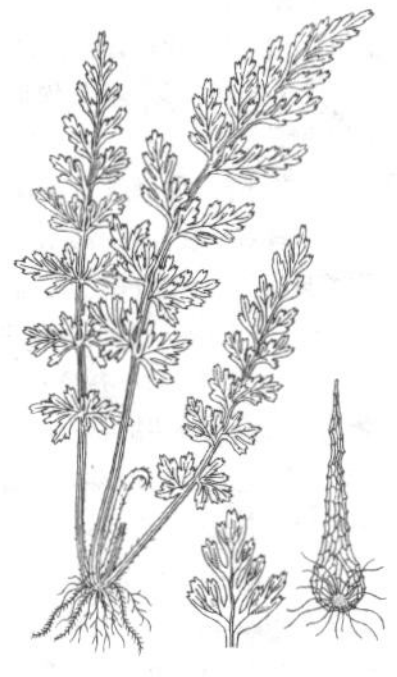

北京铁角蕨

生于海拔400～3 200 m的溪边石上或干旱的山谷。分布于华北、华东、西北及河南、湖北、湖南、四川等地。

【采收加工】 4月采挖带根茎全草，晒干或鲜用。

【药性】 甘、微辛，平。

1.《陕西中草药》："味甘、微辛，性温。"

2.《四川中药志》1982年版："辛、苦，凉。"

【功用主治】 化痰止咳，清热解毒，止血。主治感冒咳嗽，肺结核，痢疾，腹泻，热痹，肿毒，疮痈，跌打损伤，外伤出血。

1.《植物名实图考》："去肺风。"

2.《陕西中草药》："化痰止咳，利膈，止血。主治感冒咳嗽，肺结核，外伤出血。"

3.《四川中药志》1982年版："清热除湿，活血，解毒。用于痢疾，疮肿，热痹肿痛，跌仆损伤。"

【用法用量】 内服：煎汤，15～30 g。外用：捣敷；或研末敷。

【选方】 1. 治咳嗽 地柏枝15～30 g，金背枇杷果6～9 g。水煎代茶饮。(《陕西中草药》)

2. 治肺结核 地柏枝30 g，穿心莲15 g，侧柏叶15 g。煎服。(《中国药用孢子植物》)

3. 治热痹肿痛 铁杆地柏枝30 g，排风藤30 g。水煎服。

4. 治赤白痢疾 铁杆地柏枝30 g，井口边草30 g。水煎服。(3、4方出自《四川中药志》1982年版)

3919 铁角凤尾草 tiě jiǎo fèng wěi cǎo（《植物名实图考》）

【异名】 石林珠(《峨眉山药用植物调查报告》)，瓜子莲(《天目山药用植物志》)，猪鬃七(《陕西中草药》)，篦子草、蜈蚣草、石间生(《湖南药物志》)，对月草(《湖北中草药志》)，洞里仙、石蜈蚣(《浙江药用植物志》)，石壁连、一扫光(《广西药用植物名录》)，猪毛七、铁线蕨(《贵州中草药名录》)。

【基原】 为铁角蕨科铁角蕨属植物铁角蕨的全草。

【原植物】 铁角蕨 *Asplenium trichomanes* L.

植株高10～30 cm。根茎短而直立，顶部与叶柄基部被黑褐色、线状披针形鳞片。叶簇生；叶柄长2～8 cm，栗褐色，有光泽，向上光滑，连同叶轴上面有1条纵沟，沟的两侧各有1条棕色、全缘的膜质狭翅；叶片纸质，无毛，线状披针形，长10～25 cm，宽1～1.8 cm，顶部渐尖，基部略缩狭，一回羽状；羽片15～35对，对生，长圆形或斜卵形，中部的较大，长达9 mm，宽约5 mm，先端圆，基部为不对称的楔形，边缘有细圆齿，其余各对羽片向两端渐缩小，基部1对常缩成耳状；叶脉羽状，不明显，侧脉二叉或单一。孢子囊群长圆形,背生于小脉上侧分枝的中部;囊群盖长圆形,灰白色,全缘。

生于海拔800~2 400 m的密林下、山谷石岩上。分布于华东、中南、西南及山西、陕西、甘肃、新疆等地。

【采收加工】 全年均可采收,鲜用或晒干。

【成分】 全草含三萜类化合物:22(29)-何帕烯〔22(29)-hopene〕。黄酮类化合物:山奈酚-3,7-二鼠李糖苷(kaempferol-3,7-dirhamnoside);山奈酚-3-O-α-L-鼠李糖-7-O-α-L-阿拉伯糖苷(kaempferol-3-O-α-L-rhamnoside-7-O-α-L-arabinoside);山奈酚-3-O-α-L-阿拉伯糖-7-O-α-L-鼠李糖苷(kaempferol-3-O-α-L-arabinoside-7-O-α-L-rhamnoside),芸香苷(rutin)。酚酸化合物:儿茶酚(catechol),没食子酸(gallic acid),焦性没食子酚(pyrogallol)。

【药性】 淡,凉。

1.《江西草药》:"性凉,味淡。"

2.《陕西中草药》:"味淡,性平。"

3.《湖南药物志》:"微苦,凉,无毒。"

【功用主治】 清热利湿,解毒消肿,调经止血。主治小儿高热惊风,肾炎水肿,食积腹泻,痢疾,咳嗽,咯血,月经不调,白带,疮疖肿毒,毒蛇咬伤,水火烫伤,外伤出血。

1.《植物名实图考》:"治红白痢,连根叶酒浸服。"

2.《浙江民间常用草药》:"收敛,止血。主治小儿惊风,咳嗽,疖子;咯血,外伤出血,中暑,小儿食积腹泻。"

3.《江西草药》:"清热解毒,祛风调经。"

4.《陕西草药》:"利水通淋,补肾调经。主治小便淋涩,月经不调,遗精,阴虚盗汗。"

5.《全国中草药汇编》:"收敛止带。主治小儿高烧;外用治烧、烫伤,疗疮肿毒,毒蛇咬伤。"

【用法用量】 内服:煎汤,10~30 g。外用:鲜品捣敷。

【选方】 1. 治小儿高热惊风 对月草30 g,钩藤15 g,僵蚕6 g。水煎服。《湖北中草药志》)

2. 治咳嗽 猪鬃七全草10 g,加冰糖30 g。水煎服。《秦岭巴山天然药物志》)

3. 治月经不调 对月草30 g,鸡蛋3个。煮熟去渣,食蛋。《湖北中草药志》)

4. 治小儿疳积 铁角蕨9 g,猪肝适量。水煎服。《福建药物志》)

5. 治烫伤 铁角蕨叶、芭蕉叶适量。捣烂,敷患处。《湖南药物志》)

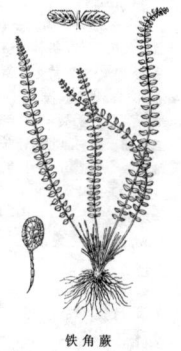

铁 角 蕨

3920 铁线透骨草 tiě xiàn tòu gǔ cǎo

《纲目拾遗》)

【异名】 透骨草(《经济植物手册》),狗肠草(《宁夏中草药手册》)。

【基原】 为毛茛科铁线莲属植物黄花铁线莲的全草。

【原植物】 黄花铁线莲 Clematis intricata Bunge.[C. orientalis L. var. intricata(Bge.)Maxim.] 又名:狭叶灰绿铁线莲(《宁夏中草药手册》)。

草质藤本,茎纤细,多分枝,近无毛或有疏短毛。叶对生,二回羽状复叶,长达15 cm,灰绿色,近无毛,小叶有长柄,2~3全裂,或深裂,或浅裂,中央裂片线状披针形、披针形或狭卵形,长1~4.5 cm,宽0.2~1.5 cm,先端渐尖,基部楔形,全缘或有数牙齿;两侧裂片较短,下部常2~3浅裂。聚伞花序腋生,通常具3朵花,

花序梗长1.2~3.5 cm,疏被柔毛;中间花梗有小苞片,侧生花梗下部有2片对生小苞片,苞片叶状;花两性,萼片4,狭卵形或长圆形,长1.2~2.2 cm,黄色,两面无毛,或内面有极稀柔毛,外面边缘有短绒毛;花瓣无;雄蕊多数,花丝中下部较宽,被短柔毛,花药无毛;心皮多数。瘦果卵形或椭圆状卵形,扁,边缘厚,被柔毛,宿存花柱长羽毛状,长3.5~5 cm。花期6~7月,果期8~9月。

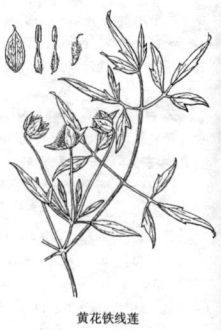

黄花铁线莲

生于山坡、路旁或灌木林中。分布于河北、山西、内蒙古、辽宁、陕西、甘肃、青海、宁夏。

【采收加工】 7~10月采割,去净杂质,晒干。

【药材】 铁线透骨草 Clematidis Intricatae Herba 主产于甘肃、青海、陕西等地。

性状 茎细长圆柱形,盘绕或捆扎成把,长10~15 cm,直径1~3 mm;表面黄绿色至灰绿色,基部老茎黄棕色至红棕色,有明显的纵棱线,节部膨大;质脆易折断,断面灰黄白色。叶对生,为二回羽状复叶,叶片常破碎脱落,叶柄及叶轴常卷缩;小叶片披针形,长1~3 cm,宽0.6~1.5 cm,全缘或有疏齿,灰绿色;纸质。气微,味淡。

鉴别 茎横切面:表皮细胞1列,外被角质层,呈微波状凸起。气孔多数,毛茸2种:非腺毛多为单细胞,少有双细胞,壁薄,上端渐窄小成钩状;腺毛为单细胞,膨大成囊状或梨形,壁薄。皮层于棱线处为厚角细胞,2~3列,其外方薄壁细胞常含叶绿体,内方细胞木化具纹孔。中柱鞘纤维束常与木化厚壁细胞连接成波状环,存在于厚角细胞的内方,木化纹孔间常散有强木化的纤维。维管束外韧型,10~11个排列成环,常大小相间排列,维管束常呈卵状三角形,韧皮部呈弧状,木质部外方凹陷,两侧各有一型大型导管,其他导管散在2~3个成群,纤维较少,薄壁细胞壁稍增厚,木化。髓部细胞具单纹孔,髓射线明显。老茎中有见周皮。

粉末特征:黄绿色。茎表皮细胞呈不规则多角形,近等径,垂周壁平直,气孔不定式,副卫细胞呈放射状排列。叶表皮细胞垂周壁近平直。非腺毛较多,由1~2个细胞单列组成,壁弯曲。中柱鞘纤维成束,强木化,稀见纹孔。木纤维木化,有多数单斜椭圆形纹孔。导管主为具缘纹孔、螺纹和网纹。叶肉碎片栅状细胞2~3列。

【成分】 地上部分含黄酮类成分:槲皮素(quercetin)、山奈酚(kaempferol)。皂苷类成分:铁线莲苷(clematoside)S,刺楸皂苷(kalopanax saponin)B,虎掌草皂苷(huzhangoside)B。又含5-羟基-4-氧代戊酸(5-hydroxy-4-oxopentanoic acid),硬脂酸乙酯(ethyl stearate),咖啡酸乙酯(caffeic acid ethyl ester),1-二十六烷醇(1-hexacosanol),东莨菪内酯(scopdetin),硝酸钾(potassium nitrate),β-谷甾醇(β-sitosterol)。

【药性】 辛、咸,温。小毒。

1.《宁夏中草药手册》:"辛,温。"

2.《本草药性比》:"咸,凉。"

【功用主治】 祛风除湿,通络止痛。主治风湿痹痛,牛皮癣,疥癞。

【用法用量】 内服:煎汤6~9 g。外用:捣敷;或煎汤洗。

【宜忌】 孕妇及消化道溃疡者禁服。

【选方】1. 治风湿关节痛　鲜狗肠草叶适量。捣烂敷贴痛处，纱布包扎，轻症敷1~2小时，病程5年以上，敷3~6小时。敷药时间较长者，可能出现局部肿胀，起水泡时刺破放水。(《宁夏中草药手册》)

2. 治风气疼痛，不拘远年近月　核桃肉四个，酸葡萄七个，斑蝥一个，铁线透骨草三钱。水煎热服，出汗愈。不问风湿皆效。(《纲目拾遗》引《医学指南》)

3. 治牛皮癣　鲜透骨草适量。捣烂外敷，待患处起水泡，连成一片时为度，去药，将水泡刺破，使黄水外流，局部涂布香油，2~3日后黄水流尽，局部结痂时改用油沙条外敷包扎，以免干痂周围疼痛。(《河北中草药》)

3921 铁棒锤茎叶 tiě bàng chuí jīng yè 《《北方常用中草药手册》》

【基原】为毛茛科乌头属植物铁棒锤和伏毛铁棒锤的茎叶。

【原植物】参见"铁棒锤"条。

【采收加工】7~8月采收，鲜用或晒干。

【药性】苦，辛，温。有毒。

【功用主治】《陕西中草药》："叶有生肌止疼作用，可外敷刀伤。"

【用法用量】外用：捣敷；或煎水洗。

【选方】1. 治跌打损伤　铁棒锤叶揉碎敷在伤口上。

2. 治疮疖　铁棒锤茎煎汤外洗。(1、2方出自《北方常用中草药手册》)

3. 治恶疮痈肿　铁棒锤茎、叶及先年生的块根煎水洗。(《陕西中草药》)

3922 铃兰 líng lán 《《东北药用植物志》》

【异名】香水花、芦藜花、鹿铃草《东北药用植物志》，铃铛花、小芦藜《东北常用中草药手册》，草寸香《陕西中草药》。

【基原】为百合科铃兰属植物铃兰的全草或根。

【原植物】铃兰 Convallaria majalis L.〔C. keiskei Miq.〕又名：草玉铃、麋子草、扫帚麋子、草玉玲《辽宁经济植物志》。

多年生草本，高达30 cm。根茎细长，匍匐生长。叶2枚；叶柄长约16 cm，呈鞘状互相抱着，基部有数枚鞘状的膜质鳞片；叶片椭圆形，长13~15 cm，宽7~7.5 cm，先端急尖，基部稍狭窄。花葶高15~30 cm，稍向一侧弯；总状花序偏向一侧，具6~10朵花；苞片披针形，膜质，短于花梗；花乳白色，阔钟形，下垂，长约7 mm，宽约1 mm；花被先端6裂；裂片卵状三角形；雄蕊6；花柱比花被短。浆果球形，熟后红色。种子椭圆形，扁平，4~6颗。花期5~6月，果期6~7月。

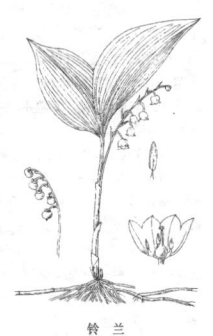

铃兰

生于海拔850~2 500 m的潮湿处或沟边。分布于华北、东北及浙江、山东、河南、湖南、陕西、甘肃、宁夏等地。

【栽培】生物学特性　喜半阴、凉爽湿润环境，耐寒，喜肥。对土壤要求不严，宜选林下土层深厚、富含腐殖质、疏松肥沃的壤土栽植。忌炎热。

繁殖方法　根茎繁殖或种子繁殖。根茎繁殖：秋季于10月上旬或春季于萌芽前将根茎挖出，把带有芽眼的根茎分开，按行株距25 cm×5 cm挖穴，穴深5 cm左右，每穴栽2~3株，覆土后压实，浇水，2~3年后即可连成片。种子繁殖：果实变红时采收，将其置于水中搓去果肉，把种子洗净晾干备用。春、秋季均可播种。

秋播于10月下旬至11月初，春播于3月下旬至4月上旬，在畦上按行距10~15 cm，开深2~3 cm的沟条播，将种子均匀撒在沟内，覆土后稍加镇压，浇水，温度在17~20℃时，15日左右出苗。

田间管理　浅松土，勤拔草，每年施2~3次追肥，施以饼肥、过磷酸钙和适量草木灰，须经常浇水，保持土壤湿润。

【采收加工】5~7月采收全草，7~8月挖根，晒干。

【成分】全草含强心苷类：铃兰毒苷(convallatoxin)，葡萄糖铃兰毒原苷(glucoconvalloside)，铃兰毒原苷(convalloside)，去葡萄糖墙花毒苷(deglucocheirotoxin)，铃兰毒醇苷(convallatoxol)，铃兰种苷(majaloside)，比平多苷元-6-脱氧古洛糖苷(bipindogulomethyloside)，毕平多苷元6-脱氧古洛糖苷(glucoperigulomethyloside)，比平多苷元-6-脱氧古洛糖葡萄糖苷(glucobipindogulomethyloside)，毕平多苷元 3-O-6'-去氧 β-D-古洛糖苷(bipindogenin 3-O-6'-deoxy-β-D-guloside)，毕平多苷元 3-O-α-L-鼠李糖苷 6'-去氧-β-D-阿洛糖苷(bipindogenin 3-O-α-L-rhamnoside 6'-deoxy-β-D-alloside)，毕平多苷元 3-O-β-D-阿洛糖苷(bipindogenin 3-O-β-D-alloside)，沙门托洛苷元 3-O-α-L-鼠李糖苷(sarmentologenin 3-O-α-L-rhamnoside)，沙门托苷元 3-O-6'-去氧-β-D-古洛糖苷(sarmentologenin 3-O-6'-deoxy-β-D-guloside)，沙门托苷元 3-O-6'-去氧-β-D-阿洛糖苷(sarmentologenin 3-O-6'-deoxy-β-D-alloside)，沙门托西苷元 3-O-α-L-鼠李糖苷(sarmentosigenin 3-O-α-L-rhamnoside)，沙门托西苷元-3-O-6'-去氧-β-D-阿洛糖苷(sarmentosigenin 3-O-6'-deoxy-β-D-alloside)，沙门托西苷元-3-O-6'-去氧-β-D-古洛糖苷(sarmentosigenin-3-O-6'-deoxy-β-D-guloside)。黄酮类：异鼠李素 3-半乳糖苷(isorhamnetin 3-galactoside)，槲皮素 3-半乳糖苷(quercetin 3-galactoside)，山奈酚 3-半乳糖苷(kaempferol 3-galactoside)，异鼠李素 3-半乳糖鼠李糖苷(isorhamnetin 3-galactorhamnoside)，槲皮素 3-半乳糖鼠李糖苷(quercetin 3-galactorhamnoside)，山奈酚 3-半乳糖鼠李糖苷(kaempferol 3-galactorhamnoside)，异鼠李素 3-半乳糖二鼠李糖苷(isorhamnetin 3-galactodirhamnoside)，槲皮素 3-半乳糖二鼠李糖苷(quercetin 3-galactodirhamnoside)，山奈酚 3-半乳糖二鼠李糖苷(kaempferol 3-galactodirhamnoside)。

地上部分含强心苷类：新铃兰毒原苷(neoconvalloside)，铃兰毒原苷，坎纳醇-3-O-α-L-鼠李糖苷(cannogenol-3-O-α-L-rhamnoside)，坎纳醇-3-O-β-D-甲基阿洛糖苷(cannogenol-3-O-β-D-allomethyloside)。黄酮类：异鼠李素(isorhamnetin)，槲皮素(quercetin)，山奈酚(kaempferol)，木犀草素(luteolin)，芹菜素(apigenin)。

叶中含强心苷类：杠柳鼠李糖苷(periplorhamnoside)，杠柳古洛糖苷(periguloside)，萝藦苷元 6-去氧-β-D-古洛糖苷(periplogenin 6-deoxy-β-D-guloside)，灰毛糖芥强心苷(canescein)，沙门托苷元 A 3β-O-α-L-鼠李糖苷(sarmentosigenin A 3β-O-α-L-rhamnoside)，沙门苷元 α-L-鼠李糖苷(sarmentogenin α-L-rhamnoside)，19-氢化灰毛糖芥强心苷即沙门苷元 β-D-6-脱氧古洛糖苷(canesceol, sarmentogenin β-D-gulomethyloside)，毒毛旋花子苷元 3-O-6'-去氧-β-D-阿洛糖苷-α-L-鼠李糖苷(strophanthidin 3-O-6'-deoxy-β-D-alloside-α-L-rhamnoside)，毒毛旋花子苷元 3-O 6'-去氧-β-D-阿洛糖苷-α-L-阿拉伯糖苷(strophanthidin 3-O-6'-deoxy-β-D-allosido-α-L-arabinoside)，毒毛旋花子苷元 3-O-α-L-鼠李糖苷-2'-β-D-葡萄糖苷(strophanthidin 3-O-α-L-rhamnoside-2'-β-D-glucoside)，坎纳醇 3-O-6'-去氧-β-D-阿洛糖苷-β-D-葡萄糖苷(cannogenol 3-O-6'-deoxy-β-D-alloside-β-D-glucoside)，坎纳醇 3-O-6'-去氧-β-D-阿洛糖苷(cannogenol 3-O-6'-deoxy-β-D-alloside)，19-羟基沙门苷元 3-O-α-L-鼠李糖苷(19-hydroxysarmentogenin 3-O-α-L-rhamnoside)，沙门苷元 3-O-6'-去氧-β-D-阿洛糖苷-α-L-鼠李糖苷(sarmentogenin 3-O-6'-deoxy-β-D-alloside-α-L-rhamnoside)，沙门苷元 3-O-6'-去氧-β-D-古洛糖苷(sarmentogenin 3-O-6'-deoxy-β-D-guloside)。黄酮类：异鼠李素 3-半乳糖苷(isorhamnetin 3-galactoside)、槲皮素 3-半乳糖苷,山柰酚 3-半乳糖苷,异李素 3-半乳糖鼠李糖苷,槲皮素鼠李糖苷,山柰酚 3-半乳糖鼠李糖苷,异鼠李素 3-半乳糖二鼠李糖苷,槲皮素 3-半乳糖二鼠李糖苷,山柰酚 3-半乳糖二鼠李糖苷。

花含强心苷类:杠柳鼠李糖苷,杠柳古洛糖苷,萝藦苷 6-去氧-β-D-古洛糖苷,铃兰毒苷,3′,4′,5,7-四羟基黄酮-6-鼠李糖苷(biorobin),生物槲皮苷(bioquercetin),铃兰黄酮苷(keioside),异槲皮素(isoquercetin),山柰酚-3-O-β-D-吡喃半乳糖基-(2←1)-O-α-L-吡喃鼠李糖苷〔kaempferol-3-O-β-D-galactopyranosyl-(2←1)-O-α-L-rhamnopyranoside〕,槲皮素-3-O-β-D-吡喃半乳糖基-(2←1)-O-α-L-吡喃鼠李糖苷〔quercetin-3-O-β-D-galactopyranosyl-(2←1)-O-α-L-rhamnopyranoside〕。

根及根茎含强心苷类:去葡萄糖墙花毒苷,铃兰毒苷,铃兰毒醇苷,呋甾烷醇皂苷(furostanol saponin),螺甾烷醇苷(spirostanol saponin)。

种子含新铃兰毒原苷,铃兰毒原苷。

【药理】 1. 强心作用 铃兰各部位强心效价可采集时期、干燥程度不同而有差异,以叶柄最高,相当于 30.98 洋地黄国际单位,根为 19.95,叶为 11.09,花为 20.29。蛙腿淋巴囊注入铃兰毒苷(CVT),蛙心停止于收缩期,麻醉猫静滴 CVT,心率逐渐增加,心跳振幅变大,血压微升,20 分钟时,心跳振幅增至最大,较给药前平均增加 65%,血压也升至最高,平均增 70%,30 分钟后,振幅变小,平均 47 分钟时心脏停跳。小鼠心肌对^{86}Rb 的方法证明,静注小剂量 CVT 可使心肌微血管床面积增大,心肌营养血流量增加,中毒剂量则使微血管床面积缩小,心肌营养性血流减少,部分小鼠引起心律失常。大鼠静注 CVT,可明显减少心脏中去肾上腺素含量。

2. 镇静作用 CVT 对大鼠皮层有抑制作用,使条件反射潜伏期延长,条件反射量降低,大剂量可使非条件反射受到抑制,可能是药物抑制作用扩散至皮层下中枢的结果。

3. 利尿作用 人工窦犬皮下注射 CVT 可使尿量增加。大鼠每日皮下注射 CVT,其尿量和每日排出 Na$^+$、K$^+$总量均增加,其利尿作用与减少肾小管再吸收有关。将 CVT 直接注入麻醉犬左肾动脉,亦有利尿作用,Na$^+$ 和 Cl$^-$ 排出增加,肾小球滤过和 K$^+$排出无大改变。提示 CVT 对肾脏有直接作用。

4. 体内过程 铃兰口服制剂稳定性差,吸收不佳,在肠道内易破坏,故疗效显著降低,作用不及洋地黄。注射剂皮下注射作用出现慢,效力小。

【药性】 甘、苦、温。有毒。

1.《辽宁常用中草药手册》:"甘、苦、温,有毒。"

2.《青岛中草药手册》:"味甘、微苦。"

【功用主治】 温阳利水,活血祛风。主治充血性心力衰竭,风湿性心脏病,阵发性心动过速,浮肿,丹毒,紫癜,跌打损伤。

1.《东北常用中草药手册》:"温阳利水。治心脏病引起的心跳次数增加,心力衰竭,浮肿。"

2.《陕西中草药》:"强心利尿,活血祛风,滋阴理气。治风湿心脏病,克山病,阵发性心动过速,心力衰竭,丹毒、紫癜,跌打损伤,崩漏,白带。"

3.《全国中草药汇编》:"主治充血性心力衰竭,心房纤颤,由高血压与肾炎引起的左心衰竭。"

【用法用量】 内服:煎汤,3～6 g;或研末,每次 0.3～0.6 g;或制成酊剂、注射剂用,用法用量参见"临床报道"项。外用:煎水洗;或烧灰研末调敷。

【宜忌】《陕西中草药》:"本品有毒,勿过量。急性心肌炎、心内膜炎忌用。"

【选方】 1. 治痄腮 铃兰适量。烧灰研粉,菜油调涂。

2. 治跌打损伤 铃兰 9 g,红三七 6 g,红白二丸 1.5 g,四块瓦

15 g。水煎服,黄酒为引。(1、2 方出自《陕西中草药》)

【临床报道】 治疗充血性心力衰竭 以 10%铃兰酊剂内服,每次 1 ml,每日服 4 次;连服 3 日后改为维持量,每日服 1 ml。或用铃兰毒苷注射液,每日 1 次,每次 0.05～0.1 mg/每安瓿 1 ml,含铃兰毒苷 0.1 mg),以 20%～25%葡萄糖液 20 ml 稀释后静脉缓慢注入。用酊剂治疗风湿性心脏病所致的心力衰竭 10 例,7 例在用药 3～7 日内,气急、发绀、肺啰音、颈静脉怒张、肝大、浮肿等症状、体征明显改善,其中合并心房纤颤者 4 例,皆在服药 2～3 日后心率下降至正常,心律转齐;治疗肾性心力衰竭 2 例,服药 4 日后浮肿消退,肝脏回缩至肋缘内;治疗痨型克山病、高血压性心脏病所致的心力衰竭 3 例,服药后均显效;治疗肺源性心脏病 6 例,2 例显效,2 例进步,2 例在服药 3 日时出现毒性反应:1 例心率降至 36 次/分钟(考虑为Ⅲ度房室传导阻滞),另 1 例出现二联律,并皆有剧烈颤动样头痛,头昏、心难受,但无恶心、呕吐、黄视等症状,停药 2 日后症状消失,心律心率相继恢复。总效果是显效 13 例,好转 5 例,不良 2 例。用铃兰毒苷注射液治疗 10 例,用药后 2 小时内症状及体征明显改善者 4 例;注射后 2 小时症状及体征有一定改善,或连用数日后症状及体征消失或明显改善 5 例,无效者 1 例。一般注射 10 分钟即可出现疗效,2 小时疗效达高峰,24 小时后作用已不明显。治疗一般无副作用,但个别出现轻度恶心、室传导阻滞、偶发性期前收缩及暂时性二联律等现象,故用时需严密注意心律及心率变化,以防意外。

3923 ## 铃钟三七 líng zhōng sān qī 《天目山药用植物志》

【异名】 少女花(《天目山药用植物志》),马株子(《浙江药用植物志》)。

【基原】 为虎耳草科黄山梅属植物黄山梅的根茎。

【原植物】 黄山梅 Kirengeshoma palmata Yatabe

多年生草本,高 60～120 cm。地下根茎横走,粗大,具地上茎基,周围密生须根。茎具棱脊,带紫色。叶对生,卵圆形或心状圆形,长 10～20 cm,宽 9～19 cm,掌状 7～10 浅裂,边缘疏生粗锯齿,基部浅心形或圆形。聚伞花序生于上部叶腋及顶生,长 8～14 cm;花两性,黄色,钟状;花梗稍弯曲,俯垂;萼筒半球形,裂片 5,三角形;花瓣 5,长椭圆形,或长圆状倒卵形,长 2～3 cm,先端尖;雄蕊通常 15,排列成 3 轮,不等长,比花瓣短;子房半下位,3～4 室,心皮合生,花柱 3,丝状,长约 2 cm。蒴果宽椭圆形或近球形,径约 1.5 cm,3 裂,先端具宿存花柱。种子多数,扁平,浅赤褐色,周围具膜质的翅。花期 7～8 月,果期 10～11 月。

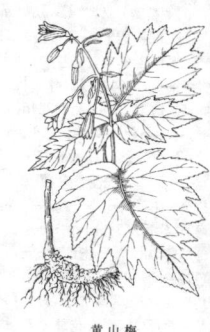

黄山梅

生于高山林下阴湿岩上或山坡灌木林下。分布于浙江、安徽等地。

【采收加工】 9～10 月采挖,切片,鲜用或晒干。

【成分】 黄酮类:槲皮素 3-O-葡萄糖苷(quercetin 3-O-glucoside)、槲皮素 3-O-半乳糖苷(quercetin 3-O-galactoside)、槲皮素 3-O-木糖基半乳糖苷(quercetin 3-O-xylosylgalactoside)。

【功用主治】 滋补强壮,舒筋活血。主治劳累乏力,全身酸痛麻木。

1.《天目山药用植物志》:"民间治疲劳过度,全身酸痛发麻。"

2.《全国中草药汇编》:"舒筋活血,滋补强壮。"

【用法用量】 内服:煎汤,5～10 g,鲜品 10～15 g;或隔水

炖服。

3924 **铅** qiān 《《本草拾遗》》

【异名】 黑铅《范子计然》，青金《说文》，乌锡《必效方》，黑锡《本草拾遗》，铅精、水锡、素金、黑金《石药尔雅》，金公、水中金《纲目》，乌锡《药性切用》，青铅《要药分剂》，黑锡丹《青藏药用矿物》。

【基原】 为硫化物类方铅矿族方铅矿冶炼制成的灰白色金属铅矿。

【原矿物】 方铅矿 Galena

晶体结构属等轴晶系；对称型 m3m。常呈立方体晶形，有时以八面体与立方体聚形出现。通常成粒状、致密块状集合体。铅灰色；条痕灰黑色；金属光泽。硬度 2～3；解理平行〈100〉完全。相对密度 7.4～7.6。具弱导电性和良检波性。

方铅矿是自然界分布最广的铅矿物，并常含银。形成于不同温度的热液过程，其中以中温热液过程最主要，经常与闪锌矿一起形成铅锌硫化物矿床。中国方铅矿产地很多，其中以湖南水口山、广东凡口、云南金顶、甘肃厂坝、青海锡铁山等地最著名。

【成分】 主要为金属铅，优品中含铅可达 99%，矿石的质量、冶炼与精制方法不同，常夹少量银、金、锡、锑、铁等其他金属。在大气中，因与氧气、水气、二氧化碳接触，铅表面常生成氧化铅、碱式碳酸铅等的薄层而失去金属光泽。

【药理】 铅在治疗上很少应用。慢性铅中毒系重要职业病之一。

体内过程 铅的吸收甚缓，主要经消化道及呼吸道吸收。吸收后绝大部分沉积于骨中。沉积骨中的铅盐并不危害身体本身，中毒深浅主要决定于血液及组织中的含铅量，血中铅含量如超过 0.05～0.1 mg%，即产生中毒症状。钙与铅的代谢有平行关系，凡能影响体内钙代谢的因素也能影响铅的代谢。铅主要由肠与肾排泄，肠排泄量一般较肾多。尿中铅量超过 0.05～0.08 mg/L 时，应考虑有中毒可能。

毒性 铅为多系统亲和性毒物，主要累及造血（特别是红细胞）、消化、肾脏、神经系统，能与组织中蛋白质、酶、氨基酸各机能团结合，扰乱机体多方面生化、生理活动，出现一系列功能性、器质性改变。铅对人口服急性中毒量为5 mg/kg，成人 1 次口服醋酸铅 2～3 g 可中毒，致死量50 g，口服每日少于 2 mg，连服数星期后，便会出现慢性中毒；由于胃肠道紊乱致食欲不振、便秘（将可出为腹泻），由于小肠痉挛而发生"铅绞痛"，齿龈及颊黏膜上由于硫化铅的沉着而形成的灰蓝色"铅线"等；神经系统受侵犯，可发生头痛、头晕、疲乏、烦躁易怒、失眠；晚期可发展为"铅脑病"，引起幻觉、谵妄、惊厥等；外周可发生多发性神经炎，出现"铅毒性瘫痪"；血液系统：中毒早期血液中出现大量含嗜碱性物质的幼稚红细胞，如点彩红细胞、网织红细胞、多染色红细胞等，一般认为这是骨髓中血细胞生长障碍的表现，晚期可抑制骨骼造血及破坏红细胞而使存货减少。治疗的特效药为螯合剂依地酸钙钠或青霉胺。二巯基丙醇疗效常不可靠。

【药性】 甘，寒。有毒。归肝、肾经。

1.《本草拾遗》：“寒，小毒。”
2.《日华子》：“甘，无毒。”
3.《品汇精要》：“味甘，性缓。气之薄者，阳中之阴。”
4.《医学入门》：“性寒。”
5.《本草汇言》：“入足厥阴经。”
6.《本草通玄》：“入肾。”

【功用主治】 解毒，杀虫，镇逆坠痰。主治瘰疬、疔毒、恶疮、慢性湿疹、神经性皮炎；亦可治痰癖、癫狂、气短喘急、噎膈反胃。

1.《本草拾遗》：“主瘿瘤，鬼气痃疖，锉为末，和青木香敷风疮肿恶毒。”

2.《日华子》：“镇心安神，治伤寒毒气，反胃，呕哕，蛇蝎所咬，炙熨之。”

3.《纲目》：“消瘰疬痈肿，明目，固牙，乌须发，治实女，杀虫，坠痰，治噎膈，消渴，风痫，解金石药毒。”

4.《医林纂要》：“作铅丸，两手时摩弄之，可去鹅掌风。”

5.《要药分剂》：“平肝。”

【用法用量】 外用：熔末调敷。内服：煎汤，1.5～3 g；或煅透研末，入丸、散，每日少于 2 mg，用药时间不宜超过 2 星期。一般不作内服。

【宜忌】 孕妇、儿童、铅作业工人，有铅吸收或铅中毒倾向者，肝肾功能不全者禁服。不可多服、久服，严格控制用量，注意防止铅中毒。急性中毒以消化道和神经系统为主，当出现面呈土黄色或灰白色的"铅性面容"，口中有金属味，齿龈铅线，腹绞痛，便秘或腹泻，贫血，肝肿大，黄疸，持续性多发性功能紊乱，多发性神经炎，尿毒症等铅中毒的主要表现时，应立即停止使用本品。

1.《品汇精要》：“性滑滑，服之多阴毒，伤人心胃。”
2.《本草经疏》：“凡脾胃虚寒，阳火不足，饮食不化，下部阴湿诸证，法咸忌之。”
3.《本经逢原》：“如煅不透，服之令人头痛，以阴降太速，阳火无依故也。”“性带阴毒，恐伤心胃，不可多服。”
4.《得配本草》：“畏紫菀天葵。”

【选方】 1. 治肾脏气发攻心，面黑欲死，又诸气奔豚需急 铅二两，石亭脂二两，木香一两，麝香一钱。先化铅炒干，入亭脂急炒，焰起以醋喷之，倾入地坑覆地，待冷取研，粟饭丸芡子大。每用二丸，热酒化服取汗，得大便通气即愈。如大便不通，再用一丸，入元明粉五分服。《本草述钩元》

2. 败毒除狂 铅两许。水煎，冲蔗汁、梨汁服。《得配本草》

3. 治小便不通 黑铅半两（锉为末），灯心二束，生姜半两。用井华水一大盏，煎取五分，去滓，以葱一枝，慢火烧令热，拍破，安在脐内，后顿服。《圣惠方》

4. 治水肿 乌锡五两，皂荚一挺（去皮子，炙）。以酒二升，煮取六沸，绞去滓，顿服之。《孟诜必效方》

5. 治发背及诸般痈疮疖 黑铅一斤，甘草三两（微炙，锉）。用酒一升，置空瓶在旁，先以甘草置在酒瓶内，然后熔铅投之，却出酒在空瓶内，即取出铅依前熔后投，如此者九度，即甘草去之，只留酒，令病者饮醉瘥。《经验方》

6. 治水银毒 吞水银者，用铅四两，煎水服。《调燮类编》

【各家论述】《纲目》：“其体重实，其性濡滑，其色黑，内通于肾，故《局方》黑锡丹、《宣明》补真丹皆用之。得朱交感，即能治一切阴阳隔涩，上盛下虚，气升不降，发为呕吐眩晕，噎膈反胃，危笃诸疾。所谓镇坠之剂，有以上甘草并治。又铅气之阴，而本属阳，恐伤人心胃耳。”“铅变化为胡粉、黄丹、密陀僧、铅白霜，其功皆与铅同；但胡粉入气分，黄丹入血分，密陀僧镇坠下行，铅白霜专治上焦胸膈，此为异耳。”

3925 **铅丹** qiān dān 《本经》

【异名】 丹《范子计然》，黄丹《抱朴子》，真丹《肘后方》，铅华《别录》、新修本草，黄龙肝《石药尔雅》，红丹、虢丹《续本事方》，国丹《秘传外科方》，铅黄《本草衍义》，黄锤丹《普济方》，东丹《慎斋遗书》，朱粉《纲目》，松丹《现代实用中药》，朱丹、陶丹《药材学》，障丹、桃丹粉《非金属矿产开发应用指南》。

【基原】 为用纯铅加工制成的四氧化三铅。

【制法】 1. 将铅加白矾熔化，搅拌，经 8～10 小时取出冷凝，生成氧化铅块，研末，倒缸内，加水搅动，取浮在水中的细末，另置一缸静沉。取静沉后的水飞末晒干，入铁锅内徐徐加热 24 小时，取出研细，过筛即成。

2. 将纯铅置铁锅中加热，炒动，使之氧化，再放入石臼中研成细粉。倒入缸内加水漂洗，将粗细粉末分开，漂出的细粉，再经氧化24小时，研成细粉，过筛即成。

【药材】铅丹 *Rubrum Plumbum* 产于河南、广东、福建、湖南、云南等地。

性味 本品为橙红色或橙黄色粉末。不透明；土状光泽。体重，质细腻，易吸湿结块，手触之染指。无臭，无味。

鉴别 （1）取本品粉末约0.2 g，加热盐酸后，有氯气产生，可使碘化钾淀粉试纸变色；并产生白色氯化铅沉淀（检查铅盐）。

（2）取本品粉末约0.2 g，加稀硝酸，使其溶解。滤过。取滤液3 ml加铬酸钾试液2 ml，产生黄色沉淀。分离，沉淀加2 mol/L氢氧化铵试液及2 mol/L稀硝酸试液均不溶解；加2 mol/L氢氧化钠试液·沉淀即溶解（检查铅盐）。

（3）取本品少许，置火柴杆上燃烧，可见有密集的微小铅粒（检查铅盐）。

（4）X射线衍射分析曲线6.23(1)，3.37(10)，3.10(2)，2.90(4)，2.78(4)，2.62(3)，2.25(1)，2.03(1)，1.96(1)，1.82(1)，1.75(2)。

【成分】主要成分为四氧化三铅（Pb_3O_4），或写为$2PbO \cdot PbO_2$，理论上 PbO_2 的含量为34.9%，但实际上优质品为23%～25%。铅丹的红色也颇不相同，但与 Pb_3O_4 含量则无关系。

【药性】辛，微寒。有毒。归心、肝经。

1. 《本经》："味辛，微寒。"
2. 《日华子》："凉，无毒。"
3. 《本草发挥》："有毒。"
4. 《纲目》："体重而性沉，味兼盐、矾，走血分。"
5. 《本草正》："味辛，微咸、微涩。"
6. 《长沙药解》："入足少阳胆、足厥阴肝经。"
7. 《要药分剂》："入肝、脾两经。"
8. 《本草再新》："入心、肾二经。"

【功用主治】解毒祛腐，收湿敛疮，坠痰镇惊。主治痈疽疮疡，外痔，湿疹，烧烫伤。

1. 《本经》："主吐逆胃反，惊痫癫疾，除热下气，炼化还成九光，久服通神明。"
2. 《别录》："止小便利，除热毒脐挛，金疮溢血。"
3. 《药性论》："治惊悸狂走，呕逆消渴，煎膏用，止痛生肌。"
4. 《日华子》："镇心安神，疗反胃，止吐血及嗽，敷金疮，长肉，及烫火疮，染须发可煎膏。"
5. 《本草衍义》："治疟及久积。"
6. 《汤液本草》："《本经》云：涩可去脱而固气。成无己云：铅丹收敛神气，以镇惊也。"
7. 《纲目》："坠痰杀虫，去怯，除忤恶，止痢，明目。""伏砒，制硇、硫。"
8. 《本草正》："性重而收，大能燥湿，故能镇心安神，坠痰降火，治霍乱吐逆，咳嗽吐血，镇惊痫，癫狂，客忤，除热下气，止疮止痢，禁小便，解热毒，杀诸虫毒，治金疮火疮，湿烂诸疮血溢，止痛生肌长肉，收阴汗，解狐臭，亦去黟醫明目。"

【用法用量】外用：研末撒，调敷，或熬膏敷贴，每次不得超过20 g，用药范围小于30 cm^2。内服：每日0.15～0.3 g，入丸、散，时间不能超过2星期。

【宜忌】铅丹有毒，且有蓄积作用。外敷不宜大面积、长时间使用，以防引起中毒。一般不作内服，必要时应控制剂量，只可暂用，并严密观察。服药期间禁止饮酒，防止过劳、饥饿、感染，以免潜在铅游离出来，引起急性中毒。孕妇、哺乳妇女及儿童禁用。中毒症状，参见"铅"条。

1. 《四声本草》："不入汤。"
2. 《本草经疏》："吐逆由于胃虚及固寒发吐者，皆不宜服。"
3. 《本草汇言》："惊痫由于血虚者，毋乱投也。"
4. 《本草从新》："性味沉阴，损阳气。"

【选方】1. 治疮口不合 木香二钱，黄丹、枯矾各五钱，轻粉二钱。上件另为细末，用猪胆汁拌匀晒干，再研细。掺患处。（《痈疽神秘验方》生肌散）

2. 治破伤风入，肿溃不愈 铅丹、蛤粉各等分。上同炒变色。掺疮上，水即出渐愈。（《圣济总录》铅丹散）

3. 治湿癣 东丹、绿豆粉、白矾各一钱。上为细末。调敷患处。（《慎斋遗书》）

4. 治鹅掌风癣 黄丹、轻粉各等分。上为末。用猪脏头烧油调药擦之。（《种杏仙方》）

5. 治外痔 黄丹、滑石各等分。上为末。新汲水调涂，日三五上。（《婴童百问》丹石散）

6. 治口舌疮，烂痛不瘥 黄丹二两，蜜一两。上件药，相和，以瓷盏纳盛，坐在水铫子内，慢火煮一炊久，用绵滤过，都入瓷盏内，再煮如糊，药成，即丸如酸枣大。每服一丸，绵裹含咽津，日三四度含之。（《圣惠方》）

7. 治目赤及翳 铅丹、乌贼骨大小等分。上二味合研细，和白蜜如泥，蒸之半食久，冷，着眼二眦，日一。（《千金方》）

8. 治烫火伤 铅丹一两，潮脑五钱。为末，以蜜调匀，涂于伤处。（《疡医大全》）

9. 治赤白痢，所下不多，遍数不减 黄丹一两（炒令紫色），附子一两（炮裂去皮脐，捣末）。上件药，用枣肉和丸如梧桐子大，每服不计时候，以粥饮下十丸。（《圣惠方》）

10. 治吐逆 北米黄丹四两（筛过），用好米醋半升，同药入铫内，煎令干却，用炭火三秤，就铫内煅通红，冷，细研细为末，用粟米饭丸如梧桐子大，煎醇汤下七丸，不嚼，只一服。（《经验方》碧霞丹）

11. 治腋气 腻粉、明矾、红丹各等分。上为末，临睡时抹之。（《续本事方》）

【临床报道】1. 治疗皮肤湿疹 取黄丹、黄柏各30 g，研细混匀而成黄黄散。渗出液多者，将丹黄散撒于疮面；渗出液少者，则用香油调敷于疮面。共治疗100例，结果痊愈63例，显效22例，好转15例。

2. 治疗脚癣 取黄丹、五倍子（煅）各等分，分别研细后混匀制成沙虫丹。用时先将脚洗净擦干，立即上药，不需包扎。治疗50多例，敷药后局部有刺痒感，一般2～3日内治愈，不留痕迹。

3. 治疗外阴溃疡 取樟丹、儿茶、海螵蛸各等量，研细制成宫颈散外用。先用0.1%苯扎溴铵（新洁尔灭）消毒患处，然后将药末均匀地撒敷创面，每日1～2次。治疗100余例，均收到满意效果。有的仅用药2～3次即愈。

【各家论述】1. 《本草衍义补遗》："丹出于铅而曰无毒，又曰凉，予窃尝有疑焉，曾见中年一妇人，因多子，于月内服铅丹二两，才正仲冬，急服理中汤加附子，数贴而安，谓之凉而无毒可乎？"

2. 《纲目》："铅丹，体重而性沉，味兼盐、矾，走血分，能坠痰祛怯，故治惊痫癫狂、吐逆反胃有奇功。能消积杀虫，故治疳积、下痢、疟疾有实绩。能解热拔毒，长肉去瘀，故治恶疮肿毒，及入膏药为外科必用之物也。"

3. 《本草经疏》："铅丹，能坠痰止疟，《本经》言止吐逆胃反，治惊痫癫疾，除热下气，取其性重以镇坠满也。仲景柴胡龙骨牡蛎汤用之，取其入胆以祛痰积也。但内无积滞，误服不能无伤胃夺食之患。傅疮长肉，坠痰杀虫，皆铅之本性耳。"

铅灰 *qiān huī*《本草图经》

【异名】黑锡灰《丹溪心法》。

【基原】 为用金属铅制成的加工品。

【制法】 刘禹锡《传信方》"取铅三两,铁器中熬之,久当有脚如黑灰。"

【药性】《本草药性大全》:"气大寒,无毒。"

【功用主治】 杀虫,解毒,消积。主治虫积,疮毒,瘰疬,鼠瘘。

1.《本草图经》:"治瘰疬。""和脂涂疠子。"

2.《丹溪心法》:"主积聚,杀虫。"

3.《本草药性大全》:"祛瘰疬。"

【用法用量】 内服:研末,1.5~3 g。外用:研末,油调涂。

【宜忌】 不可过量,久服。

【选方】 1. 治寸白虫 黑锡灰,抄四钱一服。先吃猪肉脯少许,一时来却用砂糖浓水半盏调灰,五更服,虫尽下。白粥将息一日。(《本事方》)

2. 治吐虫有积 黑锡灰,槟榔末,米饮调下。(《丹溪心法》)

3. 治杨梅结毒,筋骨疼痛,朝轻夜重,喜热手按揉者 铅灰、硫黄等分。研细,罐收。每服一钱,温酒调服。(《外科正宗》铅回散)

4. 治瘰疬 铅灰和脂涂疠子上,仍以旧帛贴之,数次去帛拭恶汁,过半月许,亦不痛,不破,不作疮,但内消之为水。(刘禹锡《传信方》)

3927 **铅粉** qiān fěn (《开宝本草》)

【异名】 粉锡、解锡(《本经》),胡粉(《黄帝九鼎神丹经》),水粉(《范子计然》),定粉(《药性论》),锡粉、丹地黄、流丹、鹊粉、流丹白毫、白膏(《石药尔雅》),光粉(《日华子》),白粉、瓦粉(《汤液本草》),铅华(《纲目》),官粉(《药材学》)。

【基原】 为用铅加工制成的碱式碳酸铅。

【制法】 1. 将卷叠的铅板放入木桶中,置于盛有稀醋酸的磁锅上,用炭火徐徐加热,经较长时间,铅受醋酸蒸气的作用,生成碱式醋酸铅,再通过无水碳酸,游离出醋酸,形成白色粉状物——碱式碳酸铅。

2. 用密陀僧 100 份,醋酸 1 份及水少许混合,将此混合物置于水槽中搅拌之,生成碱式醋酸铅,再通过无水碳酸,游离出醋酸,形成碱式碳酸铅。

3. 以醋酸铅 379 份,溶于 4 倍量的蒸馏水中,过滤;另以结晶碳酸钠 286 份,溶于 10 倍量的蒸馏水中过滤。将碳酸钠滤液入碳酸钠滤液中,生成碱式碳酸铅沉淀。俟沉淀后,倾去上面清液,集沉淀于滤纸上,用蒸馏水洗净,干燥,得。

【药材】 铅粉 Hydrocerussitum 主产于广东佛山。

性状 本品为白色粉末,有时聚成块状,质手捻即散。不透明。重体,质细腻润滑,手触之染指。无臭,味酸。不溶于水及乙醇,能溶于碳酸及稀硝酸。

鉴别 (1)取本品约 0.5 g,加稀醋酸约 5 ml,立即产生大量气体,将此气体通入氢氧化钙试液中,即变成白色混浊液体(检查碳酸盐)。

(2)取上述反应后的溶液,滤过。取滤液 1 ml 滴加碘化钾试液,即生成黄色沉淀于热水,冷后又析出黄色结晶;取上述滤液 1 ml,加加铬酸钾试液,即生成黄色沉淀,沉淀在氢氧化铵试液或 2 mol/L 硝酸中均不溶解,而溶解于 2 mol/L 氢氧化钠试液(检查铅盐)。

(3)取本品末约 1 g,置密闭试管中,灼烧,则有水生成(检查化合水)。

【成分】 主要为碱式碳酸铅,以 $2PbCO_3 \cdot Pb(OH)_2$ 表示,常见的有铁、碳酸铅、锡、镁、铝。

【药理】 收敛作用 能使蛋白质沉淀而起收敛、制泌作用。

【药性】 甘、辛,寒。有毒。入脾、肾经。

1.《本经》:"味辛,寒。"

2.《别录》:"无毒。"

3.《药性论》:"味甘、辛。"

4.《日华子》:"凉。"

5.《绍兴本草》:"有小毒。"

6.《医学入门》:"有毒。"

7.《长沙药解》:"入足厥阴肝经。"

8.《医林纂要》:"咸、辛,寒。"

9.《本草求真》:"入脾、肺、肾。"

【功用主治】 消积燥湿,杀虫解毒,收敛生肌。主治疳积,虫积腹痛,癥瘕,癥癖,疟疾,疥癣,痈疽溃烂,湿疹,口疮,丹毒,烫伤,狐臭。

1.《本经》:"主伏尸毒螫,杀三虫。"

2.《别录》:"去瘕痕,疗恶疮,堕胎,止小便利。"

3.《药性论》:"治积聚不消,焦炒止小儿疳痢。"

4.《本草拾遗》:"主久痢成疳。"

5.《日华子》:"治疳痢瘘烂,呕逆,疗癥瘕,小儿疳气。"

6.《医学入门》:"治疳痢肿瘘烂,疮中出水,汤火,干湿癣疮,及股内阴下黏湿暨且臭,小儿疳疮,耳后月蚀,诸狐臭。"

7.《纲目》:"治食复劳复,坠痰消胀,治疥癣狐臭,黑须发。""制硫黄。"

8.《医林纂要》:"软坚行瘀,杀虫镇惊,入气分,于肺为泻。"

9.《得配本草》:"拈汗。"

10.《本草求真》:"功专能止痛生肌。"

【用法用量】 外用:研末干撒或调敷;或熬膏贴。内服:研末,0.9~1.5 g;或入丸、散。亦可入煎剂。

【宜忌】 内服宜慎,脏腑虚寒者及孕妇禁服。内服过量,可引起胃肠炎,甚至急性中毒,参见"铅"条。外用过久,经吸收蓄积,可引起腹泻或便秘、贫血等慢性中毒。

1.《纲目》:"雌黄得胡粉而失色,胡粉得雌黄而色黑,盖相恶也。"

2.《本草经疏》:"脾胃虚弱者不宜用。娠妇忌之。"

3.《本草正》:"惟外证所宜,而内伤诸病似亦不宜用之。"

【选方】 1. 治小儿谷道虫痒 胡粉、雄黄等分。著中。(《子母秘录》)

2. 治干癣积年不止 胡粉、黄连(去须)、蛇床子、白敛各半两。捣罗为末,面脂调涂。湿即干贴。(《圣惠方》胡粉散)

3. 治痈疽发背恶毒 龙泉好光粉二两,真麻油三两。慢火同熬,更换柳枝频搅,滴入水成珠,方入白胶末少许,徐徐倾入磁器,以水浸再日,候极冷,耳后月蚀。(《濒湖集简方》)

4. 治炉精阴疮 铅粉二钱,银杏仁七个。铜铫内炒至杏黄,去杏取粉,出火毒,研掺。(《濒湖集简方》)

5. 治血风臁疮 官粉四两。水调入碗内,以蕲州艾叶烟烟熏干,入乳香少许,同研、香油调作隔纸膏,反复贴之。(《孙天仁集效方》)

6. 治阴中湿痒,又痿弱 白粉、干姜、牡蛎各三分,熬。上三味,粉盛疏布袋中扑之,大验。又方加黄根三两。(《外台》引文仲方)

7. 治漆疮 铅粉一两,轻粉五钱,石膏(煅)三钱。共研匀,韭菜汁调敷;纸盖。如无韭菜汁,凉水调亦可。(《医宗金鉴》三白散)

8. 治眼赤 胡粉六分,蕤仁四分。上二味,先研蕤仁使碎,内胡粉中,更熟研。又捣生麻子为烛燃使者,别取猪脂肪于烛焰上烧,使脂滴下,入蕤仁胡粉中,更研搅使如饴,以绵缠细杖子内药内,承软点两睑。(《外台》)

9. 治胡臭 胡粉、铜青。上二味等分,研,以人乳调和涂腋下。若成疮且愈,差又涂之,以差为度。(《外台》引崔氏方)

【各家论述】 1.《纲目》:"胡粉,即铅之变黑为白者也。其体用虽与铅及黄丹同，而无消盐火烧之性，内有豆粉、蛤粉杂之，止能入气分，不能入血分，此为稍异。人服食之，则大便色黑者，此乃还其本质，所谓色坏还为铅也。亦可入膏药，代黄丹用。”

2.《本草经疏》：粉锡“体用与铅相似，性善杀虫，故去伏尸三虫鳖瘕。寒能解热毒，故疗恶疮毒螫。重而下降，故能堕胎。涩而黏腻，故止小便利。甄权主积聚不消，炒焦止小儿疳痢；藏器主久痢成疳，和鸡子白服，以粪黑为度，皆为其消积杀虫止痢也。”

3928 **铅霜** qiān shuāng（《日华子》）

【异名】 玄白（《抱朴子》），玄霜（《通玄秘术》），铅白霜（《本草图经》），水银霜（《非金属矿产开发应用指南》），铅糖（《化学药品辞典》）。

【基原】 为用铅加工制成的醋酸铅。

【制法】 用氧化铅22份，醋酸（36%）12份。将醋酸放入磁皿中，投入氧化铅，初以常温，次加微温使之溶解，并趁热过滤，放冷，即折出醋酸铅结晶。然后置于漏斗上，滴去液分，再扩布于纸上，于常温干燥。如要精制，可将上述制品溶于同等量的沸汤中，加稀酸少许，趁热过滤，放冷结晶，即得纯净的醋酸铅（铅霜）。

【药材】 铅霜 *Plumbi Acetas* 各地均有制造。

性状 本品为针晶或板状结晶体。白色，具金属光泽。体重，于干燥空气中易风化成颗粒或粉末，无金属光泽。无臭，味酸。易溶于水或甘油，稍溶于乙醇，不溶于醚。其水溶液有甜味。

鉴别 （1）取本品约0.5 g，加水2 ml，振摇，即溶解成澄明溶液，滴加硫酸，即生成白色沉淀（硫酸铅）。并放出醋酸气（检查铅盐及醋酸盐）。

（2）取本品约0.5 g，加水2 ml，使其溶解。将水溶液分为2份：1份滴加碘化钾试液1滴，生成浅黄色沉淀；1份滴加铬酸钾试液1滴，生成深黄色沉淀（检查铅盐）。

（3）取本品少许，置坩埚烧之，变成黄色或橙红色粉末（检查铅盐）。

【成分】 主要为醋酸铅〔$Pb(C_2H_3O_2)_2 \cdot 3H_2O$〕。

【药理】 1. 收敛止泻作用 小量对局部有收敛作用，大量则呈腐蚀性。内服适量能收敛肠黏膜，而制泌，止泻。

2. 其他作用 有消痰、镇惊作用。

毒性 吸入属剧毒，对实验动物致癌证据充分。人接触可能致癌。成人经口致死量 > 30 g或为50 g，大鼠腹腔注射 LD_{50} 为0.15 g/kg。犬灌胃致死量为0.3 g/kg。

【药性】 甘、酸，寒。有毒。归心、肺经。

1.《日华子》：“冷，无毒。”

2.《纲目》：“甘、酸，冷。无毒。”

【功用主治】 解毒敛疮，止血，坠痰镇惊。主治牙疳，口疮，溃疡，鼻衄，痰热惊痫。

1.《日华子》：“消痰，止惊悸，解酒毒，疗胸膈烦闷，中风痰实，止渴。”

2.《本草图经》：“治风痰及婴孺惊滞。”

3.《本草衍义》：“治上膈热涎塞。”

4.《医学入门》：“止鼻衄，治室女月水滞涩，心烦恍惚。”

5.《纲目》：“治吐逆，镇惊去怯，黑须发。”

6.《得配本草》：“止泻。”

7.《本草求原》：“清心肺热，以坠肝风火，治上焦热痰，利胸膈，止烦渴。中风惊悸，喉痹肿痛，舌疮牙疳，小儿惊热，惊痫喉闭牙紧，痔肿，经闭，烦热。”

8.《萃金裘本草述录》：“疗舌患及咽喉症。”

【用法用量】 内服：研末，1～3 mg；或入丸、散。外用：研末撒；或配成膏剂外涂。

【宜忌】 脾胃虚弱及外感风寒之痰嗽者禁服。成人一次口服2～3 g可中毒，致死量为50 g。故不宜过量久服，以免引起铅中毒。中毒症状，参见“铅”条。

1.《纲目》：“非久服常用之物。”

2.《本草经疏》：“病已即去之。胃弱脾虚肠滑者不宜用。风寒咳嗽多痰者并忌之。”

【选方】 1. 治小儿惊热，镇心神 铅霜半两（细研），人参半两（去芦头），茯神半两，朱砂半两（研细，水飞过），麝香一分（细研）。上药捣罗为末，都研令匀，炼蜜和丸，如绿豆大。不计时候，以薄荷汤下五丸，量儿大小，以意加减。（《圣惠方》铅霜丸）

2. 治诸痫潮发，牙关紧急，口噤不开，不能进药 蟾酥一小片，铅白霜一字。上研令极细，用乌梅肉蘸药，于两口角揩擦良久乃开，以进别药。（《小儿卫生总微论方》开关散）

3. 治喉痹 铅白霜半两，青黛一两，甘草半两。上三味，捣罗为末，醋和为丸，如鸡头实大。含化咽津，痰出。（《圣济总录》比金丸）

4. 治咽喉肿痛 铅白霜、南硼砂、柿霜、糖霜。上各等分，为细末。每服半钱，咽下，食后。（《杨氏家藏方》铅霜散）

5. 治口舌疮 铅霜一分，龙脑半钱，滑石一分。上件药，细研为散。每用少许，贴疮上，有涎即吐却。（《圣惠方》铅霜散）

6. 治堕肠、翻花、鼠奶等痔，热痛不可忍，或已成疮者 铅白霜、白片脑各半字。用好酒少许，研成膏子涂之。（《婴童百问》胜雪膏）

【各家论述】 1.《纲目》：铅霜“其坠痰、去热、定惊、止泻，盖有奇效，但非久服常用之物尔；病在上焦者，宜此清镇。”

2.《本草经疏》：铅霜“味甘酸，气大寒，无毒，凡中风惊悸，未有不因痰热所生，胸膈烦闷多渴，亦火热炎灼所致，甘寒能除热生津，则痰结消，惊悸平，风自愈也。其主解酒毒，亦取其除热生津之意耳，并治吐逆，镇惊去怯，黑须发。”

3929 **秫米** shú mǐ（《纲目》）

【异名】 众（《尔雅》），秫（《别录》），糯秫、糯粟（《新修本草》），黄糯、黄米（《纲目》）。

【基原】 为禾本科狗尾草属植物粱或粟的种子之黏者。

【原植物】 参见“粟米”条。

【采收加工】 果实成熟时采收，去净杂质，晒干。

【炮制】 1. 生秫米 取原药材，洗净，干燥，筛去灰屑。

2. 炒秫米 取净生秫米，置锅内用文火炒至表面黄色，微具焦斑。

饮片性状 生秫米呈小球形，直径约1 mm。表面类白色，一侧面可见一凹槽，断面白色。质硬，富粉性。气微，味甘。炒秫米形如秫米，表面黄色，微具焦斑。具焦香气。

贮干燥容器内，置阴凉干燥处，防蛀。

【药性】 甘，微寒。归肺、胃、大肠经。

1.《食疗本草》：“性平。”

2.《宝庆本草折衷》：“味甘、平，微寒，无毒。”

3.《纲目》：“甘，微寒。”

4.《药性切用》：“味甘，微凉。”

【功用主治】 祛风除湿，和胃安神，解毒敛疮。主治疟疾寒热，筋骨挛急，泄泻痢疾，夜寐不安，肿毒，漆疮，冻疮，犬咬伤。

1.《别录》：“止寒热，利大肠，疗漆疮。”

2.《食疗本草》：“治筋骨挛急，杀疮疥毒热。生捣，和鸡子白，傅毒肿良。”

3.《日华子》：“犬咬、冻疮并嚼傅之。”

4.《纲目》：“治肺疟，及阳盛阴虚，夜不得眠，及食鹅鸭成，妊娠下黄汁。”

5.《药性切用》：“益阴利便。”

6.《本草求原》：“清肺。治痰滞不寐，脚病寒热，夜不眠。”

【用法用量】 内服：煎汤，9～15 g，包煎；或煮粥；或酿酒。外用。研末撒;或捣敷。

【宜忌】 1.《食疗本草》:"壅五脏气,动风,不可常食。"

2.《养生集》:"味酸性热,黏滞,易成黄积病,小儿不宜多食。"(引自《纲目》)

【选方】 1.治肺疟寒热,痰聚胸中,病至令人心寒,寒甚乃热,善惊如有所见 常山三钱,甘草五分,秫米三十五粒,水煎。未发时,分作三次服。(姚可成《食物本草》)

2.治疟或间日发或夜发者 秫米百粒,石膏八两(碎),恒山三两,竹叶三两。凡四物切,以水六升,渍药复一宿,明旦煮取二升,分三服。(《医心方》)

3.治筋骨挛急 (秫)米一石,曲三斗,和地黄一斤,茵陈蒿一斤(炙令黄)。一依酿酒法为之。(《食疗本草》)

4.治久泄胃肠 黄米炒为粉,每用数匙,砂糖拌食。(《纲目》引《简便单方》)

5.治赤痢 秫米一把,鲫鱼酢二寪(细切),薤白一虎口(细切)。三味合煮如作粥法,啖之。(《外台》)

6.治目不瞑不卧 以流水千里以外者八升,扬之万遍,取其清五升煮之,炊以苇薪火,沸置秫米一升,治半夏五合,徐炊,令竭为一升半,去其滓,饮计一小杯,日三稍益,以知为度。(《灵枢》)

7.治妊娠忽下黄水如胶,或如小豆汁 秫米、黄芪各一两。细锉,以水七升,煎取三升,分服。(《梅师集验方》)

8.治浸淫恶疮,有汁,多发于心 秫米熬令黄黑,杵末傅之。《肘后方》)

【各家论述】 1.《本草经集注》:"北人以此作酒煮糖,肥软易消。方药不用,惟嚼以涂漆疮及酿诸药醪。"

2.《纲目》:"秫者,肺之谷也,肺病宜食之。故能去寒热,利大肠。大肠者肺之合,而肺病多作皮毛热也。《千金》治肺疟方用之,取此义也。《灵枢经》岐伯治阳盛阴虚,夜不得瞑,半夏汤中用之,取其益阴气而利大肠也。大肠利则阳不盛矣。"

3930 秫钩风 chèng gōu fēng 《植物名实图考》

【异名】 追骨风(《湖南药物志》),华防己、湘防己、穿山藤(《中药大辞典》)。

【基原】 为防己科秤钩风属植物秤钩风的根或茎。

【原植物】 秤钩风 Diploclisia affinis (Oliv.) Diels

木质藤本,长达 7～8 m。嫩枝草黄色,有直线纹,老枝红褐色,散生纵裂的皮孔;腋芽 2 个,叠生。叶柄与叶片等长或较长;叶三角状扁圆形或菱状扁圆形,长 3.5～10 cm,宽度稍大于长度,先端短尖或钝,基部近截形至浅心形,边缘有波状圆齿,掌状脉 5 条。聚伞花序腋生,有花 3～10 余朵;花单性异株;雄花萼片 6,2 轮,椭圆形,长 2.5～3 mm;花瓣 6,卵状菱形,短于萼片,基部两侧内折成耳状,抱着花丝;雄蕊 6。核果红色,阔倒卵形,长 8～10 mm,内果皮骨质,背肋两侧有小横肋状雕纹。种子马蹄形。

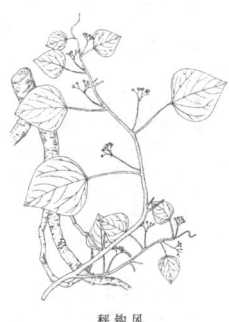
秤钩风

常生于林缘。分布于浙江、福建、江西、湖北、湖南、广东、广西、贵州、云南等地。

【采收加工】 四季均可采,以秋季采者为佳。挖取根部及割取老茎,除去泥土,砍成 10～30 cm 长的小段,晒干。民间亦有采鲜根或鲜茎叶用者。

【药材】 秤钩风 Diploclisiae Affinidis Radix seu Caulis 产

于江西、浙江、湖北、湖南、广西等地。

【性状】 根呈不规则圆柱形,直径 1～6 cm。表面灰棕色至深棕色,有不规则沟纹和横裂纹,皮孔明显。质硬,不易折断,断面散布多数小孔,有 2～7 轮偏心性环纹和放射状纹理。气微,味微苦。茎藤圆柱形,长 10～30 cm。表面灰棕色,有不规则沟纹、裂隙和枝痕。质硬,不易折断,断面有 2～7 轮偏心性环纹及放射状纹理,髓小。气微,味微苦。

【鉴别】 (1)根横切面:木栓层为 10 余列厚壁木栓细胞。皮层有单个或成群的石细胞。中柱维管组织为异型构造。维管束排成 2～7 同心环,每环外侧有石细胞带环,与韧皮射线石细胞相连。有的石细胞含草酸钙方晶。木质部导管近圆形,多单个散在;木纤维发达。

(2)取根粉末 0.5 g,用氨性氯仿 10 ml 浸泡 24 小时,滤过。氯仿液浓缩至干,用 0.1%硫酸溶液溶解,滴加改良碘化铋钾试液,产生红棕色沉淀(检查生物碱)。

(3)薄层色谱:取根粉末 2 g,加氨性氯仿浸泡 24 小时后滤过。滤液减压浓缩至干,以稀盐酸溶解,酸液氨水碱化至 pH8～9,再以氯仿提取,氯仿液浓缩,作供试液,另取甲粉盐酸化制成对照品溶液,吸取两溶液点样于同一薄层板上,以氯仿-甲醇(50:3)展开,展距 17 cm。改良碘化铋钾喷雾显色,供试品色谱中在与对照品色谱相应位置处显红棕色斑点。

另取根粉末 2 g,加乙醇回流提取后供试品,取木兰花碱制成对照液溶液,吸取二溶液点样于同一硅胶 G 薄层板上,以正丁醇-冰醋酸-水(4:1:5)上层液为展开剂展开,展距 6 cm。取出晾干,置紫外灯(254 nm)下观察荧光色斑点,再用改良碘化铋钾试液显色,供试品色谱中在与对照品色谱相应处显红棕色斑点。

【药性】 苦,凉。归肝、膀胱经。

1.《湖南药物志》:"苦,凉。"

2.《中药志》:"味苦,性平。"

【功能主治】 祛风除湿,活血止痛,利尿解毒。主治风湿痹痛,跌扑损伤,小便淋涩,毒蛇咬伤。

1.《湖南药物志》:"清热解毒。"

2.《中药志》:"有祛风湿,活血、利尿等功能,用于风湿关节痛,跌扑损伤,小便不利等。"

【用法用量】 内服:煎汤,9～15 g。外用:鲜品捣敷。

【选方】 1.治急性风湿关节痛 秤钩风根、茎 15～30 g,水煎服。

2.治毒蛇咬伤 秤钩风鲜根、叶捣烂敷。(1、2方出自《湖南药物志》)

3931 秧鸡 yāng jī 《汪颖《食物本草》）

【基原】 为秧鸡科秧鸡属动物秧鸡的肉。

【原动物】 秧鸡 Rallus aquaticus (Linnaeus) 又名:秧鸡、水鸡(《动物学大辞典》),普通秧鸡(《中国中药资源志要》)。

体长约 30 cm。头小;颈长。上体羽毛暗灰褐色,带黑色斑纹,头部斑纹尤为显著。两翼表面大半灰褐色。下体褐色,两腋具白斑;肛周和尾下覆羽黑白相间,羽端白色。胫羽黑而有白色横斑。嘴黑褐,下嘴基部较淡。脚棕褐色。

栖息于沼泽或近水草丛中,单个或成对活动,步行快速,不善高飞。性惊人。以水生昆虫、蚯蚓、植物嫩芽为食。

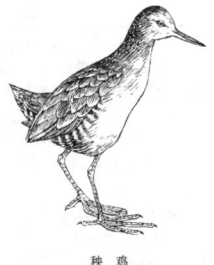
秧鸡

繁殖于我国东北和河北一带，迁福建、广东一带越冬。

【采收加工】 四季均可捕捉，捕后，除去羽毛及内脏，取肉用。

【成分】 肉含蛋白质，肽类，氨基酸，脂类。

【药性】《纲目》:"甘，温，无毒。"

【功用主治】 解毒杀虫，补中益气。主治蚁瘘，脾胃虚弱，食欲不振。

1. 汪颖《食物本草》:"(主治)蚁瘘。"(引自《纲目》)

2.《中国动物药》:"杀虫解毒，补中益气。治脾胃虚弱等。"

【用法用量】 内服:煮食，50～100 g。

3932 **积雪草** jī xuě cǎo
《本经》

【异名】 连钱草《徐仪药图》，地钱草《新修本草》，马蹄草《滇南本草》，老公根、蓬蓬菜、崩口碗《生草药性备要》，落得打《纲目拾遗》，地棠草《植物名实图考》，大马蹄草、土细辛《草木便方》，崩大碗《广州植物志》，雷公根《江苏植物药材志》，刚果龙《湖南药物志》，缺碗草、芋子草、马脚迹《江西草药》，芽黄草、草如意《云南中草药》，蚶壳草、壳壳草《台湾药用植物志》，乞食碗、老茆碗、大水钱《福建药物志》，破铜钱草《浙江药用植物志》。

【基原】 为伞形科积雪草属植物积雪草的全草。

【原植物】 积雪草 Centella asiatica（L.）Urban［Hydrocotyle asiatica L.］

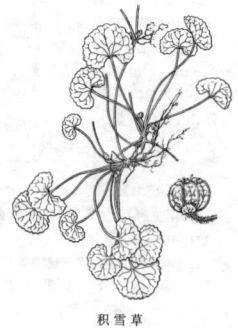

积雪草

多年生草本，茎匍匐，细长，节上生根，无毛或稍有毛。单叶互生，叶柄长2～15 cm，基部鞘状;叶片肾形或近圆形，长1～3 cm，宽1.5～5 cm，基部阔心形，边缘有钝锯齿，两面无毛或在背面脉上疏生柔毛;掌状脉5～7。单伞形花序单生，或2～4个聚生叶腋;苞片2～3，卵形，膜质;伞形花序有花3～6，聚集成头状;花瓣卵形，紫红色或乳白色。果实圆球形，基部心形或平截，长2～3 mm，每侧有纵棱数条，棱间有明显的小横脉，网状，平滑或稍有毛。花、果期4～10月。

生于海拔200～1 990 m的阴湿草地、田边、沟边。分布于西南及江苏、浙江、安徽、福建、江西、湖北、湖南、广东、广西、陕西、台湾等地。

【采收加工】 7～11月采收，晒干。

【药材】 积雪草 Centellae Herba 产于江苏、浙江、江西、湖南、福建、广东、广西、四川等地。

性状 干燥全草常卷缩成团状。根圆柱形，长2～4 cm，直径1～1.5 mm，表面浅黄色或灰黄色。茎细长弯曲，黄棕色，有细纵皱纹，节上着生多细须状根。叶片多皱缩、破碎，完整者展平后呈近圆形或肾形，直径1～4 cm，灰绿色，边缘有粗钝齿;叶柄长3～6 cm，扭曲，基部具膜质叶鞘。伞形花序腋生，短小。双悬果扁圆形，有明显隆起的纵棱和网纹，果梗甚短。气微，味淡微辛。

鉴别 (1) 茎横切面:表皮细胞类圆形或近方形。皮层为7～9列薄壁细胞，外侧数列细胞的壁呈不均匀增厚。外韧维管束6～7个，排列成环;韧皮部外侧为微木化的纤维束;木质部导管6～10个，束内形成层为2～3列细小细胞。髓部由较大的类圆形薄壁细胞组成。皮层和射线中分布圆形的油管，直径24～24 μm，周围分泌细胞5～7个。

(2) 取本品粉末1 g，加乙醇适量，热提10分钟，滤过，滤液浓

缩至干。残渣用氯仿溶解至约1 ml，加1 ml硫酸，氯仿层显红棕色;残渣溶于醋酐中，加入1滴硫酸，醋酐层显绿色(检查三萜类化合物)。

【成分】 全草含α-香树脂醇型三萜成分:积雪草苷(asiaticoside)、参枯尼苷(thankuniside)、异参枯尼苷(isothankuniside)、羟基积雪草苷(madecassoside)、玻热模苷(brahmoside)、玻热米苷(brahminoside)、玻热米酸(brahmicacid)、异玻热米酸(isobrahmic acid)、马达积雪草酸(madasiatic acid)、积雪草酸(asiatic acid)、6β-羟基积雪草酸(6β-hydroxyasiatic acid)、积雪草皂草精醇(centellasapodenol)A即2α，3β，23-trihydroxyolean-13(18)-en-28-oic acid，积雪草皂草苷(centellasaponin)A;另含3-O-［α-阿拉伯吡喃糖基］2α，3β，6β，23α-四羟基-12-烯-28-油酸〔glucoside 3-O-［α-arabinopyranosyl］2α，3β，6β，23α-tetrahydroxyurs-12-ene-28-oic acid〕。此外，尚含有内旋肌醇(meso-inositol)、积雪草糖(centellose)，类胡萝卜素类(carotenoids)。

叶中还含有黄酮类成分3-葡萄糖基槲皮素(3-glucosylquercetin)和3-葡萄糖基山柰酚(3-glucosylkaempferol)，7-葡萄糖基山柰酚(7-glucosylkaempferol)，斯里兰卡产积雪草中含斯里兰卡积雪草苷(petuletin)。

【药理】 1. 抗病原微生物作用 1:16～1:4积雪草煎剂对铜绿假单胞菌、变形杆菌及金黄色葡萄球菌有抑制作用。

2. 促进创伤愈合作用 积雪草药制成片剂及软膏剂，临床试用于静脉功能不全而致的长期不能愈合的下肢溃疡及外伤病例，手术或创伤引起的肌腱粘连、灼伤等因素所致的创面恢复后的瘢痕疼痛以及硬皮病均有一定疗效。

【药性】 味苦，辛，性寒。归肺、脾、肾、膀胱经。

1.《本经》:"苦，寒。"

2.《别录》:"无毒。"

3.《天宝单方药图》:"味苦，平。"

4.《品汇精要》:"气薄味厚,阴也,香。"

5.《生草药性备要》:"味辛、甜,性温。"

6.《本草药原》:"甘、淡、辛，寒。"

【功用主治】 清热利湿，活血止血，解毒消肿。主治发热，咳喘，咽喉肿痛，肠炎，痢疾，湿热黄疸，水肿，淋证，尿血，衄血，痛经，崩漏，丹毒、瘰疬，疔疮肿毒，带状疱疹，跌打肿痛，外伤出血，蛇虫咬伤。

1.《本经》:"主大热，恶疮、痈疽浸淫，赤熛，皮肤赤、身热。"

2.《药性论》:"治瘰疬鼠瘘，寒热时节往来。"

3.《新修本草》:"捣敷热肿丹毒。"

4.《本草拾遗》:"主暴热，小儿丹毒寒热，腹内结气，捣绞汁服。"

5.《天宝单方药图》:"疗女子小腹痛。"

6.《食性本草》:"主风气壅并攻胸膈，作汤饮。"

7.《滇南本草》:"治子午潮热，头晕怕冷，肢体酸困，饮食无味，男、妇、童稍，虚劳发热不退者用之。利水便，水牛肉为引。"

8.《纲目》:"研汁点暴赤眼。"

9.《生草药性备要》:"治浊，散湿热毒，流水罩过，用姜醋拌食。又治小肠发痛，洗痔疮。"

10.《岭南采药录》:"清暑散热。乳痈初起者，用其叶和槟榔一个，用汤煎服。"

11.《贵州民间方药集》:"治跌打损伤，止伤痛。"

【用法用量】 内服:煎汤，9～15 g，鲜品倍量;或捣汁。外用:捣敷或绞汁涂。

【宜忌】《植物名实图考》:"虚寒者不宜。"

【选方】 1. 治感冒头痛 雷公根30 g，生姜9 g。捣烂，敷额上。

2. 治外感发热，烦渴谵语 雷公根60 g，白颈蚯蚓4条。共

捣烂,用水煲 2 小时后取汁服。(1、2 方出自《广西民间常用草药手册》)

3. 治哮喘 干积雪草全草 30 g,黄疸草、薜荔藤各 15 g。水煎服。(《福州军区〈中草药手册〉》)

4. 治虚劳发热不退(午后怕冷,夜间发热,天明自汗身凉) 马蹄草、羊蹄根、山薄荷(各适量),酒及童便为引。(《昆明民间常用草药》)

5. 治痢疾 鲜积雪草全草 60 g,或加凤尾草、紫花地丁鲜全草各 30 g。水煎,调适量冰糖和蜜服。

6. 治黄疸型传染性肝炎 鲜积雪草全草 15~30 g;或加茵陈 15 g,栀子 6 g,白糖 15 g。水煎服。(5、6 方出自《福建中草药》)

7. 治急性胆囊炎 马蹄叶 30~60 g,马尾黄连 15 g,龙胆草 15 g。水煎服。(《玉溪中草药》)

8. 治小儿湿热水肿,尿闭 鲜积雪草全草捣绞汁 15~30 g,炖温服。若为尿闭少腹胀,另用鲜积雪草、车前草、田螺各适量,捣烂加热敷脐部。(《福建中草药》)

9. 治膀胱湿热,小便短赤涩 雷公根 60 g,白糖 60 g。同捣烂,米水(用冷开水擦米)冲服。(《陆川本草》)

10. 治胆结石、膀胱结石 马蹄草、鸡内金、竹节草各9g。水煎服。(《丽江中草药》)

11. 治鹅口疮 鲜积雪草、鲜天胡荽各 30 g,黄栀子果 1 个。水煎,用布蘸洗口腔。

12. 治喉蛾、咽喉红肿 鲜积雪草 30 g。捣烂取汁,人乳少许,调和服之。(11、12 方出自《江西草药》)

13. 治一切疮疖,阳性肿毒初起 积雪草、半边莲、犁头草各等分,捣烂外敷患处。(《庐山中草药》)

14. 治痔核未溃者 马蹄草 125 g。锅中烹熟,捣烂摊在荷叶上,以 12 粒白胡椒打面放中间,乘热坐肛门,以冷为止,5 日 1 次。(《重庆草药》)

15. 治冻伤 雷公根汁 125 g,桐油 60 g。同煎,涂患处,溃烂处不涂。(《广西民间常用草药手册》)

16. 治跌打肿痛 鲜积雪草捣烂绞汁 30 g,调酒,炖温服,渣敷患处。(《福建中草药》)

【临床报道】 1. 治疗流行性腮腺炎 每日取鲜积雪草煎服,3~5 周岁 30 g;6~10 周岁 60 g;11~14 周岁 90 g;14 周岁以上 120 g。另取鲜积雪草适量,晾干,捣烂,绞汁,加入少许米醋,涂患处,每日 5~8 次。上法共治 35 例,结果体温降至正常者第一日 16 例,第二日 15 例,第三日 3 例;腮肿消退者第一日 7 例,第二日 12 例,第三日 9 例,第五日 5 例,第六日 1 例。头痛、呕吐者经服药至第二次即消失;食欲于第三日基本恢复正常,其中有 2 例于第四日才恢复正常。治疗期间与治疗后2~5星期均均未见其他并发症。观察表明,药后不但降温时间快,且患者全身自觉症状的改善也更明显,说明积雪草有良好的清利湿热,解毒消肿作用。

2. 治疗硬皮病 口服积雪草苷片(每片含积雪草 6 mg),每次 3~4 片,每日 3 次。疗程一般为 6 个月至 1 年,最长者 3 年。共治疗 100 例,结果显效 33 例,好转 49 例,无效 18 例。总有效率为 82%。观察结果表明,本药可使患者大部症状及体征获得改善,惟对雷诺现象的改善欠佳,并能改善体液及细胞免疫功能。

3. 治疗新旧伤痛 将积雪草晒干研细末,每日 5 g,分 3 次服。对照组口服七厘散,每日 4 g,分 3 次服。两组病例均先采用手法施治后外敷消炎散或贴伤膏外敷,均为 1 个疗程为 14 日。积雪草组 100 例中跌打伤 71 例(新伤痛 58 例,旧伤痛 13 例);扭伤 29 例(新伤痛 21 例,旧伤痛 8 例)。经治愈 66 例,显效 24 例,好转 8 例,无效 2 例,显效以上为90%,总有效率为98%。对照组 100 例中跌打伤 71 例(新伤痛 58 例,旧伤痛 13 例);扭挫伤 29 例(新伤痛 18 例,旧伤痛 11 例)。经治痊愈 54 例,

显效 28 例,好转 15 例,无效 3 例,显效以上为82%,总有效率为97%。对比疗效两组无明显差异,但对新伤的疗效均比旧伤好。

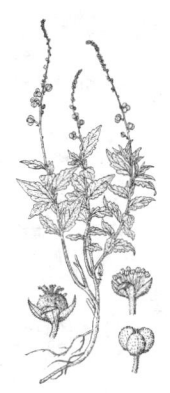

地枸叶

3933 透骨草 ^{tòu gǔ cǎo}《本草原始》

【异名】 珍珠透骨草《中药志》,吉盖草、枸皮草《湖南省中药资源名录》。

【基原】 为大戟科地构叶属植物地构叶的全草。

【原植物】 地构叶 Speranskia tuberculata(Bunge)Baill[Croton tuberculata Bunge] 又名:地构菜《中药大辞典》。

多年生草本,高 15~50 cm。根茎横走,淡黄褐色;茎直立,丛生,被灰白色卷曲柔毛。叶互生或于基部对生;无柄或具短柄;叶片厚纸质;披针形至椭圆状披针形,长 1.5~7 cm,宽 0.5~2 cm,先端钝尖或渐尖,基部楔形或近圆形,上部全缘,下部具齿牙,两面被白色柔毛。总状花序顶生;花单性同序;雄花位于花序上部,具叶状苞片 2 枚,苞片内有花 1~3 朵;萼片 5,花瓣 5,呈鳞片状,雄蕊 10~15,花盘腺体 5,黄色;花序下部的花略大,中间 1 朵为雌花,两侧为雄花;苞片 2;雌花具较长的花梗,萼片 5,花瓣 6,子房上位,花柱 2 裂 5。蒴果三角状扁圆球形,被柔毛及疣状突起,先端开裂;每室有种子 1 颗,三角状倒卵形,绿色。花期 4~5 月,果期 5~6 月。

生于山坡及荒地。分布于华北、东北及江苏、安徽、山东、河南、湖北、湖南、四川、陕西、甘肃、宁夏等地。

【采收加工】 5~6 月间开花结实时采收,鲜用或晒干。

【药材】 透骨草 Speranskiae Tuberculatae Herba 主产于山东、河南、江苏、山西、陕西、甘肃等地。

性状 茎多分枝,呈圆柱形或微有棱,通常长 10~30 cm,直径 1~4 mm,茎基部有时连有部分基茎;茎表面浅绿色或灰绿色,近基部淡紫色,被灰白色柔毛,具互生叶痕;质脆,易折断,断面黄白色。叶多卷曲而皱缩或破碎,呈灰绿色,两面均被白色细柔毛,下表面近叶脉处较显著。枝梢有时可见总状花序和果序;花型小;蒴果三角状扁圆形。气微,味淡而后微苦。

鉴别 (1)茎横切面:表皮细胞类方形或切向略延长,外被角质层,有非腺毛及少数气孔。绿皮层为 5~6 层细胞,部分细胞内含草酸钙簇晶,外侧 2~3 层为厚角组织。中柱鞘为 2~4 层纤维排列成间断的环带,纤维胞腔较大而角形而扁,壁厚,弱木化,层纹明显。韧皮部较窄。木质部宽阔,导管单独散在或 2~5 个成群,木纤维多数,常径向整齐排列;木射线细胞 1 列。髓约占茎径的 2/5,少数细胞内含草酸钙簇晶。

叶表面观:上表皮细胞垂周壁近乎平直,气孔稀少,主为平轴式,次为不定式和不等式,副卫细胞 2~4 个,下表皮细胞垂周壁稍弯曲,气孔多数,兼同上表皮。非腺毛上下表皮均有,通常为单细胞,弯曲,表面有多数细小的疣状凸起。叶肉组织中少数细胞含草酸钙簇晶,直径 16~25 μm。

(2)取透骨草粉末 0.5 g,加甲醇 5 ml,浸渍 3 小时,并时时振摇,滤过,取滤液 2 ml 于试管中,加 2%铁氰化钾、2%三氯化铁试剂(临用时,将两种溶液等量混合)2~3 滴,均显蓝色(检查酚类)。

【成分】 地上部含黄酮成分:香叶木素(diosmetin)、藤黄菌素(luteolin)、柚皮素-7-O-β-D-(3″-对香豆酰基)吡喃葡萄糖苷[narigenin-7-O-β-D-(3″-p-coumaroyl) glucopyranoside]、柚皮素-7-

O-β-D-(4″-对香豆酰基)吡喃葡萄糖苷〔narigenin-7-*O-β-D-*(4″-*p*-coumaroyl) glucopyranoside〕，3′，8″-双-4′，5，7-三羟基黄酮（amentoflavone），scolymoside。

全草含吡啶生物碱成分：speranskatines A、B，speranculatines A、B、C，speranskilatine A，speranberculatine A。

【药性】辛，温。归肝、肾经。

1.《本草原始》："味甘，无毒。"

2.《四川常用中草药》："性温，味辛，有小毒。入肝、肾二经。"

3.《山西中草药》："淡，温。"

【功用主治】祛风除湿，舒筋活血，散瘀消肿，解毒止痛。主治风湿痹病，筋骨挛缩，寒湿脚气，腰部扭伤，瘫痪，闭经，阴囊湿疹，疮疖肿毒。

1.《纲目》："治筋骨一切风湿，疼痛挛缩，寒湿脚气。"

2.《山东中草药手册》："祛风湿，活血，止痛。"

3.《四川常用中草药》："治风湿痹病，难产，瘫痪，疮疡肿毒等症。"

4.《内蒙古中草药》："治阴囊湿疹。"

【用法用量】内服：煎汤，9～15 g。外用：煎水熏洗；或捣敷。

【宜忌】《陕西中草药》："孕妇忌用。"

【选方】1. 治风湿性关节炎，筋骨拘挛 透骨草9 g，制川乌、制草乌各3 g，伸筋草6 g。水煎服。《陕甘宁青中草药选》

2. 治腰扭伤 透骨草根（鲜）适量，加盐少许，捣烂外敷。《青岛中草药手册》

3. 治跌打损伤，瘀血疼痛 透骨草、茜草、赤芍、当归各9 g。水煎服。《山西中草药》

4. 治闭经 透骨草根30 g，茜草15 g。水煎，加红糖、黄酒冲服。《青岛中草药手册》

5. 治疥风，遍身疮癣 透骨草、苦参、大黄、雄黄各五钱。研末，煎汤。于密室中席围，先熏至汗出如雨，淋洗之。《纲目》引《孙氏集效方》

6. 治一切疮毒初起 透骨草、漏芦、防风、地榆等分。煎汤，绵蘸乘热不住搽之，一二日即消。《纲目》引《杨诚经验方》

7. 治阴囊湿疹，疮疡肿毒 本品（透骨草）与蛇床子、白藓皮、艾叶煎水外洗。《陕甘宁青中草药选》

【临床报道】治疗急性湿疹 单用透骨草，全株入药治疗急性湿疹26例，干者200 g，鲜者400 g，若只用叶量减半，可根据患处范围大小增减药量，水煎熏洗患部，每次30分钟以上，每日2次。轻者1剂而愈，最多不过10剂。26例全部治愈。

3934

透骨香 tòu gǔ xiāng
《贵阳民间药草》

【异名】透骨草《滇南本草》，满山香、搜山虎《分类草药性》，煤炭草、煤炭果《贵阳民间药草》，万里香《广西植物名录》，九里香、芳香草、满天香《云南中草药》，透骨消、小透骨草《昆明民间常用草药》。

【基原】为杜鹃花科白珠树属植物滇白珠的全株或根。

【原植物】滇白珠 *Gaultheria yunmanensis* (Franch.) Rehd.〔*G. crenulata* Kurzi；*Vaccinium yunmanense* Franch.〕又名：云南白珠树《云南》，下山黄、下山虎《广西》，筒花木《四川》。

常绿灌木，高1～3 m。树皮灰黑色，枝条细长，左

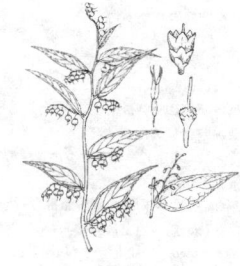

滇白珠

右曲折，具纵纹，带红色或红绿色，无毛。单叶互生；叶柄短，粗壮；叶片革质，长圆形，长卵形，有香气，长7～9 cm，宽2.5～3.5 cm，先端尾状渐尖，基部钝圆或心形，边缘具齿，表面暗绿色，有光泽，背面较淡，密被褐色斑点。总状花序腋生，有花10～15朵，疏生；苞片卵形，凸尖，被白色缘毛；小苞片2，对生或近对生，着生于花梗上部近萼处；披针状三角形；花萼裂片5，卵状三角形，裂头；花冠白绿色，钟形，口部分裂；雄蕊10枚，花丝短而粗，花药2室，每室先端具2芒；子房球形，被毛，短于花冠。浆果状蒴果，球形，黑色，5裂。种子多数，细小，淡黄色。花期5～6月，果期7～11月。

生于低海拔到海拔3 500 m左右的山野草地及丛林边。分布于陕西及长江流域以南各地。

【采收加工】全年均可采，根切片，全株切碎，晒干。

【药材】透骨香 *Gaultheriae Yunmanensis Herba seu Radix* 产于四川、云南、陕西、贵州等地。陕西称"小透骨草"。

性状 茎圆柱形，多分枝，长约35 cm，直径3～5 mm，表面淡红棕色至棕红色，有明显的纵纹，皮孔横生，突起。木栓类脱落或类三角形，质硬脆，易折断，断面不整齐，木质部淡棕色至类白色，髓淡黄棕色。叶革质，多脱落，完整者椭圆形或狭卵形，长1.5～9 cm，宽1.3～4.5 cm，表面淡绿色至棕红色，先端尖尾状，基部心形，叶缘有细锯齿。有的可见花序或果序，总状，腋生，小花白色，蒴果球形，其外有紫黑色萼片，种子多而小，淡黄色。气香，味甘。根据根部细长，粗者直径可达2 cm，外表赤褐色，深色之栓皮极易剥落，内部色较淡；散生细根，粗约1 mm。质硬而脆，易折断；断面灰黄色，射线明显，木质致密。气芳香。

鉴别 茎横切面：表皮细胞1列，外被角质层。皮层常有裂隙。韧皮部外侧纤维及石细胞群排列成环，纤维壁厚，石细胞壁呈"U"字形增厚，木化。韧皮部较窄。形成层明显。木质部发达，连成环状。髓部细胞类圆形，壁木化。叶表面观：上表皮细胞多边形，壁薄厚，角质层纹理明显。下表皮细胞壁波状，有平轴式气孔，角质层纹理较明显。

【成分】滇白珠叶含挥发油0.5%～0.8%。其中主要成分是水杨酸甲酯（methylsalicylate）。

根中含木脂素苷成分：白珠木苷（gaultherins）A、B、C、D，(−)-异落叶松树脂醇-2a-*O-β-D-*吡喃木糖苷〔(−)-isolariciresinol-2a-*O-β-D-*xylopyranoside〕，(+)-南烛木树脂醇-2a-*O-β-D-*吡喃阿糖苷〔(+)-lyoniresinol-2a-*O-β-D-*arabinopyranoside〕又名滇白珠苷 A，(−)-5′-甲氧基异落叶松树脂醇-2a-*O-β-D-*吡喃木糖苷〔(−)-5′-methoxyisolariciresinol-2a-*O-β-D-*xylopyranoside〕，南烛木树脂酚-2a-*O-β-D-*吡喃葡萄糖苷〔(+)-lyoniresinol-2a-*O-β-D-*glucopyranoside〕，南烛木树脂酚(+)-lyoniresinol，(−)-5′-甲氧基异落叶松树脂醇。根中含二萜成分：gaultheronoterpene〔3β，12-dihydroxy-13-acetyl-4-(18)，8，11，13-podocarpate traene〕，gaultheric acid〔12-hydroxy-13-acetyl-8，11，13-podocarpatrien-18-oil acid〕。三萜成分：3β-乙酰基-12，25-二烯-3-达玛烷（3β-acetyl-12，25-diendammarane），3β-乙酰氧基-20(29)-羽扇烯-28-醛〔3β-acetoxy-20(29)-lupen-28-aldehyde〕，3β-羟基-20(29)-羽扇烯-28-醛〔3β-hydroxy-20(29)-lupen-28-aldehyde〕，3β-乙酰齐墩果酸（3β-acetyloleanoic acid），熊果酸（ursolic acid）。黄酮成分：芦丁（rutin），槲皮素（quercetin），(+)-儿茶素〔(+)-catechin〕，原花色素（proanthocyanidin），阿魏酸（furulic acid），绿原酸（chlorogenic acid），水杨酸（salicylic acid），香草酸（vanillic acid），2，5-二羟基苯甲酸（gentistic acid），原儿茶酸（protocatechuic acid），乙酰丁香酸（acetylsyringic acid），棕榈酸（palmitic acid），3，4，5-三甲基苯甲酸（3，4，5-trimethoxybenzoic acid）。甾体类：β-谷甾醇（β-sitosterol），3β-乙酰谷甾醇（3β-acetylsitosterol），豆甾醇（stigmasterol），胡萝卜素（daucosterol）。又含东莨菪素（scopoletin）。

【药理】 1. 抗炎作用 透骨香中含有已知具有解热、抗风湿作用的水杨酸甲酯,水杨酸甲酯的药理实验证明,内服后有明显的抗炎作用。对巴豆油引起的小鼠耳郭肿胀抑制率为32.9%;小鼠腹腔毛细血管通透性试验,染料渗出抑制率为32.2%;此外,能减轻大鼠角叉菜胶足肿胀,致炎后30分钟及1小时作用明显,肿胀抑制率为61%。

2. 镇痛作用 对透骨香根茎的水提醇沉浸膏进行了镇痛药理研究,扭体法试验表明,透骨香浸膏镇痛百分率为58.8%;电刺激法,痛阈提高率为120.8%;热板法,痛阈提高率为54.4%。

毒性 急性及亚急性毒性试验表明该膏毒性甚小。

【药性】 辛,温。

1. 《滇南本草》:“味辛香、辣,性温。有小毒。”

2. 《贵阳民间药草》:“辛,温,无毒。”

3. 《云南中草药》:“香,辛,平。”

4. 《湖南药物志》:“辛、微甘涩,温,气味香。”

【功用主治】 祛风除湿,散寒止痛,化痰止咳。主治风湿痹痛,胃寒疼痛,跌打损伤,咳嗽多痰。

1. 《滇南本草》:“子祛痰火筋骨疼痛,泡酒用之良。其根、梗,洗风寒痹,筋骨疼痛,暖筋透骨,熬水洗之。”

2. 《天宝本草》:“祛风散湿,退热。(治)筋骨疼痛,脚气。”

3. 《分类草药性》:“治寒气痛,风湿麻木,筋骨疼痛,吐血,跌打损伤。”

4. 《四川中药志》1960年版:“(根)活血祛瘀,续筋接骨。治风湿筋骨痛及折损劳伤。”

5. 《云南中草药》:“治闭经,湿疹。”

6. 《湖南药物志》:“健胃解表,祛痰止咳。”

【用法用量】 内服:煎汤,9~15 g,鲜品30 g;或浸酒。外用:煎水洗;或浸酒擦;或捣敷。

【宜忌】 1. 《云南中草药》:“忌酸冷、鱼腥、荞面。”

2. 《广西本草选编》:“孕妇禁服。”

【选方】 1. 治风湿关节疼痛 透骨香根30 g,小血藤15 g,白龙须3 g,牛膝15 g。泡酒1 000 ml。每服约30 ml,并用透骨香茎叶、生姜、葱煎水外洗。(《贵阳民间药草》)

2. 治跌打损伤 白珠树根30 g,八棱麻18 g。水、酒各半,煎服。(江西《草药手册》)

3. 治疮疡 透骨香研末,加冰片少许,外敷患处。

4. 治水臌 透骨香15 g,车前草9 g。水煎服。(3、4方出自《贵州草药》)

3935

透茎冷水花 tòu jīng lěng shuǐ huā
《浙江药用植物志》

【异名】 美豆、直苎麻《天目山药用植物志》),肥肉草(广东)、冰糖草(广西)。

【基原】 为荨麻科冷水花属植物透茎冷水花的全草或根茎。

【原植物】 透茎冷水花 *Pilea pumila* (L.) A. Gray [*Urtica pumila* L.; *P. mongolica* Wedd.] 又名:蒙古冷水花《湖北植物志》)。

一年生草本,高40~100 cm。茎直立,常分枝,淡绿色,无毛,肉质,有时呈透明状。叶对生,叶柄长1~4 cm,相对者叶柄不等长,早落;叶片菱状卵形或宽卵形,长2~10 cm,宽1~7 cm,先端

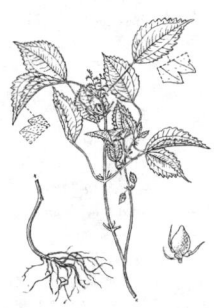

透茎冷水花

渐尖,基部宽楔形,两面均有线状钟乳体,边缘于基部以上有粗锯齿;基出脉3条。花雌雄同株、同序,有时异株;聚伞花序蜴尾状,有时呈簇生状,雄花被片2,舟形,背面近先端有短角,雄蕊2,与花被对生,败育雌蕊片3,狭披针形,雌蕊1。瘦果扁卵形,褐色,光滑。花期8~10月,果期9~11月。

生于山坡林下或沟谷旁阴湿处。除黑龙江、海南、青海、新疆、台湾外,全国均有分布。

【采收加工】 7~10月采收,鲜用或晒干。

【药性】 甘,寒。

1. 《全国中草药汇编》:“甘,寒。”

2. 《浙江药用植物志》:“淡,凉。”

【功用主治】 清热,利尿,解毒。主治尿路感染,急性肾炎,子宫内膜炎,子宫脱垂,赤白带下,跌打损伤,痈肿初起,虫蛇咬伤。

1. 《全国中草药汇编》:“利尿解热,安胎。主治糖尿病,孕妇胎动,先兆流产。叶为止血剂,治创伤出血、瘀血。根、叶并治急性肾炎,尿道炎,出血,子宫脱垂,子宫内膜炎,赤白带下。”

2. 《浙江药用植物志》:“清热利尿,消肿解毒。主治尿路感染,跌打损伤,痈肿初起,毒蛇咬伤。”

【用法用量】 内服:煎汤,15~30 g。外用:捣敷。

3936 **笔罗子** bǐ luó zǐ
《湖南民间药物资料》

【异名】 山枇杷、毛鼻良《湖南民间药物资料》)。

【来源】 为清风藤科清风藤属植物笔罗子的果实。

【原植物】 笔罗子 *Meliosma rigida* Sieb. et Zucc. 又名:野枇杷《中国树木分类学》),粗糠柴、花木香《中国经济植物志》)

乔木,高达7 m。芽、幼枝、叶背中脉、花序均被绣色长绒毛。单叶;叶柄长4~15 cm;叶片倒披针形或狭倒卵形,长8~25 cm,宽2.5~4.5 cm,先端渐尖或尾状渐尖,基部渐狭楔形,全缘或中部以上有数个尖锯齿,叶背被锈色柔毛;侧脉每边7~18条;革质。花两性,圆锥花序顶生,主轴具3棱;萼片5或4,卵形或近圆形,有缘毛;花瓣5,白色,外面3片近圆形,直径2~2.5 mm,内面2片长约为花丝之半,2裂;先端具数缘毛;发育雄蕊长1.2~

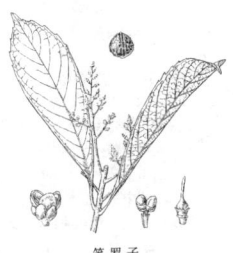

笔罗子

1.5 mm;子房无毛。核果球状,直径5~8 mm;核球形,稍偏斜,具凸起细网纹。花果夏季,果期9~10月。

生于海拔1 500 m以下的阔叶林中。分布于浙江、福建、江西、湖北、湖南、广东、广西、贵州、云南、台湾等地。

本植物的根皮(灵寿茨)亦供药用,另设专条。

【采收加工】 秋季果实成熟时采收,晒干。

【药材】 笔罗子 *Meliosmae Rigidae Fructus* 产于云南、广西、贵州、湖北、湖南、广东、福建、江西、浙江。

性状 核果球状,直径5~8 mm。果球形,稍偏斜,具凸起细网纹,中肋稍隆起。干后果实表面呈棕绿色。气微。

【成分】 树皮含鞣质16.0%,叶含鞣质5.7%。

【药性】 苦,平。

【功用主治】 解表,止咳。主治感冒,咳嗽。

【用法用量】 内服:煎汤,6~9 g。

3937 **笔筒草** bǐ tǒng cǎo
《草木便方》

【异名】 通气草《草木便方》),土木贼《天宝本草》),眉毛草《分类草药性》),锁眉草《四川中药志》),草麻黄《天目山药用植

物志》),节骨草(《湖南药物志》),锉刀草、木贼草、土麻黄、笔头草、镶盖草、野麻黄、接管草、擦草、锉草、虾蟆竹、磨石草(《浙江民间常用草药》)。

【基原】 为木贼科木贼属植物节节草的全草。

【原植物】 节节草 *Hippochaete ramosissima* (Desf.) Boerner [*Equisetum ramosissimum* Desf.]

多年生常绿草本。茎高 18～100 cm 或更高。根茎横走,黑色或黑褐色。地上茎绿色,直立,基部节上有分枝 2～5,各分枝中空,枝上每节生小枝,稀无分枝。表面有棱脊 6～20 条,无棱。棱脊上有 1 列小疣状突起,沟内有气孔线 1～4 行。叶退化,轮生,下部联合成筒状鞘,鞘片背上无棱脊,鞘齿短三角形,黑色,有易落的膜质尖尾。孢子囊穗生在分枝及主茎顶端,长圆形,长 0.5～2.5 cm,有小尖头,无柄;孢子叶六角形,中央凹入,盾状着生,排列紧密,边缘生长形的孢子囊 6～9;孢子同型,圆球状,有弹丝 4,成十字形,平时缠绕在孢子外面,遇水即弹开。孢子期 8～10 月。

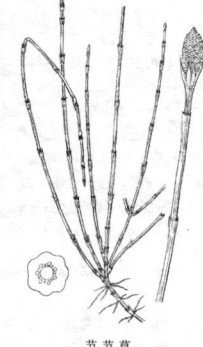

节节草

生于路边、山坡草丛、溪旁、池沼边等地。广布于全国各地。

【采收加工】 7～11 月采收,鲜用或晾通风处阴干。

【成分】 全草含生物碱类:烟碱(nicotine),犬问荆碱(palustrine)。含黄酮类:山奈酚-3-槐糖苷-7-葡萄糖苷(kaempferol-3-sophoroside-7-glucoside),山奈酚(kaempferol)。含甾醇类:谷甾醇,豆甾醇。

【药性】 甘、苦,微寒。

1.《草木便方》:"辛。"

2.《湖南药物志》:"甘、苦,微寒。"

3.《天目山药用植物志》:"性平,味甘、微苦。"

4.《四川中药志》1979 年版:"辛、微苦,凉。"

5.《湖北中草药志》:"辛。"

【功用主治】 清热明目,止血利尿。主治风热感冒,咳嗽,目赤肿痛,云翳,鼻衄,尿血,肠风下血,淋证,黄疸,带下,骨折。

1.《草木便方》:"治跌伤,通气,明目,利九窍,消积滞,止嗽化痰。"

2.《天宝本草》:"治赤白云翳,去风,清火,除湿气,通淋证が滞塞。"

3.《分类草药性》:"男子平even火,补妇人血气。"

4.《四川中药志》1960 年版:"清心火,去潮热,散云翳。治暴发火眼,涩痛溢泪及目赤红肿,并疗鼻血。"

5.《重庆草药》:"去燥热,散眼睛云雾,兼有生精补血的作用。治男子胃火,妇女病后血气不足(或为虚火),小儿响鼻(鼻阻)或常流清鼻涕,白浊。"

6.《湖南药物志》:"止血,解热利尿。主治妇女血崩,筋骨痛。"

7.《天目山药用植物志》:"治痢疾,急淋,腰痛,骨折。"

8.《浙江民间常用草药》:"治急、慢性肾炎,肾盂肾炎,迁延型传染性肝炎,血尿。"

9.《安徽中草药》:"解肌散风。治风热感冒。"

10.《全国中草药汇编》:"主治咳嗽,支气管炎。"

【用法用量】 内服:煎汤,9～30 g,鲜品 30～60 g。外用:捣敷;或研末撒。

【选方】 1. 治急性结膜炎 节节草 9 g,菊花 6 g。水煎服。(《湖北中草药志》)

2. 治膀胱湿热,小便淋涩疼痛,尿血 笔筒草 30 g,尿珠根 30 g,白茅根 30 g,川牛膝 10 g。水煎服。(《四川中药志》1979 年版)

3. 治急淋 节节草 30 g,冰糖 15 g。加水煎服。(《福建民间草药》)

4. 治痢疾 笔筒草根 90～120 g,加仙鹤草等量。水煎服。赤痢冲白糖,白痢冲红糖,赤白痢红白糖各一半,每日早晚饭前各服 1 次。(《天目山药用植物志》)

【临床报道】 治疗慢性气管炎 用干节节草 50 g,煎服,每次 200～300 ml,每日 2～3 次,10 日为 1 个疗程,可连续 3 个疗程。治疗 1 103 例,近期控制 295 例,显效 267 例,好转 381 例,总有效率 85.5%。

3938 倒水莲 dào shuǐ lián 《四川中药志》

【异名】 金鸡尾(《全国中草药汇编》)。

【基原】 为毛茛科唐松草属植物峨眉唐松草的全草。

【原植物】 峨眉唐松草 *Thalictrum omeiense* W. T. Wang et S. H. Wang 又名:野海棠(四川)。

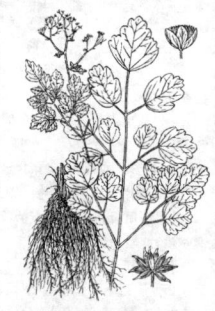

峨眉唐松草

多年生草本,高 50～80 cm。全株无毛。根粗茎短,有多数细小的须根。茎直立,有分枝。叶互生;基生叶和茎下部均具长柄,柄长 10～12 cm,基部具鞘;托叶与茎同长;叶片长 16～25 cm,小叶坚纸质,倒卵形、菱状倒卵形或宽卵形,长 3～6.8 cm,宽 2～5 cm,先端圆,基部宽楔形,3浅裂,有粗圆齿;茎上部叶较小,有短柄。花序近圆锥状,多回两歧状分枝,有较密集的花;花两性,花梗长 4～5 mm;萼片 4,花瓣状,倒卵形,长约 3 mm,白色或浅粉红色,早落;雄蕊多数,长 2～5 mm;心皮 12～20,花柱比子房短,上部稍弯,柱头生于腹面。瘦果狭卵球形,长 1.5～2.5 mm,无柄,有 6 条纵肋,宿存花柱拳卷。花期 7 月,果期 8 月。

生于海拔 720～2 000 m 的山地溪边或岩边潮湿处。分布于四川峨眉山和洪雅一带。

【采收加工】 9～10 月采收,晒干。

【药材】 倒水莲 *Thalictri Omeiensis Herba* 产于四川。

性状 细根多数,密生于根茎上,长 5～10 cm,直径约 1 mm,表面黄褐色;质坚硬,易折断。小叶片较大,卵状长圆形至近圆形,长 3～7 cm,宽 2～5 cm。气微,味苦。

鉴别 根横切面:表皮细胞 1 列,浅黄色,有的特化为单细胞毛。皮层薄壁组织中有 1～2 列较大的木化厚壁细胞;内皮层细胞 1 列。初生木质部四原型;木质部束与纤维束各 4 个,交互排列,中央纤维束呈四角形。

【成分】 全草含氧化小檗碱(oxyberberine),小唐松草醛碱(thaliadine),秋唐松草替定碱(thalmelatidine),铁线莲叶碱(adiantifoline),唐松明灵碱(thalmineline),峨眉唐松草碱即甲氧基铁线蕨叶碱(methoxyadiantifoline)。

【药理】 1. 扩张冠脉 峨眉唐松草碱可使豚鼠离体心脏灌流冠脉流量增加,同时可见心肌收缩力抑制,心率轻度减慢。[86 Rb]摄取试验腹腔注射可使心肌营养性血流量增加,并能协同异丙肾上腺素的增加心肌血流量作用,但明显减弱 $CaCl_2$ 的这一作用。

离体冠脉螺旋条标本上的峨眉唐松草碱能明显抑制高 K^+ 去极化所致冠脉条的收缩反应，此作用又可被 $CaCl_2$ 所拮抗，表明其能扩张冠脉，具有负性心力及负性频率作用，其机制可能与钙拮抗有关。峨眉唐松草碱还能明显抑制去甲肾上腺素及苯福林所致冠脉条的依剂量性收缩，但不但滞异丙肾上腺素的松弛冠脉条的作用。

2. 对心肌的影响　峨眉唐松草碱使大鼠左心房肌收缩幅度先呈短时轻度升高后，即行持续降低。峨眉唐松草碱还明显抑制心肌自律性，30 μmol/L 可使诱发自律性的肾上腺素阈浓度由 14 ± 7 μmol/L 增加至 42 ± 19 μmol/L。该碱对明显延长不应期，给药 15 分钟后功能性不应期从 61 ± 2 ms 延长至 90 ± 3 ms，并可降低心肌兴奋性。对于右心房肌，峨眉唐松草碱也可明显减弱收缩幅度，降低收缩频率。

3. 抗心律失常作用　峨眉唐松草碱具有明显的抗心律失常作用，静注能明显提高乌头碱诱发大鼠室早、室速、室颤的剂量及致死量，也能明显提高毒毛花苷 G 诱发豚鼠室颤的剂量。对于氯仿所致小鼠心室纤颤，腹腔注射可显著地降低其发生率。对于冠脉结扎缺血心肌复灌所致麻醉大鼠心律失常也能显著降低其发生率。对于离体大鼠心脏缺血再灌注损伤，峨眉唐松草碱可显著降低其心律失常的发生率，延长窦性心律时间，减少心肌细胞中乳酸脱氢酶的释放及丙二醛的生成。峨眉唐松草碱还可使麻醉大鼠心率减慢，P-R 间期延长，上述结果表明峨眉唐松草碱抗心律失常作用与其能阻止心肌细胞 Na^+ 内流、抑制心肌 Ca^{2+} 转运、减弱 α 受体激动作用、保护心肌及抑制脂质过氧化作用有关。

4. 对梅尼埃病的影响　倒水莲既可缓解梅尼埃病的主要症状眩晕，也可改善其主要病理变化眼球震颤及听力损害。

【药性】《四川中药志》1960 年版："性寒，味苦、涩，无毒。"

【功用主治】　清热解毒，燥湿截疟。主治湿热黄疸，腹痛泻痢，目赤肿痛，疟疾寒热。

1.《四川中药志》1960 年版："除风寒，清热毒。治疟疾寒热，湿热发黄，头晕，目疼及腹痛泻痢。"

2.《全国中草药汇编》："清热，燥湿，止痢。主治目赤肿痛。"

【用法用量】　内服：煎汤，12～24 g；或炖肉食。

【宜忌】　虚寒证慎服。

3939　**倒生莲** dào shēng lián
《四川常用中草药》

【异名】　花老鼠、尾生根、石上凤尾草（《广西药用植物名录》），仙人架桥、盘龙莲（《贵州草药》），金鸡尾《四川常用中草药》），定草根、刷把草（《云南药用植物名录》），青丝还阳《全国中草药汇编》）。

【基原】　为铁角蕨科铁角蕨属植物长生铁角蕨的全草及叶。

【原植物】　长生铁角蕨 Asplenium prolongatum Hook. 又名：长叶铁角蕨（《中国高等植物图鉴》）。

植株高 15～35 cm。根茎短而直立，顶端密被中间褐色、两侧淡棕色、粗筛孔的披针形鳞片状。

叶簇生，叶片长 8～15 cm，灰绿色，光滑，干后连叶轴均压扁；叶片披针形，披针形，长 10～25 cm，宽 3～4.5 cm，幼时疏生纤维状小鳞片，后渐脱落，二回深羽裂；羽片多数，互生，斜向上，近无柄，长圆形，长 1.5～2 cm，宽约 1 cm，先端圆钝，基部不对称，下部的羽片稍缩短；小羽片 3～4 对，筐齿状深羽裂；裂片狭线形，羽片基部的裂片较宽，二至三分叉，钝头，全缘。每裂片有小脉

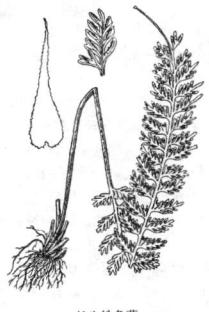

长生铁角蕨

1 条，先端有水囊体；羽轴的顶部延伸长 2～5 cm 而成尾状，并在先端具一被鳞片的芽胞，着地生根，行无性繁殖。孢子囊群线形，背生于小脉中部，每小羽片有 1 个；囊群盖线形，开向叶边，膜质，全缘。

附生于海拔 200～2 000 m 的阔叶林中树干或湿岩石上。分布于中南、西南（河南除外）及浙江、福建、西藏、甘肃、台湾等地。

【采收加工】　9～11 月采收，鲜用或晒干。

【成分】　全草含 2-氨基庚二酸（2-aminopimelic acid），4-羟基-2-氨基庚二酸（4-hydroxy-2-aminopimelic acid），山柰酚-3-鼠李糖苷-7-O-[6-阿魏酰葡萄糖基（1→3）鼠李糖苷]｛kaempferol-3-rhamnoside-7-O-[ylglucosyl（1→3）rhamnoside]｝。

【药性】　辛，微苦，凉。归肝、肺、膀胱经。

1.《贵州草药》："性平，味辛。"

2.《四川常用中草药》："性平，味微苦。"

3.《湖南药物志》："苦，平，无毒。"

4.《全国中草药汇编》："辛，平，凉。"

【功用主治】　清热除湿，化瘀止血。主治咳嗽痰多，风湿痹痛，肠炎痢疾，尿路感染，乳腺炎，吐血，外伤出血，跌打损伤，烧烫伤。

1.《民间常用草药汇编》："消水肿，治跌打腰痛，疗风湿，散瘀血，通关节。"

2.《贵州草药》："清热除湿，驱风，化瘀生新。治风湿疼痛，咳嗽痰多，骨折，吐血。"

3.《四川常用中草药》："清热，续筋，止血。治肺痨吐血，痢疾，血淋，跌打损伤，刀伤出血。"

4.《湖南药物志》："消炎，消肿，活血。治黄肿病，火眼红肿，火伤。"

【用法用量】　内服：煎汤，9～30 g；或泡酒。外用：鲜品捣敷；或研末撒或调敷。

【选方】　1. 治火眼红肿　长生铁角蕨叶，散血草。捣烂，敷眼或取汁点眼。

2. 治金创　长生铁角蕨叶 9 g，钓竿草 9 g，松香木 9 g。捣烂敷。（1、2 方均出自《湖南药物志》）

3940　**倒生根** dào shēng gēn
《重庆草药》

【异名】　大乌泡根（《重庆草药》）。

【基原】　为蔷薇科悬钩子属植物插田泡的根。

【原植物】　插田泡 Rubus coreanus Miq. 又名：乌泡倒触伞、两头草、乌龙毛（《重庆草药》），过江龙（《陕西中草药》），棟乌泡、爬船泡、爬船簇、龙船泡刺、红莓台（《湖南药物志》），插田藨（《经济植物手册》），高丽悬钩子（《华北经济植物志》）。

灌木，高 1～3 m。茎直立或弯曲成拱形，红褐色，有钩状的扁平皮刺。奇数羽状复叶；叶柄长 2～4 cm，和叶轴均散生小皮刺；托叶条形，小叶 5～7；顶生小叶柄长 1～2 cm，侧生小叶近无柄；叶片卵形、椭圆形或菱状卵形，长 3～6 cm，宽 1.5～4 cm，先端急尖，基部宽楔形或近圆形，边缘有不整齐锥状锐锯齿，或缺刻状粗锯齿，下面灰绿色，仅叶脉有柔毛或绒毛。伞房花序顶生或腋生；总花梗和花梗有柔毛；花粉红色，直径 8～10 mm；萼片卵状披针形，外面有毛。聚合果卵形，直径约 5 mm，红色。花期 4～6 月，

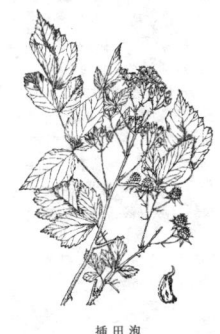

插田泡

果期 6～8 月。

生于海拔 100～1 700 m 的山坡灌丛或山谷、河边、路旁。分布于江苏、浙江、福建、江西、河南、湖北、湖南、四川、贵州、陕西、甘肃、新疆等地。

本植物的叶（插田泡叶）、果实（插田泡果）亦供药用，另设专条。

【采收加工】 9～10 月挖根，切片，晒干。

【成分】 含黄酮类成分：山奈酚（kaempferol）、槲皮素（quercetin）、槲皮素 3-O-β-D-吡喃葡萄糖苷（quercetin 3-O-β-D-glucuronopyranoside）、槲皮素 3-O-β-D-吡喃葡萄糖苷甲酯（quercetin 3-O-β-D-glucuronopyranosyl methylester）、槲皮素 3-O-β-D-吡喃木糖基-(1→2)-β-D-吡喃葡萄糖苷〔quercetin 3-O-β-D-xylopyranosyl-(1→2)-β-D-glucopyranoside〕。含鞣质成分：并没食子酸（ellagic acid）、地榆素（sanguiin）H-5、H-4、（＋）-儿茶素〔（＋）-catechin〕、（－）-表儿茶素〔（－）-epicatechin〕。

【药性】 苦、涩、凉。

1.《草木便方》："酸咸平。"

2.《陕西中草药》："味苦、涩，性凉。"

3.《湖南药物志》："苦、涩，无毒。"

【功用主治】 活血止痛，祛风除湿。主治跌仆损伤，骨折，月经不调，吐血，衄血，风湿痹痛，水肿，小便不利，瘰疬。

1.《草木便方》："消瘰疬，（治）目泪，痘后目翳，祛风除湿，（治）狗咬。"

2.《重庆草药》："行气活血，生肾水。治男子痨伤吐血，女子月经不调，痒子瘰疬。"

3.《陕西中草药》："调经活血，止血止痛。治跌打损伤，骨折，不孕症，月经不调，鼻衄。"

4.《湖南药物志》："消肿利尿，除风湿，利关节，解毒、破血生血。"

5.《贵州民间方药集》："清热凉血，治倒经、癫狂。"

【用法用量】 内服：煎汤，6～15 g；或浸酒。外用：鲜品捣敷。

【宜忌】《重庆草药》："体弱无瘀血停滞者慎用。"

【选方】 1. 治倒经 大乌泡不定根 15 g。用酒水各半蒸，内服，日 2 次。（《草木便方今释》）

2. 治吐泻 （高丽悬钩子）根 9 g，铁马鞭全草 30 g，毛芥菜 30 g，杏耙树 15 g。水煎服。

3. 治小便不利 （高丽悬钩子）根（支端根）15 g，车前草 9 g，灯心草 6 g。水煎服。（2、3 方出自《湖南药物志》）

3941 **倒扣草** dào kòu cǎo
《本草求原》

【异名】 鸡豚草《滇南本草》，土牛膝《本草求原》，牛舌大黄、牛舌头、鱼鳞菜《岭南采药录》，倒钩草、倒梗草《广州植物志》、磁冬粘、白基牛膝、鸡骨草《福建民间草药》，牛七风、白牛七、鹅膝《广西中兽医药植物》，倒捋草《南宁市药物志》，倒吞舌、倒挂草《野生药用植物图说》、鸡骨癀、牛獭鼻《泉州本草》，倒刺草（广州部队《常用中草药手册》），虎鞭草、粘身草、鸭脚节《福建中草药》，铁马鞭、撮鼻草《实用中草药》，倒勒草（广州空军《常用中草药手册》），掇鼻草《台湾药用植物志》。

【基原】 为苋科牛膝属植物粗毛牛膝的全草。

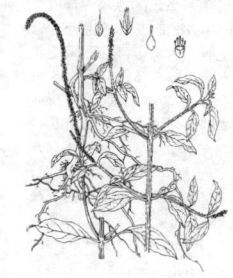

粗毛牛膝

【原植物】 粗毛牛膝 Achyranthes aspera L. 又名：土牛膝《中国植物志》。

多年生草本，高 20～120 cm。根细长，直径 3～5 mm，土黄色。茎四棱形，有柔毛，节部稍膨大，分枝对生。叶对生：叶柄长 5～15 mm；叶片纸质，宽卵形或倒卵形或椭圆状长圆形，长 1.5～7 cm，宽 0.4～4 cm，先端骤尖，具突尖，基部楔形或圆形，全缘或波状缘，两面密生粗毛。穗状花序顶生，直立，长 10～30 cm，花期后反折；总花梗具棱角，粗壮，坚硬，密生白色伏贴或开展柔毛；花长 3～4 mm，疏生；苞片披针形，长 3～4 mm，先端长渐尖，小苞片刺状，长 2.5～4.5 mm，坚硬，光亮，常带紫色，基部两侧各有 1 个薄膜质翅，长 1.5～2 mm，全缘，全部贴生在刺部，但易于分离；花被片披针形，长 3.5～5 mm，先端渐尖，花后变硬且锐尖，具 1 脉；雄蕊长 2.5～3.5 mm；退化雄蕊先端截状或细圆齿状，有具分枝流苏状长缘毛。胞果卵形，长 2.5～3 mm。种子卵形，不扁压，长约 2 mm，棕色。花期 6～8 月，果期 10 月。

生于山坡疏林及村庄附近空旷地。分布于华南、西南及福建、江西、湖北、湖南、台湾等地。

【采收加工】 7～11 月采收，洗净，鲜用或晒干。

【药材】 倒扣草 Achyranthis Asperae Herba 产于湖南、江西、贵州等地。

性状 根圆柱形，微弯曲。表面灰黄色，具细顺纹及侧根痕。质柔韧，不易折断。断面纤维性，小点状维管束排成数个轮环。茎类圆柱形，嫩枝略呈方柱形，多分枝，表面褐绿色，嫩枝被柔毛，节膨大明显；质嫩，易折断，断面黄绿色。叶对生，有柄：叶片多皱缩，完整者长圆状卵形或椭圆圆状，叶面均被粗毛。穗状花序细长，花反折如倒钩。胞果卵形，黑色。气微，味苦。

鉴别 (1) 茎横切面：表皮细胞 1 列，类方形或椭圆形，外壁略突起，有非腺毛。皮层薄壁细胞 3～5 列，含黄棕色物质；棱角处有厚角组织。中柱鞘纤维为角隅处较发达，韧皮部狭窄。形成层不明显。木质部导管群集中在四棱角隅及两棱中部；导管周围有木纤维。髓部近中心处有 2 个相对立的髓部维管束，外韧型。茎基横切面木质部有木间韧皮部。

叶横切面：上、下表皮均为 1 列类方形细胞；外被非腺毛，栅栏组织细胞 3～4 列，含薄壁钙簇晶或砂晶；海绵组织细胞较少，黄棕色。维管束外韧型，4～5 排成不连续环状，束间有大型薄壁细胞，束周薄壁细胞含棕色物质。主脉处上表皮内有厚角组织，呈双峰状突起；其下表皮内亦有厚角组织，呈不规则弧状突起。

(2) 取本品粉末 0.2 g，加乙醇 5 ml，回流 10 分钟，滤过。取滤液 2 ml，蒸发至干，加醋酐 1 ml 溶解，倾入小试管中，沿壁加浓硫酸 1 ml，显棕红色环（检查皂苷）。

(3) 薄层色谱：取本品粉末 0.2 g，加 75%乙醇 10 ml，回流 20 分钟，滤过。滤液加 5%盐酸 3 ml 回流 15 分钟，冷却，用 3%氢氧化钠试液调至中性，用氯仿萃取，浓缩至适量作供试液。另取齐墩果酸作对照品，分别点于同一硅胶 G-0.6% CMC 薄层板上，以乙酸-正己烷（2：1）展开 11 cm，喷以 25%磷钼酸乙醇液，于 105 ℃烘 5～10 分钟，供试液色谱在与对照品色谱的相应位置上，显相同的色斑。

【成分】 种子、根、茎中含甾族化合物蜕皮甾酮（ecdysterone）、20-羟基蜕皮激素（20-hydroxyecdysone）。种子中还含倒扣皂苷（achyranthes saponin）A、B。未成熟的果实中含倒扣皂苷 C 和倒扣皂苷 D。种子的成分含蛋白质，氨基酸，氨基酸是由精氨酸、组氨酸、赖氨酸、甲硫氨酸、胱氨酸、苏氨酸、苯丙氨酸、色氨酸、亮氨酸、异亮氨酸、缬氨酸组成，果实期含量最高。

枝条中含长链化合物：27-环己基二十七烷-7-醇（27-cyclohexylheptacosan-7-ol）、16-羟基-26-甲基二十七烷-2-酮（16-hydroxy-26-methylcatacosan-2-one）、2-四十烷醇（tetracontanol-2）、4-甲基-三十七烷-1-烯-10-醇（4-methyl-heptatriacont-1-en-10-ol）、36, 47-二羟

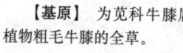

基五十一烷-4-酮(36, 47-dihydroxyhenpentacontan-4-one)及三十三烷醇(tritriacontanol)等。还有倒扣草碱(achyranthine)。

地上部分含三萜皂苷成分：β-D-glucopyranosyl 3β-[O-β-D-galactopyranosyl-(1→2)-O-α-D-glucopyranuronosyloxy]-machaerinate, β-D-glucopyranosyl 3β-[O-α-L-rhamnopyranosyl-(1→3)-O-β-D-glucopyranuronosyloxy]-machaerinate, β-D-glucopyranosyl 3β-[O-α-L-rhamnopyranosyl-(1→3)-O-β-D-glucopyranuronosyloxy]oleanolate, β-D-glucopyranosyl 3β-[O-β-D-galactopyranosyl-(1→2)-O-β-D-glucopyranuronosyloxy]oleandate, β-D-glucopyranosyl 3β-[O-β-D-ranurosyloxy]oleandate, bisdesmosidic saponins Ⅰ、Ⅱ、Ⅲ。黄酮分：槲皮素-3-O-β-D-半乳糖苷(quercetin-3-O-β-D-galactoside)。

【药理】 1. 对心血管系统的影响 从倒扣草全草提取的两种生物碱混合物能使麻醉犬心脏收缩力加强，血压上升，呼吸短暂兴奋。倒扣草种子的皂苷混合物，能加强离体蛙心、豚鼠心和在位兔心的收缩力。此皂苷混合物也能增强衰弱心脏的张力和衰弱乳头肌的收缩力，其增强心收缩力的作用比洋地黄快，但作用时间较短。倒扣草皂苷灌流入蛙离体心脏，可增强磷酸化酶a的活性，但对总磷酸化酶的活性无影响。倒扣草碱使犬和蛙血管扩张，血压下降，心率减慢，并有加强呼吸频率和幅度的作用。

2. 抗生作用 倒扣草的苯和氯仿提取物，对小鼠有80%～100%的避孕作用。一次给于家兔50 mg/kg的本品苯提取物，显示100%的堕胎作用；对小鼠无雌激素样或抗雌激素样作用，也无雄激素样作用。本品甲醇提取物对大鼠妊娠的抑制率为60%，丙酮提取物对大鼠胚胎植入的抑制率为50%。在交配后的1～5日，给成熟雌性大鼠倒扣草地上部分的正丁醇提取物灌胃，有抗孕作用。在卵巢切除的未成熟雌性大鼠，1/15 抗生育剂量时，显示雌激素样作用，在1/15 抗生育剂量时，可使子宫增重100%，甚至在1/20 抗生育剂量时，也可见明显的营养子宫作用。

3. 抗菌作用 倒扣草全草煎剂，在试管内对金黄色葡萄球菌、乙型链球菌、白喉杆菌、炭疽杆菌、伤寒杆菌、铜绿假单胞菌和痢疾杆菌等有不同程度的抗菌作用。倒扣草粉与锌制成散剂，对0.5%的混悬剂对黄曲霉菌、絮状表皮癣菌和石膏样小孢子菌等有杀菌作用。从倒扣草嫩叶干粉提取的精油，能抑制曲霉菌菌体的生长。

4. 其他作用 倒扣草全草的两种生物碱混合物能拮抗各种物质所致的肠管和子宫平滑肌痉挛，对大鼠尚有轻度抗利尿作用。倒扣草碱体外可使蛙腹直肌收缩，此作用比乙酰胆碱弱，并不被筒箭毒碱所阻断；大鼠灌胃有利尿和导泻作用。倒扣草对离体豚鼠和大鼠回肠及中枢神经系统无明显影响，对兔耳和角膜也无刺激性；但对大鼠有轻微解热作用。倒扣草提取物对腹水型肉瘤 S_{180} 无抑制生长。

【药性】 苦、酸，微寒。归肝、肺、膀胱经。

1.《本草求原》："苦，温。"

2.《广西中药志》："味苦、辛，性寒。"

3. 广州部队《常用中草药手册》："甘、淡，凉。"

4.《广西本草选编》："味微苦、酸，性寒。"

5.《福建药物志》："苦、酸，平。"

【功用主治】 活血化瘀，利尿通淋，解表清热。主治经闭痛经、月经不调、跌打损伤、风湿关节痛、淋病水肿，湿热带下，外感发热，疟疾，痢疾，咽喉，疔疮痈肿。

1.《本草求原》："止骨痛。治疟疾，小腹气痛。"

2.《岭南采药录》："退热，利小便。(治)闭口痢，疟疾。"

3.《广西中药志》："治红白痢疾，喉疾，跌打损伤，壮筋骨，散血、止痛，理脚气。"

4. 广州部队《常用中草药手册》："清热解表，利水通淋。治感冒发热，暑热头痛，尿路结石，慢性肾炎。"

5.《广西民族药简编》："治鱼骨鲠喉。"

6.《福建药物志》："主治风湿关节痛，腰腿酸痛，尿道炎，急性肾炎，高血压，扁桃体炎，白喉，闭经，白带，痈疖肿毒。"

【用法用量】 内服：煎汤，10～15 g。外用：捣敷；或研末，吹喉。

【宜忌】《广西中药志》："体虚、血崩及孕妇忌用。"

【选方】 1. 治血滞经闭 倒扣草30～60 g，马鞭草鲜全草30 g。水煎，调酒服。《福建中草药》

2. 治跌伤筋骼疼痛 破布粘鲜全草一握，和头发一团。煎汤熏洗，每日1次，可常洗。《福建民间草药》

3. 治男女诸淋不通 用土牛膝连叶以酒煎服数次，血淋尤验。《岭南采药录》

4. 治冻疮 鲜倒扣草60 g，生姜30 g。水煎外洗，未溃、已溃并宜。(福建《常用中草药选编》)

【临床报道】 1. 治疗腰肌劳损 用倒扣草50～100 g，猪瘦肉60 g，冰糖30 g。水煎服，每日1剂，分2次服，共治疗腰肌劳损108例，均获痊愈。其中1～3日痊愈者96例，4～7日获愈者12例。

2. 治疗急性肾炎 取生土牛膝计15 g洗净，加冷开水50 ml，捣烂，取浓汁调适量白糖口服。每日2次。治疗急性肾炎29例，除1例无效外，均获痊愈。一般服药1星期左右，症状明显转好，2星期后尿检查复常。

3942 倒赤伞 dào chì sǎn 《西藏常用中草药》

【异名】 大叶一支箭、刀口药、白胡子狼毒《昆明民间常用草药》，青皮草《万县中草药》，一把箭、发表药《四川中药志》。

【基原】 为菊科兔耳风属植物宽穗兔耳风的全草。

【原植物】 宽穗兔耳风 Ainsliaea latifolia (D. Don) Sch.-Bip. [Liatris latifolia D. Don; A. triflora (Buch.-Ham. ex D. Don) Druce] 又名：三花兔耳风《中国高等植物图鉴》，宽叶兔儿风《西藏植物志》。

多年生草本，高30～60 cm。根茎粗短，密生多数须根。茎直立，不分枝，具蛛丝状绵毛。叶基生；叶柄与叶片等长；叶片卵形或心形，长4～7 cm，宽3～4 cm，先端急尖或短尖，基部急狭成宽翅的叶柄，上面疏生长毛，下面生白色绒毛，边缘有不明显的圆齿。头状花序多数，排成宽短的穗状花序，苞片披针形；总苞片卵形至披针形，长2～7 mm，先端渐尖，边缘膜质；每头状花序有3小花，花冠白色或带紫色。瘦果长约3 mm，倒披针形；生褐状柔毛；冠毛羽毛状，淡褐色长8 mm。

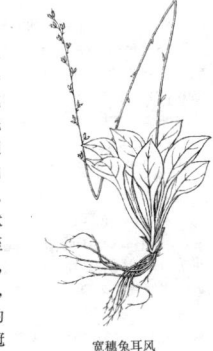

宽穗兔耳风

生于阴湿山坡、路旁及林下。分布于湖北、四川、贵州、云南、西藏、陕西、甘肃等地。

【采收加工】 7～9月采收，鲜用或切段晒干。

【药性】《西藏常用中草药》："辛、微苦，温。"

【功用主治】 祛风散寒，活血消肿。主治风寒感冒，头痛，腰痛，肠炎，痢疾，跌打瘀肿，外伤出血，中耳炎，乳腺炎。

1.《西藏常用中草药》："祛风散寒，止咳，止痢。治风寒咳嗽，肠炎，痢疾。"

2.《四川中药志》1979年版："活血祛瘀，消肿止痛。用于外伤出血，跌打损伤，中耳炎，乳腺炎，风寒感冒。"

【用法用量】 内服：煎汤，6～15 g；或浸酒。外用：捣敷；或研末撒；或绞汁滴耳。

【选方】 1. 治风寒感冒 青皮草 30 g。水煎服。《四川中药志》1979 年版》

2. 治龋齿痛 青皮草 6 g。搓成团，噙牙痛处。《万县中草药》

3. 治跌打损伤肿痛 青皮草 30 g，或配九节风 30 g。泡酒服。《四川中药志》1979 年版》

4. 治外伤出血，疮口不收 青皮草、白及各适量。研细，外敷患处。《万县中草药》

5. 治中耳炎 鲜青皮草，捣汁滴耳。

6. 治乳腺炎 鲜青皮草，捣烂外敷。（5、6 方出自《四川中草药志》1979 年版》

3943 倒挂草 dào guà cǎo 《新华本草纲要》

【基原】 为铁角蕨科铁角蕨属植物倒挂铁角蕨的全草。

【原植物】 倒挂铁角蕨 Asplenium normale Don 又名：常式倒挂草《福建植物志》。

植株高 15～40 cm。根茎短，直立或斜升，密被褐色、线状披针形、粗筛孔的鳞片，全缘。叶簇生；叶柄长 5～20 cm，栗褐色至紫黑色，有光泽，基部稍被鳞片；叶片草质或近革质，线状披针形，长 12～30 cm，宽 2.5～4 cm，顶端有一被鳞片的芽胞，着地生根，行无性繁殖，基部不缩狭，一回羽状；羽片 15～30 对或更多，互生，平展，彼此密接，长圆形或三角状长圆形，中部的长 1.5～2 cm，宽 5～8 mm，先端钝圆而或圆形，两端不对称，上缘与外缘有小钝齿，内缘截形而与叶轴平行，下缘楔形，基部两侧不对称，叶脉羽状分离，小脉二叉，基部上侧一组二至三回分叉，每组有小脉 1 条。孢子囊群长圆形，着生于小脉中部或中部以上，在中脉两侧排成平行而不相等的两行；囊群盖长圆形，膜质，全缘，开向中脉。

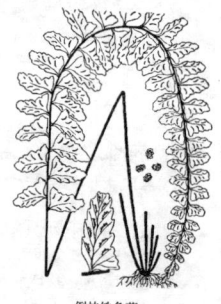

倒挂铁角蕨

生于海拔 150～2 500 m 的密林下或溪边石上或路边湿地。分布于华东、华南、西南与湖南、西藏、台湾等地。

【采收加工】 7～10 月采收，晒干或鲜用。

【成分】 全草含黄酮类成分山奈酚（kaempferol）、槲皮素（quercetin）、刺槐素（acacetin）、芫花素（genkwanin）、原花色素（proanthocyanidin）、芹菜素-7-O-二鼠李糖苷（apigenin-7-O-dirhamnoside）、木犀草素-7-O-二鼠李糖苷（luteolin-7-O-dirhamnoside）、芫花素-4′-O-葡萄糖鼠李糖苷（genkwanin-4′-O-glucosylrhamnoside）、6，8-二-C-葡萄糖基木犀草素（6，8-di-C-glucosylluteolin）、木犀草素-7-O-葡萄糖鼠李糖苷（luteolin-7-O-glucosylrhamnoside）、芫花素-4′-O-葡萄糖苷（genkwanin-4′-O-glucoside）、6，8-二-C-葡萄糖基芹菜素（vicenin Ⅱ）。

【药性】 微苦，平。

【功用主治】 《中国药用孢子植物》："清热解毒，止血。治蜈蚣咬伤，外伤出血，痢疾。"

【用法用量】 内服：煎汤，9～15 g。外用：研末敷，或捣敷。

【选方】 治痢疾 倒挂铁角蕨 15 g，铁苋菜 15 g。煎服。《中国药用孢子植物》

3944 倒钩刺 dào gōu cì 《云南中草药》

【异名】 小乌泡、刺黄连、刺茶、散血草、小倒钩刺《云南中

草药》。

【基原】 为蔷薇科悬钩子属植物三叶悬钩子的全株。

【原植物】 三叶悬钩子 Rubus delavayi Franch. 又名：德氏悬钩子《中国经济植物志》、三叶藨《云南木本植物名录》。

直立小灌木，高 1～2 m。茎枝无毛，具倒钩锐皮刺。三出复叶，互生；叶柄长 3～4 cm，有细小皮刺，顶生小叶柄长 5～8 mm；托叶刚毛状；小叶片披针形，长 4～6 cm，宽 8～15 mm，先端渐尖，基部渐狭，边缘具齿，两面无毛，下面中脉具细皮刺。花 1～2 朵腋生或顶生，花梗长 3～4 cm，与萼均有细柔毛及皮刺；萼片披针形，附属物叶状、线形，具刺；花瓣白色，直径约 1 cm，花瓣倒卵形，外面有短柔毛，较萼片短；雄蕊花丝被被柔毛；花柱短于雄蕊，无毛。聚合果球形，直径约 1 cm，肉质，多汁，成熟时橘黄色。花期 5～6 月，果期 6～7 月。

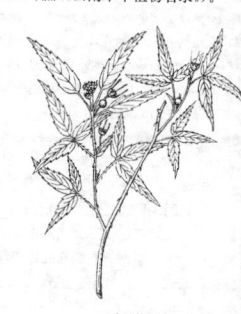

三叶悬钩子

生于海拔 2 000～3 000 m 的山坡杂木林下。分布于云南。

【采收加工】 7～11 月采收，鲜用或切碎晒干。

【药性】 《云南中草药》："甘、微酸，平。"

【功用主治】 《云南中草药》："清热解毒、除湿止痢，驱蛔。主治扁桃腺炎，火眼，痢疾，疥疮，风湿性关节炎。"

【用法用量】 内服：煎汤，15～30 g。外用：鲜品捣敷。

【选方】 1. 治蛔虫病 每用（倒钩刺）15 g。水服服或配伍应用。

2. 治腮腺炎，乳腺炎，无名肿毒 用鲜品捣烂外用。（1、2 方出自《云南中草药》）

3945 倒莓子 dào méi zǐ 《全国中草药汇编》

【异名】 红梅梢《甘肃中草药手册》。

【基原】 为蔷薇科悬钩子属植物腺花茅莓的枝叶或根。

【原植物】 腺花茅莓 Rubus parvifolius L. var. adenochlamys (Focke) Migo

小灌木，高约 1 m。枝有疏柔毛及倒生皮刺。奇数羽状复叶；小叶 3，有时 5，侧生小叶较小，宽倒卵形，长 2～5 cm，宽 1.5～5 cm，叶边缘有浅裂和不整齐粗锯齿，上面疏生柔毛，下面密生白色绒毛；叶柄长 5～12 cm，叶轴均有柔毛及小皮刺；托叶条形。伞房花序有花 3～10 朵；总花梗、花梗及花萼密生绒毛及红色腺毛；花粉红色或紫红色，直径 6～9 mm。聚合果球形，直径 1.5～2 cm，红色。

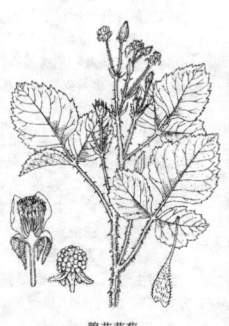

腺花茅莓

生于海拔 500～2 700 m 向阳山坡或林下。分布于河北、山西、江苏、河南、湖南、四川、陕西、甘肃。

【采收加工】 7～11 月割取茎叶，10～12 月挖根，鲜用或晒干。

【成分】 根中含皂苷成分：甜茶皂苷（sauvissimoside R₁）、niga-ichigoside F_1。

【药性】《甘肃中草药手册》："苦，平。"

【功用主治】《甘肃中草药手册》："调气和血，解毒。主治跌打损伤，月经不调，心胸气胀，吐血，痈肿疮毒。"

【用法用量】 内服：煎汤15～30 g；或浸酒。外用：捣敷。

3946 **倒触伞** dào chù sǎn
_{《贵阳民间药草》}

【异名】 蔷薇莓、空心藨、七叶饭消扭（《天目山药用植物志》），空筒泡（《恩施中草药手册》），白花暗消、三月莓、五月泡（《广西本草选编》），三月泡、白花三月泡、划船泡、龙船泡（《全国中草药汇编》）。

【基原】 为蔷薇科悬钩子属植物空心泡的根或嫩枝叶。

【原植物】 空心泡 *Rubus rosaefolius* Smith

灌木，高2～3 m。小枝直立或倾斜，常有浅黄色腺点，具扁平皮刺，嫩枝被白茸毛。奇数羽状复叶，互生；总叶柄长4～12 cm；小托叶2；小叶5～7，长圆状披针形，长3～5.5 cm，宽1.2～2 cm，先端渐尖，基部圆形，边缘有重锯齿，两面疏生茸毛，具浅黄色腺点。花1～2朵，顶生或腋生，直径2～3 cm；萼5裂，外被短柔毛和腺点，萼片先端长尾尖；花瓣5，白色，长于萼片。聚合果球形或卵形，长1～1.5 cm，成熟后红色。花期3～5月和6～7月。

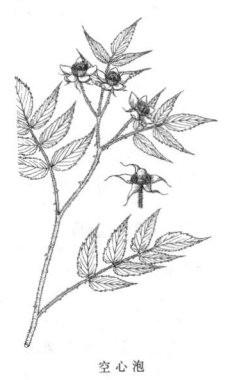

空心泡

生于海拔达2 000 m的山地杂木林内阴处、草坡或高山腐殖质土壤上。分布于浙江、安徽、福建、江西、湖南、广东、广西、四川、贵州、台湾等地。

【采收加工】 5～7月采嫩枝、叶，鲜用或晒干；9～11月挖根，晒干。

【药性】 涩、微辛、苦，平。

1.《贵阳民间药草》："涩、微辛、苦，平。无毒。"

2.《广西本草选编》："味苦，性平。"

3.《全国中草药汇编》："苦，甘，涩，凉。"

【功用主治】 清热止咳，收敛止血，解毒，接骨。主治肺热咳嗽，小儿百日咳，咯血，小儿惊风，月经不调，痢疾，跌打损伤，外伤出血，烧烫伤。

1.《贵阳民间药草》："收敛，凉血，止血，治倒经，喘咳，盗汗。"

2.《天目山药用植物志》："治小儿惊风。"

3.《广西本草选编》："清热解毒，接骨。主治痢疾，急性肠炎，小儿惊风，崩漏，烧烫伤，外伤出血。"

4.《全国中草药汇编》："清热，止咳，止血，祛风湿。主治肺热咳嗽，百日咳咯血，盗汗，牙痛，筋骨痹痛，跌打损伤。"

【用法用量】 内服：煎汤，9～15 g；或浸酒。外用：鲜品捣敷或煎水洗。

【选方】 1. 治小儿百日咳 倒触伞12 g，破铜钱12 g，钩藤根3 g，蓝布正12 g。煎水服。

2. 治倒经 倒触伞、白龙刺根倒触伞、猫爪刺倒触伞各12 g。泡酒500 ml，每次30 g，每日服2次。

3. 治脱肛，红白痢 倒触伞、翻背红、枣儿红（地榆）各15 g。煎水吃。（1～3方出自《贵阳民间药草》

4. 治断指 倒触伞鲜叶、葱白、连钱草适量，加白糖少许，捣烂外敷，固定包扎。（《广西本草选编》

3947 **倒吊笔叶** dào diào bǐ yè
_{（广州部队《常用中草药手册》）}

【基原】 为夹竹桃科倒吊笔属植物倒吊笔的叶。

【原植物】 参见"倒吊蜡烛"条。

【采收加工】 全年均可采，切碎，晒干或鲜用。

【药理】 倒吊蜡烛鲜叶100%浓度水煎液对金黄色葡萄球菌、白色葡萄球菌、甲型和乙型链球菌、大肠杆菌、变形杆菌、痢疾杆菌、铜绿假单胞菌等有一定抗菌作用。

【药性】 广州部队《常用中草药手册》："甘，凉。"

【功用主治】《全国中草药汇编》："祛风解表。治感冒发热。"

【用法用量】 内服：煎汤，5～10 g。

3948 **倒吊蜡烛** dào diào là zhú
_{（生草药性备要）}

【异名】 墨柱果、章表（广州部队《常用中草药手册》）。

【基原】 为夹竹桃科倒吊笔属植物倒吊笔的根或茎枝。

【原植物】 倒吊笔 *Wrightia pubescens* R. Br. 又名：乳酱树（海南）。

乔木，高8～20 m。全株具乳汁；树皮黄灰褐色，浅裂；枝条密生皮孔，嫩枝被黄色柔毛，老枝无毛。叶对生；叶柄长0.4～1 cm；叶片坚纸质、矩状长圆形或长圆状披针形，长5～10 cm，宽3～6 cm，先端短渐尖，基部急尖，叶面微被柔毛，叶背密被柔毛；聚伞花序顶生；花萼5裂，裂片宽卵形，内面基部有腺体；花冠白色、浅黄色或粉色，漏斗状，裂片5，长圆形；副花冠分裂为10鳞片，呈流苏状，其中5枚鳞片生于花冠裂片上，先端通常有3个小齿，其余5个鳞片生于花冠筒先端，先端2深裂；雄蕊5，花药伸出花冠喉部云外，被短柔毛；子房由2枚黏生心皮组成，无毛，花柱丝状，向上逐渐增大，柱头卵形。蓇葖果2个黏生，线状披针形，具褐色，斑点不明显，长15～30 cm，直径1～2 cm。种子线状纺锤形，黄褐色，先端具淡黄色绢质种毛，种毛长2～3.5 cm。花期4～8月，果期8月至翌年2月。

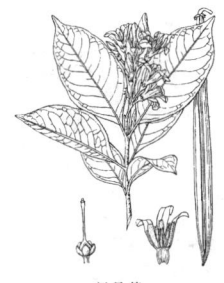

倒吊笔

生于海拔300 m以下的低海拔热带雨林中和干燥稀树林中。分布于广东、广西、海南、贵州和云南等地。

本植物的叶（倒吊笔叶）亦供药用，另设专条。

【采收加工】 全年均可采，切片，晒干。

【药材】 倒吊蜡烛 *Wrightiae Pubescentis Radix seu Ramulus* 产于广东、海南、广西和云南等地。

性状 根多切成不规则的片块状，切面宽2.5～4 cm。外皮灰白色、土黄色或灰褐色，具不规则纵皱纹及白色点状突起的皮孔；皮部松浮，易剥落。质轻而硬，断面木部黄白色，气微，味淡。枝圆柱形，长短不一，表面黄灰色，密生点状皮孔，并可见叶痕、芽痕、质脆，折断面木部占大部分。气微，味微苦。

【成分】 根中含氨基酸、有机酸、糖类。

【药性】 甘、淡，平。

1.《本草求原》："淡腥而平，无毒。"

2. 广州部队《常用中草药手册》："甘，凉。"

3.《全国中草药汇编》："甘，凉。"

4.《广西民族药简编》："有小毒。"

【功用主治】 祛风通络，化痰散结，利湿。主治风湿痹痛，腰膝疼痛，跌打损伤，瘰疬，慢性支气管炎，黄疸型肝炎，肝硬化腹水。

1.《生草药性备要》:"根煲酒,治跌打。"

2. 广州部队《常用中草药手册》:"祛风湿、通经络、散结化瘀。治风湿性关节炎,腰腿痛,淋巴结结核,黄疸型肝炎,肝硬化腹水。"

3.《全国中草药汇编》:"治慢性气管炎,白带。"

4.《广西民族药简编》:"治腮腺炎。"

【用法用量】 内服:煎汤,15～30 g;或浸酒。

【选方】 治老年性慢性支气管炎 回吊笔根 60 g,生姜 6 g。水煎分 2 次服,每日 1 剂,10 日为 1 个疗程。(《全国中草药汇编》)

3949 倒根野苏 dào gēn yě sū 《东北常用中草药手册》

【基原】 为唇形科香茶菜属植物蓝萼香茶菜的全草或叶。

【原植物】 蓝萼香茶菜 *Rabdosia japonica* (Burm. f.) Hara var. *glaucocalyx* (Maxim.) Hara [*Plectranthus glaucocalyx* Maxim.; *Isodon glaucocalyx* (Maxim.) Kudo] 又名:回菜花(《中国经济植物志》)香茶菜、山苏子、野苏子(《吉林中草药》)。

多年生草本,茎高达 1.5 m。茎下部被疏柔毛,上部近无毛。叶对生;叶柄长 0.5～3 cm;叶片卵形或宽卵形,长 6.5～13 cm,两面沿脉被略疏柔毛。聚伞花序具梗,3～5 花,组成疏松、顶生圆锥花序;苞片及小苞片卵形,被疏柔毛;花萼筒状钟形,长约 1.5 mm,外被灰白色短柔毛及腺点,萼齿 5,较萼筒短,多少呈二唇形,果时增大,长达 3 mm;花冠白色,长 5.5 mm,花冠筒近基部上面浅囊状,上唇 4 等裂,下唇舟形;雄蕊及花柱直伸花冠外。小坚果宽倒卵形,先端无毛。

生于山谷、林下、草丛中。分布于东北及河北、山西、山东等地。

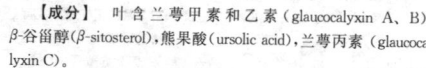
蓝萼香茶菜

【采收加工】 7～11 月采收,切段,晒干。

【成分】 叶含兰萼甲素和乙素(glaucocalyxin A、B)、β-谷甾醇(β-sitosterol)、熊果酸(ursolic acid)、兰萼丙素(glaucocalyxin C)。

【药性】《北方常用中草药手册》:"味苦,性温,无毒。"

【功用主治】 健胃消食,清热解毒。主治脘腹胀痛,食滞纳呆,胁痛黄疸,感冒发热,乳痈,蛇虫咬伤。

1.《吉林中草药》:"健胃整肠。治食欲不振,消化不良。"

2.《内蒙古中草药》:"清热解毒,健胃,活血。主治肝炎初起,乳腺炎,跌打损伤,感冒发热,胃炎,关节痛,蛇虫咬伤。"

【用法用量】 内服:煎汤,10～15 g。外用:捣敷。

【选方】 1. 治消化不良,胃腹胀满 回菜花 15 g,炒谷芽 12 g,鸡内金 9 g,陈皮 9 g。水服服。(《青岛中草药手册》)

2. 治急性黄疸型肝炎 蓝萼香茶菜 30 g,茵陈 30 g,车前子 15 g。水煎服。

3. 治乳腺炎 蓝萼香茶菜、板蓝根、金银花各 15 g,甘草 6 g。水煎服。(2、3 方出自《内蒙古中草药》)

3950 倒卵叶五加 dào luǎn yè wǔ jiā 《陕西中医》

【异名】 老虎刺、蛇不过、刺刨牛、母猪刺《陕西中医》1984,33(9):39]。

【基原】 为五加科五加属植物倒卵叶五加的根或茎。

【原植物】 倒卵叶五加 *Acanthopanax obovatus* Hoo

直立灌木。小枝无毛,节上有刺 1～2 个;刺细平下弯,基部不膨大。叶有 5 小叶,在长枝上互生,在短枝上簇生;叶柄细长,

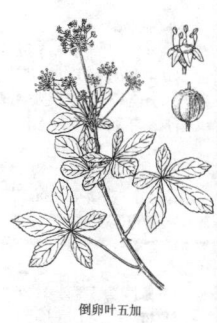
倒卵叶五加

2.5～5 cm,有时枝上部的近于无柄,无毛,无刺;小叶片倒卵形,长 2.5～5 cm,宽 1.5～2 cm,先端尖,基部楔形,两面均无毛,下面黄绿色或灰白色,边缘近全缘或先端有数个锯齿;无小叶柄或儿无小叶柄。伞形花序 1～2 个或几个顶生在长枝上或短枝上,直径 3～4 cm,有花多数;总花梗、花梗均无毛;萼无毛,边缘有 5 小齿;花瓣 5,三角状卵形,子房 5 室,花柱全部合生成柱状。果实椭圆状卵球形,有 5 棱,花柱宿存。花期 7～8 月,果期 9～10 月。

生于海拔 1 000～2 000 m 的灌丛和山坡路边。分布于陕西、甘肃、宁夏等地。

【采收加工】 9～11 月采收,除去小枝及叶,切段,晒干。

【成分】 含多种生理活性成分,如 β-谷甾醇(β-sitosterol),胡萝卜苷(daucosterol),丁香苷(syringin),黄酮印类,多糖类等。还含正丁基-α-D-吡喃甘露糖(n-butyl-α-D-mannopyranoside),芝麻素(sesamin),消旋丁香树脂酚(dl-syringaresinol),丁香树脂酚双糖苷(acanthoside) D,硬脂酸(stearic acid),虫漆蜡醇(laccerol)。

【药性】《陕西中医学院学报》1989,(2):25:"性温。"

【功用主治】《陕西中医》1984,33(9):39:"扶正固本,益气健脾,补肾安神,助睡眠,增食欲,壮阳。对神经衰弱,冠心病,高血压病,低血压,风湿痛,阴缩等症疗效显著。"

【用法用量】 内服:煎汤,9～15 g;或入丸、散。

【宜忌】 阴虚火旺证慎服。

【临床报道】 1. 治疗神经衰弱 倒卵叶五加制成冲剂(每包含浸膏 1.35 g)。治疗组早晚各服 1 包,持续服用 40 日为 1 个疗程。对照组早晚各服刺五加冲剂 1 包(含浸膏 0.68 g),疗程同上。治疗组共 45 例,结果控制 6 例,显效 30 例,有效 8 例,无效 1 例,总显效率 79.99%,总有效率 97.78%;对照组共 33 例,控制 5 例,显效 24 例,有效 3 例,无效 1 例(3.03%),总显效率 87.88%,总有效率 96.6%。两组疗效及起效时间无显著差异(P>0.05)。服药期间部分患者出现口干、咽痛、牙痛、鼻衄等副作用,除个别患者不能耐受而终止观察外,一般都能坚持治疗。

2. 治疗白细胞减少症 倒卵叶五加制成冲剂(每包含浸膏 1.35 g)。治疗组早晚各服 2 包,持续服 40 日为 1 个疗程。对照组早晚各服刺五加 2 包(每包含浸膏 0.68 g),疗程同上。取治疗后连续 3 次白细胞计数的平均值作为疗效观察标准。治疗组 21 例,结果近期治愈 5 例,显效 5 例,有效 6 例,无效 5 例,总有效率为 76.19%,总显效率为 47.61%。对照组 22 例,治愈 3 例,显效 8 例,有效 4 例,无效 7 例,结果总有效率为 68.18%,总显效率为 50%。两组疗效对比无显著差异(P>0.05)。说明两种五加皮对白细胞减少症均有较好的治疗作用。

3. 治疗慢性低血压症 倒卵叶五加制成冲剂(每包含浸膏 1.35 g)。治疗组口服每日 2 包,分 2 次服。对照组口服刺五加冲剂,每日 2 包(每包含刺五加浸膏 0.68 g),分 2 次服。均服 20 日。共观察 66 例。治疗组 33 例,结果显效 19 例,有效 11 例,无效 3 例,总有效率 90.9%;对照组 33 例,结果显效 21 例,有效 8 例,无效 4 例,总有效率 87.09%。两组疗效近似。检查血清甲状腺激素 46 例,疗前平均值: T4 (mg/dl)为 6.83±2.41, T3 (ng/ml)为 1.33±1.03, TSH(μg/ml)为 2.30±1.80;疗后分别为 8.82±2.63,1.69±1.18,3.40±1.68;差异极显著(P<0.001),但两种五加提高甲状腺轴激素值比较,无显著差异(P<0.05)。

候风藤 hòu fēng téng 《植物名实图考》

【基原】 为安息香科野茉莉属植物野茉莉的叶或果实。

【原植物】 野茉莉 *Styrax japonicus* Sieb. et Zucc. 又名：野花楂、茉莉苞（《亨利氏中国植物名录》），木香柴、木白果树（《贵州中草药名录》），脆果子树（《秦岭植物志》），木橘子（湖北）、耳完桃（广东）。

灌木或小乔木，高4～8 m。树皮灰褐色或黑褐色，嫩枝被淡黄色星状毛，后变为无毛。叶互生；叶柄长5～10 mm，疏被星状短柔毛；叶片椭圆形或长圆状椭圆形至卵状椭圆形，长4～10 cm，宽1.5～6 cm，先端急尖或渐尖，基部楔形或宽楔形，全缘或上半部具疏齿，上面除叶脉疏被星状毛外，其余无毛而略粗糙，下面仅主脉和侧脉汇合处有白色髯毛；花单生叶腋或2～5朵成总状花序，花5～8 cm；花梗长2～3 cm；小苞片线形或线状披针形，无毛，易落；花萼杯状，有5短齿；花白色，花冠5裂，裂片卵形、倒卵形或椭圆形，两面均被星状毛；雄蕊10，花丝等长，上部

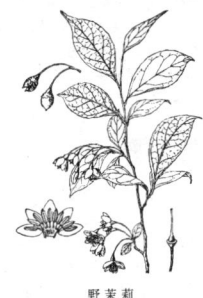

野茉莉

分离，下部联合成筒，下部被白色长柔毛。果实近球形至卵形，直径8～10 mm，先端具小尖头，外面密被灰色星状绒毛。种子褐色，表面具深皱纹。花期4～7月，果期7～11月。

生于海拔400～1 800 m的林中。分布北自秦岭和黄河以南，东起山东、福建，西至云南东北部和四川东部，南达台湾、广东和广西北部。

【采收加工】 春、夏季采叶；8～11月采摘成熟果实，鲜用或晒干。

【成分】 果实中含三萜皂苷类成分：jegosaponins A、B、C、D。

【药性】 辛、苦，温。小毒。

【功用主治】 《青岛中草药手册》："收敛。"

【用法用量】 内服：煎汤，3～10 g。

臭皮 chòu pí 《云南中草药》

【基原】 为海桐花科海桐花属植物皱叶海桐或异叶海桐的根皮及树皮。

【原植物】 1. 皱叶海桐 *Pittosporum crispulum* Gagnep. [*P. lignilobum* Hu et Wang] 又名：黄木（《中国植物志》），鸡蛋白树、羊屎果、羊脆木（《云南中草药》）。

常绿灌木，高1～3 m。嫩枝无毛，干后红褐色。叶簇生于枝顶；叶柄长1～1.5 cm；叶片薄革质，长圆形或长圆状倒披针形，长8～18 cm，宽3～5 cm，先端渐尖，基部楔形，上面深绿色，干后暗绿色，略有光泽，下面浅绿色，边缘微呈波状。顶生伞形花序，2～4束，簇生于枝顶叶腋，每束2～5花；花梗长1～2 cm；花较大，萼片三角状卵形，长3 mm，基部略连合，无毛；花瓣长1.5 cm，雄蕊长8～10 mm，子房被毛。蒴果椭圆形或梨形，长2～3 cm，直径达

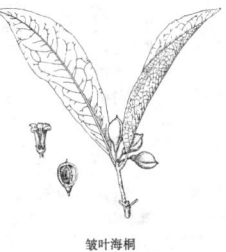

皱叶海桐

2 cm，3～5裂；果柄长15～20 mm。种子39～45颗，排成2列。花期4～6月，果期9～12月。

生于海拔450～1 760 m的石灰岩山坡、灌丛中。分布于西南及湖北等地。

2. 异叶海桐 *P. heterophyllum* Franch. [*P. truncatum* Pritz. var. *tsaii* Gowda]

灌木，高2.5 m。嫩枝无毛，灰褐色。叶簇生于枝顶；叶柄长3～4 mm；叶片薄革质、线形、狭披针形或倒披针形，长4～8 cm，宽1～1.5 cm，先端略尖，基部楔形，边缘平展。花1～5朵簇生于枝顶，呈伞形；萼片卵形，基部稍合生；花瓣合生，裂片披针形，先端圆；雄蕊长4～5 mm；雌蕊比雄蕊略短，子房被毛。蒴果近球形，2瓣开裂。种子5～8颗，干后黑色，有宿存花柱。

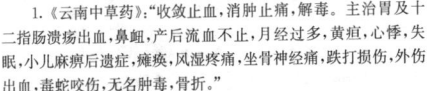

异叶海桐

生于海拔1 900～3 000 m的山地。分布于云南北部、西藏东南部，亦见于四川木里。

【采收加工】 春、秋两季剥取根皮或树皮，切段，晒干。

【药性】 《云南中草药》："气臭，苦、涩，凉。"

【功用主治】 祛风止痛，收敛止血，清热解毒。主治风湿痹痛，跌打肿痛，崩漏，便血，外伤出血，肺热咳嗽，痢疾，黄疸，无名肿毒。

1. 《云南中草药》："收敛止血，消肿止痛，解毒。主治胃及十二指肠溃疡出血，鼻衄、产后流血不止，月经过多，黄疸，心悸、失眠，小儿麻痹后遗症，瘫痪，风湿疼痛，坐骨神经痛，跌打损伤，外伤出血，毒蛇咬伤，无名肿毒，骨折。"

2. 《全国中草药汇编》："解毒消炎，祛风除湿，止血。主治肺热咳嗽，痢疾，风湿疼痛，跌打损伤，崩漏，肠风下血、蛔虫病。"

【用法用量】 内服：煎汤，15～30 g；或浸酒。外用：捣敷；或研末调敷。

臭草 chòu cǎo 《生草药性备要》

【异名】 臭艾（《广西中药志》），小香草（《广西植物名录》），荆芥七（《广西中草药》），香草（广州），猴子草（福建诏安）。

【基原】 为芸香科芸香属植物芸香的全草。

【原植物】 芸香 *Ruta graveolens* L.

多年生木本草本，高可达1 m。全株无毛但多腺点。叶互生，二至三回羽状全裂至深裂，长6～12 cm；裂片倒披针状长圆形、倒卵形或匙形，长1～2 cm，全缘或微有钝齿。聚伞花序顶生或腋生；花两性，金黄色，直径约2 cm；萼片4～5，细小，宿存；花瓣4～5，边缘细撕裂状；雄蕊8～10，开花初期与花瓣对生的4枚伏于花瓣，与萼片对生的4枚较长，斜出而外露，花盛开时全部雄蕊排列一起竖直里伸长；花后雄蕊又缩回原处，再与萼片对生的4枚依次向上弹升，花盘有腺点。蒴果4～5室；种子有棱，种皮有瘤状突起。花期4～5月，果期6～7月。

栽培植物，我国南部常

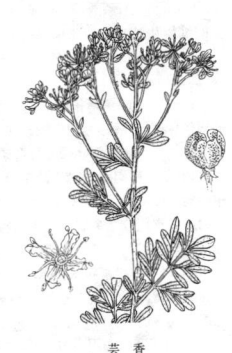

芸香

见，长江以北则栽培于温室。

【栽培】 **生物学特性** 喜温暖湿润气候，耐寒、耐旱。最适生长发育温度22～27℃，地下部分能安全越冬。以土层深厚、疏松肥沃，富含腐殖质、排水良好的砂质壤土或壤土栽培为宜。忌连作。

繁殖方法 种子繁殖或扦插繁殖。种子繁殖：春、秋两季播种，直播或育苗移栽。直播：按行株距45cm×30cm开穴播种，覆土2～3cm，稍加镇压，浇水，盖草，现出苗。秋季将种子撒播于苗床，覆土以盖没种子为度，稍加镇压，浇水，盖草，翌年春季移栽。扦插繁殖：选2～4年生壮植株，剪取半木质化的枝条作插条，夏季扦插于苗床。春季扦插，当年移栽，秋季扦插，翌年春季移栽。

田间管理 苗高10～12cm间苗，补苗。定植北方以春季、南方以秋季栽种为宜。每年需中耕除草3～4次，结合追施人畜粪肥。旱季要灌溉，雨季要开沟排水。

病虫害防治 病害有根腐病，用石灰撒病穴。虫害有柑橘黄凤蝶的幼虫为害叶片，用90%敌百虫800～1000倍液喷杀。

【采收加工】 5～7月采收，晾干。

【成分】 全草含挥发油，2-壬酮(2-nonanone)、2-十一酮(2-undecanone)、2-壬醇(2-nonanol)、2-十一醇(2-undecanol)，乙酸-2-十一醇酯(2-undecanylacetate)、乙酸-2-壬醇酯(2-nonanylacetate)，桉叶素(cineole)，对聚伞花素(p-cymene)，α和β-蒎烯(α and β-pinene)，柠檬烯(limonene)，莰烯(camphene)，芳樟醇(linalool)，樟脑(camphor)等。生物碱：芸香碱(graveoline)，香草木宁碱(kokusaginine)，茵芋碱(skimmianine)、6-甲氧基白鲜碱(6-methoxydictamnine)，加隆弥罗果碱(edulinine)，山柑子碱(arborinine)，γ-崖椒碱(γ-fagarine)，芸香宁碱(graveolinine)，芸香吖啶酮(rutacridone)，N-甲基坡拉特德斯町(N-methyl platydesmin)，日巴里尼定(ribalinidin)，芸香里尼定(rutalinidin)和它们的季铵离子，2-[4-(3,4-亚甲二氧基苯)]丁基]-4-喹诺酮{2-[4-(3,4-methylenedioxybenzene)butyl]-4-quinolone}，芸香酚内酯甲醚(gravelliferone methyl ether)。

棓合芸香吖啶酮氯(gravacridone chlorine)，芸香吖啶酮醇氯(gravacridonol chlorine)，芸香吖啶酮二醇(gravacridonediol)，芸香吖啶酮三醇(gravacridonetriol)，异芸香吖啶酮氯(isogravacridonchlorine)。本品又含黄酮类化合物芸香苷(rutin)；含香豆素类化合物佛手柑内酯(bergapten)，补骨脂素(psoralen)，花椒毒素(xanthotoxin)，伞形花内酯(umbelliferone)，东莨菪素(scopoletin)，异茴芹香豆素(isopimpinellin)，又含芸香呋喃香豆醇乙酸酯(rutamarin)，芸香香豆素(rutacultin)，芸香呋喃香豆醇葡萄糖苷(rutarin)，异欧前胡内酯(isoimperatorin)，潘当归素(pangeline)，缕状芸香内酯(chalepensin)，苏北壬酮(suberenon)，花椒内酯(xanthyletin)，白当归素(byakangelicin)。生物碱类：脱肠草素(herniarin)，欧前胡内酯(imperatorin)，芸香亭(rutaretine)，白鲜碱(dictamnine)，芸香吖啶酮氧化物(rutacridone-epoxide)，羟基芸香吖啶酮氧化物(hydroxy-rutacridone-epoxide)，3,9-二氨基-7-乙氧基吖啶乳酸盐(ethacridine-lactate)。

【药理】 **1. 解痉作用** 全草中所含总碱可解除氯化钡引起的离体兔回肠痉挛，其中以山柑子碱作用最强，崖椒碱及一种喹啉类生物碱次之。解痉强度与罂粟碱相当。对大鼠离体状约肌，总生物碱的解痉作用有解痉作用。茵芋碱、γ-崖椒碱作用稍弱。白鲜碱、崖椒碱、茵芋碱、香草木宁碱的混合物对大鼠、豚鼠的解痉作用较单个成分强。山柑子碱和芸香呋喃香豆醇乙酸酯均可减少甲基胆碱和氯化钡对大鼠胃底部和回肠的最大收缩作用，后者可使甲基胆碱在离体大鼠回肠量效曲线右移。这些化合物的解痉作用是可逆的，可以被洗脱。芸香中含有的香柑内酯、花椒毒素等也具有解痉作用。

2. 对子宫的作用 茵芋碱可增加豚鼠子宫自律性收缩。引

产流产的成分为挥发油，乃直接作用于子宫肌纤维所致。对催产者引起的大鼠子宫收缩，茵芋碱能增强这种作用，白鲜碱、崖椒碱则减弱，但不降低自发性子宫收缩。白鲜碱、崖椒碱、茵芋碱、香草木宁碱的混合物可以削弱得肾上腺素对豚鼠精囊的作用。芸香地上部分、根、茎、叶的氯仿提取物各以0.8、1.2、1.2、1.0g/kg给交配后大鼠口服1～10日，抗妊娠率分别达50%、44.4%、40.0%和75.0%。主要活性物质缕状芸香内酯以0.36g/kg给1～8日，抗妊娠率达80.0%。

3. 心血管作用 山柑子碱可抑制乙酰-β-甲基胆碱引起的离体猪冠状动脉的收缩；作用强度相当于盐酸罂粟碱，而芸香呋喃香豆醇乙酸酯和芸香酚内酯甲醚作用强度则弱20和40倍。这些药物的解痉作用是可逆的。洗脱后收缩恢复的时间，山柑子碱、芸香酚内酯甲醚、罂粟碱相同，而芸香呋喃香豆醇乙酸酯恢复时间长20倍。

4. 对皮肤的光敏作用 芸香中的某种成分在豚鼠身上有光毒性和光敏性。

5. 抗微生物活性 芸香愈合组织培养液至少形成14种抗生活性物质。吖啶酮类生物碱芸香吖啶酮过氧化物、羟基芸香吖啶酮过氧化物对细菌、真菌作用最强。前者对枯草芽胞杆菌最低杀菌浓度为0.75μg/ml，后者最低杀菌浓度为0.25μg/ml。香豆素类只能在较高浓度引起一些抑制。

6. 对肿瘤作用 补骨脂素可与小鼠白血病L$_{1210}$细胞结合；和环磷酰胺合用，显著降低动物死亡率。从芸香根中得到的芸香吖啶酮氯在大鼠伤寒沙门菌TA$_{98}$细菌株上表现出强烈的致突变性，而未表现出代谢活性。大鼠肝脏S$_9$提取部分中的物质可使这种物质失活。TA$_{100}$细菌株试验中，可检测到碱基对的替代，这种物质毒性表现为更强而致突变性减弱。说明该物质可能通过移码突变机制作用于鼠伤寒沙门菌。

7. 其他作用 芸香的一种提取物在有髓神经所谓K$^+$-去极化实验研究中证明对钾离子流没有选择性阻断作用。它也可以阻断钠离子流。但是程度稍弱。该提取物可使钠生活曲线电位轴向负方向移动，并明显改变以K$^+$瞬时电流为特征的钾离子动力学。

毒性 白鲜碱、崖椒碱、茵芋碱、香草木宁碱对小鼠的LD$_{50}$为150～250mg/kg，芸香碱为45mg/kg，所含的其他生物碱为75～140mg/kg。

【药性】 辛、微苦，寒。

1.《生草药性备要》："味苦，性寒。"
2.《本草求原》："苦、辛，寒。"
3.《现代实用中药》："辛香。"
4.《广西中药志》："味辛、微苦，性温无毒。入肝、脾二经。"
5.《广西本草选编》："味微苦，性凉。"
6.《福建药物志》："微苦，平。"

【功用主治】 祛风清热，活血散瘀，消肿解毒。主治感冒发热，小儿高热惊风，痛经，闭经，跌打损伤，热毒疮疡，小儿湿疹，蛇虫咬伤。

1.《生草药性备要》："消百毒肿，散大疮，理蛇伤。"
2.《岭南采药录》："杀虫，止泄泻，通小便，明耳目。治妇人心气痛，嗅之即愈。"
3.《现代实用中药》："为镇痉驱风药，有通经作用。治恶疟，解疮毒，鲜草捣汁服之。"
4.《广西中药志》："祛风散寒，解毒，通经络。冶瘴疟，热毒疮疡及一切跌打损伤，小儿惊风；外敷蜈蚣咬伤。"
5.《全国中草药汇编》："清热解毒，散瘀止痛。主治感冒发热，牙痛，月经不调，小儿湿疹，疮疖肿毒，跌打损伤。"
6.《福建药物志》："驱风行气，通经活络，解痉开窍。主治惊风，小便不利，腹胀，白带，月经不调，跌打损伤，湿疹。"

【用法用量】　内服：煎汤，3～9 g，鲜品 15～30 g；或捣汁。外用：捣敷；或塞鼻。

【宜忌】　《现代实用中药》："怀孕妇禁忌用之。"

1. 治危急重病昏晕　臭草叶醋烹，搓熟塞鼻。（《纲目拾遗》）

2. 治痈疮肿毒，毒蛇咬伤　鲜芸香 30 g，捣烂，绞汁，兑酒服，并以渣敷患处。（《四川中药志》1980 年版）

3. 治小儿湿疹　鲜芸香茎、叶 6～9 g，绿豆 9 g。开水泡服。（《福建中草药》）

4. 治衄血　臭草叶捣烂，塞鼻孔。（《纲目拾遗》）

5. 治小儿小便不通，腹胀　鲜（芸香）叶 9 g，鲜积雪草 15 g，薄荷 3 g。同捣烂加热贴于脐部。（《福建中草药》）

6. 治腹内蛔虫　清油煎臭草叶，捣烂敷脐上。（《纲目拾遗》）

3954 臭柏 chòu bǎi
《沙漠地区药用植物》

【基原】　为柏科圆柏属植物叉子圆柏的枝叶。

【原植物】　叉子圆柏 Sabina vulgaris Ant. 又名：新疆圆柏、天山圆柏、双子柏、砂地柏（《中国树木学》），爬柏（甘肃）。

匍匐灌木，高不及 1 m，稀为直立灌木或小乔木。枝密集，枝皮灰褐色，裂成薄片；一年生枝的分枝圆柱形。叶二型：幼树上常为刺叶，长 3～7 mm，上面凹，下面拱园，中部有长椭圆形或条状腺体；壮龄树上多为鳞叶，背面中部有椭圆形或卵形腺体。雌球异株，稀同株；雄球花椭圆形或长圆形；雌球花曲垂，或初期直立，随后俯垂。球果生于向下弯曲的小枝顶端，倒三角状球形或叉状球形，长 5～8 mm，熟时褐色、紫蓝色或黑色，稍有白粉。种子1～4（～5），多为2～3，微扁，长4～5 mm，先端钝尖，有纵脊和树脂槽。

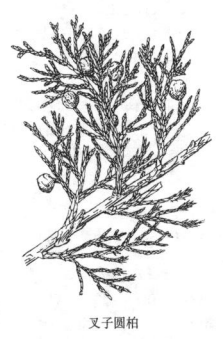

叉子圆柏

生于海拔 1 100～2 800（～3 300）m 的多石山坡或针叶树林、阔叶树林中，也生于沙丘上。分布于西北及内蒙古等地。

本植物的球果（圆柏果）亦供药用，另设专条。

【采收加工】　5～7月采收，晒干或鲜用。

【药材】　臭柏 Sabinae Vulgaris Cacumen　主产于新疆、内蒙古、陕西等地。

性状　枝叶呈树枝状，圆柱形。叶二型，刺叶常交互对生或有3叶交互轮生，排列紧密，向上斜展，长 3～7 mm，鳞叶交互对生，排列紧密或稍疏松，斜方形或菱状卵形，长 1～2.5 mm。气微香，味微涩。

【成分】　枝叶含香桧醇（sabinol），鬼臼毒素（podophyllotoxin），挥发油，油中含8′,13-松香二烯（abieta-8′, 13-diene）。酚性化合物：左旋表儿茶酚[（−）-epicatechol-（−）-epicatechol]，右旋儿茶酚[（+）-儿茶酚[catechol-（+）-catechol]，右旋儿茶酚-（−）-表儿茶酚[catechol-（−）-epicatechol]等。针叶含黄酮化合物。

【药理】　1. 对肿瘤的影响　0.2%鬼臼毒素对小鼠肉瘤有毒性作用，能使其出血、坏死。

2. 平滑肌的影响　香桧醇不影响豚鼠子宫张力，可取消其自发活动；对离体兔小肠可使其活动立即停止，此为可逆的，不受毛果芸香碱的影响。此外，香桧醇可增加水蛭肌张力，而浸剂则降低，故两者作用并非完全相同。

毒性　所含挥发油长期用于皮肤、黏膜可引起剧烈炎症，过量可致严重的胃肠道炎症反应，引起吐、泻、腹痛甚至死亡。曾有人用来流产，并非对子宫有特异作用乃为全身中毒之结果。如给犬以香桧醇或本属植物之浸剂连服 3 星期，不引起肝的脂肪变性，量过大可于 2 日内死亡（小肠局部有明显的炎症）。

【药性】　苦，辛，平。

【功用主治】　《沙漠地区药用植物》："祛风湿，活血止痛。主治风湿性关节炎，类风湿关节炎，布氏杆菌病，皮肤瘙痒症。"

【用法用量】　外用：煎水洗浴。内服：煎汤，9～15 g。

3955 臭蒿 chòu hāo
《中国民族药志》

【异名】　牛尾蒿（《甘肃中草药手册》），海定蒿（俗称）。

【基原】　为菊科蒿属植物臭蒿的全草。

【原植物】　臭蒿 Artemisia hedinii Ostenf. et Pauls.

一年生草本，高 20～100 cm，植株有浓烈臭味。根单一，垂直。茎直立，单生，稍粗壮，上部有腋生花序枝或几无枝，稍带紫红色。基生叶有短叶柄或几无柄；茎下部与中部叶片长椭圆形，长 6～12 cm，宽 2～4 cm，二回栉齿状羽状分裂，裂片长圆形，有锯齿，基部稍平展，半抱茎；上部叶与苞片叶渐小，一回栉齿状羽状分裂。头状花序半球形或近球形，直径 3～4 mm，于茎顶或分枝端排成密穗状花序，并再组成密集或狭窄的圆锥花序；总苞片 3 层，宽椭圆形，背面无毛或有腺毛，边缘宽膜质，紫褐色或深褐色；花序托凸起，半球形；雌花 3～8 朵，花冠狭圆锥状或狭管状；两性花 15～30 朵，花冠檐部紫红色，外面有腺点。瘦果长圆状倒卵形，纵纹稍明显。花果期 7～10 月。

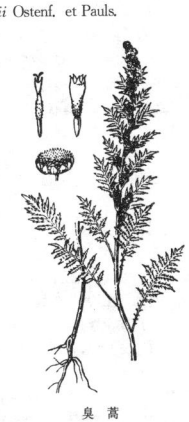

臭蒿

生于海拔 2 000～2 400 m 的山坡、湖边草地、河谷、沙滩、田边等处。分布于内蒙古、四川、贵州、云南、西藏、甘肃、青海、新疆等地。

【采收加工】　8～9月采收，阴干。

【药材】　臭蒿 Artemisiae Hedinii Herba　产于西藏、新疆、青海、甘肃、四川、云南及贵州。

性状　茎圆柱形，长 1～5 cm，直径 0.2～1 cm，中空有髓，表面绿黄色至浅黄棕色，具多条纵棱，有残叶柄和花序的枝。叶卷曲皱缩，暗绿色至棕绿色，完整的叶为二回羽状深裂，小裂片线状披针形。花序半球形，直径3～4 mm，密集成复总状；总苞片 3 层，外层呈卵形，膜质较宽，边缘膜质，花小，管状，紫红色或浅黄棕色。瘦果矩圆形，长约 1 mm，棕褐色。体轻，质软。气特异，味苦、辣，微有清凉感。

茎横切面：表皮细胞一列，扁平长方形、方形，或不规则形，排列整齐，切向延长，外侧和内侧细胞壁较厚，外被角质层。皮层较窄，由 6～10 多层薄壁细胞组成，类长方形或不规则形，切向延长，在纵棱处厚角组织发达。内皮层明显，为一列长方形、多边形或方形的细胞，切向延长，可见凯氏点。中柱鞘纤维束发达，呈半圆形或帽状，断续排列成环，每束由 100 多至 200 多个纤维组成，木化，纤维的细胞腔小，孔沟明显。维管束外韧型，24～40（～43）个，断续排列成环，在棱脊内方的维管束稍大，韧皮部狭窄，韧皮薄壁细胞形状不规则。形成层不明显。木质部较宽，导管径向排列成数行至十数行，木化。木射线由 1～2 列薄壁细胞组成，靠近髓部有维管束鞘纤维束，髓细胞类圆形，微木化，多的髓细胞可见多数壁孔，近中心髓细胞的壁较薄。中心髓腔较大，较嫩的茎中心髓腔小或无。

粉末特征：黄褐色。中柱鞘纤维多见，常成束的断节，有两种，壁稍薄者，平面末端渐尖或稍钝圆，长 327～1 460 μm，直径 15～25 μm。另一种纤维壁厚，偶见，长 10～844 μm，直径 3～9 μm。花粉粒，较多见，圆球形或近球形，极面观三裂圆形，直径 26～28 μm，萌发孔 3，萌发沟 3，外壁稍厚，表面有点状纹理，不明显，膜孔有的呈沫状突起。导管较多。主为具缘纹孔，亦有网纹，螺纹，直径 8～28 μm。茎表皮细胞表面观呈长方形或长幼锤形，细胞中可见成群的颗粒状物，有的表皮细胞有气孔，为不定式苞片组织碎片，易见，淡黄色或淡紫红色，表皮细胞表面观类长方形、长幼锤形或长状三角形。花瓣裂片表皮细胞，少见，呈纺锤形、类方状多角形，壁明显增厚。腺毛较多见，主要存在于总苞先端，花瓣基部和叶上，总苞及叶上的腺毛多无明显的柄，头由 2～4（～6）～8 个细胞组成，腺头直径 28～50 μm，花瓣基部上的腺柄明显可见，2～6 个细胞组成，排成两列。非腺毛，偶见，为丁字毛，存在于叶下表皮，单细胞头柄为 5～6 个细胞组成，渐近基部细胞渐小，有的基部细胞膨大呈囊状。气孔少见，不定式，亦有不等式，常存在于叶或苞片中，叶下表皮垂周壁波状弯曲。

【成分】 地上部分含反式-β-法呢烯（trans-β-farnesene），α-蒎烯（α-pinene），乙里哪醇酯（linalyl acetate），桉叶酸（eudesmane acid）。

【药性】 苦，寒。

1.《青藏高原药物图鉴》："辛、苦、寒，无毒。"

2.《藏药标准》："苦、寒，有小毒。"

【功用主治】《藏药标准》："清热凉血，退黄，消炎。"

【用法用量】 内服：煎汤，2～6 g。外用：捣敷，或绞汁涂。

【选方】 治急性黄疸型肝炎，胆囊炎 鲜臭蒿加水 2 倍，热浸半日，煮沸 4 小时，滤过，残渣再加水 1.5 倍煮沸，滤过，合并滤液，用火浓缩成膏状，放凉，搓成丸如豌豆大。每次 1～3 g，每日 3 次。《中国民族药志》臭蒿膏丸

3956 臭樟 chòu zhāng
《全国中草药汇编》

【异名】 白桂、香樟（云南、四川）。

【基原】 为樟科樟属植物云南樟的果实或木材。

【原植物】 云南樟 Cinnamomum glanduliferum（Wall.）Nees [Laurus glandulifera Wall.] 又名：香叶树《西藏植物志》，大黑叶樟、青皮树、茶树、果东樟、樟叶树《云南植物志》。

常绿乔木，高达 20 m。

树皮灰褐色，纵裂，具香气。叶互生：叶柄长 1.5～3.5 cm，近无毛；叶片椭圆形、卵状椭圆形或披针形，长 6～15 cm，宽 4～6.5 cm，先端急尖或短渐尖，基部楔形、宽楔形或近圆形，有时不对称，上面深绿色，有光泽，下面粉绿色，幼时下面被微柔毛，羽状脉，稀离基三出脉，侧脉脉腋在上

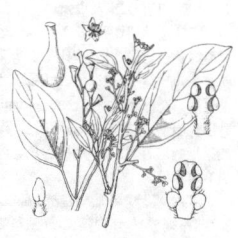

云南樟

面明显隆起，下面有明显腺窝，窝穴内被毛或近无毛；革质。圆锥花序腋生，长 4～10 cm，无毛或被毛，长约 3 mm，淡黄色；花梗长 1～2 mm，无毛；花被筒倒锥形，花被裂片 6，宽卵圆形，被疏被白色微柔毛，内面被短柔毛；能育雄蕊 9，花丝被短柔毛，第一、第二轮雄蕊长约 1.4 mm，花药卵圆形，4 室，内向瓣裂，花丝无腺体；第三轮雄蕊约 1.6 mm，花药长圆形，4 室，外向瓣裂，花丝近基部有 1 对心形腺体，退化雄蕊 3，长三角形，连柄长不及 1 mm，位于最内一轮；子房卵圆形，柱头微 3 裂。果实球形，直径约 1 cm，黑

色；果托倒圆锥形，长约 1 cm，边缘波状。花期 3～5 月，果期 7～9 月。

生于山地常绿阔叶林中。分布于四川南部及西南部、贵州南部、云南中部及北部、西藏东南部。

栽培 生物学特性 喜温暖湿润气候。常生于山麓、溪谷石岩缝隙或次生阔叶林中。对土壤要求不严，以在疏松湿润的土壤生长最快，萌芽力强。

繁殖方法 扦插繁殖。宜在湿热季进行，干热季效果差。于新梢迅速生长期，取当年生枝条扦插培育。成龄树砍伐后的萌生枝、根蘖苗及实生苗的当年生枝条，扦插成活率高，扦插成活率随木质化程度的增强而降低。扦插后温度为 20～30 ℃，插条 10～15 日形成愈合组织，25～50 日生根；温度 24～26 ℃，插条 7～10 日形成愈合组织，20～35 日生根。为了培育壮苗，苗期须嫩苗移植，培育 1 年，按行株距 2.2 m 植树造林。

田间管理 幼林抚育须连续 5～6 年，造林的头 3 年，每年要中耕除草 2～3 次，中耕时进行深翻、扩穴、抹芽和修枝，促进主干形成。

采收加工 8～10 月采摘成熟果实，晒干。木材在树龄达到中龄和接近成熟时采伐，宜在冬季或早春进行。采伐时应尽量使伐根接近地面。

【药性】《云南中药志》："辛、温。"

【功用主治】 祛风散寒，行气止痛。主治风寒感冒、咳嗽，风湿痹痛，脘腹胀痛，腹泻。

1.《云南中药志》："祛风散寒，理气止痛。"

2.《全国中草药汇编》："主治感冒，中暑，支气管炎，食滞气胀，胃痛，腹泻肠痛，风湿关节痛。"

【用法用量】 内服：煎汤或浸酒，果实 6～9 g，木材 15～30 g。

3957 臭山羊 chòu shān yáng
《贵州民间方药集》

【异名】 臭常山《中国植物图鉴》，臭苗《中国药用植物志》，大山头、大骚羊《贵阳民间药草》，栀子黄《贵州民间方药集》，和常山《中药志》，胡椒树根《四川中药志》。

【基原】 为芸香科臭常山属植物日本常山的根。

【原植物】 日本常山 Orixa japonica Thunb.

落叶灌木，高可达 3 m。枝条暗褐色，平滑，嫩枝绿色，疏被白色毛。单叶互生：叶柄长 4～10 mm；叶片菱状卵形至卵状椭圆形，长 3～17 cm，宽 2～9 cm，先端渐尖或具短尖头，基部宽楔形，全缘或具细钝锯齿，嫩时被毛，薄纸质或膜质，具黄色半透明的腺点，发恶臭。花单性，雌雄异株，黄绿色；雄花序总状，腋生，长 2～4 cm，花柄基部有 1 宽卵形的苞片；萼筒基部有对生小苞片 2，萼片 4，卵形，基部愈合；花瓣 4，有透明腺点；雄蕊 4，较花瓣短，与花瓣互生；雌花单生，具退化雄蕊 4；子房上位，花盘四角形，心皮 4，花柱短，柱头 4裂。种子黑色，近球形。花期 3～5 月，果期 8～9 月。

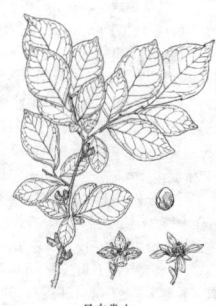

日本常山

生于山野，也有栽培。分布于我国长江以南各地。

采收加工 9～11 月挖根，切片晒干。

【药材】 臭山羊 Orixae Japonicae Radix 产于浙江、安徽、湖南、四川、贵州等地。

性状 根较粗大，表面栓皮淡灰黄色，有时现细裂纹，栓皮脱

落处现类白色。断面灰白色。气特异、味苦。

【成分】 臭山羊根皮含生物碱成分：和常山碱（orixine），香草木碱（kokusagine），和常山环碱（orixidin），香草木宁碱（kokusaginine），茵芋碱（skimmianine），去甲基和常山碱（nororixine），加锡弥罗果碱（edulinine），月兒香酮碱（lunidonine），异普拉特斯碱（isoplatydesmine）和前茵芋碱（preskimmianine）。喹啉生物碱类〔（+）-3'-O-acetylisopteleflorine〕。

【药性】 苦、辛、凉。
1.《贵阳民间药草》："辛、苦、寒，无毒。"
2.《贵州民间药物》："性凉，味苦、辛。"
3.《天目山药用植物志》："性微寒，有小毒。"

【功用主治】 疏风清热，行气活血，解毒除湿。主治风热感冒、咳嗽、喉痛、脘腹胀痛，风湿关节痛，跌打伤痛，湿热痢疾，肾囊出汗，疟疾，无名肿毒。
1.《贵阳民间药草》："清风热。治咳嗽、喉痛，热痢。"
2.《贵州民间药物》："调胃气，祛疟，利湿，治疗疮。"
3.《天目山药用植物志》："涌吐痰涎。外敷治疮痈初起。"
4.《全国中草药汇编》："清热利湿，截疟，止痛，安神。主治风热感冒，风湿关节肿痛，胃痛，疟疾，跌打损伤，神经衰弱，外用治疮肿疮毒。"
5.《贵州民间方药集》："治肝痛，胃气痛，风热汗闭，神经衰弱，风湿，疟疾等。"
6.《四川中药志》1979年版："行气止痛，清热利湿，活血化瘀。用于脘腹胀痛，风湿性关节肿痛，浮肿。"

【用法用量】 内服：煎汤，9～15 g；或研末；或浸酒。外用：研末调敷。

【选方】 1. 治咳嗽痰多 臭常山、桑白皮、地骨皮各9 g，生甘草6 g。水煎服。（《安徽中草药》）
2. 治百日咳 大山羊（研末）150 g，五皮风180 g，水450 g。煎成一半过滤，装入瓷瓶中。每日服三次，一至三岁小孩每服9 g，余量增加。（《贵州民间药草》）
3. 治风湿关节肿痛 胡椒树根15 g，九节风15 g，常春藤15 g。水煎服。（《四川中药志》1979年版）
4. 治肾囊出汗 大山羊（研末）60 g。每次1.5～3 g，油汤吞服，日服2次。（《贵阳民间药草》）
5. 治疟疾 臭山羊根皮6 g，乌梅1枚。水煎，发作前2小时服。（《浙江药用植物志》）
6. 催吐（食物中毒、胃中宿食不化时） 臭常山、藜芦各9 g。煎服。（《安徽中草药》）
7. 治神经衰弱 臭山羊3 g。泡酒服；另用3 g炖肉吃。（《贵州民间药物》）

3958 臭李子 <small>chòu lǐ zi</small>
《长白山植物药志》

【异名】 老鸹眼、老乌眼《长白山植物药志》。

【基原】 为鼠李科鼠李属植物达乌里鼠李的果实。

【原植物】 达乌里鼠李 Rhamnus davurica Pall. 又名：鼠李、大绿、老鹳眼、牛李子《中国植物志》。

灌木或小乔木，高可达10 m。小枝粗壮，近对生，褐色或红褐色，顶端常有大的芽，而不形成刺，或于分叉处具短针刺。叶对生于长枝上，或簇生于短枝上；叶柄长1.5～4 cm；叶片纸质，卵圆形或椭

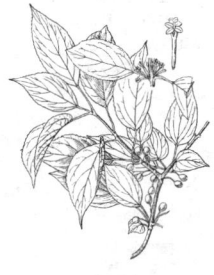

达乌里鼠李

圆形，长4～13 cm，宽2～6 cm，先端突尖或渐尖，基部楔形或近圆形，边缘具细锯齿，齿端常有红色腺点，上面无毛，亮绿色，下面沿脉被白色疏柔毛，淡绿色。花单性，雌雄异株，黄绿色；雌花1～3个生于叶腋或数个至20个簇生于短枝端，有退化雄蕊；花萼4裂，裂片狭卵形，锐尖；子房球形，2～3室；花柱2～3浅裂或半裂，雄花的雄蕊4，并有不育的雌蕊。核果球形，熟时黑色，直径5～7 mm，基部有宿存萼筒；果梗长1～1.2 cm。种子卵圆形，黄褐色，背侧有狭纵沟。花期5～6月，果期7～10月。

生于海拔1 800 m以下的山坡林下，灌丛及林缘和沟边阴湿处。分布于东北及河北、山西。

本植物的树皮（臭李皮）亦供药用，另设专条。

【采收加工】 8～9月果熟时采收，鲜用或微火烘干。

【成分】 果实含大黄素（emodin），大黄酚（chrysophanol），另含山柰酚（kaempferol）。

【药性】 苦、甘、凉。小毒。
1.《宁夏中草药手册》："苦，寒。"
2.《沙漠地区药用植物》："微甘。"
3.《全国中草药汇编》："甘、微苦，平。有小毒。"
4.《台湾药用植物志》："性凉，微苦。"

【功用主治】 清热解毒，润肠，下气杀虫，止咳祛痰。主治疮痈，瘰疬，疥癣，龋齿，口疮，腹胀便秘，咳嗽痰喘，水肿胀满。
1.《宁夏中草药手册》："用于龋齿。有催吐作用。"
2.《沙漠地区药用植物》："解热缓泻。"
3.《吉林中草药》："泻下。治瘰疬诸疮，口疮，牙痛。"
4.《全国中草药汇编》："止咳，祛痰。主治支气管炎，肺气肿，痈疖。"
5.《长白山植物药志》："清热利湿，消积杀虫。主治咳嗽痰喘，水肿胀满，疥癣。"

【用法用量】 内服：煎汤，1～3 g；或研末，每次6 g，每日2次；或泡酒。外用：捣敷；或煎汤漱口。

【宜忌】 鲜用品慎服。内服不可过量。
1.《中国药用植物图鉴》："本品新鲜时含有蒽酚，有催吐作用，必须贮藏1年以上，或加温处理后可供药用。"
2.《河北中药》："有致大之弊，故少作内服。需用时煎煮1小时后方可服用。"

【选方】 1. 治疮痈 鼠李果实适量，捣烂外敷。
2. 治口疮、龋齿 鼠李果实90 g。煎汤漱口，每日2次。（1、2方出自《沙漠地区药用植物》）
3. 治瘰疬 鼠李果适量，研细末。开水冲服，每次6 g，每日2次。（《延安地区中草药手册》）

3959 臭李皮 <small>chòu lǐ pí</small>
《全国中草药汇编》

【异名】 鼠李皮《河北中草药》。

【基原】 为鼠李科鼠李属植物达乌里鼠李的树皮。

【原植物】 参见"臭李子"条。

【采收加工】 7月采收，晒干。

【药材】 臭李皮 Rhamnus Davuricae Cortex 产于东北、河北、山西等地。

性状 本品为扁平或卷曲槽状的干燥树皮，厚2～3 mm。表面粗糙，呈灰黑色，有纵横裂纹及小形横向延长的皮孔。枝皮较光滑。除去栓皮者，表面呈红棕色。内表面较暗，有类白色纵纹理（纤维束）。质脆，易折断，断面纤维性。气微，味苦。

【成分】 树皮含蒽醌类成分大黄素（emodin），大黄酚（chrysophanol），芦荟大黄素（aloeemodin），去氧鼠李素（deoxyrhamnetin），鼠李素（rhamnetin），异鼠李素（isorhamnetin），甲基异鼠李素（methylisorhamnetin）等。

【药性】《全国中草药汇编》："苦，寒。"

【功用主治】 清热解毒,泻下通便。主治风湿热痹,热毒疮痢,大便秘结。

1.《全国中草药汇编》:"清热,通便。主治大便秘结。"

2.《长白山植物药志》:"治风痹,热毒。"

【用法用量】 内服:煎汤,3~9 g。外用:煎水洗;或熬膏涂。

3960 臭牡丹 chòu mǔ dān 《纲目拾遗》

【异名】 臭八宝、大红袍(《植物名实图考》),矮童子(《分类草药性》),大红花(《贵州民间方药集》),臭枫草、臭珠桐(《福建民间草药》),矮桐(《江西民间草药》),逢仙草(《湖南药志》),臭灯桐(《闽东本草》),臭树、臭草(《浙江民间常用草药》),臭草根、臭茉莉(《庐山中草药》),臭芙蓉(《湖北中草药志》),臭梧桐(《广西药用植物名录》)。

【基原】 为马鞭草科大青属植物臭牡丹的茎叶。

【原植物】 臭牡丹 Clerodendrum bungei Steud.［C. foetidum Bunge; C. fragrans (Vent.) Willd. var. foetida (Bunge) Bakh.］

灌木,高 1~2 m。植株有臭味。叶序、花序轴被黄褐色或紫色脱落性的柔毛。小枝近圆形,皮孔显著。单叶对生:叶柄长 4~17 cm;叶片纸质,宽卵形或卵形,长 8~20 cm,宽 5~15 cm,先端尖或渐尖,基部心形或宽楔形,边缘有粗或细锯齿,背面疏生短柔毛和腺点或无毛,基部脉腋有数个盘状腺体。伞房状聚伞花序顶生,密集,有披针形或卵状披针形的叶状苞片,长约3 mm,早落或花时不落;小苞片披针形,长约 1.8 cm;花萼钟状,宿存,长 2~6 mm,有短柔毛及少数盘状腺体,萼齿 5 深裂,三

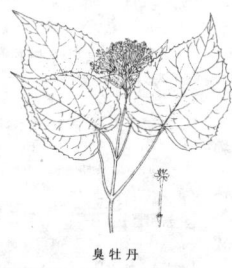

臭牡丹

角形或狭三角形;花冠淡红色、红色或紫红色,花冠管长 2~3 cm,先端 5 深裂,裂片倒卵形;雄蕊 4,与花柱均伸于花冠管外;子房 4室。核果近球形,径 0.6~1.2 cm,成熟时蓝紫色。花果期 5~11 月。

生于海拔 2 500 m 以下的山坡、林缘、沟谷、路旁及灌丛中。分布于华北、西南、西北及江苏、浙江、安徽、江西、湖北、湖南、广西等地。

本植物的根(臭牡丹根)亦供药用,另设专条。

【采收加工】 7~11月采收茎叶,鲜用或切段晒干。

【药材】 臭牡丹 Clerodendri Bungei Caulis et Folium 产于浙江、江苏、河南、湖北、湖南、广东、江西、四川、云南等地。

性状 小枝呈长圆柱形,长 1~1.5 m,直径 3~12 mm,表面灰棕色至灰褐色,皮孔点状或稍呈纵向延长,节处叶痕呈凹点状;质硬,不易折断,切断面皮部棕色,菲薄,木部灰黄色,髓部白色。气微,味淡。叶多皱缩破碎,完整者展平后呈宽卵形,长 7~20 cm,宽 6~15 cm,先端渐尖,基部截形或心形,边缘有细锯齿,上面棕褐色至棕黑色,疏被疏茸毛,下面色稍淡,无毛或仅脉上有毛,基部脉腋处可见黑色疤痕状的腺体;叶柄黑褐色,长 3~6 cm。气臭,味微苦、辛。

鉴别 叶粉末特征:绿色。①腺毛较多,腺头 2~8 细胞,直径 22~35 μm;腺柄单细胞。②非腺毛 2~8 细胞,锥形,常弯曲,长 40~150 μm,基部直径约 28 μm。③气孔不定式,副卫细胞 3~4 个。

【成分】 臭牡丹叶和茎含有机酸类:琥珀酸(succinic acid)、茴香酸(anisic acid)、香草酸(vanillic acid),另含乳酸镁(magnesium lactate)、硝酸钾(potassium nitrate)和麦芽醇(maltol)、木栓酮

(friedeline)、蒲公英萜醇(taraxerol)、赪桐甾醇(clerosterol)。

茎含二萜成分:bungone A、B。全草中含臭牡丹甾醇(bungesterol)、α-香树脂醇(α-amyrin)、赪桐酮(clerodone)。

地上部分含过氧化物 bungein A。

【药理】 1. 对免疫功能的影响 臭牡丹注射液尾静脉注射 0.1 ml(含黄酮4.6 mg),能显著提高小鼠中性白细胞吞噬指数及吞噬百分率,提示本品能增强血清中调理素的活力。臭牡丹对大鼠免疫功能也有不同程度的促进作用,尤其在促进巨噬细胞吞噬功能方面作用更加显著。

2. 对子宫圆韧带的影响 分别以臭牡丹水煎剂提取物 15 g/kg、总生物碱 45 g/kg 及乳酸镁 27 mg/kg 静脉注射,可引起家兔子宫圆韧带肌电发放,呈阵发性增强。给药后 10~15 分钟开始出现。此作用可被预先静脉注射酚妥拉明所阻断,普萘洛尔则无影响,表明臭牡丹治疗子宫圆韧带肌电的发放似与兴奋子宫 α-肾上腺素受体有关。臭牡丹治疗子宫脱垂可能是由于增强子宫圆韧带张力所致。

3. 其他作用 臭牡丹注射液体外试验表明,对金黄色葡萄球菌、酵母菌、副伤寒甲型杆菌有较强的抑制作用,对伤寒、副伤寒乙型杆菌、大肠杆菌也有一定的抑制作用。

【药性】 辛,微苦,平。

1.《湖南药物志》:"平,无毒,一说甘,温。"

2.《浙江民间常用草药》:"性平,味辛。"

3.《安徽中草药》:"味辛,微苦,性温。"

【功用主治】 解毒消肿,祛风湿,降血压。主治痈疽、疔疮、发背、乳痈、痔疮、湿疹、丹毒、风湿痹痛、高血压病。

1.《纲目拾遗》:"洗痔疮,治疗、一切痈疽、脱肛。"

2.《民间常用草药汇编》:"健脾,养血,平肝。治崩带及小儿疳气,捣汁涂痈疽发背。"

3.《湖南药物志》:"行气活血,祛风化痰。治肝阳上亢眩晕,水肿,月经不调,眉棱骨痛,脱肛,痢疾,丹毒。"

4.《浙江民间常用草药》:"清热利湿,消肿解毒,止痛。"

【用法用量】 内服:煎汤,10~15 g,鲜品 30~60 g;或捣汁;或入丸剂。外用:煎水熏洗;或捣敷;或研末调敷。

【选方】 1. 治疔疮 苍耳、臭牡丹各一大握。捣烂,新汲水调服,泻下黑水愈。(《赤水玄珠》)

2. 治痈肿发背 臭牡丹叶晒干,研细末,蜂蜜调敷。未成脓者能内消,若溃后局部红热不退,疮口作痛者,用蜂蜜或麻油调敷,至红退痛止为度。(《江西民间草药》)

3. 治痈肿脓疡,多发性疖肿 臭牡丹全草 90 g,鱼腥草30 g。水煎服。

4. 治乳腺炎 鲜臭牡丹叶250 g,蒲公英 9 g,麦冬草12 g。水煎冲黄酒、红糖服。(3、4方出自《浙江民间常用草药》)

5. 治火牙痛 鲜臭牡丹叶 30~60 g。煮豆腐服。(江西《草药手册》)

6. 治关节炎 臭牡丹鲜叶。绞汁,冲黄酒服,每日 2 次,每次 1 杯,连服 20 日。如有好转,再续服至痊愈。(《浙江民间常用草药》)

7. 治风湿关节痛 臭牡丹、水桐树各 120 g。水煎服。(《湖南药物志》)

8. 治眩晕,头痛 臭牡丹叶 20 片,青壳鸭蛋 3 个。水煮至蛋熟,剥去蛋壳,再煮 30 分钟,吃蛋喝汤。(《安徽中草药》)

9. 治疟疾 臭牡丹枝头嫩叶(晒干,研末)30 g,生甘草末 3 g。两味混合,饭和为丸如黄豆大。每服 7 丸,早晨用生姜汤送下。(《江西民间草药》)

3961 臭冷杉 chòu lěng shān 《长白山植物药志》

【异名】 臭松(《长白山植物药志》)。

【基原】 为松科冷杉属植物臭冷杉的叶、树皮。

【原植物】 臭冷杉 *Abies nephrolepis*（Trautv.）Maxim.［*A. sibirica* Ledeb. var. *nephrolepis* Trautv.］ 又名：东陵冷杉（《中国树木分类学》），华北冷杉（《华北经济植物志要》），白枞（《中国裸子植物志》），臭枞、白松、胡桃庐子（《中国植物志》）。

常绿乔木，高达 30 m，胸围 50 cm 左右。幼时树皮灰白色，平滑，穿具明显的横向瘤状疙瘩，老皮浅纵裂，呈块状；枝条斜上伸长或开展，一年生枝黄褐色或淡灰褐色，密生淡褐色短柔毛。冬芽圆球形，有树脂。叶条形，扁平，直或弯镰状，长 1～3 cm，宽约 1.5 mm，先端凹，成 2 叉状，果枝上叶先端钝尖，气孔带，横切面有 2 个中生树脂道。雌雄同株；雌球花圆筒形，长约 1 cm，多个丛生二年枝上；雄球花为细长圆柱形，紫红色，数个生于二年枝上，长 4.5 cm。球果圆筒形或长卵形，长 4.5～9.5 cm，径 2～3 cm，熟时紫黑色，熟时果鳞与种子同时脱落。种子倒卵状三角形，微扁，长 4～6 mm，种翅淡褐色。

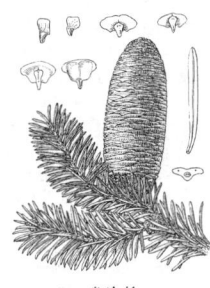

臭冷杉

生于海拔 300～2 100 m 针阔叶混交林中。分布于东北及河北、山西等地。

【采收加工】 5～10 月采叶，根皮全年可采，鲜用或晒干。

【药材】 臭冷杉 *Abietis Nephrolepis Cortex et Folium* 主产于吉林、黑龙江、河北、山西。

性状 树皮外表面灰色，浅裂或近平滑，内面淡黄色。叶条形，长 1.5～2.5 cm，宽约 1.5 mm，先端凹缺或微裂，稀钝尖，上面中脉凹下，无气孔线，但果枝的叶近先端有 2～4 条气孔线，下面气孔带白色。树皮气微，味稍苦涩。叶气微，味淡。

【成分】 针叶含木脂素糖苷，乙酰苯类化合物，挥发油有 23 种成分，含量较高的有乙酸龙脑酯（bornyl acetate）、莰烯（camphene）、柠檬烯（limonene）、龙脑（borneol）、α-甜没药萜醇（α-bisabolol）。黄酮及其苷类成分：山柰酚（kaempferol）、槲皮素（quercetin）、山柰酚-3-葡萄糖苷（kaempfe-rol-3-glucoside）、异鼠李素-3-葡萄糖苷（isorhamnetin-3-glucoside）、槲皮素-3-葡萄糖苷（quercetin-3-glucoside）、冷杉杉苷（abietin）。

树皮含黄酮类：槲皮素，二氢槲皮素（dihydroquercetin），山柰酚。酚酸类：对羟基苯甲酸（p-hydroxybenzoic acid），香草酸（vanillic acid），原儿茶酸（protocatechuic acid），对香豆酸（p-coumaric acid），阿魏酸（ferulic acid）以及这些酸的糖苷化合物，另还含咖啡酸（caffeic acid）。

木材中含松柏醛（coniferaldehyde）、香草醛（vanillin）、藜芦醛（veratraldehyde）、香草酸、原儿茶酸、对香豆酸、阿魏酸、藜芦酸（veratric acid）、对羟基苯甲酸。

树脂含右旋 β-柏木醇（β-cedrol）。

【药理】 1. 中枢抑制作用 （1）镇静和抗惊厥作用 臭冷杉精油 1.70、0.85、0.425 ml/kg 分别给小鼠灌胃，均能显著减少小鼠自发活动，非常显著地增加戊巴比妥钠的睡眠时间及其阈下剂量的睡眠率，镇静作用部位在脑干；对戊四氮引起的惊厥及电惊厥有明显的对抗作用，但对咖啡因、士的宁引起的小鼠惊厥无明显影响。

（2）镇痛和解热作用 精油 1.70、0.85 ml/kg 灌胃能显著增加小鼠对热刺激的痛阈，减少醋酸引起的小鼠扭动反应；精油对角叉菜胶及酵母混悬液引起的大鼠发热有非常显著的抑制作

1.70 ml/kg 灌胃能明显降低正常大鼠体温。

2. 镇咳、祛痰和平喘作用 每日用臭冷杉精油 1.7、0.85 ml/kg 灌胃，连续 4 日，对氨气刺激呼吸道黏膜引起小鼠咳嗽有显著抑制作用；酚红排泌法试验，精油可使气管分泌的液体量增多，使痰变稀，有显著的祛痰作用；能明显增加家鸽气管纤毛运动；对乙酰胆碱和磷酸组胺引起豚鼠哮喘有显著的抑制作用。

3. 抗炎作用 臭冷杉精油 1.04、0.52 ml/kg 对各种致炎剂如角叉菜胶、蛋清、组胺、5-羟色胺（5-HT）、前列腺素 E₁（PGE₁）、制霉菌素引起大鼠足肿胀均有明显抑制作用，对角叉菜胶引起的足肿胀 1.04 ml/kg 精油同 80 mg/kg 布洛芬相当，且有明显的量效关系，0.85 ml/kg 对巴豆油气囊肿渗出物和肉芽肿组织增生分别抑制 85.9% 和 30%，对毛细血管膜炎胞腔渗出液有明显地抑制；能抑制角叉菜胶引起肺膜炎足肿胀炎症渗出物中 PGE₁ 的合成或释放以及大鼠佐剂性关节炎等均有明显地抑制作用。致敏前后给药对 Arthus 反应无明显影响；但在攻击前后给药则有明显抑制作用，攻击后及被动 Arthus 反应 5 小时抑制率分别为 14.1% 和 32.8%。

4. 抗氧化作用 臭冷杉精油可显著减少小鼠肝组织中脂质过氧化物丙二醛含量，提高小鼠肝组织中过氧化氢酶及大鼠血清中超氧化物歧化酶活力。

毒性 臭冷杉精油给小鼠灌胃的 LD_{50} 为 8.496 5±1.541 9 ml/kg，灌胃给药后，小鼠活动明显减少，呼吸慢而深，最后因呼吸深度抑制而死。

【功用主治】 《长白山植物药志》："治疗腰腿疼。"

【用法用量】 外用：煎汤熏洗。

3962 臭灵丹 chòu líng dān 《滇南本草》

【异名】 狮子草《滇南本草》，臭叶子、大黑药、臭树、归经草、山林丹、鱼富有、野腊烟《云南中草药》，鹿耳林《全国中草药汇编》。

【基原】 为菊科臭灵丹属植物翼齿六棱菊的根及全草。

【原植物】 翼齿六棱菊 *Laggera pterodonta*（DC.）Benth.［*Blumea pterodonta* DC.；*Laggera purpurascens* Sch.-Bip. ex Hochst.］。

多年生草本，高 50～100 cm。全株有强烈臭气。主根长柱形，有少数分枝，侧根多而细长。茎圆柱形，上部稍有分枝、茎枝均具羽状齿裂的绿色翅，全株密被淡黄绿色腺毛和柔毛。叶互生，无柄；叶片椭圆状倒披针形或椭圆形，长 7～10 cm，宽 2～3.5 cm，先端短尖或钝，基部楔形下延成翅，边缘有细锯齿或不规则波状锯齿；上部叶片较窄小，条状披针形，倒卵形或长圆形，长 2～3 cm，宽 5～10 mm。头状花序多数，径约 10 mm，在茎枝顶端排列成总状或近伞房状的大型圆锥花序。花序梗长约 2 cm，无翅，密被腺状短柔毛；总苞近钟状；苞片长圆形或长圆状披针形，先端短尖，内层上部有时紫红色，干膜质，线形，最内层极狭，通常线状；雌花多数，花冠丝状，长约 7 mm；两性花约与雌花等长，花冠管状，向上渐扩大，檐部通常 5 裂，背面有乳头状突起。瘦果近纺锤形，有 10 棱，长约 10 mm，被白色长柔毛，冠毛白色，易脱落。花期 4～10 月。

生于空旷草地或山谷疏林中。分布于西南及湖北西部、广西西南部等地。

【采收加工】 6～7 月采收，鲜用或切段晒干。

【成分】 全草含倍半萜类成分：臭灵丹二醇（pterodondiol），臭灵丹三醇（pterodontriol）A、B、C、D，臭灵丹四醇（pterodontetraol），臭灵丹苷（pterodontoside）A、B，2β-羟基冬青酸（2β-hydroxyilicic acid），1β，3α-二羟基桉-5，11(13)-双烯-12-酸〔1β，3α-dihydroxyeudesma-5，11(13)-dien-12-oil acid〕，二羟基桉-5，11(13)-双烯-12-酸〔1β，9β-dihydroxyeudesma-5，11(13)-dien-12-oil acid〕，臭灵丹酸（pterodortic acid），1β-羟基臭灵丹酸（1βhydroxypterodontic acid)，3β-羟基臭灵丹酸(3β-hydroxypterodontic acid)，2α, 3β-二羟基臭灵丹酸(2α, 3β-dihydroxypterodontic acid)，2β-乙酰臭灵丹酸(2β-acetoxypterodontic acid)，5α, 11-二羟基 3-烯-桉叶烷-2-酮 (5α, 11-dihydroxy-3-en-eudesman-2-one)，4β, 11-二羟基对映桉叶烷-1-酮 (4β, 11-dihydroxy-enantio eudesman-1-one)，蒽-7(11)-蛇床烯醇〔ent-7(11)-selinen-ol〕，2α-乙酰木香酯 (2α-acetoxycostoate)，冬青酸 (ilicic acid)，4, 11-桉双烯-3-酮-13-酸 ($\Delta^{4,11}$-eudesmdien-3-one-13-acid)。

全草含黄酮成分：洋艾素(artemitin)，金腰素(chrysosplentin) B，喷杜素(penduletin)，5-羟基-3, 6, 7, 4′-四甲氧基黄酮 (5-hydroxy-3, 6, 7, 4′-tetramethoxyflavone)，橙皮苷(hesperidin)，5, 3′, 4′-三羟基-3, 6, 7-三甲基黄酮 (5, 3′, 4′-trihydroxy-3, 6, 7-trimethoxy flavone)。

【药理】 1. 祛痰作用　家兔吸入 0.9%氨水 2 小时使其产生上呼吸道急性炎症，口服臭灵丹液(先提取其挥发油，再将药渣做成煎剂，并将挥发油加入煎剂中，每 1 ml 含生药5 g)3 ml/kg，能显著减少上呼吸道黏液分泌。可能是本品所含挥发油部分由呼吸道黏膜排泄，对其有温和刺激，改善局部血液循环，促进炎症痊愈，减少过多的痰量。

2. 对实验性急性支气管炎的治疗作用　麻醉兔气管内注入巴豆油 2～3 滴，则出现流涎、支气管分泌增多、气喘、呼吸困难等急性支气管炎症状，于 2 小时内死亡；如口服臭灵丹液 10 ml/kg，每 1.5 小时 1 次共 2 次，则动物延迟到 12 小时内死亡。

3. 抗肿瘤作用　应用美蓝脱色法在试管内测定白血病患者血细胞脱氢酶的活性，臭灵丹水煎浓缩乙醇提取物对急性淋巴细胞型白血病、急性粒细胞型白血病及急性单核细胞型白血病患者的血细胞脱氢酶都有较强的抑制作用。对于急性淋巴细胞型白血病患者白细胞的呼吸也有明显的抑制作用(瓦勃呼吸测定法)。

4. 其他作用　臭灵丹对人工发热家兔无解热作用，对肺炎链球菌、葡萄球菌及乙型链球菌无抑制作用。但与桉(eucalyptusrobusta)叶合用，制成煎剂连服 5 日，使中毒并发呼吸道感染的雏鸡全部恢复正常。

【药性】 苦、辛，寒。

1.《滇南本草》："味苦、辛，性温，有毒。阴中之阳也。"

2. 南药《中草药学》："有小毒。"

【功用主治】 清热解毒，活血。主治上呼吸道感染，扁桃体炎，咽喉炎，腮腺炎，口腔炎，气管炎，痈肿疮疖，烧烫伤，毒蛇咬伤，跌打损伤。

1.《滇南本草》："治风热积毒，脏腑不和。通行十二经络，发散疮痈。五脏不和，积热成毒，生疽疖。热毒注于血分，肌肉成疥癞。多吃牛马肉，积热成毒，重生疽疖，轻生血风癣疮。令人胸膈嘈杂，心犯作呕吐，皮肤发痒，烦热不宁。一切风热毒疮，服之良效。"

2.《云南中草药》："清热解毒，消炎。主治上呼吸道感染，扁桃体炎，口腔炎，防治流感。"

3.《全国中草药汇编》："外用治疮疖肿毒，烧烫伤，毒蛇咬伤，跌打损伤，骨折。"

【用法用量】 内服：煎汤，9～15 g；或捣汁；或研末，每服 1.5～3 g。外用：捣敷。

【选方】 1. 预防流行性感冒　臭灵丹 2 500 g，生姜1 000 g，红糖适量，为 100 人服一次量。水煎，每日服 2 次。

2. 治急性牙周炎，扁桃体炎，咽炎，中耳炎，腮腺炎　臭灵丹研成细粉(或装入胶囊)，每服 1.5～3 g，儿童每次0.25 g。腮腺炎及痈疖，可将鲜品捣烂敷患处；或将粉末加适量凡士林调成 10%软膏外涂。(1、2 方出自《全国中草药汇编》)

3. 治疟疾　灵丹草尖七个。捣汁点酒服之。(《滇南本草》)

4. 治哮喘　鲜臭灵丹 30 g。稍煎去渣，取滤液与半碗生豆浆共煎。蜂蜜为引内服。(《红河中草药》)

3963 臭茉莉 chòu mò lì (《生草药性备要》)

【异名】 臭矢茉莉(《岭南采药录》)。

【基原】 为马鞭草科大青属植物重瓣臭茉莉及臭茉莉的根或根皮。

【原植物】 1. 重瓣臭茉莉 *Clerodendrum philippinum* Schauer〔*C. fragrans* Hort. ex Vent.；*C. fragrans* Hort. ex Vent. var. *pleniflora* Schauer〕　又名：冬地梅(《中药大辞典》)，山茉莉(《中国高等植物图鉴》)，大髻婆(《云南植物志》)，臭牡丹(云南)。

落叶灌木，高 50～120 cm。小枝近四棱形或近圆形，幼时被柔毛。单叶对生，叶柄长 3～17 cm，被短柔毛或近绒毛；叶片宽卵形、三角状卵形或近心形，长 10～22 cm，宽8～21 cm，先端渐尖，基部浅心形、截形或宽楔形，边缘疏生粗齿，表面密被伏生刚毛，背面密被柔毛；基部三出脉，在脉腋有数个盘状体。伞房状聚伞花序顶生，排列紧密，花梗被绒毛；苞片披针形，长 1.5～3 cm，被短柔毛及少数疣状腺体；花萼钟状，长1.5～1.7 cm，5 裂，裂片线状披针形，长 7～10 mm；花冠红色、淡红色或白色，有香味，长 2.5～4 cm，花冠管裂片卵圆形；雄蕊常变成花瓣而形成重瓣。果近球形，直径 6～8 mm。

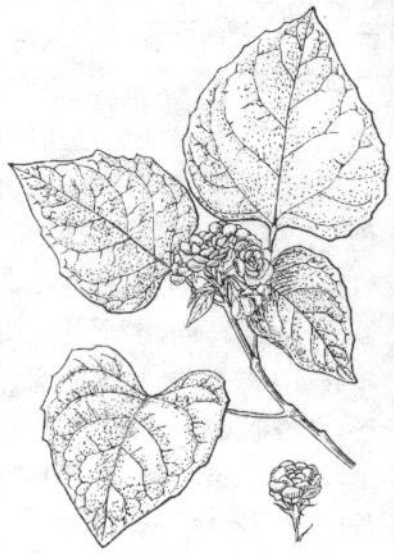

重瓣臭茉莉

生于溪旁或林下，多栽培供观赏。分布于福建、广东、广西、云南、台湾等地。

2. 臭茉莉 *C. philippinum* Schauer var. *simplex* Moldenke〔*C. philippinum* Schauer var. *simplex* C. Y. Wu et R. C. Fang〕　又名：过墙风、臭牡丹(《广西中草药》)，白龙船花、臭芙蓉(《广西本草选编》)，白灵药(《新华本草纲要》)，白花臭牡丹、子母丹(云南)。

植株被较密的毛。单叶对生；叶片宽卵形、三角状卵形或近心形。伞房状聚伞花序顶生，较密集，花及苞片均较多，花较大，单瓣；花萼长 1.5～2.5 cm，5 裂，裂片披针形，长 1～1.6 cm；花冠白色或淡红色，花冠管长2～3 cm，裂片椭圆形，长约 1 cm。核果近球形，成熟时蓝黑色，直径 8～10 mm，萼宿存，结果时增大而包于果外。花、果期 5～11月。

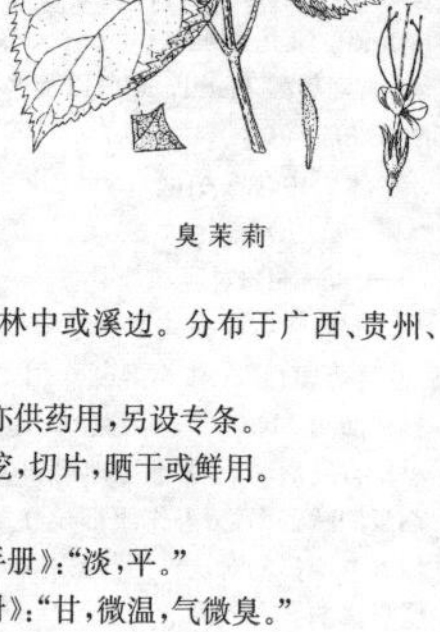

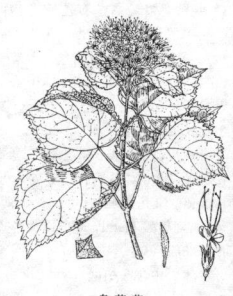

臭 茉 莉

生于海拔 650～1 500 m 的林中或溪边。分布于广西、贵州、云南等地。

以上植物的根(臭茉莉根)亦供药用，另设专条。

【采收加工】 全年均可采挖，切片，晒干或鲜用。

【药性】 苦、辛，微温。

1. 广州部队《常用中草药手册》："淡，平。"

2.《海南岛常用中草药手册》："甘，微温，气微臭。"

3.《广西中草药》："味微苦，性平。"

4.《广西本草选编》："味苦，气臭，性凉。"

【功用主治】 祛风湿，强筋骨，活血消肿。主治风湿痹痛，脚

气水肿,跌打扭伤,血瘀肿痛,痔疮脱肛,慢性骨髓炎。

1.《生草药性备要》:"洗疥癞风肿"。

2.《海南岛常用中草药手册》:"驱风活血,强筋壮骨。主治脚气水肿,四肢酸软,风湿性关节炎,白带。"

【用法用量】 内服:煎汤,15～30 g;或入丸剂。外用:煎水洗;或取根皮捣敷。

【宜忌】《广西本草选编》:"孕妇慎服。"

【选方】 1. 治脚气,脚痛 (臭矢茉莉)根炖鸡食,二三次痊愈。(《岭南采药录》)

2. 治慢性骨髓炎 冬地梅根30 g,茅头15 g,煎汤炖瘦肉服,每日1剂。另用大蓟根2份,生姜1份,捣烂外敷局部,早晚各1次。症状缓解后,用小号紫珠根30 g,金银花头15 g,煎汤炖瘦肉服,隔汤2～3剂以巩固疗效。(福建《中草药新医疗法资料选编》冬艾汤)

3. 治瘰疬 臭茉莉根研末,米饭同量,共捣为丸,如梧桐子大。每日2次,每次6 g,用夏枯草15 g,水煎送服。(《福建药物志》)

3964 臭黄荆 <small>chòu huáng jīng</small> <small>(《四川中药志》)</small>

【异名】 斑鹊子(《四川中药志》)。

【基原】 为马鞭草科豆腐柴属植物臭黄荆的种子。

【原植物】 臭黄荆 Premna ligustroides Hemsl. 又名:斑鸠站、短腐腐婢(《四川中药志》)、臭豆腐干(四川)。

灌木,植株高1～3 m。多分枝,细弱,幼时有短柔毛,老时无毛。单叶对生:有短柄或近无柄;叶片卵状披针形至披针形,长1.5～8 cm,宽1～3 cm,基部楔形,全缘或中部有3～5钝齿,先端急尖至尾状尖,两面疏生柔毛,背面有紫红色腺点。聚伞花序顶生,呈圆锥花序状,被柔毛,长3.5～6 cm,宽2～3 cm;花萼杯状,长约2 mm,5浅裂,裂片圆形或近三角形;花冠黄色,长3～5 mm,两面均被茸毛和黄色腺点,先端4裂,略呈二唇形,上唇1裂片宽,下唇3裂片稍不相等;雄蕊4,2

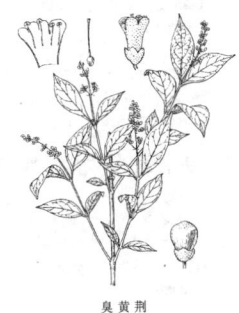

臭黄荆

枚稍长;子房无毛,上部有黄色腺点。核果倒卵球形,长2.5～5 mm,色。花、果期5～9月。

生于海拔500～1 000 m的山坡林中或林缘。分布于江西、湖北、四川、贵州。

本植物的叶(臭黄荆叶)、根(臭黄荆根)亦供药用,另设专条。

【采收加工】 8～9月果熟时采收,晒干。

【药性】《四川中药志》1960年版:"性凉,味苦,无毒。"

【功用主治】《四川中药志》1960年版:"消失面风。治头痛。"

【用法用量】 内服:煎汤,10～15 g。外用:水煎洗。

【选方】 治风疹 臭黄荆子适量。煎水洗。(《万县中草药》)

3965 臭梧桐 <small>chòu wú tóng</small> <small>(汪连仕《采药书》)</small>

【异名】 臭桐(《群芳谱》),臭芙蓉(《百草镜》),地梧桐(《养生经验合集》),八角梧桐(汪连仕《采药书》),楸叶常山(《现代实用中药》),矮桐子(《中国药用植物志》),楸茶叶(《全国中草药汇编》),百日红(《福建药物志》),臭牡丹(南药《中草药学》),臭梧桐柴(《浙江药用植物志》)。

【基原】 为马鞭草科大青属植物海州常山的嫩枝及叶。

【原植物】 海州常山 Clerodendrun trichotomum Thunb. 又名:泡花桐(《中国树木分类学》),香楸(山东),泡火桐(四川)。

灌木或小乔木,高1.5～10 m。幼枝、叶柄及花序等多少被黄褐色柔毛或近无毛;老枝灰白色,有皮孔,髓部白色,有淡黄色薄片横隔。单叶对生:叶柄长2～8 cm;叶片纸质,宽卵形、卵形、卵状椭圆形或三角状卵形,长5～17 cm,宽5～14 cm,先端尖或渐尖,基部宽楔形至楔形,偶有心形,全缘或具波状齿,两面疏生短毛或近无毛。伞房状聚伞花序顶生或腋生,疏散,通常二歧分枝,花序长8～18 cm,花序梗长3～6 cm,具椭圆形叶状苞片,早落;花萼幼时绿白色,后紫红色,基部合生,中部略膨大,具5棱,先端5深裂,裂片三角状披针

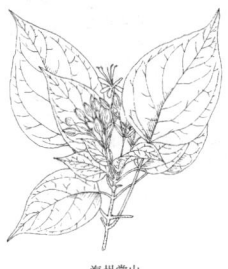

海州常山

形或卵形;花冠白色或带粉红色,花冠管细,先端5裂,裂片长椭圆形;雄蕊4,与花柱同伸出花冠外。核果近球形,径6～8 mm,包于增大的宿萼内,熟时蓝紫色。花、果期6～11月。

生于山坡灌丛林中,分布于华北、华东、中南、西南等地。

本植物的子(臭梧桐子)、花(臭梧桐花)、根(臭梧桐根)亦供药用,另设专条。

【栽培】 生物学特性 喜温暖湿润气候,但能耐寒。对土壤要求不严,除碱土及砂土外,一般土壤均可种植。

繁殖方法 主要用分根繁殖。北方在植株枯萎后至翌年春季萌芽前将植株刨出,视母株大小分成3～8株,然后按穴距60 cm×30 cm开穴栽种,穴深15～20 cm,栽后覆土压实,浇水。

田间管理 每年于返青前在植株旁开沟,将腐肥施于沟内,盖土后浇水。

【采收加工】 6～10月采收,捆扎成束,晒干。

【药材】 臭梧桐 Clerodendri Trichotomi Ramulus et Folium 产于江苏、安徽、浙江、湖北、四川等地。

性状 小枝类圆形或略带方形,直径约3 mm,黄绿色,有纵向细皱纹,具黄色点状皮孔,密被短茸毛,稍老者茸毛脱落;质脆,易折断,断面木部淡黄色,髓部白色。叶片多皱缩或破碎,完整者展平后呈广卵形或椭圆形,长7～15 cm,宽5～9 cm,先端渐尖,基部阔楔形或截形,全缘或具波状齿,上面灰绿色,下面黄绿色,两面均有短柔毛;叶柄长2～8 cm,密被短柔毛。花多皱缩,黄棕色,具长梗,雄蕊突出于花冠外已结实者,花萼宿存,枯黄色,内有一果实;三棱状卵形,灰褐色,具皱缩纹理。气异臭,味苦,涩。

鉴别 茎横切面:上、下表皮细胞各1列,角质层明显,下表皮具气孔。腺鳞切面呈扁圆形,腺毛稀少。栅栏组织细胞1～2列,海绵组织细胞排列稀疏。主脉上表面略突起,下表面明显向下突出。主脉上、下表皮内侧均有厚角组织。主脉维管束外韧型,7～10余个,排列近圆圈状。主脉中央为薄壁细胞,偶含草酸钙方晶。

叶表面观:上表皮细胞类圆形或类方形,垂周壁略略波状;下表皮细胞垂周壁深度波状弯曲,具不定式气孔,被有稀疏的非腺毛和腺毛。非腺毛有1～12细胞组成,长115～670 μm,径35～81 μm,表面有纵向的角质层纹点。腺鳞侧面观呈圆盘形,由6～10细胞组成,直径33～75 μm;腺柄单细胞。

【成分】 臭梧桐叶含肉消旋肌醇(meso-inositol),刺槐素-7-双葡萄糖醛酸苷(acacetin-7-glucurono-(1→2)-glucuronide),植物血凝素(lectin)。臭梧桐素(clerodendronin)A、B,海州常山苦素(即海

州常山黄酮苷，clerodendrin)A、B、E、F、G、H。臭梧桐还含洋丁香酚苷(kusaginin，acteoside)。

【药理】　1.降压作用　臭梧桐煎剂、水浸剂、热浸剂及其提取物，灌胃或注射给药，对麻醉或清醒的大鼠、兔、猫、犬及肾型高血压大鼠和犬均有不同程度的降压作用。水浸剂及煎剂作用最强，流浸膏次之，乙醇、乙醚及氯仿浸出液均无效。臭梧桐能长时间抑制电刺激猫神经和压迫颈动脉引起的升压反射，并能作用于肺血管内感受器反射地引起血压下降；静脉注射普鲁卡因封闭内感受器后，作用完全或大部分消失。认为臭梧桐的直接扩张血管与阻断神经传作用，可能参与上一相降压作用。

2.镇痛作用　电击鼠尾法试验证明，给小鼠腹腔注射臭梧桐煎剂 1.65 g/kg 以上时，呈现镇痛作用，给药后 20～40 分钟出现峰值，以后逐渐降低，可维持 2 小时之久。开花前的臭梧桐镇痛作用较开花后的强。臭梧桐素 B 有较强的镇痛作用，给小鼠腹腔注射 400 和 800 mg/kg 后，分别比吗啡 10 和 20 mg/kg 的镇痛作用强而持久。

3.镇静作用　给小鼠灌服或腹腔注射臭梧桐煎剂有轻度镇静作用，加大剂量也不引起睡眠。臭梧桐素 A 的镇静作用较强，与催眠药戊巴比妥钠有协同作用。

4.其他作用　大鼠长期灌服臭梧桐，可致甲状腺内胶样物质含量增加。这种作用可能是调节甲状腺激素释放入血的交感神经受抑制的结果，并非雄性反应。臭梧桐有驱肠虫作用。

毒性　臭梧桐煎剂小鼠腹腔注射 LD_{50} 为 20.6 g/kg。臭梧桐热浸液小鼠静脉注射 LD_{50} 为 19.4 g/kg；大鼠灌服热浸液 150 g/kg，72 小时内未见动物死亡。臭梧桐素 A 小鼠腹腔注射 LD_{50} 为 1.84 g/kg(相当于生药量 370 g/kg)；臭梧桐素 B 小鼠腹腔注射 LD_{50} 为 3.21 g/kg(相当于生药量 550 g/kg)。

【药性】　苦、微辛，平。
1.《现代实用中药》：“味苦带甘。”
2.《四川中药志》1960年版：“性平，味苦，无毒。”
3.《青岛中草药手册》：“性微寒，味苦、辛。”
4.南药《中草药学》：“苦，寒。入肝、膀胱经。”

【功用主治】　祛风除湿，平肝降压，解毒杀虫。主治风湿痹痛，半身不遂，高血压病，偏头痛，疟疾，痢疾，痈疽疮毒，湿疹疥癣。
1.《本草图经》：“治疟。”
2.《纲目拾遗》：“治独脚杨梅疮，洗鹅掌风，一切疮疥，煎汤洗汗斑。湿火腿肿久不愈者，同葫芦子浸酒服。并能治一切风湿，止痔肿，煎酒服。治臁疮，捣烂作饼，加桐油贴。”
3.《质问本草》：“其叶醃浸，贴肥脚臁疮，外科要药。”
4.《岭南采药录》：“治一切痈疽，捣烂署之。”
5.《上海常用中草药》：“祛风湿，止痛，降血压。”

【用法用量】　内服：煎汤，10～15 g，鲜品 30～60 g；或浸酒；或入丸、散。外用：煎水洗；或捣敷；研末掺或调敷。

【宜忌】　《上海常用中草药》：“臭梧桐经高热煎煮后，降压作用减弱。”

【选方】　1.治男妇感受风湿，或嗜饮冒风，以致两足软酸疼痛，不能步履，或两手牵挛，不能仰举　地梧桐(花、叶、梗、子俱可采取，切碎、晒干、磨末子)一斤，豨莶草(炒、磨末)八两。上二味和匀，炼蜜丸如桐子大。早晚白滚汤送下四钱。忌食猪广、羊血等物。或单用臭梧桐二两，煎汤饮，以酒过之，连服十剂，或煎汤洗手足亦可。(《养生经验合集》豨莶丸)
2.治半肢风　臭梧桐叶并梗，晒燥磨末，共二斤，用白蜜一斤为丸。早滚水下，晚酒下，每服三钱。(《纲目拾遗》)
3.治风湿痛，骨节酸痛及高血压病　(臭梧桐)9～30 g，煎服；研粉每服 3 g，每日 3 次。也可与豨莶草配合应用。(《上海常用中草药》)
4.治高血压病　臭梧桐叶、荠菜各 15 g，夏枯草 9 g。水煎

服。(《湖南药物志》)
5.治半边头痛　川椒五钱，臭梧桐叶二两。先将桐叶炒黄，次入椒再炒，以火酒洒在锅内，拌和取起，卷在绸内，扎在痛处；吃热酒一碗，取被盖颈前屈，出汗即愈。
6.治一切内外痔　臭梧桐叶七片，瓦松七枝，皮硝三钱。煎汤熏洗。(5、6 方出自《纲目拾遗》)
7.治鹅掌风　臭梧桐叶、白鲜皮、蛇床子各 30 g。水煎，烫洗患部。(《青岛中草药手册》)

【临床报道】　1.治疗高血压病　每日用臭梧桐叶 10～16 g，制成片剂，分 3～4 次口服。治高血压病 171 例，舒张压降低 2.66 kPa以上者 109 例，降低 1.33 kPa 以上者 62 例。大多于服药后 1 星期显示明显疗效，疗程越长，疗效越佳。同时头痛、头晕等症状改善。但停药后 1～2 星期血压即回升，若用少量(每日 2～4 g)维持，则可不回升。
2.治疗疟疾　内服八角梧桐片(每片重 0.25 g)，成人每 6 小时 1 次，每次 14 片，共 6 次，以后每日服 3 次，每次 5 片，连服 5 日，7 日为 1 个疗程，总剂量在 200 片左右。小儿剂量酌减。经治 226 例各型疟疾(三日疟 96 例，间日疟 88 例，恶性疟 24 例，混合感染 18 例)患者，服药后 4 日内，全部控制症状发作，3 日末见复发。血检验：服药后 2 日疟原虫消失者 186 例(82.3%)，第四、第七日的阴转率分别为 97.3%和 98.6%。药物反应较少，少数出现心律不齐、恶心、呕吐；个别发生全身及下肢浮肿、荨麻疹，但多不严重。

3966　臭藤子 chòu téng zǐ

【基原】　为防己科木防己属植物毛木防己的茎。
【原植物】　参见“木防己”条。
【采收加工】　9～11 月采收，除去杂质，晒干。
【功用主治】　利水消肿，祛风，解毒。主治水肿，小便淋痛，风湿骨痛，痈疮肿毒。
【用法用量】　内服：煎汤，5～10 g。

3967　臭节草根 chòu jié cǎo gēn《植物名实图考》

【基原】　为芸香科石椒草属植物岩椒草的根。
【原植物】　参见“岩椒草”条。
【采收加工】　6～7 月采挖，鲜用。
【成分】　根中含生物碱：芸香呋啶酮(rutacridone)，1-羟基-9(10H)-吖啶酮[1-hydroxy-9(10H)-acridinone]，芸香呋啶酮环氧化物(rutacridoneepoxide)；香豆素类：5,8-二甲氧基-2′,2′-二甲基吡喃并[5′:6,7]香豆素(racemosin)，芸香呋喃香豆醇乙酸酯(rutamarin)。

根还含萜类化合物双环大牻牛儿烯(bicyclogermacrene)，双环榄香烯(bicycloelemene)，吉枝烯(geijerene)，二甲基对癸三烯(pregeijerene)和 δ-榄香烯(δ-elemene)，3-(1,1-二甲基烯丙基)花椒内酯[3-(1,1-dimethylallyl)-xanthyletin]。色烯衍生物：7-甲氧基-2,2-二甲基色烯(7-methoxy-2,2-dimethylchromene)，6,7-二甲氧基-2,2-二甲基色烯(6,7dimethoxy-2,2-dimethylch romene)。

【药理】　对平滑肌的作用　本品所含芸香呋喃香豆醇乙酸酯对猪的离体冠状动脉由乙酰-β-甲基胆碱引起的收缩有抑制作用；对离体大鼠胃底部和大鼠、豚鼠及家兔的回肠由于甲基胆碱和氯化钡所致痉挛性收缩均有解痉作用，其作用大于罂粟碱，半衰期为罂粟碱的 4～8 倍。此外，该成分尚有显著的细胞毒作用。

【功用主治】　《植物名实图考》：“捣浆，洗肿毒。”
【用法用量】　外用：捣汁涂。

3968　臭牡丹根 chòu mǔ dān gēn《植物名实图考》

【异名】　臭枫根《植物名实图考》。

【基原】 为马鞭草科大青属植物臭牡丹的根。

【原植物】 参见"臭牡丹"条。

【采收加工】 7～11月采挖，切片晒干。

【药理】 1. 抗肿瘤作用 臭牡丹根乙醇提取物 B 部分腹腔或皮下注射每日 100 g/kg，连续 6～8 日，能延缓小鼠肉瘤 S_{180} 和小鼠肝癌 H_{22} 肿瘤的生长，有一定的抗肝肿瘤作用；并能干扰[3] H-TdR 掺入 S_{180} 的荷瘤小鼠肝、脾组织 DNA。但对小鼠艾氏腹水癌（EAC）和 Lewis 肺癌小鼠无明显影响，臭牡丹提取物 C 部分对 H_{22} 肿瘤也有抑制作用。

2. 对免疫功能的影响 皮下注射臭牡丹根乙醇提取物 10 g/kg、100 g/kg，连续 7 日，对小鼠腹腔巨噬细胞吞噬功能有明显抑制作用，并能抑制绵羊红细胞（SRBC）所致溶血素抗体的产生。

【药性】 辛、苦，微温。

1.《分类草药性》："味淡、苦。"

2.《四川中药志》1960 年版："性微温，味辛、苦，无毒。"

3.《陕西中草药》："苦、辛，平。"

【功用主治】 行气健脾，祛风除湿，解毒消肿。主治食滞腹胀，头昏，虚咳，久痢脱肛，肠痔下血，淋浊带下，风湿痛，脚气，痈疽肿毒，漆疮，高血压病。

1.《植物名实图考》："煎洗脚肿。煮乌鸡同食去头昏。亦治毒疮，消肿止痛。"

2.《草木便方》："清热，补气，健脾。治虚痨骨蒸，气肿，黄疸，脚弱。"

3.《天宝本草》："补肺肾两虚。治头昏。"

4.《四川中药志》1960 年版："治脚气，虚咳，气停，食停。"

5.《陕西中草药》："行气活血，祛风平肝，消肿解毒。治崩漏，白带，月经不调，头晕目眩，高血压，风湿疼痛，疝气，脱肛，痔疮，痢疾，痈疽肿毒，毒蛇咬伤。"

【用法用量】 内服：煎汤，15～30 g；或浸酒。外用：煎水熏洗。

【选方】 1. 治食积气滞 臭牡丹根 30 g，绛梨木根 15 g，鸡屎藤 12 g，刮金板 9 g。炖猪大肠服。《万县中草药》

2. 治头昏痛 臭牡丹根 15～30 g。水煎，打入鸡蛋 2 个（整煮），去滓，食蛋及汤。

3. 治大便下血 臭牡丹根 15～30 g，猪大肠不拘量。同炖汤服。（2、3 方出自《江西民间草药》）

4. 治泌尿道感染 臭牡丹根皮 6～10 g。洗净，剁成细末，调入鸡蛋 1 个（按营养煎炒（荤、素油均可，根据口味放盐）食，每日 1 次，连服 3～4 日。〔中医杂志》1983，（4）：65〕

5. 治痔疮、脱肛 臭牡丹根 30 g，煮猪大肠 60 g 服；并用臭牡丹根适量水煎熏洗。《广西本草选编》

6. 治风湿关节痛 臭牡丹根 30～45 g，水酒各半煎，分两次服；或与猪蹄筋 60 g 炖汤服。

7. 治瘰疬，跌打损伤 臭牡丹根 120 g，烧酒 500 g，同封浸（16 日可服）。每日饮酒 30～60 g。（6、7 方出自《江西民间草药》）

8. 治荨麻疹 臭牡丹根 60 g。煎汁，加鸡蛋 3 只煮食，连服数剂。《浙江民间常用草药》

3969 臭茉莉叶 chòu mò lì yè 《广西中草药》

【基原】 为马鞭草科大青属植物重瓣臭茉莉和臭茉莉的叶。

【原植物】 参见"臭茉莉"条。

【采收加工】 5～7月采收，鲜用或晒干。

【药性】 苦，平。

1. 广州部队《常用中草药手册》："淡，平。"

2.《广西中草药》："味微苦，气臭，性平。"

【功用主治】 解毒，降压。主治痈肿疮毒，乳痈疖癞，湿疹瘙痒，高血压病。

1. 广州部队《常用中草药手册》："降压。"

2.《广西中草药》："驱瘀活血，杀菌消肿。"

3.《福建药物志》："行瘀解毒。"

【用法用量】 内服：煎汤，15～30 g。外用：捣敷；或煎水洗。

3970 臭黄荆叶 chòu huáng jīng yè 《分类草药性》

【基原】 为马鞭草科豆腐柴属植物臭黄荆的叶。

【原植物】 参见"臭黄荆"条。

【采收加工】 4～7月采收，鲜用或晒干。

【药性】 苦，凉。

【功用主治】 解毒消肿。主治痈疮疔毒。

1.《分类草药性》："涂疮生肌。"

2.《重庆草药》："解毒。敷对口疮或其他毒疮。"

【用法用量】 外用：捣敷；或煎水浸洗。

【选方】 治诸疮肿毒 （臭黄荆）叶捣绒敷。《四川中药志》1960 年版）

3971 臭黄荆根 chòu huáng jīng gēn 《分类草药性》

【基原】 为马鞭草科豆腐柴属植物臭黄荆的根。

【原植物】 参见"臭黄荆"条。

【采收加工】 10～11月采挖，切片晒干。

【药性】《分类草药性》："性凉。"

【功用主治】 清热，利湿。主治痢疾，痔疮，脱肛，牙痛，水肿。

1.《分类草药性》："清火，治牙痛。"

2.《四川中药志》1960 年版："除风湿，清邪热。治痢疾日久肿胀，痔疮，脱肛，牙痛。"

3.《全国中草药汇编》："清热利湿，解毒。主治痢疾，疟疾，风热头痛，肾炎水肿，痔疮，脱肛。"

【用法用量】 内服：煎汤，30～60 g。

【选方】 1. 治红白痢疾 臭黄荆根、红斑鸠窝各 30 g。煎水服。

2. 治痔疮 臭黄荆根、八月瓜根、黑豆香根（鲜）各 500 g。切成片，炖猪大肠头服。5 日 1 剂，治愈为度。

3. 治虚肿 臭黄荆 120 g，小茴香根 30 g。炖肉吃。（1～3 方出自《重庆草药》）

3972 臭梧桐子 chòu wú tóng zǐ 《岭南采药录》

【异名】 凤眼子《质问本草》，矮桐子、岩桐子《中国药用植物志》。

【基原】 为马鞭草科大青属植物海州常山的果实或带宿萼的果实。

【原植物】 参见"臭梧桐"条。

【采收加工】 9～10月果实成熟时采收，晒干或鲜用。

【药性】 苦、微辛，平。

【功用主治】《上海常用中草药手册》："祛风湿，平喘。"

【用法用量】 内服：煎汤，15～30 g。

【选方】 1. 治气喘及风湿痛 臭梧桐花（即带宿萼的果实）9～15 g。煎服。《上海常用中草药》

2. 止牙痛 臭梧桐子捣烂，和灰面、胡椒末共煎饼，贴在腮边。《岭南采药录》

3973 臭梧桐花 chòu wú tóng huā 《纲目拾遗》

【异名】 龙船花《泉州本草》。

【基原】 为马鞭草科赪桐属植物海州常山的花。

【原植物】 参见"臭梧桐"条。

【采收加工】 6～7月采花，晾干。

【药性】 苦,微辛,平。

【功用主治】《安徽中草药》:"祛风湿,止痢,降血压,平喘。"

【用法用量】 内服:煎汤,5~10g;或研末;或浸酒。

【选方】 1.治风气头风 臭梧桐花阴干,烧存性为末。每服二钱,临卧酒下。《纲目拾遗》引《医方集听》)

2.治高血压病 臭梧桐花9g。开水泡当茶饮。

3.治痢疾 臭梧桐花9g。煎服。(2、3方出自《安徽中草药》)

4.治疝气偏坠 鲜臭梧桐花15g。捣烂泡酒服。《泉州本草》

5.治虚实夹杂的哮喘 臭梧桐花15g,佩兰叶、泽兰叶各9g,黄药子30g。酌加冰糖或白糖,煎服。《安徽中草药》

3974 臭梧桐根 chòu wú tóng gēn 《纲目拾遗》

【异名】 芙蓉根《纲目拾遗》。

【基原】 为马鞭草科大青属植物海州常山的根。

【原植物】 参见"臭梧桐"条。

【采收加工】 9~11月采挖,切片晒干或鲜用。

【药材】 臭梧桐根 Clerodendri Trichotomi Radix 产于江苏、湖北、安徽、四川等地。

性状 根呈圆柱形或不规则块状。外表面呈淡黄棕色或灰褐色,有纵皱纹。质轻而坚硬,不易折断,断面淡黄白色,有环纹。气微弱,味淡微苦。

【药性】 苦,微辛,温。

1.《四川中药志》1960年版:"性平,味苦,无毒。"

2.《安徽中草药》:"性温,味苦。"

【功用主治】 祛风止痛,行气消食。主治头风痛,风湿痹痛,食积气滞、脘腹胀满,小儿疳积,跌打损伤,乳痈肿毒。

1.《本草经疏》:"治疟。"

2.汪连仕《采药书》:"取根皮捣汁如胶,为土何魏,能宽筋活血,化瘀消。"

3.《四川中药志》1960年版:"治食积饱胀,小便不利及小儿疳疾。"

4.《上海常用中草药》:"祛风,止痛,降血压。治风湿痛,高血压。"

【用法用量】 内服:煎汤,10~15g;或捣汁冲酒。

【选方】 1.治筋骨痛 海州常山根15g,三白草根、半枫荷各30g。水煎服。《湖南药物志》

2.治跌打 臭梧桐根煎酒服之。《岭南采药录》

3.治内外一切乳毒 臭梧桐,春、夏取头三个,秋、冬取根,捣烂绞汁。对陈酒热服,取汗为度。《经验广集》梧桐酒

4.治大便下血 臭梧桐根皮、仙鹤草各15g。煎服。

5.治疟疾 臭梧桐根皮15g,乌梅9g。于疟发前2小时煎服。

6.治高血压病 臭梧桐根皮、枸杞根、桑椹子各30g。煎服。(4~6方出自《安徽中草药》)

3975 射干 shè gān 《本经》

【异名】 乌扇、乌蒲《本经》,黄远《吴普本草》,乌蓫《广雅》,夜干《本草经集注》,乌萐、乌吹、草姜《别录》,鬼扇《肘后方》,凤翼《本草拾遗》,扁竹根《永类钤方》,仙人掌、紫金牛《土宿本草》,野萱花、扁竹《纲目》,地蝴蝶《镇江府志》,较剪草、黄花萹蒲《生草药性备要》,开喉箭、黄知母《分类草药性》,冷水丹、冷水花《南京民间药草》,扁竹节《中药形性经验鉴别法》,金蝴蝶、金妖剪《浙江中药手册》,紫良姜、铁扁担《江苏植物药志》,六甲花、扇把草、鱼翅草《广西中兽医药用植物》,山蒲扇《东北药用植物志》,剪刀草《中药志》,老君扇、高搜山、凤凰

草《湖南药物志》。

【基原】 为鸢尾科射干属植物射干的根茎。

【原植物】 射干 Belamcanda chinensis(L.)DC.[Ixia chinensis L.]

多年生草本。根茎粗壮,横生,鲜黄色,呈不规则的结节状,着生多数细长的须根。茎直立,高50~150cm,实心,下部生叶。叶互生,扁平,宽剑形,对折,互相嵌叠,排成2列,长20~60cm,宽2~4cm,先端渐尖,基部抱茎,全缘,绿色带白粉;叶脉数条,平行。聚伞花序伞房状顶生,2叉状分枝,枝端着生数花,花梗及分枝基部具膜质苞片;苞片披针形至狭卵形;花被片6,2轮,外轮花被裂片倒卵形或长椭圆形,长约2.5cm,宽1cm,内轮3片略小,橘黄色,有暗红色斑点;雄蕊3,贴生于外花被片基部,花药external外向;雌蕊1,子房下位,3室,中轴胎座,柱头3浅裂。蒴果倒卵形或长椭圆形,长2~4cm,具3纵棱,成熟时室背开裂,果瓣向外弯曲。种子多数,近

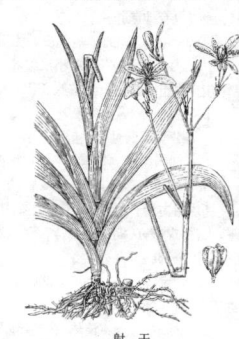

射干

圆形,黑紫色,有光泽,直径约5mm。花期6~8月,果期7~9月。

生于山坡、草原、田野旷地、杂木林缘,常见栽培。分布于全国各地。

【栽培】 生物学特性 适应性强,喜温暖、耐寒,耐干旱。以选阳光充足、土层深厚、疏松肥沃、排水良好的砂质壤土栽培为宜。

繁殖方法 根茎繁殖或种子繁殖,根茎繁殖生长快,产量高;种子繁殖数量多,生产上多用种子繁殖。种子繁殖:种子采收后应湿沙贮藏,一般采用直播,也可以采用育苗移栽法。直播于4月中下旬或10月上旬进行。按行株距20cm×15cm挖穴,穴深6~10cm,每穴播种2~3粒,覆土后稍加镇压。根茎繁殖:于冬季或早春,结合采收,挖掘根茎,将其折成小块(每块有芽1~2个),按行株距20cm×20cm开穴。每穴栽1~2块,填土压实。

田间管理 栽后第一年中耕除草4次,第一次在出苗后进行,以后在5、7、11月各进行1次,第二年以后,只在3、6、11月中耕除草各1次。追肥每年3次,在3、6月及冬季进行,春、夏以人畜粪水为主,冬季可施土杂肥。雨季及时排除积水,防止烂根。播种第二年开花,除留种外,应及时摘除花蕾,减少养分消耗,以供地下部分有充足养分,保证产量和质量。

病虫害防治 病害有锈病,发病初期可喷25%粉锈宁2000倍液。虫害有钻心虫。

【采收加工】 栽后2~3年收获,10月上旬地上部分枯萎时,挖掘根茎,洗净泥土,晒至半干,搓去须根,再晒干。

【药材】 射干 Belamcandae Rhizoma 主产于湖北、河南、江苏、安徽、湖南、陕西、浙江、贵州、云南等地亦产。以河南产量大,湖北品质好。

性状 根茎呈不规则结节状,有分枝,长3~10cm,直径1~2cm。表面黄褐色、棕褐色或黑褐色,皱缩,有较密的环纹。上面有数个圆盘状凹陷的茎痕,偶有茎基残存;下面及两侧有残留细根及根痕。质硬,断面黄色,颗粒性。气微,味苦、微辛。

鉴别 根茎横切面:表

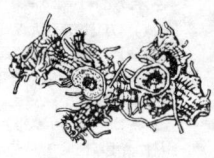

射干(根茎)外形

皮有时残存。木栓细胞多列,外侧2～3列细胞棕色,壁稍增厚,少数含棕色物。皮层宽,稀有叶迹维管束;内皮层不明显。中柱维管束为周木型及外韧型,靠外侧排列较紧密。薄壁组织中有草酸钙柱晶,并含淀粉粒及油滴。

粉末特征:橙黄色。草酸钙柱晶较多,棱柱形,多已破碎,完整者长49～240～315 μm,直径约至49 μm。淀粉粒单粒圆形或椭圆形,直径2～17 μm,脐点点状;复粒极少,由2～5分粒组成。薄壁细胞类圆形或椭圆形,壁稍厚或连珠状增厚,有单纹孔。木栓细胞棕色,表面观多角形,壁薄,微波状弯曲,有的含棕色物。

品质标志 《中华人民共和国药典》2010年版规定:照高效液相色谱法测定,本品含次野鸢尾黄素($C_{20}H_{18}O_8$)不得少于0.10%。

【成分】 根及根茎含异黄酮类成分:鸢尾苷元(irigenin),鸢尾黄酮(tectorigenin),鸢尾黄酮苷(tectoridin),射干异黄酮(belamcanidin),甲基尼泊尔鸢尾黄酮(methylirisolidone),鸢尾黄酮新苷元(iristectoriginin) A,洋鸢尾素(irisflorentin),野鸢尾苷(iridin),5-去甲洋鸢尾素(noririsflorentin),异丹叶大黄素(isorhapontigenin),鸢尾苷元-5-*O*-(6″-*O*-香草酸)*β*-*D*-葡萄糖苷〔irigenin-5-*O*-(6″-*O*-vanillin acid)*β*-*D*-glucosode〕,2, 3-二氢鸢尾苷元(2, 3-dihydroirigenin),6″-*O*-香草酰鸢尾苷元 (6″-*O*-vanilloyliridin),6″-*O*-羟基苯甲酰野鸢尾苷(6″-*O*-phydrobenzoyliridin),5, 6, 7, 3′-四羟基-4′-甲氧基黄酮(5, 6, 7, 3′-tetrahydro-4′-methoxyisoflavone),3′, 4′, 5, 7-四羟基-8-甲氧基异黄酮(3′, 4′, 5, 7-tetrahydro-8-methoxyisoflavone),鸢尾黄酮新苷元(iristectorigenin)B(7, 4′-di-*O*-methyliristectorigenin B),射干素(shegansu)B、C等。三萜类成分:射干酮(sheganone),茶叶花宁(apocynin),射干酮(belamcandone)A、B、C、D,belachinal,anhydrobelachinal,epianhydrobelachinal,isoanhydrobelachinal,射干醛(belamcandal),28-去乙酰基射干醛(28-deacetylbelamcandal),异德国鸢尾醛(isoridogermanal),16-*O*-乙酰基异德国鸢尾醛(16-*O*-acetylisoiridogermanal),右旋的(6*R*, 10*S*, 11*S*, 14*S*, 26*R*)-26-羟基-15-亚甲基螺鸢尾-16-烯醛〔(6*R*, 10*S*, 11*S*, 14*S*, 26*R*)-26-hydroxy-15-methylidene spiro irid-16-enal〕,3-*O*-癸酰基-16-*O*-乙酰基异德国鸢尾醛(3-*O*-decanoyl-16-*O*-acetylisoiridogermanal),3-*O*-四癸酰基-16-*O*-乙酰基异德国鸢尾醛(3-*O*-tetradecanoyl-16-*O*-acetylisoiridogermanal)等。还含胡萝卜苷(daucosterol),白藜芦醇(resveratrol),对羟基苯甲酸(*p*-hydroxy benzoic acid),*β*-谷甾醇(*β*-sitosterol),3-豆甾烯醇(3-stigmastenol),白射干素(dichotomitin)。

【药理】 1. 抗炎作用 射干对炎症早期和晚期均有显著的抑制作用。乙醇提取物22 g/kg灌胃,对组胺、醋酸所致的小鼠皮肤和腹腔毛细血管通透性增高,对巴豆油所致耳肿胀均有抑制作用。13 g/kg灌胃,对大鼠的透明质酸酶或甲醛性足肿胀及棉球肉芽组织增生也均有明显抑制作用。其有效成分之一的1, 4-苯醌是抗氧化剂和炎症抑制剂。射干另一有效成分杧果苷50 mg/kg腹腔注射或口服,对角叉菜胶诱发的后脚爪水肿,棉球植入以及肉芽囊肿均有明显的抗炎作用。

2. 抗过敏作用 鸢尾黄酮对大鼠因卵清蛋白诱导的被动皮肤过敏的抑制率为40%。

3. 抗微生物作用 其乙醇提取物对细菌(大肠杆菌、铜绿假单胞菌、金黄色葡萄球菌、溶血性链球菌等)和真菌的抑制浓度和抗菌谱明显优于煎剂和水浸剂。10%乙醇提取物对京防86-1(甲1型)流感病毒也有抑制作用。

4. 祛痰作用 乙醇提取物25 g/kg灌胃,能明显增加小鼠呼吸道排痰量。

5. 对神经细胞的作用 射干醇A、B和另一苯并呋喃衍生物能增进乙酰胆碱能神经细胞的生存和生长,并能增加胆碱乙酰化酶的活性。

6. 雌性激素样作用 射干提取物静脉注射能抑制去卵巢小鼠的促性腺激素释放激素的间断释放,抑制LH的分泌。从射干中提取的鸢尾苷、鸢尾黄素可作为有器官选择性的雌性激素样药物,选择性地治疗和预防心血管疾病(例如小动脉硬化)、骨质疏松和更年期综合征。

7. 其他作用 射干灌胃对小鼠吲哚美辛-乙醇性溃疡形成有保护作用,有对抗蓖麻油引起小鼠小肠性腹泻的作用,且作用持久;并延长大鼠实验性体内血栓形成。射干提取物显示毒鱼活性,而且对小鼠白血病P_{388}淋巴细胞具有细胞毒作用。射干具有明显的抗凝血作用,其活性成分大约是分子量为10 000的含有半乳糖醛酸和鼠李糖的酸性多糖。射干醇A和射干醌A对5-脂氧合酶有抑制作用,其IC_{50}分别为0.6、1.57 μmol/L。鸢尾苷有抑制二磷酸腺苷转化成三磷酸腺苷而显示改善毛细血管渗透的作用。杧果苷有明显的利胆作用,鸢尾苷有利尿作用,家兔皮下注射25 mg/kg效果显著。

毒性 射干乙醇提取物小鼠灌胃的LD_{50}为66.78 g/kg。射干乙醇提取物按相当于人用量(9 g/50 kg)的277倍剂量50 g/kg,给小鼠灌胃观察7日,动物均健存。

【炮制】 1. 射干 除去杂质及残留茎,洗净,润透,切薄片,干燥。

2. 炒射干 取净射干片用文火炒黄略带焦斑为度,取出放凉。

饮片性状 射干为不规则的薄片,边缘不整齐,表面黄色,颗粒状;周边黄褐色或棕褐色,皱缩,气微,味苦,微辛。炒射干形同射干,片面色泽加深,带有焦斑。贮干燥容器内,置通风干燥处,防蛀。

【药性】 苦、辛,寒。有毒。归肺、肝经。

1.《本经》:"味苦,平。"

2.《别录》:"微温,有毒。"

3.《药性论》:"有小毒。"

4.《蜀本草》:"微寒。"

5.《珍珠囊》:"苦、甘,阳中之阴。"

6.《滇南本草》:"性微寒,味苦辛。"

7.《雷公炮制药性解》:"入肺、肝、脾三经。"

8.《本草再新》:"入心、肾二经。"

9.《萃金裘本草述录》:"入手太阴,足少阴、少阳气分,兼入足厥阴、太阴经。"

【功用主治】 清热解毒,祛痰利咽,消瘀散结。主治咽喉肿痛,痰壅咳喘,瘰疬结核,疟母癥瘕,痈肿疮毒。

1.《本经》:"主咳逆上气,喉痹咽痛,不得消息。散结气,腹中邪逆,食饮大热。"

2.《别录》:"疗老血在心脾间、咳唾、言语气臭;散胸中热气。"

3.《本草经集注》:"疗毒肿。"

4.《药性论》:"治喉痹水浆不入,能通女人月闭,治疰气,消瘀血。"

5.《日华子》:"消痰,破癥结,胸膈满,腹胀,气喘,痃癖,开胃下食,消肿毒,镇肝明目。"

6.《滇南本草》:"治咽喉肿痛,咽闭喉风,乳蛾,痄腮红肿,牙根肿烂。疗咽喉热毒,攻散疮痈一切热毒等症。"

7.《医学入门》:"治肺气喘嗽,咳逆上气,小儿疝气发时肿痛如刺,便毒。"

8.《生草药性备要》:"行气,敷疮止痛;理蛇伤,生津液。"

9.《分类草药性》:"治妇人白带。"

10.《湖南药物志》:"清热解毒,利尿,消肿,杀蛔虫,主治黄疸,水肿,感冒,牙痛。"

【用法用量】 内服:煎汤,5～10 g;或入丸、散;或鲜品捣汁;或浸酒。外用:煎水洗;或研末吹喉;或捣烂敷。

【宜忌】 病无实热，脾虚便溏及孕妇禁服。

1.《别录》："久服令人虚。"

2.《纲目》："多服泻人。"

3.《本草经疏》："凡脾胃薄弱、脏寒、气血虚人，病无实热者禁用。"

【选方】 1. 治喉痹 射干，锉细，每服五钱匕，水一盏半，煎至八分，去滓。入蜜少许，旋旋服。《圣济总录》射干汤）

2. 治白喉 射干 3 g、山豆根 3 g，金银花 15 g，甘草 6 g。水煎服。《青岛中草药手册》）

3. 治咳而上气，喉中有水鸡声 射干十三枚（一法三两），麻黄四两，生姜四两，细辛、紫菀、款冬花各三两，五味子半升，大枣七枚，半夏（大者，洗）八枚（一法半升）。上九味，以水一斗二升，先煮麻黄两沸，去上沫，纳诸药，煮取三升，分温三服。《金匮要略》射干麻黄汤）

4. 治腮腺炎 射干鲜根 10～15 g，水煎，饭后服，日服 2 次。《福建民间草药》）

5. 治小儿疝，发时肿痛如刺 用生射干汁，取下，亦可丸服之。《肘后方》）

6. 治瘰疬结核，因热气结聚 射干、连翘、夏枯草各等分，为丸。每服二钱，饭后白汤下。《本草汇言》引《朱氏方》）

7. 治乳痈初起 扁竹根（如僵蚕者），同量草根为末，蜜调服。《永类钤方》）

8. 治胃热停壅，有血积上吐者 射干、川贝母、怀生地、牡丹皮各等分。为末，每服一钱五分，食后白汤下。《永类钤方》）

9. 治水蛊腹大，动摇水声 鬼扇细捣绞汁，服如鸡子，即下水。《肘后方》）

10. 治关节炎，跌打损伤 射干 90 g，入白酒 500 g，浸泡 1 星期。每次饮 15 g，每日 2 次。《安徽中草药》）

11. 治二便不通，诸药不效 射干捣汁，服一盏立通。《普济方》）

【临床报道】 治疗乳糜尿 用射干 15 g，水煎加入白糖适量，每日分 3 次口服；或制成水丸，每服 4 g，每日 3 次，饭后服。以 10 日为 1 个疗程，治疗 104 例乳糜尿，除个别病例外，多经 1 个疗程治疗，结果痊愈者 94 例，占 90.4%，但其中 9 例为临床治愈，16 个月又发现乳糜尿，继续服药 1 个疗程后未再复发；无效者 10 例，占 9.6%。

【各家论述】 1.《纲目》："射干能降火，故古方治喉痹咽痛为要药。孙真人《千金方》治咳痹有乌翣膏；张仲景《金匮玉函》方治咳而上气，喉中有水鸡声，有射干麻黄汤；又治疟母鳖甲煎丸，亦用乌扇烧过，皆取其降厥阴相火也。火降则血散肿消，而痰结自解，癥瘕自除矣。"

2.《本草经疏》："射干，苦能下泄，故善降；兼辛，故善散。故主咳逆上气，喉痹咽痛，不得消息，散结气，胸中邪逆。既降且散，盖以微寒，故主散结热大热。《别录》主老血在心脾间，咳唾言语气臭，散胸中热气，甄权主苦疰，消瘀血，主女人月闭，《日华子》主消痰破结，胸膈满，腹胀气喘痰癖，宗奭爽主解气喉痹为佳，洁古主胃中痈疮，皆此意也。丹溪主行太阴、厥阴之积痰，使结核自消甚捷；又治足厥阴湿气下流，日疲劳而发为便毒，悉取其泄热散结之力耳。"

3.《本草新编》："射干，化湿痰湿热，平风邪作喘殊效，仍治胸满气胀，咳嗽气结，此物治风火湿热，可以止而不可以用也。久用只可为使矣。喘症未有不伤气者，肺气为邪所伤，风痰随挟之而上冲，射干入肺而能散化中之结，故风痰即消。但有结则散结，无结则散气，必变为虚喘矣。"

4.《本草正义》："射干苦寒而能开泄痰浊、散血、散逆定经，其功颇多，故《别录》谓主微温，石顽加辛字，然热疾寒饮、喘逆上气，皆能治之。则皆以苦降为主，固不必恃其为温，是射干之主治上气，皆能治之。

虽似不一，实则降逆开痰，破结泄热二语，足以概之。所以韩保升谓之微寒，而濒湖、景岳又径以为寒，究之下气通滞，亦不系乎寒凉。《本经》苦平，最是至当不易，其所列之主治，则开泄定逆而已，至《名医别录》则增益破除一层，其主咳唾、言语气臭，亦肺胃蕴热之病也。甄权称其消痰血通妇女月闭，《日华》谓其消痰破癥结痃癖、胸膈满、腹胀，张洁古谓其去胃中痈疮，宗奭称其利积痰疝毒，消结核，濒湖称其降实火，利大肠，洁古每：陶弘景谓苦酒磨涂，可消肿毒，石顽谓散结降气，为咽喉肿痛要药，能降相火，火息则血散肿消，而痰结自解，质而言之，开泄降四字尽之矣。"

3976 **射罔** shè wǎng（《本经》）

【基原】 为毛茛科乌头属植物乌头（野生种）和北乌头等的汁制成的膏剂。

【原植物】 参见"草乌头"条。

【药性】 苦，热。大毒。

1.《本草经集注》："大热。"

2.《别录》："味苦，大毒。"

【功用主治】 祛风止痛，解毒消肿，软坚散结。主治风寒痹痛，头风头痛，瘰疬结核，癥瘕，热毒疮痈，毒蛇咬伤。

1.《别录》："疗瘰坚及头中风、痹痛。"

2.《本草拾遗》："主瘰疬疮根结核，瘰疬毒肿及蛇咬。先取药涂肉四畔，渐渐近疮，习习逐病至骨，疮有热（熟）脓及黄水出涂之；若无脓水，有生血及新伤肉破，即不可涂。"

【用法用量】 外用：研末调敷。

【宜忌】 本品有剧毒。

3977 **射尿蜗** shè niào guāi（《陆川本草》）

【异名】 青竹蜗《陆川本草》，游蜗、油蜗《中国动物药志》）。

【基原】 为树蛙科树蛙属动物斑腿树蛙的全体。

【原动物】 斑腿树蛙 Rhacophorus leucomystax (Gravenhorst) 又名：变色树蛙（薛德焴《系统动物学》），树蛙、三角上树《中国动物药志》）。

雄蛙体长 45 mm，雌蛙 61 mm，体扁平，头长、宽约相等，吻略尖圆，吻棱明显；鼻孔近吻端；眼间距大于鼻间距或上眼睑之宽，鼓膜为眼径之半；舌后端缺刻深，犁骨齿窄长，指趾端膨大成吸盘；横沟分隔成背腹面；前肢顺序为 3、4、2、1；指基无蹼或稍有蹼，关节下瘤与内跖突小而明显，有时有指基下瘤。后肢长，胫跗关节前达眼与鼻孔之间。胫长不到体长之半，趾吸盘略小于指吸盘，趾间之蹼约为 1/3；关节下瘤与内跖突小而明显，无外跖突。生活时颜色变异大，随环境条件而异，有浅褐黄色到深棕色，背面之花纹变异亦大，一般有

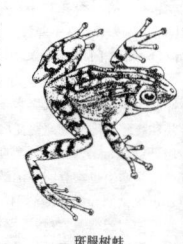

斑腿树蛙

4 条黑纵纹，有的则在头后成"X"形斑，上颌缘有细白线纹；股部有 3～4 条横纹，大腿后方及肛部有网状棕色斑颜醒目；腹面乳白色，咽部稍有棕点。雄蛙有单咽下内声囊，声囊孔圆形，第一指基部乳白色婚垫极明显。

栖息于草丛间，少有在树上者。分布于江苏、浙江、安徽、福建、江西、湖北、湖南、广东、广西、四川、贵州、云南、西藏、甘肃、台湾等地。

【采收加工】 7～11 月捕捉，剥去外皮，除去内脏，洗净，鲜用或烘干研粉。

【药性】 《中国动物药志》："咸，微寒。"

【功用主治】 化瘀止血，接骨续筋。主治外伤出血，跌打损

伤，骨折。

1.《中国动物药》："化瘀止血。治外伤出血，跌打损伤，骨折。"

2.《中国药用动物志》："止血止痛，续筋接骨。用于小儿痄积。"

【用法用量】 外用：烘干，研粉撒；或敷贴。

【选方】 治外伤出血 射尿蚊焙干，研细粉，撒于外伤出血处；或将射尿蚊腹部撕开，连同内脏，贴在外伤出血处。《中国动物药》

3978 **皋芦** gāo lú 《《本草拾遗》》

【异名】 瓜芦《《本草经集注》》，过罗、拘罗、物罗《《南越志》》，苦艼《《南越笔记》》，苦櫡《《纲目》》。

【基原】 为山茶科山茶属植物大叶茶的叶。

【原植物】 大叶茶 Camellia sinensis (L.) O. Kuntze. f. macrophylla (Sieb.) Kitamura

常绿灌木，全体与茶相似，惟枝干较粗大。叶大椭圆形，长10～15 cm，宽5～7 cm，边缘有锯齿。花腋生，白色，较茶花略大；花梗长；萼片5；花瓣5；雄蕊多数；子房上位。蒴果扁圆形。花期9～10月。

生于山地林中。分布于四川、云南等地。

【采收加工】 5～7月采集，鲜用或晒干。

【成分】 叶含黄酮苷成分：山柰酚-3-O-［α-L-吡喃鼠李糖-(1→3)-α-L-吡喃鼠李糖-(1→6)-β-D-吡喃半乳糖苷］{kaempferol-3-O-［α-L-rhamnopyranosyl-(1→3)-α-L-rhamnopyranosyl-(1→6)-β-D-galactopyranoside]}，山柰酚-3-O-［α-L-吡喃鼠李糖-(1→3)-(4‴-O-乙酰基)-α-L-吡喃鼠李糖-(1→6)-β-D-吡喃半乳糖苷］{kaempferol-3-O-［α-L-rhamnopyranosyl-(1→3)-(4‴-O-acetyl)-L-rhamnopyranosyl-(1→6)-β-D-galactopyranoside]}，山柰酚-3-O-［α-L-吡喃鼠李糖-(1→3)-α-L-吡喃鼠李糖-(1→6)-β-D-吡喃葡萄糖苷］{kaempferol-3-O-［α-L-rhamnopyranosyl-(1→3)-(4‴-O-acetyl)-α-L-rhamnopyranosyl-(1→6)-β-D-glucopyranoside]}。花色素成分：飞燕草素(delphinidin)，飞燕草素-3-O-β-D-［6-(E)-对香豆酰基]吡喃半乳糖苷{delphinidin-3-O-β-D-［6-(E)-p-coumaryl]galactopyranoside}，氰定-3-O-β-D-半乳糖苷。叶含三萜苷成分：茶皂素(theasaponin)E₁、E₂。儿茶素类成分：(－)-epigallocatechin，(＋)-catechin，(－)-epicatechin，(－)-epigallocatechin 3-O-gallate，(－)-epicatechin-3-O-gallate。还含 4羟基-2′-甲氧基角叫喃香豆素(4-hydroxy-2′-methoxy angular furocoumarin)，甲基吲哚-3-乙酸酯(methyl indole-3-acetate)，碳酸酐酶(carbonic anhydrase)。

【药性】 苦，微寒。归心、胃、肝经。

1.《本草经集注》："苦、涩。"

2.《纲目》："苦，平。无毒。"

3.《药性考》："苦，大寒。"

【功用主治】 清热除烦，止渴，明目。主治烦热头痛，口渴，目昏，咽喉肿痛，淋病。

1.《本草经集注》："取叶煎饮，通夜不寐。"

2.《本草拾遗》："作饮，止渴，除痰，不睡，利水，明目。"

3.《纲目》："噙咽，清上膈，利咽喉。"

4.《药性考》："解毒。治牙疼，目痛，口糜。"

【用法用量】 内服：煎汤，6～9 g。

【宜忌】 不可常服久服。脾胃虚寒者禁服。

1.《纲目》："胃冷者不可用。"

2.《本草汇言》："久服常服大泄胃气。"

3979 **徐长卿** xú cháng qīng 《本经》

【异名】 鬼督邮、石下长卿《本经》，别仙踪《本草图经》，

料刁竹《《生草药性备要》》，钓鱼竿、逍遥竹、一枝箭《《简易草药》》，英雄草、料吊《《本草求原》》，土细辛、九头狮子草《《植物名实图考》》，竹叶细辛《《植物名汇》》，铃柴胡《《植物学大辞典》》，生竹《《岭南采药录》》，一枝香、牙蛀消、线香草《《中国植物用植物志》》，天竹、溪柳、蛇草《《福建民间草药》》，瑶山竹《《广西中兽医药用植物》》，黑薇《《东北药用植物志》》，山刁竹、蛇利草、药王《《南宁市药物志》》，竹叶莲《《贵阳民间药草》》，上天梯、老君须、香遂、摇边竹、摇竹消、三百根《《湖南药物志》》，寮刁竹、千云竹《广州部队《常用中草药手册》》，痢止草《《全国中草药新医疗法展览会资料选编》》。

【基原】 为萝藦科白前属植物徐长卿的根及根茎，或带根全草。

【原植物】 徐长卿 Cynanchum paniculatum (Bunge) Kitag. ［Asclepias paniculata Bunge；Pycnostelma paniculata K. Schum.］又名：尖刀儿苗《《救荒本草》》，铜锣草、蜈蚣草《《东北药用植物志》》，小对叶草、对月逢(贵州)，对节莲(云南)。

多年生直立草本，高达1 m。根细呈须状，多至50余条，形如马尾，具特殊香气。茎单而刚直，不分枝，无毛或被微毛。叶对生，无柄；叶片披针形至线形，长4～13 cm，宽3～15 mm，先端渐尖，基部渐窄，两面无毛或上面具疏柔毛，叶缘稍反卷，有睫毛，上面深绿色，下面淡绿色，主脉突起。圆锥聚伞花序，生近顶端叶腋，长达7 cm，有花10余朵；花萼5深裂，卵状披针形；花冠黄绿色，5深裂，广卵形，平展或向外反卷；副花冠5黄色，肉质，肾形，基部与雄蕊合生；雄蕊5，相连成筒状，花药2室，花粉块每室1个，下垂，臂短，平伸；雌蕊1，子房上位，由2枚离生心皮组成，花柱2，柱头五角形。蓇葖果呈角状，单生，长约6 cm，表面淡褐色。种子多数，卵形而扁，暗褐色，先端有一簇白色细长毛。花期5～7月，果期9～12月。

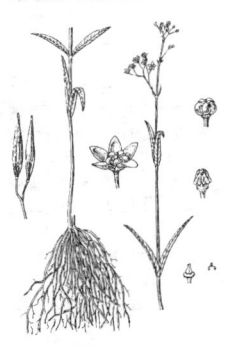

徐长卿

生于阳坡草丛中。分布于东北、华东、中南、西南及河北、内蒙古、陕西、甘肃。

【栽培】 生物学特性 适应性较强，南北各地均可栽培。土壤以肥沃、疏松的砂质壤土为好。

繁殖方法 种子繁殖或分株繁殖。种子繁殖：4月中旬播种，行距30～35 cm，播后覆土，浇水，5月上旬出苗，苗出齐后进行间苗1次，株距10～14 cm。分株繁殖：宜在早春老株尚未萌芽前或晚秋枯苗后进行，行株距为40 cm×10 cm，开沟栽种，覆土压实后浇水。

田间管理 生长期间注意除草、浇水。苗高3～6 cm时，追肥1次，以后再追肥3次，肥料以人畜粪水为主。以后每年中耕除草3次，每次中耕后，都要追肥1次。

病虫害防治 病害有根腐病，要注意排水、松土预防。虫害有蚜虫、椿象等。

【采收加工】 7～10月采挖根及根茎，洗净晒干；全草晒至半干，扎把晒阴干。

【药材】 徐长卿 Cynanchi Paniculati Radix et Rhizoma 主产于江苏、浙江、安徽、山东、湖北、湖南、河南等地。吉林、甘肃、山东、福建、浙江、江西、广西等地用根及根茎，其他各地多用带根全草。

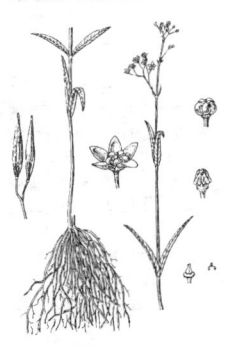

性状 根茎不规则柱状，有盘节，长0.5～3.5 cm，直径2～4 mm。有的顶端附圆柱形残茎，长1～2 cm，断面中空；根簇生于根茎下处，圆柱形，细长而弯曲，长10～16 cm，直径1～1.5 mm。表面淡黄棕色至淡棕色，具微细的纵皱纹，并有纤细细须根。质脆，易折断，断面粉性，皮部类白色或黄白色，形成层环淡棕色，木部细小。气香，味微辛、凉。

全草带有根茎，茎单一或少有分枝，长20～60 cm，直径1～2 mm；表面淡黄绿色，基部略带淡紫色，具细纵纹，或被毛；质稍脆，折断面纤维性。叶对生，叶片扭曲，易破碎，完整者长披针形，表面淡黄绿色，具短柄或几无柄。

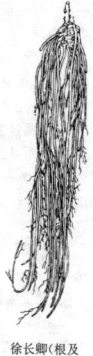

徐长卿（根及根茎）外形

鉴别 （1）根横切面：表皮细胞外侧壁增厚。皮层宽圆，薄壁细胞含淀粉粒或草酸钙簇晶。内皮层凯氏点明显。维管束形成层不明显。木质部细胞木化。

茎横切面：表皮外被角质层。皮层最外1列外皮层细胞壁切向增厚。中柱鞘纤维断续成环。维管束双韧型。髓部有大空腔。

叶横切面：栅栏细胞1列。中脉维管束双韧型。薄壁细胞含草酸钙簇晶。

（2）取本品粉末0.5 g，置试管中，加水2 ml，管口盖一块用水湿润的滤纸，滤纸上加氯亚胺黑-2，6-二氯醌1份与四硼酸钠32份的混合试剂少量，混匀，将试管加热至微沸，滤纸显蓝色。

（3）薄层色谱：取本品粉末1 g，加乙醚10 ml，密塞，振摇10分钟，滤过，滤液挥干，残渣加丙酮1 ml使溶解，作为供试品溶液。另取丹皮酚对照品，加丙酮制成每1 ml含2 mg的溶液，作为对照品溶液。吸取供试品溶液各5 μl，对照品溶液10 μl，分别点于同一硅胶G薄层板上，以环己烷-醋酸乙酯（3：1）为展开剂，展开，取出，晾干，喷以盐酸酸性5%的三氯化铁乙醇溶液，加热至斑点显色清晰。供试品色谱中，在与对照品色谱相应的位置上，显相同的蓝褐色斑点。

品质标志 《中华人民共和国药典》2010年版规定：照高效液相色谱法测定，本品按干燥品计算，含丹皮酚（$C_9H_{10}O_3$）不得少于1.3%。

【成分】 全草含牡丹酚（paeonol），异牡丹酚（isopaeonol），赤藓醇（erythritol），三十烷（triacontane），十六烯（hexadecene），硬脂酸癸酯（decylstearate）。甾体化合物：β-谷甾醇（β-sitosterol），直立白薇苷（cynatratoside）B，徐长卿苷（cynapanoside）A、B、C及3β, 14β-二羟基-5-孕甾烯-20-酮（3β, 14β-dihydroxypregn-5-en-20-one）。

根含新徐长卿苷（neocynapanoside）A。

【药理】 1. 对中枢神经系统的作用 （1）镇痛作用 徐长卿5或10 g/kg给小鼠腹腔注射，10分钟出现镇痛作用，1小时后未消失。牡丹酚也可使小鼠痛阈提高。异牡丹酚亦具有明显的镇痛效应，其作用强度与牡丹酚相仿，大剂量异牡丹酚的作用强于牡丹酚，小剂量的作用较牡丹酚持久。

（2）镇静作用 牡丹酚可使动物自发活动明显减少，能明显抑制咖啡因所致兴奋，又能延长睡眠时间和巴比妥对动物的麻醉周期，还具有抗惊厥作用。

（3）解热作用 用牡丹酚口服，对伤寒菌苗静注引起的小鼠发热、小鼠三联疫苗所致发热，均有解热作用。

2. 对心血管系统的作用 （1）降压作用 牡丹酚给肾型高血压犬口服，降低幅度超过2.7 kPa，持续9～14日，降压期间伴心率减慢，心电图正常。肾型高血压大鼠用牡丹酚花生油溶液0.7 g/kg灌胃20日，血压下降2～2.7 kPa。

（2）抗心律失常 牡丹酚在100 μg/ml浓度即可显著抑制培养乳鼠心肌细胞搏动频率，并随浓度增大而增强。50～400 μg/ml

能显著抑制乳鼠心肌细胞快相及慢相Ca^{2+}摄取，50 μg/ml，100 μg/ml牡丹酚对钙反常（Cap）心肌细胞Ca^{2+}的摄取也显著抑制，250 μg/ml则可使Cap细胞内过氧化脂质含量降至正常水平。此外，牡丹酚还能使心肌细胞动作电位幅度、时程等显著抑制。

3. 抗动脉粥样硬化病变 牡丹酚100 mg/kg腹腔注射，每日1次，连续6星期，可显著抑制兔食饵性动脉粥样硬化斑块的形成，但对血脂影响不明显。牡丹酚（10～160 μg/ml）能显著抑制兔主动脉平滑肌细胞脱氧核糖核酸（DNA）合成和细胞增殖，拮抗氧阴离子自由基对血管内膜的损伤。

4. 抑制血小板聚集及抗血栓形成 牡丹酚能显著抑制凝血酶诱导的血小板聚集，并抑制此时大鼠血小板5-羟色胺（5-HT）的释放。牡丹酚还能抑制内毒素、胶原、二磷酸腺苷（ADP）诱导的大鼠或人血小板聚集，显著延长内毒素所致纤维蛋白凝固时间。

5. 抗炎和抗变态反应作用 牡丹酚腹大腔注，对角叉菜胶、甲醛、蛋清、组胺、5-HT及缓激肽等所致大鼠足跖肿胀均有显著抑制作用。牡丹酚抑制炎性组织中PGE₂的生物合成，抑制角叉菜胶胸膜炎多形核白细胞的移行。牡丹酚0.15 g/kg于豚鼠腔注射，连续5日，能显著抑制豚鼠Forssman皮肤血管炎反应、大鼠反向皮肤过敏反应、大鼠主动和被动Arthus型足跖肿胀；牡丹酚绵羊红细胞、牛血清蛋白诱导的小鼠迟发型足跖肿胀，对二硝基氟苯引起的小鼠接触性皮炎均有明显的抑制作用。

6. 抗菌作用 徐长卿全草物煎剂1：4对福氏痢疾杆菌、伤寒杆菌，1：2对铜绿假单胞菌、大肠杆菌、金黄色葡萄球菌有抑制作用。牡丹酚1：15 000对大肠杆菌、枯草杆菌，1：2 000对金黄色葡萄球菌有抑制作用。

7. 其他作用 牡丹酚对苯并（a）芘在大鼠肝微粒体代谢有抑制作用。牡丹酚对实验动物子宫收缩有一定抑制作用和具有抗早孕的作用，其抗早孕率为88.76%。徐长卿的多糖CPB₆₄、CPB₅₄有促脾脏胞和淋巴细胞增殖的作用，多糖CPB-4可以ConA或LPS诱导的T、B淋巴细胞增殖在一定范围内。

毒性 牡丹酚小鼠静注、腹腔注射、口服给药后观察48小时，其LD_{50}分别为196、781、3 430 mg/kg。牡丹酚0.7 g/kg口服可使部分泌物增加，眼黏膜充血。

【药性】 辛，温。归肝、胃经。

1.《本经》："味辛、温。"

2.《别录》："无毒。"

3.《品汇精要》："性温散，气之厚者，阳也。"

4.《生草药性备要》："味淡。"

5.《药性考》："有毒。"

6.《贵阳民间药草》："辛、香、温。"

7.《湖南药物志》："甘、微苦。"

8.《青岛中草药手册》："入肝、脾、肺、胃经。"

9.《内蒙古中草药》："有小毒。"

【功用主治】 祛风除湿，行气活血，去痛止痒。主治风湿痹痛，腰痛、脘腹疼痛，牙痛，跌扑伤病，小便不利，泄泻，痢疾，湿疹，荨麻疹，毒蛇咬伤。

1.《本经》："主鬼物百精，蛊毒疫疾，邪恶气，温疟，久服强悍轻身。"

2.《别录》："益气延年。"

3.《生草药性备要》："浸酒要药，能除风湿最效。"

4.《药性考》："（除）关格之症，辟瘟宜服。"

5.《本草求原》："治跌打散瘀。"

6.《岭南采药录》："治小儿患腹胀，青筋交加出现于腹皮。又治颠狗咬伤。"

7.《南京民间药草》："苗浸酒漱口，可治牙痛。"

8.《广西中药志》："驱寒，散瘀，止痛，解蛇毒。治腹痛，霍乱，跌打，蛇伤。"

9.《福建民间草药》:"益气,逐风,强腰膝,解蛇毒。"

10.《贵阳民间药草》:"补气补血,行血活血,为治月经不调要药。"

11.《中国药用植物图鉴》:"为强壮镇静药,治晕车晕船。"

12.《四川中药志》1982年版:"治神经性皮炎,湿疹。"

【用法用量】 内服:煎汤,3~10 g,不宜久煎;研末,1~3 g,或入丸剂,或浸酒。外用:煎汤洗,或涂敷;或鲜品捣敷。

【宜忌】《广西本草选编》:"孕妇慎服。"

【选方】 1. 治风湿痛 (徐长卿)根24~30 g,猪赤肉120 g,老酒60 g。酌加水煎成半碗,饭前服,日2次。(《福建民间草药》)

2. 治慢性腰痛 徐长卿、虎杖各9 g,红四块瓦5 g。研末,每次0.6~1 g,每日2~3次,温开水吞服。(《湖北中草药志》)

3. 治寒气腹痛 徐长卿9 g,小茴香6 g。煎服。

4. 治外伤肿痛 鲜徐长卿根、生栀子等量,同捣烂外敷;另用徐长卿9 g,煎水,服时兑黄酒适量。(3、4方出自《安徽中草药》)

5. 治血虚经闭 对叶莲6~9 g,煨甜酒内服或炖肉吃;或研末吞服3 g。

6. 治肺热,盗汗,咳嗽 对叶莲6 g,鹿含草6 g。研成细末,混合成散剂,兑冷水或蒸肉,一次服用,连用3剂。(5、6方出自《贵阳民间药草》)

7. 治精神分裂症(啼哭、悲伤、恍惚) 徐长卿15 g。泡水当茶饮。(《吉林中草药》)

8. 治小儿高热抽搐 徐长卿根9 g,钩藤4 g。煎服。(《安徽中草药》)

9. 治皮肤瘙痒 徐长卿适量。煎水洗。(《吉林中草药》)

10. 治结膜炎 鲜徐长卿适量,切碎,调入鸡蛋内,以麻油煎熟食之。(《安徽中草药》)

11. 治支气管哮喘 徐长卿9 g。水煎服。(《青岛中草药手册》)

【临床报道】 1. 治疗神经衰弱 用徐长卿全草分别制成散剂、丸剂(蜜丸)和胶囊。散剂每次10~15 g,每日2次;丸剂(每丸含生药5 g),每次2丸,每日2次;胶囊每丸0.5 g,每日3次,每日2次,约20日为1个疗程。共治疗300例,经2~3个疗程治疗后,头痛(274 例)有效率为94.1%,失眠(290 例)有效率为95.5%,焦虑(251 例)有效率为95.21%,健忘(243 例)有效率为93%,心悸(232 例)有效率为95.2%。

2. 治疗腱鞘囊肿 徐长卿全草(干品)200 g,浸入50%乙醇500 ml,10日后即可使用。局部常规消毒,用不锈钢针穿刺破坏梅花样,并立即把囊肿刺透,接着将徐长卿药剂棉球湿敷,加盖敷料并用胶布固定,干燥后再加入药液,经常使棉球保持湿度,隔日针刺囊肿1次,依上法湿敷药棉,7日之内囊肿即可完全消失,皮肤不留任何痕迹。共治疗35例,均全部治愈,7个月后追访仅发现1例复发。

3. 治疗慢性胃窦炎 用徐长卿注射液(每2 ml含相当生药4 g)穴位注射,每次4 ml,每次2穴,选取与疾病所在部位相对应的经络穴位,按:① 左足三里、左胆囊穴;② 右足三里、右胆囊穴,两组交替使用。每星期注射3次,10次为1个疗程,1个疗程间休息1星期,观察3个疗程。共治40例,单纯性慢性胃窦炎21例,其中显效6例,好转12例,无效3例;伴有型慢性胃窦炎19例,显效13例,好转6例。两型总有效率为92.5%。

4. 治疗银屑病 徐长卿根制成注射液(每1 ml含生药结晶40 mg),每次4 ml肌注,每日2次,皮损轻者1日1个疗程,重者40日为1个疗程,一般不超过2个疗程。共治150例,治愈73例,显效27例,好转28例,无效22例。治愈率为48.7%,总有效率为85.7%。

5. 治疗慢性化脓性中耳炎 成人每次用徐长卿注射液2支(每支2 ml含生药4 g),儿童酌减,每星期注射3次,10次为1个

疗程,一侧患者,注射同侧肩髎穴;双侧患者注射两侧髎肩穴。治疗期间,除部分病例同时用3%过氧化氢溶液滴洗耳腔外,停用其他药物。2月后复查1次,68例经1疗程治疗后,耳腔内干燥无脓者29例,基本干燥或有不同程度好转者33例,无效者6例。除1例患者注射穴位局部出现脱皮外,无其他不良反应。

3980 殷孽 yín niè 《本经》

【异名】 姜石《本经》。

【基原】 为碳酸盐类方解石族矿物方解石的钟乳状集合体附着于石上的粗大根盘。

【原植物】 参见"钟乳石"条。

【采收加工】 石灰岩山洞中采集,除去杂石,洗净。

【成分】 主要为碳酸钙$(CaCO_3)$,其中 CaO 37.11%。含微量元素铁、铜、钾、锌、锰、镉(mg/g)分别为1.56%、28.5×10^{-6}、2.013%、135.1%、568×3×10^{-6}。其他尚有镁、磷、钴、镍、铅、银、铬等。

【药性】 辛、咸,温。

1.《本经》:"味辛,温。"

2.《别录》:"无毒。"

3.《品汇精要》:"气之厚者,阳也。"

【功用主治】 温肾壮阳,散瘀解毒。主治筋骨痿弱,腰膝冷痛,瘰疬,痔瘘,痈疮。

1.《本经》:"主烂伤,瘀血,泄痢,寒热鼠瘘,癥瘕结气。"

2.《别录》:"(治)脚冷疼弱。"

3.《日华子》:"治筋骨弱并痔瘘等疾及下乳汁。"

【用法用量】 内服:煎汤,9~15 g,打碎先煎;研末,1.5~3 g;或入丸剂。外用:研末调敷。

【宜忌】 阴虚、火盛者及孕妇禁服。

《本草经集注》:"恶防己、畏术。"

3981 豺皮 chái pí 《新修本草》

【基原】 为犬科豺属动物豺的皮。

【原动物】 参见"豺肉"条。

【药性】 苦,平。

1.《新修本草》:"性热。"

2.《食疗本草》:"寒。"

3.《日华子》:"有毒。"

【功用主治】 消积,解毒,止痛,定惊。主治疳痢,蛋齿,脚气冷痹,小儿夜啼。

1.《新修本草》:"主冷痹,脚气,熟之以缠病上。"

2.《食疗本草》:"主疳痢,腹中诸疮,煮汁饮之,或烧灰和酒服之,其灰敷蛋亦疮。"

【用法用量】 内服:煮汁,或烧存性酒调,适量。外用:烧存性敷。

【选方】 治小儿夜啼 豺皮、狼屎中骨各等分。上烧作末,服如黍米许即定。(《普济方》豺狼骨)

3982 豺肉 chái ròu 《食疗本草》

【基原】 为犬科豺属动物豺的肉。

【原动物】 豺 Cuon alpinus Pallas 又名:豺狗《坤雅》,红狼《中国经济动物志》。

形体而短小,头部较宽而吻较短,体重15~20 kg,体长85~130 cm。四肢较短,尾长略小于体长之半。耳端圆钝。乳头6~7对。尾毛较长。通常全身毛色红棕色,或近灰棕色而杂以黑毛。头部、颈部、肩部及背部色调较重,并杂有黑色毛尖的针毛,腹面浅灰色、棕色或棕白色,口角部位及喉部近于棕白色。四肢前面深棕褐色,内侧白色或淡灰色。尾端几近黑色,形成黑尾尖。夏季

毛短而色深,红棕色尤显深重。

栖息于山地、丘陵、森林等处。耐热耐寒,群居性,具猎食中型兽类之特性。分布于河北、吉林、黑龙江、江苏、福建、广西、四川、云南、西藏、新疆等地。

本动物的皮(豺皮)亦供药用,另设专条。

本品为国家二级保护动物,禁止滥捕。

【药性】 甘、酸、温。

1.《食疗本草》:"酸。"

2.《纲目》:"酸,热,有毒。"

3.《医林纂要》:"甘、苦、酸、温。"

【功用主治】 补虚消积,散瘀消肿。主治虚劳体弱,食积,跌打瘀肿,痔瘘。

1.《宝庆本草折衷》:"肠风痔瘘者,煮而食。"

2.《生草药性备要》:"散瘀血,理跌打,酒服。"

3.《医林纂要》:"补虚劳,攻坚积,长气力,消骨鲠。"

【用法用量】 内服:煮食,适量。

【宜忌】《食疗本草》:"损人神情,消人脂肉。"

【各家论述】《医林纂要》:"昔人谓豺肉不堪食,令人瘦,然山中人腊之为良药,病久瘦弱,稍食此则神气顿复,骨力顿强;若食伤、肉伤、坚积者,煎腊服之即消,且不损真气,是则昔人之言,亦多有未尽矣。"

3983 **豺皮樟** chái pí zhāng
《福建药物志》

【异名】 过山香、山桂、山肉桂、脆脆香《福建药物志》,豺皮黄肉楠《中国高等植物图鉴》。

【基原】 为樟科木姜子属植物豺皮樟的根及树皮。

【原植物】 豺皮樟 *Litsea rotundifolia* Hemsl. var. *oblongifolia*（Nees）Allen［*L. chinensis* Bl.；*Actinodaphne chinensis* Nees］又名:圆叶木姜子《中国植物志》。

常绿灌木或小乔木,高可达 5 m。树皮灰褐色。叶互生;叶柄长 4～6.8 cm,密被褐色长柔毛;叶片革质,倒卵状长圆形,长 3～7 cm,宽 1.5～3 cm,先端钝或短渐尖,上面有光泽,下面带苍白色,羽状脉,侧脉每边 6～8 条,中脉在下面明显凸起。花单性,雌雄异株;伞形花序腋生或节间生,总花梗及花梗不明显;花被片 6,长约 2 cm,有稀疏柔毛;能育雄蕊 9,花药 4 室,均内向瓣裂。果实球形,直径约 6 mm,近无柄,初时红色,熟时黑色。花期 8～9 月,果期 9～11 月。

生于低山灌木丛、疏林或丘陵地带。分布于浙江、福建、江西、湖南、广东、广西、台湾等地。

【采收加工】 7～11 月采收,鲜用或阴干。

【成分】 种子含脂肪油 63.80%,叶、果含芳香油;根含生物碱、酚类、氨基酸;叶含黄酮苷、酚类、氨基酸、糖类等。

【药性】《全国中草药汇编》:"辛,温。"

【功用主治】《全国中草药汇编》:"祛风除湿,行气止痛,活血

通经。主治风湿性关节炎、腰腿痛、跌打损伤、痛经、胃痛、腹泻水肿。"

【用法用量】 内服:煎汤,15～30 g,或浸酒服。

【宜忌】 病因风热者禁用。

【选方】 1. 治胃冷作痛 （豺皮樟）根 15 g。水酒各半炖服。

2. 治血痢 （豺皮樟）根 15 g。煎汤服。

3. 治关节风痛 （豺皮樟）根 30 g,合鸭炖服,清水煎服亦效（1～3 方出自《泉州本草》）

4. 治跌打损伤 豺皮樟鲜根 30 g,算盘子根 15 g。水煎服《福建药物志》

3984 **豹肉** bào ròu
《别录》

【基原】 为猫科豹属、云豹属、雪豹属动物金钱豹、云豹、雪豹的肉。

【原动物】 参见"豹骨"条。

【药性】 甘、酸、温。归肝、肾、胆经。

1.《别录》:"味酸,平,无毒。"

2.《千金方》:"酸,温。"

3.《日华子》:"微毒。"

4.《医林纂要》:"甘、温。"

【功用主治】 补五脏,益气血,强筋骨。主治气虚体弱,筋骨痿软,胆怯神衰。

1.《别录》:"主安五脏,补绝伤,轻身益气。"

2.《千金方》:"宜肾。久服利人。"

3.《食疗本草》:"补益人,令人强筋骨,能耐寒暑。"

4.《日华子》:"壮筋骨,强志气,令人猛健。"

5.《本草药性大全》:"壮胆志。"

【用法用量】 内服:煮食,适量。

3985 **豹骨** bào gǔ
《医林纂要》

【基原】 为猫科豹属、云豹属、雪豹属动物金钱豹、云豹、雪豹的骨骼。

【原动物】 1. 金钱豹 *Panthera pardus* Linnaeus 又名:豹《别录》,银钱豹、文豹《中国动物图谱》。

形似虎,比虎小。长 1～1.5 m,重达 50 kg。体格强健,四肢粗壮,前肢较后肢略宽大,前足 5 趾,后足 4 趾。跖行性,趾端具锐利而弯曲的硬爪,能伸缩。头圆耳短。夏毛棕黄色,冬毛黄色,背部较深。头面部具小而密的黑斑,并延伸至颈部及体背;于体背及体侧形成黑环圈,形如斑,故称金钱豹。颈下、胸部、腹部、四肢内侧均为白色,黑斑稀少。四肢外侧具黑褐色斑

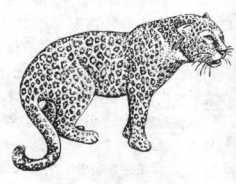
金钱豹

点,尾上亦有大小不等的黑斑,尾尖黑色。

栖息于山区森林及丘陵地带。有固定之巢穴。独行,夜行性动物。性凶猛,跳跃力强,善爬树。主要以食草动物为食,如羊、鹿、兔等。分布于河北、山西、吉林、黑龙江、浙江、安徽、江西、湖北、湖南、广西、贵州、云南、西藏、陕西、青海等地。

2. 云豹 *Neofelis nebulosa*（Griffith）［*Telis nebulosa* Griffith］又名:乌云豹、龟纹豹《中国动物图谱》,艾叶、什豹、荷叶豹《中国动物药志》。

体形小,长 75～110 cm,尾长 70～92 cm,重 15～20 kg。四肢较短,尾长超过体长之半。背毛灰黄色或黄色,具不规则的块状黑斑纹,宛如云朵,故称云豹。颈部有密集小黑斑点,眼周有不完全的黑环,眼后有一明显的纵走黑纹,颈背 4 条黑纹,中间 2 条止于

肩部，外侧两条粗，延伸至尾基部。四肢黄色具长形黑斑。尾色同背部，末端有数个非整环形的黑环，尾端黑色。

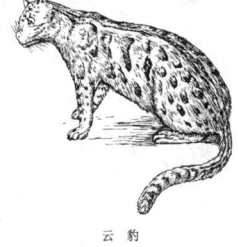
云 豹

生活于热带、亚热带丛林和常绿林中，较高山带亦有。极善爬树，多在树上活动。夜行性，肉食，性孤僻，凶猛，但一般不伤人。分布于安徽、福建、江西、广东、广西、海南、四川、贵州、云南、陕西、台湾等地。

3. 雪豹 Uncia uncia Schreber［Panthera uncia Schreber；Felis uncia Schreber］又名：艾叶豹《纲目》，打马热《中国药用动物志》。

体如金钱豹而较小，长 1～1.2 m，重 30～50 kg，尾长近 1 m。头小而圆，具小而密的黑斑。全身毛灰白色且布满黑色环斑，越往体后黑环越大。耳背灰白色，边缘黑点。胡须黑白相间。尾基部有大块黑斑，尾端黑色。前足 5 趾，后足 4 趾。前足比后足宽大。趾端具角质化硬爪，略弯，尖端锋利。冬、夏毛密度及毛色差别不大。

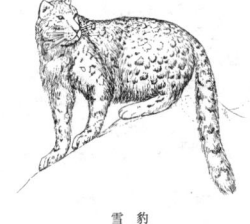
雪 豹

生活于高山，性凶猛。夜行性动物。居岩洞之中，多成对居住。以野羊、岩羊为食，亦食鹿科动物及其他小型有蹄类动物。分布于内蒙古、四川、西藏、甘肃、青海、新疆等地。

以上动物的肉（豹肉）亦供药用，另设专条。

金钱豹、云豹、雪豹均为国家一级保护动物，濒临灭绝，严禁捕猎。

【药材】 豹骨 Pardi Os 产区较广，主产于四川、贵州和云南等地。

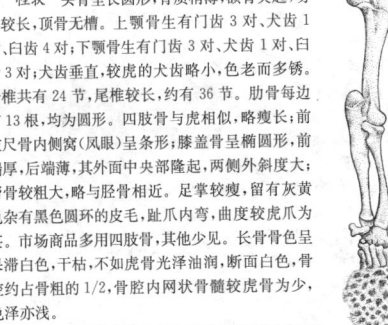
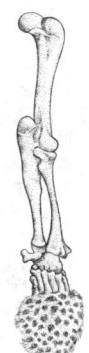
豹骨外形

性状 头骨呈长圆形，骨质稍薄，额骨突起，吻部较长，顶骨无槽。上颌骨生有门齿 3 对、犬齿 1 对、臼齿 4 对；下颌骨生有门齿 3 对、犬齿 1 对、臼齿 3 对；犬齿垂直，较虎的犬齿短小，色老而多锈。脊椎共有 24 节，尾椎较长，约有 36 节。肋骨每边有 13 根，均为圆形。四肢骨与虎相似，略瘦长；前肢尺骨内侧窝（风眼）呈条形；膝盖骨呈椭圆形，前端厚，后端薄，其外面中央隆起，两侧外斜度大；前掌骨粗大，略与胫骨相近。足掌较瘦，留有灰黄色杂有黑色圆环的皮毛，趾爪内弯，曲度较虎为甚。市场商品多用风眼处，长骨骨色呈黄白色或黄白色，干枯，不如虎骨光泽油润，断面白色，骨腔约占骨粗的 1/2，骨腔内网状骨髓较虎骨为少，色泽亦浅。

鉴别 豹骨的骨质中存在着豹的特异性蛋白质，这些蛋白质（抗原）由一定的多肽成成。多肽的表面氨基酸有一小部分决定或控制抗原、抗体特异性这种决定簇，是通常所说的免疫特异性。利用这一特性制备的抗血清，经绝合交叉吸收，制备了免疫检定用 DH 豹骨检定试剂。以此试剂对流免疫电泳法及琼脂免疫扩散法等可以准确地检定豹骨骼，并能进而将豹骨检定为雪豹、云豹或金钱豹。

【成分】 金钱豹、云豹、雪豹的骨含磷酸钙及蛋白质等。云豹的骨含有大量骨胶原，钙及磷的含量亦高。

【药理】 1. 抗炎作用 金钱豹骨醇提取物 30 g（生药）/kg 和 60 g（生药）/kg，灌胃，12 小时为 1 次，共 3 次，对二甲苯诱发的小鼠耳肿胀有非常显著的抑制作用；对小鼠角叉菜胶所致足肿虽也有一定抑制作用，但与对照相比较，无显著性差异。每日 60 g/kg，灌胃，连续 8 日，对大鼠棉球肉芽肿有显著抑制作用，但 30 g/kg 剂量组作用不显著。此外，豹骨对大鼠蛋清性关节炎有与虎骨相似的明显抗炎作用。

2. 镇痛作用 金钱豹骨醇提取物 60 g（生药）/kg，灌胃，能明显延长疼痛潜伏期（小鼠热板法）；60 和 30 g/kg，灌胃，每 12 小时为 1 次，共 3 次，对小鼠醋酸扭体反应有显著抑制作用。此外有报道，豹骨的镇痛作用与虎骨和狗骨相似。

3. 镇静作用 金钱豹骨醇提取物 80 g/kg，灌胃，能明显增加腹腔注射阈下剂量戊巴比妥钠所致睡眠小鼠数，而 40 g/kg 剂量增加不显著。80 g/kg 剂量组也能延长阈上剂量戊巴比妥钠小鼠的睡眠时间。豹骨、虎骨和狗骨三者的镇静作用无明显差异。

毒性 醇提取物 80 和 40 g/kg 灌胃，每 2 小时为 1 次，共 5 次，总剂量为 400 和 200 g/kg，给药后观察 7 日。结果，未见毒性反应和死亡发生，解剖检查，内眼未见内脏异常。

【炮制】 1. 豹骨 取原药材，用水浸泡，除去残余筋肉，洗净，阴干，锯段，砸碎。

2. 醋豹骨 取砂子置锅内，用中火炒热后，加入净豹骨段，拌炒至黄色，取出，筛去砂子，倒入醋内淬酥，取出阴干。砸碎。每豹骨 100 kg，用米醋 25 kg。

3. 油制豹骨 取净豹骨段置沸油锅内，用文火加热，炸至酥脆，捞出沥去油。或取净豹骨段，用麻油涂抹后，在无烟火上烤至黄酥。砸碎。每净豹骨 100 kg，用麻油 25 kg。

饮片性状 豹骨呈不规则小段状或碎块状。表面淡黄白色，断面类白色。气微腥。醋豹骨形如豹骨，深黄色，质酥脆，略有腥气。油制豹骨形如豹骨，焦黄色，质较酥脆，气腥香。

贮干燥容器内，密闭，置阴凉干燥处。防蛀。

【药性】《四川中药志》1960 年版："性温，味辛、咸，无毒。入肝、肾二经。"

【功用主治】 祛风湿、强筋骨，镇惊安神。主治风寒湿痹，筋骨疼痛，四肢拘挛麻木，腰膝酸楚，小儿惊风抽搐。

1.《食疗本草》："头冒风，烧灰淋汁，去白屑。"

2.《四川中药志》1960 年版："追风定痛，强筋壮骨。治筋骨疼痛，风寒湿痹，四肢痉挛，屈伸不得。"

3.《广西药用动物》："祛风，散寒，镇惊。"

4.《内蒙古药用动物》："治麻木。"

5.《常见药用动物》："治小儿惊风，抽搐。"

【用法用量】 内服：煎汤，9～15 g；或烧灰研末冲，每次 3 g，每日 9 g；或浸酒；或入丸、散。外用，烧灰，淋汁，洗。

【宜忌】《四川中药志》1960 年版："血压高及血虚火盛者忌服。"

【选方】 1. 祛风除湿，强筋壮骨 豹骨熬胶，用水溶化，酒冲服。每日服 1～2 次，每次 3～9 g。

2. 治慢性风湿性关节炎，类风湿关节炎 豹骨、木瓜、牛膝各 9 g，桂枝 6 g。水煎服。或用白酒 500 g 浸泡 1 个月，每日服 2 次，每次 9 g。（1、2 方出自《广西药用动物》）

3. 治惊悸，健忘 豹骨、龙齿、远志各等分。共研细末。每次 3 g，每日 3 次。《中国动物药》

4. 治头风白屑 以豹头骨烧灰淋汁洗沐头。《食疗本草》

3986 豹药藤 bào yào téng 《中国民族药志》

【基原】 为萝藦科白前属植物豹药藤的根。

【原植物】 豹药藤 Cynanchum decipiens Schneid. 又名：四川白前（《种子植物名称》），西川鹅绒藤（《中国高等植物图鉴》）。

攀缘灌木。茎灰白色，被单列微毛。叶对生；叶柄长 1～3 cm，通常具有叶状托叶；叶片薄纸质，卵圆形，长 5～8 cm，宽 2～4 cm，先端渐尖，基部心形，两面均被微毛。伞形或伞房状聚伞花序腋生，长 3～15 cm，有花多达 25 朵；花萼被微毛，长 5 深裂；花冠白色或水红色，开展，裂片长圆形，副花冠双轮，外轮环状，近肉质，裂片三角形，极短，内轮为卵圆形的肉质舌状片；花粉块每室 1 个，下垂；柱头隆起，先端 2 裂。蓇葖果单生，线状披针形，长达 11 cm，直径约 1.2 cm，外果皮灰白色，有直纹。种子长圆状匙形，先端具白色绢质长约 2 cm 的种毛。花期 5～7 月，果期 7～10 月。

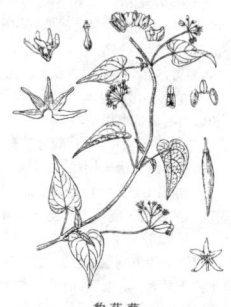

豹药藤

生于海拔 2 000～3 500 m 的山坡、沟谷及路边的灌木丛中或林中向阳处。分布于四川、云南等地。

【采收加工】 7～11 月随采随用。

【药理】 1. 抗惊厥作用 本品及同属植物西藏牛皮消(C. saccatum W. Wangex Tsiang et P. T. Li)根中提得的总苷，有与青阳参类似的中枢作用。对小鼠最大电休克，本品总苷 200 mg/kg 或西藏牛皮消总苷 300 mg/kg 腹腔注射均未见明显作用，但均可增强苯巴比妥钠和苯妥英钠的抗惊厥作用，分别使苯巴比妥钠 ED_{50} 从 13.0 mg/kg 降低至 2.4 和 2.0 mg/kg，使苯妥英钠的 ED_{50} 从 4.8 mg/kg 降低至 2.2 和 2.0 mg/kg。对于大鼠声源性惊厥发作 (AS)，腹腔注射时 ED_{50} 分别为 18.8(11.7～30.1)mg/kg 和 13.6 (7.3～25.5)mg/kg，本品总苷 100 mg/kg 灌服隔日 1 次连续 3 次对 AS 有明显拮抗作用。

2. 镇静、镇痛作用 本品总苷 100 mg/kg 或西藏牛皮消总苷 75 mg/kg 可明显减少小鼠自发活动；两者 600 mg/kg 灌服均可显著提高小鼠对热板刺激的痛阈。

毒性 本品总苷和西藏牛皮消总苷腹腔注射，对小鼠的 LD_{50} 分别为 496.2 和 327.7 mg/kg，对雄性大鼠分别为 349.0 和 289.5 mg/kg，对雌性大鼠分别为 265.2 和 241.0 mg/kg。主要毒性表现为先轻微抑制，自发活动减少，继而步态不稳，摇晃并发展为阵挛性惊厥和强直性惊厥，惊厥反复发作中可持续 10 多个小时，并进入惊厥持续状态而死亡。惊厥发作时动物有嘶叫、大量流涎等。

【功用主治】 祛风，杀虫，止痒。主治疥癣。

【用法用量】 外用：研末，调搽。

3987 豹子眼睛果 bào zǐ yǎn jīng guǒ 《云南中草药》

【异名】 大罗伞、山豆根《云南中草药》。

【基原】 为紫金牛科紫金牛属植物纽子果的根。

【原植物】 纽子果 Ardisia virens Kurz 又名：圆齿紫金牛《海南植物志》，绿叶紫金牛《中国高等植物图鉴》，黑星紫金牛《中国植物志》，扣子果、米汤果、厚皮树《新华本草纲要》。

灌木，高 1～3 m。茎粗壮。叶互生，叶柄长约 1 cm；叶片坚纸质或厚，椭圆状或长圆状披针形，长 9～17 cm，宽 3～5 cm，先端渐尖，基部楔形，边缘具皱波状或细圆齿，齿间具边缘腺点，背面通常具蜜腺点，尤以叶缘为多，有时具细鳞片状物；侧脉 15～30 对，连成紧靠边缘的边缘脉。复伞房花序或伞形花序，着生于侧生特殊花枝顶端，花枝长达 30 cm；花梗长 2.5～3.5 mm；苞片长圆状卵形至几圆形，先端钝或圆形，长 2.5～3.5 mm，具蜜腺点。花瓣初为

白色或淡黄色，以后变粉红色，长 6～8 mm，卵形至广卵形，先端急尖，具腺点；雄蕊较花瓣略短，花药披针形或近卵形，背部具腺点；雌蕊与花瓣等长或略短，子房球形，具蜜腺点。果球形，直径 7～9 mm，红色，具蜜腺点。花期 6～7 月，果期 10～12 月或至翌年 1 月。

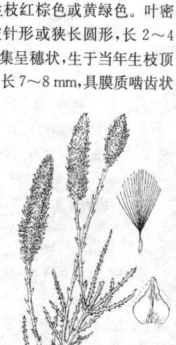

纽子果

生于海拔 300～2 700 m 的山坡密林下。分布于广西、海南、云南、台湾等地。

【采收加工】 全年均可采，切段，晒干。

【药性】 《云南中草药》："苦、辛，凉。"

【功用主治】 《云南中草药》："清热解毒，活血散瘀。主治感冒，咳嗽，扁桃体炎，牙龈肿痛，小儿痱积，消化不良，胃痛，小儿口腔炎，风湿关节炎，月经不调，跌打肿痛，骨折，外伤出血。"

【用法用量】 内服：煎汤，9～30 g，或泡酒。外用：研末撒；或鲜品捣敷。

【选方】 1. 治小儿口腔炎 （纽子眼睛果）根 9 g。泡水搽患处。

2. 治风湿关节炎，月经不调 （豹子眼睛果）根 15～30 g。煎服或泡酒分服。(1、2 方出自《云南中草药》)

3988 翁波 wēng bō 《全国中草药汇编》

【异名】 河柏、水柽柳《甘肃中草药手册》，西河柳、柽柳、山川柳、温木卜《西藏常用中草药》，水柏枝《青海省中草药野外辨认手册》。

【基原】 为柽柳科水柏枝属植物宽苞水柏枝的嫩枝。

【原植物】 宽苞水柏枝 Myricaria bracteata Royle [M. alopecuroides Schreuk]。

多分枝灌木，高 0.5～3 m。多年生枝红棕色或黄绿色。叶密生于当年生绿色小枝上，卵形、线状披针形或狭长圆形，长 2～4 (～7)mm，宽 0.5～2 mm。总状花序密集呈穗状，生于当年生枝顶端，长 5～18 cm；苞片宽卵形或椭圆形，长 7～8 mm，具膜质啮齿状边缘，常有尾状长尖头；萼片 5，椭圆形或狭卵形，长约 4 mm；花瓣 5，倒卵状长圆形，长 5～6 mm，粉红色或淡紫色，果时宿存；雄蕊 5 长 5 短，相间排列，花丝 1/2～2/3 部分合生；子房圆锥形。蒴果狭圆锥形，长 8～10 mm。种子多数，先端的芒柱一半以上被白色长柔毛。花期 6～7 月，果期 8～9 月。

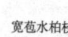

生于河滩、湖边沙地及沙砾质戈壁上。分布于华北、西北及西藏等地。

【采收加工】 4～7 月采收，剪取幼嫩枝条，阴干或晒干。

【药性】 甘，温。

1.《西藏常用中草药》："性平，味甘，咸。"

2.《全国中草药汇编》："甘，温。"

宽苞水柏枝

【功用主治】 升阳发散，解毒透疹，祛风止痒。主治麻疹不透，高热，咳嗽，腮腺炎，风湿性关节炎，风瘆瘙痒、瘭疮，血热酒毒。

1.《西藏常用中草药》："疏风，解表，透疹，止咳，清热解毒。

主治麻疹早期,发热咳嗽,急、慢性风湿性关节炎。外用洗皮肤治癣。"

2.《全国中草药汇编》:"升阳发散,解毒透疹。主治麻疹不透高热,风湿性关节炎,皮肤瘙痒,血热酒渣,煎水外洗治风疹。"

【用法用量】 内服:煎汤,3～9 g。外用:煎水洗。

3989 脆蛇 cuì shé 《纲目拾遗》

【异名】 金蛇《本草拾遗》,地鳝、锡蛇《岭表录异》,银蛇《开宝本草》,金星地鳝《本草图经》,金星鳝《圣济总录》,片蛇《滇略》,蛇蜥、无脚蜥《动物学大辞典》,碎蛇《中国动物药志》。

【基原】 为蛇蜥科蛇蜥属动物脆蛇蜥的全体。

【原动物】 脆蛇蜥 Ophisaurus harti Boulenger

全长 50 cm 左右,尾长约占 3/5 以上。背面肉色,两侧略偏紫,雄性有长短不一的翡翠色横斑,腹面黄白色。头被以单枚的前额鳞,额鳞及间顶鳞较大。吻鳞与前额鳞间相隔 2 枚小鳞,甚小,限径约为吻长的 1/3;耳孔小,几乎与鼻孔等大,躯干两侧有纵沟,纵沟上方的背鳞 14～16 行,中央 8～10 行具棱,纵沟以下的腹鳞 10 行,尾腹面鳞片具棱,受惊扰时,尾易自截为数段,自断还再生一部分。

生活于草丛中或大石块下,营穴居生活。以蜗牛、蚯蚓等为食。分布于江苏、浙江、福建、广西、四川、贵州、云南、台湾。

【采收加工】 7～10 月捕捉,捕后放入瓦缸中,用酒醉死;或放在锅中用微火烘死,以头为中心,盘成圆盘形,用竹签固定,烘干。

【药材】 脆蛇 Ophisaurus Harti 产于华南、华东地区。

性状 本品呈圆盘形,头居外,尾在外,盘径 6～10 cm。背面棕黄色或绿褐色,有光泽,腹面呈黄白色,带有竹签痕迹。腹侧各有 1 条凹沟。头三角形,尾细尖,体轻,质脆。气微腥。

【药性】 辛、咸,平。小毒。归肝、脾、肾经。

1.《本草拾遗》:"味咸,平。"

2.《开宝本草》:"无毒。"

3.《四川中药志》1960 年版:"性平,味辛、咸,有小毒。入肝、脾、肾三经。"

【功用主治】 活血祛风,解毒消肿。主治跌打损伤,骨折,大麻风,风湿痛,久痢,痔积,痈疮肿毒。

1.《开宝本草》:"解生金毒。人中金药毒者,取金蛇四寸,炙令黄,煮汁饮,频服之,以瘥为度。银蛇解银药毒。"

2.《本草图经》:"能解众毒,止泻泄及邪热。"

3.《纲目》:"疗久痢。"

4.《滇略》:"治恶疽,腰上用上首,腰以下用尾;又治大麻风及痢。"

5.《纲目拾遗》:"肉熬膏,箍痈疽,去风疬。其骨醋磨,围肿毒。"

6.《四川中药志》1960 年版:"续绝伤,祛风湿,消肿毒,去瘀血,接筋骨。治跌打损伤,大麻风及痔肿等症。"

【用法用量】 内服:煎汤,10～15 g;研末,3～9 g;或浸酒。外用:膏涂或研末撒。

【宜忌】《四川中药志》1960 年版:"无风湿瘀血滞及孕妇忌用。"

【选方】 1. 治跌伤,骨折 碎蛇 15 g,乳香 9 g,没药 9 g,自然铜 12 g。水 2 碗,煎取 1 碗,分 2 次服。(《广西药用动物》)

2. 治风湿痛 脆蛇 5 条,用白酒 500 ml 浸泡。7 日后,饮酒。每次 5～10 ml,每日 2 次。(《中国动物药》)

3. 治久痢 金星鳝(酥炙)、白矾、铅丹各半两。上三味,捣罗为散。每服三钱匕,米饮调下,食前。(《圣济总录》金星鳝散)

4. 治营养不良,头晕目眩 脆蛇去头,瓦上焙干,研细末,

开水冲服,每服 10 g,日服 2 次。(《中国动物药》)

5. 治小儿疳积 碎蛇 1 条。去头、皮和内脏,和瘦猪肉同蒸吃,每日 1 条,共吃 4 条。

6. 治外伤出血 碎蛇末、飞龙掌血(根皮)各等量。共研末,外撒伤口。(5、6 方出自《广西药用动物》)

3990 脆骨风 cuì gǔ fēng 《全国中草药汇编》

【异名】 鸡爪柴、茶条树《天目山药用植物志》,万把刀《广西药用植物志》,碎骨风、吊钟花、羊脆骨《全国中草药汇编》。

【基原】 为铁青树科青皮木属植物青皮木的全株。

【原植物】 青皮木 Schoepfia jasminodora Sieb. et Zucc. [Schoepfiopsis jasminodora (Sieb. et Zucc.) Miers] 又名:馄饨木《中国树木分类学》。

落叶灌木或小乔木,高 3～14 m。树皮灰褐色;具短枝,新枝自去年生短枝上发出,红色;叶片纸质,卵形或长卵形,长 3.5～7 cm,宽 2～4.5 cm,先端近尾状或长尖,基部圆形,稀微凹或宽楔形,上面绿色,下面淡绿色,干后上面黑色,下面淡黄褐色。花具梗,2～9 朵排成穗状花序状的螺旋状聚伞花序,总花梗长 1～2.5 cm,红色,果时可增长至 4～5 cm;花萼筒杯状,有 4～5 枚小萼齿;花冠钟形或宽钟形,白色或淡黄色,先端具 4～5 枚小裂齿,外卷;雄蕊 4～5,着生于花冠管上,花冠内的雄蕊下部各具 1 束短毛;子房半埋在花盘中 3 室,上部 1 室;柱头伸出花冠管外。坚果椭圆形或长圆形,成熟时几全部为增大成壶状的萼筒所包围,增大的萼筒外部紫红色,基部为略膨大的"基座"所承托。花叶同放。花期 3～5 月,果期 4～6 月。

生于海拔 300～2 600 m 的山谷、沟边、山坡、路旁的密林或疏林中。分布于中南、西南及江苏、浙江、安徽、福建、江西、陕西、甘肃、台湾等。

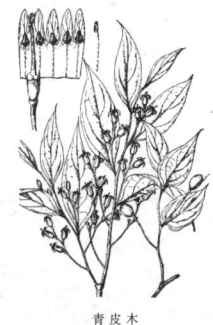

青皮木

【采收加工】 根及树皮全年均可采剥,切片,晒干。全株夏、秋季采收,切段,晒干。

【药性】《全国中草药汇编》:"甘、淡、微涩,平。"

【功用主治】 祛风除湿,散瘀止痛。主治风湿痹痛,腰痛,产后腹痛,跌打损伤。

1.《全国中草药汇编》:"散瘀,消肿止痛。主治急性风湿性关节炎,跌打肿痛。"

2.《浙江药用植物志》:"祛风湿,散瘀止痛。主治风湿痹痛,跌打肿痛,劳伤乏力。"

【用法用量】 内服:煎汤,30～60 g。外用:鲜叶,捣敷。

3991 脐带 qí dài 《本草拾遗》

【异名】 坎气《本草从新》。

【基原】 为人科初生健康婴儿的脐带。

【药材】 脐带 Hominis Taenia Umbilici 产地参见"紫河车"条。

性状 本品呈细长条状,长 10～15 cm,直径约 0.5 cm,淡黄色或黑棕色,半透明,对光视之,内有 2 根动脉管和 1 根静脉管。质坚韧,不易折断。气微腥。

【炮制】 将脐带漂洗干净。用银花、甘草煎汁加黄酒和脐带同煮,沸后取出,烘干。每 20 条脐带用银花、甘草各 3 g,清水

500 ml煎汁，入黄酒50 ml。

【药理】　1. 性激素样作用　脐带激素对雌性幼小鼠有促进发情期的作用，使子宫、卵巢肥大，子宫黏膜肥大增殖；对去势小鼠则有此作用。幼小、去势或摘除脑垂体前叶的家兔静注脐带激素，可使内生殖器组织肥大和增殖，认为有性激素样作用。

2. 其他作用　本品对蛙后肢、兔耳血管有扩张作用，对兔肠管及子宫则为兴奋作用。

毒性　本品对蛙、小鼠及家兔有麻痹作用，特别对兔，用大剂量时能迅速降低血压，产生痉挛，最后呼吸麻痹而死亡。

【药性】　甘、咸，温。归心、肺、肾经。

1.《本草汇言》："甘、咸，气温，无毒。"

2.《医林纂要》："甘、苦、咸，温。"

3.《本草再新》："入心、肝、肺三经。"

4.《全国中草药汇编》："微咸，温。"

【功用主治】　益肾，纳气。主治肾虚喘咳，虚劳赢弱，气血不足，盗汗，久疟。

1.《本草拾遗》："主疟。"

2.《纲目》："解胎毒，敷脐疮。"

3.《本草汇言》："补肾命，解胎毒，化痘毒。"

4.《本草通玄》："充养血气。"

5.《饮片新参》："治虚劳，纳肾气，定喘咳，敛汗。"

【用法用量】　内服：煎汤，1～2条；入丸、散，1～3 g。

【选方】　1. 治三阴久疟　脐带九枚（烧存性），于白术二两，人参五钱。焙干俱为末，童便和煮附子一两，捣膏和丸梧子大。每早服三钱。《本草汇言》

2. 治脐汁不干　绵裹落下脐带（烧研）一钱，当归头（末）一钱，麝香一字。掺之。《全幼心鉴》

3. 预解胎毒　初生小儿十三日，以本身煎下脐带烧灰，以乳汁调服，令大小安乐。可免痘患。《保幼大全》

【各家论述】　1.《本草经疏》："脐者，命蒂也，当心肾之中，是真元归宿之处。胎在母腹，脐连于胞，喘息呼吸滋养之妙从此而通，胎出母腹，脐带剪断，则一点真元之气从此而入命门，丹田，故脐为命蒂，脐亦真气会聚之所也。《本经》以之治疟，应是久疟虚寒之甚，藉其以补不足也。今世小儿脱下脐带，烧灰与服，可解胎中一切毒，及免惊风痘患，亦取神补真元耳。"

2.《药性纂要》："脐带补益血气，得人气之余效也。小儿赢弱及痘疹不起，用此煎汤服之，亦颇见效。"

脓见愁 nóng jiàn chóu
《南宁市药物志》

【异名】　拔脓膏、脓见消、黄花稔《南宁市药物志》，小柴胡、黄花母、黄花草《广西民间常用中草药手册》，地马桩、地膏药、牛筋麻《百色地区常用中草药验方选》，牛肋筋、糯米药《贵州民间药物》，砂宁根《广西药用植物名录》，地旁草、地旁菊《新华本草纲要》。

【基原】　为锦葵科黄花稔属植物桤叶黄花稔的全草或根。

【原植物】　桤叶黄花稔 *Sida alnifolia* L.　又名：小叶黄花稔《广西植物名录》。

直立亚灌木或灌木，高1～2 m。小枝细瘦，被星状柔毛。叶互生，叶柄长2～8 mm，被星状柔毛；托叶钻形，通常短于叶柄，

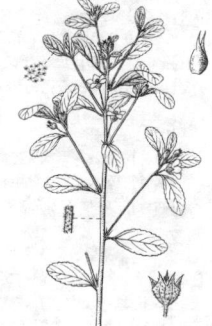

桤叶黄花稔

叶片倒卵形、卵形、卵状披针形至近圆形，长2～5 cm，宽8～30 cm，先端尖或圆，基部圆至楔形，边缘具锯齿，上面被星状柔毛，下面被星状长柔毛。花单生于叶腋，花梗长1～3 cm，中部以上具节，密被星状绒毛；萼杯状，长6～8 mm，被星状绒毛，裂片5，三角形；花黄色，直径约1 cm，花瓣倒卵形，长约1 cm；雄蕊柱长4～5 mm，被长硬毛。果近球形，分果爿6～8，具2 芒，被长柔毛。花期7～12月。

生于山坡、路旁草丛中。分布于福建、江西、广东、广西、海南、云南、台湾等地。

【采收加工】　7～11月采收，鲜用；根，鲜用或切片晒干。

【药性】　《贵州民间药物》："性微寒，味苦辛。"

【功用主治】　清热利湿，解痈消肿。主治湿热泻痢，黄疸，咽喉肿痛，痈肿疮毒，毒蜂螫伤。

1.《贵州民间药物》："消红肿痛毒。"

2.《贵州民间药》："清热利湿。"

【用法用量】　内服：煎汤，30～60 g。外用：捣敷。

【宜忌】　孕妇慎服。

【选方】　1. 治痢疾　黄花母根30 g。水煎，冲黄糖服。《广西民间常用中草药手册》

2. 治疮疖肿痛　黄花母叶适量，加黄糖少许，捣烂，敷患处。《贵州民间药物》

3. 治蜂螫伤肘痛　黄花母叶适量，捣烂，敷伤处。《广西民间常用中草药手册》

鸱头 chī tóu
《别录》

【异名】　飞鸱头《千金方》，鸢头《新修本草》。

【基原】　为鹰科泽鵟属动物白尾鹞的头部。

【原动物】　白尾鹞 *Circus cyaneus* (Linnaeus)　又名：鸱《诗经》，鸱鹰《说文解字注》，灰鹰、白抓、灰鹞、鸡鹭。

体长约48 cm。嘴黑，基部带蓝，蜡膜绿黄。虹膜黄色。上体包括2 翅的表面大都蓝灰色；额、头顶青灰色，后头缀以褐色，羽基的白色也常展露于外；耳羽

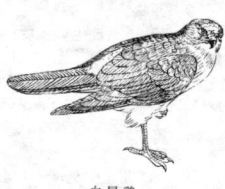

白尾鹞

下方至额的羽毛蓬松而稍卷曲，略成脸盘状；外侧6枚初级飞羽黑色，先端具灰色羽缘，羽基白色；尾上覆羽纯白，中央1 对尾羽与背同色，次2 对也灰而具横斑，外侧尾羽大都白色，亦杂以灰暗横斑。胸与头同，但色较淡；腹、胁、尾下覆羽和覆腿羽纯白。脚与趾均黄，爪黑。雌鸟上体大部褐暗；下体棕黄，而杂以棕褐色纵纹。

栖息于开阔地区，常单独生活。飞行轻捷。繁殖在东北和新疆西部，遍布全国各地，为旅鸟和冬候鸟。

白尾鹞为国家二级保护动物。禁止滥捕。

本动物的肉（鸱肉）、翅骨（鸱骨）亦供药用，另设专条。

【采收加工】　春、夏、秋三季捕捉，捕杀后取头，烘干研末。

【药性】　咸，性。

1.《别录》："咸，平，无毒。"

2.《纲目》："微毒。"

【功用主治】　《别录》："主头风目眩颠倒，痫疾。"

【用法用量】　内服：1～3枚，炙或烧存性，入丸、散。

【选方】　1. 治癫痫　飞鸱头二枚，铅丹一斤。上二味末之，蜜丸先食服三丸，日三，剧者夜一，稍加之。《千金方》

2. 治风头旋，毒发恶冒　鸱头一枚（炙令黄），蜀菇一两，白术一两，川椒一两（去目及闭口者，微炒去汗）。上药捣罗为末，炼蜜和捣五百杵，丸如梧桐子大。每服食前，以温酒下二十丸。《圣

惠方》鸱头丸)

3994 鸱肉 ^{chī ròu} 《食疗本草》

【基原】 为鹰科泽鹭属动物白尾鹞的肉。

【原动物】 参见"鸱头"条。

【采收加工】 春、夏、秋三季捕捉，捕杀后取肉，鲜用。

【功用主治】 壮骨益气，定惊，消积。主治身软乏力，癫痫，肉积。

1.《食疗本草》："食之，治癫痫疾。"

2.《纲目》："食之，消鸡肉、鹌鹑成积。"

3.《中国经济动物药》："壮筋骨，益气力。治体质软弱无力。"

【用法用量】 内服：煮食，适量。

3995 鸱骨 ^{chī gǔ} 《纲目》

【基原】 为鹰科泽鹭属动物白尾鹞的翅骨。

【原动物】 参见"鸱头"条。

【采收加工】 春、夏、秋三季捕捉，捕杀后取翅骨，烘干研末。

【药性】 咸，平。

【功用主治】 止血。主治鼻衄。

【用法用量】 外用：炙为散，吹入。

【选方】 治鼻衄不止 老鸱翅关大骨，微炙，捣细罗为散，少少吹入鼻中。《圣惠方》

3996 鸱鸺 ^{chī xiū} 《纲目》

【异名】 怪鸱、鸺、鸺鹠《尔雅》，鸱旧、旧留《说文》，老菟《淮南子》高诱注)，鸺鹠、鸺鸺《尔雅》郭璞注)，角鸱《广韵》，钩鸺《本草拾遗》，大头鹰《便民食疗》，毂辘鹰、呼咶鹰、夜食鹰《纲目》，猫头鹰《本经逢原》，夜猫《广雅疏证》，鬼鸠《本草求原》。

【基原】 为鸱鹗科角鸮属动物红角鸮的肉和骨。

【原动物】 红角鸮 *Otus scops* Linnaeus

体长约 20 cm。头先羽毛基部棕白色，端部黑色。上体包括两翼和尾的表面大多灰褐色，布满虫蠹状黑褐色细纹，头和背部杂染以白色沾棕的斑点；耳羽延长突出；脸盘淡灰褐色，密杂以纤细的黑色横纹，脸盘周围绕以不明显的淡棕灰领圈；胸和两胁还被黑褐色羽干纹；腹部和翼下覆羽几纯棕白色；两腿被淡棕色羽至跗基，密布以褐斑。虹膜黄色。嘴暗绿色，下嘴先端近黄色，趾肉红色。

栖息于针叶林、针阔混交林和阔叶林中。昼伏夜出，营巢于树穴中，以小型的啮齿类的鼹鼠类以及昆虫类为食。分布于我国东部，西抵四川等地。

红角鸮为国家二级保护动物，禁止滥捕。

【采收加工】 全年均可捕捉，捕杀后取肉鲜用，骨烘干研末。

【药性】 酸、微咸，寒。小毒。

1.《本经逢原》："酸、微咸，小毒。"

2.《本草求原》："酸、咸，寒。"

【功用主治】 滋阴补虚，截疟。主治肺结核，风虚眩晕，疟疾。

1.《纲目》："主治疟疾。"

2.《本经逢原》："治传尸劳瘵。"

3.《本草求原》："治风虚眩晕。"

4.《中国动物药》："滋阴补虚。治肺结核。"

【用法用量】 内服：煮食，或烧存性，研末；或入丸剂。

【选方】 1. 治风虚眩晕 大头鹰同杀去毛，煮食；以骨烧存性，酒服。《便民食疗》

2. 治劳瘵 鸱鸺酒煮焙干，同大鳗鲡七条，摊薄荷上蒸烂，捣麝蓣一斤，捣细末为丸。空腹酒下三钱。《本经逢原》

3. 治疟疾 鸱鸺一只，去毛、肠，油炸食之。《纲目》

3997 鸲鹆 ^{qú yù} 《新修本草》

【异名】 寒皋《淮南万毕术》，花鹆《荆楚岁时记》，唧唧鸟《广韵》，鸲鹆《尔雅翼》。

【基原】 为椋鸟科八哥属动物八哥的肉。

【原动物】 八哥 *Acridotheres cristatellus*（Linnaeus） 又名：中国凤头八哥《中国经济动物志》。

小型鸟类，体长约 25 cm。通体黑色，头部具明显的金属光泽。额羽发达，特形延长，部分高耸成冠，另一部分倒下覆盖鼻孔。两翼有白斑，由大覆羽的末端和初级飞羽的基部白色组成，张翼时更明显。尾羽黑色，除中央 1 对外均有白端。尾下覆羽的羽端也白色。虹膜和嘴橙黄，下嘴基稍沾红；跗跖和趾黄色；爪黑褐色。

为我国南方常见的一种留鸟。性喜结群，常见于田畦附近，有时停栖于水牛背或屋脊上。杂食性。每年 4～9 月繁殖，每窝产卵 3～6 枚。广泛分布于我国浙江、安徽、福建、江西、湖南、广东、广西、四川、云南、陕西等地。

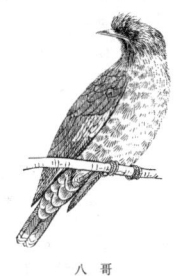
八 哥

【采收加工】 全年均可捕捉，捕杀后取肉，鲜用。

【药性】 甘，平。

1.《新修本草》："甘、平，无毒。"

2.《食疗本草》："寒。"

【功用主治】 下气降逆，解毒止血。主治久嗽，呃逆，痔疮出血。

1.《新修本草》："主五痔，止血。"

2.《食疗本草》："治老嗽。"

3.《本草纲目》："主吃，取炙食之。"

4.《日华子》："治吃噎，下气，通灵眼睛。"

5.《中国药用动物志》："解毒。"

【用法用量】 内服：9～15 g，炙干研末作丸、散，或煮羹。

【选方】 治老人痔病下血不止，日加羸瘦无力 鸲鹆五只日日净煮令软。上捣为散，空心以白粥饮服二方寸匕，日二服，亦可炙食任性。《安老怀幼书》鸲鹆散)

3998 狸肉 ^{lí ròu} 《别录》

【基原】 为猫科猫属动物豹猫的肉。

【原动物】 豹猫 *Felis bengalensis* Kerr 又名：狸《诗经》，狌狸《尔雅》，野猫《圣惠方》，抓鸡虎《广西药用动物》，狸猫、山狸子、石虎《中国动物志》。

外形似家猫。体长 40～65 cm，体重 2～3 kg。头圆耳小。尾粗长，长度为 20～40 cm，体背为浅黄色或灰黄色。从头至肩、背部有明显的 4 条棕黑色纵纹，中间有 2 条直至尾基部。肩及体侧都有棕黑色的斑点，腰和臀部的斑点较小，四肢下侧有小黑斑；尾较粗，有黑色斑点和半环，尾尖端棕色或黑色。生活于北方之个体较生活于南方的大，毛色较浅。栖息于丘陵而多树丛之处，荒野灌丛也可见。以动物性食物为主，偶食果实，或入山村窃家禽。

分布于我国东北、华东、中南、西南及西北等地。

本动物的骨骼（狸骨）亦供药

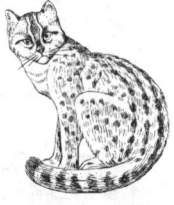
豹 猫

用，另设专条。

【采收加工】 四季均可猎捕，捕获后，杀死，取肉，鲜用或晒干。

【药性】 甘，温。

1.《千金方》："温，无毒。"

2.《纲目》："甘，平，无毒。"

【功用主治】 益气养血，祛风止血，解毒散结。主治气血虚弱，皮肤游风，肠风下血，脱肛，痔漏，瘰疬。

1.《别录》："疗诸疰。"

2.《千金方》："补中轻身益气。"

3.《蜀本草》："疗肌瘘。"

4.《日华子》："治游风。"

5.《本草求原》："治皮肉如针刺，肠风痔漏，风冷下血，脱肛，瘰疬。"

【用法用量】 内服：煮食；或煅存性研末冲服，每次6g，每日12g；或入丸、散。

【宜忌】 1.《本草经集注》："有藜芦勿食狸肉。"

2.《饮食须知》："反藜芦、细辛。"

【选方】 1.治身体虚弱 豹猫肉焙干研粉。每服5g，日服2次，白开水送下。《常见药用动物》

2.治大肠风冷，下血不止，脱肛疼痛 野狸一头。上以大瓷瓶一所可容得者，纳于瓶内，以厚泥固济，候煅干，以大火烧之，才及烟尽，住火，候冷取出，入磨香末半两，研令匀，于瓷器中收之。每于食前以温粥饮调下二钱。《圣惠方》

3.治肠风下血，或诸痔漏 腊月野狸一枚（盘在瓦罐子内），大枣半斤，枳壳半斤，甘草四两（寸截），猪牙皂角二两。都入在罐内，上用瓦子盖定，瓦片子上钻上小矽子，都用盐泥固济，令干；作一地坑，用十字瓦支定，令罐不着地，用炭烧至黑烟尽，若有青烟出，便去火取出，用湿土罨一宿，研令极细。每服二钱，盐汤调下，空心食前服。《杨氏家藏方》如圣散）

4.治五痔下血不止，肛肠疼痛 野狸一只，去皮肠胃及骨。上药切作薄片，着少面并椒、姜、葱白、盐、醋调和，炙熟食之，或作羹食之。《圣惠方》

3999 狸骨 lí gǔ（《别录》）

【基原】 为猫科猫属动物豹猫的骨骼。

【原动物】 参见"狸肉"条。

【采收加工】 四季均可猎捕，宰杀后，剥皮，剖腹，剔出骨骼，阴干。

【炮制】 取原药材，去净筋肉，用植物油炸酥或涂抹酥油后用无烟火烘烤至黄色质脆，用时砸碎。每狸骨100kg，用植物油100kg或酥油200kg。

饮片性状 骨骼似豹骨而短小。全架骨重约0.7kg。色类白色或淡黄色，略显油润感，气腥。

贮干燥容器内，置阴凉干燥处。

【药性】 辛、甘，温。

1.《别录》："味甘，温，无毒。"

2.《四川中药志》1960年版："性温，味辛。"

【功用主治】 祛风湿，开郁结，解毒杀虫。主治风湿痹痛，心腹刺痛，喧噬，疳疾，痔瘘，肠风下血，痔瘘，恶疮。

1.《别录》："主风疰，尸疰，毒气在皮中淫跃如针刺者，心腹痛走无常处，及鼠瘘恶疮。头背尤良。"

2.《药性论》："治头骨治噎病不通饮水。"

3.《食疗本草》："主痔，食野鸟肉中毒。"

4.《日华子》："治游风，恶疮，头рот最妙。"

5.《纲目》："杀虫，治疳疮，瘰疬。"

【用法用量】 内服：研末冲，每次15～30g；或入丸、散；或浸

酒。外用：烧灰敷。

【宜忌】 孕妇禁服。

1.《四川中药志》1960年版："无风湿者及孕妇忌用。"

2.《饮食须知》："反藜芦、细辛。"

【选方】 1.治风湿关节疼痛 狸骨50g（用火微烤，打碎），白酒1000ml，浸泡1个月以上，饮酒。每次1盅，每日2次。《中国动物药》

2.治腹中走痛无常 野狸骨炙黄为末。每服方寸匕，温酒调下，不拘时。亦治皮肤疼痛。《卫生易简方》

3.治寒热瘰疬 狸骨五两（炙），乌头七分（炮），黄连六分。上三味，捣下筛，食前以酒服一钱匕，日三。《鬼遗方》

4.治肠风积年下血不止 野狸头一枚，桑树枝一握，附子一枚。上件药都入瓶子内，用盐泥固济，候干，以炭火令通赤，候冷取出，捣细罗为散。每于食前以温粥饮调下二钱。《圣惠方》

【各家论述】《本经逢原》："狸之与猫，同类而异种，以性温散，故其骨炙灰，善开阴邪郁结之气，鼠瘘寒热，为之专药。"

4000 狼肉 láng ròu（《饮膳正要》）

【基原】 为犬科犬属动物狼的肉。

【原动物】 狼 Canis lupus Linnaeus 又名：毛狗（《纲目》）。

外形与家犬相似，长1～1.6m，重30～40kg。吻略尖，犬齿与臼齿发达，耳直竖。躯体强壮，

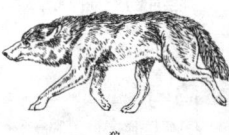

狼

四肢有力。尾较短而不弯曲，毛蓬松。个体毛色有棕灰、淡黄、灰白等色，一般背中央色调较深。腹部、四肢内侧均呈乳白色或略带棕色，尾色同体背，尖端黑色。少有全白、全黑的个体类型。

栖息于山地、森林、丘陵、平原、荒漠、冻土草原等地带。嗅觉敏锐，善奔跑；性残忍，性机警多疑。以中、小型兽类为食。除海南、台湾、云南极南缘之外，几布全国。

本动物的脂肪（狼膏）、甲状腺体（狼喉靥）亦供药用，另设专条。

【采收加工】 捕杀后，剥皮，取肉。

【药性】 咸，热。归肾、脾经。

1.《饮膳正要》："味咸，性热，无毒。"

2.《品汇精要》："味咸，性热，气厚味薄，阳中之阴。"

3.《医学入门》："辛。"

4.《医林纂要》："甘，温。"

【功用主治】 补五脏，厚肠胃，填精髓。主治虚劳，冷积腹痛，风湿痹痛，瘫痪。

1.《饮膳正要》："主补五脏，厚肠胃，填精髓，腹有冷积者宜食之。"

2.《医林纂要》："补养虚劳，益气。功略同豺。"

3.《彝医动物药》："主治风湿瘫痪，壮命门之火，驱寒散痛。"

【用法用量】 内服：煮食，适量。

【宜忌】《随息居饮食谱》："阴虚内热人忌食。"

4001 狼毒 láng dú（《本经》）

【异名】 续毒（《本经》），绵大戟、山萝卜（《滇南本草》），闷花头（《高原中草药治疗手册》），热加巴（《西藏常用中草药》），一扫光、搜山虎、一把香、药萝卜、生扯拢（《云南中草药》），红火柴头花、断肠草（《内蒙古中草药》），猴子根（《贵州中草药名录》）。

【基原】 为瑞香科狼毒属植物瑞香狼毒的根。

【原植物】 瑞香狼毒 Stellera chamaejasme L.〔Passerina chamaejasme Fisch.〕

多年生草本,高 20～40 cm。茎丛生,基部木质化;根粗壮,圆锥形,木质多纤维。单叶互生;无柄或几无柄;叶片椭圆状披针形,长 2～4 cm,宽 2～8 mm,先端渐尖,基部楔形,两面无毛,全缘。花两性;头状花序,多数聚生枝顶,具总苞;花萼花瓣状,黄色或白色,先端 5 裂,裂片倒卵形,长 2～3 mm,其上有紫红色网纹;萼筒圆柱状,长 8～12 mm,有明显纵棱纹;雄蕊 10,2 轮排列,着生于萼筒中部以上,花丝极短;子房 1 室,上部密被短毛,花柱短,柱头球形。果实圆锥形,干燥,包藏于宿存萼筒基部。花期 5～6 月,果期 6～8 月。

生于向阳坡、草丛中。分布于华北、东北、西南、西北等地。

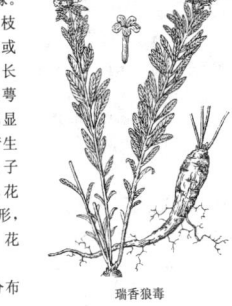

瑞香狼毒

【采收加工】 9～11 月挖根,鲜用或切片晒干。

【药材】 狼毒 Stellerae Chamaejasmis Radix 主产于我国西北、东北、河北、内蒙古等地。

性状 根呈膨大的纺锤形、圆锥形或长圆柱形,稍弯曲,有的有分枝。根头部有地上茎残迹,表面棕色至棕褐色,有扭曲的纵沟及横生隆起的皮孔和侧根痕,栓皮剥落处露出白色柔软纤维。体轻、质韧,不易折断,断面呈纤维状。皮部类白色,木部淡黄色。气微,味微辛。

显微特征 (1)根横切面:木栓层由十数层黄棕色木栓细胞组成;皮层甚薄,由薄壁细胞组成,韧皮部射线细胞 2～3 列,皮层与韧皮部均有多数纤维束群,形成层明显,细胞切向延长,5～6 层;木质部宽阔,导管呈放射状排列;皮层及韧皮部的薄壁细胞内多含有淀粉粒。

粉末特征:黄白色。木栓细胞黄棕色。韧皮部薄壁细胞圆形或不规则形,有细胞间隙。网状导管,偶见具缘纹孔导管,直径 30～50 μm。纤维无色,直径 7～15 μm。淀粉粒多为单位,类圆形,盔帽形,层纹不明显,脐点点状或裂缝状,直径 >15 μm。

(2) 取本品粉末 5 g,加乙醇 20 ml,置水浴上回流 1 小时。滤过,滤液浓缩至 5 ml 供试。取供试液 1 ml,加镁粉少许,盐酸数滴,置水浴中加热数分钟,放置显品红色;取供试液 1 ml,置蒸发皿中蒸干,加醋酐和丙酮溶液及 10% 枸橼酸丙酮试液各 1 ml,继续蒸干,置紫外光灯下观察,显黄色荧光;取供试液 1 滴于滤纸上,喷以三氯化铝乙醇液烤干,置紫外光灯下观察,显黄色荧光。

【成分】 根含二萜类:格尼迪木任(gnidimacrin),河朔荛花素(simplexin),瑞香狼毒任(stelleramacrin)A、B,18-去-(苯甲酰氧基)-28-去氧格尼迪木任(pimeleafactor P₂),12-乙酰氧基赫雷毒素(subtoxin A),赫雷毒素(huratoxin)。黄酮类:狼毒素(chamaejasmin)A、B、C,狼毒素、异狼毒素(isochamaejasmin),7-甲氧基狼毒素(7-methoxychamaejasmin),新狼毒素(neochamaejasmin)A、B,狼毒色酮(chamae-chromone)及二氢山柰酚(dihydrokaempferol),3′,4-二甲基-4′,11-二甲氧基-5,7-二羟苯骈二氢黄酮(3′,4-dimethyl-4′,11-dimethoxy-5,7-dihydrobenzoflavanone)。木脂素:鹅掌楸树脂酚(liriorelsinol),松脂酚(pinoresinol),穗罗汉松脂酚(matairesinol)等。挥发油:3,7,11-三甲基十二碳-2,6-顺-6,10-三烯醇(3,7,17-trimethyl-trans-2-cis-6,10-dodecatrienol)10,13-十八碳二烯酸甲酯(methyl-10,13-octadecadienoate),正十三烷(n-tridecane),正十二烷(n-dodecane),2,6-二甲基庚烷(2,6-dimethyl-

heptane)及桂皮醇(cinnamic alcohol)等。香豆素类成分:瑞香内酯(dephnetin),伞形花内酯(umbelliterone),西瑞香素(daphnoretin),异西瑞香素(isodaphnoretin)。全草还含茴芹香豆素(pimpinellin),异香柑内酯(isobergapten),异茴芹香豆素(isopimpinellin),牛防风素(sphondin),胡萝卜苷(daucosterol),β-谷甾醇(β-sitosterol),euchamaejasmin A。

【药理】 1. 抗肿瘤作用 瑞香狼毒醇提取物和水提取物,腹腔注射对 Lewis 肺癌的抑癌率分别为 70.2% 和 59.91%。水提取物 1.5 g/kg 腹腔注射对肝癌的抑瘤率为 36.77%;对小鼠白细胞 U₁₄ 的抑瘤率为 53.5%。瑞香狼毒提取液对小鼠艾氏腹水癌、肝癌细胞 BEL₇₄₀₂,狼毒大戟的水提液对人鼻咽癌 CNE₂ 细胞,瑞香狼毒相对分子质量小于 10 000 的醇提物对人肝癌 BEL₇₄₀₂ 和人胃腺癌 SGC₇₉₀₁ 细胞,狼毒大戟的活性成分对人恶性组织细胞淋巴瘤 U₉₃₇ 细胞、人宫颈癌传代 HeLa 细胞和肝癌 QRH₇₇₀₁ 细胞,均有不同程度的抑制作用。从瑞香狼毒的甲醇提取物中分离到的二萜类化合物格尼迪木任以 0.02～0.03 mg/kg 腹腔注射可使小鼠白血病 P₃₈₈ 和 L₁₂₁₀ 腹水型肿瘤的生命延长 70% 和 80%。以 0.01～0.02 mg/kg 腹腔注射可分别使小鼠实体瘤 Lewis 肺癌、黑色素瘤 B₁₆ 和结肠癌 C₂₆ 的生命延长 40%、49% 和 41%。瑞香狼毒任 A 和 B 按 1 mg/kg 体重给药可抑制小鼠白血病 P₃₈₈,并能延长生命 8.0%～13.8%。瑞香狼毒任 A 具有很强的抑制白血病成熟 T 细胞的活性。尼地哚啉对白血病细胞的抑制作用比长春新碱和阿霉素强。狼毒大戟水提物能显著改善阿霉素所致的肝中谷胱甘肽过氧化酶(GSH-Px)和超氧化物歧化酶(SOD)活力下降的状况。瑞香狼毒能抑制癌细胞的增殖和 DNA 合成。

2. 抗菌作用 狼毒对大肠杆菌、铜绿假单胞菌、志贺和宋内痢疾杆菌、变形杆菌、伤寒杆菌、副伤寒杆菌及霍乱弧菌等肠道致病菌有完全的抑制作用。体外抑菌实验证明在 1/100 稀释度下 12 种狼毒均有不同程度的抑菌活性。抑菌作用最强的是狼毒大戟,其次是大狼毒,月腺大戟也有较强的抑菌作用,且作用强。提取物在 1/200 稀释度下都表现出很强的抑菌活性。体外抑菌实验中,狼毒对大肠杆菌 K₈₈ 和溶血性大肠杆菌有不同程度的抑制作用。

3. 其他作用 从瑞香狼毒根中提得 neostellin (Ⅺ) 能抑制 HIV-1 对 MT-4 细胞的感染,EC_{50} 为 0.041 ng/ml。euchamaejasmin A 有强的抗病毒尤其是抗 HIV 活性。

毒性 瑞香狼毒醚提取物可能具有潜在的致癌性。瑞香狼毒中静脉有效成分静注剂量超过 0.05 mg/kg 即出现毒性反应。

【炮制】 1. 狼毒 取原药材,用水洗净,润透,切片晒干。

2. 醋狼毒 取狼毒片加醋拌匀,稍润,待醋吸尽,置锅内用文火炒至微干,取出晒干。(每 100 kg 狼毒片,用米醋 20～30 kg)

饮片性状 狼毒参见"药材"项。醋狼毒形如狼毒,表面棕黑色,微有醋气。

【药性】 苦、辛,平。归肺、脾、肝经。

1.《本经》:"味辛、平。"

2.《别录》:"有大毒。"

3.《药性论》:"味苦、辛,有毒。"

4.《本经逢原》:"苦、辛、寒。"

5.《得配本草》:"入手太阴,兼少阴经气分。"

6.《云南中草药》:"辛,微温。"

【功能主治】 泻水逐饮,破积杀虫。主治水肿腹胀,痰食虫积,心腹疼痛,癥瘕积聚,结核,疥癣。

1.《本经》:"主咳逆上气,破积聚,饮食,寒热,水气,恶疮,鼠瘘,疽蚀,蛊毒,杀飞鸟走兽。"

2.《别录》:"疗胁下积癖。"

3.《药性论》:"治恶疾,癥瘕,亦杀鼠。"

4.《滇南本草》:"治胃中年深日久饮食结住,积久稠痰,状黏如胶。攻虫积，利水道，下气，消水肿，吐痰涎。"

5.《本草通玄》："主咳逆，治虫疽，瘰疬，结痰，驱心痛。"

6.《云南中草药》："消积，逐水，止痛。主治水肿胀满，便秘，骨折，外伤出血，跌打损伤，疥癣。"

【用法用量】 内服：煎汤，1～3 g；或入丸、散。外用：研末调敷；或醋磨汁涂；或取鲜根去皮捣烂敷。

【宜忌】 体质虚弱者及孕妇禁服。本品有毒，内服宜慎，过量服用可引起中毒，出现腹痛、腹泻、里急后重等症，孕妇可致流产。

1.《本草经集注》："恶麦句姜。"

2.《药对》："畏占斯、密陀僧。"

3.《本草汇言》："脾土不足，真气日乏者，不可妄施。"

4.《本经逢原》："狼毒大毒，非恒用之品。"

5.《得配本草》："畏醋。"

6.《云南中草药》："体虚及孕妇忌服。本品有毒，易引起过敏性皮炎等，冲捣时需戴口罩。"

【选方】 1.治腹中冷痛，水谷阴结，心下停痰，两胁痞满，按之鸣转，逆塞饮食 狼毒三两，附子一两，旋覆花三两。捣，蜜丸服，梧子大。每服三丸，日三服。

2.治阴丸卒缩入腹，急痛欲死，名阴疝 狼毒四两，防风二两，附子三两(炮)。蜜丸，如桐子大。服三丸，日夜三度。

3.治心腹相连竟肿痛 狼毒三两，附子半两。捣筛，蜜丸如梧子大。日一服一丸，二日二丸，三日后三丸，再一丸，至六日，服三丸，自一至三以常服。(1～3方出自《肘后方》)

4.治积聚，心腹胀如鼓者 狼毒四两(锉碎，醋拌炒干)，附子三两(炮裂，去皮脐)，防葵三两。上药捣罗为末，炼蜜和捣三二百杵，丸如梧桐子大。每于食前，以粥饮下五丸，以利为度。(《圣惠方》狼毒丸)

5.治疬风癫病 狼毒，童便浸炒，研末。每早、晚各服五分，温酒下。(《张三丰仙传方》)

6.治淋巴结结核 ①未溃或已溃者 狼毒切片，用水煮烂，除渣取药液，加热浓缩成膏，摊涂伤口，外敷。②已溃者拔脓毒 取狼毒 500 g，蛇蜕 2.4 g，花椒 30 g，松香 15 g。将狼毒煎制成膏，其他药研成细末，撒入并搅拌均匀。外敷。③愈合淋巴结结核伤口 取狼毒 30 g，蒲公英根 30 g。煎成膏外敷。

7.治睾丸结核 狼毒，核桃、白矾各等量。烧存性，共细研末。每日1次，每次 4 g，开水送服。(6、7方出自内蒙古《中草药新医疗法资料选编》)

8.治干癣积年生痂，搔之黄水出，每逢阴雨即痒 狼毒，醋磨涂之。(《圣惠方》)

9.治久年干疥干癣及一切顽疮 狼毒(微炒，研细末)，轻粉减半。和匀，干疥癣顽疮，搔破搽之；湿者干掺，数次效。(《永类钤方》)

10.治干湿虫疥 狼毒一两，微炒，研细末，猪油调，周身擦之，卧时勿以被蒙头，恐药气内伤也。(《经验方》)

11.治外伤出血 茜草、狼毒根按 5∶4 比例，共研末撒布。(《高原中草药治疗手册》)

4002 狼膏 láng gāo 《纲目》

【异名】 狼脂(《本经逢原》)，狼油(《黑龙江中药》)。

【基原】 为犬科狼属动物狼的脂肪。

【动物】 参见"狼肉"条。

【药性】 甘、咸，温。

【功用主治】 祛风补虚，润肤泽皱。主治风痹疼痛、肺痨咳嗽，老年性慢性支气管炎，皮肤皲裂，秃疮。

1.《纲目》："补中益气，润肤泽皱，涂诸恶疮。"

2.《本经逢原》："摩风首推。"

3.《纲目拾遗》："驱风入风气膏中能去积久风痹；调酒服，散

逆结之气。"

4.《吉林中草药》："补益，厚肠。治肺痨，年迈咳嗽，皮肤皲裂。"

【用法用量】 内服：熬油，10～15 g；或拌炒药物。外用：熬油涂搽。

【选方】 1.治肺痨 狼油 120 g，黄瓜子 60 g。用狼油拌炒黄瓜子，待油尽为止，将焦干的黄瓜子研末。每次 6 g，日服 2 次。

2.治老年气喘咳嗽 每早、晚各服狼油 1 汤匙。

3.治皮肤皲裂与诸恶疮 用狼油涂之。

4.治秃疮 狼油适量，每日用药棉蘸搽患处。(1～4方出自《吉林中草药》)

4003 狼尾草 láng wěi cǎo 《本草拾遗》

【异名】 稂(《诗经》)，童粱(《毛诗传》)，孟、狼尾(《尔雅》)，守田、宿田翁(陆玑《诗疏》)，狼茅(《本草拾遗》)，芦秆莛(《尔雅义疏》)，蒗莠、小芒草(《植物名实图考》)，狗尾草(《分类草药性》)，老鼠根、狗仔尾(《广州植物志》)。

【原植物】 狼尾草 为禾本科狼尾草属植物狼尾草的全草。

【原植物】 狼尾草 Pennisetum alopecuroides (L.) Spreng. [Panicum alopecuroides L.]

一年生草本。须根较粗壮。秆直立，丛生，高达30～120 cm。叶鞘两侧压扁，基部彼此跨生，除鞘口有毛外，余均光滑无毛；叶舌长不及 0.5 mm；叶片线形，长 15～50 cm，宽 2～6 mm，先端长渐尖，基部被疏毛。圆锥花序圆柱形，直立，长 5～25 cm，宽 1.5～3.5 cm；主轴密，密被柔毛；总梗刚毛粗糙，淡绿色或紫色，长 1.5～3.5 cm；小穗披针形，常为单生，长 6～8 mm。成熟后通常呈黑紫色；每小穗有 2 小花，第一小花雄性或中性，第二小花两性；颖不等长，长于小穗的 1/2~2/3，与第一外稃等长或稍短于外稃；第二外稃平滑，厚纸质，除先端外边缘全着同质的内稃。颖果长圆形，长约 3.5 mm。花、果期夏秋季。

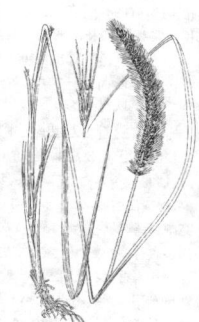
狼尾草

生于田岸、荒地、道旁及小山坡上。分布几遍全国。

本植物的根及根茎(狼尾草根)亦供药用，另设专条。

【采收加工】 7～10月采收，晒干。

【药性】 《湖南药物志》："甘、平，无毒。"

【功用主治】 清肺止咳，凉血明目。主治肺热咳嗽，目赤肿痛。

1.《湖南药物志》："明目，散血。治眼目赤痛。"

2.《广西本草选编》："清肺止咳，凉血散瘀。主治肺热咳嗽，腹痛。"

【用法用量】 内服：煎汤，9～15 g。

4004 狼杷草 láng pá cǎo 《本草拾遗》

【异名】 樗、乌阶(《尔雅》)，乌杷(《尔雅》郭璞注)，郎耶草(《本草拾遗》)，狼杷草(《本草图经》)，小鬼叉(《东北药用植物志》)，豆渣草(《四川中药志》)，针包草、引钱包(《杭州药用植物志》)，引线包(江西《草药手册》)，郎耶草(《陕西中草药》)，切才婆巴(《青藏高原药物图鉴》)，叉子草、老蟹叉(《湖南药物志》)，田边菊(《福建药物志》)，鬼叉(《安徽中药资源名录》)。

【基原】 为菊科鬼针属植物狼杷草、矮杷草的全草。

【原植物】 1. 狼杷草 Bidens tripartita L.［B. tripartita L. f. limosa Kom.；B. shimadai Hayata］

一年生草本，高 20～150 cm。茎圆柱状或具钝棱而稍呈四方形，绿色或带紫色，无毛，上部分枝。叶对生，下部的较小，不分裂，边缘具钝齿，通常于花期枯萎；中部叶具柄，柄长 0.8～2.5 cm，有狭翅；叶片长椭圆状披针形，长 4～13 cm，不分裂或近基部浅裂成

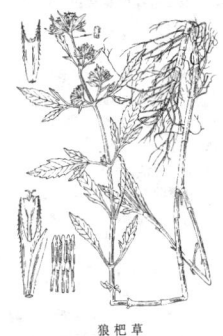

一对小裂片，通常 3～5 深裂，两侧裂片披针形至狭披针形，顶生裂片较大，两端渐狭，具锯齿；上部叶较小，披针形，三裂或不裂。头状花序单生，具较长的花序梗；总苞盘状，外层苞片 5～9 枚，线形或匙状倒披针形，内层苞片褐色，托片线状披针形；无舌状花，筒状花两性，冠檐 4 裂；花药基部钝，先端有椭圆形附属器，花丝上部变窄。瘦果扁，楔形或倒卵状楔形，边缘有倒刺毛，先端芒刺通常 2 枚，两侧有倒刺毛。花、果期 8～10 月。

狼杷草

生于路边荒野及水边湿地。分布于华北、东北、华东、华中、西南及陕西、甘肃、青海、新疆等地。

2. 矮狼杷草 B. tripartita L. var. repens (D. Don) Scherff ［B. repens D. Don］ 本种与正种的区别为：植株高 10～20 cm；叶为披针形的单叶或 3～5 裂，两侧裂片披针形，顶生裂片长圆状披针形，边缘不整齐的粗齿。瘦果楔状条形，边缘光滑或仅具纤细的疏刚毛，先端芒刺 2～3 枚，有倒刺毛。生于路边荒野。分布于河北、四川、云南、陕西、新疆等地。

【采收加工】 8～9月割取地上部分，晒干或鲜用。

【药材】 狼杷草 Bidentis Tripartitae Herba 产于全国各地。

性状 茎略呈方形，由基部分枝，节上生根，表面绿色略带紫红色。叶对生，叶柄具狭翅，叶片常羽状分裂，裂片椭圆形或矩状披针形，边缘有锯齿；上部叶 3 裂或不分裂，头状花序顶生或腋生，总苞片披针形，叶状有睫毛；花黄棕色，无舌状花。气微，味微苦。

鉴别 茎横切面：表皮为 1 列细胞，其外方有角质层。皮层由数列薄壁细胞疏松排列而成，多间隙。无limit外韧型维管束排列成环状，韧皮纤维束小，纤维壁微木化。髓部宽广，髓细胞各有淀粉粒。

叶片横切面：上下表皮细胞长方形或类方形，上表皮细胞较大，栅栏组织 1 列，细胞圆柱形；海绵组织发达，均占叶肉 3/5 且细胞间隙较大。

【成分】 干草含黄酮类：木犀草素(luteolin)、木犀草素-7-葡萄糖苷(luteolin-7-glucoside)、紫铆素-7-O-D-吡喃葡萄糖苷(butin-7-O-D-glucopyranoside)、2, 3′, 4, 4′-四羟基查耳酮(2, 3′, 4, 4′-tetrahydroxychalcone)、3′, 4′, 6-三羟基橙酮(3′, 4′, 6-trihydroxyaurone)、紫铆酮-7-O-β-D-吡喃葡萄糖苷(butein-7-O-β-D-glucopyranoside)、2′-羟基-4, 4′-二甲氧基查耳酮(2′-hydroxy-4, 4′-dimethoxychalcone)。另含 6, 7-二羟基香豆素(6, 7-dihydroxy-coumarin)、伞形花内酯(umbelliferone)、东莨菪素(scopoletin)、亚油酸(linoleic acid)、丁香油酚(eugenol)、罗勒烯(ocimene)、胡萝卜素(carotene)、抗坏血酸(ascorbic acid)、鞣质(tannin)、镁、挥发油等。

【药理】 全草浸剂临床注射，有镇静、降压及轻度增大心跳振幅的作用；内服可利尿、发汗。

【药性】 甘、微苦，凉。

1.《本草拾遗》："味苦，平，无毒。"
2.《内蒙古中草药》："味甘、微辛，性平。"
3.《青藏高原药物图鉴》："苦，寒。"
4.《湖南药物志》："微苦，平。"

【功用主治】 清热解毒，利湿，通经。主治肺热咳嗽，咯血，咽喉肿痛，赤白痢疾，黄疸，月经不调，闭经，小儿疳积，瘰疬结核，湿疹癣疮，毒蛇咬伤。

1.《本草拾遗》："主赤白久痢，小儿大腹痞满，丹毒寒热，取根、茎煮服之。"
2.《本草图经》："主疗丈夫血痢。""若患积年疳痢，即用其根。"
3.《纲目》："治妇年瘫，天阴即痒，捣出黄水者，捣末掺之。"
4.《陕西中草药》："解毒消炎、健胃消积，活血调经、收敛止血。主治红白痢疾，肺结核，胸膜炎，丹毒，蛇毒，湿疹疮癣，小儿疳积，体虚盗汗，月经不调，咯血。"
5.《安徽中草药》："清热解毒，利湿，补虚。"

【用法用量】 内服：煎汤，10～30 g，鲜品倍量；或捣汁。外用：捣敷；研末撒或调敷。

【选方】 1. 治感冒，急性气管炎，百日咳 狼杷草 15 g。水煎服。风寒感冒加姜、葱。《湖南药物志》
2. 治肺结核咯血、盗汗 狼杷草 12 g，墨连 12 g，红枣 4 个。炖汤服。《食物中药与便方》
3. 治肾结核尿血 狼杷草 30 g，川牛膝 9 g，三七茎叶 15 g。煎服。《安徽中草药》
4. 治白喉、咽喉炎、扁桃体炎 鲜狼杷草 90～120 g，加鲜橄榄 6 个，或马兰鲜根 15 g。水煎服。《福建中草药》
5. 治血痢 狼杷草二斤，捣绞取汁一小升，纳白面半鸡子许，和之调令匀，空腹顿服之。若无生者，但收取苗阴干，捣为散，患痢者取散一方寸匕，和蜜水半盏服之。《本草图经》
6. 治体虚乏力，盗汗 狼杷草 30 g，仙鹤草 15 g，麦门冬、五味子各 6 g。煎服。《安徽中草药》

4005 狼萁草 láng qí cǎo 《湖南药物志》

【异名】 菖萁（《陆川本草》），芒萁、穿路萁、路萁子柴、第萁子柴、鸡毛蕨、反蕨叶、蜈蚣草、冷猪窝、硬蕨其、蕨叶草（《湖南药物志》），铁郎鸡、笼子草（《贵州民间药物》），狼机柴、芦萁、芒（《福建中草药》），狼萁（《中国药用孢子植物》）。

【基原】 为里白科芒萁属植物铁芒萁的全草。

【原植物】 铁芒萁 Dicranopteris linearis (Burm. f.) Underw.［Polypodium lineare Burm. f.；Gleichenia linearis Clarke］

大型陆生蕨类植物，植株高 60～150 cm。蔓生。根茎横走，深棕色，幼时基部被棕色毛，后变光滑；叶柄五至八回两叉分枝，一回叶轴长13～16 cm，二回以上的羽轴较短，末回叶轴长 3.5～6 cm；各回腋芽卵形，密被锈色毛；具苞片，卵形，边缘具三角形裂片；每组两回分叉处两侧均有 1 对托叶状羽片，斜向上，下部的长 12～18 cm，宽 3.2～4 cm，上部的变小，披针形或宽披针形；末回羽片与托叶状羽片相似，长 5.5～15 cm 宽 2.5～4 cm，篦齿状深裂几达羽轴；裂片 15～40 对，披针形或线状披针形，长 10～18 mm，宽2～3 mm，基部上侧的裂片极小，三角形，长 4～

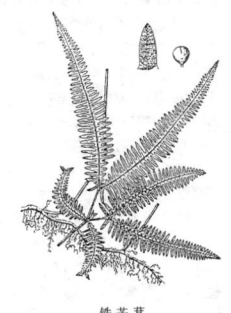

铁芒萁

6 mm；中脉下面凸起，侧脉斜展，每组有小脉3条。孢子囊群圆形，细小，1列，着生于基部上侧小脉的弯弓处，由5～7个孢子囊组成。

生于疏林下、火烧迹地或山野向阳地。分布于福建、湖南、广东、广西、海南、四川、云南、西藏等地。

【采收加工】　全年均可采收，去须根与叶柄，将根茎与叶分开，晒干或鲜用。

【药性】　苦、甘、平。

1.《贵州民间药物》：“性平，味涩。”

2.《广西本草选编》：“味甘、涩，性平。”

3.《中国药用孢子植物》：“微甘、涩，平。”

【功用主治】　止血接骨，清热利湿，解毒消肿。主治血崩，鼻衄，咳血，外伤出血，跌打骨折，热淋涩痛，白带，风疹瘙痒，疮肿，烫伤，痔瘘，蛇虫咬伤，咳嗽。

1.《湖南药物志》：“治痔瘘，蜈蚣咬，身体衰弱，四肢清冷，阴部湿痒，痔疾发肿。”

2.《贵州民间药物》：“接骨，止咳。治多年咳嗽，热咳，跌打骨折。”

3.《中国药用孢子植物》：“接骨，止血，清热解毒。用于跌打骨折，外伤出血，肺热咳血，血崩，痈肿，蜈蚣咬伤等。”

【用法用量】　内服：煎汤，9～15 g；或研末，每次3～6 g。外用：鲜品捣敷。

【选方】　1. 治眼睛外伤出血　芒萁鲜嫩芽、杜鹃鲜花各适量。捣烂，加人乳少许，拌匀。敷眼睑。

2. 治白带　（芒萁）鲜嫩芽15 g，桂圆肉30 g。水炖，调冰糖服。（1、2方出自《福建中草药》）

3. 治阴部湿痒　芒萁根6～9 g（烧灰）。调入九里光膏内外搽。先用九里光、臭牡丹、金银花藤，煎水洗。

4. 治痔瘘　（芒萁）叶柄烧存性。插入瘘管内，每日1次。（3、4方出自《湖南药物志》）

5. 治热咳　铁郎鸡（根）18 g，鹊不站15 g。煎水服。

6. 治跌打骨折　铁郎鸡（根）酌量，捣烂敷患处。（5、6方出自《贵州民间药物》）

4006　狼喉靥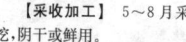

láng hóu yè
《纲目》

【异名】　狼喉结《圣惠方》。

【基原】　为犬科犬属动物狼的甲状腺体。

【原动物】　参见“狼肉”条。

【功用主治】　《纲目》：“治噎病。”

【用法用量】　内服：晒干研末，1～2 g。

【选方】　治噎病　狼喉靥晒干为末，每以半钱入饭内食之。《圣惠方》

4007　狼尾巴花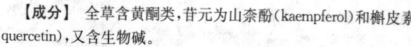

láng wěi ba huā
《陕西中草药》

【异名】　重穗排草、活血莲、红四毛草《河南中草药手册》，狼尾草、红丝毛、酸溜子《陕西中草药》，狼尾花《辽宁植物志》，血经草《全国中草药汇编》。

【基原】　为报春花科珍珠菜属植物虎尾草的全草或根茎。

【原植物】　虎尾草 Lysimachia barystachys Bunge 又名：狼尾珍珠菜《陕西中草药》。

多年生草本，高40～100 cm。根细，根茎横走，茎直立，单一或有短分枝，上部密被长柔毛。叶互生或近对生；叶无柄或近无柄；叶片线状长圆形至披针形，长6～10 cm，宽3～15 mm；先端尖，基部渐窄，边缘多少向外卷曲，两面及边缘疏被短柔毛，近基部通常无腺点。总状花序顶生，花密集，弯曲向一侧呈狼尾状，长4～6（～12）cm，后渐伸长，果时可达30 cm；花序轴和花梗均被柔毛；苞片条形，长约6 mm；花梗长4～6 mm；花萼近钟形，长约3.5 mm，

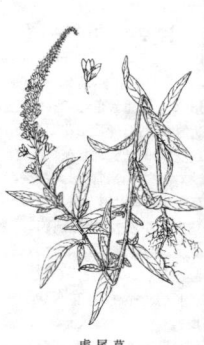

5深裂，裂片长圆形，外面被柔毛，边缘膜质，呈小流苏状；花冠白色，5深裂，裂片长圆状披针形，长为花萼的3～4倍；雄蕊5，雄蕊长为花冠的一半，基部连合成筒；雌蕊1。蒴果球形，包于宿存的花萼内。种子多数，红棕色。花期5～8月，果期8～10月。

生于山坡、草地、路旁灌丛或海边田埂。分布于华北、东北、西北以及江苏、浙江、安徽、山东、河南、湖北、四川、贵州、云南等地。

虎尾草

【采收加工】　5～8月采挖，阴干或鲜用。

【成分】　全草含黄酮类，苷元为山柰酚(kaempferol)和槲皮素(quercetin)，又含生物碱。

【药性】　苦、辛，平。

1.《陕西中草药》：“味苦、微酸、辛，性平。”

2.《全国中草药汇编》：“淡，凉。”

【功用主治】　活血利水，解毒消肿。主治月经不调，风湿痹痛，水肿，小便不利，咽喉肿痛，乳痈，无名肿毒，跌打损伤。

1.《陕西中草药》：“活血调经，散瘀消肿，解毒生肌，利水，降血压。主治月经不调，功能性子宫出血，无名肿毒，咽喉肿痛，肺痈，跌打损伤，骨折，水肿，高血压病。”

2.《全国中草药汇编》：“治白带，小便不利。”

3.《华山药物志》：“治腰扭伤，风湿性关节炎，痛经，急性淋巴管炎。”

【用法用量】　内服：煎汤，15～30 g；或泡酒；或捣汁。外用：捣敷；或研末敷。

【宜忌】　《陕西中草药》：“孕妇忌服。”

【选方】　1. 治月经不调，痛经　狼尾巴花、益母草各9 g，月季花、马鞭草各6 g。水煎服。《华山药物志》

2. 治闭经　狼尾巴花根30 g，茜草15 g。水煎服。《秦岭巴山天然药物志》

3. 治咽喉肿痛　鲜狼尾花、鲜青木香各9 g。加水适量，捣汁服。

4. 治乳痈　狼尾花15 g，葱白7根。酒、水各半煎服。（3、4方出自《华山药物志》）

5. 治淋巴结核，小儿疳热　鲜狼尾巴花30 g，鸡蛋1个同煮熟，蛋、汤同服。《秦岭巴山天然药物志》

6. 治跌打损伤　活血莲根30 g。水、酒各半煎服。外用活血莲、葱白、酒糟各适量，捣烂炒热敷患处。《河南中草药手册》

7. 治白带　血经草15 g，马齿苋12 g，四叶葎9 g。水煎服。《全国中草药汇编》

8. 治黄疸型肝炎　活血莲根15～21 g。水煎，冲白糖服。《河南中草药手册》

4008　狼尾草根

láng wěi cǎo gēn
《四川中药志》

【基原】　为禾本科狼尾草属植物狼尾草的根及根茎。

【原植物】　参见“狼尾草”条。

【采收加工】　全年均可采收，晒干或鲜用。

【药性】　甘，平。

【功用主治】　清肺止咳，解毒。主治肺热咳嗽，疮毒。

1.《分类草药性》：“治疮毒，咳嗽，通经散寒。”

2.《四川中药志》1960年版：“清肺热，止咳，通经络；治疮毒。”

治热咳,咳嗽咯血。"

3.《全国中草药汇编》:"凉血。"

【用法用量】 内服:煎汤,30～60 g。

4009 留兰香 liú lán xiāng 《广州部队〈常用中草药手册〉》

【异名】 南薄荷、升阳菜《滇南本草》,香花菜《生草药性备要》,绿薄荷《广州部队〈常用中草药手册〉》。

【基原】 为唇形科薄荷属植物留兰香的全草。

【原植物】 留兰香 Mentha spicata L.

多年生芳香性草本,高30～130 cm。多分枝,无毛。叶对生;叶柄长1～2 mm;叶披针形、披针状卵形或长圆状披针形,长3～7 cm,宽1～2 cm,先端锐尖,基部圆钝至楔形,边缘具稀疏不规则的锯齿,齿尖突出向前,鲜绿色,两面具腺鳞。轮伞花序密集成顶生的穗状花序,长4～10 cm;小苞片线形,长2.6～3.6 mm,长超过花萼;花萼钟形,长约2 mm,具肋脉13,略呈二唇形,上唇3齿,下唇2齿,萼齿齿缘被具纤毛;花冠淡紫色,长约4 mm,外面无毛,上唇较宽,先端微凹,下唇3裂较狭,上唇外略具短毛,花冠筒内、外光滑;雄蕊4,近于相等,长4～4.5 mm,药隔2室,紫色,后变褐色。小坚果卵形,长0.7 mm,黑色,具细小窝孔。花7～9月,果期9～10月。

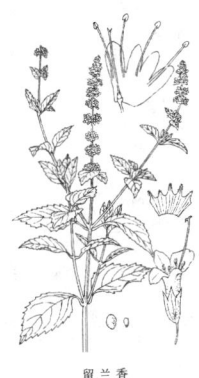

留兰香

原产南欧、加那利群岛、马德拉群岛及美国。现我国河北、江苏、浙江、广东、广西、四川、贵州、云南等地有栽培,或逸出为野生。新疆有野生。

【采收加工】 7～9月采收,多为鲜用。

【成分】 留兰香全草含挥发油成分:左旋 α-蒎烯(α-pinene),左旋 α-水芹烯(α-phellandrene),左旋柠檬烯(limonene),右旋3-O-辛醇(3-O-octanol),葛缕酮(carvone),胡薄荷酮(pulegone)。又含5-羟基-3′,4′,6,7-四甲氧基黄酮(5-hydroxy-3′,4′,6,7-tetramethoxyflavone),藜芦酸(veratric acid),3-甲氧基-4-甲基苯甲醛(3-methoxy-4-methylbenzaldehyde),香叶木素(diosmetin),乌苏烯(ursane),胡萝卜苷(daucosterol),thymonin。

【药性】 辛,微温。

1.《滇南本草》:"味辛,性温,无毒。"

2.《生草药性备要》:"味辛温,性温。"

3. 广州部队《常用中草药手册》:"甘,微温。"

【功用主治】 解表、和中、理气。主治感冒、咳嗽、头痛、咽痛、目赤、鼻衄、胃痛、腹胀、霍乱吐泻、痛经、肢麻、跌打肿痛、疮疖、皲裂。

1.《滇南本草》:"治一切伤寒头疼,霍乱吐泻,痢疾疮癞诸疾。"

2.《生草药性备要》:"专散风湿热,亦治小儿乳咳。"

3.《岭南采药录》:"能调经,治妇人经期腹痛。"

4.《全国中草药汇编》:"祛风散寒,止咳,消肿解毒。主治感冒咳嗽,胃痛,腹痛,神经性头痛;外用治跌打肿痛,结膜炎,小儿疮疖。"

5.《浙江药用植物志》:"祛风寒,理气健胃。主治风寒咳嗽,胃痛,皲裂。"

【用法用量】 内服:煎汤,3～9 g或鲜品15～30 g。外用:捣敷;或绞汁点眼。

4010 留师蜜 liú shī mì 《本草拾遗》

【基原】 为木蜂科木蜂属动物竹蜂等所酿造的蜜。

【原动物】 参见"竹蜂"条。

【药性】

1.《本草拾遗》:"味甘,寒。"

2.《纲目》:"甘、咸,寒,无毒。"

【功用主治】《本草拾遗》:"主牙齿蟨痛,口内疮,含之。"

【用法用量】 内服:适量,口含。

4011 鸳鸯 yuān yāng 《千金方》

【基原】 为鸭科鸳鸯属动物鸳鸯的肉。

【原动物】 鸳鸯 Aix galericulata(Linnaeus) 又名:匹鸟《禽经》,黄鸭《纲目》,官鸭《中国经济动物志》。

体长约40 cm,体重约500 g。雄鸟眼的上方和耳羽棕白,颊转棕栗。颏、喉几纯栗色。额和头顶的中央呈金属光泽,翠绿,头顶两侧有白眉纹伸至颈项。枕部丛生长的羽毛,与后部的金属暗绿和暗紫色长羽组成羽冠。背和腰暗褐,而有铜绿色金属反光。初级飞羽暗绿色;次级飞羽褐色;三级飞羽黑褐,外翈显金属蓝绿色,最后1

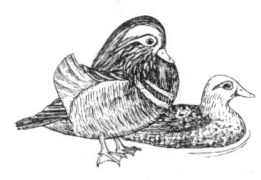

鸳鸯

枚外羽呈金属黄色顶端,内翈扩大为扇形,直立如帆。上胸和胸侧呈紫暗色金属光泽,下胸纯白。尾羽暗褐,尾下覆羽纯白。雌鸟眼周和眼后有1条纵纹,白色;颏、喉白色。头和颈的背面均灰褐色,颈侧浅灰褐色。上体余部橄榄褐色,两翅没有醒目的帆状羽。虹膜棕色,外围有黄白色环;嘴红棕色;脚和趾红黄色,蹼膜黑色。栖息于内陆湖泊或溪流中。平时成双生活而不分离。既善走又善游泳,飞行力亦强。杂食性。巢营于树洞内,每窝产卵6～10枚,灰黄色。繁殖在我国内蒙古和东北北部,越冬在长江以南直至华南一带。

鸳鸯为国家二级保护动物,数量稀少,禁止滥捕。

【药性】 咸,平。

1.《千金方》:"味苦,微温,无毒。"

2.《嘉祐本草》:"味咸,平,小毒。"

3.《日用本草》:"酸,无毒。"(引自《纲目》)

4.《医学纂要》:"甘、咸,寒。"

【功用主治】 清热解毒、止血、杀虫。主治痔瘘下血,疥癣。

1.《千金方》:"主瘘疮,清酒浸之,炙令热以薄之,亦炙服之。"

2.《嘉祐本草》:"主诸瘘疥癣病,以酒浸炙令热,敷疮上,冷更易。"

3.《中国动物药》:"清热解毒,止血,杀虫。"

【用法用量】 内服:适量,煮熟食。外用:煮熟切片敷贴。

【忌宜】 1.《嘉祐本草》:"食之令人美,令人患大风。"

2.《日用本草》:"肉不可食,食之动风发癞。"

【选方】 1. 治五痔瘘疮 鸳鸯一只,治如食法,煮令极熟,细细切,以五味、醋食之,羹亦妙。《食医心镜》

2. 治老人五痔,泄血不止,积日困劣无气,亦疗久瘘疮 鸳鸯一只,如常法,以五味、椒、酱晒,火炙之令熟,空心渐食之。《寿亲养老新书》鸳鸯法炙方

3. 治疥癣 鸳鸯煮熟,切片,贴敷。《中国动物药》

4012 饿蚂蝗 è mǎ huáng 《广西药用植物名录》

【异名】 细风带、山角豆《浙江药用植物名录》,红掌草《峨

眉山药用植物研究》）、山豆根、烂豆树、大红袍（《贵州草药》）、山蚂蟥（《广西中草药》）、粘身草、胃痛草（《全国中草药汇编》）、吊马花（《广西药用植物名录》）、紫藤小槐花、野黄豆（《台湾药用植物志》）。

【基原】　为豆科山蚂蟥属植物饿蚂蟥的全株。

【原植物】　饿蚂蟥 Desmodium multiflorum DC. ［D. sambuense (D, Don) DC.; D. floribundum (G. Don) Sweet］ 又名：多花山蚂蟥（《西藏植物志》）。

小灌木，高 0.5～2 m。枝有疏生长柔毛；叶柄具淡黄色柔毛；托叶卵状披针形；三出复叶，顶生小叶宽椭圆形，长 4.5～8.5 cm，宽 2.5～5 cm，先端钝，具硬尖，基部楔形，上面无毛，下面脉上有黄色长柔毛，侧生小叶小，略斜。总状花序腋生或为顶生的圆锥花序，长达 16 cm，花多数，密生；苞片卵状披针形，脱落；花萼钟状，萼齿披针形，有长柔毛；花冠粉红色，旗瓣椭圆形 1 cm，无爪，翼瓣与旗瓣等长，龙骨瓣较短；子房线形，背腹缝线被绢状毛。荚果长 1.5～2.5 cm，密生黑褐色绢毛，有 4～7 荚节，腹缝线缢缩，背缝线稍成波状。花期 7～9 月，果期 9～11 月。

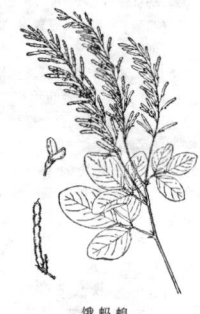

饿蚂蟥

生于海拔 600～2 300 m 的山坡草地或林缘。分布于浙江、福建、江西、湖南、广东、广西、四川、贵州、云南、西藏、台湾等地。

本植物的种子（山豆根种子）亦供药用，另设专条。

【采收加工】　7～10 月采收，切段，晒干或鲜用。

【药材】　饿蚂蟥 Desmodii Multiflori Herba　产于广西、贵州、云南、福建等地。

性状　茎枝圆柱形，直径约 3 mm，表面具纵棱。可见三出复叶，顶端小叶较大，长 5.5～9 cm，宽 3.5～5 cm，椭圆状倒卵形，先端尚急尖，具硬尖，基部楔形，全缘，枯绿色，下表面具柔毛，质脆。有时可见总状花序或荚果，荚果长 1.5～2.4 cm，腹缝线具缢缩，背缝线深波状，有 4～7 节，表面密被褐色绢状毛。气微，具豆腥气。

【药性】　甘、苦，凉。
1.《贵州草药》：“性凉，味苦。”
2.《广西中草药》：“味甘，性平。”
3.《湖南药物志》：“甘，涩，凉。”

【功用主治】　活血止痛，解毒消肿。主治脘腹疼痛，小儿疳积，妇女干血痨，腰扭伤，创伤，尿道炎，腮腺炎，毒蛇咬伤。
1.《贵州草药》：“补虚弱，活血，镇痛。”
2.《广西中草药》：“消食止痛，解蛇毒。治胃痛，小儿疳积，毒蛇咬伤。”
3.《福建药物志》：“清热利尿，解毒消肿，消食破积。治胃痛，小儿疳积，中暑，尿道炎，腮腺炎，淋巴腺炎，毒蛇咬伤。”

【用法用量】　内服：煎汤，9～30 g。外用：鲜品捣敷；或取汁涂。

【选方】　1. 治小儿疳积　饿蚂蟥 30 g，和瘦肉炖汤服。（《全国中草药汇编》）
2. 治妇女干血痨　山豆根的根 30 g。第一剂煎酒服，第二剂炖肉吃。（《贵州草药》）
3. 治腰扭伤痛　饿蚂蟥根（去心）15 g，大青根 15 g，路边荆 12 g，朱砂莲 9 g。煎水兑酒服。（《湖南药物志》）

凌霄花 líng xiāo huā 《新修本草》

【异名】　芰华（《吴普本草》），紫葳华（《博物志》），茇华（《别录》），陵霄花（《本草图经》），堕胎花（《植物名实图考》），藤萝花（《天宝本草》），吊墙花（《全国中草药汇编》），杜灵霄花（《中药志》）。

【基原】　为紫葳科凌霄花属植物凌霄或美洲凌霄的花。

【原植物】　1. 凌霄 Campsis grandiflora (Thunb.) Loisel ex K. Schum. ［Bignonia grandiflora Thunb.］ 又名：紫葳（《本经》），武威、瞿陵、陵居腹、鬼目（《吴普本草》），陵苕（《别录》），藤萝草（《分类草药性》），倒挂金钟（《岭南采药录》），白狗肠（《广西民间常用草药手册》），五爪龙、上树龙（《全国中草药汇编》），上树蜈蚣、碎骨风。

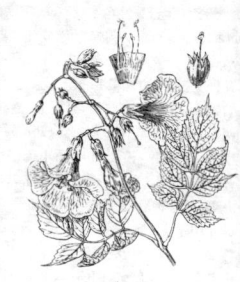

凌霄

落叶木质藤本，借气根攀附于其他物上。茎黄褐色具裂状网裂。叶对生，奇数羽状复叶；小叶 7～9 枚，卵形至卵状披针形，长 4～6 cm，宽 1.5～3 cm，先端尾状渐尖，基部阔楔形，两侧不等大，边缘有粗锯齿，两面无毛，小叶着生处有淡黄褐色束毛。花序顶生，圆锥花序，花大，直径 4～5 cm；花萼钟状，不等 5 裂，裂至筒之中部，裂片披针形；花冠漏斗状钟形，裂片 5，圆形，橘红色，开展；雄蕊 4，2 长 2 短；子房上位，2 室，基部有花盘。蒴果长如豆荚，具子房柄，2 瓣裂。种子多数，扁平，有透明的翅。花期 7～9 月，果期 8～10 月。

生长于山谷、小河边、疏林下，攀缘于树上、石壁上，亦有庭园栽培。分布于华东、中南及河北、四川、贵州、陕西等地。

2. 美洲凌霄 C. radicans (L.) Seem. ［B. radicans L.］

本种形态上与凌霄相似，惟小叶 9～11 枚，椭圆形至卵状长圆形，先端尾尖。花萼 5 等裂，分裂较浅，约裂至三分之一，裂片三角形，向外微卷，无凸起的纵棱。花冠为细长的漏斗形，直径较凌霄小，橙红色至深红色，内有明显的棕红色纵纹，筒部为花萼的 3 倍。花期 7～10 月，果期 11 月。

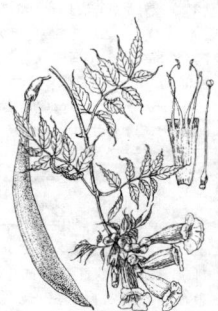

美洲凌霄

江苏、上海、湖南等地有栽培。

上述植物的茎叶（紫葳茎叶）、根（紫葳根）亦供药用，另设专条。

【栽培】　生物学特性　喜温暖湿润环境，对土壤要求不严，砂质壤土、黏壤土均能生长。

繁殖方法　扦插繁殖、压条繁殖或分根繁殖。扦插繁殖：在春季或雨季进行，截取较坚实粗壮的枝条，每段长 10～16 cm，扦插于砂床，砂床上面用玻璃覆盖，以保持足够的温度和湿度，一般温度在 23～28℃，插后 20 日即可生根，到翌年春即可移入大田，行距 60 cm，株距 30～40 cm。南方温暖地区，可在春天将头年的新枝剪下，直接插入土中，即可生根成活。压条繁殖：在 7 月间将粗壮的藤蔓拉到地表，分段用土壤埋，露出芽头，保持土湿润，20 日左右即可生根，生根后剪下移栽，南方亦可在春天压条。分根繁殖殖：宜在早春进行，即将母株附近由根芽生出的小苗挖出栽种。

田间管理 初栽的小苗要注意浇水、松土、除草，5月中旬或6月初可追肥1次，以提高花的产量。

【采收加工】 7～10月择晴天采摘刚开放的花朵，晒干或低温干燥。

【药材】 凌霄花 *Campsis Flos* 主产于江苏、浙江。

性状 **凌霄** 多呈皱缩卷曲，黄褐色至棕褐色，完整花朵长4～5 cm。花萼钟状，长2～2.5 cm，裂片5，裂至中部，裂片三角状披针形，萼筒基部至萼齿尖有5条纵棱。花冠先端5裂，裂片半圆形，下部联合呈漏斗状，表面可见细脉纹，内表面较明显。雄蕊4，着生花冠上，二强，花药呈"个"字形，花柱1，柱头扁平，圆三角形。气清香，味微苦、酸。

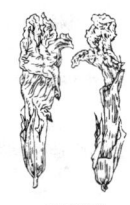
凌霄花外形

美洲凌霄 完整花朵长6～7 cm。萼筒长1.5～2 cm，硬革质，先端5齿裂，裂片短三角状，长约为萼筒的1/3，萼筒外无明显的纵棱；花冠内表面具明显的深棕色脉纹。

鉴别 （1）粉末特征：黄棕色。花粉粒类圆形，直径24～31 μm，具3孔沟，表面有极细密的网状雕纹。草毛淡黄色或黄棕色，头部扁圆形、类圆形或长圆形，侧面观细胞作栅状排列1～2层，柄1～3细胞。花冠表皮细胞类多角形，具螺纹导管。

（2）表皮面观：凌霄 花萼内、外表面具腺毛，腺头长圆形或类圆形，顶端稍平，由10～40多个细胞组成，含黄色分泌物和油滴，腺柄短，1～2细胞。腺毛周围的表皮细胞下，周壁有放射状角质纹理。气孔不定式。花萼裂片边缘具少数非腺毛，1～7细胞组成，先端圆钝，表面具线状角质纹理。花冠仅裂片边缘有少数非腺毛及少有腺毛。非腺毛及腺毛的特征同花萼。

美洲凌霄 花萼外表面腺毛的腺头有（6～）50～80细胞，腺柄多单细胞，少为2～10细胞；腺毛基部表皮细胞常向外突起。花萼裂片边缘有少数非腺毛，1～6～23细胞。花萼外表面于裂片边缘有非腺毛1～5细胞。内表面腺毛众多，腺头7～60余细胞；裂片边缘非腺毛1～15细胞。

【成分】 凌霄花含芹菜素(apigenin)、β-谷甾醇(β-sitosterol)。

【药理】 1.对血管平滑肌的作用 凌霄花水溶液12.5 mg/ml对猪冠状动脉条具有抑制收缩的作用。美洲凌霄花的作用与凌霄花基本相似。

2.抗血栓形成 给大鼠喂饲凌霄花水煎液33 mg/kg，具有明显抑制血栓形成的作用，而美洲凌霄花无此作用；凌霄花能加快红细胞电泳，增加红细胞电泳率，使血液红细胞处于分散状态，美洲凌霄花也有此作用。

3.对子宫平滑肌的作用 在7.5 mg/ml浓度时，凌霄花和美洲凌霄花能非常显著地抑制离体未孕小鼠子宫收缩。凌霄花能显著降低收缩强度、减慢收缩频率、降低收缩活性；美洲凌霄花能降低收缩强度和活性，对收缩频率无影响。美洲凌霄花对离体孕子宫作用特殊，能增强离体孕子宫的收缩活性，并呈节律性的兴奋和抑制作用。凌霄花对已孕子宫能增加收缩频率及收缩强度，增强收缩活性。

4.抗菌作用 50%凌霄花、叶煎剂对福氏痢疾杆菌和伤寒杆菌有抑制作用。

毒性 凌霄花和美洲凌霄花毒性很低，给小鼠灌胃的最大耐受量为50 g/kg(生药)。

【药性】 酸、微寒。归肝经。

1.《本经》："味酸，微寒。"

2.《履巉岩本草》："味辛，有毒。"

3.《宝庆本草折衷》："味酸、甘，平，有毒。"

4.《品汇精要》："气薄味厚，阴也。"

5.《纲目》："甘酸而寒。手、足厥阴经药也，行血分。"

6.《雷公炮制药性解》："入脾、肝二经。"

7.《本草再新》："入肾经。"

【功用主治】 清热凉血，化瘀散结，祛风止痒。主治血滞经闭，痛经、癥瘕，崩中漏下，血热风痒，疮�疹，酒齄鼻。

1.《本经》："主妇人产乳余疾，崩中，癥瘕血闭，寒热羸瘦，养胎。"

2.《药论》："主热风、风痫，大小便不利，肠中结实，止产后奔血不定，淋沥，安胎。"

3.《本草图经》："人妇人血崩风毒药，又治少女血热风毒，四肢皮肤生隐疹，并行经脉。"

4.《履巉岩本草》："降诸草毒。"

5.《本草汇言》："血闭，通血络之药也。"

6.《医林纂要》："缓肝风，泻肝热，去血中伏火。治诸血热生风之证，治肝风巅顶痛。"

7.《天宝本草》："行血通经，治跌扑损伤，痰火闭气。"

8.《杭州药用植物志》："治咳嗽。"

【用法用量】 内服：煎汤，3～6 g；或入散剂。外用：研末调涂；或煎液熏洗。

【宜忌】 气血虚弱、内无瘀热者及孕妇慎服。

1.《药性论》："畏卤咸。"

2.《品汇精要》："妊娠不可服。"

3.《纲目》："花不可近鼻闻，伤脑。花上露入目，令人昏蒙。"

4.《本草经疏》："凌霄长于破血消瘀，凡妇人血气虚者一概勿施，胎前断不宜用。"

5.《本草汇言》："其性利而善攻，走而不守，破血行血是其专职，虚人禁用。"

6.《药性切用》："无瘀勿用，孕妇尤忌。"

【选方】 1.治女经不行 凌霄花为末，每服二钱，食前温酒下。(《徐氏胎产方》)

2.治崩中漏下血 凌霄花末，温酒服方寸匕，日三。(《广利方》)

3.治消渴，饮水过多不瘥 凌霄花一两，捣碎。以水一大盏半，煎至一盏，去滓，分温三服。(《圣惠方》)

4.治痢疾 凌霄花一味为细末，每服三钱，温酒调下，空心服。每服药时解开大发，用木梳不住手梳，以冷水一大碗在侧，含水口中，水温即换，以碗水尽却住梳。如此服四十九日。(《传信适用方》)

5.治婴儿百日内无故口青，不饮乳 用凌霄花、大蓝叶、芒硝、大黄等分为末，以羊髓和丸桐子大，每研一丸，乳送下，便能吃乳，热者可服，寒者忌之。(《普济方》)

6.治遍身痒 凌霄花为末，酒调服一钱。(《医学正传》)

7.治风瘙瘾疹 紫葳(去心，瓦上熔)一两，附子(炮裂，去皮脐)半两。上二味，捣罗为散。每服一钱匕，蜜酒调下，日二。(《圣济总录》紫葳散)

8.治皮肤湿癣 凌霄花、羊蹄根各等量，酌加枯矾，研末搽患处。(《上海常用中草药》)

9.治酒齄鼻 凌霄花、山栀子等分，为细末。每服二钱，食后茶调下，日进二服。(《百一选方》)

10.治大孕诸般丹毒 凌霄花、万州黄各一分，芷根(切，熔)半两。上药杵烂，以酒和蜜同调数少许，仍涂丹上，立效。(《证治准绳》圣涂散)

11.治一切疮疖 凌霄花、拒霜叶各等分。上二味，净洗阴干为末，以水调涂肿处，即时内清。如已结实，即便脓溃。(《叶氏录验方》绿捷散)

12.治癣积年 凌霄花末，以羊蹄根蘸药，搽之甚妙。(《普济方》)

13. 治妇人阴疮　紫葳为末，用鲤鱼脑或胆调搽。(《摘玄方》)

【各家论述】 1.《宝庆本草折衷》:"其工于理血，因言肝藏血。此物味酸入肝，凡崩带不止，或瘀结不行者，虽皆可用，然通泄之功多，安和之效少，宜审其佐使而施为。"

2.《本草衍义补遗》:"凌霄花，治血中痛之要药也，且补阴捷甚，盖有守而独行，妇人方中多用何哉。"

3.《雷公炮制药性解》:"紫葳，甘归脾藏，酸走肝家。二经乃藏血裹血者也，故专调血证。风痒之生，亦荣卫不和尔，宜并理之。"

4.《本草述》:"紫葳之气寒，其味咸先而胜，苦后而杀，知入血而散热结无疑矣。第丹溪云补阴甚捷，在濒湖又言入血分击去伏火，固非专于通行者也。如缪希雍以为行血峻药，或亦据本草所谓治癥瘕、通血闭而云乎？讵知甄权云治热风，《日华子》云治热毒风，盖化热毒风，即血中所郁之热，化而为毒风也。性虽主行，然必其能补阴而后能除热风毒，是即行为补也。如疑其止能行血，试思此味何以复畏卤咸？盖多食咸则伤血，畏伤血者，必非峻于行血者也。丹溪言其有守而能独行，又岂臆说欤。"

5.《本草崇原》:"近时用此为通经下胎之药。仲景鳖甲煎丸，亦用紫葳，以消癥瘕，必非安胎之品，《本经》养胎二字，当是堕胎之讹耳。"

6.《本草求真》:"凡人火伏血中，而见肠结血闭，风痒，崩带癥瘕，一切由于血瘀、血热而成者，所当用此调治，盖此专主泻热，热去而血自活也。是以肺痈之药，多有用此为君。""妊娠用此克安者，以其内有瘀积，瘀去而胎即安之意也。所云孕妇忌服者，恐其瘀血既无，妄用恐生他故也。此为女科血热必用之药，但当相证施治耳。"

4014 栾华 luán huá (《本经》)

【基原】 为无患子科栾树属植物栾树的花。

【原植物】 栾树 *Koelreuteria paniculata* Laxm.　又名：木栾(《梦溪笔谈》)，石栾树(浙江)，黑叶树、木栏牙(河南)，五乌拉叶(甘肃)，乌拉、乌拉胶(河北)。

落叶乔木或灌木。叶丛生于当年生枝上，平展，一回、不完全二回羽状复叶，长可达 50 cm；小叶纸质，(7～)11～18 片，对生或互生，卵形、阔卵形至卵状披针形，长(3～)5～10 cm，宽 3～6 cm，先端短尖或短渐尖，基部钝至近截形，边缘有不规则的钝锯齿，齿端具小尖头，上面仅中脉上散生皱曲的短柔毛，下面在脉腋具髯毛。花杂性同株或异株；聚伞圆锥花序长 25～40 cm，密被微柔毛，分枝长而扩展；苞片狭披针形，被小粗毛；花淡黄色，稍芬芳；花梗长 2.5～5 cm；萼裂片卵形，边缘具腺状缘毛，呈啮蚀状；花瓣 4，开花时向外反折，线状长圆形，长 5～9 mm，被长柔毛，瓣片基部的鳞片初时黄色，开花时橙红色，参差不齐的深裂，被疣状皱曲的毛；雄蕊 8，花丝下半部密被白色、开展的长柔毛；花盘偏斜，有圆钝小裂片；子房三棱形，除棱上具缘毛外无毛，退化子房密被小粗毛。蒴果圆锥形，具三棱，长 4～6 cm，先端渐尖，果瓣卵形，外面有网纹。种子近球形，直径 6～8 mm。花期 6～8 月，果期9～10 月。

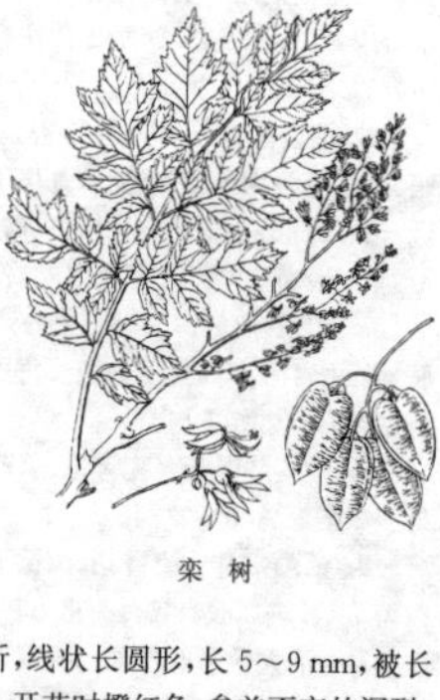

栾　树

生于海拔 200～1 200 m 的疏林中。常栽培作庭园观赏树。分布于我国大部分地区。

【采收加工】 6～7 月采花，阴干或晒干。

【药性】 《本经》:"味苦，寒。"

【功用主治】 清肝明目。主治目赤肿痛，多泪。

1.《本经》:"主目痛泪出伤眦，消目肿。"

2.《新修本草》:"合黄连作煎，疗目赤烂。"

【用法用量】 内服：煎汤，3～6 g。

4015 栾樨 luán xī (《岭南采药录》)

【基原】 为菊科阔苞菊属植物阔苞菊的茎叶或根。

【原植物】 阔苞菊 *Pluchea indica* (L.) Less. [*Baccharis indica* L.]　又名：格杂树(《广州植物志》)。

灌木，高 2～3 m。茎上部多分枝，幼枝被短柔毛，后脱落。叶互生；叶片倒卵形或倒阔卵形，长 5～7 cm，宽 1～3 cm，先端钝或有短尖，基部楔形，边缘有较密的细齿或锯齿，两面被短柔毛，或下面被疏毛。头状花序，直径 3～5 mm，在茎枝顶端作伞房状排列；花序梗密被短柔毛；总苞片外层卵形或阔卵形，有缘毛，背面被短柔毛，内层狭，条形，无毛；雌花多层，冠毛丝状，檐部 3～4 齿裂；两性花少，花冠管状，先端 5 浅裂。瘦果圆柱状，有 4 棱，被柔毛；冠毛白色，两性花的冠毛常在下部联合成阔带状。花期全年。

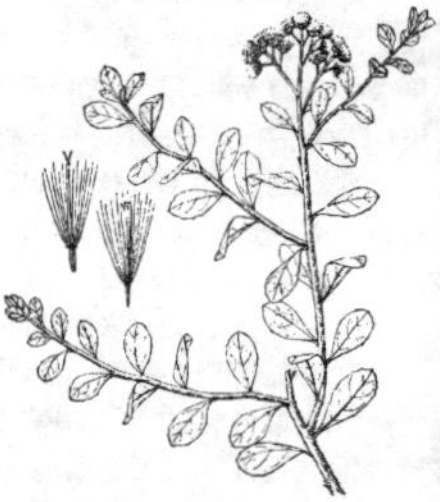

阔苞菊

生于海滨沙地或近潮水的空旷地。分布于我国南部各地沿海一带和台湾。

【采收加工】 全年可采，鲜用。

【成分】 地上部分含糖苷：阔苞菊苷(plucheoside) A、B，豆甾醇葡萄糖苷(stigmasteryl glucoside)，丁香油酚葡萄糖苷(eugenyl glucoside)，4-烯内基-2，6-二甲氧基苯基葡萄糖苷(4-allyl-2，6-dimethoxyphenyl glucoside)，水杨酸甲酯葡萄糖苷(methylsalicylate glucoside)，苯甲基葡萄糖苷(benzyl glucoside)，苯乙基葡萄糖苷(phenylethyl glucoside)，(*Z*)-2-己烯基葡萄糖苷〔(*Z*)-2-hexenyl glucoside〕，松脂酚单葡萄糖苷(pinoresinol monoglycoside)，丁香树脂酚单葡萄糖苷(syringaresinol monoglycoside)，苏式(threo)的和赤式(erythro)的 1，2-双-(4-羟基-3-甲氧基苯基)-1，3-丙二醇〔1，2-bis-(4-hydroxy-3-methoxyphenyl) propane-1，3-diol〕，耳草醇(hedyotisol) A、B，苏式的和赤式的 1-(4-羟基-3-甲氧基苯基)-2-〔2-甲氧基-4-(1*E*-丙烯-3-醇)-苯氧基〕-1，3-丙二醇{1-(4-hydro-xy-3-methoxyphenyl)-2-〔2-methoxy-4-(1*E*-propene -3-ol)-phenoxy〕-propane-1，3-diol}，芳樟醇葡萄糖苷(linalool glucoside)，芳樟醇芹菜糖基葡萄糖苷(linaloylapiosyl glucoside)，9-羟基芳樟醇葡萄糖苷(9-hydroxylinaloyl glucoside)。

叶含 3-(2′，3′-二乙酰氧基-2′-甲基丁酰基)甜香阔苞菊萜烯酮〔3-(2′，3′-diacetoxy-2′-methylbutyryl) cuauhtemone〕。

根含萜类：阔苞菊苷 C、D1、D2、D3、E，阔苞菊醇(plucheol) A、B，紫檀三醇(pterocarptriol)，2-(1-丙炔基)-5-(5，6-二羟基-1，3-己二炔基)噻吩〔2-(prop-1-inyl)-5-(5，6-dihydroxyhexa-1，3-diinyl)-thiophene〕，2-(1-丙炔基)-5-(6-乙酰氧基-5-羟基-1，3-己二炔基)噻吩〔2-(prop-1-inyl)-5-(6-acetoxy-5-hydroxyhexa-1，3-diinyl)-thiophene〕，17(21)-何帕-烯-3*β*-醇乙酸酯〔hop-17(21)-en-3*β*-yl acetate〕，赤麻醇乙酸酯(boehmeryl acetate)，2-(1-丙炔基)-5-(5，6-二羟基-1，3-己二炔基)噻吩〔2-(prop-1-inyl)-5-(5，6-dihydroxyhexa-1, 3-diinyl)-thiophene]，东麻醇乙酸酯（boehmeryl acetate），α-香树素乙酸酯（α-amyrin acetate），1-dothiacontanol，豆甾醇（stigmasterol），豆甾醇-3-O-β-D-吡喃葡萄糖苷（stigmasteryl-3-O-β-D-glucopyranoside）。

【药理】 抗炎作用 栾樨根甲醇提取物有抗炎作用。该提取物对角叉菜胶、组胺、5-羟色胺、透明脂酸酶、钠-尿酸等引起的多种炎症均有抑制作用。该提取物对角叉菜胶和棉球肉芽肿生成、松油诱发的关节肿胀、佐剂诱发的关节炎均有作用。提示该提取物对渗出性、增生性、慢性炎症均有效。

【药性】 甘，微温。

【功用主治】 暖胃去积，软坚散结，祛风除湿。主治小儿食积，瘰疬，痰核，风湿骨痛。

【用法用量】 内服：煎汤，9～15 g。

【选方】 1. 暖胃去积 取栾樨叶捣烂取汁，和米粉作饼（《食之》。〈栾樨饼》）

2. 治板疬 取栾樨茎叶捣取自然汁，加入牛皮胶、海带，炖溶服之。（1、2 方出自《岭南采药录》）

3. 治风湿骨痛，腰痛 栾樨根 15 g。水煎服。（《香港中草药》）

4016 浆水 jiāng shuǐ 《嘉祐本草》

【异名】 酸浆《纲目》、酸浆水《本经逢原》、米浆水《中国医学大成》。

【基原】 为用粟米加工、经发酵酸而成的白色浆液。

【药性】 甘、酸，凉。

1.《嘉祐本草》："味甘酸，微温，无毒。"

2.《本草衍义补遗》："味甘酸而凉。"

【功用主治】 调中和胃，化滞止痢。治呕哕、伤食泻痢，烦渴。

1.《嘉祐本草》："主调中引气，宣和强力，通关开胃，止渴，霍乱泄痢，消宿食，宜作粥，薄暮啜之，解烦去睡，调理脏腑，煎信令酸，止呕哕。"

2.《纲目》："利小便。"

【用法用量】 内服：冲水煎汤或煮粥。

【宜忌】《嘉祐本草》："冰浆至冷，妇人怀妊，不可食之，食谱所忌也。"

【选方】 1. 治霍乱 浆水稍醋味者，煎干姜屑呷之。夏月腹肚不调，煎服之。《兵部手集方》

2. 治手指肿 煎浆水和少盐热渍之，冷即易。《孙真人食忌》

4017 高粱 gāo liáng 《纲目》

【异名】 木稷、荻粱《广雅》，蜀黍〈张华《博物志》〉，蜀秫、芦粟〈王颖《农书》〉，芦穄〈汪颖《食物本草》〉，稆黍《医林纂要》。

【基原】 为禾本科高粱属植物高粱的种仁。

【原植物】 高粱 Sorghum vulgare Pers.

一年生栽培作物。秆高随栽培条件及品种而异，节上通常无白毛髯毛。叶鞘无毛或被白粉；叶舌硬纸质，先端圆，边缘有纤毛；叶片狭长披针形，长达 50 cm，宽约 4 cm。圆锥花序有轮生、互生或对生的分枝；无柄小穗卵状椭圆形，长 5～6 mm，颖片及第下部硬革质，光滑无毛，上部及边缘具短柔毛，两性，有柄小穗雄性

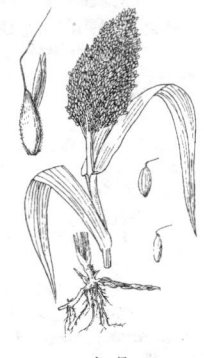

高 粱

或中性；穗轴节间及小穗柄为线形，边缘均具纤毛，但无纵沟；第一颖背部突起或扁平，成熟时变硬而光亮，有窄狭内卷的边缘，向先端渐内摺。第二颖舟形，有脊；第一外稃透明膜形，第二外稃长圆形或线形，先端 2 裂，从裂齿间伸出芒；或全缘而无芒。颖果倒卵形，成熟后露出颖外。花、果期秋季。

我国北方普遍栽培。

本植物的米皮（高粱米糠）、根（高粱根）亦供药用，另设专条。

【采收加工】 秋季种子成熟后采收，晒干。

【成分】 本品幼芽、果实含对羟基扁桃腈葡萄糖苷（p-hydroxymandelonitril-glucoside）。

【药性】 甘、涩、温。归脾、胃、肺经。

1.《纲目》："甘、涩、温，无毒。"

2.《医林纂要》："甘、微苦，微温。"

3.《药性切要》："甘、涩，微汉。"

4.《本草撮要》："入手足太阴，阳明经。"

5.《四川中药志》1960 年版："性平，味甘。"

【功用主治】 健脾止泻，化痰安神。主治脾虚泄泻，霍乱，消化不良，痰湿咳嗽，失眠多梦。

1.《纲目》："温中，涩肠胃，止霍乱。"

2.《医林纂要》："和脾阳，涩肠胃，补脾胃，交心肾。"

3.《四川中药志》1960 年版："益中利气，止泄，去客风顽痹；治霍乱下痢及湿热小便不利。"

4.《全国中草药汇编》："燥湿祛痰，宁心安神。治湿痰咳嗽，胃痞不舒，失眠多梦，食积。"

【用法用量】 内服：煎汤，30～60 g；或研末。

【选方】 治小儿消化不良 红高粱 30 g，大枣 10 个。大枣去核炒焦，高粱炒黄，共研细末。2 岁小孩每服 6 g；3～5 岁小孩每服 9 g，每日服 2 次。（内蒙古《中草药新医疗法资料选编》）

【各家论述】《医林纂要》："稆黍，本火谷而色黑，则得水火交济之义，甘则能补脾和胃，苦则能泻心火而坚肾水，故凡霍乱吐泻及食积、寒积、热积而腹痛者，煎服甚效，以其得阴阳之和也，亦以陈久者连壳炒之为佳。"

4018 高良姜 gāo liáng jiāng 《别录》

【异名】 高凉姜《岭表录异》，良姜《局方》，蛮姜《纲目》，小良姜《中药志》，海良姜《药材学》。

【基原】 为姜科山姜属植物高良姜的根茎。

【原植物】 高良姜 Alpinia officinarum Hance

多年生草本，高 30～110 cm。根茎圆柱形，横生，棕红色，直径 1～1.5 cm，具有环形膜质鳞片，节上生根。茎丛生，直立。叶无柄或近无柄；叶片线状披针形，长 15～30 cm，宽 1.5～2.5 cm，先端渐尖或尾尖，基部渐窄，全缘，两面无毛；叶鞘开放，抱茎，具膜质边缘；叶舌膜质，长 2～3 cm，不开裂。总状花序顶生，直立，长 6～15 cm，花序轴被绒毛；花萼筒状，管长 8～14 mm，先端不规则 3 浅圆裂；花冠管漏斗状，花冠裂片 3，长圆形，唇瓣卵形，白色而有红色条纹，长约 2 cm；侧生退化雄蕊锥状；发育雄蕊 1，长约 1.6 cm，生于花冠管喉部上方；子房 3 室，密被绒毛，花柱细长，柱头 2 唇状。蒴果球形，不开裂，直径约 1.2 cm，被绒毛，熟时棕红色。种子具假种皮，有

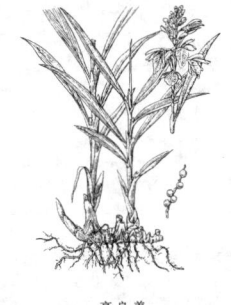

高良姜

钝棱角，棕色。花期 4～9 月，果期 8～11 月。

生于荒坡灌丛或疏林中，或栽培。分布于广东（雷州半岛）、广西、海南、云南、台湾等地。

【栽培】 **生物学特性** 喜温暖湿润气候。宜选择土层深厚、肥沃疏松、排水良好的砂质壤土栽培。

繁殖方法 分株繁殖。3～4 月，从母株旁挖取带嫩芽的根茎，每株带 4～5 个芽，按行株距 2 m×1 m 开穴，宽窄20～25 cm，深 15～20 cm，进行移栽，栽后填土，压紧，浇水。

田间管理 每年中耕除草二～三次，追施人畜粪水 2～3 次。

【采收加工】 8～10 月采挖生长 4～6 年的根茎，除去地上茎、须根及残留鳞片，切段，晒干。

【药材】 高良姜 *Alpiniae Officinari Rhizoma* 主产于广东、海南、广西。

性状 根茎呈圆柱形，多弯曲，有分枝，长 4～9 cm，直径 1～1.5 cm。表面棕红色至暗褐色，有细密的纵皱纹及灰棕色的波状环节，节间长 0.5～1 cm，下面有圆形的根痕。质坚韧，不易折断，断面灰棕色或红棕色，纤维性，中柱约占 1/3，内皮层环较明显，散有维管束点痕。气香，味辛辣。

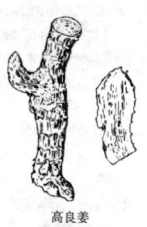

高良姜
（根茎）外形

鉴别 （1）根茎横切面：表皮细胞略切向延长，外壁增厚，有的含红棕色非晶形物。皮层中叶迹维管束较多，外韧型。内皮层明显。中柱外韧型维管束甚多，束鞘纤维成环，木化。皮层及中柱薄壁细胞中散有多数分泌细胞，内含黄色或红棕色脂状物；薄壁细胞充满淀粉粒。

粉末特征：紫棕色。淀粉粒单粒棒槌形、肾形、长椭圆形、菱角形或长卵形，脐点点状、短缝状或三叉状，偏于一端或位于中部，层纹不明显或隐约可见；复粒由 2～8 分粒组成，偶见半复粒。分泌细胞破碎，完整者类圆形或椭圆形，壁稍厚，有纹孔，胞腔含橙红色或棕红色脂状物。薄壁细胞壁稍厚，有类圆形纹孔；偶见细小草酸钙方晶。导管梯纹、网纹，少数为多角形鳞甲状表皮细胞。有时可见根的内皮层细胞，常单个散在，狭长形，末端平截或稍尖突，壁三边甚厚，一边薄，有四面均匀增厚，非木化，孔沟明显。

（2）取本品乙醚浸出液挥干，得芳香辛辣的黄色油状物，加浓硫酸 1 滴与香草醛结晶 1 粒，即显紫红色（检查挥发油）。

（3）取本品 95%乙醇浸出液 1 滴，滴于滤纸上，氨熏后显黄色；挥去氨后颜色变浅，喷以 1%三氯化铝试液，置荧光灯下观察，显黄绿色荧光（检查黄酮）。

品质标志 《中华人民共和国药典》2010 年版规定：照高效液相色谱法测定，本品按干燥品计算，含高良姜素（$C_{15}H_{10}O_5$）不得少于 0.70%。

【成分】 根茎含多种二苯基庚烷类化合物：姜黄素（curcumin）、二氢姜黄素（dihydrocurcumin），六氢姜黄素（hexahydrocurcumin），八氢姜黄素（octahydrocurcumin），（1*S*）-1-羟基-1, 7-双（4-羟基-3-甲氧基苯基）-6-庚烯-3, 5-二酮（（1*S*）-1-hydroxy-1, 7-bis（4-hydroxy-3-methoxyphenyl）-6-heptene-3, 5-dione），（3*R*, 5*R*）-1-（4-羟苯基）-7-苯基-3, 5-庚二醇（（3*R*, 5*R*）-1-（4-hydroxyphenyl）-7-phenylheptane-3, 5-diol），5-羟基-7-（4″-羟基-3″-甲氧基苯基）-1-苯基-3-庚酮〔5-hydroxy-7-（4″-hydroxy-3″-methoxyphenyl）-1-phenyl-3-heptanone〕，1, 7-二苯基-4-庚烯-3-酮（1, 7-diphenyl-hept-4-en-3-one），7-（4″-羟基-3″-甲氧基苯基）-1-苯基-4-庚烯-3-酮〔7-（4″-hydroxy 3″-methoxyphenyl）-1-phenylhept-4-en-3-one〕，1, 7-二苯基-3-庚酮（1, 7-diphenyl-5-hydroxy-3-heptanone），5-甲氧基-7-（4″-羟基-3″-甲氧基苯基）-1-苯基-3, 5-庚二酮〔7-（4″-hydroxy-3″-methoxyphenyl）-1-phenyl-3, 5-heptadione〕，5-甲氧基-7-（4″-羟基-3″-甲氧基苯

基）-1-苯基-3-庚酮〔5-methoxy-7-（4″-hydroxy-3″-methoxyphenyl）-1-phenyl-3-heptanone〕，5-羟基-7-（4″-羟基苯基）-1-苯基-3-庚酮〔5 -hydroxy-7 -（4″-hydroxyphenyl）-1-phenyl -3-heptan-one〕，7-（4″-羟基苯基）-1-苯基-4-庚烯-3-酮〔7-（4″-hydroxyphenyl）-1-phenyl-4-hepten-3-one〕，5-甲氧基-7-（4″-羟基苯基）-1-苯基-3-庚酮〔5-methoxy-7-（4″-hydroxyphenyl）-1-phenyl-3-heptanone〕，5-甲氧基-1, 7-二苯基-3-庚酮（5-methoxy-1, 7-diphenyl-3-heptanone），表六氢姜黄素（epihexahydrocurcumin），5（*R*）-羟基-1, 7-二苯基-3-庚酮〔（5*R*）-hydroxy-1, 7-diphenyl-3-heptanone），5（*R*）-羟基-7-（4″-羟基-3″-甲基苯基）-1-苯基-3-庚酮〔5（*R*）-hydroxy-7-（4″-hydroxy-3″-methoxyphenyl）-1-phenyl-3-heptanone〕。还含黄酮类化合物：高良姜素（galangin），槲皮素（quercetin），山柰酚（kaempferol），山柰素（kaempferide），异鼠李素（isorhamnetin），槲皮素-5-甲醚（quercetin-5-methylether），高良姜素-3-甲醚（galangin-3-methyl ether），可能含有鼠李柠檬素（rhamnocitrin）及 7-羟基-3, 5-二甲氧基黄酮（7-hydroxy-3, 5-dimethoxyflavone）。含挥发油，内有：桉叶素（1, 8-cineole）、丁香油酚（eugenol），蒎烯（pinene），荜澄茄烯（cadinene），桂皮酸甲酯（methylcinnamate）。又含 β-谷甾醇-β-葡萄糖苷（β-sitosterol-β-glucoside），豆甾醇葡萄糖苷（stigmasterol-β-glucoside），菜油甾醇葡萄糖苷（campestrol-β-glucoside）。

【药理】 1. 对血栓形成及凝血系统的影响 高良姜水提取物 20 g/kg 时，使实验性血栓形成时间延迟，与对照组相比差异显著。高良姜挥发油在 0.2～0.4 ml/kg 剂量下，均使实验性血栓形成延迟，且剂量与效应相关。不同浓度的高良姜水提取物（20、25、30 μg/200 ml）对阈浓度 ADP 和胶原诱导的血小板聚集有明显抑制作用。

2. 镇痛作用 高良姜醚提取物 0.4、0.8 ml/kg 和水提取物 10、20 g/kg 给小鼠灌胃，均有减少乙酸引起的扭体反应次数和延长热刺激痛反应潜伏期作用，水提取物具镇痛抗炎活性，而醚提取物只有镇痛作用。高良姜素和山柰素两者混合晶体和单晶均有镇痛和止吐作用。

3. 对消化道的影响 高良姜醚提取物 0.4、0.8 ml/kg 和水提取物 10、20 g/kg 灌胃，能显著对抗小鼠水浸应激型溃疡和大鼠盐酸损伤性溃疡；水提取物对小鼠胃肠推进有明显抑制作用。两种提取物都能显著对抗蓖麻油引起的腹泻，其水提取物还对番泻叶引起的腹泻有效。水提取物对四氯化碳肝损伤大鼠有协同血清丙氨酸氨基转移酶和天冬氨酸氨基转移酶的升高作用。两种提取物对麻醉大鼠均有明显利胆作用，醚提取物作用较强。高良姜丙酮提取物呈剂量依赖性地抑制盐酸加乙醇性溃疡、氢氧化钠性溃疡和氢水性溃疡形成。

4. 对缺氧和受寒小鼠的影响 给小鼠灌服高良姜醚提取物和水提取物都能延长断头小鼠张口动作持续时间和氰化钾中毒小鼠的存活时间，但不影响亚硝酸钠中毒小鼠存活时间。醚提取物还能延长常压密闭缺氧小鼠的存活时间和减慢机体耗氧速度，其水提取物不延长常压密闭缺氧小鼠的存活时间，但能提高小鼠在低氧条件下的氧利用能力。两种提取物对受寒小鼠的存活时间均无影响。

毒性 醚提取物小鼠灌胃的 LD_{50} 为 4.2±0.4 ml/kg，中毒表现为翻正反射消失，持续 8 小时以上才死亡。小鼠灌胃水提取物 120 g/kg，观察 7 日，无死亡。高良姜能使鼠伤寒沙门菌 TA98 和 TA100 发生诱变。

【药性】 辛，热。归脾、胃经。

1.《别录》："大温。"

2.《本草拾遗》："味辛，温。"

3.《医学启源》："气热，味辛。"

4. 张元素："辛，热，纯阳，浮也。入足太阴、阳明经。"（引自《纲目》）

5.《医学入门》："辛、苦，大温。"

6.《本草新编》："入心与膻中、脾、胃四经。"

【功用主治】 温中散寒，理气止痛。主治脘腹冷痛，呕吐，噫气。

1.《别录》："主暴冷，胃中冷逆，霍乱腹痛。"

2.《药性论》："治腹内久冷，胃气逆、呕吐。治风，破气，腹冷气痛，去风冷痹弱，疗于气冷逆冲心，腹痛吐泻。"

3.《本草拾遗》："下气，益声，好颜色。煮作饮服之，止痢及霍乱。"

4.《日华子》："治转筋泻痢，反胃呕食，解酒毒，消宿食。"

5.《纲目》："健脾胃，宽噎膈，破冷癖，除瘴疟。"

6. 姚可成《食物本草》："去白睛翳膜，补胃气，益脾胃，理元气。"

7.《本草求原》："治脚气欲吐，且卒亦，风冷痹痛。"

【用法用量】 内服：煎汤，3～6 g；或入丸、散。

【宜忌】《本草经疏》："如胃火作呕，伤暑霍乱，火热注泻，心虚作痛，法咸忌之。"

【选方】 1. 治心脾痛 高良姜细锉，微炒，杵末。米饮调下一钱匕。《十全方》

2. 养脾温胃，去冷消痰，大治心疼痛，宽胸下气，进美饮食，疗一切冷物所伤 干姜(炮)、良姜(去芦头)。上件等分为细末，面糊为丸，如梧桐子大。每服十五丸至二十丸，食后橘皮汤下。妊娠妇人忌服。《局方》二姜丸

3. 治心口一点痛，乃胃有滞或有虫，多因恼怒及受寒起者，遂致终身不瘥 高良姜(酒洗七次，焙，研)、香附子(醋洗七次，焙，研)。上二味须要各焙，各研，各贮。如得病因寒而得者，用高良姜二钱一钱；如因怒而得者，用香附末二钱；如因寒怒兼有者，用良姜一钱五分、香附末一钱五分，以米饮汤加入姜汁一匙，盐一撮，为丸服之。《良方集腋》良附丸

4. 治胃寒，饮食不化及呕吐翻胃 高良姜、陈皮等分为末，炼蜜丸如桐子大。空心下一丸。《卫生易简方》

5. 治脾胃俱虚，胀满呕逆 高良姜、木香各捣为末，每服高良姜末一钱，木香末半钱，同前至七分，放温和渣徐呷，服不计时，以甩铁器煎。《圣济总录》

6. 治霍乱吐痢腹痛 高良姜(火炙令焦香)，每用五两，打破，以酒一升，煮取三四沸，顿服。《备急方》

7. 治风寒湿气，腰脚疼痛 良姜、防己等分为末，捣大蒜为饼。按痛处，铺艾灸之，以痛无不痛，不痛为痛为度。《外科大成》

8. 治风牙疼痛，不拘新久，亦治腮颊肿痛 良姜一块(约二寸)，全蝎一枚(瓦上焙干)。上为细末。以手指点药，如齿药用，须擦令热甜，须臾吐出少涎，以盐汤漱口。《百一选方》遄巡散

【各家论述】 1.《纲目》："噫逆胃寒者，高良姜为要药。人参、茯苓佐之，其温胃，解散胃中风邪也。"

2.《本草汇言》："高良姜，祛寒湿，温脾胃之药也。若老人脾肾虚寒，泄泻自利；妇人心胃暴痛，因气怒、因寒痰者，此药辛热纯阳，除一切沉寒痼冷，功与桂、附同等。若治脾胃虚寒呕吐，及伤生冷饮食，或霍乱吐泻者，则不可轻用。叶正华氏曰：古方治心脾疼，多用良姜。寒者，与木香、肉桂、砂仁同用至三钱。热者，与黑山栀、川黄连、白芍药同用五六分于清火药中，取其辛温下气，止痛。若脾胃虚寒之证，须与参、芪、半、术同行尤善。单用、多用，专热走散，必耗冲和之气也。"

3.《本草正义》："良姜大辛大温。洁古谓辛热纯阳，故专中宫真寒重症。《别录》以治胃冷逆，霍乱腹痛者，正以辛温下气，大寒，宜在胸中；俄顷之间，下降下泄，可彻下焦冷冷，面唇舌色淡白如纸，脉伏不见，冷汗如油，大肉陷削。良姜盛暑之时，乘凉饮冷，汩没真阳，致中气暴绝，风不能挽回垂绝之元阳。姜、附、吴萸、良姜、荜茇之属，均为此症必须要药。惟近贤王孟英、陆九芝两家，所论霍乱，皆主湿热而言，且谓肢冷脉伏，即是热深厥深之候，此是热实，非寒症之变迁，固有不可一概论者，此当以舌苔之魃白与黄腻辨之；而所泻所吐之物，一则清澈如水，一则秽气恶浊，亦必确乎有凭，固不患临症时之无所适从者也。"

4019 高粱泡 gāo liáng pào 《天目山药用植物志》

【基原】 为蔷薇科悬钩子属植物高粱泡的根。

【原植物】 高粱泡 Rubus lambertianus Ser. 又名：蓬藟《经济植物志》，十月红、寒扭、猢狲母、红母子《天目山药用植物志》，倒水莲、乌泡泡、寒泡刺、乌泡筋、小漂沙、乌壳子《江西草药》，红娘藤、十月莓、秧泡子、倒拔千金《全国中草药汇编》。

半落叶藤状灌木，高1～3 m。枝有棱，散生弯曲钩刺，小枝疏生细绒毛。单叶互生；叶柄长2～4 cm，疏生黄白色柔毛，并散生倒钩刺；托叶离生，线状深裂有细柔毛，常脱落；叶片卵形、阔卵形，长 7.5～12 cm，宽 5～10 cm，先端渐尖或短尖，基部心形，边缘明显3～5裂或呈波状，有细锯齿，上面沿脉密生淡黄色柔毛，下面密生黄白色柔毛，并散生倒钩刺。花多数，密集成圆锥花序，总轴及花梗和花萼密被灰白色短柔毛，并有橙色腺点；花瓣5；白色，椭圆形，几与萼片等长。聚合果球形，直径 8～10 mm，成熟时红色。花期 7～8 月，果期 9～11 月。

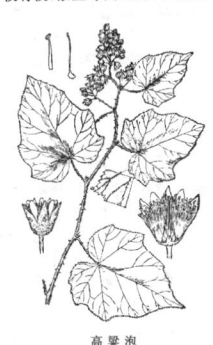

高粱泡

生于低海拔山坡、山谷或路旁灌木丛中阴湿处或生于林缘及草坪。分布于江苏、浙江、安徽、福建、江西、河南、湖北、湖南、广东、广西、云南、台湾等地。

本植物的叶(高粱泡叶)亦供药用，另设专条。

【采收加工】 全年均可采，切碎，鲜用或晒干。

【成分】 根中含维生素 B_2，烟酸，维生素 E；还含微量元素：锌、铁、硒。含二聚物 lambertianin A、B，三聚物 lambertianin C，四聚物 lambertianin D。

【药性】 苦、涩，平。

1.《江西草药》："性寒，味甘、苦。"

2.《全国中草药汇编》："甘、苦，平。"

3.《浙江药用植物志》："酸、涩，微温。"

【功用主治】 祛风清热，凉血止血，活血祛瘀。主治风热感冒，风湿痹痛，半身不遂，咳血，衄血，便血，崩漏，经闭，痛经，产后腹痛，疮疡。

1.《全国中草药汇编》："活血调经，消肿解毒。主治产后腹痛，血崩，产褥热，痛经，坐骨神经痛，风湿关节痛，偏瘫。"

2.《浙江药用植物志》："疏风解表，活血调经，补肾固精。主治感冒，产后腹痛，出血，产褥热，痛经，白带，子宫下垂，遗精，痔疮。"

3.《福建药物志》："祛风活血。主治风湿关节痛，疟疾，前列腺炎，痛经，产后瘀血痛。"

【用法用量】 内服：煎汤 15～30 g。外用：鲜品捣敷。

【选方】 1. 治感冒 高粱根 30 g，或加芦根 30 g。水煎服。《浙江药用植物志》

2. 治风湿关节炎 高粱泡根30 g，牛膝 9 g。水煎服。《景德镇《草药手册》

3. 治子宫出血　高粱泡根 60 g，黑豆 60 g。水煎服。《全国中草药汇编》

4. 治产后腹痛　高粱泡嫩鲜根 90～125 g，黄酒 250 ml。水煎服，连服 3～4 次。《浙江药用植物志》

5. 治肝硬化　(高粱泡)根 60～90 g。加猪肝 250 g，炖服，每星期服 1 次。《浙江民间常用草药》

6. 治疟疾　高粱泡根 30 g。酒水各半煎，冲鸡蛋或红糖服。《福建药物志》

4020 高粱根 gāo liáng gēn
《纲目》

【异名】　蜀黍根、爪龙《纲目》。

【基原】　为禾本科高粱属植物高粱的根。

【原植物】　参见"高粱"条。

【采收加工】　秋季采挖，晒干。

【药性】　甘，平。

【功用主治】　平喘，利水，止血，通络。主治咳嗽喘满，小便不利，产后出血、血崩，足膝疼痛。

1.《纲目》:"煮汁服，利小便，止喘满；烧灰酒服，治难产。"

2.《全国中草药汇编》:"治小便不通以及膝痛、脚跟痛。"

【用法用量】　内服：煎汤，15～30 g；或烧存性研末。

【选方】　1. 治功能性子宫出血，产后出血　陈高粱根 7 个，红糖 15 g。水煎服。(内蒙古《中草药新医疗法资料选编》)

2. 治横生难产　高粱根，阴干，烧存性，研末，酒服二钱。《纲目》

4021 高山龙胆 gāo shān lóng dǎn
《高原中草药治疗》

【异名】　白花龙胆《西藏常用中草药》，无茎龙胆《青藏高原药物图鉴》。

【基原】　为龙胆科龙胆属植物岷县龙胆的带根全草。

【原植物】　岷县龙胆 Gentiana purdomii Marq.

多年生草本，高达 25 cm。基部被黑褐色枯老膜质叶柄包围。根茎短缩，直立，具多数略肉质的须根。枝 2～4 个丛生，其中只有 1～3 个营养枝及 1 个花枝，花枝直立，黄绿色，中空，光滑。叶大部分基生，常对折，叶柄膜质，长 2～3.5 cm；叶片线状椭圆形，长 2～6 cm，宽 2～9 mm，先端钝，基部渐狭，中脉在两面明显；茎生叶 1～2 对，叶柄长达 6 mm；叶片狭长圆形，长 1～3 cm，宽 3～6 mm，先端钝。花 1～8 朵，顶生和腋生；花萼筒锥形，长 1.4～1.7 cm，萼筒不开裂，稍不整齐；花冠淡黄色，具蓝灰色宽条纹和细短条纹，筒状钟形或漏斗形，长 4～4.5 cm，裂片卵形，先端钝圆，边缘具不整齐细齿，褶偏斜，截形；雄蕊着生于花冠筒中部，花丝线状钻形，花药狭长圆形；子房线状披针形，两端渐狭，柄长 10～12 mm，花柱线形，柱头 2 裂，裂片外反。蒴果内藏，狭椭圆状披针形，长 1.8～2.5 cm，柄长达 2 cm。种子黄褐色，宽长圆形或近圆形，有光泽，表面具海绵状网纹。花、果期 7～10 月。

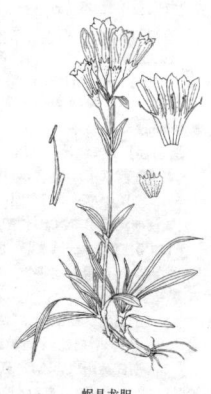

岷县龙胆

生于海拔 2 700～5 300 m 的高山草甸、山顶流石滩处。分布于四川、西藏、甘肃、青海等地。

【采收加工】　8～9 月采收，切段，晒干。

【成分】　全草含龙胆碱即秦艽碱甲(gentianine)，异荭草素

(isoorientin)、5，7，3′-三羟基-6-(C-β-D-吡喃葡萄糖基)-4′-吡喃葡萄糖基)黄酮〔5，7，3′-trihydroxy-6-(C-β-D- glucopyrano-syl)-4′-(O-β-glucopyranosyl) flavone〕，异雏菊叶龙胆酮(isobellidi-folin)、1，8-二羟基-3，5-二甲氧基-9H-呫吨酮(swerchirin)、1，5，8-三羟基-3，4-二甲氧基叫呫吨酮(1，5，8-trihydroxy-3，4-dime-thoxyxanthone)。

【药性】　《西藏常用中草药》:"性寒，味苦。"

【功用主治】　泻火解毒，镇咳，利湿。主治感冒发热，肺热咳嗽，咽痛，目赤，小便淋痛，阴囊湿疹。

1.《西藏常用中草药》:"泻肝胆实火，清湿热，镇咳，健胃。治感冒发烧，目赤咽痛，脑膜炎，肺炎咳嗽，胃炎，尿痛，阴痒，阴囊湿疹等症。"

2.《青藏高原药物图鉴》:"治天花，气管炎，咳嗽。"

【用法用量】　内服：煎汤，3～9 g。

4022 高粱米糠 gāo liáng mǐ kāng

【基原】　为禾本科高粱属植物高粱的种皮。

【原植物】　参见"高粱"条。

【采收加工】　收集加工高粱时春下的种皮，晒干。

【功用主治】　和胃消食。主治小儿消化不良。

【用量用法】　内服：水煎，1.5～3 g，每日 3～4 次。

【临床报道】　治疗小儿消化不良　取漂高粱的第二遍糠，除净硬壳及杂质，置锅中加热翻炒，至呈黄褐色，有香味时取出放冷。口服，每日 3～4 次，每次 1.5～3 g。治疗 104 例，其中 100 例多在服药 6 次以内治愈，4 例无效。

4023 高粱泡叶 gāo liáng pào yè
《天目山药用植物志》

【基原】　为蔷薇科悬钩子属植物高粱泡的叶。

【原植物】　参见"高粱泡"条。

【采收加工】　7～10 月采收，晒干。

【药性】　甘、苦，平。

1.《江西草药》:"性寒，味甘、苦。"

2.《全国中草药汇编》:"甘、苦，平。"

【功用主治】　清热凉血，解毒疗疮。主治感冒发热，咳血，便血，崩漏，创伤出血，瘰疬溃烂，皮肤糜烂，黄水疮。

1.《广西本草选编》:"清热生津。"

2.《全国中草药汇编》:"外用治创伤出血。"

3.《福建药物志》:"止血，解毒，消肿。治咳血、便血、血崩、外伤出血、疮疡、毒蛇咬伤。"

【用法用量】　内服：煎汤，9～15 g。外用：鲜品捣敷；或研末撒、调搽。

4024 高山唐松草 gāo shān táng sōng cǎo
《新疆药用植物志》

【异名】　马尾黄连《新疆药用植物志》。

【基原】　为毛茛科唐松草属植物高山唐松草的根和根茎。

【原植物】　高山唐松草 Thalictrum alpinum L.

多年生小草本。全株无毛。叶 4～5 片或更多，均基生，为二回羽状三出复叶；叶柄长 1.5～3.5 cm；叶片长 1.5～4 cm，小叶薄革质，有短柄或无柄，圆菱形、菱状宽倒卵形或倒卵形，长和宽均为 3～5 mm，基部圆形或宽楔形，3 浅裂，浅裂片全缘，脉不明显。花葶 1～2 条，高 6～20 cm，不分枝；总状花序长 2.2～9 cm；苞片小，狭卵形；花梗向下弯曲；萼片 4，绿白色，椭圆形，易脱落；雄蕊 7～10，花药狭长圆形，先端有短尖头，花丝丝状；心皮 3～5，柱头箭头状。瘦果狭椭圆形，稍扁，有 8 条粗纵肋。花期 6～7 月，果期 8 月。

生于海拔 2 500～5 300 m 的高山草地、山谷阴湿处或沼泽地。分布于西藏、新疆。

【采收加工】 7~10月采挖，晒干。

【成分】 根含生物碱类成分厚果唐松草次碱（thalidasine）、皱唐松草宁碱（thalrugosaminine）、厚果唐松草碱（thalicarpine）、皱唐松草定碱（thalrugosidine）、高山唐松草二酮碱（thalpindione）、N-去甲基皱唐松草定碱（N-desmethyl thalrugosidine）、新罗氏唐松草碱（neothalibrine）、O-甲基异波尔定碱（O-methylisoboldine）即唐松草叶吩（thaliporphine）也称小唐松草定碱（thalicmidine）、异波尔定碱（isoboldine）、N-甲基-6，7-二甲氧基羟唑诺酮（N-methyl-6，7-dimethoxyisoquinolone）、氧化小檗碱（oxyberberine）、去甲氧化白毛茛分碱（noroxyhydrastinine）、掌叶防己碱（palmatine）、小檗碱（berberine）、非洲防己碱（columbamine）、药根碱（jatrorrhizine）、芬氏松草定碱（thalifendine）、木兰花碱（magnoflorine）。

【性味】 苦，寒。归胃、肝、心经。

【功用主治】《新疆药用植物志》："清热解毒，健胃，泻火。治头痛，目眩，肝热目痛，赤白痢疾，腹泻，疮疖痈疽。"

【用法用量】 内服：煎汤，3~10 g。外用：研末调敷。

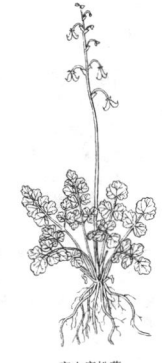
高山唐松草

4025 高山扁枝石松 gāo shān biǎn zhī shí sōng 《中国药用孢子植物》

【异名】 高山石松《长白山植物药志》。

【基原】 为石松科扁枝石松属植物高山扁枝石松的全草。

【原植物】 高山扁枝石松 Diphasiastrum alpinum（L.）Holub.［Lycopodium alpinum L.］

多年生草本，高 10~20 cm。根茎匍匐，近黄色。地上枝扁平，斜生，多回二叉状分枝。叶具 4 列，贴于枝上，交互对生，稍肉质，先端锐尖，基部稍宽，全缘，两侧中卵状披针形，向腹面卷曲，背叶稍宽，腹叶较窄。孢子囊穗生于分枝顶端，圆柱状，无柄，孢子叶广卵形，先端长渐尖，边缘有微锯齿。孢子囊生于孢子叶腋内，肾形，孢子四面体球形。

生于海拔 2 000~2 200 m 处的高山草原、苔原地带。分布于华北、东北等地。

本植物的孢子（石松子）亦供药用，另设专条。

【采收加工】 7~10月采收，晒干或鲜用。

【成分】 全草含生物碱石松碱（lycopodine）、棒石松宁碱（clavolonine）、石松文碱（lycoclavine）、去-N-甲基-α-玉柏碱（des-N-methyl-α-obscurine）。还含 3-O-甲基-D-半乳糖（3-O-methyl-D-galactose）。

【性味】《中国药用孢子植物》："淡，平。"

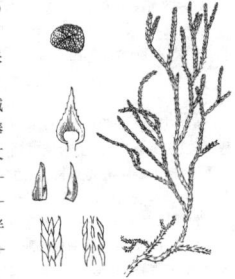
高山扁枝石松

【功用主治】《中国药用孢子植物》："活血，镇痛，并有强壮作用。治关节痛，跌打损伤等。"

【用法用量】 内服：煎汤，10~15 g。外用：捣敷。

【选方】 1. 治关节痛 高山扁枝石松15 g，丝瓜络 9 g，络石藤 15 g。煎服。

2. 治跌打损伤 高山扁枝石松 15 g。煎服，并取适量捣敷患

处。（1、2方出自《中国药用孢子植物》）

4026 离根香 lí gēn xiāng 《全国中草药汇编》

【异名】 肉桂草、美柱草、美花草《全国中草药汇编》，利根香、山菌蒿、根风藤《福建药用植物志》。

【基原】 为草海桐科离根香属植物离根香的全草。

【原植物】 离根香 Calogyne pilosa R. Br.［C. chinensis Benth.］

一年生草本，高不及 20 cm。茎直立或披散，疏生短毛。叶互生；有短柄或几无柄；叶片线形或狭披针形，长 1~2.5 cm，宽 1~3 mm，先端渐尖，基部渐狭，边缘有稀疏波状齿，疏被短糙毛，侧脉不显。茎上部近叶片近顶两侧各有 1 个耳片。花单生于叶腋，黄色；花萼与子房合生，裂片 5，披针形，比萼筒长约 2 倍；花冠长约 1 cm，外面具毛，筒短，花冠一侧分裂达基部；雄蕊 5，分离，花丝长不及 2 mm，花药有短尖；子房下位，2 室，花柱 3 裂，分枝先端有碗状突起，每室有胚珠数颗。蒴果 2 瓣裂，每室有多数种子。夏、秋季开花结果。

生于低山草坡。分布于福建。

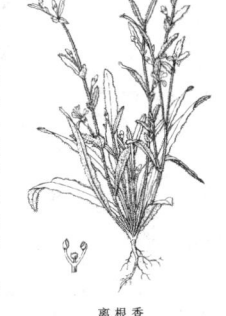
离根香

【采收加工】 8~9月采收，鲜用或晾干。

【药材】 离根香 Calogynes Pilosae Herba 产于福建等地。

性状 全草皱缩成团，疏被柔毛。茎数条丛生，黄绿色或稍带紫色。叶互生，多皱缩，完整者平展后呈条状披针形或倒卵形，长 1~3.5 cm，宽 0.3~1 cm，先端渐尖，基部渐狭而下延成柄短，边缘具疏浅齿，主脉明显。花单生叶腋，淡黄色。蒴果 2 瓣裂。气香，味微辛。

鉴别 茎横切面：表皮为 1 列近方形细胞，外壁微角质化。下皮为 1~2 列类圆形细胞，胞腔内充满金黄色内含物，有的呈油滴状，皮层为 3~4 列类圆形细胞，排列疏松，最内 1 列为长圆形细胞。中柱维管束周木型。中央有髓部。

【药性】《全国中草药汇编》："辛，温。"

【功用主治】 祛风散寒，行气活血，解蛇毒。主治风寒痹痛，胃痛，腹痛，跌打损伤，毒蛇咬伤。

1.《全国中草药汇编》："活血散瘀，止痛，解毒。主治跌打损伤，蛇咬伤。"

2.《福建药物志》："驱风散寒，行气止痛。主治胃痛，腹痛，腹泻，胸闷，风湿痛。"

【用法用量】 内服：煎汤，9~15 g；或浸酒。外用：鲜品，捣烂敷。

【选方】 1. 治胃痛 离根香 30 g，雄鸡 1 只。炖服。

2. 治新旧伤痛 离根香、蛇足草（石松科）、泽兰（菊科）各15 g，浸酒 250 ml。推擦患处。（1、2方出自《福建药物志》）

3. 治蛇咬伤 鲜离根香 30 g。水煎服。另取鲜全草适量，捣烂敷伤口周围。《全国中草药汇编》

4027 唐松草 táng sōng cǎo 《中国药用植物志》

【异名】 白蓬草《长白山植物药志》。

【基原】 为毛茛科唐松草属植物唐松草的根及根茎。

【原植物】 唐松草 Thalictrum aquilegifolium L. var. sibiricum Regel et Tiling［T. contortum L.；T. aquilegifolium L. subsp. asiaticum（Nakai）Kitag.］ 又名：翅果唐松草《拉汉种子植物名

称》),翼果白蓬草(《长白山植物药志》)。

多年生草本,高 60~150 cm,全株无毛。茎直立,有分枝。叶互生;叶柄长 4.5~8 cm,有鞘;托叶膜质,不裂;基生叶在开花时枯萎;茎生叶为三至四回三出复叶;叶片长 10~30 cm,小叶草质,顶生小叶倒卵形或近圆形,长 1.5~2.5 cm,宽 1.2~3 cm,先端圆或微钝,基部圆楔形或圆形,3 浅裂,裂片全缘或有 1~2 牙齿;侧生小叶多斜楔形,叶背面脉稍隆起;上部叶几无柄。单

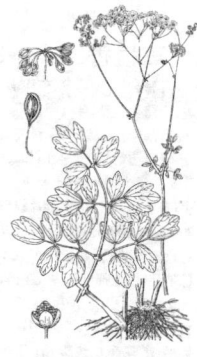

唐松草

歧聚伞花序伞房状,分枝多,有多数密集的花;花两性,花梗长 4~17 mm,萼片 4,花瓣状,宽椭圆形,长 3~3.5 mm,白色,或淡紫色,早落;花瓣无;雄蕊多数,花丝也部下部丝状,花药长圆形;心皮 6~8,有长柄,花柱短,柱头生于腹面。瘦果倒卵形,长 4~7 mm,有 3 条棱纵翅。花期 6~8 月,果期 7~9 月。

生于海拔 500~1 800 m 的草原、山地林边或林中。分布于华北、东北及浙江、山东。

【栽培】 生物学特性 喜凉爽湿润环境,以疏松肥沃的砂质壤土和腐殖质壤土生长为好。

繁殖方法 分株繁殖或种子繁殖。分株繁殖:将根际或地下茎发生的萌蘖切下栽植,使其形成独立的植株。可在 3 月中旬按行株距 45 cm×30 cm 开穴栽种。种子繁殖:育苗移栽,在 3 月下旬至 4 月上旬播种,条播或撒播,覆土 1 cm。播后保持土壤湿润,约 20 日出苗。苗高 6 cm 左右时,按行株距 45 cm×30 cm 定植,以后进行松土、除草。

【采收加工】 9~11 月采挖,晒干。

【药材】 唐松草 Thalictri Sibirici Radix et Rhizoma 产于浙江、山东、内蒙古和东北。

性状 根茎短缩;细根数十条密生于根茎下,长 8~15 cm,直径 1~1.5 mm,四棱形;表面棕褐色;质较脆,易折断,断面略粉性。气微,味微涩。

鉴别 根横切面:皮层狭窄,大部脱落;内皮层明显,细胞具纵隔,每细胞切向延长,有 3~5 个子细胞。中柱鞘部位细胞壁增厚,非木化。维管束 4 束成对角排列,每韧皮部外侧有 3~4 束纤维而向角隅处辐射状排列,木质部束间和中央各有一纤维束。

【成分】 唐松草全草含生物碱类成分:掌叶防己碱(palmatine)、异波尔定碱(isoboldine)、异紫堇定碱(isocorydine)、木兰花碱(magnoflorine)。又萜类:唐松草三萜苷(aquilegifolin)、蒙花苷单乙酯(linarin monoacetate)、唐松草苷(thalicticoside)、原白头素(protoanemonin)。

【药性】 《长白山植物药志》:"苦,寒。"

【功用主治】 《长白山植物药志》:"清热解毒,泻火燥湿。主治肺热咳嗽,肠炎,痢疾,目赤肿痛,淋巴结核,痈肿疮疖,淋巴结炎,蛇咬伤。"

【用法用量】 内服:煎汤,5~10 g;或制成糖浆。外用:研末调敷。

【宜忌】 脾胃虚寒者慎服。

【选方】 1. 治痈肿疮疖 白蓬草 10 g,地丁 50 g,金银花 25 g,黄芩 15 g。水煎服。《长白山植物药志》

2. 治目赤肿痛 马尾连 9 g,菊花 12 g,草决明 9 g,桑叶 12 g。水煎服。《青岛中草药手册》

3. 治渗出性皮炎 白蓬草焙干研面,撒敷患处。或白蓬草、

松花粉各等量研面,敷患处。如患部干裂,可用香油调敷。《长白山植物药志》

唐古特青兰 táng gǔ tè qīng lán 《西藏常用中草药》

【基原】 为唇形科青兰属植物甘青青兰的带根全草。

【原植物】 甘青青兰 *Dracocephalum tanguticum* Maxim. 又名:陇塞青兰(《中国经济植物志》)。

多年生草本,高 10~45 cm。有多数须根,表面黑褐色。茎直立,四棱形,带紫红色,被疏向柔毛。叶对生;基生叶具长柄,茎生叶柄长 3~8 mm;叶片羽状全裂,长 2~5.5 cm,宽 1.5~3 mm,裂片线形,2~3 对,长 1~3 cm,宽 1~3 mm,先端裂片较长,两面被白色柔毛,全缘,边缘内卷。轮伞花序生于枝上部,具 4~6 朵花,形成间断的穗状;苞片似叶,有 3~5 刺细裂片,两面被短毛及睫毛;花萼长 1~1.5 cm,常带紫色,上唇 3 裂齿,下唇 2 裂齿,外面密被白色柔毛及金黄色腺点;花冠唇形,长 2~2.8 cm,外面被短毛,上唇稍弯,先端 2 裂,下唇 3 裂,中央裂片最大;雄蕊 4,后一对较长,花药 2 室,叉状分开,花丝有毛;子房 4 裂,花柱细长,柱头 2 裂,伸出花冠外。小坚果长圆形,光滑。花期 7~8 月,果期 8~9 月。

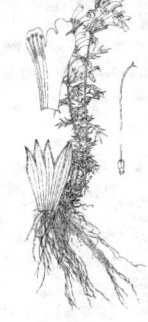

甘青青兰

生于海拔 1 900~4 000 m 的干燥河谷的谷岸、山坡路旁、草滩、高山草地或松林林缘。分布于四川、西藏、甘肃、青海等地。

本植物的幼苗(唐古特青兰苗)亦供药用,另设专条。

【采收加工】 7~8 月采收,切段晾干。

【药材】 唐古特青兰 *Dracocephali Tangutici Herba* 产于青海、西藏等地。

性状 全草长 20~50 cm。根状茎簇生多数细长的须根,长 2~10 cm,直径 0.5~1.2 mm,黑褐色;质脆,易折断,断面中心有黄色木心。茎呈方柱形,直径 1~3 mm,上部有倒向柔毛,下面绿色或紫红色。叶对生,多皱缩破碎,完整者展平为羽状全裂,裂片线形,2~3 对,与中脉成钝角斜展,长 1~3 cm,宽 1~3 mm,边缘反卷,两面被短柔毛。轮伞花序,苞长卵形,每侧具 2~3 线形裂片;花萼筒状,长 1~1.5 cm,具 5 裂齿,蓝紫色或黄绿色;花冠唇形,长 2~2.5 cm,蓝紫色。气清香,味辛微苦。

鉴别 (1) 茎横切面:与香青兰的不同点为环髓薄壁细胞具壁孔。

叶横切面:与香青兰叶的横切面区别为:栅栏组织细胞 2 列;腺鳞较小,头部 6~8 细胞,柄单细胞,直径 52~77 μm,主要分布于下表皮;下表皮被细长、扭曲的非腺毛,多为 2~4 细胞,长 42~238 μm,壁较厚,有疣状突起。

根横切面:表皮细胞 1 列,密被根毛。外皮层薄壁细胞 1 列,排列整齐;皮层 10 余列薄壁细胞;内皮层可见凯氏点。韧皮部狭窄,位于木质部外方。初生木质部二原型,导管、木纤维、木薄壁细胞均木化。中央为木化纤维。

(2) 取本品粗粉 2 g,加水 20 ml,浸泡过夜,煮沸 5 分钟,滤过,取滤液 5 ml,残渣加乙醇 5 ml 溶解,滤过,取滤液 2 ml,加镁粉少量及盐酸数滴,显红色(检查黄酮类)。

【成分】 全草含三萜类成分:齐墩果酸(oleanolic acid)、熊果酸(ursolic acid)、胡萝卜苷(daucosterol)、茵芋苷(skimmin)、大波斯菊苷(cosmosiin)、脂麻素(pedalitin)、脂麻苷(pedaliin)。又含脂麻苷-6″-乙酸酯(pedaliin-6″-acetate)等。

【药理】 耐缺氧作用 唐古特青兰水提液以 10 g/kg 灌胃或 6.6 g/kg 腹腔注射,极显著提高小鼠密闭缺氧耐受力;显著提高小鼠减压耐缺氧能力。水提液以 3.3 g/kg 给大鼠、小鼠腹腔注射,连续 5 日,在特高海拔 4 700 m 地区取样测定大、小鼠红细胞超氧化物歧化酶(SOD)活性,可使 SOD 活性较对照组显著升高。模拟海拔 6 000 m 实验条件,水提液以 3.3 g/kg 给大鼠、小鼠腹腔注射,连续 11 日,有抗肝脂质过氧化作用,降低异常增高的血红蛋白,提示唐古特青兰耐缺氧作用部分是通过抗氧自由基引起的。唐古特青兰水提液以 3 g/kg 腹腔注射,连续 10 日,对模拟海拔 6 500 m 缺氧 10 日所致大鼠血浆黏度比、血细胞比容等指标升高,血小板数减少、右心室肥厚倾向均有一定的抑制作用,对缺氧造成大鼠肺、肝、肾组织损伤有一定的保护作用。唐古特青兰挥发油腹腔给药可明显延长双侧颈总动脉结扎小鼠的存活时间,并且显著关系;可显著延长小鼠尾静脉注射空气后呼吸停止时间,即延长大鼠血管内空气栓塞的存活时间。但对利多卡因中毒致死小鼠和断头小鼠张口动作持续时间无明显影响。表明本品对急性缺血缺氧所致的小鼠循环障碍可能有保护作用。

【药性】 辛,苦,寒。

【功用主治】 清热利湿,化痰止咳。主治黄疸型肝炎,胃炎,胃溃疡,气管炎。

1.《西藏常用中草药》:"和胃,疏肝。治肝炎,溃疡病,肝炎,肝肿大。"

2.《青藏高原药物图鉴》:"清肝胃之热。治肝炎,肝炎,头晕,神疲,关节炎及疖疮。"

3.《西宁中草药》:"清热,止痛,止咳。主治急性气管炎,黄疸型肝炎。"

4.《中国民族药志》:"用于黄水病类、便血、疮口不愈。"

【用法用量】 内服:煎汤,9~15 g。

【选方】 1. 治黄疸型肝炎 甘青兰 30 g,车前子 9 g。水煎服。《西宁中草药》

2. 治胃酸过多,胃肝 甘青兰 3 g,寒水石 2 g,藏木香 3 g。研细末,每次 2~3 g,每日 2~3 次。《中国民族药志》

4029 唐古特青兰苗 táng gǔ tè qīng lán miáo
《西藏常用中草药》

【基原】 为唇形科青兰属植物甘青青兰的幼苗。

【原植物】 参见"唐古特青兰"条。

【采收加工】 4~5 月采收幼苗,晒干。

【功用主治】 利水消肿。主治小便不利,水肿,腹水。

1.《西藏常用中草药》:"利水。"

2.《中国民族药志》:"用于腹水,浮肿。"

【用法用量】 内服:煎汤,9~15 g。

4030 凉薯 liáng shǔ
《中国药用植物志》

【异名】 土瓜、地瓜、凉瓜、葛瓜、葛薯、土萝卜《中国药用植物志》,草瓜茹《陆川本草》,沙葛、地萝卜《江西草药手册》。

【基原】 为豆科豆属植物凉薯的块根。

【原植物】 豆薯 Pachyrhizus erosus (L.) Urban [Dolichos erosus L.] 又名:贫人果《中国主要植物图说》。

一年生草质藤本。块根肥大,圆锥形或纺锤形,肉白色,味甜多汁。茎缠绕状,长 5~6 m。三出复叶,互生;叶柄长 7~8 cm;顶端小叶菱形,长 5~7 cm,或更长可达 16 cm,宽 5.5~18 cm,两侧小叶卵形或菱形,长 3.5~14 cm,宽 3~14 cm,先端锐尖,上部呈浅裂,中部以下全缘,基部阔楔形,两面均有毛。总状花序生于枝端,花序梗长 20~30 cm,有花约 10 朵;苞片小,卵形;花萼钟形,被有毛,先端 5 裂;蝶形花冠紫蓝色或淡紫红色,白色,二体;子房长柱形而扁,有毛,花柱内弯,柱头圆形。荚果扁平,长约 9 cm,表面有绒毛,褐色,开裂。种子 5~10 颗,近方形而扁

长约 8 mm,棕褐色。花期 7~9 月,果期 10~11 月。

生于酸性的黏质土壤,为栽培种。分布于江苏、浙江、安徽、福建、江西、湖北、湖南、广东、广西、海南、四川、贵州、云南、台湾等地。

本植物的花(凉薯花)、种子(凉薯子)亦供药用,另设专条。

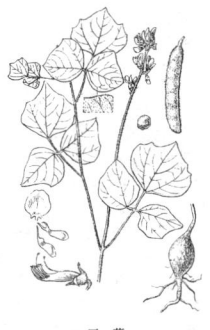

豆薯

【采收加工】 9~11 月采挖,通常鲜用,或晒干。

【药材】 凉薯 Pachyrhizi Erosi Radix 产广东、海南、广西、云南、四川、湖北等地。

性状 块根纺锤形或扁球形,有的凹陷呈瓣状,长 5~20 cm,直径可达 20 cm,表面黄白色或棕褐色,肥厚肉质,鲜时外皮易撕去,内面白色,水分较多,干品粉白色,粉性足。气微,味甘。

【成分】 块根含蛋白质、脂肪和碳水化合物。块根含毕日多苷(biridoside)。

【药性】《四川中药志》1960 年版:"性微凉,味甘,无毒。"

【功用主治】 清肺生津,利尿通乳,解酒毒。主治肺热咳嗽,肺痈,中暑烦渴,消渴,乳少,小便不利。

1.《广西本草选编》:"止渴,解毒。"

2.《食用中药与便方》:"生津止渴,解酒毒,降血压。"

3.《四川中药志》1979 年版:"生津液,解酒毒。用于口渴少津,慢性酒精中毒。"

4.《福建药物志》:"中暑。"

【用法用量】 内服:生嚼,120~250 g;或煮食;或绞汁。

【选方】 1. 治感冒发热,头痛,烦渴,下痢 地瓜水煎服,每日 9~15 g(鲜品 60~120 g)。或配葛根等量,水煎服。

2. 治高血压病,头昏目赤、颜面潮红、大便干结 地瓜去皮捣烂绞汁,以凉开水和服,每服 1 酒杯,每日 2~3 次。(1、2 方出自《食物中药与便方》)

3. 治慢性酒精中毒 鲜地瓜 250 g(去皮),拌白糖生食。《四川中药志》1979 年版

4031 凉粉草 liáng fěn cǎo
《纲目拾遗》

【异名】 仙人草《职方典》,仙人冻《纲目拾遗》,仙草《中国药用植物图鉴》。

【基原】 为唇形科凉粉草属植物凉粉草的地上部分。

【原植物】 凉粉草 Mesona chinensis Benth.

一年生草本,高 15~100 cm。茎上部直立,下部伏地,四棱形,被脱落的长柔毛或细刚毛。叶对生;叶柄长 2~15 mm,被柔毛;叶片狭卵形或宽卵形,长 2~5 cm,宽 0.8~2.8 cm,先端急尖或钝,基部宽楔形或圆,边缘具锯齿,两面被细刚毛或柔毛。轮伞花序多花,组成总状花序,顶生或生于侧枝,花序长 2~10 cm;苞片圆形或菱状卵形,具尾状突尖;花萼钟形,长 2~2.5 mm,被被疏柔毛,果时花萼长大,中裂片特大,下唇全缘;花冠白色或淡红色,长约 3 mm,外被微柔毛,上唇宽大,具

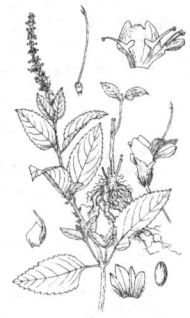

凉粉草

~2331~

4齿，下唇全缘，舟状；雄蕊4，前对较长，后对花丝基部具齿状附属器，其上被硬毛，花药汇合成一室；子房4裂，花柱较长，柱头2浅裂。小坚果长圆形，黑色。花期7～10月，果期8～11月。

生于干沙地草丛或水沟边。分布于浙江、江西、广东、广西、台湾等地。

【采收加工】 6～7月收割地上部分，晒干，或晒至半干，堆叠闷之使发酵变黑，再晒至足干。

【药材】 凉粉草 *Mesonae Chinensis Herba* 产浙江、江西、广东、广西等地。

性状 全草长20～45 cm，呈灰褐色或棕黄色。茎方柱形，直径3～6 mm，有分枝，被疏毛或细刚毛，幼枝毛更明显，质脆，断面中空。叶对生，多皱缩，黄褐色，展平后呈卵状长圆形，长3～5 cm，宽2～3 cm，先端钝尖，基部渐收细成柄，边缘有小锯齿，两面均被疏长毛，质稍韧，手捻不易破碎，水湿后显黏滑感，水煎液有胶黏性。气微，味甘淡。

【成分】 全草含凉粉草多糖(mesona chinensis benth polysaccharide, MCPS)，相对分子质量为43 000，水解得葡萄糖，半乳糖，阿拉伯糖，木糖，鼠李糖和半乳糖醛酸等。还含五环三萜酸(pentacylic triterpenic acid)。

【药理】 降糖作用 凉粉草对血糖有降低作用。

【药性】 甘，淡，寒。

1.《本草求原》："涩、甘，寒。"

2. 广州部队《常用中草药手册》："甘，淡，凉。"

【功用主治】 消暑清热，凉血解毒。主治中暑，糖尿病，黄疸，泄泻，痢疾，高血压病，肌肉、关节疼痛，急性肾炎，风火牙痛，烧烫伤，丹毒，梅毒，漆过敏。

1.《纲目拾遗》："疗饥泽颜。"

2.《本草求原》："清暑热，解脏腑结热毒，治酒风。"

3.《岭南采药录》："凉沁心脾。""治花柳毒入骨。"

4.《中国药用植物图鉴》："为清凉解渴除暑剂。可作暑天饮料。治糖尿病。"

5. 广州部队《常用中草药手册》："清热解暑。治中暑，感冒，高血压，肌肉、关节疼痛。"

6.《全国中草药汇编》："清热利湿，凉血解暑。主治急性风湿性关节炎，黄疸，急性肾炎。"

【用法用量】 内服：煎汤，15～30 g，大剂量可用至60 g。外用：研末调敷；煎水洗；或鲜品捣敷。

【选方】 1. 治暑热 凉粉草适量，捣烂水煮，待成黄褐色后，去渣，取汁和米浆煮热，冷却成黑色胶状物，拌以砂糖，代茶饮。(江西《草药手册》)

2. 治痢疾 凉粉草、败酱草各30 g。水煎服。(《福建药物志》)

3. 治丹毒(头面丹毒) 凉粉草250 g，水1 500 ml。投铜器一件同煮浓汤，至温时淋洗头面10分钟，洗完另用新汤以纱布、棉花浸湿敷患处，每日洗敷3次。

4. 治烧伤，烫伤 凉粉草、黄柏、冰片，共研末，茶油调敷。(3、4方出自江西《草药手册》)

5. 治花柳毒入骨 仙人冻六两，蒸数次，加麻雀八只(连毛)，浸双料酒四斤，浸二十日，每次服三两为度。(《岭南采药录》)

4032 凉薯子 liáng shǔ zǐ (《中国药用植物志》)

【异名】 地瓜子(《中国药用植物志》)，地萝卜子(《贵州民间方药集》)。

【基原】 为豆科豆薯属植物豆薯的种子。

【原植物】 参见"凉薯"条。

【采收加工】 10～11月果实成熟后采收，打取种子，晒干。

【药材】 凉薯子 *Pachyrhizi Erosi Semen* 产于广西、广东、四川、贵州、福建等地。

性状 种子近方形而扁，直径约6 mm，表面棕色至深棕色，有光泽。具大毒。

【成分】 种子含豆薯内酯(pachyrrhizin)，地瓜内酯(erosnin)，异毛鱼藤酮(isoelliptone)，豆薯酮(pachyrhizone)，扁豆酮(dolineone)，12α-羟基扁豆酮(12α-hydroxydolineone)，12α-羟基豆薯酮(12α-hydroxypachyrhizone)，鱼藤酮(rotenone)。

【药理】 1. 细胞毒作用 本品种子的氯仿提取物对P_{388}淋巴白血病细胞具有显著的细胞毒活性，从中分得9个异黄酮类成分，其中鱼藤酮、12α-羟基鱼藤酮对鼻咽癌KB细胞有很强活性，对KB-Ⅵ也有明显作用。

2. 抗病毒作用 豆薯种子的氯仿提取物具有抗1型和2型单纯疱疹病毒的活性。

【药性】 涩、微辛，凉。大毒。

1.《广西本草选编》："味微辛涩，性凉，有大毒。"

2.《福建药物志》："微辛，有毒。"

【功用主治】 杀虫止痒。主治疥癣，皮肤瘙痒，痈肿。

1.《广西本草选编》："杀虫止痒。治疥疮，皮肤瘙痒。"

2.《贵州民间方药集》："治疥癣，痈肿。"

【用法用量】 外用：捣烂醋浸，涂。

【宜忌】 《广西本草选编》："有剧毒，忌服。"

【选方】 治疥疮，皮肤瘙痒 (凉薯)种子焙干研粉。取药粉30 g，用60 g好醋浸10小时后，取药液外涂。(《广西本草选编》)

4033 凉薯花 liáng shǔ huā (《新华本草纲要》)

【基原】 为豆科豆薯属植物豆薯的花。

【原植物】 参见"凉薯"条。

【采收加工】 7～9月采收，晒干。

【药材】 凉薯花 *Pachyrhizi Erosi Flos* 产于广西、广东、四川、贵州、福建等地。

性状 花蕾呈扁长圆形或短镰状，长约2 cm，宽约5 mm。萼片灰绿色或灰黄色，花瓣淡黄色，间有浅蓝色，展平后旗瓣近长圆形，长12～15 mm，宽6～9 mm；翼瓣长椭圆形，长11～14 mm，宽约4 mm，基部弦侧附属体稍呈弯钩状突起，另侧无；龙骨瓣长11～15 mm，宽约4 mm，基部弦侧无附属体。花药长1～1.6 mm，宽0.8～0.9 mm。气微，味淡。

【药性】 甘，凉。

【功用主治】 解毒，止血。主治酒毒烦渴，肠风下血。

【用法用量】 内服：煎汤，9～15 g。

4034 凉山虫草 liáng shān chóng cǎo (《新华本草纲要》)

【基原】 为麦角菌科虫草属真菌凉山虫草的菌核及子座。

【原植物】 凉山虫草 *Cordyceps liangshanensis* Zang, Hu et Liu

子座多数或单生，细而坚硬，常曲折，高20～30 cm，粗1.5～2.3 mm。头部圆柱状或棒状，褐色至黑褐色，顶端具有不孕性的角状部分，具有假薄壁组织的皮层。子囊壳椭圆形或卵形，(400～700)μm×(300～450)μm，黑褐色，表面突起，呈天南星果序状。子囊圆柱形，(260～480)μm×(8～12)μm。子囊孢子透明或微黄，线状，多分隔，(160～350)μm×(2.5～3.5)μm。孢子释放后断裂为小节，每节为(10～20)μm×(2.5～3.5)μm。

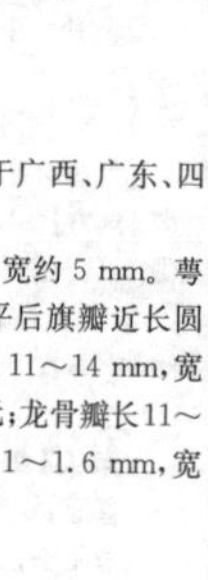

凉山虫草(菌核及子座)外形

寄生于鳞翅目昆虫上。分布于云南、四川等地。

【采收加工】 冬季采收，晒干。

【药材】 凉山虫草 *Cordyceps Liangshanensis* 主产于四川凉山彝族自治州。

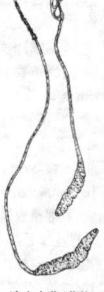

性状 本品由虫体及其头部长出的子座组成。虫体似蚕,长3～6 cm,直径0.6～1 cm,外表菌丝膜棕褐色,虫皮暗红棕色,足和气门不明显;断面类白色,周边棕褐色。子座细长,单生,长10～30 cm,直径1～2 mm,少数上部分枝,不规则弯曲或扭曲,黄褐色或黄棕色;头部圆柱形或棒形,表面可见黑褐色小点(子囊壳突出于表面),不孕顶端长3～5 mm。质脆,易折断,断面类白色。气微腥。味淡。

鉴别 子座头部横切面:子囊壳子表面生,基部突出于子座外,近卵形,长400～740 μm,直径300～450 μm;子囊圆柱形,长260～480 μm,直径8～12 μm,子囊基盔帽形;子囊孢子线形,长60～350 μm,直径2.5～3.5 μm,多横隔。

虫体横切面:体表菌丝膜黄褐色至棕褐色,厚260～520 μm,菌丝少有分枝,直径约3 μm。虫皮外表为一层黄棕色蜡质物。体表刚毛深黄色,基部宽大,直径约23 μm。体内充满白色菌丝,隐约可见内部的部分器官,如气管及残存的肠前。

【成分】 凉山虫草含有甘露醇(mannitol)、麦角甾醇(ergosterol)、硬脂酸(stearic acid)、生物碱和有机酸,氨基酸主要包括:天冬氨酸、苏氨酸、丝氨酸、谷氨酸、甘氨酸、丙氨酸、磺丙氨酸、缬氨酸、甲硫氨酸、异亮氨酸、亮氨酸、酪氨酸、苯丙氨酸、赖氨酸、组氨酸、精氨酸及脯氨酸等。

【药理】 凉山虫草水浸剂腹腔注射对阈下催眠剂量的戊巴比妥钠具有协同作用,能明显延长戊巴比妥钠的睡眠时间。腹腔注射凉山虫草水浸剂8 g/kg,共3次,每次间隔2小时,能显著提高小鼠常压耐缺氧能力,并延长其存活时间。2,4-二硝基氯苯所致皮肤迟发型超敏反应性和小鼠腹腔巨噬细胞吞噬功能实验表明:凉山虫草能增强小鼠的细胞免疫和非特异性免疫功能。凉山虫草对兔耳血管和豚鼠支气管平滑肌均有扩张作用。凉山虫草上述药理作用与冬虫夏草基本相似或略弱,其毒性较冬虫夏草小。

毒性 凉山虫草水浸剂按最大体积和浓度每日100 g/kg灌胃给药,20只小鼠,观察7日,未见异常反应。腹腔注射的LD_{50}为24.26±0.03 g/kg。凉山虫草按2 g/kg、4 g/kg、8 g/kg灌胃给药,常规喂养,60日长期毒性试验观察结果表明:大鼠血液细胞学、血液生化学检测均属正常范围,肝、肾组织病理学检查,与对照组比较无明显毒性,未见其他明显毒副作用。

【功用主治】 补肺益肾。主治肺肾两虚之咳喘。

【用法用量】 内服:煎汤,5～10 g;或与鸡、鸭肉炖食。

4035 **羖羊角** gǔ yáng jiǎo 《本经》

【基原】 为牛科山羊属动物雄性山羊或绵羊属动物雄性绵羊的角。

【原动物】 1. 山羊 *Capra hircus* Linnaeus 又名:长髯主簿(《古今注》)

体长1～1.2 m,体重10～35 kg。头长,颈短,耳大,吻狭长。雌雄额部均有角1对,雄性的角大;角基部略呈三棱形,尖端略向后弯或前面平滑,表面有环纹或前面呈瘤状。雄者颌下有总状长须。四肢细,尾短,不甚下垂。全体被粗直短毛,毛色有白、黑、灰和黑白相杂等多种。

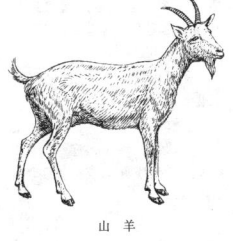

山羊

为饲养家畜之一,品种颇多。分布于全国各地。

2. 绵羊 *Ovis aries* Linnaeus

绵羊为人们较早驯养的家畜。其体重随品种不同而不同,最小的

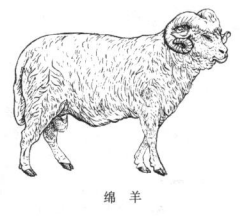

绵羊

过20 kg,最大可达150～200 kg。外形特征亦有多样。有的雌、雄均有角;有的两者皆无角;有的仅雄性有角。角形与羊尾也因种而有差异。其被毛接近原始品种者,具有两层:外层为粗毛以蔽雨水,内层为纤细的绒毛,藉以保温。但改良品种仅有内层的绒毛。前后肢两趾间具有一腺体,开口于前部。具有泪腺。

为饲养家畜之一,品种多达300余种。群居动物,以草类为食。怕热不怕冷。分布几遍全国,以北方或西北地区为多。

以上两种动物的心脏(羊心)、皮(羊皮)、肉(羊肉)、血(羊血)、胃(羊肚)、肝脏(羊肝)、肾(羊肾)、乳汁(羊乳)、羊乳经炼制而成的乳制品(酥、酪)、肺(羊肺)、骨骼(羊骨)、胎盘(羊胎)、胰脏(羊胰)、脂肪油(羊脂)、脑髓(羊脑)、膀胱(羊脬)、甲状腺体(羊靥)、骨髓或脊髓(羊髓)、头或蹄肉(羊头蹄)、睾丸(羊外肾)、胆汁(羊胆)及山羊的胡须(羊须)、胆囊结石(羊黄)、胃中的草结(羊胲子)均供药用,另设专条。

【采收加工】 四季均可锯角,干燥。

【药性】 苦、咸、寒。归肝、心经。

1. 《本经》:"味咸,温。"

2. 《别录》:"苦,微寒,无毒。"

3. 《药性论》:"大寒。"

4. 《冯氏锦囊》:"味苦、咸,性寒。"

5. 《本草经疏》:"入肺、心、肝三经。"

6. 《要药分剂》:"入脾、肺二经。"

【功用主治】 清热镇惊,明目,解毒。主治风热头痛,温病发热神昏,烦闷,吐血,小儿惊痫,惊悸,青盲内障,痈肿疮毒。

1. 《本经》:"主青盲,明目,杀疥虫,止寒泄,止惊悸。久服安心益气轻身。"

2. 《别录》:"疗百节中结气,风头痛及蛊毒,吐血,妇人产后余痛。"

3. 《药性论》:"治产后恶血,烦闷,烧灰酒服之。又治小儿惊痫。"

4. 《食疗本草》:"主惊邪。烧角作灰,治漏下恶血。"

5. 《日华子》:"退热,治山瘴、溪毒。"

6. 《本草蒙筌》:"止血调荣,安神益卫。治小儿发热。"

7. 《广西药用动物》:"治支气管炎。"

8. 《山东药用动物》:"平肝熄风。主治头风、头痛。"

【用法用量】 内服:煎汤,9～30 g;或烧存性研末。外用:烧灰研末调敷。

【选方】 1. 治诸脏虚邪,夜卧恍惚,神不安 羖羊角(锉,微炒)一两。上一味,捣罗为散。每服一钱匕,温酒调下,日三服。(《圣济总录》羖羊角散)

2. 治流行性乙型脑炎,高热神昏,谵语抽风 山羊角30 g,钩藤6～9 g。水煎服。(《食物中药与便方》)

3. 治风,心烦恍惚,或时闷绝而后复苏 羖羊角屑,微炒,捣细罗为散。不计时候,以温酒调下一钱匕。(《圣惠方》)

4. 治产后寒热,心闷极胀百病 羖羊角,烧末,酒服方寸匕,未瘥再服。(《子母秘录》)

5. 治吐血喘咳上气者 羊角二枚(炙焦),桂心末二两。上为末。每服一二匕,日三服,以糯米粥调下。(《普济方》羖羊角散)

6. 治支气管炎 陈山羊角1只,炙灰,研末,每日服2～3次,开水冲服。分3日服完。(《广西药用动物》)

7. 治水泻多时不瘥 羖羊角一枚,用白矾末填满。上件药烧

灰,都研为细散。每于食前以新汲水调下二钱。(《圣惠方》)

8. 治白浊　羊角火煅,刮灰末三钱,酒下。(《串雅内编》)

9. 治瘰疬　羊角一斤。锉碎,炙黄,研末。每早调服三钱。(《仙拈集》羊角散)

10. 治身面卒得赤斑,或痒,或瘭子肿起　羖羊角烧为灰,研令极细,以鸡子清和涂之。(《肘后方》)

【临床报道】 治疗流行性感冒　口服山羊角浓缩片(每片含生药 1 g)。成人用量每次 6 片,每日 3 次,4 日为 1 个疗程。总计观察 109 例,显效 85 例(77.98%),有效 15 例(13.76%),无效 9 例,总有效率为 91.74%。

【各家论述】《本草经疏》:"羊角乃肺、肝、心三经药也,而入肝为正。《本经》咸,温;《别录》苦,微寒;甄权大寒。察其功用,应是苦寒居多,非苦寒则不能主青盲、惊悸、杀疥虫,及风头痛、蛊毒吐血也。盖青盲,肝热也;惊悸,心热也;疥虫,湿热也;风头痛,火热上升也;蛊毒吐血,热毒伤血也。苦寒总除诸热,故能疗如上等证也。其主百节中结气与妇人产后余痛,亦指血热气壅者而言。"

4036 瓶尔小草 píng ěr xiǎo cǎo (《植物名实图考》)

【异名】 独叶一枝枪(《百草镜》),一枝箭、一枝枪、一矛一盾、矛盾草、拨云草(《广西民间常用中草药手册》),蛇头一支箭、独叶一支箭(《昆明民间常用草药》),蛇须草、独叶一枝蒿(《云南中草药》),蛇舌草、单枪一支箭(《贵州民间方药集》)。

【基原】 为瓶尔小草科瓶尔小草属植物瓶尔小草的全草。

【原植物】 瓶尔小草 *Ophioglossum vulgatum* L. [*O. nipponicum* Miyabe et Kudo]

多年生小草本,植株高 10~20 cm。根茎圆柱形,短而直立;自根茎丛生肉质粗根。具总梗1~3 个,长 10~20 cm,营养叶 1 枚,肉质或草质,由总梗 5~10 cm 处生出,狭卵形或长圆状卵形,顶端钝圆或锐尖,全缘,基部长楔形而下延,无柄;叶脉网状。孢子囊穗呈柱状,自总梗顶端生出,柄长 6~15 cm,先端具突尖,远长于营养叶;孢子囊扁球形,无柄,无环带,熟时横裂;孢子呈球状四面体。

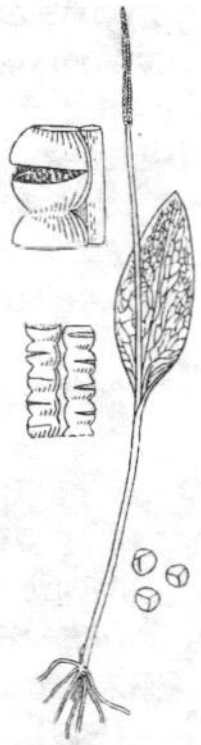

瓶尔小草

生于海拔 350~3 000 m 的林下潮湿草地、灌木林中或田边。分布于长江中下游及以南各地和陕西南部。

【采收加工】 7~9 月采收,晒干或鲜用。

【成分】 瓶尔小草叶含丙氨酸、丝氨酸等氨基酸,并含 3-*O*-甲基槲皮素-7-*O*-双葡萄糖苷-4′-*O*-葡萄糖苷(3-*O*-quercetin-7-*O*-diglucoside-4′-*O*-glucoside)。

【药性】 甘,微寒。归肺、胃经。

1.《纲目拾遗》:"味甘、淡。入肺经。"

2.《云南中草药》:"微甘,寒。"

3.《广西本草选编》:"味微甘,酸,凉。"

【功用主治】 清热凉血,解毒镇痛。主治肺热咳嗽,肺痈,肺痨吐血,小儿高热惊风,目赤肿痛,胃痛,疔疮痈肿,蛇虫咬伤,跌打肿痛。

1.《纲目拾遗》:"行血凉血,清肺火。治吐血劳伤,调血最效,为怯弱要药。(治)肺痈,肺痿,黄疸,心痛,跌打,风气,伤力,咳嗽,咯血,肿毒。"

2.《云南中草药》:"清热解毒。主治毒蛇咬伤,小儿肺炎,惊风。"

3.《台湾药用植物志》:"全草为愈疮药,治癫疝;为催吐剂、润皮药,亦治瘰疬。叶治蜥、蝮及毒蛇咬伤;鲜叶作泥罨剂,治瘰疬性溃疡及肿瘤;同时内服一杯治水肿,呕逆及呕吐甚效;置油中煮,乃创伤及消炎之万应药。"

4.《福建药物志》:"治急性结膜炎,角膜云翳,眼睑缘炎。"

【用法用量】 内服:煎汤,10~15 g,大剂量可用至 30 g;或研末,每次 3 g。外用:鲜品捣敷;或研末调服。

【选方】 1. 治毒蛇咬伤　一支箭 15 g,水煎服。另取鲜药适量,捣烂敷患处。也可用一枝箭干粉 3 g,每日分 3 次,用酒送服。另取 3 g 调酒,由上而下擦伤口周围,勿擦伤口。(《广西民间常用中草药手册》)

2. 治痨咳带红　(瓶尔小草)全草与猪肺煮熟服。(《台湾药用植物志》)

3. 治小儿疳积　瓶尔小草 6 g,使君子 6 g,鸡内金 3 g。水煎服。(《湖南药物志》)

4037 拳参 quán shēn (《本草图经》)

【异名】 紫参、牡蒙(《本经》、《太平御览》引作壮蒙),众戎、音腹、伏菟、重伤(《吴普本草》),童肠、马行(《别录》)。

【基原】 为蓼科蓼属植物拳参或耳叶蓼的根茎。

【原植物】 1. 拳参 *Polygonum bistorta* L. [*P. lapidosum* Kitag.] 又名:拳蓼(《中国高等植物图鉴》),倒根草(新疆、湖南)。

多年生草本,高 35~90 cm。根茎肥厚,弯曲,外皮紫棕色。茎直立,单一,无毛。基生叶有长柄;叶片革质,长圆披针形或披针形,长 10~20 cm,宽 2~6 cm,先端长渐尖,基部圆钝或截形,有时心形,沿叶柄下延成翅状,边缘外卷,两面稍被毛;茎生叶互生,向上柄渐短至抱茎,托叶鞘筒状,膜质,长 2~5 cm。总状花序呈穗状顶生,圆柱形,长 3~6 cm;小花密集,苞片卵形,膜质,花梗纤细;花淡红色或白色,直径约 2.5 mm,花被 5 深裂,裂片椭圆形;雄蕊 8;花柱 3。瘦果三棱状椭圆形,红棕色,光亮,包于宿存花被内。花期 6~9 月,果期 9~11 月。

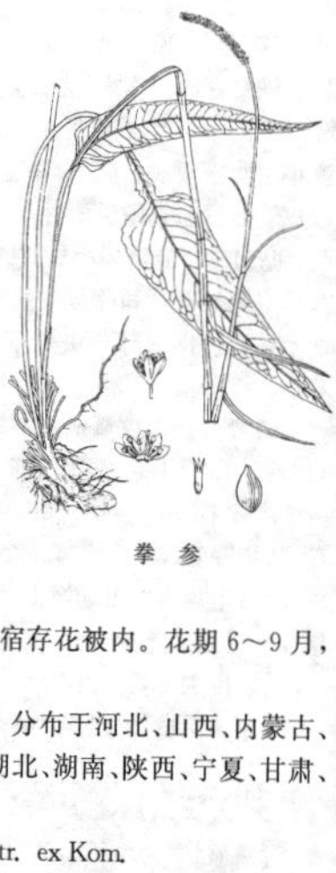

拳　参

生于山野草丛中或林下阴湿处。分布于河北、山西、内蒙古、辽宁、江苏、浙江、安徽、山东、河南、湖北、湖南、陕西、宁夏、甘肃、新疆等地。

2. 耳叶蓼 *P. manshuriense* V. Petr. ex Kom.

与拳参相似,其主要区别在于:本种的叶呈披针形或卵状长圆形,长 5~9 cm,宽 0.7~2.4 cm,基部圆形,边缘具有较明显凸起的脉端,叶片两面无毛。茎有 8~9 个节。瘦果棕黑色。

生于山坡或草丛中。分布于东北各地。

【栽培】 生物学特性　喜凉爽气候,耐寒、耐旱。宜选向阳排水良好的砂质壤土或石灰质壤土栽种。

繁殖方法　种子繁殖。北方 4 月上旬条播,行距 30~45 cm,开浅沟,将种子均匀撒入沟内覆土 0.3~1 cm。当苗高 3~6 cm 时,按株距 15~30 cm 间苗,也可育苗

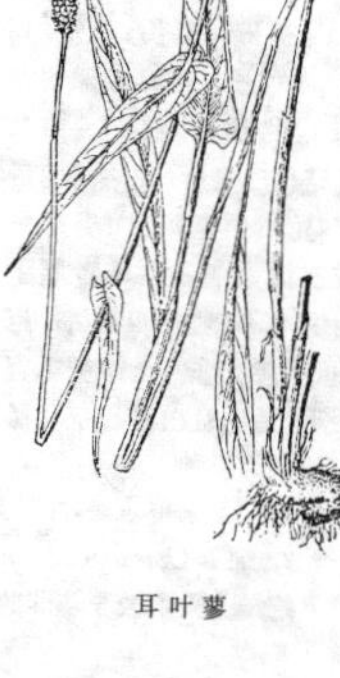

耳叶蓼

移栽。分根繁殖：秋季或春季萌芽前，挖出根状茎，每株可分成2~3株，按行距30~45 cm，株距30 cm栽种，覆土，压实。春栽2~3星期萌芽生长。

【采收加工】 春、秋两季挖取根状茎，晒干或切片晒干，亦可鲜用。

【药材】 拳参Bistortae Rhizoma 主产于华北、西北及山东、江苏、湖北等地。

性状 根茎呈扁长条形或扁圆柱形，弯曲成虾状，两端略尖，或一端渐细，有的对卷弯曲，长6~13 cm，直径1~2.5 cm。表面紫褐色或紫黑色，粗糙，一面隆起，一面稍平坦或略具凹槽，全体密具粗环纹，有残留卸根或根痕。质硬，断面近肾形，浅棕红色或棕红色，维管束呈黄白色点状，排列成断续环状。无臭，味苦、涩。

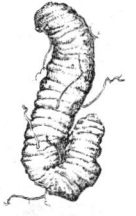

拳参(根茎)外形

茎列 (1)根茎横切面：木栓层为数列木栓细胞，深棕色。皮层较宽。维管束外韧型，断续排列成环，有的韧皮部外侧有纤维束。髓部大。薄壁细胞中含较多草酸钙簇晶及淀粉粒。

粉末特征：淡棕红色。木栓细胞多角形，含棕红色物。草酸钙簇晶甚多，直径15~65 μm。具缘纹孔导管直径20~55 μm，亦有网纹及螺纹导管。纤维长梭形，直径10~20 μm，壁较厚，木化，孔沟明显。淀粉粒椭圆形、卵形或类圆形，直径5~12 μm。

(2)取本品粉末约0.5 g，加水4 ml，微热，滤过。取滤液1 ml，加三氯化铁试液1滴，产生蓝黑色沉淀，再振摇，滤液即呈茶蓝色。或取本品粉末，加乙醇2滴与1%三氯化铁的乙醇溶液1滴，显蓝黑色(检查鞣质)。

【成分】 拳参根茎含没食子酸(gallic acid)，并没食子酸(ellagic acid)以及可水解鞣质和缩合鞣质。还含有右旋儿茶酚(catechol)、左旋表儿茶酚(epicatechol)，6-没食子酰基葡萄糖(6-galloylglucose)，3，6-二没食子酰葡萄糖(3，6-digalloyl glucose)和葡萄糖。

全草含酚类绿原酸(chlorogenic acid)、咖啡酸(caffeic acid)、原儿茶酸(protocatechuic acid)，又含金丝桃苷(hyperin)、5-黏霉酮-3-无羁萜醇(5-glutinen-3-one friedelanol)。

【药理】 1. 抗菌作用 根茎中所含左旋表儿茶酚能抑制乳酸菌的生长。拳参中含的鞣质的提取物，在试管内抗菌的有效浓度为0.5%~1.0%。

2. 中枢抑制作用 拳参正丁醇提取物对小鼠自发活动有明显抑制作用，能加速戊巴比妥钠的入睡时间和延长其睡眠时间，并与戊巴比妥钠有协同作用。

3. 镇痛作用 拳参正丁醇提取物对醋酸诱发小鼠扭体反应，热板法和电刺激法诱发的疼痛有显著的镇痛作用，纳洛酮不能对抗其镇痛作用。

4. 其他作用 根茎中所含左旋表儿茶素能显著降低胆碱酯酶活性，并能降低大鼠血清和肝脏中的胆固醇，对四氧嘧啶引起的大鼠糖尿病有预防作用。

【药性】 苦，微寒。小毒。归肺、肝、大肠经。

1.《本经》："味苦、辛，寒。"
2.《别录》："微寒，无毒。"
3.《纲目》："气味俱降，阴也沉也。入足厥阴之经、肝脏血分药也。"
4.《现代实用中药》："酸、苦，有小毒。"
5.《广西中药志》："味苦、涩，性寒。"

【功用主治】 清热利湿，凉血止血，解毒散结。主治肺热咳嗽，热病惊痫，赤痢，热泻，吐血、衄血，痔疮出血，痈肿疮毒。

1.《本经》："主心腹积聚，寒热邪气，通九窍，利大小便。"
2.《别录》："疗肠胃大热，吐血衄血，肠中蓄血，痈肿诸疮，止咳益精。"
3.《药性论》："能散瘀血，主心腹坚胀，治妇人血闭不通。"
4. 王好古："主狂疟瘟疟，鼠瘘，汗出，治血痢。"(引自《纲目》)
5.《纲目》："治诸血病，及寒热疟痢，痈肿积块之属邪阴者。"
6.《现代实用中药》："内服治赤痢；含漱作口腔炎之收敛剂；外用治痔疮及肿毒。"
7.《全国中草药汇编》："清热解毒，凉血止血。用治肝炎，痢疾，肠炎，痔疮出血，子宫出血。外用治口腔炎，牙龈炎，痈疖肿毒。"

【用法用量】 内服：煎汤，3~12 g；或入丸、散。外用：捣敷或煎水含漱、熏洗。

【宜忌】 无实火热者不宜用。阴疽患者禁服。

【选方】 1. 治下痢 紫参半斤，煎二升，入甘草二两，煎取半升。分三服。《纲目》引《金匮玉函经》
2. 治痢疾 鲜拳参、鲜蒲公英各12 g，鲜黄芩9 g。水煎服。小儿酌减。《全国中草药汇编》
3. 治慢性气管炎 拳参9 g，陈皮9 g，甘草6 g。水煎服。
4. 治急性扁桃体炎 拳参9 g，蒲公英15 g。水煎服。(3、4方出自《西宁中草药》)
5. 治烧烫伤 拳参研末，调麻油匀涂患处，每日1~2次。《贵州省中草药资料》
6. 治吐血不止 紫参、人参、阿胶(炒)等分。为末。乌梅汤服一钱。一方去人参，加甘草，以糯米汤服之。《圣惠方》
7. 治痈疔疮疖 拳参12 g，紫花地丁15 g。水煎服。《西宁中草药》

【临床报道】 1. 治疗菌痢、肠炎 拳参制成片剂，每片含药0.3 g。每次4片日服3次。治菌痢80例，平均服药6.6日，结果治愈71例，好转5例，无效4例。有效病例平均1日退热，其他症状体征的消失时间为：腹痛3.8日，里急后重2.7日，脓血便2.9日(痰便2.8日)。2. 治疗慢性气管炎 用1：1紫参(石生蓼根茎)注射液，每1 ml含紫参黄酮2.2~2.5 mg)肌内注射，每次2 mg，每日2次，10日为1个疗程。治疗103例，除1例合并严重肺心病无效外，其余102例均有效。病型与疗效无明显关系。3个疗程后症状和体征的消失率分别为：咳嗽72.8%，咯痰79.9%，气喘77.1%，干湿性啰音67.2%。咳嗽、咯痰、气喘与啰音的见效时间多数在4~10日内，但消炎作用较差。
3. 治疗阑尾炎 金果榄、拳参各等量，分别研粉，用开水冲服，每次1 g，每日服3次。治疗40例，治愈39例，一般于服药后2~3小时腹痛减轻，2~3日腹痛消失，右下腹压痛明显减轻，4~6日压痛消失而治愈。

4038 粉霜 fěn shuāng 《品汇精要》

【异名】 白雪《抱朴子》，水银霜、白灵砂《《纲目》》，白粉霜《药材资料汇编》。

【基原】 为用升华法炼制而成的氯化高汞。

【成分】 主要为氯化高汞(升汞)($HgCl_2$)。

【药性】 辛，温，大毒。

1.《品汇精要》："有小毒。"
2.《纲目》："辛，温。有毒。"

【功用主治】 攻毒，蚀恶肉，杀虫。主治杨梅疮毒，腋下狐臭。

【用法用量】 外用：0.03~0.06 g，调敷。

【宜忌】 本品有剧毒，严禁内服。外用亦不可过量。内服量为0.1~0.2 g，致死量为0.3 g。

【选方】 1. 治杨梅疮 水银一两，食盐、明矾、皂矾、火硝各二两,雄黄、朱砂各三钱。除水银不研,将六味研末,入阳城罐内,中间放水银,上以铁盏盖好,再用铁线扎紧,以牡蛎盐泥封口,晒干,裂缝补好,照升丹法,升打三炷香为度。冷定取开,刮下盏内灵药(即粉霜),每用一二厘,冷水调点,三四次愈。《疡医大全》白粉霜)

2. 治腋下胡臭　粉霜、水银等分。以面脂和涂之。(《圣济总录》)

₄₀₃₉ 粉背蕨 fěn bèi jué（《江西民间草药》）

【异名】鸡脚草、铁脚凤尾草(《江西民间草药》)、卷叶凤尾、白烤、白蕨地草、岩飞蛾(《湖南药物志》)、天青地白(《广西药用植物名录》)、水郎鸡(《贵州民间药物》)、姬黑白(广州空军《常用中草药手册》)、猪棕草、大叶猪棕(《云南药用植物名录》)。

【基原】为中国蕨科粉背蕨属植物粉背蕨的全草。

【原植物】　粉背蕨 Aleuritopteris pseudofarinosa Ching et S. K. Wu 又名:假粉背蕨(《植物分类学报》)。

陆生蕨类植物,植株高20~50 cm。根茎短而直立,顶端密被鳞片;鳞片中间黑色,边缘渐尖或长,先端长钻状。叶簇生;叶柄长10~30 cm,栗褐色,有光泽,基部疏被宽披针形鳞片,向上光滑;叶片三角状卵圆披针形,长 10~25 cm,宽 5~10 cm,基部最宽,三回羽裂,中部二回羽裂,向顶部羽裂,侧生羽片对生或近对生,小羽片5~6对,彼此密接,全缘,叶干后纸质或薄草质,上面淡褐绿色,光滑,下面被白色粉质。孢子囊群为多个孢子囊汇合成线形;囊群盖断裂,膜质,棕色,边缘撕裂成睫毛状。

生于山坡阴处或石隙处。分布于江西、湖南、广东、广西、四川、云南、西藏等地。

【采收加工】　秋后采收,晒干。

【药性】　淡,平。归肺、脾、肝经。

1.《贵州民间药物》:"性温,味淡、微涩。"

2.《福建药物志》:"酸、微涩,温,无毒。"

【功用主治】　止咳化痰,健脾利湿,活血止血。主治咳嗽,泄泻痢疾,消化不良,月经不调,吐血、便血,带下,淋证,跌打损伤,痢疾。

1.《湖南药物志》:"活血祛瘀,利尿,止痛。主治一切咳嗽,小儿腹泻、腹痛,白带,跌打损伤。"

2.《贵州民间药物》:"调经活血,止咳嗽,补虚弱。"

3.《贵州草药》:"利湿。"

4.《福建药物志》:"祛痰止咳,利湿祛瘀。治百日咳,喉风,痢疾,泄泻,淋病,白带,月经不调,跌打损伤。"

【用法用量】　内服:煎汤,15~30 g,大剂量可用至 60 g。

【宜忌】　《贵州民间药物》:"忌食生冷食物。"

粉背蕨

₄₀₄₀ 粉叶地锦 fěn yè dì jǐn（《天目山药用植物志》）

【异名】　细叶猪藤(《贵州药用植物名录》)、五皮风(《贵州中草药名录》)。

【基原】　为葡萄科爬山虎属植物粉叶爬山虎的藤茎或根。

【原植物】　粉叶爬山虎 Parthenocissus thomsonii (Laws.) Planch. [Vitis thomsonii Laws.]

攀缘木质藤本。枝,叶幼时常带紫色;卷须粗壮,长而分叉,末端有吸盘。掌状复叶互生;叶柄长 3~6 cm,小叶片 5,卵形至披针

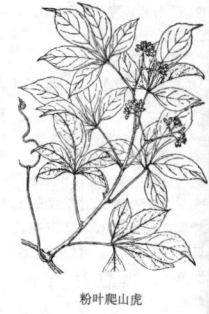

状卵形,叶缘中部以上有疏锯齿,上面沿中脉有毛,下面有短柔毛或近无毛,两面常被白粉;中间小叶较大,长 4~7 cm,宽 1.5~3 cm,侧生小叶小。聚伞花序分枝与叶对生,总花梗较叶柄稍短;花 5 数;花萼盘状,全缘;花瓣椭圆形,开展,雄蕊与花瓣对生,花丝细弱;花盘与子房贴生,不明显;子房 3 室,花柱钻状。浆果扁球形,直径 6~7 mm,熟时黑色。花期 5 月,果期6~9月。

粉叶爬山虎

常攀缘于墙壁、岩石或树干上。分布于浙江、安徽、江西、湖北、湖南、云南等地。

【采收加工】　9~12月采收茎及根,切片或段,鲜用或晒干。

【药理】　1. 对大鼠附性器官的影响　粉叶地锦水提取液每日 3 g/kg 及每日 1.5 g/kg 腹腔注射,连续 15 日,能增加阉割后大鼠的包皮腺重量及外眼窝泪腺泡泡状黏液改变的百分率,使肛提肌/前列腺的比值明显减小,但对体内睾酮无影响。表明该制剂具有较强的雄激素样作用和同化作用。

2. 对免疫功能的影响　粉叶地锦水煎醇沉提取物折合生药0.5、1.0、2.0 g/kg给小鼠口服,每日 1 次,连用 5 日,能明显增加小鼠胸腺及脾脏的重量,促进溶血素的形成及脾抗体分泌细胞的形成,且有剂量依赖性。粉叶地锦水提取物折合生药 10、100、1 000μg/ml 浓度时均可提高 ConA 及 LPS 所诱导的 T、B 细胞的增殖反应。

【药性】《贵州草药》:"根性平,味甘、辣。"

【功用主治】《贵州草药》:"清热解毒,驱风除湿。"

【用法用量】　内服:煎汤,15~30 g;或浸酒。

【选方】　1. 治妇女白带　粉叶地锦根60~90 g。水煎,冲白酒,早晚饭前各服 1 次。(《天目山药用植物志》)

2. 治无名肿毒　细母猪藤根、大母猪藤根各等分。捣烂敷患处。(《贵州草药》)

₄₀₄₁ 益母草 yì mǔ cǎo（《本草图经》）

【异名】薙(《诗经》)、萑(《尔雅》)、雈(《诗经》毛传)、益母、茺蔚、益明、大札(《本经》)、臭秽(《尔雅》刘歆注)、贞蔚(《别录》)、苦低草(《千金方》)、郁臭草(《本草拾遗》)、土质汗、夏枯草(《近效方》)、野天麻、火杴、负担(《经效产宝》)、屘曛岩木草(《履巉岩本草》)、郁臭苗(《救荒本草》)、猪麻(《纲目》)、益母艾(《生草药性备要》)、扒骨风(《分类草药性》)、红花艾(《岭南采药录》)、坤草(《青海药材》)、枯草(《药材资料汇编》)、苦草、田芝麻棵、小暑草(《江苏省植物药材志》)、益母蒿(《东北药用植物志》)、地落艾(《陆川本草》)、陀螺艾(《广西药用植物图志》)、红花益母草、月母草(《四川中药志》)、旋风草(《陕西中药志》)、油甲菜、野油麻(《湖南药物志》)、四棱草、铁麻干、红梗玉米青、地母草(《中药志》)。

【基原】　为唇形科益母草属植物益母草和细叶益母草的全草。

【原植物】　1. 益母草 Leonurus japonicus Houtt. [L. heterophyllus Sweet; L. artemisia (Lour.) S. Y. Hu]

一年生或二年生草本,高 60~100 cm。茎直立,四棱形,被微毛。叶对生;叶形多种,叶柄长 0.5~8 cm。一年生植物基生叶有长柄,叶片略呈圆形,直径4~8 cm,5~9 浅裂,裂片有 2~3 钝齿,基部心形;茎中部叶有短柄,3 全裂,裂片近披针形,中央裂片较大有 3 裂,两侧裂片再 1~2 裂,最终小裂片宽度通常在 3 mm 以上,先端渐尖,边缘疏生锯齿或近全缘;最上部叶不分裂,线形,近无柄

上面绿色，被糙伏毛，下面淡绿色，被疏柔毛及腺点。轮伞花序腋生，具花 8~15 朵；小苞片针刺状，无花梗；花萼钟形，外面贴生微柔毛，先端 5 齿裂，具刺尖，下方 2 齿比上方 3 齿长，宿存；花冠唇形，淡红色或紫红色，长 9~12 mm，外面被柔毛，上唇与下唇几等长，上唇长圆形，全缘，边缘具毛，下唇 3 裂；雄蕊 4,2 强，着生在花冠中部近中部，花药 2 室；雌蕊 1，子房 4 裂，花柱丝状，柱头 2 裂。小坚果褐色，三棱形，长 2~2.5 mm，直径约 1.5 mm。花期 6~9 月，果期 7~10 月。

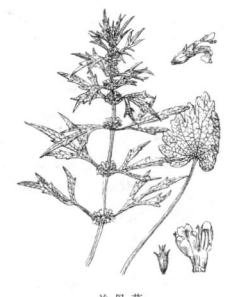

益母草

生于田埂、路旁、溪边或山坡草地，尤以向阳地带为多，生长地可达海拔 3 000 m 以上。分布于全国各地。

2. 细叶益母草 L. sibiricus L. [L. manshuricus Yabe]

本种形态与益母草相似，不同点是：茎有糙伏毛。叶柄长 0.5~5 cm；茎最下部的叶早落，中部的叶掌形，掌状 3 全裂，长约 5 cm，宽约 4 cm，裂片长圆形菱形，再羽状分裂成 3 裂的线状小裂片，宽度通常 1~3 mm；最上部叶明显 3 裂，小裂片线形，叶脉明显凸起。轮伞花序，多花；花冠长 15~20 mm，外面密被长柔毛，上唇比下唇长 1/4 左右。

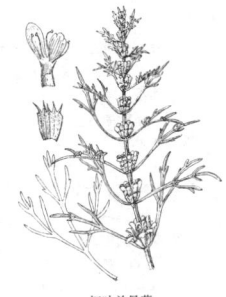

细叶益母草

生于石质山坡、砂质草地或松林中，海拔可高达 1 500 m。分布于河北北部、山西、内蒙古、陕西西北部、甘肃等地。

以上植物的花（益母草花）、果实（茺蔚子）亦供药用，另设专条。

【栽培】　**生物学特性**　喜温暖湿润气候和充足的光照，海拔在 1 000 m 以下的地区都可栽培，不宜高海拔和阴湿环境。对土壤要求不严，但以向阳、肥沃、排水良好的砂质壤土栽培为宜。

繁殖方法　种子繁殖。益母草因品种习性不同播种期亦不同，冬性益母草，必须在 9 月下旬至 10 月上旬播种，第二年夏季才能开花结果；春性益母草，秋、春、夏三季播种均可开花结果。直播为好，多用点播，按行距 27 cm，穴距 20 cm，深 3~5 cm，开浅穴播种。

田间管理　苗高 7 cm 时，间苗 2~3 次，至苗高 17 cm 左右定苗，每穴留壮苗 2~3 株，每亩保存苗 3 万~4 万株产量最高。秋播者中耕除草 3~4 次，第一次在 12 月间苗时，第二年视杂草及植株生长情况进行 2~3 次。春播者进行 2~3 次，中耕宜浅。播种前除施基肥外，在生长期可结合中耕除草进行追肥，以人畜粪尿、尿素等氮肥为主。

病虫害防治　病害有白粉病，在发病前后用 25% 粉锈宁 1 000 倍液防治。菌核病，可喷 1∶1∶300 倍波尔多液。还有花叶病等。菌核病、花叶病春、秋季发生，用化学制剂防治。小地老虎于早晨捕杀，或堆草诱杀。

【采收加工】　在每株开花 2/3 时收获，选晴天齐地割下，应即摊放，晒干后打间捆。

【药材】　益母草 Leonuri Herba　主产于河南、安徽、四川、江苏、浙江等地。

性状　鲜益母草　幼苗期无茎，基生叶圆心形，边缘 5~9 浅裂，每裂片有 2~3 钝齿。花前期茎呈方柱形，上部多分枝，四面凹下成纵沟，长 30~60 cm，直径 0.2~0.5 cm；表面青绿色；质鲜嫩，断面中部有髓。叶交互对生，有柄；叶片青绿色，质鲜嫩，揉之有汁；下部茎生叶掌状 3 裂，上部叶羽状深裂或浅裂成 3 片，裂片全缘或具少数锯齿。气微，味微苦。

干益母草　茎表面灰绿色或黄绿色；体轻，质韧，断面中部有髓。叶片灰绿色，多皱缩、破碎，易脱落。轮伞花序腋生，小花淡紫色，花冠二唇形，花萼宿存，筒状，黄绿色，萼内有小坚果 4。切段者长约 2 cm。

鉴别　(1) 茎横切面：表皮细胞外被角质层，有毛茸；腺鳞头部 4、6 或 8 细胞，柄单细胞；非腺毛 1~4 细胞。下皮厚角细胞在棱角处较多。皮层为数列薄壁细胞；内皮层明显。中柱鞘纤维束微木化。韧皮部较窄。形成层不明显。木质部在棱角处较发达。髓部薄壁细胞较大。薄壁细胞含草酸钙小簇晶、针晶及小方晶。鲜品近表皮部分皮层薄壁细胞含叶绿体。

叶表面观：上表皮细胞垂周壁略呈波状弯曲，有众多单细胞非腺毛，呈圆锥状，长 64~110 μm，壁厚约 6 μm，壁上有疣状突起，毛茸基部直径 20~40 μm，周围有 4~7 表皮细胞呈放射状排列，表面有角质条状纹理，腺毛头部 1~4 细胞，直径 20~24 μm，柄单细胞。下表皮细胞较小，非腺毛较密，多数为 2 细胞，长 100~240 μm，壁有疣状突起，顶端细胞胞腔较窄，另有少数腺毛及腺鳞，腺鳞头部 8 细胞，直径 32~36 μm。

(2) 取本品粗粉 1 g，加乙醇 10 ml，冷浸过夜，滤过。蒸干滤液，残渣加稀盐酸 4 ml 溶解，过滤。取滤液 1 ml，加改良碘化铋钾试液 2 滴，产生橙色沉淀（检查生物碱）。

(3) 薄层色谱：取本品粉末（鲜品干燥后粉碎）3 g，加乙醇 30 ml，加热回流 1 小时，放冷，滤过；滤液浓缩至约 5 ml，加于活性炭-氧化铝柱（活性炭 0.5 g；中性氧化铝 100~120 目，2 g）内径 10 mm）上，用乙醇 30 ml 洗脱，收集洗脱液，蒸干，残渣加乙醇 0.5 ml 使溶解，作为供试品溶液。另取盐酸水苏碱对照品，加乙醇制成每 1 ml 含 5 mg 的溶液，作为对照品溶液。吸取上述两种溶液各 10 μl，分别点样于同一硅胶 G 薄层板上，以正丁醇-盐酸-水（4∶1∶0.5）为展开剂，展开，取出，晾干，喷以稀碘化钾铋试液。供试品色谱中，在与对照品色谱相应的位置上，显相同颜色的斑点。

品质标志　《中华人民共和国药典》2010 年版规定：本品以干燥品计算，含生物碱以盐酸水苏碱（$C_7H_{13}NO_2 \cdot HCl$）计，不得少于 0.50%。

【成分】　1. 益母草　全草含生物碱：益母草碱（leonurine），水苏碱（stachydrine）；萜类：前西班牙夏罗草酮（prehispanolone）、西班牙夏罗草酮（hispanolone）、鼬瓣花二萜（galeopsin）、前益母草二萜（preleoheterin）及益母草二萜（leoheterin）。

2. 细叶益母草　全草含生物碱：益母草碱，4-胍基-1-丁醇（4-guanidino-1-butanol），4-胍基丁酸（4-guanidino-butyric acid），精氨酸（arginine），益母草碱亚硝酸盐（leonurine nitrite）。萜类：细叶益母草萜（leosibirin）、异细叶益母草萜（isoleosibirin）及细叶益母草萜内酯（leosibiricin）。叶含水苏碱，益母草二萜（leoheterin），富脯氨酸环十肽（cycloleonuripeptide D）。

【药理】　1. 对子宫的作用　益母草是常用的调经止血药，有较强的子宫兴奋作用，能增加子宫收缩幅度、频率及张力。以大鼠离体子宫为模型，观察益母草的缩宫作用，结果新鲜的营养期益母草的缩宫作用明显强于同一批干品的缩宫作用。益母草碱可使大鼠动情前期的大鼠离体子宫从小振幅不规则的自发性收缩变为大振幅的规律收缩，但从动情期制备的子宫标本加益母草碱可使收缩力和收缩频率增加，益母草碱的作用与剂量相关，浓度为$0.2\,\mu g/ml$时即可引起子宫收缩，益母草碱的收缩可持续数小时，但冲洗后可恢复。用益母草水煎液对离体小鼠子宫进行实验，结果小鼠子宫活动力明显增加，益母草对子宫的兴奋作用可能与兴奋胆碱H_1受体及肾上腺素α受体有关。给大鼠腹腔注射益母草水煎液，对其子宫肌电活动的变化进行观察，结果给药后大鼠子宫肌电的慢波频率加快、平均振幅增大、单波频率加快、最大振幅增加，益母草对子宫的兴奋作用可能是通过改变一些与电活动有关离子的浓度，使起步细胞活动加强及动作电位去极化加快所致。

2. 对心血管的作用　益母草能明显抑制血中和心肌组织中的丙二醛（MDA）的产生，保护超氧化物歧化酶（SOD）和谷胱甘肽过氧化物酶（GSH-Px）的活性；益母草注射液还可通过保护ATP酶的活性、减轻脂质过氧化反应心肌内Ca^{2+}超负荷和减少心肌内心肌酶的逸出而发挥保护心肌细胞结构和功能的作用；除此之外，尚可起到改善血液流变学及冠状血流量而减轻缺血再灌注损伤。益母草对大鼠异丙肾上腺素性心肌缺血有较好的治疗作用，经益母草治疗后1小时内大部分动物心电图均恢复正常。结扎大鼠冠状动脉左室支复制心肌缺血的动物模型，心肌缺血1小时后从尾静脉注射益母草注射液，缺血2小时后取血检测各项指标，结果益母草注射液明显降低大鼠心肌缺血过程中升高的全血黏度、血浆黏度、血沉及血浆纤维蛋白原，并可降低二磷酸腺苷及胶原诱导的血小板聚集率，显著抑制体外血栓的形成，表明益母草注射液具有抗心肌缺血的作用。益母草水提液虽然自身很难引起大鼠主动脉血管的收缩，但却是可以显著增强苯福林（phenylephrine）诱导下大鼠主动脉血管的收缩。

3. 抗血小板聚集及抗血栓形成　体外实验表明，益母草及其提取物有抗ADP诱导的正常动物血小板聚集作用。体内实验亦证明益母草能显著减少外周循环中的血小板总数和肺泡壁毛细血管内血小板及其聚集物。对大鼠冰水游泳或大面积烫伤引起的血小板活性增加有拮抗作用。大鼠灌胃益母草煎剂可使血栓形成时间延长，长度缩短，重量减轻，还可使血小板计数减少，聚集功能减弱，凝血酶原时间和白陶土部分凝血活酶时间延长，以及血浆纤维蛋白原减少，优球蛋白溶解时间缩短。

4. 对免疫功能的作用　用^{3}H-胸腺嘧啶掺入法表明，前西班牙里罗罗草醇对由刀豆球蛋白A(Con A)活化的小鼠T淋巴细胞有较强的促进增殖作用，其作用是单独使用Con A的5~8倍，表明能够增强机体的细胞免疫功能。

5. 对肾脏的作用　益母草对初发期急性肾小管坏死（ATN）有一定的防治作用。在庆大霉素所致急性肾衰竭的发生、发展中对肾脏具有保护作用；益母草注射液对甘油生理盐水引起的家兔急性肾衰竭有明显增加肾皮质血流量作用，改善肾脏功能，减轻或恢复肾小管细胞的变性、浑浊肿胀等病理改变。以肌酐（Cr）、尿素氮（BUN）、滤过钠排泄分数（EFNC）、肾血流量（RBF）及动物存活情况作为观察指标，证明益母草治疗犬缺血型初发期急性肾衰竭具有显著效果。

毒性　益母草毒性较小。小鼠静注益母草注射液，其LD_{50}为30~60 g/kg。小鼠静注益母草总碱LD_{50}为0.572 ± 0.037 g/kg，家兔皮下注射30 mg/kg，连续2星期未见毒性作用。慢性毒性试验，未见动物的心、肝、肺、肾的病理损伤。

【炮制】　1. 益母草　取原药材，除去杂质，切去残根，迅速洗净，润透，切段，干燥。

2. 酒益母草　取益母草段，加黄酒拌匀，闷润至透，置锅内，用文火加热炒干，取出放凉。每益母草段100 kg用黄酒15 kg。

饮片性状　益母草呈不规则的小段，茎、叶、花混合。茎方形，长10 mm，灰绿色或黄绿色，断面中部有白髓。叶绿色，多皱缩、破碎。轮伞花序，小花淡紫色，花萼筒状，花冠二唇形。气微，味微苦。酒益母草形如益母草，色泽加深，微具酒气。

贮干燥容器内。酒益母草密闭，置阴凉干燥处。

【药性】　辛、苦，微寒。归肝、肾、心包经。

1.《本草拾遗》:"寒。"

2.《本草蒙筌》:"味辛、甘，气微温，无毒。"

3.《纲目》:"味辛、微苦，无毒。"

4.《本草正》:"味微辛、微辛、微寒，性滑而利。"

5.《本草汇言》:"阴中之阳，手、足厥阴经药也。"

6.《药品化义》:"气和、味微苦略辛，性微凉，能升能降。性气薄而味厚，入肝、脾、包络三经。"

7.《得配本草》:"辛、苦，平。入足厥阴经血分。"

8.《本草再新》:"入心、脾、肾三经。"

【功用主治】　活血调经，利尿消肿，清热解毒。主治月经不调，经闭，胎漏难产，胞衣不下，产后血晕，瘀血腹痛，跌打损伤，小便不利，水肿，痈肿疮疡。

1.《本经》:"主隐疹痒，可作浴汤。"

2.《新修本草》:"敷丁肿，服汁使丁肿毒内消；又下子死腹中，主产后胀闷，诸杂毒肿，丹游等肿；取汁如豆滴耳中，主聤耳；中虺蛇毒，敷之。"

3.《本草拾遗》:"苗子入面药，令人光泽。捣苗，敷乳痈恶肿痛者；又捣苗绞汁服，主浮肿下水，兼恶毒肿。"

4.《本草衍义补遗》:"治产前产后诸疾，行血养血；难产作膏服。"

5.《纲目》:"活血破血，调经解毒。治胎漏，产难，胎衣不下，血运，血痛，崩中漏下，尿血，泻血，疳，痢，痔疾，打扑内损，瘀血，大便、小便不通。"

6.《本草崇原》:"清热而解毒，凉血以安胎。"

7.《本草新编》:"下乳。"

8.《医林纂要》:"补肝和脾，燥湿行血。"

【用法用量】　内服：煎汤，10~15 g，熬膏或入丸、散。外用：煎水洗；或鲜品捣敷。

【宜忌】　阴虚血少，月经过多，瞳仁散大者均禁服。

1.《经效产宝》:"忌铁器。"

2.《本草正》:"血气素虚兼寒，及滑陷不固者皆非所宜，不得以其益母之名，谓妇人所必用也。"

3.《本经逢原》:"若脾胃不实，大肠不固者勿用，为其性下行也。"

4.《得配本草》:"崩漏、瞳子散大，二者禁用。"

5.《药性切用》:"无瘀勿用。"

【选方】　1. 治痛经　益母草30 g，香附9 g。水煎，冲酒服。

2. 治疗后瘀血痛　益母草、泽兰各30 g，红番苋120 g，酒120 ml。水煎服。（1、2方出自《福建药物志》）

3. 治疗后血晕，心气乱，恍惚　生益母草汁三合（根亦得），地黄汁二合，小便一合，鸡子三枚（取清）。煎三沸，后入鸡子清，勿搅，作一服。《经效产宝》

4. 治子烦，妊娠因服药致胎动不安，有似虚烦不得卧者　益母二两（洗，熔）。上为细末，以枣肉为丸，如弹子大。每服一丸，细嚼，煎人参汤送下。《妇人良方》益母丸

5. 治折伤筋骨，遇天阴则痛　益母草不拘多少，用水煎青，随病上下，食前后服，酒化下。《医宗说约》益母膏

6. 治尿血　服益母草汁一升差。《外台》

7. 治小儿疳痢，痔疾　益母草叶煮粥食之，取汁饮之亦妙。《食医心鉴》

8. 治赤白杂痢困重　益母草（爆干）、陈盐梅（多年者烧存性）等分。为末，每服三钱，白痢干姜汤下，赤痢甘草汤下，连服。《卫生宝》

9. 治小儿疳痔　益母草根末一分，麝香一钱，定粉一分，密陀僧一分。上药都研令细，干贴鼻内立效。《圣惠方》

10. 治耳聋　益母草一握(洗)。上研取汁,少灌耳中。(《圣济总录》)

11. 治妇人勒乳后疼闷,乳结成痈　益母草,捣细末,以新汲水调涂于乳房上,以物抹之,生者捣烂用之。

12. 治疔肿至甚　益母草茎叶,捣烂敷疮上,又绞取汁五合服之,即内消。(11、12 方出自《圣惠方》)

13. 治喉闭肿痛　益母草捣烂,新汲水一碗,绞取汁顿饮;随吐愈,冬月用根。(《卫生易简方》)

14. 治粉刺面皯,黑白斑驳　益母草不限多少,烧灰,上以醋浆水和作团,以大火烧令通赤,如此可五度,黑干即细研,夜卧时加粉涂之。(《圣惠方》)

【临床报道】 1. 治疗急性肾小球肾炎　每日用干益母草 90～120 g,或鲜益母草 180～240 g(小儿酌减),用水700 ml(以浸没益母草为度),文火煎至 300 ml。共治疗 80 例,除少数病例并发炎症兼用抗生素治疗,以及有肾病性综合征兼用综合疗法外,皆单用益母草治疗,结果全部治愈,治愈时间 5～36 日。

2. 治疗冠心病　用益母草注射液 8 支(每支含生药 4 g),加入 5%葡萄糖溶液 500 ml,静脉滴注,每日 1 次,2 星期为 1 个疗程,有效者给予第二个疗程,无效改用他药。共治疗 100 例,结果显效者 45 例;改善者 39 例;无效者 16 例,总有效率 84%。

3. 治疗血瘀高黏血症　益母草注射液 12～15 ml,加入 5%葡萄糖浓液 250 ml 中,静脉缓慢滴入,每日 1 次,连续滴注 15 日为 1 个疗程。共观察 105 例,结果治疗 5～7 日后,便有明显效果,头晕有效率 91.3%,头痛有效率 73%,失眠有效率 81%,肢体麻木有效率 82%;93 例作单腿闭目直立试验,96.6%都有不同程度的改善;有 100 例血黏度降低及其他血液流变学改善,有效率为 94.5%;观察 65 例血小板聚集率均有不同程度降低;73 例 β 脂蛋白降低。

4. 治疗妇产科出血性疾病　取益母草、马齿苋各 30 g,水煎服,每日 1 剂,共服 9 剂。治疗 100 例,结果痊愈 83 例,好转 13 例,无效 4 例,其中服药 1～3 剂血止者 55 例,4～6 剂血止者 18 例,7～9 剂血止者 10 例。痊愈率为 83%,总有效率为 96%。

【各家论述】 1.《纲目》:"益母草之根、茎、花、叶、实,并皆入药,可同用。若治手足厥阴血分风热,明目益精,调妇人经脉,则单用茺蔚子为良;若治肿毒疮疡,消水行血,妇人胎产诸病,则宜并用为良。盖其根、茎、花、叶专于行,而其子则行中有补故也。"

2.《本草正》:"益母草,性滑而利,善调女人胎产诸证,故有益母之号。然惟血热血滞及胎产艰涩者宜之。若血气素虚兼寒及滑陷不固者皆非所宜,不得以其益母之名,谓妇人所必用也。盖用其滑利之性则可,求其补益之功则未也。"

3.《本草正义》:"益母,虽非大温大热之药,而气烈味苦,究是温燥队中之物,观于产后连服二、三日,必口燥嗌干,尤其确据,故宜于寒令寒体,而不宜于暑令热体。乃吾乡视为产后必用之物,虽酷暑炎天,亦必常备,加以畏其苦燥,恒以沙糖浓调,若在三伏时令,新产虚体,多服此浊腻苦燥之药,耗血恋邪,变生不测,更可虑也。"

4042 益智仁 yì zhì rén (《宝庆本草折衷》)

【异名】 益智子(《南方草木状》),摘芋子(《中药材手册》)。

【基原】 为姜科山姜属植物益智的果实。

【原植物】 益智 *Alpinia oxyphylla* Miq.

多年生丛生草本,高 1～3 m。叶柄短;叶片披针形,长20～35 cm,宽 3～6 cm,先端尾状渐尖,基部宽楔形,边缘具脱落性小刚毛,其残痕呈细齿状,两面无毛;叶舌膜质,二裂,长 1～2 cm,被淡棕色柔毛。总状花序顶生,长 8～15 cm,在花蕾时包藏于鞘状的总苞片内;苞片膜质,棕色;花萼管状,长约 1.2 cm,先端 3 浅齿裂,一侧深裂,外被短柔毛;花冠管与萼管几等长,裂片 3,长圆形,长约1.8 cm,上方 1 片稍大,先端略呈兜状,白色,外被短柔毛;唇瓣倒卵形,长约 2 cm,粉红色,并有红色条纹,先端边缘皱波状;侧生退化雄蕊锥状,长约 2 mm;雄蕊 1,花丝扁平,线形,长约1.2 cm,花药长 6～7 mm,药隔先端具圆形鸡冠状附属物;子房下位,密被绒毛。蒴果球形或椭圆形,干时纺锤形,果皮上有明显的纵向维管束条纹,长 1.2～2 cm,直径约 1 cm,不开裂,果熟时黄绿色或乳黄色。种子多数,不规则扁圆形,被淡黄色假种皮。花期 2～4 月,果期 5～8 月。

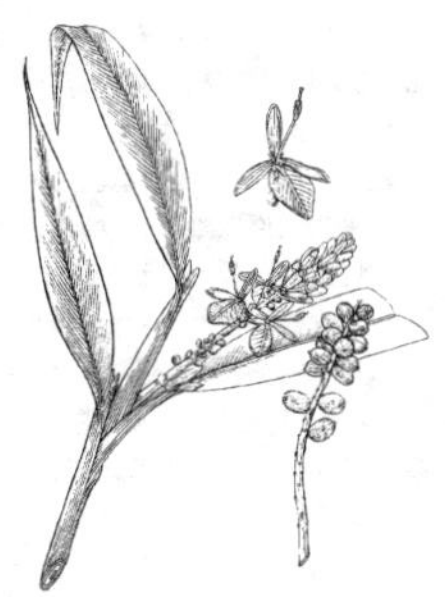

益　智

生于林下阴湿处。分布于广东和海南,福建、广西、云南亦有栽培。

【栽培】 生物学特性　喜温暖湿润气候,以年平均气温 24～28 ℃,花期气温在 24～26 ℃时开花较多。年降雨量在 1 800～2 000 mm以上、荫蔽度 40%～50%,空气相对湿度 80%以上时最适宜生长。宜在疏松、肥沃的微酸性砂质壤土上栽培,尤以富含腐殖质的森林土栽培为佳。

繁殖方法　种子繁殖和分株繁殖,生产上以分株繁殖为主。种子繁殖:6～7 月选充分成熟、个大和无病虫害的果实留种。先剥去果皮,用 30%草木灰溶液搓去果肉,除去黏质,晾干。在畦面按 15～20 cm 开浅沟,条播,覆细砂约 1 cm,浇水,盖草。15～20 日出苗,25～30 日出齐,出苗后揭去盖草,搭设荫棚遮阳,待苗高 30 cm左右定植。分株繁殖:选 1～2 年生茎干粗壮、无病虫害和未开花结果的分蘖株作种,4月上旬种植。种苗应连根茎挖起,适当修剪叶片和过长的须根,按行株距 2 m×1.5 m开穴,每穴栽 3～4 株高约 30 cm 的种苗,移栽时应按其自然状态栽种,注意勿伤幼芽,种植深度以 6 cm 为宜,栽种后必须踩紧、浇水。

田间管理　幼苗期每年除草 2～3 次,定植后每年早春和秋冬进行中耕除草和追肥。中耕宜浅,以免伤根茎。开花结果阶段,每年于 1～2 月、8～9 月各除草 1 次,结合剪去枯、病株及结过果的植株,以促进萌蘖生长。追肥结合中耕除草,采用环状沟施绿肥、堆肥、粪肥和钙镁磷等。在开花前于下午或傍晚喷 0.5%硼酸或 $(2.5 \sim 5)\times 10^{-5}$ 2,4-D 和 3%过磷酸钙溶液,可提高结实率。干旱季节要适当浇水,以免引起落花落果。

【采收加工】 5～6 月,当果实呈浅褐色、果皮茸毛脱落、果肉带甜、种子辛辣时,选晴天将果穗剪下,除去果柄,晒干或烘干。

【药材】 益智仁 *Alpiniae Oxyphyllae Fructus*　主产于海南和广东。

性状　果实呈纺锤形或椭圆形,两端略尖,长 1.2～2 cm,直径 1～1.3 cm。表面棕色或灰棕色,有纵向凹凸不平的突起棱线 13～20 条,顶端有花被残基,基部常残存果柄或果柄痕,果皮薄而稍韧,与种子紧贴,种子集结成团,中有隔膜将种子团分为 3 瓣,每瓣有种子 6～11 粒。种子呈不规则多面形,直径约3 mm,表面灰褐色或灰黄色,外被淡棕色膜质的假种皮;腹面中央有凹陷的种脐,种脊沟状;质硬,胚乳白色。有特异香气,味辛、微苦。

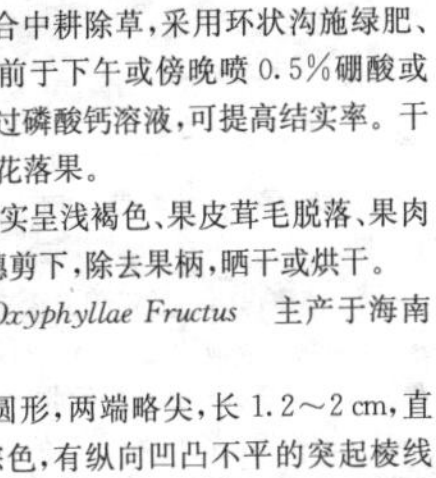

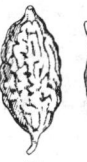

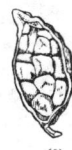

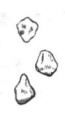

益智仁(果实及种子)外形
(1) 果实　(2) 果实剖面,示种子
(3) 单粒种子

鉴别　(1) 种子横切

面：假相皮薄壁细胞有时残存。种皮表皮细胞类圆形、类方形或长方形，略经向延长，壁较厚；下部为1列薄壁细胞，含黄棕色物；油细胞1列，类方形或长方形，含黄色油滴；色素层为数列黄棕色细胞，其间散有较大的类圆形油细胞1～3列，含黄色油滴；内种皮为1列栅状薄壁细胞，黄棕色或红棕色，内壁与侧壁极厚，胞腔小，内含硅质块。外胚乳细胞充满细小淀粉粒集结成的淀粉团。内胚乳细胞含糊粉粒及脂肪油滴。

粉末特征：黄棕色。外皮表皮细胞表面观呈长条形，直径至约29μm，壁增厚，常与下皮细胞上下层垂直排列。色素层细胞皱缩，界限不清楚，含红棕色或深棕色物，常碎裂成不规则色素块。油细胞类方形、长方形，或散列于色素层细胞间。内种皮厚壁细胞黄棕色或棕色，表面观多角形，壁厚，非木化，胞腔内含硅质块，断面观细胞1列，栅状，内壁及侧壁极厚，胞腔偏外侧，内含硅质块。外胚乳细胞充满细小粉粒集结成的淀粉团。内胚乳细胞含糊粉粒及脂肪油滴。

(2) 薄层色谱：取本品挥发油，加无水硫酸钠脱水后点样于硅胶 G 薄层板上，另以樟脑、1，8-桉油精为对照品，用石油醚-乙酸乙酯(85：15)展开，以 10%磷钼酸乙醇液显色，供试品色谱在与对照品色谱的相应位置上显相同的斑。

品质标志　《中华人民共和国药典》2010年版规定：本品种子含挥发油不得少于 1.0%(ml/g)。

【成分】　果实含挥发油约 0.90%,其中主成分为α-香附酮(α-cyperone)、还含 1，8-桉叶素(1，8-cineole)、4-松油醇(4-terpineol)、α-松油醇(α-terpineol)、β-榄香烯(β-elemene)、1-甲基-3-异丙氧基环己烷(1-methyl-3-isopropoxy cyclohexane)、α-衣兰油烯(α-muurolene)、姜烯(zingiberene)、α，α-二甲基苯丙酸(α-dimethyl benzenepropanoic acid)、螺〔4.4〕壬烷-2-酮(spiro〔4.4〕nonane -2-one)、广藿香烯(patchoulene)、愈创薁醇(guaiol)、姜醇(zingiberol)、α-桉叶醇(α-eudesmol)、香averene(aromadendrene)、姜辣素(gingerol)、努特卡扁柏酮(nootkatol)、努特卡扁柏酮(nootkatone)、蒎烯(pinene)、樟脑(camphor)、辛辣成分：1-(4'-羟基-3'-甲氧基苯基)-7-苯基-3-庚酮 〔1-(4'-hydroxy-3'-methoxyphenyl)-7-phenyl-3-heptanone〕。还含益智酮(yakuchinone)A 及 B,维生素,微量元素,天冬氨酸,谷氨酸,亮氨酸,精氨酸等 19 种氨基酸和油酸(oleic acid)、亚油酸(linoleic acid)等 12 种脂肪酸等。

果实还含 oxyphyllenones A、B, oxyphyllenodiols A、B。

【药理】　1.对中枢神经的作用　益智仁氯仿提取物(20 g/ml) 和水提物(1 g/ml)对小鼠均有中枢抑制作用,小鼠的睡眠时间和睡眠率与剂量成正比关系。益智仁口服液能抑制小鼠自发活动,与戊巴妥钠合用有协同作用,有明显的镇静、催眠作用。

2.镇痛作用　益智酮在 0.51 μm 能抑制 50%的 PG 合成酶,而吲哚美辛须达 4.9 μm 才有相同效果,可见益智酮甲镇痛效果比吲哚美辛强。氯仿提取物各剂量组有镇痛作用,200 g/kg 剂量组的作用快而持久；该组的镇痛效果比水提组快。

3.对胃肠道系统的作用　益智仁提出物能影响鼠小肠中胺咪的吸收,有止泻作用。益智仁果实的丙酮提取物(口服给药量 50 mg/kg) 能明显抑制盐酸/乙醇引起的大鼠胃损伤,抑制率 57%,经柱色谱分得活性成分 nootkatone,口服给药剂量 50 mg/kg 即能显著抑制胃损伤。益智仁 50%乙醇提取液有抗溃疡作用。

4.抗癌作用　益智仁水提物具有抑制肉瘤细胞增长的中等活性作用,甲醇提取物有抑制小鼠皮肤癌细胞增长活性和诱导 HL-60 细胞凋亡活性。从益智仁果实中分到的二芳基庚酮类化合物益智酮甲、益智酮乙能够抑制十四烷佛波醇酯(一种致皮肤癌物质 TPA)引起的炎症,抑制表皮鸟氨酸脱羧酶的活性和抑制母鼠皮肤癌细胞的增长。益智酮甲和益智酮乙的应用能显著抑制 TPA 导致的表皮鸟氨酸脱羧酶的活性和表皮鸟氨酸脱羧酶

mRNA 的表达。研究表明益智酮甲、益智酮乙通过抑制由 TPA 诱导的皮肤癌恶化过程中存在的 NF-KappaB、2-环加氧酶和诱导(生)型 NOs(一氧化氮合酶)的活性,以而达到抗肿瘤的目的。

5.延缓衰老作用　0.25%的益智仁提取液使水蚤的体长增加,产仔时间提前,产仔 12 代,平均寿命延长 71.11%。益智仁经提取挥发油后的渣及益智茎、叶的提取物对猪油脂肪均有较强的抗氧化活性。

6.抗过敏性反应　腹腔或口服给药,益智仁水提物能抑制被动皮肤过敏性反应,而静脉给药则表现出微弱制约作用。益智仁水提物能抑制由抗二硝基苯酚免疫球蛋白-E 抗体激活的鼠腹膜肥大细胞里致过敏物质-组胺的释放,但是益智仁水提物对鼠腹膜肥大细胞里由抗二硝基苯酚免疫球蛋白-E 抗体引发的 α-肿瘤坏死因子的产生有明显的增强作用。这些研究结果表明益智仁有明显的抗过敏反应作用,同时也表明该提取物根据不同给药途径表现出不同的活性,可能由不同的生物活性引起。

7.其他作用　在异丙肾上腺素作用下,氯仿提取物能延长心肌耗氧量增加情况下的耐缺氧存活时间,具有促进脂肪分解及有促皮质激素样作用。益智仁 50%乙醇提取液还有抗利尿、抗痢疾、提高动物学习能力等作用。益智果实albumin提取物有抑制前列腺素作用。

【炮制】　1.益智仁　取原药材,除去杂质及外壳,用时捣碎。生用燥性较大,以温脾止泻,摄涎唾为主。

2.炒益智仁　取净益智仁,置锅内,用武火炒至外壳呈焦褐色,鼓起,果仁呈黄色,取出研去壳。

3.盐益智仁　取益智仁,取盐水拌匀,稍闷,置锅内,用文火加热,炒干,取出放凉。每益智仁 100 kg,用食盐 2 kg。盐炙后可缓和辛燥之性,主入肾经,增强补肾缩尿涩精的作用。

饮片性状　益智仁见"药材"项。炒益智仁形如益智仁,焦黄色,带焦斑。盐益智仁形如益智仁,褐色或棕褐色,带焦斑。味微咸。

贮干燥容器内,置阴凉干燥处。炒益智仁、盐益智仁密闭,置阴凉干燥处。

【药性】　辛,温。归脾、肾经。

1.《南方草木状》:"味辛。"

2.《开宝本草》:"味辛,温。无毒。"

3.《医学启源》:"气热,味大辛。"

4.《汤液本草》:"入手足太阴经,足少阴经。本是脾经药。"

5.《雷公炮制药性解》:"入脾、胃、肾三经。"

6.《药性通考》:"肾脾药,兼人心、肝。"

7.张秉成《本草便读》:"味辛、苦,性热。"

【功用主治】　温脾止泻摄涎,暖肾缩尿固精。主治脾胃虚寒,呕吐,泄泻,腹中冷痛,口多唾涎,肾虚遗尿,尿频,遗精,白浊。

1.《本草拾遗》:"止呕哕。"《广志》云:"含之摄涎秽。"

2.《开宝本草》:"治遗精虚漏,小便余沥,益气安神,补不足,安三焦,调诸气。夜多小便者,取二十四枚,碎,入盐同煎服。"

3.刘完素:"开胃结,使气宣通。"(引自《纲目》)

4.《医学启源》:"治脾胃中寒邪,和中益气。治人多唾,当于补中药内兼用之。"

5.王好古:"益脾胃,理元气,补肾虚滑泥。"(引自《纲目》)

6.《纲目》:"治冷气腹痛及心气不足,梦泄,赤浊,热伤心系,吐血、血崩。"

7.《本草备要》:"能涩精固气,温中进食,摄涎唾,缩小便。治呕吐泄泻,治寒犯胃,崩带泄精。"

【用法用量】　内服：煎汤,3～9 g;或入丸、散。

【宜忌】　阴虚火旺者禁服。

1.《本草经疏》:"凡呕吐由于热而不因于寒,气逆由于怒而不因于虚;小便余沥由于水涸精少内热,而不由于肾气虚寒;泄泻由于湿火暴注,而不由于气虚肠滑,法并禁之。"

2.《本草备要》:"因热而崩、浊者禁用。"

3.《本经逢原》:“血燥有火,不可误用。”

【选方】 1. 治伤寒阴盛,心腹痞满,呕吐泄利,手足厥冷,及一切冷气奔冲,心胁脐腹胀满绞痛　川乌(炮,去皮、脐)四两,益智(去皮)二两,干姜(炮)半两,青皮(去白)三两。上件为散。每服三钱,水二盏,入盐一捻,生姜五片,枣二个(擘破),同煎至八分,去滓,温服,食前。(《局方》益智散)

2. 治腹胀忽泻,日夜不止,诸药不效,此气脱也　益智子仁二两。浓煎饮之。(《世医得效方》)

3. 治梦泄　益智仁二两(用盐二两炒,去盐),乌药二两。上为末。用山药一两为糊,和丸如梧子大。每服五十丸,空心临卧盐汤下,以朱砂为衣。(《世医得效方》三仙丸)

4. 治脬气虚寒,小便频数,或遗尿不止,小儿尤效　乌药、益智仁等分。上为末,酒煮山药末为糊,丸桐子大。每服七十丸,盐酒或米饮下。(《妇人良方》缩泉丸,即《魏氏家藏方》固真丸)

5. 治妊娠遗尿不禁　益智仁、白薇、白芍各等分。为末。每服三钱,加盐三分,滚白汤调下。(《丹台玉案》)

6. 治小儿遗尿,亦治白浊　益智仁、白茯苓各等分。上为末。每服一钱,空心米汤调下。(《补要袖珍小儿方论》益智仁散)

7. 治小便赤浊　益智仁、茯神各二两,远志、甘草(水煮)各半斤。为末,酒糊丸,梧子大。空心姜汤下五十丸。(《纲目》)

8. 治妇人崩中　益智子,炒研细,米饮入盐服一钱。(《经效产宝》)

9. 治胎漏下血　益智仁半两,缩砂仁一两。为末。每服三钱,空心白汤下,日二服。(胡氏《济阴方》)

【各家论述】 1.《纲目》:“益智,行阳退阴之药也。三焦、命门气弱者宜之。按杨士瀛《直指方》云:心者脾之母,进食不止于和脾,火能生土,当使心药入脾胃药中,庶几相得。故古人进食药中多用益智,土中益火也。”

2.《本草经疏》:“益智子仁,以其敛摄,故治遗精虚漏,及小便余沥,此皆肾气不固之证也。肾主纳气,虚则不能纳矣。又主五液,涎乃脾之所统,脾肾气虚,二脏失职,是肾不能纳,脾不能摄,故气逆上浮,涎秽泛滥而上溢也,敛摄脾肾之气,则逆气归元,涎秽下行。”

3.《本草求真》:“益智,气味辛热,功专燥脾温胃,及敛脾肾气逆,藏纳归源,故又号为补心补命之剂。是以胃冷而见涎唾,则用此以收摄,脾虚而见不食,则用此温脾;肾气不温,而见小便不缩,则用此……名缩泉丸以投;与夫心肾不足,而见梦遗、崩、带,则用此以为秘精固气。”

4.《本草正义》:“杨仁斋《直指方》云:古人进食药中,多用益智,土中益火也。案此为脾虚馁而不思食者立法,脾土喜温而恶寒,喜燥而恶湿,寒湿困之,则健运力乏而不思纳谷,且食亦无味,此惟温煦以助阳和而斡旋大气,则能进食。益智醒脾益胃,固亦与砂仁、豆蔻等一以贯之。仁斋说到益火生土上去,附会心经之药,尚是舍近求远,故意深言之,亦殊不必。”

4043 **益母草花** yì mǔ cǎo huā (《纲目》)

【异名】 茺蔚花(江苏)。

【基原】 为唇形科益母草属植物益母草和细叶益母草的花。

【原植物】 参见“益母草”条。

【采收加工】 6～8月采收初开的花,晒干。

【药材】 益母草花 *Leonuri Flos*　主产江苏、安徽等地。

性状　干燥的花朵,花萼及雌蕊大多已脱落,长约1.3 cm,淡紫色至淡棕色,花冠自先端向下渐次变细;基部联合成管,上部2唇形,上唇长圆形,全缘,背部密具细长白毛,也有缘毛;下唇3裂,中央裂片倒心脏形,背部具短绒毛,花冠管口处有毛环生;雄蕊4,2强,着生在花冠筒内,与残存的花柱,常伸出于冠筒之外。气弱,味微甜。

【药性】《纲目》:“味微苦、甘。”

【功用主治】 养血,活血,利水。主治贫血,疮疡肿毒,血滞经闭,痛经,产后瘀阻腹痛,恶露不下。

1.《纲目》:“治肿毒疮疡,消水行血,妇人胎产诸病。”

2.《江苏省植物药材志》:“民间用作妇女补血剂。通常于冬季和以红糖及乌枣,饭锅内蒸,逐日服用。”

【用法用量】 内服:煎汤,6～9 g。

4044 **烧伤藤** shāo shāng téng (《全国中草药汇编》)

【异名】 节节藤(《全国中草药汇编》)。

【基原】 为鼠李科咀签属植物毛咀签的茎叶。

【原植物】 毛咀签 *Gouania javanica* Miq. [*Terminalia kouytchensis* Lévl.] 又名:毛下果藤(《海南植物志》),爪哇下果藤(《云南种子植物名录》)。

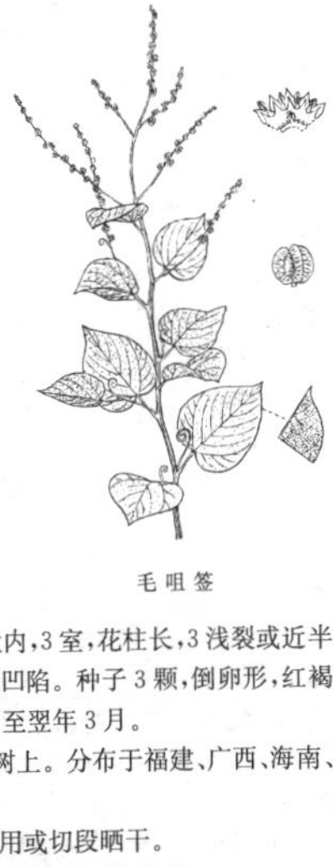

毛咀签

攀缘灌木。小枝、叶柄、花序轴、花梗和花萼外面均密被棕色短柔毛。叶互生;叶柄长0.8～1.7 cm;叶片纸质,卵形或宽卵形,长4～11 cm,宽2～6 cm,先端渐尖,基部心形或圆形,全缘或具细钝锯齿,上面或沿脉被丝状柔毛,下面被锈色绒毛或灰色丝状柔毛。花杂性同株,5基数,单生或数个簇生,聚伞状圆锥花序腋生或顶生,长30 cm,花序下部叶腋常有卷须;萼裂片卵状三角形,花瓣倒卵圆形,基部具短爪,与雄蕊等长;花盘五角形,包围着子房,每角延伸成1个舌状附属物;子房下位,藏于花盘内,3室,花柱长,3浅裂或近半裂。蒴果长8～9 mm,具3翅,两端凹陷。种子3颗,倒卵形,红褐色,有光泽。花期7～9月,果11月至翌年3月。

生于疏林中或溪边,常攀缘于树上。分布于福建、广西、海南、贵州、云南。

【采收加工】 5～7月采收,鲜用或切段晒干。

【药性】《广西本草选编》:“味微苦、涩,性凉。”

【功用主治】《广西本草选编》:“清热解毒,收敛止血。主治烧烫伤,外伤出血,疮疖红肿,湿疹,痈疮溃烂。”

【用法用量】 外用:捣烂敷;或研粉撒;或调茶油涂。

4045 **烟油** yān yóu (《百草镜》)

【异名】 烟膏、太极膏、气泥、五行丹(《纲目拾遗》)。

【基原】 为陈旧旱烟杆内积存的黑色膏油。

【功用主治】 解毒。

1.《百草镜》:“凡蛇咬有蛇齿留肉内者,烟油涂之。”

2.《纲目拾遗》:“解蛇毒,涂恶疮顽癣。”

【用法用量】 外用:涂敷。内服:适量,用水稀释饮。

【选方】 1. 治毒蛇咬伤　竹木杆烟筒内烟油,用冷水洗出,饮一二碗。受毒重者,其味必甜而不辣,以多饮为佳。(《增广验方新编》)

2. 治痧疹、疔毒　烟油少许,兑水服。(《湖南药物志》)

3. 治蜈蚣咬　烟筒内膏油,涂在咬处,或烟灰擦之。(《纲目拾遗》)

4046 **烟草** yān cǎo (《滇南本草》)

【异名】 野烟(《滇南本草》),淡把姑、担不归、金丝烟(《花镜》),相思草、返魂烟(《食物本草会纂》),仁草、八角草、烟酒(《粤志》），金丝醺、淡肉爱、淡巴菰、鼻烟、水烟（《纲目拾遗》），蒸草、贪抱草、延命草（《现代实用中药》），穿墙草、土烟草（《福建民间草药》），金鸡脚下红（《湖南药物志》），烟叶、土烟（《贵州中草药名录》）。

【基原】　为茄科烟草属植物烟草的叶。

【原植物】　烟草 Nicotiana tabacum L.

一年生或有限多年生草本。全株被腺毛。根粗壮。茎高 0.7～2 m，基部稍木质化。叶互生，长圆状披针形、披针形、长圆形或卵形，先端渐尖，基部渐狭至茎成耳状而半抱茎，长 10～30 cm，宽 8～15 cm。圆锥花序顶生，多花；花梗长 5～20 mm；花萼筒状或筒状钟形，长 20～25 mm，裂片三角状披针形，长短不等；花冠漏斗状，淡红色，筒部色更深，稍弓曲，长 3.5～5 cm，檐部宽 1～1.5 cm，裂片 5，先端急尖；雄蕊 5，其中 1 枚较其余 4 枚短，不伸出花冠喉部；雌蕊 1，花柱长，柱头圆形，子房上位，2室。蒴果卵状或长圆状，长约等于宿存萼。种子径约 0.5 mm，褐色。花、果期夏秋季。

我国南北各地广为栽培。

原产南美洲。

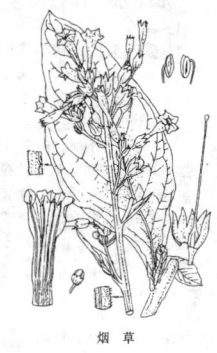

烟　草

【栽培】　生物学特性　宜高温多雨地区，以排水良好的砂质壤土为佳。

繁殖方法　种子繁殖，育苗移栽。春烟草可在 10 月中旬至 11 月中旬，秋烟草于 7 月下旬至 8 月上旬，冬烟草于 9 月开始播种。精选种子，进行消毒、催芽处理后，将种子拌以草木灰或细土，撒播于苗床中。将土压实，经常浇水，保持土壤湿润。约于 4 月中旬，苗高 12～15 cm 时移植。先于畦上开穴，深约 15 cm，株距 60 cm，行距 45～60 cm，穴内施基肥，铺以细土，然后将苗浅栽穴中。

田间管理　育苗期如苗距太紧，可匀苗 1 次。移栽后除补植、中耕及除草外，须摘去顶端的花芽及侧芽，以免分蘖而影响叶的生长。施肥时初期追肥，以氮、磷、钾肥为主，重施基肥，在移栽后 25～35 内的计划用肥全施下。追肥一般 2 次，第一次在移栽后 10～12 日，结合中耕除草施用粪水，复合肥以促烟株团棵，第二次在移后 20～30 日，用菜饼、火土、草木灰等施。

【采收加工】　常于 7 月间，当烟叶由深绿变成淡黄，叶尖下垂时，可按叶的成熟先后，分数次采摘。采后晒干或烘干，再经回潮、发酵，干燥后即可。亦可鲜用。

【药材】　烟草 Nicotianae Folium　主产于山东、安徽、福建、湖南、湖北、山西、四川、云南及贵州等地。

性状　完整叶片呈卵形或椭圆状披针形，长约至 60 cm，宽约至 25 cm，先端渐尖，基部稍下延成翅状柄，全缘或带微波状，上面黄棕色，下面色较淡。主脉宽而凸出，具腺毛，稍经湿润，则有黏性。气特异，味苦、辣，作呕性。

鉴别　粉末特征：棕色，有特异臭气。上表皮细胞长方形，壁平直，内表皮细胞类长方形，气孔不等式，副卫细胞 3～4 个。腺毛头部 3～8 细胞，略呈长椭圆形，常含纤小的草酸钙簇晶；柄单细胞及 3～5 细胞，柄部分枝的腺毛时可察见。非腺毛较少见，3～6 细胞组成，有时顶部分枝。叶肉细胞含草酸钙砂晶。

【成分】　叶含生物碱：烟碱（nicotine），去甲烟碱（nornicotine），毒藜碱（anabasine），去氢毒藜碱（anatabine），烟碱烯

（nicotyrine），N'-乙基去甲烟碱（N'-ethylnornicotine）；2，4'-联吡啶（2，4'-dipyridyl），4，4'-联吡啶（4，4'-dipyridyl），多种有机酸：壬二酸（azelaic acid），D-β-苯基乳酸（D-β-phenyllactic acid），2-异丙基苹果酸（2-isopropylmalic acid），β-甲基缬草酸（β-methylvaleric acid），2-异丙基-5-氧代己酸（2-isopropyl-5-oxohexanoic acid），别异白亮酸（alloisoleucic acid），α-羟基异己酸（α-hydroxyisocaproic acid），α-羟基异缬草酸（α-hydroxyisovaleric acid），β-羟基-β-甲基缬草酸（β-hydroxy-β-methylvaleric acid），β-羟基异己酸，顺式和反式对香豆酸（cis and trans-p-coumaric acid），顺式和反式阿魏酸（cis and trans-ferulic acid），顺式和反式咖啡酸（cis and trans-caffeic acid），顺式和反式芥子酸（cis and trans-sinapic acid），邻和对羟基苯甲酸（o，m and p-hydroxybenzoic acid），邻羟基苯乙酸（O-hydroxyphenylacetic acid），2，5-二羟基苯甲酸（2，5-dihydroxybenzoic acid），3，4-二羟基苯甲酸，2，3-二羟基苯甲醛（2，3-dihydroxybenzaldehyde），2，5-二羟基苯甲醛，3，4-二羟基苯甲酸，二羟基桂皮醛（dihydroxycinnamaldehyde），二羟基萘甲酸（dihydroxynaphthoic acid），丙二酸（malonic acid），琥珀酸（succinic acid），延胡索酸（fumaric acid），苹果酸（malic acid），枸橼酸（citric acid）。甲酸（formic acid），乙酸（acetic acid），丙酸（propionic acid），丁酸（butyric acid），异缬草酸（isovaleric acid），缬草酸（valeric acid），己酸（hexanoic acid），辛酸（octanoic acid）。叶还含绿原酸（chlorogenic acid），4 和 5-O-咖啡酰奎宁酸（4 and 5-O-caffeoylquinic acid）；黄酮类：芸香苷（rutin），山奈酚-3-鼠李葡萄糖苷（kaempferol-3-rhamnogluoside）；含香豆素类：东莨菪素（scopoletin），东莨菪苷（scopolin），13-羟基茄环丁烯醇-β-吡喃葡萄糖苷（13-hydroxysolanascone-β-D-glucopyranoside）；含萜类：15-去甲-8-羟基-12E-半日花烯-14-醛（15-nor-8-hydroxy-12E-labden-14-al），(7S，12Z)-12，14-半日花二烯-7，8-二醇〔(7S，12Z)-12，14-labdadiene-7，8-diol〕，马栗树皮素（esculetin），1，2，4-三羟基苯（1，2，4-trihydroxybenzene），2-异丙基氢醌（2-isopropylhydroquinone），1β-乙酰氧基德贝利利烟草醇-12-O-四乙酰基-β-D-吡喃葡萄糖苷（1β-acetoxy-debneyol-12-O-tetraacetyl-β-D-glucopyranoside），茄呢醇（solanesol）；氨基酸：烟草香素（nicotianine），烟胺（nicotianamine），醇母氨酸（saccharopine）。叶中另有一含肌醇的糖基磷脂神经鞘脂类物质。

花含萜类(1S，2E，4S，6E，8S，11S)-2，6，12(20)-烟草三烯-4，8，11-三醇〔(1S，2E，4S，6E，8S，11S)-2，6，12(20)-cembratriene-4，8，11-triol〕，(1S，2E，4S，6E，8S，10E)-2，6，10-烟草三烯-4，8，12-三醇的 12S-和 12R 表异构体〔12S-和 12R-epimers of (1S，2E，4S，6E，8S，10E)-2，6，10-cembratriene-4，8，12-triol〕，(1S，2E，4R，6E，8S，10E)-2，6，10-烟草三烯-4，8，12-三醇的 12S-和 12R-的表异构体，烟草三烯-4，6-二醇（cembratriene-4，6-diol），还含丁香烯（caryophyllene）。(12S，13S)、(12R，13R)和(12R，13S)的 8，13-环氧-14-半日花烯-12-醇〔(12S，13S)、(12R，13R)和(12R，13S)-8，13-epoxy-14-labden -12-ol〕，(12，15-环氧-12，14-半日花二烯-8-醇(12，15-epoxy-12，14-labdadiene-8-ol)，(11E，13S)和(11E，13R)的 11，14-半日花二烯-8，13-二醇〔(11E，13S)and(11E，13R)-11，14-labdadiene-8，13-diol〕，(13E)-15-乙酰氧基-13-半日花烯-8-醇〔(13E)-15-acetoxy-13-labden-8-ol〕等 7 种化合物。全草含萜类成分：茄环丁酮素（solanascone），茄霉醌（solanoqui-none），(3E，6E)-2，6-二甲基-10-氧代-3，6-十一碳二烯酮〔(3E，6E)-2，6-dimethyl-10-oxo-3，6-undecadien-2-ol〕，(2E)-3-甲基-4-氧代-2-壬烯-8-醇〔(2E)-3-methyl-4-oxo-2-nonen-8-ol〕，3ξ-羟基-4ξ，9-二甲基-6E，9E-十二碳二烯二酸（3ξ-hydroxy-4ξ，9-dimethyl-6E，9E-dodecadienedioic acid），4，8-二甲基-11-异丙基-6，8-二羟基十五碳-4，9-二烯-1-酮-1-醇(4，8-dimethyl-11-isopropyl-6，8-dihydroxypentadeca-4，9-dien -14-on -1-

al)，(1S，2E，4S，6R，7E，11S)-2，7，12(20)-烟草三烯-4，6，11-三醇[(1S，2E，4S，6R，7E，11S)-2，7，12(20)-cembratriene-4，6，11-triol)，(1S，2E，4S，7E，10E，12S)-2，7，10-烟草三烯-4，12-二醇[(1S，2E，4S，7E，10E，12S)-2，7，10-cembratriene-4，12-diol]，(1S，2E，4S，7E，11S，12S)-11，12-环氧-2，7-烟草二烯-4，6-二醇[(1S，2E，4S，7E，11S，12S)-11，12-epoxy-2，7-cembradiene-4，6-diol]，4-O，8-O-二甲基-(1S，2E，4R，6E，8S，11E)-2，6，11-烟草三烯-4，8-二醇[4-O，8-O-dimethyl-(1S，2E，4R，6E，8S，11E)-2，6，11-cembratriene-4，8-diol]，4-O-甲基-(1S，2E，4R，7E，11E)-2，7，11-烟草三烯-4，6-二醇[4-O-methyl-(1S，2E，4R，7E，11E)-2，7，11-cembratriene-4，6-diol]，4-O，6-O-二甲基-(1S，2E，4R，7E，11E)-2，7，11-烟草三烯-4，6-二醇[4-O，6-O-dimethyl-(1S，2E，4R，7E，11E)-2，7，11-cembratriene-4，6-diol]，(1S，2E，4S，7E，11S，12S)-11，12-环氧-4-羟基-2，7-烟草二烯-6-酮[(1S，2E，4S，7E，11S，12S)-11，12-epoxy-4-hydroxy-2，7-cembradien-6-one)，(1S，2E，4S，7E，10E，12S)-4，12-二羟基-2，7，10-烟草三烯-6-酮[(1S，2E，4S，7E，10E，12S)-4，12-dihydroxy-2，7，10-cembratrien-6-one]，(1S，2E，4S，8R，11S，12E)-8，11-环氧-2，12-烟草二烯-6-酮[(1S，2E，4S，8R，11S，12E)-8，11-epoxy-2，12-cembradien-6-one]，(1S，2E，4S，8R，11S)-8，11-环氧-4-羟基-2，12(20)-烟草二烯-6-酮[(1S，2E，4S，8R，11S)-8，11-epoxy-4-hydroxy-2，12(20)-cembradien-6-one)，(1S，2E，4S，8R，11S，12R)-4，12-二羟基-8，11-环氧-2-烟草烯-6-酮[(1S，2E，4S，8R，11S，12R)-4，12-dihydroxy-8，11-epoxy-2-cembren-6-one)，3，7，11，15-烟草四烯-6-醇(3，7，11，15-cembratetraene-6-ol)，二乙酰基甘油(1，3-diacylglycerol)，1，2-二乙酰基甘油(1，2-diacylglycerol)，12α-过氧基-4α，6α-二羟基-4β，12β-二甲基-2，7，10-烟草三烯(12α-hydroperoxy-4α，6α-dihydroxy4β，12β-dimethyl-2，7，10-cembratriene)，12β-氢过氧基-4α，6α-二羟基-4β，12α-二甲基-2，7，10-烟草三烯，12α-氢过氧基-4β，6α-二羟基-4α，12β-二甲基-2，7，10-烟草三烯，12(20)-去氢-11-氢过氧基-4α，6α-二羟基-4β-甲基-2，7-cembradiene)，12(20)-去氢-11-氢过氧基-4β，6α-二羟基-4α-甲基-2，7-烟草二烯，11-去甲-8-羟基-9-辛烷木烷酮(11-nor-8-hydroxy-9-drimanone)，真蛸碱(octopine)，呋甾烷苷(furostanol glycoside)，螺甾烷苷(spirostan glycoside)，还含多元醇，如甘油(glycerine)，丙二烯醇(propylene glycol)，三甘醇(triethyleneglycol)，所含不饱和烃类主要为新植二烯(neophytadie-ne)，14-二十七烷酮(14-heptacosanone)肉豆蔻醇(myriston(e)]。

种子富含蛋白质和脂类，含量分别为21.7%和38.9%。脂肪酸包括亚油酸(linoleic acid)，棕榈酸(palmitic acid)，还有硬脂酸(stearic acid)和芥酸(erucic acid)。种子中主要的三酰甘油为甘油三亚油酸酯(trilinolein)和甘油棕榈酸二亚油酸酯(palmitodilinolein)，甾醇部分有胆甾醇(cholesterol)，β-谷甾醇(β-sitosterol)，豆甾醇(stigmasterol)，菜油甾醇(campesterol)；三萜醇有环木菠萝烯醇(cycloartenol)，环木菠萝烷醇(cycloartanol)，24-亚甲基环木菠萝醇(24-methylenecycloartanol)。烟草含挥发油，其碱性部分含糠醛(furfural)，2-甲基糠醛(2-methyl furfural)，苯甲醛(benzaldehyde)，5-甲基糠醛(5-methyl furfural)，2-糠醇(furfuryl-2-ol)，苯甲醇(benzyl alcohol)，苯乙醇(phenylethylalcohol)，α-吡咯基甲基酮(α-pyrryl methyl ketone)，吡咯-2-甲醛(pyrrol-2-aldehyde)，戊醇(pentanol)，2-甲基-5-乙酰糠醇(5-methyl-2-acetylfuran)。

另外，烟草中还含有芳香性成分：(E)-3-甲基-3-壬烯-4-酮[(E)-3-methyl-non-2-en-4-one)，(E)-1-(2，3，6-三甲基苯基)-丁烯-1-酮[(E)-1-(2，3，6-trimethylphenyl)-but-2-en-1-one]，15-十五酸内酯(pentadecan-15-olide)，8α，13：9α，13-二环氧-15，16-去甲半

日花烷(8α，13：9α，13-diepoxy-15，16-dinorlabdane)，(Z)-9-十八碳烯酸-18-内酯(Z)-octadec-9-en-18-olide]，(E)-2-亚乙基-6，10，14-三甲基十五醛[(E)-2-ethylidene-6，10，14-trime-thylpentadecanal]，辛辣木-8-烯-11-醛(drim-8-en-11-al)，13，14，15，16-四去甲半日花-8-烯-12-醛(13，14，15，16-tetranorlabd-8-en-12-al)，13，14，15，16-四去甲半日花-8(17)-烯-11-醛[13，14，15，16-tetranor-labd-8(17)-en-11-al)，15，16-二去甲半日花-8-烯-13-酮(15，16-dinorlabd-8-en-13-one)，15，16-二去甲半日花-8(17)-烯-13-酮[15，16-dinorlabd-8(17)-en-13-one)，8，13-环氧-15，16-二去甲半日花烷(8，13-epoxy-15，16-dinorlabdane)，二十三酮(tridecan-2-one)，2-苯乙酸异缬草酸酯(2-phenylethyl isovalerate)。

【药理】1. 对外周神经的作用 烟碱的主要作用是先短暂兴奋随后较持久抑制全部自主神经节，小量时直接刺激节细胞，易化神动传导，较大剂量时，首先兴奋，随后很快阻断神经传导。烟碱对肾上腺髓质也有双向作用，小量引起儿茶酚胺分泌，大量则可防止内脏神经刺激引起的儿茶酚胺释放。在一些离体器官，烟碱引起儿茶酚胺释放，这一作用可以交感效应，此效应可被已知能防止儿茶酚胺作用的药物所阻断。烟碱对外周神经系统作用的结果主要表现为心加速快，心输出量增加，动脉压升高，胃肠运动和出汗减少。烟碱对神经肌肉接头的作用与神经节相似，先为兴奋，随后也可因受体脱敏感而产生神经肌肉阻断。烟碱也像乙酰胆碱一样，能刺激一些感受器，包括皮肤、肠系膜、舌、肺和胃对牵张和压力反应的机械感受器，也能刺激颈动脉体的化学感受器、皮肤和舌的温觉感受器以及疼痛感受器。六甲双胺能防止烟碱对感受器的作用。

2. 对中枢神经系统的作用 烟碱对中枢神经系统有明显兴奋作用，适当剂量可产生震颤，较大剂量则震颤随之以惊厥。烟碱有明显的呼吸兴奋作用，大量时可直接作用于延髓，小量兴奋颈动脉窦和主动脉体化学感受器反射性增加呼吸。中枢神经系统兴奋后随之以抑制，可由于中枢麻痹或外周呼吸肌阻断，可产生呼吸衰竭而死亡。

3. 耐受性和依赖性 烟碱对自主神经节的兴奋作用由于其N-胆碱受体的脱敏感而迅速耐受，应用大剂量烟碱时，这种脱敏感使神经节传导阻断而不是兴奋。烟碱对中枢作用的耐受(如催醒)比外周少得多。有意义的是，标记受体的研究证明，慢性给予烟碱使脑内N-胆碱受体数增加，而不是减少。这种情况也发生于重度吸烟者脑内。这种情况与受体激动剂的作用相反，激动剂是使受体向下调节的。但是，烟碱所增加的受体不是脱敏感的受体，而不是有功能的受体。因而，烟碱对细胞的作用并减少了。烟瘾可能是由于对烟碱的依赖，而不是对吸烟动作的依赖。已发现无烟碱的香烟不能被烟瘾者接受为代替物。各种动物实验证明烟碱可成瘾，但可被美加明阻抑，表明其依赖于受体的激活。像其他产生依赖的药物一样，烟碱可引起中脑边缘系统通路的兴奋，增加伏隔核(nucleus accumbens)多巴胺释放。对吸烟的满足感既来自烟碱，也来自焦油的香味、吸烟的精神依赖性很强，中发生戒烟现象和一些躯体依赖症状。有短时间停药症状。

4. 烟碱的体内过程 烟碱从呼吸道、口腔黏膜和皮肤均容易吸收，曾有经皮肤吸收而产生严重中毒的。烟碱是较弱的碱，除非胃液pH升高，从胃吸收是有限的，在肠内的吸收要高得多，咀嚼烟叶时，由于烟碱的吸收比吸入要慢，其作用持续较久。平均吸香烟10分钟，血浆烟碱浓度升到20～30 ng/ml(130～200 nmol/L)，10分钟降低约一半，随后1～2小时降更慢。血浆浓度迅速降低主要是由于血和其他组织之间再分布的结果；降低较慢者是由于在肝内代谢。烟碱主要被氧化为无活性的酮代谢物可铁林(cotinine)，其血浆半衰期较长，血浆可铁林浓度测定可用来区别有无吸烟习惯的有用方法。

毒性 烟碱致死量约40 mg，1滴纯烟碱，大约为两支香烟的

含量。但在燃烧中,大部烟碱被破坏或随烟排出而未被吸收。婴儿摄入烟碱或烟草易被吸收,且很快引起中毒。急性烟碱中毒症状发生迅速,包括恶心、流涎、腹痛、呕吐、腹泻、冷汗、头痛、眩晕、视、听障碍、精神错乱和明显虚弱。

吸烟者的预期寿命较非吸烟者短,每吸一支烟生命缩短5分钟。吸烟者患肺癌的危险度显著高于不吸烟者,吸烟者发生口腔癌、咽喉癌、食管癌的危险大于非吸烟者5~10倍。吸烟妇女与不吸烟者比较,更可能不生育者或迟生育且绝经期提前。吸烟者可能稍增加自发性流产、妊娠期间出血及发生各种胎盘异常的危险。孕鼠被动吸烟可引起动物胎盘出现下列病理改变:胎盘周缘呈现不同程度的苍白带;绒毛间有血细胞渗出,上皮细胞水肿变性;血管内、组织间出现纤维素沉积和微血栓形成,滋养层细胞微绒毛明显变短、变粗、变形,并发生脱落、坏死。

【药性】 辛,温。有毒。

1.《滇南本草》:"辛,温,有大毒。"

2.《本草汇言》:"味辛温,辛,气热,有毒。"

【功用主治】 行气止痛,燥湿杀虫,消肿解毒。主治食滞饱胀,气结疼痛,关节痹痛,痈疽疔疮,疥癣湿疹,毒蛇咬伤,扭挫伤。

1.《滇南本草》:"治热болезнь疔疮,痈疽搭背,无名肿毒,一切热毒疮,或吃牛马驴骡死肉中毒。"

2.《药性考》:"毫伤止血。"

3.《现代实用中药》:"宣风气,行经络,祛山岚瘴气,辟秽,杀虫。治疥疮等寄生性皮肤病。"

4.《浙江药用植物志》:"散瘀镇痛,除湿,止痒。外治扭挫伤,腰痛,关节疼痛,头疮,湿疹,外伤出血。"

5.《福建药物志》:"燥湿,消肿。主治疟疾,疔,痈,毒蛇咬伤,红蜘蛛咬伤,臁疮,阴囊湿疹,脚癣。"

【用法用量】 内服:煎汁,鲜叶9~15;或点燃吸烟。外用:煎水洗;或捣敷;或研末调敷。

【宜忌】《本草汇言》:"阴虚吐血,肺燥劳瘵之人,勿用。"

【选方】 1.治项疽,背痈 烟丝(焙燥,研细末)3g,樟脑1.5g。以蜂蜜调如糊状,贴于患处。

2.治风痰,鹤膝(包括骨结核、慢性化脓性膝关节炎等) 烟丝、槟榔各60g(以上共炒焦研末),牡蛎(煅研)、白芷各30g。共研和,以姜汁加面粉少许,调如糊状,敷于患处,每日更换1次。

3.治头癣,白癣,秃疮 烟叶或全草煎水浓拭患部,每日2~3次;或取旱烟筒中的烟油涂患部每日1次。(1~3方出自《全国中草药汇编》)

4.治毒蛇咬伤 先避风挤去恶血,用生烟叶捣烂敷之;无鲜叶,用干者研末敷,即烟油、烟灰皆可。(《慈航活人书》)

5.治四肢及胸部软组织扭伤 烟丝与酒精各等量。捣烂敷患处。(《浙江药用植物志》)

【各家论述】《本草正》:"用以治表,善逐一切阴邪寒毒,山岚瘴气,风湿邪闭腠理,筋骨疼痛;用以治里,善壮胃气,祛阴浊寒滞,消膨胀宿食,止呕哕霍乱,除积聚诸血,解郁结,止疼痛,行气停血瘀,举下陷后坠,通达三焦。""此物性属纯阳,善行善散,惟阴滞者用之。若阳盛气越而多躁多火,及气虚气短而多汗者,皆不宜用。""烧烟吸之,大能醉人。用时惟吸一口或二口。若多吸之,令人醉倒,久而后醒者,以冷水一口解之即醒。若见烦闷,用白糖解之即安。"

烟胶 yān jiāo
《纲目》

【异名】 牛皮灶岸(《纲目》),皮烟(《药材资料汇编》)。

【基原】 为老法熏硝牛皮过程中,牛皮受热后炉煨出的油状液体,淋沥于灶面上,日久积累而成的黑褐色胶状物。

【药性】《本草经疏》:"味辛苦,气微温。"

【功用主治】《纲目》:"主治疮白秃,疥疮风癣,痒痛涎水。

牛皮灶岸为末,麻油调涂,或和轻粉少许。"

【选方】 治牛皮癣 烟胶三钱,寒水石三钱,白矾三钱,花椒一钱半。为末,腊猪脂调搽。(《积德堂经验方》)

4048 ## 烟窝草 yān wō cǎo
(陕西中草药)

【异名】 马尾黄连(《贵州民间药物》),金鸡脚下黄(贵州),马尾连(北京)。

【基原】 为毛茛科唐松草属植物东亚唐松草的根及根茎。

【原植物】 东亚唐松草 Thalictrum minus L. var. hypoleucum (Sieb. et Zucc.) Miq.〔T. thunbergii DC.;T. thunbergii DC. var. majus Nakai〕 又名:秋唐松草(《河北植物志》),小果白蓬草(《东北草本植物志》)。

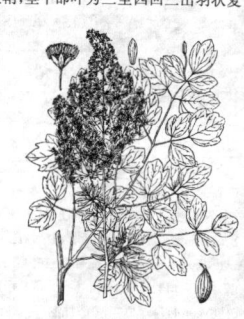

东亚唐松草

多年生草本,高1~1.5m,全株无毛。茎直立,有分枝。叶互生:叶柄长达4cm,基部有狭鞘;茎中部叶为三至四回三出羽状复叶;叶片长达20cm;小叶纸质或薄草质,倒卵形、宽倒卵形或近圆形,长1.5~2cm,宽1~2.5cm,先端3浅裂,或5裂齿,上面暗绿色,下面有白粉,呈粉绿色。圆锥花序长达30cm;花两性,花梗长3~8mm;萼片4,花瓣状,狭椭圆形,长约3.5mm,黄绿色,早落;花瓣无;雄蕊多数,长约6mm,花药先端有短尖头;心皮3~5,柱头三角状箭头形。瘦果纺锤形,长约3.5mm,有8条纵肋。花期6~7月,果期7~9月。

生于丘陵、山地林边或山谷沟边。分布于东北、华北及江苏、安徽、山东、河南、湖北、湖南、广东、四川、贵州、陕西。

【采收加工】 7~9月采挖,晒干。

【药材】 烟窝草 Thalictri Mini Radix et Rhizoma 产于贵州、湖北、湖南等地。

性状 根茎由数至十数个节结连生,常中空。细根数十至百余条密生于根茎下面,长10~20(~30)cm,直径1~1.5mm,软而扭曲,常缠绕成团;表面浅棕色,疏松,皮层常脱落,脱落处现棕黄色木心;断面纤维性,气微,味稍苦。

鉴别 (1)根横切面:表皮常脱落,残留者可见1列方形表皮细胞,常压扁或特化为根毛。皮层较宽,靠外侧有2~3列纤维和纤维状石细胞,连成环带,细胞壁棕黄色,强木化;内皮层内侧细胞切向延长,分隔成3~4个子细胞,凯氏带明显。中柱鞘细胞2~3列,壁增厚,非木化。初生木质部三原型;木质部3束与大型纤维束相间排列。

(2)参见"马尾连"条。

【成分】 根含生物碱成分:O-甲基唐松草裂碱(O-methylthalicberine),秋唐松草替定碱(thalmelatidine),东亚唐松草碱(thalicthuberine),木兰花碱(magnoflorine)含苷类:唐松草亭苷(thalicoside)A1、A2、A3、F、G1、G2、H1。还含黄酮成分:唐松草黄酮苷(thalictiin)即芹菜素-7-半乳糖苷(apigenin-7-galactoside)、7,4'-二-O-β-别吡喃基芹菜素(7,4'-di-O-β-allopyranosyl apigenin)、7-O-(6-O-乙酰基-β-别吡喃基)-4'-O-(β-别吡喃基)-芹菜素〔7-O-(6-O-acetyl-β-allopyranosyl)-4'-O-(β-allopyranosyl)-apigenin〕、4'-O-(β-allopyranosyl)-apigenin)。叶含生物碱:唐松草碱(takatonine)、唐松草亭碱(thalictine)、小檗碱(berberine)等;全草还含阿罗莫灵碱(aromoline)、O-甲基阿罗莫灵碱(O-methylaromoline, homoaromoline)。

【药理】 1.降压作用 O-甲基唐松草碱和O-甲基阿罗莫

烟 4046~4048

灵碱均具有降压作用。O-甲基唐松草檗碱1、2 mg/kg对正常犬血压分别降低 4.25 和12.9 kPa；O-甲基阿罗莫灵碱2、4 mg/kg分别降低 2.1 和 2.6 kPa。

2. 抗菌作用 O-甲基阿罗莫灵碱在≤100 μg/ml 浓度下有抗耻垢杆菌的作用。

3. 对实验性矽肺的影响 大鼠经气管急性尘染复制实验性矽肺，东莨菪碱总碱治疗后矽肺大鼠显示了良好效果，大鼠肺鲜重、干重及胶原蛋白含量明显低于矽肺对照组，肺干重、血清铜蓝蛋白及氨基己糖含量也明显低于矽肺对照组。

【药性】苦，寒。小毒。
1.《贵州民间药物》："性寒，味苦。"
2.《陕西中草药》："有小毒。"

【功用主治】清热解毒燥湿。主治百日咳、痈疮肿毒，牙痛，湿疹。
1.《贵州民间药物》："清热凉血，消肿毒。治胸膈饱胀。"
2.《陕西中草药》："清热解毒。主治牙痛，急性炎症，湿疹。"

【用法用量】内服：煎汤，6～9 g。外用：焙干研粉，撒敷患处；或煎水洗；或捣烂敷。

【宜忌】虚寒证者慎服。

【选方】1. 治急性皮炎、湿疹 烟窝草适量。焙干，研粉，撒敷。《陕西中草药》
2. 治风丹 马尾黄连一大把。水煎，洗患处；并用根 15 g 煎水服。
3. 治胸膈饱胀 马尾黄连 9 g。煎酒服。
4. 治痔疮出血 马尾黄连 15 g。蒸酒服。（2～4 方出自《贵州民间药物》）

4049 烟管蓟 yān guǎn jì 《新华本草纲要》

【异名】大蓟（东北）。

【基原】为菊科蓟属植物烟管蓟的根或全草。

【原植物】烟管蓟 Cirsium pendulum Fisch. ex DC.［C. falcatum Turcz. ex DC.］

多年生草本，高1～3 m。
茎直立，上部分枝，被蛛丝状毛。基生叶和茎下部叶花期时凋萎，叶片宽椭圆形，长 40～50 cm，宽约 20 cm，先端急尖，基部渐狭成具翅的柄，羽状深裂，裂片上侧边缘具长尖齿，边缘有刺，茎中部叶叶披椭圆形，长15～25 cm，无柄，稍抱茎或不抱茎，茎上部叶渐小。头状花序单生于枝端，下垂，直径 3～5 cm；总苞卵形；总苞片约 8 层，条状披针形，外层短，先端刺尖，外反，最外层带紫色。全为管状花，花冠紫色，长 1.7～2.2 cm。瘦果长圆形，长 3～3.5 mm，稍扁；冠毛灰白色，羽状，长达 2.2 cm。花果期 6～9 月。

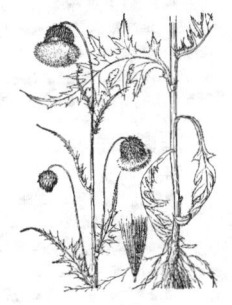
烟管蓟

生于河岸、草地、山坡林缘。分布于东北地区及河北、山西、内蒙古、陕西及甘肃等地。

【采收加工】5～7月采地上部分，秋后采根，鲜用或切段晒干。

【成分】全草含滨蓟黄苷（cirsimarin）。

【药理】抗炎作用 用小鼠耳壳水肿法研究发现，烟管蓟有很强的抑制肿胀作用，说明烟管蓟的抗炎作用明显。

【药性】甘，苦，凉。

【功用主治】解毒，止血，补虚。主治疮肿，疟疾，外伤出血，体虚。

【用法用量】内服：煎汤，4.5～9 g，鲜品可用至 30～60 g；加酒煨服或鲜品捣汁。外用：鲜品捣敷。

【选方】1. 治体虚 （烟管蓟）根炖肉吃。
2. 治打摆子 （烟管蓟）根皮，新鲜春烂，取汁内服，药渣外敷肚脐。
3. 治产后恶露不净 （烟管蓟）根，加酒，煨服。
4. 治饮食积滞 （烟管蓟）根，加鸡屎藤根、芦苇根、狗屎兰花，共煨服。（1～4 方出自《双柏彝医书》引《彝医植物志》）

4050 酒 jiǔ 《别录》

【基原】为用高粱、大麦、米、甘薯、玉米、葡萄等为原料酿制而成的饮料。

【成分】因原料、酿造、加工、贮藏等条件不同，酒的种类极多，成分亦差异甚大。在制法上，酒可分为蒸馏酒（如高粱酒、烧酒）与非蒸馏酒（如葡萄酒）两大类。

凡酒类都含乙醇（ethanol）。蒸馏酒除乙醇的含量高于非蒸馏酒外，尚含高级醇类、脂肪酸类、酯类、醛类等；又含少量挥发酸和不挥发酸；糖类常不存在，或只存少量。

高粱酒（东北产）的总酸中，68.22% 为乙酸（acetic acid），28.68% 为丁酸（butyric acid），0.58% 为甲酸（formic acid）；酯类中有乙酸乙酯（ethyl acetate）、丁酸乙酯（ethyl butyrate）、乙酸戊酯（amyl acetate）、丁酸戊酯（amyl butyrate）与含微量的缬草酸（valeric acid）、己酸（caproic acid）、辛酸（caprylic acid）、壬酸（pelargonic acid）、癸酸（capric acid）及月桂酸（lauric acid）等的酯类；又含少量戊醇（valeric acid）、丁醇（butanol）、丙醇（propa-nol）。

绍兴酒的成分为水、乙醇、麦芽糖、葡萄糖、糊精、甘油、酸类、含氮物质等。在酸类中有乙酸、乳酸、氨基酸、琥珀酸。另外尚有酯类、醛类、矿物质等。葡萄酒除含水分、乙醇外，又含酸类、甘油、转化糖、葡萄糖、糊精、树胶、无机盐类。在酸类中，挥发酸有甲酸、乙酸，不挥发酸有酒石酸、苹果酸、琥珀酸、鞣酸（digallic acid）、乳酸。

红葡萄酒的色素有红色的锦葵花素-3-葡萄糖苷（oenin）及其苷元锦葵花素（malvidin），其他色素尚有槲皮素的糖苷等。

【药理】1. 对中枢神经系统的作用 世俗观点认为饮酒具有兴奋作用，但乙醇主要是一个中枢神经系统抑制剂。低浓度乙醇可加速某些兴奋性神经突触的功能，其表现的兴奋现象主要是由于脑的抑制性控制作用被解除所致。最早受影响的是由训练和经验而来的精神活动。记忆力、集中力和洞察力变得迟钝甚至丧失。自信加强，性格变得开朗活泼。乙醇也可引起镇静、解除焦虑，进而语言含糊，共济失调，判断能力受损，进入酩酊状态。

2. 对心血管系统的作用 乙醇有直接扩张血管的作用。对大鼠基底动脉痉挛模型，静注 0.5%乙醇 20 ml/kg 有明显减少基底动脉痉挛的作用。家兔血酒后乙醇升高，停药后 HDL-Ch 下降。酒精中毒患者血清胆固醇水平明显低于正常人，急性酒精中毒者又较慢性酒精中毒者显著低下。人在正常饮酒时达到的浓度（10～20 mmol/L）即有抑制血小板聚集的作用，可能是由于抑制生成四烯酸生成所致。在体外，白酒（含乙醇56%）2.5、5.0、7.5 和 10 μl 加入到从同一个体分离出来的富含血小板的血浆 200 μl，以 ADP 为诱导聚集剂，4 个剂量组对血小板聚集功能均有抑制作用，且与乙醇剂量呈正相关。

3. 对胃肠道的作用 大鼠灌胃 10%、20%乙醇 1 ml/只，使胃黏膜血流量（GMBF）增加，不引起胃黏膜损伤；如灌胃 40%乙醇或无水乙醇则使 GMBF 减少，并产生明显的胃黏膜损伤。胃黏膜表面凝胶样疏层层的疏水性可防止 H^+ 和水溶性物质对胃黏膜的侵害。用大鼠在体胃灌流模型，以 40%乙醇灌流 5 分钟，则可破坏胃黏膜表面黏液凝胶层的疏水性，在除去乙醇后1小时，尚不能恢复正常。

4. 对肝的作用　大鼠每日灌服乙醇790 mg/kg，1个月后，肝细胞膜脂质过氧化物(LPO)仍正常，2个月后，则LPO明显高于对照组，Na$^+$，K$^+$-ATP酶活性减低，3个月后肝细胞膜超氧化物歧化酶(SOD)和过氧化氢酶均明显低于对照组。表明乙醇可引起肝细胞膜脂质过氧化损伤。

5. 免疫作用　乙醇是一种免疫抑制剂，可明显干扰机体对细菌、病毒等的防御能力，抑制细胞免疫和体液免疫。

6. 药动学　乙醇在胃肠道吸收迅速而完全，乙醇蒸气也易从肺吸收。饥饿状态饮酒，40分钟内血浓度达峰值，食后饮酒则可推迟吸收。乙醇在体内分布迅速，组织内浓度可迅速接近血浓度，分布容积为0.7 L/kg。饮用的乙醇90%以上在肝内氧化，其余经肺和肾排泄。一般临床剂量乙醇，其氧化速率按零级动力学进行，与血药浓度无关。每单位时间氧化乙醇的量约与体重或肝重呈比例。肝切除或肝损害时，乙醇从体内消除就明显降低或完全停止。正常成人每1小时能代谢7～10 g乙醇。乙醇经两条途径代谢为乙醛，乙醛90%以上在肝内氧化，线粒体NAD$^+$依赖性醛脱氢酶系乙醛氧化代谢途径的主要酶，氧化产物为乙酸盐，再进一步代谢为二氧化碳和水。

毒性　乙醇急性中毒主要表现对中枢神经系统的抑制。一般可分为3期。第一期为欣快和行为轻度障碍。反应迟钝，准确性差，自我约束力差。第二期为孤醉，第二期为功能损害中期，讲话随便，步态不稳，动作不准，不能自控；第三期为深睡昏迷期，血中乙醇浓度可达300 mg/dl，如高达400～500 mg/dl则抑制延髓中枢，因呼吸衰竭而死。慢性乙醇中毒则嗜酒者可引起营养不良、慢性胃炎、肝损害，已如前述，还可引起中毒性精神病。男性酗酒可致睾丸萎缩、性欲减退、血清睾酮下降、性功能障碍、精子数减少。女性酗酒可引起不孕症、月经不调、无月经、孕激素和雌激素水平下降，出生的婴儿体重减少、子女智商降低、畸胎或死产增多。

【药性】　甘、苦、辛，温。归心、肝、肺、胃经。
1.《别录》："味苦甘辛，大热，有毒。"
2.《食疗本草》："苦。"
3.《本经逢原》："新者有毒，陈者无毒。"
4.《本草经解》："入手少阳三焦经、足阳明胃、手阳明大肠经。"
5.《本草求真》："专入脾、胃与表。"
6.《本草撮要》："入手足太阴、阳明、厥阴经。"
【功用主治】　通血脉，行药势。主治风寒痹痛，筋脉挛急，胸痹心痛，脘腹冷痛。
1.《别录》："行药势，杀百邪恶毒气。"
2. 孙思邈："止呕哕，摩风疹，腰膝疼痛。"(引自《纲目》)
3.《食疗本草》：主"中恶痒忤。"通脉，养阴气，扶肝。"
【用法用量】　内服：温饮；或和药同煎；或浸药。外用：单用或制成酒剂涂搽；或湿敷；或漱口。
【宜忌】　阴虚、失血及湿热甚者禁服。
1.《千金方》："黄帝云，暴下后饮酒者，膈上变为伏热；食生菜饮酒，莫炙煨，令人肠结。扁鹊云，久饮酒者腐肠烂胃，溃髓蒸筋，伤神损寿；醉当风卧，以扇自扇，成恶风；醉以冷水洗浴，成疼痹。"饱食讫，多饮水及因饮，成癖饮痞。"
2. 孙思邈："空腹饮酒醉，必患呕哕。"(引自《证类本草》)
3.《本草拾遗》："诸米酒有毒。""不可合乳饮之，令人气结。""凡酒忌诸甜物。"
4.《纲目》："酒后食芥及辣物，缓人筋骨。酒后饮茶，伤肾脏，腰脚重坠；膀胱冷痛，兼患痰饮水肿、消渴挛痛之疾。一切毒药因酒得者，难治。""痛饮则伤神耗血，损胃亡精，生痰动火。"
【选方】　1. 治胸痹　栝楼实一枚(捣)，薤白半升，白酒七升。

上三味同煮取二升，分温再服。《金匮要略》栝楼薤白白酒汤)
2. 治冷气心痛　烧酒入飞盐饮。
3. 治寒痰咳嗽　烧酒四两，猪脂、蜜、香油、茶末各四两。同浸酒内，煮成一处。每日挑食，以茶下之。
4. 治寒湿泄泻，小便清者　头烧酒饮之。
5. 治虫牙痛　烧酒浸花椒，频频漱之。(2～5方出自《纲目》)
6. 治耳聋　酒三升，醇碎杜荆子二升。浸七日，去滓，任性服尽。《千金方》
7. 治妇人遍身风疮作痒　蜂蜜少许，和酒服之。《奇效良方》
8. 治蛇咬疮　好酒淋洗疮上，日三易。《广利方》
9. 治咽伤声破　酒一合，酥一匕，干姜末二匕。和服，日二次。《十便良方》

【临床报道】　治疗产后单纯性腹泻　黄酒250 g，煮沸后加红糖120 g，继续煮沸2～3分钟，稍冷，顿服或两次分服(间隔3～4小时)。共治14例，药后均诉腹部舒适，腹痛下坠减轻。其中痊愈10例，停药后自愈1例，症状减轻2例，效果不明者1例。有的服药3日内痊愈。治疗过程中仅1例诉轻度头晕，余均正常。

【各家论述】　1.《本草经集注》："大寒凝海，惟酒不冰，明其热性，独冠群物，药家多须以行其势。"
2.《汤液本草》："酒能行诸经不止，与附子相同。味之辛者能散，味苦者能下；味甘者居中而缓也。为导引，可以通行一身之表，至极高分。"
3.《本草发挥》："本草止言其热而有毒，不言其湿热，湿中发热，汗于相火，大醉后振掉战栗者，可见矣。又云酒性喜升，气必随之，痰积于上，溺湿于下，肺受贼邪，金体大燥。恣饮寒凉，热内郁，肺气得热，必大伤耗。其始也病浅，或呕吐，或自汗，或疮疥，或鼻魔，或自泄，或心脾痛，尚可散而出也。其久也病深，或为消渴，或为内疽，为肺痿，为内痔，为臌胀，为失明，为哮喘，为劳嗽，为癫痫，为难名之病。倘非其眼，未易处治，可不谨乎！"
4.《纲目》："面曲之酒，少饮则和血行气，壮神御寒，消愁遣兴。痛饮则伤神耗血，损胃亡精，生痰动火。若夫沉缅无度，醉以为常者，轻则致疾败行，甚则丧邦亡家而陨躯命，其害可胜言哉。"
5.《本草求真》："酒性种类甚多，然总由水谷之精，熟谷之液，酝酿而成。故其味有甘有辛，有苦有淡，而性皆上热。"
6.《随息居饮食谱》："烧酒，性烈火热，遇火即燃。消冷积，御风寒，辟阴湿之邪，解鱼腥之气。"

4051 **酒酿** jiǔ niàng 《纲目拾遗》
【异名】　酒窝、浮蛆(《纲目拾遗》)。
【基原】　为糯米和酒曲酿制而成的醴米。
【成分】　酒酿的成分随发酵进度等而变化，成熟的酒酿，含水分，乙醇，粗蛋白质，糖分、总酸等。
【药性】　甘、辛，温。
【功用主治】　补气，生津，活血。主治痘疹透发不起，乳痈肿痛，头痛头风。
1.《纲目拾遗》："佐药发痘浆，行血益髓浆，生津液。"
2.《随息居饮食谱》："补气养血，助运化，充痘浆。"
【用法用量】　内服：炖温，或和药同煎，适量。外用：捣敷。
【选方】　1. 治痘疮不起　荸荠捣汁，和白酒酿炖温服之。但不可炖太热，大热则反不妥，慎之。(《良方集要》)
2. 治小儿鼻风吹乳肿痛　酒酿和菊花叶捣敷。无叶用根。甘菊叶尤佳，捣汁冲和服之，愈。(《刘启堂经验秘方》)
3. 治咽乳　芦根(嫩者)炒，和白酒酿少许，共捣烂，敷患处一日夜。忌食发物。《周益生家宝方》

4052 **酒糟** jiǔ zāo 《本草拾遗》
【异名】　甜糟《本草拾遗》，糟《日华子》，红糟《养生必用方》),酒醅糟,粕(《纲目》)。

【基原】 为高粱、大麦、米等酿酒后剩余的残渣。

【采收加工】 在乙醇厂或酒厂中收集。

【成分】 酒糟因制酒原料及方法之不同,所含成分亦异,其仅分离酒液的酒糟中尚含相当量的乙醇,若经蒸吊烧酒后,则乙醇的含量极少。

【药性】 甘、辛,温。

1.《本草拾遗》:"味咸,温,无毒。"

2.《纲目》:"甘、辛,无毒。"

【功用主治】 活血止痛,温中散寒。主治伤折瘀滞疼痛、冻疮、风寒湿痹,蛇伤、蜂螫。

1.《本草拾遗》:"主温中冷气,消食杀腥,去草菜毒,藏物不败,糅物能软,润皮肤,调脏腑。"

2.《日华子》:"罯损扑伤血,浸冻冻疮,敷蛇、蜂叮毒。"

3.《纲目》:"能活血行经止痛,故治伤折有功。"

【用法用量】 内服:炖温或煎汤。外用:罯敷。

【选方】 1. 治伤折,恶血不散疼痛 酒糟二斤,糯米半斤。上二味相和,酒煮稀稠得所,取出乘温涂患处,外封裹之,日再易。《圣济总录》

2. 治手足皲裂,春夏不全愈者 生姜汁、红糟、白盐、猪膏(腊月者佳)。上研烂炒热,擦入皲内,一时虽痛,少顷便皮软皲合,再用即安。《养生必用方》

3. 治暴发红肿,痛不可忍 腊糟罯之。《谈野翁试验方》

4. 治杖疮青肿 用湿纸铺伤处,以烧过酒糟捣烂,厚铺纸上。良久,痛处如蚁行,热气上升即愈。《简便方》

4053 酒药花 jiǔ yào huā 《贵州民间药物》

【异名】 酒曲花《贵州药用植物目录》,大蒙花《陕西中草药》,麻柳《贵州中草药名录》,紫花醉鱼草、鸡骨紫、蒙花树《新华本草纲要》。

【基原】 为醉鱼草科醉鱼草属植物大叶醉鱼草的枝叶、根皮。

【原植物】 大叶醉鱼草 *Buddleja davidii* Franch. [*B. davidii* Franch. var. *magnifera* Rehd. et Wils.] 又名:绛花醉鱼草《云南植物志》,白背叶醉鱼草《新华本草纲要》。

灌木,高1～3 m。枝长而扩展,幼枝具4棱,密被白色短柔毛。叶对生;叶柄短;托叶萎缩成带状:介于两叶之间;叶片卵状披针形至披针形,长8～25 cm,宽3～4 cm,先端长渐尖,基部楔形,具细锯齿,上面绿色,背面密被白色绒毛。总状圆锥花序直立或下垂;花萼钟状,具柔毛,4裂,裂片披针形;花冠紫色,细而直,长7～10 mm,4裂,裂片边缘反卷,外面疏生绒毛及鳞片,喉部为橙黄色,雄蕊4;子房2室,花柱头棒状。蒴果长圆形,长6～8 mm,先端尖。种子多数。花期5～8月,果期6～10月。

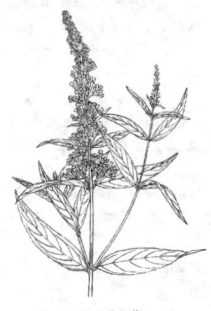

大叶醉鱼草

生于海拔800～3 000 m的山沟、路旁、灌丛中。分布于西南及湖北、湖南、西藏、陕西、甘肃等地。

【采收加工】 7～10月采收枝叶,鲜用或晒干;春、秋季挖根,剥皮晒干。

【成分】 叶及根皮含醉鱼草素(buddledin)A、B、C、D,顺式及反式的肉苁蓉苷(cistanoside)、松柏醛(coniferaldehyde)、蛇菰脂醛素(balanophonin)、丁香树脂酚(syringaresinol)、醉鱼草醇(bud-

dlenol)A、B、C、D、E、F,洋丁香酚苷(acteoside)、毕日多苷(biridoside)、刺槐素-7-O-芸香糖苷(acacetin-7-O-rutinoside)、角胡麻苷(martynoside)、醉鱼草胺碱(buddmine)、车前草苷(plantainoside)C,洋丁香酚苷异构体(acteoside isomer)、天人草苷(leucoscepto-side)A、B,异角胡麻苷(isomartynoside)、焦地黄苯乙醇苷(jiono-side)D,安哥罗苷(ngoroside)C,6-阿魏酰筋骨草醇(6-feruloyl ajugol)。

【药性】 辛、微苦,温。有毒。

1.《贵州民间药物》:"性温,味辛,有小毒。"

2.《贵州中草药》:"味辛、微苦、涩,性温,有毒。"

【功用主治】 祛风散寒,活血止痛,解毒杀虫。主治风寒咳嗽、痹痛、跌打损伤、痈肿疮疖、妇女阴痒、麻风、脚癣。

1.《贵州民间药物》:"治阴癣,妇女阴痒,止咳,杀虫。"

2.《陕西中草药》:"清热解毒,止血生肌。治麻风、疮疖,蜂窝织炎,跌打损伤,骨折。"

3.《全国中草药汇编》:"驱风散寒,活血止痛。主治风湿关节疼痛。"

【用量用法】 内服:煎汤,9～15 g;或泡酒。外用:煎水洗;或捣敷。

【选方】 1. 治咳嗽 酒药花9 g,款冬花、枇杷叶各6 g。蒸冰糖吃。

2. 治妇女阴痒 酒药花15～30 g,棉花子9 g。捣烂,制成栓形,用布包好塞阴道内。(1、2方出自《贵州民间药物》)

3. 治麻风 酒药花枝叶30 g,苍耳子120 g。共研细粉,与面粉6 000 g混匀做蒸馍。每次吃馍250 g,每日吃2次。另以叶及根皮适量,煎水洗患处。《陕西中草药》

4. 治脚癣 酒药花叶数张,研末,加白矾少许,擦患处;或取鲜叶揉烂擦患处。《贵州民间药物》

4054 酒饼叶 jiǔ bǐng yè 《岭南采药录》

【异名】 山桔叶《岭南采药录》,串珠酒饼叶《广东中药》,假酒饼叶《广西中草药》。

【基原】 为番荔枝科山指甲属植物假鹰爪的叶。

【原植物】 假鹰爪 *Desmos chinensis* Lour. [*D. cochinchinensis sensu* Merr.] 又名:鸡爪兰《南宁市药物志》,鸡爪风、鸡香木《广西药用植物名录》。

直立或攀缘灌木,高1～3 m。枝粗糙,有纵条纹或灰白色凸起的皮孔。单叶互生;叶片长圆形或椭圆形,长4～13 cm,宽2～5 cm,上面绿色,有光泽,下面粉绿色。花单朵与叶对生或对生,黄绿色,下垂;花梗长2～5.5 cm;萼片3,卵圆形,长3～5 mm;花瓣6,2轮,外轮比内轮大,长圆形或长圆状披针形,长3～9 cm;雄蕊多数,药隔先端截形;心皮多数,柱头2裂。果实伸长,在种子间缢缩成念珠状,长2～5 cm,聚生于果梗上。种子球形,直径约5 mm。花期夏季,果期秋季至翌年春季。

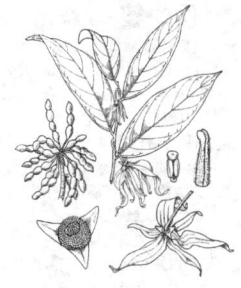

假鹰爪

生于丘陵山坡、林缘灌木丛中或低海拔荒野、路边以及山谷、沟边等地。分布于广东、海南、广西、贵州、云南等地。

本植物的枝皮(鸡爪枝皮)亦供药用,另设专条。

【采收加工】 7～10月采收,晒干或鲜用。

【药材】 酒饼叶 *Desmoris Chinensis Folium* 产于海南、广

东、广西、云南等地。

叶 叶稍卷曲或破碎,灰绿色至灰黄色。完整叶片长圆形至椭圆形,长4~13 cm,宽2~5 cm,先端短渐尖,基部阔楔形,全缘;叶柄长约5 mm。薄革质而脆。气微,味苦。

鉴别 (1)叶表面观:上表皮细胞多角形,垂周壁平直。部分细胞较大,类圆形,含草酸钙簇晶。下表皮细胞不规则多角形,含细小簇晶;非腺毛2(~3)细胞,长100~130 μm,直径约12 μm,先端细胞长,胞腔常含黄色物质;气孔为平轴式。

(2)取本品粉末3 g,加适量乙醇,置水浴中温浸1小时,滤过。滤液适当浓缩,用石油醚萃取2次,取脱脂后滤液1 ml,滴加碘化铋钾试液,产生橘红色沉淀(检查生物碱)。

【成分】 叶含黄酮成分5-甲氧基-7-羟基黄烷酮(5-methyoxy-7-hydroxyflavanone),假鹰爪素(cochinine)A,7-甲醚黄芩素(negletein),5,7-二羟基-6-甲酰基-8-甲基双氢黄酮(lawinal),5,7-二羟基-8-甲基-6-甲基甲基黄酮(unonal),去甲氧基杜鹃花素(desmethoxymatteucinol),去甲氧基杜鹃花素7-甲醚(desmethoxymatteucinol 7-methyl ether)。还含苯甲酸(benzoic acid),豆甾醇(stigmasterol),β-谷甾醇(β-sitosterol)。

【药性】 辛,温。有小毒。归脾、肝经。
1.《岭南采药录》:"味苦涩,有小毒。"
2.《广西本草选编》:"味辛,性温。"

【功用主治】 祛风利湿,化瘀止痛,截疟杀虫。主治风湿痹痛,水肿,泄泻,消化不良,脘腹胀痛,疟疾,风疹,跌打损伤,疥癣,烂脚。
1.《岭南采药录》:"煎水洗疥癞烂脚,捣敷脚趾湿烂。祛风邪,祛瘀生新。"
2.《陆川本草》:"止痛,截疟。治跌打损伤,风湿骨痛,寒疟。"
3.《广东中药》:"化湿,祛风,行气。内服消水肿,止咳;外用煎汤洗浴,杀疳止痒,止风疹瘁块。"
4.《全国中草药汇编》:"治产后风痛,产后腹痛,恶露不净,痛经,消化不良,腹泻,肾炎水肿。"

【用法用量】 内服:煎汤,3~15 g;或浸酒。外用:煎水洗或捣敷。

4055 酒饼婆 jiǔ bǐng pó 《陆川本草》

【异名】 酒饼叶(《广西本草选编》),油椎、蕉藤、酒饼子、牛刀树、牛头罗(《全国中草药汇编》),酒饼木、牛奶果、石龙叶、土枇杷(《广西药用植物名录》),山梗子、小十八味(酒)藤(《新华本草纲要》)。

【基原】 为番荔枝科紫玉盘属植物紫玉盘的根和叶。

【原植物】 紫玉盘 Uvaria microcarpa Champ. ex Benth.
直立或蔓生灌木,高约2 m。全株被黄色星状毛,老时毛渐脱落。叶互生:叶片革质,具倒卵形或长椭圆形,长10~23 cm,宽5~11 cm,先端急尖或钝,基部圆形或近心形。花1~2朵与叶对生,暗紫红色或淡红褐色,直径2.5~3.5 cm;花梗长不及2.5 cm;萼片3,阔卵形;花瓣6,2轮,内外轮相似,卵圆形;雄蕊多数,线形,最外面的常退化为假雄蕊;心皮长圆形或线形,每心皮有胚珠多颗,柱头马蹄形,先端2裂而内卷。果卵圆形或短圆柱形,长1~2 cm,暗紫褐色,成熟时聚成束状。种子圆球形。花期3~8月,果期7月至翌年3月。
生于低海拔山地疏林中或灌木丛中。分布于广东、广西、海南。

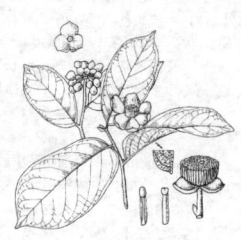

紫玉盘

【采收加工】 4~11月采收,洗净,鲜用或晒干。

【药材】 酒饼婆 Uvariae Microcarpae Radix et Folium 产于广东、广西、海南等地。

性状 根近圆柱形,略弯曲,直径0.5~2.5 cm。表面暗棕色,具细密纹理、不规则浅沟纹和短横裂纹,细根瘤呈点状突起。质硬,断面木部灰白色,有放射状纹理。气微香,味淡。

鉴别 (1)取本品根横切面:木栓层为数列至10余列红棕色木栓细胞。韧皮射线宽阔,呈漏斗状,偶见草酸钙方晶;韧皮纤维与淡黄棕色薄壁组织相间排列。木质部导管单个散在或数个相连。本品射线细胞含淀粉粒。

(2)取本品粉末5 g,用适量乙醇回流提取1小时,滤过。滤液浓缩至膏状,加少量2%盐酸湿溶,滤过。取滤液2 ml加改良碘化铋钾试液,产生红棕色沉淀(检查生物碱)。

【成分】 茎叶含阿朴菲生物碱类:4,5-dioxodehydroasimilobine,oxoanlobin。含菲甲酸内酰胺类成分:紫玉盘内酰胺(uvarilactam),马兜铃内酰胺(aristololactam)AⅠ、AⅡ、BⅠ、BⅡ。

【药性】 辛,苦,微温。归肝、胃经。
1.《陆川本草》:"辛,温。"
2.《广西本草选编》:"根,味辛,苦,性平。叶,味淡,涩,气香,性平。"
3.《全国中草药汇编》:"苦,甘,微温。"

【功用主治】 祛风除湿,行气健胃,化痰止咳。主治风湿痹痛,腰腿痛,跌打损伤,消化不良,腹胀腹泻,咳嗽痰多。
1.《陆川本草》:"叶,祛风散积止痛,治风湿骨痛。"
2.《广西本草选编》:"根,祛风湿,壮筋骨。叶,散瘀消肿,豁痰止咳。"
3.《全国中草药汇编》:"健胃行气,祛风止痛。主治消化不良,腹胀腹泻,跌打损伤,腰腿疼痛。"

【用法用量】 内服:煎汤,根15~30 g,叶10~15 g;或绞汁或浸酒。外用:捣敷,或煎汤熏洗。

4056 酒瓶花 jiǔ píng huā 《云南中草药》

【基原】 为杜鹃花科杜鹃花属植物亮毛杜鹃的根。

【原植物】 亮毛杜鹃 Rhododendron microphyton Franch. 又名:小杜鹃(《云南中草药》),艳山红(贵州)。

常绿小灌木,高0.5~2 m。小枝细而多,淡褐色,密被红棕色伏毛。单叶互生:密集枝顶,叶柄短,被褐色糙伏毛。叶片革质,椭圆形、椭圆状卵形或长卵状披针形,长1~4.5 cm,宽0.5~2 cm,先端锐尖、短渐尖或渐尖,基部短楔形,全缘,表面深绿色,伏生疏长毛,背面淡绿色,散生红棕色扁平伏毛。花3~6朵,生于枝顶叶腋,形成伞形或总状花序;花梗长3~6 mm,有光亮的红棕色细毛;花萼较小,5裂或不裂,具红棕色细毛;花冠漏斗状,略呈两侧对称,淡紫红色、粉红色或鲜紫色,5裂,上方3裂片内有深红色斑点;雄蕊5枚,较花冠长,花药顶孔开裂;雌蕊1,子房5室,密被红棕色长糙毛,花柱细长。蒴果小,卵形,外面密被红棕色糙伏毛,花柱宿存,熟时5裂。花期3~5月,果期6~7月。
生于海拔1 000~2 500 m的山野草地或山坡灌丛、松林下、杂木林或针阔叶混交林下,常见于石灰岩山地灌丛内。分布于四川、

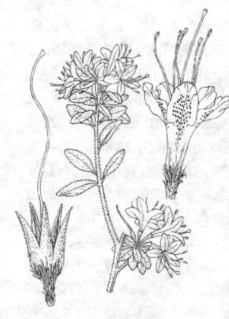

亮毛杜鹃

贵州、云南、陕西等地。

【采收加工】 7～10月采收,根切片晒干;叶晒干。

【药性】《云南中草药》:"涩,凉。"

【功用主治】 清热,利尿。主治小儿惊风,急、慢性肾炎,肾盂肾炎。

1.《云南中草药》:"清热利尿。主治小儿惊风,肾炎。"

2.《全国中草药汇编》:"清热解表,利尿。主治感冒,急、慢性肾炎,肾盂肾炎。"

【用法用量】 内服:煎汤,15～30 g。

【选方】 1. 治小儿惊风,肾炎 (酒瓶花根)60 g。水煎服。或配伍用。《云南中草药》

2. 治急、慢性肾炎,肾盂肾炎 酒瓶花根 30 g,血满草15 g,山皮条、石椒草各 12 g。水煎服。《全国中草药新医疗法展览会资料选编》

4057 浙贝母 zhè bèi mǔ 《轩岐救正论》

【异名】 土贝母《本草正》,浙贝《外科全生集》,象贝《经验广集》,象贝母《百草镜》,大贝母《疡医大全》。

【基原】 为百合科贝母属植物浙贝母的鳞茎。

【原植物】 浙贝母 Fritillaria thunbergii Miq. [F. collicola Hance; F. verticillata Willd. var. thunbergii (Miq.) Baker]

多年生草本,高 50～80 cm。鳞茎扁球形,直径 1.5～4 cm,由 2 枚白色肥厚的鳞叶对合组成。叶在茎最下面的对生或散生,渐向上常兼有散生、对生和轮生;叶片近条形至披针形,长 7～11 cm,宽 1～2.5 cm,先端不卷曲或稍弯曲。花1～6朵,淡黄色,有时稍带淡紫色,顶端的花具3～4枚叶状苞片;其余具 2 枚苞片;苞片先端卷曲;花钟状,俯垂,花被片 6,长椭圆形,长 2～4 cm,内外轮相似,内面具紫色方格斑纹;基部上方具蜜腺;雄蕊 6;花药近基部着生,花丝无小乳突;柱头裂片长 1.5～2 mm。蒴果卵圆形,6 棱,长 2～2.2 cm,棱上有宽 6～8 mm 的翅。花期3～4月,果期 5 月。

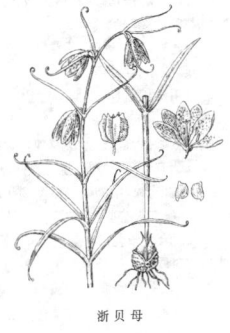

浙贝母

生于海拔较低的山丘荫蔽处或竹林下。分布于江苏、浙江、安徽和湖南。浙江宁波地区有大量栽培。

【栽培】 生物学特性 喜温暖湿润、雨量充沛的海洋性气候,较耐寒、怕水浸。平均气温在 17 ℃左右时,地上部茎叶生长迅速,超过20℃,生长缓慢并随气温继续增加而枯萎,地下鳞茎进入休眠。生长期 100 天左右。以阳光充足,土层深厚、肥沃、疏松、排水良好的微酸性或中性砂质壤土栽培为宜。

繁殖方法 鳞茎繁殖或种子繁殖,生产上多采用鳞茎繁殖;种子繁殖需 5 年后成苗,年限长,不易保苗及越夏,生产上未能广泛采用。但在种鳞茎来源困难地区可采用种子繁殖。鳞茎繁殖:栽种期 9 月中旬至 10 月上旬。栽种前应挖出留用鳞茎二号贝,直径 1～1.5 cm,三号贝更小些,种子田随挖随栽,商品田在种子田栽完后,再行栽人。先在畦上开沟,沟距 20 cm,种子田沟深 10～15 cm,商品田沟深 5～7 cm,栽种时,株按按 15 cm 播人,鳞茎芽头朝上,畦边覆土要深些。种子繁殖:种子有胚后熟特性,采收后当年秋播(9月中旬至10月中旬),如延迟到 11 月中旬以后播种,则出苗率显著下降。

田间管理 中耕除草结合施肥进行,生长初期中耕可深些,

后期宜浅,一般追肥 3～4 次,以人畜粪为主,化肥为辅,开沟条施;3 月下旬在植株有 1～2 朵花开放时连晴天摘花打顶,以减少养分消耗,促进鳞茎膨大,又可促进二芽生长,增加光合作用面积。在 5 月上旬植株枯萎后到 9 月上旬再发根生长是休眠期,亦称浙贝越夏,可在浙贝地上套种瓜类、豆类、蔬菜等,设法降低地温。做好开沟排水,防止地面积水等措施,以免造成鳞茎腐烂。

病虫害防治 病害有灰霉病、黑斑病,为害地上部,一般在湿度大时发生,喷 1∶1∶100 波尔多液。干腐病,为害鳞茎,还有炭疽病,病毒病等为害。虫害有锯角豆芫菁,可用 90%敌百虫 1 500 倍液喷射。

【采收加工】 栽培品于 5 月上、中旬地上部茎叶枯萎后收获。挖出鳞茎,立即洗净,大鳞茎先挖出心芽,再加工成元宝贝,小者则不挖心芽,加工成珠贝。把鲜贝放人加有蚌壳灰的机动撞船里,来回撞击至表皮脱净,浆液渗出为止,粘上蚌灰,随即取出,摊开,日晒,晴天晒3～4日,停停1～3日,再晒,如此反复,使其内潮外透并晒至全干。

【药材】 浙贝母 Fritillariae Thunbergii Bulbus 主产于浙江。

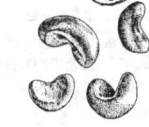

浙贝母(鳞茎)外形及饮片

商品规格 商品分元宝贝(大贝)、珠贝和浙贝片 3 种。出口规格按每千克粒数分为四等:一等 120～140 粒;二等 160～180 粒;三等 200～230 粒;四等 250～280 粒。

性状 元宝贝(大贝) 为鳞茎外层的单瓣肥厚鳞叶,略呈新月形、元宝形或菱形,高 1～2 cm,直径 2～3.5 cm。外表面类白色至淡黄色,有淡棕色斑痕,内表面白色或淡棕色,被有白色粉末。质硬而脆,易折断,断面白色至黄白色,富粉性。气微,味苦。

珠贝 为完整的鳞茎,呈扁球形,高 1～1.5 cm,直径 1～2.5 cm。表面类白色,外层鳞叶 2 瓣,肥厚,略似肾或,互相抱合,内有小鳞叶 2～3 枚及干缩的残茎。

浙贝片 为鳞茎外层的单瓣鳞叶切成的片。椭圆形或类圆形,直径1～2 cm,边缘表面淡黄色,切面平坦,粉白色。质脆,易折断,断面粉白色,富粉性。

鉴别 (1)粉末特征:类白色。淀粉粒甚多,单粒长卵形、广卵形、三角状卵形或贝状圆形,直径 6～56 μm,脐点点状、裂缝状、人字状或马蹄状,位于较小端,层纹不明显;偶见半复粒及复粒,复粒由 2 分粒组成。表皮细胞类多角形或长方形,垂周壁连珠状增厚;有时可见气孔,副卫细胞 4～5 个,草酸钙结晶细小,多呈颗粒状,有的呈梭形,方形或细杆状,存在于表皮细胞及导管旁薄壁细胞中。导管多为螺纹,直径至 18 μm。

(2)取本品横切片,加碘试液 2～3 滴,即显蓝紫色,但边缘一圈仍为类白色。

(3)取本品粗粉 1 g,加 70%乙醇 20 ml,加热回流30分钟,滤过,滤液蒸干,残渣加 1%盐酸溶液 5 ml 使溶解,滤过,取滤液分置两支试管中,一管中加碘化铋钾试液 3 滴,生成橘红色沉淀;另一管中加硅钨酸试液 1～3 滴,生成白色絮状沉淀。

(4)取本品粉末,置紫外光灯(365 nm)下观察,显亮绿淡绿色荧光。

(5)薄层色谱:取本品粉末 5 g,加浓氨水 2 ml 与苯 20 ml,放置过夜,滤过,取滤液 8 ml,蒸干,残渣加三氯仿 1 ml 使溶解,作为供试品溶液。另取贝母素甲与贝母素乙对照品,加氯仿制成每 1 ml 各含 2 mg 的混合溶液,作为对照品溶液。吸取上述供试品溶液10～20 μl 与对照品溶液 10 μl,分别点于同一以羧甲基纤维素钠为黏合剂的硅胶 G 薄层板上,以醋酸乙酯-甲醇-浓氨试液(17∶2∶1)为展开剂,展开,取出,晾干,喷以稀碘化铋钾试液。供

试品色谱中，在与对照品色谱相应的位置上，显相同颜色的斑点。

品质标志　《中华人民共和国药典》2010年版规定：照高效液相色谱法测定，本品按干燥品计算，含贝母素甲($C_{27}H_{45}NO_3$)和贝母素乙($C_{27}H_{43}NO_3$)的总量不得少于0.080%。

【成分】　鳞茎含生物碱：浙贝母碱(verticine)即浙贝甲素(peimine)，去氢浙贝母碱(verticinone)即浙贝乙素(peiminine)，浙贝宁(zhebeinine)，浙贝丙素(zhebeirine)，鄂贝乙素(eduardine; ebeinone)，浙贝酮(zhebeinone)，贝母辛碱(peimisi-ne)，异浙贝母碱(isoverticine)，东北碱(dongbeirine)，东北宁碱(dongbeinine)，浙贝母碱-*N*-氧化物(verticine-*N*-oxide)，去氢浙贝母碱-*N*-氧化物(verticinone-*N*-oxide)，11-去氧-6-氧代-5α，6-二氢芥芬胺(11-deoxo-6-oxo-5α，6-dihydrojervine)，12，13-环氧-11-去氧-6-氧代-5α，6-二氢-*N*，*O*-二乙酰基芥芬胺(12，13-epoxy-11-deoxo-6-oxo-5α，6-dihydrojervine *N*，*O*-diacetate)，3β，17，23α-三羟-6-酮-*N*，*O*(3)-二乙酰基-12，13-环氧-22*s*，25*s*，5α-藜芦碱〔12，13-epoxy-22*s*，25*s*，5α-veratramine-3β，17，23α-triol-6-one *N*，*O*(3) diacetate〕及胆碱(choline)，浙贝母碱苷(peiminoside)，苦鬼臼毒素(picropodophyllotoxin)。多种二萜类化合物：反式半日花三烯醇(communol)，反式半日花三烯酸甲酯(communic acid methyl ester)，19-异海松醇(isopimaran-19-ol)，19-异海松酸甲酯(isopimaran-19-oic acid methyl ester)，对映-16β，17-贝壳松二醇(*ent*-kauran-16β，17-diol)，对映-16β，17-环氧贝壳松烷(*ent*-16β，17-epoxykaurane)，对映-16α-甲氧基-17-贝壳松醇(*ent*-16α-methoxy-kauran-17-ol)，对映-15-贝壳松烯-17-醇(*ent*-kaur-15-en-17-ol)，对映-16α，17-贝壳松二醇(*ent*-kauran-16α，17-diol)及脂肪酸：消旋-13-羟基-9*Z*，11*E*-十八碳二烯酸(coriolic acid)，消旋-13-羟基-9*E*，11*E*-十八碳二烯酸(13-hydroxy-9*E*，11*E*-octadecadienoic acid)，消旋-9-羟基-10*E*，12*Z*-十八碳二烯酸(α-dimorphecolic acid)，消旋-9-羟基-10*E*，12*E*-十八碳二烯酸(β-dimorphecolic acid)。另含浙贝宁苷(zhebeininoside)，贝母醇(propeimine)，β-谷甾醇(β-sitosterol)，胡萝卜素(carotene)。

地上部分含生物碱：贝母尼定碱(baimonidine)，异贝母尼定碱(isobaimonidine)，浙贝母碱及去氢浙贝母碱，还含茄啶3-*O*-α-*L*-吡喃鼠李糖基-(1→2)-β-*D*-吡喃葡萄糖苷〔solanidine-3-*O*-α-*L*-rhamnopyranosyl-(1→2)-β-*D*-glucopyran oside〕即β-1-查茄碱(β-1-chaconine)，茄啶3-*O*-α-*L*-吡喃鼠李糖基-(1→2)-〔β-*D*-吡喃葡萄糖基(1→4)〕-β-*D*-吡喃葡萄糖苷{solanidine-3-*D*-α-*L*-rhamnopyranosyl-(1→2)-〔β-*D*-glucopyranosyl-(1→4)〕-β-*D*-glucopyranoside}，哈帕卜宁碱3-*O*-α-*L*-吡喃鼠李糖基(1→2)-β-*D*-吡喃葡萄糖苷〔hapepunine 3-*O*-α-*L*-rhamnopyranosyl-(1→2)-β-*D*-glucopyranoside〕等生物碱苷及浙贝素(zhebeiresinol)。

【药理】　1. 镇咳作用　浙贝母碱和去氢浙贝母碱4 mg/kg皮下注射或灌胃给药，对氢氧化铵引咳小鼠、机械刺激引咳豚鼠和电刺激喉上神经引咳猫均显镇咳作用。

2. 对中枢神经系统的作用　浙贝母碱和去氢浙贝母碱有镇静和镇痛作用，小鼠皮下注射2 mg/kg可使单位时间内的活动次数明显减少；灌胃4 mg/kg可使戊巴比妥钠引起的睡眠率提高，睡眠时间延长；皮下注射1 mg/kg可抑制醋酸所致扭体反应。

3. 对平滑肌的作用　浙贝醇提物4×10^{-2} g(生药)/ml对组胺(1×10^{-5} g/ml)引起的豚鼠离体气管片收缩有明显松弛作用，浙贝母碱1∶100 000浓度可使兔离体小肠收缩加强。

4. 对心血管的作用　浙贝母碱和去氢浙贝母碱1∶5 000～1∶1 000浓度对离体蛙心灌流时，可使心率减慢，房室传导完全阻滞或周期性阻滞；乙醚麻醉猫静注10 mg/kg引起血压下降。浙贝母碱和浙贝母碱葡萄糖苷对麻醉兔10 mg/kg、猫1～3 mg/kg、犬5～10 mg/kg有降压作用；开胸犬左侧冠脉内注射浙贝母碱葡萄糖苷，不影响血压，但心率及冠脉流量增加。浙贝母中所含4种脂肪酸(消旋-13-羟基-9*Z*，11*E*-十八碳二烯酸，消旋-13-羟基-9*E*，11*E*-十八碳二烯酸，消旋-9-羟基-10*E*，12*Z*-十八碳二烯酸和消旋-9-羟基-10*E*，12*E*-十八碳二烯酸)均有抑制血管紧张素转化酶的作用。

5. 抗炎、抗腹泻作用　浙贝母能抑制二甲苯性小鼠耳肿，抑制角叉菜胶引起的小鼠足肿胀，浙贝母有强而持久的抗蓖麻油性腹泻作用，浙贝母2.4 g/kg能显著抑制番泻叶引起的小鼠腹泻。

毒性　小鼠静注浙贝母碱和去氢浙贝母碱最小致死量为9 mg/kg。

【药性】　苦，寒。归肺、心经。

1.《本草正》："味大苦，性寒。性味俱厚。阴也，降也。乃入手太阴、少阳，足阳明、厥阴之药。"

2.《本草求原》："气平，味苦、辛。"

【功用主治】　清热化痰，降气止咳，散结消肿。主治风热或痰热咳嗽，肺痈吐脓，瘰疬瘿瘤，疮痈肿毒。

1.《本草正》："治肺痈、肺痿、咳喘、吐血、衄血，最降痰气，善开郁结，止疼痛，消胀满，清肝火，明耳目，除时气烦热，黄疸，淋闭，便血，溺血；解热毒，杀诸虫及疗喉痹，瘰疬，乳痈，发背，一切痈疡肿毒，湿热恶疮，痔漏，金疮出血，火疮疼痛。"

2.《本经逢原》："治疝瘕，喉痹，乳难，金疮，风痉，一切痈疡。"

3.《本草从新》："去时感风热。"

4.《医林纂要》："治蛇虫毒。"

5.《纲目拾遗》："解毒利痰，开宣肺气，凡肺家夹风火有痰者宜此。"

6.《本草求原》："功专解毒，兼散痰滞。治吹乳作痛，乳痈，项下核及瘤瘿，一切结核，瘰疬，乳岩，妊娠尿难，便痈，紫白癜斑，人面疮，蜘蛛蛇蝎咬。"

7.《山东中草药手册》："清肺化痰，制酸，解毒。治感冒咳嗽，胃痛吐酸，痈毒肿痛。"

【用法用量】　内服：煎汤，3～10 g；或入丸、散。外用：研末敷。

【宜忌】　寒痰、湿痰及脾胃虚寒者慎服。反乌头。

【选方】　1. 治瘰疬　大贝母、香白芷(不可炒)各五钱。研末。每服二钱，用陈酒与白糖调和，食后服之。若溃烂者非此药之治也。(《吉仁集验方》瘰疬内消神效方)

2. 治乳痈乳疖　紫河车草、浙贝各三钱。为末，黄糖拌，陈酒服，醉盖取汗。(《外科全生集》)

3. 治痈毒肿痛　浙贝母、连翘各9 g，金银花18 g，蒲公英24 g。水煎服。(《山东中草药手册》)

4. 治咽喉十八症　大黑枣每个去核，装入五倍子(去虫，研)一个，象贝(去心，研)一个。用泥裹，煨存性，共研极细末，加薄荷叶末少许，冰片少许，贮瓷瓶内。临用吹患处，任其呕出痰涎。(《纲目拾遗》引《经验广集》吹喉散)

5. 治对口　象贝母研末敷之。(《纲目拾遗》引《杨春涯经验方》)

6. 治溃疡性口腔炎　浙贝母4.5 g，乌贼骨25.5 g。将上药研细。每次6 g，日服3次。〔《山东医刊》，1966，(3)：封底〕

7. 治胃及十二指肠溃疡　乌贼骨(去壳)85%，浙贝母15%。二药各研极细末，过筛，拌匀。每服3～6 g，日3次，饭前服。〔《江西中医药》1955，(12)：50〕

【各家论述】　1.《本草汇言》："贝母，象山亦有，但味苦恶，仅可于破血解毒药中用之。"

2.《本草正》："土贝母，为末可敷，煎汤可服，性味俱厚，较之川贝清降之功不啻数倍。"

3.《纲目拾遗》："大者为土贝母，大苦大寒，如浙贝母之类，清解之功居多。小者如川贝母，味甘微寒，滋润胜于清解，不可不辨。"

4.《药性切用》："象贝，形坚味苦，泻热功胜，不能解郁也。"

5.《本草求真》："象贝，治风火痰嗽为佳。若虚寒咳嗽，以川贝为宜。"

6.《本草正义》："贝母今有两种：川产者，形小而气味甚淡，谓之川贝。浙产者，形大味苦，谓之象贝，亦曰大贝母、土贝母。今之医家，仅以贝母为清肺化痰之用，但知川产为佳，则因其气平和，遂谓为味甘补肺，实则市肆之川贝，淡泊无味，绝少功力，而风热痰壅、气逆胸满等证，非象贝不为清热。再以贝母味苦言之，则《本经》称其辛，《别录》谓之苦，又惟象贝苦而有气，犹近于辛，若川贝则绝淡。更以《本经》《别录》所言主治证之，则伤寒烦热，腹中结实，心下满，咳逆上气，皆惟象贝苦寒泄降，是其正治，断非川贝轻缓淡泊所能胜任。此不待智者而后能辨也。"又《象贝母味苦而性寒，然含有辛散之气，故能除热，能泄降，又能散结，《本经》治伤寒烦热，《别录》主洗洗恶风寒，今人乃以通治风热、温热、时气热邪，《本经》破癥瘕结热，《别录》疗腹中结实，心下满，咳逆上气，仲景却治寒实结胸，而后人主祛痰核等证，则辛散苦泄，开结散郁也。《本经》治乳难，后人以之催生下乳，又其泄降余义。至于治疽、治疡、清咽喉，主吐衄，疗痰嗽，通二便，种种功力，无非清热泄降四字足以赅之，要之皆象贝之功用，而市肆通行之川贝，淡泊异常，断不足以语此。"

4058 浙地黄 zhè dì huáng 《全国中草药汇编》

【异名】 紫花地黄《安徽中草药》，鲜生地《全国中草药汇编》，蜜糖罐、野鲜地黄、天芥菜《浙江药用植物志》。

【基原】 为玄参科地黄属植物天目地黄的根状茎。

【原植物】 天目地黄 Rehmannia chingii Li

多年生草本，高30～60 cm。全株被多细胞长柔毛。根茎肉质，黄褐色。茎单出或基部分枝。基生叶呈莲座状排列，叶片椭圆形，长6～12 cm，宽3～6 cm，纸质，两面疏被白色柔毛，边缘具不规则圆齿或粗锯齿，先端钝或突尖，基部楔形，逐渐收缩成长2～7 cm的具翅的柄；茎生叶外形与基生叶相似，向上渐变小。花单生；花梗长1～4 cm，弯曲上升，与萼同被长柔毛及腺毛；萼齿5，披针形，后方3枚稍长；花冠紫红色，长5～7 cm，外被长柔毛，上唇裂片比下唇裂片长椭圆形，中间裂片较大；雄蕊后方1对稍短，花丝基部被短腺毛，前方一对稍长，花丝无毛，药室长圆形，基部叉开成一直线；花柱先端扩大。蒴果卵形，长1.4 cm，具宿存的花萼及花柱。种子多数，卵形，具网眼。花期4～5月，果期5～6月。

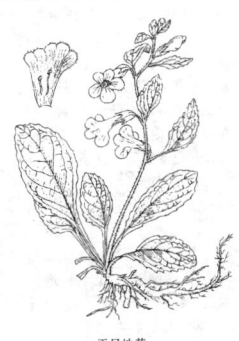
天目地黄

生于山坡、路旁草丛中。分布于浙江、安徽。

【采收加工】 7～9月采挖。

【药性】《全国中草药汇编》："甘、苦、寒。"

【功用主治】 清热凉血，养阴生津。主治温热病高热烦躁，吐血衄血，口干，咽喉肿痛，中耳炎，烫伤。

1.《全国中草药汇编》："清热，凉血。主治鼻衄，热病口干，中耳炎。"

2.《浙江药用植物志》："清热凉血，润燥生津。主治高热烦躁，热病口干，血热吐衄，咽喉肿痛；外治中耳炎，烫伤。"

【用法用量】 内服：煎汤，12～30 g。外用：捣烂敷；或捣汁滴耳；或研末调敷。

4059 浙桐皮 zhè tóng pí 《浙江药用植物志》

【异名】 海桐皮《天目山药用植物志》，木满天星《广西本草选编》，鼓钉柴《福建药用植物志》。

【基原】 为芸香科花椒属植物樗叶花椒或朵椒的树皮。

【原植物】 1. 樗叶花椒 Zanthoxylum ailanthoides Sieb. et Zucc.[Fagara ailanthoides Engl.]

落叶乔木，高达15 m。树干上常有基部为圆环状凸出的锐刺，树皮灰褐色或灰黑色，有纵裂纹，幼枝的髓部常中空。奇数羽状复叶互生，长25～60 cm；叶柄长6～12 cm，基部膨大，叶轴浑圆，无毛；小叶片11～27，卵状长椭圆形或长椭圆形，长8～13 cm，宽2.5～4 cm，先端渐尖或尾尖，基部圆，略偏斜，边缘具浅圆锯齿，齿缝处有透明腺点，上面深绿色，下面灰青色，带白霜，无毛。花单性，为伞房状圆锥花序，生于枝端，长18～38 cm；苞片细小，卵形，花柄短；花萼5片，广卵形，细小；花瓣5，长椭圆形；雄花有雄蕊5，花丝线形，花药广椭圆形，药隔先端具一透明的腺点，退化子房极短小；雌花花柱短，柱头头状，子房卵形，由5心皮组成。蓇葖果由成熟的2～3枚心皮形成，果片的先端具极短的尖嘴，果皮红色。种子广椭圆形而近似半月形，长3.5 mm，棕黑色，有光泽。花期7～8月，果期10～11月。

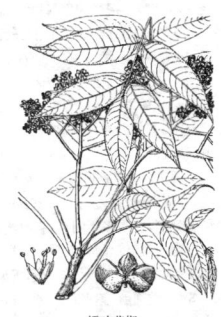
樗叶花椒

生于海拔800 m左右的密林中或路旁湿润处。分布于浙江、安徽、福建、广东、广西、贵州等地。本植物的叶（樗叶花椒叶）、果实（樗叶花椒果）、根（樗叶花椒根）亦作药用，另设专条。

2. 朵椒 Z. molle Rehd. 又名：树椒《天目山药用植物志》。

本种与樗叶花椒的区别为：当年生枝髓部细小。小叶7～9片，厚纸质，卵圆形或长圆形，长4～11 cm或宽3～6 cm，先端短急尖，基部圆形，边缘有粗大腺点，背面密被长线毛。花期7～9月，果期9～10月。

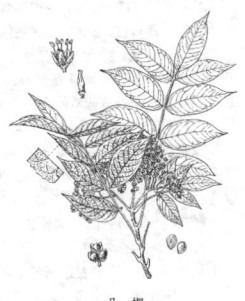
朵椒

生于海拔400 m左右的低山坡及湿润山谷。分布于浙江、安徽、江西、湖北、湖南、贵州等地。

【药材】 樗叶花椒 Zanthoxyli Ailanthoidis Cortex 产于浙江、福建、广东、广西、台湾等地；朵椒 Zanthoxyli Mollis Cortex 产于江西、浙江、安徽、福建。

性状 樗叶花椒 呈片状或板片状，两边略弯曲，厚0.5～3 mm。外表面灰绿色或淡棕色，有纵裂纹及少数皮孔，并有分布较密的钉刺，钉刺多呈星点状，少数纵扁或横斜，高1～1.5 cm，先端尖锐，基部略圆，直径0.8～2 cm，顶端的锐刺在加工时多已折断。内表面黄白色或黄棕色，光滑，在钉刺相对的皮内有卵状凹痕。质硬而韧，不易折断，断面不整齐。气微，味微涩。

朵椒 皮厚 1.5～2 mm，外表面灰褐色，钉刺为乳突起或纵扁，高 0.4～1.2 cm，基部直径 0.7～2 cm，亦可见两个钉刺合生。

鉴别 （1）树皮横切面：樗叶花椒 木栓层由木栓细胞及木栓石细胞组成，木栓细胞位于外侧，类长方形或类方形，数列，壁较薄；木栓石细胞位于内侧，排列成环状，3～10 列，石细胞类长方形或类方形，钉刺部位由数至数十列全木化的细胞组成，细胞呈类方形、长方形或类多角形，壁略增厚，有的增厚呈连珠状，可见孔沟及壁孔。皮层细胞多切向延长，有石细胞分布其间，石细胞多数个至十数个成群，少数单个散在，呈类圆形、不规则长方形或纺锤形；草酸钙方晶众多，呈方形、长方形或菱形，散在或排列成行，有的包绕于石细胞周围。韧皮部较宽，筛管迂曲，纤维集成环带，环带7～10 数条；纤维木化，有的纤维周围的薄壁细胞中含草酸钙方晶，形成晶鞘纤维；另有少数石细胞散在或数个成群，可见少数椭圆形分泌细胞；射线宽 1～2 细胞，夹于纤维束之间。

朵椒树皮 木栓石细胞 2～4 列。皮层含有少数草酸钙方晶或簇晶，有的方晶与簇晶合生。石细胞少数，单个散在或数个成群，壁较薄。方晶较少。

粉末特征：樗叶花椒 淡绿黄色。纤维较多，成束或单个散在，边缘微波状，直径 12～26 μm，壁极厚，木化，初生壁与次生壁稍有分离，孔沟多不明显，胞腔线形，有的呈细波状弯曲；纤维束周围细胞中含有草酸钙方晶，形成晶纤维；含晶细胞的壁增厚，木化。草酸钙方晶呈正方形、长方形或为双晶。石细胞较多，大多成群，淡黄色；类圆形、圆多角形、类长方形、纺锤形或不规则延长，偶见略呈分枝状，壁极明显，层纹明显，孔沟多。木栓石细胞成群或单个散在，无色或淡黄色，断面观呈类长方形或类方形，壁甚厚，层纹细密，孔腔不明显，有的外壁薄，胞腔大小不一，有的呈类多角形，胞腔不明显或呈圆点状。角质中细胞成片，圆多角形，壁厚，木化，孔孔较密。木栓细胞表面观多角形，壁稍厚，木化。

（2）取樗叶花椒和朵椒树皮粉末各 1 g，加乙醚 10 ml，冷浸过夜，滤过。滤液蒸干，残渣加 1% 盐酸 4 ml 溶解，滤过。取滤液1 ml，加改良碘化铋钾试液 2 滴，产生橙色沉淀。另取滤液 1 ml，加碘化汞钾试液 2 滴，产生黄白色沉淀（检查生物碱）。

（3）薄层色谱：取樗叶花椒和朵椒树皮粉末各 1 g，分别加甲醇 10 ml，冷浸过夜，滤过。滤液浓缩至 1 ml，以木兰花碱为对照品，点于硅胶 G 板上，用正丁醇-冰乙酸-水（4∶1∶5，上层液）为展开剂，展距 10 cm。在紫外光灯（254 nm）下观察。供试品与对照品在相应位置斑点显蓝紫色荧光。

【成分】 樗叶花椒树皮含生物碱：光叶花椒碱（nitidine）、樗叶花椒碱（ailanthoidine）、茵芋碱（skimmianine）、樟叶木防己碱（laurifoline）、木兰碱（magnofluorine）、挥发油等。还含苯丙烯醇类成分：臭椿内酯醇（ailanthodiol）。

【药理】 1. 镇静、镇痛作用 樗叶花椒茎皮水提醇沉液以40 g（生药）/kg 给小鼠灌服可显著延长戊巴比妥钠睡眠时间以30 g/kg 给小鼠灌服，对醋酸所致小鼠扭体反应有显著抑制作用；60 g/kg 灌服，极显著提高热板法所得的小鼠痛阈值。

2. 解痉作用 樗叶花椒茎皮提取液 20 mg/ml 可拮抗乙酰胆碱对鼠离体回肠的收缩作用，抑制率达 100%。

3. 抗病原微生物作用 樗叶花椒茎皮提取液对金黄色葡萄球菌的体外抑菌浓度为 1∶100，但对痢疾杆菌无效；1∶10 时对堇色毛癣菌、许兰黄癣菌、铁锈色癣菌、红色毛癣菌有抑制作用。

毒性 樗叶花椒茎皮提取液以 100 g/kg 给小鼠灌服，连续 7 日，肉眼观察和尸检均正常。小鼠腹腔注射的 LD_{50} 为 82 ± 11.07 g/kg。

【药性】 辛、微苦。平。小毒。归肝、脾经。

1.《品汇精要》：“味辛、苦，性大热，散，气味俱厚，阳中之阴。臭香。”

2.《天目山药用植物志》：“性平，味苦。”

3.《福建药物志》：“辛，凉。”

【功用主治】 祛风除湿、通络止痛、利小便。主治风寒湿痹，腰膝疼痛，跌打损伤，腹痛腹泻，小便不利，齿痛，湿疹，疥癣。

1.《千金方》：“主中毒，腹痛，止齿疼。”

2.《本草拾遗》：“杀牙齿虫，止痛。”

3.《天目山药用植物志》：“祛风湿，通经络。治腰膝疼痛，顽痹，痛经，妇人产后关节风痛。”

4.《福建药物志》：“除湿利水，清热解毒，理气止痛。主治风湿关节痛，腹痛，腹泻，小便不利，精神分裂症，象皮腿。”

5.《广西民族药简编》：“治乳腺炎初起。”

【用法用量】 内服：煎汤 9～15 g。外用：捣敷；或研末调敷，或点水洗。

【宜忌】《广西民族药简编》：“孕妇忌服。”

【选方】 1. 治风湿痹痛，腰膝疼痛 浙桐皮、牛膝、五加皮、羌活各 9 g。水煎或浸酒服。《浙江药用植物志》

2. 治妇人产后关节风痛 樗叶花椒树皮 9～15 g，配五加皮（五加科细柱五加）、钻地风（五加科杞李莓）等同用。《天目山药用植物志》

4060 浙江过路黄 zhè jiāng guò lù huáng

《浙江药用植物志》

【基原】 为报春花科珍珠菜属植物浙江过路黄的全草。

【原植物】 浙江过路黄 *Lysimachia chekiangensis* C. C. Wu. 多年生匍匐草本。茎长达 30 cm，下部节上生根，与叶柄、花梗及花萼一同密被铁锈色多细胞毛及少数无柄腺体；分枝上升，长可达20cm。叶对生：叶柄比叶片短；叶片阔卵形，稀近圆形，长5～30 mm，宽 3～27 mm，先端钝或近圆形，基部截形，有时楔形，质地稍带草质，上面深绿而稍带紫色，下面淡灰色，密被多细胞柔毛，叶缘具透明腺点。花单生于茎端叶腋；花梗长 3～4 mm；花萼 5 裂，分裂近达基部，裂片披针形，长 4～6 mm；花冠黄色，阔漏斗状，直径约12 mm，长约 8 mm，基部合生，上部裂片 5，裂片倒卵形或阔卵圆形，先端圆钝，在上唇具透明腺点；雄蕊 5，长约 6 mm，花丝下部合生成筒；花药卵状长圆形，花柱长 4.5 mm，基部密被多细胞柔毛。蒴果球形，直径 3～4 mm，被毛。花期 5～6 月，果期6～7 月。

生于山坡阴处草丛或灌丛中。分布于浙江西南部。

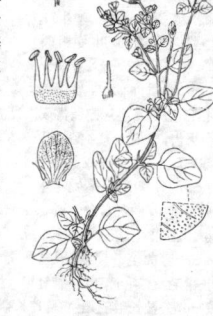

浙江过路黄

【采收加工】 清明前后，在未开花前拔取全草，晒干或鲜用。

【功用主治】 利湿排石，清热解毒。主治尿路结石，湿热黄疸，热毒痈肿，毒蛇咬伤。

【用法用量】 内服：煎汤，15～60 g；或捣汁。外用：鲜品捣敷。

4061 浙江铃子香 zhè jiāng líng zǐ xiāng

《全国中草药汇编》

【异名】 铃子三七（浙江临安）。

【基原】 为唇形科铃子香属植物浙江铃子香的根或全草。

【原植物】 浙江铃子香 *Chelonopsis chekiangensis* C. Y. Wu. 多年生草本，高约 60 cm。具根茎，茎直立，四棱形，多少具硬毛。叶对生：叶柄长 0.4～3 cm；叶片披针形，长 3～15 cm，宽1.5～4.5 cm，先端渐尖，基部楔形渐狭成长柄，上面脉上有具节的细平伏毛,其余部分疏生硬毛,下面脉上疏生具节细平伏毛,弧状网结显著,边缘具锐浅锯齿。聚伞花序二歧,腋生,具3～5花;小苞片2,线针形,花萼针形,花后囊状增大,长达2cm,具4～5个不等大而钝的三角形齿,外面疏生具节平伏毛,后变无毛,花冠二唇形,鲜紫色,长3～4cm,上唇全缘,下唇3裂,中裂片较大,雄蕊4,前对较长,花药2室,明显叉开,前方具须毛;子房4裂,柱头2浅裂。小坚果长圆形,具翅。花期8月,果期9～10月。

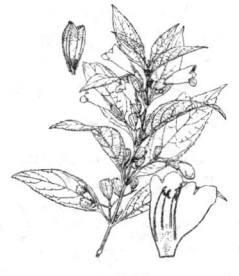

浙江铃子香

生于山坡、林缘草丛中稍阴湿处。分布于浙江、安徽、江西等地。

【采收加工】 9～10月挖根,鲜用;7～8月采收茎叶,晒干。

【药性】《全国中草药汇编》:"辛,温。"

【功用主治】《全国中草药汇编》:"散风寒,通经络。主治外感风寒,咳嗽,食积,筋骨酸痛。"

【用法用量】内服:煎汤,9～15g。

【选方】治筋骨酸痛 浙江铃子香鲜根15～18g。水煎,黄酒、红糖冲服。《全国中草药汇编》

4062 娑罗子 (suō luó zǐ) 《纲目》

【异名】天师栗《益州方物记》,娑婆子《百草镜》,武吉《杨春涯验方》,仙果《本草省常》,开心果《江苏省植物药材志》,苏罗子《药材资料汇编》,索罗果、梭椤子《陕西中药志》。

【基原】为七叶树科七叶树属植物七叶树、天师栗的果实或种子。

【原植物】 1. 七叶树 Aesculus chinensis Bunge 又名:娑罗树《留青札记》,梭椤树(河北、河南、山西),桫椤树(河南)。

乔木,高达25m。小枝圆柱形,有圆形或椭圆形淡黄色的皮孔。冬芽大形,有树脂。掌状复叶,由5～7小叶组成,叶柄长10～12cm,有灰色微柔毛;中央小叶的小叶柄长1～1.8cm,两侧的小叶柄长0.5～1cm,有灰色微柔毛,小叶片长圆披针形至长圆形倒披针形,先端短尖,基部楔形或阔楔形,边缘有钝尖形的细锯齿,长8～16cm,宽3～5cm,上面无毛,下面中肋及侧脉基部微有疏柔毛,纸质。花序圆筒形,连总花梗长21～25cm,小花序常有花5～10朵。花杂性,雄花与两性花相间;花萼管状钟形,外面有微柔毛,5裂,裂片钝形,边缘有短纤毛;花瓣4,白色,长圆倒卵形至长圆倒披针形,边缘有纤毛,基部爪状;雄蕊6,无毛;子房圆筒形,花柱无毛。果球形或倒卵形,顶部短尖或钝圆而中部略凹下,直径3～4cm,黄褐色,无刺,具很密的斑点,果壳干后厚5～6mm。种子近球形,直径2～3.5cm,栗褐色;种脐白色,约占种子体积的1/2。花期4～5月,果期10月。

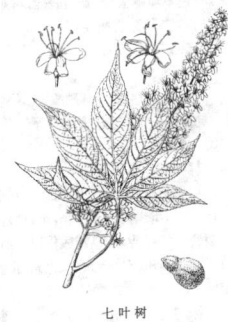

七叶树

本种的变种浙江七叶树 A. chinensis Bunge var. chekiangensis

(Hu et Fang) Fang,分布于江苏南部、浙江北部,种子亦作娑罗子用,河北南部、山西南部、江苏、浙江、河南北部、陕西南部有栽培,仅秦岭地区有野生。

2. 天师栗 A. wilsonii Rehd. 又名:猴板栗、刺五加《中药大辞典》第一版》,马泡子《贵州中草药名录》,梭椤树(湖北)。

本种形态与七叶树相似,不同点是:小叶片长倒卵形、长圆形或倒披针形,长10～25cm,宽4～8cm,边缘具内弯的小锯齿,下面有绒毛或长柔毛。花瓣倒卵形;雄蕊7;两性花的子房,有黄绒毛,花柱有长柔毛。蒴果卵圆形,长3～4cm,具疣状凸起,壳干后厚1.5～2mm,有顶点。种子种脐淡白色,占种子1/3以下。

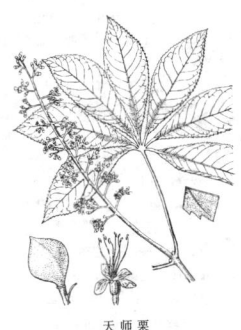

天师栗

生于海拔1000～1800m的阔叶林中。分布于江西西部、河南西南部、湖北西部、湖南、广东北部、四川、贵州和云南等地。

【采收加工】 10月间采收成熟果实,晒7～8日后,再用文火烘干至足干,烘前用针在果皮上刺扎,以防爆破,且易干燥。亦可直接晒干或剥除果皮晒干。

【药材】娑罗子 Aesculi Semen 七叶树主产于陕西、河南等地;浙江七叶树主产于浙江等地;天师栗主产于四川、湖北、贵州等地。

性状 种子呈扁球形或类球形,似板栗,直径1.5～4cm。表面棕色或棕褐色,多皱缩,凹凸不平,略具光泽;种脐较浅,近圆形,约占种子面积的1/2或1/4;其一侧有1条突起的种脊,有的不甚明显。种皮硬而脆,子叶2,肥厚,坚硬,形似栗仁,黄白色或淡棕色,粉性。无臭,味先苦后甜。

鉴别 (1)种皮横切面:外表皮细胞鲜黄色,角质层厚,下方有40列左右的黄色细胞,内层细胞的壁较厚,其间散有维管束。内表皮为1列皱缩的黄色细胞。

(2)取本品粉末5g,加水适量,水浴温浸过,滤液备用。取滤液2ml,置于带塞试管中,用力振摇1分钟,产生多量蜂窝状泡沫,放置10分钟后,泡沫无显著减少。取2份滤液各1ml,分别加入5%氢氧化钠溶液和5%盐酸溶液2ml,用力振摇1分钟,两管的泡沫高度相近(检查皂苷)。

(3)薄层色谱:取本品粉末1g,加石油醚(60～90℃)适量,冷浸过夜,滤过,残渣加适量乙醇浸泡,取上清液作供试液;另以七叶皂苷为对照品,分别点于硅胶G薄层板上,以丁醚(水饱和)-乙酸甲酯-醋酸-水(4:1:1:0.5)展开,取出,晾干,喷以5%磷钼酸乙醇液,105℃烘烤片刻,供试品在与对照品相应位置上显相同的蓝色斑点;若用碘蒸气熏斑点呈棕色。

品质标志 《中华人民共和国药典》2010年版规定:照高效液相色谱法测定,本品按干燥品计算,含七叶皂苷A($C_{55}H_{86}O_{24}$)不得少于0.70%。

【成分】 七叶树种子含脂肪油31.8%,油中主成分为油酸(oleic acid)及甘油三硬脂酸酯(stearin)。七叶树皂苷(aescin或escin)。

天师栗种子含脂肪油20%。果实中含黄酮类化合物,主要有槲皮苷(quercitrin)及多种以槲皮素(quercetin)、山奈酚(kaeompferol)为苷元的黄酮类化合物等。

【药理】 1. 抗炎作用 娑罗子皂苷(即七叶树皂苷)5mg/kg腹腔注射能明显抑制蛋清致大鼠足跖肿及巴豆油致大鼠皮下肉

芽肿，可使正常及戊巴比妥钠麻醉的大鼠肾上腺内维生素C含量明显降低。3～5 mg/kg小鼠腹腔给药，能明显抑制组胺所致的小鼠毛细血管通透性增加。

2. 降胆固醇作用　以含娑罗子醇提浸膏粉的饲料喂饲大鼠11日或喂饲小鼠10日，能明显降低实验性高血脂动物模型的血胆固醇。

3. 抑制胃液分泌　采用幽门结扎法、胃瘘法研究表明，娑罗子水煎剂可明显抑制幽门结扎大鼠与胃瘘大鼠的胃酸分泌，连续给药5日后，第六日仍可抑制胃瘘大鼠的胃液分泌量，降低总酸排出量。

毒性　小鼠静脉注射娑罗子皂苷，LD_{50}为4.73±0.77 mg/kg，以每日3 mg/kg（相当于成人用量的15倍），给药16日，未见毒性作用。小鼠灌胃给予娑罗子醇提浸膏粉，其最大耐受量为36 mg/只（相当于成人服用量的300倍）。

【药性】　甘，温。入肝、胃经。

1.《纲目》："甘，温，无毒。"

2.《药性考》："味苦，微凉。"

3.《本草再新》："味辛、苦，性平。入脾、肺二经。"

4.《四川中药志》1960年版："入肝、胃二经。"

【功用主治】　疏肝理气，宽中止痛。主治胸胁、乳房胀痛，痛经，胃脘痛。

1.《益州方物记》："久食已风寒。"〔引自《纲目》〕

2.《药性考》："宽中下气，(治)脘痛胀闷，疳积疟痢，吐血劳伤，平翳通络，酒服称良。"

3.《纲目拾遗》："葛祖遗方：治心胃寒痛，虫痛。杀虫。"

4.《本草再新》："滑肠利湿，通小便，治痰痫。"

5.《本草省常》："补肾，益气，久食令人不饥。"

6.《杭州药用植物志》："健胃，镇痛。"

【用法用量】　内服：煎汤，5～10 g；或烧灰冲酒。

【宜忌】　气阴虚患者慎服。

【选方】　1. 治胃痛　娑罗子一枚，去壳，捣碎煎服。《纲目拾遗》引《百草镜》

治九种心痛　娑罗子烧灰，冲服。《纲目拾遗》引《杨春涯验方》

治乳房小叶增生　苏罗子9～15 g。水煎代茶饮。《浙江药用植物志》

【临床报道】　1. 治疗冠心病　口服娑罗子冲剂或片剂（冲剂每包10 g,含生药9 g,片剂每片含生药3 g)，冲剂每次1包，每日2次，或片剂每次2片，每日3次，连服3个月。共观察27例，结果：对患者自觉症状有不同程度的改善作用，总有效率为73%，其中对胸痛、胸闷的改善最为分别为90.4%和84%，心绞痛均能缓解，尤其是重度心绞痛11例中有4例出现，开始见效时间为5天半月左右；12例服用硝酸甘油片的患者，全部达到停药或减药，心电图改善总有效率为55.6%,显效率27.8%;同时，尚有轻度降血脂作用，胆固醇治疗后下降的12例，平均下降值1.24 mmol/L，11例β-脂蛋白平均下降值1.458 g/L,8例三酰甘油平均下降值0.392 mmol/L。

2. 治疗脑水肿　娑罗子皂苷6～18 g,加入10%葡萄糖液50 ml,每日静脉滴注（2次给药）,疗程5～7日（个别用至10日），小儿3～4日。共治疗脑外伤良性颅内高压症、脑手术后脑水肿患者45例，结果显效（头痛24日减轻，3～5日消失，呕吐第二日停止，脑压5日内下降至正常,7～10日脑电图恢复正常）19例，占42%;有效（头痛48小时后减轻,5～7日消失，呕吐第三日停止，脑压6～10日内下降至正常,11～15日脑电图恢复正常）22例，无效4例，有效率为91%。

4062　**消石**　xiāo shí　《本经》
～4063

【异名】　芒消《别录》，硝石《雷公炮炙论》，苦消《药性

论》），北帝元珠、化金石、水石《石药尔雅》），地霜《蜀本草》），生消《开宝本草》，焰消《土宿本草》，火消《纲目》，银消《非金属矿产开发应用指南》。

【基原】　为硝酸盐类硝石族矿物钾硝石经加工精制成的结晶体或人工制品。

【原矿物】　钾硝石 Nitrokalite　又名：印度硝石。

晶体结构属斜方晶系。晶体为粒状、针状、毛发状或束状的集合体，或呈皮壳状、盐华状产出。人工制品呈假六方板柱状、粒块状。白色、浅灰色，或无色透明;常因含杂质呈青白、黄、灰黑等色调。玻璃状或丝绢状光泽。解理多组：完全、中等、不完全。硬度2。性脆，易碎。相对密度1.99。易溶于水。味苦而凉。易燃，火焰为紫色。

天然产出者，为表生地质作用下，多氮有机物分解出硝酸之后与土壤中钾质化合而成。多分布于干燥地区土壤、岩石的表面及洞穴中，或在地表沉积物中。常混有钾、钠、钙、镁的硝酸盐、硫酸盐矿物（如钠硝石、芒硝等）及卤化物（钾盐、石盐等），组分复杂，不宜直接入药。人工炼制品仍含有少量杂质。主产区古今均在西北、西南地区，河北、山西、江苏、安徽、福建、山东、湖南、湖北等地也有产出。

【药材】　消石 Nitri Sal　产于山东、江苏、湖南、湖北、贵州、青海、西藏。

性状　本品呈六棱长柱状或板柱状。长2～6 cm,直径0.2～0.8 cm。白色或近无色。半透明至透明，玻璃光泽。硬度近于指甲。质脆，易折断，断面平滑或参差不齐。气无，味较咸、凉，具刺舌感。

鉴别　(1) 透射偏光镜下：长条状、不规则粒状，无色透明。负低突起。垂直板面两组解理清晰。斜消光，消光角 N∧C = 23°～30°。干涉色为高级灰白。正延长符号。假一轴晶。负光性。折光率：$Np = 1.332$, $Nm = 1.504$, $Ng = 1.504$。

(2) 取铂丝，用盐酸湿润后，蘸取本品粉末，在无色火焰中燃烧，火焰即显紫色;如有钠盐混合时，需隔蓝色玻璃透视，方能辨认（检查钾盐）。

(3) 取本品约0.1 g,加水5 ml,使成溶液，滤过。取滤液约1 ml,加等量硫酸，混合，冷后，沿管壁加硫酸亚铁试液，使成两液层;接界面显棕色（检查硝酸盐）。取滤液约1 ml,滴加高锰酸钾试液，紫色应褪去（检查硝酸盐与亚硝酸盐区别）。

(4) 差热分析曲线：吸热85 ℃(微),120 ℃(中、小),335 ℃(中),665 ℃(小),765 ℃(小);放热705 ℃(中、小),780 ℃(小),865 ℃(小)。

【成分】　主要含有硝酸钾(KNO_3)。因产地及提炼方法之不同，纯度不一，常含有量比不等的杂质，如氯化钠($NaCl$)、氯化钾(KCl)、水等。

【药理】　利尿等作用　消石制成散剂服后，在胃里几乎全溶，但其溶解物可随食物下输入肠。在血液中由于K^+、Na^+的渗透作用，能与组织内水分结合，当至肾脏携带大量水分通过肾小球，并不为肾小管吸收，故呈利尿作用。消石外用治疗作用可能与其调节局部渗透压有关。此外，也可通过疡面吸收，能补入人体内一定时。

【炮制】　1. 消石　取原药材，除去杂质，用时打碎。

2. 制消石　① 炒制：取净消石，置适宜的容器内，用无烟武火加热炒至无水分为度，取出，冷后装缸内。② 萝卜制：取萝卜，洗净切片，置锅内加水煮透后，加入消石共煮至全部溶化，取出，滤过，浓缩后放置，待析出结晶，取出晶体，晾干。每消石100 kg,用萝卜30 kg。

饮片性状　消石为不规则的柱状晶体或晶状粉末，具体参见"药材"项。制消石呈结晶性粉末，白色，具玻璃样光泽。味苦。

贮干燥容器内，置阴凉干燥处，防火，防潮。

【药性】 苦、微咸，温。小毒。归心、脾、肺经。

1.《本经》:"味苦，寒。"
2.《别录》:"辛，大寒，无毒。"
3.《药性论》:"味咸，有小毒。"
4.《纲目》:"辛、苦、微咸，有小毒，阴中之阳也。"
5.雷公炮制药性解》:"入心、脾二经。"

【功用主治】 攻坚破积，利水泻下，解毒消肿。主治中暑伤冷，痧胀吐泻，心腹疼痛，黄疸，癥积，诸淋涩痛，喉痹，目赤，痈肿疔毒。

1.《本经》:"主五脏积热，胃胀闭，涤去蓄结饮食，推陈致新，除邪气。"
2.《别录》:"疗五藏十二经脉中百二十疾，暴伤寒，腹中大热，止烦满消渴，利小便，及瘰蚀疮。"
3.《雷公炮炙论》:"头痛者，以硝石作末内鼻中。"
4.《药性论》:"主项下瘰疬，泻得根出，破血，破积，散坚结，甚治腹胀。"
5.《日华子》:"含之治喉闭。"
6.《纲目》:"治伏暑伤冷，霍乱吐利，五种淋疾，女劳黑疸，心肠疗痛。"

【用法用量】 内服:1.5～3g，入丸、散。外用:研末点目，吹喉;或水化罨敷。

【宜忌】 体弱者及孕妇禁服。

1.《本草经集注》:"恶苦参、苦菜，畏女菀、粥。"
2.《药性论》:"恶曾青。"
3.《日华子》:"畏杏仁、竹叶。"

【选方】 1. 治诸心腹痛，及腰腹诸痛 焰消、雄黄各一钱。上研细末。每取少许点眦内。(《集玄方》火龙丹)

2. 治黄家其病发热而恶寒，其为女劳得之，膀胱急，少腹满，身尽黄，额上黑，足下热，因作黑疸，其腹胀如水状，大便必黑，时溏，非水也，腹满者难治 消石、矾石(烧)等分。二味为散，以大麦粥汁和服方寸匕，日三服。病随大小便去，小便正黄，大便正黑，是其候也。(《金匮要略》消石矾石散)

3. 治妇人癥，结瘀癖块，及妇人带下绝产 消石三两、大黄三两，人参、甘草各一两。上以陈醋三升置铜器中，先下大黄数沸，次下余药熬成膏，至可丸如梧桐子大。每服三十丸，米饮下，一日三次。(《千金方》大消石丸)

4. 治心内实热，狂妄不常 消石半两，丹砂一分。上细研，糯米粥和丸，如樱桃大。每服一丸，生糯米汁入油一二点服。(《圣济总录》定心丸)

5. 治风头痛，上焦壅滞，心膈烦热，及偏头痛 消石、细辛(去苗叶)各一分。上研细末，发时入不痛边鼻内，如未已，再入通鼻内。(《御药院方》二圣散)

6. 治肺热痰实，咽喉不利 消石、半夏(汤浸七次，去滑)焙，各半两。先捣半夏为末，次入消石，同研令细，再入白面一两拌匀，滴水为丸，如绿豆大。每服二十丸，姜汤送下。(《普济方》消石半夏丸)

7. 治邪热攻冲，目睛疼痛 消石一分，龙脑一钱，青黛一钱。上合研令细。每用一豆许，两鼻内。(《圣济总录》吹鼻碧玉散)

8. 治烂眼流泪，风痒不开 火消二钱(水飞，晒干)，炉甘石(炼过)二分。研细末，点眼。(《银海精微》点药)

9. 治一切疮疖肿毒 消石一斤，生麻油三升。先煎油令黑臭，次下消石，缓火煎令如稠饴，成膏，瓷器收贮。涂贴肿上。(《外台》消石膏)

10. 退管去恶生新 消石一两六钱，水银、明矾各一两。上共研人锅，碗盖泥封，升一炷香，待冷去封，取碗内药，用新米饭白条，插患处管中。(《灵药秘方》三山拱岳丹)

11. 治久寒，数十年不欲饮食 消石一升，吴茱萸八合，生姜一斤。上以酒、水各一斗，煮将取四升。服二升病即下，病去勿更服。(《千金方》茱萸消石汤)

【各家论述】 1.《本草衍义补遗》:"硝，善消化驱逐，而《经》言无毒，化七十二种石，不毒而化之乎? 以之治病，以致其用，病退则已。"

2.《纲目》:"消石属火，味辛带苦咸微咸，而气大温，其性上升，水中之火也，故能破积散坚，治诸热病，升散三焦火郁，调和脏腑虚寒。与硫黄同用，则配类二气，均调阴阳，有升降水火之功，治冷热缓急之病……《本经》言其寒，《别录》言其大寒，正与龙脑性寒之误误相似。凡辛苦物未有大寒者，况此物得火则焰生，与樟脑、火酒之性同，安有性寒、大寒之理哉。"

3.《本草述》:"消石之用，时珍谓其从火上升而散。若然，是其气分之邪热，不同于朴消入血也。其云升而散者，水中之火，自上升以为散也。审此义，则知消石之宜于何等证矣。据方书，中暑于来复升中用之，治小暑泄泻如水者;又二气升同硫黄治中脘痞结，或呕或滞者;又同硫入大黄龙丸，治身热头疼，状如伤寒，或烦渴呕吐，昏阙不食者。合三证以参之，而推类以尽其变，庶于消石之用无不具焉矣。"

4.《本草逢原》:"详《本经》治五脏等证，皆热邪固积，决非消石所能。""消石，《本经》主百病，除寒热邪气，逐六府积聚，结固留癖，能化七十二种石。诸家本草，皆错简在朴消条内，详化七十二种石，岂朴消能之?"

4064 消毒药 xiāo dú yào《贵州民间药物》

【异名】 如意草、箭头草《山西通志》、罐嘴菜、小犁头草、地黄瓜《贵州民间药物》、水白地黄瓜、白花蛐壳草《全国中草药汇编》、带血犁头草、胜利草、白老碗、三角金砖《浙江药用植物志》、田螺带、水兰豆《广西药用植物名录》。

【基原】 为堇菜科堇菜属植物堇菜的全株。

【原植物】 堇菜 Viola verecunda A. Gray 又名:葡堇菜《台湾植物志》

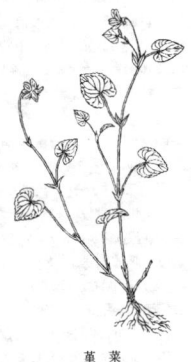

堇菜

多年生草本，高5～20cm。根茎短粗，斜生或垂直，密生多条须根。地上茎常数条丛生，直立或斜生，平滑无毛。基生叶叶片宽心形、卵状心形或肾形，长1.5～3cm，宽1.5～3.5cm，先端圆或微尖，基部宽心形，两侧垂片平展，边缘具向内弯曲的浅波状圆齿;茎生叶少，疏列，与基生叶相似，但基部的缺刻较深，幼叶的垂片常卷折;叶柄长1.5～7cm，基生叶柄较长，具翅;基生叶托叶褐色，下部与叶柄合生，狭披针形;茎生叶托叶离生，绿色，卵状披针形或匙形。花小，白色或淡紫色，生于茎生叶的叶腋，具细弱的花梗;花梗远长于叶片;萼片5，卵状披针形，基部附属物短，末端平截具浅齿;花瓣5，距短，呈浅囊状。蒴果长圆形或椭圆形，长约8mm，端尖，无毛。种子卵球形，淡黄色，基部具狭翅状附属物。花、果期5～10月。

生于湿草地、山坡草丛、林缘、杂木林林缘、田野、宅旁等处。分布于华东、中南、西南及河北、辽宁、吉林、陕西、甘肃等地。

【采收加工】 7～8月采收，鲜用或晒干。

【药性】 微苦，凉。

1.《植物名实图考》:"味苦、辛。"

2.《贵州民间药物》:"性凉,味微苦。"

3.《浙江民间常用草药》:"性凉,味淡。"

【功用主治】 清热解毒,止咳,止血。主治肺热咳嗽,乳蛾,眼结膜炎,疔疮肿毒,蜈蚣咬伤,刀伤出血。

1.《植物名实图考》:"以末涂恶疮。"

2.《贵州草药》:"清热,解毒,止血,生肌。"

3.《全国中草药汇编》:"清热解毒,止咳,止血。主治肺热咯血,扁桃体炎,眼结膜炎,腹泻,外用治疮疖肿毒,外伤出血,蝮蛇咬伤。"

4.《台湾药用植物志》:"根捣敷刀伤。"

5.《浙江药用植物志》:"治上呼吸道感染。"

【用法用量】 内服:煎汤,15~30 g,鲜品 30~60 g;或捣汁。外用:捣敷。

【宜忌】《贵州民间药物》:"忌鸡、鱼、蛋、面、豆腐和酸辣食物。"

【选方】 1. 治蛾子 鲜消毒药少许,捣烂泡淘米水,含嘴里(吞下无妨),随时更换。另用消毒药适量,兑淘米水,捣烂敷于颈项下,以蛾消为度。(《贵州民间药物》)

2. 治肺热咳嗽 鲜消毒药 60 g,马兜铃 30 g。水煎温服。

3. 治结膜炎,刀伤 消毒药,千里光各 30 g。共捣烂取汁,滴眼或外涂患处,每日 3 次。(2、3 方出自《中国民间生草药原色图谱》)

4. 治一切红肿及癀毒 消毒药、芙蓉花叶、小血藤叶、生半夏及夏枯草各等分。晒干研成末,调分水敷患处。(《贵州民间药物》)

5. 治蝮蛇咬伤 如意草和紫花地丁捣烂外敷。(《浙江民间常用草药》)

4065 海马 hǎi mǎ 《本草拾遗》

【异名】 水马《抱朴子》,鰕姑《海南介语》,马头鱼《动物学大辞典》,龙落子鱼《药材学》。

【基源】 为海龙科动物线纹海马、刺海马、大海马、三斑海马、小海马等多种海马属除去内脏的全体。

【原动物】 1. 线纹海马 Hippocampus kelloggi Jordan et Snyder 又名:克氏海马《中国动物图谱》。

体侧扁,一般体长 30~33 cm,躯干部七棱形,腹部稍凸出,尾部四棱形,尾端渐细,卷曲。头部似马形,与躯干部垂直,头冠矮小,顶端具 5 个短小棘,略向后方弯曲。眶上、头侧及颊部下各棘均较粗,亦稍向后方弯曲。体长为头长 4.5~6.2 倍,头长为吻长 2~2.3 倍,为眼径 5.5~8 倍。吻细长,管状,吻长稍大于眼后头长。眼较大,侧位而高,眼间隔小于眼径,微隆起。鼻孔很小,每侧 2 个,相距甚近,紧位于眼的前方。口小,前位,无牙。鳃盖凸出,无放射状嵴纹,鳃孔小,位于头侧背方。肛门位于躯干第十一节的腹部下方。体无鳞,全为骨环所包,体部骨甲 11,尾部 39~40 环,此各环棱棘短钝呈瘤状,惟颈部背方中央嵴纹较锐,具 2 突起状棘和 2 颊下棘。胸鳍基部下前方各具 1 短钝。背鳍 18~19,较发达,位于躯干最后 2 环和尾部最前 2 环的背方。臀鳍 4,短小。胸鳍 18,短宽,略呈扇形。无腹鳍及尾鳍。各鳍无棘,鳍条不分叉。体淡黄色或暗灰色,体侧有线状白色斑点或斑纹。

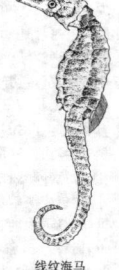

线纹海马

栖息于近海藻类繁茂处,游泳时,头部向上,用背鳍和胸鳍的扇动,作直立游泳。常以尾端缠附于海藻茎枝上,以小型浮游甲壳动物为食。我国分布于南海和南海。线纹海马为二级保护动物,不可滥捕。

2. 刺海马 H. histrix Kaup

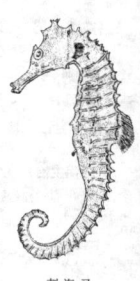

刺海马

体侧扁,体长 20~24 cm。体棘、头棘尖锐而特别发达;头冠不高,具 4~5 个锐小棘。体长为头长 5.1~5.8 倍;头长为吻长 2.1~2.3 倍,吻长径 7.3~7.8 倍。吻细长,管状,吻长大于或等于眼后头长。眼小,侧位,较高。体部骨甲 11,尾部 35~36。背鳍 18,臀鳍 4,短小,胸鳍 18,短宽。体淡黄褐色,背鳍近端具 1 纵列斑点,臀鳍、胸鳍淡色,体上小棘尖端淡黑褐色。

生态、分布同线纹海马。

3. 大海马 H. kuda Bleeker 又名:管海马。

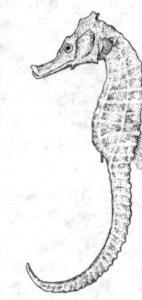

大海马

体侧扁,较高,体长 20~24 cm。头上小棘发达,体上棱棘短钝粗强,腹部凸出;头冠较低,顶端具 5 个短钝粗棘。体长为体高 5.5~5.8 倍;头长为吻长 2.2~2.3 倍为眼径 8.5~9.4 倍。吻细长,管状,吻长为眼后头长。鳃盖突出,具放射状嵴纹。头侧及眶上、颊下各棘均较粗强。体部骨甲 11;尾部 35~36。背鳍 18,臀鳍 4,胸鳍 16。体淡黄褐色,头部及体侧有细小暗色斑点,且散布细小的银白色斑点。背鳍有黑色纵列斑纹。臀鳍、胸鳍淡色。

分布于广东及海南沿海。

4. 三斑海马 H. trimaculatus Leach 又名:斑海马,狗子(俗称)。

体侧扁,一般体长 10~18 cm。头冠短小,顶端具 5 个短小棘,体长为头长 5.3~6.5 倍;头长为吻长 2.2~2.5 倍,为眼径 5.3~5.9 倍。吻细长,管状,吻长稍大于眼后头长。眼小而圆,眼上棘较发达,细尖,向后弯曲。鳃盖凸出,鳃孔小。颈部背方具一隆起峰。颊部下方具一纵向凹弯曲的颊下棘。体部骨甲 11;尾环 40~41。背鳍 20~21。臀鳍 4,短小。胸鳍 17~18,扇形。无腹鳍及尾鳍。体黑褐色。眼上有放射状褐色斑纹。体侧背方第一、第四、第七节小棘基部各具一黑色圆斑,故名。

栖息于近海内湾水质澄清、海藻繁茂的低潮区,以尾部卷缠在海藻上,体色常随环境而变化。喜食活饵,以口吮食端足类、桡足类、糠虾、毛虾、磷虾、萤虾等浮游甲壳动物。本种产仔多,生长最快,为人工养殖的优良品种。我国分布于东海及南海。浙江、福建、广东沿海已进行人工养殖。

分布于广东及海南沿海。

5. 小海马 H. japonicus Kaup

体侧扁,较小,体长 7.6~10 cm。头冠低矮,上有 5 个短小钝棘。体长为头长 4.5~7.8 倍,头长为吻长 2.4~3.4 倍为眼径 4.1~6.4 倍。吻管短于眼后头长。鳃盖凸出,无放射状嵴纹。头侧及眶上各棘均特别发达。体部骨甲 11,尾环 37~38。以背侧棱棘为最发达,其次为腹侧棱棘,其他则短钝或不明显。腹部很凸出,不具棱棘。背鳍 16~17,位于躯干最后 3 环和尾部第一环的背方。臀鳍 4,胸鳍 12~13。体灰褐色,头上、吻部、颊部及体侧具不规则斑纹。腹缘黑褐色。

栖息于沿海及内湾的中、低潮线一带海藻丛中,虽个体小,生长慢,但适温性大,成熟期早,饲养3~8个月即达性成熟,夏秋季为繁殖期,每胎产仔数10~400尾。

我国沿海均有分布。

【养殖】 生活习性 海马为近海生活的鱼类,尤喜生活于水藻、小甲动物较多,风浪不大的海域。海马生活的最适温度为19~32℃,最适海水的相对密度为1.005~1.027。

养殖技术 雄鱼尾部腹面有育儿囊,并负有照管卵和仔鱼的任务。雌鱼性成熟后,在产卵期泄殖腔微微扩大,形成生殖乳头(肛突)。海马除1~2月外,皆能繁殖。性成熟的海马发情一般多在上午,表现为雌鱼追逐雄鱼,在此期间体表由黑色变为黄白色。雄鱼表现很被动,雌鱼追逐到一定时间,雄鱼育儿囊就张开,其内排出透明的精液,育儿囊与雌鱼肛突相接,雌鱼排卵于雄鱼的育儿囊中。受精卵历经20余日,仔鱼从育儿囊中排出,刚出生的海马仔即能独立生活。一次产海马苗200~1 000只。

饲养管理 海马多选择分池饲养的方法。

(1)饲养池的种类:① 沉淀池:池长50 m,宽30 m,其作用是沉淀海水中的泥沙。海水必须在该池中沉淀24小时,方可放到养殖池内。② 养殖池:位于沉淀池一侧,较沉淀池略低,池长30 m,宽25 m,深2.5 m,供养成体海马。③ 海马苗繁殖缸:一般以缸直径70 cm,高80 cm为宜,缸身埋于地下。专供海马繁殖和饲养海马苗,易于掌握投食和管理,便于观察海马苗的生活情况。

(2)放养前,养殖池先进行洗刷消毒,以杀死敌害生物卵和鱼的寄生虫。然后将养殖池放沉淀过的海水,深度为1~1.5 m,并测量池内水温、重比,再放一定数量的竹片,作为海马静止时的附着物。放养时选择体健发育良好,体长2~4 cm的海马苗放入池内。每亩放养6 000~10 000只。放养后,池子的水门要关牢,防止池内水换水,一般3~5日换水1次,并严防外来敌害生物的侵入。全长5~6 cm的海马,已可摄食0.5~1.0 cm的小虾类,成鱼期每日投饵2次,每日投饵量依海马成长渐渐增加,一般相当当海马体重的6%~10%。

病虫害防治 海马最常见的疾病是胃肠炎、车轮虫病、胀膘病、气泡病。胃肠炎是海马灾难性病害,死亡率高。可用抗生素治疗。对车轮虫病用8×10^{-6}硫酸铜和10×10^{-6}高锰酸钾混合溶液浸浴15分钟,效果显著。对于胀膘病保持水质清洁,氧气充足,水温稳定,避免强光。气泡病防治,应注意避免强光直射,可针刺破气泡放出气体,或用2.4%的生石灰水浸浴10分钟或以1%~2%漂白粉进行治疗。

【采收加工】 四季捕捉。捕后除去内脏,洗净、晒干;或除去外部灰、黑色膜和内脏后,将尾盘起,晒干,选择大小相似者,用introduction红线缠扎成对。

【药材】 海马 Hippocampus 线纹海马主产广东、福建、台湾等沿海地区;刺海马主产广东、福建、浙江等沿海地区;大海马主产广东、海南等沿海地区;三斑海马主产福建、广东等沿海地区;小海马主产辽宁、河北、山东、浙江等沿海地区。

性状 线纹海马 体呈扁长形而弯曲,长约30 cm,黄白色。头略似马头,有冠状突起;前方一管状长吻,口小,两眼深陷。躯干部七棱形,尾部四棱形,尾部向内卷曲,有瓦楞形的节纹与其短棘。体轻、骨质,坚硬。气微腥,味微咸。

刺海马 体长10~20 cm。其头部及体上环节间具尖而细的棘,其尖端呈黑褐色。

大海马 体长20~30 cm,黑褐色。头部及体侧有细小暗色或银白色斑点。

三斑海马 体节背部第一、第四、第七节的短棘基部各有一黑褐色斑点。

小海马(海蛆) 体形较小,7~10 cm。黑褐色。节纹及短棘均较细小。

鉴别 粉末特征:线纹海马 粉末白色或黄白色。横纹肌纤维较多,近无色、淡黄色或棕色;多碎断;侧面观直径45~144 μm,有细密横纹,明暗相间,横纹平直或微波状;横断面易见,呈类长方形、类矩圆形、菱形或多角形,表面平滑,可见细点状或裂隙状孔隙。胶原纤维碎片众多,直径13~27 μm,相互缠绕成团,隐约可见纵向细纹理。胶原纤维团常与含灰色颗粒状物的组织碎片相连接。皮肤碎片近无色或淡黄色,表面观细胞界限不清楚,隐约可见不规则微波状纵横纹理,有有棕色颗粒状色素物,散在或聚集成星芒状。骨碎片无色或淡灰色,呈不规则形碎块,骨陷窝呈长条形、裂缝状或类长圆形,排列不规则,边缘骨小管较稀疏。

刺海马 粉末灰黄色。横纹肌纤维较多,近无色或淡黄色,成块或碎断,有细密横纹,阴暗相间,横纹微波状,横断面类矩圆形,表面平滑。胶原纤维散有或成团束,隐约可见纵向纹理,常与含灰色颗粒状物的组织碎片相连接。表皮碎片近无色或淡黄色,表面观细胞界线明显,多角形,棕色颗粒状色素物聚集,多聚集为星芒状。骨质碎片无色或淡灰色,不规则碎片,骨陷窝呈长条状、缝缝状,排列不规则,边缘骨小管稀疏。

大海马 粉末棕色或黄棕色。横纹肌纤维较多,近无色或淡黄色,成团或碎断,有细密横纹,阴暗不明显,横断面类矩圆形,表面平滑,可见细点状裂缝状孔隙。胶原纤维多散亮或2~3成束,或缠绕成团,可见纵向细纹理,常与含灰色颗粒状物的组织碎片相连接。皮肤碎片少见,近无色或淡黄色,表面观细胞界线不明显,可见不规则纹理,棕红色颗粒状色素物质稀疏,聚集成星芒状。骨质碎片无色或淡灰色,不规则碎片状,骨陷窝呈长条状、裂缝状,排列不规则,边缘骨小管稀疏。

三斑海马 粉末灰白色。横纹肌纤维众多,近无色或淡黄色,多碎断,有细密横纹,平直、横断面长卵形,表面平滑,可见裂缝状孔隙。胶原纤维成束或散离,隐约可见纵向纹理,常与含棕色颗粒状的组织碎片相连接。皮肤碎片近无色或淡黄色,侧面观细胞界线清楚,举外侧细胞呈小狭长,布有棕色颗粒状物,聚集成团。骨质碎片无色或淡灰色,不规则碎片状,骨陷窝长条形,裂缝状,排列不规则,边缘骨小管稀疏。

小海马 粉末深棕色或棕色。横纹肌纤维较多,近无色,多碎断,有明暗相间的横纹,横纹平直,横断面类圆形,表面平滑。胶原纤维成束或散离,隐约可见纵向纹理,常与含灰色颗粒状物的组织碎片相连接。皮肤碎片近无色或淡黄色,表面观细胞界线不明显,隐约可见不规则微波状纵横纹理,布有棕色颗粒状色素物,散在或成团。骨质碎片无色或淡灰色,呈不规则块状,骨陷窝呈长条状、裂缝状或类长圆形,排列不规则,边缘骨小管稀疏。

【成分】 1. 三斑海马含有谷氨酸、天冬氨酸、甘氨酸、脯氨酸、丙氨酸、亮氨酸等17种氨基酸;钙、镁、钠、钾、镁、铁、锶、硅等19种无机元素。另外还含有硬脂酸(stearic acid)、胆甾醇(cholesterol)。

2. 刺海马含有蛋白质,脂肪,多种氨基酸。皮肤黄色素为γ-胡萝卜素(γ-carotene),红色素为虾青素(astaxanthin),喇蛄素(astacene),黑色为黑色素(melanin)、2-羟基-4-甲氧基苯乙酮(2-hydroxy-4-methoxyacetophenone)、胆甾醇(cholesterol)、胆甾醇硬脂酸酯(cholesteryl stearate),胆甾醇-烯-3β,7-二醇(cholest-5-ene-3, 7-diol)。另含乙酰胆碱酯酶、胆碱酯酶、蛋白酶。

3. 大海马中含有精氨酸,天冬氨酸,丙氨酸,甘氨酸,脯氨酸,谷氨酸等20多种氨基酸,尚含有药用价值较高的牛磺酸。另外还含有大量的钙、镁、钾、钠、铁,较多的锌、锰、铜和少量的铬、钴、硒、铅等无机元素。

【药理】 1. 性激素样作用 海马乙醇提取物给小鼠注射,可使正常雌性小鼠动情期延长,子宫和卵巢重量增加,并且使去卵鼠出现动情期。海马乙醇提取物能使雄鼠前列腺、精囊、肛提肌重量显著增加。线纹海马乙醇提取物以每日3 g/kg剂量给正常雄性小鼠灌胃,连续21日,显著增加小鼠精子数和精子活率,并能显著抑制由环磷酰胺引起的小鼠精子数降低，精子活率下降和睾丸、前列腺的减重作用。

2. 延缓衰老作用　大海马能增加小鼠的耐缺氧性，减少单胺氧化酶(MAO-B)的活性，降低过氧化脂质在体内的水平，同时还证实具有抗应激、抗氧自由基、降血脂、增强学习记忆能力、调节免疫功能、促进血液流变学改变和改善微循环等作用，显示出延缓衰老活性。

3. 抗血栓形成　三斑海马甲醇提取物以 0.05、0.1、0.2 g/kg 分别给大鼠腹腔注射，均能显著抑制大鼠颈总动脉颈外静脉血流旁路实验性血栓形成，对大鼠脑血栓的形成也有显著抑制作用，随剂量增加，抑制作用加强，其有效成分为 4 种长链不饱和脂肪酸。

4. 抗疲劳作用　三斑海马能够提高机体运动能力，延缓疲劳发生和加速疲劳恢复，其抗疲劳作用比人参的效果好。

5. 抗肿瘤作用　海马乙醇提取物能抑制乳腺癌和腹腔肿瘤。线纹海马对小鼠肉瘤 S_{180} 实体瘤具有抑制作用。

6. 其他作用　三斑海马、大海马、刺海马、日本海马、线纹海马各自的醇提取液，均对 L-谷氨酸所致大鼠神经元钙内流有显著抑制作用，其中以大海马的抑制作用最强，日本海马的抑制作用最弱。

【炮制】　1. 海马　取原药材，除去灰屑。

2. 制海马　取滑石粉置锅内，用文火炒热，加入净海马，拌炒至表面微黄色，鼓起，取出筛去滑石粉，放凉。

3. 酒海马　取净海马，置铁丝筛中，用文火烤热后，离火喷白酒，反复数次至表面显深黄色，用海马 10 kg，用白酒 2 kg。

饮片性状　海马参见"药材"项。制海马马形如海马，质较松脆，色泽加深，微鼓起。酒海马马形如制海马，略有酒气。

贮干燥容器内，密闭，置阴凉干燥处，防蛀。

【药性】　甘、咸，温。归肝、肾经。

1.《本草拾遗》："性温平，无毒。"

2.《品汇精要》："味咸，性温平，无毒。气薄味厚，阳中之阴。臭腥。"

3.《纲目》："甘，温平。"

4.《本草新编》："入肾经、命门。"

5.《玉楸药解》："入足少阴肾，足厥阴肝经。"

6.《医林纂要》："甘，热。"

【功用主治】　补肾壮阳，散结消肿。主治肾虚阳痿，宫冷不孕，遗尿，虚喘，癥瘕积聚，跌打损伤，痈肿疮疖。

1.《本草拾遗》："主妇人难产。"

2.《本草图经》："妇人将产，烧末饮服。"

3.《宝庆本草折衷》："能补元阳。"

4.《品汇精要》："调气和血。"

5.《纲目》："暖水藏，壮阳道，消瘕块，治疗疮肿毒。"

6.《本经逢原》："阳虚多用之，可代蛤蚧。"

7.《海南介语》："主夜遗。"（引自《纲目拾遗》）

8.《萃金裘本草述录》："益精种子。"

【用法用量】　内服：煎汤，3～9 g；研末，1～1.5 g。外用：研末掺或调敷。

【宜忌】　孕妇及阴虚阳亢者禁服。

1.《本草新编》："善坠胎。"

2.《虫类药的应用》："凡非阳衰不振，而血压偏高，或有阴虚阳亢之征者，均不宜使用。"

【选方】　1. 治男子阳痿，妇女宫冷不孕　海马 1 对。炙燥研细粉，每服 1 g，每日 3 次，温酒送服。（《现代实用中药》）

2. 治肾阳虚弱，夜尿频繁，或妇女因体虚而白带多　海马 12 g，杞子 12 g，鱼膘胶 12 g（溶化），红枣 30 g。水煎服。（《中药临床应用》海马汤）

3. 治气喘　海马 3 g，当归 6 g。炖鸡食或单用海马焙黄研末，水冲服。（《青岛中草药手册》）

【各家论述】　《本草新编》："海马，专善兴阳，功不亚于海狗，更善堕胎，故能催生。海马功用不亚腽肭脐，乃尚腽肭脐不尚海马，此世人之大惑也。谁知海马不论雌雄，皆能勃兴阳道，若腽肭脐，必须用雄者始效，贵价而贝，仍是赝物，何若用海马之适用哉。"

海牛 hǎi niú 《本草原始》

【基原】　为海牛科石磺海牛属动物石磺海牛的全体。

【原动物】　石磺海牛 Homoiodoris japonica Bergh

体长椭圆形，很柔软，一般长 30～70 mm，宽 12～42 mm。外套膜覆盖头部，头部前端腹面有口，位于一吻状突起上。背面略呈隆起状，近前端有 1 对肉质触手，眼位于触手的后方，凹陷于皮内。触角能缩入其基部的袋状突起中。近后端中线上有一肛门，其周围有 6 个分歧成羽状的皮鳃围绕着，皮鳃也能缩入体内，鳃腔被多数小突起包围。背面黄褐色、苍黄或苍绿色，具有许多大小不等的疣状突起，以中央尤多，并散布多数暗黑色小斑。前端暗黑色，触手、鳃与背面颜色大致相同。腹面扁平，腹足橙黄色，很宽大，前端常有叶片与口相隔，后端常突出于外套膜下方，呈尾状。体腔内部有 2 列鳞板，输精管有长大的护卫腺。

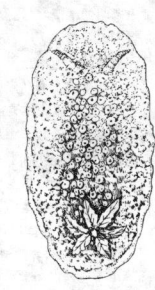

石磺海牛

生活于潮间带砾石或岩礁间，在海藻丛生处尤多。常吸附于石面上，退潮后往往附着不动。以腔肠及海绵类动物为食。我国北部沿海均有分布。

【采收加工】　退潮后于岩石上采取，鲜用或晒干。

【药性】　《纲目拾遗》："味咸，温，无毒。"

【功用主治】　益肾助阳。主治肾虚阳痿，早泄，遗精。

1.《本草拾遗》："益肾涩精兴阳。"

2.《中国动物药志》："用于肾虚而引起的阳痿，遗精。"

【用法用量】　内服：煎汤，6～15 g。

海月 hǎi yuè 《崔禹锡《食经》》

【异名】　镜鱼（《临海异物志》），以下鱼（《食疗本草》），海镜、膏叶盘（《岭表录异》），蛎镜（《闽中海错疏》），石镜（《海南志》），窗具（《动物学大辞典》），蠔螺窗（《南海海洋药用生物》）。

【基原】　为不等蛤科海月蛤属动物海月的肉。

【原动物】　海月 Placuna placenta (Linnaeus)

贝壳近圆形，极扁平，一般壳长 100～118 mm，高 93～110 mm。壳质脆薄而半透明，边缘易破碎。左壳微突起，右壳较平。壳表面白色，壳顶微紫色。放射肋及同心生长线均极细密，近腹缘的生长线略呈鳞片状，壳内面白色，具云母光泽。铰合部大，右壳具有 2 枚长度不等的铰合齿，呈"八"字形排列，在壳相应的部位形成 2 条凹槽，内有韧带underlying黑色。闭壳肌 1 个，圆形，位于壳中央。足退化呈指状，无足丝。

栖息于潮间带中、低潮区至 20 余米水深的沙质或泥沙质海滩的表面，在壳向上，右壳朝下。壳表常沾有泥沙或藤壶、苔藓虫及藻类等附着物。产卵期在 5～7 月。我国分布于东海、南海。

本动物的贝壳(海月壳)亦供药用，另设专条。

【采收加工】　全年可采摘，退潮时在海滩上捕取，干燥。

【药性】　甘，平。

1. 崔禹锡《食经》："味辛，大冷，无毒。"

2.《纲目》："甘、辛，平。"

【功用主治】 消食化痰，调中利膈。主治痰结食积，黄疸，消渴。

1. 崔禹锡《食经》："主利大小肠，除关格，黄疸，消渴。"

2.《食疗本草》："主消瘕，辟邪鬼毒；以生椒酱调和食之良。能消诸食，使人易饥。"

【用法用量】 内服：煎汤，15～30 g。

4068 **海龙** hǎi lóng 《纲目拾遗》

【异名】 水雁《现代实用中药》。

【基原】 为海龙科刁海龙属动物刁海龙、拟海龙属动物拟海龙、海龙属动物尖海龙等多种海龙的全体或除去皮膜及内脏的全体。

【原动物】 1. 刁海龙 Solenognathus hardwickii (Gray) 又名：杨枝鱼、钱串子《中药志》。

体狭长侧扁，一般体长 37～50 cm，体高远大于体宽，躯干五棱形，尾部前方六棱形，后方逐渐变细，呈四棱形，尾端卷曲。头长，与体轴在同一水平线上，或与体轴形成大钝角的，吻特别延长，侧扁，约为眶后头长的 2 倍。眼大而圆，眼眶突出。鼻孔每侧 2 个，很小。口小，前位，口裂几乎垂直线。两颌短小。鳃盖突出，具有明显的放射状线纹，鳃孔小，位近头侧背缘。眼眶四周、吻管背腹面及顶部的后端，均被有大小不等粗糙颗粒状棘；颈部背方呈棱脊状，其颈棘 2 个；腹部中央棱较突出。肛门位于体1/2后方腹面。体无鳞，包被于骨质环中，体部骨环 25～26，尾部骨环 56～57。背鳍较长，41～42 条；始于尾环第一节，止于第十或第十一环。臀鳍4，极短小。胸鳍23，短宽。无尾鳍。体淡黄色，于躯干部上侧棱骨环相接处有一列黑褐色斑点，各鳍色浅。雄体于尾部前方腹面有育儿囊。

生活于藻类繁茂的浅海中，常利用尾部缠在海藻上，吸食浮游小型甲壳动物，卵在育儿囊内受精发育。我国分布于南海近陆海域。

2. 拟海龙 Syngnathoides biaculeatus (Bloch) 又名：海钻（俗称）。

体长形、平扁，一般体长 20～22 cm，体宽大于体高，躯干近四棱形，尾部前方六棱形，后方渐细，呈四棱形，尾端略尖卷。头长，与身体在同一水平线上。吻长而侧扁，约为眶后头长的 2 倍。眼较大而圆，眼眶稍突出。鳃盖上缘峰纹较突出，止于鳃孔上缘，胸部前缘方，各具一较大而突出的结，头上除眼眶上缘各具一小棘外，余无棘刺。体无鳞，骨环体部 16～17，尾部51～53。躯干部与尾部上侧棱及下侧棱完全相连。背鳍 40～41，较长，起于体环最末节，止于尾部第九至第十节。臀鳍很小，鳍条 5～6，紧位于肛门后方，胸鳍 20～22，短宽。无尾鳍。体鲜绿黄色，体侧及腹面均有大小不等的鲜黄斑点，吻侧及下方具有不规则深绿色网纹。各鳍鲜黄色。

生态与分布同刁海龙。

3. 尖海龙 Syngnathus acus Linnaeus 又名：杨枝鱼、钱串子、鞋底鱼（俗称）、小海龙（山东）。

体细小，鞭状，一般体长 11～20 cm，体高及宽近相等。躯干部七棱形，腹部中央棱突出，尾部四棱形，后方渐细，不卷曲。头长而吻端尖，约为头长 7.4～9.3 倍。吻细长，管状，头长为吻长 1.7～1.9 倍及眼径 6.9～8.4 倍，眼大而圆，眼眶微突。鳃盖上

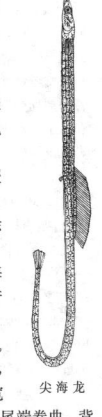

尖海龙

线状嵴短小，存在于基部 1/3 处，鳃孔很小。躯干部上侧棱与尾部上侧棱不相连，躯干部下侧棱与尾部下侧棱相连续，躯干部中侧棱与尾部上侧棱相接近。体无鳞，全为骨环所包，躯干骨环 19，尾部 36～41。背鳍 35～45，较长，始于最末体环，止于第九尾环。臀鳍4，短小。胸鳍12～13，扇形。尾鳍 9～10，后缘圆。体黄绿色，腹侧淡黄色，体上具多数不规则暗色横带。尾鳍黑褐色，其他鳍色淡。

常栖息于近海海藻丛中，作垂直游泳，速度缓慢。吸食小型浮游甲壳动物。我国沿海均有分布。

【采收加工】 一般在 7～10 月捕捉。捕后，除去外面皮膜和内脏，洗净晒干。

【药材】 海龙 Syngnathus 刁海龙主产广东、海南岛沿海；拟海龙主产福建、广东沿海；尖海龙主产山东沿海。

性状 刁海龙 体狭长侧扁，全长 30～50 cm。表面黄白色或灰褐色，头部具管状长吻，口小，无牙，两眼圆而深陷，头部与体轴略呈钝角。躯干部 3 cm，五棱形，尾部前方六棱形，后方渐细，四棱形，尾端卷曲。背棱两侧各有 1 列灰黑色斑点状色带。全体被以具花纹的骨环及细横纹，各骨环上有突起粒状棘。胸鳍短窄，背鳍较长，有的不明显，无尾鳍。骨质、坚硬。气微腥，味微咸。

拟海龙 体长平扁，躯干部略呈四棱形，全长 20～22 cm。表面灰黄色。头部常与体轴成一直线。尾部细尖微卷曲，短于头与躯干部合长，无尾鳍。

尖海龙 体细长，呈鞭状，全长 10～30 cm，未去皮膜。表面褐色。头、躯体均较小而细尖，吻细长而呈管状；躯干部七棱形，尾部四棱形，后方渐细，末端不卷曲，有尾鳍。有的腹面可见育儿囊。质较脆弱，易撕裂。

鉴别 (1) 粉末特征：刁海龙 粉末白色或乳白色。横纹肌纤维较多，多成束而长，近无色或淡黄色，多碎断，横断面类圆形，表面平滑。胶原纤维多单一或二三成束。隐约可见纵向纹理，偶然可见与棕色颗粒状物质组织碎片相连接。皮肤碎片近无色或淡黄色，极少见。表面观细胞界线不明显，可见微波状纵横纹理，布有棕色颗粒状色素物，聚集成星芒状。骨质碎片无色，呈不规则块状，骨陷窝裂缝状、排列不规则，边缘骨小管稀疏。

尖海龙 粉末棕色。横纹肌纤维较多，近无色，多碎断，有细密横纹，横纹平直，横断面易见，长卵形，表面平滑，可见裂缝状孔隙。胶原纤维较多，近无色，多碎断，有细密横纹，横纹平直，横断面易见，可见裂缝状孔隙。皮肤碎片近无色。表面观细胞界线不明显，可见较明显粗大的横向纹理，布有棕色颗粒状色素物，聚集成星芒。骨质碎片无色，呈不规则块状，骨陷窝裂缝状、排列不规则，边缘骨小管稀疏。

(2) 分别取样品石油醚提取液浓缩液 1 ml，水浴蒸干，以氯仿 1 ml溶解，加入浓硫酸-醋酐(1：20)数滴，试液呈现红紫色环(检查甾体化合物)。

【成分】 尖海龙含胆甾醇(cholesterol)、4-胆甾烯-3-酮(4-cholesten-3-tone)、N-苯基-β-苯胺(N-phenyl-β-phenylamine)。主要有肉豆蔻酸(myristic acid)、棕榈酸(palmitic acid)和硬脂酸(stearic acid)。

【药理】 1. 性激素样作用 在 30 ml洛氏液中，加入 50%海龙浸剂 0.5～1.0 ml和 20%浸剂 1.0～2.0 ml，可使大鼠、小鼠和家兔的离体子宫兴奋，收缩加强，频率加快。20%海龙浸剂 2.0 ml/kg给家兔静脉注射，有作用不明显。海龙兴奋子宫的作用远较垂体后叶素弱，作用较温和持久，不易引起挛缩，并且对不同性期的子宫均有相似的兴奋作用。其兴奋子宫的有效成分，易被加热破坏。尖海龙的醇提油溶液，醇提水溶液

和水煎液均可明显增加小鼠子宫重量,其中以醇提油状物作用最强,水煎液次之。刁海龙、拟海龙、尖海龙、粗吻海龙各自的乙醇提取物,分别以每日 3 g/kg 剂量给小鼠灌胃,均能不同程度增加小鼠精子数和精子活率,其中刁海龙、拟海龙作用最显著。上述各制剂对正常雄性小鼠性器官和附性器官的重量变化均无显著影响。各制剂以能不同程度地抑制由环磷酰胺引起的小鼠精子数降低和精子活率下降,其中刁海龙、拟海龙和尖海龙作用最显著;刁海龙、尖海龙和粗吻海龙还能显著增加对环磷酰胺造模小鼠的前列腺重量。

2. 对免疫系统的影响   20%海龙胶以 0.5 ml/只剂量给小鼠灌胃,能明显增加小鼠胸腺重量,显著升高小鼠白细胞数量,对小鼠血红蛋白含量的增加作用不明显。拟海龙水提取物对正常人外周血淋巴细胞株有增殖作用,最佳药物量反应集中在每孔 10～20 μl 之间,剂量增大至每孔 40 μl 后,刺激作用可逐渐减弱。

3. 其他作用   拟海龙水提物对人宫颈癌细胞株(HeLa)、ECA-109、肺鳞癌、HCT-8 直肠癌有程度不等的抑制作用。海龙对小鼠 B 型单胺氧化酶活性有一定抑制作用,也使过氧化脂质减少,但与对照组比较无显著性差异。

【炮制】   1. 海龙   取原药材,除去灰屑,晒干。用时捣碎或切段。

2. 酒海龙   取净海龙,用微火烘烤,不时翻动,干脆后淬入酒中,冷后取出,再烘再淬,如此反复数次,至海龙松脆呈焦黄色时为止,放凉。

3. 制海龙   取滑石粉置锅中,用文火加热。放入净海龙段,不断翻炒,烫至微黄色,取出,筛去滑石粉。放凉。

饮片性状   海龙参见"药材"项。酒海龙形如海龙,表面焦黄色,松脆,略有酒气。制海龙形如海龙段,表面微黄色,松脆。

贮干燥容器内,密闭,置阴凉干燥处,防蛀。

【药性】   味甘、咸,性温。归肝、肾经。

1.《现代实用中药》:"微咸。"

2.《广西药用动物》:"性温,味甘。入肾经。"

【功能与主治】   补肾壮阳,散结消肿。主治阳痿,遗精,不育,肾虚作痛,癥瘕积聚,瘰疬痰核,跌打损伤,痈肿疗疮。

1.《纲目拾遗》:"功倍海马,催生尤捷效。"

2.《现代实用中药》:"为强壮药,有兴奋作用,能催进性欲。用于老人及衰弱者之精神衰惫。治取痛;并治妇人临产阵缩微弱,有催生之效。"

3.《广西药用动物》:"消瘦,治疗肿。"

4.《青岛中草药手册》:"补肾壮阳,化结消肿。并有舒筋活络的作用。"

【用法用量】   内服:煎汤,3～9 g;研末,1.5～3 g。外用:研末掺敷。

【宜忌】《广西药用动物》:"阴虚内热和外感胃弱的人忌用。"

【选方】   1. 治瘰疬(慢性淋巴结炎、淋巴结核)、瘿瘤(单纯性甲状腺肿)   海龙 9 g,冬菇(连脚)18 g,紫菜 9 g,红枣 31 g。水煎服。《中药临床应用学》

2. 治跌打内伤   海龙焙干研末,每服 3 g。温酒送服。《青岛中草药手册》

3. 治妇女子宫收缩无力而难产   海龙 9 g。煮水,冲入黄酒半杯温服。《山东药用动物》

4069 **海芋** hǎi yù 《纲目》

【异名】   天荷《本草拾遗》,羞天草《庚辛玉册》,隔河仙、观音莲《纲目》,尖尾野芋头、狼毒头《生草药性备要》,独脚莲《分类草药性》,野芋、木芋头《岭南采药录》,老虎芋《贵州民间方药集》,大虫芋、毒芋头、天蒙《广西中兽医药用植物》,老虎蒙、痕芋头《南宁市药物志》,大叶野芋头《中国药用植物图

鉴》,野芋头、臾芋头《岭南草药志》,土塘、天河芋《湖南药物志》,广东狼毒《广州部队·常用中草药手册》,朴薯头《广西中草药》,大狼毒《广西本草选编》,本狼毒、姑婆芋《福建药物志》,大麻芋、天附子、猪不拱、猪管豆、化骨丹、蛇芋、狗神芋《新华本草纲要》。

【基原】   为天南星科海芋属植物海芋的根茎或茎。

【原植物】   海芋 Alocasia macrorrhiza (L.) Schott [Arum macrorrhizum L.;A. odora (Roxb.) Koch]

多年生草本,高可达 5 m。茎粗壮,粗达 30 cm。叶互生;叶柄粗壮,长 60～90 cm,下部扩大,抱茎;叶片阔卵形,长 30～90 cm,宽 20～60 cm,先端短尖,基部广心状卵箭头形,侧脉 9～12 对,粗而明显,绿色。花雌雄同株;花序柄粗壮,长 15～20 cm;佛焰苞的管部3～4 cm,粉绿色,苞片舟状,长 10～14 cm,宽 4～5 cm,绿黄色,先端软尖;肉穗花序短于佛焰苞;雌花序长 2～2.5 cm,位于中性花序长 2.5～3.5 cm,位于雌花序之上;雄花序长 3 cm,位于中性花序之上;附属器长约 3 cm,有网状槽纹;子房 3～4 室。浆果红色。种子1～2 颗。花期春季至秋季。

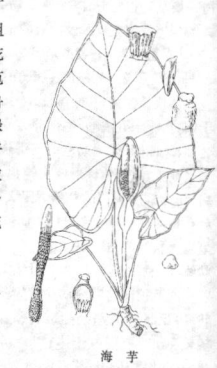
海芋

生于海拔 1700 m 以下的山野间。分布于华南、西南及福建、台湾、湖南等地。

【采收加工】   7～10 月采收,用刀削去外皮,切片,清水浸漂5～7 日,并多次换水,取出鲜用或晒干。加工时以布或纸垫手,以免中毒。

【药材】   海芋 Alocasiae Macrorrhizae Rhizoma   主产于广东、云南。

性状   商品多横切成片,类圆形或长椭圆形,常卷曲成各种形态,直径 6～10 cm,厚 2～3 cm;表面棕色或棕褐色。质轻,易折断,断面白色或黄白色,显颗粒性。气微,味淡,嚼之麻舌而刺喉。

鉴别   粉末特征:草酸钙簇晶众多,直径 28～51 μm,棱角较平截或稍尖。草酸钙针晶成束存在于黏液细胞中或散在,针晶长28～97 μm。环纹导管直径 23～72 μm。淀粉粒单粒长卵形、肾形或类圆形,直径 4～17 μm,脐点、层纹均不明显。另可见木栓细胞,棕色体。

【成分】   本品含维生素类:维生素 B₁、B₂,烟酸(nicotinic acid),抗坏血酸(ascorbic acid),去氢抗坏血酸(dehydroascorbic acid);甾醇类:胆甾醇(cholesterol),菜油甾醇(campesterol),豆甾醇(stigmasterol),β-谷甾醇(β-sitosterol),岩藻甾醇(fucosterol),胡萝卜素(carotene);酯类:三半乳糖基二甘油酯(trigalactosyldiglycerides),四半乳糖基二甘油酯(tetragalactosyl diglycerides),中性酯类(neutral lipids),糖脂(glycolipids),磷脂(phospholipids),己糖酯双磷酸盐(carboxyhexitol bisphosphate),戊糖醇(carboxypentitol);脂肪酸:亚油酸(linoleic acid),棕榈酸(palmitic acid),亚麻酸(linolenic acid),油酸(oleic acid)。

【药理】   1. 解热作用   海芋生品 8、16 g/kg 在对干酵母所致发热大鼠给药后第一、第二小时有解热作用,且有量效关系。海芋对大鼠酵母生发热抑制的有效部位主要在醇溶部分,海芋解热作用机制与对其下丘脑中 PGE₂ 升高的抑制有关。

2. 抗肿瘤作用   海芋对小鼠 S₁₈₀ 的抑制率为 29.38%,对裸小鼠人胃腺癌移植瘤的抑制率为 46.30%～51.72%,但对腹水小鼠生存期无明显延长作用。

毒性 海芋全株有毒，以茎干最毒。其毒性成分为草酸钙和毒皂苷(sapotoxin)，给小鼠腹腔注射10～20 g/kg块茎水提取液致惊厥而死亡。误食本品对消化道黏膜有刺激性及腐蚀性，表现为舌喉痰痒、肿胀、流涎、恶心、呕吐、腹泻、出汗、胃肠烧灼痛，严重者窒息，心脏麻痹而死亡。吸入含海芋的粉尘也可引起中毒。出现中毒可服蛋清、面粉、大量糖水或静滴葡萄糖盐水。腹部剧痛可肌注吗啡，出现惊厥可注射镇静剂。皮肤接触汁液发生瘙痒，可用醋或醋酸溶液洗外。眼如与汁液接触会导致失明。

【药性】 辛，寒。有毒。

1.《纲目》："辛，有大毒。"

2.《药性考》："辛，毒。"

3.《广西中药志》："味淡，性寒。"

4.《全国中草药汇编》："微辛，寒。"

【功用主治】 清热解毒，行气止痛，散结消肿。主治流感，感冒，腹痛，肺结核，风湿骨痛，疔疮，痈疽肿毒，瘰疬，附骨疽，斑秃，疥癣，虫蛇咬伤。

1.《纲目》："主治疟、瘴、毒肿、风癞、伏硇砂。"

2.《生草药性备要》："治痈肿肿毒大疮。"

3.《药性考》："敷恶癞，伏硇砒石，平疮瘴痕。"

4.《天宝本草》："敷疔，诸疮疥癣，杀除百虫。"

5.《岭南采药录》："治感冒发热，妇人赤白带下。"

6.《湖南药物志》："燥湿杀虫，消肿止痛。主治附骨疽，肺劳咳血。"

7.《广西中药志》："治肠伤寒，肺结核，痨症热病。"

8. 广州部队《常用中草药手册》："清热解毒，拔毒散结，去腐生肌。主治流行性感冒，高烧，中暑，肺结核。"

【用法用量】 内服：煎汤，3～9 g(鲜品15～30 g(需切片与大同炒至米焦后加水煮至米烂，去渣用。或久煎2小时后用)。外用：捣敷(不可敷健康皮肤)；或焙贴；或煨热擦。

【宜忌】 本品有毒，不宜生食。体虚者及孕妇慎服。

1. 姚可成《食物本草》："误食之令人闷绝。"

2.《广西中药志》："体虚寒证忌用。"

3.《广西本草选编》："孕妇慎服。"

【选方】 1. 防治流行性感冒 鲜海芋根状茎5 000 g，去皮洗净，切成薄片，大米120 g，食盐15 g。混合入锅，急火炒至大米成棕黑色，加水10 000 ml，煮沸2小时，过滤。预防：每日1次，每次服150 ml，连服3日。治疗：每日2次，每次150 ml。《全国中草药汇编》

2. 治感暑头痛身倦 (野)芋根用湿纸封好，煨热，以擦头额及腰脊、前后心、手穿脚弯。可令人遍身爽适。《岭南采药录》

3. 治疟胁痛积聚 野芋头120 g(炒黄)，扫管叶(岗松)60 g(炒黄)。先将野芋煎好，再将扫管叶趁沸放下煎片刻，去渣温服。忌饮米汤。《岭南草药志》

4. 治肠伤寒 野芋头(切片)120 g，加米30 g及生锈铁钉2枚炒黄，加水适量煎服。

5. 治风湿骨痛 野芋头厚片。先将樟脑少许置于芋片中央，用火烧樟脑，趁火未熄，速敷患处。(4、5方出自《广西中草药》)

6. 治痈疽疮疖 鲜根茎适量。加酒30 g捣烂，用(野芋头)叶烂，煨热外敷。《广西本草选编》

7. 治附骨疽 海芋、芭蕉树根(各适量)。捣烂敷患处。《湖南药物志》

8. 治对口疮 鲜海芋茎适量，明矾少许。同捣烂敷患处。

9. 治斑秃 海芋根30 g，蒜头、生姜、白胡椒各15 g。共研末，高粱酒250 g，浸48小时，取药涂擦患处。

10. 治癣疥瘙秃发 海芋茎250 g，茶油500 g。用文火煎熬至海芋深黄色，取出去渣，先用油茶饼加开水浸泡片刻，以液洗头，然后将药油由外向内涂擦。《福建药物志》

11. 治毒蛇、蜈蚣咬伤 痕芋头60 g，生油柑木皮30 g。用盐水和药捣烂，以湿纸或树叶包裹热敷患处。《岭南草药志》

【临床报道】 治疗肺结核 取痕芋头70%，红枣30%，煎熬30小时，干燥制成复方痕芋头片，每片0.5 g。每次4～8片，每日3～4次，饭前开水送服，或用盐水或糖水送服。3个月为1个疗程，服2～3个疗程。共治疗68例，服药1个疗程后全部症状减轻者59例，症状全部消失者9例。临床症状好转率达100%。全部病例基本上无不良副作用发生，只有个别病例初服时，有口痒、喉痒或舌胀，或有作呕、头晕感觉。

海红 hǎi hóng
《饮膳正要》

【异名】 赤棠《尔雅》，海棠《通志》，海棠梨《纲目》，棠蒸梨(姚可成《食物本草》)。

【基原】 为蔷薇科苹果属植物西府海棠的果实。

【原植物】 西府海棠 *Malus micromalus* Makino 又名：小果海棠《华北经济植物志要》。

小乔木，高2.5～5 m。树枝直立性强；小枝嫩时被短柔毛，老时脱落，紫红色或暗褐色，具稀疏皮孔。叶片长椭圆形或椭圆形，长5～10 cm，宽2.5～5 cm，先端急尖或渐尖，基部楔形，边缘有尖锐锯齿，嫩叶被短柔毛，下面较密，老时脱落；叶柄长2～3.5 cm；托叶膜质，线状披针形，早落。伞形总状花序，着花4～7朵，集生于小枝顶端，花梗长2～3 cm，嫩时被长柔毛，逐渐脱落；苞片膜质，线状披针形，早落；萼筒外面密被白色长绒毛，萼片三角卵形，三角披针形至长卵形，全缘，长5～8 mm，被白色绒毛；花粉红色，直径约4 cm；雄蕊约20，花丝长短不一；花柱5。梨果近球形，直径1～1.5 cm，红色，萼洼梗洼均下陷。花期4～5月，果期8～9月。

为常见栽培的果树及观赏树。分布于河北、山西、辽宁、山东、云南、陕西、甘肃等地。

【采收加工】 8～9月采摘成熟果实，鲜用。

【药性】 《饮膳正要》："味酸、甘，平，无毒。"

【功用主治】 涩肠止痢。主治泄泻，痢疾。

1.《饮膳正要》："治泄痢。"

2.《食物考》："泄痢收涩。"

3.《本草省常》："烧食止痢。"

【用法用量】 内服：煎汤，15～30 g；或生食。

海参 hǎi shēn
姚可成《食物本草》

【异名】 辽参《药鉴》，海男子《五杂俎》。

【基原】 为刺参科刺参属动物刺参、绿刺参、花刺参(去内脏)的全体。

【原动物】 1. 刺参 *Apostichopus japonicus* (Selenka)[*Stichopus japonicus* Selenka] 又名：沙噀海鼠《中药大辞典》第一版，刺海参《中国药用海洋生物》，仿海参。

体呈圆柱状，一般长20～40 cm，宽3～6 cm，背面隆起，具4～6行圆锥形大小不等的肉刺，腹面平坦较密，排成不规则的纵带。口在前端，后端为肛门。口偏于腹面，周围蝶状触手20个。口背有一乳突，生殖孔位于孔突处。皮内的骨片主要为桌形体，幼小个体的桌形体塔部细而高，底盘较大，周缘平滑，老年个体的桌形体塔部变低而消失，只剩下小形的穿孔盘。产卵季节在5月底至7月初。

生活时体色通常为栗褐色，亦有绿色、黄褐色、灰白色等，随生境不同而异。多栖息于水深3～15 m的浅海中，喜波流静稳、海藻繁茂的岩礁底或细沙泥底。

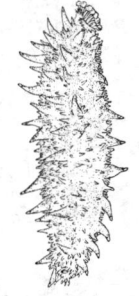

刺 参

我国分布于辽宁、河北、山东沿岸浅海。现已人工繁殖进行放养。

2. 绿刺参 *Stichopus chloronotus* Brandt 又名：方刺参、方柱参(《南海海洋药用生物》)，方参(《中国动物药志》)。

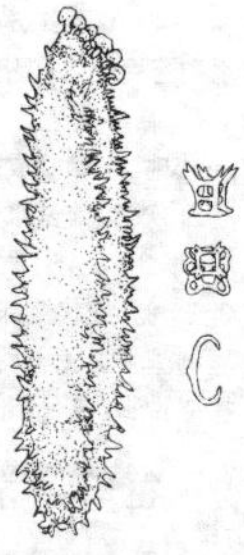

绿刺参

体呈四方柱形，一般长达 30 cm 以上，沿身体的边棱，各有两行交互排列的圆锥形肉刺。腹面管足较多，排列成 3 纵带，中央带较宽。口稍偏于腹面，具触手 20 个。浅层皮内的骨片，主要是略成方形的桌形体，上方稍向外扩张，顶上有小齿 8～12 个，最多可达 16 个；下方底盘小，有穿孔 4～8 个。深层皮内的骨片为小形的 C 形体。

生活时体色为深绿色或墨绿色，肉刺顶端为橙黄色或橙红色，触手基部为灰白色，管足为黑灰色。栖息于长有海藻的珊瑚砂上或珊瑚礁里边；或在被海水所冲刷的潟湖内。我国分布于海南南部及西沙群岛。

3. 花刺参 *S. variegatus* Semper　又名：方参、黄肉、白刺参(《南海海洋药用生物》)，黄海参。

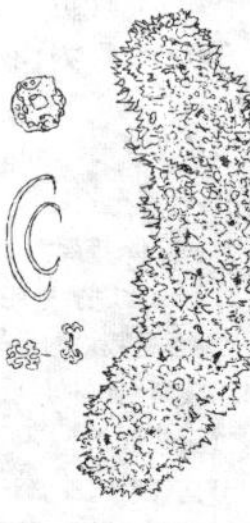

花刺参

体稍呈四方柱形，一般长 30～40 cm，最长可达 95 cm。背面散生多数圆锥形和排列不规则的肉刺。腹面管足排列成 3 纵带，中央带较宽。触手 20 个。皮的骨片：第一种为桌形体，塔部顶端具 12 个向外扩张的小齿，它的底盘小，略带方形，中央常有 4 个大孔，周围有 4 个或 4 个以上的小孔；底盘较大的桌形体，其周围小孔也较多。第二种骨片是大小不等的 C 形体。第三种似为数个 C 形体连接组成的花纹样体。

生活时体色变异很大，多为橄榄绿灰色，并间有灰黄、浅褐及浓绿等色的斑点或斑纹，肉刺末端有的带红色。多栖息于潮间带珊瑚礁旁或岩石下，大形个体多在海水较深处。产卵季节在 6 月下旬。我国分布于海南及雷州半岛、西沙群岛等沿岸浅海。

以上动物的内脏(海参内脏)亦供药用，另设专条。

【养殖】 生活习性　海参多栖息于水深 13～15 m 的海藻繁茂、风浪冲击小、水流缓慢、透明度较大、无大量淡水注入的海区。生活水深自低潮线以下 2～20 m，幼小者生活在浅水底，个体较大者生活在深水底。夏眠从夏至开始约 100 日。当水温下降到 20 ℃以下时即解除夏眠。刺参具有很强的再生习性，当处在不良生活条件下，体壁强烈收缩，从肛门排出内脏，如消化管、呼吸树、生殖腺等，条件转好时，再生出新内脏。切去身体的一段仍可再生。以小型动植物为食，如腹足类、桡足类、软体动物的幼贝和硅藻及有机质碎屑等。海参为雌雄异体，生殖腺 5～6 月成熟。体外受精。经数个变态幼虫后发育成稚参，再进一步成长为成参。

养殖技术　可直接从产区捕捞野生稚参作苗。也可捕捞成年参作为亲参繁殖、育苗。亲参要求体长 25 cm 左右、无损伤，一般为 3 龄以上。在蓄养池中一般 3～7 日即可产卵和排精。由于雌参有分批排卵的习性，应分批收集受精卵，放入孵化器中孵化。受精卵首先孵化为耳状幼虫，行浮游生活，摄食浮游生物，如硅藻类，以后逐步变为稚参。成参养殖目前主要是投石养殖法。即将石块作为附着基在海底堆成 2～3 m^3 的石堆，使稚参苗附着。人工可投入豆浆、蛋黄、酵母、海洋酵母等合成饲料，使稚参发育成为成年海参。

【采收加工】 潜水员下水捕捞多在春、秋季，也可以拖网捕捞，但对资源破坏大，多禁用。捕后除去内脏，洗净腔内泥沙、血污，在盐水中煮约 1 小时，捞起放冷。经曝晒或烘焙至八九成干时，再加入蓬叶汁中略煮，至颜色转黑时取出晒干。

【成分】 绿刺参干皮肤含 23ξ-乙酰氧基-17-去氧-7，8-二氢海参苷元(23ξ-acetoxy-17-deoxy-7，8-dihydroho-lothurinogenin)，绿刺参苷(stichlorosides) A_1、B_1、C_1、D_1 及 A_2、B_2、C_2，刺参苷(stichoposide)A、B、D、E，羊毛甾烷型皂苷(lanostanetype saponins)和海参素(holothrin)A、B、C 等。

刺参含酸性黏多糖(acid mucopolysaccharide)。

【药理】 1. 抗肿瘤作用　刺参提取液在终浓度为 0.75～1.49 mg/ml 时，对体外培养人胃癌 MGC-801、人肝癌 BEL-7402、肺腺癌 SPC-A、小鼠乳腺肉瘤 EMT_6 及 L_{929} 细胞生长均有抑制作用，但对正常细胞无明显影响。在 1.49 mg/ml 时，对二倍体正常细胞有轻微的促进作用。在 0.75 mg/ml 和 5.94 mg/ml 时，对人宫颈癌(HeLa)和 MGC-801 细胞有促进作用，当浓度增大至 11.88 mg/ml时，才表现有抑制作用。小鼠腹腔注射刺参内脏酸性多糖(SJVP)40 mg/kg，对小鼠 MA_{737} 乳腺癌和艾氏实体癌的抑制率分别为 42.2% 和 48.5%，而腹腔注射另一种多糖 SJVS 30 mg/kg，对上述瘤体的抑制率分别为 24.5%和 41.2%。腹腔注射 SJVS 40 mg/kg 时，对小鼠肉瘤 S_{180} 的抑制率为 48.4%。

2. 抗凝血作用　刺参提取液终浓度〔mg(生药)/ml〕为 8.33、25.0 及 50.0 和刺参多糖终浓度〔mg(生药)/ml〕为 33.3、99.9 及 200 时，均可明显延长凝血酶原时间，具有抗凝血作用。海参提取液有溶解纤维蛋白的活性，并有激活纤维蛋白溶酶原的作用。海参中尚含有能增强尿激酶活性因子。海参中的生物活性物质主要是纤维蛋白溶酶样纤溶酶，即对纤维蛋白具有直接分解活性的酶，且属尿激酶型。

3. 镇痛作用　给小鼠腹腔注射 20%刺参提取液 7.5、10.5 和 15 ml/kg，对醋酸所致扭体反应的 ED_{50} 为 2.17 ml/kg，吗啡注射液的 ED_{50} 为 2.2 mg/kg。刺参提取液 1 ml 的镇痛作用约相当吗啡 1 mg 的镇痛效果。

4. 对平滑肌的作用　海参素(holothrin A，HL-A)在 73×10^{-6} mol/L 时，对兔大动脉呈现依赖于浓度的持续性收缩作用。HL-A 的此种作用能被维拉帕米(verapamil)及 Mn^{2+} 显著抑制，亦能被无 Ca^{2+} 的溶液完全抑制；对豚鼠输精管则呈现双相作用，即先呈现迅速的收缩(收缩相成分)，继而呈现缓慢的持续性收缩(收缩增强成分)。海参素 B 在 1.1×10^{-4} mol/L 时，可引起豚鼠回肠平滑肌的收缩，其作用不受阿托品 3×10^{-6} mol/L 和六甲双胺 1.4×10^{-6} mol/L 的影响。但可被罂粟碱 2.7×10^{-5} mol/L 所阻断。20%刺参提取液 0.2 ml 或 0.4 ml，对小鼠十二指肠平滑肌收缩有明显抑制作用，并能显著对抗乙酰胆碱和氯化钡所致平滑肌的兴奋作用。

5. 对免疫功能的影响　花刺参醇提取物(SVS)体外对鼻咽癌(NPC)患者 T 调节细胞亚群的 T_4 和 T_8 细胞均有明显的诱导和激活作用，两者细胞数量分别增加 44.1%和 29.1%，且 T_4 细胞增加百分率较 T_8 细胞为高。进一步的实验表明，SVS 提取物诱导细胞对 EB 病毒(EBV)感染 B 细胞 ^{3}H-TdR 掺入量有明显的降低作用，与诱导细胞组和无诱导细胞组比较，CPM 分别减少 19.2%和28.1%。诱导细胞还可使 EBV 感染 B 细胞分泌 IgA 和 IgG 及 IgM 的含量明显降低。表明自体 T 淋巴细胞经 SVS 诱导后，具有抑制 EBV 感染 B 细胞的活化、增殖与分化过程的作用。

6. 抗真菌作用　海参毒素(holotoxin)浓度为 2.78～16.7 μg/ml时，对星状发癣菌、白念珠菌等真菌均有明显的抑制作用。但对革兰阳性菌和阴性菌则几乎无抑制作用。绿刺参皂苷在 3～100 μg/ml 时，对白念珠菌、热带假丝酵母、产朊假丝酵母、克鲁斯假丝酵母等均有较强的抗真菌作用。

7. 抗放射性损伤　刺参酸性黏多糖有防治急性放射性损伤作用，并可明显促进实验动物造血功能的恢复。刺参苷 A 也有很强的抗放射作用，尤其是从刺参的生殖腺和肝脏提得的刺参苷的抗放射活性最强。小鼠经^{60}Co照射后，每次给0.3 ml刺参提取液，连续灌胃9日后，骨髓有核细胞计数、脾结节数得到提高。

8. 细胞毒作用　海参类皂苷和其他皂苷一样，是一种强表面活性剂，无论在体内或体外都能使红细胞溶血，在0.04～0.20 mg/ml时，即能使兔红细胞悬浮液发生50%～100%的溶血。海参素还对一些动物和植物细胞具有广泛的毒性，特别是对原虫的作用尤为明显。海参中的抗有丝分裂因子(antimitotic factors)，有抑制细胞增殖的作用。0.1%的海参提取物即能完全抑制人宫颈癌(HeLa)细胞、中国仓鼠肺(CHL)细胞及HE_{12} TMR细胞培养的细胞增殖。

9. 抗疲劳作用　刺参能延长小鼠负重游泳时间，有效降低游泳后血乳酸含量。

毒性　小鼠腹腔注射刺参多糖的LD_{50}为340 mg/kg。大鼠腹腔注射刺参多糖75 mg/kg，连续14日，出现腹腔大量渗血，肝脾贫血，白细胞升高，停药后可恢复正常。腹腔注射100 mg/kg，连续10日，除上述症状进一步加重外，还出现血红素及红细胞下降、白细胞上升、精神委靡，有的呈现濒死状态。犬腹腔注射刺参多糖50 mg/kg，连续5～6日，出现精神委靡、食欲下降、排暗红色血便、ALT及NPN升高、凝血酶原时间延长，停药后可恢复。故认为该多糖在治疗剂量范围内比较安全，对肝肾无毒。

【药性】 甘、咸，平。归肾、肺经。

1. 姚可成《食物本草》："味甘、咸，平，无毒。"
2. 《本草从新》："甘、咸，温。"
3. 《食物考》："咸，寒。"
4. 《本草再新》："入心、肾二经。"
5. 《本草求原》："甘、咸，微寒而滑。刺参，甘温。"
6. 《萃金裘本草述录》："入足少阴、阳明经。"
7. 《本草撮要》："入手足太阴、少阴经。"

【功用主治】 补肾益精，养血润燥，止血。主治精血亏损，虚弱劳怯，阳痿，梦遗，小便频数，肠燥便秘，肺虚咳嗽咯血，肠风便血，外伤出血。

1. 姚可成《食物本草》："主补元气，滋益五脏六腑，去三焦火热。同鸭肉烹治食之，止劳怯虚损诸疾；同鸭肉煮食，治肺虚咳嗽。"
2. 《本草从新》："补肾益精，壮阳疗痿。"
3. 《医林纂要》："补心益肾，养血滋阴，补虚羸，靖劳热。"
4. 《食物考》："降火滋肾，通肠润燥。"
5. 《食物宜忌》："消痰涎，摄小便，杀疮虫。"
6. 《纲目拾遗》："生百脉血，治休息痢。"
7. 《随息居饮食谱》："滋肾，补血，健阳，润燥，调经，养胎，利产。凡产虚，病后，衰老，尪孱，宜同火腿或猪羊肉煨食之。"
8. 《萃金裘本草述录》："治阴虚劳瘦，喉燥咳血，肠风下血。熄风清热，和胃养阴。"
9. 《现代实用中药》："为滋补品。治肺结核、神经衰弱及血友病样的易出血患者，用作止血剂。"
10. 《青岛中草药手册》："止血，消炎。治各种出血症，研末外用可治外伤出血或溃疡。"

【用法用量】 内服：煎汤，煮食，15～30 g；入丸、散，9～15 g。外用：研末敷。

【宜忌】 脾虚不运、外邪未尽者禁服。

1. 《本草求原》："泻痢遗精人忌之，宜配涩味而用。"
2. 《随息居饮食谱》："脾弱不运、痰多、便滑、客邪未净者，均不可食。"
3. 《本草省常》："多食令人热中。"

【选方】 1. 治体虚软，小便多　(海参)干品30 g，水浸软，和猪瘦肉或鸡一起炖或煲汤服。(《广西药用动物》)

2. 治遗尿　海参蒸熟加糖喝汤，每次1匙，日服1次。

3. 治再生障碍性贫血　鲜海参煮食，日服1个。(2、3方出自《青岛中草药手册》)

4. 治糖尿病　海参3个，鸡蛋1个，猪胰1个，地肤子与向日葵杆芯各6 g。把前三味蒸熟，再加后二味的水煎液共煮内服。(《中国药用海洋生物》)

5. 治虚火燥结　海参、木耳(切烂)。入猪大肠煮食。(《食物考》)

6. 治肺结核咯血　海参500 g，白及250 g，龟版(炙酥)120 g。共研末。每次15 g，日服3次。(《青岛中草药手册》)

7. 治休息痢　海参每日煎汤服。(《纲目拾遗》)

8. 治高血压病，血管硬化　海参30 g，冰糖适量。煮烂，每日空腹服。

9. 治痔疮出血　海参烧存性，研细粉，每次1.5 g，加阿胶6 g，和水半杯炖至溶化后，空腹以米汤冲服，每日2次。(8、9方出自《食物中药与便方》)

10. 治创伤，疽毒破烂　海参焙干，研末，敷患处。(《广西药用动物》)

11. 治外伤出血　鲜海参倒悬，使其口流白色线状黏液，外敷患处。(《中国药用海洋生物》)

【各家论述】 《萃金裘本草述录》："肾为胃之关，海参性甘温而汁液浓厚，故能和胃养阴以生津液，治劳嗽，以止下血也；且味咸色黑，生于冥海，人身以肾脏为海间，此味大补，北方之水以益至阴之气，物从其类也。阴精上奉则至老不衰，故命曰海中之参，其补益之功溥也。"

4072 海茜 hǎi qiàn (《广东中药志》)

【异名】 海草(《广东中药志》)。

【基原】 为马尾藻科马尾藻属植物马尾藻、亨氏马尾藻、鼠尾藻或铜藻的藻体。

【原植物】 1. 马尾藻 *Sargassum enerve* C. Ag.

藻体黄褐色，匍匐状，长40～80 cm；主干细长，单生。叶通常为长披针形，长5～6 cm，宽3～4 mm，叶缘有浅缺刻或锯齿。气囊为纺锤形或椭圆形，顶端微突，囊柄较长。

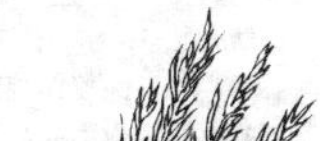
马尾藻

生长于大干潮线以下的岩礁上或低潮带的石沼中。分布于广东沿海水域。日本沿海亦有分布。

2. 亨氏马尾藻 *S. henslowianum* C. Ag. 又名：总状托马尾藻(《中国药用海洋生物》)，柱枝马尾藻(《中国药用孢子植物》)，玉海藻(广东)。

多年生海藻，高50～100 cm，固着器圆盘状。主干1～2 cm，自上生出数条主枝。主枝丝状，扁压，其上生出同形的侧枝。体下部的叶单条或分枝，长在10 cm上下，中肋隆起，十分明显，达于叶尖，毛窠散布于中肋两侧，上部叶为狭披针形，长5～8 cm，中肋明显，及于顶端，毛窠各一列，散布于中肋两侧，有锐而浅的锯齿。气囊圆球形或略延长，顶圆，囊柄较长。生殖托圆柱状，单条或稍有分枝，表面呈瘤状，顶端略细，总状或复总状排列。

生长在低潮带至大干潮线下较深处的岩礁上。为我国特有的亚热带海藻种类。分布于福建(东山)、广东(惠阳、徐闻)等地。

3. 鼠尾藻 *S. thunbergii* (Mert.) O. Kuntze　又名：海茜、台茜、马尾茜、牛尾茜(广东)，草茜马尾丝，卜卜菜，马尾，虎茜泡，草茜，马尾丝，岙头子(福建)，谷穗果，谷穗子(辽宁)，谷穗蒿(山东)，

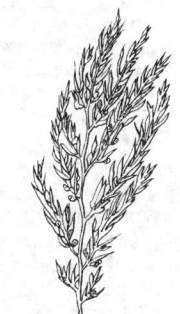

老鼠尾(浙江)。

藻体暗褐色,高 10～50 cm,可达 120 cm。固着器为扁平的圆盘状,边缘有裂缝,上生有一条主干。主干短、圆柱形,有鳞状的叶痕。主干顶端长出数条初生枝。幼期鳞片状小叶密密地排列在主干上,很像一个小松球。初生枝的幼期也覆盖以密螺旋状重叠的鳞片状叶,次生枝短,枝上有纵沟纹。叶丝状,披针形,边缘全缘或有粗锯齿。气囊小,窄纺锤形或倒卵圆状,有囊柄。生殖托为长椭圆或圆柱状,先端钝,生于叶腋间。

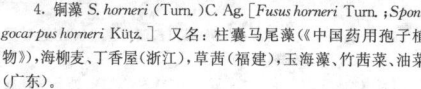

鼠尾藻

生于中潮带和低潮带的岩石上,或在高、中潮带的水注或石沼中。分布于我国北起辽东半岛,南至雷州半岛之间的沿海区域。

4. 铜藻 S. horneri (Turn.)C. Ag.〔Fusus horneri Turn.;Spongocarpus horneri Kütz.〕又名:柱囊马尾藻《中国药用孢子植物》,海柳麦、丁香菜(浙江),草茜(福建),玉海藻、竹茜菜、油菜(广东)。

藻体黄褐色,高 0.5～2 m,可达 8 m,体质较为纤弱。固着器裂瓣状,上生圆柱形的主干。主干一般为单生,幼期生刺状突起,渐长则除基部与枝的下部保留刺外,均变为平滑。幼体的叶连接主干处向下生有纵走的浅沟,这种浅沟在枝上也常出现,藻体长大后,主干上仍保留有基部叶的痕迹,但侧枝与主干的区分不如幼时易于辨别。体下部的叶有不甚明显的反曲现象,叶基部的边缘常向中肋处深裂,向上主中尖则逐渐浅裂并变狭窄,叶尖微钝;叶片长 1.5～

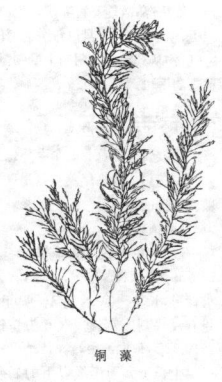

铜藻

7 cm,宽 0.3～1.2 cm,有肋,主中尖处则渐消失。柄部细长,多在 1～2 cm 间。气囊圆柱状,两端尖锐,顶端一小裂口。生殖托圆柱状,两端较细,顶生或生在叶腋;具短柄,卵在排出之际,托径变粗,常自下向上作二三次分段成熟。

生长于低潮带深沼中或大干潮线下深至 4 m 处的岩石上。分布于辽宁(大连)、浙江(中街山列岛)、福建(平潭、东山岛)、广东(惠来、饶平、海丰)等地。

【采收加工】 7～10 月由海中捞取或割取,用淡水洗漂,切段,晒干。

【药材】 海茜(马尾藻)Sargassi Enerves Alga 产于广东;灯笼茜(亨氏马尾藻)Sargassi Henslowiani Alga 产于福建、广东;马尾茜(鼠尾藻)Sargassi Thunberghii Alga 产于沿海各地;铜藻 Sargassi Horneri Alga 产于辽宁、浙江、福建、广东。

性状 海茜 全体卷曲,常皱缩成团状,棕黑色,有的表面被白霜。叶状体较少而气囊较多。叶状体呈披针形,边缘有锯齿。气囊呈纺锤形或椭圆形,具长柄。质脆,但易吸潮呈韧性,用水浸湿后膨胀。气腥,味咸。

灯笼茜 全体卷曲,皱缩成团状,棕黑色或棕黄色,有的表面被白霜。用水浸湿后甚少膨胀,不黏滑,韧性。枝细长,圆柱形,宽一般约 60 cm,多分枝。藻体上部的叶状体狭披针形,下部的较宽

大,边缘有锯齿,柄细。气囊在藻体中部至尾部稍多,呈球形或类球形,具细长囊柄。质脆,但易吸潮呈韧性。气腥,味咸。

马尾茜 全体卷曲,皱缩成团状,棕黑色或棕褐色,有的表面被白霜。其枝长 50～70 cm,直径约 5 mm。上面生有多数短分枝,叶状体鳞片状或丝状。气囊很小,基部固着器扁平呈盘状。质柔韧,用水浸湿后略膨胀,有黏滑性。气腥,味咸。

铜藻 全体卷曲,皱缩成团块状,棕黑色,枝圆柱状有纵走的浅沟,枝下部带有刺状突起。叶状体基部边缘向中肋处深裂。气囊圆柱状,两端尖细。质脆,气腥,味咸。

鉴别 主干横切面:铜藻 表皮细胞长椭圆形,内含载色体,外壁角质化,径向紧密排列。皮层细胞为椭圆形或类圆形,大细胞之间夹有小细胞,小细胞的大小为大细胞的 1/3～1/5。接近表皮的皮层细胞含有载色体。髓部花瓣状,较大,细胞狭长且较小,有纵向排列的空隙。

叶状体横切面:铜藻 表皮细胞长椭圆形,外壁被蜡质薄膜,纵向紧密排列。叶状体横切面中间部位比两侧稍厚,内有不规则的类多角形细胞。鼠尾藻主干横切面:表皮细胞椭圆形,外壁角质化,内含大量载色体。皮层细胞类圆形,越往中心细胞渐小。髓部不明显。

【成分】 1. 广东省台山市上川岛海域产的马尾藻干品含灰分,钾,碘,甘露醇,藻胶酸即褐藻酸(alginic acid),粗蛋白,粗纤维,黏多糖。

2. 我国东南沿海产的(亨氏)马尾藻含褐藻酸,甘露醇,粗蛋白,粗纤维,灰分,碘。

3. 广东省台山市上川岛海域产的鼠尾藻干品含灰分,钾,碘,甘露醇,藻胶酸,粗蛋白。含生物碱成分:urochodamine A、B;苷类:(2S)-1, 2-O-二脂酰甘油-β-D-吡喃半乳糖苷〔(2S)-1, 2-O-diacylglycerol-β-D-galactopyranoside〕,(24R)-1′-O-甘油-β-D-吡喃半乳糖苷〔(24R)-1′-O-glyceryl-β-D-galactopyranoside〕,1-O-棕榈酰基和 1-油酰基-3-O-(6′-硫代-D-吡喃喹诺基)葡萄糖苷〔1-O-palmitoyl and 1-oleoyl-3-O-(6′-sulfo-D-quinvopyranosyl)glucoside〕。

4. 浙江普陀山产的铜藻含褐藻酸,甘露醇,粗蛋白,灰分,钾,碘,粗纤维,还含有硫酸化的多糖物质。含 24ξ-氢过氧基-24-乙烯基胆甾醇(24ξ-hydroperoxy-24-vinylcholesterol)。

【药理】 1. 抗肿瘤作用 动物实验表明,鼠尾藻多糖腹腔注射对艾氏腹水癌有抑制作用。鼠尾藻热水提取物对鼠 S_{180} 实体瘤的抑制率可达 31.57%以上。马尾藻水提取物的透析液,对小鼠接种 S_{180} 腹水癌和 S_{180} 实体瘤均显示抗肿瘤作用。马尾藻多糖对 L_{1210} 小鼠白血病细胞也有抗肿瘤作用。

2. 对心血管系统的影响 我国沿海产铜藻所含褐藻淀粉(海带淀粉)经磺酸化后得的褐藻淀粉硫酸酯(LS)25 mg/kg 静脉注射,能使家兔羊水性微循环障碍减轻,使流速加快,流态改善,红细胞聚集减少,凝血时间延长。LS 200 mg/kg 静脉注射,能使高分子右旋糖酐所致的血液流变性异常家兔的全血和血浆黏稠度降低,红细胞电泳速度加快,微循环改善。LS 40 mg/kg 腹腔注射对异丙肾上腺素所致大鼠心肌坏死有明显抗作用。

3. 降血脂作用 LS 10 mg/kg 静脉注射,经家兔体外血脂澄清法试验表明对的褐藻淀粉微酸酯(LS)2 mg/kg 或 4 mg/kg 灌胃能明显降低正常大鼠血浆胆固醇含量。当用量达 80 mg/kg 灌胃对实验性高脂血大鼠的血胆固醇含量也能降低。LS 加入饲料中喂食不仅能降低鹌鹑的血浆胆固醇含量,也能增加高密度脂蛋白含量,减少动脉内膜病变和粥样斑块的形成。

4. 抗血凝作用 LS 2 mg/kg 或 4 mg/kg 灌胃,能延长正常大鼠的凝血酶原时间;80 mg/kg 灌胃对实验性高脂血症大鼠的凝血酶原时间也能延长。小鼠毛细血管法试验也表明 LS 有延长凝血时间的作用。此外,LS 对肾上腺素诱发的血小板聚集有抑制作用。

5. 抗溃疡作用　鼠尾藻所含多糖 15 mg/kg 灌胃，对大鼠应激性溃疡，能明显减少溃疡灶数目；对幽门结扎性溃疡，能减少总胃液量，并明显降低溃疡的发生率。对醋酸侵蚀性胃溃疡，能明显减少溃疡数目，加速溃疡愈合。

6. 抗感染作用　鼠尾藻在试管内对枯草杆菌有抑制作用。另有报道 8 种马尾藻属海藻的水提取物对 A 型肉毒毒素中毒动物均有一定保护作用，其中疗效最好的为铜藻和海黍子，在 2 000 mg/kg皮下给药时，小鼠的存活率为 12/13。

7. 其他作用　LS 250 mg/kg 静脉注射，能显著提高小鼠常压耐缺氧能力，使每分耗氧量减少，存活时间延长。

毒性　LS小鼠腹腔注射的 LD_{50} 为 1.62 g/kg。亚急性毒性试验，每日 100 mg/kg 连续喂饲 2 星期，未见大鼠有异常表现。另以 0.2% LS 0.1 ml 皮下注射，连续 30 日，未见小鼠有异常表现。

【药性】 咸，寒。归肝、胃、肾经。

1.《中国药用海洋生物》："咸，寒。"

2.《广东中药志》："归肝、胃、肾经。"

【功用主治】 软坚散结，清热化痰，利水。主治瘰疬，瘿瘤，咽喉肿痛，咳嗽痰结，小便不利，水肿，疮疖，心绞痛。近用于缺碘性地方性甲状腺肿，高血压病，高脂血症。

1.《中国药用海洋生物》："铜藻：软坚散结，消肿泄热，利水化痰。用于甲状腺肿、颈淋巴结肿、水肿、疮疖、瘿瘤。""总状托马尾藻(亨氏马尾藻)：清热，软坚散结。用于甲状腺肿和咳嗽痰结。"

2.《浙江药用植物志》："铜藻，可治疮，并有一定驱蛔作用。"

3.《中国药用孢子植物》："用于心绞痛。"

4.《广东中药志》："用于咽喉肿痛，痰火瘰疬，瘿瘤，小便不利，痰饮水肿，疝气，疮疖；近有用于缺碘性地方性甲状腺肿及高血压病。"

【用法用量】 内服：煎汤，9～15 g；或浸酒。

【宜忌】 不宜与甘草同用。

【选方】 1. 治颈淋巴结核　铜藻 15 g，夏枯草 15 g，白芥子 9 g。煎服。(《中国药用孢子植物》)

2. 治甲状腺肿，颈淋巴结肿　铜藻、海蒿子各 15 g，牡蛎30 g，夏枯草 15 g。煎服。

3. 治疮疖，瘿瘤　铜藻、石莼各 15 g。煎服。

4. 治咳嗽痰结　马尾藻 30 g，鹅掌菜 30 g，加冰糖适量。煎服。每日 1 剂，早晚各半。

5. 治水肿，小便不利　铜藻、石莼、车前子各 15 g。煎服。(2～5方出自《中国药用海洋生物》)

6. 治心绞痛　柱囊马尾藻(铜藻)15 g，桃仁 9 g，红花9 g，山楂 24 g。煎服。(《中国药用孢子植物》)

4073 海星 hǎi xīng (《中国药用海洋生物》)

【异名】 五角星(《南海海洋药用生物》)。

【基原】 为槭海星科镶边海星属动物镶边海星及他种海星的全体。

【原动物】 镶边海星 *Craspidaster hesperus* (Muller et Troschel)

体五角星状，腕 5，狭长，逐渐变细，长达 5 cm 以上。反口面密生小柱体，每个小柱体的顶上有半球形的颗粒 1～20 个，周缘有7～20 个放射状排列的小棘，棘间有膜相连。上缘板一般为 30 个上下，略呈长方形，大而厚，排列整齐，如镶边状。下缘板与上缘板上下相对，数目相等。上、下缘板表面生有玻璃状细颗粒，各板边缘具小棘，亦有膜相连。侧步带板小，菱形，沟缘有一行 5～6 个较大的棘；其他三边均生有较小的棘，内有一个较大，呈拇指状。口面间辐部各有一些大小不等、排列不规则的腹侧板。生活时缘板边为紫褐色，反口面小柱体为黄褐色，口面为淡黄白色。

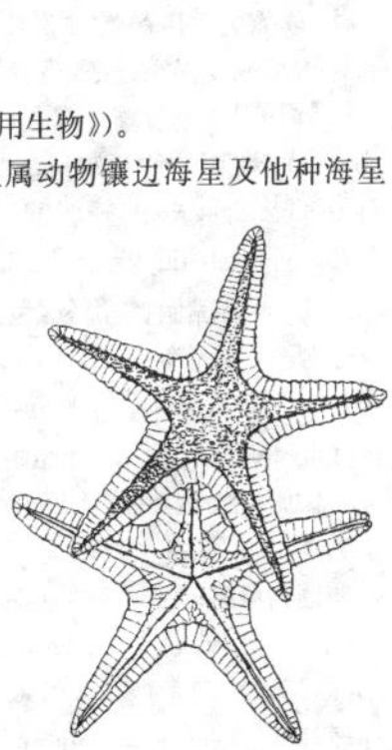

镶边海星

多栖息于水深 17～176 m 的泥质或泥沙海底。数量很多。我国分布于浙江、福建、广东及南沙群岛等沿海。

【采收加工】 捕捉后，去肉，晒干。

【药材】 海星 *Craspidaster*　产于浙江、福建、广东、海南等地。自产自销。

性状　镶边海星呈五角星状，5 个腕狭长，逐渐变细，末端钝圆，腕的上缘板大而厚，略呈长方形，排列整齐，下缘板表面有许多小颗粒，各缘板边缘具小棘。

【药理】 1. 抗氧化作用　海星可食部分具有升高阳虚型小鼠体内超氧化物歧化酶及降低丙二醛含量的作用。

2. 抑制血小板聚集作用　海星对大鼠体外实验性血栓的形成有抑制作用，同时能够抑制经 AA、ADP、$CaCl_2$ 诱导的血小板聚集。

【药性】 《海洋药物民间应用》："味咸，性平。"

【功用主治】 解毒散结，和胃止痛。主治甲状腺肿大，瘰疬，胃痛泛酸，腹泻，中耳炎。

1.《南海海洋药用生物》："治甲状腺肿大。"

2.《中国药用动物志》："软坚。"

3.《海洋药物》1982，(3)：41："主治瘰疬。"

4.《海洋药物民间应用》："和胃止痛，清热解毒。"

5.《中国海洋药物》1989，(4)：28："软坚散结，制酸止痛。主治胃酸过多和胃痛。"

【用法用量】 内服：煎汤，20～30 g；研末，每次 3 g。

【选方】 1. 治胃、十二指肠溃疡　海星焙干研末。每次 3 g，日服 3 次；或用醋煮酥后研末，每日 3 g，黄酒冲服。

2. 治中耳炎　海星 1 个。焙干研末，麻油调匀，取适量滴入耳内。(1、2方出自《海洋药物民间应用》)

4074 海胆 hǎi dǎn (《本草原始》)

【异名】 海肚脐、刺锅子、刺海螺(《山东中草药手册》)，海锅(《青岛中草药手册》)。

【基原】 为球海胆科马粪海胆属动物马粪海胆及球海胆属光棘球海胆、长海胆科紫海胆属动物紫海胆或刻肋海胆科刻肋海胆属动物细雕刻肋海胆及北方刻肋海胆等的石灰质骨壳。

【原动物】 1. 马粪海胆 *Hemicentrotus pulcherrimus* (A. Agassiz)

体呈低半球形，直径 3～6 cm，高度约等于壳的半径。密生能活动的棘，除去棘后，显出硬壳。扁凹面称口面；相对的隆起面称反口面。口面有 5 枚钙质齿，其四周为围口区，微向内凹，不生棘。反口面中央为肛门，其周围有 1 块筛板、4 块生殖板及 5 块眼板，其中第一块和第五块眼板接触围肛部。自顶端向四周辐状排列的壳板，为相间排列的 5 个步带及 5 个间步带，至赤道部步带和间步带几乎等宽。在步带板上生有管足，每 4 对管足孔排列成斜弧形，各间步带板有 1 个大疣和 5～6 个中疣，另外散生着多数小疣，并生有多数大棘，棘长 5～6 mm。管足内常有 C 形骨片。生活时壳为暗绿色或灰绿色。棘的颜色变异很大，通常为暗绿色，也有带紫色、灰红色、灰白

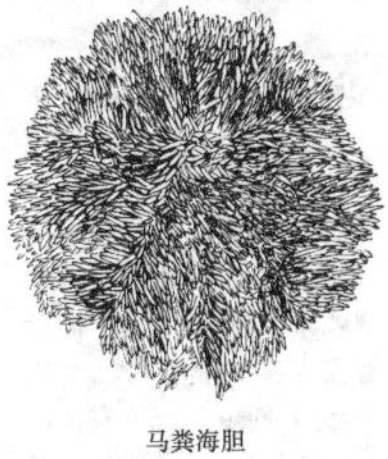

马粪海胆

色、褐色等。

栖息于潮间带至水深约 4 m 的海藻繁茂的岩礁间或沙砾底及石缝中。繁殖季节在 3～4 月间。我国分布于黄海、渤海沿岸，向南至浙江、福建浅海。为我国和日本的特有种。日本以卵作为制作"云丹"（海胆卵酱）的原料。

2. 光棘球海胆 Strongylocentrotus nudus（A. Agassiz） 又名：大连球海胆、黑刺锅子（俗称）。

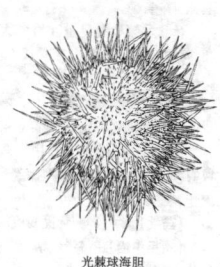

体半球形，壳薄而脆，直径一般为 6～7 cm，也可达 8～10 cm。口面平坦，围肛部边缘稍向内凹，相近的步带等于或略宽于间步带，但向上则步带较窄，约为间步带的 2/3，每个步带板上有大疣 1 个，中疣 2～4 个和多数小疣，管足孔成 6～7 对排列斜弧形，管足内有 C 形骨片。赤道部各间步带板上有大疣 1 个，其旁有中疣和小疣 15～22 个，排列成半环形。顶系稍隆起，肛门偏于后方，围肛部近乎圆形。大棘粗壮，长可达 3 cm。生活时壳为灰绿色或灰紫色，棘为紫黑色，幼小个体的棘为紫褐色或黑褐色。

光棘球海胆

栖息于沿岸浅海至水深 180 m 的海藻较多的岩礁底。繁殖季节在 6～7 月中旬。我国分布于辽东半岛及山东半岛的北部。现已进行人工养殖。卵可食用，可为"云丹"的原料。

3. 紫海胆 Anthocidaris crassispina（A. Agassiz） 又名：海针、海栗子、海底空（浙江）。

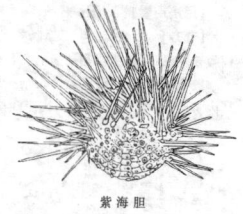

体半球形，壳坚固，直径 6～7 cm，高 2～3 cm。步带和间步带各有大疣 2 纵行，大疣两侧各有中疣 1 纵行，其间沿中线还有交错排列的中疣 1 纵行。赤道部的管足孔一般是 8 对排列成一斜弧，口面的管足对数减少，有孔带宽展成瓣状。顶系较小，第一和第五眼板接触围肛部。大棘强大，末端尖锐。常一侧长，另一侧短。口面有弓形骨片，两端尖削，中有突起。生活时全体黑紫色，幼小个体壳暗绿色，棘常有灰褐色、灰紫色、灰绿色、紫色或红紫色，口面的棘常带斑纹。

紫海胆

栖息于潮间带岩礁间或水注中及水深 85 m 的沙砾底。繁殖季节在 5～7 月。我国分布于浙江、福建、广东等沿海。卵可为"云丹"的原料。

4. 细雕刻肋海胆 Temnopleurus toreumaticus（Leske） 又名：刺沙螺、刺锅子（《中国中药资源志要》）。

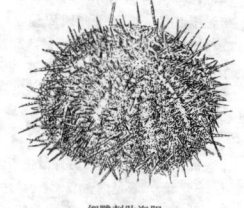

体呈高圆锥形，壳厚而坚，直径通常为 4～5 cm，步带宽约为间步带的 2/3，各步带板的缝合线处有明显的三角形凹痕。管足孔有 3 对排列成弧形。赤道部各步带板有大疣和中疣各 1 个，小疣多数，各间步带板上有大疣 3 个和多数中、小疣。顶系稍突起，各生殖板上有多数小疣，眼板都不接触肛部。仅口面的大棘稍小呈针状。

细雕刻肋海胆

赤道部的大棘最长，末端宽扁；口面的大棘较长略弯曲。生活时壳为黄褐、灰绿等色。大棘灰绿色或黄褐色，带有 3～4 条红紫色的横带。少数的个体为白色。

常成群栖息于从潮间带至水深 40～50 m 的沙泥底，产卵季节在 6～7 月下旬。我国分布于南北各沿海。

5. 北方刻肋海胆 T. hardwichii（Gray） 又名：哈氏刻肋海胆（《中国中药资源志要》）。

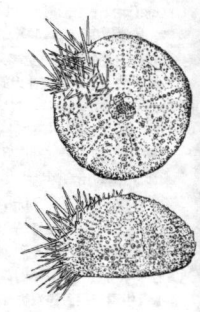

形似上种，但壳较低平，壳一般直径为 3 cm 左右，最大约为 4.5 cm，高约 2 cm。步带狭窄，其有孔带很窄，管足孔很小。间步带宽，各步带板缝合线处的凹痕大而明显，边缘略倾斜，且内部深陷成沟状。反口面的大棘较短，为黄褐色，无横斑，但基部为黑褐色。口面的大棘稍扁平，颜色略浅。反口面各间步带的中线和缝合线的凹痕为灰白色。

栖息于水深 5～35 m 浅海的沙砾、石块等底质。我国分布于黄海、渤海，向南可至舟山群岛和台湾海峡。

北方刻肋海胆

【采收加工】 捕捉后，去掉肉及棘刺，洗净、晒干。

【药材】 海胆 Corona Echinoideae 北至辽宁、南到海南等地的沿海均产。

性状 本品呈中空的扁球形，大小不一，直径 2.8～4 cm，厚 1.5～3 cm，扁平的一面为黄棕色，中央有圆形口孔，围口处略向内凹下，口内为边缘着生 5 个 U 字形互相连接的薄片状齿。背面隆起，棕色，其中心有一个十角星状的孔，为"顶端系统"脱落后形成的，从顶端系统至口孔由石灰质骨板辐射状排列，形成 10 个带，其中 5 带较窄，疣状突起较小，外侧有无数细小的步带区，与步带区间隔排列的 5 带有较大的疣状突起，而无细孔的为间布带区。质坚硬而脆，断面呈淡蓝色。气微，味辛。

鉴别 （1）取海胆壳粉碎过 80 目筛，石油醚浸后显微镜下观察，可见众多聚集在一起的骨壳颗粒。

（2）取海胆粉末少许放入试管中，滴加 20 mmol/L 盐酸，可见反应剧烈并有大量气泡产生，将此气体引入盛有氢氧化钙溶明的溶液的试管中，可见试管中溶液逐渐混浊，并形成白色沉淀（检查碳酸盐）。

（3）取上述盐酸反应液，滴在载玻片上，再滴加 1 mol/L 硫酸 1 滴，放置片刻，置显微镜下观察，可见含水硫酸钙（$CaSO_4 \cdot 2H_2O$）结晶成簇状存在（检查钙盐）。

【成分】 光棘球海胆含磷脂，包括磷脂酰胆碱（phosphatidyl-choline），磷脂酰乙醇胺（phosphatidylethanolamine），磷脂酰丝氨酸（phosphatidylserine），磷脂酸（phosphatidic acid），溶血磷脂酰乙醇胺（lysophosphatidylethanolamine），二磷脂酰甘油（diphosphatidylglycerol）还含糖脂、糖部分，包括葡萄糖、半乳糖，木糖，鼠李糖，1-O-乙基-D-葡萄糖（1-O-ethyl-D-glucose）。此外，还含多羟基萘醌类：6-乙基-2, 3, 5, 7, 8-五羟基-1, 4-萘醌（6-ethyl-2, 3, 5, 7, 8-pentahydroxry-1, 4-naphthoquinone）即海胆色素（echinochrome）A。

性胶含唾液糖脂（sialoglycolipids）的混合物，已分离出 2 种，分别为 N-乙酰酰神经氨基-α-(2→4)-N-乙酰酰神经氨基-α-(2→6)-吡喃葡萄糖基-β-(1→1)-神经酰胺〔N-glycoloylneu raminyl-α-(2→4)-N-glycoloylneuraminyl-α-(2→6)-glucopyranosyl-β-(1→1)-ceramide〕及 N-乙酰酰神经氨基-α-(2→6)-吡喃葡萄糖基-β-(1→1)-神经酰胺〔N-glycoloylneuraminyl-α-(2→6)-glucopyranosyl-β-(1→1)-ceramide〕。17 种氨基酸，较稳定的有：天冬氨酸，谷氨酸，甘氨

酸,赖氨酸。

卵母细胞在原生质阶段含糖原(glycogen),中性黏多糖(neutralmucopolysaccharide)。

肉中含醛缩酶(aldolase)。壳中含抗肿瘤糖蛋白(glycoproteins)。

马粪海胆卵含海洋(卵)微管蛋白(marine egg tubulin)。

蛋黄含水溶性脂肪蛋白,β-胡萝卜素(β-carotene)和海胆烯酮(echinenone),4-2′-羧基-2′-羟基-乙巯基-2-哌啶羧酸(pulcherrimine)。

细雕刻肋海胆未受精卵含过氧化氢酶(catalase)。性腺含角鲨烯(sgualene),正十七碳烯(*n*-heptadecene),正十七烷(*n*-heptadecane)。卵含酸性磷脂酶(acid phosphatase)。海胆含 temnoside A、B。

【药性】 《山东中草药手册》:"咸,平。有小毒。"

【功用主治】 化痰软坚,散结,制酸止痛。主治瘰疬痰核,哮喘,胸肋胀痛,胃痛。

1.《本草原始》:"治心疼。"

2.《山东中草药手册》:"软坚散结,化痰。"

3.《青岛中草药手册》:"主治颈淋巴结核,痰涎壅盛,胸肋胀痛。"

4.《南海海洋药用生物》:"神经与肌肉阻断药。"

5.《中国药用动物志》:"治哮喘。"

【用法用量】 内服:煎汤,3~9 g;研末,每次 2 g。

【选方】 1. 治颈淋巴结结核 海胆 6 g,海藻 15 g,夏枯草 15 g,浙贝母 9 g。水煎服。(《山东中草药手册》)

2. 治胃痛 海胆焙干研末。每服 2 g,日服 2 次。(《中国动物药》)

3. 治甲沟炎 将(海胆)壳煅灰。调麻油涂患处,每日 1 次。(《南海海洋药用生物》)

4075 海粉 hǎi fěn (《医学入门》)

【异名】 红海粉(《纲目拾遗》),海粉丝(广东),海挂面(俗称)。

【基原】 为海兔科背肛海兔属动物蓝斑背肛海兔的卵群带。

【原动物】 蓝斑背肛海兔 *Notarchus leachii cirrosus* Stimpson 又名:海珠(《虫语》),海兔(通称)。

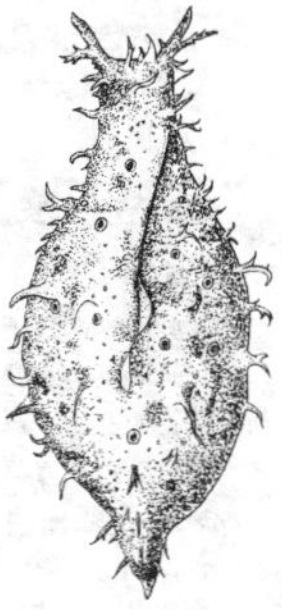
蓝斑背肛海兔

体略呈纺锤形,贝壳全已消失,柔软,一般长 90~120 mm,头颈部显著,头上有 2 对触角。前 1 对较大,称头触角,其外侧有一纵行的耳状深沟,上有树枝状分枝的绒毛突起;后 1 对较小,称嗅角,呈短棍形,表面有绒毛突起;眼小,黑色,无眼柄,位于嗅角基部前方两侧。前端腹面有一垂直的口,两侧有 1 对叶片状的唇瓣,口缘多皱褶。胴部极膨大。体背面被有多数大小不同的突起,散布于头部和胴部。体表为黄褐色至青绿色,背面和边缘布有数个蓝色或青绿色的大形眼状斑点,其外围有褐色线圈围绕,背侧面散布许多大小不等的黑色斑点及深色阴影。两侧足叶较大,且反折于背方,前端分离,后端愈合,在背中部形成一特殊裂腔。两侧足叶前端中间有两性生殖孔;阴茎孔位于右触角基部,阴茎孔与两性生殖孔之间有卵精沟相连。本种鳃大,呈扇形,位于心脏右后方有紫汁腺。鳃的正后方有肛门,呈管状突起。于外套膜边缘下方有紫汁腺,能射出紫色液体。足宽大,平滑,前端呈截形,足背边缘有密集的触手状小突起,足底淡黄色,足末端短尾状。

生活于潮下带海藻生长较多、海水清澈和潮流通畅的海湾。杂食性,以各种海藻、原生动物、桡足类和小型软体动物等为食,但以硅藻为主。雌雄同体,每年 2~3 月为产卵旺季,9~10 月次之。产卵时常爬于海藻或石块等附着物上,然后将卵群带经卵精沟从两性孔徐徐排出,粘在附着物上。产卵量是因个体大小而有别,最长的卵群带长达 926 cm,湿重 20.35 g;最短的约 120 cm,湿重 2 g。卵可分数次产出,且日夜都能产卵,但受季节影响而异,一般以水温 16~21 ℃最为适宜。海粉为名贵海产品,既能食用又能药用。我国分布于东海、南海。

【采收加工】 2~3 月及 9~10 月海兔产卵期间,于潮间带插入竹竿或投入石块,便于产卵附着其上,然后收取,晒干。

【药材】 海粉 *Notarchi Ova* 产于我国东海、南海,厦门有大量养殖。

性状 卵群带扭曲呈不规则形,细索状如挂面,长 120(~500)~926 cm。表面青绿色。卵囊在胶质带里呈螺旋形排列,每 1 cm 的卵群带平均含 35 个卵囊,每个卵囊约含 20 个卵子。气微腥,味咸。

【成分】 海粉卵群含蛋白质、脂肪、维生素 A 等。

蓝斑背肛海兔含(7*E*)-1-乙酸基-8-氯-7-二氯甲基-7-烯-4-酮-3-甲基辛烷〔(7*E*)-1-acetoxy-8-chloro-7-dichloromethy1-3-methyoct-7-en-4-one〕,(7*Z*)-1-乙酸基-8-氯-7-二氯甲基-7-烯-4-酮-3-甲基辛烷〔(7*Z*)-1-acetoxy-8-chloro-7-dichloromethy1-3-methyoct-7-en-4-one〕。

卵含三膦酰葡萄糖(神经)鞘脂类(triphosphonoglycosphingolipid),神经酰胺(ceramide)的主要脂肪酸为:棕榈酸(palmitic acid),硬脂酸(stearic acid),4-神经鞘氨醇(4-sphingenine),16-甲基-4-神经鞘氨醇(16-methyl-4-sphingenine)。还含有凝集素(agglutinin),鲛肝醇(chimyl alcohol),5α,8α-表二氧胆甾-6-烯-3β-醇(5α,8α-epidioxycholest-6-en-3β-ol),海兔宁(aplysianin)E。

清蛋白腺含海兔宁 A、E。

【药理】 1. 抗菌、抗病毒作用 黑斑海兔卵中含有海兔宁 E,它对大肠杆菌、金黄色葡萄球菌的 IC_{50} 分别为 0.40 和 0.13 μg/ml,还对阴沟肠杆菌、肺炎杆菌、鼠伤寒杆菌、黏质沙雷菌、嗜水气单胞菌等革兰阳性、阴性菌均有抑制作用。7 μg/ml 的海兔宁 A 可使枯草杆菌的生长抑制 50%。

2. 抗肿瘤作用 海兔宁 E 含量达 2~114 μg/ml 时,可溶解肿瘤细胞,而不影响正常细胞。14 μg/ml 的海兔宁 A 可使鼠 MM_{46} 癌细胞溶解 50%。蓝斑背肛海兔中分离得到两个化合物(7*E*)-1-乙酸基-8-氯-7-二氯甲基-7-烯-4-酮-3-甲基辛烷和(7*Z*)-1-乙酸基-8-氯-7-二氯甲基-7-烯-4-酮-3-甲基辛烷,用稻瘟霉生物活性筛选模型研究发现,它们在体外表现出显著的抗癌活性。

毒性 小鼠灌服海兔消化腺粗提物,可见换气过度、耳朵下垂、多涎、胃酸过多、肌肉抽搐、共济失调、括约肌松弛、呼吸麻痹而死亡。消化腺中的海兔素(aplysin)能阻滞肌肉间接刺激反应,这种作用可被新斯的明逆转。该物质给犬静脉注射可引起血压下降,对青蛙有使肌肉收缩,心跳停止作用。

【药性】 甘、咸,寒。归肺、肾经。

1.《医学入门》:"无毒,气寒,咸。"

2.《本草从新》:"甘,寒而咸。"

3.《随息居饮食谱》:"甘,凉。"

4.《本经逢原》:"行肝、肾。"

5.《本草再新》:"入肺、肾二经。"

【功用主治】 清热养阴,软坚消痰。主治肺燥喘咳,鼻衄,瘿瘤,瘰疬。

1.《医学入门》:"治肺燥郁胀咳喘,热痰能降,湿痰能燥,块痰能软,顽痰能消。"

2.《本草从新》:"清坚顽热痰,消瘿瘤积块。治烦热,养阴气。"

　　3.《医林纂要》:"解渴醒酒。"

　　4.《纲目拾遗》:"治赤痢,风痰。"

　　5.《本草再新》:"润肺滋肾,化痰泻热。"

　　6.《随息居饮食谱》:"清胆热,去湿化顽痰,消瘿瘤,愈瘰疬。"

　　7.《中国药用海洋生物》:"清热,滋阴,软坚,消炎。用于止鼻血,肺燥喘咳,瘿瘤,瘰疬。"

　　8.《中国药用动物志》:"滋阴清热,软坚散结,解毒止血,润肺止咳。主治淋巴结核,肺燥咳嗽,鼻衄,瘿瘤,肺结核等。"

　　【用法用量】　内服:煎汤,30～60 g;或入丸、散。

　　【宜忌】　1.《本经逢原》:"性寒滑,脾虚人勿食。"

　　2.《本草备常》:"服甘草者忌之。"

　　【选方】　治心痛　海粉加香附末,同姜汁服。(《丹溪心法治要》)

4076 海萝 《中国药用海洋生物》

　　【异名】　鹿角菜《养生要集》,鹿角、猴葵《南越志》,纶《通志》,赤菜《闽书》。

　　【基原】　为海萝科(内枝藻科)海萝属植物海萝及鹿角海萝的藻体。

　　【原植物】　1. 海萝

Gloiopeltis furcata (Post. et Rupr.)J. Ag.

藻体紫红色,黄褐色至褐色,软革质,干后褐,高4～10 cm,可达 15 cm,丛生,主枝短,圆柱形或亚圆柱形,宽约 4 mm,不规则二叉分枝,于分枝处常缢缩。内部组织疏松或中空,故藻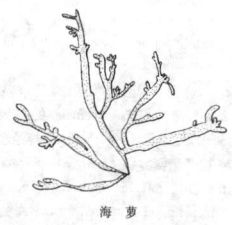

海萝

体有时扁瘤,细胞壁外层为海萝胶,内层为纤维素。四分孢子囊散在皮层中,十字形分裂,成熟的囊果圆球形或半球形,很小,突生体表,密布于藻体上。固着器盘状。

　　生于中潮带和高潮带下部的岩石上。分布于辽宁、河北、山东、江苏、浙江、福建、广东、台湾地等沿海。

　　2. 鹿角海萝 G. tenax (Turn.)J. Ag.

　　藻体紫红色,软革质,高 5～12 cm;丛生,初生枝圆柱形,其后渐扁,宽 1～4 mm,不规则二叉分枝,在分枝处不缢缩,枝端渐尖细,弯曲似鹿角形。四分孢子囊十字形分裂,囊果膨起至半球形。

　　生于中、高潮带岩石上。分布于浙江、福建、广东等沿海。

　　【采收加工】　东海夏季,南海春季,渤海、黄海夏、秋季采收,去除杂质,洗净晒干。

　　【药材】　海萝 Gloiopeltidis Furcatae Alga　产于我国各地沿海;鹿角海萝 Gloiopeltidis Tenacis Alga　产于我国东南沿海。

　　性状　藻体紫红色或紫褐色,丛生,长 4～8 cm,软革质。藻体有圆盘状假根。主枝圆柱形,有不规则的叉状分枝,基部常缢缩。老枝中空。气腥,味咸。

　　鹿角海萝　主枝下部圆柱形,上部扁平。叉状分枝 2～3次,枝端尖而弯曲,形似鹿角。

　　【成分】　1. 海萝　含大量的微量元素。黏液内含琼脂二糖二甲基缩醛(agarobiose dimethyl acetal),甲基木乳糖苷,甲基木糖苷,3,6-脱水半乳糖二甲基缩醛、D-半乳糖,以及由半乳糖、木糖等组成的硫酸多糖(sulfate polysaccharide)及牛磺酸(taurine),D-天冬氨酸。

　　2. 鹿角海萝　含链烷烃,脂肪酸甲酯和甾醇(sterol)。

　　【药理】　1. 抗癌作用　海萝藻水提物(GFW)40 mg/kg 皮下注射,明显提高荷艾氏腹水瘤(EAC)鼠的存活率,143、357 和

714 μg/ml可抑制体外培养 EAC 细胞的生长。海萝提取物 funoran(10 和 50 mg/kg)能显著延长艾氏腹水癌小鼠的生存时间(42.1%和 62.6%),显著抑制 EAC 和实体瘤(S_{180} 和 Meth-A)的生长。

　　2. 免疫作用　funoran能显著增强对绵羊血红细胞的迟发型超敏反应(DTH)、24、48 和 72 小时分别为 167.0%、150.0%和137.0%,腹腔给药可增加小鼠脾重,并促进脾淋巴细胞向浆细胞的转变。

　　3. 其他作用　GFW 0.3、0.6 和 1.2 g/kg 剂量依赖性地延长NIH 小鼠的缺氧存活时间,延长凝血时间和止血时间,GFW 的最大耐受量≥28.8 g/kg。

　　【药性】　咸,寒。归肺、脾、大肠经。

　　1.《养生要集》:"味咸,冷利。"

　　2.《食疗本草》:"微寒。"

　　3.《品汇精要》:"味厚于气,阴也。"

　　4.《纲目》:"甘、大寒,滑,无毒。"

　　5.《食物宜忌》:"微咸,性平。"(引自《纲目拾遗》)

　　6.《中国药用海洋生物》:"甘、咸,寒。"

　　7.《中国药用孢子植物》:"淡,平。"

　　【功用主治】　清热,消食,祛风除湿,软坚化痰。主治劳热,骨蒸,泄泻,痢疾,风湿痹痛,咳嗽,瘿瘤,痔疾。

　　1.《食性本草》:"下热风气,疗小儿骨蒸热劳。"

　　2.《日华子》:"解面热。"

　　3.《岭南采药录》:"消痰下食。治一切痰结痞积,痔毒。"

　　4.《中国药用海洋生物》:"清热消食,软坚化痰。用于肠炎、风湿性关节痛、痔疾、瘿瘤及干咳痰结等。"

　　5.《南海海洋药用》:"清凉利尿,治痢。"

　　6.《中国海洋药物》1989,(4);11:"养胃健脾。"

　　【用法用量】　内服:煎汤,3～9 g;或浸酒。

　　【宜忌】　1.《养生要集》:"食之动嗽。"

　　2.《食疗本草》:"丈夫不可久食,发痼疾,损腰肾经络血气,令人脚冷痹,少颜色。"

　　【选方】　1. 治痢,小儿热痢　(海萝)用淡水漂白,晒干。煮糖水或用开水冲泡(1～2 小时),加白糖服。(《南海海洋药用生物》)

　　2. 治肠炎痢疾　海萝白头翁,地榆各 9 g。煎服。

　　3. 治风湿性关节痛及瘿瘤　海萝 9 g,两面针 3 g。煎服;或用约40%黄酒浸 5 日。浸液每日 3 次,每次适量口服。

　　4. 治干咳痰结　海萝、知母各 9 g,冰糖适量。煎服。(2～4方出自《中国药用海洋生物》)

4077 海菜 《植物名实图考》

　　【异名】　龙爪菜《植物名实图考》,水白菜《贵阳民间药草》,海花菜、海茄子、水青菜、水莴苣(贵州)。

　　【基原】　为水鳖科水车前属植物海菜花的全草。

　　【原植物】　海菜花 Ottelia acuminata (Gagnep.) Dandy 异名:异叶水车前《海南植物志》。

多年生沉水草本。茎短缩。叶基生;叶柄长短视水深浅而异,深水中叶柄长 200～300 cm,浅水中叶柄长 4～20 cm;叶形变化较大,线形、披针形,长椭圆形、卵形、卵形至心形,先端渐钝,基部心形,稍下延,全缘或有细锯齿。花单性,雌雄异株;佛焰苞无翅,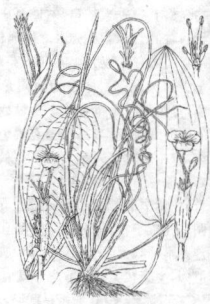

海菜花

有2～6条棱，无刺或有刺，雄株佛焰苞含40～50朵雄花，雌株佛焰苞内含2～3朵雌花，花在水面上开放，花后连同佛焰苞沉入水底；雄花，萼片3，绿色，花瓣3，白色，基部黄色或橙色，雄蕊9～12；雌花的花萼、花瓣与雄花相似，花柱3，橙黄色，子房三棱形。果实三棱状纺锤形，长8 cm。种子多数，无毛。花、果期5～10月。

生于湖泊、池泽。分布于广东、广西、海南、四川、贵州、云南等地。

【采收加工】 5～7月采收，鲜用或晒干。

【药性】 《贵州草药》："性平，味甘。"

【功用主治】 《贵州草药》："清热，解毒，利水，止咳。"

【用法用量】 内服：煎汤，20～30 g。

【选方】 1. 治热咳　水白菜30 g。水煎服。

2. 治淋证，小便不利　水白菜30 g。水煎服。

3. 治水肿　水白菜30 g。煮糯米粥或炖肉吃。（1～3方出自《贵州草药》）

4078 **海蜇** 《食物本草会纂》 hǎi zhé

【异名】 石镜《异苑》，水母、蛤《广韵》，蜡、樗蒲鱼《本草拾遗》，海蛇、海蛇《纲目》，水母鲊《蟫史》，海蜇头（俗称）。

【基原】 为根口水母科海蜇属动物海蜇及黄斑海蜇的口腕部。

【原动物】 1. 海蜇 *Rhopilema esculenta* Kishinouye 又名：沙海蜇《拉汉海洋生物名称》。

海蜇生活时通常为淡蓝色至青蓝色。伞呈半球形，直径一般为25～45 cm，最大可达50 cm左右。伞体厚，边缘渐薄。外伞表面光滑，伞缘有8个缘瓣，内各有感觉器1个，位于主辐和间辐的末端各缺刻间，伞缘的每1/8有缘瓣14～20个。内伞有很发达的呈同心圆的环肌。在4个间辐处各有1个马蹄形的生殖腺，其下腔各有1个小的疣状突起，与4个口柱交互排列，向中央汇合呈棱柱形的腕盘，由此向外伸出8对左右侧扁的腕板，共约40～50条丝状物。腕板向下有8个翼状的口腕，每个口腕上有150～180条丝状物和30～35条棒状物，腕腕边缘的皱褶上有许多吸口。内伞中央腔有16条辐管，即主辐、间辐各4条，从辐8条，通过在其内、外侧的分枝（仅从辐管在内侧不分枝）彼此相接，构成网状，并都伸到伞缘。又从胃腔底部的主辐位置伸出4条辐管，各自分叉向下伸到8个口腕，并经多次分枝进入吸口与外界相通。

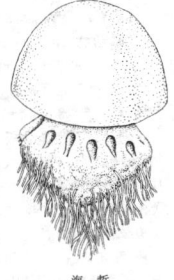

海蜇

口腕附属器乳白色，或半透明状，有时口腕及肩板呈红褐色，吸口腔黄色。生殖腺黄色。但雄性个体的色泽比雌性个体的颜色略淡。

生长于河口附近及海湾内。我国北起辽宁南至福建均有分布。以东南沿海产量最大。8～9月间常成群浮游于海面，以硅藻和桡足类动物等为食。有时在海面成片出现，也可漂到外海。

2. 黄斑海蜇 *Rhopilema hispidum* Vanhoeffen 又名：花蜇、荔枝蛇、柚皮蛇《中国药用动物志》。

成体一般为乳白色，外伞表面具黄褐色斑点。伞径达21～45 cm，最大可达54 cm左右，伞中央胶质厚，边缘渐薄。外伞表面粗糙，具众多小而尖锐形的黄褐色突起（这是与前种的显著区别），伞缘每1/8有8个长椭圆形缘瓣。内伞4个间辐处各有1个生殖腺，其下腔呈乳突状很大，呈扁圆形，表面具尖刺状突起。口腕8个，三翼型，具多数短棒状附属物，其末端膨大呈球状。腕端及

上附属物呈黄褐色，口腕及生殖腺皱褶呈乳黄白色。

本种属热带性水母类，我国主要分布于广东沿海，自汕头至雷州半岛及广西的涠洲岛一带海域分布较密，闽南也有少量分布。每年雨水节气前后于碣石湾、红海湾、大亚湾等地即能见到幼体，群体数量很大，生长迅速，至立夏已可长至成体。

以上动物的伞部（海蜇皮）亦供药用，另设专条。

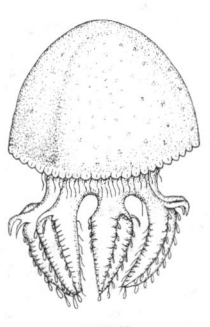

黄斑海蜇

【采收加工】 8～10月间，海蜇常成群浮游于海上，可用网捕捞。捕得后，将口腕部加工成"海蜇头"。鲜海蜇头可首先用清水浸漂，经常换水，除去咸味和沙子，切碎。腌制海蜇头大体分为4个步骤：① 初矾：将海蜇头放置5小时，让其尽量渗出血污，然后以每100 kg撒明矾粉6.5 kg的量，加入适量海水搅拌，使砚度均匀，保证质量。② 二矾：将初矾海蜇头取出沥水1～2小时，以每100 kg加盐矾混合物〔100∶(2.5～3)〕12～14 kg腌制。先在桶底撒盐矾混合物少许，然后逐层（每层约20 cm厚）腌制。每层皆放盐矾混合物，腌满后顶层加放食盐，经5～6日后即成二矾制品。③ 三矾：将二矾海蜇头提出沥水1小时，按每100 kg加盐矾混合物〔100∶（1～1.5）〕12～14 kg腌制，方法与二矾工序相同，经6日后即成三矾制品。④ 提干：将三矾海蜇头从桶中取出，堆放在清洁地面上，堆高1.5 m，沥卤1星期，中间由上而下翻转1次，使所含卤水很快沥干，即为腌制成品。

【药材】 海蜇 *Rhopilemae Caput* 主产于浙江等地。

性状 本品呈不规则块状，半透明，被有许多棕色毛须状物，各口腕部有分枝，间重叠褶皱。表面黄色、乳白色、淡黄色或红褐色，有的具褐色斑点。质脆。气腥，味咸。

【成分】 海蜇每100 g含水分65 g，蛋白质12.3 g，脂肪0.1 g，碳水化合物4 g，灰分18.7 g，钙182 mg，磷酸量，铁9.5 mg，硫胺素（thiamine）0.01 mg，核黄素（riboflavine）0.04 mg，烟酸（nicotinic acid）0.2 mg。每1 kg干海蜇含碘1 320 μg。还含有胆碱（choline）。

【药理】 对心血管的作用　将海蜇头洗净，加微热使之溶成1g/ml的原液，灌注离体蟾蜍心脏，能减弱心肌收缩力；阿托品可对抗之，毒扁豆碱则有一定程度加强之，故似有乙酰胆碱样作用。同法制得的海蜇煎液，以0.8～1.0 ml/kg静脉注射于麻醉兔，可以降低血压，并使小肠容积增加（舒张血管），肾容积缩小（可能由于肾缺血）。以此煎液灌注于兔耳血管及蛙全身血管后，亦有扩张血管的作用。

【药性】 咸，平。归肝、肾、肺经。

1. 《本草拾遗》："味咸，无毒。"

2. 《纲目》："咸，温，无毒。"

3. 《医林纂要》："咸，平，滑。""兼入肺。"

4. 《本草求真》："专入肝、肾。"

5. 《本草求原》："咸，冷，无毒。"

【功用主治】 清热平肝，化痰消积，润肠。主治肺热咳嗽，痰热哮喘，食积痞胀，大便燥结，高血压病。

1. 《本草拾遗》："主生气及妇人劳损，积血，带下，小儿风疾，丹毒。汤火煅出，以姜、酢渍之。"

2. 《纲目》："疗河鱼之疾。"

3. 《医林纂要》："补心益肺，滋阴化痰，去结核，行邪湿，解渴醒酒，止嗽除烦。"

4.《本草求原》:"安胎。取白的泡酒饮,能化物。"

5.《随息居饮食谱》:"清热消痰,行瘀化积,杀虫止痛,开胃润肠。治哮喘、痞瘕、癥瘕、泻痢,崩中带浊,丹毒、癫痫、疬脖、脚气。"

6.《食物中药与便方》:"有降血压,软坚化痰之功。"

7.《中国动物药》:"(干燥全体)治痰疾,口燥咽干,阴虚便秘,淋巴结结核,高血压,矽肺等。外用治丹毒、烫伤。"

【用法用量】 内服:煎汤,30~60 g。

【宜忌】 1.《本草求真》:"忌白糖同淹,则痰随即消化而不能以久藏。"

2.《本草求原》:"脾胃寒弱勿食。"

【选方】 1. 治慢性气管炎 鲜海蜇31 g(煎成浸膏后烤干磨粉)、牡蛎4.8 g(煅后磨粉),蛤壳4.8 g(煅后磨粉),蜂蜜2.7 g。以上诸药压成片,为1日量,分3次饭后服,10日为1疗程。《山东药用动物》

2. 治肺热咳嗽,痰浓黄稠 海蜇和荸荠适量。煮汤,常服有效。《食物中药与便方》

3. 治小儿一切积滞 荸荠与海蜇同煮,去蜇食荸。《纲目拾遗》

4. 治痞 大荸荠一百个,海蜇一斤,皮硝四两,烧酒三斤。共浸七日后,每早吃四钱(个),加至十个止。《同寿录》

5. 治阴虚痰热,大便燥结 海蜇一两,荸荠四枚。煎汤服。《古方选注》雪羹汤

6. 治高血压病,头昏脑胀,烦热口渴,便秘 海蜇头60~90 g。漂洗去咸味,同荸荠等量煮汤服。《食物中药与便方》

7. 治疮少 鲜海蜇(刚从海中捕捞的)用刀切碎,约敷1饭碗,每日1次。《山东药用动物》

【各家论述】 1.《本草求真》:"海蛇能下血消瘀,清热解毒,而气亦不甚温。盖缘此属血类,血味多咸,咸则能以入肾;血藏于肝,海蛇形如血蛤,则蛇多入于肝;蛇产于水,肾属水,则蛇又多入肾故也。是以劳损积血,得此则消,小儿丹疾火伤,得此则除;河鱼之疾,得此则疗。"

2.《归砚录》:"海蜇,妙药也。宣气化痰,消瘀行食而不伤正气。以经盐、矾所制,入煎剂虽须漂净,而软坚行结之力,则固在也。故哮喘、胸痞、胀痛、癥瘕、胀满、便秘、滞下、疳、疽等病,皆可量用。虽寒下之证而体质柔脆,不能率投硝、黄者,余辄重用而随机佐以枳、朴之类,无不默收敏效。"

4079 海蕴 hǎi yùn
《本草拾遗》

【基原】 为海蕴科海蕴属植物海蕴的藻体。

【原植物】 海蕴 *nemacystus decipiens* (Sur) Kuck[*Mesogloea decipiens* Sur; *Cladosiphon decipiens* (Sur) Okam]

藻体丝状圆形,浅褐色或黄绿色,成体逐渐变为黄褐色或暗褐色,高10~15(~30)cm或更长。质柔软,极黏滑,稍中空,枝近互生,具不规则二叉式小分枝。髓部细胞长椭圆形,宽50~80 μm,长100~150 μm,排列疏松。皮层由单列或略分枝的同化细胞组成,略弯曲,通常由10~15个细胞组成。基部常长出无色的毛。繁殖时同化丝转化而成单室孢子囊,椭圆形或倒卵圆形;多室孢子囊线形。

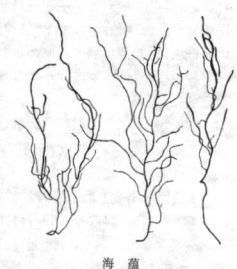
海蕴

生于平静的内湾、低潮线下。常缠绕附着在马尾藻属的多种藻体上。我国沿海均有分布。

【采收加工】 秋、冬季采收,洗净晒干。

【药材】 海蕴 Nemacysti Decipientis Alga 产于辽宁、山东、广东等地沿海。民间自采自用。

性状 藻体卷曲成团,黑褐色至灰黄绿色。水浸展平后呈线形,长8~25 cm,枝近互生,呈不规则二叉式分枝。柔软而黏滑。质脆易碎,断面常中空。气微腥,味咸。

【成分】 含类胡萝卜素(carotenoid)、α-、β-胡萝卜素(carotene)、β-玉蜀黍胡萝卜素(β-zeacarotene),海胆烯酮(echinenone)、岩藻黄质(fucoxanthin)、鲶鱼黄质(parasiloxanthin)、7、8-二氢鲶鱼黄质(7, 8-dihydroparsiloxanthin)、硫酸多糖(sulfated polysaccharide),多种有机酸。

【药理】 将人免疫缺陷型病毒(HIV)用海蕴多糖50~100 μg/ml于0 ℃处理2小时,然后再与MT₄淋巴细胞一起培养3日,该淋巴细胞即呈抗原阴性。其机制是海蕴多糖抑制了反转录酶活性。

【药性】 《本草拾遗》:"味咸,寒。无毒。"

【功用主治】 软坚散结,消痰利水。主治瘿瘤,甲状腺肿,喉炎,支气管炎。

1.《本草拾遗》:"主瘿瘤结气在喉间,下水。"

2. 苏颂:"主水癃。"(引自《纲目》)

3.《中国药用海洋生物》:"软坚散结,祛痰。用于喉炎和支气管炎。"

【用法用量】 内服:煎汤,10~15 g。

【选方】 治瘿瘤结气,喉炎,支气管炎 海蕴、昆布各30 g,大力子15 g。煎服。《中国药用海洋生物》

4080 海燕 hǎi yàn
《纲目》

【异名】 五角星、海五星(通称)。

【基原】 为海燕科海燕属动物海燕的全体。

【原动物】 海燕 *Asterina pectinifera* (Müller et Troschel)

一般腕5,也有4~8,辐径约为7.5 cm,间辐径约为5 cm。反口面隆起,骨板有初级和次级板之分,初级板大而呈新月形,其凹面弯向盘的中心。次级板呈圆形或椭圆形,成组地夹在初级板之间。各板生有很多小棘,没有叉棘。每个顶步板有棘2行。腹侧板为不规则多角形,或覆瓦状排列,每板上有栉状排列的棘。口板大而明显,各具棘2行。筛板大,圆形,一般是1个,少数为2个或3个。

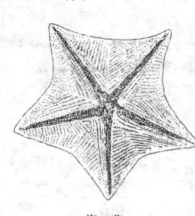
海燕

生活时反口面为深蓝色,盘中央有丹红色斑交错排列,口面为橘黄色,但有时变异很大。栖息于沿岸浅海的沙底和岩礁底,繁殖季节6~7月。我国分布于辽宁、河北、山东等近海。

【采收加工】 捕捉后,去内脏,晒干。

【药材】 海燕 Drep Anis 主产于黄海、渤海一带。

性状 体呈扁平钝五角形,中央称体盘,体盘隆起称反口面,颜色多变。具覆瓦状排列的骨板,有1个或2~3个筛板,呈粉白色。腹面称为口面,呈橘黄色,中央有口。体盘的外周有辐状短腕5条,有时可见4~9条者。各腕中央反口面具棱,边缘尖锐,口面具步带沟,沟内列生管足之列,管足上具吸盘。质硬而脆,气微腥,味微咸。

鉴列 粉末特征:白色或粉白色。横纹肌纤维众多,近无色,多断碎,侧面观直径约14 μm,完整者梭形,腔较大,长约150 μm,表面平滑。筛板碎片散在,大小不等,易见,黄白色,表面具排列规律的纵向小孔数列。偶见极细的神经组织碎片,黄白色,侧面观直

径 0.2 μm，多断裂，有的具分枝。可见不规则羽状排列的针晶簇。偶见不规则黄棕色块状物。管足细胞碎片，长条形，有裂缝，直径 0.7 μm。

【成分】 全体含 3-〔(羧甲基)氨基〕-5-羟基-N-(2-羟乙基)-5-羟甲基-2-甲氧基-2-环己烯-1-亚胺〔3-〔(carboxymethyl) amino〕-5-hydroxy-N -(2-hydroxyethyl) -5-hydroxymethyl-2-methoxy-2-cyclo-hexen-1-imine）。又含神经酰胺类：葡萄糖基神经酰胺（glucosyl ceramide）和半乳糖基神经酰胺（lactosyl ceramide）；苷酯类：神经节苷酯（ganglioside）1、2，GP-1a，GP-1b，GP-2，海燕神经节苷酯（asterinaganglioside）A。糖苷类：长棘脑苷（acanthacerebroside）B，海燕苷（pectinioside）A、B、C、D、E、F、G；长棘糖苷（acanthagly-coside）C。皂苷类：海燕皂苷（asterosaponin）P-1，萨拉西诺苷（sara-sinoside）A₁、A₂、A₃、B₁、B₂、B₃、C₁、C₂、C₃ 及甾体皂苷。甾体类：多羟基化胆甾烷（polyhydroxylated cholestane）Ⅰ Ⅱ，(3S, 4S, 3′R, 5′R)-4-羟基蛤贝黄质〔(3S, 4S, 3′R, 5′R)-4-hydroxy-mytiloxanthin〕，(3S, 4S, 3′S, 4′S)-4, 4′-二羟基-硅藻黄质〔(3S, 4S, 3′S, 4′S)-4, 4′-dihydroxy-diatoxanthin〕，(3S, 4S, 3′S, 4′S)-4-酮-4′-羟基硅藻黄质〔(3S, 4S, 3′S, 4′S)-4-keto-4′-hydroxy-diatoxanthin〕，含生物碱类：(3S, 4S, 3′S, 4′S)-4, 4′-二羟基双四氧嘧啶〔(3S, 4S, 3′S, 4′S)-4, 4′-dihydroxy-alloxanthin〕，(3S, 4S, 3′S, 4′S)-4-酮-4′-羟基异黄嘌呤〔(3S, 3′S, 4′S)-4-keto-4′-hydroxy-alloxanthine〕。甾类：5α-胆甾-7-烯-3-β-醇（5α-cholest-7-en-3-β-ol）。卵泡细胞含 1-甲基腺嘌呤（1-methyl adenine）。外皮含虾黄质（astaxanthin）及其酯。精液及睾丸含芳基硫酸酯酶（arylsulfatase）。

【药性】 《纲目》：“咸、温、无毒。”

【功用主治】 补肾，祛风湿，制酸，止痛。主治阳痿，风湿腰腿痛，劳伤疼痛，胃痛泛酸。

1. 《纲目》：“阴雨发损痛，煮汁服，取汗即解。亦入滋补药。”

2. 《山东中草药手册》：“壮阳，祛风湿。”

3. 《东北动物药》：“滋阴，祛风湿。治阳痿，损伤处阴雨天疼痛，腰腿疼痛。”

4. 《中国药用海洋生物》：“补肾，滋阴，壮阳，制酸，祛风湿。用于阳痿，风湿腰腿痛，胃痛。”

【用法用量】 内服：煎汤，6～15 g；研末，每次 2～3 g。

【附方】 1. 治阳痿 海燕、小海马各等分。共研细粉。每次服 4.5 g；每日 2 次。（《山东中草药手册》）

2. 治胃痛 海燕煅存性研末。每次 1 小匙，冲服。（《中国药用海洋生物》）

4081 海螺 hǎi luó 《本草拾遗》

【异名】 假猪螺（《交州记》），瓷螺、交螺（《东北常用中草药手册》），顶头螺、海窝窝（《河北药材》），菠螺（《中国药用海洋生物》）。

【基原】 为骨螺科红螺属动物脉红螺、皱红螺或其他类似螺类的鲜肉。

【原动物】 1. 脉红螺 *Rapana venosa* (Valenciennes) 〔*R. thomasiana* Crosse〕

贝壳略近梨形，质坚厚，一般壳高 50～123 mm，宽 45～95 mm，大者高可达 150 mm，宽120 mm，螺层约 6 层，每层宽度增加迅速，缝合线浅。壳顶光细，光滑。螺旋部较低。体螺层的中上部极膨大，其基部渐缩小。壳面粗糙，具有排列整齐的螺肋和细的生长线。肩角结节突起，在体螺层上结节呈三角形，特别突出，有时呈棘状。于肩角的下方还有 3～4 条具结节突起的粗肋。壳面黄褐色，具棕褐色斑点。壳口大，长卵形，内面杏红色，有瓷光。前沟

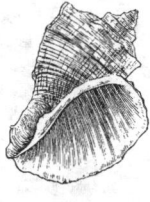

脉红螺

短宽，外唇厚，边缘具有与螺肋相应的缺刻。内唇后方薄，后沟不明显，前加厚，向外伸卷，与体螺层前部的螺肋共同形成假脐。厣角质，椭圆形，坚固而厚，棕红色，核位于靠外唇的边缘。体柔软，头部前腹面有口，头上有触角 1 对，各有一黑色小眼。足部宽大，灰黑色。

幼螺多生活于低潮线附近的岩石间；成体多栖息于低潮线以下数米至数十米深的细沙或多泥的海底。能捕食其他软体动物。雌雄异体，产卵期 5～8 月。我国沿海分布广，以北方沿海为最多。

2. 皱红螺 *R. bezoar* (Linnaeus)

贝壳略近梨形，质坚厚，一般壳高 77～97 mm，宽 58～74 mm，螺层约 7 层，缝合线浅，在缝合线下方形成强的皱褶。体螺层极膨大，尤其是体螺层的肩角上部具有显著的薄片状褶叠。在肩角下部有 2～3 条带有片状结节的螺肋。壳皮黄褐色，或具红褐色斑点。壳口大，卵圆形。周围白色或杏红色。厣角质，红褐色。其他形状近似前种。

生活于低潮线附近及 19～41 m 深的泥沙质海底。我国分布于东海、南海。

以上动物的壳（海螺壳）、厣（海螺厣）亦供药用，另设专条。

【采收加工】 春至秋季捕捉，捕得后取肉，鲜用。

【成分】 唾液腺含四胺类成分：四甲铵（tetramethylammonium）。

【药性】 甘，凉。归肝经。

《本草拾遗》：“甘、冷，无毒。”

【功用主治】 清热明目。主治目痛，心腹热痛。

1. 《本草拾遗》：“治目痛累年，或三四十年。”

2. 《本草求原》：“治心腹热痛。”

3. 《随息居饮食谱》：“明目。”

【用法用量】 内服：煮食或煎汤，30～60 g。外用：取汁合药点眼。

【宜忌】 《本草求原》：“肠胃虚寒者忌。”

【附方】 1. 治目痛累年 取生螺一枚，洗之内烂，抹螺口开，以黄连一钱纳螺口中，令其螺饮黄连汁，以绵注取汁，著眦中。（《肘后方》）

2. 治目痛 鲜海螺肉煎汁外洗，并吃肉。（《山东中草药手册》）

4082 海藻 hǎi zǎo 《本经》

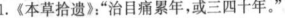

【异名】 蕁、海蕁《尔雅》，落首《本经》，海萝《尔雅》郭璞注），薄《别录》，海菜菜《世医得效方》，乌菜《罗源县志》，海带花《中药材手册》。又名：鹿

【基原】 为马尾藻科马尾藻属植物羊栖菜及海蒿子的藻体。

【原植物】 1. 羊栖菜 *Sargassum fusiforme* (Harv.) Setch. 〔*Hizikia fusiforme* (Harv.) Okam.〕 又名：鹿角尖（辽宁），杨角子、海菜芽、羊奶子（山东），海大麦（浙江），钓藻菜、玉海草、灯笼菜，胡须泡、海藻、鹿角菜、秧菜（福建），海茸、玉草、茜米、玉

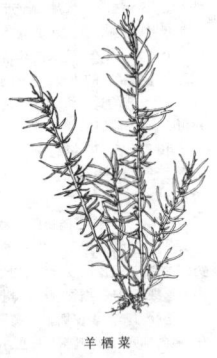

羊栖菜

茜、龟鱼茜(广东)。

藻体黄褐色,肉质,高 20~50 cm,也可达 2 m 以上。幼藻于基部具初生叶 2~3 枚,早期脱落。主干直立,分枝,圆柱形,直径 2~4 mm。叶的变异很大,形状较多,长短不一,呈线形、细条形、卵形或棍棒状,匙形叶的边缘有锯齿或浅裂;叶先端时而膨大,成气囊,形状很多,有球形、梨形、纺锤形等。生长于暖海的藻体,叶多数为线形,但在冷水的叶为棍棒状,带纺锤状气囊,多具短尖及短圆柱状的柄。生殖托丛生于叶腋或小枝间,圆柱形,钝尖,长 5~15 mm 不等,具短枝,偶有分枝。雌雄异株。藻体固着器为圆柱形假根状。

生长于经常有浪水冲击的低潮下和大干潮线下的岩石上。我国分布于辽宁、山东、浙江、福建、广东等地沿海。

2. 海蒿子 S. pallidum (Turn.) C. Ag. [S. confusum C. Ag.] 又名:大叶藻(《本草经疏》),大蒿子(辽宁),海根菜、大谷穗(山东),海草(江苏)。

藻体黑褐色,高 30~100 cm,初生 1~2 个直立主干,圆柱形,逐渐增长,两侧的羽状分枝相互呈钝角或直角生出,分枝的腋间又生小枝,幼枝和主干幼期都

生有短小的刺状突起。叶的
形状变异很大,初生叶为披针
形、倒披针形或倒卵形,一般
长 5~9 cm,宽 3~18 mm,有
不明显的中肋状突起和明显
的不育窝斑点,但此种叶生长
不久即脱落;次生叶为线形、
倒披针形、倒卵形或羽状分
裂;次生叶的叶腋间生出小
枝,叶上又生出多数狭披针形
或线形的叶。气囊多生在末
枝腋间,初期为纺锤形或倒卵
形,长成后为球形,先端圆满
或具尖细突起,直径为 2~
5 mm。生殖托单生或总状排

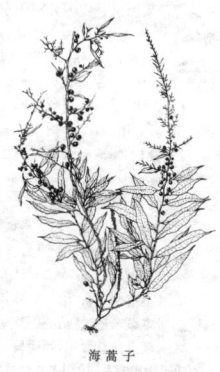

海蒿子

列于生殖小枝上,圆柱形,一般长 3~15 mm,直径约 1 mm。雌雄异株。固着器盘状或短圆锥状。

生长于低潮带的石沼中和大干潮线下 1~4 m 深的岩石上。我国分布于辽宁、山东的黄海和渤海沿岸。

【采收加工】 7~10 月由海中捞取或割取,淡水洗净,晒干。

【药材】 海藻 Sargassum 海蒿子主产于山东、辽宁等地;羊栖菜主产于福建、浙江、广东等地,以福建产量大。前者习称"大叶海藻",后者习称"小叶海藻"。

性状 大叶海藻 皱缩卷曲,黑褐色,有的被白霜,长 30~60 cm。主干呈圆柱状,具圆锥形突起,主枝自主干两侧生出,侧枝自主枝叶腋生出,具短小的刺状突起。初生叶披针形或倒卵形,长 5~7 cm,宽约 1 cm,全缘或具粗锯齿;次生叶叶条形或丝状,叶腋间有着生状的小枝。气囊黑褐色,球形或卵圆形,有的有柄,顶端钝圆,有的具短尖。质脆,潮润时柔软,水浸后膨胀,肉质,黏滑。气腥,味微咸。

小叶海藻 较小,长 15~40 cm。分枝互生,无刺状突起。叶条形或细匙形,先端稍膨大,中空。气囊腋生,纺锤形或球形,囊柄较长。

鉴别 (1)主干横切面:大叶海藻 表皮细胞为椭圆形,内含大量载色体,外壁角质化,径向排列,排列紧密。皮层较大,细胞类圆形,接近表皮的皮层细胞类圆形,较小,内含载色体。髓部为多角形细胞组成,细胞较小,大小为皮层细胞的 1/2~1/4。

小叶海藻 表皮细胞长椭圆形,内含大量载色体,外壁角质化,径向排列,排列紧密。皮层小,细胞较大,类圆形,接近表皮的

皮层细胞较小,内含载色体。髓部较大,由类圆形小细胞紧密排列而成。

叶状体横切面:大叶海藻 表皮由椭圆形纵向紧密排列细胞(13 μm×26 μm)组成,外壁被蜡质薄膜。有一类似叶脉状结构,细胞长椭圆形(13 μm×26 μm),径向排列。

小叶海藻 表皮细胞狭长(10 μm×26 μm),外壁被褐质薄膜,内含大量黏液质,纵向紧密排列。接近表皮的一层细胞为类圆形(28 μm×30 μm),排列紧密。中间为横向排列的长方形或类椭圆形细胞(38 μm×102 μm)。无类似叶脉状结构。

(2)取本品粗粉 1 g,加水 20 ml,冷浸数小时,滤过。滤液缩至 3~5 ml,加三氯化铁试液 3 滴,显红棕色沉淀。

【成分】 1. 羊栖菜 含褐藻酸(alginic acid),甘露醇(mannitol),碘,氧化钾,灰分。含多糖:羊栖菜多糖(SFPP)A、B、C 及褐藻淀粉即海带淀粉(laminarin)。

2. 海蒿子 含褐藻酸,甘露醇,碘,钾,粗蛋白,灰分,又含马尾藻多糖(sargassan),8, 11, 14-二十碳三烯酸(8, 11, 14-eicosatrienoic acid)以脑磷脂(cephalin)为主的磷脂类化合物。

【药理】 1. 降压作用 海藻水浸剂 0.75~1 g/kg,静脉注射对麻醉兔和犬有降压作用;羊栖菜注射液静脉注射,对麻醉大鼠和猫有明显降压作用。

2. 抗血凝作用 本品所含褐藻酸有肝素样抗凝血作用。海蒿子提取液对家兔(体内、外)有非常显著的抗凝作用。

3. 降血脂作用 羊栖菜多糖(SFPP)对由高脂饲料、Triton WR-1339 和果糖引起的大鼠高脂血症具有明显的降脂作用。

4. 对机体免疫功能的影响 海藻所含褐藻硫酸多糖在 0.5、1、5、10、50 和 100 μg/ml 浓度下,以[3]H-TdR 掺入法试验,表明对小鼠淋巴细胞增殖反应有明显促进作用 0.5 μg/ml 时作用最强,体内试验 1、5、10 和 20 mg/kg 腹腔注射,也能明显促进小鼠淋巴细胞的增殖反应,其中以 5 mg/kg 时效果最明显,在 5 和 10 mg/kg 剂量时还能促进白介素-2 的产生。羊栖菜提取物按每日 40 mg/kg 剂量腹腔注射 7 日后,对小鼠 SRBC 抗体生成有促进作用,同时明显提高小鼠脾指数。

5. 抗肿瘤作用 羊栖菜多糖 A 对小鼠白血病 L615 显示一定抗癌作用。由羊栖菜提取的羊栖菜多糖 B 每日 100 mg/kg 腹腔注射,连续 10 日,对小鼠肉瘤 S180 和艾氏腹水癌(EAC)的抑瘤率分别是 48.8% 和 38.5%;羊栖菜多糖 C 同上剂量用法和疗程,对小鼠肉瘤 S180 和 EAC 的抑瘤率分别为 28.8% 和 12%。羊栖菜多糖可阻滞 SGC-7901 人胃癌细胞由 G0/G1 期进入 S 期,升高细胞凋亡指数。可使 SGC-7901 细胞内[Ca2+]i 先升高然后下降,给氯化钡后,[Ca2+]i 又升高。

6. 抗感染作用 羊栖菜和鼠尾藻在试管内对枯草杆菌有抑制作用。海藻多糖对 I 型单纯疱疹病毒有抑制作用。羊栖菜多糖 A、B、C 均对抗小鼠肉毒毒素中毒的作用。

7. 抗氧化作用 羊栖菜多糖可显著降低小鼠全血及肝脏 LPO 的含量,增加过氧化氢酶、SOD 的酶活性。

毒性 羊栖子多糖小鼠腹腔注射的 LD50 为 3 576.5 mg/kg。关于海藻反甘草的研究,急性毒性实验表明,海藻(羊栖菜)与甘草合用使毒性增强;但亚急性毒性试验,未发现异常表现,另有报道海藻与甘草按 2:1 比例,以每日 30 g/kg 剂量加入饲料中喂饲原鼠,连续 30 日,未见海藻反甘草体征,相反促进甲状腺合成 T3,对 T4 合成无明显影响。

【药性】 咸,寒。归肝、胃、肾经。

1.《本经》:"味苦,寒。"

2.《别录》:"味咸,无毒。"

3.《药性论》:"味咸,有小毒。"

4.《品汇精要》:"气薄味厚,阴也。臭腥。"

5.《本草新编》:"入脾。"

6.《本草求真》："入肾。"

7.《本草再新》："入肺、胃二经。"

【功用主治】 消痰软坚，利水退肿。主治瘿瘤、瘰疬、瘰疝、脚气浮肿。

1.《本经》："主瘿瘤气，颈下核，破散结气，痈肿癥瘕坚气，腹中上下鸣，下十二水肿。"

2.《别录》："疗皮间积聚，暴癀，留气，热结，利小便。"

3.《药性论》："治气核结满；疗疝气下坠，疼痛核肿；去腹中雷鸣，幽幽作声。"

4.《本草拾遗》："捣傅小儿赤白游疹，火焱热疮；捣，绞汁服，去暴热，热痢，止渴。"

5.《海药本草》："主宿食不消，五膈痰壅，水气浮肿，脚气，奔豚气。"

6.《本草蒙筌》："治瘿间瘰疬，消颈下瘿囊；利水道，通癃闭成淋，泻水气，除胀满作肿。"

7.《医林纂要》："补心。"

8.《现代实用中药》："治慢性气管炎等症。"

9.《中国药用植物图鉴》："可治动脉硬化症，皮肤病，又有化痰作用，适用于痰咳不出。"

【用法用量】 内服：煎汤，5～15 g；或入丸、散。外用：研末敷，或捣敷。

【宜忌】 脾胃虚寒者禁服。反甘草。

1.《本草经集注》："反甘草。"

2.《食疗本草》："瘦人不可食之。"

3.《品汇精要》："妊娠亦不可服。"

4.《本草经疏》："脾家有湿者勿服。"

5.《本草汇言》："如脾虚胃弱，血气两亏者勿用之。"

【选方】 1. 治颈下卒结囊，渐大欲成瘿　海藻一斤（去咸），清酒二升。上二味，以绢袋盛海藻酒浸，春夏二日。一服二合，稍稍含咽之，日三。酒尽更以酒二升渍，饮之如前。渣暴干，末服寸匕，日三。尽更作，三剂佳。（《肘后方》）

2. 治瘿瘤　海藻八两（洗去咸汁），贝母二两，土瓜根二分，小麦面三合（炒）。上四味作散。酒服方寸匕，日三。（《外台》崔氏海藻散）

3. 治五瘿　海藻（洗去咸汁，炙）半斤，小麦面半两，特生矾石（煅）五两。上三味，以经年陈醋一升，拌小麦面焙干，再蘸醋熔，以醋尽为度，入二药，粗捣筛。每服二钱匕，水一盏，煎至七分，去滓。温服，日再，不拘时候。（《外台》海藻汤）

4. 治肝经瘿瘤　海藻、昆布各二两，小麦四两（醋煮炒干），龙胆草三两。上为末，炼蜜为丸，桐子大。每服二三十丸，临卧白汤送下，并嚼化咽之。（《证治准绳》海藻软坚丸）

5. 治蛇盘瘰疬，头项交接者　海藻菜（以荞面炒过）、白僵蚕（炒）等分。上为末，以白梅泡汤，和丸，梧子大。每服六七十丸，米饮下，必泄出毒气。（《世医得效方》）

6. 治疝气　海蒿子，昆布各 15 g，小茴香 30 g。水煎服。（《中国药用海洋生物》）

7. 治肾水蛋白尿　海藻、蝉衣、昆布各适量。水煎服。（《浙江药用植物志》）

8. 治身上生赘肉　海藻为末敷，仍煎海藻酒服之，则去。（《普济方》）

【临床报道】 治疗单纯性肥胖　用海藻、藻糖衍生物、银耳多糖等制成复合 MPS 冲剂，每次 7 g，日 3 次，饭前冲服。30 日 1 个疗程，治疗 101 例，有效率为 88.1%。又用维生素 E 100 mg 及维生素 C 30 mg，日 2 次，30 日为 1 个疗程，治疗 30 例为对照，有效率为 26%（均为 1 个疗程后复查）。个别病例服用 MPS 后有轻度饱胀感，大便软，继服后好转。

【各家论述】 1.《纲目》："海藻，咸能润下，寒能泄热引水，故能消瘿瘤、结核、阴㿉之坚聚，而除浮肿、脚气、留饮、痰气之湿热，使邪气自小便出也。"《纲目》："按东垣李氏，治瘰疬马刀散肿溃坚汤、海藻、昆布两用之，盖以坚积之病，非平和之药所能取捷，必令反夺，以成其功也。"

2.《轩岐救正论》："本草极赞其消瘿散结，疗治水肿胀之病，愚以为必惟形气与病气俱实者，用之得宜，设若稍虚，未有不反增剧也。"

3.《本草崇原》："海藻，其味苦咸，其性寒洁，故主治经脉外内之坚结。瘿瘤结气，颈下硬核肿痈肿，乃经脉不和而病结于外也。癃瘕坚气，腹中上下雷鸣，乃经脉不和而病结于内也。海藻，主通经脉，故治十二经之水肿，人身十二经脉流通，则水肿自愈矣。"

4.《本草新编》："海藻，专能消坚硬之病，盖咸能软坚也。然而单用此一味，正未能取效，随所生之病，加入引经之品，则无坚不散矣。予游燕赵，遇中表之子，谈及伊母生瘿，求于予，予用海藻五钱，茯苓五钱，半夏一钱，白术五钱，甘草一钱，陈皮五分，白芥子二钱，桔梗一钱，水煎服，四剂而瘿减半，四剂再服而瘿尽消。海藻治瘿之验如此，其他攻坚，一体而观，无不可信乎。"

5.《本草便读》："海藻，咸寒润下之品。然咸能走血，多食咸则血脉凝涩，生气日削，致成废疾不起者多矣。"

6.《本草正义》："海藻，咸苦而寒，故能软坚散结。瘿瘤结核，皆肝胆火炎，灼痰凝络所致，寒能清热，固其专长，而阴寒凝聚之结核，非其治实。痈肿瘰疬，多由血热瘀滞而生，鸣咸水肿，更多湿热停顿之候，凡此诸证之属于阳实有余者，固可治之，而正气不及，清阳不运者指，亦不可概施。《别录》特提结块二字，最当注意，非阳阴虚血瘀之癃瘕痈肿及寒水泛溢等病，皆可以此统同论治也。十二水肿，益以十二经而言，诸经积水，固皆是湿热不利之一候，此类寒滑泄水之药，固可用。又甄权谓治心下满，疝气下坠疼痛，卵肿；李珣《海药本草》以治奔豚气，脚气，水气浮肿，皆当以热壅有余一面而言，正与肾水泛溢之奔豚，及寒水凌心，寒凝结痈诸症，两得其反，此皆读古人书者，不可不辨之门径，非谓凡此诸病，不问虚实寒热，皆以此物一例通用也。"

海鳗 hǎi mán（《日华子》）

【异名】 鳗、猧狗鱼、海鳗鳔、慈鳗鲡、狗鱼（《日华子》），狗头鳗（《随息居饮食谱》），勾鱼、即勾、狼牙鳗（《黄渤海鱼类调查报告》），尖嘴鳗、乌皮鳗、九鳝、门鳝（《中国动物图谱》），海鳝、麻鱼（《青岛中草药手册》）。

【基原】 为海鳗科海鳗属动物海鳗的全体。

【原动物】 海鳗 *Muraenesox cinereus* (Forskal)

体长圆筒形，后部侧扁。一般体长 50 cm 以上，大者长 100 cm 以上，重达 10～20 kg 以上。头尖长。吻突出，尖端下突如小钩状。眼大，近圆形，眼间隔微隆起。鼻孔每侧 2 个，前鼻孔短管状，后鼻孔圆形。口大，上颌突出，略长于下颌，两颌牙强大而锐利，均为 3 行，前端均有大

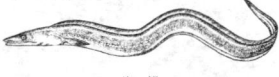

海鳗

型犬牙，上颌有 8～16 个；下颌为 6～7 个。犁骨中间一行有 10～15 个大扁牙，牙基部前后各有 1 小尖牙。鳃孔宽大。肛门位于体中部偏前。体光滑无鳞。侧线孔明显。背鳍起点在胸鳍基部稍前上方。有胸鳍，无腹鳍。背、臀鳍在后方和尾鳍连接。体背侧银灰色。大型个体暗褐色。腹侧乳白色。背、臀、尾鳍边缘均黑色，胸鳍灰色。

常栖息于底质为沙泥或岩礁的海区，一般水深 50～80 m。食性贪，常以虾、蟹、鱼类及头足类为食。产卵期在 4～7 月；生活于南海者为 6～7 月。仔、稚鱼发育过程中能变态。有季节性洄游，如福建、浙江沿海的海鳗于春夏北上生殖，秋冬南下越冬。我国沿

海均有分布。

本动物的头(海鳗头)、卵(海鳗卵)、胆囊(海鳗胆)、鳔(海鳗鳔)亦供药用,另设专条。

【采收加工】 春、秋季捕捞。捕后除去内脏,洗净,鲜用或晒干。

【成分】 海鳗肉每 500 g 含蛋白质 60.2 g,脂肪 9.5 g,碳水化合物 0.4 g,并含铁、钙、磷。鳔含蛋白质、脂肪、胶体物。脑、卵巢含脑磷脂(cephalin)、神经磷脂(neurophoshatide)、胆甾醇(cholesterol)。胆汁含胆酸(cholic acid)、甘胆酸(glycocholic acid)及牛磺酸(taurine)。皮黏液含蛋白毒素(proteinaceous toxin)。全鱼还含生长激素(growthrmone)和促性腺激素(gonadotropin)。

【药性】 甘、温。归肺、肝、肾经。

1.《日华子》:"平,有毒。"

2.《宝庆本草折衷》:"微毒。"

3.《纲目》:"甘,平。"

4.《青岛中草药手册》:"性温,味甘。"

【功用主治】 补虚润肺,祛风通络,解毒。主病后产后体虚,遗精,贫血,神经衰弱,气管炎,面神经麻痹,骨节疼痛,急性结膜炎,疮疖,痔漏。

1.《日华子》:"治皮肤恶疮、疥、疳蟨,痔瘘。"

2.《青岛中草药手册》:"补虚损,祛风通络。"

3.《中国药用海洋生物》:"祛风明目,活血通络,解毒消炎。用于面神经麻痹,疖肿,胃病,气管炎,遗精,产后风,急性结膜炎,关节肿痛,肝硬化,神经衰弱及贫血。"

4.《常见药用动物》:"补肾润肺。"

【用法用量】 内服:炖食。外用:鲜血涂,或将鲜血滴于吸水纸上,阴干,贴敷。

【选方】 1. 治面神经麻痹 活海鳗切断取血,或用带血的肉涂于腮上,右歪涂左,左歪涂右,日涂1次,以正为止。(《青岛中草药手册》)

2. 治关节肿痛 海鳗去内脏洗净,于锅内煎黄,再加糖和酒炖透食。(《中国药用海洋生物》)

3. 治外伤出血 鳗鱼血(干粉)外敷,或将鲜血滴于吸水纸上,阴干,贴布口。

4. 治夜盲 鳗鱼肉及肝各 250 g,荸荠 10 个。煮食。(3、4方出自《海洋药物民间应用》)

4084 海鳝 hǎi shàn
《中国药用海洋生物》

【异名】 海黄鳝(通称)。

【基原】 为海鳝科裸胸鳝属动物波纹裸胸鳝、网纹裸胸鳝等的血、全体。

【原动物】 1. 波纹裸胸鳝 Gymnothorax undulatus (Lacepede) 又名:裸胸鳝《中国药用海洋生物》。

体扁圆长,体长可达 150 cm。头中大,侧扁。

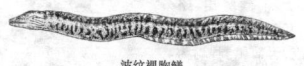
波纹裸胸鳝

吻短钝,眼小,椭圆形。口大,平裂,两颌均窄长,上颌牙 1 行,12～20 个,呈锯齿状排列,前数牙呈大型锥状稍侧扁。下颌牙 18～30 个,扁尖。颌间骨牙1行,为较大犬牙,中间有可倒性牙 3 个。犁骨牙 1 行,细小。鳃孔小,裂缝状。体无鳞,皮肤光滑,完全裸露。侧线孔不明显。背鳍起点在鳃孔的前上方,向后端与尾端交界与臀鳍相连。无胸鳍。体、鳍均赤褐色或暗褐色。具淡黄及黄白色网状、波状及横纹状纹。臀鳍具黄色狭边。吻黑色。口角具 1 小黑点。

为暖水肉食性大型鱼类,生活于珊瑚礁浅海区中。我国分布于东海、南海。

2. 网纹裸胸鳝 G. reticularis Bloch

体细长,侧扁。一般体长 25～43 cm。吻短。眼小而圆。口大,两颌等长与上颌稍突出,两颌与犁骨的牙均为 1 行,牙扁尖背鳍、臀鳍与尾鳍均相互连接,无胸鳍,被有较厚皮膜。体色白,由头

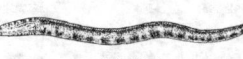
网纹裸胸鳝

部至尾端具绿褐色横带 18～22 条。头部、体背侧及横带之间均散布有不规则的绿褐色斑点。

为暖水性中小型鱼类,栖息于浅海近岸岩礁间。我国分布于黄海南部、东海和南海。

【采收加工】 常年均可捕捞。捕后,杀死取血,或将全体焙干或煅炭备用。

【药性】《中国药用海洋生物》:"辛、甘,温。"

【功用主治】《中国药用海洋生物》:"止血,消炎,收敛。用于痔疮,无名肿毒,胸痛,外伤出血。"

【用法用量】 研末,3～6 g。外用:研末、麻油调敷。

【宜忌】 本品有毒,勿过量食用。

1.《中国药用海洋生物》:"网纹裸胸鳝的鲜肉、干肉及煮过之鱼肉均有强毒。"

2.《中国药用动物志》:"食斑点裸胸鳝中毒症状:恶心、唇舌、四肢刺痛和麻木 20 分钟至数小时,随即喉痉挛,产生结膜炎、呼吸肌麻痹,丧失运动共济功能,昏迷。"

【选方】 1. 治痔疮 (海鳝)全鱼煅灰,黄酒冲服。

2. 治无名肿毒 (海鳝)全鱼焙干,研末,麻油调匀,外敷患处。

3. 治胸痛 (海鳝)全鱼焙干研末,冲服。

4. 治外伤出血 (海鳝)血(干粉)外敷可止血;或将鲜鱼血滴在吸水纸上,阴干备用,外伤出血时,将纸贴上即止血。(1～4方出自《中国药用海洋生物》)

4085 海人草 hǎi rén cǎo
《现代实用中药》

【异名】 鹪菜、海仁草《现代实用中药》。

【基原】 为松节藻科海人草属植物海人草的藻体。

【原植物】 海人草 Digenea simplex (Wulf.) C. Ag. [Conferva simplex Wulf.]

藻体暗紫红色,干后变绿或灰色,软骨质,丛生,高 5～25 cm。枝圆柱形,不规则互生,二叉分枝,密被很短的毛状小枝,下部因生枝脱落而裸露,顶端如狐尾状。髓部围轴细胞 8～10 个。四分孢子囊位于小枝上端的膨大部分,螺旋形排列。囊果卵圆形,生于小枝的上部或中部侧面。固着器盘状。

生于大干潮线下 2～8 m 深的珊瑚礁上。分布于台湾兰屿岛域及东沙群岛等沿海。

【采收加工】 3～8 月采收,洗净晒干。

【药材】 海人草 Digeneae Alga 产台湾及南海诸岛沿海。藻体灰绿色,微带棕色。枝圆柱形,不规则叉状分枝,全体被密毛状的小枝,形似狐尾,但基部小枝脱落而裸露。质韧。气腥,味咸,有黏性。

【成分】 藻体含 α-海人草酸(α-kainic acid, digenic acid)、α-别海人草酸(α-allokainic acid)、海人草酸(kainic acid)、海人草素(digeneaside)即甘露糖基甘油酸钠(sodium mannosidoglycerate)、甜菜碱(betaine)、(R)-3-二甲基亚砜基-2-甲氧基丙酸酯〔(R)-3-dimethylsulfinio-2-methoxypropanoate〕、(S)-2-乙酰胺基-5-三甲胺基戊酸酯〔(S)-2-acetamide-5-trimethylammoniopentanoate〕。含琼脂(agar),由半乳糖、3, 6-脱水半乳糖、6-O-甲基半乳糖、葡萄糖及木糖组成,可得到琼胶糖(agarose),由半乳糖、3, 6-脱水半乳糖和6-O-甲基半乳糖组成。岩藻多糖(fucoidin)。还含碘、铁、

锌、锰、镍、铜、钴、镉、铅、锶、钙、镁、钾和钠等元素。

【药理】 1. 对中枢神经系统的影响　在神经细胞中，海人草酸对有兴奋性氨基酸受体存在的细胞体和树状突首先影响，引起病理性改变，而对受体稀少的轴突可不被作用。脑室内注射海人草酸可使纹状体的胆碱能和 γ-氨基丁酸能神经元的生化性质减弱，而对多巴胺能和 5-羟色胺能神经元则不显示作用。给小鸡的玻璃体内注射海人草酸可使视网膜上半数的胆碱能和 γ-氨基丁酸能神经元消失。海人草酸对海马锥体细胞的损害和其惊厥作用有关。它的神经毒作用被认为是改变脑细胞的生化，从大鼠小脑切片中可见环磷腺苷和环磷鸟苷含量的增加。海人草酸可使大鼠诱发湿犬抖颤（WDS）证候群、癫痫样惊厥和脑损害。

2. 对心血管的影响　海人草酸抑制离体兔心及蛙心的搏动；对离体和在体蛙心的灌流开始时使血管舒张，随后呈现明显的收缩。大于 1 mg/kg 剂量的海人草酸可使猫和兔的血压下降。

3. 对泌尿道的影响　静注大剂量的海人草酸可损害兔的肾小球和肾小管，引起肾功能减退，使尿量减少，尿 pH 下降，出现蛋白尿和血尿等。

4. 对胃肠道的影响　小鼠灌服海人草酸后可降低离体豚鼠肠管的紧张性，并能缓解氯化钡和乙酰胆碱引起的挛缩。对整体兔肠运动有弛缓作用。

5. 对呼吸的影响　静注 1～2 mg/kg 的海人草酸可抑制家兔的呼吸，5～10 分钟后恢复。

6. 驱蛔作用　0.1%海人草酸能致猪蛔的暂时收缩，可抑制虫体内的脱氢酶，但并不影响虫体切片的耗氧量。给患蛔虫病的幼犬服海人草酸以镁盐可获良效，故认为以镁盐有增强海人草酸的作用。海人草酸由于干扰蛔虫体肌 NADH 和 FAD 间电子的转移，使蛔虫因痉挛性麻痹致死。

7. 其他作用　海人草酸对家蝇和蟑螂等昆虫有良好的毒杀作用。

毒性　海人草酸小鼠口服的 LD_{50} 为 120 mg/kg。皮下注射的 LD_{50} 为 29 mg/kg。海人草酸可使兔红细胞减少和淋巴细胞增多；能引起肝功能障碍。

【药性】咸、平。

1.《全国中草药汇编》："咸、凉。"

2.《中国药用海洋生物》："咸、平。"

【功用主治】《中国药用海洋生物》："驱虫。用于蛔虫、鞭虫、绦虫症。"

【用法用量】内服：煎汤，5～10 g；或研末。

【选方】驱蛔虫　海人草 10 g，番泻叶 20 g。水煎，和糖少许顿服。（《现代实用中药》）

4086 海月壳
海月壳 hǎi yuè ké（《本草从新》）

【异名】明瓦（《闽中海错疏》），蛎壳爿（《本草从新》）。

【基原】为不等蛤科动物蛤属动物海月的贝壳。

【原动物】参见"海月"条。

【采收加工】四季可采，退潮时采收，取壳，晒干。

【药性】咸、寒。

1.《本草从新》："咸、大寒。"

2.《中国药用海洋生物》："咸、寒。"

【功用主治】解毒，消积。主治小儿麻疹，疳积，湿烂疮，鹤膝风。

1.《本草从新》："泻湿热。煎汤洗鹤膝风，煅研为粉，涂湿烂疮。"

2.《中国药用海洋生物》："解毒，消结，治五脏。用于麻疹，疳积等。"

【用法用量】内服：研末，9 g。外用：煅研外敷；或煎汤洗。

4087 海风藤
海风藤 hǎi fēng téng（《本草再新》）

【异名】满坑香（《浙江药用植物志》），荖藤、大风藤（《中国植物志》），岩胡椒（《新华本草纲要》）。

【基原】为胡椒科胡椒属植物风藤的藤茎。

【原植物】风藤 Piper kadsura (Choisy) Ohwi［P. futokadsura Sieb. et Zucc.］ 又名：细叶青蒌藤（《高等植物图鉴》）。

木质藤本。茎有纵棱，幼时被疏毛，节上生根。叶近革质，具白色腺点，卵形或长卵形，长 6～12 cm，宽 3.5～7 cm，先端短尖或钝，基部心形，上面无毛，下面通常被短柔毛，叶脉 5 条，基出或近基部发出；叶柄长 1～1.5 cm；叶鞘仅限于基部具

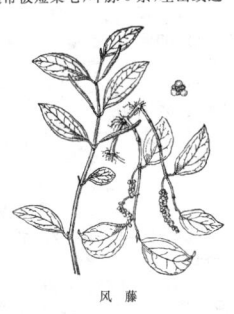

风藤

有。花单性，雌雄异株，聚集成与叶对生的穗状花序；雄花序长 3～5.5 cm；总花梗略短于叶片，花序轴被微硬毛；苞片圆形，近无柄，盾状，上面被白色粗毛；雄蕊 2～3 枚，花丝短；雌花序短于叶片；总花梗与叶柄等长；苞片和花序轴与雄花序的相同；子房球形，离生，柱头 3～4，线形，被短柔毛。浆果球形，褐黄色，直径 3～4 mm。花期 5～8 月。

生于低海拔林中，常攀缘于树上或岩石上。分布于浙江、福建、台湾、广东等地。

【采收加工】9～10 月采制全株，洗净，晒干。

【药材】海风藤 Piperis Kadsurae Caulis 主产于福建、浙江、广东等地。

性状　茎藤呈扁圆柱形，微弯曲，长 15～60 cm，直径 0.3～2 cm。表面灰褐色或褐色，粗糙，有纵向棱纹理及明显的节，节间长 3～12 cm，节部膨大，上生不定根。体轻、质脆，易折断，断面不整齐，皮部窄，木部宽广，灰黄色，导管孔多数，射线灰白色，放射状排列，皮部与木部交界处常有裂隙，中心有灰褐色髓。气香，味微苦、辛。

鉴别　(1) 茎横切面：表皮细胞小形，角质层突起呈浅齿状。皮层最外侧为 2～3 列厚角细胞，内侧有 2～3 列纤维排列成断续的环；石细胞偶见；内皮层凯氏带明显。中柱维管束 20～30 个，环列，韧皮部外方有 1～5 列纤维排列成冠状，与束间部位的石细胞联结成环；木质部导管大。环髓纤维 4～6 列，髓部维管束 4～9 个排成 1 轮，髓中央有黏液道。本品薄壁细胞含淀粉粒及草酸钙砂晶和小方晶。

(2) 取本品粉末少许于载玻片上，加适量乙醇湿润，待稍干后，加热置显微镜下观察，结果有针状结晶析出，加稀硫酸则溶解（检查胡椒碱）。

(3) 取本品乙醇提取液点于滤纸上，在 365 nm 的紫外光灯下观察，显蓝绿色荧光。

【成分】风藤茎含细叶青蒌藤素（futoxide）、细叶青蒌藤烯酮（futoenone）、细叶青蒌藤醌醇（futoquinol）、细叶青蒌藤酰胺（futoamide）、β-谷甾醇（β-sitosterol）、豆甾醇（stigmasterol）及挥发油等。

【药理】 1. 拮抗内毒素作用　大鼠预先给予海风藤提取物可减轻内毒素造成的低血压和通透性增强性肺水肿。海风藤的这种效应可能与其对血小板激活因子（PAF）的拮抗作用有关。

2. 抗组织缺血及再灌注损伤作用　海风藤提取物可显著减轻局灶性脑缺血后血脑屏障的破坏，减少缺血灶周围坏死细胞、凋亡细胞数量，并具有减少梗死灶直径的趋势。海风藤 0.3 g/kg 可明显降低犬脑干局灶性缺血后细胞内钙含量，改善缺血后神经

元超微结构的损害。脑缺血尤其是再灌注期脑组织磷脂酶 A_2 活性增强、三磷酸肌醇及自由基含量明显增加，而血小板活化因子受体拮抗剂海风藤酮可明显抑制再灌注期鼠脑磷脂酶 A_2 活性及自由基的形成。对大鼠肝脏缺血再灌注损伤模型预防性应用海风藤酮，与对照组相比，肝脏胆汁流量、丙二醛含量、血清酶学变化均显著减低。

3. 抗老年痴呆作用 老年痴呆模型小鼠学习记忆成绩下降，脑内 β 淀粉样前体蛋白基因（βAPP）基因表达增强，小鼠口服低、中、高剂量海风藤提取物能提高其学习记忆成绩，降低脑内 $\beta APPmRNA$ 含量，并呈现一定的量效关系。

【药性】《本草再新》：“味苦，性寒，无毒。入心、肾二经。”

【功用主治】 祛风湿，通经络，理气止痛。主治风寒湿痹，肢节疼痛，筋脉拘挛，脘腹冷痛，水肿。

1.《本草再新》：“行经络，和血脉，宽中理气，下湿除风，理腰脚气，治疝，安胎。”

2.《浙江中药手册》：“宣痹，化湿，通络舒筋。治腰膝痿痹，关节疼痛。”

3.《中药临床应用》：“温中散寒，行气止痛。”

4.《中国民族药志》：“利水消肿。”

【用法用量】 内服：煎汤，6～15 g，大剂量可用至 30 g；或浸酒。

【选方】 治胃脘疼痛（胃和十二指肠溃疡）、腹痛泄泻（胃肠炎） 海风藤 15 g，救必应 9 g。水煎服。《中药临床应用》

4088 海石鳖 _{hǎi shí biē} （《中国药用海洋生物》）

【异名】 石鳖，海八节毛《青岛中草药手册》，八节毛《中国药用动物志》。

【基原】 为隐板石鳖科毛肤石鳖属动物红条毛肤石鳖、锉石鳖科锉石鳖属动物函馆锉石鳖及多种石鳖的全体。

【原动物】 1. 红条毛肤石鳖 Acanthochiton rubrolineatus（Lischke）

体卵圆形，长 27～33 mm，宽 16～21 mm。体色变化大，多为灰绿色或青灰色。背腹扁平，头在前下方，无眼及触角，有一短而下弯的吻，吻中为口，口内齿舌很长。背面中央突起，有呈覆瓦状排列的石灰质壳片 8 块，颜色淡红色壳片中央具有 3 条红色色带。前端头壳片呈半圆形，壳顶部较光滑，边缘部分有低平粒状突起，腹面前方的嵌入片有齿裂 5 个。近两端的壳片长宽相近，中间的壳片略宽，峰部有纵肋，翼部有较大的颗粒状突起，嵌入片的翼部位置具 1 个齿裂。尾壳片较小，前缘中央微凸，后缘弧形，表面有颗粒状突起，嵌入片区两侧各具 1 齿裂。在壳片的四周围有一圈外套膜，形成较宽的环带，呈深绿色，其周围相间布有 18 丛棘束。腹面平坦，足扁而宽，几占整个腹面。足与外套膜之间形成一较狭的外套沟。沟中有鳃 22～24 对。鳃列长约为足长的 2/3。生殖孔和排泄孔位于外套沟稍后端。肛门位于足的后方。

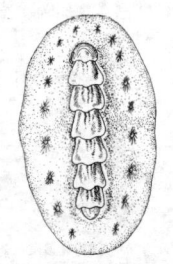
红条毛肤石鳖

栖息于潮间带岩石上，北方可生活于数米深的浅海。能缓慢匍匐爬行于海藻丛中，喜附着于岩石石缝或阴处。我国沿海均有分布。

2. 函馆锉石鳖 Ischnochiton hakodadensis Pilsbry

体卵圆形，长 22～35 mm，宽 12～19 mm，背腹扁平，外表土黄色或暗绿色，并杂有深色斑点。头壳片放肋细密，甚多，嵌入片具 15～19 个齿裂。中间壳片中央部有显著的网状刻纹。翼部有 5～7 条放射肋。嵌入片每侧具 2～3 个齿裂。尾壳片中央区的刻

纹与中间壳片的网状相同，后区具细密的放射肋及环状纹，嵌入片具 12～20 个齿裂。周围环带窄，表面布满大小不等的鳞片。鳃 35 对，鳃列与足等长。

栖息于潮间带岩礁石上或石缝间，以中、下区为多。分布于渤海、黄海沿岸。生活于潮间带，为我国海滨习见种。

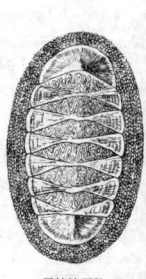
函馆锉石鳖

【采收加工】 在海滩上或岩石缝间捕捉。捕得后洗净，置阴暗通风处晾干。

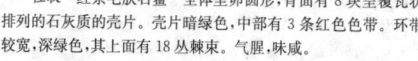

【药材】 海石鳖 Acanthochiton Seu Ischnochilon 产于渤海、黄海、东海、南海沿海。

性状 红条毛肤石鳖 全体呈卵圆形，背面有 8 块呈覆瓦状排列的石灰质的壳片。壳片暗绿色，中部有 3 条红色色带。环带较宽，深绿色，其上面有 18 丛棘束。气腥，味咸。

函馆锉石鳖 中间壳片中央部有显著的网状纹理，翼部有 5～7 条放射纹。

鉴列 （1）取本品粗粉适量，加石油醚提取，提取液浓缩至干，残渣加氯仿 2 ml 溶解后移入小试管，沿管壁滴加浓硫酸 1 ml，静止 10 分钟，上层显醛红色，并有蓝色荧光，两液界面显血红色环（检查甾体类皂苷类）。

（2）从（1）项提取过的残渣加水煎煮，取水滤液 1 ml 加入等量的茚三酮试剂，水浴加热 10 分钟，显紫色（检查氨基酸）。

成分 全体含牛磺酸（taurine），氨基酸，脂肪，蛋白质等。还含两种新类胡萝卜素：（3S, 4R, 3′R, 6′R）-β, ε-胡萝卜素-3, 4, 3′-三醇〔（3S, 4R, 3′R, 6′R）-, ε-carotene-3, 4, 3′-triol〕和（3R, 4R, 3′R）-, β-胡萝卜素-3, 4, 3′-三醇〔（3R, 4R, 3′R）-, β-carotene-3, 4, 3′-triol〕。

【药性】《青岛中草药手册》：“性寒，味咸。入肝、脾、胃经。”

【功用主治】 化痰散结，清热解毒。主治颈淋巴结结核，麻风病，慢性气管炎。

1.《青岛中草药手册》：“软坚化结，清热解毒，活血止痛。”

2.《中国药用海洋生物》：“软坚散结。用于颈淋巴结核，麻风等。”

3.《山东药用动物》：“函馆锉石鳖尚有清肺化痰，止咳平喘功能。可用于治疗慢性气管炎。”

【用法用量】 内服：焙焦研末，2～6 g。

【宜忌】《中国药用海洋生物》：“① 海石鳖治疗淋巴结结核对病变部位有明显的趋向性，有一定的局限反应，用量应由小到大。② 制作中应焙黄，焙得不熟，服后易发生腹泻。焙成炭则失去作用。③ 凡食海产品过敏者忌服。”

【选方】 1. 治淋巴结结核 海石鳖焙炒至深黄色，研末约 80 目筛，压片或装胶囊。每次 2～6 g 每日或隔日 1 次，晚睡前服。首次用黄酒作引子，并须发汗，以后可用温开水冲服。

2. 治麻风病 海石鳖烘干，研粉。成人每日量 8～16 g，可并用氨苯砜 30～100 mg。每星期服 6 日，停药 1 日。（1、2 方出自《中国药用海洋生物》）

3. 治慢性气管炎 函馆锉石鳖，洗晒干，放烘箱内烤 12～24 小时，研粉压片。每片 0.5 g。每服 1 g，每日 3 次，10 日为 1 个疗程。《山东药用动物》

4089 海白石 _{hǎi bái shí} （《南海海洋药用生物》）

【异名】 鹅管石《南海海洋药用生物》。

【基原】 为枇杷珊瑚科盔形珊瑚属动物粗糙盔形珊瑚等多种盔形珊瑚离散的石灰质骨骼。

【原动物】 粗糙盔形珊瑚 Galaxea aspera Quelch。

群体形状不定,随周围环境而变,空间宽大则群体块状呈凸形,空间狭小则呈畸形。能分泌石灰质,使群体长有坚硬的骨骼。凸形的"珊瑚骼"珊瑚杯多而密,杯略圆形或椭圆形,少数呈长方形,第一、第二轮隔片大而突出,几乎到达杯中心,两侧具很多小颗粒。第三轮隔片较薄,约 1/2 半径宽,颗粒少。第四轮隔片发育不全。

生活时为黄绿色,触手白色;当收缩时口道处呈深绿色。

属暖水种,一般栖息于干潮带下至水深 15 m 左右的珊瑚礁平台上。只分布在热带海域,为构成珊瑚礁的重要组分。我国海南岛、涠洲岛和西沙群岛周身水域及浅海区凡能生长造礁石珊瑚处,均有分布。

【采收加工】 于沙滩边采收,或潜水、垂网采收,除去杂质,晒干。

【药材】 海白石 Galaxeae Os 产于广西、广东、海南等沿海。

性状 本品呈不规则的块状,有许多圆形或卵形突起。表面灰黄色。气微,味微咸。

【成分】 主要成分为碳酸钙($CaCO_3$),尚含有少量镁、硅、铁等。

【炮制】 1. 海白石 取原药材,洗净,晒干,打碎用。

2. 煅海白石 取净海白石,置容器内,用无烟武火加热,煅至红透,取出放凉,捣碎或研细。

3. 醋淬海白石 取净海白石,如前法煅至红透,趁热倾入醋中淬透,冷后碾碎。每海白石 100 kg,用醋 25 kg。

饮片性状 海白石参见"药材"项。煅海白石灰白色或灰黑色,质酥松。有焦臭气。醋淬海白石形如煅海白石,具酸醋气。

贮干燥容器内,置干燥处,防尘。

【药性】《中国药用海洋生物》:"甘,平。"

【功用主治】《中国药用海洋生物》:"清热解毒,化痰止咳。用于气管炎,痢疾,瘰疬等。"

【用法用量】 内服:煎汤,15~30 g。外用:研末调搽。

【选方】 治阳痿,腰膝无力,乳汁不通 鹅管石 25 g。煎服。

《中国海洋湖沼药物学》

4090 海决明 hǎi jué míng (《中国药用海洋生物》)

【异名】 马蹄子(浙江)。

【基原】 为马蹄螺科凹螺属动物黑凹螺及锈凹螺的壳。

【原动物】 1. 黑凹螺 Chlorostoma nigerrima (Gmelin)

贝壳呈锥形,质厚宽实,一般壳高 24~30 mm,宽与高近等。螺层6层,壳顶3层较小,以下3层宽度骤增。壳面一般较平直,体螺层显著膨胀。壳表面灰黑色或棕黑色,生长线细波状与细密的放射肋相互交错,具纵走的灰黑色条纹和引伸的生痕。壳基部较平整。壳口内面银白色,有珍珠光泽及数条环行的细褶壁。内唇斜,中部延伸成白色遮缘,基部具钝齿1~2枚。脐孔深,部分被遮掩,变小,周缘灰白色。厣角质,圆形,褐色,多旋,核在中央。

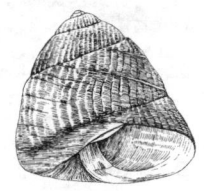

黑凹螺

生活于中低潮区岩石间。我国分布在东海、南海。

2. 锈凹螺 C. rustica (Gmelin) 又名:高腰螺。

贝壳圆锥形,质坚厚,一般壳高 23~26 mm,宽与高近等。缝合线显著。壳面稍突出,每层的宽度逐渐增加。壳表黄褐色及黑褐色,具具铁绣色斑纹。壳顶向下的各层均具很显著的斜行肋纹,尤以在体螺层上为显著,生长线细密,并与棕色的斜行放射肋成十字形交叉。壳内面灰白色,具珍珠样光泽。壳口斜,呈马蹄形。外唇薄,有一褐色与黄色相间的镶边,内唇厚,向脐孔伸出一白色遮缘,脐孔大而深,周围有白色环。下方壳口具 1~2 枚白色小齿。厣角质,薄而圆,棕红色;边缘银白色,核在中央。

生活于潮间带下区至潮下带约 20 m 深的岩礁上或海藻丛中。我国沿海分布很广。为经济藻类养殖业的敌害。

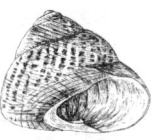

锈凹螺

【采收加工】 四季均可采捕,取壳,晒干。

【药材】 海决明 Chlorostomae Concha 黑凹螺产于东海、南海;锈凹螺产于全国沿海各地。

性状 黑凹螺 呈圆锥形,螺层6,壳顶3层较小,下面3层增大,壳基层最大,较平整。表面灰黑色,有纵向的灰黑色花纹和自壳面引伸而出的肋痕。壳口斜,内面有珍珠样光泽和环形纹数条。壳坚厚。气微,味微咸。

锈凹螺 螺壳呈圆锥形,螺层约5层。壳顶尖,有的已折断。表面黄褐色,密布铁绣斑纹,各层均有细弱的螺旋肋和生长纹,并可见不太整齐的纵向隆起。壳口斜,马蹄形,内面灰白色,有珍珠样光泽。气微,味微咸。

【成分】 贝壳含碳酸钙,还含有精氨酸、天冬氨酸、谷氨酸、甘氨酸、丙氨酸等 14 种氨基酸。

【药性】《中国药用海洋生物》:"咸,微寒。"

【功用主治】 平肝潜阳。主治高血压病,头晕头痛,慢性肝炎。

1.《中国药用海洋生物》:"平肝潜阳。用于高血压病,慢性肝炎。"

2.《中国药用动物志》:"益肝补肾。"

3.《中国动物药志》:"治头晕,头痛。"

【用法用量】 内服:煎汤,10~30 g。

4091 海红豆 hǎi hóng dòu (《海药本草》)

【异名】 红豆(《益部方物略记》),大红扁豆(《草木便方》),相思子(《天禄识余》)。

【基原】 为豆科海红豆属植物海红豆的种子。

【原植物】 海红豆 Adenanthera pavonina L. var. microsperma (Teijsm et Binnend) Nielsen [A. microsperma Teijsm et Binnend;A. pavonina auct. non L.]

落叶乔木,高 5~20 m。嫩枝被微柔毛。二回羽状复叶,具短柄;叶柄和叶轴被微柔毛,无腺体;羽片3~5对,小叶4~7对,互生,长圆形或卵形,长 2.5~3.5 cm,宽 1.5~2.5 cm,两端圆钝,两面均被微柔毛。总状花序单生于叶腋或在枝顶排成圆锥花序;被疏柔毛;花小,白色或淡黄色,有香味,具短梗;花萼长不足 1 mm,与花梗同被金黄色柔毛;花瓣 5 片,披针形,长 2.5~3 mm,无毛,基部稍合生;雄蕊 10 枚,与花冠等长或稍长,花柱丝状;柱头小。荚果狭长圆形,盘旋,长 10~20 cm,宽 12~14 cm,开裂后果瓣旋卷;种子近圆形至椭圆形,长 5~8 mm,宽 4.5~7 mm,鲜红色,有光泽。花期 4~7月,果期 7~10月。

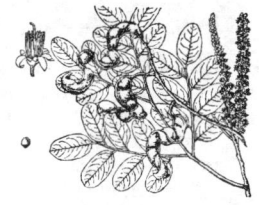

海红豆

多生于山沟、溪边、林中或栽培于庭园。分布于福建、广东、海南、广西、贵州、云南、台湾等地。

【采收加工】 8~10月采摘成熟果实,剥取种子,晒干。

【药性】《海药本草》:"微寒,有小毒。"

【功用主治】 疏风清热,燥湿止痒,润肤养颜。主治面部黑斑、痤疮、皶鼻、头面游风,花斑癣。

《海药本草》:"主黑皮皯黯,花癣,头面游风。"

【用法用量】 外用:研末涂。

【宜忌】 本品有毒,一般不作内服。

4092 海松子 hǎi sōng zǐ (《开宝本草》)

【异名】 松子(《海药本草》),松子仁(《本草衍义》),新罗松子(《纲目》)。

【基原】 为松科松属植物红松的种子。

【原植物】 红松 Pinus koraiensis Sieb. et Zucc. [P. mands-churica Rupr.; Apinus koraiensis (Sieb. et Zucc.) Moldenke] 又名:五粒松(《四声本草》),海松(《开宝本草》),新罗松(《纲目》),果松、韩松、红果松、朝鲜松(《中国植物志》)。

乔木,高 50 m,胸围 1 m。幼树皮灰褐色,大树皮灰褐色或灰色,不规则鳞片状纵裂,脱落后露出红褐色内皮。一年生枝密生黄褐色柔毛;冬芽淡红褐色。针叶 5 针一束,长 6~12 cm,粗硬,直,边缘有锯齿,背面通常无气孔线,腹面每侧有 6~8 条气孔线,横切面近三角形,内皮 3 个树脂道,中生,叶鞘早落。雄球花椭圆状圆柱形,红黄色,密集新枝下部成穗状;雌球花绿褐色,圆柱状卵圆形,直立,单生或数个集生。球果圆锥状卵圆形,长 9~14 cm,径 6~8 cm,梗长 1.5 cm,熟后种鳞张开;种鳞菱形先端钝,向外反曲,鳞盾黄褐色,三角形或斜方形三角形,外面有皱纹,鳞脐不显著。种子大,暗紫褐色或褐色,倒卵状三角形,微扁,长 1.2~1.6 cm。花期 6 月,果熟期翌年 9~10 月。

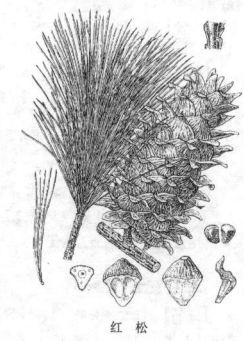

红松

生于海拔 150~1 800 m 的针阔叶混交林中。分布于东北地区。

本植物的针叶(松叶)亦供药用,另设专条。

【采收加工】 9~10 月果熟期采收,晒干后,取出种子,生用或炒用。

【药材】 海松子 Pini Koraiensis Semen 主产于黑龙江、吉林。

性状 种子倒卵状三角形,无翅,红褐色,长 1.2~1.6 cm,宽 7~10 mm。外皮坚硬,破碎后可见种仁,卵状长圆形,先端尖,淡黄白色或白色。有松脂样香气,味淡有油腻感。

【成分】 种子含止咳酸(abscisic acid)和挥发油,挥发油由 26 个烃类,17 个酯类,18 个醛类,32 个酮,31 个醇,11 个碱,2 个胺等组成。种子油含脂肪酸:亚油酸(linoleic acid),顺-5, 9-十八碳二烯酸(cis-5, 9-octadecadienoic acid),顺-5, 9, 12-十八碳三烯酸(cis-5, 9, 12-octadecatrienoic acid),顺-5, 11, 14-二十碳三烯酸(cis-5, 11, 14-eicosatrienoic acid)等。

【药理】 抗粥样硬化,溶石作用 海松子油对不饱和脂肪酸,有抑制家兔实验性主动脉粥样硬化的作用。家兔灌胃给予海松子油 10 ml/只(相当于生药海松子仁 5.5 g/kg)可防治同时饲喂胆固醇所致的主动脉病变,使主动脉粥样斑块占主动脉总面积的百分率,由单饲胆固醇的 34.20% 降至 20.32%;而且使动脉硬化的病变程度减轻。但降低胆固醇作用不明显;还能升高血清总脂

含量,这可能是不饱和脂肪酸能与胆固醇结合成酯,后者容易转运、代谢和排泄。海松子粗提物体外溶石实验表明:海松子对胆固醇及含胆固醇量较多的混合型胆石有较好的溶化和溶解作用,所剩颗粒较小较少;对含胆色素量较多的混合型时间延长,所剩颗粒较多较大;对胆色素结石不溶。

【药性】 甘,微温。归肝、肺、大肠经。

1.《海药本草》:"味甘美,大温,无毒。"

2.《开宝本草》:"味甘,小温,无毒。"

3.《玉楸药解》:"味甘、辛,气平。入手太阴肺、手阳明大肠、手少阴心、足厥阴肝经。"

【功用主治】 润燥,养血,祛风。主治肺燥干咳,大便虚秘,诸风头眩,骨节风,风痹。

1.《海药本草》:"主诸风,温肠胃,久服轻身延年不老。"

2.《日华子》:"逐风痹寒气,虚羸少气,补不足,润皮肤,肥五脏。"

3.《开宝本草》:"主骨节风,头眩,去死肌,变白,散水气,润五脏,不饥。"

4.《纲目》:"润肺。治燥结咳嗽。"

5.《本草通玄》:"益阴止咳,养肠养血,润肠止溺,温中搜风,润皮肤,肥五脏。阴虚多嗽者珍为神丹。"

6.《药性切用》:"醒脾开胃,解郁润肠。"

7.《本草再新》:"润肺健脾,敛咳嗽,止吐血。"

8.《随息居饮食谱》:"润燥,补气充肌,养液息风,耐饥温胃,通肠辟浊,下气香身,最益老人。"

【用法用量】 内服:煎汤,10~15 g;或入丸、膏中。外用:研末调敷。

【宜忌】 便溏、滑精、痰饮体质者慎服。

1.《本草从新》:"便溏、精滑者勿与;有湿痰者亦禁。"

2.《本草省常》:"食羊肉者忌之。"

【选方】 1. 益精补脑,久服延年不老,身轻悦泽 松子二斤取仁,甘菊花一斤为末。上以松子和捣千杵,入蜜丸,如梧桐子大,每服食前以汤下十丸,日三服,加至二十丸。(《圣惠方》松子丸)

2. 治肺燥咳嗽 松子仁一两,胡桃仁二两,和熟蜜半两收之。每服二钱,食后沸汤点服。(《玄感传尸》凤髓汤)

3. 治小儿寒咳 松子 5 个,百部 1 g。稍加水,煮沸 5 分钟,加白糖作丸如黄豆大,每饭后服 1 丸。(《吉林中草药》)

4. 治老人虚秘 柏子仁、大麻仁、松子仁等分。同研,溶白蜡丸桐子大,以少黄丹汤服二三十丸,食前。(《本草衍义》)

5. 润心肺,和大肠 松子同米煮粥食。(《士材三书》松子粥)

6. 治肾囊风 松子 15 g。炒黑研细末,香油调擦患处。(《吉林中草药》)

【各家论述】 1.《冯氏锦囊》:"海松子气味香美甘温,气温能助阳而通经,味甘能补血而润泽,经通血润五脏自和,所以主骨节中风,及因风头眩,去死肌,散水气,润五脏,变白,仙方服食多简此物,亦以能延年轻身不老也。"

2.《玉楸药解》:"松子仁与柏子仁相同,收涩不及,而滋润过之。润肺止咳,滑肠通秘,开关达窍,泽肌荣毛,亦佳善之品。"

4093 海金沙 hǎi jīn shā (《嘉祐本草》)

【异名】 左转藤灰(《四川中药志》),海金砂(《江西草药》)。

【基原】 为海金沙科海金沙属植物海金沙的孢子。

【原植物】 参见"海金沙草"条。

【采收加工】 9~10 月孢子未脱落时采割藤叶,晒干,搓揉或打下孢子,筛去藤叶。

【药材】 海金沙 Lygodii Spora 主产于广东、浙江。

性状 孢子粉状,棕黄色或黄褐色。体轻,手捻有光滑感,置手中易由指缝滑落。撒入水中浮于水面,加热则逐渐下沉;燃烧

时发出轻微爆鸣及明亮的火焰,无灰渣残留。气微,味淡。

鉴列 粉末特征:棕黄色或浅棕黄色。孢子淡黄色,四面体形,辐射对称。极面观钝三角形,赤道面观超半圆形,极轴长58~72(~97)μm,赤道轴长70~108 μm;周壁具瘤状纹饰或颗粒状雕纹,有的周壁穿裂或脱落,外壁光滑;具3裂缝。

【成分】 孢子含脂肪油,还含赤霉素 A$_{73}$的甲酯(methyl ester ofgibberellin A$_{73}$)。

【药理】 促排尿作用 给麻醉犬静脉注射海金沙的水提醇沉法制成的注射液(1 g生药/kg),能增加犬输尿管蠕动频率和一定量的尿液排出,可使蠕动性压力升高。

【药性】 甘、淡,寒。归膀胱、小肠、脾经。
1.《宝庆本草折衷》:"寒,无毒。"
2.《品汇精要》:"味淡,性平,无毒。气之薄者,阳中之阴。"
3.《医学入门》:"味甘,平。"
4.《纲目》:"甘,寒,无毒。""小肠、膀胱血分药也。"
5.《本草汇言》:"味甘,淡、微苦,气寒,无毒。沉也,降也。入足少阴,手足太阴经血分。"
6.《医林纂要》:"气轻上浮,宜入心肺。沙体下坠,则入二肠。"
7.《本草再新》:"入脾、肾二经。"
8.《本草害利》:"苦,寒。"

【功用主治】 利水通淋,清热解毒。主治热淋血淋,砂淋白浊,女子带下,水湿胀满,湿热泻痢,湿热黄疸,兼治吐血衄血,外伤出血。
1.《嘉祐本草》:"主通利小肠。"
2.《纲目》:"治湿热肿胀,小便热淋、膏淋、石淋茎痛。解热毒气。"
3.《珍珠囊补遗药性赋》:"攻伤寒热病,专利小便。"
4.《药性考》:"鼻衄,退目翳,发痘。"
5.《本草再新》:"除血分湿热。"
6.《本草正义》:"利水通淋,治男子淫浊,女子带下。"

【用法用量】 内服:煎汤,6~9 g,包煎;或研末,每次2~3 g。

【宜忌】 肾阴亏虚者慎服。
1.《本草经疏》:"性淡渗而无补益,小便不利及诸淋由于肾水真阴不足者勿服。"
2.《冯氏锦囊》:"淡渗无补,若肿胀由于脾虚,淋浊由于真阴不足者忌服。"
3.《本经逢原》:"肾脏真阳不足者忌用。"
4. 张秉成《本草便读》:"寒降之性,如肝肾虚寒,下元不固,以致遗精淋浊,茎中不通者,不可用。"

【选方】 1. 治淋浊急痛 海金沙七钱半,滑石半两。上为细末,每服二钱半,多用灯心、木通、麦门冬草,新水煎,入蜜调下。《直指方》二神散
2. 治尿路结石 海金沙、金钱草、车前草各 30 g。煎服。《北海民间常用中草药手册》
3. 治膏淋 海金沙、滑石末各一两,甘草末一分。上研匀,每服一匕,用麦门冬汤下;灯心汤亦可。《世医得效方》海金沙散
4. 治脾湿太过 海金沙、白术各 30 g,甘草 15 g,黑丑头末一两半。为末。每服二钱,煎新水调下。《本草图经》
5. 治肾炎水肿 海金沙、马蹄金、白茅根各 30 g,玉米须12 g。水煎服。《福建药物志》
6. 治小便不通,脐下满闷 海金沙一两,腊面茶半两。二味捣碾令细。每服三钱,煎生姜、甘草汤调下。服时,未通再服。《本草图经》
7. 治前列腺肥大 海金沙 3 g,生蒲黄 10 g(如有血尿用蒲黄炭 6 g),穿山甲 5 g,没药 3 g,琥珀末 1 g(冲服)。每日 1~2 剂,水煎 2 次分服。〔江苏中医,1984,(6):35〕

8. 治脾湿胀满 海金沙三钱,白术四两,甘草半两,黑牵牛头末一两半。为末。每服一钱,水煎服,得利为妙。《纲目》引《兰室秘藏》海金沙散
9. 治痢疾 海金沙 9 g,蓑苡根 9 g。水煎兑白糖服。(江西《草药手册》)
10. 治带状疱疹 海金沙 5 份,青黛 1 份。混合研匀,麻油调为稀糊,以鸭毛涂搽患处,每日 1~2 次。忌食鱼、虾、牛肉、笋等。〔中医杂志,1985,(7):53〕

【临床报道】 治疗胃脘痛 海金沙,每次吞服 3~5 g,每日 2~3 次,可装入胶囊服。治疗 31 例。结果 8 例显效;18 例有效;5 例无效。有效率为 83.9%。

【各家论述】 1.《本草经疏》:"海金沙,甘寒淡渗之药,故主通利小肠。得牙硝、栀子,皆咸寒苦寒之极,又得蓬砂之辛,所以能治伤寒热狂。大热当利小便,此釜底抽薪之意也。淡能利窍,故治热淋、血淋、膏淋等病。"
2.《本草述》:"海金沙,方书但知其治血淋、膏淋、石淋等症,讵知其种种所患,皆本于湿土之气不能运化,而又有水以合之,乃结聚于水道有如是耳,岂可徒取责于行水之脏腑乎?试观东垣治脾湿方,更如续随子丸之亦治通身肿满、喘闷不快者,则可以思其功之所主,固不徒在行水之脏腑矣。"

4094 海狗肾 hǎi gǒu shèn
《本草图经》

【异名】 腽肭脐《药性论》。
【基原】 为海狮科海狗属动物海狗和海豹科海豹属动物斑海豹、点斑海豹的阴茎和睾丸。
【原动物】 1. 海狗 *Callorhinus ursinus* Linnaeus 又名:腽肭兽《日华子》,猗兽《异物志》。
体肥壮,形圆而长,至后部渐收削。雄兽身长达 2.5 m,雌兽身长仅及其半。头略圆,额骨高,眼大,耳壳甚小,口吻短。旁有长须。四肢均有 5 趾,趾间有蹼,形成鳍足。尾甚短小。体深灰褐色,腹部黄褐色。

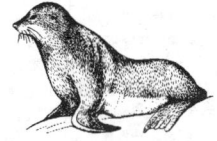

海狗

生活于寒带或温带海洋中。以鱼类和鸟贼类为主食。分布于北太平洋,偶见于我国黄海及东海海域。
2. 斑海豹 *Phoca largha* Pallas 又名:腽肭兽、海狗、普通海豹、港海豹。
体颇粗壮,雄性长 1.5~2 m,重 150 kg,雌性长 1.4~1.6 m,重 120 kg。头圆略短,吻宽短,口部触须长,每侧40~50 根,呈念珠状,刚硬。齿数 34。眼大而圆,无耳壳,鼻孔和耳孔均有瓣膜,可启闭。前肢较小,上部隐于体内,前后肢均具 5 趾,端部有爪,趾间

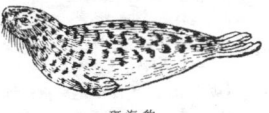

斑海豹

具蹼,形成鳍足。后鳍足第一趾、第五趾长于其余各趾,形成扇形,与尾相连,只向后伸,不能自脚踝处向前弯曲活动。尾短小夹于后鳍足之间。全身被短毛,体背灰黄色或蓝灰褐色,布有许多不规则的蓝黑色及白色大小不一的斑点。下颌白色无斑。腹部乳黄色,斑点稀少,毛色变浅或近白色。
生活于寒带及温带海洋中。以鱼、软体动物及甲壳动物等为食。每年春冬洄游至渤海湾一带觅食,2~3 月繁殖,雄性无阴囊,睾丸位于腹腔内。我国分布于渤海沿岸海域,黄海、东海沿岸亦有发现。

3. 点斑海豹 *P. vitulina* Linnaeus

雄性体长 1.6～1.9 m，重 87～170 kg；雌性体长 1.5～1.7 m，重 60～142 kg。体具白灰色至深褐色或黑色的斑块、不定型斑点、环斑及污斑等，底色也颇多变异。有喜在陆上繁殖等特点。由于过去多年来点斑海豹(*P. vitulina*)与斑海豹(*P. largha*)经常混淆不清，故近年来已将两者均作为独立种，以便与其他亚种相区别。

本种为鳍脚类中分布最广的一种。

海狗、斑海豹、点斑海豹均为国家二级保护动物，禁止滥捕。

斑海豹、点斑海豹的脂肪油(海豹油)亦供药用，另设专条。

【采收加工】 春季捕捉雄兽，割取阴茎和睾丸，置阴凉处风干。

【药材】 海狗肾 *Callorhini Testis et Penis* 主产于加拿大、夏威夷群岛等地。

性状 阴茎呈圆柱形，先端较细，长 28～32 cm，干缩，有不规则的纵沟及凹槽，有一条纵向的筋。外表黄棕色或黄色，杂有褐色斑块。后端有一长圆形、干瘪的囊状物，约 4 cm×3 cm，或有黄褐色毛。睾丸 2 枚，扁长圆形，棕褐色，半透明，各有 1 条细长的输精管与阴茎末端相连。输精管黄色，半透明，通常绕在阴茎上。副睾皱缩，附在睾丸的一侧，乳黄色。

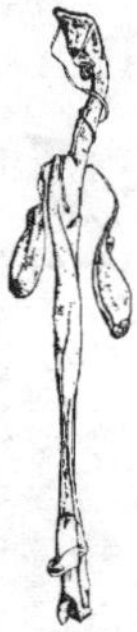

海狗肾外形

【成分】 斑海豹、海狗或髯海豹阴茎、睾丸主要含有雄性激素雄甾酮(androsterone)类成分，还含多种酶、糖、脂肪等。

【药理】 延缓衰老作用 海狗肾能够显著提高正常大鼠和生殖系统受损模型大鼠的血清睾酮含量，改善其睾丸间质细胞的功能状态，促进精子的发生与发育，显著提高血清 SOD 活力，降低血清 MDA 含量。

【炮制】 1. 海狗肾 取原药材，刷洗干净，用文火烤软或置笼内蒸软，切厚片，干燥。

2. 烫海狗肾 翻动呈滑利状态后，投入净海狗肾片，翻炒至表面呈深黄色，形体鼓起松泡时，取出，筛去滑石粉，放凉。

饮片性状 海狗肾呈类圆形或不规则的厚片。半透明，黄色或黄棕色，杂有褐色斑块，中间有裂隙，质坚韧。气腥，味微咸。烫海狗肾形如海狗肾，表面焦黄色，形体鼓起。质酥脆，味微咸。

贮干燥容器内，密闭，置阴凉干燥处，防蛀、防走油。

【药性】 咸，热。归肝、肾经。

1.《药性论》："大热。"

2.《海药本草》："味甘，香美，大温，无毒。"

3.《日华子》："热。"

4.《开宝本草》："味咸。"

5.《雷公炮制药性解》："入脾、命门。"

6.《本草求真》："入肝、胃。"

7.《本草再新》："入肾经。"

【功用主治】 温肾壮阳，填精补髓。主治阳虚祛寒，阳痿遗精，早泄，腰膝痿软，心腹疼痛。

1.《药性论》："治男子宿癥、气块、积冷，劳气羸瘦，肾精衰损，多色成肾劳，瘦悴。"

2.《本草拾遗》："主鬼气尸疰，梦与鬼交，鬼魅狐魅，心腹痛，中恶邪气，宿血结块，痃癖羸瘦。"

3.《海药本草》："主五劳七伤，阴痿少力，肾气衰弱，虚损，背膊劳闷，面黑精冷。"

4.《日华子》："补中，益肾气，暖腰膝，助阳气，破中癥结，疗惊狂痫疾及心腹疼，破宿血。"

5.《本草再新》："壮阳补阴。"

6.《青岛中草药手册》："固精壮阳，暖肾，补肝，并有温补滋养之效。主治肾虚阳痿，体虚祛寒，腰膝软弱。"

7.《中国动物药》："益精补髓。治阳痿遗精。"

【用法用量】 内服：煎汤，3～9 g；或研末；或浸酒。

【宜忌】 1.《本草经疏》："阴虚火炽及骨蒸劳嗽等候，咸在所忌。"

2.《本草求真》："脾胃挟有寒湿者，亦忌。"

【选方】 1. 治下元久冷，虚气攻刺心脾小肠，冷痛不可忍 腽肭脐(焙，切)、吴茱萸(汤洗，焙炒)、甘松(洗，焙)、陈橘皮(汤浸去白，焙)、高良姜各一分。上五味，捣罗为末，先用猪白胰一个(去脂膏)，入葱白三茎，椒十四粒，盐一捻，同细锉银石器中，炒，入无灰酒三盏，煮食熟，去滓。每服七分盏，调药二钱匕，日三。(《圣济总录》腽肭脐散)

2. 治阳痿 海狗肾 1 具，肉苁蓉 50 g，白酒 500 ml。用白酒将上两药温浸 1 星期，饮酒。每次 1 盅，日饮 3 次。(《中国动物药》)

3. 治气虚胃弱 海狗肾 1 具，人参 20 g，当归 15 g，白芍 15 g，白酒 500 ml。用白酒将上药温浸 1 星期。饮酒，每次 10 ml，日饮 3 次。(《常见药用动物》)

4095 海底柏 hǎi dǐ bǎi (《南海海洋药用生物》)

【异名】 红珊瑚(《珊瑚及其药用》)。

【基原】 为海底柏科矶花属动物赭色海底柏和鳞海底柏的群体。

【原动物】 1. 赭色海底柏 *Melitodes ochracea* (Linnaeus)

群体形似扁柏，呈深红色。多回分枝，枝节呈长筒形或扁球形，分枝从枝节上产生，小枝在一个扇面上。主枝与分枝的截面呈椭圆形。皮层骨针为多疣状纺锤形，红色和黄色。生活时水螅体伸展，犹如盛开的梨花。

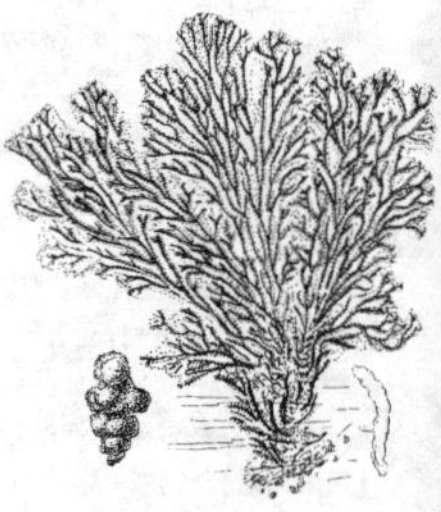

赭色海底柏

栖息于水深 5～20 m 的坚硬基底或从珊瑚礁岩缝中长出。本种是热带性种，尤其在珊瑚礁的潟湖内珊瑚丘上生长得特别好。我国分布于西沙群岛及海南三亚、西瑁岛等沿海水域。

2. 鳞海底柏 *M. squanata* Nutting 又名：海柏、红色珊瑚(《南海海洋药用生物》)。

群体形似灌木状，主干与分枝截面呈圆形。两歧分枝，枝节呈球形。水螅体分布于主干、分枝的正面和两侧，黄色，两侧多而明显，为红色群体所衬托，形成黄色侧带。皮层骨针为淡红色和黄色。

栖息于水深 2～8 m 的硬质海底或珊瑚岩缝中。分布于广东西部、海南南部及东南部沿海水域。

【采收加工】 垂网采捞，捞取后，用淡水浸泡数小时，洗净黏液和泥沙，晾干。

【药性】 《广东中药志》："甘、微咸，微寒。归肝、心、肺经。"

【功用主治】 止咳止血，和胃止泻，安神镇惊。主治咳血，

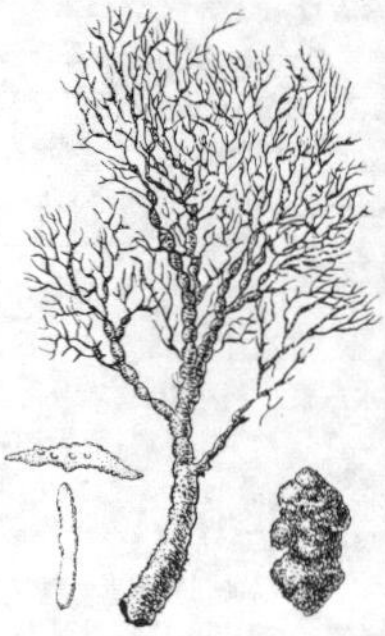

鳞海底柏

呕吐，腹泻，心神不安，怔忡烦乱，小儿惊风。

1.《南海海洋药用生物》："鳞海底柏治肺病(吐血时止血)，小儿惊风。煮水服用。""赭色海底柏止呕、止痾(拉肚子)，治霍乱。磨粉冲开水内服。"

2.《广东中药志》："(鳞海底柏)清肺止咳，凉血止血，安神镇惊。用于虚劳咳嗽吐血，小儿惊风，心神不安或怔忡烦乱；近有用于胃肠炎，胃痛，高血压病。"

3.《中国动物药志》："(赭色海底柏)有止呕，止泻，止血，消炎，镇静的功能。用于霍乱吐泻，肺病吐血，小儿惊风等症。"

【用法用量】 内服：煎汤，10～15 g；或研末，5～10 g。

4096 海韭菜 hǎi jiǔ cài (《高原中草药治疗手册》)

【基原】 为水麦冬科水麦冬属植物圆果水麦冬的全草。

【原植物】 圆果水麦冬 *Triglochin maritimum* L.

多年生沼生草本，高 20～50 cm。茎基部膨大，具须根。叶基生；叶片线状披针形，长 10～30 cm，宽 1.5～2 mm，上部稍扁平，下部半圆柱状，基部扩大成鞘状，鞘的先端与长 3～5 mm的叶舌相连。花茎高 5～30 cm，上部为密集的穗状总状花序；花较小，黄绿色，具短柄；无苞片；花被片 6；卵形，鳞片状，排列成 2 轮；雄蕊 6，与花被片对生，几无花丝；心皮 6，花柱缺，柱头羽状。果实长圆形，具纵沟，成熟后 6 瓣裂。花期 6～7 月。

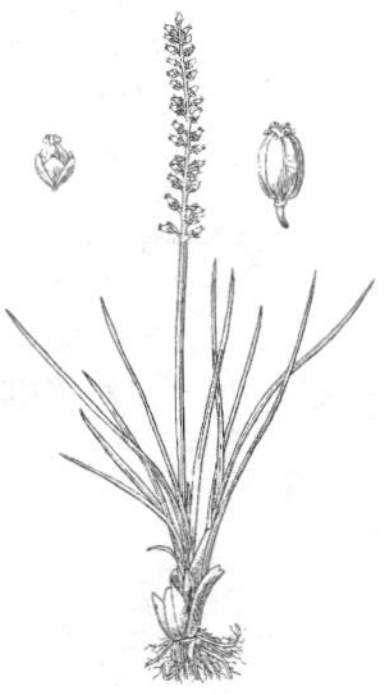

圆果水麦冬

生于河边湿地、沼泽草甸和浅水中。分布于东北、华北、西北、西南等地。

本植物的果实(海韭菜籽)亦供药用，另设专条。

【采收加工】 6～7 月采收全草，切段晒干。

【成分】 全草含丰富的钾、低钠、低钙、大量糖及氨基酸：天冬酰胺，丙氨酸，丝氨酸，谷氨酸，谷氨酰胺，天冬氨酸，缬氨酸，苏氨酸。

实生苗含 4-羟基扁桃腈(4-hydroxymandelonitrile)，4-羟基苯乙腈(4-hydroxyphenylacetonitrile)，水麦冬苷(triglochinin)及红豆杉氰苷(taxiphyllin)，氢氰酸(HCN)。叶含哌啶酸(pipecolic acid)。

花含水麦冬苷。

【药性】 《青海常用中草药手册》："甘、淡，寒。"

【功用主治】 清热生津，解毒利湿。主治热盛伤津，胃热烦渴，小便淋痛。

1.《青海常用中草药手册》："清热解毒，利湿。"

2.《全国中草药汇编》："清热养阴，生津止渴。主治阴虚潮热，胃热烦渴，口干舌燥。"

【用法用量】 内服：煎汤，6～12 g。

【选方】 1. 治暴发火眼　海韭菜 12 g，菊花 9 g。水煎服。

2. 治心烦失眠　海韭菜 12 g，茯神 9 g，炒枣仁 12 g。水煎服。(1、2 方出自《青海常用中草药手册》)

4097 海带根 hǎi dài gēn (《医药卫生》)

【基原】 为海带科海带属植物昆布(海带)的固着器。

【原植物】 参见"昆布"条。

【采收加工】 7～10 月收获海带时，剪下根蒂，晒干。

【功用主治】 福建《医药卫生》1972，(1)：66："治慢性气管炎，咳嗽，气喘，高血压，头晕。"

【用法用量】 内服：煎汤，15～30 g；或研末，每次 2～3 g，每日 3 次。

【选方】 1. 治慢性气管炎　海带根 15 g，生姜 6 g。水煎，加红糖适量服。(《中国药用孢子植物》)

2. 治高血压病　海带根研成粉。每次 2～3 g，每日 3 次。〔《温州医药》1972，(2)：34〕

【临床报道】 治疗高血压病　取新鲜海带根部，晒干，洗净，再晒干，磨成粉末。每日剂量为 6～12 g，分 3 次饭后口服。共治疗 110 例，结果：110 例中显效 19 例，有效 65 例，无效 26 例，总有效率 76.4%。一般服药后 3 日，血压开始下降，有效率为 46%；7 日有效率为 63%，随着治疗期增长有效率递增。

4098 海桐皮 hǎi tóng pí (《开宝本草》)

【异名】 钉桐皮、鼓桐皮、丁皮(《药材资料汇编》)，刺桐皮(《中药材手册》)，刺通、接骨药(《贵州草药》)。

【基原】 为豆科刺桐属植物刺桐、乔木刺桐的干皮或根皮。

【原植物】 1. 刺桐　*Erythrina variegata* L.［*E. indica* Lam.］又名：山芙蓉、空桐树、泡龙桐树、刺通树(《全国中草药汇编》)，黄肿木(《广西药用植物名录》)。

大乔木，高可达 20 m。树皮灰棕色，枝淡黄色至土黄色，密被灰色绒毛，具黑色圆锥状刺，二三年后即脱落。叶互生或簇生于枝顶；托叶 2，线形，早落；3 出复叶；小叶阔卵形至斜方状卵形，长10～15 cm，顶端小叶宽大于长，先端渐尖而钝，基部近截形或阔菱形，两面叶脉均有稀疏毛茸。总状花序长约 15 cm，被绒毛；总花梗长 7～10 cm；花萼佛焰苞状，长2～3 cm，萼口斜裂；花冠蝶形，大红色，旗瓣长 5～6 cm，翼瓣与龙骨瓣近相等，短于萼；雄蕊 10，二体，花丝淡紫色，花药黄色；花柱 1，淡绿色，柱头不分裂，密被紫色软毛。荚果串珠状，微弯曲。种子 1～8 颗，球形，暗红色。花期 3 月。

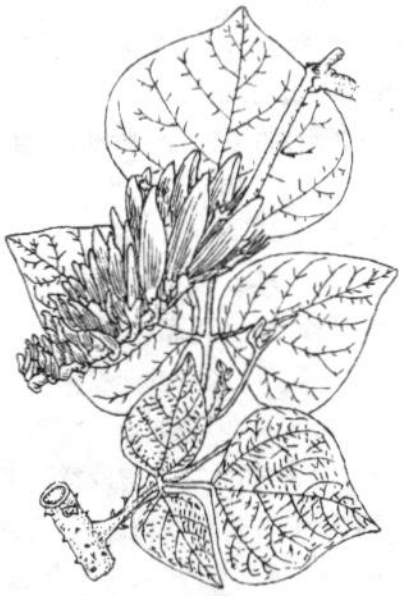

刺　桐

野生或栽培为行道树。分布于浙江、福建、湖北、湖南、广东、广西、四川、贵州、云南、台湾等地。

2. 乔木刺桐 *E. arborescens* Roxb.［*E. tienensis* Wang et Tang］

乔木，高 7～8 m。树皮有刺。三出复叶，小叶肾状扁圆形，长 10～20 cm，宽 8～19 cm，先端急尖，基部近截形，两面无毛；小叶柄粗壮。总状花序腋生，花密集于总花梗上部；花序轴及花梗无毛；花萼 2 唇形，无毛；花冠红色，长达 4 cm，翼瓣短，长仅为旗瓣的 1/4，龙骨瓣菱形，较翼瓣长，均无爪；雄蕊 10，5 长 5 短；子房具柄，有黄色毛。荚果梭状，稍弯，两端尖，顶端具喙，基部具柄，长约 10 cm。

生于山沟或草坡上。分布于四川、贵州、云南等地。

以上植物的叶(刺桐叶)、花(刺桐花)亦供药用，另设专条。

【栽培】 生物学特性　喜温暖、湿润气候，喜阳光，不耐寒。在年平均温度 20.1 ℃，1 月

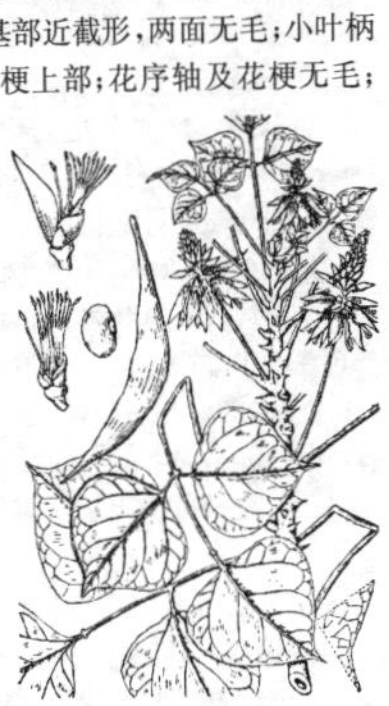

乔木刺桐

平平均温度 8 ℃ 以上，降水量 1 100 mm 以上的地区均能生长。对土壤要求不严，但以排水良好的砂质壤土为好。

繁殖方法　扦插繁殖　春季 2～3 月进行。选 1～2 年生的健壮枝条，截成长约 25 cm，其芽 3～4 个，再按行距 12～15 cm，株距 8～10 cm 插于苗床，深为插条长的 3/5～2/3。插后保持床土湿润，约 30 日生根。春季萌芽前定植。

田间管理　每年追肥 2～3 次，在萌芽前、夏季和休眠前进行，以氮肥为主，钾磷肥为辅。

病虫害防治　枯全爪螨为害叶片。

【采收加工】　栽后 8 年左右，即可剥取树皮，通常于 7～10 月进行。有剥取干皮、砍枝剥皮和挖根剥皮 3 种方法。剥后，刮去灰垢，晒干。

【药材】　海桐皮 Erythrinae Cortex　刺桐主产于广东、广西；乔木刺桐主产于云南。

性状　刺桐　树皮呈半圆筒状或板片状，两边略卷曲，长约 40 cm，厚 0.25～1.5 cm，外表面黄棕色至棕黑色，常有宽窄不等的纵沟纹。老树皮栓皮较厚，栓皮有时被剥去，未除去栓皮的表面粗糙，有黄色皮孔，并散布有钉刺，或除去钉刺后的圆形瘢痕，钉刺长圆锥形，高 5～8 mm，顶锐尖，基部直径 5～10 mm；内表面黄棕色，较平坦，有细密纵网纹。根皮无刺。质坚韧，易纵裂，不易折断，断面浅棕色，裂片状。气微，味微苦。

乔木刺桐　树皮呈长向内卷的横长条形或平坦的小方块，厚 3～6 mm，外表面黄棕色或棕褐色至棕黑色不等，有的显暗绿色，粗糙；栓皮多脱落，钉刺基部与栓皮界限不明显；内表面浅黄棕色，平滑，有细纵纹。质坚韧，折断面黄色，纤维性。气微，味淡。

鉴别　树皮横切面：刺桐　木栓层极厚，由 10 余列至数十列木栓细胞组成，木栓细胞呈方形或切向延长的长方形，壁薄。栓内层与皮层不易区分，由数十列切向延长的薄壁细胞组成，其间有众多的草酸钙棱晶的厚壁细胞散在，纤维较少见，或单个散在。韧皮部宽广，韧皮部薄壁细胞、颓废筛管群和纤维束相间排列，纤维束由 3～4 个至数十个纤维细胞组成，壁厚，木化，外有含晶细胞，形成晶鞘纤维。射线宽 3～9 列细胞，常向一方弯曲。本品薄壁细胞中尚含草酸钙棱晶、淀粉粒或棕色物质。

乔木刺桐　含晶厚壁细胞较少。韧皮纤维束由数十个细胞组成。

粉末特征　粉末灰色。木栓细胞多角形，常多层重叠，壁菲薄，非木化或微木化。含晶厚壁细胞常单个或数个相连，类方形或圆形，细胞壁增厚不均匀，木化，有时可见细小孔沟。胞腔内含草酸钙棱晶。纤维及晶纤维较少，多成束存在，纤维直径 9～30 μm，壁极厚，胞腔线形，木化或微木化，纤维束周围有含草酸钙棱晶的细胞。单粒淀粉类圆形，脐点点状，复粒淀粉偶见，由 2～4 分粒组成。角细胞呈类圆形或多角形，直径 11～45 μm，壁木化，纹孔及孔沟明显。

【成分】　树皮中含生物碱：刺桐文碱(erysovine)、水苏碱(stachydrine)、刺桐特碱(erysotrine)、刺桐定碱(erysodine)、刺桐灵碱(erythraline)、刺桐平碱(erysopine)、刺桐匹亭碱(erysopitine)、刺桐二烯酮碱(erysodienone)、刺桐宁碱(erysonine)、下箴刺桐碱(hypophorine)、下箴刺桐碱甲酯(hypaporine methyl ester)、N，N-二甲基色氨酸甲酯(N,N-dimethyltryptophan methyl ester)、isococcolinine、eryvarinA、B、erysotramidine、erythrosotidienone Ⅰ、Ⅱ、刺桐亭碱(erythratidine)、异刺桐替定碱(epierythratidine)、11-羟基表刺桐替定碱(11-hydroxy epierythratidine)。含黄酮类：warangalonescandenone、5，7，4'-三羟基-6，8-二异戊二烯基异黄酮(5，7，4'-trihydroxy-6，8-diprenylisoflavone)、海鸡冠刺桐素(erycrisfagallin)、阿比西尼亚刺桐素-Ⅱ(erythrabyssin-Ⅱ)、菜豆素(phaseollin)、菜豆素定(phaseollidine)、异补骨脂双氢黄酮(isobavachin)、5，4'-二羟基-6-(2'''-羟基-3'''-甲

基-3'''-丁烯基)-2''，2''-二甲基吡喃酮〔5''，6''，8，7〕异黄酮〔5，4'-dihydroxy-6-(2'''-hydroxy-3'''-methyl-3'''-butenyl)-2''，2''-dimethylpyrano〔5''，6''，8，7〕isoflavone〕、5，4'-二羟基-8-(3'''-甲基-2''-丁烯基)-2''，2''-二甲基吡喃酮〔5''，6''，6，7〕异黄酮〔5，4'-dihydroxy-8-(3'''-methyl-2''-butenyl)-2''，2''-dimethylpyrano〔5''，6''，6，7〕isoflavone〕。含甾体类：环木菠萝烯酮烯(cycloartenol)、豆甾醇(stigmasterol)、β-谷甾醇(β-sitosterol)、油菜甾醇(campesterol)。又含氢基酸，有机酸，刺桐苯乙烯(eryvariestyrene)。

种子含油，油中饱和有机酸占 36.7%，不饱和有机酸占 63.3%，还含有植物凝血素(lectins)。

【药理】　1. 镇痛，镇静作用　本品茎皮煎剂 15、30 g/kg 灌服，间隔 4 小时 1 次，共 2 次，可明显抑制醋酸所致小鼠扭体反应，60 g/kg 灌服 1 次还可显著延长热板法试验小鼠痛阈时间，表明有明显的镇痛作用。对于小鼠自发活动，40 g/kg 还可明显减少运动距离，明显延长戊巴比妥钠所致小鼠睡眠时间，表明有明显镇静作用。

2. 抗菌作用　海桐皮水浸剂(1:3)在试管内对董色毛癣菌、许兰黄癣菌、铁锈色小芽胞癣菌、腹股沟表皮癣菌等皮肤真菌均有不同程度的抑制作用。

3. 其他作用　对于大鼠离体回肠本品煎剂能显著拮抗乙酰胆碱所致收缩肠管作用，10、20 mg/ml 浓度抑制率分别为 42.9% 及 71.6%，刺桐作用相似。

毒性　本品茎皮煎剂 100 g/kg 灌服于小鼠不引起死亡，腹腔注射 LD_{50} 测得乔木刺桐茎皮煎剂为 $26.9±2.8$ g/kg，刺桐茎皮煎剂为 $40.5±4.4$ g/kg。

【炮制】　1. 海桐皮　取原药材，除去杂质，清水浸泡至六七成透，洗净，闷润至透，切丝，干燥。

2. 炒海桐皮　取适量滑石粉，置锅内，用中火炒热，加入净海桐皮丝，拌炒至透为度，取出，筛去滑石粉，放凉。

饮片性状　海桐皮为丝片状，外表面淡棕色或灰棕色，有纵凹纹及黄色皮孔，有的带钉刺；内表面黄棕色或红棕色，平坦，有细密纹。切断面裂片状，质硬而韧。气微香，味微苦。炒海桐皮形如海桐皮，色泽加深，质脆易碎。

贮干燥容器内，置通风干燥处。

【药性】　苦，辛，平。归肝、脾经。

1.《海药本草》："味苦，温，无毒。"

2.《品汇精要》："味厚于气，阴中之阳。"

3.《本草经疏》："味苦、平。入足太阴、阳明经。"

4.《本草再新》："入肝、脾二经。"

5.《贵州药材》："性寒，味苦涩。"

【功用主治】　祛风除湿，舒筋通络，杀虫止痒。主治风湿痹痛，肢节拘挛，跌打损伤，疥癣，湿疹。

1.《海药本草》："主腰脚不遂，顽痹腿膝疼痛，霍乱，赤白泻痢，血痢，疥癣。"

2.《日华子》："治血脉麻痹疼痛及目赤，煎洗。"

3.《开宝本草》："主霍乱中恶，赤白久痢，除甘䘌、疥癣。牙齿虫痛，并煮服及含之。水浸洗目，除肤赤。"

4.《品汇精要》："利腰膝，祛湿痹。"

5.《纲目》："能行经络，达病所，又入血分及去风杀虫。"

6.《岭南采药录》："生肌止痛，散血，凉发肤，敷跌打，杀疥癣虫，止风虫牙痛。"

【用法用量】　内服：煎汤，6～12 g；或浸酒。外用：煎汤熏洗；或浸酒搽；或研末调敷。

【宜忌】　血虚者慎服。

1.《本草经疏》："腰痛非风湿者不宜用。"

2.《本草汇言》："痢疾、赤眼、痹瘅诸证非关风湿者不宜用。"

3.《得配本草》："血少火炽者禁用。"

4.《药性切用》:"血虚忌之。"

【选方】　1. 治中恶霍乱　海桐皮煮汁服之。(《圣济总录》)

2. 治小儿蛔虫病　海桐皮1.5～3.0g。研粉开水冲服。

3. 治肝硬化腹水　鲜海桐皮30g。炖猪骨服。(2、3方出自《广西本草新编》)

4. 治风虫牙痛　海桐皮煎水漱之。(《圣惠方》)

5. 治风癣有虫　海桐皮、蛇床子等分。为末,以腊猪脂调搽之。(《如宜方》)

6. 治时行赤毒眼疾　海桐皮一两。切碎,盐水洗,微炒,用滚汤泡,待温洗眼。(《本草汇言》)

7. 治疔疮初起　刺通15g,红糖30g。煎水服。(《贵州草药》)

【各家论述】　1.《本草经疏》:"海桐皮禀木中之阴气以生(《本经》),'味苦,气平,无毒,'然详其用。味应带辛,气薄味厚,阴中阳也。入足太阴、阳明经。二经虚则外邪易入,为霍乱、中恶,辛以散之;湿热内侵,为痹蹙久痢,苦以泄之;327脾胃主肌肉,湿热侵淫,则生虫而为疥癣,苦能杀虫。平即微寒,湿热去而疥癣除矣。其主齿齿、洗目赤者,亦取其苦寒杀虫、辛平散风热之意耳。李珣以之治腰膝不遂,血脉顽痹、腿膝疼痛之证,其为辛苦之剂无疑矣。"

2.《本经逢原》:"海桐皮能行经络,达病所,治风湿腰脚不遂,血脉顽痹、腿膝疼痛,杀血凰杀虫,虫牙风痛,疳蚀疥癣,目赤肤翳。此药专主风湿,无风湿者勿用。"

3.《本草求真》:"海桐皮能入肝经血分,祛风除湿,及行经络,以病病所。用者须审病自外至则可,若风自内成,未可妄用。须随症酌治可耳。"

4099 海豹油 _{hǎi bào yóu}

【异名】　海狗油(《纲目拾遗》),腽肭脐(《药材学》)。

【基原】　为海豹科海豹属动物斑海豹和点斑海豹及多种海豹的脂肪油。

【原动物】　参见"海狗肾"条。

【采收加工】　捕后取其脂肪,入锅用小火炼油,冷却后放存。

【成分】　在斑海豹的脂肪中含有2,3,4,5,6,7,7-七氯-1a,1b,5,5a,6,6a-六氢-2,5-亚甲基-$2H$-茚并[1,2-b]环氧乙烯(heptachlor epoxide),2,3,4,5,6,6a,7,7-八氯-1a,1b,5,5a,6,6a-六氢-2,5-亚甲基-$2H$-茚并[1,2-b]环氧乙烯(oxychlordan)和1,2β,3,4,5,6,7,8,8-九氯-2,3,3a,4,7,7a-六氢-4,7-亚甲基-$1H$-茚(trans-nonachlor),3,$3'$,4,$4'$-四氯联苯(3,$3'$,4,$4'$-tetrachloro biphenyl),三(氯苯基)甲醇(tris(chlorophenyl)metha-nol)等多种多氯联苯类(polychlorinated biphenyls),多氯氧芴类(polychlorinated dibenzofurans),多氯二苯并二噁英类(polychlorinated dibenzodioxins)化合物。油中含甘油酯,磷脂(phospholipid)。脂肪酸多为$C_{14～22}$的0～6双键脂肪酸;饱和脂肪酸中十六碳酸(hexadecanoic acid);不饱和脂肪酸主要有二十碳五烯酸(eicosapentaenoicacid,EPA),二十二碳六烯酸(docosahexaenoc acid,DHA)等。

【药理】　1. 对前列腺素(PG)代谢的影响　本品含有丰富的多不饱和脂肪酸(PUFA),其中EPA和DHA来源于高产鱼油。EPA和DHA为ω-3脂肪酸,能竞争性地和脂氧化酶及环氧化酶结合,抑制ω-6脂肪酸花生四烯酸(ÅA)的代谢,从而抑制PG的正常代谢。在小鼠实验中,EPA和DHA在脾细胞磷脂中与AA相互取代,使脾细胞的6-keto-PGF$_1$和PGE$_2$等的合成70%～80%被抑制。

2. 抗血小板聚集和抗血栓作用　血小板聚集主要因血小板受刺激后产生大量TXA$_2$所引起。当人或动物服EPA后,血小板黏附性和血小板聚集率降低,TXA$_2$生成也减少。EPA和DHA对AA和ADP及胶原或肾上腺素诱导的血小板聚集均有明显抑制作用,

并能降低血小板黏附率,降低血液黏度,延长出血时间,改善血液高凝状态,从而减少血栓形成。人和动物服用ω-3PUFA后,可使血小板膜的磷脂组成发生变化,EPA和DHA的含量增加,AA的含量减少,EPA/AA比值上升。如上所述,服用ω-3PUFA可影响AA代谢,抑制PGs合成,能使血小板功能及其与血管壁的相互作用发生变化,使其对各种聚集诱导剂的反应受到明显抑制,从而使其聚集反应和黏附率均匀降低。此外,EPA尚可降低血液黏度,增加红细胞的变应能力,改善血液流变学等,均可减少血栓形成。

3. 调血脂和抗动脉粥样硬化作用　对脂类代谢的影响　海豹油可明显降低血清总胆固醇和三酰甘油,升高高密度脂蛋白胆固醇,减少胆固醇在肝脏和心脏的蓄积。经动物实验证明ω-3PUFA为血脂和抗动脉粥样硬化的作用,如可使猕猴主动脉中Ch含量减少。在猪、犬、兔和鹌鹑的实验中,均可见ω-3PUFA抑制高脂高胆固醇饮食所致动脉粥样硬化斑块的形成。用富含EPA和DHA的鱼油给大鼠灌胃1个月,使HDL$_2$/HDL$_3$比值显著升高,HDL$_2$是摄取外周Ch,并将其运至肝脏代谢的主要载体,含ω-3PUFA鱼油有升高HDL$_2$的作用,可以阻止或延缓AS的产生与发展。此外,EPA和DHA均能明显降低家兔全血黏度,血浆黏度、全血还原黏度、红细胞聚集指数和刚性指数。

4. 其他作用　EPA能抑制AA对兔主动脉的收缩作用,DHA在浓度为$1\times10^{-5}～5\times10^{-4}$ mol/L时能抑制AA所致家兔门静脉的收缩,但作用弱于EPA。

【药性】《纲目拾遗》:"性热而降。"

【功用主治】《纲目拾遗》:"善消利。治三焦浊逆之气,能清水脏积寒、停饮。涂皲瘃。"

【用法用量】　内服:煎汤3～9g;或熬炼后冲服。外用:涂搽。

4100 海狸香 _{hǎi lí xiāng} (《维吾尔药志》)

【基原】　为河狸科河狸属动物欧亚河狸及加拿大河狸的香囊分泌物。

【原动物】　1. 欧亚河狸 Castor fiber Linnaeus　又名:海狸(《中国动物药志》)。

体型大,体长可达100 cm,体重约30 kg。头短钝,眼小。耳壳短,微露皮毛之外。前肢短小,趾间无蹼,爪尖利,适于挖洞;后肢粗大,趾间有蹼,蹼达趾端,适于潜水;后足第四趾生有双爪甲,为爪形,一为趾形。尾扁解,覆以大鳞片,其鳞片间隐伴生少许短毛。雌雄于肛腺前方均有1对香囊,俗称"海狸香"。毛色为栗色或为棕褐色。

栖息于河流两岸,坡度不大,水流缓急,杨、柳、杂草繁茂的地带。筑巢于河边岸坡上,洞口多露出水面,有数个入口。夜间出来觅食,多以杨、柳、桑的树皮、树枝及其他灌木和水生植物为食。主要分布于我国新疆等地。

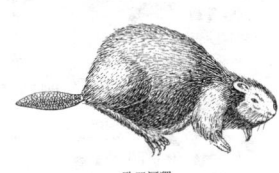

欧亚河狸

欧亚河狸是国家一级保护动物,数量稀少,禁止滥捕。

2. 加拿大河狸 C. canadensis Kuhe

与前种类似,惟体背有红色绒毛,尾较短而稍宽,鼻骨较短,基枕骨处的深窝不呈圆形。

分布于北美、加拿大、阿根廷等地。

【药材】　海狸香 Castoris　主产于新疆。商品药材主由巴基

斯坦进口。

【性状】 欧亚海狸香 腺囊呈略圆的棒形,亦成对联结,稍压扁,不皱缩,长 6～12 cm,阔 3～7 cm,其外部皮膜极易剥落,其分泌物光泽不如加拿大海狸香,表面颜色较淡,具特异香气。

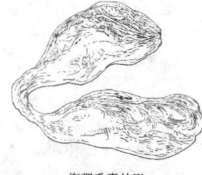

海狸香囊外形

加拿大海狸香 多为完整的,其药材呈梨形,侧面压扁偏,商品常成对连接,表面呈暗棕色或类灰色,长 8～10 cm,宽约 3 cm,质重而坚实,皮膜薄,内含有棕色至红棕色,略具光泽的树脂状分泌物,混杂有少数类白色薄膜,分泌物之量及形状颇不一,或色淡而质软,或色深而稍硬。具特异芳香,味微苦而稍涩。

【鉴别】 (1) 本品粉末呈棕色,乙醇提取液呈黄色,在紫外光灯下观察,显蓝紫色荧光。

(2) 取本品乙醇溶液加水,产生白色沉淀,溶液加入三氯化铁试剂,则呈蓝褐色。

【功用主治】 通络活络,镇惊止痛,清热解毒。主治肢体瘫痪,四肢麻木,手足搐搦,小儿惊风,目赤肿痛。

《中国动物药志》:"具有芳香开窍,清热解毒,镇静、镇痛的功能。用于瘫痪,四肢麻木,筋011疼挛,失眠健忘,小儿心慌易惊,手足抽搐,食少体倦,目赤痛等症。"

【用法用量】 内服:研末,0.5～1 g;或入丸散。

4101 海盘车 《青岛中草药手册》

【异名】 海星、五角星、星鱼(通称)。

【基原】 为海盘车科海盘车属动物罗氏海盘车、多棘海盘车的全体。

【原动物】 1. 罗氏海盘车 *Asterias rollestoni* Bell

体五角星状,很扁,盘腔宽,腕 5,辐径约 12 cm,间辐径约为 3 cm。腕基部略缩,末端渐细且翘起,边缘很锐。背板结合成不规则网状,上具很多结节,背棘短而稀疏,龙骨板上棘排列较规则而整齐。背棘尖锥形,或较宽而钝,顶端截形,但不具纵沟槽。上缘板构成腕的边缘,各板普遍有 3 个左右的上缘棘,下缘板在口面,各板有 2 个下缘棘。侧步带棘交互排列成 2 纵行;内行棘尖较细长而弯曲,各载有 3～5 个大而发达的直形叉棘。

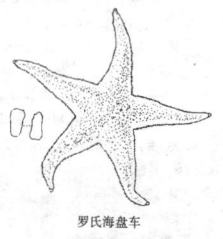

罗氏海盘车

生活时背面为蓝紫色,腕边缘、棘和背面突起均为浅黄色至黄褐色,口面为黄褐色。栖息于潮间带的沙底或石砾底。我国分布于渤海、黄海等沿岸。

2. 多棘海盘车 *A. amurensis* Lutken

五角星状,体扁,背面稍隆,口面较平。腕 5,辐径约 14 cm,间辐径约为3.7 cm,腕基部宽,腹压缩,末端突变细,边缘很薄。背板结成致密网状,背棘短小,分布不密密,各棘末端稍宽且扁,带细锯齿。上缘板构成腕的边缘,上缘棘一般为 4～5(～6)个,也有达 7 个,棘多呈短柱状,顶端稍扩大,且具纵沟槽。下缘板在口面,一般有 3 棘,有的具 2 或 4 棘,比上缘棘略长而粗壮,末端钝。侧步带棘很不规则,各载有数个直形叉棘。

生活时体色鲜艳,背面为鲜紫色,腕边缘、棘和突起为浅黄色,口面浅黄色带褐色。栖息于潮间带至水深 40 m 的泥沙底及岩石间。我国分布于辽宁、山东沿海。

【采收加工】 7～10 月捕捞,除去内脏,洗净,晒干。

【药材】 海盘车 *Asterias* 主产于渤海、黄海。

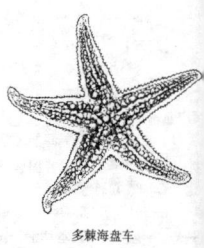

多棘海盘车

【性状】 呈五角星形,腕 5,较长,辐射状排列,自基部向先端渐细,先端微弯曲,具吸盘。反口面微隆起,有紫红色花纹,口面平坦,浅黄色,表面粗糙,具有许多疣状突起和棘刺。质硬而脆,易折断。气微腥,味咸。

【鉴别】 (1) 取本品石油醚提取液,蒸干,残渣以 2 ml 氯仿溶解后,移入小试管中,沿管壁缓慢加入浓硫酸 1 ml,静止 10 min,上层呈橙红色,并有黄绿色荧光,中间层呈血红色环(检查甾醇类)。

(2) 取石油醚提取后残渣的水煎液 1 ml,加入等量的茚三酮试剂,溶液加热 10 分钟,呈深紫色(检查氨基酸)。

【成分】 两种海盘车均含消化器官含羧肽酶 A 同工酶(carboxypeptidase A-like enzyme)、胰蛋白酶同工酶(trypsin-like enzyme)、3β, 6α, 24ξ-三羟基-5α-胆甾-14(15)-烯(3β, 6α, 24ξ-trihydroxy-5α-cholest-14(15)-ene)、6 糖 6-磷酸脱氢酶(hexose 6-phosphate dehydrogenase)。卵泡含甾体皂苷(steroided saponin)、甾体糖苷硫化物(steroidial glycoside sulfate)Ⅰ、Ⅱ、Ⅲ,卵巢海盘车皂苷(ovarian asterosaponin)1～5,儿茶酚胺(catecholamine)、吲哚烷茉胺(indolylkylamine)、腺苷酸环化酶(adenylate cyclase)。精液含芳基硫酸酯酶(arylsulfatase)、葡萄糖基神经酰胺(glucosyl ceramide)、神经酰胺二己糖苷(ceramide dihexoside)。卵含微管结合蛋白(microtubule-binding protein)、α-放线素(α-actinin),糖蛋白(glycoprotein)、中性糖蛋白(neutral glycolipid)、精虫头粒反应诱导物质(acrosomereaction inducing substance)、精液凝集素(sperm agglutinatinin)及游离钙。脚含胆碱酯酶(cholineesterase)、肌动蛋白(actin)、副肌球蛋白(paramyosin)、原肌球蛋白(tropomyosin)、肌球蛋白(myosim)。体壁含丝状胶原蛋白(fibillar collagen)。腺体含糖原合成酶(glycogen synthase)、尿嘧啶核苷二磷酸葡萄糖(uridine diphosphate-glucose)、葡萄糖-6-磷酸盐(glucose-6-phosphate)、海盘车皂苷(asterosaponin)。神经节含色胺(tryptamine)、5-羟基色胺(5-hydroxytryptamine)。胰脏含唾液酸糖脂(sialoglycolipid)。肝含海盘车皂苷(asterosaponin)。内脏含前列腺素(prostaglandiin)。壳中含氨基酸:天冬氨酸、苏氨酸、丝氨酸、谷氨酸、甘氨酸、丙氨酸、半胱氨酸、缬氨酸、甲硫氨酸、异亮氨酸、亮氨酸、酪氨酸、苯丙氨酸、赖氨酸、组氨酸、精氨酸、脯氨酸;微量元素有锌、锰、铝、铜、铁、铅、铜、镍、钛、钴、锂、铬、钡、碲、砷、钡、磷、铋、锑、硅、锗、铌、锡、铍、锆、锶、铊、铷、铯、钙等。

两种均含抗癌酸性多糖(antitumor acidic polysaccharide)、海盘车皂苷(asterosaponin)-4,辅酶Ⅱ-异枸橼酸脱氢酶(coenzyme Ⅱ-isocitrate dehydrogenase)、烟酰胺(nicotinamide)、1-甲基腺嘌呤(1-methyladenine)、磷脂酰胆碱(phosphati-dylcholine)、磷脂酰乙醇胺(phosphatidylethanolamine)、磷脂酰丝氨酸(phosphatidylserine)、磷脂酰肌醇(phosphatidylinositol)、(3S, 4S, 3′S, 5R)-4-羟基胎贝黄质[(3S, 4S, 3′S, 5R)-4-hydroxy-mytiloxanthin]、(3S, 4S, 3′S, 4′S)-4, 4′-二羟基硅藻黄质[(3S, 4S, 3′S, 4′S)-4, 4′-dihydroxy-diatoxanthin]、(3S, 3′S, 4′S)-4, 4-二羟基双四氧嘧啶[(3S, 4S, 3′S, 4′S)-4, 4-dihydroxy-alloxanthin]、(3S, 3′S, 4′S)-4-氧代-4′-羟基硅藻黄质[(3S, 3′S, 4′S)-4-keto-4′-hydroxy-diatoxanthin]、(3S, 3′S, 4′S)-4-氧代-4′-羟基-异黄嘧啶[(3S, 3′S, 4′S)-4-keto-4′-hydroxy-alloxanthine]。

【药理】 1. 抗胃溃疡作用 大鼠灌胃罗氏海盘车混悬液,对应激性溃疡及幽门结扎性溃疡均有明显的抑制作用。对慢性醋酸性溃疡不仅可使溃疡面缩小变浅，并能促进胃黏膜上皮细胞的再生和溃疡愈合。但对大鼠胃液的分泌量、总酸度及游离酸等均无明显影响。大鼠灌胃罗氏海盘车总皂苷 12.5 mg/kg，对醋酸引起的胃溃疡有明显促进愈合作用，愈合率达 67.5%，并显著高于 50 mg/kg 甲氰咪胍(52.6%)的作用。

2. 抗休克作用　静脉注射罗氏海盘车代血浆，对急性失血性休克犬给药 3 小时后仍维持原血压的 78.8%；给药 2 小时内升压作用虽不如右旋糖酐明显，但在 3 小时内血压均较右旋糖酐为高，且收血浆引起创口渗血较右旋糖酐轻微，抗休克作用持续时间久。

3. 抗肿瘤作用　多棘海盘车多糖，对小鼠肉瘤 S_{180} 腹水型、IMC 癌腹水型小鼠移植性肿瘤均可明显提高动物生存率，并能显著抑制 MethA 纤维肉瘤的生长。

4. 壮阳作用　将罗氏海盘车脱毒，取出其"黄"(消化腺、生殖腺)蒸煮，与正常小鼠饲料混合喂养小鼠，第二十天用他巴唑建立小鼠阳虚模型。实验证实，脱毒罗氏海盘车具有增强小鼠体质，补肾壮阳的作用；使小鼠游泳时间明显延长，耐力提高。红细胞中超氧化物歧化酶(SOD)含量增高，脑组织丙二醛(MDA)含量降低。病理切片表明，罗氏海盘车可使阳虚小鼠肌肉萎缩现象得以改善。吸收过程　罗氏海盘车代血浆，半衰期约为 5.9 小时，输注后 3 日，90% 以上排出体外，且主要经肾脏排泄。在心、肝、脾、肺等重要脏器中存留很小，无蓄积现象。

毒性　煮熟的海盘车幽门盲囊部分经口 LD_{50} 于 10 g/kg，Ames 试验、精子畸形、睾丸染色体畸变及微核等四项试验证明其无致突作用。90 日喂养试验中血象、肝肾功能、病理等指标均与对照组无差异。

【药性】《青岛中草药手册》："性平，味咸。入肝、胃、肾经。"

【功用主治】　平肝镇惊、制酸和胃、清热解毒。主治癫痫，胃痛吐酸，腹泻，甲状腺肿大，中耳炎。

1.《青岛中草药手册》："平肝和胃，清热解毒，止痛，制酸。主治癫痫，胃与十二指肠溃疡，中耳炎。"

2.《中国药用海洋生物》："镇惊。"

3.《中国动物志》："止泻。"

【用法用量】　内服：煎汤，10～30 g；研末，每次 3～6 g。外用：研末涂。

【选方】　1. 治胃与十二指肠溃疡，胃痛吐酸　海盘车焙干研末，日服 3 次，每次 1 匙；或用醋煮熟后，研末，黄酒冲服，每服 3 g，每日 1 次。

2. 治癫痫　海盘车 1 个，茶叶 3～6 g。先将海盘车五腕末端(如指甲大小)焙干，与茶叶共研末。发病前黄酒冲服，或发病同时灌服。(1、2 方出自《青岛中草药手册》)

3. 治甲状腺肿大　鲜海星 30 g。煎服。(《中国药用海洋生物》)

4. 治中耳炎　海盘车焙干研末，香油调涂入耳内。(《青岛中草药手册》)

4102 海豚鱼 hǎi tún yú 《本草拾遗》

【异名】　海狶《《临海异物志》。

【基源】　为海豚科海豚属动物真海豚的肉或皮下脂肪。

【原动物】　真海豚 Delphinus delphis Linnaeus

体纺锤形，长 1.5～2.6 m，重约 136 kg，雄略大于雌。吻宽而突出如喙，与额部交界处有 V 字形深沟状缢缝。上颌腭部具明显纵沟，齿小，锥形，数目随个体年龄而不等。耳孔极小、鼻孔位于头顶部，有新月形裂缝与喙相连，鼻孔与喙有一黑线，下颌至鳍肢基部有一黑色缝。背部中央有背鳍，上端尖，如镰状后屈。鳍肢狭三角形，末端尖。无后肢。尾部末端近乎水平，成半月形镰状，尾鳍宽为体长的 1/5 左右。头和体背黑或蓝灰

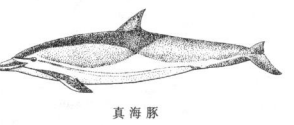
真海豚

色，体侧中部具灰、黄、白色交叉成的大 X 形花纹(死后即模糊不清)，从眼往后至肛间之间，通常有 2 条灰色带。背鳍中央通常有一灰色区。腹部白色。

栖息于温带和热带海域。主食鲞、鲻、黄色等鱼类，也食乌贼。喜结成数十至数百头的群体，常游至近岸及内湾捕食。春、秋季繁殖，孕期 10～11 个月。寿命 25～30 年。我国各海区均有分布。

【采收加工】　捕获后，宰杀取肉。并取皮下脂肪，用小火炼油，待凉后膏状收用；一般经加碱水煮后，可获 50%～80% 的油。

【成分】　肉占全身重量的 38%，它含水分 73%，蛋白质 23.5%，脂肪 1.5%，灰分 1.8%。肉中所含肌红蛋白(myoglobin)的 N-端氨基酸为甘氨酸，按含铁率计算相对分子质量为 18 560。脂肪因身体部位不同，所得油脂的性质及组成也不相同。油脂的特点在于含有异戊酸(isovaleric acid)，它和其他脂肪酸组成混合甘油脂，但不存在三异戊酸甘油脂。脂肪酸如下：饱和脂肪酸中的异戊酸在皮下脂肪中占 3.2%，在头部脂肪占 13.9%；月桂酸(lauric acid)在皮下脂肪中占 1.0%，在头部脂肪中占 2.4%；肉豆蔻酸(myristic acid)在皮下脂肪中占 7.2%，在头部脂肪中占 12.5%；棕榈酸(palmitic acid)在皮下脂肪中占 8.6%，在头部脂肪中占 11.6%；硬脂酸(stearic acid)在皮下脂肪中占 0.8%，在头部脂肪中占 0.4%。不饱和脂肪酸中的十四碳烯酸(tetradecenoic acid)在皮下脂肪中占 4.7%，在头部脂肪中占 2.7%；十六碳烯酸(hexadecenoic acid)在皮下脂肪中占 25.9%，在头部脂肪中占 25.4%；C18 酸在皮下脂肪中占 24.1%，在头部脂肪中占 15.8%；C20 酸在皮下脂肪中占 18.6%，在头部脂肪中占 12.7%；C22 群在皮下脂肪中占 5.9%，在头部脂肪中占 2.6%。皮下脂肪含高级醇 2%～3%，它与脂肪酸化合成酯。又不饱和脂肪酸 C18 酸中有亚油酸(linoleic acid)，C22 群中有鳕鱼酸(clupanodonic acid)。全脑含磷脂(phospho lipid)23.1%(干重)，其中：脑磷脂(cephalin)36.6%，卵磷脂(lecithin)27.3%，丝氨酸磷脂(serine)。

【药性】　甘，咸，平。

1.《本草拾遗》："味咸，无毒。""小腥"。

2.《中国药用海洋生物》："甘、咸，平。"

【功用主治】　解毒，生肌，镇痛。主治癫痫头，疮疖，痔瘘，水火烫伤，瘴疬，蛊毒。

1.《本草拾遗》："肉，主飞尸，蛊毒，瘴疬，作脯食之；皮中恶疮、疥癣、痔瘘、犬马疥疥，杀虫。"

2.《中国药用海洋生物》："解毒，消炎，生肌，镇痛。用于癫痫头，疮疖，水火烫伤等。"

3.《南海海洋药用生物》："治哮喘。"

【用法用量】　内服：油煎或肉煮食，适量。外用：油涂摩。

【选方】　1. 治癫痫头　海豚油(海癣)　油涂患处。

2. 治哮喘　海豚油，放置一段时间后，再煎服。(1、2 方出自《南海海洋药用生物》)

4103 海猴鳔 hǎi hóu biào 《中国动物药》

【基源】　为石鲈科髭鲷属动物横带髭鲷及他种髭鲷的鳔。

【原动物】　横带髭鲷 Hapalogenys mucronatus (Eydoux et Souleyet)　又名条纹髭鲷、铜盆鱼、鲹鱼《中国药用海洋生物》；海猴《中国动物药志》；打铁婆(广东)。

体椭圆形，一般体长 15～25 cm。头中等大，吻钝尖。眼较大，上侧位，眼间隔狭而凸。口中等大，稍斜，上下颌约等长，两颌牙细小呈带状。颏部密生小髭，颏孔 3 对。鳃耙大，前鳃盖骨后缘

具细锯齿，鳃耙(6～8)+(12～14)，短钝。体被小栉鳞，背鳍、臀鳍基部有鳍鞘。侧线位高与背缘并行，侧线鳞44～48 $\frac{11\sim12}{18\sim22}$。背鳍Ⅰ，Ⅺ-14～17，鳍棘强大，起点处有一向前倒棘。臀鳍Ⅲ-9～10，起点与背鳍鳍条部相对，第二鳍棘最大。胸鳍17～19。腹鳍Ⅰ-5，起点在胸鳍基底下方。尾鳍圆形。体背部灰褐色，体侧有7条黑色横带，腹部色较淡。背、臀、尾鳍淡黄色；边缘深黑色。鳃腔和腹腔膜黑色。

暖水性近海中下层鱼类。多栖息于岩礁区，喜集群，主以小鱼和甲壳类动物为食。我国沿海均有分布。

【采收加工】 常年均可捕捞。取出鳔，洗净，鲜用或晾干。

【功用主治】 补气养血，消肿解毒。主治久病体虚，贫血，腮腺炎。

1.《中国药用海洋生物》："生用清热消炎，熟用补气活血。用于腮腺炎。"

2.《中国动物药》："治贫血，气虚体弱。"

【用法用量】 内服：煎汤，10～15 g；大量可用至100～200 g。外用：贴敷。

【选方】 1. 治久病体虚、贫血 海猴鳔15 g，黄芪15 g，黄精30 g，砂仁5 g。水煎服，每日服2次。(《中国动物药》)

2. 治腮腺炎 将鲜(海猴)鱼鳔(或干鳔泡软后)贴于患处。(《中国药用海洋生物》)

4104 海蜇皮 hǎi zhé pí (《纲目拾遗》)

【异名】 白皮子(《柑园小识》)，白皮纸、秋风子(《纲目拾遗》)，瘤皮(《医林纂要》)，罗皮(《动物学大辞典》)。

【基原】 为根口水母科海蜇属动物海蜇和黄斑海蜇的伞部。

【原动物】 参见"海蜇"条。

【采收加工】 8～10月间捕捞海蜇时将伞部加工成"海蜇皮"。鲜海蜇皮先放入清水中浸漂，除去咸味和沙子，切碎。腌制海蜇皮分为4个步骤：① 初矾：用竹刀将海蜇皮与海蜇头连接处的颈根割去，再剖去血衣和背面白色黏液。按5%浓度加矾浸入容器内。② 二矾：将初矾海蜇皮削去红墩，沥水1小时，平摊在木板上，每只用盐矾混合物〔100：(3.5～4)〕撒在膛心，移放至桶中，腌满后，撒较厚的一层盐封顶。每100 kg加盐矾混合物12～15 kg腌制。7日后即为二矾制品。③ 三矾：将二矾海蜇皮取出沥水30分钟，放在木板上，每张海蜇皮加盐矾混合物〔100：(1～1.5)〕施敷全体，移放入桶中。撒盐封顶，5日后即成三矾成品。④ 提干：将三矾海蜇皮逐张放入三矾卤水中，用水泥块擦洗海蜇皮周围的血衣斑，再逐张撒少量的食盐。然后平放在桶中，放置4日后取出，堆高60～70 cm，沥去卤汁，3日内翻转2次，直至卤水沥干，即成三矾提干成品。海蜇制品保存时切忌日晒、污水或淡水浸入及其他碱类混入等，否则很快腐烂。阴凉、通风、干燥是保存的重要条件。

【药材】 海蜇皮 *Rhopilemae Cutis* 主产于浙江等地。

性状 呈半圆形，直径25～45 cm，最大可达50 cm以上。上伞突出，光滑，中胶层较厚，其边缘有8个缺刻，两缺刻间各有14～20个缘瓣。下伞较薄，边缘有发达的环肌，向内凹陷，其中夹有8个口腕基。干品伞部多皱褶。质坚而韧，不易折断，气腥，味咸。

【药性】 咸，平。归肝、肾经。

1.《纲目拾遗》："味咸、涩，性温。"

2.《本草撮要》："入足厥阴经。"

3.《山东药用动物》："性平，味咸。入肝、肾经。"

【功用主治】 化痰消积，祛风解毒。主治咳嗽痰喘，痞积，头风，风湿痹痛，白带过多，疮疡肿毒。

1.《纲目拾遗》："消痰行积，止带祛风。"

2.《山东药用动物》："有清热解毒，化痰软坚，降压，祛风，除湿，消积，润肠等功能。用于治疗痰嗽，哮喘，痞积，头风，大便燥结，白带，风湿膝关节痛，高血压，溃疡病，无名肿毒等。"

【用法用量】 内服：煎汤，30～60 g；或浸酒。外用：敷贴。

【选方】 1. 消痞 白皮子、荸荠同煮，止食荸荠。(《纲目拾遗》引王圣俞方)

2. 治头风 (白皮子)贴两太阳。能拔风湿外出。

3. 治膝髌湿 以白皮子贴之。(2、3方出自《纲目拾遗》)

4. 治流火 海蜇皮薄者贴上，燥则易之。(《纲目拾遗》引《文堂集验方》)

5. 治无名肿毒 白皮子一片。白糖霜揉软，中开一孔贴上。重者溃，轻者散，又止痛。(《纲目拾遗》引《医方集听》)

6. 治烂腿 白皮子照疮大小，剪作膏贴，内掺银珠。(《纲目拾遗》引《救生苦海》)

7. 治哮喘 海蜇皮、鲜猪血各125 g。炖服。

8. 治原发性高血压病 海蜇皮125 g(漂净)，荸荠375 g(洗净，连皮用)。加水1 000 ml，煎至250 ml，空腹分2次服；或制成流浸膏，每次10～15 ml，日服2次，空腹服。适于各级高血压病，可长期服用而无副作用。

9. 治颈淋巴结结核 海蜇皮31 g(漂净)，鲜荸荠125 g。水煎服，日服1剂，连服1星期。(7～9方出自《山东药用动物》)

4105 海鹞鱼 hǎi yào yú (《本草拾遗》)

【异名】 蕃踏鱼(《魏武食制》)，邵阳鱼、石蛎(《本草拾遗》)，少阳鱼(宁源《食鉴本草》)，荷鱼、鲼鱼、鯆魮鱼(《纲目》)，蒲鱼(《本草求原》)，锅盖鱼(《随息居饮食谱》)，魟鱼(通称)。

【基原】 为魟科魟属动物赤魟、花点魟及其近缘多种动物的肉。

【原动物】 1. 赤魟 *Dasyatis akajei* (Müller et Henle) 又名：龙州魟鱼、草帽鱼(《广西药用动物》)，黄鲼、土鱼、老虎鱼、鯆鱼(广东)，黄鲂(福建)，风鱼(浙江)，滑子鱼、老板鱼(俗称)。

体盘亚圆形，平扁，前缘斜直，与吻端约成60°。一般重1～2 kg，大者可达10～20 kg，体盘长达1 m，盘宽比盘长约大1.2倍。吻短，稍突出。眼小，眼球约与喷水孔等大。口小，波曲，口底具乳突5个，中间3个较大，外侧乳突细小。牙细小平扁，铺石状排列。幼体较光滑，头后正中有1个扁平结刺。成体自头后至尾刺前有一纵行结刺，有20余枚，肩区内外各具结刺一短行，约7枚。眼后具一小群小刺，尾上几个结刺较大而尖利。腹鳍后缘平直，前后角均钝圆。尾细长，为体盘长2～2.7倍。上下方均具皮膜，上皮膜短而低，下皮膜明显延长。体赤褐色或绿褐色，大者色较深，于眼前、眼下、喷水孔上侧和后部及尾的两侧呈赤黄色；腹面白色，近边缘处橙黄色。

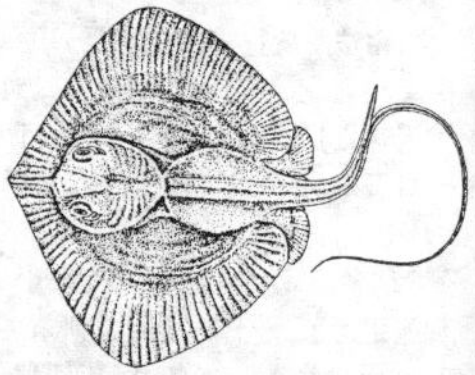

赤 魟

暖水性底层魟类，栖息于近海沙泥质海底，主食贝类与甲壳类，冬季生活于深水处，夏季移栖于内湾浅水区，有时溯江而上，也可生活于淡水。卵胎生，每胎产仔10尾。我国沿海均有分布。

2. 花点魟 *Dasyatis uarnak* (Forskal) 又名：鯆鱼、花甫(《中国药用动物志》)。

体盘宽达1.5 m以上，重100余千克。吻颇尖，相当突出，眼颇小，稍突起，眼球比喷水孔稍小。口小，波曲，口底乳突4～7个，近中部2个最显著。牙细小，平扁，具横突，上颌30多纵行。腹鳍颇狭长，在雌体较短宽，里缘与后缘连合，外角圆钝。鳍脚平扁，后端颇尖。尾鞭状，很长，约为体盘长的3倍以上，上下皮膜均消失。

具尾刺，在尾刺以前的尾部具一平扁鳞片狭带，尾刺后的尾部密被尖细鳞片。体背黄褐色或灰褐色，密具黑褐色圆形或多边形斑块，大斑与眼球约同大。尾具暗青色横环 70 余条。腹面淡白，边区褐色。

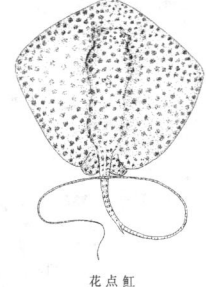

花点魟

暖水性大型魟类，栖息于近海底层，卵胎生。我国分布于东海和南海。

以上动物的肝脏（海鹞鱼肝）、牙齿（海鹞鱼齿）、胆囊（海鹞鱼胆）、尾刺（海鹞鱼尾刺）及脂肪油（鱼油）亦供药用，另设专条。

【采制加工】 四季均可捕捉，取肉，洗净，鲜用或冷藏备用。

【成分】 赤魟含 L-古洛糖-1, 4-乳酸内酯氧化酶（L-gulono-1, 4-lactone oxidase）。

【药性】 甘，咸，平。归肾经。
1. 宁源《食鉴本草》："甘，咸，寒，无毒。"
2. 《纲目》："甘，咸，平，无毒。"
3. 《广西药用动物》："入肾经。"

【功用主治】 益肾，通淋。主治男子白浊淫淋，阴茎涩痛。
1. 宁源《食鉴本草》："治男子白浊膏淋，玉茎涩痛。"
2. 《广西药用动物》："入阴分，滋阴血。"
3. 《中国有毒鱼类和药用鱼类》："补气。熬油，主治小儿疳积。"

【用法用量】 内服：煮食，60～90 g，鲜品 150～250 g；或熬油。

【选方】 治小儿疳积　赤魟肉熬出的油，每日放入少量在菜或汤中食用。《常见药用动物》

4106 海螵蛸 hǎi piāo xiāo 《纲目》

【异名】 乌鲗鱼骨（《素问》），乌贼鱼骨（《本经》），墨鱼骨（《千金方》），乌贼骨（《药材学》），墨鱼盖（《中药志》）。

【基原】 为乌贼科无针乌贼属动物无针乌贼、乌贼属动物金乌贼等多种乌贼的内壳。

【原动物】 1. 无针乌贼 Sepiella maindroni de Rochebrune 又名：曼氏无针乌贼（《中国北部海产经济软体动物》），青浜无针乌贼（《贝类学概论》），乌鱼、墨鱼、麻拉子、麻乌贼（俗称）。

软体中等大，背腹扁，胴部卵圆形，一般长约 157 mm，约为宽的 2 倍。头部长约 29 mm，眼大，眼有椭圆形的嗅觉陷，头部中央有口，口的周围有腕 4 对和触腕 1 对。各腕长度相近，顺序为 4＞1＞3＞2，内侧有吸盘 4 行，吸盘大小相似，吸盘腔壁上的角质环外缘具尖锥形小齿；惟雄性左侧第四腕茎化为生殖腕，特点是基部约占全腕 1/3 处的吸盘特小，中部和顶部吸盘正常。触腕长度一般超过胴长，触腕穗狭小，长约 40 mm，其上有吸盘 20 行，大小相近，其角质环外缘具方圆形小齿。头部的腹面有一漏斗器。漏斗管下方体内与墨囊相通，可由漏斗排出墨液御敌。生活时，胴部有明显的白花斑，雄者斑大，雌者斑小。胴部两侧有肉鳍，全缘，前端较狭，向后渐宽，左、右两鳍后常有红褐色液体流出。外套腔背面的内壳长椭圆形，长约为宽的 3 倍，角质缘发达，

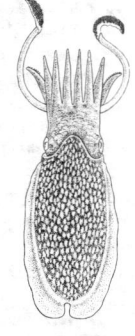

无针乌贼

末端形成角质板，横纹面呈水波形，末端无骨针。

栖息于海底，每年春、夏季之际，从越冬的深处向岛屿附近浅水处洄游。肉食性，以甲壳类及小鱼为食。我国分布于南北沿海，以浙江、福建产量最大。

2. 金乌贼 Sepia esculenta Hoyle 又名：乌子（浙江），乌鱼、墨鱼（俗称）。

体中等大，胴部卵圆形，一般长约 200 mm，约为宽的 1.5 倍。头部长约 30 mm，腕序为 4＞1＞3＞2，吸盘 4 行，其角质环外缘具不规则的钝形小齿，雄性左侧第四腕茎化为生殖腕，特点是基部 7 列、8 列吸盘正常，至 9～15 列吸盘突然变小，向上的吸盘又正常。触腕略超过胴长，触腕穗为半月形，约为全腕长度的 1/5。吸盘小而密，约 10 行，大小相近。生活时体表黄褐色，胴背具棕紫色和乳白色相间的细斑，雄性胴背具金黄色的波状横纹，但在生殖季节显出若干不规则的蓝绿色横纹，腹部由乳白色变成金绿色，非常鲜艳。内壳长椭圆形，长约为宽的 2.5 倍，背面凸，有坚硬的石灰质粒状突起，腹面石灰质软，中央有一条纵沟，横纹面具环形生长的横纹。末端骨针粗壮。

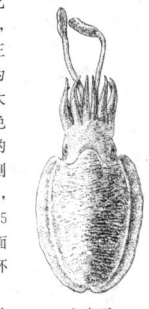

金乌贼

生态与无针乌贼相似。我国分布于北方沿海，山东南部沿海产量较大。

除上述两种以外，内壳作海螵蛸药用的还有：针乌贼 S. andreana Steenstrup，我国分布于浙江舟山群岛以北沿海。白斑乌贼 S. latimanus Quoy et Gaimard，我国分布于东南沿海。虎斑乌贼 S. pharaonis Ehrenberg，分布于台湾、福建、广东等沿海。拟目乌贼 S. lycidas Gray，分布于福建南部及广东沿海。

无针乌贼和金乌贼的肉（乌贼鱼肉）、缠卵腺（乌贼蛋）、墨囊中的墨汁（乌贼鱼腹中墨）亦供药用，另设专条。

【养殖】 生活习性 乌贼喜栖息于远海的海洋深水中生活。每年春暖季节由深海游向浅水内海进行产卵，4～6 月卵黏附于海藻及其他物体上，9 月下旬开始，当年孵化的幼体又返南方越冬。可在洞湖中捕食甲壳类、软体类及其他小动物。

养殖技术 首先将采集的乌贼受精卵置于孵化池中进行孵化，孵化出的幼体可投喂单胞藻、卤虫、桡足类、枝角类等小型浮游生物。当胴部长达 40 mm 左右时，可投喂小鱼、虾等。如果投饵充足，当年体重可增至 250 g 以上。

【采收加工】 于 4～8 月间，将漂浮于海边或积于海滩上的乌贼骨捞起，剔除杂质，以淡水漂洗后晒干；或在 5 月左右待成群乌贼游到海岛附近产卵时，大量捞捕，除去软体部分，将乌贼骨收集后，晒干。

【药材】 海螵蛸 Sepiae Endoconcha 无针乌贼主产浙江、福建沿海；金乌贼主产辽宁、山东、江苏、福建、广西、广东等地沿海。

性状 无针乌贼 内壳呈扁长椭圆形，中间厚，边缘薄，长 9～14 cm，宽 2.5～3.5 cm，厚约 1.3 cm。背面有磁白色脊状隆起，两侧略显微红，有不甚明显的细小疣点状突起，形成近平行半环状纹理；腹面白色，自尾端向中部有细密波状横层纹；角质缘半透明，尾部较尖平，无骨针。体轻，质松，易折断，断面粉质，呈疏松层状。气微腥，味微咸。

金乌贼 内壳较大，长 13～23 cm，宽约至 6.5 cm，最厚部分位于前半部，厚 0.8～1.2 cm。

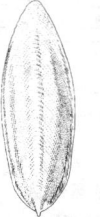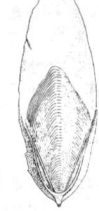

海螵蛸（针乌贼内壳）外形

背面疣点明显,略呈层状排列;腹面的细密波横层纹占全体大部分,中间有纵向浅槽;尾部角质缘渐宽,向腹面翘起,末端有1骨针,多已断落。

鉴别 (1) 粉末特征:类白色。显微镜下可见不规则透明薄片,有的具细条纹;另有不规则碎块,表面显网状或点状纹理。

(2) 粉末滴加稀盐酸,产生气泡。

(3) 取本品粉末 10 g,以滤纸纱布双层包好,置于索氏提取器内,以石油醚 150 ml 回流提取至无色,取提取液回收至干,残渣以 CHCl$_3$ 2 ml 溶解,得供试液 I 。取石油醚提取过的残渣,置 50 ml 圆底烧杯中,以水 30 ml 煎煮 2 小时,过滤,取滤液部分,得供试液 II 。取供试液 I 1 ml 于试管中,沿壁缓慢加入浓 H$_2$SO$_4$ 1 ml,静置 10 分钟,CHCl$_3$ 层显黄色,并有天蓝色荧光,中层橙黄色环(Salkowski 反应)。取供试液 II 1 ml 于试管中,加入等量的茚三酮试剂,水浴加热 10 分钟,显淡紫色(氨基酸反应)。

【成分】 1. 无针乌贼 内壳含碳酸钙 85% 以上,其煅品含量增大,还含壳角质,黏液质,少量磷酸钙、氯化钠及镁、钾、锌、铜、铝等 10 多种无机元素。此外,内壳中含甲硫氨酸、天冬氨酸、谷氨酸等 17 种氨基酸。

2. 金乌贼 内壳含碳酸钙 85% 以上,其煅品含量增大,还含壳角质、黏液质、少量磷酸钙及镁、钾、锌、铜、铁、锰、铝等 10 多种无机元素。此外,内壳中含甲硫氨酸、天冬氨酸、谷氨酸等 17 种氨基酸。

3. 针乌贼 内壳含碳酸钙 80%～85%,甲壳质 6%～7%,并含少量磷酸钙、氯化钠及镁盐等。

【药理】 1. 骨缺损修复作用 海螵蛸具有明显的促进骨缺损修复作用,其中陈年海螵蛸作用强于新鲜海螵蛸。海螵蛸具有促进骨折愈合作用,缩短骨折愈合时间,能促进纤维细胞和成骨细胞增生与骨化。

2. 抗辐射作用 以 ^{60}Co 为辐射源,剂量率为 1.59～1.72 Gy/分钟,照射剂量为 7 Gy(小鼠为 6.25 Gy),大鼠照射后 1 小时开始灌服海螵蛸酸性糊剂 5 g/kg。结果表明,海螵蛸可明显提高照射大鼠 30 日的存活率,对血中 5-羟色胺的含量也显示有提高作用,而对血小板数量和骨髓 DNA 含量均无明显改善。

3. 抗肿瘤作用 将 S$_{180}$ 肉瘤移植至 ICR-CR 小鼠的皮下和腹腔内,然后连续给瘤内注射剂量为 25 和 100 mg/kg 的海螵蛸丙酮提取物,发现其可分别抑制 53% 和 82% 的肉瘤生长。腹腔内注射剂量为 50、100 和 150 mg/kg 的海螵蛸提取物可分别抑制 52%、60% 和 77% 的癌细胞生长。并可延长腹水型肉瘤小鼠的存活时间,具有明显的量效关系。

4. 抗溃疡作用 海螵蛸因其所含的钙盐,能中和胃酸,因此可缓解泛酸及胃烧灼感。同时能促进溃疡面炎症吸收,还可改变胃内容物 pH,降低胃蛋白酶活性,加速溃疡面愈合。海螵蛸所含胶质与胃中有机质和胃液作用后,可在溃疡面上形成保护膜,使出血趋于凝结。海螵蛸 200 mg/只给大鼠灌胃及与胃液在体外反应均能降低胃液总酸度。海螵蛸 200 mg/只应用 1 次和连用 10 日均能增加胃组织 cAMP 含量,而且用药 10 日作用更明显。此外,还能增进胃黏膜 PGE$_2$ 的合成。采用酸碱中和法,测得 1 g 海螵蛸中和酸度为 0.1 mol/L 的盐酸溶液 140～145 ml。按丸散服药剂量计算几乎可以中和人体 1 日分泌的全部胃酸。

【炮制】 1. 海螵蛸 取原药材,除去杂质,用清水漂洗至无明显副作用味,干燥,去硬壳。砸成小块。

2. 炒海螵蛸 取净海螵蛸块,置锅内,用文火加热,炒至表面微黄色,取出,放凉。

3. 醋海螵蛸 取净海螵蛸加醋拌匀,置锅内,用文火加热,炒至微黄色,取出,放凉。每海螵蛸 100 kg,用醋 10 kg。

饮片性状 海螵蛸为不规则小碎块,表面灰白色,体轻,质松,易折断,碎断面粉显疏松层纹,具吸水性,气微腥,味微咸。炒海螵蛸形如海螵蛸,表面微黄色,略有焦斑。醋海螵蛸形如炒海螵蛸,略有醋气。

贮干燥容器内,置干燥处。

【药性】 咸、涩,温。归肝、肾经。

1.《本经》:"味咸,微温。"

2.《吴普本草》:"冷。"

3.《别录》:"无毒。"

4.《药性论》:"有小毒。"

5.《纲目》:"厥阴血分药也。"

6.《本草经疏》:"入足厥阴、少阴经。"

7.《本草再新》:"入肝、脾、肾三经。"

8.《本草撮要》:"属肺。"

9.《本草用法研究》:"味咸、涩,性温。"

【功用主治】 收敛止血,固精止带,制酸止痛,收湿敛疮。主治吐血,呕血,崩漏,便血,衄血,创伤出血,肾虚遗精滑精,赤白带下,胃病嘈杂,嗳气泛酸,湿疹溃疡。

1.《本经》:"主女子漏下赤白经汁,血闭,阴蚀肿痛,寒热,癥瘕,无子。"

2.《别录》:"(治)惊气入腹,腹痛环脐,阴中寒肿,令人有孕。又止疮多脓汁不燥。"

3.《药性论》:"止妇人漏血,主耳聋。"

- 4.《新修本草》:"疗人目中翳,用之良也。"

5.《食疗本草》:"骨主小儿大人下痢,炙令黄,去皮细研成粉,粥中调服之良。久食之主绝嗣无子,益精。"

6.《本草拾遗》:"主小儿痢下,细研为末,饮下之。亦主妇人血瘕,杀小虫。"

7.《纲目》:"主女子血枯病,伤肝唾血下血,治疳消瘢。研末敷小儿疳疮,痘疮臭烂;丈夫阴疮,烫火伤,跌伤出血。烧存性,酒服,治妇人小户嫁痛。"

8.《得配本草》:"通血脉,祛寒湿,治血痢,除痰疟,并治赤白带下,阴蚀肿痛,惊气入腹,腹痛环脐。"

9.《现代实用中药》:"为制酸药,对胃酸过多、溃疡病有效。"

【用法用量】 内服:煎汤,10～30 g;研末,1.5～3 g。外用:研末撒;或调敷;或吹耳、鼻。生用能制酸止痛,收湿敛疮;炒用收敛止血,固精止带。

【宜忌】 阴虚多热者不宜多服;久服易致便秘,可适当配润肠药同用。

1.《本草经集注》:"恶白敛、白及、附子。"

2.《本草经疏》:"血病多热者勿用。"

3.《本草用法研究》:"外感性寒热,血崩因子宫炎或子宫瘤者勿用。"

【选方】 1. 治胃出血 海螵蛸 15 g,白及 18 g。共研细末。每次服 4.5 g,日服 3 次。(《山东中草药手册》)

2. 治吐血及鼻衄不止 乌贼骨,细细罗为散,不计时候,以清粥饮调下二钱。(《圣惠方》)

3. 治鼻血不止 乌贼骨、槐花等分。半生半炒,为末吹鼻。(《世医得效方》)

4. 治积年肠风下血,面色萎黄,下部肿痛,或如鼠奶,或如鸡冠,常似虫咬,痛痒不息 绿矾二两(烧令赤),乌贼鱼骨一两(炙令微黄),釜底墨一两。捣罗为末,用栗米饭和丸如梧桐子大。每于食前,煎赤糖米汤下三十九。(《圣惠方》)

5. 治小便血淋 海螵蛸末一钱。生地黄汁调服。(《纲目》引《经验方》)

6. 治胃痛吐酸 海螵蛸 30 g,阿胶 9 g。共炒,再研末。每次服 3 g,每日 3 次。(《山东中草药手册》)

7. 治妇人久赤白带下 乌贼骨一两(烧灰),白矾三两(烧汁尽),釜底墨二两。捣罗为末,用软饭和丸,如梧桐子大。每于食

前,以粥饮下三十九。(《圣惠方》)

8. 治慢性气管炎,兼治慢性哮喘　海螵蛸 60 g,地龙 60 g,百部 15 g。共研末,加白糖 200 g,每服 6 g,日 3 次。(《青岛中草药手册》)

9. 治诸疳疮　海螵蛸三分,白及三分,轻粉一分。为末。先用浆水洗,拭干贴。(《小儿卫生总微论方》白粉散)

10. 治耳底出脓　海螵蛸半钱,麝香一字。以绵杖缴净,吹入耳中。(《澹寮方》)

11. 治疽创　乌贼骨作屑,鲫鱼胆十四枚。和取,与散合。敷疮上,不三愈。(《鬼遗方》)

12. 治囊痈　海螵蛸、蛤粉、儿茶各等分。研极细。掺之。(《疡医大全》)

13. 治阴囊湿痒　乌贼骨、蒲黄,扑之。(《医宗三法》)

14. 治风泪不止　海螵蛸五分,冰片少许,绿芦甘石一钱。上乳极细末,点大眥角泪即收。(《景岳全书》)

15. 治目生翳膜,内外障　海螵蛸,生龙胆草(少许)。上为末极细,用热汤浸起,以铜箸点洗五七次。(《世医得效方》)

【临床报道】　1. 治疗胃、十二指肠溃疡及出血等　海螵蛸对胃及十二指肠溃疡引起的胃痛、泛酸、出血均显良效。有用海螵蛸配明矾、延胡索、蜂蜜制成片剂,每次服 5~7 片,每日服 4 次,3 个月为 1 个疗程。共治疗 280 例,其中十二指肠球部溃疡 214 例,胃溃疡 18 例,胃及十二指肠复合溃疡 4 例,慢性胃炎、十二指肠球部炎症等 31 例,结果 76.8% 胃溃疡全消失,21.4% 胃痛显著减轻,有效率为 98.2%。用溃疡止血散(海螵蛸与白及以 2:1 的比例制成粉剂),每次服 2~4 g,日服 3~4 次,病情严重者 4~6 g,每 4 小时口服 1 次,用于治疗胃、十二指肠溃疡引起的呕血或便血共 97 例,其中 11 例呕血者同服云南白药 0.3 g,每日 3~4 次,结果全部血止。

2. 治疗浅度溃疡期褥疮　海螵蛸极细末,高压消毒后备用。创面常规消毒后,将药粉撒在上面,以撒满为度,覆盖纱布,胶布固定,每隔 2~3 日换药 1 次。共治 100 例,治愈 83 例,好转 11 例,总有效率 94%。

3. 治疗疟疾　乌贼骨粉 3 g,白酒 10 ml,混合后 1 次服完(不能服白酒的服黄酒)。治疗 45 例间日疟,结果:服药后症状消失 39 例;血检 23 人,查见原虫消失 20 人,7~10 个月复查 22 例,仅 2 例复发。

【各家论述】　1.《纲目》:"乌鲗骨,厥阴血分药也,其味咸而走血也。故血枯、血瘕、经闭、崩带、下痢,疟疾,厥阴本病也;寒热疟疾、聋、瘿、少腹痛、阴痛,厥阴经病也;目翳、流泪,厥阴窍病也;厥阴属肝,肝主血,故诸血病治之。按《素问》云:有病胸胁支满者,妨于食,病至则先闻腥臊臭,出清液,先唾血,四肢清,目眩,时时前后血,病名曰血枯,得之年少时,有所大脱血,或醉入房中,气竭肝伤;故月事衰少不来,治之以四乌鲗骨一藘茹……所以利肠中及伤肝也。观此,则其入厥阴血分无疑矣。"

2.《本草经疏》:"乌贼鱼骨,味咸,气微温无毒,入足厥阴、少阴经。厥阴为藏血之脏,主题曲之地,虚则有湿,则阴蚀肿痛,虚而寒之则阴中寒肿;男子肾虚,则精竭无子,女子肝伤,则血枯无孕;咸温入肝经,通血脉而祛寒湿,则诸证除,精血足,令人有子也。其主惊气入腹,腹痛环脐者,盖肝属木主惊,惊入肝胆,则荣气不和,故腹痛环脐也。在肝胆,舒肝气,故亦主之。温而燥湿,故又主疫多脓汁也。"

3.《玉楸药解》:"乌鲗鱼骨,善能敛新血而破瘀血,《素问》治女子血枯,先唾血,四肢清,目眩,时时前后血,以乌鲗鱼骨、藘茹二味,丸以雀卵,血枯以由大血脱,血脱之原,缘瘀滞不流、经脉莫容。乌贼骨行瘀固脱,兼擅其长,故能著奇功。"

4107 **海螺壳** hǎi luó ké (《辽宁药材》)

【基原】　为骨螺科红螺属动物脉红螺和皱红螺等的壳。

【原动物】　参见"海螺"条。

【采收加工】　捕得海螺后,去肉取壳,晒干。

【药材】　脉红螺壳 Rapanae Venosae Concha 产于黄海、渤海、东海等;皱红螺壳 Rapanae Bezoaris Concha 产于浙江以南沿海。

性状　脉红螺壳　贝壳大,壳高约 10.4 cm,宽约 7.8 cm。壳面黄褐色,具棕褐色斑点。螺层 6 层,缝合线较浅。螺旋部稍高起,其高度占壳高的 1/5~1/4。体螺层中部宽大,基部收窄。壳面密生较低的螺肋,粗细较均匀,在各螺层的中部和体螺层的上部有一条螺肋突然向外突出,形成角隆,将螺层分为上、下两部,两部近似成 90°角。壳口大,边缘表有与螺肋相当的缺刻,壳口内面杏红色,有珍珠样光泽。质坚厚,不易破碎,破碎面呈层状。气微腥,味咸、甘。

红螺壳　形状与脉红螺相似,但壳高约 7.7 cm,宽约 5.8 cm。螺层约 7 层,螺旋部短小,稍高起,约为壳高的 1/3。壳面生长纹密集,体螺层下半部有 3 条粗粗壮壮的螺肋,肩角有短的棘突。质坚厚实。

【炮制】　1. 海螺壳　取原药材,除去杂质,洗净,干燥,用时捣碎。

2. 煅海螺壳　取净海螺壳置适宜容器内,于无烟的炉火中煅红,取出,放凉。用时捣碎。

饮片性状　海螺壳呈碎块状。外表粗糙,具有排列整齐而平的螺旋形肋和细沟纹。壳面黄褐色,具棕褐色斑点。壳内面杏红色,有珍珠光泽。煅海螺壳色较海螺深,质酥脆。

贮干燥容器内,置通风干燥处,防尘。

【药性】　咸,寒。

1.《东北常用中草药手册》:"甘、咸,微寒。"

2.《中国药用海洋生物》:"咸,寒。"

【功能主治】　解痉,制酸,化痰散结。主治胃及十二指肠溃疡,神经衰弱,四肢拘挛,慢性骨髓炎,淋巴结结核。

1.《东北常用中草药手册》:"化痰消积,止痉。治胃痛,淋巴结结核,手足抽筋。"

2.《中国药用海洋生物》:"解痉,制酸,化痰,消肿。"

3.《中国动物药》:"镇肝熄风,和气清神。"

【用法用量】　内服:煎汤,15~30 g;或入散剂,3~6 g。外用:研末外敷。

【选方】　1. 治四肢拘挛　红螺壳(煅)6 g,黑木耳、当归、钩藤各 9 g。水煎,分 2 次服。(《中国药用海洋生物》)

2. 治鸡爪风　煅海螺壳 62 g,鸡蛋壳 31 g,带爪鸡腿 2 个。焙干研粉,每服 6 g,每日 2 次,黄酒为引。(《山东药用动物》)

3. 治胃及十二指肠溃疡　红螺壳 30 g,甘草 15 g。研成细粉,每次 3 g,每日 3 次。

4. 治神经衰弱　红螺壳 3 个(取壳内层红色部分),芹菜 30 g。煎服。(3、4 方出自《中国药用海洋生物》)

5. 治慢性骨髓炎　海螺壳煅成炭 30 g,人中白 9 g,冰片 2.4 g。研细,用陈猪油或麻油调敷稀糊丸,外敷。(《单方验方调查资料选编》)

4108 **海螺厣** hǎi luó yǎn (《青岛中草药手册》)

【基原】　为骨螺科红螺属动物脉红螺和皱红螺等的厣。

【原动物】　参见"海螺"条。

【采收加工】　捕得海螺后,取厣,洗净,晾干。

【药性】　咸,平。

【功能主治】　《中国药用海洋生物》:"清热解毒。主治中耳炎,顽疮等。"

【用法用量】 外用：焙干研末调敷。

4109 海鳗头 hǎi mán tóu 《南海海洋药用生物》

【基原】 为海鳗科海鳗属动物海鳗的头。

【原动物】 参见"海鳗"条。

【采收加工】 捕捉后，剁下头，洗净，鲜用。

【功用主治】 散风止痛，生肌敛疮。主治妇女产后头风，头晕，中风头痛，外阴溃疡久不收口。

4110 海鳗卵 hǎi mán luǎn 《中国药用海洋生物》

【基原】 为海鳗科海鳗属动物海鳗的卵。

【原动物】 参见"海鳗"条。

【采收加工】 捕后，剖腹，将卵取出，晒干。

【功用主治】 《中国药用海洋生物》："滋补强壮。"

4111 海鳗胆 hǎi mán dǎn 《中国药用海洋生物》

【基原】 为海鳗科海鳗属动物海鳗的胆囊。

【原动物】 参见"海鳗"条。

【采收加工】 捕后，剖腹取出胆囊，鲜用。

【药性】 苦，寒。

【功用主治】 《中国药用海洋生物》："治急性结合膜炎。"

【用法用量】 内服：吞1～2个。

4112 海鳗鳔 hǎi mán biào 《中国药用海洋生物》

【基原】 为海鳗科海鳗属动物海鳗的鳔。

【原动物】 参见"海鳗"条。

【采收加工】 捕后，剖腹取出鱼鳔，洗净，晒干。

【药性】 甘、咸，平。

【功用主治】 养血止血，补肾固精，解毒。主治再生障碍性贫血，肾虚遗精，气管炎，风湿腰痛，痈肿，疮疖，无名肿毒。

1.《青岛中草药手册》："主治疮疖，痈肿，无名肿毒，乳腺炎，试治纵隔肿瘤。"

2.《中国药用海洋生物》："(主治)胃病，气管炎，遗精。"

3.《山东药用动物》："养血止血，补肾固精，消炎。治再生障碍性贫血，吐血，肾虚遗精。"

【用法用量】 内服：煎汤，20～30 g；研末，3～6 g；或炖食。

【选方】 1. 治遗精 (海鳗)鳔煅成白色，研末，用米汤或温开水冲服。每次3 g，每日2次。

2. 治风湿腰痛 干制(海鳗)鱼鳔与鸡或海马同炖熟服。适量。(1、2方出自《常见动物药》)

3. 治乳腺炎 取(海鳗)鳔及头晒干，研末，黄酒冲服。

4. 治疮疖、痈肿、无名肿毒 海鳗鳔焙黄研末，黄酒冲服或同炒鸡子食；或香油炸食。(3、4方出自《青岛中草药手册》)

5. 治胃病、气管炎 海鳗鳔加冰糖适量炖服。《中国药用海洋生物》

6. 治纵隔肿瘤 (海鳗)鳔24 g，香菇15 g。水煎服。《青岛中草药手册》

4113 海蟹壳 hǎi xiè ké 《青岛中草药手册》

【基原】 为梭子蟹科梭子蟹属动物三疣梭子蟹的甲壳。

【原动物】 参见"梭子蟹"条。

【采收加工】 加工或食用时，拣取外壳，洗净，晒干。

【药性】 《青岛中草药手册》："性寒，味咸。"

【功用主治】 消食化滞，活血止痛，解毒消肿。主治饮食积滞，跌伤瘀痛，痈肿疮毒。

1.《青岛中草药手册》："散结，活血，消炎，止痛。治急性乳腺炎，跌打损伤，扭腰闪气，无名肿毒，乳腺癌，对口疮。"

2.《中国药用海洋生物》："清热解毒，破瘀消积，止痛。"

【用法用量】 内服：煅存性研末，3～10 g。外用：研末调敷。

【宜忌】 《青岛中草药手册》："孕妇忌服。"

【选方】 1. 治小儿食积 海螃蟹壳，烧灰存性，研末。每次3 g，开水冲服。《全国中草药汇编》

2. 治跌打损伤 三疣梭子蟹壳1个，黄瓜子9 g。研粉，黄酒冲服。《中国药用海洋生物》

3. 治扭腰闪气，跌打损伤 海蟹壳焙焦研末。每服15 g，每日2次。

4. 治无名肿毒 海蟹壳3 g，穿山甲6 g，皂刺7枚。焙干研末，黄酒冲服。

5. 治急性乳腺炎初起 海蟹壳2枚。焙干研末，黄酒冲服。

6. 治乳腺癌 海蟹壳焙焦研末。每服6 g，日服2次，黄酒冲服，不可间断。(3～6方出自《青岛中草药手册》)

7. 治冻疮 三疣梭子蟹壳煅灰，麻油调外敷。《中国药用海洋生物》

4114 海仙人掌 hǎi xiān rén zhǎng 《中药材科技》

【异名】 刺棒(浙江)。

【基原】 为海仙人掌科海仙人掌属动物海仙人掌的全体。

【原动物】 海仙人掌 Cavernularia habereri Moroff 群体呈棒状，灰白色或淡肉色，下部有长柄。一般长15 cm以上，当群体收缩时，长度可至10 cm以下；伸展时即可增至数倍，主体周围不规则地单生许多水螅体，各水螅体均有触手8个。水螅体伸展时长约4 cm（包含触手），收缩时可完全隐蔽于主体内。体内各处有棒状或纺锤状骨针，长约0.5 mm。

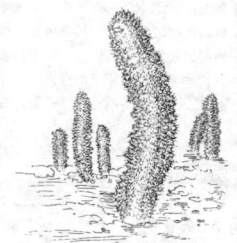

海仙人掌

栖息于波浪平静的泥沙质海底，以柄部插入泥沙中，入夜群体伸展在海底平面上，隐约发出磷光，遇刺激时磷光可增强。我国黄海及东海沿岸均有分布。

【采收加工】 在浅海低潮线的沙滩或泥沙滩中挖取，洗净鲜用或晾干。

【药理】 1. 延缓衰老作用 海仙人掌提取物以10 g/kg剂量给小鼠灌胃或拌入饲料喂饲10日，能显著增强小鼠耐缺氧能力，改善学习记忆功能，延长小鼠游泳时间，提高抗应激能力。给药后，还可增加小鼠血中超氧化物歧化酶（SOD）的含量，抑制体内单胺氧化酶（MAOB）的活性，降低丙二醛（MDA）的含量，具有明显的延缓衰老作用。

2. 其他作用 以上述同样剂量、方式给药后，小鼠心肌细胞脂褐素显著降低。雄性小鼠血清睾酮含量增加，双侧睾丸重量也增加，表明海仙人掌有雄性激素样作用。给药小鼠腹腔巨噬细胞功能也显著提高。

【药性】 甘、咸，平。

【功用主治】 《中国海洋药物》1989,（4）：16："消炎，降火。用于治疗腮腺炎。"

【用法用量】 内服：煎汤，10～15 g。外用：捣敷。

4115 海金沙草 hǎi jīn shā cǎo 《纲目》

【异名】 竹园荽《履巉岩本草》，迷藤网《生草药性备要》，鸡胶莽《质问本草》，斑鸠窝《草木便方》，左篆藤、金线风、破网巾、黄金塔《分类草药性》，左转藤《天宝本草》，罗网藤《广州植物志》)、须须药、黑透骨、铁脚仙、乱头发(《贵州民间方药集》)、铁线藤、蔓蔓藤、虾蟆藤、纺车藤、金金藤、见根藤、藤吊丝(《福建民间草药》)、牛斗茜(《陆川本草》)、磨菇藤、塞窦藤(《广西中兽医药用植物》)、扫把藤、天仙草(《中国土农药志》)、松筋草(《广西中药志》)、鼎擦藤、毛须藤(《闽南民间草药》)、黑须草(《重庆草药》)、满天云、硬筋藤、牛西藤(《湖南药物志》)、金线藤(《闽东本草》)、攀谷藤(《江西民间草药方》)、海金沙藤、吐丝草(《广州部队·常用中草药手册》)、鸡脚藤、爬古藤(《江西草药》)、洗碗藤、爬墙蕨、金砂蕨(《广西中草药》)。

【基原】 为海金沙科海金沙属植物海金沙的地上部分。

【原植物】 海金沙 Lygodium japonicum (Thunb.) Sw. [Ophioglossum japonicum Thunb.]

多年生攀援草质藤本,长1～5 m。根须状,黑褐色,被毛;根茎近横走。叶二型,多数,草质,对生于叶轴的短枝两侧,短枝顶端有被毛茸的休眠芽;营养叶尖三角形,二回羽状—一回羽片2～4对,互生,卵圆形,长4～8 cm,宽3～6 cm,具有狭翅的短柄;二回羽片2～3对,羽状三角形,掌状3裂,裂片短而阔,顶生的长2～3 cm,宽6～8 mm,边缘有不规则的浅圆齿。孢子叶卵状三角形,长宽近相等,为10～20 cm;一回羽片4～5对,互生,长圆状披针形,长5～10 cm,宽4～6 cm;二回羽片3～4对,卵状三角形,掌状撕裂状。羽片下面边缘生流苏状孢子囊穗,黑褐色;孢子表面有小疣。

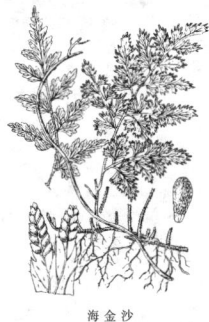

海金沙

生于阴湿山坡灌丛中或路边林缘。分布于华东、中南、西南地区及陕西、甘肃。

本植物的孢子(海金沙)、根及根茎(海金沙根)亦供药用,另设专条。

【栽培】 **生物学特性** 喜生长在排水良好的砂土及砂质壤土中。攀缘性强,抗逆性也强。

繁殖方法 孢子繁殖和分茎繁殖。孢子繁殖:采成熟孢子立即播于土壤表面,稍覆土,常浇水保持湿度。分茎繁殖:将根状茎切成3～6 cm长的节段,植于土壤中,覆土4～6 cm,浇水保持湿度,即可生根成活。

【采收加工】 7～10月采收,晒干。

【药材】 海金沙草 Lygodium Herba 产地参见"海金沙"条。

性状 全草多为把状。茎细弱,缠绕扭曲,长达1 m以上,禾秆色。多分枝,长短不一。叶生于短枝两侧,二型,草质皱缩。营养叶尖三角形,二回羽状;一回羽片2～4对,互生,卵圆形,长4～8 cm,宽3～6 cm;二回羽片2～3对,卵状三角形,掌状3裂,裂片短而阔,顶生裂片长2～3 cm,宽6～8 mm,边缘有不规则的浅圆齿;孢子叶卵状三角形,长宽近等,10～20 cm;一回羽片4～5对,互生,长圆状披针形,长5～10 cm,宽4～6 cm;二回羽片3～4对,卵状三角形。羽片下面边缘有流苏状孢子囊穗,黑褐色。体轻,质脆,易折断。气微,味淡。

鉴别 (1)茎横切面:与根茎相似,参见"海金沙根"条。其区别点在:厚壁组织5～6列细胞,壁均较薄;基本薄壁组织较宽广;内皮层细胞凯氏点明显,腔胞内无黄色油状物,维管束中木质部呈三叉状。

叶横切面:表皮细胞1列,外被多细胞或单细胞非腺毛,黄棕色;叶肉栅栏组织与海绵组织分化不完全;主脉维管束周韧型,主脉处上下表皮内侧均有厚壁组织,木化或微木化。

叶表面观:表皮细胞垂周壁较薄,深波状弯曲,气孔位于下表皮,圆形或长圆形,直径24～31 μm,副卫细胞2～4个,直轴式或不定式。非腺毛1～4个细胞,顶端细胞较长,长126～690 μm,直径18～32 μm,端壁有的略膨大成念珠状,壁有角质纹,内含棕色物。

(2)薄层色谱:取海金沙草2 g,置索氏提取器中,用石油醚脱脂后,用95%乙醇提取至无色,回收乙醇,残渣加25 ml乙酸乙酯溶解,再以2%碳酸氢钠液萃取至无色,萃取液浓缩至干,加95%乙醇定容至2 ml,以供试品液。另取咖啡酸标准品制备成对照品试液。分别取供试品液、对照品液各10 μl,分别点于聚酰胺薄膜上,以苯-甲酸-冰醋酸(45:20:6)为展开剂,展距13cm,置紫外灯下观察,斑点均呈蓝色荧光。

【成分】 叶含二酯酰甘油甲基三甲基高丝氨酸(diacyl glyceryl trimethylhomo serine, DGTS)。藤叶含反式对香豆酸(trans-p-coumaric acid)以及咖啡酸(caffeicacid)。

【药理】 **利胆作用** 反式-对香豆酸50 mg/kg注入大鼠十二指肠,利胆作用在给药后2小时达最高值,持续4～5小时,给药后胆汁平均增加20±8.9%。其利胆作用与剂量相关,主要增加胆汁中水分的分泌,并不增加胆固醇和胆红素的分泌,故属水催胆剂。对香豆酸与去氢胆酸利胆效价比较:去氢胆酸起效快,给药后1小时达最大效应,对香豆酸给药后第二小时达最大效应。两药利胆作用强度和持续时间基本相同。

毒性 小鼠口服对香豆酸的LD_{50}为$1.1±0.26$ g/kg。

【药性】 甘,寒。归膀胱、小肠、肝经。

1.《履巉岩本草》:"性凉,无毒。"

2.《草木便方》:"寒。"

3.《岭南采药录》:"味甘,性寒。"

4.《四川中药志》1960年版:"性寒,味甘、淡。"

【功用主治】 清热解毒,利水通淋,活血通络。主治淋证,水肿,白浊,带下,肝炎,泄泻,痢疾,感冒发热,咳嗽,咽喉肿痛,口疮,目赤肿痛,痄腮,乳痈,丹毒,带状疱疹,水火烫伤,皮肤瘙痒,跌打伤肿,风湿痹痛,外伤出血。

1.《履巉岩本草》:"治淋病热痛,并小便不利。"

2.《生草药性备要》:"专理跌打。"

3.《分类草药性》:"退火。治淋症,咳喇,筋骨疼痛。"

4.《天宝本草》:"平肝济火。治小儿蛔疳,红崩淋沥。"

5.《岭南采药录》:"通淋,利小肠,解郁毒清气。治伤寒狂热,湿热肿满,茎痛,疔疮疮变黑。"

6.《四川中药志》1960年版:"治瘰嗽火咳。"

7.《全国中草药汇编》:"清热解毒。主治气管炎、腮腺炎、流行性乙型脑炎、感冒发热、乳腺炎、乳腺炎。"

【用法用量】 内服:煎汤,9～30 g,鲜品30～90 g;或研末;或浸酒。外用:煎水洗;或研末调敷;或鲜品捣敷。

【宜忌】 孕妇慎服。

1.广州部队《常用中草药手册》:"孕妇忌服。"

2.《广西民族药简编》:"孕妇慎用。"

【选方】 1. 治热淋急痛 海金沙草阴干为末,煎生甘草汤,调服二钱。(《纲目》引《夷坚志》)

2. 治尿路结石或感染 鲜海金沙草30 g,捣烂取汁,冲开水1服;或海金沙草15 g,沙氏鹿茸草15 g,紫花地丁9 g,车前草15 g。水煎服。(《浙江民间常用草药》)

3. 治小便不通 鲜金沙蕨、鲜车前草各30 g,推车虫2只。水煎服。孕妇忌服。(《梧州地区中草药》)

4. 治湿热黄疸 金沙蕨叶、田基黄、鸡骨草各30 g。水煎服。(《广西民间常用草药》)

5. 治暑热泄泻 鲜海金沙叶30 g,炒白米3～6 g。同捣烂,加温开水1碗,擂汁去渣口服。(《江西民间草药验方》)

6. 治上呼吸道感染，扁桃体炎，支气管炎　海金沙藤30g，大青木叶15g。水煎服。《香港中草药》》

7. 治真菌性口腔炎　鲜海金沙全草、马兰各30g。水煎服，或代茶频饮。《浙江药用植物志》》

8. 治齿龈溃烂　干海金沙全草(烧灰存性)15g，雄黄末3g，冰片0.3g。共研细末，涂搽患处。《福建中草药》》

9. 治腮腺炎　海金沙藤30g，贯众15g。水煎服。《四川中药志》1982年版》

10. 治乳腺炎　鲜海金沙茎叶、鲜犁头草各等分。捣烂外敷。《江西草药》》

11. 治缠腰火丹　鲜海金沙叶不拘多少。切碎捣烂，酌加麻油及米泔水，擂成糊状，涂搽患处。《江西民间草药验方》》

【临床报道】治疗扁桃体炎，乳腺炎，丹毒　海金沙注射液(每1ml含海金沙全草生药1g)4ml，肌内注射，每日2次。小儿酌减。治急、慢性扁桃体炎300例，治愈278例，好转22例。治乳腺炎100例，治愈92例，好转5例，无效3例。治丹毒7例，全部治愈，至今未复发。临床应用表明，对腺体病效果显著，且无副作用。

4116 海金沙根 hǎi jīn shā gēn 《贵州民间方药集》

【异名】铁蜈蚣、铁丝草《江西民间草药验方》，铁脚蜈蚣根《江西草药》。

【基原】为海金沙科海金沙属植物海金沙 Lygodium japonicum (Thunb.) Sw. 的根及根茎。

【原植物】参见"海金沙草"条。

【采收加工】8～9月份采挖根及根茎，洗净，晒干。

【药材】海金沙根 Lygodii Radix　产于广东、浙江、江苏、湖南、四川、广西等地。

性状　根茎细长，不规则分枝状，茶褐色，常残留有禾秆色细茎干。根须状，众多，黑褐色细长，弯曲不直，具细密的纤维根。质硬而韧，略有弹性，较难折断，断面淡黄棕色。气微，味淡。

显列　(1)根茎横切面：表皮细胞1列，壁增厚木化，外被单细胞或多细胞非腺毛，黄棕色，厚壁组织细胞多角形，外层6～7列厚壁细胞，较大，黑褐色，壁稍薄，内层厚壁细胞黄棕色，壁厚，层纹较密，孔沟明显，基本薄壁组织2～4列，细胞较小，切向椭圆形；原生中柱，外围以内皮层细胞1列，长长方形，排列整齐，胞腔内含黄色油状物，维管束鞘细胞1～2列，细胞壁周韧型，韧皮部狭窄，细胞较小，多角形，木质部由多数管胞组成，多角形，壁厚木化，壁沟较明显，管胞附近细胞中含淡黄色块状物。薄壁细胞中含有淀粉粒。

根横切面：表皮细胞1列，类圆形，排列整齐，外被非腺毛；壁稍增厚，木化或微木化，内层厚壁细胞5～6列，较小，壁厚木化；原生中柱，内皮层为6个半月形的细胞，维管束周韧型，木质部哑铃形，由多数管胞组成，直径5～27μm。

根茎粉末及解离组织：厚壁细胞横断面观呈类多角形；纵面观呈长长梭形、纺锤形，末端渐尖或倾斜，少数呈类圆形或类三角形，有的略呈角状分枝，直径7～10μm，长150～240μm，壁厚薄不一，2～8μm，木化，层纹大多紧密而明显，纹孔圆状小点，孔沟多稀疏。管胞主为梯纹管胞，直径12～65μm，多角棱状，各面梯纹孔多1列。非腺毛1～6个细胞，平直、弯曲或稍扭折，顶端细胞较长，有的下部细胞较大，上部细胞骤细，直径18～32(～55)μm，长120～690μm，壁薄，有的胞腔内含黄棕色物。内皮层细胞：表面观呈长方形或类方形，垂周壁稍厚，微波状或弯曲，纵切面观细胞扁平、排列整齐，细胞内含棕色物或油滴状物。淀粉粒单粒圆形、椭圆形或广卵形，直径3～13μm，脐点点状或短缝状，层纹不显；复粒由2～3个分粒组成。

(2)理化鉴别：参见"海金沙草"条。

【药性】《江西草药》："性寒，味甘。"

【功用主治】清热解毒，利湿消肿。主治肺炎，感冒高热，乙型脑炎，急性胃肠炎，痢疾，急性传染性黄疸型肝炎，尿路感染，膀胱结石，风湿腰腿痛，乳腺炎，腮腺炎，睾丸炎，蛇咬伤，月经不调。

1.《贵州民间方药集》："兴奋强壮剂。可补虚弱，治痨咳。"

2.《四川中药志》1960年版："治跌打损伤，筋骨痛，伤寒狂热及湿热肿满，茎痛。"

3.《中国药用植物图鉴》："治痢疾，医刀伤。"

4.《江西草药》："清热解毒，利尿除湿。治肺炎，乙型脑炎。"

5.《贵州草药》："治风湿水肿，睾丸炎。"

6.《广西民族药简编》："治胎动不安。"

【用法用量】内服：煎汤，15～30g，鲜品30～60g。外用：研末调敷。

【选方】1. 治肺炎　海金沙根、马兰根、金银花藤、抱石莲(均用鲜品)各15g。水煎服，每日1剂。《江西草药》》

2. 治小儿发热(感冒、腮腺炎)　海金沙根或全草30g，大青叶9g。水煎分3次服。1岁以下酌减。《江西《草药手册》》

3. 治急性胃肠炎　海金沙根9g，水竹青0.3g。水煎服，每日1剂。《《单方验方调查资料选编》》

4. 治疳疾　鲜海金沙根30～60g。洗净，加猪瘦肉60～90g。水煎，食汤与肉。

5. 治肾盂肾炎，膀胱、尿道炎　海金沙根30g，石韦15g，车前草15g。水煎服。

6. 治乳腺炎　海金沙、马兰根各21g。酒、水各半煎服，服后暖被取微汗。《4～6方出自江西《草药手册》》

7. 治蛇咬伤　鲜海金沙根60g，七叶一枝花根30g，半夏根15g，翻白草根24g。焙干，研细末。烧酒调匀，外敷，每日换药1次。

8. 治月经不调　鲜海金沙根120g，红糖60g。水煎，在月经期服，连服3个月。《7、8方出自江西《草药手册》》

4117 海参内脏 hǎi shēn nèi zàng 《中国药用海洋生物》

【异名】海参肠《青岛中草药手册》。

【基原】为刺参科刺参属动物刺参、绿刺参、花刺参等的内脏。

【原动物】参见"海参"条。

【采收加工】将剖出的内脏阴干，密封于阴凉干燥处。

【功用主治】镇惊、和胃，解毒透疹、生肌止血。主治癫痫，小儿消化不良，胃及十二指肠溃疡，麻疹，疮疖，外伤出血。

1.《中国药用海洋生物》："内脏：镇惊。制酸止痛。"

2.《山东药用动物》："生肌，止血。"

【用法用量】内服：研末，每次3～12g；或煎汤。外用：研末敷。

4118 海韭菜籽 hǎi jiǔ cài zǐ 《高原中草药治疗手册》

【基原】为水麦冬科水麦冬属植物圆果水麦冬的果实。

【原植物】参见"海韭菜"条。

【采收加工】8～9月采收，晒干。

【药性】甘，平。

【功用主治】《青藏高原药物图鉴》："滋补，止泻，镇静。治眼痛。"

【用法用量】内服：煎汤，6～10g。

【选方】治脾虚泄泻　海韭菜籽、党参、香青、老鹳草。煎汤服。《高原中草药治疗手册》》

4119 海南粗榧 hǎi nán cū fěi 《全国中草药汇编》

【基原】为三尖杉科三尖杉属植物海南粗榧的树枝和树皮。

【原植物】 海南粗榧 *Cephalotaxus hainanensis* Li ［*C. mannii* Hook. f.］ 又名：薄叶篦子杉（《海南植物志》），石榴松（《全国中草药汇编》），红壳松（海南）。

乔木，高10～20 m，可达25 m，胸围30～50 cm，稀达110 cm。树皮浅褐色或褐色，间或黄褐色或红紫色，平滑而薄。叶条形，排成2列。质地较薄，急尖或近渐尖，基部圆截形或圆形，干后边缘向下反卷，下面有2条白色气孔带。种子通常微扁，倒卵状椭圆形或倒卵圆形，长2.2～2.8 cm，先端有突起的小尖头，成熟前，假种皮绿色，成熟时红色。种子8～9月成熟。

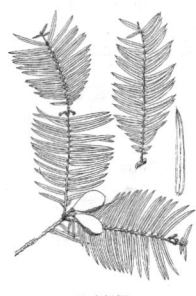

海南粗榧

散生于海拔1 100 m以下，南亚热带及热带山地雨林中。分布于广东、广西、海南、云南、西藏等地。

【采收加工】 7～10月采收，晒干。

【成分】 树皮含生物碱类：粗榧碱（harringtonine），异粗榧碱（isoharringtonine），高粗榧碱（homoharringtonine），三尖杉碱（cephalotaxine），去氧粗榧碱（deoxyharringtonine），去甲基三尖杉酮碱（demethylcephalotaxinone），桥氧三尖杉碱（drupacine），3-表谢汉墨异次碱（3-epischelhammericine），表三尖杉碱（epicephaltaxine），海南粗榧新碱（hainanensine），海南粗榧内酯（hainanolide），海南粗榧内酯醇（hainanolidol）。

树枝含粗榧碱酸（deoxyharringtonicacid），异粗榧酸（isoharringtonic acid），三尖杉酰胺（cephalotaxinamide），乙酰基三尖杉碱（acetylcephalotaxine），去甲基新桥氧三尖杉碱（demethylneodrupacine）。

【药理】 1. 抗肿瘤作用 从海南粗榧树皮中分离出的三尖杉酯碱（即粗榧碱）、高三尖杉酯碱（即高粗榧碱）、异三尖杉酯碱（即异粗榧碱）和脱氧三尖杉酯碱（即去氧粗榧碱）对小鼠白血病L1210、L615有抗肿瘤的疗效，使荷瘤小鼠存活时间和寿命延长。并能抑制小鼠Lewis肺癌的生长。三尖杉酯碱对急性粒细胞白血病、急性单核细胞白血病有较好疗效。三尖杉酯碱非常有效地诱导敏感HL-60细胞程序性死亡。粗榧生物碱三尖杉碱、高三尖杉酯碱、异三尖杉酯碱对JB6细胞的细胞毒性很强，其50%的增殖抑制浓度（IC_{50}）分别为20.0、2.0和2.3 mg/ml。经三尖杉酯类生物碱治疗后L615白血病小鼠脾脏cAMP含量增高，提示抗肿瘤作用与增加细胞内cAMP含量有关。三尖杉酯碱主要抑制瘤细胞蛋白质合成，DNA合成也受到明显影响。细胞动力学研究表明，它是一种细胞周期非特异性药物，主要杀伤S期细胞，对G_1向S期移行及G_2向M期的移行有阻断作用。

2. 对免疫功能的影响 三尖杉酯碱对体液免疫和细胞免疫均有抑制作用。在治疗量下能明显减少白血病L615小鼠的溶血空斑形成细胞数，降低新生乳鼠移植物抗宿主反应的脾指数。

3. 对骨髓造血功能的影响 海南粗榧中的三尖杉酯碱在剂量低于0.5 mg/kg，对小鼠脾集落形成无明显影响，大于0.5 mg/kg则可明显降低集落形成细胞数。而且对骨髓干细胞的杀伤呈剂量依赖型。但亦有报道海南粗榧中提取的三尖杉酯碱对骨髓红系集落形成具有双向作用，在0.5～1.5 mg/kg则显抑制作用。

4. 抗病毒作用 根据组织培养法观察，海南粗榧内酯具有广谱抗病毒作用，病毒蚀斑抑制带宽分别为，流感病毒15～50 mm；新城鸡瘟病毒25～50 mm；日本乙型脑炎病毒15～30 mm；痘苗病毒25～30 mm。最小有效量0.05～0.5 μg/0.05 ml。

5. 其他作用 高三尖杉酯碱（即高粗榧碱）能有效地控制眼内纤维增殖，防止视网膜脱离的发生，而且有效治疗剂量不会导致正常眼组织的毒性损害。与地塞米松合用可增强疗效。

6. 体内过程 ^3H标记的三尖杉酯碱和高三尖杉酯碱有相似的吸收、分布和排泄特点。静脉注射后15分钟，三尖杉酯碱的分布以肾脏浓度最高，肝、骨髓、肺、心、肠及脾次之，肌肉和脑中浓度较低；高三尖杉酯碱的分布则以骨髓浓度最高，肾、肝、肺、脾、心及胃肠次之，肌肉及脑中浓度亦最低。排泄的主要途径是肾脏和胆道，并有肝肠循环存在。给药后24小时内的排出量占给药总量的50%左右，其中经尿排泄的三尖杉酯碱和高三尖杉酯碱分别占30.2%和42.2%，经粪排出的分别占16.6%和6.3%。排出物中，原形三尖杉酯碱占1/2，高三尖杉酯碱占1/3。两药均可肌注和口服给药，但吸收较慢且不完全。

毒性 三尖杉酯碱腹腔注射的LD_{50}为4.3±0.50 mg/kg；静脉注射的LD_{50}为4.5±0.21 mg/kg，高三尖杉酯碱腹腔注射的LD_{50} 3.3±0.44 mg/kg，静脉注射的LD_{50}为2.4±0.25 mg/kg；异三尖杉酯碱腹腔注射的LD_{50}为14.6±0.66 mg/kg；静脉注射的LD_{50}为13.2±0.05 mg/kg，脱氧三尖杉酯碱腹腔注射的LD_{50}为16.0±2.40 mg/kg；静脉注射的LD_{50}为8.8±0.50 mg/kg。三尖杉酯碱的毒性具有时辰依赖性。三尖杉酯碱与异三尖杉酯碱可引起明显的骨髓抑制，而高三尖杉酯碱和脱氧三尖杉酯碱则以胃肠道反应更为突出。

【药性】 苦、涩，寒。

【功用主治】 抗癌。主治恶性淋巴瘤，白血病等。

【用法用量】 一般提取其生物碱制成注射剂使用，具体参见"临床报道"项。

【宜忌】 本品毒性反应主要为骨髓抑制和消化道反应，还有少数患者可发生心脏毒性反应。

【临床报道】 1. 治疗恶性淋巴瘤 用海南粗榧总生物碱每日0.4～0.6 mg/kg，静脉滴注，5～10次为1个疗程，间隔7～15日可进行第二个疗程。共治10例，结果9例有效。一般用药1星期后，肿大淋巴结即迅速缩小，停药后仍继续缩小，但一般缓解期较短。

2. 治白血病 ① 用从海南粗榧中提取的三尖杉酯类生物碱每日0.15～0.3 mg/kg，每日1次，加入5%或10%葡萄糖液200～500 ml，缓慢静脉滴注，5～10日为1个疗程，间歇7～14日开始第二个疗程；部分病例采取小剂量每日0.1～0.15 mg/kg长疗程疗法，连续到白细胞降至2×10⁹/L左右停止用药。治疗各类白血病72例，结果表明对各性和慢性粒细胞白血病疗效最好，无论初治还是复治，均有明显疗效。其中47例急粒，完全缓解13例，部分缓解26例，总缓解率83.0%。15例慢粒中，完全缓解9例，部分缓解6例。对急单和急粒单也有较好的疗效，而对急淋和慢粒急变疗效较差。1例白血病也收到完全缓解的效果。用药期间绝大多数有消化道反应，部分患者有不同程度脱发，少数患者有心脏毒性反应。② 比较海南粗榧中4种三尖杉酯类生物碱治疗白血病的疗效，发现三尖杉酯碱（即粗榧碱）的疗效最好，尤其对急、慢性粒细胞性白血病的疗效为显著；异三尖杉酯碱（即异粗榧碱）、高三尖杉酯碱（即高粗榧碱）和脱氧三尖杉酯碱（即去氧粗榧碱）的疗效远不如三尖杉酯碱。

4120 海桐枝叶 hǎi tóng zhī yè 《全国中草药汇编》

【异名】 七里香叶（台湾）。

【基原】 为海桐花科海桐花属植物海桐的枝、叶。

【原植物】 海桐 *Pittosporum tobira* (Thunb.) Ait. ［*Evonymus tobira* Thunb.］ 又名：金边海桐《云南植物志》。

常绿小乔木或灌木，高2～6 m。枝条近轮生，嫩枝被褐黄色柔毛，有皮孔。茎叶有臭气，尤以根皮为最。叶聚生枝端；叶柄长

2～3 cm；叶片革质，倒卵形或
倒卵状长圆形，长 5～12 cm，
宽 1～4 cm，先端圆或钝而微
缺，基部狭楔形，上面深绿色，
发亮，全缘。顶生伞房状伞形
花序，密被褐黄色柔毛；花梗
长8～14 mm；苞片及小苞片
长2～3 mm，均被褐色柔毛；
花白色，芳香，后变黄色；花萼
杯状，裂片连合，5 裂，裂片卵
形至披针形，被黄色柔毛；花瓣 5，倒披针形，

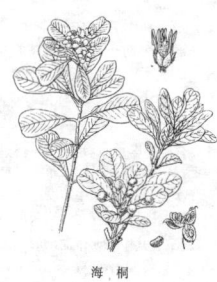

海桐

长10～13 mm，离生；雄蕊 2 型，退化雄蕊的花丝长 2～3 mm，花药
近于不育；正常雄蕊的花丝长约7 mm，花药长圆形，淡黄色；子房
卵形，被短柔毛，花柱长约 3 mm，柱头头状。蒴果卵形，有 3 棱，
长 5～10 mm，密被短柔毛，果柄长 1～2 mm，果瓣 3，木质。种子
多数，肾形，呈暗红色。花期 4～5 月，果熟期 8 月。

多栽培于庭园。分布于江苏、浙江、福建、广东、云南、台湾等
长江以南各地，长江以北亦时常可见。

【采收加工】 全年均可采，晒干或鲜用。

【成分】 叶含：R_1-玉蕊醇元（R_1-barrigenol），21-O-当归酰-
R_1-玉蕊醇（21-O-angeloyl-R_1-barrigenol），及 21-O-当归酰玉蕊皂
苷元 C（21-O-angeloyl-barringtogenol C）。含倍半萜苷类化合物：
海桐花苷（pittosporanoside）A_1、A_2、B_1、B_2、B_3，海桐花新苷
（pittosporatobira side）A 和 B。又含异鼠李素-3-鼠李糖葡萄糖苷
（isorhamnetin 3-rhamnoglucoside）。另含海桐花黄质（pittospo-
rumxanthin）A_1、A_2、A_3、A_4、B_1、B_2、C_1、C_2，tobiraxanthis A_1。

【功用主治】 解毒，杀虫。主治疥疮，肿毒。

1.《全国中草药汇编》："杀虫。外用煎水洗疥疮。"

2.《台湾药用植物志》："叶煎服或局部涂敷，治倭麻质斯、疝
气、疼痛，又用为风药，亦治肿毒。"

【用法用量】 外用：煎水洗；或捣烂涂敷。

4121 海鹞鱼肝 hǎi yào yú gān 《海洋药物民间应用》

【基原】 为魟科魟属动物赤魟、花点魟及其近缘种的肝脏。

【原动物】 参见"海鹞鱼"条。

【采收加工】 捕杀后取出肝脏，鲜用。

【功用主治】《海洋药物民间应用》："益肝明目。"

【用法用量】 煮食，适量。

4122 海鹞鱼齿 hǎi yào yú chǐ 《本草拾遗》

【基原】 为魟科魟属动物赤魟、花点魟及其近缘种的牙齿。

【原动物】 参见"海鹞鱼"条。

【采收加工】 捕杀后取其牙齿，晒干。

【功用主治】《本草拾遗》："主瘰疬。"

【用法用量】 煅研末，1.5～2 g。

【选方】 治瘰疬 （海鳐鱼齿）烧令黑，末，服二钱匕。《本草
拾遗》

4123 海鹞鱼胆 hǎi yào yú dǎn 《中国有毒鱼类和药用鱼类》

【基原】 为魟科魟属动物赤魟、花点魟及其近缘种的胆囊。

【原动物】 参见"海鹞鱼"条。

【采收加工】 捕杀后取出胆囊，鲜用或晾干。

【药性】 苦，寒。

【功用主治】《中国有毒鱼类和药用鱼类》："散瘀健胃。用于
胃病，跌打损伤，湿热黄疸。"

【用法用量】 内服：干胆研末或浸酒，3～9 g；或鲜胆汁煮沸，

3～4 ml。

【选方】 1. 治胃病 （花点魟）胆晒干研成粉，开水冲服。用
量 3～9 g。

2. 治跌打伤痛 （花点魟）鲜鱼胆用水蒸气熏后晒干，浸酒
服用。

3. 治湿热黄疸 （花点魟）干胆粉，每次 6 g，每日 3 次内服；
或胆汁煮沸后服，每次 3～4 ml，每日 3 次。（1～3 方出自《中国有
毒鱼类和药用鱼类》）

4124 海州骨碎补 hǎi zhōu gǔ suì bǔ 《中国药用孢子植物》

【异名】 毛姜、铜丝草、石灵芝、申姜（《中医药研究资料》）。

【基原】 为骨碎补科骨碎补属植物骨碎补的根茎。

【原植物】 骨碎补 *Davallia mariesii* Moore ex Bak.

植株高约 20 cm。根茎长而横生，密生蓬松的阔披针形鳞片，
边缘有不整齐的锯齿。叶远生；
叶柄基部有鳞片；叶片五角形，
长、宽各 8～14 cm，三回羽状细
裂；基部 1 对羽片最大，三角形，
一回小羽片互生，基部下侧 1 片
特大，卵状长圆形，向上渐缩小；
末回裂片长圆形，单一；叶脉单
一或分叉，每裂有小脉 1 条。孢
子囊群生于小脉顶端，囊群盖盅
形，成熟时孢子囊突出口外，覆
盖裂片顶部仅露出外侧的长
钝齿。

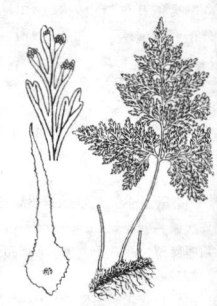

骨碎补

附生于海拔 200～700 m 的
山地石上。分布于辽宁、江苏、
山东、台湾等地。

【采收加工】 4～8 月挖取，鲜用或晒干，再用用火燎去毛茸。

【成分】 根茎含黄酮类：骨碎补苷（davallioside）A、B，外消旋
圣草苷-7-O-β-D-葡萄糖醛酸苷（eriodictyol-7-O-β-D-glucuronide），
海州骨碎补苷（marioside），左旋表儿茶素-3-O-β-D-吡喃阿洛糖苷
（epicatechin-3-O-β-D-allopyranoside），左旋表儿茶素-5-O-β-D-吡喃
葡萄糖苷（epicatechin-5-O-β-D-glucopyranoside），5，7-二羟基色基
酮-7-O-β-D-葡萄糖醛酸苷甲酯（5，7-dihydroxychromone-7-O-β-
D-glucuronide methyl ester），黄酮类：原矢车菊素（procyanidin）
B_2、B_5，骨碎补素（davallin），表儿茶素-(4β→8)-表儿茶素-(4β→6)
表儿茶素〔epicatechin-(4β→8)-epicatechin-(4β→6）epicatechin〕，表
儿茶素-(4β→8)-表儿茶素-(4β→6)表儿茶素-(4β→6)表儿茶素
〔epicatechin-(4β→8)-epicatechin-(4β→6)-epicatechin-(4β→6) epicat-
echin〕，原儿茶酸（protocatechuicacid）。含有机酸类：咖啡酸-4-O-
β-D-吡喃葡萄糖苷（caffeic acid-4-O-β-D-glucopyranoside），对香豆
酸-4-O-β-D-吡喃葡萄糖苷（p-coumaric acid-4-O-β-D-glucopyrano-
side），香草酸-4-O-β-D-吡喃葡萄糖苷（vanillic acid-4-O-β-D-gluco-
pyranoside），龙胆酸-5-O-β-D-(6-O-香草酰基）-吡喃葡萄糖苷〔5-
O-β-D-(6-O-vanilloylglucopyranosyl)gentisic acid〕，香草酸-4-O-β-
D-(6-O-香草酰基）-吡喃葡萄糖苷〔4-O-β-D-(6-O-vanilloylglucopy-
ranosyl) vanillic acid〕，1-萘酚-β-D-吡喃葡萄糖苷（1-naphthol-β-
D- glucopyranoside）。另含 L-色氨酸（L-tryptophan），咖啡酸（caffe-
ic acid），骨碎补内酯（davallialactone）。含萜类：13(18)-新何帕烯
〔neohop-13(18)-ene〕，21-何帕烯（hop-21-ene），17(21)-何帕烯
〔hop-17(21)-ene〕，何帕烷（hydroxyhopane），环鸦片甾烯醇乙酸酯
（cycloaudenyl acetate），环巴拉甾醇乙酸酯（cyclobalanyl acetate），
16-何帕烯（hop-16-ene）及 22(29)-异何帕烯（isohop-22(29)-ene）。
叶含 9(11)-羊齿烯（fern-9(11)-ene），7，9(11)-羊齿二烯〔fern-7，
9(11)-diene〕,7-羊齿烯（fern-7-ene），22(29)-何帕烯〔hop-22(29)-

ene〕,何帕醇及东北贯醇(dryocrassol)。

【药理】 1. 对骨骼的影响 骨碎补提取液对组织培养中的鸡胚骨基原的 Ca^{2+}、P 沉积有明显促进作用,提高组织中碱性磷酸酶(ALP)活性,促进蛋白多糖合成,抑制胶原合成,并证明促进蛋白多糖的合成是促进钙化的重要因素。其对骨发育生长有显著促进作用,用药组小鸡胫骨的湿重和体重,单位长度皮质骨的 Ca^{2+}、P 含量均高于对照组。在骨愈合过程中,骨碎补对生长因子(TGF)-$β_1$ mRNA,骨形态发生蛋白(BMP)-2 mRNA基因表达具有有益的调节作用。另外,骨碎补尚能显著抑制醋酸可的松引起的骨丢失,防治糖皮质激素引起的大鼠骨质疏松;其对骨质疏松症治疗作用也在去卵巢大鼠骨质疏松模型上得到验证。采用全耳蜗基底膜铺片,在光镜下计数毛细胞,进一步发现骨碎补可使链霉素所致耳蜗一回和二回毛细胞的损伤减轻。

2. 调节免疫 本品抑制小鼠对Ⅱ型胶原免疫反应,调节动物对Ⅰ型胶原的免疫反应。

3. 对药物中毒性耳聋的影响 骨碎补对卡那霉素、链霉素等氨基苷类抗生素引起的耳聋有保护或解毒作用;卡那霉素对肾脏也有损害,且降低其耳毒性程度显著,所以,认为骨碎补的解毒机制可能是通过对肾脏的保护作用实现的。

【药性】《山东中草药手册》:"苦,温。"

【功用主治】 行血活络,祛风止痛,补肾坚骨。主治跌打损伤,风湿痹痛,肾虚牙痛、腰痛、久泻。

1.《山东中草药手册》:"祛风活络,行血止痛。"

2.《台湾药用植物志》:"行血,止血,补折伤。主骨中毒气、风血疼痛、五劳六极、手足不收、上热下冷恶疾,蚀烂肉,杀虫。"

3.《中国药用孢子植物》:"坚骨补肾,用于肾虚、跌打损伤等。"

【用法用量】 内服:煎汤,9~15 g;或研末。

【选方】 1. 治跌打损伤 骨碎补 15 g,红花 9 g,赤芍 15 g,土元 9 g。水煎服。

2. 治肾虚久泻 骨碎补 15 g,补骨脂 9 g,山药 15 g,五味子 6 g。水煎服。(1、2 方出自《山东中草药手册》)

3. 治耳鸣及肾虚久泻,牙疼痛 海州骨碎补。研末,置猪肾中夹煨之,空心服。《台湾药用植物志》)

4125 海鹞鱼尾刺 hǎi yáo yú wěi cì(《食物本草》)

【异名】 魟鱼尾刺(《青岛中草药手册》)。

【基原】 为魟科魟属动物赤魟、花点魟及其近缘种的尾刺。

【原动物】 参见"海鹞鱼"条。

【采收加工】 捕杀后取尾刺,晒干。

【成分】 尾刺含 1 种多肽类的毒素。

【药性】 甘、咸,寒。有毒。

1. 姚可成《食物本草》:"有毒。"

2.《青岛中草药手册》:"性寒,味咸,有剧毒。"

3.《中国药用海洋生物》:"甘、咸,寒。"

4.《中国有毒鱼类和药用鱼类》:"有小毒。"

【功用主治】 清热解毒,软坚散结。主治咽喉肿痛,疮痈肿毒,牙痛,癌症,疟疾。

1. 姚可成《食物本草》:"治齿痛。"

2.《药性考》:"杀虫。"

3.《青岛中草药手册》:"消炎,化痰,止痛。主治乳腺炎,咽喉炎、偏瘫、恶性疮疖、无名肿毒,并试治癌症。"

【用法用量】 内服:研末,1~2 g。外用:研末调涂。

【选方】 1. 治对口、无名肿毒 魟鱼刺 7 支。焙干研末,一

次黄酒冲服,可发汗;或用香油调外敷患处。《青岛中草药手册》)

2. 治乳腺炎、咽喉炎、疟疾 (赤魟)尾刺焙干研末,黄酒或米醋冲服,每次 0.9 g,每日 1~2 次。

3. 治牙痛 (赤魟)尾刺焙干,研末,冲服及涂患牙处。(2、3 方出自《中国有毒鱼类和药用鱼类》)

4. 治胃癌、食管癌 (魟鱼)刺 7 支,焙干研末,香油或米醋冲服(7 日量),每日服 1 次,早晨空腹服,7 日为 1 个疗程,停药 2~3 日后再继续服用。《青岛中草药手册》)

5. 治肺癌 (赤魟)尾刺〔大刺 1 根(小刺 2 根)〕,焙黄磨粉,温水冲服,每日 1 次。或尾刺 10 根,焙黄磨粉;加朱砂 9 g 混合均匀,分成 10 包。每日 1 包,温水冲服。服后症状改善,胃纳增加,7~16 日为 1 个疗程,间隔 3~5 日继续服用。服用 2~3 个疗程。《中国药用海洋生物》)

6. 治魟鱼尾刺刺伤 用鲜鱼尾刺烤干,研末,外敷伤处。《中国有毒鱼类和药用鱼类》)

4126 浮石 fú shí(《日华子》)

【异名】 水花《本草拾遗》),白浮石《本事方》),海浮石、海石《儒门事亲》),水泡石《东医宝鉴》),浮水石《医林纂要》),大浮石《中国矿物药》)。

【基原】 为火山喷出的岩浆凝固形成的多孔状石块。

【原矿物】 浮石 Pumice Stone

为多矿物集合体。矿物组分 90%以上为非晶质火山玻璃;或含少量晶质矿物,晶质主要是长石,其次有石英、辉石及其变化产物角闪石;另外填充在矿物颗粒间或孔腺中的都为次生矿物。非晶质玻璃构成多孔骨架。晶质矿物长石呈条柱状、板柱状的白至灰白色小晶体或碎屑散生在玻璃质中,有石英共生的酸性火山浮石中主要是钾-钠长石,无石英共生的中性火山岩浮石中主要是钠-钙长石。石英常呈白至灰白色粒状嵌生在玻璃质中。辉石,多数已变化成角闪石,未脱铁时为黑褐色,已脱铁时为灰白色或绿色。浮石中的沸石都是长石沸石化的产物,为白色粉末状、纤维状微粒,或为填充在孔洞(气孔)中的白色纤维状集合体。

分布于辽宁、浙江、山东、广东、广西、海南等地。

【采收加工】 浮石多附着在海岸边,7~10 月用镐刨下,清水泡去盐质及泥沙,晒干。

【药材】 浮石 Pumex 主产于广东、广西。

性状 呈稀松似海绵状的卵形不规则块体。大小不等。表面灰白色或淡黄色,偶尔呈浅红色。偶尔呈浅红色,形似蚝寒,有时呈管状。体轻,质硬而脆,易碎;断面疏松,具小孔,常有玻璃或绢丝样光泽。放大镜下可见玻璃质构成多孔骨架,晶质矿物呈斑晶或隐晶质微晶分布在骨架中。投入水中浮而不沉。气微弱,味微咸。

【成分】 主要为二氧化硅(SiO_2),并含有钙、钠、铁、铝、镁、锌、钛、磷等多种元素。

【炮制】 1. 浮石 取原药材,除去杂质,洗净,晒干,捣碎。生用可以清肺化痰为主。

2. 煅浮石 取净浮石,置适宜的容器内,用无烟武火加热,煅至红透,取出,放凉,研碎。煅后质脆,易于粉碎和煎出,以软坚散结为主。

饮片性状 浮石参见"药材"项。煅浮石形如浮石,多粉状,暗灰色,质酥脆而易碎。气微,味淡。

贮干燥容器内,置干燥处,防尘。

【药性】 咸,寒。归肺、肾经。

1.《本草拾遗》:"平,无毒。"

2. 朱丹溪:"咸。"(引自《纲目》)

3.《纲目》:"小寒。"(金陵版作"不寒",张绍棠版作"大寒",疑误)"气味咸寒"。

4. 《药品化义》:"气和,味咸,性凉,能沉。""性气清而味重浊。入肺、胃、大肠三经。"

5. 《玉楸药解》:"入手太阴肺、足厥阴肝。"

6. 《本草求真》:"专入肺、肾。"

【功用主治】 清肺化痰,利水通淋,软坚散结。主治痰热壅肺,咳喘痰稠难咯,小便淋沥涩痛,瘿瘤瘰疬。

1. 陶弘景:"止咳。"(引自《纲目》)

2. 《日华子》:"止渴,治淋,杀野兽毒。"

3. 《本草衍义》:"水飞,治目中翳。"

4. 朱丹溪:"清金降火,消积块,化老痰。"(引自《纲目》)

5. 《纲目》:"消瘿瘤,结核,疝气,下气,消疮肿。"

6. 《本草正》:"消食,消热痰,解热渴,止痰嗽喘急,软坚,利水湿。"

【用法用量】 内服:煎汤,10～15 g;或入丸、散。外用:水飞后吹耳或点眼。

【宜忌】 虚寒咳嗽患者禁服。

【选方】 1. 治卒咳嗽不止 浮石二两。捣罗为末,炼蜜和丸如梧桐子大。每服以粥饮下十丸,日三四服。《圣惠方》

2. 治小儿天哮,一切风湿燥热,咳嗽痰喘 海浮石、飞滑石、杏仁各四钱,薄荷二钱。上为极细末。每服二钱,用百部煎汤调下。《医学从众录》海浮石滑石散

3. 治血淋、沙淋,小便涩痛 黄烂浮石为末。每服二钱,生甘草煎汤调下。亦治小肠气,茎缩囊肿,用木通、灯心、赤茯苓、麦门冬煎汤调下。《直指方》

4. 治石淋 浮石,使满一手,下筛,以水三升,酢一升,煮二升,澄清服一升,不过三服。亦治嗽,煮酒酒煮之。《千金方》

5. 治诸疝 海石、香附。为末,生姜汁调下。亦治心痛。《丹溪心法》

6. 治消渴 浮石、青黛各等分,麝香少许。上细末。每服一钱,温汤调下。《本事方》治消渴方

7. 治膈疾饮水不消 浮石、蛤粉、蝉壳(去头、足)各等分。上细末,用鲫鱼胆七个,调三钱服,不拘时候。《本事方》神效散

8. 治耳底有脓 海浮石一两,没药一钱,麝香一钱。上为细末。每用半字,吹入耳中。《医方类聚》引《施圆端效方》没药散

9. 治疳疮久不愈 海浮石(烧红,醋淬数次)、金银花。上海石二停,金银花一停,同为细末。每服二钱半,如签茶一般,日用二服。疮在上,食后;在下,食前服。《儒门事亲》

【各家论述】 1. 《纲目》:"浮石,乃水沫结成,色白而体轻,其玲珑,肺之象也。气味咸寒,润下之用也。故入肺除上焦痰热,止咳嗽而软坚。清其上源,故又治淋。"

2. 《药品化义》:"海石,味咸能降火,又能软坚,故力降热痰、软结痰、消顽痰;因其体浮,专主上焦心肺之分、咽喉之间消化凝结,化痰丸中必用之药也。"

4127 **浮萍** fú píng 《新修本草》

【异名】 水萍、水花《本经》,浮萍、藻《尔雅》郭璞注),萍子草《肘后方》,小萍子《本草拾遗》,浮萍草《本草图经》,水藓《品汇精要》,水帘、九子萍《群芳谱》,萍、田萍《中药志》。

【基原】 为浮萍科紫萍属植物紫萍或浮萍属植物浮萍的全草。

【原植物】 1. 紫萍 Spirodela polyrrhiza (L.) Schleid. [Lemna polyrrhiza L.] 又名:紫背浮萍《圣济总录》,紫萍《世医得效方》。

多年生细小草本,漂浮水面。根 5～11 条束生,细长,纤维状,长 3～5 cm。在根的着生处一侧产生新芽,新芽与母体分离之前由一细弱的柄相连接。叶状体扁平,单生或 2～5 簇生,阔倒卵形,长 4～10 mm,宽 4～6 mm,先端钝圆,上面稍向内凹,深绿色,下

面呈紫色,有不明显的掌状脉 5～11 条。花序生于叶状体边缘的缺刻内;花单性,雌雄同株;佛焰苞袋状,短小,2 唇形,内有 2 雄花和 1 雌花,无花被;雄花有雄蕊 2,花药 2 室,花丝纤细;雌花有雌蕊 1,子房无柄,1 室,具直立胚珠 2,花柱短,柱头扁平或环状。果实圆形,边缘有翅。花期 4～6 月,果期 5～7 月。

生长于池沼、水田、湖湾或静水中。广布于我国南北各地。

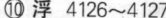
紫萍

2. 浮萍 Lemna minor L. 又名:青萍《世医得效方》。

浮水小草本。根 1 条,长 3～4 cm,纤细,根鞘无翅,根冠钝圆或截切状。叶状体对称,倒卵形、椭圆形或近圆形,长 1.5～6 mm,宽 2～3 mm,上面平滑,绿色,不透明,下面浅黄色或为紫色,全缘,具不明显的 3 脉纹。叶状体背面一侧具囊,新芽状体于囊内形成浮出,以极短的细柄与母体相连,随后脱落。花单性,雌雄同株,生于叶状体边缘开裂处;佛焰苞囊状,内有雌花 1,雄花 2;雄花花药 2 室,花丝纤细;雌花具 1 雌蕊,子房 1 室,具卵生胚珠 1 枚。果实近陀螺状,无翅。种子 1 颗。

生长于池沼、水田、湖泊或静水中,常与紫萍混生。分布于全国各地。

紫萍

【采收加工】 5～7 月采收,晒干。

【药材】 浮萍 Spirodelae Herba 主产于湖北、福建、四川、江苏、浙江。

性状 本品为扁平叶状体,呈卵形或卵圆形,长径 2～5 mm。单个散生或 2～5 片集生。上表面淡绿色至灰绿色,偏侧有 1 小凹陷,边缘整齐或微卷曲。下表面绿色至紫棕色,着生数条须根。体轻,手捻易碎。气微,味淡。

紫萍 (1) 叶状体表面观:上表皮细胞垂周壁波状弯曲,气孔不定式;下表皮细胞垂周壁近平直,无气孔。上表皮内侧的薄壁细胞类椭圆形至类圆形,有胞间隙,有的含草酸钙簇晶,直径 13～20 μm;有的含针晶,针晶长;17～30 μm,细胞较大。下表皮内侧为通气组织,由薄壁细胞组成,细胞间隙较大。

(2) 取本品粉末 5 g,加乙醇 90 ml,充分搅拌后,放置一夜。滤过,滤液在水浴蒸干,残渣加水 3 ml 溶解,滤过。取滤液 0.5 ml,加浓盐酸及镁粉少量,小火加热至沸,溶液显橙色(检查黄酮类)。

【成分】 紫萍全草含黄酮类:荭草素(orientin),木犀草素-7-单糖苷(luteolin-7-monoglycoside);牡荆素(vitexin),芹菜素-7-单糖苷(apigenin-7-monoglycoside),木犀草素(luteolin),芹菜素(apidenin),丙二酰矢车菊素-3-单葡萄糖苷(malonylcyanidin-3-monoglycoside);类胡萝卜素类:β-胡萝卜素(β-carotene),叶黄素(luteine),环氧叶黄素(epoxyluteine),董莱质(violaxanthin)及新黄质(neoxanthin)。还含脂肪 8%及脂质 24.4%,脂类所含脂肪酸主要为亚麻酸(linolenicacid),棕榈酸(palmitic acid)及亚油酸(linoleic acid);蛋白质中亮氨酸、天冬氨酸、谷氨酸含量占 9.05%～9.79%。

浮萍全草含反式-1, 3-植三烯(trans-1, 3-phytadiene),十氢番茄红素(lycopersene),谷甾醇(sitosterol),植醇(phytol),4(R)-4-羟

基异植醇〔4(R)-4-hydroxyisophytol〕,(10R)-羟基-7Z, 11E, 13Z-十六碳三烯酸〔(10R)-hydroxyhexadeca-7Z, 11E, 13Z-trienoicacid〕,11Z-十六碳烯酸(11Z-hexadecenoic acid)及 7Z, 10Z, 13Z-十六碳三烯酸(7Z, 10Z, 13Z-hexadecatrienoic acid)。

【药理】 1. 对心血管的作用 1‰浮萍煎剂对健康的离体和在蛙心无明显影响,但对奎宁引起衰竭的蛙心有显著强心作用,钙剂能增强此强心作用;如剂量过大,可使心脏停止在舒张期。强心作用机制可能是直接作用。此外,浮萍尚有收缩血管和升高血压作用。

2. 抗感染作用 浮萍在体外对肠道埃可病毒(ECHO₁₁)有抑制作用;在感染同时或感染后给药均可延缓人胚肾原代层细胞病变的出现时间。

3. 利尿作用 紫萍和青萍均有利尿作用。紫萍的利尿作用可持续 3～4 小时,青萍属于利尿较快的中药,前 2 小时已占总排出量的 65%。紫萍和青萍均有明显的排 Na^+ 和排 K^+ 作用,浮萍对尿 pH 没有影响,均为正常酸性尿。

4. 促进黑素细胞生长 浮萍醇提取物浓度在 $0\sim250\ \mu g/ml$ 时对黑素细胞促生长作用明显,且呈剂量依赖关系。

5. 其他作用 浮萍能使车凝血酶和人血纤维蛋白原的凝聚时间延长,有一定抗凝性用。紫萍叶子在现场和实验室条件中均能吸收氟,蓄积氟化物,可用于降低天然水中氟的水平,用于防治高氟病区的人群。青萍对库蚊幼虫和蚊蛹有杀灭作用,能抑制蚊类幼虫生长,降低蚊类幼虫密度。

【药性】 辛,寒。归肺、膀胱经。

1. 《本经》:"味辛,寒。"
2. 《别录》:"酸,无毒。"
3. 《滇南本草》:"味苦,性寒。"
4. 《品汇精要》:"气薄味厚,阴中之阳。"
5. 《雷公炮制药性解》:"入肺、小肠二经。"
6. 《医林纂要》:"平,有咸味。"
7. 《本草求真》:"入肝、脾。"
8. 《本草便读》:"入肺、膀胱二经。"

【功用主治】 发汗解表,利水消肿,清热解毒。主治风热表证,麻疹不透,隐疹瘙痒,水肿,癃闭,疮癣,丹毒,烫伤。

1. 《本经》:"主暴热身痒,下水气,胜酒,长须发,止消渴。久服轻身。"
2. 《别录》:"下气,以沐浴生毛发。"
3. 《新修本草》:"主水疮。"
4. 《本草拾遗》:"末敷面奸。捣汁服之,主水肿,利小便。"
5. 《日华子》:"治热毒,风热疾,热狂,燔肿毒,汤火毒,风疹。"
6. 《滇南本草》:"发汗,解毒。治疮癞、疥癣,祛皮肤瘙痒之风。""疗妇人诸经客热,清胎热,妇人湿热带下,用之效。"
7. 《本草正》:"治风湿麻痹,脚气,打扑伤损,目赤翳膜,口舌生疮,吐血、衄血、癜风,丹毒。"
8. 《玉楸药解》:"辛凉发表。治瘟疫斑疹,疔肌肉麻痹、中风歪斜、瘫痪,医痈疽肿,隐疹瘙痒、杨梅粉刺,汗颜皆良,利小便闭癃,清肌肤阴胀。"

【用法用量】 内服:煎汤,3～9 g,鲜品 15～30 g;或捣汁;或入丸、散。外用:煎水熏洗或调敷。

【宜忌】 表虚自汗者禁服。

1. 《本草经疏》:"表气虚而自汗者勿用。"
2. 《本草从新》:"非大实大热,不可轻试。"
3. 《得配本草》:"血虚肤燥,气虚风痛,二者禁用。"

【选方】 1. 治行热病 浮萍草一两,麻黄(去节、根)、桂心、附子(炮裂,去脐、皮)各半两。四物捣细筛。每服二钱,以水一盏,入生姜半分,煎至六分,不计时刻,和滓热服。《本草图经》

2. 治夹惊伤寒 紫背浮萍一钱,犀角屑半钱,钩藤钩三七个。

为末,每服半钱,蜜水调下,连进三服,出汗为度。《圣济总录》

3. 治一切风疾及瘫痪,紫白癜风,痛痒顽麻 采紫背浮萍草摊于竹筛内,下着水,晒干为细末,炼蜜丸如弹子大,每服一丸,用黑豆淋酒化下。《直指方》

4. 治风热瘾疹 浮萍(蒸过焙干)、牛蒡子(酒煮晒干,炒)各一两。为末,每薄荷汤服一二钱,日二次。《养生必用方》

5. 治身上虚痒 浮萍末一钱,以黄芩一钱同四物汤煎汤调下。《丹溪纂要》

6. 治急性肾炎 浮萍 60 g,黑豆 30 g。水煎服。《全国中草药汇编》

7. 治吐血不止 紫背浮萍(焙)半两,黄芪(炙)二钱半。为末,每服一钱,姜、蜜水调下。《圣济总录》

8. 治消渴饮水日至一石者 浮萍捣汁服之。又方用干浮萍、栝楼根等分,为末,入乳汁和丸梧子大。空腹饮服三十丸。三年者,数日愈。《千金方》

9. 治瞖肉攀睛 青萍少许,研烂,入片脑少许,贴眼上。《世医得效方》

10. 治疮疹入眼,痛楚不忍,恐伤其目 浮萍草阴干为末,每服一二钱,用羊子肝半片,入盆子内,以竹杖子刺碎烂,投水半合,绞取肝汁,调药服之,食后。不甚者一服便瘥,若目已伤者,十服瘥。

11. 治小儿泻痢多时,青黄羸瘦,脱肛不收 浮萍草不拘多少,晒干,杵为细末,干贴上。(10、11 方出自《小儿卫生总微论方》)

【临床报道】 治疗痤疮 浮萍 10 g,珍珠层粉 1 g,研细过 100 目筛,封装备用。治疗痤疮 220 例,使用时温水清洁面部,常规消毒炎症性皮疹,黑头粉刺,用痤疮针或小镊子清除脓疱,角栓,涂擦红霉素软膏于伤口,离子喷雾 5 分钟,浮萍散适量加 2/3 蒸馏水,1/3 蜂蜜调成稀糊状,均匀涂于面部(眼口除外)约 4 分钟,30～40 分钟后洗净,外涂维生素 B_6 软膏,5～7 日 1 次,4 次为 1 个疗程。结果:痊愈 152 例,有效 68 例;最短 2 次,最长 3 个疗程,总有效率 100%。

【各家论述】 1. 《纲目》:"浮萍,其性轻浮,入肺经,达皮肤,所以能发扬邪汗也。"

2. 《本草经疏》:"此药专得秋水清阴之气以生,夏天阳清之气以长。体轻性燥,善去皮肤湿热风疹。"

3. 《本草经疏》:"水萍,其体轻浮,其性清燥,能祛湿热之药也。热气郁于皮肤则作痒,味辛而气清寒,故能散皮肤之湿热也。"《本草经疏》:"血热则须发焦枯而易堕,(浮萍)凉血则荣气清而须自长矣。"

4. 《本草崇原》:"(浮萍)下水气者,太阳之气外达皮毛,则膀胱之水气自下也。"

5. 《本草求真》:"水肿不消,小便不利,用此疏肌通窍,俾风从外散,湿从下行。"

6. 《本草正义》:"浮萍,不仅专入气分,而亦必兼清血热,故《圣济》以治吐血不止,《本惠方》又治鼻衄,濒湖以治目赤、口疮,既善清火,而又导热下行,其效良捷。近人止以为发汗之药,而不知清热治其专长,殊觉未尽其用。""浮萍,其质最轻,气味皆薄,虽曰发汗,性非温燥,必无过汗之虑。"

4128 浮小麦 fú xiǎo mài 《本草蒙筌》

【异名】 浮麦《纲目》。

【基原】 为禾本科小麦属植物小麦干瘪轻浮的颖果。

【原植物】 参见"小麦"条。

【采收加工】 夏至前后,成熟果实收获后,取瘪瘦轻浮与未脱净皮的麦粒,筛去灰屑,用水漂法。

【药材】 浮小麦 *Fructus Tritici Levis* 全国产麦区均有生产。

性状 干瘪颖果呈长圆形，两端略尖。长约 7 mm，直径约 2.6 mm。表面黄白色，皱缩。有时尚带有未脱净的外稃及内稃。腹面有一深陷的纵沟，顶端钝形，带有浅黄棕色柔毛，另一端成斜尖形，有脐。质硬而脆，易断，断面白色，粉性差。无臭，味淡。

鉴别 （1）颖果横切面：果皮与种皮愈合。果皮表皮细胞 1 列，壁较厚，平周壁尤甚；果皮中层细胞数列，壁较厚；横切胞 1 列，与果皮表皮及中层细胞垂直交错排列，有时在横切胞层下可见管细胞。种皮棕黄色，细胞颓皮皱缩，其内为珠心残余，细胞类方形，隐约可见层状纹理。内胚乳最外层为糊粉层，其余为富含淀粉粒的薄壁细胞。

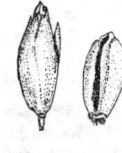

浮小麦（干瘪颖果）外形

粉末特征：白色，有黄棕色果皮小片。淀粉粒主为扁平的圆形、椭圆形或圆三角状，直径 30～40 μm，侧面观呈双透镜状、贝壳状，宽 11～19 μm，两端稍尖或钝圆，脐点裂缝状；少复粒，由 2～4 或多分粒组成。横细胞成行，细胞类柱形；长 28～232 μm，直径 6～21 μm，壁念珠状增厚。果皮表皮细胞长方形或长多角形，长 64～220 μm，直径 16～42 μm，壁念珠状增厚。果皮中层细胞条形或不规则形，壁念珠状增厚。非腺毛单细胞，长 40～950 μm，直径 10～30 μm，壁厚 5～10 μm。

（2）薄层色谱 取本品细粉 0.1 g，加 70% 乙醇 1 ml，冷浸过夜，上清液作点样用。并以果糖、蔗糖、棉子糖溶液作为对照溶液。分别点样于硅胶 G-1％CMC 薄板上，以正丁醇-冰醋酸-水（4∶1∶5）上层液展开，展距 10 cm，重复 1 次。喷以 α-萘酚硫酸液溶液，加热后果糖、蔗糖、棉子糖显蓝紫色。

【炮制】 1. 浮小麦 取原药材，除去杂质，筛去麦屑，洗净，捞出，干燥。

2. 炒浮小麦 取净浮小麦，置锅内，用文火加热炒至棕黄色，取出放凉。

饮片性状 浮小麦参见"药材"项。炒浮小麦形如浮小麦，表面棕黄色，微有香气。

贮干燥容器内，置通风干燥处，炒浮小麦密闭，防蛀，防霉。

【药性】 甘，凉。归心经。

1.《纲目》："甘、咸，寒。无毒。"

2.《本草汇言》："味甘、苦，气平、寒。升也，浮也。入足太阴经。"

3.《药品辨义》："入心经。"

4.《本草备要》："咸，凉。"

5.《本草从新》："涩。"

【功用主治】 除虚热，止汗。主治阴虚发热，盗汗，自汗。

1.《本草蒙筌》："敛虚汗。"

2.《本草药性大全》："治骨热、肌热大效，妇人劳热，小儿肤热。"

3.《纲目》："益气除热，止自汗，盗汗，骨蒸虚热，妇人劳热。"

4.《现代实用中药》："补心，止烦，除热，敛汗，利小便，养肝气，令女人易孕。"

5.《青岛中草药手册》："养心安神，治脏躁症。"

【用法用量】 内服：煎汤，15～30 g；或研末。止汗，宜微炒用。

【宜忌】 《四川中药志》1960 年版："无汗而烦躁或虚脱汗出者忌用。"

【选方】 1. 治盗汗及虚汗不止 浮小麦不以多少。文武火炒令焦，为细末，每服二钱，米饮汤调下，频服为佳。（《卫生宝鉴》独圣散）

2. 治盗汗 用浮小麦一抄。煎汤，调防风末二钱服。（《卫生易简方》）

3. 治男子血淋不止 浮小麦加童便炒为末，砂糖煎水调服。（《奇方类编》）

4. 治脏躁症 浮小麦 30 g，甘草 15 g，大枣 10 枚。水煎服。（《青岛中草药手册》）

【各家论述】 1.《本草汇言》："卓登山氏曰：此药系小麦之皮，枯浮无肉，体轻性燥，善除一切风湿在脾胃中。如湿胜多汗，以一二合炒燥，煎汤饮，立止。倘属阴阳两虚，以致自汗、盗汗，非其宜也。"

2.《本经逢原》："浮麦，能敛盗汗，取其散皮腠之热也。"

浮海石 fú hǎi shí【玉蕊药解】

【异名】 浮石（《日华子》），石花（《本草衍义》），海石（《丹溪心法》），水泡石（《东医宝鉴》），海浮石（《本草从新》），浮水石（《医林纂要》），羊肚石（《药材资料汇编》）。

【基原】 为胞孔科脊突苔虫属动物脊突苔虫及分胞苔虫属动物瘤分胞苔虫等的骨骼。

【原动物】 1. 脊突苔虫 *Costazia aculeata* Canu et Bassler 又名：消突苔虫、海石花（通称）。

营固着生活的海生群体动物，雌雄同体。个虫很小，为囊状，前有口，口缘有马蹄状的突起，其上生有多数触手。消化管屈曲成"U"形，连接口与肛门，肛门亦在体的前端。体外分泌石灰质及胶状物质，形成树枝的群体骨骼，虫体死后，残留灰白色或灰黄色的珊瑚状骨骼。

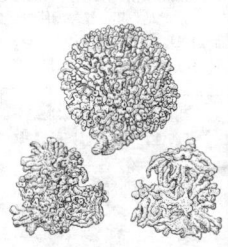

脊突苔虫

常附着于海滨岩礁上。我国分布于南部沿海。

2. 瘤分胞苔虫 *Cellporina costazii*（Audouin）[*Costazia costazii* Audouin] 又名：瘤分胞苔虫、柯氏分胞苔虫、海石花（通称）。

群体瘤状，豌豆状或分叉状，淡黄色或黄褐色。个虫中等大小，包括卵室长为 0.5～0.62 mm，排列不规则，口圆形或略方形，下缘具显著小脸，原生口位于群体外表，个体渐老，原生口渐向深处下陷，其表面逐渐围国膜形成次生口，在口的两侧国膜形成一对柱状物，其上具小的侧鸟头体，彼此斜看相对而生。在口的下缘围口膜又形成不同大小的长舌；伸向次生口内。围口膜的发达程度随年龄而不同。卵室大则宽，长 0.13～0.15 mm，宽 0.25～0.28 mm，向口部下陷，外卵室为窄圆形；内卵室上具凸出的放射状排列孔道。

为太平洋两岸普通的品种，但群体的外形、个虫及卵室的结构等均变异很大。常附着于海藻、贝壳、珊瑚岩礁上，或水蛇虫小枝及多毛类的栖管上。我国自山东半岛、江苏、浙江、福建、广东、海南沿海及西沙、中沙、南沙海域，水深 0～150 m 处均有分布。

【采收加工】 7～10 月自海中捞出，用清水漂洗，除去盐质及泥沙，晒干。

【药材】 浮海石 *Costaziae Os* 主产于浙江、福建、广东。

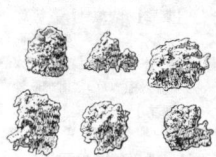

性状 脊突苔虫 为珊瑚样的不规则块状或略呈扁圆形或长圆形，直径 2～5 cm。灰白色或淡黄色。上部表面多突起，呈叉状分枝，

浮海石（骨骼）外形

中部交织网状；叉状小枝长 2～5 mm，直径约 2 mm，先端多折断，少数完整者呈钝圆形；底部表面较平坦。体轻，质硬而松脆，易砸碎，断面粗糙，密具细小孔道。气微腥，味微咸。入水中浮而不沉。

瘤分脆苔虫 为不规则块状，直径 1.3 cm。灰黄色或灰黑色。珊瑚状分枝短，直径约 4 mm，先端钝圆，极少折断。

鉴别 （1）取本品约 0.5 g，加稀盐酸 5 ml 即泡沸，放出大量气体，将此气体通入氢氧化钙试液中，即产生白色沉淀（检查碳酸盐）。

（2）取上述反应后的溶液，滤过。取滤液，加甲基红指示液 2 滴，用氨试液中和，再滴加盐酸至恰呈酸性，加草酸铵试液，即生成白色沉淀；分离，沉淀不溶于醋酸，但可溶于盐酸（检查钙盐）。

【成分】 主要成分为碳酸钙($CaCO_3$)，并含少量镁、锌、铁、铝等元素。

【炮制】 1. 浮海石 除去杂质，洗净，晒干，打碎。

2. 煅浮海石 取净浮海石，煅至红透，打碎。

【药性】 咸，寒。归肺、肾经。

【功用主治】 清肺化痰，软坚散结。主治痰热咳嗽、瘰疬、疮肿。

【用法用量】 内服：煎汤，9～15 g；或入丸、散。外用：水飞用。

【宜忌】 虚寒咳嗽者慎服。

4130 涩梨 sè lí《台湾药用植物志》

【异名】 山楂、山楂果《广西本草选编》，台湾苹果、山仙查《台湾药用植物志》。

【基原】 为蔷薇科苹果属植物台湾林檎的果实。

【原植物】 台湾林檎 *Malus doumeri* (Bois.) Chev. [*Pirus doumeri* Bois.；*M. formosana* (Kaw. et Koidz.) Kaw. et Koidz.] 又名：台湾海棠《广州植物志》。

乔木，高达 15 m。嫩枝被长柔毛，老枝暗灰褐色或紫褐色，无毛。单叶互生，叶柄长 1.5～3 cm；托叶膜质，线状披针形，早落；叶片长椭圆形至卵状披针形，长 9～15 cm，宽 4～6.5 cm，边缘有不整齐尖锐锯齿，嫩时两面有白色绒毛，成熟时脱落。花两性；花序近似伞形，有花 4～5 朵，花梗长

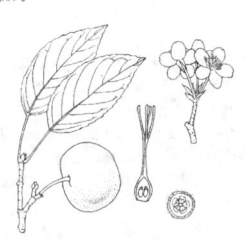

台湾林檎

1.5～3 cm，被白色绒毛；花黄白色，直径 2.5～3 cm；萼筒倒钟形，外面有绒毛；萼片卵状披针形，全缘，内面密被白色绒毛；花瓣 5，卵形，基部具短爪；雄蕊约 30，花药黄色；花柱 4～5，较雄蕊长，柱头半圆形。梨果球形，直径 4～5.5 cm，黄红色，宿萼有短筒，萼片反折。花、果期秋季。

生于海拔 1 000～2 000 m 的阔叶树林中。产于广西、台湾等地。

本植物的叶(涩梨叶)亦供药用，另设专条。

【采收加工】 果实成熟时采摘，鲜用或用沸水烫 10 分钟后，捞起切片，晒干。

【药材】 涩梨 *Mali Douneri Fructus* 主产于台湾、广西。

性状 本品果实球形，直径 4～5.5 cm，表面棕红色或棕褐色，具细纹，无斑点。顶端隆起，有宿萼，萼片反卷。干品为类圆形片，直径 1.5～4 cm，果肉棕红色，边缘略内卷。果肉厚 0.4～1.2 cm，淡棕红色，中部横切片可见 5 个子房室，每室有种子 2 粒。种子皮薄而易碎，但种子多脱落而中空。顶部切片可见管状突起的宿萼筒，有微柔毛或

毛。有的切片可见残存的果柄。气微，味酸、微涩。

本植物的叶(涩梨叶)亦供药用，另设专条。

【炮制】 1. 涩梨 除净杂质及脱落的果核。

2. 焦涩梨 取净涩梨，清炒法至表面焦黑色，内部焦褐色。

饮片性状 涩梨参见"药材"项。焦涩梨形同涩梨，表面焦黑色，内部焦褐色。贮干燥容器中，密闭，防虫。

【药性】《广西本草选编》："味甘、酸、涩，性微温。"

【功用主治】 消食导滞，理气健脾。主治食积停滞，脘腹胀痛，泄泻。

1.《广西本草选编》："理气健脾，消食导滞。"

2.《台湾药用植物志》："土人以果供食，果煎服为健胃剂。"

【用法用量】 内服：煎汤，果 9～15 g；果炭 6～15 g。

4131 涩梨叶 sè lí yè《广西中药材标准》

【基原】 为蔷薇科苹果属植物台湾林檎的叶。

【原植物】 参见"涩梨"条。

【采收加工】 7～10 月摘取细枝及叶，扎成把，晒干。

【药材】 涩梨叶 *Mali Douneri Foliun* 产于台湾、广西。

性状 本品嫩枝为圆柱形，表面被黄白色长柔毛，有点状皮孔。单叶互生，叶片椭圆形至卵状椭圆形，长 7～14 cm，宽 3～7.5 cm，顶端渐尖或急尖，基部圆形或宽楔形，边缘有锯齿；上表面棕黄至棕绿色，有光泽，下表面色较浅。嫩叶两面均有黄白色柔毛，老叶无毛或仅叶脉上有毛。侧脉 8～12 对，上面平坦或微凹下，下面凸起。质稍脆。气微，味微苦。

【炮制】 除去老枝梗，切段，晒干。

【药性】 微苦，微甘，平。

【功用主治】 祛暑化湿，开胃消积。主治暑湿厌食，食积。

【用法用量】 内服：煎汤，3～9 g；或泡茶。

4132 宽筋藤 kuān jīn téng《广西中兽医药用植物》

【异名】 无地生根《广西中兽医药用植物》，青宽筋藤《陆川本草》，伸筋藤、无地根、舒筋藤、砍不死《南宁市药物志》，打不死《广西植物名录》，软筋藤、松筋藤《广西本草选编》，大接筋藤、牛挣藤、大松身《全国中草药汇编》。

【基原】 为防己科青牛胆属植物中华青牛胆的茎。

【原植物】 中华青牛胆 *Tinospora sinensis* (Lour.) Merr.

落叶藤本，长可达 20 m 以上。老茎肥壮，表皮褐色，膜质，有光泽，散生瘤突状皮孔，叶痕明显；嫩枝绿色，有条纹，被柔毛。叶膜质或纸质，叶柄长 6～13 cm，被柔毛；叶片阔卵状圆形至圆心形，长 7～15 cm，宽 5～14 cm，先端急尖，具尖头，基部浅心形至深心形，弯缺有时很宽，两面被短柔毛，下面甚密；掌状脉 5 条。总状花序先叶抽出，单生或簇生叶腋；花单性异株，淡绿色；雄花萼片 6，外轮 3 片小，内轮的阔卵形，长达 5 mm；花瓣 6，有爪；雄蕊 6；雌花心皮 3。核果红色，近球形，内果皮卵状半球形，长 8～10 mm，有明显的背肋和许多小瘤状突起。花期 4 月，果期 5～6 月。

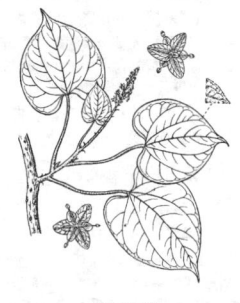

中华青牛胆

生于疏林下或河边、村旁的灌丛中，也有栽培。分布于广东、广西、海南、云南等地。

【采收加工】 7～10 月采收，切厚段，晒干或鲜用。

【药材】 宽筋藤 *Tinosporae Sinensis Caulis* 产于广东、海南、广西、云南等地。

性状 茎类圆柱形，直或稍弯曲，直径 0.5～2 cm。表面黄棕色或淡棕色，光滑，具纵沟纹和横裂纹，皮孔呈疣状突起，节部膨大，有圆形凹陷的枝痕，栓皮易成片脱落。质硬，断面有淡黄色、白色相间的放射状纹理，并有众多小孔，中心有髓。气微，味苦。

鉴别 (1) 茎横切面：木栓层鲜黄色，为数十列皱缩的木栓细胞；栓内层明显，其内侧有石细胞群断续成环；石细胞周围常有草酸钙方晶伴存。皮层宽阔，外侧为4～6列厚角细胞。中柱鞘纤维弧形，连接成环。木质部导管单个散在，直径达 400 μm；木射线细胞含草酸钙方晶和柱晶。髓部有石细胞散在。本品薄壁细胞含淀粉粒。

(2) 取本品粉末 3 g，加甲醇 30 ml 回流 1 小时，滤过。取滤液 2 ml，加 70%盐酸羟胺甲醇液 4 滴、10%氢氧化钾甲醇溶液 2～3 滴，在水浴上微热，冷却后加稀盐酸调至 pH 3～4，加 1%三氯化铁乙醇液 2～3 滴，显樱红色(检查内酯、香豆素)。

(3) 取本品粉末 3 g，加酸性乙醇 30 ml 回流 30 分钟，滤过。取滤液 1 ml，加 3%碳酸钠溶液 1 ml，在沸水上加热 3 分钟，置水浴上冷却，加新配制的重氮化试剂 1～2 滴，显红色(检查香豆素)。

(4) 取上述酸性乙醇溶液 15 ml，以 5%氨水调至碱性，用 5 ml 氯仿提取 2 次，合并氯仿液，挥干氯仿，残渣加 1%硫酸溶液 6 ml，溶解，滤过。滤液分置 3 支试管中，分别加入碘化汞钾、碘化铋钾、硅钨酸试液各 2～3 滴，相应产生白色、橙红色和白色沉淀(检查生物碱)。

【成分】 新鲜茎中含酚苷类成分：tinosineside A, tinosineside B 即 2-O-acetytinosineside A, tinosinen 即 (E)-1-(3-hydroxy-1-propenyl)-3, 5-dimethoxyphenyl-4-O-β-D-apiofuranosyl-(1→3)-β-D-glucopyranoside。

【药性】 微苦，凉。归肝经。

1.《南宁市药物志》："苦，寒。"

2. 广州部队《常用中草药手册》："微苦，凉。"

3.《云南中草药》："麻，涩，凉。"

【功用主治】 祛风止痛，舒筋活络。主治风湿痹痛，腰肌劳损，跌打损伤。

1.《南宁市药物志》："舒筋活络，杀虫。外敷治筋打断，风湿骨痛、内服舒筋活络。"

2. 广州部队《常用中草药手册》："舒筋活络，清热利湿。治风湿筋骨痛，腰肌劳损，跌打损伤。"

3.《广西本草选编》："治乳腺炎，无名肿毒。"

4.《云南中草药》："治感冒、肺炎、胃痛、痢疾、月经不调、癥瘕积聚、牙痛、风湿骨痛、半身不遂。外用治骨折，跌打损伤，外伤出血。"

5.《中国民族药志》："清热、除湿。用于肝热、五脏热、肺热(藏族)。用叶，鲜用。主治赤痢疾(佤族)。"

【用法用量】 内服：煎汤，10～30 g。外用：鲜品、捣敷。

【宜忌】 《南宁市药物志》："孕妇及产后忌服。"

【选方】 1. 治风湿性关节炎　宽筋藤、山苍子根、大血藤、骨碎补各 15 g。水煎服。《全国中草药汇编》

2. 治外伤出血　用(宽筋)藤 9～15 g，煎服；外用其藤研末撒于患处。《云南中草药》

3. 治乳腺炎，无名肿毒　用(宽筋藤)鲜茎、叶捣烂外敷。《广西本草选编》

4133　宽叶杜香 kuān yè dù xiāng 《长白山植物药志》

【异名】 杜香、喇叭茶《全国中草药汇编》。

【基原】 为杜鹃花科杜香属植物宽叶杜香的叶。

【原植物】 宽叶杜香 Ledum palustre L. var. dilatatum Wahlenberg 又名：安春香《食用植物图说》。

常绿小灌木，高 50～80 cm。分枝细而密，枝皮脱落后常成灰

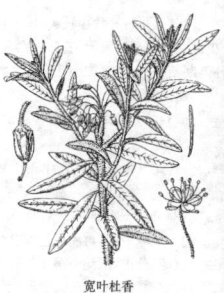

宽叶杜香

紫色，幼枝及叶上密生棕色绒毛，有浓烈的芳香味。单叶互生；叶柄长 2～5 mm，有锈色毛；叶片披针形，稍革质，长 2.5～4.5 cm，宽 5～15 mm，先端具刺尖，基部楔形，全缘，边缘稍反卷，上面深绿色，中脉凹下，下面中脉隆起，密生锈色绒毛。伞房花序，生于去年生·枝顶；花小多数，白色，花梗长 1.5～3 cm，果期下弯；萼片 5，分离，宿存；花冠5深裂，裂片长卵形；雄蕊 10，花丝基部有褐色细毛，花柱线形，宿存。蒴果卵形，长 4～5 mm。花期 6～7 月，果期 7～8 月。

生于海拔 1 000～1 750 m 的疏林下、水甸边、林缘或湿草地上。分布于东北及内蒙古等地。

【采收加工】 7～11 月采叶，阴干或立即提取挥发油。

【药材】 宽叶杜香 Ledi Dilatati Folium　主产于东北及内蒙古。

性状 叶片矩圆状披针形，长 2.5～4.5 cm，宽 0.5～1.5 cm，边缘略反卷，下面有黄褐色厚绒毛，沿中脉尤多。叶革质，气香，味微苦。

【成分】 宽叶杜香干叶中含精油 1.23%，油中含有 20 种成分，其中酚类成分占 2.83%，含萜类成分 α 和 β-蒎烯(pinene)、3-蒈烯(Δ³-carene)、柠檬烯(limonene)、桉叶素(cineole)和对异伞花素(p-cymene)，香桧烯(sabinene)、α- Υ 松油烯(terpinene)、γ-松油烯(γ-terpinene)、松油烯-1醇(terpinen-1-ol)，桃金娘醇(mertenal)，monoterpene oxide lepalox, intracyclical sesquiterpene ether lepaxone。

【药理】 1. 祛痰作用　宽叶杜香挥发油以 0.14 g/kg 给药，对氨喷雾法有效率为 170%，小鼠酚红法试验，口服 0.14 g/kg，有效率达 330%或 280%；桂皮谱成分 A 1.1 g/kg，有明显祛痰作用，其主要成分为单萜烃。挥发油有效成分对聚伞花素以 200～450 mg/kg灌服，在小鼠酚红法试验中，表现出明显祛痰作用，腹腔注射 250 或150 mg/kg 无此作用。切断迷走神经明显影响对聚伞花素对小鼠的祛痰作用；气管滴入或喷入该成分，不能促进小鼠呼吸道酚红排泄，说明这不是直接作用。大鼠以 700 mg/kg 灌服对聚伞花素，2 小时后上，呼吸道引出液量显著增加。鸽口服 700 mg/kg，给药后 60、90分钟，纤毛黏液运动速度显著加快。

2. 抗炎作用　大鼠以 400 mg/kg 灌服对聚伞花素，能显著抑制烫伤性炎症渗出。大鼠分别以每日 500、700 mg/kg 给药，连续 1 星期，能显著抑制炎性棉球肉芽肿的增生。宽叶杜香油对从绵羊精管中分离的前列腺素环加氧酶表现出强的抑制作用。

毒性 对聚伞花素给小鼠灌胃 1 次，观察 3 日，测得 LD_{50} 为 2.809±0.027 g/kg。对聚伞花素 60、120 mg/kg 分别给犬口服，每日 1 次，共给 4 星期，除大剂量组 1 犬出现暂时性减食、恶心外，其余均正常，血常规、肝功能及病理检查均未见异常。家兔以 80、60 mg/kg 每日口服对聚伞花素，心电图及肝、肾功能检查均正常。

【药性】 辛，苦，微寒。

1.《全国中草药汇编》："辛，苦，寒。"

2.《长白山植物药志》："辛辣而苦。"

【功用主治】 《全国中草药汇编》："化痰，止咳，平喘。主治慢性气管炎。"

【用法用量】 内服：煎汤，5～10 g。现多用叶提取挥发油，制成胶丸使用。

【临床报道】 治疗慢性气管炎 ① 宽叶杜香油单萜烃馏分胶囊，每丸重 50 mg，口服，每次 2 丸，每日 3 次。先观察 21 例，治疗 14 日，总有效率 80.9%；以后又观察 286 例，其中两个单位各治疗 100 例，均治疗 30 日，总有效率分别为 88% 及 91%，显效率为 40% 及 78%；另 86 例治疗 40 日，总有效率 83.7%，显效率 29%。② 宽叶杜香原油，每丸 50 mg，每次 2 丸，每日服 2 次。治疗 97 例，疗程 30 日，总有效率 88.6%，显效率 51.6%。对单纯型、喘息型均有疗效，而且与病情轻重无明显关系。疗程越长，疗效越高。对咳、喘、痰、啰音都有效，以祛痰效果最显，起效时间快者在 12 小时内，一般 3～5 日见效。副作用：部分病例胃肠不适，但不需停药，数日后自行消失。部分病例治疗前后曾作肝功能及白细胞检查对比，未见毒性作用。

4134 宽羽线蕨 kuān yǔ xiàn jué 《湖南药物志》

【异名】 九龙盘《湖南药物志》，一包金、骨碎补《广西药用植物名录》。

【基原】 为水龙骨科线蕨属植物宽羽线蕨的根茎或全草。

【原植物】 宽羽线蕨 Colysis pothifolia (Don) Presl [Hemionitis pothifolia Don]

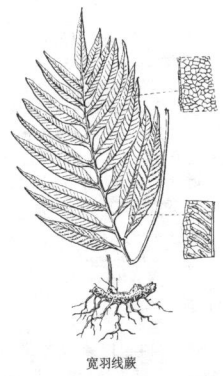

植株高 60～100 cm。根茎粗壮，长而横生，密被黑褐色、披针形鳞片，先端渐尖，基部圆形，近全缘。叶远生，近二型；营养叶的叶柄长 20～40 cm，禾秆色，干后有狭沟数条，疏被鳞片；叶片纸质，长圆状卵形，长 20～50 cm，宽 15～25 cm，一回深裂达叶轴；羽片或裂片 4～10 对，对生，下部的全部分离，线状披针形或披针状长圆形，长 5～20 cm，宽 1.5～3 cm，先端渐尖，基部稍狭而下延成狭翅，全缘或有时呈浅波状，有软骨质的边；孢子叶的叶柄较长，叶片与营养叶同形；叶脉两面明显，侧脉及小脉稍隆起，小脉网状，内藏小脉通常分叉或有时单一，顶端有棒状的水囊。孢子囊群线形，棕色，斜展，几接近中脉而不达叶边，在每对侧脉之间排成 1 行，连续或有时间断，无囊群盖。

宽羽线蕨

生于林下湿地或岩石上。分布于福建、湖南、海南、广西、贵州、云南、台湾等地。

【采收加工】 全年均可采收，晒干或鲜用。

【成分】 宽羽线蕨全草中含有 α-芒柄花二烯(α-onoceradiene)和氧杂线蕨萜(colysanoxide)，还含有磷酸酶(phosphatase)和过氧化物酶(peroxidase)。

【药性】 淡、微涩、温。

1.《湖南药物志》："微苦、涩、温，须根有小毒。"

2.《中国药用孢子植物》："淡、微涩、温。"

【功用主治】 祛风通络，散瘀止痛。主治风湿腰痛，跌打损伤。

1.《湖南药物志》："祛风，散瘀，止痛。(治)风湿腰痛，跌打损伤。"

2.《中国药用孢子植物》："补虚损，强筋骨。"

【用法用量】 内服：煎汤，6～15 g。外用：捣敷。

【选方】 1. 治风湿腰痛 宽羽线蕨根状茎 120 g，蜘蛛抱蛋 120 g。酒浸半月后，适量服。

2. 治跌打损伤 宽羽线蕨根状茎磨酒外搽，并适量内服。(1、2 方出自《湖南药物志》)

4135 窄叶大戟 zhǎi yè dà jǐ 《沙漠地区药用植物》

【基原】 为大戟科大戟属植物窄叶大戟的全草。

【原植物】 窄叶大戟 Euphorbia kaleniozenkii Czerniaev

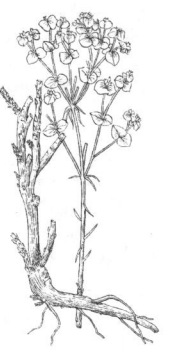

多年生草本，高 10～30 cm。茎下部带紫色。叶互生；下部叶鳞片状披针形，淡紫色，上部叶线状披针形，长 1.5～3 cm，宽 1.5～3 mm，先端尖或钝尖。多歧聚伞花序顶生，伞梗 5～8，每伞梗再分叉；总苞片三角形或菱状三角形，先端微凸尖或锐尖。蒴果三棱状，子房卵形，具刺毛。

窄叶大戟

生于固定沙地、覆沙硬梁地、沙质地。分布于内蒙古、辽宁、吉林、陕西、宁夏等地。

【采收加工】 7～10 月采收，晒干。

【药性】 苦、寒。有毒。

【功用主治】《沙漠地区药用植物》："拔毒消肿，主治疮疖痈肿、淋巴结核、腮腺炎。"

【用法用量】 外用：10～15 g，捣敷；或制成膏药贴敷。

【宜忌】《沙漠地区药用植物》："本品有毒，不做内服。"

【选方】 1. 治疮疖(未溃)痈肿、淋巴结核 窄叶大戟 9 g，蒲公英(鲜) 15 g。捣烂外敷患处。

2. 治腮腺炎 窄叶大戟 9 g，蒲公英 15 g(鲜)，大葱根 9 g(鲜)。捣烂，敷患处。

3. 治疮疖及淋巴结核 用"拔毒膏"贴患部。拔毒膏制法：用窄叶大戟、苍耳全草、蒲公英各等分。将全草洗净、切碎，分别用水煎熬 2 小时，澄清将熬出药液去渣，再将 3 种药液混合，加热浓缩成流浸膏(滴时成线状不断)，即用文火再熬，随时搅拌，先起小泡，当起大泡(中央 1 个水汽泡)时，立即离火，放冷后即可摊成膏药。加入 3%～5% 蓖麻油及 2%～3% 松香进行固定，调药膏不变色，四季都可用。如加醉马草等分，则有止痛作用，治各种疼痛的疮疖，如臁疮。(1～3 方出自《沙漠地区药用植物》)

4136 窄叶南蛇藤 zhǎi yè nán shé téng 《浙江药用植物志》

【异名】 倒披针叶南蛇藤《浙江药用植物志》。

【基原】 为卫矛科南蛇藤属植物窄叶南蛇藤的根、茎。

【原植物】 窄叶南蛇藤 Celastrus oblanceifolius Wang et Tsoong

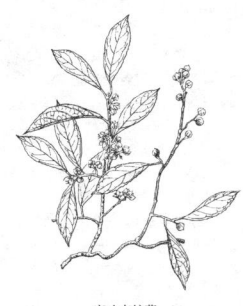

藤状灌木，当年小枝密被棕褐色短毛。叶柄长 5～9 mm；叶倒披针形，长 6.5～12.5 cm，宽 1.5～4 cm，先端窄急尖或短渐尖，基部窄楔形至楔形，边缘具疏浅锯齿。聚伞花序腋生或侧生，1～3 花，雄株偶有多于 3 花，花梗长 1～2.5 mm，均被棕色短毛，关节在上部；雄花萼片椭圆

窄叶南蛇藤

卵形，长 2 mm；花瓣长方倒披针形，长约 4 mm，边缘具极短睫毛；花盘肉质杯状，不裂；雄蕊与花瓣近等长，花丝被黄突状毛，花药长卵形，顶端常有小凸尖；退化雌蕊长不及 2 mm；雌花未见。蒴果球形，直径 7.5～8.5 mm。种子新月形。花期 3～4 月，果期 6～

10月。

生于海拔500～1 000 m的山坡湿地或溪旁灌丛中。分布于浙江、安徽、福建、湖南、广东、广西等地。

【采收加工】 7～10月采收,鲜用或切片晒干。

【药性】《浙江药用植物志》:"辛,温。"

【功用主治】《浙江药用植物志》:"行气活血,解毒消肿,祛风燥湿。主治风湿痹痛,跌打损伤,疝气痛,多发性脓肿,带状疱疹,湿疹。"

【用法用量】 内服:煎汤,9～15 g。外用:根皮研粉调敷;或用根加水磨汁涂。

【宜忌】 孕妇慎服。

【选方】 1. 治风湿痹痛 倒披针叶南蛇藤根或茎、牯岭勾儿藤、槲木、五加皮、虎杖各9～15 g。水煎服。

2. 治疝气痛 倒披针叶南蛇藤根或茎15 g,黄酒煎服。

3. 治带状疱疹 倒披针叶南蛇藤根或茎,加水磨成糊状,外敷患处,每日4～5次。(1～3方均出自《浙江药用植物志》)

4137 扇蕨 _{《贵州民间药物》}

shàn jué

【异名】 半把伞、雄过山《植物名实图考》,搜山虎《贵州民间药物》,金沙箭《四川常用中草药》,磨石药《西昌中草药》,鸭脚板、八爪金龙《云南药用植物名录》,虎爪搜山虎、箐鸡尾、野蕨菜《全国中草药汇编》。

【基原】 为水龙骨科扇蕨属植物扇蕨的全草或根茎。

【原植物】 扇蕨 *Neocheiropteris palmatopedata*(Bak.)Christ[*Polypodium palmatopedatum* Bak.]

植株高达70 cm。根茎粗而横走,被卵状披针形鳞片,长渐尖,边缘有细齿,覆瓦状排列。叶远生;叶柄长30～50 cm,基部关节不明显;叶片纸质,扇形,长25～30 cm,宽相等或略超过,鸟足状掌状分裂;中间裂片披针形,长17～20 cm,宽2.5～3 cm,两侧裂片向外渐短,全缘,叶脉网状,内藏小脉分叉。孢子囊群圆形或长圆形,生于裂片下部,靠近中脉。

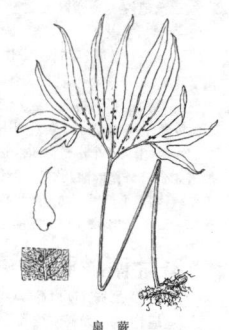

扇蕨

生于海拔1 500～2 700 m的山坡密林下。分布于西南等地。

【采收加工】 全年均可采收,鲜用或晒干。

【药性】 微苦、酸、涩,凉。

1.《贵州民间药物》:"味冷、酸、涩。"

2.《贵州草药》:"性寒。"

3.《四川常用中草药》:"温,味辛、涩。"

4.《云南中草药》:"涩,微寒,凉。"

5.《全国中草药汇编》:"甘,微苦、涩,凉。"

【功用主治】 清热利湿,消食导滞。主治小便不利,淋沥涩痛,食积饱胀,痢疾、便秘。

1.《贵州民间药物》:"消蛊胀,疗风湿。"

2.《四川常用中草药》:"消食,理气,利尿,行淤。治食积膨胀,跌打损伤,消包块。"

3.《全国中草药汇编》:"清热解毒,理气通便。主治慢性胃炎,胃肠胀痛,便秘,痢疾,膀胱炎,咽炎,风湿关节疼痛。"

【用法用量】 内服:煎汤,6～9 g。外用:煎水洗。

【宜忌】《云南中草药》:"体虚、严重心脏病及孕妇忌用。"

【选方】 治风湿脚气 搜山虎全草,狼鸡叶各60～90 g。煎水洗脚。《贵州民间药物》

4138 扇子七 _{《陕西中草药》}

shàn zǐ qī

【异名】 半边莲、阴阳扇《陕西中草药》,肾叶兰《贵州中草药》,老虎兰《黄山植物的研究》,扇子还阳《湖北中草药志》,半边扇、对叶扇、铁骨伞、扇子草、半边伞、二郎伞《新华本草纲要》。

【基原】 为兰科杓兰属植物扇脉杓兰的根和带根的全草。

【原植物】 扇脉杓兰 *Cypripedium japonicum* Thunb. 又名:菊花双叶草、一把伞《中国高等植物图鉴》。

陆生植物。根茎横走。茎和花葶均被褐色长柔毛。叶通常2枚,近对生,叶片菱圆形或横椭圆形,长10～16 cm,宽10～21 cm,上半部边缘呈钝波状,基部宽楔形,具扇形脉。花苞片叶状,菱形或宽卵形披针形,边缘具细毛;花单生,直径6～7 cm,绿黄色、白色,具紫色斑点;中萼片近椭圆形,长5 cm;合萼片卵状披针形,稍较宽,先端具2小齿;花瓣斜披针形或半卵形,长4 cm,内面基部有毛;唇瓣长达4.5 cm,基部收狭而具短爪,囊内基部具长柔毛;退化雄蕊宽椭圆形,长达10 mm,基部具耳;子房条形,密被长柔毛。花期6月。

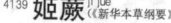

扇脉杓兰

生于林下、灌丛及竹林中。分布于浙江、安徽、江西、湖北、湖南、四川、贵州、陕西等地。

【采收加工】 7～10月采收,晒干。

【药性】 微苦,平。有毒。

1.《陕西中草药》:"味涩、辛,性平,有毒。"

2.《湖北中草药志》:"微苦、辛,微温。"

【功用主治】 理气活血,截疟,解毒。主治劳伤腰痛,跌打损伤,风湿痹痛,月经不调,间日疟,无名肿毒,毒蛇咬伤,皮肤瘙痒。

1.《陕西中草药》:"祛风解毒,理气镇痛,调经活血,截疟。主治皮肤瘙痒症,无名肿毒,间日疟,月经不调,劳伤。"

2.《甘肃中草药手册》:"除湿。主治风湿疼痛。"

3.《全国中草药汇编》:"治跌打损伤疼痛。"

4.《浙江药用植物志》:"治毒蛇咬伤。"

5.《湖北中草药志》:"散瘀镇痛,活血调经。用于腰痛,月经不调等症。"花治子宫脱垂。"

【用法用量】 内服:煎汤,3～6 g;或研末,0.9～1.5 g。外用:捣烂醋调敷;或煎水洗;或泡酒擦。

【宜忌】 1.《陕西中草药》:"内服本品后,半日内禁忌热酒、热饭。"

2.《甘肃中草药手册》:"内服宜慎。"

【选方】 1. 治跌打损伤,腰痛 扇子还阳6 g。煎服或泡酒服。《湖北中草药志》

2. 治间日疟 (扇子七)根1.5 g,研粉。发疟前1小时冷开水送下。《陕西中草药》

3. 治毒蛇咬伤 (扇子七)鲜根9～12 g,斑叶兰6 g,金不换15～18 g。水煎,冲烧酒服,每日服3次;另取鲜根60～90 g,加烧酒捣烂,外敷伤口周围。《浙江药用植物志》

4139 姬蕨 _{《新华本草纲要》}

jī jué

【异名】 岩姬蕨《中国药用孢子植物》,冷水蕨《广西药用植物名录》)。

【基原】 为姬蕨科姬蕨属植物姬蕨的全草。

【原植物】 姬蕨 Hypolepis punctata（Thunb.）Mett.［Polypodium punctatum Thunb.］

陆生蕨类，植株高达 1 m。根茎横走，粗壮，密生棕色节状长毛。叶远生；叶柄长 30～55 cm，禾秆色，基部棕色，有灰白色节状毛；叶片纸质，近卵形，三至四回羽状浅裂，长 35～75 cm，宽20～25 cm，基部圆楔形，先端渐尖，羽片 5～10 对，狭卵形或卵状披针形，第一对最大，长 12～20 cm，宽 4～10 cm；二回羽片 10～20对，宽披针形或线状披针形，下部的较大，长 2.5～5 cm，宽1.2～2 cm；末回羽片 6～8对，长圆形，两侧有 3～4 对浅裂片，两面有灰白色节状毛；叶脉羽状，侧脉分叉。孢子囊群圆形，生于末回裂片基部两侧或上侧的近缺刻处，无囊群盖，常被略反折的裂片边缘遮盖。

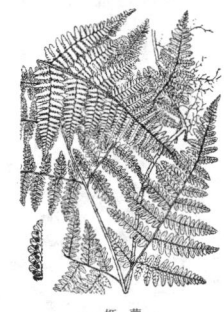
姬蕨

生于海拔 500～2 300 m的潮湿草地、林边，有时生在石隙或墙缝中。分布于西南及浙江、安徽、福建、江西、广东、广西、台湾等地。

【采收加工】 7～10月采收。鲜用或晒干。

【成分】 地上部分含姬蕨苷（hypoloside）A、B、C，姬蕨酮（hypacrone），欧蕨伊鲁苷（ptaquiloside），蕨素（pterosin）A、D、H、I、K，3S-蕨苷（3S-pteroside）D，2R，3R-蕨素 L-2′-O-β-D-葡萄糖苷（2R，3R-pterosin L-2′-O-β-D-glucoside），2S，3R-蕨素 L-2′-O-β-D-葡萄糖苷（2S，3R-pterosin L-2′-O-β-D-glucoside），3S-蕨素（3S-pterosin）D，3R-蕨素（3R-pterosin）D，金粉蕨素（onitin）。

叶含姬蕨素 A、B、C，即蕨素 H、Z、I，8 种姬蕨酮。

【药性】《广西本草选编》：味苦、辛，性凉。

【功用主治】《广西本草选编》：清热解毒，收敛止痛。主治烧烫伤，外伤出血。

【用法用量】 外用：鲜草捣敷；或干品研末撒。

4140 通草 tōng cǎo
（《本草拾遗》）

【异名】 寇脱（《山海经》），离南、活莌、倚商（《尔雅》），通脱木（《本草拾遗》），葱草（《本草汇言》），白通草（《药性切用》），通花（《草木便方》），花草（《中国树木分类学》），大通草（《四川中药志》），通大海、泡通（《贵州民间方药集》），五加风、宽肠、大通塔、大木通、五角加皮、通花五加、大叶五加皮（《湖南药物志》）。

【基原】 为五加科通脱木属植物通脱木的茎髓。

【原植物】 通脱木 Tetrapanax papyriferus（Hook.）K. Koch［Aralia papyrifera Hook. f.］ 又名：木通树、天麻子（云南）。

常绿灌木或小乔木，高1～3.5 m。茎粗壮，不分枝，幼时表面密被黄色星状毛或稍具脱落的灰黄色柔毛。茎髓大，白色，纸质；树皮深棕色，略有皱裂；新枝淡棕色或

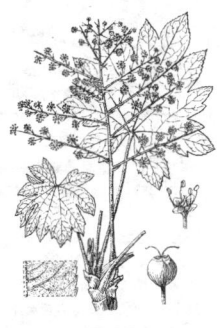
通脱木

淡黄棕色，有明显的叶痕和大型皮孔。叶大，互生，聚生于茎顶；叶柄粗壮，圆筒形，长 30～50 cm；托叶膜质，锥形，基部与叶柄合生，有星状绒毛；叶片纸质或薄革质，掌状 5～11 裂，裂片通常为叶片全长的 1/3～1/2，倒卵状长圆形或卵状长圆形，每一裂片常有 2～3 个小裂片，全缘或有粗齿，上面深绿色，无毛，下面密被白色星状绒毛。伞形花序聚集成圆锥或近顶生大型复圆锥花序，长达 50 cm 以上；萼被星状绒毛，全缘或近全缘；花瓣 4，稀 5，三角状卵形，长 2 mm，外面被星状绒毛；雄蕊 5，与花瓣同数；子房下位，2 室，花柱 2，离生，先端反曲。果球形，直径约 4 mm，熟时紫黑色。花期 10～12 月，果期翌年 1～2 月。

生于海拔 20～2 800 m 的向阳肥厚的土壤中，或栽培于庭园中。分布于西南及江苏、浙江、安徽、福建、江西、湖北、湖南、广东、广西、陕西、台湾等地。

本植物的花蕾（通脱花）、花粉（通脱木花上粉）及根（通花根）亦供药用，另设专条。

【采收加工】 9～11月选择生长 3 年以上的植株，割取地上茎，切段，捅出髓心，理直，晒干。

【药材】 通草 Tetrapanacis Medulla 主产于贵州、四川、广西、云南等地。

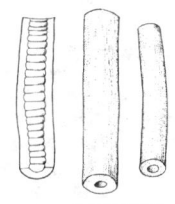
通草（茎髓）外形及纵剖面

性状 茎髓呈圆柱形，长20～40 cm，直径 1～2.5 cm。表面白色或淡黄色，有浅纵沟纹。体轻，质松软，稍有弹性，易折断，断面平坦，显银白色光泽，中部有直径 0.3～1.5 cm 的空心或半透明的薄膜，纵剖面呈梯状排列，实心者（仅在细小茎髓中的某小段）少见。无臭，无味。

鉴别 茎髓横切面：全部为薄壁细胞，椭圆形、类圆形或近多角形，壁薄，偶见壁孔，外侧的细胞较小，有的细胞含草酸钙簇晶，直径15～64 μm。

【成分】 木髓含灰分 5.95%，脂肪 1.07%，蛋白质1.11%，粗纤维48.73%，戊聚糖5%及糖醛酸28.04%多糖。还含天冬氨酸、苏氨酸、谷氨酸、苯丙氨酸等13种氨基酸及钙、钡、镁、铁等18种微量元素。

【药理】 1. 利尿作用 用代谢笼法，给大鼠灌胃，给药剂量均为 4 g/kg，观察通草对尿量及尿氮、尿钠、尿钾排出量的影响。结果表明通脱木不同浓度的利尿效果，给小鼠及大鼠尿中钾离子的排出，而对尿钠、尿氮无明显影响，故认为通草利尿与排钾有关。

2. 解热、抗炎作用 采用啤酒酵母致大鼠发热法，发现通脱木的水煎液 5 g/kg体重剂量组有明显解热作用。采用角叉菜胶致大鼠足肿胀法发现通脱木 10 g/kg体重剂量组有明显抗炎作用。

3. 抗氧化作用 通脱木的总多糖提取物以 80 mg/kg 和160 mg/kg剂量腹腔注射小鼠45 d，可明显降低小鼠血清和肝脏中过氧化脂质含量，降低小鼠脑组织和心肌中脂褐素含量，提高小鼠全血超氧化物歧化酶活力，对小鼠肝脏中脂褐素含量影响不明显。

4. 免疫活性 通脱木的总多糖提取物以 80 mg/kg、40 mg/kg剂量腹腔注射给予小鼠7～10 日，通草多糖可提高小鼠血清溶菌酶活力和单核网状内皮细胞吞噬功能，提高小鼠血清溶血素抗体水平，抑制DNCB致小鼠迟发性过敏反应。

【炮制】 1. 通草 取原药材，除去杂质，切厚片或段。

2. 朱砂制通草 现行，取通草片，置适宜容器内喷水少许，微润，加朱砂细粉，撒布均匀，并随时翻动，至外面挂匀朱砂，取出，晾干。每通草片 10 kg，用朱砂 0.6 kg。

饮片性状 通草为不规则的厚片或圆柱状小段。饮片特征

参见"药材"项。朱砂制通草形如通草，表面挂匀朱砂。

贮干燥容器内，置通风干燥处，防潮。

【药性】 甘、淡、微寒。归肺、胃经。

1.《本草拾遗》："无毒。"

2.《医学启源》："气平，味甘。《主治秘要》云：辛、甘，阳也。"

3.《心印绀珠经》："性微寒，降也，阳中之阴。"

4.《纲目》："甘、淡，寒。入太阴肺、阳明胃经。"

5.《雷公炮制药性解》："入肺、大、小肠三经。"

6.《本草汇纂》："专入肺、胃，兼入心。"

7.《本草再新》："入脾、肺、肾三经。"

【功用主治】 清热利水，通乳。主治淋证涩痛，小便不利，水肿，黄疸，湿温病，产后乳少，经闭，带下。

1.《本草拾遗》："主虫病。"

2.《本草图经》："主蛊胀，利小便。"

3.《医学启源》："通阴窍涩不利，利小便，除水肿，癃闭，五淋。《主治秘要》云：泻肺。"

4. 汪机："明目退热，下乳催生。"(引自《纲目》)

5.《仁术便览》："通气。"

6.《雷公炮制药性解》："退热行经，下乳通结。"

7.《本草备要》："治目昏耳聋，鼻塞失音。"

8.《长沙药解》："通经闭，疗黄疸，消痈疽，除心烦。"

9.《得配本草》："能使经络流行，营卫通畅。"

10.《药性考》："清金降火，去风明目。"

11.《本草再新》："和脾胃，调经水，理血分，清头目虚火。"

12.《现代实用中药》："治болезни病烦渴，肺热咳嗽。"

【用法用量】 内服：煎汤，2～5 g。

【宜忌】 气阴两虚，内无湿热及孕妇慎服。

1.《品汇精要》："妊娠不可服。"

2.《本草经疏》："虚脱人禁用。"

3.《本草汇言》："阴阳两虚者禁用。"

4.《本草从新》："中寒者勿服。"

5.《药性切用》："肺燥无湿者忌。"

【方选】 1. 治气热淋疾，小便数急痛，小腹虚满　通草煎汤，并葱食之。(《普济方》)

2. 治气淋涩，小便赤如红花汁者　通草三两，葵子一升，滑石四两(碎)，石韦二两。上切，以水六升，煎取二升，去滓，分温三服，如人行八九里，又进一服。忌食五腥、热面、炙炸等物。(《普济方》通草饮子)

3. 治膀胱积热尿闭　通草 9 g，车前草 9 g，龙胆草 9 g，瞿麦 9 g。水煎服。(《曲靖专区中草药》)

4. 治急性肾炎　通草 6 g，茯苓皮 12 g，大腹皮 9 g。水煎服。(《浙江药用植物志》)

5. 治产后乳汁不通　通草 9 g，与猪蹄炖汤同服，或通草 9 g，王不留行 4.5 g，水煎服。体弱加炙黄芪 12 g，同服。(《青岛中草药手册》)

6. 下乳　雄猪蹄四只，通草、川芎各一两，穿山甲(炒黄)十四片，甘草一钱。水五升，煮半。分三服，先以温葱汤洗乳房。(《杂病源流犀烛》通乳汤)

7. 治月经不调　通草 6 g，归尾 3 g，桃仁 12 g，红花 6 g。煎服。(《云南中草药选》)

8. 治白带　大通草茎髓 30～60 g。炖肉吃。(《恩施中草药手册》)

【各家论述】 1. 李东垣："通草，味辛甘，纯阳，能泄肺利小便；甘平以缓阴血。"(引自《本草发挥》)

2.《心印绀珠经》："通草，其用者二，阴窍涩而不利，水肿闭而不行，涩闭两俱验。"

3.《纲目》："通草，色白而气寒，味淡而体轻，故入太阴肺经，

引热下降而利小便；入阳明胃经，通气上达而下乳汁。"

4.《医林纂要》汪绂："灯草体小而行气，专入肺、心、大小肠；通草体大而行泛，可统理三焦水道，及周身窍穴，无所不达。"

5.《本草求真》："通草气味甘淡，体轻色白，有类灯心，功同入肺，引热下降，及利小便，通淋治肿。然其心质小气寒，则兼降心火，则兼入胃通气上达而下乳汁之为异耳。况此体大气轻，渗泄殆甚，能升能降，既可入肺而清热，复能上行而通胃。"

6.《本草正义》："通草，无气无味，以淡用事，故能通行经络，清热利水，性与木通相似，但无其苦，则泄降之力缓而无峻厉之弊，虽能利湿，不甚伤阴。湿热之不甚者宜之。若热甚闭结之症，必不能及木通之捷效，东垣谓利阴窍，治五淋，除水肿癃闭，亦惟轻症万能有功耳。"

4141 **通天草** tōng tiān cǎo
《饮片新参》

【异名】 荸荠梗《饮片新参》，地栗梗、荸荠苗《苏州本产药材》。

【基原】 为莎草科荸荠属植物荸荠的地上部分。

【原植物】 参见"荸荠"条。

【采收加工】 7～8 月间采收，捆成把。晒干或鲜用。

【药材】 通天草 Eleocharitis Dulcis Herba　全国各地均产。

性状　茎呈圆柱形，长 60～90 cm，直径 4～7 mm，顶端有穗状花序，茎上部淡黄色，不易拉断，下部淡绿色，易拉断。表面皱缩有纵纹，具光泽，节处稍膨大，质轻而松软，折断面中空或有白色膜状间隔。用大镜下观察呈蜂窝状。气微，味淡。

【成分】 含生物碱成分：(一)-(1S, 3S)-1-甲基-1, 2, 3, 4-四氢-β-咔啉-3-羧酸[(一)-(1S, 3S)-1-methyl-1, 2, 3, 4-tetrahydro-β-carboline-3-carboxylic acid]。

【药性】 苦，凉。

1.《全国中草药汇编》："苦，平。"

2.《福建药物志》："苦，凉。"

【功用主治】 清热解毒，利尿，降逆。主治热淋，小便不利，水肿，疔疮，呃逆。

1.《本草药性大全》："叶采捣烂，蛇咬可敷。"

2.《药性切要》："梗，利小便。"

3.《全国中草药汇编》："清热利尿。治呃逆，小便不利。"

4.《福建药物志》："治疔疮，尿道炎。"

【用法用量】 内服：煎汤，15～30 g。外用：捣敷。

【方选】 1. 治尿道炎　荸荠茎叶 30 g，土茯苓 15 g，木通 6 g。水煎服。

2. 治全身浮肿，小便不利　通天草(地上全草)30 g(鲜品 60～90 g)，鲜芦根 30 g。水煎服。(《全国中草药汇编》)

3. 治呃逆　通天草 15 g，代赭石 30 g。煎服。(苏州医学院《中草药手册》)

4142 **通光散** tōng guāng sǎn
《滇南本草》

【异名】 奶浆藤、通关散《滇南本草》，野泡通《贵州药用植物目录》，乌骨藤、黄木香、下奶藤《云南中草药选》，大苦藤、地甘草《云南思茅中草药选》，扁藤、癞藤子、白暗消《红河中草药》，龙爪菜《贵州中草药名录》。

【基原】 为萝藦科牛奶菜属植物通关藤的茎、根或叶。

【原植物】 通关藤 Marsdenia tenacissima (Roxb.) Wight et Arn.

坚韧木质藤本，长达 6 m。全株具乳汁；茎下部圆柱形，上部扁圆筒形，绿色；枝密被黄色柔毛。叶对生；叶柄长 6 cm；叶片心形或宽卵形，长 8～18 cm，宽 5～10 cm，先端急尖，基部深心形，两面均被茸毛。伞形状聚伞花序腋生，长 5～15 cm；花萼等 5 裂，裂片长圆形，内面基部有腺体；花冠黄紫色，裂片 5，向右覆盖，外面被疏

柔毛,内面中部以下具5行纵列柔毛;副花冠裂片5,短于花药,基部有距;花粉块每室1个,长圆形,直立,着粉腺三角形;柱头圆锥状。蓇葖果长披针形,长达8 cm,外果皮密被柔毛。种子先端具白色绢质种毛。花期6月,果期11月。

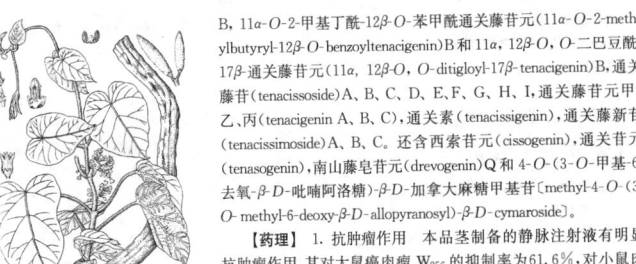

通关藤

生于海拔2 000 m以下的疏林中。分布于贵州、云南等地。

【采收加工】 9～12月采茎,刮去栓皮,晒干。全年可采根、叶,晒干。

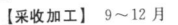

【药材】 通光散 *Marsdeniae Tenacissimae Caulis* 产于贵州、云南等地。

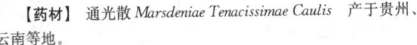

性状 茎扁圆柱形,稍扭曲,直径2～5 cm,表面灰褐色,粗糙,栓皮松软,呈龟裂状,往往部分脱落,节膨大,节间两侧各有一条扭曲的纵沟;幼茎表面有疣状突起或浅裂纹,节处有叶柄及小枝残痕。质硬而韧,难折断,折断面不平整,显纤维性。皮部浅灰色。木部浅黄色,导管众多,呈小孔状。髓部常呈空洞状。气微,味苦、甜。

鉴别 (1) 幼茎横切面:木栓细胞15～30列,皮层外侧散有黄色石细胞群和黄白色纤维束,两者相间断续排列近环状,内侧石细胞群断续成环。维管束双韧型。韧皮部较窄。形成层明显。木质部导管多单个散在,初生木质部导管径向排列。皮层、髓部有类圆形乳管散在。本品薄壁细胞含淀粉粒及草酸钙簇晶。

粉末特征:淡黄色。石细胞单个或成群,黄色,多边形、类四方形、类圆形、椭圆形,直径40～100 μm,壁厚5～35 μm,胞腔较窄,孔沟明显。皮层纤维单个或成束,直径12～24 μm,壁较厚,胞腔较窄,断头参差不齐。木纤维淡黄色,单个或成束,直径12～35 μm,壁木化,纹孔明显。乳汁管直径40～60 μm,内含淡黄色乳汁块。草酸钙簇晶直径12～35 μm。淀粉粒单粒类圆形、卵圆形、盔帽形,直径2～8 μm,脐点点状、裂缝状;复粒由2～6个分粒组成。具缘纹孔及网纹导管,直径30～300 μm。此外,有木栓细胞。

(2) 取本品粗粉2 g,加水10 ml,温浸30分钟,滤过,取滤液2 ml,分别置具塞试管中,一管加氢氧化钠溶液2 ml,另一管加5%盐酸溶液2 ml,密塞,用力振摇1分钟,加碱管比加酸管的泡沫高3～4倍(检查甾体皂苷)。

(3) 取本品粗粉2 g,加乙醇10 ml,置60 ℃水浴中,浸渍1小时,滤过,取滤液2 ml,置水浴上蒸干,残渣加冰醋酸1 ml溶解,再加醋酐1 ml,硫酸1滴,即由黄色→紫色→蓝色→墨绿色。另取溶液2 ml,置水浴上蒸干,残渣加氯仿1 ml溶解,再加硫酸1 ml,轻轻振摇,氯仿层显红棕色,硫酸层显绿色荧光(检查甾体皂苷元)。

(4) 薄层色谱:取本品粗粉10 g,加甲醇50 ml,加热回流4小时,再用正丁醇15 ml提取,减压浓缩正丁醇液至干,残渣加甲醇0.5 ml溶解作供试液。另取通关藤素甲醇液作对照品。分别点样于同一硅胶G薄板上,以正丁醇-乙酸乙酯-水(4∶1∶15)上层溶液为展开剂,展开,取出,晾干,喷以硫酸-水(1∶1)溶液,热风吹至斑点显色清晰。供试品色谱中在与对照品色谱相应位置上显相同的紫红色斑点。

【成分】 茎含甾体酯苷类:11α-*O*-巴豆酰-12β-*O*-乙酰通关藤苷元(11α-*O*-tigloyl-12β-*O*-acetyltenacigenin)B, 11α-*O*-苯甲酰-12β-*O*-乙酰通关藤苷元(11α-*O*-benzoyl-12β-*O*-acetyltenacigenin)B, 11α-*O*-2-甲基丁酰-12β-*O*-乙酰通关藤苷元(11α-*O*-2-methylbutyryl-12β-*O*-acetyltenacigenin)B, 11α-*O*-2-甲基丁酰-12β-*O*巴豆酰通关藤苷元(11α-*O*-2-methylbutyryl-12β-*O*-tigloyltenacigenin)B, 11α-*O*-2-甲基丁酰-12β-*O*-苯甲酰通关藤苷元(11α-*O*-2-methylbutyryl-12β-*O*-benzoyltenacigenin)B和11α, 12β-*O*, *O*-二巴豆酰-17β-通关藤苷元(11α, 12β-*O*, *O*-ditigloyl-17β-tenacigenin)B,通关藤苷(tenacissoside)A、B、C、D、E、F、G、H、I,通关藤苷元甲、乙、丙(tenacigenin A、B、C),通关素(tenacissigenin),通关藤新苷(tenacissimoside)A、B、C。还含西索苷元(cissogenin),通关苷元(tenasogenin),南山藤皂苷元(drevogenin)Q和4-*O*-(3-*O*-甲基-6-去氧-β-*D*-吡喃阿洛糖)-β-*D*-加拿大麻糖甲基苷〔methyl-4-*O*-(3-*O*-methyl-6-deoxy-β-*D*-allopyranosyl)-β-*D*-cymaroside〕。

【药理】 1. 抗肿瘤作用 本品茎制备的静脉注射液有明显抗肿瘤作用,其对大鼠癌肉瘤W_{256}的抑制率为61.6%,对小鼠肉瘤S_{180}、宫颈癌U_{14}、肝癌HSC及艾氏腹水癌EAC的抑制率分别为59.7%、66.0%、43.6%及56.7%;肌注时对S_{180}的抑制率为53.5%,HSC为34.0%,EAC为70.8%;20 g(生药)/kg剂量皮下注射10日,对EAC的抑制率为45.5%,L_{1210}为52.1%,网织细胞肉瘤为56.1%,HSC为54.6%,S_{180}为48.9%。

2. 平喘作用 本品所含通关素、通光散总苷及其水解物、皂化物均有明显平喘作用,对豚鼠离体气管平滑肌有直接松弛作用,并有拮抗组胺的作用。通光散苷(苦味甾体酯苷、总苷)还有一定祛痰、镇咳作用。此外,对兔肠平滑肌也能舒张之。临床上用通光素治疗喘息型慢性气管炎患者可见淋巴细胞转化率明显升高,血清IgG含量明显下降。

毒性 本品片剂毒性较低,对心、肺、肾等脏器未见器质性损害。

【药性】 苦,微寒。

1.《滇南本草》:"味苦、涩,性寒。"

2.《云南中草药》:"苦、微甘,凉。"

3.《全国中草药汇编》:"苦,寒。"

【功用主治】 清热解毒,止咳平喘,通乳,抗癌。主治咽喉肿痛,肺热咳喘,湿热黄疸,小便不利,乳汁不通,疮疖,癌肿。

1.《滇南本草》:"通乳,利尿,祛痰,清火。"

2.《云南中草药》:"清热解毒,止咳平喘,散结止痛。主治胃肠炎,胃痛,黄疸型肝炎,小儿疳积,口腔炎,咳嗽,支气管炎,哮喘,疮疖。"

3.《全国中草药汇编》:"抗癌。主治癌肿。"

【用法用量】 内服:煎汤,9～15 g;或研末。外用:鲜叶,捣敷。

【选方】 1. 治喉痛,牙痛 奶浆藤三钱,板蓝根三钱。水煎服。(《滇南本草》)

2. 治口腔炎,咳嗽,支气管炎,哮喘 扁藤根、茎500 g。加水1 500 ml,煎至500 ml。每次15 ml,白糖或蜂蜜为引,内服。(《云南中草药》)

3. 治慢性气管炎 通光散、朴树各等量,共研细末。每服6 g,每日2次。(《全国中草药汇编》)

4. 治乳汁不通 奶浆藤三钱,当归头三钱,白芍三钱,川芎三钱,王不留行二钱。煎服。(《滇南本草》)

5. 治食管癌,贲门癌,宫颈癌,霍奇金病 通光散9～120 g。水煎3小时以上,煎液分3次服,每日1剂。(《全国中草药汇编》)

6. 治癌肿 通光散15 g,胡椒4 g,煎服;也可研末,每服1.5 g,日服3次。或用鲜品煎水洗,或加葫芦叶2片,胡椒数粒,捣烂外敷。(《常见抗癌中草药》)

4143 通花花 tōng huā huā (《重庆草药》)

【异名】 马蔺花(《重庆草药》)。

【基原】 为五加科通脱木属植物通脱木的花蕾。

【原植物】 参见"通草"条。

【采收加工】 8～9月采收花蕾,除去杂质,晒干。

【药性】《重庆草药》:"味甘,性平,无毒。"

【功用主治】《重庆草药》:"治男子阴囊下坠,经常不收。"

【用法用量】 内服:煎汤,30~60 g。

【选方】 治男子阴囊下坠,经常不收 通花花蕾60 g。煎水,煮糟糠食。《重庆草药》)

4144 通花根 tōng huā gēn 《草木便方》)

【异名】 通花根《曲靖专区中草药》),通打根《贵州草药》)。

【基原】 为五加科植物木属植物通脱木的根。

【原植物】 参见"通草"条。

【采收加工】 9~11月采挖,切片晒干。

【成分】 根含含三萜皂苷类:28β-D-吡喃葡萄糖酯 3-[α-呋喃阿拉伯糖-(1→4)]-[β-D-吡喃半乳糖-(1→2)]-β-D-吡喃葡萄糖醛酸甲酯{28β-D-glucopyranosyl oleanate-3-[α-arabinofuranosyl-(1→4)]-[β-D-galactopyranosyl-(1→2)]-methyl-(β-D-glucopyranosid)uronate},齐墩果酸-28-α-吡喃鼠李糖-(1→4)-β-D-吡喃葡萄糖-(1→6)-β-D-吡喃葡萄糖酯-3-α-L-呋喃阿拉伯糖-(1→4)-β-D-吡喃葡萄糖醛酸甲酯{28-α-rhamnopyranosyl-(1→4)-β-D-glucopyranosyl-(1→6)-β-D-glucopyranosyloleanate-3-α-L-arabinofuranosyl-(1→4)-methyl-(β-D-glucopyranoside)}uronate},齐墩果酸-28-α-吡喃半乳糖-(1→2)-β-D-吡喃葡萄糖醛酸甲酯{28β-D-glucopyranosyl oleanate-3-β-D-galactopyranosyl-(1→2)-methyl-(β-D-glucopyranosyl)uronate},齐墩果酸-28-甲酯-3-[α-呋喃阿拉伯糖-(1→4)]-[β-D-吡喃半乳糖-(1→2)]-β-D-吡喃葡萄糖酸甲酯{28-methyl oleanate-3-[α-arabinofurano-syl-(1→4)]-[β-D-galactopyranosyl-(1→2)]-methyl-(β-D-glucopyranoside)uronate},胡萝卜苷(daucosterol),齐墩果酸-3-β-D-吡喃半乳糖-(1→2)-β-D-吡喃岩藻糖苷[oleanolic acid-3-β-D-galactopyranosyl-(1→2)-β-D-fucopyranoside],齐墩果酸-3-α-呋喃阿拉伯糖-(1→4)-β-L-吡喃葡萄糖醛酸酸苷[oleanolic acid-3-α-arabinofuranosyl-(1→4)-β-L-glucuronopyranoside],竹节人参皂苷Ⅳ、Ib(chikusetsusaponin Ⅳ、Ib),还含齐墩果酸-3-β-D-吡喃半乳糖-(1→2)-β-L-吡喃葡萄糖醛酸酸苷[oleanolic acid-3-β-D-galactopyranosyl-(1→2)-β-L-glucuronopyranoside],齐墩果酸-3-β-D-吡喃半乳糖-(1→2)-[α-L-呋喃阿拉伯糖-(1→4)]-β-L-吡喃葡萄糖醛酸酸苷(oleanolic acid-3-[β-D-galactopyranosyl-(1→2)]-[α-L-arabinofuranosyl-(1→4)]-β-L-glucuronopyranoside)。

【药性】 淡、微苦,微寒。

1.《草木便方》:"淡,性寒平。"

2.《重庆草药》:"味甘,性平,无毒。"

3.《贵州草药》:"甘、淡,寒。"

4.《四川常用中草药》:"入肺、胃、肾经。"

5.《云南中草药》:"微苦,温。"

【功用主治】 清热利水,行气消食,活血下乳。主治水肿,淋证,食积饱胀,癥块,风湿痹痛,月经不调,乳汁不下。

1.《草木便方》:"除热利水,通五淋,消水肿,利耳鼻,催生,下乳,明目目。"

2.《分类草药性》:"治气胀,消食积,通气,失音,补虚损,通大便。"

3.《贵州草药》:"散瘀,治瘰痨瘰痛、骨折。"

4.《云南中草药》:"活血调经,清热消炎。治月经不调,大叶性肺炎,风湿腰痛。"

5.《台湾药用植物志》:"治乳肿,肾脏疾患,伤风感冒,石淋,胎前血崩。"

【用法用量】 内服:煎汤,30~60 g;或浸酒。外用:捣敷。

【宜忌】《重庆草药》:"气虚无湿热者及孕妇忌用。"

【选方】 1. 治产后伤水,阴肿大如斗 以通脱木根研汁调

服。《普济方》引《胎产救护方》)

2. 治鹤膝风 通脱木根6 g,金樱子根30 g,竹根15 g,伸筋草15 g。水煎,兑酒服。《湖南药物志》)

3. 治红崩 通草根45 g,血地胆30 g,翻白叶15 g,黄龙尾9 g。水煎服,红糖为引。《曲靖专区中草药》)

4. 催乳 通草根60 g,土洋参60 g,奶浆藤60 g,鲜隔山撬30 g。炖猪蹄子加冰糖吃。《重庆草药》)

5. 治大叶性肺炎 通脱木根6~30 g。红糖为引,煎服。《云南中草药》)

6. 治老年咳嗽痰多或支气管哮喘 通草根皮15 g。煮稀饭吃,或水煎服。《曲靖专区中草药》)

7. 治便秘 通脱木根9 g。煎服。《云南中草药》)

8. 治骨折 通打根根皮、水冬瓜根皮、刺五加根皮各等量。捣绒包患处。《贵州草药》)

4145 通肠香 tōng cháng xiāng 《浙江药用植物志》)

【异名】 萩、籁箫《尔雅》),九里香、白四棱风、大叶蓬《浙江药用植物志》)。

【基原】 为菊科香青属植物香青或翅茎香青的全草。

【原植物】 1. 香青 Anaphalis sinica Hance [Anaphalis ptero-caula (Franch. et Sav.) Maxim.]

多年生草本,高20~50 cm。通常不分枝。根状茎木质,有长达8 cm的细匐枝。茎直立,被白色或灰白色绵毛。叶生:中部叶长圆形、倒披针长圆形,长2.5~9 cm,宽0.2~1.5 cm,沿茎下延成翅,边缘平,上部叶较小、披针状线形,全部叶上面被蛛丝状绵毛,下面或两面被白色或黄白色绵毛及腺毛。头状花序多数排成复合房状或多次复伞房状;总苞钟状或近倒圆锥状,长4~5 mm;总苞片6~7层。雌株头状花序有多层雌花,中央1~4个雄花;雄株头状花序全部有雄花,冠毛比花冠稍长。瘦果长0.7~1 mm,有小腺点。花期6~9月,果期8~10月。

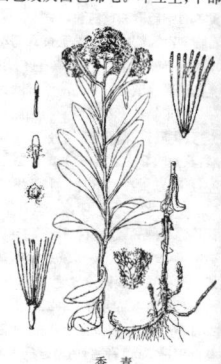

香 青

生于海拔400~2 000 m的低山灌丛下、草地、山坡及溪岸旁。分布于我国北部、中部、东部及南部各地。

2. 翅茎香青 A. sinica Hance f. pterocaula (Franch. et Sav.)Ling

与香青主要区别为:叶下延成狭或宽翅,且上部节间也有翅,叶上面绿色;初被毛,后常脱毛,下面被灰白色绵毛。

生于高山或丘陵地区。分布于安徽、浙江、江西等地。

【采收加工】 霜降后采收全草,晒干。

【药材】 通肠香 Anaphalis Sinicae Herba 主产安徽、浙江、山西、陕西等地。

性状 全株密被白色绵毛。根灰褐色。茎长25~70 cm,灰白色,基部毛脱落处显淡棕色,有纵沟纹;质脆,易折断,断面中部具髓。叶互生,无柄;叶片皱缩,展平后呈倒披针形,长2~7 cm;先端急尖,基部常下延成四棱状狭翅。头状花序排成伞房状,顶生,淡黄白色。瘦果细小、短圆形,冠毛白色。气微,味微苦。

鉴别 取本品10 g,加水煮沸1小时,滤过,滤液浓缩至5 ml,加等量的醋酸乙酯,振摇提取2次,合并醋酸乙酯液,浓缩至约2 ml。取浓缩液1滴,点于滤纸上,待干,加三氯化铁试液1滴,显

污绿色。

【成分】 香青全草黄酮苷成分：5，7，3′，4′-四羟基-3-甲氧基黄酮醇-3′-*O*-*β*-*D*-吡喃葡萄糖苷（5，7，3′，4′-tetrahydroxy-3-methoxyflavonol-3′-*O*-*β*-*D*-glucopyranoside），槲皮素（quercetin），槲皮素-3-*O*-*α*-*L*-吡喃鼠李糖苷（quercetin-3-*O*-*α*-*L*-rhamnopyranoside），槲皮素-3-*O*-*β*-*D*-吡喃葡萄糖苷（quercetin-3-*O*-*β*-*D*-glucopyranoside），山柰-3-*O*-*β*-*D*-（6″-*O*-对香豆酰）-吡喃葡萄糖苷〔kaempferol-3-*O*-*β*-*D*-（6″-*O*-*p*-coumaroyl）-glucopyranoside〕。

【药理】 1. 镇咳、祛痰、平喘作用　用二氧化硫为引咳剂，通肠香水煎总液及复方制剂对小鼠的镇咳作用不明显，而其乙醇提取物有较强的镇咳作用；其煎液祛痰效力比复方弱，其挥发油祛痰作用较好（小鼠酚红测定法）；其水煎总液对正常豚鼠气管平滑肌作用不恒定，但对组胺所致气管平滑肌挛缩有明显的解除作用，其所含挥发油有较明显扩张支气管的效力；豚鼠离体气管试验证明，其水煎总液仅能对抗小量磷酸组胺的作用（0.1%，0.15～0.25 ml），加大组胺用量，则不能拮抗支气管痉挛，亦不能对抗乙酰胆碱所致气管平滑肌的收缩。

2. 消炎作用　通肠香水煎液在体外对金黄色葡萄球菌、白色葡萄球菌、宋内痢疾杆菌、伤寒杆菌、副伤寒杆菌、大肠杆菌等均有不同程度的抑制作用（试管法、平板法）。其挥发部分抗菌作用较差，尤以挥发油几无抗菌效力。小鼠腹腔感染金黄色葡萄球菌，乙醇提取物有明显体内抗感染作用。兔用其水煎总液后，白细胞数显著增加。

3. 其他作用　乙醇提取物能明显影响小鼠自发活动，有镇静现象，但无明显镇痛作用（醋酸致痛法、热板法）。其水煎总液与乌拉坦和戊巴比妥有明显抑制中枢的协同作用；未见有抗惊厥（药物性）的作用；能减弱尼可刹米兴奋呼吸作用。静脉注射其水煎总液（1∶1），能使麻醉兔血压下降，亦可减少兔呼吸量。对离体豚鼠肠管有抑制作用，能明显解除组胺、乙酰胆碱、氯化钡所致肠管的挛缩。其水煎总液（1∶2）小鼠灌胃，LD_{50} 为 80.52 g/kg，兔大量灌胃，可出现翻正反射消失、痛反射迟钝、肢体瘫痪、昏睡或呼吸先停，尼可刹米（大量）静脉注射有解救之效。其醇提取物毒性较低。

【药性】 辛、微苦，微温。

1.《全国中草药汇编》："辛、苦，温。"

2.《浙江药用植物志》："微苦，微温。"

【功用主治】 《浙江药用植物志》："祛痰，镇咳，平喘，止痢。主治外感咳嗽，急、慢性支气管炎，肠炎，痢疾。"

【用法用量】 内服：煎汤，10～30 g。

【宜忌】 《浙江药用植物志》："不宜久煎。"

【选方】 1. 治急、慢性支气管炎　（香青）全草 12 g，盐肤木 30 g，鱼腥草 18 g。水煎服。

2. 治肠炎，痢疾　香青 30 g。水煎服。（1、2 方出自《浙江药用植物志》）

4146 ## 通经草 tōng jīng cǎo（《山西中药志》）

【异名】 金丝草（《山西中药志》），铁骨草、金钱铜皮、止惊草（《浙江中药资源名录》），紫背金牛草（《中药志》），分经草、伸筋草（《河南中草药手册》），石崖茶（《陕甘宁青中草药选》），铜丝草（《辽宁常用中草药手册》），猪棕草（《新疆中草药》），还阳草、还阳参（《青海常用中草药手册》），金牛草（《山东中草药手册》），卷叶凤尾草、铁丝蕨、岩飞草（《湖南药物志》），明琥珀草（《浙江药用植物志》），白背连（《广西药用植物名录》），铁刷子、铁杆草（《长白山植物药志》），花叶猪棕草（《云南药用植物名录》），花郎鸡（《贵州中草药名录》）。

【基原】 为中国蕨科粉背蕨属植物银粉背蕨的全草。

【原植物】 银粉背蕨 *Aleuritopteris argentea*（Gmél.）Fée［*Pteris argentea* Gmel.；*Cheilanthes argentea* Kuntze］

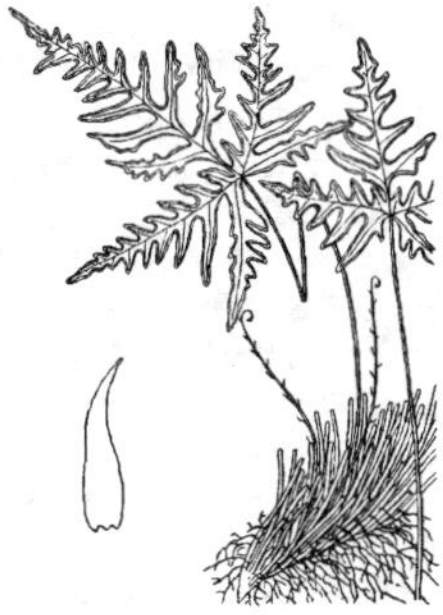

银粉背蕨

陆生小型蕨类植物，植株高 14～25 cm。根茎短，直立或斜生，具有红棕色狭边的黑棕色鳞片。叶薄革质或纸质，簇生；叶柄长 10～20 cm，圆柱形，栗棕色，有光泽，基部有鳞片，叶轴及羽轴均呈红棕色至深棕色；叶片近五角形，长宽各 5～10 cm，有 3 片基部彼此相连或分离的呈羽裂的羽片，顶生羽片近菱形，基部裂片多少浅裂，侧生羽片三角形，基部 1 片最大，浅裂，裂片具钝尖头，边缘有小圆齿，背面有白色或乳白色蜡粉；叶脉羽状，纤细。孢子囊群生于叶边的小脉先端，成熟后汇合成条形；囊群盖棕色，厚膜质，全缘或微波状，沿叶边缘连续着生或在裂片间中断。

生于海拔 500～3 200 m 的干旱地区、石灰岩石缝中或土壁上。分布于全国各地，尤以华北及西北较多。

【采收加工】 7～10 月采收，捆成小把，晒干。

【药材】 通经草 *Aleuritopteridis Argenteae Herba*　产于山西、陕西等地。

性状　根茎短小，密被红棕色鳞片。叶数枚簇生；叶柄细长，栗棕色，有光泽；叶片卷缩，展开后呈近五角形，长宽均 5～10 cm，掌状羽裂，细裂片宽窄不一，叶上表面绿色，下表面被银白色或淡黄色粉粒。孢子囊群集生于叶缘，成条形。质脆，易折断。气微，味淡。

鉴别　地上部分　粉末特征：棕色。上下表皮垂周壁均波状弯曲，下表皮有气孔。叶柄纤维成束，直径 16～23 μm。孢子极面观为钝三角形，具三裂缝，较长，周壁表面具细颗粒纹饰。

【成分】 叶中含粉背蕨酸（alepterolic acid），蔗糖（sucrose）和黄酮类化合物。

【药性】 辛、甘，平。归肝、肺经。

1.《山东中草药手册》："辛，平。"

2.《河南中草药手册》："性平，味淡，叶微苦。"

3.《东北常用中草药手册》："淡、微涩，温。"

4.《山西中草药》："甘、苦，微寒。"

5.《湖南药物志》："酸、涩，无毒。"

【功用主治】 活血调经，利湿，解毒消肿。主治月经不调，经闭腹痛，赤白带下，肺痨咳血，大便泄泻，小便涩痛，肺痈，乳痈，风湿痹痛，跌打损伤，肋间神经痛，暴发火眼，疮肿。

1.《山西中药志》："活血通经。"

2.《浙江中药资源名录》："治小儿痉挛抽搐。"

3.《民间常用草药汇编》："除风湿，通络。"

4.《河南中草药手册》："活血调经，祛湿，散寒，止痛。"

5.《东北常用中草药手册》："调经活血，补虚止咳。治月经不调，经闭腹痛，肺结核咳嗽，吐血。"

6.《辽宁常用中草药手册》："止血。治崩漏。"

7.《甘肃中草药手册》："清热解毒，利尿，通乳。治痨伤咳嗽吐血，乳汁不通，乳痈，尿路感染，睾丸炎等症。"

【用法用量】 内服：煎汤，9～15 g。外用：水煎熏洗；或捣敷。

【宜忌】 《民间常用草药汇编》："孕妇忌服。"

【选方】 1. 治月经不调，经闭腹痛　通经草、当归各 9 g，香附 6 g。水煎服。（《新疆中草药》）

2. 治赤白带下　银粉背蕨 30 g，白果 9 g。水煎服。（《河北

中草药》》

3. 治肺痨咳嗽吐血　通经草 15 g，贝母、天冬各 9 g。水煎服。《宁夏中草药手册》》

4. 治百日咳　通经草 9 g，百部 12 g。煎水，加冰糖适量服。《安徽中草药》》

5. 治小儿腹泻　金牛草、木槿花、山楂各 3 g。做粥喝，每日 3 次。《青岛中草药手册》》

6. 治尿路感染　还阳草 30 g。研细末，开水调白糖冲服。或配白茅根 15 g 亦可。《甘肃中草药手册》》

7. 治风湿性关节炎　通经草 15 g，络石藤、接骨木各30 g，猪瘦肉 250 g。水煮至肉烂，食肉喝汤，服后盖被取微汗。《安徽中草药》》

8. 治暴发火眼　金牛草 15 g，秦皮、菊花各 9 g。水煎，熏洗患眼。《山东中草药手册》》

4147 通城虎 tōng chéng hǔ
（《广西中草药》）（药材只收一个品种）

【异名】　五虎通城、定心草（《广西中草药》）、天然草（《广西民族药简编》）、血娄（《香港中草药》）、血藤暗消（《新华本草纲要》）。

【基原】　为马兜铃科马兜铃属植物通城虎的根或全株。

【原植物】　通城虎 Aristolochia fordiana Hemsl. 又名：福德马兜铃（《中药大辞典》）。

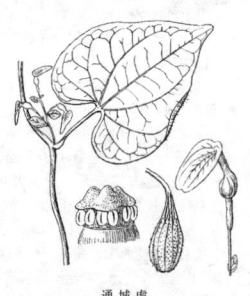

通城虎

草质藤本。根圆柱形。叶互生；叶柄长 2～4 cm；叶片卵状心形或卵状三角形，长 10～20 cm，宽 5～8 cm，先端长渐尖或短渐尖，基部心形，弯缺圆片圆满，下垂或扩展，边全缘，下面仅脉上密被茸毛，基出脉 5～7条。总状花序长达4 cm，有花 3～4 朵或有时仅 1 朵，腋生；花梗长约 8 mm；小苞片卵形或钻形，先端急尖，下面被短柔毛；花被管基部膨大呈球形，外面绿色，向上急剧收缩成一长管，管口扩大呈漏斗状；檐部一侧极短，边缘有时向下翻，另一侧延伸成舌片；舌片卵状长圆形，先端钝而具尖，暗紫色，有 3～5 条纵脉和网脉，被稀疏短柔毛或无毛；花药着生于合蕊柱的基部；子房圆柱状，具 6 纵棱；合蕊柱粗厚，先端 6 裂，裂片先端钝，向下延伸成 6 裂的圆环。蒴果长圆形或倒卵形，长 3～4 cm，成熟时由基部向上 6 瓣开裂，果梗亦随之开裂。种子卵状三角形，背面平凸状，具小疣点。花期 3～4 月，果期 5～7 月。

生于灌丛或石隙中。分布于浙江、江西、福建、广东、广西等地。

除上种外，弄岗马兜铃 A. longgangensis C. F. Liang 分布于广西。全株亦作药用，称弄岗通城虎。

【采收加工】　7～10月采集，切片，晒干。

【药材】　通城虎 Aristolochiae Fordianae Radix 主产于广西、广东、江西等地。

性状　根细圆柱形，稍弯曲，直径 2～10 mm。表面灰棕色，有横向环纹及细皱纹。断面较平坦，皮部黄色。气微，味辛。

鉴别　根横切面：表皮细胞 1 列。皮层中部石细胞群断续排列成环，石细胞近长方形，长径 60～120（～160 μm），短径 40～70 μm，壁厚，木化。内皮层明显。木质部导管从中心向外分叉排列，导管直径 15～105 μm。本品有油细胞。

【成分】　根含马兜铃酸(aristolochic acid) A、7-羟基马兜铃酸(7-hydroxy-aristolochic acid) A 及木兰花碱(magnoflorine)。马兜总

酸性成分含量为 0.60%。

【药性】《广西中草药》："味苦辛，性温，有小毒。"

【功用主治】《广西中草药》："祛风止痛，消肿解毒。主治胃气痛，风湿骨痛，跌打损伤，小儿惊风，毒蛇咬伤。"

【用法用量】　内服：煎汤，3～9 g；研末，1.5～3 g。外用：捣敷。

【选方】　1. 治胃痛　通城虎 1.5～3 g。研末，冲开水服或嚼服。

2. 治毒蛇咬伤　通城虎、八角莲、山苍树根二层皮各30 g。共捣烂，淘米水调涂伤口周围。(1、2 方出自《香港中药》)

3. 治咽喉炎　通城虎水煎，含咽。(《广西民族药简编》)

4148 通骨消根 tōng gǔ xiāo gēn
（《广西中药志》）

【异名】　土玄参、土牛七、透过头、地藕、群党（《广西药用植物名录》）、鸭嘴参（《广西本草选编》）、大青、老鸦构（《全国中草药汇编》）、白狗肠、老鸭嘴、假山苦瓜、葫芦藤（广西）、老鼠瓜（云南）。

【基原】　为爵床科山牵牛属植物大花老鸦嘴的根。

【原植物】　大花老鸦嘴 Thunbergia grandiflora (Roxb. ex Rottll.)Roxb. 又名：大花山牵牛（《中国高等植物图鉴》）。

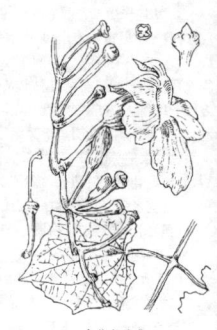

大花老鸦嘴

粗壮草质或木质的攀援大藤本，长可达 8 m 或更长。枝多数，被短柔毛。叶对生；叶柄长 2.5～6 cm；叶片纸质，宽卵形或三角状心形，长 5～10 cm，宽 4～8 cm，先端渐尖至急尖，基部心形，边缘波状至具浅裂片，两面被短柔毛，掌状脉 3～7 条。花大，有时 2 朵并生于叶腋或成下垂的总状花序。花梗长约 1 cm；小苞片 2，长圆形或卵形，长 2.5～3 cm，被短柔毛；萼环状而平截；花冠淡蓝色、淡黄色或外面近白色，长 5～8 cm，花冠管short，喉部扩大，冠檐近 5 等裂，扩展成近 3 cm；雄蕊 4，2 强；子房稍肉质，柱头深 2 裂。蒴果被柔毛，长约 3 cm，下部近球形，上部具长喙，开裂时似乌鸦嘴。种子半球形，表面皱缩呈脑纹状。

生于低海拔的疏林中。分布于广东、海南、广西、云南等地。

本植物的茎叶(通骨消茎叶)亦供药用，另设专条。

【采收加工】　7～10月采挖，切片，鲜用或晒干。

【药材】　通骨消根 Thunbergiae Grandiflorae Radix 产于广东、广西、海南等地。

性状　根圆柱形，稍肉质，长短不一，直径 3～10 mm。表面灰黄色，具明显纵皱纹，有的皮部横向断离出木部。质韧，内皮淡紫色，易与木部剥离。木部坚韧，黄棕色或黄白色，直径 2～6 mm。气微，味微甘。

【药性】　辛，平。

1.《广西中药志》："味微辛，性平。"

2.《广西本草选编》："味甘、微辛，性平。"

【功用主治】　祛风通络，散瘀止痛。主治风湿痹痛，痛经，跌打损伤，小儿麻痹后遗症。

1.《广西中药志》："祛风，驳骨。治风湿，跌打。"

2.《广西本草选编》："舒筋活络，散瘀消肿。治经期腹痛，腰肌劳损，风湿关节痛，小儿麻痹后遗症，外伤出血。"

3.《广西民族药简编》："煎水服或浸酒服，治脱肛，子宫脱垂。"

【用法用量】 内服：煎汤，15～30 g。外用：鲜品捣敷；或煎汤洗患处。

4149 通骨消茎叶 tōng gǔ xiāo jīng yè 《全国中草药汇编》

【基原】 为爵床科山牵牛属植物大花老鸦嘴的茎叶。

【原植物】 参见"通骨消根"条。

【采收加工】 7～10月采收，切段，鲜用或晒干。

【药材】 通骨消茎叶 Thunbergiae Grandiflorae Caulis et Folium 产于广东、海南、广西、云南等地。

性状 藤茎圆柱形，被柔毛，直径2～8 mm，具纵皱纹，灰色至灰褐色。单叶对生，多皱缩、破碎，完整者展平后阔卵形，长3～5 cm，宽2～3 cm，两面粗糙，被毛，灰黄色。气微，味甘微辛。

【成分】 大花老鸦嘴花含黄酮类成分：芹菜素-7-葡萄糖醛酸苷(apigenin-7-glucuronide)，木犀草素(luteolin)，木犀草素-7-葡萄糖苷(luteolin-7-glucoside)和锦葵花素-3，5-二葡萄糖苷(malvidin-3，5-diglucoside)。尚含一种环烯醚萜类化合物，10-去羟甲基梓果次苷(stilbericoside)。

【药性】 辛，微苦，平。

【功用主治】 活血止痛，解毒消肿。主治跌打损伤，疮疖，蛇咬伤。

1.《全国中草药汇编》："茎叶治蛇咬伤，疮疖。叶治胃痛。"

2.《广西民族药简编》："茎叶捣烂酒炒敷患处，治骨折(壮)。水煎洗患处，治外伤感染。"

【用法用量】 内服：煎汤，9～15 g。外用：鲜品捣敷；或煎汤洗。

4150 通脱木花上粉 tōng tuō mù huā shàng fěn 《本草拾遗》

【基原】 为五加科通脱木属植物通脱木的花粉。

【原植物】 参见"通草"条。

【采收加工】 花开时采集，晒干。

【功用主治】 《本草图经》："主诸虫瘘，恶疮，痔疾，取粉纳疮中。"

【用法用量】 内服：煎汤，2～5 g；或入丸、散。外用：撒敷。

4151 桑叶 sāng yè 《本经》

【异名】 铁扇子《百草镜》，蚕叶《福建药物志》。

【基原】 为桑科桑属植物桑的叶。

【原植物】 桑 Morus alba L. 又名：家桑《日华子》，桑椹树《救荒本草》。

落叶灌木或小乔木，高3～15 m。树皮灰白色，有条状浅裂。根皮黄棕色或红黄色，纤维性强。单叶互生；叶柄长1～2.5 cm；叶片卵形或宽卵形，长5～20 cm，宽4～10 cm，先端锐尖或渐尖，基部圆形或近心形，边缘有粗锯齿或圆齿，有时有不规则的分裂，上面无毛，有光泽，下面脉上有短毛，脉间有毛，基出脉3条与细脉交织成网状；背面较明显；托叶披针形，早落。花单性，雌雄异株；雌、雄花序均排列成穗状柔荑花序，腋生；雄花被片4～2mm，总花梗长5～10 mm；雄花序长1～2.5 cm，下垂，略被细毛；雄花具花被片4，雄蕊4，中央有不育的雌蕊；雌花序长5～2cm，被毛，雌花具花被片4，基部合生，柱头2裂。瘦果，多数密集成一卵圆形或长圆形的聚花果，长1～2.5 cm，初时绿色，成熟后变肉质、黑紫色或红色。种子小。花期4～5月，

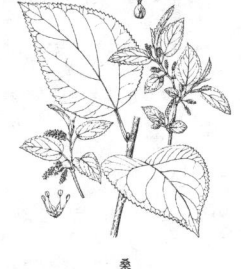
桑

果期5～6月。

生于丘陵、山坡、村旁、田野等处，多为人工栽培。分布于全国各地。

本植物鲜叶的汁(桑叶汁)、叶的水蒸馏液(桑叶露)、干嫩果穗(桑椹子)、果穗同时曲酿成的酒(桑椹酒)、嫩枝(桑枝)、老树枝于的结节(桑癭)、枝茎经烧灼后沥出的液汁(桑沥)、枝茎烧成的灰(桑柴灰)、枝茎烧成灰加水过滤取滤液蒸发后所得的结晶(桑霜)、树皮中的液汁(桑皮汁)、根(桑根)、干燥根皮(桑白皮)均供药用，另设专条。

【栽培】 生物学特性 喜温暖湿润气候，稍耐荫。耐旱，忌水涝，耐瘠薄。对土壤的适应性强。

繁殖方法 种子繁殖、嫁接繁殖或压条繁殖。种子繁殖：采取成熟桑椹，搓去果肉，洗净种子，随即播种或湿砂贮藏。春播、夏播，秋播均可。播种前50℃温水浸种，待自然冷却后，再浸泡12小时，放湿砂中贮藏催芽，经常保持湿润，待种皮破裂露白时即可播种，按行株距20～30 cm开沟，沟深1cm。播后覆土。苗高3～4 cm间苗，春、秋季按株距10～15 cm定苗。嫁接繁殖：袋接法，于嫁接前20日，剪接穗，湿砂贮藏，使砧木剪口处的皮层和木质部分离成袋状，然后插入接穗，以插紧为止。芽接，春、夏季可用"T"形芽接或管状芽接(套接)。压条繁殖：早春将母株横伏固定于地面，埋入沟中，露出顶端，培土压实，待生根后与母体分离。春或秋季进行定植。按行、株距2 m×0.4 m开穴，穴径0.5～0.7 m，穴底施入腐熟厩肥，上铺薄土一层，栽入，填表土后，将植株向上提一提，使根部舒展，再填实土，上面盖草。

田间管理 定型后通过修剪、疏芽、摘心，养成一定树型(如地桑、低桑、中干桑、高干桑、乔木桑等不同类型)。修剪可用拳式修剪法，每年在基部伐条，利用潜伏芽萌生新条，数年后在伐处形成拳状的树疙瘩。另有无拳式修剪法、留枝留芽修剪法等。

病虫害防治 病害有桑萎缩病、桑疫病、桑褐斑病、桑根结线虫病等。虫害有桑螟、桑蟥、桑象虫、桑白蚧、桑天牛、桑蓟马、桑始叶螨等。

【采收加工】 10～12月霜降后采收，除去杂质，晾干。

【药材】 桑叶 Mori Folium 主产于安徽、浙江、江苏、四川、湖南等地。

性状 叶多皱缩、破碎。完整者有柄，叶柄长1～2.5 cm；叶片展平后呈卵形或宽卵形，长8～15 cm，宽7～13 cm，先端渐尖，基部截形、圆形或心形，边缘有锯齿或圆齿，有时不规则分裂。上表面黄绿色或浅黄棕色，有的有小疙状突起；下表面颜色稍浅，叶脉突出，小脉网状，脉上被疏毛，脉基其簇毛。质脆。气微，味淡、微苦涩。

鉴别 叶片横切面：上表皮细胞方形，有的颇大，径向延长，其外壁略向外突出，内含钟乳体。下表皮细胞扁平，含钟乳体的细胞少见。可见单细胞毛、多细胞头的腺毛及单细胞非腺毛；以下表皮处多见，叶的非腺毛基部膨大，内含一钟乳体。栅栏组织1～2列细胞，不通过主脉，海绵组织细胞排列较疏松。主脉上、下表皮细胞内侧有厚角组织，维管束外韧型，韧皮部较狭，外侧有厚角组织，细胞较小，木质部新月形，在大维管束上方有一小的外韧型维管束。叶肉薄壁细胞中含草酸钙结晶，偶有棱晶，主脉薄壁细胞中含有棱晶，偶有簇晶。

粉末特征：棕绿色或黄绿色。上表皮有含钟乳体的大型晶细胞，钟乳体直径47～77 μm。下表皮气孔不定式，副卫细胞4～6个。非腺毛单细胞，长50～230 μm。草酸钙结晶及方晶，簇晶直径5～16 μm。腺毛头部类圆球形，2～4细胞，直径15～35 μm，柄单细胞，长14～30 μm。

品质标志 《中华人民共和国药典》2010年版规定：照高效液相色谱法测定，本品按干燥品计，含无水芦丁($C_{27}H_{30}O_{16}$)不得少

于 0.10%。

【成分】 叶含：甾体及三萜类化合物：牛膝甾酮(inokosterone)、蜕皮甾酮(ecdysterone)、豆甾醇(stigmasterol)、菜油甾醇(campesterol)、羽扇豆醇(lupeol)、β-谷甾醇(β-sitosterol)及其乙酰衍生物和β-香树脂醇(β-amyrin)等。黄酮及其苷类：芸香苷(rutin)、槲皮素(quercetin)、异槲皮苷(isoquercitrin)、桑素(moracetin)即槲皮素-3-三葡萄糖苷(quercetin-3-triglucoside)、桑黄酮(kuwanon)I。香豆素其苷类：香柑内酯(bergaten)、伞形花内酯(umbelliferone)、东莨菪素(scopoletin)、东莨菪苷(scopolin)、羟基香豆素(hydroxycoumarin)。挥发油：酸性部分含乙酸(acetic acid)、丙酸(propionic acid)、丁酸(butyric acid)、异丁酸(isobutyricacid)、缬草酸(valeric acid)、异缬草酸(isovaleric acid)、己酸(caproic acid)；酚性部分含水杨酸甲酯(methyl salicylate)、愈创木酚(guaiacol)、邻苯甲酚(O-cresol)、间苯甲酚(m-cresol)、对苯甲酚(p-cresol)、丁香油酚(eugenol)等。氨基酸及肽类：氨基酸含量1 434.77 μmol/g(千重)，主要为谷氨酸、天冬氨酸、丙氨酸、甘氨酸。此外，有γ-氨基丁酸(γ-aminobutyric acid)、2-哌啶酸(pipecolicacid)、5-羟基-2-哌啶甲酸(5-hydroxy-pipecolic acid)、脯氨酸、精氨酸、肌氨酸、亮氨酸、异亮氨酸、酪氨酸、缬氨酸、色氨酸、天冬酰胺、谷氨酰胺(glutamine)、丝氨酸、赖氨酸，以及谷胱甘肽(glutathione)，90%以上为氧化型。生物碱：腺嘌呤(adenine)、胆碱(choline)、胡芦巴碱(trigonelline)。有机酸及其他化合物：绿原酸(chlorogenic acid)、延胡索酸(fumaric acid)、棕榈酸(palmitic acid)、棕榈酸乙酯(ethyl palmitate)、叶酸(folicacid)、亚叶酸(folinic acid)、维生素 C(90%以上为还原型)、C28 及 C30~C34 烷烃(alkanes)、内消旋肌醇(myoinositol)及溶血素(hemolysin)。

【药理】 1. 降血糖作用 自桑叶中提取的桑叶总多糖,腹腔注射给药,对四氧嘧啶糖尿病小鼠有显著的降血糖作用,还可提高糖尿病小鼠的耐糖能力,增加肝糖原含量而降低肝葡萄糖。桑叶总多糖腹腔注射给药 100 mg/kg,可以提高正常大鼠血中胰岛素水平。桑叶能降低麦芽糖引起的大鼠 0.5 小时血糖峰值和延缓大鼠血糖峰值出现的时间。

2. 抗炎作用 桑叶高低剂量组,均有显著地抑制巴豆油致小鼠耳肿胀的作用,可明显地抑制小鼠腹腔毛细血管普通透性,对角叉菜胶致小鼠足肿胀,桑组有非常显著的抑制作用。

3. 增加免疫功能 桑叶能显著提高小鼠单核巨噬细胞的吞噬功能,使血清碳粒廓清速率明显加快,并提高血清溶血素(IgM)水平。

4. 抗凝作用 桑叶提取物能明显延长小鼠全血凝固时间和显著延长兔血浆的部分凝血酶时间、凝血酶原时间和凝血酶时间,且有明显的剂量效应依赖关系,对去抗凝血酶Ⅲ和去纤溶酶原血浆同样有显著的延长凝血酶时间的作用。

5. 抗菌作用 桑叶汁对大多数革兰阳性和革兰阴性细菌以及部分酵母菌的生长具有抑制作用,且具有热稳定性强、抑菌浓度低、抑菌 pH 范围广的特点,对霉菌无抑制作用。桑叶水煎剂高浓度溶液在体外有抗钩端螺旋体作用。

6. 其他作用 蜕皮激素能促进细胞生长,刺激真皮细胞分裂,产生新生的表皮并促使昆虫蜕皮。对人体能促进蛋白质合成,排除体内胆固醇,降低血脂。桑乙醇提取物的植物雌激素,喂饲小鼠可减慢生长速度。

毒性 给小鼠一次腹腔注射桑叶注射液的安全用量,相当于人用量(10%桑叶注射液 5 ml,肌注,每日 1~2 次)的 250 倍。在亚急性毒性试验中,桑叶注射液相当于人用量的 60 倍剂量,连续给小鼠腹腔注射 21 日,对内脏器官无损害;如给予更大剂量,则对肝、肾、肺等产生变性、出血性损害。

【炮制】 1. 桑叶 取原药材,除去杂质,搓碎,去柄,筛去灰屑。

2. 炒桑叶 取生桑叶,置锅内,用文火加热,炒至微焦,取出放凉。

3. 蒸桑叶 取桑叶放蒸笼内,下垫清洁细麻布,蒸 1 小时,取出,晒干。

4. 蜜桑叶 取炼蜜加适量开水稀释后,加入净桑叶碎片拌匀,闷润后置锅内,用文火炒至表面深黄色,微有光泽,不粘手为度,取出,放凉。每桑叶 100 kg,用炼蜜 25 kg。蜜桑叶长于润肺止咳,多用于肺热燥咳。

饮片性状 桑叶呈碎片状,上表面呈黄绿色,略有光泽,背面淡黄绿色或黄白色,叶脉突起,小脉交织呈网状,质脆。气微,味淡、微苦涩。炒桑叶形如桑叶,表面褐黄色微焦。蒸桑叶形如桑叶,颜色加深。蜜桑叶形如桑叶碎片,表面暗黄色,微有光泽,略带黏性,味甜。

贮干燥容器内,蜜桑叶密闭,置阴凉通风干燥处。

【药性】 苦、甘,寒。归肺、肝经。

1.《新修本草》:"味苦、甘,寒,有小毒。"

2.《日华子》:"暖,无毒。"

3.《纲目》:"乃手、足阳明之药。"

4.《本草经解》:"入足太阳膀胱经,手少阴心经,足太阴脾经。"

5.《医林纂要》:"甘、酸、辛,寒。"

6.《本草再新》:"入肝、肺二经。"

【功用主治】 疏散风热,清肺润燥,清肝明目。主治风热感冒,风温初起,发热头痛,汗出恶风,咳嗽胸痛;或肺燥干咳无痰,咽干口渴;风热及肝阴上扰,目赤肿痛。

1.《本经》:"除寒热,出汗。"

2.《新修本草》:"除脚气、水肿,利大、小肠。"

3.《食疗本草》:"止渴。"

4.《本草拾遗》:"主霍乱腹痛吐下,冬月用干者浓煮服之。细锉,大釜中煮取如赤糖,去老风及宿血。"

5.《日华子》:"利五脏,通关节,下气,煎服,除风痛出汗,并扑损瘀血,并蒸后入鬃蚪壁,盐挪敷上。"

6.《本草图经》:"煮汤淋渫手足,去风痹。"

7.《丹溪心法》:"焙干为末,空心米饮调服,止盗汗。"

8.《纲目》:"治劳热咳嗽,明目,长发。"

9.《本草从新》:"滋燥,凉血,止血。"

10.《药性切用》:"入肺而清肃气化,除烦退热,为肺痰挟热专药。"

【用法用量】 内服:煎汤,4.5~9 g;或入丸、散。外用:煎水洗或捣敷。

【宜忌】《得配本草》:"肝燥者禁用。"

【选方】 1. 治太阴风温,但咳,身不甚热,微渴者 杏仁二钱,连翘一钱五分,薄荷八分,桑叶二钱五分,菊花一钱,苦梗二钱,甘草八分(生),苇根二钱。水二杯,煮取一杯。日二服。(《温病条辨》桑菊饮)

2. 治风眼下泪 腊月不落桑叶,煎汤日日温洗,或入芒硝。(《濒湖集简方》)

3. 治天行时眼,风热肿痛,目涩眩疼 铁屑子一张,以滚水冲半盏,盖好,候汤温,其色黄绿如浓茶样为出味。然后洗眼,拭干。隔一二时,与汁屑水微热,再洗,每日洗二五次。(《养素园传信方》)

4. 治肝阴不足,眼目昏花,咳久不愈,肌肤甲错,麻痹不仁 嫩桑叶(去蒂,洗净,晒干,为末)一斤,黑胡麻子(淘净)四两。将胡麻擂碎,熬浓汁,和白蜜一斤,炼至滴水成珠,入桑叶末为丸,如梧桐子大。每服三钱,空腹时盐汤、临卧时温酒送下。(《医级》桑麻丸)

5. 治吐血 晚桑叶,微焙,不计多少,捣罗为细散。每服三钱

匕,冷腊茶调如膏,入麝香少许,夜卧含化咽津。只一服止,后用补肺药。(《圣济总录》独圣散)

6. 治遍身出汗不止 新桑叶,乘露采摘,晒干研为末。每服二钱,空心米汤调服。(《种杏仙方》)

7. 治小儿渴 桑叶不拘多少,用生蜜逐叶上敷过,阴干,细切,用水煎汁服之。(《胜金方》)

8. 治膈气呕逆,不能下食 桑叶末二两、半夏一两(汤洗七遍去滑)。上药,捣细罗为散。每服一钱,以醋浆水一中盏,煎至六分,入生姜汁少许,不计时候,稍热并滓服。

9. 治霍乱已吐利后,烦渴不止 桑叶一握。切,以水一大盏,煎至五分,去滓,不计时候温服。(8、9方出自《圣惠方》)

10. 治手足麻木,不知痛痒 霜降后桑叶煎汤频洗。(《急救方》)

11. 治乳硬作痛 嫩桑叶,生采,研。以米饮调,摊纸花贴病处。(《妇人良方》)

12. 治大肠脱肛 黄皮桑树叶三升,水煎过,带温罨纳之。

13. 治疳口不敛 经霜桑叶,为末,敷之。(12、13方出自《直指方》)

14. 治火疮及汤泡疮 经霜桑叶,焙干,烧存性,为细末。香油调敷或干敷。(《医学正传》)

【临床报道】 1. 治疗盗汗 用霜桑叶45 g干燥研末,每日晚上睡前用米汤送服桑叶散9 g,儿童用量酌减,治疗盗汗30例,连续服药5日为1个疗程,一般服1个疗程即可痊愈,服药期间停服其他中西药物,并注意保暖。

2. 治疗结膜炎、角膜炎 水桑叶60 g,野菊花30 g,金银花40 g,将上药拣净,加蒸馏水1 000 ml煎煮15分钟,滤过,取药液350 ml备存;第二次再加蒸馏水500 ml煎煮10分钟过,取药液400 ml;两次药液合并加热、沉淀,用漏斗放入药棉,纱布反复过滤3次,加入3倍量的95%乙醇,静置24~48小时;滤过,回收乙醇至无乙醇味,精滤至350 ml,然后在每100 ml中加入0.05 g尼泊金,将pH调至6~6.5之间,装入盐水瓶内,湿热灭菌30分钟后备用,每日3次,每日1滴,重症可用2小时滴眼1次。治疗结果:治愈85例(103只眼),有效35例(48只眼),无效6例(7只眼),总有效率95.23%,见效时间长者3日,短者1日。

3. 治疗下肢象皮肿 采用10%桑叶注射液肌内注射,每次5 ml,每日1~2次;或25%~50%桑叶注射液4 ml,每日1次,15~21日为1个疗程,必要时间隔10日后再给以第二或第三疗程。在注射3日后同时开绑扎患肢。临床观察各期象皮肿者共512例计352条腿,经1个疗程后基本治愈者计36条腿,显著进步者计149条腿,进步者计149条腿。

【各家论述】 1.《本草经疏》:"桑叶,甘所以益血,寒所以凉血,甘寒相合,故下气而益阴,是以能主阴虚寒热及因内热出汗。其性兼燥,故又能除脚气水肿,利大小肠,除风。经霜则兼清寒,故又能明目而止渴。发者血之余也,益血故又能长发,凉血生津。合痈白,疗扑掌,疗汤火,皆清凉补血之功也。"

2.《医林纂要》:"桑叶甘酸凉寒,清金敛肺。清金敛肺以治肺金气不足也,清金宁嗽,能清肝火故明目。"

3.《重庆堂随笔》:"桑叶,虽治盗汗,而风温暑热服之,肺气清肃,即能汗解。息内风而除头痛,止风行肠胃之泄泻,清肝热而行之崩漏,胎前诸病,由于肝热者尤为要药。"

4152 **桑耳** sāng ěr 《本经》

【异名】 桑菌、木麦《别录》,桑上寄生《本草经集注》,桑橘《新修本草》,桑鸡《广菌谱》,桑上木耳《便民图纂》。

【基原】 为银耳科银耳属和木耳科木耳属寄生在桑上的可食真菌的子实体。

【原植物】 参见"银耳"、"黄木耳"、"木耳"条。

【采收加工】 全年可采收,取寄生在桑树上的木耳,晒干。

【药性】 甘,平。归肝、脾经。

1.《别录》:"味甘,有毒。"

2.《药性论》:"味甘、辛,无毒。"

3.《日华子》:"温,微毒。"

4.《宝庆本草折衷》:"味甘、辛、苦、涩,平,寒。"

【功用主治】 凉血止血,活血散结。主治蛔血,尿血,便血,痔血,崩漏,喉痹,癥瘕积聚。

1.《本经》:"黑者主女子漏下赤白汁,血病,癥瘕积聚,阴痛,阴阳寒热,无子。"

2.《别录》:"疗月水不调,其黄熟陈白者止久泄,益气不饥;其金色者治泄癖饮,积聚腹痛,金疮。"

3.《日华子》:"止肠风泻血,妇人心腹痛。"

4.《本草药性大全》:"散血如神,止血堪捷。"

【用法用量】 内服:煎汤,4.5~9 g;或入丸、散。

【选方】 1. 治痔病下血不止 桑耳三两。捣碎。上件每服一两,以水一大盏,煎取七分,去滓,着椒、葱白、粳米末作羹,空腹食之。

2. 治崩中漏下赤白不止,气虚竭 桑耳二两半,鹿茸十八铢。上二味以醋五升渍,炙燥渍尽为度,治下筛。服方寸匕,日三。《千金方》

3. 治喉闭塞不通 桑上白耳不拘多少。上一味,捣罗为末,以生蜜浸。每用半匙,绵裹含化,旋旋咽下,须臾即通。《圣济总录》

4. 治心下隐痛 桑耳烧存性,热酒服二钱。《濒湖集简方》

5. 治留饮宿食 桑耳二两,巴豆一两(去皮),五升米下蒸过,和枣膏捣丸麻子大。每服一二丸,取利止。《纲目》引《范汪方》

6. 治遗尿且涩 桑耳、龙骨各三分,矾石、阿胶(炙)各二分。上为散。空腹,米饮汤下,一日三服。《普济方》

7. 治面上黑窠 桑耳焙研。每食后热汤下一钱。《纲目》引《摘玄方》

【各家论述】 《本经逢原》:"桑耳润泽。善祛子藏中风热,不但主漏下血病,并可以治寒热积聚,积聚去,不难成孕。《本经》取黑者达肾,赤者走肝,补中寓河,泻中寓补之机,具见言外矣。其黄熟陈白者,止久泄,益气。金色者,治泄饮积聚及肠风泻血、蛔血、五痔下血,血瘀虚劳,咽喉肿痛,一切血症,咸宜用之。"

4153 **桑芽** sāng yá 《江苏省植物药材志》

【异名】 女儿红,青桑头、青条《江苏省植物药材志》,青桑《天目山植物志》,桑芽茶《全国中草药汇编》,鸡骨枫《浙江药用植物志》。

【基原】 为槭树科槭属植物苦茶槭和茶条槭的嫩叶。

【原植物】 1. 苦茶槭 Acer ginnala Maxim. subsp. theiferum (Fang) Fang [A. theiferum Fang]

落叶灌木或小乔木,高5~6 m。树皮粗糙,灰白;小枝细瘦,当年生枝绿色或紫绿色,多年生枝淡黄色或黄褐色,皮孔椭圆形或近于圆形,淡白色。单叶对生;叶柄长4~5 cm,绿色或紫绿色,无毛;叶片薄纸质,卵形或椭圆状卵形,长5~8 cm,宽2.5~5 cm,不分裂或不明显3~5浅裂,边缘具不规则的尖重锯齿,下面具白色疏柔毛。伞房花序

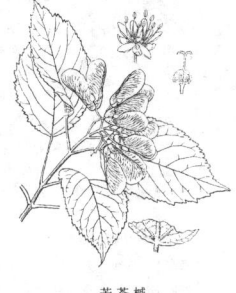

苦茶槭

长达 3 cm，有白色疏柔毛，花杂性，雄花与两性花同株；萼片 5，黄绿色；花瓣 5，白色，较长于萼片；雄蕊 8，花药黄色，着生于花盘内侧；子房有疏柔毛(在雄花中不发育)，柱头平展或反卷。果实黄绿色或黄褐色；小坚果脉纹显著，翅果长 2.5～3.5 cm，张开近于直立或成锐角。花期 4～5 月，果期 5～9 月。

生于低海拔的向阳山坡疏林中。分布于华东及河南、湖北、湖南等地。

2. 茶条槭 A. ginnala Maxim. 　又名：茶条子、枫树(《长白山植物药志》)、华北茶条槭(《植物分类学报》)。

本种与亚种苦茶槭的区别点在于：叶片纸质，长圆状卵形或长圆状椭圆形，长 6～10 cm，宽 4～6 cm，基部圆形、截形或略近于心脏形，常较深的 3～5 裂；翅连同小坚果长 2.5～3 cm，宽 8～10 mm，中段宽或两侧近于平行，张开近于直立或成锐角。花期 5 月，果期 10 月。

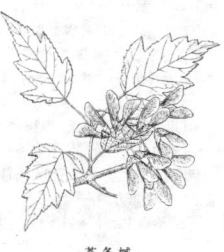

茶条槭

生于海拔 800 m 以下的丛林中。分布于华北、东北及陕西、甘肃、河南等地。

【采收加工】　3 月采收嫩叶，置锅中，微火炒焙数分钟，取出用手揉搓至均匀后，晒干。

【成分】　叶含远志醇(polygalitol)，茶条槭素(ginnalin)A、B、C，甲基肌醇(quebrachitol)。含黄酮成分槲皮苷(quercitrin)，异槲皮苷(isoquercitrin)，槲皮素(quercetin)，芦丁(rutin)。槭属鞣质(acertanin)A 及其他茶条槭鞣质：2-O-没食子酰基-6-O-三没食子酰-1, 5-脱水-D-葡萄糖醇(2-O-galloyl-6-O-trigalloyl-1, 5-anhydro-D-glucitol)，2, 6-双-O-二没食子酰基-1, 5-脱水-D-葡萄糖醇(2, 6-bis-O-digalloyl-1, 5-anhydro-D-glucitol)，6-O-二没食子酰基-2-O-三没食子酰-1, 5-脱水-D-葡萄糖醇(6-O-galloyl-2-O-trigalloyl-1, 5-anhydro-D-glucitol)，6-O-二没食子酰基-2-O-没食子酰-1, 5-脱水-D-葡萄糖醇(6-O-digalloyl-2-O-galloyl-1, 5-anhydro-D-glucitol)，2-O-没食子酰基-6-O-三没食子酰-1, 5-脱水-D-葡萄糖醇(2-O-galloyl-6-O-trigalloyl-6, 5-anhydro-D-glucitol)。还含没食子酸(gallic acid)，没食子酸乙酯(ethyl gallate)，并没食子酸(ellagic acid)，β-谷甾醇(β-sitosterol)，槭叶鞣质(acertannin)，乙酰没食子酸(ethylgallate)，鞣酸(gallic acid)。

【药理】　抗菌作用　从桑芽的乙醇提取物中分离到的茶条槭素 A，在 0.31 和 5 mg/ml 时对志贺痢疾杆菌和铜绿假单胞菌有抑菌作用。

【药性】　微苦、微甘、寒。归肝经。

1.《江苏植物药材志》："气香，味稍苦。"

2.《全国中草药汇编》："苦，寒。"

3.《浙江药用植物志》："甘、微苦，凉。"

【功用主治】　清肝明目。主治风热头痛，肝热目赤，视物昏花。

1.《江苏植物药材志》："代茶饮，退热明目。"

2.《天目山药用植物志》："清头目。"

3.《全国中草药汇编》："治肝热目赤，昏花。"

4.《浙江药用植物志》："治风热头痛。"

【用法用量】　内服：煎汤，10～15 g；或开水冲泡代茶饮。

4154　桑沥　sōng lì　《《纲目》》

【异名】　桑油(《万氏家抄方》)。

【基原】　为桑科桑属植物桑的枝条经烧灼后沥出的液汁。

【原植物】　参见"桑叶"条。

【采收加工】　取较粗枝条，将两端架起，中间加火烤，收集两端滴出的液汁。

【药材】　桑沥 Mori Albae Succus caulis 全国大部分地区均产。

性状　本品为淡黄色的澄明液体，略带黏稠性。气清香，味微苦、甘。

【药性】　甘，凉。归肝经。

【功用主治】　祛风止痉，清热解毒。主治破伤风，皮肤疮疖。

1.《纲目》："治大风疮疥，生眉发。"

2.《药镜》："治破伤之中风并及风疮。"

【用法用量】　内服：5～10 ml。外用：涂搽。

【选方】　治破伤风　桑沥、好酒，对和温服，以醉为度，醒，服消风散。《摘元方》)

4155　桑枝　sōng zhī　《本草图经》

【异名】　桑条(《本草图经》)。

【基原】　为桑科桑属植物桑 Morus alba L. 的嫩枝。

【原植物】　参见"桑叶"条。

【采收加工】　5～6 月采收，略晒，趁新鲜时切成长 30～60 cm 的段或斜片，晒干。

【药材】　桑枝 Mori Ramulus 主产于江苏、浙江、安徽、湖南、河北、四川。

性状　嫩枝呈圆柱形，少有分枝，长短不一，直径 0.5～1.5 cm。表面灰黄色或黄褐色，有多数黄褐色点状皮孔及细纵纹，并有灰白色略呈半圆形的叶痕和黄棕色的腋芽。质坚韧，不易折断；断面纤维性。切片厚 0.2～0.5 cm，皮部较薄，木部黄白色，射线放射状，髓部白色或黄白色。气微，味淡。

鉴别　粉末特征：灰黄色。纤维较多，成束或散在，淡黄色或无色，略弯曲，直径 10～30 μm，壁厚 5～15 μm，弯曲处呈皱褶，孔沟不明显，胞腔甚细。石细胞淡黄色，呈类圆形、类方形，直径 15～40 μm，壁厚 5～20 μm，胞腔大，形状、大小与石细胞近似，胞腔内含草酸钙方晶 1～2 个。草酸钙方晶存在于厚壁细胞中或散在，呈多面体或正方形、菱形、类双锥形，直径 5～20 μm。木纤维多成束，常与木射线细胞连接。呈长梭形，末端尾尖，直径 12～20 μm，壁厚约 2 μm，纹孔稀少，孔沟不明显。导管主要为具缘纹孔导管。乳汁管偶见，直径 10～25(～30) μm，含有微细颗粒状分泌物。

质量标志　《中华人民共和国药典》2010 年版规定，照醇溶性浸出物测定法热浸法测定，本品乙醇浸出物不得少于 3.0%。

【成分】　桑枝含鞣质(tannin)，蔗糖，果糖，水苏糖，葡萄糖，麦芽糖，棉子糖，阿拉伯糖，木糖。

茎含黄酮类成分：桑素(mulberrin)，桑色烯(mulberrochromene)，环桑素(cyclomulberrin)，环桑色烯(cyclomulberrochromene)。木材含桑色素(morin)，柘树素(cudranin)，2, 4, 4', 6-四羟基二苯甲酮(2, 4, 4', 6-tetrahydroxybenzophenone)，2, 3', 4, 4', 6-五羟基二苯甲酮(2, 3', 4, 4', 6-pentahydroxy benzophenone, maclurin)；含二氢桑色素(dihydromorin)，二氢山柰酚(dihydro kaempferol)，2, 4, 3', 5'-四羟基芪(2, 4, 3', 5'-tetrahydroxystilbene)，白藜八醇(alboctalol)。

【药理】　1. 提高免疫功能　淋巴细胞转化率低下的患者每日服桑枝煎剂 30 g，连服 1 个月，可明显提高淋巴细胞转化率。嫩桑枝疗效较好，嫩皮效果次之，老皮及叶无效。

2. 抗炎作用　桑枝高低剂量组，均有显著地抑制巴豆油致小鼠耳郭肿胀的作用，可明显地抑制小鼠腹腔毛细血管通透性，对角叉菜胶致小鼠足肿胀，桑枝仅在第二小时表现出抑制作用，抑制率为 28%。

⑩ 桑　4153～4155

～2412～

【炮制】　1. 桑枝　取原药材，除去杂质，稍浸，洗净，润透，切厚片，干燥。

2. 炒桑枝　取桑枝片，置锅内，用文火加热，炒至微黄色，取出放凉。

3. 酒桑枝　取净桑枝片，用黄酒拌匀，闷润成透，置锅内，用文火加热，炒至黄色，取出放凉。每桑枝 100 kg，用黄酒 12 kg。酒炙增强祛风通络作用。

4. 麸炒桑枝　先将锅烧热，撒入麦麸至冒烟，加入桑枝片，炒至淡黄色，筛去麸皮，放凉。

饮片性状　桑枝为圆形或长椭圆形厚片，表面黄白色，呈放射状纹理，髓部白色。周边黄黄色或黄褐色。片坚韧。气微，味淡。炒桑枝表面黄色，偶有焦斑。酒桑枝表面淡黄色，偶有焦斑，微有酒气。

贮干燥容器内，置通风干燥处。酒桑枝密闭，置阴凉干燥处。

【药性】　苦，平。归肝经。

1.《本草图经》：“《近效方》云，桑枝，平，不冷不热。”

2.《纲目》：“苦，平。”

3.《医林纂要》：“甘、辛，平。”

4.《得配本草》：“入手太阴经。”

5.《本草再新》：“味清苦，微寒，无毒。入肺、肾二经。”

【功用主治】　祛风湿，通经络，行水气。主治风湿痹痛，中风半身不遂，水肿脚气，肌肤风痒。

1.《本草图经》：“《近效方》云，疗遍体风痒干燥，脚气风气，四肢拘挛，上气，眼晕，肺气咳，消食，利小便，久服轻身，聪明耳目，令人光泽，兼疗口干。”

2.《本草蒙筌》：“利喘嗽逆气，消臃肿毒痈。”

3.《本草汇言》：“去风气挛痛。”

4.《本草述》：“祛风养筋，治关节湿痹诸痛。”

5.《本草备要》：“利关节，养津液，行水祛风。”

6.《玉楸药解》：“治中风，㖞斜，咳嗽。”

7.《本草再新》：“壮肺气，燥湿，滋肾水，通络，止咳，除烦，消肿止痛。”

8.《岭南采药录》：“去骨节风疾，治老年鹤膝风。”

9.《现代实用中药》：“治高血压，手足麻木。”

【用法用量】　内服：煎汤，15～30 g。外用：煎水熏洗。

【选方】　1. 治风热臂痛　桑枝一小升。细切、炒香，以水三大升，煎取二升。一日服尽，无时。（《本事方》）

2. 治脚气肿痛，行履不得　桑枝二斤，枳壳、槐树皮（各）一斤，柳枝三斤。上件药，细锉和匀，每度用药半斤，以水三斗，煎煮二斗，去滓，看冷暖，于避风处淋蘸。（《普济方》）

3. 治偏风及一切风　桑枝一大升。一大升，煎取三大升。夏日用中存，恐酢坏。每日服一盏，空腹服尽。（《外台》引张文仲方）

4. 治高血压病　桑枝、桑叶、茺蔚子各 15 g，加水 1 000 ml，煎成 600 ml。睡前洗脚 30～40 分钟，洗完睡觉。（辽宁《中草药新医疗法展览会资料编》双桑降压汤）

5. 治水气，脚气　桑条二两。炒香，以水一升，煎二合。每日空心服之。（《圣济总录》）

6. 治水肿坐卧不得，头面身体悉肿　取东引花桑枝烧灰淋汁，煮赤小豆。空心食令饱，饥即食尽，不得吃饭。（《梅师方》）

7. 治过肥者　久服桑枝茶，逐湿，令人瘦。（《鲜溪单方选》）

8. 治积年上气咳嗽，多嗽喘促，睡脓及血不止　桑条锉细，煮汁服之。（《卫生易简方》）

9. 治内外障及翳膜，赤脉，昏涩　桑条（二、三月间采嫩者）。暴干，于无风处烧，一头火炎出白色，以盘白灰。取一两，细研，用每三钱。入瓷器或银石器内，以沸水泡之，打转候澄，倾清者入别器内，重澄，用新绵滤过，极清者置瓶内，欲用点眼，每度一度。

《圣济总录》洗眼方）

10. 治紫癜风　桑枝十斤(锉)，益母草三斤(锉)。上药，以水五斗，慢火煎至五升，滤去渣，入小铛内，熬为膏。每夜卧时，用温酒调涂之即愈。

11. 治蜈蚣伤毒　用桑枝、白盐和涂之即愈。

12. 治面上黑痣　寒食前后取桑条烧灰，淋汁熬成膏涂，痣自落。(11、12 方出自《卫生易简方》)

【临床报道】　提高淋巴细胞转化率　随机选择门诊淋巴细胞转化率低下的患者 20 例，其中桑枝组 10 例，除给予相应治疗外，每日加用桑枝 30 g 煎服，2 个月为 1 个疗程，每月复查淋巴细胞转化率及免疫球蛋白。对照组 10 例，给予相应的治疗，不用桑枝，1 个月后复查淋巴细胞转化率。结果：用药前淋转率对照组为 38.5(±5.2)%，桑枝组为 37.7(±4.3)%。用药后 1 个月复查，对照组为 38.8(±3.4)%，与用药前比较无明显差异；桑枝组用药 1 个月淋转率为 48.5(±6)%，2 个月为 53.7(±6.4)%，分别与用药前比较，经统计学处理，均有非常明显的差异（P＜0.01）。用药 1 个月后，桑枝组与对照组比较有显著性差异（P＜0.05）。免疫球蛋白复查结果未见规律性变化。

4156 桑扈 sāng hù（汪颖《食物本草》）

【异名】　青雀、窃脂（陆玑《诗疏》），蜡嘴雀、蜡嘴（《纲目》）。

【基原】　为雀科蜡嘴雀属动物黑头蜡嘴雀的肉。

【原动物】　黑头蜡嘴雀 Eophona personata magnirostris Hartert

体长 20 cm，嘴厚而强，呈短而粗的圆锥形；色黄，先端黑。虹膜褐色。额和头顶呈亮黑色，此色延围眼部、颊部，直达喉部。上体余部为灰褐色。翼羽黑色，具金属光辉。除初级飞羽外均呈白斑。尾呈光泽黑色。下体淡褐灰色，腹以下转白色。脚黄色。雌鸟的头和尾均灰褐色，无黑色。一般羽色较苍淡。

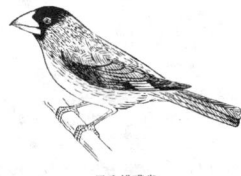

黑头蜡嘴雀

群栖于山区混交林中或平原杂林中。食物为野生植物的种子及浆果和鳞芽等。分布于我国东北部，迁徙时经河北、河南、江苏、四川等地至南方越冬。

【采收加工】　四季可捕，捕后取肉，鲜用。

【药性】　《纲目》：“甘，温，无毒。”

【功用主治】　虚损羸瘦。

1. 汪颖《食物本草》：“主肌肉虚赢，益皮肤。”

2.《东医宝鉴》：“炙食，能补气。”

3.《随息居饮食谱》：“补胃。”

4157 桑根 sāng gēn（《南京民间草药》）

【异名】　桑树根（《上海常用中草药》）。

【基原】　为桑科桑属植物桑 Morus alba L. 的根。

【原植物】　参见“桑叶”条。

【采收加工】　7～10 月挖取，除去须根，鲜用或晒干。

【药材】　桑根 Mori Albae Radix　全国大部分地区均产。

性状　根圆柱形，粗细不一，直径通常 2～4 cm。外皮黄褐或橙黄色，粗皮易鳞片状开裂而易脱落，可见横长皮孔。质地坚韧，难折断。断面皮部白色或淡黄白色，纤维性强；木部占绝大部分，淡棕色，木纹细密。气微，味微甘、苦。

【成分】　根含桑根酮(sanggenone)D，桑酮(kuwanon)。

【药性】　微苦，寒。归肝经。

1.《日华子》：“暖，无毒。”

2.《福建药物志》:"微苦,寒。"

【功用主治】 清热定惊,祛风通络。主治惊痫,目赤,牙痛,筋骨疼痛。

1.《日华子》:"研汁,治小儿天吊,惊痫客忤;敷鹅口疮。"

2.《南京民间药草》:"治筋骨痛,高血压。"

3.《福建药物志》:"清热泻火。治赤眼,牙痛,肾盂肾炎,癫痫。"

【用法用量】 内服:煎汤,15~30 g。外用:煎水洗。

【选方】 1. 治风湿痛,跌打损伤,高血压病 桑树根15~30 g,大剂量可至60 g。水煎服。(《上海常用中草药》)

2. 治赤眼 鲜桑根30 g。洗净,水适量煎服,或煮猪肝于早晨服。(《闽南民间草药》)

3. 治血露不绝 锯截桑根取屑五指撮,取醇酒服之,日三。

4. 治中蜀椒、蜈蚣毒 煮桑根汁解之。(3、4方出自《肘后方》)

5. 治癫痫 鲜桑根500 g。切碎,同猪脚炖,在1日内服完。(《上海常用中草药》)

4158 桑黄 sāng huáng (《药性论》)

【异名】 桑上寄生(《本草经集注》),桑臣(《药性论》),树鸡、胡孙眼(《酉阳杂俎》),桑黄菰(《卫生易简方》),桑黄菇(《纂要奇方》),针层孔菌(《中国药用真菌图鉴》),梅树菌(《云南中药资源名录》)。

【基原】 为多孔菌科木层孔菌属真菌火木层孔菌的子实体。

【原植物】 火木层孔菌 *Phellinus igniarius* (L. ex Fr.) Quél. [*Fomes igniarius* (L.) Fr.; *Boletus igniarius* L.; *Polyporus igniarius* Fr.]

子实体多年生,木质,侧生无柄。呈半球形、马蹄形或不规则形,腹面凸,(5~20)cm×(7~30)cm,厚3~15 cm。幼时表面有细绒毛,后脱落,有明显的龟裂,无皮壳,有假皮壳,有同心环棱。盖面呈灰褐色、肝褐色至黑色,有光泽;边缘圆钝,龟裂少,有密生的短绒毛,干后脱落,呈肉桂色至咖啡色。菌肉硬,木质,暗褐色,厚0.5 cm左右。菌管多层,层次常不明显,老的菌管有白色菌丝充塞;管口面锈褐色至酱色;管口圆形,每1 mm间4~5个。刚毛顶端尖锐,基部膨大,(10~25)μm×(5~7)μm。孢子近球形,光滑,无色,(5~6)μm×(3~4)μm。

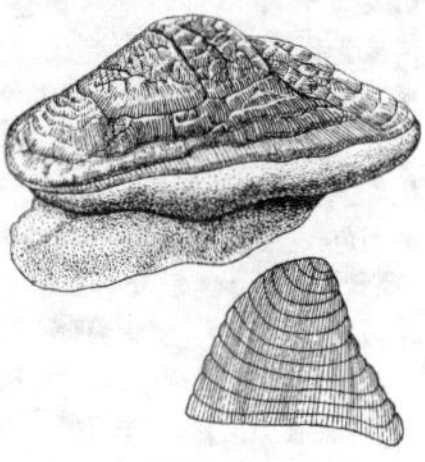

火木层孔菌

生于杨、柳等阔叶树树干上。分布于华北、西北及黑龙江、吉林、广东、四川、云南、西藏、台湾等地。

【采收加工】 全年均可采收,晒干。

【成分】 含落叶松蕈酸(agaric acid),藜芦酸(veratric acid),间-4, 5-二甲氧基-1, 2-苯二甲酸(*m*-hemipinic acid),麦角甾醇(ergosterol),C22、C24、C26的饱和脂肪酸,C23、C25的饱和烃,甘氨酸,天冬氨酸等氨基酸,草酸(oxalic acid),甘露岩藻半乳聚糖(mannofucogalactan)等多糖,糖氧化酶(xylose oxidase)。

【药理】 1. 保护肝脏作用 采用四氯化碳致肝损伤,结合高脂低蛋白饮食诱导肝纤维化,桑黄能显著降低肝纤维化大鼠血清氨基酸转移酶水平和血清胶原成分含量,并可提高SOD活性,显著减少血清中的活性氧自由基,抑制纤维组织增生,阻止肝纤维化的形成与发展。

2. 调节免疫功能 桑黄可增强人外周血单个核细胞PMNCs产生IFN-γ的能力,在0~200 μg/ml范围内,随桑黄浓度升高而促进效应增强,说明桑黄具有诱生IFN-γ的能力。

3. 抑瘤作用 子实体中的多糖300 mg/kg,对小鼠肉瘤S_{180}的抑制率达70%。

【药性】 微苦,寒。

1.《药性论》:"味甘、辛,无毒。"

2.《全国中草药汇编》:"微苦,寒。"

【功用主治】 止血活血,化饮,止泻。主治血崩,血淋,脱肛泻血,带下,经闭,癥瘕积聚,癖饮,脾虚泄泻。

1.《药性论》:"治女子崩中带下,月闭血凝,产后血凝,男子痃癖,兼疗伏血,下赤血。"

2.《全国中草药汇编》:"利五脏,软坚,排毒,止血,活血,和胃止泻。主治淋病,崩漏带下,癥瘕积聚,癖饮,脾虚泄泻。"

【用法用量】 内服:煎汤,6~15 g;或入丸、散。外用:研末调敷。

【选方】 1. 治心肺受热受暑吐血 真桑黄每用三五钱煎汤服,以好为度。(《文堂集验方》)

2. 治血淋,脐腹及阴茎涩痛 岗谷树根皮一两半,桑黄一两半(微炙)。上药,捣粗罗为散。每服三钱,以水一中盏,煎至六分,去滓,不计时候温服。

3. 治脱肛泻血不止 香附一两(焙),桑黄一两(微炙)。上药,捣罗为末,炼蜜为丸,如梧桐子大。每于食前,以粥饮下二十丸。

4. 治妇人劳损,月水不断,血竭暂止,小劳辄剧 桑黄捣罗为末,每于食前,以热酒调下二钱。

5. 治久心病不止 桑黄半两(微炙),木香半两。上件药,捣细罗为散,每于食前以热酒调下一钱。(2~5方出自《圣惠方》)

6. 治发背 厚朴(姜制)、陈皮(去白)各三钱,苍术(米泔浸)五钱,甘草(炙)二钱,入桑黄菰五钱同为末。疮溃干掺,未溃油调涂。(《卫生易简方》)

4159 桑瘿 sāng yǐng (《百草镜》)

【基原】 为桑科桑属植物桑老树枝上的结节。

【原植物】 参见"桑叶"条。

【采收加工】 冬季桑树修枝时,锯取老桑树上的瘤状结节,趁鲜时劈成不规则小块片,晒干。

【药材】 桑瘿 *Mori Albae Caulis Nodi* 全国各地大多有产。

性状 不规则块片,大小不一。外表面灰棕色,有浅棕色点状突起的皮孔。质坚韧,不易折断,劈面黄白色,木纹较细密,有的髓部中空或为朽木状,棕褐色。气微,味淡。

【功用主治】 《百草镜》:"去风痹诸湿。浸酒用,治胃痛。"

【用法用量】 内服:煎汤,3~9 g;或酒浸、醋磨服。

【选方】 治老年鹤膝风 桑树上结累一块,以陈米醋磨服,取泻,甚效。泻后,急服补中益气汤。(《岭南采药录》)

4160 桑霜 sāng shuāng (《纲目》)

【异名】 木硇(《本草经疏》)。

【基原】 为桑科桑属植物桑枝茎烧成灰。灰加水过滤,取滤液蒸发后所得的结晶。

【原植物】 参见"桑叶"条。

【采收加工】 取桑柴灰,用热水浸泡,适当搅拌,静置,取上清液过滤,滤液再经加热蒸干,收取干燥的结晶状物,装入瓶(罐)中,加盖。

【药材】 桑霜 *Mori Albae Crystalum Mannosum* 全国大部分地区均产。

性状 呈结晶块状物,棕褐色,半透明或不透明,质脆。气微,味微苦、咸。

【药性】 《得配本草》:"辛,寒。"

【功用主治】　散积消肿。主治噎食积块，痈疽，疔疮。

1.《纲目》："治噎食积块。"

2.《本草经疏》："能钻筋透骨，为敷痈疽、拔疔、引诸散毒药攻毒之要品。"

【用法用量】　内服：3～6 g，冲烊入汤剂。外用：涂敷。

4161　桑叶汁 sāng yè zhī
（《别录》）

【异名】　桑滋干（《王楸泉家秘》），桑叶滋、桑脂（《纲目拾遗》）。

【基原】　为桑科桑属植物桑鲜叶的汁。

【原植物】　参见"桑叶"条。

【采收加工】　将桑叶摘下，滴取桑叶白色乳汁于容器中，鲜用。

【药材】　桑叶汁 Mori Folii Latex　产于全国各地。

性状　鲜品为白色乳汁，略有黏稠性。气微，味微甘、淡。

【性味】　苦，微寒。归肝经。

1.《品汇精要》："有小毒。"

2.《纲目拾遗》："性微寒，味苦。"

【功用主治】　清肝明目，消肿解毒。主治目赤肿痛，痈疖，瘰疬，金疮，蜈蚣咬伤。

1.《别录》："解蜈蚣毒。"

2.《本草拾遗》："主霍乱腹痛吐下。研取白汁，合金疮，又主小儿吻疮。"

3.《纲目拾遗》："天丝入眼，以此点之。"

【用法用量】　外用：涂敷或点眼。

【选方】　1. 治小石疖（今人呼为扎马疔）　采二蚕桑叶滴下滋水，点上。（《纲目拾遗》引钱峻《经验单方》）

2. 治乳痈　用桑叶（不拘头、二叶），摘去半段，取后半段脂三分，黄柏八钱，水煎干，止用三分，饭锅蒸一次，夜露一宿，涂患处，能收口。（《纲目拾遗》引《集听方》）

4162　桑叶露 sāng yè lù
（《纲目拾遗》）

【基原】　为桑科桑属植物桑叶的水蒸馏液。

【原植物】　参见"桑叶"条。

【采收加工】　取鲜桑叶和清水置于蒸馏器中，加热蒸馏，收取蒸馏液，分装于玻璃瓶中，封口，灭菌。

【药材】　桑叶露 Mori Folii Succus　产于全国各地。

性状　本品为无色液体，透明。气微香，味淡。

【功用主治】　金灿然《药贴》："治目疾红筋，去风清热。"（引自《纲目拾遗》）

【用法用量】　内服：15～30 ml。

4163　桑白皮 sāng bái pí
（《药性论》）

【异名】　桑根白皮（《本经》），白桑皮（《山西中药志》），桑皮（《中药材手册》），桑根皮（通称）。

【基原】　为桑科桑属植物桑的干燥根皮。

【原植物】　参见"桑叶"条。

【采收加工】　春、秋季根向活，南方各地冬季也可挖取，趁鲜时刮去黄棕色粗皮，用刀纵向剖开皮部，以木槌轻击，使皮部与木部分离，除去木心，晒干。

【药材】　桑白皮 Mori Cortex　主产于河南、安徽、浙江、江苏、湖南、四川等地。

性状　根皮呈扭曲的卷筒状、槽状或板片状，长短宽窄不一，厚1～4 mm。外表面白色或淡黄白色，较平坦，有的残留橙黄色或棕黄色鳞片状粗皮；内表面黄白色或灰黄色，有细纵纹。体轻、质韧，纤维性强，难折断，易纵向撕裂，撕裂时有粉尘飞扬。气微，味微甘。

鉴别　(1) 根皮横切面：韧皮部射线宽2～6列细胞；散有乳管；纤维单个散在或成束，非木化或微木化；薄壁细胞含淀粉粒，有的细胞含草酸钙方晶。较老根皮中石细胞常与含晶厚壁细胞联结成群。

粉末特征：淡灰黄色。纤维甚多，多碎断，直径13～26 μm，壁厚，非木化至微木化，孔沟不明显。草酸钙方晶直径11～32 μm。石细胞类圆形、类方形或形状不规则，直径22～52 μm，壁较厚或极厚，纹孔及孔沟明显，胞腔内有的含方晶。另有含晶厚壁细胞，纹孔不明显。淀粉粒甚多，类圆形，直径4～16 μm。

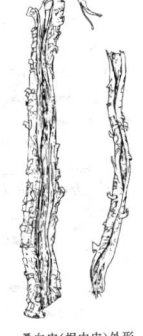

桑白皮（根内皮）外形

(2) 取本品粉末0.2 g，加乙醇8 ml，水浴加热5分钟，滤过。取滤液2 ml，加镁粉少许混匀，滴加浓盐酸数滴，溶液呈樱红色，并有气泡产生（检查黄酮类）。

(3) 取本品粗粉5 g，加苯20 ml回流提取15分钟，滤过。滤液蒸干，残渣用苯2 ml溶解，氯仿溶解于小试管中，加冰醋酸1 ml，沿试管壁缓缓加入浓硫酸1 ml使成两层，两液界面显红色环（检查三萜类）。

【成分】　根皮含黄酮类成分：桑素（mulberrin）、桑色烯（mulberrochromene）、环桑素（cyclomulberrin）、环桑色烯（cyclomulberrochromene）、桑根皮素（morusin）、环桑根皮素（cyclomorusin）、氧化二氢桑根皮素（oxydihydromorusin）、桑黄酮（kuwanon）A、B、C、D、E、F、G（即 albanin F，moracenin）、H（即 albanin G，moracenin）、I，K、L、Y、Z，桑白皮素（moracenin）C、D，桑根酮（sanggenone）A、B、C、D、E、F、G、H、I、J、K、L、M、N、O、P。又含桑色呋喃（mulberrofuran）A、B、C、K、N、O、M、P、Q，伞形花内酯（umbelliferone），东莨菪素（scopoletin），桑糖朊（moran）A及其降压作用的乙酰胆碱类似物成分。

【药理】　1. 利尿作用　桑白皮水煎剂2 g/kg给家兔灌胃，6小时内排尿量及氯化物均显著增加，7～24小时恢复正常。给大鼠灌胃或腹腔注射水提取物和正丁醇提取物300～500 mg/kg，均显明显的利尿作用，尿量和Na$^+$、K$^+$及氯化物排出量均增加。

2. 对心血管系统的作用　桑白皮水煎剂和水、甲醇、乙醇、正丁醇或乙醚等多种溶媒提取物，经静脉、皮下、十二指肠或灌胃给药，对麻醉大、家兔、大鼠或肾型高血压大鼠均有显著的降压作用，作用缓和持续，一般为2～4小时，且反复用药无快速耐受性。从桑树干根中提取分离的异皮烯基黄酮衍化物——桑白皮素A、B、C,桑黄酮G和H,给兔或大鼠静脉注射,均显示明显的降压活性,此作用可被阿托品所抑制,如剂量增大可使心脏停搏。

3. 对平滑肌作用　静脉注射正丁醇提取物50 mg/kg，明显增加犬胃肠活动；0.1 ml/ml浓度能松弛离体豚鼠回肠，且抑制其自动节律性活动。但对大鼠胃贲门窦条片有轻度兴奋作用。乙醇提取物对离体兔肠和子宫有兴奋作用，对兔肠收缩增强作用可被阿托品所抑制。

4. 镇咳、祛痰、平喘及抗炎作用　桑白皮仿提取物和碱提取物均有镇咳作用，碱提取物还对二甲苯引起的鼠耳肿胀有明显的抑制作用和使小鼠酚红排出量显著增加。桑白皮水煎液和95%乙醇提取物在离体气管实验中呈乙酰胆碱样作用，而60%乙醇提取物既有直接松弛气管平滑肌又有抑制乙酰胆碱及过敏原引起气管痉挛作用，进一步分离、筛选，平喘有效成分为东莨菪内酯。

5. 降糖作用　桑白皮甲醇提取物腹腔注射能明显降低小鼠血糖。桑糖朊A 3或10 mg/kg腹腔注射对正常和四氧嘧啶性糖尿病小鼠均有降血糖作用。

6. 其他作用　桑白皮水煎剂对金黄色葡萄球菌、伤寒杆菌、福氏痢疾杆菌有抑制作用，桑色呋喃 A 对金黄色葡萄球菌有抑制作用，乙醇和丙酮提取物对深红色发癣菌也有抑制作用。热水提取物体外试验对人宫颈癌 JTC_{26} 株的抑制率为 70%左右。桑白皮化学成分桑根皮素、桑根酮 D、桑黄酮 H 和 C，在体外可抑制血小板中 TXB_2（血栓素 B_2）的生成。

毒性　桑白皮乙醇提取物小鼠静脉注射 LD_{50} 为 3.27 g/kg，其中毒表现为呼吸促迫，运动失调，阵发性惊厥发作，最后呼吸衰竭而死亡。亚急性毒性试验表明，隔日给犬灌胃桑白皮 20 g/kg，连续 30 日，对动物体重、血象、心电图及肝、肾功能等无明显不良反应。

【炮制】 1. 桑白皮：取原药材，剖去粗皮，抢水洗净，沥去水，微晾，切丝，干燥。生品长于泻肺行水。

2. 炒桑白皮：取桑白皮片，置锅内，用文火加热炒至黄色或微焦，取出放凉。

3. 蜜炙桑白皮：取炼蜜，加适量开水稀释，加入净桑白皮丝，拌匀，润透，置锅内，用文火加热，炒至不粘手为度，取出放凉。蜜炙桑白皮寒性缓和而偏润，长于止咳平喘。

饮片性状　桑白皮呈丝状，宽 3～5 mm，外表面白色或淡黄色，平坦；内表面黄白色或淡黄色，有细纵纹。质韧，纤维性强，撕裂时有粉末飞出。气微，味微甜。炒桑白皮呈黄色或深黄色有焦斑。蜜炙桑白皮呈深黄色，质滋润，略有光泽，味甜。

贮干燥容器内，蜜炙桑白皮密闭，置阴凉干燥处。

【药性】 甘、辛，寒。归肺、脾经。

1.《本经》："味甘，寒。"

2.《药性论》："平。"

3.《日华子》："温。"

4. 李东垣："甘、辛，寒。可升可降，阳中阴也。"（引自《纲目》）

5.《滇南本草》："味辛、微苦，性寒。"

6.《雷公炮制药性解》："入脾、肺二经。"

7.《药品化义》："入肺、大肠二经。"

【功用主治】 泻肺平喘，利水消肿。主治肺热或水饮停肺的胸满喘咳，咳血，水肿，脚气，小便不利。

1.《本经》："主伤中，五劳六极羸瘦，崩中，脉绝，补虚益气。"

2.《别录》："去肺中水气，唾血，热渴，水肿，腹满胪胀，利水道，去寸白，可以缝金疮。"

3.《药性论》："治肺气喘满，水气浮肿，主伤绝，利水道，消水气，虚劳客热，头痛，内补不足。"

4.《纲目》："泻肺，降气，散血。"

5.《本草求原》："治脚气痹挛，目昏，黄疸；通二便，治尿数。"

6.《贵州民间方药集》："治风湿麻木。"

【用法用量】 内服：煎汤，9～15 g；或入散剂。外用：捣汁涂或煎水洗。泻肺、利水生用；治肺虚咳嗽蜜炙用。

【宜忌】 肺寒无火及风寒咳嗽者禁服。

1.《雷公炮炙论》："此药忌铁并铅也。"

2.《本草经疏》："肺虚无火，因寒袭之而发咳嗽者勿服。"

3.《得配本草》："肺虚，小便利者禁用。"

【选方】 1. 治小儿肺盛，气急喘嗽　地骨皮、桑白皮（炒）各一两，甘草（炙）一钱。锉散，入粳米一撮，水二小盏，煎七分。食前服。（《小儿药证直诀》泻白散）

2. 治肺气喘急，坐卧不安　桑根白皮（锉），甜葶苈（隔纸炒）。上二味等分，粗捣筛，每服三钱匕，水一盏，煎至六分，去滓。食后温服，微利为度。（《圣济总录》泻肺汤）

3. 治水肿通身皆肿　桑根白皮（炙黄色，锉）五两，吴茱萸（水浸一宿，炒干）二两，甘草（炙）一两。上三味㕮咀如麻豆。每服五钱匕，用水二盏，生姜一枣大（切），饴糖半匙，煎至一盏，去滓。温服，日再。（《圣济总录》桑白皮汤）

4. 治咳嗽甚者，或有吐血殷鲜　桑根白皮一斤（米泔浸三宿，净刮上黄皮，锉细），入糯米四两（焙干），一处捣为末。每服米饮调下一两。（《经验方》）

5. 治腰脚疼痛，筋脉挛急，不得屈伸，坐卧皆难　桑根白皮一两（锉），酸枣仁一两（微炒），薏苡仁一两。上件药，捣筛为散。每服四钱，以水一中盏，煎至六分，去滓。每于食前温服。（《圣惠方》桑根白皮散）

6. 治血脉虚极，发鬓不得润泽　桑根白皮（锉）一斤（升），柏叶适量。上以水三斗淹浸，煮五、六沸。沐头，数数为之，发即润泽。（《圣惠方》）

7. 治蜈蚣、蜘蛛毒　桑白皮捣汁敷立效。（《卫生易简方》）

【各家论述】 1.《用药法象》："桑白皮，甘以固元气之不足而补虚，辛以泻肺气之有余而止嗽。又桑白皮泻肺，然性不纯良，不宜多用。"

2.《纲目》："桑白皮，长于利小水，乃实则泻其子也。故肺中有水气及肺火有余者宜之。《十剂》云：'燥可去湿，桑白皮、赤小豆之属是矣。'元医罗天益言其泻肺中伏火而补正气，泻邪所以补正也。"

3.《理虚元鉴》："桑白皮，清而甘者也。清能泻肝火之有余，甘能补肺气之不足。且其性润中有燥，为三焦逐水之妙剂。故上部得之清火而滋阴，中部得之利湿而益土，下部得之逐水而散肿。凡虚劳症中，最忌喘、肿二候，金逆被火所逼，高而不下则为喘；土卑为水所侮，陷而失堤则为肿。喘者，为天不下济于地；肿者，为地不上交于天。故上喘下肿，天崩地陷之象也。是症也，惟桑皮可以调之。以其降气也，故能清火气于上焦；以其折水也，故能奠土德于下位。奈何前人不察，以为性不纯良，用之当戒。不知物性有全身上下纯粹无疵者，惟桑之与莲，乃谓其性不纯良，有是理乎！"

4.《药品化义》："桑皮，散热，主治喘满咳嗽，热痰唾血，皆由实邪郁遏，肺窍不得通畅，借此渗之、散之，以利肺气，诸证自愈。故云泻肺之有余，非桑皮不可。以此治皮里膜外水气浮肿及肌肤邪热，浮风燥痒，悉能去之。同甘菊、扁豆通鼻塞热壅，合沙参、黄芪止肠红下血皆效。"

4164 桑皮汁 sāng pí zhī （《玉楸药解》）

【异名】 桑汁（《五十二病方》），桑白汁（《肘后方》），桑木汁（《圣惠方》），桑皮中白汁（《本草图经》），桑白皮汁（《普济方》）。

【基原】 桑科桑属植物桑的树皮中的液汁。

【原植物】 参见"桑叶"条。

【采收加工】 用刀划破桑树枝皮，立即有白色乳汁流出，用洁净容器收取。

【药材】 桑皮汁 *Mori Corticis Latex*　产于全国各地。

性状　鲜品为白色乳汁，半透明，略有黏稠感。气微，味微甘、淡。

【药性】 苦，微寒。

1.《本草汇言》："味苦。"

2.《福建药物志》："微涩，凉。"

【功用主治】 清热解毒，止血。主治口舌生疮，外伤出血，蛇虫咬伤。

1.《本草图经》："主小儿口疮，敷之便愈。涂金刃所伤燥痛，须臾血止，更剥白皮裹之，令汁入疮中良。冬月用根皮皆验。"

2.《本草集要》："主小儿鹅口，舌上生疮，敷之神效；蛇咬，蜈蚣、蜘蛛毒，敷之效。"

3.《本草蒙筌》："点唇裂。釜中煎如糖赤，推老痰宿血。"

【用法用量】 外用：涂搽。

【选方】 1. 治口及舌上生疮，烂　斫桑树取白汁涂之。（《圣惠方》）

2. 治小儿鹅口　桑白皮汁，和胡粉敷之。（《普济方》）

3. 治金疮血流　桑皮中白汁涂伤处，须臾血止。（《卫生易简方》）

4165 桑柴灰 sāng chái huī（《新修本草》）

【异名】 桑灰（《肘后方》），桑薪灰（《宝庆本草折衷》）。

【基原】 为桑科桑属植物桑枝茎烧成的灰。

【原植物】 参见"桑叶"条。

【采收加工】 5～6月剪取桑枝，晒干后，烧火取灰。

【药材】 桑柴灰 *Mori Albae Pulvis Fumi*　全国大部分地区均产。

性状　全体粉末状，常夹杂未完全灰化的炭棒，灰白色。体较轻，具吸水性。加入水中，绝大部分沉于水的底部，水液略呈灰白色，显碱性。气微，味微咸。

【药性】 辛，寒。

1.《雷公药对》："平。"

2.《新修本草》："味辛，寒，有小毒。"

【功用主治】 利水，止血，蚀恶肉。主治水肿，金疮，面上痣疵，疣赘。

1.《雷公药对》："主金疮。"

2.《新修本草》："蒸淋取汁为煎，与冬灰等，同灭痣疵黑子，蚀恶肉。煮小豆，大下水胀。敷金疮，止血生肌也。"

3.《宝庆本草折衷》："疗疣赘，去风血癥瘕、痃癖块疾。"

【用法用量】 内服：淋汁代水煎药。外用：研末敷；或以沸水淋汁浸洗。

【选方】 1. 治水肿，坐卧不得，头面身体悉肿　桑枝烧灰淋汁煮赤小豆，空心食令饱，饥即食尽，不得吃饮。（《梅师方》）

2. 治因疮而肿者，皆因中水及中风寒所作，其肿入腹则杀人　桑灰淋汁渍，冷复易。（《肘后方》）

3. 治金疮心痛　桑柴灰研敷疮上。（《梅师方》）

4. 治痃癖气块　桑柴灰汁三升，鳖一枚。同煮如泥，去骨再煮如膏，丸如桐子大。每服十丸，随食饮下。（《卫生易简方》）

5. 治目赤昏涩肿痛　桑灰一两，黄连半两。上二味，为末。每用一钱匕，沸汤浸，澄清洗之。（《圣济总录》神锦散）

6. 治白屑　桑灰汁洗头。（《圣惠方》）

7. 治面上痣疵　桑条烧灰淋汁，入石灰熬膏，调点之。（《坦仙皆效方》）

8. 治白癜风　桑柴灰二斗，于大甑内蒸使气馏，取釜中汤淋汁热洗。

9. 治大风疾，头面生疮，眉发髭脱落　桑柴灰，热汤淋取汁，用洗头面。以大豆水研取浆，解释灰味。次用热水入绿豆面濯之取净，三日一沐头，一日一洗面。（8、9方出自《圣惠方》）

4166 桑寄生 sāng jì shēng（《雷公炮炙论》）

【异名】 茑（《诗经》），寓木、宛童（《尔雅》），桑上寄生、寄屑（《本经》），寄生树（《尔雅》郭璞注），寄生草（《滇南本草》），茑木（《纲目》）。

【基原】 为桑寄生科钝果寄生属植物桑寄生、四川寄生、毛叶钝果寄生的枝叶。

【原植物】 1. 桑寄生 *Taxillus chinensis*（DC.）Danser［*Loranthus chinensis* DC.］　又名：桃树寄生（《圣惠方》），苦楝寄生（《本草求原》），广寄生（《中药志》）。

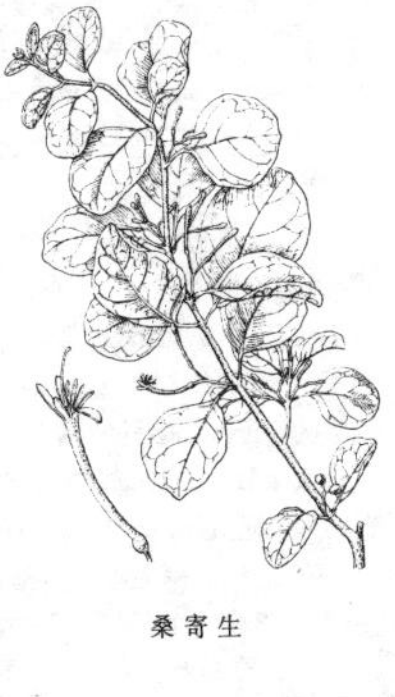

桑寄生

灌木，高0.5～1 m。嫩叶、枝密被锈色星状毛；小枝灰褐色，具细小皮孔。叶对生或近对生；叶片厚纸质，卵形至长卵形，先端圆钝，基部楔形或阔楔形；侧脉3～4对，略明显。伞形花序，1～2个腋生或生于小枝已落叶腋部，花1～4朵，通常2朵，花序和花被有星状毛；花褐色；花托椭圆形或卵球形；副萼环状；花冠花蕾时管状；花丝比花药短2/3，药室具横隔；花盘杯状；花柱线形，柱头头状。浆果椭圆状或近球形，果皮密生小瘤体，被疏毛，成熟果浅黄色，果皮变平滑。花、果期4月至翌年1月。

生于海拔20～400 m的平原或低山常绿阔叶林中，寄生于桑树、桃树、李树、龙眼、荔枝、杨桃、油茶、油桐、橡胶树、榕树、木棉、马尾松或水松等多种植物上。分布于福建、广东、广西等地。

2. 四川寄生 *T. sutchuenensis*（Lecomte）Danser［*Loranthus sutchuenensis* Lecomte］　又名：橙树寄生（贵州），水青冈寄生（广东）。

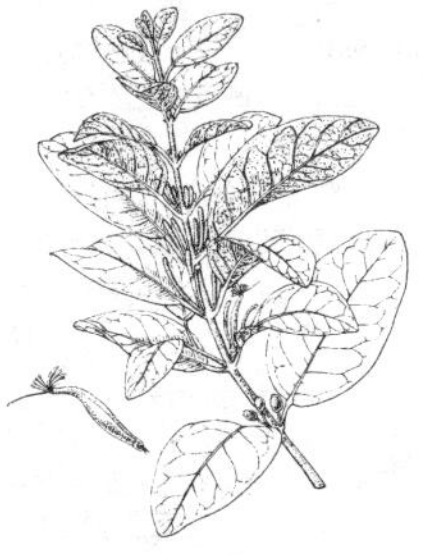

四川寄生

本品种与桑寄生的区别为：嫩枝、叶密被褐色或红褐色星状毛，小枝黑色。总状花序密集呈伞形；花红色；柱头圆锥状。浆果黄绿色，果皮具颗粒状体，被疏毛。花期6～8月。

生于海拔500～1 900 m的山地阔叶林中，寄生于桑树、梨树、李树、梅树、油茶、厚皮香、漆树、核桃或栎属等植物上。分布于中南、西南及山西、浙江、福建、江西、陕西、甘肃、台湾等地。

3. 毛叶钝果寄生 *T. nigrans*（Hance）Danser［*Loranthus nigrans* Hance］　又名：毛叶寄生《中国高等植物图鉴》，桑寄生（江西、四川、湖南），寄生泡（四川、陕西）。

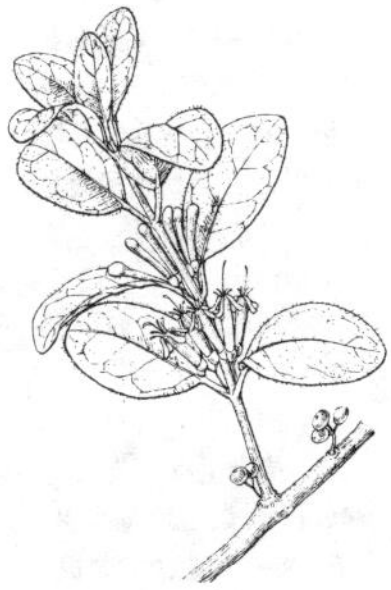

毛叶钝果寄生

与前两种的区别在于，叶下面被灰黄色、黄褐色绒毛，嫩枝、叶、花序和花密被叠生星状毛或星状毛。总状花序红黄色。浆果椭圆形，淡黄色，果皮粗糙，具疏生星状毛。花期8～11月，果期翌年4～5月。

生于海拔300～1 300 m的山地、丘陵或河谷盆地阔叶林中，寄生于桑树、油茶、樟树或栎属、柳属植物上。

分布于西南及福建、江西、湖北、湖南、广西、陕西、台湾等地。

【采收加工】 冬季至次年春季采割，除去粗茎，切段干燥，或蒸后干燥。

【药材】 桑寄生 *Taxilli Herba*　主产于广东、广西、福建等地。

性状　茎枝呈圆柱形，长3～4 cm，直径0.2～1 cm；表面红褐色或灰褐色，具细纵纹，并有多数细小凸起的棕色皮孔，嫩枝有的可见棕褐色茸毛；质坚硬，断面不整齐，皮部红棕色，木部色较浅。叶多卷曲，具短柄；叶片展平后呈卵形或椭圆形，长3～8 cm，宽2～5 cm；表面黄褐色，幼叶被细茸毛，先端钝圆，基部圆形或宽楔形，全缘；革质。花、果常脱落；花蕾管状，稍弯，顶部卵圆形，被锈色绒毛；浆果长圆形，红褐色，密生小瘤体。无臭，味涩。

鉴别　(1) 茎横切面：表皮细胞有时残存。木栓层为10余列细胞，有的含棕色物。皮层窄，老茎有石细胞群，薄壁细胞含棕色物。中柱鞘部位有石细胞及纤维束,断续环列。韧皮部甚窄,射线散有石细胞。束中形成层明显。木质部射线宽1~4列细胞,近髓部也可见石细胞;导管单个散列或2~3个相聚。髓部有石细胞群,薄壁细胞含棕色物。有的石细胞含草酸钙方晶或棕色物。

粉末特征:淡黄棕色。石细胞类方形、类圆形,偶有分枝,有的壁三面厚,一面薄,含草酸钙方晶。纤维成束,直径约17 μm。具缘纹孔、网纹及螺纹导管多见。星状毛分枝碎片少见。

(2)薄层色谱:取本品粉末5 g,加甲醇-水(1:1)60 ml,加热回流1小时,趁热滤过,滤液浓缩至20 ml后,加水10 ml,再加稀硫酸约0.5 ml,煮沸回流1小时后,用醋酸乙酯振摇提取2次,每次30 ml,合并醋酸乙酯液,浓缩至约1 ml,作为供试品溶液。另取槲皮素对照品,加醋酸乙酯制成每1 ml含0.5 mg的溶液,作为对照品溶液。吸取上述两种溶液各10 μl,分别点于同一用0.5%氢氧化钠溶液制备的硅胶G薄层板上,以甲苯(水饱和)-甲酸乙酯-甲酸(5:4:1)为展开剂,展开,取出,晾干,喷以5%三氯化铝乙醇溶液,置紫外光灯(365 nm)下检视。供试品色谱中,在与对照品色谱相应的位置上,显相同颜色的荧光斑点。

【成分】 1. 四川寄生 叶中含黄酮类化合物:槲皮素(quercetin)、槲皮苷(quercitrin)、萹蓄苷(avicularin)及右旋儿茶酚(catechol)。

2. 毛叶钝果寄生 叶中含黄酮类化合物:芦丁(rutin)、异槲皮苷(isoquercitin)、槲皮素-3-O-(6″-没食子酰)-β-D-葡萄糖苷〔quercetin-3-O-(6″-galloyl)-β-D-glucoside〕、槲皮素-3-O-(6″-没食子酰)-β-D-半乳糖苷〔quercetin-3-O-(6″-galloyl)-β-D-galactoside〕、槲皮素-3-O-β-D-葡萄糖醛酸苷(quercetin-3-O-β-D-glucuronide)、(+)-儿茶素〔(+)-catechin〕、7-O-没食子酰-(+)-儿茶素〔7-O-galloyl-(+)-catechin〕、广寄生苷(avicularin)。

【药理】 1. 对心血管系统的作用 桑寄生水浸出液、乙醇-水浸出液和30%乙醇浸出液均对麻醉动物有降压作用。桑寄生注射液对正常及颤动的豚鼠离体心脏冠状血管有舒张作用,明显增加冠脉血流量,并能对抗脑垂体后叶素收缩冠脉的作用,减慢心率,对心脏收缩力无抑制后增强的作用。萹蓄苷0.05~2 mg/kg给麻醉犬静脉注射,有不同程度的降压作用,但维持时间短,且有快速耐受性。

2. 降血脂作用 本品对高脂大鼠有明显的降胆固醇及三酰甘油的作用。

3. 利尿作用 麻醉犬静脉注射萹蓄苷0.5~2 mg/kg,有不同程度的利尿作用。在大鼠实验中,无论灌胃或注射,34 mg/kg即能显著利尿,且其强度和剂量相近于氨茶碱。

4. 抗微生物 桑寄生10%煎液或浸剂在体外对脊髓灰质炎病毒和其他肠道病毒有明显抑制作用,其作用不是通过影响代谢抑制病毒在细胞内的合成,而可能是直接灭活作用。体外试验桑寄生能抑制伤寒杆菌及葡萄球菌的生长。在Hep2细胞系统中,桑寄生乙酸乙酯萃取部分对柯萨奇病毒B₃(CVB₃)直接灭活、感染阻断、增殖抑制的ED_{50}分别为2.32、0.24、1.91 μg/ml。正丁醇萃取部分的相应数值分别为1.44、2.06、3.70 μg/ml。桑寄生水提取物0.15~2.5 mg(生药)/50 μl与乙型肝炎病毒表面抗原(HBsAg)(8个血凝单位)接触4小时后,显示8倍抑制活性。

毒性 萹蓄苷小鼠腹腔注射的LD_{50}为1.17 g/kg,死亡多因阵发性惊厥导致呼吸抑制所致。

【炮制】 1. 桑寄生 取原药材,除去杂质,粗短分开,抢水洗净,润透,切厚片或段,干燥。

2. 酒桑寄生 取净桑寄生片或段,用酒喷洒拌匀,闷透,置锅内用文火加热炒至表面深黄色。

饮片性状 桑寄生为椭圆形的厚片或粗细大小不一的段。茎枝切面木部浅红棕色,皮部红褐色,外皮红褐色或灰褐色,具细纵纹,并有多数细小凸起的棕色皮孔。嫩枝生面的可见棕褐色茸毛。

质坚细,断面不整齐。叶多卷曲,具短柄,叶片黄褐色,有的有茸毛,草质。气微,味涩。酒桑寄生形如桑寄生,深黄色。

贮干燥容器内,酒桑寄生密闭,置通风干燥处,防蛀。

【药性】 苦、甘、平。归肝、肾经。
1.《本经》:"味苦,平。"
2.《别录》:"甘,无毒。"
3.《滇南本草》:"性微温,味苦、甘。"
4.《纲目》:"桃寄生,苦、辛,无毒。"
5.《本草正》:"味苦,性凉。"
6.《药性切用》:"入肝、肾。"
7.《本草再新》:"入心、肾二经。"

【功用主治】 补肝肾,强筋骨,祛风湿,安胎。主治腰膝酸痛,筋骨痿弱,肢体瘫痪,风湿痹痛,头昏目眩,便血,胎动不安,崩漏下血,产后乳汁不下。
1.《本经》:"主腰痛,小儿背强,痈肿,充肌肤,坚发齿,长须眉。"
2.《别录》:"主金疮,去痹,女子崩中,内伤不足,产后余疾,及下乳汁。"
3.《药性论》:"能令胎牢固,主怀妊漏血不止。"
4.《日华子》:"助筋骨,益血脉。"
5.《宝庆本草折衷》:"佐以他药,施于胎前诸疾,及产后蓐劳寒热之证,最有验也。"
6.《滇南本草》:"生槐树者,主治大肠下血,肠风带血,痔漏。生桑树者,治筋骨疼痛,走筋络,风寒湿痹。生花椒树者,治脾胃寒冷,呕吐,恶心、翻胃;又有用治解梅疮毒,妇人下元虚寒及崩漏。"
7.《生草药性备要》:"消热,滋补,追风。""养血散热,作茶饮;舒筋活络,浸酒捷风。"
8.《医林纂要》:"坚肾泻火。"
9.《本草再新》:"补气温中,治阴虚,壮阳道,利骨节,通经水,补血和血,安胎定痛。"
10.《湖南药物志》:"治肝风昏眩,四肢麻木,酸痛,内伤咳嗽,小儿抽搐。"

【用法用量】 内服:煎汤,10~15 g;或入丸、散;或浸酒;或捣汁服。外用:捣烂外敷。

【方歌】 1. 治腰背痛,肾气虚弱,卧冷湿地当风所得 独活三两,寄生、杜仲、牛膝、细辛、秦艽、茯苓、桂心、防风、芎䓖、人参、甘草、当归、芍药、干地黄各二两。上十五味呋咀,以水一斗,煮取三升。分三服。温身勿冷也。《千金方》独活寄生汤
2. 治下血不止后,但觉丹田元气虚乏,腰膝沉重少力 桑寄生为末,每服一钱,非时白汤点服。《杨氏护命方》
3. 治产后乳汁不下 桑寄生三两搓,细锉碎,捣筛。每服三钱匕,水一盏,煎至七分。去滓温服。《普济方》
4. 治妊娠遍身虚肿 桑寄生一两,桑根白皮(锉,炒)三分,木香半两,紫苏茎叶一两,大腹二升。上五味,细锉如麻豆大,拌匀,每服三钱匕,水一盏,煎至七分,去滓温服。《圣济总录》寄生饮
5. 治滑胎 菟丝子(炒熟)四两,桑寄生二两,川断二两,真阿胶二两。上药将前三味轧细,水化阿胶和为丸一分重。每服二十丸,开水送下,日再服。《衷中参西录》寿胎丸

【临床报道】 1. 治疗冠心病心绞痛 用桑寄生冲剂(每包相当于生药39 g),开水冲服,每次0.5~1包,每日2次。疗程最短者4星期,最长5个月,平均6星期。共治疗54例,对心绞痛的有效率为76%,其中显效率为24%,以重度心绞痛及气滞血瘀偏阴虚者效果较好,这可能与其有养阴通络作用有关。47例心电图检查结果:显效10例,好转9例,无效25例,加重1例。
2. 治疗心律失常 用桑寄生注射液(每2 ml含生药4 g)肌注,每次2~4 ml,每日2次,或静脉注射12 ml,或静脉滴注18 ml,

每日 1 次，14 日为 1 个疗程。共治疗 37 例，对房性早搏或室性早搏疗效较佳，有效率分别为 55.5% 和76.9%。对阵发性房颤亦有一定疗效，有效率为 75%。

3. 治疗高血压病　用桑寄生 60 g，决明子 50 g。每日 1 剂，水煎服，30 日为 1 个疗程。治疗期间不用药，每日步行万步。其治疗原发性高血压病 65 例，结果显效 48 例，有效 13 例，无效 4 例。总有效率 93.8%。其中合并有冠心病者 5 例，症状全部获得好转。合并有高脂血症者，按标准检查 27 例，其有效率达 80% 左右。

【各家论述】　1.《本草汇言》："此药寄生桑上，故专主形骸寄生之胞胎，寄生之痈肿，寄生之齿牙、须发，能安之、消之、坚之、长之，其功独奇。若治腰痛、背强，治臂膝于筋骨流病者，以形类萝菔缠绊桑木，相似脉络之循行法者，以类相应，故痛可止，强可柔，筋骨上下屈伸不利者，可疗之也。"

2.《本草崇原》："寄生感桑气而寄生枝节间，生长无时不假土力，夺天地造化之神功。主治腰痛者，腰乃肾之外候，男子以藏精，女子以系胞，寄生禀桑精之气，虚系而生，故治腰痛。盖肌肤者皮肉之余，齿者骨之余，发与眉睫之余，胎者身之余。此余气寄生之物，而治余气之病，同类相感如此。"

3.《本经逢原》："寄生得桑之气而性生，性专祛风逐湿，通调血脉，故《本经》取治妇人腰痛，小儿背强等病。血脉通调，而肌肤、眉须皆受其膏，即有痈肿，亦得消散矣。古圣触物取象，以其寓形榕木，与子受母气无异，故为安胎圣药。《别录》言女子崩中，产后余疾，亦是去风除湿、益血补肾之验。"

4.《本草求真》："桑寄生号为补肾补血要剂，缘肾主骨，发主血，苦入肾，肾得补则筋骨有力，不致痿痹而痛矣。甘补血，血得补则发受营而须不枯脱落矣。故凡内而腰痛、筋骨笃疾、胎堕，外而金疮、肌肤风湿，何一不藉此以为主治乎。"

4167　桑椹子 sāng shèn zǐ（《新修本草》）

【异名】　桑实（《五十二病方》），葚（《尔雅》），乌椹（《本草衍义》），文武实（《保命集》），黑椹（《本草蒙筌》），桑枣（《生草药性备要》），桑葚子（《本草再新》），桑粒（《东北药用植物志》），桑藨（《四川中药志》），桑果（江苏）。

【基原】　为桑科桑属植物桑的干燥果穗。

【原植物】　参见"桑叶"条。

【采收加工】　5～6 月当果穗变红色时采收，晒干或蒸后晒干。

【药材】　桑椹 Mori Fructus　主产于江苏、浙江、湖南、四川、河北、山东等地。

性状　聚花果由多数小瘦果集合而成，呈长圆形，长 1～2 cm，直径 5～8 mm。黄棕色、棕红色至暗紫色，有短果序梗。小瘦果卵圆形，稍扁，长 2 mm，1 mm，外具肉质花被片 4 枚。气微，味微酸而甜。

品质标志　《中华人民共和国药典》2010 年版规定：照醇溶性浸出物测定法热浸法测定，本品 85% 乙醇浸出物不得少于 15.0%。

【成分】　果穗含维生素 B_1、B_2 和胡萝卜素（carotene）；其脂类的脂肪酸主要为亚油酸（linoleic acid），油酸（oleic acid），软脂酸（palmitic acid），硬脂酸（stearic acid），尚有少量辛酸（caprylic acid），壬酸（pelargonic acid），癸酸（capric acid），肉豆蔻酸（myristic acid），亚麻酸（linolenic acid）等。精油中含桉叶素（cineole），牻牛儿醇（geraniol），芳樟醇乙酸酯（linalyl acetate），芳樟醇（linalool），樟脑（camphor），α-蒎烯（α-pinene）和柠檬烯（limonene）等；磷脂：磷脂酰胆碱（phosphatidyl choline），溶血磷脂酰胆碱（lysophosphatidyl cho-line），磷脂酰乙醇胺（phosphatidyl ethanolamine），磷脂酸（phospha-tidic acid），磷脂酰肌醇（phosphatidyl inositol），双磷脂酰甘油

（diphosphatidyl glycerol）。还含矢车菊素（cyanidin）和矢车菊苷（chrysanthemin）。

【药理】　1. 对免疫功能的影响　桑椹对机体细胞免疫功能有明显增强作用，给 LACA 小鼠每日灌服桑椹水煎剂 12.5 g（生药）/kg，连续 10 日，可显著增加每日年龄组小鼠的 T 淋巴细胞。桑椹能增强巨噬细胞的吞噬功能，与对照组相比较，其吞噬指数、吞噬百分率均有显著差别，另一方面，在 PFC 试验中，桑椹组的 PFC 形成细胞明显减少，抗体生成受到强烈抑制，说明桑椹具有抑制体液免疫的作用。

2. 对造血功能的影响　灌服桑椹液后，红细胞低下模型小鼠的红细胞和血红蛋白能恢复至正常水平，说明桑椹能改善血虚状态，促进血液造血功能。

3. 对 Na^+、K^+-ATP 酶活性的影响　给 3～24 月龄的 BALb/c 和 LACA 纯系小鼠每日灌服桑椹煎剂 12.5 g/kg，连续 2 星期。除 24 月龄老龄小鼠外，与同龄对照组比较均能显著降低红细胞膜 Na^+、K^+-ATP 酶活性。Na^+、K^+-ATP 酶与机体释放能量、供 Na^+ 和 K^+ 的主动转运有关，桑椹子降低该酶的活性可能是其滋补机制之一。

【药性】　甘、酸、寒。归肝、肾经。

1.《新修本草》："味甘，寒，无毒。"

2.《本草衍义》："微凉。"

3.《滇南本草》："甘、酸。"

4.《本经逢原》："手足少阴、太阴血分药。"

5.《本草撮要》："入足厥阴、少阴经。"

【功用主治】　滋阴养血，生津，润肠。主治肝肾不足和血虚精亏的头晕目眩，耳鸣，须发早白，失眠，消渴，腰酸，肠燥便秘，瘰疬。

1.《新修本草》："单食，主消渴。"

2.《本草拾遗》："利五脏关节，通血气。""久服不饥。"

3.《滇南本草》："益肾脏而固精，久服黑发明目。"

4.《纲目》："捣汁饮，解酒中毒。酿酒服，利水气，消肿。"

5.《玉楸药解》："治癃淋，瘰疬，秃疮。"

6.《医林纂要》："补肺养肾水，敛魄拘魂。"

7.《随息居饮食谱》："滋肝肾，充血液，祛风湿，健步履，熄虚风，清虚火。"

【用法用量】　内服：煎汤，10～15 g；或熬膏、浸酒、生啖；或入丸、散。外用：浸水洗。

【宜忌】　脾胃虚寒便溏者禁服。

1.《杨氏产乳》："凡子不得与桑椹子食，令儿心寒。"

2.《本草经疏》："脾胃虚寒作泄者勿服。"

3.《本经逢原》："多食致衄，孕妇忌之。"

【选方】　1. 健脾去湿，熄火消痰，久服轻身，发白转黑，面如童子　苍术（天精）、地骨皮（地精）各净末一斤，用黑桑椹（人精）取二十斤，揉碎i绢袋内压去渣，将前药投于汁内调匀，倾入磁罐内，密封口，掘于栏上，昼采日精，夜采月华，直待日月自然煎干，方取为末，蜜丸如小豆大。每十九，酒汤任下。（《医学入门》三精丸）

2. 治心肾衰弱不寐，或习惯性便秘　鲜桑椹 30～60 g。水适量煎服。（《闽南民间草药》）

3. 治瘰疬　文武实，黑熟者二斗许。以布袋绞汁，熬成薄膏，白汤点一匙，日三服。（《保命集》文武膏）

4. 治头赤秃　捣黑桑椹取汁，每服一中盏，日三服。（《圣惠方》）

5. 治饮酒中毒　干桑椹二合。上一味，用酒一升，浸一时久。取酒旋饮之，即解。（《圣济总录》）

6. 治烫火伤　用黑熟桑椹子，以净瓶收之，久自成水。以鸡翎扫敷之。（《百一选方》）

【各家论述】　1.《本草经疏》："桑椹，甘寒益血而除热，为凉血补血益阴之药。消渴由于内热，津液不足，生津故止渴。五脏皆

属阴,益阴故利五脏。阴不足则关节之血气不通,血生津满,阴气长盛,则不饥而血气自通矣。热退阴生,则肝心无火,故魂安而神自清宁,神清则聪明内发,阴平则变白不老。"

2.《本草述》:"乌椹,益肝气便益阴血,血乃水所化,故益阴血,还以行水,风与血同脏,阴血盛则风自息。"

4168 **桑椹酒** sāng shèn jiǔ（纲目）

【基原】 为桑科桑属植物桑的果穗同药曲酿成的酒。

【原植物】 参见"桑叶"条。

【采收加工】 4～6月采摘红色桑椹,加药曲如常法酿酒即成。

【功用主治】 补益肝肾。主治虚损水肿,耳鸣耳聋。

1. 宁源《食鉴本草》:"补五脏,明耳目。"

2.《纲目》:"利水气,消肿。"

【用法用量】 内服:5～10 ml。

【选方】 治水肿,或不下则满溢,若水下则虚竭,还胀 桑椹子并楮皮二件。先将楮皮细切,以水二斗,煮取一斗,去滓,入桑椹重煮五升,以好糯米五升酿为酒,每服一升。《普济方》)

4169 **桑螵蛸** sāng piāo xiāo（本经）

【异名】 蚱蛸《尔雅》,蚀肬《本经》,桑蛸《吴普本草》,蜱蛸《尔雅》郭璞注),乌洟、冒焦、螵蛸《广雅》,致神,螳螂子《别录》,桑上螳螂窠《伤寒总病论》,野狐鼻涕《酉阳杂俎》,赖尿郎《本草便读》),刀郎子、老鸹芯脐《河北药材》,螳螂蛋、尿唧唧《山东中药》),流尿狗《中药志》,猴儿包《四川中药志》,螳螂壳《江苏药材志》。

【基原】 为螳螂科大刀螂属动物大刀螂、小刀螂属动物小刀螂、螳螂属动物南方刀螂,巨斧螳螂属动物巨斧螳螂的卵鞘。

【原动物】 参见"螳螂"条。

【采收加工】 每年秋季至翌年春季在树上采集卵鞘,蒸30～40分钟,以杀死其中虫卵,晒干或烘干。

【药材】 桑螵蛸 Mantidis Oötheca 大刀螂主产于广西、云南、湖北、湖南、河北、辽宁、河南、山东、江苏、内蒙古、四川等地;小刀螂主产于浙江、江苏、安徽、山东、湖北等地;南方刀螂主产于华中、华东地区;巨斧刀螂主产于河北、山东、河南、山西等地。分别习称"团螵蛸"、"长螵蛸"、"黑螵蛸"。

性状 团螵蛸 略呈圆柱形或半圆形,由多层膜状薄片叠成,长2.5～4 cm,宽2～3 cm。表面浅黄褐色,上面带状隆起不明显,底面平坦或有凹陷。体轻,质松而韧,横断面可见外层为海绵状,内层为许多放射状排列的小室,室内各有一细小椭圆形卵,深棕色,有光泽。气微腥,味淡或微咸。

长螵蛸 略呈长条形,一端较细,长2.5～5 cm,宽1～1.5 cm。表面灰黄色,上面带状隆起明显,带的两侧各有一条暗棕色浅沟及斜向纹理。质硬而脆。

黑螵蛸 略呈平行四边形,长2～4 cm,宽1.5～2 cm。表面灰褐色,上带状隆起明显,两侧有斜向纹理,近尾端微向上翘。质硬而韧。

【成分】 1. 广腹螳螂 桑螵蛸(干燥卵鞘)含蛋白质、脂肪、枸橼酸钙(6分子结晶水)。卵块球含糖蛋白(glycoprotein)及脂蛋白(lipoprotein)。黑螵蛸带卵内层平均含氮11.25%,不带卵外层平均含氮14.50%。左黏胶腺(left colleterial gland)含原儿茶酸(procatechuic acid)的苷。

2. 薄翅螳螂 桑螵蛸含蛋白质、脂肪。卵块球含糖蛋白及脂蛋白。全虫棕色素与黄色素为胆绿素及其相类物质。

3. 华北刀螂 桑螵蛸含蛋白质,脂肪,糖,还含粗纤维,水分,钙,铁,胡萝卜素样色素。团螵蛸带卵内层平均含氮10.53%,不带卵外层含氮13.09%。

4. 长螳螂 桑螵蛸含蛋白质、脂肪、碳水化合物、粗纤维、铁、钙、胡萝卜素样色素。

5. 小刀螂 桑螵蛸含蛋白质、脂肪及粗纤维等。

【药理】 桑螵蛸可延长小鼠常压缺氧及游泳时间,增加小鼠胸腺、脾脏指数、睾丸指数和阳虚小鼠的体温,具抗利尿和降低高脂大鼠肝中LPO的作用,这些作用可能与其补肾、固精之功效有关。三种桑螵蛸的LD_{50}均大于320 g/kg。

【炮制】 1. 桑螵蛸 取原药材,除去杂质,置蒸片内蒸约1小时,取出干燥。蒸制品可消除生品致泻作用。

2. 炒桑螵蛸 取净桑螵蛸,置锅内,用文火加热,炒至棕黄色具有焦斑,取出,放凉。

3. 盐桑螵蛸 取净桑螵蛸,加入盐水拌匀,闷润后置锅内,用文火加热,炒至有香气逸出时,取出放凉。盐桑螵蛸可增强益肾固精作用。

4. 酒桑螵蛸 取蒸过的净桑螵蛸,用酒喷洒洒均匀,微润,置锅内用文火加热,炒至微干,取出放凉。

饮片性状 桑螵蛸参见"药材"项。炒桑螵蛸表面焦黄色,略有焦斑。盐桑螵蛸形如炒桑螵蛸,味微咸。酒桑螵蛸形如炒桑螵蛸,略具酒气。

贮干燥容器内,密闭,置通风干燥处,防蛀。

【药性】 甘、咸,平。归肝、肾、膀胱经。

1.《本经》:"味咸,平。"

2.《吴普本草》:"神农:咸,无毒。"

3.《别录》:"甘,无毒。"

4.《纲目》:"肝、肾、命门药也。"

5.《本草经疏》:"气薄味厚,阴也。入足少阴、太阳经。"

6.《医林纂要》:"甘、咸、酸,温。"

7.《萃金裘本草述录》:"入肺、肾经。"

【功用主治】 固精缩尿,补肾助阳。主治遗精,早泄,阳痿,遗尿,尿频,小便失禁,白浊,带下。

1.《本经》:"主伤中,疝瘕,阴痿,益精生子,女子血闭腰痛,通五淋,利小便水道。"

2.《别录》:"疗男子虚损,五藏气微,梦寐失精,遗溺。久服益气养神。"

3.《药性论》:"主男子虚衰漏精,精自出,患虚冷者能止之。止小便利,火炮令热,空心食之。虚而小便利,加而用之。"

4.《本草衍义》:"治小便白浊。"

5.《绍兴本草》:"养阴滋肾,固精。"

6.《玉楸药解》:"起痿壮阳,回精泄溺,温暖肝肾,疏通膀胱。治带浊淋漓,耳痛,喉痹,癥疝,骨鲠。"

【用法用量】 内服:煎汤,5～10 g;研末,3～5 g;或入丸剂。外用:研末撒或油调敷。

【宜忌】 阴虚火旺或膀胱有湿热者慎服。

1.《别录》:"当火炙,不尔令人泄。"

2.《本草经集注》:"畏旋覆花。"

3.《药论》:"畏戴椹(《宝庆本草折衷》按:此戴椹当是黄耆也)。"

4.《本草经疏》:"凡失精遗溺,火气太甚者宜少用之。"

5.《本经逢原》:"阴虚多火人误用,反助虚阳,多致溲赤茎痛,强中失精,不可不知。"

【选方】 1. 治遗精白浊,盗汗虚劳 桑螵蛸(炙)、白龙骨等分。为细末。每服二钱,空心用盐汤送下。(《纲目》引《外台》)

2. 治产后小便不禁 桑螵蛸半两(炒),龙骨一两。上为细末。食前,粥饮调下二钱。(《妇人良方》)

3. 治小便不通 桑螵蛸三十枚,黄芩一两。上二物,以水一升煮,取四合顿服之。(《医心方》引《小品方》云解散)

4. 治男妇疝瘕作痛 桑螵蛸一两,小茴香一两二钱。共为

末。每服二钱,花椒汤调服。(《方脉正宗》)

5. 治小儿咽喉肿痛塞闷　桑树上螳螂窠一两(烧灰),马勃半两。上件药都研令匀,炼蜜和丸如梧桐子大。三岁以下每服煎犀角汤调下三丸,三岁以上渐渐加之。(《圣惠方》)

6. 治聤耳　桑螵蛸一个,火上炙令焦黄色,研为细末,入麝香、轻粉各少许。先用绵展尽脓,干掺。(《百一选方》)

7. 治吹奶疼痛不止,或时寒热　桑螵蛸三枚(烧令断烟),皂荚一寸(去黑皮,涂酥炙微黄,去子)。上同捣为末。用酒一中盏,煎至六分,去滓温服。(《普济方》)

8. 治内臁　螵蛸一两,枯矾五分。共为末。以椒、茶、盐水洗净敷之。(《万氏秘传外科心法》)

【各家论述】 1.《宝庆本草折衷》:"《续说》云桑螵蛸本秘固之剂,而《经》注亦言其通利之功,何也? 原此物本螳螂之遗体,假桑皮之精气,阴阳和同,必有妙用,故能秘能通也。"

2.《本草经疏》:"桑螵蛸入足少阴、太阳经。人以肾为根本,男子肾经虚损,则五藏气微,或阴痿,梦寐失精,遗溺。肾与膀胱为表里,肾得所养,则膀胱自固,气化则能出,故利水道通五淋也。"

3.《本经逢原》:"桑螵蛸,功专收涩,故男子虚损,肾虚阳痿,梦中失精,遗尿白浊方多用之。《本经》又言通五淋,利小便水道,盖取以泄下焦虚滞也。"

4170 桑蠹虫 sāng dù chóng (《别录》)

【异名】 蛣蟩(《诗经》),蝎、桑蠹、蛣蝠(《尔雅》),桑蝎(《千金方》),桑虫(《本草图经》),蛀虫(《纲目》),桑蚕(《景岳全书》),铁炮虫(《动物学大辞典》),老母虫(《四川中药志》)。

【基原】 为沟胫天牛科星天牛属动物星天牛、天牛科刺肩天牛属动物桑天牛或其近缘昆虫的幼虫。

【原动物】 参见"天牛"条。

【采收加工】 冬季于桑、柳、柑橘等树干中捕取,用酒醉死,晒干或烘干。

【药材】 桑蠹虫 *Aprionae Larva*　主产于四川。

性状　呈长筒状而略扁,乳白色或淡黄色。嘴部颜色较深,黄褐色至黑褐色。胸部3节,前胸较膨大,无足。腹部10节,虫体外表常较粗糙,折断面为黄白色。

【炮制】 拣净杂质,和糯米入锅内同炒,至米焦黑为度,取出,筛去米,放凉。

【药性】 苦,温。有毒。归心、肝经。

1.《别录》:"味甘,无毒。"

2.《纲目》:"甘,温,无毒。"

3.《本经逢原》:"甘,温,小毒。"

4.《玉楸药解》:"味苦,气平。入手少阴心、足厥阴肝经。"

5.《本草再新》:"入肝、脾、肺三经。"

【功用主治】 化瘀,止痛,止血,解毒。主治胸痹心痛,血瘀崩漏,瘀膜遮睛,痘疮毒盛不起,痈疽脓成难溃。

1.《别录》:"主心暴痛,金疮肉生不足。"

2.《本草拾遗》:"去气,补不足。治小儿乳霍。"(引自《纲目》)

3.《日华子》:"治胸下坚满,障翳瘀膜,风疹。"

4.《纲目》:"治小儿惊风,口疮,风疳,妇人崩中,漏下赤白,堕胎下血,产后下痢。"

5.《握灵本草》:"治痘疮倒靥。"

【用法用量】 内服:煎汤,3～6 g;或入丸、散。

【宜忌】 孕妇禁服。

《药性切用》:"脾虚血气弱者均大忌。"

【选方】 1. 治崩中漏下赤白　桑蝎烧灰,温酒服方寸匕,日二。(《千金方》)

2. 治胎漏下血不止　桑木中蝎虫,烧末,酒服方寸匕,日二。(《普济方》)

3. 治痘疮不发及痈疽不溃　桑蠹虫1～2条,捣,黄酒冲服。(《本草推陈》)

【各家论述】 1.《景岳全书》:"桑虫用以发痘,尝遍考《本草》、痘疹诸书,皆所不载,及审其性质,不过为阴寒湿毒之虫耳。惟其有毒,所以亦能发痘;惟其寒湿,所以最能败脾。且发痘者,不从血气而从毒药,痘虽起而终则败矣,此与揠苗者何异? 矧以湿毒侵脾,稚弱何堪,故每见多服桑虫者,毒发则唇肤俱裂,脾败则泄泻不止,前之既覆,后可见矣。"

2.《本经逢原》:"桑蠹虫,治痘疮毒盛白陷不起发者,用以绞汁和白酒酿服之即起。但皮薄脚散及泄泻畏食者服之,每致驳裂而成不救,不可不慎。"

4171 绢毛菊 juàn máo jú (《新华本草纲要》)

【异名】 空桶参、空洞参、空空参(《陕西中草药》)。

【基原】 为菊科绢毛苣属植物绢毛菊的全草。

【原植物】 绢毛菊 *Soroseris gillii* (S. Moore) Stebb. [*Crepis gillii* S. Moore; *C. hookeriana* C. B. Clarke non Ball.; *S. hookeriana* (C. B. Clarke) Stebb.]　又名:金沙绢毛菊(《中国高等植物图鉴》)。

多年生草本。根圆锥形。茎短,直立。叶披针形,先端急尖,基部下延为叶柄,边缘羽状分裂或具有锯齿。头状花序,密集于茎端成圆柱形,常被有棕色柔毛;总苞片长9～14 mm,外层总苞片2枚,线形,内层总苞片4枚;花全部舌状,舌片黄色而基部带黑色,舌片先端5齿裂。瘦果长圆形,冠毛基部草黄色或近白色。花果期7～9月。

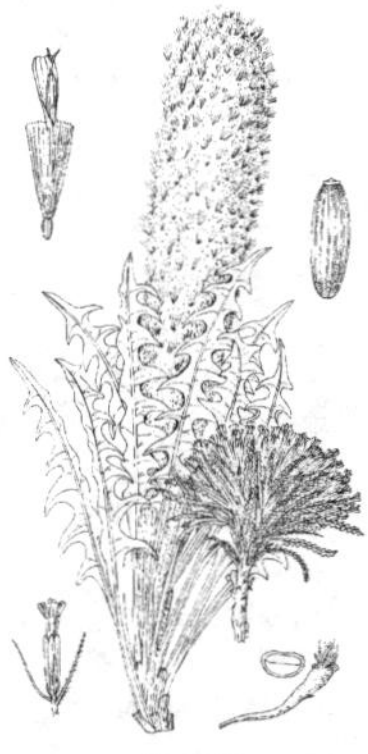

绢 毛 菊

生于海拔3 900～5 500 m的高山草甸、砾石山坡、灌丛边。分布于西藏。

【采收加工】 7～9月花开时采收,鲜用或切碎晒干。

【成分】 地上部分含愈创木内酯类化合物3β, 8β-二羟基-11αH-愈创木基-4(15), 10(14)-二烯-12, 6α-内酯〔3β, 8β-dihydroxy-11αH-guaia-4(15), 10(14)-diene-12, 6α-olide〕, 3β, 8β-二羟基愈创木基-4(15), 10(14), 11(13)-三烯-12, 6α-内酯〔3β, 8β-dihydroxyguaia-4(15), 10(14), 11(13)-triene-12, 6α-olide〕, dentalacton, 10α-hydroxy-8-deoxy-10, 14-dihydrodeacylcinaropicrin, glucozaluzanin C, 8-epidea cylcinaropicrin glucoside。单萜成分〔(1*R*, 4*R*, 5*R*)-5-benzoyloxybornan〕。苷类成分:(1*R*, 4*R*, 5*R*)-5-hydroxybornan-2-one 5-*O*-β-*D*-glucopyranoside, β-谷甾醇(β-sitosterol),胡萝卜苷(daucosterol),香叶木素(diosmetin),异木犀草素(isoluteolin),对甲氧基苯甲酸(*p*-methoxybenzoic acid),异香草酸(isovanillic acid), vanilloloside。

【药性】 苦、微辛,寒。

1.《陕西中草药》:"味苦、微辛,性平。"

2.《西藏常用中草药》:"性寒,味苦。"

【功用主治】 清热解毒,凉血止血。主治感冒发热,咽喉肿痛,支气管炎,疮疖肿毒,乳腺炎,风湿痹痛,衄血,崩漏,带下,跌打损伤。

1.《陕西中草药》:"润肺镇咳,消炎,下乳,调经,止血。主治感冒咳嗽,支气管炎,乳腺炎,疮疖痈肿,乳汁不下,月经不调,崩漏,白带,衄血。"

2.《西藏常用中草药》:"清热解毒,利湿,止痛。主治跌打损伤，咽喉肿痛，风湿疼痛，炎症发烧。"

3.《青藏高原药物图鉴》："退烧，治头部外伤，食物中毒。"

【用法用量】 内服：煎汤，6~12 g。

【选方】 1. 治乳腺炎 空洞参、瓜蒌各 12 g，水煎服。

2. 治鼻衄 空洞参各 9 g，蝎子七 6 g，侧柏叶炭 6~9 g。将前二味药水煎后，混入侧柏炭服。(1、2 方出自《陕西中草药》)

4172 绣球 xiù qiú 《植物名实图考》

【异名】 粉团花（《纲目拾遗》），紫阳花（《现代实用中药》），绣球花（《四川中药志》），土绣山（《福建药物志》）。

【基原】 为虎耳草科绣球属植物绣球的根、叶或花。

【原植物】 绣球 Hydrangea macrophylla (Thunb.) Ser. [Viburnam macrophyllum Thunb.]

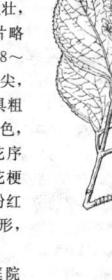

又名：八仙花（《植物名实图考》）。

落叶灌木，高 1 m。枝粗壮，有皮孔与叶迹。叶对生；叶片略厚，椭圆形、卵状椭圆形，长 8~16 cm，宽 4~9 cm，先端短渐尖，基部宽楔形，边缘除基部外具粗锯齿，上面绿色，下面黄绿色，无毛或脉上有粗毛。伞房花序顶生，球形，径 10~20 cm；花梗有柔毛，全为不孕花，白色、粉红色或变为蓝色；萼片 4，阔卵形，全缘。花期6~9月。

绣球

全国各地园林及民间庭院常有栽培。

【采收加工】 9~11月挖根，6~10月采叶，7~9月采花，均晒干。

【药材】 绣球 Hydrangeae Macrophyllae Radix seu Folium seu Flos 全国各地均产之。

性状 叶多皱缩破碎。完整叶片呈椭圆形至宽卵形，长 7~16 cm，宽 4~10 cm，先端渐尖，基部楔形，边缘除基部外有粗锯齿，两面浅黄色至黑灰色，有时下面脉上有粗毛。叶柄长 1~3 cm。革质，稍厚，易碎。气微，味苦、微辛，小有毒。伞房花序球形，多枯萎破碎。完整者直径为 10~20 cm，浅黄色至棕褐色。萼片 4 枚，宽卵形或圆形，长 1~2 cm，花序轴及花轴均有褐色短柔毛。质轻，柔软。气淡，味苦，微辛，有小毒。

【成分】 全株含氰甘：八仙花精(hydrangin)。

根及其他部分含瑞香素(daphnetin)的甲基衍生物和伞形花内酯(umbelliferone)。

叶含八仙花酚 (hydrangenol)，八仙花酚-8-O-葡萄糖苷(hydrangenol-8-O-glucoside)，八仙花酚-8-O-D-吡喃半乳糖苷(hydrangenol-8-O-D-galactoside)，异八仙花酚 (isohydrangenolglucoside)，叶甜素(phyllodulcin)。叶中含茵芋苷(skimmin)，顺式-2，4-二葡萄糖基氧化桂皮酸(cis-2，4-di-β-D-glucosyloxycinnamic acid)。

地上部分尚含八仙花酚苷(hydrangenoside)A、B、C、D；新鲜叶中含对氨基苯酚葡萄糖苷(p-aminophenyl-α-D-glucoside)。

根中含八仙花酚及其衍生物八仙花酸(hydrangeic acid)，以及半月苔酸(lunularic acid)。

【药理】 1. 抗疟作用 鸡疟和鼠疟实验证明，八仙花叶的水煎浸膏和醇提取物均有明显的抗疟作用。八仙花醇提取物每 1 ml 相当于生药 1 g）鸡疟实验证明，肌注给药最小有效量为 1.5 mg/kg，能使小鸡末梢血液中疟原虫变形，数目减少至消失，与对照的常山、奎宁相比，强度介于两者之间。以八仙花叶水煎剂浸

膏片、总碱及总碱去甲乙酚和甲乙部分 4 种制剂给感染鼠疟原虫的小鼠灌胃给药，检出计算疟原虫生长抑制率，结果证明，与对照组相比，4 种制剂均对鼠疟原虫的平均抑制率在 99%以上。

2. 子宫兴奋作用 本品醇提取物静注 0.2 mg/kg，连续 2 次，可引起实验动物(鼠)短暂的子宫痉挛性收缩。

3. 其他作用 绣球叶的甲醇提取物对小鼠被动皮肤过敏反应有抑制作用。

毒性 小鼠水提浸膏灌胃给药，LD_{50} 为 10.03 ± 3.08 g/kg。家兔耐受性实验，给予叶水浸膏 0.4 g/kg 灌胃，每日 3 次，连续 3 日，动物食欲和活动减少，但未出现死亡。醇提取物无论口服或注射给药，达到一定剂量时均能使犬发生呕吐等中毒反应，轻者呕吐、食欲不振、全身疲乏，并出现含有血液的腹泻，重度中毒时除以上症状外，尚有呕血并大量便血而致死亡。中毒死亡犬尸检发现主要病变为包括脑、肝、肾、脾、胃肠等在内的内脏器官显著充血与血管内皮细胞增生，消化道和肺出血。可见其毒性主要集中于全身毛细血管，并以消化道和肺最为严重。

【药性】 苦，微辛，寒。小毒。

1.《百草镜》："性寒。"

2.《四川常用中草药》："味苦，微辛，有小毒。"

【功用主治】 抗疟。清热，解毒，杀虫。主治疟疾，心热惊悸，烦躁，喉痹，阴囊湿疹，疥癞。

1.《纲目拾遗》："洗肾囊风，根治喉烂。"

2.《现代实用中药》："抗疟药，功效与常山相仿，又用于心脏病。"

3.《四川中药志》1979 年版："解毒。用于咽喉肿痛、疥癞。"

4.《福建药物志》："除烦热。主治胸闷、心悸、高血压、跌打损伤。"

【用法用量】 内服：煎汤，9~12 g。外用：煎水洗；或研末调涂。

【选方】 1. 治疟疾 绣球花叶 10 g，黄常山 6 g。用水 400 ml，煎至 200 ml，疟疾发作前服。（《现代实用中药》）

2. 治胸闷，心悸 绣球根、野菊花、漆树根各 15 g，水煎服。（《福建药物志》）

3. 治喉烂 八仙花根，好醋磨，以翎毛蘸扫患处，涎如愈。（《纲目拾遗》引《传效方》）

4. 治疗囊风 以（绣球）花或叶焙燥研末，麻油调涂患处。（《本草推陈》）

4173 绣线菊子 xiù xiàn jú zǐ 《贵州草药》

【基原】 为蔷薇科绣线菊属植物粉花绣线菊或光叶粉花绣线菊的果实。

【原植物】 参见"绣线菊根"条。

【采收加工】 8~10月果实成熟时采收，晒干。

【药性】《贵州草药》："性凉，味苦。"

【功用主治】 清热利湿。主治痢疾。

【用法用量】 内服：煎汤，9~15 g。

4174 绣线菊叶 xiù xiàn jú yè 《浙江民间常用草药》

【基原】 为蔷薇科绣线菊属植物粉花绣线菊或光叶粉花绣线菊的叶。

【原植物】 参见"绣线菊根"条。

【采收加工】 春、秋季采收，鲜用或晒干研末用。

【药性】《浙江民间常用草药》："性平，味淡。"

【功用主治】《浙江民间常用草药》："消肿解毒，去腐生肌。外用治慢性骨髓炎。"

【用法用量】 外用：鲜叶捣敷；或干叶研末撒敷。

【选方】 治慢性骨髓炎 绣线菊，鲜叶捣烂或干叶研粉适量，

加烧酒敷瘘管口，胶布固定，每 2 日换药 1 次，连敷 3～4 星期。《浙江民间常用草药》）

4175 绣线菊根 xiù xiàn jú gēn 《贵州草药》

【异名】 火烧尖、土黄连（《贵州民间药物》），蚂蝗梢（《陕西中草药》）。

【基原】 为蔷薇科绣线菊属植物粉花绣线菊或光叶粉花绣线菊的根。

【原植物】 1. 粉花绣线菊 Spiraea japonica L. f. 又名：日本绣线菊（《中国树木分类学》）。

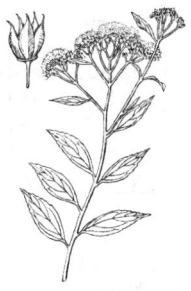

粉花绣线菊

灌木，高达 1.5 m。枝条长斜，枝近圆柱形。冬芽卵形，先端急尖，有数个鳞片。单叶互生；叶片卵形至卵状椭圆形，长 2～8 cm，宽 1～3 cm，先端急尖至短渐尖，基部楔形，边缘有缺刻状重锯齿或单锯齿。复伞房花序生于当年生的直立新枝顶端，花朵密集，密被柔毛；苞片披针形至线状披针形；花直径 4～7 mm；萼筒钟状，内面有短柔毛，萼片三角形，先端急尖；花瓣卵形至圆形，粉红色；雄蕊 25～30；花盘圆环形，约有 10 个不整齐的裂片。蓇葖果半开张，花柱顶生，花序常直立。花期 6～7 月，果期 8～9 月。

原产日本、朝鲜。我国各地栽培供观赏用。

2. 光叶粉花绣线菊 S. japonica L. f. var. fortunei（Planch.）Rehd. 又名：大绣线菊（《中国树木分类学》），绣线菊（《江苏南部种子植物手册》）。

此变种较高大，叶片长圆披针形，先端短渐尖，基部楔形，边缘具尖锐重锯齿，下面有白霜。复伞房花序直径 4～8 cm，花粉红色。

生于海拔 700～3 000 m 的山坡、田野或杂木林下。分布于江苏、浙江、安徽、江西、山东、湖北、四川、贵州、云南、陕西等地。

本植物的叶（绣线菊叶）、果实（绣线菊子）亦供药用，另设专条。

【采收加工】 7～8 月挖根，晒干。

【成分】 1. 粉花绣线菊的根含二萜生物碱：绣线菊新碱（spirasine）Ⅰ、Ⅱ、Ⅲ、Ⅴ、Ⅵ、Ⅶ、Ⅷ，绣线菊胺（spiramine）A、B、C、D、P、Q、T、U、N、G，绣线菊亭（spiratine）A、B。二萜类成分：绣线菊二萜醇（spiraminol），spiramacetal，spiramadol，spiramilactone C、D。

2. 光叶粉花绣线菊根含绣线菊新碱Ⅲ、Ⅳ、Ⅹ、Ⅺ、Ⅻ、ⅩⅣ、ⅩⅤ。

【药理】 抗血小板凝集作用 从粉花绣线菊植物中纯化的绣线菊碱 N-6 在体外选择性抑制血小板活化因子（PAF）诱导的血小板聚集，并呈量效关系；2 mg/kg 绣线菊碱 N-6 静注后明显抑制 PAF 和花生四烯酸（AA）诱导的血小板聚集；绣线菊碱 N-6 呈浓度依赖性减少 PAF 和 AA 引起血小板 5-HT 的释放。

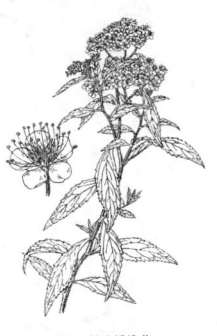

光叶粉花绣线菊

【药性】 苦、微辛、凉。

《贵州民间药物》：“凉，苦，无毒。”

2.《贵州民间方药集》：“有小毒。”

【功用主治】 清热解毒，止咳镇痛。主治咳嗽，头痛，牙痛，目赤翳障。

1.《贵州民间药物》：“止咳，镇痛，治翳明目。”

2.《浙江民间常用草药》：“治头痛。”

3.《贵州草药》：“清热，利湿，驱风，止咳。”

4.《陕西中草药》：“清热解毒。主治牙痛。”

【用法用量】 内服：煎汤，9～15 g。外用：煎水熏洗。

【宜忌】《贵州草药》：“忌食酸辣食物。”

【选方】 1. 治咳嗽吐痰成泡，周身酸痛 土黄连（干品）60 g。熬水服，每日 3 次。《贵州草药》）

2. 治头痛 绣线菊根、何首乌各 9～15 g，水煎服。《浙江民间常用草药》）

3. 治牙痛 蚂蝗梢 30～60 g，水煎，加少量大油温服，或炖猪肉服。《陕西中草药》）

4. 治眼睛红痛及头痛 土黄连 15 g，紫苏叶 6 g，白菊花 3 g。煎服及熏洗。

5. 治风眼目翳 土黄连 6 g，冰片 1.5 g，人乳 9 g。加水蒸熟，点眼角。（4、5 方出自《贵州民间药物》）

4176 绣球防风 xiù qiú fáng fēng 《滇南本草》

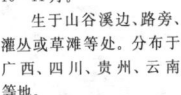

【异名】 白元参（《玉龙山药用植物》），绣球草、蜜蜂草、紫药（《云南中草药》）。

【基原】 为唇形科绣球防风属植物绣球防风的全草。

【原植物】 绣球防风 Leucas ciliata Benth.

一年生草本，高 30～100 cm。全株密被倒向黄色长毛。叶对生，卵状披针形或披针形，具疏锯齿，厚纸质，侧脉 3～5 对，叶柄短。轮伞花序腋生，球形，花萼管状；花冠白色或紫色，与萼筒等长或略伸出于萼筒，冠檐二唇形，上唇直伸，盔状，长圆形，下唇较上唇长 1.5 倍，呈 3 裂状；雄蕊 4，花丝丝状，花药卵圆形，2 室叉开；子房 4 裂，花柱柱状，柱头 2 裂。小坚果 4 枚，卵圆形，褐色而亮。花期 7～10 月，果期 10～11 月。

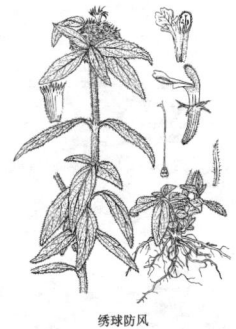

绣球防风

生于山谷溪边、路旁、滩头或草滩等处。分布于广西、四川、贵州、云南等地。

本植物的果实（绣球防风果）、根（绣球防风根）亦供药用，另设专条。

【采收加工】 7～10 月采收，切成长约 1 cm 的小段，晒干。

【药性】 苦、辛、平。归肝经。

1.《滇南本草》：“味苦、辛，性微温。入肝经。”

2.《滇南本草图说》：“味苦、淡、平，无毒。”

3.《四川中药志》1979 年版：“辛、苦，微寒。”

【功用主治】 疏肝活血，祛风明目，解毒。主治妇女瘀经闭，胁肋疼痛，小儿雀目，青盲翳障，痈疽肿毒，杨梅结毒，疥癣，皮疹。

1.《滇南本草》：“破小肠滞结郁气，疏肝气流结，破肝血，通经闭，祛风热，明目退翳遮睛。治小儿雀眼，白翳青盲，杀虫虫。”

2.《滇南本草图说》：“主治杨梅结毒，痈疽发背，无名肿毒，洗癣疮，疥癞良。”

3.《云南中草药》:"治疮疡肿毒,皮疹。"

4.《西双版纳傣药志》:"治小孩水肿,暴发性皮疹,视物不清,眼红发干。"

【用法用量】 内服:煎汤,15～30 g;或研末。外用:煎水熏洗;或捣敷。

【宜忌】《滇南本草》:"肝虚者忌之。"

【选方】 1. 治小儿疳疮攻眼,雀眼青盲,白翳遮睛 绣球防风一两,蛤粉六钱(煅)。共为末,每服五分,白羊肝三钱,竹刀破开羊肝,将药入肝内,纟麻绑好,入瓦罐内,煮吃,忌盐。《滇南本草》

2. 治小孩水肿 绣球防风5～15 g,水煎服。《西双版纳傣药志》

3. 治感冒,咳嗽,百日咳,小儿疳积 绣球防风9～15 g。煎服。

4. 治牙龈出血 鲜绣球防风,嚼吞。(3、4方出自《红河中草药》)

5. 治梅毒,痈疽发背,无名肿毒,瘰疬,疥癞 绣球防风适量,外敷或外洗。《昆明民间常用草药》

4177 绣球防风果 xiù qiú fáng fēng guǒ 《云南中草药》

【异名】 绣球防风子《滇南本草图说》。

【基原】 为唇形科绣球防风属植物绣球防风的果实。

【原植物】 参见"绣球防风"条。

【采收加工】 10～11月采收果实,晒干。

【药性】 苦、淡,平。

1.《滇南本草图说》:"味淡,平,无毒。"

2.《云南中草药》:"苦、辛,微温。"

【功用主治】 解表,清肺,消疳。主治感冒,小儿肺炎,疳积,目眦赤烂。

1.《滇南本草图说》:"治小儿疳积,眼病最效。"

2.《云南中草药》:"治感冒风寒,小儿肺炎。"

【用法用量】 内服:煎汤,3～9 g;或研末。

【选方】 1. 治小儿疳积,眼眦 绣球防风子、地草菓为末,用黑羊肝煎汤服。《滇南本草图说》

2. 治小儿肺炎 绣球防风果15 g,水煎服。《云南中草药》

4178 绣球防风根 xiù qiú fáng fēng gēn 《云南中草药》

【基原】 为唇形科绣球防风属植物绣球防风的根。

【原植物】 参见"绣球防风"条。

【采收加工】 9～10月挖根,晒干。

【功用主治】《云南中草药》:"祛风解毒,舒肝理气。治肝气郁结,风湿麻木疼痛,痢疾,小儿疳积,皮疹,脱肛。"

【用法用量】 内服:煎汤,9～15 g。

十一画

球兰 qiú lán 《《福建民间草药》》

【异名】玉叠梅(《赣州志》),玉蝶梅(《植物名实图考》),铁加杯,金雪球、牛舌黄、石壁梅、金丝叶、绣球叶《福建民间草药》,大石仙桃《南宁市药物志》,爬岩板、草鞋板《贵州民间草药》,壁梅、石梅《全国中草药汇编》,绣球龙《福建药物志》,厚叶藤、达斗藤《广西民族药简编》。

【基原】为萝藦科植物球兰属植物球兰的藤茎及叶。

【原植物】球兰 Hoya carnosa (L. f.) R. Br. [Asclepias carnosa L. f.] 又名:蜡兰、玉绣球《广州植物志》。

攀缘灌木。附生于树上或石上,全株有乳汁,茎节有气根。叶对生,肉质;叶片卵圆形至卵圆状长圆形,长4~9 cm,宽2~6 cm,先端钝,基部圆形;侧脉约4对。聚伞花序伞形状,腋生,有花约30朵,总花序梗和花梗被柔毛,花白色,直径2 cm;花萼5深裂;花冠辐状,花冠筒短,裂片外面无毛,内面具有乳头状突起,花粉块每室1个,伸长,周边透明。菁葖果线形,光滑。种子先端白色绢质种毛。花期4~6月,果期7~8月。

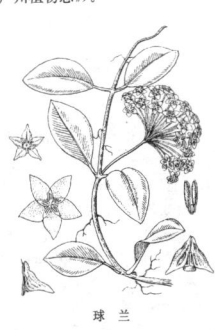
球兰

生于平原和山地,附生于树上或石上。分布于福建、广东、广西、海南、云南、台湾等地。

【采收加工】全年均可采,鲜用或晒干。

【成分】茎和叶含球兰苷(hoyin),谷甾醇(sitosterol)和球兰脂(hoya fat)。茎含甾体苷类成分:19-acetoxydigipurogenin Ⅱ,hoyacarnoside A、B、C、D、E、F、G、H、I、J、K、L、M、N、O、P、Q、R、S、T。寡糖:寡糖 A、B、C。

【性味】苦,寒,小毒。

1.《贵州民间药物》"味微甘,性温,无毒。"

2.《全国中草药汇编》"苦,平。"

3.《福建药物志》"微苦,寒。"

4.《广西民族药编》"有小毒。"

【功用主治】清热解毒,祛痰止咳,通经下乳。主治流行性乙型脑炎,肺热咳嗽,睾丸炎,乳腺炎,痈肿,关节痛,产妇乳汁不通。

1.《贵州民间药物》"补虚弱,催乳。"

2.《全国中草药汇编》"清热解毒,祛风利湿。主治流行性乙型脑炎,肺炎,支气管炎,睾丸炎,风湿性关节炎,小便不利;外用治痈肿疔疮。"

3.《福建药物志》"清热解毒,祛痰止咳。主治麻疹并发肺炎、鼻衄,乳腺炎。"

【用法用量】内服:煎汤,6~15 g,鲜品 30~90 g,或捣烂绞汁。外用:鲜品,捣敷。

【选方】1. 治流行性乙型脑炎 球兰鲜叶捣烂绞汁,加入30%葡萄糖、0.6%氯仿。1~2 岁儿童每次 10 ml,每增加1~2岁每次增服 5 ml,10 岁以上月服 30 ml,每日 3~4 次。

2. 治麻疹并发肺炎,支气管炎 球兰鲜叶 60 g,鱼腥草 15 g,

水煎服。

3. 治风湿关节痛 鲜球兰 60~95 g,猪脚 1 个。酌加酒水炖服。(1~3 方出自《福建药物志》)

4. 治痈肿初起 鲜球兰叶1握,加红糖 15 g(如有红晕灼痛者,则改加冬蜜1小杯),捣烂,加热,贴于患处,日换2次。《福建民间草药》

5. 治产妇乳汁不通 球兰 15 g,水煎服或与猪肉煲服。《广西民族药简编》

理石 lǐ shí 《本经》

【异名】立制石《本经》,肌石《别录》,长理石《本草经集注》,肥石,不灰木《石药尔雅》。

【基原】为硫酸盐类石膏族矿物石膏($CaSO_4 \cdot 2H_2O$)与硬石膏($CaSO_4$)的集合体。

【原矿物】理石 Gypsum and Anhydrite

石膏变种,属单斜晶系。个体纤维状、集合体成脉状或透镜状。新鲜面白色,风化面灰、黄、褐黄色,或被黏土质围岩污染,呈青灰等色调。条痕白色。新鲜断面呈丝绢光泽,或见解理面的反光亮点。风化面黯淡,无光泽。肉眼见不到解理面,只见平行纤维方向的解理纹和或斜交纤维的解理纹。断口不平坦至参差状。硬度2(脱水-硬石膏化则硬度增大),性脆,易碎。相对密度 2.3(或随硬石膏化增大密度)。

形成于各种类型石膏层的裂隙或硬石膏层水化部位。山西、湖北,陕西等地均有。

【药材】理石 Gypsum and Anhydritum 主产陕西、山西、湖北。

性状 本品为不规则块状。深灰色。体较轻,质硬脆,可砸碎,断面大部分粗糙,呈暗灰色,解理面可见到明显亮星,其中部可见到直立的细纤维,纤维间亦可见到亮星。气、味皆淡。

鉴别 (1) 石膏 参见"石膏"条。硬石膏 参见"长石"条。

(2) X 射线衍射分析曲线:7.68(>10),4.31(5),3.82(10),3.08(6),2.88(2),2.80(1),2.70(2),2.61(1),2.54(1),2.51(1),2.46(1),2.22(2),由此表明理石主要组成矿物为石膏。

(3) 差热分析曲线:吸热 175 ℃(大),205 ℃(大);放热 375 ℃(微);由温度 125 ℃始 230 ℃止失重;表明属石膏的特征;但不同于纯石膏曲线。

【药性】辛、甘,寒。归胃经。

1.《本经》"味辛,寒。"

2.《别录》"甘,大寒,无毒。"

【功用主治】清热散结,除烦止渴。主治身热心烦,消渴,积聚,瘘痹。

1.《本经》"主身热,利胃解烦,益精明目,破积聚,去三虫。"

2.《别录》"除营卫中去来大热,结热,解烦毒,止消渴,及中风瘘痹。"

3.《新修本草》"酒渍服之。疗癣,令人肥悦。"

【用法用量】内服:煎汤,15~30 g。

【宜忌】《本草经集注》"滑石为之使,恶麻黄。"

理肺散 lǐ fèi sǎn 《云南中草药》

【异名】接骨丹《云南中草药选》,小接骨《云南药用植物名录》,接骨草《中国中药资源志要》。

~2425~

⑪ 球理 4179~4181

【基原】 为茜草科耳草属植物攀缘耳草的全株。

【原植物】 攀缘耳草 *Hedyotis scandens* Roxb. [*Oldenlandia scandens* (Roxb.) O. Kuntze.] 又名：凉喉茶《《西藏植物志》)。

草质藤本，攀缘状。主根发达，圆柱形，多弯曲。茎圆柱形，有槽或细条纹，具分枝，具明显托叶鞘。叶对生，纸质，长椭圆形或椭圆状披针形，先端渐尖，基部楔形，上面绿色，下面绿白色，两面平滑无毛，侧脉3～4对，全缘。聚伞花序顶生，密集；总花梗被柔毛；苞片线形、被柔毛；花萼漏斗状，先端具4浅齿，齿间有2～3枚腺体外凸；花冠白色，花冠筒长2 mm，裂片4，反曲，基部密生曲长柔毛；雄蕊4，花药外露；柱头2，密生短柔毛。果球状，直径约5 mm，黑色。花期8月。

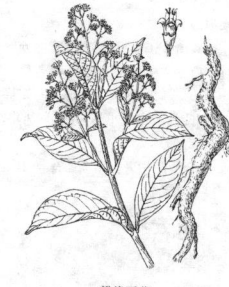

攀缘耳草

生于向阳山坡的灌木丛或疏林边缘。分布于广东、广西、云南、西藏等地。

【采收加工】 全年均可采，鲜用或切碎晒干。

【成分】 茎含表黏霉醇(epiglutinol)、羽扇豆醇(lupeol)、谷甾醇(sitosterol)、豆甾醇(stigmasterol)。

【药性】 苦，凉。

1.《云南中草药》："苦，凉。"

2.《全国中草药汇编》："辛、苦、平。"

【功用主治】《云南中草药》："消炎，续骨。主治肺炎，支气管炎，口腔炎，肺结核，骨折。"

【用法用量】 内服：煎汤，15～30 g。外用：鲜品捣敷；或干品研末调敷。

【选方】 1. 治肺炎，支气管炎，口腔炎　理肺散 30 g，水煎服。

2. 治肺结核　理肺散 30 g。炖肉吃。

3. 治骨折　理肺散鲜品适量，捣烂敷患处。(1～3方出自《云南中草药》)

4182 堵喇 《《植物名实图考》)

【异名】 化血丹《《玉龙本草》)，紫草乌《《彝医植物药》)。

【基原】 为毛茛科乌头属植物紫乌头的块根。

【原植物】 紫乌头 *Aconitum episcopale* Lévl.

多年生草本。块根倒圆锥形。茎缠绕，有分枝，上部疏被短柔毛。叶互生；茎中部的叶片五角形，基部心形，3裂达基部或近基部，中央全裂片菱形，表面深裂，侧全裂片斜菱形。总状花序有3～8朵花，花序轴和花梗密被淡黄色短柔毛或微硬毛；苞片线形；小苞片生花梗中部或下部，狭线形，密被短柔毛。花两性，两侧对称；萼片5，花瓣状，蓝紫色，上萼片高盔形，下缘与外缘形成向下展的喙；花瓣2，雄蕊多数，花丝全缘或有2小齿，无毛；心皮5，无毛或上部疏生短毛。蓇葖果长1.1～1.8 cm，无毛。种子多数，三棱形，密生横膜翅。花期7～10月，果

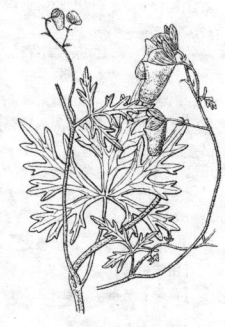

紫乌头

期8～11月。

生于海拔2 400～3 200 m的山地。分布于四川西南部、贵州西部、云南西北部和东北部。

【采收加工】 9～11月采挖，晒干或烘干。

【药材】 堵喇 *Aconiti Episcopalis Radix* 产于四川、贵州、云南。

性状 根圆锥形，长5～7 cm，直径1～2 cm。表面黑褐色，极为皱缩，具多数粗纵沟纹。质坚硬，不易折断，断面紫黑色，略可见环状形成层。

鉴别 (1)根横切面：后生皮层为2～3列细胞；皮层细胞4～5列，均不规则形，间有多数石细胞。形成层环于根上段、中段为六角形，下段略呈六边形。木质部束中的导管1～2列，于形成层的角隅大多呈V字形排列。中央为髓部。

粉末特征：石细胞长条形、梭形、类方形或不规则形，长48～137 μm，直径28～44 μm，纹孔及孔沟明显。淀粉粒均为单粒，长圆形、棒槌形、瓜子形或细条状，长10～36 μm，直径5～28 μm，脐点均不明显，少数可见层纹。

(2)薄层色谱：取本品粉末1 g，加10%氨溶液1 ml，乙醚10 ml，冷浸24小时，滤过。滤液挥干，残渣用二氯甲烷洗入1 ml容量瓶定容，作为样品溶液。另取滇乌碱、塔拉乌头胺制成每1 mg/1 ml的二氯甲烷溶液作为对照品溶液。在高效硅胶GF254薄层板上点样品和对照品溶液各3 μl，以环己烷-乙酸乙酯-二乙胺(8:1:1)展开，取出，晾干，喷以碘化铋钾、碘化钾碘试液等容显合液显色，供试品色谱与对照品色谱相应位置显同颜色的斑点。

【成分】 块根含生物碱成分：乌头诺辛(aconosine)、鹤乌碱(scopaline)、紫乌巴利生碱(episcopalisine)、紫乌生宁碱(episcopalisinine)、紫乌亭碱(episcopalitine)、紫乌头碱(episcopalidine)、紫草乌头碱甲(delavaconitine A)、滇乌碱(yunaconitine)、准噶尔乌头碱(songorine)、塔拉胺(talatisamine)、14-乙酰塔拉胺(14-acetyltalatisamine)、异叶乌头定碱(heterophylloidine)、去乙酰异叶乌头定碱(deacetylheterophylloidine)。

【药理】 1. 对心脏的作用　紫乌生碱与乌头碱结构相似，但心律失常作用较乌头碱弱600倍，且在一定剂量范围内可明显拮抗乌头碱所致心律失常作用。紫乌生碱高浓度可使大鼠离体心房心率减慢，心收缩力增强，5×10^{-3} mol/L紫乌生碱可明显拮抗1.25×10^{-4} mol/L乌头碱的增加心率、降低心缩力作用。麻醉大鼠腹腔注射紫乌生碱20 mg/kg，可显著对抗15分钟后静注乌头碱所致心律不齐，而腹腔注射乌头碱后15分钟静注紫乌生碱10 mg/kg，其抗乌头碱作用更佳，可明显减少乌头碱所致心律失常发生率及死亡。

2. 局部麻醉作用　1%紫草乌头碱溶液表面麻醉作用约为可卡因的2倍，家兔角膜麻醉可维持40～60分钟。

3. 镇痛作用　紫草乌头碱的镇痛作用较粉防己碱强而弱于吗啡。

毒性 紫草乌头碱的小鼠皮下和静脉注射 LD_{50} 分别为106和28 mg/kg；给麻醉犬静脉注射10～12 mg/kg能使其心率减慢，血压降低，呼吸停止而死亡。

【药性】 辛，热，有毒。

【功用主治】 祛风湿，解毒，醒酒。主治风湿骨痛，跌打伤痛，解乌头、鸦片中毒及酒醉。

《植物名实图考》："解草乌毒，产缅地者能解百毒。"

【用法用量】 内服：煎汤，1.5～6 g；或入丸、散。外用：研末调敷；或醋、酒磨涂。

【宜忌】 本品有毒，用时遵医嘱，以免中毒。孕妇禁服。中毒症状为口舌麻木，继而四肢及全身发麻，呼吸抑制，手足抽搐，神志不清等。

【选方】 1. 治风湿跌打骨痛　紫草乌泡酒，少量内服，并外

搽痛处。

2. 解乌头毒　紫草乌晒干研末，煎水服或兑水服；或在误服草乌中毒后鲜嚼本品。

3. 解酒醉　用紫草乌鲜品煎水服；或干品削粉兑水服。

4. 解吸食鸦片中毒　用紫草乌干品刮末兑水服，或采鲜品熬水服。

5. 治外伤出血　紫草乌研末撒于伤口上。（1～5 方出自《彝医植物药》）

4183 蓵菜根 tián cài gēn
《纲目》

【异名】莙荙儿、莙荙根《饮膳正要》。

【基原】为藜科甜菜属植物蓵菜及糖萝卜的根。

【原植物】1. 蓵菜 *Beta vulgaris* L. var. *cruenta* Alef. 又名：甜菜《中国农业百科全书》。

二年生或多年生草本，高 60～120 cm。根圆锥形或纺锤形，肉质，外皮紫红色或黄白色。茎直立，有沟纹，光亮。基生叶有长柄，叶片长圆形，全缘而呈波状，叶面皱缩不平，略有光泽；下面有粗壮凸出的叶脉，先端钝，基部楔形、截形或略呈心形；茎生叶较小，卵形或披针状长圆形，先端渐尖，基部渐狭。花序圆锥状；花小，黄绿色，通常 2 个或数个聚生；花被 5 裂，裂片背部有棱，基部与子房结合，果期变硬，包覆果实；雄蕊 5，生于肥厚的花盘上；子房藏于花盘内，柱头 3 枚。胞果聚生，球状，褐色。种子扁平，双凸镜状，种皮革质，红褐色，光亮。花期 5～6 月，果期 7 月。

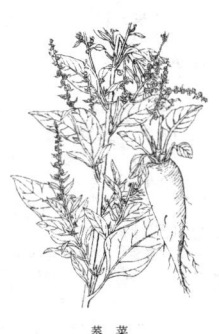

蓵菜

我国普遍栽培，以东北、内蒙古栽培较多。

本植物的茎、叶（莙荙菜）亦供药用，另设专条。

2. 糖萝卜 *B. vulgaris* L. var. *saccharifera* Alef.

形态与蓵菜基本相似，但根为纺锤形，肥厚，外皮白色，富含糖分。

我国各地均有栽培，但以北方栽培面积最大。

【采收加工】8～10 月采挖，切片，晒干。

【性味】《饮膳正要》："甘，平，无毒。"

【功用主治】《饮膳正要》："通经脉，下气，开胸膈。"

【用法用量】内服：煎汤，15～30 g。

4184 菱 líng
《别录》

【异名】菱《尔雅》，水栗《风俗通》，芰实《别录》，菱角《周礼注疏》，水菱《品汇精要》，菠、沙角《纲目》，菱实《食物中药与便方》。

【基原】为菱科菱属植物菱、乌菱、无冠菱及格菱的果肉。

【原植物】1. 菱 *Trapa bispinosa* Roxb.

一年生水生草本。叶二型：浮生叶聚生于茎顶部，成莲座状；叶柄中部膨胀成绿色绵质气囊，被柔毛；叶片三角形边缘上半部有

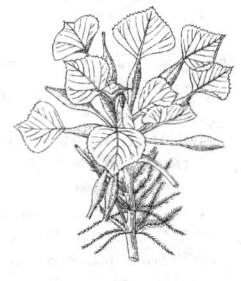

菱

粗锯齿，近基部全缘，上面绿色无毛，下面脉上有毛。沉浸叶羽状细裂。花两性，白色，单生于叶腋；花萼 4 深裂；花瓣 4；雄蕊 4；子房半下位，2 室，花柱钻状，柱头头状，花盘鸡冠状。坚果倒三角形，两端有刺。花期 6～7 月，果期 9～10 月。

生于池塘河沼中，各地均有栽培。

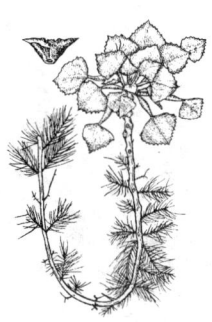

乌菱

2. 乌菱 *T. bicornis* Osbeck

形态与菱相似，不同点在于：果实具两角，平展，先端向下弯曲，连角宽 4～6 cm。花期 7～8 月，果期 9～10 月。

各地均有栽培，分布于长江以南。

3. 无冠菱 *T. korshinskyi* V. Vassil. [*T. japonica* Fler.] 又名：丘角菱《东北草本植物志》。

形态与菱相似，不同点是：叶概稍粗，浮囊较大。花白色或稍带红色。坚果黑色，稍扁，无果冠，两侧有 2 枚稍斜上的角状刺，先端无逆刺。花期 7～8 月，果期 8～9 月。

喜生池塘湖泊的浅水中。分布于我国华北、东北、华东、华中、西北等地。

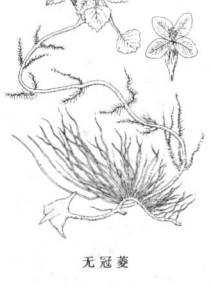

无冠菱

4. 格菱 *T. natans* L. var. *komarovii* V. Vassil. [*T. pseudoincisa* Nakai]

形态与菱相似，不同点在于：叶柄中上部有狭长圆形海绵质的气囊。坚果倒三角形，肩角平伸或稍斜上，先端有倒刺，腰角无，其位置上常有丘状突起。花期 6～7 月，果期9～10 月。

生于湖泊中。分布黑龙江、吉林及华北各地。

本植物的叶（菱叶）、果皮（菱壳）、茎（菱茎）、果柄（菱蒂）、果肉捣汁澄出的淀粉（菱粉）亦供药用，另设专条。

【采收加工】8～9 月采收，鲜用或晒干。

【药材】菱 *Trapae Bispinosae Fructus*　全国各地都有栽培。

性状　菱 果实为稍削的三角形，顶端中央稍突起，两侧有刺，刺两间距离 4～5 cm，刺角长约 1 cm，表面绿白或紫红色，果壳坚硬，木化。除去果壳，果肉青灰色或类白色，富粉性。气微，味甜而涩。

乌菱果实两角较弯曲，宽 7～8 cm。

【成分】菱的果肉中含甾体化合物：4, 6, 8(14), 22-麦角甾四烯-3-酮-[4, 6, 8(14), 22-ergostatetraen-3-one]，22-二氢-4-豆甾烯-3, 6-二酮(22-dihydrostigmast-4-en-3, 6-dione)，β-谷甾醇(β-sitosterol)。

乌菱干果含鞣质：乌菱鞣质(bicornin)，玫瑰鞣质(rugosin) D，喜树鞣质(camptothin)B，新喷呐草素(tellimagrandin) I、Ⅱ，长梗马兜铃素(pedunculagin)和 1, 6-二-*O*-没食子酰-β-*D*-葡萄糖(1, 6-di-*O*-galloyl-β-*D*-glucose)，2, 3-二-*O*-没食子酰-β-*D*-葡萄糖(2, 3-di-*O*-galloyl-β-*D*-glucose)，1, 2, 3-三-*O*-没食子酰葡萄糖(1, 2, 3-tri-*O*-galloyl-β-*D*-glucose)，1, 2, 6-三-*O*-没食子酰-β-*D*-葡萄糖(1, 2, 6-tri-*O*-galloyl-β-*D*-glucose)，1, 2, 3, 6-四-*O*-没食子酰-β-*D*-葡萄糖(1, 2, 3, 6-tetra-*O*-galloyl-β-*D*-glucose)，6-*O*-二没食

子酰-1，2，3-三-*O*-没食子酰-*β*-*D*-葡萄糖(6-*O*-digalloyl-1，2，3-tri-*O*-galloyl-*β*-*D*-glucose)。

【药性】 甘，凉。归脾、胃经。

1.《别录》："味甘，平。无毒。"

2.《千金方》："味甘、辛，平。无毒。"

3.《食疗本草》："生食性冷。"

4.《日用本草》："味甘，寒。无毒。"

5.《医林纂要》："甘、涩、咸，寒。"

6.《随息居饮食谱》："鲜者甘凉，熟者甘平。"

【功用主治】 健脾益胃，除烦止渴，解毒。主治脾虚泄泻，暑热烦渴，消渴，饮酒过度，痢疾。

1.《别录》："主安中补脏，不饥轻身。"

2.《本草图经》："解丹石毒。"

3.《滇南本草》："治一切腰腿筋骨疼痛，周身四肢不仁，风湿入窍之症。"

4.《纲目》："解伤寒积热，止消渴，解酒毒，射罔毒。"

5.《医林纂要》："止渴，除烦，清暑。"

6.《食物考》："生啖宽中，清胃除热。老则甘香，补中益气。生者解酒。"

7.《本草求原》："止渴，除五脏邪热，心胸浮热，肠胃积热，止痢。"

8.《食物中药与便方》："利尿通乳。"

9.《沙漠地区药用植物》："清热解毒。"

10.《全国中草药汇编》："健胃止痢，抗癌。主治胃溃疡，痢疾，食管癌，乳腺癌，子宫颈癌。"

【用法用量】 内服：煎汤，9～15 g，大剂量可用至 60 g；或生食。清暑热，除烦渴，宜生用；补脾益胃，宜熟用。

【宜忌】 脾胃虚寒，中焦气滞者慎服。

1.《食疗本草》："令人脏冷，损阳气，痿茎。多食令人腹胀满者，可暖酒和姜饮一两盏即消矣。"

2.《本草图经》："性冷不可多食。"

3.《宝庆本草折衷》："忌蜜，畏姜。"

【选方】 1. 治食管癌　菱实、紫藤、诃子、薏苡仁各 9 g。煎汤服。(《食物中药与便方》)

2. 治消化性溃疡，胃癌初起　菱角 60 g，薏苡仁 30 g，水煎当茶饮。(《常见抗癌中草药》)

4185 菱叶 líng yè (《滇南本草》)

【基原】 为菱科菱属植物菱或其同属植物的叶。

【原植物】 参见"菱"条。

【采收加工】 6～7 月采收，鲜用或晒干。

【药性】 甘，凉。

【功用主治】 清热利湿。主治小儿走马牙疳，疮肿。

1.《滇南本草》："晒干为末，搽小儿走马牙疳。"

2.《中国药用植物图鉴》："治小儿头疮及增强视力。"

3.《福建药物志》："清热利湿。"

【用法用量】 外用：研末搽；或鲜品捣敷。内服：煎汤，6～15 g，鲜品加倍。

4186 菱壳 líng ké (《纲目拾遗》)

【异名】 菱皮(《滇南本草》)，乌菱壳(《纲目》)，风菱角(《医宗汇编》)。

【基原】 为菱科菱属植物菱或其同属植物的果皮。

【原植物】 参见"菱"条。

【采收加工】 8～9 月收集果皮，鲜用或晒干。

【药性】 南药《中草药学》："甘，涩，平。"

【功用主治】 涩肠止泻，止血，敛疮，解毒。主治泄泻，痢疾，胃溃疡，便血，脱肛，痔疮，疔疮。

1.《滇南本草》："烧灰为末，调菜油搽痔疮。"

2.《纲目》："入染须发方。""亦止泄痢。"

3.《纲目拾遗》："治头面黄水疮，无名肿毒，天泡疮，脱肛。"

4.《本草推陈》："止便血。"

【用法用量】 内服：煎汤，15～30 g，大剂量可用至 60 g。外用：烧存性研末调敷；或煎水洗。

【选方】 1. 治赤痢久不愈者　用新鲜红菱连壳捣烂，绞自然汁一饭碗，加白糖霜少许，隔汤炖略温，清晨空心服，每日一服。(《种福堂公选良方》)

2. 治胃癌、食管癌、贲门癌　鲜菱角 250 g，洗净，不去壳，置石臼中捣烂，加水绞汁，调蜜或白糖，早饭前和临睡前分服。(《福建药物志》)

3. 治头面黄水疮　隔年老菱壳，烧存性，麻油调敷。(《纲目拾遗》引《医宗汇编》)

4. 治无名肿毒及天泡疮　老菱壳烧灰，香油调敷。(《纲目拾遗》引《医抄》)

4187 菱茎 líng jīng (《食鉴本草》)

【异名】 菱草茎(《食物中药与便方》)。

【基原】 为菱科菱属植物菱或其同属植物的茎。

【原植物】 参见"菱"条。

【采收加工】 6～7 月开花时采收，鲜用或晒干。

【药性】 甘，凉。

1. 柴裔《食鉴本草》："味甘、涩，无毒。"

2.《福建药物志》："甘，凉。"

【功用主治】 清热利湿。主治胃溃疡，疣赘，疮毒。

1. 柴裔《食鉴本草》："治不服水土良。"

2.《本草推陈》："治胃溃疡，胃癌，子宫颈癌，多发性疣赘。"

3.《福建药物志》："清热利湿。"

【用法用量】 内服：煎汤，鲜品 30～45 g。外用：捣烂敷、搽。

【选方】 1. 治胃溃疡及胃癌、子宫颈癌　菱茎 30～45 g，苡米仁 30 g。煎汤代茶连续服。(《本草推陈》)

2. 治小儿头部疮毒，酒毒(宿醉)　鲜菱草茎(去叶及须根)60～120 g，水煎服。(《食物中药与便方》)

4188 菱粉 líng fěn (《纲目拾遗》)

【基原】 为菱科菱属植物菱或其同属植物的果肉捣汁澄出的淀粉。

【原植物】 参见"菱"条。

【采收加工】 果实成熟后采收，去壳，取其果肉，捣汁澄出淀粉，晒干。

【功用主治】 《纲目拾遗》："补脾胃，强脚膝，健力益气，耐饥，行水，去暑解毒。"

【用法用量】 内服：10～30 g，沸水冲。

【宜忌】 《纲目拾遗》："食菱粉而腹胀者，用姜汤或酒解之。"

4189 菱蒂 líng dì (《纲目拾遗》)

【基原】 为菱科菱属植物菱或其同属植物的果柄。

【原植物】 参见"菱"条。

【采收加工】 采果时取其果柄，鲜用或晒干。

【功用主治】 解毒散结。主治胃溃疡，疣赘。

1.《纲目拾遗》："治疣子。"

2.《本草推陈》："治胃溃疡，胃癌及多发性疣赘，食管癌，妇人子宫颈癌。"

【用法用量】 内服：煎汤，鲜品 30～45 g。外用：鲜品擦拭或捣汁涂。

【选方】 1. 治胃溃疡,胃癌,子宫颈癌 菱之果柄 45 g,薏米仁 30 g。煎汤代茶持续服。《本草推陈》

2. 治疣子 用鲜水菱蒂搽一二次,即自落。《纲目拾遗》

【临床报道】 治疗皮肤疣 取鲜菱蒂在患部不断擦拭,每次约 2 分钟,每日 6～8 次。治疗青年扁平疣 56 例,全部治愈;寻常疣 18 例,17 例治愈,1 例无效;尖锐湿疣 3 例,2 例治愈,1 例无效;传染性软疣 5 例,4 例治愈(其中 1 例复发),1 例无效。有效病例一般在 15 日左右,皮损完全脱落。

4190 菱叶山蚂蟥 líng yè shān mǎ huáng 《贵州草药》

【异名】 小粘子草《贵州草药》。

【基原】 为豆科长柄山蚂蟥属植物长柄山蚂蟥的根、叶。

【原植物】 长柄山蚂蟥 Podocarpium podocarpum （DC.）Yang et P. H. Huang［Desmodium podocarpum DC.］ 又名:圆菱叶山蚂蟥《中国主要植物图说·豆科》。

小灌木,高 50～100 cm。茎有棱;叶互生;托叶线状披针形;三出复叶,顶生小叶阔状菱形,先端稍急尖或钝,基部宽楔形,侧生小叶较小,斜卵形。花序顶生者成圆锥状,腋生者成总状;花紫红色;花萼疏被柔毛,萼齿短;花冠蝶形;雄蕊 10,单体。荚果长约 16 mm,通常具 2 节,背部弯,被钩状小毛;节深裂达腹缝线,上部截形,基部楔形。花期 7～8 月,果期 8～9 月。

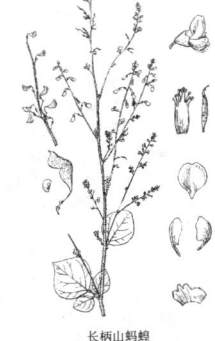

长柄山蚂蟥

生于山地草坡或林下。分布于江苏、浙江、安徽、江西、山东、河南、湖北、湖南、广西、四川、贵州、云南、陕西、甘肃、台湾等地。

【采收加工】 7～10 月采收,鲜用或切段晒干。

【药性】 《贵州草药》:"苦,温。"

【功用主治】 《贵州草药》:"发表散寒,止血。治感冒、咳嗽、刀伤。"

【用法用量】 内服:煎汤,9～15 g。外用:捣敷。

【选方】 1. 治感冒 小粘子草根、山苏麻、虎掌草根(溪畔银莲花)各 9 g。煎水服。

2. 治刀伤 小粘子草叶,适量,捣烂。敷患处。(1、2 方出自《贵州草药》)

4191 菥蓂 xī míng 《本经》

【异名】 大荠《尔雅》,蔑菥、大蕺、马辛《本经》,析目、荣目、马驹《吴普本草、郭璞注》,遏蓝菜《救荒本草》,花叶荠、水荠《植物名实图考》,老鼓草《中国药用植物志》,苏败酱、瓜子草《中药志》。

【基原】 为十字花科遏蓝菜属植物菥蓂的全草。

【原植物】 菥蓂 Thlaspi arvense L。 又名:洋辣罐(辽宁)、荠稽(甘肃)、苦菜(安徽)、犁头草(陕西)、臭虫草(江苏)。

一年生草本,高 9～60 cm。茎直立,有棱。基生叶叶柄长 1～3 cm;叶片倒卵状长圆形,先端圆钝或急尖,基部抱茎,两侧箭形,边缘具疏齿。总状花序顶生;花白色;萼片 4,直立,卵形,先端圆钝,花瓣 4,长圆倒卵形;雄蕊 6,分离;雌蕊 1,子房 2 室,柱头头状,花柱 2 裂。角果扁平,近圆形或倒宽卵形,扁平,周围有宽翅,先端有深凹缺。种子 5～10 颗,卵形,长约 1.5 mm,稍扁平,棕褐色,表面有颗粒状环纹。花果期 5～7 月。

生于平地路旁、沟边或村落附近。分布几乎遍及全国。

本植物的种子(菥蓂子)亦供药用,另设专条。

【采收加工】 5～7 月果实成熟时采收,鲜用或晒干。

【药材】 菥蓂 Thlaspi Herba 主产于江苏、浙江、湖北、安徽等地。

性状 全草长 15～55 cm。根细长圆锥形,表面灰黄色;质硬脆,易折断,折断面不平坦。茎圆柱形,直径 2 mm;表面灰黄色或黄色,有细纵棱;质脆易折断,折断面中央有白色疏松的髓。叶多碎落。总状花序生于茎枝顶端及叶腋。短角果卵圆形而扁平,长 0.8～1.5 cm,宽 0.5～1.3 cm;表面灰黄色或灰绿色,中央略隆起,边缘有宽翅,宽 1.5～3 mm,两面中央各有 1 纵棱线,先端凹陷;多室假隔膜将角果内果皮分成 2 室,每室种子 5～7 粒,果实开裂后,留下一纺锤形的白色膜状中隔。气微,味淡。

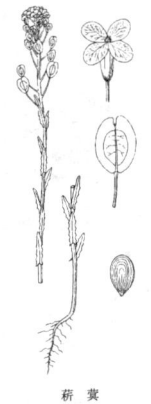

菥蓂

鉴别 (1)茎横切面:表皮为 1 列类方形薄壁细胞,外平周壁增厚,棱隅处尤厚。皮层为 5～10 余列薄壁细胞。中柱鞘纤维浅黄色,数个至十数个成群,壁微木化或非木化。韧皮部狭窄,木质部导管多角形,直径 10～55 μm,浅黄色,常数个成群。导管束间为浅黄色的木化纤维所充满,宽 10～25 列细胞。髓部宽阔,周围5～10列细胞壁稍厚,木化,具圆形或长形单纹孔。

(2)取本品枝粉末 1 g,加石油醚(沸程 30～60 ℃)5 ml,冷渍 24 小时,滤过。滤渣挥尽溶剂,加甲醇 5 ml,于 70 ℃水浴中回流 30 分钟,趁热过滤。取滤液 1～2 滴于表面皿上,滴加 3%碘-重氮化钠试液(重氮化钠 0.3 g,溶解于 0.1 mol/L 的碘试液 10 ml 即得)1～2 滴,混匀,即有细小的气泡产生(检查芥子苷)。

【成分】 全草含芥子油苷 (glucosinolate),内有黑芥子苷 (sinigrin)。

【药理】 杀菌等作用 黑芥子苷经酶水解成黑芥子油后,有杀虫作用。黑芥子苷可用于痛风治疗以增加尿酸的排出。

【炮制】 取原药材,除去杂质,抢水洗净,润透,切段,干燥。

饮片性状 为不规则形的段,茎、叶、果混合,茎呈圆柱形,黄绿色或黄色,有细棱线,质脆,切面中部有髓。叶互生,多脱落,黄绿色。果实卵圆形而扁平,表面灰绿色或灰黄色,边缘有翅。气微,味淡。

贮干燥容器内,密闭,置通风干燥处。防霉。

【药性】 苦、甘,微寒。归肝、脾经。

1.《纲目》:"甘,平,无毒。"

2.《福建中草药》:"微苦,平。"

3. 南药《中华药学》:"入脾、胃经。"

【功用主治】 清热解毒,利水消肿。主治目赤肿痛,痈痈,肠痈,泄泻,痢疾,白带,产后瘀血腹痛,消化不良,肾炎水肿,肝硬化腹水,痈疮肿毒。

1.《纲目》:"和中益气,利肝明目。"

2.《全国中草药汇编》:"主治阑尾炎、肺脓疡、痈疖肿毒、丹毒、子宫内膜炎,白带,肾炎,肝硬化腹水,小儿消化不良。"

3.《福建物志》:"行气和血,利尿消肿。主治产后瘀血病,肝硬化腹水。"

【用法用量】 内服:煎汤,10～30 g,鲜品加倍。

【选方】 1. 治肾炎 菥蓂鲜全草 30～60 g,水煎服。

2. 治产后子宫内膜炎 菥蓂干全草 15 g,水煎,调红糖服。(1、2 方出自《福建中草药》)

3. 治产后瘀血痛　菥蓂 15 g,水煎,冲失笑散(五灵脂、蒲黄) 10 g 服。(《福建药物志》)

4. 消胬肉　菥蓂捣汁,点眼。(《食物考》)

4192 菥蓂子 xī míng zǐ (《本经》)

【基原】 为十字花科遏蓝菜属植物菥蓂的种子。

【原植物】 参见"菥蓂"条。

【采收加工】 5～7 月果实成熟时,割取全株,打下种子,晒干,扬净。

【药材】 菥蓂子 *Thlaspi Semen*　主产于江苏、浙江、湖北、安徽等地。

性状　种子扁圆形,长约 1.8 mm,宽约 1.2 mm;表面棕黑色,两面各有 5～7 条突起的偏心性环纹,基部尖,并有小凹。种皮薄,无胚乳,子叶直叠。气微,味淡。

【成分】 含黑芥子苷(sinigrin),芥子酶与挥发油,脂肪油,脂肪油中含有二十碳-11-烯酸甲酯 (methyl eicos-11-enate)。

【药性】 辛,微温。归肝经。

1.《本经》:"味辛,微温。"

2.《别录》:"无毒。"

3.《新修本草》:"其味甘而不辛也。"

【功用主治】 明目,祛风湿。主治目赤肿痛,障翳胬肉,迎风流泪,风湿痹痛。

1.《本经》:"主明目,目痛泪出,除痹,补五脏,益精光,久服轻身不老。"

2.《别录》:"疗心腹腰痛。"

3.《药性论》:"治肝家积聚,眼目赤肿。"

4.《全国中草药汇编》:"祛风除湿,和胃止痛。主治风湿性关节炎,腰痛,急性结膜炎,胃痛,肝炎。"

【用法用量】 内服:煎汤,5～15 g。

【宜忌】《本草经集注》:"恶干姜、苦参。"

【选方】 治眼热痛,泪不止　菥蓂子捣筛为末,欲卧,以铜箸点眼中,当有热泪及恶物出,并去胬肉,可三四十夜点之。(《海上集验方》)

4193 菘菜 sōng cài (《别录》)

【异名】 白菜(《饮膳正要》),青菜(《日用本草》),夏菘(《农政全书》)。

【基原】 为十字花科芸薹属植物青菜的叶。

【原植物】 青菜 *Brassica chinensis* L.　又名:江门白菜、小白菜(《广州植物志》),油白菜(《苏南种子植物手册》),小油菜(《经济植物手册》),小青菜(江苏)。

草本,一年生或二年生,高 25～70 cm。植株光滑,带粉霜。茎直立,有分枝。基生叶倒卵形,坚实,深绿色,有光泽,基部渐狭成宽柄,肉质肥厚,白色或淡绿色;茎生叶长卵圆形或宽披针形,基部圆耳状抱茎,宽展,全缘,微带粉霜。总状花序顶生,成圆锥状,花后花序轴渐延长;萼片 4,淡绿色,基部呈伞状;花瓣 4,淡黄色,瓣片椭圆形或近圆形;雄蕊 6,花丝线形;雌蕊 1,子房圆柱形,花柱细,柱头膨大,头状。长角果圆柱形;果瓣中肋明显,并可见网纹。种子球形,紫褐色或黄褐色。花期 4～5 月,果期 5～6 月。

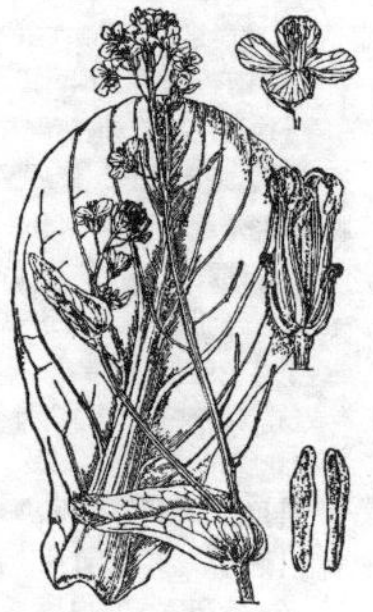

青　菜

喜生长在土壤肥沃疏松、排水良好的向阳地。中国原产。现全国各地普遍栽培。

本植物的种子(菘菜子)、陈年卤汁(陈冬菜卤汁)亦供药用,另设专条。

【采收加工】 3～5 月采收,鲜用或晒干。

【成分】 嫩茎、叶含胡萝卜素 (carotene),核黄素 (riboflavine),烟酸(nicotinic acid),维生素 C。2 个酰化花青苷(acylated anthocyanin)。

【药理】 降胆固醇作用　种子油可降低大鼠血及肝中的高胆固醇。此油在大鼠血及组织中促进脂肪转运而导致胆固醇下降。

【药性】 甘,凉。归肺、胃、大肠经。

1. 崔禹锡《食经》:"味甘,少冷,无毒。"

2.《绍兴本草》:"味甘,温。""甘、平。"

3.《宝庆本草折衷》:"味甘,小苦,平,凉。"

4.《医林纂要》:"甘、辛,寒。"

【功用主治】 清热除烦,生津止渴,通利肠胃。主治肺热咳嗽,消渴,便秘,食积。

1.《别录》:"主通利肠胃,除胸中烦,解酒渴。"

2.《食疗本草》:"治消渴……又消食,亦少下气。"

3.《食性本草》:"行风气,去邪热气。"

4.《滇南本草》:"主消痰,止咳嗽,利小便,清肺热。"

5.《随息居饮食谱》:"甘可养胃,解渴生津。"

【用法用量】 内服:适量,煮食或捣汁饮。外用:捣敷。

【宜忌】 脾胃虚寒,大便溏薄者慎服。

1.《本草经集注》:"服药有甘草而食菘,即令病不除。"

2.《日华子》:"多食发皮肤风瘙痒。"

3.《纲目》:"气虚胃冷人多食,恶心吐沫。"

4.《医学入门》:"中虚者食之过多发冷病。惟生姜可解。"

5.《本草省常》:"服甘草,苍白术者忌之。"

【选方】 1. 治小儿赤游,行于上下,至心即死　杵菘菜敷上。(《子母秘录》)

2. 治发背　杵地菘汁一升,日再服,以瘥止。(《伤寒类要》)

3. 治多年血风疮,久治不痊者　用青菜、萝卜英,二味不拘多少,作齑酸水,从煎热洗疮,见赤肉,每日洗三四次,就将菜叶贴之,亦换三四次。忌发物,二七日即愈。(《外科启玄》)

4. 治漆毒生疮　白菘菜捣烂涂之。(《纲目》)

4194 菘菜子 sōng cài zǐ (《别录》)

【异名】 青菜子(通称)。

【基原】 为十字花科芸薹属植物青菜的种子。

【原植物】 参见"菘菜"条。

【采收加工】 6～7 月种子成熟时,于晴天早晨刈取。刈取后置席上干燥 2 日,充分干燥后,打出种子,再清理干燥1～2 日,贮存备用。

【成分】 种子含油,内有大量的芥酸(erucic acid),亚油酸(linoleic acid)和亚麻酸(linolenic acid)。

【药性】 甘,平。归肺、胃经。

【功用主治】 清肺化痰,消食醒酒。主治痰热咳嗽,食积,醉酒。

1.《别录》:"作油敷头,长发。"

2.《分类草药性》:"治痰喘,清肺气,化痰。"

【用法用量】 内服:煎汤,5～10 g,或入丸、散。

【选方】 治酒醉不醒　菘菜子二合,细研,以井华水一大盏调之,分为三服。(《圣惠方》)

4195 堇宝莲叶 jǐn bǎo lián yè (《台湾药用植物志》)

【基原】 为桃金娘科蒲桃属植物乌墨的叶。

【原植物】 参见"羊屎果"条。

【采收加工】 全年均可采,鲜用或晒干。

【药性】 苦、辛,凉。归大肠经。

【功用主治】 解毒杀虫止痒。主治痢疾,疮肿,湿疹瘙痒。

《台湾药用植物志》:"叶捣汁服,为痢疾之收敛剂。"

【用法用量】 内服:煎汤,6～15 g;或捣汁。外用:捣敷、研末撒或煎汤洗。

4196 勒鱼 lè yú 《纲目》

【异名】 鳓(《篇海》),鲞鱼(《正字通》),鲙鱼、白鳞鱼、克鳓鱼、火鳞鱼(《黄渤海鱼类调查报告》),快鱼(辽宁),力鱼、白力鱼(福建),曹白鱼(广东)。

【基原】 为鲱科鳓鱼属动物鳓鱼的肉。

【原动物】 鳓鱼 Ilisha elongata (Bennett)

体侧扁,长约40 cm。头上部通常有 2 条低隆的嵴。吻短,略上翘。眼大,脂眼睑发达。口小,口裂斜垂直,上颌具末端圆钝。牙

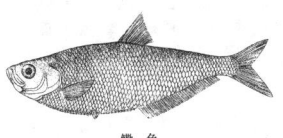

鳓鱼

颌发达,上下颌、腭骨和舌上均具细牙。鳃盖膜彼此分离,不与峡部相连,鳃盖条6,鳃耙较粗(11～12)+(23～24)。体被薄圆鳞。无侧线,腹部窄而尖,有锯齿状的锐利棱鳞,腹鳍前为23～27;腹鳍后为12～15;胸鳍和腹鳍基部有腋鳞。背鳍15～17。臀鳍48～50,其基底长约为背鳍基长的 4 倍。胸鳍16～17,向后伸达臀鳍基。尾鳍叉形。体背黄绿或蓝绿色,体侧银白色。背鳍、胸鳍和尾鳍黄绿色。

为近海回游性中上层鱼类,主食桡足类、头足类及鱼类等小动物。每年春夏集群由外海游向近岸、河口一带泥沙底质的浅水产卵,卵浮性,卵径2.2～2.4 mm,怀卵量 14 万～16 万粒。我国从北到南沿海及台湾均有分布。

【采收加工】 四季均可捕捞,捕后洗净,鲜用或晒干。

【成分】 肉含蛋白质,脂肪,钙,磷,铁,核黄素,烟酸(nicotinic acid)和硫胺素(thiamine)。

【药性】 甘,平。归脾、胃经。

1.《纲目》:"甘,平,无毒。"

2.《医林纂要》:"甘、咸,平。"

3.《本草撮要》:"入手、足太阴经。"

【功用主治】 健脾开胃,养心安神。主治脾虚泄泻,消化不良,噤口不食,心悸怔忡。

1.《纲目》:"开胃暖中。"

2.《药性切用》:"调中开胃。"

3.《中国药用海洋生物》:"滋补强壮,用于心悸怔忡、慢性腹泻。"

4.《中国动物药》:"养心安神,补脾强胃。"

【用法用量】 内服:焙干研末,每次 5 g,或煮食。

【宜忌】 不宜多食。

《随息居饮食谱》:"多食发风,醉者更甚。"

【选方】 1. 治慢性腹泻 鳓鱼 1 条,葱、姜各适量,煎汤,食肉饮汁。(《中国动物药》)

2. 治小儿噤口不能食 用鳓鱼煎,小儿闻此,胃口即开,后用莲肉研末,米饮调服。(《证治宝鉴》)

3. 治心悸、怔忡 鳓鱼 1 条,焙干研末。每服 5 g,日服 2 次。(《中国动物药》)

4197 黄瓜 huáng guā 《本草拾遗》

【异名】 胡瓜(《千金方》),王瓜(《滇南本草》),刺瓜(《植物名实图考》)。

【基原】 为葫芦科香瓜属植物黄瓜的果实。

【原植物】 黄瓜 Cucumis sativus L.

一年生蔓生草本。茎枝长,具纵沟及棱,被白色硬糙毛。卷须细。单叶互生;叶柄稍粗糙;叶片三角状宽卵形,膜质,两面甚粗糙,掌状3～5 裂,裂片三角形并具锯齿,有时边缘具缘毛。花单性,雌雄同株;雄花常数朵簇生于叶腋,花梗细,被柔毛,花萼筒狭钟状圆筒形,密被白色长柔毛,花萼裂片钻形,花冠黄白色,花冠裂片长圆形披针形,急尖,雄蕊3,花丝处无;雌花单生,或稀簇生;子房纺锤形,柱头3。果实长圆形或圆柱形,长10～30(～50)cm,熟时黄绿色,表面粗糙,具有刺尖的瘤状凸起。种子小,狭卵形,白色。花、果期为夏、秋季。

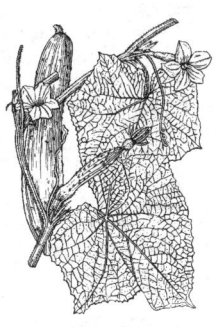

黄瓜

我国各地均有栽培,许多地区均有温室或塑料大篷进行栽培,已做到全年供应,现广泛种植于热带和温带地区。

本植物的叶(黄瓜叶)、藤茎(黄瓜藤)、种子(黄瓜子)、果皮(黄瓜皮)、果皮和朱砂、芒硝混合制成的白色结晶粉末(黄瓜霜)、根(黄瓜根)亦供药用,另设专条。

【采收加工】 6～7月采收果实,鲜用。

【成分】 果实含黄酮类成分:芸香苷(rutin)、异槲皮苷(isoquercitrin)和精氨酸(arginine)的葡萄糖苷;酚酸:咖啡酸(caffeic acid)、绿原酸(chlorogenic acid);氨基酸:天冬氨酸、组氨酸、缬氨酸、亮氨酸等。尚含维生素(vitamin)B_2、C。另含挥发成分:(E, Z)-2, 6-壬二烯醇(2, 6-nonadienol)、2, 6-壬二烯醛(2, 6-nonadienal)、(Z)-2-壬烯醇(Z)-2-nonenol)、(E)-2-壬烯醛((E)-2-nonenal)等。

种子含甾醇成分:松藻甾醇(codisterol)、25(27)-去氢多孔甾醇〔25(27)-dehydroporiferasterol〕、赪桐甾醇(clerosterol)、异岩藻甾醇(isofucosterol)、豆甾醇(stigmasterol)、菜油甾醇(campesterol)、谷甾醇(sitosterol)、25(27)-去氢菠菜甾醇〔25(27)-dehydrochondrillasterol〕、24β-乙基-7, 25(27)-胆甾二烯醇〔24β-ethyl-25(27)-dehydrolathosterol〕、燕麦甾醇(avenasterol)、菠菜甾醇(spina-sterol)、24-甲基-7-胆甾烯醇(24-methyllathosterol)、22-二氢菠菜甾醇(22-dihydrospinasterol);脂肪酸:油酸(oleic acid)、亚油酸(linoleic acid)、棕榈酸(palmitic acid)、硬脂酸(stearic acid)。

黄瓜头含苦味成分是葫芦苦素(cucurbitacin)A、B、C、D。

【药理】 促干扰素生成作用 家兔十二指肠给予黄瓜匀浆,收集腹部淋巴液和血浆,检查 12 小时内产生的干扰素,均无明显作用。但如给予黄瓜的水解产物,则可增加淋巴液中的干扰素。提示黄瓜先经过初步消化(可能经胃的消化)后,在给药后 7 小时作用最强,但对血浆干扰素无影响。其有效成分对胰蛋白酶敏感,但对热、酸稳定。

【药性】 甘,凉。归肺、脾、胃经。

1.《千金方》:"味甘,寒,有毒。"

2.《饮膳正要》:"味甘,平,寒。"

3.《滇南本草》:"味辛,微苦,性大寒。"

4.《医林纂要》:"甘,寒。"

5.《本草求真》:"入脾、胃、大肠。"

6.《本草备要》:"入手、足太阴经。"

【功用主治】 清热,利水,解毒。主治热病口渴,小便短赤、水肿尿少,水火烫伤,汗斑,痱疮。

1.《日用本草》:"除胸中热,解烦渴,利水道。"

2.《滇南本草》:"解疮癣热毒,消烦渴。"

3.《本经逢原》:"清热利水,善解火毒。"

【用法用量】 内服:适量,煮熟或生啖;或绞汁服。外用:生擦或捣汁涂。

【宜忌】 中寒吐泻及病后体弱者禁服。

1.《千金方》:"不可多食,动寒热,多疟病,积瘀血热。"

2.《食疗本草》:"发疰气,令人虚热上逆,少气,发百病及疮疥,损阴血脉气,发脚气。天行后不可食。小儿切忌,滑中、生疳虫。不与醋同食。"

3.《滇南本草》:"动寒痰,胃冷者食之,腹痛吐泻。"

4.《医林纂要》:"忌落花生。"

【选方】 1. 治骨蒸劳热,皮肤干燥,心神烦热,口干,小便赤黄 熟黄瓜一枚,头上取破,去瓤,纳黄连末二两,却以纸封口,用大麦面裹,文火烧,令面黄熟为度,去面,研为丸,如梧桐子大。每于食后以温水下二十丸。(《圣惠方》)

2. 治小儿热痢 嫩黄瓜同蜜食十余枚,良。(《海上名方》)

3. 治水病肚胀至四肢肿 用胡瓜一个,破作两片不出子,以醋煮一半,水煮一半,俱烂,空心顿服,须臾下水。(《千金方》)

4. 治杖疮焮肿 六月六日,取黄瓜人瓷瓶中,水浸之,每以水扫于疮上,立效。(《医林集要》)

5. 治烫火伤 老黄瓜不拘多少,入瓷瓶内收藏,自烂为水。涂伤处。立时痛止,即不起泡。(《伤科汇纂》)

6. 治汗斑 黄瓜蘸硼砂拭之,汗出为度。(《王氏医存》)

7. 治痤痱 黄瓜一枚,切作段子,擦痱子上。(《杨氏家藏方》)

【临床报道】 1. 治疗汤火烫伤 农历七月间取老黄瓜温水洗净,切碎,榨汁,纱布过滤,加入10%辛养粉,瓶贮备用。先将患部常规消毒处理,用药棉蘸取黄瓜汁涂于伤面。经治16例均获愈。1~5日治愈者8例,6~10日治愈者5例,11~20日治愈者3例。观察发现:本品止痛迅速,轻伤立时止痛,重症数小时后疼痛亦可得以缓解。

2. 治疗皮肤汗斑 取新鲜黄瓜捣烂取汁,将硼砂研细后徐徐投入黄瓜汁内,直至饱和为止。先将患处洗净擦干,然后涂药,每日1次。共治18例,结果治愈17例,其中涂药1次者1例,3次者13例,5次者2例。愈后无瘢痕及色素沉着。

4198 **黄芩** huáng qín (《本经》)

【异名】 腐肠(《本经》),黄文、妒妇、虹胜、经芩、印头、内虚(《吴普本草》),菲蒼(《广雅》),空肠(《别录》),子芩、宿芩(陶弘景),豘尾芩(《新修本草》),条芩(《纲目》),元芩、土金茶根(《东北药用植物志》),山茶根(北方各省)。

【基原】 为唇形科黄芩属植物黄芩的根。

【原植物】 黄芩 *Scutellaria baicalensis* Georgi

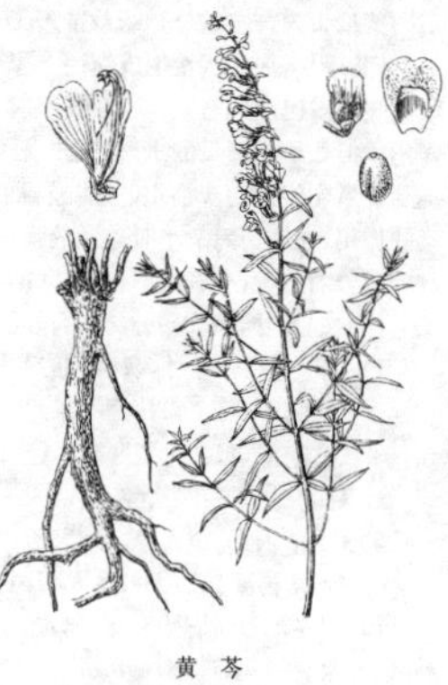

黄 芩

多年生草本,高30~80 cm。茎四棱形,有细条纹,绿色或常带紫色;自基部分枝多而细。叶交互对生;无柄或几无柄;叶片披针形至线状披针形,先端钝,基部近圆形,全缘。总状花序顶生或腋生;苞片叶状,卵圆状披针形至披针形;花萼二唇形,紫绿色,膜质;花冠二唇形,蓝紫色或紫红色,花冠管细,基部骤曲;雄蕊4,药室裂口有白色髯毛;子房褐色,花柱细长,先端微裂。小坚果4,卵球形,长1.5 mm,径1 mm,黑褐色,有瘤。花期6~9月,果期8~10月。

生于海拔60~2 000 m的向阳干燥山坡、荒地上,常见于路边。分布于东北及河北、山西、内蒙古、山东、河南、陕西、甘肃等地。

此外,同属植物根作黄芩药用的还有滇黄芩 *S. amoena* C. H. Wrignt分布于四川、贵州、云南等地;粘毛黄芩 *S. viscidula* Bunge分布于河北、山西、内蒙古、吉林、山东等地;丽江黄芩 *S. likiangensis* Diels分布于四川南部、云南西北部;甘肃黄芩 *S. rehderiana* Diels分布于山西、陕西、甘肃等地。

本植物的果实(黄芩子)亦供药用,另设专条。

【栽培】 生物学特性 喜阳光充足、温暖凉爽的气候,耐严寒,耐旱怕涝,耐瘠薄,成年植株地下部分可忍受-30 ℃的低温。以土层深厚、肥沃的中性或微碱性壤土或砂质壤土栽培为宜。忌连作。

繁殖方法 种子繁殖或分根繁殖。种子繁殖:直播或育苗移栽,直播省劳力,根条长,杈根少,产量高。春播3~4月中旬,秋播8月中旬,开沟条播,行距30~45 cm。幼苗出齐后,分2~3次间苗,保持株距12~15 cm。分根繁殖:挖取尚未萌发的3年生黄芩根茎,切取主根留供药用,然后根据根茎生长的自然形状分切成若干块,每块有芽眼2~3个即可栽种。

田间管理 在出苗期应保持土壤湿润;适时松土除草;每年追肥2~3次,6~7月为生长旺盛期,可追施人畜粪肥或硫酸铵或过磷酸钙等。除留种地外,抽出花序之前应剪去花梗。

病虫害防治 病害有叶枯病,可清洁田园,发病初期喷洒1:1:200波尔多液,或用50%多菌灵1 000倍液防治。根腐病,注意排水,实行轮作。虫害有黄芩舞蛾,可用90%敌百虫防治。

【采收加工】 栽培2~3年收获,秋后茎叶枯黄时,选晴天挖取,晒至半干,撞去外皮,晒干或烘干。

【药材】 黄芩 *Scutellariae Radix* 产于东北、河北、山西、河南、陕西、内蒙古。以山西产量多,河北质量好。

商品规格 商品分枝芩(条芩)、子芩、枯芩、片芩、混装等规格。出口商品分芩王、枝芩和中条芩。

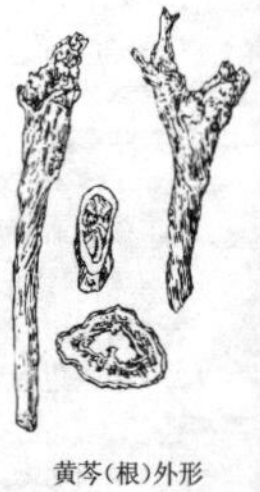

黄芩(根)外形

性状 根呈圆锥形,多扭曲,长8~25 cm,直径1~3 cm。表面棕黄色或深黄色,有稀疏的疣状细根痕,上部较粗糙,有扭曲的纵皱或不规则的网纹,下部有顺纹和细皱。质硬而脆,易折断,断面黄色,中间红棕色;老根中心枯朽状或中空,呈暗棕色或棕黑色,称"枯芩"。气微、味苦。

鉴别 (1)根横切面:木栓层多除去或残存数列,细胞多呈扁平状,偶见单个石细胞散在。栓内层狭窄。韧皮部较宽广,有多数韧皮纤维与石细胞,石细胞多分布于外侧,韧皮纤维多分布于内侧。韧皮射线宽阔。形成层多成环。木质部束6~10,木射线宽广而平直。老根中央有一至数个同心排列的木栓环。本品薄壁细胞含淀粉粒。

粉末特征:黄色。韧皮纤维单个散在或数个成束,梭形,长60~250 μm,直径9~33 μm,壁厚,孔沟细。石细胞类圆形、类方形或长方形,壁较厚或甚厚。木栓细胞棕黄色,多角形。网纹导管多见,直径24~72 μm。木纤维多碎断,直径约12 μm,有稀疏斜纹孔。淀粉粒甚多,单粒类球形,直径2~10 μm,脐点明显,复粒由2~3分粒组成。

(2)取粉末2 g,置100 ml锥形瓶中,加乙醇20 ml;置水浴上回流 15 分钟,滤过。取滤液 1 ml,加醋酸铅试液 2～3 滴,即发生橘黄色沉淀;另取滤液 1 ml,加镁粉少量与盐酸 3～4 滴,显红色(检查黄酮)。

(3) 薄层色谱:取本品粉末 1 g,加甲醇 20 ml,超声处理 20 分钟,滤过,滤液蒸干,残渣加甲醇 1 ml 使溶解,作为供试品溶液。另取黄芩苷对照品,加甲醇制成每 1 ml 含 1 mg 的溶液,作为对照品溶液。吸取上述二种溶液各 5 μl,分别点于同一以含 4% 醋酸钠的羧甲基纤维素钠溶液为黏合剂的硅胶 G 薄层板上,以醋酸乙酯-丁酮-甲酸-水(5:3:1:1)为展开剂,预平衡 30 分钟,展开,取出,晾干,喷以 1% 三氯化铁乙醇溶液。供试品色谱中,在与对照品色谱相应的位置上,显一相同的暗绿色斑点。

品质标志 《中华人民共和国药典》2010 年版规定:照高效液相色谱法测定,本品按干燥品计算,含黄芩苷($C_{21}H_{18}O_{11}$)不得少于 9.0%。

【成分】 1. 黄芩 根含黄酮类化合物:黄芩素(baicalein)、黄芩新素(neobaicalein)即黄芩黄酮(skullcapflavone)Ⅱ、黄芩苷(baicalin)、汉黄芩素(wogonin)、汉黄芩苷(wogonoside)、木蝴蝶素即木蝴蝶素(oroxylin,oroxylin)A、7-甲氧基黄芩素(7-methoxybaicalein)、黄芩黄酮(skullcapflavone)Ⅰ、二氢木蝴蝶素A(dihydrooroxylin A)、白杨素(chrysin)、5,8,2′-三羟基-7-甲氧基黄酮(5,8,2′-trihydroxy-7-methoxy-flavone)、5,8,2′-三羟基-6,7-甲氧基黄酮(5,8,2′-trihydroxy-6,7-dimethoxyflavone)、5,7,4′-三羟基-6-甲氧基黄烷酮(5,7,4′-trihydroxy-6-methoxyflavanone)、3,5,7,2′,6′-五羟基黄烷酮(3,5,7,2′,6′-pentahydroxyflavanone)、汉黄芩素-5-β-D-葡萄糖苷(wogonin-5-β-D-glucoside)、2-(3-羟基-4-甲氧苯基)乙基-1-O-α-L-鼠李糖苷(1→3)-β-D-(4-阿魏酰基)-葡萄糖苷[2-(3-hydroxy-4-methoxyphenyl) ethyl-1-O-α-L-rhamnosyl(1→3)-β-D-4-feruloyl) glucoside]、白杨素-8-C-β-D-葡萄糖苷(chrysin-8-C-β-D-glucoside)、白杨素-6-C-β-D-葡萄糖苷-8-C-α-L-阿拉伯糖苷(chrysin-6-C-β-D-glucoside-8-C-α-L-arabinoside)、白杨素-6-C-α-L-阿拉伯糖苷-8-C-β-D-葡萄糖苷(chrysin-6-C-α-L-arabinoside-8-C-β-D-glucoside)、(2S)-5,7,2′,6′-四羟基黄烷酮〔(2S)-5,7,2′,6′-tetrahydroxyflavone〕、5,7,2′,6′-四羟基黄酮(5,7,2′,6′-tetrahydroxyflavone)、5,8-二羟基-6,7-二甲氧基黄酮(5,8-dihydroxy-6,7-dimethoxyflavone)、5,7,4′-三羟基-8-甲氧基黄酮(5,7,4′-trihydroxy-8-methoxyflavone)、木蝴蝶素 A-7-O-葡萄糖醛酸苷(oroxylin A-7-O-glucuronide)、5,7,2′-三羟基-6-甲氧基黄酮(5,7,2′-trihydroxy-6-methoxyflavone)、5,7,2′-二羟基-6,8-三甲氧基黄酮(5,7,2′-trihydroxy-6,8-trimethoxyflavone)、去甲汉黄芩素(norwogonin)、二氢黄芩素(dihydro-baicalin)、5,7,2′-三羟基黄酮(5,7,2′-trihydroxyflavone)、5,7,2′-三羟基-8,2′-二甲氧基黄酮(5,7,2′-trihydroxy-8,2′-dimethoxyflavone)、5,7,2′,5′-四羟基-8,2′-二甲基黄酮即粘毛黄芩素Ⅲ(5,7,2′,5′-tetrahydroxy-8,2′-dimethoxyflavone,visclidulinⅢ)、5,7,2′-三羟基-6-甲氧基黄酮、黄芩素-7-O-β-D-吡喃葡萄糖苷(baicalein-7-O-β-D-glucopyranoside)、5,7,2′-三羟基-8-甲氧基黄酮(5,7,2′-trihydroxy-8-methoxyflavone)即韧黄芩素(tenaxin)Ⅱ、5,2′,6′-三羟基-7,8-二甲氧基黄酮(5,2′,6′-trihydroxy-7,8-dimethoxyflavone)即粘毛黄芩素(visclidulin)Ⅱ、5,7,2′-三羟基-6′-甲氧基黄酮(5,7,2′-trihydroxy-6′-methoxyflavone)、5,2′-三羟-四羟基黄酮(5,7,2′,5′-tetrahydroxyflavone)、(3,5,7,2′,6′-五羟基黄酮)即粘毛黄芩素(visclidulin)Ⅰ、(2S)-7,2′-三羟基-5-甲氧基黄烷酮〔(2S)-7,2′-trihydroxy-5-methoxyflavanone〕、2,6,2′,4′-四羟基-6′-甲氧基查尔酮(2,6,2′,4′-tetrahydroxy-6′-methoxychalcone)、5,2′,6′-三羟基-

6,7,8-三甲氧基黄酮-2′-O-葡萄糖苷(5,2′,6′-trihydroxy-6,7,8-trimethoxy flavone 2′-O-glucoside)、5,2′,6′-三羟基-6,7二甲氧基黄酮 2′-O-葡萄糖苷(5,2′,6′-dimethoxy flavone 2′-O-glucoside)、5,7,2′,5′-四羟基黄酮(5,7,2′,5′-tetrahydroxyflavone)、左旋圣草素(eriodictyol)、半枝莲种素(rivarilun)及粘毛黄芩素Ⅲ-2′-O-β-D-吡喃葡萄糖苷(visclidulin Ⅲ-2′-O-β-D-glucopyranoside)等。另外还含 β-谷甾醇(β-sitosterol)、菜油甾醇(campesterol)与豆甾醇(stigmasterol)。

2. 滇黄芩 根含黄酮类成分:汉黄芩素,黄芩素,黄芩苷,汉黄芩素,5,7,2′-三羟基-6-甲氧基黄酮,(2S)-5,7,8-三羟基黄烷酮(2S)-5,7,8-trihydroxyflavanone、(2S)-2′,5,7-四羟基黄烷酮、2′,5,6,7-四羟基黄酮、去甲汉黄芩素,木蝴蝶素 A,滇黄芩新苷(scuteamenoside)、(2R,3R)-2′,3,5,7-四羟基黄烷酮〔(2R,3R)-2′,3,5,7-tetrahydroxyflavanone〕、滇黄芩新苷(scuteamenoin)、(2R,3R)-3,5,7-三羟基黄烷酮〔(2R,3R)-3,5,7-trihydroxyflavanone〕、黄芩黄酮Ⅱ、2′,3,5,6′-五羟基黄酮及甲酯,5,7,2′-三羟基-6-甲氧基黄酮及甲酯,β-谷甾醇、5,7,2′-三羟酮羟基黄酮 2′-O-β-D-葡萄糖苷、滇黄芩苷(amoenin)A、B、C、D、E。

3. 粘毛黄芩 根含黄芩素,汉黄芩素,黄芩苷,汉黄芩苷,木蝴蝶素 A,黄芩新素,5,2′-二羟基-7,8-二甲氧基黄酮(panicolin)即黄芩黄酮Ⅰ、粘毛黄芩素Ⅰ、Ⅱ、Ⅲ。

4. 丽江黄芩 根含黄芩素,汉黄芩素,白杨素,木蝴蝶素 A,韧黄芩素Ⅱ、粘毛黄芩素Ⅰ。

同属植物甘肃黄芩根含甘肃黄芩素(rehderianin)Ⅰ、粘毛黄芩素Ⅲ、黄芩苷,汉黄芩苷,黄芩素,木蝴蝶素 A,甘黄芩苷元(ganhuangenin)。川黄芩根含黄芩苷,汉黄芩素,黄芩素,粘毛黄芩素Ⅰ、Ⅲ、木蝴蝶素 A 和汉黄芩素。

【药理】 1. 抗微生物作用 黄芩煎剂在体外对葡萄球菌、溶血链球菌、白喉杆菌、伤寒杆菌和霍乱弧菌、肺炎链球菌、痢疾杆菌、大肠杆菌、副伤寒杆菌、变形杆菌和铜绿假单胞菌有抑制作用;对志贺、梅斯、福氏和宋内痢疾杆菌均有杀灭作用;对炭疽杆菌也有抑制作用。煎剂对人型和牛型结核杆菌均有抑制作用。黄芩苷能减轻金黄色葡萄球菌外毒素诱发的病理损害,可能是通过阻断细胞的信号通讯通路而发挥作用。黄芩煎剂使流感病毒 PR8 株感染后的小鼠肺部损伤减轻。黄芩能显著抑制植物血凝素引起的外周血单核细胞与 HIV1 的复制,其抑制作用具浓度依赖性。如果预先使用黄芩苷更为有效。黄芩苷在一定浓度下对体外培养的 T 细胞株 CEM 无细胞毒性,而在感染 HIV 病毒的 CEM 细胞则表现出明显的细胞毒作用。

2. 对免疫功能的影响 黄芩体内试验表明,它对小鼠腹腔巨噬细胞具有双向调节作用,低剂量可显著增加巨噬细胞吞噬中性红和溶菌酶含量,高剂量则亦抑制作用。黄芩苷对脂多糖(LPS)诱导的小鼠淋巴细胞增殖反应具有剂量效应关系,在低剂量时均表现为促进淋巴细胞增殖,而在高剂量时则为明显的抑制作用。腹腔注射黄芩可明显增加小鼠脾脏单核细胞内 cAMP 的含量,而 cAMP 可以促进和诱导淋巴细胞的分化,由此推测黄芩苷对淋巴细胞分化可能具有一定的调节作用。黄芩苷对红细胞免疫黏附功能具有促进作用,其作用与浓度和时间有关。体外实验也证实黄芩苷对小鼠红细胞 C_3b 受体花环形成的促进作用是该药对红细胞膜上的相应位点的直接作用所致,可能是通过直接影响红细胞膜上的一定结构构效应而产生作用。在细胞免疫方面的研究证实黄芩苷对心肌梗死大鼠模型的治疗结果显示,治疗组大鼠的 CD4/CD8 值及实验动物的生存率与对照组差异有显著性,表明黄芩苷能明显改善缺血性心力衰竭的细胞免疫功能异常,推测黄芩苷的免疫调节作用可能是保护缺血性心力衰竭的重要机制。

3. 降低血压和利尿作用 麻醉犬静注黄芩苷 10 mg/kg,血压稍降(约20%),10分钟后尿量开始增加,20分钟达最高(原尿量的2倍),90分钟恢复,静注20及30 mg/kg,效果更明显,血压下降40%～50%,持续4～5分钟,尿量迅速增加,10分钟达高峰(约原尿量3倍),50分钟后逐渐恢复,切断两侧迷走神经,尿量仍增加,但血压未见下降,甚而上升。慢性肾性高血压犬灌服黄芩浸剂1 g/kg,每日3次,连续4星期,可使血压下降,心率变慢。

4. 降血脂作用　灌服乙醇诱发的实验性大鼠脂肪肝和血脂质升高,口服汉黄芩素每日100 mg/kg,连续8日,可降低血清三酰甘油,口服黄芩素或黄芩苷可降低肝中总胆固醇、游离胆固醇和三酰甘油,黄芩素可增加血清高密度脂蛋白胆固醇。在体外,100 μg/ml汉黄芩素、黄芩素、黄芩苷均可抑制去甲肾上腺素对大鼠离体脂肪组织促进脂肪分解的作用。

5. 对缺血再灌注损伤的保护作用　经股静脉注射黄芩苷能显著降低缺血再灌注模型大鼠心肌的脂质过氧化物丙二醛的含量,升高组织内的超氧化物歧化酶和谷胱甘肽过氧化物酶的活性,提示黄芩苷对再灌注损伤的心肌有保护作用,其机制可能与抗氧自由基引起的脂质过氧化反应有关。对糖尿病大鼠脑缺血再灌注损伤的保护研究结果还证实,黄芩苷能缩小糖尿病大鼠脑缺血再灌注损伤的脑梗死体积,减轻白细胞浸润程度,缺血区的髓过氧化物酶活性和细胞间黏附分子1($ICAM_1$)mRNA的表达均显著降低,并推测其保护作用可能与抑制$ICAM_1$的表达降低微血管通透性等有关。另一方面缺血再灌注损伤时细胞内的钙离子超载既是损害的结果,又是造成细胞进一步损害的重要原因。在神经胶质瘤大鼠模型的研究中发现,黄芩苷能明显降低由去甲肾上腺素诱导的神经胶质瘤细胞内高钙离子浓度水平,且作用的强弱存在效应剂量关系,进一步研究还发现黄芩苷的降钙机制可能与降低细胞膜磷脂酶C的活性有关。

6. 抗血小板聚集和抗凝作用　在体外,黄芩素、汉黄芩素、木蝴蝶素A、黄芩黄酮Ⅱ和白杨素1.0 mmol/L可抑制胶原产生的大鼠血小板聚集,白杨素也能抑制ADP产生的血小板聚集,对花生四烯酸产生的血小板聚集,黄芩素和汉黄芩素有抑制作用。黄芩素和黄芩苷还可抑制由凝血酶诱导的由纤维蛋白原向纤维蛋白的转变。大鼠灌服黄芩素或黄芩苷50 mg/kg,对内毒素诱发的实验性弥散性血管内凝血(DIC),可防止血小板和纤维蛋白原的减少。

7. 抗氧化作用　大鼠灌服汉黄芩素、黄芩素或黄芩苷100 mg/kg,可使腹腔注射$FeCl_2$-抗坏血酸-ADP混合物产生的脂质过氧化物减少;在体外,由$FeCl_2$-抗坏血酸和NADPH-ADP产生的脂质过氧化物也有抑制作用;大鼠灌服黄芩苷每日100 mg/kg,连续3日,对口服氧化植物油(菜子油、玉米油和豆油混合物)升高的天冬氨酸氨基转移酶和丙氨酸氨基转移酶有降低作用。黄芩苷对羟自由基的清除作用强于羟自由基特异性清除剂甘露醇。黄芩苷在体内容易与金属离子如Cu^{2+}、Zn^{2+}通过螯合作用形成金属螯合物黄芩苷铜、黄芩苷锌,对氧自由基的清除作用比黄芩苷单体强。黄芩苷还可明显降低由二甲基亚硝胺诱导的大鼠肝纤维化模型中肝脏线粒体脂质过氧化产物丙二醛(MDA)含量。

8. 抗癌作用　黄芩醚提物在体外对白血病L_{1210}细胞有细胞毒反应,ED_{50}为10.4 μg/ml,黄芩黄酮Ⅱ的ED_{50}为1.5 μg/ml。黄芩茎叶总黄酮对LA_{795}瘤株的体内增殖具有显著的抑制作用。用黄芩苷分别对离体培养的雄性激素依赖和非雄性激素依赖的前列腺癌细胞株LNCapap、Du_{145}研究后发现,黄芩苷不仅能调节细胞周期,而且能够通过上调促进凋亡基因P_{53}、*Bax*,下调凋亡抑制基因*bcl-2*、*bcl-6*的表达,同时抑制肿瘤细胞的增殖而表现为抑制肿瘤的生长。在黄芩苷的保肝机制研究中发现不同浓度的黄芩苷对肿瘤坏死因子-α(TNFF-α)诱导的大鼠肝细胞凋亡均有明显的抑制作用,浓度越低,作用越明显。

9. 其他作用　黄芩煎剂每日4 g/kg可明显延缓白内障的发生。

10. 体内过程　人口服黄芩苷2 000 mg,尿排泄速度峰时(Tc):9小时,尿排泄速度峰值(G):6.6 μg/小时,肾排泄率4%,$t_{1/2}$ 5.6小时。人肌注黄芩苷500 mg,Tc 0.75小时,CT 28.88 μg/小时,肾排泄率12.2%,$t_{1/2}$ 1.2小时。

毒性　小鼠腹腔注射黄芩苷LD_{50}为3 081 mg/kg,用药后动物俯伏不动,闭眼,翻正反射不消失,呼吸慢,因窒息、抽搐死亡,心脏仍跳。家兔静注黄芩浸剂2 g/kg,15分钟后镇静,30分钟后睡眠,8～12小时后死亡。犬灌服黄芩浸剂有呕吐,灌服每日5 g/kg黄芩浸剂,连续8星期,可使粪便稀软。

【炮制】 1. 黄芩:取原药材,除去杂质,置沸水中煮10分钟,取出,闷透,切薄片,干燥;或蒸30分钟,取出,切薄片,干燥(忌曝晒)。

2. 炒黄芩:取黄芩片,置锅内,用文火炒至黄色,取出放凉。

3. 黄芩炭:取黄芩片置锅内,用武火炒至黑褐色时,喷淋清水少许,灭尽火星,取出凉透。黄芩炭多用于止血。

4. 酒黄芩:取黄芩片用黄酒拌匀,闷润至透,置锅内,用文火炒至深黄色时,取出放凉。酒黄芩,清上焦热。

5. 姜黄芩:取黄芩片用姜汁拌匀,闷润至透,置锅内,用文火炒干,取出放凉。姜黄芩可去痰火,治泻痢。

6. 蜜黄芩:将蜜熔化过滤,再加热至起泡,加入黄芩片炒至微黄色。或再喷水,搅至水干时,再炒至黄色,不粘手为度,取出晾干。

饮片性状　黄芩为不规则的薄片,表面黄色,中间有红棕色的圆心,有的中央呈暗棕色或棕黑色枯朽状;周边棕黄色或深黄色,质硬而脆。气微,味苦。炒黄芩形如黄芩,色泽加深。黄芩炭形如黄芩,黑褐色,有焦炭气。酒黄芩形如黄芩,棕黄色,略有酒气。姜黄芩形如黄芩,味酸辛辣。蜜黄芩形如黄芩,味微甜。

贮干燥容器内。酒黄芩、姜黄芩、蜜黄芩,密闭,置于阴凉干燥处,防潮。黄芩炭散热防复燃。

【药性】 苦,寒。归肺、心、肝、胆、大肠经。

1.《本经》:"味苦,平。"

2.《别录》:"大寒,无毒。"

3.《药性论》:"味苦、甘。"

4.《纲目》:"入手少阴、阳明,手足太阴、少阳六经。"

5.《雷公炮制药性解》:"入肺、大肠、膀胱、胆四经。"

【功用主治】 清热泻火,燥湿解毒,止血,安胎。主治肺热咳嗽,热病高热神昏,肝火头痛,目赤肿痛,湿热黄疸,泻痢,热淋,吐衄,崩漏,胎热不安,痈肿疔疮。

1.《本经》:"主诸热黄疸,肠澼,泄痢,逐水,下血闭。(治)恶疮,疽蚀,火疡。"

2.《别录》:"疗痰热,胃中热,小腹绞痛,消谷,利小肠,女子血闭,淋露下血,小儿腹痛。"

3. 陶弘景:"治奔豚,脐下热痛。"(引自《汤液本草》)

4.《药性论》:"能治热毒,骨蒸,寒热往来,肠胃不利,破壅气,治五淋,令人宣畅,去关节烦闷,解热渴,治热腹中疞痛,心腹坚胀。"

5. 张洁古:"利胸中气,消膈上痰。"(引自《汤液本草》)

6.《滇南本草》:"上行泻肺火,下降泻膀胱火。(治)男子五淋,女子暴崩,调经安胎。清热,胎中有火热不安,清胎热,除六经实火实热。所谓实火可泻,黄芩是也,热症多用之。"

7.《纲目》:"治风热湿热头疼,奔豚热痛,火咳肺痿喉腥,诸失血。"

【用法用量】 内服:煎汤,3～9 g;或入丸、散;外用:煎水洗;或研末调敷。清热泻火、解毒生用,治上部热证酒炒用,猪胆汁炒可泻肝胆火,炒炭用于止血。枯芩轻虚,多用于上焦之火;子芩重实,多用于下焦之热。

【宜忌】 脾胃虚寒,少食便溏者禁服。

1.《本草经集注》:"恶葱实。畏丹砂、牡丹、藜芦。"

2.《本草经疏》:"苦寒能损胃气消阴,脾肺虚热者忌之。故凡中寒作泄,中寒腹痛,肝肾虚而少腹痛,血虚腹痛,脾虚泄泻,肾虚溏泻,脾虚水肿,血枯经闭,气虚小水不利,肺受寒邪喘咳及血虚胎不安,阴虚淋露,法并禁用。"

3.《本经逢原》:"若血虚发热,肾虚挟寒,及妊娠胎寒下坠,脉迟小弱,皆不可用,以其苦寒而伐生发之气也。"

4.《得配本草》:"痘将灌浆时,大肠无火,肺气虚弱,血虚胎前者皆禁用。"

【选方】 1. 治疗痰,其色赤,结如胶而坚,多烦热心痛,口干唇燥,喜笑,脉洪 天南星、半夏、黄芩等分。为细末,姜汁浸,蒸饼为丸。每服四十至五十丸。(《杂病源流犀烛》半夏丸)

2. 治热病,烦热如火,狂言妄语欲走 黄芩一两,甘遂一两(煨令黄),龙胆一两(去芦头)。上件药,捣罗为散,每服,不计时候,以温水调服一钱,须臾,令病人饮水三四盏,腹满则吐之。此方疗火热急者,甚效。(《圣惠方》)

3. 治小儿心热惊啼 黄芩(去黑心)、人参各一分。上二味,捣罗为散。每服一字匕,竹叶汤调下,不拘时候。(《圣济总录》黄芩散)

4. 治疗阳虚痛及太阳头痛,不拘偏正 片黄芩,酒浸透、晒干为末。每服一钱,茶、酒任下。(《兰室秘藏》小清空膏)

5. 治太阳与少阳合病,自下利者 黄芩三两,甘草二两(炙),芍药二两,大枣十二枚(擘)。上四味,以水一斗,煮取三升,去滓,温服一升,日再夜一服。(《伤寒论》黄芩汤)

6. 治上热下寒,寒热格拒,食入即吐 干姜、黄芩、黄连、人参各三两,水煎去滓,分二次服。(《伤寒论》干姜黄芩黄连人参汤)

7. 治吐血、衄血,或发或止,皆心脏积热所致 黄芩一两(去心中黑腐)。上捣细罗为散。每服三钱。以水一中盏,煎至六分,不计时候,和滓温服。(《圣惠方》黄芩散)

8. 治肝经风热,血崩血崩、尿血、尿血等症 黄芩(炒黑)、防风各等分。上为细末,酒糊为丸,梧桐子大。每服三十至五十丸,食远以前食前米汤或温酒送下。(《景岳全书》防风黄芩丸)

9. 治妇人四十岁后,天癸却行,或过多不止 黄芩心材条者二两(重用米醋,浸七日,炙干,又醋又炙,如此七次)。为细末,醋糊为丸,如梧桐子大。每服七十丸,空心温酒送下,日进二服。(《瑞竹堂经验方》芩心丸)

10. 治胎热不安 用黄芩、白术各等分。俱微炒,为末,炼蜜丸梧桐子大,每晨嚼一丸,白汤下。(《丹溪纂要》)

11. 治男子五劳七伤,消渴不生肌肉,妇女带下,手足寒热 春三月,黄芩、黄连各四两,大黄三两;夏三月,黄芩六两,黄连七两、大黄一两;秋三月,黄芩六两,黄连三两,大黄二两;冬三月,黄芩三两,大黄五两,黄连二两。为末,炼蜜为丸,大豆大,每服五至七丸,日三次。(《千金方》三黄丸)

12. 治白癞风 用黄芩末,茹草醯擦。(《仁术便览》)

【临床报道】 1. 治疗沙眼 将212例沙眼患者,分为2%黄芩苷眼药水组、2%黄芩苷加海螵蛸擦治组、3%黄芩苷眼药水组及0.1%利福平组(对照)。各组均每日用药点眼2~3次,其中第二组点药前,先用浸入1∶5 000扎溴錠中的海螵蛸擦摩1次睑结膜病变。各组均以4星期为1疗程,结果用黄芩苷眼药水3组治愈加基愈率分别是:2%黄芩组为50%,3%黄芩组为57.7%,2%黄芩苷加海螵蛸擦治组为66.2%。经统计学处理,3组治愈率差异无显著性。

2. 治疗肝炎 用黄芩苷片剂(每片含黄芩苷0.25 g),每日3次,每次2片口服;针剂每支2 ml(含黄芩苷60 mg),每日2~4 ml肌内注射;或8~20 ml加入10%葡萄糖液500 ml内静脉滴入。1个月为1疗程,一般治疗1~2个疗程。共治疗268例,结果:迁延型肝炎118例,显效62例,好转13例,无效43例,有效率为63.6%;慢性肝炎150例,显效76例,好转34例,无效40例,有效率为73.3%。两型合计,总的显效率为51.5%,总有效率为69.0%。

3. 治疗高血压病 将黄芩制成20%酊剂,每次5~10 ml,日服3次。共治疗51例,服药前血压均在23.9/13.3 kPa以上。结果:服药1~12个月后血压下降2.66/1.33 kPa以上者占70%以上。一般临床症状也随之消失或减轻。据观察,本药虽经较长时期服用,但能发挥继续降压作用,无明显副作用。

4. 防治鼻咽癌急性放射性皮炎 观察110例,按随机法分为实验组(54例)和对照组(56例),两组均采用[60]Co常规方法照射,实验组在对照组基础上于放疗的前一日开始使用黄芩水提物(制法:黄芩干品加水洗净,置锅中加水浸至药面,热提3小时,趁热滤出药液,药渣加水按上法再热提两次,合并3次的药液,用稀盐酸调pH 1~2,在80 ℃下保温50分钟,室温静置,滤去黄芩苷,滤液用氢氧化钠溶液中和,静置,过滤,滤液于水浴上浓缩至浓浆状,即为黄芩生药7.5 g),供皮肤外涂用,每日在放疗前及睡前将药均匀涂布在放射野的皮肤处,次晨及放疗后将药洗去,观察皮肤情况。结果:两组皮肤损伤程度情况:皮肤的0度(皮肤无变化)、Ⅰ度(皮肤轻度红斑、干性脱屑、出汗减少)、Ⅱ度(皮肤明显红斑、斑状湿性皮炎、中度水肿)、Ⅲ度(融合性湿性皮炎、凹陷性水肿)、Ⅳ度(皮肤坏死、溃疡、出血)损伤,实验组分别为0、48、6、0、0例;对照组则分别为0、34、17、5、0例。两组比较,经秩和检验,差异有显著性(u = 3.47,P < 0.01)。

5. 治疗尿毒症性口腔溃疡 治疗组13例,用黄芩漱口液做口腔护理,每日3次。对照组13例,用4%苏打水做口腔护理,每日3次。口腔护理后两组溃疡面均用洗必泰贴膜覆盖,1星期为1个疗程。结果:治疗组用药5日,溃疡愈合56处,愈合率94.9%;7日全部愈合,愈合率100%。对照组用药5日,溃疡愈合24处,愈合率41.4%;7日愈合29处,愈合率50%。两组比较差异显著(P < 0.05)。

6. 治疗顽固性皮肤溃疡 取黄芩200 g,加入清水1 500 ml,武火煎沸后文火煎至700 ml,取二层洁净纱布过滤,再将药液以文火浓缩至500 ml,冷后装瓶备用。治疗时以洁净纱布浸透药液外敷溃疡面,干后淋入药液,保持湿润。结果:一般用药3~5日后溃疡面渗出明显减轻,2星期后即有新生肉芽组织,1个月痊愈。共治疗56例全部获愈。

【各家论述】 1.《本草图经》:"张仲景治伤寒心下痞满,泻心汤四方皆用黄芩,以其主诸热,利小肠故也。又太阳病下之利不止,有葛根黄芩黄连汤,及妊娠安胎散,亦多用黄芩。"

2.《珍珠囊》:"黄芩中枯而飘者,泻肺火,消痰利气;细实而坚者,泻大肠火,养阴退阳。中枯而飘者,除风湿留热于肌表;细实而坚者,滋化源于膀胱。"

3. 朱丹溪:"黄芩、白术乃安胎圣药,俗以黄芩为寒而不敢用,盖不知胎孕宜清热凉血,血不妄行,乃能养胎。黄芩乃上、中二焦药,能降火下行,白术能补脾也。"(引自《纲目》)

4.《本草汇言》:"黄芩,气清而亲上,味重而降下,此剂味最苦,而有泄下之理,体质枯燥,而有升上之情,故善能治三焦之火者也。所以脉科以之清肌退热,疮科以之解毒生肌,光明科以之散热明目,妇女科以之安胎理经,此盖诸科半表半里之首剂也。"

5.《本草经疏》:"黄芩,其性清肃,所以主诸热。诸热者,邪热与湿热也。黄疸、肠澼、泄痢,皆湿热壅滞之病也,折其本,则诸症自瘳矣。苦寒能除湿热,所以小肠利而水自逐,源清则流洁也。血闭者,实热在血分,即热入血室,令人血闭不通,湿热解,则荣气清而自行也。恶疮疽蚀者,血热则留结,为痈肿溃烂也。火痛者,火气伤血也。凉血除热则自

~2435~

⑪黄 4198

愈也。"

6.《药品化义》:"黄芩中枯者名枯芩,条细者名条芩,一品宜分两用。盖枯芩体轻主浮,专泻肺胃上焦之火,主治胸中逆气,膈上热痰,咳嗽喘急,目赤齿痛,吐衄失血,发斑发黄,痘疹疮毒,以其大能凉膈也。其条芩体重主降,专泻大肠下焦之火,主治大便闭结,小便淋浊,小腹急胀,肠红痢疾,血热崩中,胎漏下血,挟热腹痛,谵语狂言,以其能清大肠也。"

7.《本草新编》:"古人云,黄芩乃安胎之圣药,盖因胎中有火,故用之于白术、归身、人参、熟地、杜仲之中,自然胎安,倘无火而虚寒胎动,正恐得黄芩而反助其寒,虽有参、归等药,补气、补血、补阴,未必胎气之能固也,况不用参、归等药,欲望其安胎,万无是理矣。"

8.《本经逢原》:"昔人以柴胡去热不及黄芩,盖柴胡专主少阳往来寒热,少阳为枢,非柴胡不能宣通中外;黄芩专主阳明蒸热,阳明居中,非黄芩不能开泄蕴隆,一主风木客邪,一主湿土蕴著,讵可混论。芩虽苦寒,毕竟治标之药,惟躯壳热者宜之,若阴虚伏热,虚阳发露,可轻试乎?其条实者,兼行冲脉,治血热妄行,古方有一味子芩丸,治女人血热,经水暴下不止者,最效。"

9.《医林纂要》:"枯芩,降泻心火于高位以安肺,清肌表之热;子芩,彻邪热于下行,而厚大肠,除肠胃湿滞,除寒热往来。"

10.《本草述钩元》:"芩与连虽俱治湿热,而黄芩治由热而化湿者,黄连则治由湿化热者。"

11.《本草正义》:"黄芩亦大苦大寒之品,通治一切湿热,性质与黄连最近,故主治亦与黄连相辅而行,且味苦直降而气轻清,故能彻上彻下,内而五脏六腑,外而肌肉皮毛,凡气血痰郁之实火,内外女幼诸科之湿聚热结病证,无不治之,为寒凉剂中必备之物。然苦降碍胃,必伐生气,且大苦大燥,苟非湿漫,亦弗浪用,所宜所忌,无不与黄连同归。"

4199 黄芪 huáng qí (《汤液本草》)

【异名】 黄耆、戴糁(《本经》),戴椹、独椹、芰草、蜀脂、百本(《别录》),王孙(《药性论》),百药绵(侯宁极《药谱》),羊肉(《日华子》),绵黄耆(《本草图经》),绵耆(《本草蒙筌》),绵芪(《药品化义》),箭芪(刘仁廉《医学集成》),土山爆张根(《新疆药材》),独根(《甘肃中药手册》),二人抬(《辽宁经济植物志》),绵黄芪(《全国中草药汇编》)。

【基原】 为豆科黄芪属植物蒙古黄芪和膜荚黄芪的根。

【原植物】 1. 蒙古黄芪 *Astragalus membranaceus* Bunge var. *mongholicus* (Bunge) P. K. Hsiao

多年生草本,高 50~150 cm。根直长,圆柱形,稍呈木质,表面淡棕黄色至深棕色。茎直立,上部有分枝,被长柔毛。奇数羽状复叶,互生;叶柄基部有披针形托叶;小叶25~37 片,小叶片宽椭圆形,长 4~9 mm,先端稍钝,有短尖,基部楔形,全缘,两面有白色长柔毛。总状花序腋生,有花 10~25 朵;小花梗短,生黑色硬毛;苞片线状披针形;花萼筒状;花冠黄色,蝶形;雄蕊 10,二体;子房有柄,光滑无毛,花柱无毛。荚果膜质,膨胀,卵状长圆形,宽 1.1~1.5 cm,无毛,先端有喙,有显著网纹。种子 5~6 颗,肾形,黑色。花期 6~7 月,果期 8~9 月。

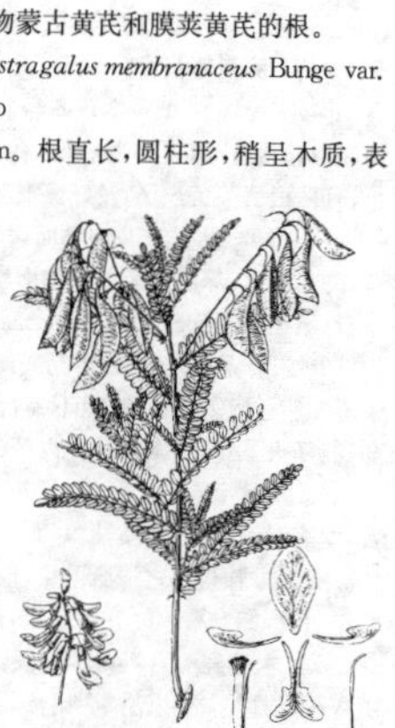

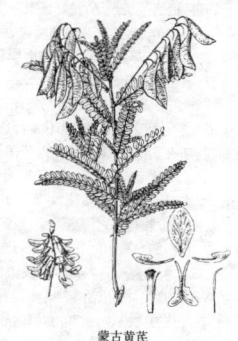

蒙古黄芪

生于山坡、沟旁或疏林下。分布于河北、山西、内蒙古、辽宁、吉林、黑龙江、西藏、新疆等地。在东北、河北、山西、内蒙古等地有栽培。

2. 膜荚黄芪 *A. membranaceus* (Fisch.) Bunge

本种形态和上种极相似,主要区别为:小叶 13~31 片,小叶片卵状披针形或椭圆形,长 7~30 mm,宽 4~10 mm。花冠淡黄色;子房被疏柔毛。荚果卵状长圆形,长 2~2.5 cm,宽 0.9~1.2 cm,被黑色短毛。

生于向阳山坡或灌丛边缘,或见于河边砂质地。分布于北京、天津、河北、山西、内蒙古、辽宁、吉林、黑龙江、山东、四川、西藏、陕西、甘肃、青海、宁夏等地。在东北、内蒙古、河北、山西等地有栽培。

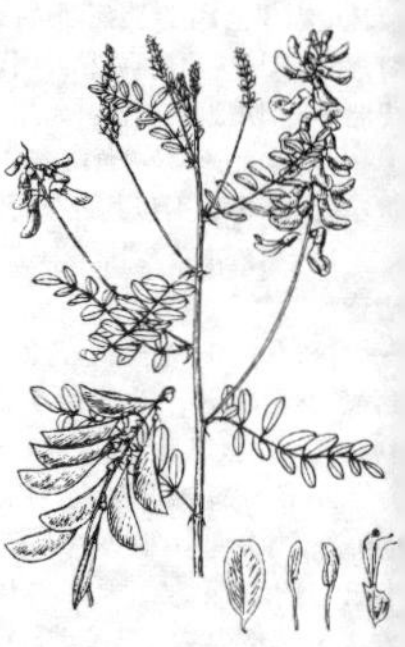

膜荚黄芪

【栽培】 生物学特性 黄芪性喜凉爽、阳光充足的环境。耐寒,怕炎热,耐旱,忌水涝。宜选择向阳山坡、土层深厚肥沃、透水排水性强的中性和微碱性的壤土以及石灰性壤土种植,黏土和重盐碱地不宜种植。盛花期土壤不宜过于干旱,以免落花落果。

繁殖方法 种子繁殖。春播 3 月下旬至 4 月上旬,秋播 9~10 月。由于种子硬实较多,生产上可采用沙擦提高发芽率。条播,行距 30 cm,开浅沟,深约 3 cm,将种子均匀撒播沟内,覆土 2 cm左右,播后注意浇水保湿,2~3 星期出苗,当苗高 10~15 cm 时,按行株距 10~15 cm 定苗,秋播于第二年春季出苗。

田间管理 为促使齐苗,苗期需灌水,但不宜过猛过大。雨季应注意排水,并培土以防倒伏。第一、第二年根部生长较快,需每年结合中耕除草,追肥 1~2 次。如多年后采收,从第二年起可施圈肥加过磷酸钙。

病虫害防治 病害有黄芪白粉病,发病期用 50%托布津1 000 倍液或 BO-10 生物制剂喷雾。虫害有黄芪籽蜂、芫菁、蚜虫。

【采收加工】 播种后 2~3 年采收,9~11 月或春季冬芽萌动前采挖,深刨以防折断根,切下芦头,抖净泥土,晒至半干,堆积 1~2 日再晒,直至晒干为止。剪去侧根及须根,扎成小捆,即是生黄芪。

【药材】 黄芪 *Astragali Radix* 蒙古黄芪主产于山西、内蒙古、吉林、河北等地,产量大,质量好。膜荚黄芪主产于黑龙江、内蒙古、山西等地。

性状 根呈圆柱形,有的有分枝,上端较粗,长 30~90 cm,直径 1~3.5 cm。表面淡棕黄色或淡棕褐色,有不整齐的纵皱纹或纵沟。质硬而韧,不易折断,断面纤维性强,并显粉性,皮部黄白色,木部淡黄色,有放射状纹理及裂隙,老根中心偶有枯朽状,黑褐色或呈空洞。气特异,味微甜,嚼之微有豆腥味。

鉴别 (1) 根横切面:木栓细胞多列。栓内层为 3~5 列厚角细胞。韧皮部射线外侧常弯曲,有裂隙;纤维成束,壁厚,木化或微木化,与筛管群交互排列;近栓内层处有时可见石细胞。形成层成环。木质部导管单个散在或 2~3 个相

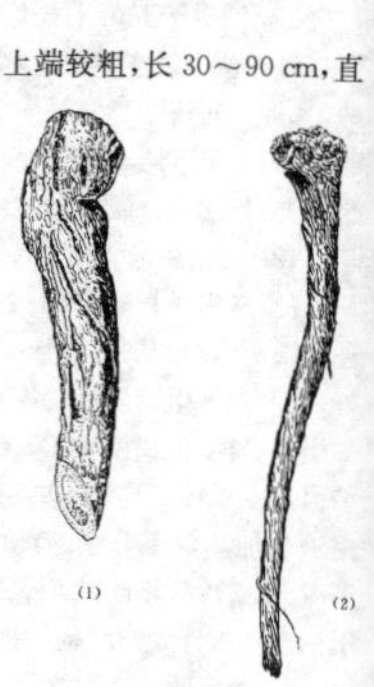

黄芪(根)外形
(1) 蒙古黄芪 (2) 膜荚黄芪

聚；导管间有木纤维；射线中有时可见单个或2～4个成群的石细胞。薄壁细胞含淀粉粒。

粉末特征：黄白色。纤维成束或散离，直径8～30μm，壁厚，表面有纵裂纹。初生壁常与次生壁分离，两端常断裂成须状，或较平截。具缘孔导管无色或橙黄色，具缘孔排列紧密。石细胞少见，圆形、长圆形或形状不规则，壁较厚。

(2) 取本品粉末3g，加水30 ml浸渍过夜，滤过，取滤液1 ml置试管中，于60℃水浴中加热10分钟，加5%α-萘酚乙醇溶液5滴，摇匀，沿管壁缓缓加入浓硫酸0.5 ml，在试液与硫酸交界处出现紫红色环(检查糖、多糖)。

(3) 取本品粉末2g，加酸性乙醇10 ml，温浸2小时，滤过，将滤液调至中性，蒸干，加3%盐酸2 ml，溶解残渣。各取滤液0.5 ml，分别加碘化铋钾及碘化汞钾试剂各1滴，前者产生橙红色沉淀，后者产生白色沉淀(检查生物碱)。

(4) 取本品粉末2g，加甲醇10 ml，放置过夜，滤过，取滤液1 ml，在水浴上蒸干，用少量冰醋酸溶解残渣，加入醋酸酐-浓硫酸试剂(19:1)0.5 ml颜色由黄转变为红色～青色～污绿色(检查甾醇)。

(5) 薄层色谱：取本品粉末3g，加甲醇20 ml，加热回流1小时，滤过，滤液加于中性氧化铝柱(100～120目，5g，内径10～15 mm)上，用40%甲醇100 ml洗脱，收集洗脱液，蒸干，残渣加水30 ml使溶解，用水饱和的正丁醇提取2次，每次20 ml，合并正丁醇液；用水洗涤2次，每次20 ml；弃去水液，正丁醇蒸干，残渣加甲醇0.5 ml使溶解，作为供试品溶液。另取黄芪甲苷对照品，加甲醇制成每1 ml含1 mg的溶液，作为对照品溶液。吸取上述两种溶液各2μl，分别点于同一硅胶G薄层板上，以氯仿-甲醇-水(13:7:2)的下层溶液为展开剂，展开，晾干，喷以10%硫酸乙醇溶液，在105℃加热至斑点显色清晰。供试品色谱中，在与对照品色谱相应的位置上，日光下显相同的棕褐色斑点；紫外光灯(365 nm)下显相同的橙黄色荧光斑点。

品质标志 《中华人民共和国药典》2010年版规定：照高效液相色谱法测定，含黄芪甲苷($C_{41}H_{68}O_{14}$)不得少于0.040%；含毛蕊异黄酮葡萄糖苷($C_{22}H_{22}O_{10}$)不得少于0.020%。

【成分】1. 蒙古黄芪 根含皂苷类成分：黄芪甲苷(astragaloside)Ⅰ、Ⅱ、Ⅳ，大豆皂苷(soyasaponin)Ⅰ，琼脂黄芪苷(agroastragaloside)Ⅱ。异黄酮成分：毛蕊异黄酮-7-O-β-D-葡萄糖苷(calycosin-7-O-β-D-glucoside)，2′-羟基-3′,4′-二甲氧基异黄烷-7-O-β-D-葡萄糖苷(2′-hydroxy-3′,4′-dimethoxyisoflavane-7-O-β-D-glucoside)，3-O-甲基紫檀烷-3-O-β-D-葡萄糖苷(9,10-dimethoxypterocarpan-3-O-β-D-glucoside)，异微凸剑叶莎酚-7,2′-二-O-葡萄糖苷(isomucronulatol-7,2′di-O-glucoside)，5′-羟基异微凸剑叶莎酚-2′,5′-二-O-葡萄糖苷(5′-hydroxyisomuronulatol-2′,5′-di-O-glucoside)，异微凸剑叶莎酚-7-O-葡萄糖苷(isomucronulatol-7-O-glucoside)，左旋微凸剑叶莎酚-7-O-葡萄糖苷(mucronulatol-7-O-glucoside)，左旋-7,2′-二羟基-3′,4′-二甲基异黄烷-7-O-β-D-吡喃葡萄糖苷(3-O-β-D-xylopyranosyl-25-O-β-D-glucopyranosylcycloastragenol)，刺芒柄花素(formononetin)，毛蕊异黄酮(calycosin)，异微凸剑叶莎酚(isomucronulatol)，7-O-甲基异微凸剑叶莎酚(7-O-methylisomucronulatol)，3,9-二-O-甲基尼森香豌豆紫檀酚(3,9-di-O-methylnissolin)，2′-当归酰氧基-1′,2′-二氢美洲花椒素-1′,2′-angeloyloxy-1′,2′-dihydroxanthyletin)，2′-千里光酰氧基-1′,2′-二氢美洲花椒素(2′-senecioyloxy-1′,2′-dihydroxanthyletin)，3′-甲氧基-5′-羟基异黄酮-7-O-β-D-葡萄糖苷(3′-methoxy-5′-hydroxyisoflavone-7-O-β-D-glucoside)，cyclocanthoside E。脂肪酸类：棕榈酸(palmitic acid)，亚油酸(linoleic acid)，亚麻酸(linolenic

acid)，左旋-13-羟基十八碳-9,11-二烯酸(coriolic acid)。又含胡萝卜苷(daucosterol)，β-谷甾醇(β-sitosterol)，羽扇豆醇(lupeol)，α-联苯苯双酯(dimethyl-4,4′-dimethoxy-5,6,5′,6′-dimethylene-dioxyphenyl-2,2′-dicarboxylate)，羽扇烯酮(lupenone)，右旋-落叶松脂醇(lariciresinol)，左旋丁香树脂酚(syringaresinol)，3-羟基-2-甲基吡啶(3-hydroxy-2-methylpyridine)，天冬酰胺(asparagine)，γ-氨基丁酸(γ-aminobutyric acid)。此外，含多糖类：黄芪多糖(astrglalan)Ⅰ、Ⅱ、Ⅲ，杂多糖AH-1、AH-2，酸性多糖AMon-S,含黄芪Ⅰ、Ⅱ，杂多糖AH-1，酸性多糖AMon-S。含有近二十多种微量元素。

2. 膜荚黄芪 根含皂苷成分：黄芪甲苷Ⅰ、Ⅲ、Ⅳ、Ⅴ、Ⅵ、Ⅶ、Ⅷ，乙酰黄芪苷(acetylastragaloside)Ⅰ，异黄芪苷(isoastragaloside)Ⅰ、Ⅱ，大豆皂苷Ⅰ，膜荚黄芪甲苷(astramembrannin)Ⅰ、Ⅱ。根含黄酮成分：毛蕊异黄酮-7-O-β-D-葡萄糖苷(formononentin-7-O-β-D-glucoside)，9,10-二甲氧紫檀烷-3-O-β-D-葡萄糖苷，7,2′-二羟基-3′,4′-二甲氧异黄酮-7-O-β-D-葡萄糖苷(7,2′-dihydroxy-3′,4′-dimethoxyisoflavone-7-O-β-D-glucoside)，刺芒柄花素，毛蕊异黄酮，熊竹素(kumatakenin)，(3R)-7,2′,3-三羟基-4′-甲氧基异黄烷((3R)-7,2′,3-trihydroxy-4′-methoxyisoflaran)，(3R)-8,2′-二羟基-7,4′-二甲氧基异黄烷((3R)-8,2′-dihydroxy-7,4′-dimethoxyisoflaran)。另含胡萝卜苷，羽扇豆醇，β-谷甾醇，香豆素(coumarin)，多糖，蛋白多糖F_1，白介素-2(interleukin-2)，甜菜碱(betaine)及胆碱(choline)。21种游离氨基酸，其中含天冬氨酸、γ-氨基丁氨酸、脯氨酸、精氨酸、γ-氨基丁酸含量较高，游离氨基酸总量约为1.26%。近二十种微量元素，其中含量较高的有钙、磷、镁、铁等。

【药理】1. 对免疫系统的影响 (1) 对体液免疫的作用 10～25 g/kg黄芪煎液可增强正常小鼠和泼尼松小鼠网状内皮系统吞噬功能，增加环磷酰胺小鼠血清血素抗体生成能力。黄芪多糖(APS)可使小鼠胸腺和脾内T细胞数增加，而IgG的产生更需T细胞参与；给小鼠口服黄芪液，对体液反应早期阶段的脾脏中T细胞、B细胞的前体细胞有促进作用，与以绵羊红细胞免疫后的小鼠IgG抗体产生增加，脾溶血空斑数增加或呈调节作用，此外黄芪制剂喷鼻后，鼻分泌物中IgA明显上升，正常人用黄芪浸青片后IgM，IgE显著增加。

(2) 对细胞免疫的作用 胆总管结扎3星期后大鼠血中T细胞表型含量均有所下降，其中T细胞表型CD4减少对封明显，血清IL-2水平亦明显下降。腹腔注射黄芪2星期可使大鼠T细胞表型CD3，CD4和CD8升高至接近正常，纠正IL-2产生的受抑状态。用黄芪注射液20 ml，每日1次静脉滴注，外周血中T淋巴细胞亚群CD3，CD4显著提高，黄芪注射液能显著提高肺结核患者细胞免疫水平。阻塞性黄疸大鼠模型腹腔内注射黄芪每日250 mg/kg，2星期，血中T细胞表型CD3，CD4，CD8含量升高至正常水平。

(3) 对自然杀伤(NK)细胞的影响 膜荚黄芪注射液与人淋巴细胞预孵18小时，对NK细胞活性有明显促进作用，并有剂量依赖性。黄芪0.1～1 mg/ml与人脐血干扰素(β-IFN)10^3～10^4 u联合应用，可使NK细胞活性提高5～6倍，但浓度过大则可轻度抑制NK细胞毒活性，黄芪对NK细胞活性的促进作用主要是通过诱导淋巴细胞产生γ干扰素(γ-IFN)介导的。黄芪培养3株肿瘤细胞株后，细胞株IL-2与γ-IFN水平明显高于对照组。

2. 对机体代谢的影响 (1) 延缓衰老作用 对人胎肾或乳小鼠肾细胞培养，加0.5%蒙古黄芪煎剂者，活细胞数均比对照组高，对金黄地鼠肾细胞培养，可延长细胞在体外生长的寿命长达1倍左右。对培养的人胚肺二倍体细胞的寿命，对照组生长的寿命为66代，加入0.2%蒙古黄芪煎剂可延长为88代，平均延长1/3左右，而且还可延长每代细胞的维持时间。老龄(28～30月龄)大鼠外周血淋巴细胞和脑组织β肾上腺素受体明显低于5～6月龄大鼠,如于饮水中加入膜荚黄芪煎剂日0.25 g/只,长期饮用,则可使β受体密度上调。定期吸入臭氧产生衰老模型小鼠肠道内双歧杆菌和肠球菌减少,灌服膜荚黄芪煎剂0.5 g/只,共20日,可使该两种菌基本恢复正常。

(2)抗氧化作用 黄芪对二甲亚砜体系产生的氧自由基信号有强烈抑制作用,3%的生黄芪提取液对氧自由基的清除率为40.6%,随着药物浓度的增加对氧自由基的清除率可达90%以上,说明黄芪是氧自由基的良好清除剂。近年来大量实验研究证实,黄芪的有效成分——黄芪总黄酮和黄芪皂苷均有良好的抗氧自由基作用。在大鼠缺血10分钟、再灌注10分钟模型上,利用低温电子自旋共振波谱仪观察到,黄芪总黄酮可使冠脉流出液中的自由基明显减少。在结扎大鼠冠脉前降支造成的MIRI模型上,亦可观察到黄芪总黄酮能够降低缺血心肌组织中丙二醛(MDA)的含量,从而进一步证实了黄芪总黄酮具有清除氧自由基和抑制脂质过氧化的作用。黄芪皂苷可使心肌组织超氧化物歧化酶(SOD)含量明显增高,脂质过氧化物(LPO)和自由基波谱信号降低,表明黄芪皂苷有良好的清除氧自由基作用。

(3)对核酸代谢的影响 膜荚黄芪煎剂在体外对³H-尿嘧啶核苷(³H-UR)掺入大鼠肝细胞RNA有促进作用。腹腔注射APS 200 mg/kg可使小鼠肝、脾细胞中碱性核糖核酸酶(RNase)活性显著下降,提示RNA前体3H-UR掺入量降低,转录作用并未增强,RNA含量的增高是由于RNase活性降低致RNA分解代谢减慢所致。膜荚黄芪所含黄芪苷Ⅰ(AS-Ⅰ)灌服80 mg/kg,每日2次,共3次,使大鼠再生肝DNA含量明显增加。小鼠腹腔注射APS对DNA的代谢无明显影响。

(4)对蛋白质及其他代谢的影响 小鼠灌服膜荚黄芪煎剂10日,能显著增加³H-亮氨酸掺入血清和肝脏蛋白质的速率,而对蛋白质的含量无影响,提示黄芪可促进小鼠血清和肝脏蛋白质更新,这种更新可能是由于抗氧的作用。小鼠腹腔注射黄芪多糖APS可葡萄糖负荷小鼠血糖水平明显降低,明显对抗肾上腺素引起的血糖升高,而对苯乙双胍所致低血糖也有显著对抗作用,表明黄芪对血糖具双向调节作用,但对胰岛素性低血糖无明显影响。豚鼠灌服黄芪煎剂对肝细胞微粒体和小肠黏膜匀浆中胆固醇合成的限速羟甲基戊二酰辅酶A还原酶有明显抑制作用,但对肝7α-羟化酶活力无影响,对血清总胆固醇和高密度脂蛋白胆固醇浓度也无明显影响。

3.对造血功能的影响 小鼠灌服膜荚黄芪煎剂20 g/kg,共10日,对失血性贫血和乙酰苯肼所致溶血性贫血均能使外周血红细胞和血红蛋白增加,对环磷酰胺所致白细胞和血小板减少有促进其恢复的作用,能增加网织红细胞数和骨髓有核细胞数。

4.对心血管系统的作用 黄芪冻干粉可明显增加冠脉血流量,显著减慢心率和降低心搏幅度。利用大鼠乳鼠心肌缺氧缺糖/复氧复糖损伤模型,通过对心肌超微结构观察发现,黄芪能有效保护"再给氧"心肌细胞,尤其对线粒体有保护作用,在缺氧前加药保护,可使线粒体大小均匀、线粒体峰及内外膜清晰完整,肌原纤维及横纹可见;在复氧时同时加药,对线粒体亦有较好的保护作用。研究还表明,黄芪能明显减低乳酸脱氢酶(LDH)的释放量,改善心肌细胞的能量代谢。黄芪皂苷对化合物所致培养心肌细胞损伤也有保护作用,可保护线粒体并能较大程度地恢复复粒体的活性值。

5.抗血栓作用 皂苷TSA可显著延长电刺激大鼠颈总动脉形成血栓的时间,并能抑制血小板聚集,提高PGI₂和NO水平,降低TXA₂/PGI₂比例。说明TSA具有显著抗血栓形成的作用,其作用机制与提高PGI₂和NO水平有关。

6.抗病毒作用 黄芪煎剂不论灌胃或鼻腔给药均对小鼠Ⅰ型副流感病毒感染有一定保护作用。蒙古黄芪不同提取部分试验结果表明,AⅠ、AⅥ和AⅧ对Ⅰ型单纯疱疹病毒(HSV-1)有抑

制作用,AⅠ和AⅥ对HSV-2有抑制作用。AⅥ在体外不能直接灭活HSV-1,但能抑制已感染细胞的病毒复制。AⅠ为醇提取液含氨基酸、黄酮类、苷类、生物碱及多糖等,AⅥ主要含黄酮类,AⅧ主要含苷类。黄芪在细胞外对大鼠心肌细胞柯萨奇病毒无直接杀灭作用,但药物预先作用于心肌细胞48小时后,均可降低感染病毒的心肌细胞对病毒的敏感性。黄芪对感染病毒心肌的保护作用与钙拮抗有关。早期使用药可改善感染细胞的Ca²⁺平衡,从而有可能减轻感染细胞的Ca²⁺继发性损伤,又可抑制感染细胞内病毒核酸的复制。

7.抗癌作用 以3-甲基胆蒽碘油溶液诱发大鼠肺癌,在此过程中给大鼠肌注黄芪注射液,每日1次,共175日,其癌率为16.28%,显著低于对照组(51.52%)。自发产生黑色素瘤B₁₆小鼠腹腔注射蒙古黄芪多糖APS,可使荷瘤鼠生存期从15.71日延长至21.57日,如与IL-2/LAK细胞合用则可延长至24.86日,有非常显著的差异。

8.抗关节炎作用 佐剂性关节炎(AA)大鼠血清MDA、白介素-Ⅰ(IL-1)和亚硝酸盐量明显升高,且MDA和白介素-Ⅰ(IL-1)与AA鼠非致炎侧足肿胀度呈明显正相关。黄芪总黄酮全程或1星期的阶段性治疗在发挥抗炎作用的同时,均可使AA鼠过高的MDA、白介素-Ⅰ(IL-1)和亚硝酸盐量降低。

9.抗炎与镇痛作用及作用机制 黄芪总苷可使角叉菜胶诱导大鼠气囊炎症的渗出液量,中性白细胞游出数和蛋白质渗出量显著减少。对His、5-HT引起的小鼠皮肤血管通透性增加有明显的抑制作用。黄芪总苷降低大鼠角叉菜胶气囊炎症渗出液中PGE₂含量。黄芪总苷尚可减少渗出液中IL-8的含量,降低渗出液及中性白细胞中PLA₂活性,减少中性白细胞O₂⁻生成。此外,黄芪总苷还可减少渗出液中NO的生成量。黄芪总苷可显著抑制小鼠福尔马林致痛后第二时相的疼痛反应,致痛前4小时给药效果最佳。黄芪总苷的镇痛作用不受纳洛酮的影响。

毒性 小鼠灌服膜荚黄芪75 g/kg,48小时内无异常症状出现,腹腔注射时LD₅₀为40 g/kg,死前出现四肢麻痹和呼吸困难。大鼠每日腹腔注射0.5 g/kg,共30日,对体重和进食无明显影响,亦未出现其他不良反应。小鼠腹腔注射黄芪注射液15 g/kg,共7日,经微核试验,不诱发微核率升高。

【炮制】 1.黄芪 取原药材,除去杂质,洗净,润透,切厚片,干燥。生品长于固表止汗,托疮生肌,利水退肿。

2.炒黄芪 取黄芪片置锅内,用文火炒至深黄色微有焦斑,取出放凉。炒黄芪性偏燥,补脾益气而不壅滞,多用于食少便溏、脾虚腹胀。

3.蜜黄芪 取炼蜜加适量开水稀释后,加入黄芪片拌匀,稍闷,置锅内,用文火加热,炒至深黄色,不粘手为度,取出放凉。蜜黄芪质偏润,长于补气生血,多用于肺虚气短、气虚血弱、气虚便秘。

4.酒黄芪 取黄芪片,加米酒拌匀,放1小时后炒炙。酒黄芪温升作用较强,适用于气虚肺寒及气虚下陷。

饮片性状 黄芪为类圆形或椭圆形厚片,表面黄白色,内层有棕色环纹及放射状纹理,外层有曲折裂隙,中心黄色。周边灰黄色或浅棕色,有纵皱。气微,味微甜。嚼之有豆腥味。炒黄芪形如黄芪片,表面深黄色,微有焦斑。蜜黄芪形如黄芪片,表面深黄色,微有光泽,略带黏性,有蜜香气,味甜。酒黄芪形如黄芪片,表面黄色,微具酒气。

贮干燥容器内,炒黄芪、制黄芪密闭,置阴凉干燥处。

【药性】 甘,温。归肺、脾经。

1.《本经》:"味甘,微温。"

2.《别录》:"无毒。生白水者,冷。"

3.《日华子》:"白水耆,凉。"

4.《汤液本草》:"入手少阳经、足太阴经、足少阴命门。"

5.《本草经疏》："入手阳明、太阴经。"

6.《本草正》："味甘，气平，气味俱轻，升多降少，阳中微阴。生者微凉，炙性温。专于气分而达表。"

7.《本草新编》："入手太阴、足太阴，手少阴经。"

8.《本草易读》："入足阳明胃，足太阴脾。"

【功用主治】 益气升阳，固表止汗，利水消肿，托毒生肌。主治一切气虚血亏之证，脾虚泄泻，肺虚咳嗽，脱肛、子宫下垂，自汗、盗汗，水肿，血痹，痈疽难溃或久溃不敛。

1.《本经》："主痈疽，久败疮，排脓止痛，大风癞疾，五痔，鼠瘘，补虚，小儿百病。"

2.《别录》："主妇人子脏风邪气，逐五脏间恶血，补丈夫虚损，五劳羸瘦，止渴，腹痛，泄痢，益气，利阴气。"

3.《药性论》："治发背，内补，主虚喘，肾衰，耳聋，疗寒热。生陇西者，下补五脏。"

4.《日华子》："黄芪助气壮筋骨，长肉补血，破癥癖，治瘰疬、瘿赘、肠风、血崩、带下、赤白痢、产前后一切病、月候不匀、消渴、痰嗽、并治头风、热毒、赤目等。""白水芪，排脓治血，及烦闷、热毒、骨蒸劳，治水气，赤水芪，治血、泄血、退热毒、余功用并同上；木芪治烦，排脓力微于黄芪，遇疾相似倍用之。"

5.《珍珠囊》："益胃气，去肌热，止自汗，诸痛用之。"

6.《医学启源》："治虚劳自汗，补肺气，实皮毛，泻肺中火，脉弦自汗。善治脾胃虚弱，疮疡血脉不行，内托阴证、疮疡。"

7.《汤液本草》："心云：补五脏诸虚不足，而泻阴阳火，去虚热。无汗则发之，有汗则止之。"

8.《本草备要》："补肺健脾，实卫敛汗，驱风运毒。"

9.《本草要言》："生血，生肌，排脓内托，疮痈圣药。痘疹不起，阳虚无热者宜之。"

10.《衷中参西录》："善利小便。""善治肢体痿废。""与发表药同用，能使外风，与养阴清热药同用，更能熄内风也。"

【用法用量】 内服：煎汤，10～15 g，大剂量可用至 30～60 g；或入丸、散、膏剂。

【宜忌】 表实邪盛，食积停滞，肝郁气滞，痈疽初起或溃后热毒尚盛等实证，以及阴虚阳亢者均慎服。

1. 徐之才《药对》："恶龟甲、白鲜皮。"

2.《医学入门》："苍黑气盛者禁用，表实邪旺亦不可用，阴虚亦宜少用。""畏防风。"

3.《本草经疏》："功能实表，有表邪者勿用；能助气，气实者勿用；能内塞，补不足，胸膈气闭闷，肠胃有积滞者勿用；能补阳，阳盛阴虚者忌之，上焦热甚，下焦虚寒者忌之；患者多怒，肝气不和者勿服；痘疮血分热甚者禁用。"

4.《药品化义》："若气有余，表邪旺，膜理实，三焦火动，宜断戒之。至于中风手足不遂，痰壅气闭，始终皆不加。"

5.《本草新编》："骨蒸、痨热与中满之人忌用。"

6.《本草汇言》："反藜芦，畏五灵脂、防风。"

【选方】 1. 治男子、妇人诸虚不足，肢体劳倦，胸中烦悸，时常焦渴，唇干口燥，面色萎黄，不能饮食，或先渴而欲发疮疖，或病痈疽而后渴 黄芪六两(去芦，蜜炙炙)，甘草一两(炙)。上㕮咀。每二钱，水一盏，枣二枚，煎至七分，去滓，温服，不拘时。(《局方》黄芪六一汤)

2. 治阴阳气血不调，腹中拘急，自汗或盗汗，身重或不仁，脉大而虚 黄芪一两半，桂枝、炙甘草、生姜各三两，芍药六两，大枣十二枚，饴糖(烊化)一升，水煎，分三次服。(《金匮要略》黄芪建中汤)

3. 治肌热燥热，困渴引饮，目赤面红，昼夜不息，其脉洪大虚，重按全无，证象白虎，惟脉不长，误服白虎汤必死，此病得之于饥困劳役 黄芪一两，当归(酒洗)二钱。上细判，都作一服，水二盏，煎至一盏，去渣温服，空心食前。(《内外伤辨》当归补血汤)

4. 治表虚自汗 防风一两，黄芪(蜜炙)、白术各二两。上㕮咀。每服三钱，水一钟半，加大枣一枚，煎至七分，去滓，食后热服。(《医方类聚》引《究原方》玉屏风散)

5. 治气虚阳弱，虚汗不止，肢体倦怠 黄芪(去芦，蜜炙)、附子(炮，去皮、脐)各等分。上㕮咀。每服四钱，水二盏，生姜十片，煎至八分，去滓，食前温服，不拘时候。(《严氏济生方》芪附汤)

6. 治黄汗病，身体肿，发热汗出而渴，状如风水，汗沾衣，色正黄如柏汁，脉沉 黄芪五两，芍药、桂枝各三两。以苦酒一升、水七升相和，煮取三升，每服一升。(《金匮要略》黄芪芍药桂枝苦酒汤)

7. 治虚中有热，咳嗽脓血，口舌咽干 此药往往可投资者 好黄芪四两，甘草一两。为末。每服三钱，如茶点羹粥中，亦可服。(《肘后方》)

8. 治肠风泻血 黄芪、黄连等分。为末，面糊丸如绿豆大。每服三十丸，米饮下。(《传家秘宝》)

9. 治尿血，砂淋，痛不可忍 黄芪、人参等分。为末，以大萝卜一个，切一指厚四五片，蜜二两，淹炙令尽，不令焦，点末。食无时，以盐汤下。(《永类钤方》)

10. 治胎动不安，腹痛下黄汁 糯米一合，黄芪、川芎各一两。上细锉，水一大盏，煎至半盏三分。温服。(《妇人良方》)

11. 治老人大便秘涩 黄芪、陈皮(去白)各半两。上为细末。每服三钱，用大麻仁一合烂研，以水投取浆一盏，滤去滓于银、石器内煎，候有乳起，即入白蜜一大匙，再煎令沸，调药末，空心食前服。(《局方》黄芪汤)

12. 治小儿小便不通 绵黄芪为末。每服一钱，水一盏，煎至五分，温服无时。(《小儿卫生总微论方》)

13. 治白浊 黄芪(盐炒)半两，茯苓一两。上为末，每服一二钱，空心白汤送下。(《经验良方》黄芪散)

14. 治痈疽发背，肠痈，奶痈，无名肿毒，焮作疼痛，憎寒壮热，类若伤寒，不问老幼虚人 忍冬草(去根)、黄芪(去芦)各五两，当归一两二钱，甘草(炙)一两。上为细末。每服二钱，酒一盏半，煎至一盏，病在上食后服，病在下食前服，留渣外敷。未成脓者内消，已成脓者即溃。(《局方》神效托里散)

【临床报道】 1. 防治感冒 共观察 1 000 人。随机分为 6 组：Ⅰ组口服黄芪片(每片含生药 0.5 g)，每次 5 片，每日 3 次，每隔日口服黄芪汤剂 15 g，10 日为 1 个疗程，停药 5 日后再进行第二疗程；Ⅱ组黄芪喷鼻(用 50% 的黄芪水溶液)，隔日 1 次，每次 0.5 ml；Ⅲ组干扰素喷鼻，每日 1 次，每次 0.5 ml；Ⅳ组黄芪加干扰素，隔日口服黄芪 1 次，另黄芪水溶液喷鼻 1 次，干扰素 0.5 ml，或用黄芪干扰素混合液(相当于单独使用的浓度)，隔日喷鼻 1 次，每次 0.5 ml；Ⅴ组用干扰素甲 3 型流感灭活疫苗混合液(其中含黄芪、干扰素、甲 3 型流感灭活疫苗)，隔日喷鼻 1 次 0.5 ml；Ⅵ组用黄芪干扰素涂鼻油膏(基质为白凡士林、羊毛脂、黄芪、干扰素)，每日 1 次，由消毒棉签涂鼻道深部。用药期间一律每 2 日观察 1 次。结果：Ⅰ组有较好的预防感冒作用，发病率降低 56.5%。而低滴度干扰素也有预防感冒的作用，若黄芪与低滴度干扰素联合应用，比单纯用黄芪和低滴度干扰素之预防指数均为高。单独使用干扰素喷鼻不能缩短感冒的病程，而黄芪口服加干扰素喷鼻及黄芪加干扰素喷鼻，可以缩短感冒的病程($P < 0.05$)。黄芪局部应用不论在动物或人群中均证明对预防感冒有一定作用。

2. 治疗小儿反复呼吸道感染 治疗组 81 例，用黄芪 90 g，防风 10 g，白术 10 g，加水成 60 ml，小于 2 岁，每次 5 ml，大于 2 岁，每次 10 ml，每日 2 次口服，2 个月为 1 个疗程。治疗期间如有发热、咳嗽仍对症治疗。对照组 51 例，采用常规抗感染对症治疗。结果：治疗组显效 49 例，有效 24 例，无效 8 例；对照组显效 11 例，有效 20 例，无效 20 例。

3. 治疗小儿支气管哮喘 治疗组 117 例，用黄芪注射液 2 ml

（相当于生药 4 g），作为天府及左足三里，或左天府及右足三里穴位注射，或每期 1 次，左右交换注射，每人注射 34～38 针为 1 个疗程。在穴位注射期间，如哮喘发作，酌加中西药治疗。对照组 35 例，用 5%胎盘丙种球蛋白针剂每次注射 0.3 ml，穴位、方法、时间同上。结果：黄芪组显效 64 例，有效 39 例，无效 14 例，总有效率 88.03%；对照组显效 12 例，有效 22 例，无效 1 例，总有效率 97.14%。两组显效率比较有显著性差异（P＜0.05）。

4. 治疗慢性乙型肝炎　治疗组 174 例，用 100%黄芪针剂，分别于足三里（双）、肾俞（双）每 3 日交替注射 1 次，每次每穴 1 ml，2 个月为 1 个疗程。部分病例加注党参注射液 1 ml。对照组 84 例，用厌氧棒状菌苗 0.5～1 ml 至阳穴注射，每期 1 次，12 次为 1 个疗程。两组同时给予常规保肝治疗。治疗前及治疗后每 15～30 日分别作 HBsAg 检测。结果：治疗组转阴 79 例（45.4%），滴度下降 52 例（30.5%），两者共 131 例（75.3%）；对照组阴转 27 例（31.4%），滴度下降 29 例（33.7%），两者共 56 例（65.1%）。经统计学处理，两组疗效有显著差异（P＜0.01）。

5. 治疗糖尿病肾病（DN）　将 65 例 DN 随机分为两组，治疗组 35 例，对照组 30 例，在常规治疗的基础上，治疗组加用黄芪注射液 40 ml，加液体内静滴，疗程 21 日，观察治疗前后尿白蛋白、尿总蛋白、血尿素氮、血肌酐变化。结果：对照组治疗前后尿白蛋白、尿总蛋白均显著下降（P＜0.05），而治疗组下降更为显著（P＜0.01），与对照组比较差异显著（P＜0.05）。

6. 治疗急性病毒性心肌炎　用黄芪 20 g，甘草 6 g，水煎 30 分钟，每日 1 次，1 次温服，连服 30 日。发热或病情较重者每日应用青霉素钠 640 万～800 万 u，地塞米松 5～10 mg，此外，不用其他药物。共治疗 32 例，结果：显效 25 例，有效 6 例，无效 1 例，有效率 96.9%。

7. 治疗慢性肺心病心衰　对照组 60 例，采用低流量吸氧、抗感染、强心针、利尿剂、纠正酸碱失衡和电解质紊乱等常规治疗；治疗组 60 例，在上述常规综合治疗基础上加用黄芪注射液与丹参注射液各 20 ml，一起加入 5%葡萄糖液 500 ml 中静脉滴注，每日 1 次，2 星期为 1 个疗程。结果：治疗组有效率为 93.3%，对照组有效率为 70%，治疗组疗效明显高于对照组，差异有显著意义（P＜0.01）。认为两药联用治疗慢性肺心病心衰，能降低心肌耗氧量，降低心脏前、后负荷，增加心收缩力，提高心排血量，从而改善心功能。

8. 治疗消化性溃疡　用黄芪注射液 2 ml（含生药 2 g）肌注，每日 2 次。共治疗 73 例（其中十二指肠溃疡 51 例，胃溃疡 18 例，复合性溃疡 4 例）。结果：愈合 13 例（34.2%），好转 15 例（39.5%），无效 10 例（26.3%）。

9. 治疗婴幼儿秋冬季腹泻　对照组 112 例，按常规给予抗生素（庆大霉素或丁胺卡那霉素）、助消化和收敛药；治疗组 130 例，在常规疗法的基础上，加用黄芪注射液每次 2～4 ml，每日 1～2 次静脉点滴，疗程 3～5 日。结果：治疗组显效 82 例，有效 28 例，总有效率 84.6%；对照组显效 32 例，有效 41 例，总有效率 65.5%，两组疗效有显著差异（P＜0.01）。

10. 治疗鼻炎　用黄芪注射液每侧下鼻甲注射 2 ml，每日 1 次或隔日 1 次，每 10 次为 1 个疗程。共治疗变应性反应性鼻炎 49 例，慢性鼻炎 51 例，经治疗 1～3 个疗程后，变应性反应性鼻炎治愈 23 例，好转 17 例，无效 9 例；慢性鼻炎治愈 18 例，好转 20 例，无效 13 例。

11. 治疗带状疱疹　将 82 例带状疱疹患者随机分为治疗组 42 例，用黄芪注射液 16 ml 静脉滴注，每日 1 次。对照组 40 例，用利巴韦林注射液 0.6 g 静脉滴注，每日 1 次。两组均服用吗啉胍 0.2 g，维生素 B_1 20 mg，每日 3 次。皮损局部外用炉甘石洗剂，7 日为 1 个疗程。结果：治疗组在皮疹干燥结痂时间（P＜0.01）、止痛时间（P＜0.01）、治愈率（P＜0.05）、总显效率

（P＜0.01）和总有效率（P＜0.05）等方面优于对照组，且治疗组无明显毒副作用。

【各家论述】　1.《汤液本草》:"（黄芪）治气虚盗汗并自汗，即表皮之药，又治肤痛，则表药可知。又治咯血，柔脾胃，是为中州药也。又治伤寒尺脉不至，又补肾脏元气，为里药。是上中下内外三焦之药。"

2.《本草蒙筌》:"参耆甘温，俱能补益，证属虚损，堪并建功。但人惟佐补气调中，黄耆兼补卫气实表。""如患内伤，脾胃虚弱，饮食怕进，怠惰，嗜眠，发热、恶寒、呕吐泄泻，及胀满痞塞，力乏形羸，脉息虚微，精神短少等证，治之悉宜专主人参以补之，当以人参领补中益气，当以黄耆辅佐为臣。若系表虚，腠理不固，自汗盗汗，渐至亡阳，并诸溃疡，多耗脓血，婴儿痘疹，未灌全浆，一切阴毒不起之疾，治之又宜卫护营，须让黄耆倍用为主，人参少少为辅焉。"

3. 李东垣:"黄耆既补三焦，实卫气，与桂同功，特比桂甘平，不辛热为异耳。但桂则通血脉，能破血而实卫气，耆则益气也。又黄芪与人参、甘草三味，为除燥热、肌热之圣药。脾胃一虚，肺气先绝，必用黄芪温分肉，益皮毛、实腠理，不令汗出，以益元气而补三焦。"

4. 朱丹溪:"黄耆，补元气，肥白而多汗者为宜，若面黑形实而瘦者，服之令人胸满，宜以三拗汤泻之。"（引自《纲目》）

5.《本草汇言》:"黄芪，补肺健脾，实卫敛汗，驱风运毒之药也。故阳虚人，自汗频来，乃表虚而腠理不密也，黄芪可以实卫而敛汗；伤寒之证，行发表而邪汗不出，乃里虚而正气内乏也，黄芪可以济津以助汗；贼风之寒，偏中血脉而手不能随者，黄芪可以荣筋骨；痈疡之脓血内溃，阳气虚而不敛者，黄芪可以生肌肉，又阴疮不能起发，阳气虚而不溃者，黄芪可以托脓毒。"

6.《本草正》:"（黄芪）因其味轻，故专于气分而达表，所以能补元阳，充腠理，治劳伤，长肌肉。气虚而难汗者可发，表疏而多汗者可止。其所以止血崩血淋者，以气固而血自止也；故曰血脱益气。其所以治泻痢带浊者，以气固而陷自除也，故曰陷者举之。""黄耆、生者微凉，可治痈疽；蜜炙性温，能补虚损。"

7.《药品化义》:"黄芪，性温能升阳，味甘淡，用蜜炒又能温中，主健脾，故内伤气虚，少用以佐人参，使补中益气，治脾虚泄泻，疟痢日久，肚腹泄泻，诸久失血后，及痘疹惨白。主补肺，治表虚自汗，多用以君人参，使敛汗固表，治自汗盗汗。诸毒溃后，收口生肌，及疮疡贯脓，痈疮久不愈者，从骨托毒而出，必须盐水炒。痘科虚不发表，在气虚为先，又宜生用。"

8.《轩岐救正论·药性微蕴》:"黄耆、白术、人参，此三者虽为补气之药，第主治之属，脏腑之殊，则迥然不同也。""盖耆专主卫气，白术主脾胃中州之气，人参则益肾之元气。合三者兼用，又通益上、中、下三焦，表里脏腑诸气。何以言耆专主卫气乎？耆质轻性薄，色白微黄，味淡略甘，乃肺脾中上二焦阳分之气，而主治则固自汗，治虚喘，解肌热，疗痈疽，以其敛也数症。尚须佐以参、术，方能奏功。""盖卫气之疏，总由于胃气、元气之虚，必兼以参、术而扶胃气，元气之虚，以充卫气，则相须而用。"

9.《本草备要》:"生用固表，无汗能发，有汗能止，温分肉，实腠理，泻阴火，解肌热，炙用补中，益元气，温三焦，壮脾胃。"

10.《本经逢原》:"（黄耆）入肺而固表虚自汗，入脾而托己溃痈疡。《本经》首言痈疽久败，排脓止痛，次言大风癞疾，五痔鼠瘘，皆用生者，以疏卫气之热。性虽温补，而能通调血脉，流行经络，而无碍于壅滞也。其治气虚盗汗自汗，及皮肤痛，是肌表之药。治咯血柔脾胃，是中州之药。治伤寒尺脉不至，补肾脏元气不足，及婴儿易感风邪，发热自汗诸病，皆用炙者，乃上中下内外三焦药，即《本经》补虚之谓也。如痘疹用保元汤治脾肺虚热，当归补血汤治血虚发热，皆为圣药。"

11.《得配本草》:"黄耆补气，而气有内外之分。气之卫于脉外者，在内之卫也；气之行于肌表者，在外之卫也。肌表之气，

补宜黄耆;五内之气,补宜人参。若内气虚乏,用黄耆升提于表,外气日见有余,而内气愈使不足。久之血无所摄,营气亦觉消散。虚损之所以由补而成也。故内外气虚之治,各有其道。"

12.《本草求真》:"黄耆,味甘性温,质轻皮黄肉白,故能入肺补气,入表实卫;且入脾气诸药之最,是以有耆之称。""然与人参比较,人参味甘平,阳兼有阴;耆则秉性纯阳,而阳气绝少。盖一宜于中凑,而泄泻痞满、倦怠可除;一更宜于表虚,而自汗亡阳、溃疡不起可治。且一宜于水亏而气不得宜安;一更宜于火衰而气不得上达之为异耳。"

13.《本草疏证》:"(黄芪),直入中土而行三焦,故能内补中气,则《本经》所谓补虚,《别录》所谓补丈夫虚损、五劳羸瘦,益气也;能中行营气,则《本经》所谓逐五脏间恶血,也能下行卫气,则《本经》所谓五痔鼠瘘,《别录》所谓妇人子脏风邪气,腹痛泄利也。""黄芪一源三派,浚三焦之根,利营卫之气,故凡营卫间阻滞,无不尽达。所谓源清流自洁者也。"

14.《本草便读》:"(黄芪)之补,善达表益卫,温分肉,肥腠理,使阳气和利,充满流行,自然生津生血,为外科家圣药,以营卫气血太和,自无壅滞耳。""生者补行营卫分,能益气固表,得防风则补而不滞,行而不泄,其功愈大;同当归则和营生卫。灸用则大补中气,有阳长之理。"

15.《本草正义》:"(黄芪)补益中土,温养脾胃,凡中气不振,脾土虚弱,清气下陷者最宜。其皮味浓质厚,力量皆在皮中,故能直达人之肤表肌肉,固护卫阳,充实表分,是其专长,所以表虚诸病,最为神剂。""凡饥饱劳役,脾阳下陷,气怯神疲者,及疮久脓清,清气下升,寒热不止者,授以东垣之补中益气汤,无不捷效,正以黄芪之参、术之佐,而又得升、柴以升举之,则脾阳复辟,而中州之大气斡旋矣。"

4200 黄连 huáng lián 《本经》

【异名】 王连(《本经》),支连(《药性论》)。

【基原】 为毛茛科黄连属植物黄连、三角叶黄连或云南黄连的根茎。

【原植物】 1. 黄连 Coptis chinensis Franch. [C. teeta Wall. var. chinensis Finet et Gagnep.] 又名:川连、鸡爪黄连。

多年生草本。根茎呈黄色,分枝,密生须根。叶基生;有叶柄;叶片坚纸质,卵状三角形,3全裂;中央裂片有细柄;卵状菱形,顶端急尖,羽状深裂,边缘有锐锯齿,侧生裂片不等2深裂,表面沿脉被短柔毛。花莛1~2,二歧或多歧聚伞花序,有花3~8朵;总苞片通常3;批针形;萼片5,黄绿色,窄卵形;花瓣线形或线状披针形;雄蕊多数;心皮8~12,离生,有短柄。蓇葖果。种子7~8粒,长椭圆形,褐色。花期2~4月,果期3~6月。

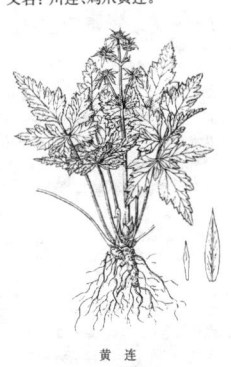
黄 连

生于海拔1 000~2 000 m山地密林中或山谷阴凉处。野生或栽培。分布于湖北、湖南、四川、贵州、陕西等地,在湖北西部、四川东部和陕西南部有较大量栽培。

2. 三角叶黄连 Coptis deltoidea C. Y. Cheng et Hsiao 又名:峨眉连、峨眉家连(四川)。

根茎呈黄色,不分枝或少分枝,节间明显,密生多数细根,匍匐茎横走。叶片卵形,3全裂;中央裂片三角状卵形,羽状深裂,深裂片多少彼此密接。花瓣近披针形,雄蕊短,仅为花瓣的1/2左右。

栽培于四川峨眉及洪雅一带海拔1 600~2 200 m之间的山地林下。

3. 云南黄连 Coptis teetoides C. Y. Cheng

根茎黄色,节间密,较少分枝,生多数须根。叶片卵状三角形,三全裂,中央裂片卵状菱形,先端长渐尖至渐尖,羽状深裂,深裂片彼此疏离,相距最宽处可达1.5 cm。花瓣匙形至卵状匙形,先端钝。

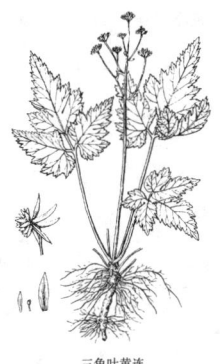
三角叶黄连

生于海拔1 500~2 300 m之间的高山寒湿的林荫下,野生或栽培。

【栽培】 生物学特性 黄连喜高山冷凉阴湿的环境。较耐寒,不耐炎热,忌干旱。最适宜生长温度17~22 ℃,冬季在冰雪覆盖下越冬,叶可保持绿色不枯。耐肥力很强;土壤以上泡下实,上层富含腐殖质肥沃疏松的砂壤土,下层保水保肥力较强,pH 5.5~6.5黏壤土最适宜,黄连为阴地植物,有强大的叶面积群,可利用串间遮阴栽培的方式,充分发挥其光、热、气、忌直射强光。

繁殖方法 种子繁殖。5月上旬种子成熟采收后,选择阴凉较平坦的山坡用树枝搭荫棚,雨水能自然淋入棚内,挖20 cm深地窖,将种子与湿沙在窖内层积贮藏。10~11月间种子裂口后撒播于高畦,用牛马粪覆盖。次年2月下旬在畦面搭矮棚遮阳,3月初出苗,拣去畦面落叶,并除净杂草。苗期5~6月间应追施速效性氮肥催苗,10~11月间撒细碎牛马粪及火灰腐熟土以利越冬。于冬季砍树搭1.2 m高荫棚,荫蔽度70%左右,棚内作1.6 m宽高畦(厢)。播种后第三年3月间幼苗长出4~6片真叶时移栽,按株距10 cm×10 cm,栽深3~5 cm。近年有用玉米间作与林间栽连技术。

田间管理 出苗后及时拔出杂草。栽植后,立即撒施少量牛马粪及熏土等刀口肥。每年早春、夏季种子收获后及冬季10~11月间各追肥1次,春夏以氮磷等速效性肥料为主,冬肥以牛马粪及熏土为主,施冬肥后应培土。第一、第二年培土约1 cm,第三、第四年2~3 cm。追肥前应除草,移栽后一二年苗小露地孔隙大,易生杂草,每年应拔草4~5次,四五年生黄连已封垄,结合追肥每年拔草3次。搭棚栽连,当年5月种子采收后应揭去盖棚敞阳,抑制叶的生长,促使根茎充实;林间栽连,栽后第三年开始冬季修枝亮棚,使荫蔽度由栽连时的70%左右降低到20%~30%。

病虫害防治 主要病害有白粉病,应降低荫蔽度增加光照并可用石硫合剂防治。虫害有蛴螬、蝼蛄等,可诱杀。早春有鹿子、锦鸡为害花苔和种子,应围以篱笆,加强人工捕杀,减轻为害。

【采收加工】 黄连栽后4~5年的10~11月间,用黄连抓子连根抓起,抖掉泥土,剪去须根和叶,取根茎在黄连炕上烘炕干燥,烘时用操板翻动,并打掉已干燥的泥土。五成干时出炕,根据根茎大小,分为3~4等,再分别细炕,勤翻动,待根茎断面呈干草色时即可出炕,装入槽笼,撞掉泥土和碎根。

【药材】 黄连 Coptidis Rhizoma 黄连主产于四川、湖北,以四川石柱、南川,湖北来凤、恩施等地产量大,质量好;三角叶黄连主产于四川峨眉、洪雅、峨边等地;云连主产于云南西北部的德钦、维西、腾冲等地。以上三种分别习称"味连"、"雅连"、"云连"。

商品规格 味连 一等:多聚集成簇,分枝肥壮坚实,间有过

桥，长不超过 2 cm。二等：条
较一等瘦小，有过桥。

雅连　一等：单枝，过桥
少，长不超过 2.5 cm。二等：
条较一等瘦，过桥较多。

云连　一等：单枝，直径
在 0.3 cm 以上。二等：条较
瘦小，直径在 0.3 cm 以下，间
有过桥。

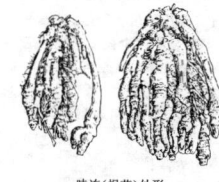
味连(根茎)外形

性状　**味连**　根茎多簇
状分枝，弯曲互抱，形似倒鸡爪状，习称"鸡爪黄连"；单枝类圆柱
形，长 3~6 cm，直径 2~8 mm。表面灰黄色或黄棕
色，外皮剥落处显红棕色，粗糙，有不规则结节状隆
起，须根及须根残基，有的节间表面平滑如茎秆，习
称"过桥"；上部多残留褐色鳞叶，顶端常留有残余的
茎及叶柄。质坚硬，折断面不整齐，皮部红色或暗
棕色，木部鲜黄色或橙黄色，髓部红棕色，有时中空。
气微，味极苦。

雅连　多为单枝，多呈圆柱形，微弯曲，长 4~
8 cm，直径 5~10 mm。过桥较长。顶端有少许
残茎。

云连　多为单枝，弯曲成钩状，较细小，长 2~
5 cm，直径 2~4 mm。

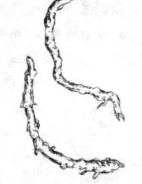
雅连
(根茎)外形

鋻 (1) **根茎横切面**：味连　鳞叶组织常脱
落。木栓层为数列木栓细胞。皮层较宽，有的可见
根迹和叶迹维管束；石细胞黄色，单个散在或数个
成群。中柱鞘纤维成束，或伴有少数石细胞，均显黄色。维管束外
韧型，呈断续的环状排列，束间形成层不明显。木质部黄色，均木
化；木纤维较发达。髓部均为薄壁细胞，无石细胞。薄壁细胞含
淀粉粒。

雅连　髓部有多数石细胞。

云连　皮层、中柱鞘及髓部均无石细胞。

粉末特征：味连　黄棕色或黄色。石细
胞鲜黄色，类圆形、方形、类多角形或稍延
长，直径 25~64 μm，长约为102 μm，壁厚 9~
28 μm，纹孔明显，有的层纹明显。木纤维众
多，黄色，细长，直径 10~13 cm，壁极厚，木
化，纹孔稀疏。韧皮纤维鲜黄色，纺锤形或长
梭形，长 136~185 μm，直径 25~40 μm，壁较
厚，纹孔较稀。导管主为孔纹和螺纹导管，直径 8~20 μm。淀粉
粒为单粒，长圆形、肾形、类球形或卵形，直径 1~10 μm；复粒少
数，由 2~4 分粒组成。鳞叶表皮细胞绿黄色或黄棕色，略呈长方
形，壁微波状弯曲。

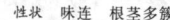
云连(根茎)外形

雅连　石细胞较多，鲜黄色，长椭圆形、类方形、类长方形或不
规则菱形，长 35~252 μm，直径 23~102 μm，壁厚 7~26 μm，层纹
细密而明显。

云连　无石细胞。

(2) 本品折断面在紫外光灯下呈金黄色荧光，木质部尤为
显著。

(3) 取本品粉末约 1 g，加乙醇 10 ml，加热至沸腾，放冷，滤
过，取滤液 5 滴，加稀盐酸 1 ml 与漂白粉少量，即显樱红色；另取
滤液 5 滴，加 5% 五倍子酸的乙醇溶液 2~3 滴，蒸干，趁热加硫酸
数滴，即显深绿色(检查小檗碱)。

(4) 取本品粉末或切片，加稀盐酸或 30% 硝酸 1 滴，片刻后镜
检，可见黄色针状结晶簇，加热结晶显红色并消失(检查小檗碱)。

(5) **薄层色谱**：取本品粉末 50 mg，加甲醇 5 ml，加热回流 15
分钟，滤过，滤液补加甲醇使成 5 ml，作为供试品溶液。另取盐酸

小檗碱对照品，加甲醇制成每 1 ml 含 0.5 mg 的溶液，作为对照品
溶液。吸取上述二种溶液各 1 μl，分别点于同一硅胶 G 薄层板上，
以苯-醋酸乙酯-异丙醇-甲醇-水 (6 : 3 : 1.5 : 1.5 : 0.3) 为展开
剂，置氨蒸气缸内的展开缸内，展开，取出，晾干，置紫外光灯
(365 nm) 下检视。供试品色谱中，在与对照品色谱相应的位置
上，显相同的黄色荧光斑点。

品质标志　《中华人民共和国药典》2010 年版规定：照高效液
相色谱法测定，味连以盐酸小檗碱计，含小檗碱($C_{20}H_{17}NO_4$)计，
不得少于 5.5%，表小檗碱($C_{20}H_{17}NO_4$)不得少于 0.80%，黄连碱
($C_{19}H_{15}NO_4$) 不得少于 1.6%，巴马汀($C_{21}H_{21}NO_4$)不得少
于 1.5%。

【**成分**】　1. 黄连　根茎含生物碱类：小檗碱(berberine)，黄
连碱(coptisine)，表小檗碱(epiberberine)，小檗红碱(berberrubine)，
掌叶防己碱(palmatine)，非洲防己碱(columbamine)，药根碱(ja-
rorrhizine)，甲基黄连碱(worenine)，木兰花碱(magnoflorine)，并含
阿魏酸(ferulic acid)，黄柏酮(obakunone)，黄柏内酯(obakulac-
tone)。

2. 三角叶黄连　根茎含生物碱类：表小檗碱，小檗碱，黄连
碱，掌叶防己碱，甲基黄连碱，药根碱，木兰花碱。

3. 云南黄连　根茎含生物碱类：小檗碱，掌叶防己碱，药根
碱，甲基黄连碱，木兰碱，黄连碱。

【**药理**】　1. 抗微生物及抗原虫作用　黄连对金葡菌、志贺痢
疾杆菌、福氏痢疾杆菌有较强的抑制作用，而香连丸煎剂较单用
黄连弱。黄连煎液及水浸液对董色毛癣菌、絮状表皮癣菌、奥杜盎
小芽胞癣菌、白念珠菌、星状奴卡菌等 14 种皮肤真菌呈抑制作用。
霍乱弧菌体外培养 8 小时，培养基中与黄连碱摄入相关的约 75% 结合
在细菌脂质部分上，而改变其脂肪酸结构，使菌体毒素失活。通过
琼脂平板稀释法对常用中药 100 味进行了体外抑制幽门螺旋菌的
研究，发现黄连对幽门螺旋菌有高度抑制作用。通过实验研究
发现黄连水煎液提取物对所实验的两种牙周致病菌的生长均有
强的抑制作用，提示黄连可用于各型牙周炎的治疗。黄连具有消
除大肠杆菌 R 质粒的作用，经黄连作用 24 小时，消除率为
2.42%；延长作用时间至 48 小时，其消除提高率为 22.57%。细
菌丢失的耐药性可表现为单一或两种耐药性的丧失。

2. 抗病毒作用　用柯萨奇 B_3 病毒(CB$_3$V)感染 BAL A/C 小
鼠建立 CB$_3$V心肌炎动物模型，用黄连对感染鼠进行治疗，有抗病
毒心肌炎作用。

3. 对循环系统的作用　(1) 对心肌收缩功能及血流动力学
的作用　小檗碱小剂量能兴奋离体猫心脏，增加冠脉流量 20%~
40%，大剂量则表现抑制。小檗碱对离体蛙心、豚鼠的心耳、犬心肺装置
及犬在体心脏亦显现对剂量依赖性双向作用。小檗碱静注在
麻醉犬、猫、兔及不麻醉大鼠均有降压作用，随着剂量增加，降压程
度与时间也增加，重复给药不快速耐受性。

(2) 对心肌缺血及心肌梗死的保护作用　小檗碱在每 1 分钟
0.02 mg/kg 时，对衰竭心脏可显著降低其心肌耗氧；每 1 分钟
0.2 mg/kg 时可降低正常心肌耗氧，保护因心肌缺血造成的心肌
损伤，改善梗死后衰竭心室功能。

(3) 抗心律失常作用　小檗碱对乌头碱所致大鼠心室纤颤和
氯仿引起的小鼠心室纤颤有对抗作用。药根碱 10 mg/kg 静注对
大鼠心肌缺血和复灌所致的心律失常均有对抗作用，使心肌缺血
的开始时间推迟，持续时间缩短，复灌期间室性心律失常的发生
率和死亡率降低。

4. 对神经系统作用　(1) 对中枢神经系统作用　小檗碱对
牛奶致热兔和酵母悬液发热大鼠有明显解热作用。

(2) 对外周神经递质的作用　小檗碱在整体和离体器官上对
乙酰胆碱具有剂量依赖性双相作用，即小剂量增加乙酰胆碱的作
用，大剂量则拮抗，其拮抗属非竞争性拮抗。小檗碱亦能减弱肾上

素的升压反应，还能拮抗肾上腺素和去甲肾上腺素所引起的麻醉兔心律失常。

5. 抗溃疡　黄连甲醇提取物 1 g/kg 口服对盐酸-乙醇胃溃疡模型的胃黏膜损伤呈显著抑制作用。黄连碱和氧化黄连碱 C-9 和 C-10 位上有次甲二氧基，能够抑制胃损伤形成，且具有剂量依赖性。

6. 抗肿瘤　黄连对鼻咽癌细胞（HNE_1）有杀伤作用，半抑制浓度为 1∶729，具有浓度依赖性的特点。单味黄连对鼻咽癌和宫颈癌裸鼠移植瘤的抑制效应明显，鼻咽癌抑制率达到 86.3%，宫颈癌抑制瘤率达到 77.0%。

7. 降血糖　黄连具有较强的降血糖作用。黄连水煎剂 1 g/kg 或小檗碱 40 mg/kg 给小鼠灌胃均可降低正常小鼠血糖，并呈一定量效关系。小檗碱可降低四氧嘧啶糖尿病小鼠及自发性糖尿病 KK 小鼠的血糖，可改善 KK 小鼠的葡萄糖耐量，并能对抗外源葡萄糖或肾上腺素引起的小鼠血糖升高。小檗碱能抑制以丙氨酸为底物的糖原异生。小檗碱降血糖作用伴有血乳酸升高，故认为其降血糖作用可能通过抑制糖原异生和/或促进糖酵解所致。

8. 抗炎　黄连甲醇提取液对大鼠多种实验性足跖肿胀及肉芽肿有抗炎作用，局部用药也能减轻肉芽肿发展，疗效与保泰松相似。并能抑制乙酸或组胺引起的毛细血管通透性增加及二甲苯引起的小鼠耳壳肿胀。小檗碱能刺激大鼠 ACTH 的释放，其抗炎作用可能与此有关。

9. 抑制血小板聚集　黄连与小檗碱在体外对 ADP、肾上腺素引起的血小板聚集有明显的抑制作用。人口服小檗碱对血小板聚集率高的患者有抑制作用。其机制可能为小檗碱抑制了血小板膜 α_2 受体，使血小板内 cAMP 升高所致。

10. 体内过程　^{3}H-小檗碱给家兔灌胃或静注后，血药时程曲线符合二室模型。该药吸收快，分布广泛，肺中浓度最高，其次为肝、脾、肾、心。血浆蛋白结合率为 38%±3%。大鼠 6 日内从尿和粪中排泄分别为 73% 和 10.9%。尿液排泄以以原型药物为主，并有代谢产物。

毒性　小檗碱小鼠腹腔注射的 LD_{50} 为 24.3 mg/kg，大鼠腹腔注射的 LD_{50} 为 205 mg/kg。四氢小檗碱给小鼠灌胃、皮下及静脉注射的 LD_{50} 分别为 940、790 及 100 mg/kg，长期用药未见蓄积作用及病理变化。

【炮制】　1. 黄连：取原药材，除去杂质，抢水洗净，润透，切薄片，晾干。生品用于清心火，解热毒。

2. 酒黄连：取黄连片，用黄酒拌匀，闷润至透，置锅内，用文火加热，炒干，取出放凉。酒黄连常用于清上焦头目之火。

3. 姜黄连：取黄连片，加姜汁拌匀，闷润至透，置锅内，用文火加热，炒干，取出放凉。姜黄连清中焦之火，善治胃热呕吐。

4. 萸黄连：取吴茱萸，加适量清水，煎煮 30 分钟，去渣取汁，与黄连片拌匀，放置闷润，待药汁被吸尽后，置锅内，用文火加热，炒干，取出放凉。萸黄连可清气分湿热，散肝胆郁火。

5. 炒黄连：取黄连片，置锅内，用文火加热，炒至老黄色，取出放凉。炒黄连寒性较缓和，用于治疗。

饮片性状　黄连为不规则的薄片。表面棕黄色或黄色，木部金黄色，有放射状纹理；周边暗黄色，粗糙，有细小的须根。质坚硬，气微，味极苦。酒黄连形如黄连，色泽加深，微有酒气。姜黄连形如黄连，棕黄色，略具姜的辛辣气味。萸黄连形如黄连，色泽加深，有吴茱萸的辛辣气味。炒黄连形如黄连，呈棕黄色。

贮干燥容器内，炒黄连、制黄连，密闭，置阴凉干燥处。

【药性】　苦，寒。归心、肝、胃、大肠经。

1.《本经》："味苦，寒。"

2. 张洁古："气味俱厚，可升可降，阴中阳也。入手少阴经。"（引自《纲目》）

3.《本草正》："味大苦，气大寒；味厚气薄，沉也降也，降中微升，阴中微阳。"

4.《本草经疏》："味厚于气，味苦而厚，阴也。入手少阴、阳明、足少阴、厥阴，足阳明、太阴。"

5.《药品化义》："入心、肝、脾、胆、胃、大肠六经。"

【功用主治】　清热泻火，燥湿，解毒。主治热病邪入心经之高热，烦躁，谵妄或热盛迫血妄行之吐衄，湿热胸痞，泄泻，痢疾，火邪亢盛之心烦失眠，胃热呕吐，消谷善饥，肝火目赤肿痛，以及热毒疮疡，疔毒走黄，牙龈肿痛，口舌生疮，聤耳，痔血，湿疹，烫伤。

1.《本经》："主热气目痛，眦伤泣出，明目，肠澼腹痛下痢，妇人阴中肿痛。久服令人不忘。"

2.《别录》："主五脏冷热，久下泄澼脓血，止消渴、大惊，除水，利骨，调胃，厚肠益胆，治口疮。"

3.《本草经集注》："胜乌头，解巴豆毒。"

4.《药性论》："杀小儿疳虫，点赤眼昏痛，镇肝，去热毒。"

5.《日华子》："治五劳七伤，益气，止心腹痛，惊悸烦躁，润心肺，长肉，止血，并疮疥，盗汗，天行热疾；猪肚蒸为丸，治小儿疳气。"

6.《医学启源》："泻心火，除脾胃中湿热，治烦躁恶心，郁热在中焦，兀兀欲吐，心下痞满。"《主治秘要》："其用有五：泻心热，一也；去上焦火，二也；诸疮必用，三也；去风湿，四也；赤眼暴发，五也。"

7.《分部本草妙用》："安蛔，润大便结，通小便秘。"

8.《药品化义》："味苦，苦能燥湿而去垢；性寒，寒能胜热而去滞；善理心脾之火，凡口疮、牙痛、耳鸣、目痛、烦躁、恶心、中焦郁热、吐血、痔四、肠澼、下痢、小儿疳积、伤寒吐蛔、诸病疮疡，皆不可缺。"

9.《本草通玄》："泻心火而除痞满，疗痢疾而止腹痛，清肝胆而明目，祛湿热而理疮疡，利水道而厚肠胃，去心窍之恶血，消心积之伏梁。"

10.《本草新编》："安心，止梦遗，定狂躁。"

【用法用量】　内服：煎汤，1.5～3 g；研末，每次 0.3～0.6 g；或入丸、散。外用：研末调敷；或煎水洗；或熬膏涂；或浸汁用。治热病高热，湿热蕴蒸，热毒炽盛诸症，宜生用；胃火上炎，目赤肿痛，头痛，宜酒拌炒；胃热呕吐，用姜汁拌炒；肝火犯胃，脘痛吞酸，宜吴茱萸汤拌炒。

【宜忌】　胃虚呕恶，脾虚泄泻，五更肾泻，均应慎服。

1.《本草经集注》："恶菊花、芫花、玄参、白鲜；畏款冬。"

2.《药性论》："恶白僵蚕、忌猪肉。"

3.《蜀本草》："畏牛膝。"

4.《纲目》："黄连大苦大寒，用之降火燥湿，中病即当止，岂可久服，使肃杀之令常行，而伐其生发冲和之气乎？"

5.《本草正》："黄连善治心脾实火，虚热妄用，必致格阳，故寇宗奭曰：虚而冷者，慎勿轻用；王海藏曰：夏月久血病不用黄连，阴在内也。"

6.《本草经疏》："凡病人血少气虚，脾胃薄弱，血不足，以致惊悸不眠，而兼烦热躁渴，及产后不眠，血虚发热，泄泻腹痛，小儿痘疮，阳虚作泄，行浆后泄泻，老人脾胃虚寒作泻，阴虚人天明溏泄，病名肾泄，真阴不足，内热烦躁诸证，法咸忌之，犯之使人危殆。"

【选方】　1. 治丈夫、妇人三焦积热。上焦有热，攻冲眼目赤肿，头项肿痛，口舌生疮；中焦有热，心膈烦躁，不美饮食；下焦有热，小便赤涩，大便秘结，五脏俱热，即生疳疖疮痍及五般痔疾，粪门肿痛，或下鲜血　黄连（去芦、须），黄芩（去芦），大黄（煨）各十两。上为细末，炼蜜为丸，如梧桐子大。每服三十丸，用熟水吞下，如脏腑壅实，加服丸数。小儿积热，亦宜服之。（《局方》三黄丸）

2. 治心懊恢反复，心乱、怔忡，上热，胸中气乱，心下痞闷，食入反出　朱砂四钱，黄连五钱，生甘草二钱半。为细末，汤浸、蒸

饼丸如黍米大。每服一十丸，食后时时津唾咽下。(《直指方》黄连安神丸)

3. 治心经实热　黄连七钱。水一盏半，煎一盏。食远温服，小儿减之。(《局方》泻心汤)

4. 治伤寒发狂，逾墙上屋　黄连、寒水石各等分。上为末，每服二钱，浓煎甘草汤，候冷调服。(《普济方》鹊石散)

5. 治消渴能饮水，小便甜，有如脂麸片，日夜六、七十起　冬瓜一枚，黄连十两。上截冬瓜头去，入黄连末，火中煨之，候黄连熟，布绞取汁。一服一大盏，日再服，但服两三枚瓜，以差为度。(《近效方》)

6. 治赤白利　黄连、黄柏并栀子仁二两。切，以水九升，煮取三升。分三服，并良。(《龙门石窟方》)

7. 治丈夫、妇人肠胃虚弱，冷热不调，泄泻烦渴，米谷不化，腹胀肠鸣，胸膈痞闷，胁肋胀满，或下痢脓血，里急后重，夜起频并，不思饮食，或小便不利，肢体怠惰，渐即消瘦　黄连(去芦、须)二十两(用吴茱萸十两同炒令赤，去茱萸不用)，木香(不见火)四两八钱八分。为细末，醋糊为丸，如梧桐子大。每服二十丸，米饮吞下。(《局方》大香连丸)

8. 治脾受湿气，泄利不止，米谷迟化，脐腹刺痛，小儿有疳气下痢　黄连(去须)、吴茱萸(去梗，炒)、白芍药各五两。上为细末，面糊为丸，如梧桐子大。每服二十丸，浓煎米饮下，空心日三服。(《局方》戊己丸)

9. 治诸血妄行，脏毒下血　黄连(晒干，为末)，独头蒜一颗(煨熟，取肉，研细)。上入米醋少许，捣和为丸，梧桐子大，晒干。每服三十至四十丸，陈米饮下。(《直指方》蒜连丸)

10. 治胃脘痛甚，诸药不效者，寒因热用方　黄连六钱，附子(炮，去皮脐)一钱。上细切。作一服，加生姜三片，大枣一枚，水一盏半，煎至一盏，去渣稍热服。(《医学正传》)

11. 治湿热证呕恶不止，昼夜不差　川连三四分，苏叶二三分。两味煎汤，呷下即止。(薛生白《湿热病篇》)

12. 治小儿口疳　黄连、芦荟等分。为末。每蜜汤服五分。走马牙疳，入蟾灰等分，青黛减半，麝香少许。(《简便单方》)

13. 治重舌、木舌　黄连蜜炙二钱，白僵蚕一钱。共乳细。掺舌上，涎出即好。(《疡医大全》)

14. 治痔疮　黄连二两，煎膏，更加等分芒硝，冰片一钱加入。痔疮敷上即消。(《丹溪治法心要》)

【临床报道】 1. 治疗鼻衄　将川黄连与白及等分焙干，研末混匀，消毒后备用。治疗时将药粉黏附于凡士林纱条或纱球上，采用鼻腔或后鼻孔填塞，48 小时取出，若出血则再次填塞。对照组：单纯使用凡士林纱条或纱球，行前鼻腔或后鼻孔填塞，48 小时取出，若出血则再次填塞。治疗组及对照组全身给予降压、抗炎、止血等对症处理。结果：治疗组 60 例，痊愈 53 例，好转 6 例，无效 1 例，总有效率 98.33%；对照组 60 例，痊愈 39 例，好转 16 例，无效 5 例，总有效率91.67%。两组比较差异显著 ($P<0.01$)。

2. 治疗白喉　用黄连粉内服，每次 0.6 g，每日 4～6 次，并配合 1%黄连溶液漱口。治疗轻症白喉 11 例，体温在1～3 日内恢复正常，假膜平均在 2.6 日消退。治疗后咽拭培养平均 2.8 日转为阴性。

3. 治疗慢性胃炎　将黄连 10 g，陈皮 10 g，放于大茶杯中，加沸水 200 ml 浸泡，15 分钟后饮用，可重复浸泡，每日3～5 杯，10 日为 1 个疗程，1～6 个疗程治愈。结果观察 12 例，全部治愈。

4. 治疗溃疡性结肠炎　用定位灌肠法，将生黄连粉混于 150 ml温水中灌入。隔日灌 1 次，9 次为 1 个疗程，需要时每隔 1 星期可进行第二、第三疗程。共治疗 18 例，结果 15 例获痊愈。

5. 治疗气管炎　令患者坐位，双手交叉，头略低，任取风门、大杼、大椎、肺俞中两穴，每穴注入黄连素注射液 2 ml，每日 1 次，10 次为 1 个疗程。中间休息 3 日后再进行第二个疗程。共治 83 例，结果痊愈 26 例，好转 46 例，无效11 例。

6. 治疗指骨骨髓炎　取黄连 65 g，捣成粉末，置烧瓶中，加水至 2 000 ml，煮沸 3 次，每次 15 分钟，冷却备用。使用时取药液适量，注入小瓷杯中，将患指伸入浸泡，以药液浸没全部病灶为度。每日 1 次，每次 1～3 小时。共治 87 例，全部治愈。

7. 治疗中耳炎　用黄连 15 g，冰片 1 g，75%乙醇100 ml，制成醇浸滴耳液。先将 3%过氧化氢溶液冲洗外耳道，拭净，将滴耳剂滴入患耳，每日 2 次，每次 2 滴，至痊愈。共治 53 例，治愈率达 92.5%。一般 7 日痊愈。

【各家论述】 1.《汤液本草》："黄连苦燥，故入心，火就燥也，然泻心，其实泻脾也，为子能令母实，实则泻其子。治血，防风为上使，黄连为中使，地榆为下使。"

2.《本草蒙筌》："黄连，久服之，反从火化，愈觉发热，不知有寒。故其功效，惟初病气实热盛者服之最良，而久病气虚发热，服之又反助其火也。"

3. 刘完素："古方以黄连为治痢之最，盖治痢惟宜辛苦寒药，辛能发散，开通郁结，苦能燥湿，寒能胜热，使气宣平而已。诸苦寒药多泄，惟黄连、黄柏性冷而燥，能降火去湿，而止泄痢，故治痢以之为君。"(引自《纲目》)

4.《本草汇言》："黄连，解伤寒疫热，定阳明、少阴赫曦之传邪，退心脾郁热，祛下痢赤白后重之恶疾。又如惊悸怔忡、烦乱恍惚而神志不宁，痛痒疮疡、斑毒、痞痘，而邪热有余，黄连为必用也。若目痛赤肿，睛散羞明，乃肝之邪热也；呕逆恶心，吞吐酸苦，乃脾之邪热也；胁痛弦气，心下痞满，乃肝脾之邪热也；舌烂口臭，唇齿燥裂，乃心脾之邪热也；均属火热内甚，阳盛阴衰之证，非此不治。设或七情之火，聚而不散，六郁之火，结而不舒，用二陈以清之可也；然无黄连之苦寒，则二陈不能独清；吐血衄血，妄奔于上；溲血淋血，妄泄于下，用四生以止之可也，然无黄连之少佐，则四生不能独止。又有肠风下血，用之可以厚肠胃而止血。小便热闭，用之可以清内热而行便。又能退伏热而消蓄暑。其功专于泻火，清湿热而治疳热，其味在于苦寒。""但此药禀天地清寒之气以生，群草中肃清之物也，故祛邪散热，荡涤肠胃，肃静神明，是其性之所长，而于初病气实热盛者，服之最良。若久病元虚发热，用之补益精血，滋养元气，则其功泊如也。"

5.《本草经疏》："黄连，为病酒之仙药，滞下之神草，六经所至，各有殊功。其主热气目痛，眦伤泪出，明目、大惊、益胆者，凉心清肝胆也；肠澼腹痛下痢，《别录》兼主泄澼。泄者，泻利也；澼者，大肠下血也，俗呼为脏毒。除水、利骨、厚肠胃、疗口疮者，涤除肠、胃、脾三家之湿热也。久服令人不忘者，心家无火则清，清则明，故不忘。"

6.《轩岐救正论·药性微蕴》："黄连，性苦燥大寒，疗诸热湿热及毒痢，与胃经吐血，脏毒下血，佐以他药最为有功。然必惟患实热元气胃气未伤者用之相宜，但中病即止，亦未可久服也。自本草厚肠胃之言一出，举世医者不分虚实，拘执经文，混行施治，岂知斯言，盖为毒痢积热，熏蒸肠胃致肠垢刮削而下，用连以解热，热既消则肠胃复原而自厚，所谓厚肠胃者以此。若人禀赋不实，虽有热症，用之则反败胃，渐耗真阳，甚有火衰虚火之症而亦妄用何也。故东垣曰，实火可泻，芩连之属。"

7.《本草新编》："黄连、肉桂寒热实相反，似乎不可并用，而实有并用而成功者。盖黄连入心，肉桂入肾也。凡人日夜之间，必心肾两交，而后水火始得既济，水火两分，而心肾不交矣。心不交于肾，则日不能寐，肾不交于心，则夜不能寐矣。黄连与肉桂同用，则心肾交于顷刻，又何梦之不安乎？"

8.《本草经百种录》："苦味属火，其性皆热，此固常理，黄连至苦而反至寒，则得火之味与水之性也，故能除水火相乱之病，水火相乱者，湿热也。凡药能去湿者必增热，能除热者必不能去湿，惟黄连能以苦燥湿，以寒除热，一举两得，莫神于此。"

9.《本草求真》:"据书所载治功,备极表著,且以《别录》中有厚肠胃一语,互为传播,以至于今,谬尤莫辟,贻害不穷。讵知黄连止属泻心之品,除湿之味,即云湿辟能止,口干能除,痞满腹痛能消,痈疽疮疡能愈,肝虚能镇,与夫妇人阴蚀,小儿疳积,并火眼赤痛,吐血、衄血,诸毒等症,无不由此调治,亦何莫不因湿热热火退而言,岂于湿除火退之外,尚有治效之著哉。况此性禀纯阴,在人肠胃素厚,挟有燥湿火热,服之过多,尚有偏性为害,而致胃阳顿绝,生气渐灭,矧有脾阳素弱,因此一言流播,而可恃为常服者平!今人一见火炽,不论是寒是热,是虚是实,辄以取投,以致偏性贻患,暗受夭折,殊堪叹惜。"

10.《本经疏证》:"黄连所主之目痛,必兼眦伤泪出,又须识其目痛眦伤泣出,由于热气所为,乃识之也。"

11.《本草思辨录》:"黄连之用,见于仲圣方者黄连阿胶汤、泻心汤,治心也。五泻心汤、黄连汤、干姜黄连黄芩人参汤,治胃也。黄连粉,治脾也。乌梅丸,治肝也。白头翁汤、葛根黄芩黄连汤,治肠也。其制剂之道,或配以大黄、芍药之泄,或配以半夏、栝楼实之宣,或配以干姜、附子之温,或配以阿胶、鸡子黄之濡,或配以人参、甘草之补,因证制宜,所以能收苦燥之益而无苦燥之弊也。"

12.《本草正义》:"黄连大苦大寒,苦燥湿,寒胜热,能泄降一切有余之湿火,而心、脾、肝、肾之热,胆、胃、大小肠之火,无不治之。上以清风火日病,中以平肝胃之呕吐,下以通腹痛之滞下,皆燥湿清热之效也。又苦能入心、清涤血热,故血家诸病,如吐衄、溲血、便血、淋浊、痔漏、崩带等症及痈疡、斑疹、丹毒,并皆仰给于此。但疾须合泄风利血,滞下则兼作气导滞,呕吐须兼镇坠化痰,方有捷效,仅恃苦寒,亦不能操必胜之券。惟诸苦寒药,尤以苦胜,故燥湿之功独显,凡诸证之必需于寒者,类皆湿热郁蒸,即以苦燥湿之资,不仅以清热见长。凡非巨厚苦寒,腻浊满布者,亦不任此大苦大燥之品。即疮疡一科,世人几视为阳证通用之药,实则惟疗毒一证发于实火,需连最多,余惟湿热交结,亦所恒用。此外血热血毒不挟湿邪者,自有清血解毒之剂,又非专恃黄连可以通治也。"

4201 黄矾 huáng fán 《新修本草》

【异名】 鸡屎矾《本草经集注》,金线矾《海药本草》。

【基原】 为硫酸盐类矿物黄矾的矿石。

【原矿物】 黄矾 Fiboferrite 又名:纤铁矾。

单斜晶系。常呈不规则块状或纤维状集合体。淡黄色。显绢丝状或珍珠状光泽。微透明。硬度 2~2.5,性脆,断面浅绿色。相对密度 1.8~1.9。

常生于长石及粗面岩内。产于内蒙古、西藏、陕西、甘肃、青海、新疆等地。

【药材】 黄矾 Fiboferritum 产于陕西、青海、内蒙古、甘肃。

性状 本品多呈不规则块状。淡黄色。微透明:绢丝光泽或珍珠光泽。体较轻,硬度近于指甲。微有铁锈气,味咸、酸,微涩。

鉴别 (1) 取本品 1 小块,置具有小孔软木塞的试管内,灼烧,有水生成,附于玻璃的管壁上(检查结晶水)。

(2) 取本品约 0.5 g,加水 10 ml,使溶解,滤过。取滤液 1 ml,加亚铁氰化钾试液,即生成深蓝色沉淀;分离,沉淀在稀盐酸中不溶,但加氢氧化钠试液,即分解成棕色沉淀(检查铁盐)。取滤液 1 ml,加硫氰酸铵试液,即显血红色(检查铁盐)。取滤液 1 ml,加氯化钡试液,即生成白色沉淀(检查硫酸盐)。取滤液 1 ml,加醋酸铅试液,即生成白色沉淀(检查硫酸盐)。

【成分】 主要成分为硫酸铁($Fe_2O_3 \cdot 2SO_3 \cdot 10H_2O$),其中三氧化铁(SO_3)32%,三氧化二铁(Fe_2O_3)32%,水(H_2O)36%。

【药性】《海药本草》:"味咸、酸、涩,有毒。"

【功用主治】 解毒,杀虫,敛疮。主治痔瘘、恶疮、疥癣及聤耳

出脓。

1.《新修本草》:"疗疮生肉。"

2.《海药本草》:"主野鸡瘘痔、恶疮、疥癣等疾。"

3. 李东垣:"治阳明风热牙疼。"(引自《纲目》)

【用法用量】 外用:研末撒或调敷。内服:研末,每次 0.5 g;入丸、散。

【宜忌】 本品多作外用,内服宜慎,不可多服久服。

【选方】 1. 治小儿疳疮,蚀口鼻及下部 鸡屎矾烧灰,为末。先以米泔洗疮,拭干,以药敷之,日三。《圣济总录》鸡屎矾散方)

2. 治炉精疮 黄矾、青矾、麝香等分。为末。小便后敷上,不过三度。《千金方》)

3. 治小儿聤耳出脓水 黄矾半两,乌贼鱼骨一分,黄连一分(去须)。上药捣罗为末,绵裹如枣核大。塞耳中,日三易之。《圣惠方》黄矾散)

4. 治小儿癣久不瘥 黄矾一两烧灰,细研。每用先以水净洗,拭干涂之。《圣惠方》)

4202 黄柏 huáng bò 《纲目》

【异名】 檗木《本经》,檗皮《伤寒论》,黄檗《本草经集注》。

【基原】 为芸香科黄檗属植物黄皮树或黄檗的树皮。

【原植物】 1. 黄皮树 Phellodendron chinense Schneid.

落叶乔木,高 10~12 m。树皮棕褐色,有唇形皮孔,外层木栓较薄。奇数羽状复叶对生:小叶 7~15,长圆状披针形至长圆状卵形,先端急尖,基部宽楔形或圆形,不对称,近全缘,上面中脉上具有锈色短毛,下面密被锈色长柔毛,小叶厚纸质。花雌雄异株:排成顶生圆锥花序,花序轴密被短毛。花紫色;花萼及花瓣均为 5 数;雄花有雄蕊 5~6,退化雌蕊钻形;

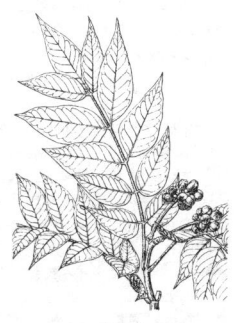

黄皮树

雌花有退化雄蕊 5~6,子房上位,有短柄,5室,花柱短;柱头 5 浅裂。果轴及果序粗大,常密被短毛;浆果状核果近球形,直径 1~1.5 cm,密集成团,熟后黑色;浆果有核果 5~7 颗。花期 5~7月,果期10~11月。

生于杂木林中。分布于浙江、江西、湖北、广西、四川、贵州、云南及陕西南部等地。

2. 黄檗 P. amurense Rupr.

落叶乔木,高 10~25 m。树外皮灰褐色,木栓发达,呈不规则网状纵沟裂,内皮鲜黄色。小枝灰褐色或淡棕色,罕为红棕色,有小皮孔。奇数羽状复叶对生,小叶柄短;小叶 5~15 枚,披针形至卵状长圆形,先端长渐尖,叶基不等的广楔形或近圆形,边缘有细钝齿,齿缝有腺点,薄纸质。雌雄异株;圆锥状聚伞花序,花轴及花枝幼时被毛;花小,花黄绿色,花萼及花瓣均为 5 数;雄花雄蕊 5,

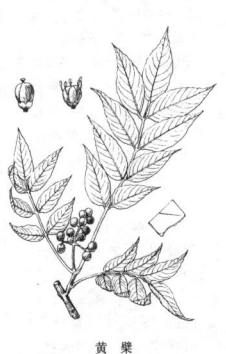

黄檗

伸出花瓣外,花丝基部有毛;雌花的退化雄蕊呈小鳞片状;雌蕊1,子房有短柄,5室,花柱短,柱头5浅裂。浆果状核果呈球形,直径8~10 mm,密集成团,熟后紫黑色,内有种子2~5颗。花期5~6月,果期9~10月。

生于山地杂木林中或山谷溪流附近。分布于华北及东北。

【栽培】 **生物学特性** 喜凉爽气候,抗风力强,怕干旱、怕涝。苗期耐阴,忌高温干旱,成树喜阳光,耐严寒。幼树易遭冻害,嫩梢易受晚霜为害,致使分叉,干形不良。以选土层深厚,疏松肥沃,富含腐殖质的微酸性或中性壤土栽培为宜。

繁殖方法 种子繁殖或根蘖繁殖,以种子繁殖为主。10~11月果实呈青黑色较硬尚未开裂时即可采收,堆放,盖稻草,经10~15日,果实变黑有臭味时,取出,捣烂果皮,淘洗种子,阴干或晒干。育苗移栽:春播3月下旬至4月下旬,秋播可随采随播。春播要在播前1~2月用湿沙贮藏种子或用温水浸泡3~5日,按行距30~45 cm开沟,浇水,将种子均匀播入,覆细土,稍加镇压,用稻草覆盖。经40~50日出苗。出苗后进行间苗,松土除草,挖穴径0.5~1 m,深40~50 cm,每穴栽1株,填一半土后,待幼苗向上稍提一下,使根部舒展,再填土压实,浇水。

田间管理 定植半月内要经常浇水,保持土壤湿润。生长期间每年夏、秋季除草。入冬前施肥1次,沟施10~15 kg厩肥。

病虫害防治 病害有锈病,可在5~6月喷波美0.2~0.3度石硫合剂或25%粉锈宁700倍液。立枯病,5月喷退菌特50%可湿性粉剂500倍液。另有煤污病等。虫害有花椒凤蝶幼虫、黄褐天幕毛虫、地老虎、蚜虫、蝼蛄为害。

【采收加工】 定植15~20年采收,5月上旬至6月上旬,用半环剥或环剥、砍树剥皮等方法剥皮。目前多用环剥,可在夏初的阴天,日平均温度在22~26℃,此时形成层活动旺盛,再生树皮容易。选健壮无病虫害的植株,用刀在树段的上下两端分别围绕树干环割一圈,再纵剖一刀,切割深度以不损伤形成层为度,然后将树皮剥下,喷10×10⁻⁶吲哚乙酸,再把略长于树段的小竹竿缚在树皮上,以免蜡料薄膜接触形成层,外面再包塑料薄膜两层,可促使再生新树皮;第二、第三年连续剥皮,但产量略低于第一年;注意剥皮后一定要加强培育管理,使树势得很复壮,否则会出现衰退现象。剥下的皮,趁鲜刮掉粗皮,晒至半干,再叠成堆,用石板压平,再晒至全干。

【药材】 黄柏 *Phellodendri Cortex* 黄皮树主产于四川、湖北、贵州、云南、陕西、广西等地;黄檗主产于辽宁、吉林、黑龙江、河北、内蒙古等地。前者习称"川黄柏",后者习称"关黄柏"。

性状 川黄柏 呈浅灰槽状或板片状,略弯曲,长宽不一,厚3~6 mm,外表面黄褐色或黄棕色,平坦或具纵沟纹,有的可见残存的灰褐色粗皮及唇形横上皮孔。内表面暗黄色或淡棕色,具细密的纵棱纹。体轻,质硬,断面皮层略呈颗粒状,韧皮部纤维状,呈裂片状分层,深黄色。气微,味极苦,嚼之有黏性。

关黄柏 厚2~4 mm。外表面黄绿色或淡棕黄色,较平坦,有不规则的纵裂纹,皮孔痕小而少见,偶有灰白色的粗皮残或。内表面黄色或黄绿色。质较硬。

鉴别 (1)树皮横切面:栓皮未除尽者可见木栓层细胞,内层为数列长方形或近圆形的细胞。皮层狭窄,石细胞鲜黄色,成群或单个散在,多呈不规则类多角形,有的分枝状,细胞壁厚,孔沟可见,层纹明显,胞腔小,纤维群较少,散在。韧皮部射线宽2~4列细胞,稍弯曲;韧皮纤维束众多,与韧皮薄壁细胞和筛管群交互排列成层

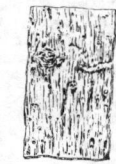
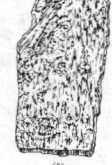

黄柏(树皮)外形
(1)关黄柏 (2)川黄柏

带,纤维黄色,壁极厚,周围薄壁细胞含草酸钙方晶。黏液细胞众多。薄壁细胞中含草酸钙方晶及淀粉粒。

粉末特征:绿黄色或黄色。纤维鲜黄色,直径16~38 μm,常成束,周围细胞含草酸钙方晶,形成晶纤维;含晶细胞壁木化增厚。石细胞鲜黄色,类圆形或纺锤形,直径35~128 μm,有的呈分枝状,枝端锐尖,壁厚,层纹明显。草酸钙方晶直径约为24 μm。

(2)取本品粉末0.5 g,加甲醇10 ml,水浴温热数分钟,放冷,滤过,取滤液1 ml,加醋酸盐1 ml与漂白粉少量,显樱红色(检查小檗碱)。

(3)取本品粉末少量,置载玻片上,加乙醇2~3滴或30%硝酸1~2滴,加盖玻片,片刻后镜检,见黄色针晶簇(检查小檗碱)。

(4)取本品粉末1 g,加乙醚10 ml,振摇后,滤过,滤液挥干,残渣加冰醋酸1 ml使溶解,再加硫酸1滴,放置,溶液显棕色(检查黄柏酮)。

(5)薄层色谱:取本品粉末0.1 g,加甲醇5 ml,加热回流15分钟,滤过,滤液补充甲醇至5 ml,作为供试品溶液。另取盐酸小檗碱对照品,加甲醇制成每1 ml含0.5 mg的溶液,作为对照品溶液。吸取上述二种溶液各1 μl,分别点于同一硅胶G薄层板上,以苯-醋酸乙酯-异丙醇-甲醇-浓氨试液(6:3:1.5:1.5:0.5)为展开剂,置氨蒸气饱和的展开缸内,展开,取出,晾干,置紫外光灯(365 nm)下检视。供试品色谱中,在与对照品色谱相应的位置上,显相同的一个黄色荧光斑点。

品质标志 《中华人民共和国药典》2010年版规定:照高效液相色谱法测定,含小檗碱以盐酸小檗碱(C₂₀H₁₇NO₄·HCl)计,不得少于3.0%;含黄柏碱以盐酸黄柏碱(C₂₀H₂₄NO₄·HCl)计,不得少于0.34%。

【成分】 1. 黄檗 树皮含生物碱类:小檗碱(berberine),并含少量黄柏碱(phellodendrine)、木兰花碱(magnoflorine)、药根碱(jatrorrhizine)、掌叶防己碱(palmatine)、白栝楼碱(candicine)、蝙蝠葛任碱(menisperine)、胍(guanidine);另含柠檬苦素(limonin)即黄柏内酯(obaculactone)、黄柏酮(obacunone)及γ-、β-谷甾醇(γ-、β-sitosterol)、菜油甾醇(campesterol)、豆甾醇(stigmasterol)、7-去氢豆甾醇(7-dehydrostigmasterol)、白鲜交酯(dictamnolide)、黄柏酮酸(obacunonic acid)、青荧光酸(lumicaeruleicacid)、24-亚甲基环木菠萝醇(24-methylenecycloartanol)、γ-羟基丁烯内酯衍生物(黄柏)Ⅰ、Ⅱ(γ-hydroxybutenolide derivatives Ⅰ、Ⅱ)、牛奶树醇-B(hispiol B)、小檗红碱(berberrubine)。

2. 黄皮树 树皮含生物碱类:小檗碱,木兰花碱,黄柏碱,掌叶防己碱,内酯,甾醇等。

【药理】 1. 抗病原微生物 黄柏水煎剂或醇浸剂体外对金黄色、白色及柠檬色葡萄球菌、溶血性链球菌、肺炎链球菌、炭疽杆菌、白喉杆菌、枯草杆菌、大肠杆菌、铜绿假单胞菌、伤寒及副伤寒杆菌、脑膜炎球菌及霍乱弧菌等,均有不同程度的抑制作用。对福氏、宋内、志贺及施氏痢疾杆菌均有较强的抑制作用。体外试验中黄柏对结核杆菌的抑制作用亦较强。各种炮制品中,炒制温度最高的炒品的抑菌作用最差。黄柏煎剂、水浸剂于不同浓度对多种致病性皮肤真菌,如堇色毛癣菌、絮状表皮癣菌、犬小芽胞子菌、许兰毛癣菌、奥杜盎小孢子菌及腹股沟表皮癣菌等有不同程度的抑制作用。对乙型肝炎表面抗原,黄柏具有明显的选择性抑制作用,此作用并非所含鞣质所致。黄柏所含成分小檗碱、黄柏碱、掌叶防己碱、黄藺苷等也均无此作用。

2. 解热和抗炎症作用 黄柏有一定的退热作用。对微生物感染引起的发热,除具有抗菌作用消除病因导致退热外,另一方面也与其本身具有的解热作用有关。所含小檗碱有明显的抗泻和抗炎作用。硫酸小檗碱40 mg/kg、80 mg/kg灌胃能对抗蓖麻油或番泻叶引起小鼠腹泻,但不影响正常小鼠胃肠墨汁推进功

能。能抑制乙酸或组胺引起的毛细血管渗透性增加，抑制二甲苯引起小鼠耳壳肿胀。小檗碱能对抗霍乱弧菌和大肠杆菌毒素引起的肠分泌亢进、腹泻和死亡。在急性抗炎实验中，对巴豆油所致小鼠耳壳肿胀的影响和醋酸所致小鼠腹腔毛细血管通透性的作用可看出，作用最强的是生品，炒品最弱。

3. 对心血管系统的作用 （1）降压 黄柏醇提取液碱性物腹腔注射，对麻醉猫、犬、兔或灭醉大鼠，均有降压作用。黄柏所含成分小檗碱、黄柏碱及掌叶防己碱都具有不同程度的降压作用。黄柏碱静注于兔、猫和犬均可引起降压，并能增强肾上腺素和去甲肾上腺素的升压反应，抑制人工窒息及刺激迷走神经向中端之升压反应，抑制刺激节前纤维而引起的猫瞬膜收缩。

（2）对心脏的作用 小量的小檗碱可兴奋心肌，增强其收缩力，具有正性肌力作用，且作用发生较快。但麻醉犬大剂量静滴，则可抑制心脏。在哺乳动物心脏标本上，小量小檗碱能增强乙酰胆碱的作用，大剂量则对抗之。

（3）对心率的影响 小檗碱以负性频率为主，在麻醉和清醒动物中，静注小檗碱使心率先加快，以后为持续减慢，且随剂量增大，心率减慢更显著。小檗碱在 $0.1\sim300\ \mu mol/L$ 对于豚鼠离体右心房表现为浓度依赖性频率作用。

4. 对消化系统的作用 黄柏能增强家兔离体肠管的收缩，使收缩幅度增大。所含小檗碱也能增加其收缩幅度，黄柏酮则能使张力及振幅均增强，而黄柏内酯则使肠管弛缓。黄柏提取物（除去甲醇可溶性成分即小檗碱类生物碱）皮下注射或灌胃给药对乙醇性溃疡、幽门结扎性溃疡、阿司匹林溃疡、拘束水浸应激溃疡均有显著抑制作用。皮下注射或十二指肠给药可明显抑制胃液量、总酸度和胃蛋白酶的活性，而灌胃给药只能抑制胃蛋白酶的活性。醇提取物亦能明显降低胃液总酸度，对胃溃疡有效。

5. 对中枢神经系统的作用 黄柏及从中分离出的柠檬苦素和黄柏酮能明显缩短 α-氯醛糖和乌拉坦引起的小鼠睡眠时间。黄柏碱对中枢神经有抑制作用，能减弱小鼠自发活动和各种反射。

6. 抗血小板聚集作用 实验证明小檗碱对ADP、花生四烯酸（AA）、胶原及钙离子载体A23187诱发的血小板聚集和ATP释放均有不同程度的抑制作用。其中以胶原诱发的聚集及ATP释放的抑制作用最为强烈（IC_{50}分别为 $0.12\ mmol/L$ 及 $0.08\ mmol/L$）。其作用机制是抑制血小板膜 AA 的释放和代谢，从而抑制血小板血栓烷 A_2（TXA_2）的生成，小檗碱则对抗富含血小板血浆凝块的收缩。血小板活力的高低与胞质内 Ca^{2+} 的浓度有直接关系。小檗碱与硝苯啶等钙通道阻滞剂一样，是直接抑制了 Ca^{2+} 内流，进而抑制了凝块的收缩。

7. 其他作用 黄柏还能杀精子，杀灭孑孓、家蝇等。小檗碱的降脂、利胆、抗癌等作用详见黄连条。

毒性 黄柏煎剂小鼠腹腔注射的 LD_{50} 为 $2.7\ g/kg$，黄柏碱小鼠腹腔注射的 LD_{50} 为 $69.5\ mg/kg$。

【炮制】 1. 黄柏 取原药材，除去杂质，抢水洗净，润透，切丝，干燥。

2. 炒黄柏 取净黄柏丝，置锅内，用文火炒至微焦，取出放凉。

3. 盐炙黄柏 取净黄柏丝，用盐水拌匀，闷润至尽，置锅内，用文火炒干，取出放凉。

4. 酒炒黄柏 取净黄柏丝，用黄酒拌匀，闷润至尽，置锅内，用文火炒干，取出放凉。

5. 黄柏炭 取净黄柏丝，用武火炒至表面焦黑色，内部焦褐色，喷洒清水少许，灭尽火星，取出，晾干，凉透。

饮片性状 黄柏为微卷曲的丝状，外表面黄绿色或淡棕色，较平坦，内表面黄色或黄棕色。体轻，质坚硬，切面鲜黄色。气微，味苦。炒黄柏形如黄柏丝，色泽加深，质焦微。盐黄柏形如

黄柏丝，表面深黄色，偶有焦斑，略具咸味。酒黄柏形如黄柏丝，表面深黄色，偶有焦斑，略具酒气。黄柏炭形如黄柏丝，表面焦黑色，内部焦褐色，质轻而脆，味微苦涩。

贮干燥容器内，炒黄柏、盐炒黄柏、酒炒黄柏，密闭，置阴凉干燥处。黄柏炭散热，防复燃。

【药性】 苦，寒。归肾、膀胱、大肠经。

1. 《本经》："味苦，寒。"

2. 《别录》："无毒。"

3. 《药性论》："平。"

4. 《珍珠囊》："苦，辛。阴中之阳。"

5. 《汤液本草》："足太阳经引经药，足少阴经之剂。"

6. 《本草汇言》："入足太阴。"

7. 《本草经解》："入足少阴肾经、手少阴心经。"

【功用主治】 清热燥湿，泻火解毒。主治湿热痢疾、泄泻、黄疸、梦遗、淋浊、带下、骨蒸劳热、痿躄，以及口舌生疮，目赤肿痛，痈疽疮毒、皮肤湿疹。

1. 《本经》："主五脏肠胃中结热，黄疸，肠痔；止泄痢，女子漏下赤白，阴伤蚀疮。"

2. 《别录》："疗惊气在皮间，肌肤热赤起，目热赤痛，口疮。久服通神。根主白癣百病，安魂魄，久服轻身延年，通神。"

3. 《药性论》："主男子阴痿。治下焦如鸡鸭肝片；及男子茎上疮，屑末敷之。"

4. 《本草拾遗》："主热疮疱起，虫疮，痢，下血，杀蛀虫，煎服，主消渴。"

5. 《日华子》："安心除劳，治骨蒸，洗肝，明目，去泪，口干，心热，杀疳虫，治蝤心痛，疥癣，蜜炙治鼻洪，肠风，泻血，后分急热肿痛。皮方做洗于根。"

6. 《医学启源》："蜜炒出一味，为细末，治口疮如神，瘫痪必用之药也。"《主治秘诀》云：其用有六：泻膀胱龙火，一也；利小便热结，二也；除下焦湿肿，三也；治痢先见血，四也；去脐下痛，五也；补肾气不足，壮骨髓，六也。"

7. 《脾胃论》："除湿热为痿，救足膝无力，亦除阴汗、阴痿。"

8. 《兰室秘藏》："泻冲脉之邪，治夏月气上冲咽不得息而喘息，有声不得卧。又'如有躁热欲去衣者，肾中伏火，宜加之。"

9. 李东垣："治诸疮痛不可忍。"（引自《纲目》）

10. 《纲目》："敷小儿头疮。"

11. 《药性考》："泻火，利湿，坚阴，凉膈，痈肿敷良。"

12. 《现代实用中药》："打扑损伤等，磨粉调如泥状涂贴。"

【用法用量】 内服：煎汤，3～9 g；或入丸、散。外用：研末调敷，或煎水洗浴。降实火，宜生用；清湿热，宜盐水炒用；止血，宜炒炭用。

【宜忌】 脾虚胃弱，无火者禁服。

1. 《本草经集注》："恶干漆。"

2. 《本草经疏》："阴阳两虚之人，病兼脾胃薄弱，饮食少进及食不消，或兼泄泻，或恶冷物及好热食；肾家天明作泄，上热下寒，小便冷痛，子宫寒；血虚不孕，阳虚发热，瘀滞停带，产后血虚发热，金疮发热，痈疽溃后发热，伤食阴水不利，痘后脾虚小水不利，血虚不得眠，血虚烦躁，脾阴不足泄泻等证，法咸忌之。"

3. 《药鉴》：小品'无火忌之。"

【选方】 1. 治血痢 黄柏、黄连各二两。苦酒五升，煎二升半，温分服无时。《卫生易简方》

2. 治小儿久赤白痢，腹胀疼痛 黄柏一两（微炙，锉），当归一两（锉，微炒）。上件药捣为末，爆大蒜和丸，如绿豆大。每服以粥饮下七丸，日三四服。《圣惠方》

3. 治伤寒身黄，发热 肥栀子十五个（擘），甘草一两（炙），黄柏二两。上三味，以水四升，煮取一升半，去滓，分温再服。《伤寒论》栀子柏皮汤）

4. 治不渴而小便闭，热在下焦血分　黄柏(去皮，锉，酒洗，焙)、知母(锉，酒浸，焙干)各一两，肉桂五分。上为细末，熟水为丸，如梧桐子大。每服一百丸，空心白汤下。顿两足令药下行故也。如小便利，前阴中如刀刺痛，当有恶物下为验。《兰室秘藏》通关丸)

5. 治筋骨疼痛，因湿热者　黄檗(炒)、苍术(米泔浸，炒)。上二味为末，沸汤，入姜汁调服。二物皆有雄壮之气，表实气实者，加酒少许佐之。有气加气药，血虚者加补药，痛甚者加生姜汁热辣服之。《丹溪心法》二妙散)

6. 降阴火，补肾水　黄檗(炒褐色)、知母(酒浸，炒)各四两，熟地黄(酒蒸)、龟板(酥炙)各六两。上为末，猪脊髓、蜜丸。服七十丸，空心盐白汤下。《丹溪心法》大补丸)

7. 治婴童肾虚火盛，阴硬不软　黄柏一两(盐水炒)，知母五钱(盐水炒)，生地五钱。为末，蜜丸。盐汤下，灯心汤亦可。《婴童百问》泻肾丸)

8. 治盗汗　炒黄柏、炒知母各一钱五分，炙甘草五分。上为粗末，作一服，水二盏，煎至一盏，食前温服。《兰室秘藏》正气汤)

9. 治劳寒热进退，渐将羸瘦　黄柏(去粗皮)三两，乌梅二十枚(去核)。上二味，粗筛。每服五钱匕，水一盏半，煎至一盏，去滓露一宿，平旦空心服。《圣济总录》黄柏饮)

10. 治毒热上攻，口中生疮　黄柏(蜜炙)，细辛(洗去土、叶)。上等分，为细末，每用少许，掺于舌上，有涎吐出，以愈为度。《济生续方》赴筵散)

11. 治肺痈，鼻中生疮，肿痛　黄柏、槟榔等分。捣罗为末，以猪脂调敷之。《圣惠方)

12. 治一切肿毒　黄柏、大黄各等分。为末，用醋调搽。如干用水润之。《痈疽验方》二黄膏)

13. 治小儿脓疮，遍身不干　黄柏末，入枯矾少许掺之。《简便单方)

14. 治燕窝疮　黄柏末，红枣肉(焙干存性为末)等分，加枯矾减半。共研细末，香油调敷。《外科证治全书》碧玉散)

15. 治小儿冻耳成疮，或痒或痛　黄柏、白敛各半两。上件药，捣细罗为散，先用汤洗。后以生油调涂之。《圣惠方》黄柏散)

16. 治颈上瘰疬不疼不痛，俱是痰核　黄柏、海藻各一两。研细调吃，每用五分以舌舐之。一日三次即消。《疡医大全)

【临床报道】　1. 治疗烧伤　取80%乙醇3 500 ml于容器中，搅拌下加入黄柏粉400 g，榆树皮粉1 000 g，使溶液浸没药面后密盖浸渍，48小时后倾取浸出液，残渣用80%乙醇3 000 ml同法浸渍，压榨过滤弃渣，静置24小时，加压过滤，分获即得。本品为红棕色液体。创面早期清洗、处理后，向创面喷洒药液，2～4小时1次，至结痂，一般痂皮10～14日可脱落，痂下愈合。若治疗过程中出现痂下积脓，可局部引流。共治疗252例，结果：1星期内治愈143例，占56.75%；2星期左右治愈104例，占41.27%；4星期左右治愈3例，占1.2%；6星期左右治愈2例，占0.8%。

治疗天行赤眼　取菊花15 g，黄柏15 g，捣细，冷开水煎3次合并，取药液250～300 ml，澄清待凉，装瓶备用。另1支用消毒不带针头注射器吸药液冲洗患眼，或用吸管吸液滴眼，每日5次。晚上睡前用无菌纱布浸药液湿敷于患眼上，用胶布固定，第二早上揭去。共治疗120例，结果全部治愈，无1例并发症发生，其中1剂治愈93例，2剂治愈27例，治愈率为100%。

治疗宫颈糜烂　取天花粉、黄柏各等分，打成粉末，高压蒸气消毒制成淡黄色"天黄粉"。患者取膀胱截石位，第一次用药前用"天黄粉"直接覆盖于糜烂面，涂布均匀，隔日1次，10日1个疗程。随后第3天晚每用天黄粉胶囊塞药，每次2粒，

① 黄　4202

用7日，以巩固疗效。治疗过程中，如月经来潮，停止用药。共治疗38例，结果：Ⅰ度8例，显效5例，有效2例；Ⅱ度22例，显效9例，有效10例；Ⅲ度8例，显效3例，有效5例。总有效率为89.4%。

4. 治疗老年真菌感染　① 口腔真菌感染用漱剂或擦剂：黄柏30 g，乌梅60 g，加水500 ml，煎至100 ml，分2次漱口或用棉签蘸药液擦洗口腔，晨起和睡前各1次。② 痰培养真菌感染用药吸入法：黄柏60 g，乌梅120 g，加水1 000 ml，煮沸40分钟后倒入容器中用消毒纱布盖好，放置鼻前，张口呼吸使药物蒸气吸入，药液加热后再重复使用，每日2次。③ 大便培养真菌感染使用灌肠法：黄柏60 g，乌梅120 g，加水1 000 ml，煎至200 ml，将药液倒入灌肠容器中进行保留灌肠，在灌肠前应排空大便，每日灌肠1次。④ 尿培养真菌感染用内服法：黄柏15 g，乌梅30 g，甘草6 g，加水500 ml，煎至100 ml，分3次口服，日服1剂。口腔真菌感染25例，经治疗3～4日后，真菌全部消失，涂片检查阴性。肺部真菌感染8例，经治疗7～8日，痰培养真菌消失6例，其中2例因慢支合并感染病情较重，配合制真菌素治疗。肠道真菌感染15例，经治疗6～8日，大便培养真菌全部消失。泌尿道真菌感染2例，皆女性患者，治疗8～12日，尿培养真菌消失。真菌感染50例，治愈48例，无效2例，治愈率96%，治疗过程未发现药物不良反应。

5. 治疗冻疮　用黄柏60 g，芒硝30 g(未感染者用黄柏30 g，芒硝60 g)研末，凉冷水调成糊状，取适量敷于局部，每日敷药1次，无菌敷料包扎。共治疗62例，结果敷药后均无不适，胀痛、灼痒明显减轻。感染者3～6日，未感染者2～4日愈合。

6. 治疗面部皮肤病　用黄柏30 g，地榆30 g，加水1 000 ml，浸泡10分钟后煮沸，再文火煎10分钟，过滤药渣后留滤液备用。患者平躺于治疗床上，蒸馏水清洁面部后用湿纱布双层双眼及口腔，用黄柏地榆滤液调倒膜粉至糊状，均匀倒至面部或膜状，倒膜要达到一定厚度，尤其皮损区，患者有从凉到热，再从热到凉的感觉，倒膜凝透后轻轻揭去，每日1次。治疗期间服用甘草锌胶囊0.1 g，每日3次。10日1个疗程。共治疗69例，结果：痤疮治愈8例，显效15例，有效12例；酒渣鼻治愈1例，显效4例，有效6例；脂溢性炎疮愈11例，显效8例，有效4例。总显效率为68.1%，总有效率为100.0%。

7. 治疗闭合性软组织损伤　用黄柏、生半夏、五倍子、面粉各等分。先将面粉、五倍子共炒至熟，冷却后与余药共研细末，过罗即成，瓶贮备用。使用时加食醋调成糊状，武火熬热敷膏，涂于损伤的皮肤上，范围略大于损伤面积，上盖白蜡纸4～5层，再用胶布或绷带固定，1～2日换药1次。共治60例，治愈45例，显效12例，好转3例。见效最短1日，最长9日，平均1.23日。据观察，疼痛愈烈，效果愈好。

【各家论述】　1.《汤液本草》："栀子、黄芩入肺，黄连入心，黄柏入肾，燥湿所归，各从其类也。《活人书》解毒汤，上下内外通治之。"

2.《本草要略》："黄柏，味辛性寒，走少阴而泻火。今人谓其补肾，非也。特以肾家火旺，两尺脉旺为身热，为眼疼，为喉痹诸疾者，用黄柏以泻肾火，则肾亦受益，而无狂荡之患矣。岂诚有补肾之功哉？故肾之无火而两尺脉微弱，或左尺独旺者，皆不宜用此剂。《内经》所谓肾之阴，热之犹可。此又不可不知。"

3.《医学入门》："丹溪谓肾家无火而两尺脉微，或左尺独旺者，皆不宜用。惟两尺脉俱旺者最宜。"

4.《纲目》："古书言知母佐黄柏，滋阴降火，有金水相生之义……盖气是阳，血为阴，邪火炽熏，则阴血渐涸，故阴虚火动者须之。然必少壮气盛能食者，用之相宜。若中气不足而挟火炽盛者，久服则有寒中之变。近时虚损及纵欲求嗣之人，用补阴药，往往以此二味为君，日日饵，降令太过，脾胃受伤，真阳暗损，精

～2448～

气不暖，致生他病。盖不知此物苦寒而滑渗，且苦味久服，有反从火化之害。故叶氏《医学统旨》有四物加知母、黄柏，久服伤胃，不能生阴之戒。""黄檗性寒而沉，生用则降实火，熟用则不伤胃，酒制则治上，盐制则治下，蜜制则治中。"

5.《雷公炮制药性解》："黄柏沉而属阴，故主肾与膀胱诸证。其性苦寒，能泄六经之阳，以坚肾部，然水主既盛，阳光自遏，而阴血无火炼之患矣，岂真有滋补之功哉。"

6.《本草汇言》："黄檗，益阴清热，仗此专功，凡阴火攻冲，骨蒸郁热，小腹急疾，用此能抑阴中之火。湿热不清，膝胫疼痛，步履艰难，用此能清湿中之热。若夫上焦之火，攻发口舌，以致舌肿口破，或齿牙浮动、咽喉肿疼，是皆火之上浮也；下焦之火，蓄积大肠，以致下痢赤白、后重迫痛，或小便黄赤、淋沥浑浊，或癃闭不通、胀满阻塞，或脚气攻冲，呕逆恶心，或五疸壅塞，遍身发黄。是皆湿热下侵也，俱用黄檗之苦可以治之。"

7.《本草经疏》："黄檗，禀至阴之气而得清凉之性者也。其味苦，其气寒，性无毒，应主五脏肠胃中结热。盖阴不足，则热始结于肠胃；黄檗虽由湿热，然必发于真阴不足之人；肠澼痔漏，亦皆湿热伤血所致；泄痢者，滞下也，亦湿热干犯肠胃之病；女子漏下赤白、阴伤蚀疮，皆湿热乘阴虚流客下部而成；肤热赤起、目热赤痛，口疮，皆阴虚血热所生病也。种种所患，莫非阴虚内热，则阴补之，以类相从，故则阴补，热解、湿燥诸证自除矣。乃足少阴肾经之要药。专治阴虚内热诸证，功烈甚伟，非常药可比也。"

8.《本草崇原》："黄柏，主治五脏肠胃中之结热、黄疸、肠痔。治结热者，寒能清热也；治黄疸、肠痔者，苦能胜湿也；止泻痢者，先热泻而后下痢，黄柏苦寒能止之。女子漏下赤白、阴伤蚀疮，皆湿热下注之病，苦胜湿而寒清热，故黄柏能治之。以上主治皆正气无亏，热毒内盛。所谓行举之，结者散之，热者寒之，强者泻之，各安其气，必清必静，则病气衰去，归其所宗，此黄柏之治，皆有余之病也。"

9.《本草新编》："盖黄柏乃至阴之物，其性寒冷，止可暂用以降火，而不可长用以退热。试思阴寒之地，不生草木，岂阴寒之药，反生精髓。黄柏有泻而无补，此实可信者也。如遇阴虚火动之人，用柏以泻火，不若用元参以降火，万不得已而用黄柏，亦宜与肉桂同用，一寒一热，水火有相济之妙，庶不致为阴寒之气所逼，至于损胃，而伤脾也。"

10.《冯氏锦囊》："云补阴者，以火退而阴长，非有补功也。"又"黄柏性寒，行隆冬肃杀之令，故独入少阴，泻有余之相火，必尺中洪大、按之有力方炒黑暂用。昔人称其补阴者，非其性也。盖热去则阴不受伤耳，利于实热而不利于虚热审矣。"

11.《本经逢原》："黄柏，生用降实火，酒制治阴火上炎，盐制治下焦之火，姜制治中焦痰火，姜汁炒黑治湿热，盐酒炒黑制虚火。阴虚火盛，面赤戴阳，附子汁制。"

12.《医林纂要》："（黄柏）补肾，益金，抑相火，行冬藏之令，为坚肾主药。色黄而深暗，气味沉厚入肾，苦坚辛润，行膀胱浊水，而敛二肾之真精，治肝肾之骨蒸劳热，存血竭之痹痿、瘫痪，止炎热之泻痢、崩漏、痔瘘，行劳溢之疽黄、湿肿、淋闭，肃清尘秽，能使目聪，反源归根，以俾真阳不泄，是归藏之令，自秋而闭塞成冬，在保合太和，然后更生也。"生用降火，炒黑止崩带以清耳口齿、清头目杂症之火，盐水炒能安肾水，清膀胱火。"

13.《得配本草》："以黄柏补水，其其能清自下泛上之阴火，火清则水得坚凝，不补而补也。盖阴中邪火，本非命门之真火，不妨用苦寒者除之，若肾中真水不足，水中之真火虚浮于上，宜用二地以滋之，水足火自归肾也。"

14.《本草求真》："实热实火则宜，而于虚热虚火，则徒有损而无益。阴寒之性，能损人气，减人食，命门真元之火，一见而消亡，脾胃运行之职，一见而沮丧，元气既虚，又用苦寒，遇生机，莫此为甚。"

15.《重庆堂随笔》："凡下部不坚之病多矣，如茎痿、遗浊、带漏、痿膝、便血、泻痢诸症。今人不察病情，但以虚寒治之，而不知大半属于虚热也。盖下焦多湿，始因阴虚火盛而湿渐灼热，继则湿热阻夫气化，反虬精液，遂成浊带，去其蚀阳明之湿热，去内伤生冷，则生气，谁谓苦寒无益于生气哉？盖黄檗治下焦湿热诸证，正与蛇床子治下焦湿寒诸证适为对待。"

4203 黄根 huáng gēn 《广西本草选编》

【异名】狗骨木《广西本草选编》，白狗骨《广西药用植物名录》，黑根子《有毒中草药大辞典》。

【基原】为茜草科三角瓣花属植物南山花的根。

【原植物】南山花 *Prismatomeris tetrandra* (Roxb.) K. Schum. 又名：三角瓣花《海南植物志》。

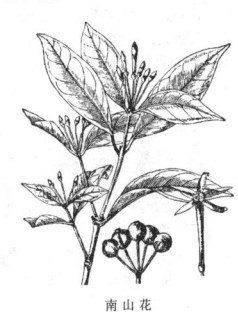

南山花

灌木，高1～3 m。全株无毛。小枝四棱柱形。叶对生，薄革质；有叶柄，上面有槽；托叶三角形，先端急尖；叶片长椭圆形、椭圆状披针形或倒披针形，先端渐尖，两面有光泽。伞形花序近枝顶腋生，有花数朵至多朵；总花梗短或近无；花芳香，具花梗；花萼杯状，长约3 mm，檐截平；花冠筒状，裂片5（很少4），狭披针形，平展；花药不露出。核果近球形，直径约8 mm，熟时黑紫色。花期4～5月。

生于杂木林中。分布于广东、广西、海南、云南等地。

【采收加工】全年均可采，切片，晒干。

【药材】黄根 *Prismatomeridis Tetrandrae Radix* 产于广东、海南、广西、云南等地。

性状　根圆柱形，常呈不规则扭曲，有分枝，或切成不规则块片，长短厚薄不一，直径0.5～4 cm。表面黄棕色，具纵皱纹，有的具纵裂纹。栓皮易脱落，脱落处显赫红色。质坚硬，不易折断，横断面皮部极薄，棕黄色，木部发达，土黄色，具细密的同心环纹及放射状纹理。气微，味淡。

鉴列　(1) 根横切面：木栓层为10余列木栓细胞。韧皮部细胞含红色素，有石细胞散在，有的细胞含草酸钙针晶束。形成层明显。木部导管单个散在或2～3列排列，木纤维发达，木射线宽1～2列细胞。本品薄壁细胞含淀粉粒。

(2) 本品新切面，置紫外光灯下(365 nm)下观察，显浅蓝白色荧光。

(3) 用1%玫红三羧酸胺溶液滴于药材切面上，放置片刻，显红棕色，久置不褪(检查有机铝)。

【药理】1. 对心脏的作用　不同剂量(1、1.5、3.5 g/100 ml灌流液)的黄根均能降低正常离体大鼠心脏的心肌收缩力、冠脉流量和心率，并能削弱离体大鼠心脏对缺氧的耐受力。黄根抑制离体大鼠心脏功能的程度，随剂量递增或给药时间延长而加重，这种现象可能与黄根中含铝、锰量较高，在一定程度上能阻止细胞外钙慢通道内流，使细胞内钙浓度降低，进而抑制心肌收缩力有关。

2. 对呼吸系统的作用　酚红法试验证明，小鼠灌服黄根具有显著的祛痰作用。用0.3%枸酸组胺恒压喷雾引喘证明，给豚鼠腹腔注射和黄根醇提水溶物对动物的药物性引喘均有保护作用，且与氨茶碱相似。

3. 抗菌作用　研究证明，用稀醇回流提取的黄根制剂，在体外平板法进行抗菌试验时，其抗菌率为72%，仅次于黄连素（80%）和链霉素（90%），但优于青霉素（55%）。对金黄色葡萄球菌、炭疽杆菌有高度抑制作用；对乙型链球菌、肺炎链球菌、伤寒杆菌、白喉杆菌及褐氏痢疾杆菌有中度抑制作用。稀醇回流提取黄根制剂对金黄色葡萄球菌的最低抑制浓度（MIC）为1：16，对炭疽杆菌的MIC为1：32，对伤寒杆菌的MIC为1：8。

4. 治疗矽肺　经动物实验和临床试验认为黄根对矽肺有治疗作用，可抗石英、石棉的溶血毒性，其中黄根抗石棉的溶血作用比抗石英的溶血作用更强。对大鼠矽肺模型腹腔注射黄根，治疗1、2、3个月的各组鼠肺外观实验观察，其病变明显较对照组减轻。电镜观察，对矽肺病变程度属Ⅱ-Ⅲ级，治疗组病变仅为Ⅰ-Ⅱ级，表现为肺间质纤维化较轻，结节较小，外形小，特殊染色所见结节内胶原纤维很少。对黄根治疗动物实验性矽肺有效成分研究表明，黄根60%乙醇提取液腹腔注射，对矽肺有明显疗效，且灌胃的疗效次佳；黄根95%乙醇提取物和脂溶部分，对实验性矽肺无明显效果，但黄根60%乙醇提取物和水溶部分则有效；黄根中所含无机铝效果不明显，而铝的有机化合物可能是有效成分之一。

5. 体内过程　大鼠和犬口服或肌内注射黄根浸膏铝后，5分钟内血浆中可测得铝，1小时达高峰值，说明吸收迅速，15分钟后，肺、肾铝含量较高，心脏次之，肝、脾较低；1小时后铝在组织内含量继续增高，特别是肺、肾最高；4小时后相应各组织铝含量均缓慢下降。血浆药-时曲线呈快（α）、慢（β）两个时相。体内分布较广，蓄积时间较长。

毒性　本品长期使用毒副作用很小。少数患者用药后，出现口干，白细胞的减少现象，胞质中出现空泡等现象。黄根对心脏有抑制作用，对于矽肺并有肺心病、心功能严重损害的患者，当病情改善、心肌缺氧状况缓解时，心脏功能恢复尤理想，即应考虑黄根对心脏的抑制作用，此时即应适情停药或减量。

【药性】　微苦，凉。

1.《广西本草选编》："味微苦、辛，性平。"

2.《全国中草药汇编》："微苦，性凉。"

【功用主治】　凉血止血，利湿退黄，散瘀强筋。主治齿衄，贫血，肝炎，风湿性关节炎，尿路感染，疮疡溃烂。

1.《广西本草选编》："祛瘀生新，强壮筋骨。"

2.《全国中草药汇编》："凉血止血，利湿退黄。主治白血病，再生障碍性贫血，牙龈出血，肝炎，尿路感染。"

【用法用量】　内服：煎汤，10～30 g。

【选方】　1. 治地中海贫血，再生障碍性贫血　黄根30 g，与猪骨炖汤，不加油盐，每日服2～3次。

2. 治风湿性关节炎，肝炎　黄根15～30 g，水煎服。（1、2方出自《广西本草选编》）

4204 黄鸭 huáng yā 《中国动物药》

【基原】　为鸭科动物赤麻鸭的肉。

【原动物】　赤麻鸭 Tadorna ferruginea（Pallas）　又名：渎凫、黄凫《中国经济动物志·鸟类》。

形似家鸭。棕黄色，雌雄鸭羽色相似，头和颈羽色较浅，呈棕白而异于体羽，颈基部有一黑色领环。翅和尾羽黑色，翅上覆羽白色，翼镜绿色有闪辉；背、肩、胁及下体均为橙褐色，杂以黑褐色波状细斑。嘴蜡红色，尖端黑色，脚黑色。

栖息于岸边水草繁茂的池沼、江河中。有时成百只的大群停栖在水边沙滩上。

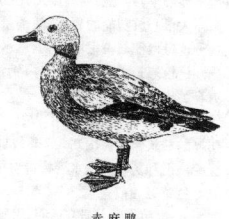

赤麻鸭

营巢于河岸的土穴、悬岩或田野沟渠中。杂食性，主食植物。分布几遍全国。

【采收加工】　宜冬季捕捉，取肉，鲜用或焙干用。

【功用主治】　温肾兴阳，补气健脾。主治肾虚阳痿，遗精，腰膝酸软，肌肉挛痛，体虚羸瘦，脾虚脱肛，子宫下垂，疮疡溃后，脓水清稀，久不收口。

1.《中国动物药》："补肾壮阳，消疮肿，祛风湿。治肾虚阳痿、遗精、诸疮肿痛、风湿腰膝疼。"

2.《迪庆藏药》："治逆洛病，腓肠肌痉挛和炭疽病。"

【用法用量】　内服：适量，煮熟食；或焙干研末，5～10 g。

【选方】　1. 治肾虚阳痿　黄鸭1只（去内脏、毛爪），大葱3只，仙茅3 g，肉苁蓉10 g，巴戟天5 g。上药纳入黄鸭腹内，煮极熟，食肉饮汁。其骨焙酥研末，白开水送服，每服5 g。

2. 治风湿瘫腿痿　黄鸭焙干研末，名贯筋50 g，以其煎液送服黄鸭5 g，日服2次。

3. 治疮疡溃烂　黄鸭肉50 g，黄芪25 g，蒲公英50 g。煎极熟，食肉饮汁，日服2次。（1～3方出自《中国动物药》）。

4205 黄堇 huáng jǐn 《天目山药用植物志》

【异名】　黄花鱼灯草、粪桶草《天目山药用植物志》，石莲《河南中草药手册》，水黄连（河南），虾子草，野水芹（安徽），鱼子草（湖南），断肠草（四川）。

【基原】　为罂粟科紫堇属植物小花黄堇的根或全草。

【原植物】　小花黄堇 Corydalis racemosa（Thunb.）Pers.

一年生草本，高10～55 cm，有恶臭。直根细长。茎直立，多分枝。叶互生；有叶柄；叶片轮廓卵圆形至三角形，二至三回羽状全裂，一回裂片7～9枚，末回裂片卵形，先端钝圆，边缘羽状深裂。总状花序顶生或腋生；苞片狭披针形至钻形；萼片小；花冠黄色，外轮上花瓣不具鸡冠状突起，距长几及花瓣全长的1/5，末端略下弯。蒴果条形，微具肿节。种子扁球形，直径约1 mm，黑色，表面生小凹点。花期3～4月，果期4～5月。

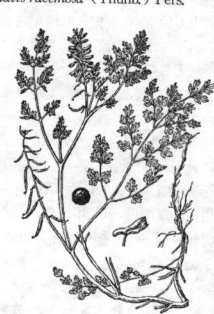

小花黄堇

生于旷野山坡、墙根沟畔。广泛分布于长江流域和中、下游和珠江流域等地，北达河南西南部、陕西南部、甘肃东南部，南抵海南，东达台湾，西抵四川、云南。

【采收加工】　5～8月采收，晒干。

【成分】　小花黄堇全草含生物碱类：原阿片碱（protopine）和消旋-四氢掌叶防己碱（tetrahydropalmatine）。

【药性】　苦，寒，有毒。

1.《天目山药用植物志》："性寒，味苦涩，有毒。"

2.《浙江民间常用草药》："性凉，味微苦。"

【功用主治】　清热利湿，解毒杀虫。主治湿热泄泻，痢疾，目赤肿痛，聤耳流脓，疮毒，疥癣，毒蛇咬伤。

1.《天目山药用植物志》："解毒杀虫。治海蛇咬伤。"

2.《浙江民间常用草药》："清热解毒，利泉止痢。"

3.《四川中药志》1982年版："清热解毒，止痛，止痒。用于疮毒、疥癣，毒蛇咬伤，创伤。近有用于急性黄疸型肝炎，急性胃肠炎，痢疾。"

【用法用量】　内服：煎汤，3～6 g，鲜者15～30 g；或捣汁。外用：捣敷；或根以酒、醋磨汁搽。

【选方】 1. 治暑热腹泻，痢疾　鲜黄堇全草 30 g，水煎服，连服数日。

2. 治肺病咳血　鲜黄堇全草 30～60 g，捣烂取汁服（用水煎则无效）。

3. 治目赤肿痛　鲜黄堇全草加食盐少许捣烂，闭上患眼后，外敷包好，卧床 2 小时。（1～3 方出自《浙江民间常用草药》）

4. 治疮毒肿痛　鲜黄堇全草 15 g，煎服；并用鲜叶捣汁涂患处。（《天目山药用植物志》）

5. 治牛皮癣，顽癣　黄堇根磨酒、醋外搽。（江西《草药手册》）

6. 治毒蛇咬伤　鲜黄堇草。捣汁涂敷。（《天目山药用植物志》）

【临床报道】 治疗化脓性中耳炎　取新鲜断肠草洗净，捣烂挤汁，过滤后，加防腐剂备用。拭净脓液后将断肠草汁滴耳。因本药有小毒，如耳咽管通畅，宜用棉球浸药汁少许填入耳内，以免药液进入口腔内。经临床验证 32 例，8 例痊愈，18 例有效，6 例无效。

4206 黄菀 huáng wǎn （《高原中草药治疗手册》）

【基原】 为菊科千里光属植物森林千里光的全草。

【原植物】 森林千里光 *Senecio nemorensis* L.　又名：林荫千里光（《中国高等植物图鉴》）。

多年生草本，高 50～100 cm。根状茎歪斜，短。茎单生或有时丛生，直立，上部有稍斜升的花序枝。单叶互生；下部叶在花期常枯萎；中部叶较大，披针形或长圆状披针形，先端尖，基部渐狭，近无柄而半抱茎，边缘有细锯齿，两面被疏毛或近无毛，有细羽状脉；上部叶条状披针形至条形。头状花序，多数，小，排列成复伞房状；有梗，细长，被短柔毛，有条形苞叶；总苞近柱状，基部有数个条形苞叶；总苞片 1 层，10～12 个，条状长圆形，先端三角形，背面有短毛；舌状花约 5 个，黄色，舌片条形；筒状花多数。瘦果，圆柱形，有纵肋，冠毛白色。种子淡褐色。花期 6～8 月。

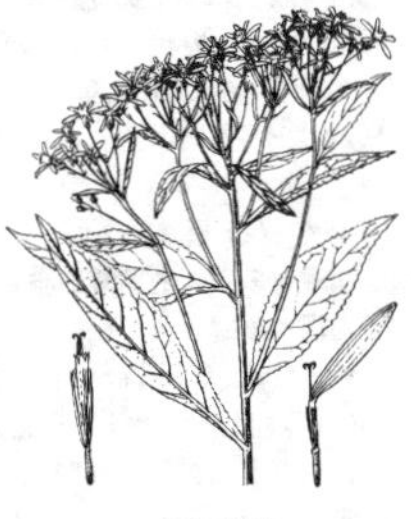

森林千里光

生于河谷草甸子、林缘、林下阴湿地。分布于华北、东北、华东、西北及台湾等地。

【采收加工】 8～9 月采收，鲜用或晒干。

【成分】 全草含生物碱类：大叶千里光碱（macrophylline），瓶千里光碱（sarracine）等。还含洋蓟素（cynarin），绿原酸（chlorogenic acid），环氧四氢高 21-去甲千里光二酮（nemorensine）等。金合欢烯（farnesene），甜没药烯（bisabolene），β-谷甾醇（β-sitosterol），$C_{28\sim32}$ 不饱和脂肪族醇，呋喃橐吾烯酮（furanoligularenone），3-氧代-8α-佛术-1，7-二烯-8，12-内酯（3-oxo-8α-eremophila-1，7-dien-8，12-olide），3-氧代-8α-羟基佛术-1，7-二烯-8，12-内酯（3-oxo-8α-hydroxyeremophila-1，7-dien-8，12-olide），类胡萝卜素（carotenoid）。

根皮和叶中含黄酮类芸香苷（rutin），槲皮素（quercetin）；另含延胡索酸（fumaric acid），没食子酚（pyrogallol），焦性儿茶酚（pyrocatechol），卫矛醇（dulcitol），马栗树皮素（esculetin）及内酯类成分。

【药性】 苦、辛，寒。

【功用主治】 《全国中草药汇编》："清热解毒。主治热痢，眼肿，痈疖疔毒。"

【用法用量】 内服：煎汤，6～12 g。外用：鲜品捣敷。

【选方】 1. 治肠炎、痢疾　黄菀、山泽兰、旱莲草各20 g，水煎服。（《台湾青草药》）

2. 治肝炎、结膜炎　黄菀配龙胆草或獐牙菜，水煎服。（《高原中草药治疗手册》）

4207 黄葵 huáng kuí （《广西中草药》）

【异名】 罗裙博、赶风痧（《生草药性备要》），假三荙（《岭南采药录》），野芙蓉、假棉花（《广西中草药》），水芙蓉、假芙蓉（《广西本草选编》），药虎、磟碡草、三脚鳖、三脚破（《台湾药用植物志》）。

【基原】 为锦葵科秋葵属植物黄葵的全株。

【原植物】 黄葵 *Abelmoschus moschatus* Medic.［*Hibiscus abelmoschus* L.］　又名：麝香秋葵（《云南植物志》）。

一年生或二年生草本，高 1～2 m。被有粗毛。叶互生；有叶柄；托叶线形；叶通常掌状 5～7 深裂，裂片披针形至三角形，边缘具不规则锯齿，偶有浅裂似槭叶状，基部心形，两面均疏被硬毛。花单生于叶腋间，被倒硬毛，小苞片 8～10，线形；花萼佛焰苞状，5 裂，常早落；花黄色，直径约 10 cm，花瓣 5，内面基部暗紫色；雄蕊柱长约 2.5 cm，平滑无毛，花柱分枝 5，柱头盘状。蒴果长圆形，先端尖，被黄色长硬毛。种子肾形，具腺状脉纹，具麝香味。花期 6～10 月。

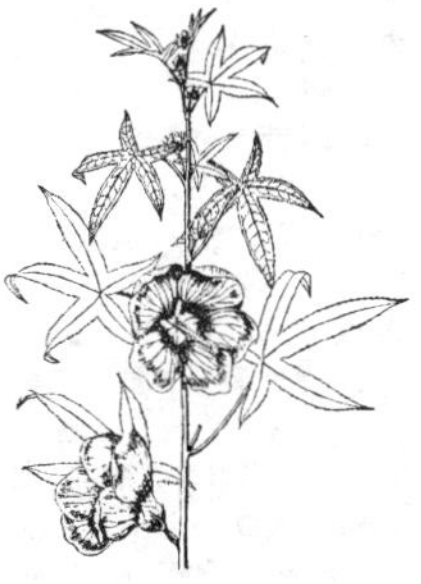

黄　葵

常生于平原、山谷、溪涧旁或山坡灌丛中。分布于江西、湖南、广东、广西、海南和云南、台湾等地，有栽培。

【采收加工】 6～10 月采收，鲜用或晒干。

【成分】 黄葵叶含 β-谷甾醇（β-sitosterol），β-谷甾醇-β-*D*-葡萄糖苷（β-sitosterol-β-*D*-glucoside）。

花含黄酮类：杨梅树皮素（myricetin），杨梅树皮素-葡萄糖苷（myricetin-glucoside）；β-谷甾醇。干果壳含 β-谷甾醇。

种子含 α-脑磷脂（α-cephalin），磷脂酰丝氨酸（phosphatidylserine），磷脂酰丝氨酸缩醛磷脂（phosphatidylserineplasmalogen）和胆碱缩醛磷脂（phosphatidylcholine plasmalogen）。甾醇类：菜油甾醇（campesterol），谷甾醇，豆甾醇（stigmasterol），胆甾醇（cholesterol）及麦角甾醇（ergosterol）。

【药性】 《广西中草药》："味微甘，性寒。"

【功用主治】 清热解毒，下乳通便。主治高热不退，肺热咳嗽，痢疾，大便秘结，产后乳汁不通，骨折，痈疮脓肿，无名肿毒及水火烫伤。

1.《生草药性备要》："消肿祛风，止咳祛痰。"

2.《岭南采药录》："清热，散毒。将茎叶捣烂敷恶疮。"

3.《广西本草选编》："清热解毒，滑肠通乳。主治高热不退，肺热咳嗽，产后乳汁不通，大便秘结，痈疮，疖肿，无名肿毒；骨折；烧烫伤，用花浸油外涂。"

4.《全国中草药汇编》："清热利湿，拔毒排脓。根治阿米巴痢疾，尿路结石。"

5.《台湾药用植物志》："根可治白浊。"

【用法用量】 内服：煎汤，9～15 g。外用：鲜品捣敷。

4208 黄精 huáng jīng （《雷公炮炙论》）

【异名】 龙衔（《广雅》），白及、兔竹、垂珠、鸡格、米脯（《抱朴子》），菟竹、鹿竹、重楼、救穷（《别录》），戊己芝（《五符经》），萎蕤、苟格、马箭、仙人余粮（《本草图经》），气精（《宝庆本草折衷》），黄芝

《灵芝瑞草经》),生姜(《滇南本草》),野生姜、米铺(《本草蒙筌》),野仙姜(《广西通志》),山生姜(《本草备要》),玉竹黄精、白及黄精(《本草从新》),阳雀蕨(《辰溪志》),土灵芝、老虎姜(《草木便方》),山捣臼(《岭南采药录》),鸡头参(《山西中药志》),懒姜(《贵州民间草药》)。

【基原】为百合科黄精属植物黄精、多花黄精和滇黄精的根茎。

【原植物】1. 黄精 *Polygonatum sibiricum* Delar. ex Redoute [*P. chinense* Kunth] 又名:笔管菜(《救荒本草》),鸡头七、乌鸦七、黄鸡菜(《中药志》)。

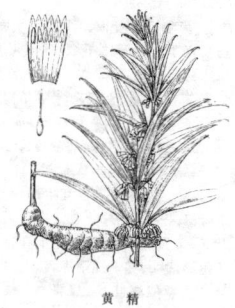

黄精

多年生草本,高50~90cm。根茎圆柱状,结节膨大。叶轮生,无柄,每轮4~6片;叶片条状披针形,先端渐尖并拳卷。花腋生,2~4朵成伞形花丛,基部有膜质小苞片,钻形或条状披针形;花被筒状,白色至淡黄色,裂片6,披针形;雄蕊着生在花被筒的1/2以上处,花丝短。浆果球形,成熟时紫黑色。花期5~6月,果期7~9月。

生于山地林下、灌丛或山坡的半阴处。分布于华北、东北及江苏、浙江、安徽、山东、河南、陕西、甘肃、宁夏等地。

2. 多花黄精 P. cyrtonema Hua [*P. multiflorum* auct. non All.; *P. multiflo- rum* L. var. *longifolium* Merr.; *P. brachy-nema* Hand.-Mazz.] 又名:南黄精、黄精姜、竹姜、姜形黄精(《中药志》)、囊丝黄精。

本种与黄精的区别在于:植株高大粗壮。根茎稍带结节状或连珠状。叶互生。花序通常有花3~7朵。

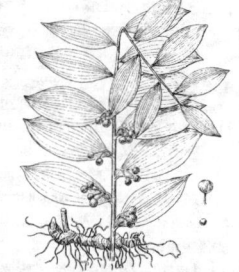

多花黄精

生于山林、灌丛、沟谷旁的阴湿肥沃土壤中,或人工栽培。分布于中南及江苏、浙江、安徽、福建、江西、四川、贵州等地。

3. 滇黄精 P. kingianum Coll. et Hemsl. [*P. agglutina-tum* Hua] 又名:德保黄精、节节高、仙人饭(《中药志》)。

本种与黄精的区别在于:植株高1~3m。顶端常作缠绕状。叶片轮生,每轮通常4~8叶;叶片线形至线状披针形,先端渐尖并拳卷。花腋生,通常2~4朵成短聚伞花序;花被较大,筒状,常带粉红色。浆果,成熟时红色。

生于林下、灌丛或阴湿草坡。分布于广西、四川、贵州、云南等地。

【栽培】生物学特性 喜温暖湿润气候和阴湿的环境。耐寒性强,喜潮湿,怕干旱。以土层深厚、疏松肥沃、排水良好、湿润的沙壤土栽培为宜。

繁殖方法 根茎繁殖。9~10月边收获边分栽,选择有芽的根茎,用刀切成数段,每段有节两个,按行株距30cm×20cm开穴种,每穴栽1段根茎,栽后施入腐殖厩肥或土杂肥,最后覆盖一层细土。

田间管理 出苗后经常松土除草,松土宜浅,避免伤根。保持土壤湿润。结合中耕除草,在春、夏各追肥1次,肥料以腐熟人畜

粪水为主。植株枯萎后,撒施土杂肥。

病虫害防治 病害有叶斑病,可用65%代森锌可湿性粉剂500倍液防治;虫害有蛴螬,为害根茎,可用苦楝叶水淋根。

【采收加工】栽后3年收获。9~10月挖起根茎,去掉茎秆,洗净泥沙,除去须根和烂疤,蒸到透心后,晒干或烘干。

【药材】黄精 *Polygonati Rhizoma* 黄精主产于河北、内蒙古、陕西、辽宁、吉林、河南、山西等地;多花黄精主产于浙江、安徽、湖南、贵州等地。滇黄精主产于广西、云南、贵州等地。

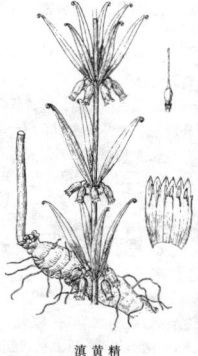

滇黄精

按形状不同,习称"鸡头黄精"、"姜形黄精"、"大黄精"。

性状 鸡头黄精 根茎呈结节状弯柱形,长3~10cm,直径0.5~1.5cm。结节长2~4cm,略呈圆锥形,常有分枝;表面黄白色或灰黄色,半透明,有纵皱纹,茎痕圆形,直径5~8mm。

姜形黄精 根茎呈长条结节块状,长短不等,常数个块状结节相连。表面灰黄色或黄褐色,粗糙,结节上侧有突出的圆盘状茎痕,直径0.8~1.5cm。

大黄精 根茎呈肥厚肉质的结节块状,结节长可达10cm以上,宽3~6cm,厚2~3cm。表面淡黄色至黄棕色,具环节,有皱纹及须根痕,结节上侧茎痕呈圆盘状,圆周凹入,中部突出。质硬而韧,不易折断,断面角质,淡黄色至黄棕色。气微,味甜,嚼之有黏性。

鉴别 (1)根茎横切面:大黄精 表皮细胞外壁较厚。薄壁组织间散有多数大的黏液细胞,内含草酸钙针晶束。维管束散列,大多为周木型。

鸡头黄精、姜形黄精 维管束多为外韧型。

(2)取粉末1g,加水20ml,水浴温热30分钟,滤过。取滤液2ml置试管中,加α-萘酚试剂2~3滴,摇匀,沿管壁加硫酸1ml,两液面交界处有红色环。取滤液2ml,加混合的Fehling试剂3ml,摇匀后置水浴中加热片刻,有砖红色沉淀产生(检查糖类)。

品质标志 《中华人民共和国药典》2010年版规定:照醇溶性浸出物测定法热浸法测定,本品含醇溶性浸出物不得少于45.0%。

【成分】黄精根状茎含2个呋甾烯醇型皂苷和2个螺甾烯醇型皂苷。属于前者的是:26-*O*-β-D-吡喃葡萄糖基-22-*O*-甲基-25(*S*)-呋甾-5-烯-3β, 26-二醇 3-*O*-β-石蒜四糖苷〔26-*O*-β-D-glucopyranosyl-22-*O*-methyl-25(*S*)-furost-5-ene-3β, 26-diol 3-*O*-β-lycotetraoside〕即西伯利亚蓼苷A(sibiricoside A)和26-*O*-β-D-吡喃葡萄糖基-22-*O*-甲基-25(*S*)-呋甾-5-烯-3β, 14α, 26-三醇 3-*O*-β-石蒜四糖苷〔26-*O*-β-D-glucopyranosyl-22-*O*-methyl-25(*S*)-furost-5-ene-3β, 14α, 26-triol 3-*O*-β-lycotetraoside〕即14α-羟基西伯利亚蓼苷A(14α-hydroxysibiricoside A);属于后者的是:(23*S*, 25*R*)螺甾-5-烯-3β, 14α, 23-三醇 3-*O*-β-石蒜四醇苷〔(23*S*, 5*R*) spirost-5-ene-3β, 14α, 23-triol 3-*O*-β-lycotetraoside〕即西伯利亚蓼苷B(sibiricoside B)和新巴拉次薯蓣皂苷元-A 3-*O*-β-石蒜四糖苷(neoprazerigenin-A 3-*O*-β-lycotetraoside)。另含多糖:黄精多糖A, B, C。

【药理】1. 抗病原微生物作用 黄精水煎液浓缩至1g(生药)/kg浓度作为浓度以下,对体外试验菌液1/160浓度以下可抑制伤寒杆菌,1/80以下可抑制金黄色葡萄球菌、耐酸菌607、石膏样毛癣菌、柯氏型表皮癣菌;黄精醇浸膏的乙醚提取物1/2500浓度以下可抑制伤寒杆菌,1/640以下可抑制金黄色葡萄球菌。黄精粉末

用水调成糊状，用22层纸片进行抑菌试验，结果对红色毛癣菌、申克孢子丝菌、新型隐球菌、白念珠菌、金黄色葡萄球菌、铜绿假单胞菌有抑制作用。黄精多糖对非洲绿猴肾细胞的最大无毒浓度为16 mg/ml。在对非洲绿猴肾细胞无毒性的浓度下对单纯疱疹病毒1型(Stoker株)和2型(333株和Sav株)均有显著的抑制作用。用0.2%黄精多糖眼液、2 mg/ml黄精多糖注射液及0.5%黄精多糖口服液3种制剂治疗家兔实验性单纯疱疹病毒角膜炎，疗效显著。

2. 对心血管系统的作用　黄精水浸膏0.35%洛氏溶液离体兔心灌流，能极明显的增加冠脉流量，同时对心率和心肌收缩力无影响；犬静注黄精溶液[0.16～0.26 g(生药)/kg]，冠脉流量峰值平均增加32.4%±8.7%，对心率、心肌氧利用率和平均动脉压无影响；家兔静注黄精溶液1.5 g(生药)/kg,能压抑垂体后叶引起的T波增高和促进T波转好恢复。黄精水醇提取液经木法离体蟾蜍心的灌流实验发现，对衰竭心脏用药0.03 g就呈强心效果，每搏排血量从衰竭状态的2～3滴增加到每搏3～4滴，心肌收缩幅增大30%；对正常心脏有抑制作用，平均剂量为生药0.18 g。黄精的氯仿提取液对兔肺血管紧张素转变酶(ACE)的活性有抑制作用。

3. 降血脂作用　黄精多糖能显著降低高脂血症实验动物的血清 TC、LDL-C 和 Lp(a)浓度，减少主动脉内膜泡沫细胞的形成。

4. 延缓衰老作用　用黄精的水提取液饲养果蝇，可使果蝇的平均生存期延长8%～9%，相应的最高生存存亦有很大提高；给小鼠喂饮黄精的水煎液，一段时间后能明显提高小鼠肝脏中的SOD活性；降低小鼠全血脂过氧化物生成，增加小鼠全血谷胱甘肽过氧化物酶的活性，降低小鼠血清脂质激酶水平。在对活性氧自由基的清除作用上，黄精也有一定作用，而且不同的炮制方法，清除作用也不同，酒制黄精大于蜜炙黄精。

5. 对免疫功能和环核苷酸含量的影响　黄精水煎剂12.5 g/kg灌胃对3月、18月、24月龄小鼠酸性α-醋酸萘酯酶(ANAE)阳性淋巴细胞百分率有促进作用，对3月龄小鼠体外抗体形成细胞(PFC)促进作用明显，而对18月、24月龄小鼠作用不明显。黄精水煎剂给小鼠每日每只喂饲0.5 g,连续10日，能显著降低正常小鼠血浆 cAMP、cGMP含量，明显使 cAMP/cGMP 比值略增高，但无显著差异；明显升高正常小鼠脾组织 cGMP 含量，对 cAMP、cAMP/cGMP 无明显影响。

6. 对血糖的影响　黄精甲醇提取物给正常小鼠及链脲霉素诱发糖尿病小鼠腹腔注射4小时后使血糖值下降，并能较强地抑制肾上腺素诱发高血糖小鼠的血糖值，认为其甲醇提取物具有抑制肝糖酵解的功能。经研究发现其配糖体是活性成分之一。

7. 提高学习和记忆再现能力的作用　黄精条300、100、50 mg/kg于剂量给老龄大鼠灌胃，连续15日，能显著改善老龄大鼠学习记忆及记忆再现能力，降低错误次数，明显缩短宫测试中大鼠的潜伏时间。

8. 其他作用　小鼠腹腔注射黄精水浸膏12 g/kg,能使其耐缺氧能力明显提高。黄精煎剂2.65 g/kg灌胃能显著延长小鼠游泳时间。黄精甲醇提取物40 mg/只,正丁醇部分20 mg/只,水层部分20 mg/只,腹腔注射,对千冰-甲醇冷冻小鼠尾部1分钟,切尾法实验表明有止血作用,使小鼠出血量减少。

毒性　将生黄精及清蒸品的水提醇沉液按每24小时450 g(相当于原生药)/kg剂量给小鼠灌服,结果,生品组小鼠全部死亡,而炮制组小鼠无死亡,均活动正常,说明黄精炮制后毒性明显降低。

【炮制】　1. 黄精　取原药材,除去杂质,洗净,略润,切厚片,干燥。

2. 蒸黄精　取黄精,洗净,置笼屉内,蒸至棕黑色滋润时,取

出,切厚片。蒸后增强补脾益肾润肺作用,可消除麻味,免刺咽喉。

3. 炙黄精　取净黄精片用清水漂1夜,煮至晒至五成干,拌蜂蜜润一夜,放锅内隔水蒸至透为度。

4. 酒黄精　取净黄精片用黄酒拌匀,置炖药罐内,密闭,隔水加热或用蒸汽加热,炖至黄酒被吸尽,或置适宜容器内,蒸至内外滋润,色黑,取出,晒至外皮稍干时,切厚片,干燥。酒制助药势,使滋而不腻。

饮片性状　黄精为不规则厚片,表面淡黄色或棕黄色,半透明,周边淡棕色,较皱缩,偶见盘状茎痕(鸡眼),质稍硬而韧,黏性。气微,味甜。蒸黄精形如黄精,表面棕黑色,有光泽质柔软。酒黄精形如黄精,表面黑色,有光泽,中心深褐色,味甜,微有酒气。炙黄精形如黄精,内外呈黑色。

贮于干燥容器内,蒸黄精、炙黄精、酒黄精密闭,置于阴凉干燥处,防潮、防蛀。

【药性】　甘,平。归脾、肺、肾经。

1.《别录》:"味甘,平,无毒。"

2.《四声本草》:"寒。"

3.《品汇精要》:"味甘,性平缓。气之薄者,阳中之阴。臭腥。"

4.《本草正》:"味甘,微苦,性温。"

5.《玉楸药解》:"入足太阴脾、足阳明胃经。"

6.《医林纂要》:"纯阳,其性大热。"

7.《本草再新》:"入心、脾、肺、肾四经。"

8.《天宝本草》:"味苦、甘,微温。"

【功用主治】　养阴润肺,补脾益气,滋肾填精。主治阴虚劳嗽,肺燥咳嗽;脾虚乏力,食少口干,消渴;肾亏腰膝酸软,阳痿遗精,耳鸣足冷,须发早白,体虚羸瘦,风癞癣疾。

1.《别录》:"主补中益气,除风湿,安五脏。久服轻身延年不饥。"

2.《日华子》:"补五劳七伤,助筋骨,止饥,耐寒暑,益脾胃,润心肺。单服九蒸九曝,食之驻颜。"

3.《滇南神仙芝草经》:"宽中益气,五脏调良,肌肉充盛,骨节坚强,其力倍,多年不老,颜色鲜明,发白更黑,齿落更生。下三尸虫。"

4.《本草蒙筌》:"壮元阳。小儿羸瘦多哎弥佳。"

5.《纲目》:"补诸虚,止寒热,填精髓。"

6.《本草从新》:"平补气血而润。"

7.《药物图考》:"主理血气,坚筋骨,润皮肤,去面黑,目痛,眦烂。"

8.《现代实用中药》:"为滋养强壮药,对病后诸虚弱症有效。又为解热及治间歇热、痛风、骨膜炎等。并为蛔虫驱除药,对于高血压亦有效。"

9.《吉林中草药》:"治脚癣、蜕虫病。"

10.《湖北中草药志》:"治阴血不足,大便秘结,神经性皮炎。"

【用法用量】　内服:煎汤,10～15 g,鲜品30～60 g;或入丸、散、熬膏。外用:煎汤洗;熬膏涂;或浸酒搽。

【宜忌】　中寒泄泻,痰湿痞满气滞者禁服。

1.《纲目》:"忌梅实。"

2.《玉楸药解》:"黄精助湿,湿旺者不宜。"

3.《得配本草》:"气滞者禁用。"

4.《本草正义》:"胃纳不旺者,亦必避之。"

【选方】　1. 治脾胃虚弱,体倦乏力　黄精、党参、淮山各50 g。炖鸡食。(《东北药用植物志》)

2. 治慢性肝炎,疲乏无力,腹胀不适,胃口不好,尿量减少,汗多口干　丹参30 g,黄精25 g,糯稻根须25 g,水煎服。(《本草骈比》)

3. 助气固精,保镇丹田　黄精(去皮)、枸杞子各二斤。洗净

黄精，控干细锉，与枸杞子相和，杵碎拌匀，阴干，捣罗为细末，炼蜜为丸梧桐子大，每服三五十丸，空心食前温酒下。（《圣济总录》二精丸）

4. 治肾虚腰痛　黄精 250 g，黑豆 60 g。煮食。（《湖南药物志》）

5. 治小儿五迟、五软　黄精 1 000 g，煨红枣 120～180 g。焙干研末，炼蜜为丸，黄豆大。每次 6 g，每日 3 次，开水调服。（江西《草药手册》）

6. 治眼，补肝气，明目　蔓菁子一斤（以水淘净），黄精二斤（和蔓菁子水蒸九次）。上药，捣细罗为散。每服空心以粥饮调二钱，日午晚食后，以温水再调服。（《圣惠方》蔓菁子散）

7. 治大风癞病，面赤疹起，手足挛急，身发疮痍，指节已落　黄精（生者）十二斤，白蜜五斤，生地黄（肥者）五斤。上三味，先将黄精、生地黄洗净细锉，以木石杵臼，捣熟复研烂，入水三斗，绞取汁，置银铜器中，和蜜搅匀煎之，成稠膏为度。每用温酒调化二钱匕至三钱匕，日三夜一。（《圣济总录》黄精煎）

8. 治足癣、体癣　黄精 30 g，丁香 10 g，百部 10 g。煎水外洗。（《新编常用中草药手册》）

9. 治神经性皮炎　黄精适量。切片，九蒸九晒。早晚嚼服，每次 15～30 g。（《湖北中草药志》）

10. 治骨折　懒姜、小九龙盘（即观音草）各 1 把。拌酒捣绒，先将骨折复位，再包上药，后上杉木皮夹板，日换药 1 次。（《贵州民间药物》）

11. 治九子疡或毒疮　老虎姜适量，捣绒包患处。治九子疡加甜酒炒熟，外包。（《贵州草药》）

【临床报道】 1. 治疗白细胞减少症　用浙江产黄精，洗净，加水煎熬去渣，加糖，再掺以糖浆制成 100%糖浆（每 1 ml 含黄精 1 g），成人每次 10 ml，每日 3 次，4 星期为 1 个疗程。共治 40 例，结果：显效 11 例，有效 18 例，无效 11 例，总有效率为 72.5%。多数病例白细胞在用药 2 星期后开始增加。对药物所致白细胞减少者，在不停原服用药的情况下疗效显著。少数病例药后有轻微腹胀，改饭后服药即可消除。

2. 治疗呼吸道继发真菌感染　治疗组 40 例，用黄精煎制成 1∶1（1 ml 药液含黄精 1.0 g）药液，漱口后咽下，每日 50～60 ml。对照Ⅰ组 20 例，单纯支持治疗（加强营养、间断滴注白蛋白等）。对照Ⅱ组 19 例，用抗真菌抗生素治疗。结果：治疗组中获得较快控制 32 例（80%），延迟控制 5 例（12.5%），死亡 3 例（7.5%）。对照Ⅰ组较快控制率明显低，死亡 3 例，对照Ⅱ组死亡 4 例，两组死亡率明显增高。2 星期内痰真菌阴转率，治疗组较对照Ⅰ组效果好，两者有显著差异（$P<0.01$），而与对照Ⅱ组间疗效无明显差异（$P>0.05$）。

3. 治疗药物中毒性耳聋　100%黄精注射液 2～4 ml（相当于生药 2～4 g），每日肌注；同时每日肌注维生素 B_1 100 mg，口服维生素 A_2 5 000 u，每日 3 次；部分患者服用黄精片（每日相当 10 g 生药）或以黄精 10 g 水煎服。连续用药，平均疗程 2 个月。对照组用 ATP、苍术片、维生素 A、维生素 B_1、复合维生素 B 等为主，疗程 2 个月～5 年。黄精组观察 100 例，治愈 9 例，有效 25 例，有效率总计为 34%。对照组观察 100 例，无 1 例治愈，有效率仅 2%（$P<0.01$）。结果表明黄精对中毒性耳聋早期患者有一定疗效，对年幼者、病程短者效果较好，与中毒药物的用量、种类及易感性无明显关系。同时伴强噪声损伤者预后差。

4. 治疗近视眼　取黄精 45 kg，黑豆 5 kg，白糖 5 kg，制成每 1 ml 含黄精 1 g 的糖浆。每人每次 20 ml，开水冲服。另设空白对照组，不作任何治疗，只定期作视力检查。治疗时间分别为 12～25 日。学生照常学习。视力在原基础上增进 1 排为进步，增进 2 排以上为显效。黄精糖浆组观察 82 例，显效 26 例，进步 22 例，总有效率 58.5%，其中初中学生的有效率为 81.5%，高中组 38.63%；空白对照组观察 74 例，显效 1 例，进步 8 例，自转率 12.16%。2 组结果比较有显著差异（$P<0.005$）。观察表明，药物组对近视的有效范围多在－2.25 D 以内，说明黄精糖浆主要适合于近视程度不深的学生。

5. 治疗手足癣　取黄精干品 100 g，加 75%乙醇 250 ml，密闭浸泡半月，过滤取汁，与普通米醋 150 ml 和匀即成黄精醇醋液。用时将患处用温水洗净，擦干，以棉签蘸药液涂擦患处，每日 3 次。避免重复感染。观察 67 例，痊愈 55 例，好转 12 例。

6. 治疗蛲虫病　1～3 岁用黄精、玉竹各 10 g，3～8 岁用黄精、玉竹各 15 g，将药物加水浸泡 60～90 分钟，然后隔水蒸 25～30 分钟，去渣服汤，再蒸再服，日 3 次，连用 3 日。结果：54 例患儿 52 例治愈（虫卵检查 3 次阴性，随防 6 个月以上未复发）。

【各家论述】 1.《本经逢原》："黄精为补中宫之胜品，宽中益气，使五脏调和，肌肉充盛，骨髓坚强，皆是补阴之功。"

2.《玉楸药解》："黄精滋润醇浓，善补脾精，不生胃气，未能益燥，但可助湿。上动胃逆，浊气充塞，故多服头痛。湿旺者不宜。"

3.《医林纂要》："生黄精，实有辛苍之味，戟人喉吻，惟蒸晒久，庶几补养滋肾耳。然纯阳能动命火，使血妄行，山中人饮汁杯许则衄，可知其性大热。"

4.《药性切用》："黄精性平味甘，补益中气，润养精血，功力轻缓，稍逊玉竹一筹。"

5.《本草求真》："黄精止是入脾补阴，若使夹有痰湿，则食反更助湿。"

6.《本草便读》："黄精味甘如饴，性平质润，为补养脾阴之正品。"

7.《本草正义》："黄精味甘而厚腻，颇类熟地黄……按其功力，亦大类熟地，补血补阴，而养脾胃是其专长。"

4209 **黄槿** huáng jǐn（《广西本草选编》）

【基原】 为锦葵科木槿属植物黄槿的叶、树皮或花。

【原植物】 黄槿 *Hibiscus tiliaceus* L. [*H. tiliaefolius* Salisb.] 又名：海麻、没麻、陆麻、叶网麻、丹枚、脉麻、坡麻、木麻、苦皮麻、九重皮（《中国经济植物志》），黄木槿、铜麻、山加半、港麻（《海南植物志》），海麻桐、公背树（《广西本草选编》），海南木（《广西药用植物名录》）。

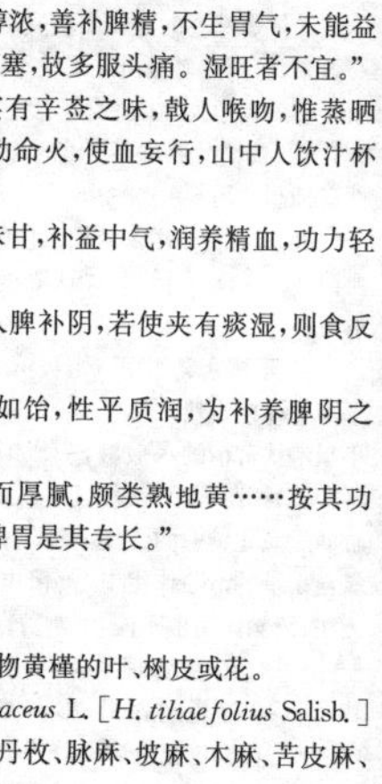

黄　槿

常绿灌木或乔木，高 4～10 m。树皮灰白色；叶革质；有叶柄；托叶叶状，长圆形，被星状疏柔毛；叶近圆形或广卵形，先端突尖，有时短渐尖，基部心形，全缘或具不明显细圆齿；叶脉 7 或 9 条。花序顶生或腋生，常数花排列成聚伞花序；花梗基部有 1 对托叶状苞片；小苞片 7～10，线状披针形；萼长，基部合生，萼裂 5，披针形，被绒毛；花冠钟形，花瓣 5，黄色，内面基部暗紫色，倒卵形，外面密被黄色星状柔毛；雄蕊柱长约 3 cm，平滑无毛；花柱枝 5，被细腺毛。蒴果卵圆形，被绒毛，果爿 5，木质。种子光滑，肾形。花期 6～8 月。

产于福建、广东、广西、海南、台湾等地。多为栽培。

【采收加工】 全年均可采叶和树皮，6～8 月采摘未完全开放的花，阴干或晒干。

【药性】 甘、淡，微寒。归肺经。

【功用主治】《广西本草选编》："清热解毒，散瘀消肿。主治木薯中毒，疮疖肿痛。"

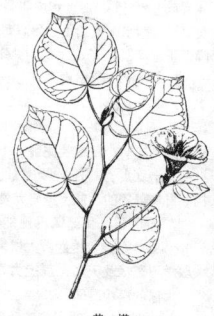

【用法用量】 内服：煎汤，30～60 g；或捣汁。外用：捣烂敷。

【选方】 1. 治木薯中毒 （黄槿）鲜花或鲜嫩叶 30～60 g，捣烂取汁冲白糖水服，重者可口服 2～3 剂。

2. 治疮疖肿毒 （黄槿）鲜嫩叶或鲜树皮，捣烂外敷。（1、2 方出自《全国中草药汇编》）

4210 **黄樟** huáng zhāng 《全国中草药汇编》

【异名】 樟木、山椒（海南），油樟、大叶樟（江西、广东），臭樟、冰片树（云南）。

【基原】 为樟科樟属植物黄樟的根、树皮或叶。

【原植物】 黄樟 Cinnamomum porrectum (Roxb.) Kosterm. [Laurus porrecta Roxb.；C. parthenoxylum (Jack) Nees] 又名：香樟《红河中草药》，黑骨樟（广东）。

常绿乔木，高 10～25 m。树皮纵裂，暗灰褐色。枝条绿褐色。叶互生；叶片椭圆状卵形或长椭圆状卵形，先端急尖或短渐尖，基部楔形或阔楔形，全缘，羽状脉，侧脉 4～5 对，革质。圆锥花序腋生或近顶生。花两性，黄绿色；花梗细短；花被筒倒锥形，花被裂片椭圆形；雄蕊 9，花丝被短柔毛；退化雄蕊 3，三角状心形；子房球形，花柱弯曲，柱头不明显 3 浅裂。果实球形，直径 6～8 mm，黑色；果托倒锥形，有纵长条纹。花期 3～5 月，果期 4～10 月。

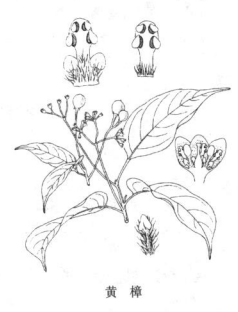

黄 樟

生于常绿阔叶林或灌木丛中。分布于福建、江西、湖南、广东、广西、海南、贵州、云南。

【采收加工】 5～10 月采收，除去杂质，晒干或鲜用。产区多利用根枝及废材经过蒸馏提取樟脑油，并精制成颗粒状结晶。

【成分】 叶、树干和树根含挥发油，主要成分：黄樟醚 (safrole)、β-蒎烯(β-pinene)、水芹烯 (phellandrene) 及少量的丁香油酚 (eugenol)、桂皮醛 (cinnamaldehyde) 等。叶含挥发油，按照叶中油主要成分的差异已发现 5 个类型：桉叶素 (cineole)、芳樟醇 (linalool)、右旋芳樟醇、樟脑 (camphor)、α-、β-柠檬醛 (citral)、黄樟醚。

【药理】 毒性 黄樟油的小鼠经口 LD_{50} 为 2 521 mg/kg (雄) 和 2 178 mg/kg(雌)；采取定期递增法灌胃染毒测试蓄积系数为 3.3；致突变试验中，7 组受试动物的微核发生率均明显高于对照组；精子畸变试验未发现有明显异常；从胚胎毒性的 3 项指标判断，说明黄樟油具有胚胎毒性效应。

【药性】 辛、微苦，温。归肺、胃、肝经。

1.《广西本草选编》："味辛、甘，气香，性温。"

2.《全国中草药汇编》："微苦、辛，温。"

【功用主治】 祛风散寒，温中行气，活血止痛。主治风寒感冒，风湿痹痛，胃寒腹痛，泄泻，痢疾，跌打损伤，月经不调。

1.《广西本草选编》："祛风散寒，行气止痛。主治风湿骨痛，胃痛，胃肠炎，跌打损伤，感冒。"

2.《全国中草药汇编》："祛风利湿，行气止痛。主治风湿骨痛，胃痛，胃肠炎，跌打损伤，感冒。"

3.《福建药物志》："温中散寒，消食化滞。"

【用法用量】 内服：煎汤，10～15 g。外用：煎汤熏洗或捣敷。

【选方】 1. 治心胃气痛，产后恶露不尽，遗尿 黄樟根 6～9 g，水煎服。

2. 治跌打肿痛 黄樟鲜叶捣烂外敷。

3. 治皮肤瘙痒 用黄樟鲜叶水煎外洗。（1～3 方出自《广西本草选编》）

4. 治百日咳，痢疾 黄樟干皮 3 g，山苍菇 1.5 g，红糖 6 g，水煎服。（《红河中草药》）

4211 **黄藤** huáng téng 《纲目》

【异名】 土黄连（南宁市药物志），黄连藤（《中国药用植物图鉴》，伸筋藤、山大王、天仙藤（《广西药用植物名录》）。

【基原】 为防己科天仙藤属植物藤黄连的根、茎或叶。

【原植物】 藤黄连 Fibraurea recisa Pierre

木质藤本，长达 10 m。根、茎木质部呈鲜黄色，味苦。茎粗壮，常扭曲，灰棕色，有深沟状裂纹。叶近两端略平展大；叶片革质，长圆状卵形或长圆状椭圆形，有时阔卵形，先端急尖或短渐尖，基部圆或钝，侧脉及网脉均在背面凸起。圆锥花序生于老枝或老茎上，大而疏散；花单性异株；雄花瓣 8～12，自外向内渐大；雄花雄蕊 3，分离，花丝肥厚；雌花基具 3 心皮。核果长圆状椭圆形，长 1.8～3 cm，黄色，内果皮木质。花期春末夏初，果期秋冬季。

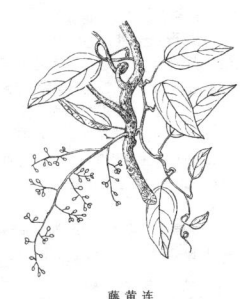

藤黄连

生于山谷密林中或石壁上。分布于广东、广西、云南等地。

【采收加工】 根、茎全年均可采，切片，晒干；叶于 5～8 月采，晒干。

【药材】 黄藤 Fibraureae Recisae Radix seu Folium seu Caulis 产于广东、广西、云南等地。

性状 根圆柱形，少数扭曲，偶有分枝，直径 0.5～3 cm。表面黄棕色，具不规则纵棱，皮孔横向，有支根痕，栓皮易脱落。质硬，断面黄色，有菊花状纹理和裂隙。气微，味极苦。

茎圆柱形，少数弯曲，直径约 3 cm 或更粗。表面暗灰黄色至灰绿色，节微膨起，断面鲜黄色，中心有髓。味苦。

叶卵形或长圆形。暗灰绿色至暗棕色，先端具短尖，基部圆钝，全缘，两面无毛，离基 3～5 脉，叶脉两面突出，下面较明显；叶柄长 5～14 cm，两端肿胀，近基部盾状着生。革质而脆。气、味微弱。

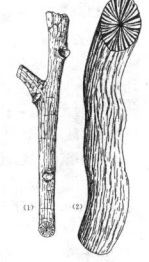

黄藤(茎、根)外形
(1)茎 (2)根

鉴别 （1）根横切面。木栓层多已脱落，残留部分为数至 10 余列木栓细胞。中柱鞘为石细胞环带。韧皮部狭窄，呈漏斗状，有石细胞。木质部发达，周围的薄壁细胞含草酸钙方晶。

茎横切面。木栓层常由数条宽窄相间的木栓细胞带组成，皮层狭窄。中柱鞘纤维成群有石细胞，并与射线部位的石细胞群相连成波浪形环。维管束双韧型。皮层、射线及髓有单个大型石细胞散在，石细胞壁厚，层纹、孔沟明显。根、茎的石细胞含草酸钙方晶，薄壁细胞含淀粉粒。

叶横切面。上下表皮细胞长方形或方形。外被角质层，栅栏细胞 1 列。支柱细胞大型，多分枝，壁厚，层纹明显，贯穿于叶肉组织中。

叶表面观。上表皮细胞垂周壁波状弯曲。下表皮细胞不规则多边形，垂周壁较平直，气孔不定式。上下表皮细胞均含细小的草酸钙棱晶。

(2) 取根粗粉 1 g，用适量乙醇回流 1 小时，取滤液浓缩至少量备用。取浓缩液，滴加改良碘化铋钾试液，产生红棕色沉淀（检查生物碱）。

(3) 薄层色谱：取 2 项下乙醇液供试品，以掌叶防己碱作对照品，分别点样于硅胶 G 薄层板上，以氯仿-甲醇-氨水（20：1：0.25）和氯仿-丙酮-甲醇（5：5：1.5）为展开剂二次展开，展距 13 cm，以改良碘化铋钾试液显色，供试品色谱与对照品色谱相应位置均显橘红色。

【成分】 黄藤根含黄藤内酯（fibralactone）、掌叶防己碱（palmatine）、药根碱（jatrorrhizine）、伪非洲防己碱（pseudo-columbamine）、黄藤素甲（fibranine）、黄藤素乙（fibraminine）。

【药理】 1. 抗真菌作用 体外抑菌试验表明，黄藤生物碱对柯氏表皮癣菌等 12 种真菌有不同程度的抑制作用；动物实验中，对白念珠菌浅部或深部感染，均有良好疗效。

2. 提高免疫作用 黄藤素注射液对大鼠进行腹腔注射，能提高大鼠外周血中性粒细胞吞噬率、酸性 α-醋酸萘酯酶阳性百分率、脾玫瑰花形成细胞百分率，促进白细胞移行抑制试验，降低移行抑制指数。提示黄藤素能提高细胞免疫、体液免疫和非特异性免疫功能。

【炮制】 根，取原药材用清水浸润，捞起，中途淋水，待润透切片，片厚约 0.4 mm。晒干或烘干，筛去灰屑。

贮存干燥容器内。

【药性】 苦，寒。归肺、肝、大肠经。

1.《纲目》："甘、苦，平，无毒。"

2.《广西中药志》："归心、肺二经。"

3.《广西本草选》："苦，寒，有小毒。"

【功用主治】 清热解毒，利湿。主治急性扁桃体炎、咽喉炎、结膜炎、黄疸、胃肠炎、痢疾、食物中毒、盆腔炎、阴道炎、疮疖、烧烫伤。

1.《纲目》："主治饮食中毒，利小便，煮汁频服即解。"

2.《广西中药志》："治阴黄，枪炮伤，烫伤。"

3.《中国药用植物图鉴》："水煎内服治发烧头痛，根磨汁能治眼结膜炎，磨碎敷疗疮；其尿水洗澡可治腰痛。"

4.《广西中草药》："治急性胃肠炎，急性扁桃体炎，咽喉炎，结膜炎，肺结核，疮疖，汤火伤，可预防流脑。"

【用法用量】 内服：煎汤，10～30 g。外用：煎水洗患处。

【宜忌】 脾胃虚寒者慎服。

【选方】 1. 治传染性肝炎 黄藤 30～60 g，酸咪咪（大叶酸浆草）15 g。煮猪骨或鸡肉服，也可蒸甜酒服。《中草药新医疗法处方集》

2. 治天疱疮 黄藤 15 g，山东管 15 g。共研末，以茶油调涂患处。《陆川本草》

3. 治疮疖、烧烫伤 用（黄藤）根、茎研浓计外涂。

4. 预防流脑 黄藤连 500 g，加水 2.5 kg，煮沸30分钟，每次 10～30 ml，每日服 2 次。

5. 治骨折 用（黄藤）根、茎适量研粉，配成 20% 凡士林软膏，均匀涂于纱布上，将骨折复位后敷于患处，夹板固定，5～7 日换药 1 次。（1～5 方出自《广西本草选编》）

【临床报道】 治疗霉菌性阴道炎 以黄藤生物碱针剂肌内注射，每次 2 ml(20 mg)，5 日为 1 个疗程作为针剂组；或黄藤胶囊阴道塞剂，每日 1 粒(50 mg)为胶囊组；若针剂效果不明显者改用胶囊，为针剂加胶囊组。分别观察 121 例，62 例，17 例，共 200 例，结果：近期治愈 171 例，好转 24 例，无效 5 例，有效率为 97.5%。远期追访 87 例，巩固 79 例，复发 8 例。

【异名】 土黄连、太白黄连（《陕西中草药》）、野黄连（《陕甘宁

青中草药选》）。

【基原】 为毛茛科黄三七属植物黄三七的根茎或全草。

【原植物】 黄三七 Souliea vaginata (Maxim.) Franch. [Coptis ospirocarpa Brühl；Isopyrum vaginatum Maxim.] 又名：长果升麻（《中国高等植物图鉴》）、苏里草（《陕西中草药》）。

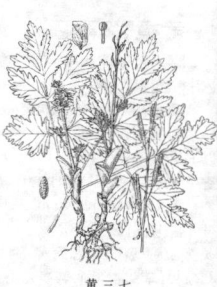

黄三七

多年生草本，高 25～75 cm。根状茎有分枝，粗壮，疏生纤维状根。茎直立，近基部有 2～4 片膜质鞘。叶为二至三回三出复叶；叶片三角形，具长柄；一回裂片菱形，再一至二回近羽状分裂，边缘具不等的锯齿。总状花序具 4～6 花；苞片卵形，膜质；花两性，先叶开放，花梗与花约等长；萼片 5，花瓣状，倒卵形，白色；花瓣 5，宽倒卵形或扇形；雄蕊多数，花丝狭线形，花药近椭圆形；心皮 1～2，狭长圆形，花柱短，柱头面中央微凹。果 1～2，具明显的网脉。种子 12～16，黑色。花期 5～6 月，果期 7～9 月。

生于海拔 2 800～3 900 m 的山地林中、林缘或草地。分布于四川、云南、西藏、陕西、甘肃、青海。

【采收加工】 6～8月采收，根茎带土晒干，去净泥土用；全草阴干用。

【成分】 根茎含皂苷成分：铁破锣皂苷（beesioside）Ⅲ、Ⅳ、27-deoxyactein、actein、25-O-乙酰基升麻环氧醇木糖苷(25-O-acetylcimigenol xyloside)、25-O-甲基升麻环氧醇木糖苷(25-O-methylcimigenol xyloside)、升麻醇木糖苷(cimigoside)、24-O-acetylhydroshengmanol xyloside。

【药性】 《陕西中草药》："苦，凉。"

【功用主治】 清热除烦，解毒消肿。主治热病烦躁、心悸怔忡、骨蒸潮热、咽炎、口腔炎、结膜炎、疮痈肿毒、湿热泄泻、痢疾。

1.《陕西中草药》："泻火爆湿，清心除烦，抗菌消炎，健胃。治咽炎、口腔炎、口腔炎，骨蒸潮热、心慌心悸，烦躁不安，菌痢，肠炎，痈疮肿毒。"

2.《陕甘宁青中草药》："消脚疔疮，治瘌脚恶疮。"

3.《四川中药志》1982年版："清热解毒，泻火除烦。用于咽喉肿痛，口舌生疮，目赤红肿，热毒泻痢，痈疮肿毒及热病心烦。"

【用法用量】 内服：煎汤，6～9 g。外用：研末撒或调敷。

【选方】 1. 治咽喉肿痹 太白黄连 6 g，蝙蝠葛 9 g，扁竹根 15 g，水煎服。

2. 治肝热目赤、多泪 太白黄连 9 g，木贼 9 g，夏枯草15 g，水煎服。

3. 治疗疮疖肿 太白黄连适量，研末，水调敷。（1～3 方出自《四川中药志》1982年版）

【异名】 黄豆（《日用本草》）。

【基原】 为豆科大豆属植物大豆的种皮黄色的种子。

【原植物】 参见"黑大豆"条。

【采收加工】 8～10月果实成熟后采收，取其种子晒干。

【药材】 黄大豆 Glycines Macis Semen 全国大部分地区均产。

性状 种子黄色，黄绿色。种皮薄，除去种皮，可见 2 片子叶。黄绿色，肥厚。质坚硬。气微，具豆腥味。

【药理】 1. 抑菌作用 大豆异黄酮对金黄色葡萄球菌、藤黄

微球菌、蜡状芽胞杆菌、短小芽胞杆菌、枯草芽胞杆菌、单增李氏菌、白念珠菌、梨头霉菌和米曲霉均有明显的抑制作用，其最低抑细菌浓度（*MIC*）分别为 0.03%、0.09%、0.02%、0.03%、0.03%、0.05%、0.05%、0.05%和0.05%，但对大肠杆菌和酿酒酵母无抑制作用。游离型苷元和结合型糖苷的抑菌结果显示，大豆异黄酮中具有抑菌活性的成分是其游离型的苷元。其热稳定性好，经 121 ℃、30 分钟湿热灭菌处理后仍具有较强的抗菌活性。

2. 抗氧化作用　金雀异黄素和大豆苷元均能明显抑制 Fe^{2+}-ADP-NADPH 系统引发的大鼠肝微粒体脂质过氧化物形成，IC_{50} 分别为 1.8×10^{-4} 和 6.0×10^{-4} mol/L。对黄嘌呤/黄嘌呤氧化酶系统引发的超氧阴离子产生的影响更敏感。20 μmol/L 的金雀异黄素几乎能完全抑制超氧阴离子的产生，相同浓度的大豆苷元抑制率为 80%。大豆异黄酮对整体动物也有明确的抗氧化作用。用含 250×10^{-6} 和 50×10^{-6} 金雀异黄素的饲料喂养 Sencar 小鼠 30 日，发现抗氧化酶活性有所提高，包括皮肤的 SOD 和GSH-Px（谷胱甘肽过氧化酶），小肠、肝脏和肾脏的过氧化氢酶(CAT)水平均有提高的趋势，组织谷胱甘肽还原酶(GSSG-R)和谷胱甘肽 S 转移酶(GST)有不同程度的升高。大豆异黄酮提取物对阿霉素引起的小鼠过氧化水平提高和抗氧化酶活性的降低也有明显的抑制作用，200 mg/kg 的提取物（总异黄酮 40 mg/kg）连续 2 星期口服，使血、肝脏和心肌的 LPO 分别下降 26%、20%和 18%，SOD 活性提高 97%、42%和 97%。心肌的 GSH-px 活性提高 50%。并且抑制阿霉素的心脏毒性，减轻心脏的病理损伤，降低动物的死亡率。

3. 雌激素样作用　将异黄酮和羊子宫的 ER(雌激素受体)蛋白在体外孵育 1 小时，显示出和 ER 结合的能力。在依赖 E_2 的人乳腺癌细胞株观察到金雀异黄素和雌马酚均能和 ER 结合，但内在活性较低。

【药性】　甘，平。归脾、胃、大肠经。

1.《日用本草》："甘，温，或云寒。"

2.《纲目》："生温，炒热，微毒。"

3.《本草汇言》："味甘，气平，无毒。"

4.《本草再新》："入心、脾二经。"

5.《本草撮要》："入手足太阴、阳明经。"

【功用主治】　健脾消积，利水消肿。主治食积泻痢，腹胀食呆，脾虚水肿，疮痈肿毒，外伤出血。

1.《日用本草》："宽中下气，利大肠，消水胀。治肿毒。"

2.《本草汇言》："煮汁饮，能润脾燥，故消积痢。"

3.《本经逢原》："误食毒物，黄大豆生捣研水灌吐之；诸菌毒不得吐者，浓煎汁饮之。又试内痈及臭毒腹痛，并与生黄豆嚼，甜而不恶心者，为上部有痈脓，及臭毒发痧之真候。"

4.《贵州民间方药集》："用于催乳，研成末外敷，可止刀伤出血，及拔疔毒。"

【用法用量】　内服：煎汤，30～90 g；或研末。外用：捣敷；或炒焦研末调敷。

【宜忌】　内服不宜过量。

1.《纲目》："多食壅气、生痰、动嗽，令人身重，发面黄疮疥。"

2.《本草汇纂》："患黄水疥疮者不宜食，又忌同猪肉食。"

【选方】　1. 治单纯性消化不良　黄豆 500 g，血藤 5 kg。将血藤煮取汁，浓缩前把磨好的豆浆倒进血藤汁中煮沸20分钟，过滤去渣，浓液烘干研粉备用。小儿每次 0.5～1.0 g，每日服 4 次。（《全国中草药新医疗法展览会资料选编》）

2. 治痧症　生大豆嚼食（不拘量），以口中觉有腥味为度。（《湖南药物志》）

3. 治诸痈疮　黄豆，浸胖捣涂。（《随息居饮食谱》）

【临床报道】　治疗多发性神经炎　用黄豆、米糠各1 500 g。将黄豆炒枯磨成细粉，与米糠拌匀，备用。每餐取 100 g，水调作饼，加食油适量，置于待蒸的饭面上，随饭蒸熟，餐前食服。每日 3 次，10 日为 1 个疗程。共用此方治疗 100 例，均获痊愈。疗程最短者 4 日，最长者 15 日，平均 8.5 日。

【各家论述】　《本草求真》："黄大豆，按书既言味甘，服多壅气，生痰动嗽。又曰宽中下气，利大肠，消水胀肿毒，其理似属两歧。讵知书言甘壅而滞，是即炒熟而气不泄之意也；书言宽中下气利肠，是即生冷未炒之意也。凡物生则疏泄，熟则壅滞，大豆其味虽甘，其性虽温，然生则水气未泄，服之多有疏泄之害，故豆须分生熟，而治则有补泻之别耳。用补则须假以炒熟，然必少食则宜，若使多服不节，则必见有生痰壅气动嗽之弊也。"

4214 黄开口 huáng kāi kǒu （《江苏药材志》）

【异名】　老虎脚迹草（《中国药用植物志》），见血住（《湖北中草药志》）。

【基原】　为报春花科珍珠菜属植物轮叶过路黄的全草。

【原植物】　轮叶过路黄 *Lysimachia klattiana* Hance　又名：克氏排草（《中国药用植物志》），轮叶排草（《江苏南部种子植物手册》）。

多年生草本，高 15～45 cm。全株被有铁锈色长柔毛。茎直立，近圆形。叶 6 至多枚在茎端密集成轮生状，在茎下部各节 3～4 枚轮生或对生；无柄或近于无柄；叶片披针形至狭披针形，先端渐尖或稍钝，基部楔形，两面均被多细胞柔毛。花集生于茎端成伞形花序；花梗被稀疏柔毛，果时下弯；花萼 5 深裂，裂片披针形，中脉明显；花冠黄色，5 深裂；雄蕊 5；雌蕊 1，子房上位，卵圆形，1 室，柱头头状而扁。蒴果近球形；种子细小，卵形而扁，黑褐色。花期 5～7 月，果期 8 月。

生于疏林下、林缘和山坡阴处草丛中。分布于江苏、浙江、安徽、福建、江西、山东、河南、湖北、湖南等地。

【采收加工】　5～6 月采收，晒干。

【药理】　抑菌作用　煎剂用平板稀释法，1∶50 对金黄色葡萄球菌，1∶10 对痢疾杆菌和大肠杆菌，均有抑制作用。

【药性】　苦、涩，微寒。

1.《安徽中草药》："性微寒，味苦、涩。"

2.《青岛中草药手册》："性平，微温，味淡。"

3.《福建药物志》："苦、微酸、涩，凉。"

【功用主治】　凉血止血，平肝，解毒。主治咯血，吐血，衄血，便血，外伤出血，失眠，高血压病，毒蛇咬伤。

1.《中国药用植物图鉴》："治高血压病。"

2.《安徽中草药》："敛阴平肝，解蛇毒。主治神经衰弱失眠，毒蛇咬伤。"

3.《全国中草药汇编》："止血。主治肺结核咯血，外伤出血。"

4.《湖北中草药志》："用于吐血、衄血、便血、蚂蟥咬伤出血等症。"

【用法用量】　内服：煎汤，15～30 g；或捣汁。外用：鲜品捣敷。

【选方】　1. 治咯血　轮叶排草 60 g，和瘦猪肉或鸡蛋同炖服。（《福建药物志》）

2. 治外伤出血　鲜见血住适量，捣烂，敷患处。（《湖北中草药志》）

3. 治神经衰弱　黄开口、丹参各 15 g，合欢花 9 g。煎服。（《福建药物志》）

4. 治高血压病　每晚取轮叶排草 3～5 株，煎水 1 碗口服。连服 3～4 个月。（《安徽中草药》）

5. 治毒蛇咬伤　轮叶排草嫩头 7 个，打汁，冲冷开水1盅，1 次服用。同时口含烧酒，在蛇咬处吸出其毒液（严防毒液下咽）。（《江苏药材志》）

【临床报道】　1. 治疗各种出血　将见血住晒干研粉，消毒后撒于出血伤口上，轻压包扎。此外，并可制成片剂、丸剂服用。临床共治疗肺胃出血、支气管扩张性出血、鼻出血、功能性子宫出血、上节育环后出血及外伤出血等共 174 例，用药后很快止血，痊愈 136 例(78.2%)，出血量显著减少的 23 例(13.2%)，无效 15 例(8.6%)。鲜草比干品作用强，静注较肌注效果好。须配合病因治疗。

2. 治疗高血压病　用克氏排草糖浆，每次 50 ml(含鲜草 30 g)，每晚临睡前温开水冲服，共治 44 例，结果：显效 2 例(4.7%)，有效 28 例(63.5%)，无效 14 例(31.8%)。对原发性 II 期高血压及老年期妇女血压增高及肾性高血压病效果不佳。对更年期妇女血压增高及肾性高血压病效果不佳。少数患者服药后有胃部不适感。

4215 黄木耳 huáng mù ěr
《西藏常用中草药》

【异名】　金木耳、黄金银耳、黄耳(刘波《中国药用真菌》)。

【基原】　为银耳科银耳属真菌金耳的子实体。

【原植物】　金耳 Tremella aurantia Schw. ex Fr.〔T. lutescens Fr.〕

子实体脑状或瘤状，不规则皱卷，基部狭窄，от树皮缝隙间生出，宽 1~3 cm，高 0.5~2 cm。鲜橙黄色、金黄色至橙红色，胶质，干后缩小变为软骨质，但基本保持原状和原色。子实层同色，厚 100~150 μm，成熟时表面出现霜状的担孢子或分生孢子。担子球形，(16~25)μm×(14~20)μm。孢子球形至洋梨形，无色，直径 4~5 μm。

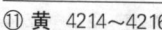

生于阔叶树腐木上。分布于山西、吉林、黑龙江、福建、江西、四川、贵州、云南、西藏等地。

本植物生于桑树上所生的子实体(为桑耳来源之一)亦供药用，另设专条。

金耳

【采收加工】　7~10 月采收，晒干。

【成分】　含脂肪酸。

【药理】　增强免疫功能　金耳发酵液多糖能激活小鼠腹腔巨噬细胞吞噬鸡红细胞的能力，增强其吞噬功能，活力增强，不仅能提高机体的非特异性免疫功能，还能增强机体在抗原刺激下产生特异性免疫的能力；金耳发酵液多糖能够促进环磷酰胺所致的免疫抑制小鼠的抗体形成能力。

【药性】　甘，平。归肺经。

1.《西藏常用中草药》："性平，味甘。"

2. 刘波《中国药用真菌》："性温中带寒，味甘。"

【功用主治】　滋阴润肺，生津止咳。主治虚痨咳嗽，痰中带血，津少口渴，骨蒸潮热，盗汗。

1.《西藏常用中草药》："滋阴润肺，生津。用于虚痨咳嗽、咳血，肺结核。"

2. 刘波《中国药用真菌》："化痰，止咳，定喘，调气，平肝阳。治肺热，痰多，感冒咳嗽，气喘，高血压。"

【用法用量】　内服：煎汤，6~12 g；或温水浸泡 12 小时左右，煮成稠糊状，加入白糖适量，拌匀后服。

【选方】　1. 治疗燥干咳，痰根黄，口渴　黄木耳 10 g，沙参、玉竹各 12 g。水煎分 3 次服，每日 1 剂。

2. 治肺结核病　黄木耳 12 g，猪肺 120 g。加水文火煎，喝汤并吃猪肺。

3. 治虚痨骨蒸，潮热，盗汗　黄木耳 12 g，龟版(炙)10 g(先煎)，生牡蛎 15 g，水煎服。(1~3 方出自《药用寄生》)

4216 黄牛角 huáng niú jiǎo
《中国动物药》

【异名】　牛角(通称)。

【基原】　为牛科野牛属动物黄牛的角。

【原动物】　参见"牛肉"条。

【采收加工】　宰牛时锯下牛角，水煮，去除内部骨质角鞘后，洗净，晒干或烘干。

【药材】　黄牛角 Bovis Cornu 全国大部分地区均产，主产于安徽涡阳。

性状　本品呈圆形或钝四棱稍扁平而弯曲的锥形，长短不一，上部渐尖或稍钝，有纵纹，表面黄棕或灰黑色，下部基部呈米黄色或灰白色角质，内有骨窝，坚硬折难劈。断面细腻，有环纹。气微，味淡。

【药理】　1. 对心血管系统的作用　牛角煎剂 3 g/kg 或注射液 0.2 和 0.4 g/kg 静脉注射，使麻醉猫或兔血压先升后降，降低作用持续 15~20 分钟，其降压幅度低于犀角。牛角醚提取物对离体兔心也有明显作用，用量大时可使兔心跳变弱终止。醚提取物 2 g(生药)/kg 静脉注射，5 分钟后兔心电图出现 R-R 间期延长，心率由 250 次/分钟减少至 205 次/分钟。牛角对血压的作用不受切断两侧迷走神经或交感神经的影响。在少数麻醉猫，牛角煎剂产生与剂量相关的升压作用，尤其容易出现在血压被水合氯醛降低的情况下。另有报道，牛角能降低毛细血管的通透性。

2. 对血液系统的作用　牛角醚提取物 2 g(生药)/kg 静脉注射，家兔外周血中白细胞，在给药 1 小时后由 7 330/mm³ 下降至 2 950/mm³，5 小时后逐渐恢复至正常，对红细胞无明显影响，预先静脉注射阿托品不能影响牛角降低白细胞的作用。另有报道，牛角注射液 0.2 g/kg 静脉注射 1 小时后，使兔白细胞总数急剧减少(由 10 960 减少至 3 500)，3~5 小时后，逐渐恢复并增多，在药用 24 小时平均达药前的 1~5 倍，从分类看，中性粒细胞增加明显。此外牛角能使血小板数增加，凝血时间缩短和出血时间缩短。

3. 其他作用　牛角煎剂对离体兔肠有兴奋作用，表现为张力提高。牛角混悬剂 0.15 g/kg 灌胃或注射液 0.3 g/kg 静脉注射，对内注射牛乳致家兔无明显退热作用，体内与体外试验表明牛角对金黄色葡萄球菌和溶血性链球菌无明显抑制作用。另有报道，牛角有抗炎和抗感染作用，能增强肾上腺皮质功能和吞噬细胞吞噬功能。

【炮制】　取原药材，除去杂质，制成粉末。

饮片性状　粉末，灰白色，体轻，略有光泽。气微，味淡。贮干燥容器内，置通风干燥处。

【药性】《纲目》："苦，寒。"

【功用主治】　清热解毒，凉血止血。主治温病高热，神昏谵语，风毒喉痹，疮毒，血淋，吐血，崩漏，尿血。

1.《本草以命苞》："治风眩喉痹。"

2.《纲目》："治淋破血。"

3.《药性考》："牛角腮汁，疗热除瘟。"

4.《东北动物药》："清热，凉血，解毒。治温热病高热、谵语、疮毒、血崩、吐血。"

5.《中国药用动物志》："主治温病血热妄行，痈疮疖肿。"

【用法用量】　内服：煎汤，5~15 g；或烧灰研末，9 g。外用：烧灰研末调涂。

【选方】　1. 治喉痹，肿塞欲死　沙牛角末，烧，刮取末，细筛，和酒服半许大，水调亦得。(《肘后方》)

2. 治崩中带下　烧牛角末，以酒服方寸匕，日三服。(《千金方》)

3. 治石淋　牛角烧灰，服方寸匕，日五六服，任意饮酒。(《外

台)引《范汪方》)

4. 治出血症　将牛、羊角放入密闭容器里煅炭，研成细粉，过筛备用。内出血，每日 3 次，每次 2 g；外出血，撒于患处。

5. 治宫颈糜烂　牛角(烧灰存性)、紫草各等分，冰片适量。研末过筛，装瓶，高压灭菌后外用。上药前用浸有过氧化氢的棉球，擦净宫颈白带，将药粉撒在带线棉球上，棉球紧贴糜烂面，12 小时后由患者自己取出，每日局部上药 1 次，待好转后改为隔日 1 次。(4、5 方出自《内蒙古药用动物》)

6. 治头疮经久不差　牛角尖烧灰，上研罗为末，以生油调涂之。《圣惠方》)

7. 治赤秃发落　牛、羊角等分烧灰，上研如粉，以猪脂调敷之。《普济方》)

8. 治蜂螫伤　牛角烧灰二两，上一味为散，苦酒调敷痛处。《圣济总录》角灰散》)

4217 黄牛茶 huáng niú chá 《广州部队《常用中草药手册》》

【异名】　雀笼木(广州部队《常用中草药手册》)、黄芽木(《广西药用植物名录》)。

【基原】　为藤黄科黄牛木属植物黄牛木的根、树皮或茎叶。

【原植物】　黄牛木 *Cratoxylum cochinchinense*（Lour.）Bl. [*Hypericum cochinchinense* Lour.；*C. ligustrinum*（Spach.）Bl.］又名：越南黄牛木《海南植物志》)、鹈鹕木(广西)。

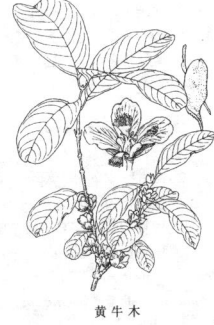

黄牛木

灌木或小乔木，高 2～10 m。树皮底部簇生长枝刺。枝条对生，淡红色。单叶对生；有叶柄；叶片薄革质或纸质，椭圆形或长圆形，先端渐尖或急尖，基部楔形，边缘全缘，上面绿色，下面粉绿色，有透明腺点及黑点。聚伞花序有花 1～3 朵，腋生及顶生；花粉红色；萼片 5，椭圆形，全面有黑色纵腺点，果时增大；花瓣 5，先端圆形，基部楔形，脉间有黑紫色纹；雄蕊合生成 3 束，粗短；腺体 3，盔状，先端增厚反曲；子房上位，3 室。蒴果椭圆形，长 8～12 mm，有宿存花萼。种子一侧有翅。花期 4～5 月，果期 6 月以后。

生于热带阳坡的次生林或灌丛中。分布于广东、广西、海南、云南等地。

【采收加工】　全年均可采根和树皮，切碎，鲜用或晒干；6～7 采叶片，鲜用或晾干。

【成分】　树皮含三萜成分：(13E, 17E)-水龙骨萜-7, 13, 17, 21-四烯-3β-醇((13E, 17E)-polypoda-7, 13, 17, 21-tetraen-3β-ol〕, (E)-辁牛儿醇-1, 3, 7-三羟基𠮩酮〔(E)-7-geranyloxy-1, 3, 7-trihydroxanthone〕。

【药性】　甘、微苦，凉。归肺、胃、大肠经。

1.《广东中草药》：甘、微苦，凉。"

2.《广西中草药》：性平。"

【功用主治】　清热化湿，祛瘀消肿。主治感冒，中暑发热，泄泻，黄疸，跌打损伤，痈肿疮疖。

1.《广东中草药》：健脾消肿，解暑化湿，散瘀消肿。治急性胃肠炎，感冒、感暑发热，黄疸，跌打肿痛，枪伤。骨鲠咽喉，取鲜叶浓煎含服。"

2.广州部队《常用中草药手册》：清热解暑，化湿消滞。治感冒发热，肠炎腹泻，咳嗽声嘶。嫩叶作茶，可预防感冒、痢疾。"

3.《广西中草药》："嫩叶治暑热烦渴。也可作暑天清凉饮料。"

【用法用量】　内服：根、树皮煎汤，9～15 g，鲜品 15～30 g；鲜叶适量，泡茶或煎汁含咽。

4218 黄水茄 huáng shuǐ qié 《全国中草药汇编》》

【异名】　凝茄茄(《广西药用植物名录》)、黄刺茄(《广西植物名录》)、苦天茄(《云南中草药》)、野茄、洋茄(《云南药用植物名录》)、黄果珊瑚、丁茄、黄天茄(《全国中草药汇编》)。

【基原】　为茄科茄属植物野茄的根、叶、果实。

【原植物】　野茄 *Solanum coagulans* Forsk. 又名：颠茄树(《中国植物志》)。

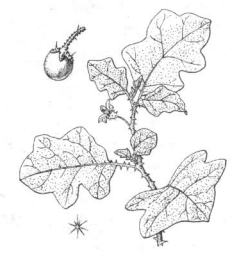

野茄

多年生草本或亚灌木，高 0.5～2 m。枝、叶、花序密被灰褐色星状绒毛和皮刺。上部叶常假双生，不相等，大叶柄；叶片卵形至卵状椭圆形，先端渐尖、急尖或钝，基部偏斜，边缘浅波状圆裂、裂片通常 5～7；中脉在下面凸出，在两面均具却直刺，侧脉每边 3～4 条。蝎尾状花序腋外生；能孕花广大，独生于花序基部，不孕花小，雌蕊退化；萼钟形，花冠辐射，星形，紫蓝色，裂片宽三角形；雄蕊 5，着生于花冠筒喉部；子房具多数胚珠。浆果球状，无毛，成熟时黄色，基部有宿存萼片；种子扁圆形。花期夏季，果期冬季。

生于海拔 180～1 100 m 的灌木丛中或缓坡地带。分布于广东、广西、云南、台湾。

【采收加工】　7～10 月采根、叶，冬季采果，鲜用或晒干。

【药性】　苦、辛，凉。

1.《云南中草药》："微苦，凉，有小毒。"

2.《全国中草药汇编》："苦、辛，温。"

【功用主治】　止咳平喘，解毒消肿，止痛。主治咳嗽，哮喘，风湿性关节炎，热淋，睾丸炎，牙痛，痈疮溃烂。

1.《云南中草药》："止咳平喘，散瘀止痛，解毒消肿。"

2.《全国中草药汇编》："利湿，消肿，止痛。主治风湿性关节炎，睾丸炎，牙痛。"

【用法用量】　内服：煎汤，9～15 g。外用：捣敷或煎水洗。

【选方】　1. 治咳嗽，尿道炎，慢性支气管炎，哮喘，风湿腰腿痛，麻疹，痈疮溃烂　(苦天茄)根 9～15 g。煎服。

2. 治牙痛　(苦天茄)果实研末，取少许含口中，隔片刻后以酒送服。(1、2 方出自《云南中草药》)

4219 黄水枝 huáng shuǐ zhī 《四川武隆药用植物图志》》

【异名】　博落(《四川中药志》)、高脚铜告牌(《天目山药用植物志》)、紫背金钱(《广西药用植物名录》)、虎耳草(《陕西中草药》)。

【基原】　为虎耳草科黄水枝属植物黄水枝的全草。

【原植物】　黄水枝 *Tiarella polyphylla* D. Don 又名：水前胡(《云南种子植物名录》)。

多年生草本，高 22～44 cm。根茎黄褐色，横生，有鳞片。茎不分枝，有纵沟，绿色，被白色柔毛。基生叶心形至卵圆形，先端急尖，基部心形，掌状 3～5 浅裂，边缘有不整齐的钝锯齿，齿端有刺，有柄；茎生叶互生，2～3 枚，叶脉掌状 5 出，黄绿色。总状花序顶生，密生短腺毛；苞片小，钻形；花冠白色，钟形，裂片 5，三角形，先端急尖；无花瓣；雄蕊 10，花丝钻形；雌蕊 1，心皮 2，不等大，子房上位，1 室，花柱 2。蒴果有 2 角。种子多数。花、果期 4～11 月。

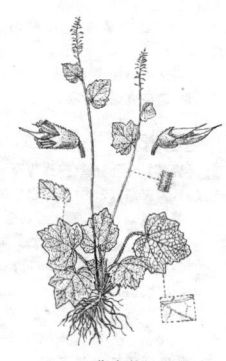

黄水枝

生于海拔 980～3 800 m 之林下、灌丛和阴湿地。分布于西南及浙江、安徽、福建、江西、湖北、湖南、广东、广西、西藏、陕西、甘肃、台湾等地。

【采收加工】 4～10 月采收，晒干或鲜用。

【成分】 全草含三萜皂苷成分：3-O-〔β-D-吡喃葡萄糖基〕齐墩果酸〔3-O-(β-D-glucopyranosyl)oleanolic acid〕，3-O-〔β-D-吡喃葡萄糖基-(1→3)-β-D-吡喃葡萄糖〕齐墩果酸{3-O-〔β-D-glucopyranosyl-(1→3)-β-D-glucopyranosyl〕oleanolic acid}，3-O-〔β-D-吡喃葡萄糖基-(1→2)-β-D-吡喃葡萄糖基〕齐墩果酸{3-O-〔β-D-glucopyranosyl-(1→2)-β-D-glucopyranosyl〕oleanolic acid}，3-O-〔β-D-吡喃葡萄糖基-(1→3)-β-D-吡喃葡萄糖基〕齐墩果酸 28-O-β-D 吡喃葡萄糖苷酯〔3-O-〔β-D-glucopyranosyl-(1→3)-β-D-glucopyranosyl〕oleanolic acid 28-O-β-D-glucopyranosyl ester〕，3-O-〔β-D-吡喃葡萄糖基-(1→2)-β-D-吡喃葡萄糖基〕齐墩果酸 28-O-β-D 吡喃葡萄糖苷酯{3-O-〔β-D-glucopyranosyl-(1→2)-β-D-glucopyranosyl〕oleanolic acid 28-O-β-D-glucopyranosyl ester}，3-O-〔α-L-吡喃鼠李糖基-(1→3)-β-D-吡喃葡萄糖基〕齐墩果酸{3-O-〔α-L-rhamnopyranosyl-(1→3)-β-D-glucopyranosyl〕oleanolic acid}，3-O-〔α-L-吡喃鼠李糖基-(1→3)-β-D-吡喃葡萄糖基〕齐墩果酸 28-O-β-D 吡喃葡萄糖苷酯{3-O-〔α-L-rhamnopyranosyl-(1→3)-β-D-glucopyranosyl〕oleanolic acid 28-O-β-D-glucopyranosyl ester}。

【药理】 抑制胆碱酯酶作用 甲醇提取物对人血浆胆碱酯酶抑制活性较强，表现出大于 80%的抑制活性。

【药性】《陕西中草药》：“味辛，苦，性凉。”

【功用主治】《全国中草药汇编》：“清热解毒，活血祛瘀，消肿止痛。治疮疖肿毒，肝炎，咳嗽气喘。”

【用法用量】 内服：煎汤，9～15 g；或浸酒。外用：鲜品捣敷。

【选方】 治咳嗽气急 （黄水枝）全草 30 g，芫荽菜 12～15 g，水煎，冲红糖，每日早晚饭前各服 1 次。忌食酸、辣、芥菜、萝卜菜。《天目山药用植物志》

黄龙尾 huáng lóng wěi 《滇南本草》

【异名】 龙芽草、石打穿、子母草、刀砍药、马灵安、水消食《滇南本草》整理本）。

【基原】 为蔷薇科龙牙草属植物黄龙尾的地上部分。

【原植物】 黄龙尾 Agrimonia pilosa Ledeb. var. nepalensis (D. Don) Nakai〔A. nepalensis D. Don〕 又名：尼泊尔龙芽草《秦岭植物志》，仙鹤草《滇南本草》整理本），绒毛龙芽草。

多年生宿根草本，高30～100 cm。根茎外皮黑褐色，内皮红黄色，块状，上有须根；芽白色，尖圆。茎直立，全身密被污黄色直立硬毛及短柔毛。奇数羽状复叶互生；小叶3～13 片，互出而同生，有短柄；叶片倒卵形或椭圆形，先端钝或锐，基部楔形至宽楔形，边缘具圆裂状粗深锯齿；托叶1枚，斜卵形。总状花序顶生；萼筒倒圆锥形，5裂，萼筒与裂片一圈带红褐色的内钩刺毛，黄色，椭圆状长圆形；雄蕊 6～10，花丝丝状，花药黄色；子房椭圆形，花柱单一，宿存，柱头头状。瘦果扁椭圆形，具钩刺。花、果期

5～12 月。

生于海拔100～3 500 m 的溪边、山坡草地及疏林中。分布于河北、山西、江苏、浙江、安徽、江西、山东、河南、湖北、湖南、广东、广西、四川、贵州、云南、西藏、陕西、甘肃等地。

【采收加工】 7～10 月割取未开花的地上部分，扎成把，晒干。

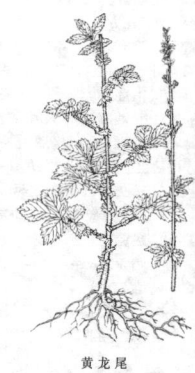

黄龙尾

【成分】 地上部分含黄酮成分：金丝桃苷（hyperin），(2S, 3S)-(-)花旗松素-3-葡萄糖苷〔(2S, 3S)-(-)-taxifolin 3-glucoside〕，(2R, 3R)-(+)-花旗松素-3-葡萄糖苷〔(2S, 3S)-(-)-taxifolin 3-glucoside〕。

【药性】《滇南本草》：“味苦、涩，性微温。”

【功用主治】《滇南本草》：“调妇人月经或前或后，红崩白带，面寒背寒，腹痛，腰痛，发热气胀，赤白痢疾。”

【用法用量】 内服：煎汤，6～9 g。

【选方】 1. 治妇人赤带，带土黄色，头晕，体困，寒热往来，四肢酸软，小便淋症，阴中痒痛，尿急腹胀 黄龙尾三钱，马鞭草根一钱，黑锁梅根一钱，水煎，点水酒服，老弱忌服。

2. 治面寒疼痛 黄龙尾(不拘多少，焙干)为末，点烧酒煎服。(1、2 方出自《滇南本草》)

黄龙藤 huáng lóng téng 《植物名实图考》

【异名】 五香藤、通气香、铁骨散、小血藤《云南中草药选》，蛇毒药、拔毒散、小红袍、岩青叶、大红袍《云南中草药》，满山香、滑藤《云南药用植物名录》，紫龙、血藤、五沙藤《云南》。

【基原】 为五味子科五味子属植物合蕊五味子的藤茎及根。

【原植物】 合蕊五味子 Schisandra propinqua（Wall.）Baill.〔Kadsura propinqua Wall；S. propinqua Wall. var. intermedia A. C. Smith〕。

落叶木质藤本。当年生枝褐色。单叶互生，革质；有叶柄；叶片卵形、长圆状卵形或狭长圆状卵形，先端渐尖或尾状渐尖；基部圆钝下延至叶柄，上面于时褐色，下面带苍白色，疏生腺齿或有时全缘，侧脉4～8对，网脉稀疏。花单性，雌雄异株；花橙黄色，单生或2～3 朵聚生于叶腋；雄蕊群连合成球形的肉质托，雄蕊9～12，无花丝，药室内向纵裂；雌蕊群球形，心皮 25～45，倒卵形，花柱单一。聚合果长约 15 cm，小浆果成熟时近球形，猩红色。种子近球形或椭圆形，两侧扁，种皮光滑。花期 6～7 月，果期 11 月。

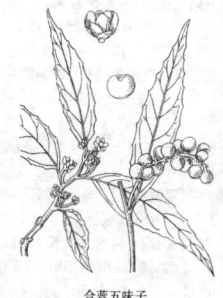

合蕊五味子

生于 2 000～3 200 m 的山地河谷阔叶林中。分布于云南、西藏。

本植物的叶(黄龙藤叶)亦供药用，另设专条。

【采收加工】 全年均可采收，切片，晒干。

【成分】 含安五酮酸（anwuweizonic acid）和漫五酸（manwuweizic acid）。藤茎含三萜内酯成分：schiprolactone A，schisanlactone A、B，

【药理】 抑瘤作用 黄龙藤所含的漫五酸对小鼠 Lewis 肺癌、脑肿瘤-22 及肝肿瘤有抑制作用而在体外则无细胞毒性作用。

【性状】 苦、辛,平。归肝经。

1.《云南中草药》:"涩、微苦,寒。"

2.《全国中草药汇编》:"甘、辛,平。"

【功用主治】 清热解毒,活血消肿。主治流感,痈肿疮毒,毒蛇咬伤,风湿麻木,跌打损伤,月经不调。

1.《云南中草药》:"根:清热解毒,消肿止痛。预防流脑、流感,治毒蛇咬伤,无名肿毒,外伤出血,骨折。"

2.《全国中草药汇编》:"根治风湿麻木,跌打损伤,胃痛,月经不调,血栓闭塞性脉管炎。"

【用法用量】 内服:煎汤,10～20 g;或浸酒。外用:捣敷;或研末撒。

【选方】 1. 治风湿麻木,跌打损伤,胃痛,月经不调,脉管炎 五香藤根及茎 12～18 g。煎服,或配方泡酒服。

2. 治外伤出血 五香藤根皮磨粉,撒于伤口处。(1、2 方出自《云南中草药选》)

4222 黄瓜子 ^{huáng guā zǐ}《辽宁常用中草药手册》

【异名】 哈力苏《吉林中草药》。

【基原】 为葫芦科香瓜属植物黄瓜的种子。

【原植物】 参见"黄瓜"条。

【采收加工】 7～10 月采收成熟的果实,剖开,取出种子,晒干。

【成分】 黄瓜子含脂肪油,其中脂肪酸:油酸(oleic acid)、亚油酸(linoleic acid)、棕榈酸(palmitic acid)、硬脂酸(stearic acid)。

【功用主治】 续筋接骨,祛风,消痰。主治骨折筋伤,风湿痹痛,老年痰喘。

【用法用量】 内服:研末,3～10 g;或入丸、散。外用:研末调敷。

【选方】 1. 治伤筋骨折 古钱 1 枚(于炭火中烧红醋煅 49 次,再和硫黄,硼砂一同置于砂壶内密封,炼红烧透,制成炭用),黄瓜子 49 g,麝香 1.5 g(另研)。先将前二味研成细粉,与麝香一同混匀。每次 1～2 g,每日 1～2 次,白酒为引送服。《实用蒙药学》

2. 治跌打损伤,风湿性腰腿痛 黄瓜子 30 g(焙黄),蛇蜕 1条。共研细末,分 3 次服。《辽宁常用中草药手册》

3. 治老年哮喘 黄瓜子(炒黄研末)、核桃仁、杏仁、蜂蜜各15 g。混合捣碎,睡前服 9 g。《吉林中草药》

4223 黄瓜叶 ^{huáng guā yè}《本草拾遗》

【基原】 为葫芦科香瓜属植物黄瓜的叶片。

【原植物】 参见"黄瓜"条。

【采收加工】 6～9 月采收,晒干或鲜用。

【药性】 苦,寒。

1.《本草拾遗》:"味苦,平,小毒。"

2.《湖南药物志》:"寒,淡,无毒。"

【功用主治】 清湿热,消肿毒。主治湿热泻痢,无名肿毒,湿脚气。

1.《滇南本草》:"治咽喉十八症,叶,煎服即愈。"

2.《分类草药性》:"治小儿水泻,消食积,解痰。"

3.《四川中药志》1982 年版:"用于湿热下痢,疮毒。"

4.《福建药物志》:"治无名肿毒。嫩叶治高血压。"

【用法用量】 内服:煎汤,10～15 g,鲜品加倍;或绞汁饮。外用:捣敷或绞汁涂。

【选方】 1. 治湿热下痢 黄瓜叶 30 g,水煎,加白糖适量服。《青岛中草药手册》

---

2. 治脚湿气 黄瓜叶捣烂,取汁,用酒煮沸服;或用叶焙干,研末,以酒泡食。《湖南药物志》

3. 治高血压病 黄瓜嫩叶 30 g,丹参 15 g,水煎服;或制成片剂,每日 3 次分服。《福建药物志》

4224 黄瓜皮 ^{huáng guā pí}《新疆中草药》

【异名】 金衣《吉林中草药》。

【基原】 为葫芦科香瓜属植物黄瓜的果皮。

【原植物】 参见"黄瓜"条。

【采收加工】 7～10 月采收成熟果实,刨下果皮,晒干或鲜用。

【药材】 黄瓜皮 Cucumis Sativi Exocarpium 全国各地均产。

性状 本品呈不规则卷筒状,厚 1～2 mm。外表面黄褐色,上有深褐色疣状突起及黄白色或黄色网状花纹;内表面黄白色,有皱纹。质轻而柔韧。气清香,味淡。

鉴别 黄瓜皮横切面:表皮细胞 1 列,栅栏状,外被角质层,外切向壁和垂周壁上有棕黄色次生壁,垂周壁常自内向外渐增厚。表皮内方为薄壁组织,维管束纵横其中,可见较大维管束为双韧型。

【药性】《辽宁常用中草药手册》:"甘,寒。"

【功用主治】 清热利尿。主治湿结膀胱,小便淋痛,水肿尿少。

1.《辽宁常用中草药手册》:"清热利尿。治膀胱炎,尿道炎。"

2.《吉林中草药》:"清热利水。治水肿。"

【用法用量】 内服:煎汤,10～15 g,鲜品加倍。

【选方】 治水肿 金衣 15 g,醋煎,空腹服,每日服 2 次。《吉林中草药》

4225 黄瓜根 ^{huáng guā gēn}《纲目》

【基原】 为葫芦科香瓜属植物黄瓜的根。

【原植物】 参见"黄瓜"条。

【采收加工】 7～10 月采挖,切段,晒干或鲜用。

【药性】《吉林中草药》1960 年版:"性凉,味甘、苦,无毒。"

【功用主治】 清热,利湿,解毒。主治湿热泻痢,黄疸,消渴,疮疡肿毒,聘耳。

1.《日华子》:"捣敷狐刺毒肿。"

2.《滇南本草》:"捣烂,敷大恶疮,效。"

3.《四川中药志》1960 年版:"利水通淋,消胀,治小儿腹泻及日久转痢等症。"

【用法用量】 内服:煎汤,10～15 g,鲜品加倍;或入丸剂。外用:捣敷。

【选方】 1. 治小儿腹泻,湿热下痢 黄瓜根、六合草,水煎加白糖服。《四川中药志》1960 年版

2. 治黄疸目炎 黄瓜根,捣烂,取汁,每日早晨温服 1 盅(约10 ml)。《内蒙古中草药》

3. 治消渴 黄瓜根、黄连等分,捣末蜜和,丸如梧子,食后服十九,以差为度。《龙门石窟药方》

4. 治化脓性耳聋,耳炎 黄瓜根一味,削如枣核。塞耳,数日干,耵耵脓血出尽,即差。《圣济总录》黄瓜根方》

4226 黄瓜霜 ^{huáng guā shuāng}《饮片新参》

【基原】 为葫芦科香瓜属植物黄瓜的果皮和朱砂、芒硝混合制成的白色结晶性粉末。

【原植物】 参见"黄瓜"条。

【采收加工】 将成熟的果实剖去瓜瓤,用朱砂、芒硝各 9 g,两药和匀,灌入瓜内,倒吊阴干,待瓜外出霜,刮下晒干备用。

【药性】 甘、咸,凉。

【功用主治】 泻火明目,消肿止痛。主治火眼赤痛,咽喉肿痛,口舌生疮,牙龈肿痛,跌打瘀肿。

1.《药性纂要》:"泡水洗风火眼,消肿止痒;牙疼,敷患处,吐去苦涎。"

2.《食物本草会纂》:"治咽喉肿痛,火眼赤痛。"

3.《本草求真》:"治杖疮、火眼,用此点搽。"

【用法用量】 外用:点眼、吹喉或撒布。

【选方】 1. 治风泪眼 用秋王瓜一枚,竹刀去瓤,以盆硝装在瓜内,悬背阴处下,用瓷器接滴下硝水及每日扫取瓜上霜,亦用瓷器收贮,点眼。亦治火赤。(《卫生易简方》)

2. 治咽喉肿痛 老黄瓜一条去子,用好皮硝填满阴干,为末。每用少许吹入喉内,即愈。(《古今医统》)提金)

3. 治噎食 老黄瓜挖出瓤,入皮硝、硼砂,放有风无日之处,俟其皮外生霜,扫下收用。每以一二分,开水冲服。(《王氏医存》)

4. 治急心痛 黄瓜一条,剖对开,去肉去子,入明矾末填内,合住,线捆好,悬挂阴干,待皮上起白霜,将霜刮下,研细,贮瓷瓶内,封固。凡心痛欲死,急不可待者,但有微微气息,即可将瓜点眼四角治之。(《河南中医》1982,(3);40)

【临床报道】 治疗口腔炎 用老黄瓜填入黄瓜内,在黄瓜外皮上渗出芒硝白霜即为黄瓜霜。用棉签蘸药粉撒布于口内患处,不易撒布可吹入,每日3～4次。共治疗口腔炎50例,一般1日见效。重者2～3日见效,未见不良反应。

4227 黄瓜藤 huáng guā téng (《滇南本草》)

【基原】 为葫芦科香瓜属植物黄瓜的藤茎。

【原植物】 参见"黄瓜"条。

【采收加工】 7～10月采收,晒干或鲜用。

【药性】 苦,凉。归心、肺经。

1.《上海常用中草药》:"苦,平,有小毒。"

2.《四川中药志》1982年版:"苦,寒。"

【功用主治】 清热,化痰,利湿,解毒。主治痰热咳嗽,癫痫,湿热泻痢,湿疹流注,疮痈肿毒,高血压病。

1.《中国药用植物图鉴》:"治癫疾。"

2.《上海常用中草药》:"祛痰镇咳,主治癫痫。"

3.《四川中药志》1982年版:"用于湿热下痢,肺热咳嗽,疮痈肿毒,高血压及高血脂症。"

【用法用量】 内服:煎汤,15～30 g,鲜品加倍。外用:煎水洗或研末撒。

【选方】 1. 治癫痫 黄瓜藤6～15 g,煎水200 ml,分早晚2次服,可长期连服。〔《北京中医学院学报》1959(1);218〕

2. 治腹泻 黄瓜藤120 g,萹蓄60 g,水煎服。(《湖南药物志》)

3. 治嘌口痢 黄瓜藤(不拘多少,连梗叶,经霜者晒干烧灰存性)出火毒。上用香油调,纳脐中,即效。(《古今医鉴》)纳脐膏》)

4. 治高血压病 黄瓜藤250 g,水煎服,或研细粉,每次3 g,吞服,每日3次。(《浙江药用植物志》)

5. 治黄水疮 黄瓜藤(阴干,火焙存性),枯矾,共为细末,搽疮上。(《滇南本草》)

【临床报道】 治疗高血压病 用单味黄瓜藤片(每片含生药3 g),每次6片,每日服3次,4星期为1个疗程。治疗高血压病患者20例(其中Ⅰ期3例,Ⅱ期4例,Ⅲ期13例),经1～2个疗程治疗,结果:近期治愈8例,有效9例,无效3例;总有效率达85%。未见明显副作用和毒性反应。

4228 黄皮叶 huáng pí yè (《岭南采药录》)

【异名】 黄皮果树叶(《广西民间常用中草药手册》)。

【基原】 为芸香科黄皮属植物黄皮的叶。

【原植物】 参见"黄皮果"条。

【采收加工】 全年均可采收,鲜用或晒干。

【药材】 黄皮叶 Clausenae Lansii Folium 产于广西。

性状 本品为单数羽状复叶,小叶5～13片,多皱缩、破碎,黄绿色至深绿色,完整者呈阔卵形或卵状椭圆形,密布细小半透明油点及疏柔毛,长4～13 cm,宽2～5 cm,先端急尖或短渐尖,基部楔形至圆形,两侧不对称,叶全缘或浅波状至浅圆齿状,略反卷,叶脉于叶面凹下,于背面凸起,小叶柄被短柔毛,长2～4 mm,质脆。气香,味微苦辛。

显微 叶横切面:上表皮细胞呈扁方形或长方形,被角质层;下表皮细胞较小,有多数气孔及非腺毛。栅栏组织为1～2列细胞;海绵组织含多数草酸钙簇晶及少数方晶。主脉维管束韧式,中柱鞘纤维束淡黄色。断续排列成环状。叶肉组织中有大型分泌细胞散在。

粉末特征:黄绿色。草酸钙簇晶较多,棱角稍钝,直径15～35 μm,亦有少数草酸钙方晶;非腺毛指状至长圆锥形,直径30～50 μm,长70～240 μm;表皮细胞表面观呈多角形,气孔多为不定式,少数为环式,副卫细胞4～6个;中柱鞘纤维壁较厚,直径30～40 μm,周围薄壁细胞有的含草酸簇晶;木纤维外壁呈波状,胞腔稍大,直径40～70 μm;导管多为网纹及螺纹,直径60～100 μm。

【成分】 黄皮叶含氨基酸类成分:新黄皮内酰胺(neoclausenamide),异新黄皮内酰胺(isoneoclausenamide),黄皮内酰胺(clausenamide),环黄皮内酰胺(cycloclausenamide),ε-戊内酰胺(ε-valerolactam),高黄皮内酰胺(homoclausenamide),ζ-黄皮内酰胺(ζ-clausenamide),2个新的黄皮内酰胺(clausamide)Ⅰ、Ⅱ,N-2-苯乙基桂皮酰胺(N-2-phenylethyl-cinnamamide);香豆素类化合物:黄皮内酯(indicolactone),八角黄皮内酯(anisolactone),2″,3″-环氧八角黄皮内酯(2″,3″-epoxyanisolactone)。叶尚含香豆素(coumarin),3-苄基桂皮酰胺(3-benzyl cinnamamide),苯甲酸(benzoic acid)。

地上部分含三萜醇类:黄皮萜醇(lansiol)即3β-羟基-23,24-三甲基羊毛甾烷-9(11),25-二烯(3β-hydroxy-23,24-trimethyllanosta-9(11),25-diene),黄皮酰亚胺(lansimide)等。

【药理】 1. 保肝作用 黄皮内酰胺、新黄皮内酰胺、环黄皮内酰胺口服,对四氯化碳(CCl$_4$)中毒小鼠有有降丙氨酸氨基转移酶活性。从黄皮中提取到的芳香酰胺类化合物注射剂,可使CCl$_4$中毒小鼠血清丙氨酸氨基转移酶活性从对照组的1 678 u降至727 u。新黄皮内酰胺、辛黄皮酰胺和原黄皮酰胺给药3次对小鼠肝药酶都有显著的诱导作用,原黄皮酰胺在体外与肝微粒体共温孵可明显抑制氨基比林脱甲基酶活性。几种化合物对肝药酶均表现出先抑制后诱导的双向作用。

2. 抗脂质过氧化作用 黄皮内酰胺1 mmol/L显著抑制大鼠脑、肝脏、心脏微粒体亚铁半胱氨酸所致脂质过氧化。在芬顿反应体系中,36.6%羟自由基可被黄皮内酰胺1 mmol/L清除。在黄嘌呤-黄嘌呤氧化酶体系和核黄素紫外照射体系中,1 mmol/L黄皮内酰胺对O$_2^-$的清除率分别达21.2%和16.2%。黄皮内酰胺每次100 mg/kg,每日两次,连续3日口服,可抑制乙醇15 ml/kg口服诱发的大鼠肝脂质过氧化反应达50%,并可显著激活肝和脑组织胞浆液中谷胱甘肽过氧化酶的活力。

3. 降血糖及血脂作用 黄皮叶水煎剂以每日20 g(生药)给链脲佐菌素所致糖尿病模型大鼠灌服,可使模型大鼠空腹血糖较治疗前显著下降,对其体重减轻也有一定的抑制作用。去氢印黄皮内酯(黄皮香豆清)每日200 mg/kg灌服,连续3日,可使正常小鼠血糖明显下降,同时可使四氧嘧啶所致高血糖小鼠血显著下降。黄皮叶浸膏喂养雄性大鼠30日,可使平均血清总胆固醇含量降至对照组的78%,其中对降低三酸甘油酯作用极为明显,还能有效地降低血清中总胆固醇

和 β-脂蛋白含量。

4. 益智作用 口服方式给予黄皮酰胺，采用跳台法和Y型水迷宫法测试，发现黄皮酰胺可显著抑制人类 Alzheimer 病（AD）的病理模型的学习记忆功能障碍。（一）黄皮酰胺在体给药 10 日后能使小鼠脑内 NMDA 受体密度显著增高，有一定的量效关系。侧脑室注入脑终浓度为 2×10^{-6} mol/L（一）7-羟基黄皮酰胺后 15、30、60 分钟，大鼠海马齿状回群峰电位幅值比给药前均增加了 30% 以上，比空白对照组增加了 27%～41%；而同剂量组的（+）7-羟基黄皮酰胺在注射后的 3 个时间点上，群峰电位幅值比给药前下降了 18%～25%，比空白对照组下降了 11%～20%，说明（一）7-羟基黄皮酰胺能增强大鼠海马齿状回的基础突触传递活动。而（+）7-羟基黄皮酰胺则抑制作用。

5. 解痉作用 黄皮地上部分 50% 乙醇提取物对豚鼠回肠有解痉作用，其中的黄皮亚胺是最有活性的成分。

【炮制】 除去杂质及枝梗，洗净，切碎，干燥。置阴凉干燥处。

【药性】 辛、苦、平。

1.《全国中草药汇编》：“苦、辛、平。”

2.《福建药物志》：“辛、苦、温。”

3.《壮族民间用药选编》：“凉。”

【功用主治】 解表散热，行气化痰，利尿，解毒。主治温病发热，疟疾，咳嗽痰喘，脘腹疼痛，风湿痹痛，黄肿，小便不利，热毒疥癣，蛇虫咬伤。

1.《本草求原》：“解秽除垢，退黄肿。”

2.《岭南采药录》：“煎水洗，解秽恶，消风肿，治疥癫，去热散毒。”

3.《全国中草药汇编》：“解表散热，顺气化痰。防治流行性感冒，流行性脑脊髓膜炎，痢疾，治感冒发热。”

4.《福建药物志》：“健胃化痰，治痰湿咳喘。”

5.《广西民族药简编》：“治胃痛。”

【用法用量】 内服：煎汤，15～30 g（鲜品 30～60 g）。外用：煎水洗或捣烂敷。

【选方】 1. 治流感、感冒、疟疾 黄皮叶 15～30 g，水煎服。（广州部队《常用中草药手册》）

2. 治痰喘咳喘 鲜黄皮叶 30～60 g，水煎服。（《福建中草药》）

3. 治腹胀腹痛，风湿性关节炎 鲜黄皮叶 30～60 g（干用减半），水煎服（广州空军《常用中草药手册》）

4. 治小儿消化不良 黄皮叶、山鸡椒根各 6 g，叶下珠 15 g，水煎服。（《福建中草药》）

5. 通小便 黄皮叶四五片，酒一二两。煎服。（《岭南采药录》）

6. 治风寒流注、寒性脓疡 黄皮树嫩叶、黄皮果核（焙熟，研细）、龟版（砂炒，研末）各 120 g。炼蜜为丸，如小豆大，每服 6 g，每日 2 次，以黄酒送下。

7. 治疯蛇、狂犬咬伤 黄皮树叶 60 g，焙熟，研细，用适量好黄酒隔水炖煮，每日分 2 次温服，并以药渣敷于伤口。（6、7 方出自《食物中药与便方》）

4229 黄皮果 huáng pí guǒ 《纲目》

【异名】 黄皮子（《桂海虞衡志》），黄弹子（《广东通志》），黄弹（《岭南杂记》），金弹子（《本草求原》）。

【基原】 为芸香科黄皮属植物黄皮的成熟果实。

【原植物】 黄皮 Clausena lansium（Lour.）Skeels [Quinaria lansium Lour.]

常绿灌木或小乔木，高可达 12 m。幼枝、花轴、叶柄及嫩叶下面脉上均有集生成簇的丛状短毛及长毛，有香味。奇数羽状复叶互生；小叶柄长 4～8 mm；小叶片 5～13，顶端 1 枚最大，向

下逐渐变小，卵形或椭圆状披针形，长 6～13 cm，宽 2.5～6 cm，先端锐尖或短渐尖，基部宽楔形，两侧不对称，边缘浅波状或具浅钝齿。聚伞状圆锥花序顶生或腋生，花枝扩展，多花；萼片 5，广卵形；花瓣 5，白色，匙形，长不超过 5 mm，开放时反展；雄蕊 10，长短互间；子房上位，5 室，密被毛。浆果球形、扁圆形或卵形，淡黄色至暗黄色，密被毛。种子绿色。花期 4～5 月，果期 7～9 月。

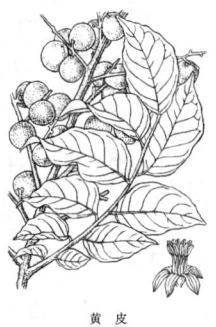

黄皮

多为栽培。分布于西南及福建、广东、广西、海南、台湾等地。

本植物的叶（黄皮叶）、根（黄皮根）、种子（黄皮核）亦供药用，另设专条。

【采收加工】 7～9 月果实成熟时采摘，鲜用、直接晒干或用食盐腌后晒干。

【药材】 黄皮果 Clausenae Lansii Fructus 主产于广西。

性状 果实呈类圆形，直径 0.8～2.3 cm。外表面黄褐色或深绿色，具有皱纹。果肉较薄。种子扁卵圆形，长 1.1～1.4 cm，宽 8～9 mm，厚 3～4 mm，棕色或棕黄色，具不规则皱纹。气微，味辛，略苦。

【成分】 黄皮种子含黄皮新肉桂酰胺（lansiumamide）A、B、C、D。

【药性】 辛、甘、酸，微温。

1. 姚可成《食物本草》：“酸，平，无毒。”

2.《本草求原》：“酸，甘，寒，无毒。”

3.《全国中草药汇编》：“甘、酸，微温。”

4.《食物中药与便方》：“气香，味酸，微苦、辛。”

【功用主治】 行气，消食，化痰。主治食积胀满，脘腹疼痛，疝痛，痰饮咳喘。

1. 姚可成《食物本草》：“主呕逆痰水，胸膈满痛，蛔虫上攻，心下痛。”

2.《本草求原》：“行气。嫩者腌晒干，醒酒开胃。”

3.《全国中草药汇编》：“化痰消食。主治食积胀满，痰饮咳喘。”

4.《食物中药与便方》：“宣解郁热，理疝痛。”

【用法用量】 内服：煎汤，15～30 g。

【宜忌】《本草求原》：“多食动火，发疮疖。”

【选方】 1. 治食积胀满 腌黄皮果 15～30 g，水炖服。（《福建中草药》）

2. 治肝胃气痛 生黄皮果晒干，每日 10 个，水煎服。

3. 治蛔虫上攻，心下痛 黄皮果 18 g（鲜者 60 g），水煎，空腹服。（2、3 方出自《食物中药与便方》）

4. 治疝痛 黄皮果 9～15 g，橘核 9～15 g，煎服。（江西《中草药学》）

5. 治痰饮哮喘 黄皮果，用食盐腌后，临时取 15 g，酌加开水炖服。（《福建民间草药》）

4230 黄皮根 huáng pí gēn 《福建民间草药》

【基原】 为芸香科黄皮属植物黄皮的根。

【原植物】 参见“黄皮果”条。

【采收加工】 全年可采，鲜用或切段晒干。

【成分】 黄皮根中含呋喃香豆素：欧前胡内酯（imperatorin）、黄皮呋喃香豆素（wampetin）即去氢印黄皮内酯（dehydroindicolactone),8-槐牛儿氧基补骨脂素(8-geranoxypsoralen)和倍半萜酮右旋日本剌参菇酮(oplopanone),缝状芸香内酯(chalepensin),chalpin,芸香酚内酯(gravelliferone),狭叶苦荠菜素(angustifoline)。生物碱类:卡巴唑生物碱3-甲酰基-6-甲氧基卡巴唑(3-formyl-6-methoxy carbazole),6-甲氧基卡巴唑-3-羧酸甲酯(methyl 6-methoxy-carbazole-3-carboxy-late),3-甲酰基-1,6-二甲氧基卡巴唑(3-formyl-1,6-dimethoxycarbazole),3-甲酰基卡巴唑(3-formyl carbazole),卡巴唑-3-羧酸甲酯(methyl carbazole-3-carboxylate),九里香碱(murrayanine),山小桔灵(glycozoline),印度黄皮唑碱(indizoline),印度黄皮唑碱(indizoline),2,7-二羟基-3-甲酰-1-(3′-甲基-2′-丁烯基)咔唑(2,7-dihydroxy-3-formyl-1-(3′-methyl-2′-butenyl)carbazole)。

【药性】《全国中草药汇编》:"苦、辛、微温。"

【功用主治】 行气止痛。主治气滞胃痛,腹痛,疝痛,风湿骨痛,痛经。

1.《全国中草药汇编》:"行气止痛,健胃消肿。主治胃痛,腹痛,疝痛,风湿骨痛,痛经。"

2.《食物中药与便方》:"治气痛。"

3.《广西民族药简编》:"治感冒。"

【用法用量】 内服:煎汤,9~60 g。

【选方】 1. 治胃痛 黄皮根、台乌各9 g,青木香6 g,煎服。(江西《中草药学》)

2. 治肝胃气痛 黄皮树根30~60 g,水煎后去渣,加黄酒冲服。《食物中药与便方》)

3. 治胃、十二指肠溃疡 黄皮根30 g,酒水炖服。《福建药物志》)

4. 治疝气偏坠 黄皮树根60 g,小茴香15 g,水煎后去渣,冲入黄酒适量,温服,每日2次。《食物中药与便方》)

4231 黄羊肉 huáng yáng ròu 《饮膳正要》

【基原】 为牛科动物黄羊属动物黄羊的肉。

【原动物】 黄羊 Procapra gutturosa Pallas 又名:獖羊《尔雅》,茧耳羊《纲目》,蒙古瞪羚、蒙古原羚《中国经济动物志》,蒙古黄羊《中国动物图谱》,蒙古原羊、短尾巴黄羊。

中等大小偶蹄动物。成兽体长超过1.1 m,体重可达30 kg左右。鼻面较宽,耳较短,颈细长,颊无面纹。雄羊角一对,角短较直。除角尖外,均有明显的环棱,角尖向内弯。角因个体差异而有变化。雌羊无角,但相当于角的部位有明显色斑。四肢较细,后肢略长于前肢。臀部有白斑。尾短,长仅8~10 cm。其冬毛厚而色浅,全身为浅红棕色,杂有白色长毛伸出;腹毛白色,臀部白斑极为显著。夏毛线棕黄色,吻鼻部略带棕色,尾亦棕色。

栖息于草原丘陵和半荒地带。具集群性,奔跑迅速。以禾本科植物与豆科牧草为主食。分布于我国华北、东北、西北等地。黄羊为国家二级保护动物,野生者已日渐减少,禁止滥捕。

本动物的角(黄羊角)亦供药用,另设专条。

【药性】《饮膳正要》:"味甘,温,无毒。"

【功用主治】《饮膳正要》:"补中益气。治劳伤虚寒。"

【用法用量】 内服:煮食,适量。

4232 黄羊角 huáng yáng jiǎo 《吉林中草药》

【基原】 为牛科黄羊属动物黄羊的角。

【原动物】 参见"黄羊肉"条。

【采收加工】 冬季捕猎后,将角从基部锯下,干燥。

【药材】 黄羊角 Procaprae Gutturosae Cornu 主产于内蒙古、甘肃等地。

性状 本品为长圆锥形而侧扁,略呈"S"形,长约20 cm。表面灰棕色或灰黑色,不甚光滑,除先端外,角中下部均有等距的椭

圆形环脊17~20个,其下部间距较密,约5 mm,环脊的一侧较平坦,不连成环状。内有骨塞,透明。气味弱。

显微 角纵切片:用10%氢氧化钾处理后切片,组织细胞呈淡棕色或灰棕色,细胞内含少量黄色或棕色色素颗粒,常相聚成团或相连成纹丝。粉末特征:淡棕色。与羚羊角极相似。惟基本角质细胞含棕色或灰棕色色素颗粒。

【药理】 1. 解热作用 黄羊角水煎液6 g/kg和8 g/kg灌胃,对静脉注射伤寒、副伤寒甲乙混合菌苗所致发热家兔,有明显解热作用,体温于用药后2小时开始下降,6小时恢复正常。另报道本品水煎液和酸水解或酶水解制成的注射液静脉注射时,1 g/kg也更少剂量即有明显解热作用。

2. 镇静作用 小鼠吊笼法实验表明,黄羊角注射液10或12.5 g/kg腹腔注射,有显著中枢抑制作用,小鼠活动可减少至睡眠状态。黄羊角水煎液腹腔注射或静注也能显著减少小鼠自发活动次数,表明有镇静作用。黄羊角注射液1.6或2 g/kg腹腔注射能显著延长巴比妥钠所致小鼠睡眠时间,水煎剂10 g/kg腹腔注射也能显著延长硫喷妥钠或水合氯醛所致小鼠睡眠时间,并能对抗苯丙胺所致小鼠兴奋作用。此外与戊巴比妥钠或异戊巴比妥也有协同作用。

3. 抗惊厥作用 本品水煎液20 g/kg腹腔注射,对苯甲酸钠咖啡因、印防己毒素和士的宁惊厥均有明显对抗作用。本品注射液1.6或2 g/kg注射给药能明显对抗小鼠士的宁惊厥,但碱水解液无效。另报道,本品水煎液20 g/kg腹腔注射能明显对抗尼可刹米所致小鼠抽搐反应,但能明显增加小鼠CNB惊厥率和戊四氮所致小鼠死亡率,对最大电休克发作无对抗作用。

4. 镇痛作用 本品水煎液10 g/kg腹腔注射,对醋酸所致小鼠扭体反应有非常显著的抑制作用。其注射液3 g/kg腹腔注射,小鼠热板法和醋酸扭体法实验也均证明有明显镇痛作用。

5. 对平滑肌的作用 黄羊角水煎液对离体兔十二指肠和豚鼠回肠有兴奋作用,使张力上升,收缩幅度加大;相反其水解液对肠肌呈抑制作用。对离体大鼠子宫,其水煎液和水解液均呈兴奋作用。经阿托品、乙酰胆碱和钙拮抗实验表明,本品水煎液对离体肠的兴奋作用和水解液的抑制作用,均与M受体无关,可能为直接作用。本品注射液30 mg/kg静脉注射,对在体兔肠有兴奋作用,剂量为160 mg/kg时却抑制作用,当剂量达500 mg/kg时可使在体肠管的节律性收缩基本停止。

6. 其他作用 黄羊角水煎液能增强苯巴比妥钠的毒性。本品水煎液6 g/kg口服,对静脉注射伤寒、副伤寒甲乙混合菌苗所致白细胞增多者,有明显白细胞下降作用。

毒性 本品注射液160 mg/kg(相当成人用量100倍)小鼠静脉注射,在8小时内无中毒反应和死亡发生。其水煎液每日4 g/kg,小鼠灌胃,连续7日,对大小便、饮食及活动无明显影响,仅使其体重增长稍有缓慢或减轻。

【药性】 咸,寒。

【功用主治】 平肝熄风,清热解毒。主治温热病高热神昏痉厥,小儿感冒发热,小儿惊风,中风,青盲内障。

1.《吉林中草药》:"平肝息风,清热解毒。治癫证,中风,小儿惊风,肝火炽盛,温热病。"

2.《中国动物药》:"治上呼吸道感染高热。"

3.《内蒙古药用动物》:"有止泻功能,主痢疾。"

4.《常见药用动物》:"治温病高热神昏。"

【用法用量】 内服:煎汤,3~9 g,大剂量可用至30~50 g;或研末冲。

【选方】 1. 治高热抽搐 黄羊角50 g,钩藤15 g,水煎服,日服2次。《常见药用动物》)

2. 治小儿感冒发热 黄羊角6 g,水煎3小时,滤汁,再加热浓缩,然后于滤液中兑蔗糖,制成黄羊角糖浆。每次0.6 g,每日3

次。《吉林中草药》

3. 治扁桃体炎或细菌感染性疾病　黄羊角研极细末,白水冲服,每次 0.3 g,每日服 3 次。《中国动物药》

【临床报道】 1. 治疗流行性感冒发热,上呼吸道感染,扁桃体炎　口服黄羊角冲剂,每次 2～3 次,每次 1 包,每包相当于原生药 5 g。临床观察 289 例发热患者,证明对上感发烧患者有一定清热解毒功效,退烧疗效达 85.81%。退热温而而稳定,出汗较少,热退后一般很少有反跳现象。

2. 治疗因肝阳上亢、肝风内动、肝火上炎而引起的青光眼　口服黄羊角片剂,每日 3 次,每次 4 片(每片各相当于原生药 0.75 g)。治疗慢性单纯性青光眼 37 例,结果:显效 14 例,有效 10 例,无效 13 例,总有效率 64.9%;治疗睫状体炎性青光眼 17 例,结果:显效 6 例,有效 3 例,无效 8 例,总有效率 52.9%。

3. 治黄疸型病毒性肝炎　用野羊角粉 5.0 g,每日 1 剂,水煎分 2 次服,1 个月为 1 个疗程,连续 2～3 个疗程,治疗期间忌烟酒及油腻之品。共治疗 168 例,结果:治愈 81 例,基本治愈 38 例,好转 34 例,无效 15 例,总有效率 91.07%。

4233 黄寿丹 huáng shòu dān 《云南中草药》

【异名】 老来青、还少丹《全国中草药汇编》,野瓮菜《台湾药用植物志》。

【基原】 为紫茉莉科黄细心属植物黄细心的根。

【原植物】 黄细心 Boerhavia diffusa L.[B. repens L.] 又名:披散黄细心《全国中草药汇编》,沙参《海南植物志》。

多年生草本。根长锥形,肉质,外表灰黄色或微紫色。茎匍匐,多分枝。叶对生,叶柄;叶片卵形、卵圆形或椭圆形,先端圆形或急尖,基部圆形或浅心形,全缘或微波状。聚伞花序排成疏散的圆锥花序状,顶生或腋生;花小、淡黄色,两性,花下有棕黄色膜质的小;披针形;花被毛;花被管浅钟状,紫红色,先端 5 浅裂;雄蕊 5,花丝细长;子房上位,花柱细长,柱头 2 叉。蒴果,倒卵形,长 3～3.5 mm,具 5 棱,外被腺毛。花期 7～8 月,果期 8～9 月。

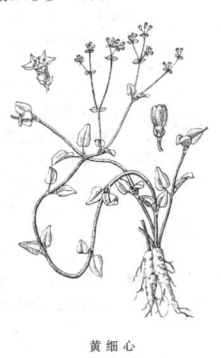
黄细心

生于较干燥的旷野及路旁草地上。分布于海南、四川、云南、台湾。

【采收加工】 9～12 月采挖,切片,晒干。

【成分】 黄细心根含三十一烷(hentriacontane)、β-谷甾醇(β-sitosterol)、熊果酸(ursolic acid)、三十醇(triacontanol)、β-蜕皮素(β-ecdysone)、次黄嘌呤-9-L-呋喃阿拉伯糖苷(hypoxanthine-9-L-arabinofuranoside)、黄细心酮(boeravinone)A、B、C、D、E、F,普那那苷(punarnavoside)及 5,7-二羟基-3′,4′-二甲氧基-6,8-二甲基黄酮(5,7-dihydroxy-3′,4′-dimethoxy-6,8-dimethylflavone)、鹅掌楸素(liriodendrin)、丁香树脂酚单-β-D-葡萄糖苷(syringaresinol mono-β-D-glucoside)。亦含抗病毒蛋白质,生物碱,微量元素等。根及地上部分含有类血藤酮(rotenoid)、类固醇(steroid)和一种黄酮(flavone)。根尚含异呋喃酚酮成分:methyl-3, 10-dihydro-9-hydroxy-1-methoxy-4, 6-dimethyl-10-oxo-1H-furo[3, 4-b]xanthene-3-carboxylate。

【药理】 1. 对心血管的影响　根中所含的次黄嘌呤-9-L-呋喃阿拉伯糖苷对大鼠和猫在体心脏有减慢和降压作用,对豚鼠离体心房有减慢心率和减弱收缩力作用。这些心血管作用不受双侧颈迷走神经切断、阿托品化或甲氧苯二胺(mepyramine)处理影响,表明其降血压,减慢心率和减弱收缩力的作用是通过腺苷样机制中的的。根甲醇提取物中所含木脂素类成分鹅掌楸素对单个蛙心细胞有明显的 Ca^{2+} 通道阻滞作用。

2. 止血作用　根的水提取物含抗纤溶成分普那那苷,每日 25 mg/kg 连续 7 日经口给药,能阻止子宫内避孕器所致恒河猴的子宫出血症状。另有报道本品提取物对带有子宫内避孕器的行经期猴,能促进子宫内膜血管腔的纤维蛋白和血小板沉积。

3. 抗炎作用　本品根提取物对带有子宫内避孕器的行经期猴,能使子宫内膜水肿、炎症反应及腺体的弯曲程度减轻。

4. 其他作用　本植物根和地上部分的氯仿与甲醇提取物,对四氯化碳(CCl_4)中毒大鼠有保护作用,其有效成分为一种类血藤酮、一种类固醇和一种黄酮,本品提取物次黄嘌呤-9-L-呋喃阿伯糖苷能使成熟大鼠、鸡和志愿者的血清尿酸水平降低。本品水提取物有广谱抗病毒作用,其有效成分可能是一种糖蛋白。

【药性】《云南中草药》:"苦、辛,温。"

【功用主治】 活血散瘀、强筋壮骨,调经,消积。主治跌打损伤,筋骨疼痛,月经不调,小儿疳积。

1.《云南中草药》:"活血调经、强筋壮骨,消积。主治跌打损伤,筋骨疼痛,腰腿痛,月经不调,小儿麻痹后遗症。"

2.《全国中草药汇编》:"治月经不调,白带,胃纳不佳,脾肾虚浮肿,虚咳。"

【用法用量】 内服:煎汤,15～30 g;或泡酒。

【选方】 1. 治跌打损伤,筋骨疼痛,腰腿痛　黄寿丹 30～60 g,泡酒煎或煎服。

2. 治小儿疳积　黄寿丹 3 g(研末),鸡蛋 1 个,炖服。

3. 治小儿麻痹后遗症　黄寿丹 1.5～3 g,煮猪骨头吃。(1～3 方出自《云南中草药》)

4234 黄芫花 huáng yuán huā 《本草图经》

【异名】 绛州芫花《本草图经》,北芫花、黄闷头花《中药材品种论述》,叩皮花、痒痒花(山西)。

【基原】 为瑞香科荛花属植物河朔荛花的花蕾。

【原植物】 河朔荛花 Wikstroemia chamaedaphne Meissn. 又名:芫蒿、不芽花、羊尾子叶(山西)、羊眼子、黄雁雁(河北)。

直立落叶灌木,高 0.5 m。枝细长,新枝绿色,老枝红褐色。叶对生,革质;长椭圆形披针形乃至披针形,先端尖或稍尖,基部渐狭成短柄,全缘。花黄色,数朵排成顶生伞形穗状花序,带数个再集合成圆锥花序;花被管状,先端 4 裂,外面被疏柔毛;雄蕊 8;花盘长圆形;子房上部被淡黄色短柔毛,柱头圆形。核果卵圆形。花期夏秋间,果期秋冬。

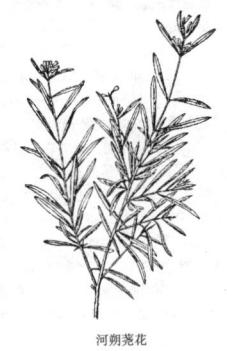
河朔荛花

生于山坡、路旁、沟边及草丛中。分布于华北及河南、四川、陕西、甘肃等地。

【采收加工】 7～8 月采其花蕾,阴干或烘干。

【药材】 黄芫花 Wikstroemiae Chamaedaphnis Flos 产于山西、河北、陕西、甘肃等地。

性状 花呈棒状或细长筒状,多散在聚集成束,两性,不具花瓣,萼圆筒状而细弱,少弯曲,长3~8mm,表面浅灰绿色或灰黄色,密被短柔毛,先端裂片为长的1/6~1/4,背面也有短柔毛。解剖观察可见萼先端裂片亦为4枚,卵圆形,雄蕊8,排成2列,着生于萼筒内,不具花丝。气微弱,味甘有辣感。

鉴别 (1)粉末特征:黄绿色。非腺毛单细胞多弯曲,长60~80μm。花粉粒球形,直径为22μm,表面可见网状雕纹,具细小网孔。

(2)取本品粉末1g,加45%乙醇10ml,振摇提取,滤过,滤液置水浴上蒸干,用甲醇提取溶解,滤过,取滤液1ml,加镁粉少许,加盐酸3~4滴,显橘红色;另取滤液1ml,加醋酸铝试液2滴,产生黄色沉淀;再取滤液1滴,点于洁净的滤纸上,喷洒1%三氯化铝的甲醇溶液,待干后置紫外光灯下观察,显黄绿色荧光。

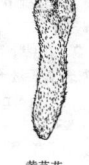

黄芫花
(花蕾)外形

成分 花含黄酮类:5,7,3′,4′-四羟基黄酮-3′-O-D-葡萄糖苷(5,7,3′,4′-tetrahydroxyflavone-3′-O-D-glucoside)、5,7-二羟基-3′-甲氧基黄酮-4′-O-D-葡萄糖苷(5,7-dihydroxy-3′-methoxy-flavone-4′-O-D-glucoside)、5,7,4′-三羟基黄酮-3′-O-β-D-葡萄糖苷(5,7,4′-trihydroxyflavone-3′-O-β-D-glucoside)、5,7,3′,4′-四羟基黄酮-3-O-β-D-葡萄糖苷(5,7,3′,4′-tetrahydroxyflavone-3-O-β-D-glucoside)、5,7,3′,4′-四羟基黄酮-8-Cβ-D-葡萄糖苷(5,7,3′,4′-tetrahydroxyflavone-8-Cβ-D-glucoside)、正三十一烷(n-hentriacontane)、二十八烷醇(octacosanol)、29-羟基-3-二十九烷酮(29-hydroxynonacosan-3-one)。花含芫花酯甲(yuanhuacinA)。

药理 1. 对生殖功能的影响 黄芫花醇液可直接对人妊娠子宫肌条发挥作用,加强其收缩活动,家兔妊娠和非妊娠子宫对黄芫花混悬液的反应不同,前者收缩明显加强,后者收缩无改变。黄芫花醇提物灌胃或阴道给药对中期妊娠家兔无效,静脉给药毒副作用不确定。在一定剂量范围内可加强大鼠离体子宫肌的收缩,家兔妊娠19~20日羊膜腔注射黄芫花提取物66mg/kg,于24~36小时内排出死胎,子宫排出完全,引出死胎,病理检查胎盘蜕膜细胞、绒毛膜滋养层细胞变性坏死,芫花酯甲为其有效单体之一。黄芫花乙醇注射液抗早孕的主要环节可能是使蜕膜变性,释放前列腺素,从而干扰维持早孕的因素,达到终止妊娠目的。

2. 对中枢神经系统的作用 黄芫花水提物有明显的镇静作用,而安定片、抗苯丙胺作用和抗阿扑吗啡作用比氯哌啶醇弱,上述作用可能是它治疗精神分裂症的药理学基础,水提物还有与氯丙嗪相似的降低体温作用,但抗惊厥作用和镇痛作用不明显。

3. 促癌作用 黄芫花乙醚提取物能促进Ⅱ型单纯疱疹病毒(HSV-2)333株诱发小鼠宫颈癌。黄芫花能诱导EB病毒早期抗原表达。黄芫花提取物刺激细胞增殖作用与对细胞间隙连接通讯(GJIC)抑制作用有平行相关性,黄芫花提取物抑制V79细胞的GJIC,同时刺激DNA合成,使细胞周期M期时相百分比升高,与已知促癌物12-O-十四碳酰佛波醇醋酸酯-13(TPA)的效应相似,许多促癌剂有抑制细胞GJIC的作用,GJIC的阻断可能是肿瘤发生、促进阶段的重要机制之一。在动物诱癌实验中,证明黄芫花内含有致癌物。

4. 对心血管系统的作用 黄芫花总黄酮对心脏具有正性肌力作用,使心肌收缩力加强,排血量增加,并能改善猫心肺制备之动、静脉压,增加每分及每搏心排血量。对离体兔动脉条,黄芫花呈松弛作用,并可轻微扩张离体兔耳、耳的血管,但对麻醉猫血压和呼吸无明显作用。黄芫花总黄酮对乌头碱、氯化钡所致大鼠心律失常,毒毛花苷G致豚鼠心律失常以及小鼠吸入氯仿所致心室纤颤均有治疗或预防作用,其抗心律失常作用机制可能与其他

P-R间期延长、减慢房室传导有关。

毒性 黄芫花醇提物小鼠腹腔注射LD_{50}为3.0g/kg,有局部刺激性,致热反应及溶血作用。小鼠腹腔注射黄芫花水提物的LD_{50}为25.98g/kg。黄芫花乙醇提液小鼠皮下注射LD_{50}为2.16g/kg。黄芫花总黄酮小鼠静注的LD_{50}(序贯法)一报道为607±2.089mg/kg,另一报道为1619.0±7.2mg/kg。

【药性】 辛,温,小毒。归肺、大肠经。

1.《东北常用中草药手册》:"苦,寒。"

2.《全国中草药汇编》:"辛,温,有小毒。"

3.《河北中草药》:"入肺、大肠经。"

【功用主治】 泻下逐水,涤痰。主治水肿,痰饮,咳喘,传染性肝炎,精神分裂症,癫痫。

1.《东北常用中草药手册》:"通便,泻水饮,治精神病、癫痫、神经官能症、水肿胀满、痰饮积聚。"

2.《全国中草药汇编》:"主治咳逆喘满,急慢性传染性肝炎,精神分裂症。"

【用法用量】 内服:研末,1.5~3g;煎汤,3~6g。治疗精神分裂症,必要时用量可逐渐加大至6g,水煎服。

【宜忌】 体质虚弱、溃疡病、孕妇禁服。

1.《东北常用中草药手册》:"① 反甘草;② 服后有不同程度的胃部灼痛和腹泻,体弱者偶有虚脱现象,宜慎用。"

2.《全国中草药汇编》:"发热体弱、溃疡病、孕妇忌服。"

【选方】 治精神分裂症 黄芫花研末,每日3~4.5g,饭前顿服。10~20日为1个疗程。《全国中草药汇编》

【临床报道】 1. 抗早孕 取黄芫花籽或花蕾1000g加85%~95%乙醇800ml,加热回流抽取,再反复3次,经过滤、减压蒸干、流通蒸汽灭菌、分装等处理,终产品每支1.0ml(相当于原生药1g)。为加强黄芫花乙醇液抗早孕的完全流产率,给药前肌注丙酸睾酮100mg/日,共3日。术前外阴常规清洗,消毒阴道、宫颈。探针测宫腔深度,然后经阴道通过内径1mm的塑料导管,将药注入宫腔;再用原注射器吸取注射用水0.5ml注入子宫,注药后拔出导管。孕8星期以内注药0.8ml,孕9星期注药0.9ml,孕10星期注药1ml,孕11星期以上注药1.2ml。结果:本组312例中完全流产为262例(83.97%),不全流产33例(10.58%),无效17例(5.45%),总有效率为94.55%。

2. 治疗急、慢性肝炎 用芫蕾片(每片含黄芫花黄酮12.5mg)口服,成人每次4~5片,每日3次,儿童酌减,1个月为1个疗程,一般用2~4个疗程,治疗急慢性肝炎100例,总有效率为94%,其中急性肝炎74例,有效3次,经过滤,减压蒸率为88.5%。于降低氨基转移酶作用明显,其中有89例氨基转移酶下降或恢复正常,有效率为89%。74例急性肝炎中氨基转移酶恢复正常者47例,占63.4%,26例慢性肝炎中氨基转移酶恢复正常者10例,占38.4%。

3. 治疗精神病 取黄芫花花蕾及叶晒干研粉,过筛备用。成人每日2~4g,连服3~7日。治疗精神分裂症、躁抑症、神经症、癫痫等计153例,结果:痊愈71例(46.5%),好转46例(30.1%)。一般连服3~7日即可见效,如不见效,停止服药,隔几日再用。其主要作用能使兴奋型患者安静,抑郁型患者情绪活跃,忧虑型患者有所缓解。有不同程度的胃部灼痛、腹泻等副作用,体弱者偶有虚脱现象。

4235 黄花母 huáng huā mǔ 《文山中草药》

【异名】 大地丁草、黄花仔拔、拔脓消、胶粘根(《广西中药志》)、黄花仔、乏力草、小本黄花草(《福建中草药》)、细迷马桩棵、黄花地桃花、脓见愁、黄花猛、地膏药(《文山中草药》)、黄金树、吸血草(《福建药物志》)。

【基原】 为锦葵科黄花稔属植物白背黄花稔的全草。

【原植物】　白背黄花稔 *Sida rhombifolia* L. 又名：菱叶拔毒散（《中国经济植物志》）。

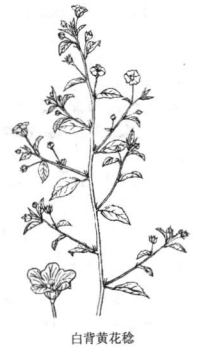

白背黄花稔

直立亚灌木，高约 1 m。枝多，被有星状绵毛。叶互生；有叶柄；托叶纤细，刺毛状；叶菱形或长圆状披针形，先端浑圆至短尖，基部宽楔形，边缘具锯齿。花单生于叶腋，花梗密被星状柔毛，中部以上有节；萼杯形，裂片 5，三角形；花黄色，花瓣倒卵形，先端圆，基部狭；雄蕊柱无毛，疏被腺状乳突；花柱分枝 8～10。果半球形，直径 6～7 mm，分果爿 8～10，被星状柔毛，先端具 2 短芒。花期秋、冬季。

生于山坡灌丛间、旷野和沟谷两岸。分布于华南、西南及福建、湖北、台湾等地。

本植物的根（黄花母根）亦供药用，另设专条。

【栽培】　**生物学特性**　喜温暖和阳光充足的环境。生长适应性强，耐旱、耐寒。对土壤要求不严，较贫瘠的土地也能生长。

繁殖方法　种子繁殖，直播或育苗定植。当食季种子成熟时，选择植株下层饱满且充分成熟的果实，晾干后置通风处贮藏。翌年春季 3～4 月播种，按行株距 35 cm×30 cm 开穴点播，或按 35 cm 开行条播，覆土 1 cm，浇水保湿，播种后，气温在 25 ℃以上时，10 日左右出苗。

田间管理　苗高 4～5 cm，具 3～4 片真叶时间苗，穴播者每穴留 1 株，条播者按株距 10～12 cm 定苗，定苗后于 6 月、8 月和 10 月分别在中耕除草后追施复合肥或农家肥。

【采收加工】　7～10 月采收，晒干。

【成分】　地上部分含生物碱类：β-苯乙胺（β-phenethylamine）、N-甲基-β-苯乙胺（N-methy-β-phenethylamine）、麻黄碱（ephedrine）、ψ-麻黄碱（ψ-ephedrine）、鸭嘴花酚碱（vasicinol）、鸭嘴花酮碱（vasicinone）、鸭嘴花碱（vasicine）、胆碱（choline）及甜菜碱（betaine）。

叶含多种氨基酸：赖氨酸、组氨酸、苯丙氨酸、亮氨酸、精氨酸、天冬酰胺、谷氨酰胺、丙氨酸、缬氨酸、天冬氨酸、谷氨酸、甘氨酸、丝氨酸、苏氨酸及酪氨酸；多种脂肪酸：肉豆蔻酸（myristic acid）、棕榈酸（palmitic acid）、硬脂酸（stearic acid）、油酸（oleic acid）及亚油酸（linoleic acid），还含植物甾醇（phytosterols）。

种子油脂肪酸组成主要为亚油酸、锦葵酸（malvalic acid）及苹婆酸（sterculic acid）。

【药理】　对肠管平滑肌的作用　全草的水-醇提取液能收缩离体豚鼠小肠，并能被抗组胺药所拮抗，但对兔十二指肠的运动无影响。

【药性】　甘、辛，凉。归肝、胃、大肠经。

1.《广西中药志》：“味微酸、涩，性凉，无毒。入脾、胃、大肠三经。”

2. 广州部队《常用中草药手册》：“甘、辛，凉。”

3.《海南岛常用中草药手册》：“甘、淡，平。”

4.《四川常用中草药》：“性平，味苦。”

5.《福建药物志》：“微寒，温。”

【功用主治】　清热利湿，解毒消肿。主治感冒发热，咽喉肿痛，湿热泻痢，黄疸，带下，淋证，痔血，痈疽疔疮，劳倦乏力，腰腿痛。

1.《广西中药志》：“清凉拔毒，消肿排脓。敷疔疮、疖疮、炮码伤。”

2. 广州部队《常用中草药手册》：“疏风解表，散瘀拔毒。主治流感，感冒，扁桃体炎，肠炎，菌痢，痈疽疔疮。”

3.《贵州草药》：“止血。”

4.《四川常用中草药》：“能除湿，解毒。治小儿风湿痿癣，赤白带下，癣病等症。”

5.《福建药物志》：“补中益气，排脓生肌。全草主治劳倦乏力，风湿腰膝痛，头晕，闭经，扭伤。叶治乳腺炎，骑马痈，阴囊湿疹。”

6.《四川中药志》1979 年版：“化痰散结。主治瘰疬结核。”

【用法用量】　内服：煎汤，15～30 g，鲜品大剂量可用至 90 g。外用：捣敷。

【选方】　1. 治痢疾，肠炎　地菍药 30 g，车前草 30 g，辣蓼 15 g，水煎服。

2. 治黄疸　地菍药 30 g，金钱草 30 g，三白草 30 g，水煎服。（1、2 方出自《四川中药志》1979 年版）

3. 治疔疮　黄花母生叶，黄糖少许共捣烂，外敷。《广西中药志》

4. 治骑马痈　黄花稔鲜叶适量，蜗牛（带壳）3～6 个。共捣烂敷患处，每日换药 1～2 次。《福建药物志》

5. 治外伤出血　黄花稔头适量，捣敷创口。《闽东本草》

6. 治颏淋巴结结核　地菍药 60 g，炖肉服，并以鲜叶敷患处。《四川中药志》1979 年版

7. 治劳倦乏力　（黄花稔）干全草 30～60 g，酒水炖服；兼有感冒者，加兰花参干全草 15～24 g，水煎服。《福建中草药》

8. 治关节筋骨痛　风干黄花母全草，每次 60 g，水煎服。《泉州本草》

4236　**黄花菜** ^(huáng huā cài) 《食物本草》）

【异名】　臭矢菜、羊角草（《广西本草选编》），向天痍、黄花蝴蝶草（《台湾药用植物志》）。

【基原】　为白花菜科白花菜属植物黄花菜的全草。

【原植物】　黄花菜 *Cleome viscosa* L.

一年生草本，高 0.3～1 m。全株密被黏质腺毛与淡黄色柔毛，具恶臭气味。掌状复叶，小叶 3～5；有叶柄，长 2～4 cm；小叶倒卵状椭圆形。花单生于叶腋；萼片狭椭圆形至倒披针状椭圆形；花瓣 4，淡黄色或橘黄色，倒卵形或匙形，基部楔形至多少有爪；雄蕊 10～20；子房无柄，圆柱形，柱头头状。蒴果圆柱形，密被腺毛，长 6～9 cm；种子黑褐色，表面约有 30 条横向平行皱纹。无明显花果期，通常 3 月出苗，7 月果熟。

生于田野、荒地。分布于浙江、安徽、福建、江西、湖南、广东、广西、海南、云南、台湾等地。

本植物的种子（黄花菜子）亦供药用，另设专条。

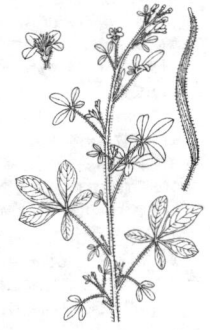

黄花菜

【采收加工】　8～10 月采，鲜用或晒干。

【成分】　黄花菜全株含萜类：麦角甾-5-烯-3-O-α-L-吡喃鼠李糖苷（ergost-5-ene-3-O-α-L-rhamnopyranoside）、5, 5'-二-O-甲基荜草酚-7-O-β-D-吡喃葡萄糖苷（5, 5'-di-O-methylcriodictyol-7-O-β-D-glucopyranoside）、(1R, 3E, 7Z, 12R)-20-羟基甜基烟草-3, 7, 15-三烯-19-酸〔(1R, 3E, 7Z, 12R)-20-hydroxycembra-3, 7, 15-trien-19-oic acid〕、(3E, 7Z, 11Z)-17, 二羟基甜基烟草-3, 7, 11,

15-四烯-19-酸〔(3E, 7Z, 11Z)-17, 20-dihydroxycembra-3, 7, 11, 15-tetraen-19-oic acid〕,圣草酚-5-吡喃鼠李苷(eriodictyol-5-rhamnopyranoside),黄花菜醛酚(cleomaldic acid)。

根含萜类:β-香树脂醇(amyrin),羽扇豆醇(lupeol),含黄酮类成分:3′, 4′-二羟基-5-甲氧基黄烷酮-7-O-α-L-吡喃鼠李糖苷(3′, 4′-dihydroxy-5-methoxyflavanone-7-O-α-L-rha mnopyranoside),柚皮素-4′-O-β-D-吡喃木糖基-(1→4)-β-D-吡喃葡萄糖苷(naringenin-4′-O-β-D-xylopyranosyl-(1→4)-β-D-glucopyranoside),3′, 4′, 5-三羟基黄酮-7-O-α-L-吡喃鼠李糖苷(3′, 4′, 5-trihydroxyflavanone-7-O-α-L-rhamnopyranoside),柚皮素-4′-半乳糖苷(naringenin-4′-galactoside),二氢山柰酚-4′-木糖苷(dihydrokaempferol-4′-xyloside),二氢山柰素-3-葡萄糖醛酸苷(dihydrokaempferide-3-glucuronide),二十二酸(docosanoicacid),山柰素-3-葡萄糖醛酸苷(kaempferide-3-glucuronide)。

叶、花翅含黄花菜内酯(cleomeolide)。另外,黄花菜尚含有氨基酸、糖。

【药性】 苦、辛、温、有毒。

【功用主治】 活血消肿,祛风止痛。主治跌打肿痛,劳伤腰痛,疝气,头痛,痢疾,疮癣。

《台湾药用植物志》:"煎服为肠部疾患良药,治疝痛及痢疾。外敷头痛,亦为倭麻质斯之擦剂。"

【用法用量】 内服:煎汤,6~9 g。外用:捣敷或煎水洗;或研粉撒敷。

【选方】 1. 治跌打肿痛,劳伤腰痛 用臭矢菜鲜全草捣烂外敷。

2. 治疮癣溃烂 用臭矢菜全草水煎外洗,并用全草研粉撒布患处。(1、2方出自《广西本草选编》)

3. 治劳伤过度,肢体无力 黄花菜鲜全草 30 g,水煎,冲红糖,早晚饭前各服 1 次;忌酸辣、芥菜等物。(《天目山药用植物志》)

4237 黄花稔 huáng huā rěn 《云南思茅中草药选》

【异名】 四吻草、索血草、山鸡《福建民间草药》、拔毒散《云南思茅中草药选》、脓见消《广西药用植物名录》、单鞭救主、梅肉草《广东药用植物简编》、柑仔蜜、蛇总管、四米草、尖叶嗽血草、白索子《台湾药用植物志》。

【基原】 为锦葵科黄花稔属植物黄花稔的叶或根。

【原植物】 黄花稔 Sida acuta Burm. f.

亚灌木状草本,高 1~2 m。多分枝,小枝被柔毛至近无毛。叶互生;有托叶,长 4~6 mm,疏被柔毛;托叶线形;叶披针形,先端短尖或渐尖,基部圆或钝,具锯齿。花单朵或成对生于叶腋,被柔毛,中部具节;萼浅杯状,裂片 5,尾状渐尖;花黄色,花瓣倒卵形,先端圆,基部狭,被纤毛;雄蕊柱长约 4 mm,疏被硬毛。蒴果近圆球形,分果爿 4~9,先端具 2 短芒,果皮具网状皱纹。花期冬、春季。

生于山坡灌丛间,路旁或荒坡。分布于福建、广东、广西、海南、云南、台湾等地。原产于印度。

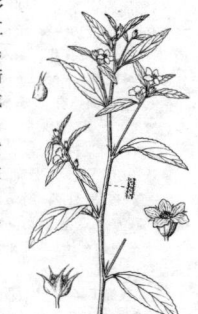

黄花稔

【栽培】 生物学特性 喜温暖和向阳的环境。适应性强,较耐旱,忌积水,对土壤要求不严,以疏松肥沃的壤土中生长较好。

繁殖方法 种子繁殖,生产上多采用直播。于 3~4 月,开浅

沟条播,行距 30 cm,将种子均匀播入沟中,覆细土 2 cm,浇水保湿播后约 10 日出苗。亦可穴播,按行株距 35 cm×25 cm 开穴,将种子点播至穴内。

田间管理 苗高 4~5 cm 时间苗,条播按行距 10 cm 左右定苗,穴播每穴留苗 3 株。定植后至封行前,应隔月松土和除草 1 次,春、夏、秋季各追施人粪尿或复合肥 1 次,冬季追施堆肥或腐肥,追肥后进行培土。

【采收加工】 7~10 月采叶,鲜用或晾干或晒干。早春植株萌发前挖根,切片,晒干。

【成分】 根含生物碱类:白叶藤碱(crytolepine),麻黄碱(ephedrine),β-苯乙胺(β-phenethylamine),ψ-麻黄碱(ψ-ephedrine),鸭嘴花酚碱(vasicinol),鸭嘴花酮碱(vasicinone),鸭嘴花碱(vasicine),下箴刺桐碱(hypaphorine),胆碱(choline),甜菜碱(betaine);又含α-香树脂醇(α-amyrin),蜕皮甾酮(ecdysterone),多糖(polysaccharide)。

地上部分含生物碱:β-苯乙胺,麻黄碱,ψ-麻黄碱、鸭嘴花碱、鸭嘴花酮碱、鸭嘴花酚碱、胆碱(choline)、甜菜碱(betaine);还含鳖肝油烷(pristane),植烷(phytane),三十一烷(hentriacontane),二十九烷(nonacosane),胆甾醇(cholesterol),菜油甾醇(campesterol),豆甾醇(stigmasterol),β-谷甾醇(β-sitosterol),7-豆甾烯醇(stigmast-7-enol)。

带根全草还含白芷内脑(heraclenol),丁香苷(syringin)及胡萝卜苷(daucosterol)。

【药理】 1. 对心血管系统的作用 黄花稔煎剂对离体蛙心(straub法)低浓度(0.78%)呈抑制作用,高浓度(6.25%)则使心跳停止于收缩状态,最小中毒浓度为 1.56%。用田村土杰氏法在 25%浓度使离体蛙心心跳停止于半收缩状态,持续 1~2.5 分钟后逐渐恢复。家兔静脉注射 25%黄花稔煎剂,立即使血压明显降低 2~3.3 kPa 达1分钟后恢复。

2. 对肠管平滑肌的作用 家兔静脉注射 5%~10%1 ml/kg,使在位肠管紧张性明显增加,基线显著上升,蠕动变慢,振幅增大,1%浓度,使离体大兔肠管振幅缩小,但紧张性增高,基线上升,2.5%使肠管运动抑制,运动频率显著变慢,波幅显著缩小,紧张性显著增高。

毒性 50%黄花稔煎剂 50 g/kg给小鼠腹腔注射,5只动物中有 1只注射后活泼逐渐加剧,竖毛,蜷伏不动,48 小时后死亡。

【药性】 微辛,凉。

【功用主治】 《台湾药用植物志》:"有固气、通气、利水、清凉解毒、固肠胃之功。主治肝脏肿大,黄疸,肿毒,疮疡,小儿慢性消化不良,外痔等。""治感冒,茎、叶煎水服。"

【用法用量】 内服:煎汤,15~30 g。外用:捣敷或研粉撒敷。

【选方】 1. 治创伤 取《四米草》叶与五爪龙共捣,敷患处。

2. 治外痔核肿痛 白索子全草 30 g,金针菜根、山芙蓉根各 20 g,水煎服。(1、2方出自《台湾药用植物志》)

3. 治小儿热结肿毒 取《黄花稔》的1握,调糯米饭捣烂,加热外敷。

4. 治腰痛 取《黄花稔》根 30~45 g,乌贼干 2 只。酌加酒、水各半炖服。(3、4方出自《福建民间草药》)

4238 黄芩子 huáng qín zǐ 《别录》

【基原】 为唇形科黄芩属植物黄芩、滇黄芩、粘毛黄芩或丽江黄芩的种子。

【原植物】 参见"黄芩"条。

【采收加工】 8~9 月果实成熟后采摘,晒干备用。

【功用主治】 《别录》:"主肠澼脓血。"

【用法用量】 内服:煎汤,5~10 g。

黄芦木 huáng lú mù 《植物名实图考》

【异名】 狗奶根《长白山植物药志》，刀口药（黑龙江），刺黄柏（山西、陕西），小檗（通称）。

【基原】 为小檗科小檗属植物黄芦木的根和茎、枝。

【原植物】 黄芦木 *Berberis amurensis* Rupr. 又名：大叶小檗《东北植物药图志》。

落叶灌木，高 1～3 m。嫩枝灰黄色，老枝灰色，有沟。刺粗大，常 3 分叉。叶 5～7 片簇生，有叶柄；叶片长椭圆形、倒卵状椭圆形或卵形，先端急尖或钝，基部渐狭下延成柄，边缘密生刺状细锯齿，网脉明显。总状花序开展或下垂，花淡黄色；小苞片 2，三角形；萼片倒卵形；花瓣椭圆形，先端微缺，内面近基部有 1 对蜜腺；雄蕊 6，花药瓣状开裂；子房卵圆形，内含 2 胚珠，柱头头状，扁圆形。浆果椭圆形，鲜红色，常被白粉。花期 6～7 月，果期 8～9 月。

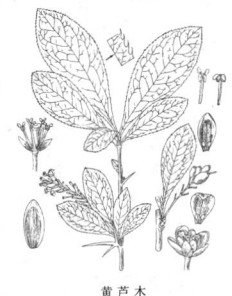

黄芦木

生于海拔 1 250～2 850 m 的山坡灌丛中、山沟、山区地埂上。分布于华北、东北及山东、陕西等地。

【采收加工】 春、秋季采收根及茎，晒干。

【成分】 根含生物碱：小檗碱（berberine）、小檗胺（berbamine），还含药根碱（jatrorrhizine）、大叶小檗碱（berbamunine）、氧化小檗碱（oxyberberine）、木兰花碱（magnoflorine）、非洲防己碱（columbamine）、掌叶防己碱（palmatine）、尖刺碱（oxyacanthine）。

茎含小檗碱、掌叶防己碱。

【药理】 1. 降压作用 尖刺碱 10 mg 注入麻醉犬股动脉，可引起给药侧下肢血管扩张，全身血压显著下降。此碱具有利胆作用，强度较小檗碱为弱，但较持久。40 μg/ml 能抑制小鼠腹水癌细胞的氧摄取。在体外无抗结核菌作用。在麻醉、二侧迷走神经切断及人工呼吸的犬身上，尖刺碱对肾上腺素引起的血压上升及肾血管收缩有阻断作用。

2. 对平滑肌及心脏的作用 黄芦木叶剂能引起动物子宫肌收缩，加快心率，增加心肌收缩力，降低血压。欧小檗作用与小檗相似，并能降低胆囊收缩张力，减少排空次数，增加胆汁流量，减轻疼痛及炎症现象。

3. 所含小檗碱药理作用参见"黄连"条，小檗胺药理作用参见"三颗针"条。

【性味】 《辽宁常用中草药手册》："大寒。"

【功用主治】 清热燥湿，解毒。主治肠炎，痢疾，肝炎，无名肿毒，湿疹，烫伤，目赤，口疮。

1. 《辽宁常用中草药手册》："健胃，清热，解毒。治消化不良，急性胃肠炎，无名肿毒，丹毒，湿疹，烫伤，目疾，口疮。"

2. 《陕西中草药》："清热燥湿，泻火解毒，抗菌消炎。主治急性肠炎，痢疾，黄疸，白带，关节肿痛，阴虚发热，骨蒸盗汗，痈肿疮疡，咽炎，结膜炎，黄水疮。"

3. 《长白山植物药志》："清热泻火，解毒清肝。主治咽喉肿痛，目赤，急慢性肝炎，支气管炎，乳腺炎，尿路感染，疮疖肿毒。外治创伤感染、烧烫伤、中耳炎。"

【用法用量】 内服：煎汤，5～20 g。外用：研粉撒布或调敷，煎水洗或点眼。

【选方】 1. 治湿热发黄（急性黄疸型肝炎） 小檗 20 g，茵陈蒿 25 g，水煎服。便秘加大黄 10 g。《长白山植物药志》

2. 治急性胃肠炎，口腔和咽喉炎，结膜炎 小檗 15～30 g，水煎服。

3. 治无名肿毒，湿疹，烫伤 小檗适量，焙干研面，用水调敷或香油、凡士林调敷。（2、3 方出自《辽宁常用中草药手册》）

4. 治眼睛红肿 小檗干树皮切薄片，浸入清水，取液滴眼。

5. 治乳痈 鲜小檗根 15～30 g，瘦猪肉适量。水酒煎服。

6. 治湿热痹 鲜小檗根 15～30 g，猪瘦肉适量，水煎服。（4～6 方出自《福建中草药》）

4240 黄杨木 huáng yáng mù 《纲目》

【异名】 山黄杨《履巉岩本草》，千年矮、小黄杨《分类草药性》、细叶黄杨、瓜子黄杨《天目山药用植物志》，乌龙木《全国中草药汇编》。

【基原】 为黄杨科黄杨属植物黄杨的茎枝及叶。

【原植物】 黄杨 *Buxus sinica* (Rehd. et Wils.) M. Cheng [*B. microphylla* Sieb. et Zucc. var. *sinica* Rehd. et Wils.] 又名：锦熟黄杨《中国植物志》。

常绿灌木或小乔木，高 1～6 m。枝皮成有规则的剥裂，灰色；枝圆柱形，有纵棱，灰白色。叶对生，有叶柄，上面被毛；叶片革质，阔椭圆形、阔倒卵形、卵状椭圆形或长圆形，中脉凸出，下半段常有微细毛，侧脉明显。穗状花序腋生，单性，雌雄同株，花密集，花序轴被毛；苞片阔卵形；雄花约 10 朵，雄蕊连花药长达 4 mm；雌花多存于花序上部，萼片 6，排成 2 列；花柱 3，子房 3 室，花柱粗厚，倒心形，蒴果近球形，成熟时黑色。花期 3～4 月，果期 5～7 月。

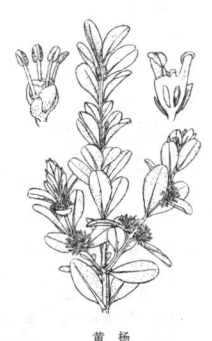

黄杨

生于海拔 1 200～2 600 m 的山谷、溪边、林下，现有栽培作观赏用。分布于华东、中南及四川、贵州、陕西、甘肃等地。

本植物的叶（黄杨叶）、根（黄杨根）、果实（山黄杨子）亦供药用，另设专条。

【采收加工】 全年可采，晒干。

【药材】 黄杨木 Buxi Sinicae Herba 产于陕西、甘肃、湖北、四川、贵州、广西、广东、江西、浙江、安徽、江苏、山东等地。

性状 茎圆柱形，有纵棱，小枝四棱形，全面被短柔毛或外方相对两侧面无毛。叶片长 1～3 cm，宽 0.8～2 cm，阔椭圆形、阔倒卵形、卵状椭圆形或长圆形，先端钝或微凹，常有小凹口，基部圆或急尖或楔形，叶面光亮，中脉凸出，侧脉明显；叶背中脉平坦或稍凸出，中脉上常被微细网线状钟乳体。革质。叶柄长 1～2 mm，上面被毛。气微，味苦，无毒。

【成分】 木质部含生物碱：环常绿黄杨碱（cyclovirobuxine）C、D（即环维黄杨星 D），环原黄杨碱（cycloprotobuxamine）A、C。

叶含生物碱：黄杨胺醇碱（buxaminol）E，环朝鲜黄杨碱（cyclokoreanine）B，黄杨酮碱（buxtaurine），环常绿黄杨碱 D，黄杨胺碱（buxamine）E，环小叶黄杨碱（buxpiine）。

茎叶含辛原黄杨酰胺（cycloprotobuxinamine），小叶黄杨碱（buxmicrophylline）A，黄杨酮碱（buxtaurine）M，异东莨菪素（isoscopoletin），表羽扇豆醇（epi-lupeool）。

【药理】 1. 保护急性脑缺血作用 环维黄杨星 D 能降低局灶性脑缺血再灌注损伤模型大鼠神经行为学评分、脑梗死率、脑指数、脑含水量，抑制 $Na_2S_2O_4$ 造成的 PC_{12} 细胞缺氧样损伤，降低 LDH 的漏出，增加细胞存活率。

2. 对心脏的作用　环维黄杨星 D 对 $CaCl_2$、ACh 诱发小鼠在体心房纤颤和乌头碱、哇巴因及肾上腺素所致豚鼠离体心房纤颤,有明显的剂量依赖性抑制作用,且作用强度与胺碘酮相似。环维黄杨星 D 0.3～100 μmol/L 降低离体右心房自律性。对离体左心房,环维黄杨星 D 0.3 μmol/L 抑制肾上腺素引起的异常自律性,延长有效不应期和动作电位时程,降低兴奋性;高浓度时,可降低 V_{max},延长冲动传导时间。环维黄杨星 D 具有升高心肌细胞内游离钙离子浓度的作用,$[Ca^{2+}]i$ 的升高既源于内钙释放又源于外钙内流。

3. 对血液流变学的影响　静脉注射环维黄杨星 D(CVB-D) 1.1 mg/kg 对正常大鼠血液流变学无明显影响,但明显抑制心肌缺血引起的血液流变学异常,有利于用改善心肌缺血。环维黄杨星 D 具有改善微循环的作用,能明显扩张小鼠耳郭动脉和细静脉,拮抗去分子右旋糖酐所致家兔球结膜微循环障碍。

4. 抗病毒作用　黄杨木提取物 SPV-30 对 HIV 有抑制作用。

【药性】《四川中药志》1960 年版:"性平,味苦。无毒。"

【功用主治】　祛风除湿,理气止痛。主治风湿痹痛,胸腹气胀,疝气疼痛,牙痛,跌打伤痛。

1.《分类草药性》:"治一切风湿,头痛,九种气痛,红白痢。"

2.《四川中药志》1960 年版:"治风湿,牙痛,气痛,疝痛,胸腹气胀,跌打损伤,妇人难产,及暑月疖疮。"

【用法用量】　内服:煎汤,9～15 g;或浸酒。外用:鲜品捣烂敷。

【选方】　1. 治跌打损伤　黄杨木泡酒服。《四川中药志》1960 年版》

2. 治痔疮出血　千年矮嫩枝(带叶)30 g,梦花树根 15 g,水煎服。《恩施中草药手册》

4241 黄杨叶 huáng yáng yè 《纲目》

【异名】　黄杨脑《丹溪心法》。

【基原】　为黄杨科黄杨属植物黄杨或雀舌黄杨的叶。

【原植物】　参见"黄杨木"、"匙叶黄杨"条。

【采收加工】　全年可采,鲜用或晒干。

【炮制】　取原药材,除去杂质及枝梗,筛去灰屑。

饮片性状　为完整或破碎的叶片,倒卵形,长 10～30 mm,全缘,先端稍凹,基部狭楔形,表面深绿色,有光泽,背面主脉明显,革质。气微,味苦。

贮干燥容器内,置通风干燥处。

【药性】《纲目》:"苦,平。无毒。"

【功用主治】　清热解毒,消肿散结。主治疮疖肿毒,风火牙痛,跌打伤痛。

1.《纲目》:"主治妇人难产,入达生散用,又主暑月生疖。"

2.《药性考》:"催生,捣涂疮疖,排脓消硬。"

3.《湖南药物志》:"消风去湿,清热化痰。"

【用法用量】　内服:煎汤,9 g;或浸酒。外用:鲜品捣烂敷。

【选方】　1. 治暑月生疖　黄杨叶捣烂,涂之。《纲目》

2. 治湿疹作痒　黄杨叶,烘干,研细粉,扑患处。

3. 治风火牙痛　黄杨叶,煎水含漱。(2、3 方出自《安徽中草药》)

4. 治跌打损伤　黄杨叶 9 g,浸酒饮之。《青岛中草药手册》

4242 黄杨根 huáng yáng gēn 《湖南药物志》

【基原】　为黄杨科黄杨属植物黄杨或雀舌黄杨的根。

【原植物】　参见"黄杨木"、"匙叶黄杨"条。

【采收加工】　全年可采挖,鲜用或切片晒干。

【药性】《贵州草药》:"性平,味辛。"

【功用主治】　祛风除湿,清热解毒。主治风湿痹痛,湿热疮疖,伤风咳嗽。

1.《贵州草药》:"清热解毒,驱风止咳。"

2.《安徽中草药》:"清热利湿,解毒。"

3.《甘肃中草药手册》:"行气活血,除风湿。"

【用法用量】　内服:煎汤,9～15 g,鲜品 15～30 g。

【选方】　1. 治风湿　千年矮根、三角风各 30 g,泡酒 500 ml。每次服 30 ml。《贵州草药》

2. 治筋骨痛　黄杨根 15～30 g,煎酒服。《湖南药物志》

3. 治湿热黄疸　黄杨须根、茵陈、凤尾草各 15 g,煎服。《安徽中草药》

4. 治伤风咳嗽　千年矮根及叶各 15 g,煨水服。《贵州草药》

【临床报道】　治疗消化性溃疡　用黄杨木根 80～120 g,切碎,加清水 1 000 ml,煎至 500 ml;童子鸡 1 只,体重 500～750 g,去毛和内脏,加清水 750 ml 炖至 500 ml,两汤液混合为 1 日量,分 2～3 次口服。5 日为 1 个疗程,一般服 1～3 个疗程即可。共治疗 32 例,结果:1～3 个疗程治愈 26 例,好转 4 例,未愈 2 例,总有效率 93.7%。

4243 黄刺皮 huáng cì pí 《青海常用中草药》

【异名】　黄三刺《西宁中草药》,黄檗、刺黄檗、山黄檗(陕西)、黄三刺皮、吉尔尔(青海)、三颗针(陕西、甘肃、青海)。

【基原】　为小檗科小檗属植物直穗小檗、鲜黄小檗和甘肃小檗的根和枝内皮。

【原植物】　1. 直穗小檗 Berberis dasystachya Maxim. 又名:密穗小檗《秦岭植物志》。

落叶灌木,高 2～3 m。枝圆柱形,幼枝红色,老枝灰色或黄褐色。叶 3～5 片簇生,近革质;有柄;叶片宽倒卵形或近圆形,先端圆短,基部近圆形,边缘有 20～50 刺状细锯齿,两面网脉明显。总状花序,花 15～30 朵;萼片花瓣状,先端微凹,基部有 1 对腺体;雄蕊 6,花丝先端平截;子房有 1～2 个胚珠。果穗直立,浆果椭圆形,成熟后红色。花期 5～6 月,果期 7～9 月。

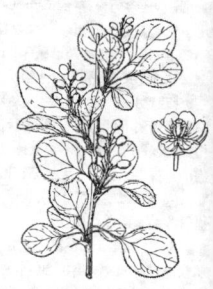

直穗小檗

生于海拔 1 700～2 700 m 的高山灌丛中。分布于河南、陕西、甘肃、青海等地。

2. 鲜黄小檗 B. diaphana Maxim. 又名:黄刺(陕西),黄花刺《中国树木分类学》。

落叶灌木,高 1～3 m。枝具棱及疣状突起,刺 3 叉。叶 3～5 片簇生,坚纸质;网脉隆起,下面灰色,被白粉。花单生,或 2～5 朵簇生成近总状花序;花鲜黄色,萼片花瓣状,2 轮;雄蕊 6;子房顶端平,内含 6～10 个胚珠。浆果卵状长圆形,鲜红色及淡红色,种子 5～6 颗。花期 5 月,果期 8～9 月。

生于海拔 2 500～3 600 m 的山地灌丛中。分布于四川、陕西、甘肃、青海等地。

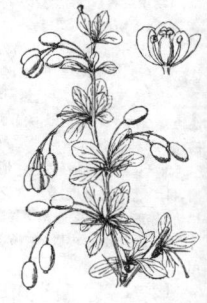

鲜黄小檗

3. 甘肃小檗 B. kansuensis Schneid.

落叶灌木，高达 3 m。一年生枝后期鲜红色，具条棱，二年生枝淡褐色，较细。叶簇生；叶片近圆形或宽倒卵形。总状花序序，花 10～30 朵；萼片 6，花瓣 6，黄色，椭圆形，基部有 1 对腺体；雄蕊 6，花药瓣裂；子房 1 室，柱头无柄。浆果红色。种子 2 颗。花期 5～6 月，果期 7～8 月。

生于海拔 1 400～2 800 m 的山坡灌木丛中。分布于陕西、甘肃、宁夏等地。

【采收加工】 8～10 月挖根，取皮，切片，晒干。4～5 月间出芽时，砍取较粗的茎，刮去粗皮，去掉木心，取黄色皮层及韧皮层，晒干。

【成分】 1. 直穗小檗 根含小檗碱(berberine)，小檗胺(berbamine)，还含掌叶防己碱(palmatine)，药根碱(jatrorrhizine)，皮部含小檗碱。

2. 鲜黄小檗 根含小檗碱，小檗胺，还含掌叶防己碱，药根碱。

3. 甘肃小檗 根含生物碱：小檗碱，小檗胺，掌叶防己碱。

【药性】《青海常用中草药》："苦，寒。"

【功用主治】 清热燥湿，泻火解毒。主治湿热痢疾，黄疸，带下，热毒痈肿，目赤肿痛，口舌生疮。

《青海常用中草药》："清热燥湿，泻火解毒。"

【用法用量】 内服：煎汤，6～15 g。外用：研末调敷；或煎汤洗；或含漱。

【选方】 1. 治热痢便血 黄刺皮 4.5 g，赤芍 9 g，水煎服。

2. 治湿热黄疸 黄刺皮 9 g，焦三栀 9 g，大黄 6 g，水煎服。

3. 治下肢肿痛 黄刺皮 4.5 g，苍术 6 g，水煎服。

4. 治潮热盗汗 黄刺皮 4.5 g，知母 9 g，熟地 12 g，龟版 12 g，水煎服。

5. 治乳痈炎及各种痈疮初起 黄刺皮研末，加蛋清调糊，敷患处。(1～5 方出自《青海常用中草药手册》)

4244 **黄果茄** huáng guǒ qié 《福建晋江〈中草药手册〉》

【异名】 黄水茄、黄打破碗、刺茄(福建晋江《中草药手册》)，野茄果、大苦茄(《云南经济植物》)。

【基原】 为茄科茄属植物黄果茄的根、果实及种子。

【原植物】 黄果茄 Solanum xanthocarpum Schrad et Wendl.

草本，高 50～70 cm。基部有时木质化，全株被星状绒毛或细长针状皮刺。单叶互生；有叶柄；叶片卵状长圆形，先端尖或钝，基部近心形或偏斜，边缘深波状或深裂。聚伞花序腋外生，通常 3～5 花；萼钟形，5 裂，外面有小刺；花冠辐状，蓝紫色，5 裂，裂瓣披针状三角形，外被绒毛；雄蕊 5；子房卵圆形，花柱纤细，柱头头截形。浆果球形，直径 1.3～1.9 cm；种子近肾形，扁平。花期冬到夏季，果熟期夏、秋季。

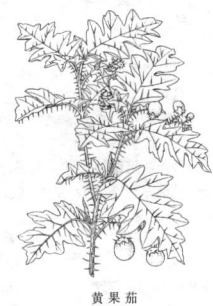
黄果茄

生长于村边、路旁、荒地或干旱河谷沙滩上。星散分布于福建、湖北、海南、四川、云南、台湾等地。

【采收加工】 7～10 月挖根，9～12 月采果及种子，晒干或鲜用。

【成分】 黄果茄叶、根和果实含香豆素类：东莨菪素(scopoletin)，马栗树皮苷(esculin)，马栗树皮素(esculetin)。

果实中含甾醇类：黄果茄甾醇(carpesterol)，β-谷甾醇(β-sitos-

terol)，豆甾醇(stigmasterol)，菜油甾醇(campesterol)，胆甾醇(cholesterol)，谷甾醇葡萄糖苷(sitosterol glucoside)，豆甾醇葡萄糖苷(stigmasterol glucoside)，澳洲茄边碱(solamargine)，β-澳洲茄边碱(β-solamargine)，4α-甲基-(24R)-乙基胆甾-7-烯-3β-醇〔4α-methyl-(24R)-ethylcholest-7-en-3-ol〕，4α-甲基-24ζ-乙基-5α-胆甾-7-烯-3β, 22ζ-二醇(4α-methyl-24ζ-ethyl-5α-cholest-7-en-3β, 22ζ-diol)，3β, 22ζ-二羟基-4α-甲基-24ζ-乙基-5α-胆甾-7-烯-6-酮(3β, 22ζ-dihydroxy-4α-methyl-24ζ-ethyl-5α-cholest-7-en-6-one)，3β-苯甲酰基-14β, 22ζ-二羟基-4α-甲基-24ζ-乙基-5α-胆甾-7-烯-6-酮(3β-benzoxy-14β, 22ζ-dihydroxy-4α-methyl-24ζ-ethyl-5α-cholest-7-en-6-one)，3β-苯甲酰基-14α, 22ζ-二羟基-4α-甲基-24ζ-乙基-5α-胆甾-7-烯-6-酮(3β-benzoxy-14α, 22ζ-dihydroxy-4α-methyl-24ζ-ethyl-5α-cholest-7-en-6-one)，3β-(对羟基)苯甲酰-22ζ-羟基-4α-甲基-24ζ-乙基-5α-胆甾-7-烯-6-酮〔3β-(p-hydroxy)-benzoxy-22ζ-hydroxy-4α-methyl-24ζ-ethyl-5α-cholest-7-en-6-one〕，4α-甲基-24ζ-甲基胆甾-3β, 22ζ-二醇(4α-methyl-24ζ-methylcholest-3β, 22ζ-diol)，去甲黄果茄甾酸(norcarpesterol, 22-hydroxy-6-oxo-4α-methyl-24-methylcholest-7-en-3β-ylbenzoate)，澳洲茄碱(solasonine)，β-谷甾醇-半乳糖苷(β-sitosterol-galactoside)。另含薯蓣皂苷元(diosgenin)，环木菠萝烷醇(cycloartanol)，环木菠萝烯醇(cycloartenol)，刺茄子碱(solasurine)，咖啡酸(caffeicacid)和咖啡酸甲酯(methyl caffeate)。

种子含游离氨基酸：赖氨酸，亮氨酸。

【药理】 1. 强心作用 全草醇提物及生物碱皂苷部分有强心作用。对离体蛙心、猫心房或心室肌，乳头肌在一定浓度时，能增加其收缩及张力，但如浓度过高，反降低其收缩力。对完整犬的心房及心室，也能增强其收缩振幅，血压亦有逐步升高。

2. 对组胺含量的影响 长期用药可显著降低肺及支气管组胺含量，而对皮肤、胃的组胺有轻度上升；含糖生物碱 2 mg/kg 腹腔注射 2 期后，对受鸡蛋清致敏的豚鼠有保护作用。对支气管病的治疗作用可能由于其使支气管及肺中的组胺耗竭有关；此外其中所含的古柯间肠酸法成分也有某些祛痰作用。粗提物、叶茎提物、树脂样成分同样具有一定释放组胺的作用。

3. 灭螺作用 黄果茄分子量为 722 的果实提取物对湖北钉螺有较好的杀灭效果。

毒性 黄果茄提取物对试验鱼种稀有鮈鲫的急性毒性试验 LD_{50} 为 2.02 mg/L；对大鼠急性经口毒性的绝对致死剂量为 2 150 mg/kg体重，LD_{50} 为 794 mg/kg体重。

【药性】《福建药志》："苦，辛，温。"

【功用主治】《福建药志》："利湿，消肿，止痛。治风湿关节痛、睾丸炎、牙痛。"

【用法用量】 内服：煎汤，9～15 g。外用：适量，涂擦或研末敷。

【选方】 1. 治手足麻痹，风湿性关节炎 黄果茄鲜根60～90 g，炖母鸡服。

2. 治牙痛 黄果茄干根 15 g，水煎服，或煎浓液漱口。

3. 治睾丸炎 黄果茄根 7 株，马鞭草根 5 株，灯笼草根 7 株，合猪腰子炖服；合青壳鸡蛋炖服亦可。

4. 治头部发疮 黄果茄鲜果，切成两半，擦患处。(1～4 方出自福建晋江《中草药手册》)

4245 **黄明胶** huáng míng jiāo 《食疗本草》

【异名】 水胶(《外台》)，牛皮胶(《本草图经》)，海犀胶(《纲目》)，广胶、明胶(《本经逢原》)。

【基原】 为牛科牛野牛属动物黄牛的皮制成的胶。

【原动物】 参见"牛肉"条。

【制法】 将干燥的黄牛皮，铡成小方块，置清水中浸洗 2 日，经常搅拌换水，至牛皮柔软时洗净取出，入铜锅内，加入约 5 倍量的清水，加热使徐徐沸腾，并随时添水，每 24 小时滤取清液，如此反复 3 次，将全部滤液用明矾沉淀，倾取清汁，再入铜锅内加热浓缩，至滴于滤纸上不化为度，加入黄酒或冰糖等辅料收胶，倒入胶盘内，俟冷，切成小块，晾干。

【药材】 黄明胶 Bovis Corii Colla 全国各地均产。

性状 本品呈长方形或较薄的长方形片块，褐绿色，近半透明。气微，味微甘咸。

鉴别 （1）10％黄明胶水溶液，其胶凝温度为 0.5 ℃。

（2）取黄明胶 5 g，置于 100 ml 烧杯中，加蒸馏水 45 ml，置水浴中加热溶解，溶液与茚三酮反应，呈紫色；与双缩脲反应，呈紫红色。

【成分】 牛皮的胶原含氨基酸：甘氨酸、丙氨酸、缬氨酸、亮氨酸、异亮氨酸、脯氨酸、羟基脯氨酸、苯丙氨酸、酪氨酸、丝氨酸、苏氨酸、甲硫氨酸、精氨酸、组氨酸、赖氨酸、羟基赖氨酸、天冬氨酸、谷氨酸。明胶也含少量的钙，主要是在制胶过程中用石灰脱脂时掺入的。

【药理】 1. 补益作用 20％黄明胶液 0.5 ml/只给小鼠灌胃，每日 1 次，连续 11 日，使血红蛋白量明显增加，表明有补血作用；小鼠白细胞数虽有增加，但不显著。按上法给药 15 日，稍能延长小鼠游泳时间，有一定抗疲劳作用；此外对小鼠胸腺有一定增重作用。

2. 护胃作用 牛皮制取的胶原对乙醇所致大鼠胃黏膜损害有促进修复和保护作用。

【药性】 甘，平。归肺、大肠经。

1.《纲目》：甘，平，无毒。

2.《药性切用》：甘，温。

3.《本草汇言》：甘，涩，可升，可降，入手阳明、太阴经。

4.《会约医镜》：入肝经。

【功用主治】 滋阴润燥，养血止血，活血消肿，解毒。主治虚劳萎痿、咳嗽咯血、吐血、崩漏、下痢便血、跌打损伤、痈疽疮毒、烧烫伤。

1.《食疗本草》：敷肿，治咳嗽不差，止吐血、咯血。

2.《本草拾遗》：疗风，止泄，补虚。

3.《纲目》：治吐血、衄血、下血、血淋，下痢，妊妇胎血下，风湿走注疼痛，打朴伤损，汤火灼疮，一切痈疽肿毒，活血止痛，润燥，利大小肠。

4.《医林纂要》：补肺清金，滋阴养血，行水，利大肠。

5.《药性切用》：益精补虚，润燥解毒。

【用法用量】 内服：水酒烊冲，3～9 g；或入丸、散。外用：烊化涂。

【选方】 1. 治肺劳咯吐血 黄明胶（炙燥）二两，花桑叶（阴干）二两。上二味，捣罗为细散，每服三钱匕，用生地黄汁调下，糯米饮亦得。《圣济总录》补肺散

2. 治肺阴虚咳嗽 黄明胶 15 g，杏仁 10 g，糯米 15 g，水煎服。每日服 2 次。《中国动物药》

3. 治吐血、衄血、咯血、唾血、呕血、崩血、淋血、痢疾下血诸症 牛皮胶一两（剪碎，麦面拌炒成珠），研细末，配黑蒲黄、黑姜炭各五钱，俱研极细末，每服三钱，温米汤调下。《本草汇言》

4. 治孕妇胎漏下血，手足厥冷欲死 生艾汁二盏，牛皮胶、白蜜各二两。煎一盏半，稍热服之。无生艾，浓煎干艾。《同寿录》

5. 治寒湿脚气 牛皮胶一块（细切，面炒成珠），研末，每服一钱，酒下。《纲目》引《万氏方》

6. 治风湿走痛 牛皮胶一两，姜汁半杯。同化成膏，摊纸上，热贴之，冷即易。《纲目》引《卫生杂兴》

7. 治寒冻足跟，开裂血出疼痛 牛皮胶灰。上一味，细研为末，以唾调涂之。《圣济总录》牛胶散

8. 治跌扑伤损 真牛皮胶一两，干冬瓜皮一两（锉）。同炒存

性，研末，每服五钱，热酒一钟调服，仍饮酒二三钟，暖卧微汗。《纲目》引蔺氏方

9. 治一切痈疽疖毒 牛胶（锉，蛤粉炒如珠）、粉草各一两，橘红五钱。上作三剂，水煎服。《外科精要》

10. 治汤火伤 水煎胶令稀稠得所，待冷涂疮。《纲目》引《斗门方》

【各家论述】 1.《本草汇言》：黄明胶，止虚散失血之药也。梁心如曰：其性黏腻，其味甘涩，入藏食药中，固气敛脱，与阿胶仿佛通用，但其性味不同，宜于虚惫者也。如散痈肿，调脓止痛，护膜生肌，则黄明胶又迈于阿胶一筹也。

2.《医林纂要》：皮本属脾，胶则黏而能续，滑而能通，滋阴补肺，可治吐血，止咳嗽，消痰固气，功用略同阿胶但不及，其下沉入肝肾，澄清秽浊耳。

黄金线 huáng jīn xiàn（《香港中草药》）

【异名】 肺形草、簇花双蝴蝶、斑叶蔓龙胆（《香港中草药》）。

【基原】 为龙胆科双蝴蝶属植物香港双蝴蝶的全草。

【原植物】 香港双蝴蝶 Tripterospermum nienkui（Marq.）C. J. Wu［Gentiana nienkui Marq.；Crawfurdia fasciculata Wall.］ 又名：双蝴蝶（《海南植物志》）。

多年生缠绕草本。根茎短，紫褐色。茎节间长 5～16 cm，暗紫色或绿色。基生叶丛生、卵形，先端急尖，基部宽楔形；茎生叶对生：叶片卵形或卵状披针形，先端渐尖，有时显短尾状，基部近心形或圆形，边缘微波状；叶脉 3～5 条。花单生叶腋：苞片 1～4 对；披针形或卵形；花萼钟形，沿脉具翅，裂片披针形；花冠紫色、蓝色或绿色带紫蓝，狭钟形、卵状三角形，褶三角状

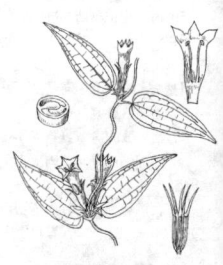

香港双蝴蝶

卵形，先端啮蚀状或微波状；雄蕊 5；子房长圆形，花柱线形，柱头 2 裂。浆果紫红色，近圆形至长椭圆形。种子紫黑色，椭圆或卵形、扁三棱形，表面具网纹。花期 9 月至翌年 1 月。

生于海拔 500～1 800 m 的山谷密林中或山坡路旁疏林中。分布于浙江、福建、湖南、广东、广西、海南等地。

【采收加工】 全年均可采，晒干或鲜用。

【药性】《香港中草药》：味甘、辛，性寒。

【功用主治】《香港中草药》：清热解毒，止咳止血。主治支气管炎，肺结核咯血，肺炎，肺脓疡，肾炎，泌尿系感染，小儿高热。外用治疗疮疖肿，乳腺炎，外伤出血。

【用法用量】 内服：煎汤，15～30 g。外用：鲜品捣敷。

【选方】 1. 治肺结核咯血，支气管炎 肺形草 15 g，冰糖 30 g，水煎服。

2. 治肺炎 肺形草 12 g，灯心草 15 g，粟米须 30 g，水煎服。

3. 治疗疮疖肿，乳腺炎 肺形草鲜叶，捣烂敷患处，每日换药 2 次；同时用肺形草 9～15 g，水煎服。（1～3 方出自《香港中草药》）

黄泥菜 huáng ní cài（《广西药用植物名录》）

【基原】 为菊科蟛蜞菊属植物李花蟛蜞菊的全草。

【原植物】 李花蟛蜞菊 Wedelia biflora（L.）DC.［Verbesina biflora L.］

攀缘状草本。茎粗壮，分枝。叶对生：下部叶有柄，叶片卵形至卵状披针形，先端渐尖，基部截形、浑圆或稀有楔尖，边缘有规则的锯齿，两面被贴生短糙毛；主脉 3，网脉通常明显；上部叶较小，

卵状披针形或披针形。头状花序少数，生叶腋或枝顶，有时孪生；花序梗细弱；总苞半球形或近钟状；总苞片2层；外层卵形至卵状长圆形；托片稍折叠，倒披针形或倒卵状长圆形；舌状花1层，黄色，舌片倒卵状长圆形；管状花花冠黄色，下部骤然收缩成细管状，檐部5裂，裂片长圆形，先端钝，被疏短毛。瘦果倒卵形，具3～4棱，基部尖，先端宽、截平，被微短柔毛。花期几全年。

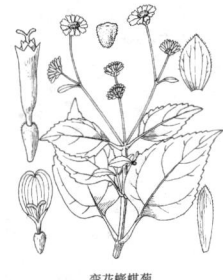

孪花蟛蜞菊

生于草地、林下或灌丛中，海岸干燥沙地上也常可见。分布于广东、广西、海南、云南、台湾等地。

【采收加工】 5～7月采收，鲜用或切段晒干。

【成分】 干叶中含亚黎芦酰肼（veratrylidenehydrazide），3，3′-二-O-甲基槲皮素（3，3′-di-O-methylquercetin），2，7-二羟基-3（3′-甲氧基-4′-羟基）-5-甲氧基异黄酮（2，7-dihydroxy-3（3′-methoxy-4′-hydroxy）-5-methoxyisoflavone），7，3′-二-O-甲基槲皮素（7，3′-di-O-methylquercetin）。

茎中含豆甾醇（stigmasterol），7-豆甾烯-3-醇（stigma-7-en-3-ol），24-乙基粪甾烷酮（24-ethylcoprostanone），大花沼兰酸（grandifloricacid），对映贝壳杉二烯酸（ent-kauradienioc acid）及16-甲基-15-贝壳杉烯-19-酸（16-methylkaur-15-en-19-oic acid）。

【药性】 辛，凉。

【功用主治】 散瘀消肿。主治风湿骨痛，跌打损伤，疮疡肿毒。

【用法用量】 内服：煎汤，3～9g。外用：捣敷。

4248 **黄姑鱼** huáng gū yú 《中国药用海洋生物》

【异名】 黄姑、铜罗鱼、铜鱼《黄渤海鱼类调查报告》，黄鸡婆、春白、春水鱼《中国药用海洋生物》。

【基原】 为石首鱼科黄姑鱼属动物黄姑鱼的肉。

【原动物】 黄姑鱼 Nibea albiflora（Richardson）

体侧扁，长一般为21～35cm，大者可达40cm以上。头中大，稍尖突。吻突钝，吻端有小孔5个。眼中大，上侧位。口中大，亚前位，斜裂。下颌略短于上颌，上颌牙细小，外行牙较大；下颌内行牙较大。颏部具小孔5个，中间小孔无皮突。鳃耙短而扁及体与被椭骨，鳃耙发达。背鳍Ⅹ，Ⅰ-28～30。连续，起点在胸鳍基部上方。臀鳍Ⅱ-7，第二鳍棘粗长。胸鳍尖长。尾鳍楔形。体背侧灰橙色。背侧有许多深灰色波状条纹，斜向前下方，但不与侧线下方各纵线相连。背鳍鳍条上部暗褐色，鳍条基部边缘黑色，每一鳍条基底有1个黑色小点。胸鳍、腹鳍和臀鳍均为橙黄色。腹面银白色。

为近海中下层鱼类，以底栖动物和幼鱼为食，有明显的季节性回游，于生殖期4～6月，由外海游向近岸产卵。怀卵量为51万～174万粒。卵浮性，球形，有透明油球1个。鳔能发声。生殖期叫声较大。我国沿海均有分布。

本动物的鱼鳔（鱼鳔）亦供药用，另设专条。

【药性】 甘、咸，平。

【功用主治】 《中国药用海洋生物》："补肾利水消肿。用于产后腹痛、肾炎浮肿。"

【用法用量】 内服：炖食，适量。

【选方】 治肾炎、浮肿 （黄姑鱼）肉，不加盐，清蒸食用。《中国药用海洋生物》

4249 **黄荆子** huáng jīng zǐ 《纲目拾遗》

【异名】 布荆子《本草求原》，黄金子《浙江中药手册》。

【基原】 为马鞭草科牡荆属植物黄荆的果实。

【原植物】 黄荆 Vitex negundo L. 又名：五指柑《生草药性备要》，山黄荆、黄荆条《纲目拾遗》，埔姜《台湾树木志》。

直立灌木，高1～3m。小枝四棱形，与叶及花序通常被灰白色短柔毛。有叶柄，长2～5.5cm；掌状复叶，小叶5，小叶片长椭圆状披针形至披针形，基部楔形，全缘或有少数粗锯齿，先端渐尖，表面绿色，侧脉9～20对。聚伞花序排列成圆锥花序式，顶生；花萼钟状，先端5齿裂，外面被灰白色绒毛，花冠淡紫色，外有微柔毛，二唇形；雄蕊伸于花冠管外。核果褐色，近球形。花期4～6月，果期7～10月。

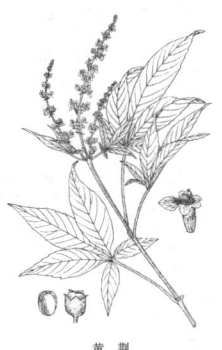

黄荆

生于山坡、路旁或灌丛中。分布于长江以南各地。

本植物的叶（黄荆叶）、枝条（黄荆枝）、根（黄荆根）、茎枝用火烤灼而流出的液汁（黄荆沥）亦供药用，另设专条。

【采收加工】 8～9月采摘果实，晾晒干燥。

【药材】 黄荆子 Viticis Negundinis Fructus 产于江苏、浙江、湖南、四川、广西等地。

性状 果实连同宿萼及短果梗呈倒卵状类圆形或近梨形，长3～5.5mm，直径1.5～2mm。宿萼灰褐色，密被棕黄色或灰白色绒毛，包被整个果实的2/3或更多，萼筒先端5齿裂，外面具8～10条脉纹。果梗稍狭尖，棕褐色。质坚硬，不易破碎，断面黄棕色，4室，每室有黄白色或黄棕色种子1颗或不育。气微，味微苦、涩。

鉴别 （果实横切面）外果皮为1列类圆形细胞，内含淡棕色颗粒物，外被角质层；有腺毛及非腺毛，腺毛头部1～2个细胞，柄单细胞，非腺毛1～3个细胞，具疣状。其下为一列薄壁细胞，类圆形，再下为3～4列切向延长的薄壁细胞，内含大量的深棕色颗粒物。中果皮较宽厚，径向延长、横向，壁木化、外端散有小型维管束，断续成环。内果皮为2～4列类圆形或椭圆形石细胞，向内延伸将种子包围。果实中轴部分有2个周韧维管束。种皮外表皮为1列扁小薄壁细胞，其内为2～5列网纹细胞。

（2）取粉末（40目）1g，用石油醚提脂后，再以乙醇10ml浸泡4～6小时，滤过，浓缩滤液到1ml，分置于2支试管中，分别加盐酸镁粉、盐酸锌粉试剂，依次显橙黄色和樱红色（检查黄酮）。

（3）薄层色谱：取本品粗粉1g，加石油醚5ml，滤过，浓缩到0.5ml供供试品溶液；另取牡荆内酯加石油醚制成对照品溶液。分别点样于同一硅胶 G-CMC 薄层板上，以石油醚-乙酸乙酯（3∶2）展开，展距10cm。用2%香草醛硫酸液显色，供试品色谱中与对照品色谱相应位置上显相同的红色斑点，继为蓝色，最终显为稳定的浅红色。

【成分】 种子含对羟基苯甲酸（p-hydroxy-benzoic acid），5-氧异酞酸（5-oxyisophthalic acid）；含萜类：3β-乙酰氧基-12-齐墩果烯-27-酸酯（3β-acetoxyolean-12-en-27-oic acid），2α，3α-二羟基-5，12-齐墩果二烯-28-酸酯（2α，3α-dihydroxyolean-5，12-dien-28-oicacid），2β，3α-二乙酰氧基-5，12-齐墩果二烯-28-酸酯（2β，3α-diacetoxyoleana-5，12-dien-28-oic acid），2α，3β-二乙酰氧基-18-羟基-5，

12-齐墩果二烯-28-羧酸(2α, 3β-diacetoxy-18-hydroxyoleana-5, 12-dien-28-oic acid),6-羟基-4-(4-羟基-3-甲氧基苯基)-3-羟基甲基-7-甲氧基-3, 4-二氢-2-萘甲醛〔6-hydroxy-4-(4-hydroxy-3-methoxyphenyl)-3-hydroxymethyl-7-methoxy-3, 4-dihydro-2-naphthaldehyde〕;还含蒿黄素(artemetin)及葡萄糖(glucose), 5, 7, 3′-三羟基-6, 8, 4-三甲氧基黄酮(5, 7, 3′-trihydroxy-6, 8, 4′-trimethoxy flavone)。种子油含甾醇类:5β-氢-8, 11, 13-松香三烯-6α-醇(5β-hydro-8, 11, 13-abietatrien-6α-ol),8, 25-羊毛甾二烯-3β-醇(lanostan-8, 25-dien-3β-ol),β-谷甾醇(β-sitosterol);含脂肪烷类:正三十三烷(n-tritriacontane),正三十一烷(n-hentriacontane),正三十五烷(n-pentatriacontane),正二十九烷(n-nonacosane)等C27～C37烷烃;其脂肪酸成分有:棕榈酸(palmitic acid),油酸(oleic acid),亚油酸(linoleic acid)及硬脂酸(stearic acid)等;含对羟基苯甲酸、阿魏酸(ferulic acid),对香豆酸(p-coumaric acid),香草酸(vanillic acid)及丁香酸(syringicacid)。黄荆挥发油含桉叶素(cineole),左旋香桧烯(sabinene),α-蒎烯(α-pinene),莰烯(camphene),β-丁香烯(β-caryophellene),钻玭烯(copaene)及柠檬醛(citral)等。

【药理】 1. 镇咳、平喘 黄荆子煎剂对豚鼠支气管平滑肌有扩张作用。小鼠离体肺灌流实验也表明,煎剂可解除气管、支气管痉挛。黄荆子作用较黄荆根强,不同提取物以含黄酮及强心苷部分效力较好。

2. 抗炎作用 黄荆子种子得到的新的抗炎物质 50 mg/kg 口服,对水肿的抑制率达 40.6%。黄荆子脱脂种子的氯仿提取物 500 mg/kg 口服,对大鼠角叉菜胶所致足肿胀有显著抑制作用,抑制率达 34.8%,分离到的两种化合物分别以 50 mg/kg 口服,抑制率为 18.7%、34.3%。

3. 解热镇痛作用 黄荆子水提液 12 g(生药)/kg 口服对 2, 4-二硝基酚所致大鼠发热有解热作用。8 g/kg 对热板、醋酸所致小鼠疼痛反应也有抑制作用。对小鼠阈下催眠剂量戊巴比妥钠有促进睡眠作用。

4. 对生殖器官的影响 从黄荆子种子中得到的富含黄酮成分以 10 mg/kg 给去势青春期前雄犬胸腔注射 30 日或给予成年健康雄犬 60 日,能破坏精子发生过程的后一阶段,使附睾缺乏精子。睾丸和附睾中蛋白、唾液酸、RNA 含量均明显减少,反映出雄激素活性降低;而睾丸胆固醇、磷酸脂酶活性升高,去势可引起附睾体积和重量的减少。以黄酮成分治疗可引起附睾细胞高度降低。从中分离到的 5, 7, 3′-三羟基-6, 8, 4′-三甲氧基黄酮 10 mg/kg 腹腔注射 45 日,可使犬睾丸和附睾湿重减少,附睾细胞水平上的曲细精管直径和直径减少,提示它对雄激素依赖性结构的敏感性的降低。精子生成缺乏不影响代谢和性欲。药物对犬间质细胞形态和功能无明显影响。5, 7, 3′-三羟基-6, 8, 4′-三甲氧基黄酮有雌激素活性。在 3 日的子宫亲和力试验中,60 和 120 mg/kg 剂量可使小鼠子宫湿重增加。它还可抑制 17β-二醇亲子作用。该化合物以每只 60、120 mg/kg 给怀孕小鼠从怀孕第四至第六日口服,表现出 100%抗着床作用,但若从怀孕第八至第十日口服,仅有 50%抗着床作用。

5. 抗微生物作用 黄荆子煎剂体外抗菌试验表明对金黄色葡萄球菌、卡他球菌有抑制作用,煎煮时间延长效果会更佳。黄荆子煎剂能杀灭枢原虫环状体。

6. 其他作用 黄荆挥发油以每只 0.21 ml/kg,给予正常小鼠,连续 6 日,对腹腔巨噬细胞活力有显著提高。

【药性】 辛、苦,温。归肝、胃、肺经。

1.《草木便方》:"苦,温。"

2.《广西中药志》:"味辛,性温,无毒。"

3.《四川中药志》1960年版:"入肝、脾、胃三经。"

【功用主治】 理气消食,祛痰镇咳,祛风止痛。主治肝胃气痛,食积,便秘,疝气,咳嗽,哮喘,感冒发热,风湿痹痛。

1.《纲目拾遗》:"消食下气。"

2.《草木便方》:"养肝,利窍,坚齿,聪耳明目,止带浊。疗风痹,癫疝。"

3.《四川中药志》1960年版:"养肝除风,行气止痛。治伤寒呃逆、咳喘,食滞,小儿疝气及痔漏生管。"

4.《河南中草药手册》:"理气,止咳逆。主治哮喘,肝胃气痛,膈食吞酸,便秘。"

5.《山西中草药》:"祛风,祛痰,镇咳。主治咳嗽吐痰,哮喘。"

【用法用量】 内服:煎汤,5～10 g;或入丸、散。

【宜忌】《四川中药志》1960年版:"凡湿热燥竭无气滞者忌用。"

【选方】 1. 治肝胃痛 黄荆子研末,和粉作团食。《纲目拾遗》

2. 治膈食吞酸或便秘 黄荆果实 15 g,水煎或开水泡服,早晚各服 1 次。《农村常用中草药手册》

3. 治咳疾,肠炎,消化不良 黄荆子 300 g,酒药子 30 g。分别炒黄,加白糖 150 g,拌匀,每次服 4～6 g,小儿 1～3 g,每日 4 次。《全国中草药汇编》

4. 治疝气 黄荆子、小茴香各 9 g,荔子核 12 g,水煎服。《甘肃中草药手册》

5. 治伤寒发热而咳逆者 黄荆子,炒,水煎服。《古今医鉴》黄荆散

6. 治流感,咳嗽,风湿痛,发热身疼 黄荆子、蔓荆叶、千里光各 10 g,冰糖。共研细末,每次 10～15 g,每日 2～3 g,开水冲服。《中国民族药志》

7. 治哮喘 黄荆子 6～15 g,研粉,加白糖适量,每日 2 次,水冲服。《南京《常用中草药》

8. 治痔漏之管 黄荆条所结之子(炙炒为末)五钱一服,黑糖拌,空心酒送服。《纲目拾遗》

【临床报道】 1. 治疗慢性气管炎 取黄荆子焙干研末,炼蜜为丸(每丸含生药 9 g),每服 1 丸,每日 3 次,10 日为 1 个疗程,连服 2 个疗程。共治疗 46 例,近期控制 5 例,显效 17 例,好转 15 例。各观察,本品对单纯型、轻型、虚寒型、无肺气肿的患者效果较好。配合紫河车、淮山药组成复方治疗,则可提高疗效。

2. 治疗急性菌痢 黄荆子适量,晒干或焙干,研成细末,压制成片(每片重 0.5 g),每服 4 g(小儿酌减),每日 3 次,3 日为 1 个疗程,最长 2 个疗程。共治 73 例,结果:痊愈 69 例,好转 3 例,无效 1 例,治愈率 94.5%,有效率 98.6%。

4250 **黄荆叶** huáng jīng yè《纲目拾遗》

【异名】 蚊枝叶《生草药性备要》,白背叶《岭南采药录》,姜荆叶《湖南药物志》,姜子叶《农村常用草药手册》。

【基原】 为马鞭草科牡荆属植物黄荆的叶。

【原植物】 参见"黄荆子"条。

【采收加工】 6～7 月开花时采叶,鲜用或堆叠踏实,使其发汗,倒出晒至半干,再堆叠踏实,待绿色变黑润,再晒至足干。

【药理】 1. 抗炎作用 黄荆叶对大鼠右上腺雄性大鼠的甲醛性足肿胀有抗炎作用。黄荆叶提取物 500 μg/ml 对 48/80 引起的大鼠巨噬细胞组胺释放抑制率为 112%,100 μg/ml 的抑制率为 105%,4 μg/ml 的抑制率为 54%。

2. 抑菌作用 黄荆叶提取物的浓缩液对细菌的抑制效果很明显,而对真菌、酵母菌无抑制效果。被抑制的细菌中既有革兰阳性菌也有革兰阴性菌,既有球菌也有杆菌,说明黄荆叶提取物对细菌有广泛抑制作用。对 6 种细菌的最低抑制浓度为:白色葡萄球菌 0.06%,枯草芽胞杆菌 0.20%,金黄色葡萄球菌 0.24%,四联球菌 0.24%,沙门菌 0.28%,大肠杆菌 0.30%。

3. 抗基因毒性作用　黄荆叶提取物儿科用糖浆和片剂，没有基因毒性作用，但是可抑制二甲基亚硝基胺、甲基甲烷磺酸盐和四环素的基因毒性，表现为减少这三种毒素诱发的微核多染红细胞的生成。

【药性】　辛，苦，凉。

1.《草木便方》："寒。"

2.《岭南采药录》："甘、苦，平。"

3.《海南岛常用中草药手册》："微苦、辛，平，气香。"

【功用主治】　解表散热，化湿和中，杀虫止痒。主治感冒发热，伤暑吐泻，痧气腹痛，肠炎，痢疾，疟疾，湿疹，癣，疥，蛇虫咬伤。

1.《救生苦海》："治九窍出血，捣汁，酒和，服二合。"

2.《本草求原》："洗癣疥恶疮。"

3.《岭南采药录》："治小儿五疳，煎汤浴身，散热，消疮肿痛。和米炒淬饮之，止吐泻。"

4.《海南岛常用中草药手册》："化湿浊，散寒解表。治感冒发热，吐泻，痢疾，胃痛，淋巴管炎，风痰热咳壅盛，疟疾。"

【用法用量】　内服：煎汤，15～30 g，鲜品 30～60 g。外用：煎水洗；或捣敷；或绞汁涂。

【选方】　1. 治感冒　黄荆叶、路边荆各 30 g，姜、葱各 6 g，水煎服。

2. 治中暑呕吐、腹痛、腹泻　黄荆叶、红辣蓼、生半夏各 60 g。焙干研细末，炼蜜为丸，黄豆大，每日服 2 次，每次 6 g。（1、2 方出自《农村常用草药手册》）

3. 治痧气腹痛　新鲜黄荆枝头嫩片、新鲜辣蓼枝头嫩叶各 30 g（切碎），吴茱萸 9 g（研细）。同捣极烂，做成条状锭子，晒干。用时用药锭 3 g，凉开水磨服。（《江西民间草药验方》）

4. 治疟疾　黄荆叶 180 g，煎水取浓汁 1 碗半，发作前 4 小时服 1 半，2 小时服 1 半。（《广东中药》）

5. 治脚蛀（脚癣）　黄荆叶，捣烂罨上。（《纲目拾遗》）

6. 治毒蛇咬伤，满身红肿发泡　黄荆嫩头，捣汁涂抱上，渣盦咬处。（《谈野翁试验方》）

7. 治外伤，犬及蜈蚣咬伤　黄荆叶 60～120 g。捣烂，擦、敷患处。（《农村常用草药手册》）

4251 **黄荆沥** huáng jīng lì 《陕甘宁青中草药选》

【基原】　为马鞭草科牡荆属植物黄荆的茎用火烤灼而流出的液汁。

【原植物】　参见"黄荆子"条。

【制法】　夏、秋季取新鲜黄荆粗茎切段，一头放火中烤，从另一头收取汁液即为荆沥。

【药性】《陕甘宁青中草药选》："味甘，性平。"

【功用主治】《陕甘宁青中草药选》："除痰涎，去烦热。主治小儿惊风，痰壅气促。"

【用法用量】　内服：50～100 ml，小儿酌减。

4252 **黄荆枝** huáng jīng zhī 《民间常用草药汇编》

【异名】　黄金条（徐州《单方验方新医疗法选编》）。

【基原】　为马鞭草科牡荆属植物黄荆的枝条。

【原植物】　参见"黄荆子"条。

【采制加工】　5～10 月均可采收，切段晒干。

【药性】《海南岛常用中草药手册》："微苦、辛，平，气香。"

【功用主治】　祛风解表，消肿止痛。主治感冒发热，咳嗽，喉痹肿痛，风湿骨痛，牙痛，烫伤。

1.《民间常用草药汇编》："解热发汗。同荆芥、胡椒煎水服治牙痛。"

2.《海南岛常用中草药手册》："化湿浊，散寒解表。治感冒发热，吐泻，痢疾，胃痛，淋巴管炎，风痰热咳壅盛。"

【用法用量】　内服：煎汤，10～15 g，鲜品加倍。外用：捣敷；或煅存性研末调敷。

【选方】　1. 治关节炎　黄金条 15 g，水煎，每日 1 剂分 2 次服。（徐州《单方验方新医疗法选编》）

2. 治火烫伤成疮　黄荆枝，煅灰调香油涂。《民间常用草药汇编》

4253 **黄荆根** huáng jīng gēn 《草木便方》

【基原】　为马鞭草科牡荆属植物黄荆的根。

【原植物】　参见"黄荆子"条。

【采收加工】　2 月或 8 月采挖，鲜用或切片晒干。

【药理】　1. 镇咳、平喘作用　黄荆根煎剂对豚鼠支气管平滑肌有扩张作用。小鼠离体肺灌流实验也表明，煎剂可解除气管、支气管痉挛。

2. 抗菌作用　黄荆根煎剂体外抗菌试验表明，对金黄色葡萄球菌、卡他球菌有抑制作用，煎煮时间延长效果会更佳。

【药性】　微辛、苦，平。

1.《河南中草药手册》："性平，味苦、微辛。"

2.《陕甘宁青中草药选》："味甘、苦，性平。"

【功用主治】　祛风解表，理气止痛。主治感冒，慢性气管炎，风湿痹痛，胃痛，痧气，腹痛。

1.《草木便方》："治心头风，牙疳。"

2.《分类草药性》："治刀伤，止痛，并治痧症，盗汗。"

3.《贵州民间方药集》："镇咳，解热，驱风。治惊痫，除风湿。"

4.《河南中草药手册》："祛风除湿，利关节。"

【用法用量】　内服：煎汤，15～30 g，根皮用量酌减。

【选方】　1. 治风湿关节痛、腰痛　黄荆根、八角枫根、狗骨根各 30 g，水煎服。（《农村常用草药手册》）

2. 治胃溃疡、慢性胃炎　黄荆根 30 g，红糖适量，煎服。

3. 治疟疾　黄荆根 30 g，于疟发前 3 小时煎服。（2、3 方出自南京《常用中草药》）

4. 治蛲虫病　黄荆根 30 g，切片，同甜酒炒至黄色，用水 2 碗，煎到 1 碗，晚饭前煎服。《农村常用草药手册》

5. 治子宫颈癌　黄荆根皮 6 g，瘦猪肉 120 g。加水炖服。《陕甘宁青中草药选》

【临床报道】　治疗慢性气管炎　用黄荆根鲜品 60 g 或干品 15 g，加水煎沸后用文火熬 2～3 小时，约得药液 100 ml，每日 1 剂，分 2 次服，10 日为 1 个疗程，连服 2 个疗程。共治疗 335 例，结果：总有效率 84.2%，显效率 34.2%。中医分型观察，对虚寒型疗效最好，痰热型次之，肺燥型较差。部分病例有腹泻、腹痛、腹胀、恶心、胃纳不好，及头晕、头痛、心跳等副作用，均较轻微，不影响治疗。合并严重心脏病，特别是心力衰竭者禁用。

4254 **黄草乌** huáng cǎo wū 《新华本草纲要》

【基原】　为毛茛科乌头属植物丽江乌头的块根。

【原植物】　丽江乌头 Aconitum forrestii Stapf [A. likiangense Chen et Liu]

多年生草本，高 70～100 cm。块根圆锥状。茎直立，被有反曲短柔毛。叶互生；茎中部以上叶片短柄；叶片宽卵形或五角状形，长 7～12 cm，宽 7～10 cm，基部心形，3 深裂稍超过中部或至本身长度 4/5 处，深裂片近邻接，两面被反曲柔毛。总状花序顶生，具多数密集的花；花序轴和花梗被疏伸展的淡黄色短柔毛，并混生反曲短毛；下部苞片叶状，中部以上苞片长线形；花梗长 1～2.5 cm；小苞片狭长圆形或线形。花两性，两侧对称；萼片 5，花瓣状，紫蓝色，外面被短柔毛，上萼片盔形，喙短；花瓣 2，无毛；雄蕊多数，花丝全缘；心皮 5，无毛。种子多数。花期 9 月，果期

10月。

生于海拔 3 100 m 一带的山地草坡或林边。分布于四川西南部木里、云南西北部丽江。

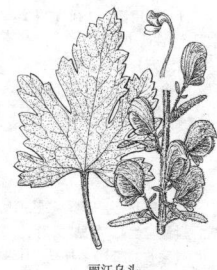

丽江乌头

【采收加工】 9～11月采挖，多鲜用或晒干。

【药材】黄草乌 *Aconiti Forrestii Radix* 产于四川、云南。

性状 根圆锥形，长4～5 cm，直径 1～1.5 cm。表面棕色至深棕色，母根具不规则纵皱缩纹及须根痕；子根稍光滑，未少数点状须根痕。质坚硬，不易折断，断面白色，可见少数深棕色散列的小点。

鉴别 根横切面：后生皮层为3～4列棕色细胞；皮层细胞5～6列，类长方形，切向排列，石细胞密集。内皮层明显，复合的外韧型维管束多个环列，母根的每个维管束的外侧有皱缩的薄壁细胞环，子根的复合维管束5～6个。形成层环类长圆形。木质部束中导管呈径向或 V 字形排列。

粉末特征：石细胞多，长条形、类方形、长方形或锥形，长50～256 μm，直径20～50 μm，纹孔及孔沟明显，壁厚或稍厚。淀粉粒单粒呈长圆形、盔帽形或锤形，直径 6～24 μm，脐点呈点状、一字形、八字形；复粒由 2 分粒组成。

【成分】 丽江乌头块根含粗茎乌头碱甲（crassicauline A）、丽乌碱（liwaconitine）、展花乌头碱（chasmaconitine）、乌头诺辛（aconosine）、卡马乌头原碱（cammaconine）、8-去乙酰滇乌碱（8-deacetylyunaconitine）、塔拉胺（talatisamine）、展花乌头宁（chasmanine）、佛生乌头亭（forestine）、佛氏乌头辛（foresticine）、滇乌碱（yunaconitine）、丽江乌头碱（foresaconitine）即是黄草乌碱丙（vilmorrianinec）、丽江乌头任碱（acoforine）、丽江乌头辛碱（acoforesticine）、丽江乌头亭碱（acoforestine）、丽江乌头宁碱（acoforestinine）、螂拉乌头原碱（dolaconine）、丽日碱甲（liconosine A）、3-去羟-8-去乙酰滇乌碱（3-deoxy-8-dcacetyl yunaconitine）、3α，13-二羟基丽江乌头碱（3α，13-dihydroxyforesaconitine）等生物碱。还含茴香酸（anisic acid）。

【药理】 1. 抗炎作用 滇乌碱皮下注射10～80 μg/kg或灌服50～100 μg/kg于大鼠或小鼠，对醋酸、组胺等所致腹腔或皮肤毛细血管通透性增高有显著的抑制作用，并能明显对抗大鼠所致小鼠耳肿，抑制角叉菜胶、蛋清及甲醛所致大鼠足跖水肿，对角叉菜胶所致大鼠胸腔白细胞游走以及棉球所致组织增生也均有显著抑制作用。摘除双侧肾上腺后仍具有抗炎作用，但滇乌碱不能延长去肾上腺大鼠的生存时间，也不影响胸腺和肾上腺重量，表明滇乌碱的抗炎作用与垂体——肾上腺皮质系统无关。

2. 镇痛作用 小鼠皮下注射滇乌碱的扭体反应 ED_{50} 为 39 （34～44）μg/kg。热板法试验 ED_{50} 为 42（37～49）μg/kg。对于甲醛所致大鼠脚爪疼痛，皮下注射 10、30 μg/kg 的镇痛率为 16% 和 50%。

3. 解热作用 对酵母所致大鼠发热，灌服滇乌碱 50、100 μg/kg 有显著的解热作用。

4. 对免疫功能的影响 小鼠对血中碳粒的廓清试验，腹腔注射滇乌碱 50～100 μg/kg 连续 4 日，可明显提高吞噬指数和吞噬系数，但却使小鼠肝、脾重量明显减轻，而 50、50 μg/kg还能使小鼠血清总补体活性明显升高，但对 C3 含量的影响不明显。对于绵羊红细胞（SRBC）免疫所致小鼠溶血素抗体的生成及溶血空斑形成细胞数滇乌碱无明显影响，但有所抑制，但对 IgG 无明显影响。50 μg/kg 腹腔注射能显著延长小鼠耳后移植

心肌的存活时间，对大鼠实验性变态反应性脑脊髓炎有抑制倾向。

毒性 滇乌碱的 LD_{50} 小鼠灌服、皮下注射和腹腔注射分别为 2.97、0.37、0.34 mg/kg；大鼠则分别为 540、67 及 60 μg/kg。中毒症状为活动减少，闭目匍伏，流涎，呕吐样反应，后肢软瘫，呼吸抑制，一般在药后 1 小时左右死亡，死前有抽搐。

【功用主治】 祛风湿，镇痛。主治风湿关节疼痛，跌打损伤。

【用法用量】 外用：捣敷。

4255 **黄草花** huáng cǎo huā 《新华本草纲要》

【基原】 为罂粟科紫堇属植物灰绿黄堇的全草。

【原植物】 灰绿黄堇 *Corydalis adunca* Maxim.

多年生草本，高18～40 cm。植株灰绿色，无毛，多少被白粉。主根明显，肉质，有分枝，棕黄色。根茎粗壮。茎丛生，通常多分枝。基生叶多数，具长柄，叶片肉质，轮廓卵形，三回羽状全裂；茎生叶似基生叶。总状花序顶生或腋生；苞片钻形；花梗约与苞片略短；萼片狭卵形，边缘具齿；花冠黄色；子房狭卵形，柱头具乳突 4～8。蒴果近条形，长18～22 mm。种子 1 列，6～8枚，黑色，有光泽，表面密布细凹点，种阜小而伸展。花期 6～7月，果期 7～8月。

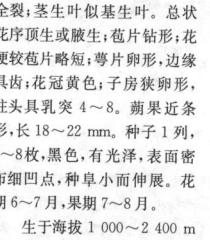
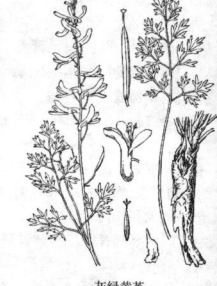

灰绿黄堇

生于海拔 1 000～2 400 m 的干燥土坡或山坡灌丛中。分布于内蒙古、四川、云南、西藏、陕西、甘肃、青海、宁夏。

【采收加工】 6～7月花期采收，切段，阴干。

【药材】 黄草花 *Corydalis Aduncae Herba* 主产于西藏、四川、青海等地。

性状 全株长 28～35 cm 或呈 0.5～3 cm 小段。茎圆柱形，多分枝。表面绿色至黄绿色，具纵棱及细纵沟纹；质脆，断面中空或有髓。叶多皱缩或破碎，基生叶与茎下部叶均具长柄，叶片展平后，完整者倒卵形，长 6～9 cm，三回羽状全裂，灰绿色、浅绿色或黄绿色。总状花序位于枝顶，多卷曲或破碎，每花下有披针形苞片 1 枚，浅绿色；花萼 2，膜质状，淡褐色；花冠黄色，有短距，长 8～12 mm。蒴果多开裂，果壳绿褐色。气清香，味微涩。

鉴别 （1）茎横切面：表皮细胞 1 列，长方形，切向排列，外被角质层，外壁和内壁明显增厚。皮层狭窄，为 6～8 列薄壁细胞，类圆形、长方形、多角形及不规则形，切向排列，棱脊处有厚角组织。维管束外韧型，断续排列成环，韧皮部外侧有纤维束，微木化。束中形成层为3～6列细胞，韧皮部较木质部狭窄，木质部内纤维束较发达。髓部宽广，有的髓细胞可见明显的壁孔，老茎髓部中空。

粉末特征：浅褐黄色。纤维众多，成束或单个散在，有的纤维较短，胞腔大，直径 37～89 μm；有的纤维细长，胞腔小，直径 18～30 μm，成束的纤维有的与导管等细胞组织；质脆。花粉粒淡黄色，圆球形，直径 30～33 μm，表面隐约可见点状凸起，有的可见萌发孔。茎的表皮细胞长多角形，排列紧密，气孔为不定式，也有不等式，副卫细胞 3～5 个。导管有网纹、梯纹、具缘纹孔，螺纹少见，直径 23～61 μm。有时可见叶的组织碎片，黄绿色。

（2）取本品 1 g，加入乙醚 5 ml，冷浸 0.5 小时，滤过。滤液置水浴上蒸干，加入稀盐酸数滴，滤过。滤液分成 3 份，分别加入碘化汞钾试液、硅钨酸试液、苦味酸试液依次产生黄白色、白色、黄白色沉淀（检查生物碱）。

（3）取本品 1 g，加入蒸馏水 10 ml，取其冷浸液 1 ml，加入 5% α-萘酚的乙醇液 2～3 滴，摇匀后，沿壁加入浓硫酸 0.5 ml，界面处

即呈紫红色环。

【功用主治】《中国民族药志》："清热解毒，止痛止泻，清肝利胆。用于背心痛，头痛，发烧或血病之背痛，胆病厌油，腹泻及肝脏疾患等。"

【用法用量】内服：煎汤，3～9 g。

【选方】1. 治肺热，背心痛，胸痛，喘气，吐痰，痰中带血，恶寒或因饮酒、晒太阳、喝浓茶引起的发热 灰绿黄堇 30 g，余甘子 30 g，木香马兜铃 20 g。共研为粗粉，煎汤服，每次 1～2 g，每日 1～3次。《月王药诊》三味余甘子汤散)

2. 治用病皮肤发黄 灰绿黄堇 10 g，木香马兜铃 15 g，蒂达、图木娘、波棱瓜花各 10 g。共研为粗粉，煎汤服，每次 1～2 g，每日 1～3次。《月王药诊》五味木香马兜铃汤散)

4256 黄茶根 huáng chá gēn 《四川常用中草药》

【异名】女儿茶、岩果紫《贵州民间药物》，女儿红《四川常用中草药》，紫果叶《新华本草纲要》。

【基原】为鼠李科鼠李属植物异叶鼠李的根、枝叶。

【原植物】异叶鼠李 *Rhamnus heterophylla* Oliv. 〔*R. cavalieriei* Lévl.〕 又名：崖枣树《中国树木分类学》。

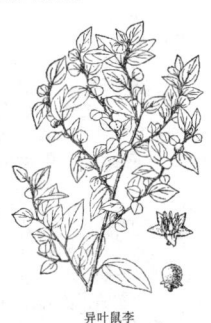

异叶鼠李

灌木，高1.5～2 m。多分枝，小枝细长，被密短柔毛。叶互生；有叶柄，长2～7 mm；有短柔毛；托叶小，钻形或线形，宿存；叶片纸质，大小异形，小叶近圆形，大叶长圆形。花单性，雌雄异株，单生或3～5朵簇生于叶腋，黄绿色，花萼5裂，裂片外面被疏柔毛；雄花花瓣5，匙形，先端微凹，具退化雌蕊，子房不发育；花柱3半裂；雌花花瓣小，2浅裂，早落，子房球形，3室，花柱短，3半裂。核果球形，成熟时黑色，具3分核。种子背面具纵沟，卵形。花期5～8月，果期9～12月。

生于海拔300～1450 m的山坡、灌丛和林缘。分布于西南及湖北、陕西、甘肃。

【采收加工】4～5月采摘枝叶，鲜用或切段晒干。9～12月采根，鲜用或切片晒干。

【成分】叶含大黄素(emodin)、欧鼠李苷(frangulin) A、山奈酚(kaempferol)。根茎含女儿茶多糖(NLC-A)。

【药性】涩、微苦。
1.《贵州民间药物》："性凉，味涩、微苦。"
2.《四川常用中草药》："微甘、苦。"

【功用主治】清热解毒，凉血止血。主治痢疾、疮痈、吐血、咯血，痔疮出血，崩漏，白带。
1.《贵州民间药物》："清热凉血。治疮出血。"
2.《四川常用中草药》："清热，消积、活血，通经。治食积，肝经积滞，月经不调，吐血、劳伤、咳嗽，气痛等症。"

【用法用量】内服：煎汤，10～30 g；鲜品30～60 g。

【选方】1. 治疮出血 鲜女儿茶45 g，鲜刺老包根、地石榴根(即小种地瓜，要过冬的)各30 g，炖猪肉250 g，多放汤，少加盐，炖好后去渣取汁，每日3次，每次1饭碗。《贵州民间药物》

2. 治痢疾、崩带 女儿茶30～45 g，水煎，分2次服。(南川《常用中草药手册》)

4257 黄药子 huáng yào zǐ 《滇南本草》

【异名】黄药《刘涓子鬼遗方》，黄药根《开宝本草》，苦药

子《圣济总录》，山慈姑、金线吊虾蟆《植物名实图考》，红药子《四川中药志》，黄独根《江西药材》，零余子、黄狗子《全国中草药汇编》。

【基原】为薯蓣科薯蓣属植物黄独的块茎。

【原植物】黄独 *Dioscorea bulbifera* L. 又名：零余薯《广州植物志》，雷公薯《中国高等植物图鉴》。

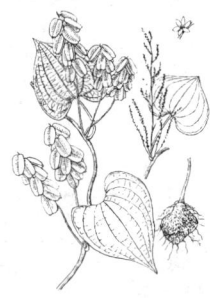

黄独

缠绕草质藤本。块茎褐色的，卵圆形至长圆形，表面密生多数细长须根。茎左旋，圆柱形。单叶互生；叶柄较叶片稍短；叶片宽卵状心形或卵状心形，先端尾状渐尖，边缘全缘或微波状，无毛；叶腋内有大小不等的紫褐色的球形或卵圆形珠芽(零余子)。花单性，雌雄异株，雄花序穗状下垂，雄花单生密集，新鲜时紫色，雄蕊6，着生于花被基部，花丝与花药近等长；雌花序与雄花序相似，常2至数个丛生叶腋。蒴果反折下垂，三棱状长圆形，成熟时淡黄色，表面密生紫色小斑点。种子深褐色，扁卵形，有翅果略状。花期7～10月，果期8～11月。

生于海拔2000 m以下的河谷边、山谷阴沟或杂木林缘。分布于华东、中南、西南及陕西、甘肃、台湾等地。

本植物叶腋内生长的紫褐色珠芽(黄独零余子)亦供药用，另设专条。

【栽培】生物学特性 喜阳光充足、温暖湿润气候，耐荫蔽。以土层深厚、疏松肥沃、排水良好的砂质壤土栽培为宜。

繁殖方法 小块茎(零余子)繁殖。在冬季时落在地上的零余子拣回，放在木箱或竹篓里，贮藏室内过冬。翌年3～4月栽种。

田间管理 苗高约30 cm时，浅薅除草，重施人畜粪水，同时把茎藤理附在攀缘物上。

【采收加工】栽种2～3年后在冬季挖，选择粗在3 cm以上的块茎，洗去泥土，剪去须根后，横切成厚1 cm的片，晒干或炕干，或鲜用。

【药材】黄药子 *Dioscoreae Bulbiferae Rhizoma* 主产于湖北、湖南、江苏等地。

性状 多为横切厚片，圆形或近圆形，直径2.5～7 cm，厚0.5～1.5 cm。表面棕黑色，皱缩，有众多白色、点状突起的须根痕，或有弯曲残留的细根，栓皮易剥落；切面黄白色至黄棕色，平坦或凹凸不平。质坚脆，易折断，断面颗粒状，并散有橙色麻点。气微，味苦。

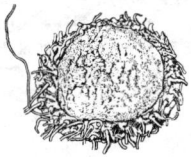

黄药子饮片外形

鉴别 (1)块茎横切面：木栓细胞微木化，内侧石细胞断续排列成环。基本组织有多places道。维管束外韧型，散在。黏液细胞多数，含草酸钙针晶束。薄壁细胞含淀粉粒。

粉末特征：石细胞长梭形、两端钝圆，或不规则椭圆形、卵状或弯状三角形，孔沟稀密集。淀粉粒圆形、卵形、贝壳形或不规则条形，直径5～12 μm，长径15～21 μm，脐点点状。黏液细胞类圆形，短径95～160 μm，长径150～300 μm，含草酸钙针晶束，长50～117 μm。分泌道含树脂状物。

(2)取本品粗粉0.5 g，加水5 ml，振摇后，滤过。取滤液1 ml，加1%三氯化铁试液2滴，显绿色，并产生絮状沉淀(检查酚类和鞣质)。

（3）取本品粗粉1 g，加乙醇10 ml，热浸约10分钟，滤过。取滤液滴在滤纸上，加1%香草醛盐酸试液，显淡紫色；另取上述乙醇滤液，滴在滤纸上，加对二甲氨基苯甲醛试液，加热后显粉红色（检查萜类、内酯）。

（4）薄层色谱：取本品粗粉5 g，加乙醇30 ml，在水浴中回流提取2小时，滤过。滤液浓缩后作供试液。另取黄药子乙素作对照品。分别点样于同一硅胶G-CMC薄层板上，以醋酸乙酯–无水乙醇–环己烷（20∶1.5∶1）展开，喷以对二甲氨基苯甲醛试液，110 ℃烤10分钟，供试液色谱在与对照品色谱相应位置上，显相同的樱红色斑点。

【成分】　含黄药子素（diosbulbin）A～H（即黄独甲素至黄独壬素），8-黄药子素E乙酸酯（8-epidiosbulbin E acetate），薯蓣皂苷元（diosgenin），薯蓣皂苷（diosgenin），薯蓣毒皂苷（dioscorefoxin），2，4，6，7-四羟基-9，10-二氢菲（2，4，6，7-hydroxy-9，10-dihydro phenanthrene），2，4，5，6-四羟基菲（2，4，5，6-tetrahydroxyphenanthrene），4-羟基-(2-反-3′，7′-二甲基-2′，6′-辛二烯基)-6-甲氧基苯乙酮[4-hydroxy-(2-trans-3′，7′-dimethyl-octa-2′，6′-dienyl)-6-methoxyacetophe-none]，4，6-二羟基-2-O-(4′-羟丁基)苯乙酮[4，6-dihydroxy-2-O-(4′-hydroxybutyl) acetophe-none]，二氢薯蓣碱(dihydrodioscorine)，鞣质等。

【药理】　1. 抗菌作用　体外抑菌试验表明，黄药子水浸剂（1∶3）在其20%～40%浓度内对堇色毛癣菌、同心性毛癣菌、许兰黄癣菌、奥杜盎小芽胞癣菌、铁锈色小芽胞癣菌、羊毛状小芽胞癣菌、石膏样小芽胞癣菌、腹股沟表皮癣菌、红色表皮癣菌、星形奴卡菌等皮肤真菌均有不同程度的抑制作用。分离出的生物碱二氢薯蓣碱在0.1%浓度时能抑制多种使植物致病的真菌生长。口服黄独乙素每日50及200 mg/kg对大鼠角叉菜胶性足跖肿及大鼠棉球肉芽肿有显著的抑制作用。黄独乙素是黄药子抗炎活性成分之一。

2. 对心脏的作用　20%黄药子水煎剂或醇浸物水液用1∶500浓度0.1 ml时，可使离体蛙心收缩减弱、心室及心房扩张；用其1∶50浓度0.1 ml时，可使离体蛙心立刻被抑制，心跳停止跳动，心房和静脉变仍然跳动，但在15分钟内停止活动于舒张状态。20%黄药子水煎剂或醇浸物水液由皮下注射或静脉注射给药，可使在位蛙心收缩减弱、心跳减慢、心室及心房扩张，处于舒张而收缩不全状态。当静注醇浸物水液达1 ml时，心室收缩立即减弱，并在27分钟内停止跳动。可以认为黄药子有直接抑制心肌的作用，醇浸物水液的抑制作用明较水煎剂强。

3. 对平滑肌的作用　20%黄药子水煎剂或醇浸物水液2 ml，对家兔离体肠平滑肌有抑制作用；对家兔及豚鼠离体未孕子宫有兴奋作用，出现节律性收缩与强直性收缩，苯海拉明能消除其对子宫的兴奋作用。

4. 抑瘤作用　黄药子乙醇提取物（浸膏）在50 mg/kg和100 mg/kg剂量下对小鼠肝癌腹水H22的抑瘤率分别为19.5%和36.3%，对小鼠肉瘤S180的抑瘤率分别为24.3%和31.6%；黄药子乙醇浸膏治疗小鼠腹水瘤（EAC），能够明显延长小鼠的生存日数，当剂量为100 mg/kg时，可使小鼠的生命延长率达到74.1%。黄药子甲素、乙素、丙素及薯蓣皂苷等均具有抗肿瘤作用，尤其对于甲状腺肿瘤有独特的疗效。黄药子油对子宫颈癌瘤U14、小鼠白血病I615均有一定的抑制作用。

5. 抗病毒作用　黄药子浸膏在0.017～0.034 mg/ml时不仅能扑灭DNA病毒，而且能抑制RNA病毒的转录，灭活病毒后的细胞及药物对照细胞仍旧能够继续分裂传代，说明该药无毒而有效。黄药子的水浸剂对各种类型的病毒均无抑制作用。

6. 其他作用　从黄药子和其他薯蓣科植物中分离得到1种多糖，有降低小鼠血糖的作用。

毒性　黄药子中主要有毒成分为薯蓣皂苷及薯蓣毒皂苷，但据近期有关报道，黄药子甲素、乙素、丙素以及鞣质等均能够引起急性中毒。它们能蓄积中毒，久服对肝、肾均有损害。临床观察和动物实验表明，黄药子的毒性主要表现为引起肝、肾损伤，对肝脏的损伤在延同时间内即可表现出来，对肾脏的损伤则需要较长时间才能显现。黄药子久服可引起恶心、呕吐、腹痛、厌油腻食物等症状并常引中毒性肝炎，还会出现黄疸、肝肿大，严重者甚至出现肝昏迷乃至死亡。黄药子配伍当归后，可明显减轻对肝细胞的损害程度，并且对肾脏的损害也有一定的缓解作用。服用黄药子的同时，给予具有抗癌活性的抗生素阿霉素后，虽没有造成肝脏毒性，但加重了对心脏毒性的作用。

【炮制】　取原药材，除去杂质，洗净，润透，切小块或厚片，干燥。

饮片性状　本品为圆形或类圆形的厚片或小块。表面淡黄色至黄棕色，散有多数颗粒状橙色的斑点，粉质；周边棕黑色，密布黄白色至棕黑色圆形根痕和须根痕，气微，味苦。

贮干燥容器内，置通风干燥处。防霉，防蛀。

【药性】　苦，寒，小毒。归肺、肝经。

1. 《日华子》：“凉。”

2. 《开宝本草》：“苦，平，无毒。”

3. 《滇南本草》：“性大寒，味苦。”

4. 《本草经疏》：“气薄味厚，降多升少，阴也。入手少阴、足厥阴经。”

5. 《食物考》：“辛，寒，微毒。”

6. 《湖南药物志》：“苦，咸。有毒。”

7. 《广西本草选编》：“味苦，涩，性凉。”

【功用主治】　散结消瘿，清热解毒，凉血止血。主治瘿瘤，喉痹，痈肿疮毒，蛇犬咬伤，肿瘤，吐血，衄血，咯血，百日咳，肺热咳喘。

1. 《开宝本草》：“主诸恶肿疮瘘，喉痹，蛇犬咬毒，取根研服之，亦含亦涂。”

2. 《绍兴本草》：“治瘰疬及瘿气。”

3. 《得配本草》：“治产后时疫发热狂。”

4. 《药性考》：“降火止血。”

5. 《食物考》：“诸药解毒。蒸食甘美，热嗽能去。厚肠充胃，稀痘食验。”

6. 《草金裘木草续录》：“治肺热咳嗽，唾血，鼻衄，舌衄，舌肿，咽喉肿痛。”

7. 《江苏省植物药材志》：“治腰酸痛。”

8. 《现代实用中药》：“为止血剂，治吐血，咯血，鼻血，产后流血过多。”

9. 《湖南药物志》：“祛湿散痰，补虚壮肾，清热解毒，杀虫。主治疝气，腰痛。”

【用法用量】　内服：煎汤，3～9 g；或浸酒；研末1～2 g。外用：鲜品捣敷；或研末调敷；或磨汁涂。

【宜忌】　内服剂量不宜过大。

1. 《本草经疏》：“痈疽已溃不宜服，痈疽发时不掀肿，不渴，色淡，脾胃作泻者，此为阴证，当以内补为急，解毒次之，药子之类宜少服，止可疏解。”

2. 《南方主要有毒植物》：“薯块和小薯有毒，误食引起口、舌、喉等处烧灼痛，流涎，恶心，呕吐，腹痛，腹泻，瞳孔缩小，严重的出现昏迷，呼吸困难和心脏麻痹而死亡。”

【选方】　1. 治瘿气　黄药子一斤。浸洗净，酒一斗浸之，每日早晚常服一盏，忌一切毒物及不得喜怒。（《斗门方》）

2. 治缠喉风，颐颔肿及胸膈有痰，汤水不下者　黄药子一两。为细末，每服一钱，白汤下。吐出恶物。（《扁鹊心书》黄药子散）

3. 治小儿咽喉肿痛　黄药子、白僵蚕各等分。上二味，捣为细散，每服半钱匕，白矾水调下，量儿大小加减。（《圣济总录》苦药子散）

4. 治舌肿及重舌　黄药、甘草（炙，锉）各一两。上二味，粗捣

筛,每服三钱匕,以水一盏,煎至七分,去滓,食后温服。《圣济总录》黄药汤》

5. 治发背痈疽脓尽,四面皮粘,恐再有脓毒攻起　黄药子、白药子各一两,赤小豆一合。上三味为末,水调敷。《刘涓子鬼遗方》逼毒散》

6. 治瘰疬　黄独鲜块茎60～90 g,鸭蛋1枚,水煎,调些酒服。《福建中草药》

7. 治睾丸炎　黄独根9～15 g,猪瘦肉120 g。水炖,服汤食肉,每日1剂。《江西草药》

8. 治毒蛇咬伤　黄药子9 g,天葵根、生南星各3 g。捣绒敷伤口。《贵州草药》

9. 治扭伤　黄独根、七叶一枝花(均鲜用)各等量。捣烂外敷。《江西草药》

10. 治鼻衄不止　黄药子为末,每服二钱匕,煎阿胶汤下。良久以新水调面一匙头服之。《简要济众方》

11. 治舌上出血不止　黄药子一两,青黛一分。上为细末,每服一钱匕,食前新汲水调下,日二服。《奇效良方》圣金散》

12. 治腹泻　黄药子研末,每次3 g,开水吞服。《贵州草药》

13. 治咳嗽气喘　黄独块茎、胡颓子叶各9 g,甘蔗节2个,水煎服。《浙江民间常用草药》

【临床报道】　1. 治疗甲状腺腺瘤　用黄药子300 g,研为细末,加白酒1500 g和以4个500 ml盐水瓶中,棉纱扎紧瓶塞,放于铁锅中,加水后加温至60～70 ℃,4小时后取出;冷却过滤后即成,每次6 ml,每日3次(睡前加服12 ml。1个月为1个疗程。肿瘤消失后巩固治疗半个疗程。伴肝病者忌服。共治疗48例。结果:治愈40例,显效5例,有效1例,无效2例,总有效率95.8%。

2. 治疗宫颈炎　黄药子500 g,浸于黄酒2 kg中,加入密封罐内微火煮2小时,密封置于冷处避光,7日后待用。用时先用棉签擦净宫颈分泌物,然后将带尾线之消毒棉球浸湿药酒,贴于宫颈表面,24小时后取出,隔日1次。观察53例,平均用药9次,有效率达100%,治愈率32.7%;患者上药后无全身或局部不良反应。

3. 治疗银屑病　取黄药子块茎(根)300 g,切片捣碎,加75%乙醇1000 ml,浸泡7日,过滤即成黄药子酊。用时将其酊剂直接涂擦皮损局部,每日2～3次。共治疗56例,有效率为87.5%;一般见效时间为5～14日,治愈时间3～5星期。

【各家论述】　1.《本草经疏》:"经曰,一阴一阳结为喉痹,一阴者少阴君火也;一阳者少阳相火也。解心阴之热,相火自不妄动而喉痹瘳矣。蛇火咬毒,亦血分受热毒所伤故也,苦寒能凉血,得土气之厚者,又能解百毒也。"

2. 王起凡:"黄药子,解毒凉血最验,古人于外科、血证二方用之。今人不复用者,因久服有脱元之虞,知其为凉血散血明矣。"
(引自《本草汇言》)

4258 黄栌根 huáng lú gēn 《陕西中草药》

【基原】　为漆树科黄栌属植物光叶黄栌或毛叶黄栌的根。

【原植物】　1. 光叶黄栌 Cotinus coggygria Scop. var. cinerea Engl. 又名:灰毛黄栌《植物学报》,西山红叶(北京)。

落叶灌木,高2～4 m。树皮鳞片状,暗灰色;小枝有柔毛,灰色。单叶互生,叶柄短;叶片

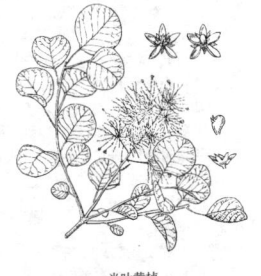

光叶黄栌

倒卵形或卵圆形,先端圆或微凹,基部圆形或阔楔形,全缘,两面或尤其叶背显著被灰色柔毛;侧脉6～11对。圆锥花序,被柔毛;花萼无毛,裂片卵状三角形;花瓣卵形或卵状披针形,雄蕊5,花药卵形,与花丝等长;花盘5裂,紫褐色;子房近球形,花柱3,分离,无毛。小坚果,扁肾形。

生于海拔700～1620 m的向阳山坡林中。分布于河北、山东、河南、湖北、四川等地。

2. 毛叶黄栌 C. coggygria Scop. var. pubescens Engl. 又名:柔毛黄栌《植物学报》,彭皮连、金告碑木《天目山药用植物志》》。

与上种主要区别:叶多为阔椭圆形或卵圆形,叶背尤其沿脉上和叶柄密被柔毛;花序无毛或近无毛。花期4～5月,果期9～10月。

生于海拔800～1500 m的山坡林中。分布于山西、江苏、浙江、山东、河南、湖北、四川、贵州、陕西、甘肃等地。

本植物的枝叶(黄栌枝叶)亦供药用,另设专条。

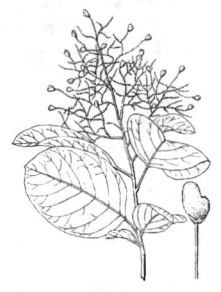

毛叶黄栌

【栽培】　生物学特性　喜阳光,耐半阴,耐旱,耐寒,耐盐碱,耐瘠薄,但不耐水湿。生长迅速,萌蘖力强。

繁殖方法　种子繁殖、分株繁殖或扦插繁殖。种子繁殖:6～7月果实成熟时采下,经湿沙贮藏40～50日后播种。幼苗抗寒力较差,在冬前需覆盖树叶和草秸防寒。也可在采种后沙藏越冬,翌年春季播种。分株繁殖:春季发芽前,选树干外围生长好的根蘖苗,连须根掘起,栽入圃地育苗,然后定植。扦插繁殖:春季用硬枝插,需搭塑料拱棚,保温保湿。生长季节在喷雾条件下,用带叶嫩枝插,用4×10⁻⁴～5×10⁻⁴吲哚丁酸处理切口,30日左右即可生根。生根后停止喷雾,待须根生长并移栽,成活率较高。

田间管理　移栽时对树冠枝条适当剪短,以减少蒸发,利于成活。一般在春季发芽前移栽为宜。生长季节追施有机肥2～3次。

【采收加工】　全年均可采根,切段晒干。

【成分】　1. 光叶黄栌　全草含硫黄菊素(sulfuretin),硫黄菊苷(sulfurein),双硫黄菊苷(disulfuretin),黄没食子酰葡萄糖苷(pentagalloyl glucose),没食子酸(gallic acid),甲基没食子酸盐(methyl gallate)。

2. 毛叶黄栌　木材中含戊聚糖(pentosan)。

【药性】　苦、辛,寒。

1.《本草拾遗》:"味苦,寒,无毒。"

2.《贵州草药》:"性凉,味辛。"

3.《陕西中草药》:"味涩,性温。"

【功用主治】　清热利湿,活血散瘀。主治黄疸,肝炎,皮肤瘙痒,赤眼,丹毒,烫火伤,漆疮,跌打损伤等。

1.《本草拾遗》:"除烦热,解酒疸目黄,煮服之。"

2.《日华子》:"洗汤、火、漆疮及赤眼。"

3.《贵州草药》:"散瘀止痛,清热解毒。"

4.《陕西中草药》:"祛风毒,活血散瘀。主治皮肤瘙痒症,跌打损伤,骨折,漆疮。"

5.《全国中草药汇编》:"主治急性黄疸型肝炎,慢性肝炎(迁延性肝炎),无黄疸型肝炎,麻疹不出。"

【用法用量】　内服:煎汤,10～30 g。外用:煎水洗。

【选方】　1. 治肝炎　黄栌,成人每日30 g,小儿减半,煎2次,合并一起,早晚各服1次;外用枝、叶煎水洗或叶捣烂敷患处。

《全国中草药汇编》

2. 治妇女产后劳损　毛黄栌根皮 60 g，加蕲艾根 30 g，水煎，冲入黄酒、红糖，早晚饭前各服 1 次；忌食酸痛、芥菜、萝卜菜。《天目山药用植物志》

3. 治漆疮　煎黄栌汁，洗之，最良。《杨氏产乳方》

4259 黄秦艽 huáng qín jiāo 《云南省药品标准》

【异名】　金不换、滇黄芩《云南中草药》，丽江金不换、大苦参、黄龙胆《全国中草药汇编》。

【基原】　为龙胆科滇黄芩属植物黄秦艽的根。

【原植物】　黄秦艽 *Veratrilla baillonii* Franch.
多年生草本，高 30～85 cm。主根圆锥形黄色，粗壮。茎黄绿色或上部紫色，粗壮不分枝。基生叶呈莲座状，有长柄，叶片长圆状匙形，先端圆钝，基部渐狭，叶脉 3～5 条；茎生叶对生，无柄，叶片卵状椭圆形。圆锥状复聚伞花序，花密集；花萼筒甚短，4 裂至近基部，裂片先端尖；花冠黄绿色，有紫色条纹，冠筒短，5 裂，裂片长圆形，先端常凹形，基部具 2 个紫色腺斑；雄蕊 5，着生于花冠弯曲处；子房卵形，无柄，花柱不明显。蒴果卵圆形，无柄。种子深褐色，近圆形，表面具细网纹，周缘具宽翅。花、果期5～8月。

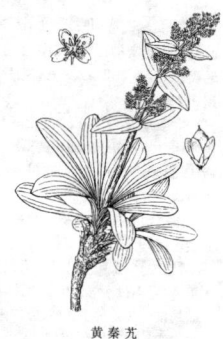

黄秦艽

生于海拔 3 000～4 600 m 的高山草地、灌丛中。分布于四川、云南及西藏等地。

【采收加工】　6～7月采挖，晒干。

【成分】　根含口吨酮及口吨酮苷：1-羟基-2, 3, 4, 7-四甲氧基口吨酮元(veratrilogenin)，金不换苷(veratriloside)，1, 3-二羟基-2, 7-二甲氧基口吨酮(1, 3-dihydroxy-2, 7-dimethoxyxanthone)，1-羟基-2, 3, 7-三甲氧基口吨酮(1-hydroxy-2, 3, 7-trimethoxyxanthone)，1-羟基-2, 3, 5-三甲氧基口吨酮(1-hydroxy-2, 3, 5-trimethoxyxanthone)，1-羟基-2, 3, 4, 5-四甲氧基口吨酮(1-hydroxy-2, 3, 4, 5-tetramethoxyxanthone)，1, 4-二羟基-2, 3, 7-三甲氧基口吨酮(1, 4-dihydroxy-2, 3, 7-trimethoxyxanthone)，2, 3, 4, 7-四甲基口吨酮(2, 3, 4, 7-tetramethoxyxanthone)，1, 4-二羟基-2, 3, 7-三甲氧基口吨酮 1-*O*-β-D-吡喃木糖基-(1→6)-β-D-葡萄糖苷(2, 3, 4, 7-tetramethoxyxanthone 1-*O*-β-D-xylopyranosyl-(1→6)-β-D-glucopyranoside)。

【药性】　苦，寒，有毒。
1.《云南中草药》："苦，寒。"
2.《全国中草药汇编》："有毒。"

【功用主治】　清热解毒，活络止痛，杀虫。主治肺热咳嗽，扁桃体炎，胃炎，痢疾，慢性胆囊炎，肾炎，乳腺炎，烧伤，跌打损伤，痈疽肿毒，蛔虫病。
1.《云南中草药》："清热解毒，活络止痛。主治肺热咳嗽，肾炎，乳腺炎，扁桃体炎，支气管炎，草乌中毒，跌打损伤。"
2.《全国中草药汇编》："清热，消炎，解毒，杀虫。主治肺热咳嗽，阿米巴痢疾，烧伤，黄疸性肝炎，蛔虫病，痈疽肿毒等。"

【用法用量】　内服：煎汤，1.5～3 g；或泡酒。外用：研末调搽。

【选方】　1. 治肺热咳嗽（黄秦艽）根3 g，水煎分3次服。
2. 治阿米巴痢疾　黄秦艽 1.5 g，草血竭 3 g，水煎服。

3. 治烧伤　黄秦艽研细末调凡士林外搽。(1～3方出自《全国中草药汇编》)

4. 治跌打损伤　金不换适量，泡酒分服。《云南中草药》

4260 黄海葵 huáng hǎi kuí 《青岛中草药手册》

【异名】　海菊花、海腚根、沙筒《青岛中草药手册》。

【基原】　为海葵科黄海葵属动物黄海葵的全体。

【原动物】　黄海葵 *Anthopleura xanthogrammica* (Berkly)
体态多变，收缩时呈左右对称的相合状，伸展时呈圆筒形，高 30～90 mm，体宽 30～70 mm，多数为中等大小。体顶端为口盘，口盘底色为深浅不一的灰白色和青褐色。口位于体中央，呈裂缝状，周围有浅粉红色的口唇。口盘边缘环生数圈触手，触手细长可伸缩，或黄褐色，或粉红色，按 12 的倍数排列，总数为 96 根。触手向口面有白斑；反口面的基部有反白色结节约 20 个。体色变异较大，上部为灰褐色或灰绿色，下部为黄褐色或肉色。体壁上有疣状吸盘，上部比下部多，下部近乎平滑。

体常埋于沙中，下端有圆形足盘，固着于沿海高潮线岩石上或微水坑沙中石上。当退潮时，触手伸展如菊花状，若遇惊动即缩于泥沙中。为极普通的种类。我国分布于黄海、渤海、东海。

同属动物太平洋侧花海葵 *A. pacifica* Uchida 亦供药用。

【采收加工】　四季均可采，鲜用。

【成分】　全体含黄海葵强心肽(anthopleurin)A、B、C。黄海葵强心肽 A 相对分子质量约为 5 500，由 49 个氨基酸残基组成，含 3 个胱氨酸残基。黄海葵强心肽 C 由 47 个氨基酸残基组成。含 2-氨基乙基磷酸酯(2-amino ethyl-phosphate)，*N*-甲基-2-氨基乙基磷酸酯(*N*-methyl-2-ami-noethylphosphate)。尚含胆碱磷酸酯的磷酸脂类化合物。含类胡萝卜素色素(peridinin)，为 5′, 6′-环氧-3, 5, 3′-三羟基-6, 7-二脱氢-5, 6, 7′-四氢-12, 13, 20-三去甲-β, β-胡萝卜烯-19′, 11′-交酯-3-乙酸酯(5′, 6′-epoxy-3, 5, 3′-trihydroxy-6, 7-didehydro-5, 6, 7′-tetrahydro-12, 13, 20-trinor-β, β-caroten-19′, 11′-olide-3-acetate)。嘧啶类为：尿嘧啶(uracil)，2′-脱氧核糖尿嘧啶(2′-deoxyuridine)，胸腺嘧啶(thymidine)，脱氧核糖胸腺嘧啶(deoxyribose thymidine)，脂肪酸成分：1-*O*-十六碳烷酰-2-*O*-〔9, 12-十八碳二烯酰〕甘油酯{〔1-*O*-hexadecanoyl-2-*O*-(9-octadecenoyl)-3-*O*-(9-octadecadienoyl)glycerol〕，1-*O*-〔9-十八碳二烯酸-2-*O*-(9, 12-十八碳二烯酰)〕甘油酯{1-*O*-〔9-octadecadienoyl-2-*O*-(9, 12-octadecadienoyl)〕glycerol}，1-*O*-十六烷酰基-3-*O*-(14-二十碳烯酰基)甘油酯〔1-*O*-hexadecanoyl-3-*O*-(14-eicosylecenoyl)glycerol〕。

【药理】　强心作用　黄海葵强心肽 A 对豚鼠离体心房半数有效量(ED_{50})为 4.4×10⁻⁹ mol/L，对哺乳动物心脏功能增加收缩力，但不增加心率。对 Na⁺、K⁺-ATP 酶、单胺氧化酶、腺苷-3, 5′-磷酸二酯酶不显作用，强心作用较毒毛花苷 G 强 200～1 000倍。黄海葵强心肽 C 对大鼠离体心房的半数有效量(ED_{50})为 3.0×10⁻⁹ mol。

毒性　黄海葵强心肽 A 的半数致死量(LD_{50})为 0.3～0.4 mg/kg。

【药性】　咸，平，有毒。
《青岛中草药手册》："性平，味咸。"

【功用主治】　《青岛中草药手册》："收敛固涩，祛湿杀虫。主治痔疮，脱肛，白带过多，蛲虫等。"

【用法用量】　外用：切碎或化水外敷。内服：煎汤，1个。

【宜忌】　本品有毒，多作外用，内服宜慎。

【选方】　1. 治痔疮、脱肛，白带过多　鲜海葵 1 个，剖腹去砂炖服。

2. 治痔疮、脱肛　鲜海葵 1 个，撒冰片少许，化水后敷于肛门。(1、2方出自《山东药用动物》)

3. 治蛲虫病　将海葵1块塞入肛门，每晚1次，连用1个星期。《青岛中草药手册》）

【临床报道】　治疗痔疮、脱肛　以太平洋侧花海葵为主，配伍少量中药如冰片等，以护肤霜为基质制成"海葵膏"外用。用法：每晚用温水坐浴后，将海葵膏涂于患处，稍加按摩，以药膏不堆积于皮肤表面为宜，早、晚各涂1次，急性重症患者每日可涂药数次。一般以2星期为1个疗程。最短用药2~3次，即可止痛、止血；用药3~5日可获明显效果。共治疗82例，结果：基本痊愈19例，显效13例，有效29例，无效21例，总有效率74.4%。其中外痔12例的有效率达88.6%，对内痔的疗效较差，改制成"海葵栓剂"则疗效有显著提高。

黄梢蛇 *huáng shāo shé*
《中国动物志》）

【异名】　黄肚龙、过树龙、过树榕、上竹龙、灰背龙《广西药用动物》）。

【基原】　为游蛇科鼠蛇属动物灰鼠蛇除去内脏的全体。

【原动物】　灰鼠蛇 *Ptyas korros* (Schlegel)
体全长可达2 m，细长。头、体背呈灰黑色、灰棕色或灰褐色，体后部及尾部背鳞鳞缘黑褐色，互相交织成细网纹；唇缘及腹部淡黄色，颊鳞2~3；眶前鳞1(2)，有1眶前下鳞，眶后鳞2(3)；颞鳞2(3)+2(1~4)，上唇鳞3-2-3(4-2-3)式。背鳞平滑，15-15(13)-11行；腹鳞156~184；肛鳞2分，尾下鳞109~154对。

生活在海拔212~1 600 m的平原、丘陵及山区，常见于水稻田边、河边、路旁及杂草乱石处，以蛙、鸟、鼠等为食。分布于浙江、福建、江西、湖南、广东、广西、海南、贵州、云南、台湾。

本动物的胆囊(蛇胆)、蜕下的皮膜(蛇蜕)亦供药用，另设专条。

【采收加工】　清明至秋季捕捉，以冬季入穴冬眠前捕捉者质佳。捕后除去内脏，擦净血迹，鲜用或烘干。

【成分】　灰鼠蛇肉含蛋白、脂肪、多种氨基酸。蛇皮含骨胶原。脑含促卵泡激素(follicle stimulating hormone)、促黄体生长激素(luteinizing hormone)。

【药性】　《广西药用动物》："性平，味甘、咸。"

【功用主治】　《中国药用动物志》："祛风除湿，舒筋活络。主治风湿性关节炎、麻痹、瘫痪等症。"

【用法用量】　内服：煎汤，3~10 g；或浸酒饮。

【选方】　治久患风湿瘫痪病，肾部脚部浮肿，中风伤湿，半身不遂和骨节疼痛　眼镜蛇、金环蛇、黄梢蛇各1条，共重1~1.5 kg，剖腹去内脏及头，清水快洗，用布抹干，浸50度以上的米酒7.5~10 kg，密封2~3个月。每次饮量60 g左右。《广西药用动物》三蛇酒）

黄桷叶 *huáng hú yè*
《草木便方》）

【异名】　大榕叶《生草药性备要》）。

【基原】　为桑科无花果属植物黄葛树的叶。

【原植物】　黄葛树 *Ficus virens* Ait. var. *sublanceolata* (Miq.) Corner　又名：嘉树《峨眉县志》)，万年阴、婆罗树《生草药性备要》，榕树《草木便方》、黄桷树《中国药用植物志》，披针叶黄葛树《贵州植物志》，猪麻榕、马尾榕(海南)，小无花果(贵州)。

落叶乔木，高达15~20 m。板根延伸达数十米外，支柱根

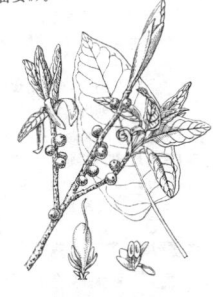

黄葛树

形成树干，胸围达3~5 m。叶互生；有叶柄，长2.5~5 cm；托叶广卵形；叶片纸质，长椭圆形或近披针形，先端短渐尖，基部圆形、全缘，基出脉3条，侧脉7~10对，网脉稍明显。隐头花序(榕果)，花序单生或成对腋生，近球形，成熟时黄色或红色；雄花、瘿花、雌花同生于一花序托内；雄花少数，雄蕊1，花丝短；瘿花具花被片3~4，花柱侧生；雌花无梗，花被片4。瘦果略有皱纹。花、果期全年。

生于海拔500~800 m的疏林中或溪边湿地。分布于广东、广西、海南、四川、贵州、云南。

本植物的树皮(黄桷皮)、根皮(黄桷根)、树的乳汁(黄桷浆)、根部由寄生虫所形成的疙瘩(黄桷树根疙瘩)亦供药用，另设专条。

【采收加工】　7~10月采收，鲜用。

【成分】　叶含黄酮苷成分：高山黄芩素-6-*O*-β-D-葡萄糖苷(scutellarein-6-*O*-β-D-glucoside)、山柰酚-3-*O*-β-D-葡萄糖苷(kaempferol-3-*O*-β-D-glucoside)、槲皮素-3-*O*-β-D-葡萄糖苷(quercetin-3-*O*-β-D-glucoside)、6-羟基山柰酚-7-*O*-β-D-葡萄糖苷(6-hydroxy-kaempferol-7-*O*-β-D-glucoside)、槲皮素-3-*O*-β-D-芸香糖苷(quercetin-3-*O*-β-D-rutinoside)。还含α-香树脂醇(α-amyrin)、香柠檬烯(bergapten)、苄基葡萄糖苷(benzyl glucoside)、豆甾醇(stigmasterol)、豆甾醇-3-*O*-β-D-葡萄糖苷(stigmasterol-3-*O*-β-D-glucoside)等。

【药性】　《生草药性备要》："味涩，性平。"

【功用主治】　祛风活血，消肿止痛。主治筋骨疼痛，迎风流泪，皮肤瘙痒，臁疮，骨折。

1.《生草药性备要》："除骨内风，又能续骨。"

2.《本草求原》："续筋骨，止痛，消瘀。"

3.《草木便方》："叶敷臁疮脚烂。"

4.《重庆草药》："煎水熏洗风眼流泪，皮肤瘙痒。"

【用法用量】　内服：煎汤，9~15 g。外用：捣敷；或煎水洗。

【选方】　1. 治近年骨痛　取大榕叶蒸醋，送饮常食。《生草药性备要》

2. 续骨　以大榕叶捣敷。《岭南采药录》

黄桷皮 *huáng hú pí*
《本草便方》）

【异名】　黄桷树皮《重庆草药》）。

【基原】　为桑科无花果属植物黄桷树的树皮。

【原植物】　参见"黄桷叶"条。

【采收加工】　全年均可采收，剥取树皮，晒干。

【药性】　《草木便方》："苦、涩，温。"

【功用主治】　祛风除湿，杀虫止痒。主治风湿痹证，四肢麻木，半身不遂，癣疮。

1.《居易录》："愈癣。"(引自《纲目拾遗》)

2.《草木便方》："祛风，除湿，消肿满。治四肢顽痹，麻(木)不仁，半身不遂。"

3.《重庆草药》："煎水服，治吐血，煎水洗，治初生儿黄七风。初生儿7日后，全身现黄，高热惊风。"

【用法用量】　内服：煎汤，15~30 g。外用：煎水洗。

【选方】　治风湿痛　黄桷树皮、阎王刺根、酸汤根、铁篱笆根各30 g，煎水服。《重庆草药》）

黄桷根 *huáng hú gēn*
《分类草药性》）

【异名】　黄桷根《分类草药性》）。

【基原】　为桑科无花果属植物黄桷树的根皮。

【原植物】　参见"黄桷叶"条。

【采收加工】　8~9月采者为佳，鲜用或晒干。

【药性】　苦、酸，温。

1.《草木便方》："苦、酸，温。"

2.《重庆草药》:"味苦、涩,性热。"

3.《全国中草药汇编》:"微辛,凉。"

【功用主治】 祛风除湿,消肿,杀虫。主治风湿痹痛,四肢麻木,半身不遂,劳伤腰痛,跌打损伤,水肿,疥癣。

1.《纲目拾遗》:"治疥癣,取其根皮煎汤浴之。"

2.《草木便方》:"祛风,除湿,消肿满。治风湿痹痛,麻(木)不仁,半身不遂。"

3.《分类草药性》:"杀虫,退火。治跌打损伤,小儿疝气。"

4.《四川中药志》1960年版:"行气消肿。治肝胀等症。"

5.《重庆草药》:"治劳伤,腰背酸痛,湿肿,虚弱。"

6.《全国中草药汇编》:"清热解毒。主治风湿骨痛,感冒,扁桃体炎,眼结膜炎。"

【用法用量】 内服:煎汤,9～15 g;或浸酒。外用:煎水洗浴。

4265 黄楠浆 huáng hú jiāng 《草木便方》

【基原】 为桑科无花果属植物黄葛树的乳汁。

【原植物】 参见"黄楠叶"条。

【采收加工】 全年均可采收,切割树皮使乳汁流出,随采随用。

【功用主治】 杀虫,解毒消肿。主治疥癣,腮腺炎。

1.《草木便方》:"疗疥癣,血风癣。"

2.《重庆草药》:"治腮腺炎。"

4266 黄脚鸡 huáng jiǎo jī 《贵州草药》

【异名】 十样错《贵州草药》,竹节参《贵州药用植物目录》,竹叶三七、黄三七《湖南药物志》。

【基原】 为百合科竹根七属植物深裂竹根七的根茎。

【原植物】 深裂竹根七 *Disporopsis pernyi* (Hua) Diels [*Aulisconema pernyi* Hua; *D. arisanensis* Hayata] 又名:竹根假万寿竹《中国高等植物图鉴》,剑叶假万寿竹。

多年生草本,高20～30 cm。根茎圆柱形,肉质,横走,外皮黄色,须根多数。茎绿色,直立,具细纵棱。叶互生;有叶柄,长3～9 mm;叶片卵状披针形,先端渐尖;基部

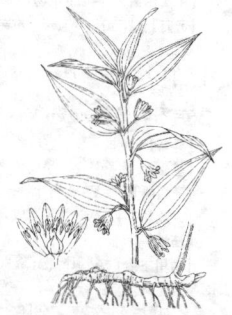

深裂竹根七

宽楔形,全缘;3出脉。花单生或成对生于叶腋;花被基部筒状,先端6裂,白色,副花冠6片;雄蕊又2裂;子房上位。浆果球形;种子1～3颗。花期4～5月,果期11～12月。

生于海拔500～2 500 m的林下石山或荫蔽山谷水旁。分布于西南及浙江、江西、湖南、广西、台湾等地。

【采收加工】 6～10月采收,鲜用或蒸后晒干。

【药性】 甘,平。《贵州草药》:"甘,平。"

【功用主治】 益气养阴,活血舒筋。主治产后虚弱,小儿疳积,阴虚咳嗽,多汗,口干,风湿疼痛,腰痛。

1.《贵州草药》:"养阴润肺,生津止渴。"

2.《全国中草药汇编》:"主治虚咳多汗,口干,产后虚弱。"

3.《湖南药物志》:"生津养胃,益气缓痛。"

【用法用量】 内服:煎汤,15～30 g;或浸酒。外用:鲜品捣敷;或浸酒搽。

【选方】 1.治产后虚弱 黄脚鸡30 g,炖子鸡1只吃。

2.治虚咳多汗 黄脚鸡、红姨妈菜各15 g,炖肉吃。(1、2方出自《贵州草药》)

3.治跌打肿痛 (竹叶三七)鲜根状茎捣烂,先揉后敷;或浸酒搽。《湖南药物志》

4.治劳伤风湿疼痛 黄脚鸡、黄精、白尾笋各15 g,泡酒服。

5.治夜间多尿或遗精腰痛 黄脚鸡、丹参、仙茅各15 g,煨水或泡酒服。(4、5方出自《贵州草药》)

4267 黄麻子 huáng má zǐ 《纲目拾遗》

【异名】 大麻子《汪连仕《采药书》)。

【基原】 为椴树科黄麻属植物黄麻的种子。

【原植物】 参见"黄麻叶"条。

【采收加工】 10～11月采收成熟果实,去掉果皮,将种子晒干。

【成分】 种子含长蒴黄麻苷(olitoriside),黄麻苷(corchoroside)A、B,葡萄糖糖芥苷(erysimoside),黄白糖芥苷(helveticoside),黄麻醇苷(corchorosol)A,黄麻毒苷(corcho side)B、C,葡萄糖基(1→6)-长蒴黄麻苷[gluco(1→6)-olitoriside],毒毛花子苷元(strophanthidin)。种子油中脂肪酸:亚油酸(linoleic acid),油酸(oleic acid),棕榈酸(palmitic acid)等。

【药理】 1.强心作用 黄麻苷A、长蒴黄麻苷对在位蛙、兔、猫心均表现心收缩力增强,舒张期延长、心率减慢以及相应的心电图改变,有典型的强心作用用,与毒毛花苷K相似。

2.对实验性心肌病变的影响 黄麻苷A及长蒴黄麻苷对实验性心肌炎的家兔能减轻其临床症状,并阻止心肌硬化的发展。在实验动脉粥样硬化之家兔、垂体及凝血酶能使心肌之细胞色素氧化酶和琥珀酸脱氢酶进一步下降,长蒴黄麻苷及黄麻苷A则能阻止之,并使心肌酶含量增加。对结扎其冠状脉形成之心肌梗死,两者均表现治疗作用。

3.对血管及血压的影响 长蒴黄麻苷及黄麻苷A,在增加冠状血流量及心肌氧摄取方面起协同作用。长蒴黄麻苷对实验性动脉粥样硬化的家兔有明显升压作用,而且持续时间比健康动物要长1倍;黄麻苷A小量仅短时升压,大剂量则引起明显、稳定的升压作用。

4.其他作用 长蒴黄麻苷及黄麻苷A对中枢有镇静作用。黄麻苷A能使患者动脉血氧含量增加。长蒴黄麻苷可使大鼠心肌糖原含量升高。

毒性 本品毒性与毒毛花苷K相似。黄麻苷A的毒性较长蒴黄麻苷及毒毛花苷K高、与铃兰毒苷相近。黄麻苷A对豚鼠及猫的最大耐受量与最小致死量之比为1：2;长蒴黄麻苷为1：3.8。

【药性】 苦,温,有毒。

1.汪连仕《采药书》:"性热。"(引自《纲目拾遗》)

2.《福建药物志》:"苦,温。有毒。"

【功用主治】 活血,调经,止咳。主治血枯经闭,月经不调,久咳。

1.《纲目拾遗》:"治咳伤肺。"

2.《天目山药用植物志》:"治妇女干血痨及月经不调。"

【用法用量】 内服:煎汤,3～9 g。

【宜忌】 孕妇慎服。

【选方】 治妇女干血痨及月经不调 黄麻子15～18 g,水煎服。《天目山药用植物志》)

4268 黄麻叶 huáng má yè 《纲目拾遗》

【异名】 苦麻叶《全国中草药汇编》)。

【基原】 为椴树科黄麻属植物黄麻的叶。

【原植物】 黄麻

Corchorus capsularis L. 又名：络麻(《便民图纂》)，苦麻、洋麻(《福建药物志》)，水麻(《湖南药物志》)。

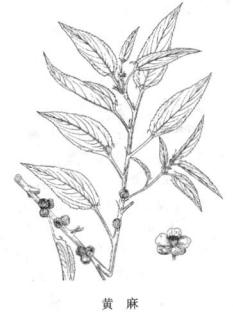

黄麻

草本，高1～2 m。单叶互生；叶柄长约2 cm，被柔毛；叶纸质，卵状披针形至狭窄披针形，先端渐尖，基部圆形，边缘有粗锯齿；中脉有侧脉6～7对。花单生或数朵排成腋生聚伞花序，有短的花梗；萼片4～5片；花瓣黄色，倒卵形；雄蕊18～22，离生；子房无毛，柱头浅裂。蒴果球形，直径1 cm或稍大，先端无角，表面有直行钝棱及小瘤状突起，5片裂开。花期夏季，果秋后成熟。

生于荒野或人工栽培。我国长江以南各地普遍栽培。

本植物的种子(黄麻子)、果(黄麻果)、茎皮纤维烧存性的灰(黄麻灰)亦供药用，另设专条。

【栽培】 生物学特性 喜温暖湿润的气候。可在旱田中种植，亦可在坡下平地种植。以向阳、排水良好而疏松肥沃的壤土栽培为好。

繁殖方法 种子繁殖。秋季采成熟饱满果实，晾干或晒干后，去掉果皮，取出种子放入布袋中置通风处贮藏。翌年3月播种，直播，按行距35 cm开沟条播，沟深5 cm，将种子均匀播入沟里，覆盖细土2 cm，浇水保湿。7～10日出苗。

田间管理 苗高4～5 cm时，按株距5 cm留苗1株，间苗并追施稀薄人粪尿或尿素。生长期直至封行前，每月追复合肥或农家肥，花期施1次磷、钾肥，每次进行追肥前中耕除草，并进行培土。

【采收加工】 7～10月采收，鲜用或晒干。

【成分】 叶含β-谷甾醇(β-sitosterol)、β-谷甾醇-D-葡萄糖苷(β-sitosterol-D-glucoside)、园果黄麻酮(capsularone)、黄麻醇(corchorol)、园果黄麻醇(capsularol)、园果黄麻苷(capsin)、园果黄麻苷元-30-*O*-β-吡喃葡萄糖苷(capsugenin-30-*O*-β-D-glucopyranoside)及园果黄麻苷元(capsugenin)。

【药性】 苦，平。
1.《现代实用中药》："苦，温。无毒。"
2.《全国中草药汇编》："苦，寒。"
3.《福建药物志》："微苦，平。有毒。"

【功用主治】 凉血止血，清热利湿。主治咯血、吐血、血崩、便血、泻痢、疔痈疮疹。
1.《纲目拾遗》："治血症，血崩、气症、心疼、肚痛、痢疾、疮结。"
2.《现代实用中药》："为妇人血崩要药，治子宫内出血。"
3.《湖南药物志》："疏风止血，祛湿利尿。"
4.《全国中草药汇编》："预防中暑，治中暑发热、痢疾、疮疖肿毒。"
5.《浙江药用植物志》："治大便出血、刳豚中毒。"
6.《福建药物志》："清热利湿，拔毒消肿，凉血止血。治腹泻，咯血，吐血，带状疱疹，创伤出血。"

【用法用量】 内服：煎汤，6～10 g。外用：捣敷。

【宜忌】 孕妇禁服。《全国中草药汇编》："孕妇慎服。"

【选方】 1. 治咯血 用黄麻叶连根捣烂，酒煎露一宿，次早服。(《纲目拾遗》引《年希尧集验良方》)
2. 治咯血，吐血 黄麻叶、虎杖、龙芽草各9 g，水煎服。

3. 治痢疾 黄麻嫩叶适量，捣烂后以饭汤煮或油炒熟吃。(2、3方出自《福建药物志》)
4. 预防中暑，治中暑发热 黄麻嫩叶30 g，水煎加红糖服；或加番薯同煎，加红糖服。
5. 治疮疖 黄麻鲜叶适量捣烂外敷；或加野菊花叶，捣烂外敷。(4、5方出自《浙江药用植物志》)

4269 **黄麻灰** huáng má huī 《陆川本草》

【异名】 黄麻皮灰《少林真传伤科秘方》。

【基原】 为椴树科黄麻属植物黄麻茎皮纤维烧存性的灰。

【原植物】 参见"黄麻叶"条。

【功用主治】 活血止血。主治跌打肿痛，外伤出血。

【用法用量】 内服：研末，每次0.5～1.5 g。外用：研末撒敷。

【选方】 治跌打损伤 黄麻皮灰一两(存性)，生大黄五钱，桃仁五钱(去皮、尖)，自然铜二钱(醋浸一夜、醋煅七次)，地鳖虫二钱(火酒入磨香浸，炙净末)。为末细，轻者每服七分，重者一钱，好酒送下。《少林真传伤科秘方》

4270 **黄麻根** huáng má gēn 《纲目拾遗》

【基原】 为椴树科黄麻属植物黄麻的根。

【原植物】 参见"黄麻叶"条。

【采收加工】 9～11月采挖，切段或切片，晒干。

【成分】 根含果糖(fructose)、葡萄糖(glucose)、半乳糖(galactose)、β-谷甾醇(β-sitosterol)、2α, 3β, 19-三羟基-12-乌苏烯-23, 28-二酸(corosin)、氧代-2α, 3β, 19-三羟基-12-乌苏烯-23, 28-二酸(oxo-corosin)、熊果酸(ursolic acid)及2α-羟基熊果酸(corosolic acid)。

【药性】 苦，寒。
1.《现代实用中药》："苦，温。无毒。"
2.《浙江药用植物志》："味苦，性寒。"

【功用主治】 清热利湿，活血止血。主治石淋，带下，泄泻，痢疾，荨麻疹，毒蛇咬伤，崩漏。
1.《现代实用中药》："利尿，治膀胱结石。"
2.《天目山药用植物志》："祛瘀止血。治石淋及带下，崩中，毒蛇咬伤。"
3.《湖南药物志》："疏风止血，祛湿利尿。"
4.《浙江药用植物志》："治热痢，河豚中毒，荨麻疹。"

【用法用量】 内服：煎汤，10～15 g，或研末。外用：捣敷。

【选方】 1. 治膀胱结石 黄麻根10～15 g，水煎服。(《湖南药物志》)
2. 治麻疹后腹泻 黄麻根30 g，烧灰存性，开水冲服。(《陆川本草》麻灰汤)
3. 治荨麻疹 (黄麻)根皮15～30 g，水煎服。(《浙江药用植物志》)
4. 治蛇咬伤 黄麻根鲜根120 g，加食盐捣烂，取汁服，并将药渣敷伤处。(江西《草药手册》)
5. 治痔漏 看疮大小，取隔年黄麻根，刮去皮，瑳成绳子，入孔中，至不可闻为止，浅浅外膏药贴之。(《丹溪治法心要》)

4271 **黄缅桂** huáng miǎn guì 《云南思茅中草药选》

【异名】 黄兰《植物名实图考》，大黄桂、黄椽兰《全国中草药汇编》。

【基原】 为木兰科含笑属植物黄兰的根。

【原植物】 黄兰 *Michelia champaca* L. 又名：黄玉兰(广东)。

常绿乔木，高10～20 m，胸径1 m。幼枝、嫩叶和叶柄均被淡黄色平伏柔毛。叶互生；叶柄细，长 2~4 cm；叶薄革质；叶片披针状卵形或披针状长椭圆形，先端长渐尖或近尾状渐尖，基部宽楔形或楔形，两面绿色。花单生于叶腋，橙黄色，极香；花梗短而有灰色绒毛；花被约 15~20 披针形；雄蕊多数，花隔伸出成长尖头；雌蕊心皮多数，分离，密被银灰色微毛。聚合果序长 7~15 cm，菁荚果倒卵状长圆形，外有疣状突起。种子 2~4，有红色假种皮。花期 6~7 月，果期 9~10 月。

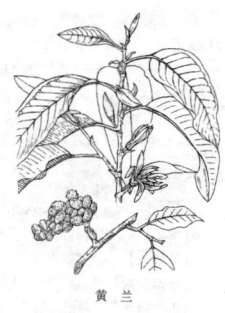
黄兰

生于湿润温暖地区。分布于云南南部和西藏等地。长江流域以南各地有栽培。

本植物的果实（黄缅桂果）亦供药用，另设专条。

【采收加工】 全年均可采挖，切片，晒干。

【成分】 根含小白菊内酯（parthenolide）。

茎皮含生物碱：氧化黄心树宁碱（oxoushinsunine）、黄心树宁碱（ushinsunine）、木兰花碱（magnoflorine）。又含 β-谷甾醇（β-sitosterol）。

叶含挥发油，油中主要成分为芳樟醇（linalool）、芳樟醇乙酸酯（linalylacetate）、甲基庚烯酮（methyl heptenone）、槐牛儿醇（geraniol）。

【药理】 1. 抗菌作用 兰兰树皮含黄心树宁碱等成分，该生物碱对金黄色葡萄球菌、沙门菌、分枝杆菌、枯草杆菌均有显著的抑制作用。

2. 抗癌作用 黄兰的乙醇提取物对人类鼻咽上皮癌细胞有一定的抑制作用。

【药性】 苦，凉。

1.《全国中草药汇编》："味苦，性凉。"

2.《福建药物志》："味甘，性凉。"

【功用主治】《福建药物志》："祛风，利咽。主治风湿关节痛，咽喉肿痛，鱼骨鲠喉。"

【用法用量】 内服，煎汤，6~15 g；或浸酒。

【选方】 1. 治风湿骨痛 黄缅桂根 15~30 g，泡酒服。

2. 治骨刺卡喉 黄缅桂切成薄片，每含 1~2 片，徐徐咽下药液，30 分钟后吐出药渣再换。（1、2 方出自《云南思茅中草药选》）

4272 黄瑞木 huáng ruì mù 《全国中草药汇编》

【异名】 杨桐、鸡仔茶、黄板叉木《全国中草药汇编》。

【基原】 为山茶科杨桐属植物黄瑞木的根及嫩叶。

【原植物】 黄瑞木 Adinandra millettii（Hook. et Arn.）Benth. et Hook. f. 又名：毛药红淡《中国高等植物图鉴》。

灌木或小乔木，高达 5 m。嫩枝和顶芽被柔毛。叶互生；叶有短柄；叶片革质，长圆状椭圆形，边缘全缘，少有在上半部略有细齿。花两性，单生于叶腋；萼片 5，卵状三角形，外面被抗伏毛，边

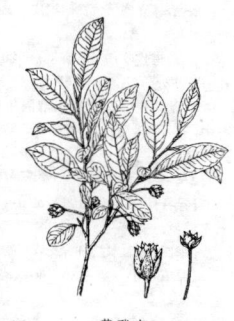
黄瑞木

缘近于膜质，有细齿和睫毛；花冠裂片 5，无毛；雄蕊约 25 枚，花药密生白色柔毛；子房上位，3 室，有白色柔毛，花柱无毛。浆果近球形，直径 7~8 mm。种子细小，黑色，光亮。

生于海拔 90~1 200 m 的山地林荫处或水边。分布于江苏、浙江、安徽、福建、江西、湖南、广东、广西等地。

【采收加工】 全年可挖根，晒干或鲜用。夏、秋采嫩叶，鲜用。

【药性】《全国中草药汇编》："甘，微苦，凉。"

【功用主治】 凉血止血，解毒消肿。主治衄血，尿血，传染性肝炎、腮腺炎，疖肿，蛇虫咬伤，癌肿。

1.《全国中草药汇编》："凉血止血，消肿解毒。根治鼻衄、睾丸炎，腮腺炎。鲜叶外用治疮肿，毒蛇咬伤，毒蜂蜇伤。"

2.《福建药物志》："治传染性肝炎。"

【用法用量】 内服：煎汤，15~30 g，鲜品酌加。外用：以鲜叶捣敷；或以根磨淘米水擦患处。

【选方】 1. 治鼻衄 黄瑞木根、栀子根各 60 g，水煎服。

2. 治慢性肝炎 黄瑞木根、黑豆各 60 g，水煎服。（1、2 方出自《福建药物志》）

4273 黄楝树 huáng liàn shù 《救荒本草》

【基原】 为漆树科黄连木属植物黄连木的叶芽、叶或根、树皮。

【原植物】 黄连木 Pistacia chinensis Bunge 又名：凉茶树《八闽通志》，胜铁力木《峤南琐记》，楷木《淮南草木谱》，楷树《中国高等植物图鉴》，倒鳞木《贵州植物志》。

落叶乔木，高 20 m 以上。树皮呈鳞片状剥落，暗褐色；幼枝具细小皮孔，灰棕色；冬芽红色，有特殊气味。偶数羽状复叶互生；小叶对生或近对生，纸质；披针形或卵状披针形，先端渐尖或长渐尖，基部偏斜，全缘，两面主脉同有细微柔毛。圆锥花序顶生；花单性，雌雄异株；雄花排成密集总状花序，萼片 1~2，雄蕊 3~5，花丝

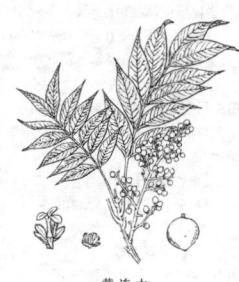
黄连木

短；雌花排成疏散圆锥花序，花小，无花瓣；子房上位，球形，花柱极短，柱头 3，厚肉质，红色。核果倒卵状球形，成熟时紫红色，干后有纵向细纹，先端细尖。花期 3~4 月，果期 9~11 月。

生于海拔 140~3 550 m 的低山、丘陵、石山林或平原。分布于华东、中南、西南及河北、陕西、甘肃、台湾等地。

【采收加工】 春季采集叶芽，鲜用；7~10 月采叶，鲜用或晒干；根及树皮全年可采，切片，晒干。

【成分】 叶含黄酮成分：槲皮素（quercetin）、槲皮苷（quercitrin）、槲皮素-3-O-(6″-没食子酰)-β-D-葡萄糖（quercetin-3-O-(6″-galloyl)-β-D-glucoside）。鞣质成分：没食子酸（gallic acid），间双没食子酸（m-digallic acid），6-O-没食子酰熊果苷（6-O-galloyl arbntin）。

【药性】 苦，涩，寒。

1. 柴裔《食鉴本草》："味苦，寒，涩，无毒。"

2.《食物考》："苦，微甘。"

【功用主治】 清热，利湿，解毒，生津。主治痢疾，淋证，咽喉肿痛，口舌糜烂，皮肤痒疮，湿疹，无名肿毒，暑热口渴。

1. 柴裔《食鉴本草》："主治消渴，解暑，利水道。"

2.《食物考》："微甘代茗，盐食酸甜，解喉痛哽，味如橄榄，消热醒酒，舌烂口糜，嚼汁解炳。"

3.《药检》:"生津明目,清积热,解毒。"

4.《四川常用中草药》:"清热解毒。树皮治痢疾,皮肤痒疮,脓疮、癞癣,小儿头疮;幼芽治目赤肿痛。"

5.《浙江药用植物志》:"清热、利湿、解毒。主治淋症,痔疮;外治漆疮及无名肿毒。"

6.《福建药物志》:"清热解暑。主治痢疾,皮肤瘙痒,湿疹,外伤出血。"

【用法用量】 内服:煎汤,15~30 g;醃食,叶芽适量。外用:捣汁涂或煎水洗。

【选方】 1.治痢疾腹泻 黄连木叶 15 g,水煎服。《青岛中草药手册》

2.治淋证 黄连木叶,研末,用淘米水对白糖冲服。《湖南药物志》

3.治风湿疮或漆疮初起 黄连木叶或树皮 150 g,板栗根皮 120~150 g。捣细,用沸米汤冲泡,加盖闷 1~2 小时后擦洗患处。《天目山药用植物志》

4.治外伤出血 黄连木叶、蛤蟆草、土三七各适量。共研末成散剂,外敷局部。

5.治支气管炎 黄连木叶 24 g,地龙 9 g。共研细末,分 3 次冲服,每服 9 g。(4、5 方出自《青岛中草药手册》)

4274 黄鹤菜 huáng ān cài 《救荒本草》

【异名】 黄瓜菜《食物本草》,黄花菜《纲目》,山芥菜、土芥菜、野芥菜《福建晋江中草药手册》,野青菜、黄花枝香草《全国中草药汇编》,苦菜药《广西药用植物名录》。

【基原】 为菊科黄鹤菜属植物黄鹤菜的根或全草。

【原植物】 黄鹤菜 Youngia japonica (L.) D.C. [Crepis japonica (L.) Benth.] 一年生或二年生草本,高15~80 cm。须根白色,肥嫩。茎直立,有乳汁,基部抽出数枝。基生叶丛生,倒披针形,琴状或羽状半裂,顶裂片较侧裂片大,侧裂片向下渐小,有深波状齿;茎生叶互生,少数,叶质薄,上面被细柔毛,下面被密细绒毛。头状花序小而窄,具长梗,排列成聚伞状圆锥花丛;总苞长 4~7 mm,无毛;舌状花黄色,花冠先端具 5 齿。瘦果红棕色或褐色,长约 2 mm,稍扁平,具粗细不匀的纵棱;冠毛白色,和瘦果近等长。花果期6~7月。

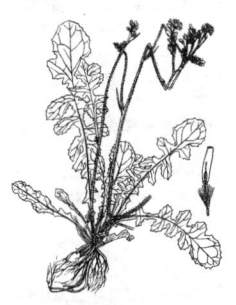
黄鹤菜

生于路旁、溪边、草丛、林内等处。分布于华东、中南、西南及河北、陕西、西藏、台湾等地。

【采收加工】 5~6月采收全草,秋季采根,鲜用或切段晒干。

【药性】 甘、微苦,凉。

1.《救荒本草》:"叶:味甜。"

2.《广西本草选编》:"味淡、微苦,性凉。"

3.《食物中药与便方》:"甘、微苦,微寒,无毒。"

【功用主治】 清热解毒,利尿消肿。主治感冒,咽痛,眼结膜炎,乳痈,疮疖肿毒,毒蛇咬伤,痢疾,肝硬化腹水,急性肾炎,淋浊,血尿,白带,风湿关节炎,跌打损伤。

1.《广西本草选编》:"清热利湿,凉血解毒。主治痢疾,急性结膜炎,咽喉炎,扁桃体炎,尿道炎,血尿,痈疮肿毒。"

2.《食物中药与便方》:"通结气,利肠胃。治指头疗,带状疱疹,跌打伤。"

3.《全国中草药汇编》:"清热解毒,利尿消肿,止痛。主治乳腺炎,牙痈,小便不利,肝硬化腹水。"

【用法用量】 内服:煎汤,9~15 g,鲜品 30~60 g;或捣汁。外用:鲜品捣敷,或捣汁含漱。

【选方】 1.治咽喉炎 鲜黄鹤菜,洗净,捣汁,加醋适量含漱(治疗期间忌食油腻食物)。

2.治乳腺炎 鲜黄鹤菜 30~60 g,水煎,酌加酒服,渣捣烂加热外敷患处。(1、2 方出自福建晋江《中草药手册》)

3.治鹅口疮 鲜黄鹤菜根 6~7个,用二次淘米水洗,捣烂取汁调蜜服。

4.治急性肾炎 鲜黄鹤菜 2~3 株,烤干研末,和鸡蛋炒食。(3、4 方出自《福建药物志》)

5.治跌打伤 (黄鹤菜)鲜全草 30 g(干品 15 g),加酒水各半,适量,煎,去渣,每日分 2 次服。《食物中药与便方》

6.治痢疾 (黄鹤菜)鲜全草 60 g,捣烂绞汁冲蜜糖服。《广西本草选编》

7.治狂犬咬伤 鲜黄鹤菜 30~60 g,绞汁泡开水服,渣外敷。

8.治肿胀 鲜黄鹤菜 30~60 g,水酒各半煎服,渣外敷。(7、8 方出自福建晋江《中草药手册》)

4275 黄鼠肉 huáng shǔ ròu 《饮膳正要》

【异名】 鼶鼠《说文》,礼鼠、拱鼠《韩昌黎集》,貔狸《纲目》,豆鼠、禾鼠、草原黄鼠、蒙古黄鼠、达呼尔黄鼠《中国动物图谱》。

【基原】 为松鼠科黄鼠属动物黄鼠的肉。

【原动物】 黄鼠 Citellus dauricus Brandt

体长约20 cm,尾长约6 cm。头大,耳郭短小,眼甚大,体形细长。前肢趾爪大而且直,前足掌裸,后足跖被毛。有颊囊。雌体有乳头 5 对。全身被草黄色毛,杂有黑褐色。额、头部为黄褐色。上下唇及眼圈为黄色。尾毛草黄色,夏毛较冬毛短而色深。栖息于草原或沙地。穴居,夜伏昼出。食物以草本植物的茎、叶或野菜、大豆幼苗等为主,秋后盗食黄豆、玉米、高粱、谷子等作物。分布于华北、东北及山东、陕西、甘肃等地。

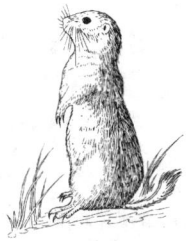
黄鼠

【采收加工】 5~7月捕捉,取肉,鲜用。

【药性】 1.《饮膳正要》:"味甘,平,无毒。"

【功用主治】《纲目》:"润肺生津,煎膏贴疮肿,解毒止痛。"

【用法用量】 外用:熬膏贴疮。

【宜忌】《饮膳正要》:"多食发疮。"

【选方】 治诸疮肿毒,去痛退热 大黄鼠一个,清油一斤。慢火熬焦,水上试油不散,滤滓澄清再煎,入炒紫黄丹五两,用柳枝搅匀,滴水成珠,下黄蜡一两,熬黑,去火毒 3 天。如常摊贴。《经验良方》灵鼠膏

4276 黄颔蛇 huáng hàn shé 《纲目》

【异名】 黄喉蛇《纲目》。

【基原】 为游蛇科锦蛇属动物黑眉锦蛇除去内脏的全体。

【原动物】 黑眉锦蛇 Elaphe taeniurus Cope 又名:秤星蛇《中国动物图谱》。

体形较大,全长可达 2 m 以上。头颈区分明显,上唇和咽喉部黄色,背面黄绿、灰绿或棕灰色,体前部背正中具黑色梯状横纹,体后黑色纵线延伸至尾末端,眼后具黑色眉纹,腹灰白色,但前端、尾

部及体侧为黄色。眶前鳞
1(2)，其下方常有 1～2 枚小
鳞，眶后鳞2(3)；颞鳞 2(1、3)＋
3(4、2、5)，上唇鳞 4-2-3(3-2-
3、5-2-3)式。背鳞 25(23)-25
(23、21)-19-(17)行，中段 9～
17行微棱；腹鳞 225～267；肛
鳞 2 分，尾下鳞 76～122 对。

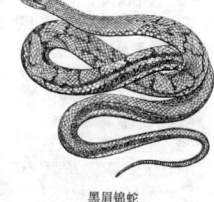
黑眉锦蛇

生活于海拔 300～3 000 m
的平原，丘陵及山地。以鼠、
鸟、蛙等为食。分布于河北、山西、辽宁、江苏、安徽、福建、江
西、河南、湖北、湖南、广东、海南、四川、贵州、云南、西藏、陕西、甘
肃、台湾等地。

本动物的头（黄颔蛇头）、骨（黄颔蛇骨）亦供药用，另设专条。

【采收加工】 春至秋季捕捉，剖腹，除去内脏，盘起，干燥。

【药性】 《纲目》："甘，温，有小毒。"

【功用主治】 祛风，杀虫，解毒，退翳。主治疠风，恶疮，疥癣，
漏疮，目翳。

1.《纲目》："酿酒或入丸、散，主风癞，顽癣，恶疮。自死烂溃
汁，涂大疥。煮汁，涂臀腕作痛，烧灰，同猪脂涂风癣漏疮，妇人妒
乳，猁犬咬伤。"

2.《秦岭巴山天然药物志》："祛风杀虫，退翳。主治惊痫，喉
痹，疥癣，疔肿，痔漏，目翳等。"

【用法用量】 内服：焙研，5～9 g；或浸酒，20～40 ml。外用：
浸洗或调涂。

【宜忌】 《秦岭巴山天然药物志》："凡惊癎痫疾，肝气不足者
忌用。"

4277 黄粱米 huáng liáng mǐ 《别录》

【异名】 竹根米（《千金方》），竹根黄（《新修本草》），黄米
（《外台》）。

【基原】 为禾本科狗尾草属植物粱或粟品种之一的种仁。

【原植物】 参见"粟米"条。

【采收加工】 9～10月果实成熟时收割，打下种子，加工为种
仁，晒干。

【药性】 甘，平。归脾、胃经。

1.《别录》："甘，平，无毒。"

2.《本草再新》："味甘，性微凉。入脾、胃二经。"

【功用主治】 和中，利溲。主治霍乱，呕吐，泄痢，风湿痹痛。

1.《别录》："主益气，和中，止泄。"

2.《日华子》："去客风，治顽痹。"

3.《纲目》："止霍乱下痢，利小便，除烦热。"

4.《本草药性大全》："散丹毒疮疮。"

【用法用量】 内服：煎汤，30～90 g；或煮粥。外用：研末
调敷。

【选方】 1. 治霍乱心烦 黄粱米半升，捣为粉，每服六钱匕，
水二盏调，顿服。（《圣济总录》）

2. 治霍乱吐下后，大渴 黄粱米五升，水一斗，煮之令得三升
汁，澄清，稍稍饮之。（《肘后方》）

3. 治小儿脑热鼻干 白矾（生末）、黄米粉各一两。上每以一
钱，清水半合，调如泥，涂脑上，日三次。（《普济方》白矾涂方）

4. 治小儿生疮，满身面如烧 黄米一升，末以蜜水和涂之，瘥
为度。（《外台》）

4278 黄鲴鱼 huáng gù yú 《纲目》

【异名】 黄骨鱼（《纲目》），黄姑子、黄尾刁、黄片、黄尾（《中国
经济动物志·淡水鱼类》）。

【基原】 为鲤科鲴属动物黄尾鲴的肉。

【原动物】 黄尾鲴 *Xenocypris davidi* Bleeker

体长侧扁，腹部圆，在肛门前有一短而不明显的腹棱，个体较
银鲷厚。头尖，吻短，口下位，横裂，下颌有较发达的角质缘。鳃耙
47～51。下咽齿 3 行，长而侧扁。侧线鳞$62\frac{10-12}{5-6}68$。背鳍 3，
7；最后一根不分支鳍条为光滑的硬刺。臀鳍 3，9～11。背部黑绿
色，腹部和体侧下半部银白色，鳃盖后缘有一浅黄色斑条。尾鳍分
叉，呈显著的黄色。

栖息于江河、湖泊等宽阔的水域中下层，为江河中常见的一
种小型鱼类。分布于长江流域，河北、山西、山东、福建、甘肃、海南
亦有。

【采收加工】 常年均可捕捞，捕后除去鳞片及内脏，洗净，
鲜用。

【药性】 《纲目》："甘，温，无毒。"

【功用主治】 温中止泻。主治胃寒泄泻。

1.《纲目》："止胃寒泄泻。"

2.《中国药用动物志》："温中止泻。"

【用法用量】 煮食，100～200 g。

【宜忌】 《医林纂要》："多食令人发热作渴。"

4279 黄颡鱼 huáng sǎng yú 《食疗本草》

【异名】 鲿（《诗经》），黄颊鱼、黄鳘鱼（陆玑《诗疏》），黄扬
（《埤雅》），黄鱼（《医学入门》），黄鮏、黄颡（《纲目》），鳍丝鱼（姚可
成《食物本草》），黄骨鱼（《本草求原》），黄剌鱼
（《随息居饮食谱》），河龙唐鲍（《鱼类分类学》），黄腊丁、黄蜡鱼、嘎
呀子（《中国经济动物志·淡水鱼类》）。

【基原】 为鲿科黄颡鱼属动物黄颡鱼的肉。

【原动物】 黄颡鱼 *Pseudobagrus fulvidraco* (Richardson)
[*Pelteobagrus fulvidraco* (Richardson)]

体长 20 cm，腹部面平直，体后半部侧扁，尾柄较细长。头大
扁平，吻短，圆钝，上、下
颌略等长，口大，下位，
两颌及腭骨有绒毛状的
齿带。眼小，侧位。须 4
对，鼻须末端可达眼后，
上颌须 1 对，颐须 2 对。
体裸露无鳞，侧线完全。

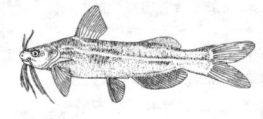
黄颡鱼

背鳍 1，6～7；不分枝鳍条成为硬棘，棘后缘有锯齿。胸鳍 1，7，硬
棘前后缘均有锯齿。臀鳍 21～25。脂鳍末端游离，较臀鳍短。体
呈黄色，背部黑褐色，腹部为淡黄色，尾鳍分叉，上、下叶各有黑色
纵纹。

生活于江河、湖泊中常见的一种底层鱼类。喜栖于有腐败物
的静水或缓流的浅滩处。食性广，主要以底栖无脊椎动物为食。
分布于长江、黄河、珠江及黑龙江等流域。

本动物皮肤分泌的黏液（黄颡鱼涎）、颊骨（黄颡鱼颊骨）亦供
药用，另设专条。

【采收加工】 常年均可捕捞，鲜用。

【药性】 甘，平。

1.《日用本草》："甘，平，有小毒。"

2.《东医宝鉴》："无毒。"

3.《医林纂要》："甘、咸，平。"

4.《随息居饮食谱》："甘，温。"

【功用主治】 祛风利水，解毒敛疮。主治水气浮肿，小便不
利，瘰疬，恶疮。

1. 陶弘景："醒酒。"（引自《纲目》）

2.《日用本草》："祛风。"

3.《纲目》:"煮食,消水肿,利小便;烧灰,治瘰疬久溃不收敛及诸恶疮。"

4.《随息居饮食谱》:"发痘疮。"

5.《中国动物药》:"解毒。"

【用法用量】 内服:煮食,100~200 g。外用:烧存性研末调敷。

【宜忌】 1.《日用本草》:"发风动气,发疮疥,病人尤忌食之。"

2.《饮食须知》:"反荆芥。"

【方剂】 1. 治水气浮肿 黄颡三尾,绿豆一合,大蒜三瓣。水煮熟,去鱼豆,以汁调商陆末一钱服。(《医林集要》)

2. 治瘰疬不问破与未破 黄颡鱼破开,入蓖麻子二三十个在肚内,以绵缚定,于慝坑内放,冬三月,春秋二月,夏一月。取出,洗净。用黄泥固济,文武火煨带性,烂研末,香油调敷次。(《普济方》)

4280 黄檀叶 huáng tán yè 《浙江药用植物志》

【基原】 为豆科黄檀属植物黄檀的叶。

【原植物】 参见"檀树"条。

【采收加工】 7~10月采收,鲜用或晒干。

【药性】 辛、苦,平。

【功用主治】 清热解毒,活血消肿。主治疔疮肿毒,跌打损伤。

【用法用量】 外用:鲜品捣敷;或晒干研末调敷。

【方剂】 治疗疮肿毒,跌打肿痛 (黄檀)鲜叶适量,捣烂敷患处;或叶用研细,用开水调敷患处。(《浙江药用植物志》)

4281 黄藨叶 huáng biāo yè 《四川中药志》

【基原】 为蔷薇科悬钩子属植物椭圆悬钩子的叶。

【原植物】 参见"黄藨根"条。

【采收加工】 8~9月采收,鲜用或晒干。

【药理】 抗妊娠作用 在筛选108种药用植物对雌性大鼠抗着床活性中,发现本品的乙醇和丙酮提取浸膏可抑制70%~90%大鼠妊娠。

【药性】 咸、酸,平。

【功用主治】 《四川中药志》1960年版:"杀虫,止痒,干黄水。"

【用法用量】 外用:研末调敷。

【方剂】 1. 治皮肤疮 (黄藨)干叶配满天星研成粉调麻油搽。

2. 治黄水疮 (黄藨)叶晒干研粉,兑冰片、麻油或菜油外搽。痒加花椒粉。(1、2方出自《四川中药志》1960年版)

4282 黄藨根 huáng biāo gēn 《四川中药志》

【异名】 黄泡根《红河中草药》。

【基原】 为蔷薇科悬钩子属植物椭圆悬钩子的根。

【原植物】 椭圆悬钩子 Rubus ellipticus Smith 又名:黄泡、老虎泡《分类草药性》,老虎藨、切头悬钩子《四川中药志》1960年版,黄喜马者《英拉汉植物名》。

半绿匍匐灌木,高1~3 m。小枝平展,粗壮,有不明显的棱,密生红棕色弯曲长毛,刺都壮有钩。小叶3片;托叶钻形;叶片阔倒卵形,先端圆切或稍凹,基部楔形,边缘具不整齐的锯齿。短总状花序顶生或腋生;小花梗短;萼片5,卵圆形,花瓣5,倒卵形,白色;雄蕊1轮;心皮有细柔毛,成熟心皮多数。聚合果球形,金黄色,有多数具皱纹的小核果。花期3~4月,果期4~5月。

生于海拔1 000~2 500 m的干旱山坡、山谷或疏林内。分布于四川、云南、西藏等地。

本植物的叶(黄藨叶)亦供药用,另设专条。

【采收加工】 8~9月采挖,切片晒干。

【药性】《四川中药志》1960年版:"性平,味咸、酸。"

【功用主治】《四川中药志》1960年版:"祛风除湿,清热解毒;治吐血,瘰疬。"

【用法用量】 内服:煎汤,15~30 g;或浸酒。

椭圆悬钩子

【宜忌】《四川中药志》1960年版:"治疯狗咬伤,如发现鼻血腥气者可服,但孕妇忌服。"

【方剂】 1. 治风湿关节痛,手足麻木 (黄藨)根15~30 g,泡酒服或配方用。

2. 治肠炎,腹泻,红白痢疾 (黄藨)根6 g,白头翁6 g,马尾黄连9 g,煎服。(1、2方出自《红河中草药》)

4283 黄蘑菇 huáng mó gū 刘波《中国药用真菌》

【基原】 为牛肝菌科粉末牛肝菌属真菌黄粉末牛肝菌和网柄粉末牛肝菌的子实体。

【原植物】 1. 黄粉末牛肝菌 Pulveroboletus ravenelii (Berk. et Curt.) Murr. [Boletus ravenelii Berk. et Curt.] 又名:黄牛肝、黄衣牛肝、黄粉牛肝菌、拉氏黄粉牛肝(刘波《中国药用真菌》),黄犊菌(《中国药用真菌图鉴》)。

菌盖扁半球形,宽4~10 cm。湿润时稍黏,表面有一层柠檬黄色粉末,易脱落。菌肉白色。菌管层近柄周围凹陷,浅黄色。管口多角形。菌柄近圆柱形,实心,近顶部有蛛网状菌环。孢子印青褐色;孢子平滑,椭圆形至长椭圆形,(8~14.5) μm×(6~6.2) μm。

生于阔叶或针阔叶混交林下。夏、秋季常见。分布于山西、吉林、江苏、安徽、湖北、湖南、广东、广西、四川、云南、西藏、陕西等地。

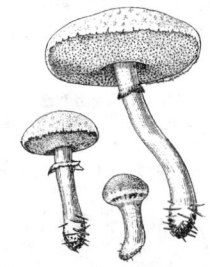

黄粉末牛肝菌

2. 网柄粉末牛肝菌 P. retipes (Berk. et Curt.) Sing. 又名:网柄黄牛肝菌、花脚牛肝菌。

菌盖直径5~16 cm。有细绒毛,黄色、金黄色。菌肉淡黄色。菌盖弯生,近柄近微下延。管孔柠檬黄色。菌柄圆柱状,黄色,有明显的网络。柄部和盖表均有黄色粉末状物覆盖。孢子长纺锤形、长椭圆形。

单生或群生。见于壳斗科和桦木属(Betula)等树木的林下,也见于云杉林、杜鹃灌丛和高山草地。分布于华南、西南及江苏、安徽、浙江、福建、台湾、西藏等地。

【采收加工】 7~10月采收,晒干。

【药性】 微咸,温。

【功用主治】 祛风散寒,舒筋活络,止血。主治风寒湿痹,腰膝疼痛,肢体麻木,外伤出血。

1. 刘波《中国药用真菌》:"追风散寒,舒筋活络。"

2.《中国药用孢子植物》:"消炎止血,驱风除湿。"

3.《秦岭巴山天然药物志》:"主治腰腿疼痛,四肢麻木,筋络不舒。"

【用法用量】 内服:煎汤,6~9 g;或入丸、散。外用:研末敷。

【选方】1. 治风湿性关节痛　黄粉牛肝菌 6 g，络石藤 12 g，威灵仙 9 g，煎服。

2. 治外伤出血　黄粉牛肝菌晒干，研末外敷。(1、2 方出自《中国药用孢子植物》)

4284 黄鳝藤 huáng shàn téng 《植物名实图考》

【异名】紫罗花、蛇藤(《植物名实图考》)，熊柳根(《闽东本草》)，熊柳藤、皱皮草(《福建民间草药》)，勾儿茶(《福建中草药》)，黑龙串筋、大叶勾儿茶(《云南思茅中草药选》)。

【基原】为鼠李科勾儿茶属植物多花勾儿茶的茎、叶或根。

【原植物】多花勾儿茶 Berchemia floribunda (Wall.) Brongn. [Zizyphus floribunda Wall. ; B. giraldiana Schneid. ; B. floribunda (Wall.) Brongn. var. megalophylla Schneid.]

落叶灌木，高达 1.5 m。树皮略光滑，黄绿色，有黑色块状斑。叶互生；托叶狭披针形，宿存；叶片卵形至卵状椭圆形，先端钝或渐尖，基部圆形，全缘；侧脉 7～12 对。花两性，多数，通常数个簇生排成顶生宽聚伞圆锥花序，或下部兼腋生聚伞总状花序，花小，粉绿色；花萼 5 裂；花瓣 5；雄蕊 5；子房藏于花盘内，2 室，花柱 2 深裂。核果圆柱状椭圆形，基部有盘状宿存花盘，初绿色，后变紫黑色。花期 7～8 月，果期至翌年 4～7 月。

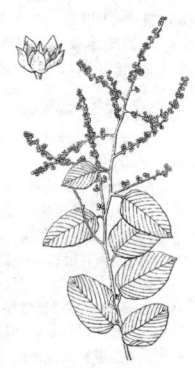

多花勾儿茶

生于山地路旁和灌木林缘。分布于华东、中南、西南及山西、陕西、甘肃。

【采收加工】7～10 月采收茎叶，鲜用或切段晒干。秋后采根，鲜用或切片晒干。

【药性】甘、微涩，微温。

1. 《陕西中草药》："味微涩，性平。"
2. 《福建药物志》："甘，微温。"

【功用主治】祛风除湿，活血止痛。主治风湿痹痛，胃痛，痛经，产后腹痛，跌打损伤，小儿疳积。

1. 《植物名实图考》："治漂蛇毒。"
2. 《陕西中草药》："祛风湿，活血通络，止咳化痰，健脾益气。主治风湿关节痛，腰痛，痛经，肺结核，瘰疬，小儿疳积，肝炎，胆道蛔虫，毒蛇咬伤，跌打损伤。"
3. 《福建药物志》："补脾益气，排脓生肌。主治骨结核，慢性骨髓炎，劳倦乏力，风湿关节痛，肝硬化，血小板减少症，胃痛，小儿疳积，白带，月经不调，产后腹痛，跌打损伤，天蛇疗溃烂。"

【用法用量】内服：煎汤，15～30 g，大剂量 60～120 g。外用：鲜品捣敷。

【选方】1. 治风湿关节痛　勾儿茶根 60 g，五加皮根、钩藤根各 30 g，猪脚 1 个，水煎服。(《福建药物志》)

2. 治产后腹痛　多花勾儿茶 30 g，黄酒 250 ml。隔汤炖后，去渣加红糖 30 g 内服。(《浙南本草新编》)

3. 治损伤肿痛　黄鳝藤鲜根皮捣烂，或干根研末，调红酒外敷。(《福建中草药》)

4. 治风毒流注　熊柳根 90～120 g，羊肉 120 g。酌加酒、水各半或用水煎。(《福建民间草药》)

5. 治肺结核，内伤咳血　钩儿茶 30～60 g，水煎服。(《陕西中草药》)

6. 治静脉炎或淋巴结炎　多花勾儿茶 60 g，蒲公英 30 g，苍术 15 g，水煎服。

7. 治荨麻疹　多花勾儿茶 60 g，红糖 30 g，黄酒 250 ml。隔汤炖 1 小时，分 2 次服。(6、7 方出自《浙南本草新编》)

8. 治湿热黄疸　熊柳藤 30～60 g，玉柏(金不换草)12～15 g，水煎服。(《福建民间草药》)

4285 黄毛耳草 huáng máo ěr cǎo 《浙江民间草药》

【异名】敷地两耳草、地坎风、铺地蜈蚣(《广西野生资源植物》)，山蜈蚣、对叶寸节草(《浙江民间草药》)，过路蜈蚣、地蜈蚣、落地蜈蚣(《浙江民间常用草药》)，腹泻草(《中草医药经验交流》)，絮被草、花生草(《湖南药物志》)，鹅不食草、蛇舌草(《中国中药资源志要》)。

【基原】为茜草科耳草属植物金毛耳草的全草。

【原植物】金毛耳草 Hedyotis chrysotricha (Palib.) Merr. [Oldenlandia chrisotricha (Palib.) Chun]

匍匐多年生草本。全株被金黄色柔毛。茎有角棱，节上生不定根，基部稍木质化。单叶对生；具短柄；托叶short，合生成鞘，边缘具疏齿；叶片卵形或椭圆形，先端尖，基部稍圆或宽楔尖，侧脉 2～3 对。花数朵簇生于叶腋；无总花梗；萼筒漏斗状，4 裂，裂片披针形，花冠漏斗状，淡紫色或白色，4 深裂；雄蕊 4，着生于花冠喉部，花丝短；子房 2 室，花柱丝状，柱头棒状，2 裂。蒴果球形，熟时不裂。种子细小，黑棕色。花期 7 月，果期 9 月。

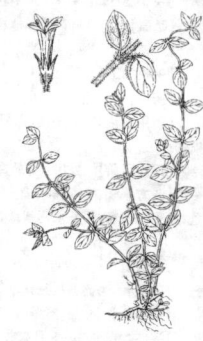

金毛耳草

生于山地林下、岩石上、路旁、溪边及田野草丛中。分布于长江以南各地。

【采收加工】7～10 月采收，鲜用或晒干。

【药材】黄毛耳草 Hedyotidis Chrysotrichae Herba 主产于浙江、江苏、江西等地。

性状　全体被黄色或灰白色柔毛。茎细，稍扭曲，表面黄绿色或绿褐色，有明显纵沟纹；节上有残留须根；质脆，易折断。叶对生，叶片多向外卷曲，完整者展平后呈卵形或椭圆状披针形，长 1～2.2 cm，宽 5～13 mm，全缘，上面绿褐色，下面黄绿色；两面均被黄色柔毛，托叶短，合生；叶柄短。蒴果球形，被疏毛，直径约 2 mm。气微，味苦。

显微　(1) 茎横切面：表皮细胞 1 列，近方形、长方形，切向延长，外被角质层。非腺毛多细胞，多破碎，表面可见纵向角质纹理。皮层有 10 列薄壁细胞，含草酸钙针晶束，偶见簇晶，内皮层凯氏点明显。韧皮部狭窄，细胞形小，皱缩。木质部由导管与木纤维组成。髓部宽广，中空。

叶粉末特征：黄绿色。非腺毛众多，由 2～10 细胞组成，壁增厚，长 270～925(～1 565) μm，直径 17～30 μm，表面具角质纹理。气孔平轴式。叶肉细胞含草酸钙针晶束，长 50～90(～266) μm；草酸钙簇晶直径 10～20 μm，棱角较尖。

(2) 取本品粗粉 2 g，加 60% 乙醇 20 ml，加热回流 10 分钟，放冷，滤过。取滤液 1 ml 置试管中，加镁粉少量与浓盐酸 3～4 滴，即显橙红色(检查黄酮类)。

【成分】全草含三萜类：车叶草苷(asperuloside)、熊果酸(ursolic acid)、白桦脂酸(betulic acid)、齐墩果酸(oleanolic acid)。黄酮成分：芦丁(rutin)，水仙苷(narcissine)，异鼠李素-3-芸香糖苷(nicotiflorin）。还含 β-谷甾醇（β-sitosterol），棕榈酸十六醇酯（hexadecyl palmitate），三十二烷酸（dotriacontanoic acid），东茛菪内酯（scopoletin），七叶内酯（aesculetin），又含生物碱成分：（chrysotricine），咖啡酸（caffeic acid），异落叶松树脂醇（isolariciresinol），2，6-二甲氧基对苯醌（2，6-dimethoxy-1，4-benzoquinone），胡萝卜苷（daucosterol）。

【炮制】 取原药材，除去杂质，洗净，润软，切段，干燥，筛去灰屑。

饮片性状 为茎、叶、花、果混合的段状。茎近圆柱形，灰绿色，被黄色疏柔毛。叶皱缩或破碎，灰绿色，被黄色疏柔毛。花小，1～3朵生于叶腋，近无梗。蒴果球形，具数条纵棱，不开裂。气微，味微苦。

贮干燥容器内，置通风干燥处。

【性味】 苦，凉。

1.《浙江民间常用草药》："性平，味微苦，无毒。"

2.《湖南药物志》："辛，苦，酸，涩，无毒。"

3.《全国中草药汇编》："苦，凉。"

【功用主治】 清热利湿，消肿解毒。主治湿热黄疸，泄泻，痢疾，带状疱疹，肾炎水肿，乳糜尿，跌打肿痛，毒蛇咬伤，疮疖肿毒，血崩，吐血。

1.《浙江民间常用草药》："清热，利尿，平肝。治暑热泻痢，小儿急性肾炎，湿热黄疸。"

2.《湖南药物志》："行气散瘀，清热解毒，敛血，固齿明目。民间用于小便不止，小儿高烧昏睡，跌打损伤，红崩白带，牙齿痛，缠腰丹，蛇咬，枪弹伤，狂犬伤。"

3.《安徽中草药》："清热解毒，活血止血，利尿消肿。主治肠炎，痢疾，黄疸肝炎，毒蛇咬伤，痈疖，乳腺炎，乳糜尿，劳伤吐血，创伤出血，肾炎水肿。"

4.《全国中草药汇编》："清热利湿，解毒消肿。治功能性子宫出血，咽喉肿痛，外用治蜈蚣咬伤，跌打损伤，疔疮肿毒。"

【用法用量】 内服：煎汤，10～30 g。外用：鲜品捣敷。

【选方】 1. 治湿热黄疸 鲜黄毛耳草 30～60 g，水煎服。

2. 治暑热泻痢 鲜黄毛耳草 30 g，铁苋菜 30 g，水煎，饭前分3次服。

3. 治小儿急性肾炎 鲜黄毛耳草 30 g，10岁以上 60 g，水煎，加红糖，分3次服。（1～3方出自《浙江民间常用草药》）

4. 治红崩，白带 黄毛耳草 15～30 g，水煎服。（《湖南药物志》）

5. 治痈疖，乳腺炎 黄毛耳草、蒲公英各 30 g，野菊花15 g，水煎当茶饮，药渣捣烂敷患处。（《安徽中草药》）

6. 治带状疱疹 鲜黄毛耳草适量，捣烂绞汁，调雄黄抹患处。（《福建药物志》）

4286 黄水藨叶 huáng shuǐ biāo yè 《贵州民间药物》

【异名】 黄水泡叶（《贵州民间药物》），药黄泡叶（《四川中药志》）。

【基原】 为蔷薇科悬钩子属植物光滑高粱泡的叶。

【原植物】 光滑高粱泡 Rubus lambertianus Ser. var. glaber Hemsl. 又名：光叶高粱泡、山泡刺藤、黄水藨、黄莓刺、黄花藨（《贵州民间药物》），药黄泡（《四川中药志》）。

半常绿蔓性灌木。枝具棱，有散生钩状皮刺。叶互生；叶柄长2～5 cm，具稀疏的细刺；托叶披针形，具数个线形裂片；叶片卵形至长椭圆状卵形，先端渐尖，基部心形，边缘有圆齿牙及波状浅裂。圆锥花序顶生，花白色；萼片近无毛，通常有腺体、宿萼；花瓣少有或无；雄蕊多数。聚合果球形，由多数小核果集合而成，黄色或橙黄色。花期8～9月，果期10～11月。

生于海拔200～2 500 m的山坡、多石砾山沟或林缘。分布于江西、湖北、四川、贵州、云南、陕西、甘肃等地。

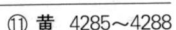

光滑高粱泡

本植物的根（药黄泡根）亦供药用，另设专条。

【采收加工】 7～10月采摘，鲜用或晒干。

【性味】 苦，凉。

【功用主治】 祛风清热，解毒敛疮。主治风热感冒，水火烫伤，湿热疮扬。

《四川中药志》1982年版："主治感冒风热头痛，烫火伤，湿疮。"

【用法用量】 内服：煎汤，10～30 g。外用：研末罨；或鲜品捣敷。

【选方】 1. 治黄水疮 黄水泡叶晒干，研成末。用时，先将疮洗净，再撒上药粉；未破者，用此药末调麻油或菜油搽，或用黄水泡叶捣烂兑米醋搽。（1～2日即脱痂而愈。

2. 治小儿口角周围腐烂流黄水 用（黄水泡）叶适量，嚼烂敷患处，干则换鲜药。（1、2方出自《贵州民间药物》）

3. 治湿热疮扬 药黄泡叶，研细末，罨患处。《四川中药志》1982年版）

4287 黄龙藤叶 huáng lóng téng yè 《植物名实图考》

【异名】 五香藤叶《云南中草药选》。

【基原】 为五味子科五味子属植物合蕊五味子的叶。

【原植物】 参阅"黄龙藤"条。

【采收加工】 5～7月随采随用。

【性味】 涩，微苦，平。

【功用主治】 解毒消肿，止血。主治痈疮肿毒，毒蛇咬伤，外伤出血。

【用法用量】 外用：捣敷；或研末撒。

【选方】 1. 治疮毒，毒蛇咬伤，狂犬咬伤 五香藤叶适量，捣烂外敷。

2. 治外伤出血 五香藤叶，磨粉，撒于伤口处（1、2方出自《云南中草药选》）。

4288 黄皮果核 huáng pí guǒ hé 《本草原》

【异名】 黄皮核《岭南采药录》。

【基原】 为芸香科黄皮属植物黄皮的种子。

【原植物】 参见"黄皮果"条。

【采收加工】 7～9月采摘成熟的果实，剥取种子，鲜用或晒干。

【药材】 黄皮果核 Clausenae Lansii Semen 主产于广西、广东、福建等地。

性状 种子呈扁卵圆形，长 1.1～1.6 cm，宽 8～9 mm，厚 3～4 mm，表面较光滑，基部 1/3 呈棕色，较平坦，上部 2/3 呈棕黄色，具不规则皱纹。种脐位于顶端略斜而稍弯向一侧，近椭圆形，合点位于圆端，与种脐同一侧面。种脊略突起，自种脐通向合点。种皮薄而脆，多破碎脱落。子叶 2，土黄色，肥厚。质脆，易折断。断面黄白色。气微，味辛，微苦。

【成分】 种子含油量 53.12%。

【性味】《广西中药志》："味辛，微苦，性温，无毒。"

【功用主治】 行气止痛，解毒散结。主治气滞脘腹疼痛，疝痛，睾丸肿痛，痛经，小儿头疮，蜈蚣咬伤。

1.《生草药性备要》："治疝气。"

2.《广西中药志》："行气，消滞，散结。治食滞胃病，睾丸肿痛。外用捣烂涂小儿头疮。"

3.《全国中草药汇编》："止痛,健胃消肿。主治腹痛,风湿骨痛,痛经。"

【用法用量】 内服:煎汤,9～15 g。外用:捣烂敷。

【宜忌】《广西中药志》:"气虚者忌用。"

【选方】 1. 治肠痉挛、肠疝痛、胃神经痛 黄皮果核炒香,研细末。以水或黄酒送下,每服 6 g,每日 2～3 次。(《食物中药与便方》)

2. 治疝痛 黄皮果核 6 g(捣烂),磨盘草果实 30 g,猪小肚 1 个。将药放入猪肚内,炖 2 小时,去药渣服汤和肉。(《壮族民间用药选编》)

3. 治小儿头上疮疖 黄皮果核水煎涂。

4. 治蜈蚣咬伤 黄皮果核捣烂敷之。(3、4 方出自《彩色生草药图谱》)

4289 黄芽白菜 huáng yá bái cài 《滇南本草》

【异名】 黄芽菜(《咸淳临安志》),黄矮菜、花交菜(《戒庵漫笔》),黄芽白(《食物考》)。

【基原】 为十字花科芸薹属植物白菜的鲜叶和根。

【原植物】 白菜 Brassica pekinensis(Lour.)Rupr.〔Sinapis pekinensis Lour.〕又名:大白菜(北京),卷心白(四川)。

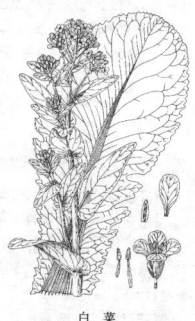
白菜

二年生草本。幼叶下中脉具少刺毛。第一年茎短缩,肉质,白色。基生叶大,多数,叶片倒卵状长圆形至宽卵圆形,顶端圆钝,边缘皱缩呈波状,中脉宽,白色,叶翼扁平而宽,两侧有大缺刻的宽翅;翌年春季抽茎,茎高 40～60 cm,茎下部叶和上部叶为长圆状卵形、长圆状披针形至长披针形,全缘或有裂齿,具粉刺。总状花序常生茎上部叶腋抽出;萼片 4,黄绿色;花瓣 4,鲜黄色,瓣片近圆形或倒卵形,基部渐狭成爪;雄蕊 6,4 长 2 短;雌蕊 1,子房圆柱形。长角果线形,具喙。种子球形,棕色。花期 4～5 月,果期 5～6 月。

原产我国,现各地广泛栽培。

【采收加工】 10～12 月采收,鲜用。

【成分】 嫩茎、叶含蛋白质,脂肪,糖类,粗纤维,钙、磷、铁,胡萝卜素,核黄素,烟酸,维生素 C。又含异硫氰酸-丁-3-烯酯(3-butenylisothiocyanate),种子油中含大量的芥酸(erucicacid)、亚油酸(linoleic acid)和亚麻酸(linolenic acid)。

【药性】 甘、平。归胃经。

1.《滇南本草》:"味甘、微酸,性微寒。"

2.《食物本草》:"甘,平。无毒。"

【功用主治】 通利肠胃,养阴和中,利小便。

1.《滇南本草》:"走经络,动痰火,利小便。"

2.《食物本草》:"主益元,补脾,悦颜色。"

3.《本草省常》:"利肠胃,安五脏,除烦热,解酒毒,消食下气,止嗽和中,久食令人肥健。"

【用法用量】 内服:煮食或捣汁饮。

【宜忌】 脾胃虚寒者慎用。

4290 黄花母根 huáng huā mǔ gēn 《广西中药志》

【异名】 胶粘根(《广西中药志》),土黄芪(《福建中草药》)。

【基原】 为锦葵科黄花稔属植物白背黄花稔的根。

【原植物】 参见"黄花母"条。

【采收加工】 7～10 月采挖,鲜用或切片晒干。

【成分】 根含 β-苯乙胺(β-phenethyl amine),N-甲基-β-苯乙胺(N-methyl-β-phenethylamine),S-右旋-N-甲基色氨酸甲酯〔S-(+)-N-methyltryptophane methyl ester〕,鸭嘴花酚碱(vasicinol),鸭嘴花酮碱(vasicinone),鸭嘴花碱(vasicine),胆碱(cho-line),下篦剌桐碱(hypaphorine),下篦剌桐甲酯(hypaphorine methyl ester)及菜碱(betaine)。

【药性】 辛,凉。归脾、胃、大肠经。

1.《广西中药志》:"味微酸,涩,性凉,无毒。入脾、胃、大肠三经。"

2.《海南岛常用中草药手册》:"甘、淡,平。"

3.《广西本草选编》:"味辛,性凉。"

【功用主治】 清热利湿,生肌排脓。主治湿热痢疾,泄泻,黄疸,疮痈难溃或溃后不易收口。

1.《广西中药志》:"去湿热,治湿热痢疾,哮喘。"

2.《海南岛常用中草药手册》:"清热解毒,利湿消肿,排脓生肌。主治感冒高热,菌痢,肠炎腹泻,黄疸,扁桃体炎,慢性溃疡,疖疮痈肿、腰腿痛。"

3.《广西本草选编》:"清热利湿,消肿止痛。"

【用法用量】 内服:煎汤,15～30 g;鲜品可用 60～90 g。

【选方】 1. 治痈肿成脓,气虚不易溃破者 (黄花稔)鲜根 30～90 g;或加猪排骨,水煎服。(《福建中草药》)

2. 治崩漏山疗(气性坏疽) 鲜黄花稔根 90 g,水煎服;或加鸡肉适量,酒炖服。(福建晋江《中草药手册》)

3. 治腰腿痛 黄花稔干根 30 g,墨鱼干 2 条,酒水各半炖服。(福州军区《中草药手册》)

4. 治阴疽结毒 黄花稔根、茎 60 g,红糖 30 g。开水炖服。(《福州市民间药草》)

5. 治泌尿系结石 黄花稔根 60～120 g,加清水 1 500 ml,煎至 500 ml,去渣加猪肉 60 g,煮熟为度,吃肉喝汤,每日分 2～4 次服,第一至第四剂单用黄花稔根,第五剂加车前草 30 g,金钱草 60 g。(《全国中草药汇编》)

4291 黄花香薷 huáng huā xiāng rú 《青藏高原药物图鉴》

【基原】 为唇形科香薷属植物毛穗香薷的全草。

【原植物】 毛穗香薷 Elsholtzia eriostachya(Benth.)Benth.

一年生草本,高 15～37 cm。茎四棱形,直立,被微柔毛。叶对生;具叶柄,长 1.5～9 mm,被长柔毛;叶片长圆形或卵状长圆形,先端微钝,基部楔形或圆形,边缘具细锯齿或锯齿状圆齿,两面被长柔毛。轮伞花序多花密集成假穗状花序;苞片宽卵圆形;花萼钟状,外面密被串珠状长柔毛,萼齿 5,三角形,其缘毛;花冠黄色,边缘被柔毛,上唇直立,下唇 3 裂,中裂片较大;雄蕊 4,花丝无毛,花药卵圆形;子房 4 裂,花柱内藏,柱头 2 浅裂。小坚果椭圆形,褐色。花期 7～8 月,果期 8～9 月。

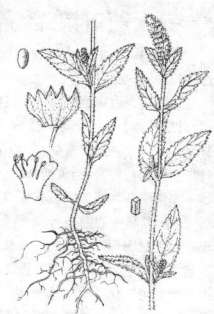
毛穗香薷

生于海拔 3 500～4 100 m 的山坡草地、灌丛中,河谷沙地或高山流石坡。分布于四川、甘肃、云南和西藏等地。

【采收加工】 7～8 月采收,鲜用或晒干。

【药材】 黄花香薷 Elsholtziae Eriostachyae Herba 主产于云南、四川等地。

性状 茎呈方柱形，长 15～40 cm，常从基部分枝，表面紫红色，被短柔毛；质脆。叶多卷曲皱缩，展平后呈长圆形或卵状长圆形，长 0.8～4 cm，宽 0.3～1.5 cm，上面黄绿色，被柔毛；叶柄长 0.1～1 cm，密被柔毛。顶端常有假穗状花序，花黄棕色。气清香，味辛凉。

【药性】 辛，微温。

1.《青藏高原药物图鉴》：“辛、温，无毒。”

2.《中国藏药》：“微辛、甘，平。”

【功用主治】 化湿健胃，杀虫止痒。主治湿滞痞满食少，腹痛吐泻，虫积，疥癣湿痒，阴道滴虫。

1.《青藏高原药物图鉴》：“内服健胃。外用治皮肤瘙痒。”

2.《中国藏药》：“驱虫，杀虫，利湿。治肛门虫病，胎虫病，皮肤虫病，胃肠虫病。外用可防虫蛀。”

【用法用量】 内服：煎汤，3～9 g；或研末。外用：捣烂敷；或研末调敷；或煎汤洗。

【选方】 防虫蝇叮咬 毛穗香薷草适量。捣烂，敷在疮疡表面。《中国藏药》

4292 黄花堇菜 huáng huā jǐn cài 《云南中草药》

【异名】 土细辛（《云南中草药》）、踏膀药、黄花细辛、黄花地丁（《全国中草药汇编》）。

【基原】 为堇菜科堇菜属植物灰叶堇菜的根或带根全草。

【原植物】 灰叶堇菜 Viola delavayi Franch.

多年生草本，高 15～25 cm。根茎粗短，具多数暗褐色纤维状根。基生叶通常 1 枚或缺，卵形，先端渐尖，基部心形，具波状齿缘，齿端具腺点，叶柄长；茎生叶宽卵形或三角状卵形，基部浅心形或截形；托叶卵状长圆形，长圆形，全缘或具疏锯齿。花黄色，具长梗；花梗近顶部有 2 枚线形小苞片；萼片线形，先端尖；

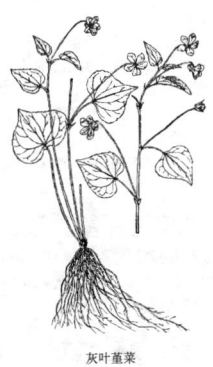

灰叶堇菜

花瓣 5，黄色，基部有紫色条纹；子房无毛，柱头 2 裂，先端圆。蒴果小，卵形或近长圆形，与宿存萼片近等长或稍短。花期 6～8 月，果期 7～8 月。

生于海拔 1 800～2 800 m的山地林缘、草坡、溪谷潮湿处。分布于四川、贵州、云南等地。

【采收加工】 9～12 月采收，晒干。

【药性】 辛、甘，温。归肝、脾经。

1.《云南中草药》：“气香，酸、甘，温。”

2.《全国中草药汇编》：“甘、微辛，温。”

【功用主治】 温经通络，除湿止痛。主治风湿痹痛，小儿麻痹后遗症。

1.《云南中草药》：“温经通络，除湿止痛。治慢性风湿关节炎，小儿麻痹。”

2.《全国中草药汇编》：“温经通络，消疳健脾。主治风湿性关节炎，小儿麻痹后遗症，小儿疳积，气虚头晕。”

【用法用量】 内服：煎汤，3～6 g；或研末，1.5～3 g。

【选方】 1. 治慢性风湿关节炎 土细辛根 3 g，研末，每日2～3次，酒送服。

2. 治小儿麻痹 土细辛 3 g，水煎服。（1、2 方出自《云南中草药》）

4293 黄花菜子 huáng huā cài zǐ 《贵州草药》

【基原】 为白花菜科白花菜属植物黄花菜的种子。

【原植物】 种子含黄花菜香豆素（cleosandrin）黄花菜木脂素（cleomiscosin）A、B、C 、D，秦皮素（fraxetin），豆甾-5, 24(28)-二烯-3β-O-α-L-鼠李糖苷〔stigmasta-5, 24(28)-diene-3β-O-α-L-rhamnoside〕白花菜苷（glucocapparin），葡萄糖醉蝶花素（glucocleomin）。又含种子油，油中含亚油酸（linoleic acid）、亚麻酸（linolenicacid）、硬脂酸（stearic acid）、油酸（oleic acid）、棕榈酸（palmitic acid）。还含有蔗糖。

【采收加工】 7 月份果熟时，割取全株，晒干，打下种子，扬净。

【功用主治】《台湾药用植物志》：“种子煎服治腹部疾患，驱虫；外用为引赤药；其油为驱虫剂。”“种子与叶同效，内服为驱风及驱虫剂。”

4294 黄芪茎叶 huáng qí jīng yè 《别录》

【异名】 芰草（《别录》）。

【基原】 为豆科黄芪属植物蒙古黄芪和膜荚黄芪的茎叶。

【原植物】 参见“黄芪”条。

【功用主治】《别录》：“疗渴及筋挛，痈肿，疽疮。”

【各家论述】《本草正义》：“黄耆茎叶疗渴，亦升清滋液之功。治筋挛者，亦柔温和之性，而且有宣通络脉之力也。其治痈肿疽疮，则茎叶有外行之性，乃能疏通气血，而消肿化壅，与根之偏于补益者，固自别耳。”

4295 黄栌枝叶 huáng lú zhī yè 《贵州草药》

【基原】 为漆树科黄栌属植物光叶黄栌和毛叶黄栌的枝叶。

【原植物】 参见“黄栌根”条。

【采收加工】 7～10月采收，扎成把，晒干。

【药材】 黄栌枝叶 Folium Cotini Coggygriae 主产于河北、山东、河南、湖北、四川。

性状 叶片纸质多缩皱，破碎，完整者展平后椭圆形至倒卵形，长 3～8 cm，宽 2.5～10 cm。灰绿色，两面均被白色短柔毛，下表面沿叶脉处较密；叶柄长 1～4～7.5 cm。气微香，味涩、微苦。

鉴别 （1）叶横切面：上、下表皮均被较明显的角质层，在毛基周围的角质层呈放射状；气孔不定式，下表面居多；非腺毛多为单细胞，偶见分隔单列非腺毛，以下表面居多，基部头为多细胞。栅栏组织通常 2～3 列，海绵组织排列疏松，并有草酸钙棱晶（方晶）及簇晶。维管束近于环状，位于横切面的中心。韧皮部明显，其中具有树脂道；木质部较发达，导管呈放射状排列，中柱鞘为纤维群排列成连续的环，在中脉的基本组织中散有草酸钙棱晶及簇晶。在上、下表皮内侧通常各有数层厚角细胞。

（2）取样品粉末 10 g，加水 200 ml，回流 1 小时，滤过。滤液先用石油醚提取 2 次，水相再以乙酸乙酯提取 3 次，合并乙酸乙酯提取液并以水洗 2 次，加无水硫酸钠干燥，回收溶剂，残渣加甲醇溶解。取甲醇溶液 1 ml，加水 1 ml，加 1%三氯化铁溶液 2 滴，即呈蓝绿色（检查酚类及鞣质）。取甲醇溶液 1 ml，加镁粉少许，再加盐酸数滴，呈樱红色；取甲醇溶液，滴于滤纸上呈土黄色，在紫外光灯下呈暗红色，加三氯化铝 1 滴显黄绿色，在紫外灯下呈标黄色（检查黄酮）。

【成分】 叶含鞣质，有没食子酸（gallic acid），没食子酸四糖（gallic acidtetrasaccharide），三没食子酰葡萄糖（trigalloylglucose），三甲基没食子酰葡萄糖（trimethylgalloylglucose）；黄酮类有飞燕草素3-半乳糖苷（delphinidin 3-galactoside）、越橘花青苷（idaein, cyanidin-3-galactoside）、矮牵牛素-3-葡萄糖苷（petunidin-3-glucoside），

矢车菊素单葡萄糖苷（cyanidinmonoglucoside），飞燕草素单葡萄糖苷（delphinidin monoglucoside），芍药花素单葡萄糖苷（peonidin monoglucoside）等；还含挥发油。

【药理】 抗炎作用 叶中提得的总黄酮苷，$80\sim160$ mg/kg给小鼠灌胃，对甲醛引起的实验性关节炎有抗炎作用；此外，还能抑制细胞脱落，并增加毛细血管抵抗力，对蛋清性足肿亦有效。

【药性】 苦、辛、寒。
1.《贵州草药》：“性凉，味辛。”
2.《山西中草药》：“苦、寒。”
3.《全国中草药汇编》：“辛、苦、凉。”

【功用主治】 清热解毒，活血止痛。主治黄疸型肝炎，丹毒，漆疮、水火烫伤，结膜炎，跌扑伤。
1.《贵州草药》：“散瘀止痛，清热解毒。”
2.《山西中草药》：“主治黄疸型传染性肝炎，水火烫伤皮肤未破。”
3.《安徽中草药》：“清热利湿。”
4.《全国中草药汇编》：“主治丹毒、漆疮。”
5. 南药《中草药学》：“清湿热。主治黄疸型肝炎，水、火烫伤。”
6.《河北中草药》：“祛瘀止痛，用于跌打损伤，诸痰肿痛。”

【用法用量】 内服：煎汤，$9\sim15$ g。外用：煎水洗或捣烂敷。

【选方】 1. 治疔毒疼痛 黄栌枝叶煨水洗患处，再用桑白皮9 g，煨水服。《贵州草药》

2. 治急性眼结膜炎 黄栌叶、菊花各9 g，煎服；药渣煎水熏患眼。《安徽中草药》

4296 黄珠子草 huáng zhū zi cǎo 《《广西药志》》

【异名】 珍珠草、鱼骨草、日开夜闭《南宁市药物志》，单叶叶下珠《台湾药用植物志》，山油柑《福建药物志》。

【基原】 为大戟科叶下珠属植物黄珠子草的全草。

【原植物】 黄珠子草 *Phyllanthus virgatus* Forst. f. [*P. simplex* Retz.；*P. simplex* Retz. var. *virgatus* (Forst. f.) Muell.-Arg.；*P. anceps* sensu Benth.]

一年生草本，高达 60 cm。枝自茎基部分出。全株无毛。单叶互生；几无柄；托叶膜质、卵状三角形，粉红色；叶片近革质，线状披针形、长圆形或狭椭圆形，先端钝或急尖，基部圆而稍偏斜。花小，单性同株；雄花数朵，雌花数朵；雄花花梗长约2 mm，萼片6，雄蕊3，花丝分离，花盘腺体6；雌花花梗长约5 mm，花萼6深裂，紫红色，子房球形，3 室。蒴果扁球形，果皮紫红色，具鳞片状凸起，萼片宿存。种子具细疣点。花期4～5月,果期6～11月。

黄珠子草

生于海拔1 350 m以下的山坡、草地。分布于西南及福建、江西、湖北、湖南、广东、广西、海南、陕西、台湾等地。

【采收加工】 6～11月采收，鲜用或晒干。

【成分】 全草含木脂素成分：（-）-7, 8-顺-8, 8'-反-7, 8'-反-7-3，8'-（亚甲基二氧苯基）-7'-（3', 4'-二甲氧基苯基）-8, 8'-双（甲氧基甲基）四氢呋喃[（-）-7, 8-*cis*-8, 8'-*trans*-7', 8'-*trans*-7-[3, 4-(methylenedioxy) phenyl]-7'-(3', 4'-dimethoxyphenyl)-8, 8'-bis(methoxymethyl) tetrahydrofuran}，virgatyne, virganin。又含黄酮成分：高良姜素-3-*O*-β-D-葡萄糖苷-8-磺酸盐（galangin-3-β-D-

glucoside-8-sulfonate），高良姜素-8-磺酸盐（galangin-8-sulfonate），山奈酚-8-磺酸盐（kaempferol-8-sulfonate）。

【药理】 1. 保肝作用 采用2215 细胞培养法对药物进行HBV试验，黄珠子草在作用第五日时，对2215 细胞上清中 HBsAg 和 HBeAg 分泌有较好的抑制作用。对大鼠经口给予黄珠子草乙醇提取物，72 h后经口给予四氯化碳（2 mg/kg），再经过48 小时，麻醉后收集血液，测定 AST、ALT 的浓度，结果在每日 40 mg/kg剂量时，产生明显的保肝活性。

2. 抗单纯疱疹病毒Ⅱ型的作用 黄珠子草水提物在地鼠肾培养细胞株(BHK)和原代兔肾培养细胞上均有不同程度抑制单纯疱疹病毒Ⅱ型的作用。

【药性】 甘、苦、平。归脾、胃经。
1.《广西中药志》：“味甘，性平，入脾、胃二经。”
2.《福建药物志》：“甘、苦、平。”

【功用主治】 消积，通淋，解毒。主治疳积，淋病，乳痈，牙疳，毒蛇咬伤。
1.《广西中药志》：“补脾胃。治小儿疳积。”
2.《广西本草选编》：“清热散结，健胃消积。”
3.《福建药物志》：“消积通淋。治淋病，乳痈，牙疳，骨鲠，眼翳，毒蛇咬伤。”

【用法用量】 内服：煎汤，$9\sim15$ g。外用：捣敷；煎水洗或含漱。

【选方】 1. 治小儿疳积 黄珠子草15 g，鸡肝1个，炖服。

2. 治牙疳（牙龈溃烂流血） 黄珠子草适量，水煎，含漱或洗牙龈，并吐出唾涎。（1、2方出自《福建药物志》）

3. 治乳痈 鲜黄珠子草捣烂外敷，并用鲜黄珠子草全草水煎外洗。《广西本草选编》

4. 治毒蛇咬伤 黄珠子草30 g，水煎服，渣加食盐少许，捣烂外敷。《福建药物志》

4297 黄唇鱼鳔 huáng chún yú sāi 《中国药用海洋生物》

【基原】 为石首科黄唇鱼属动物黄唇鱼的鳔。

【原动物】 黄唇鱼 *Bahaba flavolabiata* (Linnaeus) 又名：黄鱼、黄柑（浙江）。

体侧扁，一般长 100～150 cm。头中大，吻钝尖，有吻孔 5 个。眼中大，上侧位。口前位，斜裂，上下颌约等长，张口时下颌突出。上颌外行牙较大，尖锥形；内行牙细小。下颌内行牙稍扩大。颏部有 2 个不明显小孔。鳃耙细长。头部被小圆鳞。头后半部及体侧均被栉鳞。背鳍Ⅷ，Ⅰ-22～25,起点于胸鳍基部后上方。臀鳍Ⅱ-7,第二鳍棘粗长。胸鳍尖长。腹鳍胸位，外侧鳍条略延长成丝状。尾鳍楔形，中央鳍条尖圆。体灰棕带橙黄色，胸鳍基部下有 1 黑斑。背鳍鳍棘和鳍条边缘黑色，腹鳍灰白色，腹鳍和臀鳍浅色。尾鳍灰黑色。

为近海大型底层鱼类，栖息于水深50～60 m海区，幼鱼栖息于沿岸及河口附近，以虾、蟹等甲壳动物及小鱼为食。我国分布于东海、南海。黄唇鱼为国家二级保护动物，禁止滥捕。

本动物的鱼鳔（鱼鳔）亦供药用，另设专条。

【采收加工】 常年均可捕捞，捕后，将鳔取出，鲜用。

【药性】《中国药用海洋生物》：“甘、咸、平。”

【功用主治】 活血调经。主治崩漏。
1.《中国药用海洋生物》：“用于血崩。”
2.《中国药用动物志》：“活血调经。”

【用法用量】 内服：煎汤或研末，适量。

4298 黄麻梗虫 huáng má gěng chóng 《纲目拾遗》

【异名】 黄麻虫（陶华），麻虫《百草镜》。

【基原】 为椴树科黄麻属植物黄麻 *Corchorus capsularis* L. 茎

中的一种昆虫的幼虫。

【功用主治】 治疔疮。

【用法用量】 外用：捣研调涂。

【选方】 1. 治疔疮 黄麻梗内虫，以葱叶包贮，挂风头令干，将疔疮挑破，以麻虫少许，入于所挑之处。(《程林即得方》)

2. 治红丝疔 蜣螂三个(肚白者佳)，黄麻虫十个。二味捣匀，拨破患处贴之。如患在手足，有红丝上臂，丝尽处，将针挑断出血，仍用前药。毒重者更服败毒药。(陶华·蜣螂膏)

4299 黄斑龙胆 huáng bān lóng dǎn 《新华本草纲要》

【基原】 为龙胆科龙胆属植物黄花龙胆的全草。

【原植物】 黄花龙胆 Gentiana flavomaculata Hayata
一年生草本，高 4 ～
10 cm。茎密被乳突，基部分
枝，细，斜升。基生叶多，卵
状椭圆形至长圆状披针形，先
端急尖，具小尖头，基部钝，边
缘具乳突或仅基部具乳突，两
面具乳突，中脉在下面明显；
叶柄连合成长筒形；茎生叶
小，疏离，卵形、卵状椭圆形至
披针形。花多数，单生于小枝
顶端；花萼钟形；花冠筒状钟
形，上部淡黄色，基部淡紫色，
喉部具黄色斑点；雄蕊着生于
花冠筒中部，花丝线状钻形，
花药椭圆形；子房狭椭圆形，
花柱线形，柱头 2 裂。蒴果外露，倒卵形或卵形，长约 6 mm，基部渐狭，边缘具翅。种子长圆形或狭长圆形，表面具细网纹。花、果期 8～10 月。

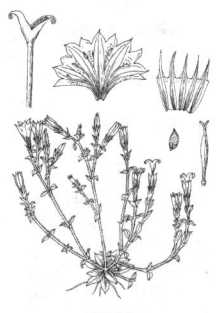
黄花龙胆

生于海拔 1 800～3 000 m 的山坡草地。分布于台湾。

【采收加工】 8～10 月采收，晒干。

【成分】 含黄酮成分：槲皮素(quercetin)，芸香苷(rutin)，黄花龙胆三萜酸(gentiatriculin)，熊果酸(ursolic acid)，α-香树脂素(α-amyrin)，β-香树脂醇(β-amyrin)，12-乌苏烯-3，28-二醇-3β-棕榈酸酯(urs-12-ene-3β, 28-diol-3β-palmitate)，12-齐墩果烯-3，28-二醇-3β-棕榈酸酯(olean-12-ene-3β, 28-diol-3β-palmitate)，12-乌苏烯-3，28-二醇(urs-12-ene-3β, 28-diol)，12-齐墩果烯-3，28-二醇(olean-12-ene-3β, 28-diol)。

【功用主治】 利湿退黄。主治黄疸型肝炎。

【用法用量】 内服：煎汤，3～10 g。

4300 黄锁梅叶 huáng suǒ méi yè 《昆明民间常用草药》

【基原】 为蔷薇科悬钩子属植物栽秧泡的叶。

【原植物】 参见"黄锁梅根"条。

【采收加工】 5～7 月采收，晒干。

【药材】 黄锁梅叶 Rubi Obcordati Folium 产于广西、四川、云南、贵州等地。

性状 鲜叶片倒卵形，顶端浅心形或近截形，长 2～5.5 cm，宽 1.5～4(～5) cm，边缘有锯齿，下表面毛茸较上表面多。干叶皱缩，深绿色或枯绿色，质脆易碎。气微，味微涩。

【成分】 含三萜成分：鱼藤酸(elliptic acid)。

【药性】 《云南中草药》："苦，涩，平。"

【功用主治】 《云南中草药》："止血。治外伤出血。"

【用法用量】 外用：研末撒；或调敷。

【选方】 1. 治慢性湿疹 用黄锁梅干叶适量，捣碎后调植物油敷患处。(《文山中草药》)

---

2. 治黄水疮 用黄锁梅干叶研末，撒于患处。(《昆明民间常用草药》)

4301 黄锁梅果 huáng suǒ méi guǒ 《文山中草药》

【基原】 为蔷薇科悬钩子属植物栽秧泡的果实。

【原植物】 参见"黄锁梅根"条。

【采收加工】 5～7 月果实成熟时采收，鲜用或晒干用。

【药性】 甘、酸，平。

【功用主治】 补肾涩精。主治神经衰弱，多尿，遗精，早泄。

【用法用量】 内服：煎汤，6～15 g；鲜品 30～60 g。

4302 黄锁梅根 huáng suǒ méi gēn 《滇南本草》

【异名】 锁梅根、钻地风(《滇南本草》)，黄泡刺根(《昆明民间常用草药》)，红锁梅、乌泡(《云南中草药》)，黄泡、三月泡(《文山中草药》)，雀不钻、黄茨果(《云南中草药选》)。

【基原】 为蔷薇科悬钩子属植物栽秧泡的根。

【原植物】 栽秧泡 Rubus ellipticus Smith var. obcordatus (Franch.) Focke [R. obcordatus (Franch.) Thuan]
灌木，高1.5～3 m。全株被红棕色柔毛，有倒钩刺和较密的褐色刚毛。小叶 3 枚，小叶片阔倒卵形或倒心形，先端浅心形或近截形，基部楔形，边缘有锯齿；总叶柄长 1.6～2.5 cm；托叶针形，长约 3 mm。花为密集成顶生短总状花序，或腋生成束，白色或淡红色；萼片 5，花瓣 5；雄蕊多数，分离；雌蕊多数，花托几顶生。聚合果球形，橘黄色，小核果具 1 颗种子。花期 3～4 月，果期 4～5 月。

生于海拔 300～2 000 m 的山坡、路旁及灌木丛中。分布于广西、四川、贵州、云南等地。

本植物的叶(黄锁梅叶)、果实(黄锁梅果)亦供药用，另设专条。

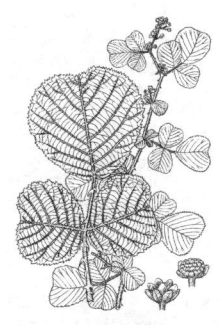
栽秧泡

【采收加工】 9～10 月挖根，切片，晒干或研成粉末贮存。

【药性】 酸、涩，微温。
1.《滇南本草》："味酸，性温。"
2.《云南中草药》："苦、涩，平。"

【功用主治】 舒筋活络，清热利湿，消肿解毒。主治筋骨疼痛，肢体痿软麻木，赤白久痢，黄疸型肝炎，扁桃体炎，无名肿毒。
1.《滇南本草》："走经络，治筋骨疼痛、痿软麻木，止久赤白痢。"
2.《云南中草药》："止痢，解毒消肿。主治扁桃腺炎，无名肿毒，痢疾。"

【用法用量】 内服：煎汤，10～15 g；或浸酒。外用：研末，调敷。

【选方】 1. 治久痢、休息痢 黄锁梅 9 g，乌梅 1 个，水煎服。

2. 治肠风下血 黄锁梅 9 g，淮寄生草 9 g，水煎服。(1、2 方出自《昆明民间常用草药》)

3. 治烫、烧伤 用(钻地风)根尖研粉外敷。(《云南中草药选》)

4303 黄缅桂果 huáng miǎn guì guǒ 《云南思茅中草药选》

【基原】 为木兰科含笑属植物黄兰的果实。

【原植物】 参见"黄缅桂"条。

【采收加工】 7～10月采摘果实,去皮晒干,研粉。

【药性】 苦,凉。

【功用主治】 《全国中草药汇编》:"健胃止痛。治消化不良,胃痛。"

【用法用量】 内服:研粉,0.3～0.6 g。

【选方】 治消化不良,胃痛 黄缅桂果,研粉,每服0.3～0.6 g,开水冲服。(《全国中草药汇编》)

4304 黄蜀葵子 huáng shǔ kuí zǐ 《本草衍义》

【异名】 黄葵子《海上方》,秋葵子、羊桃子《陕西中草药》)。

【基原】 为锦葵科秋葵属植物黄蜀葵的种子。

【原植物】 参见"黄蜀葵花"条。

【采收加工】 9～11月果实成熟时采收,晒干脱粒,簸去杂质,再晒至全干。

【药性】 《纲目》:"甘,寒,滑,无毒。"

【功用主治】 利水通淋,消肿解毒,下乳。主治淋证,水肿,便秘,痈肿,跌打损伤,乳汁不通。

1.《本草经疏》:"主淋涩,又令妇人易产。"

2.《纲目》:"治诸淋,利小便,五淋水肿,产难,通乳汁。"

3.《陕西中草药》:"补脾健胃,生肌。主治消化不良,不思饮食,跌打损伤,骨折。"

4.《全国中草药汇编》:"清热解毒,润燥滑肠,主治大便秘结,小便不利,水肿,尿路结石,乳汁不通。"

【用法用量】 内服:煎汤,10～15 g;或研末,2～5 g。外用:研末调敷。

【宜忌】 孕妇禁服。

【选方】 1. 治沙石淋 蜀葵花子(炒)一两为末,食前米饮调下一钱。(《古今医统》独圣散)

2. 治小便不通 黄蜀葵子三四十粒,细研,以汤冲,绞取汁一小盏,顿服。(《圣济总录》蜀葵子汤)

3. 治痈疽初起 黄蜀葵子十七粒,皂角半挺。为末,以石灰同醋涂之。(《永类钤方》)

4. 治打损伤 黄葵子研,酒服二钱。(《海上方》)

5. 治难产 黄葵子为末,新汲水调二钱下。(《卫生易简方》)

6. 治难产 黄蜀葵子二七枚,赤小豆七枚,生用。上二味,同研细,以童子小便二分调,顿服立下。(《圣济总录》圣散子)

7. 治乳汁不下 黄蜀葵子5～10 g(打碎布包),猪蹄1只,水炖至肉烂,食肉喝汤。(《安徽中草药》)

【各家论述】 《纲目》:"葵子,古方少用,今为催生及利小便要药;或入消散皆宜。盖其性滑,与冬葵子同功故也。"

4305 黄蜀葵叶 huáng shǔ kuí yè 《福建民间草药》

【基原】 为锦葵科秋葵属植物黄蜀葵的叶。

【原植物】 参见"黄蜀葵花"条。

【采收加工】 5～7月采收,鲜用或晒干。

【药性】 苦,寒。

1.《贵州草药》:"性寒,味甘。"

2.《云南中草药》:"苦,辛,微寒。"

【功用主治】 清热解毒,活血消肿。主治热毒疮痈,尿路感染,跌打损伤,烫火伤。

1.《贵州草药》:"清热解毒,滑肠润燥。"

2.《云南中草药》:"活血祛瘀,消炎,接骨,治跌打损伤,疔疮肿毒。"

3.《安徽中草药》:"清热消肿,通乳,利尿。治尿路感染。"

4.《福建药物志》:"清热凉血,消肿解毒。主治疮疖疔疡,无名肿毒,刀伤出血,急性阑尾炎,肺结核咳血,泌尿系结石。"

【用法用量】 内服:煎汤,10～15 g,鲜品可用至30～60 g。外用:鲜品捣敷。

【选方】 1. 治痈疽 鲜黄蜀葵叶一握,洗净后和冬蜜共捣烂,敷患处,每日换2次。(《福建民间草药》)

2. 治尿路感染 黄蜀葵茎叶9 g,煎服。(《安徽中草药》)

3. 治烫火伤 鲜黄蜀葵叶,捣敷。(福州军区《中草药手册》)

【临床报道】 治疗疖疮肿痛 取鲜秋葵叶10余片,加蜂蜜适量,共捣为泥状,用时取适量摊于纱布上,敷患处,并以胶布固定之,每日换药1～2次。共治疗58例,结果:13例疖疮,除3例面部感染,加用青霉素、链霉素未计外,其余10例,均以外敷治愈,治愈时间平均为4日;45例疖疮,亦用上法,在3～4日内治愈。

4306 黄蜀葵花 huáng shǔ kuí huā 《嘉祐本草》

【异名】 侧金盏花《纲目》。

【基原】 为锦葵科秋葵属植物黄蜀葵或刚毛黄蜀葵的花。

【原植物】 1. 黄蜀葵 Abelmoschus manihot (L.) Medic. [Hibiscus manihot L.]。又名:黄葵《说文》,秋葵《群芳谱》,棉花葵《植物名实图考》。

一年生或多年生草本,高1～2 m。叶互生,有叶柄,长6～18 cm;托叶披针形。叶掌状5～9深裂,裂片长圆状披针形,两面疏被长硬毛,边缘具粗钝锯齿。花单生于枝端叶腋;小苞片4～5,卵状披针形;花萼佛焰苞状,5裂,近全缘,较长于小苞片,被柔毛,果时脱落;花大,淡黄色,内面基部紫色,花瓣5;雄蕊多数,结合成筒状,雄蕊柱长1.5～2 cm;雌蕊柱头紫黑色,匙状盘形。蒴果卵状椭圆形,被硬毛。种子多数,肾形,被柔毛组成的条纹多条。花期8～10月。

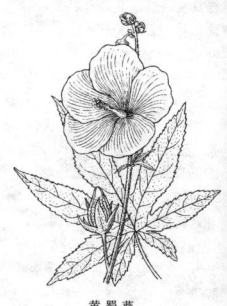

黄蜀葵

常生于山谷草丛、田边或沟旁灌丛间。分布于中南、西南及河北、浙江、福建、江西、山东、陕西等地。

本植物的茎皮(黄蜀葵茎)、叶(黄蜀葵叶)、根(黄蜀葵根)、种子(黄蜀葵子)亦供药用,另设专条。

2. 刚毛黄蜀葵 A. manihot (L.) Medic. var. pungens (Roxb.) Hochr. 又名:刚毛秋葵、桐麻《贵州草药》。

本变种与种的区别为:植株全体密被黄色长刚毛。

分布于西南及湖北、广东、广西、海南、台湾等地。

【栽培】 生物学特性 喜温暖气候,平地、丘陵山区均可栽培。适应性较强;但不耐寒。对土壤要求不严,但以排水良好、疏松肥沃的夜砂土栽种较好。

繁殖方法 种子繁殖。9～11月采收成熟果实,晒干脱粒,贮藏。3～4月用穴播或条播法播种,通常保持株距(30～45)cm×35 cm,播后10日左右出苗。

田间管理 苗高12～15 cm时,匀苗、补苗,并中耕除草1次。苗高50 cm时,再除草1次,每次中耕后,追施人畜粪水。

病虫害防治 卷叶虫,5～8月发生,为害叶片,可用90%晶体敌百虫800倍液喷杀。

【采收加工】 7～10月分批采摘花蕾,晒干。

【成分】 黄蜀葵花含槲皮素-3-洋槐糖苷(quercetin-3-robinobioside)、槲皮素-3-葡萄糖苷(quercetin-3-glucoside)、金丝桃苷(hyperin)、杨梅素(myricetin)及槲皮素(quercetin)。

【药理】 1. 镇痛作用 黄蜀葵花总黄酮(TFA)可不同程度地抑制小鼠扭体反应;TFA可使福尔马林致小鼠疼痛的Ⅰ、Ⅱ相反应明显减轻,动脉注射 TFA 200 mg/kg 可明显减轻 KCl 诱发的家兔疼痛反应。连续用药可使 TFA 在小鼠跳跃实验中,阳性率为 0。表明 TFA 具有一定的镇痛作用且局部给药有效,连续用药无成瘾性。

2. 对免疫功能的影响 黄蜀葵花提取物能在一定程度上减少人中性粒细胞经 24 小时培养后上清液中 IL-8 的含量,并在一定范围内与药物浓度呈正相关。

3. 对抗心肌损伤的保护作用 黄蜀葵花总黄酮对注射垂体后叶素的大鼠心电图 T 波升高有抑制作用。对冠状动脉结扎造成的急性心肌梗死大鼠,能够显著抑制血清中 CPK、LDH 的升高,降低血游离脂肪酸水平。黄蜀葵花总黄酮可以降低急性心肌梗死大鼠的梗死面积,对小鼠心肌线粒体中 MDA 的生成有抑制作用,也能提高 SOD 和 GSH-Px 的活力。

4. 抗炎、解热作用 TFA 能有效减轻小鼠耳肿胀程度,TFA 50 mg/kg 可明显抑制大鼠新生肉芽组织形成;对由松节油或大肠杆菌诱发的家兔体温升高,TFA 可产生不同程度地降温作用。

5. 对离体大鼠缺血再灌注心肌的保护作用 TFA 可明显增加缺血再灌后离体大鼠心肌组织匀浆中的 SOD 活性,降低 MDA 生成量,减少心肌细胞内 CPK、LDH 的漏出,并使 NO 含量及 NOS 活性得到提高。

【药性】 甘、辛,凉。

1.《品汇精要》:"无毒。"

2.《纲目》:"甘,寒,滑。"

3.《医林纂要》:"甘,咸,寒。"

4.《四川常用中草药》:"味苦、辛。"

【功用主治】 利尿通淋,活血止血,解毒消肿。主治淋证,吐血、衄血,崩漏,胎衣不下,痈肿疮毒,水火烫伤。

1.《嘉祐本草》:"治小便淋及催生,又主诸恶疮脓水久不瘥者,作末敷之。"

2.《本草衍义》:"疮家为要药。"

3.《纲目》:"消痈肿。浸油涂汤火伤。"

4.《四川常用中草药》:"下乳,排脓,通血气,解疮毒。治烫火伤。"

5.《青岛中草药手册》:"镇咳祛痰,润肠,通乳,利水,消肿解毒。主治肺热咳嗽,大便秘结,吐血,衄血,白带,尿路结石,疮疖。"

【用法用量】 内服:煎汤 5~15 g;或研末,3~6 g。外用:研末调敷;或浸油涂。

【宜忌】 孕妇禁服。

【选方】 1. 治砂石淋 黄蜀葵花一两,炒,捣罗为散,每服一钱匕,食前米饮调下。(《圣济总录》独圣散)

2. 治鼻衄不止 蔷薇石榴花一分,黄蜀葵花一钱,上锉,每服一钱,水一盏,煎至六分,不拘时温服。(《奇效良方》二花散)

3. 治肺痨吐血 黄蜀葵花一两,上为散,每服一钱匕,糯米饮调下。食后服。(《普济方》)

4. 治红崩白带 (黄蜀葵)鲜花、鲜鸡冠花(红崩用红花,白带用白花)各 120 g,炖肉,数次分服。(江西《草药手册》)

5. 治痈疽肿毒恶疮 黄蜀葵花,用盐掺,收入瓷器密封,经年不坏,患处敷之。(《直指方》蜀葵膏)

6. 治烫伤 黄蜀葵花放麻油内浸泡,待溶成糊状,涂患处,每日 2~3 次。(《安徽中草药》)

7. 治小儿秃疮 黄蜀葵花、大黄、黄芩等分。为末,米泔净洗;香油调搽。(《普济方》)

【临床报道】 1. 治疗慢性肾小球肾炎 132 例患者分为湿热证组 95 例与非湿热证组 37 例,所有病例均服用单味黄蜀葵花胶囊,每次 4~5 粒,每日 3 次,相当于生药 24~30 g/日。4 星期为 1 个疗程,连续 2~3 个疗程。除 24 例舒张压高于 13.0 kPa 者加服

硝苯地平外,均不再使用其他药物。结果:完全缓解 19 例,基本缓解 47 例,好转 32 例,总有效率 74.24%。湿热证疗效显著优于非湿热证组(P < 0.01)。两组尿蛋白定量较治疗前明显下降,而湿热证组下降幅度明显优于非湿热证组。尿素氮、肌酐两组治疗前后均无明显差异。

2. 治疗乳糜尿 用黄蜀葵花提取物,每日服药量相当于生药 20~30 g,分 3 次服。2 星期为 1 个疗程。可连续 2~4 个疗程。共治疗 26 例,结果:痊愈 18 例,好转 4 例,总有效率 84.62%。其中有湿热见证者有效 21/22 例,无湿热见症者有效 1/4 例。

3. 治疗口腔溃疡疼痛 用黄蜀葵花煎液治 53 例,用黄蜀葵花提取物结晶Ⅲ(金丝桃苷)治 54 例,病种包括复发性口疮、疱疹性口炎、黏膜血泡(或伴继发感染)。结果:黄蜀葵花煎液显效 48 例,有效 5 例;黄蜀葵花Ⅲ显效 53 例,有效 1 例。两种剂型止痛效果无显著差异,结晶Ⅲ药效出现比煎液快。

4. 治疗口腔黏膜白斑 用黄蜀葵花提取物结晶Ⅲ制成药膜,对 5 例临床诊断为白斑的男性(年龄 45~65 岁)患者进行局部敷贴治疗,先除布 2.5%克霉唑混悬液以防真菌感染,而后敷药膜 20 分钟,每日 3 次。敷药 7~15 日后,单纯型Ⅰ度 3 例(损害 7 块)完全消失,1 例(损害 1 块)接近消失;单纯型Ⅱ度 1 例(损害 1 块)变平而柔软,乳白色明显变浅。停药 2 月复查,均疗效稳定。

4307 黄蜀葵茎 huáng shǔ kuí jīng 《江西《草药手册》》

【基原】 为锦葵科秋葵属植物黄蜀葵的茎或茎皮。

【原植物】 参见"黄蜀葵花"条。

【采收加工】 9~12 月采集,晒干或炕干。

【药性】 甘,寒。

【功用主治】 清热解毒,通便利尿。主治发热,便秘,淋证,疔疮肿毒,烫伤。

1.《贵州草药》:"清热解毒,滑肠润燥。"

2.《安徽中草药》:"清热消肿,通乳,利尿。主治尿路感染。"

【用法用量】 内服:煎汤,5~10 g。外用:油浸搽。

【选方】 1. 防治产褥热 黄蜀葵茎及根 30 g,用鸡汤煎服或水煎取汁,煮鸡蛋 2 只,加醋酒少许服。

2. 治烫伤 黄蜀葵皮浸油搽。

3. 治气血痛 蜜炙黄蜀葵茎及根 30 g,星宿菜 6 g。用瘦猪肉煎汤服。(1~3 方出自江西《草药手册》)

4308 黄蜀葵根 huáng shǔ kuí gēn 《《纲目》》

【基原】 为锦葵科秋葵属植物黄蜀葵和刚毛黄蜀葵的根。

【原植物】 参见"黄蜀葵花"条。

【采收加工】 9~10 月挖根,晒干。

【药性】 甘、苦,寒。

1.《纲目》:"甘,滑,无毒。"

2.《云南中草药》:"苦、辛,微寒。"

【功用主治】 清热利湿,解毒消肿,通乳。主治淋证,水肿,痢疾,痈肿,腮腺炎,跌打损伤,乳汁不通。

1.《纲目》:"主治痈肿,利小便,五淋水肿,产难,通乳汁。"

2.《民间常用草药汇编》:"通气,行滞,化痞块。治牙痛。"

3.《中国药用植物图鉴》:"镇咳。"

4.《贵州草药》:"清热利湿,消肿止痛。"

5.《云南中草药》:"活血祛瘀、消炎,接骨。主治跌打损伤,骨折。"

6.《陕西中草药》:"润大肠,利水。主治便秘,水肿。"

【用法用量】 内服:煎汤,9~15 g;或研末,每次 1.5~3 g。外用:捣敷;或研末调敷;或煎水外洗。

【宜忌】《民间常用草药汇编》:"孕妇忌服。"

【选方】 1. 治淋疾 每用(黄蜀葵)根五钱至一两五钱,水煎

服。（《岭南采药录》）

2. 治水肿　桐麻根（刚毛黄蜀葵根）、水杨柳、水灯草根各9～15 g，煨水服。

3. 治腹水　桐麻根（刚毛黄蜀葵根）、蜂蜜各30 g，煨水服。泻水后另用槲寄生15 g，煨水服，可防复发。（2、3方出自《贵州草药》）

4. 治红白痢疾　（大野棉花）鲜根15～30 g；或干品3～9 g，水煎服，每日服2次。（《文山中草药》）

5. 治疗疮，痔疮　黄蜀葵根，煎水洗。（4、5方出自《岭南采药录》）

6. 治产后乳少　黄蜀葵根60 g，玉竹60 g，通草10 g，炖猪蹄服。《四川中药志》1979年版）

7. 治肺热咳嗽　黄蜀葵根21 g，水煎，酌加冰糖化服。（江西《草药手册》）

4309 黄颔蛇头　huáng hàn shé tóu
《纲目》

【基原】　为游蛇科锦蛇属动物黑眉锦蛇的头。

【原动物】　参见"黄颔蛇"条。

【采收加工】　春至秋季捕捉，加工时取头晒干。

【功用主治】　截疟，解毒消肿。主治久疟，痈肿，痔疮。

1.《纲目》"主久疟及小肠痛。"

2.《药性考》"灰傅痈肿，痔调。"

【用法用量】　内服：入丸、散，适量。外用：煅研，调涂。

4310 黄颔蛇骨　huáng hàn shé gǔ
《纲目》

【基原】　为游蛇科锦蛇属动物黑眉锦蛇的骨。

【原动物】　参见"黄颔蛇"条。

【采收加工】　春至秋季捕捉，加工时取骨晒干。

【功用主治】　《纲目》"治久疟，劳疟。"

【用法用量】　内服：入丸、散，适量。

4311 黄颡鱼涎　huáng sǎng yú xián
《日用本草》

【基原】　为鲍科黄颡鱼属动物黄颡鱼皮肤分泌的黏液。

【原动物】　参见"黄颡鱼"条。

【采收加工】　常年均可捕捞。捕后，刮取其皮肤分泌的黏液，鲜用。

【功用主治】　《日用本草》"治消渴。"

【用法用量】　内服：入丸剂，适量。

【选方】　治消渴，饮水日夜不止　青蛤粉，白滑石。上研为细末，用黄颡鱼涎和为丸，如梧桐子大，每服三十丸，煎陈粟米饮下，不拘时。《普济方》生津丸）

4312 黄花地桃花　huáng huā dì táo huā
《中医方药学》

【异名】　黄花虱麻头《中医方药学》，千打槌、地桃花（《广西药用植物名录》，玉如意、火刺麻（《福建药物志》。

【基原】　为椴树科刺蒴麻属植物刺蒴麻的根或全草。

【原植物】　刺蒴麻 Triumfetta rhomboidea Jacq.［T. bartramia L.］又名：密马专《中国高等植物图鉴》。

亚灌木。嫩枝被灰褐色短茸毛。叶互生；叶柄长1～5 cm；叶片纸质，生于茎下部的阔卵圆形，先端常3裂，基部圆形；生于茎上部的长圆形；上面有疏毛，下面有星状柔毛，边缘有不规则的粗锯齿；基出脉3～5条。聚伞花序数枚腋生，花序柄和花梗极短；萼片狭长圆形，顶端有角，被长毛；花瓣比萼片略短，黄色，边缘有毛；雄蕊10；子房有刺毛。果球形，不开裂，被灰黄色柔毛，具钩针刺毛长2 mm，有种子2～6颗。花期夏，秋季。

生于林边灌丛中。分布于福建、广东、广西、海南、云南、台湾等地。

【采收加工】　冬季或早春萌发前挖取根部，切片，鲜用或晒干。全年均可采全草，切段，鲜用或晒干。

【药性】　苦，微寒。

1.《中医方药学》"苦，微寒。"

2.《广西本草选编》"味甘、淡，性平。"

【功用主治】　清热利湿，解毒。主治风热感冒，痢疾，泌尿系结石，疮疖，毒蛇咬伤。

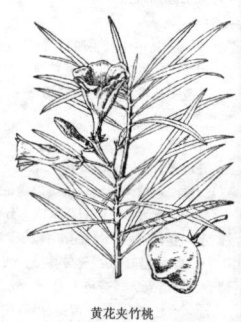
刺蒴麻

1.《中医方药学》"利尿化石。用于石淋，亦可用于感冒风热表证"。

2.《广西本草选编》"利水通淋，清热除湿。主治泌尿系结石，痢疾，疮疖疮"。

3.《台湾药用植物志》"治蛇咬伤，疔毒，酒后感风，月内风"。

【用法用量】　内服：煎汤，15～30 g。外用：鲜叶捣敷。

【选方】　治泌尿道结石　用鲜（刺蒴麻）全草120 g，加水1 500 ml，煎至500 ml去渣，加瘦肉60 g同煎。分3～4次服，每日1剂，3日为1个疗程，停药3日，再服2个疗程。若不显效，可再服2～4个疗程。《广西本草选编》）

4313 黄花夹竹桃　huáng huā jiā zhú táo
《广西药用植物图志》

【异名】　柳木子、相等子、台湾柳、吊钟花《南方主要有毒植物》，夹竹桃、番仔桃《福建中草药》，铁石榴、杨石榴、菱角树、癣疮叶《云南药用植物名录》。

【基原】　为夹竹桃科黄花夹竹桃属植物黄花夹竹桃的果仁。

【原植物】　黄花夹竹桃 Thevetia peruviana（Pers.）K. Schum.［Cerbera peruviana Pers.］又名：黄夹竹桃《拉汉种子植物名称》。

常绿小乔木，高2～5 m。树皮棕褐色，皮孔明显；小枝灰绿色，下垂。叶互生，无柄；叶片革质，线形或线状披针形，两端尖锐，鲜绿色；中助明显。聚伞花序顶生；通常6花成簇，黄色；萼片5，绿色，三角形；花冠大形，漏斗形；雄蕊着生于花冠筒喉部，花丝被银白色毛；柱头圆形。先端2裂；子房无柄，秃净，2裂。核果扁三角状球形，内果皮木质，生时绿色而亮，干时黑色。种子2～4颗，长圆形，淡灰色。花期6～12月，果期8月至翌年春季。

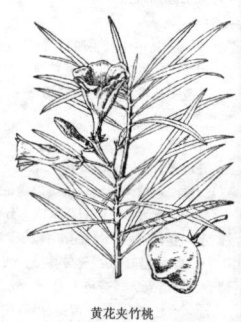
黄花夹竹桃

多植于路边或庭园。福建、广东、广西、海南、云南、台湾等地有栽培。原产美洲热带地区。

本植物的叶（黄花夹竹桃叶）亦供药用，另设专条。

【采收加工】　果实成熟时采收，剥取种仁，晒干。

【药材】　黄花夹竹桃 Thevetiae Peruvianae Fructus　产于广东、福建、广西、云南、台湾等地。

性状　果实呈扁三角状球形，直径2.5～4 cm，表面皱缩，黑色，先端微凸起，基部有宿萼及果柄，外果皮稍厚，中果皮肉质，内果皮坚硬。破碎后内有种子2～4粒,卵形,先端稍尖,两面凸起。一侧有圆形种脐,贴附于果壳内侧面。外种皮表面淡棕红色,内种皮乳白色,光滑,质脆,易破碎。颓废的胚乳形如白色丝绒状,贴附于子叶的外周。子叶2枚,富油性。气微,味极苦。

【成分】 果仁中含多种强心苷:黄花夹竹桃苷甲(thevetin A),黄花夹竹桃苷乙(thevetin B, cerberoside),黄花夹竹桃次苷甲(peruvoside),黄花夹竹桃次苷乙(neriifolin),黄花夹竹桃次苷丙(ruvoside),单乙酰黄花夹竹桃次苷乙(cerberin)即海杧果苷(monoacetylneriifolin)和黄花夹竹桃苷丁(perusitin)。

种子中所含的主要强心苷有:黄花夹竹桃苷甲、黄花夹竹桃苷乙、黄花夹竹桃二糖苷(thevebioside)、黄花夹竹桃苷丁、单乙酰黄花夹竹桃次苷乙、黄花夹竹桃次苷甲(thevefolin)、黄花夹竹桃次苷丙(ruvoside,thevenerine)、黄花夹竹桃次苷甲。种子中还含有黄花夹竹桃臭苷甲(theveside)、黄花夹竹桃鬼臼苷乙(theviridoside)、黄花夹竹桃黄酮苷(vertiaflavone)、单乙酰黄花夹竹桃苷乙和少量单乙酰黄花夹竹桃苷甲(acetylperuvoside)、异黄花夹竹桃次苷乙(isoneriifolin)。果实含多糖(polysaccharides),系由L-阿拉伯糖,半乳糖,D-半乳糖醛酸,D-葡萄糖和D-木糖组成。种子油中含脂肪酸:油酸(oleic acid)、亚油酸(linoleic acid)、硬脂酸(stearic acid)、棕榈酸(palmitic acid);雨季采收的不成熟种子中含肉豆蔻酸(myristic acid)、月桂酸(lauric acid)、癸酸(capric acid)等。

【药理】 1. 对心脏和血管的作用 本品具有洋地黄样强心作用。叶的醇提取物对离体和在体猫心均有明显的强心作用,且作用迅速。并可使猫心电图心率减慢,T波低平,大剂量可产生心房颤动,死于心室颤动。花的醇提取物对蛙及猫心亦有强心作用。对猫的效价为(MLD)为0.119 g(生药)/kg。次苷甲和毒毛花苷 G 能显著减慢心率,次苷乙却使心率增加。次苷丙的强心作用特点是迅速而短暂。黄夹苷及其成分强心作用机制也与其抑制心肌细胞膜上 Na^+, K^+-APT 酶有关。黄夹苷安全范围较宽,毒副作用较轻,口服吸收良好,作用出现快,无蓄积性,次苷甲作用强,安全范围大,这两种强心苷均已有临床应用。

2. 镇静作用 黄夹苷对猫和猴有一定的镇静作用,而毒毛花苷 K 则无此作用,次苷乙对中枢神经系统亦无明显抑制作用。对人亦有出现倦怠、思睡者。

3. 对平滑肌的作用 花的醇提取物对猫、兔和豚鼠的离体子宫以及兔和豚鼠的离体肠管均有兴奋作用,但对大鼠离体子宫和肠平滑肌则无明显影响。叶的醇提取物对离体兔子宫(已孕及未孕)和豚鼠子宫可使收缩加强,张力增加;对离体兔十二指肠使张力增高,蠕动加强,加入阿托品亦不能使肠管恢复原来状态,对离体大鼠胃和子宫也无明显影响。

4. 利尿作用 麻醉犬和输尿管瘘犬静注黄花夹竹桃苷很快出现利尿作用,以1～1.5小时尿量增加最明显。正常大鼠腹腔给药后,利尿作用以第五小时最显著。

5. 体内过程 豚鼠静注苷甲和次苷乙的血浆浓度-时间曲线符合二室开放模型。次苷甲的 $t_{1/2}$ 为11分钟,$t_{1/2\beta}$ 为6.79小时;次苷甲则分别为8分钟和2.13小时,口服次苷甲、次苷乙和黄夹苷后血浆峰浓度时间分别为52分钟、34分钟和15分钟,生物利用度分别为29.5%、35.6%和27.1%,灌服次苷甲、乙后 $t_{1/2\beta}$ 分别为2.55小时、7.04小时。

6. 抗肿瘤作用 黄花夹竹桃苷对 SMMC-7721,SGC-7901和 HeLa 细胞的 Na^+, K^+-ATP 酶活性有明显的抑制作用,细胞表现为溶解性死亡的形态学改变。

毒性 次苷甲临床应用的毒副作用与洋地黄类制剂相似,心电图可表现 T 波低平、PR 延长、QT 缩短,引起早搏和传导阻滞,但大量心律失常可出现病理性心电图时,改用次苷甲其心功能可保持代偿和心律失常改善。次苷甲其他副作用主要是消化道症状,一

般不严重。猫和犬灌服黄花竹桃叶酊剂(蒸去乙醇加水配制)毒性反应主要也是恶心、呕吐、唾液增多、倦怠、易眠,少数动物有兴奋不安,猫则有拒食,犬的食欲受影响较轻。

【药性】 辛、苦,温,大毒。归心经。
1.《中国药用植物图鉴》:"味辛,有毒。"
2. 南药《中草药学》:"辛,温,有大毒。"
3.《全国中草药汇编》:"辛、苦,温。"

【功用主治】 强心利尿消肿。主治各种心脏病引起的心力衰竭,阵发性室上性心动过速,阵发性心房纤颤。

【用法用量】 用提取物制成片剂口服;或制成注射液静脉注射。

【宜忌】 本品生药不可内服,误食可致死。中毒后口腔有烧灼感,舌刺痛,喉干,头痛头晕,恶心呕吐,腹痛,烦躁,说胡话,其后四肢冰冷,脸色苍白,脉搏不规则,瞳孔散大,对光不敏感,昏迷,心跳停止而死亡。

【临床报道】 1. 治疗心力衰竭 黄花夹竹桃核仁研碎,用苯除去脂油,提取黄花夹竹桃苷,制成0.25 mg/ml 安瓿剂。成人每次给予黄花夹竹桃苷0.25～0.5 mg,溶于50%葡萄糖溶液20～40 ml中,作缓慢静脉注射,10分钟注完。共治疗10例,结果:注射1小时后,有6例症状及体征迅速改善,心率减慢30%～40%;3例症状及体征轻度改善,心率减慢20%～30%;仅1例症状没有任何改善。据观察,黄花夹竹桃苷能迅速改善呼吸困难和紫绀,但效力维持不久,3小时后作用逐渐消失。未见胃肠道及心血管方面的毒性症状。

2. 治疗心动过速 用黄夹苷注射,每次0.25 mg,以5%葡萄糖溶液20 ml稀释后缓慢静注,5～10分钟注完。治疗阵发性室上性心动过速14例,其中11例为正常心脏,结果:显效5例,有效3例,无效3例。提示黄夹苷有明显减慢心率的作用,其负性频率、负性传导作用均较毒毛花苷 K 强。

4314 黄花倒水莲 huáng huā dào shuǐ lián 《广西本草选编》

【异名】 黄花吊水莲、观音串《广西药用植物名录》,黄花大远志(江西《中草药学》),黄花远志、倒屌黄花《全国中草药汇编》,倒吊筒、黄花金盆、观音坠、黄花鸡母草《福建药物志》。

【基原】 为远志科远志属植物黄花倒水莲的根或茎、叶。

【原植物】 黄花倒水莲 *Polygala fallax* Hemsl.[*P. aureocauda* Dunn] 又名:假黄花远志《中国高等植物图鉴》。

灌木或小乔木,高1～3 m。根粗壮,肉质,多分枝,表皮淡黄色;茎灰色,具纵褐色斑点,枝圆柱形,灰绿色,密被短柔毛。单叶互生;叶柄长9～14 mm;叶膜质,披针形至椭圆状披针形,先端渐尖,基部楔形至钝圆,全缘,主脉在上表面凹陷。总状花序顶生或腋生;花两性,萼片5,早落;花瓣3枚,纯黄色;雄蕊8枚,花药卵形;子房压扁,圆形,具缘毛,基部具环状花盘。蒴果阔倒心形至圆形,绿黄色。种子圆形,棕黑色至黑色,密被白色短柔毛,近种脐端具一顶端突起的种阜。花期5～8月,果期8～12月。

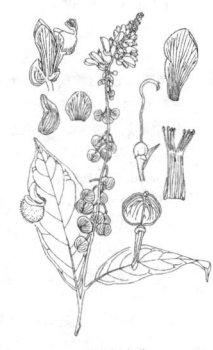

黄花倒水莲

生长于海拔360～1650 m的山谷林下、水旁荫湿处。分布于福建、江西、湖南、广东、广西、贵州、云南等地。

【栽培】 生物学特性 喜亚热带温暖湿润的气候。忌干旱及

强光。土壤以土层深厚，质地潮湿疏松、腐殖质丰富的壤土为宜。

繁殖方法　种子繁殖。秋后采收成熟种子，放通风处晾干后，放入布袋置通风凉爽处贮藏。翌年 3 月播种。点播，行距 20 cm，种子株距 5 cm，覆土盖泥，经常保持土壤湿润。幼苗出土时，立即揭草并搭棚或插芒其遮阳。当苗高 30 cm 左右时，选阴雨天气移植。按行株距 150 cm × 150 cm 穴栽定植。

田间管理　定植 1～2 年内，可间种芋头或沙姜等作物，3 年后，每年除草 3～4 次，夏、冬季各施 1 次草木灰或有机肥。

【采收加工】　5～7 月采收茎、叶，切段晒干。9～12 月采挖根，切片晒干。

【药理】　1. 对心血管的作用　10% 或 30% 黄花倒水莲水煎液(PAD)5 ml/kg 腹腔注射，能抗垂体后叶素引起的家兔急性心肌缺血，降低豚鼠离体心脏冠脉阻力，增加冠脉流量；60% 与 90% PAD 1 ml/kg 舌下静脉给药，能使氯化钡引起大鼠室性心律失常恢复至正常窦性心律；而 90% PAD 对豚鼠离体心脏呈抑制作用。

2. 调脂作用　黄花倒水莲总皂苷预防性给药能降低新西兰家鬼血清中 TC、TG、LDLC 及 MDA 含量、肝组织中 TC、TG 含量并升高血清中 HDL-C 含量和 SOD 活性并呈剂量相关性。

3. 对凝血系统的影响　黄花倒水莲总皂苷可明显延长体外家兔血浆复钙时间；显著延长凝血酶所致纤维蛋白凝固时间；显著延长部分凝血活酶时间；对血浆凝血酶原时间无明显影响。预先灌胃给予黄花倒水莲总皂苷显著延长小鼠凝血时间；减小角叉菜胶所致尾部形成血栓的长度，同时明显抑制其足跖肿胀。表明黄花倒水莲可能通过影响内源性凝血系统发挥凝血及抗血栓作用。

4. 免疫增强功效　黄花倒水莲总皂苷能显著提高小鼠 Th 细胞亚群的数量，增高 Th/Ts 细胞亚群的比值；提高 IL-2 生成的水平。证明黄花倒水莲总皂苷对小鼠的细胞免疫功能有明显增强作用。

5. 对乙肝病毒表面抗原的抑制作用　黄花倒水莲水煎液对乙肝病毒表面抗原具有体外抑制作用，且接触时间越长则抑制作用越强，药物浓度过稀时则抑制作用减弱。

6. 抗疲劳作用　黄花倒水莲多糖有明显的抗应激作用，但无明显抗疲劳作用。

【药性】　甘、微苦，平。归脾、肾经。

1.《广州部队《常用中草药手册》："甘、微温。"

2.《福建药物志》："微苦，平。"

【功用主治】　补气血，强筋骨，通经络。主治劳倦乏力，脾虚水肿，肾虚腰痛，阳痿，带下，风湿痹痛，月经不调，痛经，跌打损伤。

1.《广州部队《常用中草药手册》："滋补强壮，散瘀消肿。治劳损伤腰腿痛，跌打损伤，急慢性肝炎。"

2.《广西中草药》："补气血，壮筋骨。治病后虚弱，产后血虚，肾虚腰痛，脾虚水肿，子宫脱垂，月经不调。"

3.《广西本草选编》："治痛经。"

4.《福建药物志》："补肾益菁，滋阴降火。主治劳倦乏力，风湿关节痛，肾气多服，阳痿，慢性肝炎，肺结核潮热，产后腹痛，白带，小儿疳积，遗尿。"

【用法用量】　内服：煎汤，15～30 g。外用：捣敷。

【选方】　1. 治贫血　黄花大远志、土党参、鸡血藤各 30 g，水煎服。(江西《中草药学》)

2. 治劳倦乏力、腰胃酸痛　黄花远志根 30 g，墨鱼干 1 只，酒水服。

3. 治阳痿　黄花远志根 60 g，杜仲 15 g，猪腰子 1 副，酒水炖服。

4. 治产后腰痛　黄花远志根 30 g，野花生根 15 g，调红糖服。(2～4 方出自《福建药物志》)

5. 治风湿关节炎，肾虚腰痛　黄花倒水莲 30～60 g，水煎或

浸酒服。《广西本草选编》

6. 治肺结核潮热　黄花远志根 15 g，伏牛花、白马骨各用 30 g，和猪瘦肉 60 g，水炖服。《福建药物志》

7. 治外伤出血　黄花倒水莲鲜叶，捣烂敷患处。《广西中草药》

【临床报道】　治疗高脂血症　治疗组 30 例，用黄花倒水连口服液 10 ml(湖南中医学院中药教研室提供，含生药 10 g)，日 3 次。对照组 30 例。每人每日早服诺衡 600 mg，晚服诺衡 300 mg(药品由湖南湘江制药厂生产)。均 8 星期为 1 个疗程。结果：治疗组 30 例中，显效(TC 下降≥20% 或 TG 下降≥40%)23 例，有效(TC 下降 10%～20% 或 TG 下降 20%～40%)5 例，无效 2 例，总有效率为 90.3%。对照组 30 例中，显效 24 例，有效 5 例，无效 1 例，总有效率为 96.7%。两组总有效率比较差异无显著性 (P＞0.05)。

4315　黄花绿绒蒿 huáng huā lǜ róng hāo 《全国中草药汇编》

【基原】　为罂粟科绿绒蒿属植物椭果绿绒蒿的全草。

【原植物】　椭果绿绒蒿 Meconopsis chelidoni folia Bur. et Franch. 又名：裂叶绿绒蒿《新华本草纲要》。

多年生草本，高 0.5～1.5 m。主根细，须很多；茎绿色带紫，直立，上部分枝，下部被毛。基出叶和茎下部叶具短柄，密被黄棕色长硬毛；叶片轮廓宽卵形，近基部羽状全裂，顶部羽状浅裂，裂片 3～5，疏离，羽状浅裂或深裂。花单生于茎枝的叶腋内，有时 2 朵生于小枝末端；萼片 2，近圆形；花瓣 4，黄色，倒卵形或近卵形；雄蕊多数，花丝丝状，花药狭长圆形，黄色；子房卵圆形，花柱短，柱头头状。蒴果卵圆形，无毛。种子镰状长圆形。花期 5～7 月，果期 7 月以后。

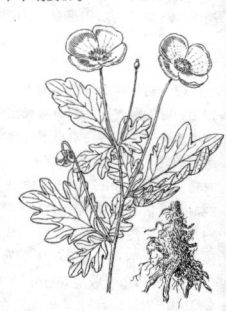

椭果绿绒蒿

生于海拔 1 850～3 700 m 的疏林下或溪边较阴处。分布于四川及云南等地。

本植物的根(蒿枝七)亦供药用，另详专条。

【采收加工】　6～7 月采收，晒干。

【功用主治】　清热，除湿，通淋，止痛。主治肺热咳嗽，肺炎，肝炎，湿热水肿，淋浊，风湿关节疼痛。

【用法用量】　内服：煎汤，3～6 g。

4316　黄果悬钩子 huáng guǒ xuán gōu zǐ 《甘肃中草药手册》

【异名】　猛刺《甘肃中草药手册》。

【基原】　为蔷薇科悬钩子属植物黄果悬钩子的茎叶。

【原植物】　黄果悬钩子 Rubus xanthocarpus Bur. et Franch. 又名：黄莓子、莓子刺(甘肃)、泡儿刺(陕西)。

半灌木状多年生草本。高 30～50 cm，茎细匍匐。小枝具叶互生；叶柄和叶轴散生皮刺，小叶 3 枚，有时 5 枚，长圆形、倒卵状披针形。花 1～4 朵成伞房状花序，花梗疏生皮刺，花白色；萼裂片外面密生细刺，内面有毛。聚合果扁球形或半圆形，橘黄色。花期 5～6 月，果期 8 月。

生于海拔 600～3 200 m 的山坡、路旁、林缘、林中或山沟石砾滩地。产于安徽、四川、陕西、甘肃等地。

本植物的根(地莓子)亦供药用，另详专条。

【采收加工】　7～10 月采叶，鲜用或晒干。

【成分】　地上部分含三萜类成分：1α, 2α, 3β, 19α-四羟基-

12-烯-28-熊果酸(1α, 2α, 3β, 19α-tetrahydroxyurs-12-en-28-oic acid)，2α, 3α, 19α-24-四羟基-12-烯-28-熊果酸-28-O-β-葡萄糖糖酯(2α, 3α, 19α, 24-tetrahydroxy-urs-12-en-28-oic acid-28-O-β-glucopyranosyl ester)，2α, 3α, 19α-四羟基-12-24-甲酰基-28-熊果酸-28-O-β-葡萄糖糖酯(2α, 3α, 19α-trihydroxy-urs-12-en-24-formyl-28-oic acid-28-O-β-glucopyranosyl ester)，2，3-O-异丙亚基-2α, 3α, 19α-三羟基-12-熊果烯酸(2, 3-O-isopropylidenyl-2α, 3α, 19α-trihydrours-12-en-oic acid)。

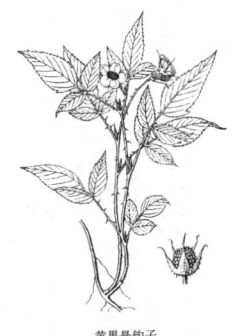
黄果悬钩子

【性状】《甘肃中草药手册》："苦，微寒。"

【功用主治】《甘肃中草药手册》："清湿热，杀虫，止血。主治湿热痢疾，鼻血不止，黄火疮，疥癣。"

【用法用量】 内服：煎汤，10~15 g。外用：煎水熏洗；或捣敷。

【选方】 1. 治痢疾 猛子刺、仙鹤草各 15 g，水煎服。

2. 治黄水疮 猛子刺 15 g，枯矾 3 g，雄黄 3 g。共研细末，用麻油调匀外擦。

3. 治鼻血不止 猛子刺 15 g，生石膏 30 g，水煎服。(1~3 方出自《甘肃中草药手册》)

4317 黄独零余子 huáng dú líng yú zǐ 《福建民间草药》

【异名】 狗嗽子《福建民间草药》，零余子(广州部队《常用中草药手册》)，黄独珠芽《浙江药用植物志》。

【基原】 为薯蓣科薯蓣属植物黄独叶腋内生长的珠芽(零余子)。

【原植物】 参见"黄药子"条。

【采收加工】 7~8 月采收，鲜用或切片晒干。

【药性】 苦、辛、寒，小毒。

1. 广州部队《常用中草药手册》："苦，平。"

2.《浙江药用植物志》："有小毒。"

3.《福建药物志》："苦，辛，凉。"

【功用主治】 清热化痰，止咳平喘，散结解毒。主治痰热咳喘，百日咳，咽喉肿痛，瘰疬，瘰疬，疮疡肿毒，蛇犬咬伤。

1. 广州部队《常用中草药手册》："治咳嗽。"

2.《浙江药用植物志》："化痰散结，清热消肿。主治咳嗽气喘、瘰疬，疮疡肿毒。"

3.《福建药物志》："化痰止咳，催吐消肿。主治百日咳，产后瘀血痛。"

【用法用量】 内服：煎汤，6~15 g；或磨汁、浸酒。外用：切片贴或磨敷。

【宜忌】 不宜过量或久服；脾胃虚弱者不宜磨汁服。

【选方】 1. 治咳嗽 黄独零余子 4.5~9 g，水煎服。(广州部队《常用中草药手册》)

2. 治无名肿毒 鲜黄独珠芽捣烂外敷，并取鲜黄独30 g，水煎服。《浙江药用植物志》

3. 治食管癌，胃癌，子宫癌，直肠癌 干黄独珠芽 313 g(切片)，62 度白酒 1.5 kg。装入小口瓦罐内，石膏封口，糠火慢烧 2 小时，或将陶罐放入锅内，慢火蒸 2 小时，提出陶罐。稍冷后放入冷水中浸 1 小时后过滤。成人每日 50 ml，少量频饮，以不醉为度。《福建中草药》

4. 解诸药毒 鲜狗嗽子和开水磨汁 1 盏，用开水送服，可催

吐，以污物吐尽为止。《福建民间草药》

【临床报道】 治疗百日咳 取黄独果(即珠芽)5 kg，切成片，加水以文火煎成 10 000 ml，过滤去渣，在滤液中加入冰糖或白糖 500 g。3 岁以内每服 30 ml，每日 4 次；3 岁以上每服 50 ml，每日 4 次。共治 25 例，结果：痊愈 19 例，好转 4 例，无效 2 例，有效率 92%。无效的 2 例合并重度小病灶性肺炎。此药对处于痉挛性咳嗽期时药力最明显，合并肺炎者需配抗生素。仅 1 例发生恶心呕吐，其余未见副作用。

4318 黄颡鱼颊骨 huáng sǎng yú jiá gǔ 《纲目》

【基原】 为鲡科黄颡鱼属动物黄颡鱼的颊骨。

【原动物】 参见"黄颡鱼"条。

【采收加工】 常年均可捕捞。捕后，刮取其颊骨，洗净，鲜用或晒干。

【功用主治】 解毒开痹。主治喉痹。

【用法用量】 内服：烧存性研末，每次 3 g。

【选方】 治喉痹 黄颡鱼颊骨，不计多少，烧灰出火毒，以茶清调下三钱匕。《圣济总录》

4319 黄花夹竹桃叶 huáng huā jiā zhú táo yè 《广西药用植物图志》

【基原】 为夹竹桃科黄花夹竹桃属植物黄花夹竹桃的叶。

【原植物】 参见"黄花夹竹桃"条。

【采收加工】 全年均可采，晒干或鲜用。

【药材】 黄花夹竹桃叶 Thevetiae Peruvianae Folium 产于广东、福建、广西、云南、台湾等地。

性状 叶片向外卷曲成筒状，完整叶片呈条形，长 10~15 cm，展开宽 0.5~1 cm，全缘，近无柄，上表面黄绿色，下表面浅黄绿色。两面光滑无毛，叶背面主脉突出。腹面呈槽形。叶质软而易碎。气微，味苦。

鉴别 叶横切面：上表面细胞 1 列，类长方形至长方形，外被角质层，无气孔。下表面细胞较小，具气孔，栅栏组织 1 列。海绵组织由不规则长椭圆形细胞构成，内含草酸钙簇晶。主脉上表皮下方和下表皮上方具厚角组织。维管束为外韧型。韧皮部较窄，薄壁组织上具乳管。

【成分】 叶含强心苷：黄花夹竹桃新苷(thevetioside)A、B、C、D、E、F、G，洋地黄毒苷元-β-龙胆二糖基-(1→4)-α-黄花夹竹桃糖苷〔digitoxigenin β-gentiobiosyl-(1→4)-α-L-thevetoside〕，洋地黄毒苷元-β-龙胆二糖基-(1→4)-3-O-甲基鼠李糖苷〔digitoxigenin β-gentiobiosyl-(1→4)-α-L-3-O-acofrioside〕，洋地黄毒苷元-α-L-鼠李糖苷(digitoxigenin α-L-rhamnoside)即卫矛单糖苷(evomonoside)，(20R)-18, 20-环氧洋地黄毒苷元-α-L-黄花夹竹桃糖苷〔(20R)-18, 20-epoxy-digitoxigenin α-L-thevetoside〕，(20S)-18, 20-环氧洋地黄毒苷元-α-L-黄花夹竹桃糖苷，坎纳苷元-α-L-鼠李糖苷(cannogenin α-L-rhamnoside)即马来亚苷(malayoside)，坎纳苷元-β-D-葡萄糖糖苷(cannogenin α-L-thevetoside)，乌它苷元-α-L-黄花夹竹桃糖苷(uzarigenin β-D-glucosyl-α-L-thevetoside)，乌它苷元-β-龙胆二糖基-(1→4)-α-L-黄花夹竹桃糖苷〔uzarigenin β-gentiobiosyl-(1→4)-α-L-thevetoside〕，乌它苷元-β-龙胆二糖基-α-L-3-O-甲基鼠李糖苷(uzarigenin β-gentiobiosyl-α-L-3-O-acofrioside)，黄花夹竹桃次苷甲(peruvoside)，黄花夹竹桃种苷(neriifoside)，3β-O-(α-L-黄花夹竹桃糖)-3β, 14β-二羟基-14(13→12)移位-5β, 12β, 14β-强心甾-13(18), 20(22)-二烯内酯〔3β-O-(α-L-黄花夹竹桃糖)-3β, 14β-dihydroxy-14(13→12) abeo-5β, 12β, 14β-carda-13(18), 20(22)-dienolide〕。含三萜类：羽扇豆醇乙酸酯(lupeolacetate)，齐墩果酸(oleanolicacid)，熊果酸(ursolic acid)，α-香树脂醇乙酸酯(α-amyrin acetate)，β-香树脂醇乙酸酯，新羽扇烯醇乙酸酯(neolupenylacetate)，β-谷甾醇(β-sitosterol)，豆甾-

5-烯-7-酮(stigmast-5-en-7-one)，3β-羟基-11α，12α-环氧乌苏-13β，28-内酯(3β-hydroxy-11α，12α-epoxy-urs-13β，28-olide)，3β-羟基-11-氧代-12 乌苏烯-28-酸(3β-hydroxy-11-oxo-urs-12-en-28-oic acid)。还含 4，16-孕甾二烯-12β-羟基-3，20-二酮(4，16-pregnadien-12β-hydroxy-3，20-dione)，氨基酸等。

【药性】 辛、苦，温，有毒。

1.《广西中药志》："味苦、涩，性平，有毒。"

2.《福建药物志》："苦、辛，温，有大毒。"

【功用主治】 解毒消肿。主治蛇头疔。

【用法用量】 外用：鲜品捣敷。

【宜忌】 不作内服。

【选方】 治蛇头疔 (黄花夹竹桃)鲜叶捣烂和蜜调匀包敷患处，日换 2～3 次。(《福建中草药》)

4320 黄桷树根疙瘩 huáng hú shù gēn gē da (《重庆草药》)

【基原】 为桑科无花果属植物黄葛树根部由寄生虫所形成的疙瘩。

【原植物】 参见"黄桷叶"条。

【采收加工】 全年均可采，由根部割取，切片，晒干。

【功用主治】《重庆草药》："泡酒服，治背脊痛，劳伤腰痛。"

【用法用量】 内服：10～30 g，浸酒饮。

4321 菴蔺 ǎn lǘ (《本经》)

【异名】 菴蔺草(《千金方》)，菴蔺蒿(《广利方》)，淹蔺(《履巉岩本草》)，覆蔺(《纲目》)，臭蒿(《药材资料汇编》)。

【基原】 为菊科蒿属植物菴蔺的全草。

【原植物】 菴蔺 *Artemisia keiskeana* Miq.

多年生草本，高 30～100 cm。根状茎短，有少数营养枝。茎直立，常丛生，被柔毛，中部以上常分枝。下部叶在花期枯萎，中部叶倒卵形或倒卵状匙形，先端钝尖，基部渐狭，楔形，中部向上边缘有疏锯齿或浅裂齿；上面无毛或有微毛，下面色浅，稍有绢毛；上部叶长圆形，有微齿或全缘。头状花序多数，于茎顶和分枝上排列成疏散的复总状花序；总苞球形；总苞片3～4 层；外围雌花 6～10 朵；中间两性花 13～18 朵，均为管状，淡黄色，两性花花柱分枝，先端为披针形突渐尖。瘦果长约 2 mm。花果期 8～11 月。

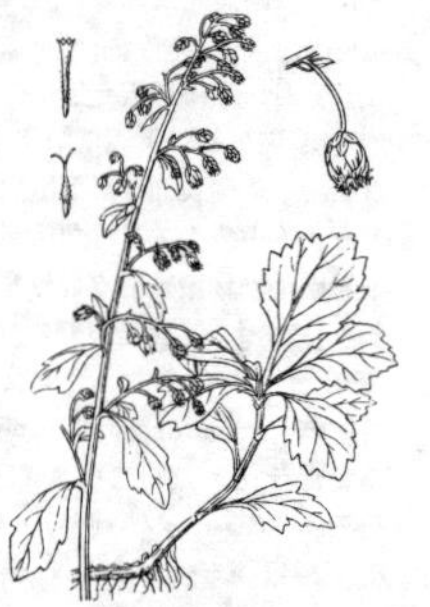

菴 蔺

生于山坡、路旁、草地、灌丛及疏林下。分布于河北、辽宁、吉林、黑龙江、山东等地。

本植物的种子(菴蔺子)亦供药用，另设专条。

【采收加工】 8～9 月割取地上部分，晒干。

【成分】 全草含香豆素单萜酯成分：arteketskeanin A，7-(*trans*-8-oxogeranyloxy)-6-methoxycoumarin，artekeiskeanol A、B、C、D，isofraxidin，fraxidin，daphnoretin。

【药性】《药性论》："味辛、苦。"

【功用主治】 活血通经，祛湿。主治妇女血瘀经闭，跌打瘀肿，风湿痹痛。

【用法用量】 内服：煎汤，15～30 g；或研末；或捣汁饮。

【选方】 1. 治瘀血不散变成痈肿 生菴蔺蒿捣汁一升，服之。(《广利方》)

2. 治风湿关节痛 菴蔺 15～30 g，水煎服。(苏州医学院《中草药手册》)

3. 治折踠瘀血 菴蔺草汁服之。亦可散服之，日三。(《千金方》)

4322 菴蔺子 ǎn lǘ zǐ (《本经》)

【基原】 为菊科蒿属植物菴蔺的果实。

【原植物】 参见"菴蔺"条。

【采收加工】 冬季采收，晒干。

【药性】 辛、苦，温。

1.《本经》："味苦，微寒。"

2.《药性论》："味辛、苦。"

3.《品汇精要》："味苦，性温，泄，味厚于气，阴中之阳，臭香。"

【功用主治】 活血散瘀，祛风除湿。主治妇女血瘀经闭，产后瘀滞腹痛，跌打损伤，风湿痹痛。

1.《本经》："主五脏瘀血，腹中水气，胪胀留热，风寒湿痹，身体诸痛。久服轻身延年不老。"

2.《别录》："疗心下坚，膈中寒热，周痹，妇人月水不通，消食，明目。"

3.《本经》："益气，主男子阴痿不起，治心腹胀满，能消瘀血。"

4.《日华子》："治腰脚重痛，膀胱疼，明目，及骨节烦痛。"

5.《纲目》："擂酒饮，治闪挫腰痛，及妇人产后血气痛。"

6.《本草备要》："能制蛇，见之则烂。"

【用法用量】 内服：煎汤，5～10 g；或浸酒；或捣汁；或入丸、散。

【宜忌】 孕妇禁服。

《本草经疏》："子，行血散结之药，妇人月事不以时至，审察未定者，不可轻用，瘀血病见之不审者勿试。"

【选方】 1. 治妇人夙有风冷，留血结聚，月水不通 菴蔺子一斤(升)，桃仁二两(汤浸，去皮、尖、双仁)，大麻仁二升。上药都捣令碎，于瓷瓶内，以酒二斗浸，密封头。五日后，每服暖饮三合，渐加至五合，日三服。(《圣惠方》菴蔺子酒)

2. 治产后腹痛 菴蔺子、桃仁(汤浸，去皮、尖、双仁，麸炒微黄)各半两。上捣罗为末，炼蜜为丸，如梧桐子大。不计时候，以热汤下二十丸。(《普济方》菴蔺子丸)

3. 治妇人卒漏下，先多后少，日久不断 菴蔺子(微炒)、熟干地黄(焙)、蒲黄(微炒)、当归(焙)各二两。上四味，粗捣筛，每服三钱匕，水一盏，煎至七分，去滓温服，空心、日午、临卧。(《圣济总录》菴蔺子饮)

4323 菝葜 bá qiā (《别录》)

【异名】 王瓜草、金刚根(《日华子》)，金刚骨(《儒门事亲》)，山梨儿、铁刷子(《救荒本草》)，铁菱角(《纲目》)，金刚刺(《医林纂要》)，金刚头、假萆薢、山菱角、霸王引(《岭南采药录》)，沟谷刺、金巴斗、豺狗刺(《中国树木分类学》)，马甲、硬饭头、冷饭头(《广州植物志》)，饭巴铎、冷饭巴(《四川中药志》)，金刚鞭(《江西民间草药验方》)。

【基原】 为百合科菝葜属植物菝葜的根茎。

【原植物】 菝葜 *Smilax china* L. 又名：王瓜草(《日华子》)，金刚藤(《履巉

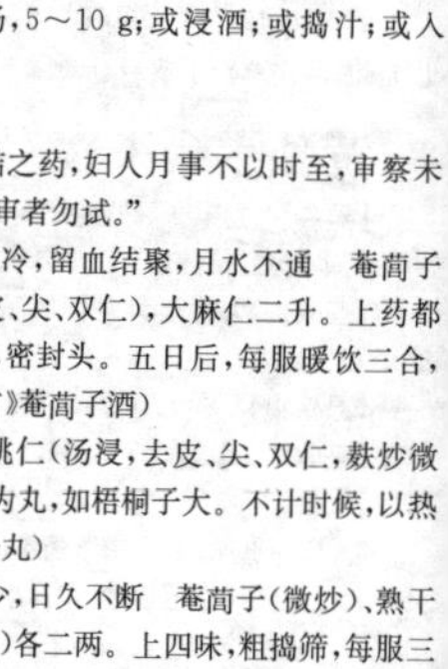

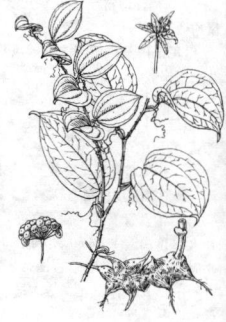

菝 葜

岩本草》），金刚树（《救荒本草》）。

攀缘状灌木，高1～3 m。刺疏生。根茎粗厚，坚硬，块根不规则，粗2～3 cm。叶互生；叶柄有狭翅，两侧有托叶卷须2条；叶片薄革质或坚纸质，卵圆形或圆形、椭圆形，基部宽楔形至心形，下面淡绿色，较少苍白色，有时具粉霜。花单性，雌雄异株；伞形花序生于叶尚幼嫩的小枝上，具十几朵或更多的花，常呈球形；花被裂片6，绿黄色；雄花具雄蕊6枚；雌花具退化雄蕊6枚，子房上位3室，柱头3裂。浆果直径6～15 mm，熟时红色，有粉霜。花期2～5月，果期9～11月。

生于海拔2 000 m以下的林下灌木丛中、路旁、河谷或山坡上。分布于华东、中南、西南及台湾等地。

本植物的叶（菝葜叶）亦供药用，另设专条。

【采收加工】　2月或8月采挖根茎，切片晒干。

【药材】　菝葜 *Smilacis Chinae Rhizoma*　产于浙江、江苏、广西等地。

性状　根茎扁柱形，略弯曲，或不规则形，长10～20 cm，直径2～4 cm。表面黄棕色或紫棕色，结节膨大处有圆锥状突起的茎痕、芽痕及细根断痕，或留有坚硬折断的细根，呈刺状，节上有鳞叶；有时先端残留地上茎。质坚硬，断面棕黄色或红棕色，粗纤维性。气微，味微苦。

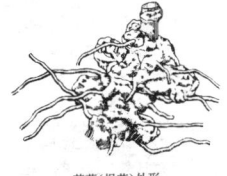

菝葜（根茎）外形

鉴别　粉末特征：浅棕红色。淀粉粒类圆形或半圆球形，直径5～30 μm，脐点点状、裂缝状或飞鸟状；复粒较少，2～4分粒组成。石细胞单个散在或数个成群，淡黄色或红棕色，类圆形、长椭圆形、类方形或不规则形，直径40～195 μm，壁厚8～45 μm，木化，孔沟明显，胞腔较小，有的含红棕色物。短纤维易见，淡黄色，长方形或短梭状，壁微木化。草酸钙针晶长75～140 μm，偶有成束存在于黏液细胞中。

品质标志　《中华人民共和国药典》2010年版规定：照高效液相色谱法测定，本品以落新妇苷（$C_{21}H_{22}O_{11}$）和黄杞苷（$C_{21}H_{22}O_{10}$）的总量不得少于0.10%。

【成分】　根含菝葜素（smilaxin），落新妇苷（astilbin），黄杞苷（engeletin），异黄杞苷（isoengeletin），齐墩果酸（oleanolic acid），山奈素（kaempferide），二氢山奈素（dihydrokaempferide），β-谷甾醇（β-sitosterol），β-谷甾醇葡萄糖苷（β-sitosteroylglucoside），薯蓣皂苷的原皂苷元A（prosapoge-nin A of dioscin），薯蓣皂苷（dioscin），纤细薯蓣皂苷（gracillin），甲基原纤细薯蓣皂苷（methylprotogracillin），甲基原薯蓣皂苷（methylprotodioscin）等。新替告皂苷元-3-O-α-L-吡喃基李糖-（1→6）-β-D-吡喃葡萄糖苷〔neotigogenin-3-O-α-L-rha-mnopyranosyl-（1→6）-β-D-glucopyranoside〕，新替皂苷元-3-O-β-D-吡喃葡萄糖-（1→4）-O-〔α-L-吡喃鼠李糖-（1→6）〕-β-D-吡喃葡萄糖苷〔neotigogenin-3-O-β-D-glucopyranosyl-（1→4）-O-〔α-L-rh-amnopyranosyl-（1→6）〕-β-D-glucopyranoside〕，伪原薯蓣皂苷（pseudoprotodioscin），异娜草皂苷元-3-O-α-L-吡喃鼠李糖基-（1→2）-O-〔α-L-吡喃鼠李糖基-（1→4）〕-β-D-吡喃葡萄糖苷（isonartho-genin-3-O-α-L-rhamnopyranosyl-（1→2）-O-〔α-L-rhamnopyranosyl-（1→4）〕-β-D-glucopyranoside〕，薯蓣皂苷元（diosgenin）。

【药理】　1. 抗菌作用　菝葜乙醇提取物对金黄色葡萄球菌、苏云金芽胞杆菌、大肠杆菌和枯草芽胞杆菌的生长有抑制作用。

2. 抗炎作用　以菝葜醇提取物90 g（生药）/kg给大鼠灌胃，对蛋清性足肿胀有抑制作用。大鼠皮下注射松脂油形成肉芽肿模型后灌胃给予90～180 g/kg菝葜水煎液，对模型大鼠足跖肿胀有明显抑制作用；180 g/kg对肉芽肿增重有明显抑制作用。

3. 抗肿瘤作用　菝葜醇提取物每日以90 g（生药）/kg给小鼠灌胃，连续7日，对小鼠肉瘤S_{180}、宫颈癌U_{14}增殖有抑制作用，但对艾氏腹水癌（EAC）未显示出抑制作用。从菝葜中分离出的4个甾体皂苷在Ames试验和SOSumu试验中，未检查出有致突变性质，在SOSumu抗癌试验中，有两种提取物可通过AF-2抑制β-半乳糖苷酶活性。

4. 活血化瘀作用　菝葜水煎液的100 g/kg剂量能显著延长APTT，稀释8倍后的菝葜水煎液能抑制体外的血小板聚集功能，特别是对血小板的V_1的影响更显著，但对FIB和血小板数无明显影响。

5. 对血糖及糖肝元的影响　小鼠灌胃菝葜煎剂连续3日或6日，能显著对抗肾上腺素和葡萄糖引起的小鼠血糖升高，降低四氧嘧啶糖尿病小鼠的血糖浓度，明显增加肝糖原含量，但对正常小鼠糖无明显影响。

【炮制】　取原药材，除去杂质及残存须根，洗净，浸润至透，切薄片，干燥。

饮片性状　本品为不规则薄片，表面红棕色，粉性，多可见中间有木心，木心粗纤维性；周边波状黄棕色或紫棕色，气微，味微苦。

贮干燥容器内，置通风干燥处。

【药性】　甘、酸，平。归肝、肾经。

1.《别录》："味甘，平，无毒。"

2.《救荒本草》："味甘，酸。"

3.《纲目》："足厥阴，少阴药。气温，味酸，性涩而收。"

4.《医林纂要》："甘、苦，平。"

5. 广州部队《常用中草药手册》："甘、淡，凉。"

6.《安徽中草药》："性微温。"

【功用主治】　祛风利湿，解毒消痈。主治风湿痹痛，淋浊，带下，泄泻，痢疾，痈肿疮毒，顽癣，烧烫伤。

1.《别录》："主腰背寒痛，风痹，益血气，止小便利。"

2.《日华子》："治时疾瘟瘴。"

3. 王好古："补肝经风虚。"〔引自《纲目》〕

4.《品汇精要》："散肿毒。"

5.《纲目》："治消渴、血崩，下利。"

6.《本经逢原》："祛湿热，利水，坚筋骨。"

7.《医林纂要》："缓肝坚肾，清小肠火，化膀胱水。治恶疮，毒疮，虫毒。"

8.《南京民间药草》："化痰止咳。浸酒服，可治筋骨麻木。"

9.《江苏省植物药材志》："泡酒服治心头痛。"

10.《四川中药志》1960年版："清热，除风毒。治崩带，血淋，瘰疬及跌打损伤。"

11.《广西本草选编》："主治感冒风热，扁桃体炎，消化不良，尿路感染，肾炎，鼻咽癌，胃癌，直肠癌，宫颈癌。"

【用法用量】　内服：煎汤，10～30 g；或浸酒；或入丸、散。

【宜忌】　《本草经疏》："忌茗、醋。"

【选方】　1. 治患脚，积年不能行，腰脊挛痹及腹屈内紧急者　菝葜洗净，锉之，一斛，以水三斛，煮取九斗，以渍曲及煮去滓，取一斛渍饭，酿之如酒法，熟即取饮。多少任意。《肘后方》

2. 治沙石淋重者　菝葜二两，捣罗为细散，每服一钱匕，米饮调下。服毕，用地椒汤，浴连腰瘦，须臾即通。《圣济总录》菝葜散

3. 治乳糜尿　菝葜根状茎、楤木根各30 g，水煎服，每日1剂。《全国中草药汇编》

4. 治血尿　菝葜根、算盘子根各30 g，煎服。《安徽中草药》

5. 治小便多，滑数不禁　金刚骨为末，以好酒调三钱，服之。《儒门事亲》

6. 治消渴饮水无休　菝葜（锉、炒）、汤瓶内碱各一两，乌梅二

两(并核椎碎,焙干)。上三味,粗捣筛,每服二钱匕,水一盏,于石器中煎至七分,稍热细呷。《圣济总录》菝葜饮)

7. 治崩漏 菝葜根、棕榈炭各 30 g,煎服。《安徽中草药》
8. 治闭经 菝葜根 15～30 g,水煎兑甜酒服。《湖南药物志》
9. 治肺脓肠 菝葜根 60 g,水煎服。或加鱼腥草全草15～30 g,羊乳根 30 g,水煎服。《浙江民间常用草药》
10. 治下痢赤白 金刚根和好腊茶等分,为末,白梅肉丸和鸡头大,每服五丸至七丸,小儿三丸。赤痢甘草汤下,白痢乌梅汤下,赤白痢乌梅甘草汤下。《履巉岩本草》
11. 治黄疸型肝炎 菝葜根状茎,金樱子根各 60 g,半边莲15 g,水煎服。《浙江药用植物志》
12. 治流火 菝葜根 30～60 g,牛藤根 6～9 g,水煎服。《浙江民间常用草药》
13. 治牛皮癣 鲜菝葜根茎 60 g,煎汤内服,连服 20～30 日。或本品 60～120 g,乌梅 30 g,甘草 15 g,浸 24 小时后煎服,每日 1剂,连服 40～60 日。《浙江本草新编》

【临床报道】 1. 治疗银屑病 用菝葜、土茯苓等量,水煎浓缩制成冲剂,每袋含生药 30 g,每日 2～4 袋,分 2 次冲服,60 日为1 个疗程。用药期间忌茶,停用其他药物。共治疗 164 例,结果:临床痊愈 79 例,显效 17 例,有效 31 例,无效 37 例,总有效率达77.4%。认为本药对寻常型急性期点滴状疗效最好,有效率达83.7%。一般服药后 2 星期左右见效。副作用为轻微胃肠道反应,但不影响治疗,可自行缓解。
2. 治疗直肠脱垂 用菝葜 90～120 g,金樱根(子)60～90 g,每日 1 剂,煎汤分 3 次服,小儿用量酌减。共观察 27 例,结果全部治愈。治疗时间最短 0.5 日,最长 52 日。

【各家论述】 1.《本草经疏》:"菝葜、土茯苓与草薢形虽不同,而主治不甚相远。李氏疑为一物数种,理或然也。总之,皆善除湿祛风,消水去浊力浅,固下焦元气,故能兴阳道而主痹水恶疮不瘳也。"
2.《本经逢原》:"菝葜与草薢相类,《别录》主腰背寒痛风痹,皆取祛湿热,利水,坚筋骨之义。"

4324 菝葜叶 bá qiā yè 《日华子》

【基原】 为百合科菝葜属植物菝葜的叶。
【原植物】 参见"菝葜"条。
【采收加工】 7～10 月采收,鲜用或晒干。
【性味】 甘,平。
1.《履巉岩本草》:"温,无毒。"
2.《四川中药志》1960 年版:"性平,味甘。"
【功用主治】 祛风,利湿,解毒。主治肿毒,疮疖,臁疮,烧烫伤,蜈蚣咬伤。
1.《日华子》:"治风肿,止痛。扑损、恶疮,以盐涂敷。"
2.《本草图经》:"酿酒,治风毒,脚弱,痹满上气。"
3.《四川中药志》1960 年版:"治臁疮。"
4.《全国中草药汇编》:"外用治痈疖疔疮,烫伤。"
【用法用量】 外用:捣敷,研末调敷;或煎水洗。内服:煎汤,15～30 g;或浸酒。
【选方】 1. 治诸般恶毒,疮疖肿毒 (金刚藤)每用一叶,贴疮上。候清水出为度,未瘥再用。《履巉岩本草》
2. 治烧烫伤 新鲜菝葜叶烤干(不要烤焦),碾成 80～100 号粉末。用时加麻油调成糊状,每日涂患处 1～2 次。《全国中草药汇编》
3. 治子宫脱垂 菝葜根 30 g,水煎服,每日服 2 次;另用菝葜叶捣烂,煎水,加面粉,桐油(或香油)洗阴部,每日洗 2 次。《湖南药物志》

4. 治糖尿病 菝葜鲜叶 30～60 g,水煎作茶饮。《广西本草选编》

4325 菖蒲叶 chāng pú yè 《纲目》

【基原】 为天南星科菖蒲属植物石菖蒲的叶。
【原植物】 参见"石菖蒲"条。
【采收加工】 5～7 月采收,晒干。
【功用主治】 《纲目》:"洗疥、大风疮。"

4326 萝藦 luó mó 《本草经集注》

【异名】 芄兰《诗经》,蘿《尔雅》,芄《说文》,雀瓢(陆玑《诗疏》),苦丸《本草经注》,白环藤、熏桑《本草拾遗》,羊婆菜、羊奶科、合钵儿、细丝藤、婆婆针扎儿《救荒本草》,婆婆针袋儿《袖珍方》,羊婆奶、婆婆针线包《纲目》,奶浆藤、奶浆草《民间常用草药汇编》,野隔山消《湖南药物志》,小麻大撬《陕西中草药》,老婆筋《河南中草药》,天鹅绒《天津中草药》,小青布、大洋泡奶、刀口药《云南中草药》,野蔴、千层须《江西草药》。
【基原】 为萝藦科萝藦属植物萝藦的全草或根。
【原植物】 萝藦 Metaplexis japonica (Thunb.) Makino [Pergularia japonica Thunb.]

多年生草质藤本,长达 8 m。全株具乳汁;茎下部木质化,上部较柔细,有纵条纹,幼茎时被微短柔毛。叶对生,膜质;叶片卵状心形,先端短渐尖,基部心形,叶耳圆,上面绿色,下面粉绿色。总状式聚伞花序腋生或腋外生;小苞片膜质,披针形;花萼裂片 5,披针形;花冠白色,有淡紫红色斑纹,花冠裂片 5,张开,先端反折,基部向左覆盖;雄蕊 5,连生成圆锥状,并包围雌蕊在其中;子房由 2 枚离生心皮组成,柱头延伸成一长喙,先端 2裂。蓇葖果叉生,纺锤形,先

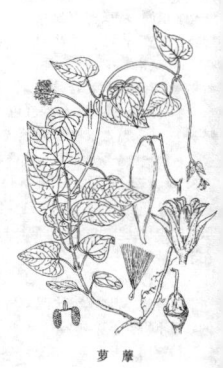

萝藦

端渐尖,基部膨大。种子扁平,褐色,有膜质边,上端着生多数白色绢状种毛。花期 7～8 月,果期 9～12 月。
生于林边荒地、河边、路旁灌木丛中。分布于华北、东北、华东及河南、湖北、湖南、贵州、陕西、甘肃等地。
本植物的果实(萝藦子)、果壳(天浆壳)亦供药用,另设专条。
【采收加工】 7～8 月采收全草,鲜用或晒干。7～10 月挖根,晒干。
【成分】 根含酯型苷,从中分得妊烯型苷元成分苯甲酰热马酮(benzoylramanone),萝藦苷元(metaplexigenin),异热马酮(isoramanone),肉珊瑚苷元(sarcostin),二苯甲酰萝藦醇(dibenzoylgagaimol),去酰萝藦苷元(deacylmetaplexigenin),去酰牛皮消苷元(deacylcynanchogenin),夜来香素(pregularin),去羟基肉珊瑚苷元(utendin)等。根含苷类糖苷成分:苷元为 12-O-乙酰夜来香素(12-O-acetylpergularin),热马酮(ramanone),12-O-乙酰热马酮(12-O-acetyl ramanone)与 2,6-二去氧吡喃己糖形成的苷;苷元为 12-O-乙酰夜来香素(12-O-acetyl-pergularin),萝藦苷元(metaplexigenin),去酰萝藦苷元(deacylmetaplexigenin)与 2,6-二去氧-3-O-甲基吡喃己糖形成的苷。
茎、叶也含妊烯类苷,在其水解产物中有加拿大麻糖(D-cymarose),洋地黄毒糖(digitoxose);以及肉珊瑚苷元,萝藦苷元,苯甲酰热马酮,夜来香素,去羟基肉珊瑚苷元等。其乳汁含蛋白酶。

【药性】 甘、辛、平。

1.《品汇精要》:"味甘、辛,性温,无毒。"

2.《四川中药志》1960年版:"性平,味淡,无毒。"

3.《全国中草药汇编》:"根:甘,微辛,温。"

【功用主治】 补精益气,解毒消肿。主治虚损劳伤,阳痿,遗精白带,乳汁不足,丹毒、瘰疬,疔疮,蛇虫咬伤。

1.《本草经集注》:"补益精气,强盛阴道。"

2.《本草拾遗》:"主蜘蛛、蚕咬,折取汁,点疮上,此汁烂丝,煮食补益。叶:主目热赤,接碎滴目中。"

3.《纲目》:"取汁敷丹毒赤肿及蛇虫毒。蜘蛛伤,频治不愈者,捣封三度,能烂丝毒,即化作脓也。"

4.《吉林中草药》:"治外伤出血。"

5.《全国中草药汇编》:"根:补气益精。主治体质虚弱,阳痿,白带,乳汁不足,小儿疳积;外用治疔疮,五步蛇咬伤。全草:强壮,行气活血,消肿解毒。主治肾虚遗精,乳汁不足;外用治疮疖肿毒,虫蛇咬伤。"

【用法用量】 内服:煎汤,15~60g。外用:鲜品,捣敷。

【选方】 1. 治吐血虚损 萝藦、地骨皮、柏子仁、五味子各三两。上为细末,空心米饮下。(《不居集》萝藦散)

2. 治阳痿 萝藦根、淫羊藿根、仙茅根各9g,水煎服,每日1剂。(《江西草药》)

3. 下乳 奶浆藤9~15g,水煎服,炖肉服可用至30~60g。(《民间常用草药汇编》)

4. 治小儿疳积 萝藦茎叶适量,研末,每服3~6g,白糖调服。(《江西草药》)

5. 治丹火毒遍身赤肿不可忍 萝藦草,捣烂取汁敷之,或捣敷上。(《梅师方》)

6. 治瘰疬 萝藦根30g,水煎服,每日1剂。(《江西草药》)

7. 治白癜风 萝藦草,煮以拭之。(《广济方》)

8. 治疣瘊,刺瘊,扁平疣 于患处周围用针挑破见血,点萝藦茎藤白汁,待自干,一次即愈。(《吉林中草药》)

9. 治诸物打扑损伤,皮破出血,痛不可忍 婆婆针袋儿,揉水化服,罨疮疮口上。(《袖珍方》)

10. 治五步蛇咬伤 萝藦根9g,兔耳风根6g,龙胆草根6g,水煎服,白糖为引。(《江西草药》)

【各家论述】 《本草汇言》:"萝藦,补虚劳,益精气之药也。此药温平缓补,统治一切劳伤力役之人,筋骨脉久为劳力疲惫(惫)者,服此立安。然补虚、生血,功过归、地;壮精培元,力堪枸杞;化毒解疔,与金银花、半枝莲、紫花地丁,其效验亦相等也。"

4327 # 萝芙木 luó fú mù（《中国药用植物志》）

【异名】 山辣椒、山马蹄、山胡椒、萝芙藤（《中国药用植物志》）,假辣椒、鱼胆木、羊姆奶、毒狗药（《广西药用植物图志》）,假鱼胆、火格木《南宁市药物志》》,万药归宗《广西中药志》》,通骨消、羊屎木、甘榕木、刀伤药、三叉虎、地罂伞《广西药用植物名录》》,山番椒《海南岛常用中草药手册》》,十八爪、红果木《贵州草药》》,麻三端《云南中草药》》,百花矮陀《云南思茅中草药选》》。

【基原】 为夹竹桃科植物萝芙木属植物萝芙木的根。

【原植物】 萝芙木 *Rauvolfia verticillata*（Lour.）

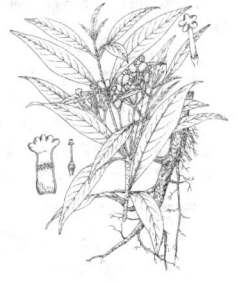

萝芙木

Baill. [*Dissolaena verticillata* Lour.]

灌木,高1~3m。全株无毛。小枝淡灰褐色,疏生圆点状皮孔。叶3~4片轮生,稀对生;叶片质薄,长椭圆状披针形,先端渐尖或急尖,基部楔形或渐尖,全缘或略带波状,上面绿色,下面淡绿色。聚伞花序呈三叉状分歧,生于上部的小枝腋间;总花梗纤细,花梗线状;总苞片针状或三角状;花萼5深裂,裂片卵状披针形,绿色;花冠白色,呈高脚碟状;雄蕊5;花盘环状;子房由2枚离生心皮所组成,花柱圆柱形,柱头短棒状。果实核果状,离生或合生,卵圆形至椭圆形,熟后紫黑色。种子1颗。花期5~7月,果期4月至翌年春季。

生于低山区石陵地或溪边的灌木丛及小树林中。分布于广东、广西、海南、贵州、云南、台湾等地。

本植物的茎叶(萝芙木茎叶)亦供药用,另设专条。

【栽培】 生物学特性 喜温暖湿润的气候环境,不耐寒。在高温多雨季节,生长旺盛。土壤以肥沃、疏松、湿润的砂质壤土及壤土较好。

繁殖方法 种子繁殖或扦插繁殖,以种子繁殖为主。种子繁殖:于9~10月采收充分成熟的果实,堆积2~3日,用水浸泡1日,待果肉变软,搓烂果肉,洗出充实种子,随即播种;也可用湿沙混合贮藏至翌年3~4月播种,出苗后,在5月、7月、9月各中耕除草,追肥1次,培育1年,即可定植。扦插繁殖:4月上旬,选健壮枝条,剪成12~15cm,具有2~3个节的插条,在苗床培育1年,即可定植。春、秋季均可定植,按行窝距各约80cm挖穴,每窝栽苗1株,栽后淋水,盖草保湿。

田间管理 苗期应及时除草,干旱时淋水。栽植第一年的春、夏、秋季各中耕除草1次,第二年株株对畦上,只在春、冬季各进行1次,第三年在春季进行1次。施肥与中耕除草结合进行。第一年施肥3次,第二年施肥2次,第三年施肥1次。春、夏季施人畜粪水,秋、冬季除用人畜粪水外,增施过磷酸钙和火灰,施后盖土。

病虫害防治 病害有立枯病,幼苗期喷1:1:200倍波尔多液。虫害有介壳虫为害。

【采收加工】 栽后2~3年便可采挖,以10月份采收生物碱含量较高。先离地面10cm左右砍断茎秆,清除枝叶,将根挖出,抖去泥土,粗根刨成1cm厚的薄片,细根砍成短节,晒干即成。

【药材】 萝芙木 *Rauvolfiae Verlicillatae Radix* 产于台湾、广东、广西、云南等地。

性状 根呈圆柱形,略弯曲,长短不一,直径约至3cm,主根下常有分枝。表面灰棕色至灰棕黄色,有不规则纵沟和棱线,栓皮松软,极易脱露出暗棕色皮部或灰黄色木部。质坚硬,不易折断,切断面皮部很窄,淡棕色。木部占极大部分,黄白色,具明显的年轮和细密的放射状纹理。气微,皮部极苦,木部微苦。

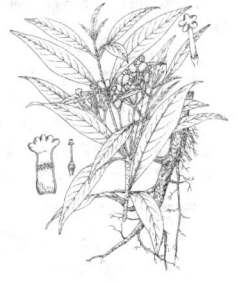
萝芙木（根）外形

鉴别 (1)根横切面:木栓层由宽窄相间的木栓细胞带组成,外缘部分已脱落。老根及近根茎部位的根中皮层薄壁组织散有单个或2个相连的石细胞,石细胞长方形或近圆形,浅黄色,有的呈棱状,直径45~55μm,长129~257(~490)μm。韧皮射线呈喇叭形,皮层及韧皮部薄壁组织散有乳汁管,薄壁细胞含草酸钙簇晶和方晶。形成层不明显。木质部占大部分,射状排列;木纤维众多,壁厚,木化;木薄壁细胞壁木化,具纹孔,木射线宽1~2列细胞。本品薄壁细胞含淀粉粒。根茎皮层有多数石细胞及厚壁纤维散在。

(2)取本品粉末1g,用氨水湿润后,加氯仿30ml,浸泡过夜,滤过,滤液蒸干后,加1%盐酸溶液10ml溶解,滤过,滤液分置2

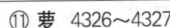

支试管中,1支试管滴加改良碘化铋钾试液,产生红棕色沉淀;另1支试管滴加碘化汞钾试液,产生黄白色沉淀(检查生物碱)。

(3)薄层色谱:取本品粗粉1g,加混合溶剂(乙醚-氯仿-95%乙醇=6:16:5)10ml及水1ml,振摇于室温浸泡过夜,滤过。滤液浓缩至干,加氯仿0.5ml溶解,供点样。另以利舍平氯仿溶液为对照品。取纤维素薄层板,先在15%甲酰胺四酮溶液中浸过,取出。挥去丙酮后点样,以石油醚(沸程90~120℃)-四氯化碳-甲酰胺(12:8:0.5)充分振摇后的上层液,加无水乙醇0.5ml为展开剂,在浓氨水饱和下展开18.5cm,取出晾干,置紫外光分析灯(365 nm)下检视。供试品色谱中,在与对照品色谱的相应位置,显相同颜色的荧光斑点。

【成分】 萝芙木根含利舍平(reserpine)、育亨宾(yohimbine)、萝芙木碱(raunescine)、四氢苦根碱(ajmalicine)、蛇根亭碱(serpentinine)、萝芙木碱(ajmaline)、萝芙木素甲(rauwolfia A)、山马蹄碱(samatine)、魏氏波瑞木胺(碱)(vellosimine)、霹雳萝芙辛碱(peraksine)等。萝芙木碱中尚含有熊果酸(ursolic acid)。海南萝芙木的根含有萝芙木碱、魏氏波瑞木胺(碱)、斯配加春(spegatrine)、萝芙木亭碱(verticillatine)、双斯配加春(dispegatrine)、大斯配加春(macrospegatrine)。

【药理】 1. 降血压作用 萝芙木总生物碱(降压灵)含20多种生物碱,静注后引起血压下降主要由于所含中强碱引起,而口服总碱部分药则是以利舍平为代表的弱碱部分起主要降压作用。从总碱的中强碱部分分离出一种含量较多的生物碱蛇根宁碱(S),为季铵盐。萝芙猫静注S1mg/kg后可使肾上腺素的升压反应减弱,肾上腺素的升压反应被翻转,表明S有阻滞α肾上腺素受体的作用。麻醉犬静注S1mg/kg,血压明显下降,颈内动脉、冠脉及股动脉的血管阻力明显降低,颈内动脉及股动脉血流量增加,冠脉流量稍降低,S对脑血管、冠状血管及外周血管均有扩张作用。肾型高血压犬静注S1mg/kg,血压立即下降,心率加快。

从广西萝芙木分离得一种季胺类生物碱山马蹄碱(Sa)。麻醉猫静注Sa 3mg/kg,血压明显降低,此时电刺激颈上交感神经节前纤维,瞬膜反应显著减弱或消失,刺激节后纤维引起的瞬膜收缩不受影响,刺激流走神经外周端引起的血压下降,静注Sa后引起刺激反应也消失,对乙酰胆碱引起的降压反应,Sa无明显影响。上述结果提示Sa有神经节阻滞作用,电刺激胫神经外周端实验也证明Sa有箭毒样作用。认为Sa很可能是一种N-胆碱能系统的抑制剂。

从萝芙木根新提出一种萝芙木亭碱(Vt)。麻醉犬静注后血压下降50%(ED_{50})的剂量为0.71mg/kg,麻醉猫ED_{50}为0.97mg/kg,肾型高血压犬肌注Vt 1.0mg/kg和2.5mg/kg,自发性高血压大鼠(SHR)膜腔注射2~8mg/kg,血压均明显下降。麻醉犬静注Vt 0.5~1.0mg/kg,能降低心脏后负荷,对前负荷无明显影响,ED_{50}分别为1.03mg/kg和0.81mg/kg。用放射配体结合测定法证明Vt对大鼠脑皮质细胞膜$α_1$和$α_2$肾上腺素受体有亲和力,表观解离常数(Ki值)分别为0.22和0.11 $μmol/L$;离体大鼠肛尾肌和输精管实验表明,Vt对$α_1$和$α_2$受体均有阻断作用。说明Vt是兼有神经节和α受体阻断的新型降压药物。

2. 其他作用 正常犬每日口服国产萝芙木根总碱1~4mg/kg,连服8~14日,对条件反射的影响与利舍平相似,主要为阳性条件反射量减小,阴性条件反射时延长,潜伏期延长,阳性与阴性的变化较不明显,非条件反射量无改变或稍降低,这说明它们主要是降低大脑皮质的兴奋过程。小鼠腹腔注射萝芙木素甲50~100mg/kg,进行延长环己烯巴比妥睡眠时试验,转轮、滚筒、抖笼等试验,其镇静指数为3.6~5.0,而利舍平为8.3~16.5,表明萝芙木素甲有较弱的镇静作用。

毒性 小鼠腹腔注射萝芙木甲素LD_{50}约0.34 g/kg,死前主要症状为呼吸困难。鸽静注20~40mg/kg有剧烈呕吐,但外表正常,无呼吸衰竭和平衡失调。小鼠静注萝芙木亭碱的LD_{50}为23mg/kg。

【药性】 苦、微寒,凉。
1.《广西中药志》:"味苦,性寒,有小毒。"
2.《海南岛常用中草药手册》:"辛、苦,平。"
3.《贵州草药》:"性平,味咸、微辛。"

【功用主治】 清热,降压,宁神。主治感冒发热,头痛身疼,咽喉肿痛,高血压病,眩晕,失眠。
1.《广西中药志》:"泻肝降火。治高血压,头痛,风热痧气。"
2.《海南岛常用中草药手册》:"镇静安神,调肝解郁。治高血压,白带,淋浊,月经不调,疝气,喉痛。"
3.《广西本草选编》:"凉血解毒。治高热,感冒风热,癫痫,失眠。"
4.《全国中草药汇编》:"外用治跌打损伤,毒蛇咬伤。"

【用法用量】 内服:煎汤,10~30 g。外用:鲜品,捣敷。

【宜忌】 有胃病及气血虚寒者慎服。

【选方】 1. 治感冒头痛,身骨疼 假辣椒、土茯苓、土甘草(又名天星蔃、白点秤)各60~90 g,煎汤,每日分3次服。《广西药用植物图志》
2. 治高血压病头晕、头痛、耳鸣、腰痛 萝芙木30 g,杜仲15 g,水煎服。《四川中药志》1979年版
3. 治喉痛 十八爪根适量。切细,嚼之。《贵州草药》
4. 治湿热黄疸 萝芙木15 g,金钱草30 g,小蓟25 g,水煎服。《四川中药志》1979年版

【临床报道】 治疗高血压病 用萝芙木制成丸剂(每粒含药0.2 g),每日口服0.6~1.8 g,极量2.4 g,最佳量0.6~1.2 g,血压降至正常后减量。经治50例,血压明显下降者54%、中度下降者12%、轻度下降者26%,总有效率92%。以Ⅰ期和Ⅱ期高血压病效果最佳。少数病例有嗜睡、乏力等副作用。

4328 萝藦子 luó mó zǐ 《新修本草》

【异名】 斫合子(《本草拾遗》)。

【基原】 为萝藦科萝藦属植物萝藦的果实。

【原植物】 参见"萝藦"条。

【采收加工】 10~12月采收成熟果实,晒干。

【成分】 果实含混合苷约0.3%,其糖分是多种脱氧糖:D-加拿大麻糖(D-cymarose)、D-沙门糖(D-sarmentose)、D-夹竹桃糖(L-oleandrose)、D-洋地黄毒糖(D-digitoxose)。苷元是酯型妊烯类化合物,水解后产生热马酮(ramanone),去酰牛皮消苷元(deacylcynanchogenin)、萝藦苷元(metaplexigenin)、肉珊瑚苷元(sarcostin)、乙酸、桂皮酸等。

【药性】《新修本草》:"味甘、辛,温,无毒。"

【功用主治】 补肾益精,生肌止血。主治虚劳,阳痿,遗精,金疮出血。
1.《本草经集注》:"补益精气,强盛阴道。"
2.《新修本草》:"主虚劳。"
3.《本草拾遗》:"主金疮,生肤止血,捣碎敷疮上。"

【用法用量】 内服:煎汤,9~18 g;或研末。外用:捣敷。

【选方】 治疗虚阳痿 萝藦子、补骨脂各9 g,枸杞子12 g,煎服。《安徽中草药》

4329 萝芙木茎叶 luó fú mù jīng yè 《南宁市药物志》

【基原】 为夹竹桃科萝芙木属植物萝芙木及同属多种植物的茎叶。

【原植物】 参见"萝芙木"条。

【采收加工】　7～10月采收，切段，晒干或鲜用。

【成分】　萝芙木茎含四氢蛇根碱(ajmalicine)即δ-育亨宾(δ-yohimbine)。叶含马蹄叶碱(aricine)，洋槐苷(robinin)。根、茎中还含萝芙木甲素(rauwolfia A)。

【药理】　降压作用　麻醉犬静注海南岛产萝芙木叶粗制剂(RVH)50～200 mg(生药)/kg，血压明显下降，剂量增加，降压作用增强，维持时间也更长，重复注射未见急性耐受现象；静注叶的生物碱(FA)3 mg/kg，也产生相似降压作用，除血压降低外，脉搏减慢，呼吸稍加快，肠张力增加。切断两侧迷走神经或注射阿托品后，FA减慢脉搏的作用消失，而降压作用仍然存在。肾型高血压和"原发性"高血压犬口服 RVH 每日4 g(生药)/kg，或静注 FA 20～40 mg/kg，肾型高血压大鼠每日服 FA 40～80 mg/kg，血压均明显下降。原发性高血压犬停药后2星期恢复原来血压水平，肾型高血压犬停药1星期即恢复血压。

毒性　小鼠一次服 RVH 的 LD_{50} 为 74±2.5 g/kg，FA 为 2.35±0.1 g/kg。给药后动物自发活动减少，多数在给药后2小时内死亡，死前有阵发抽搐和呼吸困难，呼吸先于心跳停止。犬日服 RVH 4 g(生药)/kg，共10日(共用药第十四日改为2 g(生药)/kg]，其红细胞、白细胞计数和血红蛋白等血象均正常，其血、尿及肝肾功能检查均无不良影响。3只高血压犬每日服 RVG 1～2 g(生药)/kg，共10日，食欲正常，其中2只先后自腹泻2～4次，动物在药期间均表现镇静状态。

【功用主治】　清热解毒，活血消肿。主治咽喉肿痛，跌打瘀肿，疮疖溃疡，毒蛇咬伤，高血压病。

1.《广西中药志》："散瘀止痛，消肿，亦可降压。敷跌打，蛇伤。"

2.《中国药用植物图鉴》："治疟疾和肌肉痛。"

3.《海南岛常用中草药手册》："叶外敷治恶疮溃疡。"

【用法用量】　内服：煎汤，15～30 g。外用：捣敷；或煎水洗。

【选方】　1. 治喉痛　萝芙木叶适量，加盐捣烂含之。《海南岛常用中草药手册》

2. 治跌打、蛇咬伤　萝芙木鲜叶捣烂敷。(广州空军《常用中草药手册》)

3. 治刀伤出血　萝芙木鲜叶适量，捣绒敷伤口。《贵州草药》

4. 治恶疮溃疡　萝芙木鲜叶捣敷。《海南岛常用中草药手册》

4330　# 萆薢 ^{bēi xiè}《本经》

【异名】　百枝《吴普本草》，竹木《雷公炮炙论》，赤节《别录》，白菝葜《日华子》，川萆薢《本草原始》，粉萆薢《本草从新》，山田薯、土薯蓣《泉州本草》，麻甲头(广东)。

【基原】　为薯蓣科薯蓣属植物粉背薯蓣的根茎。

【原植物】　粉背薯蓣 Dioscorea collettii Hook. f. var. hypoglauca (Palibin) Péi et Ting ［D. hypoglauca Palibin］

多年生缠绕草质藤本。根茎姜块状，断面姜黄色，表面有须根。茎左旋，有时密被黄色柔毛。单叶互生；叶片三角状心形或卵状披针形，先端渐尖，边缘波状或近全缘，下面灰白色，沿叶脉及叶缘被黄白色硬毛。花雌雄异株。雄花序单生或2～3个簇生于叶腋；苞片卵状披针形，花被碟形；雄蕊3枚。雌花序穗状；花全部单生，子房下位，柱头3裂。蒴果有3翅，两端平截，先端与基部通常等宽，成熟后反曲下垂；种子2颗；着生于中轴中部，成熟时四周有薄膜状翅。花期5～8月，果期6～10月。

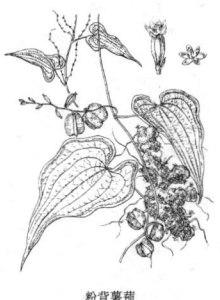

粉背薯蓣

生于海拔200～1300 m的山腰陡坡、山谷斜坡或水沟边阴处的混交林边缘或疏林下。分布于浙江、安徽、福建、江西、河南、湖北、湖南、广东、广西、台湾等地。

【采收加工】　9～12月挖取根茎，切片晒干。

【药材】　萆薢 Dioscoreae Collettii Rhizoma　主产于浙江、安徽、江西、湖南等地。

性状　根茎呈竹节状，类圆柱形，有分枝，表面皱缩，常残留有茎枯萎痕迹及未除尽的细长须根。商品多为不规则的薄片，大小不一，厚约0.5 mm，边缘不整齐，有的有棕黑色或灰棕色的外皮。切面黄白色或淡灰棕色，平坦，细腻，有粉性及不规则的黄色筋脉花纹(维管束)，对光照视，极为显著。质松，易折断。气微，味苦、微辛。

鉴别　(1) 根茎横切面：外层为多列木栓化细胞。皮层较薄，近木栓层的细胞壁木质化，有明显的壁孔，皮层中有黏液细胞，长68～82 μm，含有草酸钙针晶束。中柱散有外韧型维管束。本品薄壁细胞含淀粉粒。

(2) 薄层色谱：参见"穿山龙"条。

【成分】　粉背薯蓣的根茎得到9个甾类成分：薯蓣皂苷元(diosgenin)，雅姆皂苷元(yamogenin)，3，5-去氧替告皂苷元($\Delta^{3,5}$-deoxytigogenin)，3-去氧新替告皂苷元($\Delta^{3,5}$-deoxyneotigogenin)，薯蓣皂苷元棕榈酸酯(yamogenin palmitate)，β-谷甾醇(β-sitosterol)和另1对差向异构体：薯蓣皂苷元乙酸酯(diosgenin acetate)与雅姆皂苷元乙酸酯(yamogenin acetate)；还得到2个甾苷：粉背薯蓣皂苷(hypoglaucine) A，原粉背薯蓣皂苷(protohypoglaucine) A。根茎含粉背薯蓣皂苷(hypoglaucine) A，原粉背薯蓣皂苷(protohypoglaucine) A，纤细薯蓣皂苷(gracillin)，原纤细薯蓣皂苷(progracillin)，粉背薯蓣皂苷(hypoglaucine) A。

【药理】　1. 抗菌作用　薯蓣皂苷、纤细薯蓣苷和薯蓣皂苷的原皂苷元(prosapogenin)B有抗真菌(毛发癣菌、梨形孢子菌)作用，对细菌无效。

2. 其他作用　薯蓣皂苷能抑制肿瘤细胞白血病 L_{1210}，IC_{50} 为0.17 μg/ml。

毒性　薯蓣皂苷小鼠的 LD_{50} > 300 mg/kg。

【炮制】　1. 萆薢　取原药材，除去杂质，浸泡，润透，切薄片，干燥。

2. 盐制萆薢　取原药材，切6 mm 宽丝，用米泔水洗去泥沙，晒干。

3. 麸萆薢　取净萆薢片置锅内用麸炒微黄色。

饮片性状　萆薢参见"药材"项。盐制萆薢为不规则宽丝。麸萆薢形如萆薢，表面微黄色，偶有焦斑。

贮于燥容器内，置通风干燥处。

【药性】　苦，平。归肝、胃、膀胱经。

1.《本经》："苦，平。"

2.《别录》："甘，无毒。"

3.《纲目》："入足阳明、厥阴经。"

4.《雷公炮制药性解》："入脾、肾、膀胱三经。"

5.《本草正》："味微甘而涩，气温。性味纯缓。"

6.《药品化义》："气平，和味甘涩苦，性凉。性气俱减，入脾、胃二经。"

7.《本草经解》："入手少阴心经，气味俱降，阴也。"

8. 张秉成《本草便读》："微苦、微温，入肝、胃兼入小肠。"

【功用主治】　利湿浊，祛风湿。主治膏淋，白浊，带下，疮疡，湿疹，风湿痹痛。

~ 2505 ~

⑪ 萝 萆　4329～4330

1.《本经》："主腰背痛，强骨节，风寒湿周痹，恶疮不瘳，热气。"

2.《别录》："(主)伤中恚怒，阴痿失溺，关节老血，老人五缓。"

3.《日华子》："治瘫缓软风，头眩痫疾，补水藏，坚筋骨，益精明目，中风失音。"

4.《纲目》："治白浊，茎中痛，痔瘘坏疮。"

5.《本草新编》："逐关节久结，能消杨梅疮毒。"

6.《医林纂要》："缓肝，坚肾，清小肠火，化膀胱水。"

7.《全国中草药汇编》："主治毒蛇咬伤。"

【用法用量】 内服：煎汤，10～15 g；或入丸、散。

【宜忌】 肾虚阴亏者慎服。

1.《本草经集注》："畏葵根、大黄、柴胡、牡蛎。"

2.《本草蒙筌》："凡用拯疴，忌食牛肉。"

3.《本草经疏》："下部无湿，阴虚火炽，以致溺有余沥，茎中痛，此真阴不足候也。无湿肾虚腰痛，并不宜服。"

4.《本草备要》："忌茗、醋。"

5.《本经逢原》："若阴虚精滑及元气下陷不能摄精，小便频数，大便引急者，误用病必转剧。"

6.《得配本草》："小便自利及无风湿而有前症者，皆禁用。"

【选方】 1. 治真元不足，下焦虚寒，小便白浊，频数无度，漩面如油，光彩不定，漩脚澄下，旋如膏糊；或小便频数，虽不白浊，亦能治疗　益智仁、川萆薢、石菖蒲、乌药各等分。为细末，每服三钱，水一盏半，入盐一捻，同煎至七分，温服，食前。(《杨氏家藏方》萆薢分清饮)

2. 治阴痿失溺　萆薢 6 g，附子 4.5 g。合煎汤内服。(《泉州本草》)

3. 治白带日久，体力衰弱　怀山药 30 g，萆薢 24 g，莲子 9 g，水煎，食前温服。(《陕西中医验方选编》)

4. 治肠风、痔漏　萆薢(细锉)、贯众(逐叶擘下了去土)等分。捣罗为末，每服二钱，温酒调下，空心，食前服。(《孙尚药方》如圣散)

5. 治风湿腰痛，久湿痹不散　萆薢、杜仲(去粗皮，炙)各三两，枸杞根皮(洗)五两。上三味，细锉，用好酒五升，于净瓶内浸密封，重汤煮两时许，取出候冷，旋暖不拘时饮之，常令微醉。(《圣济总录》萆薢酒)

6. 治杨梅疮，不问新旧溃烂，或筋骨作痛　川萆薢，每用一两，以水三盅，煎二盅，去渣，不拘时，徐徐温服。(《外科发挥》萆薢汤)

【临床报道】 治疗高脂血症　用萆薢一味，研末，每次5 g，每日 3 次，温开水送服，30 日为 1 个疗程，连续用 3 个疗程。共治疗 62 例，其中高胆固醇血症 36 例，治疗后显效 18 例，有效 11 例，改善 4 例，无效 3 例。高三酰甘油血症 56 例，治疗后显效 23 例，有效 22 例，改善 7 例，无效 4 例。未见任何毒副作用，且降脂作用持久，不易复发。

【各家论述】 1.《纲目》："萆薢，足阳明、厥阴经药也。厥阴主筋属风，阳明主肉属湿，萆薢之功，长于去风湿，所以能治缓弱顽痹、遗浊、恶疮诸病之属风湿者。萆薢、菝葜、土茯苓三物，形虽不同，而主治之功不相远，岂亦一类数种乎？"

2.《雷公炮制药性解》："肾受土克，则水脏即衰，肝挟相火而凌土湿，脾主肌肉，湿郁肌腠，则生热生风，以致营卫不利，关节不利。而萆薢长于去水，用之以渗脾湿，则土安其位，水不受侮也。然失用令人小便多，小便既多，则肾气安得缓实，今多泥其入肾，用为补剂，亦未深原其理耳。"

3.《本草经疏》："萆薢，为祛风除湿，补益下元之要药，故主腰背痛强直，骨节风寒湿周痹，恶疮不瘳，热气伤中，恚怒阴痿失溺，关节老血，老人五缓，正以苦能燥湿，甘入脾而益血，故悉主之。"

4.《本草通玄》："萆薢，胃与肝药也。搜风去湿，补肾强筋，主白浊茎中痛，阴痿失溺，恶疮。入肝搜风，故能理风与筋之病。入胃祛湿，故能理浊与疮之病。古人或称其摄溺之功，或称其逐水之效，何两说相悬耶？不知闭蛰封藏之本在肾，气强旺则收摄，而妄水亦无容藏之地，且善清胃家湿热，故能去浊分清也。"

5.《药品化义》："萆薢，性味淡薄，长于渗湿，带苦亦能降下，主治风寒湿痹，男子白浊，茎中作痛，女人白带，病由胃中浊气下流所致，以此入胃驱湿，其症自愈。又治疮痒恶厉，湿郁肌腠，营卫不得宣行，致筋脉拘挛，手足不便，以此渗脾湿，能令血脉调和也。"

6.《得配本草》："小便混浊，病有不同，或阴火炽盛于肠胃，或热邪郁结于膀胱，或肾水不足，而肾气不能化。若以萆薢燥湿之剂投之，则火愈烈，而水益亏，浊者愈浊矣。惟肠胃中风湿内郁而溺浊者，服萆薢分清饮始效。"

7.《本草求真》："凡人大便燥结，小便频数，每于便时痛不可忍者，此必大便热闭，积热腐瘀等物，同液乘虚流入小肠，故于便时，即作痛也，且水道不清，则湿热不除而肝火愈炽，筋骨愈痿。萆薢气味苦平，既能入肝祛风，复能引水归于大肠以通谷道。俾水液澄清，而无痛苦之患矣，又安有痹痛腰冷，膀胱宿水，与阴痿失弱，痔漏恶疮之累乎？昔人云：既有逐水之功，复有摄精之力，洵不诬耳。"

8.《本草便读》："萆薢，《本经》谓其苦平无毒，主治腰痛骨强，风寒湿痹，观其大意知其能入肝肾，治阳虚湿浊之药。虽云能治下焦风寒湿痹，大抵萆薢之功治湿为长，治风次之，治寒则尤其次也。"

9.《本草思辨录》："风寒湿之在腰背骨节而痛强者，阴不化也，以萆薢达之而阴化。风寒湿之为阴痿、为失溺、为老人五缓者，阳不伸也，以萆薢导之而阳伸。后世以萆薢为分清浊之剂，亦由阴化阳伸而后清升浊降。即止小便数、除茎中痛，均不出是义耳。化阴非能益阴，伸阳非能助阳。盖萆薢者，所以驱风寒湿也。"

10.《衷中参西录》："萆薢为固涩下焦之要药，其能治失溺，《别录》原有明文。时医因古方有萆薢分清饮，遂误认萆薢为利小便之要药，而于小便不利、淋涩诸证多用之。尝见有以利小便，而小便转癃闭者，以治淋证，竟至小便滴沥不通者，其误人可胜道哉！萆薢分清饮之君萆薢，原治小便频数，溺出旋白如油，乃下焦虚寒，气化不固之证，观其佐以缩小便之益智，温下焦之乌药，其用意可知。""萆薢为治失溺要药，不可用之治淋。《别录》谓萆薢治阴痿、失溺，老人五缓。盖失溺之证实因膀胱之括约筋少约束之力，此系筋缓之病，实为五缓之一，萆薢善治五缓，所以治之。拙拟醒脾升陷汤中，曾重用萆薢以治小便频数不禁，屡次奏效，是萆薢为治失溺之要药可知矣。萆薢分清饮竟用之以治膏淋，何其背谬若是？"

11.《本草正义》："萆薢，性能流通脉络而利筋骨，入药用根，则沉坠下降，故主治下焦。虽微苦能泄，而质轻气清，色味皆淡，则清热理湿，多入气分，少入血分。《本经》主腰背痛，乃肾有湿热、浊气不去而腰膂为之疼痛，非肾虚无湿之腰痛所可浑同施治。强骨节者，宜通百脉，湿浊去而正气自强，非能补益以助其强固，此药理之至易辨者。""《别录》谓主伤中，亦惟脾为湿困者宜之，决非补中之药。又治恚怒，颇不可解。又谓阴痿失溺，则湿热闭结者，亦有痿躄不仁、溲溺不利之症，必非可以起虚痿。"

4331 **菜豆** cài dòu (《浙江药用植物志》)

【异名】 云藊豆、四季豆、龙爪豆(《植物名实图考》)，唐豇、隐元豆(《植物学大辞典》)，云豆、六月鲜、龙骨豆、二生豆、三生豆、唐豆(《中国主要植物图说·豆科》)，白饭豆、白豆、粉豆(《陆川本草》)。

【基原】 为豆科菜豆属植物菜豆的荚果。

【原植物】 菜豆 *Phaseolus vulgaris* L.

一年生缠绕草本。长 2～3 m，被柔毛。羽状复叶；小叶 3，顶生小叶阔卵形至菱状卵形，先端急尖，基部圆形或宽楔形，两面沿叶脉有疏柔毛;侧生小叶偏斜,托叶小,基部着生。总状花序腋生,花数朵;小苞片斜卵形或近圆形,脉明显,较萼长;花萼钟状,有疏短毛;花冠蝶形,白色、黄色,后变淡紫红色,旗瓣近方形,翼瓣长圆形而小;雄蕊10,二体,(9)+1;荚果条状,略膨胀。种子球形或长圆形,白色、褐色、蓝黑或绿红色,光亮而有花斑。花期5~7月,果期7~8月。

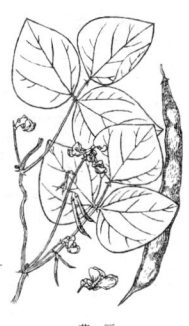

菜豆

全国各地多有栽培。

【采收加工】 7~8月采摘,鲜用。

【成分】 菜豆种子含三萜类、黄酮、有机酸、糖类、蛋白质、植物凝集素及数种其他成分。三萜类:大豆皂醇(soyasapogenol)B,3β,22β-二羟基-12 齐墩果烯-24-O-β-D-吡喃葡萄糖苷(3β,22β-dihydroxyolean-12-en-24-O-β-D-glucopyranoside),菜豆皂苷(phaseoloside)E 和 3-O-〔β-D-吡喃葡萄糖基(1→2)-β-D-吡喃乳糖基(1→2)-β-D-吡喃葡萄糖醛酸基〕齐墩果-12-烯-3β,22β,24-三醇(3-O-〔β-D-glucopyranosyl(1→2)-β-D-galactopyranosyl(1→2)-β-D-glucuronopyranosyl〕 alean-12-en-3β,22β,24-triol)。黄酮类:种皮含多种黄酮化合物,无色蹄纹天竺素(leucopelargonidin)、无色矢车菊素(leucocyanidin)、无色飞燕草素(leucodelphinidin)、山奈酚-3-木糖葡萄糖苷(kaempferol-3-O-xylosyl-glucoside)、槲皮素-3-葡萄糖苷(quercetin-3-O-glucoside)、山奈酚-3-O-葡萄糖苷(kaempferol-3-O-glucoside)、杨梅树皮素-3-葡萄糖苷(myri-cetin-3-O-glucoside)、蹄纹天竺素-3-葡萄糖苷(pelargonidin-3-O-glucoside)、蹄纹天竺素-3,5-二葡萄糖苷(pelargonidin-3,5-O-diglucoside)、矢车菊素-3-葡萄糖苷(cyanidin-3-O-glucoside)、矢车菊素-3,5-二葡萄糖苷(cyanidin-3,5-O-diglucoside)、飞燕草素-3,5-二葡萄糖苷(delphinidin-3,5-O-diglucoside)、矮牵牛素-3-葡萄糖苷(petunidin-3-O-glucoside)、锦葵花素-3-葡萄糖苷(malvidin-3-O-glucoside)。有机酸类:苹果酸(malic acid)、丙二酸(malonic acid)、枸橼酸(citric acid)、甘醇酸(glycolic acid)、琥珀酸(succinic acid)、延胡索酸(fumaric acid)、止权酸(abscisic acid)、茉莉酮酸(jasmonic acid)、L-哌啶酸(L-pipecolic acid)、亚油酸(linoleic acid)、油酸(oleic acid)、亚麻酸(linolenic acid)、棕榈酸(palmitic acid)。糖类:蔗糖、棉子糖、水苏糖、葡萄糖、果糖、麦芽糖、毛蕊花糖(verbascose)及多糖(polysaccharide)。蛋白质、植物凝集素及氨基酸:种子含糖蛋白(glycoprotein)Ⅰ、糖蛋白(glycoprotein)Ⅱ、白细胞凝集素(leukoagglutinin)、植物凝集素(phytohemagglutinin,lectin)。种子还含 S-甲基-L-半胱氨酸(S-methyl-L-cysteine)。种子蛋白质水解后含苏氨酸(threonine)、异亮氨酸(isoleucine)和色氨酸(tryptophan)。其他成分:种子含生育酚(tocopherol)、抗坏血酸(ascorbic acid)、去氢抗坏血酸(dehydroascorbic acid)。亦含尿(嘧啶核)苷(uridine)、腺(嘌呤核)苷(adenosine)、黄(嘌呤核)苷(xanthosine)和鸟(嘌呤核)苷(guanosine)、胡椒基丁醚(piperonyl butoxide)。未发芽种子和子叶轴含 β-谷甾醇(β-sitosterol)、豆甾醇(stigmasterol)和菜油甾醇(campesterol)。

【药理】 1.免疫激活作用 从本品中提得的一种植物血素 PHA 为一种非特异性的凝集素,除能凝集人的红细胞外,体外试验或注射是一种很强的致有丝分裂原,能强烈促进淋巴细胞母细胞转化,激活细胞免疫。PHA 作为免疫学试剂及免疫激活剂广泛用于免疫学研究和肿瘤患者等以激活细胞免疫。

2.终止妊娠作用 从菜豆中分得 3 种 PHA 蛋白均具有终止

妊娠作用,蛋白 A、B、C 于每 30 g 体重 0.125 mg、0.25 mg 及 0.50 mg 剂量腹腔注射均可使小鼠早孕妊娠终止率达 100%,而天花粉蛋白 0.125 mg 为 50%,其中以蛋白 A 和 B 作用为强,A 0.05 mg 剂量有效率可达 80%,而 B 为 67%。对于小鼠中孕,0.2 mg/30 g 体重的有效率蛋白 A 为 66.6%,B 为 53.3%,天花粉为 77.7%。

3.过敏原性 皮下注射 3 日所致小鼠速发型超敏反应,菜豆蛋白 A、B 均较天花粉为弱,豚鼠致敏试验菜豆蛋白 B 的抗原性也较弱。

毒性 菜豆蛋白 A、B 及天花粉 0.8 mg/20 g 体重腹腔注射对小鼠的死亡率为 50%、10% 及 40%,菜豆蛋白腹腔注射小鼠的 LD_{50} 为 55 mg/kg。

【性味】 《浙江药用植物志》:"甘、淡,平。"

【功用主治】 《浙江药用植物志》:"滋养,利尿消肿。主治水肿,脚气病。"

【用法用量】 内服:煎汤,60~120 g。

【选方】 治水肿 白饭豆 120 g,蒜米 15 g,白糖 30 g,水煎服。《陆川本草》

4332 菜蓟 cài jì 《新华本草纲要》

【异名】 食托菜蓟《中国植物志》,洋蓟《拉汉种子植物名称》,朝蓟〔《中草药通讯》1973,(5):63〕

【基原】 为菊科菜蓟属植物菜蓟的叶。

【原植物】 菜蓟 Cynara scolymus L.

多年生草本,高达 2 m。

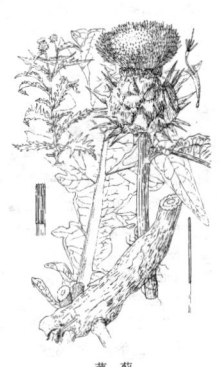

茎直立,有棱,上部分枝,全部茎枝密被蛛丝状毛或毛变稀疏。叶大形,基生叶莲座状;下部茎叶全部长椭圆形或披针形,二回羽状全裂;中部叶及上部叶渐小;叶的上面绿色,无毛,下面灰白色,被蛛网密或稀疏的绒毛。头状花序大,生分枝顶端;总苞片多层,硬革质,中外层总苞片先端渐尖,内层总苞片先端有硬膜质的附片;小花紫红色。瘦果长椭圆形,4 棱,先端截形;冠毛白色,长 2.5~3 cm。花果期 6~7 月。

菜蓟

我国北京、江苏、广东、陕西常有栽培。原产地中海地区。

【采收加工】 6~7月采收,晒干。

【成分】 叶含洋蓟素(cynarin)、洋蓟三糖苷(cynarotrioside)。后者系由木犀草素(luteolin)和 2 分子葡萄糖(glucose)及 1 分子鼠李糖(rhamnose)所构成的。还含异绿原酸(isochlorogenicacid)、绿原酸(chlorogenic acid)、木犀草素-7-葡萄糖苷(luteolin-7-glucoside)、咖啡酸(caffeic acid)和奎宁酸(quinicacid)等。

【药理】 1.保肝作用 菜蓟提取物 500 mg/kg 分别在四氯化碳中毒前 48、24、1 小时给予大鼠,可显著降低 ALT(丙氨酸氨基转移酶)、AST(天冬氨酸氨基转移酶)、直接胆红素和谷胱甘肽水平。菜蓟中的洋蓟素 0.01~3 mg/ml、咖啡酸 1 mg/ml 对离体大鼠肝细胞四氯化碳中毒有保护作用,且对细胞再生有利。

2.利胆作用 菜蓟叶中的利胆成分给犬静脉注射(盐水中含 500 mg),可使犬胆汁分泌从给药前 0.9~1.2 ml 增加至 2.4~3.0 ml。菜蓟总提取物和纯化物对大鼠有明显利胆作用,主要是促进胆盐分泌。

3.其他作用 两种提取物均可减少高脂血症动物血浆胆固

醇水平,总提取物作用较差。实验表明两种提取物胃肠道吸收作用较好。菜蓟叶有很强的利尿和排泄盐类的作用。排泄 Na$^+$ 和 Cl$^-$ 较之排泄 K$^+$ 占绝对优势。

【药性】 甘,平。

【功用主治】 舒肝利胆,清泄湿热。主治黄疸,胸胁胀痛,湿热泻痢。

【用法用量】 内服:煎汤,6～15 g。

4333 菜子七 cài zǐ qī 《全国中草药汇编》

【异名】 白花石芥菜《中国高等植物图鉴》,山芥菜《东北植物检索表》,假芹菜《长白山植物药志》,角蒿《湖南药物志》。

【基原】 为十字花科碎米荠属植物白花碎米荠的根及根状茎或全草。

【原植物】 白花碎米荠 Cardamine leucantha (Tausch) O. E. Schulz [Dentaria leucantha Tausch]

多年生草本,高30～100 cm。根状茎短,匍匐,须根和粗线状匍匐枝白色,横走,有不定根。茎直立,单一,有细棱。奇数羽状复叶;基生叶具较长叶柄,小叶2～3 对,顶生小叶卵状披针形,先端渐尖,边缘具不整齐钝齿,基部楔形;茎上部叶有小叶1～2 对,均被短柔毛。总状花序顶生;萼片 4,椭圆形,边缘膜质,花瓣4,白色,长圆状楔形或近倒卵形;雄蕊 6,4 长 2 短,基部有一半环形侧生蜜腺包围;雌蕊 1,子房与花柱等长,柱头扁球形。长角果线形,具宿存花柱。种子卵球形或近椭圆形,栗褐色,边缘具狭翅或无翅。花期4～7月,果期7～8月。

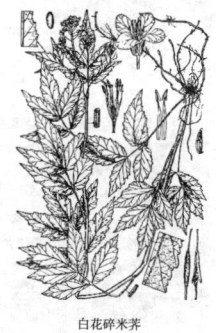

白花碎米荠

生于海拔 200～2 000 m 之间的林区路旁、山坡灌木林下、沟边及湿草地。分布于东北及河北、山西、江苏、浙江、安徽、江西、河南、湖北、湖南、四川、陕西、甘肃等地。

【采收加工】 5～7月采收全草,8～9月采挖根及根茎,晒干。

【药性】 《全国中草药汇编》:"辛,温。"

【功用主治】 化痰止咳,活血止痛。主治百日咳,慢性气管炎,月经不调,跌打损伤等。

《全国中草药汇编》:"解痉镇咳,活血止痛。主治百日咳,跌打损伤。"

【用法用量】 内服:煎汤,6～15 g。

【选方】 1. 治百日咳 菜子七根15～30 g,小儿减半,水煎,分 3 次服,或晒干研粉,用蜂蜜拌服。(《全国中草药新医疗法展览会技术资料选编·传染病》)

2. 治慢性气管炎 (菜子七)根状茎或全草15 g,杏仁12 g,水煎服。

3. 治月经不调 (菜子七)根状茎研末,每日 9 g,酒调服。
(2、3 方均出自《湖南药物志》)

4334 菜头肾 cài tóu shèn 《浙南本草新编》

【异名】 土太子参《浙南本草新编》,肉根马蓝《浙江药用植物志》。

【基原】 为爵床科马蓝属植物菜头肾的根或全草。

【原植物】 菜头肾 Strobilanthes sarcorrhiza (C. Ling) H. S. Ho [Championella sarcorrhiza C. Ling]

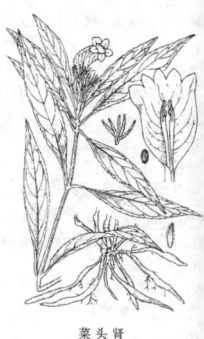

多年生草本,高 20～40 cm。肉质根棒状数条。茎直立或基部稍倾斜,节稍膨大。叶对生;叶片披针形或长椭圆状披针形,先端渐尖,基部楔形下延成柄,边缘具波状浅圆齿;叶脉 7～9 对。穗状花序生于枝根;苞片倒卵状椭圆形,宿存,萼 5 深裂几达基部,苞片和萼裂片均被白色或淡褐色的长柔毛;花冠漏斗状,淡紫色,花冠筒直,喉部扩大呈钟形,外面无毛,内面有 2 列微毛;雄蕊 4,2 强,外侧一对花丝较内侧一对为长,被短毛;子房上位,花柱有短柔毛。蒴果长圆形,无毛。种子 4 颗,椭圆形,具沟。花期 7～8 月,果期 9～11 月。

菜头肾

生于山坡路边。分布于浙江东南部。

【采收加工】 立秋后挖根,晒干或鲜用;7～10 月采收全草,扎把,晒干。

【药性】 《全国中草药汇编》:"微甘,凉。"

【功用主治】 《全国中草药汇编》:"根:养阴补肾;茎叶:清热解毒。主治肾虚腰痛,阴虚牙痛,迁延型或慢性肝炎,肾炎或肾盂肾炎。外用治疗疮肿肿,肌腱扭伤。"

【用法用量】 内服:煎汤,9～15 g,鲜品倍量。外用:鲜品捣敷。

【宜忌】 脾胃虚寒者慎服。

【选方】 1. 治虚火龈肿痛 菜头肾根、白英各 15～30 g,水煎服。(《浙江药用植物志》)

2. 治急性传染性肝炎 (菜头肾)茎、叶 30 g,水煎服。(《全国中草药汇编》)

3. 治疖肿鲜 (菜头肾)全草适量,捣烂敷患处。(《浙江药用植物志》)

4335 菜豆树 cài dòu shù 《广州空军常用中草药手册》

【异名】 牛尾豆、蛇仔豆、鸡豆木《广西中兽医药用植物》,豆角木、接骨凉伞、大�伞、大朝阳、森木朗伞《广州空军·常用中草药手册》,豆角树、白鹤参、牛尾树《广西中草药》,朝阳花、牛尾木《广西实用中草药》,蛇树《全国中草药汇编》,辣椒树、钝刀树《云南中药资源名录》。

【基原】 为紫葳科菜豆树属植物菜豆树的根、叶或果实。

【原植物】 菜豆树 Radermachera sinica (Hance) Hemsl. [Stereospermum sinicum Hance]

小乔木,高达10 m。根直,色白。树皮锈黑色,枝叶聚生于干顶。叶对生;二至三回羽状复叶,小叶卵形至卵状披针形,先端尾状渐尖,基部阔楔形,全缘,侧生小叶片在近基部的一侧疏生少数盘菌状腺体。顶生圆锥花序;苞片线状披针形,早落;花萼蕾时封闭,锥形;花冠钟状漏斗形,白色至淡黄色,裂片 5,圆形,有皱纹;雄蕊 4,2 强,光滑;子房光滑,柱头 2 裂。蒴果细长,圆柱形,长达50～80 cm,稍弯曲,多沟纹,果皮薄革质。种子多数,椭圆形。花期 5～9月,果期10～12月。

生于山谷或平地疏林中。分布于广东、广西、贵州、云南、台湾。

【采收加工】 全年可采根,7～10月采叶,10～12 月采果实,鲜用或晒干。

【成分】 菜豆树根皮和叶中含 8-羟基-2, 6-二甲基-(2E, 6E)-辛二烯酸〔8-hydroxy-2, 6-dimethyl-(2E, 6E)-octadienoic acid〕，8-羟基-2，6-二甲基-（2E，6E)-辛二烯酸葡萄糖酯〔glucosyl-8-hydroxy-2, 6-dimethyl-(2E, 6E)-octadieno ate〕，8，10-二 羟 基-2-甲 基-（2E，6E)-辛二烯酰基梓醇〔8, 10-dihydroxy-2-methyl-(2E, 6E)-octadienoylcatalpol〕，6-O- 4″-羟基-3″-甲氧基-苯甲酰基筋骨草醇（6-O-4″-hydroxy-3″-methoxybenzoyl ajugol)，黄金树苷（specicoside)，米内苷（minecoside)，林生钓钟柳苷（nemoroside)Ⅰ，毛子草苷（amphicoside)。木部

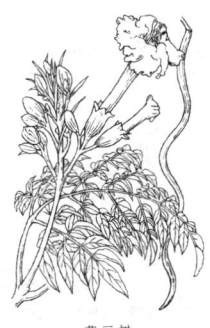

菜豆树

含萘醌类成分：拉帕醌醇（lapachol)，去氢-α-拉帕醌（dehydro-α-lapachone)，去氢异-α-拉帕醌（dehydroiso-α-lapa-chone)，3-羟基-6-甲氧基去氢异-α-拉帕醌（3-hydroxy-6-methoxydehydroiso-α-lapachone)，3-羟基去氢异-α-拉帕醌（3-hydroxydehydroiso-α-lapachone)，3，6-二甲氧基去氢异-α-拉帕醌（3,6-dimethoxydehydroiso-α-lapachone)，3，5-二羟基去氢异-α-拉帕醌（3,5-dihydroxy-6-methoxydehydroiso-α-lapachone)，2-异丙烯基萘并〔2，3~6〕呋喃-4, 9-醌〔2-isopropenylnaphtho〔2，3~6〕furan-4, 9-quinone〕，菜豆树萜内酯（radermasinin)。

【药理】 镇痛作用 以菜豆树豆荚（豆荚组）、叶（树叶组）、皮（树皮组）和根（树根组）的水提物各 10.0 g/kg(生药)给小鼠灌药，结果豆荚组、树叶组和树皮组小鼠的扭体次数、热板痛反应时间和电刺激诱痛反应均与对照组比较有显著性抑制，说明菜豆树豆荚、叶和皮的水提取物对小鼠具有显著的镇痛作用。

【药性】《广西中草药》："苦，寒。"

【功用主治】 清暑解毒，散瘀消肿。主治中暑发热，痈肿，跌打骨折，毒蛇咬伤。

《广西中草药》："散瘀消肿，清热解毒。"

【用法用量】 内服：煎汤，9~15 g。外用：捣敷；或煎水洗。

【选方】 1. 治伤暑发热 菜豆树嫩叶适量，水煎洗全身。

2. 治跌打损伤 菜豆树根 30~60 g，水煎或浸酒服。

3. 治毒蛇咬伤 菜豆树叶或果，捣烂敷头部囟门（先剃去头发)处。（1~3方出自《广西中草药》)

4336 菟丝 tù sī 《本经》

【异名】 唐《诗经》，蒙《毛诗传》，王女《尔雅》，菟芦《本经》，鸮萝、复实、赤网《吴普本草》，兔丘《广雅》，菟缕、菟累《别录》，野狐浆草《圣惠方》，火焰草《庚辛玉册》，金线草、野狐丝《群芳谱》，黄丝草《本草述》，金丝草《药性考》，无根金丝草《采药志》，缠藤草、豆马黄《李氏草秘》，莫娘藤《分类草药性》，吐血丝《岭南采药录》，兔儿丝、黄腊须《河北药材》，盘死豆、黄丝虫《山东中药》，麻棱棵、缠丝蔓《山东中草药手册》)。

【基原】 为旋花科菟丝子属植物菟丝子的全草。

【原植物】 参见"菟丝子"条。

【采收加工】 秋季采收全草，晒干或鲜用。

【成分】 菟丝子全草含菟丝子多糖，还含卵磷脂（lecithin）及脑磷脂（cephalin)。南方菟丝子全草含胡萝卜素〔β-胡萝卜素（β-carotene)，γ-胡萝卜素（γ-carotene)，5, 6-环氧-α-胡萝卜素（α-carotene-5, 6-epoxide)，叶黄素（lutein)，蒲公英黄质（taraxanth-in)〕。全草含生物碱成分 cuscutamine (cuscutamine)。全草含生物碱成分 cuscutoxide A, B, 熊果酸苷（arbutin)，绿原酸（chlorogenic acid)，对香豆酸（p-coumaric acid)。

【药材】 菟丝 Cuscutae Herba 主产广东、四川。

性状 干燥茎多缠绕成团，呈棕黄色，柔细，直径约 1 mm。叶退化成鳞片状，易脱落。花簇生于茎节，成球形。果实圆形或扁球形，大小不一，棕黄色。气微，味微苦。

【炮制】 取原药材，除去杂质，抢水洗净，稍润，切长段，干燥，过筛。

饮片性状 为不规则的段，呈乱丝状或结成团。茎纤细、淡黄色或棕黄色，多弯曲直，偶有螺旋状。花小，钟状，簇生，淡棕黄色。蒴果近球形，淡黄色。气微，味微苦、涩。

贮干燥容器内，置阴凉干燥处。

【药性】 苦，甘，平。

1.《纲目》："甘，平，无毒。"

2.《药鉴》："性凉，味微甘。"

3.《药性考》："味苦，性寒。"

【功用主治】 清热解毒，凉血止血，健脾利湿。主治痢疾，黄疸，吐血，衄血，便血，血崩，淋浊，带下，便溏，目赤肿痛，咽喉肿痛，痈疽肿毒，痱子。

1.《本经》："汁去面野。"

2.《本草蒙筌》："解热毒痱疹，散痒塌痘疮。"

3.《药鉴》："利水，治湿热。"

4.《百草镜》："治癃淋浊痢，带下，黄疸，预解痘毒，敷红丝疔。"

5.《药性考》："凉血散血。治痈疽肿毒诸症。性寒凉血、吐、衄、崩、便、咳、咯（诸血)能截（服之能止)，解诸药毒、瘰疬并息。"

6.《纲目拾遗》："葛祖治狐骚气，辟汗疵症。"

7.《植物名实图考》："治跌打，利小便。"

8.《四川中药志》1960 年版："行血，生精，洗汗斑及散痧。"

9.《陕西中药志》："内用有滋阴作用，煎汤外用治阴疮，阴肿，阴痒，阴痛及阴道滴虫病。"

10.《浙江药用植物志》："补肝肾，安胎。主治遗精，崩漏，带下，习惯性流产，小儿单纯性消化不良，目赤肿痛，咽喉肿痛。"

【用法用量】 内服：煎汤，9~15 g；或研末。外用：煎水洗；或捣敷；或绞汁涂、滴患处。

【选方】 1. 治小便不通 金丝草一握，同韭菜根头煎汤洗小肚。《慈惠小编》)

2. 治阳痿遗精，腰膝酸痛，小便淋漓，大便溏泄，妇女白带 金灯藤全草 9~12 g，水煎，冲黄酒、红糖服。《浙江民间常用草药》)

3. 治细菌性痢疾、肠炎 鲜菟丝子全草 30 g，每日 1 剂，煎服 2 次。(内蒙古《中草药新医疗法资料选编》)

4. 治小儿单纯性消化不良 金丝草研粉，每次 0.9~1.5 g，温开水送服，每日 2~3 次。

5. 治目赤肿痛，咽喉肿痛 鲜金丝草适量。捣烂取汁，滴眼或滴喉。(4、5 方出自《浙江药用植物志》)

4337 菟丝子 tù sī zǐ 《本经》

【异名】 菟丝实《吴普本草》，吐丝子《本草求原》，无娘藤米米《中药形性经验鉴别法》，黄藤子、龙须子《东北药用植物志》，萝丝子《江苏省植物药材志》，黄网子、萝萝子、豆须子《山东中草药手册》，缠龙子《河南中药手册》，黄丝子《辽宁常用中草药手册》)。

【基原】 为旋花科菟丝子属植物菟丝子的种子。

【原植物】 菟丝子 Cuscuta chinensis Lam. 又名：黄丝(北方诸省)，豆寄生(江苏及北方诸省)，无根草(内蒙古、陕西、山西、河南、江苏)，金丝藤(山西、江西)，无根藤(江西、四川、贵州、云南)。

一年生寄生草本。茎缠绕，黄色，纤细，多分枝，多寄生根，伸入寄主体内。叶稀少，鳞片状，三角状卵形。花两性，多数簇生成

小伞形或小团伞花序;苞片小,鳞片状;花萼杯状;花冠白色;雄蕊 5;雌蕊 2,子房近球形,2 室,花柱 2,柱头头状。蒴果近球形,稍扁。种子 2～4 颗,黄或黄褐色,卵形,长 1.4～1.6 mm,表面粗糙。花期 7～9 月,果期 8～10 月。

生于田边、路边、荒地、灌木丛中,以及山坡向阳处。多寄生于豆科、菊科、藜科等草本植物上。全国大部分地区有分布,以北方地区为主。

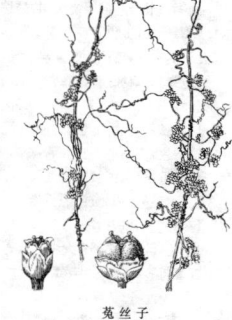

菟丝子

此外,种子作菟丝子药用的还有南方菟丝子 C. australis R. Br. 分布于河北、辽宁、吉林、江苏、浙江、安徽、福建、江西、山东、湖北、湖南、广东、四川、云南、陕西、甘肃、宁夏、新疆、台湾等地。金灯藤 C. japonica Choisy 分布于我国南北多数地区。

本植物的全草(菟丝)亦供药用,另设专条。

【采收加工】 9～10 月采成熟果实,晒干,打出种子,簸去果壳、杂质。

【药材】 菟丝子 Cuscutae Chinensis Semen 主产于辽宁、吉林、河北、河南、山东、山西、江苏等地。

性状 种子类球形,腹棱线明显,两侧常凹陷,直径 1～1.5 mm。表面灰棕色或黄棕色,微粗糙,种脐不明显。于扩大镜下可见表面有细密深色小点,并有分布不均匀的白色丝状纹;种脐近圆形,位于种子顶端。种皮坚硬,不易破碎,用沸水浸泡,表面有黏性,煮沸至种子种皮破裂,露出黄白色细丝卷旋状的胚,称"吐丝"。除去种皮可见中央为卷旋 3 周的胚,胚乳膜质套状,位于胚周围。气微,味微苦、涩。

鉴别 (1) 种子横切面:表皮细胞 1 列,在脐点处为 2 列,类方形,少数为长方形,壁木化,角隅处呈角状突起。栅状细胞 2 列,外列细胞木化;内列细胞非木化,外侧近交界处有光辉带。营养层明显,有分泌物。胚乳最外层细胞壁加厚,非木化,含大油滴和糊粉粒。

粉末特征:黄褐色或深褐色。种皮表皮细胞断面观呈类方形或类长方形,侧壁增厚;表面观呈圆多角形,角隅处壁明显增厚。种皮栅状细胞成片,断面观 2 列,光辉带一;表面观呈多角形皱缩。胚乳细胞多多角形或类圆形,胞腔内含糊粉粒。子叶细胞含糊粉粒及脂肪油滴。

(2) 取本品粉末 1 g,加水 10 ml,冷浸 12 小时,滤过。取滤液 2 ml,加 α-萘酚试液 2～3 滴,沿管壁加硫酸 1 ml,与硫酸的接触面产生紫红色环(检查糖类)。

(3) 取菟丝子 1 g,加甲醇 10 ml,冷浸 12 小时,滤过。取滤液 2 ml,加镁粉少许及盐酸数滴,溶液呈桃红色(检查黄酮类)。

【成分】 菟丝子种子含黄酮类成分槲皮素(quercetin)、紫云英苷(astragalin)、金丝桃苷(hyperin)及槲皮素-3-O-β-D-半乳糖-7-O-β-葡萄糖苷(quercetin-3-O-β-D-galactoside-7-O-β-glucoside)。南方菟丝子果实含大量的生物碱。菟丝子种子含新芝麻脂素(neosesamin)、4,4′,6-三羟基橙酮(4,4′,6-trihydroxyaurone)、棕榈酸(palmitic acid)、硬脂酸(stearic acid)、胡萝卜苷(daucosterol)、含甾醇类:β-谷甾醇(β-sitosterol)、豆甾醇(stigmasterol)、5-燕麦甾醇(Δ⁵-avenasterol)、菜油甾醇(campesterol)、胆甾醇(cholesterol)。含乙酰化三糖成分:cus-1、cus-2。

南方菟丝子种子含黄酮成分:山柰酚、紫云英苷、槲皮素、虫漆醋酸(lacceroic acid)、β-谷甾醇、β-谷甾醇 3-O-吡喃葡萄糖苷

(β-sitosterol 3-O-β-xylopyrananoside)、金丝桃苷。还有南菟丝子苷(australiside)A、胸腺嘧啶脱氧核苷酸(thymidine)、咖啡酸(caffeic acid)、咖啡酸-β-D-葡萄糖苷(caffeic acid-β-D-glucoside)、对羟基桂皮酸(p-coumaric acid)。

【药理】 1. 增强性腺功能 雌性大鼠灌服煎剂 10 g/kg,每日 2 次,连续 5 日,可使垂体前叶、卵巢和子宫重量增加,但血浆中促黄体生成激素(LH)无明显改变;卵巢绒毛膜促性腺激素/促黄体生成素(HCG/LH)受体特异结合力与 HCG/LH 受体数增加;使去卵巢大鼠的垂体对注射黄体生成素释放激素(LRH)的 LH 分泌反应提高,提示菟丝子对下丘脑-垂体-性腺(卵巢)轴功能有兴奋作用。菟丝子黄酮明显降低心理应激大鼠下丘脑 β-EP 含量;提高腺垂体嗜碱性细胞数量及黄体生成素(LH)含量,但对腺垂体卵泡刺激激素(FSH)含量没有明显影响。另外,菟丝子黄酮能明显提高应激大鼠卵巢内分泌功能降低模型血清雌二醇(E₂)、孕酮(P)水平,增加垂体、卵巢、子宫的重量,但对肾上腺抗坏血酸含量没有明显的影响。

2. 对造血系统的作用 小鼠皮下注射菟丝子注射液,每日 2 次,共 3 日,对受环磷酰胺抑制的粒系祖细胞(CFU-D)的生长有促进作用。

3. 增强免疫功能 菟丝子黄酮能提高小鼠腹腔巨噬细胞吞噬功能、活性 E-玫瑰花结形成率和抗体的生成。金丝桃苷体内剂量在 300 和 150 mg/kg 时对小鼠胸腺指数及脾 T、B 淋巴细胞增殖和腹腔巨噬细胞吞噬功能具有明显的抑制作用。而浓度为 50 mg/kg 时对小鼠脾 T、B 淋巴细胞增殖和腹腔巨噬细胞吞噬功能具有明显的增强作用。金丝桃苷体外剂量在 1.00～6.25 μg/ml 时能显著增强脾 T、B 淋巴细胞的增殖和促进 T 淋巴细胞产生白介素-2(IL-2)的能力,同时也能增强腹腔巨噬细胞的吞噬功能和释放 NO 的能力。

4. 对心血管的作用 菟丝子总黄酮对实验性大鼠心肌缺血具有明显预防和治疗作用,可减轻心肌缺血的程度和范围,并且具有增加冠脉流量、扩冠、降压以及强心等作用。其水煎液及醇提物能增强离体蟾蜍心脏的收缩力,降低麻醉犬的血压。菟丝子有效成分 EOA-1 对乳腺心脏保存及耳后移植存活有积极作用。

5. 抗癌作用 小鼠灌服菟丝子水提取物 1 g/kg,每星期 3 次,连续 36 星期,可明显抑制二甲基苯蒽诱发的皮肤乳头状瘤的生长和皮肤癌的发生。

6. 其他作用 菟丝子在体外还具有清除超氧阴离子自由基、羟自由基和抑制鼠肝匀浆脂质过氧化作用。菟丝子水提取物可防治四氯化碳引起的大鼠肝损害。菟丝子对大鼠晶状体中异常生化变化具有阻止和纠正作用,防止醛糖还原酶活性的升高,使降低的多元醇脱氢酶、己糖激酶、六磷酸葡萄糖脱氢酶的活性基本恢复正常,说明其对大鼠半乳糖性白内障有很好的疗效。

【炮制】 1. 菟丝子 取原药材,除去杂质,洗净,晒干。生品养肝明目力胜。

2. 炒菟丝子 取净菟丝子置锅内,用文火加热炒至微黄,有爆裂声时,取出放凉。

3. 菟丝子饼 置锅内,加适量水,加水煮边煮,煮至吐丝为度;再加入黄酒,压平,切成块,干燥。

4. 盐菟丝子 取净菟丝子用盐水拌匀,稍闷,置锅内,用文火加热炒干,取出放凉。盐制增强其补肾作用。

5. 酒菟丝子 取净菟丝子,用黄酒拌匀,置适宜容器内煮至酒被吸尽,取出,干燥。酒制增强其温壮肾阳作用。

6. 酒菟丝饼 取净菟丝子置锅内,加适量水煮至开裂,不断搅动,待水被吸尽呈稠粥状时,加入黄酒拌匀,取出,压成大片,切成长方块(长约 2 cm,宽约 1.5 cm,厚约 1 cm),干燥。酒制增强其温壮肾阳作用。

饮片性状 菟丝子参见"药材"项。炒菟丝子形如菟丝子,黄

棕色,有裂口,气香,味淡。菟丝子饼为黄棕色块,气微,味淡。盐菟丝子形如菟丝子,色泽加深,有裂口,味微咸。酒菟丝子形如菟丝子,具酒气。酒菟丝子饼呈小长方块,表面灰褐色或棕黄色,略具酒气。

贮干燥容器内。炒菟丝子、菟丝子饼、盐菟丝子、酒菟丝子、酒菟丝子饼,密闭,置阴凉干燥处,防霉,防蛀。

【**药性**】 辛、甘、平。归肝、肾、脾经。

1.《**本经**》:"味辛,平。"
2.《**别录**》:"甘,无毒。"
3.《**品汇精要**》:"性平,散,缓,气之薄者,阳中之阴。"
4.《**本草汇言**》:"味辛,甘,苦,气平。无毒。入足少阴肾经。"
5.《**本草正**》:"味甘、辛,气微温。"
6.《**药品化义**》:"味甘、淡,性微温。能浮能沉,性气薄而味厚。入肝、肾二经。"
7.《**本草新编**》:"味辛、甘,气温,无毒。入心、肝、肾三经。"

【**功用主治**】 补肾益精,养肝明目,固精止泄。主治腰膝酸痛,遗精,阳痿,早泄,不育,消渴,淋浊,遗尿,目昏耳鸣,胎动不安,流产,泄泻。

1.《**本经**》:"主续绝伤,补不足,益气力,肥健,汁去面䵟,久服明目,轻身延年。"
2.《**雷公炮炙论**》:"补人卫气,助人筋脉。"
3.《**别录**》:"养肌强阴,坚筋骨,主茎中寒,精自出,溺有余沥,口苦燥渴,寒血为积。"
4.《**药性论**》:"治男子女人虚冷,添精益髓,去腰疼膝冷,久服延年,壮悦颜色,又主消渴热中。"
5.《**日华子**》:"补五劳七伤,治鬼交泄精,尿血,润心肺。"
6. 王好古:"补肝脏风虚。"(引《纲目》)
7. 王靖远:"专补肝脏风虚,活利腰膝并一切顽麻痿痹诸疾。"(引自《本草汇言》)
8.《**本草经疏**》:"为补脾、肾、肝三经要药。"
9.《**本草汇言**》:"补肾养肝,温脾助肾之药也。主男子阳道衰微,阴茎痿弱,或遗精滑泄,小便滑逝;治女人腰脊酸疼,小腹冷痛,或子宫虚冷,带下淋沥,或饮食减少,大便不实,是皆男妇三阴不足之证。"
10.《**湖南药物志**》:"舒筋活气,退热祛寒。"

【**用法用量**】 内服:煎汤,6~15 g;或入丸,散。外用:炒研调敷。

【**宜忌**】 阴虚火旺、阳强不痿及大便燥结之证禁服。

1.《**千金方**》:"菟丝子忌兔肉。"
2.《**本草经集注**》:"恶雚菌。""宜丸不宜煮。"
3.《**本草经疏**》:"肾家多火,强阳不痿者忌之,大便燥结者亦忌之。"
4.《**本经逢原**》:"阳强不痿、大便燥结、小水赤涩者勿用,以其性偏助阳也。"
5.《**得配本草**》:"孕妇、血崩、阳强、便结、肾脏有火、阴虚火动,六者禁用。"

【**选方**】 1. 补肾气,壮阳道,助精神,轻腰脚 菟丝子一斤(淘净,酒煮,捣成研,焙干),附子(制)四两。共为末,酒糊丸,梧子大。酒下五十丸。(《扁鹊心书》菟丝子丸)

2. 治精气不足,肾水潇燥,咽干多渴,耳鸣头晕,目视昏,面色黧黑,腰膝疼痛,脚膝酸弱,屡服药不得应者 菟丝子(淘净,酒蒸,捣)二两,五味子一两。上为末,炼蜜丸如桐子大,每服七十丸,空心盐汤或酒送下。(《普济方》引《济生方》双补丸)

3. 治心肾不足,精少血燥,心下烦热,怔忡不安,或口干生疮,目赤头晕,小便赤涩,五心烦热,多渴引饮,及精遗血少,劳役过度 菟丝子(淘,酒蒸,捣)二两,麦门冬(去心)二两。上为细末,炼蜜丸,如梧桐子大,每服七十丸。空心食前用盐汤送下;熟水亦

得。(《医方类聚》引《济生续方》心肾丸)

4. 治心气不足,思虑太过,肾经虚损,真阳不固,溺有余沥,小便白浊,梦寐频泄 菟丝子五两,白茯苓三两,石莲子(去壳)二两。上为细末,酒糊糊为丸,如梧桐子大,每服三十丸,空心盐汤下。常服镇益心神,补脾养血,清小便。(《局方》茯菟丸)

5. 治丈夫腰膝积冷痛,或顽麻无力 菟丝子(洗)秤一两,牛膝一两。同浸于银器内,用酒浸过一寸五日,曝干,为末,将原浸酒再入少醇酒作糊,搜和丸,如梧桐子大。空心酒下二十丸。(《经验后方》)

6. 治膏淋 菟丝子(酒浸,蒸,焙,熔),桑螵蛸(炙)各半两,泽泻一分。上为细末,炼蜜为丸,如梧桐子大,每服二十丸,空心用清米饮送下。(《普济方》菟丝丸)

7. 治小便淋沥 车前子(熔),菟丝子。上为末,炼蜜为丸,食后服之。(《医方类聚》引《千金月令》驻景丸)

8. 治肾脏俱虚,眼常昏暗 菟丝子五两(酒浸三日,曝干,别捣为末),车前子一两,熟干地黄三两。上件药,捣罗为末,炼蜜和捣,丸如梧桐子大。每于空心以温酒下三十丸。晚食前用服。(《圣惠方》驻景丸)

9. 治滑胎 菟丝子(炒熟)四两,桑寄生二两,川续断二两,真阿胶二两。上药将前味乳和,水化阿胶和为丸,一分重(干足一分),每服二十丸,开水送下,日两次。气虚者,加人参二两。大气陷者,加生黄芪三两。食少者,加炒白术二两。凉者,加炒补骨脂二两。热者,加生地二两。(《衷中参西录》寿胎丸)

10. 治面上粉刺 捣菟丝子,绞取汁涂之。(《肘后方》)

11. 治白癜风 菟丝子9 g。浸入95%乙醇60 g内,2~3日后取汁,外涂,每日2~3次。(《青岛中草药手册》)

【**临床报道**】 1. 治疗隐匿性肾炎 用菟丝子30 g,水煎300 ml,2次分服。连服3个月后evaluated疗效。共治疗13例,结果:痊愈3例(23.08%)好转9例(69.23%),无效1例(7.69%);总有效率92.31%。

2. 治疗阳痿 用淫羊藿、菟丝子各150 g,共为末,每次5 g,黄酒送服,每日3次。20日为1个疗程。同时配合自我按摩会阴及阴部,先自左向右,再自右向左,反复按摩10次,再按摩3次,再配合用川芎、细辛各3 g,煎水坐浴20分钟,每晚1次。治疗期间禁房事3个月,并避免过劳及受寒。共治疗52例,结果:痊愈39例,好转9例,无效4例,总有效率为92%。服药时间最短17日,最长3个疗程,平均48.5日。随访20例痊愈患者均未见复发。

3. 治疗带状疱疹 取干净菟丝子种子炒至表面呈黄色,微鼓起时取出,摊凉后立即研磨成细粉,过120目筛备用。用时将菟丝子粉用麻油调成糊状,外涂于患者疮面。每日6~8次,3日为1个疗程。共治疗26例,结果全部治愈,其中1个疗程治愈者12例,2个疗程治愈者13例,14日治愈者1例。

【**各家论述**】 1.《**本草汇言**》:"菟丝子,补肾养肝,温脾助胃之药也。但补而不峻,温而不燥,故入肾经。虚可以补,实可以利,寒可以温,热可以凉,湿可以燥,燥可以润。非若黄柏、知母,苦寒而不温,有泻肾经之气;非若肉桂、益智,辛热而不凉,有动肾经之燥;非若茯苓、瑣阳,甘咸而滞气,有生肾经之湿者比也。如汉人集《神农本草》称为续绝伤,益气力,明目精,皆由补肾养肝,温理脾胃之征验也。"

2.《**本草经疏**》:"五味之中,惟辛通四气,复兼四味,《经》曰甘苦燥,急食辛以润之,菟丝子之属是也。与辛香燥热之辛,迥乎不同矣,学者不可以辞害义可也。为补肾、脾、肝三经之药,主续绝伤,补不足,益气力,肥健者,三经俱至,则绝伤续而不足补矣。脾统血,合肌肉而主四肢,是阳明、太阴之气虚,则筋骨痿弱;暖而能强阴,坚筋骨,暖而能补肾中阳气,故主茎中寒精自出,溺有余沥。口苦燥渴者,脾肾虚而生内热,津液因之不足也,二脏得补,则二病自愈。寒血为积者,劳伤则血瘀,阳气乏绝则内寒,

血随气行，气弱不能统血以行，久而为积矣。凡劳伤，皆脾、肾、肝三脏主之，肝脾气足，则瘀血自行也。"

3.《药品化义》："(菟丝子)禀气中和，性味甘平。取子主于降，用之入肾，善补而不峻，益阴而固阳。凡滑精、便浊、尿血余沥、虚损劳伤、腰膝积冷、虚寒无力，皆由肾虚所致，此补养，无不奏效。又因味甘，甘能助脾，疗脾虚久泻，饮食不化，四肢困倦，脾气渐旺，则卫气自充，肌肤得养矣。"

4.《本草新编》："(菟丝子)可以重用，亦可一味专用。遇士虚之人，日夜梦，精频泄者，用菟丝子三两，水十碗，煮汁三碗，分三服，早、午、晚各一服即止，且永不再遗。此乃心、肝、肾三经齐病，水火两虚所致。菟丝子正补心、肝、肾之圣药，况又不杂之别味，则尤尤专，所以能直入三经以收全效也。他如夜梦不安，两目昏暗，双足乏力，皆可用一二两，同人参、熟地、白术、山莫之类，用之多建奇功。"

5.《本草思辨录》："他物补肾，补之而已。此(菟丝子)能补中寓升，故其治精自出溺有余沥，不得以涩剂目之。治消渴，则是化肾中之阴以升其液，亦非滋阴之谓。"

4338 菊芋《全国中草药汇编》

【异名】 洋姜、番羌(广东)。

【基原】 为菊科向日葵属植物菊芋的块茎或茎叶。

【原植物】 菊芋 Helianthus tuberosus L. 又名：菊蓣《中国植物志》。

多年生草本，高 1～3 m。地下茎块状。茎直立，上部分枝，被短糙毛或刚毛。基部叶对生；上部叶互生，叶柄上部有狭翅；叶片卵形至卵状椭圆形，先端急尖或渐尖，基部宽楔形，边缘有锯齿。头状花序数个，生于枝端；有 1～2 个线状披针形的苞片；总苞片披针形或线状披针形，开展；舌状花淡黄色；管状花两性，孕育，花冠黄色、棕色或紫色，裂片 5。瘦果楔形；冠毛上端常有 2～4 个具毛的扁芒。花期 8～10 月。

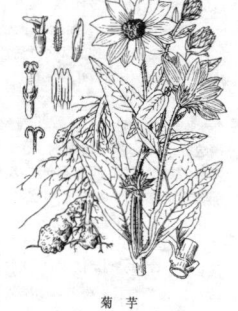

菊 芋

现我国大多数地区有栽培。原产北美。

【采收加工】 9～10 月采挖块茎，7～10 月采收茎叶，鲜用或晒干。

【成分】 块根含菊糖(inulin)，蔗糖 1F-β-D-果糖转移酶(sucrose 1F-β-D-fructosyltransferase)，核酮糖-1, 5-二磷酸羧化酶(ribulose-1, 5-bisphosphatecarboxylase)，多酚氧化酶(polyphenoloxidase)，旋覆花酶(inulase)，果糖低聚糖(fructo-oligosaccharides)。叶含向日葵精(heliangine)，肿柄菊内酯(tagitinin)，密花绵毛叶菊素(erioflorin)。叶的腺毛含勒普妥卡品(leptocarpin)，14-羟基勒普妥卡品(14-hydroxylept ocarpin)，巴德来因(budlein)A，巴德来因 A 巴豆酸酯(budlein A tiglate)，巴德来因 A 2-甲基丁酸酯(budlein A 2-methylbutyrate)，巴德来因 A 异丁酸酯(budlein A-isobutyrate)，巴德来因 A 甲基丙烯酸酯(budlein A methylacrylate)，4, 5-异-巴德来因 A 异丁酸酯(4, 5-isobudlein A isobutyrate)，4, 15-异-阿吹坡利西内酯脱异丁酸酯(4, 15-isoatripliciolideisobutyrate)，4, 15-异阿吹坡利西内酯甲基丙烯酸酯(4, 15-isoatripliciolide methyl acrylate)，4, 15-异阿吹坡利西内酯巴豆酸酯(4, 15-isotripliciolide tiglate)，4, 15-异阿吹坡利西内酯当归酸酯(4, 15-isoatri-

pliciolide angelate)，3-羟基-阿吹坡利西内酯醇巴豆酸酯(3-hydroxy-atripliciolide tiglate)，8β, 14-二羟基木香烯内酯(8β, 14-dihydroxy costunolide)，去乙酰锯齿泽兰内酯(desacetyleupaserrin)，1α, 2-二羟基羽状半裂素(1α, 2-dihydroxy pinnatifidin)，棘壳孢菌素(pyrenocin)A、B，茉莉酮酸(jasmonic acid)，甲基-β-D-吡喃葡萄糖块茎酮酸酯(methyl-β-D-glucopyranosyl tuberonate)，甲基-β-D-吡喃葡萄糖向日葵酮酸酯(methyl-β-D-glucopyranosyl helianthenate)A、B、C、D、E、F，甲基块茎酮酸葡萄糖苷(methy tuberonic acid glucoside)。地上部分的挥发油含向日葵醇(helianthol)A，芳香性成分中主要含有 β-甜没药烯(β-bisabolene)。

【药性】 甘，微苦，凉。

【功用主治】《全国中草药汇编》："清热凉血，接骨。主治热病，肠热泻血，跌打骨伤。"

【用法用量】 内服：煎汤，10～15 g；或块根 1 个，生嚼服。外用：鲜茎叶捣敷。

【选方】 1. 治热病唇焦舌绛，肠热泻下 (菊芋)鲜块茎 1 只，生嚼服。

2. 治跌打损伤 (菊芋)鲜茎叶适量，捣敷。(1、2 方出自《浙江药用植物志》)

4339 菊苣《新疆中草药手册》

【异名】 蓝菊《新疆中草药》。

【基原】 为菊科菊苣属植物菊苣或毛菊苣的地上部分。

【原植物】 1. 菊苣 Cichorium intybus L.

多年生草本，高 20～150 cm。根肥大。茎直立，有棱，中空，分枝偏斜且先端粗厚，有疏粗毛或近无毛，少有无毛。基生叶倒向羽状分裂至不分裂，有齿，基部渐狭成有翅的叶柄；茎生叶渐小，少数，披针状卵形至披针形，上部叶小，全缘，全部叶的下面被疏糙毛或绢毛。头状花序单生茎和枝端，或 2～3个生于上部叶腋内簇生；总苞圆柱状；外层总苞片长短形状不一，下部软革质，有睫毛；花全部舌状，花冠蓝色。瘦果先端截形。花期夏季。

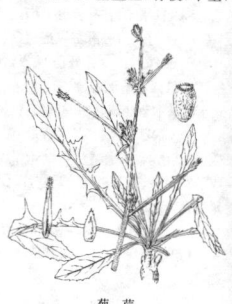

菊 苣

生于山坡、田野及荒地上。分布于华北、东北、西北及江西、山东等地。

2. 毛菊苣 C. glandulosum Boiss. et Hout

形态与上种相似。主要区别是：本种是 1 年生或 2 年生草本；茎、叶被长柔毛或长腺毛；外层总苞片比内层总苞片略短，基部连接。

分布于新疆。

本植物的根(菊苣根)亦供药用，另设专条。

【采收加工】 5～7 月采收，切段晒干。

【药材】 菊苣 Cichorii Berba 产于东北、华北、西北及山东、江西等地。

性状 菊苣 茎近光滑。茎生叶少或退化，长圆状披针形。头状花序多数；簇生；苞片 2 层，外短内长，无毛。

毛菊苣 全体被硬毛。茎呈圆柱形，稍弯曲，表面灰绿色或带紫色，具纵棱，近无毛，中空。叶多破碎，灰绿色，茎中部的完整叶片呈大头羽裂。头状花序 5～13 个成短总状排列。总苞圆筒状，直径 5～6 mm；苞片 2 层，外层稍短或近等长，有腺毛；舌状蓝色。瘦果倒卵形，有棱，顶端截形，被鳞片状冠毛，长1～2 mm，黄褐色或棕褐色。气微，味咸、微苦。

【成分】全草含马栗树皮素（esculetin），马栗树皮苷（esculin）、野莴苣苷（cichoriin）、山莴苣素（lectucin）和山莴苣苦素（lactu-ropicrin）。叶含单咖啡酒石酸（monocaffeoyltartaric acid），二咖啡酰酒石酸（dicaff eoyltartaric acid）又名菊苣酸（chicoric acid）。含吡嗪成分：甲基吡嗪（methyl pyrazine），2，6-二甲基吡嗪（2，6-dim-ethyl pyrazine），2，5-二甲基吡嗪（2，5-dimethyl pyrazine），三甲基吡嗪（trimethyl pyrazine），2-乙基-3-甲基吡嗪（2-ethyl-3-methyl pyranzine），2-乙基-6-甲基吡嗪（2-ethyl-6-methyl pyrazine），3-乙基-2，5-二甲基吡嗪（3-ethyl 2，5-dimethyl pyrazine），5-乙基-2，3-二甲基吡嗪（5-ethyl-2，3-dimethylpyranzine），2-乙酰基-3-甲基吡嗪（2-ethyl-3-methyl pyranzine）。含吡咯成分：乙酰吡咯（acetyl pyrrole），甲酰吡咯（formly pyrrole）。含呋喃成分：5-甲基呋喃（5-methyl furan），乙酰基呋喃（acetyl furan），糠醛（furfural），5-甲基糠醛（5-methyl furfural），糠醇（furfuryl alcohol）。

【药理】1. 提高肝脏代谢功能　不同剂量菊苣可明显减少由高脂饮食引起的小鼠肝脂质蓄积，降低肝 TC、TG、NO、LPO 水平，提高 SOD 活性。

2. 抗动脉粥样硬化和降脂作用　菊苣提取物能降低模型动物 vWF、内皮素、血栓烷含量，升高前列环素水平，改善前列环素/血栓烷比值。菊苣提取物可降低模型动物黏胆固醇、三酰甘油，能较好地降低全血、血浆黏稠度，降低模型动物红细胞沉降率及血沉方程 K 值。实验性高尿酸并高三酰甘油血症鹌鹑血液流变学和纤溶活性出现明显异常，菊苣提取物 N2 可显著改善高尿酸并高三酰甘油血症鹌鹑的血液流变性和纤溶系活性。

3. 降糖和对主动脉平滑肌细胞的保护作用　从菊苣提取到一种白色结晶，该成分可降低四氧嘧啶模型小鼠血糖，对抗高糖有降糖作用。菊苣提取物能对抗外可降低高脂高糖模型细胞膜微黏度，改善细胞膜流动性，降低培养液中 LPO 含量，从而对抗动脉平滑肌细胞高糖高脂损伤。

【药性】苦，寒。

1.《新疆中草药》：“苦，寒。”

2.《中国民族志》：“微苦、咸，凉。”

【功用主治】清热利湿，健胃消食。主治湿热黄疸，肾炎水肿，胃脘胀痛，食欲不振。

1.《新疆中草药》：“清热，利尿，利胆，消炎。主治黄疸型肝炎，急性肾炎，气管炎。”

2.《中国民族志》：“清热解毒，利水消肿，健胃。用于肝火食少，肾炎水肿，胃脘湿热胀痛，食欲不振。”

【用法用量】内服：煎汤，3～9 g。外用：煎水洗。

【选方】1. 治黄疸型肝炎　菊苣9 g，水煎服。并用适量煎水洗公身。（《新疆中草药手册》）

2. 治急性肾炎　菊苣、索索葡萄、车前草各9 g，水煎服。（《新疆中草药》）

4340 **菊花** (jú huā)《本经》

【异名】节华《本经》，日精、女节、女华、女茎、更生、周盈、傅延年、阴成《别录》，甘菊、真菊《抱朴子》，金精《玉函方》，金蕊《纲目》，馒头菊、簪头菊《医林纂要》，甜菊花《随息居饮食谱》，药菊《河北药材》。

【基原】为菊科菊属植物菊的头状花序。

【原植物】　菊 Dendranthema morifolium（Ramat.）Tzvel.[Chrysanthemum morifolium Ramat.]

多年生草本，高60～150 cm。茎直立，被柔毛。叶互生，有短柄；叶片卵形至披针形，羽状浅裂或半裂，下面被白色短柔毛。头状花序，大小不一，单个或数个集生于茎枝顶端；总苞片

多层，外层绿色，条形，边缘膜质，外面被柔毛；舌状花白色、红色、紫色或黄色。瘦果不发育。花期9～11月。

为栽培种，培育的品种极多，头状花序的形态、色彩各异。全国各地均有栽培。药用菊花以浙江、安徽、河南栽培最多。

本植物的叶（菊花叶）、头状花序的蒸馏液（甘菊花露）、幼嫩茎叶（菊花苗）、根（菊花根）亦供药用，另设专条。

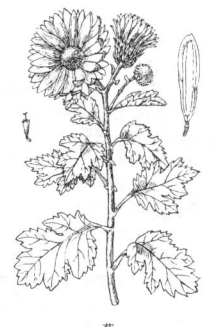

菊

【生物学特性】喜温暖湿润、阳光充足的气候，忌荫蔽，尤其在开花期间，需要充足的日照时间。耐寒，稍耐旱，忌水涝，喜肥。最适生长温度20 ℃左右，花期能耐−4 ℃，根可耐−17 ℃的低温。对土壤要求不严。以地势高燥、背风向阳、疏松肥沃、含丰富的腐殖质、排水良好、pH6～8的砂质壤土或黏壤土栽培为宜。忌连作。前茬以小麦、水稻、蚕豆、元胡等作物为宜，忌甘薯、大豆、烟草、油菜、大蒜、小麦间套作。黏重土、低洼积水地不宜栽种。

繁殖方法　扦插繁殖或分株繁殖。扦插育苗移栽：4月下旬至6月上旬截取健壮母株的幼枝作插穗，随剪随插，插穗长12～15 cm，按行距24 cm开沟，深浇14 cm，每隔15～20 cm扦插1株，覆土压实，浇水。扦插后要遮阳，经常浇水保湿，松土除草，每隔半月施稀人粪尿1次，经15～20日生根，待生长健壮后可移栽。分株繁殖：11月选优良植株，收花后割秆埋蔸，培土越冬。4月下旬至5月上旬苗高至15 cm高，选阴雨天，挖掘母株，分开健壮带有白根的幼苗，适当切去过长的根，按行株距40 cm×40 cm开穴，每穴栽1～2株，剪去顶端，填土压实，浇水。

田间管理　生长期间需中耕除草3～4次，中耕宜浅不宜深，每隔半月1次，后两次中耕除草结合培土。苗高20～25 cm时进行第一次打顶，第二次在6月底，第三次不迟于7月上旬。菊花喜肥，但应控制施氮肥，以免徒长，遭病虫危害。一般在幼苗成活后施稀人粪尿或尿素，开始分枝时施人畜粪及腐熟饼肥，9月施浓粪，增加过磷酸钙，施肥应集中在中期。生长前期少浇水，遇旱浇水，9月孕蕾期注意防旱。雨季要排除积水，以防烂根。

病虫害防治　病害有叶枯病，为害叶片，发病初期可用1：1：100波尔多液或65%可湿性代森锌500倍液喷雾。根腐病，6月下旬至8月上旬发病，可用退菌特50%可湿性粉剂500倍液灌淌。虫害有棉蚜、大青叶跳蟓、菊天牛、瘿螨、斜纹夜蛾、地老虎等危害。

【采收加工】10月下旬至11上旬待花瓣平展，有80%的花心散开时，选晴天露水干后分批采收。采下鲜花，切忌堆放，需及时干燥或薄摊于通风处。加工方法各地的药材品种而不同：阴干，适用于小面积生产，待花大部开放，选晴天，割下花枝，捆成小把，悬吊通风处，经30～40日，待花干燥后摘下，略晒；晒干，将鲜菊花铺成薄层，厚度不超过3朵花，待水沸后，将菊铺置锅篦上蒸3～4分钟，倒至晒具内晒干，8小时翻动；烘干，将鲜菊铺于烘筛上，厚度不超过3 cm，60 ℃炕干。

【药材】菊花 Chrysanthemi Flos　产于安徽亳县、涡阳及河南商丘者称"亳菊"；产于安徽滁县者称"滁菊"；产于安徽歙县、浙江德清者称"贡菊"；产于浙江嘉兴、桐乡、吴兴多系茶菊；产于浙江海宁者多系黄菊，此二者，统称"杭菊"。以亳菊和滁菊品质最优。

商品规格　菊花一等，花大、瓣密、苞厚、不露心、无破碎花朵宽、白色、近基部微带红色，无散杂或枝叶。二等，花朵中个、色微宽，无散杂或枝叶。三等，花朵小、色黄或暗，有散朵，叶棒不超

过5%。

滁菊　一等，多为头花，朵大、色粉白、花心较大、黄色，不散瓣，无枝叶。二等，为二水花，色粉白，朵均匀，不散瓣，无枝叶。三等，为尾花，朵小、色次，间有散瓣、并条。

贡菊　一等，花头圆形。花瓣密、白色。花蒂绿色，花蕊小，淡黄色，均匀，不散朵。二等，朵欠均匀，不散瓣。三等，花头小，朵不均匀，间有散瓣。

杭菊　一等，蒸花呈压缩状，朵大肥厚，玉白色。花心较大、黄色。无霜打花、生花及枝叶。二等，花朵厚、较小、心黄色。三等，花朵小、间有不严重的霜打花。

性状　亳菊　头状花序倒圆锥形或圆筒形，有时稍压扁呈扇形，直径1.5～3 cm，离散。总苞碟状；总苞片3～4层，卵形或椭圆形，草质，黄绿色或褐绿色，外被柔毛，边缘膜质，花托半球形，无托片或托毛。舌状花数层，雌性，位于外围，类白色，劲直，上举，纵向折缩，散生金黄色腺点；管状花多数，两性，位于中央，为舌状花所隐藏，黄色，先端5齿裂。瘦果不发育，无冠毛。体轻，质柔润，干时松脆。气清香，味甘、微苦。

滁菊　呈不规则球形或扁球形，直径1.5～2.5 cm。舌状花白色，不规则扭曲，内卷，边缘皱缩，有时可见淡褐色腺点；管状花大多隐藏。

贡菊　呈扁球形或不规则球形，直径1.5～2.5 cm。舌状花白色或类白色，斜升，上部反折，边缘稍内卷而皱缩，通常无腺点；管状花少，外露。

杭菊　呈碟形或扁球形，直径2.5～4 cm，常数个相连成片。舌状花类白色或黄色，平展或微折叠，彼此粘连，通常无腺点；管状花多数，外露。

鉴别　(1) 粉末特征：黄棕色，气清香。花粉粒黄色，类圆形，直径22～38 μm，有3孔沟，表面有刺，刺长3.4～7 μm，每裂片4～5刺。花冠表皮细胞表面观垂周壁波状弯曲，表面有微细致密的角质纹理。苞片表皮细胞垂周壁波状弯曲，表面有稍粗的角质纹理。气孔不定式，副卫细胞3～6个。花柱及柱头碎片的边缘细胞呈绒毛状突起。T形毛少见，大多碎断，顶端细胞长大，基部2～5细胞。腺毛少见。头部鞋底形，4、6或8个细胞，两两相对排列，长径32～127 μm，短径22～74 μm，外被角质层。此外，有药隔顶端附属物及基部细胞、花粉囊内壁细胞、分泌道、纤维、子房表皮细胞等。

(2) 薄层色谱：取本品1 g，剪碎，加石油醚20 ml，超声处理10分钟，弃去石油醚，药渣挥干，加稀盐酸1 ml与醋酸乙酯50 ml，超声处理30分钟，滤过，滤液蒸干，残渣加甲醇2 ml使溶解，作为供试品溶液。另取绿原酸对照品，加乙醇制成每1 ml含0.5 mg的溶液，作为对照品溶液。吸取上述两种溶液各0.5～1 μl，分别点于同一聚酰胺薄膜上，以甲苯-醋酸乙酯-冰醋酸-水(2∶30∶2∶2∶4)的上层溶液为展开剂，展开，取出，晾干，置紫外光灯(365 nm)下检视。供试品色谱中，在与对照品色谱相应的位置上，显相同颜色的斑点。

品质标志　《中华人民共和国药典》2010年版规定：照高效液相色谱法测定，本品含绿原酸($C_{16}H_{18}O_9$)不得少于0.20%，含木犀草苷($C_{21}H_{20}O_{11}$)不得少于0.080%，含3，5-*O*-二咖啡酰基奎宁酸($C_{25}H_{24}O_{12}$)不得少于0.70%。

【成分】　花含挥发油，成分主要为龙脑(borneol)，樟脑(camphor)，菊油环酮(chrysanthenone)。还含木犀草苷(luteoloside)，大波斯菊苷(cosmosiin)即芹菜素-7-*O*-葡萄糖苷(apigenin-7-*O*-glucoside)，刺槐苷(acacetin-7-rhamnoglucoside)，芹菜素(apigenin)，芹菜素-7-*O*-鼠李葡萄糖苷(apigenin-7-*O*-rhamnoglucoside)，刺槐素-7-*O*-葡萄糖苷(acacetin-7-*O*-glucoside)，槲皮素-3-*O*-半乳糖苷(quercetin3-*O*-galactoside)，槲皮苷(quercitrin)，异鼠李素-3-*O*-半乳糖苷(isorhamnetin-3-*O*-galactoside)，木犀草素-7-*O*-鼠李葡萄糖苷(luteolin-7-*O*-rhamnoglucoside)，木犀草素(luteolin)，β-榄香烯(β-elemene)，百里香酚(thymol)，二十一烷(heneicosane)，二十三烷(tricosane)，二十六烷(hexacosane)，3，5-*O*-二咖啡酰基奎宁酸即异绿原酸A(isochlorogenic acid A)，以及糖类和氨基酸。

【药理】　1. 抗菌抗病毒作用　菊花水煎液体外试验对金黄色葡萄球菌、乙型溶血性链球菌有抑制作用。菊花水浸液对堇色毛癣菌、同心性毛癣菌、许兰黄癣菌、奥杜盎小芽胞癣菌、铁锈色小芽胞癣菌、羊毛样小芽胞癣菌、腹股沟表皮癣菌、红色表皮癣菌、星形奴卡菌有抑制作用。菊花对单纯疱疹病毒(HSV-1)、脊髓灰质炎病毒和麻疹病毒具有不同程度的抑制作用，与空白组对照，空斑形成率减少50%。另外菊花还具有抗艾滋病作用，从其中分离得到的金合欢素-7-*O*-*B*-*D*-*O*吡喃半乳糖苷是抗HZV的新活性成分，且毒性相当低。

2. 对冠脉的作用　菊花制剂具有明显增加离体兔心、在体犬心冠脉流量的作用，可使由刺激脑中枢引起的缺血性心电图ST段压低的状况得到改善，提高小鼠对减压缺氧的耐受性。杭白菊制剂的酚性部分可以增加豚鼠离体心脏冠脉流量并对家兔的心、肝、肾功能无明显毒性作用。菊花对实验性心肌梗死、实验性冠脉粥样硬化或供血不足的实验动物，能增加血流量和营养性血流量，还有加强心肌收缩和增加耗氧量的作用。

3. 对胆固醇代谢的影响　菊花水煎剂能抑制大鼠肝微粒体中的羟甲基戊二酰辅酶A还原酶(HMGR)的活力，激活胆固醇羟化酶，从而起到加速胆固醇代谢的作用。菊花提取物对大鼠血清胆固醇的升高有明显改善作用，对于正常的基础饲料组大鼠，菊花提取物能保持血清总胆固醇基本不变，而提高有保护作用的HDL浓度，降低有危害作用的LDL浓度，在高脂膳食情况下具有抑制血胆固醇和三酰甘油升高的作用。

4. 延缓衰老作用　菊花能明显延长家蚕的寿命，可使谷胱甘肽过氧化降低。菊花提取物可以提高小鼠心脑耐缺氧能力，延长生存时间。杭白菊还有清除氧自由基的能力。研究菊花提取物对生物膜的超氧阴离子自由基损伤的保护作用，发现菊花提取物可以进入细胞膜的甘油酯而起保护作用。

5. 抗肿瘤作用　从菊花中分离出来的蒲公英赛炮型3-羟基三萜类对由12-*O*-十四酰大戟二萜醇-13-酯(TPA)引起的小鼠皮肤肿瘤有较显著的抑制作用。

6. 其他作用　菊花提取物对大鼠肝细胞色素P450有明显抑制作用，并具有一定的亚族选择性。

【炮制】　1. 菊花　取原药材，除去杂质及残留的梗叶，筛去灰屑。

2. 炒菊花　选择完整菊花，用文火炒至花瓣边缘呈微黑色，取出放凉。

3. 菊花炭　取净菊花置锅内，用中火炒至焦褐色，喷淋清水少许，灭尽火星，取出晾透。

饮片性状　菊花参见“药材”项。炒菊花形如菊花，花瓣边缘呈微黑色；菊花炭形如菊花，有的花朵散离，花瓣呈焦褐色。

贮干燥容器内，置阴凉干燥处，防霉，防蛀。菊花炭及时散热，宜防复燃。

【药性】　甘、苦，微寒。归肺、肝经。

1.《本经》：“味苦，平。”

2.《别录》：“甘，无毒。”

3.《天宝单方图》：“白菊：味辛，平。”

4.《汤液本草》：“苦而甘寒。”

5.《雷公炮制药性解》：“入肺、脾、肝、肾四经。”

6.《本草经疏》：“苦入心、小肠，甘入脾、胃，平辛走肝、胆，兼入肺与大肠。”

7.《随息居饮食谱》：“甘，凉。”

【功用主治】　疏风清热，平肝明目，解毒消肿。主治外感风热或风温初起,发热头痛,眩晕,目赤肿痛,疔疮肿毒。

1.《本经》:"主风头眩肿痛,目欲脱,泪出,皮肤死肌,恶风,湿痹,久服利血气,轻身,耐老延年。"

2.《别录》:"疗腰痛去来陶陶,除胸中烦热,安肠胃,利五脉,调四肢。"

3.《本草经集注》:"白菊:主风眩,能令头不白。"

4.《药性论》:"治热头风旋倒地,脑骨疼痛,身上诸风令消散。"

5.《日华子》:"治四肢游风,利血脉,心烦,胸膈壅闷,并痈毒,头痛;作枕明目。"

6.《本草衍义》:"专治头目风热。"

7. 王好古:"主肝气不足。"(引自《纲目》)

8.《本草汇言》:"祛风清热,养阴明目。"

9.《本草拾遗》:"白菊:治风眩,能变白发须,染髭。"

9.《本草拾遗》:"白菊:主治头眩,作枕明目,叶亦明目,生熟并可食。"甘菊:明目祛风,搜肝气,治头晕目眩,益血润容,入血分;白茶菊:通肺气,止咳逆,清三焦郁火,疗肌热,入气分。"

10.《随息居饮食谱》:"清利头目,养血熄风,消疔肿。"

【用法用量】 内服:煎汤,10~15 g;或入丸、散;或泡茶。外用:煎水洗;或捣烂敷。

【宜忌】 气虚胃寒,食减泄泻者慎用。

1.《本草汇言》:"气虚胃寒,食少泄泻之病,宜少用之。"

2.《本草用法研究》:"阳虚者慎用。脉搏不速、舌质淡白者;消化不良而腹泻者;患关节炎而恶寒者均忌用。"

【选方】 1. 治太阴风温,但咳,身不甚热,微渴者 杏仁二钱,连翘一钱五分,薄荷八分,桑叶二钱五分,菊花一钱,苦桔梗二钱,甘草八分,苇根二钱。水二杯,煮取一杯,日三服。(《温病条辨》桑菊饮)

2. 治偏正头痛 甘菊花、石膏、川芎各三钱。为末,每服三钱,茶清调下。(《卫生易简方》)

3. 治风头痛 甘菊花(开者)上件药九月九日取曝干者作末,以糯米饭中蒸熟。每一斗米,用五两菊末,溶搅如醖法,多用细曲为良。候酒熟,即压去滓,每暖一小盏服。(《圣惠方》菊花醖酒方)

4. 治热毒风上攻,目赤头旋,眼花面肿 菊花(焙)、排风子(焙)、甘草(炮)各一两。上三味,捣罗为散,夜卧时温水调下三钱匕。(《圣济总录》菊花散)

5. 治肝肾不足,虚火上炎,目赤肿痛,久视昏暗,迎风流泪,怕日羞明,头晕盗汗,潮热足软 枸杞子、甘菊花、熟地黄、山萸肉、怀山药、白茯苓、牡丹皮、泽泻,炼蜜为丸。(《医级》杞菊地黄丸)

6. 治腰痛 菊花二升,芫花二升,羊踯躅二升。上三味,以醋拌令湿润,分为两剂,内布囊中蒸之,如饮一斗米许顷,适寒温,隔腹熨之,冷则更易。(《外台》)

7. 治疔毒疔疮,即时消散 白菊花四两,甘草四钱。水三碗煎一碗,冲入黄酒服。(《仙拈集》二妙汤)

8. 治阴疮,痒 菊花、榴根皮。上煎汤蒸洗。(《普济方》)

【临床报道】 1. 治疗高血压病、动脉硬化症 用银花、菊花各24~30 g(头晕明显者加条叶12 g,动脉硬化、血脂高者加山楂12~24 g),混匀,分4次用沸滚开水冲泡10~15分钟后当茶饮,冲泡2次弃掉另换。1次为一泡,不可煎熬。治200例,效果良好。其中系统观察46例,服3~7日后头痛头晕、失眠等症开始减轻,随即血压降至正常者35例,其余病例服药10~30日后,自觉症状均有不同程度好转。

2. 治疗偏头痛 用杭菊花20 g,开水1 000 ml泡,日分3次饮或代茶常年饮用。2个月为一疗程。共观察32例,结果:治愈23例,有效9例。治疗显效最短半月,最长2个月。

3. 治疗冠心病 用白菊花300 g,加温水浸泡过夜,次日煎2次,每次30分钟,待沉淀后去沉渣,再浓缩至500 ml日2次,

每次25 ml,2个月为1个疗程。观察61例,对心绞痛症状的总有效率为80%,其中显效率43.3%;心电图表现总有效率为49.5%,其中显效18.8%,2/3的患者于20日内心绞痛缓解或消失。30例合并高血压病患者,19例血压降低。对于胸闷、心悸、气急头晕、四肢发麻等症状,亦有明显疗效。服药期间除1例有上腹痛,1例有轻度腹泻外,其余均无其他副作用。

4. 治疗天行赤眼 取菊花15 g,黄柏15 g,捣细研,冷开水煎煮3次合并,取药液250~300 ml,澄清待凉,装瓶备用。为1人量。用消毒不带针头注射器吸药液冲洗患眼,或用吸管吸药液滴眼,每日5次。晚上睡前可用无菌纱布浸药液湿敷于患眼上,用胶布固定,第二日早上揭去。共治疗120例,结果全部治愈,无1例并发症发生。其中1剂治愈93例,2剂治愈27例,治愈率为100%。

5. 治疗溃疡性结肠炎 菊花煎剂组31例,用菊花100 g水煎至100 ml,每晚1次保留灌肠。激素组31例,用氢化可的松100 mg,加生理盐水100 ml,每晚1次保留灌肠。20日1个疗程,结果:菊花煎剂组治愈23例(74.19%),好转5例(16.12%),无效3例;激素组治愈22例(70.96%),好转7例(22.58%),无效2例。治疗后随访1年,其中菊花组治愈23例,复发2例(复发率8.7%);激素组19例,复发7例(复发率36.8%)。两组相比有明显差异(P<0.05)。治疗后激素组出现面部痤疮2例,肥胖9例,糜烂性胃炎2例,高血糖1例。

【各家论述】 1.《纲目》:"菊花,昔人谓其能除风热,益肝补阴。盖不知其尤多益金、水二脏也,补水所以制火,益金以平木,木平则风息,火降则热除,用治诸风头目,其旨深微。"

2.《药品化义》:"是以味甘苦,性阴气平。为肺虚,须用白色者,如黄色者,其味苦重,清香气微,主清肺火。凡头风眩晕,鼻塞热痛,肌肤湿痹,四肢游风,肩背疼痛,皆由肺气热,以清顺肺金,且清金则肝木有制。又治暴赤眼肿,目肿泪出。是以清肺热须用黄甘菊。"

3.《本草新编》:"甘菊花,凡有用者俱可清之,而相宜者惟瘰病也。瘰病责在阳明,然而治阳明者,多用白虎汤,而石膏过于寒凉,恐伤胃气,而瘰病又多是阳明之虚症,白虎汤又泻实火之汤也,尤为不宜,不若用甘菊花一二两,煎汤以代茶饮,既退阳明之火,而又补阳明之气,久服则瘰病自疮,何必斯乎。''甘菊不单用目,可以尤用之者,全在退阳明之胃火,盖阳明内热,必宜阴寒之药以泻之,如石膏知母之类,然石膏过于太峻,未免太寒以损胃气,不若用甘菊至一二两,同元参麦冬共剂之,既能平甘之火,而不伤胃之气也。''甘菊花,气味轻清,功亦甚缓,必宜久服始效,不可责以近功,惟目病骤用之,成功甚速,余则俱于缓能取效也。"

4.《药性通考》:"世人每用白菊花,岂黄者无用乎? 曰:菊虽有黄白,其性相同,黄者取中州之气,能入脾经,清胃火,其功比白者更有功也,世人独取白者,乃不能深知药性之人也。"

5.《神农本草经百种录》:"凡芳香之物,皆能治头目肌表之疾,但香则无不辛燥,惟菊不甚燥烈,故于头目风火之疾,尤宜焉。"

6.《本草求真》:"(甘菊)其味辛,故能祛风而明目。其味苦,故能解热以除燥。凡风热内炽而致眼目失养、翳膜遮睛与头眩运、恶风湿痹等症,服此甘和轻剂以平木制火、养阴滋肾,俾木平则风息,火降则热除,而病无不愈矣。"

7.《药义明辨》:"(菊花)盖由其秉金精而兼水化,金水相涵为益阴之上品,不独平肝,而且能益肝之不足也。"

8.《本草便读》:"甘菊之用,可一言蔽之,目疏风而已。然虽系疏风之品,而性味甘寒,与羌、麻等辛燥者不同,故补肝肾药中可相需而用也。"

9.《本草正义》:"凡花皆主宣扬疏泄,独菊花则摄纳下降,能平肝火熄内风,抑木气之横逆。''惟菊之清苦降泄,能收摄虚阳而纳归于下,故为目科要药。又治皮肤死肌,恶风湿痹者,则血热

而络脉不洁,渐以积秽成腐。菊花苦辛宣络,能理血中热毒,则污浊去而痹着之死肌可愈。"

4341 菊苣根 jú qǔ gēn 《中国民族药志》

【基原】 为菊科菊苣属植物菊苣或毛菊苣的根。

【原植物】 参见"菊苣"条。

【采收加工】 7~10月采收,切片晒干。

【成分】 根含山莴苣素(lactucin)、野莴苣苷(cichoriin)、α-山莴苣醇(α-lactucerol)即是蒲公英甾醇(taraxasterol)、菊苣内酯(cichoriolide)A、菊苣萜苷(cichoriside)B、C,8-去氧山莴苣素(8-deoxylactucin)、苦苣菜苷(sonchuside)A、C,假还阳参苷(crepidiaside)B等。

【药性】 微苦,凉。

【功用主治】 《中国民族药志》:"清热利湿,健胃。用于胃热食少,胸腹胀闷。"

【用法用量】 内服:研末,3~6 g。

【选方】 治消化不良,胸腹胀闷 菊苣根6分,土木香3分,小茴香1分。共研细粉,每次3~5 g,每日3次,饭前温开水送服。《中国民族药志》菊苣木香散)

4342 菊花叶 jú huā yè 《别录》

【异名】 容成(《玉函方》)。

【基原】 为菊科菊属植物菊的叶。

【原植物】 参见"菊花"条。

【采收加工】 7~10月采摘,鲜用或晒干。

【成分】 叶含多种游离氨基酸。

【药性】 《本草求原》:"辛、甘、平。"

【功用主治】 清肝明目,解毒消肿。主治头风,目眩,疔疮,痈肿。

1.《食疗本草》:"主头风,目眩,泪出,去烦热,利五脏。"

2.《日华子》:"明目。"

3.《本草求原》:"清肺,平肝胆。治五疔,疳疔毒、痈疽、恶疮。"

【用法用量】 内服:煎汤,9~15 g;或捣汁。外用:捣敷。

【选方】 1. 治红丝疔 白菊花叶(无白者,别菊亦可,冬月无叶,取根),加雄黄钱许,蜒蚰二条,共捣极烂,从头敷至丝尽处为止,用绢条裹紧。(《纲目拾遗》)

2. 治疔毒及一切无名肿毒 白菊花叶连根,捣取自然汁一茶盅,滚酒调服;用酒煮服亦可,生用更妙。病重宜多服。渣敷患处,留头不敷,盖被睡卧出汗。(《寿世良方》菊花饮)

4343 菊花苗 jú huā miáo 《得配本草》

【异名】 玉英(《玉函方》)。

【基原】 为菊科菊属植物菊的幼嫩茎叶。

【原植物】 参见"菊花"条。

【采收加工】 4~6月采收,阴干或鲜用。

【成分】 茎含赤霉素(gibberellins)、细胞激肽(cytokinins)。

【药性】 《本草求原》:"甘微凉,凉。"

【功用主治】 《本草求原》:"清肝胆热,益肝气,明目去翳;治头风眩晕欲倒。"

【用法用量】 内服:煎汤,6~12 g。外用:煎水熏洗。

【选方】 1. 治久患头风眩闷,头发干落,胸中痰结 白菊苗捣末。先灸两风池各二七壮,后空腹取药一方寸匕,和无灰酒服之,日再,渐加三方寸匕。若不欲饮酒者,但和羹粥之汁服之亦得。(《天宝单方图》)

2. 清目宁心 甘菊新长嫩头丛生叶,摘来洗净,细切,入盐同米煮粥,食之。(《遵生八笺》菊苗粥)

4344 菊花参 jú huā shēn 《滇南本草》

【异名】 金钱参、一颗松(《滇南本草》),半边钱(《昆明民间常用草药》),铜钱参、小人参(《西昌中草药》),白洋参、水胖药、小菊花参(《云南药用植物名录》)。

【基原】 为龙胆科龙胆属植物肉根龙胆的根。

【原植物】 肉根龙胆 *Gentiana sarcorrhiza* Ling et Ma exT. N. Ho

多年生草本,高 2~5 cm。根肉质,数条,纺锤形,白色。无主茎。叶密集,丛生呈莲座状,近革质,叶片线状披针形,先端尖,基部屈,主脉于两面稍突起,上面绿色,下面灰绿色,密生小刺状毛,全缘。花茎自叶丛中抽出,每花茎有花1~3朵;花萼倒锥状筒形,外面具柔毛,裂片5,密生小刺状腺毛;花冠淡紫蓝色,漏斗状,裂片5,卵形,褶卵状椭圆形,先端截形,边缘具不整齐细齿;雄蕊5;子房椭圆形,具短柄,花柱短粗,柱头2裂。蒴果先端外露,长圆

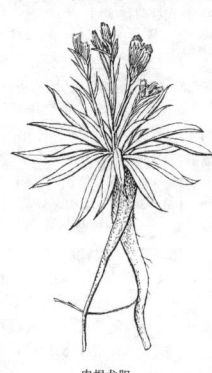

肉根龙胆

状匙形,先端圆,具宽翅,两侧边缘具狭翅。种子褐色,椭圆形,具网纹。花、果期4~7月。

生于海拔1500~1900 m的疏林向阳草丛中。分布于四川、云南等地。

【采收加工】 6~7月采挖,晒干或鲜用。

【药性】 甘,微苦,温。

1.《滇南本草》:"味微甘、苦,性微寒。"

2.《云南中草药》:"甘,温。"

【功用主治】 益精肾,退虚热。主治肺虚咳嗽,肾虚遗精、遗尿,虚劳发热,病后体虚,头昏多梦,自汗,盗汗,小儿疳积。

1.《滇南本草》:"治劳伤虚热不退,血气虚弱,形体消瘦,午后怯performing冷,夜间发热,五心烦热,天明出汗,盗汗等症。男妇老幼,并皆治之。"

2.《云南中草药》:"补虚,益肺,滋肾。主治病后体虚,肺虚咳嗽,多梦,遗精,小儿疳积。"

3.《全国中草药汇编》:"健脾益气,补肾固精。主治虚热不退,小儿久泻。"

【用法用量】 内服:煎汤,9~15 g。

【选方】 1. 治虚热不退 菊花参9 g,地骨皮15 g,水煎服。(《昆明民间常用草药》)

2. 治小儿疳积 (铜钱参)鲜品30 g。研末,蒸蛋或炖肉服。

3. 治跌打瘀肿 (铜钱参)鲜品配透骨消、酸浆草各适量。捣浆敷患部。(2、3方出自《西昌中草药》)

4345 菊花根 jú huā gēn 《本草正》

【异名】 长生(《玉函方》)。

【基原】 为菊科菊属植物菊的根。

【原植物】 参见"菊花"条。

【采收加工】 9~12月采挖根,鲜用或晒干。

【成分】 根含细胞激肽(cytokinins)。

【药性】 苦、甘,寒。

【功用主治】 利小便,清热解毒。主治癃闭,咽喉肿痛,痈肿疔毒。

1.《本草正》:"善利水,捣汁和酒服之,大治癃闭。"

2.《纲目拾遗》:"治疗肿,喉疔,喉癣。"

【用法用量】 内服:煎汤,15~30 g;或捣汁。外用:捣敷。

【选方】 1. 治小便闭 白菊花根捣烂取汁半茶盅。用热酒冲汁服,或滚水加酒一小杯冲亦可。(《不知医必要》)

2. 治吹乳 甘菊花根、叶杵烂。酒酿冲服,渣敷患处。(《鲟溪单方选》)

4346 **菊花脑** jú huā nǎo
《上海常用中草药》

【异名】 野菊、连梗野菊、田边菊、菊花头《上海常用中草药》。

【基原】 为菊科菊属植物菊花脑的嫩茎叶。

【原植物】 菊花脑 Dendranthema nankingense (Hand.-Mazz.) X. D. Cui

多年生草本,高30~90 cm。茎直立,有分枝,近光滑或上部稍有细毛。叶互生:叶柄有窄翼;叶片卵形或长椭圆状卵形,先端短尖,基部具粗大复齿或羽状深裂,上面绿色,光滑或近无毛,下面淡绿色,脉上具稀疏的细毛。

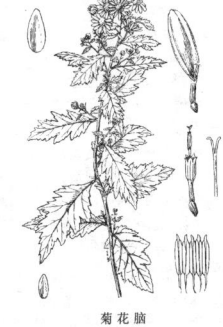

头状花序生于枝端,集成圆锥状;总苞半球形;总苞片光滑,薄膜质,透明;舌状花黄色,长椭圆状披针形;管状花长约3 mm。花期10~11月。

分布于上海、江苏。南京地区有栽培。

【采收加工】 7~9月采集,切碎,晒干或鲜用。

【药性】 苦、辛,凉。

【功用主治】《上海常用中草药》:"清热解毒。主治鼻炎,支气管炎,风火赤眼,疮疖痈肿,咽喉肿痛,蛇咬伤,湿疹,皮肤瘙痒。"

菊花脑

【用法用量】 内服:煎汤,15~30 g。外用:捣敷;或煎汤熏洗。

4347 **菩提树皮** pú tí shù pí
《天目山药用植物志》

【异名】 小叶韧树皮、山桑皮《天目山药用植物志》。

【基原】 为椴树科椴树属植物南京椴的树皮、根及根皮。

【原植物】 参见"菩提树皮"条。

【采收加工】 7~10月采集树皮或根皮,切片,晒干,或蜜炙用。

【成分】 皮含脂肪(fat),蜡(wax)及果胶(pectin)。

【药性】《青岛中草药手册》:"性温,味辛。"

【功用主治】 补虚止咳,活血散瘀。主治劳伤乏力,久咳,跌打损伤。

1.《天目山药用植物志》:"治劳伤失力初起,久咳。"

2.《青岛中草药手册》:"活血散瘀。主治跌打损伤。"

【用法用量】 内服:煎汤,15~24 g。外用:酒浸搽。

【选方】 1. 治伤失力初起 南京椴皮或根250 g,水煎加红糖,冲黄酒或烧酒,早、晚饭前分服。

2. 治久咳 南京椴皮21~24 g。晒干蜜炙,水煎,饭后服。

(1、2方出自《天目山药用植物》)

3. 治跌打损伤 椴树根30 g,白酒500 g。浸泡5日后,搽患处。(《青岛中草药手册》)

4348 **菩提树花** pú tí shù huā
《药用植物学》

【异名】 椴树花《青岛中草药手册》。

【基原】 为椴树科椴树属植物南京椴的花序。 又名:菩提树《天目山药用植物志》,密克椴树、白椴《中国高等植物图鉴》。

乔木,高达20 m。树皮灰白色;嫩枝具星状毛。单叶互生;叶卵圆形,先端急短尖,基部心形,边缘有整齐锯齿;侧脉6~8对。聚杂花序,有花3~12朵,花序柄被灰色茸毛;苞片狭窄倒披针形,两面有星状毛,下部4~6 cm与花序柄合生;萼片长5~6 mm,被灰色毛;花瓣比萼片略长;退化雄蕊花瓣状,较短小;雄蕊比萼片稍短;子房有毛,花柱与花瓣平齐。果实球形,被星状柔毛,有小突起。花期7月,果期9月。

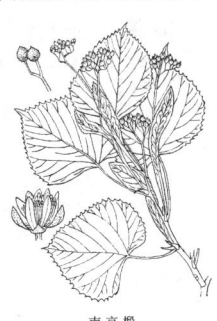

南京椴

生于山坡、山沟等阴湿处。分布于江苏、浙江、安徽、江西、山东、广东等地。

本植物的树皮、根及根皮(菩提树皮)亦供药用,另设专条。

【成分】 花序含大量黏液和挥发油,油中主要成分为金合欢醇(farnesol)及一种发汗作用的物质。

【采收加工】 7月采集,阴干。

【药性】《青岛中草药手册》:"性温,味辛。"

【功用主治】 发汗解表,止痛镇痉。主治风寒感冒,头身疼痛,惊痫。

1.《中国药用植物图鉴》:"浸剂可发汗,镇痉,解热。"

2.《青岛中草药手册》:"主治惊痫,风寒感冒。"

【用法用量】 内服:煎汤,15~20 g;或研末,或温开水送,1.5~3 g。

【选方】 治风寒感冒 椴树花15 g,麻黄6 g,桔梗9 g,水煎服。(《青岛中草药手册》)

4349 **萍蓬草子** píng péng cǎo zǐ
《纲目》

【异名】 水栗包、水栗子《纲目》,萍蓬子(姚可成《食物本草》)。

【基原】 为睡莲科萍蓬草属植物萍蓬草的种子。 又名:水栗《纲目》,萍蓬莲《华东水生维管束植物》,水面一盏灯、水萍蓬、矮萍蓬。

多年生水生草本。根茎肥大。叶漂浮,纸质;阔卵形,侧脉羽状;有叶柄。花单生梗端,漂浮水面5,黄色,革质,背面有蜜腺;雄蕊多数;子房上位,柱头盘状,淡黄色,或带红色。浆果卵形,长约3 cm,基部狭窄,具宿存萼片和柱头;种子多数矩圆形,褐色,革质。花期5~7月,果期7~9月。

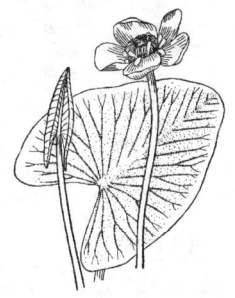

萍蓬草

分布于河北、吉林、黑龙江、江苏、浙江、福建、江西、广东等地。

本植物的根茎(萍蓬草根)亦供药用,另设专条。

【采收加工】 8~9月果熟时采收,晒干。

【药性】 《纲目》:"甘,涩,平,无毒。"

【功用主治】 《纲目》:"助脾厚肠,令人不饥。"

【用法用量】 内服:煎汤,9~15 g。

4350 萍蓬草根 píng péng cǎo gēn 《本草拾遗》

【基原】 为睡莲科萍蓬草属植物萍蓬草的根茎。

【原植物】 参见"萍蓬草子"条。

【采收加工】 8~10月采收,鲜用或晒干。

【成分】 根茎含生物碱成分:萍蓬草碱(nupharidine)、小萍蓬草碱(nupharopumiline)、7-表萍蓬草碱(7-epi-nupharidine)、去氧萍蓬草碱(deoxynupharidine)、7-表去氧萍蓬草碱(7-epi-deoxynupharidine)、6-羟基硫代双萍蓬草碱(6-hydroxithiobinupharidine)、6,6'-二羟基硫代双萍蓬草碱(6,6'-dihydroxithiobinupharidine)、6-hydroxythiobinuphlutine B、6'-hydroxythionuphlutine B。

【药理】 1. 镇痛作用 从萍蓬草根茎中提取的去氧萍蓬草碱20 mg/kg给小鼠腹腔注射,热板法及电刺激足跖法证明均能提高痛阈,15~20 mg/kg腹腔注射,能明显降低醋酸引起的小鼠扭体反应的发生率。

2. 抗炎作用 去氧萍蓬草碱10~20 mg/kg小鼠腹腔注射,能明显抑制醋酸所致的腹腔炎性渗出,且有明显的量效关系。大鼠20 mg/kg腹腔注射,能降低蛋清性关节炎的踝关节肿胀程度,其强度与地塞米松4~8 mg相似。

3. 镇静和中枢抑制作用 盐酸去氧萍蓬草碱(DN)对中枢表现明显的抑制作用。DN 1~3 mg/kg静脉内注射可使猫下丘脑、海马、中脑网状结构和大脑皮质的脑电图上出现类似睡眠的波形,并出现镇静反应。这些自发脑电活动可被盐酸麻黄碱明显抑制,而被盐酸妥拉苏林和盐酸氯丙双苯胺所增加。以上结果说明,DN对中枢神经系统有抑制作用,并可能与肾上腺素能神经元有关。

4. 对免疫功能的影响 去氧萍蓬草碱(DON)在体外能浓度依赖性地抑制小鼠脾细胞和人扁桃体单个核细胞(hTMNC)因丝裂原刺激的增殖反应,台盼蓝拒染法证明这种作用并非DON的细胞毒作用;DON对同种异型小鼠脾细胞诱导的增殖反应(双向或单向混合淋巴细胞反应)也有抑制作用。进一步研究表明,DON对小鼠脾细胞与hTMNC培养上清中IL-2水平元明显影响,但对小鼠腹腔巨噬细胞因LPS刺激而产生IL-1和TNF的水平有减低作用。

毒性 去氧萍蓬草碱腹腔注射给药,小鼠LD_{50}为42.5 mg/kg。

【药性】 甘,寒。归肺、肝经。

1.《本草拾遗》:"味甘,无毒。"

2.《纲目》:"甘,寒,无毒。"

【功用主治】 清热活血,健胃消食。主治肺热咳嗽,瘀血月经不调,痛经,跌打损伤。

1.《本草拾遗》:"主补虚,益气力,久食不饥,厚肠胃。"

2.《一本堂药选》:"破瘀血,导新血,打仆伤损,梅毒痈结,产后瘀血诸疾。"

3.《中国药用植物图鉴》:"有滋养强壮、健胃及调经作用。"

4.《浙江药用植物志》:"清虚热。"

5.《福建药物志》:"消食破积,除蒸止咳。主治咳嗽,盗汗,消化不良,体倦衰弱,痛经,月经不调。"

【用法用量】 内服:煎汤,9~15 g。

【选方】 1. 治肺结核 矮萍蓬草9 g,白及9 g,糯米90 g。蒸熟,去药渣,吃糯米饭。(江西《草药手册》)

2. 治湿热带下,经闭潮热,痛经,衄血,血淋,热性关节痛 萍

蓬草根状茎30~60 g,水煎服。

3. 治急性乳腺炎,疔疮,外伤出血 萍蓬草鲜根茎捣烂敷。
(2、3方出自《湖南药物志》)

4351 菠菜 bō cài 《履巉岩本草》

【异名】 菠棱《嘉话录》,波棱菜《唐会要》,红根菜《滇南本草》,赤根菜《品汇精要》,波斯草《纲目》,鹦鹉菜、鼠根菜《现代实用中药》,角菜《陆川本草》,甜菜、拉筋菜《湖南药物志》,敏菜《福建药物志》,飞腾菜、飞龙菜《台湾药用植物志》。

【基原】 为藜科菠菜属植物菠菜的全草。

【原植物】 菠菜 Spinacia oleracea L.

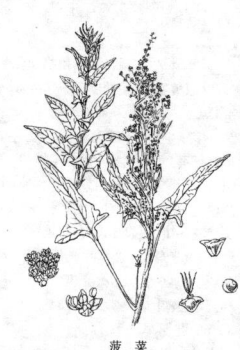

一年生草本。全株光滑,柔嫩。幼根红色。茎直立,中空。叶互生;具长柄;基部叶和茎下部叶较大,茎上部叶渐次变小,戟形或三角状卵形,全缘或有缺刻,花序上的叶变为披针形。花单性,雌雄异株;雄花排列呈穗状圆锥花序,顶生或腋生,花被片通常4,黄绿色,雄蕊4;雌花簇生于叶腋,无花被、苞片纵折;花柱4,线形,细长,下部结合。胞果硬,通常有2个角刺,果皮与苞贴生。花期4~6月,果熟期6月。

菠菜

全国各地均有栽培。

本植物的种子(菠菜子)亦供药用,另设专条。

【采收加工】 冬、春季采收,鲜用。

【成分】 全草每100 g含蛋白质2 g,脂肪0.2 g,糖2 g,粗纤维0.6 g,灰分2 g,钙70 mg,磷34 mg,铁2.5 mg,胡萝卜素2.96 mg,维生素 B_1 0.04 mg,维生素 B_2 0.13 mg,烟酸0.6 mg,维生素C 31 mg。又含叶酸(folic acid)、类胡萝卜素(carotenoids)、维生素 B_{12}、α-生育酚(α-tocopherol)。含黄酮及其苷:菠菜素(spinacetin)、万寿菊素(patuletin)、芸香苷(rutin)、金丝桃苷(hyperoside)、紫云英苷(astragalin)、菠菜亭素(spinatin)、郁酮及其苷和酯:α-菠菜甾醇(α-spinasterol)、豆甾醇(stigmasterol)、豆甾烷醇(stigmastanol)、7-豆甾烯醇(7-stigmastenol)、胆甾醇(cholesterol)以及甾醇与棕榈酸(palmitic acid)连接的酯和与葡萄糖、甘露糖连接的苷。昆虫变态激素有水龙骨素(polypodine)B、蜕皮甾醇(β-ecdysone)、(24),28-去氢羽扎松甾酮[(24),28-dehydromakisterone]A。叶绿素和胡萝卜素有叶绿素(chlorophyll)a、a'、b、b'、脱镁叶绿素(pheophytin)a、b、堇菜黄质(violaxanthin)、新黄质(neoxanthin)、叶黄素(lutein, xanthophyll)、β-胡萝卜素(β-carotene)、新-β-胡萝卜素(neo-β-carotene)、B、U,氨基酸和有机酸有谷氨酸、丙氨酸、亮氨酸(leucine)、脯氨酸、丝氨酸、天冬氨酸、天冬酰胺、咖啡碱、γ-氨基丁酸(γ-aminobutyric acid)、苹果酸(malic acid)、绿原酸(chlorogenic acid)、新绿原酸(neochlorogenic acid)、原儿茶酸(protocatechuic acid)。另外还含 6-羟甲基蝶呤二酮(6-hydroxymethyllumazin)、铁氧化还原蛋白(ferredoxin)、叶绿醌(plastoquinone)。从根分离了菠菜皂苷(spinasaponin)A和B。磷脂酰胆碱(phosphatidylcholine)、磷脂酰丝氨酸(phosphatidylserine)、磷脂酰乙醇胺(phosphatidylethanolamine)、单半乳糖基甘油二酯(monogalactosyldiglyceride)、二半乳糖基甘油二酯(digalactosyldiglyceride)、聚半乳糖基甘油二酯(polygalactosyldiglyceride)和脑硫脂(sulfolipid)。

【药理】 1. 抗菌作用 根中所含菠菜皂苷A及B具有抗菌活性。

2. 抗诱变作用 菠菜对环磷酰胺诱发小鼠骨髓细胞及外周血细胞染色体损伤有抗诱变的能力,实验组微核率明显低于阳性对照组微核率。

【药性】 甘,平。归肝、胃、大肠、小肠经。

1.《嘉祐本草》:"冷,微毒。"

2.《日用本草》:"甘,寒。无毒。"

3.《滇南本草》:"味甘,微辛,性温。入脾、肺二经。"

4.《纲目》:"滑。"

5.《医林纂要》:"甘、酸,寒。"

6.《本草求真》:"入肠、胃。"

7.《本草省常》:"性平。"

【功用主治】 解热毒,通血脉,利肠胃。主治头痛,目眩,目赤,夜盲症,消渴,便秘,痔疮。

1.《食疗本草》:"利五脏,通肠胃热,解酒毒,服丹石人食之佳。"

2.《日用本草》:"解热毒。"

3.《滇南本草》:"祛风明目,开通关窍,伤利肠胃,解酒,通血。"

4.《纲目》:"通血脉,开胸膈,下气调中,止渴润燥。根尤良。"

5.《全国中草药汇编》:"滋阴平肝,止渴润肠。治高血压,头痛,目眩,风火赤眼,糖尿病,便秘。"

6.《台湾药用植物志》:"治跌打损伤,瘀血攻心,捣汁冲酒服。""治尿石。"

7.《福建药物志》:"平肝明目,下气调中。治夜盲症,脾虚腹胀。"

【用法用量】 内服:适量,煮食;或捣汁饮。

【宜忌】 不可多食。

1.《食性本草》:"多食令人脚弱,发腰痛,动冷气。不与鳝鱼同食,发霍乱。"

2.《滇南本草》:"多食伤肠胃,伤风者忌食,引风邪入脏腑经络,令人咳嗽不止。"

3.《本草省常》:"多食令人作泻。"

4.《随息居饮食谱》:"惊蛰后不宜食;病人忌之。"

【选方】 1. 治高血压病,头痛目眩,慢性便秘 鲜菠菜适量,置沸水中烫约3分钟,以麻油拌食,每日2次。(《浙江药用植物志》)

2. 治消渴引饮,日至一石者 菠薐菜、鸡内金各分,为末。米饮服一钱,日三。(《纲目》引《经验方》)

3. 治夜盲、脾虚腹胀 每日用菠菜500 g,按家常用生油炒菜,或捣烂炒汁多次服。(《福建药物志》)

【各家论述】 1.《儒门事亲》:"夫老人久病,大便涩滞不通者……时复服葵菜、菠菜、猪羊肉,自然通利也。《内经》云,以滑养窍是也。"

2.《食物本草》:"凡人久病,大便涩滞不通及痔漏病人,宜常食菠薐、葵菜之类,滑以养窍,自然通利而无枯涩之害也。"

3.《本经逢原》:"凡蔬菜皆疏利肠胃,而菠薐滑甚。"

4.《本草求真》:"菠薐,何以favor言能利肠胃。盖因滑则通窍,菠薐质滑而利,凡人久病大便不通,及痔漏关塞之人,咸宜用之。又言能解热毒、酒毒,盖因寒则疗热,菠薐气味既冷,凡因痈肿毒发,并因酒湿成毒者,须宜用此以服。且毒与热,未有不先由胃而始及肠,故药多从甘品,菠薐既滑且冷,而味又甘,故能入胃清解,而使其热与毒尽从肠胃而出矣。"

4352 **菠菜子** bō cài zǐ 《浙江药用植物志》

【异名】 菠薐菜子《湖南药物志》。

【基原】 为藜科菠菜属植物菠菜的种子。

【原植物】 参见"菠菜"条。

【采收加工】 6~7月果实成熟时,割取地上部分,打下果实,晒干或鲜用。

【成分】 种子含小龙骨素(polypodine)B,蜕皮甾酮(20-hydroxyecdysone)、α-菠菜甾醇(α-spinasterol)、豆甾烯醇(stigmastenol)和豆甾烷醇(stigmastanol)。

【药理】 舒缓平滑肌作用 菠菜子以不同溶剂、不同方法提取到5种组分,经初步药理试验,发现其中3个组分(911、901、902)能显著缓解组胺引起的小鼠支气管平滑肌痉挛作用,作用维持时间为72~115分钟。

【功用主治】 清肝明目,止咳平喘。主治风火目赤肿痛,咳喘。

《台湾药用植物志》:"为缓泻剂及清凉剂,治呼吸困难,肝脏发炎及黄疸病。"

【用法用量】 内服:煎汤,9~15 g;或研末。

【选方】 1. 治风火赤眼 菠菜子、野菊花各适量,水煎服。

2. 治咳嗽 菠菜子以文火炒黄,研粉,每次4.5 g,温开水送服,每日2次。(1、2方出自《浙江药用植物志》)

4353 **菅茅根** jiān máo gēn 《纲目》

【异名】 菅根、地筋、土筋《别录》,蚂蚱草根《贵州民间药物》。

【基原】 为禾本科菅草属植物菅的根茎。

【原植物】 菅 Themeda gigantea Hack. var. villosa (Poir.) Keng 又名:白华、野菅《尔雅》,苓草《植物名实图考》,蚱草、接骨草、大响铃草《贵州民间药物》。

多年生草本。高达3 m,根头与须根壮壮。叶鞘无毛;叶舌钝圆,先端微凹,有小纤毛;叶片线形。假圆锥状花序大型,长达1 m;总状花序有两性小穗2~3个,无芒或有长6 mm的直芒;基盘具棕色柔毛;第一颖革质,密被棕色柔毛,第二颖与第一颖同质同长,背部被棕色柔毛。花、果期8~11月。

生长于山坡草地。分布于华中、华南、西南各地。

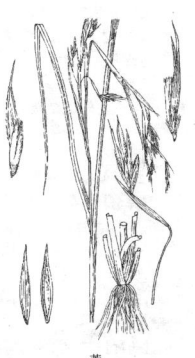

菅

【采收加工】 7~10月采挖,鲜用或晒干。

【药性】 辛、甘,温。

1.《纲目》:"微甘。"

2.《贵州民间药物》:"性温,味辛。"

【功用主治】《贵州民间药物》:"散寒解表,接骨。治痨伤,风湿麻木,骨折,水肿。"

【用法用量】 内服:煎汤,15~30 g;捣汁或浸酒。外用:捣敷。

【选方】 1. 治风寒感冒 蚂蚱草根30 g,铁筷子15 g,煎水服。

2. 治风湿麻木 蚂蚱草根30 g,石南藤15 g,白龙根9 g,泡酒服,又可擦患处。

3. 治骨折 蚂蚱草嫩根30 g,臭草30 g,加米酒捣绒,炒热包患处。(1~3方出自《贵州民间药物》)

4354 **萤火** yíng huǒ 《本经》

【异名】 宵行《诗经》,磷《毛诗传》,即照《尔雅》,夜光

《《本经》)、夜照、救火、据火、挟火（《吴普本草》）、耀夜、宵烛（崔豹《古今注》)、放光（《别录》)、夜明虫（《绍兴本草》)、磷然、照磷（《品汇精要》)》。

【基原】 为萤科萤火虫属动物萤火虫的全虫。

【原动物】 萤火虫 Luciola vitticollis Kies.

体形细长，15～20 mm。黑褐色，前胸背及尾端 2 节呈暗黄色或桃色。头隐于前胸下，口尖。触角呈鞭状，前胸背中央有暗褐色直条纹，后缘角突出，多刻点。棱状部长三角形。翅 2 对，前翅为革质的鞘翅，上有隆起的直径 4 条，间室多刻点；后翅膜质稍大，折叠于翅鞘下。足 3 对，腹 6～7 节，尾节黄白色部分能发光。发光力雄虫较强。

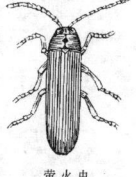

萤火虫

成虫多栖于水边草丛中，昼伏夜出，雌虫产卵于水边草根间，卵渐次发育时，自其内部发光；幼虫栖于水边，能食小虫。全国大部分地区有分布。

【采收加工】 7～9 月捕捉，捕后用沸水烫死，晒干。

【药性】 辛，微温。归肺，肝经。

1.《本经》："味辛，微温。"

2.《别录》："无毒。"

3.《本草求原》："入胞络、三焦。"

4.《本草撮要》："入手太阴经。"

【功用主治】 明目，乌发，解毒。主治青盲目暗，头发早白，水火烫伤。

1.《本经》："主明目，小儿火疮伤，热气，蛊毒，鬼疰，通神精。"

2.《药性论》："治青盲。"

【用法用量】 内服：煎汤，7～14 只。外用：研末点眼。

【选方】 1. 治劳伤肝气，目暗 萤火虫二七枚，纳鲤鱼胆二枚，纳萤火虫于胆中，阴干百日，捣罗为末。每用少许点之。《圣惠方》）

2. 黑发 取萤火虫二七枚，捻发自黑。《纲目》引《便民图纂》）

4355 营实 yíng shí 《本经》

【异名】 蔷薇子（《本草经集注》)、野蔷薇子（《东医宝鉴》)、石珊瑚（《纲目拾遗》)。

【基原】 为蔷薇科蔷薇属植物野蔷薇的果实。

【原植物】 参见"蔷薇花"条。

【采收加工】 8～9 月采收，以半青半红未成熟时为佳，鲜用或晒干。

【药材】 营实 Rosae Multiflorae Fructus 产于山东、河南、江苏、安徽、浙江、江西、湖南、湖北、四川、云南、贵州、福建、广东、广西、新疆等地。

性状 本品呈卵圆形，长 6～8 mm，具果柄，顶端有宿存花萼之裂片。果实外皮红褐色，内为肥厚肉质果皮。种子黄褐色，果肉与种子间有白毛，果肉味甜酸。

【成分】 果含 β-谷甾醇（β-sitosterol）、5α-豆甾烷-3, 6-二酮（5α-stigmastan-3, 6-dione），蒿属香豆素（scoparone），水杨酸（salicylicacid），没食子酸（gallic acid），槲皮素-3-β-D-吡喃葡萄糖基-（1→4)-α-L-吡喃鼠李糖苷〔quercetin-3-β-D-glucopyranosyl-（1→4)-α-L-rhamnopyranoside〕，槲皮素-3-β-D-吡喃葡萄糖基-（1→6)-β-D-吡喃葡萄糖鼠李糖苷〔quercetin-3-β-D-gluco-pyranosyl-（1→6)-β-D-rhamnopyranoside〕，槲皮苷（quercitrin)，山柰酚-3-α-L-吡喃鼠李糖苷（kaempferol-3-α-L-rhamnopyranoside)，没食子酸甲酯（methylgallate)，种子含蔷薇苷（multiflorin）A、B。野蔷薇苷（multinoside）A、B，野蔷薇苷 A

乙酸酯（multinoside A acetate)，赤霉素（gibberellin）A。

【药理】 泻下作用 营实的丁醇提取物小鼠灌胃给药有泻下作用，测得其 ED_{50} 为 5.6 g/kg，已从营实的鲜果中分离得泻下成分野蔷薇苷 A 乙酸酯，后者的泻下 ED_{50} 为 150 mg/kg。

【药性】 酸，凉。归肝、肾、胃经。

1.《本经》："味酸，温。"

2.《别录》："微寒，无毒。"

3.《药性论》："味苦。"

4.《纲目》："入阳明经。"

5.《医林纂要》："甘，苦，涩。"

【功用主治】 清热解毒，利水消肿。主治疮痈肿毒，风湿痹痛，关节不利，月经不调，水肿，小便不利。

1.《本经》："主痈疽恶疮，结肉，跌筋，败疮，热气，阴蚀不瘳，利关节。"

2.《药性论》："治头痛白秃，主五脏客热。"

3.《纲目》："治上焦有热，好眼。"

4.《本草汇言》："凉血解毒。"

5.《医林纂要》："敛精固气，补肺收散。"

6.《纲目拾遗》："治产后软瘫。"

7.《药性考》："疗消渴，口糜，骨鲠，金疮，目昏，阴蚀。"

8.《现代实用中药》："为利尿泻下剂，对于肾脏炎浮肿，月经不调，小便不利，脚气肿满，霉疮结痂，癣疮等皮肤病而致肿满喘咳，大小便不通，心腹胀闷者有效。除风湿，疗痈疽，疗关节，泻下，利水，百般水肿属实者，可悉用之。"

【用法用量】 口服：煎汤，15～30 g，鲜品用量加倍。外用：捣敷。

【选方】 1. 治血热肿胀及热疹暑毒，流连不已 营实子二两（炒燥，研碎)，金银花三两（晒干)，浸酒饮。《千金方》）

2. 治眼热目暗 地肤子、枇杷子、营实各一两。上件药捣细罗为散，每服不计时候，以温酒调下二钱。《圣惠方》）

3. 治月经不调，经期腹痛 鲜（野蔷薇）成熟果 90～120 g，煎汁冲红糖、黄酒。早晚空腹各服 1 次。忌食酸辣、芥菜、萝卜菜。(江西《草药手册》）

4. 治产后风瘫初起者 用野蔷薇子一两（煮)，酒煎服，一次即愈。《华佗神医秘传》华佗治产后风瘫神方》）

【各家论述】《本草汇言》："《蜀本草》主血热成痈，连生疔肿恶毒，或风热暑湿之气，留滞筋脉，致关节不利，肿痛若痹，酿酒服，立时消解。盖此药华于春而实于夏，得木火之气，其气芬芳，宜其有通畅血脉，发越毒气之用也。"

4356 菰米 gū mǐ 《本草经集注》

【异名】 雁膳（《管子》)、菰粱（《楚辞》)，安胡（《七发》)，蒋实（《楚辞》王逸注)，茭米（孙炎)，黑米（《杜工部集》)，雕胡米（《本草图经》)，凋苽、雕菰（《纲目》)，茭白子（《江苏植物药材志》)，菰实（《吉林中草药》)。

【基原】 为禾本科菰属植物菰的果实。

【原植物】 参见"茭白"条。

【采收加工】 9～10 月果实成熟后采收，搓去外皮，扬净，晒干。

【成分】 果实含矢车菊素-5-葡萄糖苷（cyanidin-5-glucoside)。

【药理】 菰米对血压上升有抑制倾向，对于中风（脑血管障碍)有中等程度预防作用。尚可改善补体效价，增强机体免疫力，使激素活化，促进糖代谢等，毒性试验表明，菰米无论口服或皮下注射，都安全无害。

【炮制】 取原药材，除去杂质，淘净，干燥，筛去灰屑。

饮片性状 呈长纺锤形，两端渐尖，有的已破碎。外表面棕色或棕褐色，背面具 1 条浅沟纹，腹面自基部至中部有一凹沟，质硬而脆。断面中央白色,边缘淡棕色。气微,味淡。

贮干燥容器内,置通风干燥处,防蛀。

【药性】 甘,寒。归胃、大肠经。

1.《纲目》:"甘,冷,无毒。"

2. 姚可成《食物本草》:"味甘,寒。"

3.《医林纂要》:"甘,咸,寒滑。"

4.《本草撮要》:"入手、足阳明经。"

【功用主治】 除烦止渴,和胃理肠。主治心烦,口渴,大便不通,小便不利,小儿泄泻。

1.《本草拾遗》:"止渴。"

2.《纲目》:"解烦热,调肠胃。"

3.《医林纂要》:"和中除烦,消暑利水。"

4.《河北中草药》:"解热止渴,润肠胃。用于心烦口渴,口燥咽干,大便秘结。"

5.《浙江药用植物志》:"止泻。主治小儿水泻。"

【用法用量】 内服:煎汤,9～15 g。

【选方】 1. 治胸中烦热口渴 菰实绞汁半碗,鲜生地绞汁半碗,合匀,每次 3 汤匙。

2. 治大便不通,小便不利 菰实适量,捣汁,每次 3 匙,日服 2 次。(1、2 方出自《吉林中草药》)

3. 治小儿烦渴,泻利,小便不利 菱白子、大麦芽各 15 g,炒焦,水煎去渣,1 日分 2～3 次饮服。(《食物中药与便方》)

4357 菰根 《本草经集注》 gū gēn

【异名】 蓝蔚(《淮南子》),菰蒋根(《肘后方》)。

【基原】 为禾本科菰属植物菰的根茎及根。

【原植物】 参见"茭白"条。

【采收加工】 9～10 月采挖,鲜用或晒干。

【药材】 菰根 Zizaniae Caduciflorae Rhizoma 产于南北各地。

性状 根茎呈压扁的圆柱形,已切成短段。直径 0.6～1.8 cm。表面棕黄色或金黄色,有环状突起的节,节上有根痕及芽痕,节间有细纵皱纹。体轻,质软而韧。断面中空,周壁厚约 1 mm,有排列成环的小孔。无臭,味淡。

【药性】 甘,寒。

1.《养生要集》:"味甘,平。"(引自《医心方》)

2.《别录》:"甘,大寒。"

【功用主治】 除烦止渴,清热解毒。主治消渴,心烦,小便不利,小儿麻疹高热不退,黄疸,鼻衄,烧烫伤。

1.《养生要集》:"除胸中烦,解酒,消食。"(引自《医心方》)

2.《别录》:"主肠胃痼热,消渴,止小便利。"

3.《本草经疏》:"主火烧疮。"

4.《全国中草药汇编》:"清热解毒。主治消渴,烫伤。"

【用法用量】 内服:煎汤,鲜品 60～90 g;或绞汁。外用:烧存性研末调敷。

【选方】 1. 治小儿烦渴,泻利,小便不利 菱白鲜根、芦茅根各 30 g,水煎服。(《食物中药与便方》)

2. 治湿热黄疸,小便不利 鲜白根 30～60 g,水煎服。(《食物中药与便方》)

3. 治小儿肝热,麻疹高热不退 菱笋根茎、白茅根、芦根各 30 g,水煎,代茶饮。(《福建药物志》)

4. 治汤火所灼未成疮者 菰根烧去土,取灰,以鸡子黄和涂之。(《肘后方》)

5. 治毒蛇啮 菰蒋草根灰,取以封之。(《广济方》)

4358 梵天花 《福建民间草药》 fàn tiān huā

【异名】 三角枫,三合枫(《植物名实图考》),香港野棉花,犬

跛爪(《福建民间草药》),五龙会、粘花衣、假棉花(《闽东本草》),野棉花、野木棉(《浙江民间常用草药》),拦路虎(《福建药物志》),狗脚迹(《广西药用植物名录》)。

【基原】 为锦葵科梵天花属植物梵天花的全草。

【原植物】 梵天花 Urena procumbens L. [U. sinuata L.]

小灌木,高约 80 cm。小枝被星状绒毛。叶互生;托叶钻形,早落;下部叶轮廓为掌状 3～5 深裂,圆形而狭,上部叶通常 3 深裂。花单生或近簇生;小苞片基部合生,疏被星状毛;萼片卵形,尖头,被星状毛;花冠淡红色;雄蕊柱无毛,与花瓣等长。果球形,具刺和长硬毛,刺端有倒钩。种子平滑无毛。花期 6～9 月。

生于山坡小灌丛中。分布于浙江、福建、江西、湖南、广东、广西、台湾等地。

本植物的根(梵天花根)亦供药用,另设专条。

【栽培】 生物学特性 喜温暖湿润气候。可在空旷地和稍荫蔽的环境生长,也可在肥沃和贫瘠的地方生长。但以土质疏松、肥沃的砂质壤土栽培为宜。

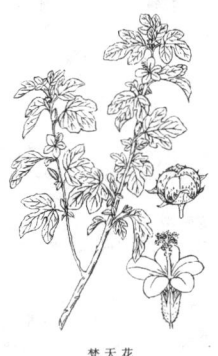

繁殖方法 种子繁殖。花期较长,由夏季延至秋季,应选择第一批开花的成熟饱满果实留种。于春季 3～4 月播种育苗,将种子均匀撒播于苗床上,覆土 2 cm,播后盖草浇水。幼苗出土后,于早、晚逐步移去盖草,当苗高 15 cm,按行株距 30 cm×30 cm 开穴移植。幼苗适当带土,每穴栽 2～3 株。种后浇足定根水。

梵天花

田间管理 当具 2～3 片真叶时,追施薄氮肥。定植后如遇天旱,应在早晚浇水,并插树叶遮阳。成活后,每季度除草追肥 1 次,并进行培土。

【采收加工】 6～10 月采收,去根,晒干。

【药性】 甘,苦,凉。

1. 广州部队《常用中草药手册》:"苦,平。"

2.《浙江药用植物志》:"微甘,温。"

【功用主治】 祛风除湿,清热解毒。主治风湿痹痛,泄泻,痢疾,感冒,咽喉肿痛,肺热咳嗽,风毒流注,疮疡肿毒,跌打损伤,毒蛇咬伤。

1. 广州部队《常用中草药手册》:"祛风除湿,解毒消肿。主治风湿痹痛,腰肌劳损,跌打瘀积肿痛,毒蛇咬伤,疮疡肿毒等。"

2.《广西中草药》:"解毒消肿,散瘀止痛,化痰止咳。主治毒蛇咬伤,跌打损伤,肺热咳嗽,疮疡肿毒等。"

3.《福建药物志》:"根治跌打损伤,狂犬咬伤。叶治带状疱疹、毒蛇咬伤。花治荨麻疹。"

4.《广西民族药简编》:"治感冒发热,咽喉炎,尿路结石,消化不良。"

【用法用量】 内服:煎汤,9～15 g;鲜品 15～30 g。外用:捣敷。

【选方】 1. 治风毒流注 梵天花 120 g,羊肉 240 g。酌加酒水各半炖 3 小时服,每日 1 次。(《福建民间草药》)

2. 治痢疾 梵天花 9～15 g,水煎服。(《广西实用中草药新选》)

3. 治毒蛇咬伤 梵天花鲜叶捣烂,浸洗米水洗伤口,渣敷伤部,并用梵天花鲜根二重皮 30 g,五灵脂 9 g,雄黄末 3 g,酒水煎服。(《福建药物志》)

4359 梵天花根 fàn tiān huā gēn 《福建民间草药》

【基原】 为锦葵科梵天花属植物梵天花的根。

【原植物】 参见"梵天花"条。

【采收加工】 全年均可采,切片晒干或鲜用。

【药性】《江西草药》:"性平,味涩、微苦。"

【功用主治】 健脾利湿,活血解毒。主治风湿痹痛,劳倦乏力,脾虚水肿、脱肛,带下,跌打损伤,痈疽肿毒,毒蛇咬伤。

1.《江西草药》:"健脾利湿,理气化痰。还可治月经不调、脱肛,子宫下垂,风湿关节痛,吐血。"

2.《浙江药用植物志》:"行气活血,祛风解毒,健脾补肾。主治风湿痹痛,痢疾,体虚浮肿,跌打损伤,毒蛇咬伤,疮疡肿毒。"

【用法用量】 内服:煎汤,9~15 g,鲜品 30~60 g;或炖肉。外用:捣敷。

【宜忌】 孕妇慎服。

【选方】 1. 治风湿性关节炎,劳力过伤 梵天花根90 g,猪胶250 g,黄酒1碗。冲炖服。《闽南本草》

2. 治营养不良性水肿 梵天花(根)、苡仁、赤小豆各15 g,水煎服。《浙南本草选编》

3. 治产后足膝无力,不能行走 鲜梵天花根,每次 60 g,合鸡炖服。《泉州本草》

4. 治妇女白带 梵天花根 30~60 g,水煎去渣,再用瘦猪肉汤兑服。《江西民间草药验方》

5. 治疟疾 梵天花根、米酒各 30~60 g,同炒,水煎2次;于疟发前 2 小时及 4 小时各服 1 次。《江西草药》

6. 治跌打损伤(胃部因跌打损伤,呕吐不能食,或食入即吐) 鲜梵天花根 60~90 g,水煎,加红糖 15 g,冲开水炖服;渣同红糖捣伤处。《闽东本草》

7. 治痛经 梵天花干根 15~60 g,益母草干全草 15 g,水煎服。

8. 治蛇咬伤 梵天花根干根二重皮 30 g,五灵脂 9 g,雄黄末 3 g,酒水煎服。(7、8方出自《福建中草药》)

9. 治气瘿(甲状腺肿大) 梵天花根 60 g,切,晒干,微炒,水煎去渣,用瘦猪肉汤兑服,每日 2 剂。《江西民间草药验方》

4360 梦花 mèng huā 《分类草药性》

【异名】 黄瑞香(《花镜》),打结花、梦冬花(《中国树木分类学》),雪里开(《浙江药用植物志》),蒙花(《广西药用植物名录》),岩泽兰(《贵州中药名录》)。

【基原】 为瑞香科结香属植物结香的花蕾。

【原植物】 结香 Edgeworthia chrysantha Lindl. 又名:檬花树、雪花树。

落叶灌木,高 1~2 m。小枝粗壮,棕红色,三叉状分枝,具皮孔,被淡黄色或灰色绢状长柔毛。叶互生而簇生于枝顶;叶片纸质,椭圆状长圆形至长圆状倒披针形,先端急尖,基部楔形,上面被疏柔毛,下面粉绿色,被长硬毛,全缘。头状花序;总苞片披针形;总花梗短;花黄色,芳香;花萼筒状,先端 4 裂;花瓣状;花瓣无;雄蕊 8 枚;子房狭椭圆形,先端被毛,花柱细长。核果卵形。花期 3~4月,先叶开放,果熟期 8 月。

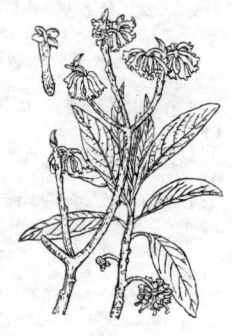
结香

生于山坡、山谷林下及灌丛中。分布于河北、江苏、浙江、安徽、江西、河南、广东、广西、四川、云南、陕西等地。

本植物的根(梦花根)亦供药用,另设专条。

【栽培】 生物学特性 喜温和凉爽的气候。在海拔500 m 以上山区种植,生长良好。以排水良好、土层疏松而肥沃的壤土栽培为宜。

繁殖方法 种子繁殖或分株繁殖。种子繁殖:随采随播。种子均匀地撒播于苗床上,覆土 2 cm,浇水保湿。当苗高 25~30 cm时,按行株距 30 cm×30 cm 开穴,每穴栽1株。分株繁殖:将植株根部萌发的分蘖幼株挖出定植。踩紧,浇足定根水。

田间管理 幼苗高 5~7 cm 时,间苗,保持株距 3~4 cm。定植后至封行前,每年中耕除草 3~4 次。春、夏间施 1 次氮肥或复合肥,秋、冬追施 1 次堆肥或草木灰。追肥后进行培土。

病虫害防治 叶斑病,发病初期叶片出现褐色病斑,可用 1:1:100 的波尔多液喷雾。

【采收加工】 冬末或春初花未开放时摘取花序,晒干。

【成分】 花含谷甾醇-3-O-6′-亚麻酰基-β-D-吡喃葡萄糖苷(sitosterol-3-O-6′-linolenoyl-β-D-glucopyranoside),谷甾醇-3-O-6′-亚油酰基-β-D-吡喃葡萄糖苷(sitosterol-3-O-6′-linoleoyl-β-D-glucopyranoside),西瑞香素(daphnoretin)及东方小翅大蟋酮(grasshopperketone)。

花蕾含黄酮成分:山柰酚-3-O-β-D-葡萄糖苷(kaempfero-3-O-β-D-glucoside),4′, 5, 7-三羟基黄酮醇-3-O-β-D-(6″-对羟基桂皮酰基)葡萄糖苷(tiliroside)。花蕾另含香豆素成分:伞形花内酯(umbelliferone),6-甲氧基-7-羟基双香豆素-3, 7′-醚(daphnoretin),7, 7′-二羟基双香豆素-8, 8′-醚-7-α-L-鼠李糖苷(edgeworoside)。

【药性】 甘,平。归肝、肾经。

1.《青岛中草药手册》:"性寒,味甘,入肾、肝经。"

2.《四川中药志》1979 年版:"甘,温。"

3.《福建药物志》:"苦,平。"

【功用主治】 滋养肝肾,明目消翳。主治夜盲,翳障,目赤,小儿疳积,失音,梦遗。

1.《分类草药性》:"治失音。"

2.《重庆草药》:"养阴安神。治阴虚火旺、夜梦遗精。"

3.《广西中药志》:"明目,祛障翳。治青盲、云翳,多眵泪,羞明,小儿疳积。"

4.《全国中草药汇编》:"主治目赤疼痛,夜盲。"

5.《福建药物志》:"治胸痛,头痛,眼花。"

【用法用量】 内服:煎汤,3~15 g;或研末。

【选方】 1. 治夜盲症 结香花 10 g,夜明砂 10 g,谷精草 25 g,猪肝 1 具。将猪肝切几个裂口,再将前三味研细末撒入肝内,用线扎好,放入砂锅内煮熟。分服。《四川中药志》1979 年版

2. 治胸痛,头痛 结香花 15 g,橘饼 1 块,水煎服。《福建药物志》

3. 治肺虚久咳 结香花 9~15 g,水煎服。《浙江药用植物志》

4361 梦花根 mèng huā gēn 《分类草药性》

【基原】 为瑞香科结香属植物结香的根皮及茎皮。

【原植物】 参见"梦花"条。

【采收加工】 全年均可采,挖根,切片晒干。

【成分】 根、茎含香豆素类化合物:结香素(edgeaorin),结香苷(edgeaoroside)A、B、C,缕状芸香苷酯(rutarensin),柠檬油素(limettin),伞形花内酯(umbelliferone)及西瑞香素(daphnoretin)等。

【药性】 辛,平。归肝、肾经。

1.《分类草药性》:"味辛,性温。"

2.《青岛中草药手册》:"性寒,味甘,入肾、肝经。"

【功用主治】 滋养肝肾,祛风活络。主治肝肾虚之梦遗,早泄,白浊,虚淋,血崩,白带,风湿痹痛,跌打损伤。

1.《分类草药性》:"治梦遗,红白崩带,杨梅疮,白浊,虚淋。"

2.《贵州民间方药集》:"治遗精,早泄,阳痿,风湿麻木,补肾亏。"

3.《民间常用草药汇编》:"治肾虚眼雾,见风流泪。"

4.《全国中草药汇编》:"主治风湿关节痛,腰痛;外用治跌打损伤,骨折。"

【用法用量】 内服:煎汤,6～15 g;或泡酒。外用:捣敷。

4362 梗通草 gěng tōng cǎo 《饮片新参》

【异名】 白梗通(《本草正义》),野通草、气通草、水通草(《江苏中药名实考》)。

【基原】 为豆科田皂角属植物田皂角茎中的木质部。

【原植物】 参见"合萌"条。

【采收加工】 9～10月拔起全株,除去根、枝叶及茎顶端部分,剥去茎皮,取木质部,晒干。

【药材】 梗通草 Aeschynomenis Indicae Xylema 产于江苏、广西、福建、浙江、湖南、四川等地。

性状 本品呈圆柱状,上端弯曲细,长达 40 cm,直径 1～3 cm。表面乳白色,平滑,具细密的纵纹,并有皮孔样凹点及枝痕,质轻脆,易折断,断面类白色,不平坦,隐约可见同心性环纹,中央有小孔。气微,味淡。

【成分】 梗通草种子中含脂肪酸,液体石蜡(nujols),油醇(oleyl alcohol)和甾醇(sterols):5, 7-甾醇($\Delta^{5,7}$-sterol),二氢-β-谷甾醇(dihydro-β-sitoste-rol)等。

【药性】 淡、微苦,凉。

1.《本草正义》:"味淡,气清。"

2.《饮片新参》:"淡平,微苦。"

3.《天目山药用植物志》:"性寒,味甘。"

【功用主治】 清热,利尿,通乳,明目。主治热淋,小便不利,水肿,乳汁不通,夜盲。

1.《天目山药用植物志》:"解毒利尿,祛风明目,杀虫止痢。治暴热淋病,小便赤涩,血病,夜盲,小儿疳积。"

2.《安徽中草药》:"清热,利尿,通乳。主治疮肿,热病烦渴,小便不利,乳汁不通。"

【用法用量】 内服:煎汤,6～15 g。

【宜忌】《饮片新参》:"溲多者忌用。"

【选方】 治乳汁不通 梗通草 6 g。猪蹄汤煎服。(《安徽中草药》)

4363 梧桐子 wú tóng zǐ 《本草经集注》

【异名】 瓢儿果、桐麻豌(《四川中药志》),凤眼果、红花果(《福建药物志》)。

【基原】 为梧桐科梧桐属植物梧桐的种子。

【原植物】 梧桐 Firmiana plantanifolia (L. f.) Marsili[F. simplex (L.) W. F. Wight] 又名:榇、梧(《尔雅》),青桐(《品汇精要》),桐麻、瓢羹树(《草木便方》),耳桐、青桐(《中国树木分类学》)。

落叶乔木,高达16 m。树皮青绿色,平滑。单叶互生,

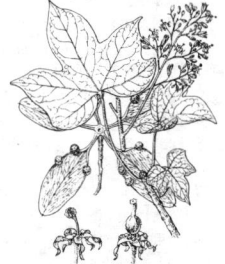
梧 桐

叶柄长8～30 cm;叶片心形,掌状 3～5 裂,裂片三角形,先端渐尖,基部心形;基生脉 7 条。圆锥花序顶生,花单性或杂性,淡黄绿色;雄花由 10～15 枚雄蕊合生,花丝合成圆柱体;雌花常有退化雄蕊围生子房基部,子房由 5 心皮联合,部分离生,花柱长,柱头 5 裂。蓇葖果 5,纸质,有柄,成熟时裂开。种子 4～5,球形,干时表面多皱纹,着生于叶状果瓣的边缘。花期 6～7 月,果熟期10～11 月。

多为人工栽培。分布于全国大部分地区。

本植物的叶(梧桐叶)、树皮(梧桐白皮)、根(梧桐根)、花(梧桐花)亦供药用,另设专条。

【采收加工】 10～11 月种子成熟时将果枝采下,打落种子,晒干。

【药材】 梧桐子 Firmianae Semen 产于河北、山西、山东、江西、江苏、福建、台湾、湖北、湖南、广东、广西、四川、贵州及云南等地。

性状 种子球形,状如豌豆,直径约 7 mm,表面黄棕色至棕色,微具光泽,有明显隆起的网状皱纹。质轻而硬,外层种皮较脆易破裂,内层种皮坚韧。剥除外皮,可见淡红色的数层外胚乳,内为肥厚的淡黄色内胚乳,油质,子叶 2 片薄而大,紧贴在内胚乳上,胚根在较小的一端。

粉末特征:淡黄色。外种皮石细胞表面观多角形,直径6～22 μm,侧面观长方形,长 38～48 μm,细胞壁小。内种皮栅状细胞长柱状,长约190 μm,两端平截,直径 10～13 μm,层纹及胞腔不明显。外胚乳为浅红棕色薄壁细胞,细胞壁呈念珠状增厚,直径15～30 μm。淀粉粒存在于内胚乳细胞中,单粒类球形、长椭圆形、广卵形、梨形或不规则形,直径 3～13 μm,脐点点状、短缝状、人字状及星状,层纹不明显。

【成分】 含脂肪油,其脂肪酸有苹婆酸(oterculic acid),锦葵酸(malvalic acid)等;还含具止血作用的生物碱及咖啡碱(caffein)。

【药理】 1. 降压作用 给麻醉兔、猫静注梧桐子总生物碱(TAW)0.3 g/kg、0.6 g/kg 和 1.2 g/kg,能使血压迅速下降,但不持久,同时出现心率减慢;将 TAW 0.3 g/kg 静注犬,2.5 g/kg 注入麻醉犬十二指肠,也呈现血压下降;实验还表明 TAW 降压作用与 M 受体有关,可能是抑制胆碱酯酶导致兴奋 M 受体。

2. 止血作用 梧桐子煎剂可使大鼠创伤性出血时间缩短;但对家兔凝血时间、凝血酶原时间、血浆复钙时间及血小板计数等皆无明显影响。梧桐子总生物碱 84 mg/kg 腹腔注射或168 mg/kg 灌胃,对大鼠断尾出血皆有明显的止血作用;对大鼠实验动脉血栓的形成有明显的促进作用。给家兔每日灌服梧桐子粉混悬液 6 g/kg,连续 3 日,实验结果证明,梧桐子具有明显的促进血小板聚集作用。梧桐子总生物碱对兔循环血小板聚集亦有促进作用。梧桐子及其总生物碱的止血作用机制,可能与其促进血小板黏附和聚集有关。

毒性 梧桐子煎剂 120 g/kg,水酊剂 50 g/kg 一次灌胃,对小鼠无明显毒性。梧桐子总生物碱 0.84 g/kg、1.68 g/kg、3.36 g/kg 注射小鼠及 1.68 g/kg、4.2 g/kg 灌胃小鼠,无中毒及死亡。梧桐子的水溶性提取物,每 1 g 含原生药量 9 g,给大鼠一次灌胃 150 g/kg,对大鼠无明显毒性。

【药性】 甘、平,肺、肾经。

1.《纲目》:"甘、平,无毒。"

2.《本草汇言》:"味苦,气温。"

3.《本草再新》:"味苦,辛,性温,无毒。入心、肺、肾三经。"

4.《湖南药物志》:"甘,寒。"

5.《青岛中草药手册》:"入脾、胃经。"

【功用主治】 健脾消食,益肾固精,止血。主治伤食腹痛腹泻,哮喘,疝气,须发早白,小儿口疮,和鸡子烧存性研掺。"

1.《纲目》:"捣汁涂,拔去白发,根下必生黑者。又治小儿口疮,和鸡子烧存性研掺。"

2.《食物考》:"清心益肺,解热利咽,舒脾开胃。"

3.《本草再新》:"温中补气,保肺,固肾滋水。"

4.《本草求原》:"熟食开胃醒脾。"

5.《随息居饮食谱》:"润肺,清热,治疝。"

【用法用量】 内服:煎汤,3～9 g;或研末,2～3 g。外用:煅存性研末敷。

【宜忌】 1.《本草衍义》:"炒作果,动风气。"

2.《调疾饮食辨》:"多食令人耳聋,素有耳病人不宜入口也。"

3.《本草求原》:"生食无益。"

4.《陕西中药志》:"咳嗽多痰者勿食用。"

【选方】 1. 治伤食腹痛腹泻 梧桐子(炒焦)15 g,青藤香12 g,共为细末,每服 3 g,开水送服。(《四川中药志》1979年版)

2. 治疝气 梧桐子炒香,剥壳食之。(《贵州省中医经验秘方》)

3. 治久哮 用梧桐子一连,纸包温,放在火煨,取出安地上,出火气为末。空心,井花水一盏送下,痰出即愈。(《普济方》)

【临床报道】 治疗鼻出血 用梧桐子冲剂(每包 10 g,相当生药 90 g),每日 3 次,每次 1/3～1/2 包口服,儿童及严重的出血患者可酌情加减,6 日为 1 个疗程,一般治疗 1～3 个疗程。共治疗由高血压病、干燥性鼻炎、萎缩性鼻炎、鼻中隔偏曲、嵴突穿孔等原因引起的习惯性鼻出血者320 例。另设对照组 50 例,口服维生素 K 每次 4 mg,每日 3次;安络血 5 mg,每日 3 组;局部复方薄荷油滴鼻,大部病例治疗 2 星期左右,结果:治疗组显效 240 例(75%),有效 36 例(11.2%),无效 44 例(13.8%),总有效率为86.2%。对照组显效 9 例(18%),有效 10 例(20%),无效 31 例(62%),总有效率为 38%。两组比较差异显著(P<0.01)。治疗过程中,少数患者服药后轻微头昏及腹部不适,个别儿童有嗜睡现象。

4364 梧桐叶 wú tóng yè (《纲目》)

【基原】 为梧桐科梧桐属植物梧桐的叶。

【原植物】 参见"梧桐子"条。

【采收加工】 7～10月采集,随采随用,或晒干。

【药材】 梧桐叶 Firmianae Folium 产于河北、山西、山东、江西、江苏、福建、台湾、湖南、广东、广西、四川、贵州及云南等地。

　　性状 叶片多皱缩破碎,完整者心形,掌状 3～5 裂,直径15～30 cm,裂片三角形,先端渐尖,基部心形,表面棕色或棕绿色,两面均无毛或被短柔毛,基生脉 7 条;叶柄与叶片等长。气微,味淡。

【成分】 含芸香苷(rutin)、β-香树脂醇(β-amyrin)、β-香树脂醇乙酸酯(β-amyrin acetate)、β-谷甾醇(β-sitosterol)、三十一烷(hentriacontane),还含甜菜碱(betaine)、胆碱(choline)、水溶性多糖(polysaccharide)及果胶(pectin)。

【药理】 1. 降压作用 梧桐叶浸膏对麻醉犬及猫静注 0.25～0.5 g/kg,血压下降持续 15 分钟至 1 小时;降压与扩张末梢血管有关;降压同时心率减慢。

　　2. 镇静作用 叶浸膏 0.5 g/kg 腹腔注射可降低小鼠自主活动。

　　毒性 叶浸膏灌胃 6 g/只,不致引起死亡。静注 LD_{50} 为 8.3 g/kg。

【药性】《福建民间草药》:"苦,寒,无毒。"

【功用主治】 祛风除湿,解毒消肿,降压。主治风湿瘀痛麻木,泻痢,跌打损伤,痈疮肿毒,痔疮,高血压病。

　　1.《中国药用植物图鉴》:"煎汁内服有催生作用,包瘦猪肉煨熟食肉,治小儿疳积;外用可治背痈,熏治白瘫。"

　　2.《贵州民间方药集》:"镇咳祛痰,除风湿,治麻木。外用止刀伤出血。"

3. 广州部队《常用中草药手册》:"清热解毒。治痈疮肿毒。"

4.《全国中草药汇编》:"镇痛,降压,祛风,解毒。治冠心病、高血压、风湿关节痛、痈疽、遗精、神经衰弱、银屑病。"

【用法用量】 内服:煎汤,10～30 g。外用:鲜叶敷贴,煎水洗;或研末调敷。

【选方】 1. 治风湿骨痛,跌打骨折,哮喘 梧桐叶 15～30 g,水煎服。(广州部队《常用中草药手册》)

2. 治手足发背,止痛消肿 梧桐叶(鲜的捣烂或初秋采取阴干)、紫花地丁各等分,研细砂糖调敷。(《疡医大全》紫桐散)

3. 治软疖 用梧桐叶,将白水煮三炷香火,俟冷贴患处。(《万氏秘传外科心法》贴肿毒方)

4. 治刀伤出血 梧桐叶研成细末,外敷伤口。(福州台江区《验方汇集》)

5. 治泄泻不止,服诸药罔效 梧桐叶不拘多少。用水数大碗,煎数十沸取出,只浴两足后跟,其泻即止。若浴之近上,大便反闭。(《增补内经拾遗方论》引《海上仙方》梧桐濯足汤)

6. 治脱肛 梧桐叶一片,用开水稍泡,取出,贴患处上。(《湖北中草药志》)

7. 长发 梧桐叶半斤,大麻仁半斤。上二味,捣碎,以米泔汁一斗,煮至五升,去滓,用以洗头,半月即生发。(《圣惠方》)

【临床报道】 1. 治疗高血压病 共观察 80 例,其中 52 例口服梧桐叶糖浆,每次 10 ml(含生药 2 g),每日 3 次;28 例加用梧桐叶注射液,每日 1 支(含总黄酮苷 20 mg),肌内注射。经治 2 个月,结果:显效(舒张压下降 20 mmHg 以上者)23 例,好转(舒张压下降 10～20 mmHg 之间)37 例,总有效率为 75%。有 60 治疗前血清胆固醇平均值为 6.49 mmol/L(249.5 mg%),治疗后血清胆固醇平均值为 4.75 mmol/L(175.9 mg%),平均下降 1.91 mmol/L(73.6 mg%)。治疗后胆固醇下降 57 例,下降率 95%,其中显著下降(1.3 mmol/L)41 例,占下降总数 72%。在治疗初期有恶心、胃部不适、腹痛、腹胀等消化道反应。

　　2. 治疗银屑病 用梧桐叶注射液(每 1 ml 含黄酮苷 10～20 mg)每次 2 ml 每日 1～2 次,或每次 4 ml,每日 1 次。也可加大剂量至每次 4 ml 每日 2 次。15 日为 1 个疗程。治疗 265 例,观察其中资料完整者 164 例,结果:临床治愈和基本治愈 51 例,占33.1%;显效 41 例,进步 49 例,总有效率 86.0%。治愈时间最短 10 日,一般为 1 个月左右。23 例无效者,多系用药时间太长或未能持续用药者。其中进行期疗效远比稳定期好,前者治愈率为 22.0%,显效率为 70.8%,后者则分别为 11.1%及 41.9%。治疗中除个别患者注射部位有短暂疼痛外,无其他不良反应。随访 49 例,其中 32 例于停药后 15 日至 1 年内复发,但多数复发后病情减轻,再用梧桐叶治疗仍有效。

4365 梧桐花 wú tóng huā (《纲目拾遗》)

【基原】 为梧桐科梧桐属植物梧桐的花。

【原植物】 参见"梧桐子"条。

【采收加工】 6 月采收,晒干。

【药材】 梧桐花 Flos Firmianae 主产于河北、河南、山西、山东、江苏、江西、湖北、四川等地。

　　性状 花淡黄绿色,基部有梗。无花瓣,花萼筒状,长约 1 mm,裂片 5,长条形,向外卷曲。被淡黄色短柔毛。雄蕊 10～15 枚合生,约与萼等长。气微,味淡。

【成分】 花含齐墩果酸(oleanolic acid)、β-谷甾醇(β-sitosterol)、芹菜素(apigenin)。还含水溶性多糖。

【药性】 甘,平。

【功用主治】 利水消肿,清热解毒。主治水肿,小便不利,创伤红肿,头发火伤。

　　1.《山海草函》:"治杖丹,癞头,汤火伤。"(引自《纲目拾遗》)

2.广州部队《常用中草药手册》:"清热解毒。"

3.《全国中草药汇编》:"治水肿。"

4.《四川中药志》1979年版:"外用:治创伤红肿、癣癞。"

【用法用量】 内服:煎汤,6~15 g。外用:研末调涂。

【选方】 1.治水肿 干梧桐花9~15 g,水煎服。

2.治烧烫伤 干梧桐花研粉调涂。(1、2方出自广州部队《常用中草药手册》)

4366 梧桐根 wú tóng gēn 《福建民间草药》

【异名】 梧桐蕴《岭南采药录》。

【基原】 为梧桐科梧桐属植物梧桐的根。

【原植物】 参见"梧桐子"条。

【采收加工】 全年均可采挖,切片,鲜用或晒干。

【药性】 甘,平。

1.《草木便方》:"甘。"

2.《重庆草药》:"味淡,性平,无毒。"

【功用主治】 祛风湿除湿,活血通经,杀虫。主治风湿关节疼痛,淋证,白带,月经不调,跌打损伤,血丝虫病,蛔虫病。

1.《草木便方》:"和血,祛风,除湿,通经脉,治妇人吐血,经水乱,腰膝痹痛。"

2.《岭南采药录》:"患花柳毒骨病,和猪肉煮汤服之。"

3.《重庆草药》:"治肠风下血。"

4.《全国中草药汇编》:"祛风湿,杀虫。治风湿性关节炎、肺结核咳血,跌打损伤,白带,血丝虫病,蛔虫病。"

【用法用量】 内服:煎汤,9~15 g,鲜品30~60 g;或捣汁。外用:捣敷。

【选方】 1.治风湿疼痛 梧桐鲜根30~45 g(干的24~36 g),酒水各半同煎1小时,内服,加1个猪脚同煎更好。(《福建民间草药》)

2.治哮喘 梧桐根15~30 g,水煎服。(广州部队《常用中草药手册》)

3.治热淋 梧桐根(去粗皮),捣烂,浸淘米水内,用布绞汁。加白糖服。(《湖南药物志》)

4367 梧桐白皮 wú tóng bái pí 《本草图经》

【异名】 梧桐皮《履巉岩本草》。

【基原】 为梧桐科梧桐属植物梧桐去掉栓皮的树皮。

【原植物】 参见"梧桐子"条。

【采收加工】 全年均可采,剥取韧皮部,晒干。

【成分】 树皮含黄酮类:槲皮苷(quercitrin),山柰酚(kaempferol),山柰酚-3-O-β-D-芸香糖苷(kaempferol-3-O-β-D-rutinoside),槲皮素(quercetin),槲皮素-3-O-β-D-新橙皮苷(quercetin-3-O-β-D-neohesperidoside),金丝桃苷(hyperoside)。另含二十八醇(octanosanol),羽扇烯酮(lupenone),戊聚糖(pentosans)及黏液质(mucilage)。

【药性】 甘,苦,凉。

1.《药性考》:"微甘,冷,滑。"

2.《全国中草药汇编》:"苦,凉。"

【功用主治】 祛风除湿,活血止痛。主治风湿痹痛,痔疮,脱肛,丹毒,恶疮,月经不调,跌打损伤。

1.《本草图经》:"主痔。"

2.《生草药性备要》:"生肌止痛,散血凉脾,敷跌打。"

3.《本草求原》:"煎汁,治丹毒恶疮,虫痔脱肛;浸水,涂须治黑润。"

4.《草木便方》:"和血,祛风,除湿,通经脉,治妇人吐血,经水乱,腰膝痹痛。"

【用法用量】 内服:煎汤,10~30 g。外用:捣敷或煎水洗。

【选方】 1.治疝气肿痛,痔疮肿痛出血 梧桐树根白皮30~60 g,盐炒至黄色,再加水煎服。(《四川中药志》1979年版)

2.治须发黄赤 梧桐白皮烧研,和乳汁,涂须发。(《纲目》)

4368 楝木根 lái mù gēn 《浙江药用植物志》

【基原】 为山茱萸科楝木属植物楝木的根。

【原植物】 参见"楝木子"条。

【采收加工】 秋后采根,切片晒干。

【药性】 甘,微苦,凉。

【功用主治】 《浙江药用植物志》:"清热平肝,活血止痛。治头痛,咽喉肿痛,高血压,关节酸痛。"

【用法用量】 内服:煎汤,6~15 g;或浸酒;或研细粉。

【选方】 治高血压病 楝木根60 g,黄精、龙胆草各9 g。共研细粉,每日6 g,开水吞服,每日2~3次。(《浙江药用植物志》)

4369 梅叶 méi yè 《本草拾遗》

【基原】 为蔷薇科杏属植物梅的叶。

【原植物】 参见"乌梅"条。

【采收加工】 7~10月采收,晒干或鲜用。

【药性】 《纲目》:"酸,平,无毒。"

【功用主治】 止痢,止血,解毒。主治痢疾,崩漏,蠹疮。

1.《日华子》:"煎浓汤,治休息痢并霍乱。"

2.《药性考》:"止痢。治川水不止。"

【用法用量】 内服:煎汤,3~10 g。外用:蒸热熏。

【选方】 1.治川水不止 梅叶(焙)、棕榈皮灰各等分。为末,每服二钱,酒调下。(《圣济总录》)

2.防治麻疹 梅叶120 g,水煎对白糖服。(《湖南药物志》)

3.治下部虫啮 杵梅叶、桃叶各一斛,蒸之令极热。内小器中,大布上坐,虫死。(《外台》)

4370 梅花 méi huā 《纲目》

【异名】 白梅花《纲目》,绿萼梅《纲目拾遗》,绿梅花《药材学》。

【基原】 为蔷薇科杏属植物绿萼梅的花蕾。

【原植物】 参见"乌梅"条。本种的花为白色,花萼绿色。

【采收加工】 1月花未开放时采摘花蕾,及时低温干燥。

【药材】 梅花 Flos Mume 主产于江苏、浙江。

性状 干燥花蕾呈类球形,直径3~6 mm,有极短花梗。苞片数层,鳞片状,暗棕色,有短毛。萼片5,广卵形,灰褐色,有毛。花瓣多数,阔卵圆形,黄白色。雄蕊多数,雌蕊1,子房着生于凹陷的花托上,表面密被细柔毛。体轻,气清香,味微苦、涩。

鉴别 (1)粉末特征:淡棕色腺毛生于苞片边缘,全体呈短棒状,略弯曲,长160~200 μm,直径40~50 μm,头部长圆形,由数十个分泌细胞组成,外围角质层明显,内含棕黄色物;柄部多细胞,排成3~4列。非腺毛生于苞片及苞片,无色或淡黄棕色。单细胞非腺毛壁平直或稍弯曲,先端略尖,长短不一,有的表面可见疣点;多细胞非腺毛2~4细胞,单列,细胞间隔壁甚薄。花粉粒大多发育不全,发育完全者近球形,直径34~46 μm,有3孔沟,外壁表面隐约可见条纹状雕纹。草酸钙簇晶较多见,呈类圆形,棱角较宽钝或不甚明显,有的呈碎块状,偶见方晶。萼片下表皮细胞多角形,垂周壁呈念珠状增厚,表面具角质层纹,气孔类圆形,不定式,副卫细胞4~6个。萼片上表皮细胞较大,壁略增厚,念珠状增厚不明显。花瓣表皮细胞多角形,垂周壁薄,波状弯曲,细胞界近不甚明显;表面观呈类方形,细胞界不甚明显;表面观呈类圆形,有网状增厚纹理。

(2)薄层色谱:取梅花粗粉1 g,加甲醇10 ml,冷浸24小时,滤过,滤液浓缩至2 ml,供点样用。另取原儿茶酸、芦丁、槲皮素为对照品。取样品与对照品点于硅胶 G 薄层板上，以乙酸乙酯-甲醇-水-甲酸(13∶2.5∶1∶0.02)为展开剂，展距 10 cm。挥尽溶剂后，先在紫外光灯(365 nm)下观察，绿原酸显蓝色荧光，样品有相同荧光斑点；再喷 5%三氯化铝乙醇试剂，干燥后置紫外光灯下观察，芦丁及槲皮素显亮黄色荧光，样品于相同位置显同样荧光斑点。

【成分】 梅花含挥发油，其中主要含苯甲醛(benzaldehyde)，苯甲醇(benzylalcohol)，4-松油烯醇(terpinen-4-ol)，棕榈酸(palmitic acid)，苯甲酸(benzoic acid)，异丁香油酚(isoeugenol)等成分。

【药性】 苦、微甘、微酸，凉。归肝、胃、肺经。

1.《纲目》:"微酸、涩，无毒。"

2.《冯氏锦囊》:"味甘、微酸，气平。"

3.《百草镜》:"性寒，或曰平，味酸涩，清香。"

4.《饮片新参》:"苦、微甘。"

5.《本草再新》:"味甘、苦，性凉，入肝、肺二经。"

6.《天目山药用植物志》:"略有香气，味初淡而后苦。"

【功用主治】 疏肝解郁，开胃生津，化痰。主治肝胃气痛，胸闷，梅核气，暑热烦渴，食欲不振，妊娠呕吐，瘰疬结核，痘疹。

1.《本草原始》:"清头目，利肺气，去核壅痰上热。"

2.《药性纂要》:"助肝之生发之气，清肝经郁结之热。"

3.《冯氏锦囊》:"发痘解毒。"

4.《百草镜》:"解先天胎毒，开胃散郁。煮粥食，助清阳之气上升。"

5.《纲目拾遗》:"安神定魂，解天痘毒，凡中一切毒。"

6.《饮片新参》:"红梅花清肝解郁，治头目晕；绿萼梅平肝和胃，止脘痛，头晕，进饮食。"

7.《重庆中药》:"生津止渴，解热涤烦。"

8.《天目山药用植物志》:"平肝理气，涤痰热。治瘿瘤结核。常用于妇人精神抑郁，胸腺闷塞不舒。"

9.《浙江药用植物志》:"疏肝解郁。治肝胃不和，胸闷纳减，梅核气，妊娠呕吐。"

【用法用量】 内服：煎汤，2~6 g；或入丸、散。外用：鲜品，敷贴。

【选方】 1. 治咽喉异物感，上部食管痉挛 梅花、玫瑰花各 3 g。开水冲泡，代茶常饮。

2. 治妊娠呕吐 梅花 6 g，开水冲泡，代茶饮。(1、2 方出自《浙江药用植物志》)

3. 治瘰疬 鸡蛋开一孔，入绿萼梅花将开者七朵，封口，饭上蒸熟，去梅花食毕。每日 1 枚，七日痊愈。(《纲目拾遗》)

4. 治痘疹 每年腊月清晨，摘带露绿萼梅一百朵，加上白糖，捣成小饼，令食之。(《不药良方》)

5. 治唇上生疮 白梅瓣贴之，如开裂出血者止。(4、5 方出自《赤水玄珠》)

4371 **梅根** ^{méi gēn}《别录》

【基原】 为蔷薇科杏属植物梅的根。

【原植物】 参见"乌梅"条。

【采收加工】 全年可采，挖取侧根，切段晒干或鲜用。

【药性】《福建药物志》:"微苦，平。"

【功用主治】 祛风，活血。主治风痹，喉痹，休息痢，肝肿大，瘰疬。

1.《别录》:"疗风痹。"

2.《崔氏纂要方》:"初生小儿，取梅根桃、李根煮汤浴之，无疮热之患。"

3.《日华子》:"煎浓汤，治休息痢并霍乱。"

4.《福建药物志》:"活血祛瘀。治瘰疬，肝肿大。"

【用法用量】 内服：煎汤，10~15 g。外用：研末，调敷。

【选方】 1. 治喉痹 梅根，以水磨服之。(《普济方》)

2. 治胆囊炎 梅树根(多年的)60 g，水煎服，每日 1 剂。(《单方验方调查资料选编》)

3. 治久病后食欲不振 (梅树)干根皮 60 g(花亦可)，加甘草、仙鹤草各 15 g，水煎冲红糖，早晚饭前各服 1 次。

4. 治牙痛 梅树根，加黄酒，捣烂敷患处。(3、4 方出自《天目山药用植物志》)

4372 **梅梗** ^{méi gěng}《纲目拾遗》

【基原】 为蔷薇科杏属植物梅的带叶枝条。

【原植物】 参见"乌梅"条。

【采收加工】 7~10 月将带叶的枝条剪下，切段鲜用。

【功用主治】《天目山药用植物志》:"理气。治妊人小产。"

【用法用量】 煎汤，10~15 g。

【选方】 治妇人三月久惯小产 梅梗三五条，煎浓汤饮之，复饮龙眼汤。(《纲目拾遗》引《道听集》保产神效方)

4373 **梅花参** ^{méi huā shēn}《中国药用海洋生物》

【异名】 凤梨参(《南海海洋药用生物》)。

【基原】 为刺参科梅花参属动物梅花参(去内脏)的全体。

【原动物】 梅花参 *Thelenota ananas* (Jaeger)

圆筒状。背面肉刺大，每 3~11 个肉刺基部相连，有似梅花瓣状。在瓣状肉刺中还生有小而单一的肉刺。腹面平坦，遍布小而密的管足。口稍偏于腹面，具 20 个触手。皮内骨片简单，一种是微小密集的颗粒体，另一种是纤细而分枝 2~3 次的不规则 X 形体。

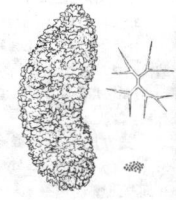

梅花参

生活时体色鲜艳，背面为橙黄色或橙红色，并散布黄色和褐色斑点，触手为黄色，腹面带红色。常栖息于水深 3~10 m 有海草的珊瑚沙底。泄殖腔内常有隐鱼共栖。分布于海南及西沙、中沙、东沙、南沙群岛。本种个体大，品质佳，是南海所产最好的海参。

【采收加工】 春、秋季捕获，除去内脏，洗净腔内泥沙，入适当的盐水中煮 1~2 小时，捞起冷却后曝干或烘至快干时，再人蓬叶液中略煮，至色变黑时，取出晒干。

【药理】 抑瘤作用 从梅花参提取的 thelenostatin 1，对肿瘤 P_{388} 的 ED_{50} 为 1.5 μg/ml。从梅花参中分离的三萜苷或其混合物对酵母的细胞增殖及对肉瘤 S_{37} 细胞的生长均有抑制作用。

【药性】 咸、温。归脾、肾经。

【功用主治】 补肾，益精，养血。主治身体虚弱，肺结核，神经衰弱，阳痿，水肿。

1.《南海海洋药用生物》:"为滋补品。滋阴降火，补肾。治水肿。"

2.《中国药用动物志》:"滋补强壮，补肾壮阳。"

【用法用量】 内服：煮食，适量；研末，每次 5~10 g。

【选方】 1. 治肺结核 梅花参 500 g，白及 250 g，龟版(炙酥)120 g。共研末，每次 15 g，每日 3 次。

2. 治产后、病后体虚 梅花参同猪蹄或猪、羊肉煨食。(1、2 方出自《海味营养与药用指南》)

4374 **梅花草** ^{méi huā cǎo}《内蒙古中草药》

【基原】 为虎耳草科梅花草属植物梅花草的全草。

【原植物】 梅花草 *Parnassia palustris* L.

多年生草本，高 30~50 cm。根茎近球形。基生叶丛生；叶柄长 2.5~6 cm；叶片卵圆形至心形，先端钝圆或锐尖，基心形，全缘。花单生顶端，白色至浅黄色，形似梅花；萼片 5，椭圆形；花瓣 5，平展，卵状圆形，先端圆；雄蕊 5，与花瓣互生；假雄蕊 5，上半部 11～22 丝裂，裂片先端有头状腺体；心皮 4，合生，子房上位，卵形；花柱极短，顶端 4 裂。蒴果，上部 4 裂。种子多数。花期 7～8 月，果期 8～9 月。

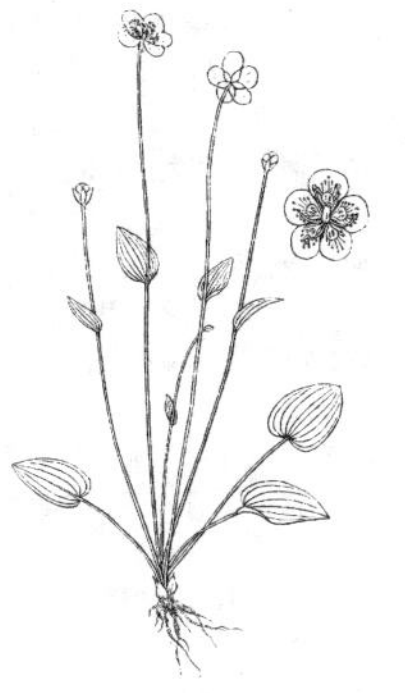

梅 花 草

生于山坡、林边、山沟、湿草地。分布于华北、东北及陕西、甘肃、青海等地。

【采收加工】 7～8 月开花时采收，晾干。

【药材】 梅花草 *Parnassiae Palustris Herba* 产于黑龙江、吉林、辽宁、内蒙古、河北、山西、陕西、甘肃、新疆、台湾等地。

性状 根茎呈不规则团块状，褐色，有多数须根。茎圆柱形，长 3～27 cm，直径 1～2 mm，有纵棱，质脆，易折断。基生叶褐色，多破碎，完整叶片呈卵圆形或心形，长 1～3 cm，宽 0.5～2.5 cm，全缘，叶柄较长。茎生叶 1 枚，形同基生叶，无柄。花黄色，单生茎顶。气微，味甘。

【成分】 根中含生物碱。

全草含黄酮类成分：芸香苷(rutin)，金丝桃苷(hyperin)，山柰酚(kaempferol)，槲皮素(quercetin)的衍生物。

【药性】 苦，凉。

1.《内蒙古中草药》："味苦，性凉。"

2.《全国中草药汇编》："微苦，平。"

【功用主治】 清热凉血，解毒消肿，止咳化痰。主治黄疸型肝炎，细菌性痢疾，咽喉肿痛，脉管炎，疮痈肿毒，百日咳，咳嗽痰多。

1.《内蒙古中草药》："清热凉血，消肿解毒。主治黄疸性肝炎，脉管炎，疮痈肿毒。"

2.《全国中草药汇编》："清热解毒，止咳化痰。主治细菌性痢疾，咽喉肿痛，百日咳，咳嗽痰多。"

【用法用量】 内服：煎汤，3～9 g；或研末，每次 1～3 g。

4375 梅核仁 méi hé rén (《纲目》)

【基原】 为蔷薇科杏属植物梅的种仁。

【原植物】 参见"乌梅"条。

【采收加工】 将成熟的果实，除去果肉，砸开核，取种仁晒干。

【药性】 酸，平。

1.《药性论》："味酸，无毒。"

2.《纲目》："酸，平。"

【功用主治】 清暑，除烦，明目。主治暑热霍乱，烦热，视物不清。

1.《吴普本草》："明目，益气不饥。"

2.《药性论》："除烦热。"

3.《本经逢原》："清妇人子脏中风气积滞。"

4.《本草求原》："治暑气霍乱。"

【用法用量】 内服：煎汤，2～5 g；或入丸剂。外用：捣敷。

【选方】 1. 治暑气霍乱 梅核仁同丝瓜叶或扁豆叶，捣烂。新汲水调灌，即解。(《本草求原》)

2. 治代指肿痛 梅核中仁熟捣，以淳苦酒和敷之。(《肘后方》)

4376 梅花冰片 méi huā bīng piàn (《中药材手册》)

【异名】 龙脑(《别录》)，龙脑香(《新修本草》)，脑子(《海上名方》)，冰片、片脑、冰片脑、梅花脑(《纲目》)，天然冰片、老梅片、梅片(《中药材手册》)。

【基原】 为龙脑香科龙脑香属植物龙脑香树的树脂中析出的天然结晶性化合物。

【原植物】 龙脑香树 *Dryobalanops aromatica* Gaertn. f.

常绿乔木，高达 5 m。树皮裂缝处有龙脑结晶。叶互生，革质；叶片卵状椭圆形，先端急尖或渐尖，全缘，基部钝圆或阔楔形，上面亮绿色，背面灰绿色；主脉明显，侧脉网状。圆锥花序生于上部枝腋；花两性；花托肉质微凹；花萼 5，覆瓦状排列；花瓣 5，白色；雄蕊多数，离生，花药线状；雌蕊 1，子房上位，3 室，花柱丝状。干果卵圆形，果皮革质；种子 1～2 颗，具胚乳。

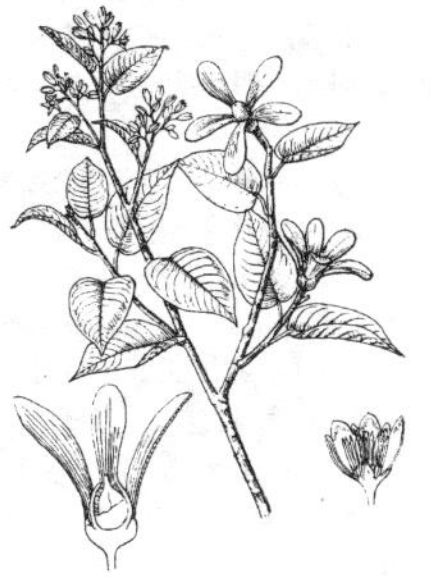

龙脑香树

生于热带雨林地区。分布于南洋群岛。

本植物的种子(龙脑香子)、油树脂(龙脑膏香)亦供药用，另设专条。

【采收加工】 从龙脑香树干的裂缝处，采取干燥的树脂，进行加工。或砍下树干及树枝，切成碎片，经水蒸气蒸馏升华，冷却后即成结晶。

【药材】 梅花冰片 *Borneolum* 主产于印度尼西亚的苏门答腊等地。

性状 玉白色或灰白色半透明结晶。呈多角形片状或颗粒状。质松脆，气芳香，味辛、凉，嚼之则慢慢溶化。具挥发性，燃烧时无黑烟或微有黑烟。冰片商品除梅花冰片外，还有艾片(源于菊科艾纳香)及机片。机片为人工化学合成品。

【成分】 冰片为右旋龙脑(borneol)。

【药理】 1. 对中枢神经系统的作用 龙脑或异龙脑、合成冰片 250 mg/kg 腹腔注射，对热板法的实验小鼠，能显著延长其舔足时间；200 mg/kg 腹腔注射显著延长戊巴比妥钠所致小鼠睡眠时间。实验表明有明显镇痛和镇静作用，异龙脑的作用比龙脑强。培养液中加冰片有促进雪旺细胞(神经胶质细胞)生长和分裂的作用，其最佳浓度为40 mg/100 ml。

2. 抗炎作用 5%龙脑或异龙脑乳剂涂耳对 2%巴豆油合剂涂耳所致小鼠炎症反应有抑制作用，其中异龙脑作用显著。5%龙脑或异龙脑乳剂 3.5 ml/kg 腹腔注射对大鼠蛋清性足跖肿胀均有显著抑制作用，其中异龙脑作用较强。

3. 抗菌作用 龙脑、异龙脑和人工合成冰片对金黄色葡萄球菌、乙型溶血性链球菌、草绿色链球菌、肺炎链球菌和大肠杆菌等，在试管内均有明显抗菌作用，三者的抗菌作用相似，低浓度抑菌，高浓度杀菌。

4. 抗生育作用 给妊娠早期(7～9 日)、中期(10～14 日)和晚期(16～18 日)小鼠腹腔注射 1/4、1/8 和 1/16 LD_{50} 的冰片乳剂 1 次，对妊娠早期无明显引产作用，对妊娠中期和晚期有显著引产作用。

5. 与其他药物的相互作用 给大鼠先灌胃冰片 5 mg/kg，能明显提高四甲基吡嗪(川芎的主要有效成分)的血药浓度，增加曲线下面积。冰片(BO)和水杨酸(SA)的低共熔物(BO-SA)的大鼠离体皮肤透过实验表明，BO-SA 的透过速度比单纯混合物和单一 BO 分别大 3.5 倍和 8.5 倍。

6. 其他作用 龙脑和异龙脑 200 mg/kg 腹腔注射能明显延长常压缺氧小鼠存活时间，异龙脑的作用较龙脑强。龙脑能部分拮抗乙酰胆碱所致大鼠十二指肠的收缩。

7. 体内过程　^{3}H-冰片 1 μCi/(g 体重)给小鼠灌胃可迅速经肠黏膜吸收，给药 5 分钟可透过血脑屏障，且在中枢神经有较高浓度和较长停留时间，可能与其开窍作用有关。冰片在血液中能较长时间维持较高血药浓度，由肝、肾消除较快，不易蓄积。^{3}H-冰片 2.6 μCi/只小鼠静脉注射分布半衰期为 2.8 分钟，主要分布心、肺、肝、肾等。3.5 μCi/只灌胃，半吸收期为 0.157 小时，吸收系数为 0.25，表明生物利用度较差；消除半衰期为 5.3 小时，不易蓄积。

毒性　冰片的急性毒性实验结果不尽一致，小鼠灌胃的 LD_{50}，*l*-龙脑、*d*-龙脑和 *dl*-异龙脑分别为 3 720、4 960 和 3 830 mg/kg；龙脑、异龙脑和合成冰片分别为 2 879、2 269 和 2 507 mg/kg；也有报道龙脑为 1 059 mg/kg。小鼠腹腔注射冰片乳剂的 LD_{50} 为 907 mg/kg。以 125 和 500 mg/kg 慢性给药，*l*-龙脑和 *d*-龙脑对外周血液指标和器官重量有影响；*dl*-异龙脑引起肝损害。龙脑 5 g/kg（$=LD_{50}$）给大鼠灌胃使脑突触体碱性磷酸酶的米氏常数（K_m）增加，表明对碱性磷酸酶有竞争性抑制作用，可能与其神经毒性作用有关。

【药性】 辛、苦，凉。入心、肺经。

1.《新修本草》："味辛、苦，微寒（一云温平），无毒。"

2. 李东垣："入肾。"（引自《本草发挥》）

3.《本经逢原》："辛、苦，温，有毒。"

4.《药性考》："辛，热。"

【功用主治】 开窍醒神，散热止痛，明目去翳。主治中风口噤，热病神昏，惊痫痰迷，气闭耳聋，目赤翳膜，喉痹，口疮，痈肿，痔疮，蛲虫病。

1.《别录》："妇人难产，取龙脑研末少许，以新汲水调服。"

2.《新修本草》："主心腹邪气，风湿积聚，耳聋，明目，去目赤肤翳。"

3.《海药本草》："主内外障眼，三虫，治五痔，明目，镇心，秘精。"

4.《本草元命苞》："通关膈热塞，利闭壅风涎，点内外障视物不睹，退目赤痛，肤翳侵睛。能镇惊明目，善安神秘精。治心腹邪气，去风湿耳聋。"

5.《本草药性大全》："治喉痹肿塞；治小儿痘疮，心烦，狂躁妄语，治内外障眼。治大人小儿风涎闭塞及暴得惊热。"

6.《纲目》："疗喉痹，脑痛，鼻瘜，齿痛，伤寒舌出，小儿痘陷，通诸窍，散郁火。"

7.《本草备要》："治惊痫痰迷。"

8.《医林纂要》："生肌止痛。"

【用法用量】 内服：入丸、散，0.15～0.3 g，不入煎剂。外用：研末撒，或吹、搽，或点，或调敷。

【宜忌】 孕妇及虚证者慎服。

1.《补遗药性赋》："若服饵过多至两许，则身冷如醉，气绝而非中毒，盖性寒故也。"

2.《本草经疏》："急惊属实热可用；慢惊属虚寒不可用。眼目昏暗属肝肾虚者不宜入点药。"

3.《本草求原》："目病风病阴虚者忌之。"

4.《萃金裘本草述录》："孕妇禁用。"

【选方】 1. 治急中风目瞑牙噤，不能下药　天南星（生捣为细末）、龙脑（别研）。上二味，各等分，重研细。以中指点散子，揩齿三二十次在大牙左右，其口自开，始得下药。患者只使一字至半钱匕。（《圣济总录》开关散）

2. 治伏热在心，昏瞀不省，或误热药，搐热冒昧不知人，及疮疹倒靥黑陷　生梅花脑子（研）半字或一字。取新杀猪心一个，取心中血同研作大丸，用新汲水少许化下，未省再服；如疮疹陷伏者，温酒化下。（《小儿药证直诀》）

3. 治头脑疼痛　片脑一钱，纸卷作拈，烧烟熏鼻，吐出痰涎即愈。（《寿域神方》）

4. 治眼生花翳　龙脑一钱，川朴硝半两。上件药同研如粉。每以铜箸取如大豆大，点之。（《圣惠方》）

5. 治睛漏疮，目大眦出脓汁有窍　龙脑、马牙硝各半钱，绿豆粉一钱。同研极细。用灯心蘸药点之，日四五次。（《圣济总录》）

6. 治风热喉痹　灯心一钱，黄柏五分（并烧存性），白矾七分（煅过），冰片脑三分。为末。每以一二分吹患处。（《濒湖集简方》）

7. 治耳聋　冰片半分（细研），椒目半两（捣末），杏仁一分（浸去皮尖），捣研令匀，绵裹似枣核大，塞耳中，日二易之。（《圣惠方》）

8. 治痢疾，肛门肿胀如痔状　用冰片研乳调搽。（《慎斋遗书》）

9. 治内外痔疮　片脑一二分。葱汁化搽之。（《简便单方》）

10. 治烫、烧伤　冰片 10 g，银朱 5 g，香油 100 ml。先将香油倒入铝锅熬开，后把银朱、冰片放入，加热成红褐色，即成膏。将创面消毒后涂抹，每日 1 次。（辽宁《中草药新医疗法资料选编》）

【临床报道】 1. 治疗失眠　选取神门、脑、皮质下、交感、神经衰弱点、失眠等耳穴为主穴，取米粒大小冰片放在 0.5 cm×0.5 cm胶布中心，贴于耳穴上，按揉 1 分钟，每晚睡前按揉 3～5 分钟。共治疗 92 例，结果：显效 40 例，有效 48 例，无效或情况不明者 4 例。

2. 治疗胃肠道功能紊乱所致的腹痛，肠胀气，呕吐　用冰片，每次 0.5～0.8 g，每日 1 次，加水溶化后顿服，一次不效，可连用 3～7次，用量用法同前。共治疗 124 例，结果：显效 74 例，有效 38 例，12 例无效，总有效率 86%。

3. 治疗口疮　以青冰粉（青黛、冰片各等量，研末）治疗口疮，适量撒于溃疡面上，闭口 10 分钟，每日 3～5 次。治疗 350 例，用药 2～5 日后全部痊愈。

4. 治疗化脓性中耳炎　用冰片 1 份，菜籽油 10 份，浸泡 1 星期，装人滴耳药瓶，洗尽耳道分泌物后，每日滴 3 次，每次 3 滴。共治 82 例，结果：治愈 77 例，无效 5 例，总有效率为 93%。

5. 治疗面神经炎　取新鲜蓖麻籽 10 g，去皮研碎，冰片 8 g 研碎，二药混匀后装入纱布袋中，将纱布袋放在患侧面部，以覆盖颊车、地仓、翳风穴为宜，然后用热水袋或热水杯放在纱袋上加热，持续 30 分钟时，每日 2 次，药物每日 1 换，5 日为 1 个疗程。共治疗 13 例，全部治愈，其中 2 个疗程治愈 6 例；3 个疗程治愈 5 例；4 个疗程治愈 2 例。

6. 治疗面游风　用生大黄 100 g，冰片 20 g，食醋 250 g，置密封瓶中浸泡 7 日，待成深棕色即可应用。大黄可研末放入瓶中，但不宜炒。治疗时先将 75% 的乙醇消毒患处，再涂大黄冰片酊，每日 3～4 次。用药后皮肤有轻度刺激感，几分钟后可消失。治疗 50 例，结果：治愈 20 例；显效15 例；有效 15 例；无效 5 例，总有效率为 95%。

7. 治疗带状疱疹　将雄黄 10 g，冰片 1.5 g 研碎后溶于 75% 乙醇 100 ml 内即成雄黄冰片酊。用生理盐水清洗患处后，外涂雄黄冰片酊，每日 4～6 次。共治疗 43 例，全部治愈，平均治疗天数 7 日。其中发热者当天或次日热退。疼痛 1～5 分钟明显减轻，皮疹红肿 1 日明显减退，水泡、脓血泡 2～4 日消退或结痂脱落。溃疡 4～7 日结痂脱落，最迟 10 日脱痂。

8. 治疗Ⅱ度烧伤　取新鲜鸡蛋，用清水冲洗后浸泡于 75% 的乙醇中 10～15 分钟，以对蛋壳表面灭菌。在蛋壳一端破一小口，将蛋清流入无菌杯内，加入适量的冰片，用无菌棒搅拌均匀后备用。用时选清创处理，有水疱者剪破水疱皮，排出疱内液体。将配制好的冰片鸡蛋清涂布于创面上。涂布时应注意轻柔、均匀，待其自然干燥。数分钟后即可在创面结成蛋痂，以后每隔 2～3 小时涂布1次。一般浅Ⅱ度烧伤创面涂3~4日，深Ⅱ度烧伤涂5~7日。停涂后可用灭菌生理盐水湿润创面的蛋痂，使之逐渐软化脱落。通常蛋痂在伤后8~10日可完全脱落，观察418例患者，无一例发生感染。浅Ⅱ度烧伤创面一般在7~8日愈合，深Ⅱ度者10~14日愈合后的创面均无遗留瘢痕。

9. 治疗子宫颈糜烂　对阴道进行常规消毒灌洗后，视糜烂面积大小，以一带线无菌棉球，蘸取不同数量的冰硼散敷于患处，每日1次，6~7日为1个疗程。共治171例，结果：痊愈144例，显效17例，好转6例，无效4例，总有效率为97.6%。痊愈的144例中，用药最少3次，最多10次。

【各家论述】　1.《本草衍义》："龙脑，此物大通利关膈热塞。其清香为百药之先，大人小儿风涎闭壅，及暴得惊热，甚济用。然非常服之药，独行则势弱，佐使则有功。于茶亦相宜，多则掩茶气味。"

2.《本草集要》："龙脑，大辛善走，故能散热，通利结气，目痛、喉痹、下疳诸方多用之者，取其散也。世人误以为寒，不知其辛散之性，似乎误尔。诸香皆属阳，岂有香之至者而性反寒矛?"

3.《纲目》："古方眼科、小儿科皆言龙脑辛凉，能入心经，故治目病、惊风之类。其实非寒药。唐宋诸书皆谓其辛香，善通利壅塞，如治猪血、直人心窍，使毒气宣散于外，则血活窍发，其说皆似是而实未当也。目病、惊病、痘病，皆火病也，火郁则发之，从治之法，辛主发散故尔。其气先入肺，传于心脾，能走能散，使雍塞通利，则经络条达，而惊热自平，疮毒自出。用猪心血，能引龙脑入心经，非龙脑而入心也。"

4. 李东垣："龙脑入骨，风病在骨髓者宜之，若风在血脉肌肉，辄用脑、麝，反引风入骨髓，如油入面，莫之能出也。"(引自《纲目》)

5.《本草汇言》："龙脑香，开窍辟邪之药也，性善走窜，启发壅闭，开达诸窍，无往不通，然芳香之气能辟一切邪恶，辛烈之性能散一切风热。故《唐本草》主赤时眼，肿痛着明，或喉痹痈胀、水浆不通，或脑风头痛、鼻塞鼻渊，或外痔肿痛，血水淋漓，或交骨不分，胎产难下，或风毒入骨，麻痹拘挛，或痘毒内陷，烦闷不出。此药辛香烈烈，善散善通，为效最捷，一切卒暴气闭，痰结神昏之病，非此不能治也。"然非常服之药，如久病元虚，而成中风虚痹之证，吐泻后成慢惊者，不可用，如久病元虚，而成中风虚痹之证，吐泻后成慢惊者，不可用。如眼目系暴热成翳障时可用，如肝肾精血不足，血昏暗者，不可用；如风痛在骨髓者可用，在血脉肌肉者，不可用也。世但知其凉而通利，未达其热而轻浮飞越，喜其香而贵重，或轻可与麝香同为桂附之助，然人身之阳易动，阴易亏，不可不慎也。"

6.《本草经疏》："龙脑香，其香为百药之冠。凡香气之甚者，其性必温且热，李珣言温，扁鹊言热是矣。气芳烈，味大辛，阳中之阳，升也散也。性善走窜开窍，无往不达，芳香之气，能辟一切邪恶，辛热之性，能散一切风湿。故主心腹邪气及风湿积聚也。耳聋者窍闭也，开窍则耳自聪；目赤肤翳者，火热甚也，辛温主散，能引火热之气自外而出，则目自明，赤肿肤翳自去，此从治之法也。《别录》又主妇人难产者取其善走，开通关窍之力耳。"

7.《本草正》："味微甘大辛，敷用其辛故入心，气雄力锐。本非纯阳，用以散火，善散气，散火，散滞，通窍，辟恶，逐心腹邪气。"凡用此者宜少而暂，多则走散真气，大能损人。"

8.《医林纂要》："冰片，辛香之气，固无不达……或疑辛味补肝，则不当寒，香属阳，亦不当寒。岂知阴阳之中，又各分阴阳……郁金辛而阴寒，梅片独行而寒散，勿谓辛香遂不寒也。但寒而香者，阴中之阳耳。"冰片主散相火，能透骨除热，治惊痫眩晕，喉痹，舌胀，牙痛，耳聋，鼻瘜，疮痔，癜痒，催生，性善走窜，亦能生肌止痛。然散而易燥，是终归阴寒也。"

9.《本经便读》："冰片，辛温香烈，宣泄散忱。凡一切风痰，诸中内闭等证，暂用以开闭搜邪。然本草走窜之极，服之令人气亡。惟外症点眼、吹喉等用之，或借其辛散，或赖其香开耳。"

4377　**梅花刺果** *méi huā cì guǒ* 《贵州草药》

【异名】　打油果（《贵州民间草药》），打枪果（《贵州草药》），炮筒果、牛奶锤、狗奶子（《全国中草药汇编》）。

【基原】　为蔷薇科扁核木属植物扁核木的果实。

【原植物】　参见"青刺尖"条。

【采收加工】　7~10月采摘果实，晒干。

【性状】　苦、酸，凉。

1.《贵州草药》："性温，味苦、酸。"

2.《全国中草药汇编》："苦、辛，凉。"

【功用主治】　消食，明目，解毒。主治食积不化，目翳多泪，疮毒痢疾。

1.《贵州草药》："消积去翳。治目翳多泪。"

2.《全国中草药汇编》："消食健胃。治消化不良。"

【用法用量】　内服：煎汤，15~30g；或浸酒。

【选方】　1. 治消化不良　青刺尖果4个，研粉，开水送服，每日2次。（《全国中草药汇编》）

2. 治目翳多泪　梅花刺果30g，煎水服。（《贵州草药》）

4378　**梅花刺根** *méi huā cì gēn* 《贵阳民间药草》

【基原】　为蔷薇科扁核木属植物扁核木的根。

【原植物】　参见"青刺尖"条。

【采收加工】　全年均可采挖，切段，晒干或鲜用。

【性状】　苦，凉。

1.《滇南本草》："味苦，性寒。"

2.《贵州草药》："性温，味苦、酸。"

【功用主治】　清热解毒，活血消肿，止咳消积。主治疮疡肿痛，风湿痹痛，月经不调，跌打损伤，风热咳嗽，食积停滞。

1.《滇南本草》："主攻一切痈疽瘰疬，有脓者出头，无脓者立消，散结核。"

2.《贵州草药》："止咳化痰，消积。"

3.《全国中草药汇编》："清热解毒，活血消肿。主治淋巴腺炎、腮腺炎、乳腺炎，风湿性关节炎，痔疮，跌打损伤，月经不调，牙龈出血。"

【用法用量】　内服：煎汤，15~30g，鲜品加倍；或泡酒。

【选方】　1. 治淋巴腺炎、腮腺炎、乳腺炎、疮疖　青刺尖根30g，水煎服；外用鲜根捣敷。

2. 治风湿性关节炎　青刺尖根60g，泡酒500g，每服15~20ml，每日2次。

3. 治月经不调，贫血，牙龈出血　鲜青刺根30~60g，水煎服。

4. 治跌打损伤　鲜青刺尖根30~60g，水煎服；外用鲜叶捣敷。（1~4方出自《全国中草药汇编》）

5. 治痨病咳嗽　梅花刺根60g，炖猪肉吃。

6. 治积食　梅花刺根30g，煎水调米面煎汤粑吃。（5、6方出自《贵州草药》）

4379　**梓木** *zǐ mù* 《掘灵本草》

【异名】　雷电木（《中国药用植物图鉴》）。

【基原】　为紫葳科梓树属植物梓的木材。

【原植物】　参见"梓白皮"条。

【采收加工】　全年可采，切成薄片，晒干。

【成分】　梓木的木部含：β-谷甾醇（β-sitosterol），蜡酸（cerotic acid），香草酸（vanillic acid），阿魏酸（ferulic acid），对羟基苯甲酸（p-hydroxybenzoic acid），对羟基桂皮酸（p-hydroxycinnamicacid），丁香酸（syringic acid），香草醛（vanillin），三十烷酸（2-对羟苯基乙基）酯〔2-(4-hydroxyphenyl) ethyl triacontanoate〕，1-二十八酰基甘油酯

(1-octacosanoyl glyceride)，二十四烷酸(tetracosanoic acid)，阿魏酸-二十六烷醇酯(*n*-hexacosylferulate)，梓桐(catalponone)，脱氧拉帕醇(deoxylapachol)，梓内酯酮(catalpalactone)，梓木酮醇(catalponol)，1-甲基萘醌(1-menaquinone)，*α*-拉帕醌(*α*-lapachone)，4羟基-*α*-拉帕醌(4-hydroxy-*α*-lapachone)，9-羟基-*α*-拉帕醌(9-hydroxy-*α*-lapachone)，4，9-二羟基-*α*-拉帕醌(4，9-dihydroxy-*α*-lapachone)，8-羟基去氢-异-*α*-拉帕醌(8-hydroxydehydro-iso-*α*-lapachone)，3，8-二羟基去氢-异-*α*-拉帕醌(3，8-dihydroxydehydro-iso-*α*-lapachone)，1-羟基-2-甲基-蒽醌(1-hydroxy-2-methyl-anthraquinone)，去氢-*α*-拉帕醌(dehydro-*α*-apachone)。

【药性】苦，寒。

【功用主治】催吐，止痛。主治霍乱不吐不泻，手足痛风。

【用法用量】内服：煎汤，5～9 g。外用：煎汤熏蒸。

【选方】1. 治霍乱不吐不泻 梓木屑煎浓汁吐之。

2. 治手足痛风 梓木煎汤，桶上蒸之，勿令汤气入目。(1、2方均出自《握灵本草》)

梓叶 zǐ yè 《本经》 4380

【基原】为紫葳科梓树属植物梓的叶。

【原植物】参见"梓白皮"条。

【采收加工】5～7月采摘，鲜用或晒干。

【成分】梓叶含酚酸：对香豆酸(*p*-coumaric acid)，对羟基苯甲酸(*p*-hydroxybenzoic acid)。糖苷成分：甲基(6-*O*-对羟基苯甲酰基)-*β*-*D*-吡喃葡萄糖苷(methyl(6-*O*-*p*-hydroxybenzoyl)-*β*-*D*-glucopyranoside)，乙基(6-*O*-对羟基苯甲酰基)-*β*-*D*-吡喃葡萄糖苷〔ethyl(6-*O*-*p*-hydroxybenzoyl)-*β*-*D*-glucopyranoside〕，1，6-二氧-对香豆酰基-*β*-*D*-吡喃葡萄糖苷(1，6-di-*O*-*p*-coumaroyl-*β*-*D*-glucopyranoside)，1，6-二氧-对羟基苯甲酰基-*β*-*D*-吡喃葡萄糖苷(1，6-di-*O*-*p*-hydroxybenzoyl-*β*-*D*-glucopyranoside)，12-羟基-8，11，13-松香三亚乙基四酸-19-醛(12-hydroxy-8，11，13-abietain-19-al)。

【药性】苦，寒。

【功用主治】清热解毒，杀虫止痒。主治小儿发热，疮疖，疥癣。

1.《本草经集注》："疗手脚火烂疮。"

2.《四声本草》："(煎)洗小儿壮热，一切疮疥，皮肤瘙痒。"

【用法用量】外用：煎汤洗；或煎汁涂；或鲜品捣敷。

【选方】1. 治风癣疙瘩 梓叶、木棉子、羯羊粪、鼠尿等分。入瓶中，合定，烧取其汁涂之。(《试效录验方》)

2. 治疮疖 鲜梓叶适量，捣烂敷患处。(《吉林中草药》)

梓实 zǐ shí 《现代实用中药》 4381

【基原】为紫葳科梓树属植物梓的果实。

【原植物】参见"梓白皮"条。

【采收加工】7～8月摘取成熟果实，晒干。

【药材】梓实 Catalpae Ovatae Fructus 全国大部分地区均产。

性状 果实呈狭线形，熟时具强黏性，熟时需消失，长20～30 cm，直径5～9 mm，微弯转，暗棕色或黑棕色，有细纵皱，并有光泽细点，粗糙而脆，先端常破裂，露出种子，基部有果梢。种子菲薄，淡褐色，长5 mm，直径2～3 mm，上下两端具白色光泽毛线，长约1 cm，中央内面有暗色脐点，种皮除去可见子叶2片。气微，味淡。

【成分】梓树果实含梓果苷(catalposide)，梓果次苷(catalpinoside)即梓醇(catalpol)，对羟基苯甲酸(*p*-hydroxybenzoic acid)和枸橼酸(citric acid)。

【药理】1. 利尿作用 梓实的利尿作用有效成分除钾盐外，尚有梓果苷(Ⅰ)和梓果次苷(Ⅱ)。在水负荷家兔，Ⅰ20 mg/kg 静

脉注射，引起明显的钠利尿作用；而同量的Ⅱ能增加 H_2O 和 Cl^- 排除，而不增加 Na^+ 和 K^+ 的排出。Ⅰ或Ⅱ50 mg/kg腹腔注射，对水负荷大鼠有相似的作用；但对生理盐水负荷大鼠，同量的Ⅰ或Ⅱ可使 K^+ 排出增加。在碱中毒大鼠，Ⅰ10 mg/kg或Ⅱ20 mg/kg腹腔注射，其利尿作用比正常大鼠强；同时Ⅱ使 K^+ 排出增加；在酸中毒大鼠，Ⅰ和Ⅱ的利尿作用减弱，只有在 100 mg/kg(Ⅰ)时，腹腔注射，能使 Na^+ 排出增加，而 K^+ 排出减少。在双侧肾上腺切除的大鼠，Ⅰ和Ⅱ也能使 Na^+ 排出增加。另有报道，从梓未成熟果中提取的对羟基苯甲酸(Ⅲ)能显著增加家兔尿排泄量，同时也增加 K^+、Na^+ 和 Cl^- 的排出。

2. 其他作用 梓果苷(Ⅰ)和梓果次苷(Ⅱ)对大鼠肾有无碳酸酐酶抑制作用，对肾小球滤过率和肾血流量也无影响。对家兔血压、离体蛙心和豚鼠心脏均无明显影响。

【药性】甘，平。

【功用主治】利水消肿。主治小便不利，浮肿，腹水。

1.《现代实用中药》："利尿。治浮肿。"

2.《中国药用植物图鉴》："外用杀虫。"

【用法用量】内服：水煎，9～15 g。

【选方】1. 治浮炎水肿 梓实 9 g，水煎服；或加黄芪、茯苓各 9 g，玉米须、白茅根各 15 g，水煎服。

2. 治晚期血吸虫病腹水 梓实 5～10 g，水煎，分 3 次服，连服 17～49 日。(1、2 方出自《福建药物志》)

梓白皮 zǐ bái pí 《本经》 4382

【异名】梓皮《外台》，梓木白皮《圣惠方》，梓树白皮《济阴纲目》，梓根白皮《四川中药志》，土柱仲《湖南药物志》。

【基原】为紫葳科梓树属植物梓的根皮或树皮的韧皮部。

【原植物】梓 Catalpa ovata G. Don〔C. kaempferi Sieb. et Zucc.；C. henryi Dode〕 又名：木王《坤雅》，楸《植物名实图考长编》，花楸、水桐、河楸《河南经济植物志》，臭梧桐《东北植物检索表》，黄花楸《云南造林木树》，木角豆《杭州药用植物志》。

乔木，高达 15 m。树皮灰褐色，纵裂；幼枝常带紫色，被稀疏柔毛。叶对生或近于对生，有时轮生；叶柄长6～18 cm；叶片阔卵形，先端渐尖，基部心形，全缘或浅波状，微被柔毛或近无毛，侧脉 4～6对，基部掌状脉 5～7条。顶生圆锥花序；花萼 2 层开裂，绿色或紫色；花冠钟状，淡黄色；能育雄蕊 2，花丝插生于花冠筒上，退化雄蕊 3；子房上位，棒状，柱头 2 裂。蒴果线形，下垂。种子长椭圆形。花期 5～6 月，果期 7～8 月。

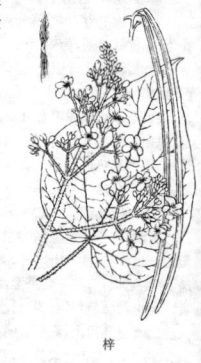

梓

生于低山河谷，湿润土壤，多栽培于村庄附近及公路旁。分布于长江流域及以北地区。

本植物的叶(梓叶)、果实(梓实)、木材(梓木)亦供药用，另设专条。

【栽培】生物学特征 适应性较强，喜温暖、湿润，也能耐寒。土壤以深厚、肥沃的夹沙土较好。

繁殖方法 种子繁殖，育苗移栽。3～4 月在整好的地上作 1.3 m 宽的畦，在畦上开横沟，沟距 33 cm，深约 7 cm，捣幅约10 cm，施入畜粪水，把种子混合于草木灰内，匀撒沟里，上盖草木灰或细土 1 层，并盖草，至发芽时揭去。培育 1 年即可移栽。在冬季落叶后至早春发芽前挖起幼苗，将根部稍加修剪，在选好的地

上，按行，株距各约 2.3 m 开穴，每穴栽植 1 株，盖土压紧，浇水。

田间管理　种子发芽后，要注意扯草，苗高 7～10 cm 时匀苗，每隔 7～10 cm 有苗 1 株，并行中耕除草、追肥 1 次，在 6～7 月再行中除 1 次。第二年春季中除，移栽后的 3～5 年内，每年都要松穴除草 3 次，在春、夏、冬季进行。并自第三年起，每年冬季要适当剪去侧枝，培育主干，以利生长。在封林以后，即可不加管理。

【采收加工】　5～7 月采挖，将皮剥下，晒干。

【药材】　梓白皮 Catalpae Ovatae Cortex　全国大部分地区均产。

性状　根皮呈块片状、卷曲状，大小不等，长 20～30 cm，直径 2～3 cm，厚 3～5 mm。外表面栓皮易脱落，棕褐色，皱缩，有小支根痕；内表面黄白色，平滑细致，具细网状纹理。折断面不平整，纤维性；撕之不易成薄片。气微，味淡。

【成分】　梓茎皮含菥苈：羽扇豆醇 (lupeol)，阿魏酸 (ferulic acid)，6-阿魏酰梓醇 (6-feruloyl catalpol)，梓果苷 (catalposide)，6-阿魏酰基蔗糖 (6-feruloyl sucrose)。含萘醌类：9-甲氧基-α-拉帕醌 (9-methoxy-α-lapachone)，α-拉帕醌 (α-lapachone)，9-羟基-α-拉帕醌 (9-hydroxy-α-lapachone)；另含三十烷酸 (2-对羟苯基乙基) 酯 [2-(p-hydroxyphenyl) ethyl triaconta noate]，对香豆酸 (p-coumaric acid)。

根皮含异阿魏酸 (isoferulic acid)，对羟基苯甲酸 (p-hydroxybenzoic acid) 和谷甾醇 (sitosterol)。

【药理】　抗诱变作用　梓的茎皮甲醇提取物有显著抗诱变作用。经分离发现其己烷组分具有显著的抗黄曲霉毒素 B₁ 的致突变作用。经鉴定有效成分为 α-拉帕醌和 9-羟基-α-拉帕醌的混合物。

【药性】　苦，寒。归胆、胃经。

1.《本经》：“味苦，寒。”

2.《别录》：“无毒。”

3.《长沙药解》：“入足少阳胆、足阳明胃经。”

【功用主治】　清热利湿，降逆止吐，杀虫止痒。主治湿热黄疸，胃逆呕吐，疮疥，湿疹，皮肤瘙痒。

1.《本经》：“主热，去三虫。”

2.《别录》：“疗目中疾。”“主吐逆胃反，去三虫，小儿热疮，身头热烦，蚀疮，汤浴之并封薄、散敷。”

3.《日华子》：“煎汤洗小儿壮热，一切疥疮，皮肤瘙痒。”

【用法用量】　内服：煎汤，5～9 g。外用：研末调敷或煎水洗浴。

【选方】　1. 治伤寒瘀热在里，身必黄　麻黄（去节）二两，连轺二两，杏仁（去皮、尖）四十个，赤小豆一升，大枣（擘）二十枚，生梓白皮（切）一升，生姜（切）二两，甘草（炙）二两。上八味，以潦水一斗，先煮麻黄再沸，去上沫，内诸药，煮取三升，去滓。分温三服，半日服尽。（《伤寒论》麻黄连轺赤小豆汤）

2. 治伤寒及时气温病头身热，壮热，脉大，始得一日　生梓木削去黑皮，细切里白一升，以水两升五合煮，去滓，一服八合。（《肘后方》）

3. 治小儿水火丹　梓木白皮三两，蓼叶一两。上件药，烧为灰，细研，以鸡子白调，数数涂之，以瘥为度。（《圣惠方》）

4. 治阴中生细虫，痒不可忍　梓树皮焙干为末二钱，枯矾五分，麝香少许。上和一处，研匀敷之，立效。（《济阴纲目》）

5. 治急性肾炎　梓根皮、冬瓜皮、赤小豆各 15 g，水煎服。

6. 治疗、疖　梓根皮、垂柳根各等量。研末，麻油调涂患处。（5、6 方均出自《福建药物志》）

【各家论述】　1.《本经逢原》：“梓白皮，能利太阳、阳明经湿热，仲景麻黄连轺赤小豆汤用之；其治温复伤寒变为胃脘者，煮汁饮之，取其引寒饮湿邪下泄也。”

2.《萃金裘本草述录》：“泄戊土之湿热，清甲木之郁遏。湿热消，则黄疸自退；胆胃逆，则呕吐自生；湿热郁遏不得汗泄，则生疥、痤、癣、痱之类。其物专清胃中虚热，故能洗疥癣而除瘙痒。”

梳篦叶（广西药用植物名录）　shū bì yè

【异名】　金鸡尾、年年松《植物名实图考》，大克蕨、山花蕨（广西）。

【基原】　为蹄盖蕨科双盖蕨属植物双盖蕨的全草。

【原植物】　双盖蕨 Diplazium donianum (Mett.) Tard-Blot.［Asplenium donianum Mett.］又名：大羽双盖蕨《鼎湖山植物名录》。

植株高 30～60 cm。根茎粗壮，长而横生，顶端和叶柄基部密被黑色、披针形鳞片，边缘有小齿。叶近生；叶片厚纸质，无毛，长圆形或卵状长圆形，一回羽状；侧生羽片 2～5 对，互生，斜向上，有短柄，长圆状披针形或卵状披针形，顶端渐尖略呈尾状，基部阔楔形，全缘或向顶部具疏锯齿；中脉明显，侧脉羽状分叉，每组有小脉 3～5 条，直达叶边。孢子囊群线形；囊群盖同形，膜质。

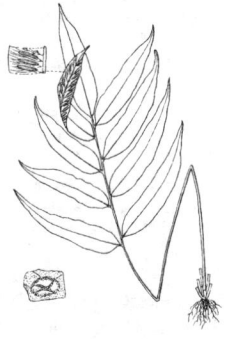

双盖蕨

生于海拔 350～1 400 m 的山地林下溪边或湿石上。分布于福建、广东、广西、海南、云南、台湾等地。

【采收加工】　全年均可采收，鲜用或晒干。

【药性】　《中国药用孢子植物》：“微苦，寒。”

【功用主治】　清热利湿，凉血解毒。主治湿热黄疸，蛇咬伤，外伤出血，痛经。

1.《植物名实图考》：“解火毒。”

2.《广西民族药简编》：“水煎服治黄疸型肝炎（苗族）。”

3.《中国药用孢子植物》：“清热利湿，凉血解毒。治黄疸，外伤出血，蛇咬伤等。”

【用法用量】　内服：煎汤，15～30 g。外用：鲜品捣敷；或晒干研末调敷。

【选方】　1. 治黄疸　双盖蕨 15 g，虎杖 15 g，茜草 12 g，煎服。

2. 治蛇咬伤　双盖蕨 30 g，半枝莲 15 g，煎服，并取适量捣敷患处。（1、2 方出自《中国药用孢子植物》）

梭子蟹（中国药用海洋生物）　suō zǐ xiè

【异名】　蛼《本草图经》，海蟹《药性切用》，海螃蟹《全国中草药汇编》，枪蟹《中国药用海洋生物》。

【基原】　为梭子蟹科梭子蟹属动物三疣梭子蟹的全体。

【原动物】　三疣梭子蟹 Portunus trituberculatus (Miers)

头胸甲呈梭形，稍隆起，表面具分散细颗粒，胃区有横行颗粒线 1 条，左、右鳃区各有 1 条。有疣状突起 3 个。额部平，分为 2 个锐齿；眼窝背缘的外齿及腹缘的内齿均大而尖。口上脊露出在两额齿间。前侧缘包括外眼窝齿共有 9 枚。螯足发达，长节呈柱状，前缘具 4 锐刺，腕节内外末缘各具 1 刺，掌节在雄体甚长，背面两隆脊的前端各具 1 刺，外末角具 1 刺，两指节内缘均具钝

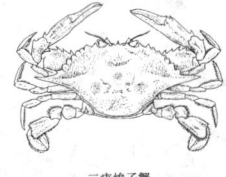

三疣梭子蟹

齿。各节边缘均具短毛。雄体蓝绿色,雌体深紫色。

常生活于水深 10～30 m 的泥沙质海底,喜食动物尸体、小鱼虾及海藻等,4～7月初为产卵季节。是我国产量最大的食用蟹。我国沿海均有分布,以渤海、黄海、东海较多。

本动物的甲壳(海蟹壳)亦供药用,另设专条。

【采收加工】 春、秋季捕捞,洗净,鲜用或晒干。

【成分】 血浆含卵磷脂胆甾醇酰基转移酶(lecithin-cholesterolacyltransferase, LCAT)。肉含脂肪酸,游离氨基酸包括牛磺酸(taurine),甘氨酸,精氨酸,脯氨酸,谷氨酸,天冬氨酸,次牛磺酸(hypotaurine)。肝胰腺及肌肉含脂质(lipids)类即三酰甘油(triglycerides),磷脂(phospholipid),游离脂肪酸及二乙酰基甘油酯(diacetyl glyceryl ester);游离脂肪酸包括棕榈酸(palmitic acid),油酸(oleic acid),亚油酸(linolenic acid),硬脂酸(stearic acid),花生酸(arachidic acid),二十碳五烯酸(eicosapentaenoic acid)。血淋巴含血蓝蛋白(hemocyanin)。肝、性腺含胆甾醇(cholesterol)56%。壳含几丁(chitin)-蛋白(total protein)混合物。此外,肌肉还含 ATP 酶,蝶啶(pteridine),及砷、铜、镉、铅、镍、铬等。

【药性】 咸,寒。

【功用主治】 滋阴养血,解毒疗伤。主治血枯经闭,漆疮,关节扭伤。

1.《青岛中草药手册》:"捣烂外敷治漆疮。"

2.《中国药用海洋生物》:"清热,散血,滋阴。治漆疮,湿热,产后血闭。"

【用法用量】 内服:适量,煅存性研末。外用:捣敷或煎汤洗。

【宜忌】《药性切用》:"味浊性重,动风,伤胃尤甚,孕妇均当禁忌。"

【选方】 1. 治产后血闭 三疣梭子蟹,烧存性研末,冲酒服。

2. 治接触性皮炎,漆过敏 三疣梭子蟹煎汤洗患处,或捣烂敷患处。(1、2方出自《中国药用海洋生物》)

【临床报道】 治疗关节扭伤 取三疣梭子蟹用烤箱烘干,碾成碎粉,过筛(夏季加适量防腐剂,储于塑料袋内备用)。用时以黄酒调成黏稠状敷患处,厚度 3～5 mm,外盖塑料膜以防干燥,每日换药1次。共治 30 例,其中单用此蟹粉外敷 25 例,平均消肿日数为 3.2 日;治愈日数 3～25 日,平均 11.6 日。用该蟹粉外敷加辅助疗法治 5 例(1 例局部固定,1 例服小活络丹,2 例服跌打丸,1 例服跌打丸加用理疗),据观察,其疗效与单用蟹粉外敷无明显差异。

4385 豉汁 chǐ zhī (《本草拾遗》)

【基原】 为淡豆豉加入椒、姜、盐等的加工制成品。

【制法】《纲目》:"用好豉三斗。清麻油熬令烟断,以一升拌豉,蒸过摊冷晒干,拌再蒸,凡两遍。以白盐一斗捣和,以汤淋汁三四斗,入净釜,下椒、姜、葱、橘丝同煎,三分减一。贮于不津器中,香美绝胜。"

【功用主治】《本草拾遗》:"大除烦热。"

【选方】 1. 治服药过剂闷乱者 豉汁饮之。

2. 治蜀椒毒 豉汁饮之。(1、2方出自《千金方》)

3. 治中牛马毒 豉汁和人乳频服之。(《卫生简易方》)

4386 硇砂 náo shā (《药性论》)

【异名】 北庭砂(《四声本草》),赤砂、黄砂(《石药尔雅》),狄盐(《日华子》),气砂(《本草图经》),透骨将军(《土宿本草》),戎硇(《本草求原》),白硇砂、淡硇砂(《中药志》),岩硇砂(《中药大全》)。

【基原】 为氯化物类卤砂族矿物卤砂(硇砂)的晶体或人工制成品。

【原矿物】 卤砂 Sal Ammoniac

晶体结构属等轴晶系。晶体呈粒状、不规则块状或纤维状集合体。多数呈皮壳状、被膜状产出。无色、白色、淡灰色、黄白色或灰褐色。透明玻璃光泽或半透明乳状光泽。解理不完全。断口贝壳状。硬度 1.5～2,相对密度 1.53。味咸而苦。露置于空气中易潮解。

为火山喷气孔附近的升华物。亦为燃烧的煤层中的升华产物。鸟类沉积中也有。产于甘肃、青海、新疆等地。

【采收加工】 采得后除去杂质、砂石。或可由人工合成:① 以氢氯酸与氨或氨的化合物作用而得。② 以氨水中和铁板浸渍(大部分为氯化亚铁)而得。③ 为索尔夫制碱法之副产品。④ 以氨水作用于氯化钙而得。

【药材】 硇砂 *Sal Ammoniaci* 主产于青海、新疆、甘肃。

性状 呈不规则扁块状晶体;上表面粗糙,呈粗晶粒状或乳状凸起,白色、淡灰白色。底面不平坦,多呈致密细粒状;淡黄色至黄色(硫黄)。条痕白色。体轻,质脆,易砸碎。断面纤维状。玻璃光泽。具硫黄气,味咸而苦,有强烈刺舌感。易溶于水,在乙醇中略溶。

鉴别 (1) 透射偏光镜下:呈等方粒状,无色透明。折光率 $N=1.638$,中正突起。正交偏光间全黑,为均质体。

(2) 取本品少许,加 10%的氢氧化钠试液,加热,即分解,发生氨臭;遇湿润的红色石蕊试纸变为蓝色,能使硝酸亚汞试液湿润的滤纸显黑色(检查铵盐)。

(3) 取本品约 0.1 g,加入 5 ml 水,使溶解,滤过。滤液加硝酸使成酸性后,加硝酸银试液,即生成白色凝乳状沉淀。分离,沉淀加氨试液即溶解,再加硝酸,沉淀复生成(检查氯化物)。

【成分】 硇砂主要含氯化铵(NH_4Cl);据分析含 NH^+ 433.06%,Cl^- 66.02%,尚含 Fe^{3+} 0.005%,水不溶物 0.19%,SO_2^- 40.15%,Ca^{2+} 0.14%,Mg^{2+} 0.01%。

【药理】 抗肿瘤作用 硇砂成分体外对人 L_{7721} 肝癌细胞系有抑制作用,且强度与药物浓度相关。体内实验可使肿瘤体积显著缩小,直至瘤块坏死吸收消失。

【炮制】 1. 硇砂 取原药材,除去杂质,砸成小块。

2. 制硇砂 取净硇砂,捣碎,研细,加开水溶化,过滤,再将滤液倒入容器内,加入适量醋,隔水加热蒸发,随时将液面析出白霜捞出,直至不析出为止。干燥。制后能使药物纯净,并降低毒性。

饮片性状 硇砂为不规则碎块状,有棱角,凹凸不平,其他参见"药材"项。制硇砂为灰白色粉末,味咸、苦。贮干燥容器内,密闭,置通风干燥处,防潮,防尘。宜在 30 ℃以下保存。

【药性】 咸、苦、辛,温,有毒。归肝、脾、胃经。

1.《药性论》:"有大毒,味酸、咸。"

2.《新修本草》:"味咸、苦、辛,温,有毒。"

3.《本草正》:"味咸、苦、大辛,大热,有毒。"

4.《玉楸药解》:"入足太阴脾、手太阴肺经。"

5.《本草求真》:"专入肠、胃。"

6.《本草再新》:"入肝、脾二经。"

【功用主治】 消积软坚,化腐生肌。主治癥瘕积聚,噎膈反胃,喉痹肿痛,痈肿,瘰疬,翳障,息肉,赘疣。

1.《药性论》:"能除冷病,大益阳事。"

2.《新修本草》:"主积聚,破结血,烂胎,止痛下气,疗咳嗽,宿冷,去恶肉,生好肌。"

3.《本草拾遗》:"主妇人、丈夫羸瘦积病,血气不调,肠鸣,饮食不消,腰脚疼冷,痃癖,痰饮,喉中结气,反胃吐水,令人能食,肥健。"

4.《日华子》:"补水脏,暖子宫,消冷癖瘀血,宿食不消,气块痃癖及血崩带下,恶疮息肉,食肉饱胀,夜多小便,女人血气心疼,丈夫腰胯酸重,四肢不任。"

5.《纲目》:"治噎膈,癥瘕,积痢,骨哽,除痣黡疣赘。"

6.《本草正》:"善消恶肉腐肉,生肌,敷金疮,生肉,去目翳窝肉。"

【用法用量】 外用：研细撒；或调敷；或入膏贴；或化水点、余。内服：0.3～1 g，入丸、散，不入煎剂。

【宜忌】 内服宜慎，不宜过量。孕妇禁服。肝、肾功能不全及溃疡病患者慎用。生品有腐蚀性，忌内服，只作外用。

1. **《药性论》**："畏浆水，忌羊血。能销五金八石，腐坏人肠胃。"

2. **《新修本草》**："不宜多服。"

3. **《得配本草》**："畏一切酸浆水、醋、乌梅、牡蛎、卷柏、萝卜、独帚、羊蹄、商陆、冬瓜、苍耳、蚕沙、海螺蛳、羊胴骨、羊踯躅、鱼腥草、河豚鱼胶。"

4. **《本草用法研究》**："性毒烈，长于外治，内无实积，勿轻试服之。"

【选方】 1. 治虚中积，心腹胁肋胀痛　附子半两（炮）、硇砂一钱（汤飞）、丁香一钱（不见火）、干姜一钱半。上为细末，旋入硇砂研匀，用稀面糊为丸，如梧桐子大，每服十粒，加至二十粒，生姜汤下，不拘时候。（《魏氏家藏方》硇附丸）

2. 治翻胃吐食，十膈五噎，呕逆不止，心腹疼痛，粥药不下　附子一枚，硇砂一分（先将附子剜脐作孔，入硇砂于内，用生面作饼裹之，慢火煨令焦黄，去面，取附子、硇砂为末），木香三钱、丁香三钱（二味同为末）。上件一处拌匀，面和为丸，每两作二十九，捏作饼子，每服一饼，用拇指大生姜一块，切作二破，置药在内，湿纸裹煨熟，和姜细嚼，米饮送下，不拘时候。（《杨氏家藏方》硇附饼子）

3. 治疔疮　硇砂、雄黄、天南星、砒霜各等分，麝香少许。上研为细末。用竹针针开用药，到黄水出，疮已。（《宜明论方》）

4. 治鼻生息肉　硇砂一钱，轻粉三分，冰片五厘，雄黄三分。上共为末，每日五六次点之，渐化为水。（《外科正宗》硇砂散）

5. 治面上疣目，久不瘥　硇砂、硼砂、铁锈、麝香等分。研，搽三次。（《集效方》）

【临床报道】 1. 治疗慢性鼻炎　将硇砂用热水溶解，用活性炭脱色，制成纯品结晶，配成 5%～7.5% 的注射液。治疗时先以 1% 丁卡因棉片表面麻醉，然后于每侧鼻下甲注入硇砂液 1 ml，每星期 1 次，6 次为 1 个疗程。共观察 70 例，结果：治愈 12 例，好转 51 例，无效 6 例，加重 1 例。

2. 治疗鸡眼　用硇砂 2 g，溶于 2% 普鲁卡因 2 ml 中，密闭备用。先将患处用 75% 乙醇消毒，再以三棱针蘸药液滴入鸡眼中心，即将三棱针向中心点快速直刺，达基底部见血为止，最后用伴创膏敷盖，3～4 日后除去。不愈者 10 日后再行治疗。观察 100 例，结果：痊愈 88 例，好转 12 例。治愈者中最少治疗 1 次，最多 5 次，一般 2～3 次。

【各家论述】 1. **《本草图经》**："此本攻积聚之物，热而有毒，多服则坏人肠胃，生用又能化人心为血，固非平居可饵者。"

2. **《纲目》**："硇砂，大热有毒之物，噎膈反胃，积块内之病，用之则有神功。盖此疾皆起于七情饮食不节，痰气郁结，遂成有形，妨碍道路，吐食痛胀，非此物化消，岂能去之。"

3. **《本草经疏》**："硇砂，乃卤液所结，秉阴毒之气，含阳毒之精。其味极咸、极苦、极辛，气温有毒，其积聚结血宿冷者，以咸能人而软坚，辛能散结，温能除冷故也。积聚散则痛自止，气自下。因寒以致顽痰壅结，则作咳嗽，故暂用以散之。柔金石之性，故能烂胎及去恶肉也。"

4387 **瓠子** hú zi（《新修本草》）

【异名】 甘瓠（《诗经》），甜瓠（《千金方》），净街槌（《清异录》），葫芦、龙密瓜、天瓜（《滇南本草》），长瓠（《纲目》），扁蒲（《群芳谱》）。

【基原】 为葫芦科葫芦属植物瓠子的果实。

【原植物】 瓠子 *Lagenaria siceraria* （Molina）Standl. var. *hispida* （Thunb.）Hara ［*Cucurbita hispida* Thunb.］

一年生攀缘草本。茎、枝被黏质长柔毛，老后渐脱落，具沟纹。

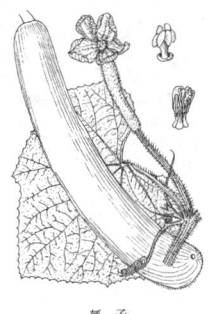

叶互生；叶柄长约 20 cm，被毛；顶端有 2 腺体；卷须纤细，上部分 2 歧；叶片卵状心形或肾状卵形，不分裂或稍浅裂，边缘有小齿。花单性，雌雄同株；花白色。雄花花萼筒漏斗状，裂片披针形；花冠裂片皱波状；雄蕊 3，药室折曲；雌花花萼和花冠似雄花；子房圆柱状，密被黏质长柔毛。果实细长均匀而呈圆柱状，稍弯曲，长 60～80 cm，绿白色，果肉白色。花期 7～8 月，果实 8～9 月。

瓠 子

我国各地均有栽培。

本植物的种子（瓠子子）、老熟果皮（蒲种壳）亦供药用，另设专条。

【采收加工】 8～9 月果实成熟时采收，鲜用或晒干。

【成分】 果实含葫芦苦素（cucurbitacin）D。

【药理】 对消化系统的作用　人服用煮熟的果实后 20～40 分钟可引起呕吐，9 小时后发生急性胃痛和腹泻，18 小时后恢复。分析结果提示与瓠子果实中葫芦苦素 D 含量高有关。

【药性】 甘，凉。

1. **《千金方》**："味甘，平，滑，无毒。"

2. **《新修本草》**："冷。"

3. **《日华子》**："微毒。"

【功用主治】 利水，清热，止渴，除烦。主治水肿腹胀，烦热口渴，疮毒。

1. **《千金方》**："主消渴恶疮，鼻口中内烂痛。"

2. **《新修本草》**："通利水道，止渴消热。"

3. **《本草约言》**："主利大肠，润泽肌肤。"

4. **《本草蒙筌》**："瓢着溃烂处，疗小便闭难。"

5. **《广群芳谱》**："除烦，治心热，润心肺，治石淋，吐蛔虫，压丹石毒。"

【用法用量】 内服：煎汤，鲜者 60～120 g；或烧存性研末。外用：烧存性研末调敷。

【宜忌】 中寒者禁服。

1. **《千金方》**："扁鹊云，患脚气虚胀者，不得食之。"

2. **《滇南本草》**："作菜不可食者，多则腹痛，心寒，呕吐。"

3. **《本草约言》**："不可食，能发疮疥，泄泻。"

【选方】 1. 治左瘫右痪　瓠子烧灰，酒下。

2. 治痰火腿脚疼痛　瓠子烤热包之。

3. 治诸疮脓血流溃，杨梅结毒，横痃、鱼口　瓠子用荞面包好，以火烧焦，去面为末，服之。（1～3 方出自《滇南本草》）

4388 **瓠子子** hù zi zǐ（《滇南本草》）

【基原】 为葫芦科葫芦属植物瓠子的种子。

【原植物】 参见"瓠子"条。

【采收加工】 8～9 月采收成熟的果实，取出种子，晒干。

【成分】 含黄酮成分：异荭草素（isoorientin），牡荆素（isovitexin），芹菜素-7，4′-二葡萄糖基-6-C-葡萄糖苷（apigenin 7，4′-diglucosyl-6-C-glucoside），saponarin。

【功用主治】 **《滇南本草》**："煎汤治哑瘴，棒疮跌打，搽之神效。与生姜同服，治咽喉肿痛。"

【用法用量】 内服：煎汤，3～9 g，外用：煎汤擦浴。

雪参 xuě shēn
《云南中草药》

【异名】 红毛阳参《云南省药品标准》1974年），刺参、条参、鸡脚参《新华本草纲要》），土高丽参《云南药用植物名录》）。

【基原】 为罂粟科绿绒蒿属植物总状绿绒蒿的根。

【原植物】 参见"总状绿绒蒿"条。

【采收加工】 9～12月采挖，晒干。

【药材】 雪参 Meconopsis Racemosae Radix 产于云南。

性状 根呈扭曲的圆锥形，长9～25 cm，直径0.5～2.5 cm。表面棕黄色或灰黄色。根端残存叶基及黄色毛状物，上侧面有环纹，中下部有纵皱纹。质松脆，易折断；断面松泡，淡黄白色。气微、味甜、微苦。

【成分】 根含 N-环氧里水罂粟碱甲醚（amurensinine N-oxide）A，B。

【药性】 《云南中草药》："气香，甘，温。"

【功用主治】 补气，益肾。主治久泻，脱肛，食欲不振，浮肿，久咳，哮喘，眩晕及夜盲症。

1.《云南中草药》："补气益肾。主治体虚，头昏眩晕，食欲不振，夜盲。"

2.《云南省药品标准》1974年："补中益气，止咳平喘，止痢。用于气虚下陷，脱肛、便血，浮肿，久泻、久咳，哮喘。"

【用法用量】 内服：煎汤，6～12 g。

雪茶 xuě chá
《纲目拾遗》

【异名】 蜘样地衣《陕西草药》，太白茶《陕西中草药》，高山白茶《西昌中草药》，石白茶、太白针《秦岭巴山天然药物志》）。

【基原】 为地茶科地茶属植物地茶或雪地茶的地衣体。

【原植物】 1. 地茶 Thamnolia vermicularis (Sw.) Ach. ex Schaer. [Lichen vermicularis Sw.]

地衣体枝状，白色或白色，久置变黄红色，较细弱。枝常单一，先端渐尖，伸直或微弯曲，蚯蚓状。被子器和粉子器侧生。

生于高寒山地。分布于内蒙古、吉林、黑龙江、安徽、湖北、四川、云南、西藏、陕西、新疆等地。

2. 雪地茶 T. subuliformis (Ehrh.) W. Culb. [Lichen subuliformis Ehrh.]

地衣体枝状。稠密丛生，分枝单一或顶端略分叉，弯曲至扭曲，顶端尖锐，呈针状或钩状，基部污黑色，逐渐腐烂。表面乳白色或灰白色，无光泽，久置不变色；光滑，有时有浅凹陷、纵裂纹或小穿孔。未见子实体。

生于高寒山地草丛中或石上。分布于东北及内蒙古、湖北、湖南、四川、云南、西藏、陕西、甘肃、新疆、台湾等地。

【采收加工】 积雪融化后采收，拔起全株，除去基部苔藓状物及杂质，晒干。

【药材】 雪茶 Thamnoliae Lichen 产于云南、四川、陕西等地。

性状 本品呈圆管形，长2～7 cm，直径2～4 mm，稍弯曲，两端渐细，有少数分枝。表面灰白色或灰黄色。质轻泡，易折断；断面呈空心管状，内管壁白色或淡绿色。气微，味微苦。

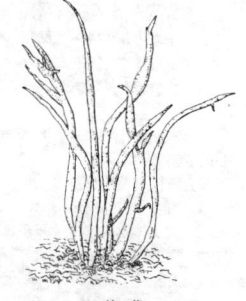
地茶

【成分】 地衣体含雪茶素（vermicularin），雪茶酸（thamnolic acid），鳞片酸（squamatic acid），羊角衣酸（baeomycesic acid）。另含D-阿糖醇（D-arabitol）和甘露醇，6-二十三烷基-2, 4-二甲氧基苯酚（6-tricosyl-2, 4-dimethoxyphenol）。

【药性】 甘，苦，凉。归肺、心经。

1.《纲目拾遗》："甘，苦，性温。"

2.《四川中药志》1982年版："甘，凉。"

【功用主治】 清热生津，除烦安神。主治肺热咳嗽，阴虚潮热，热病烦渴，癫痫，失眠，目疾。

1.《纲目拾遗》："治胃气积痛，疗痢。"

2.《陕西中草药》："清热解渴，生津养心，明目。主治心中烦热，虚劳骨蒸，肺炎咳嗽，癫痫狂躁，神经衰弱，目涩，中暑，高血压症。"

3.《云南省药品标准》："清热，生津，解渴。用于咽喉肿痛，声音嘶哑。"

4.《四川中药志》1982年版："清热化痰，生津止渴。用于肺热咳嗽，痰稠不利，热病烦渴，虚烦不眠。"

【用法用量】 内服：煎汤，9～15 g；或泡茶。

【选方】 1. 治肺热咳嗽，痰稠不利，口燥咽干 雪茶15 g，木蝴蝶9 g，青果9 g，水煎服。《四川中药志》1982年版）

2. 治癫痫狂躁 太白茶，朱砂七各9 g，水煎服，须久服。

3. 治神经衰弱 太白茶，鹿衔草各9 g，羊角参6 g。黄酒为引，水煎服。（2、3方均出自《陕西中草药》）

4. 治诸目疾 太白茶，夏枯草、木贼各30 g，水煎服。用开水先熏后把，再服此药。《秦岭巴山天然药物志》）

雪药 xuě yào
《四川常用中草药》

【异名】 波丝坟《贵州草药》，小九龙盘《湖北中草药志》，毛叶冷水花、红细草《浙江药用植物志》，遍地红《广西药用植物名录》）。

【基原】 为荨麻科花点草属植物毛花点草的全草。

【原植物】 毛花点草 Nanocnide lobata Wedd. [N. pilosa Migo] 又名：裂叶花点草《湖北植物志》

多年生草本，高10～30 cm。茎丛生，多分枝，具弯曲的白色柔毛。单叶互生；叶柄长1～2 cm；托叶侧生，分离；叶片扇形或三角状卵形，基部宽楔形或浅心形，边缘有粗钝锯齿，两面被白色长毛，有点状或条状钟乳体；基出脉3条，侧出脉再作2分枝。花淡黄绿色或白色，雄花成小形聚伞花序，生于枝梢叶腋，花被绿色带毛，花被片5；雄蕊5；雌花序聚伞状，生于叶腋或茎梢；花被片4，外面突起，被细刺硬毛。瘦果卵形，光滑，有细点突起，由宿存花被片所包。花期4～5月，果期6～7月。

生于海拔1 200 m左右的山坡路旁、房舍附近及园圃潮湿处。分布于江苏、浙江、安徽、福建、江西、湖北、湖南、广东、广西、四川、贵州、云南等地。

【采收加工】 5～7月采集，鲜用或晒干。

【药材】 雪药 Nanocnide Lobatae Herba 产于浙江、江苏、安徽、湖北、四川、贵州等地。

性状 干燥全草皱缩成团。根细长，棕黄色。茎纤细，多扭曲，直径约1 mm，枯绿色或灰白色，被有白色柔毛。叶皱缩卷揭，

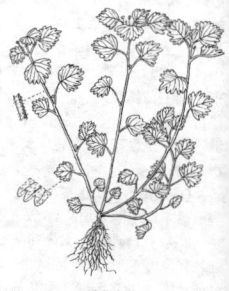
毛花点草

多脱落，完整的叶三角状卵形或扇形，枯绿色。有的可见圆球状淡棕绿色花序。气微，味淡。

【药性】《四川常用中草药》："性凉，味苦、辛。"

【功用主治】 清热解毒，消肿散结，止血。主治肺热咳嗽，瘰疬，咯血、烧烫伤、痈肿，跌打损伤，蛇咬伤，外伤出血。

1.《贵州草药》："清热解毒。治疮毒、痱疹。"

2.《四川常用中草药》："治烫伤，火伤。"

3.《四川中药志》1979 年版："用于湿疹，肺热咳嗽，痰中带血。"

4.《浙江药用植物志》："活血祛瘀。治跌打损伤。"

5.《湖北中草药志》："用于瘰疬，刀伤出血，蛇咬伤。"

【用法用量】 内服：煎汤，15～30 g。外用：鲜品捣敷；或浸菜油、麻油外搽。

【选方】 1. 治瘰疬 小儿龙盘 30 g，鲜夏枯草 1 500 g，蜂蜜适量。熬膏。日服 3 次，每次服 15 ml。《湖北中草药志》

2. 治咯血 (毛花点草)全草 30～60 g，水煎服。《湖南药物志》

【临床报道】 治疗小面积烫伤 用雪药(干品)500 g，生清油 5 000 g。将雪药洗净、晒干，装入有石磨口瓶内，用生清油浸泡，每日搅拌 1 次，连续浸泡 1 个月后滤过应用。用时先以 1% 苯扎溴铵溶液冲洗创面，并放掉水泡内液体，清除附着在创面上的杂物和脓性分泌物。然后取消毒纱布块放入雪药油中浸泡渗透，敷在烫伤的创面上，外用消毒纱布覆盖，每日 1 次，直至烫伤的创面愈合为止。共治疗 85 例，结果：治愈 80 例，占 94.12%；好转 4 例，占 4.71%；未愈 1 例（未坚持治疗）占 1.18%；总有效率达 98.82%。

4392 雪人参 xuě rén shēn 《贵州民间方药集》

【异名】 铁刷子《贵州民间方药集》，血人参《贵州植物药调查》，山红花、红苦刺《云南中草药》。

【基原】 为豆科木蓝属植物茸毛木蓝的根。

【原植物】 茸毛木蓝 Indigofera stachyoides Lindl.

灌木，高 1～3 m。全株被黄褐色长茸毛。叶互生；托叶线状披针形；叶柄极短；奇数羽状复叶，小叶 41～51 片，叶片长圆状披针形或长圆状椭圆形，先端圆，有针状小尖，基部近圆形，全缘，两面密被长柔毛。总状花序腋生或顶生，花多数；花萼钟状，斜形，外面密被长柔毛；蝶形花冠紫红色；雄蕊 10，二体；子房无柄，花柱内弯，柱头小。荚果圆柱形，长 3～4 cm，密生柔毛，内有种子 10 余颗。花期 4～7 月，果期 8～11 月。

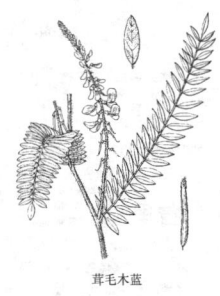
茸毛木蓝

生于海拔 700～2 400 m 处的向阳山坡或山地疏林灌丛中。分布于湖北、广西、贵州、云南等地。

【采收加工】 秋后采收，切段晒干。

【药性】 甘、微苦，温。归肾经。

1.《贵州民间药物》："性平，味甘、微苦。"

2.《云南中草药》："涩、微苦，温。"

【功用主治】 补益摄血，活血舒筋。主治体虚久痢，肠风下血，崩漏，溃疡不敛，风湿痹痛，跌打损伤，肝郁气滞，疳积。

1.《贵州民间药物》："滋阴补肾，补气摄血。治大肠下血，久痢，妇女血虚，脾弱食差等。"

2.《贵州民间药物》："滋阴补肾，调经活血。治漏底伤寒，下

痢日久体虚，外伤溃疡日久，气血两虚，大肠下血。"

3.《云南中草药》："活血止痛，舒筋活络。主治崩漏，跌打，风湿，肝硬化，疳积，痈疾。"

【用法用量】 内服：煎汤，15～60 g；或炖肉。

【宜忌】《贵州民间药物》："忌生冷食物、发物、豆腐、南瓜。"

【选方】 1. 治漏底伤寒，下痢日久体虚 血人参 60 g。蒸鸡或炖肉吃。

2. 治大肠下血 血人参、羊奶奶根各 60 g，小血藤 30 g，枣儿红 15 g，炖猪大肠吃。

3. 治外伤溃疡日久，气血两虚 血人参 60 g，炖肉吃。（1～3 方出自《贵州民间药物》）

4393 雪山林 xuě shān lín 《陕西中草药》

【异名】 黄秧连《天目山药用植物志》，长青草、石莲藤《甘肃中草药手册》，捆仙绳、孩儿茶《陕西中草药》，转筋草《恩施中草药手册》。

【基原】 为黄杨科板凳果属植物顶花板凳果的全株。

【原植物】 顶花板凳果 Pachysandra terminalis Sieb. et Zucc. 又名：粉蕊黄杨《中国树木分类学》，顶蕊三角咪《中国高等植物图鉴》。

常绿亚灌木。茎稍粗壮，被细毛，下部根茎状，横卧，上部直立，茎肉质，有分枝。叶互生，似簇生状；叶片菱状倒卵形，上部边缘有粗锯齿，基部楔形，叶面脉上有微毛。花单性，雌雄同序，穗状花序顶生；花白色；萼片 4 或更多，无花瓣；雄花数超过 15，苞片及萼片均阔卵形，雄蕊 4～6，花丝肥厚；雌花 1～2，生于花序轴基部，子房 2～3室。果实核果如形，稍带白色，具 3 角，花柱宿存，粗而反曲。花期 4～5 月，果期 7～10 月。

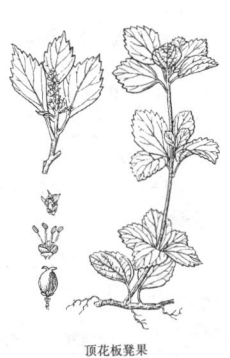
顶花板凳果

生于海拔 800～2 600 m 的山区林下阴湿地。分布于浙江、湖北、贵州、陕西、甘肃等地。

【采收加工】 全年均可采，切段，鲜用或晒干。

【药材】 雪山林 Herba Pachysandrae Terminalis 产于甘肃、陕西、四川等地。

性状 鲜品茎肉质，干品多纵皱，表面被极细毛，下部根茎状，长约 30 cm，布满长须状不定根。叶薄草质，在茎上每间高 2～4 cm 有 4～6 叶接近着生，似簇生状，叶片菱状倒卵形，长 2.5～5 cm，宽 1.5～3 cm，上部边缘有齿牙，基部楔形，叶脉上有微毛。叶柄长 7～10 mm。气微、味辛。

【成分】 全草含有 20 种以上的妊娠甾烷类生物碱：粉蕊黄杨碱（pachysandrine）A、B、C、D，表粉蕊黄杨碱（epi-pachysandrine）A，粉蕊黄杨胺（pachysamine）A、B，表粉蕊黄杨胺（epi-pachysamine）A～F，粉蕊黄杨氟碱（pachystermine）A、B，粉蕊黄杨醇碱（terminaline）。含萜及甾体化合物：粉蕊黄杨三醇（pachysantriol）粉蕊黄杨二醇（pachysandiol）A，粉蕊黄杨酮醇（pachysonol），无羁萜（friedelin），表无羁萜醇（epifriedelanol），环木菠萝烯醇（cycloartenol），24-亚甲基环木菠萝烷醇（24-methylenecycloartanol），23-去氢-3β，25-二羟基环木菠萝烷（23-dehydro-3β，25-dihydroxycycloloartane），25-去氢-3β，24ξ-二羟基环木菠萝烷（25-dehydro-3β，24ξ-dihydroxycycloartane），β-谷甾醇（β-sitosterol），豆甾醇（stigmasterol)。

叶含螺粉蕊黄杨碱(spiropachysine)。

【药理】 镇静作用 将从雪山林中提出的5种甾类生物碱用于小鼠,观察其对大体行为和对溃疡的影响。粉蕊黄杨环氧碱A、粉蕊黄杨胺A、表粉蕊黄杨胺A产生镇静、震颤和阵挛性惊厥作用,而粉蕊黄杨碱A和螺粉蕊黄杨碱仅引起轻度的镇静作用,动物实验还表明,这5种生物碱能预防制动水浸应激引起的胃溃疡。

【药性】 苦,辛,凉。

1.《陕西中草药》:"味苦、辛,性温。"

2.《全国中草药汇编》:"苦,微辛,平。"

【功用主治】 祛风湿,舒筋络,镇静。主治风湿痹痛,小腿转筋,白带,烦躁。

1.《陕西中草药》:"除风湿,退热止痛,理气镇静,通经。治风湿发热,筋骨痛,精神病狂躁不安,闭经等症。"

2.《全国中草药汇编》:"祛风止咳,舒筋活络,调经止带。主治慢性气管炎,风湿性关节炎,小腿转筋,白带,闭经,精神烦躁不安。"

【用法用量】 内服:煎汤,9~15 g;或研末,3~6 g;或浸酒。外用:鲜品捣敷。

【选方】 1. 治肢体屈伸不利,转筋疼痛 转筋草9 g,水煎服或酒泡服。(《神农架中草药》)

2. 治胃痛 转筋草研粉,每次3~6 g。

3. 治蛇咬伤、跌打损伤 鲜转筋草捣烂外敷。(2、3方出自《恩施中草药手册》)

4394 雪里开 xuě lǐ kāi 《纲目拾遗》

【异名】 雪里花《纲目拾遗》,地雷、拐子药《湖南药物志》,蛇松子《浙江民间常用草药》。

【基原】 为毛茛科铁线莲属植物单叶铁线莲的根或叶。

【原植物】 单叶铁线莲 Clematis henryi Oliv.

木质藤本。主根表面淡褐色,内部白色,下部膨大成纺锤状块根。单叶对生;有叶柄,长2~6 cm;叶片卵状披针形,先端渐尖,基部浅心形,边缘具刺头状的浅齿;基出弧形中脉3~7条,两面网脉明显。聚伞花序腋生,常只有1朵花,花两性,钟状;花被片4;花瓣无;雄蕊多数,花丝线形;雌蕊有单心皮组成,心皮多数,花柱被绢毛。瘦果狭卵形,长3 mm,被短柔毛。花期11~12月,果期翌年3~4月。

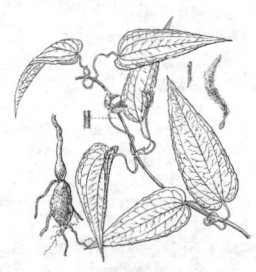

单叶铁线莲

生于海拔100~2 400 m的溪边、山谷、阴湿坡地、林下或灌木丛中,缠绕于树上。分布于江苏、浙江、安徽、湖北、湖南、广东、广西、四川、贵州、云南。

【采收加工】 9~12月挖根部,晒干或晾干;7~10月采叶,晒干。

【药材】 雪里开 Clematidis Henryi Radix 主产于浙江、湖北、湖南等地。

性状 块根纺锤形,长6~20 cm,直径0.6~2 cm,多弯曲不直。表面黄褐色,有纵皱纹。质硬,不易折断,断面白色,粉性,具稀疏的放射状纹理。气微,味微甘。

【药理】 1. 镇痛作用 小鼠热板法、扭体法、压尾法等均证

明雪里开醇提取物腹腔注射具有明显镇痛作用。对机械刺激引起的疼痛反应镇痛效果较好,维持时间较长。雪里开醇提取物300 mg/kg的效果与延胡索乙素50 mg/kg大致相当,而镇痛持续时间则明显较后者为大。

2. 镇静作用 小鼠吊笼法实验结果证明,雪里开醇提取物300 mg/kg腹腔注,活动次数明显少于生理盐水对照组。

【药性】 辛,苦,凉。归心、肺、胃经。

1.《纲目拾遗》:"性大寒。"

2.《湖南药物志》:"辛、苦,温。无毒。"

3.《浙江药用植物志》:"甘、辛,微温。"

4.《湖北中草药》:"淡,平。"

【功用主治】 清热解毒,活血止痛。主治小儿高热惊风,咽喉肿痛,头痛,胃痛,腹痛,跌打损伤,腮腺炎,疔毒疗疮,蛇伤。

1.《雁山志》:"能解砒毒。"(引自《纲目拾遗》)

2.《湖南药物志》:"行气活血,止痛消肿,抗菌消炎。"

3.《福建药物志》:"化痰镇痉,清热解毒。主治咽喉肿痛,急慢性支气管炎,小儿惊风,蛇伤。"

4.《浙江药用植物志》:"祛痰镇咳,解痉止痛,解毒。"

5.《峨眉山药用植物研究》:"清热利水,通利血脉。"

【用法用量】 内服:煎汤,9~15 g;研末,每次1~3 g。外用:磨汁涂;或以鲜品捣敷。

【选方】 1. 治高热急惊风 雪里开根9~12 g,以煮沸的淘米泔水磨汁服,早晚饭前各服1次。(《天目山药用植物志》)

2. 治急慢性气管炎 雪里开根9 g,白英全草9 g,马蹄金全草9 g,水煎服。热盛者加三叶青根9 g同煎服。(《浙江民间常用草药》)

3. 治头痛时作 雪里开根数克和猪脑,水煎,冲酒服。(《天目山药用植物志》)

4. 治胃痛,腹痛,发痧,呕吐 地雷3 g,磨酒内服。(《湖南药物志》)

5. 治喉疮热毒 取雪里开根捣汁服。(《纲目拾遗》引《万氏家抄》)

6. 治跌打损伤 地雷3 g。磨酒内服,并外涂患处。(《湖南药物志》)

【临床报道】 止痛 用单叶铁线莲针剂(每1 ml相当于原生药0.5 g),每次2 ml,肌内注射,治疗各种手术后伤口疼痛、胃痛、肋间神经痛共59例124人次,有效率达95%以上。一般肌注10分钟后达到止痛效果,维持3~6小时。多数术后疼痛仅用药1次。

4395 雪里见 xuě lǐ jiàn 《贵州草药》

【异名】 半截烂《贵州草药》,大半夏、独角莲、麻醉药、大麻药《新华本草纲要》。

【基原】 为天南星科天南星属植物雪里见的根茎。

【原植物】 雪里见 Arisaema rhizomatum C. E. C. Fisch. 又名:躲雷草《贵州草药》,花脸、铁灯台《湖南药物志》。

多年生草本。根茎圆锥形或圆柱形,横卧,鳞间2~3,披针形,叶柄细,长15~35 cm;叶片鸟足状分裂,裂片5,长椭圆形至长圆披针形,渐尖,基部狭,裂片侧脉细,斜伸。佛焰苞黄绿色、黄

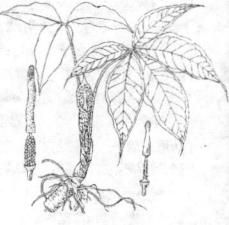

雪里见

色、淡红色，具暗紫色或黑色斑点。肉穗花序单性；雄花较疏，花药2～3，纵裂；雌花密集，子房近球形，花柱明显，柱头小，近盾状。浆果倒卵形，内有倒卵形种子1颗。花期8～11月。果熟期翌年1～2月。

生于海拔650～2 800 m的常绿阔叶林和苔藓林林下或石上。分布于湖南、广西、四川、云南、西藏等地。

【采收加工】 7～10月采挖，鲜用或切片晒干。

【药材】 雪里见 Arisaemae Rhizomati Rhizoma 主产于广西、四川、云南。

性状 根茎呈圆柱形，有的基部隘缩，长约3.5 cm，直径约2 cm。表面淡黄褐色、黄棕色或黑褐色，稍显粗糙，密生环纹和点状根痕。顶端平截，中心有凹陷的茎痕或茎基残留，外被有棕色膜质残叶。基部平截或为腐烂后呈黑褐色的瘢痕，略凹陷。质坚实而硬，断面淡炭黄色，粉质，在扩大镜下观察，可见密布白色细小亮结晶。无臭，味淡而辛辣刺舌。

【性味】 辛、温，有毒。
1.《贵州草药》：“性温，味辛，有毒。”
2.《湖南药物志》：“辛、咸，温，有大毒。”

【功用主治】 祛风除湿，散瘀止痛，解毒消肿。主治风湿痹痛，肢体麻木，劳伤疼痛，跌打损伤，结核性溃疡，疮痈肿毒，毒蛇咬伤。
1.《贵州草药》：“解毒止痛，祛风除湿。主治无名肿毒，劳伤疼痛，风湿麻木。”
2.《湖南药物志》：“散瘀镇痛，解毒消肿。”
3.《湖北中草药志》：“主治外伤出血，痈疽疗毒。”

【用法用量】 内服：研末入胶囊，0.3～0.6 g。外用：捣敷，或研末撒；或磨酒涂。

【宜忌】 《湖南药物志》：“孕妇、小儿及体弱人忌服。”

【选方】 1. 治劳伤疼痛 雪里见3 g，泡酒120 g，每次服3 g。（《贵州草药》）
2. 治风湿关节痛，跌打损伤，胃痛，牙痛 （雪里见）根状茎0.3～0.6 g。研末，用豆腐皮或馒头皮包好（装胶囊更好，不能接触口腔黏膜），酒送服。或用10%乙醇液外拌。
3. 治结核性溃疡 （雪里见）根状茎研末，撒疮面少许。
4. 治疮疖肿毒初起，毒蛇咬伤 （雪里见）根状茎磨酒涂（蛇伤不涂伤口）。（2～4方出自《湖南药物志》）

4396 雪灵芝 xuě líng zhī 《民间常用草药汇编》

【基原】 为石竹科蚤缀属植物甘肃蚤缀的全草。

【原植物】 甘肃蚤缀 Arenaria kansuensis Maxim.［A. kumaonensis Maxim.］ 又名：甘肃雪灵芝（《中国高等植物图鉴补编》），甘肃无心菜（《云南种子植物名录》）。

多年生草本。半圆球形，高5～10 cm，成较密的垫状。主根深长，有支根。茎基部木质化，老叶密集基部。花两性，单生于枝顶；花梗短，有柔毛；苞片披针形，端急尖；萼片5，披针形，中肋显著；花瓣5，倒卵形，白色；花盘状，具不明显的5腺体；雄蕊10，花丝条形；子房近球形，1室，有多数胚珠，花柱3，丝形。蒴果球形。种子多数，扁，边缘有狭翅。花期6～7月，果期8～9月。

生于海拔4 300～5 300 m的石灰岩山地草原或石隙

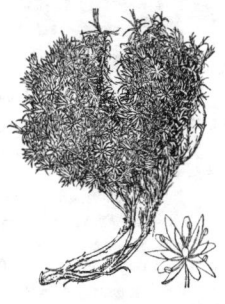

甘肃蚤缀

间。分布于四川西部、云南、西藏、甘肃、青海。

【采收加工】 6～7月采集，晒干。

【药材】 雪灵芝 Arenariae Kansuensis Herba 主产于甘肃、青海、四川西部等地。

性状 全草呈垫状半圆球形，直径达15 cm，高6.2 cm。主根圆柱形，长约20 cm，灰棕色，质脆，易折断。断面黄白色，木质部浅黄色；叶针状线形，基部膜质微抱茎；花单生枝顶，白色。气微，味淡。

鉴别 根横切面：木栓层由十数层呈类长方形木栓细胞组成，壁薄、棕色，皮层狭窄，薄壁细胞形状不规则。韧皮部较宽阔，细胞较小，壁略增厚。皮层及韧皮部细胞腔内均含有大量草酸钙簇晶；并有小型异型维管束散在。形成层不明显。木质部宽阔，略作同心圆状排列，常有裂隙，木质部薄壁细胞含多草酸钙簇晶。髓射线不明显。

叶横切面：上表皮细胞类长圆形，略作切向延长，壁增厚，下表皮细胞类圆形，略作切向延长，为厚壁细胞，外壁强度增厚，黄色。内为类圆形细胞，无栅状组织，无海绵组织。主脉基本组织为类圆形薄壁细胞。维管束外韧型；近轴（上方）部位有约2层类圆形细胞，细胞稍增厚，淡黄色；远轴（下方）部位约有3层淡黄色厚角细胞。未见维管束鞘。叶缘部分仅为上下表皮细胞，中间有细胞间隙，无叶肉组织。

粉末特征：黄棕色。根表皮细胞棕色，类长方形。皮层薄壁细胞类圆形或椭圆形，内含多草酸钙砂晶。草酸钙簇晶随处可见，直径22～55 μm。木薄壁细胞类长方形，壁孔明显。导管多为螺纹、网纹导管较少而粗。纤维成束或散在，壁厚，长约430 μm，直径约15 μm。可见类白色或灰白色不规则状分泌物块，直径20～70 μm。叶表皮细胞可见不定式气孔。花粉粒呈圆形或长圆形，表面具短刺，孔沟及萌发孔均不明显。

【成分】 雪灵芝全草含生物碱：蚤缀碱（arenarine）A、B、C、D和1-乙酰基-β-味啉（1-acetyl-β-carboline），1-甲氧甲酰基-β-味啉（1-methoxycarbonyl-β-carboline）；甾体成分：22,23-二氢豆甾醇（22,23-dihydrospinasterol），22,23-二氢菠菜甾酮（22,23-dihydrospinasterone），麦角甾醇-5,8-过氧化物（ergosterol-5,8-peroxide），24-亚甲基-22,23-二氢羊毛甾醇（24-methylene-22,23-dihydrolanosterol），6,22-何帕二醇（zeorin），羊齿烯醇（ferneno-ne），胡萝卜甙（β-sitosterol 3β-D-glucopyranoside），22,23-二氢菠菜甾醇棕榈酸酯（22,23-dihydrospinasteryl palmitate）；黄酮类成分：小麦黄素（tricin），右旋异金雀花素（isoscoparin）和左旋异金雀花素。

【药理】 1. 抗炎作用 藏药雪灵芝水提取液4 g/kg皮下注射，有抑制巴豆油诱导小鼠耳部水肿和大鼠肉芽肿以及炎症渗出液的作用，对蛋清法和角叉菜胶诱发的大鼠足肿胀急性炎症也有明显的抑制作用，抗炎作用强度与可的松相近。剂量为5 g/kg皮下注射时，可抑制小鼠腹腔巨噬细胞的吞噬作用和血清半数溶血值，并可减轻胸腺、脾脏重量。
2. 抗缺氧作用 在氧浓度为10%的环境中连续缺氧20日，昆明种小鼠摄入含雪灵芝全草粉5和50 g/kg（基础饲料）的饲料后，小于100 μm肺血管中肌性血管、部分肌性血管的比例低于缺氧对照组，高于正常对照组；而非肌性血管的比例好相反。酶组织化学的结果表明雪灵芝能有效降低缺氧条件已升高的组织酶活性。表明雪灵芝能有效预防慢性缺氧性肺血管结构重建并提高组织利用氧的能力和降低机体耗氧量，故雪灵芝具有抗缺氧作用。

【性味】 《高原中草药治疗手册》：“性凉，味微甘。入肝、胆、脾三经。”

【功用主治】 清热解毒，利湿退黄，蠲痹止痛。主治外感发热，肺热咳嗽，黄疸，淋浊，风湿痹痛。
1.《民间常用草药汇编》：“治淋浊症，止咳。”

2.《高原中草药治疗手册》:"清热解毒,利胆除黄。治筋骨疼痛,流感,肺炎。"

3.《青藏高原药物图鉴》:"退烧,止咳,降血压,滋补。治肺炎,淋病,淋巴结核,高血压。"

4.《全国中草药汇编》:"滋阴养血,益肾壮骨。主治肺燥咳嗽,咳血,血虚风痹,筋骨疼痛,肾虚眩晕。"

【用法用量】 内服:煎汤,9~15 g;或研末;或泡酒。

4397 雪莲花 xuě lián huā（纲目拾遗）

【异名】 雪莲（《柑园小识》）,雪荷花（《纲目拾遗》）,大拇花（《修订增补天宝本草》）,大木花（《四川中药志》）。

【基原】 为菊科凤毛菊属植物绵头雪莲花、鼠曲雪莲花、水母雪莲花、三指雪莲花、槲叶雪莲花的带根全草。

【原植物】 1. 绵头雪莲花 Saussurea laniceps Hand.-Mazz.

多年生草本,高 15~30 cm。根茎粗,有残存叶柄。茎直立,粗壮,上部有白色密绵毛。叶密集,叶片倒披针形或匙形,先端稍尖,基部渐狭成叶柄,边缘有波状锯齿。头状花序多数,无梗,在茎上部排成椭圆形穗状;苞片条状披针形,被白色密绵毛;总苞半球状;外层总苞片条状披针形,先端渐尖,有白色密绵毛,内层总苞片披针形,顶端条状长渐尖,有黑褐色长毛;花白色,檐部圆柱状。瘦果长约3 mm;冠毛褐色,外层短,粗毛状,易脱落,内层羽毛状。花期6~7月。

生于高山石滩或石隙中。分布于四川、云南、西藏等地。

2. 鼠曲雪莲花 S. gnaphaloides（Royle）Sch.-Bip. 又名:鼠曲风毛菊（《中国高等植物图鉴》）。

本品与绵头雪莲花相似,不同点为:根茎纤细,总苞片3~4层,紫红色,外层长圆状卵形,先端稍钝,有密绵毛,内层披针形,先端渐尖;花浅红色,长8~10 mm。瘦果长约3 mm;冠毛淡褐色,外层少数,毛状,内层羽状。

生于高山山顶碎石间。分布于四川、西藏、新疆等地。

3. 水母雪莲花 S. medusa Maxim. 又名:水母雪莲（《中草药通讯》）,水母雪兔子（《西藏植物志》）,甘肃雪莲花（《全国中草药汇编》）。

本品与绵头雪莲花相似,不同点为:多根茎细长,有褐色残存叶柄;而基部紫色的鞘状叶柄。总苞狭筒状,总苞片外层条状长圆形,紫色,有白色或褐色绵毛;内层倒披针

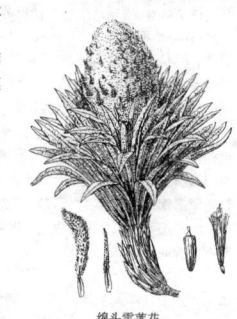

绵头雪莲花

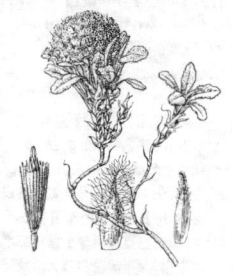

鼠曲雪莲花

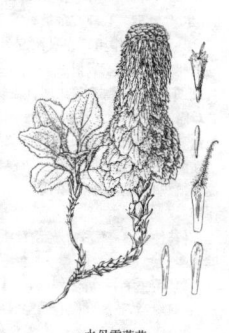

水母雪莲花

形。花冠紫色,长约12 mm。瘦果条状纺锤形;冠毛白色,内层羽毛状。花期7~8月,果期8~9月。

生于海拔4 100~4 800 m的高山多砾石山坡和流石滩上。分布于四川、云南、西藏、甘肃、青海等地。

4. 三指雪莲花 S. tridactyla Sch.-Bip. ex Hook. f. 又名:小红兔（《中药材品种论述》）,三指雪莲〔《中草药通讯》1978,（12）:33〕,三指雪兔子（《西藏植物志》）。

本品与绵头雪莲花相似,不同点为:根黄棕色或棕褐色,颈部向上渐粗。紫红色头状花序集成半球状,在茎顶端半外露于白色叶和苞片之外;花全部为管状;花托有刺毛。瘦果的冠毛刺毛状,淡褐色。

生于海拔4 000 m以上的高山流石滩上。分布于云南、西藏等地。

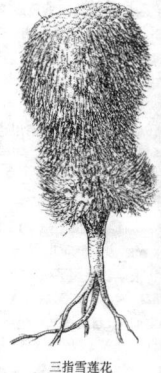

三指雪莲花

5. 槲叶雪莲花 S. quercifolia W. W. Smith

本品与绵头雪莲花相似,不同点为:簇生。根茎常分枝。基部叶椭圆形或狭倒卵形;花红紫色。

生于高山草坡上。分布于四川、云南等地。

【采收加工】 6~7月间开花时采取全株,晾干。

【药材】 雪莲花 Saussureae Herba 绵头雪莲花主产于四川西南部、西藏东部及云南贡山等地;鼠曲雪莲花主产于四川、西藏及新疆等地;水母雪莲花主产于青海、甘肃、四川、云南和西藏等地;三指雪莲花（小红兔）主产于西藏及云南;槲叶雪莲花主产于四川西部及云南西北部。

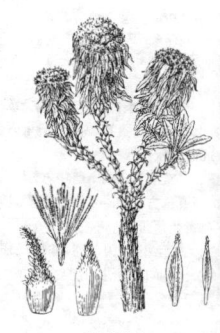

槲叶雪莲花

性状 绵头雪莲花 全草干缩呈棉花团状,上宽下狭,略呈倒圆锥形,长10~30 cm;全体密被交织的白色或淡黄色长绵毛。根茎粗壮,表面棕褐色,外皮易剥落,有褐色残留叶柄。叶极密集,倒披针形或匙形,枯绿或棕色,长8~15 cm,宽1.5~2 cm,先端稍尖;基部渐狭成长柄,边缘有波状浅齿,上面密被蛛丝状绵毛或脱落,下面密生褐色绒毛。头状花序多数,无梗,在茎上部排成椭圆形穗状;苞片条状披针形,棕绿色,被白色密绵毛;总苞半球形,外层总苞片条状披针形,有白色密绵毛;内层披针形,有黑褐色长毛。花白色,常脱落。瘦果长约3 mm;冠毛黑褐色。气微,味淡。

鼠曲雪莲花 地上部分长1.5~6 cm。根茎纤细者,常有1至数个连座状叶丛。叶披圆形或匙形,长2~4 cm,宽3~8 mm,两面被白色或黄褐色绒毛,上部边缘有疏圆齿或全缘;叶柄稍扩大,紫色;上部叶小,包裹球状花序。花浅红色。冠毛淡褐色,外层少数,毛状,内层羽状。

水母雪莲花 地上部分长8~15 cm。主根长约15 cm。根茎细长,有褐色残留叶柄。基部叶倒卵形或匙形,长上半部边缘有7~12个粗齿,基部楔形;上部叶渐小,卵形或卵状披针形,两面被白绵毛;最上部叶条形或条状披针形,边缘有条裂或细齿。花紫色或淡红色。冠毛白色,内层羽状。

三指雪莲花 地上部分长达15 cm。根圆柱形,肉质。叶羽

状分裂.裂片先端钩卷。头状花序紫红色多数,集成半球形,半外露于白色叶及苞片之外;花托有刚毛。冠毛淡褐色,刺毛状。

椭叶雪莲花 地上部分长 4～6 cm,簇生。根茎粗,常分枝。

基部椭圆形或狭倒卵形,长 3～4 cm,宽 6～15 mm,边缘有粗锯齿,上面有白色绵毛,下面密被白色绒毛;上部叶渐小,披针形,有疏齿或全缘。头状花序多数密集成球状。花红紫色。冠毛黑褐色,外层易脱落,内层羽毛状。

【成分】 1. 绵头雪莲花 全草含香豆素类:东莨菪素(scopoletin),伞形花内酯(umbelliferone)。又含对羟基苯乙酮(p-hydroxyacetophenone),正三十一烷(n-hentriacontane),大黄素甲醚(physcion)和 β-谷甾醇(β-sitosterol)。

2. 水母雪莲花 地上部分含黄酮类:金圣草素-7-O-β-D-葡萄糖苷(chrysoeriol-7-O-β-D-glucoside),芹菜素-7-O-β-D-葡萄糖苷(apigenin-7-O-β-D-glucoside),木犀草素-7-O-β-D-葡萄糖苷(luteolin-7-O-β-D-glucoside),芸香苷(rutin),木犀草素-7-O-α-L-吡喃李糖苷(1→2)-β-D-吡喃葡萄糖苷[luteolin-7-O-α-L-rhamnopy-ranosyl(1→2)-β-D-glucopyranoside],芹菜素-7-O-α-L-吡喃鼠李糖苷(1→2)-β-D-吡喃葡萄糖苷[apigenin-7-O-α-L-rhamnopy-ranosyl(1→2)-β-D-glucopyranoside],槲皮素-3-O-β-D-吡喃葡萄糖苷(quercetin-3-O-β-D-glucopyranoside),芹菜素(apigenin),木犀草素(luteolin),牛蒡苷(arctiin)。水母雪莲还含雪莲多糖(saussurea polysaccharide)。全草还含雪莲黄酮苷(saussurea flavone glycoside)A_1、A_2、A_3、A_4、A_5。

3. 三指雪莲花全草植物含黄酮类 芹菜素,芹菜素-7-β-D-葡萄糖苷;含香豆素类:伞形花内酯,东莨菪内酯-7-β-D-葡萄糖苷(umbelliferone-7-β-D-glucoside),东莨菪素。又含对羟基苯乙酮,3-吲哚乙酸(3-indolylacetic acid),秋水仙碱(colchicine)及 β-谷甾醇,正二十三烷(tricosane),对羟基苯甲酸甲酯(methyl-p-hydroxy-benzoate)。

【药理】 1. 抗炎镇痛作用 雪莲煎剂,乙醇提取物,总生物碱和雪莲总黄酮,对大鼠由甲醛或蛋清诱引起的关节急性炎症均有显著的对抗作用,其中乙醇提取物均可降低豪免皮肤血管的通透性,该作用可能与其抗炎效应有关。小鼠热板法实验,雪莲总黄酮和雪莲注射液均有较强镇痛作用。

2. 终止妊娠作用 雪莲煎剂对小鼠各期妊娠及兔的早期妊娠都有显著而确定的终止作用,其终止妊娠效果以宫腔内注射最强,腹腔注射次之,口服也有效,但所用剂量远较腹腔注射大得多,抑制蜕膜反应可能是雪莲终止早期妊娠的主要机制之一。人胚体外培养,雪莲对滋养层细胞没有明显损害,胎盘绒毛中与孕激素合成有关的酶的活性也未见降低,说明雪莲似乎不抑制孕激素的合成。

3. 对子宫的作用 雪莲煎剂对大鼠离体子宫及家兔在体子宫都有兴奋作用。小剂量对大鼠动情期离体子宫产生弱而节律规则的收缩,作用持久,大剂量时也不易引起强直性收缩,而是先产生强大的节律性收缩,后再逐渐减弱而消失。这一步试验提取雪莲的一种提取物——新疆雪莲 B_2-1.0 可能是产生强烈宫缩从而终止妊娠的有效成分。

4. 对心血管系统的作用 雪莲总生物碱对离体兔心有较强抑制作用,使收缩幅度减小,心率减慢,甚至停搏。总碱对家兔心电图的影响表现为心律减慢,T波抬高,但节律整齐。雪莲煎剂可使麻醉狗的血压短暂下降,而后稍升高,继之长时间下降,约维持1小时之久,重复给药对犬均有降压作用。

5. 对肠和气管平滑肌的影响 雪莲煎剂和总生物碱对离体兔肠有抑制作用,使其收缩减弱,肌张力下降。同时能明显对抗乙酰胆碱、氯化钡、组胺和垂体后叶素引起的肠肌强直性痉挛。对在

体兔肠肠活动的影响亦相似。雪莲总黄酮可使离体兔肠发生强直性收缩,而雪莲总生物碱则可对抗此作用。雪莲总生物碱还能部分地对抗组胺引起的豚鼠肺气管环收缩作用。

6. 对中枢神经系统的作用 0.1%水母雪莲黄酮苷 A_1(SFG)0.2 ml/10 g 腹腔注射,能使小鼠自主活动次数明显减少,脑电图Q波均有不同程度的增加,同时尚有 α 波的减少。并能增强戊巴比妥钠的中枢抑制作用,使翻正反射发生率明显减少。在小鼠学习能力的实验中,能降低小鼠学习过程,延缓其完成学习的过程,延迟巩固性条件反射的建立,对中枢神经系统产生明显的抑制作用。

7. 清除自由基及抗疲劳的作用 从新疆大苞雪莲花中提取的多糖,能清除超氧阴离子自由基,腹腔注射可降低小鼠耗氧量,并使小鼠游泳时间延长。雪莲花中的粗豚草素和金合欢素(acacetin)也具有清除自由基和抗氧化能力。

毒性 雪莲注射液腹腔一次给药小鼠的 LD_{50} 为 18.75 g(生药)/kg。

【炮制】 取原药材,除去杂质,抢水洗净,稍润,切段,干燥。

饮片性状 本品为不规则的小段,根、茎、叶、花混合。根为不规则的小段状,表面灰棕色,茎段密被长绵毛,叶为碎片状,被长绵毛,无柄。头状花序总苞片覆瓦状排列,花紫红色,花托有刺毛,瘦果冠毛刺毛状。

贮干燥容器内,置通风干燥处。

【药性】 甘、微苦,温。归肝、肾经。

1.《纲目拾遗》:"性大热。"

2.《晶珠本草》:"味苦,性凉。"

3.《四川中药志》1960 年版:"性温,味淡酸,无毒。入脾、肝、肾三经。"

4.《青藏高原药物图鉴》:"淡,平。"

【功用主治】 温督壮阳,调经止血。主治阳痿、腰膝酸软,女子带下,月经不调,风湿痹症,外伤出血。

1.《柑园小识》:"除冷疾,却阳道。"(引自《纲目拾遗》)

2.《纲目拾遗》:"能补阴益阳,治一切寒症。"又,陈海曙云:治痘不起及闷瘄闷疮,用一瓣入煎药中,立效。"

3.《晶珠本草》:"治炎疽病。"

4.《修订增补天宝本草》:"治虚劳吐血,腰膝软,红崩白带,能调经种子。"

5.《云南中草药》:"调经,止血。治月经不调,雪盲,牙痛,外伤出血。"

6.《西藏常用中草药》:"治脾虚咳嗽,"肾虚腰痛。"

【用法用量】 内服:煎汤,6～12 g;或浸酒。外用:捣敷。

【宜忌】 用量不宜过大,孕妇禁服。

【选方】 1. 治体虚头晕,耳鸣眼花 雪莲花全草 9～15 g,每日 2～3 次,煎服。(《中国民族药志》)

2. 治雪盲,牙痛 雪莲花 6～12 g。生吃或水煎服。

3. 治外伤出血 雪莲花适量。敷患处。(2、3 方出自《云南中草药》)

4398 **雪猪肉** xuě zhū ròu (《四川中药志》)

【基原】 为松鼠科旱獭属动物喜马拉雅旱獭、灰旱獭、草原旱獭、长尾旱獭等的肉。

【原动物】 1. 喜马拉雅旱獭 Marmota himalayana Hodgson 又名:土拨鼠(《本草纲目》),搭剌不花(《饮膳正要》),雪猪,哈拉(《中国药用动物图谱》),雪里猪、塔尔巴干(《中国药用动物志》),大旱獭(《中国动物药志》)。

大型的地栖松鼠类。颈粗短。耳郭短圆。尾扁平而短。四肢粗壮,前足蹒趾退化,爪很小,其余 4 趾,爪长而弯曲。吻缘毛淡棕色,有黑色须。鼻背具黑色或黑褐色斑。眼眶上缘有明显的黑色

条纹。头顶黑色与棕色相混,两侧至耳基淡黄色。背面褐色与不规则黑纹相混,针毛中段苍白色,尖端黑色。喉、胸、腹部及四肢均为淡黄色,底毛全为灰黑色。臀部呈深棕黄色。尾色与体色相似,唯尖部黑色。幼体较成体色淡。

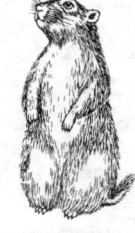

喜马拉雅旱獭

栖息于海拔 2 800～5 000 m 的高山草甸草原带。洞穴居,群栖,白天活动。冬眠。主食草本植物和灌木的嫩枝、叶等。

2. 灰旱獭 M. baibacina（Brandt） 又名:阿尔泰旱獭《中国药用动物志》。

大小、形态与喜马拉雅旱獭相似,但腹面色调深浓,呈深棕黄色或土棕色。体长 46～54 cm,重 4～6 kg。耳短小。足爪粗短,尾较短。体背浅黄色或沙黄色,间杂黑色或褐黑色。吻、颊、耳下深棕黄色。尾与体色相似,尾端黄色。

栖息于海拔 2 500～3 500 m 的草原,草甸,喜潮湿,洞穴居,洞口有土丘即旱獭丘。以植物为食。仅分布于新疆北部。

3. 草原旱獭 M. bobac Miiller

体型小。体背淡褐色或浅锈色,间杂淡白色,绝无黑褐色。额、头顶纯褐色。耳浅橙黄色。腹面棕褐色,毛基暗褐色。尾褐色,尾端锈黄色。

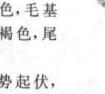

草原旱獭

栖息于地势起伏,草原与荒漠相交的边缘地区。群居,洞穴大多筑在高地或坡地上,洞口外有土丘。以草根、种子为食。分布于内蒙古东部及新疆北部。

4. 长尾旱獭 M. caudata Jacquemont

为大型旱獭。耳基小,几不显露。毛被长而厚密。通体橙黄色或赭黄色,背毛毛端常染有深褐色。腹色与背色近似,但棕色较深,背腹间无明显分界。尾端黑色或赭褐色。

本种为中亚高山草原地带代表种之一。栖息于高山草甸、草原牧草茂密丛生处。洞穴居,亦喜群居,洞口附近有典型的旱獭丘。主要以莎草科、禾本科植物为食。分布于新疆西部和南部。

本动物的脂肪（雪猪油）、四肢骨骼（雪猪骨）亦供药用,另设专条。

【采收加工】 捕杀后,剥肉,鲜用或用竹片撑开风干。

【药性】 甘、咸、平。

1.《本草拾遗》:"甘、平,无毒。"

2.《四川中药志》1960 年版:"性平,味辛、咸,无毒。"

【功用主治】 祛风活络,除湿清热。主治风湿痹痛,脚膝肿痛,痔瘘,湿热身痒。

1.《本草拾遗》:"主野狗瘘疮。"

2.《四川中药志》1960 年版:"治湿热身痒,风湿痹痛及脚膝肿痛等症。"

【用法用量】 内服:煎炖汤或煮食,120～250 g。

【宜忌】《饮膳正要》:"多食难克化,微动气。"

4399 **雪猪油** xuě zhū yóu
《四川中药志》

【基原】 为松鼠科动物喜马拉雅旱獭、灰旱獭、长尾旱獭的脂肪。

【原动物】 参见"雪猪肉"条。

【采收加工】 于冬季捕杀,取出板油,装入雪猪胃内,挂起风干即成。

【药材】 雪猪油 Marmotae Adeps 主产于四川、青海等地。

性状 装入胃内的脂肪油外形如卵石状,大小似鸭蛋,外表黄色。内部多已卷缩成团,伸张后,长、宽 10～15 cm,厚约 1 cm。质柔润。

【成分】 草原旱獭脂肪中含有 C_{12}～C_{18} 的不饱和脂肪酸约 70%。

【药性】《四川中药志》1960 年版:"味辛,性温,无毒。入脾经。"

【功用主治】 祛风除湿,解毒止痒。主治风湿肿痛,湿热疮毒,皮肤溃疡,臁疮,体癣。

1.《四川中药志》1960 年版:"除风湿,解疮毒。治脚生痒疮,风湿肿痛,臁疮久烂及湿热疮毒等症。"

2.《彝医动物药》:"主治风湿疼痛,手足拘挛。功在温经散寒,除湿通络,舒筋活血,消肿止痛。"

【用法用量】 外用:涂擦。内服:浸酒,10～20 g。

【宜忌】《四川中药志》1960 年版:"无湿热热毒者勿用。"

【选方】 1. 治风湿肿痛,冻疮 雪猪油外搽。《四川中药志》1960 年版)

2. 治风湿痹痛 雪猪油 5～10 g,配白酒服。《高原中草药治疗手册》)

3. 治臁疮久烂 煅龙版、煅白螺蛳壳各等分,轻粉少许。共研细末。以雪猪油调搽患处。

4. 治体癣,疮痒 雄黄、冰片各等分。以雪猪油调匀。搽患处。(3、4 方出自《常见药用动物》)

4400 **雪猪骨** xuě zhū gǔ
《四川中药志》

【基原】 为松鼠科动物喜马拉雅旱獭、灰旱獭、草原旱獭、长尾旱獭的四肢骨骼。

【原动物】 参见"雪猪肉"条。

【采收加工】 捕杀后,取其四肢骨骼,剔尽残肉,悬通风处晾干。

【药性】《四川中药志》1960 年版:"性温,味咸、辛,无毒。"

【功用主治】《四川中药志》1960 年版:"能除风湿。治筋骨疼痛及四肢麻木。"

【用法用量】 内服:浸酒,15～25 g。

【选方】 治四肢麻木 雪猪骨,捣末,每日 20 g,泡酒饮服。《常见药用动物》)

4401 **雪上一枝蒿** xuě shàng yì zhī hāo
《科学的民间药草》

【异名】 一支蒿《云南中药志》。

【基原】 为毛茛科乌头属植物短柄乌头、展毛短柄乌头、曲毛短柄乌头、宣威乌头、小白撑、铁棒锤、伏毛铁棒锤等多种乌头属植物的块根。

【原植物】 1. 短柄乌头 Aconitum brachypodum Diels

多年生草本,高 30～80 cm。块根长柱形或长圆锥形,外皮棕褐色。茎直立,疏被反曲而紧贴的短柔毛。叶互生;叶片宽卵形,3 全裂,中央全裂片宽菱形,二回近羽状细裂,末回裂片线形。总状花序顶生,有多朵密集的花;花具叶状;花两性,两侧对称;萼片 5,花瓣状;雄蕊多数,花丝全缘或有 2 小齿,被短毛;心皮 5,密被斜展的黄色长柔毛。蓇葖果。种子多数。花期 9～10 月,果期 10～11 月。

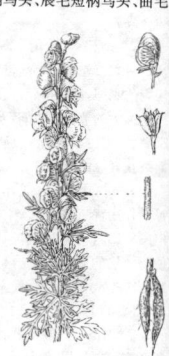

短柄乌头

生于海拔 2 800～4 300 m 的高山草地、疏林下或多石砾处。分布于四川西南部和云南西北部。

2. 展毛短柄乌头 A. brachypodum Diels var. *laxiflorum* Fletcher et Lauener 又名：三转半（四川西昌）、蒿乌（四川冕宁）。

本种与短柄乌头主要区别：花序轴和花梗被伸展的短柔毛。

生于海拔 4 300 m 的山地草坡、多石山坡或陡崖上。分布于四川木里、云南禄劝和中甸。

3. 曲毛短柄乌头 A. brachypodum Diels var. *crispulum* W. T. Wang

本种与短柄乌头主要区别：小苞片长约 3 mm；心皮密被贴伏的白色短柔毛。

生于海拔 3 700 m 地带的山地。分布于四川西北部（大金）。

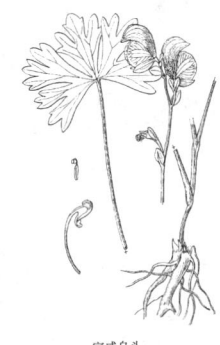

宣威乌头

4. 宣威乌头 A. nagarum Stapf var. *lasiandrum* W. T. Wang

本种与短柄乌头主要区别在于：叶片革质或纸质、肾形，末回小裂片狭卵形至狭披针形，侧全裂片斜扇形、不等 2 深裂，背面疏被紧贴的短柔毛；萼片蓝紫色，上萼片船状盔形，侧萼片圆倒卵形。

生于海拔 2 800 m 左右的山地。分布于云南宣威和富源一带地区。

5. 小白撑 A. nagarum Stapf var. *heterotrichum* Fletcher et Lauener〔A. bullatifolium Lévl.〕

形态及生境分布参见"小白撑"条。

6. 铁棒锤 A. pendulum Busch

形态及生境分布参见"铁棒锤"条。

7. 伏毛铁棒锤 A. flavum Hand.-Mazz.

形态及生境分布参见"铁棒锤"条。

【栽培】生物学特性 常生长在海拔 3 000～4 000 m 的高山草原地带的阴坡处。以肥沃疏松的黑色腐殖质土壤栽培为佳。

繁殖方法 种子繁殖或根芽繁殖。种子繁殖：每年 5 月上旬播种、撒播，经常保持土壤湿润。育苗 1 年，即可移栽。根芽繁殖：截取根上部 1/3，于 11 月或下雪前，按行株距21 cm×21 cm 将根芽埋入土中，深 4～6 cm。

田间管理 生长期间应经常除草，为促使植株生长良好，每年可追施土粪或草木灰 1 次。

【采收加工】8～9 月挖取块根，去掉苗片及小根，洗净晒干。装麻包撞击之，使外表光滑，晒干燥处，防潮湿及虫蛀。

【药材】雪上一枝蒿（短柄乌头）Aconiti Brachypodi Radix 主产于云南东川、会泽、寻甸、曲靖、陆良、富源、宣威以及四川西部等地；展毛短柄乌头 Aconiti Laxiflori Radix 产于四川西部、云南西北部及北部；曲毛短柄乌头 Aconiti Crispuli Radix 产于四川；宣威乌头 Aconiti Lasiandri Radix 产于云南；小白撑 Aconiti Heterotrichi Radix 产于云南；铁棒锤 Aconiti Penduli Radix 产于云南西北部及四川西部；伏毛铁棒锤 Aconiti Flavi Radix 产于四川。

性状 雪上一枝蒿（短柄乌头）、展毛短柄乌头和曲毛短柄乌头 块根长圆柱形或圆锥形，长 2.5～7.5 cm，直径 0.5～1.5 cm。子根表面灰棕色，光滑或有浅皱纹及侧根痕；质坚而脆，易折断，断面白色，粉性，有黑棕色环。母根表面深棕色有纵皱纹及侧根残痕；断面不平坦，中央裂隙较多。气微，味有麻舌感，有大毒。

宣威乌头 块根圆锥状或圆柱形，长 5～7 cm，直径 1～

1.5 cm；表面棕色至暗棕色，有纵皱纹及侧根痕；断面淡棕色。

小白撑 参见"小白撑"条。

铁棒锤及伏毛铁棒锤 参见"铁棒锤"条。

鉴别 (1) 根横切面：子根在生皮层为 1～2 列棕色薄壁细胞；皮层窄，4～5 列薄壁细胞，切向延长；内皮层明显。韧皮部宽，皮层及韧皮部外侧均有石细胞散在。形成层近圆形或五角环形。木质部束常成对，排成 V 字形，位于五角隅处。中央有髓。本品薄壁组织中充满淀粉粒。

母根韧皮部及髓部有多数裂隙；内皮层不明显；V 字形木质部束较子根多。

(2) 取本品粉末 2 g，以氨湿润，加氯仿 30 ml，振摇，分离氯仿，药渣再加 10 ml 氯仿振摇，合并氯仿，加 0.05 mol/L 盐酸 4 ml，振摇。取酸液，再用酸重复提取 1 次，合并酸液，加氨调至 pH9～11，用氯仿提取。取氯仿液置蒸发皿中，徐徐挥尽氯仿，残渣加磷酸 1～2 ml，微加热，溶液由红色变成紫色(检查生物碱)。

(3) 取上述氯仿液于蒸发皿中，挥干，残渣加硫酸数滴，加热，显微红色，再加间苯二酚结晶数粒，继续加热，先显黄色，渐变红色(检查生物碱)。

【成分】1. 展毛短柄乌头 根含生物碱类：乌头碱(aconitine)、3-去氧乌头碱(3-deoxyaconitine)、3-乙酰乌头碱(3-acetylaconi-tine)、雪乌碱(penduline)、丽鲁碱(laxiconitine)。

2. 宣威乌头 根含生物碱类：准噶尔乌头碱(songorine)、新乌宁碱(neoline)、14-乙酰新乌宁碱(14-acetylneoline)、乌头碱(a-conitine)、3-去氧乌头碱(3-deoxyaconitine)、无毛翠雀亭(denuda-tine)、准噶尔乌头胺(songoramine)、伏毛乌头碱(flavaconitine)、变绿钾胞碱(virescenine)、乌头芬碱(aconifine)即是小白撑(naga-rine)。二萜生物碱成分：12-表乙酰基二羟基光泽乌头碱(12-epi-acetyl dehydroluciusculline)、2-羟基去氧乌头碱(2-hydroxyaconi-tine)、nagadine、14-benzoylsacha conirtine。

【药理】1. 镇痛及抗炎作用 从短柄乌头中提得的总生物碱有镇痛及抗炎作用。展毛短柄乌头细粉混悬液给小鼠灌胃1/5 LD₅₀剂量对扭体法实验的抑制率分别为〔0.132 g(生药)/kg〕24%、〔0.276 g(醋制品)/kg〕24%、〔1.84 g(童尿制品)/kg〕68%、〔0.416 g(油制品)/kg〕75%、〔1.38 g(甘草制品)/kg〕81%、〔1.15 g(水煮品)/kg〕95%。表明本品的水煮品、甘草制品、油制品镇痛效果较好，而毒性亦大大降低。宣威乌头的作用及毒性均集中于所含生物碱部分，将本品甲苯提取的生物碱分为 pH5 提取部分、pH6.5 提取部分(含新乌宁碱及 14-乙酰新乌宁碱)及 pH8 提取部分(含较多准噶尔乌头碱)，实验表明这三部分对小鼠扭体法体法及热板法均有显著的镇痛作用，对于醋酸致小鼠腹腔蛋白渗出，三部分生物碱灌服均有抑制作用。pH6.5 部分生物碱还能明显抑制牛血清清蛋白所致小鼠迟发性超敏反应。

2. 抗肿瘤作用 宣威乌头生药粉及甲苯提取物中的非生物碱部分，对于小鼠肉瘤 S₁₈₀ 及 Lewis 肺癌有弱的抑制作用。

毒性 短柄乌头总生物碱皮下注射 LD₅₀(小鼠)为(7.10±1.74)mg/kg。小鼠给药后出现流涎、恶心、颤抖、惊跳等中毒症状。蓄积性和耐受性均不明显。展毛短柄乌头细粉混悬液灌服对小鼠的 LD₅₀ 为 0.658±0.097 g(生药)/kg，醋制品为 1.38±0.30 g/kg，童尿制品则>9.18 g/kg，油制品为 2.08±0.44 g/kg，甘草制品为 6.89±1.60 g/kg，水煮品为 5.77±0.90 g/kg。中毒症状为抓痒、流涎、出汗、便溏、竖毛、拍搐，因呼吸衰竭而死。

【炮制】取原药材用清水浸泡 7 日，每日换水 2 次，待中心软透后切片，置蒸笼内蒸 2～3 小时取出晒干。再用熟猪油拌和，炒透后油纸包好，置炭火旁煨透。去纸，浸童便中一昼夜，取出，漂净，晒干。

贮容器内，置通风干燥处，防蛀。生品应专柜贮藏。

【药性】苦、辛、温，有大毒。归肝经。

1.《四川中药志》1960 年版：“性大温，味辛、麻，有大毒。入心、肺、肝三经。”

2.《云南中草药》：“辛、苦、麻，温，剧毒。”

【功用主治】 祛风除湿，活血止痛。主治风湿骨痛，跌打损伤，肢体疼痛，牙痛，疮疡肿毒，癌性疼痛。

1.《四川中药志》1960 年版：“麻醉镇痛，除湿消肿。治顽固性风湿关节剧痛，疗劳伤，跌打损伤，肢体疼痛及无名肿毒。”

2.《云南中草药》：“止血镇痛，祛风除湿。主治内伤出血，跌打损伤；外伤出血，牙痛，风湿关节痛，神经性皮炎。”

3.《云南抗癌中草药》：“治胃癌、食管癌、肺癌、横纹肌肉癌、癌性疼痛。”

4.《云南中药志》：“用于骨折阴痛，胃痛，痛经。”

【用法用量】 内服：研末，每次不超过 0.02 g，1 日量不超过 0.04 g。外用：浸酒涂擦；或研末调敷；或煎汤熏洗。

【宜忌】 本品剧毒，未经炮制，不宜内服；治疗剂量与中毒量比较接近，必须严格控制用量。孕妇、老弱、婴幼儿及心脏病、溃疡病患者均禁服。酒类禁内服。中毒症状主要表现迷走神经强烈兴奋，出现流涎、呕吐、腹痛、心律失常、血压下降、休克、呼吸困难而抽搐昏迷，可因循环和呼吸衰竭而死亡。

《云南中草药》：“忌酸冷、豆类、糯食。”

【方剂】 1. 治内伤出血，跌打损伤 每用雪上一枝蒿米粒大，开水或酒送服。

2. 治风湿关节痛，神经性皮炎，无名肿毒，骨折，跌打扭伤 每用雪上一枝蒿 9 g，配泡酒。外搽患处。(1、2 方出自《云南中草药》)

3. 用于麻醉止痛 雪上一枝蒿配草乌、生南星各适量。共捣绒，用 75%乙醇浸泡 1 小时后外搽患处，作局麻用。忌内服。

4. 治外伤出血 雪上一枝蒿 1.5 g，雪头开花(岩白菜)30 g。共研末外敷。(3、4 方出自《云南中药志》)

【临床报道】 止痛 用雪上一枝蒿注射液(每 1 ml 相当于生药 25 mg)，每次肌内注射 25～50 mg，儿童用量酌减，每日 1 次。1日量不超过 50 mg(儿童不超过 10 mg)。治疗风湿性关节炎、关节疼痛以及外伤性腰腿痛共 98 例，结果：治愈 72 例，显效 20 例。其中良性关节痛 52 例，治愈 40 例，显效 10 例，有效 2 例，治愈率 76.9%。外伤性腰痛 28 例，治愈 22 例，显效 5 例，有效 1 例，治愈率为 78.6%。一般在 7～10 日治愈。

4402 排钱草 pái qián cǎo 《福建民间草药》

【异名】 龙鳞草，午时合《生草药性备要》，金钱草，午时灵《岭南采药录》，叠钱草，钱排草《广西野生资源植物》，双排钱《福建民间草药》，金钱豹《泉州本草》，钱串草(江西《草药手册》)，双金钱，纸钱剑《福建中草药》。

【基原】 为豆科排钱树属植物排钱树的地上部分。

【原植物】 排钱树 Phyllo-dium pulchellum (L.) Desv. [Desmodium pulchellum (L.) Benth.；Hedysarum pulchellum L.] 又名：尖头阿婆钱、笠碗子树《海南植物志》。

直立亚灌木，高 0.5～1.5 m。枝柔弱，圆柱形，被柔毛。三出复叶，具柄；小叶片革质，顶端小叶长圆形，先端钝或近尖，基部近圆形，边缘略波状。总状花序顶生或侧生，由多数伞形花序组成，每

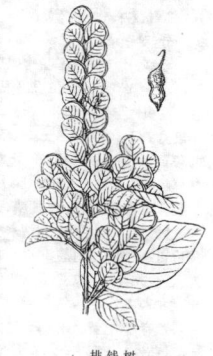

排钱树

一伞形花序隐藏于 2 个圆形的叶状苞片内，像排成串的铜钱，故名“排钱草”；花冠蝶形，白色，旗瓣椭圆形，翼瓣贴生于龙骨瓣；雄蕊 10，二体；雌蕊 1，花柱内弯。荚果长圆形，边缘具睫毛，先端有喙，种子褐色。花期 7～9 月，果期 9～11 月。

生于山坡、路旁、荒地或灌木丛中。分布于福建、江西、广东、广西、海南、贵州、云南、台湾等地。

本植物的根(排钱草根)亦供药用，另设专条。

【采收加工】 7～10 月采收，鲜用或切片晒干。

【成分】 全株含生物碱类：蟾毒色胺(bufotenine)，N，N-二甲基色胺(N，N-dimethyltryptamine)，N，N-二甲基色胺氧化物(N，N-dimethyltryptamine oxide)，5-甲氧基-N-甲基色胺(5-methoxy-N-methyltryptamine)，5-甲氧基-N，N-二甲基色胺(5-methoxy-N，N-dimethyltryptamine)，5-甲氧基-N，N-二甲基色胺氧化物(5-methoxy-N，N-dimethyl-tryptamine oxide)，禾草碱(gramine)，3-二甲基氨甲基吲哚(3-dimethylaminomethyl-indole)，1-甲基-1，2，3，4-四氢-β-咔巴啉(1-methyl-1，2，3，4-tetrahydro-β-carboline)。

种子含大黄素甲醚-1-葡萄糖基鼠李糖苷(physcion-1-glucosyl-rhamnoside)，半乳糖配甘露聚糖(galactomannan)。

【药理】 1. 抗肝纤维化 通过给大鼠灌胃给药相当于原生药 5 g/kg 体重和 3 g/kg 体重的排钱草水提取物和醇提取物，连续给药 8 星期后各治疗组肝脏胶原蛋白含量明显低于模型组，肝胶病理组织检查亦显示各治疗组肝细胞变性坏死及肝纤维化程度较模型组轻。对四氯化碳(CCl₄)复制肝纤维化大鼠动物模型，经排钱草总生物碱治疗后，肝组织病变减轻，与纤维化有关细胞及胶原纤维明显减少。排钱草总生物碱能显著降低肝纤维化大鼠血清 ALT、HA、γ球蛋白及肝组织羟脯氨酸含量。

2. 抗脂质过氧化 无论是预防实验或是治疗实验，排钱草总生物碱均能显著提高肝纤维化大鼠肝线粒体及血清中 SOD 活性，降低肝线粒体及血清中 MDA 含量，降低血清 SGPT 活性、HA 和肝组织中 Hyp 含量，效果与秋水仙碱相近。

毒性 小鼠口服给药可测得 LD_{50} 为 61.49 g/kg，相当于人临床拟用日剂量的 369 倍。长期毒性试验(3 个月)结果表明，排钱草对大鼠生长发育、血象、血液生化指标、主要脏器重量系数及器官组织无异常影响。

【药性】 淡、苦，平，小毒。

1.《生草药性备要》：“味淡，性苦、平。”

2.《海南岛常用中草药手册》：“淡、涩，凉。”

3.《福建药物志》：“微甘、微温，有小毒。”

【功用主治】 疏风清热，解毒消肿。主治感冒发热，咽喉肿痛，牙痛，风湿痹痛，水肿，肝脾肿大，跌打肿痛，毒虫咬伤。

1.《生草药性备要》：“消风热，浸酒去瘀生新，治小儿马牙疳，又治跌打。”

2.《岭南采药录》：“消风热，治小儿马疳，治月内锁喉痛，治牙痛，以之浸酒，能去瘀生新，又能去湿消滞。”

3. 南药《中草药学》：“解表清热，活血散瘀。”

【用法用量】 内服：煎汤，6～15 g，鲜品 60～120 g；或浸酒。外用：捣敷。

【宜忌】 孕妇慎服。过量或长期服用可致呕吐。

1.《海南岛常用中草药手册》：“用量不可过大，超过 30 g 可使人呕吐。”

2.《全国中草药汇编》：“孕妇忌服。”

3.《广西民族药简编》：“忌吃酸、辣食物。”

【选方】 1. 治关节炎 排钱草 60～120 g，黄酒 60 g，加水适量煎服。

2. 治腹水 排钱草 60～90 g，水煎服。(1、2 方出自《福建民间草药》)

3. 治肝脾肿大　排钱草 30～60 g，或加旋覆花 15 g，水煎服。

4. 治跌打损伤　排钱树干茎、叶 60～90 g，水煎调酒服。（3、4 方出自《福建中草药》）

5. 治肺结核　排钱草、茜草各 30 g，炖小母鸡 1 只服。《福建药物志》》

6. 治蜈蚣咬伤　排钱草叶与食盐少许共捣烂，敷伤口周围。《广西民族药简编》》

4403 排钱草根 pái qián cǎo gēn
《泉州本草》》

【基原】　为豆科排钱树属植物排钱树的根。

【原植物】　参见"排钱草"条。

【采收加工】　全年均可采，切片，晒干或鲜用。

【成分】　根含 α-香树脂醇（α-amyrin），白桦酯醇（betulin），β-谷甾醇（β-sitosterol）。

【药性】　淡、涩、凉。小毒。

1. 广州部队《常用中草药手册》："淡、涩、凉。"

2.《全国中草药汇编》："淡、涩、平。有小毒。"

【功用主治】　活血祛瘀，清热利湿。主治肝脾肿大，黄疸，臌胀，痹证，淋证，闭经，崩漏，痈疽疗疮，跌打肿痛。

1. 广州部队《常用中草药手册》："治疟疾，肝脾肿大，风湿骨痛，跌打肿痛，妇女闭经（炒炭）。"

2.《全国中草药汇编》："清热利湿，活血祛瘀，软坚散结。主治感冒发热，疟疾，肝炎，肝硬化腹水，血吸虫病肝脾肿大，风湿疼痛，跌打损伤。"

3.《广西民族药简编》："治胃痛，贫血，黄疸型肝炎（壮族）。风湿痛，腰痛，肾炎血尿，砂淋，结石症（瑶族）。"

【用法用量】　内服：煎汤，15～30 g，鲜品 60～90 g。

【宜忌】　孕妇及血虚者慎服。

【选方】　1. 治急性传染性肝炎　排钱根根 30 g，茵陈 9 g，甘草 6 g。上为 1 日量，制成浸膏片，分 2～3 次，饭后服。有黄疸的病例，每日加用积雪草、车前草各 9～15 g，水煎当茶饮，至黄疸消退。

2. 治风湿性关节炎　排钱草根 60～90 g，洗净，捣碎，和猪瘦肉 120 g 同炖。饭前服，连服数次。（1、2 方出自《全国中草药汇编》）

3. 治妇人月经不调，闭经　排钱草根 60～90 g，老母鸡 1 只，酒少许。同炖，饭前服。《泉州本草》》

4. 治子宫脱垂　排钱草根 30 g，炖鸡或猪蹄服。《福建药物志》》

5. 治跌打损伤　排钱草根 60～90 g，洗净，和酒适量炖服，日服 2 次。《泉州本草》》

【临床报道】　治疗血吸虫病肝脾肿大　排钱草干根 30 g，加水 3 碗煎成 1 碗，1 次服。隔日服 1 剂，7 剂为 1 个疗程。亦可制成丸剂，每次 1.25 g，每日服 2 次，14 日为 1 个疗程。治疗 43 例，服药 1～4 个疗程，经 3 个月后，90%以上患者自觉症状显著改善，肝脾有不同程度的缩小，肝功能有好转。

4404 掐不齐 qiā bù qí
《江苏药材志》》

【异名】　瓜子鸟稍《天目山药用植物志》，斑鸠花（贵州）。

【基原】　为豆科胡枝子属植物细梗胡枝子的全草。

【原植物】　细梗胡枝子 Lespedeza virgata（Thunb.）DC. [Hedysarum virgatum Thunb.] 又名：蒨绘荻《中国主要植物图说·豆科》》。

小灌木，高 50～100 cm。小枝纤细，三出复叶，互生。小叶片椭圆形、卵形或卵状长椭圆形，先端圆，具短尖，基部圆形，下面疏被白色柔毛。总状花序腋生，花疏生；小苞片卵状披针形，小形；花萼杯状，5 裂，裂片狭披针形，外具白色柔毛，蝶形

花冠，黄白色，旗瓣基部有紫斑，翼瓣较短，龙骨瓣长于旗瓣或近等长。荚果短椭圆形，有网脉。种子 1 颗。花期 6～9 月，果期 9～10 月。

生于海拔 700～1 200 m 的路旁山坡丛林中。分布于华东及河北、山西、河南、湖北、湖南、四川、贵州、陕西、台湾等地。

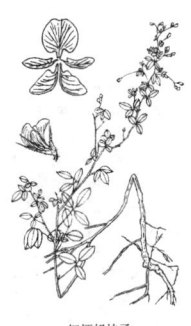

细梗胡枝子

【采收加工】　6～7 月采收，切碎晒干。

【药材】　掐不齐 Lespedezae Virgatae Herba　产于我国南部、中部及华北等地。

【性状】　根呈圆柱形，具分枝，表面淡黄棕色，具细纵皱纹，皮孔呈点状或横向延长疤状。茎圆柱形，较细，多分枝或丛生，表面灰黄色至灰褐色，木质。叶为三出复叶，小叶片狭卵形、倒卵形或椭圆形，先端圆钝，稍具短尖，全缘，绿色或绿褐色，上面近无毛或被平伏短毛，背面毛较密。有时可见腋生的总状花序，花梗无关节，花萼钟状，长约 4.5 mm，被疏毛，花冠蝶形。荚果斜倒卵形。气微、味淡，具豆腥气。

【鉴别】　(1) 茎横切面：木栓层为数列排列整齐的木栓细胞组成。皮部狭窄。韧皮部细胞呈压缩状。木质部宽广，细胞壁厚，木化，中央可见髓部。

(2) 取本品 2 g，用乙醇 10 ml 浸泡 1 小时，滤过，将滤液置紫外灯（254 nm）下观察，溶液显显绿色荧光；将溶液加入少许镁粉，滴加浓盐酸 2～3 滴，溶液显橙红色（检查黄酮类）。

【药性】《秦岭巴山天然药物志》："甘、苦，平。"

【功用主治】《福建药物志》："利尿，截疟，宁心。治小便不利，疟疾，高血压病，失眠，感冒。"

【用法用量】　内服：煎汤，15～30 g。

4405 接骨木 jiē gǔ mù
《新修本草》》

【异名】　木蒴藋《新修本草》，续骨木《纲目》，扞扞活《本经逢原》，铁骨散《植物名实图考》，接骨丹《草木便方》，七叶金、透骨草《福建民间草药》，接骨风《四川中药志》，马尿骚《吉林中草药》，臭芥棵、暖骨树《河南中草药手册》，接骨草《贵州草药》，白马桑、大接骨丹《陕西中草药》，公道老《全国中草药汇编》。

【基原】　为忍冬科接骨木属植物接骨木、毛接骨木及西洋接骨木的茎叶。

【原植物】　1. 接骨木 Sambucus williamsii Hance　又名：欧接骨木《湖南药物志》。

落叶灌木或小乔木，高达 6 m。老枝有皮孔，髓心淡黄棕色。奇数羽状复叶，对生，小叶常 5～7 枚，小叶片卵圆形、狭椭圆形至倒矩圆状披针形，先端尖，渐尖至尾尖，基部楔形或圆形，边缘具不整齐锯齿。花与叶同出，圆锥聚伞花序顶生，具总花梗，花序分枝多成直角开展，花小而密，白色至淡黄色；花萼钟形，裂片 5，舌形；花冠 5 裂，裂片狭披针形，外具白色柔毛，蝶形雄蕊 5，雄蕊与花冠裂片等长，花药黄色；雌蕊 1，子房下位，3 室，花柱短，柱头 3 裂。

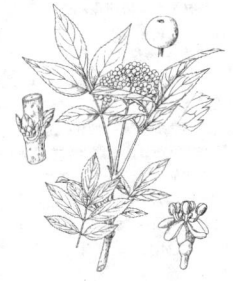

接骨木

浆果状核果近球形,黑紫色或红色。花期4~5月,果期9~10月。

生于林下、灌丛或平原路旁。分布于东北、中南、西南及河北、山西、江苏、浙江、安徽、福建、山东、广东、广西、陕西、甘肃等地。

2. 毛接骨木 *S. williamsii* Hance var. *miquelii* (Nakai) Y. C. Tang [*S. buergeriana* Bl. var. *miquelii* Nakai]

本种与接骨木的区别是:奇数羽状复叶有小叶片5~7枚,小叶片主脉及侧脉的基部被明显的长硬毛,小叶柄、叶轴及幼枝被黄色长硬毛;花序轴除被短柔毛外还夹杂着长硬毛。

生于海拔1 000~1 400 m的松林和桦木林中及山坡岩缝、林缘等处。分布于东北及内蒙古。

3. 西洋接骨木 *S. nigra* L.

本种与接骨木的区别是:枝具明显凸起的圆形皮孔;髓部发达,白色。奇数羽状复叶3~5枚,通常5枚。果实亮黑色。

上海、江苏、山东等地民间和庭园引种栽培。原产欧洲。

本植物的叶(接骨木叶)、根或根皮(接骨木根)、花(接骨木花)亦供药用,另设专条。

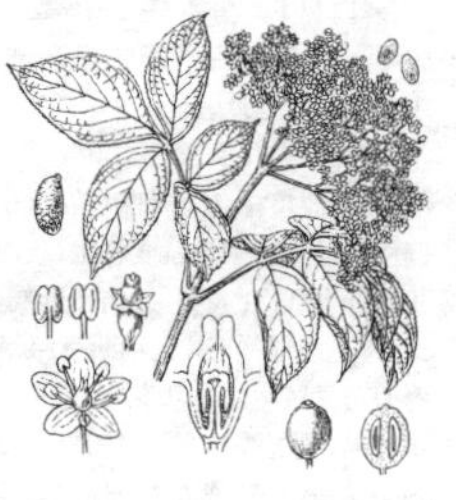

西洋接骨木

【栽培】 生物学特性 适应性较强,对气候要求不严;喜向阳,但又能稍耐荫蔽。以肥沃、疏松的土壤栽培为好。

繁殖方法 扦插繁殖。在2月发芽前,选取生长良好,无病虫害的枝条,剪成20~25 cm长的插条,每个留有3个以上芽节,最上和最下面的芽节要距剪口1~1.5 cm。然后在整好的地上,开3 m宽的畦,按行距26 cm开横沟,深16~20 cm,每沟放插条15~20根,插条的最上一个芽节要露出地面,然后覆土半沟,压紧,再盖细土与畦面齐平。移栽在当年冬季落叶后或明年春季发芽前进行。按行株距各1.3~1.8 m开穴,深21~25 cm,每穴移苗1株,填土压紧,再盖土使稍高于地面。

田间管理 苗高13~17 cm时,进行第一次中耕除草,追肥;6月进行第二次。肥料以人畜粪水为主,移栽后2~3年,每年春季和夏季各中耕除草1次。

【采收加工】 5~7月采收,鲜用或晒干。

【药材】 接骨木 *Sambuci Williamsii Ramulus* 产于河北、山西、陕西、甘肃、四川、贵州、云南及东北、华东、中南地区;毛接骨木 *Sambuci Miquelii Ramulus* 产于内蒙古及东北地区;西洋接骨木 *Sambuci Nigrae Ramulus* 产于山东、江苏、上海。

性状 茎枝圆柱形,长短不等,直径5~12 mm。表面绿褐色,有纵条纹及棕黑色点状突起的皮孔,有的皮孔呈纵长椭圆形,长约1 cm。皮部剥离后呈浅绿色至浅黄棕色。体轻,质硬。加工后的药材为斜向横切片,呈长椭圆形,厚约3 mm,切面皮部褐色,木部浅黄白色至浅黄褐色,有环状年轮和细密放射状的白色纹理。髓部疏松,海绵状。体轻。气无,味微苦。

鉴别 (1)茎横切面:木栓层为10余列细胞。皮层有呈螺状或网状加厚的细胞群,内侧有纤维束断续排列成环,有时可见石细胞。韧皮部薄壁细胞含红棕色物质,形成层明显,木质部宽广。髓细胞有明显的单纹孔。本品皮层、韧皮部及髓部的薄壁细胞含细小的草酸钙砂晶。

(2)取本品粗粉5 g,加水50 ml,室温浸泡过夜后,滤过,滤液在60 ℃水浴中加热10分钟,趁热滤过,取滤液5 ml于小试管中,密塞,强烈振摇,产生强烈而持久的泡沫,持续10分钟以上(检查皂苷)。

【成分】 西洋接骨木含苷类:接骨木花色素苷(sambicyanin),花色素葡萄糖苷(cyanidol glucoside),氰醇苷(canogenic glucosides),环烯醚萜苷(iridoid glucoside),莫罗忍冬苷(morroniside)。茎枝含棕榈酸蛇麻脂醇酯(lupeol-3-palmitate),三十烷酸(triacontanoic acid)。

【药理】 1. 利尿、抗病毒作用 接骨木对小鼠有显著的利尿作用,对乙型脑炎病及脑髓心肌炎病毒也有抑制作用。

2. 提高免疫功能 接骨木果实油对正常小鼠体内的淋巴细胞转化有较强的刺激增殖作用,对被环磷酰胺抑制的淋巴细胞转化率也有较强的恢复作用,与对照组相比极为显著。

3. 降血脂 接骨木油大剂量明显降低实验性胆固醇,能加速胆固醇的排泄,减少胆固醇的吸收、转运及合成,对防治高脂血症有有利影响。以大鼠、鸡为实验对象,接骨木果油4 g/kg灌胃2星期,明显降低正常大鼠的总胆固醇(TC)、三酰甘油(TG)、低密度脂蛋白(LDL)及动脉硬化指数(AI)。

4. 抗癌作用 接骨木果油2 000 mg/kg灌胃给药,可抑制小鼠S_{180}荷瘤实体瘤及小鼠H_{22}肝癌实体瘤的生长,虽然抗癌作用不如环磷酰胺,但对H_{22}腹水型肝癌小鼠的生命延长率(157.4%)比环磷酰胺(125.4%)更高。

【药性】 甘、苦,平。归肝经。

1.《新修本草》:"味甘、苦,平,无毒。"

2.《本草拾遗》:"有小毒。"

3.《现代实用中药》:"苦,寒。"

【功用主治】 祛风利湿,活血止血。主治风湿痹痛,痛风,大骨节病,急慢性肾炎,风疹,跌打损伤,骨折肿痛,外伤出血。

1.《新修本草》:"主折伤,续筋骨,除风痒龋齿。可为浴汤。"

2.《千金方》:"打伤瘀血及产妇恶血,一切血不行或不止,并煮汁服。"

3. 汪连仕《草药方》:"行血败毒,洗一切疮疥、鬼箭风。"

4.《上海常用中草药》:"祛风湿,通筋络,利尿消肿,外用止血。主治风湿痛,跌打损伤,肾炎水肿,创伤出血。"

5.《全国中草药汇编》:"接骨续筋,活血止痛,祛风利湿。主治骨折,跌打损伤,风湿性关节炎,痛风,大骨节病,急、慢性肾炎;外用治创伤出血。"

【用法用量】 内服:煎汤,15~30 g;或入丸、散。外用:捣敷或煎汤熏洗;或研末撒。

【宜忌】 孕妇禁服。

《品汇精要》:"多服令人吐。"

【选方】 1. 治风湿性关节炎、痛风 鲜接骨木120 g,鲜豆腐120 g。酌加水、黄酒炖服。(江西《草药手册》)

2. 预防麻疹 接骨木120 g,水煎服,日服2次。(《吉林中草药》)

3. 治湿脚气 (欧接骨木)全株60 g,煎水熏洗。(《湖南药物志》)

4. 治产后心闷,手脚烦热,气力欲绝,血运连心头硬及寒热不禁 接骨木破之如算子一握。以水一升,煎取半升,分温两服。(《产书》)

5. 治漆疮 接骨木茎叶120 g,煎汤待凉洗患处。(《山西中草药》)

【各家论述】《本草新编》:"接骨木,入骨节,专续筋接骨,折伤酒吞,风痒汤浴。独用之以接续骨节固奇,然用之生血活血药中,其接骨尤奇,但宜生用为佳。至干木用之,其力减半,炒用又减半也。"

4406 **接骨丹** jiē gǔ dān (《云南中草药选》)

【基原】 为山茱萸科鞘柄木属植物鞘柄木的根皮、茎皮和叶。

【原植物】 鞘柄木 *Toricellia tiliifolia* DC. 又名:叨里木(《中国树木分类学》),椴叶鞘柄木(《中国种子植物科属词典》),椴叶烂泥树(《云南种子植物名录》)。

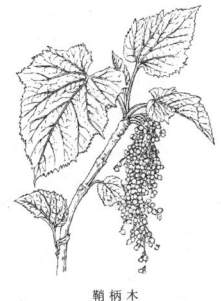

鞘柄木

落叶小乔木,高3.5～12 m;树皮灰黑色。小枝灰绿色,圆柱形,有不完全的环形叶痕。叶互生;叶片纸质,椭圆状卵形至宽卵形,先端突尖,基部浅心形,边缘的粗锯齿有须头,有时有波状棱角;掌状叶脉7～9条,网脉在下面明显。总状圆锥花序顶生,下垂,微被短柔毛;花小,雄花的花萼管短,裂片5;花瓣5,长椭圆形,白色;雄蕊5,花丝短,花药长方形;花盘平坦,近于圆形;雌花的花萼裂片3～5,不整齐,三角形,锐尖;子房卵圆形,花柱3～4,粗壮。果实为核果状,卵形,平滑无毛。花期11月至翌年3月,果期3～4月。

生于海拔1 600～2 600 m的林缘或林中。分布于云南、西藏等地。

【采收加工】 全年可采根皮和茎皮,5～7月采叶,鲜用或晒干。

【药性】 辛、甘、平。

【功用主治】 活血消肿。主治跌打瘀痛,骨折筋伤,风湿痹痛。

《湖北中草药志》:"消肿解毒。治痈疮,风湿腰痛。"

【用法用量】 内服:煎汤,6～15 g。外用:捣敷;或研粉调敷。

【选方】 治骨折 取鲜接骨丹适量,捣烂外包或用干品研粉调水外包。亦可配方外包。隔日换药1次。(《云南中草药选》)

4407 **接骨木叶** jiē gǔ mù yè 《本草拾遗》

【基原】 为忍冬科接骨木属植物接骨木、毛接骨木和西洋接骨木的叶。

【原植物】 参见"接骨木"条。

【采收加工】 5～7月采收,鲜用或晒干。

【成分】 叶含腈基糖苷成分:2S-β-D-芹素-D-呋喃基-(1→2)-β-D-吡喃葡萄糖扁桃腈苷[2S-β-D-apio-D-furanosyl-(1→2)-β-D-glucopyranosylmandelonitrile]。

【药性】 辛、苦、平。

1.《现代实用中药》:"苦,寒。"

2.《河南中草药手册》:"性平,味甘、苦。"

3.《陕西中草药》:"味辛、苦,性平。"

【功用主治】 活血,止痛,利湿。主治跌打骨折,筋骨疼痛,风湿疼痛,痛风,烫火伤。

1.《本草拾遗》:"主疟。小儿服三叶,大人服七叶,并生捣绞汁服,得吐为度。"

2.《分类草药性》:"包伤痕。"

3.《吉林中草药》:"祛风,活血行瘀,止痛,利尿,治肾炎水肿,风湿关节炎,跌小骨折。"

4.《陕西中草药》:"舒筋活血,生肌壮骨,镇痛止血,清热解毒。主治骨折,跌打损伤,烫火伤,黄疸。"

【用法用量】 内服:煎汤,6～9 g;或泡酒。外用:捣敷;或煎水熏洗;或研末调敷。

【选方】 1.治筋骨折伤 接骨木鲜叶60～150 g,栀子30 g。共捣烂,酌加黄酒适量,炒热,摊布上,骨复位后上药敷患处,夹缚固定。(《河南中草药手册》)

2.治风湿性关节炎,痛风 接骨木茎叶120 g,鲜豆腐120 g。

加水及黄酒炖服。(《吉林中草药》)

3.治脚气湿痹、偏瘫 接骨木叶、金银花藤叶各适量,煎水趁热熏洗。(江西《草药手册》)

4.治烫火伤 (白马藏)根皮和叶适量,研粉,以菜油或香油研粉调敷患处。《陕西中草药》)

4408 **接骨木花** jiē gǔ mù huā 《国药提要》

【基原】 为忍冬科接骨木属植物接骨木、毛接骨木及西洋接骨木的花。

【原植物】 参见"接骨木"条。

【采收加工】 4～5月采收整个花序,加热后花即脱落,晒干。

【药性】 辛,温。

【功用主治】 发汗利尿。主治感冒,小便不利。

【用法用量】 内服:煎汤,4.5～9 g;或泡茶饮。

4409 **接骨木根** jiē gǔ mù gēn 《本草拾遗》

【基原】 为忍冬科接骨木属植物接骨木、毛接骨木和西洋接骨木的根或根皮。

【原植物】 参见"接骨木"条。

【采收加工】 9～10月挖,切片,鲜用或晒干。

【成分】 西洋接骨木花含皂苷:熊果酸(ursolic acid)、20β-羟基熊果酸(20β-hydroxyursolic acid)、24-methylenecycloartanol、α-香树脂醇(α-amyrin)、β-香树脂醇。甾醇类:β-谷甾醇(β-sitosterol)、β-谷甾醇-β-D-吡喃葡萄糖苷(β-sitosterol-β-D-glucopyranoside)。挥发油类:顺式-3-己烯-1-醇(cis-3-hexen-1-ol)、芳樟醇(linalool)、橙花醇(nerol)、香矛醇(citronellol)、槐牛儿醇(geraniol)。

【药理】 1.抗惊、镇痛作用 接骨木根水提物0.34、0.68和1.35 g/kg给小鼠灌下注射或腹腔注射,可对抗士的宁或咖啡因诱发的惊厥反应。对小鼠醋酸所致的扭体反应和毛细血管通透性增高均有明显的抑制作用。

2.抗炎作用 接骨木根水提物1.35和2.70 g/kg大鼠腹腔注射,可明显抑制由右旋糖酐或角叉菜胶引起的足跖肿胀。

毒性 接骨木根水提物应用序贯法,测得昆明种小鼠尾静脉注射的LD_{50}为1.90±0.32 g/kg。

【药性】 苦,平。

1.《分类草药性》:"甘、平,无毒。"

2.《陕西中草药》:"味辛、苦,性平。"

【功用主治】 祛风除湿,活血舒筋,利尿消肿。主治风湿疼痛,痰饮,黄疸,跌打瘀痛,骨折肿痛,急、慢性肾炎,烫伤。

1.《本草拾遗》:"根皮主痰饮,下水肿及痰疟,煮汁服之,当利下及吐。"

2.《河南中草药手册》:"接骨续筋,活血镇痛,祛风利尿。"

3.《陕西中草药》:"舒筋活血,生肌壮骨,镇痛止血,清热解毒。主治骨折,跌打损伤,烫火伤,黄疸。"

4.《四川中药志》1982年版:"用于风湿关节痛,急、慢性肾炎,水肿;外用治创伤出血。"

【用法用量】 内服:煎汤,15～30 g。外用:捣敷;或研粉撒、调敷。

【宜忌】 孕妇慎服。

《本草拾遗》:"不可多服。"

【选方】 1.治筋骨折伤 鲜接骨木根皮60～150 g,黄栀子30 g。共捣烂,黄酒适量,炒热,按伤处大小摊布于布上,骨折复位后即以上药敷患处,夹板固定。(江西《草药手册》)

2.治烫火伤 (接骨木)根皮及叶适量,研粉,以菜油或香油调敷患处。(《河南中草药手册》)

3.治创伤出血 接骨木研细粉,外敷患处,加压包扎。(《安徽中草药》)

4410 接骨树皮 jiē gǔ shù pí
《云南中草药选》

【异名】 类梧桐、接骨树《云南中草药选》。

【基原】 为马鞭草科植物豆腐柴属思茅豆腐柴的根皮或茎皮。

【原植物】 思茅豆腐柴 Premna szemaoensis Pēi 又名：蚂蚁鼓堆树《云南思茅中草药选》，戳皮树、绿泽兰、思茅腐婢《云南中草药》。

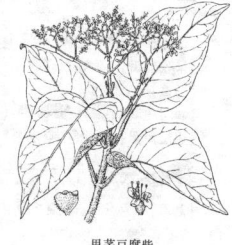

思茅豆腐柴

乔木，植株高 3～10 m。幼枝、叶柄及花序分枝均密生棕褐色稍卷曲的绒毛，老枝棕褐色至黑褐色，有纵沟及皮孔。单叶对生；叶柄长0.5～7.5 cm；叶片厚纸质，基部楔形或近圆形，先端渐尖，表面疏生短柔毛，背面密生棕褐色绒毛。伞房状聚伞花序顶生；花序梗长 1.5～3 cm，具存存线形苞片；花萼钟状，被短柔毛和淡黄色腺点，先端近平截或 4 裂，稍呈二唇形；花冠淡绿白色或淡黄色，喉部密生一圈白色长柔毛；雄蕊 4，几等长，花丝基部有柔毛，与花柱均伸出花冠外；子房上部有黄色腺点。核果紫黑色，近球形。花、果期 6～9 月。

生于海拔 500～1 500 m 的较干燥疏林中。分布于云南。

【采收加工】 5～6 月采收茎皮，9～11 月采集根皮，晒干。

【药性】 甘、微苦，平。

1.《云南中草药》"香，甘、微苦，平。"

2.《全国中草药汇编》"甘，平。"

【功用主治】《全国中草药汇编》"舒筋活血，接骨镇痛，止血生肌。主治风湿骨痛，跌打损伤，骨折，外伤出血。"

【用法用量】 内服：煎汤，15～30 g；或浸酒。外用：捣敷；研末撒或调敷。

【选方】 1. 治开放性骨折 用接骨树茎皮适量，捣烂敷患处。

2. 治闭合性骨折 先用针刺破皮肤，后敷接骨树茎皮。（1、2 方出自《云南中草药》）

3. 治外伤出血 （类梧桐）药粉撒于伤口。《云南中草药选》

4411 救必应 jiù bì yìng
《岭南采药录》

【异名】 白木香《岭南采药录》，土千年健、矮陀陀、消癀药《贵州草药》，白银香、白银树《福建药物志》，红子儿、冬青果、白皮冬青《浙江药用植物志》。

【基原】 为冬青科冬青属植物铁冬青的树皮或根皮。

【原植物】 铁冬青 Ilex rotunda Thunb.

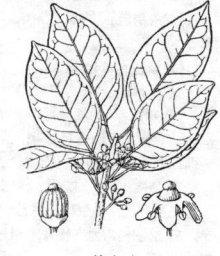

铁冬青

常绿乔木或灌木，高 5～15 m。枝灰绿色，小枝有棱，红褐色。叶互生；叶柄长 7～12 mm；叶片纸质，卵圆形至椭圆形，先端骤短尖，全缘，上面有光泽，侧脉 5 对，两面明显。伞形花序；花单性，雌雄异株；雄花序花梗长 2～8 mm；花萼 4～5 裂，裂片三角形；花瓣 4～5 枚，绿白色，卵状矩圆形；着生花瓣的基部；雌花较小，子房上位。核果球形至椭圆

形，熟时红色；先端有宿存柱头。花期 5～6 月，果期 9～10 月。

常生长于山下疏林或沟、溪边。分布于江苏、浙江、安徽、福建、江西、湖南、广东、广西、云南、台湾。

【栽培】 生物学特性 喜温暖湿润的气候。喜光照，稍耐寒。对土壤要求不严，以土层深厚而肥沃的砂质壤土上栽培为宜。

繁殖方法 种子繁殖。秋季种子成熟时，选取生长健壮的母株留种。当大粒饱满种子，晾干置布袋贮藏。于翌年 3 月，将种子用 25～30℃温水浸半日，再用湿沙混合催芽，待种子萌发后，按行株距 35 cm 开沟条播，播后覆土，浇水保湿。当苗高 30 cm 左右定植。按行株距 400 cm×300 cm 开穴，施足基肥，每穴种 1 株，压紧，浇足定根水。

田间管理 头两年应间种豆类等农作物，每年中耕除草 3～4 次，春秋季各施 1 次腐肥等有机肥。冬季将树干下垂纤弱枝、过密枝剪除，促进主干直立粗壮。

【采收加工】 6～7 月采收，晒干。

【药材】 救必应 Ilicis Rotundae Cortex 产于我国长江流域以南至南部各地。

性状 根皮呈卷筒状或略卷曲的板片状，长短不一，厚 0.3～0.5(～1) cm。外表面灰黄色或灰褐色，粗糙，常有横皱纹或略横向突起；内表面淡褐色或棕褐色，有浅纵向条纹。质硬而脆，断面略平坦，稍显颗粒性，黄白色或淡黄黄褐色。气微，味苦、微涩。

树皮较薄，边缘略向内卷，外表面有多数椭圆形突起的皮孔。

鉴别 (1) 根皮横切面：木栓层为 5～12 列切向延长的木栓细胞，皮层石细胞单个或成群散在，内侧石细胞断续排列成环，石细胞长圆形或类圆形，长径 64～100 μm，直径 32～50 μm，壁厚 8～16 μm。韧皮部较宽，有石细胞群散在，射线数列，细胞径向延长，有的含方晶。皮层及韧皮部薄壁细胞中含淀粉粒及草酸钙方晶。方晶大小不一，直径8～32 μm。

树皮横切面：皮层石细胞切向排列断续绕成 2 行，韧皮部石细胞群较少。

(2) 取本品粉末约 2 g，加乙醇 10 ml，浸渍 30 分钟，时时振摇，滤过。取上述乙醇滤液 2 ml，加三氯化铁试液，显绿蓝色(检查黄酮)。取乙醇滤液 5 ml，置水浴上蒸干，残渣加醋酐数滴，再加硫酸 1～2 滴，即显紫蓝色或红紫色(检查三萜)。

【成分】 树皮含救必应酸(rotundic acid)、3-O-23-O-异亚丙基救必应酸(3-O-23-O-isopropylidenerotundic acid)、3-乙酰齐墩果酸(3-acetyloleanolic acid)、硬脂酸(stearic acid)、芥子醛(sinapaldehyde)、丁香醛(syringaldehyde)、芥子醛葡萄糖苷(sinapaldehyde glucoside)、丁香苷(syringin)、长梗冬青苷(pedunculoside)、β-香脂醇(β-amyrin)、β-谷甾醇(β-sitosterol)。

【药理】 1. 对心脑血管的作用 救必应树皮醇提取物 0.05 g/0.2 ml 一次给药，对离体豚鼠心脏灌流有扩张冠状动脉，增加冠脉流量作用，1.6 g/kg 静脉注射，对麻醉猫冠脉有扩张及对脑垂体后叶激发兔实验心肌缺血有保护作用。救必应叶(铁冬青)水提取液 0.05 g、0.1 g 豚鼠离体心脏灌流亦有增加冠脉流量的作用，心率稍慢，心肌收缩力略增。1.0、1.5 g/kg 静脉注射，以心电图观察，能明显减轻垂体后叶素诱发的大鼠急性心肌缺血。1 g/kg 静脉注射，对麻醉犬脑血流量明显增加，降低脑血管阻力，同时使脑血流量 20%，心率稍慢。按血小板血栓实验法测试，静注救必应水提取液 1 g/kg 对大鼠血栓形成有抑制作用，其抑制率为 18.5%。

2. 对耐缺氧的作用 救必应树皮醇提取物 2.6 g/kg 腹腔注射，可提高小鼠耐缺氧能力，延长缺氧存活时间；救必应叶(铁冬青)水提取液 1.0 g/kg、1.5 g/kg 腹腔注射，也能显著提高小鼠耐缺氧能力，延长缺氧存活时间。

3. 止血作用 救必应三萜苷(救必应乙素，丁香苷)用试管法测定可使凝血时间缩短，有止血作用；在体试验对犬股动脉切断

犬与兔肝叶部分切除,犬脾脏十字切口,兔耳及肠系膜静脉切开,均能缩短止血时间,其血机制部分与血管平滑肌收缩有关,此在离体兔耳血管灌流实验中可获证明。

4. 解痉作用　救必应黄酮苷对豚鼠离体回肠平滑肌有松弛作用,且能对抗乙酰胆碱(ACh)引起的肠痉挛。

5. 抗菌作用　救必应煎剂试管内能抑制金黄色葡萄球菌、溶血性链球菌、弗氏痢疾杆菌、伤寒杆菌与铜绿假单胞菌。

毒性　救必应60%乙醇提取物给小鼠腹腔注射,观察3日,按简化概率单位法测得其LD_{50}为7.9±1.4 g/kg。救必应叶水提取物小鼠腹腔注射的LD_{50}为10.3±1.6 g/kg。

【药性】　苦,寒。

1.《岭南采药录》:"味苦。"

2.《广西本草选编》:"味苦,性寒。"

【功用主治】　清热解毒,利湿。主治感冒发热、咽喉肿痛、湿热胃痛、暑湿泄泻、黄疸、痢疾、风湿痹痛、疮疖、跌打损伤。

1.《广西本草选编》:"清热解毒,消肿止痛。主治感冒风热,小儿发热,急性扁桃腺炎,咽喉炎,急性胃肠炎,急性阑尾炎,肾炎水肿,急性盆腔炎,附件炎,痈疖疔肿,毒蛇咬伤,湿疹,稻田皮炎,烧烫伤。"

2.《福建药物志》:"清热利湿,消肿止痛,祛风解暑。治胃痛,中暑腹痛,痢疾,腹泻,胆囊炎,胰腺炎,风湿关节痛,阴道滴虫病,跌打损伤,关节扭伤。"

【用法用量】　内服:煎汤,9～15 g。外用:捣敷;或熬膏涂。

【选方】　1. 治感冒发热　铁冬青树皮6 g,生姜、茶叶各9 g,水煎服。

2. 治腹痛,热性胃痛　铁冬青树皮18 g,葱头5条,水煎服。(1、2方出自《福建药物志》)

3. 治急、慢性肝炎　救必应45 g,八角王15 g。两药均用树皮,刮去粗皮,加水2碗,煎至半碗,每日1剂,分2次服。(广西《中草药新医疗法处方》)

4. 治跌打肿痛　救必应树皮6 g研粉,白糖30 g。开水冲服。

5. 治汤火伤　干救必应研粉,用冷开水调成糊状,每日涂5～6次。(4、5方出自《广西中草药》)

【临床报道】　治疗化脓性感染(如皮肤疮疖、蜂窝织炎、深部脓肿等)、手术后预防感染　用救必应制成注射剂、片剂和溶液应用。注射剂每次肌注2 ml,片剂每次4片,每日3次;溶液供局部外用。共治疗外科化脓性感染26例,治愈23例。用于手术后预防伤口感染9例,8例效果满意。此外,片剂还有止痛作用,用于胃痛、腹痛、肾绞痛等。治疗过程中一般无全身不良反应。

4412 **救军粮叶** jiù jūn liáng yè 《滇南本草》

【异名】　红子叶(《贵州草药》),火把果叶(《湖南药物志》)。

【基原】　为蔷薇科火棘属植物火棘的叶。

【原植物】　参见"赤阳子"条。

【采收加工】　全年均可采,鲜用,随采随用。

【成分】　叶含黄酮类:芸香苷(rutin)、芒柄苷(miscanthoside)、异槲皮苷(isoquercitrin)和槲皮素(quercetin)。

【药性】　《贵州草药》:"性平,味甘、微酸。"

【功用主治】　清热解毒,止血敛汗。主治疮疡肿痛,目赤,外伤出血,盗汗。

1.《滇南本草》:"治暴发火眼。"

2.《分类草药性》:"涂痘毒。"

3.《贵州草药》:"清热解毒,活血化瘀,镇痛,敛汗。"

4.《贵州民间方药集》:"清热敛汗,化瘀止血。治盗汗、劳伤腰痛、肠风下血、火眼,刀伤出血,疗疮。"

【用法用量】　内服:煎汤,10～30 g。外用:捣敷。

【选方】　1. 治疗疮　红子叶、野烟叶、蜂糖罐叶、刺三加叶各

等量,捣绒敷患处。《贵州草药》

2. 治暴发火眼　救军粮叶捣烂,敷眼皮上。《滇南本草》

3. 治赤白痢疾　火把果枝叶15 g,槐角30 g,三颗针30 g,水煎服。《青岛中草药手册》

4413 **雀** què 《别录》

【异名】　嘉宾(崔豹《古今注》),家雀(《普济方》),瓦雀(《滇南本草》),宾雀(《纲目》),麻禾雀(《本草述》)。

【基原】　为文鸟科麻雀属动物麻雀的肉或全体。

【原动物】　麻雀 *Passer montanus*（Linnaeus）
小型鸟类。体长约12 cm。嘴圆锥状,粗短,黑色。虹膜暗红褐色。额、后颈纯栗褐色。眼先、眼先、额和喉的中部均黑褐色;颊、耳羽和颈侧白色,耳羽后部具有黑色斑块。上体砂褐色,翕和两肩密布黑色粗纹,并缀

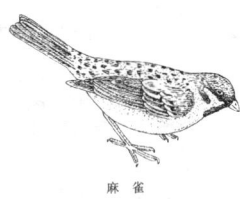

麻雀

以棕褐色。两翅的小覆羽纯栗色,中和大覆羽黑褐而具白端,大覆羽更具棕褐色外缘;小翼羽、初级覆羽及全部飞羽均为黑褐色,各羽具有狭细的淡棕褐色边缘,外侧初级飞羽的缘纹,除第1枚外,其余羽基和近羽端两处,形稍扩大,成2道横贯状;内侧次级飞羽的缘纹较宽,棕色也较浓。尾暗褐色,羽缘较浅。胸和腹淡灰近白,沾有褐渐,两胁转为淡黄色,尾下覆羽较胁部羽更淡。脚和趾均为黄褐色。

多栖于有人类活动的地方。分布遍布全国。

本动物头部的血液(雀头血)、脑髓(雀脑)、卵(雀卵)、粪便(白丁香)亦供药用,另设专条。

【采收加工】　全年均可捕捉,捕杀后,除去羽毛及内脏,取肉鲜用或焙干。

【药性】　甘,温。归肾、肺、膀胱经。

1.《日华子》:"暖,无毒。"

2.《饮膳正要》:"味甘,性热。"

3.《纲目》:"甘,温。"

4.《雷公炮制药性解》:"味甘、咸,入命门。"

5.《本草撮要》:"入手足少阴、太阳经。"

6.《彝医动物药》:"入肾、肺二经。"

【功用主治】　补肾壮阳,益精固涩。主治肾虚阳痿,早泄,遗精,腰膝酸软,疝气,小便频数,体虚久咳,崩漏,带下,痈毒。

1.《食疗本草》:"其肉十月以后,正月以前食之,续五脏不足气,助阴道,益精髓。"

2.《本草拾遗》:"起阳道,令人有子。"

3.《日华子》:"壮阳益气,暖腰膝,缩小便,治血崩带下。"

4.《本草求原》:"治寒冷偏坠,小肠疝气,反胃,赤白痢。"

5.《中国动物药》:"补肾壮阳,固涩益精。治白痿遗精,小便频数,崩漏带下。"

【用法用量】　内服:煨、蒸,适量;或熬膏;或浸酒;或煅存性入丸,散。

【宜忌】　阴虚火旺者及孕妇禁服。

1. 陶弘景:"不可合李子食之,亦忌合酱食之,妊身人尤禁之。"

2.《本草经疏》:"阴虚火旺者忌之。"

3.《本草求原》:"雀,反白术,忌李及诸肝。"

【选方】　1. 治阳痿,早泄、遗精　麻雀5只,益智仁5 g,葱白3个,水煎,饮汁食肉,日服2次。《中国动物药》

2. 治肾气偏坠,疝气　生雀三枚,燎毛去肠,勿洗,以蚴上苗

香三钱,胡椒一钱,缩砂、肉桂各二钱,入肚内,湿纸裹,煨熟,空心服之,酒下。(《仁斋直指方》)

3. 治小肠气疼痛 带毛雀儿,取去肠肚,将金丝矾研细,装放雀儿肚满,缝合,用桑柴火缓缓煨烧成炭,研为细末,空心用无灰酒调下。恐恶心,入盐汤少许。年远者每服二枚,近者一枚。(《瑞竹堂经验方》飞黄丹)

4. 治老人五脏腑虚损羸瘦,阳气乏弱 雀儿五只(治如食法),粟米一合,葱白三茎(切)。将雀儿炒熟,次入酒一合,煮少时,入水二盏半,下米作粥欲熟,下葱白五味等,候熟空心食之。(《养老奉亲书》)

5. 治体虚浮肿,腰腿无力 麻雀 3 只,去羽毛及内脏,白茅根 30 g。加水煮熟,吃麻雀肉,喝汤。每日 1～2 次。(《广西药用动物》)

6. 治体虚久咳 麻雀 2 只,去羽毛和内脏,冰糖 15 g,加水煮烂吃,每日 2 次。(《广西药用动物》)

7. 治疮毒 麻雀 1 只,将胸膛剖开贴敷患处。(《内蒙古中草药》)

【临床报道】 治疗百日咳 取麻雀 1 只,先拔掉粗毛,再在火上烤焦后去其内脏,用用水洗净顿服,每日服 1 只,可连服至愈为止。治疗百日咳 84 例,痊愈者 61 例,显著进步者 11 例,进步者 10 例,无效者 2 例。

【各家论述】《本草经疏》:"雀属阳,其气温,味酸,其性淫,故能人下焦肾分,能补暖两肾。"

4414 **雀麦** què mài
(《新修本草》)

【异名】 蘥(《尔雅》),爵麦(《说文》),燕麦(《尔雅》郭璞注),杜姥草(《千金方》),杜姓草(《广济方》),牛星草(《外台》),野麦、野大麦、野小麦(《湖南药物志》)。

【基原】 为禾本科雀麦属植物雀麦的全草。

【原植物】 雀麦 Bromus japonicus Thunb.
一年或二年生草本。茎秆高 30～100 cm。叶鞘紧贴于秆,外被柔毛;叶舌先端有不规则的裂齿。圆锥花序开展,下垂,每节有 3～7 分枝;小穗幼时圆筒状,有 7～14 朵花,颖披针形,边缘膜质,第一颖长 5～6 mm,有 3～5 脉,第二颖长 7～9 mm,有 7～9 脉;外稃卵圆形,边缘膜质,有 7～9 脉,先端微 2 裂,其下约 2 mm 处生芒;雄蕊 3,子房先端有毛。颖果线状长圆形,压扁,腹面具沟槽,成熟后紧贴于内外稃。花、果期 4～6 月。

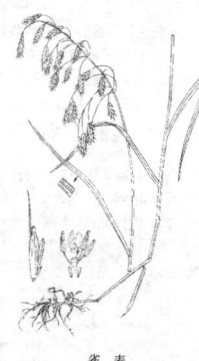

雀 麦

生于山野、荒坡、道旁。分布于华东、华中、四川、陕西、青海、新疆等地。

本植物的种子(雀麦米)亦供药用,另设专条。

【采收加工】 4～6 月采收,晒干。

【药性】《新修本草》:"味甘,平,无毒。"

【功用主治】 止汗,催产。主治汗出不止,难产。

1.《新修本草》:"主女人产不出。煮汁饮之。"

2.《品汇精要》:"去虫。"

3.《全国中草药汇编》:"止汗,滑肠。主治汗出不止。"

【用法用量】 内服:煎汤,15～30 g。

【选方】 1. 治汗出不止 (雀麦)全草 30 g,水煎服;或加米

糠 15 g,水煎服。(《湖南药物志》)

2. 治妊娠胎死腹中,苦胞衣不下,上抢心 雀麦一把,水五升,煮二升,汁服。(《子母秘录》)

4415 **雀卵** què luǎn
(《别录》)

【基原】 为文鸟科麻雀属动物麻雀的卵。

【原动物】 参见"雀"条。

【采收加工】 产卵时,捡取其卵,鲜用。

【药性】 甘、酸,温。归肾经。

1.《别录》:"味酸、温,无毒。"

2.《医林纂要》:"甘、咸,温。"

3.《会约医镜》:"入肾、命门二经。"

【功用主治】 补肾阳,益精血,调冲任。主治男子阳痿,疝气,女子血枯,崩漏,带下。

1.《别录》:"主下气,男子阴痿不起,强之令热,多精有子。"

2.《食疗本草》:"除疝瘕,决痈肿,续五脏气。"

3.《医林纂要》:"补心,明目,充髓。治鸡盲眼。"

4.《会约医镜》:"补阳滋阴。"

5.《本草求原》:"达肝气,以化生精血,治血枯,起阴痿,治血带下疝瘕。"

6.《随息居饮食谱》:"利经脉,调冲任。"

【宜忌】《本草经疏》:"阴虚火盛者忌之。"

【选方】 1. 治男子阴痿不起,女子带下,便溺不利 雀卵白和天雄末,菟丝子末为丸,空心酒下五丸。(《食疗本草》)

2. 治男子阴痿 菟丝子末一斤,于春二、三月取麻禾雀卵五百个,去黄用白,和丸梧子大。每八十九,空心盐汤或酒下。腰痛加杜仲四分之一;下元冷加附子六分之一。(《本草述》雀卵丸)

3. 治年少时大脱血致血枯,胸胁支满,妨于食,病至则先闻腥臊臭,出清液,先唾血,四肢清,目眩,时时前后血,或醉入房中,气竭伤肝,月事衰少不来 乌鲗骨四份,藘茹一份,二物并合,以雀卵为丸如小豆大,每服五丸,饭前以鲍鱼汁送下。(《素问》)

【各家论述】 1.《本草经疏》:"雀卵性温,补暖命门之阳气,则阳自热而强,精自足而有子也。温主通行,性又走下,故主下气也。""雀肉及卵,古方用天雄膏,此药性极热,有大毒,非肾脏及真阳虚惫者,慎勿轻饵。"

2.《药性通考》:"益男子阳道,常能固闭,补阴扶阳之妙药。然亦必入在人参、白术、杜仲、蛇床子之内,则有功。"

3.《药义明辨》:"味酸,气温。主老人五脏腑虚损阳气乏弱,先哲用为壮阳益气之助。且求嗣者云,精清薄主雀卵丸,以雀性特淫,是阳气之有余而益肾,有功用也。"

4416 **雀瓮** què wèng
(《本经》)

【异名】 躁舍(《本经》),蛄蟖房(《别录》),雀儿饭瓮(《蜀本草》),载毛虫窠(《日华子》),棘刚子、天浆子(《本草图经》)。

【基原】 为刺蛾科刺蛾属动物黄刺蛾的虫茧。

【原动物】 黄刺蛾 Cnidocampa flavescens Walker [Monema flavescens Walker]
头、胸部均为黄色,足略红褐色。前翅内半部黄色,外半部褐色,两条暗褐色横线从翅尖向后斜伸,内面一条伸到中室下角后呈散散圆点,为内半部黄色的分界线,外面一条伸达近后角处;后翅黄褐色,腹部雄虫较小,雌虫肥大。幼虫初孵化时黄色,成熟时变为黄绿色,头小,腹部肥大,体两侧各有节有

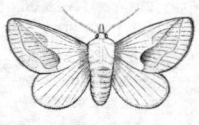

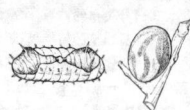

黄刺蛾

小突起,上生褐色刺毛。7～8月间结茧,呈椭圆形,长约15 mm,灰白色,并有数条暗黑色粗斜线,质甚坚硬。

幼虫多栖于梨、苹果、枣、柿、樱桃、石榴、李等果树上,食害嫩叶,结茧于树杈或枝干上越冬。全国大部分地区均有分布。

【采收加工】 秋季从树枝上取下,蒸后,干燥即成。

【药材】 雀瓮 Cnidocampae Flavescentis Turfur et Larva 全国各地均产。

性状 本品呈椭圆形的空壳,直径6～10 mm,其一断削面呈截断形,正面则为一圆口,表面灰色,有纵形粗条纹,侧面有一棕色纵形条纹,为原附着树枝上的残痕。体轻,石灰质,捏则易碎。味淡。

【药理】 1. 抗缺氧作用 给小鼠腹腔注射雀瓮水提取液2、1.5和1 g/kg,可以显著延长小鼠的缺氧存活时间。给大鼠股静脉注射0.5和0.25 g/kg雀瓮水提取液,对垂体后叶素所引起的大鼠急性心肌缺血、心律失常、心率减慢均有明显的抗作用。

2. 抗惊厥作用 小鼠腹腔注射10、5、2.5 g/kg雀瓮水提取液,可抗戊四氮引起的惊厥。

3. 催眠作用 小鼠腹腔注射20 g/kg雀瓮水提取液,对硫喷妥钠阈下剂量催眠作用有协同作用。

4. 镇痛作用 小鼠扭体法和尾电刺激法证明,10 g/kg和20 g/kg雀瓮水提取液腹腔注射给药,小鼠热板法的镇痛效果不明显。

5. 抗炎及抗溃疡作用 100%雀瓮幼虫水提取液以10 g/kg或20 g/kg给大鼠灌胃4日,显著抑制角叉菜胶所致足肿胀。大剂量组在蛋清致炎后第二小时,有显著抑制大鼠蛋清性足肿胀作用。同样剂量,每日灌服2次,连续数月,对大鼠佐剂性关节炎继发性足肿胀有显著抑制作用。水提取液10 g/kg剂量灌胃,每日2次,连续22日,对醋酸所致大鼠实验性胃溃疡有一定的抑制作用。

毒性 小鼠尾静脉注射雀瓮水提取液,用综合法计算:雀瓮水提取液 LD_{50} 为14.68±1.16 g/kg。

【药性】 甘,平。

1.《本经》:"味甘,平。"

2.《别录》:"无毒。"

3.《日华子》:"有毒。"

【功用主治】 熄风止惊,解毒消肿。主治小儿惊风、脐风、癫痫、乳蛾肿痛。

1.《本经》:"主小儿惊痫,寒热结气,蛊毒鬼疰。"

2.《本草拾遗》:"主小儿撮口病,先灸小儿口傍,令见血,以瓮碎取汁之,亦生捣鼠妇并雀瓮汁涂。"

3.《中国动物药》:"清热止惊,散风解毒。治小儿惊风、癫痫、流涎、脐风等。"

【用法用量】 内服:入丸、散,1～5个。

【选方】 1. 治小儿慢惊 天浆子(有虫者)、白僵蚕、干蝎(三物微炒)各三枚。捣筛为末。煎麻黄汤调服一字,日三。随小儿大小加减之。(《本草图经》)

2. 治小儿撮口及发噤 棘科上雀儿饭瓮子,未开口者,取瓮子内物,和乳汁研灌之。

3. 治小儿痫疾 棘枝上雀瓮,研,其间虫出,取汁灌之。(2、3方出自《圣惠方》)

4. 治乳蛾、喉痹 用天浆子口衔徐徐嚼咽。(《纲目》)

【临床报道】 治疗皮肤溃疡 取雀瓮去净杂物,放在瓦上加热焙黄,研为细末备用。用时将创面清洁后,取适量雀瓮末加香油调成糊状,涂于溃疡面上,隔2日换1次。共治疗31例,全部治愈。均在换药2～3次后,溃疡面即有新鲜肉芽组织生长,治愈时间最短8日,最长50日。

4417 **雀脑** què nǎo 《别录》

【基原】 为文鸟科麻雀属动物麻雀的脑髓。

【原动物】 参见"雀"条。

【采收加工】 四季均可捕捉,杀死后取出脑髓,鲜用。

【药性】 甘,平。归肾经。

1.《别录》:"平。"

2.《滇南本草》:"入肾。"

【功用主治】 补肾益阳。主治肾虚阳痿、耳聋、聤耳、冻疮。

1.《别录》:"主耳聋。"

2.《食疗本草》:"涂冻疮。"

3.《滇南本草》:"兴阳泄精。"

【用法用量】 外用:塞耳;外涂或烧研调敷。

【选方】 1. 治聤耳 雀脑以棉裹少许,塞耳中。(《圣济总录》雀脑方)

2. 治冻疮 腊月雀脑子,烧灰研细,小油调,涂冻疮口上。(《儒门事亲》)

4418 **雀翘** què qiào 《别录》

【异名】 长野荞麦草、大叶野荞麦草(《湖南药物志》)、长叶荞麦草、荞麦刺(《全国中草药汇编》)、水红骨蛇、秋雀翘(《台湾药用植物志》)。

【基原】 为蓼科蓼属植物箭叶蓼的全草。

【原植物】 箭叶蓼 Polygonum sagittatum L.[P. sieboldii Meissn.]

一年生草本,长达1 m。蔓延或半直立,茎细长,具四棱形,沿棱上具倒生钩刺。叶互生;叶柄长达2 cm,柄上具钩刺;托叶鞘膜质;叶片长卵状披针形,先端锐尖或微钝,基部深凹缺,具卵状三角形的耳基,仅沿下面中脉具钩刺。头状花序顶生,花密集;苞片长卵形,尖;花被5裂,白色或粉红色;雄蕊8,花丝下部合生。瘦果三棱形,黑色。花期5～6月,果期6～9月。

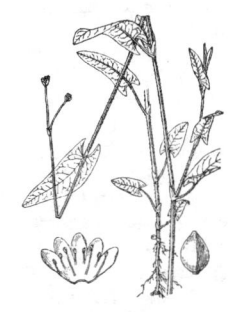

箭叶蓼

生于山脚、路旁水边。分布于华北、东北、华东、西南及河南、湖北、湖南、广西、陕西、甘肃、台湾等地。

本植物的种子(雀翘实)亦供药用,另设专条。

【采收加工】 夏秋采收全草,扎成束,鲜用或阴干。

【药性】 辛、苦,平。

1.《湖南药物志》:"辛,温,无毒。"

2.《河北中草药》:"酸,涩,平。"

【功用主治】 祛风除湿,清热解毒。主治风湿关节疼痛、疮痈肿痛、痢疾、毒蛇咬伤。

1.《湖南药物志》:"祛风活络。治脚膝风湿痛,膝盖生疮。"

2.《河北中草药》:"祛风除湿,清热解毒。治风湿肿痛、肠炎痢疾,以及疮痈疖肿,毒蛇、狂犬咬伤等症。"

【用法用量】 内服:煎汤,6～15 g,鲜品15～30 g;或捣汁饮。外用:水煎熏洗;或鲜品捣敷。

【选方】 1. 治风湿性关节炎 箭叶蓼120 g,水煎,洗患处。(《河北中草药》)

2. 治脚膝风湿痛 箭叶蓼30 g,水煎,对酒服。(《湖南药物志》)

3. 治毒蛇咬伤 鲜箭叶蓼捣烂,敷伤口周围。(《河北中草药》)

4419 **雀头血** què tóu xuè 《别录》

【基原】 为文鸟科麻雀属动物麻雀头部的血液。

【原动物】 参见"雀"条。

【采收加工】 随用随捕,捕杀后,取头部的血,鲜用。

【功用主治】《别录》:"主雀盲。"

【用法用量】 外用:点眼。

【选方】 治雀盲 以生雀血敷目,可多作之。(《普济方》)

4420 **雀麦米** ^{què mài mǐ} 《纲目》

【基原】 为禾本科雀麦属植物雀麦的种子。

【原植物】 参见"雀麦"条。

【采收加工】 5~6月采收,晒干。

【药性】 甘,平。

【功用主治】 1.《纲目》:"滑肠。"

2.《本经逢原》:"益肝和脾。"

【用法用量】 内服:煮食,适量。

4421 **雀梅藤** ^{què méi téng} 《广西药用植物名录》

【异名】 刺杨梅、对节巴《云南药用植物名录》,酸梅簕《全国中草药汇编》,札梅、牛鬓刺《台湾药用植物志》,对接木、瘤毒藤《福建药物志》,雀梅酸、五金龙、对节刺《浙江药用植物志》。

【基原】 为鼠李科雀梅藤属植物雀梅藤的根。

【原植物】 雀梅藤 Sageretia thea (Osbeck) Johnst.［Rhamnus thea Osbeck；S. theezans（L.）Brongn.］

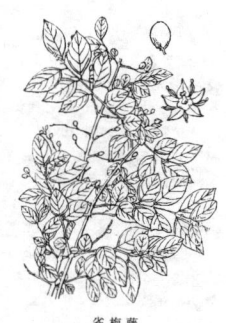

藤状或直立灌木。小枝灰色或灰褐色,被短柔毛,具刺。叶对生或互生;叶柄长2~7 mm,被短柔毛;叶片纸质,椭圆形、长圆形或卵状椭圆形,先端锐尖,基部圆形或近心形,边缘具细锯齿。花两性,黄色,芳香,穗状或圆锥状花序;花萼5,裂片三角形,花瓣5,匙形,先端2浅裂,常内卷,短于萼片;花柱极短,柱头3浅裂,子房3室。核果近球形,熟时紫黑色。花期9~10月,果期翌年4~5月。

雀梅藤

生于海拔2 100 m以下的丘陵、山地林下或灌丛中。分布于西南及江苏、浙江、安徽、福建、江西、湖北、湖南、广东、广西、台湾。

本植物的叶(雀梅藤叶)亦供药用,另设专条。

【采收加工】 9~11月采根,鲜用或切片晒干。

【成分】 根含大麦芽碱(hordenine),无羁萜(friedelin)。

【药理】 1.护肝作用 雀梅藤的水煎醇沉液或浸膏按40~50 g(生药)/kg(体重)之剂量给大鼠灌胃,每日1次,连续9日,能明显降低四氯化碳中毒大鼠的血清丙氨酸氨基转移酶(ALT),而对正常大鼠的ALT无影响,对四氯化碳中毒大鼠的血清碱性磷酸酶(AKP)也有降低作用。

2.抗菌作用 雀梅藤水煎液(浓度为100%)体外有抗金黄色葡萄球菌、变形杆菌、枯草杆菌、大肠杆菌、伤寒杆菌的作用,浓度越高,抗菌作用越强,其中金黄色葡萄球菌和变形杆菌最敏感。每只小鼠每日用100%雀梅藤水煎液0.2 ml灌胃,连续3日,能降低腹膜腔内注射变形杆菌的小鼠的死亡率,说明其体内也有抗菌作用。

毒性 小鼠口服的最小致死量大于625 g(生药)/kg。以每日10 g/kg或每日100 g/kg的雀梅藤喂养大鼠连续3个月,活动正常,体重增长与对照组无异,肝脏功能、血糖、血常规、心电图均未见异常变化,亦未引起各组织的病理改变,停药1个月后即如此。

【药性】《广西本草选编》:"味甘、淡,性平。"

【功用主治】 降气化痰,祛风利湿。主治咳嗽,哮喘,胃痛,水肿,鹤膝风。

1.《天目山药用植物志》:"治鹤膝风。"

2.《广西本草选编》:"降气化痰。治咳嗽气喘。"

3.《全国中草药汇编》:"治胃痛。"

【用法用量】 内服:煎汤,9~15 g;或浸酒。外用:捣敷。

4422 **雀翘实** ^{què qiào shí} 《别录》

【基原】 为蓼科蓼属植物箭叶蓼的果实。

【原植物】 参见"雀翘"条。

【采收加工】 7~10月果实成熟时采收,晒干。

【药性】 咸,平。

【功用主治】《别录》:"主益气,明目。"

【用法用量】 内服:煎汤,3~9 g。

4423 **雀榕叶** ^{què róng yè} 《福建民间草药》

【异名】 白米叶《福建药物志》。

【基原】 为桑科无花果属植物笔管榕的叶。

【原植物】 笔管榕 Ficus virens Ait.［F. wightana（Miq.）Benth.］又名:赤榕《泉州府志》,山榕《福建植物志》,雀榕、乌榕《福建药物志》,红肉榕、白屎榕《台湾药用植物志》。

乔木,高5~17 m。有板根或支柱根,幼时附生。叶互生;叶柄长1.5~6 cm;托叶广卵形,早落;叶片坚纸质,长椭圆形、长状卵形或倒卵状长圆形,先端钝或短渐尖,基部钝或圆形,全缘;基出脉3条,侧脉5~10对。隐头花序(榕果),近球形,成熟时黄色或紫红色。雄花、瘿花、雌花着生于同一花序托内壁;雄花少数,花被片4~5,线形,雄蕊1,花丝短;瘿花花被片3~4;雌花和瘿花相似。瘦果,花柱延长,花、果期全年。

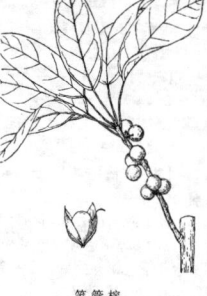

笔管榕

生于海拔500~800 m的山坡林中或河岸、溪边、村寨附近。分布于西南、广东、广西、海南、台湾等地。

本植物的根(雀榕根)亦供药用,另设专条。

【采收加工】 全年均可采收,鲜用。

【成分】 叶含黄酮成分:山柰酚-3-O-β-D-葡萄糖苷(kaempferol-3-O-β-D-glucoside),槲皮素-3-O-β-D-葡萄糖苷(quercetin-3-O-β-D-glucoside),槲皮素-3-O-β-D-芸香糖苷(quercetin-3-O-β-D-rutinoside),6-羟基山柰酚-7-O-β-D-葡萄糖苷(6-hydroxy kaempferol-7-O-β-D-glucoside)。另含柑橘内酯(bergaten),豆甾醇(stigmasterol),α-香树脂醇(α-amyrin),豆甾醇-3-O-β-D-葡萄糖苷(stigmasterol-3-O-β-D-glucoside),苄基葡萄糖苷(benzyl glucoside)。

【药性】《全国中草药汇编》:"甘,微苦,平。"

【功用主治】 清热解毒,除湿止痒。主治漆过敏,湿疹,鹅口疮。

1.《全国中草药汇编》:"清热解毒。"

2.《台湾药用植物志》:"治积烂。"

3.《福建药物志》:"治漆过敏,鹅口疮。"

【用法用量】 外用:捣敷;或水煎洗;或绞汁涂。

【选方】 1.治漆疮 鲜雀榕叶一握,加水煎开二三沸,候温后洗涤。一般连续洗 1～3 日即见效。但洗时不能太热，以免发炎。

2. 治湿疹　鲜雀榕叶一握，加水煎汤浴洗，日洗 1～2 次。

3. 治小儿鹅口疮　鲜雀榕叶煎取一小杯，加人乳适量。以消毒棉花蘸汤洗口，日洗 1～2 次。(1～3 方出自《福建民间草药》)

4424 雀榕根 què róng gēn 《福建中草药》

【基原】　为桑科无花果属植物笔管榕的根。

【原植物】　参见"雀榕叶"条。

【采收加工】　四季可采挖，鲜用或晒干。

【药性】　甘、微苦，平。

【功用主治】　清热解毒。主治乳痈肿痛。

1.《全国中草药汇编》："清热解毒。"

2.《福建药物志》："治乳痈。"

【用法用量】　内服：煎汤，9～15 g(干根)。

【选方】　治乳痈　(雀榕)干根 15 g，酒水煎服；另用鲜叶加冷饭捣烂外敷。《福建中草药》

4425 雀梅藤叶 què méi téng yè 《广西本草选编》

【基原】　为鼠李科雀梅藤属植物雀梅藤的叶。

【原植物】　参见"雀梅藤"条。

【采收加工】　5～6 月采收，鲜用或晒干。

【药性】　酸，凉。

1.《广西本草选编》："味甘、淡，性平。"

2.《全国中草药汇编》："酸，凉。"

【功用主治】　清热解毒。主治疮疡肿毒，汤火伤，疥疮，漆疮。

1.《广西本草选编》："拔毒生肌，主治疮疡肿毒。"

2.《全国中草药汇编》："解毒消肿，止痛。外用治烫火伤。"

【用法用量】　内服：煎汤，15～30 g。外用：鲜品捣敷；或煎水洗；或干品研粉调油涂搽。

【选方】　治疮疡肿毒　雀梅藤鲜叶捣烂外敷，或水煎外洗。《广西本草选编》

4426 常山 cháng shān 《本经》

【异名】　互草《本经》，恒山《吴普本草》，鸡骨常山《本草经集注》，翻胃木《侯宁极〈药谱〉》，黄常山《中国药用植物志》，茗叶常山、土常山《湖南药物志》，大常山、树盘根、一枝蓝《云南中草药选》。

【基原】　为虎耳草科黄常山属植物常山的根。

【原植物】　常山 Dichroa febrifuga Lour.

落叶灌木，高 1～2 m。小枝绿色，常带紫色。叶对生；叶柄长 1.5～2 cm；叶形变化大，通常椭圆形、长圆形、倒卵状椭圆形，稀为披针形，长 5～10 cm，宽 3～6 cm，先端渐尖，基部楔形，边缘有密的锯齿或细锯齿；中脉上面凹陷，侧脉弯向上。伞房花序圆锥形，顶生，有梗；花蓝色或青紫色；花萼倒圆锥状，萼齿 4～7；花瓣 4～7，近肉质，花时反卷；雄蕊 10～20，半数与花瓣对生，花丝扁平，初时基部合生。浆果蓝色，有多数种子；子房下位。花期 6～7 月，果期 8～10 月。

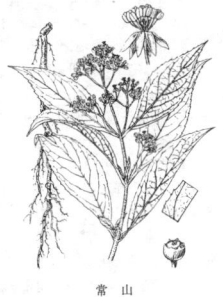

常　山

生于海拔 500～1 200 m 的林缘、沟边、湿润的山地。分布于江西、福建、湖北、湖南、广东、广西、海南、四川、贵州、云南、西藏、陕西、甘肃、台湾等地。

本植物的嫩枝叶(蜀漆)亦供药用，另设专条。

【栽培】　生物学特性　喜阴凉湿润环境，要求土壤肥沃疏松，排水良好，在含腐殖质较多的细沙土、夹沙土中生长最好。土壤黏重、瘦薄、干燥则生长不良。

繁殖方法　扦插繁殖、压条繁殖、分株繁殖或种子繁殖，生产多用扦插繁殖或种子繁殖。扦插繁殖：于 11 月至翌年 3 月选健壮枝条剪成长 17～20 cm 插条，每根具 3 个芽节，按行距 33 cm，深 20 cm 挖穴，每穴插条 3 根并在一起。种子繁殖：选三年生以上植株的成熟果实，采收后将鲜果与湿沙混合贮藏，翌年种子搓揉果实，于翌年 3 月中、下旬播种。先将种子拌和细土，撒播畦面，盖草保湿，苗期搭透光度 30％～40％的简易棚遮阳。定苗行株距各 30 cm。

田间管理　直接扦插和育苗定植后尚未封林前，每年中耕除草 3 次，第一次 3～4 月，第二次 6～7 月，第三次 11 月。封林后每年只在 3～4 月和 11 月各进行 1 次，每次中耕除草后，都要追施肥料，人畜粪水、尿素、饼肥、土杂肥均可。

病虫害防治　病害有叶斑病和斑枯病，注意清园，处理残株、落叶，发生期可用 1：1：100 波尔多液喷雾防治。

【采收加工】　栽培 4 年以上收获。秋后齐地割去茎秆，挖出根，洗去泥土，砍去残余茎秆，再砍成 7～10 cm 短节，晒干或炕干后在有火焰的柴火上燎去须根，撞去灰渣即为成品。

【药材】　常山 Dichroae Radix　主产于四川、贵州。以四川产量最大，质量最佳。

性状　根呈圆柱形，常弯曲扭转，或有分枝，长 9～15 cm，直径 0.5～2 cm。表面棕黄色，具细纵纹，外皮易剥落而露出淡黄色木部。质坚硬，不易折断，折断时有粉尘飞扬；断面不整齐；横切面黄白色，射线类白色，呈放射状。气微，味苦。

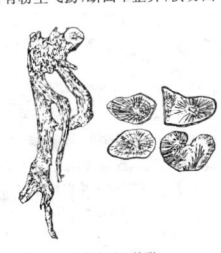

常山(根)外形

鉴别　(1) 根横切面：木栓细胞数列。皮层窄，少数细胞内含树脂块或草酸钙针晶束。韧皮部较窄，草酸钙针晶束较多。形成层显不规则波状环。木质部占主要部分，均木化，射线宽窄不一；导管多角形，单个散在或数个相聚，有的含黄色胶状物。薄壁细胞含淀粉粒。

(2) 取本品粉末约 2 g，加 70％乙醇 10 ml，加热回流 15 分钟，放冷，滤过，滤液蒸干，残渣加 1％盐酸溶液 2 ml，搅拌过。取滤液，加碘化铋钾试液 2 滴，即生成棕红色沉淀(检查生物碱)。

(3) 取本品的横断面在紫外光灯(365 nm)下显黄色荧光，尤以皮部更为明显。其水浸液则显天蓝色荧光，在碱性溶液中荧光加强(检查伞形花内酯)。

(4) 薄层色谱　取本品粗粉 5 g，加乙醇 25 ml 振摇，浸泡过夜，滤过。取滤液蒸干，加稀盐酸 5 ml 溶解，滤过。滤液用少量氯仿振摇，分去氯仿层，酸液用碳酸钠溶液中和，并调至强碱性(pH11)，用氯仿提取 2 次，每次 3 ml，合并氯仿提取液，浓缩至约 1 ml，供点样用。另取常山碱甲氯仿溶液及伞形花内酯乙醚溶液点样对照。吸取两溶液点样于硅胶 H-1％ CMC 薄层板上，氯仿-甲醇(90：10)(或 5 ml 混合溶剂中加入 1 滴溶剂)展开，展距 18 cm。供试品色谱置于紫外光灯下，在与对照品色谱相应处伞形花内酯相应处显亮淡蓝色荧光；改良碘化铋钾试液显色，与对照品色谱中常山碱相应处显红色斑点。

【成分】　根含总生物碱类：黄常山碱甲(α-dichrorine)、黄常山碱乙(β-dichrorine),黄常山碱丙(γ-dichrorine)。黄常山定碱(dichroidine),4-喹唑酮(4-quinazolinone);又含伞形花内酯(umbelliferone)〔又名常山素(dichrin)A〕和常山素(dichrin)B,3β-羟基-5-豆甾烯-7-酮(3β-hydroxystigmast-5-en-7-one),香草酸(vanillic acid),八仙花酚(hydrangenol),7-羟基-8-甲氧基香豆素(7-hydroxy-8-methoxycoumarin),4-羟基八仙花酚(4-hydroxyhydrangenol)。

【药理】 1. 抗疟作用 常山水浸膏或其有效成分黄常山碱均对鸡疟有明显抗疟作用。以常山总提取物给感染氯喹敏感株和耐氯喹株疟原虫的动物作实验治疗时,发现虫体谷氨酸脱氢酶活力分别于治疗中的第五日和第七日消失,提示常山总提取物对氯喹敏感株和耐氯喹株疟原虫皆有良好作用。

2. 抗阿米巴原虫作用 盐酸常山碱乙无论体外或体内试验均有强大抗阿米巴原虫作用。体外实验抑制效价较盐酸依米丁强1倍;对感染肠阿米巴原虫的大鼠的实验治疗,其治疗指数也较依米丁大1倍,口服最小有效量为每日1.0 mg/kg。

3. 解热作用 口服常山煎剂2 g/kg,或以醇提液0.3 g/kg皮下注射对人工发热家兔均有明显解热作用。在常山所含单体成分中,已发现常山碱丙有解热作用,给大鼠口服常山碱丙,其退热作用强于阿司匹林。

4. 对心血管的作用 常山碱甲、乙、丙对麻醉犬都有明显降压作用,常山碱在降压的同时,兔心收缩振幅减小和脾、肾容积增加。离体兔心灌注时,从导管侧支内注入0.2～2.0 mg常山碱,可引起兔心收缩的明显抑制。

5. 催吐作用 静脉注射常山碱甲、乙、丙,能引起大部分鸽子呕吐,多数在30分钟内出现,氯丙嗪可使其催吐潜伏期延长。常山碱乙的催吐作用机制是通过刺激胃肠道的反射作用引起的,而与延脑催吐化学感受区(CTZ)无关。

6. 其他作用 常山水提液在试管内对流感病毒PR_8有抑制作用,对感染该病毒的小鼠也有一定治疗效果。常山碱乙对艾氏腹水癌细胞体外试验呈明显抑制作用;体内试验抑瘤率艾氏腹水癌小鼠50%～100%,小鼠艾氏腹水癌实体型45%;小鼠S_{180} 45%;小鼠黑色素瘤75%;大鼠腹水肝癌55%;大鼠瓦克癌45%。

7. 体内过程 大鼠实验证明,常山碱乙口服易吸收,口服后1小时胃肠道内已消失40%,静脉注射后血浓度很快降低。体内分布以肾脏内浓度最高,心、肝、肌肉、脂肪及脾脏次之,血中浓度很低,给药1小时后平均血浓度仅2 μg/ml,尿中以原形排出仅16%左右,粪中极少,胆汁中几乎没有。

毒性 小鼠口服各种常山碱的LD_{50}分别为:总碱6.49～9.09 mg/kg;常山碱乙6.11～7.04 mg/kg;常山碱丙6.14～6.76 mg/kg。常山碱无论口服或注射给药(碱甲、乙、丙)均可引起实验动物恶心、呕吐、腹泻及胃肠黏膜充血、出血。大剂量常山碱丙对肝脏有损伤作用。但也有报道,以常山总提取物加生理盐水配成2 mg/ml注射液,每日给大鼠腹腔注射2次,每次0.5 ml/10 g,未发现ALT和AST升高现象。

【炮制】 1. 常山 取原药材,除去杂质,大小粗细分开,洗净,浸泡2～3日,捞出,润透,切薄片,干燥。生品劫痰涌吐力强,多用于胸中痰饮,癫狂等。

2. 酒常山 取净常山片用黄酒拌匀,待吸尽,闷润至透,置锅内,用文火加热,炒干,取出放凉。酒制后作用缓和,毒性降低,多用于截疟。

3. 醋制常山 取净常山片,加醋拌匀,稍润,置锅内,用文火加热炒至微带焦黄色斑点。

饮片性状 常山为不规则的薄片。切面黄白色,射线类白色,放射状,外皮薄,棕黄色,剥落处淡黄色。质坚硬。气微,味苦。酒常山形如常山片,色深黄色,略有酒香气。醋常山形如常山片,微带焦黄色斑点,略有醋气。

贮干燥容器内,置通风干燥处。酒常山、醋常山,密闭,置阴凉干燥处,防蛀。

【药性】 苦、辛,寒,小毒。归肝、脾经。

1.《本经》:"味苦,寒。"

2.《别录》:"味辛,微寒,有毒。"

3.《品汇精要》:"味苦辛,性大寒泄。气薄味厚,阴中之阳。臭腥。"

4.《雷公炮制药性解》:"入肝经。"

5.《药品化义》:"气与味俱薄,能升。入脾经。"

6.《玉楸药解》:"入肺、胃经。"

7.《衷中参西录》:"性凉,味微苦。"

【功用主治】 截疟,劫痰。主治疟疾,胸中痰饮积聚。

1.《本经》:"主伤寒寒热,温疟,鬼毒,胸中痰结吐逆。"

2.《别录》:"疗鬼蛊往来,水胀,洒洒恶寒,鼠瘘。"

3.《药性论》:"治诸疟,吐痰涎。"治"项下瘤瘿。"

4.《医学入门》:"截疟,吐痰,去水。治疟母及腹中积聚,邪气痞结坚。"

5.《本草正》:"治狂、痫、癫、厥。"

【用法用量】 内服:煎汤,5～10 g;或入丸、散。涌吐可生用,截疟宜酒炒用。

【宜忌】 正气不足,久病体弱及孕妇慎服。

1.《雷公炮炙论》:"勿令老人、久病服之,切忌也。"

2.《本草经集注》:"畏玉札。"

3.《药性论》:"忌葱。"

4.《日华子》:"忌菘菜。"

5.《直指方》:"呕吐发疟之证,或其人素呕而发疟,谨勿用常山。"

6.《本草蒙筌》:"忌鸡肉。"

7.《本草经疏》:"疟非由瘴气及老痰积饮所致者勿用。"

8.《得配本草》:"畏石乳。""非好酒浸透炒熟禁用,恐令人吐。"

【选方】 1. 治一切疟病,寒热往来,发作有时,头痛恶心,烦渴引饮,气息喘急,口苦咽干,背膂酸痛,肠鸣腹痛,或痰聚胸中,烦满欲呕 槟榔四两,常山(酒浸,蒸焙)一斤。上为末,水面糊为丸,如梧桐子大,每服三十丸,于发前一日晚临卧,用冷酒吞下便睡,不得吃热物茶汤之类。至四更尽,再用冷酒吞下十五丸。忌一切生冷鱼腥等物。(《局方》胜金丸)

2. 治疟疾寒热 常山一钱,厚朴、青皮、陈皮、炙甘草、槟榔、草果仁各五分。上细切,作一服,酒水各半盏,寒多加酒,热多加水,煎八分,露星月一宿,空心冷服。忌热茶汤一日,至午食温粥。(《医学正传》引自《局方》截疟七宝饮)

3. 治胸中多痰,头痛不欲食 常山四两,甘草半两。水七升,煮取三升,内半升蜜,服一升,不吐更服。无蜜亦可。(《肘后方》)

4. 治食中失惊,发搐涎塞 生常山末二钱,冷水入茶,调灌吐涎即苏。(《宝庆本草折衷》)

5. 治鹅掌风 常山一斤。以油核桃擦手、足患处,炉内焚常山一斤,用青布盖好熏之,七日不下水。(《何氏济生论》)

【临床报道】 治疗疟疾 用鸡骨常山藿香片剂,每片含常山0.08 g,第一日每次3片,第二至第五日每次2片,每日3次,于饭前1小时用冷开水吞服,服后静卧30分钟,服药前后1小时禁食热饮料,5日为1个疗程。据1 926例的临床观察:① 症状控制:第一日观察668人,控制率59.1%;第七日观察475人,控制率91.6%。② 疟原虫转阴:间日疟第一日观察298人,阴转率56.7%;第五日观察306人,阴转率76.8%;第七日观察304人,阴转率68.8%。三日疟第一日观察103人,阴转率25.2%;第五日观察60人,阴转率81.7%;第七日观察20人,阴转率75%。恶性疟第一日观察437人,阴转率37.1%;第五日观察412人,阴转率52.9%;第七日观察385人,阴转率47.3%。混合感染第一日观察 46 人，阴转率 31%；第五日观察 34 人，阴转率 44.1%；第七日观察 29 人，阴转率 48.1%。③副作用(恶心、呕吐)：第一日观察1 270 人，出现率 49.1%；第七日观察 1 033 人，出现率 9.3%，结果表明，常山对间日疟的疗效较好，对恶性疟及混合感染的疗效稍差。

【各家论述】 1.《宝庆本草折衷》：“艾原甫谓，常山吐痰疟之要药。为壮人虚疟，服此得吐而疟断，效固捷矣，然亦伤人元脏；若虚劳久疟羸弱者，吐之必致痿困。宜锉碎，以酒煎数沸，换酒煎三度，仍加乌梅同煎，能制其毒而不作吐。终不及《经验方》，取紧团鸡骨常山锉碎，浸酒中一宿，漉出，以水洗去泡沫，日晒夜露，如此三次，切不可焙。盖一晒一露，得阴阳之真气，其毒已消，服之非但不吐，而功亦倍也。”

2.《直指方》：“凡疟，皆因腹中停蓄黄水，惟水不行，所以寒热不歇，此疟家受病之处也。”又“然尝见疟之经久不歇，其疟不有，有根在也。或者何？曰饮，曰水，曰败血尔。”又“水，即水饮也；血，即瘀血也。惟水饮，所以作寒热；惟瘀血，所以增寒热。常山逐水利饮固也，苟无行血药品佐助其间，何以收十全之效耶？当以常山、草果、槟榔、青皮、乌梅、甘草作剂，于内加五灵脂、桃仁为佐，入生姜、浓蜜同煎，以主治之。”又“其有纯热发症或蕴热内实之证，投以常山，大便点滴而下，似泄不泄，须用北大黄为佐，大泄数行，然后获瘥。凡疟方来于正发，不可服药，服药于未发两时之先，否则药病交争，转为深害。”

3.《岭南卫生方》：“常山乃瘴疟要药，今人不问当服不当服，以伤气为词，疑而不用。愚谓：瘴疟之常山，喉风之巴豆，伤寒之麻黄，内积之硇砂，合使而不使，厥疾不瘳，毋疑。”

4.《纲目》：“常山、蜀漆有劫痰截疟之功，须在发散表邪及提出阳分之后。用之得宜，神效立见；用失其法，真气必伤。夫疟有六经邪、五脏疾、痰湿食积、瘴疫鬼邪诸疟，须分阴阳虚实，不可一概论也。”

5.《本草经疏》：“常山，古方治疟多用，盖以岭南、西粤多山岚瘴疠气，所感邪气充于荣卫皮肤之间，欲去皮肤毛孔中瘴气根本，非常山以其性能祛逐老痰积饮，善散山岚瘴疠之邪故也。”

6.《衷中参西录》：“常山，善消脾之痰，为治疟疾要药。少服则痰可徐消，若多服即可将脾之痰吐出，为其多服即作呕吐，故诸家本草谓其有毒。医家用之治疟，亦因此不敢多用，遂至有效有不效。若欲用之必效，当效古人一剂三服之法，用常山五六钱，煎汤一大盏，分五六次徐徐温饮下，即可不作呕吐，疟疾亦有八九可愈。愚一九一七年仲夏病疟，乃于不发疟之清晨，用常山八钱，煎汤一大碗，徐徐温饮之，一次止饮一大口，饮至日午而剂尽，心中分毫未觉难受，而疟亦遂愈。后遂汤剂为丸剂，将常山轧细过罗，水泛为丸，桐子大，每服八分，一日之间自晨至暮服五次，共服药四钱，疟亦可愈。若病发时热甚剧者，可用生石膏一两煎汤，以初两次服药时，可将所服之丸药送下。”

7.《本草正义》：“恒山、蜀漆，本是一物，气味皆辛苦而寒，泄热破结，降逆下气，开痰逐水，其用皆同。其专主温疟一症，则凡属疟往往来寒热、休作有时，皆是凝痰积滞，留于经隧，古人每谓无痰不成疟，无积不成疟，若不先泄化其痰湿积滞，则病根蟠结，寒热永无休止之时。恒山之用，本为开痰逐水、涤湿化积而设，是以《本经》、《别录》均以为治疟主要之药，人人泥于仲景小柴胡汤一方，柴胡主治者为最少。讵知柴胡治疟，仅主邪在经络之一部，而于湿痰积滞而为顽，惟渐渐导泄者为宜，而早用迟用，皆不切当。惟恒山治疟，能疏通在内之蕴结，扶其根株，则寒热之邪无所凭藉，而疟自不作。是柴胡尚治其标，而恒山乃治其本也。”

4427 **常春藤** chǎng chūn téng 《本草拾遗》

【异名】 土鼓藤《本草拾遗》，龙鳞薜荔《日华子》，尖叶薜荔《圣惠方》，三角藤《履巉岩本草》，三角风、三角尖《纲目》，

上树蜈蚣《分类草药性》，风藤草《西藏常用中草药》，三角枫《甘肃中草药手册》。

【基原】 为五加科常春藤属植物中华常春藤的茎叶。

【原植物】 中华常春藤 Hedera nepalensis K. Koch var. sinensis (Tobl.) Rehd. [H. sinensis Tobl.]

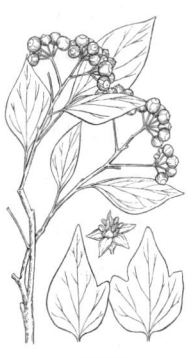

中华常春藤

多年生常绿攀援藤本，长 3～20 cm。茎灰棕色或黑棕色，有气生根，幼枝被鳞片状柔毛。单叶互生：叶柄长 2～9 cm，有鳞片；无托叶；叶二型：花枝上的叶椭圆状披针形，长椭圆状卵形或披针形，稀卵形或圆卵形，全缘；先端长尖或渐尖，基部楔形，宽圆形、心形；侧脉和网脉两面均明显。伞形花序单个顶生，或 2～7 个总状排列或伞房状排列成圆锥花序，有花 5～40 朵；花萼密生棕色鳞片；花瓣 5，三角状卵形，淡黄白色或淡绿白色，外面有鳞片；雄蕊 5，花药紫色，花丝长约 2.5 mm，花柱全部合生成柱状；花盘隆起，黄色。果实圆球形，红色或黄色。花期 9～11 月，果期翌年 3～5 月。

附生于阔叶林中树干或沟谷阴湿的岩壁上，庭园也常有栽培。分布于西南、江苏、浙江、福建、江西、山东、河南、湖北、湖南、广东、广西、西藏、陕西、甘肃等地。

本植物的种子(常春藤子)亦供药用，另设专条。

【栽培】 生物学特性　喜半阴半阳环境，可利用边角隙地栽植。

繁殖方法　种子繁殖、扦插繁殖或压条繁殖。种子繁殖：果熟时采收，堆放后熟，浸水搓揉，选种洗净阴干，即可播种，也可拌湿砂贮藏，翌年春播种，播后覆土 1 cm，盖草保湿保温。幼苗出土搭棚遮阳，第二年春季移栽或定苗后扶育大苗。扦插繁殖：在生长季节可用成活的嫩枝插最易成活，插后搭塑料薄膜拱棚封闭，并遮阳，保持空间温度80%～90%，但床土不宜太湿，以免插条腐烂，约 30 日可生根。压条繁殖：在春、秋两季进行，用波状压条法，埋土部位环割后，极易生根。

田间管理　春暖后幼苗带土球移栽，定植后适当短剪主蔓，促使分枝。生长季节结合浇水施人粪尿肥 1～2 次，并设支柱，引其向上攀援生长。

【采收加工】 9～11 月采收，晒干。

【药材】 常春藤 Hederae Sinensis Caulis seu Folium　主产于江西、浙江、四川、贵州、西藏。

性状　茎呈圆柱形，长短不一，直径 1～1.5 cm，表面灰绿色或灰棕色，有横长皮孔，嫩枝有鳞片状柔毛；质坚硬，不易折断，断面裂片状，黄白色。叶互生，革质，灰绿色。营养枝的叶三角状卵形，花枝和果枝的叶椭圆状卵形、椭圆状披针形。花黄绿色。果实圆球形，红色。气微，味涩。

【成分】 茎含鞣质、树脂。叶含常春藤苷(hederin)、肌醇(inositol)、胡萝卜素(arotene)、糖类，还含鞣质。

【药性】 辛，苦，平。归肝、脾、肺经。

1.《履巉岩本草》：“性凉。有小毒。”

2.《本草再新》：“味苦，性微寒。无毒。入肝、脾二经。”

3.《天宝本草》：“性温。”

4.《西藏常用中草药》：“性平，味甘。”

5.《青岛中草药手册》：“性温，味辛、苦。”

【功用主治】 祛风，利湿，和血，解毒。主治风湿痹痛，头痛，

头晕,肝炎,跌打损伤,咽喉肿痛,痈肿流注,蛇虫咬伤。

1.《本草拾遗》:"主风血羸老,腹内诸冷血闭,强腰脚,变白。"

2.《本草再新》:"治肝郁,补脾利湿,去风滑痰,通经络,行血和血,并能理气。"

3.《草木便方》:"散风湿,消肿,治痈疽流注,小儿慢惊,风痰,刀伤,犬咬毒。"

4.《天宝本草》:"平肝顺气,能明目,治头晕,诸火往上冲。"

5.《分类草药性》:"治筋骨疼痛,风湿麻木,泡酒服。能洗疮毒。"

6.《草药新纂》:"作发汗药。"

7.《中国药用植物图鉴》:"治白癣,小儿痫疾。"

8.《湖南药物志》:"治丝虫病。"

【用法用量】 内服:煎汤,6~15 g,研末;或浸酒,捣汁。外用:捣敷或煎汤洗。

【宜忌】 脾虚便溏泻泄者慎服。

1.《云南中草药》:"忌酸冷及豆类食物。"

2.《福建药物志》:"本品服后常有呕吐及腹泻的反应。"

【选方】 1. 治关节风病及腰部酸痛 中华常春藤茎及根9~12 g,洗净水各半煎服,连服数日。并用水熏洗患处。(《浙江民间常用草药》)

2. 治妇女产后感风头痛 中华常春藤全草9 g,用黄酒炒,加红枣7个,水煎,饭后服。连服数日。(《浙江民间常用草药》)

3. 治慢性肝炎 三角枫、败酱草各30 g,水煎服。(《甘肃中草药手册》)

4. 治跌打损伤,外伤出血,骨折 常春藤研细粉外敷;或常春藤60 g,泡7~10日后服,每服10~30 ml,日服3次。(《云南中草药》)

5. 治衄血不止 龙鳞薜荔研水饮之。(《普济方》)

6. 治风火赤眼 中华常春藤30 g,水煎服。(《浙江药用植物志》)

7. 治一切痈疽 龙鳞薜荔一握,细研,以酒解汁,温服。利恶物为妙。(《外科精要》)

8. 治白皮肿毒(阴疽)及一切痈疽肿毒 中华常春藤全草9 g,水煎服。同时用七叶一枝花根茎1个,加醋磨汁,敷患处。(《浙江民间常用草药》)

9. 治肤痒 三角风全草500 g。熬水沐浴,每3日1次,经常洗用。(《贵阳民间药草》)

4428 常春藤子 cháng chūn téng zǐ 《本草拾遗》

【基原】 为五加科常春藤属植物常春藤的果实。

【原植物】 参见"常春藤"条。

【采收加工】 10~11月果熟时采收,晒干。

【药性】 甘、苦,温。

【功用主治】 补肝肾,强腰膝,解毒消肿。主治体虚羸弱,腰膝酸软,脘腹冷痛,肿毒。

1.《本草拾遗》:"主风血羸老,腹内诸冷,血闭,强腰脚,变白。"

2.《药性考》:"补虚,通络,肿毒堪平。"

【用法用量】 内服:煎汤,3~9 g;或浸酒。

4429 匙叶黄杨 chí yè huáng yáng 《浙江药用植物志》

【异名】 石黄杨,万年青《浙江药用植物志》。

【基原】 为黄杨科黄杨属植物雀舌黄杨的根、叶或花。

【原植物】 雀舌黄杨 Buxus bodinieri Lévl.

灌木,高3~4 m。枝光滑,小枝四棱形,被短柔毛,后变无毛。叶薄革质,叶片通常匙形,亦有狭卵形或倒卵形,大多数叶以上最宽,先端圆或钝,往往有浅凹口或小尖凸头,基部狭长楔形,

叶面绿色,光亮,叶背苍灰色,中脉两面凸出,侧脉极多。头状花序腋生,花密集;雄花约10朵,萼片卵圆形,不育雌蕊有柱状柄,末端膨大;雌花外萼片长约2 mm,内萼片约2.5 mm,受粉期间子房长2 mm,花柱长1.5 mm,略扁,柱头倒心形,下延达花柱1/3~1/2处。蒴果卵形,长5 mm,宿存花柱直立,长3~4 mm。花期2月,果期5~8月。

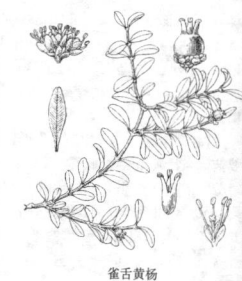

雀舌黄杨

生于海拔400~2 700 m的平地或山坡林下。分布于浙江、江西、河南、湖北、广西、广东、四川、贵州、云南、陕西、甘肃等地。

本植物的叶(黄杨叶)、根(黄杨根)亦供药用,另设专条。

【采收加工】 根全年可挖,洗净,切片,晒干;叶全年均可采,鲜用或晒干;花春季采集,晒干。

【药性】《浙江药用植物志》:"甘、苦,凉。"

【功用主治】 清热解毒,凉血止血。主治目赤肿痛,咳嗽,咳血,痢疾,疮疡肿毒。

1.《广西民族药简编》:"治劳伤咳嗽,痈疽肿毒。"

2.《浙江药用植物志》:"清热解毒,凉血止血。主治目赤肿痛,声哑,咳嗽,咳血,痢疾。"

【用法用量】 内服:煎汤,9~15 g。外用:捣烂敷。

4430 野芋 yě yù 《本草经集注》

【异名】 老芋《本草经集注》,野芋艿、野芋头《纲目拾遗》,红芋荷、野芋荷《江西民间草药验方》,麻芋子、石芋《西昌中草药》。

【基原】 为天南星科芋属植物野芋的块茎。

【原植物】 野芋 Colocasia antiquorum Schott〔Arum colocasia L.〕

草本,湿生。块茎球形,有多数须根;匍匐茎外伸,具小球茎。叶基生,叶柄肥厚,直立;叶片盾状着生,卵状广椭圆形,薄革质,先端较尖,基部耳形,全缘,呈波状。花序柄比叶柄短;佛焰苞苍黄色,管部淡绿色,长圆形;檐部狭长线状披针形,先端渐尖;肉穗花序短于佛焰苞;雌花序与不育雄花序等长;子房具短卵形的花柱。花期8月。

生于林下阴湿处。分布于长江流域以南各地。亦有栽培。

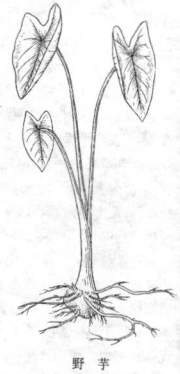

野芋

本植物的叶(野芋叶)、果实(野芋实)亦供药用,另设专条。

【采收加工】 7~10月采挖,鲜用或切片晒干。

【成分】 块茎含有4个植物凝聚素(lectins),还含多糖(poly-saccharide);包括:中性糖(neutral sugars),如半乳糖、甘露糖、鼠李糖、阿拉伯糖等;还有约40%的阴离子部分,如半乳糖醛酸,甘露糖醛酸等。从块茎中还分得二十二-二十四碳烯-1, 18-二醇(tetracos-20-en-1, 18-diol)、25-甲基三十烷酮(25-methyltriacontone)、10-二十八碳烯-1, 12-二醇(octacos-10-en-1, 12-diol)、三十五碳-1, 7-二烯-12-醇(pentatriacont-1, 7-dien-12-ol)、25-甲基三十三碳-21-烯-1, 9, 11-三醇(25-methyltritriacont-21-en-1, 9, 11-triol)、二十九烷

(nonacosane)、β-谷甾醇(β-sitosterol)，豆甾醇(stigmasterol)，矢车菊素-3-葡萄糖苷(cyanidin-3-glucoside)。

【药理】 毒性 野芋含有的酸性毒皂苷给大鼠注射0.1 mg，立即引起死亡，解剖发现有溶血现象及肾上腺明显瘀血。其原因是该皂苷能与红细胞膜的胆固醇结合形成不溶性化合物而引起溶血，皂苷经肾排出时，对肾脏有强烈的刺激作用。人服用生品，对消化道黏膜有刺激性和腐蚀性，表现为舌喉发痒、肿胀、流涎、恶心、呕吐、腹泻及胃肠烧灼痛、惊厥，严重者窒息，或心脏麻痹而死。外用皮肤汁液对皮肤及黏膜有刺激性并会引起瘙痒，可用清水或醋液液洗。眼接触后引起失明，应立即用清水彻底冲洗，不应少于15分钟。临床只宜外用，严禁生药口服。出现中毒可采用催吐或用1％醋液洗胃，轻者饮蛋清、乳汁、面糊、米醋及姜汁，同时导泻、补液及对症治疗。

【药性】 辛，寒，有毒。
1.《本草图经》："有大毒。"
2.《纲目》："辛，冷。"

【功用主治】 清热解毒，散瘀消肿。主治痈疮肿毒，乳痈，颈淋巴结炎，痔疮，疥癣，跌打损伤，虫蛇咬伤。
1.《本草拾遗》："取根醋摩，（敷）虫疮疥癣。"
2.《纲目拾遗》："葛祖遗方；合麻油，治跌打损伤，痔漏，麻风，敷肿毒，止痛，治疥癣，捣敷肿伤。"
3.《江西草药》："解毒，消肿，止痛。治痈肿疔毒，黄蜂、蜈蚣、毒蛇咬伤，急性颈淋巴腺炎。"

【用法用量】 外用：捣敷或磨汁涂。

【宜忌】 本品有毒，禁生用，一般不作内服。
《本草经集注》："根杀人，人不识而食之，垂死者，以土浆及粪汁与饮之，得活。"

【选方】 1. 治乳痈 野芋头和香糟捣敷。《纲目拾遗》
2. 治急性颈淋巴结炎 野芋根(鲜)1个，逢中切开，包扎固定。数后局部可能发生红疹、灼热、作痒等症，此时可将药取下，涂龙胆紫可消失。《江西草药》
3. 治毒蛇咬伤 鲜野芋根捣烂如泥，或同井水磨糊状药汁，敷或涂搽于伤口周围及肿处。《草药手册》

4431 **野桐** yě tóng 《湖南药物志》

【异名】 天青地白菜、八角枫、毛虫柴《天目山药用植物志》，螳螂风、犬尾掴《中国经济植物志》。

【基原】 为大戟科野桐属植物薄叶野桐的根、根皮、茎皮。

【原植物】 薄叶野桐 Mallotus tenuifolius Pax 又名：泡泡树、狗尾巴树、黄栗树《中国经济植物志》，野桐子树《万县中草药》，小米柴《湖南药物志》。

灌木或小乔木，高1.5～7 m。幼枝被星状绒毛，灰褐色；二年生枝，紫黑色。单叶互生；叶阔卵形或宽三角状圆形，先端短尖或渐尖，基部截形或心形，近叶柄处有腺体2，全缘或不规则3浅裂，叶脉凸起。花序顶生，密被褐色绒毛；花单性异株；花小，无花瓣；雄蕊多数；雌花花序3，披针形；子房3室，花柱3。蒴果球形，有浅3棱，每果有种子3颗；种子近圆形，黑色，有光泽。花期5～7月，果期8～10月。

生于海拔300～1 700 m的山坡、丘陵、路旁灌丛和山坡疏林中。分布于江苏、浙江、安徽、福建、河南、湖北、湖南、广西、四川、云南等地。

【采收加工】 全年均可采，鲜用或晒干。

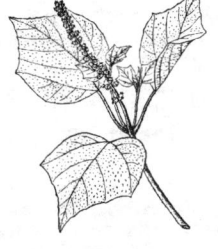
薄叶野桐

【药性】《湖南药物志》："酸、涩，平。"

【功用主治】《湖南药物志》："止泻痢。（用于）小儿腹泻，赤白痢，食物中毒，腰部扭伤疼痛，妇女产后腰痛、腹痛，外伤出血。"

【用法用量】 内服：煎汤，9～30 g。外用：捣敷；或研末撒；或煎水洗。

【选方】 1. 治小儿腹泻(水渣便)，赤白痢，食物中毒 （野桐）根皮或茎皮60 g(去粗皮)，水煎服。《湖南药物志》
2. 治腰部扭伤疼痛，妇女产后腰痛、腹痛 （野桐）根或树皮90～120 g，煎水兑酒，糖，早晚饭前各服1次。忌食酸辣、芥菜、萝卜菜。《湖南药物志》
3. 治小儿鹅口疮 野桐根9 g，煎水洗口。《万县中草药》

4432 **野烟** yě yān 《滇南本草》

【异名】 大将军、野莴笋、麻菠萝《云南中草药选》，毒人草《四川中草药》。

【基原】 为桔梗科半边莲属植物西南山梗菜的根或茎叶。

【原植物】 西南山梗菜 Lobelia sequinii Lévl. et Vant.
半灌木状草本，高1～2 m。茎多分枝。叶螺旋状排列，纸质，下部长圆形；具长柄，边缘有重锯齿或锯齿。总状花序顶生，花枝密集，偏向花序轴一侧；花萼筒倒卵状长圆形至倒锥状，裂片为针状条形，全缘；花冠紫红色、紫蓝色或淡蓝色，5裂近二唇形，上唇裂片长条形，下唇裂片披针形；雄蕊连合成筒，蒴果长圆状。花、果期8～10月。

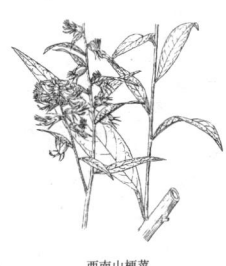
西南山梗菜

生于海拔500～3 000 m的山坡草地、林边或路旁。分布于西南及湖北、广西等地。

【采收加工】 9～10月采收，鲜用或晒干。

【药性】 辛，寒，大毒。
1.《滇南本草》："味辛，麻，性温，有大毒。"
2.《云南中草药》："苦，寒，剧毒。"

【功用主治】 祛风活血，清热解毒。主治风湿疼痛，跌打损伤，痈肿疔疮，痄腮，乳蛾，蛇虫咬伤。
1.《滇南本草》："治热毒疔疮，痈疽搭背，无名肿毒，一切热毒恶疮；或吃牛、马、驴、骡死肉中此恶毒，惟用此药可救。"
2.《云南中草药》："消炎镇痛。主治扁桃体炎，热痹疔疮，痈疽，发背，无名肿毒。"
3.《全国中草药汇编》："消炎止痛，解毒，杀虫。主治风湿性关节炎，跌打损伤，痈疮肿毒。"

【用法用量】 外用：捣敷；或酒浸涂搽；或研末撒布。

【宜忌】 禁内服；禁用于皮肤破损处。
1.《滇南本草》："吃此药后，令人烦乱，不省人事。虚弱之人忌服。"
2.《全国中草药新医疗法展览会资料选编》："有破损伤口者禁用。"
3.《全国中草药汇编》："本品有剧毒，忌内服。"误服，能引起中毒。中毒症状为头晕、心慌、呕吐、血压下降等。"

【选方】 1. 治风湿性关节炎，跌打扭伤 破天菜全草切碎，用75％乙醇浸7～10日。乙醇用量以浸没过药面为度，每日擦患处3～4次。《全国中草药汇编》
2. 治疮疡肿毒 鲜西南山梗菜适量，捣敷患处，或用干品(炒焦黄)煎水洗患处。《四川中药志》1982年版

3. 治毒蛇咬伤　野烟、雄黄末外敷。(《昆明民间常用草药册》)

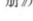

4433 野菱 yě líng (《广西药用植物名录》)

【异名】刺菱(《纲目拾遗》),菱角(《青岛中草药手册》)。

【基原】为菱科菱属植物野菱和细果野菱的坚果。

【原植物】1. 野菱 Trapa incisa Sieb. et Zucc. var. quadricaudata Gluck

一年生水生草本。叶二型;水浮叶柄长 5~10 cm,有海绵质的气囊为长纺锤形或披针形;叶片斜方形或三角状菱形,上部边缘有锐齿状,基部边缘宽楔形,全缘;沉水叶羽状细裂。花白色,腋生。坚果小,三角形,具四角或两角有尖锐的刺,绿色,上方两刺向上伸长,下方两刺朝下。花期 7~8 月,果熟期 10 月。

野生于水塘或田沟内,分布于长江流域。

2. 细果野菱 Trapa maximowiczii Korsh.

与野菱基本相同,不同处为:果三角形,肩角向上,纤细,刺状;腰角刺状,较短,向下,平滑;果颈圆锥状,无果冠。花期 4 月,果期 5~6 月。

野生于水塘中,分布于东北至长江流域。

以上植物的根(野菱根)亦供药用,另设专条。

【采收加工】8~9 月采收,鲜用或晒干。

【药材】野菱 Trapae Quadricaudatae Fructus 产于浙江、安徽、福建、台湾等地。

性状　野菱果实扁三角状,有四角,两侧两角斜向上开展,宽 2~3 cm;前后两角向下伸长,角较尖锐。表面黄绿色或微带紫色,果壳木化而坚硬。果肉柔白色,富粉性。气微,味甜微涩。

细果野菱果实较小,宽 1~2 cm。

【药性】甘,平。归脾、胃经。

1.《纲目拾遗》:"味甘鲜,性平。无毒。"

2.《青岛中草药手册》:"入脾、胃经。"

3.《浙江药用植物志》:"甘、涩,平。"

【功用主治】补脾健胃,解毒消肿。主治脾胃虚弱,泄泻,痢疾,酒精中毒,疮肿。

1.《纲目拾遗》:"生食补脾健胃,止渴生津,平肝气,通膀水,益血消食。老者煮食,健脾,止泄痢。"

2.《青岛中草药手册》:"补脾健胃,清暑泄热。主治酒精中毒,腹泻,赤白痢疾,小儿黄水疮。"

3.《浙江药用植物志》:"解毒消肿,止血。主治胃溃疡,乳房结块,疮毒,月经过多,痢疾,便血。"

【用法用量】内服:煎汤,30~60 g。

【宜忌】不宜过食,以免腹胀。

【选方】1. 治胃癌,食管癌,宫颈癌　菱角 60 g,薏苡仁、矿松各 30 g,水煎服。

2. 治酒精中毒　菱肉适量食之。(1、2 方出自《青岛中草药手册》)

4434 野菊 yě jú (《日华子》)

【异名】野菊花、土菊花、草菊(《福建药物志》)。

【基原】为菊科菊属植物野菊或岩香菊的根或全草。

【原植物】参见"野菊花"条。

【采收加工】9~11 月采收,鲜用或晒干。

【药性】苦、辛、凉。归肝、心经。

1.《本草经集注》:"味苦。"

2.《四川常用中草药》:"性微寒,味甘、苦,入心、肝。"

3.《全国中草药汇编》:"苦、辛,凉。"

【功用主治】清热解毒,明目。主治感冒,痢疾,痈肿,疔疮,目赤肿痛,眩晕,瘰疬,湿疹。

1.《本草拾遗》:"破血,妇人腹内宿血食之。又调中止泄。"

2.《纲目》:"治痈肿,疔毒,瘰疬,眼息。"

3.《纲目拾遗》:"治蛇咬,梅疮,天疱疮。"

4.《分类草药性》:"根,解烟毒。治头目眩昏,男子虚淋,女子白带。"

5.《全国中草药汇编》:"清热解毒,降血压。防治流行性脑脊髓膜炎,预防流行性感冒。主治感冒,高血压病,肝炎,痢疾,痈疖疔疮,毒蛇咬伤。"

【用法用量】内服:煎汤,6~12 g,鲜品 30~60 g;或捣汁。外用:捣敷;或煎水洗;或熬膏涂。

【选方】1. 治风热感冒　野菊花、积雪草各 15 g,地胆草 9 g,水煎服。(《福建药物志》)

2. 治痈疽疔肿,一切无名肿毒　野菊花茎叶、苍耳草各一握。共捣,入酒一碗,绞汁服,取汗,以滓敷之。(《卫生易简方》)

3. 治结膜炎　野菊花、谷精草各 15 g,水煎服;或加冬桑叶 9 g,叶下珠 18 g,水原分两半,一半熏服(熏时以布遮之以防泄气),一半内服。(《福建药物志》)

4. 治瘰疬疮肿不破者　野菊花根,捣烂煎酒服之,仍将煎菊花末为敷贴。(《瑞竹堂方》)

5. 治湿疹、脓疱疮　野菊花草,水煎 2 次,滤取汁,慢火浓缩成膏,涂搽或贴敷患处。(《内蒙古中草药》)

【临床报道】治疗感冒　用野菊感冒冲剂每次 30 g(含生药 20 g),每日 3 次,开水冲服,小儿用量的酌减。治疗 501 例,痊愈 332 例,显效 91 例,有效 47 例,无效 31 例,总有效率为 93.8%,显效率为 84.5%。501 例中,风热型 356 例,有效 340 例,占 95.5%;风寒型 145 例,有效 130 例,占 89.7%。经统计学处理有显著性差异。使用过程中个别患者有恶心、呕吐等胃肠道反应,停药后自行消失。

4435 野菰 yě gū (《质问本草》)

【异名】土灵芝草、蔗寄生(《南京民间药草》),金锁匙(《浙江中药资源名录》),僧帽花(《杭州药用植物志》),土地公拐、灌草菰(《台湾植物药材志》),蛇箭草(《江西草药》)。

【基原】为列当科野菰属植物野菰的肉质茎、花或全草。

【原植物】野菰 Aeginetia indica L.

一年生寄生草本,高 15~40 cm。茎不分枝或自基部处有分枝,黄褐色或紫红色。叶卵状披针形或披针形,肉红色,光滑无

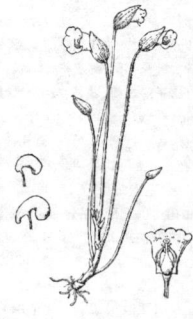

野菰

毛。花常单生茎端,稍俯垂;花萼佛焰包状,一侧斜裂至基部,紫红色、黄色或黄白色,具紫红色条纹;花冠近唇形,上ళ裂片和下唇的侧裂片较短,近圆形,全缘;雄蕊 4 枚,内藏,紫色,花药黄色;子房 1 室,侧膜胎座 4 个,柱头盾形。蒴果圆锥状或长卵球形,2 瓣开裂。种子多数,细小,椭圆形,黄色。花期 4～8 月,果期 8～10 月。

喜生于海拔 200～1 800 m 的土层深厚、湿润及枯叶多的地方。常寄生于芒属(Miscanthus)和甘蔗属(Saccharum)等禾草类植物根上。分布于江苏、浙江、安徽、福建、江西、湖南、广东、广西、四川、贵州、云南、台湾等地。

【采收加工】 5～7 月采收,鲜用或晒干。

【成分】 全株含野菰酸(aeginetic acid),野菰内酯(aeginetolide)、β-谷甾醇(β-sitosterol),多烯酸 E(polyene E),芹菜素(apigenin)、β-谷甾基葡萄糖苷(β-sitosteryl glucoside),β-胡萝卜素(β-carotene)、视黄醇(retinol),3,7-二甲基-9-(4-甲氧基-2,3,6-三甲苯基)-2,4,6,8-壬四烯酸乙酯(etretinate),多烯酸(polyene)D、F。

【药理】 抗肿瘤作用 在接种有 $1×10^5$ meth A 瘤细胞的 BALB/c 荷瘤小鼠,腹腔注射野菰提取物 2.5 mg/kg,结果证明,对照组小鼠均在 21 日内发生腹水瘤死亡。而野菰治疗组小鼠均无死亡,且未见任何副作用。野菰提取物治疗后的小鼠再次接种 meth A 抗原的 meth A 瘤细胞均继续生长,而第二次接种异抗原 meth A 瘤细胞则全部死亡。这表明野菰提取物能诱导小鼠产生抗原特异性肿瘤免疫物。体外试验证明野菰提取物无细胞毒作用。

【药性】 味苦,性凉,小毒。

1.《广西本草选编》:"味甘、苦,性凉,有毒。"

2.《湖南药物志》:"微酸、涩,微温,有小毒。"

【功用主治】 清热解毒。主治咽喉肿痛,咳嗽,小儿高热,尿路感染,骨髓炎,毒蛇咬伤,疔疮。

1.《南京民间药草》:"根或花捣烂外敷,或用甘草作引子,煎水内服,可治骨髓炎。"

2.《全国中草药汇编》:"治扁桃体炎,咽喉炎,尿路感染,骨髓炎;外用治毒蛇咬伤。"

3.《浙江药用植物志》:"治小儿高热。"

4.《福建药物志》:"解毒消肿,清热利湿。主治肝炎,肾炎,哮喘;百日咳,鼻衄,脱肛,骨髓炎,疔,疖。"

【用法用量】 内服:煎汤,9～15 g,大剂量可用至 30 g;或研末。外用:捣敷,或捣汁滴口。

【宜忌】《江西草药》:"本品有毒,内服慎用。"

【选方】 1. 治咽喉肿痛 野菰 15～30 g,水煎,冲冰糖或蜂蜜服;或鲜(野菰)全草捣汁,加醋适量漱口。《浙江药用植物志》

2. 治哮喘 野菰 15 g,黄酒煎服,水煎服。

3. 治鼻衄 野菰 15 g,瘦猪肉酌量,水炖服。(2、3 方出自《福建药物志》)

4. 治甲状腺肿 灌草菰 110 g,炖猪小肠服。《台湾植物药材志》

5. 治脱肛 野菰 30 g,猪大肠 60 g,水煎服。《福建药物志》

6. 治骨髓炎 野菰茎、花适量捣敷,并用野菰茎、花 3～9 g,和以等量甘草煎服。《庐山中草药》

7. 治毒蛇咬伤 野菰花(晒干),磨após 0.3 g 蜈蚣7 条。同浸于麻油内,用时可麻油外搽。《江西草药》

8. 治指头疔 野(野菰)全草捣烂,加酒糟,食盐少许包患处。《湖南药物志》

4436 **野山茶** yě shān chá 《新华本草纲要》

【异名】 山茶花《滇南本草》,茶花、红山茶花《云南中草药》。

【基原】 为山茶科山茶属植物西南红山茶和窄叶西南红山

茶的花、叶、根。

【原植物】 1. 西南红山茶 Camellia pitardii Coh.-St. [Thea speciosa Pit. ex Diels] 又名:西南山茶(《中国高等植物图鉴》)。

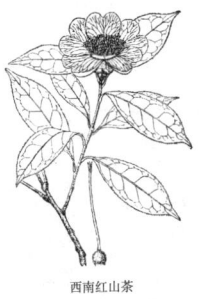
西南红山茶

灌木或小乔木,高达 7 m。单叶互生;叶片革质,长圆形或长圆状披针形,先端长尾状,基部楔形,边缘具粗锯齿;叶柄长,带红色;叶脉明显。花两性,蔷薇红色至白色,顶生;花冠长 3.5～5.5 cm,花瓣5～8;雄蕊多数;子房上位,密生绒毛,花柱长 2.5～3 cm,基部有丝状柔毛,先端 3 浅裂。蒴果木质,球形,室背开裂。

生于海拔 1 000～2 800 m 的山沟、水旁或疏林中。分布于湖南、广西、四川、贵州、云南等地。

2. 窄叶西南红山茶 C. pitardii Coh.-St. var. yunnanica Sealy

本种与西南红山茶相似,主要区别为:本种幼枝和嫩叶通常被柔毛,叶顶端渐尖,基部楔形,边缘细锯齿较密,叶淡红色,苞片与萼片背部被褐色毛茸。

分布于贵州、云南等地。

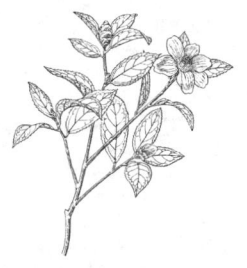
窄叶西南红山茶

以上植物的叶(山茶叶)、种子(山茶子)亦供药用,另设专条。

【采收加工】 冬季采集,晒干。

【药理】 肝脏毒性 用相当于人用量的 25～100 倍的野山茶给大鼠灌胃饮用30日,肝脏 ALT 和 AST 均明显升高,高剂量组的30%肝组织局部肝小叶中央带细胞轻度浊肿,10%肝细胞弥漫性浊肿并见泡沫样,大鼠肝功能受到明显损害。

【药性】 微辛,苦,涩,平。归肝、脾经。

1.《滇南本草》:"气味甘,微辛。"

2.《云南中草药》:"苦,涩,平。"

3.《全国中草药汇编》:"淡,平。"

【功用主治】 活血止血,收敛止泻。主治月经不调,月经过多,肠风下血,鼻衄,吐血,痢疾,脱肛,白带,遗精,风湿痹痛,烧伤,烫伤。

1.《滇南本草》:"治一切大肠下血,肺中有瘀血或吐血之症,急用此花煎汤服之。无花即叶亦可,但不如花之神效也。均宜употребляемой随便可使。"

2.《云南中草药》:"活血止血,收敛止泻。"

3.《全国中草药汇编》:"消炎,止痢,调经。主治痢疾,月经不调,鼻衄,吐血,肠风下血,关节炎,脱肛。"

【用法用量】 内服:煎汤,10～30 g;研末,3～6 g。外用:研末调敷或干掺。

【宜忌】《云南中草药》:"忌酸冷。"

【选方】 1. 治月经过多,鼻衄,吐血,肠风下血,风湿 野山茶花 15 g,煎服,或研末开水送服,每次约 6 g。

2. 治白带,遗精,月经不调 野山茶花 9～15 g,红糖引,煎服。

3. 治急性胃肠炎,痢疾,脱肛 野山茶花或根 15～30 g,煎服。(1～3 方出自《云南中草药》)

4437 野山楂 ^{yě shān zhā}
(江西《草药手册》)

【基原】 为蔷薇科山楂属植物野山楂、湖北山楂、华中山楂、辽宁山楂、甘肃山楂、毛山楂、云南山楂等的果实。

【原植物】 1. 野山楂 *Crataegus cuneata* Sieb. et Zucc.

落叶灌木,高达 1.5 m。

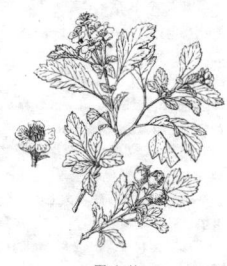

密分枝,具细刺;小枝有棱,幼时被柔毛,一年生枝紫褐色,无毛,老枝散生,具长圆形皮孔。叶互生;柄长 4～15 mm,有叶翼;托叶大,镰刀状,边缘有齿;叶片宽倒卵形至倒卵状长圆形,先端急尖,基部楔形,边缘有不规则重锯齿;叶脉显著。花两性;伞房花序,具花5～7朵;苞片披针形;萼筒钟状,萼片5,三角卵形,内外两面均具柔毛;花

野山楂

瓣5,近圆形或倒卵形,白色,雄蕊20。果实近球形或扁球形,红色或黄色;小核4～5。花期5～6月,果期9～11月。

生于海拔250～2 000 m 的山谷、多石湿地或山地灌木丛中。分布于江苏、浙江、安徽、福建、江西、河南、湖北、湖南、广东、广西、贵州、云南等地。

2. 湖北山楂 *C. hupehensis* Sarg. 又名:猴楂子(湖北),大山枣(江西)。

本种与野山楂的区别为乔木或灌木,刺少或无刺,刺长约1.5 cm。叶边锯齿圆钝,中部以上有(1～)2～4 对浅裂片,基部宽楔形;总花梗和花梗无毛,萼筒和萼片外面无毛,萼片全缘。果实球形,暗红色,直径2.5 cm,小核5。

生于海拔500～2 000 m 的山坡灌木丛中。分布于山西、江苏、浙江、江西、河南、湖北、湖南、四川、陕西等地。

3. 华中山楂 *C. wilsonii* Sarg.

本种与前2种的区别为叶片基部宽楔形至圆形,叶边有3～7对裂片,叶片上面近无毛,下面具稀疏柔毛。总花梗及花梗均被白色绒毛。果实椭圆形,直径6～7 mm,红色,光滑无毛;小核1～3,两侧有深凹痕。

生于海拔1 000～2 500 m 的山坡疏林中。分布于浙江、河南、湖北、四川、云南、陕西、甘肃等地。

4. 辽宁山楂 *C. sanguinea* Pall.

本种与前3种的区别为叶片基部楔形,两侧被短柔毛。总花梗和花梗均无毛。果实近球形,直径约1 cm,血红色。小核3,稀5。

生于海拔900～2 100 m 的山坡或河沟旁杂木林中。分布于东北及河北、内蒙古、新疆等地。

5. 甘肃山楂 *C. kansuensis* Wils.

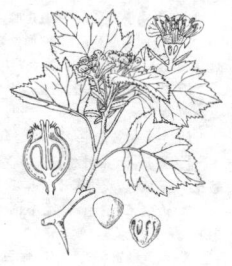

本种与前4种区别为叶片宽卵形,有5～7 浅裂片,基部截形或宽楔形,上面无毛或近于无毛,下面被稀疏柔毛,边缘锯齿较密。子房先端具柔毛。果实近球形,直径8～10 mm,红色;小核2～3。

生于海拔1 000～3 000 m 的杂木林中、山坡阴处及山沟旁。分布于河北、山西、四川

甘肃山楂

川、贵州、陕西、甘肃等地。

6. 毛山楂 *C. maximowiczii* Schneid.

本种与前5种的区别为:无刺或有刺,刺长1.5～3.5 cm。叶片基部宽楔形,叶边有3～7 对浅裂片,上下两面密被柔毛。果实球形,红色,小核3～5。

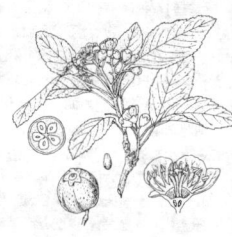

生于海拔200～1 000 m 的杂木林中、林缘或河岸沟边、路旁。分布于东北及内蒙古等地。

毛山楂

7. 云南山楂 *C. scabrifolia* (Franch.) Rehd. 〔*Pyrus scabrifolia* Franch.〕 又名:山林果(云南),大果山楂、酸冷果(广西)。

本种与前6种的区别为:落叶乔木,高达10 m。树皮黑灰色;枝条通常无刺,小枝微屈曲。叶片卵状披针形至卵状椭圆形,边缘具圆钝锯齿,不分裂或仅在不孕枝上有少数叶片3～5 浅裂片;总花梗及花梗无毛。果实球形,黄色或带红晕,直径1.5～2 cm,小核5。

生 于 海 拔 1 500～3 000 m 的林边灌木丛中或溪岸杂木林中。分布于西南及广西等地。

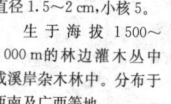

云南山楂

野山楂的木材(山楂木)、叶(山楂叶)、根(山楂根),野山楂及云南山楂的种子(山楂核),云南山楂的果皮(山林果皮),均供药用,另设专条。

【采收加工】 10～11月果实变成红色,果点明显时采收。用剪刀剪断果柄,或摘下,横切成两半,或切片后晒干。

【药材】 野山楂(南山楂) Crataegi Cuneatae Fructus 产于江苏、浙江、云南、四川等地;湖北山楂 Crataegi Hupehensis Fructus 产于河南、山西、江苏、浙江、江西、湖北、湖南、陕西、四川等地;华中山楂 Crataegi Wilsonii Fructus 产于河南、陕西、甘肃、浙江、湖北、四川、云南等地;辽宁山楂 Crataegi Sanguineae Fructus 产于黑龙江、吉林、辽宁、内蒙古、河北、新疆等地;甘肃山楂 Crataegi Kansuensis Fructus 产于河北、山西、陕西、甘肃、四川等地;毛山楂 Crataegi Maximowiczii Fructus 产于黑龙江、吉林、辽宁、内蒙古等地;云南山楂 Crataegi Scabrifoliae Fructus 产于广西、四川、贵州、云南等地。

性状 野山楂 果实球形,直径0.8～1.4 cm;表面棕色至棕红色,有灰白色小斑点,顶端有圆形凹窝状宿存花萼,基部有短果柄或果柄痕。商品多切成半球形或压成饼状。果肉薄,果皮常皱缩,种子5粒,土黄色。质坚硬。气微,味酸、涩、微甜。

湖北山楂 果实近球形,直径约2.5 cm,深红色,种子5颗,内面两侧平滑。商品多切成两瓣。

华中山楂 果实椭圆形,直径6～7 mm,红色。

辽宁山楂 果实近球形,直径约1 cm,血红色,种子3颗,稀5颗,两侧有凹痕。

甘肃山楂 果实近球形,直径0.8～1 cm,表面红色或橘黄色,种子2～3颗,内面两侧有凹痕。

毛山楂 果实近球形,直径约8 mm,红色,萼裂片宿存,种子3～5 颗,两侧有凹痕。

云南山楂 果实呈扁球形,直径约1.5 cm,表面红棕色,有稀疏褐色小斑点,种子5枚,内面两侧平滑,商品多纵切成两瓣。

11 野 4437

鉴别 果实横切面：野山楂 中果皮外侧 4～5 列细胞壁稍厚，内含草酸钙簇晶及方晶，内侧的中果皮薄壁组织中，有多数淡黄色石细胞散在，石细胞类圆形、长圆形，壁孔及孔沟明显。

湖北山楂 外果皮细胞 1 列，外被角质层，内含棕色色素。中果皮细胞类圆形而稍弯曲，外侧的细胞壁较厚，内侧的细胞壁较薄，内含草酸钙簇晶，并有多数石细胞，石细胞呈梭形或长方形，壁厚薄不一，壁孔及孔沟明显。

辽宁山楂 外果皮下为 2 列壁较厚的细胞，排列不整齐。中果皮细胞壁组织中，有多数草酸钙簇晶及少数方晶散在。

甘肃山楂 中果皮薄壁组织中，细胞较大，有多数石细胞散在，石细胞呈梭形、多边形、类三角形，径向或不规则排列，壁孔及孔沟明显，壁厚薄不一；薄壁组织中并有多数草酸钙棱晶及砂晶囊存在，砂晶囊直径 60～120 μm。

云南山楂 外果皮细胞 1 列，类方形，外被角质层，内含棕色色素。中果皮极厚，外侧的 10 余列细胞壁略增厚，渐内则细胞壁薄，薄壁组织中有红棕色团块状物散在。

【药理】 1. 抗心律失常作用 从辽宁山楂新鲜果中制得的酊剂对实验动物有抗心律失常作用。

2. 抗突变 野山楂的抗突变试验结果表明，它的水溶性提取物对环磷酰胺诱导的小鼠骨髓嗜多染红细胞微核的形成有明显的抑制作用，对致突变物诱导的 SOS 反应也有一定程度的抑制作用。

【药性】 酸、甘，微温。归肝、胃经。

【功用主治】 健脾消食，活血化瘀。主治食滞肉积，脘腹胀痛，产后瘀痛，漆疮、冻疮。

【用法用量】 内服：煎汤，3～10 g。外用：煎水洗擦。

4438 野马肉 yě mǎ ròu 《千金方》

【基原】 为马科马属动物野马的肉。

【原动物】 野马 Equus przewalskii Poliakov

体型酷似家马。体长 2.2～2.8 m，肩高 1.3～1.5 m。体重 200～300 kg。头部长而大。耳较大。鬃毛直立、短，不垂于颈部两侧。尾全具长毛。蹄小而高，圆形。耳尖端具棕色毛，内侧具白色毛。吻部为乳白色。夏季毛色呈浅棕色，冬季毛长、厚，色较浅，腹部毛色较浅。夏季四肢有 2～5 条不十分明显的横纹。四肢毛色呈淡棕色，下部较浅。幼马毛色淡，呈棕灰色。

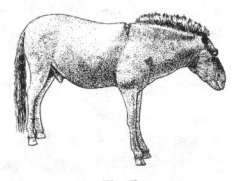

野马

栖息于荒漠草原地带。一般成群活动，以沙漠中的节芦草、琐财柴、艾草、野葱、芦苇等为食物。6 月间交配，怀孕期 11 个月，每胎 1 仔。分布于内蒙古、甘肃西北部和新疆等地。

野马为国家一级保护动物，濒危，严禁捕猎。

【药性】 甘、辛，平，小毒。

1.《千金方》：“辛，平，无毒。”

2.《饮膳正要》：“味甘，平，有毒。”

【功用主治】 祛风痹，壮筋骨。主治瘫痪，周痹，肌肉不仁。

1.《千金方》：“主人马瘸，筋脉不能自收，周痹，肌肉不仁。”

2.《饮膳正要》：“壮筋骨。”

3.《食疗考》：“治痹麻木，马瘸迷惑，筋脉抽斜。”

【用法用量】 内服：煮食，适量。

【宜忌】 1.《千金方》：“病死者，不任用。”

2.《饮膳正要》：“不宜多食。”

【选方】 治马瘸动发不时，筋脉不收，周痹，肌肉不仁 野马一斤。细切，于豉汁中煮，着五味、葱白调和，作腌腊食之。作羹

4439 野马追 yě mǎ zhuī 《全国中草药汇编》

【异名】 白鼓钉《江苏南部种子植物手册》，化食草《杭州药用植物志》，毛泽兰《内蒙古植物志》。

【基原】 为菊科泽兰属植物尖佩兰的全草。

【原植物】 尖佩兰 Eupatorium lindleyanum DC.〔E. lindleyanum DC. var. trifoliolatum Makino〕又名：林泽兰《中国药用植物志》。

多年生草本，高 30～150 cm。地下根茎短，须状根丛生，支根淡黄白色，纤细。茎直立，淡褐色或带紫色，散生紫色斑点，被粗毛。叶对生，几无柄；叶片条状披针形，不裂或基部 3 裂，边缘有疏锯齿，两面粗糙，无毛。头状花序多数，总苞钟状；总苞片淡绿色或带紫红色，先端急尖；头状花序含 5 个筒状两性花。瘦果，有腺点，无毛；冠毛白色。花果期5～12 月。

生于湿润山坡、草地或溪旁。除新疆外全国各地均有分布。

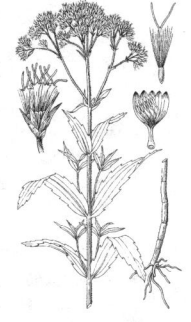

尖佩兰

【采收加工】 9～10 月采收，晒干。

【药材】 野马追 Eupatorii Lindleyani Herba 产于江苏、甘肃、山东、湖南等地。

性状 茎呈圆柱形，长 30～90 cm，直径可达 0.5 cm。表面黄绿色或紫褐色，具棱线，密被灰白色茸毛，嫩枝尤甚；质硬，易折断，断面纤维性，髓部白色的老枝中空。叶对生，无柄，叶片皱缩，完整叶片展平后 3 全裂或轮生，裂片条状披针形，中间裂片较长，边缘具疏锯齿，上表面绿褐色，下表面黄绿色，两面被毛，具黄色腺点。头状花序顶生，常再排成紧密的伞房花序或大型的复伞房花序。气微，味微苦、涩。

鉴别 茎表面观：上表皮细胞多角形，垂周壁平直，腺毛多；茎细胞非腺毛有两种，一种毛茸细长，先端细胞常被折断，多由 3～5 个细胞组成，长 100～152(～280) μm，基部直径 12～20 μm，中间的有细胞内含棕色内含物；另一种非腺毛由 6～9～(16) 个细胞组成，长 180～825 μm，基部直径 30～56 μm。下表皮细胞垂周壁波状弯曲，腺毛和非腺毛与上表面相似，但非腺毛较多，且长度可达 1 125 μm。

地上部分含挥发油 0.024%，茎、叶为 0.025%，花为 0.078%。此外，还含黄酮类成分金丝桃苷(hyperin)。又含倍半萜内酯：尖佩兰内酯(eupalinin)A、B、C、D。

【药理】 镇咳、抗过敏、抑菌等作用 总黄酮和总生物碱分别以 6 g/kg 灌胃、0.6 g/kg 皮下注射，对氨水引咳的小鼠均有镇咳作用。生物碱可明显松弛离体豚鼠回肠。乙醇和乙醚提取部分对离体回肠有显著抗组胺作用。生物碱有降压功效，并有抑制肝糖而致实户脏。100%煎液 1∶4、1∶8、1∶32、1∶64，可分别抑制流感杆菌、甲型链球菌、金黄色葡萄球菌及卡他球菌。

毒性 黄酮物质小鼠静脉注射的 LD_{50} 为 533.5±39.3 g(生药)/kg，全草水煎醇溶液小鼠灌胃的 LD_{50} 为 284.3±22.84 g(生药)/kg。

【药性】《全国中草药汇编》：“苦，平。”

【功用主治】 清肺止咳，化痰平喘。主治支气管炎，咳喘痰多。

1.《杭州药用植物志》：“健胃，助消化。”

2.《全国中草药汇编》："清肺，止咳，平喘，降血压。主治支气管炎，高血压病。"

3.《香港中草药》："主治慢性支气管炎，痰多喘咳，扁桃体炎，菌痢。"

【用法用量】内服：煎汤，30～60 g。

【选方】治慢性支气管炎　白鼓钉30 g，或配苏子、旋覆花各9 g，水煎服。(《香港中草药》)

【临床报道】治疗慢性气管炎　对野马追全草及其提取物(黄酮类、生物碱)，分组进行临床观察。黄酮类物质组79例，生物碱组97例，黄酮生物碱混合组94例，全草组154例。各组药剂用量均相当于生药日60 g。加工制成各类片剂，每日3次，每次3片，10日为1个疗程，可连续2个疗程，结果：各组的总有效率为78.7%～85.5%，近控及显效率为31.7%～46.6%，其中以混合组疗效最佳。各组均以镇咳效果最好，祛痰次之，止喘较差。病程短的疗效较高。2个疗程的有效率及近控显效率较1个疗程者有明显提高。副作用有轻微的口干、上腹部不适、头昏等，以全草组较为明显，但可自行消失，不影响继续服用。对合并有高血压病的患者，有一定降压作用；对血压正常患者无影响。

4440 野木瓜 yě mù guā (江西《草药手册》)

【异名】五爪金龙(《植物名实图考》)，假荔枝，绕绕藤(《浙江中药资源名录》)，沙藤(《天目山药用植物志》)，鸭脚莲、木通七叶莲、七叶莲(《全国中草药汇编》)。

【基原】为木通科野木瓜属植物野木瓜的根、根皮及茎叶。

【原植物】野木瓜 Stauntonia chinensis DC.

木质常绿藤本，长达9 m。全株无毛。茎灰褐色，圆柱形。掌状复叶互生；总叶柄长5～10 cm；小叶5～7片，革质；小叶片长圆形或长圆状披针形，先端长渐尖，基部圆形或楔形，侧脉每边9～11条。花单性，雌雄异株，具异臭，常3朵排成伞房花序式的总状花序；雄花有萼片6，淡黄色或乳白色；雄蕊6；雌花的萼片与雄花相似，心皮3，棒状，胚珠多数。浆果长圆形，未熟时青色，熟时橙黄色。种子多数，黑色，排成数列藏于果肉中。花期3～4月，果期7～10月。

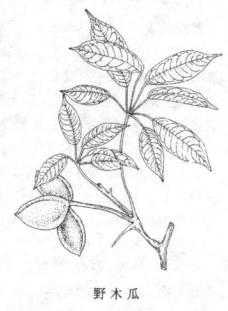
野木瓜

生于湿润通风的杂木林中、山路边及溪谷两旁。分布于江苏、浙江、安徽、福建、江西、湖南、广东、广西、海南等地。

本植物的果实(野木瓜果)亦供药用，另设专条。

【采收加工】7～10月采收，藤茎切段，根切片，晒干或鲜用。

【药材】野木瓜 Stauntoniae Chinensis Caulis　主产广东和平县。

性状　茎圆柱形，长3～5 cm，直径0.3～2.5 cm。表面灰棕色至棕色，有粗纵纹，栓皮常块状脱落而显露内部纤维束；细茎具光泽，纵纹明显，有小枝痕与叶痕。质坚硬，稍带韧性。切断面皮部常与木部分离，皮部狭窄，深棕色，可见灰白色波纹状中柱鞘，木部宽广，浅棕黄色，射线致密，导管孔明显。叶片完整或破碎，背面网脉间有白色斑点。气微、味淡，稍苦涩。

显微　茎横切面：木栓层有时夹有石细胞。皮层与薄壁细胞形成落皮层。皮层散有石细胞群，近木栓层处几连成环状。中柱鞘纤维层厚，木化，在紧接韧皮部处多排列成扁弧形，与髓射线处的石细胞群连成环状。韧皮部较窄。束内形成层可见。髓射线细胞多

化，壁孔明显，近形成层处均有石细胞群，木质部亦木化。髓细胞类圆形，壁稍厚，木化，壁孔明显。本品薄壁细胞有众多细小淀粉粒；皮层薄壁细胞含草酸钙方晶。

叶表面观：上表皮细胞壁厚，垂周壁波状弯曲，并略呈串珠状增厚。下表皮细胞有众多不定式气孔，副卫细胞壁稍平直。在扫描电镜下观察叶下表皮，可见气孔与白斑处的圆形凸起物，并有光学显微镜下不可见的刺球体。

【药理】1. 镇痛作用　本品全株及主干、枝、叶水提醇沉制备的注射剂，以小鼠扭体反应及热板法实验，均证明有明显的镇痛作用。

2. 镇静作用　注射剂对小鼠自发活动有抑制作用，并能减弱安钠咖的运动性兴奋。

3. 解痉作用　对兔离体及在位肠管，大鼠离体子宫均表现抑制作用，并拮抗乙酰胆碱及垂体后叶素的子宫收缩作用。

【药性】甘，温。

1.《湖南药物志》："甘，寒，无毒。"

2.《浙江药用植物志》："甘，温。"

【功用主治】祛风，活络，止痛，消肿。主治风湿痹痛，胃痛，跌打损伤，痛经，小便不利，水肿。

1.《福建药物志》："止痛，驱风，散瘀。治胃痛，神经痛，风湿关节痛，牙痛，脱臼，跌打损伤。"

2.《浙江药用植物志》："舒筋活络，解毒利尿，调经止痛。主治风湿性关节炎，跌打损伤，水肿，脚气，痈肿，尿闭，月经不调，天疱疮。"

【用法用量】内服：煎汤，9～15 g；或浸酒。外用：捣烂敷。

【宜忌】孕妇慎服。

【选方】1. 治跌打损伤　野木瓜、酒糟各适量。捣烂，用芭蕉叶包好煨热，敷患处。(江西《草药手册》)

2. 治胃、十二指肠溃疡　野木瓜54 g，山鸡椒叶30 g。共研细末，每次服3 g，开水送服。

3. 治烫伤　野木瓜嫩叶适量，和食盐少许，捣烂敷患处。(2、3方出自《福建药物志》)

【临床报道】1. 用于术后镇痛　将58例腹部、下肢择期手术患者分为2组，野木瓜组30例用野木瓜注射液(每支2 ml，每毫升含生药2.5 g)0.166 g/kg。哌替啶组28例用哌替啶注射液(每支2 ml，每毫升含哌替啶50 mg)0.8 mg/kg。于患者疼痛时肌内注射，所有患者均用2次，结果：野木瓜组优良24例，有效5例，无效1例，总有效率96%。哌替啶组优良23例，有效4例，无效1例，总有效率96%。2组总有效率经 χ^2 检验，差异无显著意义($P > 0.05$)。野木瓜组镇痛时间6.2±1.4 小时，哌替啶组3.5±1.2 小时，经 t 检验差异有显著意义($P < 0.05$)。

2. 治疗坐骨神经痛　用野木瓜注射液，首次用2 ml，若无不良反应，以后改用4 ml，每穴(取足太阳膀胱经及少阳胆经穴位为主。如环跳、承扶、殷门、风市、委中、承山、阳陵泉、悬钟、昆仑、丘墟等穴。风寒湿型，可配脾俞、膈俞；气滞血瘀型，可配足三里、血海、膈俞；肾虚型，可配肾俞、脾俞、命门)注药1～2 ml，每日或隔日治疗1次。10日为1个疗程，休息7日再进行一疗程。注射后局部用 TDP 照射5～10分钟。后采用毫针，常规取穴，对风寒湿型或气滞血瘀型采用泻法(即提插、捻转补泻法中的泻法)，如脾肾阳虚型可采用提插、捻转补泻法中的补法。针刺留针20～30分钟，在针刺后予以艾条。既可采用温针灸法，也可采用艾条温和灸法。艾条一般每次3～5分钟，以上所述腧穴每次针治不必全部施，可从中选7～10穴，结果：本组115例，痊愈(疼痛消失，活动恢复自如)25例占21.7%；显效(疼痛显著减轻)54例，占47.0%；有效(疼痛减轻)19例，占16.5%；无效17例，占14.8%。总有效率85.2%。

4441 **野升麻** yě shēng má（《天目山药用植物志》）

【基原】 为毛茛科升麻属植物单穗升麻的根茎。

【原植物】 单穗升麻 *Cimicifuga simplex* Wormsk.［*C. foetida* L. var. *racemosa* Yabe］ 又名：野菜升麻（《经济植物手册》）。

多年生草本，高 1～1.5 m。根茎粗壮，横生，外皮带黑色。茎直立，单一，无毛。叶互生；下部茎生叶有长柄，一至三回三出近羽状复叶；叶柄长达 26 cm；顶生小叶有柄，宽披针形或菱形，边缘具锯齿。总状花序不分枝或下部有少数短分枝，密生腺毛和短柔毛；苞片钻形；花杂性；萼片 4～5，花瓣状，白色，宽椭圆形，早落；花瓣无；雄蕊多数，花丝狭线形；心皮 2～7，密被灰色短绒毛。种子 4～8，椭圆形，有膜质鳞翅。花期 8～9 月，果期 9～10 月。

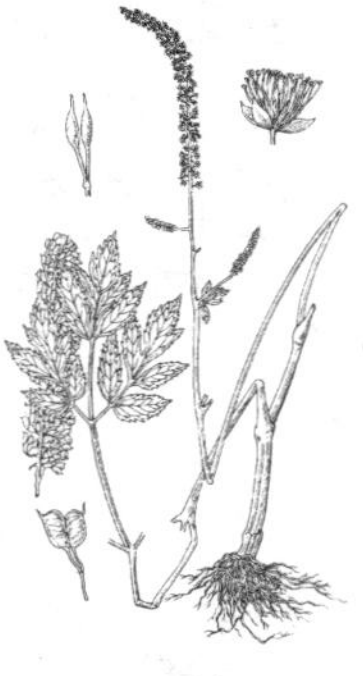

单穗升麻

生于海拔 300～2 300 m 的山地草坡、河岸地、灌木丛或草甸中。分布于河北、内蒙古、辽宁、吉林、黑龙江、四川、陕西、甘肃。

【栽培】 生物学特性　常野生于高寒山区的林边或草坡。宜选择阴凉湿润的环境，肥沃疏松的砂质壤土及黏壤土栽培。

繁殖方法　种子繁殖。9～10 月采摘成熟种子，用湿沙层积贮藏，翌年3～4 月播种。撒播，行距 21～24 cm，播幅 9～12 cm，覆薄土。出苗后，要勤除杂草，追肥 2～3 次，到第二年春季按行株距 21 cm×21 cm定植。

田间管理　栽后前 2 年，每年中耕除草 3 次，第二年后，每年夏、冬季各中除 1 次并结合追肥，冬季可撒施堆肥 1 次或腐殖质土。

【采收加工】 移栽后 3～4 年于 10～11 月采挖根茎，晒干或烘干后，撞掉须根。

【药材】 野升麻 *Cimicifugae Simplicis Rhizoma*　产于东北及四川。

性状　根茎不规则长条形，多分枝，成结节状，长 4～8 cm，直径 0.7～1.2 cm。表面黑褐色，稍具纵向纹理，粗糙，上面具较多的圆洞状茎基，直径 0.5～1.5 cm，下面有残存须根。体轻，质坚韧，不易折断，断面不平坦，纤维性，褐色，中空。气微，味微苦而涩。

鉴别　(1) 根茎横切面：后生皮层细胞 1～3 列，细胞外壁木栓化增厚，有的外壁和垂周壁呈乳头状增厚突入胞腔中。皮层薄壁细胞 8～16 列。中柱鞘纤维束由 30～50 个纤维组成，纤维方形。维管束约 30 个，环列，外韧型；韧皮部细胞径向排列整齐。形成层环较明显；木质部导管多2～10 成群，稍径向分布，射线宽 2～20列细胞。髓部宽广，邻近初生木质部部位有韧皮部细胞群。薄壁细胞含淀粉粒。

粉末特征：黄褐色。木纤维略呈纺锤形或长梭形，有的边缘不平整，局部膨大或狭缩，末端锐尖或钝尖，有的斜尖或一端尖突似短分叉状，直径 15～48 μm，长 177～340 μm，壁厚 3～9 μm，多木化，纹孔口斜裂缝状或人字状、十字状。导管主为具缘纹孔导管，也有网纹、梯纹和螺纹导管。纤维少见，长条形，末端圆钝或稍平截，纹孔圆点状。后生皮层细胞黄棕色；表面观类多角形，壁稍厚，有的呈瘤状增厚，突入胞腔中。淀粉粒较多，单粒类圆形，直径 2～8 μm，脐点不明显。

(2) 薄层色谱：按升麻薄层色谱项下方法进行，样品液在与对照品阿魏酸、咖啡酸、水杨酸斑点相应位置上，显相同颜色的斑点。

【成分】 单穗升麻根茎含升麻二烯醇（cimicifugenol），升麻二烯醇酯，阿魏酸（ferulic acid），咖啡酸（caffeic acid），凯诺醇（khellol），阿米醇（ammiol），咖啡酸二甲醚（caffeic acid dimethyl ether），升麻精（cimifugin），15，24-双异升麻环氧醇（cimigol），15，24-双异升麻环氧醇苷，及以兴安升麻醇（dahurinol），去羟兴安升麻醇，异兴安升麻醇（isodahurinol），25-*O*-甲基异兴安升麻醇，金龟草二醇（acerinol），金龟草酮醇（acerionol），24-*O*-乙酰金龟草酮醇等为苷元的糖苷；还含升麻苷（cimicifugoside），无羁萜（friedelin），β-谷甾醇（β-sitosterol），β-谷甾醇葡萄糖苷（β-sitosterylglucoside），升麻环氧醇（cimigenol），25-*O*-甲基升麻环氧醇，升麻环氧醇木糖苷（cimigenylxyloside），豆甾醇（stigmasterol）及菜油甾醇（campesterol）。

【药理】 1. 解热、降温作用　单穗升麻提取物阿魏酸及咖啡酸可使大鼠正常体温下降，对伤寒、副伤寒混合疫苗所致大鼠发热有解热作用。

2. 镇痛作用　单穗升麻提取物 2 g/kg 小鼠灌服能明显抑制醋酸所致扭体反应；对压尾刺激反应亦有抑制作用。

3. 抗炎作用　单穗升麻提取物对角叉菜胶或右旋糖酐所致的足跖肿胀有抑制作用，对乳酸引起的肛门溃疡，可使溃疡面缩小。阿魏酸、咖啡酸亦有抗炎作用。

4. 解痉作用　野升麻根茎有解痉作用，解痉成分可能为凯诺醇和阿米醇。

5. 抗菌作用　野升麻浸剂用试管稀释法在 1∶14 时对许兰毛癣菌有抑制作用。

【药性】 《天目山药用植物志》："性微寒，味甘、辛、微苦。"

【功用主治】 《天目山药用植物志》："功能散风、解毒、升阳、透疹。治时气疫疠，阳明头痛，喉痛，斑疹，风热疮疡，久泄脱肛，女子崩带，小儿麻疹。"

【用法用量】 内服：煎汤，3～9 g。

4442 **野火绳** yě huǒ shéng（《红河中草药》）

【异名】 小白药、小火绳、澜沧扁担杆（《红河中草药》）。

【基原】 为椴树科扁担杆属植物毛果扁担杆的根白皮。

【原植物】 毛果扁担杆 *Grewia eriocarpa* Juss.［*G. lantsangensis* Hu］ 又名：杠木、山麻树（《中国高等植物图鉴》）。

灌木或小乔木，高达8 m。幼枝被有茸毛。叶互生，柄长 5～10 mm；托叶线状披针形；叶片纸质，斜卵形至卵状长圆形，先端渐尖或急尖，基部偏斜，斜圆形或斜截形，上面散生星状毛，边缘有细锯齿；脉三出。聚伞花序1～3 枝腋生；苞片披针形；花两性；萼片狭长圆形；腺体短小；雄蕊离生，长短不一；子房被毛，花柱有短柔毛，柱头盾形，4 浅裂或不分裂。核果近球形，被星状毛，有浅沟。

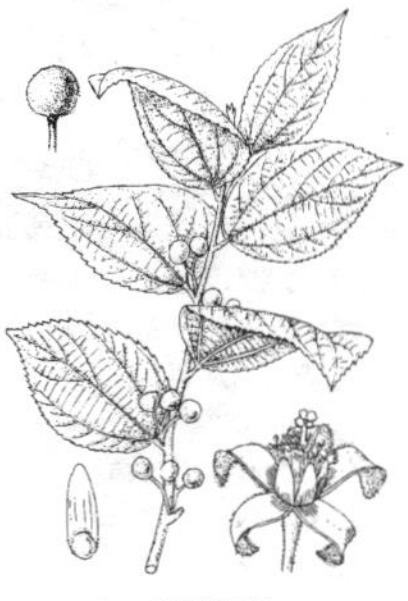

毛果扁担杆

生于半山坡草丛和疏林中。分布于广东、广西、海南、贵州、云南、台湾等地。

【采收加工】 9～12 月挖取根部，剥取根皮，除去栓皮，切段，鲜用或晒干。

【药性】 《红河中草药》："涩、微苦，凉。"

【功用主治】 止血，接骨，生肌，解毒。主治外伤出血，刀枪损伤，骨折，疮疖红肿。

《红河中草药》:"收敛止血,生肌接骨。"

【用法用量】 外用:鲜品捣敷;或研末调敷。

【选方】 1.治骨折 (野火绳)鲜根捣烂,鸡蛋清调敷,每2日换药1次。

2.治刀枪伤,疮疖红肿 (野火绳)鲜品捣敷或干品研末,冷开水调敷。(1、2方出自《红河中草药》)

4443 野甘草 yě gān cǎo 《福建民间草药》

【异名】 假甘草、土甘草(《广西中药志》)、四时茶(《闽南民间草药》)、冰糖草(《广东中药》)。

【基原】 为玄参科野甘草属植物野甘草的全株。

【原植物】 野甘草 *Scoparia dulcis* L.

直立草本或呈亚灌木状,高达1 m。根粗壮。茎多分枝,枝有棱角或狭翅。叶对生或轮生,近无柄;叶片菱状卵形至披针形,全缘或前半部有齿,两面无毛。花单朵或成对生于叶腋,无小苞片;萼分生,齿4,卵状长圆形,先端钝,具睫毛;花冠小,白色,喉部生有密毛,花瓣4,上方1枚稍大,钝头,缘有细齿;雄蕊4,近等长,花药卵形;花柱挺直,柱头截形,或凹入。蒴果卵圆形至球形。花期5～7月。

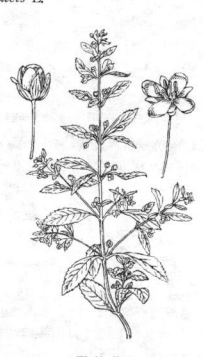

野甘草

生于荒地、路旁,偶见于山坡。分布于福建、广东、广西、云南等地。

【采收加工】 全年均可采,鲜用或晒干。

【成分】 全株含无羁萜(friedelin)、β-黏霉烯醇(glutinol)、α-香树脂醇(α-amyrin)、白桦脂醇(betulinic acid)、依弗酸(ifflaionic acid)、野甘草种酸(dulcioic acid)、野甘草酸(scoparic acid)A、B、C、野甘草酸(scopadulcic acid)A、野甘草都林(scopadulin)、野甘草属醇(scoparinol)、野甘草种醇(dulcinol)、苯并噁唑啉酮(benzoxazolinone)、6-甲氧基苯并噁唑啉酮(6-methoxybenzoxazolinone)、5,7-二羟基-3′,4′,6,8-四甲氧基黄酮(5,7-dihydroxy-3′,4′,6,8-tetramethoxyflavone)、5,7,8,3′,4′,5′-六羟基黄酮-7-O-β-D-葡萄糖醛酸苷(5,7,8,3′,4′,5′-hexahydro xyflavone-7-O-β-D-glucuronide)、芹菜素(apigenin)、高山黄芩素(scutellarein)、木犀草素(luteolin)、6,8-二-C-葡萄糖基芹菜素(vicenin-2)、蒙花苷(linarin)、牡荆素(vitexin)、异牡荆素(isovitexin)、高山黄芩苷(scutellarin)、高山黄芩苷甲酯(scutellarin methyl ester)、木犀草素-7-葡萄糖苷(luteolin-7-glucoside)、刺槐素(acacetin)、对-香豆酸(p-coumaric acid)、野甘草醇(dulciol)、阿迈灵(amellin)。地上部分含野甘草酸、野甘草属二醇(scopadiol)。叶含野甘草酸B-黏霉烯醇、6-甲氧基苯并噁唑啉酮、刺槐素、野甘草属酸B及野甘草属酸A。根含β-谷甾醇(β-sitosterol)、二十六醇(hexacosanol)、D-甘露醇(D-mannitol)、6-甲氧基苯并噁唑啉酮、依弗酸、白桦脂酸及薏苡素(coixol)。

【药理】 1.抗病毒作用 野甘草所含野甘草酸B体外试验证明可抑制病毒的增殖,其作用不是直接杀死病毒或抑制病毒与宿主细胞的接触,而是干扰病毒的早期生长。体外试验证明该品能影响单纯性疱疹病毒的早期感染生长。动物接种病毒后,每日口服或腹腔注射100～200 mg/kg能有效地延缓疱疹病灶的出现和延长生存时间。

2.对胃的保护作用 对猪胃质子泵(H⁺、K⁺-ATP酶)有显著的抑制作用,其作用呈可逆性、竞争性,半数有效浓度(IC_{50})为

20～30 μmol/L,像其他质子泵抑制剂如奥美拉唑一样,对胃有保护作用。

3.抗癌作用 野甘草所含5,7-二羟基-3′,4′,6,8-四甲氧基黄酮对体外培养的人宫颈癌(HeLa 229和HeLa S3)和肝癌(HEp-2)细胞及人正常组织6种细胞系均有细胞毒作用,其作用的敏感性对前者较高,后者则较低。

4.降血糖作用 野甘草所含阿迈灵15～20 mg口服,可缓解糖尿病患者的症状,在1月内尿糖、血糖皆有显著下降。

5.降血压 野甘草根的水或醇提取物给麻醉猫静脉注射可引起血压下降。

根的水或醇提取物给麻醉猫静脉注射均可引起呼吸抑制,对离体蟾蜍心脏有兴奋作用。对离体兔十二指肠的张力与运动均有抑制。对离体大鼠子宫略有兴奋作用。

【药性】 甘,凉。

1.《广西中药志》:"味甘,性平。"

2.广州部队《常用中草药手册》:"甘,凉。"

【功用主治】 疏风止咳,清热利湿。主治感冒发热,肺热咳嗽,咽喉肿痛,肠炎,痢疾,小便不利,脚气水肿,湿疹,痱子。

1.广州部队《常用中草药手册》:"清热利湿,治感冒发热,肠炎腹泻,脚气水肿,小便不利。"

2.《全国中草药汇编》:"疏风止痒。治肺热咳嗽,肠炎,痢疾,外用治痱子,皮肤湿疹。"

3.《福建药物志》:"清热利尿,治麻疹,感冒中暑,痢疾,咽喉炎,支气管炎,脚气,丹毒,跌打损伤。"

【用法用量】 煎汤,15～30 g。外用:捣汁涂。

【选方】 1.治感冒咳嗽 鲜冰糖草30 g,薄荷9 g,鱼腥草15 g,水煎服。

2.治细菌性痢疾 冰糖草、羊蹄草各30 g,陈仓米10～15 g,水煎服。(1、2方出自《全国中草药汇编》)

3.治丹毒 鲜野甘草60 g,食盐少许。同捣烂,水煎服。《福建中草药》

4.治小儿肝炎烦热 鲜野甘草15 g,酌加冰糖。开水炖服。

5.治脚气浮肿 鲜野甘草30 g,红糖30 g,水煎,饭前服,日2次。(4、5《福建民间草药》)

【临床报道】 治疗肝炎 用鲜冰糖草60 g,水煎服,每日1剂。或服冰糖草干糖浆,每次10 g(相当于干冰糖草15 g),每日2次。共治疗133例,其中急性黄疸型98人,无黄疸型32人,迁延型3人。一般平均治疗8日退黄,平均35日治愈。自觉症状消失快,肝功能恢复迅速。

4444 野芋叶 yě yù yè 《纲目》

【基原】 为天南星科芋属植物野芋的叶。

【原植物】 参见"野芋"条。

【采收加工】 5～7月采收,鲜用或晒干。

【功用主治】 清热解毒,消肿止痛。主治疮肿毒,蛇、虫咬伤。

【纲目】:"捣涂毒肿,初起无名者即消,亦治蜂蛋,涂之良。"

【用法用量】 外用:捣敷。

【宜忌】 本品有毒,不宜内服。

【选方】 1.治指疔 鲜野芋叶适量,白矾少许,酌加猪胆汁。同捣烂如泥,敷于患处。

2.治毒蛇咬伤 鲜野芋叶同酒酿糟捣敷伤处。

3.治毒蜂螫伤 鲜野芋全草连根,捣涂患处。(1～3方出自《江西民间草药验方》)

4445 野芋实 yě yù shí 《岭南采药录》

【异名】 痕芋头花仁(《生草药手册》)。

【基原】 为天南星科芋属植物野芋的果实。

【原植物】 参见"野芋"条。

【采收加工】 6～7月采收,晒干。

【药性】 辛,温,小毒。

【功用主治】 《岭南采药录》:"治小肠气证,每服六、七粒。"

【用法用量】 内服:煎汤,3～9 g。

【选方】 治疗小肠疝气 痕芋头花仁 15 g,焗猪小肚,饮汤,食猪小肚,其药不用食。《生草药手册》)

4446 野亚麻 yě yà má 《吉林中草药》)

【异名】 疗毒草、野胡麻《内蒙古中草药》)。

【基原】 为亚麻科亚麻属植物野亚麻的全草。

【原植物】 野亚麻 Linum stellarioides Planch.

一年生或二年生草本,高 40～70 cm。茎直立,基部略木质,上部多分枝。单叶互生;无柄;叶片线形至线状披针形,全缘;叶脉 1～3条。花单生于枝顶排成聚伞花序;萼片 5,卵状披针形,绿色,有黑色腺点;花瓣 5,倒卵形,淡紫色、蓝色或蓝紫色;雄蕊 5,稍短于花柱,退化雄蕊 5,与花柱等长;子房卵形,5室。蒴果球形或扁球形,先端突尖。种子长圆形,扁平,褐色。花期 7～8月,果期 9～10月。

生于平坦沙地、固定沙丘、干燥山坡及草原上。分布于内蒙古、辽宁、吉林、黑龙江、江苏、河南、广西北部、山西、青海、宁夏等地。

本植物的种子(野亚麻子)亦供药用,另设专条。

【采收加工】 6～10月采收全草,鲜用。

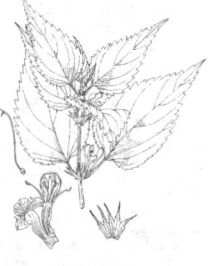
野亚麻

【药性】 《东北常用中草药手册》:"甘,平。"

【功用主治】 《吉林中草药》:"解毒消肿。治疮疖痈肿。"

【用法用量】 外用:鲜品捣烂敷。

【选方】 治各种疮疖痈肿 鲜亚麻全草捣烂,敷患处,每日换 1次。《吉林中草药》)

4447 野芝麻 yě zhī má 《植物名实图考》)

【异名】 白花益母草《植物名实图考》),白花菜《东北药用植物志》),糯米饭草、吸吸草《浙江民间草药》),包团草、泡花草《贵州民间药物》),野油麻《湖南药物志》),土蚕子《常用中草药配方》)。

【基原】 为唇形科野芝麻属植物野芝麻的全草。

【原植物】 野芝麻 Lamium barbatum Sieb. et Zucc.

多年生草本,高达1 m。根茎长,具地下匍匐枝。茎直立,单生,四棱形,具浅槽,中空。茎下部叶卵圆形或心脏形;上部叶卵圆状披针形,草质,两面均被疏硬毛;叶柄长。轮伞花序 4～14 花,着生于茎端;苞片狭线形或丝状;花萼钟形;花冠白色或浅黄色,冠筒内弯,被微柔毛,花冠喉部外弯,被柔毛;花柱丝状,先端近相等的 2 浅裂;花盘杯状;子房裂片长

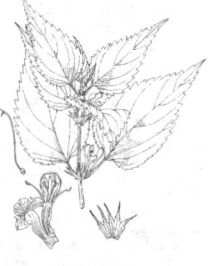
野芝麻

圆形,无毛。小坚果倒卵圆形,淡褐色。花期 4～6月,果期 7～8月。

生于路边、溪旁、田埂及荒坡上。分布于华北、东北、华东各地。中南的湖北、湖南,西南的四川、贵州,西北的陕西、甘肃等地均有。

本植物的花(野芝麻花)、根(野芝麻根)亦供药用,另设专条。

【采收加工】 5～6月采收全草,阴干或鲜用。

【药材】 野芝麻 Lamii Barbati Herba 产于辽宁、吉林、黑龙江、河南、山西等地。

性状 茎呈类方柱形,长 25～50 cm。叶对生,多皱缩或破碎,完整者展平后呈心状卵形,先端长尾状,基部心形或近截形,边缘具粗齿,两面具柔毛;叶柄长 1～5 cm。轮伞花序生于上部叶腋内,苞片线形,具睫毛;花萼钟形,5裂,花冠多皱缩,灰白色至灰黄色。质脆。气微香,味淡、微辛。

鉴别 茎横切面:表皮细胞 1 列,外被角质层;亦见很小腺毛及非腺毛之残基。表皮下棱角处具厚角组织;内皮层细胞 1 列,可见凯氏点。维管组织连续成环(嫩茎断续列列)。木质部于棱角处较为宽厚。髓宽大,中心常形成大型腔隙;髓部薄壁组织内有时可见细小草酸钙棱晶,单个存在或数个相集于同一细胞内。

叶表面制片:上表皮细胞垂周壁波状弯曲;下表皮细胞垂周壁波状或深波状弯曲。气孔见于下表皮,常为直轴式。非腺毛 2(1～3)细胞,刚直或有时弯曲,长 250～964 μm,壁稍加厚,具疣,常木化;腺毛短小,柄部 1～2 细胞,头部 4(或 1、2)细胞。另有鳞状腺毛,柄部单细胞,头部 8 细胞。

【药性】 辛、甘,平。

1.《全国中草药汇编》:"甘、辛,平。"

2.《福建药物志》:"辛、淡,凉。"

【功用主治】 凉血,活血,利湿,消积。主治肺热咳血,血淋,月经不调,崩漏,水肿,白带,跌打损伤,小儿疳积。

1.《全国中草药汇编》:"散瘀,消炎,调经,利湿。主治跌打损伤,小儿疳积,白带,月经不调,肾炎,膀胱炎。"

2.《浙江药用植物志》:"清肺,止血,理气,活血。主治肺结核,胃痛。"

3.《福建药物志》:"治习惯性流产。"

【用法用量】 内服:煎汤,9～15 g;或研末。外用:鲜品捣敷;或研末调敷。

【选方】 1. 治咯血咳嗽 吸吸草 15～30 g,鹿衔草15 g。同煎服。《浙江民间草药》)

2. 治血淋 野芝麻炒后研末,每服 9 g,热米酒冲服。(江西《草药手册》)

3. 治崩漏 野芝麻、龙芽草各 30 g,卷柏 6 g,水煎服。

4. 治跌打损伤 鲜野芝麻 90～120 g,水煎,冲黄酒服。(3、4 方出自《浙江药用植物志》)

5. 治小儿虚热 野芝麻 9 g,地骨皮 9 g,石斛 12 g,水煎服。

6. 治蜂毒、毒虫咬伤 野芝麻、山莴苣、萱草,共捣烂,敷患处。(5、6 方出自江西《草药手册》)

4448 野竹兰 yě zhú lán 《昆明民间常用草药》)

【异名】 膀胱七《全国中草药汇编》)。

【基原】 为兰科火烧兰属植物小花火烧兰的根。

【原植物】 小花火烧兰 Epipactis helleborine (L.) Crantz [Serapias helleborine (L.) S. latifolia (L.) All.]

陆生植物,高 20～50 cm。根茎短,根细长。茎直立,上部被柔毛,下部有鞘 3～4。叶互生,2～5 枚;叶片卵形至卵状披针形。总状花序具 3～45 朵花。花序轴被短柔毛;花苞片卵形至披针形,叶状;花绿色、淡紫色;中萼片卵状披针形;花瓣较小,卵状披针形;合蕊柱;子房倒卵形,无毛。花期7～10月。

生于林下或草坡上。分布于华北、东北、西南及西北。

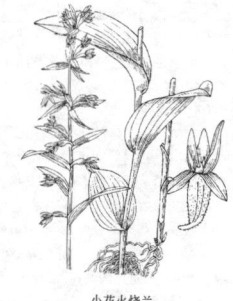

小花火烧兰

【采收加工】 9～11月采挖，晒干。

【成分】 含特效植物血凝素甘露糖(mannose-specific lectins)。

【药理】 抗病毒作用 野竹兰可高度抑制在人胚肺(HEL)、人宫颈癌(HeLa)及马达犬肾(MDCK)细胞中的人类免疫缺陷性病毒 I 型(HIV-1)及 II 型(HIV-2)。可明显地对抗人类巨细胞病毒(Cytomegalovirus CMV)、呼吸道合胞体病毒(RSV)及甲型流感病毒的活性。杂种兰花及野竹兰对 HIV 的50%有效浓度(EC_{50})为 0.04～0.08 μg/ml, 杂种兰花、野竹兰并不干扰 HIV-1 进入 MT-4 细胞, 亦不干扰呼吸道合胞体病毒进入 HeLa 细胞和甲型流感病毒进入 MDCK 细胞, 故野竹可能是干扰病毒与靶细胞的融合水平。

【药性】《全国中草药汇编》:"甘、淡,平。"

【功用主治】《全国中草药汇编》:"理气行血。治跌打损伤。"

【用法用量】 内服：煎汤,9～15 g。

4449 野麦子《重庆草药》 yě mài zǐ

【基原】 为禾本科燕麦属植物野燕麦的种子。

【原植物】 参阅"燕麦草"条。

【采收加工】 7～10月果实成熟时采收, 脱壳取出种子, 晒干。

【药性】《重庆草药》:"甘,温,无毒。"

【功用主治】《重庆草药》:"治虚汗不止,配伍作引子用。"

【用法用量】 内服：煎汤,10～15 g。

4450 野芫荽《广州部队〈常用中草药手册〉》 yě yuán suī

【异名】 假芫茜《陆川本草》、番香荽《广西药用植物名录》、山芫荽《惠阳地区中草药》、番鬼芫荽《梧州地区中草药》、大芫荽、阿瓦芫荽《云南药用植物名录》、日本芫荽《台湾药用植物志》。

【基原】 为伞形科刺芹属植物刺芹的带根全草。

【原植物】 刺芹 Eryngium foetidum L.

二年生或多年生草本, 高 10～60 cm。具特殊香气。基生叶披针形或倒披针形,先端钝,基部渐狭,革质,有膜质叶鞘,边缘有骨质尖锐锯齿,羽状网脉丝锯齿尖端成硬刺,无叶柄。花莛直立,粗壮,二歧分枝。聚伞花序由多数头状花序组成,总苞片 5～6,叶状；小总苞片披针形；萼齿卵状披针形；花瓣倒披针形至倒卵形,白色、淡黄色或黄绿色；花柱直立或向外倾斜。双悬果球形或卵圆形,表面有瘤状凸起,果棱不明显。花果期 4～12 月。

生于海拔 100～1 450 m 的丘陵、山地林下、林边、路旁、沟边等阴湿处。分布于广东、广西、海南、贵州、云南、台湾等地。

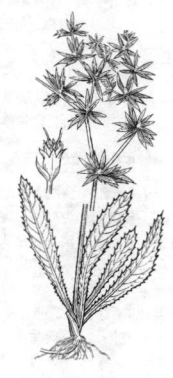

刺 芹

【采收加工】 全年均可采,晒干。

【成分】 根含皂苷,根油中含 2, 3, 6-三甲基苯甲醛(2, 3, 6-trimethylbenzaldehyde)、2-甲酰-1, 1, 5-三甲基-2, 4-环己烯-6-醇(2-formyl-1, 1, 5-trimethylcyclohexa-2, 4-dien-6-ol)。全草含挥发油,内含二十二碳烯醛(dodec-2-en-1-al)、α-蒎烯(α-pinene)、小茴香醇(fenchylalcohol)及呋喃酮。另还含有水分、碳水化合物、粗蛋白、粗纤维和钙、磷、铁等无机元素。

【药性】 广州部队《常用中草药手册》:"微苦、辛,温。"

【功用主治】 发表透疹,理气消肿。主治感冒,麻疹不透,咽痛,胸痛,食积,呕逆,脘腹胀痛,泻痢,肠痈,疮疖,烫伤,跌打伤肿,蛇咬伤。

1. 广州部队《常用中草药手册》:"疏风除热,芳香健胃。治感冒胸痛,消化不良,肠炎腹泻,蛇咬伤。"

2.《云南中草药》:"发散解表,健胃。主治麻疹未透,牙痛,风寒感冒,扁桃腺炎,气管炎,咳嗽,胃痛,膀胱炎,尿道炎,外伤疮疖,烧烫伤。"

【选方】 1. 治风寒感冒 山芫荽15 g,葱头 3 只,生姜 3 片,共捣烂,拌热粥服。《惠阳地区中草药》

2. 治扁桃体炎,毒蛇咬伤 干野芫荽15 g,煎服,外用鲜野芫荽适量,捣敷。

3. 治消化不良,食欲不振 干野芫荽15 g,煎服,或取鲜芫荽适量,切细,凉拌作菜吃。(2、3 方出自《红河中草药》)

4. 治跌打肿痛 山芫荽适量,加酒少许,蒸热,外搽或外敷患处。《惠阳地区中草药》

4451 野苋子《长白山植物药志》 yě xiàn zǐ

【异名】 苋菜子《内蒙古中草药》、青葙子、西风谷《长白山植物药志》。

【基原】 为苋科苋属植物凹头苋或反枝苋的种子。

【原植物】 参阅"野苋菜"条。

【采收加工】 9～10月采收果实,日晒,搓揉取种子,干燥。

【药材】 凹头苋 Amaranthi Lividi Semen、反枝苋 Amaranthi Retroflexi Semen 全国大部分地区均产。

性状 种子环形(凹头苋)或近球形(反枝苋),直径0.8～1.5 mm。前者表面红黑至黑褐色,边缘具环状边。后者棕色或黑色,边缘细,略有光泽。气微,味淡。

【成分】 种子油含肉豆蔻酸(myristic acid)、棕榈酸(palmitic acid)、硬脂酸(stearic acid)、花生酸(arachidic acid)、山萮酸(behenic acid)、油酸(oleic acid)和亚油酸(linoleic acid)。

【药性】 甘,凉。归肝、膀胱经。

1.《内蒙古中草药》:"味甘,性微寒。"

2.《长白山植物药志》:"淡,平。"

【功用主治】 清肝明目,利尿。主治肝热目赤,翳障,小便不利。

1.《中国药用植物图鉴》:"利尿,明目。"

2.《内蒙古中草药》:"清肝,凉血,明目,祛风热。治结膜炎,肝炎,高血压,头晕目眩,目翳。"

3.《长白山植物药志》:"祛风湿,清肝火。治目赤肿痛,翳障,高血压。"

【用法用量】 内服：煎汤,6～12 g。

【选方】 1. 治风热目痛 苋菜子 9 g,菊花 15 g,龙胆草 9 g,水煎服。

2. 治高血压病 苋菜子15 g,水煎服。(1、2 方出自《内蒙古中草药》)

4452 野苋菜《滇南本草》 yě xiàn cài

【异名】 野苋《植物名实图考》、光苋菜《全国中草药汇编》)。

【基原】 为苋科苋属植物凹头苋或反枝苋的全草或根。

【原植物】 1. 凹头苋 *Amaranthus lividus* L.

一年生草本，高 10～30 cm。

茎淡绿色至暗紫色，斜上，基部分枝。单叶互生；柄长 1～3.5 cm；叶片卵形或菱状卵形，先端凹缺或钝，基部阔楔形，全缘或稍呈波状。花小，单性或杂性；簇生叶腋或成顶生穗状花序或圆锥花序；苞片干膜质，长圆形；花被片 3，细长圆形，先端钝而有微尖，向内曲；雄蕊 3；柱头 3 或 2，线形。胞果扁卵形，近平滑或略具皱纹。种子环形，黑色至黑褐色。花期 7～8 月，果期 8～9 月。

生于庭园、路边等处。分布于全国各地。

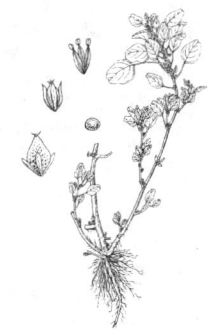
凹头苋

2. 反枝苋 *Amaranthus retroflexus* L. 又名：西风谷（《内蒙古中草药》），红苋菜（《贵州草药》）。

一年生草本，高 20～80 cm。茎粗壮，直立，钝棱，密生短柔毛。叶柄长 1.5～5.5 cm。叶片菱状卵形或椭圆状卵形，先端微凸，具小芒尖，基部楔形；花单性或杂性，集成顶生和腋生的圆锥花序；花被片 5，白色；雌花花柱 3。胞果小，扁球形。花期 7～8 月，果期 8～9 月。

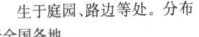
反枝苋

生于旷野、田间或村舍附近草地。分布于华北、东北、西北及山东、河南、台湾等地。

以上植物的种子（野苋子）亦供药用，另设专条。

【采收加工】 5～10 月采收，鲜用。

【成分】 1. 凹头苋 全草含苋菜红苷（amarantin），叶含锦葵花素-3-葡萄糖苷（malvidin-3-glucoside）和芍药花素-3-葡萄糖苷（peonidin-3-glucoside）。

2. 反枝苋 全草含饱和的和不饱和的脂肪酸有亚麻酸（linolenic acid）、棕榈酸（palmitic acid）、亚油酸（linoleic acid）、油酸（oleic acid）、硬脂酸（stearic acid）和肉豆蔻酸（myristic acid）。叶含谷氨酸（glutamic acid）、天冬氨酸（aspartic acid）、甲硫氨酸、组胺酸、葡萄胺、半乳糖胺（galactosamine）。组织培养的挥发油分析有顺-3-己烯-1-醇（cis-3-hexen-1-ol）、1-己醇（1-hexanol）、反-2-己烯-1-ol（trans-2-hexen-1-ol）。

【药性】 甘，微寒。归大肠、小肠经。

1.《滇南本草》："味咸，性微温。"

2.《河北中草药》："甘、淡、微寒。"

【功用主治】 清热解毒，利尿。主治痢疾，泄泻，疔疮肿毒，毒蛇咬伤，蜂螫伤，小便不利，水肿。

1.《滇南本草》："白者去肺中痰结，赤者破肠胃中血积，赤白同用，消血之积，消虫积，下气消胀。洗皮肤瘙痒，皮肤游走之风。"

2.《中国药用植物图鉴》："缓和止疼痛，收敛，利尿，解热。"

3.《河北中草药》："凉血清热，解毒消肿，淡渗水湿而利尿。"

治腹泻，痢疾及水肿，小便不利。亦治乳痈，痔疮，疔疮肿毒，毒蛇咬伤。

【用法用量】 内服：煎汤，9～30 g；捣汁。外用：捣敷。

【选方】 1. 治痢疾 凹头苋 30 g，车前子 15 g，水煎服。（《河北中草药》）

2. 治乳痈 鲜野苋根 30～60 g，鸭蛋 1 个，水煎服；另用鲜野苋叶和冷饭捣烂外敷。

3. 治疮疖肿痛 鲜野苋根 30～60 g，猪大肠 1 段，水煎，饭前服。

4. 治毒蛇咬伤 鲜野苋全草 30～60 g，捣烂绞汁服。或鲜全草 30 g，杨梅鲜树皮 9 g，水煎调泻盐 9 g 服。（2～4 方出自《福建中草药》）

4453 野花生 yě huā shēng《云南思茅中草药选》

【异名】 草决明《云南思茅中草药选》。

【基原】 为豆科决明属植物决明和小决明的全草或叶。

【原植物】 参见"决明子"条。

【采收加工】 7～10 月采收全草和叶，晒干。

【药性】 咸，微苦，平。

1.《食疗本草》："平。"

2.《云南中草药》："咸、微苦、凉。"

【功用主治】 清热明目，解毒利湿。主治急性结膜炎，流感，湿热黄疸，急慢性肾炎，带下，瘰疬。

1.《食疗本草》："主明目，利五脏。"

2.《本草汇言》："利五脏，解一切蕴热。"

3.《云南中草药》："治流感、感冒。"

4.《福建药物志》："治急慢性肾炎，疟疾，白带，瘰疬，鞘膜积液。"

【用法用量】 内服：煎汤，9～15 g。

【选方】 1. 治肾虚眼花 草决明 9～15 g，切碎拌鸡蛋炒吃。

2. 治脱肛 草决明根 6 g，炖猪大肠吃。（1、2 方出自《云南中草药》）

4454 野花椒 yě huā jiāo《全国中草药汇编》

【基原】 为芸香科花椒属植物野花椒的果实。

【原植物】 参见"野花椒叶"条。

【采收加工】 7～8 月采收成熟的果实，晒干。

【药材】 野花椒 *Zanthoxyli Simulantis Fructus* 主产于浙江、安徽、江西、广西、云南。

性状 分果球形，常 1～2 个集生，每一分果沿腹背缝线开裂达基部，直径 6～7 mm。表面褐红色，密集凸起的小油腺点。基部延长为子房柄，具纵皱纹。种子卵球形，长 4～4.5 mm，直径 3.5～4 mm，黑色，光亮，基部种孔显状。果皮质韧。气淡，味苦、凉，微麻而辣。

鉴别 果皮横切面：表皮细胞 1 列，外被角质层。下皮细胞 2 列，富含棕色色素块。中果皮分布有 20 个左右的大型油室，类圆形，维管束约 25 个。薄壁细胞含较多草酸钙簇晶及少量方晶。内果皮为 2～5 列木化厚壁细胞，外侧 1～2 列细胞直径较大，切向延长，孔沟清晰，内方 1～3 列细胞椭圆形或近圆形。

【药性】《天目山药用植物志》："性温，味辛，有毒。"

【功用主治】 温中止痛，杀虫止痒。主治脘腹冷痛，呕吐，泄泻，蛔虫腹痛，寒饮喘咳，湿疹，皮肤瘙痒，阴痒，龋齿疼痛。

1.《中国药用植物图鉴》："散寒除湿，健胃，驱虫，止泻。"

2.《天目山药用植物志》："治脘腹寒痛，吐泻及蛔虫痛。"

3.《全国中草药汇编》："温中止痛。治胃痛，湿疹，皮肤瘙痒，龋齿疼痛。"

【用法用量】 内服：煎汤，3～6 g；或研粉，1～2 g。外用：煎水洗或含漱;或研末调敷。

【宜忌】 妇女哺乳期慎服。

【选方】 1. 治脘腹寒痛,寒湿吐泻 野花椒果壳3～6 g,干姜6 g,吴茱萸6 g,水煎服。

2. 治蛔虫腹痛、呕吐 野花椒果壳6 g,乌梅15～30 g,水煎服。

3. 治寒饮咳喘 野花椒果壳或种子3 g,细辛1.5～3 g,干姜6 g,五味子5 g(打碎),水煎,分次缓服。(1～3方出自《湖南药物志》)

4. 治风寒湿痹及膝痛 野花椒根、茎、果实煎汁洗澡。(江西《草药手册》)

4455 野苎麻 yě zhù má (《云南中草药选》)

【异名】 野麻(《广西药用植物名录》),大接骨、八楞麻、双合合(《云南思茅中草药选》),牛鼻子树(《云南药用植物名录》)。

【基原】 为荨麻科苎麻属植物束序苎麻的全株。

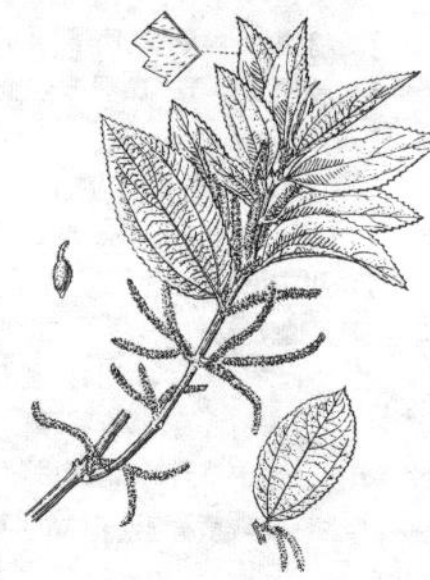

束序苎麻

【原植物】 束序苎麻 *Boehmeria siamensis* Craib

灌木,高1～3 m。小枝被有短伏毛;芽卵形或狭卵形。叶对生;叶柄长2～10 mm;叶片狭卵形或椭圆形,先端短渐尖或急尖,基部浅心形或圆形,边缘具小牙齿;基出脉3条。穗状花序2～4条,叶腋生,枝顶部花序单生叶腋;花单性,密集,互相邻接;苞片卵形或椭圆形,宿存。雄花花被片4,椭圆形,合生于中部;雌花花被管状,淡绿色,包被子房,子房1室,外面被柔毛。瘦果略作纺锤形。花果期7～10月。

生于海拔1 000 m左右的山地阳坡灌丛中或疏林中。分布于广西、贵州、云南等地。

【采收加工】 全年均可采收,鲜用或晒干。

【药性】 《全国中草药汇编》:"淡,平。"

【功用主治】 《全国中草药汇编》:"清热解毒,祛风除湿。主治肠痈,经闭腹痛,泄泻,风湿痛,荨麻疹,皮肤瘙痒,湿疹,痘疮。"

【用法用量】 内服:煎汤,9～15 g。外用:捣敷;或煎水洗。

【选方】 治荨麻疹 老母猪挂面、五除叶、松毛尖各适量,煎水洗。(《云南思茅中草药选》)

4456 野杜仲 yě dù zhòng (《全国中草药汇编》)

【异名】 痰药(《全国中草药汇编》)。

【基原】 为卫矛科卫矛属植物大花卫矛及肉花卫矛的根、树皮及根皮。

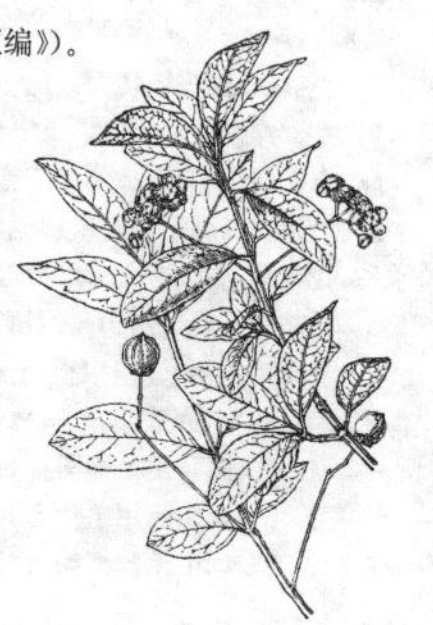

大花卫矛

【原植物】 1. 大花卫矛 *Euonymus grandiflorus* Wall. 又名:滇桂(《植物名实图考》),金丝杜仲(《天目山药用植物志》),黑杜仲(《中国高等植物图鉴》)。

常绿乔木或灌木,高4～10 m。树干灰黑色。小枝灰绿色,圆筒形,折断时具白丝,幼枝黄绿色,具棱。单叶对生;柄长0.5～1 cm;叶倒卵形、椭圆形,先端急尖或短尖,边缘具细齿,基部楔形。聚伞花序腋生;花大,黄白色,4出数;雄蕊花丝细长。蒴果具狭翅状4锐棱,成熟时黄色至红色。种子黑色,外被深红色假种皮。花期5～6月,果期7～9月。

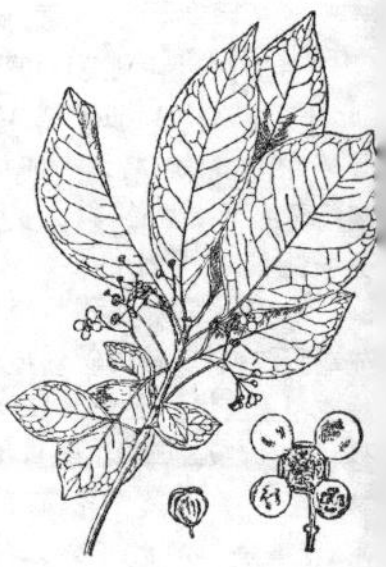

肉花卫矛

生于山坡灌丛中或沟谷林缘,常见于石灰岩山地。分布于浙江、江西、湖北、湖南、四川、贵州、云南、陕西、甘肃。

2. 肉花卫矛 *E. carnosus* Hemsl. 又名:土杜仲(《中国高等植物图鉴》)。

本种与大花卫矛极相似,主要区别为:叶柄长达2 cm;叶较宽大,长5～15 cm,稍带肉质,长方椭圆形、宽椭圆形或椭圆状倒卵形,基部宽楔形,先端突短尖。

生于山坡、林边或灌丛中。分布于江苏、浙江、安徽、福建、江西、河南、湖北、台湾。

以上植物的果实(野杜仲果)亦供药用,另设专条。

【采收加工】 全年均可采,切片,或剥皮晒干。

【药性】 辛、微苦,平。

1.《全国中草药汇编》:"微苦、涩,平。"

2.《湖北中草药志》:"淡,平。"

【功用主治】 祛风除湿,活血散结。主治风湿疼痛,跌打伤肿,腰痛,经闭,痛经,瘰疬痰核。

1.《全国中草药汇编》:"软坚散结,祛风除湿,通经活络。治淋巴结结核,跌打损伤,肾虚腰痛,风湿疼痛,闭经,痛经。"

2.《湖北中草药志》:"活血通经,治瘀血经闭。"

【用法用量】 内服:煎汤,15～30 g;或浸酒。

【宜忌】 孕妇慎服。

【选方】 1. 治腰痛 大花卫矛树皮或根皮30 g,大活血30 g,柘藤根30 g。加酒煎,1日3次分服。

2. 治瘀血闭经、痛经 大花卫矛根15 g,野南瓜根30 g,乌药15 g,水煎服。(1、2方出自江西《草药手册》)

3. 治淋巴结结核 痰药根60～120 g,鸡蛋3～5个,红糖适量,共煮。蛋熟后剥去壳再煮,过滤去渣。药汁与鸡蛋同服,每日1剂,连服2日。以后每隔4日再连服2剂。(《全国中草药汇编》)

4457 野牡丹 yě mǔ dān (《福建民间草药》)

【异名】 猪母草、山石榴(《植物名汇》),豹牙郎木(《陆川本草》),活血丹、高脚山落苏(《中国药用植物图鉴》),吞口巴、毛足杆(《四川中药志》),野石榴、金鸡腿(《闽东本草》),猪㮟稔、牛㮟稔(《南方主要有毒植物》),红爆牙狼(《文山中草药》),倒罐草、高脚稔(《全国中草药汇编》)。

【基原】 为野牡丹科野牡丹属植物野牡丹的全株。

野牡丹

【原植物】 野牡丹 *Melastoma candidum* D. Don [*M. septemnervium* Lour.]

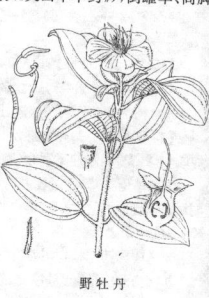

灌木,高0.5～1.5 m。茎钝四棱形或近圆柱形,茎、叶柄密被紧贴的鳞片状糙伏毛。叶对生;叶柄长5～15 mm;叶片坚纸质,卵形或广卵形,先端急尖,基部浅心

形或近圆形，全缘，两面被糙伏毛及短柔毛；基出脉 7 条。伞房花序生于分枝顶端，近头状，有花 3～5 朵，稀单生，基部叶状苞苞 2；苞片、花梗及花萼密被鳞片状糙伏毛；花 5 数，裂片卵形或略宽、与萼管等长或略长；花瓣玫瑰红色或粉红色，倒卵形，先端圆形，密被缘毛；雄蕊 5 长 5 短，长者药隔基部伸长，弯曲，末端 2 深裂，短者药室基部具一对小瘤；子房半下位，5 室，密被糙伏毛，先端具一圈刚毛。蒴果坛状球形，与宿存萼贴生，密被鳞片状糙伏毛；种子镶于肉质胎座内。花期 5～7 月，果期 10～12 月。

生于海拔约 120 m 以下的山坡松林下或开阔的灌草丛中，是酸性土常见的植物。分布于华南及福建、云南、台湾等地。

本植物的果实或种子（野牡丹子）、根（野牡丹根）亦供药用，另设专条。

【栽培】 生物学特性 喜温暖湿润的气候。稍耐旱和耐瘠。以向阳、疏松而含腐殖质多的土壤栽培为好。

繁殖方法 种子繁殖。3 月下旬至 4 月上旬播种。将种子混拌草木灰或细土，均匀地撒播于苗床上，覆盖细土 2 cm，然后盖草、浇水。气温在 25 ℃以上时，20 日左右出苗，出苗后揭去盖草。苗高 15 cm 左右，按行株距 40 cm×40 cm 开穴，每穴栽 3 株。

田间管理 定植后至封行前，应隔月松土除草 1 次。春、秋季各追施人粪尿或复合肥 1 次，冬季追施堆肥或草木灰，追肥后进行培土。

【采收加工】 7～10 月采收，晒干。

【药理】 抗菌等作用 野牡丹口服液体外对痢疾杆菌和大肠杆菌均有抑制作用，其 MIC 分别为 0.82 ml/ml 和 1.02 ml/ml；对离体兔肠的蠕动有明显的抑制作用；对蓖麻油、番泻叶引起的小鼠腹泻均有抑制作用。

【炮制】 取原药材，除去杂质，洗净，根润透，切段；果洗净，干燥；鲜叶洗净，用时捣碎。

饮片性状 根粗细不一，为圆柱形或椭圆形的段状。切面黄白色，周边粗糙红棕色。果实长圆形，有的不规则开裂。种子弯曲，黑色。鲜叶片长卵形或卵形，主脉 5～7 条，全缘，两面均被毛。气微，味淡。

贮干燥容器内，置通风干燥处。

【药性】 酸，涩，凉。

1.《四川常用中草药》："性凉，味咸、涩。"

2.《四川中药志》1979 年版："甘、酸、涩，平。"

【功用主治】 清热解毒，消积止滞，活血止血。主治泄痢、食积腹痛、肠痈、咳血、崩漏、跌打肿痛、疮肿、毒蛇咬伤。

1.《台湾省通志稿土地志生物篇》："叶治胃痛。"（引自《台湾药用植物志》）

2.《中国药用植物图鉴》："治血丝虫病。"

3. 广州部队《常用中草药手册》："解毒消肿，化滞消积，收敛止血。主治肠炎，菌痢，肝炎，跌打损伤。"

【用法用量】 内服：煎汤，9～15 g；或研末；或泡酒；或绞汁。外用：捣敷；研末调敷；煎汤洗或口嚼（叶）敷。

【宜忌】 孕妇慎服。

【选方】 1. 治水泻腹痛 猪殃殃叶干用 30 g，牛尾松全株 30 g，加米炒香，淬水服。《新会草药》

2. 治菌痢，肝炎 野牡丹全草（干品）15～30 g，水煎服。（广州部队《常用中草药手册》）

3. 治膝盖肿痛 野牡丹全草 24 g，忍冬藤 9 g，水煎服，日 2 次。

4. 治跌打损伤 野牡丹全草 30 g，金樱子根 15 g，和瘦猪肉酌加白酒炖服。（3、4 方均出自《福建民间草药》）

5. 治肺结核咳血 干红爆牙狼叶 12～18 g，每日 2 次。《文山中草药》

6. 治血山崩 猪殃殃叶 250 g，切碎白镬炒，用酒 250 ml 淬

7. 治产后腹痛 鲜猪殃殃叶 250 g，切碎炒，酒淬服。（6、7 方出自《新会草药》）

8. 治痈肿 鲜野牡丹叶 30～60 g，水煎服。渣捣烂外敷。《福建中草药》

【临床报道】 1. 治疗小儿急性腹泻（肠炎、菌痢等） 用野牡丹止泻片（每片含生药 3.3 g），1 岁以内每次 1 片，1～3 岁每次 2 片，4～6 岁每次 3 片，7～12 岁每次 4 片，每日 3 次，共观察 50 例。另设对照组 32 例（每日用吡哌酸 50 mg/kg），疗程 4～7 日，结果：治疗组显效 25 例，有效 18 例，无效 7 例，总有效率 86%。对照组分别为 6、12、14 例，总有效率 56.25%。

2. 治疗宫颈糜烂 取 200% 多花野牡丹煎剂 10～15 ml，置无菌烧杯中，用无菌棉球浸湿后贴敷于宫颈 1 次，判定疗效不超过 12 次为限，绝大多数 5～10 次即可治愈，结果：256 例中，Ⅰ度糜烂 68 例，用药 2～6 次；Ⅱ度糜烂 150 例，用药 6～8 次，均全部治愈；Ⅲ度糜烂 38 例，用药 7～12 次，36 例治愈，2 例好转。总治愈率 99.2%，有效率 100%。

4458 野鸡草 yě jī cǎo 《贵州民间药物》

【异名】 小仙茅《贵州药用植物目录》，小金锁梅、山韭菜、龙肾子《全国中草药汇编》，独脚仙茅《广西植物名录》。

【基original】 为仙茅科小金梅草属植物小金梅草的全株。

【原植物】 小金梅草 *Hypoxis aurea* Lour.

多年生草本。根基肉质，球形；根须状，短。叶基生；叶片狭线形，先端长尖，基部膜性，有黄褐色疏长毛；主脉 3 条，中脉明显。花茎纤细，被白色长柔毛；花序有花 1～2 朵，具淡褐色疏长毛；花梗 2 枚，细弱；花被片 6，黄色，宿存，有褐色疏长毛，内层的 3 枚，两侧膜质；雄蕊 6；子房下位，3 室，花柱短，柱头 3 裂，直立。蒴果棒状，成熟时 3 瓣开裂；种子多数，近球形，表面具瘤状突起。花期春、夏季。

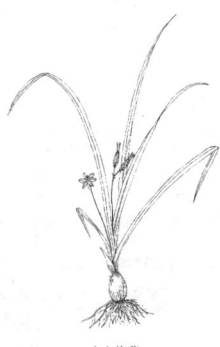

小金梅草

生于山野荒地。分布于江苏、浙江、安徽、福建、江西、湖北、湖南、广东、广西、贵州、云南、西藏、台湾等地。

【采收加工】 7～10 月采收，晒干或鲜用。

【药性】《贵州民间药物》："性温，味甘，微辛。"

【功用主治】 温肾壮阳，理气止痛。主治肾虚腰痛，阳痿，失眠，寒疝腹痛。

1.《贵州民间药物》："温肾。治病后阳虚，疝气。"

2.《全国中草药汇编》："温肾壮阳，补气。治肾虚腰痛，疝气痛，阳痿、失眠。"

【用法用量】 内服：煎汤，9～15 g。外用：捣敷；或煎汤熏洗。

【选方】 1. 治疝气 野鸡草 9 g，小茴香 3 g，水煎服。《贵州民间药物》

2. 治失眠 小金梅草，炎实各 15 g，金樱子 9 g，水煎服《全国中草药汇编》

4459 野苜蓿 yě mù xu 《内蒙古中草药》

【异名】 镰荚苜蓿、豆豆苗《内蒙古中草药》。

【基原】 为豆科苜蓿属植物黄花苜蓿的全草。

【原植物】 黄花苜蓿 *Medicago falcate* L. 又名：连花生（《中国高等植物图鉴》）。

多年生草本。根木质化。茎多分枝，斜升或平卧，被短柔毛。三出复叶；托叶卵状披针形或披针形，下部与叶柄合生；小叶倒披针形，条状倒披针形，先端圆钝或微凹，具小刺尖，基部楔形，边缘上部有锯齿，下部全缘，上面近无毛，下面被长柔毛。总状花序密集成头状，腋生，通常有花 5～20 朵，花萼钟状，密被柔毛，萼齿狭三角形；花黄色，旗瓣倒卵形，翼瓣比旗瓣短；雄蕊二体；子房宽条形，稍弯曲或近直立，花柱弯曲，柱头头状。荚果稍扁，镰刀形。种子 2～3 颗。花期 7～8 月，果期 8～9 月。

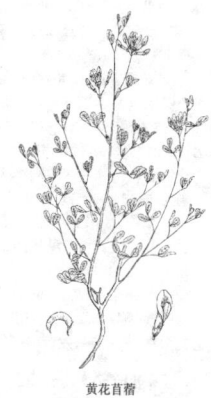

黄花苜蓿

生于海拔 3 000～4 100 m 的山坡林下、草原、丘陵、沟谷及低湿处。分布于华北、东北、西北及西藏等地。

【采收加工】 7～10 月采收全草，晒干备用。

【成分】 全草含皂苷（saponins），叶黄素酯（xanthophyllesters），叶黄素（xanthophylllutein），叶黄素-5, 6-环氧化物（xanthophyll-5, 6-epoxide），菊黄质（chrysanthemaxanthin），毛茛黄质（flavoxanthin），小麦黄素-5-*O*-葡萄糖苷（tricin-5-*O*-glucoside），小麦黄素-5-二-*O*-葡萄糖苷（tricin-5-di-*O*-glucoside），小麦黄素-5, 7-二葡萄糖苷（tricin-5, 7-di-*O*-glucoside）。并含有维生素 B₁ 和 B₂，精氨酸，天冬氨酸，谷氨酸。此外，尚含有微量元素锰，铁，锌，铜。花含有 β-胡萝卜素（β-carotene），δ-胡萝卜素（δ-carotene），羟基-α-胡萝卜素（hydroxy-α-carotene），新黄质（neoxanthin），异堇黄质（auroxanthin）和毛茛黄质。种子中含有半乳甘露聚糖（galactomannan）。

【药性】 甘、微苦，平。
1. 《宁夏中草药手册》："苦，温。"
2. 《内蒙古中草药》："味甘，微苦，性平。"

【功用主治】 理气健脾，利尿活血。主治脾虚腹胀，消化不良，浮肿，黄疸，风湿痹痛。
1. 《宁夏中草药手册》："舒筋活络，利尿。主治坐骨神经痛，风湿筋骨痛，劳伤疼痛，黄疸型肝炎，白血病。"
2. 《内蒙古中草药》："宽中下气，健脾补虚，利尿。主治胸腹胀满，消化不良，浮肿。"

【用法用量】 内服：煎汤，9～15 g；研末，3～4.5 g。

【选方】 1. 治消化不良，胸腹胀满 黄花苜蓿 3～4.5 g，为末冲服，每日 2 次。（《内蒙古中草药》）
2. 治坐骨神经痛，风湿筋骨痛，劳伤疼痛 黄苜蓿 15 g，水煎服。（《宁夏中草药手册》）

4460 野油麻 yě yóu má（《贵州草药》）

【异名】 地参（《贵州草药》），针筒菜（《中国高等植物图鉴》）。

【基原】 为唇形科水苏属植物长圆叶水苏的全草或根。

【原植物】 长圆叶水苏 *Stachys oblongifolia* Benth.

多年生草本，高 0.5～1 m。根茎匍匐，横走。茎棱及节上具长柔毛。叶对生，叶柄长 2 mm；叶片长圆状披针形，先端微急尖，基部浅心形，上面疏被柔毛，下面被柔毛状绒毛，沿脉上被长柔毛；轮伞花序通常有 6 花；小苞片条形，具毛；花萼钟状；花冠粉红色或

粉红紫色，筒内面喉部具微柔毛，上唇直立，下唇 3 裂，中裂片肾形，侧裂片卵圆形；雄蕊 4。小坚果卵球形。花期 5～6 月，果期 6～7 月。

生于林下或湿地。分布于江苏、浙江、安徽、江西、河南、湖北、湖南、广东、广西、四川、贵州、云南、台湾等地。

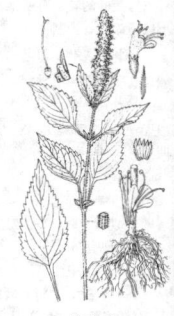

长圆叶水苏

【采收加工】 7～10 月采收，鲜用或晒干。

【药性】 《贵州草药》："性温，味辛、微甘。"

【功用主治】 补气，止血。主治病后体弱，气虚乏力，久痢，外伤出血。
1. 《贵州草药》："补中益气，止血生肌。"
2. 《全国中草药汇编》："可（与毛水苏）同等入药，并可治久痢。"

【用法用量】 内服：煎汤，15～30 g。外用：捣敷。

【选方】 1. 治病后虚弱 野油麻根 30 g，炖肉吃。
2. 治外伤出血 野油麻适量，捣绒敷患处。（1、2 方出自《贵州草药》）

4461 野草香 yě cǎo xiāng（《植物名实图考》）

【异名】 野香薷（《中国经济植物志》），鱼香菜、木姜花（《贵州草药》），野薄荷（《湖南药物志》）。

【基原】 为唇形科香薷属植物野草香的叶或茎叶。

【原植物】 野草香 *Elsholtzia cypriani* (Pavol.) C. Y. Wu et S. Chow

草本，高 20～100 cm，全株被柔毛。茎四棱形，直立，被短柔毛。叶对生；柄长 2～20 mm；叶片卵形或长圆状披针形，先端急尖，基部楔形下延至叶柄，边缘具锯齿。轮伞花序多花密集成假穗状花序；苞片线形；花萼管状钟形，萼齿 5，细小，偏向一侧呈尖嘴状；花冠玫瑰红色，上唇全缘或略凹缺，下唇 3 裂，中裂片半圆形，全缘；雄蕊 4，花药 2 室；子房 4 裂，花柱外露，柱头 2 浅裂。小坚果长圆状椭圆形，黑褐色。花期 8～10 月，果期 9～11 月。

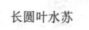

野草香

生于海拔 400～2 900 m 的田边、路旁、河谷岸边、林中或林边草地。分布于河南、湖北、湖南、广西、四川、贵州、云南等地。

【采收加工】 7～10 月采收，晒干或鲜用。

【药材】 野草香 *Elsholtziae Cypriani Folium* 主产于广西、贵州、湖南、湖北等地。

性状 叶多卷曲皱缩，展平后呈卵形或长圆形，先端尖，边缘具锯齿，上面被柔毛，下面密被短柔毛和腺点；叶柄长 0.2～2 cm。揉搓后有特殊清香，味辛凉。

【成分】 地上部分含挥发油 0.81%，油的主要成分为 β-去氢香薷酮（β-dehydroelsholtzione），相对含量为 86.82%，这是目前香薷属植物中挥发油含量最高的；其次是反式丁香烯（trans-caryophyllene）2.19%，β-金合欢烯（β-farnesene）0.9%，芳樟醇（linalool）0.74%；以下挥发油组分均在 0.35% 以下，其中有 α、β-蒎烯（pinene）、月桂烯（myrcene）、柠檬烯（limonene）、β-水芹烯（β-phellandrene）、3-辛醇（3-octanol）、1-辛烯-5-醇（1-octene-5-ol）、苯甲醛（benzaldehyde）、苯乙酮（acetophenone）、萘（naphthalene）、α-松油醇

(α-terpineol),葎草烯(humulene),辣薄荷烯酮(piperitenone),百里香酚(thymol),丁香烯氧化物(caryophyllene oxide),3-辛酮(3-octanone)等。

【药性】 辛,凉。

1.《贵州草药》:"性凉,性辛。"

2.《湖南药物志》:"辛,平。"

【功用主治】 祛风,清热,解毒。主治风热感冒,咽喉肿痛,鼻渊,风湿关节痛,泻痢,疟疾,疔疮肿毒,汗斑。

1.《贵州草药》:"清热,解毒,解表。"

2.《湖南药物志》:"清热解毒,祛风散湿。治风热感冒,风湿关节痛。"

【用法用量】 内服:煎汤,10~30 g。外用:捣汁涂。

【宜忌】《云南中草药选》:"孕妇忌服。"

【选方】 1. 治伤风感冒　木姜花 15 g,生姜 3 片,煎水服。

2. 治鼻渊　木姜花捣绒塞鼻孔。(1、2 方出自《贵州草药》)

3. 治疟疾　野草香 15~30 g。草果引,煎服,每日 1 剂。

4. 治汗斑,神经性皮炎　鲜野草香叶捣汁,外涂患处,每日 2~3次。(3、4 方出自《云南中草药选》)

4462 野草莓 yě cǎo méi (《贵州中草药名录》)

【异名】 草莓、地瓢儿(《新疆中草药》),柔软草莓(《青藏高原药物图鉴》),白地莓(《贵州中草药名录》)。

【基原】 为蔷薇科草莓属植物野草莓的全草。

【原植物】 野草莓 *Fragaria vesca* L.[*F. concolor* Kitag.]　又名:欧洲草莓(《经济植物手册》)。

多年生草本,高 5~30 cm。全株被开展柔毛或有时脱落无毛。小叶 3;柄长 3~20 cm;叶片倒卵圆形、椭圆形或宽卵圆形,先端圆钝,边缘具缺刻状锯齿,锯齿圆钝或急尖,上面绿色,疏被短柔毛,下面淡绿色。聚伞状花序,有花 2~5 朵;基部具一有柄小叶,花梗被紧贴柔毛;花两性;萼片卵状披针形;花瓣白色,倒卵形,基部具短爪;雄蕊 20 枚;雌蕊多数。聚合果卵球形,红色;瘦果卵形,表面脉纹不显著。花期 4~6 月,果期 6~9月。

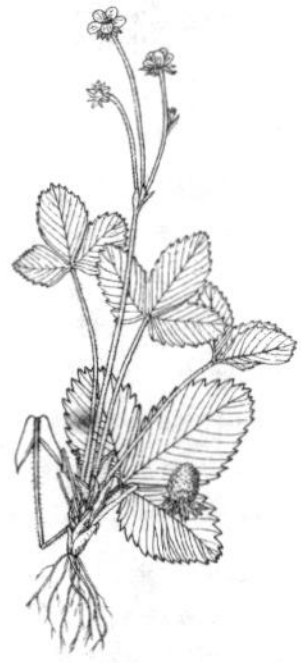

野草莓

生于山坡、草地、林下。分布于西南及吉林、陕西、甘肃、新疆等地。

【采收加工】 7~10 月采收全草,晒干。

【药性】 味甘、酸,性凉。

1.《新疆中草药》:"甘酸,凉。"

2.《青藏高原药物图鉴》:"甘、温,无毒。"

【功用主治】 清热解毒,收敛止血。主治感冒,咳嗽,咽痛,痄腮,痢疾,口疮,血崩,血尿。

1.《新疆中草药》:"清热解毒,补肺利咽。主治感冒发烧,咳嗽,咽喉肿痛,腮腺炎。"

2.《青藏高原药物图鉴》:"治肺结核、胸腔脓血。"

【用法用量】 内服:煎汤,9~15 g。外用:捣敷。

【选方】 1. 治感冒发烧,咳嗽,咽喉肿痛　草莓 15 g,牛蒡子 9 g,牛至 6 g,水煎服。

2. 治腮腺炎　草莓、板蓝根各 15 g,水煎服。(1、2 方出自《新疆中草药》)

4463 野茶辣 yě chá là (《广西药用植物名录》)

【异名】 软柏木、大苦木、假吴萸、鱼胆木、串黄皮、假茶辣、鱼苦胆、山黄皮(《广西药用植物名录》),老鸦饭(《云南中草药》),亚洛轻(《云南思茅中草药选》),石岩青、亚罗青(《云南药用植物名录》)。

【基原】 为楝科浆果楝属植物灰毛浆果楝的根、树皮或叶。

【原植物】 灰毛浆果楝 *Cipadessa cinerascens* (Pell.) Hand.-Mazz.[*C. fruticosa* Bl. var. *cinerascens* Pell.]又名:野桐椒、臭子(《中国高等植物图鉴》)。

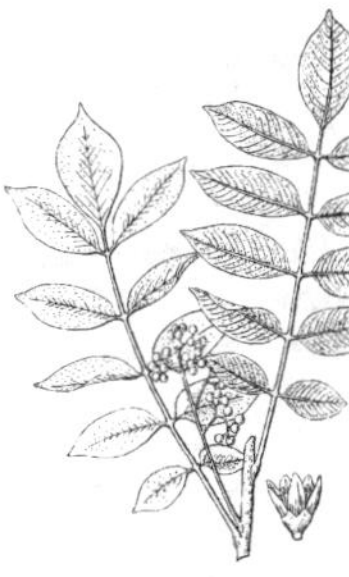

灰毛浆果楝

灌木或小乔木,高 1~10 m。小枝被绒毛。奇数羽状复叶,互生;小叶9~11,对生或近对生,纸质,卵形至卵状长圆形,先端渐尖或突尖,基部偏斜,全缘或有齿,两面被紧贴的灰黄色柔毛;侧脉8~10 对。花两性,圆锥花序腋生;花萼 5 裂,外面被柔毛;花瓣 5,白色至淡黄色,狭长圆形,先端略尖;雄蕊 10,花丝合生成短筒;子房球形,无毛。核果球形,略带肉质,熟时深红色至紫黑色,干后有 5 棱,5 室。花期 4~11 月,果期 4~12 月。

生于 2 400 m 以下的河岸、路边等地的疏林、季雨林、常绿阔叶林中。分布于广西、四川、贵州及云南等地。

【采收加工】 全年均可采,鲜用或晒干。

【成分】 叶含黄酮成分:芦丁(rutin),山柰酚-3-*O*-*β*-*D*-(6″-*O*-*α*-*L*-鼠李糖)葡萄糖苷[kaempferol-3-*O*-*β*-*D*-(6″-*O*-*α*-*L*-rhamnose)glucoside]。

【药性】 辛、苦,微温。

1.《广西中草药》:"辛苦,微温。"

2.《云南中草药》:"臭、苦,凉。"

【功用主治】 祛风化湿,行气止痛。主治感冒发热,疟疾,痢疾,脘腹绞痛,风湿痹痛,跌打损伤,烫伤,皮肤瘙痒。

1.《广西中草药》:"祛风化湿,行气止痛。治风湿,跌打,腹痛,痢疾,疟疾。"

2.《广西本草选编》:"祛风除湿,行气止痛。治风湿痹痛,跌打瘀肿,腹痛。"

3.《云南中草药》:"收敛止泻,截疟。"

【用法用量】 内服:煎汤,9~15 g,鲜品 30 g。外用:煎水洗;或捣烂敷。

【宜忌】《广西本草选编》:"孕妇慎服。"

【选方】 1. 治外伤出血　灰毛浆果楝鲜叶适量,捣烂敷患处。(《云南中草药》)

2. 治小儿皮炎,皮肤瘙痒　假茶辣叶、桃叶各适量,煎水洗患处。(《全国中草药汇编》)

4464 野厚朴 yě hòu pò (《全国中草药汇编》)

【异名】 土厚朴(《红河中草药》)。

【基原】 为木兰科木兰属植物山玉兰的树皮。

【原植物】 山玉兰 *Magnolia delavayi* Franch.　又名:优昙花、波罗树、山波罗(《植物名实图考》)。

常绿乔木,高达 12 m。树皮常开裂,灰绿色或灰黑色。小枝具明显的圆点状皮孔,暗绿色。单叶互生;柄长 5~7 cm;叶革质,叶片卵形或卵状长圆形,先端圆钝,稀微凹,基部宽圆形,有时微心形,上面初被卷曲长毛,下面幼时密被长绒毛,侧脉 11~16 对,网脉较密。花单生,大而芳香,乳白色;花被通常 9,外轮 3 片,淡绿色,向外反卷,内两轮倒卵状匙形;雄蕊多数,药隔伸出成三角状短尖；雌蕊群卵圆形。果窄椭圆形，先端有向外弯的喙。花期4~6月，果期8~10月。

生于海拔1500~2800 m的阔叶林中。分布于四川、贵州、云南等地。

本植物的花（野厚朴花）亦供药用，另设专条。

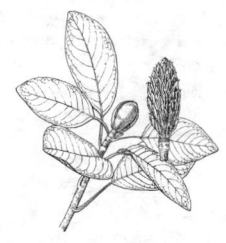
山玉兰

【采收加工】 5~7月剥取老树皮，晒干。

【药材】 野厚朴 Magnoliae Delavayi Cortex 主产于云南。

性状 树皮呈卷筒状，较薄。外表面灰褐色，具纵裂沟，散生横长条形或圆形鼓钉状皮孔。内表面黄白色至淡棕色，无油性。折断面纤维性，无白色晶粒。气微，味淡。

鉴别 树皮横切面。木栓层大部分脱落，栓内层石细胞横向间断排列。皮较厚，石细胞成群散在。油细胞较少。韧皮部宽广，纤维束较不规则的横向相间排列，嵌布石细胞群，射线前端漏斗状，并散有油细胞。

【药性】《云南中草药》：“苦、辛，温。”

【功用主治】《云南中草药》：“温中理气，消食健胃。主治消化不良，气积痞痛，腹胀腹泻，慢性胃炎。”

【用法用量】 内服：煎汤，6~15 g。

4465 野香茅 yě xiāng máo（《庐山中草药》）

【异名】 五香草（《广西药用植物名录》），香茅、香茅草（《庐山中草药》）。

【基原】 为禾本科香茅属植物橘草的全草。

【原植物】 橘草 Cymbopogon goeringii（Steud.）A. Camus［Andropogon goeringii Steud.］

多年生草本，高60~90 cm。根须状。秆丛生，直立，细弱，无毛；节被白粉蓝色微小毛茸。叶鞘无毛；叶片线形、扁平。假圆锥花序稀疏，狭窄；总状花序孪生，带紫色，具2~5节，成熟后极叉开或向后叉开；无柄小穗长圆状披针形；第一颖先端尖或稍钝，具2脊，脊间具3~4脉，第二颖舟形，先端尖；第一外释较颖短1/4，狭窄渐尖，具2脊，边缘具小纤毛；第二外释较狭，较颖短1/3，先端具1~1.5 mm长的2裂齿，齿间伸出1芒，中部膝曲，无内释；雄蕊3；小穗有柄。花、果期8~9月。

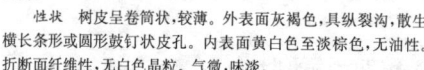
橘 草

生于山坡草地。分布于华北、华东、华南、西南各地。

【采收加工】 7~10月于阴天或早晨采割全草，晾干。

【药材】 野香茅 Cymbopogonis Goeringii Herba 我国各地均产。

性状 全草长可达1 m左右，秆丛生，较细软，无毛。叶片条形，长约25 cm，宽3~4 mm，两面无毛，有白粉；叶鞘基部破裂外卷，内面红棕色。全体有香气。

【药理】 1. 对心血管系统的作用 野香茅挥发油能剂量依赖性地（4×10⁻³ ml/ml、8×10⁻³ ml/ml）抑制离体豚鼠心乳头状肌、心房肌的收缩力，抑制肾上腺素诱发的异常自律性，并延长心

肌的功能不应期，但对兴奋性无明显影响。提示野香茅挥发油可能具有抗心律失常作用。本品挥发油 10^{-4}、2×10^{-4} ml/ml 可使去甲肾上腺素和氯化钾诱发的离体兔主动脉收缩的量-效曲线右移，最大效应降低，$PD'2$ 分别为 3.86、3.95 ml/ml。10^{-4} ml/ml 可明显抑制去甲肾上腺素的快速收缩作用和抑制 Ca^{2+} 内流依赖性收缩反应，两种收缩幅度均减少，$PD'2$ 为 3.26 ml/ml。说明本品挥发油对血管平滑肌上两种 Ca^{2+} 通道均有阻断作用。

2. 对平滑肌的作用 2%野香茅剂可使大鼠离体肠平滑肌的收缩幅度、频率减弱，收缩张力降低，作用强度与剂量呈正比。5%野香茅乳剂（挥发油用吐温-80和生理盐水配成）10 ml/kg灌胃或肌内注射，均能明显抑制小鼠肠推进运动。挥发油对大鼠离体十二指肠、空肠、回肠均有明显的抑制作用，并能对抗乙酰胆碱引起的回肠强烈性收缩。

3. 平喘作用 5%野香茅乳剂 5 ml/kg灌胃对组胺所致的豚鼠支气管哮喘有明显的保护作用。

4. 其他作用 本品挥发油 1.6或 3.2 μl/ml 可明显提高血小板内cAMP含量，随着剂量增加作用增强，而对cGMP含量无明显影响，导致cAMP/cGMP比值明显增加。这可能是其平喘机制之一。本品挥发油对大鼠离体子宫有明显的抑制作用，可出现完全抑制。

【药性】 辛，温。

【功用主治】 止咳平喘，祛风除湿。主治急慢性支气管炎，支气管哮喘，风湿性关节炎，头痛，跌打损伤，心胃气痛，腹痛，水泻。

《全国中草药汇编》：“治疗慢性气管炎。”

【用法用量】 内服：煎汤，30~60 g。外用：煎水洗。

【附方】 1. 治老年慢性气管炎 野香茅30~60 g，松果30 g，鱼腥草30~60 g，煎服。

2. 治心胃气痛 野香茅30~60 g，水煎服。

3. 治水泻 野香茅30 g，炒米30 g，水煎服。

4. 治风肿 野香茅250 g，煎水洗。（1~4出自《庐山中草药》）

4466 野前胡 yě qián hú（《贵州草药》）

【异名】 千年耗子屎（《贵州草药》），黄凤（《全国中草药汇编》）。

【基原】 为毛茛科楼斗菜属植物无距楼斗菜的带根全草。

【原植物】 无距楼斗菜 Aquilegia ecalcarata Maxim.［Semiaquilegia ecalcarata（Maxim.）Sprague et Hutch.］

多年生草本，高26~80 cm。根圆柱形，深褐色。茎直立，被白色柔毛。基生叶二回三出复叶；柄长7~15 cm；中央小叶楔状倒卵形或扇形，3裂，裂片有2~3圆齿，侧生小叶斜卵形，不等2裂，上面绿色，无毛，背面粉绿色；茎生叶形似基生叶，但较小。单歧聚伞花序，2~6朵；苞片线形；花梗纤细，被白色柔毛；花两性；萼片5，花瓣状，紫色，椭圆形；花瓣5，直立，瓣片长方状椭圆形；雄蕊多数，退化雄蕊狭线状；心皮4~5，直立，被柔毛或近无毛。蓇葖果长，宿存花柱被长柔毛。种子卵形，黑色，表面有凸起的纵棱。花期5~6月，果期6~8月。

生于海拔1800~3500 m的山地林下或路旁。分布于河南、湖北、四川、贵州、西藏、陕西、甘肃、青海。

【采收加工】 10~11月采

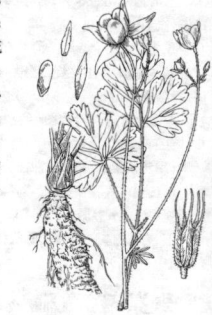
无距楼斗菜

收、晒干或鲜用。

【成分】 全草含紫堇块茎碱（corytuberine），木兰花碱（magnoflorine），黄连碱（coptisine）。

【药性】《贵州民间药物》："性平，味甘。"

【功用主治】 解表退热，生肌拔毒。主治感冒头痛，烂疮，黄水疮。

1.《贵州民间药物》："生肌拔毒。"

2.《全国中草药汇编》："清热解表，生肌拔毒。主治感冒头痛，黄水疮久不收口。"

【用法用量】 内服：煎汤，3～6 g。外用：研末调敷；或捣烂敷。

【选方】 1. 治黄水疮日久不收口 千年耗子屎根、小米薷叶、郎豆柴叶各等分。晒干为末，调适量菜油敷患处。（1、2 方出自《贵州民间药物》）

2. 治烂疮 千年耗子屎全草适量，加甜酒捣烂，敷患处。（1、2 方出自《贵州民间药物》）

4467 野洋参 yě yáng shēn 《贵州民间药物》

【异名】 报春花根《云南中草药》。

【基原】 为报春花科报春属植物滇北球花报春的根。

【原植物】 滇北球花报春 *Primula denticulate* Smith subsp. *sinodenticulata* W. W. Smith et Forr. ［*P. denticulata* Smith subsp. *alta*（Balf. f. et Forr.）W. W. Smith and Fletcher］ 又名：米伞花《贵州民间药物》，报春花《云南中草药》。

多年生草本。须状根，肉质，鲜时白色。叶基生，莲座状；开花期叶从基部有芽鳞，宿存，阔卵形。叶片长圆形至倒披针形，先端圆形或钝，基部渐狭，边缘具小牙齿和缘毛。伞形花序近头状顶生，有花数十；苞片披针形；花萼狭钟状，被粉或粉质腺体，5 裂；花冠高脚碟形，蓝紫色或紫红色；雄蕊着生处距冠筒基部。蒴果近球形。花期 3～4 月，果期 4 月。

生于海拔 1 500～3 000 m 的山坡草地和灌丛中。分布于四川西部、贵州和云南。

滇北球花报春

本植物的全草（三月花）亦供药用，另设专条。

【采收加工】 6～7 月采挖，晒干。

【药性】 甘、辛，微温。

1.《贵州民间药物》："性平，味甘、辛。"

2.《云南中草药》："麻、微苦，微温。"

【功用主治】 补虚，消疳，通乳。主治痨劳咳嗽，病后体虚，小儿疳积，乳汁不下。

1.《贵州草药》："补虚，通乳，治痨咳，乳汁不下。"

2.《云南中草药》："消疳。主治小儿疳积，结核，病后体虚。"

【用法用量】 内服：煎汤，9～15 g。

【选方】 1. 治痨咳 野洋参、胖血藤各 15 g，炖猪心肺吃。《贵州民间药物》

2. 治病后体虚 报春花根 9～15 g，炖肉吃。（1、2 方出自《云南中草药》）

3. 治乳汁不下 野洋参 15 g，通草根 9 g，炖猪蹄吃。《贵州草药》

4468 野烟叶 yě yān yè 《南宁市药物志》

【异名】 大王叶《生草药性备要》，大黄叶《岭南采药录》，

土烟叶《中国树木分类学》，假烟叶《广州植物志》。

【基原】 为茄科茄属植物假烟叶树的叶或全株。

【原植物】 假烟叶树 *Solanum verbascifolium* L.

又名：茄树《中国树木分类学》，野茄树《文山中草药》，毛叶树《贵州草药》。

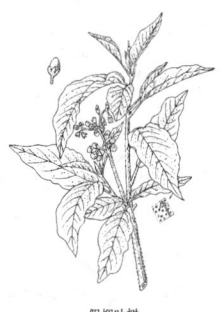
假烟叶树

小乔木，高 1.5～10 m。小枝密被白色具柄头状簇绒毛。单叶互生；叶柄长 1.5～5.5 cm；叶片大而厚，卵状长圆形，长 10～29 cm，宽 4～12 cm，纸质，柔软，全缘，先端渐尖，基部阔楔形或钝，上面绿色，下面灰绿色，疏生星状毛。聚伞花序成平顶状，多花，侧生或顶生；花白色，直径约 1.5 cm，花萼 5 半裂，外表有灰白色星状毛，花冠浅钟状，5 深裂，裂片长圆形；雄蕊 5，着生于花冠喉部，花药黄色，顶孔裂；雌蕊 1，子房上位，2 室，胚珠多数，柱头头状。浆果球状，具宿存萼，黄褐色，初被星状簇绒毛，后渐脱落；种子扁平。几乎全年开花结果。

生长于荒野灌木丛中。分布于福建、广东、广西、四川、贵州、云南、台湾等地。

【采收加工】 开花前采叶，全年可采全株，切段晒干或鲜用。

【成分】 叶或全草含澳洲茄胺（solasodine），澳洲茄-3，5-二烯（solasodiene），密花茄碱（solafloridine），番茄烯胺（tomatidenol），薯蓣皂苷元（diosgenin），微量的魏斯泼蒂灵（vespertilin）和 5，16-孕二烯酮（5，16-pregnadienol one）含野烟叶碱（solaverbascine），番茄胺（tomatidine），澳洲茄边碱（solamargine）。茎含澳洲茄胺，澳洲茄-3，5-二烯，薯蓣皂苷元和微量密花茄碱，还含澳洲茄碱。果实含澳洲茄胺，澳洲茄-3，5-二烯，薯蓣皂苷元，5，16-娠二烯醇酮，10-5α-娠烯醇酮（Δ^{10}-5α-pregnenolone）微量。地上部分含野烟叶苷（solaverines）Ⅰ、Ⅱ、Ⅲ，野烟叶醇（solaverol）A、B。

【药理】 1. 对肌肉的作用 叶或全草的水提物 0.013 g（鲜生药）/ml，可引起离体豚鼠回肠收缩，其强度相当于乙酰胆碱引起的最大收缩的 65%，阿托品及麦角酰二乙胺可部分阻断其作用。但是，本品又可使乙酰胆碱、组胺、氯化钡引起的收缩分别减少 60%、60%、30%。水提物可使离体兔子十二指肠张力增加，继之产生痉挛。煎剂对离体大鼠子宫和蟾蜍腹直肌有轻度兴奋作用。

2. 对心血管系统的作用 水提物对离体兔心迅速引起心收缩不全，以后逐渐部分恢复。煎剂在大鼠后肢灌流试验中无明显作用，给麻醉犬静脉注射有降压作用。

3. 对中枢神经系统的作用 小鼠腹腔注射水提取物 5 g（鲜生药）/kg，可显著延长环己巴比妥钠的睡眠时间。

毒性 小鼠腹腔注射水提物 10 g（鲜生药）/kg，引起抑制、运动失调及呼吸加快，2 小时后 5 只小鼠全部死亡，如静脉注射 2.5 g/kg，中毒症状相似，5 只中 2 只阵挛性惊厥，死亡，余留 24 小时后恢复正常。小鼠腹腔注射煎液 0.1 g（生药）/只，24 小时内 2 只小鼠全部死亡。

【药性】 辛，苦，微温，有毒。

1.《生草药性备要》："味苦，性平。"

2.《全国中草药汇编》："辛、苦，微温，有毒。"

【功用主治】 行气血，消肿痛，止痛。主治胃痛，腹痛，痛风，骨折，跌打损伤，痈疖肿毒，皮肤溃疡。

1.《生草药性备要》："消黄肿，擂粥食。"

2.《贵州草药》:"清热解毒,杀虫。"

3.《全国中草药汇编》:"止痛,收敛。根:主治胃痛,腹痛,骨折,跌打损伤,慢性粒细胞性白血病。叶:外用治痈疖肿毒,皮肤溃疡,外伤出血。"

【用法用量】 内服:煎汤,4.5～9 g。外用:煎水洗或捣敷。

【宜忌】 本品全株有毒,以果最毒,内服宜慎。

【选方】 1. 治手脚麻风 鲜野烟叶适量,捣碎和酒炒热,推擦患处。(《闽南民间草药》)

2. 治痈疮肿毒,湿疹,皮炎,外伤感染 假烟叶鲜品捣烂外敷,或煎浓汁洗患处。(《广西中草药》)

3. 治慢性粒细胞白血病 野茄树根9～15 g,水煎3次分服。(《全国中草药汇编》)

4469 野海椒 yě hǎi jiāo 《四川常用中草药》

【异名】 海茄子《四川常用中草药》,岩海椒、观音莲、玉珊瑚《贵州药用植物目录》,珊瑚子、大辣子《贵州中草药名录》。

【基原】 为茄科茄属植物珊瑚豆的全草。

【原植物】 珊瑚豆 Solanum pseudo-capsicum L. var. diflorum (Vell.)Bitter [S. capsicastrum Link. ex Schau; S. diflorum Vell.; S. dumnianum Lévl.] 又名:毛叶冬珊瑚《四川中药志》。

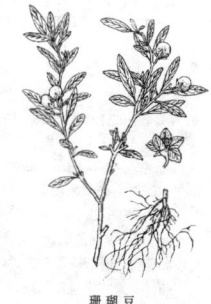

直立小灌木,高 0.3～1.5 m。小枝幼时被树枝状簇绒毛,后渐脱落。叶互生;叶柄长2～5 mm;叶片卵状长圆形,长2～5 cm,宽1～1.5 cm,常2枚生于一处,一大一小,先端钝圆,基部渐狭成柄,全缘或呈微波状。花序短,腋生,通常1～3朵,单生或成蝎尾状花序;总花梗短几近于无;花梗长约5mm;萼绿色,成微钟状,上端5裂,微被毛;花冠浅钟状,白色,5深裂,裂片卵圆形;雄蕊5,黄色;子房近圆形,花柱纤细,柱头头状。浆果单生,球状,珊瑚红色或橘黄色;种子多数,扁平,略呈肾形,平滑。花期4～7月,果期8～12月。

珊瑚豆

生于田边、路旁、丛林中或水沟边。分布于广东、广西、四川、云南等地有栽培。

【采收加工】 7～10月采集,晒干。

【成分】 叶含毛叶冬珊瑚碱(solanocapsine)。

【药性】 《四川常用中草药》:"性温,味甘、辛,有小毒。"

【功用主治】 《四川常用中草药》:"能消积,利膈,下热毒;治风湿麻痹,湿热痒疮等症。"

【用法用量】 内服:煎汤,每日量5～10 g。外用:研末调敷。

【宜忌】 本品有毒,内服宜慎。服本品中毒可引起恶心,呕吐,头晕,腹痛,瞳孔散大,心律失常等。

4470 野菱根 yě líng gēn 《纲目拾遗》

【基原】 为菱科菱属植物野菱和细果野菱的根。

【原植物】 参见"野菱"条。

【采收加工】 采果时取其根,切段,晒干。

【功用主治】 《纲目拾遗》:"利水通淋。"

【用法用量】 内服:煎汤,6～15 g。

4471 野黄麻 yě huáng má 《全国中草药汇编》

【异名】 水丁香、假黄麻《广西药用植物名录》,雨伞草、山黄麻《福建药物志》。

【基原】 为椴树科黄麻属植物甜麻的全草。

【原植物】 甜麻 Corchorus aestuans L. [C. acutangulus Lam.]

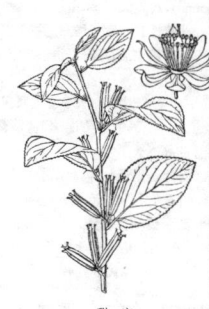

一年生草本,高约1 m。茎红褐色,略被淡黄色柔毛;枝披散,细长。叶互生;柄长0.9～1.6 cm,被淡黄色长粗毛;叶片卵形或阔卵形,先端短渐尖或急尖,基部圆形,两面均有稀疏的长粗毛,边缘有锯齿;基出脉5～7条。花单独或数朵组成聚伞花序,腋下5片;花瓣5片,倒卵形,黄色;雄蕊多数,黄色;子房长圆柱形,被柔毛,花柱圆棒状,柱头如喙,5齿裂。蒴果长筒形,具

甜麻

6纵棱,其中3～4棱呈翅状突起,成熟时3～4瓣裂,果瓣有浅横隔。种子为荒地、旷野、村旁、路边、田边。分布于长江以南各地。

【采收加工】 9～10月选晴天挖取全株,切段,晒干。

【成分】 全草含槲皮素(quercetin)。地上部分含黄麻星苷(corchorusin)A、B、C、D。种子含黄白糖芥苷(helveticoside),黄麻苷(corchoroside),还含蔗糖(sucrose),棉子糖(raffinose),水苏糖(stachyose)及毛蕊花糖(erbascose)。

【药性】 淡,寒。

1.《全国中草药汇编》:"味苦,性寒。"

2.《福建药物志》:"甘、淡,凉。"

【功用主治】 清热利湿,解毒消肿。主治痢疾,小儿疳积,麻疹,咽喉肿痛,疮疖疔肿,跌打损伤。

1.《生草药性备要》:"治小儿疳积,理伤风漏底,煲水饮;亦能消暑,敷疮,散毒消肿,大有止血之功。"

2.《岭南采录》:"治伤寒误下痢不止,煎水洗亦癞、麻痘。"

3.《全国中草药汇编》:"清热利湿,消肿拔毒。主治中暑发热,痢疾,咽喉疼痛,疮疖肿毒。"

【用法用量】 内服:煎汤,15～30 g。外用:捣敷,或水煎洗患处。

【宜忌】 《全国中草药汇编》:"孕妇忌服。"

【选方】 治疮毒 甜麻嫩叶适量,和黄糖捣烂敷患处。(《广州植物志》)

4472 野菊花 yě jú huā 《本草正》

【异名】 山菊花《东北中草药》,千层菊、黄菊花《安徽中草药》。

【基原】 为菊科菊属植物野菊的花。

【原植物】 野菊 Dendranthema indicum (L.) Des Moul. [Chrysanthemum indicum L.] 又名:苦薏《本草经集注》,野山菊《植物名实图考》,路边菊《岭南采录》,野黄菊《江苏省植物药材志》,黄菊仔《中国药用植物图鉴》。

多年生草本,高25～100 cm。根茎粗壮,有长或短的地下匍匐枝。茎直立或基部铺展。基生叶脱落;茎生叶卵形或长圆状卵形;顶裂片大,卵形或长圆形,全部裂片边缘浅裂或有锯齿;上部叶渐小;全部叶上面有腺体及疏柔毛,下面灰绿色,毛较多,基部渐狭成具翅的叶柄;托叶具锯齿。头状花序在茎枝顶端排成伞房状圆锥花序;总苞片边缘宽膜质;舌状花黄色,雌性;盘花两性,筒状。瘦果全部同形,有5条极细的纵肋,无冠毛。花期9～10月。

生于山坡草地、灌丛、河边水湿地、海滨盐渍地及田边、路旁。

本种为多型性的种，在形态特征上有极大的多样性。广布于华北、东北、华东、华中及西南。

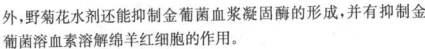

本植物的根或全草(野菊)亦供药用，另设专条。

【栽培】 生物学特性 喜凉爽湿润气候，耐寒。以土层深厚、疏松肥沃、富含腐殖质的壤土栽培为宜。

繁殖方法 分株繁殖。6月上、中旬，将老株挖起，分成单株，每株应带白色新根，按行株距24 cm×24 cm开穴，每穴栽3株。填土压实浇水。

田间管理 每年中耕除草3

野菊

次，结合施肥，幼苗期施稀人粪尿，8～9月可施人畜粪，适当增施过磷酸钙，可进行根外追肥。并培土，以防倒伏。遇旱要浇水。

病虫害防治 病害有锈病，可用敌锈钠喷射；黄萎病，可在穴内撒施石灰消毒。虫害有跳蚕、蚜虫。

【采收加工】 9～10月开花盛期，分批采收，鲜用或晒干。

【药材】 野菊花 Dendranthemae indici Flos 我国大部分地区均产。

性状 头状花序类球形，直径0.3～1 cm，棕黄色。总苞由4～5层苞片组成，外层苞片卵形或条形，中央绿色或淡棕色，通常被柔毛，边缘膜质；内层苞片长椭圆形，膜质，外表面无毛。总苞基部有的残留总花梗。舌状花1轮，黄色，皱缩卷曲；管状花多数，深黄色。体轻。气芳香，味苦。

鉴别 (1)粉末特征：黄棕色。花粉粒黄色，类圆形，直径20～33 μm，表面有刺，刺长约3.5 μm，每裂片4～5刺。腺毛头部鞋底形，4～6(～8)细胞，两面相对排列，长35～120 μm，短径33～67 μm，外被角质层。T形毛较多，顶端细胞长大，臂一长一短，直径33～48 μm，壁稍厚或一边肥厚，基部1～13细胞，其中一有膨大或皱缩。

(2)取本品粉末3 g，加乙醇40 ml，加热回流1小时，滤过。取滤液1滴，点于滤纸上，喷洒三氯化铝试液，干后，置紫外光灯(365 nm)下观察，显黄绿色荧光；取滤液2 ml，加镁粉少量及盐酸4～5滴，加热，显棕红色(检查黄酮)。

品质标志 《中华人民共和国药典》2010年版规定：照高效液相色谱法测定，本品含蒙花苷($C_{28}H_{32}O_{14}$)不得少于0.80%。

【成分】 含野菊花内酯(handelin chrysanthelide)、野菊花醇(chrysanthemol)、野菊花三醇(chrysanthetriol)、野菊花酮(indicumenone)、野菊油环酮(chrysanthenone)、顺-螺烯醇醚(cis-spiroenol ether)、反-螺烯醇醚(trans-spiroenol ether)、当归酰豚草素B(angeloylcumambrin)B、当归酰亚精素(angeloyljajadin)、苏格兰蒿素(arteglasin)A、刺槐苷(aca-ciin)、木犀草素(luteolin)、木犀草素-7-β-葡萄糖苷(luteolin-7-β-D-glucoside)、槲皮素-β-D-葡萄糖苷(quercetinβ-D-glucoside)、矢车菊苷(chrysanthemin)、菊黄质(chrysanthemaxanthin)、胡萝卜苷(daucosterol)、豚草素(cumambrin)A、刺槐素(acacetin)、刺槐素-7-O-β-D-吡喃半乳糖苷(acacetin-7-O-β-D-galactopyranoside)、单山嵛酸甘油酯(glyceryl-1-monobehenate)、棕榈酸(palmitic acid)、熊果酸(ursolic acid)、亚油酸(linoleic acid)、β-谷甾醇(β-sitosterol)、羽扇豆醇(lupeol)、正二十八烷醇(octacosylcohol)以及蒙花苷(linarin)。

【药理】 1. 抗菌作用 野菊花水剂可抑制金葡菌、大肠杆菌、痢疾杆菌等一般致病菌，并对异烟肼、链霉素和氨基水杨酸钠耐药和敏感的结核杆菌以及卡介苗也有明显的抑菌作用。此外，野菊花水剂还能抑制金葡菌血浆凝固酶的形成，并有抑制金葡菌溶血素溶解绵羊红细胞的作用。

2. 解热作用 野菊花注射液对家兔具有良好的解热效果。

3. 增强机体免疫作用 给小鼠静注0.2 ml野菊花水剂(约含生药0.2 g)，能明显增强吞噬细胞的吞噬功能。

4. 对心血管系统的作用 野菊花提取物CI-2(主含黄酮及内酯)对心血管系统具有明显作用。它可有效地保护缺血心肌的正常生理功能，减少心肌梗死范围，减轻心肌的损伤程度。

5. 降压 野菊花醇浸膏水溶液(含野菊花内酯、黄酮苷、苦味素)对麻醉猫小肠给药以及不麻醉的正常血压犬灌胃均获得降压效果。对慢性肾型高血压犬亦获得降压效果。

6. 抗肿瘤作用 野菊花煎剂体外对JTG-26(取自人类子宫颈癌的癌细胞)有抑制作用，其抑制率达70%～90%。

7. 抗氧化作用：野菊花水提液体外可抑制大鼠心、脑、肝、肾组织自动脂质过氧化及H_2O_2引发的红细胞脂质过氧化及溶血；小鼠给药共7日，可提高抗氧化酶性保护系统中谷胱甘肽过氧化物酶、过氧化氢酶活力。

毒性 ① 急性毒性实验：小鼠静脉注入野菊花注射液(每1 ml含生药1 g)，LD_{50}为10.47 g/kg。② 亚急性毒性实验：每日腹腔注射0.2 g/kg野菊花注射液1次，连续1个月，与生理盐水对照，两组小鼠体重增长无差别，亦未见组织细胞异常。

【药性】 苦、辛，凉。归肺、肝经。

1.《纲目》："苦、辛，温，有小毒。"

2.《本草汇言》："气凉。"

3.《本草求真》："专人肺、肝。"

【功能主治】 清热解毒，疏风平肝。主治疔疮、痈疽，丹毒，湿疹，皮炎，风热感冒，咽喉肿痛，头痛，眩晕。

1.《纲目》："治痈肿、疔毒、瘰疬、眼瘜。"

2.《本草汇言》："破血疏肝，解疔散毒之药也，主妇人腹中宿血，解天行火毒丹疔，捣汁和生酒服之；或取滓敷署亦效。煮汤洗疮疥，又能去风杀虫。"

3.《本草正》："散火散气，消痈毒、疔肿、瘰疬、眼目热痛，亦破妇人瘀血。"

4.《山西中药志》："疏风热，清头目，降火解毒。治诸风眩晕，头痛目赤，肿毒。"

5.《江西草药》："治白喉，口疮，小儿高热抽搐等症。"

6.《内蒙古中草药》："清热，解毒，消肿。主治痈痈肿毒，乳腺炎，淋巴腺结核，蛇虫咬伤。"

【用法用量】 内服：煎汤，10～15 g，鲜品可用至30～60 g。

外用：捣敷；煎水漱口或淋洗。

【宜忌】 脾胃虚寒者慎服。

1. 朱丹溪："野菊花，服之大伤胃气。"(引自《纲目》)

2.《广西中药志》："便溏者忌用。"

【选方】 1. 治疔疮 野菊花叶和黄糖捣烂贴患处。如生于发际，加梅片、生地龙同捣。(《岭南草药志》)

2. 治急性乳腺炎 野菊花15 g，蒲公英30 g，煎服。另用鲜野菊叶捣烂敷患处，干则更换。(《安徽中草药》)

3. 治头癣、湿疹、天泡疮 野菊花、苦楝根皮，苦参根各适量，水煎外洗。

4. 治播散型肺结核 野菊花45 g，地胆草30 g，兰香草60 g，水煎服。每日1剂。(3、4方出自《江西草药》)

5. 治肾炎 野菊花、金钱草、车前草各3 g，水煎服。(《陕甘宁青中草药选》)

6. 治肝热型高血压病 野菊花15 g，夏枯草15 g，草决明15 g，水煎服。(《四川中药志》1982年版)

【临床报道】 1. 治疗流行性腮腺炎 取野菊花15 g，煎汤代茶饮，每日1剂，连服1星期。共治疗56例，结果：痊愈49例，好转 5 例, 中断服药 2 例。

2. 治疗盆腔炎　轻症慢性盆腔炎患者单用野菊花栓 1 枚, 每日 1 次, 睡前塞入肛门, 连用 2 个月。重症反复发作慢性盆腔炎患者单用野菊花栓 1 枚, 每日 1 次, 睡前塞入肛门, 连用 3 个月。急性盆腔炎大量抗生素控制症状后, 继用野菊花栓 1 枚, 每日 1 次, 巩固疗效, 连用 1～2 个月。如果附件区压痛明显者, 野菊花栓配合下腹超短波理疗。共治疗 40 例, 结果: 用药第一个月显效 35 例, 用药第二个月好转 4 例, 无效 1 例, 总有效率 97%。

3. 治疗慢性前列腺炎　治疗组 30 例, 用野菊花栓肛门给药, 每次 1 粒, 每日 2 次。对照组 30 例用前列安栓, 将药栓置入肛门内 3～4 cm, 每次 1 粒, 每日 2 次。两组疗程均为 4 星期, 治疗后随访 1 个月, 疗程内停用其他药物, 结果: 治疗组近期临床痊愈 5 例, 显效 13 例, 有效 10 例, 无效 2 例, 总有效率 93.33%; 对照组近期临床痊愈 4 例, 显效 16 例, 有效 8 例, 无效 2 例, 总有效率 93.33%。两组总疗效比较无显著性差异。两组前列腺指诊检查及前列腺液检查治疗后均有明显改善 (P < 0.01)。

【各家论述】　1.《本草汇言》:"野菊花,性寒味劣,无故而饮,有损胃气,非若甘菊花有益血脉、和肠胃之妙也。"

2.《本草求真》:"野菊花为外科痈肿药也,其味辛而且苦,大能疏火散火,故凡痈毒疔肿、瘰疬、眼目热痛、妇人瘀血等症,无不得此则治;以辛能散气,苦能散火者是也。"

4473 野菠菜 《广西民间常用中草药手册》

【异名】　酸模《植物名实图考》, 皱叶羊蹄、羊蹄根、野当归、土大黄、野萝卜、牛舌菜、千年不烂心、癣药草《广西民间常用中草药手册》, 假大黄《广西本草选编》, 连明子《台湾药用植物志》)。

【基原】　为蓼科酸模属植物长刺酸模的根或全草。

【原植物】　长刺酸模 *Rumex maritimus* L.　又名: 假菠菜《广西植物名志》,海滨酸模《江苏植物志》,海滨羊蹄《云南种子植物名录》)。

一年生草本, 高 15～120 cm。茎粗壮, 直立, 有明显沟纹, 中空。叶片披针形或狭长形, 两端狭窄, 全缘, 有柄。花簇腋生, 间隔或密集为圆锥形的穗状花序上, 花穗有叶, 生于各枝的上端; 花两性, 绿色; 花被片长卵形, 有显著细网纹, 每片背后有长卵形瘤状突起, 边缘狭, 多数各边的中央有一长针刺。瘦果卵形, 三角形, 褐色, 光亮, 包于宿存的花被内。花果期 5～7 月。

生于山野或路旁阴湿地。分布于东北、东南沿海及贵州、云南等地。

【采收加工】　全年均可采收, 鲜用或晒干。

【成分】　全草含大黄酚 (chrysophanol), 7-羟基-2, 3-二甲基色酮(7-hydroxy-2, 3-dimethylchromone), 山柰酚(kaempferol)和槲皮素(quercetin)。

【药理】　抗真菌作用　全草乙醇提取物具有抑制须发癣菌和大小孢子菌生长的作用。其己烷和丙醇溶解部分的抗真菌作用更强。

【药性】　酸、苦, 寒。

1.《广西民间常用中草药手册》:"味酸、苦,性寒,无毒。"

2.《广西本草选编》:"味酸、甘、微苦,性凉。"

长刺酸模

【功用主治】　凉血, 解毒, 杀虫。主治肺结核咯血,痔疮出血,痈疮肿毒,疥癣,皮肤瘙痒。

1.《广西民间常用中草药手册》:"杀虫,清热,凉血。治痈疮肿痛、秃疮癣癞和跌打肿痛等。"

2.《广西本草选编》:"清热凉血,解毒杀虫。主治肺结核咯血,痔疮出血,痈疮疔肿,皮肤瘙痒。"

【用法用量】　内服: 煎汤,10～15 g,鲜品用量加倍。外用: 捣敷;或水煎洗。

【选方】　1. 治肺结核咯血　长刺酸模 30 g,石仙桃 45 g,水煎,分 3 次凉服。《中国民间生草药原色图谱》)

2. 治疮疡肿痛　羊蹄根适量,黄糖 15 g,八角 2 只。共捣烂,敷患处。

3. 治秃疮癣癞　羊蹄根适量,捣烂,用醋调匀,布包擦患处。

4. 治跌打肿痛　羊蹄根适量,捣烂,用酒炒热,敷患处。(2～4 方出自《广西民间常用中草药手册》)

4474 野猪皮 yě zhū pí 《纲目》

【基原】　为猪科猪属动物野猪的皮。

【原动物】　参见"野猪胆"条。

【采收加工】　捕杀后, 去毛, 剥皮, 晾干。

【药材】　野猪皮 *Corium Suis Scrofae*　全国各地均产。

性状　呈不规则的块状, 皮厚 0.9～2 cm, 外表面灰黑色, 密布细小的颗粒状突起及较深的皱褶, 并带有较多黑色粗壮的硬毛。内表面较光滑, 无纤维状露出物。断面黄棕色, 较粗糙, 半透明, 实际表面颗粒突起较细, 质坚硬, 味咸微腥。

鉴别　表皮横切面　表皮颗粒突起常呈单粒, 或 2～3 个成群, 具环纹, 内含棕色物。于中心常呈放射性存在。

【药性】　甘, 平。

【功用主治】　解毒生肌, 托疮。主治鼠瘘, 恶疮, 疥疮。

1.《纲目》:"涂鼠瘘恶疮。"

2.《药性考》:"治疥癣、癣疥。"

【用法用量】　内服: 烧灰,研末冲,3～9 g。外用: 烧灰调敷。

4475 野猪肉 yě zhū ròu 《食疗本草》

【基原】　为猪科猪属动物野猪的肉。

【原动物】　参见"野猪胆"条。

【药性】　甘, 平。

1.《纲目》:"甘,平,无毒。"

2.《医林纂要》:"甘、咸,寒。"

【功用主治】　补五脏, 润肌肤, 祛风解毒。主治虚弱羸瘦、癫痫、肠风便血、痔疮出血。

1.《食疗本草》:"主癫痫,补肌肤,令人虚肥。肉色赤者,补人五脏,不发风虚气也。"

2.《食医心镜》:"主久痔。下血不止,肛边痛。"

3.《医林纂要》:"补养虚羸,祛风解毒。"

【用法用量】　内服: 煮食,50～250 g。

【宜忌】　1.《本草衍义》:"微动风。"

2.《纲目》:"服巴豆药者忌之。"

【选方】　治久痔痛,下血不止,肛边及腹肚疼痛　野猪肉二斤,切,著椒、盐、葱白炙,空心食。《食医心镜》)

4476 野猪胆 yě zhū dǎn 《食疗本草》

【基原】　为猪科猪属动物野猪的胆或胆汁。

【原动物】　野猪 *Sus scrofa* Linnaeus　又名: 野彘《淮南子》,山猪《中国经动动物志》)。

形似家猪。体长约 1.5 m, 体重约 150 kg。头部宽长, 吻部突出, 呈圆锥形, 末端具裸露的软骨垫。雄猪犬齿发达, 上下犬齿皆向上翘，露出唇外。耳直立，四肢较短，尾细小。身体被刚硬的针毛，背脊鬃毛显著，多为棕黑色，面颊、胸部杂有灰白、污白色毛。幼猪躯体呈淡黄褐色，背部有6条淡黄色纵纹，俗称"花猪"。

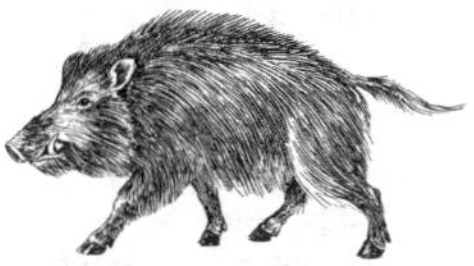

野　猪

多栖息于灌木丛、较潮湿的草地或混交林、阔叶林中。晨、昏或夜间活动，性极凶猛，一般成群活动。杂食性，植物根茎、野果、动物尸体及各种昆虫均食，亦盗食农作物。分布几乎遍及全国。

本动物的皮(野猪皮)、肉(野猪肉)、脂肪(野猪脂)、头骨(野猪头骨)、胆囊中的结石(野猪黄)、睾丸(野猪外肾)、蹄(野猪蹄)亦供药用，另设专条。

【采收加工】 常年均可捕捉，捕杀后，剥皮，剖腹，取生猪胆，鲜用或阴干。

【药性】《宝庆本草折衷》："味苦，寒。"

【功用主治】 清热镇惊，解毒生肌。主治癫痫，小儿疳疾，产后风，目赤肿痛，疔疮肿毒，烧烫伤。

1.《食疗本草》："治恶热毒邪气。"

2.《纲目》："主治鬼疰癫痫，小儿诸疳。"

3.《吉林中草药》："解毒消炎。治疗疮肿毒，瘰疽，烫火伤，小便不通。"

4.《青藏高原药物图鉴》："治眼炎症，疮疡热毒，生肌。"

【用法用量】 内服：研末或取汁冲，1～3 g。外用：涂敷。

【选方】 1. 治鬼疰癫痫及恶毒热气，小儿诸疳　用野猪胆水研少许，日二服。(《卫生易简方》)

2. 治产后风　野猪胆一个，研末，每次服0.9 g，加黄酒溶解服。(《广西药用动物》)

3. 治瘰疽　取鲜野猪胆一个，套手指上，至愈为度。

4. 治火烫伤　黄柏30 g，研极细末，野猪胆汁调涂患处。(3、4方出自《吉林中草药》)

4477 野猪脂 yě zhū zhī (《食疗本草》)

【异名】 野猪膏(《食疗本草》)。

【基原】 为猪科猪属动物野猪的脂肪。

【原动物】 参见"野猪胆"条。

【采收加工】 捕杀后，剥皮，剖腹，取出脂肪，在锅中以小火炼出油，除去油渣，冷却后，装入容器中备用。

【药性】 甘，平。

【功用主治】 补虚养颜，祛风解毒。主治产后无乳，肿毒疮癣。

1.《食疗本草》："主妇人无乳。"

2.《日华子》："悦色，并除风肿毒疮、疥癣。"

【用法用量】 内服：熬油酒冲，适量。外用：涂敷。

【选方】 治产妇少乳　野猪膏炼令精细，以二匙和一盏酒服，日三服。(《食疗本草》)

4478 野猪黄 yě zhū huáng (《新修本草》)

【基原】 为猪科猪属动物野猪胆囊中的结石。

【原动物】 参见"野猪胆"条。

【采收加工】 捕杀后，剥皮，剖腹，取出胆囊中的结石，晾干。

【药性】 辛、苦，凉。

1.《新修本草》："味辛、甘，平，无毒。"

2.《绍兴本草》："味辛、苦，微凉。"

【功用主治】 清热解毒，熄风镇惊。主治癫痫，惊风，血痢，金疮。

1.《新修本草》："主金疮，止血，生肉，疗癫痫。"

2.《本草拾遗》："主血痢。"

3.《日华子》："治恶毒风，小儿疳气，客忤，天吊。"

【用法用量】 内服：研末，0.15～0.3 g。外用：研末敷。

【选方】 治癫痫　(野猪黄)水研如枣核，日二服。(《新修本草》)

4479 野猪蹄 yě zhū tí (《医林纂要》)

【基原】 为猪科猪属动物野猪的蹄。

【原动物】 参见"野猪胆"条。

【采收加工】 捕杀后，割取四蹄，去毛洗净，鲜用。

【药性】 甘，平。

【功用主治】 祛风通痹，解毒托疮。主治风痹，痈疽，漏疮。

1.《医林纂要》："祛风治痹。"

2.《随息居饮食谱》："(治)一切痈疽不敛，多年漏疮。"

【用法用量】 内服：煮食或煨食，50～250 g。

4480 野绿麻 yě lǜ má (《浙江中医杂志》)

【基原】 为荨麻科艾麻属植物珠芽艾麻的全草。

【原植物】 参见"野绿麻根"条。

【采收加工】 7～10月采挖，鲜用或晒干。

【功用主治】 健脾消积。主治小儿疳积。

【用法用量】 内服：煎汤，9～15 g。

【选方】 治疳积　野绿麻全草9～15 g(鲜品30 g)泡水服；严重者加鸡肝或猪肝同煮服。〔《浙江中医杂志》1958，(12)：32〕

4481 野棉花 yě mián huā (《滇南本草》)

【异名】 满天星(《滇南本草图说》)，清水胆、铁蒿、打破碗花花(《湖南药物志》)，土白头翁(《全国中草药汇编》)。

【基原】 为毛茛科银莲花属植物野棉花的根。

【原植物】 野棉花 *Anemone vitifolia* Buch. -Ham.　又名：接骨连、水棉花(云南)。

多年生草本，高60～100 cm。根茎斜生。基生叶2～5；柄长25～60 cm，具柔毛；叶片心状卵形或心状宽卵形，顶端急尖，3～5浅裂，边缘有小牙齿。花葶直立粗壮，具柔毛；聚伞花序二至四回分枝；苞片3，轮生，叶状；花两性；萼片5，花瓣状，白色或带粉红色，倒卵形，外面被白色绒毛；花瓣无；雄蕊多数；心皮多数，密被绵毛。聚合果球形；瘦果长约3.5 mm，密被绵毛，果柄细。花期7～10月，果期8～11月。

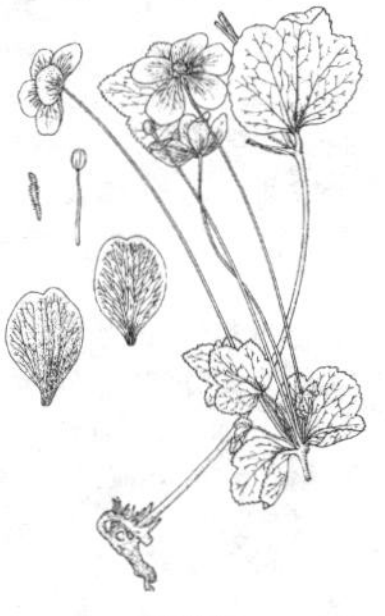

野棉花

生于海拔1 200～2 700 m山地草坡、疏林中或沟边地带。分布于湖南、四川南部、贵州、云南、西藏东南部和南部。

【采收加工】 全年均可采根，切片，晒干。

【成分】 毛茛苷(ranunculin)。

【药性】 苦，寒，有毒。

1.《滇南本草》："性寒，味苦，有毒。"

2.《湖南药物志》："温，苦，有大毒。"

【功用主治】 清热，利湿，杀虫，散瘀。主治泄泻，痢疾，黄疸，疟疾，蛔虫病，蛲虫病，小儿疳积，脚气肿痛，风湿骨痛，跌打损伤，痈疽肿毒，蜈蚣咬伤。

1.《滇南本草》："下气，杀虫，小儿寸白虫、蛔虫犯胃良效。"

2.《滇南本草图说》:"治痔疾。"

3.《湖南药物志》:"清热,截疟,拔脓,杀虫。主治黄疸,伤风感冒,烧伤。"

4.《全国中草药汇编》:"祛风,散瘀,利湿,驱虫。主治跌打损伤,风湿关节痛,肠炎,痢疾,蛔虫病,钩虫病;捣烂敷大椎穴治疟疾痛。"

【用法用量】 内服:煎汤,6~12 g;或入丸、散。外用:捣敷。

【宜忌】《全国中草药汇编》:"本品过量服用时,可致头晕、呕吐、四肢麻木等中毒症状,故内服宜慎。"

【方选】 1. 治疟疾 野棉花根 7~9 枚,常山 240 g,黄豆 1升。共煮熟,去药,黄豆晒干研成细粉,酒调为丸,雄黄为衣。疟前服 10 粒。《湖南药物志》

2. 治急性肠炎 野棉花根 30 g,洗净切碎,加水半面盆,煮沸 10~20 min,趁热泡洗双脚 20~30 min,每日 1~2 次。《全国中草药汇编》

3. 治痈疽不溃 野棉花根、叶 6~9 g,水酒服。《湖南药物志》

4. 治跌打内外伤出血 野棉花根,水煎服;或外敷创伤处。《昆明民间常用草药》

4482 野塘蒿 yě táng hāo 《湖南药物志》

【异名】 小山艾《全国中草药汇编》,小加蓬《海南岛中草药》。

【基原】 为菊科白酒草属植物香丝草的全草。

【原植物】 香丝草 Conyza bonariensis (L.) Cronq. [Erigeron bonariensis L.;E. linifolius Willd.;E. crispus Pourr.]

一年生或二年生草本,高 30~70 cm。全株被有开展性的细软毛。根纺锤形。茎直立,上部常分枝。单叶互生;基部叶披针形,边缘具不规则的齿裂或羽裂,裂后多洞落,有柄;茎上叶向上渐窄,线状、全缘,无柄。头状花序在枝端排列成圆锥状;总苞片 2~3 层;线形;舌状花白色,多层,不明显,雌性,全部结实,先端齿裂;管状花黄色,多数,两性,裂片 5。瘦果长圆形,扁平,有毛;冠毛 1~2 层,外短内长。花期 5~10 月。

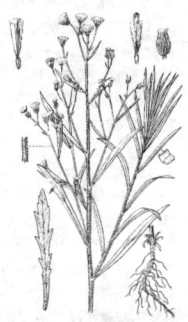
香丝草

生于路边、田野及山坡草地。分布于江苏、福建、江西、湖北、湖南、广东、广西、海南、四川、贵州、云南、西藏及台湾等地。

【采收加工】 7~10月采收,鲜用或切段晒干。

【成分】 地上部分含黄酮成分:芹菜素(apigenin),金圣草素(chrysoeriol),木犀草素(luteolin),刺槐素(acacetin),洋蓟素(cynarin),槲皮素-3-葡萄糖苷(quercetin-3-glucoside),木犀草素-7-O-葡萄糖苷(luteolin 7-O-glucoside),木犀草素-7-O-芸香糖苷(luteolin 7-O-rutinoside),槲皮素-3-O-半乳糖苷(quercetin-3-O-galactoside),芹菜素-O-葡萄糖苷(apigenin O-glucoside),烟香椿素(odoratin),土荆芥素(ambrosin)。又含有机酸成分:咖啡酸(caffeic acid),绿原酸(chlorogenic acid),新绿原酸(neochlorogenic acid),3,5-二咖啡酰奎宁酸(3,5-dicaffeoyl quinic acid),4,5-二咖啡酰奎宁酸,3,4-二咖啡酰奎宁酸。尚含东莨菪苷(scopoletin),二氢芥子醇(dihydrosinapylalcohol),黄决明素(chryso-obtusin),白术内酯Ⅰ(atractylenolide Ⅰ),大牻牛儿素(germacrane),反-毛叶醇内酯(trans-lachnophyllum lactone),顺-毛叶醇内酯(cis-lachnophyllum methyl ester),万寿菊苷(patuletin),丁烯羧酸内酯(butenolide)。

【药性】 苦,凉。

1.《湖南药物志》:"酸、苦,微寒,无毒。"

2.《全国中草药汇编》:"苦,凉。"

【功用主治】 清热解毒,除湿止痛。主治感冒,风湿性关节炎,遗精,白带,疮疡肿痛。

1.《湖南药物志》:"排脓解毒,利气。治肿毒化脓,遗精,白带。"

2.《全国中草药汇编》:"清热去湿,行气止痛。主治感冒,疟疾,急性风湿性关节炎。外用治小面积创伤出血。"

【用法用量】 内服:煎汤,9~12 g。外用:捣敷。

【方选】 治遗精 野塘蒿(去粗皮叶)6 g,水杨柳 9 g,大叶柳树根 9 g,牛皮冻 15 g,水煎服。《湖南药物志》

4483 野罂粟 yě yīng sù 《东北常用中草药》

【异名】 山大烟、山罂粟、毛罂粟、野大烟《吉林常用中草药》,山米壳《东北常用中草药手册》,丽春花《新疆中草药》。

【基原】 为罂粟科罂粟属植物野罂粟、黑水野罂粟和海罂粟属海罂粟的果实,果壳或带花的全草。

【原植物】 1. 野罂粟 Papaver nudicaule L.

多年生草本,高 30~60 cm。全株被硬毛,折断有白浆。根细胡萝卜状。根茎短,具多数叶柄残基。基部叶丛生;具长柄;叶片长卵圆形,羽状深裂,裂片再作不等浅裂,两面被硬伏毛。花单一,顶生;花萼 2 枚,广卵形,被棕灰色硬毛;花瓣 4,倒卵形,内轮 2 个较小,橙黄色或黄色;雄蕊多数,花丝丝状;子房倒卵形,柱头辐射状,4~9 果状。蒴果长圆形或倒卵状球形,顶部有盖,常密生硬毛。种子细小,多数。花期6~8月,果期 7~8 月。

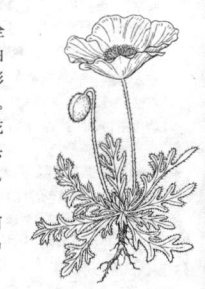
野罂粟

生于山坡干燥地带。分布于东北及山西、内蒙古、宁夏、新疆等地。

2. 黑水野罂粟 P. nudicaule L. subsp. amurense N. A. Busch [P. anomalum Fedde]

一年生草本,高约 40 cm。全株密被硬毛,富含乳汁,折断有白浆。叶全部基生,有短柄;叶卵形或长卵形,羽状深裂,质稍肥厚。花大而美丽,白色,单生于一长花葶上;花瓣 4 枚;子房倒卵形,柱头分裂呈辐射状。蒴果卵形,孔裂。花期6~8月,果期 7~8 月。

生于山野、路旁、石砾地或河岸沙地。分布于华北、东北、华中等地。

黑水野罂粟

3. 海罂粟 Glaucium squamigerun Kar. et Kir. 又名:鳞果海罂粟《沙漠地区药用植物》

多年生草本,高 20~40 cm。全株被白色鳞片。茎直立。叶基生;叶片羽状深裂,裂片呈齿状或缺刻,灰蓝色,表面有粉粒。单花顶生,黄色。蒴果长线形,稍弯曲,有疏刺毛。果期6~7月。

生于砂砾石堆或干燥山坡。分布于新疆。

【采收加工】 7~10月采收,除去须根、泥土,晒干。

【成分】 1. 野罂粟 全草含黑水罂粟菲酮碱(amurine),黑水罂粟螺酚碱(amuroline),二氢黑水罂粟菲酮碱(amurinine),黄连碱

（coptisine），黑水罂粟菲酚碱（nudaurine, amurinol Ⅰ）。果壳中含有隐掌叶防己碱（muramine, cryptopalmatine）。花中含野罂粟素（nudicaulin）。

2. 黑水罂粟　全草含黑水罂粟菲酚碱，黑水罂粟螺酮碱，黑水罂粟螺碱（amuronine），黑水罂粟碱（amurensine），隐掌叶防己碱。

3. 海罂粟　全草含有 α-别隐碱（α-allocrytopine），原阿片碱（protopine），白屈菜红碱（chelerythrine），血根碱（sanguinarine），紫堇定（corydine），小檗碱（berberine）和黄连碱（coptisine）。

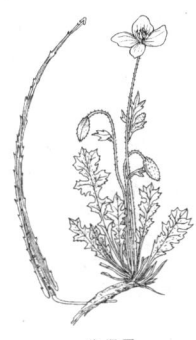

海罂粟

【药理】　1. 与吗啡药理作用的比较　野罂粟生物碱与吗啡比较有下列不同之处：① 野罂粟生物碱与吗啡相反，对小鼠的自发活动是抑制的，两者比较有显著差异。② 对家兔、大鼠的离体肠管，野罂粟生物碱呈兴奋作用，增强肠蠕动，而吗啡呈显著抑制。③ 对家兔呼吸，野罂粟生物碱无影响，而吗啡呈显著抑制。④ 纳洛酮能对抗吗啡的镇痛作用，但不对抗野罂粟生物碱的镇痛作用。⑤ 通过猴的成瘾试验，证明野罂粟生物碱无成瘾性，而吗啡则有明显成瘾性。

2. 止咳平喘作用　以野罂粟蒴果水煎剂、野罂粟总生物碱（TAPN）灌胃给药，对小鼠氨水引起的咳嗽和刺激猫的喉上神经引起的咳嗽都有显著的抑制作用，且呈良好的量效关系。50%野罂粟蒴果水煎剂及野罂粟总生物碱（TAPN）作用强度与可待因相同，并显著延长豚鼠组胺引喘潜伏期，减少发生抽搐动物的比率，对豚鼠离体完整平滑肌有明显的松弛作用。野罂粟对电刺激猫喉上神经引起的咳嗽反射有明显的抑制作用，止咳平喘作用机制可能是通过抑制 5-脂加氧酶的活性实现的。

3. 镇痛作用　经小鼠扭体法、热板法和电刺激法测痛，证实 TAPN 有剂量依赖性镇痛作用，且不被纳洛酮所拮抗；野罂粟生物碱单体Ⅰ及Ⅱ的镇痛效价分别为吗啡的 2/5 和 1/10，作用持续时间显著长于吗啡。

4. 对心血管的作用　TAPN 能浓度依赖性地减慢兔离体心脏心率，抑制心肌收缩力。生物碱单体Ⅱ对去甲肾上腺素（NA）引起的离体兔血管平滑肌的收缩抑制作用最强。

毒性　全草有毒，花、果实毒性较大。中毒后心脏麻痹及呕吐、昏迷。小鼠腹腔注射煎剂的 LD_{50} 为 15.85 g/kg。TAPN 及提取物各浓度组与人外周血细胞姐妹染色单位互换（SCE）之间虽存在着明显的剂量效应关系。但 TAPN 在正常使用剂量内不会引起人遗传物质的毒性效应。

【药性】《宁夏中草药手册》："酸、微苦，微寒，有毒。"

【功用主治】敛肺止咳，涩肠止泻，镇痛。主治久咳喘息，泻痢、便血、脱肛，遗精，带下，头痛，胃痛，痛经。

1.《吉林中草药》："涩肠止痛，解毒。治肠炎，痢疾。"

2.《东北常用中草药手册》："镇痛，止咳，定喘，止泻。治神经性头痛，偏头痛，久咳，喘息，泻痢，便血，遗精，月经痛，白带，脱肛，急慢性胃炎，胃溃疡，胃痛。"

【用法用量】内服：煎汤，3～6 g。

【宜忌】本品有毒，不可多服。服用过量可出现头昏、耳鸣、皮肤出疹、瘙痒、青紫等毒性反应。

【选方】治肠炎，痢疾　丽春花 6 g，刺黄柏 9 g，土木香 3 g，水煎服。《新疆中草药》

【临床报道】治疗慢性腹泻　治疗组用野罂粟胶囊制剂，每

次 3 粒，日 3 次，3 星期为 1 个疗程。对照组选用香连胶囊，每次 3 粒，日 3 次，温开水送服，疗程同治疗组。共观察 60 例，结果：治疗组 30 例，痊愈 13 例，显效 7 例，有效 8 例，无效 3 例，总有效率 90.0%。对照组 30 例，痊愈 9 例，显效 4 例，有效 10 例，无效 7 例，总有效率为 76.7%。两组比较有显著性差异。

4484　野漆树 ^{yě qī shù}《植物名实图考》

（此处"yě qī shù"为拼音注音）

【异名】染山红《植物名实图考》，臭毛漆树、山漆《台湾药用植物志》。

【基原】为漆树科漆树属植物野漆的叶。

【原植物】野漆 Toxicodendron succedaneu（L.）O. Kuntze［Rhus succedanea L.］又名：洋漆树、木蜡树《中国高等植物图鉴》。

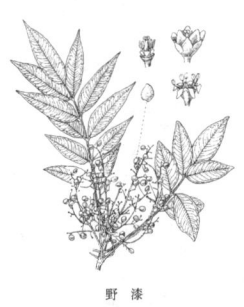

野漆

落叶乔木或小乔木，高达 10 m。小枝粗壮；顶芽大，紫褐色。奇数羽状复叶互生，常集生于小枝顶端，有小叶 9～15；叶片薄纸质，卵状椭圆形、阔披针形，先端渐尖或长渐尖，基部多少偏斜，圆形或阔楔形，全缘；侧脉 15～22 对，弧形上升。圆锥花序，无毛，花小，单性异株，黄绿色；花萼裂片圆卵形；花瓣 5，长圆形；雄蕊 5，伸出，花丝线形；子房球形，花柱 1，柱头 3 裂，褐色。核果大，偏斜，先端偏离中心，外果皮薄，淡黄色。

生于海拔 150～2 500 m 的林中。分布于华北、华东、中南、西南及台湾等地。

本植物的根或根皮（野漆树根）亦供药用，另设专条。

【采收加工】4～5 月采收嫩叶，鲜用或晒干。

【成分】心材含非慄素（fisetin）、黄颜木素（fustin）、没食子酸（gallic acid）、硫黄菊素（sulfuretin）、紫铆花素（butein）和 2-苯基-2, 6, 3′, 4′-四羟基香豆-3-酮（2-benzyl-2, 6, 3′, 4′-tetrahydroxycoumaran-3-one）。树蜡中含 5 种脂肪酸：棕榈酸（palmitic acid）、硬脂酸（stearic acid）、油酸（oleic acid）、亚油酸（linoleic acid）、花生酸（arachidic acid）；还含黄酮类成分：新野漆树双黄烷酮（neorhusflavanone）。叶含野漆树苷（rhoifolin）、没食子酸乙酯（ellagic acid）、鞣云实精（corilagin）。果核与种子含并没食子酸和脂肪酸（fatty acid）；还含黄酮成分：扁柏双黄酮（hinokiflavone）、贝壳杉双黄酮（amento-flavone）、南方贝壳杉双黄酮（robustaflavone）、穗花杉双黄酮（agathisflavone）、野漆树双黄酮（rhusflavone）、野漆树双黄烷酮（rhusflavanone）、木蜡树双黄烷酮（succedaneaflavanone）和新野漆树双黄烷酮。

【药性】苦、涩，平，有毒。

1.《全国中草药汇编》："苦、涩，平，有小毒。"

2.《浙江药用植物志》："苦、涩，温。"

【功用主治】散瘀止血，解毒消肿。主治咳血，吐血，外伤出血，毒蛇咬伤。

1.《全国中草药汇编》："平喘，解毒，散瘀消肿，止痛止血。主治哮喘，急慢性肝炎，胃痛，跌打损伤。外用治骨折，创伤出血。"

2.《浙江药用植物志》："主治肺结核，溃疡病出血，毒蛇咬伤。"

【用法用量】内服：煎汤，6～9 g。外用：捣烂敷。

【宜忌】对漆过敏者慎用。

【选方】1. 治肺结核咳血，溃疡病出血　（野漆树）鲜叶 6～

9 g，水煎服。(《浙江药用植物志》)

2. 治外伤出血　野漆树嫩叶适量，马尾松嫩叶或田基黄适量，捣烂外敷。(《全国中草药汇编》)

4485 野樱桃 yě yīng táo (《宁夏中草药手册》)

【异名】 缠条子(《中药大辞典》)。

【基原】 为蔷薇科樱桃属植物四川樱桃、细齿樱桃的果实或果皮。

【原植物】 1. 四川樱桃 *Cerasus szechuanica* (Batal.) Yü et Li [*Prunus szechuanica* Batal.; *P. discadenia* Koehne]　又名：四川樱、盘腺樱桃(《湖北植物志》)。

落叶灌木或小乔木，高3～7 m。小枝幼时带红，老变灰褐色，光滑。叶互生；柄长1～1.8 cm；托叶卵形至宽卵形；叶片卵形或长圆状倒卵形，先端锐尖，基部圆形或心形，边缘具细密锯齿。花3～9朵排列成伞房状总状花序；苞片小叶形，边有盘状腺体；萼筒钟状，萼片三角状披针形，与筒部等长；花瓣白色或淡红色，近圆形；雄蕊40～47。核果卵球形，紫红色。花期4～6月，果熟期6～8月。

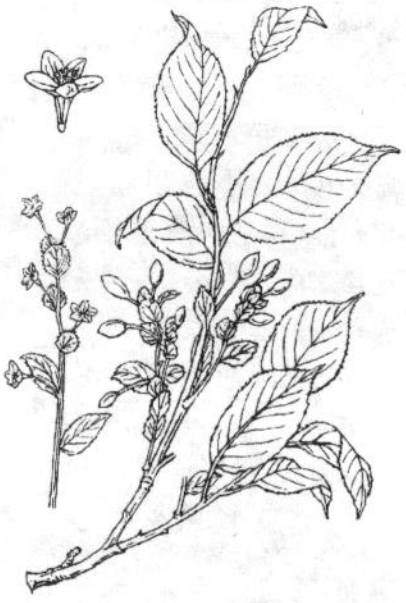

四川樱桃

生于海拔1 500～2 600 m的山地林缘及林下。分布于河南、湖北、四川、陕西等地。

2. 细齿樱桃 *C. serrula* (Franch.) Yü et Li [*Prunus serrula* Franch.]　又名：云南樱花(《经济植物手册》)。

本种与四川樱桃的区别为：幼枝被细短柔毛；叶片披针形至卵状披针形，下面无毛或脉腋被疏柔毛。花单生或1～2朵，花叶同开；果紫红色，核有显著棱纹。花期5～6月，果期7～9月。

生于海拔2 600～3 900 m的山坡、山谷林中、林缘或山坡草地。分布于四川、云南、西藏。

以上植物的果核(野樱桃核)、根(野樱桃根)亦供药用，另设专条。

【采收加工】 7～8月果实成熟时采摘，鲜用，或剥取果皮晒干。

【药性】 《宁夏中草药手册》："甘，微凉。"

【功用主治】 清肺利咽。主治咽喉肿痛，声音嘶哑。《宁夏中草药手册》："清血热，益肾。"

【用法用量】 内服：煎汤，15～30 g；或捣汁。

【选方】 治咽喉肿痛，声哑　鲜野樱桃捣汁，每服1酒杯，每日2次。(《宁夏中草药手册》)

4486 野豌豆 yě wān dòu (《河北中草药》)

【基原】 为豆科野豌豆属植物野豌豆的全草。

【原植物】 野豌豆 *Vicia sepium* L.　又名：滇野豌豆(《云南种子植物名录》)。

多年生草本，高30～100 cm，全株被疏柔毛。地上茎纤细。羽状复叶，顶端有卷须；托叶戟形，边缘有4个粗齿；小叶8～14，叶片卵状长圆形或卵状披针形，先端急尖，有短尖，膜质；总状花序腋生，花常2～6朵密生；花萼钟状，萼齿5，披针形；花冠红色或紫色，旗瓣楔形，先端凹，翼瓣近倒卵状四方形，先端圆；雄蕊10，二体；子房无毛，具短柄，花柱先端背面有一丛淡黄色髯毛。荚果长圆形，棕褐色，两端尖，基部具短柄。种子2～4颗，扁圆球形，黑色。花、果期6～8月。

生于海拔800～2 200 m的高地上、草坡上。分布于河北、四川、贵州、云南、陕西、甘肃。

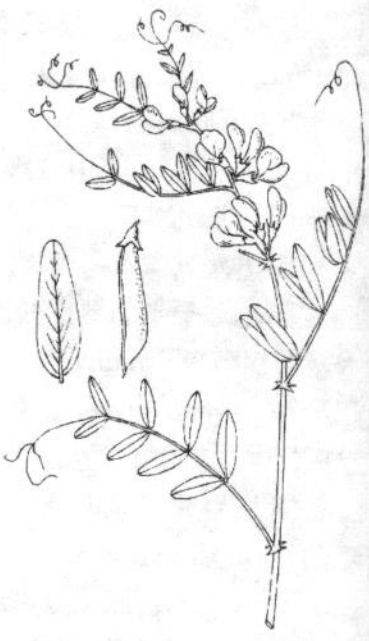

野豌豆

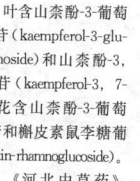

【采收加工】 6～7月采割地上部分，晒干。

【成分】 叶含山柰酚-3-葡萄糖-7-鼠李糖苷(kaempferol-3-glucoside-7-rhamnoside)和山柰酚-3,7-二葡萄糖苷(kaempferol-3,7-diglucoside)。花含山柰酚-3-葡萄糖-7-鼠李糖苷和槲皮素鼠李糖葡萄糖苷(quercetin-rhamnoglucoside)。

【药性】 《河北中草药》："辛，甘，温。"

【功用主治】 《河北中草药》："祛风除湿，和血调经，祛痰止咳，补肾。治急、慢性风湿性关节炎，关节肿痛，及阴囊湿疹，湿热黄疸，疟疾，跌打损伤，月经不调，鼻衄，咳嗽痰多及肾虚腰痛，遗精；捣烂外敷治疔疮肿毒。"

【用法用量】 内服：煎汤，9～15 g。外用：捣敷；或煎汤熏洗。

【选方】 1. 治关节炎、关节肿痛　野豌豆9 g，水煎服，并可煎汤熏洗患处。

2. 治阴囊湿疹　野豌豆、艾叶、防风各9 g，水煎服，或单用野豌豆煎水洗。

3. 治咳嗽痰多　野豌豆15 g，水煎服。(1～3方出自《河北中草药》)

4487 野靛青 yě diàn qīng (《浙江民间常用草药》)

【异名】 红丝线(《岭南采药录》)，红蓝、山蓝(广州部队《常用中草药手册》)，青红线(《常用中草药彩色图谱》)。

【基原】 为爵床科观音草属植物观音草的全草。

【原植物】 观音草 *Peristrophe baphica* (Spreng.) Bremek. [*Justicia tinctoria* Roxb.; *P. roxburghiana* (Schult.) Bremek.]

多年生草本，高达80 cm。全株被有灰白色毛。茎纤细，直立，有浅槽。叶对生；具短柄；叶片卵形或长圆状披针形，先端渐尖，基部楔形，全缘。花单生，淡红色，腋生或顶生；苞片2，椭圆形；萼5裂，裂片披针形；花冠筒细长，长约为裂片的两倍以上，冠檐二唇形，上唇全缘，下唇3浅裂或近全缘；雄蕊2，花药2室；花柱丝状，柱头2裂。蒴果椭圆形。种子4颗，黑色，卵圆形而扁，表面有凸起小点。花期8～10月。

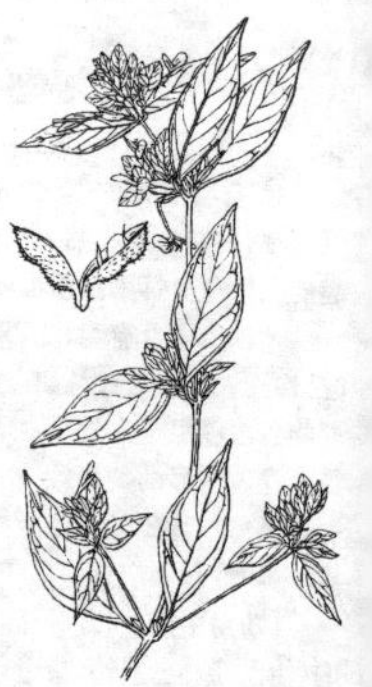

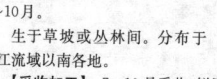

观音草

生于草坡或丛林间。分布于长江流域以南各地。

【采收加工】 7～10月采收，鲜用或晒干。

【药理】 对心血管系统的作用　观音草有降压作用，观音草的醇提水转溶物以0.2、0.3、0.4 g/ml的不同浓度给麻醉豚鼠静脉恒速灌注，对毒毛花苷C(哇巴因)引起的室早、室速、室颤均有显著保护作用，并对毒毛花苷C的致死剂量有明显影响。

【药性】 苦、辛，寒。

1.《湖南药物志》："苦，平，无毒。一说微辛。"

2.《广西本草选编》："味微甘、淡，气香，性凉。"

【功用主治】 凉血止血，散瘀消肿。主治肺热咳嗽，肺痨咯血，吐血，咽喉红肿，口舌生疮，小便淋痛，痈肿疮疖，瘰疬，跌打肿痛，毒蛇咬伤。

1.《岭南采药录》："治痰火咳嗽，吐血。"

2.《浙江民间常用草药》："清热解毒，消肿，活血。治毒蛇咬伤，小儿惊风，口腔炎，疔痈，尿路感染，中耳炎，风湿性关节炎。"

3.《湖南药物志》："治腰痛呕吐，咽喉肿痛，打伤，瘰疬。"

4.《广西本草选编》："凉血止血，消肿止痛。治肺结核出血，外伤出血。"

【用法用量】 内服：煎汤，9～15 g。鲜品倍量。外用：鲜品捣敷；或煎汤洗；或捣汁滴耳。

【宜忌】《福建药物志》："孕妇忌服。"

【选方】 1. 治咽喉肿痛 观音草 15～30 g，水煎服；或研粉加白糖冲服。《湖南药物志》

2. 治尿路感染 观音草、车前草各 15 g，水煎服。

3. 治中耳炎 鲜观音草捣汁，加食盐少许，滴入患耳。(2、3 方出自《浙江民间常用草药》)

4. 治疮疡 鲜观音草、犁头草各适量，水煎服。《庐山中草药》

5. 治跌打肿痛 鲜山蓝全草捣烂，酒炒外敷。《广西本草选编》

6. 治毒蛇咬伤 观音草、半边莲、疔疮草各 60 g，水煎服。或鲜观音草、半边莲、佛甲草各等量，绞汁内服，每隔 2 小时服 2～3 汤匙，连服 3 日，渣外敷伤口。《浙江民间常用草药》

4488 野颠茄 yě diān qié 《广州部队〈常用中草药手册〉》

【异名】 癫茄《广西植物志》，大丁茄、小颠茄、天茄子、假茄子《广西药用植物名录》，红癫茄《广东中草药》。

【基原】 为茄科茄属植物牛茄子的全株。

【原植物】 牛茄子 Solanum surattense Burm f.［S. aculeatissimum Jacq.；S. ciliatum Lam.］

多年生草本至亚灌木，高 30～60 cm。全株除茎、枝外各部均被具节纤毛，茎直立，茎及小枝具淡黄色细直刺。叶单生或互生，叶柄粗壮；叶片宽卵形，先端短尖，基部心形，5～7 浅裂或中裂，裂片三角形或近卵形，脉上有直刺。聚伞花序腋外生，短而少花；花梗纤细，被直刺及纤毛；萼杯状，有刺，5 裂；花冠白色，5 裂，裂片披针形，端尖；雄蕊 5；子房球形，花柱纤多数。浆果扁球形，初绿白色，成熟后橙红色；种子扁而薄，边缘翅状。花、果期 1～11 月。

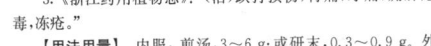

牛茄子

生于路旁荒地、疏林或灌木丛中。分布于我国南方各地。辽宁、河南有栽培。

【采收加工】 全年均可采，鲜用或晒干。

【药性】 广州部队《常用中草药手册》："苦、辛，温，有毒。"

【功用主治】 镇咳平喘，散瘀止痛。主治咳嗽，哮喘，胃痛，风湿腰腿痛，瘰疬，寒性脓疡，痈肿疮毒，跌打损伤。

1. 广州部队《常用中草药手册》："散瘀止痛，镇咳平喘。主治风湿性腰腿痛，慢性气管炎，哮喘。"

2.《广西本草选编》："主治淋巴结结核，寒性脓疡，冻疮，脚癣。"

3.《浙江药用植物志》："(治)跌打损伤，胃痛，牙痛，痈肿疮毒，冻疮。"

【用法用量】 内服：煎汤，3～6 g；或研末，0.3～0.9 g。外用：捣敷；煎水洗或研末调敷。

【宜忌】 1. 广州部队《常用中草药手册》："本品有毒，用量不宜过大。"

2.《广西本草选编》："全株有毒，以未成熟的果实最毒，误食出现口渴、咽喉灼热、吞咽困难、皮肤干热潮红、瞳孔散大、视物模糊、烦躁不安、幻觉、谵妄，甚至发生惊厥等症状。青光眼患者禁用，以免增加眼压而使病情恶化，甚至失明。"

【选方】 1. 治跌打肿痛，痈肿疮毒 鲜癫茄根捣敷；或用癫茄茎叶晒干煅存性研末，加冰片少许，调茶油敷患处。

2. 治小儿口腔炎 癫茄茎叶，煅存性研末，加冰片少许，涂患处。

3. 治小儿疳积 鲜癫茄果 1～2 枚，切开，加猪肝蒸熟，去茄取猪肝吃。

4. 治肝硬化腹水 癫茄子，炒黄研末服。(1～4 方出自《广东中草药》)

4489 野丁香根 yě dīng xiāng gēn 《红河中草药》

【基原】 为茜草科滇丁香属植物滇丁香或馥郁滇丁香的根或带根全株。

【原植物】 参见"滇丁香"条。

【采收加工】 秋后采挖根部，切片晒干。5～7 月采挖带根全株，切段晒干。

【成分】 根含牡丹(皮)酚(paeonol)。

【药性】《云南中草药》："涩，微苦，凉。"

【功用主治】《云南中草药》："活血调经，消炎止痛。主治小儿高热昏迷，咽喉肿痛，月经不调，痛经，风湿疼痛，偏头痛，尿路感染，尿路结石，黄肿病，病后头昏，心慌，毒蛇咬伤，外伤感染。"

【用法用量】 内服：煎汤，15～30 g。外用：捣敷。

【选方】 治尿路感染，尿路结石 野丁香根 30 g，葱根 15 g，水煎服。《红河中草药》

4490 野大豆藤 yě dà dòu téng 《天目山药用植物志》

【基原】 为豆科大豆属植物野大豆的茎、叶及根。

【原植物】 参见"稆豆"条。

【采收加工】 9～11 月采收，晒干。

【成分】 全草含 α-淀粉酶(α-amylase)，氨基酸，(5-hydroxyisourate hydrolase)。

【药性】《湖南药物志》："甘，凉。"

【功用主治】 清热敛汗，舒筋止痛。主治盗汗，劳伤筋痛，胃脘痛，小儿食积。

1.《救生苦海》："治痘疮，(野毛豆)连茎、根煅存性，研，麻油和敷。不问初起、日久、未溃、已溃。"

2.《上海常用中草药》："滋养，强壮，敛汗。"

【用法用量】 内服：煎汤，30～120 g。外用：捣敷或研末调敷。

【选方】 1. 治盗汗 野大豆藤及荚果 30～120 g，红枣 30～60 g，加糖煮，连汁全部吃下。

2. 治伤筋 野大豆鲜根加山天萝根皮，酒糟或酒捣烂，烘热包敷患处。(1、2 方出自《天目山药用植物志》)

3. 治胃痛，跌扑腰痛 野大豆根 15 g，水煎服。《湖南药物志》

4491 野山蚂蝗 yě shān mǎ huáng 《湖南药物志》

【异名】 山蚂蝗、毛萝菜《湖南药物志》。

～2579～

⑪ 野 4487～4491

【基原】 为紫草科斑种草属植物多苞斑种草的全草。

【原植物】 多苞斑种草 Bothriospermum secundum Maxim.

一年或二年生草本，高25~
40 cm，全株被硬毛及伏毛。根
直伸。茎直立，有纵棱。基生叶
有柄；叶片倒披针状长圆形，先端
钝，基部渐狭，近全缘；茎生叶无
柄，叶片长圆形或卵状披针形，
两面均被基部具基盘的平伏刚
毛。花单生于枝梢叶腋，或形成
多苞片的总状花序；花梗下垂；
花萼 5 深裂；花冠蓝色至浅蓝
色，先端 5 裂，裂片卵圆形，喉部
有细毛附属物；雄蕊 5，花丝极
短；雌蕊 1，子房 4 深裂，柱头头
状。小坚果 4，卵状椭圆形或肾
形，密生疣状突起，腹面有纵椭
圆形环状凹陷。花期 5~6 月，果期 7 月。

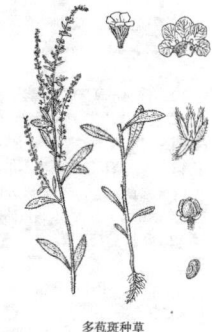

多苞斑种草

生于海拔 250~2 100 m 的山坡、荒地、路旁草丛中及灌木林
下。分布于东北及河北、山西、江苏、山东、湖北、湖南、广西、四川、
云南、陕西、甘肃、青海、台湾等地。

【采收加工】 5~7 月采收，鲜用或晒干。

【药性】 苦，凉。

【功用主治】 祛风，利水，解疮毒。主治水肿，疮毒。

《湖南药物志》：“理气，祛风，解毒、杀虫。”

【用法用量】 内服：煎汤，3~9 g。外用：煎水洗。

【选方】 1. 治遍身暴肿 多苞斑种草 9 g，土大黄 6 g，荞子莲
6 g，水煎，内服少许；其余药汁洗擦全身。

2. 治疮毒 多苞斑种草全草，煎水洗患处。(1、2 方出自《湖
南药物志》)

野马蹄草 yě mǎ tí cǎo
《广西中草药》

【异名】 关草、土灯草、水箭草（《广西药用植物名录》），千子
草（《贵州中草药名录》）。

【基原】 为莎草科藨草属植物萤蔺的全草。

【原植物】 萤蔺 Schoenoplectus juncoides (Roxb.) Palla [Scir-
pus juncoides Roxb.]。又名：直立席草（《全国中草药汇编》）。

多年生草本，高 20~50 cm。根茎短。秆圆柱形，丛生，有时
有棱角，直径 2~3 寸叶鞘，有时。苞片 1，为秆的延长，直立。
小穗 2~5，聚成头状，长圆状卵形，棕色或浅棕色，有多数花；鳞片
宽卵形或卵形，近纸质，先端钝圆，有锐尖，背面有 1 脉，两侧有深
棕色条纹；雄蕊 3；柱头 2；下位刚毛 5~6 条，长于或短于小坚果，
有倒刺。小坚果宽倒卵形，平凸
状，熟时黑褐色，稍皱缩，有光
泽。花、果期 7~11 月。

生于路旁、田边、塘边、溪
旁、沼泽地或荒地潮湿处。除内
蒙古、西藏、甘肃未见外，分布几
遍全国。

【采收加工】 7~10 月采
收，晒干。

【药性】 甘、淡，凉。

1.《广西本草选编》：“味
甘、淡，性凉。”

2.《浙江药用植物志》：
“甘、苦，平。”

【功用主治】 清热凉血，解

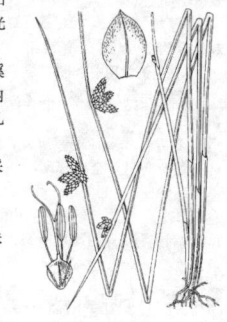

萤蔺

毒利湿。主治麻疹热毒，肺痨咳血，牙痛，目赤，热淋，白浊，食积
停滞。

1.《广西本草选编》：“清热利水，凉血解毒。主治麻疹热毒，
肺结核咯血，急性结膜炎，尿路感染。”

2.《浙江药用植物志》：“除湿，消积，开胃。主治胸腹胀满，食
积停滞。”

【用法用量】 内服：煎汤，60~120 g。

【选方】 1. 治麻疹热毒 野马蹄草 120 g，冰糖 60 g，煎汤当
茶饮。

2. 治肺痨咳血 野马蹄草 60 g，冰糖 30 g，煎汤服。

3. 治火盛牙痛 野马蹄草 60 g，拦路蛇 30 g，煎汤饮并含漱。
(1~3 方出自《广西中草药》)

野木瓜果 yě mù guā guǒ
《福建药物志》

【基原】 为木通科野木瓜属植物野木瓜的果实。

【原植物】 参见“野木瓜”条。

【采收加工】 8~10 月采摘，晒干或鲜用。

【成分】 含黄酮苷成分：皂草黄素 (saponarin)、6-羟基木犀
草素-7-β-O-葡萄糖苷 (6-hydroxyluteolin-7-β-O-glucoside)。含新木
脂素葡萄糖苷 (yemuoside)。

【功用主治】 敛肠益胃。主治急性胃肠炎。

【用法用量】 内服：煎汤，12~30 g。

【选方】 治胃、十二指肠溃疡 野木瓜 12 g，高良姜 4.5 g，制
香附 9 g，水煎服。《福建药物志》

野木耳菜 yě mù ěr cài
《植物名实图考》

【异名】 假茼蒿（《南宁市药物志》），冬风菜（《广西药用植物
名录》），飞机菜（广州空军《常用中草药手册》），满天飞（《全国中草
药汇编》）。

【基原】 为菊科三七草属植物野茼蒿的全草。又名：革命草
（《海南植物志》）。

【原植物】 野茼蒿 Gynura crepidioides Benth. [Crassocephal-
alum crepidioides (Benth.) S. Moore]。

一年生草本，高 20~100 cm。茎光滑无毛，直立，有纵条纹。
单叶互生；柄长 2~2.5 cm；叶片膜质，长圆状椭圆形，先端渐尖，
基部楔形，边缘有不规则锯齿。头状花序，少数，在枝顶排成圆锥
状；总苞圆柱形；总苞片 2 层，条状披针形，边缘膜质，先端有小束
毛，基部有小苞片数枚；花全为两性；管状，粉红色，花冠先端 5 齿
裂；花柱基部小球状。瘦果狭圆柱形，赤红色，有条纹，被毛；冠毛
丰富，白色。花期夏季。

生于山坡荒地、路旁及沟谷杂草丛中。分布于福建、江西、湖
南、广东、广西、四川、云南及
西藏等地。

【采收加工】 6~7 月采
收，鲜用或晒干。

【药性】 微苦，辛，平。

1.《全国中草药汇编》：
“苦、微辛，平。”

2.《福建药物志》：“微
苦，凉。”

【功用主治】 清热解
毒，调和脾胃。主治感冒，腹
泻，痢疾，口腔炎，乳腺炎，消
化不良。

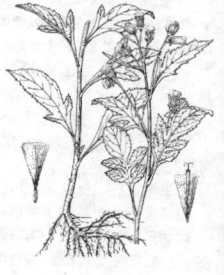

野茼蒿

1.《全国中草药汇编》：
“健脾消肿。主治消化不良，脾虚浮肿。”

2.《福建药物志》：“清热解毒，健脾利湿。主治消化不良，坏

血病,脚气病,水肿,腮腺炎,乳腺炎,痈疽疔毒。"

【用法用量】 内服:煎汤,30~60 g;或绞汁。外用:捣敷。

【选方】 治小儿腹泻 安南草、车前草各适量,水煎服。(《福建药物志》)

4495 野凤仙花 yě fèng xiān huā 《植物名实图考》

【基原】 为凤仙花科凤仙花属植物野凤仙花的全草。

【原植物】 野凤仙花 *Impatiens textori* Miq.

多年生草本,高约60 cm。根部肉质,发达;根茎块状,圆形或椭圆形。茎肉质,节处膨大,多分枝,绿色、紫红色,有毛。叶互生;叶片卵形、卵状椭圆形或椭圆状披针形,先端尖,基部圆形、下延,边缘有圆齿状锯齿,齿与齿间有极细的线形裂片。总状花序腋生;花梗基部有1斜卵形苞片;花大,黄色;萼片2绿色;旗瓣直立,翼瓣2裂,唇瓣囊状;基部延长成弯矩;子房长圆状形。蒴果角果状,长纺锤形。花期6~7月。

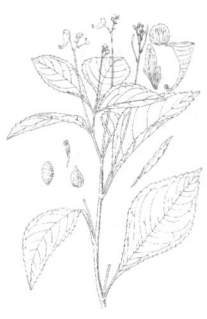

野凤仙花

生于山林、水洼及流水边潮湿处。分布于东北以至江西、四川等地。

本植物的块茎(霸王七)亦供药用,另设专条。

【采收加工】 7~10月采收,鲜用或晒干。

【成分】 全草含黄酮成分:大波斯菊苷(cosmosiin)、木犀草素7-O-葡萄糖苷(luteolin 7-O-glucoside)、木犀草素(luteolin)、芹菜素(apigenin)、金圣草(黄)素(chryseoriol)、金圣草素-7-葡萄糖苷(chryseoriol-7-glucoside)、槲皮素(quercetin)、山奈素(kaempferol)、芹菜素-7-O-葡萄糖苷(apigenin-7-O-glucoside)、金合欢素-7-O-β-D-葡萄糖苷(acacetin-7-O-β-D-glucoside)。

【功用主治】 解毒敛疮。主治恶疮溃疡。

【用法用量】 外用:捣敷;或煎水洗。

【宜忌】 本品多外用,一般不作内服。

4496 野亚麻子 yě yà má zǐ 《内蒙古中草药》

【异名】 野胡麻子(《内蒙古中草药》)。

【基原】 为亚麻科亚麻属植物野亚麻的种子。

【原植物】 参见"野亚麻"条。

【采收加工】 9~10月果实成熟时采摘果实,搓出种子,晒干。

【药性】 《东北常用中草药手册》:"甘,平。"

【功用主治】 《内蒙古中草药》:"养血润燥,祛风解毒。主治血虚便秘,皮肤瘙痒,荨麻疹。"

【用法用量】 内服:煎汤,3~10 g。

【宜忌】 大便滑泄者慎服。

【选方】 1. 治过敏性皮炎,皮肤瘙痒 野胡麻子、白鲜皮、地肤子各9 g,水煎服或煎汤外洗。

2. 治皮肤干燥起鳞屑 野胡麻子、当归各90 g,紫草30 g。做蜜丸,每服9 g,每日2次,开水送服。(1、2方出自《内蒙古中草药》)

4497 野芝麻花 yě zhī má huā 《东北药用植物志》

【基原】 为唇形科野芝麻属植物野芝麻的花。

【原植物】 参见"野芝麻"条。

【采收加工】 4~6月采收,阴干。

【药性】 甘、辛,平。

【功用主治】 凉血活血。主治月经不调,赤白带下,小便不利。

1. 《东北药用植物志》:"治白带及月经困难。"

2. 《全国中草药汇编》:"主治子宫颈炎,小便不利。"

【用法用量】 内服:煎汤,10~25 g。

4498 野芝麻根 yě zhī má gēn 《浙江民间草药》

【异名】 土蚕子(《常用中草药配方》)。

【基原】 为唇形科野芝麻属植物野芝麻的根。

【原植物】 参见"野芝麻"条。

【采收加工】 7~9月采收,晒干或鲜用。

【成分】 地下部分含水苏糖(stachyose)及葡萄糖苷。

【药性】 微甘,平。

【功用主治】 清肝利湿,活血消肿。主治眩晕,肝炎,咳嗽咯血,水肿,白带,疳积,痔疮,肿毒。

【用法用量】 内服:煎汤,9~15 g;研末,3~9 g。外用:鲜品捣敷。

【选方】 治小儿疳积 野芝麻根研末,3~9 g,蒸猪肉吃。(《贵州民间药物》)

4499 野西瓜苗 yě xī guā miáo 《救荒本草》

【异名】 秃汉头(《救荒本草》),小秋葵、香铃草、打瓜花(《全国中草药汇编》),灯笼花、尖炮草(《云南植物志》)。

【基原】 为锦葵科木槿属植物野西瓜苗的全草或根。

【原植物】 野西瓜苗 *Hibiscus trionum* L.

一年生草本,高25~70 cm,全株被星状粗硬毛或星状柔毛。茎直立或平卧,柔软。叶2型,柄长2~4 cm;托叶线形;下部的叶圆形,不分裂,上部的叶掌状,3~5深裂。花单生于叶腋;小苞片12,线形;花萼钟形,淡绿色,裂片5,膜质,三角形,具纵向紫色条纹;花淡黄色,内面基部紫色,花瓣5,倒卵形;雄蕊花丝纤细,花药黄色;子房5室,花柱5,无毛。蒴果长圆状球形,果片5,果皮薄,黑色。种子肾形,黑色,具腺状突起。花期7~10月。

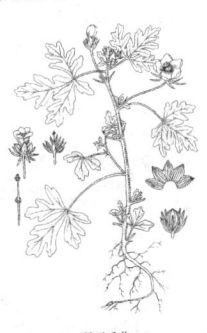

野西瓜苗

生于平原、山野、丘陵或田埂。分布于全国各地。

本植物的种子(野西瓜苗子)亦供药用,另设专条。

【采收加工】 7~10月采收,晒干。

【药性】 《东北常用中草药手册》:"甘,寒。"

【功用主治】 清热解毒,利湿止咳。主治咽喉肿痛,咳嗽,泻痢,疮毒,烫伤。

1. 《救荒本草》:"捣敷疮肿,拔毒。"

2. 《贵州草药》:"疏风止咳,解毒,生肌。"

3. 《青岛中草药手册》:"清热解毒,止咳,祛湿。主治伤风感冒,咽喉痛,咳嗽,关节炎,烫、火伤等。"

4. 《长白山植物药志》:"治急性支气管炎咳嗽,急性风湿性关节炎,肠炎,痢疾。"

【用法用量】 内服:煎汤,15~30 g,鲜品30~60 g。外用:鲜品捣敷;或干品研末油调涂。

【选方】 1. 治风热咳嗽 小秋葵根15 g,白糖9 g,煎水服。

《《贵州草药》》

2. 治烫、火伤　野西瓜苗研末香油调，外敷烫伤处。《《青岛中草药手册》》

4500　野花椒叶 yě huā jiāo yè
《《泉州本草》》

【异名】　花椒叶、麻醉根叶《《江苏药材志》》。

【基原】　为芸香科花椒属植物野花椒的叶。

【原植物】　野花椒 *Zanthoxylum simulans* Hance ［*Z. setosum* Hemsl.］

灌木，高 1～2 m。树枝通常有皮刺及白色皮孔。奇数羽状复叶互生，厚纸质；叶轴边缘有狭翅和长短不等的皮刺；顶生小叶具柄；小叶片 5～11，卵圆形，先端急尖或钝，基部宽楔形或近圆形，两侧略不对称，边缘有细钝锯齿。聚伞状圆锥花序顶生；花单性；雄花雄蕊 5～7；雌花心皮 2～3，背缝具腺点 1 颗，花柱外弯，柱头略成钝三角形。蓇葖果 1～2，红色至紫红色。种子近球形，黑色光亮。花期 3～5 月，果期 6～8 月。

生于海拔 500 m 以下的灌丛中，亦有栽培。分布于华东及河北、辽宁、河南、湖北、湖南、广东、贵州等地。

本植物的果实（野花椒）、根皮或茎皮（野花椒皮）亦供药用，另设专条。

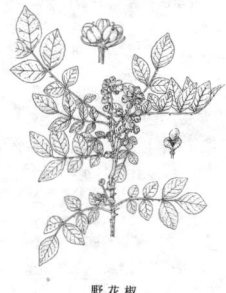

野花椒

【采收加工】　7～9 月采收带叶的小枝，晒干或鲜用。

【药性】《湖南药物志》：“苦、辛、热，有毒。”

【功用主治】　祛风除湿，活血通经。主治风寒湿痹，闭经，跌打损伤，阴疽，皮肤瘙痒。

1.《民间常用草药汇编》：“根、叶：祛风，洗皮肤疮痒。”

2.《天目山药用植物志》：“芳香健胃。”

3. 南药《中草药学》：“治跌打损伤。”

【用法用量】　内服：煎汤，9～15 g；或泡酒。外用：鲜叶捣敷。

【选方】　1. 治风湿痛　鲜野花椒叶 30 g，鲜白芙蓉叶、鲜艾叶各 15 g，生姜 30 g，麻油 120 ml。合锅内炸至各药焦黑为度。至药取油。擦患处，以愈为度。

2. 治妇女经闭　野花椒叶干末泡酒服，每次 6 g。

3. 治咯血、吐血　野花椒叶，烧灰为末，每次 3 g，童便送服。（1～3 方出自《泉州本草》）

4501　野花椒皮 yě huā jiāo pí
《《天目山药用植物志》》

【基原】　为芸香科花椒属植物野花椒的根皮或茎皮。

【原植物】　参见“野花椒叶”条。

【采收加工】　5～10 月剥皮，鲜用或晒干。

【成分】　根含生物碱茵芋碱（skimmianine），加锡弥罗果碱（eduline），左旋-7-去羟基日巴里尼定（ribalinine），阿瑞罗甫碱（araliopsine）。根皮含二氢白屈菜碱（dihydrochelerythrine），氧化白屈菜红碱（oxychelerythrine），N-乙酰基番荔枝碱（N-acetylanonaine），茵芋碱（skimmianine），γ-崖椒碱（γ-fagarine），白屈菜红碱（chelerythrine），木兰花碱（magnoflorine），8-甲氧基-N-甲基二甲吡喃并喹啉酮酮（8-methoxy-N-methylflindersine）和木脂素芝麻素（sesamine），还含 β-谷甾醇（β-sitosterol）。

【药理】　1. 对横纹肌的作用　野花椒水溶性生物碱1 mg/ml以 2 ml/分钟给家兔静注，发现家兔垂头现象的平均用药量为

10.86 mg/kg。这种作用可逆，并可被新斯的明对抗。9.4 mg/kg给犬注射，可见明显肌松作用。雏鸡肌注可先见痉挛性麻醉，2 分钟后呈松弛性麻痹。15～20 mg/kg静注，可使家兔胫前神经-胫前肌收缩减弱，主要是神经肌肉接点被阻断，其作用亦可被新斯的明阻断。0.05～0.1 mg 野花椒所提取的“D 水”部分对未孕大鼠离体子宫有一定兴奋作用，0.015～0.1 mg 对家兔离体肠管有张力增加并产生节律性收缩的作用。

2. 其他作用　水溶性生物碱 10 mg/kg 静注可使麻醉犬血压迅速下降，1分钟后心电图有频发性早搏，30分钟后逐渐恢复。非水溶性部分有提高痛阈作用。

毒性　水溶性生物碱给小鼠腹腔注射，以简化概率法测得 LD_{50} 为 19.85 mg/kg；静脉注射，以序贯法测得 LD_{50} 为 3.61 mg/kg。家兔连续静注 3 次，心、肝、肾可见轻度混浊和脂肪变，对肝肾功能无明显影响。

【药性】《湖南药物志》：“苦、辛、热，有毒。”

【功用主治】　祛风除湿，散寒止痛，解毒。主治风寒湿痹，筋骨麻木，脘腹冷痛，吐泻，牙痛，皮肤疮痒，毒蛇咬伤。

1.《民间常用草药汇编》：“祛风，洗皮肤疮痒。”

2.《中国药用植物图鉴》：“果实及根：散寒除湿，健胃，驱虫，止泻。治蛇咬伤及胃肠病。”

3.《天目山药用植物志》：“治积劳损伤，胸腹酸痛麻木。”

4.《全国中草药汇编》：“祛风湿，止痛。主治胃寒腹痛，牙痛，风寒痹痛。”

【用法用量】　内服：煎汤，6～9 g；或研末，2～3 g。外用：煎水洗或含漱；或研末调敷，或鲜品捣敷。

【选方】　1. 治胃痛，风湿性关节炎　野花椒根 3～9 g，水煎服。（南药《中草药学》）

2. 治积劳损伤，胸腹酸痛麻木　野花椒根鲜根 90 g，水煎，兑黄酒红糖，早晚饭前各服 1 次。忌酸辣、芥菜、萝卜等。

3. 治上吐下泻　野花椒根皮，研细末，每次 2～3 g，温开水送服。（2、3 方出自江西《草药手册》）

4. 治牙痛　野花椒根皮，煎水含漱或研末擦。《湖南药物志》

5. 治毒蛇咬伤　野花椒根 60～90 g，水煎 2 次，分 2～3 次服，每日 1 剂。并用野花椒根（去芯）适量，捣烂，加烧酒少许调匀，敷患处，每日换药 1～2 次。（江西《草药手册》）

4502　野杜仲果 yě dù zhòng guǒ
《《全国中草药汇编》》

【基原】　为卫矛科卫矛属植物大花卫矛和肉花卫矛的果实。

【原植物】　参见“野杜仲”条。

【采收加工】　果熟后采收，晒干。

【成分】　含三萜成分：3β-无羁萜醇（friedelin-3β-ol），无羁萜酮（friedelin），卫矛醇（dulcitol），蒲公英赛酮（taraxaerone），2，3-二羟基-12-齐墩果烯（2，3-dihydroxyolean-12-ene）。另含蜡酸（cerotic acid），蓖麻酸甲酯（methyl ester of ricinoleic acid），脂肪酸（fatty acid），杜仲胶（gutta percha）。

【功用主治】　清肠解毒。主治痢疾初起，腹痛后重。

《天目山药用植物志》：“治痢疾初起腹痛。”

【用法用量】　内服：煎汤，10～20 g。

4503　野牡丹子 yě mǔ dān zǐ
《《陆川本草》》

【异名】　豹牙郎子《陆川本草》。

【基原】　为野牡丹科野牡丹属植物野牡丹的果实或种子。

【原植物】　参见“野牡丹”条。

【采收加工】　9～10 月果实成熟时采收，晒干。

【药性】　苦，平。

【功用主治】　活血止血，通经下乳。主治崩漏，痛经，经闭，难

产，产后腹痛，乳汁不通。

【用法用量】 内服：煎汤，6～15 g；或研末泡酒。

【宜忌】 孕妇禁服。

【选方】 1. 治子宫出血 豹牙郎子 15 g，炒黑煎服。（《陆川本草》）

2. 治妇人经闭或难产 野牡丹种子研末，每次 9 g，泡酒服。（《泉州本草》）

3. 治乳汁稀少 干野牡丹果实 15 g，或加穿山甲 9 g，通草 6 g，猪脚 1 节，水炖服。（《福建中草药》）

4504 **野牡丹根** yě mǔ dān gēn（《陆川本草》）

【异名】 王不留（《泉州本草》），痢疾罐（《贵州草药》）。

【基原】 为野牡丹科野牡丹属植物野牡丹的根。

【原植物】 参见"野牡丹"条。

【采收加工】 9～11 月采挖，切片晒干或鲜用。

【药性】 酸、涩，平。

1.《四川中药志》1979 年版："甘、酸、涩，平。"

2.《福建药物志》："微酸，微温。"

【功用主治】 清热利湿，活血止血。主治泄泻，痢疾，便血，衄血，月经不调，风湿痹痛，头痛，跌打损伤。

1.《贵州民间方药集》："收敛，止痛。治肠风下血，吐血，衄血。"

2.《四川中药志》1979 年版："清热利湿，消肿止痛，止血散瘀。用于肠炎、痢疾、肝炎、衄血、便血、子宫颈炎、阴道炎等。"

3.《福建药物志》："疏肝理气。主治头痛，偏头痛，风湿痹痛，哮喘，肠炎，肝炎，疝气，乳腺炎，月经不调，产后风，跌打损伤，创伤出血。"

【用法用量】 内服：煎汤，15～30 g；研末或泡酒。外用：捣敷或研末敷。

【宜忌】 孕妇慎服。

【选方】 1. 治风热泄泻 猪𤟤稔根 60 g，酸味子根45 g，盐泡根 45 g；腹痛加救必应 30 g，熊胆草 15 g，水煎服。（《新会草药》）

2. 治鼻血，便血，痢疾 痢疾罐 30 g，炒砂糖少许，煨水服。（《贵州草药》）

3. 治风湿性关节炎 野牡丹根 60 g，夏枯草 15 g，酒60 g，炖，分 2 次服。（福州军区《中草药手册》）

4. 治跌打损伤，瘀血作痛 野牡丹根 60 g，浸酒 500 g，每次服 1 小杯（约 30 g）。（《泉州本草》）

5. 治经闭 痢疾罐、花脸荞各等量，研末，每次 3 g，白酒吞服。（《贵州草药》）

6. 治乳汁不下或乳少 野牡丹根 9 g，合黄花鱼 1 条炖服；或再加穿山甲 9～15 g 力更大。

7. 治小便癃闭而痛难忍 野牡丹鲜根 60 g，煎汤泡蜂蜜服。体虚者剂量应减为 30 g 以下。

8. 治疔毒初起 干王不留为末，每 30 g 合蟾酥末 1.5 g，叠为丸服，每次 1.8～2.1 g。（6～8 方出自《泉州本草》）

4505 **野厚朴花** yě hòu pò huā（《云南中草药》）

【异名】 野玉兰花（《昆明民间常用草药》）。

【基原】 为木兰科木兰属植物山玉兰的花。

【原植物】 参见"野厚朴"条。

【采收加工】 4～6 月采摘，晒干。

【药性】 苦、辛，寒。

1.《云南中草药》："苦、辛、涩，寒。"

2.《全国中草药汇编》："苦、辛，平。"

【功用主治】 清热，止咳，利尿。主治肺炎，支气管炎，鼻炎，泌尿道炎症。

1.《云南中草药》："清热解毒，镇咳利水。主治鼻炎，肺炎，支气管炎，咳嗽，泌尿道炎。"

2.《全国中草药汇编》："宣肺止咳。主治鼻炎，鼻窦炎，支气管炎，咳嗽。"

【用法用量】 内服：煎汤，9～15 g。

【选方】 1. 治脑漏、鼻炎 野玉兰花、辛夷花各适量，泡开水饮。

2. 治小便黄赤、烦热不宁 野玉兰花适量，泡开水饮。（1、2 方出自《昆明民间常用草药》）

4506 **野鸦椿子** yě yā chūn zǐ（《四川中药志》）

【异名】 鸡眼睛（《四川中药志》），鸡肫子（《福建药物志》），乌眼睛（《浙江药用植物志》），开口椒、鸡肾果（《广西药用植物名录》）。

【基原】 为省沽油科野鸦椿属植物野鸦椿的果实或种子。

【原植物】 野鸦椿 *Euscaphis japonica* (Thunb.) Dippel[*Sambucus japonica* Thunb.] 又名：鸡矢柴、夜夜椿（《湖北中草药志》），鸡肫柴（《浙江药用植物志》），鸡肾树（《广西药用植物名录》）。

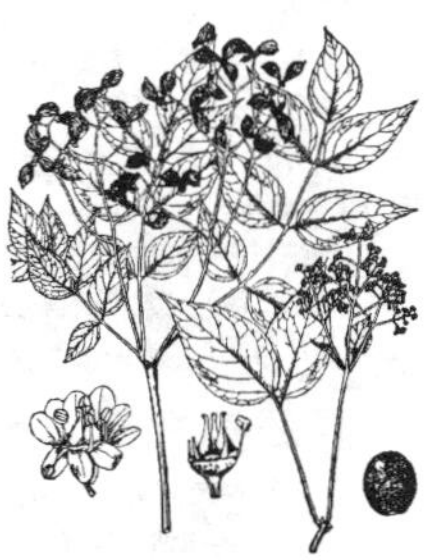

野鸦椿

落叶小乔木或灌木，高 2～8 m。茎皮灰褐色，具纵纹。枝叶揉破后发出恶臭气味。叶对生；奇数羽状复叶，小叶 5～9，长卵形或椭圆形，先端渐尖，基部钝圆，边缘具疏短锯齿，齿尖有腺体；侧脉 8～11，有微柔毛。花两性，圆锥花序顶生，花多，较密集，黄白色；萼片与花瓣均 5，椭圆形，萼片宿成；花盘盘状，心皮 3，分离；雄蕊 5，花丝扁平；雌蕊 3；子房卵形。种子近圆形，假种皮肉质，黑色，有光泽。花期 5～6 月，果期 8～9 月。

生于山坡、山谷、河边的丛林或灌丛中，亦有栽培。分布于华东、中南、西南及山西、台湾等地。

本植物的根（野鸦椿根）、花（野鸦椿花）、叶（野鸦椿叶）、茎皮（野鸦椿皮）亦供药用，另设专条。

【栽培】 生物学特性 喜温暖湿润的气候。生长适温 25～30 ℃。幼苗期要求半阴半阳的环境，成龄后，需充足阳光，以土层深厚、质地疏松、排水良好的砂质壤土为好。

繁殖方法 种子繁殖。秋末果实成熟，种子呈黑色时采收，晾干，置通风处贮藏。翌年 3 月播种，选择半阴半阳处作苗床，开沟点播，沟距 30 cm，种子粒距 5 cm，覆盖细土 3 cm，浇水保湿。当苗高 40 cm 左右时定植。按行株距 300 cm×300 cm 挖坑，每坑栽 1 株。栽后压紧，浇足定根水。

田间管理 定植后至成林前，每年中耕除草 3～4 次。第一、第二年可间种豆类农作物，3 年以后，每年中耕除草 2～3 次，并施追肥。

病虫害防治 虫害有红蜡介壳虫，为害嫩芽幼茎。

【采收加工】 9～10 月采收成熟果实或种子，晒干。

【成分】 果含异槲皮苷（isoquercitrin），矢车菊素-3-木糖-葡萄糖苷（cyanidin-3-xylosyl-glucoside），紫云英苷（astragalin），山柰酚-3-葡萄糖苷（kaempferol-3-glucoside），槲皮素-3-葡萄糖苷（quercetin-3-glucoside）。

【药性】 辛、微苦，温。

1.《四川中药志》1960 年版："性微温，味苦，无毒。"

2.《广西本草选编》："味甘、辛，微苦。"

【功用主治】 祛风散寒,行气散结。主治偏头痛,胃痛,寒疝疼痛,痢疾,脱肛,月经不调,子宫下垂,睾丸肿痛。

1.《湖南药物志》:"达表,散寒行气,利湿祛风,软坚消积。主治月经过多,小腹坠胀,寒疝,睾丸肿痛,子宫脱垂。"

2.《贵州草药》:"理气,发散,去翳,消肿。治眼起白膜,小儿肾囊肿大。"

3.《安徽中草药》:"行气活血,祛风利湿。治偏头痛,外伤肿痛,筋骨疼痛,痢疾,月经过多或血崩。"

4.《福建药物志》:"解毒,行气,镇痛。治头痛,眩晕,感冒,荨麻疹,漆过敏,疝气。"

【用法用量】 内服:煎汤,9～15 g;或泡酒。

【选方】 1.治子宫脱垂 野鸦椿子6 g,杜仲9 g,续断9 g,水煎服。(《湖南药物志》)

2.治风疹块 野鸦椿干果15 g,红枣30 g,水煎服。(《福建中草药》)

4507 野鸦椿叶 yě yā chūn yè
(《湖南药物志》)

【基原】 为省沽油科野鸦椿属植物野鸦椿的叶。

【原植物】 参见"野鸦椿子"条。

【采收加工】 全年均可采,鲜用或晒干。

【成分】 叶含野鸦鸦交酯(euscapholide),野椿鸦酯的葡萄糖苷(euscapholide's glucoside),megastsgmane,tetraketide。

【药性】《广西本草选编》:"苦,微辛,微温。"

【功用主治】《湖南药物志》:"治妇女阴痒。"

【用法用量】 外用:煎汤洗。

4508 野鸦椿皮 yě yā chūn pí
(《贵州民间药物》)

【异名】 鸡眼睛皮(《贵州民间药物》)。

【基原】 为省沽油科野鸦椿属植物野鸦椿的茎皮。

【原植物】 参见"野鸦椿子"条。

【采收加工】 全年可采,剥取茎皮,晒干。

【药性】《贵州民间药物》:"性温,味辛,有腥臭。"

【功用主治】《贵州民间药物》:"理气,发散。治眼起白膜,小儿水痘及走子(疝气)"

【用法用量】 内服:煎汤,9～15 g。外用:煎汤洗。

【选方】 治小儿水痘,天花 鸡眼睛皮15 g,煎水。再将阎王刺的钻木虫(又叫催工虫),焙干研细,以煎成药液冲服,每次1～1.5 g。(《贵州民间药物》)

4509 野鸦椿花 yě yā chūn huā
(《福建民间草药》)

【异名】 鸟腱花(《台湾药用植物志》)。

【基原】 为省沽油科野鸦椿属植物野鸦椿的花。

【原植物】 参见"野鸦椿子"条。

【采收加工】 5～6月采收,晾干。

【药性】 甘,平。

【功用主治】 祛风止痛。主治头痛,眩晕。

【用法用量】 内服:煎汤,10～15 g。外用:研成细末撒敷。

【选方】 治头痛,眩晕 野鸦椿花15 g,鸡蛋1只,水煎,食蛋喝汤。(《安徽中草药》)

4510 野鸦椿根 yě yā chūn gēn
(《中国药用植物志》)

【异名】 花臭木(贵州)。

【基原】 为省沽油科野鸦椿属植物野鸦椿的根或根皮。

【原植物】 参见"野鸦椿子"条。

【采收加工】 9～10月挖根,切片,鲜用或晒干,或剥取根皮用。

【药性】 味苦,微辛,性平。

1.《广西本草选编》:"味苦、微辛,性微温。"

2.《福建药物志》:"微苦、甘,平。"

【功用主治】 祛风解表,清热利湿。主治外感头痛,风湿腰痛,痢疾,泄泻,跌打损伤。

1.《中国药用植物志》:"根的内皮可治痢治泻,又治各种炎症。"

2.《全国中草药汇编》:"解表,清热,利湿。治感冒头痛,痢疾,肠炎。"

3.《福建药物志》:"祛风,利湿。治风湿腰痛,胃痛,产后风。"

【用法用量】 内服:煎汤,9～15 g,鲜品30～60 g;或浸酒。外用:捣敷;或煎汤熏洗。

【选方】 1.治外伤肿痛 鲜野鸦椿根皮和酒捣烂,烘热敷患处。

2.治妇女血崩 野鸦椿根120 g,桂圆30 g,水煎服。(1、2方出自《天目山药用植物志》)

4511 野核桃仁 yě hé táo rén
(《天目山药用植物志》)

【基原】 为胡桃科胡桃属植物野核桃的种仁。

【原植物】 野核桃 Juglans cathayensis Dode〔J. draconis Dode〕 又名:野胡桃(《经济植物手册》),麻核桃(《秦岭植物志》)。

落叶乔木,高达12～25 m。树皮浅纵裂,灰褐色。小枝被腺毛及星状毛;顶芽裸露,密生黄褐色毛。奇数羽状复叶,互生;小叶9～17枚,卵形或卵状长椭圆形,硬纸质,先端渐尖,基部斜圆形或近心形,边缘具细锯齿,两面有星状毛和腺毛。花单生,雌雄同株;雄柔荑花序下垂,雄花有花被4,雄蕊10～14,无花丝,花药2室;雌花序穗状;有雌花5～10朵,花被4裂,子房下位,花柱短,柱头2裂呈绒毛状,暗红色。核果卵形,有6～8条纵棱。种子小。花期4～5月,果期8～10月。

生于海拔300～1 200 m的向阳山坡杂木林内或溪谷两旁土壤肥沃湿润处。分布于华东、西南及山西、湖北、湖南、广西、陕西、甘肃等地。

本植物的种仁的脂肪油(野核桃油)亦供药用,另设专条。

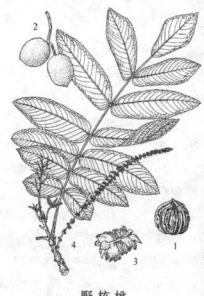

野核桃

【采收加工】 10月果实成熟时采收,堆积6～7日,待果皮霉烂后,擦去果皮,洗净,晒至半干,再击碎果核,拣取种仁,晒干。

【成分】 种仁含油40%～50%,蛋白质15%～20%,糖类和维生素A、B、C等。树皮及外果皮含大量鞣质。

【药理】 抗尿石形成作用 采用草酰胺尿石模型证实,核桃仁具有减缓大鼠草酰胺尿石形成作用。

【药性】 甘,温。归肺、肾、大肠经。

【功用主治】《天目山药用植物志》:"功能补养气血,润燥化痰,益命门,利三焦,温肺润肠。治虚寒咳嗽,下肢酸痛。"

【用法用量】 内服:煎汤,30～50 g;或捣碎嚼10～30 g;或捣烂冲酒。外用:捣烂,涂搽。

【选方】 治腰痛 野核桃仁(炒熟)150～180 g,捣烂,冲酒服。(《天目山药用植物志》)

4512 野核桃油 yě hé táo yóu
(《天目山药用植物志》)

【基原】 为胡桃科胡桃属植物野核桃种仁的脂肪油。

【原植物】 参见"野核桃仁"条。

【采收加工】 除去果壳，取仁榨油。

【功用主治】 《天目山药用植物志》："为缓下剂，能驱除绦虫；外用治皮肤疥癣，冻疮，腋臭。"

【用法用量】 内服：3～5 ml，温开水送。外用：涂搽。

4513 野猪外肾 yě zhū wài shèn 《日华子》

【基原】 为猪科猪属动物雄性野猪的睾丸。

【原动物】 参见"野猪胆"条。

【采收加工】 常年均可捕捉，捕杀后，取睾丸，阴干。

【功用主治】 《日华子》："治崩中带下，并肠风泻血及血痢。"

【用法用量】 内服：烧存性，研末，3～9 g。

4514 野猪头骨 yě zhū tóu gǔ 《纲目》

【基原】 为猪科猪属动物野猪的头骨。

【原动物】 参见"野猪胆"条。

【采收加工】 常年均可捕捉，捕杀后，取头骨，烘干研末。

【药性】 咸、平。

【功用主治】 截疟，利水。主治疟疾，水肿。

1. 《纲目》："治邪疟。"

2. 《青藏高原药物图鉴》："治水肿。"

【用法用量】 内服：煎汤，100～500 g，或烧成炭研末，冲服。

4515 野绿麻根 yě lǜ má gēn 《浙江中医杂志》

【异名】 牡丹三七、华艾麻草《天目山药用植物志》，红禾麻根《贵州草药》，铁秤砣《全国中草药汇编》，红火麻《湖北中草药志》。

【基原】 为荨麻科艾麻属植物珠芽艾麻的根。

【原植物】 珠芽艾麻 Laportea bulbifera（Sieb. et Zucc.）Wedd.［L. terminalis Wight；L. sinensis C. H. Wright；L. bulbifera Wedd. var. sinensis Chien］ 又名：零余子荨麻《中国植物图鉴》，华中艾麻《中国高等植物图鉴》，麻风草《广西药用植物名录》。

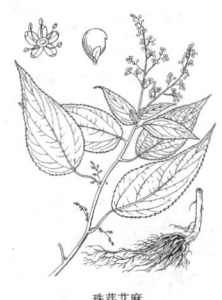

珠芽艾麻

多年生草本，高达80 cm，全株疏生整毛。根űú锤形。茎具棱。单叶互生；柄长3～6 cm；叶片卵形或椭圆形，先端短渐尖，基部宽楔形或圆形，叶缘有圆齿状锯齿。雌雄同株，雌花均成圆锥花序；雄花序腋生；雄花被4～5裂，白色；雌花序顶生，雌花被4全裂，不相等，淡绿色，内侧2片，花后增大；子房初直立，斜生，柱头线形。瘦果圆倒卵形，扁平。花期7～8月，果期8～10月。

生于山地林下或林边山谷。分布于东北、西南及江苏、浙江、安徽、江西、河南、湖北、湖南、陕西、甘肃等地。

本植物的全草（野绿麻）亦供药用，另设专条。

【采收加工】 9～10月采挖根部，晒干。

【药材】 野绿麻根 Laporteae bulbiferae Radix 产于浙江、安徽、湖北、贵州等地。

性状 根茎连接成团块状，大小不等，灰棕色或棕褐色，上面有多数茎的残基和孔洞。根横生于根茎周围，呈长圆锥形或细长锤形，扭曲，长6～20 cm，直径3～6 mm。表面灰棕色至红棕色，具细纵皱纹，有纤细的须根或须根痕。质坚硬，不易折断，断面纤维性，浅红棕色。气微，味微苦、涩。

【药性】 辛、温。

1. 《贵州草药》："辛、温。"

2. 《湖北中草药志》："苦，温，有小毒。"

【功用主治】 祛风除湿，活血止痛。主治风湿痹痛，肢体麻木，跌打损伤，骨折疼痛，月经不调，劳伤乏力，肾炎水肿。

1. 《贵州草药》："祛风，除湿，活血。"

2. 《全国中草药汇编》："主治风湿关节痛，皮肤瘙痒，月经不调。"

【用法用量】 内服：煎汤，9～15 g，鲜品 30 g；或浸酒。外用：煎水洗。

【选方】 1. 治风湿关节痛 红禾麻根 30 g，红五加皮 9 g，泡酒服。《贵州草药》

2. 治跌打损伤 珠芽艾麻干根研粉，睡前酒送服 6 g。《湖南药物志》

3. 治麻疹 红火麻 6～9 g，水煎服；小儿酌减。

4. 治体虚浮肿 红火麻根 9～15 g，猪肉 250 g，炖熟，汤肉同服，每日 1 次，连服 2～3 日。（3、4 方出自《湖北中草药志》）

5. 治劳伤乏力 华中艾麻根研粉，每次 6 g，睡前黄酒送服，每日 1 次。《浙江药用植物志》

4516 野葡萄根 yě pú táo gēn 《新医药通讯》

【基原】 为葡萄科葡萄属植物网脉葡萄的根。

【原植物】 网脉葡萄 Vitis wilsonae Veitch ［Vitis reticulata Gagnep.］ 又名：大叶山天萝《中国高等植物图鉴》，鸟葡萄《广西药用植物名录》。

木质藤本，枝叶均被蛛丝状柔毛，幼枝圆柱形。单叶互生；柄长4～7 cm；叶片心形或心状卵形，通常不裂，边缘有小牙齿，叶脉下面隆起，网脉显明。花杂性异株，圆锥花序；花小，淡绿色；雄花有极短的花梗，基部有小苞片；花萼盘状，全缘；花瓣5～6，顶端黏合成帽状脱落；雄蕊5～6；两性花子房有短柱头；雄蕊5，比子房略长。浆果球形，熟时蓝黑色，有白粉。花期5月，果期6～7月。

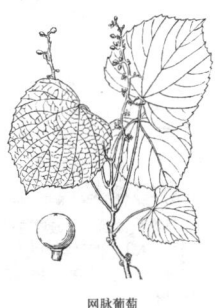

网脉葡萄

生于海拔 800～1 200 m 的山谷、山坡灌丛中。分布于西南及浙江、安徽、湖北、湖南、广西等地。

【采收加工】 9～12月采挖，切片，鲜用或晒干。

【功用主治】 清热解毒。主治痈肿疔疮，慢性骨髓炎。

【用量用法】 外用：捣敷。

【选方】 治痈肿、发背初期未成脓者 鲜板蓝根 20 g，鲜号筒杆根 20 g，鲜野葡萄根 20 g。将上药分别除去根中木质部分后，共捣如泥，外敷患处。《中国民间单验方》

【临床报道】 治疗慢性骨髓炎 用野葡萄根 500 g，洗净，剥去表皮，抽掉根心，取其肉皮捣烂如泥状（忌用铁器），再加入 4 个鸡蛋的蛋清及麻油 60 g，酒（或 95%乙醇）15 g，调匀成膏，夏季加防腐剂。用时将膏涂在消毒棉垫上，敷于患处，用绷带固定，每日换药 1 次，直至痊愈为止。如有瘘管，可配合药引流脓液。一般疗程在 1～2 月。对年老、体弱、病程较长的患者，应配合补益气血药内服，患处无红肿及热感，自觉深部酸痛，单用此膏外敷效果不明显者，可同时内服中药阳和汤，以促使深部脓肿破溃，敷药始能发挥作用。共治疗骨髓炎患者 35 例，痊愈 18 例，显效 2 例。

4517 野漆树根 yě qī shù gēn 《四川常用中草药》

【异名】 林背子《贵州草药》。
【基原】 为漆树科漆树属植物野漆的根或根皮。
【原植物】 参见"野漆树"条。
【采收加工】 全年可挖根，或剥取根皮，鲜用或切片晒干。
【药性】 苦，寒，小毒。
　1.《贵州草药》："性平，味微酸涩。"
　2.《四川常用中草药》："性寒，味苦，有小毒。"
　3.《浙江药用植物志》："苦、涩、温。"
【功用主治】 清热利湿，散瘀止血。主治湿热疮毒、咳血、吐血、尿血、血崩，跌打损伤，毒蛇咬伤。
　1.《贵州草药》："清热止血，利水通淋。"
　2.《四川常用中草药》："杀虫，解毒。治湿热疮毒、虫疮、癣癞。"
　3.《全国中草药汇编》："平喘，解毒，散瘀消肿，止痛止血。主治哮喘，急、慢性肝炎，胃痛，跌打损伤；外用治骨折、创伤出血。"
　4.《浙江药用植物志》："散瘀消肿，止血，解毒。主治肺结核咳血，溃疡病出血，毒蛇咬伤。"
【用法用量】 内服：煎汤，15～30 g。外用：鲜品捣敷或干品研末调敷。
【宜忌】 对漆过敏者慎用。
【选方】 1. 治小便出血　林背子15 g，煨水冲苦竹水15 g服。
　2. 治崩、带　林背子30 g，煨甜酒水服。（1、2方出自《贵州草药》）
　3. 治刀伤出血　（野漆树）鲜根皮或根皮适量，加白糖捣烂，包敷伤口。《浙江药用植物志》
　4. 治头部痈毒溃烂　（野漆树）根皮去栓皮，炙炭研末，猪油调敷；未溃者用根皮加盐卤捣烂外敷，每日换2次。《天目山药用植物志》

4518 野樱桃核 yě yīng táo hé 《西藏常用中草药》

【基原】 为蔷薇科樱桃属植物四川樱桃和细齿樱桃的果核。
【原植物】 参见"野樱桃"条。
【采收加工】 7～8月采摘成熟的果实，除去果肉，取核洗净，晒干生用。
【药性】 辛，平。
　1.《宁夏中草药手册》："酸，温。"
　2.《西藏常用中草药手册》："性平，味辛。"
【功用主治】《西藏常用中草药手册》："清肺热，透托斑疹。治麻疹不易透发。"
【用法用量】 内服：煎汤，3～10 g。
【选方】 治麻疹初起，疹出不透　樱桃核9 g，芫荽6 g，水煎服。《宁夏中草药手册》

4519 野樱桃根 yě yīng táo gēn 《宁夏中草药手册》

【基原】 为蔷薇科樱桃属植物四川樱桃和细齿樱桃的根。
【原植物】 参见"野樱桃"条。
【采收加工】 7～10月采根，切段晒干。
【药性】《宁夏中草药手册》："甘，平。"
【功用主治】 调气活血，杀虫。主治月经不调，绦虫病。
　1.《宁夏中草药手册》："调气活血。治月经不调。"
　2.《西藏常用中草药手册》："治寸白虫，用根煮汁服。"
【用法用量】 内服：煎汤，10～15 g。
【选方】 治月经不调　樱桃根15 g，益母草12 g，当归9 g，水煎服。《宁夏中草药手册》

4520 野西瓜苗子 yě xī guā miáo zǐ 《全国中草药汇编》

【基原】 为锦葵科木槿属植物野西瓜苗的种子。
【原植物】 参见"野西瓜苗"条。
【采收加工】 9～10月果实成熟时采摘果实，晒干，打下种子筛净，再晒干。
【药性】 辛，平。
【功用主治】 润肺止咳，补肾。主治肺结核咳嗽，肾虚头晕耳鸣耳聋。
【用法用量】 内服：煎汤，9～15 g。

4521 野胡萝卜根 yě hú luó bō gēn 《草木便方》

【异名】 鹤虱风根《重庆常用草药手册》。
【基原】 为伞形科胡萝卜属植物野胡萝卜的根。
【原植物】 参见"南鹤虱"条。
【采收加工】 春季未开花前采挖，晒干或鲜用。
【成分】 根富含胡萝卜素(carotene)，并含挥发油。挥发油中主成分为蒎烯(pinene)，柠檬烯(limonene)，胡萝卜醇(daucol)，胡萝卜次醇(carotol)，细辛醚(asarone)，细辛醛(asaryaldehyde)等。此外，还含胡萝卜酸(daucic acid)。
【药性】《贵州草药》："性微温，味甘。"
【功用主治】 解毒，凉血，消食。主治咽喉肿痛，急慢惊风，血淋，消化不良。
　1.《草木便方》："解毒热，杀虫。治喉蛾、痰痹、急慢惊风，逆血，血淋，牙痫，蛇伤。"
　2.《中国药用植物图鉴》："利胸膈，调肠胃，用作消化药，治维生素A缺乏症。"
【用法用量】 内服：煎汤，15～30 g。外用：捣汁涂。
【选方】 治妇女猎病　鹤虱风根125 g，炖鸡服。《重庆常用草药手册》

4522 眼子菜 yǎn zǐ cài 《救荒本草》

【异名】 牙齿草、牙拾草《滇南本草》，水案板《分类草药性》，滑油丹《湖南药物志》。
【基原】 为眼子菜科眼子菜属植物眼子菜及鸡冠眼子菜的全草。
【原植物】 1. 眼子菜 Potamogeton distinctus A. Benn.［P. franchetii A. Benn. et Baeg.］又名：鸭吃菜《种子植物名称》，鸭子草《中国高等植物图鉴》。

多年生水生草本。根茎多分枝，白色，时有休眠芽体。茎细长，近直立。叶两型，浮水叶互生，花序下叶对生，宽披针形或卵状椭圆形，柄长5～20 cm，叶脉多，先端连接；沉水叶，叶片披针形至狭披针形，早落，托叶膜质，先端尖锐，成鞘状抱茎。穗状花序生于浮水叶的叶腋，密生黄绿色小花；花被片4；雄蕊4，无花丝；雌蕊4，分离，子房1室。小坚果宽倒卵形，背部有3脊，侧面两条较钝，基部通常有2突起。花果期5～8月。

生于水田或水塘中。分布于全国大部分地区。

2. 鸡冠眼子菜 P. cristatus Regel. et Maack 又名：小叶眼子菜《植物学大辞典》，水竹叶《华东水生维管束植物》。

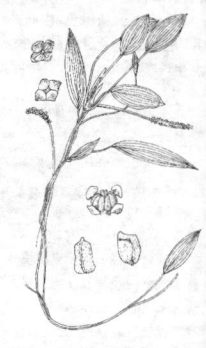

眼子菜

多年生水生草本,根茎细长。茎丝状,圆形或近圆形。叶两型,浮水叶椭圆形或披针形,沉水叶条形,先端极尖,全缘,脉7条;叶柄短于叶片;托叶膜质,与叶基部离生或头状;花柱细,喙状。小坚果斜宽倒卵形,背部有鸡冠状突起。花期5~6月。

生于静水池沼中。分布于东北及江苏、浙江、福建、江西、河南、湖北、湖南、四川、台湾。

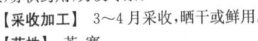

鸡冠眼子菜

上述植物的嫩根(眼子菜根)亦供药用,另设专条。

【采收加工】 3~4月采收,晒干或鲜用。

【药性】 苦,寒。

1.《滇南本草》:"性寒,味苦涩。"

2.《贵阳民间药草》:"甘,微涩,寒。无毒。"

3.《湖南药物志》:"甘咸无毒,一说酸微寒。"

【功用主治】 清热止血,利湿通淋。主治湿热痢疾,黄疸,热淋,带下,崩漏,目赤肿痛,鼻衄,痔疮出血,疮痈肿毒。

1.《滇南本草》:"止赤白痢,大肠下血,妇人红崩,漏下恶血。"

2.《分类草药性》:"治火眼,女子白带,经水不调,并治膨胀,痒子。"

3.《四川中药志》1960年版:"清热消肿,利水通淋,消气臌胀,疗黄疸、瘰疬,痔疮,避孕,并治小儿蛔气臌胀。"

4.《陕西中草药》:"清热明目,渗湿利水,通淋镇痛。治急性结膜炎,牙痛,疮疖痈肿。"

5.《全国中草药汇编》:"治水肿,小儿疳积,蛔虫病。"

【用法用量】 内服:煎汤,9~15 g,鲜者30~60 g。外用:捣敷。

【选方】 1. 治赤白痢疾日久者 眼子菜、山楂各等分,砂糖6 g,同煎服。(《滇南本草》)

2. 治肠风下血(内痔出血) 眼子菜30 g,红椿根皮15 g,槐角15 g,装入猪直肠中炖吃。(《贵阳民间药草》)

3. 治吐血、咳血 眼子菜全草15~30 g,煮猪瘦肉食。

4. 治目赤肿痛 滑油丹、蟟螺,共捣烂,敷病眼周围。(3、4方出自《湖南药物志》)

【临床报道】 治疗蛔虫病 眼子菜全草晒干研粉,6~8岁小儿取15 g,加开水调成糊状顿服,次日晨再服用,加水150 ml,煮沸30分钟,连渣顿服。二法共治蛔虫病患儿89例,结果:排虫率为48.3%。药量减少则疗效下降,即使增加治疗日数,疗效亦无明显提高。用药期间,部分小儿诉轻度腹痛,但多数于数小时后自行消失;少数患儿服药后1~2次稀便,余无其他副作用。

4523 眼睛草 yǎn jīng cǎo
《云南中草药》

【异名】 石骨丹《云南中草药》,一支林《全国中草药汇编》,乌来草《台湾药用植物志》,下山连《广西药用植物名录》,山七《贵州中草药名录》。

【基原】 为荨麻科藤麻属植物藤麻的茎叶。

【原植物】 藤麻 *Procris wightiana* Wall. ex Wedd. [*P. crenata* C. B. Robins.] 又名:虾公菜《海南植物志》,乌来麻《台湾植物志》。

草本。基部茎肉质,有根。叶通常生于上部或簇生于顶端,对生,其中一枚退化;叶膜质或纸质,叶柄长5~8 mm;托叶2,极小;叶片长椭圆状披针形或倒卵状长圆形,先端渐尖或急尖,基部为偏斜的楔形;叶脉羽状;退化叶极小,披针形或长椭圆形,近无柄。花单性,雌雄同株;雄花序多生于下部,雌花序生于上部;雄花序疏散,簇生;雌花序呈头状;花5基数;子房卵形;瘦果扁卵形。花期春、夏季。

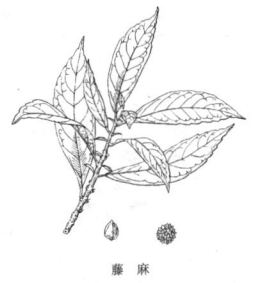

藤麻

生于中海拔至高海拔的密林下溪边岩石上。分布于福建、广东、广西、海南、四川、贵州、云南、西藏、台湾等地。

【采收加工】 全年均可采收,鲜用。

【药性】 微苦,凉。

1.《云南中草药》:"微苦,凉。"

2.《全国中草药汇编》:"微苦,酸,凉。"

【功用主治】 《云南中草药》:"清热解毒,散瘀消肿,退翳明目。主治角膜云翳,急性结膜炎,水火烫伤,骨折,跌打损伤,无名肿毒,皮肤溃疡。"

【用法用量】 外用:捣敷或煎水,冷却过滤作滴液用。

【选方】 治角膜云翳、急性结膜炎 用(眼睛草)鲜品适量,煎水,冷却过滤。滴眼,每日2~3次。(《云南中草药》)

4524 眼镜蛇 yǎn jìng shé
《广西中药志》

【异名】 膨颈蛇《薛德焴《系统动物学》),蝙蝠蛇、五毒蛇、琵琶蛇《脊椎动物分类学》,吹风蛇、吹风鳖《广西中药志》。

【基原】 为眼镜蛇科眼镜蛇属动物眼镜蛇除去内脏的全体。

【原动物】 眼镜蛇 *Naja naja* (Linnaeus)

体长1~2m,粗壮;头椭圆形,头及体背黑褐色,颈部具眼镜状斑纹,体背呈黄白色至灰褐色。无颊鳞;眶前鳞1,眶后鳞2或3;颞鳞2+3;上唇鳞2-2-3式。背鳞平滑,23-21(19)-15行;腹鳞160~192行;肛鳞2片,尾下鳞38~54对。

生活于平原、丘陵及山区。白天与夜间活动,性凶猛,受惊时能竖起体前部,颈部膨扁,呼呼作声。以鼠、鸟、蜥蜴、蛇、蛙等为食。分布于浙江、安徽、福建、江西、湖北、湖南、广东、广西、海南、四川、贵州、云南、台湾等地。

本动物毒腺分泌的毒液(眼镜蛇毒)、胆囊(蛇胆)亦供药用,另设专条。

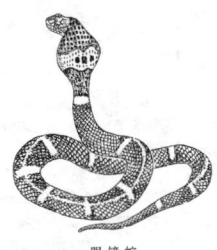

眼镜蛇

【采收加工】 夏秋季捕捉,杀死后,剖取内脏,鲜用或盘成圆形,文火烘干。

【药材】 眼镜蛇 *Naja naja* 产于云南、贵州、安徽、浙江、江西、湖南、福建等地。

【性状】 体较粗长,头呈椭圆形,头颈区分不明显,体长140~150 cm。头黑褐色,颈部背面具眼镜状斑纹,体背部黑褐色,有狭的黄白色横斑纹,斑纹有时呈双条形。腹面前段呈黄白色,有1个黑褐色横斑,横斑前有2对黑色斑点,第二十一至第二十四呈淡黄色,其余均为黑色。无颊鳞。背鳞平滑斜行。气臌。骨骼:两鼻骨的外侧缘较狭窄,两鼻骨的背面整体观近菱形,棘突较低矮,前关节面不在前关节突处。椎体下突与脉突的侧面观成竖刀状。

【鉴别】 甘油试液装片：背鳞呈略不对称的椭圆形，长径8～8.5 mm，短径6～7 mm，无脊棱及端窝，表面呈乳突多角形。

扫描电镜观察：背鳞表面具刺状突起，排列较密，无端窝，无脊棱，棘状突起排列稀密不一，背鳞表面无网眼状纹饰，无圆形小孔。

【成分】 蜕皮角质蛋白含19种氨基酸，其中丝氨酸含量高，谷氨酸含量低而不含羟脯氨酸。

垂体中含催产素（oxytocin）、8-异亮氨酸催产素（8-isoleucine oxytocin），8-精氨酸催产素（8-arginine oxytocine）。

血浆中含胆甾醇（cholesterol）200～300 mg/100 ml。

肾上腺含 5-3β-，11β-，17β羟甾脱氢酶（Δ^5-3β，11β，17β-hydroxy steroid dehydrogenase），6-磷酸脱氢酶（6-phosphate dehydrogenase），NADH 黄递酶（NADH diaphorase）等。

肾上腺组织可合成孕烯醇酮（pregnenolone）、黄体酮（progesterone）、脱氧皮质甾醇（deoxycorticosterone），皮质甾醇（corticosterone），醛甾酮（aldosterone）、18-羟皮质甾醇（18-hydroxycorticosterone）等。

甲状腺及血清中含碘酪酸（iodoamino acid）、一碘酪氨酸（monoiodo-tyrosine）、二碘酪氨酸（diiodo-tyrosine）、三碘酪氨酸（triiodo-tyrosine）、甲状腺素（thyroxine）等。

干燥的蛇体中含肌苷（inosine）。

【药性】《广西中药志》："味甘、咸，性温，有毒。入肝、肾二经。"

【功用主治】 祛风通络止痛。主治风湿痹痛，中风瘫痪，小儿麻痹症。

1.《广西中药志》："通经络，祛风湿。治风湿关节痛，脚气。"

2.《广西药用动物》："活血、强筋骨。"

3.《中国动物志》："祛风，活络，止痛。治半身不遂，小儿麻痹等症。"

【用法用量】 内服：煎汤，3～8 g；或浸酒饮。

【宜忌】《广西药用动物》："血燥筋枯的人和孕妇忌用。"

【选方】 治风湿性关节痛 饮眼镜蛇新鲜血液，每日用一条蛇的血液冲酒服，连服半个月。若服后发热，可隔日服或停服。《广西药用动物》

4525 眼子菜根 yǎn zǐ cài gēn 《陕西中草药》）

【异名】 针耙七（《贵阳民间药草》）。

【基原】 为眼子菜科眼子菜属植物眼子菜的嫩根。

【原植物】 参见"眼子菜"条。

【采收加工】 3～4月采挖嫩根，鲜用或晒干备用。

【功用主治】 理气和中，止血。主治气滞腹痛，腰痛，痔疮出血。

【用法用量】 内服：煎汤，9～15 g；或研末。

【选方】 1. 治气痛、肚痛 针耙七（干）15 g，切细，加烧酒45 g，煨开水服，日服 3 次。外用蜘蛛香根条 1 枚（生）冲烂，贴肚脐，1～2日见效。《贵州民间药草》

2. 治腰疼 眼子菜根 30 g，研粉，白酒冲服。《陕西中草药》

4526 眼镜王蛇 yǎn jìng wáng shé 《广西药用动物》）

【异名】 大扁颈蛇、大眼镜蛇、大吹风蛇、蛇王（《广西药用动物》）。

【基原】 为眼镜蛇科大眼镜蛇属动物眼镜王蛇除去内脏的全体。

【原动物】 眼镜王蛇 Ophiophagus hannah（Cantor）

体长 2～3m，可达 6m，是我国最大的毒蛇。头椭圆形，头颈区分不明显。背面茶褐、黑褐色，躯干前、中段色浅，具波浪状黑色横

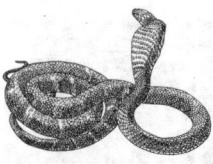

眼镜王蛇

纹，后段、尾部色淡，具窄浅色横纹，腹面前段土黄色；中段黄褐色具黑色横纹；后段黑色，两侧具土黄色斑。无颊鳞；眶前鳞 1，眶后鳞 3，颞鳞 2+3(3)，顶鳞之后有 1 对较大的枕鳞，上唇鳞 2-2-3 式。背鳞平滑，19(17)-15-15 行；腹鳞 235～265；肛鳞完整，尾下鳞前段单行，后段双行，77～95。

生活于平原、丘陵，也见于海拔 2 100 m 的山区，常在水域附近，也能爬树。白天活动，性凶猛，受惊时颈部膨肌，竖起前半身，袭击人。以蛇、蜥蜴为食。分布于浙江、福建、广东、广西、海南、贵州、云南等地。

【采收加工】 清明后到冬季入穴冬眠前均可捕捉，以立冬前后捕获者最佳。捕得后剥皮，除去内脏，擦净血液，鲜用或烘干。

【成分】 蛇毒含酶类：磷脂酶（phospholipase）A_2，L-精氨酸酯水解酶，蛋白酶类，三磷酸腺苷酶（adenosine triphosphatase）、眼镜王蛇神经毒素（ophiophagus hannah neurotoxin）V、Ⅶ、Ⅷ、Ⅹ，另含 α-神经毒素（α-neurotoxin），fibrinolytic peptide。

【药理】 1. 对外周神经系统的作用 从泰国眼镜王蛇毒中分离得到 1 种长链神经毒素 a 和 b，为突触后神经毒。我国从广东眼镜王蛇毒中分离出 15 个蛋白组分，其中组分Ⅷ、Ⅸ、Ⅻ、ⅩⅢ为毒性较大的致死性组分，全毒及 4 个组分 10^{-6} g/ml 对离体小鸡颈二腹肌可于短时间内消除标本对间接刺激的反应，此时对外源性乙酰胆碱（ACh）反应亦消失，即使将 ACh 浓度增加 10 倍也无效，但对神经钾及直接刺激的反应基本无改变，组分Ⅻ和ⅩⅢ引起的神经肌肉阻滞是容易逆转的，但阻滞虽经神经洗 4 小时，仍不能逆转。但组分Ⅸ于冲洗并加入溴新斯的用 10^{-5} g/ml 后，神经肌肉传递可恢复，而组分Ⅷ则不能。Ⅷ和Ⅸ 10^{-6} g/ml 对蛙腹直肌 ACh 量效曲线可使之平行右移。这 4 个组分均为突触后神经毒。其毒力大小依次为Ⅷ>Ⅸ>Ⅻ>ⅩⅢ。福建眼镜王蛇毒组分Ⅵ～Ⅻ共 7 个组分也具有突触后神经毒性。

2. 对心血管系统的作用 从福建眼镜王蛇毒柱色谱分离得 17 个蛋白峰，粗毒（2 mg/心脏）和组分Ⅳ（0.5 mg/心脏）对大鼠离体心脏可收缩力增强，心率减慢，并出现心律失常，但未使心律发生牵缩性停跳。

3. 其他作用 眼镜王蛇毒的镇痛作用强度高于眼镜蛇毒、金环蛇毒及吗啡。蛇毒在体外有明显杀灭癌细胞作用，体内对小鼠肉瘤 S_{180}、艾氏腹水癌有治疗作用。福建眼镜王蛇毒具有磷酸酯酶 A_2、蛋白水解酶、精氨酸酯酶、L-氨基酸氧化酶、胆碱酯酶、磷酸单酯酶和磷酸二酯酶等酶活力。组分Ⅰ和Ⅳ对 ADP 诱导的兔血小板聚集功能有抑制作用。组分ⅩⅦ局部注射于小鼠皮内，可见局部出血效应。

毒性 小鼠皮下注射组分Ⅷ、Ⅸ、Ⅻ和ⅩⅢ（稀释成0.1 ml含蛋白 20 μg，10 ml/kg），10～40 分钟内小鼠全部死亡。小鼠皮下注射的 LD_{50} 分别为：全毒 440 μg/kg，组分Ⅷ 190 μg/kg，Ⅸ 210 μg/kg，Ⅻ 250 μg/kg，ⅩⅢ 440 μg/kg。小鼠静注福建眼镜王蛇粗毒的 LD_{50} 为 1.34±0.03 mg/kg。

【药性】 甘、咸，温，有毒。

【功用主治】《中国动物药》："有祛风、活血、通络、强筋骨的功能。用于风湿痹痛，神经痛及腰腿痛等症。"

【用法用量】 内服：煎汤，3～8 g。或浸酒服。

【宜忌】 血虚筋骨失养者和孕妇禁服。

4527 眼镜蛇毒 yǎn jìng shé dú 《中国动物药》）

【基原】 为眼镜蛇科眼镜蛇属动物眼镜蛇毒腺分泌的毒液。

【原动物】 参见"眼镜蛇"条。

【采收加工】 同腹蛇毒，参见"腹蛇毒"条。

【成分】 蛇毒主为眼镜蛇神经毒（crotoxin），蛇毒中的溶血素经提纯后证明就是卵磷脂酶（lecithinase）A，即磷脂酶（phospholipase）A_2。蛇毒中还含磷酸单酯酶（phosphomonoesterase），磷酸二酯酶（phosphodiesterase），5'-核苷酸酶（5'-nucleotidase），胆碱酯酶（choline esterase），L-氨基酸氧化酶（L-amino acid oxidase），磷酯酶A，三磷酸腺苷酶（adenosine triphosphatase），抗胆碱酯酶（anticholinesterase），溶菌酶（lysozyme），α-糜蛋白酶（α-chymotrypsin）等。心脏毒（cardiotoxin），直接溶解因子（directlytic factor），细胞毒素（cytotoxin）为碱性多肽，单一肽键，含8个半胱氨酸，无游离的巯基。与神经毒比较，心脏毒无色氨酸、组氨酸、谷氨酸，但含有甲硫氨酸（methionine），丙氨酸（alanine）及苯丙氨酸（phenylalanine）。由蛇毒分出细胞毒Ⅰ、Ⅱ，两个分子质量约7 000，含有60个氨基酸残基，以4个二硫键桥形成交联。又分出眼镜蛇毒B（Naja naja toxin B），尚含有CVA蛋白，相对分子质量约18 500；含神经生长因子（nerve growth factor）；眼镜蛇毒B（cobramin）B，为碱性蛋白，细胞色素（cytochrome）C，眼镜蛇毒因子（DOF）等。

【药理】 1. 抗肿瘤作用 眼镜蛇毒中的细胞毒素对体外培养的多种动物实验性肿瘤细胞及人癌细胞均有破坏作用。CT-14（cytotoxin-14）为从中华眼镜蛇毒中分离得到的不含磷酸酶 A_2 的1种典型的细胞毒素。它对人胃癌细胞株（MGC-803）、人鼻咽癌细胞株（CNE）、人宫颈癌（HeLa）细胞和乳腺心肌细胞均有破坏作用并呈剂量效应关系。小鼠灌服眼镜蛇毒2.5、10、30 mg/kg，对皮下接种腹水型肝癌细胞的抑瘤率分别为 21.39%、38.07% 和 65.70%。

2. 对免疫功能的影响 眼镜蛇毒可显著提高体液免疫和非特异性免疫功能。小鼠肌注 0.044、0.088 和 0.176 mg/kg，连续给药7日，可显著提高鸡红细胞免疫的小鼠血清溶血素含量，对2,4-二硝基氯苯所致皮肤迟发型超敏反应有明显的抑制作用，并可显著提高小鼠网状内皮细胞吞噬功能。眼镜蛇醇提取物在体外可激活小鼠腹腔巨噬细胞，加强其吞噬活性。

3. 对心脏的作用 中华眼镜蛇毒中含有中华眼镜蛇心脏毒（CTX）。CTX可诱导主动脉系收缩，其机制可能是使进细胞内肌浆网释放 Ca^{2+}，并促使钙通道打开，细胞外 Ca^{2+} 内流增加所致，眼镜蛇毒含有的细胞毒素可使大鼠离体心脏收缩力短暂增强后迅速减弱，心率减慢，心脏痉挛，最后停搏。眼镜蛇毒的直接溶解因子可使电位依赖性钙通道开放，引起 Ca^{2+} 内流，并促进 Ca^{2+} 从苯福林敏感的细胞内 Ca^{2+} 池释放出来。

4. 抗血栓和抗血小板聚集作用 中华眼镜蛇毒给大鼠静注0.35 mg/kg可明显抑制血小板血栓重量。家兔静注眼镜蛇毒M组分，对血栓形成也有明显抑制作用，呈量效量效关系，0.05 mg/kg时作用与尿激酶2 250 μg/kg时作用相近，可维持1小时以上；M组分对兔和犬实验血栓形成的抑制作用也非常显著。眼镜蛇毒能使人、牛纤维蛋白平板以及加热人纤维蛋白平板上出现纤溶作用。在体外，眼镜蛇毒对ADP诱导的血小板聚集有抑制作用，并有剂量依赖性。M组分对ADP诱导的人血小板聚集也有非常显著的抑制作用，初步认为M组分的作用与所含之纤溶酶与磷脂酶有关。

5. 抗炎作用 眼镜蛇毒浸酒内服，对大鼠佐剂关节炎有显著抑制可减少佐剂关节炎大鼠胸腺、脾脏及肾上腺系数，血清对大鼠足肿胀有显著抑制作用，对甲醛诱导的大鼠足肿胀也有显著抑制，对大鼠棉球肉芽肿的形成也有抑制作用，并可减少小鼠毛细血管通透性。

6. 对肺的保护作用 中华眼镜蛇毒对呼吸窘迫综合征、肺水肿等有缓解和抑制作用。对静注油酸制备的小鼠呼吸窘迫综合

征（RDS）模型，腹腔注射眼镜蛇毒 200 μg/kg，能缓解RDS的发展，减轻油酸所致的血液在肺内积聚的严重程度及降低其发展速度，同时对油酸诱发的小鼠肺水肿、肺积血有缓解作用。

7. 对自主神经系统的作用 眼镜蛇毒对骨骼肌终板胆碱受体有很强的亲和力，并可阻滞神经肌肉传导，对豚鼠颈上交感神经节突触前乙酰胆碱的释放有易化作用。

【毒性】 小鼠静注 CT-14 的近似 LD_{50} 为 188±0.22 mg/kg，腹腔注射的 LD_{50} 为2.8 mg/kg，皮下注射的 LD_{50} 为23.2 mg/kg。小鼠腹腔注射中华眼镜蛇毒原毒的 LD_{50} 为 0.616 mg/kg，CM-Sephadex C50 柱色谱分离得组分Ⅰ和组分Ⅱ腹腔注射的 LD_{50} 为4.56 mg/kg。

【功用主治】 活血，止痛。主治三叉神经痛，坐骨神经痛，肋间神经痛，关节痛，晚期癌肿痛，麻风神经痛，小儿麻痹后遗症及椎体外神经麻痹。

【用法用量】 制成蛇毒注射液后用。制法：眼镜蛇毒1.0 g，溶于5 000 ml生理盐水中，加热1小时（80℃）。冷藏，滤过，滤液加0.3%白陶土，加热15分钟（80℃），抽滤，滤液加生理盐水至10 000 ml，精滤，灌封，灭菌。每支1 ml。肌内注射，每次1 ml，每日1次。

4528 悬钩木 xuán gōu mù《中国民族药志》

【基原】 为蔷薇科悬钩子属植物五腺悬钩子的茎。

【原植物】 参见"空筒泡"条。

【采收加工】 8～10月割取地上部分，晒干。

【药材】 悬钩木 Rubi Phoenicolasii Ramulus 主产于西藏、四川、青海、贵州、甘肃、陕西、河南、山东等地。

性状 茎呈长圆柱形，长15～40 cm，粗2～6 mm，分枝或不分枝，直或略弯曲。幼枝外皮黄绿色或绿褐色，具纵沟纹并密被皮刺、腺毛和短柔毛，皮刺黄棕色，腺毛具明显黑色小腺头；老茎枝表面灰褐色，粗糙，疏散脱落小尖刺及多数皮刺脱落后的瘢痕，瘢痕长圆形、微凹陷。栓皮呈片状或条状剥落，剥落后呈黄棕色，光滑并有纵皱纹。质硬而稍韧，断面不整齐，外层纤维性，黄绿色或黄白色，髓大，白绿色、类白色或浅棕黄色，疏松，有的中央有髓腔。气微，味淡。

鉴别 茎横切面：老茎表皮多脱落，残存表皮细胞扁长方形或类圆形。木栓层细胞数列，细胞壁长方形、方形、黄棕色。皮层狭窄。中柱鞘纤维众多，单多角形或三角形，壁厚胞腔小，成束，断续排列成环。维管束外韧型，韧皮部可见筛管群，形成层不明显。木质部发达，由导管、木纤维、木射线、木薄壁细胞组成，排列成完整的较厚环带，射线细胞1～9列。髓宽广，靠近木质部的髓细胞微木化，有的中央有髓腔。草酸钙簇晶在皮层、韧皮部及髓中散在。嫩茎表皮有单细胞非腺毛、多细胞腺毛及皮刺。

粉末特征：木栓细胞表面观类方形、类长方形或类多角形，壁较薄，有的呈微波状弯曲，内含棕黄色透明物质。纤维众多，线形或长方形，直径12～60 μm，成束或单个散在，具斜向单纹孔，有的腔线形。导管网纹及具缘纹孔。草酸钙簇晶直径14～40 μm。

【药性】《中国民族药志》："甘、苦、平。"

【功用主治】《中国民族药志》："清热解毒，利气补肾。用于感冒、流感及热病初起，恶寒、发烧，头及周身疼痛，肺病，龙病等。"

【用法用量】 内服：煎汤，6～15 g；或入丸、散。

4529 曼陀茄根 màn tuó qié gēn《云南中草药》

【异名】 向阳花根、天山一支龙、野洋芋《全国中草药汇编》。

【基原】 为茄科茄参属植物曼陀茄的根。

【原植物】 曼陀茄 Mandragora caulescens C. B. Clarke［Anisodus mariae Pascher；A. caulescens（C. B. Clarke）Diels；Mairela yunnanensis Lévl.］又名：茄参《中国植物志》），向阳花《云南中草药》）。

多年生草本，株高20～60 cm。全株被有柔毛。根肉质，长圆锥形，淡褐色。茎上部分枝。茎基叶簇集或互生，较小，长圆形或倒卵状披针形，先端钝，基部渐狭而下延到叶柄成狭翼状。花单生于叶腋或近簇生，具长梗；花萼缘状钟形，5 中裂，裂片卵状三角形，宿存；花冠钟形，暗紫色，5 中裂；雄蕊5，花丝着生于花药背部；子房2室，花柱长。浆果球状，多汁液。种子多数，黄色，扁肾形。花、果期5～8月。

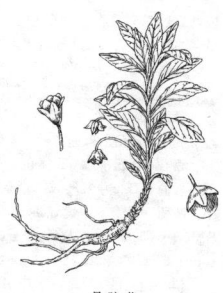

曼陀茄

生于高山向阳坡地。分布于四川、云南、西藏。

【采收加工】 9～10月挖取。晒干。

【成分】 根、叶均含天仙子胺（hyoscyamine），根中含量为0.13%。

【药性】《云南中草药》："甘、微苦，温，有毒。"

【功用主治】 温中止痛。主治脘腹疼痛，跌打损伤。

1.《云南中草药》："温中散寒，解郁止痛。主治胃痛。"

2.《全国中草药汇编》："镇痛。主治胃痛，腹痛，跌打损伤。"

【用法用量】 内服：研末，0.06～0.09 g。

【宜忌】 不可过量，儿童禁服。

1.《云南中草药》："忌酸、冷、茶、豆类。中毒，用绿皮洋芋一个生吃解救。"

2.《全国中草药汇编》："若过量则身热面红，大渴，烦躁，重者狂言，乱跑，甚则致精神病或中毒死亡。"

【选方】 治急性胃炎引起胃痛 向阳花根研粉，每服0.07 g，每日2次，温开水送服。3日为1个疗程。（《全国中草药汇编》）

4530 曼陀罗子 mòn tuó luó zǐ 《纲目》

【异名】 天茄子、胡茄子（《分类草药性》），狗核桃（《贵州民间方药集》），风茄果（《浙江中药手册》），洋大麻子、山大麻子（《中国土农药志》），醉仙桃（《上海常用中草药》）。

【基原】 为茄科曼陀罗属植物白曼陀罗 Datura metel L. 和毛曼陀罗 D. innoxia Mill. 的果实或种子。

【原植物】 参见"洋金花"条。

【采收加工】 7～10月果实成熟时采收，亦可晒干后取出种子。

【药材】 曼陀罗子 Daturae Fructus seu Semen 白曼陀罗子主产于江苏、广东、福建；毛曼陀罗子主产于河北、山东。

性状 白曼陀罗子 蒴果近球形或扁球形，直径约3 cm，基部有浅盘状宿萼及短果柄。表面黄绿色，疏生粗短刺。果皮木质化，成熟时作不规则4瓣裂。种子多数，扁平，三角形，宽约3 mm，淡褐色。气特异，味微苦。有毒。

毛曼陀罗子 蒴果近球形或卵球形，直径3～4 cm，基部宿萼略呈五角形，向外反折，具短果柄。表面淡褐色，密生约等长的针刺和柔毛，针刺细而有韧性。果皮由上部作不规则开裂。种子肾形，长约5 mm，宽约3 mm，淡褐色。以果实饱满、种子数多、成熟者为佳。

【成分】 1. 白曼陀罗 种子含生物碱类：莨菪碱（hyoscyamine），东莨菪碱（scopolamine），环桉烯醇（cycloeucalenol）含甾醇类：31-去甲羊毛甾-9（11）-烯醇（31-norlanost-9(11)-enol），31-去甲羊毛甾-8-烯醇（31-norlanost-8-enol），去甲羊毛甾醇（norlanosterol），钝叶甾醇（obtusifoliol），4α-甲基胆甾-8-烯醇（4α-methylcholest-8-enol），

4-甲基-7-胆甾烯醇（lophenol），α-谷甾醇（citrostadienol）。种子油含油酸（oleic acid），亚油酸（linoleic acid）。

2. 毛曼陀罗 种子含生物碱：α 和 β 东莨菪宁碱（scopodonnine），莨菪碱，东莨菪碱，陀罗碱（meteloidine）；曼陀罗萜二醇（daturadiol），曼陀罗萜醇酮（daturaolone），阿托品（atropine）；植物凝集素（lectin）I_1、I_2。种子油含亚油酸和油酸。

【药性】 辛、苦，温，有毒。归肝、脾经。

1.《纲目》："辛，温，有毒。"

2.《四川中药志》1960年版："性寒，味苦。"

3.《四川常用中草药》："入肝、脾二经。"

【功用主治】 平喘，祛风，止痛。主治喘咳，惊痫，风寒湿痹，脱肛，跌打损伤，疮疖。

1.《纲目》："主治诸风及寒湿脚气，煎汤洗之。又主惊痫及脱肛，并入麻药。"

2.《分类草药性》："治跌打损伤，追（逐）瘀血，通经络。"

3.《贵州民间方药集》："熏治牙痛。"

4.《四川中药志》1960年版："祛风胜湿，定喘消肿。治风寒湿痹，关节肿痛，泻痢等症。"

【用法用量】 内服：煎汤，0.15～0.3 g；或浸酒。外用：煎水洗；或浸酒涂擦。

【宜忌】 曼陀罗全株有毒，以种子最毒。吃3粒可引起中毒。中毒症状为口干，口渴，皮肤发红，干燥，头晕，瞳孔散大，心跳加快，躁动，抽搐，痉挛；食人量则血压下降，昏睡，呼吸停止而死亡。《四川中药志》1960年版："无瘀积、体虚者忌用。"

【方方】 1. 治脱肛 曼陀罗花子（连壳）一对，橡碗十六个。上捣碎，水煎三五滚，入朴硝热洗，其肛自上。（《儒门事亲》）

2. 治风湿痛 醉仙桃2只，浸高粱酒500 ml，10日后饮酒，每日1～2次，每次不超过10 ml。（《上海常用中草药》）

3. 治跌打损伤 曼陀罗子3 g，泡酒180 ml，每次服10 ml。（《民间常用草药汇编》）

4. 治腹痛腹泻 曼陀罗子以酒浸泡，酌量内服。（《湖南药物志》）

4531 曼陀罗叶 mòn tuó luó yè 《现代实用中药》

【基原】 为茄科曼陀罗属植物白曼陀罗和毛曼陀罗的叶。

【原植物】 参见"洋金花"条。

【采收加工】 7～8月间采收，鲜用，亦可晒干或烘干。

【药材】 曼陀罗叶 Daturae Folium 白曼陀罗叶主产于江苏、广东、福建；毛曼陀罗叶主产于河北、山东。

性状 白曼陀罗叶 叶多皱缩卷曲，灰绿色或灰褐色，完整者展平后呈卵形或广卵形，长8～20 cm，宽6～14 cm，先端渐尖，基部稍圆或近于截形，不对称，全缘或具3～4浅锯齿，侧脉4～6对，约成45°斜离于中脉至近缘处向上弯曲，明显与侧脉在下面突起；叶柄近圆柱形，长2～3 cm，上面中央有浅沟槽。气微酸臭，味苦。

毛曼陀罗叶 叶广卵形，长6～28 cm，宽4～24 cm，先端渐尖，基部圆形或截形或楔形，少阔楔形，显著不对称，少有对称，全缘或呈不规则波状浅裂，裂片三角形，有缘毛，上面疏有白色柔毛，脉上较密，下面被被白色柔毛，脉上尤密，侧脉7～10对，约成60～80°角离开中脉直达裂片先端，中脉及侧脉在下面突出叶柄近圆柱形，长2～16 cm，微紫色，密生白色柔毛。气微，味苦。

粉末特征：白曼陀罗叶 淡绿色或黄绿色。草酸钙簇晶众多，直径14～28 μm；砂晶较少；小棱晶少见。表皮细胞垂周壁微波状弯曲，气孔不等式；下表皮气孔常稍凹。多细胞非腺毛少见，常折断，壁具疣点。腺毛极少见，腺头多细胞，柄单细胞。叶的横断面片具不等面型构造，栅栏组织1列。

毛曼陀罗叶 棕绿色。草酸钙簇晶多数，直径约28 μm以上。

表皮细胞垂周壁多少弯曲,气孔不等式。多细胞非腺毛除基部细胞外,均有明显疣状突起。腺毛有2种:腺头单细胞,柄2～4细胞者为多;腺头3～4细胞,柄单细胞者较少见。叶的横断碎片可见簇晶存在于邻近栅栏组织的海绵组织中。

【成分】 1. 白曼陀罗 叶含生物碱:莨菪碱(hyoscyamine)、天仙子碱(scopolamine)即东莨菪碱(hyoscine),另含白曼陀罗碱(datumetine)、阿托品(atropine)、白曼陀罗素(datumetelin)、白曼陀罗素C、D、E、F、G,白曼陀罗灵(datumelin)、曼陀罗灵(daturilie)、曼陀罗灵醇(daturilinol)、魏察白曼陀罗素(withametelin)、魏察白曼陀罗素B、C、D、E、断魏察白曼陀罗素(secowithametelin)、12-去氧魏察曼陀罗内酯(12-deoxywithastramonolide),印度次酸浆醇(physalindicanol)A及N-(对羟基苯乙基)-对羟基桂皮酰胺〔N-(p-hydroxyphenyle-thyl)-p-hydroxycinnamamide〕。全草含白曼陀罗素A、B。

2. 毛曼陀罗 叶中含生物碱:东莨菪碱、莨菪碱、陀罗碱(meteloidine)及黄酮类成分:槲皮素-7-葡萄糖-3-槐糖苷(quercetin-7-glucosido-3-sophoroside)、槲皮素-7-葡萄糖-3-葡萄糖半乳糖苷(quercetin-7-glucoside-3-glucogalactoside)及其咖啡酸酯,对香豆酸酯、山奈酚-7-葡萄糖-3-槐糖苷(kaempferol-7-glucosido-3-sophoroside)、山奈酚-7-葡萄糖-3-葡萄糖半乳糖苷(kaempferol-7-glucosido-3-glucogalactoside)及其咖啡酸酯。还含酪胺(tyramine),去水阿托品(apoatropine)、阿扑东莨菪碱(aposcopolamine)。

【药性】 苦、辛、温,有毒。

【功用主治】 镇咳平喘,止痛拔脓。主治喘咳、痹痛、脚气、脱肛、痈痘疮疖。

1.《现代实用中药》:"叶之浸剂,对痉挛性咳嗽、喘息、慢性支气管炎咳嗽有效。"

2.《民间常用草药汇编》:"煎汤洗,治诸风,寒湿,脚气,脱肛,镇痛。"

【用法用量】 内服:煎汤,0.3～0.6 g;或浸酒。外用:适量,煎水洗;或捣汁涂。

【选方】 1. 治喘息 曼陀罗叶少许,和烟草中,吸其烟。《现代实用中药》

2. 治胃肠及胆道绞痛 (白花曼陀罗)叶晒干研粉,每次1 g,开水冲服。《浙江药用植物志》

3. 治顽固性溃疡 曼陀罗鲜叶,用银针密刺细孔,再用开水或米汤冲泡,然后贴患处,每日换2次。《福建民间草药》

4. 治蛇咬伤,跌打损伤 (曼陀罗)鲜叶捣烂外敷。《陕甘宁青中草药选》

4532 曼陀罗根 _{màn tuó luó gēn} 《陆川本草》

【基原】 为茄科曼陀罗属植物白曼陀罗和毛曼陀罗的根。

【原植物】 参见"洋金花"条。

【采收加工】 7～10月挖取,鲜用或晒干。

【成分】 1. 白曼陀罗 根含生物碱类:天仙子碱(hyoscine)、天仙子胺(hyoscyamine)、托品碱(tropine)、假托品碱(pseudotropine)等。

2. 毛曼陀罗 根含生物碱天仙子胺,其余有天仙子碱,左旋3α,6β-二巴豆酰氧基莨菪烷(3α,6β-ditigloyloxytropane)、陀曼碱(meteloidine)、7-羟基-3,6-双巴豆酰氧基莨菪烷〔7-hydroxy-3,6-bis(tigloyloxy)tropane〕、假托品碱、托品碱。

【药性】 辛、苦,温,有毒。

【功用主治】 镇咳,止痛,拔脓。主治喘咳、风湿痹痛、疥癣、恶疮、犬伤咬伤。

【用法用量】 内服:煎汤,0.9～1.5 g。外用:煎水熏洗;或研末调涂。

【选方】 1. 治筋骨疼痛 曼陀罗干根30 g,浸酒250 ml,10

日后饮酒,每日1～2次,每次不超过3 g。《南方主要有毒植物》

2. 治牛皮癣 剥取曼陀罗根皮,晒干,研末,加醋及枯矾擦患处。《广西中药志》

3. 治手掌心破痒流黄水 曼陀罗鲜根9 g,雄黄9 g,明矾9 g。水适量,煎数沸取起。令患者乘沸取起。令患者适合温度时将患处浸于药水中,越久越好,每日作1～2次。《闽南民间草药》

4533 蚶 _{hān} 《本草拾遗》

【基原】 为蚶科魁蚶属动物魁蚶、泥蚶属动物泥蚶及蚶属动物毛蚶等的肉。

【原动物】 参见"瓦楞子"条。

【采收加工】 捕得后,洗净,沸水略煮,去壳取肉用。

【成分】 肉含N-甲基-D-天冬氨酸(N-methyl-D-aspartate)。

【药性】 甘,温。归脾、胃经。

1.《别录》:"味甘,平,无毒。"

2.《食疗本草》:"寒。"

3.《本草拾遗》:"温。"

【功用主治】 补气养血,温中健胃。主治痿痹,胃痛,消化不良,下痢脓血。

1.《别录》:"主痿痹泄痢,便脓血。"

2.《食疗本草》:"润五脏,治消渴,开关节。"

3.《本草拾遗》:"润心腹冷气,腰脊冷风,利五脏,健胃,令人能食。""温中消食,起阳,益血色。"

4.《医林纂要》:"补心火,散瘀血,除烦醒酒,破结消痰。"

5.《中国动物药志》:"补血,温中,健胃。治虚痨烦热,胃痛,消化不良,下痢脓血等症。"

【用法用量】 内服:煎汤,10～30 g。

【宜忌】 不可多食;内有湿热者慎服。

1.《本草拾遗》:"每食了,以饭压之,不尔,令人口干。"

2.《饮食须知》:"多食令人壅气。"

3.《随息居饮食谱》:"湿热盛者忌之。"

【各家论述】《本草经疏》:"蚶,味甘,气温,性亦无毒。《经》曰:虚者补之以味,形不足者,温之以气。甘温能益气而补中,则五脏安,胃气健,心腹腰脊风冷俱瘳矣。胃健则食自消,脏暖则阳自起,气充则血自华也。"

4534 蚶壳钱 _{hān ké qián} 《台湾药用植物志》

【异名】 红锅盖草、红蚶壳草《台湾药用植物志》。

【基原】 为堇菜科堇菜属植物台湾堇菜的全草。

【原动物】 台湾堇菜Viola formosana Hayata 又名:台湾紫堇《台湾药用植物志》。

多年生草本,无地上茎。根垂直或斜升的根茎。匍匐枝伸长,末端具莲座状叶,有时具花。叶基生;叶柄细,长1～10 cm,无毛或略被短毛;托叶仅基部与叶柄合生,离生部分边缘具流苏或撕裂;叶片宽心形或圆圆形,长与宽各1～3 cm,先端急尖或钝圆,基部深心形,边缘具圆齿,两面无毛或疏生短毛,下面通常带淡紫色。花冠直径1.5～2 cm;花梗较长,有时长达20 cm左右;有2枚钻状小苞片;萼片狭披针形,基部附属物较短,无毛;上方花瓣与侧方花瓣近等长,先端微缺,基部楔形,里面无须毛,下方花瓣较大,长约1.5 cm,先端具较深微缺或2裂;距稍弯曲;花柱近直立,柱头前方具短喙。蒴果球形或椭圆形。

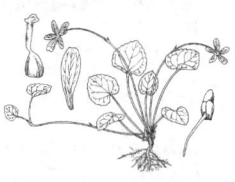

台湾堇菜

生于海拔1 400～2 500 m的山林区。分布于台湾等地。

【采收加工】 6～10月采收，鲜用或晒干。

【功用主治】《台湾药用植物志》："为儿科、妇科良药，有解六郁之功。主治小儿科疾患，开胃，去胎毒；治感冒，小儿发育不良；亦为妇科药、通络药，治妇人经痛。"

【用法用量】 内服：煎汤，9～15 g，鲜品30～60 g；或捣汁。

【选方】 1. 作小儿开胃药　红锅盖草 20 g。半酒水炖猪小肠服。

2. 治小儿发育不良　蚶壳钱 20 g。炖赤肉服，但不可放麻油。

3. 治妇女经来腹痛　蚶壳钱 40 g。半酒水煎服。

4. 解六郁（气、血、痰、火、湿、食），促进肝脏功能　红蚶壳草、九层塔、川芎各 12 g。半酒水约 2 碗，和赤肉 150 g，炖服。（1～4方出自《台湾药用植物志》）

4535 蛎菜 lì cài 《中国药用海洋生物》

【异名】 海青菜、岩头青《浙江海藻原色图谱》。

【基原】 为石莼科石莼属植物蛎菜的藻体。

【原植物】 蛎菜 Ulva conglobata Kjellm.

藻体高 2～4 cm，亮绿色，丛生，自藻体边缘向基部深裂成许多裂片，相互重叠，似重瓣花朵，边缘略卷曲。体上部膜质，软骨质，稍硬，细胞长方形，而后随着藻体增厚，细胞呈棱柱形，长为宽的1.5～2倍。

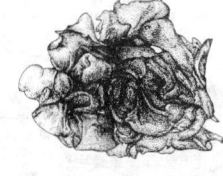
蛎　菜

生长在中潮带以上，带有沙土的岩石上或石沼边缘。我国沿海均有分布，南海沿岸较多。

【采收加工】 四季均可采收，晒干。

【成分】 藻体含硫酸多糖（sulfated polysaccharide）、二甲基-α-L-鼠李糖（dimethyl α-L-rhamnoside）、3，4，5，6-四氢化-6-羟甲基-3，6-二甲基-4-嘧啶乙酸酯（3，4，5，6-tetrahydro-6-hydroxymethyl-3，6-dimethyl-4-pyrimidinccarboxylic acid）、动物银莲花碱（zooanrmonin）。

【药性】 咸、寒。

1.《中国药用海洋生物》："咸，寒。"

2.《中国药用孢子植物》："甘、咸，寒。"

【功用主治】 清热解毒，利尿。主治甲状腺肿，中暑，水肿，小便不利。

1.《中国药用海洋生物》："清热解毒。用于中暑，甲状腺肿。亦可作清凉饮料。"

2.《中国药用孢子植物》："下水，利小便。"

【用法用量】 内服：煎汤，15～30 g；或泡水作为清凉饮料。

【选方】 治中暑　蛎菜 15 g，藿香 9 g，煎服。《中国药用海洋生物》

4536 蚺蛇皮 rán shé pí 《广西药用动物》

【异名】 南蛇皮。

【基原】 为蟒科蟒蛇属动物蟒蛇的皮。

【原动物】 参见"蚺蛇肉"条。

【采收加工】 宰杀蟒蛇时，剥取蛇皮，鲜用或晒干。

【功用主治】 治疥癣，杀虫。

【选方】 治牙痛　南蛇皮煅焦，研末，调茶油点患牙。

4537 蚺蛇肉 rán shé ròu 《食疗本草》

【基原】 为蟒科蟒蛇属动物蟒蛇除去内脏及皮的全体。

【原动物】 蟒蛇 Python molurus bivittatus Schlegel　又名：蟒、王蛇《尔雅》，蚺蛇《别录》，南蛇、埋头蛇《纲目》，王字蛇《纲目拾遗》，琴蛇、梅花蛇《广西药用动物》。

体长 6～7 m。肛孔两侧有爪状后肢残余。背面灰棕色或黄色，背脊具有 1 行红棕色、镶黑边略成方形的大斑块，两侧各有 1 行较小而中央色较浅的斑块。头颈部背面有一矛形斑，头部腹面黄白色，躯干及尾腹面黄白色杂有少数黑褐色斑。眶前鳞2，眶后鳞3或4；上唇鳞10～12，吻鳞及前 2 枚上唇鳞有唇窝，前后若干下唇鳞有较浅的唇窝。背鳞平滑无棱。

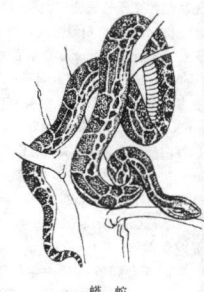
蟒　蛇

生活于热带、亚热带低山丛林中，夜间活动，能吞吃体重10～15 kg以下的野鹿和山羊等动物，但主要以鼠类、鸟类、爬行类和两栖动物为食。分布于福建、广东、广西、海南、贵州、云南。

野生蟒蛇为国家一级保护动物，严禁滥捕。

本动物的皮（蚺蛇皮）、血（蚺蛇血）、胆（蚺蛇胆）、脂肪（蚺蛇膏）亦供药用，另设专条。

【采收加工】 夏、秋两季，捕杀蟒蛇时用绳缠住头部，尾部用带绳的铁钩钩住肛门，两头拉紧，固定在柱子上，先在肛门前切小口，割断血管放血，然后剖腹去内脏，剥皮，剔出脂肪，洗净，晒干。

【药性】 甘，温。

1.《纲目》："甘、平，有小毒。"

2.《医林纂要》："甘、咸，寒。"

【功用主治】 祛风活络，杀虫止痒。主治风痹，瘫痪，疬风，疥癣，恶疮。

1.《食疗本草》："作脍食之，除疳疮；小儿脑热，水渍注鼻中；齿根宣露，和麝香末敷之。""主温疫气，可作脍食之。"

2.《本草拾遗》："主飞尸游蛊，喉中有物，吞吐不得出者，作脍食之。"

3.《纲目》："除手足风痛，杀三虫，去死肌，皮肤风毒疬风、疥癣恶疮。"

4.《医林纂要》："泄水中之淤，除血分之热。"

【用法用量】 内服：适量，煮食、浸酒；或焙干研末。

【选方】 1. 治诸风瘫痪，筋挛骨痛，痹木瘙痒，杀虫辟痹，及疬风疥癞恶疮　蚺蛇肉一斤，羌活一两，生绢袋盛之。用糯米三斗，蒸熟，安曲于缸底，置蛇于曲上，乃下饭，密盖，待熟取酒，以蛇研和药，其酒每随量温饮数杯，忌风及诸事，亦可袋盛酒饮。《濒湖集简方》蚺蛇酒

2. 治狂犬咬人　蛇脯一枚，炙，去头，捣末，服五分匕，日三。《千金方》

4538 蚺蛇血 rán shé xuè 《广西药用动物》

【异名】 蟒蛇血《常见药用动物》。

【基原】 为蟒科蟒蛇属动物蟒蛇的血。

【原动物】 参见"蚺蛇肉"条。

【采收加工】 宰杀蟒蛇时，在肛门前切小口，割断血管放血，鲜用。

【功用主治】 祛风除湿。主治风湿骨痛，手足麻木。

《广西药用动物》："治风湿病。"

【用法用量】 内服：鲜品冲酒服，25 ml。

【选方】 治风湿骨痛，手足麻木　鲜蟒蛇血冲酒服，每日 1 次，每次 25 ml，连服几次。《常见药用动物》

蚺蛇胆 _{rán shé dǎn}《别录》

【基原】 为蟒科蟒蛇属动物蟒蛇的胆。

【原动物】 参见"蚺蛇肉"条。

【采收加工】 宰杀蟒蛇时,剖腹取胆,鲜用或晾干。

【药材】 蚺蛇胆 *Pythonis Moluri Fel* 主产于福建、广东、广西等地。

性状 本品呈椭圆形,长4~8 cm,胆皮厚而光滑,胆管较粗。囊皮光滑,韧性强。

【药性】 甘、苦,寒,有毒。归肝、脾经。

1.《别录》:"味甘、苦,寒,有小毒。"

2.《眼科全书》:"味甘咸。"

3.《本草经疏》:"气薄味厚,阴也,降也,入手少阴、足厥阴、阳明经。"

【功用主治】 杀虫除疳,明目去翳,消肿止痛。主治小儿疳积,久痢,脘腹冷痛,惊痫,目翳肿痛,男子下疳,痔疮,疠风。

1.《别录》:"主心腹䘌痛,下部䘌疮,目肿痛。"

2.《本草拾遗》:"主破血,止血痢,蛊毒下血,小儿热丹,口疮,疳痢。"

3.《纲目》:"明目,去翳膜,疗大风。"

4.《医林纂要》:"保心宁神,活血去瘀,明目杀虫。"

5.《本草求原》:"清心肝,散血消肿。"

6.《中国药用动物志》:"明目去翳,除疳杀虫,消肿止痛。主治赤肿痛,内外翳障,小儿疳痢,痔疮,肿痛等证。"

【用法用量】 内服:研末,1~1.5 g,酒化或化水服。外用:研末调敷或吹鼻。

【选方】 1. 治小儿疳积成劳 用蚺蛇胆一钱,每日用一分,胡黄连一分,煎汤调服。服十次痊愈。(《本草汇言》引《顾朽匏医集》)

2. 治湿痢久不断,体瘦,昏多睡,坐则闭目,食不下 蚺蛇胆大如豆二枚,羞通草计,研细,以意多少饮之,并涂五心,并下部。(《产乳集验方》)

3. 治小儿脑热无涕 蚺蛇胆一分,酥酥一小豆大,滑石一分。上细研如粉,取少少许,吹入鼻中。(《圣惠方》吹鼻散)

4. 治牙齿宣露 以蚺蛇胆和麝香末敷之。(《普济方》)

5. 治痔肛痛 蚺蛇胆研,香油调涂。(《医方摘要》)

6. 治疠风癞疾,皮肉崩溃者 用蚺蛇胆,每日服二分,白汤化服。一月全安。

7. 治五痫痰厥,昏迷不仆 用蚺蛇胆,一分,酒化,灌服立甦,每日服一次,连服五次,痼疾永不复发。(6、7方出自《本草汇言》引《顾朽匏医集》)

【各家论述】 1.《本草经疏》:"蚺蛇胆,苦中有甘,气寒,有小毒。气薄味厚,阴也,降也,入手少阴、足厥阴阳明经。心腹䘌痛者,虫在内攻啮也。下部䘌疮者,虫在外侵蚀也。湿热则生虫,苦寒能燥湿杀虫,故内外施之皆得也。肝开窍于目,肝热则目肿痛,入肝泄热,则肿痛除矣。"

2.《调疾饮食辩》:"其胆上旬近头,中旬近心,下旬近尾。诸本草平之亦能治风,又点目肝翳障,及小儿疳翳,牙痛,皆不言其活血。惟《拾遗》云:破血,止血利,杀虫蛊。此胆取下时,其跳掷可至寻丈,历数刻之久,跳跳掷低,仍取而悬之。未干时,向明照看,其中寸上下奔走者飞。盖其性善动不跳,故能治血凝滞。金疮杖疮,跌仆闷绝者,酒和服立醒。"

蚺蛇膏 _{rán shé gāo}《别录》

【异名】 蟒油(《纲目拾遗》),蚺蛇油(《调疾饮食辩》)。

【基原】 为蟒科蟒蛇属动物蟒蛇的脂肪。

【原动物】 参见"蚺蛇肉"条。

【采收加工】 宰杀蟒蛇时,剥取脂肪,炼油。

【药性】 《纲目》:"甘,平,有小毒。"

【功用主治】 祛风,解毒,清热润肤。主治风毒癞疾,漏疮,冻疮,烫火伤,皮肤皲裂。

1.《别录》:"主皮肤风毒,妇人产后腹痛余疾。"

2. 陶弘景:"多入药用,亦疗伯牛疾(《纲目》注为'癞也')。"

3.《纲目》:"绵裹塞耳聋。"

4.《纲目拾遗》:"治漏疮。"

5.《中国动物药》:"治烫火伤及皲裂。"

【用法用量】 外用:熔化涂敷。

【选方】 1. 治漏疮 取蟒油,铜锅内蒸熟,随将黄醋入油内搅匀,油纸摊膏,贴患处十余日。(《年希尧集验良方》)

2. 治冻疮、烫伤、皮肤皲裂 取蟒脂肪炼油,涂患处。(《中国动物药》)

3. 治牙疳 用蚺蛇膏和麝香末傅之。(《普济方》蚺蛇膏)

蚱蝉 _{zhà chán}《本经》

【异名】 蜩、鸣蜩(《诗经》),蝒、马蜩(《尔雅》),蟧(《方言》),鸣蝉(《新修本草》),秋蝉(《圣惠方》),蜘蟟(《七修类编》),知了(《说文通训定声》),蚱蟟(《中药志》)。

【基原】 为蝉科蚱蝉属动物黑蚱的全体。

【原动物】 黑蚱 *Cryptotympana pustulata* Fabr

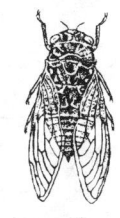

黑蚱

体大色黑而有光泽,雄虫长4.4~4.8 cm,翅展约12.5 cm,雌虫稍短。复眼1对,大形,两复眼间有单眼3个,触角1对。口器发达,刺吸式,唇基梳状,上唇宽短,下唇延长成管状,长达第3对足的基部。胸部发达,中胸腹板上有一显著的锥状突起,向后延伸。足3对。翅2对,膜质,黑褐色,半透明,基部染有黄绿色,翅静止时覆在背部如屋脊状。腹部分7节,雄蝉腹部第一节间有特殊的发音器官,雌蝉同一部位有听器。

栖于杨、柳、榆、槐、枫杨等树上。分布于我国辽宁以南的大部分地区。

本动物羽化后的蜕壳(蝉蜕)亦供药用,另设专条。

【采收加工】 6~7月间捕捉,捕后蒸死,晒干。

【药材】 蚱蝉 *Cicada* 主产于华北。

性状 本品呈长圆形,长4~4.5 cm,宽1.8~2 cm。表面大部分黑色,腹面各部边缘呈淡黄褐色,有光泽。头部黑褐,复眼1对,椭圆状球形,头顶至复眼处黑色,多断落。胸背部具膜质翅,透明,翅脉淡黄褐色,多已破碎。胸腹部上端具足3对,多断落。雄虫下端有1对心形鸣器,雌虫无鸣器,腹部较小,有产卵器。尾端呈三角形钝尖,背部和腹部具环节。体轻,质脆。气微腥,味淡。

【药性】 咸、甘,寒。归肝、肺经。

1.《本经》:"味咸,寒。"

2.《别录》:"甘,无毒。"

3.《药性论》:"味酸。"

4.《本草汇言》:"人手太阴、足厥阴经。"

【功用主治】 清热,熄风,镇惊。主治小儿惊风、癫痫,夜啼,偏头痛。

1.《本经》:"主小儿惊痫,夜啼,癫病,寒热。"

2.《别录》:"主惊悸,妇人乳难,胞衣不出。又堕胎。"

3.《药性论》:"主小儿惊痫不止,杀疳虫,去壮热,治肠中幽幽作声。"

4.《新修本草》:"主小儿痫绝不能言。"

【用法用量】 内服:煎汤,1~3个;或入丸、散。

【选方】 1. 治小儿风热惊悸 蚱蝉半两(去翅、足,微炒),茯神半两,龙齿三分(细研),麦门冬半两(去心,焙),人参三分(去芦头),钩藤三(二)分,牛黄二钱(细研),蛇蜕皮五寸(烧灰),杏仁二分(汤浸,去皮、尖,双仁,麸炒微黄)。捣罗为散。每服以新汲水调下半钱,量儿大小,加减服之。(《圣惠方》蚱蝉散)

2. 治小儿天钓,眼目搐上,筋脉急 蚱蝉一分(微炒),干蝎七枚(生用),牛黄一分(细研),雄黄一分(细研)。上药细研为散。不计时候,以薄荷汤调下一字,量儿大小加减。(《圣惠方》蚱蝉散)

3. 治小儿惊痫夜啼 蚱蝉四十九个,去前截,用后截微炙,为细末。每服五分,用钩藤一钱,煎汤调下;如发热惊搐,用薄荷一钱煎汤调下;用牛蝎一钱煎汤调下;疮疹不起,用葱头、麻黄一钱煎汤调下。(《本草汇言》)

4. 治偏头痛 蚱蝉二枚(生用),乳香半两(细研),朱砂半分(细研)。上件药,以蝉研取汁,都和丸如小豆大。头痛时,左边痛纳左鼻中,右边痛纳右鼻中。出黄青水为效。(《圣惠方》)

5. 治小儿疳积,形体羸瘦,神倦疲乏,厌食纳呆 蚱蝉30个(洗净焙干),白术10g,莱菔子(炒)10g。共研细末。每服2g,每日3次。〔《上海中医药杂志》1990,(11);29〕

4542 **蚱蜢** zhà měng (《纲目》)

【异名】 阜螽(《诗经》),蟅(《尔雅》),蠡(《说文》),蜚、蟅蟒、蚍(《方言》),百螽(《淮南子》),蚚虾(《玉篇》)。

【基原】 为蝗科飞蝗属动物飞蝗、稻蝗属动物中华稻蝗、尖头蚱蜢属动物稻叶大剑角蝗等多种昆虫的成虫。

【原动物】 1. 飞蝗 Locusta migratoria Linnaeus 又名:蝗虫(《中国动物药志》)。

体长约5.4 cm,黄褐色。
头顶色淡,复眼棕色,卵圆形。单眼3个,作鼎足排列。触角丝状,褐色。咀嚼式口器。前胸长大,绿色,中央有隆起的纵走线。前翅皮纸质,狭小

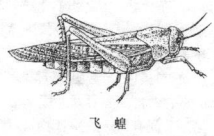

飞 蝗

长,有不规则的褐纹。前、中足黄褐色,后足腿节绿色,内侧有带状黑绿色斑3条。腹部由11节组成,在第一腹节上有听器,在第二至第八腹节上有气门8对,末端有尾毛。

栖息于草地、农田。分布于全国各地。

2. 中华稻蝗 Oxya chinensis Thunberg 又名:油蚂蚱(《中国动物药志》)。

体长圆形,长3～4 cm,黄绿色或绿色,有时黄褐色,有光泽。头顶有圆形凹窝,颜面中部沟深。复眼灰色,椭圆形,触角丝状,褐色。前胸发

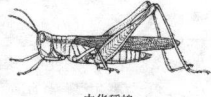

中华稻蝗

达,中部有横缝3条。前翅前缘部分呈绿色,余部褐色,腹部黄褐色,雄体腹末端屈曲向上。

活动于稻田、堤岸附近。我国大部分地区均有分布。

3. 稻叶大剑角蝗 Acrida lata Motsch 又名:尖头蚱蜢(《中国动物药志》)。

体细长圆形,雄虫长约5.4 cm,雌虫约9 cm,全体绿色,有时呈灰褐色。头圆锥形,颜面尖形,显著倾斜。咀嚼式口器,触角剑形。雌虫前翅的中央有1列纵行的白色纹。

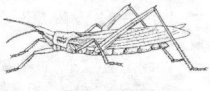

稻叶大剑角蝗

生活于草地、农田。分布于全国各地。

【采收加工】 7～9月捕捉,鲜用;或用沸水烫死,晒干或烘干。

【成分】 血淋巴含甾体类成分:孕烯醇酮(pregnenolone),孕体酮(progesterone),睾酮(testosterone),5α-二氢睾酮(5α-dihydrotes tosterone),雌酮(estrone),雌二醇(estradiol)。蛋白类成分:凝集素(agglutinin),卵黄蛋白原(vitellogenin),蜕皮素(ecdysone),血脂减少因子(hypolipidemic factor),脂蛋白(lipoglycoprotein),血淋巴蛋白(hemolymph protein),20-羟基蜕皮素结合蛋白(20-hydroxyecdysone bindingprotein),脂肪动用激素(adipokinetic hormone);又含2-氨基乙基磷酸酸(2-aminoethylphosphonic acid),甘油(glycerol),二酰甘油(diacylglycerol),磷脂(phospholipid)及联结蛋白上的保幼激素(junvenile hormone)Ⅲ,血管加压素样神经肽(vasopressin like neuropeptide)。

头含多肽类成分:飞蝗利尿肽(locusta diuretic peptide),飞蝗焦激肽(locustapyrokinin)Ⅱ,飞蝗亲肌肽(locustamyotropin)Ⅲ、Ⅳ,印棟子素(azadirachtin)A,5-羟色胺(5-serotonin),飞蝗抑制肽(locustamyoinhibiting peptide),飞蝗激肽(locustakinin),利尿激素(diuretic hormone),促屈伸素异形性激素(allato tropin)Ⅰ。

血含蛋白酶抑制剂(protease inhibitor)。

脂肪体含总脂肪酸,脂肪动用激素,3-去氧-3-氟-D-葡萄糖(3-deoxy-3-fluoro-D-glucose)。

卵母细胞含磷脂(phospholipid),三酰甘油(triglyceride),三酰甘油合成酶(triglycerides synthase)。卵含蜕皮甾体类腺苷-磷酸酯(ecdysteroid adenylic acid ester),磷酸肌酯(phosphagen),组织蛋白酶(cathepsin)。唾液腺体含多巴胺(dopamine),5-羟色胺,肾上腺素(epinephrine),脱氧肾上腺素(synephrine)。

飞蝗雄性辅助腺体含多肽成分:飞蝗激肽,飞蝗磺胺激肽(locustasulfakinin),飞蝗亲肌肽,肌刺激肽(myostimulating peptides),肌亲肽(myotropic peptides),肌抑制肽(myoinhihitingpeptides)。腺体含甲硫氨酸-脑啡肽样肽(met-enkephalin like peptide)。其他腺体含蜕皮素(ecdysone),3-去氢蜕皮松(3-dehydroecdysone)。飞蝗肌含牛磺酸(taurine),乙酰辅酶(acetyl Co)A,肉毒碱(carnitine),乙酰肉毒碱(acetylcarnitine),肉毒碱乙酰转移酶(carnitine acetyltransterase),萤窑糖酶(trehalase),核酸(nucleic acid),氨基酸,总脂肪酸,3-去氧-3-氟-D-葡萄糖。分泌组织含促性腺神经激素(gonadotropic neurohormone),神经激素(neurohormone),胰岛素相关肽(insulin related peptide),脂肪动用激素Ⅰ,脂肪动用激素Ⅱ。肠含胰蛋白酶(trypsin),鞣质(tannin),血管加压素样神经肽。心含促屈伸素异形性激素Ⅰ,抗利尿激素。中枢神经系统含促黑素激素样肽(melanotropin likepeptide)。神经系统还含促肾上腺皮质激素(adrenocorticotropic hormone),黑素细胞刺激肽(melanophore stimulating hormone),δ-内啡肽(δ-endorphin),促皮质激素释放因子(corticotropin releasing factor),亮氨酸脑啡肽(leucine enkepha line),章蛸胺(octopamine),血管加压素样神经肽。组织含脊椎动物型甾体(vertebrate type steroid)。

飞蝗含黄嘌呤脱氢酶(xanthine dehydrogenase),甲壳质酶(chitinase),壳二糖酶(chitobiase),甲壳质(chitin),鞣酸(tannic acid),脂肪动用激素Ⅳ,岩藻甾醇24,28-环氧丙酸(fucosterol 24,28-epoxide propionate),甾醇(cholesterol),N-乙酰多巴胺(N-acetyldopamine),卵黄磷蛋白(vitellin),印棟子素(azadirachtin)A,蜕皮甾体类脂肪酸酯(ecdysteroid fatty acidester),苯酚(phenol),愈创木酚(guaiacol),藜芦醇(veratrole),异黄蝶呤(isoxanthopterin),黄蝶呤(xanthopterin),正二十九烷(n-nonacosane)等17种正烷烃类。

【药性】 辛、甘、温。归肺、脾、肝经。

1.《本草拾遗》:"有毒。"

2.《纲目》:"辛,有毒。"

3.《纲目拾遗》:"辛,平,微寒,性窜开不守。"

4.《随息居饮食谱》:"辛、甘、温。"

5.《虫类药的应用》："无毒，入肺、肝、脾三经。"

【功用主治】 祛风解痉，止咳平喘。主治小儿惊风，破伤风，百日咳，哮喘。

1.《纲目拾遗》："治咳嗽，惊风，破伤(风)，疗折损，冻疮，斑疹不出。"

2.《随息居饮食谱》："暖胃助阳，健脾运食。"

3.《中国动物药》："止咳平喘，滋补强壮，止痉，解毒，透疹。治百日咳，支气管哮喘，小儿惊风，咽喉肿痛，疹出不畅等；外用治中耳炎。"

【用法用量】 内服：煎汤，5～10 只；研末，1.5～3 g。外用：研末撒或调敷。

【选方】 1. 治小儿惊风 蚱蜢不拘多少，煅存性(研末)，砂糖和服。《纲目拾遗》

2. 治急、慢惊风 霜降后取蚱蜢风干，用十个或七个，加钩藤、薄荷叶各一撮，煎汤灌下，渣再煎服。《百草镜》

3. 治破伤风 霜降后蚱蜢晒干，用十数个，瓦上煅存性，酒下。《救生苦海》

4. 治产后冒风 干蚱蜢数十个，瓦上煅存性，好酒调服。《纲目拾遗》引《王良生救急方》

5. 治百日咳 蚱蜢 30 只，生甘草 5 g。共研面，每次1 g，日服3次。

6. 治支气管喘息 蚱蜢 30 只，生甘草 5 g，麻黄 5 g。水煎服，日服 2 次。

7. 治痢疾、肠炎 霜打蚱蜢，焙黄黑色，研成细面，成人每服 10 g，小儿的减，日服 3 次。(5～7 方出自《中国动物药》)

8. 治三日疟 皇螽阴干为末。临发日，于五更时酒服方寸匕。《姚可成《食物本草》)

9. 治冻疮 蚱蜢风干，煅研。香油和搽，撒亦可。(《养素园传信方》)

4543 蚯疽草 qiū jū cǎo 《福建民间草药》

【异名】 白头菜、夜明草(《广西药用植物名录》)，肉桂草、泥鳅菜(《福建中草药》)，茯苓菜(《广西植物名录》)。

【基原】 为菊科鱼眼草属植物鱼眼草的全草。

【原植物】 鱼眼草 Dichrocephala auriculata (Thunb.) Druce [Ethulia auriculata Thunb.]

一年生草本，高 15～50 cm。茎直立或铺散，无毛或被短柔毛。叶卵形、椭圆形或披针形，长 3～10 cm，大头羽裂，顶裂片宽大，宽达 4 cm，侧裂片常 1 对，稀 2 对，两面无毛或被稀疏短柔毛。头状花序极小，球形，生于叉状分枝顶端，多数头状花序在茎顶或分枝顶端排成疏松的伞房状；梗长达 3 cm；总苞片 1～2 层；花托半圆球形突起，上端凹；盘花两性，能育，花冠先端有 4～5 齿。瘦果扁，有加厚的边缘；无冠毛。花期夏末至秋初。

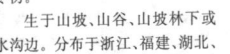
鱼眼草

生于山坡、山谷、山坡林下或水沟边。分布于浙江、福建、湖北、湖南、广东、广西、四川、贵州、云南、陕西及台湾等地。

【采收加工】 7～10 月采收，鲜用或晒干。

【药性】 苦、辛、平。

1.《湖南药物志》："微苦、辛、平。"

2.《浙江药用植物志》："苦、辛、温。"

【功用主治】 解毒，活血，消肿。主治疔毒肿痛，扭伤肿痛。

1.《湖南药物志》："清热解毒，消肿止痛。"

2.《浙江药用植物志》："温中散寒，活血调经。主治胃寒作痛，月经不调，扭伤肿痛，毒蛇咬伤。"

【用法用量】 内服：煎汤，9～15 g；研末，3～6 g。外用：鲜草捣敷。

【选方】 1. 治蚯疽(小儿外生殖器肿痛)，小便不利 鲜蚯疽草和冬蜜捣烂敷贴。

2. 治毒肿痛 鲜蚯疽草和米稀饭，加食盐少许，捣烂敷贴，日换 2 次。(1、2 方出自《福建民间草药》)

3. 治扭伤肿痛 干茯苓菜研末，每次 6 g，酒送服；另用鲜茯苓菜捣烂调老酒，敷伤处。(《福建中草药》)

4544 蛇含 shé hán 《本经》

【异名】 蛇衔(《本经》)，威蛇(《日华子》)，小龙牙(《斗门方》)，紫背龙牙(《本草图经》)，紫背龙牙(《直指方》)，蛇含草(《本草蒙筌》)，蛇包五披风(《植物名实图考》)，五匹风(《草木便方》)，五皮风、五爪龙(《分类草药性》)，地五加、五爪疯、五叶莓(《贵州民间方药集》)，地五爪(《江西民间草药》)，五爪风、五星草、五虎草(《湖南药物志》)，五爪金龙、五叶蛇莓(《浙江民间常用草药》)。

【基原】 为蔷薇科委陵菜属植物蛇含委陵菜的带根全草。

【原植物】 蛇含委陵菜 Potentilla kleiniana Wight et Arn.

二年生或多年生宿根草本。多须根。茎平卧，具匍匐茎，节处生根并发育出新植株。基生叶为近于鸟足状 5 小叶；叶柄被疏柔毛或开展长柔毛，小叶近无柄稀有短柄；托叶膜质，淡褐色，外被疏柔毛或脱落近无毛；小叶片倒卵形或长圆倒卵形，长 0.5～4 cm，宽 0.4～2 cm，先端圆钝，基部楔形，边缘有多数急尖或圆钝锯齿，两面被疏柔毛；下部茎生叶有 5 小叶，上部茎生叶有 3 小叶，与基生叶相似，唯叶柄较短，托叶草质，卵形至卵状披针形，全缘，稀有 1～2 齿，先端急尖或渐尖，外被疏长柔毛。聚伞花序密集顶如假伞形，花梗密被开展长柔毛，下有茎生叶如苞片状；花片状；萼片 5，三角卵圆形，先端急尖或渐尖，副萼片 5，披针形或椭圆状披针形，先端急尖或渐尖，花时比萼片短，果时略长近等长，外被疏长柔毛；花瓣 5，倒卵形，先端微凹，长于萼片，黄色；花柱近顶生。瘦果近圆形，多数，一面稍平，具皱纹。花、果期4～9 月。

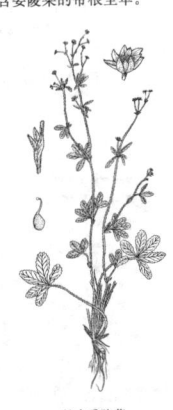
蛇含委陵菜

生于海拔 200～3 000 m 的田边、水旁、草甸及山坡草地。分布于华东、中南、西南及辽宁、西藏、陕西等地。

【栽培】 生物学特性 喜阳光充足、气候温和、较湿润的环境，适应性较强，在高山、丘陵、平坝都可栽培。对土壤无严格选择，常野生在荒地、田边或路旁，以地势向阳、较肥沃、潮湿的夹砂土栽培较好。

繁殖方法 分株繁殖。挖取老株匍匐茎上着生的新株作为种苗，每株都要带须根，春季 2～3 月或秋季 9～10 月栽培，以秋季为好，按行窝距 20 cm 开窝，每窝栽苗 2～3 株，盖土压紧，并施稀薄人畜粪水。

田间管理 栽后要及时浇水。秋季栽种的，当年 12 月中耕除草，追肥 1 次，以后每年要随时拔除杂草，于 5 月和 9 月两次收获后，浅中耕，追肥 1 次。肥料用人畜粪水或硫酸铵，连续收 3～4 年后，需换地栽培。

【采收加工】 栽种后每年可收 2 次,在 5 月和 9～10 月挖取全草,晒干。

【药材】 蛇含 *Potentillae Kleinianae Herba* 主产于浙江、江西、湖南、贵州等地。

性状 全体长约 40 cm。根茎粗短,根多数,须状。茎细长,多分枝,被疏毛。叶掌状复叶;基生叶有 5 小叶,小叶倒卵形或倒披针形,长 1～5 cm,宽 0.5～1.5 cm,边缘具粗锯齿,上下表面均被毛,茎生叶有 3～5 小叶。花多,黄色。果实表面微有皱纹。气微,味苦,微涩。

鉴别 叶表面观:上下表皮细胞垂周壁平直或微弯曲。气孔不定式或平轴式。非腺毛微弯曲,长 112～950 μm,直径 20 μm。草酸钙簇晶直径 28 μm。

【成分】 全株含仙鹤草素(agrimoniin),蛇含鞣质(potentillin),长梗马兜铃素(pedunculagin)。

【药性】 苦、辛,微寒。归肝、肺经。

1.《本经》:"味苦,微寒。"
2.《别录》:"无毒。"
3.《本草经疏》:"味辛、甘。"
4.《本草药性大全》:"无毒,一云有毒。"
5.《本草便方》:"甘,平。"

【功用主治】 清热,解毒,消肿,止咳。主治高热惊风,疟疾,肺热咳嗽,百日咳,咽喉肿痛,痢疾,目赤肿痛,疮疖肿毒,风湿麻木。

1.《本经》:"主惊痫,寒热邪气,除热,金疮,疽痔,鼠瘘恶疮,头疡。"
2.《别录》:"疗心腹邪气,腹痛,湿痹,养胎,利小儿。"
3.《药性论》:"治丹参,小儿寒热。"
4.《本草拾遗》:"主蛇咬。"
5.《日华子》:"治蛇虫蜂虺所伤发赤,止血,煨风疹痈肿。"
6.《本草图经》:"治咽喉肿痛。"
7.《本草药性大全》:"主诸丹石燥,捣烂成膏,堪续已断手指。"
8.《植物名实图考》:"治咳嗽。"
9.《草木便方》:"发汗解肌。治风痰咳嗽,惊痫,洗眼消毒。"
10.《分类草药性》:"治风寒湿气,跌打损伤。"

【用法用量】 内服:煎汤,9～15 g,鲜品倍量。外用:煎水洗或捣敷;或捣汁涂;或煎水含漱。

【选方】 1. 治小儿惊风 五皮风 9 g,全虫 1 个,僵虫 1 个,朱砂 1.5 g。各药研成细末,混合成散剂,开水吞服。(《贵阳民间药草》)

2. 治疟疾并发高热 五匹风 16 g,白蔹 6 g,紫苏 10 g。水煎服,于疟前 2 小时服,每日 1 剂,连服 3 剂。(《贵州民间方药集》)

3. 治麻疹后热咳 五皮风、白糖花、枇杷花各 9 g。研末,加蜂蜜蒸服。

4. 治百日咳 五皮风 15 g,生姜 3 片。煎水服。(3、4 方出自《贵阳民间药草》)

5. 治痈脓疡 鲜蛇含 90 g,或加百蕊草 30 g。煎服。

6. 治急性乳腺炎初起 鲜蛇含、蒲公英各 30 g,煎服;另用上药各等量捣烂敷患处,干则更换。

7. 治毒蛇咬伤 鲜蛇含,捣烂敷伤口周围;另用鲜蛇含、鲜鸭跖草各 30 g,野菊花 15 g。煎服。(5～7 方出自《安徽中草药》)

8. 治淋巴结核 蛇含 30 g,星宿菜、葫芦茶各 9 g,茅瓜 24 g,豆腐 125 g。水煎服。(《福建药物志》)

9. 治雷公藤中毒 鲜蛇含全草 60～120 g,鲜枸树枝梢(连叶)7～8 枚。捣烂取汁,加鸭蛋清 4 只混匀,灌服。(《浙江民间常用药》)

【基原】 为眼镜蛇科眼镜蛇属动物眼镜蛇、金环蛇属动物金环蛇、游蛇科乌风蛇属动物乌梢蛇、鼠蛇属动物黄梢蛇(灰鼠蛇)、蝰科蝮蛇属动物蝮蛇等多种蛇的胆囊。

药材所用蛇胆,尚有眼镜蛇科大眼镜蛇属动物眼镜王蛇、金环蛇属动物银环蛇、游蛇科锦蛇属动物黑眉锦蛇、百花锦蛇、蝰科蝮蛇属动物尖吻蝮等。此外,据报道,海蛇科海蛇属动物青环海蛇等海蛇的胆,也供药用,功用相似。

【原动物】 参见"眼镜蛇"、"金环蛇"、"乌梢蛇"、"黄梢蛇"、"蝮蛇"条。

【采收加工】 一般于春、秋两季,将蛇捕得后,剖开腹部,找出胆囊,用线扎住胆管上端,然后沿结扎处上方剪断,取出胆囊,于通风处晾干;或保存于含醇为 50% 以上的白酒中浸泡贮存,也可采用养蛇取胆法;以左手摸准胆囊后,稍加压力,使胆囊在腹壁膨凸,用乙醇消毒该处皮肤,将注射器针头垂直刺入胆囊,缓缓抽出胆汁。视蛇体大小,每次可抽出 0.5～3 ml,以不抽尽为宜。将抽出的胆汁装入清毒的玻璃瓶内,行真空干燥处理,获得黄绿色结晶,分装安瓿中贮存。1 个月后可再抽取,如此在饲养过程中,1 条蛇可提供多次胆汁。

【药材】 蛇胆 *Serpentis Fel* 主产于湖南、广东、广西、江西、湖北、四川等地。

性状 眼镜蛇胆 椭圆形或卵形,长 1～2.5 cm,直径 0.5～1 cm,胆蒂略偏生。囊皮光滑,韧性强。胆汁呈橙黄色,有黏性。味苦而后甜,有清凉刺喉感。

金环蛇胆 类圆形或椭圆形,长 0.7～1.2 cm,胆管略粗。囊皮光滑,韧性强。夏季胆汁呈褐色、白色或淡红色,冬季呈绿色或黑褐色。气微腥,味苦而甘。

乌梢蛇胆(乌蛇胆) 卵形或长圆形,长约 1 cm,直径 0.5 cm,囊皮不光滑。上端胆管长约 1.5 cm。表面棕褐色或绿褐色。对光透视微透明,胆汁黏稠,黄棕色或黄绿色。气微腥,味苦、涩、后甘。

黄梢蛇(灰鼠蛇)胆 长卵形,长 1～2 cm,直径 0.5～0.8 cm。胆蒂偏侧生。囊皮光滑,韧性强。胆汁墨绿色,味苦、涩。

银环蛇胆 类圆形或椭圆形,长 0.5～1 cm,直径 0.5～0.7 cm。胆蒂生于一侧。囊皮光滑,韧性强。

百花锦蛇胆 椭圆形或卵圆形,长 1～1.5 cm,直径 0.5～1 cm,表面深绿色或黄白色。囊皮光滑,韧性强。气微腥,味苦、后甘。

鉴别 (1) 取蛇胆粉末少许,用水合氯醛装片,置显微镜下观察,呈圆柱状物体。长 35～42 μm,宽约 18 μm,内含颗粒物,无色。

(2) 取胆汁 1 滴,于试管中,加新配制的 1% 糠醛溶液 1 滴,加 50% 硫酸溶液 5 ml,水浴加热为 10 分钟,溶液由浅蓝色逐渐变至深蓝色者为蛇胆,由浅红色渐变紫褐色后变污绿者为鱼胆,呈翠绿色者为鸡胆,显浅黄棕色者为鸭胆。

(3) 取胆汁滴于滤纸上,置紫外分析仪下观察,显较强烈的天蓝荧光,持续不退。

(4) 薄层色谱:取蛇胆汁 0.5 ml,加 2 ml 无水乙醇沉淀蛋白质,取上清液,作为供试品溶液。另取胆酸标准品 2 mg,加无水乙醇 1 ml,混匀,作对照品溶液。吸取上述两种溶液各 2 μl,点于同一硅胶 G 薄层板上,以异丙醇－氯仿－醋酸－水(40:30:4:2)展开,取出挥干,喷洒 10% 磷钼酸乙醇溶液,喷洒 10% 磷钼酸乙醇溶液,80 ℃加热分 5 分钟。供试品色谱在与对照品色谱相应的位置上显相同颜色的斑点。

【成分】 蛇胆中的胆汁酸至少有 12 种以上,主要成分为牛磺胆酸(taurocholicacid),由胆酸与牛磺酸结合而成。多数药用蛇胆中还含牛磺鹅去氧胆酸(taurochenodeoxycholic acid),牛磺去氧胆酸(taurodeoxycholic acid)、石胆酸(lithocholic acid)、游离的胆酸(cholic acid)及胆固醇(cholesterol)。此外，蚺蛇科的巨蟒、蚺蛇、岩蛇含蟒胆酸(pythonic acid)、王蛇、巨蟒、缩蛇蛇汁中含有牛磺蟒胆酸(tauropythonic acid)，蝰蛇科蛇类含蜂蛇胆酸和 α-海豹胆酸(α-phocaecholic acid)。

【药理】 1. 镇咳、祛痰、平喘作用 60％乙醇提取的三蛇胆(眼镜蛇、过树榕、金环蛇)液灌胃，均抑制氨气刺激所引小鼠咳嗽，促进小鼠呼吸道分泌，抑制组胺引起的豚鼠哮喘。三蛇胆灌胃，还促进家鸽的气管纤毛运动。加热处理后的蛇胆(锦蛇)灌胃对小鼠仍有镇咳、祛痰作用。正常或异样增大的蛇胆(眼镜蛇、王锦蛇、黑眉锦蛇)对乙酰胆碱引起的离体豚鼠气管痉挛有舒张作用。牛磺胆酸钠灌胃，也抑制氨水刺激所致小鼠咳嗽，增加小鼠呼吸道酚红排泄量，提示牛磺胆酸为蛇胆主要有效成分之一。

2. 对心脏的作用 牛磺胆酸(TCA)使兔窦房结自律性降低，动作电位时程延长，房室结的动作电位振幅加大；胆酸(CA)也使窦房结、房室结自律性降低。

3. 对肝脏的作用 胆汁酸类(除 CA 和 TCA 外)在高浓度时对大鼠离体肝细胞有一定的损害作用，肝毒性与增加胞质内 Ca^{2+} 浓度有关。黑眉蛇蛇胆对四氯化碳所致的体外培养的肝细胞损伤有保护作用。

4. 对胃黏膜的作用 TCA 连续灌胃，可使大鼠胃壁细胞减少，胃黏膜变薄，并发生纤维化及间质组织炎症细胞浸润。

5. 致癌性和致突变性 胆汁酸中的 CA 和 TCA 对大鼠有促肝癌生成作用。TCA 的酯类对大鼠有促肝癌生成作用。多数结合型胆汁酸无致突变性，也不增加 MNNG(N-甲基-N′-亚硝基-N-硝基胍)的致突变作用，大多数胆汁酸还抗 MMC 的致突变性，TCA 能对抗其他胆汁酸的毒性或致突变性。

6. 其他作用 胆汁酸一般需氧胆道病原体有抗菌作用，非结合型胆汁酸的抗菌作用较结合型的胆汁酸强。TCA 高浓度下对大鼠匀浆有抑脂质过氧化作用。牛磺胆酸钠灌胃，抑制小鼠二甲基亚砜所致耳肿胀和角叉菜所致足肿胀，有一定抗炎作用。

毒性 蛇胆灌胃对小鼠的 LD_{50} 为 24.5 ml/kg，小鼠各脏器有一定的病理变化。大鼠灌胃 7 ml/kg，血清淀粉酶即可升高，可能对胰腺有一定的损伤。

【药性】 苦，微寒。

1.《别录》："蝮蛇胆，苦，微寒，有毒。"

2.《四川中药志》1960年版："性凉，味苦，微甘。"

【功用主治】 祛风镇惊，化痰止咳，凉肝明目，解毒。主治风热惊痫，痰热咳嗽，百日咳，目赤、目翳，痔疮肿痛，痤疮。

1.《别录》："蝮蛇胆，主蜃疮。"

2.《药性论》："蝮蛇胆，杀下部虫。"

3.《纲目》："蝮蛇胆，疗诸漏，研敷之；若疮痛，杵杏仁摩之。""乌梢蛇胆主治大风诸疾，木舌胀塞。"

4.《四川中药志》1960年版："治痰迷心窍，风热发狂，眼雾不明，痔疮红肿及皮肤热毒等症。"

5.《全国中草药汇编》："清热解毒，化痰镇痉。主治小儿肺炎，百日咳，支气管炎，咳嗽痰喘，痰热痉厥，急性风湿性关节炎。"

【用法用量】 内服：开水或酒冲服，0.5～1个；或人丸、散；或制成酒剂。外用：取汁外涂；或研末调搽。

【选方】 1. 治痰迷心窍 蛇胆配陈皮、白胆星、黄连、川贝、琥珀。共研末为丸服。《四川中药志》1960年版

2. 治木舌塞胀 蛇胆一枚，焙干为末，敷舌上，有涎吐出。《圣济总录》

3. 治大风疾 用冬瓜一枚，截去五寸长，去瓤，掘地坑深三尺，令净，安冬瓜于内。以乌梢胆一个，消黄一个，置于瓜上，以土隔盖之。至三日，看一度，瓜未甚坏，候七七日三物俱化为水，一度取出。每用一茶脚，以酒和服，一两次立愈。小可风疾，

4. 治急性风湿性关节炎 蛇胆 2～3个，将胆囊切开，浸泡于 500 ml 白酒中。每次 20 ml，日饮 2次。《中国动物药》蛇胆酒

【临床报道】 1. 治风热咳嗽(急性气管炎、慢性气管炎、上呼吸道炎、感冒等) 复方蛇胆川贝末内服，每日 2次，每次 1 瓶(药重 1 g)，2～4 日为 1个疗程。共治疗 343例，显效 169例，有效 141例，无效 33例，总有效率 90.37％。临床表明本药对治疗咳嗽、咳痰为主的呼吸系疾病有较好的疗效，一般在服用 1～3 日内，可得到近控疗效。特别是中医分型为风热咳嗽、西医分型为急性支气管炎者疗效尤为显著。

2. 治慢性咽炎 用蛇胆川贝散口服，每次 1支(每支0.6 g)，每日 2次，6 日为 1个疗程。共治疗 30例，显效 15例，有效 13例，无效 2例，总有效率 93.3％。

3. 治百日咳 以口服蛇胆陈皮末(每支药量 0.6 g)，1 岁以内，每次服 1/5 支；1～2 岁，每次 1/3 支；3～5 岁，每次服 1/3 支；5 岁以上，每次服 1/2 支。每日服 2次。同时肌内注射维生素 C 75 mg，胶丁钙 1 ml，6 日为 1个疗程。治疗百日咳患儿 60例。结果：痊愈 56例，显效 2例，进步 2例。总治愈率达 93.3％。

4. 治疗痤疮、脂溢性皮炎、黄褐斑 蝮蛇胆 0.5 ml 加雪花膏 500 g 混合调匀得蛇胆霜。每日早晚涂搽皮损处。治疗痤疮 374例，治愈率为 20％，好转率为 71.1％，无效率为 8.9％。治疗脂溢性皮炎 322例，有效率达 100％。治疗黄褐斑 104例，治愈率 26.3％。但好有不同程度的 1/2以上皮损消失。据观察：蛇胆霜具有消炎、抑菌杀虫、溶解皮脂、脱色及止痒等功效。

4546 蛇莓 shé méi 《别录》

【异名】 蚕梅《日用本草》，鸡冠果、野杨梅《救荒本草》，蛇含果、蛇泡草、蛇盘草、麻蛇果《滇南本草》，蛇薰、地莓《本草会编》，龙吐珠《生草药性备要》，九龙草《纲目拾遗》，三爪风《分类草药性》，疔疮药、蛇蛋果《植物名实图考》，蛇皮藤《福建民间草药》，龙葵珠《民间常用草药汇编》，小草莓、地杨梅《陆川本草》，三叶疐《四川中药志》，龙球草《广东中药》，蛇葡萄、蛇果藤《上海常用中草药》，老蛇泡《贵州民间方药集》。

【基源】 为蔷薇科蛇莓属植物蛇莓的全草。

【原植物】 蛇莓 Duchesnea indica (Andr.) Focke [Fragaria indica Andr.]

多年生草本。根茎短，粗壮。匍匐茎多数，长 30～100 cm，有柔毛，在节处生不定根。基生叶数个，茎生叶互生，均为三出复叶；叶柄长 1～5 cm，有柔毛；托叶窄卵形到宽披针形，长 5～8 mm；小叶片倒卵形至菱状长圆形，长 2～3.5 cm，先端钝，基部楔形，边缘有钝锯齿，两面均有柔毛或上面无毛。花单生于叶腋，花梗长 3～6 cm，有柔毛；萼片 5，卵形，先端锐尖，外面有散生柔毛；副萼片 5，倒卵形，比萼片长，先端常具 3～5 锯齿；花瓣 5，倒卵形，黄色，先端圆钝；雄蕊 20～30；心皮多数，离生；花托在果期膨大，海绵质，鲜红色，有光泽，直径 10～20 mm，外面有长柔毛。瘦果卵形，光滑或具不明显突起，鲜时有光泽。花期 6～8月，果期 8～10月。

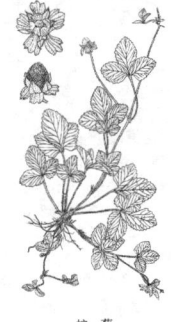
蛇莓

生于山坡、河岸、草地、潮湿的地方。产于辽宁以南各地。

本植物的根(蛇莓根)亦供药用。另设专条。

【栽培】 生物学特性 喜阴湿、耐寒，常生于沟边潮湿草地。

对土壤要求不严，但以肥沃、疏松湿润的砂质壤土为好。

繁殖方法 种子或分株繁殖。播种在秋季进行，可播于露地苗床，亦可于室内盆播。其匍匐茎节处着生后可萌生新根形成新植株，将幼小新植株另行栽植即为分株，按30 cm×30 cm的行株距种植即可。

田间管理 栽前应施足基肥，生长期每月追肥1次，旱季注意浇水。

【采收加工】 6~11月采收全草，晒干或鲜用。

【药材】 蛇莓 *Duchesneae Indicae Herba* 产于全国大部分地区。

性状 全草多缠绕成团，被白色毛茸，具匍匐茎，叶互生。三出复叶，基生叶的叶柄长6~10 cm，小叶多皱缩，完整者倒卵形，长1.5~4 cm，宽1~3 cm，基部偏斜，边缘有钝齿，表面黄绿色，上面近无毛，下面被疏毛。花单生于叶腋，具长柄。聚合果棕红色，瘦果小，花萼宿存。气微，味微涩。

鉴别 叶表面观：上表皮细胞类多角形，下表皮细胞略呈波状弯曲，垂周壁念珠状增厚。下表皮非腺毛及腺毛较上表皮为多，非腺毛单细胞，长166~900 μm，基部直径18~38 μm，壁厚6~12 μm，表面有螺状纹理；腺毛头部2细胞，直径25~32 μm，柄部2~3细胞。气孔不定式或不等式，副卫细胞4~5个。叶肉细胞有的含草酸钙簇晶。

【成分】 全草含甾类成分：甲氧基去氢胆甾醇（methoxyde-hydrochlesterol）；酚类成分：低聚缩合鞣质（lower condensedtannin），并没食子鞣质（ellagitannin），没食子酸（gallic acid）、蛋白质鞣质多糖（protein tannicpolysaccharide）；总蛋白及碳水化合物，如己糖，戊糖，糖醛酸，蛋白质；有机酸成分：熊果酸（ursolic acid）、委陵菜酸（tormentic acid）、野鸦椿酸（euscaphic acid）、坡模醇酸（pomolic acid）、延胡索酸（fumaric acid）及单甲酯；黄酮类成分：6-甲氧基柚皮素（6-methoxy naringenin）、杜鹃素（farrerol）、山柰酚-3-O-芸香糖苷（kaempferol-3-O-rutinoside）及山柰酚-3-O-刺槐二糖苷（kaempferol-3-O-robinobioside）、山柰苷（kaemferitin）、短叶老鹳草素（brevifolin）；三萜类成分：蛇莓苷（ducheside）A、B，3β-羟基-12-乌苏烯-28-羧酸（3β-hydrours-12-en-28-oic acid），2α，3β，19α-三羟基-12-乌苏烷-28-羧酸（2α，3β，19α -trihydroxyurs-12-en-28-oic acid），2α，3α，19α-三羟基-12-乌苏烯-28-羧酸-28-O-β-D-吡喃葡萄糖苷（2α，3α，19α-trihydroxyrs-12-en-28-oic acid-28-O-β-D-gluco-pyranoside），2α，3β-三羟基-12-乌苏烯-28-羧酸-28-O-β-D-吡喃葡萄糖苷（2α，3β，19α-trihydrours-12-en-28-oic acid-28-O-β-D-glucopyranoside）。又含蔷薇酸葡萄糖酯（rosamultin）、刺梨苷（kaji-ichigoside）F，白桦苷（betuloside）、蛇莓并没食子苷（duchesellagi-side）A、B，β-谷甾醇（β-sitosterol）、硬脂酸（stearic acid）。

【药理】 1. 抗癌作用 蛇莓水提浸膏灌胃，对小鼠内瘤S$_{180}$、肝细胞瘤H$_{22}$和未分化肉瘤S$_{37}$有抑瘤作用，体外可杀伤人体肝癌BEL-7721、胃癌SGC-7901、食管癌ECA-109细胞。多糖部分对移植S$_{180}$肉瘤小鼠有抗肿瘤活性。蛇莓石油醚和乙醚提取物在Brine Shrimp生物活性试验中也显示出抗癌活性。

2. 抗菌作用 蛇莓中的皂苷能抑制金黄色葡萄球菌、痢疾杆菌的生长。

3. 抑制中枢神经作用 小鼠灌胃蛇莓水提物，可减少自主活动，增强阈下催眠剂量的戊巴比妥钠的作用，对抗最大电休克的发作，但对戊四氮最小惊发作无影响。

4. 对平滑肌的作用 蛇莓流浸膏对离体肠仅使收缩振幅增大；对家兔、豚鼠及大鼠的离体子宫均呈兴奋作用；对豚鼠离体气管无明显影响。

5. 其他作用 蛇莓流浸膏升高小鼠腹腔巨噬细胞吞噬功能。流浸膏对麻醉犬或兔有短暂的降压作用，并抑制心脏收缩（犬）和心率（豚鼠），增加冠脉流量。蛇莓热水提取物在苯并芘诱导的鼠

伤寒沙门菌/微粒体突变试验中有抗突变作用。蛇莓乙醚提取分有雄激素样和组胺样作用。

【药性】 甘，苦，寒。

1.《别录》："大寒。"

2.《日华子》："味甘、酸，冷，有毒。"

3.《分类草药性》："味苦，性凉。"

【功能主治】 清热，解毒，凉血，消肿。主治感冒发热，咽喉肿痛，口疮，痢疾，黄疸，吐血，痄腮，痈肿疔疮，瘰疬，跌打肿痛，烫火伤。

1.《别录》："主胸腹大热不止。"

2.《本草经集注》："疗溪毒射工，伤寒大热甚良。"

3.《食疗本草》："主胸胃热气……主孩子口噤。"

4.《日华子》："通月经，熁疮肿，傅蛇虫咬。"

5.《纲目》："敷汤火伤，痛即止。"

6.《本草汇言》："解天行热毒。"

7.《生草药性备要》："治洗蛇茸注烂，散毒，干水。"

8.《植物名实图考长编》："捣敷红线疗。"

【用法用量】 内服：煎汤，9~15 g，鲜品30~60 g；或捣汁饮。外用：捣敷或研末撒。

【选方】 1. 治咽喉肿痛 蛇莓、土牛膝、寒水石各15 g。煎服。《安徽中草药》）

2. 治天行热盛，口中生疮 蛇莓自然汁，搅绞一斗，煎取五升，稍稍饮之。《伤寒类要》）

3. 治乳头乳痈、乳痈、背疮 鲜蛇莓草，捣烂，加蜜敷患处。初起未化脓者，加蒲公英30 g，共杵烂，绞汁一杯，调黄酒60 g炖服，渣敷患处。《闽东本草》）

4. 治子宫内膜炎 鲜蛇莓、火炭母各60 g。水煎服。《福建药物志》）

5. 治蛇窜丹 蛇泡草适量，雄黄1.5 g，大蒜1个。共捣烂，布包，外搽。《贵阳民间药草》）

6. 治皮癣 蛇莓草叶适量，枯矾少许，同捣烂（或加醋调）敷患处。《安徽中草药》）

7. 治雷公藤及磷砒中毒 （蛇莓）鲜草30 g（去果实），加生绿豆30 g。同捣烂，冷开水泡，绞汁服。《湖南药物志》）

【临床报道】 1. 治疗白喉 三皮风（蛇莓）鲜草，捣成泥状，加2倍量的冷开水浸泡4~6小时，过滤即成50%浸剂。服时加糖调味，日服4次。3岁以下首次量50 ml，以后每次20~30 ml；3~5岁首次80 ml，以后每次40~50 ml；6~10岁首次100 ml，以后每次80 ml；10岁以上首次150 ml，以后每次100 ml。共治471例，治愈率85%。

2. 治疗慢性咽炎 蛇莓全草（鲜品）每日100~200 g，或干品每日10~50 g，水煎，分早、晚2次服，亦可和适量瘦猪肉一同煲水服，20日为1个疗程。共治疗65例，临床治愈8例，显效44例，有效13例。

4547 蛇婆 *shé pó* 《本草拾遗》

【基原】 为海蛇科海蛇属动物青环海蛇、扁尾蛇属动物半环扁尾海蛇、平颏蛇属动物平颏海蛇等多种海蛇的全体。

【原动物】 1. 青环海蛇 *Hydrophis cyanocinctus*（Daudin）又名：筇环蛇、海青蛇《山东药用动物》。

全长1.2~2 m，头大小中等，躯体前部不细长，体后部及尾侧扁。头背黄橄榄色至深橄榄色，眼后及颞部有黄斑。体背灰色或铁灰色，具青黑色带状斑纹，几乎环

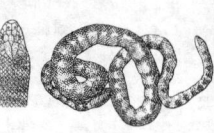

青环海蛇

绕全身，环纹在背部宽而色深，腹部窄，体侧最窄，有时不形成环纹，色浅。眼前鳞1，眼后鳞2(3)；颞鳞2＋3，或3＋3，上唇鳞7～8，偶或6～9，为2－3(2)－3(4、2)式，下唇鳞8～11，第2或第3鳞片后有1列小鳞嵌在唇鳞。背鳞颈部雄性为27～31行，雌性部34～47行，雌性为27～35行，体最粗部37～47行；覆瓦状排列，体最粗部背鳞近圆形，具一棱，有时断裂成2～3个小结节。腹鳞290～390；尾下鳞47～49。

生活在海中，是我国最普通的海蛇。以捕食海鳗、海鳗、小带鱼及其他小鱼为主。卵胎生。有毒。

分布于辽宁、江苏、浙江、福建、山东、广东、广西、海南、台湾等地沿海。

2. 半环扁尾海蛇 Laticauda semifasciata (Reinwardt)

全长63～150 cm，头部短，与颈部界线不明显。躯干略呈长圆柱形，尾侧扁。体背蓝绿色或青灰色或褐灰色，吻端及头部暗褐色，具一蓝色马蹄铁斑；全体有青褐色环纹，背部的色较暗，两侧及腹面的较浅。眼前鳞1，眼后鳞2，前额鳞2，2－2－3式，其中3、4鳞入眶，下唇鳞7，第3～6鳞缘嵌有小鳞片3。背鳞覆瓦状排列，鳞面光滑，中段鳞列21～23行；腹鳞178～205，宽大，体端部的腹鳞有中央棱起；尾下鳞35～37对，肛鳞2裂。

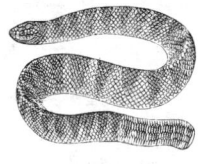
半环扁尾海蛇

生活在海中，以小型鱼虾等为食。主要分布于东海及南海。

3. 平颏海蛇 Lapemis hardwickii (Gray) 又名：哈氏平颏海蛇。

全长69～90 cm，头较大，体粗短。头背橄榄灰黄色至黑色，头侧有时有黄纹。体鳞绿或橄榄黄色，有与深灰蓝色及棕色构成的横纹。腹面灰白色。吻突出于下颌，左右鼻孔位于相切的鼻鳞上，眼前鳞1，眼后鳞1(2)；前额鳞2(1、3)，上唇鳞7，第三、第四鳞入眶。颈部体鳞雄性为23～41，雌性为29～37行。体鳞最粗部雄性为27～43行，雌性为30～39行。体鳞近六角形或似方形，镶嵌排列不成行，各具短棱，体两侧部有4行较大的体鳞，棱强。腹鳞小，体后段腹鳞极度退化，甚至消失。

生活在海中，以鱼类为食。分布于福建、山东、广东、广西、海南及台湾等地沿海。

供药用的海蛇尚有：青灰海蛇 Hydrophis caerlescens (Shaw)、环纹海蛇 H. fasciatus atriceps (Günether)、黑头海蛇 H. melanocephalus (Gray)、淡灰海蛇 H. ornatus (Gray)、蓝灰扁尾海蛇 Laticauda colubrina (Schneider)、扁尾海蛇 L. laticauda (Linnaeus)等。

【采收加工】 7～10月捕捉，捕得后用沸水烫死，除去内脏，烘干或鲜用。

【药材】 青环海蛇 Hydrophis Musculus et Os 主产于福建、海南、广东、江苏、浙江等沿海地区；平颏海蛇 Lapemis Musculus et Os 主产于福建、海南、广东、江苏、浙江等沿海地区；半环扁尾海蛇 Semifasciatae Musculus et Os Laticaudae 产于东海及南海。

性状 青环海蛇 呈圆盘状或弯折成团，盘径12 cm，全体长一般在120～200 cm。头大小适中，后部侧扁，体最大直径为颈部的2倍左右。鼻孔向上，位于吻背，鼻鳞彼此相接。体侧扁，全体带有黑白相间的环纹。体背鳞片菱形，呈镶嵌状排列，除去内脏的腹面，肌肉淡黄色，可见排列均匀而微隆起的肋骨。质坚韧，不易折断。气腥，味咸。

平颏海蛇 呈圆盘状，盘径约15 cm。全体长69.2～91.5 cm。头较大，鼻孔向上，鼻鳞彼此相接。体侧扁，全体带有深橄榄色宽横纹，横纹间距1～2鳞宽，在体侧下方尖出成三角形，有的形成完整环纹。体背鳞片菱形，呈镶嵌状排列，除去内脏的腹面，肌肉黄色，可见排列均匀而微隆起的肋骨。质坚韧，不易折断。气腥，味咸。

半环扁尾海蛇 头部短，体背呈蓝绿色或褐灰色。吻端及头部褐色，有一蓝色马蹄形斑，全体有青褐色环。

【成分】 1. 青环海蛇蛇毒 含海蛇毒(hydrophitoxin) a、b。含γ-谷氨酰转肽酶(γ-GT)，碱性磷酸酶(AKP)，乳酸脱氢酶(LDH)。血中含醛甾酮(aldosterone)，皮质酮(corticosterone)，乳酸(lactic acid)。肾上腺含甾类成分：17-去氧皮质类固醇(17-deoxy corticosteroid)，胆甾醇(cholesterol)，孕烯醇酮(pregnenolone)，黄体酮(pregesterone)，去氧皮质甾酮(deoxycorticosterone)。垂体含促肾上腺皮质激素(ACTH)，β-内啡肽(β-endorphin)。

2. 半环扁尾海蛇蛇毒 含有海蛇神经毒素(erabutoxin) a、b、c，神经毒素(neurotoxin) b，1种长链α型神经毒素；半环扁尾海蛇毒素Ⅲ(laticauda semifasciata toxin Ⅲ, LSⅢ)，还含有磷脂酶(phospholipase) A₂Ⅰ、A₂Ⅲ。

3. 平颏海蛇毒 含磷脂酶(phospholipase) A₂，脱氧核糖核酸酶(DNase)，核糖核酸酶(RNase)，透明质酸酶(hyaluronidase)，核苷酸酶(nucleotidase)，胆碱酯酶(choline esterase)，磷酸二酯酶(phosphodiesterase)，酸性磷酸酶(acid phosphatase)，碱性磷酸酶(alkaline phosphatase)及一突触后神经毒素(postsynaptic toxin)。含胰蛋白酶抑制剂(trypsin inhibitor)。

4. 淡灰海蛇毒 含淡灰海蛇神经毒素(hydrophis ornatus) a。

5. 扁尾海蛇毒 含磷脂酶 A₂。

6. 蓝灰扁尾海蛇毒 含有2个长链神经毒素；蓝灰扁尾海蛇毒素(Laticauda colubrina toxin a、b, toxins L. c.) a、b。蛇毒中还含蓝灰扁尾海蛇磷脂酶 A₂Ⅱ(Laticauda colubrina phospholipase A₂Ⅱ, LcPLA-Ⅱ)和蓝灰扁尾海蛇磷脂酶 A₂同系物Ⅰ。

【药理】 1. 阻滞神经肌肉传递 离体小鸡颈二腹肌试验显示平颏海蛇毒腺提取物的蛋白组分有突触后神经毒作用。从该蛇毒中分离纯化的9个A₂-1组分也为突触后神经毒，可抑制¹²⁵I标记的眼镜蛇神经毒素与胆碱受体结合。青环海蛇蛇毒可使小鸡颈二腹肌出现神经肌肉传递阻滞，对肌肉也有直接抑制作用。

2. 止咳、祛痰、平喘作用 青环海蛇胆灌胃，抑制氨气刺激所致小鼠咳嗽，促进小鼠呼吸道分泌，促进家鸽气管纤毛运动；抑制组胺引起豚鼠哮喘。

3. 对免疫功能的影响 青环海蛇酶解产物(HYB)给小鼠口服提高腹腔巨噬细胞吞噬功能和碳廓清率，增加小鼠脾脏重量。体外低浓度海蛇乙醇浸出物促进小鼠脾细胞T、B淋巴细胞增殖，高浓度时作用相反；灌胃给予小鼠能促进 B 细胞生成溶血素抗体，高浓度则抑制 T、B细胞功能。海蛇乙醇浸出物质对小鼠红细胞免疫黏附功能有双向调节作用。

4. 其他作用 HYB给小鼠口服延长戊巴比妥睡眠时间，减低肝匀浆细胞色素 P450 含量。小鼠腹腔注射青环海蛇能提高热板法痛阈。青环海乙醇提取物灌胃，明显苯肼所致溶血性贫血模型小鼠的红细胞数与红细胞白含量，升高大黄所致血虚模型小鼠的红血蛋白含量。重组平颏海蛇磷脂酶 A₂ 抑制血管外膜成纤维细胞增殖，抑制大鼠血管平滑肌细胞增殖和晚期糖基化终产物诱导的大鼠血管平滑肌细胞增殖。灌胃给予小鼠海蛇乙醇浸出物(青环海蛇、长吻海蛇、海蝰、平颏海蛇)，增强小鼠运动耐力和清除乳酸脱氢酶活力，增加肌糖原和肝糖原的贮备量。海蛇乙醇浸出物灌胃可改善小鼠的学习记忆能力及改善东莨菪碱所致的小鼠学习记忆障碍，增加模型小鼠大脑皮层和小脑的蛋白质及脑海马区的蛋白质含量。海蛇乙醇浸出物灌胃对大鼠原性关节炎(CIA)有预防和治疗作用，能降低关节炎模型大鼠血清抗Ⅱ型胶原抗体水平，抑制耳迟发型超敏反应。

毒性 小鼠腹腔注射平颏海蛇全毒的 LD_{50} 为 525 μg/kg。

另报道腹腔注射全蛇毒 LD_{50} 为 408 μg/kg。麻醉猫静滴青环海蛇毒，发现只对呼吸肌或运动神经有毒性作用，而心血管功能不受影响。小鼠静注青环海蛇蛇毒的 LD_{50} 为 0.346 ± 0.09 mg/kg。

【药性】 咸，平。

1.《本草拾遗》:"味咸，平，无毒。"

2.《山东药用动物》:"性温，味甘。"

【功用主治】 祛风，除湿，通络，补虚。主治风湿痹痛，肌肤麻木，疥癣，皮肤湿痒，小儿营养不良。

1.《本草拾遗》:"主赤白毒痢，蛊毒下血，五野鸡病、恶疮、炙食，亦烧末服一二钱匕。"

2.《山东药用动物》:"有祛风燥湿，通络活血，滋补强壮等功能。可用于治疗风湿腿腰痛，小儿营养不良等。"

【用法用量】 内服：煎汤，10～30 g。亦可煮食或浸酒。外用：浸酒搽擦。

【宜忌】《广西药用动物》:"高血压患者忌服。"

【选方】 1. 治风湿性关节炎，肌肤麻木 海蛇 1 条。浸于 500 ml 60 度白酒中，封闭半年。饮酒，每次 20 ml，日饮 2 次。《中国动物药》

2. 治风湿性关节痛及疥癣 海蛇肉和猪骨各适量。共煎服。《全国中草药汇编》

3. 治小儿营养不良 鲜海蛇肉适量。炖食。《中国动物药》

4548 蛇蜕 shé tuì
（《本经》）

【异名】 蛇皮（《雷公炮炙论》）、蛇退（《纲目》）。

【基原】 为游蛇科锦蛇属动物王锦蛇、红点锦蛇、黑眉锦蛇等多种蛇蜕下的皮膜。

【原动物】 1. 王锦蛇 *Elaphe carinata*（Guenther）又名：王蛇、棱锦蛇《中国动物图谱》。

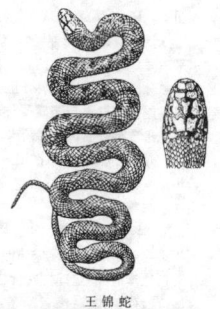

王锦蛇

体粗壮，全长 2 m 左右。全身黑色，杂以黄色花斑，形似菜花，体前部有若干黄色横纹，头背棕黄色，鳞缘黑色，散以黑色斑，在尾下形成黑色纵线。眶前鳞 1，其下方常有 1～2 枚小鳞，眶后鳞 2（3）；颞鳞 2（3、1）+3（2、4），上唇鳞 3－2－3 式，背鳞 23(25)－23(21)－19(17) 行，除最外 1～2 行平滑，余均具强棱；腹鳞 203～224；肛鳞 2 分；尾下鳞 69～102 对。

生活在山区及丘陵地带，平原亦有分布。性凶猛，行动迅速。以蛙、鸟、蜥蜴等为食。分布于华中、西南及江苏、浙江、安徽、福建、江西、广东、广西、陕西、甘肃、台湾。

2. 红点锦蛇 *E. rufodorsata*（Cantor） 又名：水蛇《中国动物图谱》。

半水栖蛇类，全长约 1 m。体背面淡红褐色，具 4 条深棕色纵纹，直达尾末端，在体前段或断或续，头部有三道深棕色"∧"形斑，腹面黄棕色，密布黑色方斑，腹鳞外侧与背鳞交界处有不规则的黑点；尾腹面正中具黑纵纹，或无斑。眶前鳞 1，眶后鳞 2，颞鳞 2(1,3)+3(2,1)；上唇鳞 2－2－3 式，或 3、2、3(2、2)式。背鳞平滑，21(19—23)－21(19)—17(15) 行；腹鳞 162～186；肛鳞 2 分；尾下鳞 47～64 对。

生活在海拔 60～700 m 的河流、湖泊、池塘、田野等处，多于晴天活动。以鱼、蛙、蝌蚪为食。分布于东北、华东及河北、山西、河南、湖北。

3. 黑眉锦蛇 *E. taeniurus* Cope 参见"黄颔蛇"条。

【采收加工】 全年均可收集。以 4 月～10 月间为最多，拾得后抖净泥沙，晾干即可。

【药材】 蛇蜕 *Serpentis Periostracum* 全国大部分地区均产。

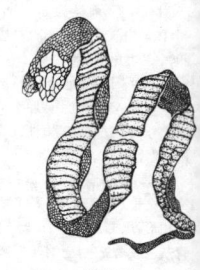

蛇蜕外形

性状 本品呈圆筒形，多压扁而皱缩，完整者形似蛇，长可达 1 m 以上。背部银灰色或淡灰棕色，有光泽，鳞迹菱形或椭圆形，衔接处呈白色，腹部鳞迹白色，腹部乳白色或略显黄色，鳞迹长方形，呈覆瓦状排列。体轻，质微韧，手捏有润滑感和弹性，轻轻搓揉，沙沙作响。气微腥，味淡或微咸。

【成分】 王锦蛇蜕下的干燥表皮膜，含骨胶原（collagen），抗毒因子，相对分子质量为 67 000 左右的酸性蛋白质。

【药理】 1. 抗炎作用 大鼠静脉注射蛇蜕水提取液或灌胃蛇蜕提取液均抑制羧甲基纤维素引起的白细胞游出。灌胃、皮下注射或静脉注射蛇蜕提取液，抑制角叉菜胶引起的足肿胀或白芥子引起的大鼠足跖肿胀。提取液灌服对右旋糖酐性足肿胀也有抑制作用。

2. 其他作用 蛇蜕提取液体外抑制 53 ℃、5 分钟的红细胞溶血作用。

毒性 蛇蜕的毒性极低。小鼠灌服蛇蜕水提取液的 LD_{50} 大于 50 g/kg，皮下注射 LD_{50} 为 11.9 g/kg，腹腔注射 LD_{50} 为 11.25 g/kg，静脉注射 LD_{50} 为 9.3 g/kg。高剂量腹腔注射，一部分小鼠出现扭体反应；高剂量皮下注射，小鼠出现轻度运动抑制；高剂量静脉注射，部分小鼠出现疾窜痉挛，解剖小鼠内脏，肉眼无明显改变。

【炮制】 1. 蛇蜕 取原药材，除去杂质，洗净，干燥，切段。

2. 酒蛇蜕 取净蛇蜕段，加黄酒拌匀，稍闷，置锅内，用文火炒至微干，取出放凉。每蛇蜕段 100 kg，用黄酒 15 kg。

3. 甘草水制蛇蜕 取甘草煎水，置容器内，放入净蛇蜕段，泡透后取出，晒干。每蛇蜕段 100 kg，用甘草 12 kg 煎水。

4. 蛇蜕炭 取蛇蜕用酒洗去泥灰。置煅药锅内，密闭，焖煅约 1 小时，隔夜冷却后，取出。

5. 蜜蛇蜕 取净蛇蜕段，置锅内加蜂蜜拌匀，用文火加热，炒至黄色，取出放凉。

饮片性状 蛇蜕参见"药材"项。酒蛇蜕形如蛇蜕，显黄色，略有酒气。甘草水制蛇蜕形如酒蛇蜕，略有甘草甜味。蛇蜕炭形如蛇蜕，呈焦黑色。蜜蛇蜕形如蜜蛇蜕，略有黏性及蜜甜味。

贮干燥容器内，密闭，置阴凉干燥处。防蛀。

【药性】 甘、咸，平。归肝经。

1.《本经》:"味咸，平。"

2.《别录》:"甘，无毒。"

3.《药性论》:"有毒。"

4.《珍珠囊补遗药性赋》:"味咸、苦，平。"

5.《本草经疏》:"入肝。"

6.《本草汇言》:"通行十二经。"

7.《本草再新》:"入肝、脾二经。"

【功用主治】 祛风，定惊，退翳，止痒，解毒消肿。主治惊痫抽搐，目翳，风疹瘙痒，喉痹，口疮，聤耳，痈疽，疔毒，瘰疬，恶疮，烫伤。

1.《本经》:"主小儿百二十种惊痫瘛疭、癫疾、寒热、肠痔、虫毒蛇痫。"

2.《别录》："主弄舌摇头，大人五邪，言语僻越，恶疮，呕咳，明目。"

3.《药性论》："主百鬼魅，兼治喉痹。"

4.《食疗本草》："安胎。"

5.《本草拾遗》："主疰。"

6.《日华子》："止呕逆。治小儿惊悸客忤，催生，疬疡，白癜风。"

7.《用药心法》："去翳膜。"（引自《汤液本草》）

8.《珍珠囊补遗药性赋》："主缠喉风，攻头疮瘰疬。"

9.《纲目》："辟恶，祛风，杀虫。治小儿惊风，大人喉风，消木舌，敷小儿重舌，重腭，唇紧，解颅，面疮，月蚀，天泡疮，大人疔肿，漏疮肿毒。煮汤洗渍恶虫伤。"

10.《医林纂要》："缓肝保心，去暑热，除风湿。"

【用法用量】 内服：煎汤，3～6 g；研末，每次 1.5～3 g。外用：煎汤洗；研末撒或调敷。

【宜忌】 孕妇、产妇禁服。

1.《本草经集注》："畏磁石及酒。"

2.《纲目》："孕妇忌用。"

3.《本草经疏》："小儿惊痫癞疾，非外邪客忤而由于肝心虚者不效。"

4.《得配本草》："产妇禁用。"

【方选】 1. 治急慢惊风，搐搦日数十发，摇头弄舌 蛇蜕一分，牛黄一钱。水一盏煎蛇蜕五分去滓，调牛黄顿服。五岁以上加。《幼幼新书》

2. 治小儿中风、惊痫瘛疭，或四肢瘫痪，或摇头弄舌，寒热往来诸证 蛇蜕一条，去头尾，酒浸炙黄，研细末；配雄黄、胆星、天竺黄、黄连、甘草各三钱。俱研极细末，总和匀。每遇此患，服三分，薄荷汤调服。《本草汇言》引《方脉正宗》

3. 治障翳 蛇蜕（洗焙，剪却）、蝉退（洗焙）、黄连（去须）各半两，绿豆一两，甘草（生）二钱。上锉中，每服二钱，食后、临卧新水煎服。《直指方》开障散

4. 治风疹瘙痒不止 蛇蜕（洗，炙焦）、露蜂房（洗，过蜜、炙焦）。共为细末，温酒调下一钱，日二服。《古今医统》蛇蜕散

5. 治中耳炎 蛇蜕 97%，小蜘蛛 2%，冰片 1%。共研末，瓶贮。先将耳内脓液洗净，吹入药粉，每日 1 次。《广西中草药新医疗法处方集》

6. 治痈肿未成即消，已成即溃，已溃即敛 蛇蜕，不拘多少，用阴阳瓦煅存性，研细。每早晚俱用，米糕蘸食之。《扬医大全》

7. 治妇人奶疮痛甚 蛇蜕皮烧灰一钱研，甘草末半钱。和，暖酒下。如破，用生油调涂。《传信适用方》无比散

8. 治疔疮 ①蛇蜕皮如鸡子大，以水四升，煮三四沸，去渣，顿服。②烧蛇蜕皮灰，以鸡子清和涂之。《千金方》

9. 治瘰疬末破 蜜蜂二十一个，蛇蜕七分五厘。上用香油四两，入二味，慢火熔化，滤渣，入光粉二两，以桑枝条搅候冷，在水中浸七昼夜。纸上摊贴患处。《扬科选粹》

10. 治瘰疬已溃 蜜蜂二十一个（端午前收者佳）二条，用香油四两，将前三药入油，文武火煤枯，捞去渣，入定粉二两，用如着粗桑枝七条，急搅候冷，出火气七日可用。用纸摊贴患处。《医宗金鉴》蛇蜕膏

11. 治漏疮血水不止 蛇皮（洗，焙焦）、五倍子、龙骨各一分，川续断（洗、晒）二分。上细末，入麝香少许，津唾调敷。《直指方》蛇蜕散

12. 治痔漏久不瘥 蛇蜕（细研令碎）、蝉蜕（细剪研）各四两，白矾一两（火煅）、皂荚二锭（生末）。上件共和匀，分为六贴。每用时以药一贴于瓦器内煅，烟上，用桶盛坐一小窍，坐定熏之。《杨氏家藏方》二蜕散

13. 治胎衣不下 蛇退一条，蚕退一方，蝉退四十九个。上用磁罐内烧闭存性，研为细末，顺流水调下。《古今医统》三退散

14. 治蛲虫 蛇退 6 g（焙黄），冰片 0.3 g。共研细末，临睡前抹肛门处。《吉林中草药》

【临床报道】 1. 治疗角膜翳 取蛇蜕、蝉蜕等量，制成 100% 双蜕注射液。注射前先记录视力，在结膜腔滴 1% 丁卡因（地卡因）2～3滴，于球结膜下方或靠近角膜翳的球结膜下注射双蜕注射液 0.5 ml，每次注射宜改换位置，每日或隔日 1 次。治疗角膜翳 50 只眼（42 例），结果显效 15 只眼，进步 30 只眼，无效 5 只眼，有效率 90%。在用本法治疗时，不宜配用其他退翳药物，如狄奥宁、黄氧化汞（黄降汞）或中药拨云散等，以免刺激后引起结膜下出血。

2. 治疗流行性腮腺炎 取蛇蜕 6 g（成人及 12 岁以上儿童用量加倍），洗净切碎，加 2 个鸡蛋搅拌，用油炒熟（可以加盐），1 次服完。90 例患者除 5 例服 2 剂外，均只服 1 剂，结果 81% 的病例于治疗 2 日内腮肿消退。

3. 治疗毛囊炎、蜂窝组织炎、疖及多发性疔肿 取蛇皮 1 张、全蝎 2 个，蜂房 1 个，浸泡于 180 g 食醋中，24 小时后即可使用（药液用完可再加醋 1 次）。以棉片或纱布蘸药液湿敷患处，胶布固定，每日 2 次。经治 35 例，1～3 日治愈 21 例，4～5 日治愈 12 例，8～10 日治愈 2 例。未见不良反应。

4. 治疗带状疱疹 蛇蜕（龙衣）5 g，龙须草 10 g，同烧成灰，凤凰衣 3 g，研成细粉。将三药混匀，制成"龙衣散"。用时取药粉适量，香油调成糊状涂患处，每日 2～3 次。治疗 78 例，痊愈 56 例，好转 20 例，无效 2 例，对溃烂处用药有效率为 100%，灼痛明显减轻，2 日皮疹停止发展，水疱干涸，3～5 日痊愈。

【各家论述】 1.《本草汇言》："蛇蜕，专治风动为病，故前主小儿惊痫瘛疭，四肢瘫痪，摇头弄舌，寒热惊证，皆属厥阴经为病也；治大人喉痹不通、小儿重舌重腭，及目翳障膜，疔肿喉毒，亦取此属风、性窜，攻而善散，蜕而善解之义。"

2.《本草经疏》："蛇蜕入肝而除恶，小儿惊痫，瘛疭、癞疾寒热，蛇痫弄舌摇头，大人五邪，言语僻越，皆肝经受病为证，蛇蜕能引诸药入肝散邪，邪去木平，故能呕咳明目。"

4549 蛇藤 shé téng（《浙江药用植物志》）

【基原】 为豆科金合欢属植物羽叶金合欢的根及老茎。

【原植物】 羽叶金合欢 Acacia pennata (L.) Willd. [Mimosa pennata L.] 又名：南蛇簕藤、南蛇簕（《中国高等植物图鉴》）。

多刺的藤本。小枝和叶轴均被锈色短柔毛。总叶柄基部及叶轴上部羽片着生处附近均有凸起的腺体 1 枚；二回羽状复叶，羽片 8～22 对，羽片长 4～7.5 cm；小叶 30～54 对，线形，长 3～10 mm，宽 0.5～1.5 mm，彼此紧靠，先端锐尖而上弯，基部截平，具疏毛，中脉靠近上边缘。头状花序圆球形，直径约 1 cm，单生或 2～4 个聚生，排成腋生或顶生的圆锥花序；总花梗和花序轴被灰色短柔毛；花白色，萼近钟状，5 齿裂；花冠长约 2 mm；雄蕊多数；子房被微柔毛。荚果带状，长 9～20 cm，宽 2～3.5 cm，边缘稍隆起，呈浅波状，果柄明显。种子 8～12 颗，长椭圆形而扁。花期 4～10 月，果期 7 月至翌年 4 月。

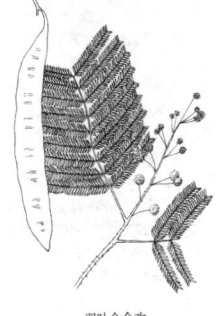
羽叶金合欢

生于山坡疏林中或水旁。

分布于浙江、福建、广东、海南、贵州、云南。

【栽培】 生物学特性 产热带，喜温暖、湿润、阳光充足、耐瘠

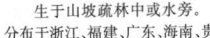

薄土壤。

繁殖方法 种子和扦插繁殖。种子繁殖：在春季气温达16℃左右时，将种子浸于热水中1～2日，待种皮膨胀后播种，幼苗移栽1次，次春定植。扦插繁殖：可取嫩枝带踵秆插于砂土与蛭石各半的繁殖箱中，生根后移栽，次年定植。春、夏宜水分充足，5～8月每月施液肥1次，全年要求阳光充足。露地栽培，可于花后剪除植株1/3～1/2，并疏剪枯枝、弱枝，促使树形美观。广州以北地区，只宜温室盆栽，冬季低温不低于4℃，可以存活。

【采收加工】 9～12月采老茎及根，晒干。

【药材】 蛇藤 *Acaciae Pennatae Radix et Ramulus* 产于云南、广东、福建、浙江等地。

性状 根呈条状，有分枝，表皮黄褐色，具淡黄色横生皮孔，切面中心呈淡黄色。茎枝具五棱，棱上和叶轴散布有钩刺及锈色短柔毛。

【药理】 抗生育作用 蛇藤水提液灌胃，对小鼠有抗生育、抗着床作用，且无毒副作用。水提液的正丁醇部分为有效部位。

【药性】 苦、辛、微甘、温。

【功用主治】 祛风湿，强筋骨，活血止痛。主治脊椎骨损伤，腰脊肌劳损，风湿疼痛。

【用法用量】 内服：煎汤，15～30 g。

【选方】 1. 治风湿痹痛 （蛇藤）根及老茎30～60 g，猪蹄或猪肉125 g。煨熟，食肉服汤。

2. 治腰椎单纯压缩性骨折 （蛇藤）根及老茎30 g，当归、川续断、牛膝、荜茇各9 g。水煎服。外用活血止痛膏敷局部，适当固定，仰卧休息。

4550 蛇白蔹 shé bái liǎn
（《东北常用中草药手册》）

【异名】 山胡烂（《东北常用中草药手册》），见毒消〔《中医杂志》1984，25(8)：47〕。

【基原】 为葡萄科蛇葡萄属植物东北蛇葡萄的根皮。

【原植物】 东北蛇葡萄 *Ampelopsis brevipedunculata* (Maxim.) Trautv. 又名：蛇葡萄、狗葡萄（《东北常用中草药手册》），山葡萄、野葡萄、草龙珠〔《中医杂志》1984，25(8)：47〕。

落叶木质藤本。根粗长，外皮黄白色。枝条粗壮，具皮孔；卷须分叉。单叶互生；叶柄长3～7 cm，有毛或无毛；叶片纸质，宽卵形，长宽各6～12 cm，先端渐尖，常3浅裂稀不裂，基部心形，边缘有较粗大的圆钝锯齿，上面深绿色，下面淡绿色，疏生短柔毛或变无毛。花两性，聚伞花序与叶对生或顶生，花序梗长2～3.5 cm；花黄绿色；萼片5，稍裂开；花瓣5，镊合状排列，卵状三角形；雄蕊5；花盘杯状；子房上位，2室，花柱短细，圆柱状。浆果近圆球形，径6～8 mm，成熟时鲜蓝色。花期4～8月，果期7～11月。

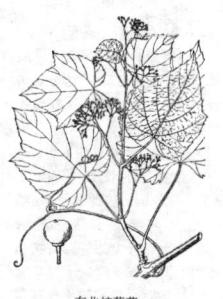
东北蛇葡萄

生于山坡、路旁、沟边灌木丛中。分布于辽宁、吉林等地。

【采收加工】 9～11月采挖根部，除去地上部分及泥土，剥去根皮，晒干；或趁鲜切片，晒干。

【成分】 根含寡1，2-二苯乙烯类(oligostibenes)，β-香树脂醇(β-amyrin)，白桦脂醇(betulin)，香草酸(vanillic acid)，山柰酚(kaempferol)，3，5-二甲氧基-4-羟基苯甲酸(3，5-dinethoxy-4-hydrobenzoic acid)，香橙素(aromadendrol)，白藜芦醇(resveratrol)，没食子酸乙酯(ethyl gallate)。

【药性】 辛、苦，凉。

1.《东北常用中草药手册》：“辛，温。”

2.《长白山植物药志》：“辛、苦，凉。”

【功用主治】 祛风湿，解毒，敛疮。主治风湿性关节炎，跌打损伤，烫伤，疮痈，丹毒。

1.《东北常用中草药手册》：“清热解毒，生肌止痛，止血。治跌打外伤，水火烫伤，呕吐腹泻，溃疡病，糜烂性毒物所致的皮肤伤害，疮痈肿毒。”

2.《长白山植物药志》：“清热解毒，祛风活络。治风湿性关节炎，外伤出血。”

【用法用量】 内服：煎汤，5～10 g，鲜品倍量；或研末。外用：捣烂或加米醋调敷。

【选方】 治慢性风湿性关节炎 蛇葡萄、穿山龙各15 g，珍珠梅茎3 g。水煎服。（《长白山植物药志》）

【临床报道】 治疗带状疱疹 取蛇葡萄鲜根内表皮500 g，切碎，加水1 500 ml，煎沸后用微火再煮60分钟，然后将煮烂的内皮捣碎，用铜药罐再煎煮30～60分钟，待成糊物(500 g)即可。先用生理盐水棉球洗净皮损处，涂以2%龙胆紫溶液，干燥后，将药糊涂于灭菌纱布上敷贴皮损上，绷带包扎，每日换1次。治疗42例，4日内全部治愈。一般敷贴1次后疱疹即可干涸，皮肤干燥，多数患者敷贴1～2次疼痛即可控制。

4551 蛇地钱 shé dì qián
（江西《草药手册》）

【异名】 蛇皮苔（《云南中草药》），地皮斑、石皮斑、云斑、一团云（江西《草药手册》），地青苔（《云南中药资源名录》）。

【基原】 为蛇苔科蛇苔属植物蛇苔、小蛇苔的叶状体。

【原植物】 1. 蛇苔 *Conocephalum conicum* (L.) Dum. [*Marchantia conica* L.；*Fegatella conica* Corda.] 又名：大蛇苔（《浙江药用植物志》）。

叶状体深绿色，有光泽，长5～10 cm，宽1～2 cm，多回二歧分叉，背面有六角形气室，每室中央有1个单一气孔，孔边细胞5～6列。气室内有多数直立的营养丝，营养丝由2～5个含大量叶绿粒的细胞构成，顶端细胞长梨形，有狭头尖。腹面淡绿色，有假根，两侧各有1列深紫色鳞片。雌雄异株。雌托钝头圆锥形，或蛇头形，褐黄色，托下生5～8枚总苞，每苞内具一梨形孢蒴，孢子褐黄色，直径70～100 μm，表面密被细疣；雄托椭圆盘状，紫色，无柄，贴生于叶状体背面。

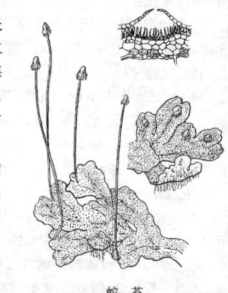
蛇苔

生于溪边林下阴湿岩石上或土表。春季至秋季习见。分布于全国各地。

2. 小蛇苔 *C. supradecompositum* (Lindb.) Steph. [*Sandea supradecomposita* Lindb.] 又名：花叶蛇苔（《中国药用孢子植物》）。

叶状体淡绿色，无光泽，较前者小，长2.5～3 cm，宽2～3 mm，多为二次二歧分叉。背面具六至八角形气室，孔边细胞6～8列。气室内部的营养丝1～3枚，顶端细胞短窄形，不具长头尖。腹面绿色，有假根，两侧各有1列深紫褐绿色鳞片。雌雄异株。雌托圆锥形，褐黄色，托下生多数总苞，每苞内有一长梨形的孢蒴，孢子黄褐色，直径60～80 μm，有疣，弹丝短，有双螺纹；雄托椭圆盘状，紫色，无柄。秋季雌雄两株先端边缘密生绿色或暗紫色的芽胞体，芽胞体基部有覆瓦状鳞片，芽胞呈不规则扁圆形，两端微有突起。

生于林下或溪边阴湿土上或石表薄土上。夏秋季习见。分布于辽宁、吉林、浙江、福建、湖北、湖南、广东、四川、西藏、陕西、台湾等地。

【采收加工】 6～9月采收，晒干或鲜用。

【成分】 1. 蛇苔 含萜类：双环大牻牛儿烯-13-醛（bicyclogermacren-13-al）；黄酮类：芹菜素-7-*O*-β-D-葡萄糖醛酸苷（apigenin-7-*O*-β-D-glucuronide），芹菜素-4′-*O*-葡萄糖醛酸苷（apigenin-4′-*O*-glucuronide），木犀草素-3′-*O*-葡萄糖醛酸苷（luteolin-3′-*O*-glucuronide），木犀草素-7-*O*-葡萄糖醛酸苷（luteolin-7-*O*-glucuronide）；甾醇类成分：菜油甾醇（campesterol），22-二氢菜子甾醇（22-dihydrobrassicasterol），β-谷甾醇（β-sitosterol），γ-谷甾醇（sitosterol），豆甾醇（stigmasterol），胆甾醇（cholesterol），24-甲基-5，22-胆甾二烯醇（24-methyl-5，22-cholestadienol），24-甲基-5，7，22-胆甾三烯醇（24-methyl-5，7，22-cholestatrienol）；挥发性成分：右旋龙脑阿魏酸酯（bornyl ferulate），龙脑-2-甲氧基-4-羟基桂皮酸酯（bornyl-2-methoxy-4-hydroxycinnamate），左旋柠檬烯（limonene），左旋香桧烯（sabinene），右旋双环榄香儿烯（bicycloelemene），右旋β-榄香烯（β-elemene），右旋双环大牻牛儿烯（bicyclogermacrene），半月苔素（lunularin），1-辛烯-3-醇（1-octen-3-ol），1-辛烯-3-醇乙酸酯（1-octen-3-yl-acetate），半月苔酸（lunularic acid），前半月苔酸（prelunularic acid），右旋δ-荜澄茄烯（δ-cadinene），香橙素-4-醇-12-醇〔（＋）-aromadendran-4-en-12-ol〕，香橙素-5-醇〔（－）-aromadendron-5-ol〕，8α-乙酰氧基中美菊素（8α-acetoxyzaluzanin）C、D，郁金香内酯（tulipinolide），中美菊素（zaluzanin）C、D，无羁萜（friedelin），二十四碳酸（lignocericacid），止权酸（abscisic acid），类胡萝卜素类（carotenoid）。

2. 小蛇苔 含木香烯内酯（costunolide），二氢木香烯内酯（dihydrocostunolide），橙酮（aurone），金鱼草素-6-*O*-葡萄糖醛酸苷（aureusidin-6-*O*-glcuronide），菜油甾醇，豆甾醇，β-谷甾醇。

【药性】 微甘、辛，寒。

1.《江西草药》：“性寒，味微甘、辛。”

2.《福建药物志》：“甘，微辛，寒。”

【功用主治】 清热解毒，消肿止痛。主治痈疮肿毒、烧烫伤，毒蛇咬伤，骨折损伤。

1.《江西草药》：“解毒消肿。”

2.《全国中草药汇编》：“清热解毒，消肿止痛。外用治疗疮肿，烧烫伤，毒蛇咬伤，外伤骨折。”

【用法用量】 外用：研末，麻油调敷；或鲜品捣敷。

【选方】 1. 治指疖、背痈初起 蛇地钱适量。晒干研末，加砂糖和桐油各适量，捣烂外敷。

2. 治无名肿毒 蛇地钱、犁头草、腐婢叶（均鲜）各等量，甜酒少许。捣烂外敷。阴症忌用。（1、2方出自《江西草药》）

3. 治婴儿湿疹（蛇苔）全草晒干，炒炭研成细粉，植物油调敷。（《浙江药用植物志》）

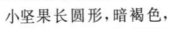

4552 蛇百子 shé bǎi zǐ 《陆川本草》

【异名】 通死蛇、毛老虎（《陆川本草》），黄狗草、大还魂（《广西药用植物名录》），假藿香（广州空军《常用中草药手册》），山薄荷（《全国中草药汇编》）。

【基原】 为唇形科山香属植物山香的茎、叶。

【原植物】 山香 Hyptis suaveolens（L.）Poit. 又名：香苦草（《植物分类学·台湾维管束植物志》）。

一年生草本，高 0.6～1.6 m。揉之有香气。茎直立，钝四棱形，被平展硬毛。叶对生；叶柄长 0.5～6 cm，被平展刚毛；叶片卵形或宽卵形，长 1.4～11 cm，宽 1.2～9 cm，先端近锐尖，基部圆形或浅心形，边缘具小锯齿，两面均被疏柔毛。聚伞花序 2～5 花，着

生于叶腋，排列成假总状花序或圆锥花序；花萼钟形，长约 5 mm，花后结果时长达 12 mm，外被长柔毛及腺点，萼齿 5，短三角形，先端长锥尖，被毛；花冠蓝色，圆筒形，长 6～8 mm，外面上部被微柔毛，上唇先端 2 圆裂，下唇 3 裂，中裂片囊状，侧裂片与上唇裂片相似，略长；雄蕊 4，前对较长，被疏柔毛，花药汇合成一室；子房 4 裂，无毛，柱头 2 浅裂；花盘边缘微波浪状。

小坚果长圆形，暗褐色，具细点。花期 1～12 月，果期 1～12 月。

生于开旷荒地上，或栽培于庭园、屋旁。分布于福建、广东、广西和台湾等地。

【采收加工】 7～10月采收，阴干或鲜用。

【成分】 叶含萜类成分：无羁萜（friedelin），羽扇豆醇（lupeol），羽扇豆醇乙酸酯（lupeolacetate），三十一烷（hentriacontane），三十一酮（hentriacotanone）。

地上部分含萜类成分：3β-羟基-12-乌苏烯-29-酸（urs-12-en-3β-ol-29-oic acid），山香二烯酸（hyptadienicacid）即 1，19α-二羟基-2（3），12-乌苏二烯-28-酸〔1，19α-dihy-droxyurs-2（3），12-dien-28-oic acid〕。

【药理】 1. 抗微生物作用 蛇百子甲醇提取物对白色念珠菌等有抗菌作用。蛇百子挥发油对多种真菌有较强的抗真菌活性。蛇百子焖烧有一定驱蚊作用。蛇百子的某成分体外有抗恶性疟原虫作用，这与其能破坏宿主红细胞膜有关。

2. 促进创伤愈合 蛇百子叶乙醇提取物能促进大鼠创口收缩，提高羟脯氨酸含量，肉芽肿干重等，减少上皮化。肉芽肿组织中过氧化氢酶和超氧化物歧化酶含量升高。

【药性】 辛，苦，平。

1. 广州部队《常用中草药手册》：“苦辛，凉，有香气。”

2.《广西中草药》：“味辛苦，气香，性平。”

【功用主治】 解表利湿，散瘀止血。主治感冒，风湿痹痛，腹胀，泄泻，痢疾，跌打损伤，湿疹，皮炎。

1. 广州部队《常用中草药手册》：“疏风解表，驱风止痛。主治感冒发热，头痛，胃肠胀气。鲜品捣烂可治蛇伤，煎水外洗治皮炎、湿疹。”

2.《广西中草药》：“散瘀止痛，止血。主治跌打肿痛，刀伤出血，蜈蚣咬伤。”

【用法用量】 内服：煎汤，6～15 g。外用：鲜品捣敷或煎水洗。

【临床报道】 治疗外伤出血、手术出血、消化道出血、食管静脉曲张破裂出血 ① 粉剂：用毛老虎干叶研成细粉，低温灭菌。对外伤及手术出血，可取适量撒于出血处，压迫数分钟即可止血。内服每日 10～15 g，一次或分次服。② 片剂：用毛老虎全草煎 2 次，浓缩至有黏性，加入毛老虎叶细粉，压制成片（每片相当于 1 g 干叶）。用于消化道出血，每日9～15 片，分 1～3 次服。③ 水剂：用水提取浓缩液（每 1 ml 相当于干品 10 g），用于外伤及手术出血，以消毒纱布蘸药液浸润或填塞出血处。④ 针剂：每 1 ml 相当于毛老虎乙醇沉淀物 2 mg，用于内脏出血，每次肌注 2 ml。亦可供外用。结果：临床应用粉剂及水剂局部压迫治疗外伤出血 43 例，除 3 例无效外，均迅速止血。用粉剂或片剂，治疗上消化道溃疡出血 32 例，服药 3～7 日，大便转黄色者 31 例，无效 1 例。4 例肝硬化合并食管静脉曲张破裂出血 2 例服药后渐止，2 例无效。毛

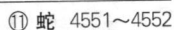

老虎是通过促进血管内血栓形成而止血,故对广泛性渗血和无法结扎之组织,止血效果好,但以出血面充分接触药物者则奏效迅速,反之无效。因此对消化道出血的疗效不如外伤出血。使用中未发现不良反应及副作用,亦未见有多发性血栓形成。

4553 **蛇含石** shé hán shí (《纲目》)

【异名】 蛇黄(《新修本草》),蛇黄石(《本草汇言》)。

【基原】 为对硫化物类矿物黄铁矿(或白铁矿)结核或褐铁矿化黄铁矿结核。

【原矿物】 1. 黄铁矿 Pyrite　晶体结构属等轴晶系;成分相同而属于正交斜方晶系的称白铁矿;二种为同质多象变体,均是 FeS_2。结核状,隐晶或细粒个体放射状排列,同心环状结构。新鲜面呈浅黄铜色,金属光泽,硬度 6~6.5,相对密度 4.9~5.2。风化面呈紫褐色或褐黄色,土状光泽,硬度和相对密度降低。白铁矿硬度 5~6,相对密度4.9。性坚硬而脆,断面参差状。表面风化褐铁矿,断面边缘褐色或黄褐色,核部与黄铁矿(或白铁矿)相同。

多见于沉积岩中和金属矿物的氧化带。产于山西、江苏、浙江、河南、广东、四川等地。

2. 褐铁矿 Limonite　参见"禹余粮"条。

【采收加工】 全年均可采挖,选取结核块,筛选干净或洗净。

【药材】 蛇含石 *Limonitum Globuloforme and Pyritum Globuloforme*　主产于浙江、广东、江苏、河南。

性状　本品为粒状或结核状集合体。呈类圆球形、椭圆形或不规则形。直径 1.5~4.5 cm。褐黄色或褐色。表面粗糙,具密集的立方体形突起,常被一层深黄色粉状物,手触之染指。体重,质坚硬。砸碎断面呈放射状或具同心环层纹;外层色较深,呈褐色或褐黄色(为褐铁矿部分);土状光泽。中央核层色较淡,呈铜黄色、浅黄色或灰黄色(为黄铁矿部分),具金属光泽。微有硫黄气,味淡。

鉴别　(1) 反射偏光镜下:呈浅黄铜色。正交偏光镜下常见到球粒状集合体,球粒粒径约为 0.06 mm,往往充填在空洞中,因此反射光观察结核大体分为胶体状黄铁矿和微晶球粒白铁矿。前者往往在空洞或裂隙分布。在裂隙尚见到氧化铁,黄铁矿为均质体。白铁矿反射率:目测值:绿:52;橙:45.5;红:44.5。双反射清楚,强非均质,球粒平行十字消光。褐铁矿化黄铁矿结核表层均已风化为褐铁矿;反射光下呈红色或褐色。内部常为黄铁矿或白铁矿。

(2) 取本品粉末 0.2 g,加稀盐酸 10 ml,振摇,滤过。取滤液 2 ml,滴加亚铁氰化钾试液,即生成深蓝色沉淀;分离,沉淀在稀盐酸中不溶,但加氢氧化钠试液,即分解成棕色沉淀(检查铁盐)。取滤液 2 ml,滴加硫氰酸铵试液,即显血红色(检查铁盐)。

(3) X射线衍射分析曲线:生品主由黄铁矿组成,4.22(4),3.14(2),2.72(10),2.43(5)。锻后转化为赤铁矿,3.72(2),2.71(10),2.53(8)。

(4) 差热分析曲线:生品吸热 319 ℃(小),90 ℃(微),610 ℃(大),665 ℃(微);放热 705 ℃(小)。0~130 ℃间微增重,130~390 ℃,390~610 ℃,670 ℃后有失重。

【成分】 褐铁矿部分,主要为含水的三氧化二铁($2Fe_2O_3 \cdot 3H_2O$),质多不纯,含水量无一定,又常夹有砂石、黏土、锰、磷、钙、钒等杂质。黄铁矿主含硫化铁(FeS_2)。

【炮制】 1. 蛇含石　取原药材,除去杂质,洗净,干燥,砸成小块或碾成粉末。生用以镇惊安神为主。

2. 煅蛇含石　取净蛇含石,置适宜的容器内,用无烟武火加热煅至红透。取出放凉,碾碎。煅后以止血定痛为主。

3. 醋淬蛇含石　取净蛇含石,置铁罐内,用无烟武火煅烧至红透,趁热醋淬,取出,干燥。每蛇含石 100 kg,用醋 20 kg。

饮片性状　蛇含石为不规则块状或粉末,块状者,参见"药材"项。煅蛇含石为不规则细粒状或粗粉状,深黄棕色或黄褐色,质酥脆,无光泽。气微,味淡。醋淬蛇含石形如煅蛇含石,微具醋气,味微酸。

贮干燥容器内,密闭,置通风干燥处,防尘。

【药性】 甘,寒。归心包、肝经。

1.《日华子》:"冷,无毒。"

2.《医学入门》:"味甘,性冷。"

3.《本草汇言》:"气寒。"

4.《本经逢原》:"温,微毒。入手、足厥阴血分。"

【功用主治】 镇惊安神,止血定痛。主治心悸,惊痫,肠风血痢,胃痛,骨节酸痛,痈疮肿毒。

1.《新修本草》:"主心痛疰忤,石淋,产难,小儿惊痫。"

2.《日华子》:"镇心。"

3.《纲目》:"磨汁,涂肿毒。"

【用法用量】 内服:煎汤,6~9 g;或入丸、散。外用:研末调敷。

【选方】 1. 治风痫,不论长幼,并是积热风痰攻心所为　蛇黄(小者)二十枚,以槲树汁拌,入火煅令通赤,取出,于净地上一宿,出火毒后,细研如面;又用狗胆一枚,取汁相和,以粟米饭和丸,如绿豆大。每服不计时候,以暖酒下十五丸,三五日后当吐出恶痰涎。(《圣惠方》)

2. 治心悸动　蛇黄(烧赤,酒淬至酥)二两,朱砂一两(与蛇黄同研水飞),天麻二两(别为末)。三味合匀,每以半钱,少以薄荷汤调,食后、夜卧服。(《本草衍义》)

3. 治风狂,痰迷心窍　蛇含石二两,醋淬七次,以酥为度。黑雄猪胆为丸,如芥子大,每服五分、七分,至一钱为止,十二三服即愈。(《仙拈集》化痰丸)

4. 治小儿惊痫,因震骇恐怖,叫号恍惚　蛇黄三个(真者,火煅醋淬),郁金七分(一处为末),麝香一字。上为末,饭丸桐子大。每服一二丸,煎金银磨刀水化下。(《小儿药证直诀》蛇黄丸)

5. 治五脏六腑诸风,癫痫,掣疭,吐涎沫,不识人,及小儿急慢惊风　蛇含四枚(煅红,以楮树汁一碗淬干),天南星(炮)、白附子、辰砂(别研)、麝香(别研)各半两。上为末,糯米糊丸如梧子大。每服温汤磨化一丸。量大小与服。大人嚼细三五丸,温酒米汤任下。(《三因方》蛇黄丹)

6. 治肠风下血　蛇黄二颗,煅,醋淬七遍,捣研如面。每服三钱匕,陈米饮调下,食前服之。(《圣济总录》蛇黄散)

7. 治血痢不止　蛇含石二枚,火煅醋淬,研末。每服三钱。米饮下。(《普济方》)

8. 治小儿风气,颈垂软,头不得正,或去前,或去后　蛇含石(大)一块(煅七次,用醋淬七次),川郁金末少许。上为极细末,入少麝香和匀。用雪白大米饭为丸,如龙眼大,每服一丸,荆芥汤化下;或加生姜汁一二滴,或用金银薄荷汤,早晨不拘时送下。风热项软,合用凉肝丸。(《世医得效方》)

4554 **蛇床子** shé chuáng zǐ (《本经》)

【异名】 蛇米(《本经》),蛇珠(《吴普本草》),蛇粟(《广雅》),蛇床仁(《药性论》),蛇床实(《千金方》),气果、双肾子(《分类草药性》),癞头花子(《浙江中药手册》),野茴香(江西《草药手册》)。

【基原】 为伞形科蛇床属植物蛇床的果实。

【原植物】 蛇床 *Cnidium monnieri* (L.) Cuss. [*Selinum monnieri* L.]　又名:虺床(《尔雅》),马床(《广雅》),思益、枣棘、墙靡(《别录》)。

一年生草本,高 20~80 cm。根细长,圆锥形。茎直立或斜上,圆柱形,多分枝,中空,表面具深纵条纹,棱上常具短毛。根生叶具短柄,叶鞘短宽,边缘膜质,上部叶几全部简化成鞘状;叶片轮廓卵形至三角状卵形,长 3~8 cm,宽 2~5 cm,二至三回三出式羽状全裂；末回裂片线形至线状披针形，长 3～10 mm，宽 1～1.5 mm，具小尖头，边缘及脉上粗糙。复伞形花序顶生或侧生，直径 2～3 cm；总苞片 6～10，线形至线状披针形，边缘膜质，有短柔毛；伞辐 8～25；小总苞片多数，线形，边缘膜质，具细睫毛；小伞形花序具花 15～20；萼齿不明显；花瓣白色，先端具内折小舌片；花柱基略隆起，花柱向下反曲。双悬果长圆形，长 1.3～3 mm，宽 1～2 mm，横剖面近五角形，主棱 5，均扩展成翅状，每棱槽中有油管 1，合生面 2，胚乳腹面平直。花期 4～6 月，果期 5～7 月。

蛇 床

生于低山坡、田野、路旁、沟边、河边湿地。分布几遍全国各地。

【采收加工】 7～9 月果实成熟时采收。摘下果实晒干；或割取地上部分晒干，打落果实，筛净或簸去杂质。

【药材】 蛇床子 *Cnidii Fructus* 主产于河北、山东、江苏、浙江、四川。

性状 双悬果细小，椭圆形，长 2～4 mm，直径约 2 mm。表面灰棕色或黄褐色，顶端有 2 枚向外弯曲的柱基，基部偶有细梗。分果的背面有薄而突起的纵棱 5 条，接合面平坦，有 2 条棕色略凸起的纵棱线。果皮松脆，揉搓易脱落，种子细小，灰棕色，显油性。气香，味辛凉，有麻舌感。

鉴别 (1) 分果横切面：外果皮为 1 列扁平细胞，外被角质层。中果皮较厚，纵棱异常突出，中部有维管束，其周围有厚壁木化网纹细胞；背面纵棱间各有椭圆形油管 1 个，接合面有油管 2 个，共有 6 个。内果皮为 1 列扁平细胞。种皮为 1 列淡棕色细胞。胚乳细胞含多数糊粉粒，每个糊粉粒中含有细小草酸钙簇晶。

粉末特征：黄褐色。外果皮表皮细胞表面观类长方形或类多角形，垂周壁微波状或深波状弯曲，表面具角质纹理，气孔不等式，副卫细胞 4 个。网纹细胞类方形或类圆形，壁稍厚，非木化或微木化，具条状或网状增厚。油管碎片黄棕色或深红棕色，有的可见横隔，表面隐约可见细胞痕迹。镶嵌层(内果皮)细胞壁有的呈念珠状增厚。另有内胚乳细胞和脂肪油滴。

(2) 取本品粉末 2 g，加乙醇 20 ml，加热回流 30 分钟，滤过。取滤液数滴，点于白瓷板上，置紫外光灯(365 nm)下观察，显蓝紫色荧光；另取滤液 2 ml，加等量的 3%碳酸钠溶液，加热 5 分钟，放冷，再加新制的重氮对硝基苯胺试液 1～2 滴，即显樱红色。

(3) 取本品粉末 0.5 g，加乙醚适量，热提 5 分钟，滤过。滤液浓缩至 1 ml，加 7%盐酸羟胺甲醇 2～3 滴，20%氢氧化钾乙醇液 3 滴，在水浴上微热，冷后，加稀盐酸调节 pH 至 3～4，再加 1%三氯化铁乙醇液 1～2 滴，显紫色(检查香豆素)。

(4) 薄层色谱：取本品粗粉 0.3 g，加乙醇 5 ml，超声处理 5 分钟，放置，取上清液作为供试品溶液。另取蛇床子素对照品，加乙醇制成每 1 ml 含 1 mg 的溶液，作为对照品溶液。吸取上述两种溶液各 2 μl，分别点于同一以羧甲基纤维素钠黏合剂的硅胶 G 薄层板上，以苯-醋酸乙酯(30∶1)为展开剂，展开，取出，晾干，置紫外光灯(365 nm)下检视。供试品色谱中，在与对照品色谱相应的位置上，显相同颜色的荧光斑点。

品质标志 《中华人民共和国药典》2010 年版规定：照高效液相色谱法测定，本品含蛇床子素($C_{15}H_{16}O_3$)不得少于1.0%。

【成分】 果实含挥发油成分：环葑烯(cyclofenchene)、α-和 β-蒎烯(pinene)，莰烯(camphene)，月桂烯(myrcene)，柠檬烯(limonene)，α-和 β-松油烯(terpinene)，3，5-二甲基苯乙烯(3，5-dimethylstyrene)，异龙脑(isoborneol)，薁(azulene)，乙酸龙脑酯(bornylacetate)，1(7)，8(10)-对藎二烯-9-醇〔1(7)，8(10)-*p*-menthadien-9-ol〕，二戊烯氧化物(dipenteneoxide)，反式丁香烯(*trans*-caryophyllene)，反式-β-金合欢烯(*trans*-β-farnesene)，α-荜澄茄油烯(α-cubebene)，α-香柑油烯(α-bergamotene)，β-甜没药烯(β-bisabolene)和 α-榄香烯(α-elemene)，欧芹酚甲醚(osthole)，香柑内酯(bergapten)，β-桉叶醇(β-eudesmol)，乙酸龙脑酯。香豆素成分：消旋的喷嚏木素(umtatin)，蛇床酚(cnidimol) A 和 B，欧芹酚甲醚，橙皮油内酯烯醇(auraptenol)，去甲基橙皮油内酯烯醇(demethyl auraptenol)，欧前胡内酯(imperatorin)，花椒毒素(xanthotoxin)，花椒毒酚(xanthotoxol)，异茴芹香豆素(isopimpinellin)，异栓翅芹醇(isogosferol)，香叶木素(diosmetin)，对香豆酸(*p*-coumaricacid)，哥伦比亚内酯(columbianadin)，*O*-乙酰基哥伦比亚苷元(*O*-acetyl columbia-netin)，食用当归素(edultin)又名蛇床明素(cnidimine)，台湾蛇床子素(cniforin) A 即 3′-异丁酰氧基-*O*-乙酰基哥伦比亚苷元(3′-isobutyryloxy-*O*-acetyl-columbianetin)，5-甲酰基花椒毒素酚(5-formylxanthotoxol)，2′-deoxymeranzin hydrate，cnidimonal，cnidimarin，2′-乙酰基白芷素(2′-acetylangelicin)，山芹酮(oroselon)等。果实含单萜多元醇类成分：3，7-二甲氧基辛烷-1，2，6，7-甲醇(3，7-dimethyloctane-1，2，6，7-tetrols)，6，7-threo-3，7-dimethyloct-3(10)-ene-1，2，6，7，8-pentols，*trans*-*p*-methane-1β，2α，8，9-tetrol。另含棕榈酸(palmitic acid)，β-谷甾醇(β-sitosterol)。

【药理】 1. 对心血管系统的作用 蛇床子总香豆素(Tcr)或欧芹酚甲醚(Ost)腹腔注射对氯仿诱发的小鼠室颤、静注对氯化钙诱发的大鼠室颤及对乌头碱诱发的大鼠心律失常均有防治作用。Ost 具有钙拮抗作用，抑制氯化钡、高氯化钾除极化对离体豚鼠乳头状肌的电活动，抑制家兔窦房结慢反应动作电位。麻醉开胸犬静注 Ost 后能抑制心脏，外周阻力降低，血压下降。

2. 对内分泌和生殖系统的作用 Tcr 或 Ost 灌胃，升高醋酸氢化可的松复制的肾阳虚模型大鼠的血浆皮质酮、促肾上腺皮质激素水平。Ost 灌胃能拮抗丙基硫氧嘧啶(PTU)对小鼠甲状腺的抑制作用，促进小鼠体内甲状腺激素水平的提高。蛇床子提取物灌胃，提高正常雄性和隐睾模型大鼠血清睾酮含量，提高隐睾大鼠睾丸中类固醇脱氢酶活性。Ost 等均能松弛去氧肾上腺素引起的兔海绵体收缩。

3. 抗微生物作用 蛇床子水提取液对大肠杆菌、产黄青霉等有广谱高效抑菌作用。甲醇提取物在 MT-4 细胞感染 HIV 实验中有抗 HIV 作用。煎剂体外对溶组织内阿米巴滋养体有杀灭作用。水提液和醇提取液均有杀灭钉螺作用。

4. 止痒、抗过敏作用 蛇床子甲醇提取物灌胃抑制小鼠 5-HT、P 物质诱发的搔抓和小鼠特应性皮炎模型的自发搔抓。乙醇提取物灌胃抑制化合物 48/80 诱导的搔抓反应。蛇床子挥发油对组胺引起的离体回肠平滑肌收缩和致敏大鼠腹膜肥大细胞脱颗粒有抑制作用。乙醇提取物和 Ost 灌胃在大鼠被动皮肤过敏反应、2，4-二硝基氟苯和三硝基氯苯诱导的小鼠接触性皮炎实验中抗过敏作用。

5. 防治骨质疏松 Tcr、Ost 抑制新生大鼠颅盖骨成骨细胞自发地或在炎性细胞因子、LPS 刺激下产生 NO、IL-1 及 IL-6 和表达 IL-6mRNA 的作用，从而调节成骨细胞的功能。Tcr 体外抑制大鼠破骨细胞形成分化，减少酸性磷酸酶活性。Ost 灌胃抑制大鼠去卵巢诱导的近侧胫骨骨高转换，防止骨质丢失。Tcr 灌胃对维甲酸所致大鼠骨质疏松具有防治作用。

6. 对脑组织和神经系统的作用 Tcr、Ost 灌胃提高醋酸氢化可的松复制的肾阳虚模型大鼠学习记忆能力，下丘脑和血浆中精氨酸升压素升高，生长抑素下降。Ost 腹腔注射改善小鼠东莨菪碱等引起的记忆障碍，延长小鼠断头耐缺氧时间，抑制大鼠肝、

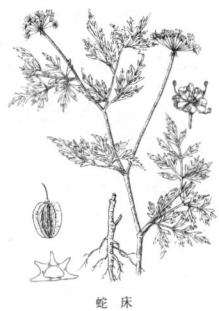

脑组织中脂质过氧化物的生成,降低小鼠全血、脑内胆碱酯酶活性。蛇床子对东莨菪碱引起的大鼠空间能力和血浆雌二醇的降低有改善作用。Ost 溶液在多种局部麻醉方法中显示出浸润及传导麻醉作用;给蟾蜍椎管注射时,脊髓出现可恢复性的先兴奋后抑制现象。Ost 腹腔注射增强戊巴比妥钠对小鼠的催眠作用,抑制醋酸所致的小鼠扭体反应,对抗安钠咖所致的小鼠自主活动增加,降低蟾蜍离体坐骨神经动作电位的振幅。

7. 抗诱变、抗肿瘤作用 蛇床子乙醇提取物抑制 HL-60、HeLa 和 CoLo 205 细胞生长。Ost 等诱 HL-60 细胞凋亡。蛇床子中的欧前胡内酯等对耐药的肿瘤细胞 KBV₂₀₀ 具有逆转作用。Ost 腹腔注射,对 BALB/C 裸鼠的人肺鳞癌和肺腺癌的瘤体生长有抑制作用。Ost、欧前胡内酯等抑制黄曲霉菌素 B₁ 的诱变性和环磷酰胺诱发的染色体畸变,多染红细胞微核率升高。

8. 其他作用 蛇床子总香豆素和水提取物能拮抗醋酸氢化可的松所致阳虚大鼠血浆中前列腺素 E_2、前列腺素 $F_{2\alpha}$、cAMP 水平及 cAMP/cGMP 值的降低。蛇床子水煎剂灌胃对 D-半乳糖所致衰老模型小鼠能提高红细胞 SOD 活性、脑组织与睾丸线粒体 Na^+、K^+-ATP 酶活性和脑组织中 NO 含量。对家兔离体小肠平滑肌活动有缓解脉痉挛和钙拮抗作用。Ost 腹腔注射,增强小鼠网状内皮细胞的吞噬功能,抑制小鼠迟发性超敏反应。Ost 腹腔注射对大鼠、小鼠急性和慢性炎症均有抗炎作用。蛇床子浸膏液体外对人精子的表面形态和超微结构有破坏和损伤。蛇床子乙醇提取物中的化合物对他克林(箭毒拮抗剂)诱导的人肝肝 HepG₂ 细胞毒性有母细胞增殖。Ost 在小鼠神经母细胞瘤和大鼠神经胶质细胞瘤试验中抑制电压依赖性 L 型钙离子通道。

【炮制】 1. 蛇床子 取原药材,除去杂质,筛去灰屑。

2. 炒蛇床子 取净蛇床子,用文火炒至发香为度,取出放凉。

饮片性状 蛇床子参见"药材"项。炒蛇床子形如蛇床子,表面色泽加深,具浓郁香气。

贮干燥容器内,置通风干燥处,防蛀。

【药性】 辛、苦,温。入肝、肾经。

1. 《本经》:"味苦,平。"

2. 《别录》:"辛、甘,无毒。"

3. 《药性论》:"有小毒。"

4. 《纲目》:"乃右肾命门,少阳三焦气分之药。"

5. 《本草汇言》:"味苦,性热。入右肾与命门、手少阳、足厥阴四经气分。"

6. 《雷公炮制药性解》:"入肺、肾二经。"

7. 《本草再新》:"入脾、肾经。"

【功用主治】 温肾壮阳,燥湿杀虫,祛风止痒。主治男子阳痿,女子宫寒不孕,湿痹腰痛,寒湿带下,阴囊湿痒,风湿痹痛,湿疮,疥癣。

1. 《本经》:"主妇人阴中肿痛,男子阴痿湿痒,除痹气,利关节,癫痫,恶疮。久服轻身。"

2. 《别录》:"温中下气,令妇人子脏热,男子阴强,好颜色,令人有子。"

3. 《药性论》:"治男子、女人虚,湿痹,毒风,痛痒,去男子腰疼。浴男女阴,去风冷,大益阳事。主大风身痒,煎汤浴之差。疗齿痛及小儿惊痫。"

4. 《日华子》:"治暴冷,暖丈夫阳气,助女子阴气,扑损瘀血,腰胯疼,阴汗湿癣,四肢顽痹,赤白带下,缩小便。"

5. 《珍珠囊补遗药性赋》:"治风湿痒及阴疮。"

6. 《长沙药解》:"吹聘耳。"

7. 《医林纂要》:"坚肾,润命门,去下部寒湿,去风杀虫。"

8. 《药性切》:"散寒,补肾,强阳,益阴,祛风燥湿,治痹腰疼,疗癣疥痛,专益命门。"

9. 《分类草药性》:"治膀胱疝气,大补中气。"

【用法用量】 内服:煎汤,3～9 g;或入丸、散剂。外用:煎汤熏洗;或做成坐剂、栓剂;或研细末调敷。

【宜忌】 下焦湿热或相火易动,精关不固者禁服。

1. 《本草经集注》:"恶牡丹、巴豆、贝母。"

2. 《本草经疏》:"肾家有火及下部有热者勿服。"

3. 《本经逢原》:"肾火易动,阳强精不固者勿用。"

4. 《药义明辨》:"肝肾有湿热者忌之。"

【选方】 1. 治阳痿不起 菟丝子、蛇床子、五味子各等分。上三味末之,蜜丸如梧子。饮服三十丸,日三。《千金方》

2. 治妇人子脏偏僻,冷结无子 蛇床子、芫花各等分。上为末,取枣大绵裹,纳阴中,避风冷。《妇人良方》

3. 治肾囊风疮痒作痒,搔之作痛 蛇床子、威灵仙、归尾、苦参各五钱。水煎熏洗。《外科大成》蛇床子汤

4. 治阴汗 蛇床子、石菖蒲各等分。为末。一日两次涂搽。《卫生易简方》

5. 治妇人阴痒,温阴中坐药 蛇床子,末之,以白粉少许,和合相得,丸如枣大。绵裹纳之。《金匮要略》蛇床子散

6. 治妇人白带,脐腹冷痛,面色萎黄,日渐虚困 蛇床子一两,白芷一两。上件药,捣细罗为散。每于食前以粥饮调下二钱。《普济方》

7. 治妇人阴痒 蛇床子一两,白矾二钱。煎汤,频洗。《濒湖集简方》

8. 治妇人子脏挺出 蛇床子一升,酢梅二七枚。水五升,煮取二升半,洗之,日十过。《僧深集方》蛇床洗方

9. 治大风癞病 蛇床子、莨菪子等分。上二味,捣罗为散。每量多少,浓煎计洗疮,逐日服神虎丸。十日疮渐干,半月后须眉渐生。《圣济总录》蛇床子散

10. 治冷疮疼痛不止 蛇床子一两,乳香半两。为末,用时以蕹白捣稀稠得所,可疮贴之。《普济方》

11. 治疥癣 蛇床子一两(为末),白矾一两(枯过,为末)。上用疏蚤煎,麻油调,涂抹上。《瀹寮集验方》搽疮药

12. 治疥疮瘙痒,搔之成疮作痛 蛇床子半两,黄连(去须)三分,胡粉(结砂子)一两,水银(同胡粉点水研令黑)一分。上件药,以生麻油和稀滑。每用药时,先以盐浆水洗疮令净,后以药涂之,干即更换,不过三五度瘥。《局方》如圣散

13. 治耳内湿疮 蛇床子、黄连各一钱,轻粉一分。为末。吹之即愈。《仙拈集》三妙散

14. 治牙疼 用蛇床子,不拘多少,煎水热。含漱之,即止。《古今医鉴》擦牙止痛方

15. 治肛门奇痒 蛇床子、楝树根各三钱,防风二钱,甘草一钱,皂角五分。共为细末,炼蜜成条。塞入粪门,听其自化,连塞二三次。《吉人集验方》

16. 治脱肛 蛇床子、甘草各一两。上为末。热汤调服一钱,日进三服。《普济方》蛇床散

17. 治小儿痔疾疼痛,硬肿不消 蛇床子半两(末),荆芥半两(末),蜗牛三七枚。上药研烂,涂纸上。每发时,先用白矾热水洗净后,在被褥上安贴,令儿坐其上。《圣惠方》坐药方

【临床报道】 1. 治疗成人疥疮 取蛇床子、百部各250 g,粉碎,冷开水浸30分钟后,加入 75%乙醇4 000 ml,浸15日,取上清液,制成酊剂。先用温水肥皂洗擦全身,再将蛇百酊剂擦遍颈项以下全身皮肤,每日1次。有皮肤损害处或结节表面,每日搽药2次,5日后洗澡更换衣服、被单,1星期后复查。以此方法治疗152例,治愈108例,显效29例,无效15例,有效率90.01%;同时配合20%硫黄软膏外擦1次,治疗128例,治愈94例,显效30例,无效4例,有效率96.9%,疗效满意,外用未见明显全身毒副作用。

2. 治疗滴虫性阴道炎　先用 10％蛇床子煎液 500 ml 冲洗阴道，后放入 0.5 g 的蛇床子阴道用片剂 2 片，连续治疗 5～7 日为 1 个疗程。经近百例观察，多经 1 个疗程即可治愈，滴虫转阴，痒感消失，阴道清洁，白带消失或显著减少。

3. 治疗急性渗出性皮肤病　取蛇床子 60 g，用纱布包好，加水 1 500 ml，煮沸 30 分钟，以棉垫浸透后拧半干，温敷局部，盖以油纸或塑料布包扎，保持一定温湿度，持续 0.5～1 小时，每日包 4～6 次。临床观察 380 例，大都治疗 5～10 日，渗出物明显减少，炎症消退。未出现任何副作用。

4. 治疗阴部瘙痒　蛇床子 31 g，黄柏、没食子各 15 g，枯矾 10 g。先将前 3 味药加水煎至 1 000 ml，过滤后加枯矾溶化即可。凡皮损呈湿烂、结痂者用纱布浸药液贴敷之；皮损呈红疹、干燥脱屑者擦洗之，粗厚性皮损局部浸浴之。每日浸 1 次或坐浴 15～20 分钟。共治疗 82 例，痊愈 65 例，好转 17 例。多数患者 7～15 日即可痊愈，少数严重患者连续用药 20～30 日后，皮损即可大部可消退，皮肤恢复正常，瘙痒不再发作。

5. 治疗哮喘　用蛇床子总香豆素治疗支气管哮喘和喘息型支气管发作期患者 118 例，80 mg/次，日服 3 次，对照组 78 例口服热参片（河南联合制药厂生产）8 mg/次，日服 3 次，均以 10 日为 1 疗程。结果蛇床子总香豆素平喘总有效率为 87.3%，对照组有效率为 76.9%，总香豆素能明显增高哮喘患者的呼气高峰流速值，治疗后提高 10% 以上者达 81.8%。少数患者服后有轻微口干、思睡、轻度胃部不适（饭后服用避免），但均不影响治疗，停药后症状自然消失。

【各家论述】　1.《本草汇言》："蛇床子，壮阳助肾，养肾命之药。暖子脏起明器于融和，厚丹田壮阳元而久健，其气味香温而燥，逐冷搜风，利关节，止腰痛，健四肢顽软酸痛，除妇人冷带黄白，及阴囊湿痒，阴户肿痛等疾。凡经久一切虚寒湿约，气滞阴霪之病，厥阴隐僻之疴，此药妙舞生阳，宣导塞遏，不独补助男子，且能有益妇人。世人舍此而觅补药于他品，岂非弃和璞而碔砆是求乎。惟肾家有火，下部有热者勿用也。"

2.《本草经疏》："蛇床子，味辛平，《别录》辛甘无毒。今详其气味，当必兼辛燥、阳也。故主妇人阴中肿痛，男子阴痿湿痒痛，气，利关节，恶疮。《别录》味辛下气，令子脏热，男子阴强，久服轻身令人好颜色。益以苦能除湿，温能散寒，辛能润肾，肾能益脾，故能除妇人男子一切虚寒湿所生病。寒湿既除，则病去身轻，性能益阳，故能已疾，而又有益处也。"

3.《本草崇原》："蛇床子气味苦平，其性温热，得少阴君火之气，主治男子阴痿湿痒，妇人阴中肿痛，禀水气而下济其阴寒出，除痹气，利关节，禀火气而外通其经脉也。心气虚而寒邪盛则癫痛，心气虚而热邪盛则生恶疮。蛇床子味苦性温，能助心气，故治癫痛、恶疮。心气虚而热则生，故轻身，心气充盛，故好颜色。"

4.《本草新编》："蛇床子，功用颇奇，内外俱可施治，而外治尤良。若欲修合丸散，用之于参、芪、归、地、山萸之中，实有利益，亦宜于阴寒无火之人，倘阴虚火动者，勿服为宜。"

蛇附子　shé fù zǐ
₄₅₅₅《植物名实图考》

【异名】　石猴子《植物名实图考》，拦山虎《广西实用中草药新选》，石抱子、土丝丸、石老鼠《江西草药》，雷胆子、搜夹风《湖南药物志》，金线吊葫芦《浙江药用植物志》。

【基原】　为葡萄科崖爬藤属植物三叶崖爬藤的块根。

【原植物】　三叶崖爬藤 *Tetrastigma hemsleyanum* Diels et Gilg。又名：三叶青《浙江药用植物志》。

多年生常绿草质藤本。茎枝纤细，无毛，长可达 10 m，着地部分节上生根；块根卵形或椭圆形，表面棕褐色，内面白色。卷须分叉，与叶对生。掌状复叶互生；总叶柄长 3～4 cm，基部有苞片；

小叶 3，草质，中间小叶稍大，卵状披针形，长 3～7 cm，宽 1.2～2.4 cm，先端短渐尖或渐尖，基部宽楔形，边缘疏生小锯齿；侧生小叶基部偏斜。花单性，雌雄异株，聚伞花序腋生，花序梗短于叶柄；雌花黄绿色，花梗有短硬毛；花萼杯状，4 裂；花瓣 4，近卵形，顶端有不明显的小角；花盘明显，有齿；雌蕊 1，子房 2 室，基部与花盘合生，柱头无柄，裂片 4，星状展开。浆果球形，红褐色，成熟时黑色。花期 4～5月，果期 7～9 月。

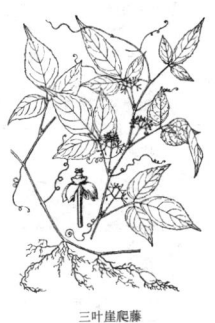
三叶崖爬藤

生于海拔 600～1 000 m 的阴湿山坡、山沟、溪谷两旁树林下或灌丛中。分布于西南及浙江、福建、江西、湖北、湖南、广东、广西、海南等地。

【栽培】　生物学特性　喜凉爽气候，适温在 25 ℃左右生长健壮，冬季气温降至 10 ℃时生长停滞。耐旱，忌积水。对土壤要求不严，以含腐殖质丰富或石灰质的壤土种植为好。

繁殖方法　扦插繁殖。于春、夏季进行扦插，以春季较好。选择健壮的枝条，剪成 12～15 cm 的插穗，斜插入苗床，入土深度为枝条的 2/3，插后压紧；浇水保湿。插后 30～40 日，长根出叶时即可定植。按行株距 100 cm×100 cm 开穴，每穴栽 2～3 株，压紧，浇足定根水。此外，也可用种子繁殖。

田间管理　当藤蔓长到 35～40 cm 时，搭架引蔓攀缘。每年中耕除草 3～4 次，春、夏季追人粪尿或化肥为主。秋、冬季开环状沟施堆肥或厩肥，并进行培土。冬适当剪去过密弱枝和枯枝。

病虫害防治　病害有叶斑病，为害叶片，可用 1:1:150 的波尔多液防治。

【采收加工】　9～11 月采挖，洗净，切片，鲜用或晒干。

【药材】　蛇附子 *Tetrastigmae Hemsleyani Radix*　产于浙江、江西、福建、湖南及广东部分地区。

性状　块根呈纺锤形、卵圆形、葫芦形或椭圆形，一般长 1.5～6 cm，直径 0.7～2.5 cm。表面棕褐色，多数较光滑，或有皱纹和少数皮孔状的小瘤状隆起，有时还有凹陷，其内残留棕褐色细根。质硬而脆。断面平坦而粗糙，类白色，粉性，可见棕色形成层环。气无，味甘。

紫材　块根横切面：木栓层薄，细胞常 4～5 层。皮层散有黏液细胞，细胞内有针晶束，部分皮层细胞含棕色物。韧皮部细胞较小，排列紧密。形成层环。木质部导管稀少，常数个相聚，径向排列，周围常有木纤维，射线宽阔，也散有含针晶束的黏液细胞。本品基本薄壁细胞多充满淀粉粒。

【成分】　含萜类成分：胡萝卜苷醇（daucosterol），6′-O-苯甲酰-胡萝卜苷醇（6′-O-benzoyl-daucosterol），β-谷甾醇（β-sitosterol），蒲公英赛酮（taraxerone），蒲公英赛醇（taraxerol），麦角甾醇（ergosterol）。

【药理】　1. 抗炎作用　腹腔注射蛇附子提取物，能降低小鼠腹腔毛细血管的通透性，抑制二甲苯引起小鼠耳肿胀，抑制棉球肉芽肿。

2. 镇痛作用　腹腔注射蛇附子提取物，在热板法和苯醌致痛模型上均有镇痛作用，给药 30 分钟内镇痛作用最强，维持 90 分钟以上，镇痛强度有剂量依赖性。

毒性　小鼠腹腔注射蛇附子提取物的 LD_{50} 为 450.8±81.9 g（生药）/kg。

【药性】　苦，辛，凉。

1.《江西草药》:"味微苦、辛,性凉。"

2.《广西本草选编》:"味微苦,性平。"

【功用主治】 清热解毒,活血祛风。主治高热惊厥,肺炎,咳喘,肝炎,肾炎,风湿痹痛,月经不调,跌打损伤,痈疮疗疖。

1.《植物名实图考》:"取冰冲服,治小儿腹痛,退热。""治跌打损伤,妇人经水不调,敷一切无名肿毒。"

2.《广西本草选编》:"舒筋活络,消肿止痛。主治风湿关节痛,跌打瘀肿,疗疮,湿疹,急慢性结膜炎,流行性腮腺炎。"

3.《全国中草药汇编》:"主治白喉,小儿高热惊厥,肝炎,痢疾;外用治毒蛇咬伤,扁桃体炎,淋巴结核,子宫颈炎,蜂窝组织炎,跌打损伤。"

4.《福建药物志》:"主治毒蛇咬伤,疮疖肿毒,小儿高热惊厥,黄疸,流行性脑脊髓膜炎,哮喘,百日咳,急、慢性肾炎。"

【用法用量】 内服:煎汤,5～12 g;或捣汁。外用:磨汁涂;或捣烂敷;或研末撒。

【宜忌】《广西本草选编》:"孕妇忌服。"

【选方】 1.治小儿高热惊厥 石老鼠3 g,钩藤6 g,七叶一枝花根6 g。水煎服。

2.治肝炎 石老鼠根、瓜子金、枸骨根各9 g。水煎服,每日1剂。

3.治哮喘 石老鼠根、贝母、桔梗各3 g。水煎服,每日1剂。(1～3方出自《江西草药》)

4.治百日咳 (三叶崖爬藤)块根3～6 g。磨米泔水,用竹沥适量,冲服。(《福建药物志》)

5.治肝炎 石老鼠根15 g,虎刺根、茜草根各30 g。每日1剂。(《江西草药》)

6.治急、慢性肾炎 鲜(三叶崖爬藤)块根30 g。与青壳鸭蛋同煮熟服。(《福建药物志》)

7.治痈疖疗毒,蜂窝织炎,咽炎,扁桃体炎,淋巴结核等症 鲜雷胆子和水或酒磨成黏糊,涂擦患处,或以纱布蘸药液湿敷,每日3～4次。凡属口腔、阴囊等嫩皮肤处以水磨较好。(湖南《中草药新医疗法资料选编》)

【临床报道】 治疗急性支气管炎、肺炎、咽喉炎、肠炎、胆道感染及眼睑蜂窝织炎等感染性疾病 取三叶青块根加工制成注射液,每支2 ml,每1 ml含生药2 g。每次2～4 ml肌内注射,每日2～4次。共治84例,除胆道感染曾合并应用清热利胆中草药外,其余均以三叶青为主,部分曾加用对症治疗,结果治愈52例,好转12例,无效20例。

4556 蛇退步 shé tuì bù
《广东中药》

【异名】 三枝标、蛇鳞草(《广东中药》),三叉蕨(《广西药用植物名录》),入地蜈蚣(《全国中草药汇编》)。

【基原】 为金星蕨科新月蕨属植物三羽新月蕨的全草。

【原植物】 三羽新月蕨 Pronephrium triphyllum(Sw.)Holtt.[Meniscium triphyllum Sw.]

又名:三叶毛蕨(《广州植物志》)、三叶新月蕨(《台湾植物志》)。

植株高20～50 cm。根茎长而横生,密被灰白色短毛及疏被棕色披针形鳞片。叶远生或近生,一型;叶柄长10～35 cm,禾秆色,有短毛,基部疏被鳞片;叶片纸质或坚纸质,卵形或羽状针形,三出复叶,偶有5小叶,一回羽状;顶生羽片特大,椭圆状长圆形,长10～20 cm,宽2～

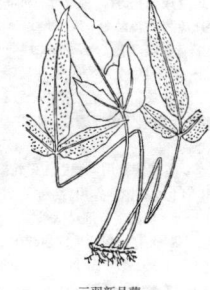

三羽新月蕨

4.5 cm,先端突然缩狭成长渐尖,基部楔形,全缘或呈波状,侧生叶片较小,长2～6.5 cm,宽1～2.5 cm,通常1对,偶有2对,近对生,略具短柄;叶脉网状,在侧脉间形成2行整齐的网眼。孢子囊群幼时圆形,成熟时满布于叶背,着生于小脉上;无囊群盖。

生于海拔20～1 500 m的林下溪谷边或路旁。分布于福建、广东、广西、云南、台湾等地。

【采收加工】 四季可采,鲜用或晒干。

【成分】 全草含新月蕨苷(triphyllin)A、B、C。

【药性】 苦、辛,平。

1.《广东中药》:"性平,味微涩。"

2.《广东中药》:"微辛苦,平。"

【功用主治】 清热,解毒,消肿,化痰。主治痈疮肿毒,跌打损伤,湿疹,皮肤瘙痒,急、慢性气管炎,毒蛇咬伤。

1.《广东中药》:"解毒,消炎,消肿止痛。为疮科常用药,主治痈肿疮毒,疮疖,皮肤瘙痒,反胃,水肿。"

2.《广东中药》:"治蛇咬伤,跌打损伤,湿疹,皮炎,痈疮疖肿。"

3.《广西本草选编》:"散瘀消肿。"

4.《全国中草药汇编》:"清热化痰。治急、慢性支气管炎。"

【用法用量】 内服:煎汤,9～15 g,鲜品30～60 g。外用:捣敷。

【选方】 1.治急、慢性气管炎 三羽新月蕨9 g,白毛夏枯草15 g,千日红9 g。煎服。

2.治蛇咬伤 三羽新月蕨15 g,半枝莲9 g,垂盆草30 g。煎服,并用适量捣敷患处。(1、2方出自《中国药用孢子植物》)

4557 蛇莓根 shé méi gēn
《纲目》

【异名】 三皮风根(《贵州省中医验方秘方》)。

【基原】 为蔷薇科蛇莓属植物蛇莓的根。

【原植物】 参见"蛇莓"条。

【采收加工】 7～11月采挖根,晒干。

【药性】 苦,寒。

【功用主治】 清热,解毒,消肿。主治小儿高热惊风,目赤红肿,痄腮,牙龈肿痛,咽喉肿痛,热毒疮疡。

1.《分类草药性》:"治内热,潮热。"

2.《天目山药用植物志》:"治小儿高热惊风。"

3.《浙江民间常用草药》:"治角膜炎、结膜炎。"

【用法用量】 内服:煎汤,3～9 g。外用:捣敷。

【选方】 1.治小儿高热惊风 蛇莓干根3 g。水煎服。(《天目山药用植物志》)

2.治角膜炎,结膜炎 鲜蛇莓根3～5株,洗净捣汁,加菜油1食匙,蒸后取油点眼,每日3～4次,每次1～2滴。(《浙江民间常用草药》)

3.治中水毒 蛇莓草根,捣作末服之,亦可投水捣,绞汁饮一二升。(《肘后方》)

【临床报道】 治疗牙根尖周炎 鲜蛇泡草根茎60 g,或干品15～20 g。水煎服,每剂煎2次,每次煎至100 ml左右,小儿适当减量,顿服。共治疗50例,除2例慢性牙根尖周炎并发瘘管疗效不显著外,其余均服1剂治愈,总有效率为96%。无毒性,无副作用。

4558 蛇根木 shé gēn mù
《广西药用植物名录》

【异名】 蛇草根(《中华内科杂志》1957,(6):43),蛇根(《中国药用植物志》),印度蛇草、印度萝芙木(《中国药用植物图鉴》)。

【基原】 为夹竹桃科萝芙木属植物蛇根木的根和茎叶。

【原植物】 蛇根木 Rauvolfia serpentina(L.)Benth. ex Kurz[Ophioxylon serpentinum L.]

灌木,高 50~60 cm。茎具纵纹,被稀疏皮孔,节间长 1~4 cm。叶集生于枝的上部,对生,或 3 叶、4 叶轮生,稀为互生;叶柄长 1~1.5 cm;叶片椭圆状披针形或倒卵形,长 7~17 cm,宽 2~5 cm,先端短渐尖或急尖,基部狭楔形或渐尖;侧脉 10~12 对,弧形上升至叶缘前网结。伞形或伞房状聚伞花序;总花梗、花梗、花萼及花冠筒均红色;花冠高脚碟状;花冠筒中部膨大,长约 1 cm,裂片白色;雄蕊着生于花冠筒中部,仅在雄蕊着生处之上被长柔毛;花盘环状,约为子房之 2 枚心皮,花柱圆筒状,柱头棒状。核果成对,红色,近球形,合生至中部。花期第 1 次 2~5 月,第 2 次 6~10 月;果期第 1 次 5~8 月,第 2 次 10 月至翌年春季。

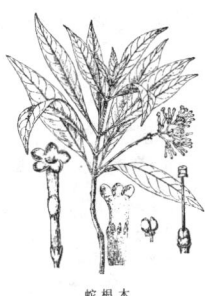

蛇根木

我国云南南部有野生。广东、广西、海南等地有栽培。

【采收加工】 全年均可采,晒干。

【成分】 根含生物碱成分:利舍平(reserpine),四氢蛇根碱(ajmalicine),萝芙木碱(ajmaline),蛇根亭碱(serpentinine),育亨碱(yohimbine),利森胺(rescinnamine),蛇根碱(serpentine),去甲氧基利舍平(deserpidine),11-desmethoxy reserpine),利舍平酸甲酯(methylreserpate),柯楠赛碱(rauhimbine, corynanthine),异柯楠碱(isorauhimbine)即 3-表-α-育亨宾(3-epi-α-yohimbine),α-育亨宾(α-yohimbine),四叶萝芙新碱(tetraphyllicine),利舍平灵(reserpiline),利舍平宁(reserpinine),异萝芙木碱(isoajmaline),萝芙碱宁(rauwolfinine),萨帕晋碱(sarpagine),萝芙木宁碱(ajmalinine),萝加灵碱(raugalline),利舍平-4-氧化物(renoxidine),禅那碱(chandrine),常花萝芙碱(semperflorine),蒂巴因(thebaine),罂粟碱(papaverine)。根中还含有萝芙木西定碱(ajmalicidine),萝芙木尼明碱(ajmalinimine),β-吲哚丙酸苄酯(indobine),β-吲哚丙酸苯酯(indobinine),利舍米定碱(rescinnamidine),利舍米醇(rescinnaminol),5β-甲基伪育亨烷(yohambinine),萝芙木明碱(ajmalimine),山德维考里定(sandwicolidine),山德维考灵(sandwicoline),7-去氢谷甾醇(7-dehydrositosterol)。须根中也含有三种少量吲哚生物碱:3-表-α-育亨宾,18β-羟基-3-表-α-育亨宾,12-羟萝芙木碱(12-hydrox yajmaline)。根、茎、叶中均含有芸香苷(rutin)。又含新吲哚生物碱:14,15-dehydrorhazinila,aspidochibine,raumacline,Nb-methyl-raumacline,19(S)-hydro-Nb-methylraumacline。

【药理】 蛇根木的根含数十种生物碱,按理化性质可分为强碱性的季铵类生物碱(如蛇根碱和蛇根亭碱)和弱碱性的叔胺、仲胺类中级和叔胺类的萝芙木碱、仲胺类的利舍平和育亨宾等)

1. 降压作用 利舍平是蛇根木根中主要的生物碱,能降低血压,减慢心率。其作用非常缓慢、温和而持久。用药后心排血量及外周血管阻力都降低。加大剂量超过每日 0.5 mg者,一般仅能延长降压作用时间,却增加其副作用。

2. 抗心律失常 正常大鼠静注蛇根木总碱抑制乌头碱或氯化钙诱发的心律失常。该总碱能防止乌头碱产生的蛙横纹肌钾离子释放。萝芙木碱对冠脉结扎、毒毛花苷和肾上腺素诱发的犬室性心律失常有抑制作用,对乌头碱中毒大鼠有抗心律失常作用,提高猫猫室颤阈值。

3. 阻断 α_2 肾上腺素受体 育亨宾可阻滞 α_2 受体,增加去甲肾上腺素释放,且使 α_1 受体功能占优势,通常以血管扩张、血压低占优势。主要用于 α 受体亚型的实验分析。

4. 对中枢神经系统的作用 利舍平对中枢神经系统的作用与氯丙嗪相似,能使人镇静,易于入睡,但睡后易惊醒。对动物

行为的影响也较明显,给猴静注后,能使其驯服,并对环境刺激不起反应。犬口服利舍平使阳性条件反射量降低,对分化的影响取决于剂量,小剂量使分化改善,较大剂量使分化解除,大剂量严重破坏兴奋与抑制过程的平衡,引起神经症。

5. 其他作用 利舍平对正常人可增加胰岛素的降血糖作用,也能增加肾上腺素的升血糖作用。糖耐量试验时利舍平可抑制糖尿病患者的升血糖反应。利舍平还降低体温。

毒性 鸽注射蛇根木含总生物碱 0.29%的水提取物(Ⅰ)的绝对致死量为 3.5 ml/kg 或含总生物碱 0.5%的蛇根木酊剂(Ⅱ)10 mg/kg。犬注射 Ⅰ 的绝对致死量为 7.3 ml/kg,Ⅱ 的绝对致死量 3 ml/kg。中毒症状如呕吐、步态不稳、呼吸慢而不规则,意识丧失类似深睡眠,因呼吸衰竭致死亡。

蛇根平多数不良反应是由于它对中枢神经系统的作用,镇静、不能完成复杂任务是最常见的不良反应。更严重的是偶有精神抑郁并能导致自杀。其他副作用包括鼻塞和消化性溃疡加重,后者于口服小量时不常见。

【药性】 《全国中草药汇编》:"苦,凉。"

【功用主治】 《全国中草药汇编》:"降压,主治高血压。民间用作退热,抗癫,虫蛇咬伤药用。"

【用法用量】 内服:煎汤,9~15 g。

4559 蛇根草 shé gēn cǎo 《浙江民间草药》

【异名】 岩泽兰、天青地红、血经草《贵州民间药物》,四季花、雪里开花《浙江民间药物》,活血丹、阴地风、小枇杷《湖南药物志》,血和散《全国中草药汇编》,红灵仙《万县中草药》,地红草《浙江药用植物志》,蛇足草、荷包草《福建药物志》,散血草《广西药用植物名录》,钻地风《陕西中药名录》。

【基原】 为茜草科蛇根草属植物日本蛇根草的全草。

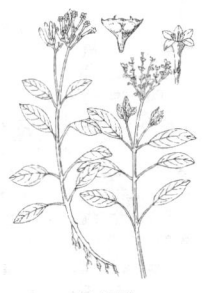

日本蛇根草

【原植物】 日本蛇根草 *Ophiorrhiza japonica* Bl. 多年生草本,高 10~25 cm。全株常呈紫绿色。幼枝具棱,老枝圆柱形;根茎蔓延地下。叶对生;叶柄长 1~3 cm,纤细;叶片狭卵形,长椭圆状斜卵形或卵形,长 2.5~7.5 cm,宽 1.5~3.2 cm,先端钝或稍钝尖,基部圆形或楔形,全缘,上面近无毛,下面脉上有毛,干后常变淡红紫色,侧脉 7~10 对。聚伞花序生于枝顶,花梗长 2~5 cm;苞片条形,长 3~7 mm;萼筒短,裂片 5,宿存;花冠筒状,淡红色,先端 5 裂;雄蕊 5,着生于喉部以下;花盘肉质,环状;子房下位,2 室,柱头 2 裂。蒴果倒三角形。种子小,椭圆形。花期 4~7 月,冬天亦可开花。生于山坡路边、林下阴湿处草丛中及水沟边。广布于长江以南大部分地区。

同属植物蛇根草 O. *mungos* L. 又名:硬毛蛇根草、血灌汤、五灌掌。分布于湖南、广西、云南、西藏等地。亦同供药用。

【采收加工】 7~10 月采收,晒干或鲜用。

【成分】 蛇根草主要含有生物碱类成分:6-羟基牛角花碱(6-hydroxyharman),蛇根草碱(ophiorine)A、B 和蛇根草碱 A-甲醚(ophiorine A methyl ester),蛇根草碱 B-甲醚(ophiorine B methyl ester)以及 β-咔啉型苷碱(β-carbolinetype glucosidic alkaloids),牛角花碱(loturine),蛇根草酸(lyalosidic acid),蛇根草苷(lyaloside),10-羟基蛇根草酸(10-hydroxylyalosidic acid)。

【药性】 淡,平。

1.《浙江民间常用草药》:"性平,味淡。"

2.《湖南药物志》:"甘,温,无毒。"

【功用主治】 祛瘀止咳,活血调经。主治咳嗽,劳伤吐血,大便下血,妇女痛经,月经不调,筋骨疼痛,扭挫伤。

1.《浙江民间常用草药》:"活血散瘀,清肺发散。治劳伤咳血,伤筋,扭伤脱臼,流火,月经不调。"

2.《湖南药物志》:"行血补血,调经止痛,止咳。用于咳嗽,肢冷腹痛,大便下血,风湿筋骨痛,妇女月经不调,痛经,损伤。"

【用法用量】 内服:煎汤,15~30 g。外用:鲜品捣敷。

【选方】 1. 治劳伤咳血 蛇根草、杏香兔耳风、抱石莲各15 g。水煎冲白糖服,每日1次。

2. 治伤筋和扭伤脱臼 蛇根草30 g。水煎冲黄酒服。另取部分加醋共捣烂外敷。

3. 治流火 蛇根草、珍珠菜各15 g。水煎服。(1~3方出自《浙江民间常用草药》)

【临床报道】 治疗慢性支气管炎 取蛇根草500 g加水4 kg,煎取头汁1.75 kg;再加水3.5 kg,煎取二汁1.25 kg。两次煎液合并浓缩成1.5 kg,加入调味剂及防腐剂,装瓶备用。每日4次,每次20 ml,开水冲服。治疗93例(一般约服500 ml),临床痊愈14例,显效14例,好转50例,无效15例,有效率为84%。

4560 蛇眼草 shé yǎn cǎo 《云南中药资选》

【异名】 雨过天青《昆明民间常用草药》,大麻草、粉草《云南中药》)。

【基原】 为菊科风毛菊属植物线叶风毛菊的全草或根。

【原植物】 线叶风毛菊 Saussurea romulei folia Franch. 又名:鸢尾风毛菊《中国高等植物图鉴》。

多年生草本,高10~30 cm。根肥大,粗壮,紫黑色,圆锥形,略弯曲,深入地下长达10 cm余,根颈处密生纤维状枯叶残存物,有纤维须根。茎直立,密被绵状长柔毛,有腺毛。基生叶丛生,叶较硬质,密集于基部,叶片线形,长15~25 cm,宽2~5 mm,先端尖,边缘全缘内卷,下面被

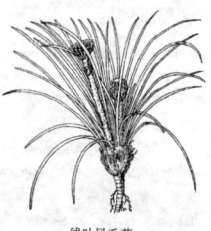

线叶风毛菊

灰白色柔毛,叶基部密生绒毛状长毛。头状花序,单生于短花轴茎顶端,外有紧密排列的总苞片,花轴被被白色丝状长绒毛,总苞片多层,披针形或条状披针形,全部或上部及边缘紫色,先端长渐尖,具刺尖,边缘有疏锯齿或全缘;花紫色,全部管状,长25~28 mm,有腺点;雄蕊着生于花冠上;子房下位。瘦果,具纵棱,紫黑色,有斑点;冠毛污白色,外层粗糙毛,短,内层羽毛状,长2~3 cm。花期夏季。

生于海拔2 500~3 200 m的高山草地或疏林、多石地带。分布于四川、云南等地。

【采收加工】 10~11月采收,晒干。

【药性】 辛、苦,凉。

1.《云南中草药》:"麻,苦,凉。"

2.《全国中草药汇编》:"辛,苦,凉。有小毒。"

【功用主治】 祛风解毒,散瘀止痛。主治风湿麻木,关节炎疼痛,坐骨神经痛,跌打损伤。

1.《云南中草药》:"解毒消积。"

2.《全国中草药汇编》:"祛风活络,主治风湿关节痛,跌打损伤。"

【用法用量】 内服:煎汤,9~15 g。外用:研末,香油调敷。

【选方】 1. 治坐骨神经痛,风湿性关节炎,跌打损伤,风湿性

瘫痪 雨过天青9 g、杨梅根9 g。水煎服。《昆明民间常用草药》)

2. 治蛇咬伤 (蛇眼草)根研末,香油调敷患处。

3. 治小儿疳积 (蛇眼草)9 g。水煎服。忌辣椒。(2、3方出自《云南中药资料》)

4561 蛇婆子 shé pó zǐ 《广西药用植物名录》

【异名】 满地毯、仙人撒网《全国中草药新医疗法展览会资料选编》,草梧桐《台湾药用植物志》。

【基原】 为梧桐科蛇婆子属植物蛇婆子的根和茎。

【原植物】 蛇婆子 Waltheria indica L. [W. americana L.; W. makinoi Hayata]

略直立或匍匐状半灌木,长达1 m。多分枝,小枝密被短柔毛。叶互生;叶柄长0.5~1 cm;叶片卵圆形或椭圆形,先端钝,基部圆形或浅心形,边缘具细齿,两面均密被短柔毛。聚伞花序腋生,头状,总花梗短;小苞片狭披针形;萼筒状,5裂,裂片三角形,运比萼筒长;花瓣5片,淡黄色,匙形,先端截形,比萼略长;雄蕊5,花丝合生成筒状,包围着雌蕊;子房无柄,被短柔毛,花柱偏生,柱头流苏状。蒴果小,2瓣裂,倒卵形,为宿存的萼所包围,内有种子1颗。花期夏、秋季。

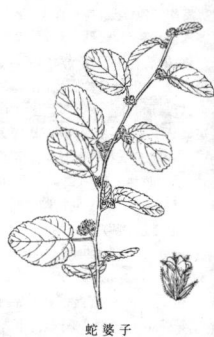

蛇婆子

生于向阳山坡或丘陵。分布于福建、广东、广西、海南、云南、台湾等地。

【栽培】 生物学特性 喜温暖、耐旱、耐瘠薄、忌阴和积水。能耐轻霜。对土壤要求不严,在向阳、排水良好的砂质壤土、黄红壤土均能种植。

繁殖方法 用种子繁殖。春季播种,种子混拌草木灰或细土,均匀地撒播于苗床上,覆盖细土2 cm,然后盖草,浇水。气温25 ℃以上时,播后15~20日出苗,出苗后揭开盖草,苗高3~4 cm,间去过密和细弱的小苗,翌年春季萌芽前,按行株距30 cm×30 cm开穴移栽。

田间管理 定植后至封行前,应隔月松土除草1次,春、夏、秋季各追施人粪尿或复合肥1次,冬季追施堆肥或厩肥,追肥后进行培土。

【采收加工】 9~11月将全株挖出,把根和茎分别切片或切段,晒干。

【成分】 全株含肽类生物碱:蛇婆子碱(adouetine)X、Y、Y′和Z;黄酮类成分:5, 2′, 5′-三羟基-3, 7, 4′-三甲氧基黄酮(5, 2′, 5′-trihydroxy-3, 7, 4′-trimethoxyflavone), 5, 2′-二羟基-3, 7, 4′, 5′-四甲氧基黄酮(5, 2′-dihydroxy-3, 7, 4′, 5′-tetramethoxyflavone)。

【药性】《全国中草药汇编》:"辛、微甘,平。"

【功用主治】 祛风利湿,解毒消肿。主治风湿痹痛,咽喉肿痛,带下,乳痈,痈疽,瘰疬。

1.《全国中草药汇编》:"祛湿驱风,消炎,解毒。主治下消,白带,痈疮,乳腺炎。"

2.《福建药物志》:"清热,利湿,解毒。治下消、风湿痹痛,多发性脓肿,咽喉炎,白带,乳腺炎,瘰疬,湿疹,痈疽疔肿,跌打损伤。"

【用法用量】 内服:煎汤,10~30 g;或炖肉服。外用:捣敷。

【选方】 1. 治风湿关节痛 鲜蛇婆子60 g,猪蹄1只。炖

熟,加酒服。

2. 治下消,白带　蛇婆子30 g。水煎加冰糖服。

3. 治多发性脓肿　① 蛇婆子根60 g,鸡眼草,三桠苦酌量(体虚者加黄芪),青壳鸭蛋(打裂)1个,高粱酒适量。同炖服。外用鲜蛇婆子叶加冷饭捣烂敷患处。② 蛇婆子,小薜荔,鲜土牛膝各30~60 g,和青壳鸭蛋或瘦猪肉炖后冲高粱酒服。

4. 治跌打损伤　蛇婆子根、全豨莶,南蛇藤各9 g,白花丹4.5 g。浸酒频服,或和猪骨、鸭蛋炖服。(1~4方出自《福建药物志》)

4562 蛇葡萄 shé pú táo 《天目山药用植物志》

【异名】　酸藤《植物名实图考》,山葡萄、爬山虎《植物名汇》,野葡萄《泉州本草》,烟火藤《江苏药材志》,过山龙、母芝藤《天目山药用植物志》,酸古藤、禾簕藤、禾稼子藤《江西草药》,绿葡萄、假葡萄《湖南药物志》,水葡萄《广西药用植物名录》等。

【基原】　为葡萄科蛇葡萄属植物蛇葡萄的茎叶。

【原植物】　蛇葡萄 Ampelopsis sinica (Miq.) W. T. Wang [Vitis sinica Miq.; A. heterophylla (Thunb.) Sieb. et Zucc. var. vestita Rehd.]

木质藤本。茎具皮孔;幼枝被锈色短柔毛,卷须与叶对生,二叉状分枝。单叶互生,叶柄长1~4.5 cm,有锈色短柔毛;叶片心形或心状卵形,长5~12 cm,宽5~8 cm,顶端不裂或其不明显3浅裂,侧裂片小,先端钝,基部心形,上面绿色,下面淡绿色,两面均被锈色短柔毛,边缘有带小尖头的浅圆齿;基出脉5条,侧脉4对,网脉在背面稍明显。花两性,二歧聚伞花序与叶对生,长2~6 cm,被锈色短柔毛,总花梗长1~3 cm;花白绿色,花梗基部有小苞片;花萼盘状,5浅裂,裂片有柔毛;花瓣5,分离,外被柔毛;雄蕊5,与花瓣对生;子房扁球形,被柝状花盘包围。浆果球形,幼时绿色,熟时蓝紫色。花期6月,果期7~10月。

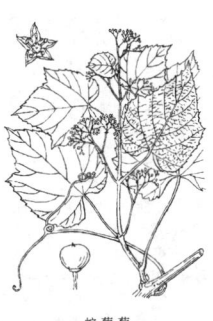
蛇葡萄

生于海拔300~1 200 m的山谷疏林或灌丛中。分布于中南、西南及江苏、浙江、安徽、福建、江西、台湾等地。

本植物的根或根皮(蛇葡萄根)亦供药用。另设专条。

【采收加工】　7~9月采收茎叶,鲜用或晒干。

【药性】　苦,凉。

1. 《上海常用中草药》:"甘,平。"

2. 《青岛中草药手册》:"性寒,味苦。"

【功用主治】　清热,利湿,止血,解毒。主治肾炎水肿,小便不利,风湿痹痛,跌打瘀肿,吐血,尿血,外伤出血,肿毒。

1. 《植物名实图考》:"洗疮毒。"

2. 《上海常用中草药》:"利尿消肿,清热解渴,祛风湿。治小便不利湿肿,跌打瘀肿,肾热吲吼关节炎。"

【用法用量】　内服:煎汤,15~30 g,鲜品倍量;或泡酒。外用:捣敷;或煎水洗;或研末撒。

【选方】　1. 治慢性肾炎　山葡萄叶粉15 g,放鸭蛋白内搅匀,用茶油煎炒,另取山葡萄30 g煎汤,以一部分代茶,与上述炒蛋白配合内服,另一部分洗擦皮肤。《泉州本草》

2. 治风湿性关节炎　野葡萄藤60 g,白酒250 g。泡酒服,每日1次,每次15 g。《青岛中草药手册》

3. 治中耳炎　鲜山葡萄藤1根,洗净,截取1段,一端对患

耳,另一段用口吹之,使汁滴入耳内。《江西草药》

【临床报道】　治疗出血症　用蛇葡萄叶提取物制成注射液(每2 ml含提取物40 mg或60 mg)肌内注射,每次2~4 ml,亦可取其注射液滴于出血部位,或浸湿棉球、纱布敷于出血部位。单用本品共治疗各种出血(包括消化道出血、血尿、手术时创面出血及术后渗血)43例,有效40例,无效3例,有效率93%。初步观察,本品对静脉出血效果显著,对消化道出血效果明显,对再生障碍性贫血之出血也有一定疗效。

4563 蛇头细辛 shé tóu xì xin 《贵州民间药物》

【异名】　蜘蛛香《贵州民间药物》,水臭草、阿计欧《贵州药用植物目录》。

【基原】　为败酱科缬草属植物柔垂缬草的根、根茎。

【原植物】　柔垂缬草 Valeriana flaccidissima Maxim. 又名:蔓甘松《中国高等植物图鉴》。

多年生草本,高20~80 cm。根茎细拄状,具明显的环节;有细长匍枝,每节有1对近心形的长柄叶,柄长5~10 cm;叶与匍枝叶同形,叶片长1~3 cm,先端圆钝头,基部平截心形,波状圆齿或全缘,有时3裂。茎生叶对生:叶柄短;卵形,长2~4 cm,宽1~2 cm,羽状全裂,裂片3~7枚,先端裂片卵形或披针形,钝头或渐尖,边缘具疏锯齿,侧裂片与顶裂片同形而依次渐小。伞房状聚伞花序,顶生或有时自上部叶腋出;苞片和小苞片线形至线状披针形;花小,淡红色;花萼内卷;花冠部细筒状,上部膨大,5裂;雄蕊3;子房下位,长条形。瘦果条状卵形,背面3条细而疏,先端有10余条羽状冠毛。花期4~6月,果期5~8月。

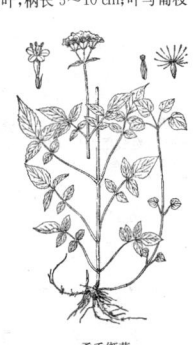
柔垂缬草

生于海拔1 000~3 600 m的林缘、溪边等水湿条件较好的草地。分布于湖北、四川、贵州、云南、陕西、台湾。

【采收加工】　7~10月采挖,鲜用或晒干。

【药性】　《贵州民间药物》:"性温,味辛、微甘。"

【功用主治】　祛风,散寒,除湿。主治外感风寒,风湿痹痛,小儿白口疮。

《贵州民间药物》:"散寒,解毒,除湿。"

【用法用量】　内服:煎汤,9~15 g。

【选方】　1. 治感冒风寒　蛇头细辛9~15 g。煎水服。

2. 治风湿痛　蛇头细辛、牛膝、木通各9 g。煎水服。

3. 治小儿白口疮　蛇头细辛适量,捣烂搽患处。(1~3方出自《贵州民间药物》)

4564 蛇葡萄根 shé pú táo gēn 《天目山药用植物志》

【异名】　野葡萄根《卫生易简方》,山葡萄根、见肿消、外红消《江西草药》。

【基原】　为葡萄科蛇葡萄属植物蛇葡萄的根或根皮。

【原植物】　参见"蛇葡萄"条。

【采收加工】　9~10月采挖根部,切片,或剥取根皮,切片,晒干。鲜用随时可采。

【成分】　根含甾体类成分:β-谷甾醇(β-sitosterol),胡萝卜苷(daucosterol),(24S)-3β-羟基-5-豆甾烯((24S)-3β-hydroxy-5-stigmast-5-ene),又含右旋儿茶素(catechin),羽扇豆醇(lupeol),没食子酸(gallic acid),棕榈酸(palmitic acid)等。

【药理】　1. 保肝作用　蛇葡萄根醇提液灌胃,对 D-氨基半

乳糖所致的大鼠肝损伤有保护作用，降低血清丙氨酸氨基转移酶、天冬氨酸氨基转移酶活性，提高肝匀浆中超氧化物歧化酶，降低丙二醛含量，减轻肝细胞损伤。蛇葡萄根浸膏提取液灌胃，减轻刀豆蛋白 A 导致的大鼠肝脏病理损伤，降低血浆中 α-肿瘤坏死因子、一氧化氮含量及丙氨酸氨基转移酶活性，减少肝细胞 Fas 抗原表达。

2. 其他作用　蛇葡萄根膏外敷，对慢性骨髓炎模型大鼠能抑制骨髓内金黄色葡萄球菌，减轻炎症程度。蛇葡萄除去鞣质的水溶性部分体外能抑制单纯疱疹病毒的活性。

【药性】　辛、苦，凉。

1.《江西草药》："性平，味甘、酸。"

2.《湖南药物志》："甘、苦，凉，无毒。"

3.《广西本草选编》："有小毒。"

4.《全国中草药汇编》："辛、苦，凉。"

【功用主治】　清热解毒，祛风除湿，活血散结。主治肺痈、肠痈，肺痨咯血，风湿痹痛，跌打损伤，骨折疼痛，痈肿疮毒，瘰疬，癌肿。

1.《江西草药》："舒筋活血，消肿解毒。"

2.《浙江民间油草药》："散瘀活血，抗菌消炎，止血。"

3.《全国中草药汇编》："清热解毒，祛风活络，止痛、止血。主治风湿性关节炎，呕吐，腹泻，溃疡病；外用治跌打损伤、肿痛、疮疡肿毒、外伤出血、烧烫伤。"

【用法用量】　内服：煎汤，15～30 g，鲜品倍量。外用：捣烂或研末调敷。

【选方】　1. 治肺痈，肠痈　蛇葡萄根捣汁冲酒服。《天目山药用植物志》

2. 治肺结核、淋巴结结核　野葡萄根 500 g，加水 1 250 ml，密封，缓火煎至 840 ml（约每 10 ml 含生药 6 g）。每日 3 次，每次 10 ml，饭后服。《泉州本草》

3. 治风痹骨痛　野葡萄根八两，烧酒十六两，浸七日，一日数回，每回饮一小杯。《草药新纂》

4. 治慢性风湿性关节炎　蛇葡萄根、穿山龙各 15 g，珍珠梅茎 3 g。水煎服。《全国中草药汇编》

5. 治骨折　在正骨手术后，取蛇葡萄根、刺老包、五加皮、地骨皮各 30 g。共研细末，加蜂蜜适量，调成膏，包敷患处，3～5 日换 1 次。《湖北中草药志》

6. 治一切痈毒　野葡萄根红者去表皮，为末。新水调涂肿上，频扫新水，肿自消散。《卫生易简方》

7. 治湿痰流注（寒性脓疡）　山葡萄根、猪瘦肉各 60 g。酒、水各半同炖，服渣食肉。《天目山药用植物志》

8. 治结毒疮伤　蛇葡萄根皮（去栓皮）、苦参、野桑白根皮。捣烂，拌酒糟或黄酒做饼，烘热敷患处。《天目山药用植物志》

9. 治毒蛇咬伤　蛇葡萄鲜根皮、大蒜根等量，加适量醋和面粉，捣烂外敷；亦可单用。《浙江药用植物志》

10. 治瘰疬　野葡萄根 30 g，合猪赤肉 120 g，炖服。《泉州本草》

11. 治肾癌　蛇葡萄根 30 g，黄药子 9 g，半边莲、白茅根、薏米仁各 15 g。水煎服。《肿瘤的诊断与防治》

12. 治乳腺癌　野葡萄根、藤梨根各 30 g，八角金盘、生南星各 3 g。水煎服，每日 1 剂。《全展选编·肿瘤》

【临床报道】　1. 治疗慢性骨髓炎　取新鲜野葡萄根皮（去表皮）洗净，捣成泥状。每 500 g 加鸡蛋清 4 个，香油 60 g，白酒 5 ml，苯甲酸钠 2.5 g，搅拌成膏；新鲜野葡萄根内皮捣汁，浸泡纱布，高压灭菌。用时先洗净患处皮肤，将局部疮疡或有脓未溃者，敷药约 0.2 cm 厚，以胶布或绷带固定；表面坚硬、脓肿难消，可于局部先敷糯黄粉再敷药膏。若患处破溃流脓，形成瘘管，则先用纱条引流，再敷药膏。每日换药 1 次。共治疗 90 例，结果：痊愈 62 例，

好转 27 例，无效 1 例。疗程最短者 58 日，最长者 482 日，平均 128 日。

2. 治疗带状疱疹　用鲜蛇葡萄根 500 g，加水 2 500 ml，煎成约 500 g 糊状物。先用生理盐水清洗皮损处，再涂 2‰龙胆紫溶液，干燥后，将蛇葡萄糊涂抹在灭菌纱布上敷贴于皮损处，绷带包扎。治疗带状疱疹 42 例，4 日内全部治愈。

3. 治疗伤科、外科炎症　用蛇葡萄根内皮研粉或制成 50%浓缩液。用酒或醋、温开水、米泔水、童便、茶水、麻油、凡士林等调敷患处。外用治疗浅 Ⅱ 度烫伤、疖肿、急性乳腺炎、外伤感染、急性淋巴结炎、急性睾丸炎等炎症。共观察 117 例，治愈 101 例，显效 13 例，总有效率为 97.4%。3～4 日有效布占 80%以上。

4565 蛏肉 chēng ròu
《食疗本草》

【异名】　蛏肠（《纲目》）。

【基原】　为竹蛏科缢蛏属动物缢蛏的肉。

【原动物】　缢蛏 Sinonovacula constricta（Lamarck）又名：蛏（《本草拾遗》）

贝壳长圆柱形，薄而脆，几半透明，一般壳长 40～85 mm，高约为长的 1/3，宽为长的 1/5～1/4。壳顶略靠背缘前端，约壳长的 1/3处。背腹缘近乎平行，前后端稍圆，两壳关闭时前端张口。于壳顶稍后有个棕黑色的纺锤状韧带，短而突出。自壳顶起斜向腹缘的中央部有一

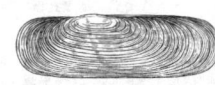

缢蛏

条凹沟，故名缢蛏。壳表被有一层黄绿色壳皮，顶部壳皮常脱落而呈白色。生长线明显。壳内面白色。壳顶下有向壳表斜向相应的隆起。铰合部小，左壳具 3 枚壳主齿，中央 1 枚较强大，分叉；右壳具 2 枚壳主齿，前面 1 枚与壳面垂直，后面 1 枚向后倾斜。外套痕显著，外套窦宽、深，前端呈圆形。闭壳肌痕三角形，前痕较小，后痕较大。足部发达，两侧扁，呈斧状，尖端平，形成一椭圆形的距面。水管 2 条，长而分开，末端均有触手。

喜栖息于盐度较低的河口附近或有少量淡水流入的内湾，埋栖于中、低潮区软泥沙滩，一般潜入深度为 100～200 mm。主要以硅藻为食料。雌雄异体，繁殖期为 8～11 月。我国南北沿海均有分布，浙江、福建等地已人工养殖。

本动物的贝壳（蛏壳）亦供药用，另设专条。

【采收加工】　全年均可采捕。捕得后，去壳，取肉，鲜用或晒干。养殖者于春季播种后，当年 7、8 月即可收获。产区多制成蛏干，系将鲜蛏在海水中洗净后，置于锅内干煮至壳张开，剥去蛏壳，洗去泥沙，晾 1～2 日，至蛏肉呈淡黄色即成。

【成分】　每 100 g 蛏肉含水分 88 g，蛋白质 7.2 g，碳水化合物 2.4 g，灰分 1.3 g，钙 133 mg，磷 114 mg，铁 22.7 mg，热量 48 200.8 kJ。每 1 kg 蛏干含碘 900 μg。肉中含糖原（glycogen）每 1 kg 鲜肉中含 3 g。

【药理】　抗氧化作用　蛏肉体外有清除超氧根离子、氢氧根离子、过氧化氢的作用。

【药性】　甘、咸，寒。归心、肝、肾经。

1.《嘉祐本草》："味甘，温，无毒。"

2.《本经逢原》："甘，平，无毒。"

3.《本草从新》："甘、咸，寒。"

4.《本草求真》："入肾、肝。"

5.《本草再新》："入心、肾二经。"

【功用主治】　补阴，清热，除烦。主治产后虚损，烦热口渴，盗汗。

1.《嘉祐本草》："补虚，主冷痢。煮食之，主妇人产后虚损，胸中邪热烦闷气。"

2.《本草从新》:"补阴,主热痢。"

3.《医林纂要》:"解渴醒酒,除烦去热。""干食,补心滋阴。"

4.《随息居饮食谱》:"解丹石毒。"

【用法用量】 内服:煮食,50~100 g(鲜品可用至250 g)。

【宜忌】 不宜生食。

1.《食疗本草》:"天行病后不可食。"

2.《医林纂要》:"生食,大寒,令人泻。"

【选方】 1. 治产后虚损,乳少 蛏肉半斤黄酒蒸,煮汤服。《中国药用海洋生物》

2. 治盗汗 蛏干30 g,大米60 g。加open水炖服。

3. 治腓肠肌痉挛 蛏干30 g,加红酒适量炖服。

4. 治肝硬化,食欲不振 蛏干250 g,炖熟,分三餐佐饭,常服。(2~4方均引《海味营养与药味指南》)

5. 治湿热水肿 蛏干60 g,炖蒜头梗煎。《泉州本草》

【各家论述】《本草求真》:"蛏,性体属阴,故能解烦涤热,然惟水衰火盛者则宜。若使脾胃素冷,服之必有动气泄泻之虞矣。书言可治冷痢,似属巧说,未可深信。"

4566 **蛏壳** chēng ké
《《纲目拾遗》》

【基原】 为竹蛏科缢蛏属动物缢蛏,竹蛏属动物长竹蛏、大竹蛏、细长竹蛏等的贝壳。

【原动物】 1. 缢蛏 Sinonovacula constricta (Lamarck)

参见"蛏肉"条。

2. 长竹蛏 Solen gouldii Conrad

贝壳窄而长,壳脆薄,一般壳长50~120 mm,长为高的6~7倍。壳顶位于壳的最前端,不突出,两壳包合呈竹筒状,前后端开口。壳前缘呈截形,略倾斜;后端稍圆,背腹缘直,或极爱中部微凹,相互平行。外韧带黄褐色,狭长,约为壳长的

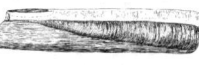

长竹蛏

1/5。壳面有黄褐色壳皮,光滑。生长线细匀,自前缘始似与腹缘平行;近背缘处呈下垂弧形,后端有时成褶襞。壳内面白色或淡黄色。铰合部小,每壳各有主齿1枚。外套痕明显,前端背缘凹入。外套窦短,半圆形。前闭壳肌痕极细长,与韧带几相等;后闭壳肌痕呈弓形。足发达,细长,呈柱状。

生活于潮间带中、下区至浅海的沙质海底。埋栖深度200~300 mm。雌雄异体,春、夏季之间繁殖。我国南北沿海均有分布。

3. 大竹蛏 S. grandis Dunker

与长竹蛏大同小异。贝壳呈竹筒状,质薄脆,一般壳长72~140 mm,长为高的4~5倍。壳表面凸,被黄褐色壳皮。腹缘及后端壳缘,有时有淡红色的彩色带。壳内面白色或稍带淡红紫色。各肌痕明显,前闭壳肌痕长形,后闭壳肌痕略呈

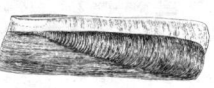

大竹蛏

三角形;足发达,前端尖,左右扁。水管短而粗。两水管愈合,由若干环节组成,末端有触手。

生活于潮间带中、下区和浅海的泥沙滩,埋栖深度300~500 mm,洞穴斜,与地面成70°~80°角。我国沿海均有分布。

4. 细长竹蛏 S. gracilis Philippi

贝壳较细长,质极薄脆,一般壳长65~124 mm,长为高的6~12倍。壳表被褐绿色壳皮,并具深色条纹数条。生长线与壳背缘几乎垂直。壳表角线不达小壳的最末端边缘。余与长竹蛏相似。

生活于潮间带中、下区及浅海泥沙滩,埋栖深度300 mm。我国分布于北部沿海(连云港以北)。

尚有:① 刀蛏属动物小刀蛏 Cultellus attenuatus Dunker 贝壳狭小。壳前端大于后端。为我国南北沿海常见种。② 尖刀蛏 C. scalprum (Gould)贝壳狭长,前端小于后端。我国东海沿岸分布较多。壳亦被药用。

【采收加工】 捕捞后,去肉收集贝壳,晒干。

【药材】 缢蛏壳 Sinonovaculae Constrictae Concha 产于我国沿海各地;长竹蛏壳 Solinis Gouldii Concha、大竹蛏壳 Solinis Grandis Concha、细长竹蛏壳 Solinis Gracilis Concha 均产于黄海。

性状 缢蛏壳 贝壳类长方形。壳长40~85 mm,壳宽13~26 mm。壳顶位于背缘前端约1/3处,背腹缘近于平行,前、后端圆形。外表面生长线明显,自壳顶至腹缘有一条弯曲的斜沟,将黄绿色的外皮;内表面白色或淡黄色,铰合部小,右壳具主齿2枚,左壳具主齿3枚,中央1枚大而分叉。质硬而脆。味微咸。

长竹蛏壳 贝壳长方形。壳长50~120 mm,长为壳宽的6~7倍,背腹缘几平行,前端截形,后端圆形。外表面光滑,被有黄褐色外皮,生长线明显,呈弧形;内表面白色或稍淡黄色,铰合部小,左、右壳各具主齿1枚。质薄脆,易碎。味微咸。

大竹蛏壳 贝壳长方形。壳长72~140 mm,长为宽的4~5倍。背腹缘平行,前端、后端圆形。外表面突出,被有发亮的黄褐色外皮,生长线明显,呈弧形,有时显淡红色的彩色带;内表面白色或淡红色,铰合部小,左、右壳各具主齿1枚。质薄脆,易碎。气味咸。

细长竹蛏壳 贝壳长方形。壳长65~124 mm,长为宽的6~7倍。背腹缘平行,前、后端均齐截。外表面被褐绿色外皮,可见深色条纹数条,生长线与壳背缘几呈垂直。内表面白色或淡黄色,铰合部小,左、右壳各具主齿1枚。质薄脆,易碎。味微咸。

【功用主治】 1.《纲目拾遗》:"治喉风急痹。"

2.《中国药用海洋生物》:"用于胃病,咽喉肿痛。"

【用法用量】 内服:煅存性研末入散剂,3~6 g。外用:研末调敷或吹喉。

【选方】 治咽喉一切急症 蛏壳置瓦上,日晒夜露,经年取下,色白如雪,捣细,水漂净,末,晒干,同冰片吹喉。(《万选方》)

4567 **鄂豆根** è dòu gēn
《《湖北中草药志》》

【异名】 胡豆连、胡豆七(《湖北中草药志》)。

【基原】 为豆科山豆根属植物管鄂山豆根的根或全株。

【原植物】 管鄂山豆根 Euchresta tubulosa Dunn

匍匐状小灌木,高约50 cm。根粗长,灰褐色。叶互生;总叶柄长3.5~5.5 cm;奇数羽状复叶,小叶3~5枚,椭圆形或倒卵状椭圆形,长5.6~11 cm,先端尖,基部楔形,下面密被淡黄白色短绒毛。花序顶生;花萼5齿裂;花冠白色;子房柄长0.5~1.2 cm。荚果椭圆形,两端尖,长约1.7 cm。花期5月;果期9~11月。

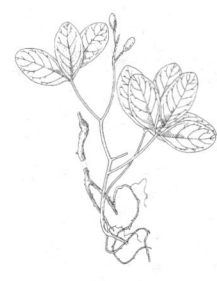

管鄂山豆根

生于海拔300~1 200 m的山地密林下或沟边。分布于湖北、湖南、四川等地。

【采收加工】 7~10月采挖全株,晒干。

【药材】 鄂豆根 Euchrestae Tubulosae Radix seu Herba 产于湖北、湖南、四川等地。

性状 根呈长圆柱形,表面棕褐色,有纵皱纹。质坚硬而脆,易折断,断面略平坦,微角质,皮部浅黄色,形成层为暗色环,木质

部黄色。根头部中心有髓。具豆腥气,味苦。

【鉴别】 (1) 参见"山豆根"条,唯组织中无晶纤维。

(2) 取本品粗粉 1 g,加 95% 乙醇温浸 30 分钟,滤过,滤液加 1% 盐酸,使成酸性。取滤液 1 ml,加碘化汞钾试液 2 滴,产生黄白色沉淀(检查生物碱)。

【成分】 根含黄酮类成分:山豆根黄酮(euchrenones)a_1、a_4、a_{14}、a_{15}、a_{17}、a_{18}、b_2、euchritina A、B、C、D、E、euchretin I。根含香豆素类成分:euchrestafuran。

【药性】 《湖北中草药志》:"苦,寒。"

【功用主治】 清热解毒,行气止痛。主治咽喉肿痛,痢疾,腹痛泄泻,胃痛,胁痛,牙痛,疮疖肿毒。

1.《全国中草药汇编》:"利咽喉。治腹痛,腹胀。"

2.《湖北中草药志》:"清热解毒,利咽止痛。用于咽喉肿痛,上呼吸道感染,胃痛,胁痛,腹痛,腹泻,痢疾。"

【用法用量】 内服:煎汤,5~10 g;或研末。外用:捣敷。

【选方】 1. 治咽喉肿痛 胡豆连研末。每次 1.5 g,开水吞服。

2. 治腹痛腹泻、痢疾 胡豆连 1.5 g,雄黄连 3 g。共研末,开水吞服。

3. 治肝区痛 胡豆连 1.5 g,香血藤 3 g。共研末,开水吞服。

4. 治胃痛 胡豆连研细末。每次 1.5 g,开水吞服,每日 3 次。(1~4 方出自《湖北中草药志》)

4568 啤酒花 pí jiǔ huā

《新疆中草药手册》

【异名】 忽布、香蛇麻(《新疆中草药手册》)。

【基原】 为桑科葎草属植物啤酒花的未成熟带花果穗。

【原植物】 啤酒花 Humulus lupulus L. 又名:蛇麻草(《浙江药用植物志》)。

多年生缠绕草本,长达 10 m 以上。全株被倒钩刺,茎枝和叶柄具密生细毛。单叶对生;叶片纸质,卵形,基部心形或圆形,边缘具粗锯齿,上面密生小刺毛,下面有疏毛和黄色小油点。花单性,雌雄异株;雄花序为圆锥花序,花被片 5,雄蕊 5,黄绿色;雌花每 2 朵生于一苞片的腋部。果穗球果状,宿存苞片膜质且增大,有黄色腺体,气芳香。瘦果扁圆形,褐色,为增大的苞片包围着。花期 5~6 月,果期 6~9 月。

新疆北部有野生,华北、东北及浙江、山东等地多为栽培。

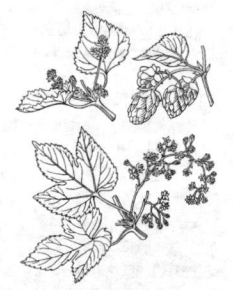

啤酒花

【栽培】 生物学特性 喜冷凉高燥气候,较耐寒。宿根可耐 −50~−36 ℃,幼芽可耐 −20 ℃,夏季气温以 16~23 ℃ 为宜。耐旱、忌涝,耐盐碱性较强。对光反应较为敏感,日照临界长度 14~17 小时。以向阳、地势高燥、土层深厚、疏松肥沃、富含有机质、排水良好的酸性土壤为宜。

繁殖方法 种子繁殖、根茎繁殖或扦插繁殖。种子繁殖:种子经低温处理,可提高发芽率。以培养实生苗为主,用以引种,不宜大田生产应用。根茎繁殖:冬季至翌年早春,挖掘植株,选带芽的根茎切成小段,按行株距 60 cm×60 cm 开穴,每穴栽 2~3 段,覆土 1~2 cm,压紧,覆盖塑料薄膜。栽后 10~15 日,根芽在土内伸长至 5~8 cm,需按开围圈土,使根芽顶出,留 3~5 个壮芽,用竹片刮去乱芽,并将斜、横生芽扶正,用湿润土埋在芽枝周围。扦插繁殖:6~9 月扦插,一般在开花前后剪取植株直径 0.3~

0.5 cm,长 20~25 cm,具 2 节和 2 对叶片的绿枝,基部用含吲哚乙酸或萘乙酸(500~1 000)×10^{-6} 的 50% 乙醇溶液浸泡 7~10 s,按行株距 10 cm×5 cm,深 3 cm,进行扦插育苗。经 15~20 日生根。现可用茎尖组织培养。出苗后为弱苗,留壮苗。

田间管理 生长期间进行松土、除草各 4~5 次。追肥可在苗期、现蕾期、花期施用人类、尿素、过磷酸钙等;并于扦插定植后,用 0.3%~0.5% 尿素和 0.3%~0.4% 磷酸二氢钾的混合液喷施。冬季施厩肥、堆肥、饼肥等。茎蔓有攀缘习性,搭架或立柱,引苗绑苗上架。芽苗要将主蔓 8~12 节以下的芽除去,茎节上生出大量分枝时要适当整枝、疏芽、疏叶,6 月中旬适当剪除秋梢,8 月上、中旬将架下主蔓抽的新梢全部剪除。冬季整修棚架,清洁园地。

病虫害防治 病害有霜霉病、根腐病、枯萎病、灰霉病、黑霉病、花叶病毒病等。虫害有玉米螟、草地螟、大豆蚜虫、高粱条螟、棉铃虫、款冬夜蛾、红蜘蛛、糖槭蚧、蚜虫、沙枣木虱、大青叶蝉、榆叶蛾、斜纹夜蛾、艾枝尺蠖、扁蝽夜蛾、刺蛾、孔雀斑蛱蝶、甘蓝夜蛾、地老虎、金针虫、象鼻虫、金龟子、线虫等。

【采收加工】 7~10 月当果穗呈绿色而略带黄色时采摘,晒干或烘干,烘干时温度不得超过 45 ℃。

【药材】 啤酒花 Humuli Lupuli Spica 产于新疆、山东、浙江及东北、华北等地。

性状 为压扁的球形体。全体淡黄白色。膜质苞片覆瓦状排列,椭圆形或卵形,长 0.5~1.2 cm,宽 0.3~0.8 cm,半透明,对光视之可见棕黄色腺点。苞片腋部有细小的雌花 2 朵或有扁平的瘦果 1~2 枚。气微芳香,味微甘苦。

【成分】 花苞片上的腺体含树脂:葎草酮(humulone),类葎草酮(cohumulone),伴葎草酮(adhumulone),蛇麻草酮(lupulone),类蛇麻草酮(colupulone),伴蛇麻草酮(adlupulone),异葎草酮(isohumulone) A、B,原花色素(proanthocyanidin)、前葎草酮(prehumulone)。花含葎草二烯酮(humuladienone),葎草烯酮(humulenone) II、α-去二氢葎澄茄烯(α-corocalene)、γ-去二氢菖蒲烯(γ-calacorene)、2-甲基-3-丁烯-2-醇(2-methylbut-3-en-2-ol);含黄酮类:紫云英苷(astragalin)、异槲皮苷(isoquercitrin)、芸香苷(rutin)、山柰酚-3-鼠李葡萄糖苷(kaempferol-3-rhamnodiglucoside)、山柰酚-3-鼠李糖葡萄糖苷(kaempferol-3-rhamnoglucoside)、槲皮素-3-鼠李葡萄糖苷(quercetin-3-rhamnodiglucoside)、槲皮素-3-葡萄糖苷(quercetin-3-glucoside)、山柰酚葡萄糖苷(kaempferolglucoside)、无色矢车菊素(leucocyanidin)、无色飞燕草素(leucodelphinidin)、山柰酚(kaempferol)、槲皮素(quercetin)、异黄腐醇(isoxanthohumol)、黄腐醇(xanthohumol)、3′-(异戊二烯基)-2′,4-二羟基-4′,6′-二甲氧基查耳酮(3′-(isoprenyl)-2′,4-dihydroxy-4′,6′-dimethoxychal-cone)、2′,6′-二甲氧基-4,4′-二羟基查耳酮(2′,6′-dimethoxy-4,4′-dihydroxychalcone)、6-异戊烯基柚皮素(6-isopentenylnaringe-nin);还含抗坏血酸(ascorbic acid)、去氢抗坏血酸(dehydroascorbic acid);挥发油成分主要为月桂烯(myrcene)、芳樟醇(linalool)、牻牛儿醇(geraniol)、葎草烯(humulene)、蛇麻素(lupulin)、丁香烯(caryophyllene)、丁香烯氧化物(caryophyllene oxide)、3(12),6-丁香二烯-4-醇(caryophylla-3(12),6-dien-4-ol)、葎草烯醇(humulenol)、葎草烯环氧化物(humulene epoxide);还含游离氨基酸和蛋白氨基酸。

【药理】 1. 抗病原微生物作用 啤酒花提取物蛇麻酮和葎草酮对细菌和真菌均有显著的抑制作用。蛇麻酮体外对革兰阳性菌有效,但对革兰阴性菌无效,青霉素和红霉素可不同程度地增强其抗菌作用。蛇麻酮可显著抑制草分枝杆菌和结核杆菌的生长,且在较低 pH 下作用尤为明显。口服或肌注给药对感染结核杆菌小鼠有很好的治疗作用。除去蛇麻酮和草酮后的啤酒花提取物仍有抑菌作用。

2. 镇静催眠作用 啤酒花小剂量有镇静作用,中剂量有催眠作用,大剂量则有麻痹作用。啤酒花挥发油、水浸剂、浸膏、透析物以及蛇麻酮和葎草酮均具有镇静作用,其镇静作用可能与异缬草酸残基有关。

3. 雌激素样作用　啤酒花具有较强的雌性激素样作用,每 1 g 干燥花的雌性激素样活性为 200~3 000 U。树脂中的 β 酸性成分具有雌性激素样作用,活性为每 1 g 15 000 U,而 α 酸性成分则无此作用。

4. 抗氧化作用　啤酒花有明显的抗氧化活性,并呈剂量一效应关系。当啤酒花水提取物反应浓度为 0.83、1.67、3.33、6.67、13.33 g/L 时,其硫代巴比妥酸反应物的阻断率分别为 24.09%、31.48%、50.92%、71.39%、85.29%。

5. 其他作用　啤酒花乙醇提取物对离体兔空肠、豚鼠十二指肠及大鼠子宫平滑肌有强大的解痉作用,可对抗乙酰胆碱(Ach)、氯化钡和组胺等对平滑肌的收缩作用。

毒性　啤酒花浸膏对小鼠静脉注射、皮下注射和腹腔注射的 LD_{50} 分别为 30.1,1 200 和 314 mg/kg,浸膏丙酮提取部分小鼠静脉注射和皮下注射的 LD_{50} 为 515 和 1 240 mg/kg。蛇麻酮对大鼠肌内注射、灌胃的 LD_{50} 为 330 和 1 800 mg/kg,小鼠肌内注射、灌胃的 LD_{50} 为 600 和 1 500 mg/kg。动物多于给药后 24 小时内死亡。死亡前多呈兴奋及抽搐现象,死于呼吸困难,解剖可见肝、肺、肾均有明显充血或出血现象。

【药性】　苦,微凉。入肝、胃经。

1.《新疆中草药手册》:“苦,微凉,无毒。”

2.《青岛中草药手册》:“性平,味苦。入肝、胃经。”

【功用主治】　健胃消食,利尿安神。主治消化不良,腹胀,浮肿,膀胱炎,肺结核,咳嗽,失眠,麻风病。

1.《新疆中草药》:“健胃消食,镇静利尿。主治消化不良,腹胀,肺结核,膀胱炎,神经衰弱,失眠。”

2.《青岛中草药手册》:“主治气管炎。”

3.《浙江药用植物志》:“主治胸膜炎,癔病。”

【用法用量】　内服:煎汤,3~9 g。

【选方】　1. 治消化不良,腹胀　啤酒花、神曲各 9 g,土木香 6 g。水煎服。《新疆中草药》

2. 治气管炎　啤酒花 1.5~3 g,泡茶饮。或啤酒花根、贝母、桔梗、紫菀各 9 g,水煎服。《青岛中草药手册》

【临床报道】　1. 治疗麻风病　单用啤酒花的提取物乙醇浸膏(称为“三合素”或“酒花素”)制成丸剂或片剂(每粒含浸膏 0.16 g)内服,日服 6~52 丸不等,用药半年以上至二年半。在瘤型麻风 79 例中,初治病例 26 人,显著进步 4 例,进步 17 例,无明显变化 5 例;复治病例 53 人,临床治愈 5 例,近期治愈 5 例,显著进步 18 例,进步 21 例,无效 4 例。在结核样型 46 例中,初治病例 32 人,临床治愈 4 例,近愈 7 例,显著进步 10 例,进步 9 例,无变化 1 例;复治病例 14 人,临床治愈 1 例,近期治愈 3 例,显著进步 1 例,进步 2 例,无变化 1 例。界线类 8 例均属初治,显著进步 4 例,进步 4 例。未定类 2 例亦有进步。服药后部分患者有恶心、呕吐、食欲不振、一过性胃部烧灼感等反应,但很少发生麻风反应,对血象、肝肾功能未见明显影响。

2. 治疗肺结核　用酒花素乳剂,每服 30~50 ml,每日 3 次。多数治疗 3 个月。共观察 86 例,结果:在单用组 62 例中病灶吸收者 24 例,空洞闭合 1 例,缩小 4 例;加用异烟肼组 24 例,病灶吸收者 16 例。自觉症状两组均有一定改善。由于病灶及空洞性质的不同,疗效颇有差异。其中对主渗出的病变、薄壁空洞的疗效高于增殖性病变、混合病变、干酪空洞及纤维空洞。又用于结核性渗出性胸膜炎 30 例(配合抽胸水)。结果:痊愈 19 例,显著好转及好转 7 例。发热者大多在 1~2 日恢复正常,胸腔内液 26 例在 6~60 日内完全吸收,治疗后遗留轻度胸膜肥厚。服药后少数病例出现心悸、痰中带血、荨麻疹、头晕不适等。

3. 治疗矽肺及矽肺结核　内服啤酒花浸膏片 3~4 片(每片 0.45 g)及维生素 C 200 mg,均每日 3 次。部分病例同时肌注啤酒花注射液 4 ml,每日 2 次;肌注胎盘组织液 5 ml,每星期 3 次。共观察 Ⅰ、Ⅱ、Ⅲ 期矽肺患者 80 例(单纯矽肺 54 例,矽肺结核 26 例),治疗后大部分患者咳嗽、喘憋、胸痛、胸闷、咯痰等症状减轻或消失。肺功能检查部分病例有不同程度改善;尿酸平均值升高,为治疗前的 2.12 倍。胸部 X 线摄片 35 例中有改善者 15 例,无变化者 10 例,因投照条件而不能对比者 10 例。服药后少数患者有口干、上腹不适等反应,均较轻微,继续服药或对症处理即逐渐消失。

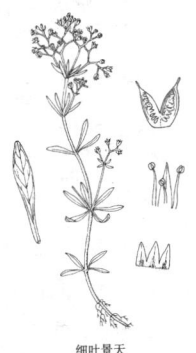
细叶景天

4569 **崖松** ^(yá sōng)(《陕西中草药》)

【异名】　小鹅儿肠、半边遍《陕西中药名录》。

【基原】　为景天科景天属植物细叶景天的带根全草。

【原植物】　细叶景天 *Sedum elatinoides* Franch. [*S. silvestrii* Pamp.]　又名:疣果景天《秦岭植物志》,沟繁缕景天《拉汉种子植物名称》。

一年生草本,高 5~30 cm。全株无毛。根须状,基部节上常生不定根。茎单生或丛生,分枝或不分枝,茎上有棱。叶 3~6 片轮生,无柄或几无柄;叶片长圆状匙形或狭倒披针形,长 8~20 mm,宽 2~7 mm,先端钝圆或急尖,基部渐狭,全缘。花序圆锥状或伞房状,分枝长,花稀疏,花梗细;萼片 5 枚,近三角形至卵状披针形,先端近急尖;花瓣 5,白色,披针状卵形,先端急尖,基部离生;雄蕊 10,2 轮,较花瓣短;鳞片 5,宽匙形,先端有缺刻;心皮 5,椭圆形,下部合生,背部有微乳头状突起。蓇葖果,成熟时上半部斜展。种子卵形,褐色,平滑。花期 5~7 月,果期 8~9 月。

生于山坡或山谷石崖上。分布于山西、河南、湖北、四川、云南、陕西、甘肃等地。

【采收加工】　4~8 月挖取带根全草,晒干或鲜用。

【药性】《陕西中草药》:“酸、涩,寒。”

【功用主治】《陕西中草药》:“清热解毒。治小儿丹毒,细菌性痢疾,阿米巴痢疾,汤火伤,鼻孔炎。”

【用法用量】　内服:煎汤,15~30 g;或捣汁,鲜品 50~100 g。外用:捣敷;或捣汁涂;或煎水洗。

【选方】　治阿米巴痢疾　崖松 15 g,凤尾草 9 g。水煮服。《秦岭巴山天然药物志》

4570 **崖棕根** ^(yá zōng gēn)(《本草图经》)

【异名】　千姈草《贵州中草药名录》。

【基原】　为莎草科苔草属植物宽叶苔草的根。

【原植物】　宽叶苔草 *Carex siderosticta* Hance

多年生草本。根茎匍匐而长。秆侧生,花葶状,基部以上生小穗。叶长圆披针形,短于秆,宽 1~3 cm,下面疏被短柔毛;基部叶鞘褐色,顶端无叶片。小穗 5~8,圆柱形,长 1.5~2 cm;穗梗扁,基部长 3~6 cm,向上者渐短;苞片佛焰苞状,绿色;雌花鳞片卵状披针形或长圆状披针形,长 4.5~5 mm,中间淡绿色,两侧白色,透明,有锈色线纹,脉 3 条,先端锐尖。果囊椭圆形或卵状椭圆形,短于鳞片,有三棱,棱面沟凹,黄绿色,有锈点,膜质,有多数脉,上部急缩成短喙,喙先端平截。小坚果椭圆圆,有三棱。

生于林下、路边、阴处岩石上。分布于东北及浙江、安徽、江西、山东、河南、湖北、四川、贵州、陕西等地。

【采收加工】 7～9月采收，切段，晒干。

【药性】《本草图经》："味甘、辛，性温，无毒。"

【功用主治】《本草图经》："疗妇人血气，并五劳七伤。"

【用法用量】 内服：煎汤，9～12 g。

【选方】 治妇人血气，并五劳七伤 崖棕根、半天回、鸡翁藤、野兰根等份。洗净焙干，捣罗，温酒调服二钱匕。《本草图经》

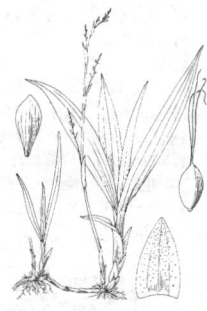
宽叶苔草

4571 崖花海桐子 yá huā hǎi tóng zǐ 《全国中草药汇编》

【异名】 山枝仁《全国中草药汇编》。

【基原】 为海桐花科海桐花属植物海金子的种子。

【原植物】 参见"山栀茶"条。

【采收加工】 11月采收果实，晒干后击破果壳，筛取种子；或采集将成熟的果实加入糠壳共踩，装于箩筐内，放入流水中冲洗，除去糠壳，捞取种子，晒干。

【药性】 苦，寒。

1.《全国中草药汇编》："苦，寒。"

2.《浙江药用植物志》："苦，微温。"

【功用主治】《全国中草药汇编》："涩肠固精。治咽痛，肠炎，白带，滑精。"

【用法用量】 内服：煎汤，4.5～9 g。

【选方】 治咽痛 山枝仁（崖花海桐子）、桔梗、射干、甘草各9 g。水煎服。《全国中草药汇编》

4572 崖花海桐叶 yá huā hǎi tóng yè 《湖南药物志》

【异名】 吊灯笼《广西中药志》、山海桐叶《浙江民间常用草药》、崖花子叶《湖南药物志》、海金子叶《广西药用植物志》。

【基原】 为海桐花科海桐花属植物海金子的枝叶。

【原植物】 参见"山栀茶"条。

【采收加工】 6～7月采枝叶，晒干。鲜用随时可采。

【药性】《浙江药用植物志》："苦，微温。"

【功用主治】 消肿解毒，止血。主治疮疖肿毒，皮肤湿痒，毒蛇咬伤，外伤出血。

1.《天目山药用植物志》："治皮肤湿痒。"

2.《全国中草药汇编》："解毒，止血。外用治毒蛇咬伤、疮疖，外伤出血。"

【用法用量】 外用：鲜品捣敷；或干品研末撒。

4573 铜绿 tóng lǜ 《本草拾遗》

【异名】 铜青《抱朴子》、生绿《经验方》。

【基原】 为铜器表面经二氧化碳或醋酸作用后生成的绿色碱式碳酸铜。

【制法】 取铜器久置潮湿处，或用醋喷在铜器上，至表面产生青绿色铜锈刮取。

此外，铜绿还有以加工品作药用者。方法为：用天然产出的碱式碳酸铜（即绿青）或糠青，铜绿粉与熟石膏加水拌和，压扁，切成方扁块形，用高粱酒喷之，表面产生绿色，里面淡绿色、土黄色。其质硬而脆，易折断，也易磨秏。粉末淡绿色。无臭、无味。但其杀虫和蚀恶肉作用一般不及真正的铜绿。又据《中国药学大辞典》

称："市肆有以枯矾和青盐制成者，不可用。"

【药材】 铜绿 Malachitum 主产河北。

性状 纯铜绿为细丝状或小颗粒状的结晶性粉末。翠绿色。体重，质松脆，气微，味微涩。能溶于水及酸，不溶于醚。

鉴别 (1) 透射偏光镜下：见细至 0.05 mm 的针状至柱状、粒状不等。晶粒为灰绿色调，边缘近无色。多色性：Np 为亮绿色，Ng 为绿黑到绿绿、带褐色调；干涉色 II 级蓝绿：近乎干涉光；正延性；个体很细小时，多色性不明显；干涉色亦下降。

(2) 取本品粉末少许，置坩埚中加热，产生绿色火焰（检查铜盐）。

(3) 本品粉末遇稀盐酸显碳酸盐的各种反应。参见"绿青"条。

(4) 本品粉末加稀盐酸反应后的溶液，滤过，滤液显铜盐的各种反应。参见"绿青"条。

(5) 取铜器与醋酸作用所得的粉末约 0.5 g，加水约 10 ml，滤过。滤液显铜盐的各种反应，参见"绿青"条。取滤液 1 ml，加醋酸后，加热，如部分发生醋酸特臭，取滤液 1 ml，加氨试液中和成中性溶液，加三氯化铁试液 1 滴，溶液呈深红色，加稀醋酸，颜色即褪去（检查醋酸盐）。

【成分】 主含碱式碳酸铜〔$CuCO_3 \cdot Cu(OH)_2$〕和碱式醋酸铜。

【药性】 酸、涩，微寒，小毒。归肝、胆经。

1.《药对》："寒。"

2.《嘉祐本草》："平，微毒。"

3.《纲目》："酸而有小毒，能入肝胆。"

4.《雷公炮制药性解》："味苦、涩。"

5.《玉楸药解》："入手太阴肺、足厥阴肝经。"

【功用主治】 退翳，去腐敛疮，杀虫，吐风痰。主治目翳，烂弦风眼、痈宜，鼻息肉，喉痹，牙疳，臁疮，顽癣，痔瘘，风痰卒中。

1.《药对》："主风烂泪出。"

2.《本草拾遗》："明目，去肤赤；合金疮，止血。"

3.《嘉祐本草》："治妇人血气心痛，去息肉。"

4.《医学入门》："治瘫痪风痰，卒中不语。能吐青涎，泻恶物。"

5.《纲目》："治恶疮，疳疮，吐风痰，杀虫。"

6.《药性纂要》："外科敷疮，熬膏药，用之外贴，收水燥湿，去腐消肿。"

7.《本经逢原》："为敷疗喉痹、牙疳，醋调擦散下治狐臭，姜汁调点烂弦风眼。"

8.《玉楸药解》："平牙疳肉蚀，收烂弦冷泪，消臁疮顽癣，疗痔瘘杨梅，去风杀虫，生发点瞎。"

9.《会约医镜》："脚指缝中流水痒痛，敷之。"

【用法用量】 内服：入丸、散，每次 0.5～1 g。外用：研末点涂或调敷。

【宜忌】 本品有强烈的刺激性，无论内服外用，应严格控制剂量。服用过量能引起剧烈呕吐、流涎、腹痛、血痢、急性贫血、损害肝功能，甚至痉挛、谵语、脉搏细小，呼吸浅弱，终至虚脱而死亡。

1.《本草经疏》："目睛肤翳不由风热外侵而因于肝血虚少者，非所宜用。"

2.《本草汇言》："中病即止，多服、常服，有燥耗津液，枯损血气之患。"

【选方】 1. 治眼生肤翳，垂生珠管 铜青一两，细墨半两。上件药，捣罗为末，用头醋和丸如白豆大。每用一丸，以乳汁少许，新汲水少许浸化后，以铜筯点之。《圣惠方》

2. 治年久风眼 铜绿（研）、寒水石（研）。上各等分，碾为细末。用五七沸滚水浸药，搅匀，澄清，将水面白药膜掠去，将清药水于眼大角点之，勿令尘生于眼内，立效。《瑞竹堂经验方》

3. 治风毒眼痒痛，连睑赤烂，并暴赤眼　铜绿、白矾各等分。上二味，以炭火烧令烟尽为度，细研如粉，用沙糖和为丸，如豌豆大，于南粉末内滚过。每用二丸，热汤半盏，浸化，洗眼。如冷更暖，洗三五次。《圣济总录》胜金丸）

4. 治眼胬肉　用铜青、白墡粉、五倍子为末。热汤泡，闭目热洗，冷再热洗之，烂弦者最效。《卫生易简方》）

5. 治痈疽肿毒，脓头不出　铜青一钱（为末），沥青一两，麻油二钱。先将油熬滚，入沥青熔化，再入铜青末搅匀，用单油纸摊贴毒上，脓头出后，换长肉膏贴之。《窦氏外科方》）

6. 治走马牙疳　铜青、滑石、杏仁等分。为末，擦之。《秘传经验方》）

7. 治疳虫蚀鼻生疮及鼻涕淹渍　铜青、白矾（生研）等分。上二味，同研为散。每用少许，敷疮上，小儿亦不用。《圣济总录》青金散）

8. 治舌上生疮　① 铜绿、铅白霜等分。为细末。每用少许，干撒舌上。《杨氏家藏方》绿云散） ② 铜绿（研）半两，香白芷末一两。上拌和匀。掺舌上，温醋漱立愈。《医垒元戎》赴筵散）

9. 治癣　上好铜青二三两（研细）。上药，打好烧酒拌之，须不干不湿，涂于粗工碗底内，翻转合地上，以砖块，露一线，下以薪艾烟之，候干再拌再熏，如此九次，少亦要七次，约以青色带黑为度，然后再研细，将烧酒拌做成膏子。用时以醋磨搽，日三五次。《经验堂方》九熏丹）

10. 治鹅掌风　用铜青一两（研细，以好醋调染），扁柏叶（阴干）。先用皮硝汤洗手，自干。又以桐油抹手，用炭火渐将柏叶置火上，熏干，黄色上皮即愈。《疡科选粹》）

11. 治臁疮顽癣　铜绿七分（研），黄蜡一两。化熟，以厚纸拖过表里，别以纸隔贴之，出水妙。亦治杨梅疮及虫咬。《卫生杂兴》）

12. 治杨梅毒疮　铜绿醋煮研末，烧酒调搽，极痛出水，次日即干。或加白矾等分，研撒。《简便单方》）

13. 治瘰疬，并马老鼠疮　铜绿、斑猫、砒霜各五分。上为细末，醋糊为丸，如眼粪大。每用时，一锭子行三儿，纳于疮口上，以膏贴之，如无疮口，干掺之。《外科精义》）

14. 治肠风痔漏　用铜青、密陀僧各一钱，麝香少许。为末。津液调搽之。《卫生易简方》）

15. 治痰涎潮盛，卒中不语　生绿二两，净洗，于乳钵内研细，以水化去石，澄清，慢火熬令干，再研匀，入麝香一分，同研以糯米糊和丸，如弹子及，阴干。如中者，每丸作二服，用薄荷酒研下。瘫缓一切风，用朱砂酒研化下，候吐涎出沫青碧色，泻下恶物。《经验方》碧琳丹）

16. 治神经性皮炎　香油 500 ml，熬开，下黄蜡、松香各 30 g，溶化，待冷。下铜绿、官粉、密陀僧末各 30 g 搅匀，涂于患处。涂药一二次后，局部有点状糜烂及瘙痒加剧等反应。《疮疡外用本草》）

17. 治肉屬　先以草梃掐断，于屬上划破，微有血出，铜绿细末贴之。三日不洗面，疮痂自然无了。如厚屬或青屬，须再起一遍，方尽无瘢痕。《普济方》治面屬方）

18. 治腋气　用铜青二钱，黄丹、东壁土各一钱。为末，以古铜钱一文磨漏好香油调搽。令患人洗浴了，去腋下毛，搽之，二日一次，不过十度愈效。《卫生易简方》）

【各家论述】《纲目》：“铜青乃铜之液气所结，酸而有小毒，能入肝胆，故吐利风痰，明目杀疳，皆肝胆之病也。”

4574 **铜罗汉** tóng luó hàn 《云南中药资源名录》）

【异名】姐妹树《云南思茅中草药选》）。

【基原】为紫葳科老鸦烟筒花属植物老鸦烟筒花的树皮或叶。

【原植物】老鸦烟筒花 *Milingtonia hortensis* L. 又名：烟筒花《中国高等植物图鉴》）。

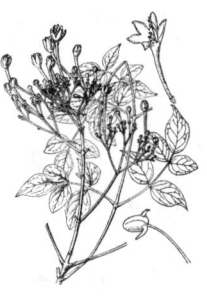

老鸦烟筒花

乔木，高 8～25 m。树皮粗糙。二至三回羽状复叶长 40～100 cm；小叶椭圆形、卵形或卵状长圆形，长 2（～5）～7 cm，宽 1.5～4 cm，先端渐尖，基部圆形，偏斜，全缘，两面无毛。聚伞圆锥花序顶生，直径约 25 cm；花序轴和花梗被淡黄色柔毛；花萼杯状，长 2～4 mm，浅波状 5 裂；花冠白色，花冠筒长 3～7 cm，基部直径 2～3 mm，裂片 5，卵状披针形，长 1～2 cm，内面沿边缘密被细毛；雄蕊 4,2 强；花盘环状；子房长圆柱状，花柱细长，无毛。蒴果线形，压扁。种子盘状，微小，长圆形，具有膜质周翅。花期 9～12 月。

生于海拔 500～1 200 m 的低丘密林中。分布于云南。

【采收加工】树皮全年均可采，晒干。5～7 月采叶，晒干。

【成分】叶含黄酮类成分：粗毛豚草素（hispidulin），粗毛豚草素-7-芸香糖苷（hispidulin-7-rutinoside），高山黄芩素（scutellarein），高山黄芩素-5-半乳糖苷（scutellarein-5-galactoside），烟筒花素（hortensin），粗毛豚草素，滨蒿黄素（cirsimaritin），异佛翅己醇（isorengyol），毛柳苷（salidroside），2-苯乙基芸香糖苷（2-phenethyl-rutinoside），2-(3, 4-二羟基)苯乙基葡萄糖苷（2-(3, 4-dihydroxy)phenethyl glucoside），洋丁香酚苷（acteoside），对香豆酰醇葡萄糖苷（p-coumaryl alcohol glucoside），异丁香油酚葡萄糖苷（isoeugenol-glucoside），株木苷（cornoside），连翘环己醇酮（rengyolone），异翘环己酮苷（rengyoside）A、B，连翘环己醇（rengyol）。又含 8-O-β-D-异连翘环己酮吡喃葡萄糖苷（8-O-β-D-glucopyranosyl isorengyol），反式-1-(2-羟基乙基)环己烷-1, 4-二醇〔trans-1-(2-hydroxyethyl)cyclohexane-1, 4-diol〕，柳穿鱼素（pectolinarigenin），花芽含烟筒花碱苷（millingtonine）。

【药理】镇咳、祛痰及细胞毒作用　老鸦烟筒花叶（铜罗汉）所含黄酮类化合物粗毛豚草素有镇咳及祛痰作用；在体外对人体鼻咽癌（KB）细胞有细胞毒性。

【药性】《全国中草药汇编》：“苦，凉。”

【功用主治】《全国中草药汇编》：“祛风止痒，驱虫解毒，祛痰止咳。主治荨麻疹，湿疹及各种皮肤过敏症，蛔虫，咳嗽痰喘。”

【用法用量】内服：煎汤，9～15 g。外用：叶煎水洗。

4575 **铜骨七** tóng gǔ qī 《四川常用中草药》）

【异名】白接骨连、红接骨连、钻骨风《贵州草药》），疔药、血乌《四川常用中草药》）。

【基原】为毛茛科银莲花属植物西南银莲花的根茎。

【原植物】西南银莲花 *Anemone davidii* Franch.〔*A. stolonifera* Maxim. var. *davidii*（Franch.）Finet et Gagnep.〕

多年生草本，高 20～55 cm。根茎横生，直径 6～10 mm，节间短。基生叶 1～3，有时早枯，不存在；叶柄长 13～37 cm；叶为三出复叶，叶片轮廓状五角形，长 6～10 cm，3 全裂，全裂片有短柄或无柄，中央全裂

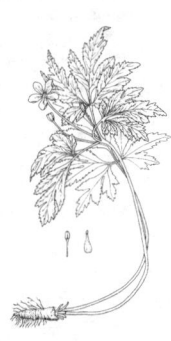

西南银莲花

片 3 深裂，边缘有不规则小裂片或粗齿，侧生全裂片不等 2～3 深裂或浅裂，边缘有锯齿，两面疏被短毛。花葶直立；苞片 3，轮生，叶状，有柄；花梗 1～3，长 5～17 cm，被短柔毛；花两性；萼片 5，花瓣状，白色，倒卵形，下面有疏柔毛；花瓣无；雄蕊多数，长约为萼片长的 1/4；心皮 45～70，花柱短，柱头小，近球形。瘦果卵球形，长约 2.5 mm。花期 5～6 月，果期 6～8 月。

生于海拔 950～3 500 m 的山谷林中、竹林中或沟边较阴处。分布于湖北西部、湖南西北部、四川、贵州、云南西北部、西藏东部。

【采收加工】 5～10 月采收，晒干。

【药材】 铜骨七 Anemones Davidii Rhizoma 产于四川、西藏、云南、贵州等地。

性状 根茎维状椭圆形或近条形，少数呈圆块状，稍弯曲，长 3～10 cm，直径 1～2.5 cm。表面棕褐色，有皱褶，环节较密集，有的不甚明显，周围着生多数细长须根或圆形根痕；顶端有干枯的叶基和茎基，其周围密生灰白色茸毛。质坚实，断面黄棕色，不甚平坦。气微，味苦。

鉴别 根茎横切面：表皮细胞 1 列，有的可见表皮毛。皮层较宽，最外为后生皮层，外侧有石细胞群断续排列成环，或与少数纤维束相间排列。维管束约 20 个，外韧；韧皮部狭窄；形成层微波状；木质部导管不发达，射线宽阔。髓部大。本品薄壁细胞充满圆形或类圆形淀粉粒，直径 3～5 μm。

【药理】 1. 抗肿瘤作用 西南银莲花根茎（铜骨七）中的皂苷 II、III、IV 体外对人癌细胞生长有抑制作用。其中的成分灌胃或腹腔注射均能抑制小鼠肉瘤 S_{180} 的生长，但在有效剂量下已显示出一定毒性。

2. 抗菌作用 铜骨七中的皂苷 V、VI、VII 体外抑制蜡状芽胞杆菌和白色假丝酵母生长。

【药性】 微苦，温。

1.《贵州民间药物》：“性平，味微苦。”

2.《四川常用中草药》：“性温，味苦、微计。”

【功用主治】 活血，止痛，解毒。主治跌打损伤，风湿疼痛，腰肌劳损，口疮。

1.《贵州民间药物》：“消肿毒，治跌打损伤，接骨。”

2.《四川常用中草药》：“镇痛，活血。治虚劳内伤，跌打损伤，风湿痛。”

3.《全国中草药汇编》：“补肾壮阳。主治腰肌劳损，阳痿。”

【用法用量】 内服：煎汤，9～12 g。外用：研末调敷。

【宜忌】《四川常用中草药》：“孕妇忌服。”

4576 铜锣七 tóng luó qī
《鄂西草药名录》

【异名】 山乌龟、地乌龟《贵州民间药物》

【基原】 为防己科千金藤属植物草质千金藤的块根。

【原植物】 草质千金藤 Stephania herbacea Gagnep. 缠绕草质藤本。块根肥大，椭圆形。茎无毛，皮孔细小，呈乳头状凸起。叶薄草质，卵圆形至宽三角状卵形，长 4～6 cm，宽 4.5～8 cm，先端短急尖，钝头，基部圆形或截形，两面无毛，下面被白粉；叶柄细弱，长 3～11 cm。花序腋生，疏松，总花梗长 2～3 cm；雄花：萼片 6，倒卵形，膜质；花瓣 3，近圆形，花瓣 3，卵形，光滑；花瓣 3，倒卵形；子房卵状，无毛，花柱 3 裂，丝状。核果球形，

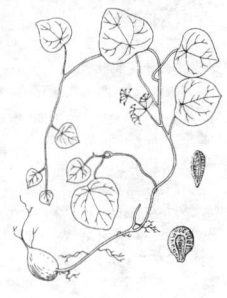
草质千金藤

内果皮马蹄铁形，有横脊约 15 条，成熟时红色。花期 5～6 月，果期 7～9 月。

生于海拔 500～1 800 m 的山坡、路旁、林下或岩壁缝隙中。分布于湖北、四川、贵州等地。

【采收加工】 9～10 月采挖，切片，晒干。

【药性】《贵州民间药物》：“性寒，味苦。”

【功用主治】 止痛，解毒，消肿。主治胃脘疼痛，痈肿疮毒，跌打肿痛。

1.《贵州民间药物》：“清热解毒。”

2.《贵州草药》：“止痛消肿。”

【用法用量】 内服：煎汤，3～9 g；研末，每次 3 g。外用：鲜品捣敷或磨汁涂。

【宜忌】 孕妇禁服。

《恩施中草药手册》：“用量过大有恶心反应。”

【选方】 1. 治胃痛呕酸 山乌龟，晒干研末。每次用 3 g，以温开水冲服，每日 3 次，连服 5 日。服后稍有呕吐现象，但无妨碍。

2. 治对口疮 鲜山乌龟磨水，以浓汁涂于患处。

3. 治烫伤、火伤（破皮） 鲜山乌龟磨水，随时搽伤处。

4. 治外伤（肿红肿） 山乌龟 30 g，酸浆草 18 g，共研为末，兑烧酒调匀；揉擦伤处，并以药粉 0.6 g 冲酒服。（1～4 方出自《贵州民间药物》）

4577 铜锤草 tóng chuí cǎo
《四川中药志》

【异名】 大酸味草《广州植物志》，大老鸦酸、地麦子《贵州民间药物》，紫酢浆草《四川中药志》，大叶酢浆草《广西本草选编》。

【基原】 为酢浆草科酢浆草属植物红花酢浆草的全草。

【原植物】 红花酢浆草 Oxalis corymbosa DC.［O. martiana Zucc.］

多年生草本，高约 35 cm。有多数小鳞茎聚生在一起，鳞片褐色，有三条纵棱。叶基生，掌状三出叶；总叶柄长 15～24 cm，被毛，小叶倒心形，长 3.5～5 cm，宽 3.5～5.3 cm，先端凹缺，叶缘及叶背被毛。伞形花序有花 6～10 朵；萼片 5，绿色，椭圆状披针形，先端有 2 条褐色斑纹，外面被白色毛；花瓣 5，淡紫色，基部绿黄色，有深色条纹，倒披针形，先端钝或截形；雄蕊 10 枚，5 长 5 短，长者基部合生，短者长 3 mm，花丝基部合生成白色短柔毛；子房由 5 心皮组成，具 5 棱，柱头头状，深绿色。蒴果角状形，具毛。花期 5 月，果期 6～7 月。

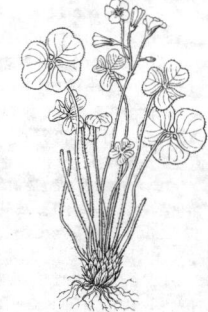
红花酢浆草

原产美洲热带地区。我国大部分地区有栽培。

本植物的根（铜锤草根）亦供药用。另设专条。

【采收加工】 6～7 月间采收全草，晒干。

【药性】 酸，寒。

1.《四川中药志》1962 年版：“性寒，味酸，无毒。”

2.《贵州民间药物》：“性平，味酸。”

【功用主治】 散瘀，清热，利湿，解毒。主治跌打损伤，月经不调，咽喉肿痛，痢疾，水肿，砂淋，白带，痈肿疮疖。

1.《四川中药志》1962 年版：“能散瘀血；治跌打损伤瘀血，妇女白带，淋沥，脱肛及痔疮。”

2. 《贵州民间药物》:"行气活血。治金疮跌损,赤白痢症。"

3. 《广西本草选编》:"主治湿热白带,热咳,肝炎,口腔炎,骨鲠喉,烧烫伤。"

4. 《福建药物志》:"主治肾盂肾炎,扁桃体炎,胆囊炎,失眠,尿路结石,糖尿病,小儿夏季热,咽喉疼痛,蛇头疔。"

5. 《浙江药用植物志》:"化痰。主治慢性气管炎。"

【用法用量】 内服:煎汤,15~30 g;或浸酒,炖肉。外用:捣烂敷。

【宜忌】 孕妇禁服。

【选方】 1. 治跌打损伤(未破皮者) 大老鸦酸 30 g,小锯锯藤 15 g。拌酒糟,包敷患处。《贵州民间药物》)

2. 治扁桃体炎 鲜红花酢浆草 30~60 g。米泔水洗净,捣烂绞汁,调蜜服。《福建药物志》)

3. 治慢性肾炎 (红花酢浆草)鲜品 15~30 g。配鸡蛋煎服。(福建晋江《中草药手册》)

4. 治蛇头疔 鲜红花酢浆草叶和蜜捣烂敷患处。《福建中草药》)

【临床报道】 治疗慢性气管炎 红花酢浆草 312 g,水煎,浓缩至 250 ml,分 10 日服完为 1 个疗程,连服 2 个疗程。共治疗 48例,有效率为 60.3%,显效率为 8.3%。

4578 铜钱细辛 tóng qián xì xīn 《新华本草纲要》

【异名】 胡椒七、小铜钱乌金、乌金草(《湖北植物志》)。

【基原】 为马兜铃科细辛属植物铜钱细辛的全草。

【原植物】 铜钱细辛 *Asarum debile* Franch.

多年生草本,植株通常矮小。根茎横走。叶 2 片对生于枝顶;叶柄长 5~12 cm;芽胞叶卵形,边缘密生睫毛;叶片心形,长 2.5~4 cm,宽 3~6 cm,先端急尖或钝,基部心形,叶缘在中部常内弯,上面深绿色,散生柔毛,脉上较密,下面浅绿色,光滑或脉上有毛。花紫色;花梗长 1~1.5 cm,花被在子房以上合生,裂片宽卵形,被长柔毛;雄蕊 12,稀较少,与花柱近等长,花丝比花药长约 1.5 倍,药隔稍不伸出;子房下位近球状,花柱顶端辐射状 6 裂,柱头顶生。花期 5~6 月。

生于林下阴湿地或沟边。分布于安徽、湖北、四川、陕西等地。

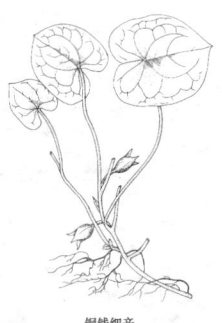

铜钱细辛

【采收加工】 5~8 月挖取全草,置通风处阴干。

【药材】 铜钱细辛 *Asari Debilis Herba* 主产于安徽、湖北、陕西、四川。

性状 根茎棕黄色,直径 1~2 mm,节间长 0.5~1.7 cm,可约至 2.5 cm;断面类正方形,形成层棕褐色。根纤细。叶片较小,展平后呈心形,长 2.5~4 cm,宽 3~6 cm,先端急尖或钝,基部心形,叶缘有睫毛,上面散生白色柔毛,脉上毛密;叶柄长 5~12 cm。气芳香,味辛辣。

【成分】 全草含挥发油成分:1,8-桉叶素(1,8-cineole)、芳樟醇(linalool)、4-松油烯醇(terpinen-4-ol)、α-松油醇(α-terpineol)、2-异丙基-5-甲基茴香醚(2-isopropyl-5-methylanisole)、乙酸龙脑酯(bornyl acetate)、十一烷-2-酮(2-undecanone)、3,5-二甲氧基甲苯(3,5-dimethoxytoluene)、黄樟醚(safrole)、乙酸松油醇酯(terpinyl acetate)、反式丁香烯(*trans*-caryophyllene)、乙酸橙花醇酯(neryl acetate)、反式-β-金合欢烯(*trans*β-farnesene)、α-姜黄烯(α-cur-

cumene)、甲基丁香油酚(methyl eugenol)、橙花叔醇(nerolidol)、甲基异丁香油酚(methylisoeugenol)、榄香脂素(elemicin)、2,4,5-三甲氧基丙烯基苯(2,4,5-trimethoxypropenylbenzene)等。

【功用主治】 《秦岭巴山天然药物志》:"发表散寒,化痰止咳,祛风,行水开窍。主治风寒感冒,肺寒喘咳,面瘫,鼻窦炎,牙痛。"

【用法用量】 内服:煎汤,2~6 g;研末,每次 0.5~1.5 g,开水送服。

【选方】 治腹痛,腹闷 铜钱细辛研末,每次 1~1.5 g,温开水吞服。《恩施中草药手册》)

4579 铜锤草根 tóng chuí cǎo gēn 《贵州草药》

【异名】 大老鸦酸根(《贵州民间药物》)。

【基原】 为酢浆草科酢浆草属植物红花酢浆草的根。

【原植物】 参见"铜锤草"条。

【采收加工】 9~10 月挖根,鲜用或晒干。

【功用主治】 《贵州草药》:"镇惊。"

【用法用量】 内服:煎汤 9~15 g。

【选方】 1. 治小儿急惊风 大老鸦酸根 15 g,鱼鳅串、铁灯草各 9 g。煎水服。《贵州民间药物》)

2. 治小儿肝热,骨蒸 (红花酢浆草)鲜根 15 g。水煎服。(福建晋江《中草药手册》)

4580 铜脚威灵仙 tóng jiǎo wēi líng xiān 《浙江药用植物志》

【异名】 黄药子(《植物名实图考》)、铜灵仙(《中药材手册》)。

【基原】 为毛茛科铁线莲属植物圆锥铁线莲的根。

【原植物】 圆锥铁线莲 *Clematis terniflora* DC.〔*C. paniculata* Thunb.〕 又名:锥花铁线莲(《全国中草药汇编》)。

木质藤本。茎枝有短柔毛,后脱落近无毛。叶对生,叶柄长约 3 cm;一回羽状复叶,通常 5 小叶,有时 3 或 7,偶尔基部 1 对为 2~3 裂或 2~3 小叶,茎基部为单叶或三出复叶,小叶片狭卵形、宽卵形或卵状披针形,长 2.5~8 cm,宽 1~5 cm,先端钝或锐尖,有时微凹或短渐尖,基部圆形、浅心形或楔形,全缘,下面

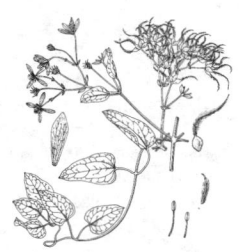

圆锥铁线莲

网脉突出。圆锥状聚伞花序腋生或顶生,长 5~19 cm,较开展,多花,花序梗、花柄有短柔毛;花两性,序托 4,狭倒卵形或长圆形,白色,开展,外面有短柔毛,边缘密生绒毛;花瓣无;雄蕊多数,花丝比花药长 2~3 倍;心皮少数,有毛。瘦果扁卵形或扁椭圆形,橙黄色,常 5~7 个,有柔毛,宿存花柱羽毛状,长达 4 cm。花期 6~8 月,果期 8~11 月。

生于海拔 400 m 以下的山地、丘陵的林边或路旁草丛中。分布于江苏、浙江、安徽、江西、湖北、湖南、陕西。

【采收加工】 四季均可采挖,鲜用或晒干。

【成分】 根含三萜皂苷类成分:齐墩果酸(oleanolic acid)及常春藤皂苷元(hederagenin)。齐墩果酸型皂苷:clematernosides A、B、E、F、G、H、I、J、K,clematernosides C、D。含常春藤皂苷型:huxhangoside B,clematichinenoside。

【药性】 《天目山药用植物志》:"性平,味苦,有毒。"

【功用主治】 祛风除湿,解毒凉血。主治风湿痹痛,咽喉肿痛、疔疮肿毒、恶疮,吐血,咯血,肠漏,蛇咬伤。

1. 《杭州药用植物志》:"民间用以治筋骨痛,

2.《天目山药用植物志》:"功能凉血、降火、消瘰、解毒。治诸恶肿疮瘘、喉癣、蛇犬咬伤。"

3.《浙江药用植物志》:"凉血解毒，消肿止痛。主治毒蛇咬伤、扁桃体炎、咽喉炎、疔疮肿毒。"

【用法用量】 内服：煎汤，9～15 g。外用：捣敷。

【宜忌】《浙江民间常用草药》:"剂量不能超过 24 g。服药后有眼花反应，一般不需处理，1～2 小时后能自动消失，若有头昏、呕吐反应，可服米泔水解之。"

4581 铜锤玉带草 tóng chuí yù dài cǎo 《植物名实图考》

【异名】 地茄子草《分类草药性》，翳子草《贵阳民间药草》，地浮萍《四川中药志》，扣子草、马莲草《广西药用植物名录》，翳子草、红头坪草《云南中草药选》，土油甘、白路桥、三脚丁《福建药物志》。

【基原】 为桔梗科铜锤玉带草属植物铜锤玉带草的全草。

【原植物】 铜锤玉带草 Pratia nummularia (Lam.) A. Br. et Ascher.〔Lobelia nummularia Lam.；P. begonifolia Lindl.〕

多年生草本，长 12～55 cm。有白色乳汁。茎平卧，被开展的柔毛，不分枝或在基部有长或短的分枝，节上生根。叶互生；叶柄长 2～7 mm，被开展柔毛；叶片心形或卵形，长 0.8～1.6 cm，宽 0.6～1.8 cm，先端钝圆或急尖，基部斜心形，边缘有牙齿，两面疏生短柔毛；叶脉掌状。花单生叶腋；花梗长 0.7～3.5 cm；花萼筒坛状，裂片条状披针形，伸直，每边生 2 或 3 枚小齿；花冠紫红色、淡紫色、绿色或黄白色，花冠筒外面无毛，内面被柔毛，檐部二唇形，裂片 5，上唇 2 裂片条状披针形，下唇裂片披针形；雄蕊 5，花丝中部以上连合，花药围抱柱头；子房下位，2 室，柱头 2 裂。浆果紫红色，椭圆状球形，长 1～1.3 cm。种子多数，近圆球形，稍压扁，表面有小疣突。在热带地区全年可开花结果。

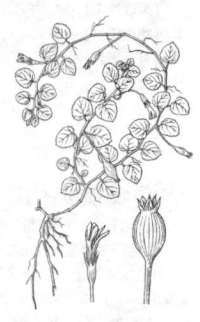

铜锤玉带草

生于田边、路旁以及丘陵、低山草坡或疏林中的潮湿处。分布于华东、西南、华南以及湖北、湖南、西藏、台湾等地。

本植物的果实(地茄子)亦供药用，另设专条。

【采收加工】 7～9 月采收，鲜用或晒干。

【成分】 全草含生物碱成分：1-(2-N-甲基哌啶基)-丁-2-酮〔1-(2-N-methylpiperidyl)-butan-2-one〕、1-(2-N-甲基哌啶基)-戊-2-酮〔1-(2-N-methylpiperidyl)-pentan-2-one〕。

【药性】 辛、苦，平。

1.《贵阳民间药草》:"甘、苦，平。"

2.《全国中草药汇编》:"辛、苦，平。"

【功用主治】 祛风利湿，活血，解毒。主治风湿疼痛，跌打损伤，月经不调，目赤、目翳、乳蛾，无名肿毒。

1.《分类草药性》:"治男子遗精，女子白带。顺气散瘀。治一切头晕，补气，炖肉服。"

2.《贵阳民间药草》:"解毒，去翳。治目翳，目受损疼红肿。"

3.《云南中草药》:"活血祛瘀，除风利湿。主治风湿疼痛，月经不调，子宫脱垂，跌打损伤，骨折。"

【用法用量】 内服：煎汤，9～15 g；研末吞服，每次 0.9～1.2 g；或浸酒。外用：捣敷。

【宜忌】《云南中草药》:"孕妇忌服。忌大蒜。"

【选方】 1. 治风湿痹痛，跌打损伤 地茄子全草 120 g，泡酒

---

500 g。浸 2～5 日，每服 10～15 ml，每日服 3 次。《四川中药志》1979 年版)

2. 治小儿急性肾炎 铜锤玉带草、白茅根、米仁根各 9 g，车前子 6 g。水煎服。

3. 治遗精、白带 铜锤玉带草果实、金樱子、白果根、紫茉莉根各 9 g。水煎服。(2、3 方出自《浙江药用植物志》)

4. 治膀胱疝气 地茄子 30 g，川楝子、小茴香各 12 g。水煎服。《四川中药志》1979 年版)

4582 铧头草 huá tóu cǎo 《草木便方》

【异名】 箭头草《本草省常》，青地黄瓜《四川中药志》，犁口草、犁头尖《湖南药物志》，犁铧草、虎窝阿墨《云南中草药》，应菜黄《台湾药用植物志》，烙铁草《秦岭巴山天然物志》。

【基原】 为堇菜科堇菜属植物戟叶堇菜的全草。

【原植物】 戟叶堇菜 Viola betonicifolia Smith〔V. betonicifolia Smith subsp. nepalensis (Ging.) W. Beck.〕又名：尼泊尔堇菜、箭叶堇菜《台湾植物志》。

多年生草本，无地上茎。根茎通常较粗短，长 5～10 mm，斜生或垂直。叶基生，莲座状；叶柄较长，上半部有狭而明显的翅；托叶褐色，约 3/4 与叶柄合生；叶片狭披针形、长三角状戟形或三角状卵

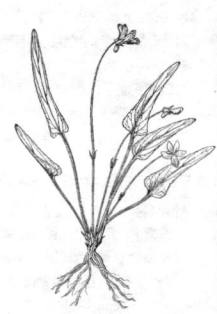

戟叶堇菜

形，长 2～7.5 cm，宽 0.5～3 cm，先端尖，有时稍钝圆，基部截形或略呈浅心形，边缘具疏而浅的波状齿。花白色或淡紫色，有深色条纹；花梗细长，萼片卵状披针形或狭卵形，长 5～6 mm，基部附属物较短；侧方花瓣长圆状倒卵形，长 1～1.2 cm，下方花瓣通常有短距，距管状，稍短而粗，长 2～6 mm；雄蕊 5，花丝短，花药环生于雌蕊周围；子房卵球形，花柱前方具明显的短喙。蒴果椭圆形至长圆形，无毛。花、果期 4～9 月。

生于田野路边、山坡草地、灌丛、林缘等处。分布于华东、中南及四川、云南、西藏、陕西、甘肃等地。

【栽培】 生物学特性 喜温暖湿润的气候，以疏松肥沃的砂质壤土栽培为宜。

繁殖方法 种子繁殖。春播于 3 月播种，直播，按行距 25 cm 开沟，用草木灰或细土拌种均匀撒播沟内，覆盖细土 1 cm，浇水保湿。

田间管理 幼苗长出 3～4 片真叶时，按株距 7～8 cm 留苗 1 枚，间苗应结合松土除草。同苗浅松土后追施稀薄腐熟人粪尿。生长期间，每月追施人粪尿或复合肥 1 次。

【采收加工】 5～9 月有花果时采收。晒干。

【药材】 铧头草 Violae Betonicifoliae Herba 产于长江流域以南各地。

性状 多皱缩成团。主根较粗短。叶丛生，灰绿或枯绿色，具长柄。叶片湿润展平后，叶片箭头状披针形或线状披针形，基部稍下延于叶柄，边缘有浅波状齿。花柄长于叶，花黄白色，可见紫色条纹。蒴果椭圆形。气微，味微苦带黏性。

鉴别 (1)横切面：木栓细胞 2～4 列，栓化并微木化。皮层薄壁细胞内含淀粉粒与草酸钙簇晶和棱晶。维管束外韧型，木质部占大部分。薄壁细胞内可见棕黄色树脂样物质。

叶表面观或断面观：上表皮细胞较大，呈长椭圆形，垂周壁稍

弯曲，气孔不等式；毛茸有短线状加厚纹理。下表皮细胞较小，垂周壁呈波状弯曲，气孔多数，不等式，下表皮细胞中含草酸钙小方晶。叶肉海绵组织中可见棕黄色树脂物质。叶柄内皮层分化明显，可见凯氏点。栅表比20.3，气孔数18.7。

（2）取本品粉末2 g，加乙醇20 ml，加热回流30分钟，滤过，取滤液1滴，点于滤纸上，置紫外光灯（365 nm）下检视，显紫红色荧光。（3）取上述（2）滤液蒸干，残渣加热水3 ml，使溶解，滤过。取滤液1 ml，加盐酸3～4滴及镁粉少量，加热显棕红色；取滤液1滴点于滤纸片上，置紫外光灯（365 nm）下观察，显黄绿色荧光，再滴加氨试液1滴，即显亮黄绿色荧光（检查黄酮）。

【药性】 微苦，辛，寒。归肝经。

1.《本草省常》："性平。"

2.《草木便方》："甘，入厥阴。"

3.《分类草药性》："性辛烈，有毒。"

4.《四川中药志》1960年版："性寒，味辛、酸，无毒。"

5.《湖南药物志》："苦，微寒，无毒。"

【功用主治】 清热解毒，散瘀消肿。主治疮痈肿毒，喉痛，乳痈，肠痈，黄疸，目赤肿痛，跌打损伤，刀伤出血。

1.《本草省常》："止痛散血，消一切肿毒。"

2.《草木便方》："直攻命门停滞精，月瘕胀能消散，刀刃斧伤淤臭即清。"

3.《分类草药性》："去风火，消毒肿疗症，散瘀血。"

4.《四川中药志》1960年版："除风火，散瘀血，通经，消肿，解毒；治红肿疮毒、疗疮及淋浊等症。"

5.《云南中草药》："清热凉血，解毒消肿。主治感冒，咳嗽，喉痛，结膜炎，乳腺炎，麦粒肿，痈疮肿毒，跌打损伤，阑尾炎，支气管炎，外伤出血。"

【用法用量】 内服：煎汤，9～15 g；鲜品30～60 g。外用：捣敷。

【宜忌】《四川中药志》1960年版："泡酒者孕妇忌服。"

【选方】 1. 治伤口流水　箭叶堇菜叶、鱼蜡叶、线鸡尾、鸡屎藤。捣烂敷，或洗伤处。《湖南药物志》）

2. 治肠痈　锋头草、红藤各9 g。煎汤服。《秦岭巴山天然药物志》）

3. 治急性胆道感染　锋头草、凤尾草、蹄踏金、金钱草（豆科）各15 g。水煎服。《浙南本草新编》）

4. 治目疾　箭叶堇菜、小苦菜、满天星各15 g。嚼敷患处。《湖南药物志》）

4583 铧尖草 huá jiān cǎo（《贵州民间药物》）

【异名】 试剑草（《履巉岩本草》），铧口草（《贵州民间药草》），铧尖草（《贵州民间药草》），紫花地丁、耳钩草（《广东中草药》），犁头草、鸡心舌、紫地丁（《浙江民间常用草药》），犁咀菜（广州部队《常用中草药手册》），铧尖菜（《贵州草药》），箭头草、蒌菜瘘（《福建药物志》）。

【基原】 为堇菜科堇菜属植物长萼堇菜的全草。

【原植物】 长萼堇菜 *Viola inconspicua* BL

多年生草本，无地上茎。根茎垂直或斜生，较粗壮。叶基生，莲座状；叶柄长2～7 cm；托叶3/4与叶柄合生，分离部分披针形；叶片三角形、三角状卵形或戟形，长1.5～7 cm，宽1～3.5 cm，基

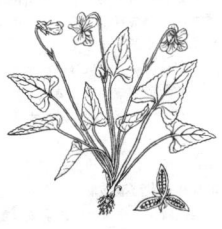

长萼堇菜

部宽，向上渐狭，先端渐尖或尖，基部宽心形，两侧垂片发达，稍延于叶柄成狭翅。花淡紫色，有暗色条纹；花梗细弱；萼片卵状披针形或披针形，基部附属物伸长，长约3 mm；花瓣长圆状倒卵形，侧方花瓣里面基部有须毛，距管状，长2.5～3 mm，直，末端钝；下方雄蕊背部距角状；子房球形，花柱棍棒状，先端平，两侧具较宽的缘边，前方具明显的短喙。蒴果长圆形，无毛。花、果期3～11月。

生于林缘、山坡草地、田边及溪旁等处。分布于江苏、浙江、安徽、福建、江西、湖北、湖南、广东、广西、海南、四川、云南、陕西、甘肃（南部）、台湾等地。

【栽培】 生物学特性　喜温暖湿润的气候。以疏松肥沃的砂质壤土栽培为宜。

繁殖方法　种子繁殖。秋季或春季播种，直播，按行距25 cm左右开沟，深1～2 cm，将种子播入沟内，覆盖草木灰或细土，浇水保湿。也可在春季，挖取老蔸，进行分株繁殖。

田间管理　出苗后，勤除杂草；适当施人畜粪水1～2次。

【采收加工】 5～11月采收全草，晒干。

【药材】 铧尖草 Violae Inconspicui Herba　产于长江流域以南各地。

性状　叶片三角状卵形或舌状三角形，基部宽心形，稍下延于叶柄，有两垂片，有的两面皆可见少数短毛。花距短囊形，长约2.5 cm。

鉴列　根横切面：木栓细胞2～6列，长方形或多角形，切向延长，壁栓化并微木化。皮层细胞有棕黄色树脂样物质，皮层及韧皮部薄壁细胞中含淀粉粒和草酸钙簇晶和方棱晶。木质部导管具单纹孔，木化，直径28～40 μm；管胞为具缘纹孔，木化，直径10～20 μm，木不纤维。

叶表面观或断面观：上表皮细胞垂周壁平直，有乳头突起。气孔少，不等式。下表皮细胞垂周壁微弯曲，有明显串珠状增厚。气孔多数，不等式。两面均被单细胞毛茸，表面有横向环形疣状突起和纵向短线状突起。叶肉组织栅状细胞1～2列。栅状和海绵组织有树脂物质。栅表比23.6，气孔指数16.7。

【药性】 苦，微寒。

1.《履巉岩本草》："性凉，有毒。"

2.《贵州民间药草》："辛、苦，寒。"

【功用主治】 清热解毒，利湿，散瘀消肿。主治疔疮痈肿，咽喉肿痛，乳痈，黄疸，目赤，目翳，跌打损伤，产后瘀血腹痛。

1.《履巉岩本草》："治蛇伤犬咬，一切虫毒，用少许捣烂，贴患处。"

2.《贵阳民间药草》："清湿热，解火毒，治痈肿，疗疮，提脓生肌。"

3.《广西中药志》："敷治痢疾及背痈疮。"

4.《贵州民间药物》："消食积饱胀。"

5.《广西本草选编》："治急性黄疸型肝炎，咽喉炎，扁桃体炎，结膜炎，急性阑尾炎，毒蛇咬伤，蜈蚣咬伤，断肠草中毒。"

【用法用量】 内服：煎汤，9～15 g，鲜品30～60 g；或捣汁。外用：捣敷。

【选方】 1. 治一切痈疽，疔疮，无名肿毒　鲜锋头草、野菊花叶等量同捣烂外敷；或鲜犁头草加白糖少许捣烂外敷亦可，每日1换。同时捣计1酒杯内服。《浙江民间常用草药》）

2. 治扁桃体炎　鲜紫地丁30 g，朱砂根15 g。水煎服。《福建药物志》）

3. 治乳痈，疔疮　犁头草（鲜）120 g，半边莲（鲜）60 g，甜酒糟60 g。捣烂外敷。《江西草药》）

4. 治湿热发黄　铧口草叶（末）9 g。用红酒一杯，饭后送服，每日服2次。《贵阳民间药草》）

5. 治结膜炎　犁头草、半边莲（均鲜）各等量，人乳少许。捣

烂敷眼皮上，每日 2 次。

6. 治角膜溃疡、虹膜睫状体炎　犁头草、连钱草(均鲜)各适量。捣烂敷眼皮上，每日换药 1~2 次。

7. 治支气管炎　犁头草(鲜)、枇杷叶(去毛)各 30 g。水煎服。寒咳加生姜 3 片；热咳加白茅根 30 g，陈皮 30 g；发烧加马尾松叶 9 g，车前 15 g。

8. 治毒蛇咬伤　犁头草、半边莲、连钱草(均鲜)各适量。捣烂外敷。(5~8 方出自《江西草药》)

4584 银耳 yín ěr
《《中国药学大辞典》》

【异名】　白木耳《酉阳杂俎》，白耳、桑鹅、五鼎芝《清异录》，白耳子《贵州民间方药集》。

【基原】　为银耳科真菌银耳的子实体。

【原植物】　银耳 Tremella fuciformis Berk.

子实体纯白色，胶质，半透明，宽 5~10 cm，由多数宽而薄的瓣片组成，新鲜时软，干后收缩。担子近球形，纵分隔，(10~13)μm×(9~10)μm。孢子无色，光滑，近球形，(6~8.5)μm×(4~7)μm。

生于栎树及其他阔叶树腐木上。分布于西南及江苏、浙江、安徽、福建、江西、湖北、湖南、广东、广西、海南、陕西、台湾等地。现多人工栽培。

本植物寄生于桑上的可食用子实体(桑耳)亦供药用，另设专条。

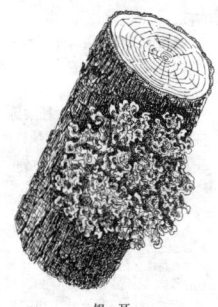
银耳

【栽培】　生物学特性　银耳是一腐生菌，属中温型，但耐寒力很强。菌丝适宜生长温度为 20~28 ℃，子实体在 20~26 ℃生长最好；段木中含水量 42%~47%，树皮含水量 44%~50%，或木屑培养基含水量 60%~65%，相对湿度 80%~90%银耳生长良好。适宜的酸碱度为 pH5.2~5.8，银耳菌丝对纤维的分解能力很微弱，需要一种"香灰"的子囊菌帮助它分解木材，提供营养。

繁殖方法　(1) 菌种培养：银耳菌种培养比较特殊，需采用混合培养的方法，将银耳菌与香灰菌培养在一起。制作母种时两种菌应在同一耳木上分离，获得纯菌种后先在 PDA 培养基上接入银耳菌种，在25 ℃下培养，待斜面上形成 1 cm 左右菌落时，接入香灰菌，共同培养，然后转入原种和栽培种。原种可用木屑、米糠、蔗糖和石膏配制培养基生产，在原种培养基内加入棒形或楔形种木，生产出栽培种。

(2) 栽培方法：有段木栽培与代料栽培。段木栽培：选择树龄 10~15 年、直径 6~10 cm 的阔叶树作耳木，秋季落叶后至春初萌生新芽前砍伐，截成 1~1.2 m 长段，堆放晾晒。选早晚有阳光散射、三分阳七分阴的林间为耳堂，在气温稳定在 15~18 ℃时开始接种，一般在清明至立夏之间，先在段木上每 10 cm×3 cm 的间距，以品字形或螺旋形打出接种穴，穴直径 1~1.2 cm，深 1.2~1.8 cm，把木屑菌种分装至每个穴中，稍加压实后盖上树皮盖，如种木接种，放入种木后应锤紧。接种后将段木呈"井"字形堆积在树荫下或稍遮阳，堆高 1.2 m，堆温 22~26 ℃之间，每 7~10 日翻堆 1 次，经 40 日菌发后拆堆排堂。排堂方法一般将段木呈"人"字形排放在支架上，出耳期间温度保持在 20~25 ℃；子实体生长旺期，每日应喷水 3~4 次，使空气相对湿度达到 85%~95%，并注意耳堂内的通风透光。代料栽培：可用木屑、刨花、甘蔗渣、甜菜渣、棉子壳、花生壳等为主要原料，辅以其他营养成分配制培养基，装塑料袋后在袋侧开长 2 cm、深 1.5 cm 的接种穴 4~8 个，用氧化锌橡皮膏胶布封盖，高压灭菌后，揭开胶布接入菌种，再盖牢胶布，放在 25~28 ℃室温下培养 4 日，然后转入 25 ℃左右培养到 14 日当菌丝在接种孔生长成圆形生长区时，即可揭开些胶布流通空气，温度可降到 23 ℃左右，1 星期后接种孔"冒黄水"，可将室温降到 20 ℃，每日喷水 3~4 次，保持相对湿度 90%，生长 40 日即可采取。

【采收加工】　当耳片开齐停止生长时，应及时采收，清水漂洗 3 次后，及时晒干或烘干。

【药材】　银耳 Tremella　主产于四川、贵州、云南、福建、湖北、安徽、浙江、广西、陕西、台湾。以四川通江银耳、福建漳州雪耳最著名。

性　状　子实体由数片至 10 余片薄而多皱褶的瓣片组成，呈菊花形、牡丹花形或绣球形，直径 3~15 cm，白色或类黄色，表面光滑，有光泽，其蒂黄褐色。角质，硬而脆。浸泡水中膨胀，有胶质。气微，味淡。

【成分】　含多糖类成分：银耳子实体多糖(TP)，银耳孢子多糖(TSP)，多糖 TP-1，糖蛋白 TP，细胞壁多糖，葡萄糖醛酸木糖甘露聚糖(glucuronoxylomannan)，中性多糖，酸性杂多聚糖(acidichetl-eroglycans) AC、BC。银耳孢子中含 3 个多糖：TF-A，TF-B 及 TF-C，其相对分子质量分别为 76 000，76 000 及 70 000。各脂质成分，其甾醇部分含有麦角甾醇(ergosterol)，麦角甾-5, 7-二烯-3β-醇(ergosta-5, 7-dien-3β-ol)，麦角甾-7-烯-3β-醇(ergosta-7-en-3β-ol)；脂肪酸部分含有十一烷酸(undecanoic acid)，十二烷酸(n-dode-canoic acid)，十三烷酸(tridecanoic acid)，正十四烷酸(n-tetradecano-ic acid)，十五烷酸(pentadecanoicacid)，正十六烷酸(n-hexade-canoicacid)，正十八烷酸(n-octadecanoic acid)，十六碳-9-烯酸(hexa-dec-9-enoic acid)，十八碳-(9)-烯酸(octadec-9-enoic acid)，十八碳-9, 12-二烯酸(octadeca-9, 12-dienoic acid)；磷脂部分含有磷脂酰甘油(phosphatidyl glycerol)，磷脂酰乙醇胺(phosphatidylethanolamine)，磷脂酰丝氨酸(phosphatidyl serine)，磷脂酰胆碱(phasphatidyl cho-line)和磷脂酰肌醇(phosphatidyl inositol)。此外，葡萄丝中含萨尼丹宁(sanitanin) A、B、C、D。

【药理】　1. 对免疫功能的影响　银耳多糖皮下注射增加正常或皮下注射醋酸可的松小鼠的血液廓清率；升高正常小鼠和环磷酰胺所致免疫功能受抑小鼠的半数溶血值，促进正常小鼠和免疫功能受抑小鼠溶血素形成；对抗醋酸的可的松引起的小鼠脾重减轻。银耳溶液给小鼠灌胃，提高脾淋巴细胞体外增殖反应及外周血 T 细胞 α-ANAE 阳性率，增强脾细胞 IL-2 和肝脏超氧化物歧化酶活性。银耳中的酸性杂多糖诱导单核细胞产生 IL-1、IL-6 和 TNF。银耳多糖促进小鼠脾细胞 IL-2、IL-6 和 TNF-αmRNA 的表达而促进上述细胞因子的生成。银耳多糖一定剂量范围内可增加小鼠脾细胞内游离钙离子浓度，对 ConA 有协同作用。

2. 抗肿瘤、抗突变作用　注射银耳制剂，对小鼠荷腹水型或实体瘤肝癌、宫颈癌 U27 的生长有抑制作用。小鼠腹腔注射银耳孢子多糖抑制 S180 肉瘤生长，这可能与其增强机体免疫功能相关。银耳多糖降低人肝癌细胞中乳酸脱氢酶和琥珀酸脱氢酶活性，但增加人胚肺成纤维细胞中琥珀酸脱氢酶活性。但有报道银耳多糖体外对人白血病细胞株肉瘤 S180 和人慢性骨髓性白血病 K562 细胞增殖无明显影响。小鼠骨髓微核实验表明，银耳多糖可对抗环磷酰胺所致的微核率增加和染色体损伤。

3. 抗辐射、影响造血系统功能　银耳多糖皮下注射可降低 γ 射线照射后小鼠死亡率，提高死亡累计平均存活时间。腹腔注射银耳制剂可改善照射小鼠造血功能，升高血清集落刺激因子水平。银耳芽胞发酵液增加正常小鼠白细胞数，防治环磷酰胺所致的白细胞减少。小鼠腹腔注射银耳制剂，提高骨髓中的外源性脾结节形成单位(CFU-S)和粒-巨噬系祖细胞(GM-CFC)生成率，增加内源性 CFU-S。

4. 降血糖、降血糖作用　银耳多糖和银耳孢子多糖降低高脂血症大鼠血清游离胆固醇、胆固醇酯、三酰甘油、β-脂蛋白含量，降低高胆固醇血症小鼠血清总胆固醇含量。银耳膳食纤维加入大鼠食物中，降低高胆固醇饮食性大鼠血清低密度脂蛋白胆固醇、肝脏总胆固醇和三酰甘油，增加粪便中性类固醇、胆汁酸和未消化纤维排泄。

银耳中的葡萄糖醛酸木糖甘露聚糖腹腔注对正常和链脲佐菌素复制的糖尿病模型大鼠有降血糖作用。兔血糖测定显示银耳多糖对胰岛素进行化学修饰后，延长胰岛素在体内的作用时间。

5. 抗氧化、促进物质合成　银耳多糖降低小鼠心肌组织脂褐质含量，增强小鼠脑和肝组织中超氧化物歧化酶活力，抑制脑中单胺氧化酶 B 的活性。银耳多糖和银耳孢子多糖对小鼠血清蛋白和核糖核酸的生物合成有促进作用。腹腔或皮下注射银耳多糖能促进正常小鼠和部分切肝小鼠蛋白质合成，银耳多糖能促进肝 RNA 合成。银耳多糖增加小鼠肝细胞内粗面内质网和糖原的含量，减少基质在细胞内的含量。

6. 抗凝和抗栓作用　银耳多糖和银耳孢子多糖对小鼠静注、腹腔注射、灌胃以及体外实验均表现出抗凝血作用。兔灌胃银耳多糖和银耳孢子多糖有抗血栓作用。

7. 其他作用　银耳多糖口服或腹腔注射，均对抗四氯化碳所致的血清丙氨酸氨基转移酶的升高。银耳孢子粗多糖腹腔注射抑制甲醛所致大鼠足跖肿胀。银耳多糖和银耳孢子多糖灌胃抑制大鼠应激性溃疡的形成，促进醋酸性胃溃疡的愈合，但对胃酸分泌和胃蛋白酶活性无明显影响。银耳多糖可使红细胞膜蛋白交联作用减少，膜流动性趋于正常，红细胞溶血率降低，红细胞膜膜有保护作用。银耳多糖及其硫酸酯体外对牛免疫缺陷病毒引起的合胞体有抑制作用。

【药性】　甘、淡、平。

1.《饮片新参》："甘、淡、凉、腻。"

2.《现代实用中药》："甘、平。无毒。"

【功用主治】　滋阴生津、润肺养胃。主治虚劳咳嗽、肺燥干咳、津少口渴、病后体虚。

1.《本草再新》："润肺滋阴。"

2.《本草问答》："治口干肺痿、痰郁咳逆。"

3.《饮片新参》："清补肺阴、滋液、治芳咳。"

4. 刘波《中国药用真菌》："强精、补肾、滋阴、润肺、生津、止嗽、清热、润肠、益胃、补气、和血、强心、壮身、补脑、提神。治肺热咳嗽、肺燥干咳、产后虚弱、久咳喉痒、月经不调、肺新肺炎、大便秘结、大便下血、新久痢疾、便窒。"

5.《福建药志》："治肺萎、咯血、慢性肝炎。"

【用法用量】　内服：煎汤，3～10 g；或炖冰糖、肉类服。

【宜忌】　风寒咳嗽者及湿热酿痰致咳者禁用。

《饮片新参》："风寒咳嗽者忌用。"

【选方】　1. 润肺，止咳，滋补　白木耳 6 g，竹参 6 g，淫羊藿 3 g。先将白木耳及竹参用冷水发泡，然后加水 1 小碗及冰糖、猪油适量调之，再和淫羊藿精加碎截，服时去淫羊藿渣。……耳连汤内服。《贵州民间方药集》

2. 治肺阴虚、咳嗽、痰少、口渴　银耳 6 g（先用水浸泡）、冰糖 15 g。加水适量，隔水共蒸熟，制成白木耳糖汤，分 2 次服，每日 1 剂。

3. 治热病伤津、口渴引饮　银耳 10 g，芦根 15 g，小环草 10 g。水煎，取银耳，滤去药渣，喝汤，吃银耳，每日 1 剂。

4. 治于癌症患者白细胞下降　银耳 12 g，绞股蓝 45 g，党参、黄芪各 30 g。共煎水，取银耳，去药渣，再与苡仁、大米各 30 g 煮粥吃。每日 1 剂，长期配合放疗、化疗及白细胞下降。

5. 治原发性高血压病　银耳 10 g，米醋、水各 10 ml，鸡蛋 3 个（先煮熟去壳），共慢火炖汤，吃银耳和鸡蛋。每日吃蛋 1 个，并喝汤吃银耳。（2～5 方出自《药用寄生》）

【临床报道】　1. 治疗慢性气管炎　用银耳糖浆口服，每次 30 ml，每日 3 次，连服 50 日为 1 个疗程。治疗慢性气管炎 102 例，按西医分型疗效：单纯型 81 例，临床控制 25 例，显效 36 例，好转 11 例，喘息型 21 例，临床控制 2 例，显效 6 例，好转 7 例。按中医分型：肺虚型 37 例，临床控制 8 例，显效 20 例，好转 4 例，脾虚型 42 例，临床控制 14 例，显效 14 例，好转 5 例，肾虚型 21 例，临床控制 5 例，显效 8 例，好转 7 例，阴虚型 2 例，好转 2 例。

2. 治疗肺心病　用银耳糖浆口服，每次 30 ml，每日 3 次，连服 60 日为 1 个疗程。在农村治疗缓解期或慢性迁延期肺心病 43 例，结果：临床控制 10 例，好转 18 例。在市区治疗缓解期肺心病 30 例，结果：临床控制者占 20%，显效 33%，好转 37%，总有效率 90%。

3. 治疗白细胞减少　① 用银耳多糖胶囊（每个胶囊含银耳多糖 0.5 g），每日口服 3 次，每次 0.5 g（少数患者每日用量 3～4.5 g），连用 30 日为 1 个疗程。共防治放疗、化疗期间白细胞减少症 40 例，43 个疗程，其中白细胞减少，预防组 2 例，2 个疗程。治疗期间放、化疗一般不停，但白细胞下降太低者暂停放疗或化疗。有 5 个疗程与 16α-溴代雌酚酮合并应用，有 5 个疗程合并应用其他治疗（如输血、鲨肝醇或炔雌醇等），单一应用银耳多糖为 34 个疗程，平均用药 25.4 日。疗效评定分第一评定标准和第二评定标准。结果：按第一标准判断，治疗组 38 例，41 个疗程，显效 13 例，有效 11 个疗程，无效 17 个疗程，总有效率为 58.5%；预防组 1 个疗程未见显效。按第二标准判断，治疗组有疗程为 24 个，有效率为 58.5%，预防组无效。② 口服银耳多糖，每日 2 g，分 2 次服用，连续用药 30 日（其中 8 例 60～120 日），观察肿瘤患者放、化疗引起的白细胞减少和其他原因（如急性白血病、再生障碍性贫血、脾功能亢进、长期接触放射与微波、苯与铅接触者）以及原因不明者引起的白细胞减少症 58 例。结果：从事放射工作者及原因不明引起白细胞减少者占 22%，头晕、乏力、失眠、多梦等症状均有不同程度改善或消失，停药后上述症状又逐渐出现。升白细胞的疗效，显效 11 例，有效 30 例，无效 17 例，总有效率为 70.7%。其中与肿瘤放、化疗组和原因不明组效果较好，总有效率分别为 86.2% 和 81.8%。

4585　银朱 yín zhū 《本草蒙筌》

【异名】　水华朱（胡演《升丹炼药秘诀》）、心红（《本草蒙筌》）、猩红、紫粉霜（《纲目》）。

【基原】　为以水银、硫黄和氢氧化钾为原料，经加热升华而制成的硫化汞（HgS）。

【制法】　1. 湿制法　取水银 30 份，升华硫 11.5 份，氢氧化钾 7.5 份。将水银、升华硫置乳体中研匀，加入氢氧化钾溶液，加温 45 ℃为准，于蒸发器内蒸发。补充蒸散的水分，经数小时温蒸，至色鲜红时，即投入冷水中。然后收集于滤纸上，以水洗之，倘有硫残留，则加硫酐溶液去之，次以热水洗之，最后加温干燥即得银朱。

2. 干制法　取水银 20 份，升华硫 4 份，稀氢氧化钾溶液若干。将水银和升华硫在乳钵内研匀，置升华器内徐徐加热，蒸去水分，并逐渐起火光，化合变为硫化汞。增强火势，则升华为黑色硫化汞，附着于盖的内面。分取其中心的暗色部分。所剩残渣再升华，分取暗色部分，将暗色部分合并，研成细末，与稀氢氧化钾液共煮沸，则变为红色，用水洗涤，加温 70～80 ℃，干燥即得银朱。

【药材】　银朱 Vermilion　主产于广州、武汉，安徽亦产。

性状　本品为细粒或细粉状。红色、朱红色。具较强光泽。

体重，质细腻、滑润、疏松，手触之染指。吸湿易结块。无臭、无味。

鉴别 (1) 透射偏光镜下：颗粒粗达0.001 mm。极高的正突起个体呈板柱状，橘红至橘黄色，半透明。粒径>0.01 mm者，显多色性：Ng为红色，Np为橘黄色。具有一组中等和另一组不完全解理。平行消光。正延性。

(2) 取本品置开口试管中灼烧，产生黄色的SO_2气体，能使硝酸汞试纸变黑(检查硫盐)。

(3) 本品汞盐的鉴别，参见"朱砂"条。

(4) X射线衍射分析曲线　银朱与朱砂相同。

【成分】 主要为硫化汞(HgS)。含铅(Pb)、铜(Cu)、钠(Na)、铁(Fe)、铝(Al)等杂质。

【药性】 辛，温。有毒。归心、肺经。

1.《纲目》："辛，温，有毒。"

2.《外科全生集》："有微毒。"

3.《本草再新》："入心、肺二经。"

【功用主治】 攻毒，杀虫，燥湿，劫痰。主治痈疽肿毒，恶疮，臁疮，疥癣。

1.《本草蒙筌》："杀虫、虱。"

2.《医学入门》："杀疮虫，治脑风，熏厉风疮，能收水去毒。"

3.《纲目》："破积滞，劫痰涎，散结胸，疗疥癣恶疮，杀虫及虱，功同粉霜。"

4.《外科全生集》："止痒。"

5. 张秉成《本草便读》："燥湿提脓。"

【用法用量】 外用：研末调敷。内服：研末，0.2～0.5 g，每日1次；或入丸、散。

【宜忌】 本品有毒，内服宜慎，不能过量或连续服用。孕妇禁服。入药忌用火煅。

1.《本草汇纂》："但用以服食，古人切戒谓其性悍烈，良非所宜。"

2. 张秉成《本草便读》："不宜内服。"

【选方】 1. 治疽疮发背　银朱、白矾等分。煎汤温洗，却用桑柴火远远炙之，日三次。(《救急方》)

2. 治痈疡热疖，初起未溃　银朱二两，杏仁二两(研细末)，广丹二两，轻粉一两(乳细)，蓖麻子肉五两，松香十两，茶油二两。先将蓖麻子肉捶融如泥，再将余药缓缓加入，须捶之极透后，放入茶油，再打成膏，捶数以愈多愈佳，隔水炖化，用油纸摊成膏。贴患处。(《全国中药成药处方集》千捶膏)

3. 治赤游丹毒　银朱研末，用马齿苋捣汁调涂，干则以汁润之。(《赤水玄珠》心红散)

4. 治鱼脐疔疮，四面赤，中央黑　银朱，水和丸。每服一丸，温酒下。(《普济方》走马丹)

5. 治日久顽疮不收者　银朱一钱，地下(陈)石灰五分，松香五钱。为末，香油一两，搅摊纸上贴之。(《应急良方》)

6. 治血风臁疮，生脚股上，乃湿毒成风也　黄蜡二两，熔化，入银朱一两，搅摊纸上，刺孔贴之。(《简便单方》)

7. 治黄水疮　铅粉(炒)、槐花(炒)等分为末，听用。老松香一两，银朱四钱，共为末，纸卷成条，麻油浸透，火燃着，一头滴下药油。以器盛之。用调前药末，外用。(《外科大成》二合散)

8. 治杨梅疮　银朱、轻粉各一钱，黄蜡、清油各一两。化开和收，以油纸摊贴。(《纲目》)

9. 治汤火灼伤　银朱研细，菜油调敷二次。(《多能鄙事》)

10. 治咽喉疼痛　银朱、海螵蛸(末)等分。吹之取涎。(《急救方》)

11. 治小儿内钓多啼　银朱半钱，乳香、煨蒜各一钱。为末，研丸黍米大。半岁五丸，薄荷汤下。(《全幼心鉴》)

【各家论述】 1.《纲目》："银朱，乃硫黄同汞升炼而成，其性燥烈，亦能烂龈挛筋，其功过与轻粉同也。"

2.《本经逢原》："银朱，水银和硫黄煅炼成朱，故专杀虫治疮，以毒攻毒而已。观其同蟹壳烧之，则臭虫绝迹，和枣肉熏之，则疮痂顿枯，其性悍烈可知。"

3.《本草便读》："银朱与轻粉之性，寒温略异，而主治却又相同，其燥烈升散较猛，长于外治，不宜内服尔。"

4586 银鱼 yín yú (《纲目》)

【异名】 王余(《尔雅》郭璞注)，鲙残鱼(《尔雅翼》)，银条鱼(《日用本草》)。

【基原】 为银鱼科短吻银鱼属动物太湖新银鱼的全体。

【原动物】 太湖新银鱼 *Neosalanx tankankeii taihuensis* Chen 又名：太湖短吻银鱼、小银鱼(《中国经济动物志·淡水鱼类》)。

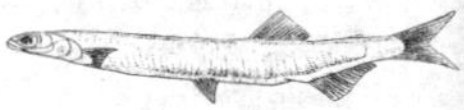
太湖新银鱼

体长70～80 mm，头扁平。吻短钝，口小，下颌略长，上下颌各有一列细齿，下颌前端及腭骨均无齿。背鳍Ⅱ，12～14。脂鳍小，臀鳍Ⅲ，21～24。生活时全体透明，从头的背后可清楚地看见脑的形状，死后体乳白色，各鳍较透明，无色，体侧每边沿腹面各有一行黑色小点。

主要分布于江苏太湖及沿长江中、下游的许多湖泊内。

作银鱼药用的还有陈氏新银鱼 *N. tangkahkeii* (Wu)等。

【采收加工】 3～5月捕捞，捕后，鲜用，亦可晒干或烘干，或加工成鱼干。

【药性】 甘，平。归脾、胃、肺经。

1.《日用本草》："味甘，平，无毒。"

2.《医林纂要》："甘、苦，平。"

3.《本草求真》："入脾、胃。"

【功用主治】 补虚，润肺，健胃。主治营养不良，肺虚咳嗽，脾虚泄泻，小儿疳积。

1.《日用本草》："宽中健胃，合生姜作羹佳。"

2. 姚可成《食物本草》："利水，润肺止咳。"

3.《医林纂要》："补肺清金，滋阴，补虚劳。"

4.《随息居饮食谱》："养胃阴，和经脉。"

5.《中国药用海洋生物》："用于营养不良、消化不良、小儿疳积。"

【用法用量】 内服：煎汤，30～90 g。

【宜忌】 姚可成《食物本草》："水晶鱼，不可多食，动湿生疮。"

【选方】 1. 治脾虚泄泻、消化不良、营养不良　银鱼90 g，与葱煎汤食。

2. 治小儿疳积　银鱼30 g，山楂15 g，谷芽30 g。煎服。(1、2方出自《中国动物药》)

4587 银箔 yín bó (《本草蒙筌》)

【异名】 银薄(《药性论》)，银页(《圣惠方》)，银泊(《救伤秘旨》)。

【基原】 为自然元素类铜族矿物自然银经加工而成的薄片。

【原矿物】 自然银 Native Silver　又名：银(《别录》)，生银(《开宝本草》)，白金、鋈(《纲目》)。

晶体结构属等轴晶系。单个晶体立方体和八面体，或为两者的聚形，惟极少见。通常多以粒状、块状、鳞片状、网状、丝状及树枝状等集合体产出。银白色，表面常现灰黑色锖色。条痕银白色。金属光泽。不透明，硬度2.5～3，断口锯齿状，无解理，相对密度10.1～11.1。具延展性，有良好的导热及导电性。

自然银多形成于低温热液矿床中。在含有机质的方解石脉内也常有自然银密集。此外，外生成因的自然银常见于硫化物矿床氧化带。产于辽宁、浙江、广东、四川、云南、青海等地。

【药材】 银箔 *Argentum Foil* 主产于江苏南京。

性状 本品通常呈正方形薄片状。长宽为 93.3 mm，多夹于面积相同的薄纸层中。银白色。表面平坦，但具微细皱纹。金属光泽；不透明。质菲薄，易漂浮，并易皱折而破裂。气、味皆无。

鉴别 (1) 取本品一小片，加硝酸约 2 ml，振摇，溶解，溶液无色(检查银盐)。

(2) 取上述溶液滴加稀盐酸，即发生白色凝乳状沉淀；分离，沉淀溶于氨试液，再加硝酸，沉淀复生成(检查银盐)。

【成分】 主要成分为银(Ag)。

【药性】 辛，平。归心、肝经。

1.《海药本草》："大寒，无毒。"

2.《本草蒙筌》："味辛，气平，无毒。"

3.《雷公炮制药性解》："入心、肺二经。"

4.《本草汇言》："入手少阴、足厥阴经。"

【功用主治】 镇惊，定痫，安神。主治惊痫癫狂，心悸恍惚，夜不安寐。

1.《药性论》："主定志，去惊痫，小儿癫疾狂走之病。"

2.《海药本草》："主坚筋骨，镇心明目，风热癫疾。"

3.《本草蒙筌》："除谵语恍惚不睡，止热狂惊悸发痫，定志养神，镇心明目，安五脏，辟诸邪，并用服之，功胜紫雪。"

4.《本草正》："主治与金箔不远，同能平肝。"

5.《本草再新》："舒肝气，定心智，安魂魄，滋肾水，行经络，利关节，破积消痘，治小儿惊痫，痘疮诸毒。"

【用法用量】 内服：多作为丸药挂衣。

【宜忌】 勿炼粉入药服。

1.《得配本草》："畏石亭脂、砒石、磁石、荷叶、蕈灰、羚羊角、乌贼骨、黄连、甘草、飞廉、鼠尾、龟甲、生姜、地黄、羊脂、苏子油。"

2.《本草述钩元》："过服亦能伤肝。"

【选方】 1. 治心虚惊悸，或因忧虑，神气不安 茯神(去木)、人参、甘草(炙，锉)、龙齿各一两半，升麻、枳壳(去瓤，麸炒)各一两，银箔二百片，麦门冬(去心，焙)二两。上为末，炼蜜为丸，如梧桐子大。每服十五至二十丸，早晚食后米饮下。(《圣济总录》镇心丸)

2. 治小儿伏热潮发者 银箔十片，续随子一分(去皮，研)，青黛一分，芦荟一分(研)，胡黄连末一分，麝香一钱。上通研匀细，以糯米饭和丸，如绿豆大。每服一至二粒，煎薄荷汤下，量儿大小加减。(《小儿医方妙选》银箔丹)

4588 **银不换** yín bù huàn (广州部队《常用中草药手册》)

【异名】 九条牛(《海南岛常用中草药手册》)，银锁匙、金线风(《广西中草药》)，毛篸箕笃(广州部队《常用中草药手册》)。

【基原】 为防己科轮环藤属植物毛叶轮环藤的根。

【原植物】 毛叶轮环藤 *Cyclea barbata* (Wall.) Miers

草质藤本。根长圆柱形，稍扭曲，直径1 cm左右，外皮灰棕色或灰褐色。茎纤细缠绕，有纵条，嫩枝被长柔毛。叶互生；叶柄密被长柔毛，近盾状着生；叶片薄纸质或近膜质，三角状阔卵形，长5～10 cm，宽3～8 cm，先端渐尖，基部微凹或近截平，两面被柔毛，全缘，缘毛甚密，长而广展，掌状脉 7～9 条，自叶柄着生处放射伸出。花序腋生，花单性，雌雄异株；雄花为密伞形花序排列成圆锥状，具 1～2 回分枝，被长柔毛；雄花萼筒杯状，背面被长硬毛，萼 4 裂，裂片阔三角形，花冠筒浅杯状，雄蕊稍伸出；雌花序下垂，密伞形花序排列成总状；雌花萼片 2，近圆形，背面密被硬毛；花瓣 2，扁圆形，无毛；子房密被硬毛，柱头裂片尖锐。核果扁圆形，内果皮骨质，背部两侧各有 2 行疣状小突起。花果期 8～11 月。

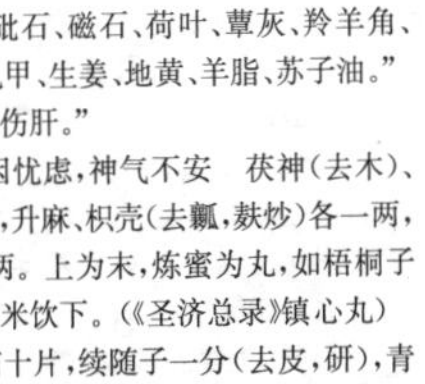

毛叶轮环藤

生于潮湿山地、林边、路旁及丘陵灌木丛中。分布于广东、广西、海南等地。

【采收加工】 四季均可采挖，去粗皮，切段，晒干。

【成分】 根含生物碱类成分：异谷树碱(isochondrodendrine)，左旋箭毒碱(curine)，小檗胺(berbamine)，防己诺林碱(fangchinoline)，高阿罗莫灵碱(homoaromoline)，轮藤环宁碱(cycleanine)，粉防己碱(tetrandrine)，异粉防己碱(isotetrandrine)，木兰花碱(magnoflorine)及轮环藤酚碱(cyclanoline)。喹啉生物碱：(+)-thalrugosine，(−)-limacine，(−)-2′-norlimacine，(+)-cycleabarbatine，(−)-衡州马药碱〔(−)-coclaurine〕，(−)-*N*-甲基衡州马药碱〔(−)-*N*-methylcoclaurine〕。根中另含(+)瑞香楠君〔(+)-daphnandrine〕，(+)-cycleanorine，(−)-repandine。

【药理】 1. 肌松作用 从毛叶轮环藤根(银不换)中分离的汉防己甲素、高阿罗莫灵碱、左旋箭毒碱、异谷树碱的碘甲烷盐静注在家兔垂头试验中有肌松作用，对小鼠、猫、犬等均有肌松作用。左旋箭毒碱为非去极化型肌松剂，给麻醉猫等静注有降压和组胺释放作用。

2. 抗疟作用 银不换的生物碱提取物有抗疟原虫作用，对人KB细胞也有一定细胞毒性。

3. 其他作用 毛叶轮环藤体外对胶原或 ADP 诱导的血小板聚集有一定抑制作用。

【药性】 《海南岛常用中草药手册》："苦，寒。有小毒。"

【功用主治】 清热解毒，散瘀止痛，利尿通淋。主治风热感冒，咽喉疼痛，胃痛，腹痛，牙痛，湿热泻痢，小便淋痛，跌打伤痛，扭挫伤。

1.《海南岛常用中草药手册》："清热解毒，止痛。主治胃痛，咽喉痛，胃火牙痛，湿热泄泻。"

2. 广州部队《常用中草药手册》："解毒，止痛，散瘀。主治咽喉炎，腹痛，牙痛，跌打损伤。"

3.《广西中草药》："清热解毒，镇痛利尿。治感冒风热，痢疾，砂淋等。"

【用法用量】 内服：煎汤，3～15 g，研末，1.5～3 g。

【选方】 1. 治外感风热 金线风根 15 g，干薄荷 3 g，干山芝麻 9 g。水煎，日分 2 次服。

2. 治痢疾 金线风、刺苋菜根、马齿苋各 30 g。水煎，分 3 次服。(1、2 方出自《广西中草药》)

3. 治疗慢性气管炎 取金线风 15 g，榄核莲 12 g，百部 15 g，水煎 2 次，去渣浓缩至 30～60 ml，每日 1 次，顿服。10 日为 1 个疗程，必要时续服第二个疗程。〔广西医药研究所《医药科技资料》，1972，(3)：83〕

【临床报道】 用作肌肉松弛剂：① 由银不换总生物碱中分离到有效单体左旋箭毒碱，经碘甲基化后制成碘化二甲基左旋箭毒碱(银不换Ⅱ号)，用量在 0.1～0.5 mg/kg 范围内，用于腹部及胸部等各种麻醉手术 210 例，其中中药麻醉 161 例，取得良好的肌松效果，优良率达 73%，总有效率为 98%。结果表明其为一种较好的强效肌松剂，具有效果可靠，副作用轻，安全范围大诸优点。② 氯甲左箭毒(银不换Ⅲ)是由毛叶轮环藤中提制的一种肌松剂，临床用于中、西药物麻醉和多种部位手术 412 例，用量一般为 0.2 mg/kg左右，结果获得了良好的肌松效果。

4589 **银线草** yín xiàn cǎo (《陕西中草药》)

【异名】 四叶草(《黑龙江常用中草药手册》)，四块瓦、天王七、拐拐细辛、四叶七、白毛七(《陕西中草药》)，灯笼花(《长白山植

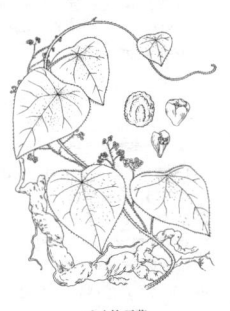

【基原】 为金粟兰科金粟兰属植物银线草的全草或根及根茎。

【原植物】 银线草 *Chloranthus japonicus* Sieb.

多年生草本，高 20～50 cm。根茎横走，有节，生多数细长须根，具特殊气味；茎直立，通常不分枝，下部节上对生 2 片鳞状叶。叶对生，通常 4 片生于茎顶，成假轮生；叶柄长 8～18 mm；叶片宽椭圆形或倒卵形，长 8～14 cm，宽 5～8 cm，先端急尖，基部宽楔形，边缘具锐锯齿，齿尖有一腺体，上面深绿色，下面色淡，网脉明显。穗状花序顶生一，连总花梗长 3～5 cm；苞片三角形或近半圆形；花小，白色；雄蕊 3，药隔着生于子房上部外侧，基部合生；中央药隔无花药，两侧药隔各有 1 个 1 室的花药；子房卵形，无花柱，柱头截平。核果梨形。花期 4～5 月，果期 5～7 月。

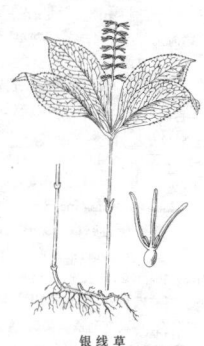

银线草

生于山谷林下阴湿处。分布于河北、山西、辽宁、吉林、山东、陕西、甘肃。

【采收加工】 7～9 月采挖全草及根，鲜用或晒干。

【药材】 银线草 *Chloranthi Japonici Radix* 主产于吉林、辽宁、河北、山西等地。

性状 根茎节间较疏，表面暗绿色。根须状、细长圆柱形，稍弯曲，长 5～20 cm，直径 0.1～1.5 mm；表面土黄色或灰白色，平滑。质脆易折断，断面较平整，皮部灰白色，木部黄白色，皮部发达，易与木部分离。气微香，味微苦。

鉴别 根横切面：表皮细胞类方形。皮层宽广，有油细胞和石细胞散在，石细胞直径 42～62 μm，壁厚，孔沟及层纹均明显。内皮层细胞凯氏点较明显。中柱鞘细胞 1 列，切向延长。初生木质部 4～8 束，导管分化至根中心。

【成分】 根含内酯类成分：金粟兰内酯（chloranthalactone）A、B、C、D、E，苍术内酯Ⅲ（atractylenolide Ⅲ）、银线草内酯（shizukanolide）A、C、D，银线草内酯醇（shizukolidol）、去氢银线草内酯（dehydroshizukanolide）、银亚活血丹内酯（glechomanolide）；萜类成分：银线草呋喃醇（shizukafuranol）、银线草螺二萜醇（shizuka acoradienol）、莪术呋喃二烯酮（furanodienone）、东莨苕素（scopoletin）、异东莨苕素（isoscopoletin）、异莪术呋喃二烯（isofuranadiene）、异秦皮定（isofraxidin）、银线草醇（shizukaol）A，内酯类化合物；倍半萜类成分：金粟兰酸（chloranthalic acid）、甲基金粟兰酸（methyl chloranthadimeric）、倍半萜二聚物银线草醇（shizukaol）E、F、G、H、I、J，三银线草醇（trishizukaol）A。

【药理】 1. 抗真菌作用 从茎、叶中分出的银线草内酯与金粟兰内酯有抗真菌作用。从新鲜根中分出金粟兰内酯 C 及其去乙酰衍生物也有抗真菌（如灰蓝毛菌）作用。

2. 抗肿瘤作用 金粟兰内酯 A、B、C、D 能抑制小鼠淋巴肉瘤细胞 L-5178Y。

【药性】 辛、苦、温。有毒。

1.《山西中草药》："辛、苦、温，有毒。"

2.《河北中草药》："有小毒。"

【功用主治】 祛风散寒，活血解毒。主治风寒感冒，风湿痹痛，腰腿痛，跌打损伤，寒瘀经闭，无名肿毒，皮肤瘙痒，毒蛇咬伤。

1.《陕西中草药》："祛湿散瘀，理气活血，散瘀解毒。主治劳

伤，腰腿疼，跌打损伤，感冒，白带，疮肿。"

2.《河北中草药》："用治瘀血作痛，寒湿性腰腿痛，以及气滞经闭等症，并可防治蛀牙。"

3.《长白山药用植物志》："主治风寒咳嗽，无名肿毒，皮肤瘙痒。外用可治毒蛇咬伤。"

【用法用量】 内服：煎汤，3～6 g；或浸酒。外用：捣敷。

【宜忌】 1.《黑龙江常用中草药手册》："全株有毒，内服宜慎。"

2.《长白山药用植物志》："心脏病，吐血史及孕妇忌服。"

【选方】 1. 治劳伤 （银线草）9～15 g，白酒 500 g，泡酒服。每次 2～3 酒盅，每日 1～2 次。

2. 治跌打损伤，骨折，扭伤 （银线草）鲜品、食盐各适量，共捣烂，烘热敷患处。同时可用鲜品 1.5～3 g，水煎服；或干品研末服，每次 0.6～0.9 g。

3. 治白带 （银线草）30～60 g，炖鸡肉，分数次服。（1～3 出自《陕西中草药》）

4590 **银柴胡** yín chái hú
《纲目》

【异名】 银夏柴胡（《本草原始》），银胡（《本草求真》），牛肚根、沙参儿、白根子、土参（《中药志》）。

【基原】 为石竹科繁缕属植物银柴胡的根。

【原植物】 银柴胡 *Stellaria dichotoma* L. var. *lanceolata* Bunge [*S. gypsophiloides* Fenzl] 又名：狭叶歧繁缕（《全国中草药汇编》）。

多年生草本，高 20～40 cm。主根圆柱形，直径 1～3 cm，外皮淡黄色，根头处有许多疣状的茎部残基。茎直立而纤细，上部二叉状分枝，密被短毛或腺毛；节略膨大。单叶对生；无柄；叶片披针形，长 4～30 mm，宽 1.5～4 mm，先端锐尖，基部圆形，全缘，上面疏被短毛或几无毛，下面被短毛。花单生于叶腋；花梗长约 2 cm；萼片 5，披针形，绿色，边缘白色膜质，花瓣 5，较萼片为短，白色，全缘，先端 2 深裂；雄蕊

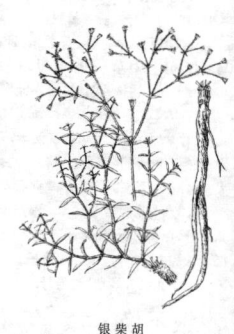

银柴胡

10，较萼片短；子房上位，花柱 3，细长。蒴果近球形，外被宿萼，成熟时先端 6 齿裂。种子通常 1 粒，椭圆形，深棕色，种皮有多数小突起。花期 6～7 月，果期 8～9 月。

生于干燥草原及山坡石缝中。分布于东北及河北、内蒙古、陕西、甘肃、宁夏等地。近年来宁夏的陶乐等县试行栽培。

【栽培】 生物学特性 喜温暖或凉爽气候，耐严寒，忌水浸。适宜砂质壤土栽培。

繁殖方法 种子繁殖。春季或秋季条播或穴播，行株距 33～40 cm，覆土 1 cm，保持土壤湿润，约 10 日出苗，苗齐后可间苗 1～2 次。

田间管理 生长期内中耕、除草、追肥。雨季注意排水。

【采收加工】 9～10 月采挖，晒干。

【药材】 银柴胡 *Stellariae Radix* 主产于宁夏回族自治区的陶乐、盐池、灵武、卫宁等县，为该自治区地道药材。

性状 根呈类圆柱形，偶有分枝，长 15～40 cm，直径 0.5～2.5 cm。表面浅棕黄色至浅棕色，有扭曲的纵皱纹及支根痕，多具孔穴状或盘状凹陷（细根痕），习称"砂眼"，从砂眼处折断可见棕色裂隙中有细砂散出。根头部略膨大，有密集的呈疣状突起的芽苞、

茎或根茎的残基，习称"珍珠盘"。质硬而脆，易折断，断面不平坦，较疏松，有裂隙，皮部甚薄，木部黄、白色相间的放射状纹理(射线与木质部束相间而致)。气微，味甘。

栽培品有分枝，下部多扭曲，直径 0.6~1.2 cm。表面浅棕黄色或浅黄棕色，纵皱纹细腻明显，细支根痕多呈点状凹陷。根头部有多数疣状突起。几无砂眼。折断面质地较紧密，几无裂隙，略显粉性，木部放射状纹理不甚明显。味微甜。

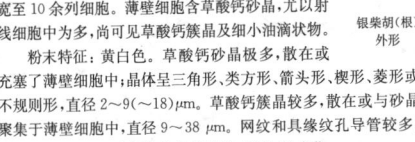

银柴胡(根)外形

鉴别 (1) 根横切面：木栓细胞数列至 10 余列，扁长方形或类方形，棕黄色。皮层较窄，为 4~8 列向内延长的薄壁细胞。韧皮部筛管群明显；形成层成环。木质部发达，导管略作放射状排列，木射线宽至 10 余列细胞。薄壁细胞含草酸钙砂晶，尤以射线细胞中为多，尚可见草酸钙簇晶及细小油滴状物。

粉末特征：黄白色。草酸钙砂晶极多，散在或充塞于薄壁细胞中；晶体呈三角形、类方形、箭头形、楔形、菱形或不规则形，直径 2~9(~18)μm。草酸钙簇晶较多，散在或与砂晶聚集于薄壁细胞中，直径 9~38 μm。木栓细胞淡棕黄色，壁薄，微木化。

(2) 取本品粉末 1 g，加无水乙醇 10 ml，浸渍 15 分钟，滤过。取滤液 2 ml，置紫外光灯(365 nm)下观察，显亮蓝微紫色荧光。

(3) 紫外光谱：取本品粉末 0.1 g，加甲醇 25 ml，超声处理 10 分钟，滤过，滤液置 50 ml 量瓶中，加甲醇至刻度，测定紫外光谱，本品在 270±2 nm 波长处有最大吸收。

【成分】 根含豆甾醇(α-菠菜甾醇(α-spinasterol)、7-豆甾烯酮(stigmast-7-enol)、豆甾醇(stigmasterol)、α-菠菜甾醇葡萄糖苷(α-spinasteryl glucoside)、7-豆甾烯醇葡萄糖苷(stigmast-7-enolglucoside)、β-谷甾醇(β-sitosterol)；含环肽类成分：银柴胡环肽(stellaria cyclopetide)Ⅰ、dichotomins G、F。

【药性】 甘、苦，凉。归肝、胃经。
1.《本经逢原》："甘，微寒，无毒。""行足阳明、少阴。"
2.《医林纂要》："苦，寒。"
3.《药性切用》："入肝、肾。"
4. 张秉成《本草便读》："入肝、胆。"

【功用主治】 清虚热，除疳热。主治阴虚发热，骨蒸劳热，阴虚久疟，小儿疳积发热。
1.《本草经疏》："治劳热骨蒸。"
2.《本经逢原》："不独清热，兼能凉血。"
3.《本草从新》："治虚劳肌热，骨蒸劳疟，热从髓出，小儿五疳羸热。"
4.《本草求原》："清肺、胃、脾、肾热。治五藏虚损，肌肤劳热，骨蒸烦痛，湿痹拘挛。"

【用法用量】 内服：煎汤，5~10 g；或入丸、散。

【宜忌】 外感风寒，血虚无热者慎服。

【选方】 1. 治骨蒸劳热 银柴胡一钱五分，胡黄连、秦艽、鳖甲(醋炙)、地骨皮、青蒿、知母各一钱，甘草五分。水二钟，煎八分，食远服。(《证治准绳》清骨散)
2. 治男妇虚劳发热，或咳或不咳 银柴胡、沙参各等分，每服二钱，水煎服。(《本草汇言》)
3. 治温证潮热，身体枯瘦，皮肤甲错，消索而不润泽者 银柴胡二钱。鳖甲三钱。(《温病指归》银甲散)

【各家论述】 1.《本草汇言》："柴胡有银柴胡、北柴胡、软柴胡之别也。银柴胡清热，治虚热；北柴胡清热，治伤寒邪热也；软柴胡清热，治肝热骨蒸也。《日华子》所谓补五劳七伤，治虚热羸瘦，与经验方治劳热，青蒿煎丸多佐柴胡，言银柴胡也。"
2.《本经逢原》："银柴胡，其性味与石斛不甚相远。凡入虚劳

方中，惟有银州者为宜，若用北柴胡，升动虚阳，发热喘嗽，愈无宁宇，可不辨而混用乎！按柴胡条下，《本经》推陈致新，明目益精，皆银夏而言，非北柴胡所能也。"
3.《本草新读》："银柴胡，从来注《本草》者，皆言其能治小儿疳热，大人痨热，大抵有入肝胆凉血之功。""柴胡，能解散表邪，银柴胡无解表之性，虽同是用根，性味相仿，上古虽不分，究竟各有所宜耳。"
4.《本草正义》："银柴胡治虚热骨蒸，自有实效，断非北柴胡之升阳泄汗可比，然则古人谓柴胡为虚劳之药者，亦指银柴胡言之也。赵恕轩《纲目拾遗》谓热在骨髓，非柴胡凉疗，此指虚劳肌热骨蒸，治小儿五疳羸热，盖退热而不苦泄，理阴而不升腾，固虚热之良药，苟劳怯而未至血液枯绝，以此清理虚火之燔灼，再合之育阴补脾，尚可徐图挽救，非北柴胡之发泄者所可同日而语也。"

4591 银白杨叶 yín bái yáng yè 《《安徽中草药》》

【基原】 为杨柳科杨属植物银白杨的叶。

【原植物】 银白杨 Populus alba L. 又名：白背杨《《广西植物名录》》。

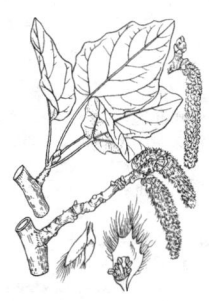

银白杨

乔木，高15~30 m。树干不直，树皮白色至灰白色。芽卵圆形，密被白绒毛，后局部或全部脱落。萌枝和长枝叶卵圆形，掌状 3~5 浅裂，长 4~10 cm，宽 3~8 cm，时时被白绒毛，后上面脱落；短枝叶较小，长 4~8 cm，宽 2~5 cm，卵圆形或椭圆状卵形，先端钝尖，基部阔楔形或圆形，上面光滑，下面具白色绒毛；叶柄短于或等于叶片，略侧扁，被白绒毛；叶缘具深波状牙齿。雄花序长 3~6 cm；花序轴有毛，苞片膜质，宽椭圆形，边缘有齿牙和长毛；花盘有短梗；雄蕊 8~10，花药紫红色；雌花序长 5~10 cm，花序轴具毛，雌蕊具短柄，花柱短，柱头 2，有淡黄色长裂片。蒴果细圆锥形，2 瓣裂。花期 4~5 月，果期 5 月。

喜生于湿润肥沃的沙质土上。仅新疆有野生，河北、山西、辽宁、江苏、安徽、山东、河南、广西、陕西、青海、宁夏等地栽培。

【采收加工】 5~7 月采收，鲜用或晒干。

【药材】 银白杨叶 Populi Albae Folium 产于东北、华北、西北、西藏等地。

性状 叶片多皱缩、破碎，完整者展平后近圆形，掌状3~5 浅裂，长 4~10 cm，宽 3~8 cm，先端渐尖，基部阔楔形或圆形，叶缘有小牙齿。上面灰绿色，下面可见白色绒毛；叶柄略侧扁，被白绒毛。质脆易碎。气微清香，味微苦。

鉴别 叶横切面：上表皮细胞类长方形，外被角质层，下表皮有多数单细胞非腺毛和气孔。栅栏组织细胞 2 列，海绵组织细胞长方形，主脉维管束外韧型，略近环状，中柱鞘纤维断续列列，主脉上、下表皮内方有厚角组织。薄壁细胞含有草酸钙簇晶和方晶。

【成分】 叶含苷类成分：O-β-D-吡喃葡萄糖基-9-β-D-呋喃核糖基二氢玉蜀黍嘌呤(O-β-D-glucopyranosyl-9-β-D-ribofuranosyldihydrozeatin)、O-β-D-吡喃葡萄糖基玉蜀黍嘌呤(O-β-D-glucopyranosylzeatin)、O-β-D-吡喃葡萄糖基二氢玉蜀黍嘌呤(O-β-D-glucopyranosyldihydrozeatin)，右旋异落叶松脂醇单-β-D-吡喃葡萄糖苷(isolariciresinol mono-β-D-glucopyranoside)。

【功用主治】 止咳平喘，清热化痰。

【用法用量】 内服：煎汤，3~9 g。外用：煎水含漱。

【选方】 1. 治慢性气管炎 银白杨叶9 g。煎服。

2. 治风火牙痛 鲜银白杨叶煎水,加米醋溶量,混匀含漱。

【临床报道】 治疗慢性气管炎 用银白杨叶制成1:2糖浆剂、注射剂、浸膏丸三种剂型。糖浆剂口服3次,每次10 ml;注射剂肌内注射,每日1次,每次1 ml(含生药2 g);浸膏丸每次10粒,每日服3次(每日总量相当生药25 g);部分病例同时并用注射剂或加服百蕊草(每次15 g,冲泡后分3次服)。共观察1 115例,平均有效率为88%左右,显效率为52%左右,对咳、痰、喘均有疗效,但平喘作用稍差;对虚寒型疗效较好,肺燥型次之,痰热型较差。疗程长者疗效较高,病程越短疗效越好。生效时间多在服后3~5日。初步观察,各种剂型的疗效无明显差别;无严重副作用,仅少数患者有胃部不适、口干、腹泻、面部轻度浮肿等反应,个别出现皮疹,一般均较轻微,不影响治疗。

4592 甜瓜 tián guā 《开宝本草》

【异名】 甘瓜《别录》,香瓜《滇南本草》,果瓜《纲目》,熟瓜《本草从新》,穿肠瓜《纲目拾遗》。

【基原】 为葫芦科香瓜属植物甜瓜 Cucumis melo L. 的果实。

【原植物】 参见"甜瓜蒂"条。

【采收加工】 7~8月果实成熟时采收,鲜用。

【成分】 含球蛋白2.68%,枸橼酸(citric acid)等有机酸,β-胡萝卜素(β-carotene)。

【药理】 1. 抗氧化、抗炎作用 甜瓜提取物体外抑制腹腔巨噬细胞产生超氧阴离子,在IgG抗原-抗体复合物刺激下还诱导巨噬细胞产生IL-10,这与提取物富含超氧化物歧化酶(SOD)有关。甜瓜提取物与麸蛋白共同给小鼠记口给予,可防止SOD在小鼠体内消化失活,从而使甜瓜提取物在体内显示抗氧化和抗炎作用。

2. 其他作用 甜瓜水提物含有腺苷,能抑制胶原、肾上腺素、ADP等诱导的人血小板聚集。甜瓜中一种枯草溶菌素样肽链内切酶是甜瓜致敏的主要成分之一。

【药性】 甘,寒。归心、胃经。

1.《日华子》:"无毒。"

2.《嘉祐本草》:"寒,有毒。"

3.《饮膳正要》:"味甘,寒。"

4.《滇南本草》:"性平。"

5.《本草蒙筌》:"味苦甘,有小毒。"

6.《玉楸药解》:"入足太阴脾、足阳明胃经。"

7.《得配本草》:"入手太阴经。"

8.《本草求真》:"专入心、胃。"

【功用主治】 清暑热,解烦渴,利小便。主治暑热烦渴,小便不利,暑热下痢腹痛。

1.《食疗本草》:"止渴,益气,除烦热,利小便,通三焦间壅塞气。"

2.《嘉祐本草》:"主口鼻疮。"

3.《本草衍义》:"暑月服之,不中暑气。"

4.《滇南本草》:"治风湿麻木,四肢疼痛。"

5.《食物考》:"性滑通肠。"

6.《随息居饮食谱》:"涤热,疗饥。治暑病。"

【用法用量】 内服:适量,生食;或煎汤;或研末。

【宜忌】 脾胃虚寒、腹胀便溏者慎服。

1.《孙真人食忌》:"患脚气病人勿食甜瓜,其患永不除。又五月甜瓜沉水者杀人。又多食发黄疸病,动冷疾,令人虚羸。解药力。两蒂者杀人。"

2.《食疗本草》:"多食令人阴下湿痒,生疮。动宿冷病,癥癖人不可食。若食之饱胀,入水自消。多食令人惙惙虚弱,脚手无力。"

3.《本草衍义》:"多食,未有不下利者,贫下多食,至深秋作

痢,为难治,为其消损阳气故也。"

4.《本草蒙筌》:"多啖生痰。"

【选方】 1. 治热渴 以甜瓜去皮,食后徐徐吃之,煮皮作羹亦佳。《古今医统》

2. 治脓血恶痢,痛不可忍 以水浸甜瓜数枚食之即愈。《本草求真》

3. 治痔漏 用穿肠瓜烧存性为末,每末一两,加蝉蜕末三钱五分。以金银花五钱,浸酒一二日,煎数滚,调药末,每服二钱七分,空心金银花酒下。《纲目拾遗》

4. 治小儿中风,口眼斜 用甜瓜瓤为水绞取汁,和大枣肉搜作饼子,炙令热熨。正便止,勿令太过。《普济方》

4593 甜茶 tián chá 《饮片新参》

【异名】 伞花八仙叶《天目山药用植物志》。

【基原】 为虎耳草科绣球属植物腊莲绣球和伞形绣球的幼叶。

【原植物】 参见"土常山"条。

【采收加工】 立夏前后,采摘嫩枝叶,搓揉使其出汗,晒干。

【药材】 甜茶 Hydrangeae Folium 腊莲绣球产于陕西、甘肃、浙江、安徽、江西、福建、湖南、湖北、四川、贵州等地;伞形绣球产于安徽、浙江、江西、福建、台湾、广西等地。

性状 腊莲绣球 叶多皱缩扭曲呈条状或小团块状,黄绿色或暗绿色,少数连于小枝上。完整叶片展平后呈卵状披针形至矩圆形,先端渐尖,基部楔形或圆形,边缘有小锯齿,齿尖有硬尖,上面疏生伏毛或近无毛,下面全部或仅脉上有柔伏毛。质脆,易碎。气微,味微甜。

伞形绣球 完整叶片倒卵状矩圆形或椭圆形,边缘除基部外均有小锯齿,上面中脉有柔毛,下面疏生小伏毛,沿脉较密,脉腋内有束毛。

【药性】 甘,凉。

1.《本草图经》:"甘,性凉。"

2.《饮片新参》:"涩,凉微甘。"

【功用主治】 1.《饮片新参》:"截久疟。"

2.《中国药用植物图鉴》:"作利尿药。"

【用法用量】 内服:煎汤,10~30 g。

【选方】 1. 治疟疾 伞花八仙叶15~18 g,研细,用鸡蛋1~3只,拌和后,煎成淡味蛋饼,在发冷前1小时吃完;或单用叶30 g左右煎汁服。《天目山药用植物志》

2. 治高血压病 甜茶叶、决明子、车前草各30 g,野菊花15 g。水煎服,每日1剂。《全国中草药汇编》

4594 甜橙 tián chéng 《滇南本草》整理本

【异名】 黄果《桂海虞衡志》,橙子《滇南本草》,新会橙《植物名实图考》,广橘《中国树木分类学》,雪柑、印子柑、广柑《广州植物志》。

【基原】 为芸香科柑橘属植物甜橙的果实。

【原植物】 甜橙 Citrus sinensis (L.) Osbeck

常绿小乔木,高3~8 m。树冠圆形,分枝多,有刺或无刺,幼枝有棱角。叶互生,单身复叶;叶柄长0.6~2 cm,叶翼狭窄,宽2~3 mm,顶端有关节;叶片质较厚,椭圆形或卵圆形,长6~12 cm,宽2.3~5.5 cm,先端短尖或渐尖,微凹,基部阔楔形或圆形,波状全缘,或有不明显的波状锯齿,有半透明油腺点。花一至数朵簇生叶腋,白色,有香气;花萼3~5裂,裂片三角形;花瓣5,舌形,向外反卷;雄蕊19~28,花丝下部连合成5~12束,花柱短,柱头略大,10~13室,柱头头状,花柱细,不脱落。柑果扁圆形或近球形,直径6~9 cm,橙黄色或橙红色,果皮较厚,不易剥离,瓤囊8~13,果汁黄色,味甜。种子楔状卵形,表面平滑。花期4月,果

熟期11～12月。

栽培于丘陵、低山地带和江河湖泊的沿岸。江苏、浙江、福建、江西、湖北、湖南、广东、广西、四川、贵州、云南、台湾等地均有栽培。

本品之幼果，亦作青皮入药；成熟的果皮在局部地区则混作陈皮入药。

本植物的叶（橙叶）、幼果（枳实）、果皮（橙皮）亦供药用，另设专条。

【采收加工】 11～12月果实成熟时采摘，鲜用或晒干备用。

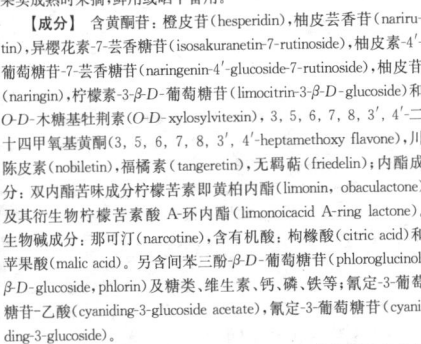

甜橙

【成分】 含黄酮苷：橙皮苷(hesperidin)，柚皮芸香苷(nariru-tin)，异樱花素-7-芸香糖苷(isosakuranetin-7-rutinoside)，柚皮素-4′-葡萄糖苷-7-芸香糖苷(naringenin-4′-glucoside-7-rutinoside)，柚皮苷(naringin)，柠檬素-3-β-D-葡萄糖苷(limocitrin-3-β-D-glucoside)和O-D-木糖基牡荆素(O-D-xylosylvitexin)，3，5，6，7，8，3′，4′-二十四甲氧基黄酮(3，5，6，7，8，3′，4′-heptamethoxy flavone)，川陈皮素(nobiletin)，福橘素(tangeretin)，无羁萜(friedelin)；内酯成分：双内酯苦味成分柠檬苦素即黄柏内酯(limonin，obaculactone)及其衍生物柠檬苦素酸 A-环内酯(limonoicacid A-ring lactone)。生物碱成分：那可汀(narcotine)；含有机酸：枸橼酸(citric acid)和苹果酸(malic acid)。另含间苯三酚-β-D-葡萄糖苷(phloroglucinol-β-D-glucoside，phlorin)及糖类、维生素、钙、磷、铁等；氰定-3-葡萄糖苷-乙酯(cyaniding-3-glucoside acetate)和氰定-3-葡萄糖苷(cyaniding-3-glucoside)。

【药理】 抗氧化等作用 甜橙原渣水提液体外对过氧化氢有清除作用。果皮受损的甜橙皮中能产生一种抗拮状青霉等的成分。

甜橙所含橙皮苷、柚皮苷、黄柏内酯、那可汀等，其药理作用参见陈皮、佛手、枸橘、柠檬、香橼、柚等。

【药性】 1.《滇南本草》：“性微温，味辛微苦。入厥阴肝经。”
2.《植物名实图考》：“味甜酸。”

【功用主治】《滇南本草》：“行厥阴滞塞之气，止肝气左肋疼痛，下气，消膨胀，行阳明乳汁不通。”

【用法用量】 内服：干品研细末，6 g；或鲜品适量，捣汁。

【选方】 治妇人乳结不通，红肿结硬疼痛，恶寒发热 干橙子细末二钱，有新鲜者捣汁，点水酒服。《滇南本草》

4595 **甜石榴** tián shí liú 《滇南本草》

【异名】 天癸《西阳杂俎》，甘石榴《纲目》。

【基原】 为石榴科石榴属植物石榴的果实。

【原植物】 参见“石榴皮”条。

【采收加工】 9～10月果熟时采收，鲜用。

【药性】 甘、酸、涩、温。
1.《别录》：“味酸、甘。”
2.《滇南本草》：“味酸涩。”
3.《纲目》：“甘、酸、涩、温，无毒。”

【功用主治】 生津止渴，杀虫。主治咽燥口渴，虫积，久痢。
1.《别录》：“主咽燥渴。”
2.《滇南本草》：“治筋骨疼痛，四肢无力，化虫，止痢，或咽喉疼痛断血，象床出血，盘肠且热，明目。同文蛤为末，亦能乌须。”

【用法用量】 内服：煎汁，3～9 g；或捣汁。

【宜忌】 1.《别录》：“损人肺，不可多食。”
2.《食疗本草》：“多食损齿令黑。”

3.《日用本草》：“其汁恋膈而成痰。损肺气，病人忌食。”
4.《医林纂要》：“多食生痰，作热痢。”

4596 **甜叶菊** tián yè jú 《中草药》1983，14(11)：43

【异名】 甜茶《北京植物志》。

【基原】 为菊科甜菊属植物甜叶菊的叶。

【原植物】 甜叶菊 Stevia rebaudiana (Bertoni) Hemsl. [Eupatorium rebaudianum Bertoni] 又名：甜菊《北京植物志》。

多年生草本，高100～150 cm。茎直立，基部半木质化，粗约1 cm，多分枝。叶 叶片无柄；叶片倒卵形至宽披针形，长5～10 cm，宽1.5～3.5 cm，先端钝，基部楔形，上半部叶缘具粗锯齿。头状花序小，在枝端排成伞房状，每花序具 5 朵管状花，总苞圆筒状，长约6 mm；总苞片 5～6，近等长，背面被短柔毛；小花管状，白色，先端 5 裂。瘦果，长纺锤形，黑褐色；冠毛多条，污白色。花、果期8～10月(北京)。

原产于南美巴拉圭和巴西交界的高山草地。现北京、河北、江苏、福建、湖南、云南、陕西等地均有引种。

【采收加工】 5～10月可采收，摘取叶片，鲜用或晒干。

【药材】 甜叶菊 Steviae Rebaudianae Folium 产于北京、江苏、河北、陕西、福建、云南等地。

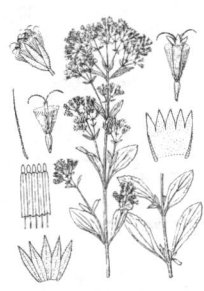

甜叶菊

性状 本品多破碎或皱缩，草绿色，完整的叶片展平后呈倒卵形至宽披针形，长 4.5～9.5 cm，宽 1.5～3.5 cm；先端钝，基部楔形；中上部边缘有粗锯齿，下部全缘；三出脉，中央主脉明显，两面均有柔毛；具短叶柄，叶片常下延至叶柄基部；薄草质，质脆易碎。气微，味极甜。

鉴别 叶横切面：表皮细胞为一列类方形细胞组成，外壁增厚，其外方被有蜡质。上下表皮的气孔为不定式，以下表皮为多，并布有多细胞组成的腺毛和5～11 个细胞组成的非腺毛，下表皮尚有腺鳞分布。栅栏组织细胞2～3 列，以 2 列者多见，不通过主脉。海绵组织，排列疏松。主脉维管束外韧型，韧皮部窄，外侧有纤维束环，木质部导管径向排列，外侧为木薄壁细胞群。

【成分】 含甜菊类成分：蛇菊苷(stevioside)，又称斯替维亚苷；甜叶菊苷(rebaudioside) A、B、C、D、E，甜叶菊素(sterebin) A、B、C、D、E、F、G、H，卫矛醇苷(dulcoside) A、B；还含蛇菊醇(steviol)及其糖苷，主要为蛇菊苷。甾醇类成分：豆甾醇(stigmasterol)，β-谷甾醇(β-sitosterol)，菜油甾醇(campesterol)，豆甾醇-β-D-葡萄糖苷(stigmasterol-β-D-glucoside)，β-谷甾醇-β-D-葡萄糖苷(β-sitosterol-β-D-glucoside)。黄酮类及其苷类成分：芹菜素-7-O-β-D-葡萄糖苷(apigenin-7-O-β-D-glucoside)，芹菜素-4′-O-葡萄糖苷(apigenin-4′-O-glucoside)，木犀草素-7-O-葡萄糖苷(luteolin-7-O-glucoside)，山奈酚-3-O-鼠李糖苷(kaempferol-3-O-rhamnoside)，槲皮苷(quercetrin)，槲皮素-3-O-葡萄糖苷(quercetin-3-O-glucoside)，槲皮素-3-O-阿拉伯糖苷(quercetin-3-O-arabinoside)，5，7，3′-三羟基-3，6，4′-三甲氧基黄酮(5，7，3′-trihydroxy-3，6，4′-trimethoxy flavone)。

【药理】 1.降血糖作用 甜叶菊中的蛇菊苷降低正常小鼠血糖，提高小鼠糖耐量，抑制小鼠四氧嘧啶性糖尿病。蛇菊苷还抑制肾上腺素引起的血糖升高。蛇菊苷灌胃增加胰岛素敏感性瘦型 Zucker 大鼠和胰岛素耐受性肥胖型 Zucker 大鼠机体的胰岛素的敏感性；体外提高胰岛素对两种大鼠骨骼肌葡萄糖的转运。蛇菊苷给Ⅱ型糖尿病 GK 大鼠喂饲有降血糖作用,增加胰岛 β 细胞分泌胰岛素。

2. 降血压作用 蛇菊苷给麻醉犬胃饲和静脉注射能降低血压,左椎动脉注入无效,说明降压与中枢神经系统无关。蛇菊苷对肾性高血压犬也有降压作用。大鼠主动脉平滑肌细胞培养试验显示蛇菊苷降压作用可能是抑制钙离子内流。蛇菊苷腹腔注射对正常和自发性高血压大鼠、醋酸去氧皮质酮敏感性高血压大鼠和肾性高血压大鼠均有降压作用。蛇菊苷溶液给成年自发性高血压大鼠饮用能降低血压,并防止未成年自发性高血压大鼠高血压的发生发展。

3. 对肾脏功能的影响 静注甜叶菊粗提物对抗利尿大鼠能增加肾集合管水重吸收,对水利尿大鼠能增加游离水清除率。甜叶菊粗提物经口给予增加实验性肾性高血压大鼠肾小球滤过率,增加实验性肾性高血压大鼠和正常血压大鼠的肾血浆流量、尿流量和钠盐排泄。甜菊粗提物使正常大鼠血压降低、利尿、尿钠增多,而肾小球滤过率等恒定。

4. 抗微生物作用 甜叶菊热水提取物体外抑制 4 种人轮状病毒的复制,阻碍病毒吸附到细胞上。甜叶菊水提发酵液对溶血性大肠埃氏杆菌 O_{157}:H_7 等有杀菌作用,但对双歧杆菌、乳酸杆菌没有杀灭作用。

5. 其他作用 甜叶菊发酵提取物体外抑制组胺所致豚鼠回肠的收缩。蛇菊苷、卫矛醇甲 A 和甜叶菊苷 A、C 抑制 12-O-十四烷酰基大戟二萜醇-13-乙酸酯(TPA)诱导的小鼠炎症,混合物也抑制 TPA 对 7, 12-二甲基苯并[a]蒽诱发小鼠皮肤肿瘤形成的促进作用。蛇菊苷加入饮水中能禁食大鼠饮用也刺激肝糖原生成。甜叶菊水提取物抑制大鼠肝线粒体膜如氧化磷酸化酶等的活性。蛇菊苷现常用作不含热量的甜味剂。蛇菊苷和甜叶菊苷 A 加入大鼠膳食中,未见致龋性。

【毒性】 甜叶菊提取物及其制剂在多项实验中未显示出毒性。但有报道甜叶菊水提物给大鼠使大鼠睾丸、精囊、附睾重量减轻,副性腺果糖含量、附睾精子浓度降低,还减少血浆睾酮水平。蛇菊苷给大鼠皮下注射 1.5 g/kg,对肾脏有一定毒性,并影响尿质排泄。甜菊提取物或蛇菊醇口给予小鼠,对肝、胃、睾丸等器官未发现有 DNA 损伤作用。蛇菊苷在回复突变至七种突变实验中未显示诱导突变作用,但其苷元蛇菊醇在鼠伤寒沙门菌 TM_{677} 的正向突变试验、中国仓鼠肺成纤维细胞的染色体畸变和基因突变试验当中显示剂量相关突性阳性作用。

【功用主治】 生津止渴,利尿降压。主治消渴,高血压病。

1.《中草药》1983, 14(11):43:"为肥胖病、糖尿病的辅助治疗药。"

2.《中草药》1984, 15(8):43:"具有降低血糖的作用。""治疗糖尿病。""具有降血压的作用。"

【用法用量】 内服:煎汤,3~10 g;或开水泡,代茶饮。

【临床报道】 治疗高血压病 用国产甜菊苷每次 0.5 g,每日 3 次口服,30 日为 1 个疗程。治疗 31 例,并设对照组 23 例,予玉米淀粉作为安慰剂。治疗前 1 星期及治疗中停用其他药物,疗程结束后按全国规定标准进行疗效评定。结果,治疗组显效 18 例,有效 8 例,无效 5 例,总有效率为 83.9%。其中 I 期高血压病 13 例,显效 9 例,有效 2 例;Ⅱ期 16 例,显效 8 例,有效 6 例;Ⅲ期 2 例,显效 1 例。对照组显效 1 例,有效 1 例,总有效率仅 8.6%,与治疗组相比有非常显著的差别。服甜菊苷后,多数患者尿量有不同程度增多,说明它有一定的利尿作用。少数病人出现轻度腹胀、反酸、恶心、头痛,坚持治疗,5~7 日后自行消失。

4597 **甜瓜子** tián guā zǐ
《开宝本草》

【异名】 甘瓜子(《别录》),甜瓜仁、甜瓜瓣(《本经逢原》)。

【基原】 为葫芦科香瓜属植物甜瓜的种子。

【原植物】 参见"甜瓜蒂"条。

【采收加工】 7~9 月采收甜瓜的种子,阴干。

【药材】 种子 Melo Semen 全国大部分地区均产。

性状 种子长卵形,扁平,长 6~8 mm,宽 3~4 mm,厚约 1 mm。一端稍狭,顶端平截,有不明显的种脐,另一端圆钝。表面黄白色至淡棕色,平滑,稍具光泽,放大镜下可见细密纵纹理。质坚硬而脆,除去种皮后,有白色膜质的胚乳,包于子叶之外;子叶白色,富油性。气微,味淡。

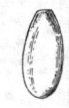

甜瓜子（种子）外形

鉴别 (1) 粉末特征:黄棕色。种皮外侧石细胞胞淡黄绿色或无色,多延长呈长方形、长条形或不规则形,壁波状弯曲或呈细状弯起,层纹较明显,纹孔圆点状或斜裂缝状。种皮内侧石细胞金黄色。断面观细胞类圆形,壁甚厚,细胞界限不明显,层纹及孔沟隐约可见,表面观类长方形,壁深波状弯曲,彼此嵌合紧密,纹孔裂缝状或点状,孔沟隐约可见。星状细胞不规则形,具多个短分枝状突起,直径约 25 μm,壁稍厚,木化,胞腔明显。种皮细胞表面观长方形或不规则形,壁波状弯曲或呈短小突起,与邻细胞相接形成明显的细胞间隙,纹孔稀疏,有的网状增厚。子叶细胞含糊粉粒。内胚乳细胞界限不明显,有横纹及较密的交错纹理。

(2) 取本品粉末 2 g,加乙醇 25 ml,加热回流 30 分钟,趁热滤过。取滤液 1 ml,加氢化钠明胶试液 2 滴,发生白色沉淀(检查鞣质)。取滤液 1 ml,加 5%α-萘酚乙醇溶液 2~3 滴,摇匀,沿管壁加硫酸 0.5 ml,两液界面处显紫红色环(检查糖、多糖)。取滤液 10 ml,分置 3 支试管中,一管中加硅钨酸试液,发生灰白色沉淀;一管中加碘化铋钾试液,发生橘红色沉淀;一管中加碘化汞钾试液,发生黄色沉淀(检查生物碱)。

【成分】 种子含蛋白 30.6%,脂肪 48.7%,维生素 C,胡萝卜素和多种氨基酸。含脂肪酸成分:亚油酸(linoleic acid)、油酸(oleic acid)、棕榈酸(palmiticacid)、硬脂酸(stearic acid)及肉豆蔻酸(myristic acid)的甘油酯、卵磷脂(lecithin)、胆甾醇(cholesterol)。尚含球蛋白及谷蛋白和半乳聚糖、葡萄糖、树胶、树脂。果仁中含脂类 49.4%,其中中性脂类占 91.5%,糖脂类占 6.4%,磷脂占 2.1%。

【药理】 1. 驱虫作用 种子体外试验能杀死蛔虫和绦虫。种子的水提取液对猫体外试验也能全部杀死蛔虫和绦虫。

2. 其他作用 甜瓜种子中含有尿素酶抑制剂、胰蛋白酶抑制剂。甜瓜种子醚提取物在动物体内有利尿作用。

【炮制】 1. 甜瓜子 取原药材,除去杂质,洗净,干燥。用时捣碎。

2. 炒甜瓜子 取净甜瓜子,置锅内,用文火加热,炒至颜色加深,取出放凉,用时捣碎。

饮片性状 甜瓜子参见"药材"项。炒甜瓜子形如甜瓜子,表面淡黄色或棕色。

贮干燥容器内,炒甜瓜子密闭,置通风干燥处。

【药性】 甘,寒。归肺、胃、大肠经。

1.《纲目》:"甘,寒。"

2. 姚可成《食物本草》:"无毒。"

3.《陕西中药志》:"苦,寒,有小毒。入胃经。"

【功用主治】 清肺,润肠,散结,消肿。主治肺热咳嗽,热病口渴,大便燥结,肠痈,肺痈。

1.《别录》:"主腹内结聚,破溃脓血,最为肠、胃、脾内壅要药。"

2.《食疗本草》:"热,补中宜人。"

3.《本草拾遗》:"止月经太过,为末去油,水调服。"

4.《纲目》:"清肺润肠,和中止渴。"

【用法用量】 内服：煎汤，10～15 g；或研末，3～6 g。

【选方】 1. 治肺水肿，渗出性胸膜炎 冬瓜子、甜瓜子各120 g。打碎煮汤代茶饮。（《施今墨对药》）

2. 治心烦口渴 甜瓜子9 g，麦门冬12 g，天花粉12 g。水煎服。（《青岛中草药手册》）

3. 治肠痈、肺痈 甜瓜子30 g，加白糖适量，捣烂研细，以开水冲服。（《食物中药与便方》）

4. 治肠痈已成，小腹牵痛，小便似淋，或大便艰涩下脓 甜瓜子一合，当归（炒）一两，蛇蜕皮一尺。研粗末。每服四钱，水一盏半，煎一盏，食前服，利下恶物为妙。（《圣惠方》）

5. 治口臭 甜瓜子作末，蜜和。每日空心洗漱，含一丸如枣核大，亦敷齿。（《千金方》）

6. 治风湿相搏，腰脚疼痛 甜瓜子三两（净，炒黄色），干木瓜一两半（去皮穰），威灵仙一两、川乌头半两（炮，去皮脐）。上为细末，酒煮面糊为丸，如梧桐子大。每服三十丸，温酒送下。避风处少息，汗出为度。服药当日忌食热物及相反药物，如半夏、瓜蒌、贝母、白及之类。如病在上食后服，病在下食前服。（《重订瑞竹堂经验方》甜瓜子丸）

7. 治扑伤损疼痛 甜瓜子二合，橘子仁二合。上微炒，捣细罗为散。每服以暖酒调下二钱，日三服。（《圣惠方》）

【各家论述】《本经逢原》：甜瓜仁专于开胃利气。《别录》治腹内结聚，破溃脓血，为肠胃内痈要药，《千金》治肠痈有苇茎汤、肠痈有牡丹大黄汤，予尝用之。然必黄熟味甜者，方不伤胃气，若生青味击，力劣不堪入药。"

4598 甜瓜叶 tián guā yè 《嘉祐本草》

【基原】 为葫芦科香瓜属植物甜瓜的叶。

【原植物】 参见"甜瓜蒂"条。

【采收加工】 6～7月采叶，鲜用或晒干。

【功用主治】 1.《嘉祐本草》："生捣汁(涂)，生发。补中，治小儿疳及打伤损折。研末酒服，去瘀血。"

2.《滇南本草》："煎汤洗风癞。"

【用法用量】 内服：煎汤，9～15 g。外用：捣敷；或捣汁涂。

4599 甜瓜皮 tián guā pí 《滇南本草》

【基原】 为葫芦科香瓜属植物甜瓜的果皮。

【原植物】 参见"甜瓜蒂"条。

【采收加工】 采摘成熟的果实，刨取果皮，晒干或鲜用。

【功用主治】 1.《食医心镜》："治热，去烦渴，煎皮作羹亦佳。"

2.《滇南本草》："泡水止牙疼。"

【用法用量】 内服：煎汤，3～9 g。外用：泡水漱口。

【选方】 1. 治淋证 甜瓜皮五钱，甘草一钱。上二味，水煎服。（《名医方选》）

2. 治皮肤、胃、膀胱、子宫癌 从新鲜(甜)果皮分得的液汁敷于肿瘤，或干燥果皮研细与水拌匀，外敷。〔《中草药通讯》1974，(6)：61〕

4600 甜瓜花 tián guā huā 《本草图经》

【基原】 为葫芦科香瓜属植物甜瓜的花。

【原植物】 参见"甜瓜蒂"条。

【采收加工】 6～7月开花时采收，晒干或鲜用。

【功用主治】 1.《别录》："主心痛咳逆。"

2.《滇南本草》："敷疮散毒。"

【用法用量】 内服：煎汤，3～9 g。外用：捣敷。

4601 甜瓜茎 tián guā jīng 《本草图经》

【异名】 甜瓜蔓（《纲目》），香瓜藤〔《江苏中医》1960，

(5)：31〕。

【基原】 为葫芦科香瓜属植物甜瓜的茎藤。

【原植物】 参见"甜瓜蒂"条。

【采收加工】 6～9月采收，鲜用或晒干。

【成分】 含甾醇类成分：α-菠菜甾醇(α-spinasterol)，7-豆甾烯-3β-醇(tigmast-7-en-3β-ol)。

【炮制】 取原药材，除去杂质，抢水洗净，润透，切段，干燥，过筛。

饮片性状 为不规则的小段，茎、叶混合。茎不规则扭曲，表面暗绿色，有明显的纵沟纹及短刚毛，易碎。叶片表面有粗毛。气微，味苦。

贮干燥容器内，置通风干燥处。

【功用主治】 1.《本草图经》："主鼻中瘜肉，齆鼻。"

2.《宝庆本草折衷》："吹鼻治黄。"

3.《纲目》："治女人月经断绝。"

【用法用量】 内服：煎汤，9～15 g。外用：研末，吹鼻；或熬膏涂搽。

【选方】 1. 治鼻齆脑塞眼昏 用青甜瓜茎为末，吹鼻中，亦治鼻中瘜肉。（《卫生易简方》）

2. 治白秃疮 用甜瓜蔓龙头不拘多少，河水浸一宿，以砂锅熬取极苦汁，去瓜蔓，却以火熬成膏，盛于磁器内。先刺头去尽疮痂，使血出尽，以河水洗净，却用瓜蔓膏一盏，加半夏末二钱，生姜汁二匙同调敷，不过二三次立愈，忌猪鱼动风之物。（《同寿录》）

3. 治女人月经断绝 甜瓜茎、使君子各半两，甘草六钱。为末，每酒服二钱。（《纲目》）

4. 治菌痢 新鲜香瓜藤5 kg，加水煎熬，加入黄糖500 g，浓缩成4 000 ml（每100 ml相当于香瓜藤120 g）。成人每日100～200 ml，5～15岁60～100 ml，分2～3次服，连服3～4日。腹泻、腹痛剧烈的患者，可加复方樟脑酊4～6 ml，分2次服。〔《江苏中医》1960，(5)：31〕

5. 治高血压病 香瓜藤、黄瓜藤、西瓜藤各15 g（干品），加水500 ml煎至100 ml。每日服1～2次，1个月为1个疗程。〔《卫生简讯》1972，(5)：20〕

4602 甜瓜根 tián guā gēn 《滇南本草》

【基原】 为葫芦科香瓜属植物甜瓜的根。

【原植物】 参见"甜瓜蒂"条。

【采收加工】 6～9月采挖，晒干。

【功用主治】《滇南本草》："煎汤洗风癞。"

【用法用量】 外用：煎水洗。

4603 甜瓜蒂 tián guā dì 《本草经集注》

【异名】 瓜蒂（《本经》），瓜丁（《千金方》），苦丁香（《宝庆本草折衷》），甜瓜把（《山东中药》）。

【基原】 为葫芦科香瓜属植物甜瓜的果柄。

【原植物】 甜瓜 Cucumis melo L.

一年生匍匐或攀缘草本。茎、枝有棱，有黄褐色或白色的糙毛和疣状突起。卷须单一，被微柔毛。叶互生；叶柄长8～12 cm，具槽沟及短刚柔毛；叶片厚纸质，近圆形或肾形，长宽均8～15 cm，上面被白色糙硬毛，下面沿脉密被糙硬毛，边缘不分裂或

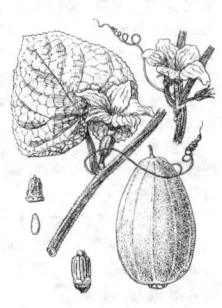

甜瓜

3～7浅裂,裂片先端圆钝,有锯齿。花单性,雌雄同株;雄花数朵,簇生于叶腋;花梗纤细,花萼筒狭钟形,密被白色长柔毛,裂片近钻形;花冠黄色,长约 2 cm,裂片卵状长圆形,急尖;雄蕊 3,花丝极短,药室折曲,药隔顶端引长;雌花单生,花梗被柔毛;子房长椭圆形,密被长柔毛和硬毛,花柱长 1～2 mm,柱头靠合。果实形状、颜色变异较大,一般为球形或长椭圆形,果皮平滑,有纵沟或斑纹,果肉白色、黄色或绿色。种子污白色或黄白色,卵形或长圆形。花、果期夏季。

全国各地广泛栽培。

本植物的果实(甜瓜)、果皮(甜瓜皮)、种子(甜瓜子)、叶(甜瓜叶)、花(甜瓜花)、茎藤(甜瓜茎)、根(甜瓜根)亦供药用。另设专条。

【栽培】 生物学特性　喜温暖气候。耐热、不耐寒、喜光、耐旱而又较湿润。宜选排水良好、土层深厚的冲积砂壤土栽培。

繁殖方法　种子繁殖,直播或育苗移栽法。直播法:春播于 3～4月,将经浸种、催芽的种子,按行株距 2 m×0.4 m 开穴点播。每穴下种 2～3 颗,覆土 2～3 cm。当瓜苗长出2～3 片真叶时间苗、定苗,每穴留壮苗 1 株。育苗移栽法:春播于 2～3 月,在保温苗床上用营养土块或营养袋点播,每块(袋)播种子 2 粒,当瓜苗长 2～3 片真叶时,去弱苗留壮苗 1 株,长出 3～4 片真叶时按上法移植进大田。

田间管理　苗期注意松土、除草,追提苗肥 1 次,分蔓期追肥 2 次,结果期追肥 2 次。用原粪液和草木灰。为防果实接触地面造成腐烂或肉质变硬,在瓜蔓下铺草 1 层。甜瓜整枝采用 6 蔓式,当主蔓有 5～6 叶时,留 4 叶摘心,当子蔓发生后,留 2 条强壮的子蔓,其余子蔓均摘除。当子蔓有 5～6 叶时,留 4 叶摘心,以后在每条子蔓上各留 3 条孙蔓,即成 6 蔓式。

【采收加工】 采摘成熟的果实,取果柄,鲜用或晒干。

【药材】 甜瓜蒂 *Melo Pedicellus* 全国大部分地区均产。

性状　果柄细圆柱形,常扭曲,长 3～6 cm,直径 0.2～0.4 cm,连接瓜的一端略膨大,直径约 8 mm,有纵沟纹;外表面灰黄色,有稀疏短毛茸。带果皮的果柄较短,长 0.3～2.6 cm,略弯曲或扭曲,有纵沟纹,果皮部分近圆盘形,直径约 2 cm,外表面暗黄色至棕黄色,皱缩,边缘薄而内卷,内表面黄白色至棕色。果柄质轻而韧,不易折断,断面纤维性,中空。气微,味苦。

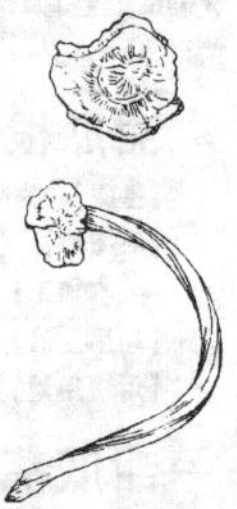

甜瓜蒂(果柄)外形

鉴别　(1) 果柄横切面:表皮外被角质层。皮层有一圈由数列厚壁细胞组成的环,细胞多角形,腔大。维管束双韧型,木质部外侧的导管较大。髓部细胞常破碎成空洞状。

粉末特征:灰黄色。腺毛较少,头部 6 细胞,含黄色物质。分枝状非腺毛3～4 细胞,每一细胞长 120～250 μm,直径 12～18 μm。非腺毛2～8 细胞,长 170～465 μm,直径约 28 μm,壁具短条状突起。石细胞类圆形或类方形,壁厚或稍薄,孔沟明显。此外,皮层纤维长可达 1 mm 以上(解离观察),直径约 40 μm,木化,腔大,具斜壁孔,边缘常微波状,多碎断。

(2) 取本品粉末 0.5 g,加乙醇 10 ml,回流 30 分钟,滤过。取滤液置蒸发皿中蒸干,残渣加 5%磷钼酸乙醇液 1～2 滴,烘烤后显深蓝色(检查葫芦素类)。

【成分】 甜瓜蒂含皂苷类成分:葫芦苦素(cucurbitacin) B、D、E,异葫芦苦素(isocucurbitacin) B,葫芦苦素 B-2-*O*-*β*-*D*-吡喃葡萄糖苷(cucurbitacin B-2-*O*-*β*-*D*-glucopyranoside)。还含甾醇类:*α*-菠菜甾醇(*α*-spinasterol)。

【药理】 1. 保肝作用　甜瓜蒂注射液皮下注射对大鼠四氯化碳引起的血清丙氨酸氨基转移酶(ALT)升高有降低作用。甜瓜蒂中有效成分葫芦苦素 E 降低四氯化碳所致大鼠 ALT 升高,还能使血浆或肝脏的 cAMP/cGMP 的比值恢复正常水平,促使受损肝细胞修复。葫芦苦素 B 体外抑制苯并(a)芘在大鼠肝微粒体中的代谢,抑制终致癌物质形成的作用。

2. 细胞毒与抗癌作用　葫芦苦素 B、D、E、I 体外对人鼻咽癌 KB 细胞和人宫颈癌 HeLa 细胞均有细胞毒作用;葫芦苦素 D 治疗抑制小鼠肉瘤 S_{180} 与艾氏腹水癌肿瘤生长。葫芦苦素 E 腹腔注射使肝癌小鼠肝内 DNA 增加,核酸代谢改善。葫芦苦素 B 对大鼠 Walker 癌肉瘤和小鼠 Lewis 肺癌也有疗效。

3. 对免疫功能的影响　给小鼠肌注葫芦苦素 B 提高碳廓清率和巨噬细胞吞噬率,增加溶血素的含量、空斑形成数量、T 淋巴细胞转化率及 T 细胞数量。

4. 对心血管系统的作用　葫芦苦素 D 能增加大鼠毛细血管通透性,其作用不是通过组胺或 5-羟色胺释放机制。麻醉猫、犬、猴静注较大剂量葫芦苦素 D 后血压缓降伴心动缓慢。

5. 其他作用　葫芦苦素 B 灌胃对小鼠有抗炎作用。甜瓜蒂分离提取物给犬口服可引起剧烈呕吐,终至呼吸麻痹而死亡,如皮下注射或静注则无催吐作用,表明药物是通过刺激胃感觉神经反射地兴奋呕吐中枢而致吐。葫芦苦素 D 静注可使清醒猫和犬发生腹泻,刺激麻醉犬肠蠕动,但对离体豚鼠回肠蠕动无影响。

毒性　小鼠尾静脉注射甜瓜蒂注射液的 LD_{50} 为 6.87±0.2 mg/kg。

【药性】 苦,寒,有毒。归脾、胃经。

1.《本经》:"味苦,寒。"

2.《别录》:"有毒。"

3.《日华子》:"无毒。"

4.《纲目》:"乃阳明经药。"

5.《本草经疏》:"有小毒。入手太阴、足阳明、足太阴经。"

6.《本草再新》:"入心、脾二经。"

7.《本草用法研究》:"入肺、胃,兼入肝、胆四经。"

【功用主治】 涌吐痰食,除湿退黄。主治中风,风痰癫痫,喉痹,宿食不化,胸脘胀痛,湿热黄疸。

1.《本经》:"主大水,身面四肢浮肿,下水,杀蛊毒,咳逆上气及食诸果,病在胸腹中,皆吐下之。"

2.《别录》:"去鼻中息肉,疗黄疸。"

3.《食疗本草》:"主瘺黄黄疸及暴急黄。"

4.《日华子》:"治脑塞热齆,眼昏,吐痰。"

5.《汤液本草》:"除偏头疼。"

6.《本草蒙筌》:"逐咽喉窒塞风痰。逐胸中寒。止呃逆气冲。"

7.《医学入门》:"主风痫、风疹。"

8.《纲目》:"治风眩、头痛、癫痫、喉痹,头目有湿气。"

【用法用量】 内服:煎汤,3～6 g;或入丸、散,0.3～1.5 g。外用:研末吹鼻。

【宜忌】 体虚、失血及上部无实邪者禁服。本品有毒,不宜大量服用,过量则易出现头晕眼花,脘腹不适,呕吐,腹泻,严重者可因脱水,造成电解质紊乱终致循环衰竭及呼吸中枢麻痹而死亡。

1.《伤寒论》:"诸亡血、虚家,不可与。"

2.《本草衍义补遗》:"胃弱者勿用,病后、产后,宜深戒之。"

3.《本草经疏》:"能损胃伤血,耗气伤神,凡胸中无寒,胃家无食,皮中无水,头面无湿,及胃虚气弱,诸亡血诸产后似中风倒仆,心虚有热,癫痫,女劳谷疸,元气尪羸,脾虚浮肿,切勿误用。"

4.《中国药用植物图鉴》:"忌服大量,以免中毒。"

5.《全国中草药汇编》:"心脏病者忌用。"

【选方】 1. 治风涎暴作,气塞倒卧　甜瓜蒂约半寸许,曝极干不限多少,为细末。量疾,每用一二钱匕,腻粉一钱匕,以水半合同调匀灌之。良久涎自出，或觉有涎，用诸药行化不下，但如此服，涎即出。或服药良久涎未出，含沙糖一块，下咽，即涎出。《《本草衍义》》

2. 治中风失音闷乱，口眼㖞斜，不省人事，牙关紧闭　防风三两（去芦），瓜蒂三两（拣净研微，以纸卷定，以纸卷定，以纸，用粗罗子罗过，另放末，将渣炒微黄，次人末一处同炒黄用）、藜芦（去苗及心）加减用之，或一两，或半两，或一分。上各为粗末。每服约半两，以滴口三茶盏，煎三五沸，去滓汁，次人一盏，煎至三沸，却将原二盏同一处煮三沸，去滓澄清，放温，徐徐服之。牙关闭者，鼻内灌之。不必尽剂，以吐为度。《《儒门事亲》三圣散》

3. 治病如桂枝证，头不痛，项不强，寸脉微浮，胸中痞鞕，气上冲咽喉，不得息者，此为胸中有寒也　瓜蒂一分（熬黄），赤小豆一分。上二味，各别捣筛，为散合之，取一钱匕，以香豉一合，用热汤七合，煮作稀糜，去滓，取汁和散。温顿服之，不吐者，少少加，得快吐乃止。《《伤寒论》瓜蒂散》

4. 治风痰，缠喉风，咳嗽，遇风涎潮，急中涎潮　甜瓜蒂不限多少，细碾为末。壮年一字，十五以下、老年半字，早晨井花水下，一顷，含沙糖一块。良久涎如水出，year深，涎尽有一块如涎，布水上如鉴矣。量人虚实，水调一字。《《经验后方》》

甜香细研温水调下。《《经验后方》》

5. 治太阳中暍，身热疼重，而脉微弱，此以夏月伤冷水，水行皮中所致。又治诸黄　瓜蒂二十个。锉，以水一升，煮取五合，去滓顿服。《《金匮要略》一物瓜蒂汤》

6. 治热病毒热，通贯脏腑，深入骨髓之间，或为黄疸、黑疸、赤疸、白疸、谷疸、马黄等疾，端急须臾不绝　上瓜蒂二七枚，捣碎以水一盏，煎至五分，去滓，温服。《《圣惠方》》

7. 治热病头痛，眼赤生㾦及㾦膜　瓜蒂末，口含水，搐一字许人鼻中，出黄水。《《类证活人书》》

8. 治湿热头痛，眼赤生㾦及㾦膜　甜瓜蒂为末，喀入鼻孔，口含冷水，取出黄水则愈。《《眼科锦囊》独圣散》

9. 治小儿咸喘喘　甜瓜蒂七枚（研细）。冷水调，澄清服，即痰涎喘定，次日再服，三度病除。《《疑难急症简方》》

10. 治牙齿痛　甜瓜蒂七枚。炒黄研散，以麝香相和，新绵裹，病牙处咬之。《《圣济总录》》

11. 治鼻䘌，息肉，鼻痔等证　瓜蒂一钱，明矾一钱，雄黄半钱，华阴细辛一钱。上为末，以雄犬胆汁和丸，绵包塞鼻中。《《普济方》黄白散》

12. 治耳重　瓜蒂、麝香（研）、地龙、地丁各半两。上四味，捣罗为散。每以少许，掺耳内。《《圣济总录》抵圣散》

13. 治疟　瓜蒂二七枚。捣，水渍一宿服之。《《千金方》》

14. 治鼻痔　瓜蒂一钱，密陀僧二钱（另研），朱砂五分，冰片少许。上为末，干以唾调敷。《《古今医统大全》辰砂膏》

【临床报道】　1. 治疗急性黄疸型传染性肝炎　用5%的甜瓜蒂水浸出液，每日2～3次，食后口服。年龄10个月～3岁者每次1ml；4～12岁者，每次1.5～2ml;成人每次3～5 ml。共治103例，10日以内治愈者占46.6%，15日以内治愈者占92.2%。尿三胆试验阳性和肝功能异常的病例，治疗后全部恢复正常。追踪观察1～2年未发现肝硬化的发生及慢性化。临床治疗中均未见任何副作用。或用瓜蒂散（甜瓜蒂用文火焙黄，研粉）0.1 g吹入两侧鼻内，每日1次，3日为1个疗程，需要间隔3～7日方可继续2～3个疗程。治疗黄疸型病毒性肝炎高胆红质血证188例，经过1个月的治疗观察，显效153例，有效 31例，无效 4例，总有效率为97.8%。与对照组比较（用西医保肝治疗）两组有非常显著性差异。

2. 治疗慢性肝炎　用甜瓜蒂水煎液的氯仿转溶物（或制成瓜蒂素片）和醇提取的葫芦素B及E片剂。水煎液每日量3～4.5 mg，醇提取物每日量为0.6和0.9 mg,均分为3次口服，同

乙酸钠，每次服200 mg。对60例迁延型、慢性肝炎患者的临床观察，总有效率为81.7%;对309例慢性肝炎患者的临床疗效观察，总有效率69.9%，显效 46.6%，其中对慢性肝炎有效率为64%，慢性肝炎患者有效率 71.6%。临床研究表明，本药不仅能改善症状，缩小肝脏肿大，而且退黄、降酶效果好。

3. 治疗原发性肝癌　从瓜蒂中提取葫芦素，制成葫芦素片口服，开始0.3 mg，逐渐增加至0.5～0.6 mg,每日3次，饭后服,3个月为1个疗程。共治疗169例，其中早期肝癌5例，中晚期肝癌164例，结果治疗后症状及体征改善，食欲增加占53%，肝区痛减轻以至消失占63%，腹胀减轻占53%，瘤体缩小占52%，生活能自理占52%，免疫功能改善占79%，但甲胎蛋白下降者仅9例。生存期2～11月者占29%，12～23月者占29%，24～35月者4.3%，36～47月者1.2%，48月以上者占3.1%。研究表明该药较5-氟尿嘧啶在改善症状、消除肝痛、缩小瘤体、延长生存期及恢复体力等方面，具有明显的优势。

4. 治疗慢性鼻炎　取甜瓜蒂粉3 g，黄连粉0.9 g，冰片0.3 g。共研细末，制成鼻炎散，装瓶备用。使用时将药粉装入喷粉器喷入鼻腔，以撒布鼻甲黏膜为度，每日1次,3次为1个疗程。共治慢性鼻炎324例，结果通气良好者276例，通气改善者40例，无效者8例；鼻甲红肿消退者312例，仍苍白者12例；脓分泌物转为清水样并逐渐达到鼻腔干净者312例，仍有脓鼻涕者12例。治疗中鼻腔干燥不适者247例，鼻出血和鼻涕带血丝者78例。全部病例治疗后未发现鼻甲萎缩病变。

【各家论述】　1.《纲目》:"瓜蒂，乃阳明经除湿热之药，故能引去胸胶痰涎,头目湿气，皮肤水气，去胸中湿热诸证之气。"

2.《本草经疏》:"瓜蒂，味苦，气寒，有小毒。气薄味厚，浮而升,阴多于阳，酸苦涌泄为阴故也。入手太阴,足阳明，足太阴经。其主大水，身面四肢浮肿、黄疸者，皆脾胃虚，水气湿热乘虚而客之也。苦以涌泄，使水湿之气外散，故能主之。经曰:在高者因而越之，病在胸中，则气不得归元而为咳逆上气，吐出胸中之邪，则气自顺，咳逆止矣。杀蛊毒者，亦取吐之义。去鼻中息肉者，以其苦寒能除肺家之热也。"

3.《本草正》:"甜瓜蒂，能升能降，其升则吐，善涌湿热痰涎积饮，去风热头痛、癫痫、喉痹、头目眩晕、胸膈胀满,并诸恶毒在上焦者，皆可除之。其降则泻，善逐水湿痰饮，消浮肿水臌，杀虫毒、虫毒,凡积聚在下焦者,皆能下之,盖其性峻而急,不从上出,即从下出也。"

甜地丁 tián dì dīng 《全国中草药汇编》

4604

【异名】　米布袋《《救荒本草》》，地丁、小丁黄《《吉林中草药》》。

【基原】　为豆科米口袋属植物米口袋、少花米口袋、狭叶米口袋、蓝色米口袋的带根全草。

【原植物】　1. 米口袋 Gueldenstaedtia multiflora Bunge [Amblytropis multiflora (Bunge) Kitag.]

多年生草本。根圆锥状。茎缩短，在根状丛生。托叶三角形，具有长柔毛;奇数羽状复叶;小叶11～21，椭圆形、卵形或长椭圆形，长6～22 mm，宽3～6 mm;伞形花序有花4～6朵;花萼钟状，上面2萼齿较大，花萼均被有长柔毛;花冠紫色，旗瓣卵形，长约13 mm，翼瓣长约10 mm，龙骨瓣短，长5～6 mm;雄蕊10,二体;子房圆筒状,

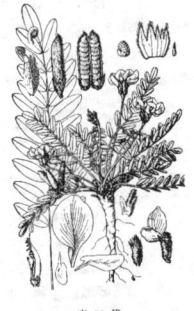

米口袋

花柱内卷。荚果圆筒状，无假隔膜，长 17～22 mm。种子肾形，具凹点，有光泽。花期 4 月，果期 5～6 月。

生于山坡、草地或路旁。分布于华北、东北及江苏、安徽、山东、湖北、湖南、陕西、甘肃等地。

2. 少花米口袋 G. pauciflora（Pall.）Fisch.［Astragalus pauciflora Pall.；Amblytropis pauciflora（Palls.）Kitag.］又名：紫花地丁（《沙漠地区药用植物》）。

多年生草本。具粗大而直下的主根和不甚长的地下茎。托叶卵状三角形，有贴生的疏柔毛；奇数羽状复叶；小叶 7～19 枚，长椭圆形或披针形，长 0.5～2.5 cm，宽 1.5～7 mm，先端钝或急尖，有细尖，两面被疏毛。伞形花序有花 2～4 朵，总花梗细长，与叶等长，被白色疏柔毛；苞片三角形；小苞片线形，长约为萼筒的 1/2，被毛；花萼钟状，萼齿披针形，大小不等；花冠红紫色，旗瓣卵圆形，长约 13 mm，先端微缺，翼瓣长约 11 mm，龙骨瓣长约 5.5 mm；雄蕊略短于龙骨瓣；子房长圆形，被疏柔毛，花柱先端弯曲。荚果长圆筒状，被不平伏的软长毛，成熟时毛较稀。种子圆肾形，直径 1.5 mm，有光泽，具不深的凹点。花期 5 月，果期 6～7 月。

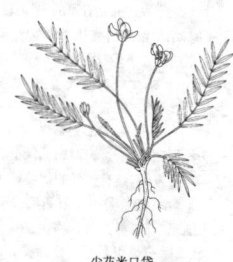

少花米口袋

生于山坡草地。分布于东北及内蒙古、河南、甘肃、宁夏等地。

3. 狭叶米口袋 G. stenophylla Bunge［Amblytropis stenophylla（Bunge）Kitag.］

多年生草本。主根细而长。茎缩短，在根颈丛生。托叶宽三角形，外被疏长毛；奇数羽状复叶；小叶 7～19 枚，长椭圆形或条形，长 6～35 mm，宽 1～6 mm，先端急尖、钝尖或截形，具细尖头，两面有疏柔毛。伞形花序具花 2～3 朵，总花梗长 5～10 cm；花萼钟状，被有密长柔毛，上面 2 萼齿较大；花冠粉红色，旗瓣圆形，长 6～8 mm，先端微缺，翼瓣长约 7 mm，龙骨瓣长约 4.5 mm；雄蕊 10，二体。荚果圆筒形，无假隔膜，长 1.4～1.8 cm，稀 2 cm，被疏柔毛。种子肾形，有凹点和光泽。

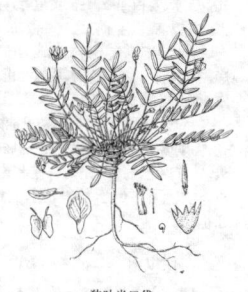

狭叶米口袋

生于山坡草地或路旁。分布于华北、东北及江苏、江西、河南、陕西、甘肃等地。

4. 蓝花米口袋 G. coelestis（Diels）Simpson［Astragalus coelestis Diels；Amblytropis coelestis（Diels）C. Y. Wu］又名：金菖根、地米菜（《云南药用植物名录》）。

多年生草本。托叶大，宽椭圆形至圆盘形；奇数羽状复叶；小叶 5～7，稀 9 枚，倒卵形、阔椭圆形或广卵圆形，长达 1.8 cm，宽约 1.2 cm，先

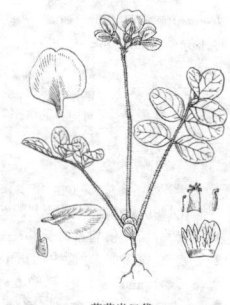

蓝花米口袋

端截形和微缺，有不明显的细尖，上面无毛，下面被细柔毛，叶脉及边缘处毛较密。伞形花序有 2～3 花，稀为 4～5 花，总花梗约与叶等长或超过叶长的 1/3，被疏毛；花梗长 4～6.5 mm，被棕色平伏的长硬毛；苞片三角形；小苞片长卵圆形，渐尖，边缘有牙齿状腺体；花萼狭钟状，被棕褐色平伏长硬毛，上面 2 齿大而阔，长约 2.5 mm；花冠蓝色，旗瓣卵状圆形，长约 11 mm，先端深缺，翼瓣长约 10 mm，龙骨瓣长约 4.5 mm；雄蕊略短于龙骨瓣；子房圆柱形，无毛。

生于山地草丛中。分布于四川、云南等地。

同属植物中尚有光滑米口袋 G. maritima Maxim.［Amblytropis maritima（Maxim.）Kitag.］和云南米口袋 G. yunnanensis Franch.［Amblytropis yunnanensis（Franch.）C. Y. Wu］在某些地区作"甜地丁"入药。前者分布于东北南部及河北、山东等地。后者分布于四川、云南等地等。

【采收加工】 7～10 月采收，鲜用或扎把晒干。

【药材】 米口袋 Gueldenstaedtiae Multiflorae Herba 主产于东北、华北、华中、江苏、山东、安徽、陕西及甘肃等地；少花米口袋 Gueldenstaedtiae Pauciflorae Herba 主产于东北等地；狭叶米口袋 Gueldenstaedtiae Stenophyllae Herba 主产于东北、华北、河南、陕西、甘肃、江苏及江西等地；蓝花米口袋 Gueldenstaedtiae Coelestidis Herba 产于四川、云南等省；小米口袋 Gueldenstaedtiae Vernae Herba 主产于东北及河南等地。

性状 根呈长圆锥形，有的略扭曲。表面红棕色或灰黄色，有纵皱纹、横向皮孔及细长侧根；质硬，断面黄白色，边缘绵毛状，中央浅黄色，颗粒状。茎短而细，灰绿色，有茸毛。单数羽状复叶，丛生，具托叶，叶多皱缩，灰绿色，完整小叶片展平后椭圆形，灰绿色，有白色茸毛。有时可见伞形花序，蝶形花冠蓝紫色或黄棕色。荚果圆柱形，棕色，有白色茸毛。种子黑色，细小。气微，味淡、微甜，嚼之有豆腥味。

鉴别 （1）根横切面：木栓细胞数列，壁栓化并木化。栓内层较窄，有裂隙，并有较多纤维束，纤维壁厚，可见层纹，不木化或微木化，有些纤维弯曲生长，在横切面可见纵断部分。中柱占根的大部分。韧皮部有裂隙，散有较多的厚壁纤维束；形成层成环。木质部导管壁大；单个存在或 2～3 个成束，木纤维成束，壁厚，木化或微木化。薄壁细胞含较多淀粉粒，射线及邻近形成层的细胞中更多。

叶表面制片：上下表皮细胞均呈多角形，垂周壁平直。气孔内陷，不等式，少数不定式。非腺毛甚多，多由 2 细胞组成，基部细胞较小，上部细胞较长，壁厚，有疣状突起。

（2）取本品粉末 2 g，加 1%酸性乙醇液 20 ml，水浴上回流 30 分钟，冷却后滤过，滤液在水浴上蒸干，残渣用 1%盐酸溶解，滤过。取滤液分别滴于白瓷板上，各加碘化铋钾试剂产生橘黄色沉淀；加硅钨酸试剂产生白色沉淀；加 25%磷钼酸乙醇液产生黄色沉淀，再加氨水 1 滴，沉淀溶解呈蓝色溶液（检查生物碱）。

（3）取本品粉末 2 g，加甲醇 20 ml，回流提取，提取液滤过，浓缩至 4 ml。取提取液 1 ml，加浓盐酸 4～5 滴及镁粉少许，在水浴上加热 3 分钟，溶液呈红棕色（检查黄酮）。

（4）薄层色谱：取上述（3）甲醇液，作供试品溶液。另取槲皮素对照品制成对照品溶液。分别吸取二溶液点于硅胶 H-1%CMC（湿法铺板），105～110℃ 活化 1 小时）薄层板上，以氯仿-甲醇-甲酸（20:10:3）展开 12 cm。用 1%三氯化铝乙醇液喷雾，置紫外灯（365 nm）下观察，供试品色谱图上与对照品色谱图相应位置，均显黄绿色斑点。

【成分】 根含叶虱硬脂醇（psyllostearyl alcohol），β-谷甾醇（β-sitosterol），大豆皂醇（soyasapogenol）B 和 E。

【药理】 抗菌作用 甜地丁（小米口袋）石油醚和乙酸乙酯提取物能抑制枯草芽胞杆菌和假单胞菌。

【药性】 甘、苦，寒。归心、肝经。

1.《救荒本草》："味甜。"

2.《内蒙古中草药》："味辛苦，性寒。"

3.《河北中草药》："入心、肝经。"

【功用主治】 清热，解毒，消肿。主治痈肿疔疮，丹毒，肠痈，黄疸，肠炎，痢疾，毒虫咬伤。

1.《吉林中草药》："清热解毒。治肠痈及诸疮肿毒。"

2.《内蒙古中草药》："清热解毒，消肿。主治化脓性炎症，痈疽疔疮，高热烦躁，黄疸，肠炎，痢疾，瘰疬。"

【用法用量】 内服：煎汤，6～30 g。外用：鲜品捣敷；或煎水洗。

【选方】 1. 治肠痈（慢性阑尾炎） 地丁 60 g，红藤 60 g。水煎，日服 2 次。

2. 治疗毒 地丁 30 g，甘草 9 g，明矾 3 g。水煎，黄酒为引，每日服 2 次。（1、2 方出自《吉林中草药》）

3. 治指头感染 地丁、野菊花各 30 g。水煎服。（《沙漠地区药用植物》）

4. 治肠炎腹泻、痢疾 甜地丁、马齿苋、白头翁各 30 g。水煎服。（《青岛中草药手册》）

5. 治急性传染性肝炎 地丁 30 g。水煎服。（《内蒙古中草药》）

6. 治烫火伤 地丁研末，香油调涂患处。（《吉林中草药》）

4605 甜果藤 tián guǒ téng （《广西药用植物名录》）

【基原】 为茶茱萸科定心藤属植物定心藤的根及藤茎。

【原植物】 定心藤 *Mappianthus iodoides* Hand.-Mazz. 又名：麦撒花藤（《广西药用植物名录》）。

木质藤本。幼枝褐黄色，具棱，被黄褐色糙伏毛，老枝灰色，具灰白色皮孔，卷须粗壮。叶对生或近对生；叶柄长 6～14 mm，圆柱形，上面具窄槽，疏被或密被黄褐色糙伏毛；叶片椭圆形至长圆形，长 8～17 cm，宽 3～7 cm，先端渐尖至尾尖，有长 1～1.5 cm 钝尖头，基部圆形或楔形，全缘，干时上面橄榄绿色，近无毛，下面赭黄色至紫红色，略被毛；中脉表面凹下，背面突起，侧脉 3～6 对，弧曲上升，在背面与细网脉均突起。雌雄异株；雄花序交替腋生，长 1～2.5 cm，花冠黄色，微香，5 裂片，裂片卵形，先端内弯，外面密被黄色糙伏毛，里面被短绒毛；雄蕊 5，花丝干时橙黄色，花药黄色；雌蕊不发育，子房圆锥形。雌花序交替腋生，长 1～1.5 cm，粗壮，被黄褐色糙伏毛，雌花花萼浅杯状，裂片 5；花瓣 5，长圆形，先端内弯，外面密被黄褐色短绒毛；退化雄蕊 5；子房近球形，密被黄褐色硬伏毛，柱头盘状，5 圆裂。核果椭圆形，长 2～3.7 cm，宽 1～1.7 cm，熟时橙黄色，果肉薄，甜，干时具下陷网纹及纵槽。种子 1 颗。花期 4～8 月，雌花较晚，果期 6～12 月。

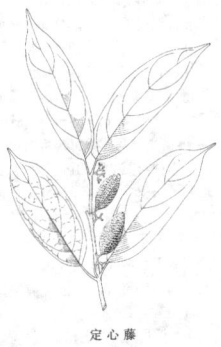
定心藤

生于海拔 800～1800 m 的疏林、灌丛及沟谷林内。分布于福建、湖南、广东、广西、海南、贵州、云南等地。

【栽培】 生物学特性 喜阴凉湿润的环境，耐荫、耐湿、耐寒。在高海拔或丘陵地带均能正常生长发育。以土层疏松、腐殖质丰富的壤土栽培为宜。

繁殖方法 种子繁殖。夏末至秋季果实陆续成熟，选择第一、第二批饱满的果实，去掉果皮，洗去果肉，把种子稍晾干后可立即播种。选择有适当荫蔽条件的地方作苗床，开沟点播，沟距 35 cm，种子粒距 3～4 cm，覆土 2 cm，浇水保湿。当苗高 25～30 cm 时，按行株距 60 cm×60 cm 开穴，每穴栽 1 株。

【采收加工】 9～11 月采收，挖取根部或割下藤茎，切片，晒干。

【成分】 藤茎含倍半萜醇成分：(－)-雪松醇(cedrol)。

【药性】 苦，凉。

1.《云南中草药》："苦，凉。"

2.《全国中草药汇编》："微苦、涩，平。"

【功用主治】 活血调经，祛风除湿。主治月经不调，痛经，闭经，产后腹痛，跌打损伤，风湿痹痛。

1.《云南中草药》："活血调经，止血止痛，安神，除湿。主治月经不调，痛经，闭经，产后血虚，宫缩痛，心慌，心悸，风湿性关节痛，类风湿性关节炎、腰膝痹痛。"

2.《全国中草药汇编》："主治黄疸。外用治外伤出血，毒蛇咬伤。"

【用法用量】 内服：煎汤，9～15 g；或浸酒；或研粉，每次 0.9～1.5 g。外用：研末，撒患处。

【选方】 1. 治月经不调，痛经，闭经，产后风痛 定心藤、台乌各等量，冰片少量共研粉。每次服 0.3～1.5 g。（《云南思茅中草药选》）

2. 治外伤出血 定心藤 9～15 g，煎服或泡酒服，外用适量，研末敷布患处。（《云南中草药》）

4606 甜茶藤 tián chá téng （《广西本草选编》）

【异名】 田婆茶（《广西本草选编》），红五爪金龙、乌蔹（《广西药用植物名录》）。

【基原】 为葡萄科蛇葡萄属植物显齿蛇葡萄的茎叶或根。

【原植物】 显齿蛇葡萄 *Ampelopsis grossedentata* (Hand.-Mazz.) W. T. Wang [*A. cantoniensis* (Hook. et Arn.) Planch. var. *grossedentata* Hand.-Mazz.]。又名：大齿牛果藤（《云南种子植物名录》）。

木质藤本。全株无毛。卷须长达 8 cm，二叉状分枝，与叶对生。叶为二回羽状复叶，长 7～17 cm，枝顶部为一回羽状复叶，最下羽片有小叶 3，偶有 5；总叶柄长 1.5～3 cm；小叶片纸质，长圆状披针形或狭椭圆形，长 2～5 cm，宽 1～2 cm，先端长渐尖，基部宽楔形，顶生小叶有柄，侧生小叶无柄，稍偏斜，边缘有稀疏牙齿或小牙齿；羽状脉约 4 对。花两性，聚伞花序与叶对生或生于小枝顶端，总花梗长 1～3 cm；花绿色，基部有小苞片；花萼盘状；花瓣 5，卵状椭圆形，先端圆形，雄蕊 5 与花瓣对生，有花柱。浆果近球形，直径约 7 mm，幼时绿色，后变红色。

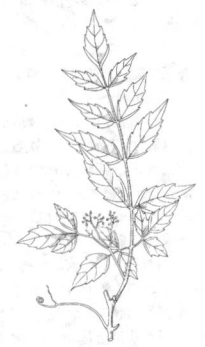
显齿蛇葡萄

生于海拔 400～1300 m 的山地灌丛、林中、石上、沟边。分布于福建、江西、湖北、广东、广西、贵州、云南等地。

【采收加工】 7～10 月采收，鲜用或切片，晒干。

【药理】 1. 解热发汗、抗炎镇痛作用 甜茶藤(藤茶)乙醇提取液腹腔注射降低伤寒、副伤寒，甲、乙三联菌苗致热家兔的体温，增强乙酰胆碱促进小鼠唾液分泌的作用。水煎液灌胃对大鼠有发汗作用。水提物灌胃对小鼠巴豆油性耳郭水肿、大鼠角叉菜胶性、甲醛性足跖肿胀、大鼠棉球肉芽肿及小鼠腹腔毛细血管通透性均有抑制作用，对切除肾上腺大鼠角叉菜胶性足跖肿胀也有抑制作用。小鼠扭体法、热板法镇痛实验显示水提物灌胃有镇痛作用。总黄酮灌胃对小鼠巴豆油性耳水肿、大鼠角叉菜胶性足跖肿胀、小鼠慢性肉芽肿均有抑制作用。

2. 保肝作用　总黄酮在乙型肝炎病毒（HBV）基因转染的人肝癌细胞系 2215 细胞培养中抑制乙型肝炎病毒表面抗原和 e 抗原分泌及 HBV-DNA 合成。总黄酮、双氢杨梅树皮素（DHM）、杨梅树皮素灌胃能降低四氯化碳、D-半乳糖胺和异硫氰酸萘酯致急性肝损伤模型小鼠血清中丙氨酸氨基转移酶、天冬氨酸氨基转移酶活性以及胆红素含量，减轻肝组织的变性和坏死。

3. 降糖、降脂作用　总黄酮灌胃能降低阴虚小鼠血糖和饥饿小鼠血糖水平，增加胰岛素抗性。总黄酮灌胃对链脲霉素复制的糖尿病大鼠有降糖作用。总黄酮、DHM、杨梅树皮素灌胃对四氧嘧啶致糖尿病小鼠有治疗作用，对葡萄糖、肾上腺素引起的高血糖模型小鼠有降糖作用，但对正常小鼠血糖无明显影响。总黄酮灌胃能降低蛋黄性高脂血症小鼠和实验性高脂血症鹌鹑的血清总胆固醇（TC）、三酰甘油（TG）值，抑制高脂血症鹌鹑动脉粥样硬化和肝脏脂肪化病变。DHM 灌胃降低高脂血症小鼠血清 TC、TG 值，升高高密度脂蛋白水平。

4. 对平滑肌的作用　水煎液对兔离体和在体肠平滑肌的自发活动均有兴奋作用，对抗去甲肾上腺素所致兔肠平滑肌的抑制作用，显示其对兔肠平滑肌 α 受体有阻断作用。DHM 对去甲肾上腺素、氯化钙和氯化钾引起的兔腹主动脉条收缩呈非竞争性拮抗作用，对电压依赖钙通道可能有选择性阻滞作用。

5. 抗菌作用　总黄酮和 DHM 体外抑制肺炎球菌、流感杆菌等。总黄酮体外对金黄色葡萄球菌、表皮葡萄球菌、大肠杆菌等有抑制作用，口腔黏膜局部给药保护金黄色葡萄球菌、甲型溶血性链球菌感染的小鼠，提高感染小鼠存活率。

6. 抗氧化作用　总黄酮能清除氧自由基，预防性对抗超氧阴离子自由基引起的氧化损伤。DHM 能清除稳定自由基 DPPH，抑制亚油酸过氧化，阻止由铁离子引发的亚油酸过氧化。总黄酮灌胃提高 D-半乳糖所致衰老模型小鼠血清和肝脏中超氧化物歧化酶活性，减少丙二醛含量。

7. 对免疫系统的作用　水煎液灌胃促进小鼠巨噬细胞吞噬功能和溶血素抗体的形成。总黄酮、DHM、杨梅树皮素灌胃提高小鼠单核巨噬细胞吞噬功能和免疫功能低下小鼠溶血素含量。藤茶中提取出的单体化合物对 Con A 诱导的小鼠淋巴细胞增殖有增强作用。

8. 其他作用　DHM 给小鼠灌胃，增强呼吸道酚红排出量，减少氢氧化铵实验性咳嗽次数，有止咳祛痰作用。水煎液灌胃缓解小鼠酒醉反应，缩短醒酒时间。总黄酮体外抑制大鼠血小板聚集，灌胃抑制大鼠体内血栓形成。

毒性　小鼠腹腔注射乙醇提取液的 LD_{50} 为 9.65 ± 1.38 g/kg。水煎液灌胃的最大耐受量为 18 g/kg。

【性味】《广西本草选编》："味甘、淡，性凉。"

【功用主治】　清热解毒。主治黄疸型肝炎，感冒风热，咽喉肿痛，急性结膜炎，痈疖。

【用法用量】　内服：煎汤，15～30 g，鲜品倍量。外用：煎水洗。

4607 梨[1]
《别录》

【异名】　快果《本草经集注》，果宗、玉乳、蜜父《纲目》。

【基原】　为蔷薇科梨属植物白梨、沙梨、秋子梨的果实。

【原植物】　1. 白梨 *Pyrus bretschneideri* Rehd.

乔木，高达 5～8 m。树冠开展；小枝粗壮，幼时被柔毛；二年生枝紫褐色，具稀疏皮孔。叶柄长 2.5～7 cm；托叶膜质，边缘具腺齿；叶片卵形或椭圆形，长 5～11 cm，宽 3.5～6 cm，先端渐尖或急尖，基部宽楔形，边缘有带刺芒尖锐锯齿，微向内拢。伞形总状花序，有花 7～10 朵，总花梗和花梗幼时有绒毛，花梗长 1.5～3 cm；萼片 5，三角形；花瓣 5，卵形，先端呈啮齿状，基部具有短爪；雄蕊 20，长约为花瓣的一半；子房下位，花柱 5 或 4，离生，无毛。果实卵形或近球形，先端萼片脱落，基部具肥厚果梗，黄色，有细密斑点。种子倒卵形，微扁，褐色。花期 4 月，果期 8～9 月。

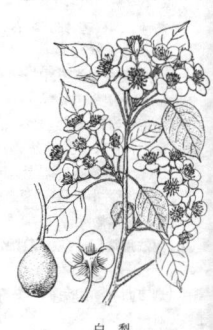

白梨

生于海拔 100～2 000 m 的干旱寒冷地区山坡阳处。我国北部习见栽培。分布于河北、山西、山东、河南、陕西、甘肃、青海等地。

2. 沙梨 *P. pyrifolia* (Burm. f.) Nakai

本种与白梨的区别为：叶片基部圆形或近心形；果实褐色。花期 4 月，果期 8 月。

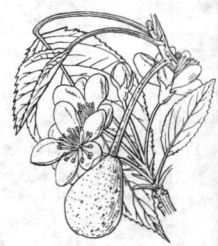

沙梨

生于海拔 100～1 400 m 的温暖而多雨的地区。我国南北各地均有栽培。分布于江苏、浙江、安徽、福建、江西、湖北、湖南、广东、广西、四川、贵州、云南等地。

3. 秋子梨 *P. ussuriensis* Maxim. 又名：青梨《植物学大辞典》，野梨《河北习见树木图说》。

本种与前 2 种的区别为：叶形大，长 5～10 cm，宽 4～6 cm，叶边刺芒长；花柱 5；果实黄色，果梗长 1～2 cm。花期 5 月，果期 8～10 月。

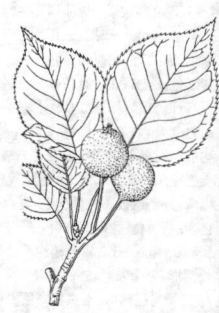

秋子梨

生于海拔 100～2 000 m 的寒冷干燥的山区。我国华北、东北和西北各地均有栽培。

本植物的叶（梨叶）、果皮（梨皮）、花（梨花）、树枝（梨枝）、树皮（梨木皮）、木材烧的灰（梨木灰）、根（梨树根）亦供药用。另设专条。

【栽培】　生物学特性　对外界环境的适应性比苹果强。耐寒、耐旱、耐涝、耐盐碱。冬季最低温度在 -25 ℃ 以上的地区，多数品种可安全越冬。根系发达，喜光喜温，宜选择土层深厚，排水良好的缓坡山地种植。尤以砂质壤土山地为理想。

繁殖方法　用嫁接繁殖。春季移栽的棠梨苗，只要管得好，可于当年 8 月进行腹接，年底或来春即可出圃，假若 8 月未及嫁接，可在当年冬季进行枝接，第二年秋、冬季出圃。前者缩短育苗时间，后者苗木粗壮，质量更好。定植时间以落叶后至萌芽前这一阶段为最好。行株距一般 7 m×5 m。

田间管理　梨的行株距较大，尤其幼年树行间空地多，为了充分利用土地，增加梨园早期收入，改良土壤，减少水土流失，可间种豆类、花生等矮秆作物。注意合理施肥和整形修剪。

病虫害防治　病害有黑星病，为害花、叶和果实，喷 1∶2∶200 波尔多液，以后每隔半月喷药 1 次，连续 4～5 次。虫害有梨瘿蠓蛾，幼虫蛀入木质部，刺激被害部位膨大成瘤，剪下带瘤枝条烧毁。

【采收加工】　8～9 月，当果皮呈现该品种固有的颜色，有光泽和香味，种子变为褐色，果柄易脱落时，即可适时采摘，轻摘轻放，不要碰伤梨果和折断果枝。

【药材】　白梨 *Pyri Bretschneideri Fructus*　主产于河北、山东、山西、辽宁、河南、陕西、青海、甘肃等地；沙梨 *Pyri Pyrifoliae Fructus*　产于安徽、江苏、浙江、江西、福建、湖北、湖南、广东、广西、四川、贵州、云南等地；秋子梨 *Pyri Ussuriensis Fructus*　产于黑龙江、吉林、辽宁、内蒙古、河北、山东、陕西、甘肃等地。

性状　白梨　果实多呈卵形或近球形，通常直径 5～7 cm，先端有残留花萼。基部具肥厚果柄，长 3～4 cm，表面黄白色，有细密斑点。横切面可见白色子房 4～5 室，种子倒卵形，微扁，长 6～7 mm，褐色。果肉微香，多汁，味甜微酸。干品为圆形横切片，多卷缩，直径 2～2.5 cm。外皮浅黄色，有细密斑点。果肉黄白色，内有肥厚黄色或灰褐色种子。气微，味甜微酸。

沙梨　果实近球形，先端微向下陷，先端无宿萼。表面浅褐色或棕褐色，有浅色斑点。横切面可见子房室 2～5 室，种子楔状卵形，稍扁平，长 8～10 mm，黑褐色。干品多为切片，常皱褶或黏叠在一起，展平后呈圆形薄片，宽 4～5～7 cm，厚约 1 mm。外皮深棕色，常具灰白色斑点稀疏散布。果肉厚，占片面的大部分，黄棕色，粗糙，略呈颗粒状，横切片的切面可见 5 室黑褐色种子，有时种子脱落而显出空洞状。质稍软，微具糖性。气微，味甜。

秋子梨　果实近球形，较小，直径 2～6 cm，顶端有残存宿萼，基部微下陷，果柄长 1～2 cm。表面稍绿色，稍带褐色或黄色，常有红色斑点。干品果皮褐绿色或黄色，有棕色斑点。

【成分】　白梨果实含蔗糖，果糖等。
沙梨果实含苹果酸，枸橼酸（citric acid），葡萄糖，蔗糖等。

【药性】　甘，微凉，凉。归肺、胃经。
1.《别录》：“甘，微凉，寒。”
2.《千金方》：“味甘，微酸，涩，寒，有毒。”
3.《日华子》：“冷，无毒。”
4.《日用本草》：“甘，酸，平。”
5.《本草经疏》：“入手太阴兼入足阳明经。”
6.《要药分剂》：“入心、脾二经，兼入肺、胃二经。”

【功用主治】　润燥，生津，清热，化痰。主治肺燥咳嗽，热病津伤烦渴，消渴，痰热惊狂，噎膈，目赤翳肉，烫火伤。
1.《千金方》：“除客热气，止心烦。”
2.《新修本草》：“削贴汤火疮，不烂，止痛，易差。又主热嗽，止渴。”
3.《食疗本草》：“卒咳嗽，胸中痞塞热结者可多食好生梨；卒喑风失音不语者，生梨汁一合顿服之，日再服。”
4.《开宝本草》：“主中风不语，又疗伤寒热气，解丹热气，惊邪，嗽，消渴，利小便。”
5.《本草图经》：“咳嗽，惊风，痰实，药用之。治本患赤目、瞖肉、坐卧痛者，疗心热，解烦躁。”
6.宁源《食鉴本草》：“润肺，凉心，消痰，降火，解疮毒、酒毒。”
7.《本草求原》：“治消中善饥，郁火成劳，咳嗽吐血，小儿痄栽及风热昏瞆，中风痰热，咽痛音哑。”
8.《随息居饮食谱》：“清胃，涤热息风，化痰已嗽，养阴濡燥，散结通肠，消痈疽，解烟煤、炙煿、高粱、麴糵之毒，治温暑等疴。”

【用法用量】　内服：煎汤，15～30 g；或生食，1～2 枚；或捣汁；或蒸服；或熬膏。外用：捣敷或捣汁点眼。

【宜忌】　脾虚便溏、肺寒咳嗽及产妇慎服。
1.《别录》：“多食令人寒中，金疮、乳妇尤不可食。”
2.《本草经疏》：“肺寒咳嗽，脾家泄泻，腹痛冷积，寒痰痰饮，妇人产后，小儿痘后，胃冷呕吐，及西北真中风证，法咸忌之。”

【选方】　1.治牙咳嗽——一颗（梨），刺作五十孔，每孔内以椒一粒，以面裹，于热灰火中煨令熟，出，停冷，去椒食之。《食疗本草》
2.治阴虚咳嗽，咽干口渴，音哑气喘，或自汗盗汗　秋梨 100 kg，麦门冬、百合、贝母各 1 kg，款冬花 750 g，冰糖 20 kg。水煎浓缩成清膏，再入炼蜜 300 g，加入炼蜜 300 g，共熬至滴水成珠为度。每服 15 g，温开水冲服，日 2 次。《中药制剂手册》梨膏
3.治太阴温病口渴甚，吐白沫黏滞不快者　梨汁、荸荠汁、鲜苇根汁、麦冬汁、藕汁（或用蔗浆）。临时斟酌多少，和匀凉服，不喜凉者，重汤炖温服。《温病条辨》五汁饮
4.治消渴　香水梨（或好鹅梨，或江南雪梨，俱可）用蜜熬瓶盛，不时用热水或冷水调服，止嚼梨亦好。《普济方》
5.治反胃转食，药物不下　大雪梨一个，以丁香十五粒刺入梨内，湿纸包四五重，煨熟食之。《圣济总录》
6.治小儿心藏风热，昏懵躁闷，不能下食　梨三枚，切，粳米一合。上以水二升，煮梨取汁一盏，去滓，投米煮粥食之。《圣惠方》
7.治妊娠中风，失音不语，心神冒闷　梨汁、竹沥、生地黄汁各二合，牛乳一合，白蜜半合。和匀，每服一小盏。《圣惠方》梨汁饮子
8.治急惊风热痰壅　梨汁和牛黄服之。
9.治血液衰少，渐成噎膈　梨汁同人乳、蔗汁、芦根汁、童便、竹沥服之。（8、9 方出自《本草求原》）
10.治急慢性咽炎，阴虚有热者　雪梨 1 个，罗汉果半个。将雪梨洗净切碎块，罗汉果洗净，水煎，水沸 30 分钟后饮汤。《补品补药与益气良方》雪梨罗汉汤
11.治小儿噤口痢　甜梨一个，取出子，入蜜填满，纸包，火煨熟吃。《鲁府禁方》
12.治卒患赤目胬肉，坐卧痛者　好梨一颗，捣绞取汁，黄连三枝碎之。以绵裹渍令色变，仰卧注目中。《本草图经》

【各家论述】　1.《本草衍义》：“梨，多食则动脾，少则不及病，用梨之意，须当斟酌，惟病酒烦渴人，食之甚佳，终不能却疾。”
2.《滇南本草》：“梨，滇南处处皆有，种类殊别，皮有厚薄。乳梨、麻香梨。消梨、花梨、棠梨、治吐血。棠梨、润肺止咳。御儿梨，治肝火目痛。茅梨，治胃寒。蜜梨，治小儿吼。赤梨，治大疮，敷患处。雪梨，治热嗽，止渴。青梨治劳伤腰痛。”麻梨治腹痛。雪梨治吐血。清水梨治小便不通。雀梨定喘化痰。长蒂梨利小便及便中带血。桑梨治妇人虚症。面梨补中。宝珠寺内玉儿梨，久服轻身延年，化痰止咳，生津止渴。老梨主治症痰暑症。”
3.《纲目》：“《别录》著梨，止言其害，不言其功，陶隐居言梨不入药，盖古人论病多主风寒，用药皆用桂、附，故不知梨有治风热、润肺、凉心、消痰、降火、解毒之功也。今人痰病火病，十居六七，梨之有益，盖不为少，但不宜过食尔。然惟乳梨、鹅梨、消梨可食，余梨则亦不能去病也。”
4.《本草经疏》：“梨，能润肺消痰，降火除热，故苏恭主热嗽止渴，贴汤火疮；大明主贼风心烦，气喘热狂；孟诜主胸中痞塞热结等，诚不可阙者也。《本经》言多食寒中，此盖指寒冷之何，以其过于冷利也；乳妇不可食及金疮，以血得寒则凝而成瘀为病也。凡人有痛处，脉数无力，虚也，若误食之，其病转甚，惟肠夜食梨，可转重为轻。膏粱之家，厚味醇酒，纵恣无节，必多痰火卒中痈疽之病，数食梨，可变危为安，功难尽述。”

5.《重庆堂随笔》:"梨,不论形色,总以心小肉细,嚼之无渣,而味纯甘者为佳。凡烟火、煤火、酒毒、一切热药为患者,嗽之立解、温热燥病,及阴虚火炽,津液殢涸者,捣汁饮之立效。"

4608 梨叶 lí yè 《新修本草》

【基原】 为蔷薇科梨属植物白梨、沙梨、秋子梨等的叶。

【原植物】 参见"梨"条。

【采收加工】 7~9月采叶,鲜用或晒干。

【成分】 白梨叶含蛋白质,过氧化物酶,多酚氧化酶。沙梨叶含绿原酸(chlorogenic acid)、熊果酚苷(arbutin)和鞣质。

【功用主治】 利水,解毒。主治水肿,小便不利,疝毒,毒菌中毒。

1.《新修本草》:"主霍乱吐利不止,煮汁服之。"

2.《本草图经》:"作煎,治风。"

3.《日用本草》:"捣叶敷,解中菌毒。"

4.《滇南本草》:"敷疮。"

5.《医学入门》:"治小儿寒疝腹痛,汗出。"

6.《纲目》:"食梨过伤,梨叶煎汁解之。"

7.《全国中草药汇编》:"秋子梨叶利水。治水肿,小便不利。"

【用法用量】 内服:煎汤,9~15 g;或鲜品捣汁服。外用:捣敷或捣汁涂。

【选方】 1. 治霍乱心痛,利,无汗 取梨叶枝一大握,水一升,煎取一升服。(《梅师集验方》)

2. 治小儿腹痛,大汗出,名曰寒疝 浓煮梨叶七合,以意消息,可作三四服饮之。(《徐王方》)

3. 治病中水毒 梨叶一把,熟捣,以酒一杯,和绞服之,不过三。(《肘后方》)

4. 治蟨螲尿疮、黄水出 捣梨叶汁敷,干即易之。(《钱氏箧中方》)

【临床报道】 治疗毒菇中毒 鲜梨树叶,洗净,捣烂,加净开水500~1 000 ml,混合绞汁,过滤,频频饮服,昏迷者用鼻饲法灌服,多数患者配用葡萄糖盐水、维生素 C、氢化可的松静脉滴注。共治81例,结果:痊愈73例,死亡8例。临床观察对肝损害型、神经精神型、胃肠型疗效较好,对溶血型、兼有呼吸衰竭者无效。

4609 梨皮 lí pí 《滇南本草》

【基原】 为蔷薇科梨属植物白梨、沙梨、秋子梨等的果皮。

【原植物】 参见"梨"条。

【采收加工】 9~10月果实成熟时采摘果实,削取果皮,鲜用或晒干。

【药材】 梨皮 Pyri Bretschneideri Pericarpium 产于河北、山东、山西、辽宁等地。

性状 果皮呈不规则片状,或卷曲成条状,外表面淡黄色,有细密斑点,内表面黄白色。气微,味微甜而酸。

【药性】《四川中药志》:"性凉,味甘、涩。"

【功用主治】 润肺,生津,清热。主治肺燥咳嗽,暑热烦渴、止血,发背,疔疮。

1.《本草元命苞》:"搽疥癣。"

2.《滇南本草》:"敷发背疔疮。"

3.《本草药性大全》:"润干燥咽喉。"

4.《本草再新》:"清心降火,滋肾益阴,生津止渴,除烦去湿。"

5.《四川中药志》1960年版:"清暑热,止烦渴,生津,收敛。治痢疾及咳嗽有汗。"

【用法用量】 内服:煎汤,9~15 g,鲜品 30~60 g。外用:捣汁涂。

【选方】 1. 治痢疾 沙梨皮,石榴果壳。煎服。

2. 治水肿病之消化不良 沙梨皮、五加皮、陈皮、桑白皮、茯

苓皮。水煎或炖肉服。(1、2方出自《四川中药志》1960年版)

4610 梨花 lí huā 《纲目》

【基原】 为蔷薇科梨属植物白梨、沙梨、秋子梨的花。

【原植物】 参见"梨"条。

【采收加工】 花盛开时采摘,晾干。

【功用主治】 1.《本草药性大全》:"却结热胸膈。"

2.《纲目》:"去面黑粉滓。"

【用法用量】 内服:煎汤,9~15 g;或研末。外用:研末调涂。

4611 梨枝 lí zhī 《纲目》

【基原】 为蔷薇科梨属植物白梨、沙梨、秋子梨的树枝。

【原植物】 参见"梨"条。

【采收加工】 全年均可采,剪取枝条,切成小段,晒干。

【药材】 梨枝 Pyri Bretschneideri Ramulus 产于河北、山东、山西、辽宁等地。

性状 树枝呈长圆柱形,有分枝,直径 0.3~1.0 cm。表面灰褐色或灰绿色,微有光泽,有纵皱纹,并可见叶痕及点状突起的皮孔。质硬而脆,易折断,断面皮部灰褐色或褐色,大部黄白色或灰黄白色。气微,味涩。

【功用主治】《梅师集验方》:"治霍乱,心痛,利,无汗。"

【用法用量】 内服:煎汤,9~15 g。

4612 梨木皮 lí mù pí 《纲目》

【基原】 为蔷薇科梨属植物白梨、沙梨、秋子梨的树皮。

【原植物】 参见"梨"条。

【采收加工】 春、秋季节均可剥皮。春季由于树液流动,皮层容易剥落,但质量较差;秋季 8~9月采制,则品质较优。在成龄树上剥皮可采用环状剥皮或一定面积条状剥皮,将剥下的树皮,按规格的宽度截成条状,晒干。

【药材】 梨木皮 Pyri Bretschneideri Cortex 主产于河北、山东、山西、辽宁、河南、陕西、青海、甘肃等地。

性状 树皮呈卷筒状、槽状或不规则片状,长短、宽窄不一,厚1~3 mm。外表面灰褐色,有不规则的细皱纹及较大突起的皮孔;内表面棕色或棕黄色,较平滑,有细纵纹。质硬而脆,易折断,断面较平坦。气微,味苦涩。

【功用主治】 1.《纲目》:"解伤寒时气。"

2.《医学入门》:"治疮癣疥癞甚效。"

3.《药性考》:"能疗瘟疫,霍乱气冒。"

【用法用量】 内服:煎汤,3~9 g;或研末,每次 3 g。

【选方】 治伤寒瘟疫 已发未发 梨木皮、大甘草各一两,黄秫谷一合(末),锅底煤一钱。每服三钱,白汤下,日二服。(《纲目》引《简易方》)

4613 梨木灰 lí mù huī 《纲目》

【基原】 为蔷薇科梨属植物白梨、沙梨、秋子梨等木材烧成的灰。

【原植物】 参见"梨"条。

【采收加工】 全年均可采,将木材晒干,烧成炭灰,保存。

【药材】 梨木灰 Pyri Bretschneideri Ornus 产于河北、山东、山西、辽宁、河南、青海等地。

性状 本品呈粉末状,表面灰白色或灰褐色。质轻。气微,味淡。

【功用主治】《纲目》:"治气积郁冒,结气咳逆。"

【用法用量】 内服:煎汤,3~9 g;或入丸、散。

【选方】 治气从脐左右起上冲,胸满气促,郁冒厥者 梨木

灰、伏出鸡卵壳中白皮、紫菀、麻黄(去节)等分。为末，糊丸梧子大。每服十九，酒下。亦可为末服方寸匕，或煮汤服。《圣济总录》

4614 梨树根 lí shù gēn 《民间常用草药汇编》

【异名】 糖果根《民间常用草药汇编》，糖梨根《四川中药志》1960年版。

【基原】 为蔷薇科梨属植物白梨、沙梨、秋子梨等的根。

【原植物】 参见"梨"条。

【采收加工】 全年均可采，挖取侧根，切段、晒干。

【药材】 梨树根 Pyri Bretschneideri Radix 产于河北、山东、山西、辽宁等地。

性状 根呈圆柱形，长20~120 cm，直径0.5~3 cm。表面黑褐色，有不规则皱纹及横向皮孔样突起。质硬脆，易折断，断面黄白色或淡棕黄色。气微，味淡。

【药性】 《四川中药志》1960年版："性平，味甘、淡，无毒。"

【功用主治】 润肺止咳，理气止痛。主治肺虚咳嗽，疝气腹痛。

1. 《民间常用草药汇编》："治疝气，止咳嗽。"

2. 《四川中药志》1960年版："能止咳嗽，治肺虚咳嗽及疝气。"

【用法用量】 内服：煎汤，10~30 g。

4615 犁头尖 lí tóu jiān 《本草求原》

【异名】 芋头草、小野芋《生草药性备要》，犁头草《本草求原》，大叶半夏《广西药用植物图志》，犁头七《陆川本草》，土半夏《闽南民间草药》，山半夏、土巴豆、药狗丹《南方主要有毒植物》，芋头七、金半支、野附子《云南中草药》，独脚连、耗子尾巴《四川常用中草药》，山茨菇、犁头半夏《广西本草选编》，坡芋《全国中草药汇编》，观音芋、野芋蛋《福建药物志》。

【基原】 为天南星科犁头尖属植物犁头尖的块茎及全草。

【原植物】 犁头尖 Typhonium divaricatum (L.) Decne. [Arum divaricatum L.] 又名：老鼠尾《广州植物志》。

多年生草本。块茎近球形、椭圆形，直径1~2 cm，褐色，具环节，节间有黄色根迹，颈部生长1~4 cm的黄白色纤维状须根，散生疣凸状支根。叶株叶1~2，叶片深心形、卵状心形至戟形，长3~5 cm，宽2~4 cm；多年生植株叶4~8枚，叶柄长20~24 cm，基部鞘状，淡绿色，上部圆柱形，绿色；叶片箭状三角形，绿色，长约13 cm，宽约8 cm；中肋2面稍隆起，侧脉3~5对，最下1对基出。花序柄单1，从叶腋抽出，长9~11 cm，淡绿色，圆柱形，直立；佛焰苞管部绿色，卵形，长1.6~

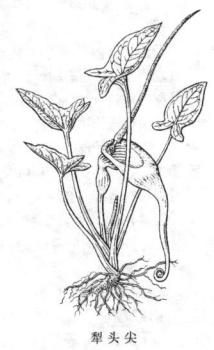

犁头尖

3 cm，粗0.8~1.5 cm，檐部绿紫色，卷成长角状，长12~18 cm，盛花时展开，后仰，即将开花时，宽4~5 cm以上骤狭成带状下垂。先端旋曲，内面深紫色，外面绿紫色；肉穗花序无柄；雌花序圆锥形，长1.5~3 mm，粗3~4 mm；中性花序长1.7~4 cm；雄花序长4~9 mm，粗约4 mm，橙黄色；附属器具强烈的粪臭，长10~13 cm，鼠尾状，近直立，下部1/3具疣缩，向上平滑；雌花子房卵形，黄色，柱头盘状具乳突，红色；雄花雄蕊2，长圆状倒卵形；中性花线形，两头黄色，腰部红色。浆果卵圆形。种子球形。花期5~7月。

生于地边、田头、草坡、石隙中。分布于西南及浙江、福建、江

西、广东、广西、海南等地。

【采收加工】 9~11月采挖，鲜用或晒干。

【药材】 犁头尖 Typhonii Divaricati Rhizoma et Herba 产于广西、广东、福建等地。

性状 块茎长圆锥形，直径为0.3~1 cm，表面褐色，栓皮薄，不易剥落，稍有皱纹。芽痕多偏向一侧，须根痕遍布全体，并有多数外凸的珠芽痕。

鉴别 块茎横切面：木栓层较薄，仅有4~5层细胞，木栓细胞方形、长方形或扁平，排列不整齐。薄壁组织中可见大量分生组织，薄壁细胞均充满淀粉粒。黏液细胞多分布于近木栓层的数层薄壁细胞间，较大。

【成分】 块茎含生物碱和甾醇。

【药性】 苦、辛，温，有毒。

1. 《云南中草药》："苦、辛，麻，温，有毒。"

2. 《四川常用中草药》："性温，味辛、麻，有小毒。"

【功用主治】 解毒消肿，散瘀止血。主治痈疽疔疮，无名肿毒、瘰疬，跌打损伤，外伤出血，疥癣，毒蛇咬伤，蜂螫伤。

1. 《生草药性备要》："散大疮，消恶毒，去腐肉生新，止血。治鱼口便毒，捶烂醋煮敷之，冷则又换。"

2. 《云南中草药》："止血镇痛。主治外伤出血，跌打损伤，骨折，疮疖，淋巴结核。"

3. 《四川常用中草药》："祛痰，止呕。治寒呕冷咳、痈疽疔毒、瘰疬、疮癣、疔疮、蛇咬伤。"

【用法用量】 外用：捣敷；或磨涂；或研末撒。

【宜忌】 本品有毒，一般外用，不作内服。孕妇禁服。误食会出现舌、喉麻辣，头晕，呕吐等中毒症状。

1. 《云南中草药》："忌酸冷。孕妇忌服。"

2. 《全国中草药汇编》："不作内服。"

【选方】 1. 治痈疖肿毒 犁头尖块茎适量研末，加雄黄少许，研末，加醋捣成糊状，外敷。

2. 治淋巴结结核 犁头尖鲜全草适量。配醋、糯米饭各少许，共捣烂敷患处，日换2次。

3. 治血管瘤 鲜犁头尖块茎用米酒(或烧酒)磨汁，外涂，每日3~4次。(1~3方出自《全国中草药汇编》)

4. 治蛇咬伤 ①鲜犁头尖6 g，大蒜(鲜品)60 g。捣烂，敷伤口周围。《四川中药志》1982年版 ②犁头尖、七叶一枝花、天南星各适量。浸乙醇1星期后，用时外涂患处。《福建药物志》

【临床报道】 治疗急性甲沟炎 土半夏根茎叶捣烂，加少许精盐和煮熟的淀粉拌成糊状。直接敷在创口上，外包纱布，每日换药1次。治疗48例，痊愈42例，好转、无效各3例，有效率93.7%。

4616 犁头草 lí tóu cǎo 《植物名实图考》

【异名】 紫金锁、紫花地丁《植物名实图考》，瘩背草《南京民间草药》，三角草、犁头尖、烙铁草《江西民间草药》，地丁草、紫地丁《浙江民间常用草药》，羊蹄甲、犁铧尖《陕西中草名录》。

【基原】 为堇菜科堇菜属植物心叶堇菜的全草。

【原植物】 心叶堇菜 Viola concordifolia C. J. Wang [V. cordifolia W. Beck.]

多年生草本。无地上茎和匍匐枝。根茎粗短，节密生；支根多

条，较粗壮而伸长。叶多数，基生；叶柄在花期通常与叶片近等长，在果期远较叶片长；托叶短，下部与叶柄合生，离生部分开展；叶片卵形，宽卵形或三角状卵形，长3～8 cm，宽3～8 cm，先端尖或稍钝，基部深心形或宽心形，边缘具多数圆钝齿。花淡紫色，近中部有2枚线状披针形小苞片；萼片宽披针形，先端渐尖，基部附属物长约2 mm，末端钝或平截；上方与侧方花瓣倒卵形，下方花瓣长倒心形；距圆筒状，长4～5 mm，粗约2 mm。蒴果椭圆形，长约1 cm。

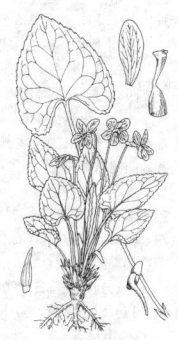
心叶堇菜

生于林缘、林下开阔草地间、山地草丛、溪谷旁。分布于西南及江苏、浙江、安徽、江西、湖南等地。

【采收加工】　4～5月果实成熟期，采收全草，鲜用或晒干。

【药性】　苦、微辛，寒。

1.《浙江民间常用草药》："性寒，味微苦。"

2.《全国中草药汇编》："苦、微辛，寒。"

【功用主治】　清热解毒，消肿排脓。主治痈疮肿毒，咽喉肿痛，乳痈，肠痈，化脓性骨髓炎，黄疸，目赤，瘰疬，外伤出血。

1.《本草原》："止血，消恶毒疮，去腐生新，治色目便毒。"

2.《中国药用植物图鉴》："外用治疗疮，热毒，肿毒，刀伤出血。内服能治黄疸内热及实热肠痢下血。"

3.《全国中草药汇编》："主治急性结膜炎，咽喉炎，急性黄疸型肝炎，乳腺炎，痈疖肿毒，化脓性骨髓炎，毒蛇咬伤。"

4.《秦岭巴山天然药物志》："治瘰疬。"

【用法用量】　内服：煎汤，9～15 g，鲜品30～60 g；或捣汁服。外用：捣敷。

【选方】　1. 治痈疮溃烂久不收口　犁头草、木芙蓉花各适量，捣极烂，撒患处，或焙干研末，撒患处，外用纱布敷贴，每日换药1次，至愈为止。（江西《草药手册》）

2. 治阑尾炎　① 紫花地丁、败酱草各15 g，活血藤30 g。水煎服。（《湖北中草药志》）　② 鲜犁头草、鲜蒲公英、鲜马齿苋各30 g。煎服。（《安徽中草药》）

3. 治化脓性骨髓炎　鲜犁头草、三叉苦叶（鲜）各等量。捣烂外敷。（《全国中草药汇编》）

4. 治目赤肿痛，畏日羞明，眵泪，头痛，云翳遮睛　鲜犁头草捣烂如泥，加鸡蛋白少许再捣匀，外敷眼皮上，每日换药1～2次。（《江西民间草药》）

5. 治妇女产后瘀血腹痛　鲜犁头草30 g（切碎），鸡蛋2个（去壳）。同搅和于锅内加油急炒，再水煎服。（江西《草药手册》）

4617 偏翅唐松草 piān chì táng sōng cǎo 《中国药用植物志》

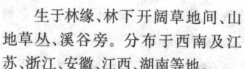

【异名】　南马尾连《云南种子植物名录》，马尾连《四川中药志》1979年版。

【基原】　为毛茛科唐松草属植物偏翅唐松草的根及根茎。

【原植物】　偏翅唐松草 Thalictrum delavayi Franch.［T. delavayi Franch. var. parviflorum Franch.］

多年生草本，高60～200 cm。茎直立，有分枝。叶互生；叶柄长1.4～8 cm，基部有鞘；托叶半圆形，边缘分裂或不裂；基生叶在开花时枯萎；茎下部和中部为三至四回羽状复叶；叶片长达40 cm；小叶草质，大小变异很大，从小圆卵形、倒卵形或椭圆形，长5～30 mm，宽3～25 mm，中部以上3浅裂，基部圆形或楔形，小叶柄较长；两侧小叶较小，先端常作不规则2～3裂，或不裂，小叶柄

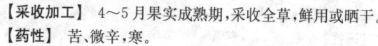

短，上面绿色，下面稍苍白色，网脉不明显。圆锥花序长15～40 cm；苞片和小苞片均为线形；花两性，花梗细，柔弱弯曲；萼片4，花瓣状，卵形或长圆形，淡紫色，早落；花瓣无；雄蕊多数，花丝近丝状，花药长圆形，先端具短尖头；心皮15～22，有短柄，花柱短，柱头生于腹面。瘦果扁，斜倒卵形或镰刀状弯曲，有8条纵肋，沿腹棱和背棱有狭翅，宿存花柱长约1 mm。花期6～9月，果期7～10月。

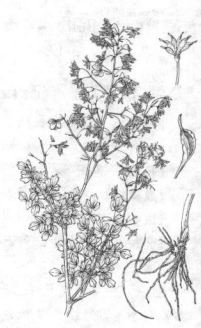
偏翅唐松草

生海拔1 900～3 400 m的山地林边、沟边、灌木丛或疏林中。分布于四川、云南、西藏。

【采收加工】　春、秋季采挖，除去苗茎，晒干。

【药材】　偏翅唐松草 Thalictri Delavayi Radix et Rhizoma 主产于四川等地。

性状　根茎短，直径约1 cm，褐色，周围包以棕色纤维状短鞘。须根丛生、细长，外表棕色；断面木心浅黄色。味苦。

【成分】　根含生物碱类成分：木兰花碱（magnoflorine），鹤氏唐松草碱（hernandezine），小檗碱（berberine），药根碱（jatrorrhizine），伪原阿片碱（pseudoprotopine），隐品碱（cryptopine），芬氏唐松草碱（thalidezine），异芬氏唐松草碱（isothalidezine），唐松草米拉宾碱（thalmirabine）。

全草含木兰花碱，鹤氏唐松草碱，东亚唐松草碱（thalicthuberine），奥寇梯木碱（ocoteine）即小唐松草碱（thalicmine），奥寇梯白木碱（leucoxylonine）。

【药理】　防治矽肺的作用　偏翅唐松草水煎剂灌胃或总生物碱腹腔注射，对气管急性尘毒复制的实验性矽肺模型大鼠早期治疗有效。总生物碱腹腔注射对实验性矽肺大鼠病后治疗也有一定效果。

【药性】　《四川中药志》1979年版："苦，寒。"

【功用主治】　清热燥湿，泻火解毒。主治湿热泻痢，黄疸，带下，牙龈肿痛，目赤肿痛，疮痈肿毒。

1.《中国药用植物志》："杀菌消炎。"

2.《四川中药志》1979年版："清热燥湿，泻火解毒。用于痢疾、肠炎、急性黄疸型肝炎、白带、牙龈肿痛、急性结膜炎、疮肿等。"

【用法用量】　内服：煎汤，5～15 g。

【宜忌】　脾虚寒者慎服。

【选方】　1. 治痢疾和急性肠炎　马尾连15 g，木香10 g。水煎服。

2. 治急性黄疸型肝炎　马尾连15 g，马蹄金30 g，蒲公英15 g。水煎服。

3. 治白带　马尾连6 g，三白草30 g。水煎服。（1～3方出自《四川中药志》1979年版）

4618 假蒟 jiǎ jǔ 《生草药性备要》

【异名】　蛤蒟、不拨子《生草药性备要》，假蒌、蛤蒌《岭南采药录》，假蒌《南宁市药物志》，蛤蒌、大柄蒌《广西民间常用中草药手册》，荜茇子、猪拔菜《广州部队常用中草药手册》，钻骨风《云南中草药选》，臭蒌、山蒌、马蹄蒌《全国中草药汇编》。

【基原】　为胡椒科胡椒属植物假蒟的茎、叶或全草。

【原植物】　假蒟 Piper sarmentosum Roxb.

多年生匍匐草本，揉之有香气。茎节膨大，常生不定根。叶互生，近膜质，有细腺点，下部的叶阔卵形或近圆形，长7～14 cm，宽

6～13 cm,先端短尖,基部心形或近截形,叶脉 7 条;上部的叶小,卵形至卵状披针形;叶柄长 1～5 cm。花单性,雌雄异株,无花被;穗状花序;雄花序长 1.5～2 cm,苞片扁圆形,雄蕊 2 枚;雌花序长 6～8 mm,果期延长达 2.5 cm;苞片稍大;柱头 3～5。浆果近球形,具角棱,下部嵌生于花序轴中。花期夏季。

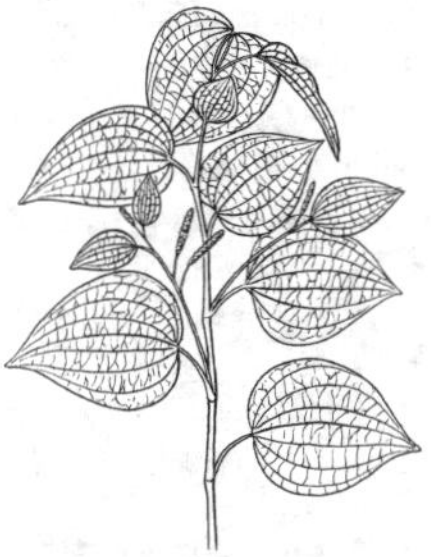

假 蒟

生于山谷密林中或村旁湿润处。分布于福建、广东、广西、海南、贵州及西藏南部等地。

本植物的果穗(假蒟子)、根(假蒟根)亦供药用。另设专条。

【采收加工】 全年均可采收,鲜用或阴干。

【成分】 叶含挥发性成分:α-和 γ-细辛脑(asarone),细辛醚(asaricin),1-烯丙基-2,6-二甲氧基-3,4-亚甲二氧基苯(1-allyl-2,6-dimethoxy-3,4-methylenedioxybenzene),氢化桂皮酸(hydrocinnamicacid);甾醇类:β-谷甾醇(β-sitosterol)。

地上部分含 N-2-甲基丁酸-2E,4E-癸二烯酰胺〔N-(2-methylbutyl)-2E,4E-decadienamide〕。

【药理】 1. 降血糖作用 假蒟全株水提物灌胃降低正常大鼠和链脲菌素诱导的糖尿病大鼠的血糖。

2. 其他作用 假蒟叶甲醇提取物在大鼠膈神经-半膈膜实验中有阻滞神经肌肉接点的神经肌肉效应,这可能与抑制神经递质乙酰胆碱在终板前的释放有关。假蒟体内外均有一定抗疟作用。脂溶部分对血小板活化因子诱导的兔血小板聚集有抑制作用。

【药性】 苦,温。

1.《生草药性备要》:"味苦,性温,无毒。"

2.《本草求原》:"苦、辛,温。"

【功用主治】 祛风,行气,止痛,消肿。主治风寒咳喘,风湿痹痛,胃脘痛,腹痛泄泻,产后脚肿,跌打损伤,外伤出血。

1.《生草药性备要》:"祛风,治产后气虚脚肿。"

2.《本草求原》:"治产后风,病后风寒,解新膏药火毒。"

3.《广西民间常用中草药手册》:"行气止痛,祛风杀虫,外用止血。治风湿,跌打,外伤出血,虫牙痛。"

4.《广西本草选编》:"驱风活络,行气止血。主治外感风寒,腹痛泄泻,痢疾,肾炎水肿。"

5.《广西民族药简编》:"治心胃痛。"

【用法用量】 内服:煎汤,9～15 g。外用:捣敷;或研粉撒敷。

【选方】 1. 治伤风咳嗽 蛤蒌叶 30 g,猪血 120 g。共炖服。(《上海民间常用中草药手册》)

2. 治腹痛腹胀 假蒟鲜叶 15 g。捣烂,加米粉,在锅上煎成饼状,隔布热敷肚脐。(《广东中草药》)

3. 治产后脚肿 假蒟叶同崇鱼,煮醋(食)。

4. 治贴用新膏药,致起浮粒、腐烂流水 (假蒟叶)同槟蒟叶、狗屎豆叶捣敷。(3、4 方出自《本草求原》)

4619 假蒟子 jiǎ jǔ zǐ (广州部队《常用中草药手册》)

【异名】 假蒟果穗(广州部队《常用中草药手册》),钻骨风果(《云南中草药选》)。

【基原】 为胡椒科胡椒属植物假蒟 *Piper sarmentosum* Roxb. 的果穗。

【原植物】 参见"假蒟"条。

【采收加工】 9～10 月采,阴干备用。

【成分】 果实含生物碱成分:假蒟碱(sarmentosine),假蒟亭碱(sarmentine),N-(苯丙-3-烯酰基)吡咯〔N-(3-phenylpropenoyl)pyrrole〕,墙草碱(pellitorine)。含挥发油成分:1-(3,4-亚甲二氧基苯基)十四碳-1E-烯〔1-(3,4-methylenedioxyphenyl)-1E-tetradecene〕,α-细辛脑(α-asarone),细辛醛(asaronaldehyde)。另含 β-谷甾醇(β-sitosterol)。

【药理】 抗结核、抗疟作用 假蒟果实中的化合物有抗结核、抗疟作用。

【药性】 辛,温。

1. 广州部队《常用中草药手册》:"微辛,温。"

2.《广东中草药》:"辛,温。"

【功用主治】 温中,行气,止痛,利水。主治脘腹胀痛,腹泻,风湿痹痛,疝气痛,水肿。

1. 广州部队《常用中草药手册》:"温中暖胃,驱风行气。主治腹胀腹痛,肠炎腹泻,食欲不振,肾炎水肿,风湿痛。"

2.《广东中草药》:"化湿消肿,行气通窍,消滞化痰。治水肿,风湿性关节炎,疝气痛,风寒咳嗽。"

3. 南药《中草药学》:"活血。"

【用法用量】 内服:煎汤,1.5～3 g;或煎水含漱。

【宜忌】 《广西民族药简编》:"堕胎。忌吃糯米、酸类、豆类等食物。"

4620 假蒟根 jiǎ jǔ gēn (《生草药性备要》)

【异名】 假蒌根(《广西民间常用中草药手册》),钻骨风根(《云南中草药选》)。

【基原】 为胡椒科胡椒属植物假蒟的根。

【原植物】 参见"假蒟"条。

【采收加工】 全年均可采,晒干。

【药理】 杀虫作用 假蒟根甲醇粗提物灌胃对溶组织内阿米巴所致小鼠盲肠阿米巴病有治疗作用。

【药性】 《全国中草药汇编》:"辛,温。"

【功用主治】 祛风除湿,消肿止痛。主治风湿痹痛,脚气,胃脘痛,牙痛,痔肿,疟疾。

1.《生草药性备要》:"治牙痛,洗烂脚。"

2.《本草求原》:"洗痔疮。"

3.《岭南采药录》:"和鸡卵煮食之,能疗疟疾。凡患血箭疮,捣敷之。理脚气症,水煎内服外洗。"

4.《广西民族药简编》:"治风湿关节痛,胃痛,神经痛,消化不良。"

【用法用量】 内服:煎汤,鲜品 10～15 g;或泡酒。外用:鲜品捣敷;煎水洗;含漱。

【宜忌】 孕妇慎服。

4621 假酸浆 jiǎ suān jiāng (《贵州草药》)

【异名】 水晶凉粉(《贵州草药》),蓝花天仙子、野木瓜、田珠(《云南中草药》),冰粉(《云南中草药选》),鞭打绣球、草本酸木瓜(《昆明民间常用草药》),苦莪(《广西药用植物名录》),果铃(《贵州中草药名录》)。

【基原】 为茄科假酸浆属植物假酸浆的全草、果实或花。

【原植物】 假酸浆 *Nicandra physaloides* (L.)

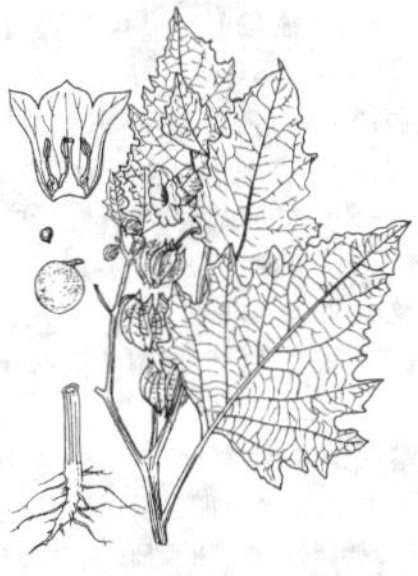

假酸浆

Gaertn.

一年生草本，高 0.4～1.5 m。主根长锥形，有纤细的须状根。茎圆柱形，有4～5 条纵沟，绿色，有时带紫色，上部三叉状分枝。单叶互生，卵形或椭圆形，草质，长 4～12 cm，宽 2～8 cm，先端渐尖，基部阔楔形下延，边缘有具圆缺的粗齿或浅裂，两面有稀疏毛。花单生于叶腋，俯垂；花萼 5 深裂，裂片先端尖锐，基部心形，果时膀胱状膨大；花冠钟形，浅蓝色，直径达4 cm，花筒内面基部有 5 个紫斑；雄蕊 5；子房 3～5 室。浆果球形，直径 1.5～2 cm，黄色，被膨大的宿萼所包围。种子小，淡褐色。花、果期夏秋季。

生于田边、荒地或住宅区。我国南北均有作药用或观赏栽培；河北、四川、贵州、云南、西藏、甘肃等地有逸为野生。

【采收加工】 秋季采集全草，分出果实，鲜用或晒干备用。花于夏季或秋季采摘，阴干。

【成分】 叶含假酸浆烯酮(nicandrenone)，即假酸浆酮-1，假酸浆烯酮内酯(nic-1-lactone)，假酸浆酮-2、-3、-7、-10、-11、-12、-17，叶中还含魏察假酸浆酮(withanicandrin)。新鲜的全草含假酸浆苷苦素(nicandrin)。

种子中含少量曼陀罗甾内酯(daturalactone)，脱脂的种子含假酸浆苷苦素 B，魏察假酸浆酮。种子油含脂肪酸主要为棕榈酸(palmitic acid)，油酸(oleic acid)，亚油酸(linoleic acid)，还有少量亚麻酸(linolenic acid)；甾醇类化合物包括胆甾醇(cholesterol)，菜油甾醇(campesterol)，豆甾醇(stigmasterol)，谷甾醇(sitosterol)，24-亚乙基胆甾醇(24-ethylidene cholesterol)。果实中含 3-*O*-*β*-*D*-吡喃葡萄糖基-1*α*，2*β*，3*α*，6*α*-四氢-去甲托烷烃(3-*O*-*β*-*D*-glucopyranosyl-1*α*，2*β*，3*α*，6*α*-tetrahydro-nor-tropane)。

根中含生物碱类：古豆碱(hygrine)，托品酮(tropinone)。

新鲜全草中含麦角甾烷类成分：nicaphysalins A，B，C，D，E。

【药理】 抗肿瘤作用　假酸浆中含有的假酸浆烯酮体外能抑制淋巴细胞白血病 P_{388} 细胞株、鼻咽癌 KB 细胞，但在体内抗 P_{388} 试验中未见有活性。

【药性】 《全国中草药汇编》："甘、酸、微苦，平。有小毒。"

【功用主治】 清热解毒，利尿。主治感冒发热，鼻渊，热淋，疮疖。

1.《贵州草药》："种子：清热退火，利尿。"

2.《云南中草药》："花、果：祛风，消炎。"

3.《全国中草药汇编》："镇静，祛痰，清热解毒。主治狂犬病，精神病，癫痫，风湿关节炎，鼻渊，感冒，泌尿道感染，疮疖。"

【用法用量】 内服：煎汤，全草或花 3～9 g，鲜品 15～30 g；果实 1.5～3 g。

4622 假耧斗菜 jiǎ lóu dǒu cài 《甘肃中草药手册》

【基原】 为毛茛科拟耧斗菜属植物拟耧斗菜的叶或地上部分。

【原植物】 拟耧斗菜 *Paraquilegia microphylla* (Royle) Drumm. et Hutch. [*Isopyrum microphyllum* Royle]　又名：小叶假耧斗菜(《陕甘宁青中草药选》)。

多年生草本。全株无毛。根状茎细圆柱形或近纺锤形，粗 2～6 mm。叶基生；叶柄长 2.5～11 cm；通常为一至二回三出复叶；叶片长 1.2～3 cm，一回裂片具细长柄，小叶宽菱形或肾状宽菱形，长 5～8 mm，宽 5～10 mm，3 深裂，深裂片再 2～3 细裂，末回裂片倒披针形、椭圆状倒披针形或线形，宽 0.5～2 mm。花葶 1～3，长 3～18 cm；苞片 2，对生或近对生，倒披针形，基部有膜质鞘；花两性，直径 2.8～5 cm；萼片 5，花瓣状，淡堇色或淡紫红色，偶为白色，倒卵形或椭圆状倒卵形，先端近圆形；花瓣 5，小，倒卵形或倒卵状长圆椭圆形，先端微凹，下部浅囊状；雄蕊多数，花丝狭线形；心皮5～8，无毛。蓇葖果，长6～11 mm，喙短。种子狭卵球形，褐色，一侧有狭翅。花期 6～8 月，果期8～9 月。

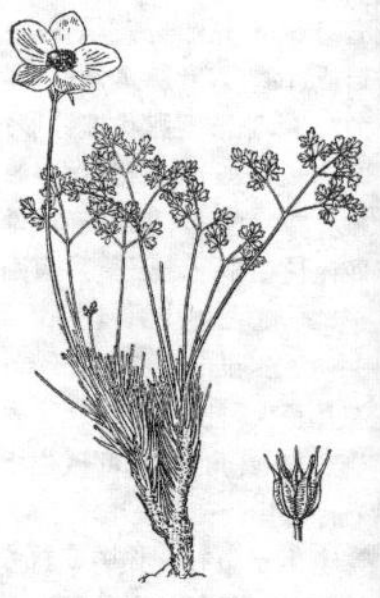

拟耧斗菜

生于海拔2 700～5 200 m 的高山山地石壁或岩石上。分布于四川、云南、西藏、甘肃、青海、新疆。

【采收加工】 7～8 月采收，晾干。

【药性】 苦、涩，寒。

1.《西藏常用中草药》："性寒，味苦涩。"

2.《青藏高原药物图鉴》："淡，平。"

【功用主治】 活血止痛，止血敛疮。主治跌打损伤，经闭，痛经，胞衣不下，外伤出血，金疮。

1.《西藏常用中草药》："去瘀止血，镇痛。用于下死胎，子宫出血等症。"

2.《陕甘宁青中草药选》："活血散瘀，止痛止血。主治跌打损伤，拔除异物，外伤出血。"

3.《甘肃中草药手册》："活血破瘀，敛疮生肌。"

【用法用量】 内服：煎汤，3～9 g；研末，0.3～0.6 g，每日 2 次。外用：捣敷。

【宜忌】 《甘肃中草药手册》："孕妇忌用。"

4623 假鹰爪根 jiǎ yīng zhǎo gēn 《广西本草选编》

【异名】 爪芋根(《新华本草纲要》)。

【基原】 为番荔枝科山指甲属植物假鹰爪的根。

【原植物】 参见"酒饼叶"条。

【采收加工】 全年均可采收，切片晒干。

【药材】 假鹰爪根 *Desmoris Chinensis Radix*　产于海南、广东、广西、云南等地。

性状　根圆柱形，稍弯曲或有分枝，直径 0.5～2 cm。表面棕黑色，具细皱纹。质硬，不易折断，断面皮部暗黄棕色，木部淡黄棕色。气微香，味淡、微涩。

鉴别　根横切面：木栓层为数列红棕色木栓细胞。韧皮部宽厚；韧皮射线呈漏斗状，有的细胞含橙皮苷结晶；韧皮纤维与薄壁组织相间排列。形成层明显。木质部占半径的 1/2，导管单个散在或数个径向相连。本品射线细胞含草酸钙方晶和淀粉粒。

【药理】 抗疟作用　根石油醚提取物有抗疟活性。

【药性】 辛，温，小毒。

1.《广西本草选编》："味辛，性温，有小毒。"

2.《全国中草药汇编》："微辛，微温。"

【功用主治】 祛风止痛，行气化瘀。主治风湿痹痛，跌打损伤，痛经，产后瘀滞腹痛，消化不良，胃痛腹胀。

1.《广西本草选编》："行气消滞，祛风止痛，杀虫。"

2.《全国中草药汇编》："祛风利湿，健脾理气，祛瘀止痛。治风湿关节痛，产后风痛，产后腹痛，流血不止，痛经，胃痛，腹胀，消化不良，腹泻，肾炎水肿，跌打损伤。"

【用法用量】 内服：煎汤，3～15 g；或浸酒。

【选方】 1. 治诸骨鲠喉　假鹰爪根或叶 15～30 g。水煎含咽。

2. 治疥癣　假鹰爪根皮捣烂，调醋外涂。(1、2 方出自《广西本草选编》)

4624 盘龙七 pán lóng qī 《陕西中草药》

【基原】 为虎耳草科岩白菜属植物秦岭岩白菜的根茎。

【原植物】 秦岭岩白菜 *Bergenia scopulosa* T. P. Wang

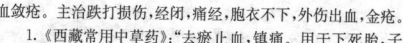

多年生草本，高 5～50 cm。根茎粗壮，延伸，直径 2.5～4 cm，沿石壁缝隙匍匐匍生长，半裸露，密被栗褐色鳞片和叶柄鞘的残余。

叶基生，叶柄长 1.5～13 cm，托叶鞘无毛；叶片近肉质，有光泽，圆形或宽卵状圆形，长 5～25 cm，宽 3～22 cm，先端钝圆，基部近圆形或略作楔形，边缘具锯齿或不明显齿，有时近全缘，两面具腺窝；叶脉明显。花茎长 10～20 cm，光滑，中部以上具 1 披针形苞叶；圆锥状聚伞花序顶生，具多数花，分枝，几先叶开放；花萼钟状，5 深裂，紫红色或紫红；花瓣 5，有深紫色脉纹，先端钝，基部有爪；雄蕊 10；子房卵球形，基部 2 室，先端 1 室，花柱 2，柱头大，盾状。蒴果 2 瓣裂。花期 4～5 月，果期 7～8 月。

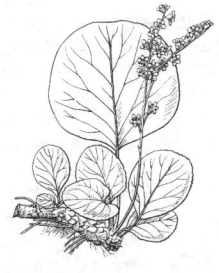

秦岭岩白菜

生于海拔 2 500～3 600 m 的湿润的峭壁石崖缝隙中。分布于陕西等地。

【采收加工】 全年均可采挖，切片晒干。

【药材】 盘龙七 Bergeniae Scopulosae Rhizoma 主产于西藏。

性状 根茎近圆柱形，一端较细，直径 2.5～4 cm。表面褐色，密被褐色鳞片及残存叶鞘，并可见棕红色细根痕。质坚硬，难折断，断面棕红色，显粉性。气微，味涩、微苦。

【成分】 根茎含岩白菜素（bergenin）。

【药性】 涩，微苦，平。

【功用主治】 补脾健胃，收涩固脱，除湿利水，活血。主治急慢性肠胃炎，浮肿，崩漏，白带，淋症，痢疾，黄水疮，秃疮，疥癣。

【用法用量】 内服：煎汤，6～9 g。外用：研末调敷。

【选方】 治泻痢后肠胃虚弱 盘龙七、红石耳各 15 g，朱砂七 9 g，黄精 6 g。水煎服。

4625 盘龙参 pán lóng shēn 《滇南本草》

【异名】 鹝《诗经》，绶《尔雅》，一线香《质问本草》，猪鞭草、龙抱柱《天宝本草》，猪鞭草、猪潦子《分类草药性》，龙缠柱《福建民间草药》，猪牙参《民间常用草药汇编》，扭兰、胜杖草《南宁市药物志》，盘龙棍、红龙盘柱《江西民间草药》，小猪獠参《四川中药志》，海珠草、蛇头草、一枝枪《湖南药物志》，盘龙花《江西草药》，九地蛇、笑天龙《贵州草药》，马牙七、盘龙箭《陕西中草药》。

【基原】 为兰科绶草属植物绶草的根和全草。

【原植物】 绶草 Spiranthes sinensis（Pers.）Ames［Neottia sinensis Pers.］

多年生草本，高 15～50 cm。茎直立，基部簇生数条粗厚、肉质的根，近基部生 2～4 枚叶。叶条状倒披针形或条形，长 10～20 cm，宽 4～10 mm。花序顶生，长 10～20 cm，具多数密生的小花，似穗状；花白色或淡红色，苞片椭卵形长大渐尖；萼片条形、先端渐尖，侧萼片斜生，较狭；花瓣和中萼片等长但较薄，先端稍钝，唇瓣近长圆形，伸展，基部至中部边缘全缘，中部以上呈强烈的皱波状啮齿；花药直立，着生于合蕊柱背面，花粉块 2；子房下位，6 室。蒴果椭圆形。花期 5～6 月。

生于海拔 400～3 500 m 的山林地下、灌丛下、草地、路边或沟边草丛中。分布几遍全国。

【采收加工】 7～10 月采收，鲜用或晒干。

【药材】 盘龙参 Spiranthis Sinensis Radix et Herba 产于云南、四川、浙江等地。

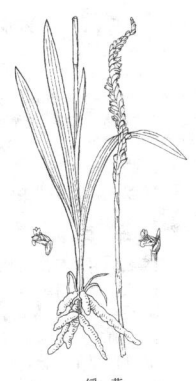

绶草

性状 本品茎圆柱形，具纵条纹，基部簇生数条小纺锤形块根，具纵皱纹，表面灰白色。叶条形，数枚基生，展平后呈条状披针形。有的可见穗状花序，呈螺旋状扭转。气微，味淡微甘。

【成分】 根含二氢菲类化合物：盘龙参酚（spiranthol）A、B、C,盘龙参新酚（spirasineol）A、B、盘龙参醌（spiranthoquinone），盘龙参二聚菲酚（orchinol）；甾醇类成分：β-谷甾醇（β-sitosterol），豆甾醇（stigmasterol），菜油甾醇（campesterol）；阿魏酸酯成分：阿魏酸十九醇酯（nonadecyl ferulate），阿魏酸二十醇酯（eicosylferulate），阿魏酸二十一醇酯（heneicosyl ferulate），阿魏酸二十三醇酯（tricosyl ferulate），阿魏酸二十四醇酯（tetracosyl ferulate），阿魏酸二十五醇酯（pentacosyl ferulate），阿魏酸二十六醇酯（hexacosylferulate），阿魏酸二十七醇酯（heptacosyl ferulate），阿魏酸二十八醇酯（octacosyl ferulate）；其他成分：对羟基苯甲醛（p-hydroxybenzaldehyde），对羟基苄醇（p-hydroxybenzylalcohol）。

地上部分含二羟基菲类成分：sinensols A、B、C、D、E、F、G、H,同环甘遂醇（sinetirucallol）。

【药性】 甘、苦，平。归肺、肝、肾经。

1.《滇南本草》：“性温。入肺、肝、肾三经。”

2.《贵阳民间药草》：“甘、微苦，平。无毒。”

3.《浙江民间常用草药》：“性凉，味甘、辛。”

【功用主治】 益气养阴，润肺止咳，清热解毒。主治病后虚弱，少气乏力，热病津伤口渴，阴虚内热，咳嗽咯血，头晕，腰痛，遗精，淋浊带下，咽喉肿痛，疮痈痈肿，烫火伤，毒蛇咬伤。

1.《滇南本草》：“滋阴补虚。治腰脊痛，遗精，诸虚百损。”

2.《天宝本草》：“添精壮阳。治头晕、腰痛酸软。”

3.《分类草药性》：“治蛇伤，脚气。”

4.《浙江民间常用草药》：“清热解毒，消毒止痛。治扁桃体炎，咽喉炎，牙痛，毒蛇咬伤，指头炎。”

5. 广州部队《常用中草药手册》：“滋阴凉血，益气生津。主治咳嗽吐血，病后体虚，神经衰弱，夏季热。”

6.《江西草药》：“消肿散结。治肺结核，带状疱疹。”

【用法用量】 内服：煎汤，9～15 g；鲜全草 15～30 g。外用：鲜品捣敷。

【选方】 1. 治产后体虚 盘龙参二两，煮鸡吃。《滇南本草》

2. 治病后体虚 盘龙参、当归各 9 g，黄芪 15 g。水煎服。

3. 治肺痨虚热咳血 盘龙参 15 g,贝母 9 g。水煎服。（2、3 方出自《沙漠地区药用植物》）

4. 治神经衰弱 绶草 12 g,远志 9 g,合欢 15 g。水煎服。《青岛中草药手册》

5. 治老人大便坠胀带血 小猪獠参 9～15 g,鲜鲫鱼 60 g。煮熟，加白糖服。《四川中药志》1960 年版）

6. 治淋浊带下 盘龙参 30 g,猪小肚 1～2 个。水煎，加少许食盐，分早晚二次服。《福建民间草药》

7. 治咽喉肿痛 绶草根 9 g。水煎，加冰片 0.6 g，徐徐含咽。《江西草药》

8. 治小儿夏季热 盘龙参 6 g,鸭跖草 15 g。水煎服。《香港中草药》

9. 治糖尿病　鲜绶草根 30～60 g，银杏 15 g，猪胰 1 条。水煎服。

10. 治肾炎　鲜绶草 30～60 g，无根藤、星宿菜、丝瓜根各 30 g。水煎服。(9、10 方出自《福建药物志》)

11. 治带状疱疹　绶草根适量。晒干研末，麻油调搽。《江西药》

12. 治烫火伤　盘龙箭 30 g，蚯蚓 5 条，白糖少量。共捣烂外敷，每日换药 1 次。《陕西中草药》

4626 盘羊角 pán yáng jiǎo 《青藏高原药物图鉴》

【异名】 羚羊角《中国动物药志》。

【基原】 为牛科绵羊属动物盘羊的角。

【原动物】 参见"山羊肉"条。

【采收加工】 捕捉后锯角，干燥。

【成分】 盘羊的角含多肽类，角蛋白，甾类，角经酸水解后得到赖氨酸、组氨酸、精氨酸、天冬氨酸、苏氨酸、丝氨酸、谷氨酸、脯氨酸、甘氨酸、丙氨酸、缬氨酸、甲硫氨酸、异亮氨酸、亮氨酸、酪氨酸、苯丙氨酸等。

【药性】 《内蒙古药用动物》："味苦、辛，性凉。"

【功用主治】 清瘟解毒。主治瘟疫，高热。

1.《青藏高原药物图鉴》："解热，治传染病引起的发烧。"

2.《内蒙古药用动物》："清瘟。主治瘟疫及发烧。"

【用法用量】 内服：研末，5～10 g。

4627 盘肠草 pán cháng cǎo 《四川中药志》1960年版

【基原】 为葫芦科南瓜属植物南瓜成熟果实内种子所萌发的幼苗。

【原植物】 参见"南瓜"条。

【采收加工】 秋后收集，晒干或鲜用。

【功用主治】 治小儿盘肠气痛及疝风，感冒，风湿热。

【用法用量】 内服：煎汤，3～10 g。外用：捣敷或炒热熨。

【选方】 1. 治小儿盘肠气痛　盘肠草、吴萸、小茴、食盐共捣烂炒热，熨小腹。

2. 治缩阴症　盘肠草煎水服。

4628 盒子草 hé zǐ cǎo 《纲目拾遗》

【异名】 合子草《本草拾遗》，鸳鸯木鳖、水荔枝、盒儿藤《百草镜》，天球草、龟儿草《纲目拾遗》，葫蔓棵子、黄丝藤《中国经济植物志》，匍丝网草《浙江药用植物志》，打破碗子藤、野瓜藤《南药中草药学》，汤壶头草、野苦草、湿疹草《新华本草纲要》。

【基原】 为葫芦科盒子草属植物盒子草的全草或种子。

【原植物】 盒子草 Actinostemma tenerum Griff. [A. racemosum Maxim. ex Cogn.]

柔弱草本。枝纤细，疏被长柔毛，后变无毛。叶纤细，长 2～6 cm，被短柔毛；叶形变异极大，心状戟形、心状狭卵形或披针状三角形，不分裂或 3～5 裂或仅在基部分裂，边缘波状或具小圆齿或具疏齿，基部弯曲半圆形、长圆形、深心形，裂片顶端狭三角形，先端渐尖，两面具疏散疣状凸起，长 3～12 cm，宽 2～8 cm。卷须纤细，2 歧。花单性，雄花总状或圆锥状花序，生于短缩的总梗上；花萼裂片线状披针

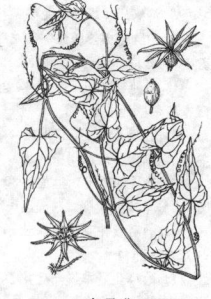

盒子草

形，边缘有疏小齿；花冠裂片披针形，黄绿色，具 1 脉，稀 3 脉，疏生短柔毛；雄蕊 5，花丝有毛或无毛；雌花单生、双生或雌雄同序；雌花梗具关节，花萼和花冠同雄状；子房卵状，有疣状突起。蒴果绿色、卵形、阔卵形、长圆状椭圆形，疏生暗绿色鳞片状凸起，成熟时近中部盖裂，果盖锥形。具种子 2～4 颗，种子灰白色，对合，表面有不规则的雕纹，长 11～13 mm，宽 8～9 mm，厚 3～4 mm。花期 7～9月，果期 9～11月。

多生长于水边草丛中。分布于华东及河北、辽宁、河南、湖南、广西、四川、云南、西藏、台湾等地。

【栽培】 **生物学特性** 喜温暖气候。耐热、耐寒、不耐旱。一般土壤条件均可生长，但不宜在贫瘠高燥的地块栽培。

繁殖方法 种子繁殖。秋季，采收成熟果实，收集种子，晒干贮藏备用。直播法，春播于 3～4 月，按行距 80～100 cm开浅沟条播，覆土 2～3 cm，播后淋水保湿。

田间管理 出苗后及时松土、除草，全年中耕除草、追肥各 1～2次。苗高 30 cm 以上时，插人字形支架以供藤蔓攀缘。

【采收加工】 7～10月采收全草，晒干。秋季采收成熟果实，收集种子，晒干。

【药材】 盒子草 Actinostemmae Teneri Herba seu Fructus 全国大部分地区均产。

性状 全草常弯曲成团。茎圆柱形，扭曲；嫩茎表面具 5 条粗棱线，黄绿色；老茎有多数纵棱，灰黄色；直径 1～4 mm。质脆，易折断，断面不平坦，黄绿色，纤维性强，木质部占大部分，中心有髓。叶片多卷缩、破碎，上表面棕绿色，下表面灰绿色；完整叶展开后多呈心状戟形或心狭卵形，先端渐尖或长尖，膜质，边缘波状或具疏齿，叶脉明显，上、下表面被疏柔毛。卷须细，单歧或 2 歧，与叶对生。偶有果实，卵形，疏生暗绿色鳞片状凸起，自近中部盖裂。气清香，味微苦。

果实卵圆形或椭圆状卵形。表面棕绿色或黄绿色，疏生鳞片状刺突，常自中部盖裂，果盖锥形，稍皱缩，果皮薄而脆，易破碎。种子常 2～4枚，呈龟体状，外表面灰褐色，具不规则雕纹。种皮硬而脆，断面常灰白色，内表面灰白色，较光滑，种仁白色，瓜子状，外被白色膜，子叶两枚，富油性，轻剥有油痕，碎后具香气，味淡。

鉴别 (1) 根茎横切面：表皮细胞 1 层。皮层由 3～4 层细胞组成，外层细胞木栓化。双韧维管束排列成环，初生韧皮部外方中柱鞘部位有木化纤维束，其旁边及髓射线部位散有石细胞，石细胞稍大，壁较厚；韧皮部较窄，束中形成层明显；木质部占横切面大部分，导管直径大小不一，部分导管内有棕色分泌物，木质部细胞均木化，内方韧皮部细胞较小；其内方有石细胞环带。髓部薄壁细胞多破碎。髓射线明显。薄壁细胞中含少量淀粉粒。

叶片横切面：上、下表皮细胞均为 1 层，外被角质层，气孔以下表皮为多，表皮上有多细胞非腺毛，具角质线纹。栅栏组织为 1～2列栅状细胞，不通过主脉；海绵组织为 4～5 列不规则的薄壁细胞，细胞间隙大。主脉维管束双韧型，木质部导管 4～6 列，韧皮部较小，细胞多角形。主脉上、下表皮内方有厚角组织。

叶表皮制片：上表皮细胞多角形，垂周壁细胞平直，气孔较少，栅表比 3.61；下表皮细胞非腺细胞壁波状弯曲，气孔多，不定式细胞 4～5～6个，偶有 3个，气孔指数 17.1，脉岛数 440.5 个/mm²；上、下表皮均被非腺毛，以叶脉处多见，非腺毛由 2～11 个细胞组成，长 71～286 μm，具角质线纹。果皮横切面：外果皮为 1 列类长方形细胞，壁稍厚，外被角质层，呈细小的刺状突起；中果皮发达，其外方有 1～6 列微木化的石细胞，断续排列成环，细胞类方形或多角形，壁增厚，具单纹孔，余为薄壁组织，其间散有众多小型双韧管束；内果皮为 1 列长方形薄壁细胞。

种子横切面：外种皮为 1 列排列不整齐的类长方形细胞；其

下几列细胞壁较厚,含褐色色素,有的具单纹孔;中层占大部分,外方有数十列壁稍厚、微木化、具单纹孔的厚壁细胞,其下为 5～10 列石细胞,壁孔,壁沟明显,紧靠石细胞为 4～5 列大型类圆形细胞,其不规则网状增厚纹理,其间散有数个双韧型维管束;内species内皮为一列切向延长的细胞。胚乳外层为 1 列细胞,其下为颓废组织。子叶 2 枚,薄壁细胞中含脂肪油和糊粉粒。

(2)取本品粗粉 3 g,加水 10 ml,浸泡后,充分振摇,产生大量泡沫,经久不散(检查皂甙)。

(3)薄层色谱:取本品干燥粉末 10 g,加 7%硫酸液-水(1:3)100 ml 回流提取,后加氯仿液,继续回流提取,抽滤,取氯仿液,水洗,再用无水硫酸钠脱水,过滤,滤液浓缩至干,渣残以甲醇溶解定容至 1 ml,作为供试品溶液。另取齐墩果酸对照品,加甲醇制成 1 mg/ml 的对照品溶液。吸取供试品溶液 5 μl,对照品溶液 3 μl,点于硅胶 G 板上,以氯仿-乙醚(1:1)为展开剂,取出,晾干,喷以 10%硫酸乙醇溶液,在 105 ℃烘数分钟,供试品色谱在与对照品色谱相应位置处,日光下观察,均显紫红色斑点;紫外光(365 nm)灯下,显黄色斑点。

【成分】 种子含脂肪油 25%～29%,碳水化合物 13.28%,灰分 2.95%,粗纤维 0.89%。全草含合子草甙(actinostemmoside)A、B、C、D、E、F、G、H。

【药性】 苦,寒。
1.《本草拾遗》:"有小毒。"
2.《全国中草药汇编》:"苦,寒。"

【功用主治】 利水消肿,清热解毒。主治水肿,脓疱上、疥积,湿疹,疮疡,毒蛇咬伤。
1.《本草拾遗》:"子及叶主蛊毒、鳖咬、捣敷疮上。"
2.《百草镜》:"治疥积初起。"(引自《纲目拾遗》)
3.《上海常用中草药》:"利尿消肿。主治肾炎水肿、腹水肿胀。"
4.《全国中草药汇编》:"清热解毒。主治湿疹,疮疡肿毒。"
5.《湖南药物志》:"临床应用于脓疱疮,天疱疮。""可预防蛇毒内侵,对五步蛇、眼镜蛇、竹叶青等咬伤后及早服用有效。"

【用法用量】 内服:煎汤,15～30 g。外用:捣敷或煎水熏洗。

【选方】 1. 治疥积初起 鸳鸯木鳖三钱。煎服愈。(《百草镜》)
2. 治毒蛇咬伤 (盒子草)种子 10 粒,去壳吞服;同时取鲜叶适量,捣烂敷伤处。(《浙江药用植物志》)
3. 治钉铁独伤手足,肿痛不可忍 用合子草细嚼,缚于伤处,一日三次,换贴即愈。(《普济方》)

4629 鸽 gē《嘉祐本草》

【异名】 鹁鸽(《食疗本草》),飞奴(《开元天宝遗事》)。

【基原】 为鸠鸽科鸽属动物原鸽、家鸽、岩鸽的肉。

【原动物】 1. 原鸽 Columba livia Gmelin
体长 30～30.3 cm。头较小而圆。头、颈、胸和上背为石板灰色,在颈部、上背、前胸闪耀着金属绿紫色;背的其余部分及两翅覆羽呈暗灰色,翅上各有 1 道黑色横斑;初级和次级飞羽的先端均为宽的黑褐色;尾末端有宽的黑色横斑。雌鸟体色似雄鸟,但要暗一些。幼鸟背部灰黑,羽端多少为白色,下体亦较暗。
栖息于高山岩壁上或高大建筑物上。性喜群飞,晨、晚飞于耕作地上觅食,以各种植物种子及果实为食。分布于我国

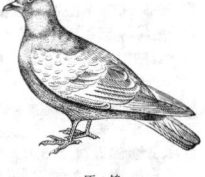

原 鸽

北部和西北部。

2. 家鸽 C. livia domestica Linnaeus
由原鸽驯养而来,同时又有家鸽野生化。但在人工饲养过程中其形态的变化较大,以青灰色较普遍,有纯白、茶褐、黑白混杂等。
我国各地均有饲养。

3. 岩鸽 C. rupestris Pallas 又名:辘轳、山石鸽、横纹尾石鸽(《中国动物药志》)。
很似普通驯养的鸽子,但腰和尾上覆羽为石板灰色;尾羽基部亦为石板灰色,先端黑色,中段贯以宽阔的白色横带。
栖息于山区多岩石和峭壁处。常小群在山谷或平原觅食。以植物种子为主。我国大部分地区有分布。
原鸽、家鸽的卵(鸽卵)亦供药用,另设专条。

【采收加工】 全年均可捕捉,取肉鲜用。

【成分】 鸽肉含水分 75.10%,粗蛋白质(crude protein)22.14%,粗脂肪(rude fat)1.00%,灰分(ash)1.00%。

【药理】 补血作用 鸽营养液通过饮水给予,升高失血性贫血小鼠血红蛋白含量,增加贫血小鼠血细胞比容,提高血清铁的含量,降低贫血小鼠红细胞中游离原卟啉含量。

【药性】 咸,平。归肺、肾经。
1.《食疗本草》:"暖,无毒。"
2.《嘉祐本草》:"味咸,平。"
3.《医林纂要》:"甘、咸,平。"
4.《本草求真》:"入肺、肾。"
5.《本草再新》:"入肝、肾二经。"

【功用主治】 滋肾益气,祛风解毒。主治虚羸,消渴,妇女血虚经闭,久疟,恶疮,疥癣。
1.《食疗本草》:"调精益气,治恶疮疥并风瘙,解一切药毒,白癜、疬疡风炒酒服。敷驴马疥疮亦可。"
2.《嘉祐本草》:"主解诸药毒,及人、马久患疥。"
3.《本经逢原》:"久患虚羸者,食之有益。"
4.《医林纂要》:"平阴阳,和气血,补心血,解百药毒。顺肺气,令人不噎,暖肾益精。"
5.《本草再新》:"治肝风肝火,滋肾益阴。"
6.《四川中药志》1960 年版:"治妇女干血劳,月经闭止,截疟,疗肠风下血。"
7.《中国动物药志》:"益气解毒,祛风和血,调经止痛。治麻疹,猩红热、恶疮,疥癣,妇女血虚经闭,久病体虚等症。"

【用法用量】 内服:煮食,适量。

【宜忌】 1.《食疗本草》:"虽益人,缘恐食多减药力。"
2.《医林纂要》:"食此过多,亦恐气壅。"

【选方】 1. 治消渴,饮水不知足 白花鸽一只,切作小胾,以土苏煎,含之咽汁。(《食医心镜》)
2. 治麻疹、猩红热、神昏 鸽子 1 个,剖腹贴患儿胸前,绷带包扎。(《吉林中草药》)

【各家论述】《本草经疏》:"鸽,《本经》虽云调精益气,其用止长于去风解毒,然而未必益人。故孟诜云,食多减药力。今世劳怯人多畜养及煮食之,殊未当也。"

4630 鸽卵 gē luǎn《纲目》

【异名】 鸽蛋(《吉林中草药》)。

【基原】 为鸠鸽科鸽属动物原鸽和家鸽产的卵。

【原动物】 参见"鸽"条。

【采收加工】 取家鸽产的卵鲜用。

【成分】 鸽蛋可食部 100 g 含水分 82 g,蛋白质9.5 g,脂肪 6.4 g,碳水化合物 2 g,灰分 0.7 g,钙 108 mg,磷 7 mg,铁 3.9 mg。

【药性】《医林纂要》:"甘、咸,平。"

【功用主治】 益气，解毒。主治疮疥痘疹。

1.《纲目》:"解疮毒,痘毒。"

2.《医林纂要》:"可稀痘毒,能补心,去瘀血,生新血,兼解伏毒。"

3.《四川中药志》1960年版:"补肾益气,解疮毒。"

【用法用量】 内服:煮食,适量。

【选方】 1. 解疮痘毒 用白鸽卵一对,入竹筒封置厕中,半月取出,以卵白和辰砂三钱,丸如绿豆大,每服三十丸,三豆饮下,令小儿服之,毒从大小便出,永不出痘,即出亦稀。(柴裔《食鉴本草》)

2. 预防麻疹 鸽蛋2个,煮食,麻疹流行时期,可连服6~10个,每日服2次。《吉林中草药》

4631 豚卵 tún luǎn 《本经》

【异名】 豚颠《本经》,猪石子《济生方》,猪獠丸《本草蒙筌》,猪外肾《鲁府禁方》,猪隐睾《内蒙古中草药新医疗法选编》)。

【基原】 为猪科猪属动物猪的睾丸。

【原动物】 参见"猪胆"条。

【采收加工】 将雄猪宰杀后,刮去猪毛,摘取睾丸。或阉割小猪时留下睾丸。

【成分】 豚卵含甾体激素成分:睾丸酮(testosterone)。

【药理】 1. 睾丸酮的作用 豚卵为猪的主要有效成分睾丸酮在影响生殖系统与代谢、促进造血功能、延缓衰老、抗冠心病、免疫及抗早孕等多方面有药理作用,详见"牯牛卵囊"。

2. 对内分泌系统的影响 从猪精液制取的纯化抑制素 PU II 给去势雄性大鼠脑室注射,能抑制 GnRH 释放,阻止血清 FSH 上升。从猪睾丸或精液中制取的抑制素能抑制人绒毛膜促性腺激素(HCG)引起的 FSH 分泌的增加,减轻动物子宫和卵巢重量的增加。

3. 其他作用 人两种精液抑制素制剂与猪精液抑制素之间存在不完全交叉反应。

【药性】 甘、咸,温。归肾经。

1.《本经》:"味甘,温。"

2.《别录》:"无毒。"

3.《随息居饮食谱》:"甘、咸,温。"

【功用主治】 温肾纳气,散寒止痛。主治哮喘,少腹急痛,疝气痛,阴茎肿痛,癃闭。

1.《本经》:"主惊痫癫疾,除寒热,奔豚,五癃,邪气挛缩。"

2.《千金方》:"除阴茎中痛。"

3.《纲目》:"治阴阳易病,少腹急痛,用热酒吞二枚即瘥。"

4.《药性考》:"治五癃茄急,茎疼腹痛。"

5.《本草求原》:"治风寒,壮热犁纵,吐舌出沫。"

【用法用量】 内服:煮食或煎汤,2个。外用:捣烂或煮膏涂敷。

【选方】 1. 治小儿腹股沟疝 猪隐睾1个(阉割小猪时取)。放瓦上焙,用另1瓦合上,放炉内焙干后取出研末,1次口服。(内蒙古《中草药新医疗法资料选编》)

2. 治惊痫中风,壮热,吐舌出沫 豚卵一双(细切),当归二分。以醇酒三升,煮一升分服。《普济方》

3. 治秃疮 猪外肾,捣烂,去筋油用。先用花椒、细茶熬水洗净,后将药搽上封固。《鲁府禁方》秃疮方》

4632 匐地风毛菊 fú dì fēng máo jú 《高原中草药治疗手册》

【基原】 为菊科风毛菊属植物星状风毛菊的全草。

【原植物】 星状风毛菊 Saussurea stella Maxim. 又名:星状雪兔子《西藏植物志》。

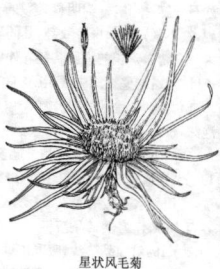

星状风毛菊

无茎草本。叶多数,密集成星状莲座状,草质,条形,6~19 cm,宽5~15 cm,先端钻状长渐尖,基部常扩大,紫红色,全缘,两面无毛。头状花序,无梗,直径 7~10 mm,通常 25~30个或更多数花密集成圆球状;总苞圆筒状,长10~12 mm,总苞片约5层,草质,先端紫红色,有睫毛,外层长圆形,中层狭长圆形,内层条形,钝或稍尖,边缘膜质;托片刚毛状;花冠长12~15 mm,檐部狭钟状,长为筒部之半。瘦果,长3~4 mm,先端有膜质的小冠;冠毛白色,外层短,毛状,内层羽毛状。

生于高山草地和草坡。分布于四川、云南、西藏、甘肃、青海等地。

【采收加工】 9月采收,晒干。

【成分】 全草含黄酮类成分:芹菜素(apigenin),刺槐素(acacetin),椴树素(tilianin),山柰酚(kaempferol),山柰酚 3-O-α-L-鼠李糖苷(kaempferol-3-O-α-L-rhamnoside),槲皮苷(quercitrin)。

【药性】《青藏高原药物图鉴》:"苦,微寒。"

【功用主治】 祛风除湿,舒筋通络。主治风湿痹痛,筋脉拘挛。

1.《青藏高原药物图鉴》:"治中毒性热疾,骨折。"

2.《全国中草药汇编》:"除湿通络。主治风湿筋骨疼痛。"

【用法用量】 内服:煎汤,15~24 g。

4633 象头花 xiàng tóu huā 《植物名实图考》

【异名】 母猪半夏、岩芋、独叶半夏、红半夏、山半夏《昆明民间常用草药》,红南星、大半夏《全国中草药汇编》,狗爪南星、岩半夏《贵州中草药名录》,野芋头、野磨芋《新华本草纲要》。

【基原】 为天南星科天南星属植物象头花的块茎。

【原植物】 象头花 Arisaema franchetianum Engl.［A. purpureogaleatum Engl.］又名:象鼻花、三步莲《广西药用植物名录》)。

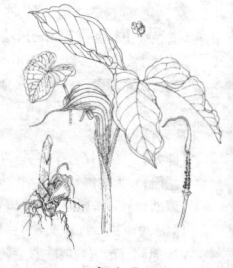

象头花

多年生草本。块茎扁球形,直径 1~6 cm 或更大,周围有多数直径 1~2 cm 的小块茎,均肉红色。鳞叶 2~3,披针形,膜质,最内的长 13~20 cm,淡褐色,带紫色斑润,包围叶柄及花序柄,上部分离。叶1,叶柄长 20~50 cm,肉红色。幼株叶片轮廓心状箭形,全缘,腰部稍狭缩,两侧基部近圆形;成年植株叶片绿色,背淡,近草质,3 全裂,中裂片卵形,宽椭圆形或近倒卵形,基部短楔形至近截形,骤狭渐尖,长7~23 cm,宽6~22 cm,侧裂片偏斜,椭圆形,比中裂片小,基部楔形,均全缘;侧脉5~10 对,有明显的网脉。花序柄短于叶柄,肉红色,花期直立,果期下弯180°。佛焰苞污紫色、深紫色,具白色或绿白色宽条纹;管部长4~6 cm,圆筒形,粗 1.2~2 cm,喉部边缘反卷;檐部下弯成盔状,渐尖,有长5~6 cm 以上的线形尾尖,下垂;肉穗花序单性;雄花序长圆锥形,花疏,雄花具柄短的柄,花药2~5,药室球形,顶孔开裂,附属器绿紫色,圆锥状,长 3.5~6 cm,由中部以下开始下弯，有时几弯成圆圈；雌花序圆柱形，花密，子房绿紫色，顶部扁平，近五角形，下部棱状楔形，柱头明显凸起。浆果绿色，干时黄褐色，倒圆锥形。种子1～2，倒卵形或卵形，淡褐色，骨质，表面泡沫状。花期5～7月，果期9～10月。

生于海拔960～3 000 m的林下、灌丛或草坡。我国特有，分布于西南及广西等地。

【采收加工】 6～8月采挖，鲜用或切片晒干。

【药材】 象头花 Arisaematis Francheti Rhizoma 主产于广西、四川、云南。

性状 块茎扁平，主块茎上周边着生数个突出的小侧芽，略似爪，径1～6 cm，表面深棕色；质坚硬，角质。气微，味微辛、麻。

【药理】 毒性 象头花水浸液20 g/kg给小鼠腹腔注射可因抽搐死亡。氯仿或甲醇部分也有毒性。

【药性】 《全国中草药汇编》："辛，温，有大毒。"

【功用主治】 《全国中草药汇编》："散瘀解毒，消肿止痛。主治胃痛，乳腺炎，疮疖肿毒，颈淋巴结结核，毒蛇咬伤。"

【用法用量】 内服：适量，浸酒。外用：捣敷。

【宜忌】 内服宜慎。

【选方】 1. 治食积胃痛 象头花块茎60 g，泡酒1 000 g。1星期后服，日服1次，每次15～20 ml。《全国中草药汇编》

2. 外科手术局麻 母猪半夏、闹羊花、雪上一支蒿、金铁锁、九子不离母、胡椒核桃各等分。泡酒外搽。忌入口。《昆明民间常用草药》

---

⁴⁶³⁴ 象皮木 ^{xiàng pí mù} 《陆川本草》

【异名】 凳板风《陆川本草》，九度叶、金瓜南木皮《广西药用植物名录》，鸭脚树、肥猪树《云南中草药选》，灯台树、大树将军《云南中草药》，五爪皮《红河中草药》，面条树《广西本草选编》《西双版纳傣药志》。

【基原】 为夹竹桃科鸡骨常山属植物糖胶树的树皮及枝、叶。

【原植物】 糖胶树 Alstonia scholaris（L.）R. Br.［Echites scholaris L.］ 又名：灯架树、鹰爪木、阿根木《海南植物志》。

乔木，高达20 m，直径约60 cm。枝轮生，具乳汁。叶3～8片轮生；叶柄长1～2.5 cm叶片倒卵状长圆形、倒披针形或匙形，稀稍圆形或长圆形，长7～28 cm，宽2～11 cm，先端圆形、钝或微凹，稀急尖或渐尖，基部楔形。花白色，数朵组成稠密的聚伞花序，顶生；被柔毛；总花梗长4～7 cm；花冠高脚碟状，

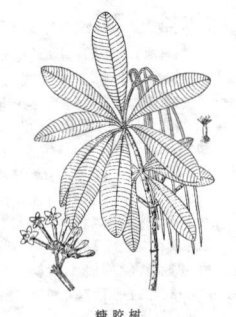

糖胶树

花冠筒长6～10 mm；中部以上膨大，内面被柔毛，裂片在花蕾时向左覆盖；长圆形或卵状长圆形；雄蕊着生于花冠筒膨大处；子房由2枚离生心皮组成，被毛柔毛，花柱丝状，长4.5 mm，柱头棍棒状，先端2浅裂；花盘环状。蓇葖果2枚，细长，线形，长20～57 cm，外果皮近革质，种子长圆形，红棕色，两端被红棕色长缘毛。花期6～11月，果期8月至翌年4月。

生于海拔650 m以下的低丘陵山地疏林中、路旁或水沟边。广西和云南有野生，湖南、广东、海南、台湾有栽培。

【采收加工】 7～11月采收，晒干或鲜用。

【药材】 象皮木 Alstoniae Scholaris Cortex seu Ramulus et Folium 产于广西、云南等地。

性状 树皮呈扁平片状，大小不一，厚0.6～1.5 cm。外表

面灰棕色或淡褐色，龟裂，粗糙，易剥落，剥去栓皮后，内皮黄棕色，具条形沟槽或凹洼；内表面淡黄褐色，粗糙，具纵直纹理。质松脆，易折断，断面层状。气微，味微苦辣。枝条圆柱形，有的具叶。叶长圆形或倒卵状长圆形，长7～28 cm，宽1～11 cm，光滑，先端圆或钝，基部楔形，全缘，羽状脉于边缘处连结；叶柄短，革质，不易破碎。气微，味微苦，有毒。

鉴别 （1）树皮横切面：木栓层为20～50列切向排列的长方形细胞，含有红棕色物质层。石细胞群断续排列成环。韧皮部散有石细胞群及乳汁管；射线宽约2列细胞。本品薄壁细胞含草酸钙方晶。

粉末特征：灰黄色。石细胞众多，淡黄色，成群或单个散在，呈类圆形、类方形、长方形或不规则多角形，孔沟明显，层纹可见，直径40～170 μm，壁厚20～40 μm。木栓细胞多角形，内含红棕色色素。草酸钙方晶直径10～40 μm。此外，可见乳汁块。

叶横切面：上表皮细胞1列，外被角质层，其内为1列下皮细胞。栅栏组织1列细胞，海绵组织排列疏松。下表皮1列细胞，外壁呈绒毛状突起，外被角质层。主脉上、下表皮内侧均有厚角组织，维管束双韧型，外韧部有纤维鞘，呈环状排列，木质部略呈弯月形；维管束上、下两侧有椭圆形乳汁管。本品薄壁细胞含草酸钙方晶。

粉末特征：灰绿色。下表皮细胞具类圆形乳突，直径10～20 μm。气孔不定式，副卫细胞5～7个。纤维多成束，直径10～20 μm，壁木化，可见纹孔，纤维周围薄壁细胞含草酸钙方晶，形成晶纤维。草酸钙方晶直径10～30 μm。螺纹、梯纹、网纹导管直径10～50 μm。上表皮细胞多角形，大小不一。可见乳管碎片及乳汁块。

（2）取本品粉末10 g，加乙醇50 ml，浸泡过夜不时振摇，滤过，滤液加活性炭1 g，置水浴上蒸干，残渣加稀盐酸20 ml使溶解，滤过，取滤液1 ml，加碘化铋钾试液2滴，发生红棕色絮状沉淀；另取滤液1 ml，加碘化汞钾试液2滴，发生粉白色絮状沉淀（检查生物碱）

（3）取醇浸液置于滤纸上，挥干，置紫外光灯下观察，无荧光反应。用1%三氯化铝乙醇溶液湿润后，烘干，再置紫外光灯下观察，则显亮黄色荧光（检查黄酮类）。

（4）取醇浸液1 ml，加镁粉少许及盐酸2～4滴，水浴上加热，溶液显红色（检查黄酮类）。

【成分】 树皮含生物碱有：鸡骨常山碱（echitamine），17-O-乙酰基鸡骨常山碱（17-O-acetylechitamine），6, 7-断6-去甲基狭叶鸭脚树洛平碱B（losbanine），6, 7-断狭叶鸭脚树洛平碱（6, 7-secoangustilobine）B，Nb-去甲基鸡骨常山碱（Nb-demethylechitamine），土波台文碱（tubotaiwine），土波台文碱-N-氧化物（tubotaiwine-N-oxide），鸭脚树甲碱（picrinine），羟基-19, 20-二氢阿枯米辛碱（hydroxy-19, 20-dihydroakuammicine），18或19-羟基-19, 20-二氢阿枯米辛碱（18 or 19-hydroxy-19, 20-dihydroakuammicine），还含喜树次碱葡萄糖苷（venoterpine glucoside）等。

叶含生物碱类成分：土波台文碱，土波台文碱-N-氧化物，19-羟基土波台文碱（lagunamine），灯台树次碱（scholaricine），19-表灯台树次碱（19-epischolaricine），Nb-甲基灯台树次碱（Nb-methylscholaricine），异灯台树明碱（isoschomine），糖胶树碱（nareline），伪阿枯米京碱（pseudo-akuammigine），伪阿枯米京碱Nb-氧化物（pseudo-akuammigine Nb-oxide），阿枯米定碱（akuammidine），Na-甲基-17-二氢鸭脚树叶醛碱（Na-methylburnamine），匹克拉林碱（picraline），去-O-甲基鸭脚树叶醛碱（picralinal），灯台树明碱（alschomine），异灯台树明碱（isoschomine），糖胶树碱（nareline），伪阿枯米京碱（pseudo-akuammigine），伪阿枯米京碱Nb-氧化物（pseudo-akuammigine Nb-oxide），阿枯米定碱（akuammidine），Na-甲基-17-二氢鸭脚树叶醛碱（Na-methylburnamine），匹克拉林碱（picraline），去-O-甲基鸭脚树叶醛碱（picralinal），B angustilobine B acid），6, 7-断狭叶鸭脚树洛平碱B，6, 7-断6-去甲基狭叶鸭脚树洛平碱B，瓦来萨明碱（vallesamine），瓦来萨明碱Nb-氧化物（vallesamine Nb-oxide），6, 7-断-19, 20-环氧狭叶鸭脚树洛平碱（6, 7-seco-19,

20-epoxyangustilobine) B,留柯诺内酰胺(leuconolam),鸭脚木明碱(alston amine)及拉兹马宁碱(rhazimanine),糖胶树碱醋酸酯(nareline ethylether),5-表糖胶树碱醋酸酯(5-epinareline ethylether),灯台树次碱-*N*(4)-氧化物(scholaricine-*N*(4)-oxide)等。含黄酮成分:异鼠李素-3-*O*-*β*-*D*-吡喃葡萄糖苷(isorhamnetin-3-*O*-*β*-*D*-glucopyranoside),异鼠李素-3-*O*-*β*-*D*-吡喃半乳糖苷(isorhamnetin-3-*O*-*β*-*D*-galactopyranoside),山柰酚-3-*O*-(2-吡喃鼠李糖基芸香糖苷)〔kaempferol-3-*O*-(2-rhamnosylrutinoside)〕。三萜类成分:白桦脂醇(butulin),白桦脂酸(betulinic acid),*α*-香树脂醇乙酸酯(*α*-amyrin acetate)等。

【药理】 1. 抗肿瘤和放射增敏作用　象皮木水醇提取物加入饮水中,对苯并[a]芘诱导的小鼠前胃癌有防治作用,还减少脾细胞微核发生率。象皮木提取物中的鸡骨常山碱给肉瘤 S_{180} 小鼠皮下注射,能使下降的药物代谢酶如 Cyt-P450 等和微粒体血红蛋白恢复至正常。EC 体外影响肉瘤 S_{180} 细胞和微粒体呼吸,减少细胞能量存储,导致肿瘤细胞丧失生存力。EC 皮下注射对甲基胆蒽诱发的大鼠纤维肉瘤有抑制作用,对血浆、肝脏氨基转移酶、脂质过氧化等异常改变也有纠正作用。象皮木提取物注射,能协同环磷酰胺拮抗艾氏腹水癌小鼠的肿瘤生长。象皮木生物碱能增加 γ 射线对 HeLa、$HePG_2$、HL-60、MCF_7 肿瘤细胞的敏感性。生物碱给予艾氏腹水癌小鼠,能增加 γ 射线对艾氏腹水癌的敏感性。

2. 其他作用　象皮木叶、茎、根皮提取物有抗菌作用。象皮木提取物给小鼠灌胃,提高正常小鼠的吞噬指数。水提物的作用比乙醇提取物强。水提物也提高免疫抑制小鼠的吞噬功能,拮抗泼尼松的免疫抑制作用,低浓度诱导细胞免疫反应而大剂量抑制迟发性超敏反应。象皮木树皮提取物口服一段时间,减轻大鼠睾丸、附睾、精囊、前列腺重量,减少前细线期和粗线期精母细胞、精原细胞和睾丸支持细胞,曲精小管和睾丸间质细胞核区域也减少。精子数目和运动力的减少导致生育能力下降。大鼠睾丸、附睾等蛋白质、唾液酸酶和睾丸糖原下降,精囊果糖含量降低而睾丸胆固醇含量升高。象皮木对小鼠四氯化碳或对乙酰氨基酚导致的血清氨基转移酶升高和组织病理学改变如细胞坏死、炎细胞浸润等有改善作用,对半乳糖胺所致的大鼠肝损伤也有保护作用。象皮木甲醇提取物仅能延缓感染伯格鼠疟原虫的小鼠的死亡,改善体征,但不能杀灭疟原虫。

毒性　象皮木水醇提取物对小鼠的急性毒性以夏季采收的最大,其次是冬季。在雨季采收的象皮木树皮毒性最小。Swiss albino 系小鼠对象皮木毒性最敏感,其次是 DBA 和 C57/BL 系小鼠。杂种小鼠没有纯系小鼠敏感。口服剂量至 2 000 mg/kg 未见毒性,而腹腔注射 1 100 mg/kg 动物死亡最多。大鼠比小鼠对象皮木毒性敏感。亚急性毒性实验中(120、240 mg/kg)生化指标如丙氨酸氨基转移酶、肌酐、尿素等均有升高,而总蛋白、白蛋白、胆固醇、DNA 等降低,红细胞、单核细胞等降低,淋巴细胞、嗜碱细胞等升高。象皮木毒性可能与其中含有 EC 有关。象皮木水醇提取物 360 和 480 mg/kg 给予妊娠 11 日大鼠,增加胎鼠死亡率,延缓胎鼠发育,增加先天畸形如并指等,并延迟形态分化如睁眼等。

【药性】 苦,凉。

1.《云南中草药》:"甘、淡,平。"

2.《广西本草选编》:"味苦,性寒。"

3.《全国中草药汇编》:"有毒。"

【功用主治】 清热解毒,祛痰止咳,消肿止血。主治感冒发热,肺热咳喘,百日咳,痧气胃痛,黄疸,疟疾,疮疡痈肿,跌打肿痛,溃疡出血,外伤出血。

1.《云南中草药》:"消炎退热,镇静止咳。主治百日咳,咳嗽,支气管肺炎,胃痛,腹泻,妊娠呕吐,跌打损伤。"

2.《广西本草选编》:"清热解毒,消肿止痛。"

3.《西双版纳傣药志》:"治疮疡疖肿。"

【用法用量】 口服:煎汤,5~10 g。外用:捣敷;或研末撒。

【临床报道】 1. 治疗慢性气管炎　每次取灯台树浸膏片(每片相当于原生药 1.7 g)2 片,曲莲皂苷片(每片含量 60 mg)1 片,口服,每日 3 次,10 日为 1 个疗程。经治 210 例,结果临床治愈 56 例,显效 54 例,好转 94 例,无效 6 例,总有效率 97.2%。实践证明,两药具有消炎、化痰、止咳作用,并有一定平喘作用。

2. 治疗小儿急性传染性肝炎　用鸭脚树树皮及嫩枝、叶(干品)制成 100%糖浆,按年龄大小每次 15~30 ml,每日服 2 次,至痊愈为止。经治 119 例,治愈 41 例,好转 75 例,无效 3 例。黄疸指数平均 15.3 日恢复正常,丙氨酸氨基转移酶平均 21.1 日恢复正常。

4635 猪毛 zhū máo《纲目》

【基原】 为猪科猪属动物猪的毛。

【原动物】 参见"猪胆"条。

【采收加工】 宰杀后,刮下猪毛,晾干。

【功用主治】《本草求原》:"治赤白崩中,涂汤火伤。"

【用法用量】 内服:煅炭,研末,酒冲,3~9 g。外用:煅炭,油调涂。

【选方】 1. 治赤白崩中　猪毛(烧灰)三钱,以黑豆一碗,好酒一碗半,煮一碗,调服。(《纲目》)

2. 治烫火伤　猪毛(煅存性)研细末,加轻粉、白硼砂少许,麻油调和,敷之立效,无斑痕。(《洞天奥旨》毛粉散)

3. 治凡烫火伤烂,皮已脱去,惟有鲜肉,或臭烂不堪,诸药不治者　猪毛一篮。以破锅炭火煅红,入猪毛在内煅之,少时猪毛消化而成黑液,取起冷定,略加大黄数钱,共研细末,再加冰片一分,研匀。香油、茶油、蜡烛油俱可调搽。(《幼幼集成》)

4. 治小肠气坠偏痛　以猪毛烧灰为末。每服二钱,空心热黄酒下,一服立止。二次加茴香服。(《鲁府禁方》)

5. 治头赤秃　猪毛烧灰,细研,以猪脂和敷之。(《圣惠方》)

4636 猪心 zhū xīn《别录》

【基原】 为猪科猪属动物猪的心脏。

【原动物】 参见"猪胆"条。

【采收加工】 宰杀后,剖腹取心,洗净鲜用或冷藏。

【成分】 猪心脏含心钠素(atrial natriuretic peptide, ANP)、辅酶(coenzyme) Q_{10} 及细胞色素 C(cytochrome C, Cyt-c)。

【药理】 1. 对心血管系统的作用　从猪心房可提取心钠素(心房肽,ANP)。ANP 有选择性舒张血管和降低血压的作用。其中肾动脉和离体主动脉对 ANP 最敏感。ANP 也能对抗去甲肾上腺素、5-羟色胺等所致血管收缩作用。ANP 尚有抗心律失常作用,也能预防和对抗氯仿、氯化钡诱发的心律失常。ANP 可抑制体外培养的心肌细胞乳酸脱氢酶漏出,延长心肌细胞的存活期。从猪心可提取辅酶 Q_{10}(Coenzyme Q_{10}, CoQ_{10})。CoQ_{10} 能改善心脏的物质代谢和能量代谢,增加心排血量,对心肌有保护作用。口服或注射 CoQ_{10} 有抗异丙肾上腺素的心肌损害作用。CoQ_{10} 对冠脉结扎再灌注所致心肌损伤也有保护作用,抑制心肌缺血再灌注后丙二醛的生成,抑制血清乳酸脱氢酶、肌酸磷酸激酶活性及血浆乳酸浓度的升高,缩小心梗范围,改善心电图 ST 抬高程度。

2. 对肾脏的作用　ANP 有强大利钠、利尿作用。ANP 的利钠利尿作用显效快,持续时间较短。CoQ_{10} 对部分肾切除造成轻、中度肾衰的鼠有保护作用。

3. 对能量代谢和物质代谢等的影响　CoQ_{10} 是线粒体呼吸链中央性速度调节剂,在线粒体呼吸链及偶联磷酸化电子转移过程中起递氢体作用。CoQ_{10} 作为细胞代谢和细胞呼吸激动剂,能改善与加强机体各器官功能活动,预防与治疗各种器官的能量代谢障碍和缺氧状态。猪心也可用来提取细胞色素 C(Cyt-c)。Cyt-c

可加强细胞呼吸作用，能改善老龄大鼠的细胞代谢、脂代谢和糖代谢。

4. 抗氧化作用　在离体大鼠心肌和人工生物膜脂质体上，CoQ_{10}能抑制自由基发生系统（$FeCl_2$、维生素 C）所引起的丙二醛的增加。

5. 解毒作用　CoQ_{10}静脉注射，对氰化物中毒的犬和兔有保护作用。CoQ_{10}皮下注射能对抗醋氨酚所致小鼠肝损伤。CoQ_{10}也能对抗 CCl_4 所致大鼠肝损害。CoQ_{10} 对抗阿霉素对心脏的毒性作用。CoQ_{10} 口服纠正普萘洛尔的负性肌力作用，防止或消除安定药硫利达嗪等引起的 ST 变化及窦性心动过速等心电图异常。

6. 抗肿瘤作用　给小鼠注射 CoQ_{10} 增强对二苯芘诱发的肿瘤及 Friend 白血病病毒感染所致白血病的抵抗力，提高存活率，缩小肿瘤。

【药性】甘、咸，平。归心经。

1.《千金方》："平，无毒。"

2.《本草图经》："热。"

3.《纲目》："味甘、咸，平。"

4.《随息居饮食谱》："入心经。"

【功用主治】养心，安神，镇惊。主治惊悸，怔忡，自汗，失眠，风痫。

1.《别录》："主惊邪忧恚。"

2.《千金方》："主虚悸气逆，妇人产后中风，聚血气惊恐。"

3.《日华子》："治怔忡、血癥，邪气。"

4.《本草图经》："主血不足，补虚劳。"

5. 刘完素："镇恍惚。"（引自《纲目》）

6.《食物考》："疗惊悸疾，自汗征忡卒痛引救。"

7.《本草求原》："治不睡、嗽血、心惊。"

【用法用量】内服：煮食，适量；或入丸剂。

【宜忌】《本草图经》："不可多食，能耗心气。又不与吴茱萸同食。"

【选方】1. 治心虚多汗不睡　猯猪心一个，破开带血，用人参二两，当归二两，装入心中煮熟，去二味药，只吃猪心。（《证治要诀》）

2. 治风邪癫痫，忧恚虚悸，及产后中风惊惚　猪心一枚（细切），枸杞菜半斤（切），葱白五茎（切）。上以豉二合，用水二大盏半，煎取汁二盏，去豉，入猪心等并五味料物作羹食。（《圣惠方》猪心羹）

3. 治痰火入心发狂　猪心一个（不入水，切片，焙细，研末），甘遂二钱，石菖蒲一钱半。为末。用贝母三钱煎汤作丸。每早以生铁落二两，煎汤送下。虚人小儿须服少许。（《医门补要》猪心丸）

4. 治五痫　用猪心一个，剖开，再用甘遂末一钱，入猪心内，外以面糊包裹，于灶火内煨熟，去甘遂末，连面食之。（《吉人集验方》）

5. 治急心疼痛　猪心一枚，每岁人胡椒一粒，同盐、酒煮食。（《纲目》）

6. 治嗽血吐血　猪心一个，竹刀切开，勿令相杂，以沉香末一钱重，半夏七个，入猪心中，纸裹，蘸小便内令湿，煨熟取出，去半夏，只吃猪心。（《证治要诀》）

4637　**猪肉** zhū ròu 《本草经集注》

【基原】为猪科猪属动物猪的肉。

【原动物】参见"猪胆"条。

【采收加工】宰杀后，刮除猪毛，剖腹去内脏，取肉鲜用或冷藏备用。

【成分】猪的瘦肉和肥肉约含水分 53%、6%，蛋白质 16.7%、2.2%，脂肪 28.8%、90.8%，碳水化合物 1.1%、0.8%，灰分 0.9%、0.1%，钙 71 mg%、1 mg%，磷 177 mg%、26 mg%，铁 2.4 mg%、0.4 mg%。

【药性】甘、咸，微寒。归脾、胃、肾经。

1.《别录》："猳猪肉，味酸，冷。凡猪肉，味苦。"

2.《千金方》："凡猪肉，味甘，微寒，有小毒。"

3.《医学入门》："其味甘美而咸，其气微寒。先入肾。"

4.《雷公炮制药性解》："入脾经。"

5.《本草求真》："入脾、胃。"

【功用主治】补脾，滋阴，润燥。主治体虚赢瘦，热病伤津，燥咳，消渴，便秘。

1.《别录》："猳猪肉，疗狂病。"

2.《千金方》："凡猪肉，宜肾，补肾气虚竭。""头肉，补虚乏气力，去惊痫，寒热，五癃。"

3.《本草拾遗》："主压丹石，解热。"

4.《食疗本草》："头，主五痔。"

5.《日华子》："疗水银风。"

6.《本经逢原》："精者，补肝益血。"

7.《药性切用》："补虚润燥。"

8.《随息居饮食谱》："猳猪肉，补肾液，充胃汁，滋肝阴，润肌肤，利二便，止消渴，起尪羸。"

【用法用量】内服：煮食，30～60 g。外用：贴敷。

【宜忌】湿热、痰滞内蕴者慎服。

1.《别录》："凡猪肉味苦，主闭血脉，弱筋骨，虚人肌，不可食，病人金疮者尤甚。"

2.《千金方》："凡猪肉不可久食，令人少子精，发宿病。"

3.《食疗本草》："虚人动风，不可久食。发痰，若患疟疾人切忌食，必再发。"

4.《纲目》："病猪、黄膘猪、米猪不可食。""反乌梅、桔梗、黄连、胡黄连（犯之令人泻痢），及苍耳（令人动风）；合葵菜食，少气，合百花菜、吴茱萸食，发病疾。"

5.《本经逢原》："助湿生痰。"

【选方】1. 治疫症邪已衰，津不能回者　鲜猪肉数斤，切大块，急火煮清汤，吹净浮油，恣意凉饮。（《温热经纬》）

2. 治津枯血夺，火灼燥渴，干嗽便秘　猪肉煮汤，吹去油饮之。（《随息居饮食谱》）

3. 治上气咳嗽　用猪肉半斤。连骨煮，炙末，酒和三合服之，日二。（《普济方》）

4. 治十种水病不差　猪肉一斤（切）。米半升，上于豉汁中煮作粥，着姜、椒、葱白、空食之。（《食医心镜》）

5. 治乳汁少　用猪肉煮清汁，和美味调益元散五七钱，食后连服三五服，更用木梳梳乳周回，乳汁自下。（《卫生易简方》）

6. 治小儿火丹　猪肉切片贴之。（《纲目》）

【各家论述】1.《本草备要》："猪肉，其味隽永，食之润肠胃，生精液，丰肌体，泽皮肤，固其所也。惟多食则助热生痰，动风作湿，伤风寒及病初愈人为大忌耳。诸家（食忌）之说，稽之于古则无征，试之于今则不验，徒令食忌不敢信于后世。伤寒忌之者以其祛肌固表，油腻缠黏，风邪不能解散也。病初愈忌之者，以肠胃久枯，难受肥浓厚味也。又按病猪生瘦，惟风痰、湿痰、寒痰忌之，如老人燥嗽干咳，更须肥浓以润之，不可执泥于猪生痰之说也。"

2.《医林纂要》："猪，甘咸寒，滋润肌肤，和柔筋骨，通利脏腑，渗达津液，水畜也。日用奉养耆老皆不可缺，人人肥泽枯泽，尤赖滋润以为资养。本草于肉甚言其无益有损，是殆平时吃饭不见饭之益，乃饱食伤胃，乃谓饭为伤人，其通论也！贫贱经月无肉，及偶获肉食，则筋力顿健，精神顿振，孰谓其无补哉！惟动风发"

疾则有之，盖过于肥腻反易滞。多食肉以至生痰动风发痼疾亦犹是也。若伤寒初起及大病新愈，则忌油腻，又不独此也。"

4638 猪舌 ^{zhū shé}《食疗本草》

【基原】 为猪科猪属动物猪的舌。

【原动物】 参见"猪胆"条。

【采收加工】 宰杀后，割下猪舌，洗净备用。

【功用主治】 健脾益气。主治脾虚食少，四肢赢弱。

1.《食疗本草》："和五味煮取汁饮，能健脾，补不足之气，令人能食。"

2.《本草药性大全》："益元阳，健脾进食。"

3.《本草原》："健脾消食。"

【用法用量】 内服：煮食，50～100 g。

4639 猪血 ^{zhū xuè}《别录》

【基原】 为猪科猪属动物猪的血液。

【原动物】 参见"猪胆"条。

【采收加工】 宰杀时，取流出的血液，鲜用。

【成分】 猪血含水分 95%，蛋白质 4.3%，脂肪 0.2%，碳水化合物 0.1%，灰分 0.5%，钙 69 mg%，磷 2 mg%，铁 15 mg%。血豆腐（煮过的猪血凝块）含水分 79%，蛋白质 18.9%，脂肪 0.4%，碳水化合物 0.1%，灰分 1%。还含抗高血压的多肽，超氧化物歧化酶（SOD），血卟啉等。

【药理】 1. 营养作用 猪血蛋白除甲硫氨酸偏低外，其他必需氨基酸含量均接近或超过鸡蛋蛋白质。用猪血浆蛋白喂饲大鼠，幼大鼠体重增加远远超过酪蛋白组。

2. 促创伤愈合作用 从猪血制取的无蛋白血清腹腔注射对乙醇所致小鼠Ⅱ度烧伤有促进愈合作用。

3. 抗炎作用 从猪血提取的唾液酸局部注射对角叉菜胶所致小鼠足肿胀有抑制作用。猪血制取的 SOD 对角叉菜胶性大鼠足肿、巴豆油所致小鼠耳部肿胀、兔膝关节炎、大鼠佐剂性关节炎及抗血清诱发的大鼠背部皮肤肿胀均有剂量相关性抗炎作用。

4. 保护作用 从血红细胞膜的保护作用 从猪血制取的卟啉钠（protoporphyrin disodium）对四氯化碳所致肝损伤有保护作用。猪红细胞-SOD 对人红细胞膜氧化损伤有保护作用，使膜流动性和膜重封闭能力保持在正常水平，膜蛋白交联作用减少。猪血 SOD 能对抗大鼠心肌缺血再灌注引起的心律失常。

5. 其他作用 从酶解猪血浆分离纯化出的肽对大鼠有抗高血压作用。猪血素口服能使支气管肺癌患者的淋巴细胞转化率和玫瑰花结形成率增加，表明有免疫增强作用。

猪血制取的 SOD 能清除体内的超氧自由基，保护生物分子。SOD 尚有保护心肌、抗癌、抗辐射和延缓衰老等药理作用，参见"牛血"条。血卟啉（HP）和血卟啉衍生物（HPD）的抗癌作用等参见"牛血"条。

【药性】 咸，平。归心、肝经。

1.《千金方》："平，涩，无毒。"

2.《纲目》："咸，平。"

3.《本草汇言》："猪心血味甘、咸，气平。"

4.《医林纂要》："咸，寒，滑。"

【功用主治】 补血，养心，止血。主治头风眩晕，崩漏，宫颈糜烂。

1.《别录》："主奔豚暴气，中风头眩，淋沥。"

2.《千金方》："主卒下血不止，中风绝伤，头中风眩，及诸淋露。"

3.《日华子》："生血，疗海外瘴气。"

4. 吴瑞："解诸毒。""心血，治惊痫癫疾。"（引自《纲目》）

5.《纲目》："治嘈杂有虫。"

6.《本草求原》："消腻除瘴去风，治淋下血，杖疮血出，交接腹痛，解丹石、诸草毒。心血，治心热癫痫惊风，凡补心用为引药，开骨催生。"

【用法用量】 内服：煮食，适量；或研末，每次 3～9 g。外用：生血涂敷，或研末撒。

【选方】 1. 治心病邪热 猪心血一个，淀花末一匙，朱砂末一两。同研，丸梧子大。每酒服二十丸。（《纲目》引《奇效良方》蕊珠丸）

2. 治杖疮血出 猪血一升，石灰七升。和剂炮灰，再以水和丸，又烧，凡三次。为末撒之。（《纲目》引《外台》）

【临床报道】 治疗宫颈糜烂 取新鲜猪血加工干燥成粉末后，加入 15% 的白及粉及 3% 的熟石灰混合，用于局部撒布。每日上药 1 次。用时先以 1% 的乳酸液冲洗阴道，然后将药粉均匀地喷撒于宫颈糜烂面上，再以带线棉球填塞，次日取出。对于颗粒型者，先将颗粒薄膜擦破，使之出血少许，然后上药，效果较好。治疗单纯性糜烂 67 人，痊愈 54 人；颗粒型 28 人，痊愈 16 人；乳头型 2 人，略有好转。

【各家论述】 《本草汇言》："猪心血治痼痫癫疾，及中恶卒死之药也。瞿乘元曰：'惊痫癫疾，心气闭而有痰也；中恶卒死，心气闭而有邪也。'证证均属心君失令，血不归元而然，用此药以心归心，以血导血也。"

4640 猪肝 ^{zhū gān}《千金方》

【基原】 为猪科猪属动物猪的肝脏。

【原动物】 参见"猪胆"条。

【采收加工】 宰杀后，剖腹取肝，鲜用或冷藏。

【药理】 1. 对肝脏的作用 从乳猪肝制取的肝刺激物质可促进原代培养大鼠肝细胞质 DNA 的合成。乳猪肝细胞生长因子（HGF）对大肠杆菌内毒素和鸭肝炎病毒诱发的鸭急性肝坏死也有一定疗效。乳猪 HGF 降低重症肝炎和慢性活动性肝炎患者血清和外周血单核细胞肿瘤坏死因子（TNF）的活性，也能降低 D-氨基半乳糖和内毒素所致急性肝坏死大鼠血清的 TNF。冻存猪肝细胞移植可提高切除 80% 肝叶所复制的急性肝衰模型大鼠的存活率。猪肝细胞培养的生物型人工肝系统能纠正醋氨酚诱发急性肝功能衰竭大鼠的肝损伤。猪肝细胞构建的新型生物人工肝对乙型重型肝炎患者的稀释血清体外灌流，可维持血清总胆红素水平，增高血清总蛋白和白蛋白水平。从猪肝制取的核糖核酸对二甲基亚硝胺（DMN）所致肝纤维化大鼠有抗纤维化作用。

2. 抗肿瘤作用 乳猪肝提取物腹腔注射，能诱发移植于裸小鼠的 BEL-7402 肝癌细胞凋亡，对其分化和增殖影响不明显。乳猪肝胶原水解物腹腔注射，能抑制荷瘤小鼠 S_{180} 纤维肉瘤和 HepA 肝癌增殖。乳猪肝胶水解物和促肝细胞生长素腹腔注射，还抑制移植于裸小鼠肾包膜下的人源性胰腺癌细胞 SW-1990 生长。

3. 其他作用 从乳猪肝提取的多肽类物质腹腔注射，增强小鼠腹腔巨噬细胞对细菌的吞噬作用，并促进巨噬细胞产生促凝血活性因子。猪肝提取的多肽抑制非洲淋巴细胞瘤病毒。猪肝中的蛋白质试管内和小鼠试验证明有一定的抗 AIDS 病毒作用。从猪肝制取的铜锌超氧化物歧化酶抑制小鼠角又菜胶性足肿，并提高 ^{60}Co 射线照射小鼠的存活率。

【药性】 甘、苦，温。归脾、胃、肝经。

1.《千金方》："苦，平，无毒。"

2.《本草图经》："温。"

3.《纲目》："味苦，温。""入肝。"

【功用主治】 补肝明目，养血健脾。主治肝虚目昏，夜盲，血虚萎黄，小儿疳积，脚气浮肿，水肿，久痢，脱肛，带下。

1.《千金方》："主明目。"

2. 苏敬："主治小儿惊痫。"（引自《纲目》）

3.《本草拾遗》:"主脚气。"

4.《食医心镜》:"主脾胃气虚,水气胀满浮肿。"

5.《本草图经》:"主冷泄,久滑赤白。亦主冷劳腹脏虚者。"

6.《纲目》:"补肝明目,疗肝虚浮肿。"

7.《本草求原》:"治肝虚目暗,目赤,雀目。休息痢、脱肛、中蛊腹痛,牙疳,阴痒,打伤青肿,劳疰,日晚寒热,惊悸烦渴,久泻带下。"

【用法用量】 内服:煮食或煎汤,60～150 g;或入丸、散。外用:敷贴。

【选方】 1.治肝脏虚弱,远视无力 猪肝一具(细切,去筋膜),葱白一握(去须、切),鸡子三枚。上以豉汁中煮作羹,临熟打破鸡子,投在肉食之。(《圣惠方》猪肝羹)

2.治雀目,遇夜目不能视 ① 雄猪肝一叶(竹刀披开),蚌粉(如无,以夜明砂代)三钱(为末)。蚌粉纳肝中,麻线扎,米泔煮七分熟,又别蘸蚌粉细嚼,以汁送下。(《直指方》雀盲散) ② 青粉、夜明砂、谷精草各等份。上研末,每五七钱,入猪肝内煮熟,细嚼,茶清送下。(《赤水玄珠》煮肝散)

3.治内外障翳膜 猪肝二两,批开,以夜明砂末二钱匕,掺在肝内,麻绳缚定。用水一盏,煮令肝转色白,取出嚼热,用煮肝汤送下,食后服。(《证治准绳》煮肝散)

4.治疳证 海螵蛸、牡蛎等分,为末,每三钱同猪肝一两,泔水煮食。(《鲟溪单方选》)

5.治脾胃气虚,食则吐出 猪肝一斤,薄起于瓦上,令极干,上捣为末,煮白粥,绞取汁,和之,手丸如梧桐子大,空心饭饮下三十丸。(《食医心鉴》猪肝丸)

6.治脚气肿从足始,转入腹 猪肝一具。洗,细切,布绞,更以醋洗,蒜齑食之。一服不尽,分作两顿亦得。(《食医心镜》)

7.治卒肿满,身面皆洪大 生猪肝一具。细切,顿食之。勿与盐月内食,用苦酒妙。(《肘后方》)

8.治脾胃虚寒,积冷下痢腹痛 猪肝一斤,芜荑末六分。上薄起肝,糁芜荑末,面裹,更以湿纸裹、煨熟,去面,空心之。(《食医心镜》)

9.治冷泄,久滑赤白,乳妇赤白下,冷劳腹,藏虚者 子肝一叶。薄批之,揾着煨熟诃子末中,微火炙,又揾炙,尽半两末止。空腹细嚼,陈米饮送下。(《本草图经》)

10.治下痢肠滑,饮食及药俱出 猪肝一斤(熟令干),黄连、乌梅肉、阿胶各二两,胡粉七棋子。上五味末之,蜜如梧子,酒服二十丸,日三,亦可散服方寸匕。(《千金方》猪肝丸)

11.治久痢,日夜不记行数 猪肝一具(重十两者),缩砂仁二两。上二味,捣罗缩砂为末,取猪肝,去筋膜,薄切作片子,排厚纸上渗血令干,后将缩砂末糁肝上,以三重湿纸裹,于煻灰火中令极香熟,乘热任意食之。(《圣济总录》猪肝方)

12.治产后乳汁不下 猪肝一枚,红米一合,葱白、盐、豉。上以肝切常法作羹食之,作粥亦得。(《食医心镜》猪肝羹)

13.治女子阴中苦痒,搔之痛闷 取猪肝炙热,纳阴中。(《肘后方》)

【各家论述】《纲目》:"肝主藏血,故诸血病为为响导入肝,《千金翼》(按:疑为《千金方》)治癞疾有猪肝丸,治脱肛有猪肝散,诸眼目方多有猪肝散,皆此意也。"

4641 猪肚 zhū dǔ 《本草经集注》

【基原】 为猪科猪属动物猪的胃。

【原动物】 参见"猪胆"条。

【采收加工】 宰杀后,剖开腹部,取出胃,鲜用或冷藏。

【成分】 含胃泌素(gastrin)、胃蛋白酶(pepsin)、胃膜素(gastric mucin, gastron)及胃蛋白酶稳定因子(pepsin stabilizing factor)。

【药理】 1.对消化系统的作用 从猪胃窦部可制取胃泌素。

胃泌素的主要作用是刺激胃壁细胞分泌盐酸,也有一定促进胃蛋白酶分泌的作用。胃泌素能促进胃肠道黏膜和胰腺的增生。胃泌素也刺激胰、肝和小肠的水、碳酸氢盐和电解质的分泌,促进胰和小肠黏膜酶的分泌。空腹时,胃泌素促进胆囊收缩,有利于胆汁的排出。此外,胃泌素尚能抑制胃排空,抑制小肠对水、电解质及葡萄糖的吸收。从猪胃黏膜提取的胃蛋白酶有促进消化作用,能使蛋白质分解,并能水解多肽。胃蛋白酶提前给药,可防止牛磺胆酸所致动物胃黏膜损伤。猪胃黏膜制取的胃膜素中的黏蛋白能抵抗胃蛋白酶对胃黏膜的腐蚀,并能吸附胃酸,从而发挥抗溃疡作用。

2.其他作用 胃泌素尚能促进胰岛素、胰高血糖素和降钙素的释放,在中枢神经系统尚可起神经递质的作用。胃泌素侧脑室注射,使小鼠迷宫时间和出现错误的次数均升高。胃泌素可能引起小鼠遗忘,其作用有中枢特异性。

【药性】 甘,温。

1.《千金方》:"微寒,无毒。"

2.《嘉祐本草》:"微温。"

3.《纲目》:"甘。"

【功用主治】 补虚损、健脾胃。主治虚劳羸瘦,劳瘵咳嗽,脾虚食少,消渴,小便频数,泄泻,痢疾不止,小儿疳积。

1.《吴普本草》:"消积聚癥瘕,治恶疮。"(引自《纲目》)

2.《别录》:"补中益气,止渴利。"

3.《千金方》:"断暴利虚弱。"

4.《日华子》:"补虚损,杀劳虫,止痢。酿黄糯米蒸捣为丸,甚治劳气,并小儿疳瘦,黄瘦病。"

5.《本草图经》:"主骨蒸热劳,血脉不行,补羸助气,四季宜食。"

6.《日用本草》:"补脾胃,益气力,止消渴,治泄痢,杀疳虫。"

7.《随息居饮食谱》:"退虚热,止带浊、遗精。"

【用法用量】 内服:煮食,适量;或入丸剂。

【宜忌】《随息居饮食谱》:"外感未清、胸腹痞胀者,均忌。"

【选方】 1.治病虚 猱猪肚一个(洗净,去油膜),用莲肉四两(去皮、心),入肚内,以线缝之,用水煮,令极热;再加黄连四两(姜汁少炒,为末),同前物捣烂为丸,如萝卜子大。每服五分,米汤吞下。(《穷乡便方》猪肚补脾丸)

2.治脾胃气弱,不多下食 猪肚一枚(洗净),人参(去芦头)、橘皮(汤浸,去白瓤,切)各四分,下馈饭半升,猪脾一枚(净洗,细切)。上以馈饭拌人参、橘皮、脾等酿猪肚中,缝缀讫,蒸令极熟,空腹食之,盐酱多少任意。(《医方类聚》引《食医心镜》)

3.治脾寒而痛,痛在心下左右 猪肚子一个,连肉一两,红枣一两,肉桂一钱,小茴香三钱,川椒三钱。未入肚之前,照常将猪肚子洗去垢气。入药煮时,一气顿食,蘸甜酱、酱油食之。如未饱,再用饭压之。肚子入药一定,必须用麻线将口扎紧,清水煮之。(《串雅外编》莲花肚)

4.治水泄 猱猪肚一枚,净洗去脂膜,入大蒜在内,以肚子满为度,煮之自晨至晚,以肚、蒜糜烂为度,杵成膏子,入平胃散同杵,为丸梧子大。每服三十丸,盐汤或米饮空腹服。(《世医得效方》肚蒜丸)

5.治消渴 ① 猪肚一枚,净洗。以水五升,煮令烂熟,取二升来,去肚,著少蜜,渴即饮之,肉亦可吃。(《食医心镜》) ② 猪肚一枚(洗去脂膜,不切破),黄连(去须,捣罗为末)五两。上二味,以大麻子仁二合纳研,以水升调,如含酪汁,入猪肚中煮,取出,入黄连末在内,密缝肚口,蒸令极烂,乘热细切,和黄连末以木臼捣之,候可丸,即丸如梧桐子大,暴干。每服三十丸,温水下,不拘时。(《圣济总录》猪肚黄连丸)

6.治虚弱遗精 猪肚一枚,入带心连衣红莲子,煮糜,杵丸梧桐子大,每淡盐汤下三十丸。(《随息居饮食谱》)

7. 治男子肌瘦气弱，咳嗽渐成痨瘵　白术四两，牡蛎(烧)四两，苦参三两。上为细末，以猪肚一个，煮熟剉研成膏，和丸，如梧桐子大。每服三四十丸，米饮下，日三四服。(《御药院方》猪肚丸)

8. 治赤白带下　苦参三两，牡蛎一两五钱(为末)。以雄猪肚一个，水三碗，煮烂，捣泥和丸梧子大。每服百丸，温酒下。(《鳟溪单方选》)

9. 治臌胀水肿　健猪肚一个(不落水，翻出屎净，在砖墙上磨去秽气)，将大虾蟆装入肚内，麻扎紧，煮熟，去虾蟆，连汤淡食，勿入盐酢。(《经验广集》)

10. 治老人脚气烦热流肿入膝，满闷　猪肚一具(肥者，细切丝，生)。上以水洗，布绞令干，好蒜、醋、椒、酱五味空心常食之。(《安老怀幼书》)

4642 猪肠 zhū chánɡ (《食疗本草》)

【异名】　猪脏(《百一选方》)。

【基原】　为猪科猪属动物猪的肠。

【原动物】　参见"猪胆"条。

【采收加工】　宰杀后，剖腹取得，鲜用或冷藏备用。

【成分】　含肝素(heparin)，胰泌素(secretin)，胆囊收缩素(cholecystokinin)，抑胃肽(gastrin inhibitory polypeptide)，舒血管肠肽(vasoactive intestinal polypeptide)。

【药理】　1. 抗凝、抗栓作用　从猪、牛、羊等动物的肠黏膜提取的肝素有强大而迅速的抗凝血、抗血栓作用。相对分子质量在10 000以下的肝素(LMWH)具有抗血栓作用强、抗凝血作用弱的特点。从猪十二指肠制取的酸性黏多糖类药物冠心舒(脑心舒)静脉注射在高岭土部分凝血活酶时间及简易凝血活酶生成试验中有影响动物内凝途径的抗凝血作用，血栓湿重减少。冠心舒给大鼠腹腔注射，优凝蛋白溶解时间缩短。

2. 调血脂与抗动脉粥样硬化作用　肝素能降低血浆低密度脂蛋白(LDL)、极低密度脂蛋白(VLDL)和乳糜微粒(CM)含量，升高高密度脂蛋白(HDL)含量。肝素还有抗动脉粥样硬化作用。大鼠离体肝脏灌流实验，从猪十二指肠制取的碱提类肝素组分Ⅱ(C₂)促进肝脂酶(HL)释放。C₂静脉注射可升高兔血浆 LPL 和 HL 的活性，升高血浆 HDL-ch 及 HDL-ch/TC(总胆固醇)，降低血浆 VLDL-ch、LDL-ch 和 TC 含量。

3. 抗炎作用　从猪十二指肠制取的酸提、中提和碱提类肝素腹腔注射，抑制大鼠蛋清性足肿。冠心舒腹腔注射，对小鼠蛋清性足肿也有抑制作用，但去除肾上腺后此抗炎作用消失。冠心舒腹腔注射还抑制大鼠棉球肉芽肿。

4. 对消化系统的作用　从猪小肠制取的胰泌素能增强胰腺外分泌功能；抑制胃酸分泌；促进胃蛋白酶、细胞分泌。胰泌素尚能抑制胃肠平滑肌收缩，增强胆囊收缩素的缩胆囊作用。胰泌素对促胃泌素诱发的猫、豚鼠和大鼠的十二指肠溃疡有抑制作用。

从猪十二指肠制取的胆囊收缩素(CCK)的主要作用是刺激胆囊收缩，使胆总管括约肌松弛，并可直接作用于肝细胞促进胆汁分泌。CCK能促进胰外分泌组织的生长，抑制胃运动，促进小肠运动，抑制食欲中枢。

从猪小肠制取的抑胃肽(GIP)是一种极强的胃酸分泌抑制剂，但对组胺刺激的胃分泌抑制作用较弱。GIP还抑制胃、小肠运动和小肠对水分及电解质的吸收。

从猪小肠黏膜制取的舒血管肠肽(VIP)对消化系统的作用主要是刺激胰、胆和肠的分泌，也抑制胃分泌和胃肠平滑肌的收缩，VIP 尚能激活大鼠结肠和其他动物空肠的腺苷酸环化酶，促进小肠和结肠分泌水和电解质；使胆囊、胃和肠的平滑肌弛缓，但对离体豚鼠回肠有刺激收缩作用。

【药性】　甘，微寒。归大、小肠经。

1. 《千金方》："微寒，无毒。洞肠，平，无毒。"

2. 《纲目》："甘，微寒。"

3. 《得配本草》："入大肠。"

4. 《本草求原》："甘，寒。入大、小肠。"

【功用主治】　祛风，解毒，止血。主治肠风便血，血痢，痔漏，脱肛。

1. 《千金方》："主消渴，小便数，补下焦虚竭。猪洞肠，主洞肠挺出血多者。"

2. 《日华子》："止小便，补下焦，生血，疗奔豚气及海外瘴气。"

3. 《本草图经》："主大、小肠风热。"

4. 《纲目》："润肠治燥，调血痢脏毒。"

5. 《本草求原》："治肠风脏毒，热痔血痢。"

【用法用量】　内服：煮食，适量；或入丸剂。

【宜忌】　《随息居饮食谱》："外感不清，脾虚滑泄者，均忌。"

【选方】　1. 治肠风痔漏下血　① 猪肠头五寸，煮烂。用黄连为末，和捣极如泥，可丸如桐子大。每服七十丸，空心盐汤下。(《鲁府禁方》)　② 生猪肠一条(切)，控干，以槐花炒干为末，填入脏内，两头线缚了，以好米醋于磁石器内慢火煮烂，切片，沙钵内研烂为丸，梧桐子大。每服二十丸，煎当归酒下。(《世医得效方》)　③ 用猪脏头一个，纳胡荽缝之。煮熟，露一宿，空心食之。(《丹溪治法心要》)

2. 治内痔　黄连(酒煮)十两，枳壳(麸炒)四两。以大肠脏七寸，入水浸糯米于内，煮烂捣为丸。(《本草蒙筌》连壳丸)

3. 治内外痔　雄猪大肠三尺(去肛门七寸)，刺猬皮三张(新瓦煅存性)，明矾、槐米各四两。上三味为末，入大肠内，两头扎住，铜锅煮烂，捣匀，成丸(如油腻难丸，可加炒米粉和之)。每日清晨开水下四五钱。(《惠直堂经验方》)

4. 治滑泄　吴茱萸不以多少，拣净，用大猪脏肚一两条，以吴茱萸实满，扎定两头，熟浆火煮令极烂，研细，丸如梧桐子大。早晚食前各以米饮吞下五十丸。(《百一选方》)

5. 治脾经遍身痒癣如松皮疼痛　硫黄二两，猪大肠半条。先将硫黄研末，贯入肠内，连油两头扎紧，放砂锅内，久煮烂，同捣成膏如泥，粗布兜搨遍身。(《疯门全书》)

6. 治小儿呀呷不止　猪肠一截，郁金末、蚌粉各一两。上三味，将二味纳肠中，系两头，火炙干，细罗为末。每服半钱匕，夜卧，熟水调下，三服，顿服尽。(《圣济总录》)

4643 猪苓 zhū línɡ (《本经》)

【异名】　豕零(《庄子》)，豭猪屎(《本经》)，豕橐(《庄子》司马彪注)，豨苓(《韩昌黎集》)，地乌桃(《本草图经》)，野猪食(《东北药用植物志》)，猪屎苓(《四川中药志》)，猪茯苓(《中国药用真菌图鉴》)。

【基原】　为多孔菌科多孔菌属真菌猪苓的菌核。

【原植物】　猪苓 Polyporus umbellatus (Pers.) Fr. [Grifola umbellatus (Pers.) Pilat]

菌核形状不规则，呈大小不一的团块状，坚实，表面紫黑色，有多数凹凸不平的皱纹，内部白色，大小一般为(3～5)cm×(3～20)cm。子实体从埋生于地下的菌核上发出，有柄并多次分枝，形成一丛菌盖，总直径可达20 cm。菌盖圆形，直径1～4 cm,中部脐状，有淡黄色的纤维状鳞片，近白色至浅褐色，无环纹，边缘薄而锐，常内卷，肉质，干后硬而脆。菌肉薄，白色。菌管长约2 mm，与菌肉同色，下延。管口圆形

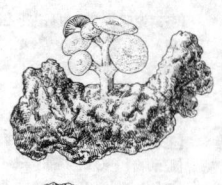

猪　苓

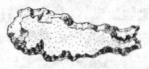

多角形，每 1 mm 间 3～4 个。孢子无色，光滑，圆筒形，一端圆形，一端有歪尖，(7～10)μm×(3～4.2)μm。

生于林中树根旁或腐木桩旁。分布于东北及河北、山西、河南、湖北、四川、贵州、云南、陕西、甘肃。

【栽培】 **生物学特性** 野生于海拔 1 000～2 000 m 的山地次生林中。我国多雨的南方多生长在阳坡。北方多生长在阴坡或半阳坡。5 cm 的地温在 8～9 ℃ 菌核开始生长，月平均地温 14～20 ℃ 时新苗生长快，菌龄发多，22～25 ℃ 时形成子实体。猪苓适宜在疏松透气、腐殖质含量高、肥沃偏酸性的砂壤土生长，土壤含水量 30%～50%。猪苓与蜜环菌（Armillaria mellea）营共生生活，故猪苓的伴生植物与蜜环菌腐生及寄生的树种有关，常与柞、桦、槭、橡、榆、杨、柳、枫、女贞子等树种生活在一起。

繁殖方法 猪苓可用半野外栽培，选蜜环菌能够生长的灌木林、薪柴林，不宜选用有材林和经济林。在晋南地区宜选择海拔 1 000～1 500 m，地形平坦或为沟槽地及 15°左右的缓坡地，土壤为较肥沃的砂壤土。应首先培养蜜环菌枝，可采挖生长有蜜环菌的树根、木段作菌种，也可用人工培养的蜜环菌三级生产种来培养菌枝，选直径 1～2 cm 的壳斗科植物或其他阔叶树的新鲜枝条，斜砍成 10 cm 小段。挖直径 50～60 cm、深 30 cm 的培养坑，坑底铺一层树叶，将砍好的树枝排在坑上，然后将各树段用菌枝叶或野生蜜环菌枝之间，盖一薄层土。然后按此法再在上面重复摆几层，每坑一般可摆放 5～7 层，最后于坑顶覆土 3～5 cm，土上用树叶覆盖。需要浇水保湿，约 2 个月后菌枝长满蜜环菌菌丝，称菌枝。再选用直径 2～3 cm 的菌枝砍成长 30 cm 左右短节，作为菌材，按培养菌枝的方法扩大培养菌材，用来伴栽猪苓。猪苓菌应选择生力旺盛、灰褐色的鲜苓作苓种。在灌木林丛旁挖 10 cm 左右深的小穴，穴内应具有树根及纵横交错的毛根，在穴底先铺湿树叶一层，在树根旁位一节菌材，猪苓菌核放在树根与菌材之间，每穴放种等 100～250 g，然后盖一层湿润的树叶上，覆上填平。穴顶再盖一层较厚的树叶。

田间管理 猪苓种下后不宜翻动，并忌牲畜践踏。夏季如遇干旱，可以水浇灌。每年春季在穴顶加盖一层树叶，这样可减少土壤水分蒸发，补充土壤有机质，提高土壤肥力。

【采收加工】 猪苓栽后 4～5 年秋冬检查，如果萌发白头很少，或不再萌发新苓，即可挖取，腐烂则废，次年 3～5 月间应及时采挖翻栽，一般栽后 4～5 年收获。收获后选出灰褐色、核体松软的菌核，留作苓种。取色黑质硬的老苓及时晒干，即成为成品猪苓。

【药材】 **猪苓** Polyporus 主产于陕西、云南。

性状 菌核呈不规则块状、条形、类圆形或扁块状，有的有分枝，长 5～25 cm，直径 2～6 cm。表面黑色、灰黑色或棕黑色，皱缩或有瘤状突起。体轻，质硬，断面类白色或黄白色，略呈颗粒状。气微，味淡。

鉴别 (1) 本品切面：全体由菌丝紧密交织而成。外层厚 27～54 μm，菌丝棕色，不易分离；内部菌丝无色，弯曲，直径 2～10 μm，有的可见横隔，有分枝或呈结节状膨大。菌丝间有众多草酸钙方晶，大多呈正方八面体形，规则的双锥八面体形或不规则多面体，直径 3～60 μm，长至 68 μm，有时数个结晶集合。

粉末特征：黄白色。用斯氏装片可见散布的菌丝及黏结的菌丝团块。菌丝细长，弯曲，有分枝，粗细不一，或有结节状膨大部分。菌丝直径 1.5～6 μm，稀至 13 μm，大多无色，少数黄棕色或暗棕色；棕色菌丝较粗，横壁不明显。草酸钙方晶极多，大多呈正方八面体或规则的双锥八面体，也有呈不规则多面体，直径 3～60 μm，长至 68 μm，有时可见数个集结。粉末遇水合氯醛液黏化成胶冻状。

(2) 取本品粉末 1 g，加稀盐酸 10 ml，置水浴上煮沸 15 分钟，搅拌，呈黏胶状。另取本品粉末少量，加氢氧化钠溶液（1→5）适量，搅拌，呈悬浮状。

【成分】 菌核含猪苓葡聚糖 I，甾类化合物：多孔菌甾酮（polyporusterone）A、B、C、D、E、F、G，4、6、8 (14)、22-麦角甾四烯-3-酮〔ergosta-4，6，8(14)，22-tetraen-3-one〕，25-去氧罗汉松甾酮（25-deoxymakisterone）A，25-去氧-24(28)-去氢罗汉松甾酮〔25-deoxy-24(28)-dehydromakisterone〕A，7，22-麦角甾二烯-3-酮（ergosta-7，22-dien-3-one），7，22-麦角甾二烯-3-醇（ergosta-7，22-dien-3-ol），5，7，22-麦角甾三烯-3-醇（ergosta-5，7，22-trien-3-ol），5α，8α-表二氧-6，22-麦角甾二烯-3-醇（5α，8α-epi-dioxyergosta-6，22-dien-3-ol），还含 α-羟基二十四碳酸（α-hydroxytetracosanoic acid），3，4-二羟基苯甲醛（3，4-dihydroxy benzaldehyde），acetosy-ringone。另猪苓菌丝多糖是由 D-甘露糖（D-mannose）、半乳糖（D-galactose）、D-葡萄糖（D-glucose）组成，其摩尔比为 20：4：1。

【药理】 1. 利尿作用 4，6，8(14)，22-麦角甾四烯-3-酮是猪苓中的有效成分，能使脱氧皮质酮处理的肾上腺切除大鼠的尿中钠钾比值恢复至正常，有抗醛固酮样利尿作用。

2. 促进免疫功能 猪苓多糖（PUPS）体外促进小鼠脾细胞对刀豆蛋白 A、脂多糖的增殖反应；腹腔注射增加小鼠特异性的抗体分泌细胞数，增强迟发型超敏反应及细胞毒 T 细胞对靶细胞的杀伤活性。PUPS 能增强正常人外周血单个核细胞中免疫细胞的杀伤活性，提高单个核细胞膜上白介素-2（IL-2）受体的表达并促进其分泌 IL-2。猪苓多糖能诱导 LKA 细胞活性。PUPS 使小鼠腹腔巨噬细胞 NO 生成增加，提高诱导型一氧化氮合酶活性，消耗细胞内还原性谷胱甘肽。PUPS 对荷肉瘤 S_{180} 小鼠，^{60}Co γ 射线全身照射和环磷酰胺所致的细胞免疫功能抑制小鼠均有增强作用。PUPS 能拮抗 S_{180} 肿瘤细胞培养上清的免疫抑制作用，下调肿瘤细胞合成分泌免疫抑制物质。猪苓 D 组分对移植 MM-46 癌的小鼠腹腔注射，使 NK 细胞内的 TNF-α 及 IFN-γ 的表达量增加，增加 NK 细胞刺激因子（巨噬细胞释放的）IL-12。

3. 抗肿瘤和协同抗肿瘤作用 猪苓干粉加入饮食中喂饲，可使诱癌剂诱发的大鼠膀胱肿瘤的发生率、每只肿瘤数、肿瘤直径及恶性程度降低。猪苓提取物灌胃提高肝内移植肉瘤 S_{180} 小鼠的生存时间，对 S_{180} 诱导的肝脏肿瘤细胞也有细胞毒作用。PUPS 可使人早幼粒白血病细胞（HL-60）酪氨酸蛋白磷酸化水平下降。PUPS 肌注，抑制小鼠腹水型肝癌 HepA，使抑癌基因 p16、Rb 及 TNF-α 表达增强。PUPS 腹腔注射抑制小鼠肉瘤 S_{180} 的生长，提高荷瘤小鼠脾细胞淋转、NK 活性及脾组织 IL-5 mRNA 表达。原发性肝癌患者腹水中提取的毒激素-L 抑制大鼠的摄食量，降低血锌和升高血铜水平。猪苓多糖腹腔注射，能抑制以上不良反应。猪苓多糖配合小剂量的 T₂₄ 膀胱癌细胞增殖，猪苓多糖使射线增强顺铂及喃氟啶对小鼠移植性肿瘤 S_{180}、Lewis 及 H_{22} 的抑制作用，拮抗顺铂及喃氟啶所致小鼠白细胞下降、免疫器官萎缩、巨噬细胞吞噬功能降低等毒副作用。

4. 保肝作用 猪苓多糖作用于 CCl_4 中毒的人胎肝细胞，能降低肝细胞培养上清中升高的 ALT、AST，升高 SOD 水平，保护肝细胞表面超微结构。PUPS 腹腔注射，增加和回升正常和 CCl_4 所致肝损伤小鼠腹腔巨噬细胞数量和巨噬细胞释放过氧化氢能力。

5. 对皮肤、毛发的影响 猪苓溶液经 UVB 照射诱导的豚鼠皮肤色素沉着模型外用，减少多巴阳性黑素细胞数及含黑素粒细胞数，抑制色素沉着。猪苓甲醇提取物外敷促进小鼠背部毛发再生。在猪苓 50%乙醇提取物中也分离出有毛发再生作用的成分多孔菌甾酮 A，B。

6. 其他作用 猪苓水煎液灌胃，对环磷酰胺引起的小鼠骨髓嗜多染红细胞微核率增加及外周血中红细胞、白细胞、血红蛋白的下降有抑制作用。猪苓煎剂口服给药，对小鼠精子无损伤作用，并抑制由硫酸镉所诱发的小鼠精子畸形率。猪苓水溶性提取物灌胃，预防镉诱发的小鼠遗传性损伤。猪苓多糖灌胃，对林可霉素导致的腹泻小鼠能促进双歧杆菌生长，修复肠道受损的微绒毛。猪苓多糖腹腔注射，增加衰老模型小鼠体重，提高体温和胸腺系数，降低衰老小鼠肝中过氧化脂质含量，提高红细胞中 SOD 和肝脏过氧化氢酶的活性。

【药性】　甘、淡，平。归脾、肾、膀胱经。

1.《本经》:"味甘，平。"

2.《吴普本草》:"雷公：苦，无毒。"

3.《药性论》:"微热。"

4.《汤液本草》:"甘苦而淡，甘重于苦。阳也。入足太阳经，少阴经。"

5.《药品化义》:"入脾、膀胱二经。"

6.《本草经解》:"入手太阴肺经、足太阴脾经。"

【功用主治】　利水渗湿。主治小便不利，水肿胀满，泄泻，淋浊，带下，脚气浮肿。

1.《本经》:"主痎疟，解毒，蛊疰不祥，利水道。久服轻身耐老。"

2.《药性论》:"解伤寒温疫大热，发汗，主肿胀满腹急痛。"

3.《本草图经》:"治渴。"

4.《珍珠囊》:"渗泄，止渴。又治淋肿。"

5.《医学启源》:"大燥除湿。《主治秘要》云：去心中懊憹。"

6.《医学入门》:"治中暑消渴。"

7.《纲目》:"开腠理，治淋、肿、脚气，白浊，带下，妊娠子淋，胎肿，小便不利。"

8.《药品化义》:"治水泻湿泻。疗黄疸。"

【用法用量】　内服：煎汤，10～15 g；或入丸、散。

【宜忌】　无水湿者禁用，以免伤阴。

1.《本草衍义》:"久服必损肾气，昏人目。"

2.《医学启源》:"比诸淡渗药，大燥亡津液，无湿证勿服。"

3.《医学入门》:"有湿症而肾虚者忌。"

4.《药论》:"一日汗多口渴者禁，以其小便长而津液之偏枯，久服夷明，多需戕肾。"

【选方】　1. 治妊娠自肿上至腹肿，小便不利，微渴引饮　猪苓五两，末。以熟水服方寸匕，日三服。(《子母秘录》)

2. 治妊娠小便不通，脐下硬痛　猪苓、木通、桑根白皮(锉)各一两。上粗捣筛。每服三钱匕，水一盏，入灯心同煎至七分去滓，食前温服。(《普济方》猪苓汤)

3. 治肝硬化腹水　鲤鱼一条(重 500～2 000 g)，猪苓、大腹皮、防己、泽泻各 9 g，剖开鱼腹，剖取内脏，洗净。将上四味药研末装入鱼腹内，煮熟，去药渣，食鱼喝汤。(《中国药用真菌》)

4. 治小便赤少，大便溏泄　猪苓、茯苓、泽泻、白术各等分。为细末，每服二钱，空腹调服。(《圣济总录》猪苓汤)

5. 治肠胃寒湿，濡泻无度，嗜卧不食　猪苓(去黑皮)半两，肉豆蔻(去壳，炮)二枚，黄柏(去粗皮，炙)一分。上三味捣罗为末，米饮和丸，如绿豆大。每服十丸，食前熟水下。(《圣济总录》猪苓丸)

6. 治年壮气盛，梦遗白浊　半夏一两，猪苓二两半。上件先将半夏炒令黄色，不令焦，地上去火毒取半夏为末，以一半猪苓末调匀和丸，如桐子大，更用余猪苓末拌衣，使干，入不油砂瓶中养之。每服四十丸，空心温酒盐汤下，于申末间冷酒下。(《济生方》猪苓丸)

7. 治脉浮发热，渴欲饮水，小便不利　猪苓(去皮)、茯苓、泽泻、阿胶、滑石(碎)各一两。上五味以水四升，先煮四味，取二升，去滓，纳阿胶烊消。温服七合，日三服。(《伤寒论》猪苓汤)

8. 治呕吐而病在膈上，思水者　猪苓、茯苓、白术各等分。上三味，杵为散，饮服方寸匕，日三服。(《金匮要略》猪苓散)

【临床报道】　1. 治疗肺癌　①用猪苓提取物"757"治疗三、

四期原发性肺癌32例，治疗 3 个月，症状改善率为 62.5%，瘤体稳定率(包括缩小) 25%。50% 的生存期(30 例)为 12.5 个月。"757"治疗的优点是，能改善肿瘤患者的精神食欲，增加体重，提升血红蛋白等；能缓解癌症的主要症状，并有提高机体免疫能力的作用，且无不良反应。②有人对猪苓提取物治疗原发性肺癌30例扶正作用进行了观察，治疗 8～10 星期为 1 疗程，疗后体重增加 1.5 kg 和波动在 1.5 kg 左右，保持基本不变的共 22 例，最多增加 6 kg，且体重变化都在化疗之后出现。治疗后血象中白细胞总数下降者 4 例，血小板下降者 5 例，血红蛋白下降者 2 例。吞噬试验结果表明，猪苓多糖配合化疗提高巨噬细胞的吞噬功能，对提高患者的免疫功能有一定作用。

2. 治疗慢性病毒性肝炎　以随机抽样分组和双育配对法观察猪苓多糖治疗慢性病毒性肝炎 359 例，用猪苓多糖注射液每日 40 mg 肌内注射，连续注射 20 日，休息 10 日，3 个月为 1 个疗程。经观察，279 例 ALT 升高患者中，恢复至正常的 98 例，显效 58 例，有效 60 例，总有效率为 77.4%。296 例 HBsAg 阳性患者中阴转 38 例，有效 109 例，有效率为 49.66%。120 例 HBeAg 阳性患者中阴转 41 例，有效率为 34.17%。猪苓多糖能显著改善患者症状，降低 ALT，抑制病毒复制(尤其是 HBeAg 阴转)，对肝组织损伤有修复作用，疗效较巩固，长期使用无毒副作用。

3. 治疗免疫功能低下的体弱儿童　猪苓多糖注射液，8 岁以下为 20 mg/日，8 岁以上为 40 mg/日，每日肌内注射 1 次，20 日为 1 疗程。经 60 例观察，治疗后有 58 例胃纳增加，55 例跑步耐力增加，体重增 0.5 kg。睡眠也有改善，呼吸道感染患病率为零。各项免疫指标 IgG、IgA、IgM、补体 C_3 均有明显改善，PHA(植物血凝素)皮试平均直径>10 mm(阳性标准)，免疫球蛋白升高亦很明显，与空白对照组进行比较，其治疗后升高的平均值除 IgG、补体 C_3 外，其余三项均有显著性差异。治疗后半年至 1 年随访，各项免疫指标与治疗结束时相近，远期效果也较好。

4. 治疗银屑病　取猪苓经水煮酒沉法，制成每 1 ml 相当于原生药 0.5 g 的针剂。每次 2 ml，肌内注射，每日 2 次，5～12 岁为每日 1 次，均连续用药 2 星期以上。共治 265 例，结果：基本治愈 83 例，显著好转 67 例，好转 79 例，无效 36 例，总有效率为 86.4%。对基本治愈的 83 例随访，近期复发率为 15.7%。并观察到本药可提高机体的细胞免疫功能。少数病例用药后可出现口干、头晕，短暂皮肤瘙痒加重。注射时间较长的有局部吸收不良，但都在停药后消失。有 2 例出现月经不调，停药后消失，重复用药可再次出现。

【各家论述】　1.《纲目》:"猪苓淡渗，气升而又能降，故能开腠理，利小便，与茯苓同功，但人补药不如茯苓也。"

2.《本草汇言》:"猪苓，渗湿气，利水道，分解阴阳之药也。此药味甘淡微苦，苦且下降，而甘淡又能渗利起重。升而能降，降而能升，故善开腠理，分理表阳里阴之气而利小便。盖前古主癖疟，解蛊毒。甄氏方治伤寒温疫大热，能发汗逐邪，此分利表阳之气于外也。张氏方主腹满肿胀急痛，心中懊憹，疟痢瘴疠，此分利里阴之气于内也。张仲景治太阳病，脉浮发热，消渴而小便不利者，用五苓散，以发其汗；病消渴欲饮水而复吐者，名为水逆，用五苓散；又有寒呕，兼寒热如疟状者，名为痰疟，用五苓散以定其呕。此三法俱重在猪苓于开上腠理，分利阴阳之妙用也。"

3.《药品化义》:"猪苓味淡，淡主于渗，入脾以通水道，用治水泻湿泻，通淋除湿，消水肿，疗黄疸，独此为最捷，故云与琥珀同功。但不能为主剂，助补药以实脾，领泄药以理脾，佐温药以暖脾，同凉药以清脾。"

4.《长沙药解》:"猪苓，渗利泄水，较之茯苓更捷。但水之性，非土木之条达，不能榮畅。猪苓散之利水，有白术之燥湿培土也；猪苓汤之利水，有阿胶清风木也；五苓之利水，有白术之燥土，桂枝之达木也；八味之利水，有桂枝之达木，地黄之清风木也；若徒恃利于猪、茯、滑、泽之辈,恐难奏奇功耳。"

5.《**本草求真**》:"猪苓,凡四苓、五苓等方,并皆用此,性虽有类泽泻,同人膀胱肾经,解热除湿,行窍利水,然水消则脾必燥,水尽则气必虚:泽泻虽同利水,性亦类燥,然咸性居多,尚有润存,泽虽治火,性亦损气,然润能滋阴,尚有补在。故猪(苓)必合泽泻以同用,则润燥适均,而无偏颇之患矣。然猪(苓)渗利,有湿自可以去,然医(苓)则人气而上行,此则人血而下降,且与泽泻利水消肿,治症止痢等药,审属邪郁湿热内闭,无不藉此以为宣导之需。古人已云,清利小便,无若此驶,乃以故滋阴药中,止有泽泻,而不用及猪苓,正谓此耳。但此专司引水,津液易耗,久服多致损气。"

4644 **猪齿** zhū chǐ 《别录》

【**异名**】 猪牙《圣济总录》。

【**基原**】 为猪科猪属动物猪的牙齿。

【**原动物**】 参见"猪胆"条。

【**采收加工**】 宰杀后,取其齿,洗净晾干。

【**药性**】 甘,平。

1.《嘉祐本草》:"平。"

2.《纲目》:"甘,平。"

【**功用主治**】 镇惊,熄风,解毒。主治小儿惊风、癫痫,痘疮。

1.《别录》:"主小儿惊痫。"

2.《日华子》:"治小儿惊痫,烧灰服,并治蛇咬。"

3.《纲目》:"中牛肉毒者,烧灰水服一钱。又治痘疮倒陷。"

【**用法用量**】 内服:烧灰研末,每次 1.5～3 g。外用:烧灰调涂。

【**选方**】 1. 治小儿惊痫、蛇咬 猪齿烧灰,饮服半钱。《普济方》

2. 治牛肉中毒 猪牙不拘多少,烧灰。上一味,捣为细末。每服一钱匕,以人乳汁调下。《圣济总录》

4645 **猪肾** zhū shèn 《别录》

【**异名**】 猪腰子《医学入门》。

【**基原**】 为猪科猪属动物猪的肾脏。

【**原动物**】 参见"猪胆"条。

【**采收加工**】 宰杀后,剖腹,取出肾脏,鲜用,或冷藏。

【**药理**】 1. 预防顺铂致死性 乳猪肾提取液腹腔注射,降低顺铂引起的小鼠的死亡率,对顺铂的肾毒性有降低趋势。

2. 其他作用 从猪肾制取的猪肾谷酰胺酶较天冬酰胺酶有更强的抗癌作用,因某些癌细胞的谷酰胺合成缓慢而利用较快。猪肾也可作为制取磷酸二酯酶的原料,给猫静注此酶可引起血压下降。

【**药性**】 咸,平。归肾经。

1.《别录》:"冷。"

2.《千金方》:"平,无毒。"

3.《纲目》:"咸,冷。"

4.《药性切用》:"入肾。"

【**功用主治**】 补肾益精,利水。主治肾虚腰痛,遗精盗汗,耳聋,产后虚羸,身面浮肿。

1.《别录》:"和理肾气,通利膀胱。"

2.《千金方》:"除冷利。"

3.《食疗本草》:"主人肾虚。"

4.《日华子》:"补水脏,暖腰膝,补膀胱。治耳聋。"

5.《本草药性大全》:"止腰疼。"

6.《纲目》:"止消渴,治产劳虚汗,下痢崩中。"

7.《食物考》:"定崩带候。"

8.《本草求原》:"泻肾虚热,治遗精多汗,阴痿腰痛,脚气卒肿。"

【**用法用量**】 内服:煎汤或煮食,15～150 g。

【**宜忌**】 1.《食疗本草》:"不可久食。"

2.《本草经疏》:"不与吴茱萸、白花菜合食。"

【**选方**】 1. 治阴痿羸瘦,精髓虚弱,四肢少力 猪肾一对(去脂膜,切),枸杞叶半斤,和作羹半相和,煮作羹,入盐、椒、葱,空腹食之。《经验后方》

2. 治肾虚腰痛 杜仲(姜炒)二钱,破故纸(盐、酒炒)一钱。上研细,加猪腰子一个,切片,盐腌拭净,将仲、纸入茴香末,盐少许掺,湿纸包煨,酒下。《简明医彀》煨肾散

3. 治男子水脏虚冷,遗精盗汗 猼猪肾一枚。以刀开,去筋膜,入附子末一钱匕,湿纸裹,煨熟。空心稍热服之,便饮酒一盏。《经验方》上五脏效。三五服验。

4. 治老人久患耳聋 ① 磁石一斤(杵碎,水淘去赤汁,绵裹),猪肾一对(去脂膜,切)。上以水五升煮磁石,取二升,去磁石,投肾调和,以豉、葱、姜、椒作羹,空腹食之。作粥及入酒亦得。磁石常留起,依前法用之。《养老奉亲书》磁石猪肾羹 ② 人参二分,葱白些少,防风一分。俱捣为末,同粳米三合,入锅煮半熟。将猪肾一对,去膜切碎,淡盐腌顷刻,放粥锅中,入对再莫搅动,慢火更煮熟,食之。《遵生八笺》猪肾粥

5. 治久咳不差 ① 猪肾一具(去脂膜),椒二十八颗(开口者)。上二味,取肾一颗,上作十四孔,取椒纳孔中,两肾总著二十八颗了。以水缓煮令熟,割破细切,吃之令尽。《外台》引《延年方》 ② 猪肾二枚(细切),干姜三两(末)。水七升同煮,临卧徐徐服取汗。《古今医统》猪肾粥

6. 治产后褥劳,虚烦喘乏,乍寒乍热,病如疟状 ① 猪肾一具(去脂四破),香豉(绵裹)二合,白粳米、葱白各一斗。上四味,以水三斗,煮取五升,去滓,任情服之。《千金方》猪肾汤 ② 猪肾(肾)一对,白芍药(酒炒)、当归各一两。上以二味细剉用水三碗煎至二碗,去渣,将猪腰切作骰子大块入药汤,入晚米一合,香豉一钱,加葱、椒、盐,煮稠粥,空心日服一次。《古今医统》猪腰饮

7. 治心气虚损 用猪腰子(肾)一只。水二碗,煮至盏半,将腰子细切,入人参五钱,当归五钱,并切,同煎至八分,吃腰子,以汁送下。未尽,腰子同二味药渣焙干为末,山药糊丸如桐子大。每服五十丸。《卫生易简方》

8. 治脚气肾虚,腰膝无力 猪肾一双(去脂膜),米二合,葱白(切)二合。上于豉汁中煮作粥,著椒、姜、盐,任性空心食之。《食医心镜》

9. 治久泄不止 猪肾一个。开片,掺骨碎补末,煨熟食之。《濒湖集简方》

10. 治水肿 ① 猪肾一枚(分为七窍),甘遂一分(末,筛为散),以粉裹,微火炙令熟。食之至三四窍,乃可止。当觉腹中鸣,转动两胁下,小便利,去水即愈。若三四窍不觉,可食七窍令尽。《外台》引《集验方》 ② 大戟、木通、木香各二钱,为末。以猪肾一个,劈开入药末在内,仍合住用线缠缚,湿纸裹入灰火中煨熟,去纸嚼服。少顷利五四行,即愈。必须忌口。《卫生易简方》

11. 治疝疝 用黑雄猪腰子一对(不见水,去膜,切碎),小茴香三合二两,同猪腰子并炒,再以猪尿胞一个,入猪腰子于内,扎定。用酒三碗,于砂锅内悬煮至半碗,取起焙干为末。将余酒打糊丸,梧子大。每五十丸,温酒下。《医学入门》猪肾丸

【**各家论述**】《纲目》:"猪肾性寒,不能补命门精气,方药所用,借其引导而已。《别录》'理'字、'通'字,最为有理。《日华》暖腰膝,补膀胱水脏之说为非矣。今人不达此意,往往食猪肾为补,不可不审。又《千金》治消渴有猪肾荠苨汤,补肾虚损诸病有肾沥汤,方甚多,皆用猪、羊肾煮汤煎药,俱是引导之意。"

4646 **猪乳** zhū rǔ 《别录》

【**异名**】 猪乳汁《食医心镜》。

【基原】 为猪科猪属动物猪的乳汁。

【原动物】 参见"猪胆"条。

【采收加工】 从哺乳母猪乳房中挤取。

【药性】《纲目》:"甘、咸,寒,无毒。"

【功用主治】 1.《别录》:"主小儿惊痫病。"

2.《日华子》:"治小儿惊痫、天吊,大人猪、鸡痫病。"

【用法用量】 内服;50～150 g。

【选方】 治小儿惊痫,发动无时 猪乳汁三合,以绵缠浸,令儿吮之,惟多尤佳。(《食医心镜》)

【各家论述】《纲目》:"小儿体属纯阳,其惊痫亦生于风热。猪乳气寒,以寒治热,谓之正治。故钱乙云:初生小儿至满月,以猪乳频滴之,最良。张涣云:小儿初生无乳,以猪乳代之,出月可免惊痫痘疹之患。杨士瀛云:小儿口噤不开,猪乳饮之甚良。月内胎惊,同朱砂、牛乳少许抹口中,甚妙。"

4647 **猪肤** zhū fū
《汤液本草》

【异名】 猪皮(《汤液本草》)。

【基原】 为猪科猪属动物猪的皮肤。

【原动物】 参见"猪胆"条。

【采收加工】 宰杀后,刮去猪毛,剥取皮肤,鲜用或冷藏。

【成分】 猪肤含水分46%、蛋白质26.4%、脂肪22.7%、灰分0.6%及硫酸皮肤素(dermatan sulfate)即硫酸软骨素(chondroitin sulfate)B。

【药理】 1. 对血液和造血系统的作用 由猪皮制取的新阿胶灌胃,可照射所致造血功能损害小鼠外周血中的血红素含量、白细胞数和骨髓有核细胞数。猪皮对大鼠^{60}Co 照射损伤也有保护作用。从猪皮提取的硫酸皮肤素(DS)的抗凝作用比肝素(UFH)弱。DS 和 UFH 有协同抗凝作用。由猪皮提取的明胶代血浆及氧化聚合明胶能使失血所致急性出血性休克犬的血压回升。

2. 促进皮肤、黏膜损伤愈合 新鲜猪皮制取的胶原在小鼠烧伤后立即局部涂抹,对创面愈合有促进作用。将乳猪皮生物敷料覆盖于猪皮肤缺损创面,促进创面愈合,提高愈合质量和常温保存时间。胶原蛋白对乙醇所致大鼠胃黏膜损伤有促进修复和保护作用。

3. 其他作用 由猪皮提取的表皮抑素抑制细胞分裂。经复方银翘溶液处理的冻干猪皮体外对金黄色葡萄球菌、铜绿假单胞菌、大肠杆菌、变形杆菌有抑制作用。

【药性】 甘,凉。归肺、肾经。

1.《注解伤寒论》:"味甘,寒。"

2.《汤液本草》:"入足少阴经。"

3.《本草求原》:"入肾、肺。"

4.《随息居饮食谱》:"甘,凉。"

【功用主治】 清热养阴,利咽,养血止血。主治少阴客热下痢,咽痛,吐血、衄血,便血,崩漏,紫癜。

1.《医学入门》:"治伤寒客热,下痢,咽痛,胸满心烦。"

2.《纲目》:"治少阴下痢,咽痛。"

3.《随息居饮食谱》:"清虚热。"

4.《山东药用动物》:"和血脉,润肌肤。治吐血、衄血,妇女血枯,经水不调,崩中漏下。"

【用法用量】 内服:煎汤或煮食,50～100 g。

【宜忌】《随息居饮食谱》:"若无心烦、咽痛兼证者,是寒滑下利,不宜用此。"

【选方】 1. 治少阴病,下利,咽痛,胸满,心烦 猪肤一斤。以水一斗,煮取五升,去滓,加白蜜一升,白粉五合,熬香,和令相得,温分六服。(《伤寒论》猪肤汤)

2. 治血友病,鼻衄、齿衄,紫癜 猪皮1块,红枣10～15个,

同煮至稀烂,每日1剂。

3. 治失血性贫血,痔血,便血,妇女崩漏下血 猪皮60～100 g,加水及黄酒少许,用文火久炙至稀烂,以红糖调服。

4. 治疲劳过度引起耳鸣、耳聋 猪皮、香葱各60～100 g。同剁烂,稍加食盐,蒸熟后一次吃完,连吃3日。(2～4方出自《山东药用动物》)

5. 治贫血,白细胞减少症 猪皮100 g,大枣10枚,猪蹄筋15 g。将猪皮洗净切块,大枣去核,猪蹄筋先用清水泡软。几味同煮,饮汤食皮筋。(《补品补药与补益良方》猪蹄筋大枣汤)

【各家论述】《长沙药解》:"猪肤,利咽喉而消肿痛,清心肺而除烦满。《伤寒》猪肤汤治少阴病,下利咽痛,胸满心烦者,猪肤、白蜜,清金而止痛,润燥而除烦,白粉涩肠滑溏而收泄利也。肺金清涼司皮毛,猪肤秉金气之凉肃,善于清肺,肺气清降,君相归根,则咽痛与烦满自平也。"

4648 **猪肺** zhū fèi
《千金方》

【基原】 为猪科猪属动物猪的肺。

【原动物】 参见"猪胆"条。

【采收加工】 宰杀后,取出肺,鲜用或冷藏。

【药理】 1. 对肺损伤的保护作用 从猪肺灌洗液中制取的肺表面活性物质(PS),改善离体灌洗鼠肺顺应性。气管内滴入 PS 对用整肺灌洗法复制的兔呼吸窘迫综合征(RDS)模型有治疗作用。气管内注入大剂量 PS,提高高盐酸吸入肺损伤模型家兔 PaO$_2$、PaCO$_2$ 降低,并且阻止动脉血 pH 的进一步下降,改善肺动、静态顺应性。气管内注入肺 PS 还减轻油酸性急性肺损伤家兔肺水肿的程度,改善氧合及肺动、静态顺应性,对肺有一定的保护作用。

PS 及肺泡表面活性物质结合蛋白(SP)的药理作用,均可参见"牛肺"条。

2. 其他作用 猪肺组织提取的凝血活酶可用于临床血浆凝血酶原时间的测定。猪肺中提取的两种生物活性多肽灌注,均可使麻醉犬周身血管扩张,血压下降;两种多肽对非血管平滑肌(平肠等)作用不同,一种使其舒张,另一种使其收缩。从猪肺提取的神经营养因子(neurotrophic factor)对体外培养的胚胎睫状神经元有保护作用,并能提高其胆碱乙酰转移酶的活性。

【药性】 甘,微寒。归肺经。

1.《本草图经》:"微寒。"

2.《纲目》:"甘,微寒,无毒。"

3.《药性切用》:"入肺。"

【功用主治】 补肺,止咳,止血。主治肺虚咳嗽,咯血。

1.《本草药性大全》:"治咳声连。"

2.《纲目》:"疗肺虚咳嗽。又治肺虚嗽血。"

3.《随息居饮食谱》:"治肺痿,咳血、上消诸证。"

【用法用量】 内服:煮食、煎汤,适量;或入丸剂。

【宜忌】《本草图经》:"不与白花菜同食,令人气滞,发霍乱。"

【选方】 1. 治肺虚咳嗽 猪肺一具,切片,麻油炒熟,同粥食。

2. 治嗽血肺损 薏苡仁研细末,煮猪肺,白蘸食之。(1、2方出自《证治要诀类方》)

3. 治咳嗽肺痿,吐血气喘 猪肺一个(洗净血水),患者多岁用杏仁一个(去皮尖)。将肺以竹片签眼,每眼杏仁一个,麻扎住,安磁罐内重汤煮熟。去杏仁不用,只吃此肺。(《万病回春》)

4. 治人(音哑)无声 猪肺一个,生姜汁少片,煮熟切作片子。白及二十文,研为末,点啖猪肺吃。(《普济方》白及散)

5. 治虚痰 梨汁、藕汁、莱菔汁、人乳、童便各一碗,猪肺一个(不落水,人童便灌足)。和煎至汁存二碗半,炒米粉和为丸,每服五钱。(《卫生鸿宝》猪肺丸)

猪骨 zhū gǔ 《本草经集注》

【基原】 为猪科猪属动物猪的骨骼。

【原动物】 参见"猪胆"条。

【采收加工】 宰杀后，除去毛及内脏，剔去肉，留取骨骼，晾干。

【药材】 猪骨 Suillum Os 产于全国各地。

性状 头骨上颌骨侧面观呈直角三角形，吻部长而尖，眼眶倒卵形，牙齿 44 枚。四肢肢胯骨无髁臼孔（习称风眼）；股骨约长 23 cm，骨体微弯，股骨头呈半圆球形；胫骨呈三棱柱状，略弯曲，上端膨大，向下渐细，全体似船桨状。断面髓腔宽大，骨质薄显油性，呈污黄色，质坚实。气微腥。

【药理】 1. 抗炎、镇痛作用 猪筒状骨或蹄爪骨制取的骨宁注射液腹腔注射对大鼠蛋清性关节炎有抑制作用，有效成分为抗炎蛋白肽。骨宁注射液腹腔注射抑制酒石酸锑钾所致小鼠扭体反应。

2. 骨诱导作用 猪骨基质明胶（pBMG）植入人工致兔胫骨缺损处，能诱导缺损成骨。在体外组织培养中，pBMG 也可启动纤维结缔组织细胞向软骨细胞发生不可逆的分化。pBMG 的骨诱导作用的有效成分为猪骨形态发生蛋白（pBMP）。pBMP 是一种具有种属同源性、生物相容性好和抗原性小等特点的骨诱导因子。pBMP 体外诱导新生猪骨骼肌成骨，对成年鼠骨骼肌无效。pBMP 植入大鼠人工所致颅骨缺损处，促进新骨和骨髓形成。pBMP 用于切断后的犬牙，帮助牙髓内细胞形成骨样牙本质。含地塞米松、β-甘油磷酸钠和维生素 C 的改良体系可使 pBMP 体外诱导肌组织成骨加速，有助于钙化和软骨的形成。在大鼠腰椎缺损的 pBMP 骨诱导实验中加入纤维蛋白胶状物和自体网状骨，对 BMP 诱导成也有促进作用。

3. 其他作用 大鼠代谢试验表明猪骨制取的骨钙素，其骨钙能更有效地被动物利用。小鼠肌肉内植入 BMP，暂时性诱导新生造血骨髓。

【功用主治】 止渴，补虚，解毒。主治消渴，肺结核，产后风少，下痢，疽毒，牛皮癣。

1.《金匮要略》："治食诸果中毒。亦治马肝、漏脯等毒。"

2.《纲目》："频淬煎汁服，解归药毒。"

3.《王圣俞手集》："猪项上蜻蜓骨：烧灰，涂一切头项疽毒。凡脑疽、鬟发、对口等症，麻油调敷。"（引自《纲目拾遗》）

【用法用量】 内服：煎汤，60～180 g；或烧灰研末，每次6～9 g。外用：烧灰调敷；或煎油涂。

【选方】 1. 治三消渴疾 大枣四十九枚（去皮核），新莲肉四十九粒（去心），西木香一钱半，甘草二两（炙）。上用雄猪脊骨一尺二寸，同煎煮，用水五碗，于银石器煮，去肉骨，滤渣，取汁一碗，空腹任意呷服。忌生冷、盐、脏等物。以渐减去甘草一半，焙干末，米汤调服，不时。《三因方》猪脊汤）

2. 治下痢红白 腊猪骨，烧存性，研末，温酒调服三钱。《纲目》

3. 治肺结核 猪骨 250 g，鲜石油菜 60 g。加水 600 ml，煎到 400 ml，每日 1 次，分 3 次服。

4. 治渗出性胸膜炎 猪骨 60 g，水指甲 30 g。水煎服，每日 1 剂，分 2 次服。

5. 治小儿单纯性消化不良 猪骨（煅），研末。每日服 3 次，开水冲服。周岁内每次服 1.5 g，2 周岁每次服 3 g，3 周岁每次服 4.5 g，可类推。

6. 催乳 猪骨 150 g，鲜红旱莲（湖南连翘）60 g。每日 1 剂，水煎，分 2 次服。（3～6 方出自《广西药用动物》）

7. 治牛皮癣 将新鲜猪骨晒干，砸开骨髓腔，装入干馏器内，加热，收集馏液，冷却后即得。将患部洗净后，涂骨馏油一薄层，用

细带包裹，每日 1 次。（辽宁《中草药新医疗法资料选编》猪骨馏油）

猪胆 zhū dǎn 《别录》

【基原】 为猪科猪属动物猪的胆汁。

【原动物】 猪 Sus scrofa domestica Brisson 又名：豕《诗经》，彘《庄子》，豚《周礼》，豨《尔雅》，猏《纂文》。

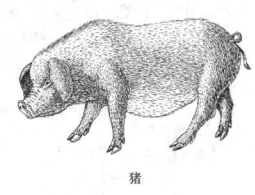

猪

猪的品种繁多，达 150 多种，形态也有差异。基本特征是：躯体肥胖，头大。鼻与口吻皆长，略向上屈。眼小。耳壳有的大而下垂，有的较小而前挺。四肢短小，4 趾，前 2 趾有蹄，后 2 趾有悬蹄。颈粗，项背疏生鬃毛。尾短小，末端有毛丛。毛色有纯黑、纯白或黑白混杂等。

杂食性家养性格温，繁殖力强，孕期约 4 个月。

全国各地均有饲养。

本动物的睾丸（豚卵）、毛（猪毛）、心脏（猪心）、肉（猪肉）、舌（猪舌）、血液（猪血）、胃（猪肚）、肝脏（猪肝）、肠（猪肠）、牙齿（猪齿）、肾脏（猪肾）、乳汁（猪乳）、肺脏（猪肺）、皮肤（猪肤）、骨骼（猪骨）、胰脏（猪胰）、脑髓（猪脑）、膀胱（猪脬）、脾脏（猪脾）、甲状腺体（猪靥）、蹄（猪蹄）、脊髓或骨髓（猪髓）、脂肪油（猪脂膏）、蹄甲（猪蹄甲）、腿肉腌制成品（火腿）、膀胱结石（肾精子）亦供药用，另设专条。

【采收加工】 宰杀后，剖腹取出胆囊，取胆汁鲜用或将胆囊挂起晾干，或在半干时稍稍压扁，再干燥之。

【成分】 猪胆汁中主要成分为胆汁酸类、胆色素、黏蛋白、脂类及无机物等，胆汁酸类成分：鹅脱氧胆酸（chenodeoxycholic acid），3α-羟基-6-氧代-5α-胆烷酸（3α-hydroxy-6-oxo-5α-cholanic acid）和石胆酸（lithocholicacid），它们几乎完全与甘氨酸结合而存在。另含猪胆酸（hyocholic acid）、猪去氧胆酸（hyodeoxycholic acid），3β，6α-二羟基胆烷酸（3β，6α-dihydroxycholanic acid）。

【药理】 1. 对中枢神经系统的作用 小鼠口服猪胆粉能延长硫喷妥钠诱导的睡眠时间，抑制印防己毒素所致惊厥；给家兔静脉注射能兴奋呼吸中枢。猪胆酸及其盐类有抗戊四唑惊厥作用。猪胆酸及其盐类和胆红素均有一定镇静素作用。

2. 对心血管系统的作用 猪胆汁精制提取物（主要成分为甘氨酸去氧胆酸）对离体蟾蜍心脏有兴奋作用。精制提取物静脉注射，对麻醉兔有降压作用，并能对抗肾上腺素所致血压升高。

3. 对消化系统的作用 鼠食饵中加入猪去氧胆酸（HDCA），防止胆固醇结石的形成。家兔静脉注射猪胆粉能促进结肠运动，增加肝血流。HDCA 尚能对抗鹅去氧胆酸所致肝损害。猪胆经口给予对大鼠盐酸-乙醇性或盐酸-阿司匹林性胃溃疡有保护作用。

4. 对呼吸系统的作用 猪胆汁灌胃抑制氨雾所致小鼠咳嗽，猪去氧胆酸钠也有镇咳作用。小鼠酚红法证明猪胆汁灌胃有祛痰作用。

5. 杀精子作用 猪胆汁及其所含成分有杀精效应，其中去氧胆酸钠的杀精作用最强。这与它们具有表面活性、促进脂类分解相关。

6. 抗过敏作用 猪胆汁抑制氯化苦（硝基三氯甲烷）所致小鼠耳接触性皮炎。冻干猪胆汁中提取的抗过敏蛋白质成分 Fr-1-D-1 对小鼠迟发型超敏反应有抑制作用。

7. 抗癌作用 猪胆酸钠体外抑制早幼粒白血病细胞 HL-

60 的增殖,并诱导 HL-60 细胞向终末方向分化。胆红素对恶性肿瘤株 W_{256} 也有抑制作用。

8. 抗氧化作用 从猪胆汁中提取的胆红素能抗脂质过氧化反应。生理浓度的胆红素能保护鼠肝细胞和人红细胞不被自由基破坏;在有白蛋白存在时,游离胆红素的抗氧化作用加强。

9. 其他作用 猪胆汁提取物或去氧胆酸钠(猪胆汁的有效成分)对体外培养人阴道毛滴虫有碎解作用。猪去氧胆酸可使喂饲高脂肪饲料的小鼠血清总胆固醇水平降低,但对莱克亨鸡和家兔的高脂固醇血症等无效,表明 HDCA 对血脂的作用有种属差异性。猪去氧胆酸能减轻 ECV_{304} 细胞的缺氧损伤。

毒性 汁粉对小鼠和大鼠的急、慢性毒性均较低。

牛、猪、羊的胆汁类及其盐类有相似的药理作用,胆汁酸及其盐类的药理作用可参见"牛胆汁"。

【药性】 苦,寒。归肝、胆、肺、大肠经。
1.《嘉祐本草》:"微寒。"
2.《本草图经》:"大寒。"
3.《汤液本草》:"味苦、咸,寒。"
4.《纲目》:"苦,寒,无毒。"
5.《本草汇言》:"入手足阳明经。"

【功用主治】 清热,止咳,明目,通便,解毒。主治咳嗽,百日咳,哮喘,目赤,目翳,便秘,泄痢,黄疸,喉痹,聤耳,痈疽疔疮,鼠瘘,湿疹,头癣。
1.《别录》:"主伤寒热渴。"
2.《本草拾遗》:"主温邪病,下脓血不止,干呕,羸瘦,多睡,面黄者。又主瘦病,咳嗽,大便不通,小儿头疮。"
3.《本草图经》:"主骨热劳极,伤寒及渴疾,小儿五疳,杀虫。"
4.《纲目》:"通小便,敷恶疮,杀疳蛋,治目赤目翳,明目,清心脏,凉肝脾。"
5.《本草求原》:"清心through脉,补肝胆以和阴,滑润直达下焦,令肝血和风静,治里寒外热,厥逆无脉,干呕而烦,或泻或止,久不下,伤寒便出通小便,导大便,止痢,止渴;治喉风闭,胆皮去目翳,治大蛇毒。"
6.《随息居饮食谱》:"补胆清热,治热痫,通热秘,治厥、癫疾。"
7.《青岛中草药手册》:"清热解毒。治百日咳,气管炎,黄疸腹胀,疔疮。"

【用法用量】 内服:煎汁,6～9 g;或取汁冲,每次 3～6 g;或入丸、散。外用:涂敷,点眼或灌肠。

【选方】 1. 治支气管炎 ① 猪胆 15 g,陈皮 15 g,甘草 3 g。共研末,装入胶囊内,每日分 3 次服。(《广西药用动物》)② 慢性气管炎:猪胆粉、地龙、清半夏、桔梗各 31 g。共研细粉,装入胶囊,每粒 0.3 g。每服 4 粒,每日 3～4 次,10 日 1 个疗程。(《山东药用动物》)
2. 治百日咳 猪胆 1 个,白糖拌服。1～2 岁分 10 次服,3 岁以上分 6 次服,每日 2 次。(《广西药用动物》)
3. 治老人咳嗽,咯吐黄脓痰,口苦舌干,大便干燥,微热,或鼻塞流浊涕,舌质红,脉沉数 猪胆一枚新鲜者,取胆汁,生蜂蜜一至二味混合,加热至熟。每日早晚空心时以开水送服二匙。(《养老奉亲书》猪胆蜂蜜方)
4. 疗目赤痛及胎赤 用猪胆和盐绿五分,点眦。(《外台》引《广济方》)
5. 治赤眼眦肉,睑内生疮,目多泪出 猪胆一枚,川朴硝一分,黄连一分(去须捣为末),龙脑三大豆大。上件药,都研细为散,与胆汁相和,浸经一宿,日二三度点之。(《圣惠方》)
6. 治阳明病津液内竭,大便硬,不可攻 大猪胆汁一枚,泻汁,和少许法醋,以灌谷道内,如一顿饭,当大便出宿食恶物。(《伤寒论》猪胆汁导法)

7. 治少阴病,下利脉微者,与白通汤,利不止,厥逆无脉,干呕烦者 葱白四茎,干姜一两,附子一枚(生,去皮,破八片),人尿五合,猪胆汁一合。上五味,以水三升,煮取一升,去滓,内胆汁,入尿,和令相得,分温再服。(《伤寒论》白通加猪胆汁汤)
8. 治胆囊炎 经煎干的猪胆汁 30 g,姜黄 30 g,郁金 30 g。共研末。每日 3 次,每次服 9 g,用茵陈 30 g,煎水冲服。(《广西药用动物》)
9. 治咽喉肿痛 腊八猪胆一二个,用枯矾五钱、茄柴灰五钱,共人胆,装满吹干。吹些须即愈。(《鲁府禁方》吹喉散)
10. 治中耳炎 将猪胆放入猪胆汁内,浸泡 1 夜,取出晒干,研末。用时先把耳内脓液揩干,然后吹入药粉。(《广西药用动物》)
11. 治乳痈,乳房红肿,未化脓 猪胆汁、红糖不拘,兑水少许,共熬成膏,摊布上敷患处。(《中医验方》)
12. 治发背疔疖 腊月猪胆一个,装隔石灰阴干,以紫花地丁放在铁罐里炒成灰,再以新猪胆一个调前药。先用茶清洗净,以鹅翎扫疮上。(《卫生易简方》)
13. 治破溃型淋巴结结核 猪胆汁 500 ml,青黛、黄柏粉各8 g。将猪胆汁加热浓缩至 1/2 时(成膏状),加入青黛、黄柏粉,搅匀,干燥后研成细粉,每服 1.5～2 g,每日 3 次,小儿酌减。外用,取粉末撒布患处,纱布或脱脂棉作引流,每日换药 1～2 次。(《山东药用动物》)
14. 治臁疮并脚腿血凡疮 用猪胆同黄蜡成膏。先以茶清洗疮净,却用厚纸摊药贴上。(《卫生易简方》)
15. 治闭塞性脉管炎 猪胆 100 个,黄柏粉、青黛各 62 g,轻粉、蟾酥各 62 g。先用铝锅浓缩猪胆汁至半量,后加入上药续熬 20 分钟,再加入蜂蜜,搅拌均匀,备用。隔日上敷患处 1 次。破溃处每日敷 1 次。(《山东药用动物》)
16. 治痔疮 猪胆七枚,取汁,炭火熬成膏,用单纸摊敷。须先用槐根水白皮煎汤温洗,然后敷药。(《直指方》猪胆膏)
17. 治黄水疮(《外台》)用治烫火疮 雄猪胆一个,入黄柏一两浸,焙干为末,掺之。或用井花水调搽。(《疡医心得集》)
18. 治诸般痫癎 半夏一两(汤洗七遍),猪胆汁三个,取汁浸半夏于瓷器中,晒干,切片焙燥,为细末,生姜自然汁煮面和丸,如梧子大,每服五七丸至十九,煎麦门冬熟水下,食后临卧各一服。(《小儿卫生总微论方》猪胆半夏丸)
19. 治头癣(包括黄癣、白癣) 猪胆 1 个取汁,雄黄 9 g。雄黄为末,以猪胆汁调成糊状,涂患处。(《内蒙古药用动物》)

【临床报道】 1. 治疗急性肠胃炎、菌痢等 ① 用新鲜猪胆汁 100 ml,加入绿豆粉 500 g 混合搅拌,制成药丸(绿胆丸)。成人每次 6～9 g,儿童每次 3 g。治疗急性胃肠炎 31例,治愈 28 例,好转 2 例;慢性肠炎 4 例,治愈 2 例,好转 1 例,无效 1 例;小儿单纯性消化不良 4 例,治愈 3 例,好转 1 例,卡他性肠炎 3 例,好转 1 例,无效 2 例;慢性结肠炎 7 例,治愈 3 例,好转 2 例,无效 2 例;泌尿系感染 13 例,治愈 12 例,好转 1 例。遇有脱水现象者仍需补液。部分病例在用药 1～2 日内即出现疗效,并无副作用。② 取猪胆汁 50 ml,酵母粉 100 g,拌匀,制成丸剂,每丸 0.5 g。共治 30 例,26 例痊愈,4 例明显好转。治愈日数,最短者 2 日,最长者 10 日。
2. 治疗慢性气管炎 用猪胆汁、银杏叶加工制成"复胆片",每片含浸膏 0.25 g,每次口服 4 片,每日 3 次。治疗慢性气管炎 100 例,临控 32 例,显效 45 例,有效 18 例,无效 5 例,总有效率 95%。
3. 治疗百日咳 ① 采用猪胆汁粉剂、糖浆和流浸膏等。胆汁粉剂,6 个月以内每次 0.2 g,每日 1～2 次;6 个月至 1 岁每次 0.3 g,每日 2 次;1～4 岁每次 0.4 g,每日 2 次;4～7 岁每次 0.5～0.6 g,每日 2 次。胆汁流浸膏,1～2 岁每次 1.5～2.0 ml,2～4 岁

每次 2～3 ml,4～6 岁每次 3～4 ml,均每日 3 次,食后服。7.7%
猪胆汁糖浆,6 个月以下每次 5 ml,6 个月至 1 岁每次 8 ml,1～4
岁每次 10 ml,4～7 岁每次 13～15 ml,日服 2 次,连服 3～5 日。
共治 1 215 例,一般服后 2～4 日开始生效,疗程为 5～14 日,总有
效率 62%～67%。②用新鲜猪胆汁 2 份,百部 3 份,白糖 25 份,
制成丸药,如梧子大,日服 3 次,1～3 岁每次服 2 丸,4～6 岁每次
服 4 丸。治疗 250 余例,2 星期内治愈率达 95%以上。

4. 治疗传染性肝炎　用猪胆片(含猪胆粉约 0.2 g)每次
1～2 片,每日 3 次;治疗传染性肝炎 32 例(其中黄疸型 7 例),治疗
后食欲不振、腹胀、乏力、肝区疼痛等自觉症状均有明显改善,7 例
黄疸型患者 1 星期后黄疸全部消失;26 例肝肿大者,经治疗后恢复
正常者 13 例,不同程度缩小者 5 例;肝功能检查,有前后对照者 14
例,治疗后对麝香草酚絮状及氨基转移酶等指标,均有较明显的改善。

5. 治疗单纯性消化不良　用 3%的猪胆汁糖浆,6 个月以
下每日 4 ml,6 个月～1 岁 6 ml,1～4 岁 8 ml,4～7 岁 10 ml,分
3～4 次内服。可连用数日,无任何副作用。治疗 81 例,治愈 71
例,好转 7 例,无效 3 例。病程以 2～4 日为多,最长者为 5 个月。
用药后多在 2～4 日见效。按:猪胆汁能溶解胆酸并助其吸收,
从而减少肠内易于腐败物质之产生,故能发挥良好的治疗作用。

6. 治疗甲周炎、毛囊炎、溃疡等外科感染　①用新鲜猪胆,
将患指(趾)纳入胆囊内,使创面浸于胆汁中,夏季每日换 1 个,冬
季隔日换 1 个。共治 20 余例,一般在治疗 7 日内均可痊愈。②用
胆汁结晶 5 g,滑石粉 20 g,苯甲酸钠 1 g,凡士林 74 g,配制成胆汁
膏。用治汗腺炎、毛囊炎、痈肿、慢性溃疡等,共治 34 例,疗效
较好。

7. 用于妇产科各种手术及炎症感染　①用猪胆汁、黄芩素
制成注射剂,每次肌内注射 2 ml,每日 2 次;曾用于卵巢肿瘤切除、
宫外孕手术、绝育手术等术后感染及慢性盆腔炎、尿路感染等疾
病计 200 例,代替抗生素,有效率为 92%。②取鲜猪胆汁、白矾制
成粉剂作宫颈喷撒,曾试治慢性宫颈炎 100 余例,有一定效果。

8. 治疗滴虫性阴道炎、宫颈炎　①用胆汁提出物 50 mg,制
成栓剂,隔日上药 1 次,5 次为 1 个疗程。共治滴虫阴道炎患者
1 452 例,治疗 2 个疗程,滴虫镜检转阴率为 97.5%。②用苦胆
粉、枯矾,加适量滑石粉、蜂蜜,制成胆矾丸,如枣核大。用治宫颈炎
患者阴道冲洗后放入,每日 1～2 次,每次 1 个。共治 237 例,治愈
232 例,占 97.9%,好转 5 例,占 2.1%。

9. 治疗砂眼　①取鲜猪胆过滤使呈清亮溶液,用生理盐
水稀释成 10%浓度,高压消毒后点眼。治疗沙眼患者 39 例,每次
每眼 1 滴,每日 3 次,10 日为 1 个疗程。痊愈及基本痊愈率为
66.7%,较对照组用黄连液点眼的治愈率为高。②用 10%的猪胆
汁,对 5 所小学的学生进行治疗,每日上下午各点 1 次,每次 1～2
滴,连续用药 10 日。共治 1 000 余例,有效率达 61.3%。

10. 治疗慢性化脓性中耳炎　①取鲜猪胆汁烘干研粉,加等
量或 2 倍明矾粉拌匀。使用前先用过氧化氢溶液水渍洗外耳道,
拭干后将胆矾均匀喷入鼓膜穿孔处。治疗一般化脓性中耳炎及骨
质破坏和胆脂瘤者共 149 例,计 163 耳,耳。3 次喷药治疗后干
耳率为 75.2%,全部病例的干耳率为 96%。治疗次数平均为
3.2 次。②用鲜猪苦胆 1 枚,将黄连粉 1 g,冰片 0.3 g,研细装入
苦胆内搅匀,浸泡 24 小时后备用。治疗时先用过氧化氢冲洗耳
道,后滴入苦胆汁数滴,每日 2～3 次。共治 123 例,2～3 日痊
愈者 38 例,3～5 日痊愈者 74 例,5～7 日痊愈者 11 例。

11. 治疗痄腮　猪胆适量,取汁,用干燥箱或日晒干燥成膏
状,备用。将猪胆膏摊于厚布或硬纸上,贴敷患处,以胶布固定。
每日 1 次,2 次为 1 个疗程。结果,106 例中,除 1 例无效外,余皆
获愈。其中敷药 1 次者 93 例;2 次者 12 例。

12. 治疗淋巴结核　取猪苦胆(去皮)500 g,食醋 6 500 g,松

香 30 g。将猪胆汁与食醋混匀后置铁锅中,文火煎熬,经 3～4 小
时成膏状,兑入松香末和匀,装瓶备用。用法:外敷时药膏应与所
触及的淋巴结大小相近,尽量不选及健康皮肤。已溃或未溃者加
有脓控及窦道者可用其做成纱条引流。最初应每日换
药,以后每 2～3 日换药 1 次。有脓者应每日换药。在敷药同时,
可服用抗痨药物。经治 53 例全部有效。轻者半个月即可奏效,一
般 2 个月内治愈或好转。

13. 用作通便剂　新鲜猪胆汁经高压蒸气消毒或煮沸消毒 10
分钟,冷藏。成人 60～100 ml,儿童 30～40 ml,加温至 37℃左右
作保留灌肠。试用于腹部手术后及产妇便秘、手术后气虚、麻痹性
肠梗阻等患者,计 394 例,多数患者经 30 分钟后可排便,少数患者
需延长至 2 小时。便量多而自感舒适者 382 例。6 例肠梗阻患者
应用胆汁灌肠后,梗阻现象在短时间内解除,未采用其他方法
处理。

14. 治疗痔疮　每周用新鲜猪胆 1 个,用浓白糖水送服;并每
晚用温开水熏洗肛门。治疗痔疮 50 例,治愈 48 例,好转 2 例,治
疗时间最长 5 星期,最短 3 星期。

【各家论述】 1.《纲目》:"方家用猪胆,取其寒能胜热,滑能
润燥,苦能入心,以泻去肝胆之火也。"

2.《本草汇言》:"猪胆汁主伤寒里热燥渴,润大便火结之药
也。日尚』:按经曰,热淫于内,寒以胜之,苦以泄之,故申景方
以苇筒纳谷道二寸,以猪胆汁和醋少许,灌之。治伤寒里热枯渴,
大便不通,盖用苦酸寒滑而润燥通结也。又法少阴下利不止,厥逆
无脉,干呕烦渴,以猪胆汁入口中,以调寒热之逆者也。取人尿、
猪胆咸寒之物,于热剂之中,使其气相从,而无拒格之患矣。又治
霍乱病,吐下已断,汗出而厥,脉微欲绝者;以通脉四逆汤加猪胆汁
数匙主之者,盖阳气大虚,阴气独胜,纯与阳药,恐阴气拒格不得
入,故加猪胆汁之苦寒入心,以通脉和肝,亦使其气相从,不致拒格
也,此寒因热用,热因寒用之义耳。"

4651 **猪胰** zhū yí
（《药对》）

【基原】 为猪科猪属动物猪的胰脏。

【原动物】 参见"猪胆"条。

【采收加工】 宰杀后,剖腹,取出胰脏,鲜用或冷藏备用。

【成分】 含胰高血糖素(glucagon)、胰岛素(insulin)、胰酶
(pancreatin)等各种酶。

【药理】 1. 对消化系统的作用　胰酶是从猪、牛、羊等胰脏
中制取的含有胰蛋白酶、胰脂肪酶和胰淀粉酶的消化酶的混合粉
末,具有催化蛋白质、脂肪、淀粉水解作用,有助消化。胰脂酶即使
在小剂量也有控制脂肪的作用。从猪胰中可提取胰高血糖素增
加胆汁和胰液分泌;抑制组胺及胃泌素对胃液、肠液分泌的刺激;
抑制胃肠运动;降低胆囊张力;抑制肠黏膜对水盐的吸收。从猪胰
中分离提取的胰解痉肽(PSP)能抑制电刺激离体豚鼠回肠引起的
收缩、家兔和小鼠小肠的运动。PSP 还抑制大鼠和猫的胃酸分泌,
延缓犬或猪对蛋白质和糖的吸收。

2. 对代谢的影响　猪胰脏中提取的胰岛素(Ins)能降低血糖。
Ins 通过抑制脂肪酶而抑制脂肪分解,促进蛋白质合成,抑制蛋白
质分解。胰高血糖素作用与 Ins 相反,主要是升高血糖,也能活化
脂肪酶,促进肝脏对脂肪酸的代谢。

3. 抗炎消肿作用　从猪、羊、牛等胰脏制取的胰蛋白(tryp-
sin)和从猪胰制取的糜蛋白酶(chymotrypsin trypsin)有抗炎消
肿作用。猪胰蛋白酶尚能使纤溶酶原转化为纤溶酶,利于血肿的吸收。糜
蛋白酶、胰蛋白酶和激肽释放酶对紫藤素(carjurin)所致实验性
肿有抑制作用。糜蛋白酶对甲醛和蛋清性浮肿也有效。

4. 对心血管系统的作用　从猪胰制取的激肽释放酶(kal-
likrein, K)能舒张毛细血管和小动脉,血压下降,增加冠状动脉、脑

和视网膜等处的血流量。K能使猫和豚鼠皮肤血管舒张，但使兔耳静脉和胎儿脐动脉血管收缩。从猪胰制取的弹性酶(弹性蛋白酶,elastase)有抗动脉粥样硬化作用，增加心肌营养血流量，对异丙肾上腺素所致大鼠急性心肌缺血有保护作用。弹性酶对减压缺氧小鼠也有保护作用。胰高血糖素在大剂量时有儿茶酚胺样强心作用，使心收缩力增强，心率加快，心输出量及冠脉血流量增加。Ins在治疗链脲菌素性糖尿病大鼠的实验中，可见外源性Ins能纠正Ins缺乏所致代谢紊乱，但却使动物产生严重的血管损伤，并促进动脉粥样硬化形成。

5. 其他作用　弹性酶有调血脂作用，能增强脂蛋白脂酶活性，弹性酶也能降低公鸡的血浆胆固醇及游离脂肪酸。胰岛素对X线照射所致白细胞减少的小鼠的骨髓粒系祖细胞、骨髓有核细胞数及白细胞总数均有增加作用。

【药性】　甘,平。

1.《药对》:"平。"

2.《本草经疏》:"寒。"

3.《纲目》:"甘,平,微毒。"

【功用主治】　益肺,补脾,润燥。主治肺痿咳嗽,肺胀喘急,咯血,脾虚下痢,乳汁不通,手足皲裂,糖尿病。

1.《药对》:"下乳汁。"

2.《本草拾遗》:"主肺痿咳嗽,和枣肉浸酒服之。亦能主疬瘰羸瘦。"

3.《本草图经》:"主肺气干胀喘急,润五脏,去皲疱野皶。"

4.《本草求原》:"除肾热邪毒垢腻,润肺。治脾虚冷利,舌上生疮,腹鸣心闷,脚酸痛,经闭无力,两肋虚肥,五膈,手足唇裂。"

5.《本经逢原》:"同明黄连等药,治霉疮。"

6.《随息居饮食谱》:"润燥,涤垢,化痰,运食,清胎,泽颜,止嗽。"

【用法用量】　内服:适量,煮食或煎汤。外用:捣涂。

【宜忌】　《本草图经》:"多食之损阳。"

【选方】　1. 治一切肺病,咳嗽脓血不止　猪胰一具,削薄竹筒盛,于慢火中炮令极熟,食上吃之。《食医心镜》

2. 治肺气喘急,睡卧不安,兼治经年嗽病　猪胰三具(细切),大枣五枚(去核)。上二味,以无灰酒五升,浸经三日。每服,不计候,温服一小盏。《圣惠方》猪胰酒

3. 治肺损,咳血咯血,肺痿　猪胰切片,煮熟,蘸苡仁末,空心服;如肺痈,米饮调下。《寿世青编》猪胰片

4. 治癖块(痰癖气滞之病,在皮里膜外者)　延胡索为末,猪胰一具,切块炙熟,蘸药食之。《四科简效方》

5. 治疗疮久不瘥,此是脾气不足,暴冷入脾,舌上生疮,饮食无味,纵吃食下还咽,小腹雷鸣,时时心闷,干皮细起,膝胫酸痛,两耳虚沉重,渐渐劣重,成鬼气;及妇人血气不通,逆饭忧烦,常行无力,四肢不举;丈夫痃癖,两肋虚胀,变为水气　猪胰一具,细切,青蒿叶半和刈,以无灰酒一大升,微火温之;趁热纳猪胰中,和蒿叶相共暖,使消尽,又取桂心一小两,另捣为末,纳酒中,又空腹取一小盏服之,午时夜间各再一服。忌热面、油腻等食。《海上集验方》

6. 治糖尿病　①新鲜猪胰1条。洗净,于开水中烫到半熟,以酱油拌食,每日1条。《山东药用动物》②猪胰300 g,淮山药200 g,生黄芪100 g。将猪胰烘干,共研粉制丸或压片。10岁以下患儿每次10 g,每日3次。可同时服用六味地黄汤。〔江苏中医杂志〕1985,(2);11〕

7. 治引生臖病　猪胰子一枚(五钱),薏仁五分,青盐一钱。共捣干下,令如泥,每点少许。《纲目》引《孙氏集效方》

8. 滋润手面　杏仁、花粉各一钱,猪胰子一个,红枣二枚(去皮、核),用好酒二杯浸之。早晚洗手面时擦之,皮肤光润。《同寿录》

9. 治鹅掌疯　猪胰一具(去油、勿经水),花椒三钱。上用好酒温热,将二味同浸二三日,取胰不时擦手,微火烘之。《景岳全书》

10. 治赤白癜风　猪胰一具。酒浸一时,饭上蒸熟食。不过十具。《纲目》引《寿域神方》

【临床报道】　治疗慢性气管炎　将猪胰绞碎,在60℃下减压干燥,加少量甘油,搅匀,再加淀粉制成丸剂,每丸5 g,含鲜猪胰9 g。早晚各服2丸,中午服1丸。10日为1个疗程。治疗117例,总有效率为88%。该药不仅对单纯型、喘息型有较好疗效,且对合并肺气肿者亦有疗效。

【各家论述】　1.《本草经疏》:"猪胰盖是甘寒滑泽之物,甘寒则津液生,滑泽则垢腻去,故主如是诸证也。"

2.《随息居饮食谱》:"凡妇人子宫脂满不孕及交合不节,而子宫不净者,皆宜蒸煮为肴,多食,自可受孕,妊妇食之,蠲胎垢,其儿出痘必稀。小儿食之,消积滞,可免疳、黄诸病。且血肉之品,无克伐之虞,虽频食亦无害也。所谓泽颜,止嗽者,非用以作面脂而治肺也。食此则痰垢潜消,无秽浊熏蒸之弊,容颜自泽,则咳嗽自平矣。"

4652 猪脑 zhū nǎo 《别录》

【基原】　为猪科猪属动物猪的脑髓。

【原动物】　参见"猪胆"条。

【采收加工】　宰杀后,除去毛及内脏,剖开头颅,取出脑髓部分,鲜用或冷藏备用。

【成分】　猪脑含磷脂(phosphatidyl ethanolamine)、卵磷脂(lecithine),脑活素(cerebrolisin),4-羟基苯乙醇(4-hydroxyphenylethanol)、神经胶质细胞成熟因子(glia-maturation factor)、脑钠素(brain natriureticpeptide)、神经肽(neuropeptide)Y, P物质等。

【药理】　1. 对中枢神经系统的作用　乳猪脑提取物体外促进胎鼠大脑皮层细胞神经元突起生长,并支持存活,还增强神经元内线粒体脱氢酶的活性。其作用与提取物中的神经营养因子成分有关。乳猪脑活性多肽腹腔注射对SAM-P/8脑快速老化大鼠的脑老化有治疗作用。

2. 对心血管系统的作用　给鼠脑室注射脑钠素(BNP),可抑制加压素的分泌和血管紧张素Ⅱ所致血压升高及摄水量增加,这些作用与心钠素的作用相似。从猪脑中提取的神经肽Y(NPY)直接促进血管平滑肌收缩,特别是小动脉。NPY增强血管平滑肌对其他缩血管物质的敏感性和刺激神经时引起的缩血管反应。NPY使离体兔心灌流量减少,心收缩力减弱;但对离体豚鼠心房有正性肌力和正性频率作用;对大鼠能使外周阻力升高,心输出量减少。给麻醉大鼠黑质内微量注射NPY,引起血压降低;外侧隔核内微量注射,引起血压升高、心率加快。

3. 对内分泌系统的影响　NPY能促进整体动物垂体分泌LH。NPY可直接作用于肾上腺皮质,促进大鼠球状带生长及醛固酮的分泌,提高正常大鼠血浆中醛固酮含量。给犬脑室内注射NPY,能使垂体增加分泌ACTH。给小鼠或大鼠静脉注射NPY,能促进胰岛素的基础分泌,但对葡萄糖诱发的胰岛素分泌有抑制作用。

4. 其他作用　猪脑提取的卵磷脂促进胆固醇和蛋白质的结合而降低血浆胆固醇。外周或中枢给予BNP,对大鼠缺血性脑水肿模型均有缓解脑水肿的作用。从猪脑提取的4-羟基苯乙醇对单胺氧化酶A有选择性抑制作用。NPY对大鼠的肾素释放有剂量依赖性的作用。给去卵巢大鼠第三脑室内注射NPY,可使其摄食量与饮水量增加。

【药性】　《纲目》:"甘,寒,有毒。"

【功用主治】　补髓,润肤。主治头风,眩晕,失眠,手足皲裂,冻疮。

1.《别录》:"主风眩、脑鸣及冻疮。"

2.《本草药性大全》:"治手足皲裂血出疼痛;若冬月冒涉冻凌,面目手足瘃坏汲热疼痛皆治。"

3.《纲目》:"主痈肿,涂纸上贴之,干则易。治手足皲裂出血,以酒化涂之。"

4.《本草求原》:"治风热入脑,眩鸣。涂瘫痹已破,疮口痛。"

5.《四川中药志》1960年版:"补骨髓,益虚劳。治神经衰弱,偏正头风及老妇眩。"

【用法用量】 内服:炖食或煎汤,适量;或作丸。外用:涂敷。

【宜忌】 1.《千金方》:"损男子阳道,临房不能行事。"

2.《随息居饮食谱》:"多食损人,患筋软、阳痿。"

3.《调燮类编》:"猪脑损阳,酒后尤不可食。"

【选方】 1. 治偏正头风 猪脑髓、明天麻蒸汤服。(《四川中药志》1960年版)

2. 治头被火久注,脑髓受伤,作痛不休,鼻流臭水不堪闻,恐成脑崩 香白芷四两(焙干),研加末,用牙猪脑髓四个,银锈拨去血筋,人磁碗盛之,放入笼内,蒸七日,蒸七夜,令脑髓蒸熟,同上药共捣烂,和匀作丸,如梧子大。每服五钱,一日三服,煮葱白十七根汤下。(《万氏家传点点白》秘传增补香芷丸)

3. 治痈疽 公猪脑子一个,放锅内,好陈醋泡透,文武火煮成膏药样。取出,细布摊,随疮大小贴之。先将小米泔水洗净疮上,贴膏二三日,揭看,内生肉芽,用小米泔煎洗,又贴三五日,肌肉长平。(《疡医大全》猪脑膏)

4653 猪脬 zhū pāo 《纲目》

【异名】 猪尿胞(《急救方》),猪胞(《圣济总录》),猪小肚(《本草汇言》)。

【基原】 为猪科猪属动物猪的膀胱。

【原动物】 参见"猪胆"条。

【采收加工】 宰杀后,刮去猪毛,剖腹,取膀胱,鲜用或晾干。

【药性】 甘、咸,平。归膀胱经。

1.《纲目》:"甘、咸,寒,无毒。"

2.《本草汇言》:"味甘,气平,无毒。"

3.《本草求原》:"咸,寒,引药入膀胱。"

【功用主治】 1.《纲目》:"主治梦中遗溺,疝气坠痛,阴囊湿痒,玉茎生疮。"

2.《本经逢原》:"治产妇伤膀胱。"

【用法用量】 内服:煮食、炙food,适量;或入丸、散。

【选方】 1. 治遗尿 猪脬一个。以糯米浸洗白净,入椒、盐于内,煮烂。切碎食,蘸茴香末吃,以好酒送下,空心临卧各吃一服,当饭为妙。(《古今医统》)

2. 治小儿床尿及产后损伤遗尿 猪脬、猪肚各一个,糯米半升。将米入脬内,又将脬入肚内,烂煮。入盐、椒匀,如饮食日常服。(《活幼全书》缩尿方)

3. 治遗尿,饮水不止 干猪脬十枚。上剪破出却气,去却系著处,用干盆子一只,烧胞烟尽,取出研令极细。每服一钱匕,温酒调下,不拘时候。(《圣济总录》甘露散)

4. 治疝气坠痛 猪脬一枚(洗),入小茴香、大茴香、破故纸、川楝子等分,填满;入青盐一块,缚定。酒煮熟食之,酒下。其药焙捣为丸服之。(《纲目》)

5. 治肾风阴囊痒 用猪尿胞火炙熟,空心吃,盐汤下。(《卫生易简方》)

6. 治玉茎上生疮臭烂 猪脬一个,连尿,去一半,留一半。用新砖两片,炭火煅新砖,将猪胞连尿于砖上焙,不住手来初放右两片砖上,轮流不歇,胞以尿干为度,研为末,入黄丹一钱。先用葱汤以鹅毛抹洗,以旧绵帛渗干,此药搽三次立见效。(《普济方》丹胞散)

4654 猪脾 zhū pí 《本草图经》

【异名】 联贴(《纲目》),草鞋底(《随息居饮食谱》),猪横利(《广西药用动物》)。

【基原】 为猪科猪属动物猪的脾脏。

【原动物】 参见"猪胆"条。

【采收加工】 宰杀后,刮去猪毛,剖腹,取出脾脏部分,鲜用或烘干。

【药理】 1. 免疫调节作用 猪脾制取的转移因子(TF)是一种介导细胞免疫的重要淋巴因子之一。猪脾 TF 口服或腹腔注射增强小鼠因环磷酰胺或荷瘤 S_{180} 而抑制的皮肤迟发型超敏反应(DTH)。小鼠口服乙肝特异性猪脾 TF 诱导实验小鼠对乙肝疫苗的 DTH,表明能转移抗原依赖性特异效应。猪脾 TF 与人脐带血 T 淋巴 E 细胞温育后能促进 E 玫瑰花结形成。结核特异性猪脾 TF 能转移对结核的细胞免疫功能,延长强毒感染的小鼠和豚鼠的存活时间。猪脾核糖核酸能提高 γ 射线照射引起的重度辐射损伤的小鼠机体免疫功能。

从猪脾制取的淋巴 E 细胞抑制因子抑制植物血凝素(PHA)诱导的人外周血淋巴 E 细胞(PBL)转化。猪脾制取的免疫抑制提取物超滤组分 SU₃ 对小鼠胸腺细胞和脾细胞的自发增殖、PHA 和细菌脂多糖(LPS)诱导的小鼠脾淋巴 E 细胞转化均有抑制作用。SU₃ 腹腔注射抑制小鼠 DTH 反应;低剂量时促进小鼠 B 细胞产生抗羊红细胞抗体(SRBC)特异抗体,高剂量时抑制。口服猪脾来源免疫抑制组分对小鼠巨噬细胞吞噬功能、DTH 及 SRBC 抗体生成均有抑制作用。猪脾浸液透析物肌内注射,提高肿瘤患者红细胞的免疫功能。

2. 抗肿瘤、抗突变作用 TF 能抑制 S_{180} 细胞的 DNA 合成和 S_{180} 移植瘤的生长。猪脾脏提取物在大肠杆菌 PQ₃₇ 和鼠伤寒沙门菌组氨酸缺陷型实验中,未显示遗传毒性;对多种致癌因子和诱导剂诱导的回复突变和 SOS 反应却有抑制作用,并抑制人瘤细胞。

3. 其他作用 口服猪脾来源免疫抑制组分,对巴豆油致小鼠耳郭肿胀和大鼠棉球肉芽肿有抑制作用。

【药性】 甘,平。归脾、胃经。

1.《纲目》:"涩,平,无毒。"

2.《随息居饮食谱》:"甘,平。"

【功用主治】 健脾,消积。主治脾虚食少,脾积痞块。

1.《本草经疏》:"主脾胃虚热。"

2.《本草药性大全》:"主脾积、除热。"

3.《药性考》:"消痞,并治疟疾。"

4.《本草求原》:"治积块。"

【用法用量】 内服:煮食,适量;或入散剂。

【选方】 1. 治脾胃虚热 猪脾、陈橘红、生姜、人参、葱白(切,拍之)。合陈米水煮如羹,去橘皮,空腹食之。(《本草图经》)

2. 治胃气弱,不下食,米谷不化 猪脾一具,猪胃一枚。上二味,净洗细切,入好米两合,如常法煮粥。空腹食之。(《圣济总录》猪脾粥)

3. 治脾积痞块 猪脾七个。每个用新针刺烂,以皮硝一钱擦之,磁器盛七日,铁器焙干,又用水红花子七枚,同杵为末。以无灰酒空肚调下。(《保寿堂经验方》)

4. 治脾脏肿大 猪横利(脾脏)1条,鲜白花甜根 30 g。煲水服。每日服 1剂,15 日为 1 个疗程。(《广西药用动物》)

4655 猪靥 zhū yè 《纲目》

【异名】 猪气子(《纲目》)。

【基原】 为猪科猪属动物猪的甲状腺体。

【原动物】 参见"猪胆"条。

【采收加工】 宰杀后，刮去猪毛，取出甲状腺体，鲜用或烘干。

【药理】 促进生长发育、增强机体代谢　猪甲状腺可用于制取甲状腺粉，其中主要有效成分为甲状腺素(T_4)和三碘甲状腺原氨酸(T_3)，两者通称为甲状腺激素(TH)。TH与腺垂体分泌的生长激素(GH)相互配合，共同促进机体的生长发育。TH基本作用之一是增强机体能量代谢，促进氧化反应，增加耗氧量，使产热增加。从猪甲状腺中尚可制取降钙素(CT)，CT有降低血中钙和磷的作用。微囊化猪甲状腺组织置入甲减模型大鼠体内，能提高大鼠甲状腺功能。

【功用主治】《纲目》："治项下瘿气。"

【用法用量】 内服：煮食，适量；或焙干研末，每日0.15 g。

【宜忌】 内服用量不宜过大。心脏病患者慎服。

《中药毒性防治》："① 严格控制猪靥的适应证及用量。据临床观察，猪甲状腺粉常用量应以每日90～160 mg为宜，初用量宜小，为一般用量的1/5～1/4(18～40 mg/日)，以后逐渐增加至90～160 mg/日。② 有严重循环系统疾病，如动脉硬化、高血压病、风湿性心脏病、冠心病、心绞痛者，宜慎用猪靥，以免引起心绞痛或心衰。③ 口服猪靥中毒者，即用生萝卜1 000 g，捣烂取汁频饮；若无生萝卜，可用干萝卜500 g，山楂250 g，水煎服。④ 若见嗜睡，甚至神志模糊，舌红苔黄，脉滑数者，可取安宫牛黄丸1粒，萝卜汁送服。"

【选方】 1. 治气瘤瘿　猪猪靥二七枚(炙)，半夏(汤洗去滑)二十二枚，人参一两。上三味，捣罗为散。每服温酒调一钱匕，临卧垂头吃。(《圣济总录》猪靥散)

2. 治瘿气　猪靥(焙)四十九枚，沉香二钱，真朱砂(罐煅)四十九粒，橘红四钱。共为末，临卧冷酒徐徐服二钱。(《医林集要》开结散)

4656 **猪蹄** zhū tí (《千金方》)

【异名】 猪四足《本草经集注》。

【基原】 为猪科猪属动物猪的蹄。

【原动物】 参见"猪胆"条。

【采收加工】 宰杀后，刮去猪毛，剁下脚爪，鲜用。

【药性】 甘、咸，平。归胃经。

1.《别录》："小寒。"

2.《日用本草》："味甘，微凉。"

3.《纲目》："甘、咸，小寒。"

4.《医林纂要》："甘、咸，平。"

5. 张秉成《本草便读》："入胃经。"

【功用主治】 补血，润肤，通乳，托疮。主治虚劳羸瘦，产后乳少，面皱少华，痈疽疮毒。

1.《别录》："主伤挞诸败疮，下乳汁。"

2.《本草图经》："主行妇人乳脉，滑肌肤，去寒热。"

3.《日用本草》："补中气，煮汁洗一切疮疽。"

4.《纲目》："煮羹，通乳脉，托痈疽，压丹石；煮清汁，洗痈疽，渍热毒，消毒气，去恶肉。"

5.《医林纂要》："补气血，养虚羸，疗风痹。"

6.《随息居饮食谱》："填肾精而健腰脚，滋胃液以滑皮肤，长肌肉可愈漏疡；助血脉，能充乳汁。较肉尤补。"

【用法用量】 内服：煎汤或煮食，适量。外用：煎汤洗。

【选方】 1. 治妇人产后无乳汁　① 猪蹄一只，治如常，白米半升。上煮令烂，取肉切，投米煮粥，著盐、酱、葱白、椒、姜，和食之。(《食医心镜》猪蹄粥)　② 母猪蹄二枚(切)，通草六两。以绵裹，煮作羹食之。(《经效产宝》)

2. 令面光泽洁白　大猪蹄一枚。上以水二升，清浆水一升，煮令烂如胶，夜用涂面，晓以水洗之，面皮光急矣。(《圣惠方》)

3. 治痈诸疽发背，或发乳房，初起微赤　母猪蹄两只，通草六分。以绵裹和煮作羹食之。(《梅师集验方》)

4. 治血友病，鼻衄、齿衄、紫癜　猪蹄1只，红枣10～15个。同煮至稀烂，每日1剂。(《山东药用动物》)

【各家论述】《本草经疏》："乳属阳明，阳明脉弱则乳汁不通。(猪四足)能益阳明经气血，故能下乳。"

4657 **猪髓** zhū suí (《纲目》)

【基原】 为猪科猪属动物猪的脊髓或骨髓。

【原动物】 参见"猪胆"条。

【采收加工】 宰杀后，剔出骨骼，取下髓部。

【成分】 猪髓含丰富的钙、酸性黏多糖和磷脂(phospholipid)，以及多种生物活性肽，有31肽、25肽等。

【药理】 一般药理　从猪脊髓提取的生物活性肽SCP-1能兴奋豚鼠离体回肠，引起收缩。另一种生物活性肽SCP-2静脉注射对麻醉大鼠有降血压作用。鲜猪骨提取的骨髓精为主制成的壮骨粉增加正常人血清钙水平，改善精神、睡眠、腰痛和心绞痛症状，血清胆固醇(TC)、低密度脂蛋白(LDL)及动脉硬化指数均下降。从猪骨髓提取的骨形态发生蛋白，植入小鼠股肌内，可诱导实验动物骨形成。

【药性】 甘，寒。归肾经。

1.《本草图经》："寒。"

2.《纲目》："甘，寒，无毒。"

3.《随息居饮食谱》："甘，平。"

【功用主治】 滋阴益髓，生肌。主治骨蒸劳热，遗精，带浊，消渴，疮疡。

1.《本草图经》："主扑损，恶疮。"

2.《纲目》："涂小儿解颅、头疮及脐肿、眉疮、病疥。服之，补骨髓，益虚劳。"

3.《药性切用》："补脊充髓。"

4.《本草求原》："通督命，补精髓，治劳伤骨蒸，疳疮。"

5.《随息居饮食谱》："补髓养阴。治骨蒸劳热，带浊遗精。宜为衰老之馔。"

【用法用量】 内服：煎汤，适量；或入丸剂。外用：捣敷。

【选方】 1. 治阴火，补肾水　黄柏(炒褐色)、知母(酒浸炒)各四两，熟地黄(酒蒸)、龟板(酥炙)各六两。上为末，猪脊髓(和)蜜丸。每服七十丸，空心盐白汤下。(《丹溪心法》大补阴丸)

2. 治诸疮口冷气不收　猪筒髓二个，松脂二钱，乳香、黄连、白及各二钱五分，铅丹五钱，黄蜡五钱。上捣研熔蜡和为膏，不拘时敷之。(《疡科选粹》猪骨膏)

3. 治小儿头疮及久不瘥疮　猪筒骨中髓，以腻粉和为剂，复纳骨中，火煨香熟取出。先以温盐水浴疮，乃敷之。(《海上名方》)

4. 治中搭手　猪骨髓，轻粉一分。用青布兜定，捶膏贴之。(《万氏秘传外科心法》生肌妙方)

5. 治烂脚臁疮　炉甘石四钱，上冰片一分，猪脚骨髓一副。上药先将甘石、冰片各研细末，和匀，再将猪骨髓捣烂，以前二味药末和入，捣匀，贮磁碗。将患处腐脓用弱纸揩拭干净，以前药薄薄敷满，每日一换。忌食发气各物。(《经验奇方》)

4658 **猪毛菜** zhū máo cài (《河北中药手册》)

【异名】 扎蓬棵(《河北中药手册》)，刺蓬(《甘肃中草药手册》)，三叉明棵、猪毛缨(《河南中草药手册》)，叉明棵(《内蒙古中草药》)。

【基原】 为藜科猪毛菜属植物猪毛菜的全草。

【原植物】 猪毛菜 *Salsola collina* Pall. [*S. chinensis* Gdagr.]

一年生草本，高30～100 cm。茎自基部分枝，枝互生，淡绿色，有红紫色条纹，生稀疏的短硬毛。叶片丝状圆柱形，长2～

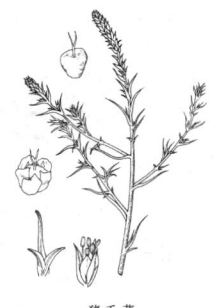

5 cm，宽 0.5～1.5 mm，生短硬毛，先端有硬针刺，基部边缘膜质，稍扩展而下延。穗状花序，生枝条上部；苞片宽卵形，生卵片有硬针刺；小苞片 2，狭披针形，比苞被长，苞片及小苞片与花序轴紧贴；花被片 5，膜质，披针形，长约 2 mm，结果时自背面中上部生鸡冠状突起；花药短圆形，顶部无附属物；柱头丝形，长为花柱的 3～4 倍。胞果倒卵形，果皮膜质。种子横生或斜生，先端平。花期 7～9 月，果期 9～10 月。

猪毛菜

生于村边、路旁、荒地戈壁滩和含盐碱的沙质土壤上。分布于华北、东北、西南、西北及江苏、安徽、山东、河南等地。

此外，与本品同等入药的另有一种无翅猪毛菜 S. komarovii Iljin，与本品的区别在于：植株较短小，茎、枝有条纹；叶片半圆柱形，互生；苞片线形，长于小苞片，小苞片长卵形，长于花被，果时增厚，紧贴花被；花被片背面中上部有篦齿状突起，外形成杯状；柱头长为花柱的 3～4 倍。胞果直径 2～2.5 mm。生于海滨、河滩砂质土地。分布于东北及河北、江苏、浙江、山东。

【采收加工】 7～9 月开花时割取全草，晒干，打成捆，备用。

【药材】 猪毛菜 Salsolae Collinae Herba 产于东北、华北及山东、江苏、安徽等地。

性状 全草黄白色。叶多破碎，完整叶片丝状圆柱形，先端有硬针刺。花序穗状，着生于枝上部，苞片硬，卵形，顶部延伸成刺尖，边缘膜质，背部有白色隆脊；花被片先端向中央折曲，紧贴果实，在中央聚成小圆锥体。种子直径约 1.5 mm，先端平。

鉴别 花粉粒 在扫描电镜下观察：花粉粒直径 1.4～19.9 μm，圆形，轮廓线波浪状。孔 36～44 个，孔径 1.15～2.77 μm，孔间距离 2.26～2.99 μm。孔具膜，膜上小刺 10～28 个。

取本品粉末 5 g，加氨水润湿，氯仿 20 ml 浸泡过夜，滤过。滤液挥去氯仿，以 1% 盐酸 2 ml 溶解，放入试管中，滴加改良碘化铋钾试液，立即产生红棕色沉淀（检查生物碱）。

【成分】 全草含蔗糖，D-葡萄糖、D-果糖，肌醇（my-oinositol）、D-甘露醇，葡萄糖和果糖的乙酯，甾醇糖苷（sterol glyco-sides），三甲铵乙内盐（glycine betaine）、生物碱（alkaloid）。地上部分含甾醇类成分：豆甾醇（stigmasterol），菜油甾醇（campesterol）、胆甾醇（cholesterol）、β-谷甾醇（β-sitosterol），还含黄酮类成分：异鼠李素（isorhamnetin）、小麦黄素（tricin），水仙苷（narcissin），槲皮素-3-O-β-D-吡喃葡萄糖苷（quercetin-3-O-β-D-glucopyranoside），异鼠李素-3-O-β-D-吡喃葡萄糖苷（isorhamnetin-3-O-β-D-glucopyranoside），4'-β-D-呋喃芹菜糖基-5，7-二羟基-3'，5'-二甲氧基黄酮（4'-β-D-apifuranosyloxy-5，7-dihydroxy-3'，5'-dimethoxyflavone），小麦黄素-7-O-β-D-吡喃葡萄糖苷（tricin-7-O-β-D-glucopyranoside），苏海松-4'-O-（β-愈创木酚基甘油）小麦黄素〔threo-4'-O-（β-guaiacylglycyl）tricin〕,古柯-4'-O-（β-愈创木酚基甘油）小麦黄素〔erythro-4'-O-（β-guaiacylglycyl）tricin〕。

【药理】 1. 降压作用 猪毛菜水浸膏对麻醉犬、兔与猫静脉注射有降压作用。其降压不产生快速耐受现象。在降压剂量时即对心脏有抑制作用，心电图示 ST 段降低。

2. 中枢抑制作用 猪毛菜水浸膏对小鼠防御性运动条件反射有抑制作用，但无分化解除现象。猪毛菜可加速阳性条件反射消退过程。水浸膏皮下注射减少小鼠自发活动，延长戊巴比妥钠催眠时间，并使非催眠剂量的水合氯醛产生催眠。

3. 保肝作用 猪毛菜地上部分乙醇渗漉提取物灌服，对大鼠四氯化碳所致肝损伤有保护作用，能抗肝脏坏死，促进肝脏结构正常化。猪毛菜提取物中的活性物质如甾醇糖苷、甘氨酸、甜菜碱等使四氯化碳诱导的肝损伤大鼠肝组织恢复正常，抑制脂质过氧化，活化谷胱甘肽依赖系统等。

毒性 猪毛菜水浸膏对小鼠皮下注射的 LD_{50} 为 56 g/kg。大鼠腹腔注射 8 g/kg 即可致死。家兔灌服 40 g/kg 未见毒性反应，但 80 g/kg 可见死亡。

【药性】 淡，凉。

1.《河北中药手册》:"淡,凉."

2.《甘肃中草药手册》:"甘,凉."

【功用主治】 平肝潜阳，润肠通便。主治高血压病，头痛，眩晕，失眠，肠燥便秘。

1.《河北中药手册》:"降血压。治高血压病，头痛."

2.《安徽中草药》:"润肠通便."

【用法用量】 内服：煎汤，15～30 g；或开水泡后代茶饮。

【选方】 1. 治原发性高血压病 ① 猪毛菜 15～30 g。水煎服或经沸水烫后当菜吃。连服 5～6 月，对早期患者效果显著。（《青海常用中草药手册》）② 猪毛菜 60 g，益母草 30 g，黄精 30 g，丹参 15 g。水煎服。（《西宁中草药》）

2. 治高血压病头晕、失眠 猪毛菜 90 g，玉米须 45 g，蚯蚓 15 g。水 5 kg，煎熬至 1 500 ml。每服半小碗，每日服 3 次。或猪毛菜 30 g，水煎，分 2 次服，每日服 1 剂，连续服用。（《河南中草药手册》）

3. 治习惯性便秘 猪毛菜 60 g。煎水代茶。（《安徽中草药》）

4659 猪毛蕨 *zhū máo jué*《云南中草药选》

【异名】 绿皱山虎、大跳菜、青竹标《云南中草药选》，骨碎补《广西药用植物名录》，爬岩龙《贵州中草药名录》。

【基原】 为水龙骨科密网蕨属植物光亮瘤蕨的根茎。

【原植物】 光亮瘤蕨 Phymatodes cuspidata（D. Don）Alston〔Polypodium cuspidatum D. Don〕 又名：光亮弗蕨《中国主要植物图说·蕨类植物门》，光亮密网蕨《中国高等植物图鉴》。

植株高 60～100 cm。根茎肉质，横生，粗约 1 cm，与叶柄基部被褐色、卵圆形、边缘不整齐的大鳞片。叶远生：叶柄长 30～40 cm，淡棕色，基部以关节着生于根茎；叶片近革质，长圆形或长圆状披针形，长 40～60 cm，宽 20～30 cm，单数一回羽状；羽片 2～10 对，线状披针形，上部的互生，下部的对生，斜展，宽 2～3 cm，近于无柄；先端的披针形，长 15～25 cm，宽 2～3 cm，渐尖头，先端长尾状，基部楔形而稍下延，全缘，有软骨质边；叶脉不明显，小脉网状，内藏小脉分叉而先端呈棒状；孢子囊群圆形，在中脉两侧各成 1 行。

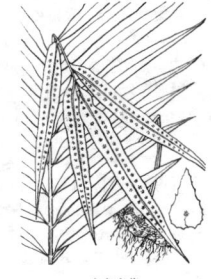

光亮瘤蕨

生于海拔 250～1 500 m 的疏林下向阳的石灰岩上。分布于广东、广西、海南、贵州、云南、西藏等地。

【采收加工】 全年均可挖取，除去须根，鲜用或晒干用。

【药性】《全国中草药汇编》:"涩,温。有小毒."

【功用主治】 活血止痛，接骨消肿。主治跌打损伤，骨折，腰腿痛，无名肿毒。

1.《全国中草药汇编》:"活血，止痛，接骨，消肿。主治跌打损伤，骨折."

2.《中国药用孢子植物》:"活血,止痛,接骨,消肿,补肾。治骨折,跌打损伤,肾虚牙痛,肾虚耳鸣,腰腿痛等。"

3.《广西民族药简编》:"水煎服,治感冒发烧,咳嗽,头痛,关节痛,捣烂敷患处,治无名肿毒,骨折。"

【用法用量】 内服:煎汤,5~9g,大剂量可用至15g。外用:研末酒调敷。

【宜忌】《广西民族药简编》:"忌吃酸、萝卜等食物。"

4660 猪仔笠 zhū zǐ lì
《《生草药性备要》》

【异名】 山葛(《生草药性备要》),大力牛(《岭南采录录》),雀瑚珠、鸡头薯(《广州植物志》),鸡心薯、鸡头子、凉薯(《广西中药志》),山氐薯(《广西中草药》),地草果(《全国中草药汇编》)。

【基原】 为豆科鸡头薯属植物猪仔笠的块根。

【原植物】 猪仔笠 Eriosema chinense Vog. 又名:毛瓣花(《中国主要植物图说·豆科》),岗菊(《广州部队《常用中草药手册》)。

直立草本,高15~50cm。块根纺锤形或球形,干时黑色。茎被棕色长柔毛和灰白色短柔毛。单叶互生:叶片长圆形或披针形,长3~6cm,宽5~15mm,先端钝,基部圆形,两面有白色短柔毛,下面沿叶脉有棕色长柔毛。总状花序腋生,

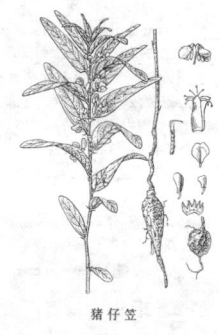

猪仔笠

具花1~2朵:苞片线形,有棕色柔毛;花萼钟形,萼齿5,披针形,外面有白色长柔毛;花冠黄色,长约7mm;雄蕊10,二体;子房密生白色长硬毛。荚果菱状椭圆形,有棕色长硬毛。种子2,小,肾形,黑色。花期5~9月,果期6~11月。

生于无荫山坡草地、干旱山顶。分布于福建、广东、广西、海南、贵州、云南等地。

【采收加工】 7~9月采挖,多为鲜用,亦可切片、晒干。

【药材】 猪仔笠 Eriosematis Chinensis Radix 产于广东、海南、广西、云南等地。

性状 块根类圆形,呈圆锥形,长4~7cm,直径2~4cm;末端细长,木质化。表面深棕色,有短横列的皮孔和少数支根痕。干燥根表面灰褐色,密布不规则的皱纹。质软而韧,切断面外部淡褐色,内部类白色,带纤维性。气微,味微甘。

【药性】 甘、平。

1.《生草药性备要》:"味甘,性温,无毒。"

2.《本草求原》:"甘,平。"

3.《广西中药志》:"味甘淡,性平无毒。"

【功用主治】 清肺化痰,消积,消肿。主治肺热咳嗽、肺痈、痢疾,食积不消,阴囊积水,跌打肿痛。

1.《生草药性备要》:"止咳化痰,润肺滋肾。"

2.《广西中药志》:"清心肺,生津止渴。治肺热咳嗽,湿热腹痛。"

3.广州部队《常用中草药手册》:"凉血消肿。主治伤风咳嗽,上呼吸道感染,发热烦渴,跌打损伤。"

4.《贵州草药》:"治痰火上升,久痢不止,病后虚弱,心烦,口苦,潮热发躁。"

5.《全国中草药汇编》:"清热解毒。主治肺脓疡。"

【用法用量】 内服:煎汤,10~15g;或炖肉。外用:鲜品捣敷。

【宜忌】《广西中药志》:"虚寒忌服。"

【选方】 1. 治新染痰火症 猪仔笠煲猪精肉食。

2. 治红白痢 猪仔笠同木棉花煲猪精肉食。(1、2方出自《生草药性备要》)

3. 治消化不良,食欲不振,胃痛,嗳气反酸,恶心呕吐 地草果(干品)9~15g。水煎服,每日服2次。(《文山中草药》)

4. 治阴囊积水 猪仔笠根24g。水煎,调酒少许服。(《福建药物志》)

5. 润颜益寿 猪仔笠加童便、姜汁、黄酒、益(《岭南采录录》)作"盐")水,十蒸九晒,服之。(《生草药性备要》)

4661 猪屎豆 zhū shǐ dòu
《《广西本草选编》》

【异名】 白猪屎豆(《中药材》),野苦豆、大眼兰(广州部队《常用中草药手册》),野黄豆草、猪屎青、野花生(江西《草药手册》),大马铃(《广西本草选编》)。

【基原】 为豆科猪屎豆属植物猪屎豆的全草。

【原植物】 猪屎豆 Crotalaria pallida Ait.〔C. mucronata Desv.〕 又名:椭圆叶猪屎豆(江西《草药手册》),三圆叶猪屎豆(南药《中草药学》)。

直立矮小灌木。茎枝被紧贴的短柔毛。叶互生,三出复叶:叶柄长2~4cm,被密毛;托叶细小,刚毛状而早落;小叶片倒卵状长圆形或窄椭圆形,长3~5cm,宽1.5~2cm,先端钝圆,有时微缺,基部楔形。上面无毛,下面略被丝光质毛;叶脉明显。总状花序顶生及腋生,有花20~50朵;苞片早落;萼筒杯状,先端5裂,裂片三角形,外折,约与萼筒等长;蝶形花冠,黄色,旗瓣嵌以紫色条纹,花冠远伸出花萼之外;雄蕊10,上部分离,子房长圆形,花柱内弯,柱头小。荚果长圆形,嫩时被毛,熟时近于无毛,下垂,果瓣开裂时扭转。种子20~30颗。花、果期6~10月。

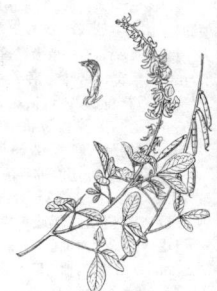

猪屎豆

栽培或野生于山坡、路边。分布于浙江、福建、山东、湖南、广东、广西、四川、云南、台湾等地。

本植物的根(猪屎豆根)亦供药用。另设专条。

此外,猪屎豆种子及幼嫩叶有毒(毒性见"药理"项)。过去曾有将猪屎豆种子混充沙苑子入药,称"土沙苑子"。临床有因误服而引起中毒的报道。中毒症状有头晕、头痛、恶心、呕吐、食欲不振,严重者可因腹水和肝昏迷而死亡。因此不能作沙苑子入药,所云本品能补肝肾、明目固精等,实系沙苑子功能,亦应纠正。

【采收加工】 9~10月采收茎叶,打去荚果及种子,晒干或鲜用。

【成分】 猪屎豆种子含生物碱成分:猪屎豆碱(mucronatine),次猪屎豆碱(mucronatinine),光萼猪屎豆碱(usaramine),尼勒吉扔碱(nilgirine),猪屎豆青碱(crotastriatine)和全缘千里光碱(integerrimine)等。黄酮类成分:木犀草素(luteolin),牡荆素(vitexin),牡荆素木糖苷(vitexin-O-xyloside)以及植物凝集素,柚皮素-4'-O-α-L-吡喃鼠李糖基芸香糖苷(naringenin-4'-O-α-L-rhamnopyranoside)。另含β-谷甾醇(β-sitosterol),1-去甲基环红毛鸡屎醇(1-demethylcyclogangetin)。猪屎豆树皮含黄酮成分:5,7,4'-三羟基-2'-甲基异黄酮(5,7,4'-trihydroxy-2'-methoxyisoflavanon),芹菜素(apigenin),2'-羟基染料木素(2'-hydroxy genistein),大豆苷元(daidzein),2'-羟基大豆苷元(2'-hydroxydaidzein)。另含猪屎呋喃(crotafurans)A、B、C、D、E。

【药理】 抗炎作用 猪屎豆树皮中的芹菜素、2'-羟基染料木素、大豆苷元、2'-羟基大豆苷元、猪屎呋喃 A 抑制大鼠中性粒细胞释放 β-葡萄糖醛酸酶和溶菌酶。芹菜素、大豆苷元还抑制超氧阴离子产生。芹菜素、猪屎呋喃 B 抑制脂多糖刺激的 RAW 264.7 巨噬细胞、LPS/γ-IFN 刺激的巨噬细胞产生 NO。微神经胶质细胞产生 NO。猪屎呋喃 A、Z 则抑制脂多糖刺激的 RAW 264.7 巨噬细胞产生 NO。

毒性 猪屎豆种子加入饲料给小鸡喂饲，增加死亡率，影响小鸡摄食及生化指标等。中喂饲山羊可引起中毒。猪屎豆含有的植物凝集素能使人 A、B 红细胞凝集。

【药性】《广西本草选编》：“味苦辛，性平。”

【功用主治】 清热，利湿，解毒。主治痢疾，泄泻，小便淋沥，小儿疳积，乳痈。

1.《广西本草选编》：“清热祛湿。主治痢疾，湿热腹泻。”

2. 南药《中草药学》：“全草散结，清湿热。”

【用法用量】 内服：煎汤，6～12 g。外用：捣敷。

【宜忌】《广西本草选编》：“孕妇忌服。”

【选方】 治乳腺炎 ①（猪屎豆）全草适量，和酒糟捣敷患处；并可取茎叶浓煎，于换药时熏洗患处。②（猪屎豆）全草 30 g，海金沙全草 30 g，珍珠菜 15 g。水煎服，红糖、米酒为引。（江西《草药手册》）

4662 猪脂膏 zhū zhī gāo 《本草经集注》

【异名】 猪膏、猪脂《金匮要略》，猪肪膏《别录》，猪脂肪《千金方》。

【基原】 为猪科猪属动物猪的脂肪油。

【原动物】 参见“猪胆”条。

【采集加工】 宰杀后，刮去猪毛，剖腹，取出脂肪，鲜用或熬炼成熟猪油。

药性 甘，微寒。

1.《千金方》：“平，无毒。”

2.《嘉祐本草》：“微寒。”

3.《滇南本草》：“味甘。”

4.《医林纂要》：“甘，成，寒。”

【功用主治】 补虚，润燥，解毒。主治虚劳羸瘦，肺虚咳嗽，便秘，皮肤皲裂，恶疮，烫火伤。

1.《别录》：“蓍内，生发。肪膏，主煎诸膏药，解斑猫（蝥）、芫青毒。取脂肪，纳瓷瓦器中，埋地地百日，主痈疽。”

2.《本草经集注》：“悦皮肤，作手膏不皲裂。”

3.《千金方》：“破冷结，散宿血。”

4.《本草拾遗》：“腊月猪脂杀虫。”

5.《日华子》：“治皮肤风，作恶疮愈。”

6.《本草图经》：“主诸恶疮，利血脉，解风热，润肺。”“并杀斑猫、地胆、亭长等毒。”

【用法用量】 内服：煎汤或熬膏，适量；或入丸剂。外用：涂敷。

【宜忌】 大便滑泄者慎服。

1.《金匮要略》：“猪脂不可合梅子食之。”

2.《随息居饮食谱》：“外感寒病，大便滑泄者均忌。”

【选方】 1. 治形体黑瘦枯槁 腊月猪肪和大豆黄末和杵，丸如梧桐子大。每服三五十丸，空心温酒或米饮下。五升为一剂，服二剂见效。（《卫生简易方》）

2. 治肝劳虚寒，关格劳涩，闭塞不通，毛悴色夭 猪膏、姜汁各四升。上二味，以微火煎取三升，下酒五合，和煎，分为三服。（《千金方》猪膏酒）

3. 治伤寒卒涩结不通 猪脂一两，葵子末一两半。上件药相和，丸如梧桐子大。不计时候，以温水下三十丸，以通利为度。

4. 治黄疸，耳目悉黄，胃饮不消，胃中胀热，此肠间有爆粪

煎炼猪脂五两，每服抄大半匙，以葱白汤调，频频服之，以通利为度。（3、4 方出自《圣惠方》）

5. 治年老人日久咳嗽，不能卧者，多年不愈 猪板油四两，蜂蜜四两，米糖四两。上三味，熬化成膏。时刻挑一匙口中噙化，三五日其嗽自止。（《寿世保元》）

6. 治脾虚寒劳损，气胀噎满，食不下 猪脂三升，宿姜汁五升，吴茱萸一升，白术一斤。上四味，捣茱萸、术等二物，细细下筛为散，纳姜计、膏中搅，取六升。温清酒一升进方寸匕，日再。《千金方》通幽消食膏酒

7. 治产后体虚，寒热自汗出 猪膏一升，清酒五合，生姜汁一升，白蜜一升。上四味煎令调和，食五上五下，膏成，随意以酒服方寸匕，当炎火上熬。《千金方》猪膏煎

8. 治诸般肿毒，恶疮、臁疮，湿毒不收敛，及烫火伤 先用花椒、葱白、甘草，煎烧诸蹄浓汤，洗去恶肉，用无灰绵纸作膏贴之。腊月腊日，用鲜猪肥肉板油，不下水，不入盐，入锅内熬，去渣，用磁器收贮。每油一斤（化开），入白蜡半斤（化匀），又下好樟脑四两，搅匀，磁器收藏，勿令出气。《疡科选粹》白玉膏

9. 治口中疮，咽喉塞不利 猪脂、白蜜各一斤，黄连一两。上三味合煎，去滓，搅令相得。含如半枣，日四五，夜二。《千金方》口燥膏

10. 治眼赤烂 腊月猪脂五两（炮去滓），铜绿一两（细研），腻粉半两。上件药，都入一油瓷瓶子内，以笔子搅令匀后，冷凝结为膏。每用，先以热盐浆水洗眼后，涂一大豆许于赤烂处，日三用之。《圣惠方》碧云膏

11. 治鼠瘘瘰疬 用猪膏淹生地黄，煎六七沸，涂之。《纲目》

12. 治炙疮，脓坏久不差 腊月脂一斤，胡粉一两，蘸白一握。上件药，先用脂脂蘸白令黄，去滓，倾入瓷盒中，入胡粉搅令匀。每取故帛上涂贴，再易之。《圣惠方》

4663 猪笼草 zhū lóng cǎo 《陆川本草》

【异名】 捕虫草《陆川本草》，猴子埕《海南植物志》，猪仔笼《广州部队》《常用中草药手册》，担水桶、猴子笼、公仔瓶《新华本草纲要》。

【基原】 为猪笼草科猪笼草属植物猪笼草的茎叶。

【原植物】 猪笼草 Nepenthes mirabilis (Lour.) Druce

食虫草本，高 1.5 m。叶互生：叶柄半抱茎，长 2～6 cm；叶片椭圆状长圆形，长 9～20 cm，上面几无毛，下面沿中脉附近被蛛丝状柔毛，侧脉约 6 对自叶片下部向上伸出，近平行；卷须长 2～16 cm，由虫囊近圆筒状，长 6～12 cm，粗 1.6～3 cm，盖近圆形或宽卵形，有 2 纵棱，棱上通常生缘毛。花红色或红紫色，雌雄异株；总状花序长 20～40 cm，被长柔毛；萼片 4，狭倒卵形，外面被柔毛；花瓣缺；雄蕊16～20，花丝比等片稍短，花药密集呈球状；子房 4 室，椭圆形，花柱短，柱头 4 裂。蒴果长 15～30 mm，熟后开裂为 4 瓣，具宿存脊毛。种子丝状，两端尖，长达 12 mm。花期 4～11 月，果期 8～12 月。

生于向阳的潮湿地带。分布于广东、广西、海南等地。

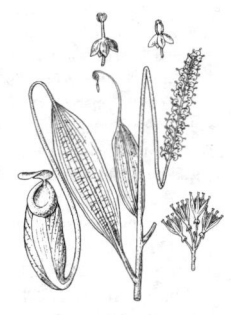

猪笼草

【采收加工】 9～11 月采收。切段晒干。

【成分】 含有黄酮苷、酚类、氨基酸、糖类、蒽醌苷等成分[1]。

【药性】 甘、淡、凉。

1.《广东中药》:"淡,平。"

2. 广州部队《常用中草药手册》:"甘淡,凉。"

【功用主治】 清热,止咳,利湿。主治肺燥咳血,感冒咳嗽,百日咳,黄疸,尿路结石,高血压病。

1.《广东中药》:"清肺部煤火,治咳血及百日咳。"

2. 广州部队《常用中草药手册》:"清热利湿,化痰止咳。治流疰型肝炎,胃及十二指肠溃疡疼痛,尿路结石,高血压,感冒咳嗽,百日咳。"

3.《全国中草药汇编》:"主治风热咳嗽,糖尿病。"

【用法用量】 内服:煎汤,15～30 g;鲜品 30～60 g。外用:捣烂敷。

【选方】 治高血压病 猪笼草 1 000 g,豨莶草 260 g,桑椹子 260 g。水煎 2 次,每次 1 小时,浓缩成 1 000 ml。口服,每日 3 次,每次 20 ml。(《农村中草药制剂技术》降压合剂)

4664 猪蹄甲 zhū tí jiǎ (猪蹄壳)

【异名】 猪悬蹄(《本草经集注》),猪悬蹄甲(《千金方》),猪蹄合子(《圣济总录》),猪爪甲(《普济方》),猪退(《纲目》)。

【基原】 为猪科猪属动物猪的蹄甲。

【原动物】 参见"猪肥"条。

【采收加工】 宰杀后,刮去猪毛,剁下蹄甲,洗净晾干。

【药材】 猪蹄甲 Suillum Unguinis 产于全国各地。

性状 本品呈三角锥体状或鞋头状,有时两个相连,底部较平坦,呈三角形;长 4～10.5 cm,高 3～3.5 cm,蹄壁厚薄不一,蹄尖部(蹄壁壁)最厚,3～4 mm,向后方渐薄,蹄后部(蹄踵和蹄侧壁)厚约 2 mm,蹄缘处最薄,呈薄膜状,0.10～0.25 mm。黄白色或黑褐色。外表面平滑或粗糙,有光泽,蹄尖部上侧具角质轮纹和细密纵线纹,老者角质轮纹呈开裂状;后端具细密纵条线纹,周边蹄缘多外翻或内卷,可见毛孔及残留蹄毛。蹄底部呈圆三角形,前端为三角形的角质层,较平坦,蹄底边缘宽 1～4.2 mm,由蹄壁及蹄白线两部分构成,呈三角形;蹄白线最宽突起的角小叶较大,蹄缘为半椭圆形的角质层,具皱纹及密集凸起小点。内表面上部前端及两侧壁具密集纵向排列的角小叶,角小叶宽 1.2～2.3 mm;蹄底部具密集圆点状凹陷及条状血丝斑纹。角质,半透明或微透明状,质坚韧,不易折断,折断面不整齐,断面显角质样光泽或纤维状;气腥,味咸。

鉴别 (1) 蹄壁壁由外、中、内三层结构组成。纵切面观,外层为釉层,由角化的扁平细胞构成,幼蹄甲明显,老蹄甲多脱落;中层为冠状层,是最厚的一层,由平行排列的角小管构成;内层为小叶层,由许多平行排列的角小叶构成。

表面观,小叶呈长方形薄片状,柔韧,边缘齿状,常翻卷,两小叶间具空隙(为肉小叶嵌合处),纵向平行排列。蹄踵壁表面观具纵向平行排列的角小管及管间角质。角小管细长锥体形,长168～840 µm,直径 70～98 µm;顶端钝尖,基部斜向开口,呈类圆形或长圆形;多单个或两个并列,呈纵向交错排列;管间角质充填其中。蹄球内表面观具众多类圆形凹陷小孔,大小不一,直径 44～560 µm,由不规则的角化细胞构成,呈黑洞状。

(2) 薄层色谱:取本品粉末 0.1 g,加 CH₂Cl₂ 5 ml,温水浴浸渍 15 分钟,过滤,滤液供试品溶液。另取胆固醇约 10 mg,加 5 ml CH₂Cl₂,振摇使溶解,作对照品溶液。吸取上述溶液各 2 µl,分别点于同一硅胶 G-CMCNa 薄层板上,用 CH₂Cl₂-CHCl₃ (1 : 1) 为展开剂,展开,挥干,喷以 10%硫酸乙醇液,于 110 ℃加热 5 分钟,结果供试品色谱中与对照品相同的位置上呈相同颜色的紫红色斑点。

【药理】 1. 对血液系统的作用 猪蹄甲散外敷对家兔血管的切口有止血作用。猪蹄甲碱性提取物腹腔注射缩短家兔出血

时间、凝血时间、血浆复钙时间、凝血酶原时间,抑制纤溶活性;体外促进家兔血小板聚集,缩短来克亨鸡凝血出血时间。小鼠静脉注射有抗肝素作用,而体外无抗肝素作用。

2. 对生殖系统的作用 猪蹄甲制剂妇血宁静脉注射兴奋家兔在位子宫。妇血宁还兴奋大鼠、小鼠离体子宫平滑肌。妇血宁长时间饲喂,使小鼠子宫组织内膜活跃,肾上腺皮质束状带和网状带增厚。妇血宁腹腔注射促进小鼠阴道上皮角化,部分拮抗绒毛膜促性腺素(HCG)的促卵巢分泌雌激素的作用。

3. 促进泌乳 灌胃猪蹄甲煎液,促进实验性产后缺乳大鼠泌乳,升高缺乳大鼠的血清催乳素,还增加仔大鼠体重,改善母鼠乳腺结构。

4. 对心血管系统的作用 妇血宁增加蟾蜍离体心脏的收缩幅度,静脉注射使麻醉猫血压先升后降,心率增加,其作用与交感神经关无。妇血宁静脉注射,使家兔血压先降后升,球结膜微循环呈相应双相变化。

5. 抗炎、抑菌作用 猪蹄甲水煎液灌胃对小鼠腹腔毛细血管通透性增高、大鼠足跖肿胀、大鼠纸片性肉芽增生实验中均有抗炎作用。猪蹄甲体外对金黄色葡萄球菌、大肠杆菌有抑制作用。

6. 其他作用 妇血宁降低兔离体回肠的蠕动,松弛豚鼠气管条和家兔回肠平滑肌收缩。猪蹄甲制剂能解除硫基酶抑制剂溴醋酸(BA)对人血乳酸脱氢酶的抑制。妇血宁体外高浓度抑制PHA 诱导的兔血淋巴细胞增殖,低浓度促进增殖,作用显著而持久。

【药性】 咸,微寒。归胃、大肠经。

1.《药对》:"微寒。"

2.《嘉祐本草》:"平。"

3.《纲目》:"咸,平。"

4.《本草经疏》:"咸,寒,无毒。入手、足阳明经。"

【功用主治】 化痰定喘,解毒生肌。主治咳嗽喘息,肠痈,痔漏,白秃疮,冻疮。

1.《本经》:"主五痔,伏热在肠,肠澼内蚀。"

2.《药性通考》:"治寒热痰喘。"

3.《药性考》:"烧黑痔蚀,敷疮白秃,能定喘息。"

4.《本草求原》:"化痰定喘。"

【用法用量】 内服:烧灰研末,每次 3～9 g;或入丸、散剂。外用:研末调敷。

【选方】 1. 治久咳嗽喘息 ① 定喘化涎 猪蹄甲四十九个,洗净控干,每个指甲纳半复、白矾各一字。入罐子内封固,勿令烟出,火煅通赤,去火细研,入麝香一钱匕。人有上喘咳嗽,用糯米饮调下(一钱),小儿半钱。(《经验后方》)② 猪蹄甲四十九枚(黑者,水浸洗净),天南星一枚(大者,锉),款冬花(带葶者)末半两。上三味,用瓶子一枚,铺猪蹄合子在内,上天南星匀盖之,合了,盐泥赤石脂固济火煅,白烟出为度,候冷取出,入款冬花末并麝香一分、龙脑少许,同研。每服一钱匕,食后煎桑根白皮汤调下。(《圣济总录》黑金散)③ 猪爪甲二枚,烧灰细研,入麝香少门子一枚,同研,腊茶清调下。(《普济方》)

2. 治诸痔 猪后悬蹄,不拘多少,烧存性,为末。陈米饮调二钱,空心服。(《直指方》)猪甲散)

3. 治偏坠疝气,并治癀癀 猪悬蹄,烧存性。每服三钱,黄酒调下。(《鲁府禁方》)

4. 治小儿白秃 猪蹄甲七个,每个入白矾一块,枣儿一个,烧存性,研末。入轻粉、麻油调搽。(《纲目》)

5. 治冻烂疮 猪后悬蹄。上一味,至夜半时烧为末,研细,以猪脂和敷之。(《圣济总录》猪蹄膏)

【临床报道】 1. 治疗血液病 氨肽素(猪蹄甲乙醇提取物,每片 0.2 g)口服,每次 1 g,每日 3 次,长期服用。治疗原发性血小板减少性紫癜 237 例,总有效率 62.4%;再生障碍性贫血 54 例,

总有效率 53.3%；白细胞减少 41 例,总有效率 80.4%,治愈 8 例；过敏性紫癜 20 例,总有效率 80%。服药 1～2 星期开始见效,部分病例停药后反复,但续服仍然有效。个别病例长期服药偶见上腹部不适,一般食欲改善,无毒副作用。

2. 治疗功能性子宫出血　子宫灵(猪鬃甲碱性水提取物,每片 0.3 g)口服,每次 3～5 g,每日 3 次,月经来潮前 3 日开始服药,连服 6 日,连续服用 3 个月经周期。观察功能性子宫出血及月经过多者 336 例,有显著的止血调经作用,总有效率 96.4%,治愈率 50.8%。

3. 治疗银屑病　用氨肽素(剂量、服用方法同上)治疗银屑病 232 例,结果治愈 40 例,显效 56 例,有效 74 例,总有效率 73.3%。

【各家论述】《本草经疏》:"悬疣乃蹄甲之悬起不着地者,《本经》无气味,然为咸寒无毒之物,人手足阳明经药也。湿热下注则五痔内蚀,热难血痢则为肠痔,咸寒能除肠胃之热,故主之也。"

4665 猪鬃刚 zhū zōng gāng 《全国中草药汇编》

【异名】　猪鬃草、铁丝草《甘肃中草药手册》,碎叶猪鬃草《云南药用植物名录》。

【基原】　为铁线蕨科铁线蕨属植物白背铁线蕨的全草。

【原植物】　白背铁线蕨 *Adiantum davidii* Franch.

植株高 15～40 cm。根茎长而横走,连同叶柄基部密被深棕色,阔披针形鳞片。叶远生,叶柄长 8～20 cm,坚硬,向上至小羽片柄均为栗色,有光泽；叶片厚纸质,上面草绿色,下面灰绿色或灰白色,卵形或三角状卵形,长 10～18 cm,宽 6～10 cm,三回羽状；羽片 3～5 对,互生,下部有柄,向上至无柄,卵形三角形,基部 1 对稍大,长 5～9 cm,宽 1.5～3 cm,二回羽状；一回小羽片 3～5 对,斜阔三角形,互生,斜展,基部 1 对长达 3 cm,羽状,末回小羽片倒三角形,长宽各约 7 mm,上缘不育部分有阔三角形刺尖头的锯齿,两侧全缘,基部楔形；叶脉由末回羽片基部向上二叉分枝,伸达顶端。孢子囊群圆肾形,着生于小羽片上缘的凹缺内,通常 1 个或偶有 2 个；囊群盖肾形至圆形,黄棕色,成熟时褐黑色,质厚,全缘。

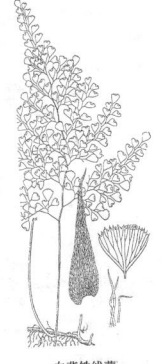

白背铁线蕨

生于海拔 1 000～1 400 m 的林下溪边或干燥环境。分布于河北、山西、四川、云南、陕西、甘肃等地。

【采收加工】　9～11 月采收,晒干。

【药性】　微苦,凉。
1.《全国中草药汇编》:"苦,凉。"
2.《中国药用孢子植物》:"微苦。"

【功用主治】　清热解毒,利水通淋。主治痢疾,尿路感染,血淋,乳糜尿,睾丸炎,乳腺炎。
1.《全国中草药汇编》:"清热,利尿,通乳。主治膀胱炎、血淋、乳腺炎、乳糜尿、睾丸炎。"
2.《中国药用孢子植物》:"止痢,利尿,通乳。用于细菌性痢疾、乳腺炎、尿路感染。"

【用法用量】　内服:煎汤,9～15 g。

【选方】　1. 治痢疾　白背铁线蕨 15 g,铁线蕨 15 g,马齿苋 15 g。煎服。

2. 治乳腺炎、尿路感染　白背铁线蕨 15 g,海金沙藤 30 g。煎服。(1、2 方出自《中国药用孢子植物》)

4666 猪鬃草 zhū zōng cǎo 《贵州民间药集》

【异名】　猪毛七、岩棕《草木便方》,猪综草《天宝本草》,

铁线草、铁丝纽《贵阳民间药草》,猪鬃漆、降龙草《贵州民间方药集》,石中珠、猪毛漆《中国药用植物志》,小猪毛七、石长生《四川中药志》,铁光棍、铁丝分金《湖南药物志》,水猪毛七《浙江药用植物志》,猪棕七《湖北中草药志》,猪鬃七《秦岭巴山天然药物志》,扇叶铁线蕨《广西植物名录》。

【基原】　为铁线蕨科铁线蕨属植物铁线蕨的全草。

【原植物】　铁线蕨 *Adiantum capillus veneris* L. 又名:铁丝草《广州植物志》。

植株高 15～40 cm。根茎细长而横走,密被棕色、披针形鳞片,全缘。叶疏生;叶柄长 8～15 cm,栗黑色,近基部被鳞片,向上光滑,有光泽;叶片薄纸质,卵状三角形或长圆状卵形,长 10～25 cm,宽 8～16 cm,中部以下二回羽状;羽片 3～5 对,互生,有柄,卵状三角形,基部 1 对最大,长达 5 cm,羽裂至羽状,其余向上渐变小;小羽片 3～4 对,有短柄,扇形或斜方形,外缘浅裂至深裂,裂片上有钝齿,两侧近楔形,不对称;叶脉扇形,多回二叉分枝,两面均明显,伸达叶缘。孢子囊群长圆

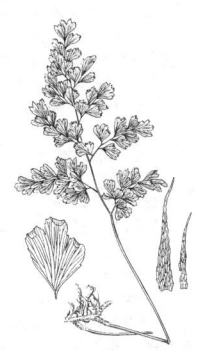

铁线蕨

形或圆肾形,横生于由变质裂片顶部反折的囊群盖下面,每羽片 3～10 枚;囊群盖圆肾形至长圆形,上面灰色,棕褐色,全缘。

生于海拔 100～2 800 m 的溪边岩缝或屋旁、墙基。分布于华东、中南、西南及河北、山西、陕西、甘肃等地。

【采收加工】　7～11 月采收,鲜用或晒干。

【成分】　叶中含黄酮类成分:紫云英苷(astragalin),异槲皮苷(isoquercitrin),芸香苷(rutin),山柰酚-3-葡萄糖醛酸苷(kaempferol-3-glucuronide),槲皮素-3-葡萄糖醛酸苷(quercituronge),槲皮素-3-O-(6″-丙二酰基)-β-半乳糖苷[quercetin-3-O-(6″-malonyl)-D-galactoside],山柰酚-3-葡萄糖苷(kaempferol-3,7-diglucoside),山柰酚-3-硫酸酯(kaempferol-3-sulphate),1-对香豆酰葡萄糖-6-硫酸酯(1-p-coumaroylglucose-6-sulphate),1-对香豆酰葡萄糖-2-硫酸酯(1-p-coumaroylglucose-2-sulphate),1-咖啡酰半乳糖-6-硫酸酯(1-caffeoylgalactose-6-sulphate),二酯酰甘油基-O-(4′-N, N, N-三甲基)高丝氨酸[diacylglyceryl-O-(4′-N, N, N-trimethyl)-homoserine],铁线蕨酮(adiantone),3α, 4α-环氧雁齿萜烷(3α, 4α-epoxyfilicane),21-羟基-30-去甲基何帕烷-22-酮(21-hydroxy-30-norhopan-22-one),7-羊齿烯(7-fernene),7, 9(11)-羊齿二烯[7, 9(11)-fernadiene],谷甾醇(sitosterol),菜油甾醇(campesterol)。新鲜的叶中含三萜酮类成分:蕨素-14-羟基-7α-醇(pteron-14-en-7α-ol),9(11)-羊齿烯-3α-醇[fern-9(11)-en-3α-ol],7-羊齿烯-3α-醇(fern-7-en-3α-ol),5(10)-铁线蕨烯-3α-醇[adian-5(10)-en-3α-ol]。

【药理】　抗结核杆菌作用　猪鬃草(铁线蕨)根茎醇提取物体外降低耐利福平结核杆菌细胞的代谢活性,抑制其增殖。

【药性】　甘,微苦,凉。
1.《草木便方》:"甘,平。"
2.《天宝本草》:"温。""微温。"
3.《贵阳民间药草》:"咸,寒,无毒。"
4.《福建药物志》:"微苦,凉。"

【功用主治】　清热解毒,利水通淋,消肿。主治感冒发热,肺热咳嗽,咯血,泄泻,痢疾,淋浊,带下,乳痈,瘰疬。
1.《草木便方》:"温气血,补肺,止咳定喘化痰。(治)劳伤气血,妇人血气。"

2. 《天宝本草》:"利水通淋。治白带,头晕,乳肿,赤白痢疾。醋炒疔疮、脱肛。"

3. 《湖南药物志》:"清热利尿,祛湿消肿。治瘰疬,跌伤,小便不利。"

【用法用量】 内服:煎汤,15～30 g;或浸酒。外用:煎水洗;或研末调敷。

【选方】 1. 治流感发热 铁线藤 60 g,鸭舌草 30 g,黄芩 15 g,生石膏 30 g。水煎。每日 3 次分服。《常用中草药配方》)

2. 治肺热咳嗽、咯血 猪鬃草 30 g,苇茎 30 g,鱼腥草 30 g,白茅根 30 g。水煎服。《四川中药志》1979 年版)

3. 治石淋、血淋 猪鬃草 15 g,海金沙 15 g,铁丝纽 15 g。水煎服。《贵阳民间药草》)

4. 治乳痈 猪棕七、九月花各 12 g,蒲公英 30 g。水煎服。《湖北中草药志》)

4667 猪屎豆根 zhū shǐ dòu gēn 《江西《草药手册》)

【基原】 为豆科猪屎豆属植物猪屎豆的根。

【原植物】 参见"猪屎豆"条。

【采收加工】 7～9月采挖,切片,晒干。

【性味】 《全国中草药汇编》:"微苦、辛,平。"

【功用主治】 《全国中草药汇编》:"解毒散结,消积。主治淋巴结核,乳腺炎,痢疾,小儿疳积。"

【用法用量】 内服:煎汤,9～15 g。

【选方】 治淋巴结核 猪屎豆根、凤尾草根、过坛龙根各15 g。水煎去渣,加陈酒 50 g 兑服。(江西《草药手册》)

4668 猪蓼子草 zhū liǎo zǐ cǎo 《分类草药性》)

【基原】 为蓼科蓼属植物节蓼或绒毛钟花蓼的全草。

【原植物】 1. 节蓼 *Polygonum nodosum* Pers. 又名:大马蓼、马蓼《江西草药》。

一年生草本,高 40～200 cm。茎直立或斜升,粗壮,单一或分枝,节部膨大。叶互生:叶柄短,具粗伏毛;托叶鞘筒状,膜质;叶长圆形或宽披针形,大小变化甚大,一般长约10 cm,宽约2 cm,先端渐尖,基部楔形,上面具暗色斑点,下面具腺点,主脉及边缘具伏生的粗硬刺毛。复总状花序呈穗状顶生或腋生,长2～5 cm,花序梗疏被短黄色柔毛;花被红色或绿白色,通常4 裂,无腺点,裂片具细腺;雄蕊 6;花柱2,从基部分离。瘦果圆卵形,扁平,褐黑色,有光泽,包于宿存花被内。花期7～8月,果期 8～10 月。

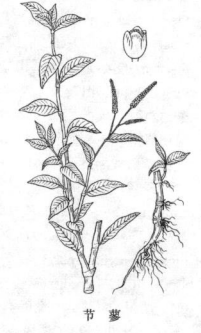

节蓼

生于路边、沟渠及河谷水湿地。分布于东北、西南及江西、河南、湖北、湖南等地。

2. 绒毛钟花蓼 *P. campanulatum* Hook. f. var. *fulvidum* Hook. f. 又名:神血宁《贵州中草药名录》,花养连、节节红《贵州植物志》。

多年生草本,高 60～90 cm。茎平卧或斜生,二叉分枝,节上生不定根。叶互生:叶柄长6～12 mm;托叶鞘抱茎;叶片长椭圆形至宽披针形,长 2.5～6 cm,先端渐尖或顶部成尖头状,基部宽楔形或近圆形,叶片下面密生黄褐色绒毛。花序圆锥状,花小,具短花梗;苞片小,卵形,顶端急尖;花被钟形,淡红白色或白色,5 裂,长圆形;雄蕊 8;雌蕊 1,子房三棱形。瘦果灰白色,稍有光泽。花期 7 月。

生于山岗平地及荒草地。分布于四川、贵州、云南、西藏等地。

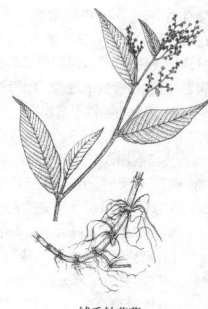

绒毛钟花蓼

【采收加工】 7～9 月花期采收,鲜用或晾干。

【成分】 节蓼的地上部分含黄酮类成分:槲皮素(quercetin)、槲皮素-3β-D-葡萄糖苷-2″-没食子酸酯(quercetin-3β-D-glucoside-2″-gallate)、山奈酚(kaempferol)、槲皮素-3β-D-葡萄糖苷(quercetin-3β-D-glucoside)、山奈酚-3β-D-吡喃葡萄糖苷-2″-没食子酸酯(kaempferol-3β-D-glucopyranoside-2″-gallate)、短叶松黄烷酮(pinobanksin)、花旗松素(双氢槲皮素,taxifolin)、(2R,3R)-3-羟基-5-甲氧基-6,7-亚甲二氧基黄烷酮〔(2R,3R)-3-hydroxy-5-methoxy-6,7-methylenedioxyflavanone〕。另含赤松素(pinosylvin)、没食子酸甲酯(methylgallate),去氢卡瓦胡椒素(dehydrokawain)、2,6-二甲基苯醌(2,6-dimethoxybenzoquinone)。

【药理】 灭螺作用 由猪蓼子草(节蓼)中提取的成分有灭螺作用。

【性味】 《四川中药志》1960 年版:"有小毒。"

【功用主治】 解毒,活血,消肿。主治疮肿,阴疽,瘰疬,跌伤损伤。

1. 《分类草药性》:"治疮肿,解热毒。"

2. 《四川中药志》1960 年版:"消肿,散瘀,破血。治无名肿毒,阴疽,瘰疬及月瘕病。"

3. 《江西草药》:"解毒,杀虫,散瘀,开窍。主治中暑,上吐下泻,痢疾,毒蛇咬伤,虫牙痛,外伤出血,痧气肿痛,疟疾,跌打损伤。"

【用法用量】 内服:煎汤(久煎),9～15 g;或绞汁服。外用:鲜品捣敷。

【宜忌】 《分类草药性》:"孕妇及妇女经期忌用。"

4669 猫肉 māo ròu 《纲目》)

【基原】 为猫科猫属动物家猫的肉。

【原动物】 家猫 *Felis ocreata domestica* Brisson 又名:猫狸《肘后方》,家狸《新修本草》。

体长约为 50 cm,重 2～3 kg。头圆吻短。上唇中央 2 裂,口周列生 20～30 根刚毛。眼较圆,耳竖立,多呈三角形。瞳孔于阳光下缩成线状,黑暗中扩大成圆形。趾端具锐利而弯曲的爪,爪能伸缩。尾较长,但短于体长。全身被软毛,色泽不一,有白、黑、黄、灰色或双色、三色相杂。我国各地饲养的家猫,绝大多数个体全身被有横纹。

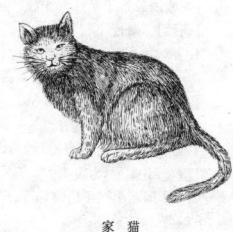

家猫

性较驯良,爱清洁,善跳跃及攀援。视、听觉灵敏;喜捕鼠类,好食荤腥之物。全国大部分地区均有饲养。

本动物的脂肪油(猫油)、肝脏(猫肝)、头或头骨(猫头骨)、皮毛(猫皮毛)、胎盘(猫胞衣)亦供药用,另设专条。

【采收加工】 随时杀猫取肉,鲜用。

【性味】 甘、酸,温。归肝、脾经。

1.《纲目》:"甘、酸、温,无毒。"

2.《医林纂要》:"酸、甘、平。"

3.《本草求真》:"入肝、肾经。"

【功用主治】 补虚,祛风,解毒,散结。主治虚劳体瘦,风湿痹痛,瘰疬恶疮,溃疡,烧烫伤。

1.《纲目》:"主劳疰,鼠瘘,蛊毒。"

2.《本草求真》:"补血。治瘰疬。"

3.《四川中药志》1960年版:"治风湿痹痛,补虚劳,消虫胀和疗烫火伤。"

4.《中国动物药》:"滋阴,解毒,祛风。治血小板减少性紫癜,虚劳体瘦,溃疡。"

【用法用量】 内服:煮汤,125～250 g;或浸酒。外用:烧灰研末敷。

【宜忌】 1.《本经逢原》:"助湿发毒,有湿毒人忌之。"

2.《医林纂要》:"食之令人骨软。"

【选方】 1.治瘰疬有核、脓出者 猫狸一物,料理作羹如食法。空心进之。(《补缺肘后方》)

2.治血小板减少性紫癜 猫肉适量。煮熟,连汤带肉随意吃。(《中国动物药》)

4670 猫肝 māo gān
(《纲目》)

【基原】 为猫科猫属动物家猫的肝脏。

【原动物】 参见"猫肉"条。

【采收加工】 随时捕杀,剥皮,剖腹,取出肝脏,切块,鲜用或晒干,研末。

【功用主治】《中国动物药》:"治噎息。"

【用法用量】 内服:煮食,适量;或晒干研末酒调,每次9～12 g。

【选方】 治瘰疬,杀虫 黑猫肝一具。生晒研末,每朔望五更,酒调服。(《直指方》)

4671 猫油 māo yóu
(《内蒙古中草药新医疗法资料选编》)

【基原】 为猫科猫属动物家猫的脂肪油。

【原动物】 参见"猫肉"条。

【采收加工】 捕提后,杀死,剥皮,剖腹,取出脂肪,置锅内小火炼制,取出油,冷却。

【成分】 猫网膜组织含神经节苷酯类(ganglioside)、磷脂类(phospholipids)、神经酰胺类(ceramides)、脑苷酯类(cerebrosides)、神经鞘苷酯类(sphingosides)、中性脂类(neutral lipids)和卵磷脂(lecithin)等。

【药理】 促进血管生长 猫网膜组织的氯仿-甲醇粗提取脂类组分(Ⅰ)含有神经节苷酯类、磷脂类、神经酰胺类、脑苷酯类、神经鞘苷酯类、中性脂类和卵磷脂等,用Ⅰ处理猫股动脉或给猫肌内注射,有促进血管生长的作用。

【功用主治】 生肌敛疮。主治烧烫伤。

【用法用量】 外用:涂擦。

【选方】 1.治火烫伤 将猫脂肪煎熬去渣成油,外涂。(《广西药用动物》)

2.治Ⅰ度、Ⅱ度烧伤 猫油、狗油各等量。每日3～4次涂搽患处。(《内蒙古中草药新医疗法资料选编》)

4672 猫人参 māo rén shēn
(《浙江民间常用草药》)

【异名】 猫气藤、痈草、沙梁藤《浙江民间常用草药》,糯米饭藤《全国中草药汇编》。

【基原】 为猕猴桃科猕猴桃属植物对萼猕猴桃的根。

【原植物】 对萼猕猴桃 Actinidia valvata Dunn 又名:镊合猕猴桃(《全国中草药汇编》)。

落叶木质藤本。小枝皮孔较显著;髓白色,实心或呈片状。单叶互生;叶柄淡红色,长1.5～2 cm;叶片近膜质,卵形至长方卵形,长5～13 cm,宽2.5～7.5 cm,先端短渐尖至渐尖,基部截圆至阔楔形,边缘有细锯齿,侧脉5～6对。聚伞花序具2～3朵或仅1花单生;花单性,雌雄异株或单性花与两性花共存;萼片2～3,卵形至长方卵形;花瓣7～9,白色,近圆形,长1～1.5 cm,宽1～1.2 cm;雄蕊多数;子房瓶状,花柱比子房稀长。浆果成熟时橙黄色,卵球形,先端有尖喙,基部有反折的宿萼片。花期5～6月,果期7～9月。

生于低山山谷丛林中。分布于浙江、安徽、江西、湖北、湖南等地。

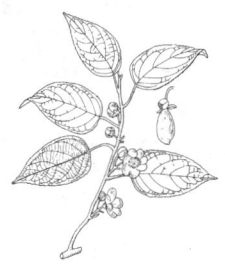
对萼猕猴桃

【采收加工】 7～10月采挖,切片或切段,晒干。

【药材】 猫人参 Radix Actinidiae Valvatae 产于浙江、安徽、江西、湖南、湖北等地。

性状 根粗长,有少数分枝。商品已切成段,直径3～5 cm,长1～4 cm,外皮厚0.2～0.5 cm。表面紫褐色,较光滑,栓皮易成片状剥落,脱落处显白色粉霜。质坚硬,切面皮部棕褐色,较平坦,木质部黄白色,有细密小孔(导管),略呈同心环状排列,中央髓细小,直径约0.2 cm,颗粒性。黄白色。气微,味微辛、微苦。

鉴别 取本品粉末5 g,置带塞锥形瓶中,加水50 ml,置水浴(70～80 ℃)温浸2小时(前1小时内时时振摇),滤过。取滤液1 ml,加碘化铋钾试液1～2滴,立即显橙黄色沉淀。改用碘-碘化钾试液,显标红色沉淀。

【药理】 抗肿瘤、抗突变作用 猫人参乙醇提取试样在Ames系统试验中有抗Trp-P-1致突变活性的作用。猫人参注射液体外对培养的人肝癌细胞株 SMMC-7721、小鼠肝癌细胞株 H$_{22}$、大鼠肝癌细胞株 CBRH-7919 有生长抑制作用。

【药性】 甘、淡、凉。

1.《全国中草药汇编》:"味苦、涩,性凉。"

2.《浙江药用植物志》:"味甘、淡,凉。"

【功用主治】 清热,解毒,利湿,散结。主治夏季热,痈肿疮疖,白带,麻风病。

1.《浙江民间常用草药》:"清热解毒。治痈、疖,白带,脓肿。"

2.《全国中草药汇编》:"治麻风病。亦用于试治癌症。"

3.《浙江药用植物志》:"治上呼吸道感染,夏季热。"

【用法用量】 内服:煎汤,30～60 g。

【选方】 1.治上呼吸道感染,夏季热,白带 (猫人参)根30 g。水煎服。(《浙江药用植物志》)

2.治痈、疖 猫人参鲜根45 g,凌霄根9 g。水煎服。

3.治白带 猫人参鲜根60 g,六月雪15 g,贯众30 g,金灯藤45 g。水煎服。(2、3方出自《浙江民间常用草药》)

【临床报道】 治疗麻风病 每日用猫人参150～200 g,浓煎4小时以上,一次口服。或分别用苯丙砜、氨苯砜、氨硫脲、麻风宁、大麻风丸等综合治疗。临床治疗麻风病65例,显效21例,有效37例,无效7例。经临床初步观察,猫人参无论单用或综合治疗瘤型及界线类麻风,细菌减少速度均较单用砜类药物治疗为快,其综合治疗又比单用疗效为高,尤其对于长期麻风反应不能接受砜类药物的患者疗效更好。但结核样型麻风(特别是稳定期结核样型患者)疗效不及瘤型及界线类。因此在临床应用时,必须注意病例的选择。

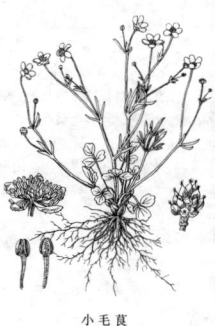

4673 猫儿屎 māo ér shǐ (《贵州草药》)

【异名】 猫瓜、鸡肠子(《四川常用中草药》),猫屎瓜(《中国高等植物图鉴》),猫屎枫(《湖北植物志》)。

【基原】 为木通科猫儿屎属植物猫儿屎的根或果实。

【原植物】 猫儿屎 *Decaisnea fargesii* Franch. [*D. insignis* Diels] 又名:矮杞树(《中国高等植物图鉴》)。

落叶灌木或小乔木,高2~7 m。茎直立,坚实,分枝少,树皮灰褐色,枝黄绿色至灰绿色,稍被白粉,枝具明显的纵向棕褐色皮孔,髓部松泡,约占直径的一半。冬芽倒卵形,长1~2 cm,外面有两枚平滑的鳞片。叶着生于茎顶,互生;奇数羽状复叶,长60~70 cm;总叶柄长20 cm,无托叶;小叶13~25片,倒卵形至卵状椭圆形,长6~13 cm,宽3~6 cm,先端渐尖或尾状渐尖,基部宽楔形或近圆形,偏斜,上面深绿色,无毛,下面淡绿色,微被细柔毛,全缘,中脉在下面凸起,在上面凹陷,侧脉7~8对。圆锥花序顶生,杂性异株,萼片6,两轮排列,长2~3 cm,淡绿或黄绿色,披针形,花瓣缺;雄花有雄蕊6,合成单体,药隔角状突出,退化心皮残存;雌花具6个不育雄蕊,心皮3,线状长圆形。蓇葖果,微弯曲,长5~10 cm,幼时绿色或黄绿色,成熟后变蓝紫色,果皮变肉质,具白粉,富含白瓤。种子30~40,扁平,长圆形,黑色,有光泽。花期4~7月,果期7~10月。

猫儿屎

生于阴坡、灌丛、林下或沟边,性喜阴湿。分布于浙江、安徽、江西、湖北、湖南、广西、四川、贵州、云南、陕西、甘肃等地。

【采收加工】 全年均可采根,晒干;7~9月采收果实,晒干。

【成分】 含三萜皂苷(decaisosides) A、B、C、D、E、F。

【药性】 甘、辛,平。

1.《贵州草药》:"性平,味甘、辛。"

2.《陕西中草药》:"甘,凉。"

【功用主治】 清肺止咳,祛风除湿。主治肺痨咳嗽,风湿痹痛,肛门湿烂,阴痒。

1.《贵州草药》:"清肺止咳,祛风除湿润燥。治肺痨咳嗽,风湿关节痛。"

2.《陕西中草药》:"清热解毒。治肛门烂,阴痒,疝气。"

【用法用量】 内服:煎汤,15~30 g;或浸酒。外用:煎水洗;或取浓汁搽患处。

【选方】 1. 治肺痨咳嗽 猫儿屎根30 g,竹林霄15 g。水煎服。

2. 治风湿关节痛 猫儿屎根、常青藤各60 g。泡酒服,每日2次。(1、2方出自《四川中药志》1982年版)

3. 治裂口(皮肤皲裂) 猫儿屎果煨水,取浓汁搽患处。(《贵州草药》)

4674 猫爪草 māo zhǎo cǎo (《中药材手册》)

【异名】 猫爪儿草(《河南中药手册》),三散草(《浙江药用植物志》)。

【基原】 为毛茛科毛茛属植物小毛茛的块根或全草。

【原植物】 小毛茛 *Ranunculus ternatus* Thunb. [*R. zuccarinii* Miq.]

多年生小草本,高5~20 cm。簇生多数肉质小块根,块根近纺锤形或卵球形,直径3~5 mm。茎铺散,多分枝,疏生短柔毛,后脱落无毛。基生叶丛生;叶柄长6~10 cm;叶片形状多变,单叶3裂或三出复叶;叶片长0.5~1.7 cm,宽0.5~1.5 cm,小叶或一回裂片浅裂或细裂成条形裂片;茎生叶较小,细裂,多无柄。花序具少数花;花两性,单生于茎顶和分枝顶端,直径1~1.5 cm;萼片5,椭圆形,外面疏生柔毛;花瓣5,倒卵形,亮黄色,基部有爪,蜜槽棱形;雄蕊多数;心皮多数,无毛,花柱短。瘦果卵球形,边缘有纵肋,喙长约0.5 mm。花期3~5月,果期4~8月。

小毛茛

生于平原湿草地、田边荒地或山坡草丛中,在海拔1 000 m以上的中山山地亦可见生长。分布于江苏、浙江、安徽、福建、江西、河南、湖北、湖南、广西、台湾。

【栽培】 生物学特性 喜温暖湿润气候。生于丘陵、旱坡、田埂、路旁、荒地阴湿处,适应性强。对土壤要求不严,宜肥沃的腐殖质壤土栽培。

繁殖方法 种子或分根繁殖。种子繁殖:于4~5月果实成熟时采种,随采随播或将种子层积贮藏到第2年春播。条播行距30 cm,覆薄土。分根繁殖:春季将挖出的较小的块根作种栽,按行株距30 cm×30 cm穴栽。

田间管理 猫爪草因根系浅,不采用锄草,而需拔草,经常保持土壤潮湿,生长期注意浇水,在苗期要追肥2次。

【采收加工】 栽种2~3年后,于秋末或早春采挖,晒干。

【药材】 猫爪草 *Ranunculi Ternati Radix* 主产于长江中下游各地,北达河南南部,南达广西北部。

性状 块根纺锤形,多5~6个簇生,形似猫爪,长3~10 mm,直径2~3 mm,顶端有黄褐色残茎或茎痕。表面黄褐色或灰黄色,久存色泽变深,微有纵皱纹,并有点状须根痕和残留须根。质坚实,断面类白色或黄白色,空心或实心,粉性。气微,味微甘。

鉴别 块根横切面:表皮细胞切向延长,黄棕色,有的分化为表皮毛,壁微木化。皮层为20~30列细胞,壁稍厚,有纹孔;内皮层明显。中柱小,中柱鞘为1~2列薄壁细胞;木质部、韧皮部各2束,间隔排列。薄壁细胞中充满淀粉粒。

【成分】 全草中含内酯类成分:小毛茛内酯(ternatolide);含甾醇类:谷甾醇(sitosterol),谷甾醇吡喃葡萄糖苷(sitosterol glucopyranoside),豆甾醇(stigmasterol)。含脂肪酸成分:十六碳烷酸(hexadecanoic acid),花生酸(eicosanoic acid),5-羟基-3-甲氧基-苯甲醛(5-hydroay-3-methoxy-benzaldehyde),nonacosanol等。

【药理】 1. 抗肿瘤作用 猫爪草乙醇提取物体外在L_{929}细胞结合肉瘤S_{180}细胞的筛选模型中有诱生肿瘤坏死因子的作用,其有效成分为软脂酸。

2. 抗结核作用 猫爪草中的小毛茛内酯减少耐药结核患者周围血淋巴细胞内结核休眠菌小热休克蛋白基因的表达,激活休眠菌的同时增加周围血淋巴细胞内颗粒裂解肽 mRNA 的表达,增强机体细胞毒性淋巴细胞杀菌能力,达到抗耐药的作用。

【药性】 辛,甘,温。归肝、肺经。

1.《中药材手册》:"味微甘。"

2.《广西中药志》:"味酸、甘,性平,无毒。入肝、肺二经。"

3.《河南中草药手册》:"性温,味辛。"

4.《广西本草选编》:"味辛、苦,性平,有小毒。"

【功用主治】 化痰,散结,解毒。主治瘰疬,结核,疔疮,偏头痛,疟疾,牙痛,蛇虫咬伤。

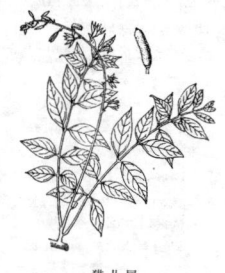

1.《中药材手册》："治颈上瘰疬结核。"

2.《广西中药志》："去火化痰结。治痰火瘰疬。"

3.《河南中草药手册》："清热解毒，消肿，截疟，治瘰疬。"

4.《广西中草药》："治淋巴结核，淋巴结炎，咽喉炎。"

【用法用量】 内服：煎汤，9～15 g。外用：研末敷，或鲜品捣敷。

【选方】 1. 治瘰疬(淋巴结核) ① 猫爪草、夏枯草各适量，水煮，过滤取汁，再熬成膏，贴患处。② 猫爪草 120 g，加水煮沸后，改用文火煮 30 分钟，过滤取汁，加黄酒或江米甜酒(忌用白酒)为引，分 4 次服。第二日，用上法将原药再煎，不加黄酒服。2 日 1 剂，连服 4 剂。间隔 3～5 日再续服。

2. 治肺结核 猫爪草 60 g。水煎，分 2 次服。(1、2 方出自《河南中草药手册》)

3. 治疔疮肿毒 猫爪草 45 g，蒜头水头分次内服，药渣捣绒，加小金片 8 片，明矾 0.5 g，研细拌匀，分 2 次外敷患处。〔浙江中医杂志〕1989，24(6)：275〕

4. 治偏头痛 小毛茛鲜根适量，食盐少许，同捣烂，敷于患侧太阳穴。敷法：将铜钱 1 个，或用硬壳纸剪成铜钱形亦可，隔住好肉，将药放钱孔上，外用布条扎护，敷至微感灼痛(1～2 小时)即取下，敷药可起小泡，不必挑破，待其自消。

5. 治疟疾 以偏头痛方，外敷桡骨动脉处，或左或右一侧。

6. 治火眼暴痛生翳 小毛茛鲜叶 1 片，加食盐少许，捣取绿豆大 1 团，敷在耳背上对眼敷处，左眼敷右耳，右眼敷左耳，在暴痛时敷下。

7. 治牙痛 ① 用小毛茛鲜草适量，加食盐少许，照上法敷经渠穴，左边牙痛敷右手，右边牙痛敷左手。② 鲜根少许捣烂，敷痛处，流去热涎(药汁不可下咽)。

8. 治男子乳房发育 猫爪草、生麦芽各 50 g。煎水代茶饮，每日 1 剂。〔浙江中医杂志〕1989，24(6)；275〕

9. 治恶性淋巴瘤、甲状腺肿瘤和乳腺肿瘤 猫爪草、蛇莓、牡蛎各 30 g，夏枯草 9 g。水煎服，日 1 剂。《抗癌本草》

【临床报道】 1. 治疗颈淋巴结核 猫爪蜈蚣散(猫爪草 10 g，蜈蚣 1 条，研末混合为一次量)内服 1 次，早晨空腹服，儿童减半，开水送下。治疗 210 例，全获痊愈。平均疗程为 30～40 日，最长 90 日，最短 20 日。

2. 治疗急慢性咽炎 猫爪草 5 g，麦冬 10 g。用开水浸泡当茶饮，每日 1 次，10 日为 1 个疗程。治疗 34 例，显效 20 例，有效 12 例，无效 2 例。总有效率 94.1%。

4675 **猫头骨** māo tóu gǔ
(《纲目》)

【基原】 为猫科猫属动物家猫的头或头骨。

【原动物】 参见"猫肉"条。

【采收加工】 随时杀猫取头或头骨，晒干。

【药性】 《纲目》："甘，温，无毒。"

【功用主治】 消痰，散结，解毒。主治心腹疼痛，瘰疬，痈疽，牙疳，痔疮。

1.《纲目》："主治鬼疰蛊毒，心腹痛，杀虫治疳，及痘疮变黑，瘰疬鼠瘘、恶疮。"

2.《本草求原》："治胸喘，走马牙疳，对口疮，小儿阴疮，鼠咬疮不收口。"

3.《山东药用动物》："治痈疽，痔疾，冻疮。"

【用法用量】 内服：烧存性，研末酒冲，每次 6～9 g；或入丸。外用：烧灰末调敷。

【选方】 1. 治心下鳖瘕 黑猫头一枚。烧灰，酒服方寸匕，日三。

2. 治走马牙疳 黑猫头烧灰，酒服方寸匕。(1、2 方出自《纲目》引《寿域神方》)

3. 治鼠瘘 猫脑骨(炙黄)、荞草各等分。上件药，捣细罗为散。敷疮，日两度换之。《圣惠方》

4. 治瘰疬 猫头骨一个(烧灰)，麝香一钱。为极细末。清油调涂。《外科理例》 ② 猫头骨一个(酥炙)，蝙蝠一个(以朱砂三钱填入腹内，瓦上炙焦)，南星、白矾各一两。上为末，用黄蜡熔化和丸，绿豆大。每服三十丸，临卧米饮下。《扬科选粹》猫头丸)

5. 收敛痈疽 猫头一个，煅研。鸡子十个煮熟，去白，以黄煎出油，入白蜡少许，调灰敷之，外以膏护住。《纲目》引《医方摘要》)

4676 **猫皮毛** māo pí máo
(《纲目》)

【基原】 为猫科猫属动物家猫的皮毛。

【原动物】 参见"猫肉"条。

【采收加工】 冬季捕捉，杀死后，剥取皮毛，晾干。

【功用主治】 解毒，结结，敛疮。主治瘰疬，痈疽溃烂。

1.《纲目》："治瘰疬诸瘘。"

2.《本草求原》："治诸疮溃烂及鼠疮，鬼舐头疮。"

【用法用量】 外用：烧灰调敷。

【选方】 1. 治瘰疬 先以石菖蒲烂研罨患处，微微，却以猫狸皮连毛烧灰，香油调敷。《证治要诀类方》

2. 治乳痈溃烂内见者 猫儿腹下毛，坩埚内煅存性，入轻粉少许，油调封之。《纲目》引《济生秘览》

3. 治鬼舐头(即偏风) 猫儿毛灰，腊月猪脂和敷之。《千金方》

4. 治鼠咬毒 猫毛烧存性，入麝香少许，香油调敷伤处。《景岳全书》

4677 **猫须草** māo xū cǎo
(广州部队《常用中草药手册》)

【异名】 猫须公(广州部队《常用中草药手册》)，肾菜(《福建药物志》)。

【基原】 为唇形科肾茶属植物肾茶的全草。

【原植物】 肾茶 Clerodendranthus spicatus (Thunb.) C. Y. Wu ex H. W. Li 〔Clerodendron spicatum Thunb.〕

多年生草本，高 1～1.5 m。茎直立，四棱形，被倒向短柔毛。叶对生；叶柄长 0.4～3 cm，被短柔毛；叶片卵形、菱状卵形或卵状椭圆形，长 2～8.5 cm，宽 1～5 cm，先端渐尖，基部宽楔形或下延至叶柄，边缘在基部以上具牙齿或疏圆齿，齿端具小突尖，两面被短柔毛及腺点。轮伞花序具 6 朵花，在主茎和侧枝顶端组成间断的总状花序，长 8～12 cm；苞片圆卵形，长约 3.5 mm，先端骤尖，下面密被短柔毛，边缘具缘毛；花萼钟形，花后增大，上唇大，圆形，下唇具 4 齿，齿三角形，先端具芒尖，边缘均具短缘毛；花冠浅紫色或白色，外面被微柔毛，上唇具腺点，花冠筒极狭，长 9～19 mm，直径约 1 mm，上唇大，外反，3 裂，先端微缺，下唇直伸，长圆形，微凹；雄蕊 4，极度超出花冠筒外 2～4 cm，前对略长，花药小；子房 4 裂，花柱长长地伸出，柱头 2 浅裂；花盘前方呈指状膨大。小坚果卵形，深褐色，具皱纹。花期 5～11 月，果期 6～12 月。

生于海拔 700～1 000 m 的林下潮湿处或草地上，更多的为栽培。分布于福建、广西、海南、云

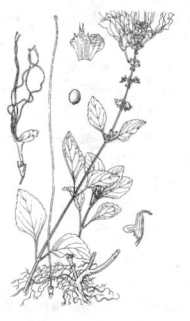

肾茶

南、台湾等地。

【栽培】 生物学特性 喜高温多湿环境，怕寒、怕旱、忌积水、耐肥。年平均气温18～24 ℃的地区，生长正常，平均气温 25～30 ℃的高温多雨月份生长迅速旺盛，月平均气温 17 ℃以下时生长停止，气温低于4 ℃时，叶红、枯萎、死亡。宜选土层深厚、富含有机质的沙壤或壤土，且具有适当荫蔽的环境栽培为好。

繁殖方法 用扦插繁殖或分株繁殖。扦插繁殖：适宜的扦插时间，北方7～8月；南方四季均可，以 3～4 月份为好。插条长10 cm，每截段保留 2～3 节，插植宜随剪随插，行距 15～20 cm，株距5～7 cm，插后保持荫蔽、湿润，约 2 星期内生根，存活后 15 日左右可移栽，行株距30 cm左右为宜。分株繁殖：在生长旺季到来之前进行，分株取苗（分株时保持幼地生根的老根）进行移栽。

田间管理 移栽后注意保湿，生长期适时除草、松土和追肥，肥料以腐熟厩肥或人畜粪尿等有机肥为好。

【采收加工】 在高温高湿地区，肾茶终年生长，尤以 4～10 月生长旺盛。一般每年可采收 2～3 次，管理得好，可收 4 次，每次在现蕾开花前采收为佳，宜选晴天，割下茎叶，晒至七成干后，于清晨捆扎成把（防止叶片脱落，再曝晒至全干即可）。

【药材】 猫须草 Clerodendranthi Spicati Herba 产于广东、海南、广西、云南、台湾等地。

性状 全草长 30～70 cm 或更长。茎枝呈方柱形，节稍膨大；老茎表面灰棕色或灰褐色，有纵皱纹或纵沟，断面木质，周围黄白色，中央髓部白色；嫩枝对生，紫褐色或紫红色，被短小柔毛。叶对生，皱缩，易破碎，完整者展平后呈卵形或卵状披针形，长 2～5 cm，宽 1～3 cm，先端尖，基部楔形，中部以上的叶片边缘有锯齿，叶脉紫褐色，两面显黄绿色或暗绿色，均有小柔毛；叶柄长约 2 cm。轮伞花序每轮有 6 花，多已脱落。气微，茎味淡，叶味微苦。

鉴别 茎横切面：茎四棱形，表皮细胞 1 列，被有多种类型毛茸。皮层薄壁细胞 5～10 列，于棱角处有厚角细胞3～6 列。中柱鞘纤维木化，3～10 个一群，断续成环。韧皮部薄壁细胞小而略皱缩。形成层明显。木质部导管单个，少数 2～3 个相聚，径向散列，木薄壁细胞、木纤维均呈方形或多角形，木射线宽 1～2 细胞。髓部薄壁细胞具壁孔。

叶横切面：上、下表皮均有毛茸，下表皮具气孔。栅栏组织细胞 1 列，海绵组织细胞 4～6 列，排列疏松。主脉处表皮内侧均有厚角组织，维管束外韧型。

【成分】 全草含三萜类，甾醇类，黄酮类，挥发油及其他成分。三萜类成分：α-香树脂醇（α-amyrin），熊果酸（ursolic acid）。甾醇类：β-谷甾醇（β-sitosterol），胡萝卜苷（daucosterol）。黄酮类成分：三裂鼠尾草素（salvigenin），5-甲氧基苷花素（6-methoxygenkwanin），5，3′-二羟基-6，7，4′-三甲氧基黄酮（eupatorin），甜橙素（sinensetin），3′-羟基-5，6，7，4′-四甲氧基黄酮（3′-hydroxy-5，6，7，4′-tetramethoxyflavone），高山黄芩素四甲醚（scutellareintetramethylether），异胡橙素（isosinensetin），5-羟基-6，7，3′，4′-四甲氧基黄酮醇（5-hydroxy-6，7，3′，4′-tetramethoxyflavonol），5，6，7，4′-四甲氧基黄酮（5，6，7，4′-tetramethoxyflavone）等。挥发油类成分：柠檬烯（limonene），龙脑（borneol），麝香草酚（thymol）。此外还含酒石酸（tartaric acid），葡萄糖，果糖，戊糖，葡萄糖醛酸，羟基乙酸，皂苷和无机盐等。

【药理】 1. 对泌尿系统的作用 猫须草（肾茶）液拌饲给予大鼠，增加肾脏重量，降低尿素氮和血肌酐，促进肾脏排泄。肾茶水提液灌胃对小鼠有利尿作用；十二指肠给药，增加家兔输尿管动作电位的频率与幅度。肾茶水提物口服对正常大鼠有利尿作用，对尿液 pH 无影响。肾茶煎剂抑制血清或脂多糖刺激的原代培养的大鼠肾小球系膜细胞增殖，抑制脂多糖诱导的系膜细胞分泌 IL-1β。肾茶水提液灌胃对慢性肾衰竭大鼠能降低血清尿素氮、中分子物质和肌酐，改善贫血症状，增加内生肌酐清除率及血肌酐的排泄；减轻肾小管组织细胞病变，减少肾小球结构破坏，增加完整肾小球数目。猫须草地上部分的水提物、甲醇提取物抑制[125]I-TGF-β结合到 Balc3T3 细胞上的受体。其中的熊果酸与齐墩果酸也有效。猫须草对泌尿系统的作用可能与此有关。

2. 其他作用 肾茶水提液灌胃，缩短小鼠断尾法出血时间。肾茶水提物口服抑制小鼠巴豆油所致的耳肿胀；水提物体外对金黄色葡萄球菌、大肠杆菌和铜绿假单胞菌有抑制作用。低、中剂量肾茶提取液灌胃增强小鼠腹腔巨噬细胞吞噬功能，ConA 诱导的脾淋巴细胞增殖反应及 NK 细胞活性，增加溶血空斑形成细胞（PFC）数目。但高剂量肾茶却无此作用。肾茶对脾脏指数、胸腺指数无影响。猫须草中的高山黄芩素四甲醚在体外试验中对艾氏腹水癌细胞生长有剂量依赖性抑制作用。

【药性】 甘、微苦，凉。

1. 广州部队《常用中草药手册》："甘、淡、微苦，凉。"

2.《海南岛常用中草药手册》："甘、淡，平。"

【功用主治】 清热，利尿，排石。主治急慢性肾炎，膀胱炎，尿路结石，胆结石，风湿性关节炎。

1. 广州部队《常用中草药手册》："清热去湿，排石利尿。主治急慢性肾炎、膀胱炎，尿路结石，风湿性关节炎。"

2.《福建药物志》："主治胆囊炎。"

【用法用量】 煎汤，30～60 g。

【选方】 1. 治肾炎，膀胱炎 肾菜 60 g，一点红、紫茉莉根各30 g。水煎服。

2. 治尿道结石 肾菜，石韦（或苇草）各 30 g，茅莓根90 g，葡萄 60 g。水煎服。（1、2 方出自《福建药物志》）

【临床报道】 治疗尿路结石 用猫须草全草（干品）60 g，水煎服，每日 1 剂，连续服用 2～3 个月。共系统观察 35 例，其中肾结石 13 例，输尿管结石 21 例，膀胱结石 1 例。结果 9 例排出结石；2 例有明显排石感觉，经 X 光片复查证实，结石阴影消失；1 例自觉症状消失，X 光片结石阴影消失，2 例输尿管上段结石下行至输尿管膀胱段及膀胱内。

4678 猫胞衣 ^{māo bāo yī}《纲目》

【异名】 猫胞《本经逢原》。

【基原】 为猫科动物家猫的胎盘。

【原动物】 参见"猫肉"条。

【采收加工】 雌猫产仔时收集，烘干。

【药性】 甘，温。归肝、脾、胃经。

1.《本草从新》："甘、酸，温。"

2.《本草再新》："味甘，性温，无毒。入肝、脾、胃三经。"

3.《本草撮要》："入手、足太阴经。"

【功用主治】 宽膈止吐。主治噎膈反胃，呕吐不食。

1.《纲目》："治反胃吐食。"

2.《药性考》："止吐。"

3.《纲目拾遗》："治噎膈，胃脘痛。"

【用法用量】 内服：煮食，适量；或焙干研末冲服，每次 6～9 g。

【选方】 1. 治反胃吐食 猫胞衣烧灰，入朱砂末少许，压舌下。（《纲目》引《杨氏验方》）

2. 治反胃 ① 猫胞衣三个。好酒洗，同猪肉四两，淡煮熟服之。《凤联堂经验方》② 猫胞衣一具。炙脆为末。每服二钱，加麝香五厘，酒下。《医方一盘珠》

3. 治反胃，噎膈食不下 猫胞一个（酒洗），胡桃膈十片。俱煅研为末。丁香汤下之。（《医级》猫胞散）

4679 猫眼草 ^{māo yǎn cǎo}《河北中药手册》

【异名】 猫儿眼《中国药用植物图鉴》，打碗花、打碗棵《河北中药手册》。

【基原】 为大戟科大戟属植物猫眼草的全草。

【原植物】 猫眼草 Euphorbia lunulata Bunge 又名：耳叶大戟(《东北植物检索表》)，华北大戟(《秦岭植物志》)。

多年生草本，高达 40 cm。茎通常分枝，基部坚硬。下部叶鳞片状，早落；中上部叶狭条状披针形，长 2～5 cm，宽 2～3 mm，先端钝或具短尖，两面无毛。杯状聚伞花序顶生者通常有 4～9 伞梗，基部有轮生叶与茎上部叶相同形；每伞梗再 2～3 回分叉，各有扇状半圆形或三角状心形苞叶 1 对；总苞杯状，先端 4 裂，腺体 4，新月形，黄褐色，两端有短角；雄蕊 1；子房 3 室，花柱 3，分离，柱头 2 浅裂。蒴果扁球形，无毛；种子长圆形，光滑，一边有纵沟，无网纹及斑点。花期 4～6 月，果期 6～8 月。

生于山坡、山谷或河岸向阳处。分布于东北及河北、内蒙古、江苏、山东、陕西等地。

【采收加工】 5～7 月采割地上部分，晒干。

【药材】 猫眼草 Euphorbiae Lunulatae Herba 产于河北、山东、江苏等地。

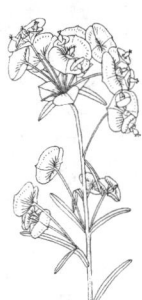
猫眼草

性状 全草长 20～40 cm。茎呈圆柱形，直径 2～3 mm；表面黄绿色，基部呈紫红色，具纵纹；质脆易折断。叶互生，无柄，叶片狭条形，易脱落往往皱缩，长 2.5～5 cm，宽 2～3 mm。茎上部的分枝处有的叶轮生。花序顶生或生于上部叶腋，多歧聚伞花序，基部的叶状苞片呈半月形至三角状肾形。蒴果三棱状卵圆形，光滑，气特异，味淡。

鉴别 (1) 叶表面观：上表皮细胞壁较平直，未见气孔；下表皮细胞壁略呈波状弯曲，气孔多数，不定式。茎的表面观：表皮细胞类长方形、长条形，纵向延长，气孔多数。

茎横切面：表皮为 1 列长方形细胞，纵向延长。皮层细胞大小不一，卵圆形、长方形，切向延长；中柱鞘纤维束排列呈 1 轮；于韧皮部外侧，每个纤维群由 10 余个至 20 多个纤维组成；木质部由导管、木薄壁细胞、木纤维组成，导管较大而稀少；木射线细胞 1～3 列，狭长细长。髓部薄壁细胞圆形；有的为空隙。

(2) 取本品 1 g，加乙醇 10 ml，在水浴上煮沸。滤过，取滤液 1 ml 置试管中，滴加三氯化铁试剂，振摇后溶液呈污绿色(检查酚性物质)。

(3) 取滤液 1 ml，加镁粉少许，振摇后滴加数滴浓盐酸，溶液呈樱红色(检查黄酮)。

【成分】 地上部分含黄酮类成分：山柰酚(kaempferol)、槲皮素(quercetin)、槲皮苷(quercitrin)、槲皮素-3-L-鼠李糖苷(kaempferol-3-L-rhamnoside)、6，7-二羟基香豆素(6，7-dihydroxy-coumarin)。种子含猫眼草素(maoyancaosu)。

【药理】 1. 止咳作用 猫眼草黄酮苷水溶液给小鼠腹腔注射有不同程度的止咳作用。猫眼草酒浸膏、总黄酮腹腔注射，延长小鼠咳嗽所需喷氨雾时间；总黄酮所含的山柰酚、槲皮素均使之延长。

2. 祛痰作用 小鼠酚红法表明黄酮苷于腹腔注射有祛痰作用。口服总黄酮可使小鼠气管抽洗酚红浓度升高；大鼠毛细血管表明总黄酮中的山柰酚、槲皮素及其相应的苷均有一定的祛痰作用。

3. 平喘作用 猫眼草酒浸膏、总黄酮腹腔注射抑制组胺喷雾引起的豚鼠抽搐反应。

毒性 小鼠口服猫眼草总黄酮的半数致死量为 1.25 ± 0.05 g/kg，亚急性毒性实验中，犬每日口服 125 mg/kg，连续 4 星期，对体重、血象、肝功能、肾功能等均无明显变化。

【药性】 苦，微寒，有毒。

1.《山东中草药手册》："苦，微寒。"

2.《内蒙古中草药》："苦，寒。有毒。"

【功用主治】 镇咳，祛痰，平喘，拔毒，逐水。主治痰饮咳喘，水肿，瘰疬，疥癣，无名肿毒。

1.《山东中草药手册》："逐水，解毒散结。"

2.《内蒙古中草药》："利尿消肿，化痰散结，杀虫止痒。主治水肿，二便不通，痰饮咳喘，疥癣，肿毒。"

3.《全国中草药汇编》："拔毒止痒。外用治颈淋巴结核，疮癣瘙痒。"

4.《秦岭巴山天然药物志》："镇咳祛痰，平喘。"

【用法用量】 外用：熬膏外敷；或研末调敷。内服：煎汤，3～9 g；或入丸剂。

【宜忌】 本品有毒，内服宜慎。

【选方】 1. 治慢性气管炎 ① 猫眼草(去根)、葶苈子、沙枣等各等分。共为细末，压成 0.5 g 片剂。每次服 4 片，每日 3 次。10 日为 1 个疗程，疗程之间停药 7～10 d。② 猫眼草、白头翁各 4 份，炒杏仁(去皮、尖)、麻黄各 1 份。共为细末，水泛为丸，如绿豆大。每次服 3 g(30 粒)，每日 3 次。10 日为 1 个疗程。病程之间停药 7～10 日。(《全国中草药汇编》)

2. 治久喘咳，浮肿，以气虚者为宜 猫眼草 9 g，杏仁 6 g，半夏 6 g，茯苓 12 g，桂枝 3 g。水煎服。(《天津中草药》)

3. 治下肢水肿 猫眼草 15 g，鸡子 2 枚。加水同煮，去汤，吃鸡子，每日 1 次。(《山东中草药手册》)

4. 治颈淋巴结结核已破成管 猫眼草煎熬成膏。适量外敷患处。(《河北中药手册》)

5. 治无名肿毒 猫眼草适量熬成膏，摊布上贴患处。(《天津中草药》)

4680 猫脚印 māo jiǎo yìn
《云南中草药》

【异名】 汉蓝鱼腥草(《植物名实图考》)，水药，狗脚血竭、野麻、白花地丁(《云南中草药》)，凤尾小贯众(《云南中药志》)。

【基原】 为牻牛儿苗科老鹳草属植物纤细老鹳草的全草。

【原植物】 纤细老鹳草 Geranium robertianum L.

一年生草本，植株瘦弱，高 25～40 cm。根多数，粗铁丝状，多汁。茎直立，多分枝，略有白色柔毛。叶对生，五角状圆形，长宽各 4～7 cm，3～5 全裂，裂片卵形，羽状深裂，中全裂片有长柄，侧全裂片有短柄，均细裂，裂片长为叶片长的 2～4 倍，上部叶有短柄。花序柄远较叶为长，顶生 2 花；萼片披针形，被长白毛，有 3 脉，中间一脉隆起；花瓣红紫色，较萼片长 2 倍。蒴果长 1.8～2.5 cm。花果期 5～10 月。

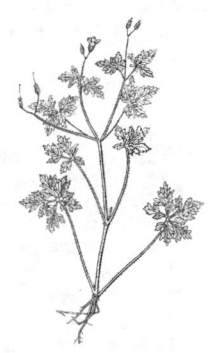
纤细老鹳草

生于海拔 1 000～3 100 m 的山坡荒地或疏林下。分布于湖北、四川、贵州、云南、台湾。

【采收加工】 5～10 月采收全草，鲜用或晒干。

【药理】 抗病毒作用 猫脚印沸乙醇提取物对猴细胞中培养的疱疹性口炎病毒有抑制作用。

【药性】 苦、微辛，平。

1.《云南中草药》："苦，微涩，平。"

2.《云南中药志》："苦，微辛。"

【功用主治】 祛风除湿，散瘀消肿。主治风湿痹痛，扭挫损伤，疮疖痈肿，麻疹。

1.《云南中草药》："祛风除湿，解毒。"

2.《云南中药志》："用于风湿痹痛，疮疖，痈肿，麻疹，子宫脱垂。"

【用法用量】 内服：煎汤，9～15 g；或泡酒。外用：鲜品捣烂敷。

4681 猫儿眼睛 māo ér yǎn jīng 《四川常用中草药》

【异名】 野荞子《四川常用中草药》，野荞麦草《贵州中草药名录》，头状蓼《长白山植物药志》。

【基原】 为蓼科蓼属植物尼泊尔蓼的全草。

【原植物】 尼泊尔蓼 Polygonum nepalense Meissn. [P. alatum Buch. -Ham. ex D. Don]

一年生草本，高30～50 cm。自茎基部分枝，茎细弱，直立或平卧，节处略膨大，有纵棱槽。单叶互生，下部叶有柄，上部叶近无柄，抱茎，托叶鞘筒状，膜质，先端偏斜；叶片卵形或三角状卵形，长3～5 cm，宽1～3 cm，先端渐尖，基部截形或圆形，全缘，沿叶柄下延呈翅状或耳垂状，下面密生黄色腺点。头状花序成球形，顶生或腋生，花序梗上部有腺毛；总苞卵状披针形；花白色或淡红色，密集，花被通常4裂；雄蕊5～6；子房椭圆形，花柱2，下部合生，柱头头状。瘦果扁卵圆形，两面凸出，黑褐色，密生小点，无光泽，包于宿存的花被内。花期5～8月，果期9～11月。

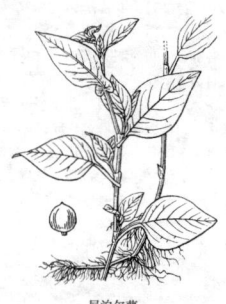

尼泊尔蓼

生于山区土壤深厚湿润、阳光充足的沟边及路旁。分布于华北、东北、华东、中南、西南、西北及西藏等地。

【采收加工】 7～9月采收，晾干。

【成分】 尼泊尔蓼全草含黄酮类成分：5，4'-二甲氧基-6，7-亚甲二氧基二氢黄烷酮(5，4'-dimethoxy-6，7-methylene-dioxyfla-vanone)，5，6，7，4'-四甲氧基黄烷酮(5，6，7，4'-tetramethoxy-flavanone)，5，6，7，2'，3'，4'，5'-七甲氧基黄烷酮(5，6，7，2'，3'，4'，5'-heptamethoxyflavanone)，3'，4'，6'，2'，3''，4''，5''-七甲氧基-1，3-二酮查耳酮(3'，4'，6'，2''，3''，4''，5''-heptamethoxy-1，3-diketo chalcone)，槲皮素3-O-鼠李二糖苷(quercetin-3-O-rhamnobioside)，金丝桃苷(hyperoside)，木犀草素-6-C-葡萄糖苷(luteolin-6-C-glucoside)。又含β谷甾醇葡萄糖苷(β-sitosterol glucoside)。另含β谷甾醇(β sitosterol)，蒲公英赛酮(taraxerone)。

【药理】 解痉作用 本品乙醇可溶解部分有解痉作用，以正己烷、氯仿进一步分离后发现，其有效成分可能为黄酮类。

【药性】 苦，寒。

1.《四川常用中草药》："性平，味酸、涩。"

2.《长白山植物药志》："酸、苦，寒。"

【功用主治】 清热解毒，除湿通络。主治咽喉肿痛，目赤，牙龈肿痛，赤白痢疾，风湿痹痛。

1.《四川常用中草药》："能收敛固肠。治红白痢疾，大便失常，关节痛。"

2.《长白山植物药志》："清热解毒。主治喉病，目赤，牙龈肿痛。"

【用法用量】 内服：煎汤，9～15 g。

4682 猫耳朵草 māo ěr duǒ cǎo 《昆明药用植物调查》

【异名】 土知母、龙头凤尾、毛茛蕨《昆明民间常用草药》，

象牙七、联公七《云南药用植物名录》。

【基原】 为裸子蕨科金毛裸蕨属植物金毛裸蕨的根茎或全草。

【原植物】 金毛裸蕨 Gymnopteris vestita (Wall. ex Presl) Underw. [Grammitis vestita Wall.]

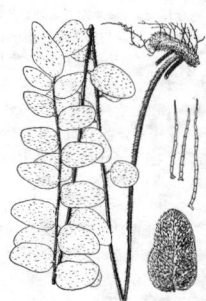

金毛裸蕨

植株高30～40 cm。根茎短而横生，密被锈黄色、长钻形鳞片。叶近生：叶柄细弱，亮栗褐色，密被淡棕色长绢毛；叶片厚纸质，披针形，长15～20 cm，宽3～7 cm，表面疏被灰棕色的伏生长毛，背面连同叶轴、羽轴密被棕黄色长绢毛；一回羽状复叶，羽片10～17对，开展或斜上，互生，有短柄，卵形或长卵形，钝头，基部圆形或微凹呈心形，宽1.2～2 cm，全缘，侧脉多回分叉，小脉分离，有时在近叶边处连接成斜上网眼。孢子囊群沿侧脉着生，隐藏于柔毛之中。

生于海拔800～3 900 m的岩壁或灌木丛中岩石上。分布于河北、山西、四川、云南、西藏、台湾。

【采收加工】 全年或夏、秋季采收，鲜用或晒干。

【药性】《全国中草药汇编》："根状茎：辛、微苦，凉。"

【功用主治】 清热，止痛。主治伤寒高热，关节疼痛，胃痛。

1.《全国中草药汇编》："根状茎：消炎，退热。主治伤寒高热。"

2.《中国药用孢子植物》："全草治胃气痛。"

3.《中国中药资源志要》："用于关节痛。"

【用法用量】 内服：煎汤，3～9 g。

4683 兜冠黄芩 dōu guān huáng qín 《新疆中草药》

【异名】 半枝莲。

【基原】 为唇形科黄芩属植物盔状黄芩的全草。

【原植物】 盔状黄芩 Scutellaria galericulata L.

多年生草本。根茎匍匐；茎直立，高35～40 cm，中部以上多分枝，下部常无叶。叶对生；叶柄长2～7 mm，腹凹背凸，背面被短柔毛；叶片长圆状披针形，长1.5～6 cm，宽0.8～3 cm，自茎下向上渐变小，先端锐尖，基部浅心形，边缘具圆齿状锯齿，上面绿色被疏短柔毛，下面淡绿色，密被短柔毛，侧脉约4对。花单生于茎中部以上叶腋内，一侧着生；花梗被下曲短柔毛，近基部有一对线形的小苞片；花萼长约3.5 mm，盾片着生在萼筒中部稍下方，果时盾片直伸；花冠紫色，紫蓝至蓝色，长约1.8 cm，冠筒基部前面囊状，向上渐增大，冠檐二唇形，上唇半圆形，盔状，内凹，先端微缺，下唇中裂片三角状卵圆形；雄蕊4，均内藏，前对较长，具能育半药，后对较短，其全药；花柱细长，先端锐尖，偏裂；子房4裂，裂片等大。小坚果黄色，三棱状卵圆形，具小瘤突，腹面中央具果脐。花期6～7月，果期7～8月。

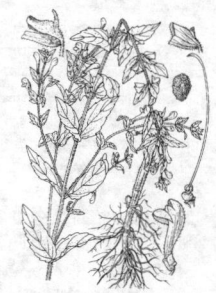

盔状黄芩

生于水沟旁冲积地上。分布于内蒙古、陕西、新疆。

【采收加工】 7～10 月采收，切段，鲜用或晒干。

【成分】 地上部分含二萜类成分: scutegalins A、B、C、D，甾体类成分: 谷甾醇-3-O-β-D-吡喃葡萄糖苷(sitisterd-3-O-β-D-glu-copyranoside)。

【药性】 苦，寒。

【功用主治】 清热解毒，活血散瘀，利水消肿。治癌肿，尿道炎，肝炎，阑尾炎，跌打损伤，毒蛇咬伤，疮疡肿毒。

【用法用量】 内服: 煎汤，15～30 g。外用: 捣敷。

【选方】 1. 治癌肿 半枝莲、龙葵各 60 g。水煎服。如有腹泻，半枝莲可减量。

2. 治肝炎，阑尾炎 半枝莲 15 g，桃仁 9 g，薏苡仁 24 g。水煎服。

4684 猕猴肉 mí hóu ròu 《证类本草》

【基原】 为猴科猕猴属动物猕猴和短尾猴的肉。

【原动物】 参见"猕猴骨"条。

【采收加工】 四季均可捕捉，捕杀后，除去皮毛及内脏，剔除骨骼。取肉，鲜用或烘干。

【药性】 《证类本草》:"味酸、平，无毒。"

【功用主治】 祛风除湿，补肾健脾。主治风湿骨痛，神经衰弱，阳痿遗精，小儿疳积，便血。

1.《证类本草》:"主诸风劳，酿酒弥佳；为脯，主久疟。"

2.《中国药用动物志》:"补肾壮阳，收敛固精，祛风湿。主治肾虚阳痿，遗精，遗尿，神经衰弱以及风湿痹痛等症。"

3.《中国动物药志》:"治小儿疳积，神经衰弱，风湿骨痛和阳痿。"

4.《彝医动物药》:"治便血。"

【用法用量】 内服: 蒸食，100～200 g；或烘烤成肉干食。

4685 猕猴骨 mí hóu gǔ 《证类本草》

【异名】 猴骨《贵州民间方药集》，申骨《四川中药志》。

【基原】 为猴科猕猴属动物猕猴、短尾猴等的骨骼。

【原动物】 1. 猕猴 Macaca mulatta Zimmermann 又名: 狙《庄子》，沐猴《史记》，王孙《柳河东集》，马留《倦游杂录》，猢狲《圣惠方》，恒河猴、广西猴《中国经济动物志》，黄猴《中国药用动物志》。

体形稍瘦小，头顶无"漩毛"，肩毛短而尾较长，约为体长之半。颊部有颊囊，具 5 趾(指)，有扁平的指甲，臀胝发达，呈红色，雌体更红。体色呈棕灰色或棕黄色，色泽因地区、年龄不同而有异。背部后半部毛呈橙黄色而有光泽；腹面淡灰色，上肢下部亦有橙色的光泽。

栖息于石山、树林、裸岩等环境。营巢群生活。分布于广东、广西、海南等地和长江流域大部，青藏高原及河北、山西、河南等地有零星分布。

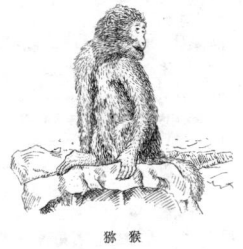

猕 猴

猕猴为国家二级保护动物，禁止滥捕。

2. 短尾猴 M. speciosa F. Cuvier 又名: 红面猴、断尾猴《中国经济动物志》，青猴、黑猴《中国药用动物志》。

体形较猕猴大，大者可重达 15 kg。四肢等长，尾极短，仅 6 cm 左右。壮年时颜面红色，小猴随生成熟而变红，老年后褪去红色变为紫色或青黑色；头顶之毛较长，由正中向两侧分开，此是与猕猴的主要区别点。

生活于热带、亚热带地区，栖息环境与猕猴相似，群居，余皆与猕猴相似。分布于西南及江西、福建、湖南、广东、广西、西藏等地。

本动物的肉(猕猴肉)、内脏的结石(猴枣)亦供药用，另设专条。

【养殖】 生活习性 猕猴分布广泛，适应性强。经人工驯养可很快适应人工饲养条件。喜群居和树栖生活。为森林动物。平时营家族式生活，大群可达 100～200 只。群体行为中有明显的等级地位行为序列。每个猴群中皆有"猴王"统治。猴王老、弱、病后会受到淘汰更替。雌性或幼小的猴则会受到猴王及其他公猴的保护和照顾。雌猴表现出很强的母性，在猴群中常见母猴抱着幼仔，甚至幼仔死亡也不肯丢弃。食性范围广泛，以植物为主，野果、树叶、种子、瓜果等皆可食，昆虫、鸟蛋、幼鸟也可食。在山区甚至可跑到居民点中偷吃饭菜。

养殖技术 猕猴繁殖为一公多母制，故为近亲血统，但在猴群中近亲发育的症状是很少见的。生长发育较迟缓，一般需生长 5 年才能性成熟。个体寿命在 25～30 年。秋季发情交配。发情周期为 25～30 日。雌猴有月经出现，持续 2～3 日。人工繁殖时，经期完后 7～10 日为高潮交配期，受胎率高。可 1 雄配 6 雌。妊娠期 170 日左右，分娩时难产较少。在妊娠、产仔和哺乳早期要实行公母隔离，以防止流产、死产和产道感染、出血及子宫内膜炎等。

饲料管理 猕猴可圈养，也可笼养。因比其他动物灵敏，要严格护门、护栏防逃。注意房舍及环境卫生，对疾病"防重于治"，及时作疫苗注射。饲喂要定时、定量，饲料要营养全面，搭配多样化。

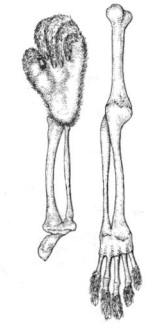

猕猴四肢骨外形

【采收加工】 四季均可捕捉，捕杀后，剥去皮毛(四肢不去皮毛)，除去内脏，剔除骨上筋肉，将骨骼挂通风处晾干。

【药材】 猕猴骨 Macacae Os 我国产猕猴及短尾猴地区药材部门均有销售。

性状 药材分四肢骨和全身骨两种规格。

(1) 四肢骨 肱骨长约13 cm，粗约 1.3 cm；尺、桡骨大小几乎相等，长约14 cm，粗 0.8～1 cm。股骨长约17 cm，粗约1.5 cm，微弯；腓、胫骨长约 15 cm，胫骨粗约 1.2 cm，腓骨较细。前、后肢及掌部与爪均带有皮毛，毛呈棕色，骨质轻，外表不甚洁白，断面骨髓多已干枯。

(2) 全身骨 分头骨、脊骨、肋骨、髋骨及尾骨等。脊椎骨粗大，28 节；肋骨 13 对，细瘦而弯曲；尾骨从前至后渐细，15 节。市售商品多残缺不全。

本品以去净筋肉，无霉坏、臭味、虫蛀者为佳。

【炮制】 1. 猴骨 取原药除去杂质，用清水浸 1～2 星期，刮去筋肉，洗净，晒干。锯成段。

2. 炒猴骨 取油砂置锅内，用武火炒烫后，放入净猴骨，不断翻动，炒至表面呈黄色。

3. 酒酥猴骨 取砂炒猴骨，趁热投入定量的酒中，淬酥，捞出，晒干。用时捣碎。每净猴骨 10 kg，用酒 2 kg。

4. 醋酥猴骨 取砂炒猴骨，趁热投入定量的醋内淬酥，捞出，晒干。用时捣碎。每猴骨 100 kg，用醋 25 kg。

饮片性状 猴骨呈不规则的段或碎块。表面黄白色，体轻，骨髓多已干枯，气微腥。炒猴骨形如猴骨，表面黄色，质较脆，微具焦臭气。酒酥猴骨形如猴骨，表面黄色，质较脆，微具酒香气。醋酥猴骨形如猴骨，表面黄色，质较酥脆，微有醋酸气。

贮干燥容器内，密闭，置阴凉干燥处，防蛀。

【药性】 酸，平。

1. 《证类本草》:"味酸,平,无毒。"

2. 《四川中药志》1960年版:"入心、肝二经。"

【功用主治】 祛风湿,强筋骨,镇惊,截疟。主治风寒湿痹,四肢麻木,关节疼痛,骨折,小儿惊痫。

1. 《证类本草》:"头骨主瘭疟。作汤治小儿惊痫、鬼魅寒热。"

2. 《四川中药志》1960年版:"祛风除湿,镇惊截疟。治风寒湿痹,四肢麻木,小儿惊痫及瘭疟发热。"

3. 《广西药用动物》:"有强壮筋骨的作用,对促进骨折愈合有效。"

4. 《贵州民间方药集》:"浸酒,治风湿麻木,关节疼痛。"

【用法用量】 内服:煎汤,5～15 g;或浸酒;或入丸、散。

【宜忌】《广西药用动物》:"阴虚湿热的人忌用。"

【选方】 1. 治风湿关节痛 猴骨 500 g(打碎),独活、巴戟天、桂枝、白芍、威灵仙、牛膝各 15 g。用白酒 2 500 ml,浸泡1个月。每日饮 2 次,每次 20 ml。

2. 治小儿惊痫 猴头骨烧黑研末。每服 3 g,温开水冲服,每日 2 次。(1、2 方出自《中国动物药》)

3. 治疟疾进退不定 猢猕头骨一枚(烧灰)。细研为散。空腹以温酒调服一钱,临发时再服。《圣惠方》

4686 猕猴桃 mí hóu táo 《开宝本草》

【异名】 藤梨、木子、猕猴梨《开宝本草》,羊桃《医心方》,阳桃《日用本草》,大零核、猴仔梨《福建民间草药》,大红袍《贵州民间方药集》,杨桃《江西草药》,绳梨、金梨、野梨《浙江民间常用草药》,山洋桃《贵州草药》,狐狸桃(江西《草药手册》),洋桃果《安徽中草药》,甜梨《广西药用植物名录》。

【基原】 为猕猴桃科猕猴桃属植物猕猴桃的果实。

【原植物】 猕猴桃 Actinidia chinensis Planch.

藤本。幼枝赤色,同叶脉密生灰棕色柔毛,老枝无毛;髓大,白色,片状。单叶互生;叶柄长达 6 cm;叶片纸质,圆形、倒阔圆形或倒卵形,长 5～17 cm,先端突尖、微凹或平截,基部阔楔形至心脏形,边缘有刺毛状齿,上面暗绿色,仅叶脉有毛,下面灰白色,密生灰棕色星状绒毛。花单生或数朵聚生于叶腋;单性花,雌雄异株或单性花与两性花共存;萼片 5,稀为 4,基部稍连合,与花梗被淡棕色绒毛;花瓣 5,稀 4,或多至 6～7片,刚开放时呈乳白色,后变黄色;雄蕊多数,花药黄色;子房上位,多室,花柱丝状,多数。浆果卵圆形或长圆形,长 3～5 cm,密生棕色长毛,有香气。种子细小,黑色。花期 6～7 月,果熟期 8～9 月。

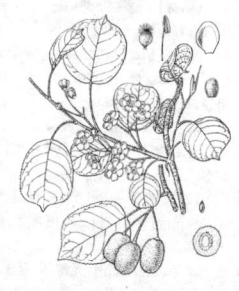
猕猴桃

生于山地林间或灌丛中,常缠绕于他物上。分布于中南及江苏、浙江、安徽、福建、江西、河员、贵州、云南、陕西等地。

本植物的根(猕猴桃根)、藤或藤中的汁液(猕猴桃藤)、枝叶(猕猴桃枝叶)亦供药用。另设专条。

【栽培】 生物学特性 喜温暖湿润环境,常生长在年平均气温 10℃以上,相对湿度 70%～80%,年降水量 1 000 mm的阴湿隐蔽的森林边缘、荒坡、灌木丛中,气温 8℃以上开始萌发,低于 8℃,则停止生长。对土壤要求不严格,适宜排水良好,腐殖质丰富的微酸性砂质壤土。

繁殖方法 种子、扦插、分株繁殖。种子繁殖:9～10 月采收充分成熟的果实,选果大、端正、味好、无病虫害果实,经后熟一段

时间后,洗出种子阴干。种子需低温打破休眠,沙藏 2～3 个月即出播种。也可秋播,次年春出苗。育苗地要求土壤疏松,施足基肥,深耕细耙,作 1 m 宽畦,3 月下旬播种,将混细沙的种子均匀撒播或条播,覆细沙土,喷水,保持湿润。扦插繁殖:绿枝扦插法、6 月上旬选中部组织充实良好新梢,剪留 3 个芽,基部剪口距芽 3 cm 处剪断,下部切口用快刀削平。每支插条大叶留 1 片,小叶留 2 片,最好用萘乙酸钠 2×10⁻⁴～5×10⁻⁴液浸 3～4 小时后扦插。插床深翻施肥,铺干净河沙 20～25 cm,充分灌水,等水渗后按行株距 20 cm×8 cm 扦插,1 个月左右开始生根。根插,早春挖取主根径 1～2 cm粗细根,剪成 10～15 cm 长,平埋苗床中,覆土 5～10 cm。压条,5 月上旬选生长旺盛当年枝条,基部环剥 3 cm 左右,然后用萘 2×10⁻⁴～5×10⁻⁴的萘乙酸钠溶液的脱脂棉,将环剥部分包起来并压下打开,埋入土中深 10～15 cm,促进生根。分株繁殖:在春季萌动前将优良植株根蘖苗创出,把连带的根切断分别移植。

田间管理 搭 2 m 高荫棚,有斜、平顶 2 种,架长 5 m,高 1.8～2 m,柱间距 4 m×4 m,每 1 m 拉铁丝 1 条,以利爬蔓,冬季 1 月份,夏季 7 月上旬剪除基部徒长枝。8 月下旬进行枝条摘心,5～7 月追施尿素或人粪尿 2～3 次。全年注意灌水,深秋至入冬前灌水 1～2 次,封冻前冻后春灌 2～3 次,每年松土除草 3～5 次。中耕以浅耕为宜,寒冷地区注意盖稻草。

病虫害防治 兽害有松鼠,盗食成熟果实。

【采收加工】 8～9 月果实成熟时采收,鲜用或晒干。

【药材】 猕猴桃 Actinidiae Chinensis Fructus 产于浙江、福建、江西、湖南、湖北、广东、广西、云南、贵州、四川、陕西、河南等地。

性状 浆果近球形、圆柱形、倒卵形或椭圆形,长 4～6 cm。表面黄褐色或绿褐色,被茸毛,长硬毛或刺毛毛状,有的秃净,具小而多的淡褐色斑点,先端喙不明显,微尖,基部果柄长 1.2～4 cm,宿存萼反折;果肉外部绿色,内部黄色。种子细小,长 2.5 mm。气微,味酸、甘、微涩。

【成分】 猕猴桃果实含生物碱成分:猕猴桃碱(actinidine)、玉蜀黍嘌呤(zeatin)、9-核糖基玉蜀黍嘌呤(9-ribosylzeatin);蒽醌类成分:大黄素(emodin)、大黄素甲醚(physcion)、大黄素-8-甲醚(questin)、ω-羟基大黄素(ω-hydroxyemodin)、大黄素酸(emodic acid)、大黄素 8-β-D-葡萄糖苷(emodin-8-β-D-glucoside)。另含中华猕猴桃蛋白酶(actinidin)、游离氨基酸,糖,有机酸,维生素 C、B,色素、鞣质及挥发性的烯醇类成分。新鲜的果实中维生素 C 的含量为 138～284.54 mg/100 g。

【药理】 1. 防癌、抗突变作用 加入猕猴桃果汁,能阻断在亚硝酸钠和氨基比林反应系统中二甲基亚硝胺的合成。猕猴桃汁服用能阻断胃癌高发区人群内源性 N-亚硝基化合物的合成。猕猴桃汁自由饮用,对亚硝酸钠引起的小鼠肝脏脂质过氧化物水平升高、超氧化物歧化酶(SOD)活性降低和亚硝胺引起的大鼠肝脏脂质过氧化物水平、SOD 活性、谷胱甘肽过氧化物酶活性升高有抑制作用。鼠伤寒沙门菌 TA₁₀₀ 的 Ames 试验表明猕猴桃果汁能抑制4-叔丁烷-O-苯醌(t-BQ)的诱变性,其活性成分为果汁中所含流基化合物。猕猴桃热水提取物在鼠伤寒沙门菌/微粒体试验中还抑制苦醌敏或某种并花诱导的突变。

2. 延缓衰老作用 猕猴桃汁喂养老龄大鼠,增加大鼠肝脏 β 肾上腺能受体亲和力,肝细胞膜及胞质内丙二醛(MDA)也有下降趋势。给中老年人服用猕猴桃浸剂,升高红细胞中 SOD 活性。

3. 耐缺氧、抗疲劳作用 猕猴桃汁灌胃延长小鼠常压缺氧的存活时间,并能对抗异丙肾上腺素所致存活时间缩短。猕猴桃汁或其上清液腹腔注射均能延长小鼠减压缺氧条件下的存活时间。猕猴桃汁灌胃延长小鼠游泳时间。

4. 降血脂作用 猕猴桃果汁灌胃,对高脂饲料大鼠有预防血

清胆固醇和三酰甘油上升的趋势；降低高脂血症小鼠血清胆固醇含量，升高高密度脂蛋白胆固醇含量，有一定的抗动脉粥样硬化作用。

5. 保肝作用　猕猴桃汁自由饮用，抑制四氯化碳引起的实验性肝损伤大鼠的丙氨酸氨基转移酶、天冬氨酸氨基转移酶的升高。

6. 其他作用　中华猕猴桃蛋白酶经二巯基苏糖醇激活，能抑制角叉菜胶、组胺和5-羟色胺(5-HT)所致大鼠足肿、5-HT和组胺所致毛细血管通透性升高、棉球肉芽肿及甲醛所致亚急性炎症。猕猴桃汁灌胃对环磷酰胺诱发的大鼠外周血双核淋巴细胞微核细胞率的升高有抑制作用，诱导大鼠肝脏谷胱甘肽硫转移酶、尿苷二磷酸葡萄糖醛酸转移酶活性，增强大鼠肝 SOD 活性及还原型谷胱甘肽的含量，降低 MDA 含量。饮用猕猴桃汁，使^{60}Co 照射的小鼠骨髓有核细胞数量增多，增加 DNA 含量，降低染色体畸变率。猕猴桃汁拮抗 Cr^{6+} 引起的人胚肺细胞细胞毒性，促进 Cr^{6+} 在细胞外的还原，降低 Cr^{6+} 的细胞摄入。

毒性　浓缩 10 倍果汁给小鼠灌胃 10 ml/kg，连续 2 次以上，小鼠有食欲减退、活动减少、腹泻、嗜睡等现象，个别动物死亡。解剖见小鼠胃充盈，肠道极度扩张。中华猕猴桃蛋白酶小鼠腹腔注射的 LD_{50} 为 99.15 mg/kg。中毒症状有闭目、软弱、静伏不动，死前呈深抑制状态。猕猴桃有大量与桦属花粉等有交叉反应的致敏原，其中一一 30 kD 致敏蛋白为猕猴桃特有的。

药性　酸、甘、寒。归胃、肝、肾经。

1. 崔禹锡《食经》:"味甘、冷。"
2. 《本草拾遗》:"味咸，温。无毒。"
3. 《开宝本草》:"味酸、甘、寒。"
4. 《得配本草》:"入足少阴、阳明经。"

【功用主治】　清热，止渴，和胃，通淋。主治烦热，消渴，消化不良，黄疸，石淋，痔疮。

1. 崔禹锡《食经》:"和中安肌。主黄疸，消渴。"
2. 《食疗本草》:"取瓤和蜜煎。去烦热，止消渴。"
3. 《本草拾遗》:"主骨节风，瘫缓不随，长年变白，痔病，调中下气。"
4. 《开宝本草》:"止暴渴，解烦热，下石淋。热壅反胃者，取汁和生姜汁服之。"

【用法用量】　内服：煎汤，30～60 g；或生食，或榨汁饮。

【宜忌】　脾胃虚寒者慎服。

1. 《开宝本草》:"冷脾胃，动泄澼。"
2. 《本草衍义》:"过多，则令人脏寒泄。"

【选方】　1. 治消渴　猕猴桃果 60 g，天花粉 30 g。水煎服。《湖北中草药志》

2. 治消化不良　洋桃根、炒山楂各 15 g。煎服。《安徽中草药》

3. 治偏瘫　猕猴桃 30 g，金柑根 9 g。水煎去渣，冲入烧酒 60 g，分 2 次内服。《闽东本草》

4. 治肝硬化腹水　洋桃果、半边莲各 30 g，大枣 10 枚。煎服。《安徽中草药》

【临床报道】　治疗慢性气管炎合并肺气肿　取新鲜猕猴桃全果，水煎制成浸膏片，每片 0.3 g，相当于原生药 2.2 g。每日服片 2～3次，每次 4 片(每日药量相当于原生药 18～26 g)。共治疗慢性气管炎合并肺气肿 66 例，其中轻度 21 例，中度 29 例，重度 16 例，服每 60～80 日。结果：显效 20 例，有效 29 例，无效 17 例，总有效率 74.24%。与服药前一年相比较，患者冬季同期急性发作次数、感冒发病次数均明显减少。唾液 SIgA 测定提示患者免疫功能明显提高。

4687　**猕猴桃根**　mí hóu táo gēn
《福建民间草药》

【异名】　洋桃根《安徽中草药》。

【基原】　为猕猴桃科猕猴桃属植物猕猴桃的根。

【原植物】　参见"猕猴桃"条。

【采收加工】　全年均可采，切段、晒干或鲜用。宜在栽种 10 年后轮流适当采挖。

【药材】　猕猴桃根 *Actinidiae Chinensis Radix*　产于浙江、安徽、福建、江西、湖南、湖北、广东、广西、云南、贵州、四川等地。

性状　根粗长，有少数分枝。商品已切成段，长 1～3 cm，直径 3～5 cm。外皮厚 2～5 mm，棕褐色或灰棕色，粗糙，具不规则纵沟纹。切面皮部暗红棕色，略呈颗粒状，易折碎成小块状，布有白色胶丝样物(黏液质)，尤以皮部内侧为甚；木部淡棕色，质坚硬，强木化，密布小孔(导管)；髓较大，直径约 4 mm，髓心呈膜质片层状，淡棕白色。气微，味淡、涩微。

鉴别　(1) 取本品粗粉 5 g，置带塞的锥形瓶中，加水 50 ml，水浴(70～80℃)温浸 2 小时，前 1 小时内时时振摇，滤过。取滤液置小烧杯中，于紫外光灯下观察，显亮绿色荧光。取本品横切面置紫外光灯下观察，显亮黄色荧光。

(2) 取(1)水浸液 1 ml，加碘化铋钾试液 1～2 滴，立即显污绿色沉淀。改用碘-碘化钾试液，则显墨绿色沉淀。

(3) 取(1)水浸液，滴在点滴板上，滴加等量的碘化汞钾试液，显深蓝色，继而渐转灰褐色。

【成分】　根含猕猴桃多糖复合物(actinidia chinensis polysaccharide，ACPS)及丰富的抗坏血酸(ascorbic acid)。

【药理】　1. 抗肿瘤作用　猕猴桃根提取液体外抑制白血病细胞、结肠癌细胞。根中所含多糖复合物(ACPS)腹腔注射抑制小鼠艾氏腹水癌(EAC)、腹水型肝癌 HepA 和小鼠实体肝癌 HepS。ACPS 也能延长 EAC 和白血病 P$_{388}$ 荷瘤小鼠的生存期。ACPS 对癌细胞的 DNA 合成有一定抑制作用。ACPS 还能使脾 cAMP 含量和 cAMP/cGMP 比值恢复至正常。ACPS 腹腔注射，增强小鼠体内自然杀伤(NK)细胞对 YAC-1 小鼠淋巴瘤细胞的杀伤作用。

2. 免疫调节作用　小鼠腹腔注射 ACPS 加强巨噬细胞的吞噬功能，增加初特异花结形成细胞数，对抗环磷酰胺对迟发型超敏反应的抑制。ACPS 腹腔注射，提高腹腔巨噬和巨噬细胞的吞噬功能，肝脏内活菌数减少。中华猕猴桃多糖体外能刺激小鼠脾淋巴细胞，腹腔注射能促进小鼠脾淋巴细胞分泌白介素2(IL-2)；肌内注射，使慢性迁延型肝炎患者外周血 T$_4$ 淋巴细胞百分比及 T$_4$/T$_8$ 比值上升。中华猕猴桃多糖腹腔注射或体外刺激小鼠腹腔巨噬细胞和脾淋巴细胞，受刺激的这些细胞的培养上清液，对相应的 C$_3$H/HeJ 小鼠胸腺及 CTLL 细胞株有促增殖作用，提示巨噬细胞和脾淋巴细胞培养上清液中分泌各有 IL-1 及 IL-2。受刺激后的小鼠血清成分能抑制水泡性口炎病毒对 L$_{929}$ 细胞的致病变作用，提示该血清中含有干扰素。

3. 其他作用　猕猴桃根的水提醇沉液腹腔注射对正常体温大鼠及注射鲜牛乳或角叉菜胶致热大鼠有降温、解热作用；灌胃抑制小鼠醋酸扭体、电刺激致痛反应，抑制小鼠巴豆油性耳郭水肿、醋酸所致毛细血管通透性升高及组胺所致大鼠腹腔毛细血管通透性升高、角叉菜胶性足水肿及棉球肉芽肿。猕猴桃根水提醇沉液抑制家兔及小鼠离体肠自发性收缩，对抗乙酰胆碱、氯化钡和组胺对肠肌的兴奋作用；对抗乙酰胆碱对大鼠离体肠平滑肌的兴奋作用。ACPS 能保护组织细胞免受流感病毒和疱疹病毒的感染。ACPS 体外抑制感染 MA$_{104}$ 细胞株的人轮状病毒。中华猕猴桃多糖对超氧阴离子自由基和羟自由基有清除作用。

毒性　水提醇沉液小鼠灌胃的 LD_{50} 为 199 g(生药)/kg，腹腔注射为 111 g/kg。

【药性】　微甘、涩、凉。小毒。

1. 《贵州民间药物》:"性寒，味涩。"
2. 《云南中草药》:"涩、微苦、微温。"

3.《陕西中草药》:"酸、微甘,性凉。有小毒。"

【功用主治】 清热、利湿、活血、消肿。主治肝炎、痢疾、消化不良、水肿、淋浊、带下、风湿痹痛、跌打损伤、疮疖、瘰疬、结核、胃肠道肿瘤、乳腺癌。

1.《贵州民间药物》:"治痈疽,接骨。"

2.《浙江民间常用草药》:"健胃、活血、催乳、消炎。治消化不良、呕吐、跌打损伤、疖肿。"

3.《陕西中草药》:"清热解毒、活血消肿、健胃催乳、抗癌。主治疮疖、瘰疬、消化不良、乳汁不足、癌肿。"

【用法用量】 内服:煎汤,30~60 g。外用:捣敷。

【宜忌】 孕妇慎服。

《抗癌中药的临床效用》:"服用本品后,出现皮肤发痒、皮疹、腹胀、呕吐等副作用。一般停药后即会逐渐消失。"

【选方】 1. 治急性肝炎 猕猴桃根 120 g,红枣 12 枚。水煎当茶饮。《江西草药》

2. 治痹疟 猕猴桃根 30 g,茜草 15 g,淡竹叶 6 g,苍耳子根 9 g,小蓟 15 g。水煎服。《湖南药物志》

3. 治淋浊,带下 猕猴桃根 30~60 g,苎麻根等量。酌加水煎,日 2 次。《福建民间草药》

4. 治水肿 猕猴桃根 15 g,大腹皮 15 g,白术 15 g。水煎服。《青岛中草药手册》

5. 治丝虫病 猕猴桃根 30~60 g。水煎取汁,调鲜瘦肉汤或鸡汤服。《全国中草药汇编》

6. 治瘰疬 猕猴桃根 60 g,蚤休 6 g,鸡蛋 4 个。加水共煮,等鸡蛋快熟时,沸 1 次,加 1 盅酒,再沸 7 次。每日早晨空腹吃鸡蛋 1 个,并喝汤少量。《陕西中草药》

7. 治颈淋巴结结核 猕猴桃根 30 g,海藻、黄药子、夏枯草各 9 g。水煎服。《浙江药用植物志》

8. 治胃肠肿瘤,乳腺癌 猕猴桃根 75 g,水 1 000 ml,煎 3 小时以上。每日 1 剂,10~15 日 1 个疗程。休息数日再服,共 4 个疗程。《陕西中草药》

9. 治乳腺癌 猕猴桃根、野葡萄根各 30 g,八角金盘、生南星各 3 g。水煎服。《全国中草药汇编》

10. 治胃癌与食管癌 鲜猕猴桃根 60~120 g,鸡肉或猪瘦肉 30 g。水煎,服汤与肉。每日 1 剂。《江西草药手册》

4688 猕猴桃藤 mí hóu táo téng 《本草拾遗》

【基原】 为猕猴桃科猕猴桃属植物猕猴桃的藤或茎中的汁液。

【原植物】 参见"猕猴桃"条。

【采收加工】 全年均可采,鲜用或晒干,或鲜品捣汁。

【药理】 抗肿瘤、抗氧化作用 中华猕猴桃茎水醇提的多糖复合物腹腔注射可使艾氏腹水癌(EAC)荷瘤小鼠生命延长。木质部中所含抗坏血酸物质能捕捉体内过剩的自由基,阻止亚硝酸化合物的生成,促进干扰素产生,增加细胞内 cAMP 和 cGMP 水平等。

【功用主治】 1.《本草拾遗》:"下石淋,主胃闭,取汁和姜汁服之佳。"

2.《广西本草选编》:"治消化不良,呕吐,黄疸。"

【用法用量】 内服:煎汤,15~30 g;或捣烂汁饮。

4689 猕猴梨叶 mí hóu lí yè 《青岛中草药手册》

【基原】 为猕猴桃科猕猴桃属植物软枣猕猴桃的叶。

【原植物】 参见"软枣子"条。

【采收加工】 7~9 月采叶,晒干备用。

【成分】 叶含黄酮类成分:槲皮素-3-二鼠李糖基半乳糖苷 {quercetin-3-O-〔α-rhamnopyranosyl-(1→4)-rhamnopyranosyl-(1→

6)-β-galactopyranoside〕},山柰酚-3-二鼠李糖基半乳糖苷 {kaempferol-3-O-〔α-rhamnopyranosyl-(1→4)-rhamnopyranosyl-(1→6)-β-galactopyranoside〕}。叶另含叶绿素、叶黄素、胡萝卜素及钾、钠等。

【药性】 甘、平。

【功用主治】 止血。主治外伤出血。

【用法用量】 外用:焙干、研末、撒敷。

【选方】 治外伤出血 猕猴梨叶适量,焙干研细面,撒伤处。

4690 猕猴梨根 mí hóu lí gēn 《河南中草药手册》

【异名】 藤梨根(江西《草药手册》)。

【基原】 为猕猴桃科猕猴桃属植物软枣猕猴桃的根。

【原植物】 参见"软枣子"条。

【采收加工】 9~12 月采挖根,切片,晒干。

【成分】 根含熊果酸(ursolic acid)、齐墩果酸(oleanolic acid)、琥珀酸(succinic acid)、胡萝卜苷(dancosterol)。全草含猕猴桃碱(actinidine)。

【药理】 抗肿瘤作用 软枣猕猴桃根水溶性成分肌内注射,对小鼠宫颈癌 U14 有抑制作用。在体外可促进 C3H 小鼠的淋巴细胞转化,体内增强该种小鼠自然杀伤细胞对 125 I-dUrd 标记的 U14 靶细胞的细胞毒作用,体内抑制 C57 小鼠溶血素生成。藤梨根(软枣猕猴桃根)原液体外对胃癌细胞有明显杀伤作用,24 小时抑制作用最强。

【药性】《青岛中草药手册》:"性平,味甘、微酸。"

【功用主治】《河北中草药》:"能清湿热,利黄疸,且有促进食欲,畅通乳络之功。适用于湿热黄疸,消化不良及乳汁不下等症。能祛风除湿,消痈医疮。适用于风湿痹痛,关节肿痛,以及于疔疮、痈疮、跌打损伤等症。对于胃肠道癌肿疗效较佳。"

【用法用量】 内服:煎汤,15~60 g;或捣汁饮。

【选方】 1. 治风湿关节痛 猕猴梨根 15 g,木防己 15 g,苤草 9 g,虎杖 9 g。水煎服。《河南中草药手册》

2. 治食管癌 猕猴梨根配水杨梅根 60 g,野葡萄根 30 g,半枝莲 15 g,半边莲 15 g,凤尾草 15 g,白茅根 15 g。水煎服。(江西《中草药学》)

【临床报道】 治疗胃癌 用藤梨根配合虎杖,以乙醇提取法制成糖浆(每 60 ml 含藤梨根 60 g,虎杖 30 g),每次 20~30 ml,每日 3 次,饭前服。观察 18 例,其中胃窦部癌 9 例,胃小弯癌 2 例,胃底贲门癌 4 例,胃体癌 3 例;服药时间 1 星期至 3 个月。结果:显效 3 例,有效 7 例,无效 8 例。据初步观察,本药对胃癌有近期缓解症状的作用,特别是对上腹部疼痛伴有呕吐、便秘的患者有良好的止痛、止吐及通便效果,并能增进食欲;对胃窦部及胃小弯癌疗效较好,少数患者的包块有所缩小。但服药后有头昏、心悸、上腹不适或腹泻等副作用,且症状缓解期短,有的出现反复。

4691 猕猴桃枝叶 mí hóu táo zhī yè 《开宝本草》

【基原】 为猕猴桃科猕猴桃属植物猕猴桃的枝叶。

【原植物】 参见"猕猴桃"条。

【采收加工】 6~7 月采收,鲜用或晒干。

【药材】 猕猴桃枝叶 Actinidiae Chinensis Ramulus et Folium 产于浙江、福建、江西、湖南、湖北、广东、广西、云南、贵州、四川、陕西。

性状 幼枝直径 4~8 mm,密被灰白色茸毛、褐色长硬毛或铁锈色刺毛,老枝秃净或有残留,皮孔长圆形,明显或不明显;质脆,易折断,髓部白色或淡褐色,片层状。完整叶阔卵形、近圆形或圆形或浅心形,边缘具直伸锯状小齿;上面仅中脉及侧脉有少数软毛或散被短糙毛,下面被灰白色或淡褐色星状绒毛,两面均枯绿色;侧脉 5~8 对,横脉较发达,易见。叶柄长 3~6(~10)cm,被灰白色茸毛或黄褐色长硬毛,或铁锈色硬毛状刺毛。气微,味苦涩。

【成分】 新鲜的叶中含葡萄糖苷成分 kiwiionoside。

【功用主治】 清热,解毒,止血。主治乳痈,烫伤,风湿关节痛,外伤出血。

1.《开宝本草》:"杀虫。"

2. 南药《中草药学》:"清热利水,散瘀止血。"

【用法用量】 外用:研末或捣敷。

【选方】 1. 治妇人乳痈 鲜猕猴桃叶一握,和适当的酒糟、红糖捣烂,加热外敷,每日早晚各换 1 次。(《福建民间草药》)

2. 治烫伤 猕猴桃叶,捣烂,加石灰少许,敷患处。

3. 治风湿关节痛 猕猴桃叶加小荆芥、牛膝,研烂,拌石灰少许,敷患处。(《湖南农药志》)

4. 治外伤出血 洋桃叶、苎麻根等量,共研细末,外敷伤口,压迫止血。(《安徽中草药》)

4692 麻叶 *má yè* (《药性论》)

【异名】 火麻叶(《普济方》),火麻头(《疡科心要》)。

【基原】 为桑科大麻属植物大麻的叶。

【原植物】 参见"火麻仁"条。

【采收加工】 7~9月枝叶茂盛时采收,鲜用或晒干。

【成分】 叶含萜类:大麻酚(cannabinol),大麻二酚(cannabidiol),9-反-四氢大麻酚(Δ^9-*trans*-tetrahydrocannabinol),8-反-四氢大麻酚(Δ^8-*trans*-tetrahydrocannabinol),二羟基大麻酚(cannabitriol),大麻环醚萜酚(cannabiglendol),大麻苯二酚(cannabinodiol),四氢次大麻酚酸(tetrahydro-cannabivarinic acid),次大麻酚酸(cannabidivarinic acid),次大麻色酚酸(cannabichromevarinic acid),次大麻萜二酚酸(cannabidigerovarinic acid);黄酮类成分:芹菜素(apigenin),木犀草素(luteolin),大波斯菊苷(cosmosiin),牡荆素(vitexin),异牡荆素(isovitexin),荭草素(orientin),2″-O-葡萄糖牡荆素(2″-O-glucopyranosylvitexin),2″-O-葡萄糖荭草素(2″-O-glucopyranosylorientin);生物碱类成分:大麻碱(cannabisativine),脱水大麻碱(anhydrocannabisativine),大麦芽碱(hordenine)。螺环化合物:大麻螺酮(cannabispirone),β-大麻螺醇(β-cannabispirol),大麻螺醇乙酸酯(acetyl cannabispirol);含芪类成分:大麻异戊烯(cannabiprene),3,4′-二羟基-5-甲氧基联苄(3,4′-dihydroxy-5-methoxybi benzyl);甾醇类成分:菜油甾醇(campesterol),豆甾醇(stigmasterol),β-谷甾醇(β-sitosterol),5α-豆甾-7,24(28)-二烯-3-醇〔5α-stigmasta-7,24(28)-dien-3β-ol〕,麦角甾醇(ergosterol);氨基葡萄糖成分:N-乙酰氨基葡萄糖(N-acetylglucosamine),N-乙酰氨基半乳糖(N-acetylgalactosamine)。精油类:蒎烯(α-pinene),莰烯(camphene),蒈-3-蒈烯,α-松油烯(α-terpinene),δ-松油烯,β-水芹烯(β-phellandrene),芳樟醇(linalool),反式樟醇氧化物(*trans*-linalool oxide),水合香桧烯(sabinene hydrate),α-香柠檬烯(α-bergamotene),4-松油醇(4-terpinenol),β-金合欢烯(β-farnesene),α-松油醇,α-芹子烯(α-selinene),姜黄烯(curcumene),丁香烯氧化物(caryophyllene oxide)。

【药性】《纲目》:"辛,有毒。"

【功用主治】 止痛,定喘,驱蛔。主治气喘,跌扑疼痛,蛔虫病。

1.《药性论》:"以麻子同捣相和,浸三日,去滓,沐发,令白发不生,补下焦,治湯。"

2.《新修本草》:"捣叶水绞取汁服五合,主蛔虫;捣敷蝎毒。"

3.《圣济总录》:"治打扑损疼痛。"

4.《东北药用植物志》:"解痛,麻醉,利尿。"

5.《中国药用植物图鉴》:"夹入烟草中吸之,治喘息。"

【用法用量】 内服:0.2~1.5 g,捣汁;或入丸、散。外用:捣敷。

【宜忌】 麻叶有毒,内服宜慎。多食会引起中毒反应,开始出现头昏、头痛、心烦、上腹部不适、心悸、全身发麻、舌及口周有麻木增厚迟钝感,继而口唇有紧束感、心悸加重、联想力减弱,重者意识模糊、昏睡或昏迷。

【选方】 1. 治疟疾 麻叶,不问荣枯,入锅内,文武火慢慢炒香,连锅取下,以纸盖其上,令汗出尽,然后碾为细末。临发以前两时辰,用茶汤或温酒浓调下。(《普济方》)

2. 治小儿水疱疮(天疱疮) 大麻叶片研细,油调敷患处。(《天目山药用植物志》)

4693 麻皮 *má pí* (《纲目》)

【基原】 为桑科大麻属植物大麻的茎皮部纤维。

【原植物】 参见"火麻仁"条。

【采收加工】 7~9月取茎,剥取茎皮部,除去外皮,晒干。

【功用主治】 活血,通淋。主治跌扑损伤,热淋胀痛。

1.《新修本草》:"沤麻汁,止消渴,治瘀血。"

2.《宝庆本草折衷》:"主打扑伤损,彻骨疼楚,昏困危殆。"

3.《纲目》:"破血,通小便。"

【用法用量】 内服:煎汤,9~15 g;或研末冲服。

【选方】 1. 治跌扑疼痛 黄麻(皮)烧灰,头发灰各一两,乳香五钱。为末。每服三钱,温酒下。(《王仲勉经验方》接骨方)

2. 治热淋,小腹胀满急痛 麻皮一两,甘草三分(炙微赤)。上药细锉,以水二大盏,煎取一盏三分,去滓。食前分为三服。(《圣惠方》)

3. 治破伤风 取大麻皮 120 g,烧存性,研细末,分 4 份,加入适量的黄酒或白酒。每次开水送服 1 份,盖被使出汗,每日 2~3次。一般服药 2~3 日见效。(《全国中草药新医疗法展览会技术资料选编》)

4694 麻花 *má huā* (《吴普本草》)

【异名】 麻勃(《吴普本草》),乌麻花(《药性论》)。

【基原】 为桑科大麻属植物大麻的雄花。

【原植物】 参见"火麻仁"条。

【采收加工】 5~6月花期时采收,鲜用或晒干。

【成分】 花含三羟基大麻酚(cannabitriol),大麻酚(cannabinol),大麻二酚(cannabidiol),9-大麻酚(Δ^9-cannabinol),11-羟基四氢大麻酚(Δ^{11}-hydroxy-tetrahydrocannabinol);含黄酮类成分:芹菜素(apigenin),木犀草素(luteolin),牡荆素(vitexin),大波斯菊苷(cosmosiin)。花的挥发油含长叶烯(longifolene),葎草烷环氧化物(humuleneepoxide)Ⅰ、Ⅱ,丁香烯酮(caryophyllenol),1,8(9)-间二蒈-5-醇〔1,8(9)-*m*-menthadien-5-ol〕,异丁香烯(isocaryophyllene),3,7(11)-芹子二烯〔3,7(11)-selinadiene〕,4(14),7(11)-芹子二烯〔4(14),7(11)-selinadiene〕,α-蒎烯(α-pinene),β-蒎烯(β-pinene),莰烯(camphene),对聚伞花素(*p*-cymene),α-水芹烯(α-phellandrene),β-水芹烯,月桂烯(myrcene),α-松油烯(α-terpinene),柠檬烯(limonene),顺式罗勒烯(*cis*-ocimene),反式罗勒烯(terpinolene),反式α-香柑油烯(α-bergamotene),β-草烯(β-humulene),β-金合欢烯(β-farnesene),α-芹子烯(α-selinene),β-芹子烯。花粉含植物凝血素(lectin)。

【药理】 1. 对中枢神经系统的作用 大麻是来自雌株大麻植物花和叶的一种制品,小鼠腹腔注射新疆大麻烟草膏(XCE)使自发活动明显减少;大鼠腹腔注射 XCE 影响大鼠精神性学习能力。大麻中的四氢大麻酚(Δ^9-THC)及其他具有精神作用的大麻素类对啮齿动物的自发活动均有抑制作用,大麻酚(CBN)和大麻二酚(CBD)的作用较 Δ^8-THC 和 Δ^9-THC 弱。小鼠腹腔注射 XCE

对电刺激诱发强直性惊厥有对抗作用,对醋酸等引起的扭体反应有抑制作用。大麻作用于脑内 CB_1 受体,发挥非阿片类痛觉调制作用。大麻镇痛还与内源性阿片肽系统、DA 受体等有关。猫口服或肌注 Δ^9-THC 可产生止吐作用。大鼠腹腔注射 Δ^9-THC 可发生剂量依赖性进食减少,动物体重也迅速下降。大鼠腹腔注射 XCE 可使体温下降。在注射酵母产生的动物体温升高试验中,Δ^9-THC 的降温作用比对正常体温动物更强。Δ^9-THC 能作用于特异性的大麻脂类受体,增加伏核壳层多巴胺的释放,多巴胺的增多可能参与成瘾的情绪反应。围产期大鼠应用大麻素类,对幼仔黑质纹状体、结节漏斗等脑区 DA 能活性均有影响。围产期应用大麻素类的影响因动物性别及不同脑区而不同。Δ^9-THC 促进大鼠纹状体、下丘脑和皮质切变为 ^{3}H-胆碱转变为 ^{3}H-乙酰胆碱。海马胆碱能功能的改变与大麻素类引起的知觉变化和记忆丧失有关。

2. 对心血管系统的作用 未麻醉大鼠腹腔注射 Δ^9-THC 开始可见心动过缓和升压,第十日可见心率增加,而整个过程中升压作用是增加的。大麻素类对人和实验动物的心血管作用有很大差异。对麻醉动物的作用过缓,对人则主要是心动过速。对麻醉动物主要引起降压,而对人的血压则无明显影响。

3. 对生殖功能的影响 Δ^9-THC 能增加切除卵巢大鼠下脑内侧基底束内黄体生成素释放激素(LHRH)和甲基腙啡呔含量,此作用与内源性类阿片片有关。Δ^9-THC 能减少雌性大鼠下脑前部和内侧基底部 LHRH 浓度并与剂量相关。小鼠口服高剂量 Δ^9-THC 和 CBN,可产生生殖功能改变。妊娠或哺乳小鼠应用此剂量可使雄性仔鼠生殖功能改变。

4. 对内分泌的影响 Δ^9-THC 是很强的促肾上腺皮质激素(ACTH)分泌刺激剂,但在戊巴比妥麻醉大鼠则不能引起 ACTH 分泌,这与其他可兴奋 ACTH 分泌的药物不同。

5. 抗炎作用 大鼠角叉菜胶足肿试验显示 Δ^9-THC 作用是阿司匹林 20 倍,约为氢化可的松的 2 倍。Δ^9-THC 无解热作用,有镇痛作用。

6. 对免疫功能的影响 Δ^9-THC 和 11-羟基四氢大麻酚(11-OH-THC)在体外对刀豆球蛋白 A(ConA)和植物血凝素(PHA)引起的小鼠淋巴细胞增殖反应有抑制作用。大麻类物质通过与免疫细胞表面抑制性 G 蛋白偶联受体 CB_1 和 CB_2 结合,调节免疫细胞的功能和细胞因子的产生。大麻受体可根据组织分布不同分为中枢型和外周型两类,前者主要分布在脑组织中而后者主要分布在免疫细胞表面。

毒性 大麻是世界上滥用最广泛的麻醉剂。大麻口服毒性很低,大麻致命的报道极少。雌大鼠对大麻毒性较为敏感。大麻能引起脑退行变化。人急性中毒常见症状有恶心、呕吐、头昏,精神反应有恐慌,并有短暂狂热和致幻。重者可发生中毒性精神病,症状包括突然发作的精神错乱、谵妄、致幻(主要是幻视)、情绪不稳、兴奋、失定向力、人格解体、短时健忘等。大麻对意志脆弱者更易诱发精神病。长期吸大麻并不危及猴的整体健康。长期服用大麻是否形成身体依赖性目前仍有争议。但多数实验表明,长期吸食大麻会形成身体依赖性、精神依赖性和耐药性,具有滥用的潜力。大麻脂类或断能增加杏仁核促肾上腺皮质激素释放因子的释放量并激活应激反应相关基团 Fos 蛋白的表达。孕期应用大麻不影响妊娠,也不影响新生儿体重等。

【药性】 苦、辛,温。有毒。

1.《吴普本草》:"雷公:辛,无毒。"

2.《药性论》:"味苦,微热。"

【功用主治】 祛风,活血。主治风病肢体麻木,遍身瘙痒,眉发脱落,妇女经闭。

1.《药性论》:"治一百二十种恶风,黑色遍身苦痒,逐诸风恶血。主女人经候不通。"

2.《纲目》:"治健忘及金疮内漏。"

【用法用量】 内服:煎汤,1~3 g;或入膏、丸。外用:研末敷;或作灶燃灸。

【宜忌】《吴普本草》:"畏牡蛎。"

【选方】 1. 治风病麻木 麻庶四两,草乌一两。炒存性,为末,炼蜜调成膏,每服三分,白汤调下。(《纲目》)

2. 治血虚眉落、发、髭不生 乌麻花,瓷器盛,密盖,埋之,六十日出。用涂之,易生而黑也。(《圣惠方》)

3. 治头风眉落,生眉毛 七月乌麻花阴干,末之,以生乌麻油渍之。二日一涂。

4. 治瘰疬 麻花、艾各等分。合捣作炷,灸疬子一百壮。(3、4 方出自《千金方》)

5. 治金疮内漏 麻勃一两,蒲黄二两。为末,酒服一钱,日三、夜一。(《纲目》引《外台》)

4695 **麻油** *má yóu*
《本草经集注》

【异名】 胡麻油(《别录》),乌麻油(《外台》),脂麻油(《近效方》),香油(苏轼《物类相感志》),生油(《本草衍义》),清油(《岭南卫生方》)。

【基原】 为胡麻科芝麻属植物脂麻的种子榨取之脂肪油。

【原植物】 参见"黑脂麻"条。

【药性】 甘,凉。

1.《别录》:"微寒。"

2.《品汇精要》:"味甘,性微寒,无毒。"

3.《得配本草》:"入手阳明经。"

【功用主治】 润燥通便,解毒,生肌。治肠燥便秘、蛔虫病,食积腹痛,疮肿、溃疡、疥癣,皮肤皲裂。

1.《别录》:"利大肠,胞衣不落。生者摩疮肿,生秃发。"

2.《千金方》:"去头面游风。"

3. 孟诜:"杀五黄,下三焦热毒气,通大小肠,治蛔心痛,敷一切恶疮疥癣,杀一切虫。取一合,和鸡子两颗,芒硝一两,少时即泻下热毒。"

4.《本草拾遗》:"主天行热,肠秘内结热,服一合,下利为度。"

5.《日华子本草》:"陈油煎膏,生肌长肉,止痛,消痈肿,补皮裂。"

6.《纲目》:"解热毒、食毒、虫毒。"

【用法用量】 内服:生用或熬熟。外用:涂搽。

【宜忌】 脾虚便溏者忌服。

【选方】 1. 治小儿初生大小便不通 真香油一两,皮硝少许。同煎滚,冷定,徐徐灌入口中,咽下即通。(《蔺氏经验方》)

2. 治百药、百虫、五金八石、砒霜、山岚瘴蛊及河豚诸毒 生胡麻油一碗。灌之,吐出毒物。(《易简方》)

3. 治胎漏难产,因血干涩 清油半两,好蜜一两。同煎数十沸,温服。(《便产须知》)

4. 治痈疽发背,初作时即服此,使毒气不内攻 麻油一斤。煎二十沸,和醇醋二碗,分五次,一日服尽。(《仁斋直指方》)

5. 治肿毒初起 麻油煎葱黑色,趁热,通手旋涂自消。(《百一选方》)

6. 治急喉痹 生油一合。急灌之。(《圣济总录》)

7. 治梅花秃疮 清油一碗,以小竹子烧火,入内煎沸,沥猪胆汁一个,和匀,剃头擦之,二三日愈,勿令日晒。(《普济方》)

【各家论述】 1.《纲目》:"胡麻油,用以煎炼食物,尤能动火生痰,陈氏谓之大寒,珍意不然。但生用之,有润燥、解毒、止痛、消肿之功,似乎寒中。"

2.《本草经疏》:"麻油,甘寒而滑利,故主胞衣不下与利大肠;生者气更寒,能解毒、凉血,故摩疮肿,生秃发也。"

4696 麻根 má gēn 《本草经集注》

【异名】麻青根《药性论》，大麻根《圣惠方》。

【基原】为桑科大麻属植物大麻的根。

【原植物】参见"火麻仁"条。

【采收加工】全年均可采挖，晒干。

【成分】含生物碱类成分：大麻碱(cannabisativine)，脱水大麻碱(anhydrocannabisativine)，胆碱(choline)，神经碱(neurine)。甾醇类成分：5α-麦角甾-3-酮(5α-ergostan-3-one)，5α-豆甾-3-酮(5α-stigmastan-3-one)，菜油甾醇(campesterol)，豆甾醇(stigmasterol)，5β-豆甾-22-烯-3-酮(5α-stigmast-22-en-3-one)，豆甾-4-烯-3-酮(stigmast-4-en-3-one)，菜油甾-4-烯-3-酮(campest-4-en-3-one)，豆甾-4,22-二烯-3-酮(stigmast-4, 22-dien-3-one)，豆甾-5-烯-3β-醇-7-酮(stigmast-5-en-3β-ol-7-one)，5, 22-豆甾二烯-3-醇-7-酮(stigmast-5, 22-dien-3β-ol-7-one)，β-谷甾醇(β-sitosterol)，30-去甲-9, 19-环羊毛甾醇-24-亚甲基 3β-乙酸酯(30-nor-9, 19-cyclolanost-24-methylene 3β-acetate)。另含大麻环醚萜酚(cannabiglendol)，无羁萜(friedelin)，表无羁萜醇(epifriedelinol)，葛缕酮(carvone)，二氢葛缕酮(dihydrocarvone)，4-羟基苯甲酸盐(4-hydroxyben zoates)，甲基羟基苯甲酸盐(methyl-hydroxybenzoates)。

【药性】《本草汇言》："味苦，气平，无毒。"

【功用主治】散瘀，止血，通淋。主治跌打损伤，难产，胞衣不下，血崩，淋证，带下。

1.《本草经集注》："主瘀血，石淋。"

2.《新修本草》："主产难，胞衣不出，破血壅胀，带下，崩中不止。"

3.《本草汇言》："活破血，通小便。"

【用法用量】煎汤或捣汁，9～15 g。

【选方】1. 治金疮中风，骨痛不可忍，或堕坠打损，有瘀血在心腹，令人胀满短气 大麻根，叶无问多少，捣研，绞取汁，饮三合至四合。无青者，以干者煎取汁服。《圣济总录》麻根饮

2. 治妊娠今易产 大麻根三茎，水一升，煎取半升，顿服。立产。胞衣不下，服之亦下。《新续十全方》

3. 治淋下血 麻根十枚，水五升，煮取二升，一服，血止。《肘后方》

4. 治热病，小便不通，淋沥及血 大麻根二两，乱发灰二钱。先将麻根以水一大盏，煎至六分，去滓，下乱发灰，调令匀，顿服。《圣惠方》

5. 治尿床 大麻根皮三升(切)，以水五升，煮取一升八合，去滓，分二服，小儿减之。《医心方》引《新录方》

4697 麻黄 má huáng 《本经》

【异名】龙沙《本经》，狗骨《广雅》，卑相、卑盐《别录》。

【基原】为麻黄科麻黄属植物草麻黄、中麻黄和木贼麻黄的草质茎。

【原植物】1. 草麻黄 *Ephedra sinica* Stapf 又名：华麻黄《中国植物图谱》。

草本状灌木，高 20～40 cm。木质茎短，常似根茎，匍匐地上或横卧土中；小枝直伸或微曲，绿色，长圆柱形，细纵槽纹常不明显，节明显，节间长 2.5～5.5 cm，径 1.5～2 mm。

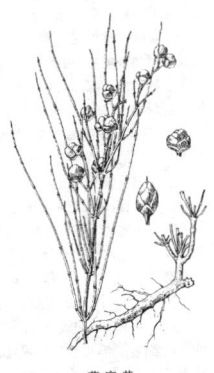

草 麻 黄

鳞叶膜质鞘状，长 3～4 mm，下部约 1/2 合生，上部 2 裂，裂片锐三角形，先端急尖，常向外反曲。花成鳞球花序，通常雌雄异株；雄球花多成复穗状，常具总梗；雌球花单生，有梗，成熟时苞片增大，肉质，红色，成浆果状。种子 2，包于苞片内，不露出，黑红色或灰褐色，三角状卵圆形或宽卵圆形，长4.5～6 mm，直径约4 mm，表面有细皱纹。花期5～6月，种子成熟期7～8月。

生于干山坡、平原、干燥荒地、河床、干草原、河滩附近及固定沙丘，常成片丛生。分布于华北及辽宁、吉林、河南西北部、陕西、新疆等地。

2. 中麻黄 *E. intermedia* Schrenk ex C. A. Mey.

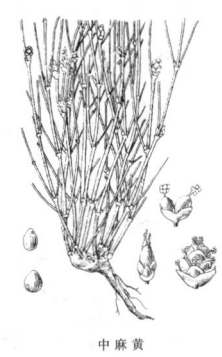

中麻黄

灌木，高 20～100 cm。木质茎直立或匍匐斜上，较粗壮，基部多分枝，圆柱形，常被白粉呈灰绿色，有对生或轮生的分枝，节间长 3～6 cm，直径1～3 mm，有细浅纵槽纹。鳞叶膜质鞘状，下部约 1/3 合生，裂片通常 3 裂，稀 2 裂，裂片钝三角形或窄三角状披针形。雄球花通常无梗，数个密集于节上呈团状，稀2～3个对生或轮生于节上；雌球花2～3，成簇，对生或轮生于节上，无梗或有短梗。雌球花成熟时苞片肉质，红色，成浆果状，长卵形或近圆形，有长约 1 mm 的短柄。种子包于肉质红色苞片内，不外露，种子通常 3 粒，稀 2 粒，卵圆形或长卵圆形，长 5～6 mm，直径约 3 mm。花期 5～6 月，种子成熟期 7～8 月。

生于海拔数百米至 2 000 m 的干旱荒漠、沙漠、戈壁、干旱山坡或草地上。分布于华北、西北及辽宁、山东等地，以西北地区最为习见。

3. 木贼麻黄 *E. equisetina* Bge.

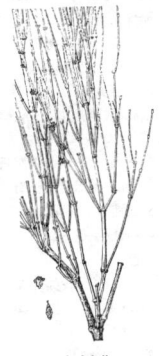

木贼麻黄

直立小灌木，高 70～100 cm。木质茎粗长，直立，基径 1～1.5 cm；小枝细圆柱形，对生或轮生的分枝较多，节间较短，通常长 1.5～2.5 cm，直径1～1.5 mm，纵槽纹细浅不明显，被白粉，呈蓝绿色或灰绿色。鳞叶膜质鞘状，下部约 2/3 合生，常呈棕色，上部 2 裂，裂片钝三角形，长 1.5～2 mm。雄球花单生或3～4 个集生于节上，无梗或有短梗；雌球花单生，常在节上成对，无柄。雌球花成熟时苞片肉质，红色，成浆果状，长卵形或卵圆形。种子通常 1，窄长卵形，长 5～7 mm，直径 2～3 mm，多有明显的纵纹。花期6～7月；种子成熟期8～9月。

生于干旱荒漠、多砂石的山脊、山顶或岩壁。分布于华北及陕西西部、甘肃、新疆等地。

本植物的根和根茎(麻黄根)亦供药用。另设专条。

【栽培】生物学特性 喜凉爽较干燥气候，耐严寒，对土壤要求不严格，砂质壤土、砂土、壤土均可生长，低洼地和排水不良的黏土不宜栽培。

繁殖方法 应采取成熟饱满的种子，条播或穴播，条播开浅沟，行距 30 cm，穴播穴距 30 cm 左右，每穴播种子 20～30 粒，覆土 0.7～1.0 cm，播后浇水，约经

15 日出苗，不需间苗，应注意松土除草。分株繁殖：多在秋天或早春进行，将植株挖出，根据株丛大小，每株丛可分成 5～10 株，选择高燥的地块，作成平畦，开沟，行距 30 cm，按株距 30 cm 栽植，栽后覆土至展芽，将土压实浇水。

田间管理　苗期和生长初期应适当浇水，苗高 6～8 cm 后，返青前每亩施腐肥 1 500～2 000 kg。

【采收加工】　8～10 月间割取部分绿色茎枝，或连根拔起，放通风处晾干，或晾至六成干时，再晒干。放置干燥通风处，防潮防霉。干后切段供药用。

【药材】　麻黄 Ephedrae Herba　草麻黄主产于河北、山西、新疆、内蒙古；中麻黄主产于甘肃、青海、内蒙古及新疆；木贼麻黄主产于河北、山西、甘肃、陕西、内蒙古、四川等地。

性状　草麻黄　茎呈细长圆柱形，少分枝，直径 1～2 mm。有的带少量棕色木质茎。表面淡绿色至黄绿色，有细纵脊线，触之微有粗糙感。节明显，节间长 2～6 cm。节上有膜质鳞叶，长 3～4 mm；裂片 2（稀 3），锐三角形，先端灰白色，反曲，基部联合成筒状，红棕色。体轻，质脆，易折断，断面略呈纤维性，周边绿黄色，髓部红棕色，近圆形。气微香，味涩、微苦。

中麻黄　多分枝，直径 1.5～3 mm，有粗糙感。节间长 2～6 cm，膜质鳞叶长 2～3 mm，裂片 3（稀 2），先端锐尖。断面髓部呈三角状圆形。

木贼麻黄　较多分枝，直径 1～1.5 mm，无粗糙感。节间长 1.5～3 cm。膜质鳞叶长 1～2 mm；裂片 2（稀 3），上部为短三角形，灰白色，先端不反曲，基部棕红色至棕黑色。

（1）茎横切面：草麻黄　表皮细胞外被厚的角质层；脊线较密，有蜡质疣状凸起，两脊线间有下陷气孔。下皮纤维束位于脊线处，壁厚，非木化。皮层较宽，纤维成束散在。中柱鞘纤维束新月形。维管束外韧型，8～10 个。形成层环类圆形。木质部呈三角状。髓部薄壁细胞含棕色块，偶有环髓纤维。表皮细胞外壁、皮层薄壁细胞及纤维均有多数微小草酸钙砂晶或方晶。

中麻黄　维管束约 12～15 个。形成层环类三角形。环髓纤维成束或单个散在。

木贼麻黄　维管束 8～10 个。形成层环类圆形。无环髓纤维。

粉末特征：草麻黄粉末淡棕色。表皮细胞断面观呈类长方形，外壁布满草酸钙砂晶；角质层约约 18 μm，气孔特异，长圆形，侧面观保卫细胞似电话筒状，两端特厚。皮层纤维细长，直径 10～24 μm，壁极厚，有的木化，壁上布满沙晶，形成嵌晶纤维。螺纹、具缘纹孔导管直径 10～15 μm，导管分子端壁斜面相接，接触面具多数穿孔，为麻黄式穿孔板。此外，有木纤维，薄壁细胞含细小簇晶、色素块、石细胞等。

（2）取本品粉末 0.2 g，加水 5 ml 与稀盐酸 1～2 滴，煮沸 2～3 分钟，滤过。滤液置分液漏斗中，加氨试液数滴使呈碱性，再加氯仿 5 ml，振摇提取。分取氯仿液，置两支试管中，一管加氨制氯化铜试液与二硫化碳各 5 滴，振摇，静置，氯仿层显深黄色；另一管为空白，以氯仿 5 滴代替二硫化碳 5 滴，振摇后氯仿层无色或显微黄色。

（3）薄层色谱：取本品粉末 1 g，加浓氨试液数滴，再加氯仿 10 ml，加热回流 1 小时，滤过，滤液蒸干，残渣加甲醇 2 ml 充分振摇，滤过，滤液作为供试品溶液。另取盐酸麻黄碱对照品，加甲醇制成每 1 ml 含 1 mg 的溶液，作为对照品溶液。吸取上述两种溶液各 5 μl，分别点于同一硅胶 G 薄层板上，以氯仿-甲醇-浓氨试液（20：5：0.5）为展开剂，展开，取出，晾干，喷以茚三酮试液，在 105 ℃加热至斑点显色清晰。供试品色谱中，在与对照品色谱相应的位置上，显相同的红色斑点。

品质标准　《中华人民共和国药典》2010 年版规定：照高效液相色谱法测定，本品含盐酸麻黄碱（$C_{10}H_{15}NO \cdot HCl$）和盐酸伪麻黄碱（$C_{10}H_{15}NO \cdot HCl$）的总量不得少于 0.80%。

【成分】　草麻黄地上部分含有麻黄生物碱类：左旋麻黄碱（ephedrine），右旋伪麻黄碱（pseudoephedrine），左旋去甲基麻黄碱（norephedrine），右旋去甲基伪麻黄碱（norpseudoephedrine），左旋甲基麻黄碱（methylephedrine），痕量右旋甲基伪麻黄碱（methylpseudoephedrine）。噁唑酮类生物碱：麻黄噁唑酮（ephedroxane）。另含 32 种挥发油成分：α, α, 4-三甲基-3-环己烯-1甲醇（α, α, 4-trimethyl-3-cyclohexen-1-methanol），β-松油醇（β-terpineol），对甲基-2-烯-7-醇（p-methyl-2-en-7-ol），左旋-α-松油醇（α-terpineol）和 2, 3, 5, 6-四甲基吡嗪（2, 3, 5, 6-tetramethylpyrazine）。黄酮类化合物：芹菜素（apigenin），小麦黄素（tricin），山柰酚（kaempferol），芹菜素-5鼠李糖苷（apigenin-5-rhamnoside），蜀葵苷元（herbacetin），3甲氧基蜀葵苷元（3-methoxyherbacetin）及山柰酚鼠李糖苷（kaempferol rhamnoside）。

中麻黄地上部分含生物碱成分：左旋麻黄碱，右旋伪麻黄碱，左旋去甲基麻黄碱，右旋去甲基伪麻黄碱，左旋甲基麻黄碱，右旋甲基伪麻黄碱。还含麻黄噁唑酮。

木贼麻黄地上部分含生物碱类成分：左旋麻黄碱，右旋伪麻黄碱，左旋去甲基麻黄碱，右旋去甲基伪麻黄碱，左旋甲基麻黄碱，右旋去甲基伪麻黄碱。噁唑酮类生物碱：麻黄噁唑酮。挥发油成分：6, 10, 14-三甲基十五碳-2-酮（6, 10, 14-trimethyl-2-pentadecanone），3, 7, 11, 15-四甲基-2-十六碳烯-1-醇（3, 7, 11, 15-tetramethyl-2-hexadecen-1-ol），十八碳酸甲酯（octadecanoic acid methyl ester），2, 3, 5, 6-四甲基吡嗪。黄酮醇苷成分：4′, 5, 7-三羟基-8甲氧基黄酮醇-3-O-β-D-吡喃葡萄糖苷（4′, 5, 7-trihydroxy-8methoxyflavonol-3-O-β-D-glucopyranoside）。酚酸类：苯甲酸（benzoic acid），对羟基苯甲酸（p-hydroxybenzoic acid），桂皮酸（cinnamic acid），对香豆酸（p-coumaric acid），香草酸（vanillic acid）及原儿茶酸（protocatechuic acid）。

【药理】　1. 对心血管系统的作用　麻黄有拟肾上腺素能神经作用。其水提物经麻醉犬十二指肠给药或静注，均可使血压和心搏数升高，升压反应可产生快速耐受性。麻黄在猫肺叶血管实验中显示出由 α-肾上腺素能介导的加压反应。服用麻黄粉，对正常血压的健康志愿者能增加心率，对血压作用变化不恒定。

2. 平喘、祛痰、镇咳作用　豚鼠腹腔注射麻黄挥发油能延长组胺致喘的时间。麻黄水溶性提取物对豚鼠气管机械刺激所致咳嗽有镇咳作用。但麻黄挥发油对小鼠的氨水喷雾引咳无明显作用。小鼠灌胃给予麻黄挥发油有提高气管排泌酚红的作用。

3. 发汗、利尿作用　大鼠口服水溶性提取物其足底部的水分散发（发汗）呈剂量依赖性发汗作用。用左旋麻黄碱给猫静注可使其后肢足跖放散的水分增加。大鼠口服麻黄碱或左旋甲基麻黄碱可促使足底发汗。麻黄虽不能诱发人体出汗，但当人处于温热环境中，用麻黄碱汗腺分泌确可增加和加快。麻黄犬静注右旋伪麻黄碱尿量可增加；家兔静注亦可见尿量明显增加，但当剂量过大，尿量反见减少。

4. 对免疫系统的影响　麻黄水提取物和乙醇提取物在卵蛋白致敏原豚的肺切片实验中有抗过敏作用。麻黄提取物有抑制与 I 型变态反应有关的嗜碱细胞和肥大细胞释放组胺等介质的作用。麻黄水提性成分在人、猪、豚鼠、大鼠和家兔试验中抑制经典补体途径，该补体抑制成分还抑制旁路途径等。麻黄不同分离成分中筛选出的麻黄-9905 灌胃能轻二硝基氯苯所致的小鼠耳郭肿胀，使胸腺萎缩，调整二硝基氯苯所致的血液中 CD4/CD8 的失调，对小鼠的细胞免疫有抑制作用。

5. 抗炎作用　甲醇提取物能减少醋酸导致的小鼠腹膜炎的血管通透性增加，能抑制鸡胚尿囊膜肉芽组织的形成。水提取物灌胃，抑制右旋糖酐和角叉菜胶所致的浮肿。小鼠和大鼠分别腹腔注射异麻黄碱，能抑制小鼠的巴豆油性耳肿胀、大鼠的角叉菜胶性足肿胀和甲醛性足跖肿及大鼠棉球肉芽肿。

6. 解热作用　麻黄挥发油乳剂对肌注消毒牛乳引起发热的家兔有解热作用。麻黄挥发油及松油醇对正常小鼠体温有降温作用。

7. 对神经及神经肌肉传递的影响　麻黄的水溶性提取物给小鼠灌胃，可出现自发运动亢进，使大鼠的皮质和海马回持续出现低振幅快波的觉醒脑波。麻黄碱对骨骼肌有抗疲劳作用，可增强重症肌无力患者离体肋间肌的肌张力，但却抑制正常人的神经传递。低浓度麻黄可拮抗高钾去极化所引起的神经肌肉麻痹，低浓度可刺激大鼠膈神经所致膈肌收缩有短暂的兴奋作用，高浓度则表现为抑制。

8. 抗肿瘤、抗突变作用　麻黄水溶性成分体外抑制人脐静脉内皮细胞的血管生成及 $B_{16}F_{10}$ 黑素瘤细胞侵入基质膜。水溶性组分抑制接种 $B_{16}F_{10}$ 黑素瘤细胞的 BDF₁ 小鼠肿瘤生长。麻黄水提物体外对苯并芘、1，6-二硝基芘等诱导的突变有抑制作用。

9. 其他作用　麻黄干浸膏溶液给小鼠自由饮用，能降低腺嘌呤诱发的慢性肾衰竭大鼠血中尿素氮、肌酐、甲基胍，纠正高磷低钙血症，改善肾功能。麻黄挥发油对流感嗜血杆菌、甲型链球菌、肺炎球菌、奈瑟球菌、枯草杆菌、大肠杆菌、白念珠菌等亦有不同程度的抑制作用。麻黄水提取物和醇提物能降低小鼠体重，现国外常用于减肥食品添加成分。麻黄可促进正常大鼠附睾组织脂肪细胞对葡萄糖转化的脂肪合成，抑制去甲肾上腺素促进的脂肪分解作用。该作用不是由麻黄碱所致，其作用机制与胰岛素有类似之处。麻黄水煎液给急性血瘀模型大鼠灌胃，能延长凝血酶原时间、缩短血浆优球蛋白溶解时间，降低血液黏度，改善其血液流变性。麻黄碱引起家兔即茎肌条收缩，持续数分小时。长期使用麻黄碱可能耗尽交感神经末端的去甲肾上腺素，但导致阴茎异常勃起。麻黄单醇提取物体外抑制人脐静脉内皮细胞的血管生成。大鼠灌胃麻黄提取物在 FR₂₀ 训练程序中显示出类似 d-去氧麻黄碱的加强分辨能力的作用。麻黄抑制由 5-羟色氨酸引起的小鼠腹泻。麻黄、麻黄生物碱、L-麻黄碱都能促进链脲菌素糖尿病模型小鼠萎缩的胰岛再生，纠正血糖过高。从麻黄中提取的水溶性多糖抑制邻苯二酚的自氧化，有清除自由基作用。

毒性　麻黄毒性较小，其所含的麻黄碱毒性较伪麻黄碱大，能引起小鼠眼球突出，举尾反应和紫绀。用麻黄提取物给小鼠腹腔内注射，可见眼眶出血、眼球突出，有人认为是麻黄内的中性物质协同所引起。麻黄制剂的细胞毒性与其中的麻黄碱含量不完全一致，提取物中含有其他毒性物质。研磨能增加提取物毒性。提取物对神经 2a 细胞才有敏感，提示麻黄毒性作用于神经细胞。全草煮沸 2 小时能提高麻黄的麻黄碱转变为毒素。

【炮制】　1. 麻黄　取原药材，除去杂质、木质茎及残根，洗净，微润后切段，干燥。生品发散力强，用于风寒表实证及风水浮肿。

2. 蜜麻黄　取炼蜜用适量开水稀释后，加入麻黄拌匀，闷透，置锅内，用文火加热，炒至不粘手为度，取出，放凉。每麻黄 100 kg，用炼蜜 20 kg。蜜麻黄发散力较弱，长于止咳平喘，多用于表证较轻而喘咳重的患者。

3. 麻黄绒　取净麻黄段，碾成绒，筛去粉末。麻黄绒作用缓和，适于老人、幼儿及体虚者患风寒感冒或咳喘。

4. 蜜麻黄绒　取炼蜜用适量开水稀释后，加入麻黄绒拌匀，闷透，置锅内，用文火加热炒至深黄色，不粘手时，取出放凉。每麻黄绒 100 kg，用炼蜜 30 kg。蜜麻黄绒作用极为缓和。

5. 炒麻黄　取麻黄段，置锅内，用文火加热，炒至微焦，取出放凉。

6. 生姜、甘草制麻黄　取甘草、生姜煎汤，煎至味出，趁热浸泡麻黄段，浸后晒干。每麻黄段 100 kg，用生姜 6 kg，甘草 6 kg。

饮片性状　麻黄呈圆柱形小段，表面黄绿色，粗糙，有细纵棱线，节上有细小鳞片，质脆。断面中心显红黄色，粉性。气微，味微苦、涩。蜜麻黄表面颜色加深，微有光泽，有焦香气，味微甜。麻黄绒呈松散之绒状，黄绿色。蜜麻黄绒呈松软黏结纤维状，深黄色，气焦香，味微甜。炒麻黄呈褐黄色微焦。生姜、甘草制麻黄颜色加深，有微弱的姜气和苦甜味。

贮干燥容器内，避通风干燥处；蜜麻黄、蜜麻黄绒、生姜甘草制麻黄应密闭，置阴凉干燥处。

【药性】　辛、微苦，温。归肺、膀胱经。

1.《本经》："味苦，温。"

2.《吴普本草》："神农、雷公：苦；扁鹊：酸，无毒。"

3.《别录》："微温。"

4.《药性论》："味甘，平。"

5.《医学启源》："《主治秘要》云，性温，味甘辛。"

6.《珍珠囊》："苦，甘。阴中之阳。入手太阴。"

7.《汤液本草》："气温，味苦甘而苦。气味俱薄，阳也，升也。甘热纯阳，无毒。手太阴之剂。入足太阳经，走手少阴经、阳明经药。"

8.《纲目》："微苦而辛，性热而轻扬。"

9.《本草求原》："气温入肝，味苦入心，轻清入肺。"

10.《药品化义》："入肺、大肠、包络、膀胱经。"

【功用主治】　发汗解表，宣肺平喘，利水消肿。主治风寒表实证，咳嗽气喘，风水，小便不利，风湿痹痛，肌肤不仁，风疹瘙痒，阴疽痰核。

1.《本经》："主中风、伤寒头痛，温疟。发表出汗，去邪热气，止咳逆上气，除寒热，破癥坚积聚。"

2.《别录》："主五脏邪气缓急，风胁痛，字乳余疾。止好唾，通腠理，疏伤寒头痛，解肌，泄邪恶气，消赤黑斑毒。"

3.《药性论》："治身上毒风顽痹，皮肉不仁。主壮热，解肌发汗，温疟，治温疫。"

4.《日华子》："通九窍，调血脉，开毛孔皮肤，逐风，破癥瘕积聚，逐五脏邪气，退热，御山岚瘴气。"

5.《珍珠囊》："泄卫中实，去营中寒，发太阳、少阴之汗。"

6.《滇南本草》："治鼻窍闭塞不通、香臭不闻，肺寒咳嗽。"

7.《本草蒙筌》："劫咳逆，疗瘀痹。"

8.《纲目》："散赤目肿痛，水肿，风肿，产后血滞。"

9.《医林纂要》："补肝，行水液，泻肺，降逆气，行卯肌表，故以为足太阳经之药。"

【用法用量】　内服：煎汤，1.5～10 g；或入丸、散。外用：研末喘鼻或研末敷。

生用发汗力强，发汗、利水用之；炙用发汗力弱，蜜炙兼能润肺，止咳平喘多用。

【宜忌】　体虚自汗、盗汗及虚喘者禁服。

1.《别录》："不可多服，令人虚。"

2.《雷公炮炙论》："凡使，去根节并沫，若不尽，服之令人闷。"

3.《本草经集注》："恶辛夷、石韦。"

4. 李东垣："若误食瘦伤，及杂病自汗，表虚之证用之，则脱人元气，不可不禁。"（引自《纲目》）

5.《纲目》："凡服麻黄药，须避风一日，不尔病复作也。"

6.《本草经疏》："表虚自汗，阴虚盗汗；肺虚有热，多痰咳嗽以致鼻塞；疮疱热甚，不因寒邪所郁而自倒靥；虚人伤风，气虚发喘；阴虚火炎，以致眩晕头痛；南方中风瘫痪，及平日阳虚腠理不密之人皆禁用。"

7.《药性通考》："吐血之人忌用，气虚体弱人并孕妇忌用。"

【选方】　1. 治太阳病头痛发热，身疼腰痛，骨节疼痛，恶风无汗而喘者　麻黄三两（去节），桂枝二两（去皮），甘草一两（炙），杏仁七十个(去皮、尖)。上四味,以水九升,先煮麻黄,减二升,去沫,纳诸药,煮取二升半,去滓,温服八合,覆取微似汗,不须啜粥。《伤寒论》麻黄汤)

2. 治少阴病,始得之,反发热,脉沉者 麻黄二两(去节)、细辛二两,附子一枚(炮,去皮,破八片)。上三味,以水一斗,先煮麻黄,减二升,去上沫,纳诸药,煮取三升,去滓,温服一升,日三服。《伤寒论》麻黄附子细辛汤)

3. 治感冒风邪,鼻塞声重,语言不出,或伤风伤冷,头痛目眩,四肢倦怠,咳嗽痰多,胸闷气短 麻黄(不去节)、杏仁(不去皮、尖)、甘草(生用)各等分。为粗末,每服五钱,水一盏半,姜五片;同煎至一盏,去滓。通口服,以衣被盖覆睡,取微汗为度。《局方》三拗汤)

4. 治太阳病发汗后,不可更行桂枝汤,汗出而喘,无大热者 麻黄四两(去节)、杏仁五十个(去皮、尖)、甘草二两(炙),石膏半斤(碎,绵裹)。上四味,以水七升,煮麻黄,减二升,去上沫,纳诸药,煮取二升,去滓,温服一升。《伤寒论》麻黄杏仁甘草石膏汤)

5. 治咳喘上气,喉中水鸡声者 射干十三枚,麻黄四两、生姜四两、细辛、紫菀、款冬花各三两,五味子半升,大枣七枚,半夏(大者,洗)八枚。上九味,以水一斗二升,先煮麻黄两沸,去上沫,纳诸药,煮取三升,分温三服。《金匮要略》射干麻黄汤)

6. 治风水恶风,一身悉肿,脉浮不渴,续自汗出,无大热者 麻黄六两,石膏半斤,生姜三两,大枣十五枚,甘草二两。上五味,以水六升,先煮麻黄,去上沫,纳诸药,煮取三升,三温三服。《金匮要略》越婢汤)

7. 治水之为病,其脉沉小,属少阴者 麻黄三两,甘草二两,附子一枚(炮)。上三味,以水七升,先煮麻黄,纳诸药,煮取二升半,温服八分,日三服。《金匮要略》麻黄附子汤)

8. 治水气病,皮水无汗者 甘草二两,麻黄四两。上二味,以水五升,先煮麻黄,去上沫,纳甘草,煮取三升,温服一升。重覆汗出,不汗,再服。慎风寒。《金匮要略》甘草麻黄汤)

9. 治病者一身尽疼,发热,日晡所剧者,名风湿,此病伤于汗出当风,或久伤取冷所致 麻黄(去节)半两(汤泡)、薏苡仁半两,杏仁十个(去皮、尖,炒)、甘草一两(炙)。上锉麻豆大,每服四钱匕,水一盏半,煮八分,去滓,温服,有微汗避风。《金匮要略》麻黄杏仁薏苡甘草汤)

10. 治中风手足拘挛,百节疼痛,烦热心乱,恶寒,经日不欲饮食者 麻黄三十铢,独活一两,细辛十二铢,黄芪十二铢,黄芩十八铢。上五味㕮咀,以水五升,煮取二升,分二服。一服小汗,二服大汗。《千金方》引张仲景三黄汤)

11. 治风瘙隐瘆卫不行,四肢疼痛 麻黄五两(去根节了,秤),桂心二两。上捣细罗为散,以酒二升,慢火煎如饧。每服不计时候,以热酒调下一茶匙,频服,以汗出为度。《圣惠方》)

12. 治伤寒,瘀热在里,身必黄 麻黄二两(去节),连翘二两,杏仁四十个(去皮、尖),赤小豆一升,大枣十二枚(擘),生梓白皮一升(切),生姜二两(切),甘草二两(炙)。上八味,以潦水一斗,先煮麻黄再沸,去上沫,纳诸药,煮取三升,分三服,半日服尽。《伤寒论》麻黄连轺赤小豆汤)

13. 治伤寒热出表,发黄疸 麻黄三两,以醇酒五升,煮取一半,尽服之,温服汗出即愈。冬月寒时用清酒,春月宜用水。《千金方麻黄醇酒汤)

14. 治水饮内停,上凌于心,心下悸动 半夏、麻黄各等分。末之,炼蜜和丸如小豆大。饮服三丸,日三服。《金匮要略》半夏麻黄丸)

15. 治疥疮 猪油四两,斑蝥三个,麻黄五钱,蓖麻子(去壳研烂)一百粒,大枫子(去壳研烂)一百粒。先将猪油化开,下斑蝥煎数沸,随去斑蝥,再下麻黄,煎枯滤去渣,将大枫、蓖麻肉和匀听搽。《医学心悟》麻黄膏)

16. 治酒齄鼻 麻黄、麻黄根各二两,头生酒五壶。将药入酒内煮三炷香久,露一宿,每早晚各饮3~5杯。《医宗金鉴》麻黄宣肺酒)

17. 治眼目偏痛及头风 麻黄(烧灰)半两,盆硝二钱半,麝香、脑子各少许。为细末,鼻内之。《普济方》如圣散)

【临床报道】 1. 治疗咳喘 用麻黄膏外用治疗小儿风寒咳喘288例。取麻油1850 g,铅丹360 g,麻油熬至滴水成珠后,将铅丹放入油中搅拌均匀,再次炼熬黏稠即为膏基。继用70%麻黄粉,30%白胡椒粉,混合均匀,在每份膏基上放上一小药饼(0.1 g),趁热合拢备用。治疗时将此膏药烘热,贴于患儿肺俞穴。咳喘甚或年龄稍大患儿可贴两侧肺俞穴,每日换药1次;症情轻或幼儿可贴一侧或2日换药1次。结果:治愈235例,好转42例,无效11例,总有效率96.2%。其中3日内治愈164例;5日内治愈56例,好转17例;1星期内治愈15例,好转25例;1星期后未愈11例。

2. 治疗小儿腹泻 以麻黄2~4 g,前胡4~8 g,水煎后少加白糖顿服,每日1剂。观察138例,治愈126例,占91.3%,其中124例服药1~2剂即愈。因肺与大肠相表里,可能由宣肺利水而取效。

3. 治疗小儿遗尿 每晚睡前取生麻黄(5~7岁3 g,8~15岁6 g,15岁以上10 g),水煎1次,去上沫顿服。一般服药1~3次,见效,连服1个月,停药观察3个月,无反复者为痊愈。治疗遗尿患儿30例,全部治愈,有效率100%。

【各家论述】 1.《纲目》引李东垣:"轻可去实,麻黄、葛根之属是也。六淫有余之邪,客于阳分皮毛之间,腠理闭拒,营卫气血不行,故谓之实,二药轻清,故可去之。"

2.《汤液本草》:"夫麻黄治卫实之药,桂枝治卫虚之药。桂枝、麻黄皆为太阳经药,其实荣卫药也。麻黄(为气),心主荣为血,故麻黄为手太阴之剂,桂枝为手少阴之剂。故伤寒伤风而嗽者,用麻黄桂枝,即汤液之源也。"

3.《纲目》:"麻黄乃肺经专药,故治肺病多用之。张仲景治伤寒无汗用麻黄,有汗用桂枝。历代名医解释,皆随文附会,未有究其精微者。时珍常绎思之,似有一得,与昔人所解不同云。津液为汗,汗即血也。在营则为血,在卫则为汗。夫寒伤营,营血内涩,不能外通于卫,卫气闭固,津液不行,故无汗发热而憎寒。夫风伤卫,卫气外泄,不能内护于营,营气虚弱,津液不固,故有汗发热而恶风。然风寒之邪,皆由皮毛而入。皮毛者,肺之合也。肺主卫气,包罗一身,天之象也。是证虽属乎太阳,而肺实受邪气。其证时兼面赤怫郁,咳嗽有痰,喘而胸满诸证者,非肺病乎? 盖皮毛外闭,则邪热内攻,而肺气膹郁。故用麻黄、甘草同桂枝,引出营分之邪,达之肌表,此以杏仁泄肺而利气。汗后无大热而喘者,加以石膏。朱肱《活人书》,夏至后加石膏、知母,皆是泄肺火之药。是则麻黄虽太阳发汗重剂,实为发散肺经火郁之药也。"

4.《本草正》:"麻黄以轻扬之味,而兼辛温之性,故善达肌表,走经络,大能表散风邪,祛除寒毒。一应瘟疫、疟疾、瘴气、山岚,凡足三阳表实之证,必宜用之。若寒邪深入少阴、厥阴筋骨之间,非用麻黄、官桂不能逐也。但用此之法,自有微妙。则在佐使之间,或兼气以助力,可得卫中之汗;或兼血分以助液,可得营中之汗;或兼温药以助阳,可逐阴邪之寒毒;或兼寒药以助阴,可解炎热之瘟邪;此实伤寒阴症第一要药,故仲景诸方,以此为首,实千古之独得者也。今见后人多有畏之为毒药而不敢用,又有谓夏月不宜用麻黄者,皆不达。虽在李氏有云,若过发汗则汗多亡阳,若自汗表虚之人,用之则脱人元气,是皆过用及误用而然,若阴邪深入,则无论冬夏,皆所最宜,又何过之有? 此外如手太阴之风寒咳嗽,手少阴之风热斑疹,足厥阴之风痛、目痛,凡宜用散者,惟斯为最。然柴胡、麻黄俱为散邪要药,但阳邪宜柴胡,阴邪宜麻黄,不可不察也。"

5.《本草通玄》："麻黄轻可去实，为发表第一药，惟当冬令在表真有寒邪者，始为相宜。虽发热恶寒，苟不头疼、身痛、拘急、脉不浮紧者，不可用也。虽可汗之症，亦当察病之重轻，人之虚实，不得多服。盖汗乃心之液，若不可汗而误汗，虽可汗而过汗，则心血为之动摇，或亡阳，或血溢而成坏症，可不兢兢致谨哉。"

6.《药品化义》："麻黄，为发表散邪之药也，但元气虚及劳力感寒或表虚者，断不可用。若误用之，自汗不止，筋惕肉瞤，为亡阳症。"

7.《衷中参西录》："陆九芝谓：麻黄用数分，即可发汗。此以治南方之人则可，非所论于北方也。盖南方气暖，其人肌肤薄弱，汗最易出，故南方有麻黄不可过钱之语。北方则至塞外，气候寒冷，其人之肌肤坚厚，若要为出劳碌、不避风霜之人，又当严寒之候，恒用至七八钱始得汗者。夫用药之道，贵因时，因地，因人，活泼斟酌，以胜病为主，不可拘于成见也。"

8.《本草正义》："麻黄轻清上浮，专疏肺郁，宣泄气机，是为治感第一要药。虽曰解表，实为开肺；虽曰散寒，实为泄邪，风寒固得之而外散，即温热亦无不籍以宣通。观于《本草经》主中风伤寒，祛邪热气，除寒热之说及后人并治风热瘾疹，热痹不仁，温疟岚瘴，其旨可见。"'抑麻黄之泄肺，亦不独疏散外来之邪也，苟为肺气郁窒，治节无权，即当借其轻扬以开痹着，如仲景甘草麻黄之治里水黄肿，《千金》麻黄醇酒汤之治表热黄疸，后人又以麻黄治水肿气喘，小便不利诸法，虽曰皆取解表，然以开在内之闭塞，非以逐在外之感邪也。又凡寒邪郁肺，而鼻塞声哑；热邪窒肺，而为浊涕鼻渊；水饮渍肺，而为面浮喘促；火气灼肺，而为气热息粗以及燥火内燔，新凉外束，干咳嗌燥等证，无不恃以为疏达肺金，保金清肃之要务，较之杏、贝、苦降、桑皮、枇杷叶等之遏抑闭塞者，功罪大是不侔。"

4698 麻秸 (má jiē)《摘元方》

【异名】脂麻秸（《摘元方》），麻藜（《纲目》），芝麻荄（《中国医学大辞典》），油麻稿（福建《民间实用草药》）。

【基原】为胡麻科芝麻属植物脂麻的茎。

【原植物】参见"黑脂麻"条。

【功用主治】《纲目》："烧灰，入点痣去恶肉方中用。"

【用法用量】内服：煎汤或烧存性研末。外用：烧存性研末搽。

【选方】1. 治小儿盐哮 脂麻秸，瓦内烧存性，出火毒，研末，以淡豆腐蘸食之。《摘元方》

2. 治周身浮肿，胀满气喘 干油麻稿二两，红糖一两。开水一碗，冲炖服。（福建《民间实用草药》）

3. 治聤耳出脓 白麻秸，刮取一合，花胭脂一枚。为末，绵裹塞耳中。《圣济总录》

4699 麻蕡 (má fén)《本经》

【异名】黂、枲实（《尔雅》），麻勃（《本经》），麻蓝、青羊、青葛（《吴普本草》）。

【基原】为桑科大麻属植物大麻的雌花序及幼嫩果序。

【原植物】参见"火麻仁"条。

【采收加工】6～7月采收，鲜用或晒干。

【成分】花序含菲类：1-四氢大麻酚（Δ^1-tetrahydrocannabinol），大麻色烯（cannabichromene），大麻萜酚（cannabigerol），大麻环酚（cannabicyclol），9-6α，10α-反-四氢大麻酚（Δ^9-6α，10α-transtetrahydrocannabinol），大麻酚酸（cannabinolic acid），1-四氢大麻酚酸（Δ^1-tetrahydrocannabinolic acid）B，大麻萜酚酸（cannabigerolic acid），六氢次大麻呋酚酸（cannabielsoic acid），次大麻二酚酸（cannabidivarinic acid），大麻二酚酸（cannabidiolic acid），次大麻环酚（cannabivarin），四氢次大麻酚烯（tetrahydrocannabivarin），次大麻色烯（cannabivarichromene），大麻二吡喃环酚（cannabicitran），大麻香豆酮（cannabicoumaronone），四氢二羟基大麻酚大麻二酚羧酸酯（tetrahydrocannabidiolcarboxylic acid ester）；还含有 7-羟基-5-甲氧基-1，2-二氢化茚-1-螺环己烷（7-hydroxy-5-methoxyindan-1-spiro-cyclohexane），5-羟基-7-甲氧基-1，2-二氢化茚-1-螺环己烷（5-hydroxy-7-methoxyindan-1-spiro-cyclohexane），5-羟基-1，2-二羟基茚-1-螺一环己烷（5，7-dihydroxyindan-1-spirocyclohexane），3，5，5'-三羟基联苄（3，5，5'-trihydroxybibenzyl）。

【药性】辛，平。有毒。

1.《本经》："辛，平。"

2.《吴普本草》："岐伯：有毒。雷公：甘。"

3.《本草纂要》："甘，平，滑，微辛。"

【功用主治】祛风，止痛，镇惊。主治风痹证、癫狂，失眠，咳喘。

1.《本经》："主五劳七伤，利五脏，下血寒气。久服，通神明，轻身。"

2.《别录》："破积，止痹，散脓。"

3.《医林纂要》："和胃，润命门，祛风，利大肠，破瘀，通乳，下胎。"

4. 李承祜《生药学》："治躁狂，癔病，痉挛性咳嗽，喘息，神经痛。"

【用法用量】内服：煎汤，0.3～0.6 g。外用：捣敷。

【宜忌】体虚及孕妇禁服。

1.《本经》："多食令见鬼狂走。"

2.《吴普本草》："畏牡蛎、白薇。"

3.《本草经集注》："恶茯苓。"

4700 麻滓 (má zǐ)《纲目》

【异名】麻油滓（《千金方》），麻枯饼、芝麻荸（《寿亲养老新书》），麻粃（《纲目》）。

【基原】为胡麻科芝麻属植物脂麻的种子经榨去脂肪油后的渣滓。

【原植物】参见"黑脂麻"条。

【功用主治】治疮痈溃烂，亦可固齿。

【用法用量】外用：敷贴或煅存性揩齿。

【选方】1. 治肚溃后（《纲目》引作"疮疮有虫"）以生麻油滓，绵裹布疮上，出虫。《千金方》

2. 牢牙，乌髭 旱莲草二两，芝麻荸三两，诃子二十个（并核锉），不蛀皂角三铤，月蚕沙二两，青盐三两半，川升麻三两半。为末，醋打薄糊为丸，如弹子大，拈作饼子，或焙或晒，以干为度。先用小口磁瓶罐子，将纸筋泥固济，曝干，入药饼在瓶内，烧木中烧令烟出，冒烟淬时，药尚存性，急取出，以麻泥塞瓶口，候冷，次日出药，为末，早晚用如揩牙药，以温盐汤灌嗽（使牙药时须少候片时，方使漱嗽）。《寿亲养老新书》

4701 麻腐 (má fǔ)《药镜》

【异名】胡麻腐（《中国医学大辞典》）。

【基原】为胡麻科芝麻属植物脂麻的种子和合绿豆真粉的加工制成品。

【原植物】参见"黑脂麻"条。

【药性】姚可成《食物本草》："甘，平。"

【功用主治】1. 姚可成《食物本草》："利肠胃，解热毒，滋益精髓，最利老人。"

2.《纲目拾遗》："润肌，滑肠，解毒。"

4702 麻布七 (má bù qī)《陕西中草药》

【异名】破布七、麻布袋、穿心莲（《贵州民间药物》），统天袋、九连环、网子七、裹衣七、背网子、龙骨七、龙膝、鲜子七、花花七

（《陕西中草药》）。

【基原】 为毛茛科乌头属植物高乌头的根。

【原植物】 高乌头 *Aconitum sinomontanum* Nakai

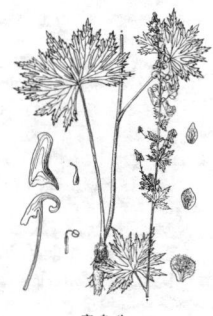

高乌头

多年生草本，高60～150 cm。根圆柱形，长达20 cm，直径达2 cm。茎直立，上部近花序处被反曲的短柔毛。叶互生，基生叶1，茎生叶4～6；茎下部叶及基生叶有长柄，柄长30～50 cm；叶片肾形或圆肾形，长12～14.5 cm，宽20～28 cm，基部宽心形，3深裂，中央深裂片较小，楔状狭菱形，3裂，边缘有不整齐三角形锐齿，侧深裂片斜扇形，不等3裂。总状花序有密集的花，苞片比花梗长，下部苞片叶状，上部苞片线形；小苞片通常生在花梗中部，狭线形，花两性，两侧对称；萼片5，花瓣状，蓝紫色，外面密被短曲柔毛，上萼片圆筒形，高2.6～3 cm，外缘在中部之下稍缩缢，下缘长1.1～1.5 cm；花瓣2，无毛，长达2 cm，唇舌形，长约3.5 mm，距约6.5 mm，向后弯卷；雄蕊多数，无毛，花丝具1～2小齿；心皮3，无毛。蓇葖果长1.1～1.7 cm。种子多数，倒卵形，长约3 mm，具3棱，密生横狭翅。花期6～9月，果期7～10月。

生于海拔1 000～3 700 m的山坡草地或林中。分布于河北、山西、湖北西部、湖南、四川、贵州、陕西、甘肃南部、青海东部。

【采收加工】 7～11月采挖，鲜用或去残茎、须根，或将根撕开，除去内附黑皮，晒干。

【药材】 麻布七 *Aconiti Sinomontani Radix* 产于河北、陕西、甘肃、青海等地。

性状 根圆柱形或圆锥形，有的从根头处分枝，长10～20 cm，中部直径1～2.5 cm。表面暗棕色，粗糙，或因栓化细胞脱落而可见多数栓生细根纵向排列或似网状。质坚硬，能折断，断面淡黄棕色，有的中心已枯朽成空洞状。气微，味苦、微麻。

茎剖 根横切面：根上段的一侧有凹沟，中央有多个外韧型维管束排成一环，其内侧为一个木质束环，中心部分因栓化细胞脱落而形成空洞；中段可见数个裂生中柱，每个中柱各包含1～2个维管束，内侧往往有木质部束，中央为大空腔。支根呈原生中柱状。本品薄壁细胞中含细小的淀粉粒，直径4～8 μm。

【成分】 根含生物碱成分：刺乌头碱（lappaconitine），毛茛叶乌头碱（ranaconitine），乌头宁（lappaconine），刺乌头定（lappaconidine），N-去乙酰冉乌碱（N-deacetylranaconitine），N-去乙酰高乌甲素（N-deacetyllappaconitine），8-O-acetylexcelsine，excelsine，septalisine，易湿翠雀花碱（condelphine），异塔拉定（isotalalizidine），变绿卵孢碱（riresecinine），14-O-乙酰变绿卵孢碱（14-O-acetylriresecenine），氨茴酰茎卞扁碱（anthranoyllyctonine），盐酸阿替生（atisinumhydrochloride）。又含牛扁酸单甲酯（lycaconitic acid monomethyl ester）。

【药理】 1. 抗炎作用 麻布七中的刺乌头碱（LA）皮下或腹腔注射对醋酸所致小鼠腹腔毛细血管通透性增高、二甲苯所致小鼠耳肿胀、蛋清或角叉菜胶所致大鼠足跖肿胀以及棉球所致炎性增生均有抑制作用，抗炎作用与肾上腺无明显关系。

2. 对中枢神经的作用 小鼠扭体法、热板法显示 LA 皮下注射有镇痛作用，纳洛酮不影响其镇痛效果。LA 皮下注射还抑制甲醛所致小鼠扭体。小鼠与猴试验均证明刺乌头碱无成瘾性。大鼠光刺激热甩尾测痛实验表明氯化钙或氯化镁能抑制皮下注射刺乌头碱的镇痛作用。硝苯啶或维拉帕米能部分翻转钙离子对 LA 镇痛的拮抗作用，对乙二醇双（α-氨基乙基）醚四乙酸则加

强 LA 镇痛作用。正常大鼠海马片实验中，LA 抑制刺激引起的群峰电位或场兴奋性突触后电位，抑制比枯梧灵碱及低镁引起的癫痫样反应，对乙溴醋胺的兴奋性作用则无影响。LA 腹腔注射对醇母所致大鼠发热有解热作用，但作用持续时间很短。刺乌头碱溶液对兔角膜有局部麻醉作用，皮下注射对豚鼠有浸润麻醉作用，对小鼠坐骨神经有传导阻滞作用。

3. 对心血管系统的影响 LA 是河豚毒素敏感性电压依赖性钠通道阻滞剂，在豚鼠心房实验中，有负性心力作用，能使心搏停止。另外，预先给予 LA 能防止乌头碱或毒花毛苷 G 的致心律失常作用，是 I 类抗心律失常作用的天然药物。

4. 其他作用 高乌甲素（刺乌头碱）霜搽剂外用，对小鼠急性软组织损伤有治疗作用。

毒性 小鼠腹腔注射 LA 的 LD_{50} 为 10.5 mg/kg；大鼠腹腔注射 LA 的 LD_{50} 为 9.9 mg/kg。

【药性】 苦、辛、温。有毒。

1.《贵州民间药物》：“性温，味苦、辛、咸。”

2.《陕西中草药》：“味苦、辛、性温，有毒。”

【功用主治】 祛风除湿，活血理气，止痛。主治风湿腰腿痛，跌打损伤，胃肠冷痛，痧气腹痛，瘰疬，疮疖。

1.《民间常用草药汇编》：“接骨，治瘰疬及骨结核。”

2.《贵州民间药物》：“治痨伤，止痛。”

3.《贵州草药》：“宁心，理气，止痛，活血化瘀。”

4.《陕西中草药》：“活血散瘀，消肿止痛，祛风湿。主治跌打损伤，骨折，风湿腰腿痛，劳伤，疮疖，瘰疬。”

5.《四川常用中草药》：“能理气，消胀，定痛。治心胃气痛、胸腹胀满、发痧气痛、产后血气痛、冷气痛、穿气（鼓肠）痛等症。”

【用法用量】 内服：煎汤，3～9 g；或浸酒服，或入散剂。外用：捣敷；或浸酒搽。

【宜忌】 本品有毒，内服宜慎。

【选方】 1. 治跌打损伤 穿心莲（麻布七）15 g。泡酒，早晚服。

2. 治心悸 穿心莲（麻布七）3 g（研末），木香 1.5 g。蒸甜酒服。

3. 治胃气痛 穿心莲（麻布七）6 g（研末）。煎水或蒸酒服。

4. 治痧证心气痛 穿心莲（麻布七）、青藤各各 15 g。研末。用开水吞服，成人每次 1.5 g，小儿每次 0.6～1.5 g。（1～4方出自《贵州民间药物》）

5. 治瘰疬，疮疖 麻布七、金线吊葫芦各适量。捣烂敷患处。（《万县中草药》）

麻柳叶 *má liǔ yè*
（《草木便方》）

【异名】 枫杨叶（《湖南药物志》），柳树叶（南药《中草药学》）。

【基原】 为胡桃科枫杨属植物枫杨的叶。

【原植物】 参见“枫柳皮”条。

【采收加工】 5～10月均可采收，鲜用或晒干。

【药材】 麻柳叶 *pterocaryae Folium* 产于山东、江苏、浙江、江西等地。

性状 小叶多皱缩，展平后，长椭圆形至长椭圆状披针形，长5～12 cm，宽2.5～3.5 cm，全体绿褐色，上面略粗糙，中脉、侧脉及下面有极稀疏毛。小叶柄极短或无。质脆。气微，味淡。

茎剖 叶横切面：上表皮细胞 1 列。栅栏组织细胞 1～2 列。主脉维管束 2 个，外韧型，韧皮部外侧有中柱鞘纤维。主脉处上表皮下方有厚角组织。

粉末特征：暗绿色。非腺毛为单细胞，长 85～320 μm，直径 8～25 μm，壁厚约 4 μm。有的基部弯曲，纹孔偶见。上、下表皮细胞表面观类多角形，壁波状弯曲；下表皮有不定式气孔。草酸钙簇晶，直径 16～92 μm，棱角钝短。此外，有螺纹导管。

【成分】 叶含维生素 C，鞣质。

【药理】 杀灭钉螺的作用 麻柳（枫杨）叶水提物有杀灭钉螺的作用。枫杨水浸液处理，使钉螺头足部肿胀，高浓度损伤肝部内囊膜。枫杨叶水浸液处理使钉螺正板区的酯酶带减少，活性降低。枫杨水浸液处理，能升高钉螺肝脏丙氨酸氨基转移酶、天冬氨酸氨基转移酶活力。

【药性】 辛、苦、温。有毒。

1.《安徽中草药》"性寒，味苦。有小毒。"

2.《全国中草药汇编》"辛、苦、温。"

【功用主治】 祛风，杀虫，解毒，敛疮。主治风湿痹痛，牙痛，疥癣，湿疹，溃疡不敛，烫伤，咳嗽气喘。

1.《草木便方》"涂烂疮，汤火伤。"

2.《分类草药性》"治疥疮，解毒。"

3.《四川中药志》1960年版"杀虫，解毒，涂汤火伤及久疮，止牙痛。"

4.《安徽中草药》"祛风利湿，杀虫止痒。"

5.《全国中草药汇编》"治血吸虫病；外用治黄癣、脚癣。"

【用法用量】 内服：煎汤，6～15 g。外用：煎水外洗；乙醇浸搽；或捣敷。

【宜忌】 孕妇禁服。

【选方】 1. 治皮肤癣 鲜麻柳叶 60 g，切碎，乙醇 500 ml。将麻柳叶投入乙醇中浸 1 个星期后取用。用时，取一些棉花蘸液搽患处，每日擦 1～2 次，或取叶煎水洗。《闽南民间草药》

2. 治痒疹 麻柳叶、毛秀才、千里光、柳枝，煎水洗。

3. 治牙痛 麻柳叶捣绒，塞患处或嚼用。（2、3方出自《四川中药志》1960年版）

4. 治膝关节痛 枫杨叶、虎耳草，捣烂敷患处。《湖南药物志》

5. 治阴道滴虫 鲜枫杨叶、蛇床子各适量，水煎浓汁熏洗。《安徽中草药》

4704 麻柳果 má liǔ guǒ 《民间常用草药汇编》

【异名】 一群鸭、雁鹅群《民间常用草药汇编》。

【基原】 为胡桃科麻柳枫杨植物枫杨的果实。

【原植物】 参见"枫杨皮"条。

【采收加工】 7～9月果实近成熟时采收，鲜用或晒干。

【药材】 麻柳果 pterocaryae Fructus 产于山东、江苏、浙江、江西等地。

性状 小坚果类卵形，鲜品黄绿色，干品棕褐色，长约6 mm，顶端宿存花柱二分叉。果翅2，着生于果实顶端背面，翅长圆形至长圆状披针形，平行或顶端稍外展，具纵纹。质坚，不易破碎，断面白色。气微清香，味淡。

【功用主治】《民间常用草药汇编》"散寒止咳。"

【用法用量】 内服：煎汤，9～25 g。外用：煎水洗。

【选方】 治天泡疮 枫杨嫩枝叶及果实 500 g。煎水洗澡，忌入口。〔《中草药通讯》1972，(2)：58〕

4705 麻疯树 má fēng shù 《广西中草药》

【异名】 桐子树、小桐子、宾麻、膏桐、水漆《中国经济植物志》，青桐木《广西中草药》，臭油桐、吗洪罕《云南思茅中草药选》，亮桐《云南中草药》。

【基原】 为大戟科麻疯树属植物麻疯树的树皮、叶。

【原植物】 麻疯树 Jatropha curcas L. 又名：黄肿树、假白榄《广州植物志》，芙蓉树《海南植物志》。

灌木或小乔木，高 2～5 m。无毛无乳汁，有乳汁。枝粗壮，圆柱形，具凸起叶痕，幼枝绿色。单叶互生，叶柄长 6～18 cm；叶片纸质，近圆形至卵圆形，长宽略等，长 6～19 cm，先端渐尖或短

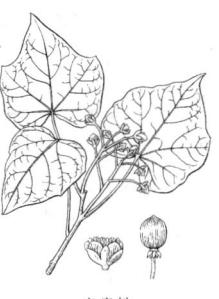

尖，基部心形，全缘或3～5浅裂，幼叶下面脉上被毛，掌状脉 5～7 条，末端达边缘。花单性同株。二歧聚伞花序伞房状，长约 5～12 cm；总花梗长，中部以上具分枝；苞片线状披针形或披针形，长 4～8 mm；花小，黄绿色，直径 7～8 mm；雄花花萼短，萼片 5，倒卵状长圆形，基部稍连合，长约 4 mm，大小略不等；花瓣 5，长圆形，下连合，长约5 mm，淡绿色，里面被绒毛，外弯，花盘腺体 5

麻疯树

枚，雄蕊 10，2 轮；外轮 5 枚分离，内轮花丝下部合生，花柱线状圆形，长约 1.5 mm；雌花花后花梗延长，萼片 5，长圆形，长约 6.5 mm，先端急尖，其中 2 枚稍狭，分离，花瓣 5，长圆形，长约 5 mm，淡绿色，分离，腺体 5，子房卵圆形，3室，花柱 3，箭形，柱头 2 裂。蒴果近球形，长 2.5～3 cm，黄色，初为肉质，后变干燥，成熟时裂为 3 个 2 瓣裂的分果片；种子长圆形，长 1.6～2 cm，平滑，干时黑色。花期 5～8 月，果期8～12 月。

栽培或半野生于平地、山坡灌丛中。分布于福建、广东、广西、海南、四川、贵州、云南、台湾等地。

本植物的果实（小桐子）亦供药用，另设专条。

【采收加工】 全年均可采收，鲜用或晒干。

【药理】 1. 抑微生物作用 麻疯树液抑制葡萄球菌、芽胞杆菌、微球菌生长，抑制蝇蛆、美洲钩虫孵化，也抑制蚊虫幼体生长，表现出抗疟作用。麻疯树树枝水提液抑制人免疫缺陷病毒诱导的细胞病变，且对细胞毒性较小。

2. 其他作用 麻疯树树液减少人血液凝血时间，但稀释的树液却延长凝血时间。凝血酶原和部分凝血活酶实验也显示树液中含有促凝和抗凝两种物质。乙醚乙酯提取物部分含有促凝物质，而丁醇部分含有抗凝物质。麻疯树稀释液单次局部用药或低浓度稀释多次用药，对雄性小鼠皮肤外科切口有治疗作用。麻疯树液中的成分抑制人补体经典途径，促进人 T 细胞增殖。麻疯树根部局部涂药对小鼠 TPA 诱导的耳部炎症有抑制作用，甲醇提取物口服抑制大鼠角叉菜胶或甲醛诱导的足肿胀、松节油诱导的炎性渗出和棉球肉芽肿。

毒性 树液腹腔注射或灌胃对小鼠毒性很大。高浓度稀释液或原液多次外用会腐蚀小鼠皮肤。

【药性】 苦、涩、凉。有毒。

1.《广西中草药》"味涩，性微寒，有毒。"

2.《全国中草药汇编》"苦、涩、凉。"

【功用主治】 散瘀消肿，止血止痛，敛疮，杀虫。主治跌打瘀肿，骨折疼痛，关节挫伤，创伤出血，麻风，湿疹，下疳溃疡，疥疮，脚癣。

1.《广西中草药》"散瘀消肿，止血，止痛，杀虫止痒。主治跌打瘀肿，创伤出血，皮肤瘙痒，湿疹。"

2.《广西本草选编》"主治烧烫伤。"

3.《云南中草药》"止血消炎。主治高血压，支气管哮喘，骨折，跌打损伤，疥癣痈疮，脚癣。"

4.《全国中草药汇编》"外用治麻风，癞痢头，慢性溃疡，关节挫伤，阴道滴虫。"

【用法用量】 内服：煎汤，6～15 g。外用：捣敷；或鲜叶汁搽。

【宜忌】 本品有毒，内服宜慎。

《广西中草药》"本品有毒。仅作外用，不能内服。"

【选方】 1. 治骨折 麻疯树根皮、接骨藤、玄朗叶、叶上花各适量。捣烂外敷。《西昌中草药》)

2. 治关节挫伤 麻疯树皮适量,捣烂外包。《全国中草药汇编》)

3. 治皮肤瘙痒,湿疹 用麻疯树鲜叶置火上烤熟,至叶柔软时揉烂,擦患处。《广西中草药》)

4. 治烧烫伤 用麻疯树皮和嫩叶各适量捣烂取汁,加茶油少许,搽患处。《广西本草选编》)

5. 治支气管哮喘 麻疯树根皮 15 g,冰糖 30 g。煎服。《云南中草药》)

4706 麻黄根 má huáng gēn
《本草经集注》

【基原】 为麻黄科麻黄属植物草麻黄或中麻黄的根和根茎。

【原植物】 参见"麻黄"条。

【采收加工】 立秋后采挖,去尽须根及茎苗,晒干。

【药材】 麻黄根 Ephedrae Radix 主产于辽宁、河北、山西、新疆、内蒙古、甘肃、青海等地。

性状 根呈圆柱形,偶有分枝,长 8~25 cm,直径 0.5~1.5 cm。表面红棕色或灰棕色,有纵皱纹及支根痕。外皮粗糙,易成片状剥落。根茎具节,节间长 0.7~2 cm,表面有横长突起的皮孔。体轻,质硬而脆,断面皮部黄白色,木部淡黄色或黄色,射线放射状,中心有髓。气微,味微苦。

鉴别 (1) 根横切面:木栓细胞 10 余列,其外有落皮层。皮层为数列薄壁细胞,含草酸钙砂晶。中柱鞘由纤维及石细胞组成。韧皮部宽广,形成层处不一。木质部发达,由导管、管胞及木纤维组成;射线宽广,含草酸钙砂晶,有的髓部有纤维;薄壁细胞具纹孔。根茎的射线较窄。

粉末特征:棕红色或棕黄色。木栓细胞长方形,棕色,含草酸钙砂晶。纤维多单个散在,直径 20~25 μm,壁厚,木化,斜纹孔明显。螺纹、网纹导管直径 30~50 μm,导管分子穿孔板上具多数圆形穿孔。有时可见石细胞,呈长圆形、类纤维状或有分枝,直径 20~50 μm,壁厚。髓部薄壁细胞类方形、类长方形或类圆形,壁稍厚,具纹孔。薄壁细胞含草酸钙砂晶。

(2) 取本品纵剖面置紫外光下观察,皮部显蓝白色荧光,木部显黄色荧光,有的中心显金黄色荧光。

【成分】 麻黄根含生物碱类成分:麻黄根碱(ephedradine)A、B、C、D,阿魏酰组胺(feruloylhistamine),酪氨酸甜菜碱(maokonine)。又含麻黄根素(ephedrannin)A,麻黄双酮(mahuannin)A、B、C、D。

【药理】 对血压的影响 麻黄根的甲醇提取物静注有降压作用。其中的麻黄根碱 A、B、C、D 均有降压作用。麻黄根碱 B 静注对正常和自发性高血压大鼠及犬均有降压和减慢心率作用,还能抑制豚鼠由电刺激下节前神经和乙酰胆碱诱发的输精管收缩反应,但对血管紧张素 II 引起的血压升高无影响。另外,麻唑生物碱阿魏酰组胺以及麻黄根素 A、麻黄双酮 A、B、C、D 都具有降压作用。麻黄中亦含有少量弱升压成分酪氨酸甜菜碱,对乌拉坦麻醉大鼠有升压作用。

【炮制】 1. 麻黄根 取原药材,除去杂质及残茎,洗净,润透,切厚片,干燥。

2. 蜜麻黄根 先将蜜放锅内,用文火熔化,加入净麻黄根片拌炒,炒至蜜被吸透呈黄棕色,取出,放凉后不粘手。每麻黄根片 100 kg,用炼蜜 15 kg。

饮片性状 麻黄根为类圆形厚片,表面黄白色,纤维性,有菊花心。周边红棕色或灰棕色,有纵纹及支根痕。质坚硬。无臭,味微苦。蜜麻黄根,表面呈棕色,微显光泽,有焦香气,味略甜。贮置闭容器内,置阴凉干燥处。

【药性】 甘、微涩,平。归肺经。

1.《纲目》:"甘,平,无毒。"

2.《本草正》:"味甘、微苦、微涩,平。"

3.《四川常用中草药》:"入心、肺二经。"

【功用主治】 止汗。主治自汗,盗汗。

1.《本草经集注》:"止汗,夏月杂粉用之。"

2.《滇南本草》:"止汗,实表气,固虚,消肺气,梅核气。"

3.《品汇精要》:"止盗汗。"

【用法用量】 内服:煎汤,3~10 g;或入丸、散。外用:研粉扑。

【宜忌】 有表邪者禁服。

【选方】 1. 治虚汗无度 麻黄根、黄芪等分。为末,飞面糊,作丸梧子大。每用浮麦汤下百丸,以止为度。《谈野翁试验方》)

2. 治虚劳盗汗不止 麻黄根(锉)、牡蛎(煅)、黄芪(锉)等分。上三味,粗捣筛。每服三钱匕,水一盏,葱白三寸,同煎至半盏,去滓温服。《圣济总录》麻黄根汤)

3. 治产后盗汗不止 ① 当归一两(锉,微炒),麻黄根二两,黄芪一两(锉)。上药捣粗,罗为散。每服四钱,以水一中盏,煎至六分,去滓,不计时候温服。《圣惠方》麻黄根汤) ② 牡蛎粉三分,麻黄根二两。上药为散,用扑身上。《圣惠方》麻黄根散)

4. 治大虚汗出欲死,若自汗不止者 麻黄根、故灰(以皮脐)、牡蛎(煅赤)各等分。上三味,捣罗为细散。每用一两,以白粟米粉一升,拌和令匀,以扑汗处。《圣济总录》麻黄根散)

5. 治人汗亭不止 麻黄根二份,石膏一份。凡二物合筛和蜜丸。大人服小豆三丸,日三;小儿以意增损。《医心方》引《效验方》麻黄)

6. 治脚汗 麻黄根 30%,牡蛎 30%,六次(亚)甲基四胺 15%,滑石粉 25%。上药共研末,用适量撒步脚上即可。一般能保持 10~15 日脚不出汗。《全国中草药汇编》)

7. 治肾劳热,阴囊生疮 麻黄根、石硫黄各三两,米粉五合。上三味冶下筛,安絮如常用粉法搭绵上,粉湿,更搭之。《千金方》麻黄根粉)

【各家论述】 1.《纲目》:"麻黄发汗之气,骏不能御,而根节止汗,效如影响之速,不可测度如此。自汗有风湿、伤风、风温、气虚、血虚、脾虚、阴虚、胃热、痰饮、中暑、亡阳、柔痉诸证,皆可随证加而用之。当归六黄汤加麻黄根治盗汗尤捷。盖其性能行周身肌表,故能引诸药外至卫分而固腠理也。《本草》但知扑之之法,而不知服饵之功尤良也。"

2.《本草经读》:"麻黄根节,古云止汗,是引正汗之药,以达于表而速效,非麻黄根节自能止汗,旧解多误。"

3.《本草正义》:"麻黄发汗,而根节专于止汗,昔人每谓物理之奇异。不知麻黄轻扬,故走表而发汗,其根则深入土中,自不能同其升发之性。况苗则轻扬,根则重坠,一升一降,理有固然。然正惟同是一体,则轻扬走表之性犹存,所以能从表分而收其散越,敛其轻浮,以还归于里。是固根荄收束之本性,则不特不能发汗,而并能使外发之汗敛而不出,此则麻黄根所以有止汗之功力,投之辄效者也。"

4707 麻蛇子 má shé zǐ
《吉林中草药》)

【异名】 马蛇子、蜥蜴《吉林中草药》),蛇师子、石龙子《内蒙古中草药》)。

【基原】 为蜥蜴科麻蜥属动物丽斑麻蜥的全体。

【原动物】 丽斑麻蜥 Eremias argus Peters

体小,全长 15 cm 左右。吻较窄,吻端钝圆;耳孔椭圆形,鼓膜裸露,头背具对称大鳞,颊鳞成盾形,顶鳞后缘平齐,略成方形,颊鳞 2 枚,前小后大;有 2 枚大的眶上鳞,第一、四肢背面具粒鳞,肩前方两侧和腹面有一明显皮肤皱褶形成的领围,其游离缘具大鳞,腹面鳞较大,平滑,略近方形,斜向中线排列;尾部具长长棱鳞、排列成环。四肢均具 5 指、趾，有爪，后肢前伸达肋部，每侧具股窝 8~12，2 列鼠蹊窝在肛前相隔 6~12 枚鳞片，背面暗棕色或棕绿色，头背及后肢无斑。幼体体侧有浅色纵纹，纵纹之间散有黑边、色浅的眼斑。成体纵纹不

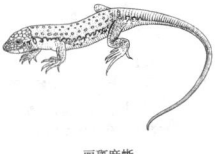

丽斑麻蜥

显，而眼斑极明显，背面正中眼斑 12~16 纵排，每横排有 6 个眼斑；雄性背面色斑清晰，腹面橘红色，雌性腹面色斑较昏暗模糊，腹面白色。

生活于干燥地区。行动迅速。捕食昆虫。分布于东北及河北、山西、内蒙古、江苏、安徽、山东、河南、陕西、甘肃、青海、宁夏。

【采收加工】 7~9 月捕捉，捏死，以铁丝穿头，晒干或烘干。

【药材】 麻蛇子 Eremias Argus 产于东北及甘肃、河北、山东、山西、陕西等地。

性状 本品多弯曲条状。体长约 10 cm，头呈三角形，四肢向后屈伸，背部灰褐色，可见数列纵行的斑点，腹部颜色较浅，呈灰白色，有的个体后肢内侧呈肉粉色。鳞面光滑，横行排列，尾细长，容易断落。气微腥，味微咸。

【成分】 组织中含乳酸脱氢酶的同工酶(isoenzymes of lactate dehydrogenase)。全体含无机元素铜、钴、铅、锌、铝、铁、钙、镁、钡、铬、铜、锰、镍、磷、锶。

【药性】《内蒙古中草药》："味咸，性寒，有小毒。"

【功用主治】 软坚化痰，攻毒散结。治淋巴结核、肺结核、骨结核、皮肤结核、骨折、瘰疬、慢性气管炎、慢性湿疹。

1.《吉林中草药》："消瘿散瘰。治淋巴结核。"

2.《内蒙古中草药》："镇静，滋阴止咳。主治癫痫、喘咳、慢性湿疹、淋巴结核。"

3.《山东药用动物》："活血祛瘀，消瘿散结，解毒、镇静。治骨折、淋巴结结核、气管炎、羊痫风等。"

4.《中国动物药》："(治)骨结核及骨髓炎等。"

【用法用量】 内服：研末，1.5~6 g。外用：研末调敷。

【选方】 1. 治肺结核 蜥蜴焙干研末，加等量的糯米粉和匀，每服 1.5~3 g，日服 2 次，开水送下。《新疆中草药》

2. 治淋巴结结核、骨结核及骨髓炎 蜥蜴烘干研粉，撒于窦道内，每日 1 次。《中国动物药》

3. 治羊痫风 蜥蜴 1 只。焙干研末，每次 1.5 g，每日 2 次，白开水送服，连续吃 10 只为 1 个疗程。《内蒙古中草药》

4. 治慢性气管炎 蜥蜴焙存性，研粉，装入胶囊，每服 0.6~0.9 g，每日 1 次。《中国动物药》

5. 治慢性湿疹 麻蛇子和黑豆(1:1)，放于馏器内，置火上加热，制成蜥蜴黑豆油，搽患处。《山东药用动物》

6. 治小便不通 蜥蜴 3 个，蝼蛄 7 个(去头)。捣成泥状，水煎，日服 2 次。《吉林中草药》

【临床报道】 1. 治疗慢性气管炎 以马蛇子焙干存性，研粉装胶囊内服，每次 0.6~0.9 g，每日 1 次。临床观察 488 例，显效 75 例，好转 263 例，总有效率为 75%。实践中发现，对痰多患者疗效较好，无痰患者疗效不佳。因此，又对 131 例痰多患者进行了疗效观察，结果显效 34 例，好转 79 例，总有效率为 85.6%。

2. 治疗子宫颈癌 用蜥蜴注射液(每安瓿 2.0 ml，相当于蜥蜴生药 2 g)肌内注射(每日 2 次，每次注射 4~6 ml)和宫颈局部注射(每日或隔日注射 1 次，每次注射 6 ml)治疗子宫颈癌 7 例。结果近期治愈 2 例，显效 2 例，好转 2 例，无效 1 例。而且发现早期治疗比晚期治疗效果好。

3. 治疗癫痫 ① 蜥蜴 60 条焙干研末，每 3 条为 1 包。每服

1 包，日服 1 次，20 日为 1 个疗程。不愈可再服第二疗程，一般均在 1 个疗程内获效。共治疗癫痫 12 例，全部治愈。② 取蜥蜴粉 1.5 g，朱砂 9 g(研细末)，为一次口服量(成人量)。睡前将蜥蜴粉、朱砂混合倒入杯中，用适量酒调匀冲服，以卧床出透汗为宜。有效或无效可隔半月或 1 个月服 1 次。共治疗 150 例，男 84 例，女 66 例。结果：控制发作共 69 例，基本控制发作共 67 例，无效 14 例，总有效率 90.6%。

4708

麻叶绣球 ^{má yè xiù qiú} 《贵州民间药物》

【异名】 碎米桠，山茵香《贵州民间药物》。

【基源】 为蔷薇科绣线菊属植物绣球绣线菊的根及根皮。

【原植物】 绣球绣线菊 Spiraea blumei G. Don 又名：珍珠梅《植物名实图考》，珍珠绣球《中国树木分类学》，补氏绣线菊《经济植物手册》。

灌木，高 1~2 m。小枝细，开张，稍弯曲，深红褐色或暗灰色，无毛，冬芽小，卵形，有数个外露鳞片。单叶互生；叶片菱状卵形至倒卵形，长 2~3.5 cm，宽 1~1.8 cm，先端圆钝或微尖，基部楔形，边缘自近中部以上有少数圆钝缺刻状锯齿或 3~5 浅裂，两面无毛，下面浅蓝绿色。

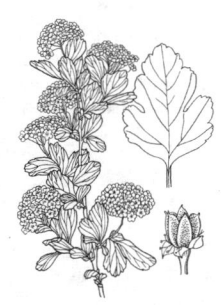

绣球绣线菊

伞形花序有总梗，无毛，具花 10~25 朵；花梗长 6~10 mm；苞片披针形；花直径 5~8 mm；萼筒钟状，内面具短柔毛，萼片三角形或卵状三角形，先端急渐尖或急尖，内面具短柔毛；花瓣宽倒卵形，先端微凹，长 2~3.5 mm，白色；雄蕊 18~20，较花瓣短；花盘由 8~10 个较薄的裂片组成；子房无毛或仅在腹部微具短柔毛，花柱短于雄蕊。蓇葖果直立，无毛，花柱位于背部先端，倾斜开展，萼片直立。花期 4~6 月，果期 8~10 月。

生于海拔 500~2 000 m 的向阳山坡、杂木林内或路旁。分布于华东及河北、山西、内蒙古、辽宁、河南、湖北、广东、广西、四川、陕西、甘肃等地。

本植物的果实(麻叶绣球果)亦供药用。另设专条。

【栽培】 生物学特性 喜温暖湿润气候，耐寒、耐旱、耐贫瘠，宜选排水良好、疏松湿润的土壤栽培。

繁殖方法 种子繁殖、扦插繁殖或分株繁殖法。种子繁殖：2~3 月将种子撒播于半干半湿的苗床上，覆土 0.5~1 cm，保持湿润，约 1 星期即可发芽。苗培育 1 年，移栽至苗圃，培养 2~3 年，苗高 80 cm 左右时即可出圃定植。扦插繁殖：春季，选取一年生枝条，剪成 12~15 cm 长作插穗，按行株距 15 cm×10 cm 扦插，插后浇水、遮阴，插后翌年至苗圃，培育 2~3 年，便可出圃。分株繁殖：10~11 月，挖出植株，抖去泥土，分成 5~7 枝为 1 束栽种，按行株距 80 cm×50 cm 开穴定植。

田间管理 栽后每年进行中耕除草 1~2 次，冬季施厩肥 1 次。

病虫害防治 有蚜虫为害。

【采收加工】 全年均可挖取根和根皮，晒干。

【药性】 辛，微温。

1.《贵州民间药物》："性微温，味辛。"

2.《河北中草药》："辛，温。"

【功用主治】 活血止痛，解毒祛湿。主治跌打损伤，咽喉肿痛，风湿关节痛，带下，疮毒，湿疹。

1.《贵州草药》:"散瘀,利湿,解毒。"

2.《湖南药物志》:"清热消肿,祛风止痛。"

3.《福建药物志》:"行瘀化湿。治白带,跌打损伤。"

【用法用量】 内服:煎汤,15～30 g;或浸酒。外用:研末,浸油搽。

【选方】 1. 治跌打损伤,瘀血积滞疼痛 麻叶绣球根(干品)60 g,泡酒 500 ml。每日服 3 次,每次 30 g。(《贵州民间药物》)

2. 治咽喉肿痛 绣球绣线菊根 30 g,半边莲、金银花各 15～18 g。水煎,兑糖服。

3. 治风湿关节痛 绣球绣线菊根 60～90 g。煎水炖猪蹄吃。(2、3 方出自《湖南药物志》)

4. 治白带 麻叶绣球根 9 g。蒸白糖服。(《贵州民间药物》)

4709 **麻柳树根** má liǔ shù gēn
《分类草药性》

【异名】 枫杨根(《湖南药物志》)。

【基原】 为胡桃科枫杨属植物枫杨的根或根皮。

【原植物】 参见"麻柳皮"条。

【采收加工】 全年均可采挖或结合伐木采挖,将根除去泥土,晒干,或趁鲜时剥取根皮,晒干。

【药材】 麻柳树根 Radix Seu Cortex Pterocaryae 产于山东、江苏、浙江、江西等地。

性状 主根圆柱形,粗细不一,直径通常 2～5 cm,质地坚硬,不易折断,断面木部淡棕白色。根皮呈向内弯曲的半筒状或不规则槽状,厚 2～3 mm。外表面灰褐色,有横长椭圆形皮孔及纵沟纹;内表面棕黄色至棕黑色,有较细密的纵向纹理。体轻质脆,易折断,断面不平整,强纤维性。气微,味苦涩而微辣。

鉴别 根皮横切面:木栓层较厚,由数粒细胞组成,皮层较宽,纤维束众多,韧皮部宽广,纤维束略呈层状排列,射线较平直,薄壁细胞中含有众多草酸钙簇晶。

【药性】 苦、辛,温。有毒。

1.《重庆草药》:"味麻、辣、苦,性热,有毒。"

2.《福建药物志》:"辛、微苦,温,有毒。"

【功用主治】 祛风散寒,止痛,解毒敛疮。主治风湿痹痛,牙痛,疥癣,疮疡肿毒,溃疡日久不敛,汤火烫伤。

1.《分类草药性》:"专治一切筋骨疼痛,风湿,包涂鱼口。"

2.《民间常用草药汇编》:"散寒止咳。"

3.《四川中药志》1960 年版:"杀虫,解毒。涂汤火伤及久疮,止牙痛。"

【用法用量】 内服:煎汤 3～6 g;或浸酒。外用:研末调敷;或捣敷。

【宜忌】《重庆草药》:"内服慎用,体弱者少用。"

【选方】 1. 治风湿麻木,寒湿脚痛 (麻柳树)须根泡酒服。(《重庆草药》)

2. 治疥,癣 枫杨根、黎辣根,共研细末。疥疮用香油调搽,癣用醋调搽。(《湖南药物志》)

4710 **麻叶绣球果** má yè xiù qiú guǒ
《贵州民间药物》

【基原】 为蔷薇科绣线菊属植物绣球绣线菊的果实。

【原植物】 参见"麻叶绣球"条。

【采收加工】 9～10 月果实成熟时采收,晒干。

【药性】《贵州民间药物》:"性微温,味辛。"

【功用主治】 理气止痛。主治脘腹胀痛。

1.《贵州草药》:"调气止痛。"

2.《福建药物志》:"调气和中,治腹胀。"

【用法用量】 内服:研末,3 g。

【选方】 治腹胀痛 麻叶绣球果实 3 g。研末,用开水吞服。(《贵州民间药物》)

4711 **廊茵** láng yīn
《湖南药物志》

【异名】 红大老鸦酸草、石宗草、蛇不钻(《湖南药物志》),猫儿刺(江西《草药手册》),南蛇草(《甘肃中草药手册》),急解索、猫舌草(《全国中草药汇编》),蛇倒退(《贵州中草药名录》)。

【基原】 为蓼科蓼属植物刺蓼的全草。

【原植物】 刺蓼 Polygonum senticosum (Meissn.) Franch. et Sav. [Chylocalyx senticosus Meissn.]

多年生草本,长达 1～3 m。茎蔓延及上升,四棱形,有倒钩刺。叶互生;叶柄长 2～8 cm;托叶鞘短筒状,膜质,上部草质,绿色;叶片三角形或三角状戟形,长 4～8 cm,宽 3～7 cm,先端渐尖或狭尖,基部截形或微心形,通常两面无毛或生稀疏细毛,下面沿中脉有倒生钩刺。总状花序呈头状,顶生或腋生;总花梗生腺毛和短柔毛,疏生钩刺;花淡红色;花被 5 深裂,裂片短圆形;雄蕊 8;花柱 3,柱头头状。瘦果近球形,黑亮,包于宿存的花被内。花期 7～8 月,果期 8～9 月。

生于沟边、路旁及山谷灌丛下。分布于河北、辽宁、江苏、浙江、安徽、福建、江西、山东、河南、湖北、湖南、广西、贵州、甘肃等省区。

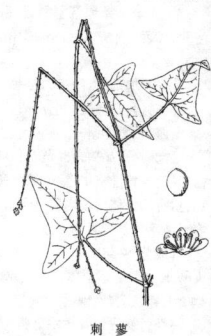

刺蓼

【采收加工】 7～9 月采收全草,鲜用或晒干。

【成分】 刺蓼全草含异槲皮苷(isoquercitrin)。

【药性】 苦、酸、微辛,平。

1.《甘肃中草药手册》:"酸、微辛,平。"

2.《青岛中草药手册》:"性平,味苦。"

【功能主治】 清热解毒,利湿止痒,散瘀消肿。主治痈疮疔疖,毒蛇咬伤,湿疹,黄水疮,带状疱疹,跌打损伤,内痔外痔。

1.《甘肃中草药手册》:"清热解毒,理气止痛,固脱。治小儿胎毒,胃气疼痛,子宫脱垂。"

2.《青岛中草药手册》:"行血散瘀,消肿解毒。治跌打损伤,痈肿疔疮,小儿胎毒,湿疹痒痛。"

3.《河北中草药》:"适用于带状疱疹,湿疹,烫伤,皮炎,化脓性疮肿,小儿胎毒,以及肠炎,痢疾等症。"

4.《浙江药用植物志》:"治痔疮,疳积。"

【用法用量】 内服:煎汤,15～30 g;研末,1.5～3 g。外用:鲜品捣敷;或榨汁涂;或煎水洗。

【选方】 1. 治蛇头疮 廊茵全草捣烂敷。

2. 治顽固性疮疖 廊茵全草煎水洗。

3. 治婴儿胎毒 廊茵全草煎水洗。(1～3 方出自《湖南药物志》)

4. 治蛇咬伤 鲜刺蓼、鲜蛇含草、鲜连钱草各 90～120 g。共捣烂,敷伤口周围。(《全国中草药汇编》)

5. 治湿疹痒痛 廊茵鲜全草捣烂冲热汤洗患处。(江西《草药手册》)

6. 治黄水疮 刺蓼研末,敷患处。(《河北中草药》)

7. 治过敏性皮炎 刺蓼、虎杖根各 15～30 g。水煎服。(《福建药物志》)

8. 治外痔 廊茵鲜全草捣烂,压榨取汁,放锅内浓缩后涂敷患处。(江西《草药手册》)

4712 **鹿心** lù xīn
《中药材》1997,20(4);173)

【基原】 为鹿科鹿属动物梅花鹿或马鹿的心脏。

【原动物】　参见"鹿茸"条。

【采收加工】　捕杀后，剖开胸腔取心脏，鲜用或冷藏。

【药材】　鹿心 Cervi Cor　梅花鹿心主产吉林、辽宁、河北等地；马鹿心主产于黑龙江、吉林、内蒙古等地。

　性状　梅花鹿心　本品呈略扁的三角状锥形，类卵形，心尖钝圆，宽 4.8～7.5 cm，冠状沟（基部）至心尖高 7.5～8.9 cm。表面有多数不规则的皱褶纹理。基部覆盖少量浅黄棕色脂肪，前、后纵沟，及末端弓明显，形成深浅不一的皱纹。顶端残留部分不规则的左、右心房及脉管等组织。全体深黑褐色。气腥。

　马鹿心　本品呈略扁的长或短的三角状锥形，类卵形，心尖尖或稍钝，表面凹凸不平或有较大的皱褶纹理。

【成分】　鹿心含微量元素、氨基酸、脂肪酸、维生素、前列腺素、磷脂、激素、生物胺等与鹿茸相同的生物活性成分。

【功用主治】　养心安神。主治心悸不安。

4713 鹿皮 lù pí 《纲目》

【基原】　为鹿科鹿属动物梅花鹿或马鹿的皮。

【原动物】　参见"鹿茸"条。

【采收加工】　宰鹿时剥皮，用温水浸泡，去净毛、垢，风干。

【炮制】　取鹿皮，用水浸泡，刮净毛及残肉，洗净，切小块，干燥。

　饮片性状　鹿皮呈不规则的块状。表面灰褐色。质韧，不易折断。气微腥。

　贮干燥容器内，密闭，置阴凉干燥处，防潮，防蛀。

【药性】　《四川中药志》1960 年版："性温，味咸，无毒。"

【功用主治】　补气，涩精，敛疮。主治带下，血崩，肾虚滑精，漏疮。

　1.《纲目》："治一切漏疮。"

　2.《四川中药志》1960 年版："补气，涩虚滑。治妇女白带，崩漏，肾虚滑精及涂一切疮漏。"

【用法用量】　内服：煎汤，9～12 g。外用：烧灰调涂。

【选方】　治一切漏疮　（鹿皮）烧灰和猪脂纳之，日五六易，愈乃止。《纲目》

4714 鹿肉 lù ròu 《别录》

【基原】　为鹿科鹿属动物梅花鹿或马鹿的肉。

【原动物】　参见"鹿茸"条。

【采收加工】　宰鹿时，取肉，鲜用或风干。

【药材】　鹿肉 Cervi Musculus　产于东北、四川、内蒙古、河北、江苏等地。

　性状　干燥品为横切或纵切成条状或块状的肌肉块，大小不等，肌肉纤维束明显；表面黄褐色或黑褐色，并混有黄白色呈半透明状的筋膜，质较轻，易撕裂。鲜品呈暗红色或红紫色，质柔韧。气腥膻，味微咸。

【成分】　梅花鹿或马鹿的肉含水分 75.76%，粗蛋白 19.77%，粗脂肪 1.92%，灰分 1.13%。

【药性】　甘，温。归脾、肾经。

　1.《别录》："温。"

　2.《千金方》："味苦，温，无毒。"

【功用主治】　益气助阳，养血祛风。主治虚劳羸瘦，阳痿，腰脊酸痛，中风口僻。

　1.《别录》："补中，强五脏，益气力。生者疗口僻。"

　2.《纲目》："养血生容，治产后风虚邪僻。"

　3.《医林纂要》："补脾胃，益气血，补血助火，壮阳益精，暖腰脊。"

　4.《食物考》："去风养血。"

【用法用量】　内服：煮食、煎汤或熬膏，适量。外用：捣敷。

【宜忌】　上焦有痰热、胃家有火、阴虚火旺吐血者慎服。

　1.《食疗本草》："九月后，正月前食之。自外皆不食，发冷痛。"

　2.《本草从新》："上焦有痰热，胃家有火，吐血属阴衰火盛者，俱忌。"

　3.《医林纂要》："鹿肉虽可养人而助欲，使心志迷惑，此不可不知。"

　4.《本草求原》："服丹石药人勿用。"

【选方】　1. 治产后无乳汁　鹿肉（切，洗）四两。上用水三碗煮，入五味作羹，任意食之。《寿亲养老书》鹿肉羹

　2. 治中风口僻不正　生（鹿肉）和生椒捣薄之，使人专看之，正则急去之。《千金方》

【各家论述】　《本草纲目》："邵氏言鹿之一身皆益人，或煮或蒸或脯，同酒食之良。大抵鹿乃纯阳之物，能通督脉，故其肉、角有益无损。"

4715 鹿血 lù xuè 《千金方》

【基原】　为鹿科鹿属动物梅花鹿或马鹿的血液。

【原动物】　参见"鹿茸"条。

【采收加工】　宰鹿或锯鹿茸时取血，凉凝后，风干成紫棕色块片状即成。

【药材】　鹿血 Cervi Sanguis　产于吉林、辽宁、河北、江苏、四川、黑龙江、内蒙古、云南、青海、新疆等地。

　性状　呈不规则的薄片状，紫黑色，有角质样光泽，质地坚实，酥脆，易碎，气腥，味咸。

【成分】　马鹿等血清中含 γ-谷酰胺转移酶（γ-glutamyltransferase）19.5 μg/L，天冬氨酸氨基转移酶（glutamicoxalacetic transaminase）43.0 μg/L，肌酸磷酸激酶（creatine phosphokinase）197.9 μg/L，血浆中胃蛋白酶原（pepsinogen）0.91 μg/L，血尿氮（blood urea N）8.56 mol/L，含血清葡萄糖（6.9 mol/L），磷 1.75 mol/L，碳 2.13 mol/L，镁 0.74 mol/L，钾 4.43 mol/L 及钠 138.5 mol/L。

【药理】　1. 抗缺氧、抗疲劳作用　梅花鹿血粉胶囊灌胃延长缺氧小鼠的存活时间，延长小鼠低温游泳时间，有抗缺氧、抗疲劳作用。

　2. 其他作用　鹿血灌胃对盐酸林可霉素造成的肠道菌群失调性腹泻的小鼠能够促进肠道双歧杆菌、乳酸杆菌、肠杆菌、肠球菌、类杆菌的生长，对肠道菌群具有调整作用；也增强小鼠腹腔巨噬细胞吞噬能力、B细胞产生抗体的能力、T淋巴细胞转化率及NK细胞活性。皮下注射鹿茸血精，对外伤动物模型能增加体重，血浆蛋白含量和红细胞数也有所升高。给麻醉猫静脉注射鹿茸血精制剂能使猫血压降低。

【药性】　甘、咸，温。

　1.《日用本草》："味甘。"

　2.《医林纂要》："咸，热。"

【功用主治】　补虚，养血，止血。主治精血不足，腰痛，阳痿，遗精，血虚心悸，失眠，肺痿吐血，鼻衄，崩漏，带下。

　1.《千金方》："生血，治痈肿。"

　2.《新修本草》："主狂犬伤，鼻衄，折伤，阴痿，补虚，止腰痛。"

　3.《日华子》："治肺痿吐血及崩中、带下。"

　4.《日用本草》："补阴，益营气。"

　5.《医学入门》："主肺痈，衄血，止饥渴，充气血。"

　6.《纲目》："大补虚损，益精血，解痘毒、药毒。"

　7.《本草新编》："调血脉。"

　8.《医林纂要》："行血祛瘀、续绝除伤。"

【用法用量】　内服：酒调，3～6 g；或入丸、散。

【选方】　1. 治心悸失眠及各种气痛　鹿茸血，每服 0.9 g，日服 2 次，黄酒送服。《内蒙古药用动物》

2. 治鼻血时作　干鹿血,炒枯,将酒淬熏二三次,仍用酒淬半杯和服之。(《纲目》)

3. 治风湿痹痛　鹿茸血 30 g,桂枝、五加皮、制川乌、松节各9 g。用酒浸泡 7 日。饮酒,每次 20 ml,每日 2 次。(《内蒙古药用动物》)

4716 鹿角 lù jiǎo (《本经》)

【基原】　为鹿科鹿属动物梅花鹿、马鹿已骨化的角或锯茸后翌年春季脱落的角基。分别习称"梅花鹿角"、"马鹿角"、"鹿脱盘"。

【原动物】　参见"鹿茸"条。

【采收加工】　一般于冬季或早春连脑骨一起砍下者称"砍角",或自基部锯下,洗净,风干;或在春末拾取自然脱落者,称"退角"。

【药材】　鹿角 Cervi Cornu 主产于黑龙江、吉林、辽宁、四川、青海、内蒙古、新疆等地。

性状　马鹿角　呈分枝状,通常分成 4~6 枝,全长 50~120 cm。主枝弯曲,直径3~6 cm。基部盘状,上具不规则瘤状突起,习称"珍珠盘",周边常有稀疏细小的孔洞。侧枝多向一面伸展,第一枝与珍珠盘相距较近,与主干几成直角或钝角伸出,第二枝靠近第一枝伸出,习称"坐地分枝";第二枝与第三枝相距较远。表面灰褐色或灰黄色,有光泽,角尖平滑,中、下部常具疣状突起,习称"骨钉",并具长短不等的断续纵棱,习称"苦瓜棱"。质坚硬,断面外圈骨质,灰白色或微带淡褐色,中部多呈灰褐色或青灰色,具蜂窝状孔。无臭,味微咸。

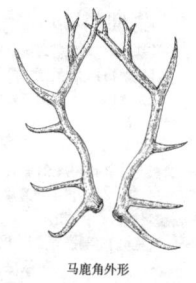

马鹿角外形

梅花鹿角　通常分成 3~4 枝,全长30~60 cm,直径2.5~5 cm。侧枝多向两旁伸展,第一枝与珍珠盘相距较近,第二枝与第一枝相距较远,主枝末端分成两小枝。表面黄棕色或灰棕色,枝端灰白色。枝端以下具明显骨钉,纵向排成"苦瓜棱",顶部灰白色或灰黄色,有光泽。

鹿角脱盘　呈盔状或扁盔状,直径 3~6 cm(珍珠盘直径 4.5~6.5 cm),高 1.5~4 cm。表面灰褐色或灰黄色,有光泽。底面平,蜂窝状,多呈黄白色或黄棕色。珍珠盘周边常有稀疏细小的孔洞。上面略平或呈不规则的半球形。质坚硬,断面外圈骨质,灰白色或类白色。

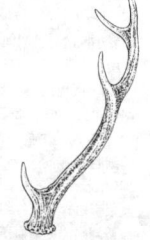

梅花鹿角外形

鉴别　将梅花鹿角和马鹿角新鲜横断面,在紫外光灯(365 nm)下观察:梅花鹿角骨密度显亮白色,马鹿角显灰白色荧光。马鹿角骨密质显淡蓝色,骨质显蓝褐色荧光。

品质标志　《中华人民共和国药典》2005 年版规定:照水溶性浸出物热浸法测定,本品水溶性浸出物不得少于 17.0%。

【成分】　鹿角含胶质 25%,磷酸钙 50%~60%、碳酸钙及氮化物。另含氨基酸,内有天冬氨酸、苏氨酸、丝氨酸、谷氨酸、脯氨酸、甘氨酸、丙氨酸、缬氨酸、亮氨酸、异亮氨酸、苯丙氨酸、赖氨酸、组氨酸、精氨酸。

【药理】　1. 对乳腺增生的影响　小鼠腹腔注射梅花鹿或鹿花盘多肽,对雌二醇引起的小鼠乳腺增生有抑制作用。马鹿鹿角提取物皮下注射或灌胃对己烯雌酚所致乳腺增生的大鼠血中催乳素(PRL)升高有抑制作用。提取物还抑制角叉菜胶炎症模型大

鼠血中 PRL 含量的升高,这可能是通过提高脑多巴胺含量而实现的。

2. 抗骨质疏松作用　鹿角胶钙颗粒灌胃,降低维甲酸所致骨质疏松松模型大鼠血清碱性磷酸酶,升高血清和股骨钙、磷含量,增加模型大鼠股骨骨密度,延长模型大鼠游泳时间。

3. 抗炎作用　马鹿鹿角提取物皮下注射能抑制大鼠右旋糖酐和小鼠二甲苯所致急性渗出性炎症,对大鼠慢性肉芽组织增生性炎症也有抑制作用,降低肾上腺维生素 C 含量。提取物腹腔注射对组胺、5-羟色胺、前列腺素 E_1 引起的毛细血管通透性增强有抑制作用。

4. 其他作用　鹿角提取物给麻醉犬静注,增加心脏搏出量。小鼠腹腔注射鹿花盘提取物,增强巨噬细胞的吞噬能力,促进 T 细胞的增殖;还抑制小鼠乳腺癌。

【炮制】　1. 鹿角　取原药材,用温水浸泡,除去血水,蒸热锼片,干燥。

2. 鹿角粉　取净鹿角片,研成细粉或取净鹿角锉末研成细粉。

饮片性状　鹿角参见"药材"项。鹿角粉呈粉末状,浅黄色或棕黄色。气微腥,味微咸。

贮干燥容器内,密闭,置通风干燥处。

【药性】　咸,温。归肾、肝经。

1.《本经》:"温。"

2.《别录》:"味咸,微温,无毒。"

3.《珍珠囊补遗药性赋》:"味苦、辛。"

4.《得配本草》:"手少阳、足少阴经血分。"

5.《要药分剂》:"入肾,兼心、肝二经。"

【功用主治】　温肾,益精,强筋骨,行血消肿。主治腰脊冷痛,阳痿、遗精、崩漏,带下,尿频,阴疽疮疡,乳痈,跌打瘀肿,筋骨疼痛。

1.《本经》:"主恶疮痈肿,逐邪恶气,留血在阴中。"

2.《别录》:"除小腹急痛、腰脊痛、折伤恶血,益气。"

3.《千金方》:"屑,服方寸匕,日三,益气力,强骨髓,补绝伤。"

4.《食疗本草》:"妇人梦交者,鹿角末三指一撮,和清酒服之。女子胞中余血不尽欲死者,以清酒和鹿角灰,服方寸匕,日三夜一,甚效。"

5.《日华子》:"疗患疮、痈肿、热毒等,醋磨敷。脱精、尿血、梦交,并治之,水磨服。小儿重舌、鹅口疮,炙熨之。"

6.《纲目》:"鹿角,生用则散热行血,消肿辟邪;熟用则益肾补虚,强精活血。"

【用法用量】　内服:煎汤,5~10 g;研末,每次 1~3 g;或入丸、散。外用:磨汁涂、研末撒或调敷。熟用则偏于补肾益精,生用偏于散血消肿。

【宜忌】　阴虚火旺者禁服。

1.《本草经集注》:"杜仲为之使。"

2.《本草经疏》:"无瘀血停留者不得服,阳盛阴虚者忌之,胃火齿痛者不宜服。"

3.《得配本草》:"命门火炽,疮毒宜凉者,并忌之。"

【选方】　1. 治卒腰痛,不得俯仰　鹿角长六寸,烧。捣末,酒服之。(《肘后方》)

2. 治骨虚极,面肿垢黑,脊痛不能久立,气衰发落齿痛,腰脊痛,甚则喜唾　鹿角二两,川牛膝(去芦,酒浸,焙)一两半。上为细末,炼蜜为丸,如梧桐子大。每服七十丸,空心盐汤送下。(《济生方》鹿角丸)

3. 治真阴不足,肾水渐燥,咽干多渴,耳鸣头晕,目视昏花,面色黧黑,腰背疼痛,脚酸酸软　生鹿角(锉)一两,莬丝子(淘,酒蒸,捣)二两。上为细末,酒糊为丸,如梧桐子大。每服七十丸,空心食前用酒、盐汤任下。(《严氏济生续方》鹿莬丸)

4. 治肾虚伤冷，冷气入肾，腰痛如掣　鹿角屑一两(酥炙)，附子二两(炮)，桂心三分。为末，酒糊为丸，梧子大。盐、酒下三五十丸，空心服。《三因方》鹿角丸

5. 治虚劳羸瘦，阳气不足，阴痿，小便数　鹿角屑四两(炒令黄)、天雄四两(炮裂，去皮、脐)。上件药捣罗为末，炼蜜和捣三二百丸，丸如梧桐子。每服食前以暖酒下二十丸。《圣惠方》

6. 治虚损精极者，梦泄遗精，瘦削少气，目视不明等症　鹿角二斤，龟板一斤，枸杞子六两，人参三两。将鹿角截碎，龟板打碎，长流水浸三日，刮去垢。用砂锅河水慢火鱼眼汤，桑柴煮三昼夜，不可断火。当添热水，切勿添冷水，三日取出。如当河水将来不可添冷水，三日取出。滤去渣，再慢火熬成膏。初服一钱五分，渐至三钱。空心酒服。《摄生秘剖》龟鹿二仙膏

7. 治妊娠忽下血，腰痛不可忍　鹿角(锉)一两、当归(锉)一两。上二味作一服，以水二盏，煎至一盏，去滓，温服，食前。《洪氏集验方》

8. 治妇人漏下不断　鹿角烧灰，细研，食前温酒调下二钱。《妇人良方》

9. 治溺血久不止，脉数细者　鹿角八两(烧灰)，秋石一两(煅灰)。共为末，蜜丸。乌梅汤下三钱。《医略六书》鹿角秋石丸

10. 治妇人赤白带下，不论年月深久不瘥　鹿角烧灰存性为末，好酒调下，空心服二匙。《寿世保元》

11. 治消渴，小便滑数，白浊不止　鹿角屑二两。炒令黄，捣细罗为散。每于食前，以粥饮调下二钱。《圣惠方》

12. 治七八十老人，患积痢不断，兼不能饮食　上党人参四分，鹿角(去上皮，取白色好者，炒令黄)秤二分。上二味捣筛为散。平旦粥清饮服方寸匕，日再。《十便良方》

13. 治产后血晕，因瘀火载血上行，渐渐晕来　鹿角烧灰，出火毒，研极细末，好酒、童便灌下。一呷即醒，行血极快。《丹溪心法》

14. 治胎衣不下　鹿角末三指撮。酒服之。《外台》

15. 治奶发，诸痈疽发背　烧鹿角，捣末，以苦酒和涂之。《肘后方》

16. 治便毒　鹿角(烧灰)三钱，核桃干皮(烧灰)三钱。取灰好酒下。《种杏仙方》

17. 治鼻衄　鹿角(烧灰)一两，枯矾一两，人发灰五钱。共为末。先用花椒水洗净，以末掺之。《奇效喉证明辨》

18. 治冷臁疮　鹿角灰、发灰、乳香为末，清油调敷。《世医得效方》

19. 治舌重，舌强不能放唾　鹿角末如大豆许，安舌下，日三四度。亦治小儿不能乳。《千金方》

20. 治四肢骨碎筋伤蹉跌　鹿角为散，酒服方寸匕，日三。《千金方》引《肘后方》

【临床报道】　1. 治疗急性乳腺炎　将鹿角锉为细末，装入胶囊，每粒0.5 g。每次2～4粒，日服4～6次。治27例，除1例用药3日无效改用他药外，余皆治愈。初起者疗效较好。

2. 治疗乳腺增生　将鹿花盘(即鹿茸的头部脱角盘)制成针剂肌注，于月经前10～15日用药，每次2 ml，每日2次，至月经来潮时停药。观察86例，治愈29例，好转46例，无效11例，有效率87.2%。用药最少20支，最多80支。约2%患者药后引起荨麻疹，用抗过敏类药物治疗即愈。

【各家论述】　1.《本草经疏》："鹿角，生用则味咸气温，惟散热行血消肿，辟恶气而已。咸能入血软坚，故主恶血及恶疮痈肿，逐邪恶气，及留血在阴中，折伤恶血等证也。肝肾虚则为腰脊痛，咸温入肾补肝，故主腰脊痛。气属阳，补阳故又能益气也。"

2.《本草经百种录》："鹿之精气全在于角，角本下连督脉，则鹿之督脉最盛可知，故能补人身之督脉。督脉为周身骨节之主，

主骨，故又能补肾。角之中皆贯以血，冲为血海，故又能补冲脉。冲督盛而肾气强，则诸效自臻矣。"

3.《本草崇原》："鹿角得阳气以生与茸、胶相等，而攻毒破泄，行瘀逐邪之功居多，较茸、胶又稍锐焉。"

4717 **鹿尾**(lù wěi)《青海药材》

【基原】　为鹿科鹿属动物梅花鹿或马鹿的尾巴。

【原动物】　参见"鹿茸"条。

【采收加工】　商品分为"毛鹿尾"和"光鹿尾"。宰鹿后，将鹿尾在荐椎与尾椎相接处割下，洗净，在通风处挂起，阴干，称为"毛鹿尾"；或将割下的新鲜带毛鹿尾用湿布或湿麻袋片包上，放在20℃左右温度下闷2～3日，然后取出拔掉长毛，放凉水中浸泡片刻，取出，刮净绒毛和表皮，去掉尾根残肉和多余的尾骨，用线绳缝合尾根及断离的皮肤，将尾拉直，挂通风处，阴干，称为"光鹿尾"。

【药材】　鹿尾 Cervi Cauda　产同"鹿茸"条。

性状　马鹿尾　呈钝圆形似猪舌状。雌鹿尾体形粗短，尾较钝圆；雄鹿尾体形较细长，尾头较尖。毛马鹿尾长15～20 cm，基部稍高宽，割断面不平整，背面有棕黄色长毛，夹杂少许白毛；腹面为淡黄色短毛，具尾骨。光马鹿尾较短，长13～15 cm，基部稍扁宽，割断面通常缝合，边缘肥厚，背面隆起，腹面凹陷。表面紫红色至紫黑色，光滑，油润，有光泽，可见凹点状微细毛孔及少许茸毛，间有纵沟。质坚硬，断面肉厚。气微，味咸。

梅花鹿尾　较马鹿尾狭长而薄小。带毛者多数具有背线延续的黑线，黑线逐渐变宽至3.5～4.5 cm；尾的边缘有白色长毛；腹面有稀疏的白毛，露肤。少数鹿尾不具黑线。不带毛者稍短。基部略扁宽，割断面缝合，尾尖向内弯，呈紫红色或紫黑色，表面光滑，油润，有光泽，可见凹点状微细毛孔及少许茸毛，其纵向皱沟。质坚硬，气腥，味咸。

【药理】　对生殖系统的作用　公鹿尾粉剂给大鼠灌胃，增加雄性大鼠睾丸、前列腺、贮精囊、提肛肌海绵球肌的重量，也增加雌鼠子宫的重量和重量。

【炮制】　1. 鹿尾　取带毛鹿尾，用火燎去毛茸刷洗干净，切成小碎块，干燥。

2. 酒鹿尾　取光鹿尾小碎块用黄酒拌匀，润透，置笼屉内，加热蒸透，取出，干燥。每净鹿尾块100 kg，用黄酒20 kg。

饮片性状　鹿尾参见"药材"项。酒鹿尾形如鹿尾，色略加深，略有酒气。

贮干燥容器内，密闭，置阴凉干燥处，防虫蛀。

【药性】　《四川中药志》1979年版："甘、咸，温。"

【功用主治】　补肾阳，益精气。主治肾虚遗精，腰脊疼痛，头昏耳鸣。

1.《四川中药志》1979年版："壮阳生精，暖腰膝。用于肾虚腰脊疼痛，屈伸不利，遗精及头昏耳鸣。"

2.《内蒙古药用动物》："主治滑精。"

3.《中国动物志》："治肾虚遗精，腰腿酸痛。"

【用法用量】　内服：煎汤，6～15 g；或入丸剂。

【宜忌】　《四川中药志》1960年版："阳盛有热者忌服。"

4718 **鹿齿**(lù chǐ)《新修本草》

【基原】　为鹿科鹿属动物梅花鹿或马鹿的牙齿。

【原动物】　参见"鹿茸"条。

【采收加工】　杀鹿后将牙齿连同上、下颌骨一起卸下，清水煮烂肉，拔下牙齿，干燥。

【药材】　鹿齿 Cervi Dens　产于东北、内蒙古、青海、四川等地。

性状　分为切齿、犬齿和臼齿3种，每齿又分齿冠、齿颈、齿根3部分。而齿又由齿质、釉质和黏结组成。齿质黄白色，坚硬。釉

质青白色稍透明，甚坚硬，基底似骨质，衬复齿根部并填充在釉质缝中。白齿磨面有釉质和皱褶，形成新月形的陷凹和隆起。其中前臼齿呈卵圆形，齿舌面有1纵沟，臼齿呈不正四角形，有2个纵沟。每臼齿均有3个齿根。质坚硬，气微，味微咸。

【功用主治】 1.《新修本草》："主留血气，鼠瘘，心腹痛。"

2.《本草蒙筌》："攻疮毒。"

【用法用量】 外用：水磨涂。

4719 鹿茸 lù róng 《本经》

【异名】 斑龙珠《澹寮方》。

【基原】 为鹿科鹿属动物梅花鹿、马鹿等的雄鹿密生茸毛尚未骨化的幼角。

【原动物】 1. 梅花鹿 Cervus nippon Temminck 又名：花鹿《中国经济动物志》。

体长1.5 m左右，体重100 kg左右。眶下腺明显，耳大直立，颈细长。四肢细长，后肢外侧跗关节下有褐色蹠腺，主蹄狭小，侧蹄小。臀部有明显的白色臀斑，尾短。雄鹿有分叉的角，长全时有4～5叉，眉叉斜向前伸，第二枝与眉叉较远，主干末端前分两小枝。冬毛栗棕色，白色斑点不显。鼻面及颊部毛短，毛尖沙黄色。从头顶起沿脊椎到尾部有一深棕色的背线。白色臀斑有深棕色边缘。腹毛淡棕，鼠蹊部白色。四肢外侧同体色，内侧色稍淡。夏毛薄，无绒毛，红棕色，白斑显著。在脊背两旁及体侧下缘排列成纵行，有黑色的背中线。腹面白色，尾背面黑色，四肢色较体色为浅。

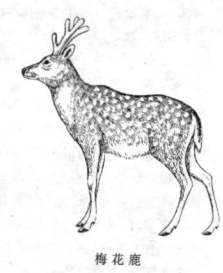

梅花鹿

栖于混交林、山地草原与森林近缘。分布于华北、东北、华东、华南。

梅花鹿为国家一级保护动物，目前野生较少，禁止捕猎。

2. 马鹿 C. elaphus Linnaeus 又名：八叉鹿、黄臀赤鹿《中国经济动物志》。

体型较大，体长2 m，体重超过200 kg。肩高约1 m，背平直，肩部与臀部高度相等。鼻端裸露，耳大呈圆锥形。颈长约占体长1/3，下被毛较长。四肢长，两侧蹄较长，能触及地面。尾短。雄性有角，眉叉向前伸，几与主干成直角，主干前向后略向内弯，角面除尖端外均较粗糙，角基有一小圈瘤状突。冬毛灰褐色。嘴、下颌深棕色，颊棕色，额部棕黑色。耳外黄褐、耳内白色。颈部与身体背面稍带黄褐色，有一黑棕色的背线。四肢外侧棕色，内侧较浅。臀部有黄赭色斑。夏毛较短，没有绒毛，呈赤褐色。

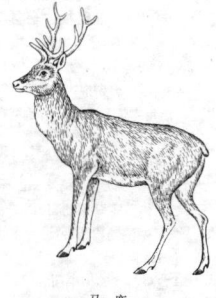

马鹿

栖于混交林、高山的森林草原。分布于东北、西北及内蒙古等地。

马鹿为国家二级保护动物，野生者日渐减少，禁止滥捕。

上述动物的心脏（鹿心）、皮（鹿皮）、肉（鹿肉）、血液（鹿血）、已骨化的角或鹿茸后翌年春季脱落的角基（鹿角）、尾巴（鹿尾）、牙齿（鹿齿）、骨骼（鹿骨）、肝管末端的膨大部分（鹿胆）、胎兽或胎盘（鹿胎）、脂肪油（鹿脂）、四肢的肌腱（鹿筋）、甲状腺体（鹿靥）、阴茎和睾丸（鹿鞭）、骨髓或脊髓（鹿髓）、头部肌肉（鹿头肉）、角煎熬而制成的胶块（鹿角胶）、角熬制鹿角胶后剩余的骨渣（鹿角霜）、蹄肉（鹿蹄肉）亦供药用，另设专条。

【养殖】 生活习性 野生梅花鹿在森林中生活。喜群居，性温顺，善跳跃，感官灵敏。具有季节性垂直迁徙习性，夏季鹿群多到高山地带活动，冬季多到低山区的河谷或向阳山坡越冬。植物性食性，能采食上百种植物的枝叶、果实、树皮和杂草。食性广泛，对酸、甜、苦味的食物均可采食。尤对柞树的细枝、嫩叶和果实更喜食。鹿角春季脱落并萌发新角。4～8月份为生茸期，到9月份鹿茸停止生长，鹿茸皮脱落，仅遗留下4～5个枝权的裸露骨角质，是配种期殴斗和冬季雪下寻食的工具。

养殖技术 梅花鹿为季节性发情的动物。秋季配种，幼鹿2周岁时性成熟。每年9～11月份时，公鹿变得膘肥体壮，颈围粗，毛色暗，阴囊下垂，性暴好斗，常与其他公鹿争偶。母鹿在此时期可发情3～4次，每次持续18～36小时。鹿的配种方式有几种：① 群公群母式，即将25～30只参配母鹿与3～5只公鹿组成配种群，直到11月底配种结束再分开。② 单公群母式，即将1只优良公鹿与15～20只母鹿组群配种。但要每隔一段时间中间替换种公鹿。③ 单公单母定时放对式。即每日早晚，将公鹿投入母鹿群中与发情母鹿交配，配后即将公鹿拨出。④ 人工授精，其中包括采精、精液稀释和输精几个步骤。可以充分利用优良公鹿进行配种。每只发情母鹿要复配2～3次才能保证高受胎率。妊娠为235日左右。每年5～6月份为产羔期。产前要做好准备工作，并对个别难产母鹿要进行接产，梅花鹿多为每胎1仔，双仔率只占5%～15%。初生子鹿要保证吃到初乳才能提高成活率。

饲养管理 梅花鹿从野生变为家养，驯化是技术关键。驯化工作要从早期发育阶段开始，如人工哺乳，幼鹿训练等。以期发育到成年后更好地接受人工饲养管理，促使鹿茸优质高产和提高后裔的繁殖成活率。梅花鹿以各种粮、豆类及农副产品为精饲料，以农作物茎、叶和多种树木枝叶及青草为粗饲料。青贮玉米秸更是人工养殖的重要饲料。还要每日补给适量的食盐和维生素。为保证营养全面务力求饲料多样化。公鹿生茸期、母鹿哺乳期和育成期幼鹿要多投给精料。在驯化的基础上可将公鹿、母鹿和育成鹿分别组成放牧群，引导到牧场上去放，大幅度降低饲养成本和提高生产力。放牧管理主要防止鹿只逃失；收茸期管理主要防止鹿茸损伤；配种管理主要防止公鹿伤亡；产仔期管理主要是对难产鹿接产。在日常管理中要建立起完整的定时、定量、定点投料给水的饲喂制度和每日清扫圈舍、定期消毒等环境卫生制度，并严格执行，防止各种灾害给鹿群造成损失。

疾病防治 养殖人员每日对鹿只活动情况、采食、饮水、排便等进行细致观察。对发病要提倡早发现，早治疗。鹿病基本上可分为疫病和普通病两类。疫病危害大，主要有结核病，坏死杆菌病、布氏杆菌病和血尿病等，要通过定期接种疫苗进行预防。普通病主要有食毛症、饲料中毒、肠炎、虫病等。主要通过改善饲养管理阻断病源，并对患病鹿对症治疗来解决。

马鹿养殖要点与梅花鹿大致相似，其体形较大，生存竞争能力强，野生鹿较多，每年配种、产仔和生茸期都要稍早于梅花鹿。

【采收加工】 鹿茸每年可采收两茬。头茬茸包括"二杠锯茸"和"三权锯茸"。另外还有计划地采收少量的"二杠砍茸"和"三权砍茸"。砍茸是将鹿杀死取下连同头骨的鹿茸，价格昂贵。鹿茸加工在我国的传统方法为"水煮法"，近年来又研究出"微波及远红外线法"，加工产品也分为"带血茸"和"排血茸"两种。第二次采收的二茬茸和幼鹿"初角茸"均骨化程度高，加工也简单，属低档产品。

马鹿茸比梅花鹿茸大，一般都加工成"带血茸"。

【药材】 鹿茸 Cervi Cornu Pantotrichum 花鹿茸（梅花鹿茸）主产于吉林、辽宁、河北等地。马鹿茸主产于黑龙江、吉林、内蒙古等地者又称东马鹿茸；四川、云南、青海、新疆等地产者又称西马鹿茸。

性状 花鹿茸 呈圆柱状分枝，具一个分枝者习称"二杠"，主枝习称"大挺"，长 17～20 cm，锯口直径 4～5 cm，离锯口约 1 cm 处分出侧枝，习称"门庄"，长 9～15 cm，直径较大挺略细。外皮红棕色或棕色，多光润，表面密生红黄色或棕黄色茸毛，上端较密，下端较疏；分岔间具 1 条灰黑色筋脉，皮层紧贴。锯口黄白色，外围无骨质，中部密布细孔。体轻，气微腥，味微咸。其二个分枝者，习称"三岔"，大挺长

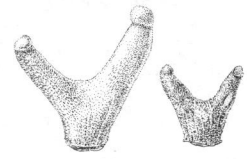
梅花鹿茸（二杠）外形

23～33 cm，直径较二杠略长圆形，微扁，枝端略尖，下部多有纵棱筋及突起疙瘩，皮红黄色，茸毛较稀而粗。

二茬茸与头看茸相似，但挺长而不圆或下粗而上细，下部有纵棱筋。皮灰黄色，茸毛较粗糙，锯口外围往往骨化，质较重，无腥气。

马鹿茸 较花鹿茸粗大，分枝较多，侧枝一个者习称"单门"，二个者习称"莲花"，三个者习称"三岔"，四个者习称"四岔"或更多。

东马鹿茸 "单门"大挺长 25～27 cm，直径约 3 cm。外皮灰黑色，茸毛灰褐色或灰黄色，锯口面外皮较厚，灰黑色，中部密布细孔。质嫩；"莲花"大挺长可达 33 cm，下部有棱筋，锯口面蜂窝状小孔稍大；"三岔"皮色深，质较老；"四岔"茸毛粗而稀，大挺下部具棱筋及突起疙瘩，锯口外围多骨质，大挺下端多无毛，习称"捻头"。

西马鹿茸 大挺多不圆，顶端圆扁不一，长 30～100 cm。表面有棱，多抽缩干瘪，分枝较长且弯曲，茸毛粗长，灰色或黑灰色。锯口色较深，常见骨质。气腥臭，味咸。

鉴别 （1）粉末特征：淡黄色。表皮角质层表面颗粒状，茸毛脱落后的毛窝呈圆洞状。毛茸毛干中部直径 13～50 μm，表面由扁平细胞（鳞片）呈覆瓦状排列的毛小皮包围，细胞的游离缘指向毛尖，皮质有棕色色素，髓腔断续或无。毛根常与毛囊相连，基部膨大作撕裂状。骨碎片表面有纵纹及点状孔隙；骨陷窝呈类圆形或类棱形，边缘骨小管呈放射状沟纹；横断面可见大的圆形孔洞，边缘凹凸不平。未骨化的骨组织表面具多数不规则的块状突起物。角化棱形细胞多散在。

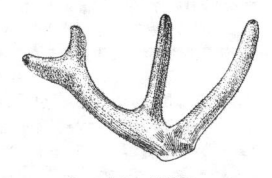
马鹿茸（三岔）外形

（2）取粉末 0.1 g，加水 4 ml，加热 15 分钟，放冷，滤过。取滤液 1 ml，加茚三酮试液 3 滴，摇匀，加热煮沸数分钟，显蓝紫色；另取滤液 1 ml，加 10% 氢氧化钠溶液 2 滴，摇匀，滴加 0.5% 硫酸铜溶液，显蓝紫色（检查氨基酸、蛋白质）。

（3）薄层色谱：取本品粉末 0.4 g，加 70% 乙醇 5 ml，超声处理 15 分钟，滤过，滤液作为供试品溶液。另取甘氨酸对照品，加 70% 乙醇制成每 1 ml 含 2 mg 的溶液，作为对照品溶液。吸取供试品溶液 8 μl、对照品溶液 1 μl，分别点于同一以羧甲基纤维素钠为黏合剂的硅胶 G 薄层板上，以正丁醇-冰醋酸-水（3∶1∶1）为展开剂，展开，取出，晾干，喷以 2% 茚三酮丙酮溶液，在 105 ℃加热数分钟，至斑点显色清晰。供试品色谱中，在与对照品色谱相应的位置上，显相同颜色的斑点。

（4）紫外光谱：取样品 0.2 g，粉碎，加 40% 乙醇液 100 ml，温

浸 12 小时，冷却，滤过，滤液备用。另取 40% 乙醇液作空白液。本品在 253±2 nm 处有最大吸收，236±2 nm 处有最小吸收。

【成分】 1. 梅花鹿的鹿茸 含有多种成分，其中总氨基酸含量达 50.13%，有甘氨酸、赖氨酸、精氨酸、天冬氨酸、谷氨酸、脯氨酸、丙氨酸、亮氨酸等 17 种以上。甾类化合物：胆甾醇肉豆蔻酸酯（cholesteryl myristate），胆甾醇油酸酯（cholesteryloleate），胆甾醇棕榈酸酯（cholesteryl palmitate），胆甾醇硬脂酸酯（cholesteryl stearate），对羟基苯甲醛（p-hydroxybenzaldehyde），胆甾醇（cholesterol），胆甾-5-烯-3β-醇-7-酮（cholest-5-en-3β-ol-7-one），胆甾-5-烯-3β,7α-二醇（cholest-5-en-3β, 7α-diol），胆甾-5-烯-3β, 7β-二醇（cholest-5-en-3β, 7β-diol）。尿嘧啶（uracil），次黄嘌呤（hypoxanthine），尿素（urea），尿嘧啶核苷（uridine），烟酸（nicotinic acid），肌酐（creatinine）。另外，还含脂肪酸，三酰甘油（triglycerides）和单酸甘油酯（monoglyceride），其中脂肪酸由月桂酸（lauric acid），肉豆蔻酸（myristic acid），棕榈酸（palmitic acid），棕榈油酸（palmitoleicacid），油酸（oleic acid）和亚油酸（linoleic acid）组成。鹿茸中多含胺类：精脒（spermidine），精胺（spermine），腐胺（putrescine）。整个鹿茸以多量多胺中腐胺含量最少，精胺次之，精脒最多。此外，鹿茸中尚含有硫酸软骨素 A 等酸性多糖类物质，雌酮（estrone），神经鞘磷脂（sphingomyelin），神经节苷脂（ganglioside），雌二醇（estradiol），前列腺素 PGE₁、前列腺素 PGE₂、前列腺素 PGF₁α、前列腺素 PGF₁β，神经酰胺（ceramide）及钙、磷、镁等 20 种元素。

2. 马鹿的鹿茸 含甾醇类成分：胆甾醇肉豆蔻酸酯，胆甾醇油酸酯，胆甾醇棕榈酸酯，胆甾醇硬脂酸酯，胆甾醇（cholesterol），胆甾-5-烯-3β-醇-7-酮，胆甾-5-烯-3β, 7α-二酮，胆甾-5-烯-3β, 7β-二醇。尿嘧啶，次黄嘌呤，肌酐（creatinine），烟酸，尿素，对羟基苯甲醛（p-hydroxybenzaldehyde），对羟基苯甲酸（p-hydroxybenzoic acid），尿苷（uridine）。马鹿茸还含溶血磷脂酰胆碱（lysophosphatidylcholine，LPC），LPC 中含有 8 种脂肪酸：肉豆蔻酸，十五烷酸（pentadecanoic acid），棕榈酸，棕榈油酸，十七烷酸（heptadecanoic acid），硬脂酸（stearic acid），油酸，亚油酸等脂肪酸。此外，还含有氨基酸、无机元素、神经鞘磷脂等成分。

【药理】 1. 抗氧化、延缓衰老 鹿茸提取物体外抑制 NADPH-维生素 C 和 Fe²⁺-半胱氨酸系统诱发的大鼠脑、肝、肾微粒体脂质过氧化反应及黄嘌呤-黄嘌呤氧化酶系统还原型细胞色素 C 形成。鹿茸灌胃，使酵酸泼尼松龙复制的肾阳虚模型大鼠和老龄大鼠升高的血清 LPO 含量降低，使降低的 SOD 活力和睾丸酮含量升高。鹿茸精（鹿茸乙醇提取物制剂）灌胃，抑制老年小鼠脑和肝单胺氧化酶 B 活性，增加脑 5-羟色胺和多巴胺含量，促进 RNA 和蛋白质合成。

2. 对神经系统的作用 鹿茸组分具有神经生长因子样作用，能促进鸡胚背根神经节交起生长；促进大鼠肾上腺嗜铬细胞瘤株 PC-12 分化。鹿茸多肽肌注，促进大鼠坐骨神经损伤后神经再生及功能的恢复。给小鼠腹服鹿茸磷脂可使樟柳碱诱发的小鼠学习记忆障碍得到改善。

3. 对心血管系统的作用 鹿茸精通过修饰 Na⁺，K⁺-ATP 酶保护大鼠离体缺血再灌注损伤的心肌。鹿茸精静脉注射，对犬急性全心心肌缺血再灌注损伤有保护作用。鹿茸精促进急性失血性低血压家兔的血压恢复，对氯仿诱发的小鼠室颤和氯化钡诱发的大鼠室性心律失常有治疗作用。

4. 增强性功能、影响生殖系统 鹿茸粉剂给大鼠灌胃，增加雄鼠睾丸、前列腺贮精囊等重量和睾丸、附睾的重量。鹿茸多肽腹腔注射，升高雄性小鼠血浆中黄体生成素（LH）和睾酮含量；体外使大鼠垂体细胞 LH 含量升高。鹿茸 D 组分可使阳虚和骨髓损伤小鼠睾丸、包皮腺等重量增加，纠正骨髓损伤小鼠睾丸、包皮腺、精液囊及肝脏 DNA 合成的低下。

5. 增强免疫功能 鹿茸提取物灌胃，对免抗大鼠淋巴细胞血

清所致的大鼠细胞免疫功能低下有提高作用。鹿茸醇提物灌胃增强环磷酰胺诱导的免疫功能低下的小鼠红细胞免疫功能。鹿茸多糖灌胃，促进和调节氢化可的松所致免疫功能低下小鼠的细胞免疫和体液免疫功能，增强机体吞噬细胞的吞噬作用，减少重组白介素-2的毒副作用。

6. 防治骨质疏松，促进创伤愈合　鹿茸灌胃后，增加和加快TGF-β₁、BMP-2在骨折模型大鼠骨痂组织中表达，提高大鼠骨折愈合质量。鹿茸蛋白中含有双向调控大鼠成骨肉瘤细胞系UMR₁₀₆细胞增殖的多种生物活性因子。鹿茸多肽对家兔、人胚软骨细胞及鸡胚头盖骨成骨样细胞都有促进有丝分裂的作用。总鹿茸多肽外涂对实验性大鼠皮肤损伤有加速修复作用。鹿茸生长素肌内注射，对维甲酸所致大鼠骨质疏松有治疗作用。

7. 其他作用　鹿茸液灌胃，增加小鼠体重，延长小鼠游泳时间和低温存活时间，增加肾上腺重量。鹿茸水煎液促进金黄色葡萄球菌、大肠杆菌生长，具有营养作用。小鼠灌服鹿茸水提取物，增加睾丸和肝脏重量、肝脑组织 RNA 和蛋白质含量、血清中蛋白质含量及肝细胞核 RNA 含量。鹿茸醇提物灌胃，对环磷酰胺所致小鼠遗传物质损伤具有保护作用。给腹腔接种肉瘤 S₁₈₀的小鼠口服鹿茸蛋白提取物，延长生存时间。腹腔注射鹿茸多糖，抑制右旋糖酐、蛋清所致的小鼠足跖肿胀。大鼠灌服鹿茸多糖，抑制应激性、醋酸性及结扎胃幽门引起的胃溃疡。鹿茸灌胃，对大鼠酒精性肝损伤有保护作用。鹿茸提取物给隐睾小鼠灌胃，对小鼠颌下腺内生理活性物质有诱导作用。鹿茸精注射液肺俞穴注射，降低支气管哮喘缓解期患者 IgE 水平，升高血浆皮质醇、醛固酮水平。

【炮制】　1. 鹿茸　取原药材，燎去茸毛刮净，以布带缠绕茸体，自锯口面小孔不断灌入热白酒，至灌满，浸润至透，稍蒸，横切薄片，压平，干燥。

2. 鹿茸粉　取原药材，燎去茸毛，刮净劈成碎块，研成细粉。

3. 乳制鹿茸　取净鹿茸，置蒸笼内蒸透切片，再用钳子夹着茸片蘸乳汁，无烟炉火上烤炙至汁尽呈黄色，晒干。每鹿茸片1 kg，用牛乳 0.5 kg。

4. 酒鹿茸　取鹿茸片置文火上烘热，投入白酒中淬，淬后再烘，如此反复 3～4 次，至白酒被吸尽呈灰黄色，周边起小泡并有酥香味，酥脆、研细。每鹿茸片1 kg，用白酒1 kg。

饮片性状　(1) 梅花鹿茸为类圆形或椭圆形薄片，表面粉白色或浅棕色，中间有蜂窝状细孔，外皮无骨质或略具骨质，周边粗糙、红棕色或棕色，质坚脆。气微腥，味微咸。角尖部称"血片"或"蜡片"，表面浅棕或浅黄白色，半透明，微显光泽；中上部称"粉片"，表面黄白色或黄白色，中间有极小的蜂窝状细孔；下部称"老角片"，表面灰白色或灰棕色，中间有明显的蜂窝状细孔。鹿茸粉为灰白色或黄黄色粉末，气微腥、味微咸。乳制鹿茸形如鹿茸片，表面显黄色。酒鹿茸形如鹿茸粉，灰黄色，气香。

(2) 马鹿茸为圆形或类圆形薄片，表面米黄色或灰黑色，中间有细蜂窝状小孔，外皮较厚，无骨质或略具骨质，周边灰黑色，质坚韧，或坚脆，味微咸。角尖部显油润，略显光泽。粉片老片有蜂窝状细孔。马鹿茸粉为米黄色或灰黑色粉末，气微腥。乳制马鹿茸、酒马鹿茸形如乳马鹿茸，表面色泽较深。

贮干燥容器内，密闭，置阴凉干燥处，防蛀。

【药性】　甘、咸、温。归肾、肝经。

1.《本经》："味甘，温。"

2.《别录》："酸，微温，无毒。"

3.《药性论》："味苦，辛。"

4.《品汇精要》："味甘、酸，性温收。气厚于味，阳也。臭膻。"

5.《本草蒙筌》："味甘、咸，气温。"

6.《雷公炮制药性解》："入肾经。"

7.《本草经疏》："入手厥阴、少阴，足少阴、厥阴经。"

8.《得配本草》："纯阳。入足少阴经血分，通督脉之气舍，达奇经之阳道。"

【功用主治】　壮肾阳，益精血，强筋骨，托疮毒。主治肾阳虚衰，阳痿滑精，宫冷不孕，虚劳羸瘦，神疲畏寒，眩晕，耳鸣耳聋，腰脊酸痛，筋骨痿软，小儿五迟，女子崩漏带下，阴疽。

1.《本经》："主漏下，恶血，寒热，惊痫，益气，强志，生齿，不老。"

2.《别录》："疗虚劳，洒洒如疟，羸瘦，四肢酸疼，腰脊痛，小便利、泄精、溺血，破留血在腹，散石淋，痈肿，骨中热疽，养骨，安胎，下气，杀鬼精物，久服耐老。"

3.《药性论》："主补男子腰脊虚冷，脚膝无力，夜梦鬼交，精溢自出，女人崩中漏血。""又主赤白带下。"

4.《日华子》："补虚羸，壮筋骨，破瘀血，杀鬼精，安胎下气。"

5.《纲目》："生精补髓，养血益阳，强健筋骨。治一切虚损，耳聋，目暗，眩晕，虚痢。"

6.《本草切要》："治小儿痘疮虚白，浆水不充，或大便泄泻，寒战咬牙；治老人脾肾虚寒，命门无火，或饮食减常，大便溏滑诸证。"

【用法用量】　内服：研粉冲服，1～3 g；或入丸剂，亦可浸酒服。

【宜忌】　凡阴虚阳亢，血分有热，胃火盛或肺有痰热以及外感热病者均禁服。

1.《别录》："不可近阴，令痿。"

2.《本草经集注》："麻勃为之使。"

3.《本草经疏》："肾虚有火者不宜用，以其偏于补阳也；上焦有痰热及胃家有火者不宜用，以其性热复腻滞难化也。凡吐血下血，阴虚火炽并欬不得眠，阴虚咳嗽，火症欬喘诸症，俱不宜用。"

4.《本草问答》："但其性上行，凡是血逆、火逆者不宜用。"

【选方】　1. 补虚，益真气，暖下焦，助老扶弱，久服强健　鹿茸二两(酒炙)，附子半两(炮，去皮、脐)，沉香半两，麝香一钱一字(别研)。上为细末，将肉苁蓉一两半，酒煮烂，研细，别入酒，熬膏和丸，如梧桐子大。每服五十丸，温酒、盐汤任下，空心，食前。《杨氏家藏方》

2. 治虚弱阳事不举，面色不明，小便频数，饮食不思　好鹿茸五钱，多用一两(去皮，切片)，干山药一两(为末)。上以生薄绢囊，用酒浸七日后，饮酒，日三盏为度。酒尽，将鹿茸焙干，留为补药用之。《普济方》鹿茸酒

3. 治湿久不治，伏足少阴，舌白身痛，足跗浮肿　鹿茸五钱，附子三钱，草果一钱，菟丝子三钱，茯苓五钱。水五杯，煮取二杯，日再服，渣再煮一杯服。《温病条辨》鹿附汤

4. 治下痢危困　鹿茸半钱(别研，临时入)，鹿茸一两(酥炙)。上鹿茸为末，方入麝香之，以灯心煮枣肉为丸，如梧桐子大。每服五十丸，空心服。《百一选方》香茸丸

5. 治小肠虚冷，小便数多　鹿茸二两(酥炙令微黄)，白龙骨一两(烧过)，桑螵蛸三分(微炒)，椒红一两(微炒)，附子一两半(炮)，山茱萸一两。上药捣罗为末，炼蜜和捣一二百杵，丸如梧桐子大。每服，空心及晚食前，以盐汤下二十九。《圣惠方》鹿茸丸

6. 治眩晕之甚，抬头视物旋转，眼前黑花，观见常如有物飞动，或见物有二　鹿茸，每服半两，用无灰酒三盏，煎至一盏，去滓，入麝香少许服。《证治要诀》

7. 治崩中漏下，赤白不止　鹿茸十八铢，桑耳二两半。上二味，以醋五升渍，炙燥渍尽为度，治下筛，服方寸匕，日三。《千金方》

8. 治室女冲任虚寒，带下纯白　鹿茸(醋蒸，焙)二两，白蔹、金毛狗脊(去毛)各一两。上用艾煎醋汁，打糯米糊丸，如梧桐子大。每服五十丸，空心温酒下。《济生方》白蔹丸

9. 治尿血　鹿茸(炙)、当归、干地黄各二两，葵子五合，蒲黄五合。上五味，捣筛为散。酒服方寸匕，日三服。忌芜荑。《古今

录验方》鹿茸散)

【各家论述】1.《本草经疏》:"鹿茸,禀纯阳之质,含生发之气。妇人冲任脉虚,则为漏下恶血,或瘀血在腹,或为石淋。男子肝肾不足,则为寒热、惊痫,或虚劳洒洒如疟,或羸瘦、四肢酸疼、腰脊痛,或小便数利、泄精、溺血。此药走命门、心包络及肝、肾之阴分,补不之真阳,故能主诸证及益气强志也。痈肿疽疡,皆营卫不从所致,甘温能通血脉,和腠理,故亦主之。"

2.《本经逢原》:"鹿茸功用,专主伤中劳绝、腰痛羸瘦,取其补火助阳、生精益髓、强筋健骨,固精摄便,下元虚人,头旋眼黑,皆宜用之。《本经》治漏下恶血,是阳虚不能统阴,即寒热惊痫,皆肝肾精血不足所致也。八味丸中加鹿茸、五味子,名十补丸,为峻补命门真元之专药。"

3.《本草经解要》:"鹿茸,味甘可以养血,气温可以导火,所以治惊痫之寒热也。益气者,气味温益肺气也。气味甘则益阴气,甘温有益阴阳之气,气得刚大而志强矣。鹿茸,骨属也,齿者骨之余也,甘温之味主生长,所以生齿也。"

4.《神农本草经百种录》:"鹿茸气体全而未发泄,故补阳益阴之功多;鹿角则透发已尽,故拓毒消散之功胜。先后迟速之间,功效辄异。非明乎造化之理,不能测也。"

5.《中国药学大辞典》引章炳章:"鹿茸,补精填髓之功效虽甚伟,服食不善,往往发生吐血、衄血、目赤、头晕、中风昏厥等症。其所以然,其人平时多阳旺液燥,贫血弓精,气血乏运,苟服食参茸,能用份少、服日多,则助气养血,有益无损,虽有余热,亦不为害;至阳虚阴柔之人,再骤服大剂,以致有助唤烁阴之弊。盖茸为骨血之精,通督脉而上冲于脑,其上升之性,故如上述之病生焉。余每遇当用鹿茸之症,自一厘渐增至数分、数钱,每获妥效,此即大虚缓补之义也。"

4720 鹿药 lùyào 《千金方》

【异名】九层楼、盘龙七《贵州民间药物》、偏头七、螃蟹七、白窝儿七、狮子七《陕西中草药》,山糜子《辽宁常用中草药手册》。

【基原】为百合科鹿药属植物鹿药及管花鹿药的根及根茎。

【原植物】1. 鹿药 *Smilacina japonica* A. Gray [*S. japonica* A. Gray var. *mandshurica* Maxim.]

多年生草本,高30～60 cm。根茎横走,多少圆柱状,直径6～10 mm,有时膨大结节。茎中部以上具粗伏毛。叶互生,4～9枚;叶柄长3～15 mm;叶片纸质,卵状椭圆形、椭圆形或长圆形,长6～13 cm,宽3～7 cm,先端短渐尖,基部圆形。圆锥花序长3～6 cm,具粗短毛;花单生,花梗长2～6 mm,花被片6,长圆形或长圆状倒卵形,长约3 mm,白色;雄蕊6,花丝基部贴生于花被片上,花药小;子房3室,花柱与子房近等长,柱头几不裂。浆果近球形,直径5～6 mm,熟时红色,具1～2颗种子。花期5～6月,果期8～9月。

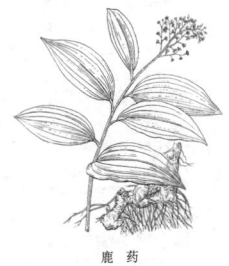

鹿药

生于林下荫湿处或岩缝中。分布于东北及河北、山西、江苏、浙江、安徽、江西、河南、湖北、湖南、四川、贵州、陕西、甘肃。

2. 管花鹿药 *S. henryi* (Baker) Wanget et Tang [*Oligobotrya henryi* Baker] 又名:鄂西鹿药《陕西中草药》。

多年生草本,植株高50～80 cm。根茎直径1～2 cm。茎中部以上具短硬毛或微硬毛,少有无毛。叶互生,具短柄或几无柄;叶

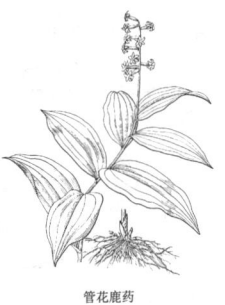

管花鹿药

片椭圆形、卵形或长圆形,长9～22 cm,宽3.5～11 cm,先端渐尖或具短尖。花多少偏于轴的一侧,常密排成总状花序,有时基部具1～2个分枝或具多个分枝而成圆锥花序,花序长3～7 cm,具毛;花梗长1.5～5 mm,具毛;花被高脚碟状,筒部长6～10 mm,裂片6,开展,长2～3 mm;雄蕊6,生于花被筒喉部,花丝极短,花药长约0.7 mm;子房3室,花柱稍长于子房,柱头3裂。浆果球形,直径7～9 mm,熟时红色,具2～4颗种子。花期5～6月,果期8～10月。

生于海拔1 300～4 000 m的林下、灌丛下、水旁湿地或林缘。分布于西南及山西、河南、湖北、湖南、西藏、陕西、甘肃等地。

【采收加工】春、秋季采挖,鲜用或晒干。

【成分】鹿药含黄酮类:异鼠李素-3-O-半乳糖苷(isorhamnetin-3-O-galactoside)。

【药性】甘、苦,温。归肾、肝经。

1.《开宝本草》:"甘、温,无毒。"

2.《山东中草药手册》:"甘、苦,温。"

3.《陕西中草药》:"甘、微辛,温。"

【功用主治】补肾温阳,活血,祛风,止痛。主治肾虚阳痿,月经不调,偏、正头痛,风湿痹痛,跌打损伤,痈肿疮毒。

1.《开宝本草》:"主风血,去诸冷,益老起阳,浸酒服之。"

2.《贵州民间药物》:"治劳伤,痈毒。"

3.《山东中草药手册》:"消痈肿,补跌损。"

4.《陕西中草药》:"祛风镇痛,补气血,壮筋骨。治头痛,偏头痛,风湿疼痛,月经不调,痨伤。"

【用法用量】内服:煎汤,6～15 g;或浸酒。外用:捣敷;或加热熨。

【选方】治乳痈 鲜盘龙七、青菜叶各30 g。共捣细,用布包好,放在开水里烫热后,取出熨乳部。《贵州民间药物》

【各家论述】《本草经疏》:"鹿药,甘能益血,甘能入脾,甘温益阳气故能主风血,去诸冷而益老起阳也。当与黄精、萎蕤、枸杞之类同科。气味和平,性本无毒,益络之外,别无治疗。"

4721 鹿骨 lùgǔ 《别录》

【基原】为鹿科鹿属动物梅花鹿或马鹿的骨骼。

【原动物】参见"鹿茸"条。

【采收加工】杀鹿时取骨,除去筋肉即可。

【炮制】烫鹿骨 取鹿骨用温水闷润,剔去残余筋肉,洗净泥土,晒干。大小分开,先将砂子置热锅内,用武火炒至轻松时,倒入净鹿骨,拌炒至带酱色,质酥,取出,筛去砂子,砸成小块。

饮片性状 烫鹿骨呈不规则块状。表面淡黄白色,质略酥,断面不整齐,灰白色,中间空,羊骨壁一面为蜂窝状。气微。

贮干燥容器内,置通风干燥处,防潮。

【药性】甘,温。归肾经。

1.《药性论》:"味甘,微热,无毒。"

2.《食疗本草》:"温。"

3.《医学入门》:"甘,热。"

【功用主治】补虚羸,强筋骨,生肌敛疮。主治虚劳骨弱,风湿痹痛,瘰疬,疮毒。

1.《千金方》:"主内虚,续绝伤,补骨,可作酒。"

2.《纲目》:"烧灰水服,治小儿洞注下痢。"

3. 《本草求原》："益虚弱。"

4. 《四川中药志》1979年版："祛风除湿，续筋接骨，补中益气。用于风湿四肢疼痛，筋骨冷痹。"

【用法用量】 内服：煎汤，15～30 g；或浸酒；或烧存性为末，每次5～10 g。外用：煅存性研末撒。

【选方】 1. 补益虚羸 鹿骨一具，枸杞根二升。各以水一斗，煎汁五升，和匀，共煎五升，日二服。(《千金方》鹿骨煎)

2. 治瘰疬，生肌 鹿顶骨烧灰存性，为末。先以葱椒汤洗疮净，拭干掺药；或油调掺。(《卫生易简方》)

3. 治疮凑，生肌收口 鹿胫骨，湿纸包固，灰火煨之，以黄脆可研为度。掺大毒，生肌甚速。(《救生苦海》斑龙散)

4722 鹿胆 《纲目》

【基原】 为鹿科鹿属动物梅花鹿或马鹿肝管末端的膨大部分。

【原动物】 参见"鹿茸"条。

【采收加工】 杀鹿后，收取肝管末端膨大部分，阴干或鲜用。

【成分】 含胆汁酸类成分：胆酸(cholic acid)，去氧胆酸(deoxycholic acid)。

【药性】 苦，寒。无毒。

【功用主治】 消肿散毒。

【用法用量】 外用：涂敷。

4723 鹿胎 《本草新编》

【基原】 为鹿科鹿属动物梅花鹿或马鹿的胎兽或胎盘。

【原动物】 参见"鹿茸"条。

【采收加工】 鹿胎有两种：一种是在母鹿妊娠中，后期剖腹取胎或流产的，包括胎盘及羊水在内，总称"水胎"；另一种是初生鹿未经哺乳或死产的鹿仔。其加工方法是先将胎用水洗净，剔除鹿毛，然后放入锅内加水15 kg用火焙干；另一种方法是先用酒浸1～3天后，再直接用火烤干。干鹿胎可加工成"鹿胎粉"和"鹿胎膏"入药。熬制鹿胎膏有的加入其他药材；也有的不加，只单纯用鹿胎熬制。

【药材】 鹿胎 Cervi Emoryp 产于东北、西北、内蒙古、河北、江苏等地。

性状 梅花鹿胎 鲜胎呈肾状或束状，大小不一。外面毛被粉色或粉红色较厚的胞衣，有韧性，内含胎膜及羊水。剥去胎衣，妊娠1个月者，四肢呈乳突状，头部能见到眼和嘴的雏形。妊娠4～5个月者，骨骼形成，体表无毛，但已具雏外形。妊娠6～8个月者或失水鹿胎(包括新生死鹿)，头较大呈卵圆形，嘴尖坦小，眼眶较大，眼膜皮凹陷，下唇较长，微露1～2对小白牙(习称"坐骨生牙")，身躯瘦短，四肢细长，蹄淡黄色至淡棕色，脊背皮毛有白色小花斑点。尾短扁圆，干燥后，质坚硬不易折断。气微腥，味微咸。

马胎 与梅花鹿胎相似，惟体格略大，眼眶较小，颈及四肢更长。

【炮制】 取原药材，除去杂质，砍成碎块，摆放于铁丝筛上，再置于无烟的炉上烘烤，烤热后，均匀地涂抹黄油(或麻油)，待油渗入鹿胎块内部后，继续涂油和烘烤，如此反复操作，呈黄色，质酥脆时，离火，取下，放凉，碾成粉末。

饮片性状 呈粉末状，褐红色。气微腥。

贮干燥容器内，密闭，置阴凉干燥处，防蛀。

【药性】 甘，咸，温。

1. 《本经逢原》："甘，温，无毒。"

2. 《四川中药志》1979年版："咸，温。"

【功用主治】 温肾壮阳，补血生精，调经。主治精血不足，腰膝酸软，虚损劳瘵，月经不调，不孕，崩漏，带下。

1. 《本草新编》："健脾生精，兴阳止火。"

---

2. 《本经逢原》："补养天真，滋益少火。"

3. 《山东药用动物》："益肾壮阳，补虚生精。治虚损劳瘵，精血不足，腰腿酸软，妇女虚寒，崩漏带下。"

4. 《四川中药志》1979年版："温补下元，固冲调经。用于下元虚惫，冲任不固，崩漏带下，精血亏虚不育。"

【用法用量】 内服：入丸、散，6～15 g；鲜品可煮汁熬膏。

【选方】 1. 治虚损劳瘵 鹿胎(去皮，煮烂)，熟地八两(人乳，粉山药各一两，拌蒸九次)，菟丝子十两(酒煮)，杞子八两(乳浸)，制过首乌十两(乳浸，日晒夜露九次)，金石斛六两(酒炒)，巴戟肉五两(酒炒)，黄芪(酥炙)五两，人参四两。黄蒿膏为丸。(《沈氏尊生书》鹿胎丸)

2. 治冲任虚损，腰膝酸痛，经血不调，脐腹冷痛，气血虚弱，心悸头眩，气短乏力，身体瘦弱 鹿胎1具(干者500 g，鲜者7 500 g)，鹿角胶2 000 g，熟地黄4 000 g，茯苓1 500 g，白术(麸炒)1 000 g，当归500 g，人参500 g，甘草500 g，川芎500 g，白芍(酒炒)500 g。熬膏。口服，每次5 g，每日2次，黄酒或温开水送服。(《全国医药产品大全》鹿胎膏)

【各家论述】 《本经逢原》："鹿性补阳益精，男子真元不足者宜之，不特牛、角、龟、鹿之类。胎入药，而全鹿丸合大剂参、芪、桂、附、大壮元阳，其胎纯阴未散，宜为补养天真，滋益少火之良剂。然须参、芪、河车辈佐之，尤为得力。如平素虚寒，下元不足者，用六味丸中为温补精血之要药，而无桂、附辛热伤阴之患。"

4724 鹿脂 《本草药性大全》

【基原】 为鹿科鹿属动物梅花鹿或马鹿的脂肪油。

【原动物】 参见"鹿茸"条。

【采收加工】 杀鹿后剔取体内的脂肪，鲜用或置锅内加热熬炼，除去渣滓，放凉，切成小块。

【药材】 鹿脂 Cervi Adeps 主产于内蒙古、四川等地。

性状 脂肪呈黄白色块状、条状或片状，长15～20 cm，宽10～15 cm，厚2.0～5.0 cm。具油润光泽，半透明状。体轻，柔软。脂肪油灰白色，似冷凝脂肪样。质硬，滑腻。微有膻气。

【功用主治】 祛风，解寒，消肿。主治头风风痹，皮肤痒痛，痈肿疮毒。

1. 《本草药性大全》："治风痹。"

2. 《青藏高原药物图鉴》："敷治寄生虫引起的皮肤病，熏治寄生虫引起的鼻痒，眼痛，头痛，牙痛。"

3. 《内蒙古药用动物》："外涂可治疮疮。"

【用法用量】 内服：熬膏，适量。外用：涂敷，或燃膏。

【宜忌】 《新修本草》："不可近阴。"

4725 鹿梨 《本草图经》

【异名】 樆(《诗经》)，赤萝(《毛诗传》)，萝(《尔雅》)，山梨、阳樆、鼠梨(陆玑《诗疏》)，树梨(《纲目》)，酸梨(《植物名实图考》)，野梨(江西《草药手册》)，糖梨、杜梨(《贵州中草药名录》)。

【基原】 为蔷薇科梨属植物豆梨的果实。

【原植物】 豆梨 Pyrus calleryana Decne

乔木，高5～8 m。小枝粗壮，圆柱形，幼嫩时有绒毛，二年生枝条灰褐色。单叶互生；叶柄长2～4 cm，无毛；托叶膜质，线状披针形；叶片宽卵形至卵形，长4～8 cm，宽3.5～6 cm，先端渐尖，基部圆形至宽楔形，边缘有钝锯齿，两面无毛，花两性；伞形总状花序，具花6～12朵，直径4～6 cm，总花梗和花梗均无毛，花梗长1.5～3 cm；苞片膜质，线状披针形；花直径2～2.5 cm；萼筒无毛，萼片5，披针形，先端渐尖，全缘，长约5 mm，内面具绒毛，边缘较密；花瓣5，卵形，长约13 mm，基部具短爪，白色；雄蕊20，稍短于花瓣；花柱2，稀3，基部无毛。梨果球形，直径约1 cm，黑褐色，有斑点，有细长果梗。花期4月，果期8～9月。

生长于海拔80～1 800 m
的山坡、平原或山谷杂木林
中,适于温暖潮湿气候。分布
于华东、中南等地。

本植物的叶(鹿梨叶)、枝
条(鹿梨枝)、根(鹿梨根)、根
皮(鹿梨根皮)亦供药用。另设专条。

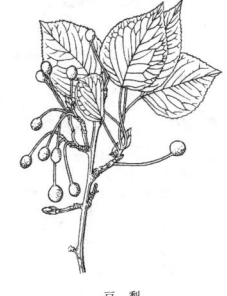

豆梨

【采收加工】 8～9月果
实成熟时采摘,晒干。

【药材】 鹿梨 *Pyri Call-eryanae Fructus* 产于广东、
江西、浙江、江苏、山东等地。

性状 果实类球形,直径
约1 cm。表面黑褐色,光滑,少有皱缩纹,先端微凹,周边不突起,
基部有长2～4 cm的果柄。质坚硬,果肉薄,褐色,横切面可见2～
3室。气微,味酸、微甜。

【药性】 酸、甘、涩、凉。

1.《纲目》:"酸、涩、寒,无毒。"

2.《全国中草药汇编》:"酸、甘、涩、寒。"

【功用主治】 健脾,消食,止痢。主治食积,泻痢。

1.《本草图经》:"煨食治痢。"(引自《纲目》)

2.《全国中草药汇编》:"健胃,止痢。"

【用法用量】 内服:煎汤,15～30 g。

4726 鹿葱 lù cōng 《中药志》

【基原】 为石蒜科石蒜属植物鹿葱的鳞茎。

【原植物】 鹿葱 *Lycoris squamigera* Maxim. 又名:夏水仙
《江苏南部种子植物手册》)。

多年生草本。鳞茎卵形,直径4～5 cm。秋季出叶,长约8 cm,
立即枯萎,第二年早春又抽叶;叶倒披针状,宽约2 cm,先端圆钝,绿
色。花茎高50～70 cm;总苞片
2枚;披针形,长约6 cm,宽约
1.3 cm;伞形花序有花4～8朵,
淡紫红色,花被裂片4～6,倒披针
形,长约7 cm,宽约1.8 cm,边缘
基部微皱缩,花被管长约2 cm;雄
蕊与花被裂片近等长;花柱略伸
出花被外。花期8月。

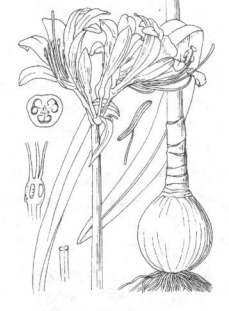

鹿葱

野生于山沟、溪边阴湿处。
分布于河北、江苏、浙江、山东、
河南等地。

【栽培】 生物学特性 生
于山沟、水边阴湿草丛中,地上
部夏、冬两季休眠,2月中、下
旬叶丛萌发出土,5月下旬至6
月上旬前后枯萎进入休眠期,
初秋抽出花茎,花期8月中旬至9月上旬,一般栽培情况下结实
少。9月植株枯萎进入第二次地上休眠,鳞茎露地越冬。

繁殖方法 以鳞茎自然分球繁殖为主,也可采用人工切割法
促生小鳞茎以提高繁殖系数。用快刀将鳞茎从基部向上作十字
形交叉纵切,深约至鳞茎颈的3/4,然后将鳞茎埋在沙或泥炭藓
中,深度约为鳞茎的3/4,切口处可生出许多小球,再用小球分开
栽种。

【采收加工】 9～10月将鳞茎挖出,选大者,鲜用或晒干入
药,小者做种。

【成分】 鲜茎含生物碱类成分:石蒜碱(lycorine),伪石蒜碱

(pseudolycorine),石蒜伦碱(lycorenine),高石蒜碱(homolycorine),
多花水仙碱(tazettine),新雨石蒜碱(norpluviine),雪花莲胺碱(ga-lanthamine),表雪花莲胺碱(epigalanthamine),紫纹碱(vittatine),雨
石蒜碱(pluviie),石蒜碱(lycoramine),小星蒜碱(hippeastrine),
紫花石蒜碱(squamigerine)和石蒜-S-葡萄甘露聚糖(lycoris-S-glu-comannan)。

【药理】 抗疟作用 鹿葱球根部的甲醇提取物在筛选试验
中显示抗疟活性。

【功用主治】 解毒,祛痰,利尿,催吐。主治咽喉肿痛,疮痈肿
毒、瘰疬,咳嗽痰喘,水肿,小便不利,食物中毒。

【用法用量】 内服:煎汤,1～3 g;或绞汁饮。外用:捣敷,绞
汁涂或煎汤熏洗。

【宜忌】 体虚无实邪及孕妇禁服;皮肤破损者禁敷。

4727 鹿筋 lù jīn 《新修本草》

【基原】 为鹿科鹿属动物梅花鹿或马鹿四肢的肌腱。

【原动物】 参见"鹿茸"条。

【采收加工】 杀鹿后,取四肢,抽出鹿筋,保留蹄部,鲜用或
阴干。

【药材】 鹿筋 *Cervi Liganentum* 产地同"鹿茸"条。

性状 梅花鹿筋 本品呈细长条状,长25～43 cm。粗0.8～
1.2 cm。金黄色或棕黄色,有光泽,半透明。悬蹄小,蹄甲黑色,光
滑,呈稍狭长的半圆形,蹄垫灰黑色,角质化。蹄毛棕黄色或淡棕
色,细而柔软。籽骨4块,从关节面光滑,2、3籽骨似舌状,稍大,长
1.2～1.4 cm,宽0.5～0.7 cm,1、4籽骨关节面均有1条棱脊,一
侧斜面呈长条形,长0.9～1.1 cm,宽0.4～0.6 cm。质坚韧,难折
断。气微腥,味淡。

马鹿筋 本品呈细长条状,长37～54 cm,粗1.4～3 cm。红
棕色或棕黄色,有光泽或半透明或半透明。悬蹄较大,蹄甲黑色,光
滑,呈半圆形状,顶部钝圆,蹄垫灰黑色,角质化。蹄毛棕黄色或棕
色,稍柔软。籽骨4块,关节面光滑,二、三籽骨似舌状,稍大,长
1.6～1.8 cm,宽0.8～1 cm,一、四籽骨关节面均有1条棱脊,一
侧斜面呈长条形,长1.3～1.5 cm,宽0.7～0.9 cm,一侧斜面呈长
半圆形,长1.3～1.5 cm,宽0.7～0.9 cm。质坚韧。气微腥,
味淡。

【炮制】 1. 鹿筋 取原药材,除去杂质及蹄甲,用温水浸2
小时洗净,取出文火烘烤至软,趁热切成薄片,干燥。

2. 烫鹿筋 先将滑石粉(用量以掩埋鹿筋片,并剩余部分为
宜)置锅内,中火加热至翻动呈灵活状态时,倒入净鹿筋片,翻炒至
形体鼓起,呈深黄色时,筛去滑石粉,放凉。

饮片性状 鹿筋呈不规则的薄片状,金黄色或棕黄色,有光
泽而透明,质坚韧,气微腥。烫鹿筋形如鹿筋,形体鼓起,色泽加
深,气微香。

贮干燥容器内,密闭,置通风干燥处,防蛀。

【药性】《四川中药志》1979年版:"性咸,温。"

【功用主治】 补肝肾,强筋骨。主治手足无力,劳损绝伤,
转筋。

1.《新修本草》:"主劳损,续绝。"

2.《本草药性大全》:"下骨鲠。"

3.《本经逢原》:"大壮筋骨,食之令人不畏寒冷。"

4.《本草求真》:"补阳。"

5.《四川中药志》1979年版:"用于肾虚手足无力,风湿关节
痛,劳损绝伤,脚转筋。"

【用法用量】 内服:煎汤或煮食,60～120 g。

【选方】 治骨鲠 鹿筋渍之,索繁,令大如弹丸,持筋端吞之,
至鲠处,徐徐引之,鲠着筋出。《外台》)

4728 鹿靥 ^{lù yè}《纲目》

【基原】 为鹿科鹿属动物梅花鹿或马鹿的甲状腺体。

【原动物】 参见"鹿茸"条。

【采收加工】 杀鹿后，剖取甲状腺体，鲜用或烘干。

【功用主治】 1.《圣惠方》："治瘿气，令内消。"

2.《药性考》："消瘿核。"

【用法用量】 内服：酒浸，适量。

【选方】 治五瘿 鹿靥，以家酒渍，炙干，纳酒中，更炙，令香，含咽汁，味尽更易，十具愈。（《深师方》五瘿丸）

4729 鹿鞭 ^{lù biān}《医林纂要》

【异名】 鹿肾（《别录》），鹿茎筋（《千金方》），鹿阴茎（《医林纂要》），鹿冲（《四川中药材生产技术》），鹿冲肾（《四川中药志》）。

【基原】 为鹿科鹿属动物梅花鹿或马鹿的阴茎和睾丸。

【原动物】 参见"鹿茸"条。

【采收加工】 宰杀后，割取阴茎及睾丸，除去残肉及油脂，固定于木板上风干。亦可用沸水浇烫后置烤箱80℃烤干。

【药材】 鹿鞭 Cervi Penis et Testis 产地同"鹿茸"条。

性状 梅花鹿鞭 阴茎呈类扁圆柱形，长25～50 cm，中部直径1.2～2 cm。龟头类圆柱形，长2～10 cm，前端钝圆，表面棕黄色至黑棕色，光滑，半透明，可见斜肋纹。包皮有的呈环抱隆起，直径1.4～2.0 cm，不隆起者有的伸长达12 cm，先端带有阴毛。阴茎一侧多有纵沟，对应一侧有隆脊，两侧面光滑，半透明，斜肋纹明显。阴茎中下部带2枚睾丸。睾丸扁椭圆形，长4.5～9.0 cm，中部直径2.5～4.5 cm，表面棕黄至黑棕色，皱缩不平，一侧有副睾附着，副睾体狭窄而弯曲，副睾尾变粗呈瘤状突起，长1～1.5 cm。质坚韧，不易折断。气微腥。

马鹿鞭 呈两侧稍扁的长圆柱形，长45～60 cm，直径2～3 cm。表面灰黄色至黄棕色，呈半透明状，未洗净血污的呈褐色或紫褐色，不呈半透明状。在阴茎两侧中间分别各有1条由根部到前端带有黄白色、棕黄色或棕褐色丛生皮毛，形成锋毛，包皮前端带有黄白色、棕黄色或棕褐色丛生皮毛，在锋毛上呈现毛锋端色重，毛根部色浅的现象，也有呈现褐色、褐黑色毛梢。毛粗而扁，富弹性。龟头窄于包皮内或裸露，其先端钝圆，可见纵棱及沟疏，用水泡后先端可展开平面，尿道口在下缘。在全长靠基部端的1/3～1/2处附有睾丸1对，睾丸呈长椭圆形，棕褐色，长11 cm左右，直径约4 cm，有的具长的系带（输精管）。质坚硬，不易折断，或切断面可见最外层为灰黄色（俗称皮膜），厚1～2 mm，中间大部分为疏松的海绵体，尿道和血管孔。气腥，味微咸。

【炮制】 1. 鹿鞭 取原药材除去杂质及筋膜，洗净，取出干燥。用文火加热烘烤至软，趁热切成薄片。

2. 鹿鞭粉 取滑石粉置锅内（滑石粉用量，以烫炒时能将鹿鞭片掩埋，并剩余部分为宜），中火加热至翻动呈灵活状态后，倒入净鹿鞭片，翻炒至形体鼓起，呈深黄色时，快取出，筛去滑石粉，放凉，碾成粉末。

饮片性状 鹿鞭为类圆形或不规则的薄片，棕黄色，半透明，边缘有抽沟痕，中心有空腔，质坚韧。气微腥，味微咸。鹿鞭粉呈细粉状，棕黄色。腥味减轻，味微咸。

贮干燥容器内，密闭，置通风干燥处，防蛀。

【药性】 甘、咸，温。归肝、肾、膀胱经。

1.《别录》："平。"

2.《本草药性大全》："味甘，气平，无毒。"

3.《医林纂要》："甘，咸，热。"

【功用主治】 补肾精，壮阳道，强腰膝。主治肾虚劳损，腰膝酸痛，耳聋耳鸣，阳痿，遗精，滑精，早泄，宫寒不孕，带下清稀。

1.《别录》："主补肾气。"

2.《日华子》："补中，安五藏，壮阳气。"

3.《医林纂要》："强阳事。"

4.《四川中药志》1979年版："补肾壮阳，用于肾虚阳痿，耳鸣妇人子宫寒冷久不受孕，慢性睾丸发炎。"

5.《山东药用动物》："补肾壮阳，益精，下乳。治劳损，腰膝酸痛，遗精，滑精，乳汁不足。"

【用法用量】 内服：煎汤，6～15 g；或煮食，或熬膏，或入丸、散。

【宜忌】 素体阳盛者慎服。

【选方】 1. 治肾气虚损耳聋 鹿肾一对（去脂膜，切），粳米二合。上于豉汁中相和，煮作粥，入五味，如法调和，空腹食之。作羹及入酒并得食之。

2. 治五劳七伤，阳气衰弱 鹿肾一对（去脂膜，细切），肉苁蓉二两（酒浸一宿，刮去皱皮，切），粳米二合。上件药先以水二大盏，煮米作粥，欲熟，下鹿肾、苁蓉、葱白、盐椒，食之。（1、2方出自《圣惠方》鹿肾粥）

3. 治阳痿，早泄，以及体倦乏力，精神不振 鹿鞭2具，白酒1 000 ml，将鹿鞭洗净，温水泡软，去掉内膜，切成细片，再放入白酒中浸泡1宿，刮去皱皮，切），可饮服。每日2次，每次10～15 ml。（《食物与性保健》鹿鞭酒）

4. 治阳痿，宫寒不孕 鹿肾1具，补骨脂30 g，肉苁蓉30 g，枸杞30 g，韭菜子15 g，巴戟天15 g。共研为末，制成9 g蜜丸。每服1丸，日服2次。（《东北动物药》）

5. 治妇人血瘀，腰膝酸痛，不能受孕者 鹿肾熬胶，与阿胶搀入服之。（《中国医学大辞典》）

4730 鹿藿 ^{lù huò}《本经》

【异名】 蔨（《尔雅》），鹿豆（《尔雅》郭璞注），荳豆、野绿豆（《纲目》），野黄豆（《中国主要植物图说》），老鼠眼（《广州植物志》），老鼠豆、野毛豆、门瘦、酒壶藤（《湖南药物志》），乌眼睛豆、大叶野绿豆（《天目山药用植物志》），鬼豆根、藤黄豆（《广西药用植物名录》）。

【基原】 为豆科鹿藿属植物鹿藿的茎叶。

【原植物】 鹿藿 *Rhynchosia volubilis* Lour.

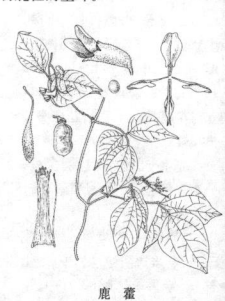

鹿藿

多年生缠绕草本。各部密被淡黄色柔毛。茎蔓长。3出复叶，顶生小叶近于圆形，长2.5～6 cm，宽2.5～5.5 cm，先端急尖或短渐尖；侧生小叶斜偏卵形，或斜阔椭圆形，长2～6 cm，宽1.5～2.5 cm，先端急尖，基部圆形；叶片纸质，上面疏被短柔毛，背面密被长柔毛和橘黄色透明腺点；托叶线状披针形，不脱落。总状花序腋生，花10余朵，花长约7 mm；花萼钟状，5裂；花冠黄色，龙骨瓣有短尖；雄蕊10，二体，花药1室；子房内无胚珠2，花柱长，基部弯曲，被毛，柱头头状。荚果短，长圆形，红紫色，长约1.5 cm，阔约9 mm；种子1～2粒，黑色，有光泽。花期5～9月，果期7～10月。

生于海拔400～1 200 m的山坡杂草中或附攀树上。分布于江苏、浙江、安徽、福建、江西、湖北、湖南、广东、广西、四川、贵州、台湾等地。

【采收加工】 5～6月采收，鲜用或晒干，贮干燥处。

【药性】 苦、辛，平。归脾、肝经。

1.《本经》："味苦，平。"

2.《别录》:"无毒。"

3.《本草经疏》:"入足阳明、太阴、厥阴经。"

4.《医林纂要》:"甘,酸。"

5.《福建药物志》:"微辛,平。"

【功用主治】 祛风,止痛,活血,解毒。主治风湿痹痛,头痛,牙痛,腰脊疼痛,产后瘀血腹痛,产褥热,瘰疬,痈肿疮毒,跌打损伤。

1.《本经》:"主盅毒,女子腰腹痛不乐,肠痈、瘰疬,疡气。"

2.《本草会纂》:"止头痛。"

3.《福建药物志》:"祛风除湿,活血通络。主治风湿关节痛,腰脊劳损,酒后伤风,小儿疳积,蛔虫病,产后瘀血痛,牙痛,痔疮,跌打损伤,烫火伤。"

4.《香港中草药》:"利尿,消肿,解毒,活血。"

【用法用量】 内服:煎汤,9~30 g。外用:捣敷。

【选方】 1. 治瘰疬 鹿藿 15 g,豆腐适量。加水同煮服。

2. 治流注,痈肿 鲜鹿藿叶适量。捣烂,酌加烧酒捣匀,外敷。(1、2方出自江西《草药手册》)

3. 治痔疮 鹿藿 30~60 g,鸭蛋 1 个。炖服。(《福建药物志》)

【各家论述】《本草经疏》:"鹿藿,解毒凉血之药也。惟其解毒,故主盅毒;惟其凉血,故主肠痈、瘰疬、疡气;女人以血为主,血虚有热则腰腹痛不乐,得苦凉之气,则热退而血有所养,故主女人腰腹痛不乐也。"

4731 **鹿髓**(lù suǐ)（《别录》）

【基原】 为鹿科鹿属动物梅花鹿或马鹿的骨髓或脊髓。

【原动物】 参见"鹿茸"条。

【采收加工】 宰鹿后敲取骨髓,抽取脊髓,洗去血污,干燥。亦可将鹿骨煮沸后,敲取或抽取。

【药材】 鹿髓 Cervi Ossium Medulla et Spinalis Medulla 产地同"鹿茸"条。

性状 本品为扁圆柱形或类圆柱形的短段,长短、粗细不一,黄白色,具蜡脂样光泽,富油性。体轻、质脆嫩,气膻,具油腥味。

【药性】《别录》:"味甘,温。"

【功用主治】 补阴益阳,生精润燥。主治虚劳羸弱,筋骨急痛,阴痿,不育,肺痿咳嗽。

1.《别录》:"主丈夫、女子伤中脉绝,筋急痛、咳逆,以酒和服之。"

2.《新修本草》:"髓脂主痈肿死肌,温中,四肢不随、风头,通腠理。"

3.《日华子》:"治筋骨弱,呕吐;地黄汁煎作膏,填骨髓,蜜煮,壮阳,令有子。"

4.《纲目》:"补阴强阳,生精益髓,润燥泽肌。"

5.《本草求原》:"治肺痿咳嗽。"

【用法用量】 内服:熬膏,酒煮,9~30 g;或入丸剂。外用:涂敷。

【选方】 治虚劳伤中,脉绝筋急,肺痿咳嗽 鹿髓半升,蜜二两,酥二两,生地黄汁四合,杏仁三两(汤浸,去皮、尖,双仁,以酒一中盏,浸研取汁),桃仁三两(汤浸,去皮、尖、双仁,以酒半盏,浸研取汁)。上件药,先以桃仁、杏仁、地黄等汁,于银锅内以慢火煎令减半,次下鹿髓、酥、蜜,同煎如饧。每于食后,含咽一茶匙。(《圣惠方》鹿髓煎)

4732 **鹿心草**(lù xīn cǎo)（《云南中草药》）

【异名】 鹿仙草、见根生、坡本、地杨梅、地旦、万星菌、藤林、猪油药、蒿枝花、土里开花、红菌、牛奶菌(《云南中草药》)。

【基原】 为蛇菰科蛇菰属植物粗穗蛇菰的全草。

【原植物】 粗穗蛇菰 Balanophora dioica R. Br. ex Royle［*B. affinis* Griff.］ 又名:异株蛇菰(《云南植物志》)。

草本,高 10~15 cm。根茎黄褐色、血红色或灰红色带褐色,不分枝,单个分枝直径 0.5~2.5 cm,有时近球形,表面密生鳞粒状疣瘤和黄色的星芒状皮孔。花茎圆柱形,紫红色或淡红色,偶带灰白色;苞片鳞状多数,互生,2 列,很少旋生,呈覆瓦状排列,阔卵形或卵状长圆形,长 1.5~4 cm,宽 1.5~2.5 cm,内凹,先端钝或微缺。花雌雄异株(序)雄花序卵圆形或长圆形,长 3~3.5 cm,宽 1.5~3 cm,雄花辐射对称,下面具苞片,花被裂片 4,卵形,聚药雄蕊半球形,花药 4 枚,马蹄形,斜裂;雌花序椭圆形或圆锥状,长 2~7 cm,雌花紫红色或橙黄

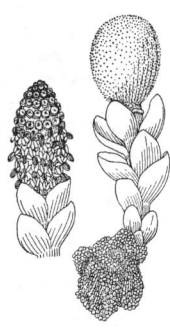
粗穗蛇菰

色,子房卵球形,着生于附属体基部,花柱附属体倒梨形,长约 1.5 mm,先端拱圆形。花期 8~10 月。

生于海拔1 150~3 200 m的山地密林中。分布于湖南、云南、西藏等地。

【采收加工】 7~10月采挖,阴干或鲜用。

【成分】 全草含咖啡酸甲酯(methyl caffeate),落叶松脂醇(larisiresinol)。

【药性】《云南中草药》:"苦、涩,温。"

【功用主治】 补脾健肾,止血生肌。主治阳痿,痢疾,胃热吐血,月经过多,外伤出血。

1.《云南中草药》:"壮阳补肾,止血生肌。主治神经症,阳痿,慢性肝炎,外伤出血,消化道出血,月经过多。"

2.《全国中草药汇编》:"健脾理气,主治胃痛。"

【用法用量】 内服:煎汤,9~15 g。外用:研末,猪油调敷。

4733 **鹿头肉**(lù tóu ròu)（《千金方》）

【基原】 为鹿科鹿属动物梅花鹿或马鹿的头部肌肉。

【原动物】 参见"鹿茸"条。

【采收加工】 宰鹿后,割下鹿头,剥开头皮,剔取头肉,切成小块,鲜用或干燥。

【药材】 鹿头肉 Cervi Capitis Musculus 产于东北及河北、江苏、四川、内蒙古、青海、新疆等地。

性状 干燥的小肉块呈纵、横或斜块或条状,大小不一。表面棕褐或紫黑色,可见肌纤维。质轻,易撕裂。鲜肉红紫色或暗红色,质柔韧。气腥膻,味微咸。

【药性】《千金方》:"平。"

【功用主治】 补气益精,生津安神。主治虚劳消渴,烦闷多梦。

1.《千金方》:"主消渴,多梦妄见者。"

2.《日华子》:"治烦满多梦。"

3.《本草药性大全》:"主生津。"

4.《食物考》:"安神。"

【用法用量】 内服:煮食,适量;或熬胶。

【选方】 1. 治老人消渴,诸淋不瘥,黄瘦力弱 鹿头一枚,炮去毛,净洗之,煮头烂熟,空心,日以五味食之,并服汁。(《寿亲养老新书》鹿头方)

2. 治虚劳不足,消渴,夜梦鬼物,补益精气 鹿头煮烂,捣泥,连汁和曲米酿酒饮,少入葱、椒。(《纲目》鹿头酒)

鹿耳翎 lù ěr líng
《本草求原》

【异名】 鹿耳苓、鹿耳草《生草药性备要》,八十缺、毛六猬、六角瓣、六什头、六毒草、八楞风、八面风、蜡达草、六角瓣、羊仔菊《福建民间草药》,辘轴风《陆川本草》,四方根《南宁市药物志》,羊耳三稔《广东中药》,陆续消、六耳消《广西药志》,土防风、六盘金《闽东本草》,八棱锋、八面锋、六角仙、羊仔草、狗咬蔗、洋桃瓣、丝肚草、鹿都草、劳毒草《中药材品种论述》,羊毛草《贵州草药》,六角草《福建中药手册》,百草王、六耳铃、四棱锋、六达草、四方艾、三面风《全国中草药汇编》。

【基原】 为菊科六棱菊属植物六棱菊的全草。

【原植物】 六棱菊 Laggera alata (D. Don) Sch.-Bip. [Erigeron alatum D. Don; Blumea alata (D. Don) DC.] 又名:臭灵丹《江苏植物志》。

多年生草本,高40～100 cm。茎直立,多分枝,全株除花冠外几乎都被腺毛。叶互生,无柄;叶片椭圆状倒披针形,上部叶条状披针形,长2.5～10 cm,宽2.5～7.5 cm,先端钝或短尖,基部渐窄下延于茎成翅状,边缘有疏细齿。头状花序多数,直径1～1.5 cm,呈圆锥状,果时稍下垂;总苞片约6层,条状披针形,质坚硬,被短腺毛;花多数,杂性,雌花丝状,两性花筒状;全部花冠紫色。瘦果圆柱形,长约1 mm,有10棱;冠毛白色,易脱落。花果期10月至翌年2月。

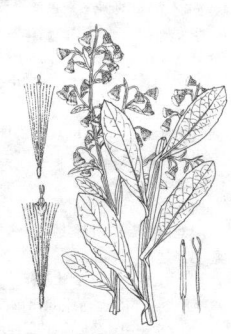
六棱菊

生于旷野、路旁以及山坡阳处。分布于我国东部、东南部和西南部。

本植物的根(鹿耳翎根)亦供药用。另设专条。

【采收加工】 8～10月采收,鲜用或切段晒干。

【药材】 鹿耳翎 Laggerae Alatae Herba 我国大部分地区均产。

性状 本品长短不一。老茎粗壮,直径6～10 mm,灰棕色,有不规则纵皱纹。枝条棕黄色,有皱纹及黄色腺毛。茎枝具翅3～6条,灰绿色至黄棕色,被黄色腺毛。叶多破碎,灰绿色至黄棕色,被黄色短腺毛。气香,味微苦、辛。

【成分】 本品含黄酮昔,酚类,有机酸,氨基酸,糖类,蒿黄素(artemetin)。叶中含多种挥发油:百里香氢醌二甲基醚(thymoquinol dimethyl ether),α-桉叶醇(α-eudesmol),α-葎草烯(α-humulene),β-丁香烯(β-caryophyllene),7-表-β-桉叶醇(7-epi-β-eudesmol),7-表-γ-桉叶醇(7-epi-γ-eudesmol),β-芹子烯(β-selinene),isointermedeol,桧脑(juniper camphor),β-dihydroagarofuran。

【药性】 辛,苦,微温。
1.《本草求原》:"甘、辛、平。"
2.《全国中草药汇编》:"苦、辛、微温。"

【功用主治】 祛风,利湿,散瘀,解毒。主治风寒咳嗽,泄泻,风湿关节痛,闭经,跌打损伤,疗疮痈肿,瘰疬,湿疹瘙痒。
1.《生草药性备要》:"敷疮圣药。"
2.《本草求原》:"解毒生肌,消肿拔毒,去结毒,理蛇伤烂。"
3.《岭南采药志》:"散瘀血,祛毒。"
4.《福建药物志》:"祛风利湿,活血解毒。主治咳嗽,头痛,眩晕,水肿,胃痛、腰痛、腹泻,经闭,产后腹痛,产后风痛,乳腺炎,颈淋巴结核,骨结核,多发性脓肿,湿疹,跌打损伤。"

5. 南药《中草药学》:"主治烧烫伤,肾炎水肿,气管炎,肺炎,口腔炎。"

【用法用量】 内服:煎汤,9～15 g,鲜者30～60 g;或捣汁服。外用:捣敷;或煎水洗。

【选方】 1. 治风寒咳嗽 六棱菊干花序15～18 g。蜜炒,水煎服。《福建中草药》

2. 治腹痛吐泻 六棱菊9 g,观音茶4.5 g,生姜3片。煎服。《闽东本草》

3. 治关节肿痛 六棱菊60 g,山芝麻根15 g。水煎服。《福建药物志》

4. 治妇女经闭 鲜六棱菊全草15～30 g。老酒炖服。

5. 治跌打损伤 六棱菊全草30 g。和酒半斤,炖服。(4、5方出自《福建民间草药》)

6. 治多发性脓肿 六棱菊45 g,山芝麻,狭叶韩信草各30 g。用黄酒炖服。《福建药物志》

7. 治乳房纤维瘤 六棱菊全草、半枝莲、野菊花各30 g。水煎服。3剂有好转后,加旋纹香茶菜、瓜子金各15 g。水煎服。

8. 治多发性神经纤维瘤 六棱菊全草、半枝莲、野菊花各30 g。水煎服。5剂有好转后,加归尾12 g,象皮(先下)、穿山甲各9 g,蜈蚣2条,全蝎6 g。水煎服。(7、8方出自《浙江药用植物志》)

9. 治瘰疬 六棱菊全草500 g。水1 000 ml,煎汤去渣,同母鸡1只(去毛及肚杂),红糖少许炖熟,分3～4次服。《闽东本草》

10. 治皮肤湿疹、疮疖 六耳棱(鹿耳翎)、路边菊、大力王、银花藤各30 g。水煎。日分2次服。其渣可加水煎洗患处。《广西民间常用中草药手册》

鹿角草 lù jiǎo cǎo
《福建中草药》

【异名】 金锁匙《海南岛常用中草药手册》,矮鬼针草《福建中草药》,小号一包针、落地柏《全国中草药汇编》,小叶鬼针草《福建药物志》。

【基原】 为菊科鹿角草属植物鹿角草的全草。

【原植物】 鹿角草 Glossogyne tenuifolia Cass. 又名:香茹《中国高等植物图鉴》。

多年生草本,高15～30 cm。主根肥厚,圆柱形,疏生侧根,根上端有短粗的根茎,根茎顶端分枝。茎有纵棱。基生叶长4～8 cm,无毛,羽状深裂,裂片条形,长7～15 mm;叶柄长2～4.5 mm;茎中部叶长2.5～4 cm,羽裂;上部叶细小,条形。头状花序直径6～8 mm,单生枝顶,外围有1层雌性舌状花,舌片黄色,先端有3宽齿,中央有多数两性筒状花,先端有4齿,花柱分枝有长附器,花全部结实。瘦果条形,扁平,具四棱,棕黑色,先端有芒刺2枚。花期6～7月,果期8～9月。

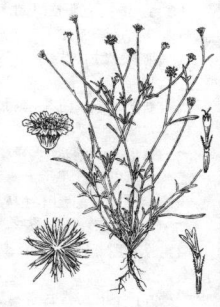
鹿角草

生于坚硬的沙土、空旷沙地及海边。分布于福建、广东、广西、海南、台湾等地。

【采收加工】 7～10月采收,鲜用或晒干。

【成分】 全草含黄酮类成分:木犀草素-7-O-β-D-吡喃葡萄糖苷(luteolin-7-O-β-D-glucopyranoside),木犀草素(luteolin)。

【药理】 抗炎作用 鹿角草乙醇提取物抑制脂多糖(LPS)诱导的小鼠巨噬细胞 RAW 264.7 的炎症反应,下调LPS诱导的诱导型一氧化氮合酶表达,通过抑制环加氧酶 2 基因而抑制前列腺素 E₂ 释放,还抑制 LPS 刺激的炎性细胞因子如 α-TNF、IL-6 等释放。其作用机制是乙醇提取物能抑制 κB 核因子介导的基因表达,减少炎性介质。

【药性】 微苦,微辛,凉。

1.《海南岛常用中草药手册》:"微凉,微凉,气香。"

2.《全国中草药汇编》:"甘、微苦,凉。"

【功用主治】 清热利湿,解毒消肿,活血止血。主治痢疾,泄泻,咳嗽,哮喘,乳蛾,痈疮肿毒,跌打肿痛,尿血,外伤出血。

1.《海南岛常用中草药手册》:"清热生津,润肺,镇咳化痰,理跌打。主治菌痢,湿热泄泻,肺燥干咳,慢性支气管炎,哮喘,肺结核,跌打损伤。"

2.《全国中草药汇编》:"清热解毒,利湿消肿,祛瘀活血。主治扁桃体炎,齿龈炎,支气管炎,肠炎,尿道炎,浮肿;外用治带状疱疹,跌打损伤。"

【用法用量】 内服:煎汤,9~15 g。外用:鲜品捣敷。

【宜忌】 孕妇慎服。

【选方】 1. 治痢疾 香茹 30 g,海金沙 60 g。水煎服。

2. 治腮腺炎 香茹 30 g,一枝黄花 15 g,甘草 3 g。水煎服。(1、2 方出自《福建药物志》)

3. 治血尿 落地柏 15 g。水煎服。《广东省惠阳地区中草药》

4. 治背痈 鲜香茹,南蛇藤根各 60 g。加酒适量,炖服。

5. 治带状疱疹 鲜香茹适量。捣烂绞汁,调茶油涂患处。(4、5 方出自《福建药物志》)

4736 # 鹿角胶 《lù jiǎo jiāo》《本经》

【异名】 白胶(《本经》),鹿胶(《本经逢原》)。

【基原】 为鹿科鹿属动物梅花鹿或马鹿的角煎熬而制成的胶块。

【原动物】 参见"鹿茸"条。

【制法】 熬制时间多在 11 月至翌年 3 月进行,先将鹿角锯成小段,置水中浸漂,每日搅动并换水 1~2 次,漂至水清,取出,置容器中熬制胶液,至角质酥融易碎时为止。取出上清液过滤,用文火浓缩,取出,加成小块,阴凉,即成。或用"热压熬制法",将鹿角锯段或劈碎洗净,置 0.72 kPa 高压灭菌锅内加水浸 18 小时取出,复入普通锅内煎煮提取,每 3~4 小时换水 1 次(48 小时后即可提尽胶质),合并提取液,趁热过滤,文火浓缩收水放,置胶槽中让自然冷凝,取出阴干。

【药材】 鹿角胶 Cervi Cornus Colla 主产于吉林、辽宁、黑龙江、山东等地。

性状 呈方块状,长宽各 2~3 cm,厚约 0.5 cm,表面棕红或棕色,光泽,半透明。有的一端有黄白色多孔性薄层。质坚而脆,易破碎,断面光洁有光泽,对光透视不混浊。气无,味微甜。

鉴别 (1) 取本品 1 g,加 10 ml 水溶解,其 pH 为 6.6,水溶液置紫外光灯(254 nm)下观察,可见蓝色荧光。

(2) 取上述水溶液 2 ml,加 50%丙酮或 50%乙醇均不呈现明显浑浊。

(3) 取本品 1 g,加乙醇 10 ml 溶解,取 1 ml 乙醇溶液:加茚三酮试液数滴显紫色;取乙醇溶液 1 ml,加 1%硫酸铜和 40%氢化钠溶液等量混合液 3~5 滴,振摇后,呈紫红色(检查蛋白质)。

(4) 取乙醇溶液加醋酐-浓硫酸,初显红紫色,继之呈黑绿色(检查甾类)。

【成分】 梅花鹿或马鹿的角煎熬而成的胶块,成分与鹿角相似,主要含胶质、磷酸钙、碳酸钙等。

【药理】 增强性功能 鹿角胶老剂型或颗粒新剂型潽胃,可缩短电刺激诱发大鼠阴茎勃起的潜伏期。鹿角胶新、老剂型对雄

鼠交配能力有增强趋势。新剂型对雄性大鼠精液囊和前列腺有增重作用。两种剂型鹿角胶均有一定的补血作用。

【药性】 甘、咸,温。归肝、肾经。

1.《本经》:"味甘,平。"

2.《别录》:"温,无毒。"

3.《绍兴本草》:"味苦、甘。"

4.《饮膳正要》:"微咸。"

5.《本草经疏》:"入足厥阴、少阴,手少阴、厥阴经。"

6.《本草正》:"味甘、咸,气温。"

7.《本草经解》:"入手太阴肺经、足太阴脾经。"

8.《本草求原》:"微平。"

【功用主治】 温肾益精,养血安胎,止血。主治虚劳羸瘦,头晕耳鸣,腰膝酸软,阳痿滑精,宫寒不孕,胎动不安,崩漏带下,吐血、衄血,咯血,尿血,阴疽。

1.《本经》:"主伤中劳绝,腰痛羸瘦,补中益气,妇人血闭无子,止痛安胎。"

2.《别录》:"疗吐血,下血,崩中不止,四肢酸疼,多汗,淋露,折跌伤损。"

3.《药性论》:"主男子肾脏气,气衰虚劳损,妇人服之令有子,能安胎去冷,治漏下赤白。"

4.《绍兴本草》:"滋养肌气,润补。"

5.《医学入门》:"主咳嗽、咯血、嗽血、尿血。"

6.《纲目》:"炙捣酒服,补虚劳,长肌益髓。又治劳嗽,尿精尿血,疮疡肿毒。"

7.《正灯续焰》:"治阳衰,少气困乏,力减神疲,或精冷无子,及一切虚寒阴不足之证。"

8.《本草纂要》:"益阳补虚,暖精活血,壮筋骨,强腰膝。"

9.《玉楸药解》:"温肝补肾,滋益精血。治阳痿精滑,跌打损伤。"

【宜忌】 阴虚阳亢及火热内蕴之出血、咳嗽、疮疡、疟痢者禁服。

1.《本草经集注》:"得火良,畏大黄。"

2.《本草汇言》:"肾虚有火者不宜用,以其偏于补阳也;上焦有瘀热及胃家有火者不宜用,以其性味复腻滞难化也。凡吐血下血,系阴虚火炽者,概不得服。"

3.《本草汇言》:"肠胃有郁热者,阳有余阴不足者,诸病因血热者,俱忌用。苟非精寒血冷、阳衰命门火衰者,不可概用。"

【选方】 1. 治虚劳 鹿角胶(以酒浸胶数日,煮糊丸众药)、鹿角霜(碾为细末)、菟丝子(净洗,酒浸两宿,蒸、研)、柏子仁(别研)、熟地黄(酒浸两宿,蒸、焙,余酒入在胶内)各十两。先熔鹿角胶,菟丝子、地黄汁,碾为细末,柏子仁在众药内研,却将鹿角胶酒约三、四升,煮作糊,于石臼内杵二千余下,令稠,丸如梧子大。早晚空心五十丸至一百丸,逐日早晚服,盐汤或酒任下。《百一选方》斑龙丸)

2. 治五劳七伤,身无润泽,腰脊疼痛,四肢沉重,久服填骨髓,好颜色,祛风气,润鬒发 鹿角胶(捣碎,炒令黄燥)三两,牛乳一升,白蜜一合,牛酥一合,生姜汁一合。上五味,先取乳、欲熟,即下胶,消讫,次下姜汁,次下蜜,唯须缓入,煎十余沸,倾于瓷器中,仍数数搅,勿令酥浮于上,待凝,以竹刀割为小片。每食后,细细含咽之。《圣惠方》鹿角胶煎方)

3. 治经血暴崩,真元不足 鹿角胶二两,鹿角霜一斤,茯苓五两。上为末,将胶为丸,梧子大。空心米汤或酒服下一百丸。《赤水玄珠》固真丸)

4. 治虚劳梦泄 鹿角胶二两(研碎,炒令黄燥),覆盆子一两,车前子一两。上件药,捣细罗为散。每于食前,以温酒调下二钱。《圣惠方》鹿角胶散)

5. 治肾虚腰膝痿弱,筋骨不健,早衰 鹿角胶 12 g,龟版胶

---

10 g, 人参 10 g, 枸杞 15 g。炼蜜为丸。每服 6 g, 淡盐汤下。《四川中药志》1979年版）

6. 治咳嗽不瘥者　黄明胶（鹿角胶）（令半焦，为末）每服一钱匕，人参（为末）二钱匕。用薄豉汤一盏八分，葱白少许，入铫子煎一两沸后，倾人盏，遇咳嗽时呷三五口。《食疗本草》

7. 治妊娠胎动，漏血不止　鹿角胶（炙燥）一两，人参、白茯苓（去黑皮）各半两。上三味，粗捣筛。每服三钱匕，水一盏，煎至七分，去滓温服。《圣济总录》鹿角胶汤）

8. 治吐血不止　鹿角胶一两（炙黄为末），生地黄汁一升二合。上件药，于铜器中盛，蒸之令胶消，分温二服。《圣惠方》

9. 治鼻衄　用鹿角末，不计多少，以沸汤浸软，贴鼻烂上。更以醋面调，令稀稠得所，若左窍出血则涂右边，右窍出血则涂左边。《普济方》贴鼻方）

10. 治肾虚尿血　鹿角胶 5～10 g（烊化），旱莲草 15 g。水炬送服。《四川中药志》1979年版）

11. 治妇人白带下不止，面色萎黄，绕脐冷痛　鹿角胶一两（捣碎、炒令黄燥），白龙骨一两，桂心一两，当归一两（微炒），附子二两（炮裂去皮脐），白术一两。上件药捣细罗为散。每食前以粥饮调下二钱。《圣惠方》鹿角胶散）

12. 治妇人伤损，瘀血不散，腹肚膨胀，大小便不通，上攻心腹，闷乱者　鹿角胶、产妇油发各一钱，烧没药三钱。用酒一大盏煎服。《理伤续断方》阴红汤）

13. 治鹤膝风，贴骨疽及一切阴疽　鹿角胶三钱，熟地一两，肉桂一钱（研粉），麻黄五分，白芥子二钱，姜炭五分，生甘草一钱。水煎服。《外科全生集》阳和汤）

14. 治小儿面上疮、豆子瘢　（鹿角胶）黄明胶慢火炙为末，温酒调一钱匕。《谭氏小儿方》

15. 治汤火疮　用水煎（鹿角）胶，令稀稠得所，待冷涂疮。《斗门方》

【各家论述】　1.《本草汇言》：鹿角胶，壮元阳，补血气，生精髓，暖筋骨之药也。前古主伤中劳绝，腰痛羸瘦，补血气精髓筋骨肠胃。虚者补之，损者培之，绝者续之，怯者强之，寒者暖之。此系血属之精，较草木无情，更增一等之力矣。

2.《本草经疏》：凡作劳人，中气伤绝，四肢作痛，多汗及吐血下血，皆肝心受病。此药能补益中气，则绝伤和，四肢和，血自止。折跌伤损，皆肝心受病，而筋伤血少，通行又兼补益，故折跌伤损自愈。妇人血闭无子，及崩中淋露，胎动不安，腰痛羸瘦者，皆血虚肝胃不足之候，温肝补肾益血，则诸证自退，而胎自得所养也。

3.《本草崇原》：鹿角形如剑戟，具阳刚坚锐之体，水熬成胶，故气平味甘，不若鹿茸之甘温也。主治伤中劳绝者，中气因七情而伤，绝虽骨伤而胶取骨于七情而伤之，故能治也。治腰痛羸瘦者，鹿运督脉，则腰痛可治矣。胶能益精，则精自补中焦，益气者益肾气也。治妇人血闭无子者，鹿性纯阳，角具坚刚，胶质润下，故能生阳行瘀机，和经脉而孕子也。止痛安胎者，更和经脉而生子也。久服则益阴助阳，故轻身延年。

4.《本经逢原》：鹿角，生用则散热行血，消肿辟邪，熬胶则益阳补肾，强精活血，总不出通督脉、补命门之用，但胶力稍缓，不能如茸之力峻耳。互参二条经旨，乃知茸有交通阴阳之功，胶有缘合冲任之用。

5.《本草求原》："（鹿角胶）坚强之阴液，得火炼成胶，是阴化于阳中，能填补冲任督脉之精血，兼通达阴气以后活血，强肾主伤中劳绝，腰痛羸瘦，补中益气，则妇人血闭无子、吐血、下血、崩血、尿血、遗精、尿数或不禁、带漏、肢痛，安胎去冷止痛，皆精气补气之效。"

4737　**鹿角霜** lù jiǎo shuāng
　　　　　　　　《宝庆本草折衷》

【异名】　鹿角白霜《本草蒙筌》。

【基原】　为鹿科鹿属动物梅花鹿或马鹿等的角熬制鹿角胶后剩余的骨渣。

【原动物】　参见"鹿茸"条。

【制法】　现在所用的鹿角霜，均是提取鹿角胶后剩下的残渣，有在制取鹿角胶的过程中，有不提出胶质者，也有加入其他辅料药者。

【药材】　鹿角霜 Cervi Cornu Degelatinatum　主产于吉林、辽宁、黑龙江、北京、山东等地。

　　性状　本品呈长圆柱形或不规则的块状，大小不一。表面灰白色，显粉性，常具纵棱，偶见灰色或灰棕色斑点。体轻，质酥，断面外层较致密，白色或灰白色，内层有蜂窝状小孔，灰褐色或灰黄色，有吸湿性。气微，味淡，嚼之有粘牙感。

【成分】　鹿角霜主要成分为磷酸钙、碳酸钙、氮化物及胶质等。另含天冬氨酸、苏氨酸、丝氨酸、谷氨酸、脯氨酸、甘氨酸、丙氨酸、缬氨酸、异亮氨酸、亮氨酸、苯丙氨酸、赖氨酸、组氨酸、精氨酸等 14 种氨基酸。从茅毛鹿角的正丁醇提取物中分得次黄嘌呤（hypoxanthine）、尿嘧啶（uracil）、尿素（urea）和肌酸酐（creatinine）。

【药性】　咸、涩、温。归肾、肝经。

1.《宝庆本草折衷》："味涩、温，无毒。"

2.《医学入门》："味咸、温，无毒。"

3.《医林纂要》："甘、咸、温。"

4.《得配本草》："入足少阴经血分。"

【功用主治】　补肾助阳，收敛止血。主治肾虚遗精，盗汗，自汗，久泻久痢，崩漏，带下，小便频数，遗尿，尿后余沥，疮疡久不愈合，创伤出血。

1.《宝庆本草折衷》："治亡血盗汗，遗沥失精，小便滑数，妇人宫脏冷，带下无子，秘精坚髓补虚。"

2.《本草蒙筌》："主治同鹿角胶，功效略缓。"

3.《医学入门》："治五劳七伤羸瘦，补肾益生，固精壮阳，强髓，治梦遗。"

4.《本草汇言》："收涩止痢，去妇人白带。"

5.《本草新编》："止滑泻。"

6.《本经逢原》："治脾胃虚寒，食少便溏，胃反呕哎。"

【用法用量】　内服：煎汤，5～10 g；或入丸、散。外用：研末撒。

【宜忌】　阴虚火旺者禁服。

【选方】　1. 治肾寒羸瘦，生阳气，补精髓　鹿角霜、肉苁蓉（酒浸，去皴皮，切，焙）、附子（炮裂，去皮、脐）、巴戟天（去心）、蜀椒（去目及闭口，炒出汗）各一两。上五味，捣罗为末，酒煮面糊和丸如梧桐子大。每服二十丸，空心，温酒下。《圣济总录》鹿角霜丸）

2. 治诸虚百损，精髓弱不堪者　用铜甄一具，着底铺薄荷末二两，上铺山药末八两，上铺鳗鱼（去头、尾）一尺、上铺鹿角霜四两，再以薄荷末二两盖之，蒸极烂，将鱼骨炙脆为末，共一处捣和丸。每服五丸，白汤下。《何氏济生论》鹿角霜丸）

3. 治茎痿　鹿角霜、茯苓，等分为末，酒糊丸梧子大。每服三十丸，盐汤下。《四科简效方》

4. 治小儿哮　鹿角霜、大豆等分。上为末相和，乳调涂奶上，饮儿。《普济方》

5. 治盗汗遗精　鹿角霜二两，生龙骨（炒）、牡蛎（煅）各一两。为末，酒糊丸梧子大。每盐汤下四十丸。《普济方》

6. 治五种腰痛，夜多小便，膀胱宿冷　鹿角霜、细研为面，每日空腹时以温酒调下二钱。晚食前再服。《圣惠方》鹿角霜方）

7. 治上热下寒，小便不禁　用鹿角带顶者，入罐内煮之，候角酥糜为度，轻沥出，用刀削去皮如雪白，火烙之，俟角极干，为细末，酒糊为丸梧桐子大。每服三十粒至四十粒。空心温酒盐汤下。《普济方》鹿角霜丸）

8. 治产后淋沥遗溺　鹿角霜五钱，熟地黄八钱，党参三钱，黄

三钱,韭子一钱,肉桂一钱,菟丝子二钱。(《产孕集》鹿角霜饮)

9. 治膏淋、小便淋闭,或复黄赤白黯如脂膏状　鹿角霜、白茯秋石等分。上为末,糊丸梧子大。每服五十丸,米汤下。(《三因方》鹿角霜丸)

10. 治痔痛　鹿角霜为末,蜜丸。荔枝草煎汤送下,每日空心三钱。(《王氏医存》)

【各家论述】　1.《本经逢原》:"取嫩(鹿)角寸截,置小坛中,水相和,盆盖泥封,糠火煨三伏时,捣细如霜,名鹿角霜。治火不上,脾胃虚寒,食少便溏,胃反呕逆之疾,取其温而不黏滞也,古多制应用。今人每以煎过胶者代充,其胶既去,服之何益。"

2.《本草便读》:"鹿角胶、鹿角霜,性味功用与鹿茸相近,但少衰老不同,然总不外乎血肉有情之品,能温补督脉,添精益血,阴血不足,而可受赋补则用胶。若仅阳虚而不受滋腻者,则用霜也。"

738 鹿茸草 lù róng cǎo（《植物名实图考》）

【异名】　千年艾(《庐山志》),千重塔(《植物名实图考》),瓶儿吴蚣草,山门穷(《杭州药用植物志》),千层矮、龙须草、白路箕、毛陈原、白丝草、土茵陈(《湖南药物志》),栀子草、牙痛草、白头翁、六霜(《江西草药》),白山艾、白龙骨(《江西草药手册》),千年霜、满山白、白头毛、白鸡毛、四季青、瓜子草、老鼠牙草(《浙江民间常用草药》),白毛鹿茸草、鱼鳃草(《全国中草药汇编》),白细辛、白茅草、白地蜈蚣(《福建药物志》)。

【基原】　为玄参科鹿茸草属植物绵毛鹿茸草的全草。

【原植物】　绵毛鹿茸草 *Monochasma savatieri* Franch. 又名:沙氏鹿茸草(《中国植物志》)。

多年生草本,高 15～23 cm。常有残留的隔年枯茎,全株被银白色密绵毛。茎丛生,基部倾卧或弯曲,老时木质化。叶在茎基部者较小,密集交互对生,向上逐渐扩大成长圆状披针形至条状披针形,长1～2.5 cm,宽 2～3 mm,先端渐锐尖,基部狭窄无柄。花序具腋生毛;花少数,单生于茎顶部的叶腋呈顶生总状花序;花梗端有 2 叶状小苞片;花萼筒状,被绵毛,萼齿 4,条形或条状披针形;花冠淡红色或近白色,筒部细长,下唇 3 裂长于上唇,上唇盔状微凹,2 裂,下唇长于上唇,3裂,喉部有 2 沟;雄蕊 4,二强;子房长卵形,花柱细长,柱头长圆形。果长圆形,包于宿萼内,仅背面开裂。种子多数,扁平。花期3～4 月。

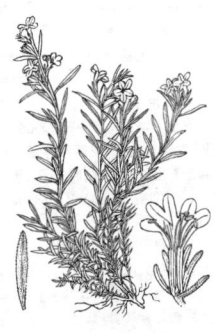

绵毛鹿茸草

生于山坡向阳处、杂草中或林下。分布于江苏、浙江、福建、江西、湖南等地。

【采收加工】　3～6 月采收,鲜用或晒干。

【成分】　地上部分含两种环烯醚萜苷即 MS-5、MS-6,及梓醇(catalpol)、巴尔蒂苷(bartsioside)、桃叶珊瑚苷(aucubin)、洋丁香酚苷(acteoside)、去氢洋丁香酚苷(dehydroacteoside)、去甲玉叶金花苷酸甲酯(demethylmussaenoside)、7-*O*-乙酰基-8-表马钱子苷酸(7-*O*-acetyl-8-epiloganic ecid)。全草含甘露醇(*D*-mannitol)。

【药理】　抑制醛糖还原酶的作用　鹿茸草丙酮提取物对兔晶体糖还原糖的活性,从中分离得到的洋丁香酚苷对该酶抑制作用较强。

【药性】　苦、涩,凉。

1.《江西草药》:"性平,味微苦、涩。"

2.《浙江药用植物志》:"苦,凉。"

【功用主治】　清热解毒,凉血止血。主治感冒,肺热咳嗽,风火牙痛,小儿鹅口疮,乳痈,月经不调,崩漏,带下,吐血,便血,外伤出血,风湿骨痛。

1.《湖南药物志》:"应用于风火牙痛、咳嗽,风湿骨痛,月经不调,崩漏,大便下血,创伤,烫伤。"

2.《江西草药》:"凉血止血,解毒止痛。治小儿高热惊风,吐血,乳痈,肿毒,急性胃肠炎,齿痛,牙疳,热淋,毒蛇咬伤等症。"

3.《全国中草药汇编》:"清热解毒,凉血止血。主治小儿鹅口疮,牙疳,肺炎,小儿高热,风湿性关节炎,吐血,便血;外用治乳腺炎,外伤出血。"

【用法用量】　内服:煎汤,10～15 g,鲜品 30～60 g。外用:煎水洗或鲜品捣敷。

【选方】　1. 治咳嗽　鹿茸草 12 g。水煎兑冰糖服。(《湖南药物志》)

2. 治急性胃肠炎、菌痢　白毛鹿茸草 30 g。水煎服。每日 1 剂。

3. 治乳痈、肿毒　鲜鹿茸草 30 g。甜酒糟适量,捣汁每日 3 次服,药渣捣敷。

4. 治吐血　鹿茸草 60 g,麦冬 15 g,川贝 6 g。水煎服,白糖为引,每日 1 剂。(2～4 方出自《江西草药》)

5. 治肠风便血　六月霜三钱,同猪大肠炖熟,食肠及汤。

6. 治虚火牙痛　六月霜二钱,枸杞根五钱,毛姜三钱。水煎服,(5、6 方出自《中医药实验研究》)

7. 治产后伤风　干绵毛鹿茸草 30 g,白牛胆干全草 30 g。水煎,调红糖服。(《福建中草药》)

【临床报道】　治慢性气管炎　用鹿茸草制成 3 种剂型观察:①糖浆　每 200 ml 含生药 500 g,日服 2 次,每次 10 ml。②水浸膏片　每日 15 片(相当于生药 30 g),3 次分服。③醇浸膏片　每日 6 片(相当于生药 30 g),3 次分服。均 10 日为 1 疗程,共治疗 282 例,3 个疗程总有效率为 86.5%～88.89%,显效率为 34.04%～50.0%。第二疗程的显效率较第一疗程明显增高。对咳、痰、喘均有一定作用。少数患者出现短时间的胃部不适,口干,大便烂或干结,个别出现发热。

4739 鹿梨叶 lù lí yè（《全国中草药汇编》）

【基原】　为蔷薇科梨属植物豆梨的叶。

【原植物】　参见"鹿梨"条。

【采收加工】　7～10 月采收,晒干或鲜用。

【成分】　叶含黄酮类成分:异槲皮苷(quercetin-3-glucoside)、木犀草素-7-葡萄糖苷(luteolin-7-glucoside);皂苷类成分:熊果苷(arbutin)、大波斯菊苷(cosmosiin)、鹿梨苷(calleryanin)、咖啡酰鹿梨苷(caffeoylcalleryanin)、原儿茶酰鹿梨苷(protocatechuoylcalleryanin)、对羟基苯甲酰鹿梨苷(*p*-hydroxybenzoylcalleryanin)、香草酰鹿梨苷(vanilloylcalleryanin);含苯丙酸衍生物:绿原酸(chlorogenic acid)、异绿原酸(isochlorogenic acid)。又含原儿茶酸-3-葡萄糖苷(protocatechuicacid-3-glucoside)。

【药性】　《全国中草药汇编》:"微甘,涩,凉。"

【功用主治】　清热解毒,润肺止咳。主治蕈菇中毒,毒蛇咬伤,目赤肿痛,胃肠炎,肺热咳嗽。

1.《全国中草药汇编》:"润肺止咳,清热解毒。主治肺燥咳嗽,急性眼结膜炎。"

2.《福建药物志》:"主治蕈菇中毒、胃肠炎、竹叶青蛇咬伤。"

【用法用量】　内服:煎汤,15～30 g;或捣汁。外用:捣烂涂。

【选方】　1. 治毒菇中毒、竹叶青蛇咬伤　鲜豆梨叶 6 kg,捣烂

加冷开水适量，绞汁分服；外用和鲜稻草捣烂取汁涂伤处。（《福建药物志》）

2. 治藜芦中毒　豆梨叶或花 120 g。捣汁服。（《常用中草药单方验方选编》）

4740 鹿梨枝 lù lí zhī（江西《草药手册》）

【基原】 为蔷薇科梨属植物豆梨的枝条。

【原植物】 参见“鹿梨”条。

【采收加工】 全年可采，剪取枝条，切段，晒干。

【功用主治】 行气和胃，止泻。主治霍乱吐泻，反胃吐食。

【用法用量】 内服：煎汤，9～15 g。

4741 鹿梨根 lù lí gēn（《本草图经》）

【基原】 为蔷薇科梨属植物豆梨的根。

【原植物】 参见“鹿梨”条。

【采收加工】 全年均可采，挖取侧根，切片，晒干。

【药性】 涩、微甘，凉。

1.《全国中草药汇编》：“微甘、涩，凉。”

2.《浙江药用植物志》：“甘、淡，平。”

【功用主治】 润肺止咳，清热解毒。主治肺燥咳嗽，疮疡肿痛。

1.《全国中草药汇编》：“润肺止咳，清热解毒。主治肺燥咳嗽，急性眼结膜炎。”

2.《浙江药用植物志》：“主治肺虚咳嗽，疝气。”

【用法用量】 内服：煎汤，9～15 g，大剂量可用至 30 g。外用：捣敷。

【选方】 1. 治水肿(见脸色发黑)　豆梨根、山木香(小果蔷薇)、山梅根、白栎根各 60 g。水煎分次服。另以加倍量煎水洗。（《湖南药物志》）

2. 治一切疮　鹿梨根、蛇床子各半斤，真剪草四两，硫黄三钱，轻粉一钱。为末，麻油调敷之。小儿，涂于绢衣上着之，七日不解，自愈。（《纲目》引《仁存堂经验方》鹿梨散）

4742 鹿衔草 lù xián cǎo（《滇南本草》）

【异名】 鹿蹄草、小秦王草（《纲目》），破血丹（《植物名实图考》），纸背金牛草、大肺筋草、红肺筋草（《重庆草药》），鹿寿茶（《陕西中草药》），鹿安茶（《山西中草药》），鹿含草（《浙江药用植物志》）。

【基原】 为鹿蹄草科鹿蹄草属植物普通鹿蹄草、鹿蹄草、日本鹿蹄草、红花鹿蹄草的全草。

【原植物】 1. 普通鹿蹄草 *Pyrola decorata* H. Andr.　又名：雅美鹿蹄草、山美人鹿蹄草（《拉汉种子植物名称》）。

常绿亚灌木状小草本，高 15～35 cm。根茎细长，横生或斜升，有分枝。叶 3～6，近基生，叶柄长 1.5～4 cm；叶片薄革质，长圆形至倒卵状长圆形或匙形，长 3～7 cm，宽 2.5～4 cm，先端钝尖，基部楔形或阔楔形，下延于叶柄，上面绿色，沿叶脉为淡绿白色或稍白色，下面色较淡，常带紫色，边缘有疏齿。花葶常带紫色，有 1～2(～3)枚褐色鳞片状叶，先端渐尖，基部稍抱花葶。总状花序长2.5～4 cm，有花 4～10，半下垂；花冠碗形，淡绿色、黄绿色或近白色；花梗腋间有膜质苞片；萼片先端急尖；花瓣倒卵状椭圆形，长达1 cm，先端圆形；雄蕊 10，花丝无毛，花药黄色，具小角；花柱倾斜，上部弯曲，先端有环状突起，伸出花冠，柱头 5 圆裂。蒴果扁球形，直径 7～10 mm。花期6～7月，果期 7～8月。

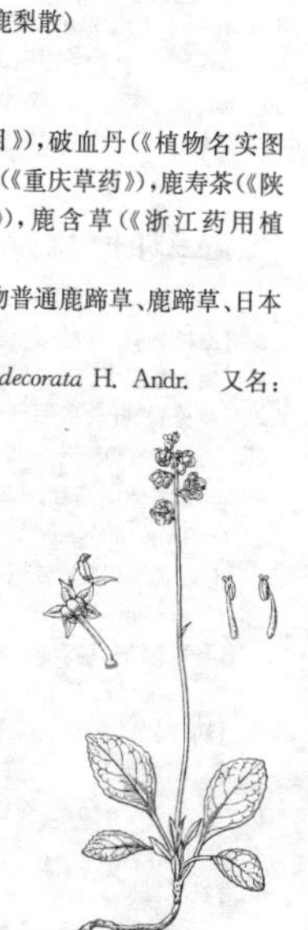

普通鹿蹄草

生于海拔 600～3 000 m 的山地阔叶林或灌丛下。分布于西南、华南及浙江、安徽、福建、江西、陕西、甘肃、台湾等地。

2. 鹿蹄草 *P. calliantha* H. Andr. [*P. rotundifolia* L. subsp. *chinensis* H. Andr.]　又名：河北鹿蹄草、美花鹿蹄草（《拉汉种子植物名称》），川北鹿蹄草（《中国高等植物图鉴》）。

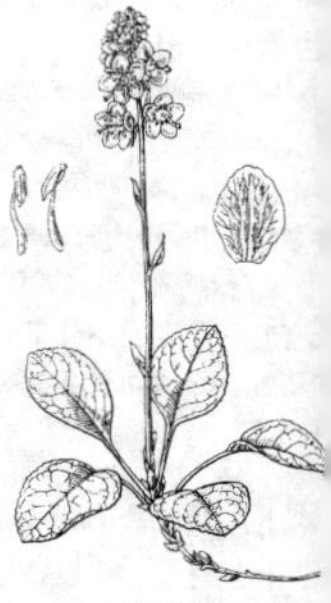

鹿蹄草

本品与普通鹿蹄草的区别在于：叶下面常有白霜；萼片较长，长(4～)5～7.5 mm，边缘近全缘；花较大，直径 1.5～2 cm。花期 6～8月，果期 8～9月。

生于海拔 300～4 100 m 的山地针叶林、针阔叶混交林或阔叶林下。分布于华东、西南及河北、山西、河南、湖北、湖南、西藏、陕西、甘肃、青海等地。

3. 日本鹿蹄草 *P. japonica* Klenze ex Alef.

本品与前两种的区别在于：叶片椭圆形或卵状椭圆形，稀广椭圆形。萼片披针状三角形；苞片线状披针形；花冠白色；花瓣倒卵状椭圆形或卵状椭圆形，先端圆钝；花柱较长，长 11～13 mm。蒴果扁球形。花期 6～7 月，果期 8～9月。

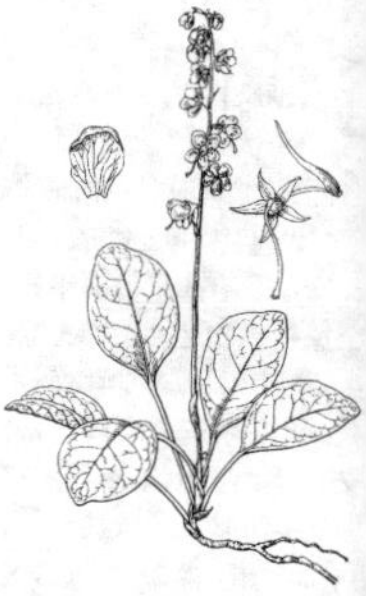

日本鹿蹄草

生于海拔 800～2 000 m的山地针阔叶混交林或阔叶林下。分布于东北及河北、内蒙古、河南。

4. 红花鹿蹄草 *P. incarnata* Fisch. ex DC.

本品与前 3 种的区别在于：植株较大，高 15～30 cm。叶片较大，近圆形、圆卵形至卵状椭圆形，长3.5～6 cm，宽2.5～5.5 cm，两面有时带紫色。花葶上的鳞片状叶狭长圆形或长圆状卵形；萼片三角状宽披针形，长 3.5～5 mm；花冠紫色；花柱长 6～10 mm，伸出花冠。蒴果带紫红色。花期 6～7 月，果期 8～9 月。

生于海拔1 000～2 500 m 的针叶林、针阔叶混交林或阔叶林下。分布于华北及辽宁、吉林、河南、新疆。

此外，尚有鹿蹄草属其他种类在不同产区亦作鹿衔草药用：① 圆叶鹿蹄草 *P. rotundifolia* L.　分布于新疆的阿尔泰地区。② 紫背鹿蹄草 *P. atropurpurea* Franch.　分布于四川、云南、西藏、陕西、甘肃、青海。③ 长叶鹿蹄草 *P. elegantula* H. Andr.　分布于福建、广东。④ 短柱鹿蹄草 *P. minor* L.　分布于吉林、黑龙江、新疆。⑤ 肾叶鹿蹄草 *P.*

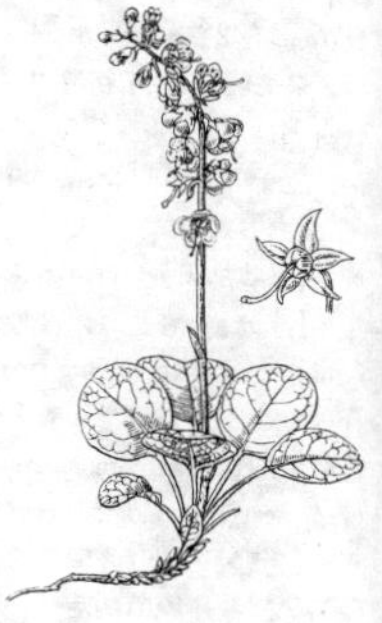

红花鹿蹄草

renifolia Maxim. 分布于东北及河北、内蒙古。

【栽培】 生物学特性 喜较冷凉阴湿环境。土壤以有较多枯朽落叶而排水良好的腐殖质土较好,可在林下栽培。

繁殖方法 分株繁殖。9～10月,结合采收,连匍匐茎一齐扯起,分成单株,每株都要带有部分匍匐茎和须根。在选好的林下,把灌木杂草除去,不要翻动土层,开1.3m宽的畦,按行距25cm开小沟,深6～7cm,把幼苗放入沟里,每隔10cm放1株,斜靠沟壁,盖腐殖质土与地面齐平。栽后淋1次水。平时要勤除杂草,每年冬季要盖腐殖质土拌石灰。

【采收加工】 栽后3～4年采收,在9～10月结合分株进行。采大留小,扯密留稀,每隔6～10cm留苗1株。以后每隔1年,又可采收1次,除去杂草,晒至发软,堆放发汗,盖麻袋等物,使叶片变紫红或紫褐色后,晒干。

【药材】 鹿蹄草 Pyrolae Herba 产于河南、甘肃、陕西、浙江、安徽、江西、湖北、湖南、广东、广西、福建、贵州、四川、云南、西藏。

性状 本品根茎细长。茎圆柱形或具纵棱,长10～30cm。叶基生,长卵圆形或近圆形,长2～8cm,暗绿色或紫褐色,先端圆或稍尖,全缘或有稀疏的小锯齿,边缘略反卷。上表面有时沿脉具白色的裹纹。总状花序有花4～10余朵;花半下垂,萼片5,舌形或卵状长圆形;花瓣5,早落,雄蕊10,花药基部有角,顶孔开裂;花柱外露,有环状突起的柱头盘。蒴果扁球形,直径7～10mm,5纵裂,裂隙边缘有蛛丝状毛。气微,味淡、微苦。

鉴别 叶横切面:上、下表皮细胞类方形,外被角层。下表皮可见气孔,内方具厚角细胞5～7列。上表皮内方有厚角细胞1～3列。栅栏细胞不明显,海绵组织细胞类圆形,含草酸钙簇晶。主脉维管束外韧型,木质部呈新月形,韧皮部窄。薄壁细胞含红棕色或棕黄色物。

【成分】 1. 普通鹿蹄草 含黄酮类成分:山奈酚-3-O-葡萄糖苷(kaempferol-3-O-glucoside),槲皮素-3-O-葡萄糖苷(quercetin-3-O-gluco-side);鹿蹄草素即2,5-二羟基甲苯(2,5-dihydroxytoluene)。

2. 鹿蹄草 含 N-苯基-2-萘胺(N-phenyl-2-naphthylamine),伞形梅笠草素(chimaphilin),高熊果苷(homoarbutin),没食子酸(gallic acid),原儿茶酸(protocatechuic acid),鹿蹄草素,肾叶鹿蹄草素(renifolin),羟基肾叶鹿蹄草素(hydroxylrenifolin);含黄酮类:槲皮素(quercetin),金丝桃苷(hyperin),没食子酰金丝桃苷(galloyl-hyperin);另含没食子鞣质(gallotannin),6-O-没食子酰高熊果苷(6-O-galloylhomoarbutin)。

3. 日本鹿蹄草 含鹿蹄草苷(pirolatin),高熊果苷,熊果苷(arbutin),甲基熊果苷(methyl arbutin),槲皮素,齐墩果酸(oleanolic acid),熊果酸(ursolic acid),三十一烷(hentriacontane),α,β-谷甾醇(α,β-sitosterol)。

4. 红花鹿蹄草 含高熊果苷、异高熊果苷(isohomoarbutin),6-O-没食子酰高熊果苷,右旋儿茶素(catechin),左旋表儿茶素没食子酸酯(epicatechin gallate),原矢车菊素(procyanidin)B₁及B₃,原矢车菊素B₂-3'-O-没食子酸酯(procyanidin B₂-3'-O-gallate),原矢车菊素B₂-3,3'-O-没食子酸酯(procyanidin B₂-3,3'-di-O-gallate),金丝桃苷,金丝桃苷-2''-O-没食子酸酯(hyperin-2''-O-gallate)。

【药理】 1. 对心血管系统的作用 静注鹿蹄草水煎醇沉液降低猫心肌张力-时间指数。猫、犬静注鹿蹄草后,脑血流量增加。鹿蹄草煎剂增加小鼠脑、肾脏器对⁸⁶Rb的摄取能力,升高小鼠血浆 cAMP 含量。

鹿蹄草乙酯提取物对抗离体豚鼠右心室缺血再灌注引起的心律失常。鹿衔草中的2''-O-没食子酰基金丝桃苷(PCA-4)在豚鼠右心室游离壁缺氧再给氧心律失常模型中降低心律失常

发生率,对抗心室肌跨壁传导时间的延长、心肌纤维径向传导速度的降低和外膜下刺激阈值的升高。PCA-4静脉注射对大鼠结扎造成的心肌缺血再灌注损伤有保护作用,增加心肌组织中 SOD 水平,降低脂质过氧化物水平,改善心肌线粒体损伤。

普通鹿蹄草煎液灌胃降低氯仿致小鼠心室纤颤。普通鹿蹄草、鹿蹄草水煎醇沉部分均均增加离体蛙心收缩幅度。

2. 对免疫功能的影响 鹿蹄草煎剂可使小鼠淋巴细胞的 E-玫瑰花环形成率增高,促进人淋巴细胞转化率。普通鹿蹄草、鹿蹄草水煎醇沉部分给小鼠灌胃,对抗环磷酰胺导致的白细胞数降低和功能低下的迟发型超敏反应。

3. 抗炎作用 鹿蹄草水煎剂给小鼠灌胃,能抑制二甲苯所致小鼠耳郭炎症;抑制醋酸诱发的小鼠腹腔毛细血管通透性的增高,抑制大鼠角叉菜胶性关节炎,对大鼠棉球肉芽肿,抑制佐剂性关节肿胀。多次用药可提高胸腺、脾脏重量。普通鹿蹄草、鹿蹄草水煎醇沉部分给小鼠灌胃降低小鼠二甲苯所致耳肿炎性肿胀、角叉菜胶所致足肿胀,减少醋酸所致的小鼠扭体次数。

4. 抗菌作用 普通鹿蹄草、鹿蹄草水煎醇沉部分体外抑制金黄色葡萄球菌、肺炎球菌等。鹿蹄草素体外抑制多种革兰阳性菌和阴性菌,但皮下注射或静脉注射对小鼠金黄色葡萄球菌感染、铜绿假单胞菌感染几乎没有保护作用,体内血药浓度检测提示本品在动物体内迅速代谢,失去抗菌活性。

5. 其他作用 体外试验表明鹿蹄草所含的 N-苯基-α-萘胺、伞形梅笠草素、没食子酸、鹿蹄草素等对 P₃₈₈ 淋巴白血病细胞有抑制作用。鹿蹄草水提取物的氯仿和正丁醇可溶性部分能抑制花生四烯酸诱导的血小板聚集。

毒性 普通鹿蹄草、鹿蹄草水煎醇沉部分给小鼠灌胃的 LD₅₀ 为222.84 g/kg、231.0 g/kg。

【药性】 甘、苦,平。归肝、肾经。

1.《滇南本草》:"味辛、凉,性温、平。无毒。走足少阴。"

2.《植物名实图考》:"入肝、肾二经。"

3.《四川中药志》1960年版:"性温,味苦。"

4.《陕西中草药》:"味微苦、涩,性平。"

5.《山西中草药》:"微甘,温。"

【功用主治】 补肾强骨,祛风除湿,止咳,止血。主治肾虚腰痛,风湿痹痛,筋骨痿软,泄泻痢疾,新久咳嗽,吐血衄血,崩漏,外伤出血。

1.《滇南本草》:"添精补髓,延年益寿。治筋骨疼痛,痰火之症,煎点水酒服。"

2.《植物名实图考》:"治吐血,通经有效。《安徽志》:性益阳。强筋、健骨,补髓膜,生津液。"

3.《四川中药志》1960年版:"强筋壮骨,祛风除湿,补虚劳,止惊悸、盗汗。治筋骨软,各种出血,风湿关节痛,惊痫吐舌及鼠瘘、痈肿等证。"

4.《湖南药物志》:"活血止血。治金创出血,一切蛇虫虫咬伤。"

5.《黑龙江中草药手册》:"为收敛药,治创伤出血及蛇虫咬伤。有用作补益,治虚劳咳嗽,强筋壮骨。又主治痈疽疔肿、瘰疬诸疮。有清热解毒,止血作用。又有补脾肾,生精液和调经功效。"

6.《陕西中草药》:"补肾壮阳,祛风除湿,调经活血,收敛止血。治虚劳咳嗽,肾虚盗汗,腰膝无力,风湿性及类风湿关节炎,崩漏,白带,结膜炎,各种出血。"

7.《内蒙古中草药》:"治过敏性皮炎。"

8.《福建药物志》:"主治慢性细菌性痢疾,慢性肠炎,风湿关节痛,神经衰弱,毒蛇咬伤。"

9.《浙江药用植物志》:"祛痰,止血,补肾,降压,调经,解毒。主治内外伤出血,痢疾,风湿痹痛,月经不调,产后瘀滞,慢性肾炎,皮炎,蛇虫咬伤。"

【用法用量】 内服：煎汤，15～30 g；研末，6～9 g。外用：捣敷或研末撒；或煎水洗。

【宜忌】 孕妇慎服。

1.《四川中药志》1960年版：“湿热瘀痹者忌用。”

2.《陕西中草药》：“忌酒及刺激性食物。”

3.《山西中草药》：“孕妇慎服。”

【选方】 1. 治慢性风湿性关节炎，类风湿关节炎 鹿蹄草、白术各 12 g，泽泻 9 g。水煎服。

2. 治肾虚腰痛，阳痿 鹿衔草 30 g，猪肉一对。炖食。（1、2方出自《陕西中草药》）

3. 治肺结核咯血 鹿衔草、白及各 12 g。水煎服。《山西中草药》

4. 治子宫功能性出血 鹿衔草、苦丁茶各 9 g。水煎，经期服。

5. 治产后瘀滞腹痛 鹿含草 15 g，一枝黄花 6 g，苦参菜 9 g。水煎服。产后胎盘不下，鲜全草 60 g，水煎服。（4、5方出自《浙江药用植物志》）

6. 避孕 鹿蹄草焙干为末，每次服 9 g，于月经前服 1 次，经末连服 3 日，每早空腹服。《内蒙古中草药》

7. 治骨质增生症 鹿蹄草 25 g，熟地 100 g，申姜 75 g，鸡血藤 75 g，肉苁蓉 50 g。共研细末，炼蜜为丸，每丸重15 g，每服 1 丸，日 2 次。《长白山植物药志》

【临床报道】 1. 治疗高血压病 用双盲法随机分甲、乙两组治疗高血压病 101 例。甲组 51 例，用鹿蹄草Ⅰ号（含鹿蹄草、短柄五加、柿叶等）；乙组 50 例，用鹿蹄草Ⅱ号（单味鹿蹄草）。鹿蹄草Ⅰ号、Ⅱ号均为茶剂，每次 1 袋，每袋 1 包用开水 200 ml 浸泡 5～10 分钟，代茶饮用，连续冲泡 2 遍，每日 3 袋。治疗期间停用一切其他药物，保持原有饮食及生活习惯不变。1 个疗程（45 日）后，51 例中显效 31 例，有效 9 例，无效 11 例，总有效率为 78.43%。乙组 50 例中显效 21 例，有效 13 例，无效 16 例，总有效率为 68.0%。经统计学处理，两组疗效无显著性差异。治疗 1 里期后血压均逐步下降，收缩压、舒张压都明显下降，且 4 星期明显，以后趋于稳定。两组的收缩压、舒张压均明显下降，但组间可相互无显著性差异。对血脂增高者，其血清胆固醇分别下降 0.81 mmol/L (31.24 mg%)和 1.67 mmol/L(64.34 mg%)，自身对照有非常显著性差异，但组间对照无显著性差异；对三酰甘油则无影响。

2. 治疗肺炎 用鹿蹄草提取物鹿蹄草素针剂静脉滴注和肌注并用，每日总量分别为 190、400 和 960 mg 三个剂量组。静脉滴注：鹿蹄草素 150～800 mg，加入 5%～10% 葡萄糖注射液 1 000 ml，每日 1 次；肌注：鹿蹄草素 10～40 mg，每 6 小时 1 次。治疗至热退正常 3～4 日，临床症状基本消失，肺部炎性体征消失，白细胞下降到正常范围内，即予停药观察。治疗期间可并用祛痰药和维生素类药物辅助治疗。经治 80 例，结果：治愈 68 例，无效 12 例，总有效率为 85%。各剂量组疗效基本相同。

3. 治疗肠道感染 儿童轻型泄泻及普通型菌痢者，口服鹿草素 40 mg，每日 3～4 次，或肌注 40 mg，每日 2～3 次；重型泄泻及重型中毒菌痢者，静脉滴注鹿蹄草素100～300 mg，分 2 次滴入，症状好转后改肌注或口服。成人菌痢者，口服鹿蹄草素 200 mg，每日 4 次，同时静脉滴注鹿蹄草每日 400 mg 后，肌注 40 mg，每 8 小时一次，连续 3 日后停用静滴，仅口服和肌注，直至恢复正常后 3 日停药。共治疗婴幼儿泄泻 36 例，急性菌痢 46 例。结果：婴幼儿泄泻组中痊愈 22 例，好转 8 例，无效 6 例，总有效率为 83.33%，治疗后大便性状恢复正常日数为 1.92 日，平均止泻日数为 3.08 日。菌痢组中 34 例痊愈，8 例好转，4 例无效。

4743 鹿蹄肉 lù tí ròu 《千金方》

【基原】 为鹿科鹿属动物梅花鹿或马鹿的蹄肉。

【原动物】 参见“鹿茸”条。

【采制加工】 宰鹿后，割取鹿蹄，鲜用或干燥。

【药性】 甘，平。

【功用主治】 补虚祛风，除湿止痛。主治风寒湿痹，腰脚酸痛。

1.《千金方》：“主脚膝骨中疼痛，不能践地。”

2.《日华子》：“治脚膝酸。”

3.《本草药性大全》：“主腰膝酸痛，治风痛下踝。”

4. 姚可成《食物本草》：“主诸风。”

【用法用量】 内服：煮食，适量。

【选方】 1. 治风寒湿痹，四肢拳急，骨节疼痛 鹿蹄一具(治如食)，牛膝菜半斤。上煮令极熟，着葱、椒调和，任性食之。《食医心镜》

2. 治诸风虚，腰脚疼痛，不能践地 鹿蹄四只，陈皮二钱，草果二钱。上件煮令烂熟，取肉入五味，空腹食之。《饮膳正要》鹿蹄汤）

4744 鹿耳翎根 lù ěr líng gēn 《福建药物志》

【基原】 为菊科菊属植物六棱菊的根。

【原植物】 参见“鹿耳翎”条。

【采制加工】 9～10 月采挖，鲜用或晒干。

【药性】 辛，凉。

【功用主治】 祛风，解毒，散瘀。主治头痛，毒蛇咬伤，肝硬化，妇女闭经。

【用法用量】 内服：煎汤，15～30 g。鲜品可用 60 g。外用：捣敷。

【选方】 1. 治久年头痛，产后风痛 六棱菊鲜根 60 g。水煎服，或炖羊肉 1 个，加酒少许服。《福建药物志》

2. 治青竹蛇咬伤 六棱菊根 60 g，磨水内服；另用六棱菊茎叶(鲜)适量，捣烂外敷。《江西草药》

4745 鹿梨果皮 lù lí guǒ pí 《本草经疏》

【异名】 野梨皮（江西《草药手册》）。

【基原】 为蔷薇科梨属植物豆梨的果皮。

【原植物】 参见“鹿梨”条。

【采收加工】 果实成熟时采摘，削取果皮，晒干。

【药性】《浙江药用植物志》：“甘、涩，凉。”

【功用主治】 清热生津，涩肠止痢。主治热病伤津，久痢，疥癣。

1.《本草图经》：“治疮癣及疥癞。”

2.《浙江药用植物志》：“清热，生津，收敛。主治热病伤津，久痢，水肿，消化不良。”

【用法用量】 内服：煎汤，9～15 g。

4746 鹿梨根皮 lù lí gēn pí 《本草经疏》

【基原】 为蔷薇科梨属植物豆梨的根皮。

【原植物】 参见“鹿梨”条。

【采收加工】 全年均可采，挖出侧根，剥取根皮，鲜用。

【药性】 酸、涩，寒。

【功用主治】《药性考》：“洗疮疥疾。”

【用法用量】 外用：捣敷；或煎水熏洗。

【选方】 治一切癣 鹿梨根，刮去捣烂，醋和，麻布包擦之；干者为末，以水和捣。《纲目》引《唐瑶经验方》

4747 旋花 xuán huā 《本经》

【异名】 筋根花《本经》，鼓子花《本草图经》，打碗花《救荒本草》。

【基原】 为旋花科打碗花属植物旋花的花。

【原植物】 旋花 Calystegia sepium (L.) R. Br. [Convolvulus sepium L.] 又名：菖《诗经》)，富、蕈茅《尔雅》)，蕣《说文》)，乌蒀《广雅》)，燕蒀《诗疏》[陆玑]），美草《别录》)，旋菖、筋根《新修本草》)，菖旋《四声本草》)，续筋根、肫肠草《本草图经》)，兔儿苗、狗儿秧《救荒本草》)，天剑草《纲目》)，饭藤《植物名实图考长编》)。

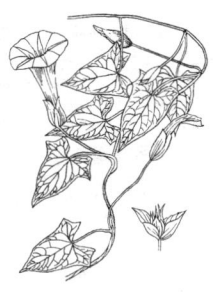

旋 花

多年生草本。全株不被毛。茎缠绕，有细棱。叶形多变，叶片三角状卵形或宽卵形，长 4~10 cm，宽 2~6 cm，先端渐尖或锐尖，基部戟形或心形，全缘或基部稍伸展为具 2~3 个大齿缺的裂片。花单生叶腋；花梗长达 10 cm，有细棱或有时狭翅；苞片 2，宽卵形，先端锐尖；萼片 5，卵形；花冠通常白色或有时淡红色或紫色，漏斗状，冠檐微裂；雄蕊 5，花丝基部扩大，被小鳞毛；子房1 cm，为增大的宿存苞片和萼片所包被。种子黑褐色，长约 4 mm，表面有小疣。花期 6~7 月，果期 7~8 月。

生于海拔 140~2 600 m 的路旁、溪边草丛、农田边及山坡林缘。我国大部分地区有分布。

本植物的茎叶（旋花苗）、根（旋花根）亦供药用，另设专条。

【采收加工】 6~7 月开花时采收，晾干。

【药性】 甘，温。

1.《本经》："味甘，温。"

2.《别录》："无毒。"

3.《纲目》："甘滑，微温。"

4. 姚可成《食物本草》："味甘、辛，温，无毒。"

【功用主治】 益气，养颜，涩精。主治面皯，遗精，遗尿。

1.《本经》："主益气，去面皯黑色。"

2.《药性考》："秘精益气。"

【用法用量】 内服：煎汤，6~10 g；或入丸剂。

【选方】 秘精益髓　五色龙骨五两，覆盆子五两，莲花蕊四两（未开者，阴干），鼓子花三两，鸡头子仁一百个，并为末，以金樱子二百枚（去皮），木臼捣烂，水七升，煎浓汁一升，去滓和药，杵二千下，丸梧子大，每空心温盐酒下三十丸。忌葵菜。（《瑞竹堂经验方》太乙金锁丹）

4748 旋花苗 xuán huā miáo 《本草拾遗》

【基原】 为旋花科打碗花属植物旋花的茎叶。

【原植物】 参见"旋花"条。

【采收加工】 6~8 月采收，鲜用或晒干。

【药性】 甘，微苦，平。

【功用主治】 清热解毒。主治丹毒。

1.《本草拾遗》："主丹毒，小儿热毒。"

2.《纲目》："能制雄黄。"

3.《国药的药理学》："为利尿药，治糖尿病。"

【用法用量】 内服：煎汤，10~15 g；或绞汁。

4749 旋花根 xuán huā gēn 《本经》

【异名】 旋葍草根《救急方》)，篱天剑根《湖南药物志》)。

【基原】 为旋花科打碗花属植物旋花的根。

【原植物】 参见"旋花"条。

【采收加工】 3~9 月采挖，晒干或鲜用。

【药性】 甘，微苦，温。

1.《本经》："味辛。"

2.《新修本草》："味甘。"

3.《救荒本草》："味甘，性温。"

4.《纲目》："根：辛，温，无毒。""花、根、茎、叶并甘滑微苦。"

【功用主治】 益气补虚，续筋接骨，解毒，杀虫。主治劳损，金疮，丹毒，蛔虫病。

1.《本经》："主腹中寒热邪气。利小便，久服不饥，轻身。"

2.《别录》："主续筋。"

3.《本草拾遗》："根苗捣绞汁服之，主丹毒，小儿热毒。根主续筋骨，合金疮。"

4.《纲目》："补劳损，益精气。"

【用法用量】 内服：煎汤，10~15 g；或绞汁。外用：捣敷。

【选方】 1. 治被斫筋断　旋葍根捣汁，沥疮中，仍以滓裹之，即封裹之。（《外台》引《必效方》)

2. 治蛔虫病　篱天剑根 30 g，煮鸡蛋食。（《湖南药物志》)

【各家论述】《本草经疏》："旋花根细如筋，可噉，故《别录》言其久服不饥。细among土车夫每载之，云蓍归煎汤饮，可补损伤，则益气续筋之说尤可征矣。"

4750 旋鸡尾 xuán jī wěi 《广西药用植物名录》

【基原】 为铁角蕨科铁角蕨属植物厚叶铁角蕨的根茎。

【原植物】 厚叶铁角蕨 Asplenium griffithianum Hook.

植株高 20~25 cm。根茎直立，下部密生丝状纤维状须根，顶部被深棕色、披针形鳞片，顶部渐变成纤维状，边缘略有粗齿。叶近生；叶柄长 3~4 mm，或近无柄，淡禾红色，疏被鳞片；叶片近肉质，线状倒披针形，长 20~25 cm，宽 1.5~2.5 cm，顶部短渐尖，下部渐狭并下延于短叶柄，全缘或上部有疏缺刻或有钝齿；中脉两面隆起，侧脉二叉，斜向上，两面不明显。孢子囊群线形，长 5~7 mm，背生于侧脉上侧一边，距离叶边 1/3~2/3，在中脉两侧各成 1 排；囊群盖线形，全缘，灰白色。

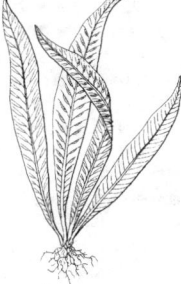

厚叶铁角蕨

生于密林下沟谷岩石上或水旁。分布于华南、西南及福建、湖南、台湾等地。

【采收加工】 9~11 月采挖，晒干。

【药性】 微苦，凉。

【功用主治】《中国药用孢子植物》："清热，利尿，消炎。治黄疸，高热，烧烫伤。"

【用法用量】 内服：煎汤，9~15 g。外用：研末敷。

【选方】 治黄疸　厚叶铁角蕨 15 g，虎杖 9 g，茵陈 15 g。煎服。（《中国药用孢子植物》)

4751 旋覆花 xuán fù huā 《本经》

【异名】 覆、盗庚《尔雅》)，盛椹《本经》)，戴椹《别录》)，飞天蕊（侯宁极《药谱》)，金钱花《本草图经》)，野油花《小儿卫生总微论方》)，滴滴金、夏菊《纲目》)，金钱菊《花史》)，艾菊、迭罗黄《群芳谱》)，满天星《岭南采药录》)，六月菊《铁岭县志》)，黄熟花（南京民间药草》)，水葵花、金盏花（贵州民间方药集》)，复花《新疆药材》)，小黄花《河北药材》)，猫耳朵花、驴耳朵花《山东中药》)，金沸花、伏花、全福花《上海常用中草药》)。

【基原】 为菊科旋覆花属植物旋覆花或欧亚旋覆花的花序。

【原植物】 1. 旋覆花 *Inula japonica* Thunb. [*I. britanica* L. var. *japonica* (Thunb.) Franch. et Sav.；*I. britanica* L. var. *chinensis* Regel] 又名：毛耳朵（《尔雅义疏》）。

多年生草本，高 30～80 cm。根状茎短，横走或斜升，具须根。茎单生或簇生，绿色或紫色，有细纵沟，被长伏毛。基部叶花期枯萎，中部叶长圆形或长圆状披针形，长 4～13 cm，宽 1.5～4.5 cm，先端尖，基部渐狭，常有圆形半抱茎的小耳，全缘或有疏齿，上面具疏毛或近无毛，下面具疏伏毛和腺点，中脉和侧脉有较密的长毛，上部叶渐小，线状披针形。头状花序，径 3～4 cm，多数或少数排列成疏散的伞房花序；花序梗细长；总苞半球形，径 1.3～1.7 cm，总苞片约 5 层，线状披针形，最外层苞片叶质而较长；舌状花黄色，舌片线形，长 10～13 mm；管状花花冠长约 5 mm，有三角披针形裂片；冠毛白色，1 轮。瘦果圆柱形，长 1～1.2 mm，有 10 条纵沟，被疏短毛。花期 6～10 月，果期 9～11 月。

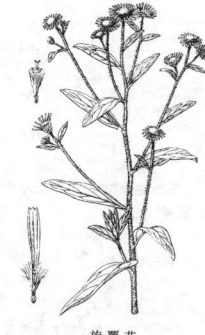

旋覆花

生于海拔 150～2 400 m 的山坡路旁、湿润草地、河岸和田埂上。广布于东北、华北、华东、华中及广西等地。

2. 欧亚旋覆花 *I. britanica* L. 又名：大花旋覆花（《中药志》）。

与旋覆花不同点在于：叶片长圆或椭圆状披针形，基部宽大，心形，有耳，半抱茎。头状花序，径 2.5～5 cm；总苞径 1.5～2.2 cm，长达 1 cm。瘦果圆柱形，有浅沟，被短毛。

生于河岸、湿润坡地、田埂和路旁。分布于东北、华北及河南、陕西、甘肃、新疆等地。

本植物的根（旋覆花根）及全草（金沸草）亦供药用，另设专条。

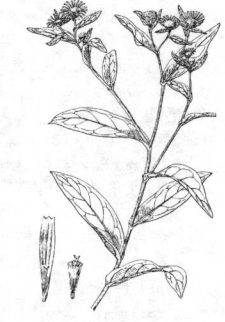

欧亚旋覆花

【栽培】 生物学特性 喜温暖湿润气候。以土层深厚、疏松肥沃、富含腐殖质的砂质壤土栽培为宜。重黏土及过干燥地不宜栽培，忌连作。

繁殖方法 种子繁殖或分株繁殖。种子繁殖：8 月果实成熟时，分批采摘，脱粒，晒干。春播 3～4 月，条播，按行株距 30 cm 开浅沟，将种子与草木灰拌匀播入沟内，覆土，浇水。经 2～3 星期出苗。穴播，按行株距 25 cm×25 cm 开穴播种。分株繁殖：3～4 月挖掘植株的分蘖苗及根茎，穴栽，每次可栽分蘖苗 3 株或根茎 4～5 节，覆土。

田间管理 用种子繁殖待苗高 3～6 cm 时，间苗、补苗。每年 5 月和 7 月及雨后要进行中耕除草，并结合施肥，以人畜粪为主。收割后需进行培土。遇旱季要浇水；雨季注意排水。

病虫害防治 病害有根腐病，多雨季节注意松土排水。可用 50%多菌灵可湿性粉剂 1 000 倍液或用石灰 5 kg 加水 100 kg 浇穴。

【采收加工】 7～10 月分批采收花序，晒干。

【药材】 旋覆花 Inulae Flos 主产于河南信阳、洛阳，江苏南通、启东，河北保定，浙江杭州、宁波。以河南产量最大，江苏、浙江品质最佳。

性状 本品呈扁球形或类球形，直径 1～2 cm。总苞由多数苞片组成，呈覆瓦状排列，苞片披针形或条形，灰黄色，长 4～11 mm；总苞基部有时残留花梗，苞片及花梗表面被白色茸毛，舌状花 1 列，黄色，长约 1 cm，多卷曲，常脱落，先端 3 齿裂；管状花多数，棕黄色，长约 5 mm，先端 5 齿裂；子房顶端有多数白色冠毛，长 5～6 mm。有的可见椭圆形小瘦果。体轻，易散碎。气微，味微苦。

鉴别 (1) 本品表面观：苞片非腺毛 1～8 细胞，多细胞者基部膨大，顶端细胞特长；内层苞片另有 2～3 细胞并生的非腺毛。冠毛为多列性非腺毛，边缘细胞稍向外突出。子房表皮细胞含草酸钙柱晶，长约 48 μm，直径 2～5 μm；子房非腺毛 2 列性，1 列为单细胞，另列通常 2 细胞；长 90～220 μm。苞片、花冠腺毛棒槌状，头部多细胞，多排成 2 列，围有角质囊，柄多细胞，2 列。花粉粒类球形，直径 22～33 μm，外壁有刺，长约 3 μm，具 3 个萌发孔。

(2) 薄层色谱：取本品粉末 2 g，置具塞锥形瓶中，加石油醚（60～90 ℃）30 ml，冷浸 1 小时，加热回流 30 分钟，放冷，滤过，滤液浓缩至近干，残渣加石油醚（60～90 ℃）2 ml 使溶解，作为供试品溶液。另取旋覆花对照药材 2 g，同法制成对照药材溶液。吸取上述两种溶液各 5 μl，分别点于同一硅胶 G 薄层板上，以石油醚（60～90 ℃）-醋酸乙酯（5∶1）为展开剂，展开，取出，晾干，喷以 5%香草醛硫酸溶液，加热至斑点显色清晰。供试品色谱中，在与对照药材色谱相应的位置上，显相同颜色的主斑点。

【成分】 1. 旋覆花 花含内酯类成分：旋覆花次内酯（inulicin），去乙酰旋覆花次内酯（deacetyl inulicin），大花旋覆花内酯（britannilactone），单乙酰基大花旋覆花内酯（monoacetylbritannilactone），二乙酰基大花旋覆花内酯（diacetylbritan nilactone），环醚大花旋覆花内酯（britannilide），氧化大花旋覆花内酯（oxobritan nilactone），旋覆花佛术内酯（eremobritanilin），旋覆花酸（inulalic acid）。含黄酮类成分：山柰酚（kaempferol），槲皮素（quercetin），桂柳素（tamarixetin），杜鹃黄素（azaleatin），5, 4′-二甲氧基槲皮素（5, 4′-dimethoxyquercetin），红车轴草素（pratensein）。又含蒲公英甾醇（taraxasterol），蒲公英甾醇乙酸酯（taraxasterol acetate），胡萝卜苷（daucosterol），肉豆蔻酸（myristic acid），棕榈酸（palmitic acid），甘油三硬脂酸酯（stearin）。

2. 欧亚旋覆花 花含内酯类成分：大花旋覆花内酯，单乙酰基大花旋覆花内酯，二乙酰基大花旋覆花内酯，环醚大花旋覆花内酯，氧化大花旋覆花内酯，旋覆花酸，红车轴草素，天人菊内酯。黄酮类成分：山柰酚，4′, 5-二甲氧基槲皮素，桂柳素，杜鹃黄素，槲皮素（isoquercitrin），芹菜素（apigenin），芹菜素-7-O-β-吡喃葡萄糖苷（apigenin-7-O-β-glucopyranoside），槲皮素-3′, 4′-二甲氧基-7-O-β-吡喃葡萄糖苷（quercetin 3′, 4′-dimethoxy-7-O-β-glucopyranoside）。二萜苷成分：inuloside A B, 17-O-β-D-吡喃葡萄糖基-16-贝壳杉-19-酸（17-O-β-D-glucopyranosyl-16-β-H -ent-kauran-19-oic acid），17-O-β-D-吡喃葡萄糖基-16-贝壳杉-19-酸-19-O-β-D-吡喃葡萄糖苷（17-O-β-D-glucopyranosyl-16-β-H -ent-kauran-19-oic acid-19-O-β-D-glucopyranoside）。倍半萜类成分：4α, 6α-二羟基桉叶-8β, 12-内酯（4α, 6α-dihydroxyeudesman-8β, 12-olide），8-表-堆心菊素（8-epihelenalin），4α, 5β-环氧泽兰内酯（4α, 5β-epoxynorpatolide），4α, 5β-环氧去乙酰卵南美菊素（4α, 5β-epoxydesacatylovalifolin），5α-hydrodehydroleucodin。还含咖啡酸（caffeic acid），绿原酸（chlorogenicacid），蒲公英甾醇，蒲公英甾酮乙酸酯。

【药理】 1. 对呼吸系统的作用 二氧化硫引咳法显示小鼠腹腔注射水煎剂有镇咳作用。采用小鼠气管冲洗酚红法，腹腔注射显现祛痰作用。旋覆花黄酮对组胺引起的豚鼠支气管痉挛性哮喘有保护作用，对抗组胺引起的豚鼠离体气管痉挛。

2. 抗炎作用　腹腔注射水煎剂,抑制巴豆油所致小鼠耳部炎症。灌服无效。旋覆花中的旋覆花次内酯在多种模型中显示抗炎作用。

3. 对免疫系统的作用　旋覆花水提液经口给药降低小鼠脾重,减少初次免疫应答 IgG_1 量;腹腔注射能抑制 γ-干扰素(γ-IFN)生成或细胞毒性,抑制 γ-IFN 和白介素-6(IL-6)生成,诱导淋巴结细胞 IL-4 生成。旋覆花提取物加入饮水中自由饮用,对链脲霉素诱导的自身免疫性糖尿病模型小鼠能抑制血糖水平升高,改善胰岛 β 细胞等病变,抑制受刺激的脾 T 淋巴细胞产生 γ-IFN,降低 $CD4^+$ 细胞中 γ-IFN 生成细胞的比例。

4. 抗微生物作用　旋覆花煎剂抑制金黄色葡萄球菌等。欧亚旋覆花内酯体外对肠道滴虫和溶组织阿米巴均有杀虫作用。旋覆花水提物在筛选试验中有抑制 II 型单纯疱疹病毒的作用。

5. 保肝作用　旋覆花热水提取物注射给予痤疮丙酸杆菌和脂多糖诱导的急性肝功能衰竭小鼠能增加存活率,从中分离出的有效成分蒲公英甾醇乙酸酯还对 CCl_4 或 D-氨基半乳糖诱导的小鼠肝损伤有降低氨基转移酶、抑制肝细胞变性坏死的作用。

6. 其他作用　旋覆花对牛心 cAMP 磷酸二酯酶具有抑制作用。经犬肝动脉灌注不同剂型的旋覆花注射液,可引起血压下降。在人体对血压影响则不明显。旋覆花次内酯能兴奋中枢神经系统和肠道平滑肌,有抗溃疡及利尿作用。

毒性　小鼠灌胃旋覆花水煎剂的 LD_{50} 为 50 g/kg,毒性较低。小鼠灌胃旋覆花次内酯的 LD_{50} 为 1 330 mg/kg,腹腔注射为 476 mg/kg。

【炮制】　1. 旋覆花　取原药材,除去梗、叶、花柄及杂质,筛去砂屑。

2. 蜜旋覆花　取炼蜜用适量开水稀释后,加入净旋覆花中拌匀,稍闷,置锅内,用文火炒至表面深黄色,不粘手为度,取出放凉。每旋覆花 100 kg,用炼蜜 25 kg。

3. 炒旋覆花　取净旋覆花,置锅内,用文火炒至带焦斑时,取出放凉。

饮片性状　旋覆花参见"药材"项。蜜旋覆花形如旋覆花,深黄色,多微碎,具蜜香气,味甜。炒旋覆花形如旋覆花,具焦斑。

贮干燥容器内,蜜旋覆花、炒旋覆花密闭,置阴凉干燥处,防潮。

【药性】　苦、辛、咸、微温。归肺、胃、大肠经。

1. **《本经》:**"味咸、温。"

2. **《别录》:**"甘、微冷利,有小毒。"

3. **《药性论》:**"味甘,无毒。"

4. **《纲目》:**"乃手太阴肺,手阳明大肠药也。"

5. **《雷公炮制药性解》:**"入肺、肝、大肠、膀胱四经。"

6. **《本草新编》:**"入心、肝、大小肠。"

【功用主治】　消痰行水,降气止呕。主治咳喘痰黏,呕吐噫气,胸痞胁痛。

1. **《本经》:**"主结气胁下满,惊悸,除水,去五脏间寒热,补中,下气。"

2. **《别录》:**"消胸上痰结,唾如胶漆,心胁痰水,膀胱留饮,风气湿痹,皮间死肉,目中眵臀,利大肠,通血脉,益色泽。"

3. **《药性论》:**"主肋胁气,下寒热水肿,主治膀胱宿水,去逐大腹,开胃,止呕逆不下食。"

4. **《日华子》:**"明目,治头风,通血脉。"

5. **《汤液本草》:**"发汗、吐、下后,心下痞,噫气不除者宜此。"

6. **《医学入门》:**"逐水,消痰,止呕噫。"

7. **《医林纂要》:**"补心,通血脉,顺气,止吐,除噎膈痞噻。"

8. **《药性切用》:**"下气定喘,软坚化痰,为疏理风气水湿专药。"

9. **《药性考》:**"治噎消痰,止呕利脏,腹疮唇裂,染须乌发,头风白屑。"

10. **《南京民间药草》:**"花和苗,祛湿、拔毒、消肿,煎水洗患处。"

【用法用量】　内服:煎汤(纱布包煎或滤去毛),3~10 g。

【宜忌】　阴虚劳嗽,风热燥咳者禁服。

1. **《本草衍义补遗》:**"病人涉寒者不宜多服,利大肠,戒之。"

2. **《本经逢原》:**"阴虚劳嗽,风热燥咳,不可误用。"

【选方】　1. 治伤寒中脘有痰,令人壮热,项筋紧急,时发寒热,皆类伤风,但不头痛为异　前胡三两、荆芥四两、半夏一两(洗、姜汁浸)、赤句药二两、细辛一两、甘草一两(炙)、旋覆花三两。上捣罗为末,每服二钱,水一盏,生姜五片,枣子一枚,同煎至六分,去滓,热服,未知再服。《类证活人书》金沸草散

2. 治咳嗽呕逆　旋覆花 9 g、半夏 6 g、前胡 6 g、苏子 9 g、生姜 9 g。水煎服。《青岛中草药手册》

3. 治风痰呕逆,饮食不下,头目昏闷　旋覆花、枇杷叶、川芎、细辛、赤茯苓各一钱,前胡一钱五分。姜、枣水煎服。《妇人良方》旋覆花汤

4. 治中脘伏病,吐逆眩晕　旋覆花(去根)、半夏(汤泡七次)、橘红、干姜(炮)各一两,槟榔、人参、甘草、白术各半两。上哎咀,每服四钱,水一盏半,生姜七片,煎至七分,去滓温服,不拘时候。《济生方》旋覆花汤

5. 治痰饮在胸膈,呕不止,心下痞硬者　旋覆花、半夏、茯苓、青皮。水煎服。《产科发蒙》旋覆半夏汤

6. 治痰饮发汗,若吐若下解后,心下痞硬,噫气不除者　旋覆花三两,人参二两,生姜五两,代赭石一两,甘草三两(炙),半夏半升(洗),大枣十二枚(擘)。上七味,以水一斗,煮取六升,去滓,再煎取三升,温服一升,日三服。《伤寒论》旋覆代赭汤

7. 治肝着,亦治妇人半产漏下　旋覆花三两,葱十四茎,新绛少许。以水三升,煮取一升,顿服之。《金匮要略》旋覆花汤

8. 治伏暑、湿温,胁痛或咳或不咳,无寒,但潮热或竟寒热为疟状　旋覆花三钱(绢包),苏子霜三钱,广皮二钱,半夏五钱,茯苓块三钱,薏仁五钱。水八杯,煮取三杯,分三次温服。《温病条辨》香附旋覆花汤

9. 治风湿痰饮上攻,头目胀胀眩瞑　旋覆花、天麻、甘菊花各等分,为末,每晚服二钱,白汤下。《本草汇言》引《方脉正宗》

10. 治如胶漆稠黏,咽喉不利　用旋覆花为末,每服二三钱,水煎,时时呷服。《卫生易简方》

11. 治小便不行,因痰饮留闭者　旋覆花一握。捣汁,和生白酒服。《本草汇言》引《方脉正宗》

12. 治老人春时多偏正头疼,男子女人通用　旋覆花二两(熔),白僵蚕二两(炒),石膏二分(细研)。上杵为末,以葱煨熟,和根同杵为丸,桐子大。急用:葱茶下二九。慢痛,不过二服。《养老奉亲书》

【各家论述】　1. **《本草衍义》:**"旋覆花,行痰水,去头目风,亦走散之药也。"

2. **《注解伤寒论》**成无己:"硬则气坚,咸味可以软之,旋覆之咸以软痞硬。"

3. **《纲目》:**"(旋覆)所治诸病,其功只在行水、下气、通血脉尔。"

4. **《本草发明》:**"旋覆花,消痰导饮、散结利气之味,其云除痞悸者,以去心下水饮,心神自定也。又治目中臀臀火风,毕竟痰饮结滞而生风热,此能散之,火自清也。"

5. **《本草汇言》:**"旋覆花,消痰逐水,利气下行之药也。主肺结气,胁下虚满,胸中结痰,痞坚噫气,或心脾伏饮,膀胱留水等症。大抵此剂微咸以软坚散痞硬,性利以下气行痰水,实消伐之药也。本草有定惊悸、补中之说,窃思痰闲心包络之间,往往

令人病惊,旋覆破痰逐饮,痰饮去则胞络清净而无碍,五志自宁,惊悸安矣。"又:"童玉峰云,若热痰,则多烦热;湿痰,则多倦怠软弱;风痰,则多瘫痪奇症;惊痰,则多心痛癫疾;冷痰,则多骨痹痿症;饮痰,则多胁痛臂痛;食积痰,则多癖块痞满。其为病状,种种变见,用旋覆花,虚实寒热,随证加入,无不应手获效。"

6.《本草经疏》:"旋覆花,其味首条之以咸,润下作咸,咸能软坚;《别录》加甘,甘能缓中;微温,温能通行。故主结气,胁下满,心脾伏饮则惊悸惊,饮消则复常矣。除水,去五脏间寒热及消胸上痰结,唾如胶漆、心胁痰水,膀胱留饮,风气湿痹,皮间死肌,目中眵膜,利大肠者,皆软坚、咸利、润下、消痰软坚除水之功也。其曰补中下气者,以甘能缓中、咸能润下故也。通血脉,益色泽者,盖指饮消则脾健,健则运行,脾裹血又统血也。"

7.《本草新编》:"或问:旋覆花治失逆甚神,为伤寒要药,但不识于于伤寒之外而亦治之乎?夫气逆之症不止伤寒,旋覆花之治气逆,尤于伤寒之外奇,但伤寒气逆,不必加人参,而杂症之气逆非人参不能奏功,必须共用耳。或问:旋覆花不独用奇有之乎?旋覆花固不独用,而得代赭石则能收旋转之功。凡逆气而不能旋转者,必须用之下喉而气则转矣。"

8.《本草正义》:"旋覆花,其主治当以泄散风寒、疏通脉络为专主,《别录》治风湿痹、皮间死肉、通血脉,宗奭去头目风,皆其轻疏泄散之功也。以治风寒喘嗽,寒饮溃肺,最是正法。或谓旋覆花降气,寒邪在肺者,不宜早用。则此知疏泄之力足以下降,而不知其飞扬之性本能上升。且《本经》明谓其温,寇宗奭又以为辛,则疏散寒邪,正其结证也,于气降逆等治,则义皆沉重下达之义,颇嫌其与轻扬之本性,不甚符合。按《本草》旋覆花一名金沸草,疑古人本有用其茎叶,而未必皆用其花者。考草木花叶之功用,不同者甚多,或升或降,各有取义,亦其禀赋使然,不容混合。且茎则质重,花则质轻,亦物理自然之性,况旋覆花之尤为轻而上扬者乎。乃今人恒用其花,而并不用茎叶,竟以重坠之功,责之轻扬之品,恐亦非古人辨别物性之真旨也。且其花专主温散,疏泄之力亦猛,宜于寒饮,而不宜于热嗽,石顽已谓阴虚劳嗽,风热燥咳,误用之、嗽必愈甚,是亦以其轻扬,升泄太过,正与降气之理相反之说也。惟其轻灵之性,流动不滞,自能流通气化而宣窒塞,固非句句以升散见长。若但以逐水导滞为治,似不如兼用其茎叶较为近理,《别录》称其根专主风逆,其意可晓然也。"

4752 ## 旋覆花根 xuán fù huā gēn
《别录》

【基原】 为菊科旋覆花属植物旋覆花、欧亚旋覆花的根。

【原植物】 参见"旋覆花"条。

【采收加工】 9～11月采挖,晒干。

【药性】 咸,温。

【功用主治】 祛风湿,平喘咳,解毒生肌。主治风湿痹痛,喘咳,疔疮。

1.《别录》:"主风湿。"

2.《江苏省植物药材志》:"治刀伤,疔疮;煎服平喘镇咳。"

【用法用量】 内服:煎汤,9～15 g。外用:捣敷。

【选方】 续断筋 旋覆花根洗净,捣,量疮大小,取多少敷之,日一易之,以瘥为度。(《救急方》)

4753 # 章鱼 zhāng yú
《纲目》

【异名】 儵鱼《临海异物志》,章举《韩昌黎集》,鳛、望潮《闽中海错疏》,小八梢鱼、络蹄《东医宝鉴》,蛸《动物学大辞典》。

【基原】 为章鱼科章鱼属动物真蛸、长蛸等的肉。

【原动物】 1. 真蛸 *Octopus vulgaris* Lamarck
胴部椭圆形,全长约达80 cm。头部与胴部相连,短小,眼发

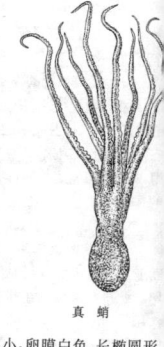

达,周围常有小形刺状突起;头顶中央有口,四周有口膜,口内具角质颚,似鸟喙。漏斗尖筒状,漏斗器"W"形。胴体褐色,背部有稀疏的疣状突起及灰白斑点。各腕稍长,长度相近,侧腕较长,腹腕较短,顺序一般约2>3>1>4,吸盘2行,雄性右侧第三腕茎化,端器很小,略呈尖锥形,不明显,系两边皮肤向腹面卷曲而成,纵沟不清,腕侧膜较发达,形成输精沟。内壳退化。

栖息于水深20～200 m的泥沙、碎贝壳沿岸海底,白天常潜伏于岩礁缝内,夜间活动觅食,体大力强,以蟹、虾及贝类为食。春、夏季分批产卵,卵很小,卵膜白色,长椭圆形。我国分布于南海、东海。

2. 长蛸 *O. variabilis* (Sasaki) 又名:石距《本草图经》,乌蛸、长腿蛸,章拒、长爪章《中国经济动物志·海产软体动物》。

胴部长椭圆形,全长约达80 cm,体肉红色,背浓腹淡,表面光滑,漏斗器"W"形。各腕颇长,长度悬殊,顺序为1>2>3>4,其中第一对腕最长,约为第四对腕长的2倍;约为头部和胴部总长的6倍。吸盘2行。雄性右侧第三腕茎化,长度仅为左侧第三腕的1/2,端器大而明显,匙形,约为全腕长度的1/5。

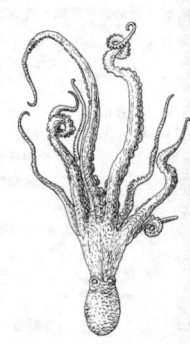

常栖息于海流较急的岩石间及水深60～70 m的泥沙质海底,有时筑巢穴栖息。如遇人捕捉,能以腕吸石上而拒捕,故名石距(又同拒)。春、夏季分批产卵,卵子长茄形,我国沿海均有分布。

3. 短蛸 *O. ocellatus* Gray 又名:坐蛸、短腿蛸、短脚章、短爪章《中国经济动物志·海产软体动物》。

胴部卵圆形或球形,全长约27 cm,体黄褐色。背面粒状突起密集,且两眼皮肤表面有浅色纺锤形或半月形的斑块,每一眼的前方有一椭圆形的金色圈。漏斗呈"W"形。各腕较短,长度相近,顺序为4>3>2>1。余与真蛸相近似。

栖息于潮间带至水深90 m的泥沙海底,但以水深处20～30 m较多,有时隐藏于石块下,退潮后可钻入泥沙中。春季产卵,卵像大米粒,故又名饭蛸,但北方沿海较多。

【采收加工】 春季或秋、冬季捕捉,用延绳钓法捕取,鲜用或干制成章鱼干。

【药理】 1. 抗应激作用 真蛸提取物给小鼠灌胃,延长游泳时间,显示常压耐缺氧作用。短蛸提取物给小鼠灌胃,有抗高温、耐缺氧作用。

2. 对学习记忆功能的影响 真蛸和短蛸提取物给小鼠灌胃,均增强小鼠的学习记忆能力。

3. 延缓衰老作用 真蛸和短蛸提取物给小鼠灌胃,增加血中超氧化物歧化酶(SOD)活性,降低肝脏单胺氧化酶B(MAO-B)活性,减少脑内丙二醛含量,有延缓衰老作用。

4. 他作用 真蛸的血淋巴细胞体外对小鼠伤寒沙门菌和粘质沙雷菌有抑制作用。真蛸的血淋巴对人血细胞有凝集作用。短蛸提取物对肉瘤 S_{180} 有抑制作用。章鱼毒素(肽类)可以使离体灌注的章鱼和蟹的心脏降低跳动幅度,而在舒张期停止跳动。从真

消的墨囊中得到的章鱼黑素成分给大鼠腹腔注射,能减少其胃液分泌,预防幽门结扎及阿司匹林诱导的胃溃疡形成。章鱼涎肽对豚鼠场刺激大鼠输精管收缩有增强作用,此作用可能是通过增强嘌呤能神经传导引起的。

毒性 章鱼毒素可抑制兔的呼吸;当浓度达 0.1 mg/g 时,60 分钟内可使甲壳动物完全瘫痪。

【药性】 甘、咸,平。

1.《纲目》:"甘、咸,寒,无毒。"

2.《东医宝鉴》:"性平,味甘,无毒。"

【功用主治】 养血通乳,解毒,生肌。主治血虚经行不畅,产后缺乳,疮疡久溃。

1.《纲目》:"养血益气。"

2.《中国药用海洋生物》:"养血益气,收敛,生肌。用于催乳滋补。"

3.《中国动物药》:"通经下乳。治产妇乳行不足。"

【用法用量】 内服:煎汤,30～60 g(鲜品用 150 g)。外用:捣敷。

【宜忌】《泉州本草》:"有荨麻疹史者不宜服。"

【选方】 1. 治产妇缺乳 ①章鱼干 30～60 g,炖猪脚,连汤服。②章鱼干 30～60 g,花生 60 g,加少许猪油,炖汤服。(《广西药用动物》)

2. 治痈疽肿毒 章鱼捣烂,调冰片,敷患处。(《泉州本草》)

3. 治宫颈炎,盆腔炎,阴道炎 ①章鱼 3 条,加米酒 2 杯,炖熟后内服。②章鱼 3 条,鸡冠花、海螺蛸各 9 g。同炖熟去药渣,食章鱼及药汁。

4. 治细菌性痢疾 章鱼 3 条,米酒 1 杯。炖熟内服,连食数次。

5. 治慢性盆腔炎 章鱼 250 g,加米酒 120 g。炖熟后 1 次服完,连服 7 日为 1 个疗程。

6. 治疟疾 章鱼与番薯同煮,食之。(3～6 方出自《海味营养与药用指南》)

4754 **商陆** ^{shāng lù}（《本经》）

【异名】 苈根,夜呼(《本经》),蓬蒢马尾(《尔雅》),当陆(《尔雅》郭璞注),章柳根(《雷公炮炙论》),白昌(《开宝本草》),章柳根(《本草图经》),见肿消、山萝卜(《分类草药性》),水萝卜(《中国药用植物志》),白母鸡、长不老(《南京民间药草》),牛野卜、春牛头(《四川中药志》),湿萝卜(《贵州民间方药集》),下山虎、牛大黄(《湖南药物志》),狗头三七(《药材资料汇编》),金七娘、猪母耳、金鸡母(《福建药物志》)。

【基原】 为商陆科商陆属植物商陆和垂序商陆的根。

【原植物】 1. 商陆 Phytolacca acinosa Roxb.〔P. esculenta van Houtt.〕

多年生草本,高达 1.5 m。全株光滑无毛。根粗壮,圆锥形,肉质,外皮淡黄色,有横长皮孔,侧根甚多。茎绿色或紫红色,多分枝。单叶互生,具柄,柄的基部稍扁宽;叶片卵状椭圆形或椭圆形,长 12～15 cm,宽 5～8 cm,先端急尖或渐尖,基部渐狭,全缘。总状花序生于枝端或侧生于茎上,花序直立;花被片 5,初白色后渐变为淡红色,长 5～6 mm,分离,但紧密重叠。浆果,扁圆状,有宿萼,熟时呈

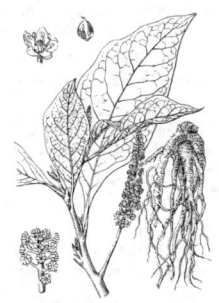
商 陆

深红紫色或黑色。种子肾形黑色。花、果期 5～10 月。

生于路旁疏林下,或栽培于庭园。分布于全国大部分地区。

2. 垂序商陆 P. americana L.〔P. decandra L.〕

又名:美洲商陆(《江苏植物志》),美商陆(《中药志》)。

形态与上种相似,区别在于本种茎紫红色,棱角较为明显,叶片通常较上种略窄,总状果序下垂,雄蕊及心皮通常 10 枚。花期 7～8 月,果期 8～10 月。

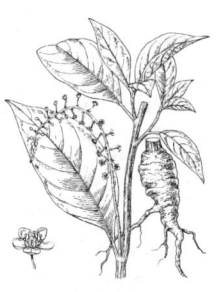
垂序商陆

生于林下、路边及宅旁阴湿处。分布于河北、江苏、浙江、江西、山东、湖北、广西、四川、陕西等地。栽培或逸生。

本植物的叶(商陆叶、美商陆叶)、花(商陆花)和垂序商陆的种子(美商陆子)亦供药用,另设专条。

【栽培】 **生物学特性** 喜温暖湿润气候,耐寒。适宜生长温度为 14～30 ℃。以土层深厚、疏松、肥沃、富含腐殖质、排水良好的砂质壤土为好。不宜低洼或黏重土栽培。

繁殖方法 种子繁殖,直播或育苗移栽。9～10 月,果实变成紫黑色时采收,浸入水中搓去外皮,晾干贮藏。于 4 月按行株距各 33 cm 开穴,穴浅底平,每穴播种子 7～8 粒,施入畜类水,盖火灰 1 层,以不见种子为度。苗高 10～12 cm 时匀苗,每穴留苗 2～3 株。育苗移栽法:条播,按沟心距约 25 cm,在畦上开横沟,深约 5 cm,播幅 10 cm。撒播。育苗 1 年后,春季移栽。

田间管理 第一年中耕除草、追肥各 3 次,第一次在 6 月上旬,第二次在 6 月中旬,第三次在 11 月上旬匀苗时间。肥料以人畜粪水为主,第二年除在春季出苗后中耕除草和追肥各 1 次外,第二年若不挖,在冬季结合培土,还需中耕除草和追肥各 1 次。

病虫害防治 病害有根腐病。

【采收加工】 直播的在播种后 2～3 年收获,育苗移栽的在移栽后 1～2 年收获。冬季倒苗时采挖,割去茎秆,挖出根部,横切成 1 cm 厚的薄片,晒干或炕干。

【药材】 商陆 Phytolaccae Radix 商陆主产于河南、安徽、湖北等地;垂序商陆主产于山东、浙江、江西等地。

性状 根圆锥形,有多数分枝。表面灰棕色或灰黄色,有明显的横向皮孔及纵沟纹。商品多为横切或纵切的不规则块片,厚薄不等。外皮黄棕色或灰棕色。横切片弯曲不平,边缘皱缩,直径 2～8 cm;切面浅黄棕色或黄白色,木部隆起,形成数个突起的同心性环轮。纵切片弯曲或卷曲,长 5～8 cm,宽 1～2 cm,木部呈平行条状突起。质硬。气微,味稍甜,久嚼麻舌。

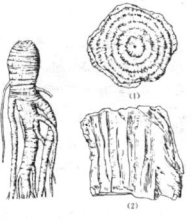
商陆(根)外形
(1)横切面 (2)纵切面

鉴别 (1)根横切面:商陆 木栓细胞数列至 10 余列。皮层较窄。维管组织为三生构造,有数层同心性形成层环,每环有几十个维管束。维管束外侧为韧皮部,内侧为木质部;木纤维较多,数个相连或围于导管周围。薄壁细胞含草酸钙针晶束,有少数草酸钙方晶或簇晶,并含淀粉粒。

粉末特征:灰白色。草酸钙针晶成束或散在,针晶纤细,针晶

束长 40～72 μm，尚可见草酸钙方晶或簇晶。木纤维多成束，直径 10～20 μm，壁厚或稍厚，有多数十字形纹孔。木栓细胞棕黄色，长方形或多角形，有的含颗粒状物。淀粉粒单粒类圆形或长圆形，直径 3～28 μm，脐点短缝状、点状、星状和人字形，层纹不明显；复粒少数，由 2～3 分粒组成。

(2) 取本品粉 0.5 g，加 95%乙醇 10 ml 回流提取 0.5 小时，滤过。滤液蒸干，残渣用冰醋酸 1 ml 和醋酐 1 ml 溶解，再滴加浓硫酸，立即显红棕色，2 小时也不褪色(检查商陆皂苷)。

(3) 取本品细粉 0.5 g，加 50%乙醇 10 ml，回流提取 30 分钟，滤过，滤液蒸干，残渣溶于生理盐水 7 ml 中，滤过，用氢氧化钠溶液调至中性，取滤液 2 ml，加 2%红细胞悬浮液 2 ml，混匀，静置，若静置 60 分钟后，变为透明，即溶血。

(4) 薄层色谱：取粉末 2.5 g，加甲醇 10 ml 浸泡过夜，滤过，作供试品溶液。另取商陆皂苷 A、H 制成对照品溶液。吸取二溶液点于同一硅胶 G 薄层板上，用氯仿-甲醇(8∶2)展开，展距 10 cm。喷 10%硫酸乙醇溶液，110 ℃烘烤 10 分钟，供试品色谱中与对照品色谱相应位置，显相同颜色的斑点。

【成分】 1. 商陆 含皂苷及皂苷元成分(esculentoside)A、B、C、D、E(即是美商陆苷)，phytolaccoside F、H、K、L、O、P、Q、J、M、I、N 及 G，美商陆苷 E，esculentic acid，美商陆酸(phytolaccagenic acid)、2-羟基商陆皂苷(jaligonic acid，demethyl phytolaccagenin)，美商陆皂苷元(phytolaccagenin)，2，23，29-三羟基齐墩果酸(esculentagenic acid)，商陆甘苷元(esculentagenin)；甾醇类成分：α-菠菜甾醇(α-spinasterol)、7-豆甾烯酮(Δ⁷-stigmastenol)及它们的葡萄糖苷和酰化甾醇葡萄糖苷。脂肪酸：棕榈酸(palmitic acid)、硬脂酸(stearic acid)及肉豆蔻酸(myristic acid)，主要是 6′-棕榈酰基-α-菠菜甾醇-β-D-葡萄糖苷(6′-palmityl-α-spinasteryl-β-D-glucoside)；另含 γ-氨基丁酸(γ-aminobutyric acid)。

块根含 2-乙基-正己醇(2-ethyl-1-hexanol)、2-甲氧基-4-丙烯基苯酚(2-methoxy-4-propenylphenol)、邻苯二甲酸二丁酯(dibutylphthalate)、棕榈酸乙酯(ethyl palmitate)、带状网翼藻醇(zonarol)、2-单亚油酸甘油酯(2-monolinolein)、油酸乙酯(ethyloleate)、棕榈酸十四酯(tetradecylpalmitate)，还含商陆多糖 I 和植物致丝裂素(phytomitogen)。

2. 垂序商陆 根含皂苷及苷元成分：美商陆皂苷 A、B(即是美商陆皂苷)G]、D、E(即是美商陆皂苷 E)、G(即是商陆皂苷 E)、D₂、F，美商陆皂苷 B，美商陆皂苷元；含 2-羟基商陆皂苷、3-氧代-30-甲氧基羰基-23-去甲-12-齐墩果烯-28-酸(3-oxo-30-carbomethoxy-23-norolean-12-en-28-oic acid)、美商陆酸、齐墩果酸(oleanolic acid)；还含 2-哌啶甲酸(pipecolinic acid)、天冬氨酸、谷氨酸、瓜氨酸(citrulline)、γ-谷氨酰胺氨酸(γ-glutamyl-histidine)、γ-氨基丁酸、组胺(histamine)。含甾醇类成分：α-菠菜甾醇、7-豆甾烯酮、α-菠菜甾醇-β-D-葡萄糖苷(α-spinasteryl-β-D-glucoside)、7-豆甾烯醇-β-D-葡萄糖苷(Δ⁷-stigmasteryl-β-D-glucoside)、6′-棕榈酰基-7-豆甾烯醇-β-D-葡萄糖苷(6′-palmityl-Δ⁷-stigmasteryl-β-D-glucoside)、6′-棕榈酰基-α-菠菜甾醇-β-D-葡萄糖苷。还含美商陆毒素(phytolaccatoxin)、黄美味草酸(xanthomicrol)、美商陆根抗病毒蛋白(PAP-R，pokeweed antiviral protei nfrom roots)、美商陆根抗真菌蛋白(pokeweed antifungalprotein)R₁、R₂。

【药理】 1. 对免疫功能的影响 垂序商陆根中所含的有丝分裂原(PWM)在试管内可诱导人外周血淋巴细胞转化，对 T 细胞和 B 细胞均有不同的分裂作用，能刺激 B 细胞产生免疫球蛋白，主要为 IgM。商陆多糖 I 体外增强小鼠淋巴细胞 α 型 DNA 多聚酶活性，腹腔注射增强刀豆蛋白(ConA)刺激的小鼠淋巴细胞 α 型 DNA 多聚酶活性，促进脾淋巴细胞增殖。商陆皂苷甲(EsA)促进 ConA 活化的小鼠胸腺细胞凋亡。商陆皂苷辛增强 ConA 诱导小

鼠脾淋巴细胞生成 IL-3 和 IL-6。商陆皂苷甲降低脂多糖(LPS)作用下中性粒细胞与内皮细胞间高水平的黏附率。

2. 抗炎作用 EsA 腹腔注射，有抑制醋酸升高小鼠腹腔毛细血管通透性的作用，也抑制二甲苯所致小鼠耳肿胀、角叉菜胶所致大鼠足趾肿胀和棉球肉芽肿，减轻胸腺重量，其抗炎作用不通过垂体-肾上腺皮质系统。EsA 减少 LPS 刺激的人外周血单核细胞产生肿瘤坏死因子(TNF)。商陆乙烷提取物中成分亦抑制环氧合酶-2 的活性。

3. 抗肿瘤作用 PWM 能激活人外周血单核细胞介导的细胞毒作用，使白血病细胞凋亡。PWM 处理可以下调 U₉₃₇、Raji 细胞上的 HLA-DR 分子表达，改变肿瘤细胞表面 MHC I 类分子的表达。商陆腹腔注射商陆多糖 I，在脂多糖辅助下诱生 TNF，增强腹腔巨噬细胞对 Meth A 细胞毒作用，抑制 Meth A 实体瘤，延长 Meth A 腹水型小鼠存活期。

4. 抗菌、抗病毒作用 商陆煎剂和酊剂体外抑制流感杆菌、肺炎杆菌等。水浸剂对许兰黄癣菌、奥杜盎小芽胞癣菌等有抑制作用。商陆蛋白质有抗 II 型单纯疱疹病毒的作用。

5. 利尿、保护肾脏的作用 商陆及其炮制品煎剂给小鼠、大鼠灌胃均有利尿作用。EsA 腹腔注射减少大鼠自身免疫性肾小球肾炎的尿蛋白，抑制血清中 TNF、IL-1 和 IL-6 的产生。商陆根中的 α-菠菜甾醇抑制高糖诱导的肾小球系膜细胞增殖，抑制链脲霉素诱导的糖尿病鼠血清三酰甘油、肾脏重量增加和肾蛋白分泌，对糖尿病性肾病有治疗作用。商陆皂苷甲腹腔注射，对自身免疫综合征小鼠能降低异常增高的血清自身抗体和淋巴细胞转化水平，改善肾脏组织炎症。

6. 对呼吸系统的作用 商陆及其炮制品的煎剂给小鼠腹腔注射，可使脑红排泌量增加，有祛痰作用。商陆生物碱部分灌服，对氨雾引起的小鼠咳嗽有镇咳作用。

7. 对造血功能的促进、保护作用 商陆素-脾细胞条件培养基对小鼠骨髓造血祖细胞有集落刺激活性，对红系祖细胞的形成有协同促进作用。商陆多糖 I 给药，促进经环磷酰胺注射的正常小鼠和荷肉瘤 S₁₈₀ 小鼠外周血白细胞回升，提高骨髓细胞有核细胞量和增殖能力，对⁶⁰Co 照射小鼠的造血功能也有保护作用。

8. 对生殖系统的抑制作用 商陆对早孕绒毛人绒毛膜促性腺激素分泌有抑制作用。商陆总皂苷体外对人、家兔精子有致死作用。

9. 其他作用 垂序商陆水煎剂对 CCl₄ 所致小鼠急性肝损伤有保护作用；垂序商陆总皂苷延长雄性果蝇的平均寿命。EsA 还抑制 LPS 刺激的兔滑膜细胞产生 IL-1 和 TNF，有助于消除类风湿关节炎的关节炎症。商陆皂苷口服给药对大鼠幽门结扎性、醋酸性及水浸拘束和舍平性胃溃疡有抑制作用。垂序商陆浆提取液、中国商陆皂苷能杀灭钉螺。

毒性 商陆毒性较大。商陆生品煎剂给小鼠腹腔注射的 LD_{50} 为 6.53±1.97 g/kg，醋煮后毒性降低。亦有报道清蒸品和醋煮品毒性最小。商陆含多种毒素，大剂量使用能导致剧烈腹泻、呕吐甚至中枢神经麻痹等。小鼠灌胃商陆生品煎剂 50.0 g/kg，连续 15 日，可见肠黏膜淋巴细胞浸润，杯状细胞减少，体重下降，体温上升。醋制后毒性降低。

商陆水煎液灌胃，诱发受孕小鼠骨髓和胚胎肝内的嗜多染红细胞微核率阳性，对小鼠具有潜在致突变性，且小鼠胚胎肝比骨髓细胞对药物敏感。

【炮制】 1. 商陆 取原药材，除去杂质，洗净，润透，切厚片或块，干燥。

醋制商陆 ① 取净商陆片，加醋拌匀，焖透，置锅内用文火加热，炒干，取出，放凉。每商陆 100 kg，用醋 30 kg。② 取净商陆片，加醋(或加适量水)，置锅内，用文武火加热，煮至醋吸尽，取出，晾干或晒干。每商陆 100 kg，用醋 30～50 kg。醋炙后降低毒性，

缓和泻下作用。

饮片性状　商陆为大小厚薄不一的横切或纵切的块片。切面浅黄棕色或黄白色，周边灰黄或灰棕色，皱缩。横切面弯曲不平，具多数同心环状突起，习称"罗盘纹"；纵切面弯曲或卷曲，表面凹凸不平，木部呈多数隆起的平行纹条，韧皮部凹下，质坚硬。气微，味稍甜后微苦，久嚼麻舌。醋制商陆形如商陆，表面呈棕黄色，略有醋气。

贮干燥容器内，防潮，防蛀。醋商陆密闭，置阴凉干燥处。

【药性】　苦，寒，有毒。归肺、肾、大肠经。

1.《本经》："味辛，平。"
2.《别录》："酸，有毒。"
3.《药性论》："甘，有大毒。"
4.《日华子》："味苦，冷。"
5.《滇南本草》："味辛，微苦，性微寒。"
6.《本草蒙筌》："气温。"
7.《纲目》："苦寒，沉也，降也，阴也。"
8.《雷公炮制药性解》："入脾、膀胱、小肠经。"
9.《药性考》："肝、脾兼行。"
10.《本草用法研究》："入脾、胃、大肠三经。"

【功用主治】　逐水消肿，通利二便，解毒散结。主治水肿胀满，二便不通，癥瘕，痃癖，瘰疬，痈肿，疮毒。

1.《本经》："主水肿，疝瘕，痹，熨除痈肿，杀鬼精物。"
2.《别录》："疗胸中邪气，水肿，痿痹，腹满洪直，疏五脏，散水气。"
3.《药性论》："能泻十种水病。喉痹不通，薄切醋熬，喉肿处外薄之，瘥。"
4.《日华子》："通大小肠，泻蛊毒，堕胎，熁肿毒，傅恶疮。"
5.《医林纂要》："沉阴下行，泻下逐水，去热结。磨涂疮癣，杀虫。赤商，败滞血，利小便。"
6.《贵州民间方药集》："治黄疸。"
7.《杭州药用植物志》："外用治无名中毒及治皮肤的寄生虫病。"

【用法用量】　内服：煎汤，3～10 g；或入散剂。外用：捣敷。内服宜醋制或久蒸后用；外用宜生品。

【使用注意】　体虚水肿慎服，孕妇忌服。宜从小量开始。本品对胃肠道有刺激作用，故宜饭后服。过量中毒，可出现恶心呕吐，腹痛腹泻，心动过速，呼吸频数，继则言语不清，躁动，抽搐，严重者血压下降，昏迷，瞳孔散大，心跳或呼吸停止而死亡。

1.《药性论》："忌犬肉。"
2.《日华子》："白者得大蒜良。"赤者能伏硇砂、砒石、雌黄。"（引自《纲目》）
3.《新修本草》："赤者，若服之伤人，乃至痢血不止而死也。"
4.《宝庆本草折衷》："忌盐，并诸咸味。"
5.《滇南本草》："忌犯铁器。"
6.《品汇精要》："妊娠不可服。"
7.《纲目》："胃气虚弱者不可用。"
8.《本草汇言》："胃虚阳弱人，脏之必毙，非气结血壅、急胀不通者，不可轻用。"
9.《本草用法研究》："大小便通利者，虚弱者禁用。"

【选方】　1. 治卒肿满身面皆洪大　商陆根一斤（刮去皮，薄切之），煮令烂，去滓，内羊肉一斤，下葱豉盐如食法，随意食之，肿瘥后亦宜作此。亦可常捣商陆，与米中半蒸作饼子，食之。（《肘后方》）

2. 治水气通身洪肿，喘呼气息，烦躁多渴，大小便不利，服热不得卧　泽泻，商陆、赤小豆（炒）、羌活（去芦）、大腹皮、椒目、木通、秦艽（去苗）、茯苓皮、槟榔……各等分，细切，每服四钱，水一盏，生姜五片，煎七分，去滓温服，不拘时候。（《济生方》疏凿饮子）

3. 治石水病，腹光紧急如鼓，大小便涩　槟榔研末半两，商陆、生姜各一两，桑白皮一两半，甘草炙一分。上除槟榔外，用水二大盏，煎至一大盏，去滓。五更初分作二服，每服调槟榔末一分，至平明当利，如未利再服。（《奇效良方》槟榔散）

4. 治肿满，小便不利　赤商陆根捣烂，入麝香三分，贴于脐心，以帛束之，得小便利即肿消。（《纲目》）

5. 治疾癖不瘥，胁下痛硬如石　生商陆根一升，杏仁一两（汤浸，去皮、尖）。研令烂，以商陆根计相和，研滤取汁，以火煎如饧。每服取半许大，空腹以热酒调下，渐加，以利恶物为度。（《圣惠方》）

6. 治产后血块时攻心腹，疼痛不可忍　商陆（干者）、当归（切，炒）各一分，紫葳、蒲黄各一两。上四味捣罗为散，空腹酒调下二钱匕。（5、6 方出自《圣惠方》）

7. 治瘰疬结核肿硬　商陆根三两。上件捣烂，捻作子，如钱大，安置瘰疬子上，以艾灸饼子上，令热干佳，灸三十壮瘥。（《圣惠方》商陆饼子）

8. 治毒热肿　商陆根、芸苔苗叶根等分。上二味，捣之，以鸡子清和贴之，干即易之。（《外台》引《近效方》）

9. 治大便不通　商陆（干者），大戟（锉，炒）各一分。上二味，粗捣筛，用水四盏，枣十枚去核，煎至一盏半，下黑豆半合，同煎至水尽，拣取黑豆。初春三粒，稍加之，以通利为度。（《圣济总录》商陆煮豆方）

10. 治跌打　商陆研末，调热酒擂跌打青黑之处，再贴膏药好。（《滇南本草》）

11. 治消化性溃疡　商陆粉 10 g，血余炭 10 g，鲜鸡蛋 1 个。先将鸡蛋去壳，用蛋清、蛋黄与药物搅拌均匀，在锅内放入少许茶油，待油烧熟后，将上药液倒入锅内煎熟即可。于2次口服，上午空2次，星期为 1 疗程。〔湖南中医杂志〕1985，（4）：13〕

【临床报道】　1. 治疗慢性气管炎　将商陆分别制成蜜浆、蜜丸（分Ⅰ、Ⅱ号）。每次服蜜浆 20 ml 或蜜丸Ⅰ号（或Ⅱ号）1 丸，均每日 3 次，10 日为 1 疗程，一般服用 3 个疗程，每疗程间隔 3～5 日，亦可连服。共治疗 682 例，结果蜜丸疗效较佳，Ⅰ号有效率为 95.19％，Ⅱ号为 95.85％；蜜浆有效率为 82.58％。以上制剂止咳、祛痰效果较好。3 种剂型均有显著增效现象，但疗程后疗效有逐渐减退趋势，故应适当间断投药以巩固疗效。绝大多数患者服药后食欲增加，睡眠好转，体感温热，耐寒力增强。一般无明显不良反应，少数患者有鼻咽干感及上腹部不适、腹泻等，3～5 日消失，无需停药。制法：蜜浆取鲜商陆 1.25 kg，洗净，切片，加水 1500 ml，文火煮 2 小时左右，去渣，加蜜 125 g，浓缩至 600 ml；蜜丸Ⅰ号取商陆洗净，切片，置冷水内煮沸 7～8 分钟后，捞出，弃水，放入蒸笼内蒸 8 小时，取出，粉碎成粉，炼蜜为丸，每丸重 9 g（含纯粉 3.9 g）；蜜丸Ⅱ号取鲜商陆洗净，切片，放入蒸笼内蒸 1 小时，然后干或烘干，粉碎成粉，炼蜜为丸，每丸重 9 g（纯粉 3.9 g）。

2. 治疗银屑病　将生商陆切片置于高压蒸锅中蒸 2 小时烤干，研成粉，压片。口服成人每日 9 g，分 3 次服，儿童量酌减。治疗各型银屑病 40 例，结果治愈 12 例，明显进步 9 例，进步 11 例，无效 8 例，其中见疗率为 30％，总有效率为 80％。治疗各型银屑病（急性点滴状银屑病除外），一般 20 日至 1 月后才产生效果，有部分患者用药 7 日后自觉症状减轻或消失，皮损开始好转；治疗疗程一般 20 日至 2 个月，最长治疗 3 月以上。用药 1 个月未见效果则可不再使用。

3. 治疗乳腺增生病　用商陆片剂（每片内含生药0.5 g），每服 6 片，每日 3 次，如无不良反应，可逐渐增加剂量，最多至每次 12 片。共治疗 253 例，其中随机者 165 例，单纯者 88 例，手术后复发者 12 例，同时设未经治疗组和西药组（睾丸糖衣片），分别为 105 例和 20 例，作对照观察。结果商陆组治愈 94 例，显效 72 例，好转 74 例，无效 13 例；未治组自愈 9 例，显效、好转 8 例，无效 88 例；西药组治愈1例，显效3例，好转9例，无效7例。结果表明，商陆对乳腺增生病的疗效明显优于睾丸糖衣片。

【各家论述】 1.《新修本草》："商陆有赤白二种，白者入药用，赤者甚有毒，但贴肿外用，若服之，伤人，乃至痢血不已而死也。"

2.《纲目》："商陆其性下行，专于行水，与大戟、甘遂盖异性而同功。方家治肿满小便不利者，以赤根捣烂，入麝香三分，贴于脐心，以帛束之，得小便利即肿消。又治湿水，以指画肉上随散不成文者，用白商陆、香附子炒干，出火毒，以酒浸一夜，日干为末，每服三钱，米饮下，或以大蒜同商陆煮汁服亦可。其茎叶作蔬食，亦可治肿疾。"

3.《得宜本草》："赤者服之，痢血不止杀人，白者煎服亦能杀人。"

4.《药义明辨》："商陆，白者直疏五脏，散水气，有排山倒海之势，所谓急则治其标也。万密斋曰：凡取水药，惟气实能食者可与服之，不可逡巡，待正气尽化为水，则难去矣。玩斯语，取水一法，岂可尽日不用，惟投剂者审其所宜，更取水之药味，宜详察耳。"

5.《本经疏证》："李濒湖谓商陆沉降而阴，其性下行，专于治水，与大戟、甘遂异性同功也。夫所贵于治《本经》者，为能审名辨物，知其各有所宜耳。若商陆之功，不过与大戟、甘遂埒，则用大戟、甘遂已耳，又何取于商陆哉？夫大戟、甘遂味苦，商陆味辛，苦者取其降，辛者取其通，降者能行逆折横流之水，通者能行壅淤停蓄之水，取义既殊，功用遂别，岂得以此况彼也。仲景书中十枣汤用大戟、甘遂，大陷胸汤、甘遂半夏汤、大黄甘遂汤均用甘遂，不用大戟，则甘遂之与大戟，固自有异矣；独于大病瘥后，腰已下有水气者，牡蛎泽泻散中偏取商陆，谓非商陆有异于大戟、甘遂乎。下病者上取，上病者下取，牡蛎泽泻散治腰以下水气不行，必先使商陆、葶苈，从肺及肾开其来源之壅，而后牡蛎、海藻之软坚，蜀漆、泽泻之开泄，方能得力，用栝楼根者，恐行水之气过驶，有伤上焦之阴，仍使之从脾吸阴，还归于上。是故商陆之功，在决壅导塞，不在行水疏利，明乎此，则不与其他行水之物同称混指矣。"

6.《本草求原》赵其光："(商陆)能散至阴之水结，疏五脏，故治疝瘕痹躄、水肿、痈肿。阳水宜辛寒，阴水宜苦温。乃燕凿饮子治阳水用之，治阴水则与槟、姜、桑白同用，因阴水阳水之甚皆结于至阴，宜此急宜治标也。"

7.《本草用法研究》："白走气，赤走血，泻水虽同，惟赤者可外敷痈肿耳。"

4755 商陆叶 shāng lù yè（《安徽中草药》）

【基原】 为商陆科商陆属植物商陆的叶。

【原植物】 参见"商陆"条。

【采收加工】 5～7月采叶，鲜用或晒干备用。

【成分】 商陆叶含美商陆皂苷元(phytolaccagenin)，商陆素(cinospesigenin)，糖和氨基酸。

【药理】 抗病毒作用 垂序商陆春季叶中的抗病毒蛋白-Ⅰ、夏初叶中的抗病毒蛋白-Ⅱ、夏末叶中的抗病毒蛋白-Ⅲ对从Ⅰ型人免疫缺陷病毒、细菌噬菌体等单纯化的基因组RNA有去嘌呤作用。3种抗病毒蛋白亚型均抑制人周围血中单核细胞中Ⅰ型人免疫缺陷病毒复制。垂序商陆叶中的抗病毒蛋白处理雄性家兔的精子，不影响精子受孕率及胚胎发育等。

【功用主治】 清热解毒。主治痈肿疮毒。

【用法用量】 外用：捣敷。

4756 商陆花 shāng lù huā（《本草图经》）

【异名】 葍花(《本草经集注》)。

【基原】 为商陆科商陆属植物商陆或垂序商陆的花。

【原植物】 参见"商陆"条。

【采收加工】 7～8月花期采收，晒干或阴干。

【药材】 商陆花 *Phytolaccae Flos* 主产于河南、安徽、湖北等地。

性状 花略呈颗粒状圆球形，直径约6 mm，棕黄色或淡黄褐色，具短梗。短梗基部有1枚苞片及2枚小苞片，苞片线形。花被片5，卵形或椭圆形，长3～4 mm；雄蕊8～10，有时脱落，心皮8～10枚。有时可见顶弯稍反曲的短小柱头。体轻，质柔韧。气微，味淡。

【功用主治】《本草图经》："主人心惛塞，多忘喜误('误'一作'卧')，取花阴干百日，捣末，日暮水服方寸匕。"

【用法用量】 内服：研末，1～3 g。

【宜忌】《本草蒙筌》："堕妊娠，孕妇切忌。"

4757 望月砂 wàng yuè shā（《本经逢原》）

【异名】 兔蕈(《雷公炮炙论》)，兔屎(《补缺肘后方》)，玩月砂(姚僧坦《集验方》)，明月砂(《圣惠方》)，兔粪(《苏沈良方》)。

【基原】 为兔科兔属动物东北兔和华南兔等野兔的干燥粪便。

【原动物】 参见"兔肉"条。

此外，同属蒙古兔 *L. tolai* Pallas、雪兔 *L. timidus* Linnaeus 的干燥粪便亦供药用。但家兔粪不供药用。

【采收加工】 9～10月间，野草被割除后，即可见到兔粪，扫取之，拣净杂质、泥沙，晒干。

【药性】 辛，寒。归肝、肺经。

1.《本草从新》："辛，平。"

2.《本草求真》："专入肝。辛，寒。"

3.《本草撮要》："入手足太阴、足厥阴经。"

4.《广西药用动物》："性平，味微苦而辛。入肺、肝经。"

【功用主治】 去翳明目，解毒杀虫。主治目翳目暗，疳积，痔瘘。

1.《本草蒙筌》："疗痘生眼内成疮，痔发肠头下血。"

2.《纲目》："目中浮翳，劳瘵五疳，疳疮痔瘘，杀虫解毒。"

【用法用量】 内服：煎汤，5～10 g；或入丸、散。外用：烧灰调敷。

【宜忌】 孕妇慎服。

1.《得配本草》："产妇禁用。"

2.《本草求真》："若阴气上乘，目障不清，未可用焉。"

3.《广西药用动物》："体虚有胃病的人忌用。"

【选方】 1. 治痘后目翳 兔屎二七粒，用雌雄槟榔各一枚同磨。井水调服。(《蔺氏经验方》)

2. 治小儿痘疹，眼中生翳 兔粪、蝉蜕、木通、甘草。煎汤频服。(《摄生众妙方》)

3. 治月蚀耳疮 望夜，取兔屎纳蛤蟆腹中，同烧末，敷之。(《肘后方》)

4. 治劳瘵 兔屎四十九粒，硇砂(如兔屎大)四十九粒。为末，生蜜为丸，如梧桐子大。月望以井水浸甘草一夜，五更初取汁送下七丸，有虫即下，三日不下再服。(《苏沈良方》明月丹)

5. 治痔疮下血，疼痛不止者 玩月砂慢火炒黄，为末。每服二钱，入乳香五分，空心温酒下，日三服。(姚僧坦《集验方》)

6. 治五痔下痢 兔屎(炒)半两，干虾蟆一枚(烧灰，为末)，绵裹如莲子大。纳下部，日三易之。

7. 治大小便秘 望月砂一匙安脐中，冷水滴之令透，自通也。(6、7方出自《圣惠方》)

【各家论述】《本草求真》："兔屎能明目，以除目中浮翳，且劳瘵、五疳、痔漏、蛊食、痘疮等症，服之皆治，亦由热结毒积而成，得此寒以解热，辛以散结，故能服之有功。若阴气上乘，目障不清，未可用焉。"

4758 **望江青** wàng jiāng qīng (《李氏草秘》)

【异名】 天芝麻(《李氏草秘》),还精草、玉星草、银脚鹭鸶、血见愁(《纲目拾遗》),白马兰、泥灯心、野地蚕、白根草(《浙江民间常用草药》)。

【基原】 为唇形科水苏属植物光叶水苏的根或全草。

【原植物】 光叶水苏 *Stachys palustris* L. 又名: 沼生水苏(《中国植物志》)。

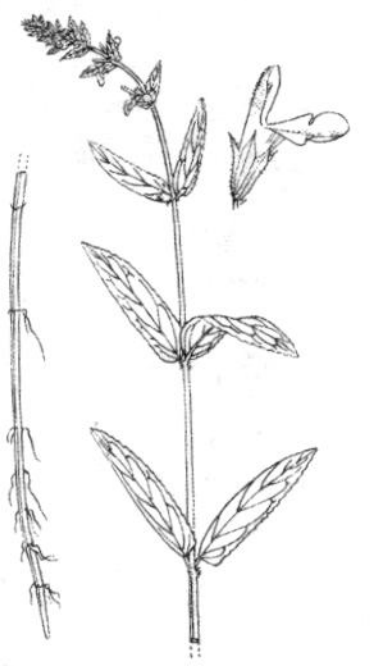

光叶水苏

多年生草本,高60～110 cm。下部匍匐生根。茎方形,节上有毛。叶对生;叶柄长3～17 mm;叶片长圆状披针形至披针形,长4～10.5 cm,宽0.7～3 cm,先端急尖,基部近圆形或心形,边缘有锯齿,两面均无毛。花轮有花6朵至多数,腋生而集成间断的穗形总状花序,或顶生于枝梢,花轴长5～12 cm;苞片小,披针形;花萼钟状,有10条脉纹和5齿,齿端有针尖,边缘有纤毛;花冠淡红色或淡紫色,长约14.5 mm,上唇倒卵圆形,外面被短柔毛,全缘,下唇3裂;雄蕊4,2强;花柱先端2裂,较雄蕊短。小坚果倒卵圆形,黑色光滑。花期4～6月,果期5～7月。

生于潮湿的田间草丛或水沟边。分布于河北、江苏、浙江、安徽、福建、江西、山东等地。

【采收加工】 春季至初冬采收,鲜用或晒干。

【成分】 光叶水苏全草含皂苷类成分: 绿莲皂苷元(chlorogenin),新绿莲皂苷元(neochlorogenin)。甾醇类: β-谷甾醇(β-sitosterol)和甾醇酯。酚酸类成分: 咖啡酸(caffeic acid),绿原酸(chlorogenic acid),原儿茶酸(protocatechuic acid),芥子酸(sinapic acid)。又含α-香树脂醇(α-amyrin)。

【药性】 甘、苦,凉。归肺经。

1.《百草镜》:"性寒而味微苦。入肺经。"

2.《纲目拾遗》:"凉、苦。"

【功用主治】 清热解毒,凉血活血。主治咽喉肿痛,肺痈,百日咳,痢疾,乳痈,带状疱疹,目生翳障,咯血,跌打肿痛。

1.《百草镜》:"吐血服之,生精还力,除湿热,去星障,疗肺痈,劳力伤,脱力黄。同金器煎服愈惊风。"

2.《杭州药用植物志》:"治脱力强壮剂。"

3.《浙江民间常用草药》:"抗菌消炎。"

【用法用量】 内服: 煎汤,15～30 g,大剂量可用至60 g;或捣汁和酒。外用: 捣汁涂,或捣烂敷。

【选方】 1. 治扁桃体炎,咽喉炎及其他喉症 (光叶水苏)全草连根30 g,或加牛膝30 g,一枝黄花全草15 g。水煎,含服。(《浙江民间常用草药》)

2. 治目中星翳障 望江青一两,羊肝一具,同豆腐煮食。(《百草镜》)

3. 治吐血 白蜜二两,隔汤顿熟,望江青一两,煎汁冲蜜服,不论远年新起一切血证,二服除根。(《纲目拾遗》)

4759 **望江南** wàng jiāng nán (《救荒本草》)

【异名】 金豆子(《纲目拾遗》),羊角豆、野扁豆(《中国树木分类学》),飞天蜈蚣、铁蜈蚣(《江西草药》),凤凰草、喉百草(《江苏省植物药材志》),大羊角菜(《南宁市药物志》),头晕菜(《广西中药志》),豆荚草、土蚕菜(《湖南药物志》),草旂那(《台湾药用植物志》),猪骨棉、大更药、狗屎豆、大夜明、夜关门、假决明(《南方主要有毒植物》),山咖啡(《福建中草药》),藜茶(《中国药用植物志》)。

【基原】 为豆科决明属植物望江南的茎叶。

【原植物】 望江南 *Cassia occidentalis* L. 又名: 望江南决明(《中国药用植物志》)。

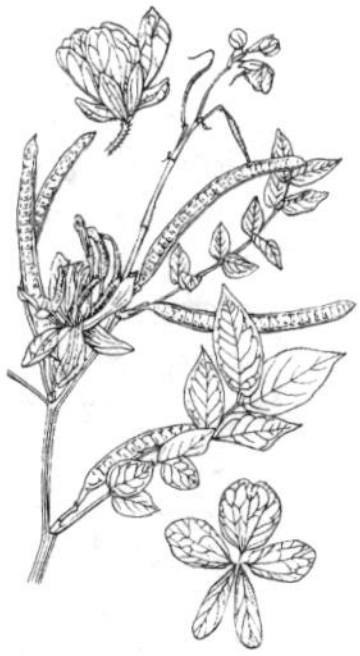

望江南

灌木或半灌木,高1～2 m。分枝少,无毛。叶互生,偶数羽状复叶,长约20 cm;叶柄离基部约2 mm处有1枚大而褐色、圆锥形的腺体;小叶具短柄,膜质,4～5对,叶片卵形至椭圆状披针形,长4～9 cm,宽2～3.5 cm,先端渐尖,有缘毛,基部近于圆形,稍偏斜,全缘,上面密被细柔毛,下面无毛。伞房状总状花序顶生或腋生,长约5 cm;苞片线状披针形或长卵形,早落;萼片不相等,5片,分离;花黄色,直径1.5～2 cm,花瓣5,倒卵形,先端圆形,基部具短狭的爪;雄蕊10,发育雄蕊7,3枚不育,无花药;子房线形而扁,被白色长毛,花柱丝状,内弯,柱头截形。荚果扁平,线形,褐色,长10～13 cm,宽8～9 mm,稍内弯,边加厚。种子30～40颗,长1～1.5 cm,卵形,稍扁,淡褐色,有光泽,种子间有薄的横隔膜。花期4～8月,果期6～10月。

常生于河边滩地、旷野或丘陵的灌木林或疏林中。分布于长江以南各地。此外,河北、山东、河南、台湾也有分布。

本植物的种子(望江南子)亦供药用,另设专条。

【栽培】 生物学特性 原产于热带,喜温暖气候,不耐寒,植株适宜生长温度为15～30 ℃,若气温低于10 ℃,则停止生长,降至5 ℃,植株开始死亡。一般土壤均可种植,以排水良好的砂质壤土为好。

繁殖方法 种子繁殖。播种期南方3月份,北方以4月中、下旬为宜。播种前可用温水浸种一昼夜,以利出苗。条播,行距50～60 cm,开约5 cm深的沟,播种。播种后覆土约2 cm,稍加镇压。

田间管理 出苗后即可进行松土除草,苗高4～5 cm时按株距5～10 cm间苗,并施1次稀薄人粪尿,当苗高10～15 cm时结合松土,除草,按株距30～35 cm定苗,再施肥、培土1次。植株封垄前宜再追施1次粪肥或施硫酸铵、过磷酸钙。天旱要及时浇水,雨季注意排水。

病虫害防治 病害有根腐病,7～8月雨季发生,可选地势高,排水良好的地块种植;经常松土,增加土壤通气性;用50%多菌灵1 000倍液喷洒。虫害有红蜘蛛,5～8月发生。

【采收加工】 8月间采收茎叶,晒干。

【成分】 茎叶含蒽醌类成分: 大黄酚(chrysophanol),大黄素(emodin),大黄素-8-甲醚(questin),计米大黄蒽酮(germichrysone),甲基计米决明蒽酮(methylgermitorosone),金钟柏醇-Ⅰ(occidentalol-Ⅰ),金钟柏醇-Ⅱ(occidentalol-Ⅱ);另含东非山扁豆醇(singueanol-Ⅰ),青霉抗菌素(pinselin)。叶含大黄酚及1种双蒽醌。

【药理】 1. 抗疟作用 望江南叶乙醇提取物或二氯甲烷提取物体外能抑制疟原虫生长,有抗疟活性。望江南根皮乙醇或二氯甲烷提取物灌胃,对感染伯格鼠疟原虫的小鼠有抗疟作用。

2. 抗微生物作用 望江南叶提取物能抑制枯草芽胞杆菌、金黄色葡萄球菌。望江南根抑制伤寒沙门菌。望江南体外抑制絮状表皮癣菌等真菌。

3. 抗突变、防癌作用 望江南水提取物在鼠伤寒沙门菌TA_{98}、TA_{100}的Ames试验中,在大鼠肝S_9提取物存在下,抑制黄

曲霉素 B_1、苯并芘诱导的突变。望江南水提取物给予小鼠,可减少苯并芘、环磷酰胺引起的染色体畸变,降低肝脏细胞色素 P_{450} 水平,提高谷胱甘肽 S-转移酶和谷胱甘肽含量。

4. 其他作用 望江南叶粉抑制大鼠角叉菜胶诱导的足肿胀和棉球肉芽肿慢性炎症,降低肉芽肿渗出物中过氧化脂质、磷脂酶 A_2 等含量,增加碱性磷酸酶含量等。水提还能增加低渗状态下的红细胞膜稳定性。望江南叶水-乙醇提取物对乙酰氨基酚或乙醇引起的大鼠肝损伤有保护作用。望江南水提取物灌胃,对抗环磷酰胺引起的小鼠体液免疫抑制,使受抑的骨髓细胞恢复正常。

【药性】 苦,寒。小毒。

1.《救荒本草》:"味微苦。"

2. 广州部队《常用中草药手册》:"苦,平。"

3.《中国有毒植物》:"种子和叶有毒。"

【功用主治】 肃肺,清肝,通便,解毒。主治咳嗽气喘,头痛目赤,小便血淋,大便秘结,痈肿疮毒,蛇虫咬伤。

1.《纲目拾遗》:"治肿毒。"

2.《中国药用植物志》:"治咳嗽,胃病,气块,气胀。"

3.《南方主要有毒植物》:"治慢性便秘,哮喘。"

【用法用量】 内服:煎汤,6～9 g,鲜品 15～30 g;或捣汁。外用:鲜叶捣敷。

【宜忌】 体虚患者慎服。

【选方】 1. 治肿毒 金豆叶,晒研,醋和敷,留头即消;或酒下二三钱。《纲目拾遗》

2. 治蛇头疔 鲜羊角豆叶一握。和白麻子捣烂敷贴患处。《福建民间草药》

【临床报道】 治疗顽固性头痛 用望江南叶 30 g,猪瘦肉 250 g,加盐适量,水煎服,每日 1 剂。治疗肝阳上亢头痛 18 例,近期治愈 15 例;肾虚头痛 14 例,近期治愈 12 例;偏头痛 10 例,近期治愈 9 例。治愈病例随访半年以上未见复发。

4760 **望江南子** wàng jiāng nán zǐ 《现代实用中药》

【异名】 槐豆《救荒本草》,金花豹子《百草镜》,金豆子《纲目拾遗》,金角子、金角儿《江苏省植物药材志》,风笛豆、黄豇豆《江苏药材志》,江南豆《中国药用植物志》,野鸡子豆《福建民间草药》,水爪豆《广西药用植物名录》)。

【基原】 为豆科决明属植物望江南的种子。

【原植物】 参见"望江南"条。

【采收加工】 10 月果实成熟变黄时,割取全株,晒干后脱粒,取种子再晒干。

【药材】 望江南子 *Cassiae Occidentalis Semen* 产于长江以南各地。

性状 本品呈卵形而扁,一端稍尖,长径 3～4 mm,短径 2～3 mm,暗绿色,中央有淡褐色椭圆形斑点,微凹,由的四周有白色细网纹,但贮藏后渐脱落而平滑,先端具斜生黑色条状的种脐。质地坚硬。气香,有豆腥味,富黏液。

【药理】 毒性 喂饲含望江南种子的小猪出现共济失调和其他神经肌肉功能障碍疾病。主要病理改变还有横膈膜肌病和胰腺组织坏死。望江南种子用甲醇、氯仿等有机溶剂提取,不能去除其中的毒素。用无机性溶剂如碳酸氢钠溶液提取,能去除大部分毒素。鸡中毒表现为体重减轻、腹泻、低温,偶尔共济失调等。肉眼可见骨骼肌、心肌颜色发白,肝脏充血。显微镜观察可见肌肉组织中空泡形成、肌膜核增生、肌原纤维分离,电镜下可见线粒体嵴断裂,线粒体肿胀破裂。

【药性】 甘,苦,凉,有毒。归肝、胃、大肠经。

1.《现代实用中药》:"苦,平,无毒。"

2.《广西中药志》:"味微甘,苦,性平。"

【功用主治】 清肝,健胃,通便,解毒。主治目赤肿痛,头晕头

胀,消化不良,胃痛,痢疾,便秘,痈肿疔毒。

1.《纲目拾遗》:"治疗,痈。"

2.《现代实用中药》:"健胃整肠。治下痢腹痛,食伤,慢性便秘,头胀。"

3.《江西中药》:"治胃痛,消化不良。"

4.《广西中药志》:"清肝,明目,治头晕。"

【用法用量】 内服:煎汤,6～9 g;研末,1.5～3 g。外用:研末调敷。

【宜忌】 体虚者慎服。过量服用易引起呕吐,腹泻。

【选方】 1. 治肝火迫眼,红肿羞明,或视物不明 羊角豆子 15～30 g,冰糖 30 g。酌冲开水炖服。《福建民间草药》

2. 治高血压病 望江南子炒焦研末。每次 3 g,砂糖适量,冲开水代茶常服。《福建中药志》

4761 **惊风草** jīng fēng cǎo 《云南中草药》

【异名】 披麻草《昆明民间常用草药》,小青草《四川中药志》)。

【基原】 为毛茛科唐松草属植物直梗高山唐松草的全草。

【原植物】 直梗高山唐松草 *Thalictrum alpinum* L. var. *elatum* Ulbr. [*T. esquirolii* Lévl. et Vent.]

多年生小草本,全株无毛。叶均基生,4～5 或更多,为二回三出复叶;叶柄长 1.5～3.5 cm;叶片长 1.5～4 cm;小叶薄质,有短柄或无柄,圆菱形、菱状宽倒卵形或倒卵形,长和宽均达 10～20 mm,3 浅裂,浅裂片全缘,基部圆或宽楔形,网脉明显。花莛高达 25～38 cm,常有一分枝;总状花序;苞片小,狭卵形,花两性,花梗向上直展;萼片 4,花瓣状,椭圆形,长约 2 mm,早落;花瓣无;雄蕊多数,长约 5 mm,花丝丝状,花药狭长圆形,先端有短尖头;心皮 3～5,柱头箭头形。瘦果狭椭圆形,稍扁,长约 3 mm,有 8 条纵肋,无柄。花期 6～8 月,果期 7～9 月。

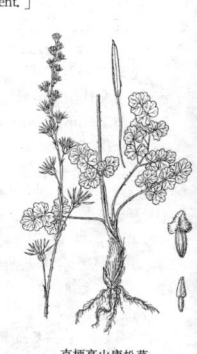

直梗高山唐松草

生于海拔 2 400～4 600 m 的高山草地。分布于河北、山西、四川、云南、西藏、陕西、甘肃、宁夏、青海。

【采收加工】 6～9 月采集,晒干;或鲜用。

【药性】 苦,凉。归肝、脾、大肠经。

1.《云南中草药》:"苦,凉。"

2.《四川中药志》1982 年版:"苦,辛,平,有小毒。"

【功用主治】 清热燥湿,解毒,凉肝。主治痢疾,肠炎,小儿疳积,目赤肿痛,肝热惊风,疮肿,湿热痒疹。

1.《云南中草药》:"清肝消疳。主治小儿疳积,小儿肺炎,小儿惊风。"

2.《四川中药志》1982 年版:"清热,解毒。用于疮肿,目赤,湿热痒疹,痢疾,肠炎。"

【用法用量】 内服:煎汤,3～9 g。

【宜忌】 脾胃虚寒者慎服。

【选方】 1. 治目赤肿痛 小青草 9 g,千里光 18 g,夏枯草 18 g,天胡荽 18 g。水煎服。

2. 治肠炎,痢疾 小青草 9 g,野棉花根 9 g。水煎服。(1、2 方出自《四川中药志》1982 年版)

4762 **羚羊肉** líng yáng ròu 《本草纲目》

【基原】 为牛科高鼻羚羊属动物赛加羚羊的肉。

【原动物】 参见"羚羊角"条。

【采收加工】 四季均可捕捉，捕杀后，除去皮毛及内脏，剔除骨髓。取肉，鲜用或烘干。

【药性】 甘，平。

1.《纲目》："甘，平，无毒。"

2.《医林纂要》："甘、辛，热。"

【功用主治】 柔筋利骨，祛风解毒。主治中风筋骨强急、恶疮，毒蛇咬伤。

1.《食疗本草》："和五味子炒之，投酒中经宿，饮之，治筋骨急强，中风。"

2.《本草拾遗》："主蛇咬，恶疮。"

3.《食物考》："柔筋和骨。"

【用法用量】 内服：适量，炙熟浸酒。

4763 # 羚羊角 líng yáng jiǎo 《本经》

【异名】 泠角（《广雅》）。

【基原】 为牛科羚羊属动物赛加羚羊的角。

【原动物】 赛加羚羊 Saiga tatarica Linnaeus 又名：麢（《说文》）。

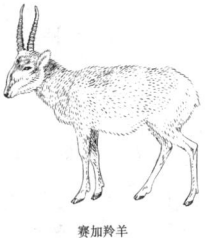

身体大小与黄羊相似，长1～1.4 m，体重雄兽为37～60 kg，雌兽29～37 kg。头型较特别，耳郭短小，眼眶突出。鼻端大，鼻中间具槽，鼻孔显著的筒状，整个鼻子呈肿胀鼓起，故古谓高鼻羚羊。雄羊具角，不分叉，角自基部正后几乎竖直向上，至生长到整个角的1/3高度时，二角略向外斜，接着又往上，往里靠近开

赛加羚羊

又微微向外，最后二角相向往内弯。角尖端平滑，而下半段具环棱。角呈半透明状，黄蜡色。整个体色呈灰黄色，但体侧较灰白。冬季时毛色显得更浅。

栖息于荒漠及半荒漠的开阔地区，性喜干旱。以各种植物为食，如蒿、梭梭、蒿类、羽茅等。一般边食边行。在我国仅分布于新疆北部的边境地区。

野生赛加羚羊为国家一级保护动物，严禁捕猎。

本动物的肉（羚羊肉）亦供药用，另设专条。

【采收加工】 全年均可捕捉，捕得后，将角从基部锯下。削成薄片，或磨成粉末备用。

【药材】 羚羊角 Saigae Tataricae Cornu 大部分从俄罗斯等地进口，我国新疆产少量。

性状 呈长圆锥形，略呈弓形弯曲，长15～33 cm，类白色或黄白色，基部稍呈青灰色。嫩枝透视有"血丝"或紫黑色斑纹，光滑如玉，无裂纹，老枝则有细纵裂纹。除尖端部分外，有10～16个隆起环脊，中部以上呈半环，间距约2 cm，用手握之，四指正好嵌入凹处。角的基部横截面圆形，有坚硬质重的角柱，习称"骨塞"，骨塞长约占全角的1/2或1/3，表面有突起的纵棱与其外面角鞘内的凹沟紧密嵌合，从横断面观，其结合部呈锯齿状。除去骨塞后，角的下半段成空洞，全角呈半透明，对光透视，上半段中央有1条隐约可辨的细孔道直通角尖，习称"通天眼"。质坚硬。气，无，味淡。

鉴别 （1）品末横切面 可组织构造多少呈波浪状起伏。角顶部组织波浪起伏显为明显，在峰谷往往有束伏存在，束多呈三角形，角中部呈波浪

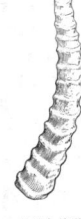

羚羊角外形

状，束多呈双凸透镜形；角基部波浪形不明显。束呈椭圆形至类圆形。髓腔的大小不一，长径10～50(～80)μm，以角基部的髓腔最大，束的皮层细胞扁棱形，3～5层。束间距离较宽广，充满着近等径性多边形、长菱形或狭长形的基本角质细胞。皮层细胞亦呈角质或近无色透明，其中不含或仅含少量细小浅灰色色素颗粒，细胞中央往往可见一个折光性强的圆粒或线状物。

粉末特征：淡灰白色。为不规则碎块，近白色，淡黄白色或淡灰色，微透明。均匀分布有多数长圆形、新月形、长条形空隙，偶见空隙周围显细密放射状纹理；有的碎块隐约可见长棱形纹理。

（2）薄层色谱：取本品粉末0.2 g，加氯仿10 ml，冷浸48小时，滤过，滤液水浴浓缩至干，加适量氯仿溶解，取少量点于硅胶G薄层板上，以苯-乙酸乙酯（7：3）为展开剂，展距15 cm，用硅钨酸试剂喷雾，100℃烘5分钟，在Rf 0.51处有1个斑点。

（3）紫外光谱：取本品粉末0.2 g，加乙醇10 ml，放置12小时，滤过，滤液在340～230 nm处扫描，吸收度量程0～1 A，波长标尺放大20 nm/cm，在260±2 nm、254±2 nm、248±2 nm及220±2 nm波长处有最大吸收。

【成分】 赛加羚羊角含角蛋白、磷酸钙，不溶性无机盐、赖氨酸、丝氨酸、谷氨酸，苯丙氨酸、亮氨酸、天冬氨酸、酪氨酸等17种氨基酸，并含5种磷脂类成分，即卵磷脂（lecithine）、脑磷脂（cephalin）、神经鞘磷脂（sphingomyelin），磷脂酰丝氨酸（phosphatidylserine）、磷脂酰肌醇（phosphatidylinositol）。

【药理】 1. 解热、镇痛作用 羚羊角超细粉体与粗粉给小鼠灌胃，在热板法和醋酸扭体法中有镇痛作用。对2, 4-二硝基苯酚所致大鼠实验性体温增高，羚羊角超细粉体和粗粉灌胃均有解热作用。羚羊角水煎液灌胃降低伤寒、副伤寒甲乙三联菌苗引起的发热家兔的体温。羚羊角口服液灌胃，预防2, 4-二硝基苯酚所致大鼠发热；腹腔注射，降低伤寒、副伤寒甲乙三联菌苗引起的发热家兔的体温。

2. 镇静、抗惊厥作用 羚羊角口服液灌胃或腹腔注射减少小鼠自发活动，对抗小鼠电刺激及戊四氮引起的惊厥，延长戊巴比妥钠等睡眠时间。水煎液灌胃对小鼠有镇静、抗惊厥作用。

3. 对平滑肌的作用 羚羊角水煎液对离体家兔十二指肠有兴奋作用，对乙烯雌酚处理的子宫、动情周期子宫及妊娠子宫，呈兴奋作用。

【炮制】 1. 羚羊角 取原药材，除去骨塞，用温水浸润，镑成纵向极薄片，晾干。

2. 羚羊粉 锉碎或研成细粉。

饮片性状 羚羊角为纵向极薄片，多卷曲，边缘有小波状，表面类白色或黄白色，光滑，半透明，有光泽，质坚韧。无臭，味淡。羚羊角粉为乳白色细粉。无臭，味淡。

贮干燥器内，密闭，置阴凉干燥处。防蛀。

【药性】 咸，寒。归肝、心经。

1.《本经》："味咸，寒。"

2.《别录》："苦，微寒，无毒。"

3.《药性论》："味甘。"

4.《本草衍义补遗》："属木，入厥阴经。"

5.《本草疏》："入手太阴、少阴，足厥阴经。"

6.《本草汇言》："味淡，气寒，无毒。"

7.《本草新编》："味酸、苦，气寒，专走肝经。"

8.《本草三家合注》(叶注)："入足少阴肾经、足太阳膀胱经。气味俱降，阴也。"

9.《重中参西录》："性近于平，不过微凉。"

【功用主治】 平肝息风，清肝明目，凉血解毒。主治肝风内动，惊痫抽搐，筋脉拘挛；肝阳头疼眩晕，肝火目赤肿痛以及血热出血，温病发斑，痈肿疮毒。

1.《本经》："主明目，益气起阴，去恶血注下，辟蛊毒，恶鬼不

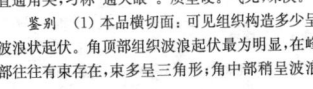

祥,安心气,常不魇寐。"

2.《别录》:"疗伤寒时气寒热,热在肌肤,温风注毒伏在骨间;除邪气,惊狂越癫谬,及食噎不通。久服强筋骨,轻身,起阴益气,利丈夫。"

3.《药性论》:"能治一切热毒风攻注,中恶毒风卒死昏乱不识人。散产后血冲心烦闷,烧末酒服之。主小儿惊痫,治山瘴,能散恶血,烧灰治噎塞不通。"

4.《食疗本草》:"主中风筋挛,附骨疼痛。生摩和水涂肿上及恶疮之上。又卒热闷,屑作末,研和少蜜服之。亦治热毒痢疾及血痢。"又:"伤寒热毒下血,末服之即瘥。又疗疝气。"

5.《本草拾遗》:"主溪毒及惊悸烦闷,卧不安,心胸间恶气毒,瘰疬。"

6.《绍兴本草》:"明目,破疮,利经络。"

7.《纲目》:"平肝舒筋,定风安魂,散血下气,辟恶解毒,治子痫痉疾。"

8.《药性切用》:"清肝泄热,去翳,舒筋,为惊狂抽搐专药。"

9.《本草再新》:"定心神,止盗汗,消水肿,去瘀血,生新血,降火下气,止渴除烦。"

10.《青藏高原药物图鉴》:"治癫痫,脑炎,脑膜炎,痢疾,头痛,头晕,眼炎症。"

【用法用量】　内服:煎汤,1.5～3g,宜单煎2小时以上;磨汁或研末,0.3～0.6g;或入丸、散。外用:煎汤或磨水涂敷。

【宜忌】　脾虚慢惊患者禁服。

1.《本草经疏》:"凡心肝二经虚而有热者宜之,虚而无热者不宜用。"

2.《本草从新》:"性寒,能发生之气,无火热勿用。"

【选方】　1.治伤寒时气,寒热伏热,汗、吐、下后余热不退,或心惊狂动,烦乱不宁,或谵语无伦,人情颠倒,脉仍数急,迁延不愈　羚羊角磨汁半盏,以甘草、灯心各一钱,煎汤和服。《方脉正宗》

2.治中风手颤,弹曳语涩　羚羊角(镑)一两,犀角(镑)三分,羌活(去芦头)、防风(去叉)各一两半,薏苡仁(炒)、秦艽(洗)各二两。上件药末,炼蜜丸,如梧桐子大。每服二十丸,煎竹叶汤下,渐加至三十丸。《圣济总录》羚羊角丸

3.治肝中风,筋脉拘急,舌强语涩　羚羊角屑一两,独活一两,附子一两(炮裂去皮、脐)。上为末。每服三钱。水一中盏,入生姜半分,同煎至六分,去滓,入竹沥一合,更煎一二沸。温服。《圣惠方》

4.治肝偏风,手足不随,四肢顽痹　羚羊角(镑)一两,独活(去芦头)二两,乌头(炮裂,去皮、脐)三分,防风(去叉)一分。上四味,锉如麻豆大。每服五钱匕,以水二盏,煎取一盏,去滓分温二服,空腹夜卧各一。《圣济总录》羚羊角汤

5.治阳厥气逆,多怒　羚羊角、人参各三两,赤茯苓二两(去皮)、远志(去心)、大黄(炒)各半两,甘草一两(炙)。上为末。每服三钱,水一盏半,煎至八分,煎去温服,不计时候。《宣明论方》羚羊角汤

6.治血虚筋脉挛急,或历节掣痛　羚羊角磨汁半盏,以金银花一两五钱,煎汤一碗,和服。《续青囊方》

7.治小儿夜啼及多惊热　羚羊角屑一分,黄芩一分,犀角屑一分,甘草一分(炙微赤,锉),茯神一分,麦门冬半两(去心,焙)。捣,粗罗为散。每服一钱,以水一小盏,煎至五分,去滓,量儿大小,分减服之。《圣惠方》

8.治产后中风,身体反张如角弓　羚羊角屑三分,独活一两,当归三分(锉,微炒),川芎一两(去芦头),赤芍药半两,细辛半两,桂心半两,麻黄一两(去根、节)。捣,粗罗为末。每服四钱,以水一中盏,入生姜半分,煎至六分,去滓,不计时候温服。(7、8方出自《圣惠方》)羚羊角散

9.治中风,心烦,恍惚,腹中痛或时闷绝　羚羊角屑,微炒,捣罗为散,温酒服一钱匕。《简易普济良方》

10.治时气七日,心神烦热,胸膈不利,目赤,不得睡卧　羚羊角屑、黄芩、栀子仁、黄连(去须)、川升麻、枳壳(麸炒微黄,去瓤)各一两。捣罗为末,炼蜜和丸,如梧桐子大。每服不计时候,以竹叶汤下三十丸。《圣惠方》羚羊角丸

11.治卒呕血　羚羊角(镑)一两半,桂(去粗皮)二两,大黄(锉,炒)一两。上三味,粗捣筛。每服三钱匕,水一盏,煎至一盏,去滓冷服。《圣济总录》羚羊角饮

12.治血运迷闷　羚羊角烧灰一两,香墨半两(末)。上件药相和,细研,不计时候服,薄荷汤调下二钱。《圣惠方》

13.疗产后血下不尽,烦闷腹痛　羚羊角(炭火上烧作胶)二两,芍药二两(炒末),枳壳二两(炒令黄色)。捣罗为散,水调服方寸匕。《经效产宝》

14.治骨蒸,饮食不作肌肉,发热自汗,若日夜间热易治,日夜俱热难愈　羚羊角为末,每服二钱匕,温水调下。《卫生易简方》

15.治陷骈久不得去,用此敷发　羚羊角(镑)二两,升麻一两半,细辛一两,甘草五钱。一半蜜丸;一半为散,以泔水煎。吞丸子五七十个,食后热服。取散为前导,丸为合合也。《张氏医通》保命羚羊角散

16.治心肺风热冲目,生翳肉　羚羊角(镑)、黄芩(去黑心)、柴胡(去苗)、升麻各三分,甘草(生锉)一两。粗捣筛,每服五钱匕,水一盏半,煎至一盏,去滓,食后服。《圣济总录》羚羊角汤

17.治眼卒生白翳膜　羚羊角屑半两,泽泻半两,甘菊花一两,蕤薇半两,菟丝子半两(酒浸三日,曝干,别捣为末)。捣,粗罗为散,每服三钱,以水一中盏,煎至八分,去滓,不计时候,温服。《圣惠方》羚羊角散

18.治痘疹后余毒未清,随处肿痛　羚羊角磨汁半盏,以黄芪、金银花各二两,煎汤和服。《本草汇言》

19.治筋骨痛,肢节酸痛　羚羊角、薄荷、附子、独活、白芍药、防风、川芎各等分。上水盏半,姜三片,枣五分服。《医门法律》羚羊角散

20.治卒食噎　羚羊角一两。上捣细罗为散,每服不计时候,以粥饮调服一钱。亦可以角水磨涂咽喉外。《圣惠方》

【临床报道】　治疗高热病症　用水解羚羊角制成注射液(每支2ml,含生药20mg),成人每次1～2支,每日3～4次,肌内注射。治疗流感、麻疹、小儿肺炎等所引起的发热100例。以降温为指标,显效41例,有效45例,无效14例。本品使用安全可靠,无副作用。

【各家论述】　1.《纲目》:"羚羊角,入厥阴肝经。肝开窍于目,其发病也,目暗障翳,而羚羊角能平之。肝主风,在体为筋,其发病也,小儿惊痫,妇人子痫,大人中风搐搦及经脉挛急,历节掣痛,而羚羊角能舒之。魂者,肝之神也,发病则惊骇不宁,狂越僻谬,魇寐卒死,而羚羊能安之。血者,肝之藏也,发病则瘀滞下注,疝痛毒痢,疮肿瘰疬,产后血气,而羚羊能散之。相火寄于肝胆,在气为怒,病则烦满气逆,噎塞不通,寒热及伤寒伏热,而羚羊角能降之。羊性灵,而筋骨之精在角,故又能辟邪恶而解诸毒。"

2.《冯氏锦囊》:"犀角镇心凉心血,羚羊角镇肝凉肝荣。羚羊角清肺肝解热毒,血热痘症宜之。较之犀角凉心镇心者更无犹伏痘毒之患,故功力尤稳耳。"

3.《本草逢原》:"诸角皆能入肝,散血解毒,而犀角为之首推,痘疮之血热毒盛者,为之必需。若痘疮之毒,并在气分,而正面稠密,不能起发者,又须羚羊角以分解其势,使惑血流于他处,此非犀角之所能也。"

4.《本草三家合注》(陈注):"羚羊角,气寒味咸无毒,入肾与膀胱二经。主明目者,咸寒以补水,水足则目明也。益气者,水能化气也。起阴者,阴器为宗筋而属肝,肝为木,木得烈热而萎,得雨

露而挺也。味咸则破血,故主去恶血。气寒则清热,故止下注也。盎毒为血类之毒也,咸寒可以除之。"

5.《衷中参西录》:"羚羊角最能清大热,兼能解热中之大毒。且既善清里,又善透表,能引脏腑间之热毒达于肌肤而外出。疹之未出,或已出而速回者,皆可以此为之,为托表麻疹之妙药。即表之至出而毒气内陷者,服之亦可内消。又善人肝经,以治肝火炽盛,至生眼疾及患牡蛆之妙药。所异者性善退热却不甚凉,虽过用之不致令人寒胃作泄泻,与他凉药不同,此乃有特殊之良能,非可以寻常药化之凉热相权衡也。"

4764 粘人花 zhān rén huā《贵州民间药物》

【异名】 饿蚂蝗、黄黏草《贵州民间药物》,野豆子、牛巴嘴《四川中药志》,山蚂蝗、过路黄《云南中草药》,山毛豆花、乌山黄檀草、满鼎糊草《台湾药用植物志》,长波状叶山蚂蝗《广西药用植物名录》。

【基原】 为豆科山蚂蝗属植物波叶山蚂蝗的茎叶。

【原植物】 波叶山蚂蝗 Desmodium sequax Wall.〔D. sinuatum (Miq.) Bl. ex Baker〕 又名:瓦子草《中国高等植物图鉴》。

灌木,高达 2 m。枝具淡黄色短柔毛。三出复叶,顶生小叶卵状菱形,长 4~10 cm,宽 3~7 cm,先端急尖,基部宽楔形,边缘波状,两面有白色柔毛,侧生小叶较小;叶柄有毛;托叶长椭圆形,长约 6 mm,被淡黄色柔毛。腋生总状花序,花序轴和花梗有柔毛;花萼阔钟状,萼齿三角形,有短柔毛;花冠紫色,旗瓣无爪,与翼瓣、龙骨瓣近等长;雄蕊 10,(9)+1;子房线形,有短柔毛。荚果串珠状,稍弯,密生开展褐色短柔毛,有 5~10 荚节。花期 7~9 月,果期 9~10 月。

生于 400~2 100 m 的山地草坡或林边。分布于西南及河南、湖北、湖南、广西、台湾等地。

本植物的果实(山蚂蝗果)、根(粘人花根)亦供药用,另设专条。

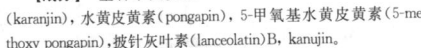
波叶山蚂蝗

【采收加工】 7~10 月采收,切段晒干。

【成分】 茎含水黄皮素(karanjin),水黄皮黄素(pongapin),5-甲氧基水黄皮黄素(5-methoxy pongapin),披针灰叶素(lanceolatin)B, kanujin。

【药性】 微苦、涩,平。

1.《四川中药志》1960年版:"性温,味淡、微辛,无毒。"

2.《云南中草药》:"涩,平。"

3.《全国中草药汇编》:"微苦、涩,温。"

【功用主治】 《四川中药志》1960年版:"治风热火眼,妇人产后胞衣不下及月瘕痨。"

【用法用量】 内服:煎汤,30~60 g。外用:煎水洗;或研末撒。

【选方】 1. 治胞衣不下 野豆子、黄实叶、煅莲房各适量。水煎服。

2. 治月瘕痨 野豆子加红糖炖鸡服。(1、2 方出自《四川中药志》1960年版)

4765 粘人花根 zhān rén huā gēn《贵州民间药物》

【基原】 为豆科山蚂蝗属植物波叶山蚂蝗的根。

【原植物】 参见"粘人花"。

【采收加工】 秋后采收,切段晒干。

【药性】 微苦、涩,温。

1.《贵州民间药物》:"微温,有小毒。"

2.《贵州草药》:"涩,微温。"

【功用主治】 润肺止咳,驱虫。主治肺结核咳嗽,盗汗,产后瘀滞腹痛,蛔虫、蛲虫病。

1.《贵州草药》:"驱虫,补虚,止咳,定喘。"

2.《全国中草药汇编》:"润肺止咳,驱虫。治肺结核咳嗽,盗汗,喘咳,产后胎盘滞留,蛔虫病。"

【用法用量】 内服:煎汤,10~30 g,大剂量可用至 60 g。

【选方】 1. 治虚痨咳嗽 粘人花根、青粘草、白枇杷草各6 g。煎水兑酒服。

2. 治喘咳 粘人花根、石豇豆各 15 g,生姜 1 片。炖鸡吃。

3. 治小儿蛲虫 粘人花根 12~15 g。煎水服,每次 1 杯,每日 3 次。(1~3 方出自《贵州民间药物》)

4766 粘毛鼠尾草 zhān máo shǔ wěi cǎo《中国中药资源志要》

【异名】 野芝麻、黄花鼠尾草《甘肃中草药手册》,吉子嘎保《青藏高原药物图鉴》。

【基原】 为唇形科鼠尾草属植物粘毛鼠尾草的全草。

【原植物】 粘毛鼠尾草 Salvia roborowskii Maxim. 又名:粘毛鼠尾《中国高等植物图鉴》。

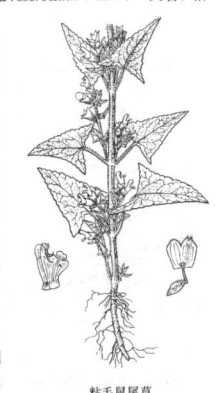
粘毛鼠尾草

一年生或二年生草本,高 30~90 cm。根生锥形,褐色。茎被有黏腺的长硬毛。叶对生;叶柄长 2~6 cm,被黏腺的长硬毛;叶片戟形或戟状三角形,两面被粗伏毛,下面尚有浅黄色腺点。轮伞花序 4~6 花,上部密集下部疏离组成顶生或腋生的总状花序;花萼钟状,二唇形;花冠黄色,二唇形,长 1~1.3 cm,外面被疏柔毛,内面离冠筒基部 2~2.5 mm 有不完全的疏柔毛毛环;花丝长约 4 mm,药隔长约 4 mm,上下臂近等长。小坚果倒卵圆形,暗褐色,光滑。花期 6~8 月,果期 9~10 月。

生于海拔 2 500~3 700 m 的山坡草地,沟边蒿处,山脚山腰。分布于四川、云南、西藏、甘肃、青海等地。

本植物的果实(粘毛鼠尾草果)亦供药用,另设专条。

【采收加工】 6~8 月采收全草,晒干。

【成分】 根含菲醌类成分:丹参醌(tanshinone)Ⅰ、ⅡA,亚甲基丹参醌(ethylenetanshinquinone)。

全草含三萜类成分:triterpenoid Ⅰ、Ⅱ。又含丁香油酚-β-D-吡喃葡萄糖苷(eugenyl-β-D-glucopyranoside)。

【药性】 微苦、微甘,凉。归肝、胃经。

1.《甘肃中草药手册》:"苦,凉。"

2.《青藏高原药物图鉴》:"甘、涩,寒。无毒。"

【功用主治】 清肝,明目,止痛。主治目赤肿痛,翳障,肝炎,牙痛。

1.《甘肃中草药手册》:"明目退翳。治目赤肿痛,翳膜遮睛。"

2.《青藏高原药物图鉴》:"治肝炎,牙痛。"

【用法用量】 内服:煎汤,3~9 g;或研末。

【选方】 治目赤肿痛,翳膜遮睛 野芝麻全草适量,研细末内服。每次 3 g,每日 2~3 次。《甘肃中草药手册》

4767 粘毛鼠尾草果 zhān máo shǔ wěi cǎo guǒ《中国中药资源志要》

【异名】 黄花鼠尾草果《甘肃中草药手册》。

【基原】 为唇形科鼠尾草属植物粘毛鼠尾草的果实。

【原植物】 参见"粘毛鼠尾草"条。

【采收加工】 9～10月采收,晒干。

【药性】 《甘肃中草药手册》:"甘、微苦,平。"

【功用主治】 滋肾补肝,明目。主治产后体虚,乳汁不足,视物昏花。

【用法用量】 内服:煎汤,6～15 g。

【选方】 治产后体虚,乳汁不足 野芝麻9～15 g(炒)。水煎调红糖服。(《甘肃中草药手册》)

4768 粗榧根 cū fěi gēn (《广西本草选编》)

【基原】 为三尖杉科三尖杉属植物粗榧的根或树皮。

【原植物】 参见"粗榧枝叶"条。

【采收加工】 全年可采,刮去粗皮,切片,晒干。

【成分】 树皮含生物碱:海南粗榧内酯(hainanolide)、异粗榧碱(isoharringtonine)、高粗榧碱(homoharringtonine)、粗榧碱(harringtonine)、去氧粗榧碱(deoxyharringtonine)。

【药性】 涩、涩,平。

【功用主治】 《广西本草选编》:"祛风除湿。主治风湿痹痛。"

【用法用量】 内服:煎汤,15～30 g。

4769 粗叶耳草 cū yè ěr cǎo (《广西本草选编》)

【异名】 莺爪利、光天化戟(《广西本草选编》)、细莤草(《云南药用植物名录》)、大号杉刺魂、小号大角英、莤草节节花(《福建药物志》)、锅老根、杀虫草(《广西药用植物名录》)。

【基原】 为茜草科耳草属植物粗叶耳草的全草。

【原植物】 粗叶耳草 Hedyotis hispida Retz. [Oldenlandia hispida Poir.]

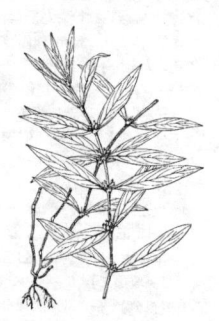
粗叶耳草

一年生披散草本,高25～30 cm。枝条平卧,上部四棱柱形,下部圆柱形,被短粗毛。叶对生:近无柄;托叶鞘状,顶部分裂成数根刚毛;叶片椭圆形或椭圆状披针形,长2.5～5 cm,宽6～20 mm,先端尖,基部楔形或钝,上面被角质的短硬毛,触之刺手,下面被短硬毛。团伞花序腋生;无总花梗;苞片披针形;花无梗;萼筒倒圆锥形,萼裂4,披针形;花冠白色,近漏斗形,长3.8～4 mm,4裂;雄蕊着生于花冠筒喉部;柱头头状,粗糙。蒴果卵形,长1.5～2.5 mm,被粗毛,熟时顶部开裂。种子多数,有棱。花期3～11月。

生于草丛、路旁及疏林下。分布于广东、广西、海南、贵州、云南等地。

【采收加工】 5～7月采收,鲜用或切碎晒干。

【药性】 苦,凉。

1.《广西本草选编》:"味淡,性凉。"

2.《全国中草药汇编》:"苦,凉。"

【功用主治】 清热解毒,消肿止痛。主治小儿麻痹症,风湿痹痛,感冒发热,咽喉痛,胃肠炎,蛇虫咬伤,疔疮疖肿。

1.《广西本草选编》:"清热解毒。主治痢疾,肺结核咯血,竹木刺入肉,疮疖,蚂蟥入腹。"

2.《全国中草药汇编》:"清热解毒,消肿止痛。主治小儿麻痹症,感冒发热,咽喉痛,胃肠炎,外用治疗蛇咬伤,蜈蚣咬伤,狗咬伤。"

3.《福建药物志》:"清热利湿,祛风止痛,消肿解毒。主治肝炎,风湿关节痛,疝气,多发性脓肿,毒蛇咬伤。"

【用法用量】 内服:煎汤,15～30 g,大剂量可用至60 g。外用:捣敷。

【选方】 1. 治小儿痹症 鲜粗叶耳草15 g,葫芦茶15 g。水煎服。(厦门《新医疗法与中草药选编》)

2. 治风湿关节痛 鲜粗叶耳草60～120 g,猪骨适量,绿心豆60 g。水炖服。(《福建药物志》)

3. 治毒蛇咬伤 鲜粗叶耳草30 g。水煎服;渣捣烂外敷伤口。(厦门《新医疗法与中草药选编》)

4. 治多发性脓肿 鲜粗叶耳草适量,蝼蛄1只。共捣烂敷上星穴。(《福建药物志》)

4770 粗榧枝叶 cū fěi zhī yè (《全国中草药汇编》)

【基原】 为三尖杉科三尖杉属植物粗榧的枝叶。

【原植物】 粗榧 Cephalotaxus sinensis (Rehd. et Wils.) Li [C. drupacea Sieb. et Zucc. var. sinensis Rehd. et Wils.] 又名:鄂西粗榧(《中国树木分类学》)、中华粗榧杉、粗榧杉(《中国裸子植物志》)、竹叶粗榧(《海南植物志》)、中国粗榧(《中国树木学》)、水柏子(《中草药通讯》1973,(3):19)、木榧、血榧、土香榧(《天目山药用植物志》)。

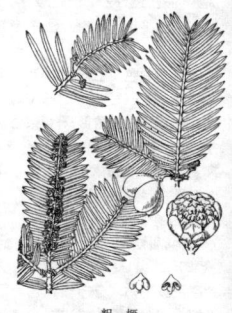
粗榧

灌木或小乔木,高达15 m。树皮灰色或灰褐色,裂成薄片状脱落。叶条形,排成2列,长2～5 cm,宽约3 mm,上部渐窄,先端渐尖或微凸尖,基部近圆形,质地较厚,上面深绿色,中脉明显,下面有2条白色气孔带,较绿色边带宽2～4倍。雄球花6～7聚生头状,径约6 mm,总梗长约3 mm;雄球花卵圆形,基部有1枚苞片,雄蕊4～11枚;雌球花头状,通常2～5个胚珠发育成种子。种子2～5,生于总梗的上端,卵圆形、椭圆状卵圆形或近球形,长1.8～2.5 cm,先端中央有尖头。花期3～4月,种子10～11月成熟。

生于海拔2 000 m以下的山地,喜温暖湿润气候及黄壤、黄棕壤、棕色森林土壤。分布于长江流域以南至广东、广西,西至河南、四川、贵州、云南、陕西、甘肃等地。

本植物的根(粗榧根)亦供药用,另设专条。

【采收加工】 7～9月采收,晒干。

【成分】 枝叶含生物碱类成分:三尖杉碱(cephalotaxine)、Ⅱ-羟基三尖杉碱(Ⅱ-hydroxycephaltaxine)、桥氧三尖杉碱(drupacine)、去甲基三尖杉酮碱(demethylcephalotaxinone)、C-3-表台湾三尖杉碱(C-3-epiwilsonine)、台湾三尖杉碱(wilsonine)、10-脱乙酰浆果衫岑-Ⅲ(10-deacetylbaccatinⅢ)。

【功用主治】 《全国中草药汇编》:"本植物总生物碱对慢性白血病和淋巴瘤有较为明显的疗效。"

【用法用量】 一般提取其生物碱制成注射剂使用,具体用法用量参见"临床报道"项。

【宜忌】 本品主要毒性为骨髓抑制和消化道反应,少数患者可发生心脏毒性反应。

【临床报道】 1. 治疗白血病 用中华粗榧总生物碱每日50～100 mg肌注,个别用至200 mg。治疗慢性粒细胞白血病11例,结果完全缓解者3例,部分缓解Ⅰ级、Ⅱ级各2例,未缓解4

还发现本品对慢粒急变亦有较好疗效,用治急性淋巴细胞白血病 10 例,大部分系与环磷酰胺、6-巯基嘌呤、激素等联合用药,余 1 例外均达不同程度缓解,其中完全缓解 6 例。观察急性粒细胞白血病 14 例,完全缓解 2 例,部分缓解 5 例。

2.治疗真性红细胞增多症 应用粗榧酯碱共治 7 例 9 次,结果缓解 3 例,进效 1 例 1 次,进步 1 例次。缓解至良好 8 例次。至缓解所需药物总量为 65.5～133 mg,平均为 97.8 mg;时间 32～42 日,平均 36 日。显效所需药物总量为 92.5～126 mg,平均 92.5 mg,时间 28～50 日,平均 40 日。疗效较好,对复发的患者仍然有效。在常规剂量下副作用轻而短暂,其缺点为缓解期较短。

粗糠柴叶 ᶜū kāng chái yè
《广西中药志》

【基原】 为大戟科野桐属植物粗糠柴的叶。

【原植物】 参见"吕宋楸毛"条。

【采收加工】 全年均可采收,鲜用或晒干。

【成分】 叶含二聚查耳酮类成分:kamalachalcone A、B。还含淀粉酶(amylase)、过氧化酶(peroxidase)、磷酸化酶(phospha-lase)、多酚氧化酶(polyphenoloxidase)。

【药性】 《广西本草选编》:"味淡涩,性平,有小毒。"

【功用主治】 清热祛湿,止血,生肌。主治湿热吐泻,风湿痹痛,外伤出血,疮疡,水火烫伤。

1.《广西本草选编》:"止血,生肌。主治外伤出血,疮疡溃烂久不收口。"

2.《福建药物志》:"清热利湿。治胃肠炎,风湿痛。"

【用法用量】 内服:煎汤,3～6 g。外用:鲜品捣敷;或研末撒,或煎水洗。

【宜忌】 本品有一定毒性,内服不宜过量。

《广西本草选编》:"叶背面的腺点内含有毒成分,中毒后可致恶心、呕吐、强烈泻下。"

【选方】 治胃肠炎 粗糠柴叶 6 g。捣烂,加二次米泔水炖服。《福建药物志》

粗糠柴根 ᶜū kāng chái gēn
《海南岛常用中草药手册》

【基原】 为大戟科野桐属植物粗糠柴的根。

【原植物】 参见"吕宋楸毛"条。

【采收加工】 全年均可采收,切片,晒干。

【药性】 微苦、微涩,凉。有毒。

1.《海南岛常用中草药手册》:"微苦、微涩。"

2.《全国中草药汇编》:"微苦、微涩,凉。"

【功用主治】 清热祛湿,解毒消肿。主治湿热痢疾,咽喉肿痛。

1.《海南岛常用中草药手册》:"清热解表,消炎止痛。主治急性慢性痢疾,咽喉肿痛,扁桃腺炎。"

2.《全国中草药汇编》:"清热利湿。"

3.《台湾药用植物志》:"治月经不调。"

【用法用量】 内服:煎汤,15～30 g。

粗毛鳞盖蕨 ᶜū máo lín gài jué
《中国药用孢子植物》

【基原】 为碗蕨科鳞盖蕨属植物粗毛鳞盖蕨的全草。

【原植物】 粗毛鳞盖蕨 Microlepia strigosa (Thunb.) Presl [Trichomanes strigosa Thunb.] 又名:粗毛蕨《中国主要植物图说》。

植株高达 1 m 以上。根茎横走,粗壮,密生褐色节状刚毛。叶远生;叶柄长 40～60 cm,禾秆色或绿褐色,基部有褐色节状毛;叶轴与羽轴腹面略有毛,背面密生褐色短毛;叶片厚纸质,长圆形,长 40～60 cm,宽 15～30 cm,二回羽裂;羽片 14～20 对,互生,有柄,

线状披针形,基部偏斜楔形,先端长尖或长渐尖,羽状,下部的较大,长 14～20 cm,宽 2～3.5 cm;二回圆羽片 14～25 对,互生,斜卵形或近菱形,边缘上侧有缺刻或粗钝齿状,长 1.5～2 cm,宽 6～10 mm,背面脉上有毛;叶脉羽状。孢子囊群生于小脉先端,囊群盖杯状,黄绿色,有毛,以基部及两侧着生于叶缘内。

生于海拔 1 700 m 的林下石灰岩上。分布于浙江、福建、四川、云南、台湾等地。

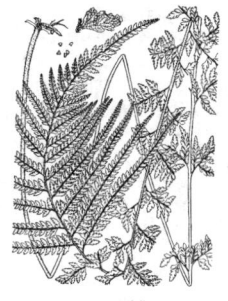

粗毛鳞盖蕨

【采收加工】 7～10 月采收全草,鲜用或晒干。

【成分】 地上部分含(3R)-蕨素〔(3R)-pterosin〕D,(2R, 3R)-蕨素〔(2R, 3R)-pterosin〕L,2R-蕨素(2R-pterosin)B,2R-蕨素 O,2R-蕨素 F,2S-蕨素(2S-pterosin)P,2S,3S-蕨素〔(2S, 3S)-pterosin〕C,2S,3S-蕨素 C-O-3-β-D-吡喃葡萄糖苷(2S, 3S-pterosin C-O-3-β-D-glucopyranoside),欧蕨伊鲁苷(ptaquilo side)。全草含氰基葡萄糖苷类成分:prunasin 4′-O-p-coumarate。

【药性】 微苦,寒。

【功用主治】 去湿热。治流行性感冒、肝炎等。

【用法用量】 内服:煎汤,9～15 g。

【选方】 1.治肝炎 粗毛鳞盖蕨 30 g,蒲公英 30 g,虎杖 9 g。煎服。

2.治流行性感冒 粗毛鳞盖蕨 15 g,板蓝根 15 g,苦参 9 g。煎服。(1、2 方出自《中国药用孢子植物》)

粗叶悬钩子 ᶜū yè xuán gōu zǐ
《广州部队〈常用中草药手册〉》

【异名】 大叶蛇泡筋、大破布刺、老虎泡、虎掌筋、九月泡(《广州部队〈常用中草药手册〉》),八月泡、牛尾泡、大笋坛(《广西中药》)。

【基原】 为蔷薇科悬钩子属植物粗叶悬钩子的根、叶。

【原植物】 粗叶悬钩子 Rubus alceaefolius Poir.

攀缘灌木。枝密生黄色绒毛,叶柄及花序有小钩刺。单叶,近革质;叶柄长 2～4.5 cm;托叶羽状深裂;叶片近圆形或宽卵形,大小极不等,长 6～16 cm,宽 5～14 cm,不整齐 3～7 裂,上面有粗毛和囊泡状小凸起,下面密生灰色或浅黄色绵毛和长柔毛,叶脉锈色。顶生或腋生圆锥花序或总状花序,有时腋生头状花束;总花梗、花梗和花萼被淡黄色绒毛;花白色,直径 12～15 mm;苞片大,似托叶。聚合果球形,直径 1.5～2 cm,红色。花期 7～9 月,果期 10～11 月。

生于海拔 500～2 000 m 的向阳山坡、山谷杂木林内或沼泽灌丛中以及路旁岩石间。分布于江苏、福建、江西、湖南、广东、广西、贵州、云南、台湾等地。

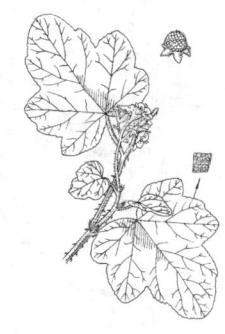

粗叶悬钩子

【采收加工】 全年均可采收,晒干。

【成分】 果实含氨基酸:天冬氨酸,苏氨酸,丝氨酸,谷氨酸,

甘氨酸、丙氨酸、胱氨酸、缬氨酸、甲硫氨酸、异亮氨酸、亮氨酸、酪氨酸、苯丙氨酸、赖氨酸、组氨酸、精氨酸、脯氨酸。果实含维生素 C、B_1、B_2、E，维生素 A 痕量。

【药性】 广州部队《常用中草药手册》："甘、淡、平。"

【功用主治】 清热利湿，止血，散瘀。主治肝炎，痢疾，肠炎，乳腺炎，口腔炎，行军性血红蛋白尿，外伤出血，肝脾肿大，跌打损伤，风湿骨痛。

1. 广州部队《常用中草药手册》："活血祛瘀，清热止血。治急慢性肝炎，肝脾肿大，行军性血红蛋白尿，乳腺炎，外伤出血，口腔炎。"

2.《广西中草药》："清热，消肿，止血，散瘀。"

3.《全国中草药汇编》："清热利湿。主治痢疾，肠炎，跌打损伤，风湿骨痛。"

【用法用量】 内服：煎汤，15～30 g。外用：研末撒敷；或煎水含漱。

【临床报道】 治疗嗜盐菌食物中毒 粗叶悬钩子 45 g，生姜 15 g（老幼及病轻者酌减），水煎服，同时饮淡盐糖水。治疗 71 例，全部患者均有吃咸黄泥螺史，患者有头痛、恶寒、发热、腹痛、上吐下泻及失水征。部分患者有血便，2 例轻度休克。结果，除 1 例孕妇外，全部治愈。

4775 断节参 duàn jié shēn 《红河中草药》

【基原】 为萝摩科鹅绒藤属植物昆明杯冠藤的根。

【原植物】 昆明杯冠藤 *Cynanchum wallichii* Wight 又名：假马兜铃《中国高等植物图鉴》），昆明白前《种子植物名称》）。

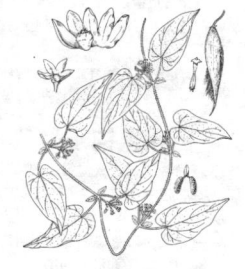

多年生草质藤本。茎被单列毛。叶对生，托叶呈叶状，单生于叶腋间；叶片薄纸质，卵状长圆形，长 4～9 cm，宽 2～4 cm，先端短渐尖，基部耳心形，叶耳圆形而内向，上面被柔毛，下面苍白色，近无毛，叶缘有睫毛。伞房状聚伞花序腋生，有花 10～20 朵；花萼外面被柔毛，内面基部腺体多至 20 个；花冠白色或黄白色，辐状或近钟形；副花冠白色，裂片肉质，每枚有 5 个圆形的齿；花粉块每室 1 个，下垂，柱状，全缘或微 2 裂。蓇葖果单生，近纺锤形，向端部喙状，长渐尖，中部膨大，长约 6.5 cm。种子宽卵形，种毛白色绢质。花期 7～10 月，果期 9 月开始。

昆明杯冠藤

生于山坡草地、村边和路旁灌木丛中或山谷等处。分布于西南及广西等地。

【采收加工】 9～12 月采挖，切片，鲜用或晒干。

【成分】 昆明杯冠藤根含苷类成分：去酰基萝藦苷元 (deacylmetaplexigenin)，青洋参苷元(qingyangshengenie)，断节参苷 (wallicoside)；生物碱成分：喙牛奶菜碱(rostramine)，萝藦胺 (gagamine)。另含牛皮消素(caudatin)。

【药性】 甘，微苦，温。

【功用主治】 补肾壮腰，强筋骨，解毒。主治肾虚腰痛，足膝无力，跌打损伤，骨折，狂犬咬伤。

【用法用量】 内服：煎汤，干品 25～100 g；或浸酒。外用：鲜品，捣敷。

【选方】 1. 治肾虚腰痛，病后体虚，营养不良 断节参 30～60 g，炖肉吃。

2. 治跌打损伤，骨折 断节参 15～30 g，泡酒服；外用鲜品捣敷。（1、2 方出自《红河中草药》）

4776 断血流 duàn xuè liú 《安徽中草药》

【异名】 大叶香薷《植物名实图考》，荫风轮、山薄荷《贵州草药》，瘦风轮、九层塔、野薄荷、田螺菜、蒙锄草《全国中草药医疗法展览会资料选编》，多头风轮菜《全国中草药汇编》。

【基原】 为唇形科风轮菜属植物灯笼草的全草。

【原植物】 灯笼草 *Clinopodium polycephalum*（Vaniot）C. Y. Wu et Hsuan ex Hsuan [*Calamintha polycephala* Vaniot]

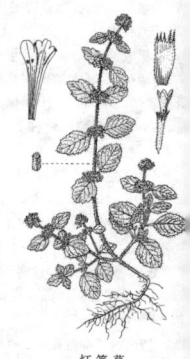

多年生草本，高 0.5～1 m。茎多分枝，被糙硬毛及腺毛。叶对生；叶柄长 3～8 mm；叶片卵形，长 2～5 cm，宽 1.5～3.2 cm，先端尖或钝，基部楔形，边缘具圆齿状牙齿，两面被糙硬毛。轮伞花序多花，圆球状，花时径达 2 cm，沿茎及分枝形成宽而多头的圆锥花序；苞片针状，与花萼均被具节柔毛及腺毛；花萼管状，上唇 3 齿，先端具尾尖，下唇 2 齿，先端尖尖；花冠紫红色，长约 8 mm，外面被微柔毛，上唇先端微缺，下唇 3 裂；雄蕊 4，不露出，前对较长，花药 2 室，后对雄蕊短，花药小；子房 4 裂，花柱生于子房底，柱头 2 裂。小坚果 4，卵形，棕色。花期 7～8 月，果期 8～9 月。

生于山坡、路旁、林下、灌丛及草地。分布于华东、西南及河北、河南、湖北、湖南、广西、陕西、甘肃等地。

灯笼草

【采收加工】 7～9 月采收，切段晒干或鲜用。

【药材】 断血流 *Herba Clinopodii* 产于陕西、甘肃、山西、河北、河南、山东、浙江、江苏、安徽、福建、江西、湖南、湖北、广西、贵州等地。

性状 本品茎呈方柱形，四面凹下呈槽，分枝对生，长 30～90 cm，直径 1.5～4 mm，上部密被灰白色茸毛，下部较稀疏或近于无毛，节间长 2～8 cm，表面灰绿色或绿褐色；质脆，易折断，断面不整齐，中央有髓或中空。叶对生，有柄，叶片多皱缩破碎，完整者展平后呈卵形，长 2～5 cm，宽 1.5～3.2 cm，边缘具疏锯齿，上表面绿褐色，下表面灰绿色，两面均密布灰白茸毛。气微香，味涩、微苦。

鉴别 (1) 叶表面观：下表皮细胞垂周壁呈波状，气孔直轴式。非腺毛细长，众多，由 1～9 细胞组成，有达 1 440 μm，有的基部细胞膨大，直径至 102 μm；中部细胞直径 10～55 μm，有的细胞呈缢缩状，表面具疣状突起。腺鳞头部 7～11 细胞，直径至 60 μm，柄单细胞，极短。小腺毛头部，柄均为单细胞，头部直径约 20 μm。

(2) 取本品粉末 1 g，加乙醇 10 ml，水浴加热 15 min，滤过。取滤液 1 ml 置小试管中，加镁粉与盐酸数滴，溶液渐变樱红色；取滤液滴于滤纸片上，干后在紫外光灯(254 nm)下观察，呈蓝紫色荧光，喷以 0.5%醋酸镁甲醇溶液，再置紫外光灯下观察，荧光变为天蓝色(检查黄酮类)。

(3) 薄层色谱 取本品粉末 1 g，加甲醇 10 ml，加热回流 30 分钟，滤过。滤液蒸干，残渣加水 10 ml 使溶解，加乙醚振摇提取 2 次，每次 10 ml，弃去乙醚液。水液加水饱和正丁醇振摇提取 2 次，每次 10 ml，合并正丁醇液，蒸干，残渣加甲醇 1 ml 使溶解，置中性氧化铝柱（100～120 目，5 g，内径 1～1.5 cm，用水湿法装柱）上，用 40%甲醇 40 ml 洗脱，收集洗脱液，蒸干，残渣加甲醇 1 ml 使溶解，作为供试品溶液。另取醉鱼草皂苷 IVb 对照品，加甲醇制成每 1 ml 含 2 mg 的溶液，作为对照品溶液。吸取上述两种溶液各 4 μl，别点于同一硅胶 G 薄层板上，以三氯甲烷-甲醇-冰醋酸-水（7：5：1：0.5）为展开剂，展开，取出，晾干，喷以 10%硫酸乙醇溶液，在 110 ℃加热至斑点显色清晰。供试品色谱中，在与对照品色谱相应的位置上，显相同的棕色斑点；置紫外光灯（365 nm）下检视，显相同的棕红色荧光斑点。

【成分】 全草含风轮菜皂苷（clinopodiside）A 及蒲公英赛-9，2，17-三烯 3β，23-二醇（taraxer-9，12，17-triene-3β，23-diol）等。

地上部分含黄酮类成分：柚皮素（naringenin）、芹菜素（apigenin）、香蜂草苷（didymin）。含三萜皂苷类成分：熊果酸（ursolic acid）、异樱花素（isosakuranetin）；甾醇类：6′-十六碳烯酸酯基-α-菠甾醇-3-O-β-D-葡萄糖苷（6′-palmityl-α-spinasteryl-3-O-β-D-glucoside）、6′-十八碳烯酸酯基-α-菠甾醇-3-O-β-D-葡萄糖苷（6′-steryl-α-pinasteryl-3-O-β-D-glucoside）。又含对香豆酸（p-coumaric acid）。

【药理】 1. 止血作用 断血流敷于家兔动脉切口、肝脏及后肢皮肤切割创面等，缩短止血时间。醇提物给小鼠灌服缩短出血、凝血时间。断血流水浸膏、醇浸膏、粗皂苷增加家兔、豚鼠离体血管条的收缩，对子宫动脉条作用最明显。醇提物水溶液提高大鼠在体脏器灌流压。水抽提液、粗皂苷水溶液减少蟾蜍后肢血管流量。断血流总皂苷增加体外 ADP 诱导的大鼠血小板聚集。总皂苷给小鼠灌服，增强 ADP 诱导的血小板聚集且升高血小板黏附率。总皂苷给大鼠灌胃，升高血浆、血小板内血栓烷 B₂ 含量。断血流总皂苷灌胃，减少早孕大鼠药物流产后的出血量。

2. 抑制免疫功能 断血流总皂苷给小鼠腹腔注射，抑制碳粒廓清作用，升高小鼠血清 IgG 含量，抑制小鼠腹腔巨噬细胞吞噬功能；总皂苷给豚鼠腹腔注射可降低血清补体含量。

3. 抗炎、抑菌作用 断血流总皂苷能抑制角叉菜胶引起的大鼠足肿胀，对抗组胺所致小鼠皮肤毛细血管通透性增加，兴奋肾上腺皮质功能。

【药性】 辛、苦、凉。

1.《贵州草药》："性温、味辛、甘、苦。"

2.《安徽中草药》："性凉，味苦、微辛。"

【功用主治】 清热解毒，凉血活血。主治风热感冒，咳嗽，目赤肿痛，咽喉肿痛，吐血，腹痛痢疾，吐血、咳血、尿血，崩漏，外伤出血，肝炎，胆囊炎，痄腮，胃痛，关节疼痛，疮疡肿痛，毒蛇咬伤，湿疹，痔疮，跌打肿痛。

1.《贵州草药》："解表散寒，理气消肿。"

2.《安徽中草药》："活血止血，祛风散热，解毒消肿。主治咳血、衄血、吐血、子宫出血，外伤出血，风热感冒，疮疖，外伤肿痛。"

3.《全国中草药汇编》："凉血止血，清热解毒。主治各种出血，黄疸型肝炎、胆囊炎，感冒，急性结膜炎；外用治外科疮疡，蛇犬咬伤。"

4.《福建药物志》："清热解毒，疏风消肿。主治白喉、咽喉肿痛，小儿气管炎，痢疾，腹泻，乳腺炎。"

【用法用量】 内服：煎汤，15～30 g；或捣汁。外用：捣敷；或研末撒。

【选方】 1. 治感冒 山藿香 15 g，柴胡 9 g。煨水服。（《贵州草药》）

2. 治风热感冒 断血流、连翘各 15 g，桑叶、菊花各 9 g，淡豆豉 12 g。煎服。（《安徽中草药》）

3. 治小儿气管炎 茵风轮 9 g，薄荷 3 g，生姜 3 片。水煎，加糖服。（《福建药物志》）

4. 治疮疖 鲜断血流、鲜马齿苋各适量。捣烂外敷，干则更换。

5. 治外伤肿痛 鲜断血流、鲜紫天三七各适量，捣烂敷患处，肿胀重者，用猪胆汁适量熬浓，加雄黄粉少许调匀，再前药调匀涂患处。（4、5方出自《安徽中草药》）

【临床报道】 1. 治疗月经过多和功能性子宫出血，胃十二指肠溃疡出血等症 用断血流制成糖衣浸膏片（每片相当于原生药约 10 g），胶囊或粉剂。片剂、胶囊口服；用于月经过多 4 次，每次 3～4 片（粒），连服 5 日；粉剂适量外用，撒于创口，稍加压迫，包扎之。疗效标准：妇科病症服药后出血量显著减少在一半以上，或接近、恢复到原来正常的经量和经期；其他科病症服药后完全止血为显效。妇科病症服药后出血量减少或经期缩短；其他科病症出血量显著减少为有效。妇科病症服药后出血量或经期无变化；其他科病症用药后未能止血为无效。治疗结果：① 一般性妇科出血：功能性子宫出血 503 例、产后出血 30 例、子宫肿瘤出血 59 例、宫外孕 7 例，其他出血 56 例，共计 655 例，显效 251 例，有效 319 例，有效率为 87.2%；用浸膏胶囊治疗功能性子宫出血 62 例、产后出血 17 例，宫外孕 3 例，其他出血 13 例，共计 105 例，显效 77 例，有效 25 例，有效率为 97.1%。② 计划生育措施引起出血：用浸膏糖衣片治疗上环后出血 87 例，取环后出血 8 例，人工流产出血 31 例，扎管出血 21 例，共计 147 例，显效 63 例，有效 128 例，有效率为 87.1%。③ 内科出血：用浸膏胶囊治疗胃和十二指肠溃疡出血 41 例，血小板减少性紫癜 31 例、肺结核咯血 33 例、其他出血 32 例，共计 137 例，显效 84 例，有效 31 例，有效率为 83.9%。④ 五官科、泌尿科出血：使用浸膏胶囊治疗血尿、乳糜血尿、鼻衄、牙龈出血等共 76 例，显效 64 例，有效 6 例，有效率为 92.1%。⑤外伤出血：使用断血流止血粉治疗各种外伤性出血 77 例，显效 74 例，有效 2 例，有效率为 98.7%。起效时间与治疗日数：据 219 例妇科出血症患者统计，服药后 1～2 日见效者 151 例，4 日内见效者占患者总数的 95%；据 181 例显效患者统计，治疗平均日数为 3.0 日，其中功能性子宫出血及月经过多患者 106 例，治疗日数平均为 2.9 日。副作用：据 802 例妇科血症的观察，仅 21 例（2.6%）有胃部不适感觉，停药后即自行消失。

2. 治疗宫外孕 用断血流糖衣片或胶囊治疗宫外孕 28 例，其中休克型 18 例、不稳定型 3 例，包块型 7 例。治疗方法：休克型除补液、输血纠正休克外，每次服胶囊 3 粒（每粒相当于原生药 5 g），或糖衣片 4 粒（每粒相当于 4 g），每日 3 次；包块型，每次服胶囊 2 粒，或糖衣片 3 粒，每日 3 次。均连服 10 日左右，结果全部未经手术而痊愈。

4777 断线蕨 duàn xiàn jué 《中国药用孢子植物》

【异名】 石韦、一双剑、斩蛇剑《广西药用植物名录》。

【基原】 为水龙骨科线蕨属植物断线蕨的叶。

【原植物】 断线蕨 Colysis hemionitidea（Wall.）Presl［Polypodium hemionitideum Wall.］

植株高 30～60 cm。根茎长而横生，密被深褐色、卵状披针形鳞片，先端渐尖，边缘有疏齿、筛孔透明。叶远生；叶柄长 1.5～2 cm，圆柱形，暗棕色至红棕色，以关节着生于根状鳞片，上面有浅翅；叶片纸质，阔披针形至倒披针形，长 40～60 cm，宽 5～7 cm，先端渐尖，向基部渐狭，常下延连基部，全缘；主脉两面隆起，侧脉明显而两面隆起，不达于叶缘，横脉曲折，在每对侧脉之间联结成 3～4 条大小不一、一般较短而近于平行或分叉，先端有膨大的水囊。孢子囊群大，长圆形、近圆形至短线形，在每对侧脉之间有不整齐的 1 行，生于网眼的交叉点，无囊群盖，通常仅位于叶背的上半部，能育。

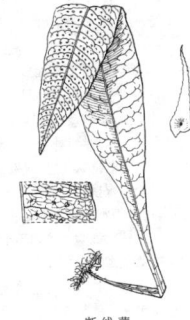

断线蕨

生于海拔 500～1 300 m 的混交林下、溪边或湿岩石上。分布于福建、广西、海南、贵州、云南、西藏、台湾等地。

【采收加工】 全年均可采收，晒干或鲜用。

【药性】《中国药用孢子植物》："淡涩，凉。"

【功用主治】 清热利尿，解毒。主治小便短赤淋痛，发痧，毒蛇咬伤。

1.《广西民族药简编》："水煎服治走马风，发痧。"

2.《中国药用孢子植物》："清热解毒，利尿。治小便短赤、尿路感染、毒蛇咬伤等。"

【用法用量】 内服：煎汤，15～30 g。外用：捣敷。

【选方】 治尿路感染、小便短赤 断线蕨 15 g，石韦 9 g。煎服。（《中国药用孢子植物》）

4778 剪草 jiǎn cǎo 《本草拾遗》

【异名】 翦草《日华子》，四块瓦、土细辛《广西中草药》，四叶草《天目山药用植物志》，银线草《浙江民间常用草药》，四对草《福建药物志》。

【基原】 为金粟兰科金粟兰属植物丝穗金粟兰的全草或根。

【原植物】 丝穗金粟兰 Chloranthus fortunei (A. Gray) Solms-Lamb。

多年生草本，高 15～40 cm。根茎粗短，密生多数细长须根。茎直立，单生或数个丛生，下部节上对生 2 片鳞状叶。叶对生，常 4 片生于茎上部；叶柄长 1～1.5 cm；托叶钻形；叶片纸质，宽椭圆形、长椭圆形或倒卵形，长 5～11 cm，宽 3～7 cm，先端短尖，基部宽楔形，边缘有锯齿，齿尖有一腺体，近基部全缘。穗状花序单一，顶生，连总花梗长 4～16 cm；苞片倒卵形，通常 2～3 齿裂；花白色，雄蕊 3，药隔基部合生，着生于子房上部外侧，药隔伸长成丝状，药室在药隔的基部；子房倒卵形，无花柱。核果球形，有纵条纹。花期 4～5 月，果期 5～6 月。

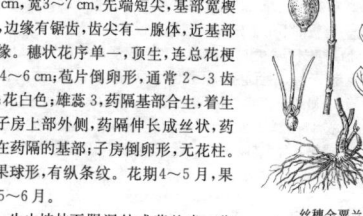

丝穗金粟兰

生山坡林下阴湿处或草丛中。分布于华东及湖北、湖南、广东、广西、四川、台湾。

【采收加工】 6～7 月采集，晒干。

【药材】 剪草 Chloranthi Fortunei Herba 主产于山东、江苏、浙江、江西等地。

性状 根茎呈团块状，节间较密。须根细长弯曲，直径 0.5～1.5 mm；表面灰黄色或灰棕色，具明显纵皱纹，有支根痕；质脆易断，皮部易与木部剥离而露出木心。茎具纵棱，表面浅棕色；节处棕黑色，具残存托叶，节间长 4～10 cm。叶对生，茎顶两对密集，常似 4 轮生；叶皱缩，展平后椭圆形或倒卵状椭圆形，长 4～10 cm，宽 2.5～6 cm，边缘具圆锯齿，灰绿色；叶柄长 0.5～1.5 cm。有的可见单一顶生的穗状花序（或果序）。气香，味苦、辛。

鉴别 根横切面：表皮细胞多为类方形，外被角质层。皮层宽广，薄壁细胞中含大量淀粉粒，有油细胞散在；内皮层细胞内壁增厚。中柱鞘细胞 1 列，切向延长。初生木质部 4～8（～14）束，根中央薄壁细胞壁木化。

叶横切面：上表皮细胞各 1 列，外被角质层，可见非腺毛；栅栏组织和海绵组织分化不明显；有油细胞散在。主脉维管束外韧型，向下明显突出。

【药性】 辛，苦，平。有毒。归肺、肝经。

1.《本草拾遗》："味甚苦，平，无毒。"

2.《日华子》："凉。"

3.《本草图经》："有毒。"

4.《广西中草药》："味辛，性温，有小毒。"

5.《福建药物志》："苦、辛，平。"

【功用主治】 祛风活血，解毒消肿。主治风湿痹痛，跌打损伤，疮疖癣疥，毒蛇咬伤。

1.《本草拾遗》："主虫疮疥癣。"

2.《日华子》："治恶疮、疥癣、风瘙。"

3.《本草图经》："主诸疮疥痈瘘蚀及牛马诸疮。"

4.《浙江民间常用草药》："散瘀活血，抗菌消炎，主治跌打损伤，疖肿。"

5.《广西中草药》："祛风镇痛，活血散瘀，消肿解毒。治风湿性关节炎，急性肠胃炎，菌痢，咳嗽。"

6.《福建药物志》："治闭经，荨麻疹，皮肤瘙痒，痈肿，多发性脓肿，毒蛇咬伤。"

【用法用量】 内服：煎汤，根 3～6 g；研末，0.9～1.2 g。外用：捣敷；或煎水熏洗。

【宜忌】 内服不可过量，孕妇慎服。

【天目山药用植物志】："多服能引起呕吐，在服药期间忌食糖及玉蜀黍。"

【选方】 1. 治劳瘵 每用（剪草）一斤，净洗为末，入生蜜二斤，和为膏，以器皿盛之，不得见铁器，九蒸九曝，日一蒸曝。病人五更起，面东坐，不得语，令愈抄药，如粥服之，每服四两。服已，良久用稀粥米饮压之。药冷，服粥饮亦不可太热，及吐出下皆不妨。如久病肺损咯血，只一服愈，寻常咳嗽，血妄行，每服一匙可也。（《本草拾遗》）

2. 治跌打损伤后内伤腹痛呕吐 （剪草）鲜根 15～18 g（干根减半），加青木香 12～15 g。水煎，冲烧酒（随量），早晚空腹 2 次分服。（《天目山药用植物志》）

3. 治风湿关节痛 丝穗金粟兰 45 g，白酒 500 ml，红糖 95 g。浸 7 日后，每次服 30～60 ml。

4. 治蛇咬伤 丝穗金粟兰鲜叶适量，雄黄少许。捣烂敷患处。（3、4 方出自《福建药物志》）

4779 剪刀股 jiǎn dāo gǔ 《救荒本草》

【异名】 假蒲公英（广州空军《常用中草药手册》），蒲公英（《广西药用植物名录》），鸭舌草（《广东惠阳中草药》），鹅公英（《潮阳药书》）。

【基原】 为菊科苦荬菜属植物剪刀股的全草。

【原植物】 剪刀股 Ixeris debilis A. Gray 又名：低滩苦荬菜，《中国高等植物图鉴》。

多年生草本，高 10～30 cm。全株无毛，具匍茎。基生叶莲座状，叶基部下延成叶柄，叶片匙状倒披针形至倒卵形，长 5～25 cm，宽 1～3 cm，先端钝，基部下延，全缘或具疏锯齿或下部羽状分裂；花茎上的仅 1～2 枚，全缘，无叶柄。头状花序 1～6；外层总苞片长 1～1.5 cm，外层总苞片卵形，内层总苞片约 8 枚，长圆状披针形，先端钝；舌状花黄色，长约 1.5 cm。瘦果成熟后红棕色，长 5～6 mm，喙长 2～3 mm，冠毛白色。花期 4～5 月。

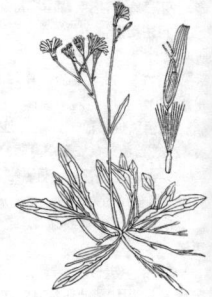

剪刀股

生海边低湿地，路旁及荒地。分布于东北、华东及中南。

【采收加工】 3～5 月采收，鲜用或晒干。

【药理】 抗遗传性损伤

剪刀股提取物在蚕豆根尖细胞微核试验中能对抗烟碱引起的遗传物质损伤。

【药性】 苦，寒。归胃、肝、肾经。

1.《救荒本草》:"味苦。"

2.《广西中药志》:"味甘,性寒,无毒。入胃、肝、肾三经。"

3.《福建药物志》:"苦,凉。"

【功用主治】 清热解毒,利尿消肿。主治肺脓疡,咽痛,目赤,乳腺炎,痈疽疮疡,水肿,小便不利。

1.《广西中药志》:"解热毒,消痈肿,清(凉)血,利尿。治乳痈,疔毒,淋病,水肿,目赤肿痛。"

2.《全国中草药汇编》:"清热凉血,利尿消肿。治肺热咳嗽,咽痛,口腔溃疡,急性结膜炎,阑尾炎,水肿,小便不利;外用治乳腺炎,疮疖肿毒,皮肤瘙痒。"

3.《福建药物志》:"清热解毒。主治腮腺炎,肺脓疡,咽喉炎,支气管炎,遗精,项疽,乳腺炎,足跟脓肿。"

【用法用量】 内服:煎汤,10～15 g。外用:捣敷。

【宜忌】 气血虚弱者慎服。

《广西中药志》:"体质虚寒,气弱血衰者禁用。"

【选方】 1. 治腮腺炎 剪刀股根15 g,青壳鸭蛋1个。水炖服。

2. 治肺脓疡 剪刀股、葫芦茶各30 g。水煎冲蜜或冰糖服。

3. 治项疽 鲜剪刀股120 g,鲜筋骨草90 g,加冬蜜20 g。捣烂,分早晚2次外敷。

4. 治遗精 剪刀股15～30 g。水煎,取药液炖猪小肚或瘦肉服。(1～4方出自《福建药物志》)

4780 **剪刀草** jiǎn dāo cǎo
《饮片新参》

【异名】 玉如意(《苏州本产药材》),山薄荷、土薄荷(《泉州青草药》),野薄荷(《泉州本草》),野仙人草、小叶仙人草(《江西民间草药验方》),节节花、野香草(《浙江民间常用草药》)。

【基原】 为唇形科风轮菜属植物细风轮菜和邻近风轮菜的全草。

【原植物】 1. 细风轮菜 Clinopodium gracile (Benth.) Matsum [Calamintha gracilis Benth.] 又名:塔花(《植物学大辞典》)、瘦风轮菜(《拉汉种子植物名称》)。

一年生草本,高8～30 cm。茎多数,自匍匐茎生出,四棱形,被微向短柔毛。叶对生;叶柄长0.8～1.3 cm,基部紫红色,密被短柔毛;叶片卵形或茎最下部的叶圆卵形而较小,长1.2～3.4 cm,宽1～2.4 cm,先端钝,基部圆形或楔形,边缘具圆齿状锯齿,上面近无毛,下面脉上具短柔毛。轮伞花序分离,或密集于茎端成短总状花序;无苞叶;苞片针状;花梗长1～3 mm,被微柔毛;花萼管状,长3～5 mm,萼齿5,外面沿脉上被短硬毛,其余部分被微柔毛,上唇3齿,齿片向上反折,下唇2齿,齿均被睫毛;花冠白至紫红色,比花萼长约1/2倍,外面被微柔毛,上唇先端微缺,下唇3裂;雄蕊4,前对能育,花药2室;子房4裂,柱头2裂。小坚果4,卵球形,褐色。花期6～8月,果期7～10月。

生于海拔2 400 m以下的路旁、空旷草地、沟边、林缘、灌木丛中。分布于西南及陕西南部、江苏、浙江、福建、湖北、湖南、广东、广西、台湾等地。

细风轮菜

2. 邻近风轮菜 C. confine (Hance) O. Kuntze [Calamintha confine Hance] 又名:光风轮(《浙江民间常用草药》),灯笼草、节节菜、蜂窝草(《贵州中草药名录》)。

本种与细风轮菜的主要区别为:轮伞花常具苞叶;萼筒等宽,外面全无毛或沿脉上有极稀少的毛,内面喉部被小疏柔毛,齿缘被睫毛,上唇3齿果时不向上折。花期5～6月,果期7～8月。

生于海拔500 m以下的田边、山坡、草地。分布于江苏、浙江、安徽、福建、江西、河南南部、湖南、广东、广西、四川、贵州等地。

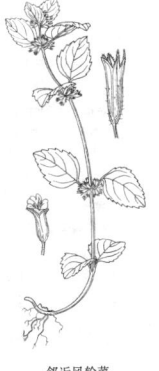

邻近风轮菜

【采收加工】 6～8月采收,晒干或鲜用。

【成分】 细风轮菜全草主含皂苷成分:醉鱼草皂苷(buddlejasaponin)Ⅳ,瘦风轮皂苷(clinoposaponin)Ⅰ～Ⅴ,柴胡皂苷(saikosaponin)A等。黄酮类成分:芹菜素-7-O-β-吡喃葡萄糖苷(apigenin-7-O-β-glucopyranoside)、木犀草素-7-O-β-吡喃葡萄糖苷(luteolin-7-O-β-glucopyranoside)、香风草苷(didymin)。三萜类成分:桦木酸(betulinic acid)、石竹素(oleanolic acid)、2α-羟基石竹素(2α-hydroxy oleanolic acid)。脂肪酸类成分:硬脂酸(stearic acid)、棕榈酸(palmtic acid)、肉豆蔻酸(myristic acid)、迷迭香酸(rosmarinic acid)、3-(3, 4-二羟基苯基)-乳酸[3-(3, 4-dihydroxyphenyl)-lactic acid]。甾醇类成分:β-谷甾醇(β-sitosterol)、7-豆甾醇(Δ^7-stigmastenol)、7-豆甾烯基-3-O-β-吡喃葡萄糖苷(Δ^7-stigmastenyl-3-O-β-glucopyrano-side)。

【药理】 1. 止血作用 邻近风轮菜、细风轮菜药粉分别敷于家兔颈动脉和股动脉切口、肝脏切割创面以及后肢皮肤、肌肉创面,均可显著缩短止血时间。邻近风轮菜、细风轮菜醇提取物灌胃给予小鼠缩短小鼠断尾出血时间,减少出血量,缩短毛细管凝血时间。

2. 其他作用 两者醇浸膏所配成的水溶液均可使离体兔耳灌流量减少;醇提取物水溶液可使大鼠在体肾脏灌流压提高。邻近风轮菜、细风轮菜能抑制金黄色葡萄球菌、肺炎链球菌。

【药性】 苦、辛,凉。

1.《饮片新参》:"苦,平。"

2.《上海常用中草药》:"苦、辛,凉。"

3.《湖南药物志》:"苦,微寒,无毒。"

【功用主治】 祛风清热,行气活血,解毒消肿。主治感冒发热,食积腹痛,呕吐,泄泻,痢疾,白喉,咽喉肿痛,痈肿丹毒,荨麻疹,毒虫咬伤,跌打肿痛,外伤出血。

1.《饮片新参》:"消疮肿丹毒,虫咬伤。"

2.《上海常用中草药》:"祛风散热,解毒消肿。主治痈疖肿毒及乳腺炎,痢疾,跌打损伤,荨麻疹及过敏性皮炎。"

3.《湖南药物志》:"行气破血,消积。主治急性胃肠炎,腹痛,小儿食积,打伤,颈痛。灭子子。"

4.《安徽中草药》:"活血散瘀,止血,抗过敏。"

5.《全国中草药汇编》:"清热解毒。"

6.《浙江药用植物志》:"主治白喉,咽喉肿痛,外伤出血。"

【用法用量】 内服:煎汤,15～30 g,鲜品30～60 g;或捣汁。外用:捣敷,或煎水洗。

【选方】 1. 治感冒头痛 光风轮30 g,煎服。或光风轮9 g,淡豆豉12 g,薄荷6 g(后下),葱白3根,煎服。(《安徽中草药》)

2. 治中暑腹痛 光风轮15 g,青木香根6 g。水煎服,每日1剂。(《江西草药》)

3. 治菌痢，肠炎 ①剪刀草30 g，叶下珠(大戟科)、爵床各15 g。水煎服。②剪刀草36 g，龙芽草6 g。水煎服。《浙南本草新编》

4. 治妇人血崩(属血热者) 瘦风轮菜30 g，生地黄、侧柏叶各15 g，入冰糖少许。水煎服，日2次。《泉州本草》

5. 治毛囊炎，蜂窝织炎 剪刀草、蕺菜、千里光叶，各取鲜草等量，食醋捣烂，敷患处，日换2次。《浙南本草新编》

4781 剪夏罗 《天目山药用植物志》

【异名】 剪红罗、剪春罗《纲目》，碎剪罗《秘传花镜》，剪金花、雄黄花《植物名实图考》，阔叶鲤鱼胆《天目山药用植物志》，山茶田《全国中草药汇编》。

【基原】 为石竹科剪秋萝属植物剪夏罗的根及全草。

【原植物】 剪夏罗 Lychnis coronata Thunb.

多年生草本，高50~80 cm。根茎横生，竹节状，表面黄色，内面白色，具条状根；茎直立，丛生，微有棱，节略膨大，光滑。单叶对生；无柄；叶片卵状椭圆形，长6~10 cm，宽2~4 cm，先端渐尖或长渐尖，基部圆形或阔楔形，边缘有浅齿锯齿。花1~5朵集成聚伞花序；花萼长筒形，先端5裂；花瓣、橙红色，先端有不规则浅裂，呈锯齿状，基部狭窄成爪状，瓣片与爪之间有鳞片2；雄蕊10，与花瓣互生；子房圆柱形，花柱5。蒴果具宿存萼。种子多数。花期7月，果期8月。

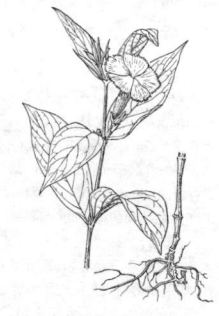
剪夏罗

生于山坡疏林内或林缘草丛中的较阴湿处。分布于我国中部及浙江、江西、贵州等地。

【采收加工】 4~5月采收，鲜用或晒干。

【药材】 剪夏罗 Lychnis Coronatae Herba 产于浙江、江西。

性状 全草长50~80 cm。根条状。根茎竹节状，表面黄色，内面白色。茎略有棱，节稍膨大，光滑。单叶对生，完整叶片卵状椭圆形，长6~10 cm，宽2~4 cm，先端渐尖，基部圆钝至阔楔形，边缘具浅细锯齿。花1~5朵成聚伞花序；花萼具脉10条，先端5裂，裂片尖卵形，花瓣5，暗红色，先端有不规则浅裂，下部渐狭成爪。蒴果具宿萼，有种子多数。气微，味淡。

鉴别 粉末特征：暗绿色。气孔主要分布于下表皮，直轴式，也有不定式，副卫细胞3~4个，有的具放射状纹理。草酸钙簇晶众多，直径32~44 μm。非腺毛由3~11个细胞组成，具壁孔，有的其中1个细胞缢缩。

【成分】 全草含2-甲基丁胺(2-methylbutylamine)。叶中含蔾立醇(pinitol)及异金雀花素(isoscoparin)及阿魏酰葡萄糖(feruloylglucose)。

【药性】 甘、微苦、寒。归脾、肝经。

1.《纲目》："甘，寒。无毒。"

2.《湖南药物志》："甘、微苦，寒。"

【功用主治】 清热除湿，泻火解毒。主治感冒发热，缠腰火丹，风湿痹痛，泄泻。

1.《药性考》："治血血，火丹热疮。"

2.《天目山药用植物志》："治因淋雨或落水感寒及饮冷水等引起的身热无汗，口渴；关节不利，腹泻。"

3.《湖南药物志》："清热解毒，镇痛止泻。用于急性风湿性关节炎、腹泻、喉痈；外用治腰部痈癣、带状疱疹、跌打损伤。"

【用法用量】 内服：煎汤，根及根状茎9~15 g，全草15~30 g。外用：鲜花或叶捣敷；根或根状茎研末调涂。

【选方】 1. 治因淋雨或落水感寒及饮冷水等引起的身热无汗，口渴 剪夏罗全草30 g许，加寒扭(蔷薇科高粱泡)根、仙鹤草、饭消扭(蔷薇科蓬蘽)各15~18 g。水煎，冲入适量白酒，早、晚饭前各服1次。

2. 治蛇缠疮 剪夏罗根研末，柏子油调匀涂患处。(1、2方出自《天目山药用植物志》)

4782 剪红纱花 《纲目》

【异名】 汉宫秋、剪秋纱《花镜》，散血沙《四川常用中草药》，甜甜草、甜龙胆《湖南药物志》。

【基原】 为石竹科剪秋萝属植物剪秋罗的带根全草。

【原植物】 剪秋罗 Lychnis senno Sieb. et Zucc.

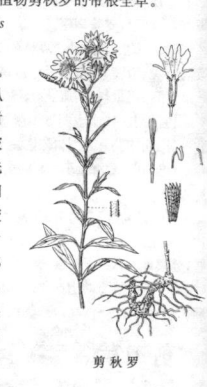
剪秋罗

多年生草本，高50~100 cm。根粗直而深。茎直立，圆形有纵沟纹，密被柔毛，节明显。单叶对生；叶片椭圆披针形或卵状披针形，长4~9 cm，宽2~3 cm，先端渐尖，基部楔形，两面均被细毛，叶缘有缘毛。花1~3朵或较多疏生于茎端成聚伞花序；苞片卵状披针形；花萼长棒形，先端5裂，边缘膜质，呈淡紫色；花瓣5，边缘不整齐深裂，呈深红色，爪狭楔形，稍外露；雄蕊10；子房圆柱形，有柄，花柱5。蒴果长圆形，花萼宿存。种子黑褐色，微具疣状突起。花期7~8月，果期9月。

生于山林草地或栽培于庭园。分布于我国长江流域各地，北达秦岭北坡。

【栽培】 生物学特性 耐寒、喜凉爽、湿润的气候。忌酷暑、湿涝。对土壤要求不严，在含有腐殖质的石灰质或石砾的土壤上生长更好。

繁殖方法 种子繁殖。一般育苗移栽，也可直播。春播的结实不好，多秋播，开1.3 m宽的畦，按行心距约33 cm开横沟，深3~7 cm，施入畜粪水后，用种子拌成种子灰播种，盖细土约1 cm。苗高7~10 cm时，扯苗松土，并施清淡人畜粪水提苗，以后注意除草、追肥。培育1年就可移栽。株行距30~40 cm。

田间管理 5~6月各中耕除草、追肥1次。在8月采收后再中耕除草、追肥1次。栽种3年以后，要翻蔸另种。

【采收加工】 7~10月采收全草，晒干。

【药性】 甘、淡，寒。

1.《四川常用中草药》："性平、凉，味涩、苦。"

2.《全国中草药汇编》："甘，寒。"

3.《四川中药志》1979年版："甘、淡，寒。"

【功用主治】 清热利尿，散瘀止痛。主治外感发热，热淋，泄泻，缠腹火丹，风湿痹痛，跌打损伤。

1.《纲目》："利小便，主痈肿。"

2.《四川常用中草药》："散血，止腹泻；治跌打损伤，暑热腹泻。"

3.《全国中草药汇编》："主治感冒，风湿性关节炎，腹泻；外用治带状疱疹。"

4.《湖南药物志》："解热，镇痛。"

5.《四川中药志》1979年版："活血散瘀，利水清热。用于跌打损伤，热淋，小便不利。"

【用法用量】 内服：煎汤，根9~15 g，全草15~30 g；或泡酒。外用：研末调敷。

【选方】　1. 治急性尿路感染　剪秋罗 10 g，车前草、银花藤各 30 g。水煎服。

2. 治跌打损伤，瘀滞作痛　剪秋罗泡酒，内服外擦。（1、2 方出自《四川中药志》1979 年版）

4783 清风藤 qīng fēng téng 《本草图经》

【异名】　青藤、寻风藤（《纲目》），一口两嘴（《广西药用植物名录》），过山龙、牢钩刺（《浙江药用植物志》）。

【基原】　为清风藤科清风藤属植物清风藤的茎叶或根。

【原植物】　清风藤 *Sabia japonica* Maxim.

落叶攀缘木质藤本。老枝紫褐色，常留有木质化成单刺状或双刺状的叶柄基部。单叶互生；叶柄长 2～5 mm，被柔毛；叶片近纸质，卵状椭圆形、卵形或阔卵形，长 3.5～9 cm，宽2～4.5 cm,叶面中脉有稀疏毛，叶背带白色，脉上被稀疏柔毛。花先叶开放，单生于叶腋，花小，两性；苞片 4，倒卵形；花梗长 2～4 mm，果时增长至 2～2.5 cm;萼片 5，近圆形或阔卵形，具缘毛；花瓣 5，淡黄绿色，长圆状倒卵形，长 3～4 mm，具脉纹；雄蕊 5；花盘杯状，有 5 裂齿；子房卵形，被细毛。分果爿近圆形或肾形，直径约 5 mm;核有明显的中肋，两侧面具蜂窝状凹陷。花期 2～3 月，果期 4～7 月。

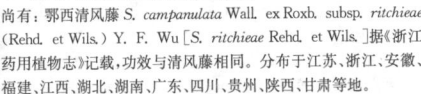
清风藤

生于海拔 800 m 以下的山谷、林缘灌木林中。分布于江苏、浙江、安徽、福建、江西、广东、广西、贵州等地。

此外，与本品功效相同的同属植物尚有：鄂西清风藤 *S. campanulata* Wall. ex Roxb. subsp. *ritchieae* (Rehd. et Wils.) Y. F. Wu [*S. ritchieae* Rehd. et Wils.]据《浙江药用植物志》记载，功效与清风藤相同。分布于江苏、浙江、安徽、福建、江西、湖北、湖南、广东、四川、贵州、陕西、甘肃等地。

【栽培】　生物学特性　喜阴凉湿润的气候。在雨量充沛、云雾多、土壤和空气湿度大的条件下，植株生长健壮。要求含腐殖质多而肥沃的砂质壤土栽培为宜。

繁殖方法　扦插繁殖。清风藤的自然结果率不高，故多用扦插繁殖：春季，硬枝扦插，按行株距 6 cm×6 cm 斜插于土中，保持湿润。插后 45～60 日可定植。按行株距250 cm×250 cm 开穴，施足基肥后选阴雨天种植。

【采收加工】　5～7 月割取藤茎，切段后，晒干;9～11 月挖取根部，切片，鲜用或晒干。7～10 月采叶，鲜用。

【药材】　清风藤 Sabiae Japonicae Caulis et Folium seu Radix 主产于广西、广东、福建、江西。

性状　茎呈圆柱形，灰黑色，光滑，外表有纵线纹及叶柄残基，呈短刺状。断面皮部较薄，灰黑色，木部黄白色。气微，味微苦。

【药性】　苦、辛、温。归肝经。

1.《广西本草选编》：“味微辛，性微温。”

2.《安徽中草药》：“性温，味辛。”

3.《湖南药物志》：“苦、微辛，微温。”

4.《福建药物志》：“苦，平。”

【功用主治】　祛风利湿，活血解毒。主治风湿痹痛，鹤膝风，水肿，脚气，跌打肿痛，骨折，深部脓肿，骨髓炎，化脓性关节炎，脊椎炎，疮疡肿毒，皮肤瘙痒。

1.《本草图经》：“治风。”

2.《纲目》：“治风湿流注，历节鹤膝，麻痹瘙痒，损伤疮肿。入酒药中用。”

3.《天目山药用植物志》：“祛风通络。治风湿痹痛，肌肉麻木初起，皮肤瘙痒及疮毒。”

4.《广西本草选编》：“祛风通络，消肿止痛。主治风湿痹痛，肢体酸麻，皮肤瘙痒，跌打肿痛，骨折，疮疖肿毒。”

5.《安徽中草药》：“祛风散寒，除湿消肿。”

6.《福建药物志》：“祛风湿，利小便。治风湿痹痛，鹤膝风，水肿，脚气。”

【用法用量】　内服：煎汤，9～15 g，大剂量 30～60 g;或浸酒。外用：鲜品捣敷；或煎水熏洗。

【选方】　1. 治风湿痹痛　清风藤、寻骨风各 9 g，煎服。或清风藤、虎杖、松节各 9 g，煎服。

2. 治偏瘫　清风藤、豨莶草各 9 g，煎服。（1、2 方出自《安徽中草药》)

3. 治跌打损伤　（清风藤）根 15～30 g，水煎服。或加酒 250 ml浸 1 星期，每次 15 ml，每日 3 次。《湖南药物志》

4. 治跌打损伤，热疖肿毒　鲜清风藤适量，红糖少许，同捣烂敷伤处，干则更换。《安徽中草药》

5. 治深部脓肿，骨髓炎早期，化脓性关节炎，脊椎炎　（清风藤）茎 60 g，猕猴桃根 60 g。水煎，分多次服。《湖南药物志》

4784 清酒缸 qīng jiǔ gāng 《草木便方》

【异名】　小槐花（《植物名实图考》)，草鞋板（《天宝本草》)，山蚂蟥（《植物学大辞典》)，饿蜣耙、三把苓（《岭南采药录》)，蚂蟥木、蝴蝶木（《陆川本草》)，拿身草（《中国主要植物图说》)，羊带归、粘衣草（《江西民间草药》)，旱草（《四川中药志》)，巴人草、水蛭草、豆子草、粘衣刺、路边鸡、路边肖（《湖南药物志》)，扁子草、逢人打、粘身草（《江西草药》)，金腰带、狗屑黏（《浙江民间常用草药》)，粘身草、粘巴草、旱蚂蟥（《贵州草药》)，饿蚂蟥（《广西药用植物名录》)。

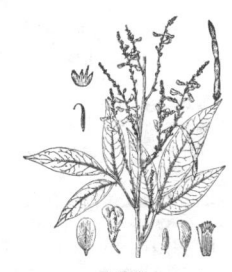
小槐花

【基原】　为豆科山蚂蟥属植物小槐花的全株。

【原植物】　小槐花 *Desmodium caudatum* (Thunb.) DC. [*Hedysarum caudatum* Thunb.]

灌木，高 2～4 m，无毛。叶柄长，长 1.5～2.5 cm;托叶狭披针形，长 5～8 mm；三出复叶，顶生小叶披针形或阔披针形，长 4～9 cm，宽 1.5～4 cm，上面无毛，下面有短柔毛，侧生小叶较汪。总状花序腋生；花萼钟状，萼齿二唇形，上面 2 齿几连合；花冠绿白色，长约 7 mm，龙骨瓣有爪；雄蕊二体，(9)+1;子房密生细毛。荚果长 5～8 cm，条形，稍弯，具钩状短毛，荚节 4～6，长圆形，不开裂。种子长圆形，深褐色。花期 7～9 月，果期 9～11 月。

生于海拔 200～1 000 m 的山坡草地或林边路旁。分布于江苏、浙江、安徽、福建、江西、湖北、湖南、广东、广西、四川、贵州、云南、台湾等地。

本植物的根（青酒缸根）亦供药用，另设专条。

【采收加工】　9～10 月采收，切段，晒干。

【成分】　叶含当药素（swertisin）。

【药性】　苦，凉。

1.《草木便方》：“性温。”

2.《湖南药物志》：“苦，平。无毒。”

3.《贵州草药》：“性微寒，味苦、涩。”

4.《全国中草药汇编》：“微苦、辛，平。”

【功用主治】 清热利湿，消积散瘀。主治劳伤咳嗽，吐血，水肿，小儿疳积，痈疮溃疡，跌打损伤。

1.《草木便方》："补肾经，清胃火。（主治）酒色劳伤，伤寒发热，乳痈疽肿。"

2.《岭南采药录》："清热散瘀，利水去湿。"

3.《民间常用草药汇编》："开胃健脾，消水肿，疗小儿疳积。"

4.《四川中药志》1960年版："发表散寒，开胃，解痘毒。治劳伤咳嗽吐血及伤寒胃肠中有火；叶可敷疮。"

5.《湖南药物志》："祛风，杀虫，利尿。"

【用法用量】 内服：煎汤，9～15 g，鲜品 15～30 g。外用：煎水洗；或捣敷；或研末调敷。

【选方】 1. 治毒蛇咬伤 小槐花鲜叶 30 g。捣烂冲酒 30 ml 服，药渣敷伤口周围。（《广西本草选编》）

2. 治急性肾炎 小槐花叶 9～15 g。水煎服。或配白茅根、大蓟各 15 g，水煎服。（《福建药物志》）

4785 清酒缸根 qīng jiǔ gāng gēn
《草木便方》

【异名】 粘衣草根《江西民间草药》，蚂蟥根《贵州草药》。

【基原】 为豆科山蚂蝗属植物小槐花的根。

【原植物】 参见"青酒缸"条。

【采收加工】 9～10月采挖，切段，晒干。

【药材】 清酒缸根 Desmodii Caudati Radix 产于安徽、浙江、江西、广东等地。

性状 根呈圆柱形，大小不等，有支根；表面棕褐色，具纵皱纹，可见疣状突起；皮孔明显，长圆形或椭圆形；质坚硬而脆，略带韧性，不易折断，断面纤维性，黄白色。气微，味淡。

鉴别 (1) 根横切面：木栓层为数列扁平木栓细胞，有的部分脱落。皮层有3～5列薄壁细胞，细胞内含有棕黄色的分泌物，散在草酸钙棱晶，有少数分泌细胞，内含棕黄色的树脂状物质。中柱鞘纤维散在，韧皮部由韧皮纤维束，韧皮薄壁细胞及筛管群等间隙排列，并有分泌细胞散在，内含棕黄色树脂状物质，初生韧皮部的筛管多颓废作条状；射线细胞壁厚。射线稍弯曲，常与韧皮部其他组织分离而显裂隙。形成层明显，木射部发达，木射线由1～5列细胞径向延长；导管常单个或2～3成束，内有棕黄色树脂状物质，周围有时有管胞；有木纤维束及木薄壁细胞。

粉末特征：灰棕色。淀粉粒呈圆形或类圆形，直径4～12 μm。纤维较多，韧皮纤维成束或散离，细长，壁甚厚，微木化，直径5～14 μm。木纤维成束或散离，细长，壁厚，木化，直径4～10 μm。树脂状黄色或棕黄色，多少不一。草酸钙棱晶，直径12～27 μm。导管短节状，主为具缘纹孔，网纹导管，木化；直径87～104 μm。管胞具缘纹孔，两端狭尖木化，直径约17 μm。木薄壁细胞纹孔，长方形或类方形，木化。

(2) 取本品粗粉 1 g，加乙醇 10 ml，置水浴上回流 30 分钟，滤过。取部分滤液，蒸干，用稀盐酸溶解，滤过，滤液分别置3个试管中，一管加碘化汞钾试液数滴，发生黄白色沉淀；一管加硅钨酸试液数滴，发生白色沉淀；一管加碘化铋钾试液数滴，发生橘红色沉淀。（检查生物碱)取滤液 1 ml，加盐酸数滴及镁粉少量，溶液显樱红色(检查黄酮)。

【成分】 根含青酒缸酚(desmodol)，N, N-二甲基色胺(N, N-dimethyltryptamine)，蟾蜍色胺(bufotenine)和蟾蜍色胺-N-氧化物(bufotenine N-oxide)。

【药性】 微苦，温。

1.《草木便方》："性温。"

2.《江西草药》："性温，味微苦。"

【功用主治】 祛风利湿，化瘀拔毒。主治风湿痹痛，痢疾，黄疸，痈疽瘰疬，跌打损伤。

1.《江西草药》："祛风活血，利湿。"

2.《贵州草药》："驱虫，生肌，清湿热。"

3.《福建药物志》："祛风除湿，破积消肿。主治风湿关节痛，黄疸，胆囊炎，胃痛，小儿疳积，淋巴结炎，丝虫病淋巴管炎，多发性脓肿，跌打损伤，神经性皮炎，毒蛇咬伤。"

【用法用量】 内服：煎汤，15～30 g；或浸酒。外用：捣敷；或煎水洗。

【宜忌】《江西草药》："本品有催吐作用，孕妇忌用。"

【选方】 1. 治风湿关节痛 小槐花根、桑树根各 30 g。酒水各半炖服。（《福建药物志》）

2. 治风湿腰痛 小槐花根 15 g，六月雪根 30 g，野荞麦根 30 g。酒水各半煎服，每日 1 剂。

3. 治痢疾 小槐花根 15 g，野花生根 15 g，过坛龙 15 g。水煎服，白糖为引。

4. 治黄疸型肝炎 小槐花根 60 g，淡竹叶 30 g，虎刺根 60 g，三叶木通根 60 g，猪蹄 1 只。水煎，服汤食肉，每日 1 剂。（2～4 方出自《江西草药》）

5. 治瘰疬 粘衣草根 250 g。切片，烧酒 1 kg，封封浸7日以上。每次饮酒 30 ml，每日 2 次。（《江西民间草药》）

6. 治蕲蛇、蝮蛇咬伤 小槐花鲜根、山白菊(三脉叶马兰)鲜根各 30 g。捣烂绞汁服，另取上药捣敷伤口，每日 2 次。（《浙江民间草药》）

7. 治腹股沟淋巴结炎 小槐花根二层皮 125 g，醋调适量，放文火上煎热后，包于纱布中，敷患处。（《福建药物志》）

4786 渐尖毛蕨 jiàn jiān máo jué
《天目山药用植物志》

【异名】 金星草《植物名实图考》，小叶凤凰尾巴草《天目山药用植物名录》，小水花蕨《广西药用植物名录》。

【基原】 为金星蕨科毛蕨属植物渐尖毛蕨的根茎或全草。

【原植物】 渐尖毛蕨 Cyclosorus acuminatus (Houtt.) Nakai [Polypodium acuminatum Houtt.] 又名：尖羽毛蕨《海南植物志》，小毛蕨《台湾植物志》。

植株高 80～150 cm。根茎长而横生，连同叶柄基部疏被棕色、全缘的披针形鳞片。叶远生；叶柄长 30～60 cm，深禾秆色，向上略被柔毛或近无毛；叶片厚纸质，两面近无毛，披针形，长 50～100 cm，宽 15～30 cm，二回羽裂；羽片 15～20 对，互生，无柄，线状披针形，长8～15 cm，宽 1～1.8 cm，先端渐尖，基部截形，羽状浅裂至半裂，下部的羽片反折而不缩短或稍缩短；裂片斜向上，18～24对，长圆形，基部上侧 1 片裂片常较长，叶轴、羽轴和中脉下面被刚毛；叶脉羽状，下面隆起，侧脉每脉片 7～8 对。孢子囊群圆形，背生于侧脉中部稍上处；囊群盖大，圆肾形，棕色，膜质，上面被疏毛，最后卷缩，密生柔毛。

生于海拔 100～1 200 m的田边、路旁或林下溪谷边。分布于长江流域以南各地，东到台湾，北至山西，西达秦岭南部。

【采收加工】 7～10月采收，晒干。

【药性】《中国药用孢子植物》："微苦、涩、平。"

【功用主治】 清热解毒，祛风除湿，健脾止泻。主治泄泻，痢疾，热淋，咽喉肿痛，风湿痹痛，小儿疳积，狂犬咬伤，烧烫伤。

1.《浙江药用植物志》："根及全草能消炎、健脾。可治疗烫伤、疳积等症。"

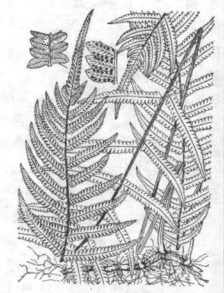

渐尖毛蕨

2.《中国药用孢子植物》:"解毒镇惊。治狂犬咬伤。"

3.《中国民族药志》:"清热解毒,凉血止痢。用于痢疾、肠炎。"

【用法用量】 内服:煎服,15~30 g,大剂量150~180 g。

【选方】 治狂犬咬伤 渐尖毛蕨150~180 g。用铜器加水煎,每日早晚饭前各服1次。忌酸辣,并避嘈杂声。(《天目山药用植物志》)

4787 淮通 huái tōng
（《四川中药志》）

【异名】 淮木通(《四川中药志》)。

【基原】 为马兜铃科马兜铃属植物宝兴马兜铃的茎藤或根。

【原植物】 宝兴马兜铃 *Aristolochia moupinensis* Franch. 又名:穆坪马兜铃、木香马兜铃(《中国高等植物图鉴》)。

木质藤本。根长圆柱形。幼枝和芽密被黄棕色或灰色长柔毛。叶互生;叶柄密被灰棕色或黄棕色长柔毛;叶片卵形或卵状心形,长6~16 cm,宽5~12 cm,先端短尖或短渐尖,基部深心形,两侧裂片下垂或稍内弯,上面疏生灰白色糙伏毛,后变无毛,下面密被黄棕色长柔毛,网脉两面均明显。花单生或2朵聚生于叶腋;花梗长3~8 cm,花后常伸长,密被棕黄色长柔毛;小苞片卵形;花被管中部急剧弯曲而略称扁,外面疏被黄棕色长柔毛;檐部盘状,近圆形,内面黄色,有紫红色斑点,边缘绿色,具网状脉纹,浅3裂,裂片先端凸尖;喉部圆形,稍具领状环;花药成对贴生于合蕊柱近基部;子房圆柱形,密被长柔毛;合蕊柱先端3裂。蒴果圆形,成熟时自先端向下6瓣开裂。种子长卵形,背面平凸状,具皱纹及隆起的边缘。花期5~6月,果期8~10月。

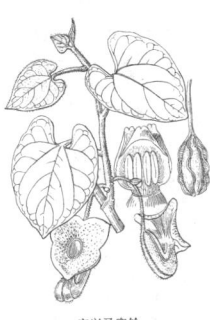

宝兴马兜铃

生于海拔2 000~3 000 m的林缘或林中。分布于浙江、福建、江西、湖北、湖南、四川、贵州、云南等地。

【采收加工】 春、秋季采收切段或剖开,晒干。

【药材】 淮通 *Aristolochiae Moupinensis Caulis seu Radix* 主产于云南等地。

性状 茎长圆柱形或稍弯曲,长短不一,直径1~2.5 cm。表面除去枝皮层灰黄色,较粗糙,可见纵向稍弯曲的维管束;节处不膨大,分枝痕互生。体较轻,质坚硬,断面不平坦,呈放射状不平整的层片状,髓部小,呈一字形,类白色或颓废呈黑色的空洞。气微香,味微辛、苦。

鉴别 (1)茎横切面:木栓层较厚,木栓细胞20余列。皮层稍厚,有石细胞群。中柱鞘部位石细胞群和纤维束断续排列成环。外韧型维管束,放射状排列,韧皮部稍狭窄;形成层不明显;木质部导管直径40~300 μm,排列成多层环轮。射线细胞宽7至多列。皮层及放射等壁细胞富含淀粉粒,含草酸钙簇晶。

粉末特征:灰黄色。淀粉粒众多,单粒或2~4个组成的复粒,脐点点状或裂隙状。石细胞单个或成群,长径20~100 μm。草酸钙簇晶多见,直径15~35 μm。具缘纹孔导管直径20~150 μm。木纤维成束,壁稍厚。木栓细胞淡棕黄色,细胞多角形。

(2)取本品粗粉2 g,加1%盐酸乙醇溶液40 ml,水浴上回流提取1小时,滤过。取滤液20 ml用氨试液调至中性,在水浴上蒸干。加5%盐酸溶液溶解,滤过。滤液分置3支小试管中,分别加碘化汞钾、碘化钾、碘化铋钾试液各2滴,依次产生淡黄色、棕红色、红棕色浑浊。

【成分】 根、茎中含马兜铃酸(aristolochic acid)Ⅰ、Ⅱ、Ⅳ,马兜铃酸Ⅳ甲醚(aristolochic acid Ⅳ methylether),马兜铃酸Ⅳ甲醚甲酯(aristolochic acid Ⅳ methylether methyl ester),穆坪马兜铃酰胺(moupinamide),去甲氧基穆坪马兜铃酰胺〔N-(p-hydroxyphenethyl)-p-coumaramide〕。生物碱类:木兰花碱(magnoflorine),尿囊素(allantoin);有机酸类:丁香酸(syringic acid),对香豆酸(p-coumaric acid),棕榈酸(palmitic acid)。还含有β-谷甾醇(β-sitosterol)。

【药性】 苦、辛,寒。归心、膀胱、小肠经。

1.《四川中药志》1960年版:"性寒,味苦,无毒。入心、肾、膀胱、小肠四经。"

2.《藏药标准》:"辛,凉。"

【功用主治】 清热利湿,祛风止痛。主治泻痢腹痛,湿热身肿,小便赤涩,尿血,风湿热痹,痈肿恶疮,湿疹,毒蛇咬伤。

1.《四川中药志》1960年版:"除瘀退热,行水下乳,排脓止痛。治湿热瘀滞身肿,通五淋,利小便,疗痈肿、恶疮。"

2.《云南中草药》:"清热除湿,排脓止痛。治湿热小便不利,尿血,阴道滴虫,湿疹,荨麻疹,风湿关节痛。"

3.《藏药标准》:"清热凉血。用于血热,肺热,肝热,六腑热。"

【用法用量】 内服:煎汤,6~9 g。

【宜忌】 遗尿、滑精者及孕妇禁服。

4788 淫羊藿 yín yáng huò
（《本经》）

【异名】 刚前(《本经》),仙灵脾(《雷公炮炙论》),仙灵毗(《柳柳州集》),黄连祖、千两金、干鸡筋、放杖草、弃杖草(《日华子》),三枝九叶草(《本草图经》),干雄筋(《国药的药理学》),羊藿(《四川中药志》),牛角花、铜丝草、铁打杵(《贵州民间方药集》),三叉骨、三叉风、桂鱼风、铁铧口、肺经草、铁菱角、铁耙头、鲫鱼风(《湖南药物志》),羊藿叶(《北方常用中草药手册》),羊角风、三角莲(《全国中草药汇编》),乏力草、鸡爪莲(南药《中草药学》)。

【基原】 为小檗科淫羊藿属植物淫羊藿、箭叶淫羊藿、巫山淫羊藿、朝鲜淫羊藿、柔毛淫羊藿等的茎、叶。

【原植物】 1.淫羊藿 *Epimedium brevicornum* Maxim. 又名:小叶淫羊藿(《陕西中药志》),短角淫羊藿(《湖北植物志》),心叶淫羊藿(《中药志》)。

多年生草本,高30~40 cm。根茎横走,质硬,生多数须根。茎直立,有棱,无毛,通常无基生叶。茎生叶2,生于茎顶,小叶9,宽卵形或近圆形,长3~7 cm,宽2.5~6 cm,先端急尖或短渐尖,基部深心形,边缘有刺齿,上面绿色,有光泽,无毛,下面苍白色,疏生少数柔毛;顶生小叶基部裂片圆形,均等,侧生小叶基部裂片不对称,内侧圆形,外侧急尖。圆锥花序顶生,较狭,长10~35 cm;花序轴及花梗有腺毛。花梗基部苞片卵状披针形,膜质;花白色,直径1.5 cm,20~50朵,花瓣长5~20 mm;外萼片4,狭卵形,带暗绿色,长1~3 mm,内萼片4,披针形,白色或淡黄色;花瓣4,小,距长2~3 mm;雄蕊4,雌蕊1,花柱长。菁荚果长1 cm,先端有喙。种子1~2颗,褐色。花期5~6月,果期6~8月。

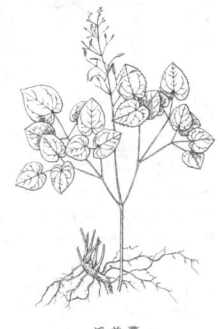

淫羊藿

生于山坡阴湿处或山谷林下。分布于北京、河北、山西、内蒙古、安徽、河南、湖北、湖南、广西、四川、陕西、甘肃、青海、宁夏、新疆等地。

2. 箭叶淫羊藿 E. sagittatum(Sieb. et Zucc.) Maxim.

多年生常绿草本，高 25～50 cm。根茎短粗，略呈结节状，坚硬，外皮褐色，断面白色。茎有条棱，无毛。基生叶1～3，一回三出复叶；叶柄细，长 4～18 cm；茎生叶2，常生于茎顶，与基生叶同型；小叶革质，狭卵形至披针形，长15～19 cm，宽 3～8 cm，先端急尖或渐尖，基部心形，两侧小叶

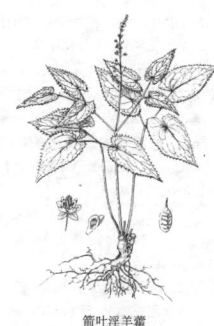

箭叶淫羊藿

基部呈不对称心形，浅裂，边缘生细刺毛；顶生小叶基部裂片近圆形，均等，侧生小叶基部裂片不对称，内侧裂片较小，圆形，外侧裂片较大，三角形，急尖。圆锥花序顶生，挺直，花序轴及花梗通常无毛，有时被少数腺毛；花白色，直径约 6 mm，20～60朵花；花梗长约1 cm；外轮萼片4，长圆状卵形，长3～4 mm，带紫色，内轮萼片4，卵形或卵状三角形，长约 4 mm，先端急尖，白色；花瓣与内萼片近等长，棕黄色，有短距；雄蕊 4，长约 5 mm，花药瓣裂。蓇葖果长约1 cm，有喙。种子肾状长圆形，深褐色。花期 2～3 月，果期 5～6 月。

生于山地、密林、岩石缝中、溪旁或阴处潮湿地。分布于江苏、浙江、安徽、福建、江西、湖北、湖南、广东、广西、四川、贵州、陕西、甘肃、台湾等地。

3. 巫山淫羊藿 E. wushanense T. S. Ying

多年生常绿草本，高 50～80 cm。根茎结节状，质硬，表面被褐色鳞片，四周多须根。一回三出复叶，基生或茎生，具长柄；小叶3，小叶具柄；叶片革质，披针形至狭披针形，长 9～23 cm，宽 1.8～4.5 cm，先端渐尖或长渐尖，基部心形，边缘具刺齿，顶生小叶基部具均等的圆形裂片，侧生小叶基部的裂片偏斜，内侧裂片小，圆形，外侧裂片大，三角形，渐尖；茎具 2 枚对生叶。圆锥花序顶生，长15～30 cm，具多数花，花序轴无毛，花梗疏被腺毛或近无毛，花淡黄色，直径 3.5 cm；外萼片4，近圆形，长2～3 mm，内萼片宽椭圆形，长 3～15 mm，先端钝；花瓣呈角状距，淡黄色，有时基部带紫色，长 0.6～2 cm；雄蕊长 2～4 mm；心皮斜圆柱状，有长花柱，含有 10～12 颗胚珠。蓇葖果长约 1.5 cm。花期 4～5 月，果期 6 月。

生于溪边、沟谷。分布于广西、四川、贵州、陕西等地。

4. 朝鲜淫羊藿 E. koreanum Nakai 又名：东北淫羊藿(《全国中草药汇编》)。

多年生草本，高 20～40 cm。根茎横走，长而硬，生多数细根。茎直立，稍上升，有棱，基部包有 2～3 枚近圆形鳞片。基生叶通常无；茎生叶为二回三出复叶，1 枚，生于茎顶，有长柄，与茎连接处关节；小叶9，小叶柄短于一回小叶柄，小叶片卵形，花期长约5 cm，宽约3 cm，花后增大，约10 cm，宽约7 cm，基部深心形，常歪斜，先端锐尖，边缘具刺毛状微细锯齿，上面无毛，下面有白粉而后逐渐脱落，其后叶渐脱落。

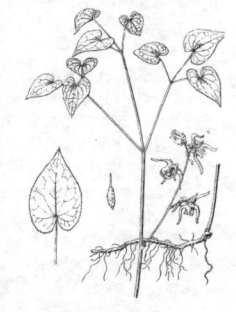

朝鲜淫羊藿

总状花序比叶短，与茎叶对生于茎顶两侧，单一或由基部分歧，有长梗，具关节，无毛，基部具 2 枚小苞，顶生 4～6 朵花；小花梗长约1 cm，花较大，直径 2 cm；萼片 8，卵状披针形，带淡紫色，外轮 4

片，较小，内轮 4 片，较大，长 6～9 mm；花瓣 4，淡黄色或黄白色近圆形，长 7～8 mm，先端尖；子房 1 室，花柱伸长，柱头头状。纺锤形，长约 6 mm(带花柱)，2 瓣裂，内有 6～8 颗种子。花期4 月下旬至 5 月中旬，果期5月。

生于阴的林下或灌丛间，喜富含腐殖质并较湿润的土壤。分布于辽宁、吉林、黑龙江等地。

5. 柔毛淫羊藿 Epimedium pubescens Maxim. 又名：毛叶淫羊藿(《四川中药志》)。

多年生草本，高 20～60 cm。根茎短粗，结节状。茎微具多棱，无毛或与叶柄相交接部有细柔毛。一回三出复叶，叶片 2 片对生；小叶革质，卵形至披针形，长 3～20 cm，宽 2～8 cm，先端短尖或渐尖，基部深或浅心形，裂片常圆形，边缘有刺毛，上面有光泽，下面密被灰色柔毛或卷柔毛，沿叶脉及叶柄处尤多。圆锥花序顶生或腋生，花序轴及花梗有腺毛；花白色，直径1 cm；花梗长 1～2 cm，外萼片 4，宽卵形，长2～3 mm，带紫色，内萼片披针形，长 5～7 mm，白色，有数脉；花瓣小，短于内萼，束状；雄蕊长4 mm。蓇葖果圆形，先端有长喙。花期4～5月，果期5～7月。

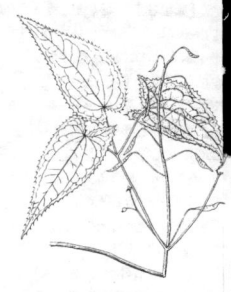

柔毛淫羊藿

生于山坡、林下草丛中，喜阴湿地带。

分布于河北、内蒙古、浙江、安徽、江西、河南、湖北、四川、贵州、陕西、甘肃等地。

本植物的根及根茎(淫羊藿根)亦供药用，另设专条。

【采收加工】 7～10月采收，割取茎叶，晒干。

【药材】 淫羊藿 Epimedii Herba 淫羊藿主产于陕西、山西、安徽、河南等地；箭叶淫羊藿主产于湖北、四川、浙江、湖南、陕西、江西等地；巫山淫羊藿主产于陕西、四川、贵州等地；朝鲜淫羊藿主产于辽宁、吉林等地；柔毛淫羊藿主产于四川。

性状 淫羊藿 茎细圆柱形，长约 20 cm，表面黄绿色或淡黄色，具光泽。茎生叶对生，二回三出复叶；小叶片卵圆形，长 3～8 cm，宽 2～6 cm；先端微尖，顶生小叶基部心形，两翼小叶较小，偏心形，外侧较大，呈耳状，边缘具黄色细刺毛状细锯齿；上表面黄绿色，主脉7～9 条，基部有稀疏细长毛，细脉两面突起，网脉明显；小叶柄长1～5 cm。叶片近革质。无臭，味微苦。

箭叶淫羊藿 一回三出复叶，小叶片卵形至卵状披针形，长 4～12 cm，宽 2.5～5 cm；先端渐尖，两侧小叶基部明显偏斜，外侧呈箭形。下表面疏被粗短伏毛或近无毛。叶片革质。

柔毛淫羊藿 叶下表面及叶柄密被绒毛状柔毛。

巫山淫羊藿 小叶片披针形至狭披针形，长 9～23 cm，宽1.8～4.5 cm；先端渐尖或长渐尖，边缘具刺齿，侧生小叶基部的裂片斜卵形，内侧裂片小，圆形，外侧裂片大，三角形，渐尖。下表面被绵毛或秃净。

朝鲜淫羊藿 小叶较大，长 4～10 cm，宽 3.5～7 cm，先端急尖。叶片较薄。

鉴别 (1)叶横切面：淫羊藿 上、下表皮细胞各 1 列，细胞近方形，主脉处外壁钝圆形，下表皮有气孔，有时可见残留非腺毛，外被角质层。主脉维管束 3，外韧型，木质部具导管与纤维，其余的细胞壁厚，木化上、下表皮内方有数列细胞壁显著增厚。叶肉栅栏组织细胞 2～3 列，除叶绿体外尚含深色物；海绵组织组胞排列疏松，主脉维管束明显，木质部、韧皮部、厚壁组织清晰可见，周围的异细胞中含草酸钙棱晶或柱晶。

箭叶淫羊藿　主脉维管束 5；栅栏组织细胞 1（～2）列。

柔毛淫羊藿　主脉维管束 5；栅栏组织细胞 1（～2）列，充满深色物质。有较多的残留非腺毛。

巫山淫羊藿　主脉维管束 7；栅栏组织细胞 1～2 列。

朝鲜淫羊藿　主脉维管束 3；栅栏组织细胞 1（～2）列；异细胞多含草酸钙柱晶。

(2) 取本品粉末 0.1 g，加水 10 ml，水浴加热 10 分钟，滤过。滤液蒸干，加乙醇 5 ml 热溶，滤过。滤液中加镁粉及浓盐酸，显红色（检查黄酮类）。

(3) 薄层色谱：取本品粉末 0.5 g，加乙醇 10 ml，温浸 30 分钟，滤过，滤液蒸干，残渣加乙醇 1 ml 使溶解，作为供试品溶液。另取淫羊藿苷，以甲醇溶解成每 1 ml 含 0.1 mg 的对照品溶液。吸取供试品溶液和对照品溶液各 10 µl，分别点于同一以羧甲基纤维素钠为黏合剂的硅胶 H 薄层板上，以醋酸乙酯-丁酮-甲酸-水（10∶1∶1∶1）为展开剂，展开，取出，晾干，置紫外光灯（365 nm）下检视。供试品色谱中，在与对照品色谱相应的位置上，显相同的暗红色斑点；喷以三氯化铝试液，再置紫外光灯（365 nm）下检视，显相同的橙红色荧光斑点。

质量标志 《中华人民共和国药典》2010 年版规定：照分光光度法测定，含总黄酮以淫羊藿苷（$C_{33}H_{40}O_{15}$）计不得少于 5.0%；照高效液相色谱法测定，本品含淫羊藿苷（$C_{33}H_{40}O_{15}$）不得少于 0.50%。

【成分】　1. 淫羊藿　地上部分含黄酮类：淫羊藿黄酮苷（icariin），淫羊藿黄酮次苷（icariside）Ⅰ，并含钾、钙等无机元素。

2. 箭叶淫羊藿　全草含黄酮类成分：淫羊藿黄酮苷，淫羊藿黄酮次苷Ⅰ，淫羊藿素-3-鼠李糖苷（icaritin-3-O-α-rhamnoside），脱水淫羊藿素（anhydroicaritin-3-O-α-rhamnoside），槲皮素（quercetin）及槲皮素-3-O-β-D-葡萄糖苷（quercetin-3-O-β-D-glucoside）；皂苷类成分：箭叶淫羊藿苷（sagittatoside）A、B、C，箭叶亭苷（sagittatin）A、B；生物碱类：淫羊藿定（epimedin）A、B；还含二十六醇（ceryl alcohol），三十烷（triacontane），植物甾醇（phytosterol），油酸（oleic acid），亚油酸（linoleic acid），棕榈酸（palmitic acid）；此外，含少量钾等无机元素。

地上部分含黄酮类成分：淫羊藿苷（icariside）A₁、B₂、B₆、B₉、D₃、E₆、E₇、H₁，淫羊藿苷元（ica1sidin B₁）、淫羊藿醇（icariol）A₁、A₂。含苯丙素类：赤式及苏式狄利格醇（dilignol）、5,5′-二甲氧基狄利格醇（5,5′-dimethoxydilignol），赤式及苏式狄利格醇鼠李糖苷（dilignol rhamnoside），赤式 5′-甲基狄利格醇鼠李糖苷（5′-methoxydilignol rhamnoside），赤式及苏式的 1,2-双-(4-羟基-3-甲氧基苯基)-丙烷-1，2-二醇，1，2-bis-(4-hydroxy-3-methoxyphenyl)-propane-1，2-diol，5-甲氧基-(−)-异落叶松脂醇〔5-methoxy-(−)-isolariciresinol〕，落叶松脂醇，5-甲氧基-9-木脂素-(−)-落叶松脂醇，左旋橄榄素（olivil），右旋丁香树脂酚葡萄糖苷（syringaresinol-O-β-D-glucopy-ranoside）,山矾脂素吡喃葡萄糖苷（symplocosigenin-O-β-D-glucopyranoside），二氢去氢双松柏醇（dihydrodehydrodiconiferylalcohol），苯乙醇基葡萄糖苷（phenethyl glucoside），(Z)-己-3-烯醇葡萄糖苷〔(Z)-3-hexenyl glucoside〕，布卢门 C 葡萄糖苷（blumenol C glucoside）。

3. 巫山淫羊藿　地上部分含黄酮类成分：淫羊藿黄酮苷及巫山淫羊藿黄酮苷（wushanicariin），宝藿苷（baohuoside）Ⅰ、Ⅱ、Ⅵ，柔藿苷（rouhuoside），槲皮素-3-半乳糖苷，槲皮素-3-鼠李糖苷，淫羊藿属苷（epimedoside）A，淫羊藿素，8-异戊烯基山柰酚-4′-甲氧基-3-〔木糖基(1→4)鼠李糖苷〕-7-葡萄糖苷〔8-prenylkaempferol-4′-methoxy-3-〔xylosyl(1→4)rhamnoside〕-7-glucoside〕；此外尚含钙等无机元素。

4. 朝鲜淫羊藿　地上部分含黄酮类：淫羊藿黄酮苷及淫羊藿属苷 A，淫羊藿定 A、B、C，淫羊藿定 A1、B1，槲皮素，脱水淫羊

藿素-3-鼠李糖苷，朝鲜淫羊藿属苷（epimedokoreanoside）Ⅰ、Ⅱ，朝藿苷（caohuoside）B，朝藿苷丙（korepimedoside C），淫羊藿苷 A₇（icariside A₇），2-(对羟基苯氧)-5,7-二羟基-6-异戊烯基色酮〔2-(p-hydroxyphenoxy)6-prenylchromone〕。

5. 柔毛淫羊藿　地上部分含淫羊藿黄酮苷，淫羊藿黄酮次苷Ⅰ，淫羊藿属苷 C，宝藿苷Ⅰ、Ⅳ，金丝桃苷（hyperoside）及柔藿苷。此外尚含钙等无机元素。

【药理】　1. 增强性功能，影响生殖与内分泌系统　淫羊藿苷（ICA）能松弛家兔阴茎海绵体平滑肌，这与抑制 V 型磷酸二酯酶活性而增强 NO-cGMP 活性有关。口饲改善动脉性勃起功能障碍模型大鼠的勃起功能。淫羊藿流浸膏灌胃能改善氢化可的松所致的阳痿症大鼠的体征，增加前列腺-贮精囊、子宫、肾上腺、胸腺与重量及睾酮、雌二醇水平。ICA 体外促进大鼠卵泡颗粒细胞分泌孕酮二醇，高浓度促进孕上腺皮质细胞分泌孕酮醇。淫羊藿黄酮灌胃给药促进未成年雄性大鼠腺垂体、附睾及精囊腺发育，促进离体大鼠间质细胞睾酮的基础分泌。淫羊藿多糖皮下注射，提高雄性小鼠促肾上腺皮质激素、促甲状腺激素、促卵泡激素与黄体生成素水平。ICA 灌胃拮抗丙基硫氧嘧啶（PTU）的抑甲状腺作用。煎剂灌胃抑制腺皮质激素引起的大鼠肾上腺萎缩和合成功能的降低。

2. 延缓衰老　淫羊藿灌胃，对老年大鼠线粒体的氧化损伤有保护作用。水提液促进衰老-年轻人胚肺二倍体成纤维细胞国内标准株融合细胞 DNA 合成，延长 2BS 细胞寿命。巫山淫羊藿多糖多相脂质体灌胃，提高老龄小鼠红细胞、肝组织等抗氧化能力。逆转衰老年大鼠淋巴凋亡细胞中异常表达的凋亡基因与增殖基因，重建衰老免疫稳态。巫山淫羊藿多糖和淫羊藿总黄酮复合物灌胃能提高老龄雄性大鼠下丘脑中单胺类神经递质水平，改善老龄大鼠、小鼠学习记忆行为，抑制老龄小鼠脑及全血胆碱酯酶活性。

3. 调节免疫功能　箭叶淫羊藿叶提取物灌胃促进小鼠网状内皮系统的吞噬功能，激活肝脏 Kupffer 细胞的吞噬能力。柔毛淫羊藿水煎液灌服促进基腹所致免疫功能低下小鼠单核吞噬细胞的吞噬能力和红细胞免疫黏附功能，降低体内循环免疫复合物。腹腔注射淫羊藿多糖，对抗环磷酰胺所致小鼠的免疫低下作用。皮下注射也能拮抗小鼠荷瘤（S₁₈₀）引起的免疫功能低下。淫羊藿总黄酮灌胃恢复睾丸切除所致雄激素缺乏模型小鼠异常增高的免疫功能。淫羊藿总黄酮灌胃拮抗外源性激素皮质酮对大鼠 T 细胞的抑制作用。淫羊藿总黄酮灌胃增加荷瘤小鼠（艾氏腹水瘤）的细胞免疫功能和红细胞免疫功能。淫羊藿苷能逆转化生长因子 β₂ 对 LAK、CD₃ AK 细胞的免疫抑制作用。淫羊藿苷及其菌性谢产物对人组织细胞瘤 THP₁ 细胞分泌 IL-6 等 4 种炎症性细胞因子均有特异的调节作用。淫羊藿水煎液灌服，使慢性肾衰模型大鼠 IL-2 水平和 IL-2 mRNA 表达恢复至正常。

4. 对心脑血管系统的作用　朝鲜淫羊藿总黄酮颈静脉给药，能拮抗氯化钡、乌头碱诱发的大鼠心律失常和肾上腺素诱发的豚鼠心律失常。淫羊藿提取物静脉滴注能降低麻醉犬总外周血管阻力和左室舒张末期压，增加冠状动脉血流量、心排血量等。淫羊藿总黄酮或淫羊藿苷静脉注射，均增加麻醉兔脑血流量，降低脑血管阻力，延缓筒箭毒处理的大鼠脑电图消失时间，对脑缺氧有保护作用。淫羊藿提取物口服，对家兔实验性动脉粥样硬化病灶有消退作用。箭叶淫羊藿水提物促进鸡胚尿囊绒毛膜血管生成和牛主动脉内皮细胞增殖。

5. 防治骨质疏松、促进骨折愈合　淫羊藿总黄酮体外促进人成肌样细胞 OS₇₃₂ 增殖和分化。给予箭叶淫羊藿黄酮提取物的大鼠血清体外能促进大鼠颅骨成骨细胞分化，而黄酮提取物无效。淫羊藿注射液体外诱导兔破骨细胞凋亡，抑制骨吸收。箭叶淫羊藿提取液灌胃防治醋酸泼尼龙所致大鼠骨质疏松。淫羊藿总

黄酮灌胃对维甲酸所致骨质疏松模型大鼠有保护性腺、抑制骨吸收、促进骨形成和抑制骨量丢失的作用。淫羊藿煎液喂饲骨折模型家兔，促进血管内皮生长因子、转化生长因子表达，加快骨折愈合。

6. 抗肿瘤作用　淫羊藿苷体外对 HL-60 细胞有诱导分化作用，腹腔注射抑制 HL-60 细胞在小鼠体内增殖。淫羊藿能提高人高转移肺癌细胞膜流动性，增加肿瘤细胞抗原性而起抗癌作用。箭叶淫羊藿体外抑制人肝癌细胞瘤 SK-Hep$_1$ 等及白血病细胞 K$_{562}$、U$_{937}$、P$_3$H$_1$ 和 Raji 增殖。

7. 对神经系统的作用　箭叶淫羊藿甲醇提取物、朝鲜淫羊藿中提取的丁香树脂酚在肾上腺嗜铬细胞瘤株细胞实验中有诱导神经节神经突起生长的作用。淫羊藿水提取液在蟾蜍离体坐骨神经动作电位法等试验中有局部麻醉作用。淫羊藿水提取液腹腔注射，对小鼠有镇静、镇痛作用。

8. 其他作用　淫羊藿水提取液腹腔注射对缺氧小鼠模型有耐缺氧作用。淫羊藿水煎液灌胃，减轻慢性肾功能不全大鼠肾脏组织免疫病理学改变，减少细胞外基质产生。箭叶淫羊藿水提物或醇提物有较强的抗 II 型 HSV 作用。淫羊藿总黄酮下调人外周血单个核细胞 TNF-α 转换酶 mRNA 的表达，防治人工全髋关节无菌性松动。淫羊藿苷黄酮灌胃对小鼠、大鼠多种炎症模型有抑制作用。淫羊藿苷能抑制 Cloudman S$_{91}$ 黑素瘤细胞黑素合成和酪氨酸酶活性。淫羊藿黄酮苷对四氯化碳诱导的大鼠肝脏损伤有保护作用。

【炮制】　1. 淫羊藿　取原药材，除去杂质及枝梗，取叶，洗净，稍润，切丝，干燥。

2. 制淫羊藿　(1) 羊脂制：取羊脂油加热熔化，加入淫羊藿丝，用文火炒至有光泽，取出，放凉。每淫羊藿 100 kg，用炼羊脂油 20 kg。

(2) 酥油制：取酥油，置锅内文火加热熔化，再将净淫羊藿丝倒入，炒拌均匀，取出，摊开，晾凉。淫羊藿每 100 kg，用酥油 25 kg。

(3) 酒制：取淫羊藿加黄酒喷匀炒干。淫羊藿每 500 kg，用黄酒 120 kg。

(4) 炒制：取淫羊藿置热锅中，用文火炒微焦。

饮片性状　淫羊藿为丝片状，叶片上表面黄绿色或淡黄色，光滑，可见网织状叶脉。下表面灰绿色，被有白粉，中脉及细脉凸出。边缘有细刺状锯齿。无臭，味苦。羊脂制淫羊藿形如淫羊藿，表面微黄色，光亮，微有羊油气。酒淫羊藿形如淫羊藿，微有酒气。炒淫羊藿形如淫羊藿，表面微焦。

贮干燥容器内，密闭，置阴凉干燥处。防潮。

【药性】　辛、甘，温。归肾、肝经。

1.《本经》：“味辛，寒。”

2.《别录》：“无毒。”

3.《药性论》：“味甘，平。”

4.《蜀本草》：“温。”

5.《滇南本草》：“性微温，味微辛。入肝肾二经。”

6.《纲目》：“乃手、足阳明、三焦、命门药也。”

7.《本草经疏》：“入手厥阴，足少阴、厥阴。可升可降，阳也。”

【功用主治】　补肾壮阳，强筋健骨，祛风除湿。主治阳痿遗精，虚冷不育，尿频失禁，肾虚喘咳，腰膝酸软，风湿痹痛，半身不遂，四肢不仁。

1.《本经》：“主阴痿绝伤，茎中痛。利小便，益气力，强志。”

2.《别录》：“坚筋骨，消瘰疬赤痈，下部有疮，洗，出虫。”

3.《日华子》：“治一切冷风劳气，补腰膝，强心力。丈夫绝阳不起，女子绝阴无子，筋骨挛急，四肢不任，老人昏耄，中年健忘。”

4.《医学入门》：“补肾虚，助阳。治偏风手足不遂，四肢皮肤不仁。”

5.《医林纂要》：“补命门肝肾，能壮阳益精，亦去寒痹。”

6.《分类草药性》：“治咳嗽，去风。”

【用法用量】　内服：煎汤，3～9 g，大剂量可用至 15 g；或浸酒，熬膏，入丸、散。外用：煎汤含漱。

【宜忌】　阴虚而相火易动者禁服。

《本草经疏》：“虚阳易举，梦遗不止，便赤口干，强阳不痿并忌之。”

【选方】　1. 益丈夫，兴阳，理腿膝冷　淫羊藿一斤，酒一斗，浸经二日，饮之佳。(《食医心镜》)

2. 治阳痿　箭叶淫羊藿 9 g、土丁桂 24 g、鲜黄花远志 30 g、鲜金樱子 60 g。水煎服。(《福建药物志》)

3. 治偏风手足不遂，皮肤不仁　仙灵脾一斤，细锉，以生绢袋盛，于不津罐中用无灰酒二斗浸之，以厚纸重重密封，冬夏三日，秋冬五日只旋开。每日随性暖饮之，常令醺醺，不得大醉。(《圣惠方》)

4. 治风走注疼痛，来往不定　仙灵脾、威灵仙、芎䓖、桂心、苍耳子各一两。上药捣细，罗为散。每服不计时候，以温酒调下一钱。(《圣惠方》仙灵散)

5. 治历节痛风，手足顽痹，行步艰难　仙灵脾、茄子根各二斤，黑豆二升。上三味，细锉，都以水三斗煮至一斗，去滓，更煎至五升即止。(《圣惠方》仙灵脾散)

6. 治三焦咳嗽，腹满不饮食，气不顺　仙灵脾、覆盆子、五味子(炒)各一两。为末，炼蜜丸，梧子大。每姜茶下二十九。

7. 治目昏生翳　仙灵脾、生王瓜(即赤栝楼红色者)等分。为末，每服一钱，茶下，日二服。(6、7方出自《圣济总录》)

8. 治伤寒后青盲(日近者可治)　仙灵脾一两、淡豆豉四十九粒。水一碗半，煎至一碗，顿服。(《百一选方》)

9. 治疮疹入眼　仙灵脾、威灵仙(去芦)等分。上为细末，每服半钱，食后米汤调下。(《小儿卫生总微论方》仙灵脾散)

10. 治牙疼　仙灵脾，不拘多少。为粗末，煎汤漱牙齿。(《卫生家宝》固本散)

11. 治妇女更年期综合征，眩晕，高血压病以及其他慢性疾病见有冲任不调证候者　仙茅 6～15 g，仙灵脾 9～15 g，当归、巴戟天各 9 g，黄柏、知母各 6～9 g。水煎服。(上海中医学院《方剂学》)

【临床报道】　1. 治疗神经衰弱　① 用 3% 淫羊藿煎液离子透入法每日 1 次，10～20 日为 1 疗程。少数患者另服镇静剂。观察 104 例，痊愈 22 例，显著进步 21 例，进步 46 例，无效 15 例，总有效率为 85.4%。大多数患者疗程长者疗效较好。少数患者治疗初期可出现轻度反应或症状暂时加重，但继续治疗即迅速消失。② 用淫羊藿浸膏片、总黄酮苷、单体淫羊藿苷治疗神经衰弱 228 例。浸膏片组每次服 4 片(每片含淫羊藿 2.8 g)，每日 3 次；总黄酮苷组每次服 2～3 片(每片 30 mg，相当于生药 3 g)，每日 3 次；淫羊藿苷组每次服 20 mg(相当于生药 10 g)，每日 3 次。3 组均服药 1 个疗程(30 日)，停药后观察 10～20 日。结果：浸膏片组 138 例，总有效率为 89.85%；总黄酮苷组 61 例，总有效率为 93.44%；淫羊藿苷组 27 例，总有效率为 89.66%。总黄酮苷组停药半年后随访 42 例，总有效率仍达 90.46%，说明疗效比较稳定。

2. 治疗小儿麻痹症　取淫羊藿、桑寄生等量，制成每 2 ml 含生药各 1 g 的注射液。急性期以肌内注射为主，配合穴位注射。肌内注射每次 2 ml，每日 2 次，连续 20 日。恢复期及后遗症期以穴位注射为主，配合肌内注射。穴位注射按常规取穴，每穴注射 1～2 ml，隔日 1 次，连续 20 日。休息半月再继续治疗。治疗各期小儿麻痹症共 246 例，其中急性期 34 例，痊愈 8 例，基本痊愈 16 例，显效 7 例，有效 2 例，无效 1 例；恢复期 43 例，痊愈 21 例，有效 15 例，进步 5 例，无效 2 例；后遗症期 169 例，痊愈及基本痊愈 9

例,显效及有效129例,无效31例。据观察,本品对急性期及刚进入恢复期的患者疗效显著,恢复较快。对后遗症期也有一定效果,用药后患肢普遍有发热、力量增加等感觉,有效患者可见肌肉逐渐恢复,患肢增粗;其中以下肢麻痹者疗效较好,上肢麻痹及年龄较大者疗效较差。用药后除有口干现象外,未见其他副作用。

3. 治疗慢性气管炎　取淫羊藿茎、叶适量(干品),以其总量的80%煎取浓汁,20%研粉,两者混合为丸。每日量相当于生药30 g,两次分服,1个月为1疗程。观察1 066例,1个疗程的有效率为74.6%,近期控制和显效率为22.1%。其中镇咳有效率为86.8%,祛痰有效率为87.9%,平喘有效率为73.8%。说明本品祛痰、镇咳作用较好,平喘较差。经治2个疗程者比1个疗程的近期控制和显效率有显著提高。观察中曾对经治1个疗程的110例进行随访,结果半年后的有效率为59.1%,较原来疗效下降26.1%。治疗中曾以相当于生药15 g和45 g的剂量(一日量),分别对部分患者进行观察,结果疗效与每日服30 g者均基本相似。服药后部分患者有轻微反应,以口干、恶心为多见,其次为腹胀、头晕,一般可自行消失。

4. 治疗高血压病　用淫羊藿制成浸膏糖衣片,每日用量相当于生药30 g,分3次服用,疗程1个月。共治115例,有效率为78.26%,血压下降幅度最大为10.7/5.33 kPa。高血压病Ⅰ期有效率为91.6%,Ⅱ期有效率为70.3%。治疗后头胀、头痛、眩晕、心悸等主要症状半数以上患者有好转。服药期间偶有口干、胃部不适、恶心等副作用。

5. 治疗冠心病　用淫羊藿片剂每次4～6片(每片重0.3 g,相当于生药2.7 g),每日2次。1个月为1疗程,治疗1～3个疗程。观察140例,结果:改善心绞痛症状总有效率为77.8%;改善心电图的总有效率为74.3%。半数患者增加疗程可以提高疗效。

6. 治疗白细胞减少症　用单味箭叶淫羊藿制成冲剂,每包15 g,第一星期每日3包,第二星期每日2包,用药30～45日。治疗有典型气虚症状的白细胞减少症22例。其中白细胞计数最低者1.7×10^9/L,最高者3.8×10^9/L。22例患者中坚持按要求服药的14例,其中近期治愈3例,其症状消失,白细胞计数升至5.0×10^9/L以上;显效4例,症状减轻,白细胞增加1.5×10^9/L以上;有效5例,症状有所减轻,白细胞增加不足1.0×10^9/L;2例无效。

【各家论述】 1.《纲目》:"淫羊藿,性温不寒,能益精气,真阳不足者宜之。"

2.《本草经疏》:"淫羊藿,其味辛甘,其气温而无毒。《本经》言寒者,误也。为补命门要药。辛以润肾,甘温益阳气,故主阴痿绝伤,益气力,强志。茎中痛者,肝肾虚也,补益二经,痛自止矣。膀胱者,州都之官,津液藏焉,气化则能出矣。辛以润其燥,甘温益阳气以助其化,故利小便也。肝主筋,肾主骨,益肾肝则筋骨自坚矣。辛能散结,甘能缓中,温能通气行血,故主瘰疬赤痈及下部有疮,洗出虫。"

3.《本草述》:"淫羊藿,《本经》首主阴痿绝伤,《日华子》亦首言其疗男子绝阳,女子绝阴,则谓入命门、补真阳者是也。盖命门为肾中之真阳,即人身之元气也,其所谓绝阳绝阴,不本之元气,何以嘘之于既槁。所谓益气力,强志,并治冷气劳气,筋骨挛急等证,皆其助元气之故。至若茎中痛,小便不利,皆肝肾气虚所致,此味入肾而助元阳,即是补肾气,而肝肾固同一治也。老人昏耄,中年健忘,皆元阳衰败而不能上升者也。须知此味以降为升,其升由于能降也。"

4.《药性通考》:"夫男女虽分阴阳,而五脏六腑正各相同,男子命门寒则不举,女子命门寒则阳不纳,非男子绝阳不能生,女子绝阳尚可产也。淫羊藿补阳不补阴,取其补男女之阳,则彼此之化生不息。阴中有阳,则男子精热而能施,女子亦精热而能受。况妇人用之,又不止温补命门,尤定小腹之痛,去阴门之痒,暖子宫之寒,止白带之湿。"

5.《本草正义》:"淫羊藿,禀性辛温,专壮肾阳,故主阴痿。曰绝伤者,即阳事之绝伤也。茎中痛,亦肾脏之虚寒。利小便者,指老人及虚寒人之阳事不振,小便滴沥者言之,得其补助肾阳而小便自利,非湿热蕴结,水道赤涩者可比。读书慎勿误会。益气力,强志,坚筋骨,皆元阳振作之功。然虚寒者固其所宜,而阴精不充、真阳不固者,万不可为揠苗之助长也。消瘰疬、赤痈,盖亦因温通气血,故能消化凝结。然疬疡之病,由于阴血不充,肝阳燔灼,而煎熬津液,凝结痰浊者为多,幸勿误读古书,反以助其烈焰。洗下部之疮,则辛燥能除湿热,亦犹蛇床子洗疮杀虫耳。《日华》主丈夫绝阳,女子绝阴,一切冷风劳气,筋骨挛急,四肢不仁,补腰膝,则辛温之品,固不独益肾壮阳,并能通行经络,祛除风寒湿痹。但《日华》又谓治老人昏耄,中年健忘,则未免誉之太过。而景岳且谓男子阳衰,女子阴衰之艰于子嗣者,皆宜服之,则偏信温补,其弊滋多,更非中正之道矣。石顽谓一味仙灵脾酒,为偏风不遂要药。按不遂之病有二因:一为气血俱虚,不能荣养经络,或风寒湿热痹着之病,古人之所谓痹症是也,其来也缓;一为气血上冲,扰乱脑神经而忽失其运动之病,今之所谓中风,西医之所谓脑经病是也,其病也暴。仙灵脾酒,止可治风寒湿痹之不遂,并不能治气血两虚之不遂,而血冲脑经之不遂,更万万不可误用。"

4789 淫羊藿根 yín yáng huò gēn (《本草图经》)

【异名】 仙灵脾根(《圣惠方》),羊藿根(《分类草药性》)。

【基原】 为小檗科淫羊藿属植物淫羊藿等的根及根茎。

【原植物】 参见"淫羊藿"条。

【采收加工】 6～8月采挖,晒干。

【成分】 地下部分含黄酮类成分:淫羊藿黄酮苷,2″-鼠李糖淫羊藿黄酮次苷Ⅱ,淫羊藿属苷A,宝藿苷(baohuoside)Ⅱ,槲皮素(quercetin),金丝桃苷(hyperoside);甾醇类:菜油甾醇(campesterol),β-谷甾醇(β-sitosterol),β-谷甾醇-3-葡萄糖苷,菜油甾醇-3-葡萄糖苷,胡萝卜甾醇(daucosterol);此外尚含二十九烷(*n*-nonacosane),三十一烷(nhentriacotane),钙等无机元素。

【药性】 《本草害利》:"辛温。入肾。"

【功用主治】 补肾助阳,祛风除湿。主治肾虚阳痿,小便淋沥,喘咳,风湿痹痛。

1.《本草害利》:"补大肠、三焦,强筋骨,起阳事衰,利小便,除茎中痛。"

2.《分类草药性》:"治男子虚淋,白浊,头眩;妇人白带,经水不调。并治吼喘。"

【用法用量】 内服:煎汤,9～15 g;或浸酒;或研末为散。

【宜忌】 阴虚而相火易动者禁服。

【选方】 1. 治小儿雀目,至暮无所见　仙灵脾根半两,晚蚕蛾(微炒)半两,射干一分,甘草(炙微赤,锉)一分。捣细罗为散。用羊子肝一枚,切开,掺药二钱在内,以线系定,用黑豉一合,米泔一大盏,煮熟取出,分为二服,以汁下之。(《圣惠方》仙灵脾散)

2. 治痈疽成脓不溃　淫羊藿干根30 g。水煎,调酒和红糖服。(《福建中草药》)

4790 淡菜 dàn cài (《食疗本草》)

【异名】 东海夫人(《本草拾遗》),壳菜(《嘉祐本草》),海蛙(《纲目》),红蛤(《东医宝鉴》),珠菜(《本草撮要》),海红(《中国药用海洋生物》)。

【基原】 为贻贝科贻贝属动物厚壳贻贝、贻贝、翡翠贻贝及其他贻贝类的肉。

【原动物】 1. 厚壳贻贝 *Mytilus coruscus* Gould [*M. crassitesta* Lischke]

贝壳呈楔形,壳的长度约为高的2倍,为宽的3倍,一般壳长

116～160 mm。壳质厚,壳顶尖细,位于壳的最前端,稍向腹面弯曲,腹缘略直,足丝孔狭缝状,位于近壳顶处。背缘与腹缘构成近 45°角向后上方延伸,背缘与后缘相接处形成一较大钝角,后缘圆。壳面由壳顶沿腹缘形成一条隆起,将壳面分为上、下两部分,两壳闭合时在腹面形成一菱形平面。生长线粗显,但不规则,无放射肋。壳皮厚,棕黑色,壳边缘的足丝弯曲成镶边状的红褐色狭缘。壳顶常剥蚀,露出白色壳质,干后壳皮常呈崩裂状。壳

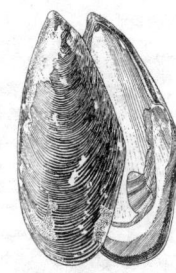

厚壳贻贝

内面呈灰白色或灰蓝色,其珍珠样光泽,外套痕及闭壳肌痕明显,前闭壳肌痕小,卵圆形或心形,位于壳顶后方;后闭壳肌痕大,椭圆形,位于后端略偏背缘。壳内面铰合齿 2 枚,小型,呈八字形。韧带褐色,位于背缘前方。外套缘具有分枝状的触手。足前端呈棒状;后端微扁呈片状。足具粗壮,淡黄褐色。

以足丝固着于低潮线以下海岩石上,北方多在 20 m 的深处,浙江一带多在 8～10 m 处生长密度最大,幼贝分布较浅。喜海浪大、盐分高的海区。雌雄异体,在大连沿海产卵期约为 8 月。我国分布于渤海、黄海、东海。

2. 贻贝 M. edulis Linnaeus　又名:紫贻贝(《中国北部海产经济软体动物》)。

贝壳呈楔形或不等三角形,壳长度不及高的 2 倍,宽度为高的 1/4～1/3,一般壳长 60～80 mm。壳质薄,前端尖细,后端宽广。壳顶在壳的最前端,前方有淡褐色的菱形小月面。壳腹缘较直,足丝伸出处略凹入。背缘与腹缘形成的夹角大于 45°。后缘宽圆。壳表面自壳顶起沿腹缘向后突起,达壳的中部后渐收缩。生长线细而明显,自壳顶始,或环形排列生长,放射肋不明显。壳皮黑褐色,具光泽,并包被壳的边缘,壳顶及腹缘常呈淡褐色脱落,露出淡紫色壳质。壳内面白色或淡紫色,其珍珠样光泽。外套痕、闭壳肌痕明显,前闭壳肌痕小,半月形,位于壳顶下方;后壳肌痕大,椭圆形,位于后端略偏背缘。缩足肌痕、中足丝收缩肌痕及后足丝收缩肌痕合成一狭长的带状,并与后闭壳肌痕相连。铰合部长,约等于壳长的 1/2,有足丝,约等于壳长。铰合部的铰合齿 2～12 枚。韧带深褐色,约与铰合部等长。足丝较细软、淡褐色。

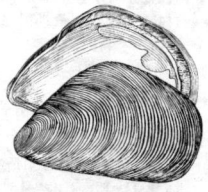

贻贝

栖息于内湾浅海及近岸的岩礁底,通常在低潮线附近至水深 2 m 左右分布较密,以足丝附着于岩石上及海港中各种建筑设施上。雌雄异体,生殖腺成熟时,雄性为乳黄色;雌性为橘红色,春、秋季两次产卵。繁殖很快,为养殖的优良品种。我国自然分布于黄海、渤海,近年已南移至福建等地试养。

3. 翡翠贻贝 M. viridis Linnaeus [Perna viridis (Linnaeus)]

贝壳呈楔形,壳顶中等厚,一般壳长 136 mm,高 58 mm,宽 38.5 mm。壳顶尖,呈喙状,腹缘直或稍弯,背缘与腹缘约成 30°角。壳表面翠绿色,前半部呈缘褐色,光滑而有光泽,壳面前端具有隆起肋。生长线较细密,呈环状环生。壳内面铵绿白色,珍珠光泽不强,由壳皮卷入的角质层狭缘为碧绿色。壳内前闭壳肌痕小,略呈圆形,位于壳后端背侧。铰合齿左壳 2 枚,右 1 枚。外套缘痕窄薄,具有触手状突起。足细呈棒状,足丝细软,淡黄色。

栖息于潮线至水深 5～6 m 处,最深可达 10 m 以上,附着于水

流通畅处的岩石上。雌雄异体,产卵早期约于 6 月中旬,晚期于 10～12 月间。分布于南海和东海南部。

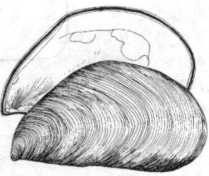

翡翠贻贝

【采收加工】　全年均可采,捕得后,剥取其肉,晒干。

【药材】　淡菜 Myliluss-iccus　主产于我国北方沿海,以辽宁产量最多。

性状　本品呈椭圆状楔形。前端圆形,后端扁,后端两侧有大而圆的闭壳肌。外质膜极发达,足小,呈棒状,两外套膜间有明显的生殖腺。外套后端有一点愈合,形成明显的入水孔和出水孔,入水孔皆呈棒状,入水孔周边的分枝状小触手颜色更深。出水孔紫褐色,全体深棕色。背部透过外套膜可见深褐色的脏团。生殖腺颜色较深。气微腥,味咸,嚼之有海米样鲜腥气。

【成分】　厚壳贻贝肌肉含胡萝卜素类:3,4,3′-三羟基-7′,8′-二去氢-β-胡萝卜素(3,4,3′-trihydroxy-7′,8′-didehydro-β-carotene),扇贝醇酮(pectenolone),硅藻黄质(diatoxanthin),梳黄质(pectenox-anthin),贻贝黄质(mytiloxanthin);另含脂肪酸,氨基酸,蛋白质。

贻贝全体含甾醇类:胆甾醇(cholesterol),5,7-胆甾二烯-3β-醇(5,7-cholestadien-3β-ol),24-甲基胆甾-5,7,22-三烯-3β-醇(24-methylcholesta-5,7,22-trien-3β-ol),石房蛤毒素(saxitoxin),贻贝多生物活性物质(multibioactive substances,MSM),硒,富肽氨酸多酚蛋白质(cystinerich polyphenolicprotein),脂类(lipid)。又含有机锡化合物:三丁基锡(tributyltin,TBT),二丁基锡(dibutyltin,DBT),单丁基锡(monobutyltin,MBT),三苯锡(triphenyltin,TPT),二苯锡(diphenyltin,DPT),单苯锡(monophenyltin,MPT)。肌肉组织含内消旋-阿拉诺宾(meso-alanopine),D-斯托宾(D-strombine),寡肽(oligopeptide)。

翡翠贻贝含泛醌(ubiquinone)。

【药理】　1. 对心血管系统的作用　淡菜(贻贝)醇提取物稀释后预先给家兔静脉注射,对肾上腺素引起的心律失常具有保护作用。淡菜(贻贝)中的贻贝多活素(MSM)给大鼠灌胃,对抗大鼠冠脉结扎性急性心肌梗死,减轻垂体后叶素引起的大鼠缺血性损伤。这可能与防止心肌细胞脂质过氧化有关。MSM灌胃能改善小鼠心肌氧和营养性物质的供应。贻贝乙醇提取物给大鼠静脉注射有降压作用,且无快速耐受现象。降压作用是通过兴奋迷走神经和M胆碱受体来实现的。

2. 抗动脉粥样硬化作用　贻贝提取物灌服,降低食饵性高血脂大鼠血浆总胆固醇(TC)、三酰甘油(TG),降低血浆低密度脂蛋白胆固醇(LDL-C)水平。MSM灌服,降低食饵性动脉粥样硬化模型鹌鹑血清升高的 TC、TG、LDL-C、极低密度脂蛋白胆固醇(VDL-C)水平,主动脉和心肌 TG 及 TC 含量也降低,抑制主动脉内膜粥样斑块形成,还可改善肝脏的病变。

3. 抗凝、改善微循环作用　大鼠口服 MSM 抑制实验性血栓形成,抑制 ADP 诱导的大鼠血小板聚集。MSM 体外用药也可降低胶原诱导的家兔血小板聚集。MSM 灌胃可使循环障碍模型大鼠肠系膜微循环血流量增加、血流速度加快以及血流状态、血液颜色、血管壁清晰度改善。

4. 其他作用　贻贝提取物给犬静注,缩小肾容积,减少尿量。贻贝水提取液对大鼠离体子宫有收缩作用,增强电场刺激输精管引起的收缩,对大鼠离体胃肠与回肠平滑肌有松弛作用。高剂量可使蟾蜍血管灌注流量减少。贻贝提取物灌胃,抑制小鼠移植性宫颈癌 U14,降低荷瘤小鼠血及肝脏中过氧化脂质,提高超氧化物歧化酶,还原型谷胱甘肽水平。厚壳贻贝给小鼠灌胃,抑制小鼠单胺氧化酶 B 活性。

毒性　MSM 在治疗量范围内毒性极微,但高剂量组(人体用

量 250 倍)大鼠血小板减少,停药 15 日后未能恢复。

【药性】 甘、咸、温。归肝、肾经。

1.《食疗本草》:"温,无毒。"

2.《本草拾遗》:"味甘,温,无毒。"

3.《本草汇言》:"入足阳明、太阳经。"

4.《本草从新》:"甘、咸、温。"

5.《药性切用》:"甘、咸,性凉。"

6.《要药分剂》:"入肝、肾二经。"

【功用主治】 补肝肾,益精血,消瘿瘤。主治虚劳羸瘦、眩晕、盗汗、阳痿、腰痛、吐血、崩漏、带下、瘿瘤。

1.《食疗本草》:"补虚劳损,产后血结,腹内冷痛,治癥瘕,腰痛,润毛发,崩中带下,烧一顿令饱,大效。"

2.《本草拾遗》:"主虚羸劳损,因产瘦瘠,血气结积,腹冷,肠鸣下痢,腰疼,带下,疝瘕之。"

3.《日华子》:"补五脏,理腰脚气,益阳事,能消宿食,除腹中冷气,消痃癖气。"

4.《嘉祐本草》:"治虚劳伤惫,精血少者,及吐血,妇人带下、漏下,丈夫久痢,并煮食之,任意。"

5.《纲目》:"消瘿气。"

6.《药性切用》:"益阴除热,为虚劳退热专药。"

7.《药笼小品》:"补阴潜阳,凡虚火易升者宜之。"

8.《随息居饮食谱》:"补肾,益血填精。治遗、带、崩、淋、阳痿阴冷,消渴,瘿瘤。"

9.《现代实用中药》:"为性的增进药,治阳痿早泄;又为滋养神经药,用于头晕、目眩;并为止血剂,治肠出血、子宫出血。"

10.《中国药用海洋生物》:"补肝肾,益精血,调经。用于高血压。"

【用法用量】 内服:煎汤,15~30 g;或入丸、散。

【宜忌】 1.《本草拾遗》:"久服令人发脱。""发石,令肠结。"

2.《日华子》:"多食令人闷且暗。"

3.《本经逢原》:"久食令人阳痿不起。"

【选方】 1. 治头晕及睡中盗汗 淡菜(焙燥,研细粉)100 g,陈皮(研细粉)60 g。研和,蜂蜜为丸。每服 5 g,每日 3 次。(《现代实用中药》)

2. 治高血压病 淡菜 30 g,松花蛋 1 个。共煮服。(《中国药用海洋生物》)

3. 治贫血 淡菜 50 g,熟地 40 g,黄芪 50 g,当归 10 g。水煎服,日服 2 次。(《中国动物药》)

4. 治阳痿、肾虚腰痛 淡菜 30 g,狗肾 1 具。煎煮至熟烂,饮汁食肉,为一日量。(《山东药用动物》)

5. 治经血多 淡菜 30~60 g。与猪肉共煮,行经前服。(《中国药用海洋生物》)

6. 治白带 淡菜 30 g,用黄酒浸洗一遍;韭菜 50 g,洗净,切好。二味一起煮熟,食之。每日 1 剂。(《水产品营养与药用手册》)

7. 治瘿气(地方性甲状腺肿) 淡菜 30 g,昆布 15 g。煎煮熟烂,连药带汁一次服,日服 2 次,连服 2 星期为 1 疗程,间隔 1 星期再服。(《山东药用动物》)

8. 治既厥且呕(俗名呃式),脉细而劲 鸡子黄(生用)一枚,真阿胶二钱,生龟版六钱,童便一杯,淡菜三钱。水五杯,先煮龟版、淡菜得二杯,去滓,入阿胶,上火烊化,内鸡子黄,搅令相得,再冲童便,顿服之。(《温病条辨》小定风珠)

【各家论述】 1.《医学入门》:"淡菜,治虚热骨蒸,须多食乃见功,若数两作丸、散,未有大效。"

2.《本草汇言》:"淡菜,补益养肾之药也。蔡心吾曰,此物本属介类,原其气味甘美而淡,性本清凉,故藏器云:善治肾虚有热,及热郁吐血,痢血便血,及血郁成瘿,留结筋脉诸疾。"

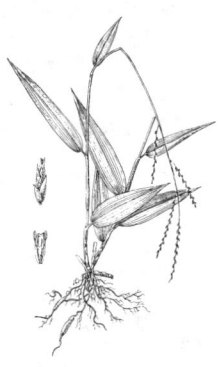

淡竹叶

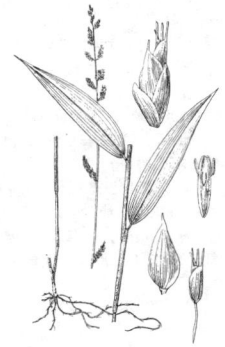

中华淡竹叶

淡竹叶 dàn zhú yè 《滇南本草》

【异名】 竹叶门冬青(《分类草药性》)、迷身草(《岭南科学杂志》)、山鸡米(《华南经济禾草植物》)、金竹叶(《广西中兽医药用植物》)、长竹叶(《江苏植物药材志》)、山冬、地竹(《广西中药志》)、淡竹米(《药材学》)、林下竹(《闽东本草》)。

【基原】 为禾本科淡竹叶属植物淡竹叶或中华淡竹叶的地上部分。

【原植物】 1. 淡竹叶 Lophatherum gracile Brongn.

多年生草本,高 40~90 cm。根状茎粗短,坚硬。须根稀疏,其近顶端或中部常肥厚成纺锤形的块根。秆纤弱,多少木质化。叶互生,广披针形,长 5~20 cm,宽 1.5~3 cm,先端渐尖或短尖,全缘,基部近圆形或楔形而渐狭缩成柄状或无柄,平行脉多条,具有明显横脉,中间有小长方格状,两面光滑或有小刺毛;叶鞘边缘光滑或具纤毛;叶舌短小,质硬,长 0.5~1 mm,有缘毛。圆锥花序顶生,长 10~30 cm,分枝较少,疏散,斜升或展开;小穗线状披针形,长 7~12 mm(连同短芒),宽 1.5~2.5 mm,具粗壮小穗柄;颖长圆形,具五脉;外稃较长、披针形,长 6~7 mm,宽约 3 mm,先端具短尖头,具 5~7 脉,内稃较外稃为短,膜质透明。颖果纺锤形,深褐色。花期 6~9 月,果期 8~10 月。

野生于山地林下或沟边阴湿处,分布于长江流域以南和西南等地。

2. 中华淡竹叶 L. sinense Rendle

本种外观形态与淡竹叶相似。不同之点在于中华淡竹叶叶片宽达 4 cm。圆锥花序分枝较短,长 3~8 cm;小穗广披针形,长 7~9 cm,宽 2.5~3 mm;颖宽卵形,具 5~7 脉;第一外稃长约 6 mm,宽约 5 mm,具 7 脉,先端有长不及 1 mm 的短芒。花期 8~9 月,果期 9~10 月。

生长于山坡、溪边。分布于江苏、浙江、福建、江西、湖南等地。

以上植物的根茎及块根(碎骨子)亦供药用,另设专条。

【栽培】 生物学特性 喜阴凉湿气候。宜选山坡林下及阴湿处栽培。以富含腐殖质的砂质壤土栽培为宜。

繁殖方法 种子繁殖,直播法。7~9 月,在种子成熟时割取果穗,搓下种子,在整平的林下地,按沟心距 25~30 cm 开横沟,播幅约10 cm,深 2~5 cm。播前,种子用草木灰拌匀;播时先在沟里施入畜粪水,把种子灰均匀撒入,上覆盖一层薄细土。

田间管理 在幼苗出齐后，要注意除草。苗高 3～6 cm 时追肥 1 次。以后在 7 月、10 月再进行中耕除草、追肥各 1 次。肥料以人畜粪水或复合肥为主。以后株丛较大，每年在春、秋季各中耕除草，追肥 1 次。

【采收加工】 栽后 3～4 年开始采收。在 6～7 月将开花时，除留种以外，其余一律离地 2～5 cm 处割起地上部分，晒干，理顺扎成小把即成。但在晒时，不能间断，以免脱节；夜间不能露天堆放，以免黄叶。可连续收获数年。

【药材】 淡竹叶 Lophatheri Herba 主产于浙江、安徽、湖南、四川、湖北、广东、江西等地，以浙江产量大、质量优，称杭竹叶。

性状 茎圆柱形，长 25～30 cm，直径 1.5～2 mm；表面淡黄绿色，有节，节上抱有叶鞘，断面中空。叶多皱缩卷曲，叶片披针形，长 5～20 cm，宽 1～3.5 cm；表面浅绿色或黄绿色，叶脉平行，具横行小脉，形成长方形的网格状，下表面尤为明显。叶鞘长约 5 cm，开裂，外具纵条纹，沿叶鞘边缘有白色长柔毛。体轻，质柔韧。气微，味淡。

鉴别 (1) 叶横切面：上表皮细胞大小不一，位于叶脉间叶肉细胞上方的细胞大而呈扇形，在叶脉或机械组织上方的细胞极小，长宽约 8 μm；下表皮细胞短方形，较小，排列整齐，有气孔；上下表皮均被角质层，有单细胞非腺毛。栅栏组织为 1～2 列短柱状细胞，海绵组织为 2～4 列细胞。主脉维管束外韧型，具束鞘纤维，木质部导管稀少，排成 V 形，韧皮部位于木质部下方，与木质部之间具 2～3 列纤维。叶脉处上下表皮内侧有厚壁纤维束。

叶表面观：上表皮细胞方形或类方形，垂周壁薄，波状弯曲，其下可见圆形栅形细胞。下表皮长细胞与短细胞交替排列或数个相连，长细胞长方形，垂周壁波状弯曲，短细胞为哑铃形的硅质细胞和类方形的栓质细胞，于叶脉处短细胞成串，气孔较多，保卫细胞哑铃形，副卫细胞近圆三角形；非腺毛有 3 种：一种单细胞长非腺毛；一种单细胞短非腺毛，呈短圆锥形；另一种为双细胞短小毛茸，偶见。

(2) 取本品粉末 1 g，加乙醇 20 ml，回流 1 小时，滤过。取滤液 5 ml 置小蒸发皿中，于水浴上蒸干，残渣加醋酐 1 ml 溶解，再加浓硫酸 1～2 滴，即显红色，渐变成紫红色、蓝紫色，最后呈污绿色（检查甾醇）。

(3) 取本品碎片 1 g，加水 30 ml，煮沸 10 分钟，滤过。滤液浓缩成 1 ml，加新制碱性酒石酸铜试液 2 ml，置水浴上加热数分钟，产生棕红色沉淀（检查糖类）。

【成分】 茎、叶含三萜化合物：芦竹素(arundoin)，印白茅素(cylindrin)，蒲公英赛醇(taraxerol)，无羁萜(friedelin)。

【药理】 1. 解热作用 水浸膏给酵母混悬液引起的发热大鼠灌胃，有解热作用。

2. 抗微生物作用 淡竹叶水煎剂体外抑制金黄色葡萄球菌、溶血性链球菌。淡竹叶水煎剂体外抑制鼻病毒 17 型。

3. 其他作用 粗提取物抑制小鼠肉瘤 S_{180}，但对宫颈癌 U_{14} 和淋巴肉瘤-1 腹水型均无抑制作用。

【药性】 甘、淡，寒。归心、胃、小肠经。

1.《滇南本草》："味苦，性寒。"

2.《纲目》："甘，寒，无毒。"

3.《本草汇言》："入手太阳经。"

4.《生草药性备要》："味甜、辛、淡，性寒。"

5.《本草易读》："入手太阴肺。"

6.《玉楸药解》："味甘咸。入足太阳膀胱经。"

7.《本草再新》："有微毒，入心、肺二经。"

8.《本草撮要》："入手少阴、厥阴经。"

9.《草药新纂》："性凉润。"

10.《四川中药志》1960 年版："入心、胃、小肠、膀胱四经。"

【功用主治】 清热，除烦，利尿。主治烦热口渴，口舌生疮，牙龈肿痛，小儿惊痛，小便赤涩，淋浊。

1.《滇南本草》："治肺热咳嗽，肺气上逆，治虚烦，发热不眠。退虚热，止烦热，煎点童便服。"

2.《纲目》："去烦热，利小便，清心。"

3.《生草药性备要》："凉心，消痰止渴，除上焦火，治白浊，退热，散疥疮毒，明眼目。"

4.《握灵本草》："去胃热。"

5.《玉楸药解》："去湿，解热。"

6.《医林纂要》："治小儿惊痫。"

7.《药性考》："散结。"

8.《本草再新》："(治)小儿痘毒，外症恶毒。"

9.《草木便方》："治烦热，咳嗽，吐血，呕哕。"

10.《草药新纂》："治热病疮疡。"

11.《现代实用中药》："为清凉解热利尿药，用于热病口渴，小便涩痛，烦热不寐等证。又对于牙龈肿痛、口腔炎等有效。"

12.《湖南药物志》："生津止渴，治胃病，喉痛，肺痨，感冒初起。预防麻疹、中暑。"

13.《广西民族药简编》："治感冒咳嗽，睾丸肿大，小儿麻疹初起咳嗽，肝炎。"

【用法用量】 内服：煎汤，9～15 g。

【宜忌】 无实火、湿热者慎服，体虚有寒者禁服。

1.《本草汇言》："阴虚清气不化者，不可用。"

2.《品汇精要》(续集)："孕妇勿服。"

3.《四川中药志》1960 年版："无实热者慎用。"

4.《南宁市药物志》："无湿热者禁用。"

5.《广西民族药编》："忌吃腹、辣、萝卜、老蒜、猪油、酒等食物。"

【选方】 1. 治热病烦渴 淡竹叶 30 g，白茅根 30 g，干银花 12 g。水煎。分 3～4 次服。（《广西民间常用中草药手册》）

2. 治口舌糜烂 鲜淡竹叶 30 g，木通 9 g，生地 9 g。水煎服。（《福建中草药》）

3. 治口腔炎，牙周炎，扁桃体炎 淡竹叶 30～60 g，犁头草、夏枯草各 15 g，薄荷 9 g。水煎服。（《浙江民间常用中草药手册》）

4. 治咽喉肿痛 山鸡米 30 g，山栀子根 15 g。煎服。（《广东省惠阳地区中草药》）

5. 治小便不利，淋闭不通，因气壮火胜者 淡竹叶一两，甘草一钱，木通、滑石各二钱。水煎服。（《本草汇言》）

6. 治血淋，小便刺痛 淡竹叶全草 30 g，生地 15 g，生藕节 30 g。煎汤服，日 2 次。（《泉州本草》）

7. 治衄血 淡竹叶 15 g，生栀子 9 g，一枝黄花 9 g。水煎服。（《福州军区〈中草药手册〉》）

8. 治小儿胎热，母孕时多食炙煿之物，生下面赤眼闭，口中气热，焦啼、躁扰 淡竹叶，甘草、黑豆各三钱，灯心二十根，水一碗，浓煎三四分，频频少进。令乳母亦服。（《本草汇言》）

9. 治肾炎 鲜淡竹叶 30 g，三桠苦 9 g，麦冬 15 g。水煎服。（《福州中草药临床手册》）

10. 治肺结核潮热 淡竹叶、青蒿各 15 g，地骨皮 30 g。水煎服。连服 1～2 星期。（《浙江民间常用草药》）

11. 预防麻疹 淡竹叶、桑叶各 3 kg，地丁 4 kg。共煎汁，每日服 3～4 次。每次一小菜碗，连服 5～7 日。（《湖南药物志》）

12. 预防流行性乙型脑炎 淡竹叶 9 g，荷叶 9 g，冬瓜皮 9 g，茅根 9 g。水煎服。每星期 1～2 次。（江西《草药手册》）

【临床报道】 1. 治疗特发性水肿 每用鲜淡竹叶 1～2 g，开水浸泡当茶饮，连用 1 个月。治 37 例，治愈 25 例，显效 7 例，无效 5 例。总有效率为 86.5%。对单纯性水肿及病程短、年轻者效果尤好。

2. 预防肛门术后小便困难　术后患者立即用淡竹叶、灯心草各6 g，开水浸泡当茶饮，每日1剂，连用2日。共观察536例，40分钟内排尿者421例，60分钟内排尿者102例，2小时内排尿者10例，仅3例因年龄较高伴前列腺肥大而进行导尿。

【各家论述】 1.《本草汇言》："淡竹叶，清心火，利小便，通淋闭之药也。淡味五脏无归，但入太阳利小便为专用，有走无守，证因气壮火郁、小水不利，用无不宜。"

2.《本经逢原》："淡竹叶，性专淡渗下降，故能去烦热，清心利小便。"

3.《玉楸药解》："淡竹叶，甘寒渗利，疏通小便，清泻膀胱湿热。"

4.《药义明辨》："淡竹叶，味甘、淡，气寒，清心肺，除烦热，凡阳中无阴而阳僭者，无分气血虚实，皆可用也。"

5.《用药指南》："淡竹叶，专通小便。湿热郁于膀胱则小便不利，淡竹叶能下心火及利小肠之火，兼去膀胱湿热，所以治之。兼解心烦。邪热郁于包络，上凌于心，则心火不宁而烦生焉，淡竹叶气寒入于小肠，心与小肠相通，小肠火泻，心火亦去。"

4792 淡竹壳 dàn zhú ké（《纲目拾遗》）

【异名】 淡竹箨（《纲目拾遗》）。

【基原】 为禾本科刚竹属植物淡竹的箨叶。

【原植物】 参见"竹茹"条。

【采收加工】 5～7月采收，鲜用或晾干。

【药性】 甘、淡，寒。

【功用主治】《纲目拾遗》："能去目翳，功同熊胆。"

【用法用量】 外用：烧灰研末点眼。

【选方】 治翳　淡竹壳不拘多少，以布拭去毛，烧灰存性，每药一钱，加麝香三五厘，同擂细末，点在翳上。（《一草亭目科》此君丹）

4793 淡竹根 dàn zhú gēn（《本草拾遗》）

【异名】 恒生骨（《石药尔雅》）。

【基原】 为禾本科刚竹属植物淡竹的根茎。

【原植物】 参见"竹茹"条。

【采收加工】 全年均可采收。晒干。

【药理】 增强免疫功能　淡竹根水提浸膏液灌胃，提高小鼠肝脏系数，增加IgG、IgA和IgM含量，提高C_3补体含量。

【药性】《日华子》："味甘，冷，无毒。"

【功用主治】 清热除烦，涤痰定惊。主治发热心烦，惊悸，小儿惊痫。

1.《本草拾遗》："煮取汁，除烦热。"

2.《日华子》："消痰，去风热，惊悸迷闷，小儿惊痫。"

3.《纲目》："同竹叶煎汤，洗妇人子宫下脱。"

4.《重庆草药》："下乳。"

【用法用量】 内服：煎汤，30～60 g。外用：煎水洗。

4794 淡竹笋 dàn zhú sǔn（汪颖《食物本草》）

【基原】 为禾本科刚竹属植物淡竹的嫩笋。

【原植物】 参见"竹茹"条。

【采收加工】 初春采挖，去箨叶，鲜用或晒干。

【成分】 嫩芽含维生素B_{12}。

【药性】 甘，寒。归肺、胃经。

1.《纲目》："甘、寒。"

2.《本草再新》："入肝、肺二经。"

【功用主治】 汪颖《食物本草》："消痰，除热狂，壮热头痛，头风，并妊妇头旋颠仆，惊悸，温疫，迷闷，小儿惊痫，天吊。"

【用法用量】 内服：煎汤，30～60 g。

4795 淡豆豉 dàn dòu chǐ（《本草汇言》）

【异名】 香豉（《伤寒论》），豉（《别录》），淡豉、大豆豉（《纲目》）。

【基原】 为豆科大豆属植物大豆黑色的成熟种子经蒸罨发酵等加工而成。

【原植物】 参见"黑大豆"条。

【制法】 将黑大豆洗净。另取桑叶、青蒿的煎液拌入豆中，俟吸尽后置蒸笼内蒸透，取出稍晾，再置容器内，用煎煮过的桑叶、青蒿覆盖，在25～28 ℃和80%相对湿度下使其发酵，至长满黄衣时取出，除去药渣，加适量水搅拌，置容器内，保持50～60 ℃再闷15～20日，俟其充分发酵，至有香气逸出时，取出，略蒸，干燥。

每大豆100 kg，用桑叶、青蒿10 kg；或用青蒿、桑叶、苏叶各10 kg，麻黄2.5 kg，或用鲜辣蓼、鲜青蒿、鲜佩兰、鲜苏叶、鲜藿香、鲜薄荷及麻黄各2 kg。

【药材】 淡豆豉 *Sojae Semen Praeparatum*　全国大部分地区均产，主产于东北。

性状　本品呈椭圆形，略扁，长0.6～1 cm，直径0.5～0.7 cm。表面黑色，皱缩不平，无光泽，一侧有棕色的条状种脐，珠孔不明显。子叶2片，肥厚。质柔软，断面棕黑色。气香，味微甘。

鉴别　取本品1 g，研碎，加水10 ml，加热至沸，并保持微沸数分钟，滤过。取滤液0.5 ml，点于滤纸上，待干，喷以1%吲哚醌-醋酸(10∶1)的混合液，干后，在100～110 ℃烘约10分钟，显紫红色。

【药理】 1. 降血脂作用　淡豆豉给去卵巢建立的脂代谢紊乱模型大鼠灌胃，降低三酰甘油、氧化性低密度脂蛋白和丙二醛含量，升高高密度脂蛋白、载脂蛋白Ⅰ和超氧化物歧化酶。淡豆豉有效成分大豆异黄酮有降血脂作用。

2. 抗肿瘤作用　淡豆豉醇提物体外可抑制人肝癌细胞株SMMC-7721和QSG-7701生长。

【炮制】 1. 淡豆豉　取原药材，除去杂质。

2. 炒豆豉　取净豆豉，置锅内，用文火炒至表面微焦，有香气逸出时，取出放凉。

饮片性状　淡豆豉呈扁椭圆形，表面黑色略皱缩，上附有黄灰色膜状物，皮松脆，偶有脱落，种仁棕黄色，质坚。气香，味微甜。炒豆豉形如淡豆豉，表面有焦斑，气微香。

贮干燥容器内，置阴凉干燥处，防蛀。

【药性】 苦、辛，平。归肺、胃经。

1.《别录》："味苦，寒，无毒。"

2.《药性论》："味苦、甘。"

3.《千金方》："味涩。"

4.《绍兴本草》："平。"

5.《纲目》："温。"

6.《雷公炮制药性解》："入肺经。"

7.《本草经解》："入足太阳膀胱、手太阳小肠、手少阴心、手少阳三焦经。"

8.《药性切用》："入肺、肾。"

9.《要药分剂》："入肺、胃二经。"

【功用主治】 解肌发表，宣郁除烦。主治外感表证，寒热头痛，心烦，胸闷，懊侬不眠。

1.《别录》："主伤寒头痛寒热，瘴气恶毒，烦躁满闷，虚劳喘吸，两脚疼冷。又杀六畜胎子诸毒。"

2.《药性论》："主下血痢如刺者，治时疾热病发汗，又寒热风，胸中疮生者。"

3.《食疗本草》："能治久盗汗。"

4.《日华子》："治中毒药，蛊气，疟疾，骨蒸，并治犬咬。"

5.《宝庆本草折衷》："制砒毒。"

6.《本草元命苞》："口舌生疮，豉末含之。"

7.《纲目》:"下气,调中。治伤寒温毒发痘,呕逆。"

8.《本经逢原》:"治误食鸟兽肝中毒。"

9.《随息居饮食谱》:"治湿热诸病。"

10.《会约医镜》:"安胎孕。"

【用法用量】内服:煎汤,5~15 g;或入丸剂。外用:捣敷;或焦焦研末调敷。

【宜忌】胃虚易泛恶者慎服。

《本草经疏》:"凡伤寒传入阴经与夫直中三阴者,皆不宜用。热结胸中,烦闷不安者,此欲成结胸,法当下,不宜复用汗吐之药,并宜忌之。"

【选方】1.治伤寒有数种,人不能别,初觉头痛身热,脉洪,起一二日 用葱白一虎口,豉一升。以水三升,煮取一升,顿服取汗,不汗复更作,加葛根二两,升麻三两,五升水煮取二升,分再服,必得汗。若不汗,更加麻黄二两。(《肘后方》)

2.治痰饮头痛寒热,呕逆,如伤寒 淡豆豉三合,制半夏五钱,茯苓三钱,生姜十片。水煎服。(《方脉正宗》)

3.治发汗吐下后,虚烦不得眠,心中懊恼 栀子十四个(擘),香豉四合(绵裹)。上二味,以水四升,先煮栀子,得二升半,纳豉,煮取一升半,去滓。分为二服,温进一服,得吐者止后服。(《伤寒论》栀子豉汤)

4.治风热攻心,烦闷不已 豉二合,青竹茹一两,米二合。上以水三大盏,煎豉、竹茹,取一盏半,去滓,下米煮粥。温温食之。(《圣惠方》豉粥)

5.治伤寒心狂欲走 豉(炒令香熟)三两,芒硝(烧令白,于湿地上用纸衬出火毒)一两。上二味,每取豉半两,先以水一盏,煎取七分,去滓,下芒硝末三钱匕,再服三二沸。空腹,分温二服,如人行三里更一服,日夜可四服。(《圣济总录》香豉汤)

6.治伤寒汗出不解,已三四日,胸中闷 豉一升,盐一合。水四升,煎取一升半。分服当吐。(《梅师集验方》)

7.治温毒发斑,大疫难救 黑膏生地黄半斤(切碎),好豉一升,猪膏二斤。合煎五六沸,令至三分减一,绞去滓,末雄黄、麝香如大豆者纳中,搅和。尽服之,毒从皮中出。(《肘后方》)

8.治大头瘟毒,头痛发热,胸胀气急 淡豆豉八钱,连翘一两,生姜五片,葱白五茎。水五大碗,煎二碗半。徐徐服(《方脉正宗》)

9.治多年肺气喘急,咳嗽,晨夕不得眠 信砒石一钱半(研尽如粉),豆豉(好者)一两半(水略润少时,以纸浥干,研成膏)。上用膏子和砒同杵极均,丸如麻子大。每服十五丸,小儿量大小与之,并用极冷腊茶清临卧吞下,以知为度。(《本事方》紫金丹)

10.治疟疾腹胀,寒热,遍身疼 淡豆豉五合,槟榔五钱。水二碗,煎一碗,得吐即愈。(《肘后方》)

11.治血痢不止 淡豆豉二两,大蒜肉一两五钱(火煨熟)。共捣成膏,丸梧子大。每早服百丸,白汤下。(《博济方》)

12.治伤寒暴痢腹痛 豉一升,薤白(切)一握。以水三升先煮薤,内豉更煮,色黑去豉。分为二服,不差再服。(《药性论》)

13.治泻痢腹损 淡豆豉二两,白术三钱,甘草五分。上同杵为膏,丸如梧子大。每服三四丸,以米饮下。如未愈及赤白痢腹满胁痛者加一二丸。(《宣明论方》二胜丸)

14.治小儿一二岁,面色姜黄,不进饮食,腹肚如鼓,或生青筋,日渐羸瘦 淡豆豉十粒,巴豆一粒研去油。上研匀如泥,丸黍米大。每服十丸,姜汤下,无时服。(《普济方》淡豆豉丸)

15.治痔漏 豆豉(炒)、槐子(炒)等分。为末。每服一两,水煎空心服。(《卫生易简方》)

16.治小便不通 豆豉根捣一根(不洗去泥土),生姜一片,淡豆二十一粒,盐二匙。同研捣作饼,放铫子上烘热,拼掩脐中,以厚绵絮系定,良久气自利,不然再换。(《片玉心书》)

17.治虚劳内冷,骨节疼痛无力 豉二升,地黄八斤。上二味再遍蒸,暴干为散。食后以酒一升,进二方寸匕,日再服之。亦治虚热。(《千金方》)

18.治鼻衄,终日不止,心神烦闷 豉二合,艾叶如鸡子大,鹿角胶二两(杵碎,炒令黄燥)。上件药,以水二大盏,煎取一盏二分。分为三服,食前,徐徐服之。(《圣惠方》)

19.治头疮久不瘥,及白秃 豆豉半升,龙胆草、芜荑各一分。上药一处用湿纸裹,盐泥固济,火煅存性,碾为末,以生清油半斤煮取四两,下药急搅匀,得所,瓷合收。敷神效。(《世医得效方》如圣黑膏)

20.治蝮蛇蛰 豉四两,椒三两(去目),熏陆香三两,白矾二两(烧灰)。上件药相和烂捣。以唾调敷被咬处。(《圣惠方》)

【各家论述】1.《纲目》:"黑豆性平,作豉则温。既经蒸罨,故能升能散;得葱则发汗,得盐则能吐,得酒则治风,得薤则治痢,得蒜则止血;得盐则治湿,亦寒湿根节之义也。"

2.《本草汇言》:"淡豆豉,治天行时疾,疫疠瘟臌之药也。王绍隆曰:此药乃宣郁之上剂也。凡病一切有形无形,壅胀满闷,停结不化,中有发越郁遏之疾者,无不宣之,故统治阴阳互结,寒热送役,暑湿交感,食饮不运,以致伤寒寒热头痛,或汗吐下后烦闷不得眠,甚至反复颠倒,心中懊恼,一切时灾瘟瘴,疟痢斑毒,伏痧恶气,及杂病积痰,寒热头痛,吐逆,胸结,腹胀,逆气,喘吸,脚气,黄疸,黄汗,一切沉滞浊气搏聚胸胃者,咸能治之。倘非关气化寒热郁病,而转属形臌实热,致成痞满燥实坚者,此当却而谢之也。"

3.《本草经疏》:"豉,《经》云、味苦寒无毒,然详其用,气应微温。盖黑豆性本寒,得蒸晒之气必温,非苦温则不能发汗开腠理,治伤寒头痛,寒热及瘴气恶毒也。苦以涌吐,故能治烦躁满闷,以热郁胸中,非宣剂无以除之,如伤寒短气烦躁,胸中懊恼,饥不欲食,虚烦不得眠者,用栀子豉汤吐之是也。又能下气调中辟寒,故主虚劳喘吸,两脚疼冷。"

4.《医林纂要》:"(淡豆豉)黑入肾,苦坚水而泻心火,故能交心肾,治不眠。"

5.《本经疏证》:"豆豉治烦躁满闷,非特由于伤寒头痛寒热者可用,即由于瘴气恶毒者亦可用。盖烦者阳盛,躁者阴逆,阳盛而不得于交,阴逆而不能上济,是以神不安于内,形不安于外,最是仲景形容之妙,曰反复颠倒,心中懊恼。惟其反复颠倒,心中懊恼,正可以见久热之蒸,不受阳之滋,下因阴逆,不受阳之降,治之不以它药,此以豆豉栀子成汤,以栀子泄热下行,即可知豆豉能散阴上逆矣。"

6.《萃金裘本草述录》:"(淡豆豉)能宣足少阴、太阳之真气,令生化达于藏府以际周身,其治烦者心火为烦,由脊阴不至于心也,淡豉能化阴气上奉于心,故治躁。"

4796 淡花当药 dàn huā dāng yào 《全国中草药汇编》

【异名】獐牙菜、加达(《高原中草药治疗手册》),当药、水黄连(《长白山植物药志》)。

【基原】为龙胆科獐牙菜属植物北方獐牙菜的全草。

【原植物】北方獐牙菜 Swertia diluta (Turcz.) Benth. et Hook. F. [Gentiana diluta Turcz.; S. chinensis Franch. ex Hemsl.] 又名:中国当药(《中国北部植物图志》),兴安獐牙菜(《内蒙古中草药》)。

一年生草本,高 20~70 cm。茎直立,四棱形,棱上有窄翅,分枝多,细弱,斜升。叶对生,无柄;叶片线状披针形至线形,长 1~4.5 cm,宽 1.5~9 mm,两端渐狭,全缘;下面中

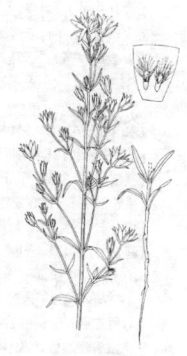

北方獐牙菜

脉明显突起。聚伞花序集成圆锥状，顶生和腋生；花萼绿色，萼片5，裂片线形，长6～12 mm；花直径1～1.5 cm，花冠浅蓝色，有紫色条纹，5裂，裂片椭圆状披针形，长8～12 mm，先端急尖，基部有2个腺窝，边缘具长柔毛状流苏；雄蕊5，花丝线形；子房无柄，椭圆状卵形至卵状披针形，花柱甚短，柱头2裂，裂片半圆形。蒴果狭卵形，长至10 mm。种子深褐色，长圆形，表面有小瘤状突起。花、果期8～10月。

生于海拔150～2 600 m的阴湿山坡、林下、田边或谷地。分布于东北、华北及江苏、山东、河南、四川、陕西、甘肃、青海等地。

【采收加工】 7～10月采收全草，晒干或鲜用。

【药性】《长白山植物药志》："性味苦，寒。"

【功用主治】 清热解毒，利湿健胃。主治骨髓炎，咽喉炎，扁桃体炎，肝炎，消化不良，痢疾，疮痈疥癣，毒蛇咬伤。

1.《内蒙古中草药》："清热，健胃，利湿。主治消化不良，胃炎，黄疸。"

2.《长白山植物药志》："清湿热，健胃。主治黄疸肝炎，痢疾。外用治疗疮肿。"

【用法用量】 内服：煎汤，5～15 g，大剂量可用至25 g；或研末1.5 g。外用：捣敷，或捣汁外擦。

【选方】 1. 治消化不良 本药9 g。水煎服或研面，每次1.5 g，日服2次。（《内蒙古中草药》）

2. 治疮毒肿痛 （淡花当药）鲜草捣烂外敷。（《长白山植物药志》）

3. 治火眼，牙痛，口疮 当药6 g。水煎服，日2次。（《内蒙古中草药》）

4797 深山黄堇 shēn shān huáng jǐn 《全国中草药汇编》

【异名】 石莲、断肠草（《青岛中草药手册》），田饭酸（《福建药物志》）。

【基原】 为罂粟科紫堇属植物深山黄堇的全草。

【原植物】 深山黄堇 Corydalis pallida (Thunb.) Pers. [Fumaria pallida Thunb.] 又名：黄堇（《中国高等植物图鉴》）。

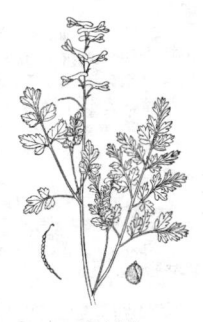
深山黄堇

二年生草本，高20～60 cm，无毛。主根正直。茎直立，上部有少数分枝。叶互生；下部叶有长柄，上部叶柄极短；叶片轮廓卵形至宽卵形，长达20 cm，2～3回羽状全裂，一回裂片常5～7枚，末回裂片卵形，多浅裂，下面有白粉。总状花序顶生或腋生，长达25 cm，疏生花枝；苞片狭卵形至条形，全缘；萼片小；花冠淡黄色，长17～23 mm，距圆筒形；子房条形，柱头2裂，有8乳突。蒴果串珠状，长3 cm。种子扁球形，直径约1.5 mm，黑色，表面密生短圆锥状小突起。种阜紧裹种子的一半。花期4～6月或晒干。

生于丘陵林下或沟边潮湿处。分布于东北及江苏、浙江、安徽、福建、江西、山东、河南、台湾等地。

【采收加工】 3～6月采收，鲜用或晒干。

【成分】 深山黄堇含生物碱类：原阿片碱(protopine)、咖坡任碱(capaurine)、咖坡明碱(capaurimine)、咖坡定碱(capauridine)、右旋四氢掌叶防己碱(tetrahydropalmatine)、消旋四氢掌叶防己碱(corydaline)、咖坡定(cryptopine)、消旋金罂粟碱(stylopine)、深山黄堇碱(pallidine)、奇科马宁碱(kikemanine)、清风藤碱(sinoacutine)及异波尔定碱(isoboldine)等。异喹啉生物碱：阿扑啡

(aporphine)，苯并菲啶(benzophenanthridines)，protoberberines。

【药性】 微苦，凉。有毒。

1.《青岛中草药手册》："性凉，味微苦，有毒。入肝、肺、大肠经。"

2.《福建药物志》："辛、微凉，凉。"

【功用主治】 清热利湿，解毒。主治湿热泄泻，赤白痢疾，带下，痈疮热疖，丹毒，风火赤眼。

1.《青岛中草药手册》："清热解暑，利泵止痢。主治暑热腹泻，痢疾，肺病咳血。"

2.《福建药物志》："清热利湿，消肿解毒。主治腹泻，痢疾，咳血，白带，对口疮，背痈，丹毒，风火赤眼。"

【用法用量】 内服：煎汤，3～9 g，鲜全草30 g；或捣烂绞汁。外用：捣烂敷。

【选方】 1. 治肺病吐血 鲜深山黄堇全草60 g。捣烂取汁，分3次服（水煎则无效）。

2. 治牛皮癣 黄堇、菝葜各30 g，白酒150 g。浸泡数日后外搽。（1、2出自《青岛中草药手册》）

4798 深山不出头 shēn shān bù chū tóu 《全国中草药汇编》

【异名】 葛菌、葛藤菌、地重楼（《贵州草药》），石上莲、独脚莲（《全国中草药汇编》）。

【基原】 为蛇菰科蛇菰属植物红烛蛇菰的全草。

【原植物】 红烛蛇菰 Balanophora mutinoides Hayata［B. kawakamii Val.；B. valida Diels］

草本，高约10 cm。根茎红褐色或淡紫红色，不整齐的卵圆形，多少分枝，表面部分平滑并大部有小凸体，顶端裂鞘呈钟状杯形，基部易与根茎本体脱离；裂鞘分裂至中部，裂片4，粗状，表面密被颗粒状小疣瘤和稀疏而明显的红黄色星芒状皮孔；花茎红色，长达10 cm，自基部至中部以上为鳞状苞片所遮盖；鳞状苞片红黄色，舟状，长约4 cm，宽约1.5 cm，旋生。花雌雄异株(序)；花序均呈圆锥状球形，长1.5～2 cm，宽约1.5 cm；雄花3数；苞褐色，花被3裂，聚药雄蕊有横裂的花药3枚；雌花淡红紫色，子房纺锤形，密集，着生于附属体基部，花柱丝状，附属体棍棒状。花期3～5月，果期5～7月。

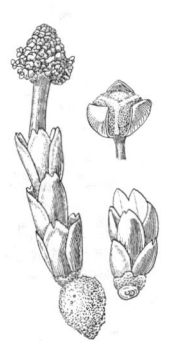
红烛蛇菰

生于海拔1 100～2 000 m的密林中阴湿地段或山谷间。分布于西南及广东、广西、台湾等地。

【采收加工】 5～7月采收，晒干或鲜用。

【药性】 辛，微凉，凉。

1.《贵州草药》："性凉，味辛。"

2.《全国中草药汇编》："微酸、甘，凉。"

【功用主治】 清热解毒，止血，凉血，散瘀消肿。主治胃痛，咯血，跌打损伤，疮疡肿毒，痔疮。

1.《贵州草药》："清热解毒，凉血，止痛。"

2.《全国中草药汇编》："解毒，散瘀，消肿。"

【用法用量】 内服：煎汤，9～15 g，大剂量可用至30 g；或炖肉服。外用：捣敷，或浸酒、醋外搽。

【选方】 1. 治咯血 葛菌9 g。蒸冰糖服。（《贵州草药》）

2. 治骨髓炎 深山不出头、米酒各适量。共捣患处，每日1次。《全国中草药汇编》）

3. 治九子疡 葛菌磨酒，醋外搽。

4. 治痔疮 葛菌、羊奶奶根各 15 g，炖肉吃；或用葛菌 6 g，羊奶奶 15 g，蒸酒 30 g 服。(3、4 方出自《贵州草药》)

4799 深裂黄草乌 <small>shēn liè huáng cǎo wū 《贵州草药》</small>

【异名】 藤乌(《贵州草药》)。

【基原】 为毛茛科乌头属植物深裂黄草乌的根。

【原植物】 深裂黄草乌 Aconitum vilmorinianum Kom. var. *altifidum* W. T. Wang 又名：西南乌头。

多年生草本。块根椭圆形或胡萝卜形。茎细长，缠绕，有分枝。叶互生；叶柄与叶片近等长；叶片坚纸质，五角形，长 5～10 cm，宽 8～15.5 cm，基部宽心形，3 全裂，有时不达基部，裂片再 2～3 次深裂，末回裂片狭卵形或披针状线形，表面被紧贴的短柔毛。总状花序腋生，有花 3～6 朵，轴和花梗密被伏贴的短柔毛，花梗中部有两枚线形的小苞片；萼片 5，花瓣状，紫蓝色，上萼片高盔形；花瓣 2，藏于盔帽内，无毛，距向后弯曲；雄蕊多数，无毛，花丝全缘或有 2 枚小齿；心皮 5。蓇葖果不弯曲，无毛。种子三棱形，只在一面密生横膜翅。花期 8～10 月，果期 9～10 月。

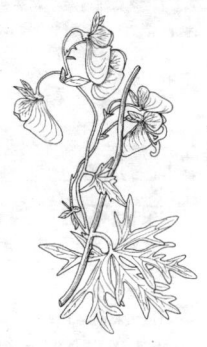

深裂黄草乌

生于海拔 2 800 m 一带山地。分布于四川西部、贵州西部、云南东北部。

【采收加工】 9～11 月采挖，除去残茎及须根，晒干。

【成分】 根含二萜生物碱成分：黄乌定(vilmoridine)、acoforine、columbidine、yunaconitine、sachaconitine、14-O-acetylsachaconitine，深裂黄草乌碱(vilmorinianine)、denudatine，去氧乌头碱(deoxyaconitine)。

【药性】《贵州草药》：“性热，味辛，有毒。”

【功用主治】《贵州草药》：“驱风除湿，解毒镇痛。”

【用法用量】 内服：煎汤 3～9 g；或泡酒；或入散剂。外用：磨水搽。

【选方】 1. 治毒疮 疮中心先用鸡脚刺(红泡刺)研末敷上，然后用藤乌 1 个、磨水搽疮四周。

2. 治风湿性关节炎 ① 藤乌、过山龙各 15 g，透骨草 60 g。泡酒服。每日 3 次，每次 30 g；睡前用九里光 500 g 熬水洗患处。② 藤乌 60 g。用童便泡 3 日，洗净，烘干研末。每次用酒吞 0.3～0.6 g。(1、2 方出自《贵州草药》)

4800 婆婆纳 <small>pó pó nà 《救荒本草》</small>

【异名】 狗卵草(《百草镜》)，双珠草(《纲目拾遗》)，双铜锤、双肾草(《民间常用草药汇编》)，卵子草(《四川中药志》)，石补钉(《湖南药物志》)，菜肾子(《全国中草药汇编》)，将军草(《浙江药用植物志》)。

【基原】 为玄参科婆婆纳属植物婆婆纳的全草。

【原植物】 婆婆纳 Veronica didyma Tenore

一年生草本，高 10～25 cm。茎铺散多分枝，被长柔毛，纤细。叶对生；具短柄；叶片心形至卵形，长 5～10 mm，宽 6～7 mm，先端微钝，基部圆形，边缘具深钝齿，两面被白色柔毛。总状花序顶生，花片叶状，互生；花梗略短于苞片；花萼 4 裂，裂片卵形，顶端急尖，疏被短硬毛；花冠淡紫色、蓝色、粉色或白色，直径 4～5 mm，筒部极短，裂片圆形至卵形；雄蕊 2，短于花冠；子房上位，2 室。蒴果近肾

形，密被腺毛，略短于宿萼，宽 4～5 mm。种子背面具横纹，长约 1.5 mm。花期 3～10 月。

生于荒地。分布于西北、华东、华中、西南，北京亦常见。

【采收加工】 3～4 月采收，晒干或鲜用。

【成分】 全草含黄酮苷类成分：4′-甲氧基高山黄芩素-7-O-D-葡萄糖苷(4′-methoxyscutellarein-7-O-D-glucoside)、6-羟基木犀草素-7-O-D-葡萄糖苷(6-hydroxyluteolin-7-O-D-glucoside)、6-羟基木犀草素-7-O-二葡萄糖苷(6-hydroxy-yluteolin-7-O-diglucoside)、大波斯菊苷(cosmosiin)、木犀草素-7-O-吡喃葡萄糖苷(cynaroside)、婆婆纳苷-A(veronicoside-A)。

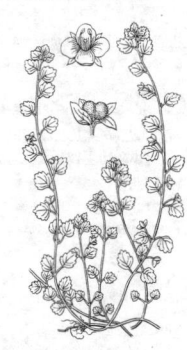

婆婆纳

【药性】 甘、淡，凉。归肝、肾经。

1.《救荒本草》：“味甜。”

2.《百草镜》：“性温。”

3.《四川中药志》1960 年版：“性凉、味淡，无毒。”

4.《安徽中草药》：“性凉，味微甘、淡。”

【功用主治】 补肾强腰，解毒消肿。主治肾虚腰痛，疝气，睾丸肿痛，妇女带下，痈肿。

1.《百草镜》：“治疝气，行下部，发大汗为妙。治腰痛。”

2.《民间常用草药汇编》：“固肾，止吐血。治小儿膀胱疝气。”

3.《四川中药志》1960 年版：“治阴肿及妇女白带。”

4.《四川常用中草药》：“补肾养阴。”

5.《安徽中草药》：“清热泻火，解毒消肿。主治痈肿，睾丸肿痛，疟疾。”

【用法用量】 内服：煎汤，15～30 g，鲜品 60～90 g；或捣汁饮。

【选方】 1. 治疝气 狗卵草鲜者 60 g。捣取汁，白酒和服，饥时服药尽醉，蒙被暖睡，待发大汗自愈。倘用干者，止宜 30 g，煎白酒，加紫背天葵 15 g 同煎更妙。(《澹寮方》)

2. 治膀胱疝气，白带 卵子草、夜关门各 30～60 g。用二道淘米水煎服。(《重庆草药》)

3. 治睾丸肿 婆婆纳 30 g，小茴香 6 g，橘核 12 g，荔枝核 15 g。水煎服。

4. 治痈肿 婆婆纳、紫花地丁各 30 g。煎服，药渣捣烂外敷。(3、4 方出自《安徽中草药》)

5. 治吐血 鲜婆婆纳 60 g。水煎服，或捣烂绞汁，加红糖适量，开水冲服。(《福建药物志》)

4801 婆罗门皂荚 <small>pó luó mén zào jiá 《本草拾遗》</small>

【异名】 阿勒勃(《本草拾遗》)，波斯皂荚(《酉阳杂俎》)，清泻山扁豆(《国药的药理学》)。

【基原】 为豆科决明属植物腊肠树的果实。

【原植物】 腊肠树 Cassia fistula L. 又名：长果子树、黄槐花树(《中国主要植物图说》)

落叶乔木或中等小乔木，高可达 15 m。树皮粗糙，暗褐色。叶互生，有柄，叶柄基部膨大；偶数羽状复叶，长 30～40 cm，小叶 3～4 对，对生，叶轴和叶柄上无腺体，叶片卵形、阔卵形或长圆形，长 7～12 cm，宽 3.5～7 cm，先端短渐尖而钝，基部楔形，全缘，嫩叶两面均被微细柔毛，老时无毛，叶脉两面均明显。总状花序疏松，下垂，长可达 30 cm 或更长；花梗长 6～8 cm；花与叶同时开放，直径约 4 cm；萼片 5，长卵形，长 1～1.5 cm，花时反折，外面密生短

柔毛;花瓣黄色,5片,倒卵形,近等大,长2~2.5 cm,脉明显;雄蕊10,其中3枚花丝长而弯曲,高出花瓣,4枚短而直,具阔大的花药,其余3枚甚小,不育;花柱内弯,柱头小。荚果圆柱形,长30~60 cm,直径2~2.5 cm,黑褐色,不开裂,有3条槽纹。种子多数,40~100颗,种子之间有隔膜。花期6~8月,果期10月。

我国南部和西南部各地有栽培。原产印度、缅甸和斯里兰卡。

【采收加工】 9~10月果实未成熟时采收,晒干。

【药材】 婆罗门皂荚 Cassiae Fistulae Fructus 主产于我国南部各地。自产自销。

性状 荚果圆柱形,长30~60 cm,直径1.5~2 cm,顶端尖,基部有时具木质状的果柄。表面暗褐色,平滑而带光泽,腹缝、背缝明显。果皮薄,硬而木质状,内有多数横隔,每隔有种子1颗,具平而褐色的珠柄,附着于腹缝。种子扁卵圆形,长约0.8 cm,宽0.6 cm,厚0.4 cm,赤褐色,光滑而质坚,切为淡黄色,胚乳角质状,胚弯曲。味甜而微酸,有特异臭。以干燥、完整、无柄、摇之不响者为佳。

【成分】 果皮含黄酮类,蒽醌,色酮,生物碱,甾醇,三萜,半干性种子油含大量的游离脂肪酸,蜡及碳氢化合物。果肉含不饱和蜡、芦荟大黄素苷(barbaloin)、羟甲氧基蒽醌的葡萄糖苷,以及11种氨基酸,如精氨酸,亮氨酸,甲硫氨酸,苯丙氨酸,色氨酸,天冬氨酸,谷氨酸。

【药性】 《本草拾遗》:"味苦,大寒,无毒。"

【功用主治】 清热通便,消积止痛。主治便秘,胃脘痛,疳积。

1.《本草拾遗》:"主心膈间热风,心黄,骨蒸寒热,杀三虫。"

2.《海药本草》:"主热病下痰,杀虫,通经络。子疗小儿疳气。"

3.《中国民族药志》:"(崩龙族)主治腹痛;(傣族)通便止呕。用于消化不良、便秘、呕吐;(景颇族)解毒、通便。用于食物中毒、便秘;(苦聪人)主治鼻衄、红崩;行气宽胸,舒筋活血。用于热证引起的肿胀;配酸服用,有攻下胆汁;配白鲜皮服,有化痰止咳作用;配鲜芫荽汁漱口,对咽喉肿痛有效。"

【用法用量】 内服:煎汤,4~8 g。

【宜忌】 本品久煎则无毒。过量可引起呕吐。

【临床报道】 治疗胃脘痛 取腊肠树果制成煎剂,每10 ml内含鲜果约50 g,为一次量。每日服3次,7日为1疗程。治疗56例胃脘痛(包括胃、十二指肠溃疡,急、慢性胃炎,胃肠神经症等),均收到较好的止痛效果,对便秘、胃酸过多、食欲不振等症,亦有明显改善作用。本品为止痛轻泻剂,但久煎(一般煎8小时以上)后则无泻下作用,反有收敛作用。本品有小毒,过量可引起呕吐。故一般采用未完全成熟之果实为好。

4802 婆婆指甲菜 pó pó zhǐ jiǎ cài 《救荒本草》

【异名】 瓜子草《植物名实图考》,高脚鼠耳菜《天目山药用植物志》,山马齿苋、天青地白、铺地黄、岩马齿苋、卷耳《湖南药物志》,大鹅儿肠《四川中药志》。

【基原】 为石竹科卷耳属植物球序卷耳的全草。

【原植物】 球序卷耳 Cerastium glomeratum Thuill. [C. vulgatum L. var. glomeratum (Thuill.) Edgew. et Hook. f.; C. viscosum L.] 又名:粘毛卷耳《全国中草药汇编》,圈序卷耳《西藏植物志》。

二年生草本,高可达30 cm。全株含灰黄色软毛。根状茎倾斜,簇生多数直立茎枝,枝带紫红色,上部有腺毛。单叶对生,基叶匙形或广披针形,基部狭窄成柄;茎生叶对生,叶片窄长椭圆形至卵形,长1~2 cm,先端钝,基部圆形,全缘,主脉下面凸出。顶生二歧聚伞花序,花特密,簇集成头状,基部有叶状苞片;萼片5,披针形,被腺毛;花瓣5,白色,先端2浅裂;雄蕊10个,2轮;子房上位,1室,卵圆形,花柱4~5条。蒴果圆柱

状,熟时先端10齿裂。种子褐色呈三角形,具疣状突起。花期3~5月,果期4~6月。

生于海拔3 000 m以下的田野路边山坡草丛中。分布于全国各地。

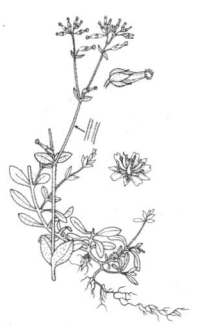

球序卷耳

【采收加工】 3~6月采集,晒干或鲜用。

【成分】 球序卷耳叶含脂质(lipid)。

【药性】 甘,微苦,凉。归肺、胃、肝经。

1.《救荒本草》:"味甘。"

2.《四川常用中草药》:"味酸,苦,性凉。"

3.《湖南药物志》:"苦,微寒。无毒。"

4.《全国中草药汇编》:"淡,凉。"

【功用主治】 清热,利湿,凉血解毒。主治感冒发热,湿热泄泻,肠风下血,乳痈,疔疮,高血压病。

1.《植物名实图考》:"清小便热症。"

2.《中国药用植物志》:"降压。"

3.《四川常用中草药》:"驱风,利尿,解热。治久泻便溏,大肠下血,肛裂出血,白带等症。"

4.《全国中草药汇编》:"清热解表,降压,解毒。主治感冒发热,高血压病及湿热乳腺炎症。"

5.《四川中药志》1982年版:"清热利湿,止血。用于湿热腹泻,热淋,带下,肠风下血。"

【用法用量】 内服:煎汤,15~30 g。外用:捣敷;或煎水熏洗。

【选方】 1.治小儿风寒咳嗽,身热,鼻塞等症 婆婆指甲菜、芫荽各15~18 g,胡颓叶6~9 g。水炭,冲红糖,每日早晚饭前各1次。《天目山药用植物志》

2.治肠风下血 大鹅儿肠30 g,无花果30 g,仙鹤草15 g,虎杖15 g。炖猪大肠服。

3.治湿热腹泻 大鹅儿肠30 g,马齿苋30 g,马鞭草30 g,车前草30 g。水煎服。(2、3方出自《四川中药志》1982年版)

4.治妇女乳痈初起 ① 鲜婆婆指甲菜捣烂,加酒糟做饼,烘热敷于腕部脉门上,左乳敷于右腕,右乳敷于左腕。《天目山药用植物志》 ② 婆婆指甲菜、酢酱草、过路黄各30 g。水煎服,渣敷患处。《湖南药物志》

4803 梁王茶 liáng wáng chá 《云南药用植物名录》

【异名】 金刚散、山槟榔《云南中草药选》,良旺茶、宝金刚、金刚树、白鸡骨头树《云南中草药》,香棍《西昌中草药》,兰花、小牛角兰《贵州中草药名录》。

【基原】 为五加科梁王茶属植物掌叶梁王茶的树皮及叶。

【原植物】 掌叶梁王茶 Nothopanax delavayi (Franch.) Harms ex Diels [Panax delavayi Franch.]。

灌木,高1~5 m。茎干灰褐色,有稀疏的皮孔。叶为掌状复叶;叶柄长4~12 cm,小叶柄长1~10 mm;

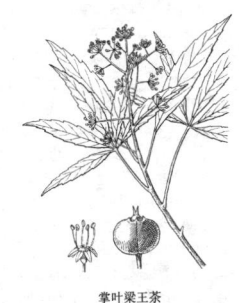

掌叶梁王茶

小叶片 3～5，长圆状披针形至椭圆状披针形，长 6～12 cm，宽 1～2.5 cm，先端渐尖至长渐尖，基部楔形，边缘疏生钝齿或近全缘；上面绿色，下面淡绿色，两面均无毛。圆锥花序顶生，长 5～18 cm，伞形花序直径约 2 cm，有花 10 余朵；花梗无毛，长约 1 mm，切缘有 5 个三角形小齿；花瓣 5，三角状卵形，长约 1.5 mm，白色；雄蕊 5；花丝长 2.5～3 mm；子房下位，2 室，花柱 2，基部合生，先端离生；花盘微凸。果实近圆球形，侧扁，直径 2～5 mm，宿存花柱长 2.5～3 mm，先端外弯，有种子 2 颗。花期 9～10 月，果期 12 月至翌年 1 月。

生于海拔 1 000～2 500 m 的森林或灌木丛中。分布于四川、贵州、云南等地。

【采收加工】　全年均可采，切片，晒干。叶多鲜用。

【药理】　镇痛作用　掌叶梁王茶根与茎的醇提液灌胃，提高小鼠热板法痛阈。茎的大剂量的镇痛作用与根小剂量的相似。

【药性】　甘，苦，凉。

1.《云南中草药》：“清香，微苦，凉。”

2.《全国中草药汇编》：“甘、微苦，凉。”

【功用主治】　清热解毒，活血舒筋。主治咽喉肿痛，目赤肿痛，消化不良，月经不调，风湿腰腿痛，跌打骨折。

1.《云南中草药》：“清热解毒，理气舒筋。主治咽喉热痛，月经不调，消化不良，跌打损伤，骨折。”

2.《全国中草药汇编》：“主治急性咽炎，急性结膜炎。”

【用法用量】　内服：煎汤，9～15 g；或泡茶；或浸酒。外用：捣敷。

【选方】　1. 治风热咳嗽　香棍皮 15 g，桑皮、天冬各 9 g。煎水加蜂蜜调服。（《西昌中草药》）

2. 治骨折，跌打损伤，风湿腰腿痛　良旺茶全株 15 g，煎服。或用良旺茶全株 90 g，加酒 500 g，浸泡 5～7 日内服。每次 10 ml，每日 2～3 次。局部可用鲜叶捣烂外包，每日换 1 次。（《云南中草药选》）

4804 寄生黄 <small>jì shēng huáng</small> <small>（《贵州草药》）</small>

【异名】　鹿仙草、见根生、地杨梅、土里开花、鹿心草、红菌、牛奶菌《云南药用植物名录》，鸡心七、文王一支笔、接木怀胎、观音莲《湖北中草药志》，黄药子、借母怀胎、儿子不离母《云南种子植物名录》，葛菌《秦岭巴山天然药物志》。

【基原】　为蛇菰科蛇菰属植物筒鞘蛇菰的全草。

【原植物】　筒鞘蛇菰 Balanophora involucrata Hook. f.［B. involucrata Hook. f. var. flava Hook. f.］又名：鞘苞蛇菰《秦岭植物志》。

寄生草本，高 5～15 cm。根茎肥厚，近球形，不分枝或偶分枝，直径 2.5～5.5 cm，黄褐色，很少呈红棕色，表面密集颗粒状小疣瘤和浅黄色或黄白色星芒状皮孔，先端裂鞘 2～4 裂，长 1～2 cm。花茎长 3～10 cm，大部呈红色，鳞状苞片 2～5 枚，轮生，基部联合呈鞘筒状，先端离生呈撕裂状，常包着花茎至中部。花雌雄异株（序）：花序均呈卵球形，长 1.4～2.4 cm，直径 1.2～2 cm；雄花较大，花被裂片卵形或宽三角形，展开，聚药雄蕊无柄，呈扁盘状，花药横裂，具短梗；雌花序卵球形，具细小的胚珠和子房柄，附属体倒圆锥形，先端截形或稍圆形。花期 7～8 月。

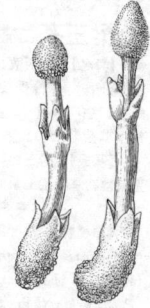

筒鞘蛇菰

生于海拔 2 300～3 600 m 的针叶林或针阔叶混交林下。多寄生在杜鹃花根上。分布于西南及湖北、湖南、西藏、陕西等地。

【采收加工】　9～10 月采收，晒干或鲜用。

【药理】　镇痛、抗炎作用　寄生黄（筒鞘蛇菰）甲醇提取物灌胃提高小鼠热刺激的痛阈水平，对小鼠二甲苯致炎性耳郭水肿、小鼠醋酸扭体反应有抑制作用。

【药性】　苦，涩，寒。归肺、胃、肝经。

1.《贵州草药》：“性平，味辛。”

2.《湖北中草药志》：“涩，平。”

3.《秦岭巴山天然药物志》：“涩，苦，寒。”

【功用主治】　润肺止咳，行气健胃，清热利湿，凉血止血，补肾涩精。主治肺热咳嗽，脘腹疼痛，黄疸，痔疮肿痛，跌打损伤，咯血，月经不调，崩漏，外伤出血，头昏，遗精。

1.《贵州草药》：“理气健胃，清热利湿，解毒。主治胃气痛，黄疸，痔疮。”

2.《湖北中草药志》：“润肺止咳，活血，止血，止痛。用于咳嗽，哮喘，胃痛，月经不调，跌打损伤，外伤出血等症。”

3.《秦岭巴山天然药物志》：“清热解毒，凉血止血，固肾涩精。主治咳嗽咯血，血崩，痔疮肿痛，头昏，胃痛。”

【用法用量】　内服：煎汤，9～15 g；或炖肉，浸酒。外用：捣烂敷；或研末撒敷。

【选方】　1. 治心腹疼痛　葛菌、山慈菇、黄荆子各 9 g。水煎服。（《秦岭巴山天然药物志》）

2. 治胃气痛，痛经　葛心七、枳壳各 9 g，乌药、草澄茄、川芎、厚朴各 6 g。白酒 500 ml，浸泡 1 日，日服 2 次，每次 10～40 ml。（《湖北中草药志》）

3. 治酒疾，酒醉　葛菌、枳椇子各 12 g。水煎服。（《秦岭巴山天然药物志》）

4. 治痔疮　寄生黄 9 g，炖猪大肠 1 节吃。（《贵州草药》）

5. 治红崩　葛菌 9 g，大蓟根 12 g，映山红根 15 g。炖肉服。

6. 治老人头昏　葛菌 18 g，天麻 30 g。共研粉，每日早晨用 3 g加白糖蒸鸡蛋吃。

7. 治遗精　葛菌 30 g，炖肉服。（5～7 方出自《秦岭巴山天然药物志》）

4805 密花草 <small>mì huā cǎo</small> <small>（《全国中草药汇编》）</small>

【异名】　节节花《广西药用植物名录》。

【基原】　为沟繁缕科田繁缕属植物田繁缕的全草。

【原植物】　田繁缕 Bergia ammannioides Roxb. ex Roth

一年生草本，高 7～30 cm。近直立或渐升，分枝多，淡红色，具平展的腺毛。叶对生，几无柄；托叶长约 2 mm，2 深裂，裂片披针形，有撕裂状小齿；叶片狭椭圆形或倒披针形，长 0.4～2 cm，宽 2～8 mm，边缘有尖锐的小锯齿，下面有短毛。花小，多数簇生于叶腋；花梗长 1～2 mm；萼片 5，披卵形，长约 1.2 mm，先端渐尖；花瓣 5，淡红色，狭卵形，约与萼片等长；雄蕊 5；花柱 5，短。蒴果近球形，长 1.2～2 mm，裂为 5瓣。种子多数，极小。花期几近全年。

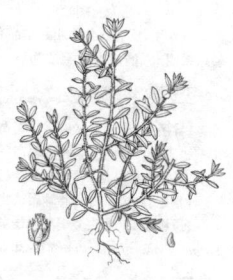

田繁缕

生于田边或溪边草地。分布于湖南、广东、广西、云南、台湾等地。

【采收加工】　全年可采，鲜用或晒干。

【药性】　甘，凉。

【功用主治】　清热解毒。主治尿路感染，痢疮，口腔炎。

【用法用量】 内服：煎汤，15～30 g；或含漱。外用：鲜品捣敷；或煎汤含漱。

4806 密陀僧 mì tuó sēng 《雷公炮炙论》

【异名】 没多僧（《新修本草》），陀僧（《普济方》），炉底（《纲目》），银池、淡银（《药物出产辨》），金炉底、银炉底（《现代实用中药》），金陀僧（《中药志》）。

【基原】 为硫化物类方铅矿族矿物方铅矿提炼银、铅时沉积的炉底，或为铅熔融后的加工制成品。

【原矿物】 方铅矿 Galena

晶体结构属等轴晶系；对称型 m 3 m，常呈立方体晶形，有时以八面体与立方体聚形出现。通常成粒状、致密块状集合体。铅灰色；条痕灰黑色；金属光泽。硬度 2～3；解理平行｛100｝完全。相对密度 7.4～7.6。具弱导电性和良检波性。方铅矿是自然界分布最广的铅矿物，并常含银。形成于不同温度的热液过程，其中温热液过程最重要，经常与闪锌矿一起形成铅锌硫化物矿床。中国方铅矿产地很多，其中以甘肃厂坝、青海锡铁山、湖南水口山、广东凡口、云南金顶等地最有名。

【制法】 传统方法将铅熔融，用铁棍在熔铅中旋转数次，使部分熔铅黏附于上，取出纳铁棍，浸冷水中，熔铅冷却后，即成密陀僧。如此反复多次，使密陀僧积聚一定量时，打下即得。近代制法，将黄丹入铁锅内用烈火熔炼，当温度升至 400 ℃以上时，黄丹中一部分氧游离，即成密陀僧。待冷，取出。

【药材】 密陀僧 Lithargyrum 主产于湖南湘潭、长沙。

性状 本品为不规则块状，有的为厚板状，一面微突起，另面稍弯；金黄色或淡灰黄色，带有绿色调；条痕淡黄色。外表面粗糙而常脱落成较平滑面，对光照之可见层层剥离，其银星样光泽。本品几不溶于水，易溶于硝酸，在醋酸中亦溶解，露置空气中则缓慢吸收二氧化碳，变成碱式碳酸铅。气微。

鉴别 （1）本品易溶于硝酸，通入硫化氢即现黑色沉淀。

（2）加热到 300～450 ℃时，氧化为红色的四氧化三铅，温度再高，又得氧化铅。

（3）取本品粉末约 0.5 g，加入 10 ml 稀硝酸，即成乳黄色液体。滤过。取滤液 1 ml，加碘化钾试液 1 滴，即生成黄色沉淀，遇热溶解，冷后析出黄色结晶。取滤液 3 ml，加铬酸钾试液 2 ml，即生成黄色沉淀；此沉淀溶解于 2 mol/L 氢氧化钠试液，不溶于 2 mol/L 氢氧化铵试液或 2 mol/L 的稀硝酸试液（检查铅盐）。

【成分】 主要含氧化铅（PbO）；尚含少量砂石、金属铅、二氧化铅（PbO₂）等杂质，以及微量铅、锑、铁、钙、镁等。

【药理】 抗真菌作用 密陀僧膏在试管中对共心性毛癣菌、絮状表皮癣菌、足跖毛癣菌、铁锈色小芽胞菌等呈抑制作用。水浸剂在试管内对堇色毛癣菌、铁锈色小芽胞菌、星形奴卡菌等皮肤真菌也有抑制作用。

毒性 小鼠静脉注射密陀僧煎剂的 LD_{50} 为 6.81 g/kg，中毒表现有反应迟钝、震颤、肝充血。

【药性】 咸、辛，平。有毒。归肝、脾经。

1.《新修本草》：“味咸、辛，有小毒。”

2.《日华子》：“味甘，平，无毒。”

3.《玉楸药解》：“入足厥阴肝经。”

4.《本草求真》：“入脾。”

5.《本草再新》：“入脾、肺二经。”

【功用主治】 燥湿，杀虫，解毒，收敛，防腐。主治疮疡溃烂久不敛，口疮，湿疹、疥癣，狐臭，汗斑，黯黮，酒皶鼻，烧烫伤。

1.《新修本草》：“主久痢，五痔，金疮。面上瘢皯，面膏药用之。”

2.《日华子》：“镇心，补五脏，治惊痫，嗽，呕及吐痰。”

3.《本草别说》：“通治口疮最验。”

4.《纲目》：“疗反胃消渴，疟疾下痢，止血，杀虫，消积。治诸疮，消肿毒，除胡臭，染髭发。”“制狼毒。”

5.《本草正》：“收阴汗，脚气。”

6.《本经逢原》：“水磨服，解砒霜、硫黄毒。”

7.《本草求真》：“祛湿除热，消积，涤痰，镇阴之品。”“敷冻疮。”

【用法用量】 内服：研末，0.2～0.5 g；或入丸、散。外用：研末撒或调涂；或制成膏药、软膏、油剂等。

【宜忌】 本品以外用为主，长期大量使用易引起铅中毒。内服宜慎，不可过量，不能超过 1 星期，体虚及孕妇、儿童禁服。中毒症状，参见“铅”条。

1.《本草经疏》：“密陀僧大都以外敷，不可内服。”

2.《本经逢原》：“入口则漾漾欲吐，以阴毒之性，能伤胃气也。”

3.《得配本草》：“若销银炉底所结者，烂诸物，不宜轻服，但宜外敷。”

【选方】 1. 治痈肿穴后，恶疮脓水虽减，肌肉不生 密陀僧一两半，黄连一两去须，槟榔三分。上件药，捣细罗为散。日三贴之。《圣惠方》

2. 治疮久不收敛 密陀僧（煅）、花蕊石（煅）、白龙骨各一两，乳香、轻粉各一钱。为细末，和匀。干掺。《证治准绳》平肌散

3. 治坐板疮，肿痛多脓 密陀僧、生矾、大黄等分。为极细末，敷之。《景岳全书》

4. 治一切热毒恶疮及下疳疮 密陀僧、黄柏各一分半，腻粉一钱，麝香少许。先洗疮，拭干敷之，甚者三四次。《证治准绳》

5. 治口疮不已 密陀僧、黄柏、青黛各等分。为细末，干掺疮上。《杏苑生春》赴筵散

6. 治肾囊湿疮 密陀僧、干姜、滑石为末，擦上。《直指方》

7. 治腋臭 ① 密陀僧四两，枯白矾二两，轻粉三钱。上为细末，频擦两腋下，擦至半月见效，半年痊愈。《景岳全书》 ② 密陀僧（细研）一两，入大蒜头（去皮）三份。共捣如泥，每晚 5 g 左右药泥，平摊于清洁纱布敷料上，贴于腋下，用胶布固定，每日换药 1 次，7 日为 1 疗程，一般在 2～4 星期获效。〔浙江中医杂志，1966，（4）；154〕

8. 治黯黮斑点 密陀僧二两，细研。上以人乳汁调涂面，每夜用之。《圣惠方》

9. 治紫汗瘢 密陀僧、硫黄等分为末，姜汁蘸涂。《百便单方》

10. 文瘢 密陀僧、滑石各二两，白芷五钱。上为末，湿则干掺，或用好蜜调敷，治经痘以此敷面，如误抓破者用之敷贴最良。《景岳全书》effect苦灭瘢散）

11. 治赘疣 密陀僧、桑白皮分研，新汲水调涂。《四科简效方》

12. 治蛲虫 密陀僧（煅）一两，麝香（研）半钱，硫黄（研）一分，定粉（研）半两。上四味，捣研为细末，醋煮面糊，丸如梧桐子大。每服十丸，空心芜荑汤下。《圣济总录》密香丸

13. 治妇人中风，痰涎壅滞，吐涎 密陀僧一两，藜芦半两为末。上药以生绞随子捣绞取汁和丸，如梧桐子大，以腻粉滚过，每服以温酒研下一丸。《圣惠方》密陀僧丸

14. 治疟疾 用密陀僧一块，炭火煅红，浸童便中，凡七次，研末细筛。壮年人八分；次于七岁，十五以下六七分；三岁者二三分。以陈芡米煮粥调药，于未发先五时许，先半时服之立愈。《退庵随笔》

【临床报道】 1. 治疗神经性皮炎 密陀僧 15 g，轻粉 15 g，冰片 9 g，分别研为细末，不合研匀混，用生菜油调成糊状，涂于患处，外贴塑料薄膜，再用薄层纱布覆盖固定，每日换药，坚持搽药 2～3

星期才能见效。治疗 43 例患者，痊愈 24 例，显效 9 例，好转 8 例，无效 2 例。

2. 防治水田皮炎 以密陀僧 1 000 g 研细，桐油 500 ml，混合调成稀糊状。将手或下肢洗净擦干，用毛笔或棉球蘸药涂于要下水部位，经 1～2 小时后，即形成假膜，再下水工作，共防治 3 860 人，疗效达 90%，预防作用达 96%。

3. 治疗烧伤 用大黄密陀僧药膏外敷治疗烧烫伤 258 例，药膏用大黄、密陀僧按 3：2 比例研成极细粉，每 100 g 凡士林调入药粉 10 g，拌匀。清创后用药膏涂敷，无菌纱布包扎，每 1～2 日换药 1 次；同时配合清热解毒、养阴生津煎剂内服。结果，I 度烧伤平均 6 日治愈，浅 II 度 8 日痊愈，深 II 度 15 日痊愈，III 度 28 日痊愈。治愈率 100%。I～II 度烧伤均不留瘢痕；刺激性少；止痛效果好。

【各家论述】1.《纲目》：“密陀僧感铅银之气，其性重坠下沉，直走下焦，故能坠痰、止吐、消积，定惊痫，治疮疡，止消渴，疗疮肿。洪迈《夷坚志》云：惊气入心络，瘖不能言语者，用密陀僧末一匕，茶调服。昔有人伐薪，为狼所逐，而得是疾，或授此方而愈。又一军校采薪，逢恶蛇触动，亦用此而愈。此乃惊则气乱，密陀僧之重以去怯而平肝也。其功力与铅丹同，故膏药中以铅丹者。”

2.《本草经疏》：“密陀僧，感银银之气而结，故其味咸辛气平，有小毒。久痢、五痔，大肠湿热积滞也，辛主散结滑，咸主润下除热，大肠清宁，则久痢五痔自瘳矣。体重能消磨坚积，味咸能入血凉血，故又主金疮及灭面上瘢靨也。”

密蒙花 mì méng huā

《开宝本草》

【异名】小锦花《雷公炮炙论》，羊耳朵《滇南本草》，蒙花《本草求真》，黄饭花《南宁市药物志》，疙瘩皮树花《中药材手册》，鸡骨头花《四川中药志》，蒙花珠、老蒙花、羊耳朵朵尖、水锦花《全国中草药汇编》。

【基原】为醉鱼草科醉鱼草属植物密蒙花的花蕾及花序。

【原植物】密蒙花 Buddleja officinalis Maxim.

落叶灌木，高约 3 m，最高可达 6 m 以上。小枝灰褐色，微具 4 棱；枝及叶柄、叶背、花序均密被白色星状毛及绒毛，茎上的毛渐次脱落。单叶对生；叶片宽披针形，长 5～12 cm，宽 1～4 cm，先端渐尖，基部楔形，全缘或具小锯齿。大圆锥花序由聚伞花序组成，顶生及腋生，总花及萼筒、花萼密被灰白色绒毛；花萼钟状，先端 4 裂；花冠筒状，先端 4 裂，筒部紫堇色，口部橘黄色，内外均被柔毛；雄蕊 4，着生于花冠管中部，子房上位，2 室，被毛，花柱短，柱头膨大，长卵形。蒴果长卵形，长 2～6 mm，2 瓣裂，外果皮被星状毛，基部具宿存花被。种子细小，两端具翅。花期 2～3 月，果期 5～8 月。

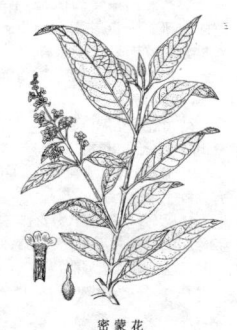
密蒙花

生于海拔 200～2 800 m 的山坡、丘陵、河边、村边的灌木丛和林缘。分布于中南、西南及安徽、福建、陕西、甘肃、西藏等地。

本植物的叶（羊耳朵）亦供药用，另设专条。

【栽培】生物学特性 多于阳光充足的石灰岩坡地、河边灌木丛中。

繁殖方法 种子繁殖：秋季种子成熟期，采下即行播种，在苗床中培育 1～2 年，苗高 1 m 左右时移栽定植，株距 1.5～2.0 m，每穴栽 1 株，加强管理，栽后 2～3 年可开花。

【采收加工】2～3 月间采摘簇生的未开放花蕾，晒干。

【药材】密蒙花 Buddlejae Flos 主产于湖北宜昌、襄阳，四川金堂、广汉，河南商城，陕西安康、紫阳，云南楚雄、大理等地。以湖北、四川等地产量较大。

性状 为多数花蕾密集而成的花序小分枝，呈不规则圆锥状，长 1.5～3 cm。表面灰黄色或棕黄色。花蕾呈短棒状，上端略大，长 0.3～1 cm，直径 0.1～0.2 cm；花萼钟状，先端 4 齿裂；花冠筒状，与萼等长或稍长，先端 4 裂，裂片卵形；雄蕊 4，着生在花冠管中部。质柔软。气微香，味微苦、辛。

显微 (1) 花萼及花冠表面观：下表面密被非腺毛，通常为 4 细胞，基部 2 细胞单列；上部 2 细胞并列，每细胞又分 2 叉，每分叉长 250～500 μm，壁甚厚，胞腔线形。花冠上表面有少数非腺毛，单细胞，长 200～600 μm，壁具多数瘤状突起。花粉粒球形，直径 13～20 μm，表面光滑，有 3 个萌发孔。

(2) 取本品粉末 0.5 g，加乙醇 10 ml，置 70～75 ℃水浴中浸渍 30 分钟，放冷，滤过。取滤液 2 ml，加盐酸 5 滴与镁粉少许，显棕黄色（检查刺槐苷）。

品质标志 《中华人民共和国药典》2010 年版规定：照高效液相色谱法测定，本品含蒙花苷（$C_{28}H_{32}O_{14}$）不得少于 0.50%。

【成分】花含黄酮苷类：刺槐素（acacetin），醉鱼草苷（buddleoglucoside），又称蒙花苷（linarin）或刺槐苷（acaciin）；三萜类：密蒙萜苷（mimengoside）A 和 B；含环烯醚萜苷类：桃叶珊瑚苷（aucubin）；梓醇（catalpol）；梓果苷（cataloside），对甲氧基桂皮酰桃叶珊瑚苷（p-methoxycinnamoyl aucubin），对甲氧基桂皮酰梓醇（p-methoxycinnamoylcatalpol）；3，4-二羟基苯乙酸类：洋丁香酚苷（acteoside），海胆苷（echinacoside）。

【药理】1. 抗微生物作用 密蒙花总提取物及其单体体外抑制金黄色葡萄球菌、乙型溶血性链球菌。密蒙花中黄酮体外显示较弱的抗真菌作用，但无溶血作用。

2. 抗肿瘤作用 密蒙花的花蕾中分离得到的苯丙素酚苷类成分体外实验中显示了一定的抗肿瘤活性。密蒙花花蕾中的皂苷对白血病 HL-60 细胞有抑制作用。

3. 其他作用 水提取物对体外培养的肝细胞诱发的细胞毒素有抑制作用，但对四氯化碳（CCl_4）所致肝细胞损伤无保护效果。密蒙花煎液灌胃，提高正常小鼠 T 淋巴细胞活性，对环磷酰胺造成的小鼠免疫功能受损有一定的拮抗作用。密蒙花提取物在大鼠腔白细胞实验中抑制环加氧酶。密蒙花 70%甲醇提取物、黄酮醇及其苷类抑制大鼠晶状体醛糖还原酶。犀牛草素等体外在 NBT 试验中有清除超氧化物的能力。密蒙花中的成分抑制 1-甲基-4-苯基吡啶诱导的 PC12 神经细胞的凋亡和氧化应激。

【炮制】1. 密蒙花 取原药材，除去杂质，筛去灰屑。

2. 蜜制密蒙花 取炼蜜置锅内加适量水，加热至沸，倒入净密蒙花不断翻动拌匀，炒至黄色，不粘手，晾干。密蒙花每 100 kg，用蜜 40 kg。

饮片性状 密蒙花参见“药材”项。蜜制密蒙花，形如密蒙花，深黄色，具蜜香气，味甜。

贮干燥容器内，置通风干燥处，防潮，防蛀。

【性味】甘，微寒。归肝经。

1.《开宝本草》：“味甘，平，微寒，无毒。”

2. 王好古：“入肝经气、血分。”（引自《纲目》）

3.《医林纂要》：“甘，寒。”

4.《药性集要》：“味甘，凉。”

5.《湖北中草药志》：“有小毒。”

【功用主治】祛风清热，润肝明目，退翳。主治目赤肿痛，羞明多泪多眵，翳障遮睛，目暗昏花，视物不清。

1.《开宝本草》：“主青盲肤翳，赤涩多眵泪，消目中赤脉，小儿麸豆及疳气攻眼。”

2. 刘完素:"(治)羞明怕日。"(引自《纲目》)

3. 王好古:"润肝燥。"(引自《纲目》)

4.《本草元命苞》:"疗瞳子昏花。"

5.《滇南本草》:"袪风明目退翳。"

6.《本草正》:"(治)风热烂烂,云翳遮睛。"

7.《本经逢原》:"搜风散结,目疾之专药。"

8.《医林纂要》:"缓肝凉血。"

9.《药性切用》:"有消风散热之功。"

10.《现代实用中药》:"用于弱视症,夜盲症,以及小儿营养不良之疳盲症。有补眼明目,清凉消炎之功。"

【用法用量】 内服:煎汤,6~15 g;或入丸、散。

【宜忌】 1.《萃金裘本草述录》:"虚寒内伤、劳伤目疾禁服密蒙花。"

2.《四川中药志》1960年版:"阳虚、肝寒胃弱者忌用。"

【选方】 1. 治风气攻注,两眼昏暗,眵泪羞明,睑生风粟,隐涩难开,或痒或痛,渐生翳膜,视物不明,及久患头痛,牵引两眼,渐觉细小,昏涩隐痛,并暴赤肿痛,并皆疗之 密蒙花(净)、石决明(用盐同东流水煮一伏时,漉出,研灼)、木贼、杜蒺藜(炒,去尖)、羌活(去芦)、菊花(去土)各等量。上为细末,每服一钱,腊茶清调下,食后,日二服。(《局方》密家花散)

2. 治目昏目羞明 用密蒙花三钱、生地黄、黄芩各二钱。水煎服。(《本草汇言》)

3. 治眼翳障 密蒙花、黄柏根(洗,锉)一两。上二味,捣罗为末,炼蜜和丸,如梧桐子大。每服十九至十五丸,食后、临卧熟水下,或煎俞汤下。(《圣济总录》密蒙花丸)

4. 治小儿疳积,攻眼不明,目将瞎者 密蒙花一两,使君子肉三钱,白芜荑五钱,胡黄连二钱,芦荟一钱。共为末,饧糖为丸,如鸡豆大,每早晚各服一丸,白汤化下。

5. 治一切目病,因积视久,专睛著视,有劳目睛,以致昏朦,肿痛不明者 用密蒙花五钱,甘菊花二钱,麦门冬(去心)八钱,当归一钱五分,玉竹四钱。水煎服。(4,5方均出自《本草汇言》)

6. 治夜盲 密蒙花 15 g,青葙子 15 g,草决明 12 g。各为细末,放猪肝内煮熟后焙干,加车前子、乌贼骨、夜明砂各 9 g,共为细末,早晚各服 9 g,开水送服。(《甘淑中医验方集锦》)

7. 治头晕 密蒙花蒸小鸡,去渣服汤与肉。(《苗族药物集》)

8. 治百日咳 用羊耳朵朵尖尖米汤油、蜂蜜或糖蒸吃。也可将羊耳朵朵塞入去盖去心之宝珠梨中加蜂蜜蒸吃。(《昆明民间常用草药》)

【各家论述】 1.《本草经疏》:"密蒙花,观《本经》所主,无非肝虚有热所致,盖肝开窍于目,目得血而能视,肝虚则为青盲肤翳,肝热甚则为赤肿、眵泪赤脉及小儿豆疮余毒,病风气攻眼。此药甘以补血,寒以除热,肝血足而翳障去,热不急矣。好古谓其润肝燥,宁真以之治肝目羞明,诚谓此也。"

2.《本草求真》:"密蒙花,味薄于气,佐以养血之药,更有力焉。"

3.《本草用法研究》:"密蒙花,其色紫,故入肝,甘寒无毒,故能润肝燥、养肝血、熄肝家之风热,风热得去,故一切目疾皆可除也。虽属治目之品,凡肝虚而有风热之病,皆可用之,不必印定眼目也。"

<h3>4808 密蒙美登木 mì huā měi dēng mù《中国本草图录》</h3>

【基原】 为卫矛科美登木属植物密花美登木的叶。

【原植物】 密花美登木 Maytenus confertiflorus J. Y. Lo et X. X. Chen

灌木,高至 4 m,枝刺粗壮。叶互生:叶柄长 8~12 mm;叶片纸质、宽椭圆形或倒卵形,长 11~24 cm,宽 3~10 cm,先端短渐尖或急尖而钝,基部窄楔形,近全缘或有极浅疏齿,常上下波曲。叶

柄、叶脉及幼枝均带紫红色。圆锥花序丛生,总花梗不明显:花小,萼裂片 5,花瓣 5,雄蕊 5,心皮 3。蒴果三角状球形,长 10~14 mm。种子暗红棕色,椭圆形或卵球形,长约 7 mm,具假种皮。花期 9~10 月,果期10~11 月。

生于山地灌木丛中。分布于广西。

【采收加工】 7~9月采收,晒干。

【药材】 密花美登木 Mayteni Confertiflorae Foliun 产于广西。

性状 叶片椭圆形或广卵形,长 9~17~24 cm,宽 3~8~15 cm。叶片薄,革质,叶尖钝圆或稍尖,叶缘浅波状或近全缘。叶柄长 0.7~1.1 cm。气微,味淡。

鉴别 叶横切面:表皮为 1 列细胞,下表皮具气孔。栅栏组织占叶肉 1/4~1/3,海绵组织 4~5 层细胞,近下表皮内侧的第二列细胞中,含草酸钙簇晶。主脉维管束木质部近呈环状,韧皮部大部分位于下表皮的内侧,外围有零星的柱鞘纤维束和少数石细胞;薄壁细胞中含有草酸钙簇晶。

【成分】 叶含有机酸类:丁二酸(succinic acid)、丁香酸(syringicacid)、3-羟基曲酸(3-hydroxykojic acid)合黑麦草内酯(loliolide)、美登木素(maytansine)。萜类成分:卫矛醇(dulcitol)、白桦脂酸(betulinic acid)、白桦脂酸葡萄糖苷(betulinic acid glucoside)、β-香树酯酮(β-amyrin)、齐墩果酸(oleanonic acid)。甾醇类:β-谷甾醇(β-sitosterol)、β-谷甾醇-β-D-葡萄糖苷(β-sitosterol-β-D-glucoside)。

【药理】 1. 抗肿瘤作用 叶乙酸乙酯提取物 761-1 腹腔注射延长艾氏腹水癌(EAC)小鼠、白血病 L_{212} 小鼠的寿命。抑制大鼠 W_{256} 癌细胞。密花美登木茎提取物 M_2 对 EAC、腹水型肝癌(HepA)、W_{256} 等有一定疗效。美登木素为美登木抗癌有效成分,对 EAC、HepA、小鼠肉瘤 S_{180}、小鼠白血病 L_{1210}、P_{388}、W_{256} 及 B_{16} 黑色素瘤等均有一定疗效。美登木素能干扰细胞微管蛋白聚合,从而阻止纺锤体形成。

2. 其他作用 小鼠精原细胞试验中 761-1 及美登木素均为阳性反应。美登木素体外抑制榛色青真菌。

毒性 密花美登木 761-1 的 LD_{50} 为 453.3±44.7 mg/kg;美登木素腹腔注射的 LD_{50} 为 0.40±0.18 mg/kg。犬与猴试验表明美登木素对犬的致死量(静注 1 次)为 0.12 mg/kg,连续静注 5 次时,犬的致死量为 0.06 mg/kg。猴的致死量为 0.24 mg/kg。造血系统出现血红蛋白降低,白细胞及网织红细胞减少,骨髓造血功能显著受抑制。末梢血及淋巴组织中淋巴细胞减少。消化系统出现食欲不振、呕吐、血便、体重减轻。致死量时心血管系统出现心肌退行性病变。泌尿系统方面出现尿蛋白、尿素氮(BUN)升高。肝功能受损,磺溴酞钠(BSP)值升高,丙氨酸氨基转移酶(ALT)、天冬氨酸氨基转移酶(AST)升高,病理组织学显示脂肪性病变。胰腺方面只在猴身上出现腺泡细胞萎缩。

【药性】 辛、苦,寒。有毒。

【功用主治】 祛瘀止痛,解毒消肿。主治跌打损伤,腰痛。并有抗肿瘤作用,近代试用于治疗癌症。

1.《新中医》1979,(1):43:"解毒消肿,活血祛瘀。治肝癌。"

2.《药学学报》1981,16(1):59:"民间用叶加酒捣烂,治腰痛。"

【用法用量】 内服:煎汤,15~30 g,大剂量可用至 60 g。外用:鲜品捣敷。

<h3>4809 密脉鹅掌柴 mì mài é zhǎng chái《全国中草药汇编》</h3>

【异名】 七叶莲、五加风、木关买、五加皮《云南药用植物名录》、龙爪树、汉桃叶《云南中草药选》、万年青、五爪叶《玉溪中草药》。

【基原】 为五加科鹅掌柴属植物密脉鹅掌柴的茎叶。

【原植物】 密脉鹅掌柴 *Schefflera venulosa*（Wight et Arn.）Harms〔*Paratropia venulosa* Wight et Arn.；*Heptapleurum venulosum* Seem.〕

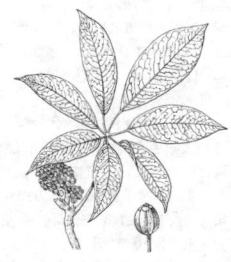

密脉鹅掌柴

灌木或小乔木，高 2～10 m，有时为附生藤状灌木。树皮灰白色；枝条粗壮，圆柱状，绿色，有黄色皮孔。掌状复叶互生，有小叶 5～7；叶柄圆柱形，长 10～18 cm，无毛，小叶柄不等长，有狭沟；托叶和叶柄基部合生成鞘状。小叶革质，椭圆形至长圆形，长 11～16 cm，宽 4～6 cm；先端钝、急尖或短渐尖，基部渐狭、钝形至近圆形，全缘，两面均无毛；侧脉 4～8 对，网脉稠密而隆起。伞形花序有花 6～12 朵，组成顶生的圆锥花序；总花梗长 5～7 mm，花梗长 1～2 mm；苞片三角形，早落；萼无毛，边缘全缘至近全缘；花瓣 5，长 2 mm，有 3 脉，两面均无毛，花淡红色；雄蕊 5，与花瓣等长或略长；子房下位，5 室，无花柱，柱头 5，无柄，花盘微隆起。果实卵形或近球形，有 5 棱，长约 4 mm，红色。花期 5 月，果期 6 月。

生于海拔 900～1 500 m 的常绿阔叶林中。分布于湖南、广西、贵州、云南、西藏等地。

【采收加工】 全年均可采，切片，晒干或鲜用。

【成分】 叶含三萜类：β-香树脂醇（β-amyrin）、齐墩果酸（oleanolic acid）、齐墩果酮酸（oleanonic acid）、白桦脂酸（betulinic acid）、白桦脂酸糖苷（betulinic acid glycoside）；含甾醇类：β-谷甾醇（β-sitosterol）、β-谷甾醇-β-D-葡萄糖苷（β-sitosterol-β-D-glucoside）；三萜皂苷类成分：20(29)-羽扇豆烯-28-酸-3-O-β-D-葡萄糖(2→1)-O-β-D-葡萄糖苷〔lup-20(29)-ene-28-oic-3-O-β-D-glucopyranosyl (2→1)-O-β-D-glucopyranoside〕。

【药性】 《云南中草药》：“苦、甘、温。”

【功用主治】 祛风止痛，活血消肿。主治风湿痹痛，胃脘痛，跌打骨折，外伤出血。

1.《云南中草药》：“舒筋活络，消肿止痛。主治骨折及一切外伤疼痛，风湿骨痛。”

2.《全国中草药汇编》：“茎治胃及十二指肠溃疡疼痛；叶治外伤出血。”

【用法用量】 内服：煎汤，9～15 g；或浸酒。外用：捣敷。

【宜忌】 孕妇慎服。

【选方】 治慢性风湿性关节炎，跌打损伤　七叶莲 15～30 g。煎服。或用本品 120 g，泡酒 500 ml，浸泡 48 小时内内服。每次 10 ml，每日 3 次。亦可用鲜品适量，捣烂敷患处。（《云南中草药选》）

4810　弹涂鱼 *tán tú yú*
《海洋药物》

【基原】 为弹涂鱼科弹涂鱼属动物弹涂鱼及大弹涂鱼属动物大弹涂鱼等的肉。

【原动物】 1. 弹涂鱼 *Periophthalmus cantonensis*（Osbeck）又名：跳跳鱼、泥猴《中国动物药志》

体侧扁，长 4～10 cm，背缘平直。头宽大，略侧扁，吻短而圆钝。眼高位，两眼互相靠近，突出于头部背缘之上，下眼睑发达。口宽大，横裂，唇

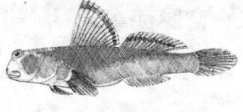

弹涂鱼

发达。上颌稍长于下颌，牙尖锐，直立，上下颌各具 1 行牙，前端数牙稍大。鳃孔裂缝状。体及头背均被小圆鳞，无侧线。背鳍 2 个，分离，第一背鳍Ⅻ～ⅩⅣ，扇状。第一鳍棘最长，约与头等长；第二背鳍 12～14。臀鳍 12～14，起点约与第二背鳍起点相对。胸鳍圆形，基部具臂状肌柄。腹鳍愈合成吸盘。后缘凹入。尾鳍圆形。体灰褐色，背面和两侧具小黑斑。第一背鳍灰色，近边缘有 1 条黑带，边缘白色。第二背鳍黄褐色，中部有 1 条灰褐色纵带，边缘黄色。臀鳍灰色，胸鳍、腹鳍、尾鳍均浅褐色。

喜栖息于沿海底质为泥沙、淤泥的高潮区，或半咸水的河口滩涂、港湾等处。退潮时常在海滨泥涂上觅食，能靠胸鳍肌柄爬行跳动，捕食小动物。食性很杂。视觉灵敏，受惊即速跳回水中或钻入洞穴内。4～5 月为产卵期。我国沿海均有分布。

2. 大弹涂鱼 *Boleophthalmus pectinirostris*（Linnaeus）又名：跳鱼、弹泥《海洋药物民间应用》

体侧扁，一般长 9～15 cm。背腹缘均平直。与弹涂鱼主要差别为：口大，几平直。两颌约等长，上下颌各具 1 行牙，上颌牙锥形，直立，下颌牙斜向外方，呈平卧状。背鳍 2 个，第一背鳍Ⅴ，基底较短，其第三鳍棘为最长，约为头长的 1.6 倍。第二背鳍 22～26，基底较长，与臀鳍基底几等长。尾鳍钝矛形。体褐色，体侧、头部、背鳍和尾鳍均有蓝白色小斑点。体侧上部沿背鳍基底有 5～6 条暗褐色纹。腹面蓝灰色。背鳍和尾鳍蓝黑色，余鳍淡灰褐色。

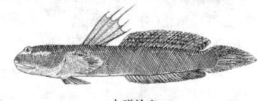

大弹涂鱼

栖息于海水或河口附近，常活动于岸边。我国分布于黄海、东海、南海。

此外，作用相似的同科动物尚有：① 青弹涂鱼 *Scartelaos viridis*（Hamilton）　我国分布于东海、南海。② 大青弹涂鱼 *S. gigas* Chu et Wu　我国分布于南海。

【采收加工】 常年均可捕捞、捕后，除去外皮及内脏，鲜用。

【成分】 大弹涂鱼肉含葡萄糖，果糖，木糖，半乳糖，葡萄糖-6-磷酸酯（glucose-6-phosphate），葡萄糖-1-磷酸酯（glucose-1-phosphate），果糖-1-磷酸酯（fructose-1-phosphate），果糖-6-磷酸酯（fructose-6-phosphate），果糖-1, 6-二磷酸酯（fructose -1, 6-diphosphate）。

【药性】 《海洋药物民间应用》：“味甘、咸，性微温。”

【功用主治】 补肾助阳。主治肾虚阳痿，腰痛腰酸，耳鸣耳聋，眩晕，小儿遗尿。

1.《海洋药物民间应用》：“补肾壮阳，活血止痛，解毒。主治肾虚腰痛，扭伤，坐骨神经痛，虚软，小儿夜尿，小儿盗汗，黄胖病，妇人乳头疮。”

2.《中国海洋动物》1989，(4)：42：“滋补益气。”

【用法用量】 内服：炖食，60～120 g。外用：研末，麻油调涂。

【选方】 1. 治耳聋耳鸣　大弹涂鱼 120 g。加米酒炖服。

2. 治虚眩　鸡蛋 3 个，打破搅匀，加酒适量，将大弹涂鱼120 g 置入上述混合液中，令其麻醉后炖服。

3. 治小儿夜尿　大弹涂鱼 60～120 g。加米酒少许炖服。

4. 治黄胖病　大弹涂鱼水炖常服。（1～4 方出自《海洋药物民间应用》）

4811　弹刀子菜 *dàn dāo zǐ cài*
《全国中草药汇编》

【异名】 水苏叶通泉草、四叶细辛《全国中草药汇编》，地菊花，山桂连草《湖南药物志》，大叶山油麻《浙江药用植物志》，毛曲菜《贵州中药资源名录》。

【基原】 为玄参科通泉草属植物弹刀子菜的全草。

【原植物】 弹刀子菜 Mazus stachydifolius (Turcz.) Maxim. [Tittmannia stachydifolia Turcz.]

多年生草本，高 10～50 cm。粗壮，全株被白色长柔毛。根状茎短；茎直立，圆柱形，不分枝或基部分枝，老时基部木质化。基生叶匙形，有短柄，常早枯；茎生叶对生，上部的常互生，叶片长椭圆形至倒卵状披针形；纸质，长 2～7 cm，以茎中部的最大，边缘具锯齿。总状花序顶生，长 2～20 cm，花稀疏；苞片三角状；花冠漏斗状，长 0.5～1 cm，比花梗长；萼齿先端长锐尖；花冠紫色，长 1.5～2 cm；上唇短，2 裂，下唇宽大，开展，3 裂，中裂片较侧裂片小，有两condense者生腺毛的褶襞直达喉部；雄蕊 4 枚，2 强；子房上部被长硬毛。蒴果扁卵球形，长 2～4 mm。花期 4～6 月，果期 7～9 月。

生于潮湿的山坡、田野、路旁、草地及林缘。分布于东北、河北、山东、湖北、四川等地。

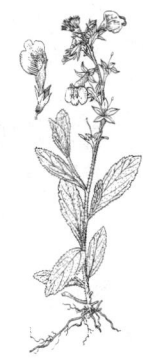

弹刀子菜

【采收加工】 7～9 月结果时采收，鲜用或晒干。

【药性】 微辛，凉。
1.《全国中草药汇编》："微辛，凉。"
2.《湖南药物志》："微辛、苦，凉。"

【功用主治】 清热解毒，凉血散瘀。主治便秘下血，疮疖肿毒，毒蛇咬伤，跌打损伤。
1.《全国中草药汇编》："解蛇毒。主治毒蛇咬伤。"
2.《湖南药物志》："清热解毒，活血消肿。用于跌打损伤，疮疖肿毒，毒蛇咬伤。"
3.《浙江药用植物志》："清热，凉血，解毒。主治便秘下血，毒蛇咬伤。"

【用法用量】 内服：煎汤，15～30 g。外用：鲜品，捣敷。

【选方】 治便秘下血 弹刀子菜 30 g，仙鹤草、醉鱼草、忍冬藤各 15 g，淡竹叶 12 g。水煎服。（《浙江药用植物志》）

4812 <big>续断</big> <small>xù duàn</small>
<small>《本经》</small>

【异名】 龙豆、属折（《本经》），接骨、南草（《别录》），接骨草（《卫生易简方》），鼓锤草、和尚头（《滇南本草》），川断（《临证指南》）。

【基原】 为川续断科川续断属植物川续断的根。

【原植物】 川续断 Dipsacus asperoides C. Y. Cheng et T. M. Ai

多年生草本，高 60～200 cm。根 1 至数条，圆柱状，黄褐色，稍肉质，侧根细长疏生。茎直立，具 6～8 棱，棱上有刺毛。基生叶稀疏丛生，具长柄，叶片琴状羽裂，长 15～25 cm，宽 5～20 cm，两侧裂片 3～4 对，倒卵形或匙形，最大的长 4～9 cm，宽 3～4.5 cm，上面被短毛，下面脉上被刺毛；茎生叶在茎中下部的羽状深裂，中央裂片特长，先端渐尖，有疏粗锯齿，两侧裂片 2～4 对，较小，具长柄，向上叶柄渐短；上部叶披针形，不裂或基部 3 裂。花序头状球形，直径 2～3 cm；总花梗长可达 55 cm；总

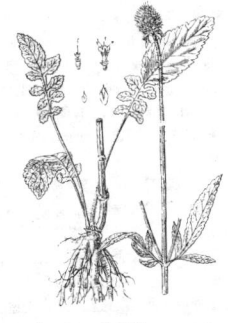

川续断

苞片 5～7 片，叶状；披针形或长线形，长 1～4.5 cm，被硬毛；小苞片倒卵楔形，长 7～11 mm，先端稍平截，被短柔毛，小总苞每侧面有两条浅纵沟，顶端 4 裂，裂片先端急尖，裂片间有不规则细裂；花萼四棱皿状，长约 1 mm，外被短毛，先端稍较长；花冠淡黄或白色，花冠管窄漏斗状，长 9～11 mm，先端 4 裂，片稍大，外被短柔毛；雄蕊 4，着生于花冠管的上部，明显超出花冠，花丝扁平，花药紫色，花柱短于雄蕊，柱头短棒状，子房下位，包于小总苞内。瘦果长倒卵柱状，长约 4 mm，仅先端露于小总苞之外。花期 8～9 月，果期 9～10 月。

生于土壤肥沃、潮湿的山坡、草地。分布于江西、湖北、湖南、广西、四川、贵州、云南、西藏等地。

【栽培】 生物学特性 喜较凉爽湿润的气候，耐寒，忌高温。适于土层深厚、肥沃、疏松的土壤栽培。在干燥地区或质地黏重排水不良的土壤栽培，不仅生长不良，而且容易染病死亡。夏季温度达 35℃以上时，茎叶萎垂，停止生长，容易遭受旱害。如遇多雨或潮湿环境，地下部易发病腐烂。

繁殖方法 种子繁殖或分株繁殖。种子繁殖：春播 3 月下旬至 4 月上旬；秋播 9 月下旬至 10 月下旬。种子需用 40℃温水浸泡 10 小时左右，捞出后放种袋或盆内置温暖处催芽，待萌芽时即可播种。条播，播前深翻土地，耙细整平，做宽 30 cm×（15～20）cm 的高畦，行距 20～35 cm，深 3 cm，播后覆土镇压。穴播，行距 35～40 cm，穴深 7～10 cm，穴径 17～20 cm，每穴播种 7～8 粒。播后施人畜粪尿，上覆 1～1.5 cm 细土。分株繁殖：秋季将带有芽的根头分细根，重新栽种，每穴 1 株，行株距 50 cm×（25～33）cm，栽后立即浇水，以利发根。

田间管理 苗高 5～10 cm 时间苗，每穴留壮苗 2～3 株，条播者按株距 15 cm 定苗。结合施肥进行中耕除草，施人畜粪尿，同时可施适量磷、钾肥，以促进根的膨大。夏季多雨季节注意排水防涝。

病虫害防治 病害有根腐病，注意播种不宜过密，留苗不宜过多，经常保持土壤排水良好。如果发病严重，可提前 1 年采收，以免造成损失。虫害有红蜘蛛，苗期用 0.2～0.3 波美石硫合剂喷雾。

【采收加工】 秋播第三年采收，春播第二年收获，在霜冻前采挖，将全根挖起，除去泥土，用火烘烤或晒干，也可将鲜根置沸水或蒸笼中蒸或烫至根稍软时取出，堆起，用稻草覆盖任其发酵至草上发生水珠时，再摊开晒干或烤至全干，去掉须根、泥土。

【药材】 续断 Dipsaci Radix 主产于湖北、四川、贵州。

性状 根呈圆柱形，略扁，有的微弯曲，长 5～15 cm，直径 0.5～2 cm。表面灰褐色或黄褐色，有纵扭曲或纵扭曲的纵皱及沟纹，可见横裂的皮孔及数须根痕。质软，久置后变硬，易折断，断面不平坦，皮部墨绿色或棕色，外缘褐色或淡褐色，木部黄褐色，导管束呈放射状排列。气微香，味苦、微甜而后涩。

鉴别 (1) 根横切面：木栓细胞数列。皮层较窄。韧皮部筛管群稀疏散在。形成层环明显或不甚明显。木质部射线宽广，导管近形成层处分布较密，向内渐稀少，常单个散在或 2～4 个相聚。髓部小，明显。薄壁细胞含草酸钙簇晶。

粉末特征：黄棕色。草酸钙簇晶甚多，直径 15～50 µm，散在或存在于皱缩的薄壁细胞中，有时数个排列成密集的条状。纺锤形薄壁细胞稍厚，有斜向交错的细纹理。具缘纹孔及网纹导管直径约于 72(90)µm。木栓细胞淡棕色，表面观长方形、类方形、多角形或长多角形，壁薄。

(2) 取本品粉末 5 g，加氨试液 2 ml，搅拌均匀，加氯仿 50 ml，加热回流 1 小时，滤过。滤液回收氯仿至约 10 ml，振摇分取氯仿液，加氯试液使呈碱性，加氯仿 10 ml，振摇，分取氯仿液，加盐酸溶液(1→100)5 ml，振摇，取酸液分置三支试管中：一管中加碘化铋钾试液，生成橘黄色沉淀；一管中加碘化汞钾试液，生成黄色

浑浊；另一管中加硅钨酸试液，生成灰白色浑浊。

（3）薄层色谱：取本品粉末 3 g，加浓氨试液 4 ml，拌匀，放置 1 小时，加氯仿 30 ml，超声处理 30 分钟，滤过，滤液用盐酸溶液（4→100）30 ml 分次提取，提取液用浓氨试液调节 pH 至 10，再用氯仿 20 ml 分次提取，合并氯仿液，浓缩至约 0.5 ml，作为供试品溶液。另取续断对照药材 3 g，同法制成对照药材溶液。吸取上述两种溶液各 10 μl，分别点于同一以 2%氢氧化钠溶制成的硅胶 G 薄层板上，以苯-无水乙醇（9∶2）为展开剂，展开，取出，晾干，先喷以稀碘化铋钾试液，再喷以 5%亚硝酸钠的 70%乙醇溶液，放置片刻，在日光下检视。供试品色谱中，在与对照药材色谱相应的位置上，显相同颜色的斑点。

色品质标志 《中华人民共和国药典》2010 年版规定：照高效液相色谱法测定，本品含川续断皂苷 VI（$C_{47}H_{76}O_{18}$）不得少于 2.0%。

【成分】 川续断根含环烯醚萜糖苷：当药苷（sweroside），马钱子苷（loganin），茶荣萸苷（cantleyoside）；三萜皂苷：木通皂苷 D 即 3-O-α-L-吡喃阿拉伯糖基常春藤皂苷元-28-O-β-D-吡喃葡萄糖基(1→6)-β-D-吡喃葡萄糖苷〔akebiasaponin D, 3-O-α-L-arabinopyranosylhederagenin-28-O-β-D-glucopyranosyl(1→6)-β-D-glucopyranoside〕，3-O-(4-O-乙酰基)-α-L-吡喃阿拉伯糖基常春藤皂苷元-28-O-β-D-吡喃葡萄糖基(1→6)-β-D-吡喃葡萄糖苷〔3-O-(4-O-acetyl)-α-L-arabinopyranosylhederagenin-28-O-β-D-glucopyranosyl (1→6)-β-D-glucopyranoside〕，3-O-α-L-吡喃阿拉伯糖基齐墩果酸-28-O-β-D-吡喃葡萄糖基(1→6)-β-D-吡喃葡萄糖苷〔3-O-α-L-arabinopyranosyloleanolic acid-28-O-β-D-glucopyranosyl(1→6)-β-D-glucopyranoside〕，3-O-α-L-吡喃阿拉伯糖基常春藤皂苷元-28-O-β-D-吡喃鼠李糖基(1→2)-α-L-吡喃阿拉伯糖基常春藤皂苷元-28-O-β-D-吡喃葡萄糖苷〔3-O-β-D-glucopyranosyl(1→3)-α-L-rhamnopyranosyl(1→2)-α-L-arabinopyranosylhederagenin-28-O-β-D-glucopyranosyl(1→3)-β-D-吡喃葡萄糖基(1→3)-α-L-吡喃鼠李糖基(1→2)-α-L-吡喃阿拉伯糖基常春藤皂苷元-28-O-β-D-吡喃葡萄糖基(1→6)-α-L-吡喃鼠李糖基(1→3)-β-D-吡喃葡萄糖基(1→6)-β-D-arabinopyranosylhederagenin-28-O-β-D-glucopyranosyl(1→6)-β-D-glucopyranoside〕，3-O-β-D-吡喃木糖基(1→4)-β-D-吡喃葡萄糖基(1→3)-α-L-吡喃鼠李糖基(1→2)-α-L-吡喃阿拉伯糖基常春藤皂苷元{3-O-〔β-D-xylopyranosyl(1→4)-β-D-glucopyranosyl(1→〕α-L-rhamnopyranosyl(1→2)-α-L-arabinopyranosylhederagenin}，3-O-〔β-D-吡喃木糖基(1→4)-β-D-吡喃葡萄糖基(1→4)〕〔α-L-吡喃鼠李糖基(1→3)〕-β-D-吡喃葡萄糖基(1→3)-α-L-吡喃鼠李糖基(1→2)-α-L-吡喃阿拉伯糖基常春藤皂苷-28-O-β-D-吡喃葡萄糖基(1→6)-β-D-吡喃葡萄糖苷{3-O-〔β-D-xylopyranosyl(1→4)-β-D-glucopyranosyl(1→4)〕〔α-L-rhamnopyranosyl(1→3)〕-β-D-glucopyranosyl(1→3)-α-L-rhamnopyranosyl(1→2)-α-L-arabinopyranosylhederagenin-28-O-β-D-glucopyranosyl(1→6)-β-D-glucopyranoside〕，3-O-β-D-吡喃木糖基(1→4)-β-D-吡喃葡萄糖基(1→4)〔α-L-吡喃鼠李糖基(1→3)〕-β-D-吡喃葡萄糖基(1→3)-α-L-吡喃鼠李糖基(1→2)-α-L-吡喃阿拉伯糖基常春藤皂苷元-28-O-β-D-吡喃葡萄糖苷{3-O-〔β-D-xylopyranosyl(1→4)-β-D-glucopyranosyl(1→4)〕〔α-L-rhamnopyranosyl(1→3)〕-β-D-glucopyranosyl(1→3)-α-L-rhamnopyranosyl(1→2)-α-L-arabinopyranosylhederagenin}，3-O-α-L-吡喃阿拉伯糖基常春藤皂苷元（3-O-α-L-arabinopyranosylhederagenin），3-O-α-L-吡喃阿拉伯糖基常春藤皂苷元-28-O-β-D-吡喃葡萄糖苷（3-O-α-L-arabinopyranosylhederage-nin-28-O-β-

D-glucopyranoside），常春藤皂苷元-28-O-β-D-吡喃葡萄糖基(1→6)-β-D-吡喃葡萄糖苷〔hederagenin-28-O-β-D-glucopyranosyl(1→6)-β-D-glucopyranoside〕，3-O-〔β-D-吡喃葡萄糖基(1→4)〕〔α-L-吡喃阿拉伯糖基(1→3)〕-β-D-吡喃葡萄糖基(1→3)-α-L-吡喃鼠李糖基(1→2)-α-L-吡喃阿拉伯糖基常春藤皂苷元{3-O-〔β-D-glucopyranosyl(1→4)〕〔α-L-rhamnopyranosyl(1→3)〕-β-D-glucopyranosyl(1→3)-α-L-rhamnopyranosylhederagenin}，3-O-〔β-D-吡喃葡萄糖基(1→4)〕〔α-L-吡喃鼠李糖基(1→3)〕-β-D-吡喃葡萄糖基(1→3)-α-L-吡喃鼠李糖基(1→2)-α-L-吡喃阿拉伯糖基常春藤皂苷-28-O-β-D-吡喃葡萄糖基(1→6)-β-D-吡喃葡萄糖苷{3-O-〔β-D-glucopyranosyl(1→4)〕〔α-L-rhamnopyranosyl(1→3)〕-β-D-glucopyranosyl(1→3)-α-L-rhamnopyranosyl(1→2)-α-L-arabinopyranosylhederagenin-28-O-β-D-glucopyranosyl(1→6)-β-D-glucopyranoside〕，3-O-β-D-吡喃木糖基(1→4)〔α-L-吡喃鼠李糖基(1→3)〕-β-D-吡喃葡萄糖基(1→3)-α-L-吡喃鼠李糖基(1→2)-α-L-吡喃阿拉伯糖基齐墩果酸-28-O-β-D-吡喃葡萄糖基(1→6)-β-D-吡喃葡萄糖苷{3-O-〔β-D-xylopyranosyl(1→4)-β-D-glucopyranosyl(1→4)〕〔α-L-rhamnopyranosyl(1→3)〕-β-D-glucopyranosyl(1→3)-α-L-rhamnopyranosyl(1→2)-α-L-arabinopyranosyloleanolic acid-28-O-β-D-glucopyranosyl(1→6)-β-D-glucopyranoside〕，3-O-β-D-吡喃木糖基(1→4)〔α-L-吡喃鼠李糖基(1→3)〕-β-D-吡喃半乳糖基(1→3)-α-L-吡喃鼠李糖基(1→2)-α-L-吡喃阿拉伯糖基常春藤皂苷元{3-O-〔β-D-xylopyranosyl(1→4)-β-D-glucopyranosyl(1→4)〕〔α-L-rhamnopyranosyl(1→3)〕-β-D-galactopyranosyl(1→3)-α-L-rhamnopyranosyl(1→2)-α-L-arabinopyranosylhederagenin}即川续断皂苷（asperosaponin）F，3-O-β-D-吡喃木糖基(1→4)〔α-L-吡喃鼠李糖基(1→3)〕-β-D-吡喃半乳糖基(1→3)-α-L-吡喃鼠李糖基(1→2)-α-L-吡喃阿拉伯糖基常春藤皂苷元-28-O-β-D-吡喃葡萄糖基(1→6)-β-D-吡喃葡萄糖苷{3-O-〔β-D-xylopyranosyl(1→4)-β-D-glucopyranosyl(1→4)〕〔α-L-rhamnopyranosyl(1→3)〕-β-D-galactopyranosyl(1→3)-α-L-rhamnopyranosyl(1→2)-α-L-arabinopyranosylhederagenin-28-O-β-D-glucopyranosyl(1→6)-β-D-glucopyranoside〕，即川续断皂苷（asperosaponin）H1；挥发油：其成分有 41 种，已鉴定出有 29 种，其中含量较高的有蒿萝芝菊酮（carvotanacetone），2, 4, 6-三叔丁基苯酚(2, 4, 6-tri-tert-butylphenol)，3-乙基-5-甲基苯酚(3-ethyl-5-methylphenol)，2, 4-二甲基苯酚(2, 4-dimethylphenol)，4-甲基苯酚(4-methylphenol)，3-甲基苯酚(3-methylphenol)，2-乙基-4-甲基苯酚(2-ethyl-4-methylphenol)，2, 6-二叔丁基-4-甲基苯酚(2, 6-bis(1, 1-dimethylethyl)-4-methylphenol)，苯酚(phenol)，α, α, 4-三甲基-3-环己烯甲醇(α, α, 4-trimethyl-3-cyclohexene-methanol)，4-甲基-1-异丙基-3-环己烯-1-醇〔4-methyl-1-(1-methylethyl)-3-cyclohexene-1-ol〕，4-(3-甲基-2-丁烯基)-4-环己烯-1，3-二酮〔4-(3-methyl-2-butenyl)-4-cyclohexene-1, 3-dione〕，氧芴（dibenzofuran），菲（phenanthrene），2'-羟基-4'-甲氧基-苯乙酮(2'-hydroxy-4'-methoxyacetophenone)，1, 2-二甲氧基苯(1, 2-dimethoxybenzene)及丙酸乙酯(ethylpropionate)等；其他：常春藤皂苷元（hederagenin），β-谷甾醇，胡萝卜苷（daucosterol），蔗糖（sucrose）及含量较多的微量元素钛。

【药理】 1. 改善骨质疏松、促进骨损伤愈合　续断对体外培养的正常成人骨细胞有促增殖作用。续断提取液灌胃对去卵巢骨质疏松模型大鼠能抑制骨吸收与骨形成，降低骨高转换率，改善骨质疏松症。续断提取液灌胃能改善去卵巢大鼠骨质疏松性骨折愈合骨痂的生物力学性能。水煎液及其总皂苷粗提出物灌胃均促进大鼠膝盖骨骨损伤愈合。续断中药水灌胃对实验性骨缺损家兔能提高成骨细胞的活性和数量、促进基质钙化、促进骨瘤生长。

2. 对生殖系统的影响　川续断浸膏、总生物碱及挥发油对未孕或妊娠小鼠离体子宫皆有抑制收缩作用。总生物碱及挥发油能抑制妊娠大鼠子宫的收缩。川续断生物碱抑制妊娠大鼠在体子宫平滑肌自发收缩,对抗催产素诱发的妊娠大鼠在体子宫平滑肌收缩,并具有对抗大鼠摘除卵巢后导致的流产作用。

3. 延缓衰老作用　川续断提取物灌胃提高阿尔茨海默病(一种老年痴呆症)模型大鼠的学习记忆力,减少和降低顶叶皮质内淀粉样蛋白样免疫反应阳性神经元的截面积和光密度;抑制和清除海马结构齿状回和 CA1 区 β-淀粉样蛋白的沉积;恢复顶叶皮层内生长抑素神经元。水煎剂胃可提高 D-半乳糖衰老模型小鼠的红细胞超氧化物歧化酶和肝细胞膜 Na^+、K^+-ATP 酶活性,降低肝组织丙二醛含量,食桑量减少,有延缓衰老作用。

4. 对免疫系统的影响　续断乙醇提取物灌胃抑制 DNCB 所致小鼠迟发型超敏反应,增强小鼠单核巨噬细胞吞噬功能,促进溶血素抗体形成。续断的粗多糖部分有抗补体活性,能刺激淋巴细胞的致有丝分裂,抑制巨噬细胞的吞噬作用。

5. 抗炎、镇痛、抗凝作用　续断生品、盐灸、酒灸品水煎液灌胃,在扭体法、热板法中有镇痛作用研究,抑制二甲苯所致的小鼠耳部炎症和醋酸所致小鼠腹腔毛细血管通透性的亢进,延长小鼠凝血时间。乙醇提取物灌胃还能抑制大鼠蛋清性足肿胀及纸片所致的小鼠肉芽组织增生,增大大鼠肾上腺中维生素 C 的含量。

6. 其他作用　水煎液灌胃能提高小鼠耐缺氧能力,延长小鼠负重游泳持续时间,促进小鼠巨噬细胞吞噬功能。生品和盐灸品提取物灌胃对小鼠有消除皮下血肿作用。川续断挥发油对金黄色葡萄球菌有抑制能力。

【炮制】　1. 续断　取原药材,除去杂质,洗净,润透,切薄片,干燥,筛去灰屑。

2. 炒续断　取续断片置锅内,用文火炒至微焦或黄色具焦斑时,取出放凉。炒续断增强补肝肾强膝、止血漏之作用。

3. 酒续断　取续断片用黄酒拌匀,闷润至透,置锅内,用文火炒至微带黑色时,取出放凉。每续断片 100 kg,用黄酒 10 kg。酒续断增强通活血筋之功用。

4. 盐续断　取续断片喷淋盐水,拌匀,闷润至透,置锅内,用文火炒干,取出放凉。每续断片 100 kg,用食盐 2 kg。盐续断引药入肾,增强补肝肾之功用。

5. 续断炭　取续断片置锅内,用武火炒至片面呈黑褐色时,喷淋清水少许,灭尽火星,取出放凉。续断炭多用于止血。

饮片性状　续断片为类圆形或椭圆形薄片。表面淡褐色,微带墨绿色或棕色,木部有黄色花纹(维管束),周边黄褐色或灰褐色。质坚硬或稍软。气微香,味苦微甜而涩。炒续断形如续断片,表面黄色具焦斑。酒续断形如续断片,表面微黑色或灰褐色,略具酒香气。盐续断形如续断片,表面黑褐色,味微咸。续断炭形如续断片,表面黑褐色。

贮干燥容器内,酒续断、盐续断,密闭,置阴凉干燥处,防潮、防蛀。续断炭应散热防复燃。

【药性】　苦、辛、微温。归肝、肾经。

1.《本经》:"味苦,微温。"

2.《别录》:"辛,无毒。"

3.《珍珠囊补遗药性赋》:"味苦,辛,微寒。"

4.《滇南本草》:"味苦,微酸,性温。"

5.《雷公炮制药性解》:"味苦,辛,性温。入肝、肾二经。"

6.《本草经疏》:"苦、甘、辛,微温。"

7.《本草求真》:"(川产者)味苦而涩,苦重涩轻,气微温。他产者味甘、微辛、涩。"

8.《药品化义》:"入肝、胆、肺三经。"

【功用主治】　补肝肾,强筋骨,调血脉,止崩漏。主治腰背酸痛,肢节痿痹,跌扑创伤,损筋折骨,胎动漏红,血崩,遗精,带下,痈疽疮肿。

1.《本经》:"主伤寒,补不足,金疮,痈疡、折跌、续筋骨,妇人乳难,久服益气力。"

2.《别录》:"主崩中漏血,金疮血内漏,止痛,生肌肉,及腔伤,恶血,腰痛,关节缓急。"

3.《药性论》:"主绝伤,去诸温毒,能宣通经脉。"

4.《日华子》:"助气,调血脉,补五劳七伤,破癥结瘀血,消肿毒,肠风,痔瘘,乳痈,瘰疬,扑损,妇人产前后一切病,面黄虚肿,缩小便,止泄精,尿血,胎漏,子宫冷。"

5.《滇南本草》:"补肝,强筋骨,走经络,止经中(筋骨)酸痛,安胎,妇人白带,生新血,破瘀血,落死胎,止咳嗽,咳血,治赤白便浊。"

6.《滇南本草图说》:"治一切无名肿毒、杨梅、天泡诸疮。"

7.《医林纂要》:"坚肾,补肝,去伤,续断。"

8.《本草求原》:"治肝肾病及心肺,骨蒸劳热,盗汗烦躁,气喘咳嗽愈血。"

【用法用量】　内服:煎汤,6～15 g;或入丸、散。外用:鲜品,捣敷。

【宜忌】　1.《本草经集注》:"地黄为之使。""恶雷丸。"

2.《本草经疏》:"禁与苦寒药同用以治血病及与大辛热药用于胎前。"

3.《得配本草》:"初痢勿用,怒气郁者禁用。"

4.《本草求真》:"实疏通气血须第一药也。第因气薄而见精脱、胎动、溺血、失血等症,则又深忌,以性下泄下流者故耳。"

【选方】　1. 治腰痛并脚软　续断二两,破故纸、牛膝、木瓜、萆薢、杜仲各一两。上为细末,炼蜜为丸桐子大。空心无灰酒下五六十丸。(《扶寿精方》续断丸)

2. 治气滞腰牵痛　续断、威灵仙(锉,焙)、桂(去粗皮)、当归(锉、焙)各一两。为末。每服二钱匕,不拘时,温酒调服。(《圣济总录》续断散)

3. 治老人风冷,转筋骨痛　续断、牛膝(去芦,酒浸)。上为末,温酒调下二钱,食前服。(《杨氏家藏方》续断散)

4. 治跌扑折伤　川续断、当归各一两,自然铜五钱(火煅酒淬),土鳖虫三十个(火烘为末)。俱研细,红曲打糊丸,如黍米大。每早晚各服五分,温酒送下。(《本草汇言》)

5. 治妊娠胎动两三月间,预宜服此　川续断(酒浸)、杜仲(姜汁炒去丝)各二两。为末,枣肉煮,杵和丸,梧子大。每服三十丸,米饮下。(《本草纲目》)

6. 治妊娠下血及尿血　当归、生地黄各一两,续断半两,赤芍药二钱半。上为末,每服二钱,空心葱白汤下。(《济阴纲目》续断汤)

7. 治男子妇人精滑,下元虚冷及疝气证,妇人经脉不调,大人小儿皆可服　川独活、谷精草、续断、茵陈。上为细末,鸡子清为丸,如梧子大。每服五十丸,空心,温酒送下,干物压之。(《瑞竹堂方》鸡清丸)

8. 治下血久不止,虚寒色淡晦者　侧柏叶(炒香)、续断(酒炒)各三钱,鹿茸一具,炙酥。乌梅汤、人参汤、米饮汤任下。(《张氏医通》断红丸)

9. 治乳痈,初起可消,久患可愈　川续断八两(酒浸,炒),蒲公英四两(日干,炒)。俱为末。每早晚各服三钱,白汤调下。(《本草汇言》)

10. 长发　用续断汁沐头。(《普济方》)

【各家论述】　1.《本草汇言》:"续断,补续血脉之药也,大抵所断之血非此不续,所伤之筋非此不养,所滞之关节非此不利,所损之胎非此不安。久服常服,能益气力。有补伤生血之效,补而不滞,行而不泄,故女科、外科取用恒多。"

2.《本草正》:"续断,用之苦涩。其味苦而重,故能人血分,调血脉,消肿毒、乳痈、瘰疬、痔瘘,治金损跌伤,续筋骨血脉,其味涩,故能治吐血、衄血、崩淋、胎漏、便血、尿血,调血崩,经水不止,遗精带浊。俗之以甘,如甘草、地黄、人参、山药之类,其效尤捷。"

3.《药品化义》:"续断,苦养血脉,辛养皮毛,善理血脉伤损,接续筋骨断折,故名续断。外消乳痈、瘰疬,内清痔瘘、肠红,以其气和味清,胎产调经,最为稳也。且善能坚肾,辛能润肾,可疗小便频数,精滑梦遗,腰背酸疼,足膝无力,此皆肾虚症也。若同紫菀用之,调血润肺,治血枯便闭,大能宣通血气而不走泄。"

4.《本草新编》:"续断能续筋骨,何以单用续断,未见奏功,必于生血活血药中,反能奏效,何欤? 曰: 此正续断之奇也。夫断不能复续,犹死者不能重生,欲使断者复续,必须使死者重生矣。筋骨于断,其之血先死矣,续断止能接筋骨之断,不能续血之生也,用之生血活血之中,则血之死者,既庆再生,而筋骨之断者,自庆再续,又何疑于单用之无功,而共用之甚效哉。"又:"盖续断气温,多用则生热,热生则火炽矣。少用则温而不热,肾水反得而所生,阴生于阳则生水。他本谓其能愈乳痈、瘰疬、肠风、痔瘘,岂有气温之药,而能愈湿热之病乎,恐非可信之论。"

5.《本草求真》:"续断,实涉通气血筋骨第一药也。第因气薄而见精脱、胎动、溺血、失血等症,则又深忌,以性下流者故耳。功与地黄、牛膝、杜仲、巴戟相等,但有温补细微之别,不可不知。"

6.《本草正义》:"续断,通行百脉,能续绝伤而调七血,《本经》谓其主癃寒,补不足,极言其通调经脉之功。惟伤寒之寒字,殊不可解,疑当作牛,然但本昔作疥,惟石顽《逢原》则竟作伤中,盖亦沿误改之,未必其所见旧本之果作伤中也。其治金疮痈肿,生肌肉,及折跌踠伤、恶血、续筋骨、主腰痛,关节缓急等证,无一非活血通络之功效。妇人乳难,则以乳子之时言之。即产后诸病,续断行血而能和血。故通治产后及崩漏也。"又:"续断,其气温和、气味俱存,故兼入气血,能宣行百脉,通利关节,凡经络筋骨血脉诸病,无不主之,而通瘀起痿,尤有特长。又其味苦而涩,能行能止,则疗崩漏、带下、血痢、淋浊,而为止血之胎产经带,奇经八脉诸病,及伤科踠闭跌仆诸证,外疮痈肿溃腐,支节酸疼,屈伸不利等病,皆可以成功,其效甚宏,其用颇广,加以成功殿最,而性又柔和,无燥烈刚暴之弊。"

4813 续随子叶 xù suí zǐ yè 《日华子》

【基原】 为大戟科大戟属植物续随子的叶。

【原植物】 参见"千金子"条。

【采收加工】 随用随采。

【成分】 叶含黄酮类成分: 山柰酚(kaempferol)和槲皮素(quercetin)的3-葡萄糖醛酸苷;又含谷甾醇(sitosterol)等。

【功用主治】 祛斑,解毒。主治白癜,面肝,蝎螫。

1.《日华子》:"叶汁敷白癜、面肝。"

2.《纲目》:"捣叶敷蝎螫。"

【用法用量】 外用: 捣敷,或捣汁涂。

4814 续随子茎中白汁 xù suí zǐ jīng zhōng bái zhī 《开宝本草》

【基原】 为大戟科大戟属植物续随子的茎中白色乳汁。

【原植物】 参见"千金子"条。

【采收加工】 7~10月折断茎部,取液汁,随采随用。

【成分】 茎三萜成分蒲公英赛醇(taraxerol)和白桦脂醇(betulin);含三十一碳烷(hentriacontane)、谷甾醇(sitosterol)等。浆汁中含二羟基苯丙氨酸。

【功用主治】 去斑解毒,敛疮。主治斑黯,白癜,蛇伤。

1.《开宝本草》:"去斑黯。"

2.《本草蒙筌》:"敷白癜、面肝。"

【选方】 治蛇咬伤 续随子鲜茎中白浆汁,滴入伤口。(《四川中药志》1960年版)

【临床报道】 治疗蛇咬伤 伤口先作十字切开,将续随子鲜草折断流出的白汁滴于切口上,每5~10分钟滴1次。另取鲜草捣敷伤口周围。治疗366例,伤口均愈合。

4815 绵参 mián shēn 《青藏高原药物图鉴》

【异名】 绵毛参、毛头草(《青海省中草药野外辨认手册》),光杆琼(《全国中草药汇编》)。

【基原】 为唇形科绵参属植物绵参的根或全草。

【原植物】 绵参 Eriophyton wallichii Benth. 又名: 毛草(《中国植物科属检索表》)。

多年生草本,全株被绵毛,高 10~20 cm。根肥厚,圆柱形。茎直立,下部常生于石块堆中,呈白色、肉质,无毛,叶为苞片状,白色无毛。茎上部叶大,两两交互对生,叶片菱形或圆形,长宽 3~4 cm,顶端叶较小,先端急尖,基部宽楔形,边缘在中部以上具圆齿状锯齿;叶柄短或近于无柄。

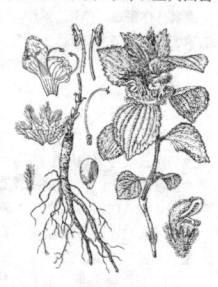

绵 参

轮伞花序 6 花,无花梗;小苞片卵状,长达 1.2 cm;花萼宽钟形,长约 15 mm,隐藏于叶丛中,外面密被绵毛,内面在萼齿先端及边缘被绵毛,其余部分无毛,齿 5,三角形,近等大,长约 7 mm;花冠淡紫或粉红色,长 2.2~2.8 cm,上唇大,盔状,于唇中,内中裂片略大,先端微缺;雄蕊 4,前对较长,先端突起,花丝有柔毛,后对花丝基部增厚;柱头 2 裂;花盘平顶。小坚果倒卵圆状三棱形,长约 3 mm,黄褐色。花期 7~9 月,果期 8~10 月。

生于海拔 2 700~5 300 m 的高山强度风化的乱石块堆中。分布于四川西部、云南西北部、西藏、青海等地。

此外,功效相同的尚有同科植物西藏扭连钱 Phyllophyton tibeticum (Jacquem.) C. Y. Wu 生于海拔 5 300 m 的极高山强度风化的乱石滩上。分布于西藏西部。

【采收加工】 7~8月采收,晾干。

【药材】 绵参 Eriophyti Wallichii Herba 主产于云南、西藏、青海等地。

性状 全株皱缩,形似绵球状。根圆锥形,长 4~6 cm,黑褐色或棕黑色;质脆,易折断,断面不平整,黄褐色。茎呈方柱形,有节。叶对生,茎下部叶鳞片状,中上部叶密集,叶片卵圆形,长和宽 3~4 cm,先端急尖,基部宽楔形,上部边缘有锯齿,两面被白色绵毛,网脉粗糙明显。轮伞花序隐藏于叶丛中;花冠二唇形,淡紫色至粉红色或淡黄色。气微,味淡。

鉴别 茎横切面: 呈近方形,四角有 4 条肋束突起。表皮细胞 1 列。皮层广宽,于角隅处有厚角组织;内皮层明显。外韧维管束排成环状,木质部较宽,导管较个成群,稍呈径向排列。髓部宽阔。

叶横切面: 表皮细胞 1 列,外被非腺毛和腺毛。栅栏组织 3~4 列细胞,海绵组织细胞较少。中脉上表皮下凹,下表皮凸起,主脉有 3 个外韧型维管束。

粉末特征: 深灰绿色,气浓。非腺毛和腺毛众多,常碎断,为多细胞组成,直径 31~62 μm,壁厚。花粉粒较多,浅橘色或浅褐黄色,椭圆形,具细突起,单粒少见。表皮碎片众多,不规则形,壁多弯曲。导管较少,有螺纹、梯纹和网纹导管,直径 8~36 μm。薄壁细胞偶见单纹孔。

【药性】《全国中草药汇编》:"味苦,性寒。"

【功用主治】 清热解毒,止咳。主治流行性感冒,肺炎,肺脓肿,肺结核,肝炎,痢疾,痈肿。

1.《全国中草药汇编》:"清热解毒。主治肺炎,痢疾,水草中毒,食物中毒。"

2.《中国民族药志》:"清热,解毒,止咳。用于流行性感冒,瘟病,肝炎,肺炎,肺脓肿,肺结核,肺热咳嗽,传染性热症。"

【用法用量】 内服:煎汤,9~15 g。

4816 <ruby>绵三七<rt>mián sān qī</rt></ruby>《昆明民间常用草药》

【异名】 鸡心矮陀陀《昆明民间常用草药》,山草果、山鸡头《云南中草药选》,山土瓜、草果暗消、地草果《红河中草药》,草仔薯《中国主要植物图说》,独苗一支立《四川常用中草药》。

【基原】 为豆科鸡头薯属植物绵三七的块根。

【原植物】 绵三七 Eriosema himalaicum Ohashi [E. tuberosum (Buch.-Ham. ex D. Don) Wang et Tang] 又名:排红草《云南中草药选》,球根豆瓣花《红河中草药》。

多年生草本,高 15~30 cm。块根肥大,肉质,近球形或短纺锤形。茎直立或基部平卧。单叶互生:叶片披针形、倒卵状披针形或狭椭圆形,长1.5~4 cm,宽 6~7 mm,先端钝或急尖,有小突尖,基部近圆形或楔形,上面疏生白色长柔毛,下面灰白色,密生白色长柔毛。花单生于叶腋,花梗长约 2 mm;花萼杯状,长约5 mm,萼齿披针形;花冠黄色,背面疏生丝质短毛;雄蕊 10,二体。荚果长圆形,长约8 mm,先端有短喙。花、果期 6~7 月。

生于山坡草丛中,石缝中或林下。分布于四川、云南等地。

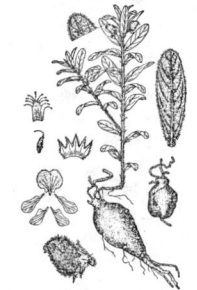

绵三七

【采收加工】 7~8 月采挖,多为鲜用,切成片晒干。

【药材】 绵三七 Eriosematis Himalaici Radix 产于云南、四川等地。

性状 块根呈短纺锤形或球形,表面黑褐色,有致密的纵皱纹和支根痕,质坚实,断面黄白色,富粉性。气微,味微甘、苦。

【药性】 甘、微苦,平。

1.《四川常用中草药》:"性平,味甘、微苦。"

2.《云南中草药》:"温。"

3.《全国中草药汇编》:"甘、苦、涩,平。"

【功用主治】 健胃消积,行气止痛,解毒消肿。主治小儿疳积,消化不良,脘腹疼痛,腹泻,痢疾,睾丸肿痛,疝气,咽喉肿痛,跌打损伤,疮毒。

1.《四川常用中草药》:"能消气。治睾丸肿痛,疝气,痢疾等症。"

2.《云南中草药》:"健胃消食,消肿止痛。"

3.《全国中草药汇编》:"健胃消积,理气止痛。主治小儿疳积,消化不良,胃腹疼痛,腹泻,跌打损伤。"

【用法用量】 内服:煎汤,9~15 g;或研末;或浸酒。外用:捣敷;或研末调敷。

【选方】 1. 治小儿疳积,消化不良 鲜球根毛瓣花块根30~60 g,生吃;或用开水 15~30 g,煎服。《云南中草药选》

2. 治遗精,狂犬病,病后体虚 排红草根 30 g。炖肉吃。《云南中草药》

4817 <ruby>绵枣儿<rt>mián zǎo ér</rt></ruby>《救荒本草》

【异名】 石枣儿《救荒本草》,天蒜《生草药性备要》,地兰《岭南采药录》,山大蒜《江苏省植物药材志》,鲜白头《江苏药材志》,地枣、独叶芹、催生草、药狗蒜《东北药用植物志》,老鸦葱《浙江中药资源名录》。

【基原】 为百合科绵枣儿属植物绵枣儿的鳞茎或全草。

【原植物】 绵枣儿 Scilla scilloides (Lindl.) Druce [Barnardia scilloides Lindl.; S. sinensis (Lour.) Merr.]

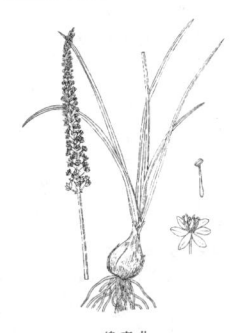

绵枣儿

多年生草本。鳞茎卵形或近球形,高 2~5 cm 或 1~3 cm,鳞茎皮黑褐色。基生叶2~5 枚;叶片狭带状,长15~40 cm,宽 2~9 mm,平滑。花葶通常比叶长,总状花序长2~20 cm;花小,直径 4~5 mm,紫红色、粉红色至白色;花梗长 5~12 mm,基部有1~2 枚狭小苞片;花被片 6,近椭圆形,长 2.5~4 mm,基部稍合生而成盘状;雄蕊 6,稍短于花被,花丝近披针形,边缘和背面常具小乳突,基部稍合生;子房卵状球形,基部有柄痕,表面有小乳突,3室,花柱长约为子房的一半。蒴果近倒卵形,长3~6 mm。种子 1~3 颗,黑色。花、果期7~11 月。

生于山坡、草地、路旁或林缘。分布于东北、华北、华东、华中及广东、四川、云南、台湾等地。

【采收加工】 6~7月采收,鲜用或晒干。

【成分】 鳞茎含甾苷类:绵枣儿糖苷(scillascilloside) D-1、E-1、E-2、E-3、E-4、E-5、G-1,绵枣儿素(scillascillin)、2-羟基-7-O-甲基绵枣儿素(2-hydroxy-7-O-methylscillascillin)、海葱原苷(proscillaridin) A。甾醇类:15-去氧尤可甾醇(15-deoxoeucosterol)、15-去氧-22-羟尤可甾醇(15-deoxo-22-hydroxyeucosterol)、15-去氧-30-羟基尤可甾醇(15-deoxo-30-hydroxyeucosterol)、15-去氧尤可甾酮(15-deoxoeucosterone)及 2 种三萜螺环内酯化合物。

【药理】 抗肿瘤作用 绵枣儿鳞茎分离的多种化合物体外抑制 HT_{1080}、$PC-3$ 等 8 种肿瘤细胞系细胞。其中的绵枣儿糖苷E-1 抗肿瘤活性最强。绵枣儿糖苷 E-1 给予 S_{180} 肉瘤小鼠,能延长其寿命。

【药性】 苦、甘,寒。小毒。

1.《生草药性备要》:"味甜,性寒。"

2.《山东中草药手册》:"苦、辛、寒,有毒。"

3.《全国中草药汇编》:"甘、苦,寒,有小毒。"

【功用主治】 活血止痛,解毒消肿,强心利尿。主治跌打损伤,筋骨疼痛,疮痈肿痛,乳痈,心脏病水肿。

1.《生草药性备要》:"治苦伤。"

2.《岭南采药录》:"取头捣烂,能敷治乳疮、毒疮。"

3.《东北药用植物志》:"叶及根茎的乙醇提取液,有强心利尿作用。全草煎服作止痛药,用于牙痛、筋骨疼、腰腿疼及枪打、碰破等;亦有催生之效。"

4.《全国中草药汇编》:"强心利尿,消肿止痛,解毒。主治跌打损伤,腰腿疼痛,筋骨痛,牙痛,心脏病水肿;外用治痈疽,乳腺炎,毒蛇咬伤。"

【用法用量】 内服:煎汤,3~9 g。外用:捣敷。

【宜忌】《全国中草药汇编》:"孕妇忌服。"

绵萆薢 mián bì xiè 《中药志》

【异名】畲箕斗、山畲箕、山萆、狗粪稞(《浙江药用植物志》)。

【基原】为薯蓣科薯蓣属植物绵萆薢和福州薯蓣的根茎。

【原植物】1. 绵萆薢 Dioscorea spongiosa J. Q. Xi, M. Mizuno et W. L. Zhao

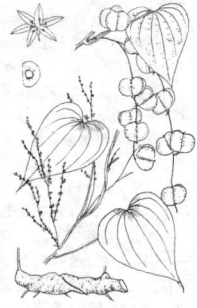

多年生缠绕草质藤本。根茎横生,分枝,粗大,直径2～5 cm,干后质地疏松,海绵状,外皮灰黄色,生多数细长须根。茎左旋,圆柱形。单叶互生,叶稍革质,形态变化较大,基部叶掌状深心形,上部叶片卵形,边缘波状或全缘,下面网脉明显,两面疏被白硬毛。雄花序腋生,总状,花被新鲜时橙黄色,干后褐色,雄蕊6,有时仅3枚发育;雌花序与雄花序相似。蒴果成熟时反曲下垂,翅近半圆形,先端微凹,基部圆形,长1.5～

绵萆薢

1.8 cm,宽约1.2 cm。种子扁卵形,四周围有薄膜状翅。花期6～7月,果期7～10月。

生于海拔450～700 m的山坡路旁疏林下或灌丛中。分布于浙江、福建、江西、湖北、湖南、广东、广西。

2. 福州薯蓣 D. futschauensis Uline ex R. Knuth 又名:猴子薯(《浙江药用植物志》)。

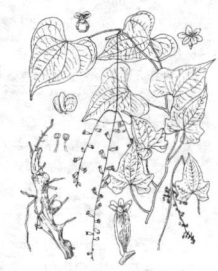

本种形态与绵萆薢相似,其特点是根茎外皮黄褐色,干后粉质。叶片形状变化较大,基部叶掌状深心形,不等,7浅裂,上部叶片卵状三角形。花冠新鲜时橙黄色,干后黑色。

生于海拔700 m以下的山坡灌丛、林缘、沟谷边及路旁。分布于浙江南部、福建、湖南、广东北部、广西。

福州薯蓣

【采收加工】7～10月采收,除去茎叶,绵萆薢切成片晒干,福州薯蓣切成小段晒干。

【药材】绵萆薢 Dioscoreae Septemlobae Rhizoma 绵萆薢主产于浙江、江西、福建等地;福州薯蓣主产于福建、浙江等地。

性状 本品为不规则的斜切片,边缘不整齐,大小不一,厚2～5 mm。外皮黄棕色至黄褐色,有稀疏的须根残基,呈圆棱状凸起。切面灰白色至浅灰棕色,黄棕色点状维管束散在。质疏松,略呈海绵状。气微,味微苦。

鉴别 (1)粉末特征:淡黄棕色。淀粉粒众多,单粒卵圆形、椭圆形、类圆形、类三角形或不规则形,有的一端突实,有的呈扁状,直径10～70 μm,脐点裂缝状,人字状、点状,层纹大多不明显。草酸钙针晶多成束,长90～210 μm。薄壁细胞多角形、椭圆形或长方形,壁略增厚,纹孔明显。木栓细胞棕黄色,多角形,壁平直。

(2)取本品粉末2 g,加水30 ml,水溶后加热10分钟,滤过。取滤液2 ml具塞试管中,振摇1分钟。产生大量的蜂窝状泡沫,放置10分钟未有明显的消失。取滤液,加入2%红细胞混悬液5～10滴,放置数分钟,血细胞逐渐被溶解而使溶液呈淡红色透明状(检查皂苷)。

(3)取本品粉末2 g,加80%乙醇加热浸提,滤过。滤液蒸去乙醇,放冷,残渣溶于少量醋酸中,加醋酐和浓硫酸,应显紫红色(检查皂苷)。

(4)薄层色谱:取本品粉末1 g,加2 mol/L盐酸约10 ml,加热水解4小时,滤过。残渣用水洗至中性,60 ℃真空干燥2小时,加石油醚(60～90 ℃)回流提取4小时,提取液蒸干后加氯仿2 ml溶解供试液;另取薯蓣皂苷元和25-异螺甾-3,5-二烯对照品加氯仿制成每1 ml含1 mg作对照。各取10 μl点于同一硅胶-10% CMC板上,用氯仿-丙酮(93∶7)展开,喷雾3%磷钼酸醇试液,加热显色。供试品谱在与对照品色谱相应的位置上显相同的蓝色斑点。

【成分】福州薯蓣根茎含甾体皂苷:白花延龄草苷(trillin)、薯蓣皂苷(dioscin)、纤细薯蓣皂苷(gracillin)、薯蓣皂苷元(diosgenin)、薯蓣皂苷元棕榈酸酯(diosgenin palmitate)、3,5-去氧替告皂苷元(Δ³,⁵-deoxytigogenin)。还含β-谷甾醇(β-sitosterol)。

【药理】1. 抗骨质疏松作用 绵萆薢能抑制破骨细胞形成,刺激成骨细胞增殖,对成骨细胞和骨髓细胞的毒性较小。绵萆薢水提物中的成分在骨器官培养系统中抑制甲状旁腺激素诱导的骨吸收。绵萆薢水提物分离的组分和成分对卵巢切除大鼠或小鼠抑制骨丢失,提高骨密度等,有抗骨质疏松作用。

2. 抗肿瘤作用 从福州薯蓣的根茎中分离得到的薯蓣皂苷的次皂苷元B能抑制多种人肿瘤细胞的增殖。它通过诱导人慢性髓系白血病K₅₆₂细胞凋亡而发挥其抗K₅₆₂细胞增殖的作用。

【炮制】1. 绵萆薢 取原药材,除去杂质,洗净,润透,切丝或小方块,干燥,筛去灰屑。

2. 麸炒绵萆薢 取绵萆薢或小方块,用麦麸炒至微黄色为度。每萆薢100 kg,用麦麸30 kg。

饮片性状 绵萆薢呈丝或小方块形。外皮灰黄色,切面浅黄白色,粗糙,可见黄色点状维管束散在。质疏松,略呈海绵状。气微,味苦、微辛。麸炒绵萆薢形如绵萆薢,表面呈黄色,略有香气。

贮干燥容器内,置通风干燥处,防霉。

【药性】《浙江药用植物志》:"苦,平。"

【功用主治】祛风湿,利湿浊,消肿毒。主治风湿痹痛,淋痛,白浊,白带,湿疮。

1. 《浙江药用植物志》:"祛风湿,利湿浊。主治风湿痹痛,腰膝酸痛,小便混浊,淋沥,白带。"

2. 《福建药物志》:"治消化不良,关节痛,扭伤。"

【用法用量】内服:煎汤,9～20 g;或浸酒;或入丸、散。外用:鲜品捣敷。

【选方】1. 治风湿痹痛 萆薢、牛膝、木瓜、骨碎补、川续断、生地各适量。水煎服。(《浙江药用植物志》)

2. 治白浊 福州薯蓣根茎、石菖蒲、萹蓄各9 g,甘草6 g。水煎服。

3. 治扭伤 福州薯蓣根茎30 g。酒炖服。(2、3方出自《福建药物志》)

缤木 lǐ mù 《本草拾遗》

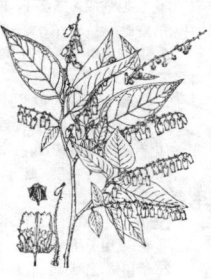

【异名】椭叶南烛、饭粒子树、乌饭叶、羊尘饭(《湖南药物志》)、碎米子(《万县中草药》)。

【基原】为杜鹃花科南烛属植物小果珍珠花的叶、根或果实。

【原植物】小果珍珠花 Lyonia ovalifolia (Wall.) Drude var. elliptica (Sieb. et Zucc.) Hand.-Mazz. [Andromeda elliptica Sieb. et Zucc.] 又名:小果南烛

小果珍珠花

《中国树木分类学》），小果卵叶椴木（《峨眉植物图志》），南烛、毛米饭花、野乌饭子（《浙江药用植物志》），小果米饭花（《云南植物志》）。

落叶灌木或小乔木，高3～7 m。单叶互生；叶片纸质，卵形至卵状椭圆形，长5～10 cm，宽2～2.5 cm，顶端渐尖或急尖，基部圆形、圆楔形或近心形，全缘，下面脉上有柔毛。总状花序生在去年枝的叶腋内，长3～8 cm，下部常有数小叶；苞片三角状卵形，尖头，长约2 mm；花冠白色，椭圆状坛形，长约8 mm，5浅裂，外面被柔毛；雄蕊10枚，无芒状附属物，顶孔开裂；子房4～5室，有毛。蒴果扁球形，较小，直径约3 mm，果序长12～14 cm。花期6月，果期10月。

生于阳坡灌木丛中。分布于江苏、浙江、安徽、福建、湖北、湖南、广东、广西、四川、贵州、云南、台湾等地。

【采收加工】　9～11月采挖根，切片，晒干；10月采收成熟果实；生长期采叶，鲜用或晒用。

【药性】　甘，温。

1.《本草拾遗》：“味甘，温，无毒。”

2.《湖南药物志》：“甘、酸，平，无毒。”

【功用主治】　补脾益肾，活血强筋。主治脾虚腹泻，腰脚无力，跌打损伤。

1.《本草拾遗》：“主风血羸瘦，补腰脚，益阳道，宜浸酒。”

2.《湖南药物志》：“补脾益肾，养精强胃，强壮筋骨。”

3.《全国中草药汇编》：“健脾止泻，活血，强筋。”

4.《浙江药用植物志》：“叶：健脾止泻。根：活血。主治脾虚腹泻，头晕目眩，跌打损伤，刀斧伤。”

【用法用量】　内服：煎汤，根及叶15～30 g；果9～30 g。外用：鲜叶捣敷。

【选方】　1. 治跌打损伤，全身酸麻　（缎木）根90～120 g。水煎，红糖、黄酒冲服，早晚饭前各服1次。忌食酸辣。（《全国中草药汇编》）

2. 治脾虚水肿　碎米子果30 g，鲗鱼250 g。煮糯米食。

3. 治梦遗滑精　碎米子果、金樱子果各30 g。水煎服。（2、3方出自《万县中草药》）

4. 治午后发热　椭叶南烛根15 g，麦冬9 g，生地9 g，荆芥9 g，水煎服，每日服3次；又方：（椭叶南烛）果9～15 g，水煎服。

5. 治疝气，鱼口　椭叶南烛根15～30 g。水煎服。（4、5方出自《湖南药物志》）

绿豆 lǜ dòu 《开宝本草》

【异名】　青小豆（《圣惠方》）

【基原】　为豆科豇豆属植物绿豆的种子。

【原植物】　绿豆 Vigna radiata (L.) R. Wilczak [Phaseolus radiatus L.]

一年生直立或顶端微缠绕草本。高约60 cm，被短褐色硬毛。三出复叶，互生；叶柄长9～12 cm，顶端3小叶，叶片阔卵形至菱状卵形，侧生小叶偏斜，长6～10 cm，宽2.5～7.5 cm，先端渐尖，基部圆形、楔形或截形，两面疏被长硬毛；托叶阔卵形，小托叶线形。总状花序腋生，总花梗短于叶柄或近等长；苞片卵状长椭圆形，长6，最下面1齿最长，近无毛，旗瓣肾形，翼瓣有渐窄的爪，龙骨瓣的爪截形，

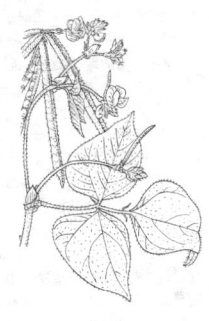

绿　豆

其中一片龙骨瓣有角；雄蕊10，二体；子房无柄，密被长硬毛。荚果圆柱形，长6～8 cm，成熟时黑色，被疏褐色长硬毛。种子绿色或暗绿色，长圆形。花期6～7月，果期8月。

全国各地多有栽培。

本植物的叶（绿豆叶）、花（绿豆花）、种皮（绿豆皮）、种子经浸罨后发出的嫩芽（绿豆芽）、种子经水磨加工而得的淀粉（绿豆粉）亦供药用，另设专条。

【采收加工】　立秋后种子成熟时采收，拔取全株，晒干，打下种子。

【药材】　绿豆 Vignae Radiatae Semen　全国大部分地区均有栽培。

性状　种子短矩圆形，长4～6 mm。表面黄绿色、暗绿色、绿棕色，光滑而有光泽。种脐位于种子的一侧，白色，条形，约为种子长的1/2。种皮薄而坚韧，剥离后露出淡黄绿色或黄白色2片肥厚的子叶。气微，嚼之具豆腥气。

鉴别　粉末特征：灰白色或类白色。淀粉粒极多，主为单粒，肾形、长圆形、类圆形、圆三角形或卵圆形，有的一端稍尖凸，直径3～30 μm，脐点短缝状、星状或点状，有的辐射状开裂，少数层纹可见。种皮栅状细胞成片，顶面观呈类多角形或稍延长，孔沟细密，胞腔细小或不明显，稍下胞腔条状；底面观胞腔大，可见含一晶体。种皮支持（滴漏）细胞侧（断）面观呈哑铃状，长17～55 μm，侧壁中部厚至8 μm；表面观呈类圆形或长圆形，直径14～38 μm，可见环状增厚壁。星状细胞呈不规则多角形，有多数浅短分枝状突起及枝端较平截，细胞直径19～34 μm，胞腔内含黄棕色物。色素块较多，黄色或红棕色，存在于星状细胞内或薄壁细胞中。主为螺纹或环纹导管，直径5～14 μm。

【成分】　绿豆种子中含胡萝卜素（carotene）、核黄素（riboflavine）；蛋白质以球蛋白类（blobulin）为主，其组成含甲硫氨酸、色氨酸和酪氨酸。糖类主要为果糖、葡萄糖、麦芽糖。绿豆的磷脂成分中有磷脂酰胆碱（phosphatidylcholine）、磷脂酰乙醇胺（phosphatidylethanolamine）、磷脂酰肌醇（phosphatidylinositol）、磷脂酰甘油（phosphatidylglycerol）、磷脂酰丝氨酸（phosphatidylserine）、磷脂酸（phosphatidic acid）。

【药理】　1. 降脂作用　绿豆水醇提取物口服，降低正常小鼠、大鼠血清胆固醇；也降低实验性高胆固醇血症家兔的血清胆固醇。绿豆汁灌胃降低四氧嘧啶和蛋黄乳液建立的实验性高脂血症小鼠的血清总胆固醇、三酰甘油、低密度脂蛋白胆固醇浓度，增高血清高密度脂蛋白胆固醇浓度。绿豆多糖还可增强血清脂蛋白脂酶活性，促进脂蛋白中三酰甘油（甘油三酯）水解而易被组织细胞清除和利用。

2. 抗肿瘤作用　对于吗啡加亚硝酸钠诱发的小鼠肺瘤和肝瘤，喂饲含绿豆粉的饲料，可降低诱发肿瘤的数目和大小。从绿豆中分离纯化的苯丙氨酸解氨酶体外对小鼠L1210淋巴细胞白血病细胞株的生长有抑制作用。

3. 减轻化疗药物毒性　含10%绿豆的饲料喂饲，使环磷酰胺降低的大鼠脾脏系数回升，抑制环磷酰胺诱发的小鼠红细胞功能低下；降低环磷酰胺诱发的小鼠骨髓嗜多染红细胞微核率、骨髓细胞染色体畸变率。

4. 其他作用　绿豆浆灌胃减轻长期摄入小剂量乐果对雄性大鼠血清性激素、睾丸酸性磷酸酶、乳酸脱氢酶活性的抑制，减轻乐果对睾丸组织的损伤和对精子质量的影响。绿豆生汁含丰富的超氧化物歧化酶和胡萝卜素，有抗氧化作用。磷烧伤家兔其局部用赤石脂糊剂吸附磷，服用绿豆汤，可抑制血尿素氮的升高，增加尿量，降低血磷水平，促进尿磷排泄，减轻肾脏和肝脏的损伤。

【药性】　味甘，性寒。归心、肝、胃经。

1.《日华子》：“冷。”

2.《开宝本草》：“甘，寒，无毒。”

3.《绍兴本草》：“味甘，微寒。”

4.《本草衍义补遗》：“入阳明。”

5.《雷公炮制药性解》：“入心、胃二经。”

6.《本经逢原》：“甘，凉。”

7.《医林纂要》：“甘、酸、咸，寒。”

8.《药义明辨》：“味甘，气寒，入肝、胃二经。”

【功用主治】 清热，消暑，利水，解毒。主治暑热烦渴，感冒发热，霍乱吐泻，痰热哮喘，头痛目赤，口舌生疮，水肿尿少，疮疡痈肿，风疹丹毒，药物及食物中毒。

1.孙思邈：“主寒热热中，止泄利、卒澼，利小便胀满。”(引自《纲目》)

2.《食疗本草》：“补益，和五脏，安精神，助十二经脉。又研汁煮饮，服之治消渴。又去浮风，益气力，润皮肉，可常食之。”

3.《日华子》：“益气，除热毒风，厚肠胃。作枕明目，治头风头痛。”

4.《开宝本草》：“主丹毒烦渴，风疹，热气奔豚，生研绞汁服。亦煮食，消肿下气，压热解毒。”

5.《绍兴本草》：“解诸热毒。”

6.《日用本草》：“除烦热，消丹毒风疹，解一切药草鱼牛马金石等毒。”

7.《纲目》：“治痘毒，利肿胀。”

8.《本草汇言》：“清暑热，静烦热，润燥热，解毒热。”

9.《本经》：“治痰喘。”

10.《冯氏锦囊》：“除湿消肿，益气除热，解酒毒烦热，并百毒及一切痈肿痘毒。”

11.《本经逢原》：“解附子、砒石、诸石药毒。”

12.《会约医镜》：“清火清痰，疗痈肿痘烂。”

【用法用量】 内服：煎汤，15～30 g，大剂量可用 120 g；或研末；或生研绞汁。外用：研末调敷。

【宜忌】 药用不可去皮。脾胃虚寒滑泄者慎用。

1.《食疗本草》：“今人食(绿豆)皆挞去皮，即有少壅气，若愈病须和皮，故不可去。”

2.《本草拾遗》：“反榧子壳，害人。”

3.《本草经疏》：“脾胃虚寒泄泻者忌之。”

【选方】 1.治解暑热烦渴 ① 绿豆淘净，下锅加水，大火一滚，取汤停冷色碧。食之。如多滚则色浊，不堪食矣。(《遵生八笺》绿豆饮) ② 绿豆淘净，下汤煮熟，入米同煮食之。(《寿世青编》绿豆粥) ③ 绿豆30 g，薏仁15 g。水煎服。每日3次，每次1剂。(《甘肃中草药手册》)

2.治感冒发烧 绿豆30 g，带须葱白3个。水煎，白糖调服。每日2次。(《甘肃中草药手册》)

3.治暑热霍乱 绿豆五合。煮汤，顿冷，调六一散三钱服。(《本草汇言》)

4.治饮食不住口，仍易饥饿近似中消 绿豆、橘皮、小麦各一味。炒熟为末。每用末一升，滚水调服。(《寿世青编》豆麦汤)

5.治霍乱吐泻诸药不纳 绿豆、胡椒各四十九粒。上研碎，水浸煎服。如渴甚，研为细末，以新汲井水调服，神效。(《经验秘方》)

6.治头风头痛，明目 用绿豆作枕，枕之即无头灰赤眼患。(《普济方》)

7.治耳痛 绿豆30 g，猪苦胆1个。绿豆装入猪苦胆内，待胆汁干燥后，取豆研末。每服6 g，每日2次，开水送下。(《甘肃中草药手册》)

8.治十种水气 绿豆二合半，大附子一只(去皮、脐，切作两片)。水三碗，煮熟，空心卧时食豆。次日将附子两片作四片，再以绿豆二合半，如前煮食。第三日别以绿豆、附子如前煮食，第四日

如第二日法煮食。水从小便下，肿自消，未消再服。忌生冷、毒物、盐、酒六十日。(《朱氏集验方》)

9.治虚肿 生绿豆一合(研末)，橘皮二钱，良姜一钱(锉)。煎汤，候冷，调绿豆末得所，然后略煨，连三日，空心服。(《普济方》)

10.治小便不通、淋沥 青小豆半斤，冬麻子三合(捣碎，以水二升淘，绞取汁)，陈橘皮一合(末)。上以冬麻子汁煮橘皮及豆，令熟食之。(《圣惠方》)

11.治风燥血热，大便结燥，小水赤涩 绿豆一升，怀熟地四两，麦门冬五两。以水五升煮汁。徐徐代茶饮之。(《本草汇言》)

12.治一切风瘟、雀瘟、酒瘟、白屑风皮肤作痒 绿豆半升，荆芥、白芷、白附子各二钱。共为细末。每用三匙，早晚洗面时汤调洗患上。(《外科正宗》玉肌散)

13.治火眼 绿豆60 g。水煎服。(《湖南药物志》)

14.治金石丹火药毒，并酒毒、烟毒、煤毒为病 绿豆一升。生捣末。豆腐浆二碗调服。一时无豆腐浆，用糯米泔顿温亦可。(《本草汇言》)

15.解砒、附子、巴豆中毒不久者 鸡蛋清5个，绿豆粉120 g。调服；或绿豆120 g，甘草60 g。水煎服。(《内蒙古中草药》)

16.解乌头毒 绿豆120 g，生甘草60 g。水煎服。(《上海常用中草药》)

17.治食物中毒，消化不良，菌痢 ① 生绿豆5 000 g，鲜猪胆汁1 000 ml。将生绿豆磨粉，过100目筛，与猪胆汁混合成丸，以绿豆大。每日服3次，每次6～12 g。(《湖北中草药志》) ② 食物中毒急救方可绿豆适量，用水浸泡后研磨，去渣取汁，大量灌服。(《食物中药与便方》)

18.治烫伤 绿豆研末。调鸡蛋清涂患处。另用绿豆30 g，乳香12 g，朱砂3 g，甘草1.5 g。共为细末。每次服6～8 g。(《福建药物志》)

【临床报道】 1.治疗高脂血症 绿豆磨粉，每日2次，每次30 g，于早晚饭前用温开水冲服，1个月为1疗程。结果：115例降胆固醇、三酰甘油、β-脂蛋白的有效率分别为86.2%、84.3%、83.3%。治疗前合并高血压病者41例，治疗后恢复正常者25例，好转10例；合并心肌缺血者17例，药后恢复正常5例，改善10例。与390例服用烟酸肌醇酯者对照，降三酰甘油两疗效无明显差异外，其余均明显优于后者(P>0.01)。

2.治疗复发性口疮 鸡蛋1个，绿豆适量。将绿豆用冷水浸泡10～20分钟，煮沸3～5分钟。取其汤汁冲入调成糊状的鸡蛋中，使之成为蛋花状。于每日早晚各饮用1次。观察70余例，一般3日即愈。

【各家论述】 1.《纲目》：“绿豆，消肿治痘之功虽同赤豆，而压热解毒之力过之。且益气、厚肠胃、通经脉，无久服枯人之忌。但以作凉粉，造豆酒，或偏于冷，或偏于热，能致人病，皆人为之，非豆之咎也。豆粉须以绿色黏腻者为真，外科治痈疽，有内托护心散，极言其效，丹溪朱氏，有论发挥。”“绿豆肉平、皮寒，解金石、砒霜、草木一切诸毒，宜连皮生研，水服。按《夷坚志》去，有人服附子酒多，头肿如斗，唇裂血流，急求绿豆、黑豆各数合，嚼食，并煎浓饮之，乃解也。”

2.《本草汇言》：“潘氏曰：绿豆色绿，青黄之间色也，所以李时珍为通厥阴、阳明证，为肝脾之用药也。《开宝》方主一切热毒、热气、燥热及金石丹火药毒、酒毒、煤毒、烟毒，为病烦热、燥热、口渴、胀闷，便闭及腹痛、头痛、水泻、血痢，诸症用此压热解毒，功必倍之。但气味使平，能治虚热，故孟诜方言补益元气，和调脏腑，安养精神，去十二经络中风火燥。此专为行夏暑热、金石丹火诸毒热设也。若夫老人元虚气弱，脾胃不实，饮食减少，大宜温养者，此药虽良，终非所宜，多食久食，必有寒滞胃肠，致生满胀之患。”

3.《本草经疏》：“绿豆甘寒，能除热下气解毒。阳明客热则发

⑪绿 4820

～2756～

出风疹，以胃主肌肉，热极生风故也，解阳明之热，则风疹自除。胀满者，湿热侵于脾胃也，热气奔豚者，湿热客于肾经也，除湿热则肿消，压热则气下，益脾胃而肾邪亦自平也。"

4.《本草求真》："绿豆味甘性寒，据书各极称善，有言能厚肠胃、润皮肤、和五脏及资脾胃，按此虽用参、芪、归术之能比。第书所言，能厚、能润、能和、能资，缘因邪内炽，凡脏腑经络皮肤脾胃，无一不受毒扰，服此性善解毒，故凡一切痈肿等症，无用此奏效。"

4821 **绿青** lǜ qīng
（《别录》）

【异名】 石绿（《新修本草》），石碌（《本草衍义》），大绿（《纲目》）。

【基原】 为碳酸盐类孔雀石族矿物孔雀石。

【原矿物】 孔雀石 Malachite

晶体结构属单斜晶系。单体呈针状、针柱状，或放射状同心环带状，隐晶集合体常呈被膜或钟乳状，表面不平坦，全体基较均匀的绿色、深绿色。半透明至不透明。条痕淡绿色。晶面呈金刚光泽，纤维状者呈丝绢光泽。多组解理，完全到不完全。硬度 3.4～4。断口不平坦，致密块体为贝壳状。相对密度 3.9～4.0。

系硫化铜矿床氧化带中的风化产物，亦有含铜硫化矿物氧化所产生的易溶碳酸铜与方解石相互作用形成，或与含碳酸水溶液作用的结果，常与扁青、曾青（蓝铜矿）共生，与少量石英、方解石等矿物伴生。产于广东、海南、西藏、青海等地。

【采收加工】 选择绿色块集合体入药。

【药材】 绿青 Malachitum 产于海南、广东、青海、西藏。

性状 本品为针状集合体，呈不规则块状。鲜绿色、深绿色；条痕淡绿色。表面不平坦，顶部凹凸瘤状；底部粗糙溶渣状，光泽暗淡，纵剖面细纹理。丝绢光泽。体重，质坚脆，横断面参差状。气微，味淡。

鉴别 (1) 透射偏光镜下：放射状、针状集合体结构。绿色或白色，强多色性：Ng 为深绿色，Nm 为黄绿色，Np 为浅绿色至近于无色；极正突起。干涉色高级白，但常受矿物自色干扰而呈绿色；斜消光，Np∧C = 21°～23°，二轴晶；负光性。光轴角 43°～44°。

(2) 取本品粉约 1 g，加入 10 ml 稀盐酸，即泡沸，产生大量气体，将此气体通入氢氧化钙试液中，即生成白色沉淀（检查碳酸盐）。

(3) 取上述反应后的溶液，滤过。取滤液滴加氨试液，即生成淡蓝色沉淀；再加过量的氨试液，沉淀即溶解，呈深蓝色溶液（检查铜盐）。取滤液，加亚铁氰化钾试液，即显红棕色（检查铜盐）。

(4) X射线衍射分析曲线 7.50(2)，6.05(> 10)，5.11(> 10)，4.73(2)，3.71(> 10)，3.03(5)，3.00(9)，2.87(> 10)，2.79(10)，2.54(> 10)，2.49(4)，2.47(4)，2.44(2)，2.36(4)，2.32(6)，2.30(1)。

(5) 差热分析曲线 吸热 380 ℃(中大)及微弱失重，吸热 1 090 ℃(中)。

【成分】 主要为碱式碳酸铜〔CuCO₃·Cu(OH)₂〕，常有硅酸铜或磷酸铜与之共存。此外，还夹杂着少量的氧化铅(PbO)、氧化铁(FeO)、氧化铜(CuO)、氧化镁(MgO)、硅酸(H₂SiO₃)，及砷、铅、锌、铜、镍、铬、钴、锰、铋、镓、铟、钛、锗、锆、铍、银、钡、钙、镁、铁、铝、硼等元素。

【药理】 催吐、去腐作用 绿青中的铜在酸性溶液中绝大部分可溶出，酸溶物中铜的比例大于碱溶物。在胃内溶出后即有催吐作用。未溶出的部分铜随能不溶物即被吐出，或有遗留进入肠道。一般无害。绿青煅淬外用，铜可部分析出。铜有腐蚀性，古为腐蚀用。

【炮制】《本草图经》："拣取上色精好者，先捣下筛，更用水飞过至细，乃再研治之。"

水飞用，可除去大部分密度小于或大于孔雀石的矿物组成，并可除去砷类等水溶性成分，有利于纯净药材。

【药性】 酸、寒。归肝经。

1.《别录》："味酸，寒，无毒。"

2.《绍兴本草》："有小毒。"

3.《本草汇言》："味苦涩，气平。"

4.《玉楸药解》："味酸，气平。入足厥阴肝经。"

【功用主治】 催吐祛痰，镇惊，敛疮。主治风痰壅塞，眩晕昏仆，痰迷惊痫，疳疮。

1.《别录》："益气，疗鼽鼻，止泄利。"

2.《本草经》："吐风痰。"

3.《本草汇言》："消喉痹，杀肝蜃。"

4.《玉楸药解》："清浊重坠。治风痰癫闷，急惊昏迷。"

【用法用量】 内服：入丸、散，0.5～1 g。外用：研末撒，或调敷。

【宜忌】 体弱者慎服。

《本草衍义》："损心肺。"

【选方】 1. 治小儿卒急中风，牙关紧急，不省人事 石绿一两，胆矾半两，白矾、轻粉各一钱。上为末，面糊丸，如鸡头大。五岁一丸，生油化下，吐涎。（《普济方》引《全婴方论》碧霞丹）

2. 治卒中急风，眩晕僵仆，痰涎壅塞，心神迷闷，牙关紧急，目睛上视及五种痫病，涎潮搐搦 石绿(研九度，飞)十两，附子尖、乌头尖、蝎梢各七十个。上将后三味为末，入石绿令匀，面糊为丸，如鸡头实大。每服急用薄荷汁半盏化下一丸，更入酒半合，温暖服之。如牙关紧急，斡开灌之。（《局方》碧霞丹）

3. 治风痰 拣绿青上色精好者，先捣下筛，更用水飞过至细，乃再研治之。如风痰眩闷，取二三钱匕，同生龙脑三四豆许研匀。以生薄荷汁合酒温调服，偃卧须臾，涎自口角流出，乃愈。（《本草经》）

4. 治鼻疳、肾疳、头疮、耳疮 石绿一钱，白芷一钱，黄柏一钱。先为末，以甘草水洗疮，拭净敷之。（《洞天奥旨》绿白散）

5. 治喉痹胀塞，水药不通 石绿一钱，研末，白汤调服，须臾吐出涎痰，立通。（《丹脉正宗》）

6. 治腋下胡臭 石绿三钱，轻粉一钱。浓醋汤调涂，五次断根。（《集玄方》）

4822 **绿矾** lǜ fán
（《日华子》）

【异名】 青矾（《新修本草》），皂荚矾（《传信适用方》），皂矾（《普济方》）。

【基原】 为硫酸盐类水绿矾族矿物水绿矾或其人工制品（绛矾）。

【原矿物】 水绿矾 Melanterite

晶体结构属单斜晶系。晶体为短柱状、厚板状、细粒状或纤维状，集合体呈粒状、纤维放射状块体或皮壳、被膜。呈各种色的绿色，含铜时呈浅绿蓝色(铜绿矾)，失水、羟基化为黄绿、绿黄到金丝雀黄、黄褐、红褐、褐红等色(过渡为水绿矾-纤铁矿即黄纤矾或局部含褐铁矿的集合体)；完全脱水的纯绿矾为白色。条痕近于颜色。新鲜晶体透明，罕见，通常半透明，风化表面不透明。玻璃状、丝绢状光泽或为土状光泽。晶体解理完全，断口呈贝壳状；风化者见不到清晰解理。硬度 2；失水或羟基化者硬度稍增大；纤维状、柱状者硬度更低。性脆，易碎。相对密度 1.90 左右。易溶于水，味觉先涩而后甜。

广泛分布于干旱地区，含铁硫化物矿物(黄铁矿、磁黄铁矿等)的风化带。除传统产区甘肃、山西、湖北、安徽、四川外，浙江、山东、河南、湖南、陕西、新疆等地均有产出。

【采收加工】 采得后，除去杂质。宜密闭贮藏，防止变色或受潮。绿矾经煅制后即成绛矾（又名：矾红），参见"炮制"项。

【药材】 绿矾 Melanteritum 产于山东、湖南、陕西、甘肃、新疆、安徽、浙江等地。

性状 绿矾 为柱状或粒状集合体，呈不规则块状。蓝绿色、绿色，条痕白色。透明至微透明。表面不平坦，粗糙，露置空气中日久，则变为淡黄色。质硬脆，用指甲可刻划出痕，易砸碎，断面具玻璃样光泽。无臭，味先涩后甜。

绛矾 为细粒集合体，呈不规则块状。表面不平坦，有的一面较平整，一面具大小不一的小孔洞。绛红色、褐红色或砖红色；条痕绛红色或棕红色。不透明；具土样光泽。体较轻，质硬脆，但用指甲至小刀可以刻划出痕。砸碎后，断面有时可见夹有白色小斑点。气微，味极涩后微甜。

鉴别 （1）透射偏光镜下：绿矾 无色或微带绿色。折光率：$Ng = 1.486$，$Nm = 1.478$，$Np = 1.471$，低负突起。干涉色为绿-黄色。斜消光，$Ng \wedge C = 43°$。正延长符号。二轴晶。正光性。

绛矾 形状不规则，细粒边缘呈红色。小于 0.025 mm 者半透明，高倍镜下近无色，带黄色调。正高突起，浸油中检查不出以上物质的光性特征。

（2）取本品（绿矾）约 2 g，置闭口试管中，灼烧，管壁有水生成（检查结晶水）。

（3）取本品约 0.5 g，加水约 5 ml，使溶解，滤过。取滤液 1 ml，滴加铁氰化钾试液，即生成深蓝色沉淀；分离，沉淀在稀盐酸中不溶，但加氢氧化钠试液，即分解成棕色沉淀（检查亚铁盐）。取滤液 1 ml，滴加氯化钡试液，即生成白色沉淀；分离，沉淀在盐酸或硝酸中均不溶解（检查硫酸盐）。

（4）X 射线衍射分析曲线 水绿矾 4.90(10)、3.78(6)、3.23(2)；或 4.87(5)、3.78(6)；可含有多种脱水产物：$Fe[SO_4]$ · $5H_2O$ 为 5.57(6)、3.73(8)；$Fe[SO_4]$ · $4H_2O$ 为 2.97(7) 或 2.93(7)；$Fe[SO_4]$ · H_2O 为 3.12(4)、2.52(4) 以及 $Fe[SO_4]$ 为 5.98(8)、4.36(8) 和 3.56(9)、3.41(4)。

绛矾 赤铁矿 3.66(1)、2.71(2)、2.51(2)、2.20(1)、1.84(1)、1.69(1)、1.59(1)。

【成分】 天然绿矾主要含硫酸亚铁（$FeSO_4 \cdot 7H_2O$）。因产地不同，常含有量不同的杂质成分如铜、钙、镁、铝、锌、锰等。煅烧成绛矾则主要为氧化铁，尚可出现含水不同的硫酸铁组成。

【药理】 治疗贫血 绿矾内服，部分可溶性铁被血液吸收，并刺激造血功能使红细胞新生旺盛。外用能使蛋白质沉淀，其稀薄液有收敛作用，浓厚者则产生刺激。绿矾制剂治疗缺铁性贫血，疗效与硫酸亚铁组基本相似，不良反应以胃肠道症状为主。

【炮制】 1. 绿矾 取原药材，除去杂质，碾碎。生品多用于喉疮、疳积疮等。

2. 煅绿矾 取净绿矾，打碎后置适宜的容器内，用无烟武火加热煅至红透，取出放凉，研粉。内服多煅用，可用于黄肿胀满、血虚萎黄、疳积久痢、肠风便血等。

3. 醋制绿矾 ①取净绿矾与醋同放铁锅内，置炉火上烧煅，待绿矾熔化时，用竹片搅匀，使醋、醋充分混合，再煅至全部呈绿色为度，取出，放凉，研粉。每绿矾 100 kg，醋 25 kg。②取净绿矾，用明煅法煅至红透，趁热用醋淬透。每绿矾 100 kg，用醋 30 kg。

饮片性状 绿矾为不规则碎块，浅绿色或黄绿色，半透明，具玻璃光泽。质脆，人水易溶化。有铁锈气，味涩。煅绿矾（绛矾）呈粉状、绛色，味涩。醋制绿矾同煅绿矾，微具醋气，味微酸。

贮干燥容器内，密闭，置阴凉干燥处，防潮，防尘。

【药性】 酸、涩、寒。归肝、脾经。

1.《日华子》："凉，无毒。"

2.《品汇精要》："味酸，性寒。气薄味厚，阴也。"

3.《纲目》："烧赤，人血分。"

4.《玉楸药解》："入手太阴肺、手阳明大肠经。"

5.《本草求真》："专人脾，兼入肝。味酸咸而涩。"

6.《本草再新》："味酸而涩，性凉。有毒。"

【功用主治】 补血消积，解毒敛疮，燥湿杀虫。主治血虚萎黄，疳积，腹胀痞满，肠风便血，疮疡溃烂，喉痹口疮，烂弦风眼，疥癣瘙痒。

1.《新修本草》："疗疳及诸疮。"

2.《日华子》："治喉痹，稻牙，口疮及恶疮，疥癣，酿鲫鱼烧灰和服，疗肠风泻血。"

3.《医学入门》："消水肿、黄疸、小儿疳积，乃抑肝助脾之剂，治甲疽肿痛出水。"

4.《纲目》："消积滞，燥脾湿，化痰涎，除胀满、黄肿、疟痢、风眼、口齿诸病。"

5.《本经逢原》："破血分之癥积，其效最速。"

6.《玉楸药解》："止血，治崩中便血。"

7.《现代实用中药》："用其小量，能补血，用于贫血及萎黄病，并治胃肠出血，配合他药为丸剂用之。""生用大量作催吐剂。""外用火煅透，治结膜炎、白癜、脓疱疮、脓臭等。"

8.《迪庆藏药》："治伤口腐肉，瘤子。"

【用法用量】 内服：人丸、散，0.2～0.6 g。不入汤剂。外用：研末撒或调敷；或为 2%水溶液涂洗。

【宜忌】 本品多服能引起呕吐、腹痛、腹泻、头晕等不良反应，胃弱及孕妇慎服。内服多绛矾，对肠胃刺激作用较轻。服药期间禁饮茶水。

1.《纲目》："畏醋。"

2.《本草经疏》："绿矾虽能消肉食坚积，然能令人作泻，胃弱人不宜用。"

3.《玉楸药解》："未可轻服。"

4.《现代实用中药》："多服有碍胃肠，起消化不良及便秘之弊。""生用大量作催吐剂，但易起胃肠炎，宜慎用。"

【选方】 1. 治脾土衰弱，肝木气盛，肝乘脾土，病心腹中满，或黄肿如土色 苍术二斤，米泔水浸二宿，同黄酒面曲四两，炒去червен，皂矾一斤，醋拌炒匀，人瓶火煅。为末，醋糊丸，梧子大。每服三四十丸，好酒米汤任下，日二三服。《纲目》引张三丰《仙传方》伐木丸。

2. 治食劳黄、目黄、身黄者 皂矾不以多少（煅红，醋淬），为末。枣肉为丸，如梧桐子大。每服二三十丸，食后生姜汤下。《卫生宝鉴》枣矾丸。

3. 治小儿营养不良性贫血 绿矾、苍术、枳壳、陈皮、茯苓、白术各等分，共研细末。每用 18 g 掺入 500 g 面粉中做成 4 或 5 个焦饼，随时可食用。〔新医药杂志〕1975，（9）：15

4. 治钩虫病 青矾 250 g，米醋 120 g，黑豆 120 g，米饭适量。先将青矾微赤醋淬，称取 120 g 研末，另将黑豆炒熟磨粉，与青矾拌匀，用米饭搅和为丸，如黄豆大，焙干。每服 1.8～2.4 g，儿童酌减，早、晚各 1 次。连服 5～10 日，休息数日再服。10～20 日为 1 个疗程。服药期间忌饮茶。《湖南农村常用中草药手册》

5. 治翻胃吐食 白面二斤半，蒸作大馒头一个，头上开一孔，剜空，将皂矾填满，以新瓦围住，盐泥封固，文武火煅一日夜，取出研末，枣肉为丸，如梧子大。每服二十丸，空心酒、汤任下。忌酒色。《医方摘要》

6. 治妇人赤白带下，连年不瘥 绿矾一两（烧赤），釜底墨一两，乌贼鱼骨一两（炙黄）。上药细研为末，以粟米饭和丸，如梧桐子大。每日空心暖酒下十五丸。《圣惠方》绿矾丸

7. 治脏腑积冷，肠风痔疾，一切泻痢 青矾半斤，硫黄二两。以醋一斗二升于锅中煮，待干取出，入瓷瓶中，盖从以六一泥固济，候干，以火五斤煅一伏时，寒泉出毒了，细研，以面糊和丸，如麻子大。每日空腹服十丸，以柏子仁汤送下。《圣惠方》碧珠丹

8. 治甲疽　绿矾半两（烧熟），芦荟一钱半，麝一字。上研如粉，以绢袋盛药，纳帛指于袋中，线扎定，瘥为度。（《直指方》绿矾散）

9. 治结毒溃烂顽硬，脓水淋漓及顽臁等症　矾红、松香等分。为末，香油调敷。先用苍术一两，川椒三钱。水煎熏洗毕，敷药盖油纸，用以绢条扎紧。三日一换。（《外科大成》紫金膏）

10. 治喉痹　取皂荚灰入好米醋，或宵酽醋尽通。二物同研，咽之，如苦喉中偏一傍痛，则侧卧就痛处含之勿咽。（《传信方》）

11. 治小儿疳口臭　绿矾（研）、白矾（烧汁尽）各半两，麝香一钱。上细研，每用少许，贴牙齿上，不计时候。（《普济方》三灵散）

12. 治龋臭　绿矾半生半煅，为细末，入少量轻粉研细，每半钱，浴后以生姜汁调漱，候十分热漱即止。（《直指方》）

13. 治鹅掌风，皮肤枯厚，破裂作痛　白矾、皂矾各四两，孩儿茶五钱，柏叶半斤。用水十碗，煎上药数滚，候用。先用桐油搽抹患处，以桐油蘸纸捻点着，以烟焰向患上熏之片时，方将前汤乘滚贮净桶内，手架上，用布盖，以汤气熏之，勿令泄气，待微热倾入盆内，蘸洗良久。一次可愈。七日忌下汤水。（《外科正宗》二矾汤）

14. 治烂弦风眼　青矾火煅出毒，细研，泡汤澄清点洗。（《永类钤方》）

15. 治白秃头疮　皂矾、楝树子，烧研搽之。（《普济方》）

16. 治烫火伤　皂矾和凉水浸之，其痛即止，肿亦消。（《杨诚经验方》）

17. 治疔疮　绿矾、花椒各一文，冰片、樟脑各七文。上药用鸡子一枚，滤去黄存白，将药纳壳中，同煅成灰。湿疮者干掺之；干疮者菜油调搽。（《良方汇录》）

18. 治痈疮作痒　绿矾（火煅）三钱，螺蛳十四个，槿树皮末一两。先将螺蛳、槿皮末入锅蒸熟，次入矾红，细研匀。外搽之。（《纲目》引《孙氏集效方》）

【临床报道】　1. 治疗钩虫病　用青矾 500 g，桐油 100 g 制成胶囊，每粒 0.8 g。成人每服 2 粒，每日 2 次，饭前服，连服 5～7 日，儿童则慎。治疗 35 例钩虫病，结果有 32 例大便镜检钩虫卵阴性。副作用主要为上腹烧灼、恶心、呕吐、腹泻、头痛头晕等，一般不需处理，严重者可采用针刺，副作用很快消失，如改为每晚睡前服 1.5 g，连服 10 日，则副作用较小。

2. 治疗内痔　用 2% 的青矾注射液和等量的 1% 普鲁卡因混匀，配成 1:1 浓度注射，用量视痔核大小而定，一般单个痔核注药 1 ml 左右，不得超过 1.5 ml，否则易导致局部组织坏死，不宜超过 3 次。如需多次注射，每次应间隔 5～7 日。治疗内痔 110 例，结果二期内痔 59 例，痊愈 57 例，好转 2 例，治愈率 96.6%；三期内痔 51 例，痊愈 45 例，好转 6 例，治愈率 88.2%，总治愈率 92.7%，有效率 100%。其中注药 1 次痊愈者 44 例，2 次痊愈者 39 例，3 次痊愈者 27 例。副作用主要为肛门局部坠胀，少数出现肛门疼痛、膀胱痛、排尿困难等，经对症处理即消失，未出现肛门水肿、感染、继发大出血等。

3. 治疗冻疮　用青矾 100 g，一次溶化于 1 500 ml 开水内，先熏后洗，连用 2～3 日。治疗 41 例冻疮未溃者，多在治疗后 2～3 日内痊愈，无副作用。

【各家论述】　1.《纲目》："绿矾酸涩收，燥湿解毒，化溼之功，与白矾同而力差缓。按张三丰《仙传方》载伐木丸，治療土衰弱，肝木气盛，木来克土，病心腹中满，或黄肿如土色，服此能助土益元。用苍术二斤，酒洒三宿，同黄酒面曲四两，炒赤色，皂矾一斤，以水化煅，入一瓶火煅。为末，醋糊丸，梧子大。每服三四十丸，好酒米汤任下，日二、三服。时珍尝以此方加胃蒙，治中满腹胀，有效验。盖此矾色绿味酸，煅之则赤，既能入血分伐木，又能

燥湿化涎，利小便，消食积，故黄肿、胀满、疟痢、痔疾方往往用之。其源则自张仲景用矾石、消石治女劳黄疸方中变化而来。"

2.《本草经疏》："绿矾，《本经》主喉痹者，酸涩化涎之功也。蚺牙口疮，恶疮疥癣者，燥湿除热解毒之功也。肠风泻血者，消散湿热之功，又有收涩之功也。然而诸治之外，又善消积滞，凡腹中坚，肉积，诸药不能化者，以矾红同健脾消食药为丸，投之辄消。"

3.《本经逢原》："皂矾，专除垢腻，同苍术、酒曲醋丸，治心腹中满，或黄肿如土色，甚效。盖矾色绿，味酸，煅之则赤，用以破血分之瘀积，其效最速。《金匮》治女劳黑疸，消石矾石丸专取皂矾以破瘀积之血，缘其未经注明，尝有误用皂矾涩收，殊昧此理。""妇人白沃经水不利，子脏坚癖，中有干血，下白物，用矾石杏仁蜜丸纳阴中，日一易之。"

4.《医林纂要》："矾石功亦略同白矾，色赤入心入血分，治诸血病，从容平缓而有奇功。尤消水肿血胀食虫，治劳疸，合苍术及神曲用之，治中满臌胀，胜于鸡矢醴及他攻破之药。又能敛气，不必总益，盖平肝即可以和脾，补心即可以生土也。"

4823　**绿盐** lù yán　（《新修本草》）

【异名】　盐绿（《延年秘录》），石绿（《海药本草》）。

【基原】　为卤化物类、氯铜矿族矿物氯铜矿或人工制品。

【原矿物】　氯铜矿 Atacamite　晶体结构属斜方晶系。

晶体呈针状、板状，罕见。集合体呈粒状、致密块状或壳状、纤维状。亮绿至浅黑绿色。条痕苹果绿色。透明至半透明。玻璃至金刚光泽。一组解理完全，两组解理中等；细粒者肉眼见不到解理。断口贝壳状。硬度 3～3.5。性脆。相对密度 3.76。不同矿区或不同制法所产氯铜矿，其存矿物不同，成分、性状有变异。

自然产出的氯铜矿，局限于干旱地区的铜矿床风化壳。湖南、四川、云南、西藏、青海有产。

【采收加工】　采得后，除净泥土、砂砾及杂质。

【药材】　绿盐 Atacamitum　产湖南、云南、青海、西藏。

性状　本品为块状或柱状。绿色；条痕绿至淡绿色。金刚石光泽或玻璃光泽，透明至半透明。体较重，质硬脆，断面贝壳状。气无。味微咸。

鉴列　(1) 透射偏光镜下：为针状绿色雏晶。具多色性，Ng绿色，Np近无色，平行消光；正延性。

(2) 取本品闭管内，灼烧，管壁有水生成，并产生灰色之升华物（检查结晶水）。

(3) 取本品置木炭上灼烧，火焰现蓝色，并在木炭上生淡褐及浅灰白色之被膜，灼烧久时则生成金属铜球（检查铜盐）。

(4) X 射线衍射分析曲线为 5.40(10)，5.00(10)，2.82(10)，2.75(10)，2.62(10)，1. 815(8)，1.603(8)。

(5) 差热分析曲线特征　吸热 300 ℃（大），433 ℃（中）；放热 388 ℃（中），960 ℃（宽，小）。120～210 ℃之间失重 0.5%，210～430 ℃间失重 5.5%，430 ℃以后持续失重。

【成分】　主要成分为碱式氯化铜〔2Cuₓ(OH)₃Cl〕或写作〔CuCl₂·3Cu(OH)₂〕。常混有铝、铁、镁、镍等杂质。人工制品亦含有不同量的钙及有杂质或有害成分如铅等。

【药理】　毒性　天然绿盐由铜溶液与蛋白质化合会生成蛋白化合物，其浓溶液用于扬面会起腐蚀作用，而可消云翳。如误服能刺激胃黏膜引起呕吐、腹痛等。吸收进入体内能破坏红细胞并恶化肝功能，出现急性贫血、眩晕、脉细、体温下降，严重时可致痉挛、麻痹而死亡。故只作外用药。另外，有铜炊具时，应该避免与盐及酸性菜肴接触，以免产生绿盐成分。

【药性】　咸，苦，平。有毒。归肝经。
1.《新修本草》："味咸苦辛，平，无毒。"
2.《海药本草》："味咸，涩。"

【功用主治】　明目去翳。主治目翳，目涩昏暗，泪多眵多。

1.《新修本草》:"主目赤泪出,肤翳眵暗。"

2.《海药本草》:"主明目消翳,点眼;及小儿无辜疳气。"

【用法用量】 外用:研细配膏,点眼或敷贴;或制成稀溶液作冲洗剂,亦可外掺。

【宜忌】 本品有剧毒,不宜内服。外用须经净制。

【选方】 1.治目昏暗赤涩泪多出 盐绿一分,蕤仁一两(汤浸,去赤皮)。上药一处熟研,人好酥一分,更研令匀。每夜卧时,取麻子大点之。《圣惠方》

2.治目胎赤痛 盐绿一分,蜜半两。上二味,于蚌蛤壳内相和。每夜临卧时,于火上炙令暖,点日眦头立差。《圣济总录》点眼盐绿膏

3.治眼卒生翳膜 盐绿半两,盐花一钱,龙脑一豆大。上件药,研如粉,以瓷合盛。每以半粟米大,日三度点之。《圣惠方》

4.治齿龋痛,虫蚀齿疼痛,出脓水不绝 盐绿、麝香(细研)、黄连(去须)各一分,石胆一钱。上药同于乳钵内细研为散。每用一字,掺于湿纸片上贴之,日二三度。忽患口疮者,绵裹半钱,含。《圣惠方》盐绿散

4824 绿兰花 lǜ lán huā
《重庆草药》

【异名】 脓泡药《贵州草药》,汤湿草、野田菜、鹅肠草、五瓣梅、猫脚迹、猫儿菜《全国中草药汇编》。

【基原】 为玄参科通泉草属植物通泉草的全草。

【原植物】 通泉草 *Mazus japonicus* (Thunb.) O. Kuntze 又名:虎仔草、石淋草《泉州本草》。

一年生草本,高3~30cm。近无毛。主根垂直向下,须根细。茎直立,基部分枝、披散。基生叶少,叶片倒卵状匙形,膜质,先端全缘,具疏齿,基部楔形,下延成带翅的叶柄;茎生叶少数,与基生叶相似。总状花序生于茎枝顶端,花稀疏;花萼钟状;花冠紫色或蓝色,上唇短而直立,2裂,裂片卵状三角形,下唇中裂片较小突出,倒卵圆形;雄蕊4;子房无毛,花柱2裂。蒴果球形。种子小而多数,黄色,种皮上有不规则的网纹。花、果期4~10月。

生于海拔2 500 m以下的湿润的草坡、沟边、路旁及林缘。除内蒙古、新疆、宁夏外,全国其他地区多有分布。

【采收加工】 5~10月均可采收,鲜用或晒干。

【药性】 苦、微甘,凉。

1.《贵州草药》:"性平,味辛、涩。"

2.《安徽中草药》:"性凉,味苦、微甘。"

3.《四川中药志》1982年版:"苦,寒。"

【功用主治】 清热解毒,利湿通淋,健脾消积。主治热毒痈肿,脓疱疮、疔疮、烧烫伤,尿路感染,腹水,黄疸型肝炎,消化不良,小儿疳积。

1.《重庆草药》:"清热解毒。治红肿溃疡,无名肿毒。"

2.《安徽中草药》:"清热利尿,健脾消积。主治尿路感染,腹水,消化不良,疳积,黄疸型肝炎。"

3.《全国中草药汇编》:"止痛,健胃,解毒。主治偏头痛,消化不良、疔疮,脓疱疮,烫伤。"

4.《四川中药志》1982年版:"用于热毒疮肿,乳痈,烧烫伤。"

【用法用量】 内服:煎汤,10~15 g。外用:鲜品捣敷。

【选方】 1.治痈疽疮肿 千(通泉草)全草。研细末,冷水调敷患处,每日一换。《泉州本草》

2.治乳痈 通泉草30 g,蒲公英30 g,橘叶12 g,生甘草6 g。

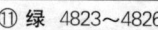
通泉草

水煎服。《四川中药志》1982年版

3.治消化不良、疳积 通泉草、葎草各15 g。煎服。《安徽中草药》

4.治心脏性水肿 鲜通泉草适量,知陈萝卜子捣烂,加皮硝拌匀,包敷肚脐上。《浙江药用植物志》

4825 绿豆叶 lǜ dòu yè
《开宝本草》

【基原】 为豆科豇豆属植物绿豆的叶。

【原植物】 参见"绿豆"条。

【药性】 《本草汇言》:"味苦,气寒,无毒。"

【采收加工】 7~9月采收,随采随用。

【功用主治】 清热解毒。主治霍乱吐泻,斑疹、疔疮,疥癣,药毒,火毒。

1.《开宝本草》:"霍乱吐下,绞汁和醋少许,温服。"

2.《本草汇言》:"治疗疮,斑疹,金、石、丹、火诸毒,及霍乱吐下,并绞汁,和温汤饮之。"

【用法用量】 内服:捣汁,15~30 g。外用:捣烂布包擦。

【选方】 治风癣干疥 绿豆叶,捣烂,和米醋少许,用旧帛擦之。《本草汇言》

4826 绿豆皮 lǜ dòu pí
《纲目》

【异名】 绿豆壳《本经逢原》,绿豆衣《山西中药志》。

【基原】 为豆科豇豆属植物绿豆的种皮。

【原植物】 参见"绿豆"条。

【采收加工】 取绿豆发芽后残留的皮壳晒干而得。

【药材】 绿豆皮 *Vignae Radiatae Testa* 产于全国大部分地区。

性状 本品多向内卷成梭形及不规则形,长4~7 mm,直径约2 mm。表面黄绿色至暗绿色,微有光泽;种脐呈长圆形状,其上常有残留黄白色种柄;内表面色较淡。质较脆,易捻碎。气微,味淡。

鉴别 粉末特征:黄绿色。种皮栅状细胞成片。横断面观细胞1列(种脐处2列),狭长,稍不平整,长56~94 μm,宽8~11 μm;外壁及侧壁上部有明显增厚,有细纹沟纹,中部及下部较厚,内壁薄,胞腔明显;顶面观呈多角形,孔沟细密,胞腔细小或不明显,底面观胞腔大。种皮支持(滴漏)细胞1列,侧面观呈哑铃状,长18~67 μm;表面观呈类圆形或长圆形,直径14~32 μm,可见环状增厚壁。淀粉粒有可见,单粒,呈肾形、长圆形、类圆形、圆三角形或不规则形,一端稍尖凸,直径3~30 μm,长至43 μm;脐点短缝状、星状或点状,层纹多不明显。

【炮制】 取原药材,除去杂质,抢水洗净,干燥。

饮片性状 参见"药材"项。

贮干燥容器内,置通风干燥处。

【药性】 甘,寒。归心、胃经。

1.《开宝本草》:"寒。"

2.《纲目》:"甘,寒,无毒。"

3.《青岛中草药手册》:"入心、胃经。"

【功用主治】 清暑止渴,利尿解毒,退目翳。主治暑热烦渴,泄泻,痢疾,水肿,痈肿,丹毒,目翳。

1.《纲目》:"解热毒,退目翳。"

2.《随息居饮食谱》:"清风热,去目翳,化斑疹,消肿胀。"

3.《江苏省植物药材志》:"为清凉解毒药,又为滋养品,有利尿解热作用。生用绞汁服,治丹毒、烦热,痘疹,热痢。"

4.《山东中草药手册》:"清暑止渴,利尿解毒。治暑热烦渴,水肿,食物中毒。"

【用法用量】 内服:煎汤,9~30 g;或研末。外用:研末和水洗。

【选方】 1. 治暑热烦渴 绿豆皮 12 g，鲜荷叶 30 g，白扁豆花 9 g。水煎服。《山东中草药手册》）

2. 治头晕 绿豆衣 15 g，桑叶 12 g，荷叶 9 g。煎汤当茶饮。《内蒙古中草药》）

3. 治水肿 绿豆皮 15 g，冬瓜皮 30 g，赤小豆 30 g。水煎服。《山东中草药手册》）

4. 治斑痘目生翳 绿豆皮、白菊花、谷精草等分，为末。每用一钱，以干柿饼一枚，粟米泔一盏，同煮干。食柿，日三服。《直指方》通神散）

4827 绿豆芽 lǜ dòu yá 《纲目》）

【异名】 豆芽菜《本草汇言》）。

【基原】 为豆科豇豆属植物绿豆的种子经浸罨后发出的嫩芽。

【原植物】 参见“绿豆”条。

【药理】 1. 抗肿瘤作用 从绿豆芽中分离纯化的苯丙氨酸解氨酶于体外对小鼠 L_{1210} 白血病细胞的生长有抑制作用。

2. 抗氧化作用 在硫代巴比妥酸反应物阻断试验中，绿豆芽显示抗氧化活性，煮沸后抗氧化活性下降幅度较小，可能存在耐热的抗氧化物质。

【药性】 甘，凉。

1.《纲目》：“甘，平，无毒。”

2.《本草求原》：“甘，凉。”

【功用主治】 清热消暑，解毒利尿。主治暑热烦渴，酒毒，小便不利，目翳。

1.《纲目》：“解酒毒、热毒、利三焦。”

2.《本草汇言》：“解毒清暑，通利三焦，润达二便。”

3.《本草求原》：“解酒，清热，明目，利三焦。”

【用法用量】 内服：煎汤，30～60 g；或捣烂绞汁。

【宜忌】 姚可成《食物本草》：“脾胃虚寒之人，不宜久食。”

【选方】 治白带，肾盂肾炎，尿道炎 鲜绿豆芽 30～60 g，捣烂绞汁，加红糖适量，炖服。《福建药物志》）

4828 绿豆花 lǜ dòu huā 《纲目》）

【基原】 为豆科豇豆属植物绿豆的花。

【原植物】 参见“绿豆”条。

【采收加工】 6～7 月摘取花朵，晒干。

【功用主治】 《纲目》：“解酒毒。”

【用法用量】 内服：煎汤，30～60 g。

4829 绿豆粉 lǜ dòu fěn 《纲目》）

【异名】 真粉《日用本草》）。

【基原】 为豆科豇豆属植物绿豆的种子经水磨加工而得的淀粉。

【原植物】 参见“绿豆”条。

【药理】 降脂、抗动脉粥样硬化作用 绿豆粉及发芽绿豆的粉有降脂作用。绿豆粉（刚露幼芽的绿豆晒干研磨）作为饲料可防止高脂饲料所致大鼠的血、主动脉及肝的脂质含量增高。以绿豆粉或发芽绿豆粉喂饲（占饲料量的 70%），对高脂饲料造成高脂血症家兔有降低血清总胆固醇、β脂蛋白作用，减轻兔血管病变、冠状病变斑块数及管腔阻塞程度，并降低异丙肾上腺素负荷时病理心电图的发生率。

【药性】《日用本草》：“味甘，凉，平，无毒。”

【功用主治】 清热消暑，凉血解毒。主治暑热烦渴，霍乱吐利，痈肿疮疡，丹毒，烧烫伤，跌打损伤，肠风下血，酒毒。

1.《日用本草》：“解诸热，益气，解酒食诸毒。治发背，痈疽，疮肿和汤火伤灼。”

2. 汪颖《食物本草》：“解觥菌砒毒。”

3.《医学入门》：“和五脏，安精神，行十二经脉，益气力，润皮肤，除热毒风，厚肠胃，可常食之。”

4.《纲目》：“新水调服，治霍乱转筋，解诸药毒。”

5. 姚可成《食物本草》：“滋脏腑，益肠胃，凉血，解诸毒，凉大肠，止下血。”

6.《本经逢原》：“治痈疽，痘毒，痘疮，湿烂。”

7.《得配本草》：“敷痈肿，消丹毒。”

【用法用量】 内服：水调，9～30 g。外用：调敷；或粉扑。

【选方】 1. 治霍乱吐利 绿豆粉、白糖各二两。新汲水调服。《生生编》）

2. 治发背内溃及诸恶疮攻心呕痈 乳香（通明者）一两（用水外浸，以乳钵研细），真绿豆粉（研）四两。上二味合研极细。每服一钱匕，新水调下。《圣济总录》托里汤）

3. 治一切痈毒初起 绿豆粉（炒黄黑色），猪牙皂荚一两。为末。用米醋调敷之，皮破者油调之。《秘传经验方》）

4. 治痘后痈毒初起 绿豆、赤小豆、黑大豆等分。为末。醋调，时时扫涂，即消。《医学正传》三豆膏）

5. 治口舌生疮，久不差 绿豆粉半两，朱砂半两。上二味捣罗为末，糯米粥为丸，如绿豆大。先用冷水漱口，后含化一丸，咽津无妨。《圣济总录》金粉丸）

6. 治火烧烫伤 绿豆粉不拘多少，炒令微焦，研细。以生油涂疮上。《圣济总录》定痛膏）

7. 治夏月痱子痒痛 绿豆粉四两（微炒），滑石半两（研）。拌匀研粉，绵扑子扑之。《百一选方》玉女英）

8. 治解误服热剂，烦渴闷乱，或作吐，或狂渴 绿豆粉一两，净黄连、干葛、甘草各半两。上除绿豆粉外，余三味或晒或焙，为末，入乳钵同绿豆粉杵匀。每服半钱至一钱，温豉汤调服。《活幼心书》绿豆饮）

9. 解研石毒 绿豆粉、寒水石等分。以蓝根汁调服三五钱。《卫生易简方》）

10. 解酒毒 绿豆粉烫皮，多食之。《纲目》）

【各家论述】《本草经疏》：“绿豆粉所禀气味与绿豆同，故能解诸热及酒食毒，汤火伤也。发背、痈疽、疮肿，皆热毒所致，甘寒解肌明之热，则毒气不致犯胃而呕恶，肠胃清凉而诸肿散矣。热伤气，除热故能益气也。”

4830 绿段草 lǜ duàn cǎo 《植物名实图考》）

【异名】 地胆《植物名实图考》），花花草、小花草、花叶叶《红河中草药》）。

【基原】 为野牡丹科蜂斗草属植物小蜂斗草的全株。

【原植物】 小蜂斗草 Sonerila laeta Stapf [S. picta auct. non Korth]

小灌木，高约 30 cm。茎四棱形，有棱，被柔毛及疏腺点。叶对生；叶片纸质，椭圆形或卵状椭圆形，先端短尖，基部楔形，表面被有短刺毛，毛基部具有白色斑点，中脉微凹，侧脉约 3 对，背脉具星散的短刺毛。聚伞花序，顶生，有花 2～7 朵；花萼钟状管形；花瓣紫红色或红色，一侧偏斜；雄蕊 3 等长，花丝与花药等长；子房瓶形，膜质冠 3 裂。蒴果倒圆锥形，具有三棱，三纵裂。花期 9～10 月，果期约

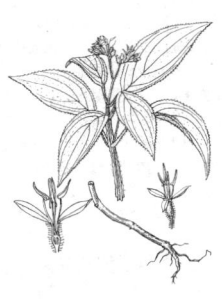

小蜂斗草

12月。

生于海拔150～1 300 m的山谷、林下阴湿地及沟边。分布于云南等地。

【采收加工】 5～7月采收，鲜用或切碎晒干。

【药性】《云南中草药》："淡，平。"

【功用主治】《云南中草药》："清热解毒，活络止痛。主治结膜炎，肺结核，胃痛，麻风，骨折，带状疱疹。"

【用法用量】 内服：煎汤，9～15 g；或研末炖肉。外用：捣汁点眼；或捣敷。

【选方】 1. 治肺结核，胃痛　干花花草9～15 g。煎服或研末炖肉服。

2. 治结膜炎　鲜花花草适量。捣汁点眼。(1、2方出自《红河中草药》)

3. 治骨折，带状疱疹　鲜花花草捣烂敷患处。(《云南中草药》)

4831 绿绒蒿 lǜ róng hāo 《高原中草药治疗手册》

【基原】 为罂粟科绿绒蒿属植物长叶绿绒蒿和全缘绿绒蒿的全草或根。

【原植物】 1. 长叶绿绒蒿 *Meconopsis lancifolia* (Franch.) Franch. [*Cathcartia lancifolia* Franch.] 又名：具叶绿绒蒿(《云南药用植物名录》)。

一年生草本，高6～25 cm。主根圆锥形。茎直立。叶基生；叶片披针形，先端圆，基部楔形，下延成翅，边缘通常全缘。花茎中间粗，两端渐狭，花序顶生，成聚伞总状；花瓣4～8，紫色或蓝色，倒卵形；花丝线状，与花瓣同色，花药黄色至黑褐色；子房长圆形或椭圆形，被黄褐色伸展的刺毛，柱头无毛。蒴果狭倒卵形至长圆状椭圆形，成熟时褐色。花、果期6～9月。

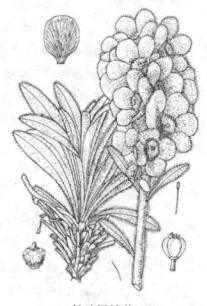

长叶绿绒蒿

生于海拔3 900～4 500 m的高山灌丛下或草坡。分布于四川、云南、西藏、甘肃等地。

2. 全缘绿绒蒿 *M. integrifolia* (Maxim.) Franch. [*Cathcartia integrifolia* Maxim.] 又名：毛瓣绿绒蒿(《全国中草药汇编》)，黄芙蓉(云南)，鹿茸棠(四川)。

一年生草本，高近150 cm。主根粗，具须根。茎粗壮。基生叶莲座状，中间常混生鳞片状叶；下部茎生叶互生；上部茎生叶，近无柄；最上部茎生叶通常假轮生状。花瓣6～8，黄色或稀白色；花丝线状，金黄色；花药橘红色；蒴果。花、果期5～11月。

全缘绿绒蒿

生于海拔3 800～5 000 m的高山灌丛下、山坡、草甸。分布于四川、云南、西藏、甘肃、青海等地。

【采收加工】 7～8月采收，阴干。

【药材】 绿绒蒿 *Meconopsis* Herba seu Radix　主产于甘肃、四川、云南、西藏等地。

性状　长叶绿绒蒿　全草多破碎。根茎及根圆锥形，长5～

10 cm，直径0.2～2 cm。表面棕褐色至棕黄色，根茎顶端有众多黄色硬毛及叶鞘残基状，下部有横向不规则鳞片状斑痕或环纹。茎圆柱形，多扭缩，表面黄绿色或紫棕色，有纵沟纹；质脆易断，断面中空。内表面白色膜质状。叶多皱缩破碎，两面均被硬毛。花近圆球形，花萼绿色至灰褐色，有疏毛，花冠4瓣，蓝色或紫色，雄蕊多数，子房上位。蒴果椭圆形至长卵形，长0.9～3 cm，直径0.4～0.9 cm，表面黑褐色，多具7条纵棱。种子长三角形，略弯，长约1.5 mm，直径0.5 mm，表面棕红色，有纵皱。气微，味微苦。

全缘绿绒蒿　全草皱缩破碎，长25～90 cm。主根长10～20 cm，直径0.5～1 cm，表面棕褐色。茎单一，直径0.6～1.5 cm，密被棕黄色长柔毛；质脆易断。基部叶簇生，皱缩；完整叶片呈倒披针形或倒卵形，长约30 cm，宽约4 cm，先端急尖或钝，主脉3～5条，表面枯绿色，被疏长毛，叶柄及叶片略等长。茎上部叶无柄。花单生或呈总状，花瓣黄色，多脱落。气微，味苦。

鉴别　根横切面：木栓层为数列细胞，部分已脱落。皮层窄，细胞切向延长，内含少量淀粉粒。韧皮部狭窄。导管数个至数十个成群，呈断续的放射状排列；射线部位常有径向裂隙。

叶横切面：上下表皮均为1列扁平、外壁角质增厚的细胞。叶肉全为海绵组织细胞。维管束外韧型，导管周围细胞内有时可见棕黑色块状物。

粉末特征：灰绿色。非腺毛多细胞。具刺；导管多为螺纹，亦见网纹及环纹；花粉粒圆球形，直径30～35 µm；木薄壁细胞长方形，具纹孔；具草酸钙簇晶；气孔为不定式，副卫细胞4～5个。

【成分】 长叶绿绒蒿全草含氨基酸，有机酸，强心苷，挥发油，糖类，鞣质，生物碱，香豆素。

【药理】 抗菌作用　长叶绿绒蒿水提取液对痢疾杆菌有抑制作用。

【药性】 味苦、涩，性寒，小毒。

1.《西藏常用中草药》："甘、涩，寒。有小毒。"

2.《甘肃中草药手册》："甘、苦，寒。有小毒。"

【功用主治】 清热利湿。主治肺热咳嗽，湿热黄疸，水肿，创伤久不愈合。

1.《西藏常用中草药》："清热泄肺，除湿利水。治咳嗽，肺炎，肝炎，湿热水肿。"

2.《甘肃中草药手册》："全草可催吐、生肌，根可升举中气。主治湿热黄疸，伤口久不愈合，疮疡流黄水及中气下陷等症。"

3.《藏药标准》："清热，利尿，消炎，止痛。"

【用法用量】 内服：煎汤，3～6 g。外用：研末敷。

【宜忌】 体弱者及孕妇慎服。

【选方】 1. 治湿热黄疸　全缘绿绒蒿适量。研末内服，每次0.3 g，每日2次，盐水送下，以吐为度。

2. 治中气下陷　全缘绿绒蒿根适量。研末内服，每次0.3～0.6 g，每日2次。(1、2方出自《甘肃中草药手册》)

4832 绿笋片 lǜ sǔn piàn 《纲目拾遗》

【异名】 绿笋干(《竹谱详录》)，玉版笋(《纲目》)，草鞋底、蝴蝶尖(《纲目拾遗》)。

【基原】 为禾本科慈竹属植物绿竹嫩笋的制成品。

【原动物】 绿竹 *Dendrocalamopsis oldhami* (Munro) Keng f. [*Bambusa oldhami* Munro; *Sinocalamus oldhami* (Munro) McClure] 又名：坭竹、石竹、毛绿竹(广东)、长枝竹、效脚绿(台湾)。

秆幼时被白粉，粉退后呈绿色或暗绿色，高达6～9 m，直径5～8 cm。箨鞘脱落性，先端近截形；箨耳具细毛；箨舌近全缘或上缘呈波状；箨片直立，三角形。小枝有叶6～15枚；叶鞘初时有小刺毛，边缘有时疏生纤毛；叶舌矮、截平或圆拱起；叶片长圆状披针形，下面被柔毛，边缘粗糙或有小刺毛。花枝无叶；假小穗单生或丛生于花枝各节，两侧扁，下部绿色，上部赤紫色；苞片3～5，上方

1或2片腋内发芽;小穗含5～9朵小花;颖1片,卵形,边缘生纤毛,具多脉;外稃与颖相似;内稃长13 mm,先端尖锐而不具裂缺,背部两脊间有3～5脉,脊外至边缘各有2脉,边缘和脊上均生显著的纤毛;鳞被3;花药长8 mm;子房卵形,被粗毛,花柱显著,较子房为长,先端有3条长而纤细的羽毛状柱头。笋期5～11月,花期夏、秋季。

生于山坡、路旁。为我国台湾省普遍栽培的竹类之一。分布于浙江、福建、广东、广西、海南及台湾等地。

【采收加工】 春、夏季挖鲜笋,去净箨叶,煮熟,切片,晒干或烘干。

【药性】《纲目拾遗》:"味甘,性平。"

【功用主治】《纲目拾遗》:"治实喘,消痰。"

【用法用量】 内服:煎汤,30～60 g。

4833 绿豆升麻 lǚ dòu shēng má（《万县中草药》）

【基原】 为毛茛科类叶升麻属植物类叶升麻的根茎。

【原植物】 类叶升麻 Actaea asiatica Hara [Actaea spicata L. var. asiatica (Hara) S. H. Li et Y. H. Huang]

多年生草本,高30～80 cm。根茎横生,外皮黑褐色,有细根。茎直立。茎下部叶为三回三出近羽状复叶;具叶柄;叶片三角形;顶生小叶卵形或宽卵状菱形,边缘有锐锯齿,侧生小叶卵形或斜卵形,上面近无毛,下面脉上被毛;茎上部叶似茎下部叶,但较小,具短柄。总状花序有多数花;花序轴和花梗被短柔毛;花两性,萼片4;雄蕊多数;心皮1。浆果近球形,紫黑色;种子卵形,有3纵棱。花期5～6月,果期7～9月。

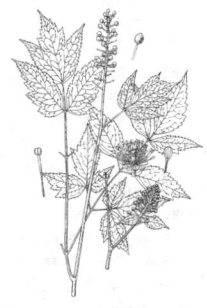
类叶升麻

生于海拔350～3 100 m的山地林下、草地或沟边阴处。分布于东北及河北、山西、内蒙古、湖北、四川、云南、西藏东部、陕西、甘肃、青海。

【采收加工】 春、秋二季采挖,切片,晒干。

【成分】 根茎含苷元成分:schisanlignone C、D、schisanligna-ol D。

【药理】 催吐、致泻作用 绿豆升麻(类叶升麻)根有催吐和致泻作用,动物食后发生腹泻、呕吐和严重的胃肠炎[1]。

【药性】 辛,微苦,平。

1.《甘肃中草药手册》:"辛、苦,微温。"

2.《全国中草药汇编》:"辛、苦,凉。"

【功用主治】 散风热,透疹,解毒。主治风热头痛,风疹,麻疹不透,百日咳,犬咬伤。

1.《甘肃中草药手册》:"祛风湿,发表透疹。主治风湿疼痛,麻疹不透,皮肤风疹等症。"

2.《全国中草药汇编》:"祛风止咳,清热解毒。主治感冒头痛,百日咳。外用治犬咬伤。"

【用法用量】 内服:煎汤,3～9 g。外用:捣敷。

【选方】 1. 治皮肤风疹 类叶升麻9 g,荆芥6 g,防风、牛蒡子、黄芩、白芷各9 g。水煎服。(《甘肃中草药手册》)

2. 治小儿麻疹不透 绿豆升麻、芫荽、西河柳、椿树皮各9 g。水煎服。

3. 治子宫脱垂 绿豆升麻、益母草各15 g,棕树子30 g,八月瓜1个。炖母鸡服。(2、3方出自《万县中草药》)

4834 绿叶五味子 lǚ yè wǔ wèi zǐ（《湖南药物志》）

【异名】 内风消、小血藤(《湖南药物志》),过山风(《广东药用植物手册》),风沙藤(广东)。

【基原】 为五味子科五味子属植物绿叶五味子的藤茎或根。

【原植物】 绿叶五味子 Schisandra viridis A. C. Smith

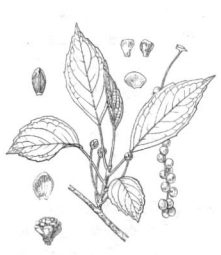
绿叶五味子

落叶藤本。幼枝圆柱形,有细棱,紫褐色,老枝呈片状剥落,灰褐色。叶互生,纸质;具叶柄;叶片卵状椭圆形、卵形或倒卵形,先端渐尖,基部钝或楔形,边缘有锯齿或波状疏齿,上面绿色,下面浅绿色,网脉两面明显。花单性,雌雄异株;雄蕊10～20;雌蕊群椭圆形,心皮15～20,花柱不明显。聚合果长5～5 cm,有小浆果15～20。种子1～2,肾状椭圆形,种皮具瘤点。花期4～6月,果期6～10月。

生于250～1 200 m的林中、山坡路旁及山沟溪边。分布于浙江、安徽、福建、江西、湖南、广东、广西、贵州等地。

【采收加工】 全年均可采收,切片,晒干或鲜用。

【药性】 辛,温。

【功用主治】 祛风活血,行气止痛。主治风湿骨痛,胃痛,疝气痛,月经不调,荨麻疹,带状疱疹。

【用法用量】 内服:煎汤,15～30 g。外用:煎水洗;或捣敷;或绞汁搽。

【选方】 1. 治风湿骨痛久治不愈 过山风60 g,两面针15 g,钻骨风30 g。水煎服。

2. 治心胃寒痛 过山风,小毛蒡各30 g。水煎温服。

3. 治疝气肿痛 过山风30 g,小茴香20 g。水煎温服。

4. 治妇女月经不调,经痛有瘀血块 过山风30 g,益母草60 g,土鳖虫10 g,川楝子10 g。水煎微温服。(1～4方出自《中国民间生草药原色图谱》)

5. 治荨麻疹 绿叶五味子全株。煎水洗。

6. 治带状疱疹 绿叶五味子鲜叶捣烂敷或绞汁搽。(5、6方出自《湖南药物志》)

十二画

4835 **琴叶榕** qín yè róng（《广西药用植物名录》）

【异名】 山沉香、过山香（《广西药用植物名录》），铁牛入石（《全国中草药汇编》），牛根子（福建）。

【基原】 为桑科无花果属植物琴叶榕的根、叶。

【原植物】 琴叶榕 *Ficus pandurata* Hance　又名：鸡公木、筛箕子木（《广西药用植物名录》），牛奶子树（《全国中草药汇编》），牛奶柴、水榕（《福建药物志》），倒吊葫芦（《广东植物志》）。

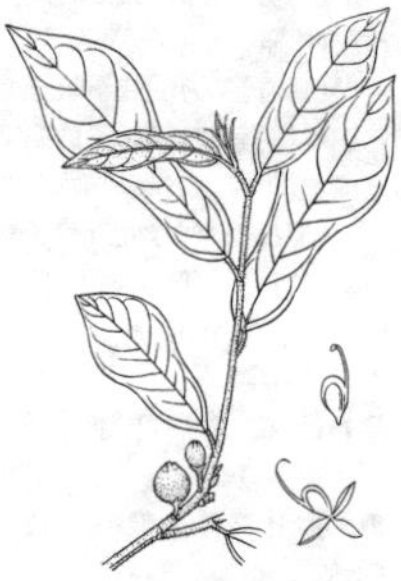

琴叶榕

落叶小灌木，高 1～2 m。叶互生；具叶柄，被粗伏毛；叶片纸质，提琴形或倒卵形，长 4～11 cm，宽 1.5～6 cm，先端急尖，基部圆形或宽楔形，上面无毛，下面浅绿，有短毛；基出脉 3 条，侧脉 3～5 对，网脉明显。隐头花序（榕果）单生于叶腋或已落叶的叶腋，卵圆形，成熟时紫红色，先端有脐状突起；总花梗长 3～10 mm；雄花、瘿花生于同一花序托内；雄花花被片 4，雄蕊 3，花丝长短不一；瘿花花被片 3～4，花柱侧生；雌花生于另一花序托内，花柱侧生。瘦果。花期 6～11 月。

生于山地疏林、灌木丛或村落路旁。分布于华南及浙江、福建、江西、云南等地。

【采收加工】 9～10 月挖根，7～10 月采叶，鲜用或晒干。

【药理】 1. 抗氧化作用　琴叶榕根水提取液体外能清除超氧阴离子。水提取液灌胃，升高大鼠血清超氧化物歧化酶，减少丙二醛含量。

2. 抗炎作用　琴叶榕根提取液给细菌性前列腺炎模型大鼠喂饲，减少尿液、前列腺液白细胞，增加琥珀酸脱氢酶、*β*-羟化甾体脱氢酶、酸性磷酸酶的活性，前列腺组织结构基本完整。

【药性】 甘、微辛，平。

1.《广西本草选编》："味涩、微辛。"

2.《全国中草药汇编》："甘，温。"

【功用主治】 祛风除湿，解毒消肿，活血通经。主治风湿痹痛，黄疸，疟疾，乳汁不通，乳痈，痛经，闭经，跌打损伤，毒蛇咬伤。

1.《广西本草选编》："祛风解毒，活血调经。主治风湿痹痛，腰腿痛，胃痛，黄疸，乳痈，闭经，月经不调。"

2.《全国中草药汇编》："行气活血，舒筋活络。主治乳汁不通，跌打损伤，外用治乳腺炎。"

3.《浙江药用植物志》："消肿，解毒。主治背痈，疟疾。"

【用法用量】 内服：煎汤，30～60 g。外用：捣敷。

【选方】 1. 治腰背酸痛　琴叶榕干根 30～60 g，穿山龙干根 15 g。酒水煎服。（《福建中草药》）

2. 治黄疸　琴叶榕根 60 g，马蓝 60 g。水煎服。

3. 治疟疾　琴叶榕根 30～45 g。切片，酒炒，水煎 2 次，于症发前 4 小时和 2 小时各服 1 次。

4. 治乳痈　鲜琴叶榕根 60 g。水煎去渣，用甜酒兑服。外用琴叶榕叶捣敷患处。（2～4 方出自《江西民间草药验方》）

5. 治痛经　琴叶榕干根 30 g，益母草 15 g，艾叶 6 g。水煎服。（《福建中草药》）

6. 治跌打损伤　琴叶榕鲜根 45 g，酒水各半煎服；另取鲜叶捣烂，加酒糟调匀，烘热外敷。（《福建药物志》）

7. 治毒蛇咬伤　琴叶榕 30 g，煎水服；外用根捣烂敷伤口。（江西《草药手册》）

4836 **琥珀** hǔ pò（《别录》）

【异名】 育沛（《山海经》），虎魄（《急就篇》），虎珀（《汉书》），江珠（《博物志》），琥魄（《后汉书》），兽魄、顿牟（《隋书》），血琥珀、血珀、红琥珀（《矿物药浅说》）。

【基原】 为古代松科松属植物的树脂，埋藏地下经年久转化而成的化石样物质。

【原矿物】 琥珀 Amber

呈不规则的团块状、钟乳状或散粒状。有时内具昆虫或植物的化石，散在煤或砂质黏土中。煤层中者，质较坚硬称煤珀。黏土中者，质酥、体较轻称琥珀。颜色为棕黄色、橙黄色或黄色，时有红色、褐色或绿色等。透明至不透明，有松脂光泽。硬度 2～2.5。相对密度 1.05～1.09。易熔。加热至 150 ℃变软，250～400 ℃时熔融。溶于硫酸和热硝酸中，部分溶于乙醇、乙醚和松节油。

主要分布于白垩纪或第三纪的砂砾岩、煤层的沉积物中。产于辽宁、广西、贵州、云南等地。

【采收加工】 从地层或煤层中挖出后，除去砂石、泥土等杂质。

【药材】 琥珀 *Succinum*　主产于云南腾冲，河南南阳、西峡，广西平南、贵县，辽宁抚顺。

商品规格　商品过去按产地不同分为云珀、广西珀、河南珀、湖南珀、抚顺珀。过去尚有"毛珀"和"光珀"之分。"毛珀"系天然品，未经加工，表面不光滑，药用多为本品；"光珀"为加工品，表面光滑，多作器皿，又称器珀。

性状　琥珀　为不规则块状、钟乳状、粗颗粒状。块状者大小不一；钟乳状者直径 1～4.5 cm，长达 7 cm。表面光滑或凹凸不平，血红色、淡黄色至淡棕色或深棕色，常相间排列；条痕白色。透明至半透明。树脂样光泽。体较轻，质酥脆，捻之易碎。断面平滑，具玻璃样光泽。摩擦之，显电气性，能吸引灯心草或薄纸片。稍有松脂气，味淡，嚼之易碎，无砂石感。

煤珀　为不规则多角形块状或颗粒状。淡黄色、淡棕色或黑褐色。有光泽，质坚硬，捻不易碎。断面有玻璃样光泽。有煤油气，味淡。嚼之无砂石感。

鉴别　(1) 透射偏光镜下：琥珀浅黄色；折光率 $N\approx1.535$，几乎见不到糙面；风化后，折光率降低，$N\approx1.510$ 或 1.490。煤珀蜡黄色，质地较杂；折光率 $N\approx1.540$。两者于正交偏光镜间全黑，为非晶质均质体。

(2) 琥珀燃之易熔，稍冒黑烟，刚熄灭时冒白烟，微有松香气。煤珀燃之冒黑烟，刚熄灭时冒白烟，有似煤油的臭气。

(3) 紫外光谱：分别取琥珀和松香的样品各 1 g，以石油醚(60～90 ℃)10 ml 浸渍 4 小时，滤过，滤液以石油醚稀释至每 1 ml 含药 0.1～1 mg，以岛津 UV—200 型紫外分光光度计进行测定，琥珀的吸收峰是 228 nm，松香的吸收峰是 242、251 nm。

(4) X 射线衍射分析：琥珀属非晶质体，故无 X 射线衍射反映。

(5) 差热分析曲线：琥珀的曲线无明确峰谷和失重点，且比煤珀的更复杂：吸热 100～110 ℃(小、宽)，370 ℃(小)，515 ℃(中)，645 ℃(大)。约 50 ℃ 开始，至 480 ℃急骤失重，占样重的85%；自 480～750 ℃失重缓慢，占样品的 25%。即受热挥发，高温(800 ℃)全部挥发。

煤珀的热分析曲线特征为：吸热 390 ℃双谷(中)，465 ℃(小)；放热 493 ℃(小)，605 ℃(中)。分三段失重，即分别在 390 ℃双谷间、465 ℃尖谷段和 456～605 ℃间。这些特点与其 C∶H∶O 的比值相关。

【成分】 主要含树脂、挥发油、二松香醇酸(diabietinolic acid)、琥珀银松酸(succinosilvinic acid)、琥珀树脂醇(succinoresinol)、琥珀松香醇(succinoabietiol)、琥珀酸(succinic acid)、龙脑(borneol)、琥珀氧松香酸(succoxyabietic acid)，还含有钠、锶、硅、铁、钨、镁、铝、钴、锰等元素。

【药理】 毒性 20%琥珀混悬液以 20 g/kg 给小鼠灌胃，连续 7 日，可见小鼠活动减少，体重等其他指标均正常。

【炮制】 取原药材，除去杂质，用时捣碎或研成细粉。

饮片性状 参见"药材"项。贮干燥容器内，置阴凉干燥处，防尘。

【药性】 甘，平。归心、肝、膀胱经。

1.《别录》："味甘，平，无毒。"

2.《海药本草》："温。"

3.《雷公炮炙药性解》："入心、脾、小肠三经。"

4.《本草求真》："专入心、肝，兼入小肠、肾。"

5.《本经续疏》："味苦，平。"

6.《本草分经》："入肝、肺、膀胱、心。"

【功能主治】 镇惊安神，散瘀止血，利水通淋，去翳明目。主治失眠、惊悸、惊风、癫痫、瘀血闭经，产后腹痛，癥瘕积聚，血淋血尿，目生翳障。

1.《别录》："主安五脏，定魂魄，杀精魅邪鬼，消瘀血，通五淋。"

2.《药性论》："治产后血疹痛。"

3.《本草拾遗》："止血生肌，合金疮。"

4.《日华子》："疗蛊毒，壮心，明目磨翳，止心痛，癫邪，破结癥。"

5.《珍珠囊》："利小便，清肺，止消瘀血。"

6.《本草正》："清心肺，消瘀血、痰涎。"

7.《玉楸药解》："凉肺清肝，磨障翳，止惊悸，除遗精白浊，下死胎胞衣，涂面益色，敷疔拔毒，止渴除烦，滑胎催生。"

【用法用量】 内服：研末，1～3 g；或入丸、散。外用：研末撒；或点眼。

【宜忌】 阴虚内热及无瘀滞者慎服。

1.《本草衍义补遗》："今古方用为利小便，若血少不利者，反致其燥结之苦。"

2.《本草经疏》："此药毕竟是消磨渗利之性，不利虚人。凡阴虚内热，火炎水涸，小便因少而不利者，勿服琥珀以强利之，利之则愈损其阴。"

【选方】 1. 治健忘恍惚，神虚不寐 琥珀、羚羊角(镑细)、人参、白茯神、远志(制)、甘草各等分。上为细末，猪心血和，炼蜜丸芡实大，金箔为衣。每服一丸，灯心汤嚼下。(《景岳全书》琥珀多寐丸)

2. 治小儿胎惊 琥珀、防风各一钱，朱砂半钱。为末。猪乳调一字，入口中。(《直指方》)

3. 治妇人经络否涩，腹内有瘀血，痛不可忍 琥珀半两(细研)，没药半两(细研)，虻虫半两。上除地黄捣汁外，二味和匀。每服二钱，水酒各半盏，煎至七分，入地黄汁一合，再煎数沸，去滓温服，不拘时候。(《普济方》琥珀散)

4. 治产后恶露未尽，寒热自汗，或肚腹作痛 琥珀一钱，大豆(炒，去皮)一两半，茯神一两。为末。每服二钱，空心浓煎乌豆、紫苏汤调下。(《赤水玄珠》大调经散)

5. 治小便淋血 用琥珀为末。每服二钱，灯心、薄荷煎汤调下。(《卫生易简方》)

6. 治老人虚人小便不通 琥珀研如粉。人参汤调下，一钱止。(《百一选方》)

7. 治目中翳 琥珀研为细末，点目中。(《普济方》)

8. 治一切痈疽痔漏恶血不止 琥珀二三分。研极细末。掺上，即能止血收口。脓水不干，用黄蜀葵花煎汤洗。(《文堂集验方》)

9. 治金疮出血不止，敷此无瘢痕 琥珀屑、降香真末、血竭等分。为极细末。敷伤处。(《张氏医通》紫金丹)

【各家论述】 1.《本草衍义补遗》："琥珀属阳，今古方用为利小便，以燥脾土有功，脾能运化，肺气下降，故小便可通。"

2.《雷公炮制药性解》："《内经》曰：主不明则十二官危，使道闭塞而不通。服琥珀，则神室得令，五脏安，魂魄定，邪何所附？病何自生邪？于是使道通，而瘀血诸症靡弗去矣。夫目得血而能视，心宁则荣和，而瞖可足瘳？金疮者，惟患其血逆于腠尔，能止之矣，未有不瘳者也。"

3.《本草经解》："五脏藏阴者也，血有所藏，则五脏为之不安，琥珀甘平和血，故安五脏也。气入阳神，味甘入脾，质坚有镇定之功，所以入脾脾而定魂魄也。魂魄定则神内守，而精魅邪鬼不得犯之，所以云能杀鬼魅也。气平通利，味甘则缓中，所以能消瘀血也。气平入肺，肺通水道，所以入通五淋。"

4.《国药诠证》："五脏有血积则不安，魂魄因气阻而不定，则精魅至而邪鬼作矣。琥珀有破血利气之效，故能安五脏、定魂魄，杀精魅邪鬼也。消瘀血，通五淋，均破血利气之效。藏器用以止血生肌合金疮，以其能燥湿而散血也。元素用以清肺利小肠，以其能散湿而利水也。"

4837 琼枝 qióng zhī (纲目)

【异名】 石华(郭璞《江赋》)，石花菜(《日用本草》)，石花、海菜、草珊瑚(《南越笔记》)；瑶枝(《大明一统志》)。

【基原】 为红翎菜科麒麟菜属植物琼枝的藻体。

【原植物】 琼枝 Eucheuma gelatinae(Esp.) J. Ag. 又名：胶麒麟菜(广东)。

藻体黄绿色或紫红色，夏季藻体背面黄色，腹面红色，软骨质，匍匐重叠，不规则叉状或羽状分枝，枝上部斜立，扁平，宽 3～5 mm，厚 1～2 mm，枝端及藻体腹面常具有圆盘状固着器，而以腹面较多。髓部中央有密集的藻丝。四分孢子囊带状分裂。囊果圆形有长柄，单生或 2～3 个集生。

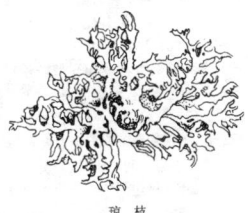
琼枝

生于大干潮线附近或在 0.5～7 m 深处的碎、死珊瑚上，少数亦生于低潮带的珊瑚礁石隙中。分布于海南、台湾等地沿海。

【采收加工】 7～9 月采集，漂去沙屑，晒干。

【药材】 琼枝 Eucheumae Alga 产于海南、台湾等地沿海。

性状 藻体紫红色或黄绿色，分枝间相互重叠，形成固块状。片状体背面黄色，腹面红色，不规则叉状分枝，枝扁平，宽 3～5 mm，厚约 2 mm。藻体一面常有圆锥形突起，两侧密生羽状小枝，枝端常有盘状固着器。气腥，味咸。

【成分】 含角叉菜胶(carrageenan)，由 β-、κ-、ε-、γ-、μ-、ν-

角叉菜胶所组成,其主要成分是部分脱硫酸酯κ-角叉菜胶(partiallydesulfated κ-carrageenan),次要成分是部分脱硫酸酯μ-角叉菜胶,次要成分的多糖链中可能混杂有甲基半乳糖基和丙酮酸缩醛基。

【药性】 甘、咸,寒。归肺、肝、大肠经。

1.《纲目》:"甘、咸,大寒。滑,无毒。"

2.《本草再新》:"入肝、肺二经。"

3.《本草撮要》:"入手足太阴、阳明经。"

【功用主治】 清肺化痰,软坚散结,解毒。主治痰热咳嗽,瘿瘤痰核,痔疮,肠炎。

1.《南越笔记》:"以作海藻酒,治瘿气;以作琥珀糖,去上焦浮热。"

2.《随息居饮食谱》:"久食愈痔。"

3.《本草便读》:"清肺部热痰,导肠中湿热。阴虚湿热,痔血等症,皆可用之。"

4.《中国药用海洋生物》:"润肺化痰,清热软坚。用于支气管炎,痰结瘰疬,肠炎和痔疮等。"

【用法用量】 内服:煎汤,15~30 g。

【宜忌】 中下焦虚寒者慎服,孕妇慎服。

1. 姚可成《食物本草》:"孕妇不可多食。"

2.《本经逢原》:"下部虚寒及脾气不充者,勿食。"

3.《随息居饮食谱》:"寒凝已甚,中虚无火者忌食。"

【选方】 1. 治支气管炎,支气管扩张,内热痰结咳嗽 琼枝15 g,桑白皮、地骨皮、麦冬各9 g。煎服。

2. 治瘿瘤瘰疬 琼枝、海带、牡蛎各30 g,泽漆12 g。煎服。

3. 治肠炎,痔疮 琼枝30 g,黄芩9 g,地榆15 g,地锦草30 g。煎服。(1~3方出自《中国药用海洋生物》)

4838 斑鸠 bān jiū 《嘉祐本草》

【异名】 斑鸼《范汪方》,锦鸠《范汪方》,斑鹪《本草衍义》。

【基原】 为鸠鸽科火斑鸠属动物火斑鸠、斑鸠属动物山斑鸠和珠项斑鸠的肉。

【原动物】 1. 火斑鸠 Oenopopelia tranquebarica (Harmann) 又名:小斑鸠《中国药用动物志》。

体形较小,体长22~26 cm。头顶和后颈蓝灰色,头侧稍浅,颈基有1道黑色领环;背、肩羽和两翼覆羽葡萄红色。尾羽具宽阔的白色羽端,最外侧尾羽的外翈转为纯黑,飞羽暗褐;额和尾下覆羽白色,下体其余部分羽色与白羽相同但较浅。本属上体均为土褐色,前头沾灰,后颈黑领环不显。腰部渲染蓝灰,下体土褐色。额和喉浓白,下腹和尾下覆羽转为蓝灰色。

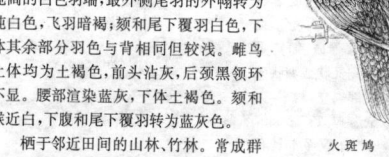

火斑鸠

栖于邻近田间的山林、竹林。常成群活动于田野、村庄附近。营巢于树枝上及竹林内,每窝产卵2~3只。以作物或杂草种子、植物果实为食。分布于华北、东北、华东、中南及陕西、青海、西藏等地。

2. 山斑鸠 Streptopelia orientalis(Latham) 又名:东方斑鸠、绿斑鸠《中国动物志》。

体形较大,体长约34 cm,翼长19~20 cm。额和头顶蓝灰色,头和颈灰褐而稍带葡萄酒色;颈基左右两侧各具黑羽而成块状,各羽缘先端蓝灰色。肩羽羽缘斑为显著的红褐色。上背褐色;下背及腰蓝灰色。下体为葡萄酒色。外

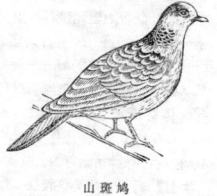

山斑鸠

侧尾羽灰白色端部较短;尾下覆羽灰色。嘴暗铅色,脚和趾紫红,爪红黑色。

栖于平原和山地林中,冬季常成小群活动在田间。营巢于树枝上,多在较隐蔽的矮林中,巢甚简陋,每窝产卵2只。主食农作物及杂草种子。分布于全国各地。

3. 珠颈斑鸠 S. chinensis(Scopoli) 又名:花斑鸠、花脖斑鸠、珍珠鸠《中国药用动物志》。

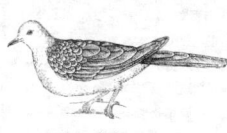

珠颈斑鸠

体长达32 cm,翼长15~16 cm。额和头顶前部淡灰色,头顶余部和后头为鸽灰色而带葡萄粉红色;后颈基处和两侧有宽的黑色颈圈,黑羽先端为白色或黄白色成斑点状(名珠斑)。肩羽羽冠呈棕黄色;上体余部为褐色,上颈、头侧、喉、胸和腹均为葡萄酒色,外侧尾羽先端具宽阔的白斑,尾下覆羽暗石板灰色。嘴深角褐色;跗跖和趾紫红色,爪褐色。

栖于农田附近的树林、竹林及田间,亦常在居民点附近活动。飞行十分迅速。鸣声响亮。以谷物及杂草种子为主食。巢营于树上、竹子上或灌丛间。每窝产卵2只,雌雄鸟参加孵卵。分布于北至河北,南至广东,西至陕西、四川、云南广大地区。

【采收加工】 全年均可捕捉。捕杀后,除去羽毛及内脏,鲜用或烘干。

【药性】 甘,平。归肺、肾经。

1.《嘉祐本草》:"甘,平,无毒。"

2.《医林纂要》:"甘,咸,平。"

3.《本草求真》:"入肺肾。"

【功用主治】 补肾,益气,明目。主治久病气虚,身疲乏力,呃逆,两目昏暗。

1.《嘉祐本草》:"主明目。多食其肉,益气助阴阳。"

2.《本草衍义》:"久病虚损人食之,补气。"

3.《纲目》:"食之令人不噎。"

4.《本草求真》:"补肾明目,补肺益气。"

5.《中国动物药》:"益气明目,强筋壮骨。治久病气虚衰弱无力,呃逆,两目昏暗等。"

【用法用量】 内服:适量,煮食。

【选方】 1. 治筋骨软弱无力 斑鸠1只,五加皮15 g,续断15 g。水煎服,日服2次。

2. 治呃逆 斑鸠1只(去毛及内脏),旋覆花15 g,半夏5 g,柿蒂15 g。共煮熟,食肉饮汁,日服2次。(1、2方出自《中国动物药》)

3. 治眼青盲无所见 斑浮鸠一头(如治食法,炙令熟),决明子半升,细辛二两,防风二两。上咬咀,合封十五日,为末。每服方寸匕,酒送下,日三夜二。《医心方》

4839 斑蝥 bān máo 《本草图经》

【异名】 斑猫、龙尾《本经》,盘蝥《说文》,斑蚝、龙蚝、斑菌、膝发、盘蛩、晏青《吴普本草》,龙苗《药性论》,斑毛《得配本草》,羊米虫《陆川本草》,老虎斑毛、花壳虫、小豆虫、放屁虫《中药志》。

【基原】 为芫青科斑菁属动物南方大斑蝥或黄黑小斑蝥的全虫。

【原动物】 1. 南方大斑蝥 Mylabris phalerata Pallas 又名:大斑芫青《中国动物药》。

长15~30 mm。被有黑毛。头呈圆三角形,有粗密刺点。复眼大,略呈肾形。触角1对。前胸长略大于宽,鞘翅端部宽于基部,黑色底色,翅基部有2大黄斑,翅中央前后各具一黄色波纹状

横带。

喜群集栖息和取食。复变态,幼虫共6龄,成虫4~5月开始为害植物的叶、芽及花等器官,7~8月最烈,多损伤大豆、花生、茄子及棉花等。我国大部分地区均有分布。

2. 黄斑小斑蝥 M. cichorii Linnaeus

又名:眼斑芫青(《中国动物药》)。

外形与上种相似,体小,长10~15 mm。生态与分布同上种。

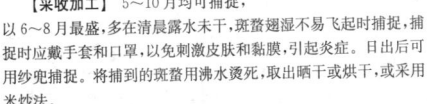

南方大斑蝥

【采收加工】 5~10月均可捕捉,以6~8月最盛,多在清晨露水未干,斑蝥翅湿不易飞起时捕捉,捕捉时应戴手套和口罩,以免刺激皮肤和黏膜,引起炎症。日出后可用纱兜捕捉。将捕到的斑蝥用沸水烫死,取出晒干或烘干,或采用米炒法。

【药材】 斑蝥 Mylabris 主产河南、安徽、江苏、湖南、贵州、广西等地。

性状 南方大斑蝥 呈长圆形,长1.5~2.5 cm,宽0.5~1 cm。头及口器向下垂,有较大的复眼及触角各1对,触角多已脱落。背部具革质鞘翅1对,黑色,有3条黄色或棕黄色的横纹;鞘翅下面有棕褐色薄膜状透明的内翅2片。胸腹部乌黑色,胸部有足3对。有特殊的臭气。

黄黑小斑蝥 体形较小,长1~1.5 cm。

鉴别 (1)粉末特征:南方大斑蝥 棕黑色。体表刚毛极多,棕褐色,细刺状,长50~450 μm或更长,中段直径5~8 μm。体表碎片棱角明显,棕色,表面平或具小瘤突,有的可见短小的刺和刚毛脱落后的凹坑窝。板状肌纤维易见,板块状、条状或数条成束,黄白色,偶透明,可见顺直纹理,有时横向环纹。气管壁组织具整齐条状增厚璧,白色,其下有透明膜状物衬托。翅碎块可见黄白色及黑褐色相间的斑纹,在黑褐色部分具交错排列微突起的纽扣状圆环,直径34~54 μm,表面刚毛。

黄黑小斑蝥 灰褐色。肌纤维大小不等,边缘不整齐,半透明,表面具细密的网状小方格,或仅见密集的整齐纹理。体表刚毛较小。

(2)取粉末约0.15 g,用微量升华法,得白色升华物,放置片刻,镜检呈柱形、梭形结晶。升华物状:升华物用石油醚洗2~3次,加硫酸(相对密度1.77)2~3滴,微热,溶解后转入试管内,再继续用小火加热至发生气泡,立即离火,滴入对二氨基苯甲醛硫酸溶液1滴,溶液即显樱红色或紫红色。将升华物滴加硫酸(相对密度1.77)2~3滴,微热,溶解后转入试管内,加入间苯二酚粉末少许,小火加热至沸,溶液变红色,在紫外光灯下观察,显绿色荧光。将升华物滴加氢氧化钡水溶液封藏后镜检,可见针束状结晶(检查斑蝥素)。

(3)薄层色谱:取斑蝥粉末适量,加盐酸氯仿(1:100)25 ml,振摇50分钟,过夜,滤过,回收氯仿,残渣加丙酮溶解,作供试品溶液。另取斑蝥素对照品制成丙酮液作对照品溶液。分别吸取两溶液点样于同一块硅胶G板上,以氯仿-丙酮(95:5)展开后,用0.04%溴甲酚绿醇溶液显色,供试品和标准品在相应位置上,显相同颜色的斑点。

品质标志 《中华人民共和国药典》2010年版规定:照高效液相色谱法测定,本品含斑蝥素($C_{10}H_{12}O_4$)不得少于0.35%。

【成分】 1. 南方大斑蝥 含萜类成分:斑蝥素(cantharidin)、羟基斑蝥素(hydroxycantharidin)脂肪及树脂、蚁酸(formic acid)、色素等。全虫体含磷、镁、钙,微量的铁、铝、锌、铬、锰、镉、锶、铜等元素。

2. 黄黑小斑蝥(台湾产者) 含斑蝥素。

【药理】 1. 抗肿瘤作用 斑蝥素体外抑制人早幼粒白血病

HL-60细胞和肝癌QGY-7703细胞,能够诱导HL-60细胞发生凋亡。斑蝥素也诱导人红白血病K_{562}细胞凋亡,凋亡大部分发生在M期,也有少量发生在细胞间期,是多点启动的。斑蝥素作用于肝癌QGY-7703细胞,抑制细胞表达参与细胞周期进程基因、能量代谢基因、致癌活性基因及肿瘤特异表达基因,促进了多种细胞生长抑制基因以及凋亡相关基因的表达,这可能是其细胞毒作用的机制。斑蝥煎液腹腔注射,延长L_{615}白血病小鼠的生存期,降低DNA非整倍体率和S期细胞比例。

2. 对肾脏的保护作用 斑蝥素能对抗新生猪肾小管上皮细胞低氧损伤后F-actin骨架系统紊乱的作用,防止肾小管上皮细胞低氧损伤。斑蝥素抑制低氧损伤后G_1/S肾小管上皮细胞增殖周期停滞和$p21$表达升高。

3. 其他作用 斑蝥煎液灌胃,对正常小鼠能改善耳郭微循环、延长凝血时间(玻片法和毛细管法);在热板法和醋酸扭体法中有镇痛作用;对二甲苯性耳肿胀、蛋清性足肿胀和琼脂性肉芽肿有抗炎作用;对雌鼠的卵巢重量未见明显影响,但能降低怀孕率,增高畸胎率。小鼠腹腔注射斑蝥素,使脾淋巴细胞产生白介素-2和巨噬细胞产生白介素-1均增加。感染新城鸡瘟病毒的病鸡喂饲脂溶性斑蝥素,提高存活率。斑蝥素抑制NIH/3T3细胞(鼠来源的成纤维细胞株增殖)治疗量无细胞毒性,能防治器官组织纤维化。

毒性 小鼠灌胃斑蝥悬液的LD_{50}为131.8 mg/kg,水煎剂的LD_{50}为457.1 mg/kg。小鼠腹腔注射斑蝥素的LD_{50}为1.86 mg/kg,斑蝥素对小鼠肝脏、肾脏毒性较为显著。斑蝥临床中毒反应以泌尿系统和消化系统的毒性反应为主,严重毒性反应表现为急性肾功能衰竭和心功能衰竭。

斑蝥(南方大斑蝥)煎煮液使小鼠骨髓嗜多染红细胞微核率和小鼠骨髓细胞姊妹染色单体交换率升高,有一定的致突变性。

【炮制】 1. 生斑蝥 取原药材,除去头、足、翅及杂质。

2. 米炒斑蝥 取净斑蝥与米置锅内,用文火加热,拌炒至米呈黄棕色,取出,除去米,放凉。

3. 甘草糯米制斑蝥 取净斑蝥于甘草汤内泡过,晒干。再于锅内用糯米拌炒至米呈金黄色时,取出筛去糯米。另换糯米再炒至米呈金黄色,如此反复制作10次为止。

饮片性状 生斑蝥参见“药材”项。米炒斑蝥、甘草糯米制斑蝥形如斑蝥,略显光泽。

贮干燥容器内,密闭,置通风干燥处,防蛀。

【药性】 辛,温。大毒。归肝、胃、肾经。

1. 《本经》:“味辛,寒。”

2. 《本草正》:“味辛,性热。”

3. 《本草经疏》:“入手阳明、手太阴经。”

4. 《本经逢原》:“辛、咸,温,有毒。”

5. 《会约医镜》:“入肺、脾二经。”

6. 《本草再新》:“入肝、脾、肾三经。”

【功用主治】 攻毒蚀疮,逐瘀散结。主治痈疽,瘰疬,顽癣,经闭,癥瘕,癌肿。

1. 《本经》:“主寒热,鬼疰,蛊毒,鼠瘘,恶疮疽。蚀死肌,破石癃。”

2. 《别录》:“主疥癣,血积,堕胎。”

3. 《药性论》:“治瘰疬,通利水道。”

4. 《日华子》:“疗淋疾,敷恶疮,瘘烂。”

5. 《绍兴本草》:“逐血理痛。”

6. 《纲目》:“治疝痛,解疔毒、猘犬毒、沙虱毒、轻粉毒。”

7. 《玉楸药解》:“治瘰疬恶疮。”

【用法用量】 内服:炙炒研末,每次量0.03~0.06 g;或入丸剂。外用:研末敷贴发泡,酒、醋浸或制成膏涂。

【宜忌】 凡体质虚弱,心、肾功能不全,消化道溃疡者,以及孕妇均禁服。斑蝥毒性大，有很强的腐蚀力。内服应从小剂量开始，逐步增加；外敷时间不能过长，涂布面积亦不宜过大，以防皮肤吸收中毒。中毒症状主要表现为口腔灼痛，舌肿起泡，吞咽困难，恶心呕吐，甚则吐血水、血块；胸腹部绞痛，继则下腹及腰部绞痛，尿频痛急，甚则血尿。严重中毒可见谵语痉挛，或全身发麻，四肢厥冷，脉搏微弱，血压下降，大汗，气促。如抢救不及时，可因急性肾功能衰竭或全身衰竭而死亡。

1.《本草经集注》："畏巴豆、丹参、空青，恶肤青。"

2.《日华子》："恶豆花，入药除翼、足，熟炒用，生即吐泻人。"

3.《本草衍义》："妊身人不可服，为能溃人肉，治淋药多用，极苦人，尤宜斟酌。"

4.《纲目》："恶甘草。"

【选方】 1. 治瘰疬多年不效者　斑蝥一分(去头、翅、足，糯米炒)，薄荷叶三分。上件为细末，乌鸡子汁和丸如梧桐子大。清茶送下二丸，午时后服三丸，临卧服四丸，次日空心服五丸。脐下痛，小便中取恶物是效；如小便涩，吃葱、茶少许。(《杨氏家藏方》必捷丸)

2. 治瘘疮有虫　斑蝥五个(八月中取)，以苦酒浸半日，晒干，铜器炒熟为末，巴豆一粒，黄犬背上毛二七根(炒，研)，朱砂五分。同和苦酒顿服。虫当尽出。

3. 治疣痣黑子　斑蝥三个，人言少许。以糯米五钱炒黄，去米。入蒜一个，捣烂点之。(2、3方出自《纲目》)

4. 治疔肿　斑蝥一枚，蒜皮一片。先以针拨破疮头，纳斑蝥于疮口中，以蒜皮盖定，一日一度，根出瘥。(《圣济总录》斑猫薄敷方)

5. 治干癣积年生痂，搔之黄水出，每逢阴雨即痒　斑蝥半两，微炒为末。蜜调敷之。(《外台》)

6. 治急心痛　斑蝥七个，胡椒四十九粒。同炒至斑蝥焦碎，去斑蝥不用，取净胡椒为末。作一服，热酒调下，不拘时候。

7. 治狂犬咬伤　斑蝥七个，糯米一撮。同炒色黄，取米七粒，同斑蝥七个研细，以百草霜一钱三分和匀。用米饮调服，极效。

8. 治破伤风强直　斑蝥头、蝎梢尾、草乌尖、附子蒂细研为末。热酒调服。(6～8方出自《卫生易简方》)

9. 治偏正头风　斑蝥一个，去头、翅、足，隔纸研细为末，筛去衣壳。将少许贴在膏药上，头左痛，贴右太阳穴；头右痛，贴左太阳穴，足半日取下。(《良方集腋》)

10. 治晚期食管癌　斑蝥1只，去翅、足、绒毛，取鸡蛋1个，敲一小孔，纳入斑蝥，于锅中蒸30分钟，取出分作3次服下。(《虫类药的应用》)

【临床报道】 1. 治疗原发性肝癌　口服斑蝥素片从每日0.5 mg开始，逐渐递增到每次0.5 mg，每日3～4次；或斑蝥素针剂从0.5 mg开始，加入50%葡萄糖40 ml静脉推注，每日1次，逐渐递增到每日1 mg。治疗Ⅱ期、Ⅲ期原发性肝癌27例，平均用药总量为82.15 mg，疗程平均80.96日，总有效率51.8%，治疗后1年生存率11.11%。副作用以泌尿和消化系统为多见，要定期复查尿常规和肾功能，一旦出现异常要及时停药。

2. 治疗肝炎　用脂溶性斑蝥素片(每片含斑蝥素0.3 mg)成人每次口服0.6～0.9 mg，小儿口服每次0.01～0.02 mg/kg，每日3～4次。治疗急性病毒性肝炎37例(其中黄疸型23例，无黄疸型14例)，结果：临床治愈36例，好转1例，有效率100%；HBsAg阳性15例转阴9例，占60%。经1年随访36例复发1例。服药期间多喝开水或绿茶，可避免或减少副作用。孕妇忌用。

3. 治疗周围性面神经麻痹　用巴豆10个，斑蝥5只，生姜50 g。碾碎后贴敷于患侧面部8小时，外用敷料固定。待形成水泡后，用无菌注射器将泡内液抽出，油纱覆盖患处，使其自然愈合。共治疗70例，结果：痊愈(双侧额纹、鼻唇沟恢复对称，蹙眉与闭眼正常，鼓腮时口角不漏气，进食时齿颊间不滞留食物残渣，说话和笑时无口角歪斜，面部表情正常)57例；好转(双侧额纹与鼻唇沟基本对称，眼闭合欠实，鼓腮时口角不漏气，进食时齿颊间不滞留食物，笑时可见口角不对称)9例；无效4例。总有效率94.3%。

4. 治疗尖锐湿疣　将98例尖锐湿疣患者随机分为3组，对31例患者单纯应用斑蝥素治疗(A组)，方法：用斑蝥素乳膏(每支4 g，含斑蝥素1 mg)，将乳膏在疣体表面均匀涂抹一薄层，每日1次，连用10日为1个疗程。对35例患者应用斑蝥素和激光联合治疗(B组)，32例患者单纯用激光治疗(C组)，观察其复发情况。结果：单纯用斑蝥素治疗复发率为16.13%；斑蝥素联合激光治疗效果最好，临床复发率为8.57%，但与A组比较无统计学意义，$P>0.05$；单纯用激光治疗效果差，临床复发率为65.63%，与A组比较有非常显著性差异。

5. 治疗痛经　取发泡膏(用斑蝥、白芥子各20 g，研极细末，以50%二甲亚砜调成膏状)麦粒大一块，置于2 cm×2 cm胶布中心，每于经前5日，及经潮微觉腹痛时，交替贴于中极或关元穴上，每贴3小时揭去，局部出现水泡，不需刺破，2～3日内渐干结痂，连贴2个月经周期，治疗82例痛经，总有效率为90.25%。

6. 治疗过敏性鼻炎　用发泡膏(方见"治疗痛经")麦粒大1块，置于2 cm×2 cm胶布中心，交替贴于两侧内关或外关穴上，3小时后揭去，局部出现水泡，2～3日后水泡干结(愈后不留瘢痕)。每星期1次，4次为1个疗程，必要时可贴2～3个疗程。治疗64例，总有效率96.6%。

7. 治疗斑秃　用5～10个斑蝥放到75%的乙醇50～100 ml中，封闭浸泡7日，再根据患病的时间长短配合梅花针治疗，发病1星期以内者，只单用斑蝥液涂抹患处，每日涂药1次，待药液干后，用干棉球揉搓患处，令患处潮红发热为止；发病2星期以上者，用梅花针轻轻叩打局部，使局部出现小的渗血点用干棉球擦去血渍后，涂上斑蝥药液，每日早晚各1次，1个月为1个疗程。结果：显效(于用药4星期后，患处有毛发萌出)20例，有效(用药6星期后，患处有毛发萌出)35例，无效3例，总有效率为94.82%。

8. 治疗寻常疣　先以手术刀削去疣角化层，至欲出血为度，用棉签蘸斑蝥素火棉胶(斑蝥素0.7 g，丙酮30 ml，火棉胶加至100 ml)涂于疣表面，干后复涂2～3次，疣表面结一层白色薄膜，外以氧化锌橡皮膏贴之，3～4日揭去敷剂，清除疣表面坏死物后，按前法重复贴敷，共治疗52例，总有效率92.3%，一般3～5次即愈。

9. 治疗甲沟炎　取斑蝥末如米粒大一块，均匀撒在患处，外用黑膏药烘软敷贴，8～20小时后，患处有微黄色液体渗出，即可揭去膏药清洗，用甲紫外涂。共治疗105例，均一次用药后即愈。

10. 治疗网球肘　用斑蝥、白芥子、寻骨风等分，研极细末，等分混合，密封备用。取上药适量，用50%乙醇调成糊状敷于肱骨外上髁痛点处，以4 cm×4 cm之医用胶布贴敷固定，待6～10小时局部起一小水泡后，揭去胶布，水泡无需处理，一般5～7日自行愈合，若水泡破损，用消毒棉签挤干淡黄色液体后，外以无菌纱布覆盖。每星期治疗1次，3次为1个疗程，2个疗程后观察疗效。治疗期间，患肢避免做提拎重物及快速屈伸肘关节等动作。共治疗41例，结果：治愈31例，显效6例，好转4例，总有效率100%。半年后随访，仅1例复发。再次治疗后疼痛消除。

【各家论述】 1.《纲目》："斑蝥专主走下窍，直至精溺之处，蚀下败物，痛不可当。葛氏云：凡用斑蝥，取其利小便，引药行气，以毒攻毒也。"

2.《雷公炮制药性解》："按斑蝥入腹，有开山凿巅之势，最称猛烈，故辄致腹痛不可忍。余见里中一壮年患痞疾，服斑蝥数剂，初则大泻不止，烦闷欲绝，继则二便来红，三日而死。自非百药不效之病，不可轻使。"

3.《本草汇言》："斑蝥，倘用之不善，如溃伤肌肉，攻害脏腑，崩败血气，为祸不可胜言者，详慎用之可也。"

4. 《本草经疏》："斑猫，近人肌肉则溃烂，毒可知矣。性能伤肌肉，蚀死肌，故主鼠瘘疽疮疥癣。辛寒走泻下泄，故主破石瘕血积及堕胎也。甄权主瘰疬，通利水道，以其能追逐肠胃垢腻，复能破结走下窍也。""斑猫，性有大毒，能溃烂人肌肉，惟瘰疬、癫犬咬或可如法暂施，此物彩煅之存性，犹能啮人肠胃，发泡溃烂致死，即前二证亦不若用米同炒，取气而勿用服为稳。余证必不可饵也。"

5. 《本草汇纂》："斑蝥味辛寒有毒，破恶血恶毒，其性下走不上，专走下窍，直至精溺之处，蚀下败物，痛不可当，且人胎则堕，其毒可知。外用蚀死肌，敷疥癣疮、鼠瘘、恶疮，内治破石淋，拔瘰疬疔肿，下猘犬毒、蛊毒、轻粉毒，取其以毒攻毒，然惟实者可用。"

4840 斑叶兰 bān yè lán 《贵州民间药物》

【异名】 九层盖、野洋参《贵州民间药物》，小将军《浙江中药资源名录》，金边莲、银耳环《中国中药资源志要》。

【基原】 为兰科斑叶兰属植物大斑叶兰、小斑叶兰、大花斑叶兰或绒毛斑叶兰的全草。

【原植物】 1. 大斑叶兰 *Goodyera schlechtendaliana* Reichb. f. 又名：偏花斑叶兰《海南植物志》。

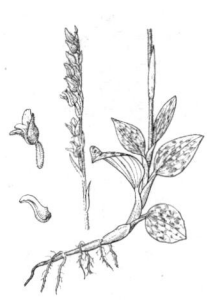

大斑叶兰

多年生草本，高 15～35 cm。根茎匍匐，肉质。茎直立，被有长柔毛。叶 4～6 枚，互生于茎下部，叶片卵形或卵状披针形，上面绿色，具黄白色精致的斑纹。总状花序具花 5～20 余朵，疏生，花序轴被有长柔毛，苞片卵状披针形；花偏向一侧，白色或微带红色；花瓣卵状倒披针形，唇瓣与萼片等长，先端具长圆状披针形的长喙，蕊柱长为萼片的 3/5。蒴果。花期 8～9 月。

生于山谷林下阴湿处。分布于长江以南各地及西藏。

2. 小斑叶兰 *G. repens*(L.) R. Br. [*Satyrium repens* L.]

较大斑叶兰小，叶 3～7 枚，花白色或黄白色，萼片三角状卵形，花瓣偏披针形，唇瓣先端喙狭而弯曲。

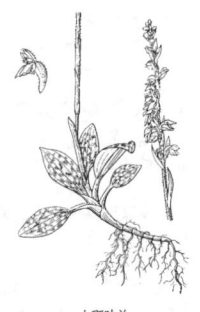

小斑叶兰

生于山谷林下阴湿处。广布于全国各地。

3. 大花斑叶兰 *G. biflora* (Lindl.) Hook. f. [*Georchis biflora* Lindl.]

茎高 5～10 cm。叶片卵形，上面暗蓝绿色，背面带红色。花序有花 2～8 朵，花呈长筒状，唇瓣比萼片短，白色带黄色，蕊喙臂和花药长而细。

生于山谷林下。分布于湖北、湖南、广东、四川、云南、陕西等地。

4. 绒叶斑叶兰 *G. velutina*

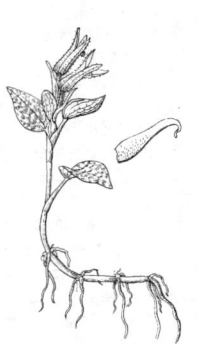

大花斑叶兰

Maxim. 又名：绒毛斑叶兰《云南种子植物名录》。

茎高 8～16 cm。叶片卵形，边缘波状，上面暗紫色并为天鹅绒状，中肋白色或黄白色，下面淡红色或稍带粉红色。唇瓣凹陷呈囊状；蕊喙分裂成叉状的 2 枚裂片。

生于山坡林下。分布于浙江、湖北、湖南、广东、台湾等地。

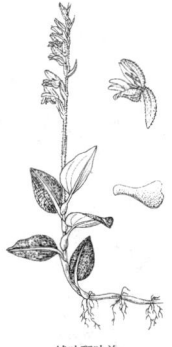

绒叶斑叶兰

【采收加工】 7～9 月采收，鲜用或晒干。

【成分】 大斑叶兰全草含黄酮苷成分：芦丁(rutin)，山柰酚-3-O-芸香糖苷(kaempferol-3-O-rutinoside)，异鼠李素-3-O-芸香糖苷(isorhamnetin-3-O-rutinoside)，3-[(6-O-脱氧-α-L-吡喃甘露氧苷)-β-D-葡萄糖基]氧化-5, 7-二羟基-8-[(4-羟基-3, 5-二甲苯基)甲基]-2-(3, 4-二羟基苯基)-4H-1-苯并吡喃基-4-酮{3-[(6-O-deoxy-α-L-mannopytanosyl)-β-D-glucopyranosyl]oxi-5, 7-dihydroxy-8-[(4-hydroxy-3, 5-dimethoxyphenyl)methyl]-2-(3, 4-dihydroxpheny)4H-1-benzopyran-4-one}。

斑叶兰属植物含脂肪类葡萄糖苷成分：3-(S)-3-β-D-吡喃葡萄糖基-丁内酯[3-(S)-3-β-D-glucopyranosyloxybutanolide]，3-(S)-3-β-D-吡喃葡萄糖基-4-羟丁酸[3-(S)-3-β-D-glucopyranosyloxy-4-hydroxybutanoic acid]。

【药理】 1. 对中枢神经系统的作用 大斑叶兰全草中的成分能抑制小鼠自发活动，延长戊巴比妥的睡眠时间，拮抗印防己毒素诱导的惊厥。

2. 保肝作用 大斑叶兰全草中的 3-(S)-3-β-D-吡喃葡萄糖基丁内酯等对四氯化碳诱导的原代培养的大鼠肝细胞损伤有保护作用。

【药性】 甘、辛，平。

1. 《西藏常用中草药》："性温，味甘、辛。"

2. 《湖南药物志》："甘，平。"

3. 《甘肃中草药手册》："微苦，微寒。"

4. 《湖北中草药志》："微酸，凉。"

【功用主治】 补肾益气，清热解毒。主治肺痨咳嗽，咯血，头晕乏力，神经衰弱，阳痿，跌打损伤，骨节疼痛，咽喉肿痛，乳痈，疮疖，瘰疬，毒蛇咬伤。

1. 《贵州民间药物》："根可补虚，叶可止痛。治骨节疼痛，肾气虚弱。"

2. 《浙江民间常用草药》："清凉解毒，消炎退肿。治毒蛇咬伤，痈肿疮疖，肺病咳嗽，气管炎。"

3. 《西藏常用中草药》："软坚散结，消瘰疬。主治淋巴结核。"

4. 《湖南药物志》："清肺止咳。治肺痨咳嗽，尿血。"

5. 《广西本草选编》："补肾益气，活络，止痛。治头目眩晕，四肢乏力，神经衰弱，阳痿。"

6. 《全国中草药汇编》："润肺止咳，清热凉血。主治咯血，百日咳，食欲不振。"

【用法用量】 内服：煎汤，9～15 g；或捣汁；或浸酒。外用：捣敷。

【宜忌】 《贵州民间药物》："忌酸、冷食物。"

【选方】 1. 治肺结核，咳嗽发烧 斑叶兰、青蒿、党参各 15 g，柴胡、鳖甲各 9 g。水煎服。《新疆中草药》

2. 治肾气虚弱，头目眩晕，四肢乏力 野洋参(干的)30 g。蒸鸡或炖肉吃；或煎水服，早晚空腹时各服 1 次，每次半碗。《贵州民间药物》

3. 治骨节疼痛　斑叶兰捣烂，用酒炒热，外包痛处（小儿用淘米水代酒），每日1换。（《贵州民间药物》）

4. 治痈肿疮毒，毒蛇咬伤　斑叶兰12 g，金银花15 g，一支蒿6 g。水煎服。另取鲜斑叶兰捣烂外敷。（《甘肃中草药手册》）

4841 **斑竹壳** bān zhú ké（《民间常用草药汇编》）

【基原】　为禾本科毛竹属植物桂竹的箨叶。

【原植物】　参见“斑竹根”条。

【采收加工】　4～7月采收，去毛，晒干或鲜用。

【药性】　苦，寒。

【功用主治】　《民间常用草药汇编》：“清血热。烧灰吃透斑疹。”

【用法用量】　内服：煎汤，6～9 g；或烧灰存性冲服。

4842 **斑竹根** bān zhú gēn（《草木便方》）

【基原】　为禾本科毛竹属植物桂竹的根茎及根。

【原植物】　桂竹 *Phyllostachys bambusoides* Sieb. et Zucc.　又名：刚竹、台竹（《竹谱详录》），箭竹（《纲目》），般竹（《草木便方》），光竹（《中国树木分类学》），网苦竹（《江苏植物名录》）。

植株乔木状，木质化。地下茎节间长25～45 mm，直径粗16～20 mm，实心或中空，有芽一侧为深沟；芽单生，三角卵形，表面光泽。竿高可达20 m，粗达15 cm；竿环稍高于箨环；箨鞘革质，背面黄褐色。末级小枝具2～4叶；叶耳半圆形，缝毛发达；叶片长5.5～15 cm，宽1.5～2.5 cm。花枝呈穗状，长5～8 cm，基部有3～5片逐渐增大的鳞片状苞片；佛焰苞6～8片；小穗披针形；外稃长2～2.5 cm，被微毛；内稃稍短于外稃；鳞被菱状长椭圆形，花药长11～14 mm；柱头3，羽毛状。笋期5月下旬。

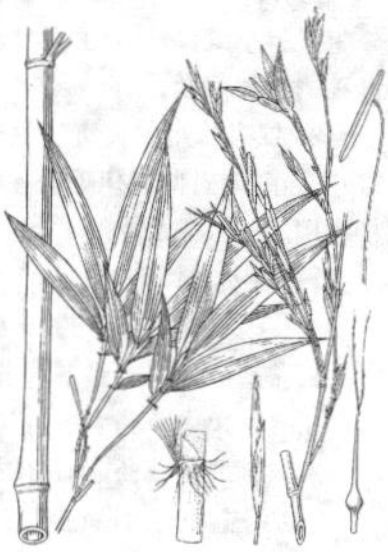

桂　竹

分布于黄河流域及以南各地，从武夷山脉向西经五岭山脉至西南各地均可见野生的植株。

本植物的箨叶（斑竹壳）亦供药用，另设专条。

【采收加工】　9～10月采挖根茎及根，切段，晒干。

【成分】　本品含α-纤维素，木质素，全纤维素和微量元素。

【药性】　淡、微苦，寒。

1.《草木便方》：“淡。”

2.《四川中药志》1960年版：“性寒，味淡、微苦，无毒。”

【功用主治】　祛风除湿，止咳平喘。主治风湿痹痛，咳嗽气喘，血崩。

1.《草木便方》：“去肺寒，祛风除湿。治气喘痰咳，四肢筋骨顽痹痛。”

2.《全国中草药汇编》：“祛风热，通经络，止血。主治风热咳嗽，气喘，妇女血崩。”

【用法用量】　内服：煎汤，15～30 g。

4843 **斑鸠木** bān jiū mù（《广西药用植物名录》）

【异名】　月中风（《梧州草药及常见病多发病处方选》），白沉沙、硬骨过山龙（《广西药用植物名录》），白花毛桃（广东）。

【基原】　为菊科斑鸠菊属植物茄叶斑鸠菊的根或茎、叶。

【原植物】　茄叶斑鸠菊 *Vernonia solanifolia* Benth.　又名：茄叶咸虾花（《中国植物志》）。

直立藤状灌木或小乔木，高达8～12 m。枝圆柱形，密被黄褐色绒毛或绵毛。叶互生；具短柄，被绒毛；叶片卵形或长圆状卵形，全缘或有疏钝齿，侧脉7～9对。头状花序多数，在叶腋或枝端排成复伞房花序；总苞半球形，总苞片4～5层，外面被密绒毛；花托平，具小窝孔；花冠管状，粉红色或淡紫色。瘦果4～5棱；冠毛淡黄色。花期11月至翌年4月。

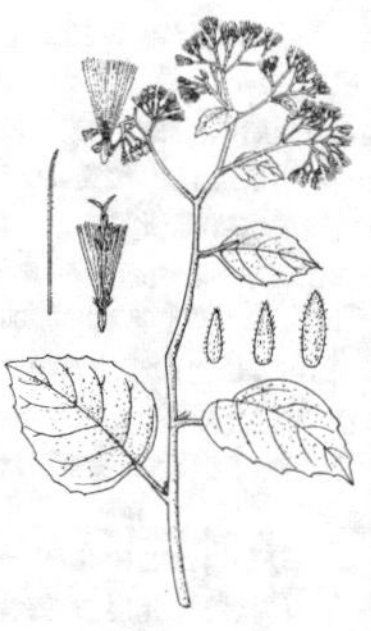

茄叶斑鸠菊

生于海拔500～1 000 m的山谷疏林中或林缘，或攀缘于乔木上。分布于福建、广东、广西、海南、云南等地。

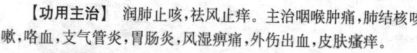

【采收加工】　5～10月均可采用，晒干或鲜用。

【药性】　《全国中草药汇编》：“甘、苦，凉。”

【功用主治】　润肺止咳，祛风止痒。主治咽喉肿痛，肺结核咳嗽，咯血，支气管炎，胃肠炎，风湿痹痛，外伤出血，皮肤瘙痒。

1.《全国中草药汇编》：“凉血止血，润肺止咳。根治咽喉肿痛，肺结核咳嗽，咯血；叶外用治外伤出血。”

2.《福建药物志》：“根治风湿痛。”

【用法用量】　内服：煎汤，根30～60 g；或浸酒。外用：叶、茎捣敷；或煎水洗。

【选方】　1. 治咽喉肿痛，咳嗽　夜牵牛根30～60 g。水煎服。（阳春《草药手册》）

2. 治肺结核咳嗽、咯血　白花毛桃根30 g（干）。水煎服或煲瘦肉服。（《广东省惠阳地区中草药》）

3. 治风湿痛　茄叶斑鸠菊根250 g，猪脚节1个。水炖服。（《福建药物志》）

4. 治皮肤痕痒　月中风梗500 g，煲水2 000 g，加醋少许。洗患处。（《梧州草药及常见病多发病处方选》）

4844 **款冬花** kuǎn dōng huā（《本经》）

【异名】　冬花（《万氏家抄方》），款花（《疮疡经验全书》），看灯花（《本草崇原集说》），艾冬花（《山西中药志》），九九花（《中药志》）。

【基原】　为菊科款冬属植物款冬的花蕾。

【原植物】　款冬 *Tussilago farfara* L.　又名：菟奚、颗冻（《尔雅》），款东（《急就篇》），橐吾、颗东（《本经》），款冻、苦萃（《广雅》），氐冬（《别录》），钻冻（《本草衍义》），八角乌（《植物名实图考》）。

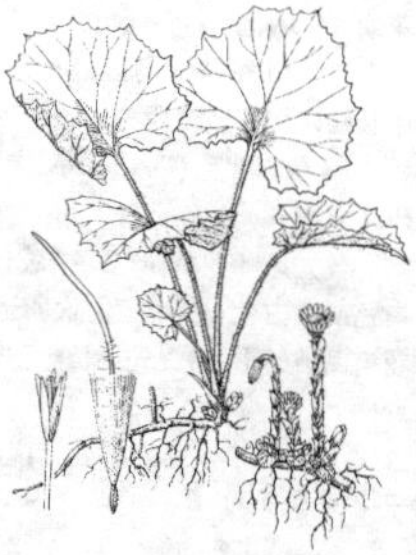

款　冬

多年生草本。根茎地下横生，褐色。叶片宽心形或肾形，边缘有波状顶端增厚的黑褐色疏齿，上面有蛛丝状毛，下面有白色毡毛；掌状网脉，主脉5～9，具叶柄，长5～19 cm，被白色绵毛。花葶冬春之间抽出，数条，被白茸毛；苞片椭圆形，淡紫褐色；头状花序顶生，鲜黄色；总苞钟形；边缘舌状花，雌性，多层，子房下位，柱头2裂；中央管状花，两性，先端5裂，雄蕊5，柱头头状，通常不育。瘦果长椭圆形，有5～10棱，冠毛淡黄色。花期1～2月，果期4月。

生于向阳较暖的水沟两旁。分布于华北、西北及江西、湖北、湖南等地。

【栽培】　生物学特性　喜凉爽湿润，耐严寒，忌高温、干旱。

适宜生长温度为 15～25 ℃,宜选山区或阴坡栽种,在平原可与果树间作。土壤以腐殖质多或微酸性砂质壤土为好。

繁殖方法　根茎繁殖。早春解冻后,将根茎挖出,截成 10～13 cm 长段,每段芽胞 2～3 个,按行距 25～30 cm 开沟,株距 6～10 cm,将种根平放在沟内,覆土 5 cm,稍加镇压。如土壤干旱,即需浇水。20 日左右出苗。秋天追肥培土。若冬初土壤封冻前采收花蕾,则将砂出的根茎贮存地客或埋于土中,一层根茎一层土,最上一层土需达 45～60 cm,以防冻害。第二年春季栽种。

田间管理　4 月下旬,苗出齐后中耕间苗,生长期中,松土除草 2～3 次。秋天追肥 1 次,并结合培土,防止花蕾露出地面而变色,影响质量。经常浇水、排水,保持土壤湿润。

病虫害防治　病害主要有萎缩性叶枯病及褐斑病等。发现病害,须立即将病叶摘除烧毁,枯时清除病叶,发病前和发病初期喷射等量式波尔多液,每 7 日 1 次,连喷 2 次。虫害主要为蚜虫,用烟叶 4 kg、碳 4 kg、肥皂 8 块,加水 120 kg,制成水剂喷射。

【采收加工】　在立冬前后花尚未出土时挖取根茎,摘下花蕾,不宜水洗和受潮,以免变黑,放通风处晾干,待水分晾干后烘干。不宜日晒和用手翻动,并防止雨雪冰冻,干燥时间不宜过长。

【药材】　款冬花 Farfarae Flos 主产于河南、甘肃、山西、陕西等地。以河南产量大;甘肃灵台、陕西榆林产者质佳,称"灵台冬花"。

性状　未开放的头状花序呈不规则短棒状。单生或 2～3 花序基部连生,俗称"连三朵",长 1～2.5 cm,直径 0.5～1 cm。上端较粗,下端渐细或带短梗,外面被有多数鱼鳞状苞片,苞片外表面红紫色或淡红色,内表面密被白色絮状茸毛。体轻。撕开后可见白色丝状绒毛;舌状花及筒状花细小,长约 2 mm。气香,味微苦、辛,带黏性;嚼之呈棉絮状。

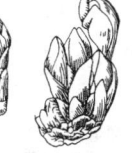

款冬花(未开放的头状花序)外形

鉴别　(1) 粉末特征:棕色,绵线状。非腺毛较多,极长,1～4细胞,顶端细胞大,扭曲盘绕或直,直径 5～17 μm,壁薄。腺毛呈棒槌形,多节稍膨大呈椭圆形,有多施磷钾肥。柄部多细胞,2 列(侧面观 1 列)。冠毛为多列性分枝状毛,各分枝单细胞,先端渐尖。花粉粒淡黄色,类圆球形,直径 28～40 μm,具 3 孔沟,外壁较均,表面有刺。花粉囊内壁细胞,表面观呈类长方形,具纵向条状增厚壁。苞片表皮表面观,细胞呈类长方形或类多角形,垂周壁薄或略呈连珠状增厚,具细波状角质纹理;边缘的表皮细胞呈锯毛状。气孔不定式,副卫细胞 4～7 个。筒状花冠裂片,边缘的内表皮细胞类长圆形,具波状增厚,中央的细胞群较狭窄而相突起。柱头表皮细胞,外壁突起呈乳头状,有的分化成短绒毛状,壁薄。花序轴厚壁细胞上方有,微木化,具斜纹孔。分泌细胞,存在于薄壁组织中,类圆形或长圆形,含黄色分泌物。粉末用冷水合氯醛液装片,可见菊糖团块呈扇形。

(2) 取本品粗粉 1 g,置沙氏提取器中,用乙醇提取至提取液近无色,浓缩至约 5 ml。取浓缩液 1 ml,置小试管中,加镁粉少许,再加盐酸 2～3 滴,溶液显橙红色(检查黄酮);取浓缩液 1 ml,置蒸发皿中,水浴蒸干,残渣用氯仿 1 ml 溶解,转入试管中,沿管壁缓缓加入浓硫酸 1 ml,使分两层,氯仿层绿色荧光,硫酸层显红色荧光(检查三萜酮)。

【成分】　花含生物碱:款冬花碱(tussilagine),克氏千里光碱(senkirkine);含倍半萜成分:款冬酮(tussilagone)又称款冬花素〔tussilagin,14-acetoxy-7β-(3-ethylcrotonoyloxy) notonipe tranone〕,1α-(2-甲基丁酰)款冬花素酯〔14-acetoxy-7β-(3-ethyl-cis-crotonoyloxy)-1α-(2-methylbutyryloxy)-notonipe tranone〕,14-去乙酰基款冬

花素〔7β-(3-ethyl-cis-crotonoyloxy)-14-hydroxynotonipetranone〕,7β-去(3-乙基巴豆油酰氧基)-7β-当归酰氧基款冬花素(14-acetoxy-7β-angeloyloxy-notonipetranone〕,7β-去(3-乙基巴豆油酰氧基)-7β-千里光酰氧基款冬花素(14-acetoxy-7β-senecioyloxynotonipetranone〕,1α-(2-甲基丁酰)-14-去乙酰基款冬花素酯〔7β-(3-ethyl-cis-crotonoyloxy)-14-hydroxy-1α-(2-methylbutyryloxy) notonipe tranone〕,款冬花内酯(tussilagolactone),14-去乙酰氧基-3,14-去氢-1α-(2-甲基丁酯)款冬花素酯〔7β-(3-ethyl-cis-crotonoyloxy)-1α-(2-methyl butyryloxy)-3,14-dehydro-Z-notonipetranone〕,倍半萜成分:tussilagonone,neotussilagolactone。含黄酮苷成分:芸香苷(rutin),金丝桃苷(hyperin)。还含款冬二醇(faradiol),山金车甾醇(arnidiol),β-谷甾醇(β-sitosterol),蒲公英黄质(taraxanthin)等。含挥发油类:1-壬烯(1-nonene),1-癸烯(1-octene),1-十一碳烯(1-undecene),1-十二碳烯(1-dodecene),1-十三碳烯(1-tridecene),1-十五碳烯(1-pentadecene),β-甜没药烯(β-bisabolene),香荆芥酚(carvacrol),棕榈酸甲酯(methyl palmitate),亚油酸甲酯(methyl linoleate),苯甲醇(benzyl alcohol),苯乙醇(phenylethyl alcohol),1-壬烯-3-醇(1-nonen-3-ol),1-十一碳烯-3-醇(1-undecen-3-ol),当归酸(angelic acid),2-甲基丁酸(2-methylbutyric acid)等;还含氨基酸类:γ-氨基丁酸,丙氨酸,丝氨酸,甘氨酸等以及无机元素等。

【药理】　1. 对呼吸系统的作用　款冬花水煎液灌胃延长引起半数小鼠咳嗽所需的氨水雾化时间,增加小鼠气管酚红排泌量,有止咳化痰作用。款冬花醇提取物和醚提取液静注,对麻醉猫和兔有呼吸兴奋作用,但有时在呼吸兴奋前或后有呼吸暂停。此作用可被六烃季铵所减弱。款冬花酮有呼吸兴奋作用。

2. 对心血管系统的作用　款冬花醇提取液和煎剂静注,对猫的血压先呈短暂微降,继之急剧上升。醚提取物对失血性休克猫、兔、犬和大鼠升压作用更明显。给猫脊髓静注款冬花酮有升压作用。猫椎动脉给药可使血压下降,呼吸急剧兴奋。款冬花酮引起兔主动脉条收缩。款冬花酮升压部位在外周。款冬花酮能增加犬外周阻力,收缩血压,心率减慢。款冬花酮可提高失血性犬心肌纤维缩短速度和增加心输出量,使心肌力量-速度向最佳环的形态恢复得更接近于正常。

3. 对消化系统的作用　款冬花乙醇提取物灌胃,抑制小鼠蓖麻油性和番泻叶性腹泻。款冬花醇提取物灌胃,能抑制小鼠水浸应激性溃疡、盐酸性溃疡和吲哚美辛-乙醇性溃疡的形成。

4. 其他作用　款冬花乙醇提取物灌胃,减少小鼠二甲苯性耳肿胀、角叉菜胶性足肿胀。款冬花粗乙醇提取物抑制蜡样芽胞杆菌、白念珠菌等。款冬花提取物能抗血小板膜结合,抑制血小板活化因子(PAF),抑制 PAF 和角叉菜胶引起的大鼠足跖肿胀。款冬花素对血小板活化因子引起的血小板聚集有抑制作用。款冬花素在钙通道阻滞剂受体结合实验中显示有明显拮抗活性。款冬花中一种甜没药烯环氧化物抑制脂多糖诱导的鼠巨噬细胞一氧化氮合成。

毒性　款冬花有致癌活性,可使大鼠肝脏长有血管肉瘤,其致癌可能是一种具有肝细胞毒性的吡咯里生物碱克氏千里光碱(senkirkine)。

【炮制】　1. 款冬花　取原药材,除去杂质及残梗,筛去灰屑。生款冬花偏于化痰止咳。

2. 炒款冬花　取净款冬花,炒至微焦,取出放凉。

3. 蜜款冬花　炼炼蜜适量用开水稀释后,加入款冬花,拌匀,闷透,置锅内,用文火炒至不粘手为度,取出放凉。蜜款冬花偏于润肺止咳。

饮片性状　款冬花参见"药材"项。炒款冬花形如款冬花,略加深,微焦。蜜款冬花形如款冬花,表面棕黄色有焦斑,略具光泽,稍带黏性,味甜。

贮干燥容器内,炒款冬花、蜜款冬花密闭,置阴凉干燥处,防

潮,防蛀。

【药性】 辛、微甘,温。归肺经。

1.《本经》:"辛,温。"

2.《别录》:"甘,无毒。"

3.《医学启源》:"辛、苦。"

4.《雷公炮制药性解》:"入心、肺二经。"

5.《药品化义》:"味微苦,略辛,性平。"

【功用主治】 润肺下气,化痰止咳。主治新久咳嗽,气喘,劳嗽咳血。

1.《本经》:"主咳逆上气,善喘,喉痹,诸惊痫,寒热邪气。"

2.《别录》:"主消渴,喘息呼吸。"

3.《药性论》:"主疗肺气心促急,热乏劳咳,连连不绝,涕唾稠黏。治肺痿,肺痈,吐脓。"

4.《日华子》:"润心肺,益五藏,除烦,补劳劣,消惊止嗽,肺痿吐血,心虚惊悸,洗肝明目及中风等疾。"

5.《医学启源》:"温肺止嗽。"

6.《本草蒙筌》:"润肺泻火邪,下气定喘促。"

【用法用量】 内服:煎汤,3～10 g;或熬膏;或入丸、散。外用:研末调敷。

【宜忌】 阴虚劳嗽者慎服。

1.《本草经集注》:"恶皂荚、消石、玄参,畏贝母、辛夷、麻黄、黄耆、黄芩、黄连、青葙。"

2.《本草崇原》:"若肺火燔灼、肺气焦满者不可用。"

3.《本经逢原》:"阴虚劳嗽禁用。"

【选方】 1.治暴发咳嗽 款冬花二两,桑根白皮(锉)、贝母(去心)、五味子、甘草(炙,锉)各半两,知母一分,杏仁(去皮尖双仁,炒,研)三分。上七味,粗捣筛,每服三钱匕,水一盏,煎至七分,去滓温服。《圣济总录》款冬花汤

2.治久咳不差 款冬花一味,每旦取如鸡子许,用少许蜜拌花使润,内铁铛中,插一小竹筒,铛下着炭火,烟从筒中出,口含筒吸取烟咽之,勿使漏烟气,吸烟使尽止。凡如是三日一度为之,待至六日,则饱食羊肉饼饦一顿。《外台》引《崔氏方》

3.治嗽喘不已,或痰中有血 款冬花、百合(蒸,焙)。上等分为细末,炼蜜为丸,如龙眼大。每服一丸,食后、临卧细嚼,姜汤咽下,噙化尤佳。《济生方》百花膏

4.治肺痈,嗽而胸满,振寒,脉数,咽干,大渴,时出浊唾腥臭,臭久吐脓如粳米粥状者 款冬花一两五钱(去梗)、甘草一两(炙),桔梗二两,薏苡仁一两。上作十剂,水煎服。《疮疡经验全书》款花汤

5.治口中疳疮 款冬花、黄连各等分。为细末,用唾津调成饼子。先以蛇床子煎汤漱口,乃以饼子傅之。《纲目》引《杨诚经验方》

6.治痔漏 (款冬)花蕊研末,水调敷。《湖南药物志》

【临床报道】 1.治疗哮喘 将款冬花制成醇浸剂,每次服5 ml(相当于生药6 g),每日3次,观察1星期。共观察36例。结果:显效(1～2日即见喘平咳减,最大呼气中期流速有明显改进)8例,好转(服药后喘咳在1日减轻,或虽减而持久未平复者)19例,无效2例。远期疗效不理想。副作用以胃肠系统的反应较多,36例中有恶心10例。另2例有心烦、失眠现象。

2.治疗慢性气管炎 取款冬花和地龙加工制成复方款冬花注射液,每次肌内注射2 ml,连续用药10日。经治68例,临床痊愈8例,显效32例,好转24例,无效4例。初步观察在注射3～4次后,咳嗽、咳痰、喘息即明显减轻,食欲、睡眠亦有改善,同时还有一定的镇咳作用。

3.治疗慢性骨髓炎 款冬花适量,制成糊状,涂于消毒块上,对有窦道形成的患者用淡盐水清洗,按伤面大小,取将涂有款冬花糊的消毒布块平铺于伤血,然后纱布包扎固定。每日换药1次,

10日为1个疗程。对病灶较深,窦道引流不畅者,治疗时还应进行蝶形开窗引流术。共治疗51例,结果:痊愈(症状消失,窦道及创面完全愈合,X线片示骨质修复清晰,无复发者)35例,有效(症状基本消失,窦道及创面基本愈合,X线片示骨质大部分修复)12例,无效4例,总有效率为92%。本组病例治疗时间最短60日,最长245日,平均109日。

【各家论述】

《本草汇言》:"款冬花温肺、润肺、清肺、敛肺、调肺、补肺之药也。故本草主咳逆上气,喘嗽喉痹,寒热邪气诸证。以其辛温似润,散而能收,补而能收,为治嗽要剂,于肺无忤,无分寒热虚实,宜可施用。"

《药品化义》贾所学:"冬花,其味苦主降,气香主散,一物两用兼备。取其入肺部中之气,又清肺中之血,专治嗽逆上气,烦热喘促,痰饮稠黏,涕唾腥臭,为诸证之要剂,如久肺虚,尤不可缺。"

《本经逢原》张石顽:"款冬,虽其性温,却不燥血,故能轻扬上达。观《本经》主治,一皆气升火炎之病,古方用为温肺治嗽之要药,润肺消疾,止嗽定喘,喉痹喉痛,肺痿肺痈,咸宜用之。"

《本草崇原》:"款冬花辛温,从阴出阳,主治肺气虚寒之咳喘,若肺火燔灼,肺气焦满者不可用。《济生方》中用百合款冬花二味为丸,名百花丸,治痰嗽带血,服之有愈有不愈者,寒燠相宜,火嗽不宜也。"

《本草正义》:"(款冬花)寒束肺金之饮邪咳嗽最宜。然气味虽温而生于水中,水润而不燥,则温热之邪郁于肺经而不得疏泄者,亦能治之,又如紫菀开痹,寒热皆宜之例。特比之紫菀,究是温辛一筹,则火邪郁结,如肺痈成脓,痰红臭秽之候,自当有所顾忌。甄权意谓其主疗肺痈,而景岳、石顽从而和之,殊是未妥。且石顽亦谓阴虚劳嗽忌之,以其性温也,何独于肺痈而不复其忌其温?"

《本草新编》:"款冬花,止嗽最善,能止肺嗽肝咳,近人喜用紫菀,而不用款冬花者,殊不可解。紫菀,虽亦止嗽,而味苦伤胃,不若款冬之味甘,清中有补也。"

《本经疏证》:"《千金》《外台》凡治咳逆之嗽,并用紫菀、款冬者,十方而九。然二物者,一则开结,使中焦之阴化血;一则吸阴下归。究之功力略同,而其在《千金》《外台》亦约略可见,盖凡唾脓血失音者及风寒水气盛者,多不甚用款冬,但用紫菀;款冬则每同温剂补剂用者为多。"

4845 越瓜 yuè guā 《本草经集注》

【异名】 稍瓜《饮膳正要》,羊角瓜《纲目》,生瓜《本经逢原》,白瓜《本草求原》。

【基原】 为葫芦科香瓜属植物菜瓜的果实。

【原植物】 菜瓜 Cucumis melo L. var. conomon (Thunb.) Makino [C. conomon Thunb.]

一年生草本,匍匐或攀缘。枝、茎有棱,有黄褐色或白色糙硬毛和疣状突起。卷须细。叶互生或轮生;叶片厚纸质,近圆形或肾形,上面粗糙、被白色糙硬毛,背面沿脉密被糙硬毛,有锯齿、掌状脉。花单性,雌雄同株;雄花数朵簇生于叶腋,花萼狭钟形,被密白色长柔毛,裂片近钻形;花冠黄色,裂片卵状圆形;雄蕊三,花丝极短;雌花单生;雌子房长圆形,柱头靠合。果实长圆状圆柱形或棒状,长20～50 cm,径 6～15 cm,上部

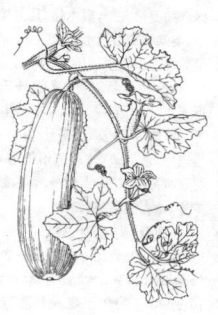

菜 瓜

比下部略粗,平滑无毛,淡绿色,有纵条纹,果内白色或淡绿色。花、果期夏季。

我国南北各地普遍栽培。

本植物果实的腌制品(酱瓜)亦供药用,另设专条。

【采收加工】 7～8月果实成熟时采收。

【药性】 甘,寒。归胃、小肠经。

1.《本草经集注》:"冷。"

2.《千金方》:"甘,平,无毒。"

3.《开宝本草》:"甘,寒。"

4.《饮膳正要》:"有毒。"

5.《本草求真》:"入肠、胃。"

【功用主治】 清热,生津,利尿。主治烦热口渴,小便不利,口疮。

1.《千金方》:"益肠胃。"

2.《食疗本草》:"利阴阳,止烦渴。"

3.《本草拾遗》:"利小便,去烦热,解酒毒,宣泄热气。为灰敷口吻疮及阴茎热疮。"

4.姚可成《食物本草》:"涤胃消渴,清暑益气。"

5.《本经逢原》:"解热毒,收湿气。"

6.《福建药物志》:"生津止渴,清热解毒,主治甲沟炎,口疮,胼胝。"

【用法用量】 内服:适量,生食;或煮熟。外用:烧灰存性研末调敷。

【宜忌】 生食过量损伤脾胃,脾胃虚寒者禁服。

1.《食疗本草》:"此物动风,虽止渴,能发诸疮,不可久食,发痢。小儿夏月不可食。令人虚弱,冷中,常令人脐下为癥癖不止。天行病后不可食。不得和牛乳及酪食之。不可空腹和醋食之,令人心痛。"

2.《随息居饮食谱》:"病目者忌。"

【选方】 1.治口吻疮 用菜瓜为灰,敷之。(《普济方》)

2.治甲沟炎 伤口洗净,用盐渍菜瓜敷患处。(《福建药物志》)

4846 越橘叶 yuè jú yè 《国药的药理学》

【异名】 熊果叶(《新疆中草药手册》)。

【基原】 为杜鹃花科越橘属植物越橘的叶。

【原植物】 越橘 Vaccinium vitisidaea L.[V. jesoense Miq.;V. vitisidaea L. var. genuinum Herder] 又名:温普(《盛京通志》),山果儿(《满洲野生植物图说》)。

常绿小灌木。株高10～30 cm,地下有细长匍匐根茎,地上茎纤细,直立或下部平铺,枝被灰白色短柔毛。单叶互生;叶柄短,被微毛;叶片革质,椭圆形或倒卵形,长0.7～2 cm,宽0.4～0.8 cm,先端圆,基部宽楔形,边缘反卷,有浅波状小钝齿,中脉被微毛,背面具腺点状伏生短毛。总状花序短,有2～8朵花;苞片红色,宽卵形;小苞片2,卵形;萼筒短钟状无毛,萼片4,宽三角形;花冠白色或淡红色;雄蕊8,花丝短,有微毛;花柱丝状,稍超出花冠。浆果近球形,熟时紫红色。花期6～7月,果期8～9月。

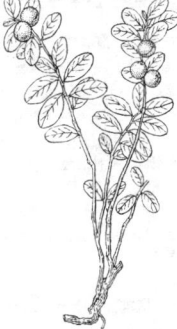

越 橘

生于海拔900～3 200 m的落叶松林下、白桦林下、高山草原。分布于内蒙古、吉林、黑龙江、新疆等地。

本植物的成熟果实(越橘果)亦供药用,另设专条。

【采收加工】 6月间开花时采叶,晒干。

【成分】 叶含三萜皂苷类:熊果苷(arbutin),熊果酸(ursolic acid),甲基熊果苷(methylarbutin),2-O-咖啡酰基熊果苷(2-O-caffeoy larbutin),洋梨苷(pyroside),毛柳苷(salidroside),4-羟苯基-β-龙胆二糖苷(4-hydroxyphenyl-β-gentioside),氢醌(hydroquinone),氢醌单甲醛(hydroquinonemonomethyl ether)。含黄酮类成分:5,7,3',4'-四羟基黄酮-3-O-β-D-吡喃半乳糖苷(5,7,3',4'-tetrahydroxy flavone-3-O-β-D-galactopyranoside),5,7,3',4'-四羟基黄酮-3-O-β-D-吡喃葡萄糖(5,7,3',4'-tetrahydroxy flavone-3-O-β-D-glucopyranoside),金丝桃苷(hyperoside),蒿蓄苷(avicularin),槲皮素-3-D-葡萄糖苷(quercetin-3-D-glucosyl-L-rhamnoside),异槲皮苷(isoquercetin)。又含鞣质和原花色素类:右旋-儿茶酚(d-catechol),左旋-表儿茶酚(L-epicatechol),右旋没食子儿茶酚(d-gallocatechol),左旋没食子儿茶素(epicatechin),右旋儿茶素(catechin),左旋表没食子儿茶素(epigallocatechin),右旋没食子儿茶素(gallocatechin),原花青素(procyanidin)B-1、B-3、B-7,原花色素(proanthocyanidin)A-1、A-2,桂皮鞣质(cinnamtannin)B1、B2、D1、D2,表儿茶素-(4β→8)-表儿茶素-(4β→8,2β→O→7)-儿茶素〔epicatechin-(4β→8)-epicatechin-(4β→8,2β→O→7)-catechin〕,表儿茶素-(4β→8)-表儿茶素-(4β→8,2β→O→7)-儿茶素〔epicatechin-(4β→6)-epicatechin-(4β→8,2β→O→7)-catechin〕,表儿茶素-(4β→8,2β→O→7)-表儿茶素-(4α→8)-表儿茶素-(4β→8)-儿茶素〔epicatechin-(4β→8,2β→O→7)-epicatechin-(4α→8)-epicatechin-(4β→8)-catechin〕,表儿茶素-(4β→8,2β→O→7)-表儿茶素-(4α→8)-表儿茶素-(4β→6)-儿茶素〔epicatechin-(4β→8,2β→O→7)-epicatechin-(4α→8)-epicatechin-(4α→6)-catechin〕。还含有14种酚酸类化合物,分别为水杨酸(salicylic acid),对羟基苯甲酸(p-hydroxybenzoic acid),草木犀酸(melilotic acid),香草酸(vanillic acid),龙胆酸(gentisic acid),高原儿茶酸(homoprotocatechuic acid),原儿茶酚(protocatechuic acid),丁香酸(syringic acid),香豆酸(p-coumaric acid),没食子酸(gallic acid),异阿魏酸(isoferulic acid),阿魏酸(ferulic acid),咖啡酸(caffeic acid)和芥子酸(sinapic acid)。又含苯甲酰葡萄糖苷类,有1-O-苯甲酰-β-D-葡萄糖(1-O-benzoyl-β-D-glucose),2-O-苯甲酰-β-D-葡萄糖(2-O-benzoyl-β-D-glucose),6-O-苯甲酰-α-D-葡萄糖(6-O-benzoyl-α-D-glucose),6-O-苯甲酰-β-D-葡萄糖(6-O-benzoyl-β-D-glucose)。此外,还含游离氨基酸和蛋白质。

【药理】 抗菌作用 琼脂扩散法证实越橘地上部分的提取物对大肠杆菌和普通变形菌有抑制作用。

【药性】 《新疆中草药》:"苦、涩,温,有小毒。"

【功用主治】 解毒,利湿。主治淋证,痛风。

1.《中国药用植物图鉴》:"为尿道防腐及利尿剂。主治痛风、淋病等症。"

2.《新疆中草药》:"利尿解毒。"

【用法用量】 内服:煎汤,3～9 g。

【选方】 治尿道炎,膀胱炎 熊果叶6 g。水煎服。(《新疆中草药手册》)

4847 越橘果 yuè jú guǒ 《吉林中草药》

【基原】 为杜鹃花科越橘属植物越橘的成熟果实。

【原植物】 参见"越橘叶"条。

【采收加工】 9～10月采收,晒干。

【药理】 1.对牙周病的影响 越橘中的单宁对多种牙周菌有抑制作用,能抗脂质过氧化,抑制超氧化物形成,清除超氧化物,可用于治疗牙周疾病。

2.其他作用 越橘提取物在体外抑制血小板活化因子诱导

的胞吐作用,有一定的抗炎作用。越橘果水提取物对感染脑炎病毒的小鼠能提高抗病毒能力,这与其影响免疫功能有关。

【药性】 酸、甘,平。有毒。

1.《新疆中草药》:"苦、涩、温,有小毒。"

2.《全国中草药汇编》:"酸、甘,平。"

【功用主治】《吉林中草药》:"止痢。治痢疾。"

【用法用量】 内服:煎汤,3～9 g。

【选方】 治肠炎,痢疾 越橘果 6 g,土木香 9 g。水煎服。(《新疆中草药》)

4848 越王余筭 yuè wáng yú suàn 《本草拾遗》

【异名】 越王竹《南方草木状》,白珊瑚《系统动物学》。

【基原】 为鞭柳珊瑚科灯芯柳珊瑚属动物灯芯柳珊瑚、鳞灯芯柳珊瑚的群体。

【原动物】 1. 灯芯柳珊瑚 Junceella juncea (Pallas)

群体呈鞭状或分枝状,长可达 70 cm左右。中轴骨骼呈灰白色,劲而有弹性。生活时呈黄色,水螅体有 8 个白色触手。干标本褪色后为淡黄色或灰白色。皮层厚。骨针呈双头棒锤形,显微镜下呈淡黄色。

2. 鳞灯芯柳珊瑚 J. squamata Toeplitz

形状同上种。唯生活时为白色或淡黄色。与上种的主要区别为骨针在显微镜下无色。

以上两种均栖息于水深 8～20 m的浅海区,附着在硬底或珊瑚礁石上。分布于广东沿海、海南及西沙群岛等海域。

【采收加工】 以垂网入海底采收,晒干,击碎。

【成分】 灯芯柳珊瑚含二萜类:灯芯柳珊瑚二萜(juncin)A、B、C、D、E、F、G、H。

鳞灯芯柳珊瑚含氯二萜内酯:鳞灯芯柳珊瑚二萜内酯(junceelin)和灯芯柳珊瑚二萜内酯 B,还含三丙酮胺(triacetonamine)。

【药理】 1. 抗心律失常作用 越王余筭(鳞灯芯柳珊瑚)中含有的三丙酮胺(TAA)给小鼠、大鼠、豚鼠及家兔腹腔或静脉注射,能拮抗氯化钡、氯化钙、氯仿和毒毛花苷 G 等药物及电刺激、机械结扎所造成的实验性心律失常,对抗乌头碱诱发的大鼠室颤作用尤为显著。

2. 其他作用 鳞灯芯柳珊瑚中的鳞灯芯柳珊瑚二萜内酯 A的水解产物体外抑制肺癌 A549 细胞的生长。活体微循环方法证明 TAA具有降压和扩张血管作用。

毒性 TAA给小鼠腹腔注射 LD_{50} 为 384.2±0.01 mg/kg;静脉注射 LD_{50} 为 252.5±0.02 mg/kg。

【药性】 咸,平。

1.《本草拾遗》:"味咸,平,无毒。"

2.《海药本草》:"味咸,温。"

【功用主治】 利水、散结。主治水肿、宿滞不消。

1.《本草拾遗》:"主下水,破结气。"

2.《海药本草》:"主水肿浮气,结聚,宿滞不消,腹中虚鸣,并宜煮服之。"

【用法用量】 内服:煎汤,15～30 g。

4849 博落回 bó luò huí 《本草拾遗》

【异名】 落回《酉阳杂俎》,号筒草、勃勒回《植物名实图考

长编》),号筒杆《湖南野生植物》),三钱三《广西中药志》),山梧桐《杭州药用植物志》)。

【基原】 为罂粟科博落回属植物博落回和小果博落回的根或全草。

【原植物】 1. 博落回 Macleaya cordata (Willd.) R. Br. [Bocconia cordata Willd.]

多年生大型草本,高达 1～4 m,基部呈灌木状。具乳黄色浆汁。根呈橙红色,粗大。茎绿色或红紫色,中空,上部多分枝,无毛。单叶互生;具叶柄,长 1～12 cm;叶片宽卵形或近圆形,基出脉通常 5,边缘波状或波状牙齿。大型圆锥花序多花,长 15～40 cm,生于茎或分枝顶端;苞片狭披针形;花无瓣;雄蕊 24～30,花丝丝状,花药狭条形;子房倒卵形,无毛。蒴果倒披针形,扁平,外被白粉。种子通常 4～8 枚,卵球形。花期 6～8月,果期 7～10月。

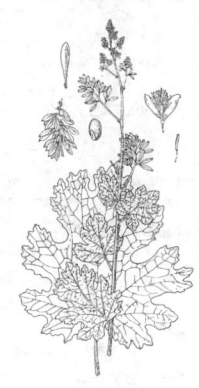
博落回

生于海拔 150～830 m的丘陵或低山林、灌丛、草丛、村边或路旁等处。分布于江苏、浙江、安徽、福建、江西、湖北、湖南、广东、广西、海南、四川、贵州、云南、台湾等地。

2. 小果博落回 M. microcarpa (Maxim.) Fedde [B. microcarpa Maxim.] 又名:黄薄荷《河南植物志》、泡桐杆、黄婆娘、野麻子《秦岭植物志》。

多年生大型草本,高达 1～3 m,被白粉。根相壮,黄褐色。茎直立,绿色或微红紫色,含红黄色乳汁。叶卵圆状心形,裂片具不规则波状齿,下面被白粉,有卷曲的短绒毛。圆锥花序顶生或腋生;萼片 2,花瓣状;雄蕊 8 枚或更多,花丝丝状,花药线形;雌蕊 1 枚,子房倒长卵形,花柱短,柱头 2 裂。蒴果下垂,扁平,近圆形。种子 1 颗,卵形,黑色。花期 6～7月,果期 7～8月。

生于海拔 2 000 m以下的低山河边、沟岸、路旁等处。分布于江苏、河南、湖北、四川、陕西、甘肃等地。

小果博落回

【栽培】 生物学特性 喜温暖湿润环境,耐寒、耐旱。喜阳光充足。对土壤要求不严,但以肥沃、砂质壤土和黏质土生长较好。

繁殖方法 种子繁殖。9 月果实成熟时,割下果枝,晒干,脱粒。春播,按行距 40～60 cm条播。为使播种均匀,可将种子与细土混合。播种后经常保持土壤湿润,在适宜温度内约 2 星期可出苗。

田间管理 待苗出齐后,间苗 1～2 次,株距 40 cm。结合松土进行除草。追肥施人粪尿、硫酸铵、过磷酸钙等。遇旱季适当浇水。

病虫害防治 虫害有蚜虫,叶面用化学试剂喷杀。

【采收加工】 9～12月采收,根与茎叶分开,晒干。鲜用随时可采。

【成分】 博落回根含生物碱类:血根碱(sanguinarine)、白屈

菜红碱(chelerythrine),原阿片碱(protopine),α-别隐品碱(α-allo-cryptopine),博落回碱(bocconine)即是白屈菜玉红碱(chelirubine),氧化血根碱(oxysanguinarine),博落回醇碱(bocconoline),去氢碎叶紫堇碱(dehydrocheilanthifoline)。全草中含原阿片碱,原阿片碱-N-氧化物(protopine-N-oxide),α-别隐品碱,黄连碱(coptisine),小檗碱(berberine),刻叶紫堇明碱(corysamine)。果实中含血根碱,白屈菜红碱,原阿片碱,α-别隐品碱及β-别隐品碱。小果博落回地上部分含血根碱,白屈菜红碱,隐品碱(cryptopine),别隐品碱(allocryptopine)和博落回碱。

【药理】 1. 抗微生物、杀蛆蝇作用 白屈菜红碱、血根碱及博落回碱对金黄色葡萄球菌、枯草杆菌、八叠球菌、大肠杆菌、变形杆菌、铜绿假单胞菌以及某些真菌有抑制作用。博落回有杀阴道滴虫作用。血根碱及白屈菜红碱对于线虫蛆蝇有杀灭作用。血根碱、白屈菜红碱及博落回碱还有杀线虫作用。

2. 保肝作用 博落回根细粉灌胃对四氯化碳、半乳糖胺所致急性肝损伤大鼠有改善肝功能作用;对四氯化碳所致慢性肝损伤大鼠可降低血清乳酸脱氢酶水平,降低死亡率,提高血清白蛋白/球蛋白比值,抑制肝脏纤维化。

3. 其他作用 博落回总生物碱灌胃,使小鼠肉瘤细胞变性坏死。博落回根细粉灌胃提高小鼠胸腺指数,增加血清溶血素水平,促进小鼠迟发型超敏反应。博落回中的生物碱抑制大鼠肝脏线粒体中单胺氧化酶活性。生物碱抑制人红细胞乙酰胆碱酯酶水解乙酰胆碱代谢作用。生物碱能抑制氨肽酶 A、N 和二肽基肽酶Ⅳ。加入牛血清白蛋白,能使这种酶抑制作用消失。在原代培养的人和猪肝细胞中,血根碱与白屈菜红碱在一定浓度有细胞毒性,能使乳酸脱氢酶渗漏,影响细胞膜完整性。

毒性 博落回粉混悬液给小鼠灌胃安全限度大于 100 倍。大鼠长期毒性试验各生理指标均在正常范围内。高剂量组大鼠血清丙氨酸氨基转移酶和尿素氮含量降低,胸腺指数提高。但有报道将博落回注射液注入兔耳静脉,会引起心电图 T 波倒置,并可出现多源性、多发性室性期前收缩,伴有短暂的阵发性心律紊乱,阿托品可对抗其对心脏的毒性。

【药性】 苦、辛、寒。大毒。

1.《本草拾遗》:"有大毒。"

2.《湖南药物志》:"辛、涩、寒,有小毒。"

3.《江西草药》:"性温,味苦、辛。"

【功用主治】 散瘀,祛风,解毒,止痛,杀虫。主治一切恶疮、顽癣、湿疹、蛇虫咬伤,跌打肿痛,风湿痹痛。

1.《本草拾遗》:"主恶疮瘰疬,瘤赘,痣肉,白癜风,蛊毒,精魅,溪毒,已上捋疮者,和百丈青、鸡桑灰等为末傅瘰疬。"

2.《中国药用植物志》:"外用治一切恶疮及皮肤病。"

3.《广西药用》:"外用治跌打。"

4.《湖南药物志》:"祛风解毒,行气消肿,杀虫。"

5.《江西草药》:"治慢性溃疡、脓肿、皮癣、蜈蚣、黄蜂咬伤。"

6.《广西本草选编》:"散瘀消肿,祛风镇痛,杀虫止痒。主治跌打瘀肿,风湿关节痛,龋齿痛。"

【用法用量】 外用:捣敷;或煎水熏洗;或研末调敷。

【宜忌】 本品有毒,禁内服。口服易引起中毒及死亡,轻者出现口渴、头晕、恶心、呕吐,继则感到四肢麻木、乏力;重者出现烦躁、嗜睡、昏迷、精神异常、心律失常等而死亡。

《本草拾遗》:"茎……折之有黄汁,药人立死,不可入口也。"

【选方】 1. 治指疔 博落回连梗带叶)一把,水煎熏洗约 15 分钟,再将煎过的叶子贴患处,每日 2～3 次。早期发炎者,如此反复熏洗,外贴 3～6 次愈。〔《江西医药》1966,(7);371〕

2. 治臁疮 博落回叶炙存性,研极细末,撒于患处,或用麻油调搽;或用猪油烟黑和成膏敷贴。《江西民间草药验方》

3. 治中耳炎 博落回叶研末 6 g,高粱酒 30 g。炖热冲入,装瓶,密闭 3 日,用灯心草蘸取上面澄清液滴耳内,早晚各 1 次。《安徽中草药》

4. 治水、火烫伤 博落回根研末,棉花子油调搽。(江西《草药手册》)

5. 治蜈蚣、黄蜂咬伤 取新鲜博落回茎,折断,有黄色汁液流出,以汁搽患处。《江西民间草药验方》

6. 治黄癣(癞痢) 先剃发,再用博落回 60 g,明矾 30 g。煎水洗,每日 1 次,共 7 日。(江西《草药手册》)

7. 治疥癣 博落回叶 30 g,米醋 250 g。浸泡 1 日后,外涂患处,每日 2 次。《安徽中草药》

【临床报道】 1. 治疗滴虫性阴道炎 鲜嫩博落回茎叶切碎,加水熬成每 1 ml 含生药 25 g 的浸膏。于月经结束后,先用 1∶5 000 高锰酸钾液 300～500 ml 冲洗阴道,然后用棉签蘸药反复涂擦阴道壁 2～3 次,或留置含药的阴道棉栓。每日用药 1～2 次,7～10 日为 1 个疗程。疗程结束后连续 3 日,取标本镜检,以观察疗效。共治疗 132 例,经 1 个疗程后,全部病例症状消失,阴道分泌物镜检转阴。连用 3 个疗程可以根治。

2. 治疗酒齄鼻 取博落回总茎 50 g,95% 乙醇 100 ml,浸泡 5～7 日备用。每日早晚各涂抹 1 次,15 日为 1 个疗程。治疗酒齄鼻 30 例,经 3 个疗程的治疗,痊愈 15 例,显效 10 例,好转 3 例,无效 2 例。

3. 治疗痔疮合并感染 取博落回、红藤、黄柏各 60 g,加水 2 000 ml,煎取 1 000 ml,过滤去渣,取坐位趁热熏洗患部,每次 15～30 分钟,每日 2～3 次。共治疗 30 例,结果:痊愈 25 例,显效 4 例,无效 1 例。治疗时间 2～5 日,平均 2.5 日。

4850 喜树 xǐ shù 《浙江民间常用草药》

【异名】 旱莲《植物名实图考》,旱莲木《浙江药用植物志》,水栗子《水冬瓜、秋青树《四川植物志》。

【基原】 为蓝果树科喜树属植物喜树的果实或根及根皮。

【原植物】 喜树 Camptotheca acuminata Decne.

落叶乔木,高 20～25 m。树皮呈灰色。叶互生,纸质,长卵形,长 12～28 cm,宽 6～12 cm,先端渐尖,基部宽楔形,全缘或呈波状,上面亮绿色,下面淡绿色,疏生短柔毛,脉上较密。花单性同株,多数排成球形头状花序,雌花顶生,雄花腋生;苞片 1;花萼 5裂,边缘有纤毛;花瓣 5,淡绿色;花盘微裂;雄花有雄蕊 10,两轮;雌花子房下位,花柱 2 裂。瘦果窄长圆形,有窄翅。花期 4～7 月,果期 10～11 月。

生于林缘、溪边或栽培于庭院、道旁。分布于西南及江苏、浙江、福建、江西、湖北、湖南、广东、广西、台湾等地。

本植物的叶(喜树叶)、树皮(喜树皮)亦供药用,另设专条。

【栽培】 生物学特性 喜温暖湿润,不耐严寒干燥,根深,萌芽力强,生长迅速。宜在肥沃湿润之石灰岩风化后的土壤、冲积土及河滩沙地、江湖堤岸等地种植。在酸性、中性和弱碱性土壤上均可生长。

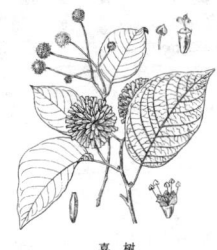

喜 树

繁殖方法 种子繁殖。于 2 月底至 3 月中旬播种,播前种子进行层积处理。多用条播,条距 30 cm,播后覆土 1～2 cm,盖草保温保湿,8 日左右即可出苗。苗高 10 cm 左右间苗,苗距 18～24 cm。育苗期适时中耕除草,追肥 3 次,苗高 80～100 cm 时即可出圃定植。在冬季落叶后至春季萌芽前定植。

田间管理 一般在幼林期或雨季前后，杂草生长旺盛时，要及时中耕除草。定植后1～2年，松土除草2次，以后每年1次，成林后，不再单独中耕。结合中耕除草施以有机肥、人畜粪尿，以促进林木速生。

病虫害防治 虫害有褐边绿刺蛾，幼虫为害叶片。

【采收加工】 果实于10～11月成熟时采收，晒干。根及根皮全年可采，但以秋季采剥为好，除去外层粗皮，晒干或烘干。

【药材】 喜树 Camptothecae Acuminatae Fructus seu Radix 产于江苏、浙江、福建、江西、湖北、湖南等地。

性状 果实披针形，长2～2.5 cm，宽5～7 mm，先端尖，有柱头残基，基部着生在花盘上的椭圆形凹点痕，两边有翅。表面棕色至棕黑色，微有光泽，有纵皱纹，有时可见数条角棱和黑色斑点。质脆，不易折断，断面纤维性，内有种子1粒，干缩成细条状。气微，味苦。

鉴别 (1)果实横切面：外果皮为一列扁平细胞；中果皮为多列薄壁细胞，色红棕色物，维管束十数个，散列，外侧具纤维群，纤维壁厚，木化；内果皮为数列厚壁纤维。种皮细胞为棕色扁平细胞组成。胚乳细胞及子叶细胞内充满内含物，干后萎缩。

(2)薄层色谱：取样品粉末2 g，用80%乙醇30 ml回流30分钟，放冷，滤过，滤液减压蒸去乙醇，放冷，滤过，滤液用有10%乙醇的氯仿溶液提取，浓缩提取液，作供试液，以喜树碱和10-羟基喜树碱作对照溶液。吸取二溶液，点于硅胶G板上，以氯仿-丙酮(7：3)为展开剂，展距13 cm，于紫外光灯下(254 nm)观察，样品与对照品色谱在相对应的位置处显相同颜色的荧光斑点。

【成分】 喜树的果实含生物碱类：喜树碱(camptothecine)、10-羟基喜树碱(10-hydroxycamptothecine)、11-甲氧基喜树碱(11-methoxycamptothecine)、去氧喜树碱(deoxycamptothecine)、喜树次碱(venoterpine)、11-羟基喜树碱(11-hydroxycamptothecine)、10-甲氧基喜树碱(10-methoxycamptothecine)、10-羟脱氧喜树碱(10-hydroxydeoxycamptothecine)、喜树矛因碱(camptacumothine)、喜树曼宁碱(camptacumanine)、乌檀劳新碱(naucleficine)、牛眼马钱托林碱(angustoline)、二氢异喹胺(dihydroisoquinamine)、长梗马兜铃素(pedunculagin)、19-O-甲基牛眼马钱托林碱(19-O-methylangustoline)、22-羟基莲木碱(22-hydroxyacuminatine)、19-羟基臭马兜木碱(19-hydroxymappicine)、氧代儿茶钩藤丹宁碱(oxogambirtannine)、18-羟基喜树碱(18-hydroxycamptothecin)；含蒎类：白桦脂酸(betulic acid)、长春花苷内酰胺(vincoside lactam)；含鞣质类：3,4-O, O-亚甲基并没食子酸(3, 4-O, O-methyleneellagic acid)、3′, 4′-O-二甲基并没食子酸(3′, 4′-O-dimethyl-3, 4-O, O-methyleneellagic acid)、3, 4-O-亚甲基-3′, 5′-甲氧基并没食子酸(3, 4-O-methlene-3′, 4′-O-dimethyl-5′-methoxyellagic acid)、3, 4-O-亚甲基-3′, 4′-O-二甲基-5′-羟基并没食子酸(3, 4-O-methylene-3′, 4′-O-dimethyl-5′-hydroxyellagic acid)、4′-O-二甲基并没食子酸(3, 4′-O-dimethylellagic acid)、3, 4, 3′-三甲基并没食子酸(3, 4, 3′-O-trimethylellagic acid)、3, 4′-O-二甲基-3′-次甲基并没食子酸(3′-O-methyl-3, 4-O, O-methylidyneellagic acid)、3, 4-O-次甲基-3′, 4′-O-二甲基-5-甲氧基并没食子酸(3′, 4′-O-dimethyl-3, 4-O-methylidyne-5-methoxyellagic acid)、3, 4-O-次甲基-3′, 4′-O-二甲基并没食子酸(3, 4-O-dimethyl-3′, 4′-O-methylidyneellagic acid)、3, 4-O-次甲基-3, 4′-二甲基-5′-甲基并没食子酸(5′-methoxy-3′, 4′-O-dimethyl-3, 4-O-methylidyneellagic acid)、3, 3′, 4, 4′-O-四甲基-5′-甲氧基并没食子酸(3, 3′, 4, 4′-O-tetramethyl-5′-methylidyneellagic acid)、5′-羟基-3′, 4′-二甲基-3, 4-O-次甲基并没食子酸(5′-hydroxy-3′, 4′-O-dimethyl-3, 4-O, O-methylidyneellagic acid)、丁香酸(syringicacid)、吕宋果内酯(strychnolactone)、水杨酸(salicylic acid)、壬二酸(nonandioic acid)、脱落酸(abscisic acid)、丁香树脂醇(syringaresinol)、β-谷甾醇(β-sitosterol)、

咖啡酸乙酯(ethyl caffeate)、熊果酸(ursolic acid)、肌醇(inositol)。

喜树的根含生物碱类：喜树碱、喜树次碱；另含并没食子酸-3, 4, 3′-三甲醚(3, 4, 3′-tri-O-methylellagic acid)、β-谷甾醇及β-谷甾醇 3-β-D-葡萄糖苷(β-sitosterol 3-β-D-glucoside)。

根皮中含生物碱类：20-去氧喜树碱(20-deoxycamptothecin)、20-己酰喜树碱(20-hexanoylcamptothecin)、20-己酰基-10-甲氧喜树碱(20-hexanoyl-10-methoxy camptothecin)、喜树碱、10-甲氧喜树碱、11-羟基-(20s)-喜树碱。

【药理】 1. 抗肿瘤作用 从喜树分离的喜树碱类物质选择性地抑制DNA拓扑异构酶Ⅰ，表现出抗肿瘤作用。喜树碱对舌鳞癌Tca-8113细胞有增殖抑制和诱导凋亡的作用。10-羟基喜树碱体外对人肝癌细胞QGY和HepG₂生长增殖有抑制作用。腹腔注射10-羟基喜树碱对人裸鼠肾包膜下移植的HepG₂细胞有抑制作用。10-羟基喜树碱诱导高转移人肺癌细胞PGCL₃凋亡。羟基喜树碱还抑制人胰腺癌细胞。10-羟基喜树碱对T₂₄大膀胱癌细胞有很强的细胞毒作用，能使膀胱癌细胞DNA断裂损伤增加。

2. 抗病毒作用 喜树果提取液能抗单纯疱疹病毒Ⅰ型，防止吸附病毒的BGM细胞出现病变。

3. 其他作用 小鼠小剂量腹腔注射喜树碱对肿瘤相伴免疫性有抑制作用。喜树碱引起的免疫抑制是暂时的，停药后又恢复。喜树碱灌胃或皮下注射，对交配后的大鼠和家兔均有抗早孕作用。喜树碱水剂、乳剂体外能抑制兔眼球结膜成纤维细胞，兔结膜下埋线并用喜树碱结膜下注射对埋线周围成纤维细胞的增殖有抑制作用。

毒性 小鼠腹腔注射喜树碱的LD₅₀为65.7±11.3 mg/kg，10-羟基喜树碱LD₅₀为149.6±29.7 mg/kg。10-羟喜树碱对小鼠的骨髓毒性低于喜树碱。给予喜树碱钠盐最大耐受量而存活的犬出现可逆性贫血。中性粒细胞和淋巴细胞减少。当用量为最小致死量时，猴在死前血色素升高，血清碱性磷酸酶、天冬氨酸氨基转移酶和丙氨酸氨基转移酶升高，骨髓内细胞减少，犬出现坏死性胆囊炎；猴肾脏肾小管明显损伤，少数有肝局部性坏死。10-羟基喜树碱抑制中国仓鼠卵巢细胞有丝分裂，诱发卵巢细胞染色体畸变。10-羟基喜树碱腹腔注射诱发小鼠骨髓嗜多染红细胞微核形成。妊娠小鼠肌注，母鼠骨髓和胎肝血微核率均升高，其致诱变作用可经胎盘转移。

【药性】 苦、辛、寒。有毒。归脾、胃、肝经。

1.《安徽中草药》："性平，味微苦、甘、辛，有小毒。"

2.《全国中草药汇编》："苦、涩、凉。"

3.《浙江药用植物志》："苦，寒，有毒。"

【功用主治】 清热解毒、散结消癥。主治食道癌、贲门癌、胃癌、肠癌、白血病，牛皮癣、疮疖。

1.《浙江民间常用草药》："抗癌，治癣。"

2.《青岛中草药手册》："解热消炎。"

3.《全国中草药汇编》："抗癌、清热、杀虫。主治胃癌、结肠癌、膀胱癌、慢性粒细胞性白血病；外用治牛皮癣。"

4.《四川中药志》1979年版："治肝癌、卵巢腺癌。"

5.《浙江药用植物志》："治血吸虫病肝脾肿大。"

【用法用量】 内服：煎汤，根皮9～15 g，果实3～9 g；或研末吞；或制成针剂、片剂。

【宜忌】 内服不宜过量。

1.《浙江民间常用草药》："忌用铁器煎煮、调制。"

2.上海《中草药学》："一般认为果的作用较根皮佳，但毒性也大。"

【选方】 1. 治胃癌，直肠癌，肝癌，膀胱癌 喜树根皮研末，每日3次，每次3 g；喜树果研末，每日1次，每次6 g。《辨证施治》)

2. 治白血病 喜树根30 g，仙鹤草、鹿衔草、岩株、银花、凤尾

草各 30 g,甘草 9 g。煎汁代茶饮。《本草骈比》

【临床报道】 1. 治疗转移性肝癌 本组 38 例患者原发病为小细胞肺癌 5 例,肺低分化腺癌 6 例,肺低分化鳞癌 2 例,乳腺癌 8 例,胃癌 9 例,结直肠癌 8 例。联合方案中用药方法为原发肿瘤化疗一线方案加羟基喜树碱 10~20 mg,第一至第五日持续 4 小时静脉点滴。结果:总有效率为 37.84%,中位生存期为 14.34 个月,半年生存率为 51.20%,1 年生存率为 26.60%,其中增殖较活跃的小细胞肺癌、肺低分化腺癌、乳腺癌的肝转移疗效最突出,主要毒性为骨髓抑制,但程度较轻。认为以羟基喜树碱联合方案治疗转移性肝癌是安全有效的,可作为首选方案。

2. 治疗膀胱癌 选择 18 例无法手术及晚期的膀胱癌患者,采用髂内动脉插管技术,将导管插入髂内动脉后跨过臀上动脉,根据血管造影找到膀胱肿瘤的供血动脉,把喜树碱微球 170 mg(含喜树碱 20 mg)通过导管栓入此动脉。结果:治疗后 17 例膀胱肿瘤出现不同程度坏死,瘤体缩小,血尿症状全部消失,未见明显毒副作用,1 例无效。认为本方法对无法手术或晚期的膀胱癌是一种安全、简单、效果较好的方法,尤其对膀胱癌出血有立竿见影的效果。

3. 治疗鼻咽癌 全部 116 例患者均接受 4MV 直线加速器或⁶⁰Co 治疗机和深部 X 线机常规分割放疗。观察组 58 例每星期一再给予基喜树碱 10 mg 静滴,总量 60~70 mg。化疗时常规使用此叶药物。结果:近期疗效放疗结束时,鼻咽部肿瘤完全消退率观察组为 91.4%(53/58),对照组为 72.4%(42/58),两组差异非常显著(χ^2=7.05,$P<0.01$);颈部肿瘤完全消退率观察组为 87.9%(51/58),对照组为 67.2%(39/58),两组差异非常显著(χ^2=7.14,$P<0.01$)。

4. 治疗银屑病 治疗组 77 例用 0.03%喜树碱霜及 0.03%喜树碱乙醇液,与深部灭灯和深部 X 线机常用药皮损,每日 2 次。对照组 38 例外用 1%氢化可的松霜,配用昆明山海棠片口服,每次 2~3 片,每日 3 次。结果:治疗组皮损消退 50%以上者 59 例,占 76.62%。对照组皮损消退 50%以上者 9 例,占 23.68%,经 u 检验,$P<0.01$。治疗组中 8 例发生局部刺激反应,包括瘙痒、灼痛、潮红等,个别发生糜烂,但停药后即可消退。

5. 治疗皮肤疣 用喜树碱注射液 20 ml(每安瓿 2 ml,内含 5 mg喜树碱钠),蒸馏水 30 ml,化学醇二甲亚砜 70 ml,配成 0.04%喜树碱二甲亚砜溶液。用时棉棒蘸药液少许,直接涂于皮损处,每日 2 次。共治疗 40 例,其中传染性软疣 12 例,扁平疣 19 例,寻常疣 6 例,女阴尖锐湿疣 3 例。结果:除 2 例扁平疣者失去联系及 2 例寻常疣患者治疗不规则,皮损变化不大外,其余均于 2~3 星期内治愈。对角质较厚的扁平疣及寻常疣,可用 0.07%的药液,一般用 0.04%的药液即可。

6. 治疗慢性湿疹或神经性皮炎 160 例患者随机分为两组。治疗组 82 例,晨于 0.03%喜树碱软膏轻涂于患处,晚上外用派瑞松霜,各 1 次;对照组 78 例,单纯外涂派瑞松霜,早晚各 1 次。除瘙痒严重者口服抗组胺药外,均不并用其他内服药物。连续用药 4 星期后判定疗效。随访半年观察其复发率。结果:治疗组治愈率为 58.54%,有效率为 85.37%,复发率为 18.75%。对照组别分别为 42.31%、69.23%、39.39%。两组间三者比较,P 均<0.05,差异有显著性。

4851 喜树叶 xǐ shù yè 江西《中草药学》

【基原】 为蓝果树科喜树属植物喜树的叶。

【原植物】 参见"喜树"条。

【采收加工】 7~9月采摘,鲜用。

【药性】 喜树的叶子中含有喜树碱类:喜树碱(camptothecine)、黄酮类:槲皮素(quercetin)、山柰酚(kaempferol)、含鞣质类:没食子酸(gallic acid)、三叶豆苷(trifolin)、喜树鞣质(camptoth-

in)A、B,木鞣质(cornusiin)A,路边青鞣质(gemin)D,新喷呐草素(tellimagrandin)Ⅰ、Ⅱ,1,2,6-三-O-没食子酰-β-D-葡萄糖(1,2,6-tri-O-galloyl-β-D-glucose)、1,2,3,4-四-O-没食子酰-β-D-葡萄糖(1,2,3,4-tetra-O-galloyl-β-D-glucose)。

【药性】 苦,寒。有毒。

《青岛中草药手册》:"性寒,味苦。"

【功用主治】 清热解毒,祛风止痒。主治痈疮疖肿,牛皮癣。

【用法用量】 外用:鲜品捣敷或煎汤洗。

【选方】 1. 治疗肿、疮痈初起 喜树嫩叶一握,加食盐少许(捣烂)外敷。(江西《中草药学》)

2. 治牛皮癣 喜树叶加水浓煎后,外洗患处。《浙江民间常用草药》

4852 喜树皮 xǐ shù pí 《浙江民间常用草药》

【基原】 为蓝果树科喜树属植物喜树的树皮。

【原植物】 参见"喜树"条。

【采收加工】 全年均可采,剥取树皮,切碎晒干。

【药性】 《福建药物志》:"苦,寒,有小毒。"

【功用主治】 活血解毒,祛风止痒。主治牛皮癣。

【用法用量】 外用:煎汤洗或水煎浓缩调涂。内服:煎汤,15~30 g。

【宜忌】 《浙江民间常用草药》:"忌用铁器煎煮、调制。"

【选方】 治牛皮癣 喜树皮或树枝切碎,水煎浓缩,然后加羊毛脂、凡士林调成 10%或 20%油膏外搽。另取树皮或树枝 30~60 g,水煎服,每日 1 剂。《浙江民间常用草药》

4853 斯里兰卡肉桂 sī lǐ lán kǎ ròu guì 《中华本草》

【基原】 为樟科樟属植物锡兰肉桂的树皮。

【原植物】 锡兰肉桂 Cinnamomum zeylanicum Bl. [Laurus cinnamomum Roxb.]

常绿乔木,高达 10 m。树皮内具桂醛芳香气,外果褐色。枝条略呈四棱形,灰色,具白斑。叶对生或近对生:有柄,无毛;叶片卵形或卵状披针形,全缘,革质或近革质,上面绿色,光亮,下面淡绿白色,两面无毛,离基三出脉,中脉和侧脉在叶两面凸起,网脉在下面呈蜂窝状。圆锥花序腋生和顶生;两性花,合生;花被筒倒锥形,花被裂片 6,长圆形;雄蕊 9,花药 4 室;子房卵形,花柱短,柱头盘状。果实卵形,黑色。

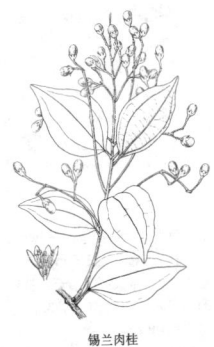

锡兰肉桂

我国广东、广西、海南、云南、台湾等地有引种栽培。原产于斯里兰卡。

【栽培】 生物学特性 原产热带,需高温高湿的生境条件。

繁殖方法 种子、扦插繁殖。种子繁殖:9~10 月种子成熟,采后洗净果皮,阴干半日至 1 日立即播种。条播,行株距 20 cm×5 cm,覆土深度 1~1.5 cm,发芽率可达 82%~100%。扦插繁殖:以高温高湿的 6~8 月扦插为宜。插条宜选成龄树砍伐后萌发的当年生枝条和 1~3 年生枝条的当年生枝条,扦插成活率高,插条可采用环纵式扦插,在适宜浓度的萘乙酸液处理,可有效提高插条生根成活率。苗期要搭棚遮阳,并注意除草、松土和施肥。培育 1 年,按行株距 5 m×4 m 挖穴定植。栽植 1 个月内注意淋水保湿,每年冬末春初视杂草状况除草松土,并适当施肥。

【采收加工】 种后 5~6 年可收桂皮，从茎基部剥皮，晒 1~2 日，卷成圆筒状，阴干。

【药材】 斯里兰卡肉桂 Cinnamomi Zeylanici Cortex 主产于斯里兰卡。

性状 枝皮常为 7~12 或更多层薄片重叠卷成的细长复卷筒状，长可达 60 cm，筒宽约 1 cm，每片厚约 0.5 mm。外表面黄棕色，平坦，可见波浪状纵直条纹，偶似瘢痕和空洞（系枝条伸出处）；内表面色泽较深。气芳香，味甜。

鉴别 枝皮横切面：木栓层为数列细胞，最内层细胞外壁增厚，木化（进口品栓皮已除去）。皮层散有石细胞及分泌细胞，石细胞通常外壁薄。中柱鞘部位石细胞断续散在，不连成环状，韧皮部有长圆形石细胞切向排列成 10~25 列；韧皮纤维于外侧较少，内侧较多，单个或 2~4 个成束，纤维直径多在 30 μm 以下。

【成分】 树皮中含挥发油含桂皮醛（cinnamaldehyde）、丁香油酚（eugenol）。树皮含锡兰肉桂素（cinnzeylanine）、锡兰肉桂醇（cinnzeylanol），原花色素（proanthocyanidin）Ⅰ、Ⅱ、Ⅲ、Ⅳ，阿糖基木聚糖（arabinoxylan）。

【药理】 抗溃疡、抗真菌等作用 斯里兰卡肉桂水提取物灌服抑制小鼠水浸应激性溃疡形成，对大剂量地塞米松所致阳虚小鼠胸腺萎缩和高胆固醇也有抑制作用。斯里兰卡肉桂及精油体外能抑制多种真菌。

毒性 小鼠灌服斯里兰卡肉桂水提取物的 LD_{50} 为 51.8 ± 3.0 g(生药)/kg。给药后小鼠表现为倦怠少动，皮毛松弛，肌肉无力，翻正反射消失，呼吸微弱，死眠多呈俯卧位。

【功用主治】 温中健胃，止痛。主治脘腹痞满，消化不良，泄泻腹痛，寒疝气痛。

《中国药用植物图鉴》"芳香健胃。"

【用法用量】 内服：煎汤 2~5 g(不宜久煎)；研末服，0.5~1.5 g。

葫芦茶 hú lú chá 《生草药性备要》

4854

【异名】 金剑草、螳螂草《泉州本草》，田刀柄、钊板茶《岭南草药志》，鲛鲤舌《闽东本草》，整颈草《广西药用植物名录》，金腰带《浙江药用植物志》。

【基原】 为豆科葫芦茶属植物葫芦茶、蔓茎葫芦茶的枝叶。

【原植物】 1. 葫芦茶 Tadehagi triquetrum (L.) Ohashi [Desmodium triquetrum (L.) DC.；Pteroloma triquetrum(L.) Benth.]

落叶小灌木，高 1~2 m。多分枝，枝直立，三棱形。单叶互生，叶片卵状披针形至狭披针形，上面无毛，背面中脉和侧脉被长毛，叶柄具翅翼；托叶 2 枚，披针形，有纵脉。总状花序腋生或顶生；花萼钟状；花冠紫红色，蝶形，旗瓣圆形；雄蕊 10，二体，下部合生；子房密生短柔毛，花柱内弯。荚果条状长圆形，背缝线直，腹缝线呈波状。花期 7~9 月，果期 8~10 月。

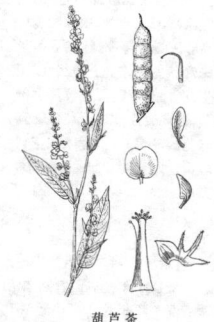
葫芦茶

生于海拔 500~700 m 的荒地、低丘陵地草丛中。分布于福建、广东、广西、海南、贵州、云南、台湾。

2. 蔓茎葫芦茶 T. triquetrum(L.) Ohashi subsp. pseudotriquetrum(DC.) Ohashi [Desmodium pseudotriquetrum DC.] 又名：假葫芦茶《拉汉英种子植物名称》。

半灌木。多分枝，长达 1 m，三棱形。单叶互生，叶片卵状披

针形至卵形；有叶柄，长 0.7~3.2 cm，具翅；托叶披针形，有纵脉。总状花序顶生或腋生；花冠蝶形，紫色；雄蕊 10，二体，下部合生。荚果条状长圆形，具明显网状脉，腹背缝被缘毛。花、果期 8 月。

生于向阳山坡疏林下、路边及丘陵地带。分布于浙江、广西、四川、云南、台湾。

本植物的根(葫芦茶根)亦供药用，另设专条。

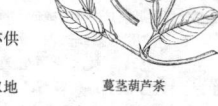
蔓茎葫芦茶

【采收加工】 7~9 月割取地上部分，除去粗枝，切段晒干。

【药材】 葫芦茶 Tadehagi Ramulus et Folium 葫芦茶主产于广东、广西、福建等地；蔓茎葫芦茶主产于广西、福建等地。

性状 葫芦茶 茎枝多折断，基部木质，圆柱形，直径约 5 mm，表面红棕色至红褐色；上部草质，具三棱，棱上疏被粗毛。叶多皱缩卷曲，展平后呈卵状矩圆形至披针形，长 6~15 cm，宽 1~3.5 cm；表面红棕色，下面主脉上有毛，革质；叶柄长 0.8~3.5 cm，具阔翅；托叶有时可见，披针形，淡棕色。有时可见总状花序或扁平荚果，长 2~5 cm，有 4~8 个近方形荚节，被毛。气香，味微甘。

蔓茎葫芦茶 叶卵状披针形或椭圆状披针形，荚果仅背、腹缝密生缘毛。

鉴别 (1) 茎横切面：表皮细胞 1 列。皮层为 4~5 列类圆形薄壁细胞，棱角处有 3~4 列厚角组织。中柱鞘纤维断续成环，韧皮部狭窄，韧皮纤维单个散在或成束。形成层成环。木质部占较大部位；木射线宽 1~3 列细胞；导管单个散在或数个径向排列。髓部三角形。本品薄壁细胞中含草酸钙方晶。

叶横切面：上表面中央有尖突的棱脊，叶背中脉向外凸起。中脉维管束 5 个，下方 3 个较大，排成弯月形或连成槽状，韧皮部在形成层下方 1~2 个较小，韧皮部位于木质部之上。中柱鞘纤维成环。薄壁细胞含草酸钙方晶。

叶表面观：上表皮细胞垂周壁平直或波状弯曲，气孔及毛茸均较少。下表皮细胞垂周壁波状弯曲，气孔较多，平轴式。腺毛易见，腺头 3 细胞，腺柄 2 细胞。非腺毛有 2 种，一种为单细胞，壁厚，表面有疣状突起；另一种 2~3 细胞，壁薄，顶端常弯曲呈钩状。

(2) 取本品碎片 10 g，用 70% 乙醇回流提取 2 次，滤过。滤液加盐酸及锌粉少许，溶液呈粉红色(检查黄酮类)。

【成分】 叶含鞣质(tannin)、二氧化硅、氧化钙。葫芦茶含黄酮类成分：山柰素-3-O-β-D-吡喃葡萄糖苷(kaempferol-3-O-β-D-glucopyranoside)、山柰素-3-O-β-D-吡喃半乳糖苷(kaempferol-3-β-D-galactopyranoside)、槲皮素-3-O-β-D-吡喃葡萄基(6→1)-α-L-吡喃鼠李糖苷(quercetin-3-O-β-D-glucopyranosyl(6→1)-α-L-rhamnopyranoside)，又称为葫芦茶苷(tadehaginoside)、山柰素-3-O-β-D-吡喃半乳糖基(6→1)-α-L-吡喃鼠李糖苷[kaempferol-3-O-β-D-galactopyranosyl(6→1)-α-L-rhamnopyranoside]；含皂苷类成分：熊果酸(ursolic acid)、冬青苷(ilexgenin)A，3, 5-二羟基苯基-6-O-反式-对羟基桂皮酰基-β-D-吡喃葡萄糖苷(3, 5-dihydroxyphenyl-6-O-trans-p-coumaroly-β-D-glucopyranoside)、(+)-儿茶素[(+)-catechin]、3, 5-二羟基苯基-β-D-吡喃葡萄糖苷(3, 5-dihydroxyphenyl-β-D-glucopyranoside)。

【炮制】 取原药材，除去杂质，洗净，润透，切段，干燥。

饮片性状 葫芦茶为不规则的段状，茎、叶混合。茎段表面红棕色或红棕色，有棱，棱上疏生短硬毛。叶红棕色，革质，下面脉上有稀疏硬毛。气香，味微甜。

贮干燥容器内。置通风干燥处。

【药性】 苦、涩，凉。

1.《生草药性备要》："味涩，性平。"

2. 广州部队《常用中草药手册》："甘、苦，微凉。"

【功用主治】 清热解毒，利水消积。主治中暑烦渴，感冒发热，咽喉肿痛，肺病咳血，肾炎，黄疸，泄泻，痢疾，风湿关节痛，小儿疳积，钩虫病，疥疮。

1.《生草药性备要》："消食杀虫，治小儿五疳。"

2.《本草求原》："退黄疸。"

3.《岭南采药录》："疮久有虫，敷之。解热毒，去疳积。治劳伤吐血。"

4. 广州部队《常用中草药手册》："消炎解暑，利水消滞，杀虫防腐。制茶用于感冒发烧，咽喉肿痛，预防中暑；煎水治肾炎水肿，黄疸型肝炎，肠炎腹泻。"

5.《全国中草药汇编》："清热解毒，消积利湿。主治妊娠呕吐，菠萝中毒，小儿硬皮病。"

6.《福建药物志》："消痰散瘀，清热解毒。治乳腺炎，齿龈炎，角膜溃疡，骨结核，淋巴结核，扁桃体炎，腮腺炎，多发性脓肿。"

【用法用量】 内服：煎汤，15～60 g。外用：捣汁涂；或煎水洗。

【选方】 1. 治流感　葫芦茶、马兰各 15 g，羌活 9 g，薄荷 6 g。水煎服。

2. 治肺痈　葫芦茶、射干、瓜蒌各 9 g。水煎服。（1、2 方出自《福建药物志》）

3. 治急性肾炎水肿　葫芦茶、冬瓜皮各 30 g，茅根 30～60 g，麻黄 9～15 g，枇杷叶 15 g，杏仁 12 g。水煎分 2 次服。（《全国中草药汇编》）

4. 治痢疾　葫芦茶全草、细叶扯头孟根各 60～90 g。加鸡蛋 1 个同煎，煎至鸡蛋熟时，将蛋壳除去再煎，加生盐调味，汤蛋同服。（《岭南草药志》）

5. 治风湿性关节酸痛　葫芦茶茎，每次 60 g，合猪脚节炖服。（《泉州本草》）

6. 治小儿疳积　葫芦茶 5 份，独脚金 5 份，苦楝子 1 份，香附 2 份。水煎，浓缩至每 100 ml 含生药 120 g。每日 15～30 ml，分 3 次服，6 日为 1 个疗程。（《全国中草药汇编》）

7. 治产后瘀血痛　鲜葫芦全草 15～30 g，杵烂，酌加米酒炖服。如用清水煎服，可治月经病。（《闽东本草》）

8. 治硬皮病　鲜葫芦茶、蜂窝草各 500 g，捣烂加少许食盐，炒热，每日上午搽患处 1 次。（《全国中草药汇编》）

9. 治荨麻疹　葫芦茶鲜茎、叶 30 g，水煎服。或用鲜全草适量，水煎熏洗。（《福建中草药》）

10. 治骨结核　葫芦茶、飞扬各 15 g。水煎服，每日 1 剂，连服 1 个月。（《福建药物志》）

【临床报道】 1. 治疗急性扁桃体炎和急性咽炎　用葫芦茶 30 g，卤地菊、排钱草各 15 g，制成冲剂。每日 2 次，每次半剂。病重者加倍，小儿减半。共治疗 1 200 例，结果：治愈 1 150 例，无效 50 例，有效率达 96%。急性化脓性扁桃体炎 10 例，治愈 9 例，无效 1 例。一般服药 2～3 日症状消失，应续服 1～2 日，以巩固疗效。

2. 治疗钩虫病　取葫芦茶全草 250 g（干品），加水 800 ml，文火煎至 250 ml。分 2 次于早晚空腹时服。共治疗 276 例，结果：治愈（服药 1 剂，10 日后大便镜检虫卵阴转）183 例，无效 93 例。服药后仅个别病例有恶心、呕吐现象。

4855 葫芦藓 hú lu xiǎn（《中国药用孢子植物》）

【异名】 石松毛、红孩儿（贵州），牛毛七（四川）。

【基原】 为葫芦藓科球果紫堇属植物葫芦藓的植物体。

【原植物】 葫芦藓 *Funaria hygrometrica* Hedw.

植株矮小，高 1～3 cm，直立，淡绿色。茎单一或从基部稀疏分枝。叶簇生茎顶，长舌形；中肋粗。雌雄同株异苞，雄苞顶生，花蕾状。雌苞则生于雄苞下的短侧枝上；蒴柄细长，黄褐色，长 2～5 cm，上部弯曲，孢蒴弯梨形，不对称；蒴齿两层；蒴帽兜形，具长喙，形似葫芦瓢状。

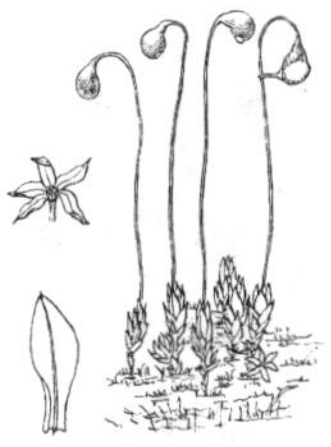

葫 芦 藓

生于氮肥丰富的阴湿地上。春、夏、秋均可见。分布于华北、东北、华东、华中及西南等地区。

【采收加工】 6～7 月采收，鲜用或晒干。

【成分】 植物体含苔藓激动素（bryokinin），动力精（kinetin），环磷酸腺苷磷酸二酯酶，茁长素（auxin），吲哚-3-乙酸（indole-3-acetic acid）及脂类。叶含铁、铜、锰，叶绿体含铁、铜、锰。

【药性】 《全国中草药汇编》："淡，平。"

【功用主治】 《全国中草药汇编》："除湿止血。主治痨伤吐血，跌打损伤，湿气脚痛。"

【用法用量】 内服：煎汤，30～60 g。外用：捣敷。

【宜忌】 体虚者及孕妇慎服。

【选方】 1. 治肺热吐血　葫芦藓 60 g，茅草根 60 g，侧柏叶 30 g。泡酒或熬水服。

2. 治跌打损伤　葫芦藓 60 g，煎服；另取鲜草适量捣敷。（1、2 方出自《中国药用孢子植物》）

4856 葫芦茶根 hú lu chá gēn（《贵州草药》）

【基原】 为豆科植物葫芦茶及蔓茎葫芦茶的根。

【原植物】 参见"葫芦茶"条。

【采收加工】 7～9 月挖根，晒干。

【药性】 微苦、辛，平。

【功用主治】 清热止咳，解毒散结。主治风热咳嗽，肺痈，痈肿，瘰疬，黄疸。

《贵州草药》："清热，解毒，利湿，止咳。"

【用法用量】 内服：煎汤，15～30 g。

【选方】 1. 治风热咳嗽、吐血、咯血　葫芦茶根 9～15 g。煨水兑蜂蜜服。

2. 治高烧或黄疸病　葫芦茶根 30 g。煨水服。（1、2 方出自《贵州草药》）

3. 治肺痈　葫芦茶根 15 g。水煎服。（《福建中草药》）

4. 治瘰疬，瓜藤痈　葫芦茶鲜根 30～60 g。水煎服。

5. 治骨痨　葫芦茶干根 30～60 g，南蛇藤、山芝麻、粗叶榕干根各 30 g。酌加豆腐，水煎服。（4、5 方出自《福建中草药》）

4857 散血莲 sàn xuè lián（《湖南药物志》）

【异名】 凤丫草（《植物名实图考》），活血莲（《湖南药物志》），大叶凤凰尾巴草（《天目山药用植物志》），眉凤草（《贵州草药》），羊角草、铁蕨（《广西药用植物名录》），凤尾草（《贵州中草药名录》）。

【基原】 为裸子蕨科凤丫蕨属植物凤丫蕨的根茎或全草。

【原植物】 凤丫蕨 *Coniogramme japonica*（Thunb.）Diels [*Hemionitis japonica* Thunb.]

植株高 80～120 cm。根茎横生，疏被披针形鳞片。叶远生；有叶柄，禾秆色，向上光滑；叶片草质，长圆状三角形，上部为一回羽状，下部为二回羽状；羽片和小羽片边缘有细锯齿；叶脉网状，在中脉两侧各形成 2～3 行网眼，网眼外的小脉分离，先端有纺锤形水囊体，不达锯齿基部。孢子囊群线形，沿叶脉延伸，几达叶边；无囊群盖。

生于海拔100～1 800 m的阔叶林下和溪沟阴湿处。分布于长江以南及台湾等地。

【采收加工】　7～9月挖根，晒干。

【成分】　全草含蕨素(pterosin)D，表蕨素(epipterosin)L和蕨素X、Y。

根茎含甾醇类：β-谷甾醇(β-sitosterol)、棕榈酸β-谷甾醇酯(β-sitosterylpalmitate)，β-谷甾醇-D-葡萄糖苷(β-sitosteryl-β-D-glucoside)，环鸡爪甾烯酮(cyclolaudenol)。叶含辛苯酮(octabenzone)。

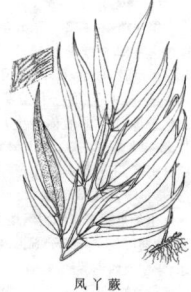

凤丫蕨

【药性】　辛、微苦，凉。归肝经。

1.《贵州草药》："性寒，味微辛。"

2.《全国中草药汇编》："苦，凉。"

【功用主治】　祛风除湿，散血止痛，清热解毒。主治风湿关节痛，瘀血腹痛，闭经，跌打损伤，目赤肿痛，乳痈及各种毒肿起。

1.《湖南药物志》："根，散血。治筋骨痛，火眼，经闭。"

2.《全国中草药汇编》："祛风除湿，活血止痛，清热解毒。主治风湿筋骨痛，跌打损伤，瘀血腹痛，经闭，目赤肿痛，肿毒初起，乳腺炎。"

3.《中国药用孢子植物》："明目。"

【用法用量】　内服：煎汤，15～30 g；或泡酒。

【宜忌】《全国中草药汇编》："孕妇慎服。"

【选方】　1. 治风湿关节痛　眉风草根茎、凤尾草根各30 g。泡酒服。《贵州草药》

2. 治妇女闭经，瘀血腹痛　（凤丫蕨）根茎15 g。水煎，冲红糖服。(江西《草药手册》)

3. 治跌打损伤，劳伤筋骨酸痛　凤丫蕨根12 g。煎服。或用根30 g，酒500 ml浸7日。每晚服酒15～30 g。《新编常用中草药手册》

4. 治目赤肿痛　鲜（凤丫蕨）根茎(去鳞毛)30 g。水煎，加白糖早晚饭前各服1次。忌食酸辣、芥菜、萝卜菜。(江西《草药手册》)

5. 治各种毒肿初起　（凤丫蕨）全草或根茎9～15 g。水煎，冲甜酒服。《天目山药用植物志》

6. 治咳血　眉风草30 g。煨水服。

7. 治眉毛风(眉棱骨痛)　眉风草根茎磨酒或水，外搽，每日多次。(6、7方出自《贵州草药》)

4858　散血藤 sǎn xuè téng
《四川中药志》

【异名】　利筋藤《四川中药志》。

【基原】　为虎耳草科钻地风属植物白背钻地风的藤茎。

【原植物】　白背钻地风 Schizophragma hypoglaucum Rehd. 又名：粉叶钻地风（《拉汉种子植物名称》）。

落叶藤状灌木，长达10 m。老枝纵裂，脱薄皮，小枝粟褐色，以气生根攀缘于其他物上。单叶对生，纸质；叶片长圆状卵圆形至长椭圆形，深绿色，下面粉白色，密生乳头状突起。伞房花序顶生；花二型；边缘不育花仅具一大型萼片，

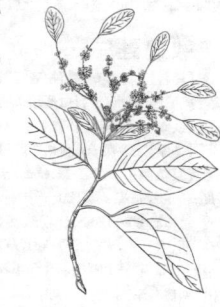

白背钻地风

呈长圆形或狭长圆形，乳白色，老时棕色；能育花小萼片4～5；花瓣4～5；雄蕊10；花柱1。蒴果。种子多数，线形。

生于海拔1 300～2 000 m山地沟边林中。分布于四川、云南等地。

【采收加工】　全年均可采收，切片，晒干。

【药材】　散血藤 Schizophragmatis Hypoglauci Caulis　产于四川、云南等地。

性状　藤茎圆柱形，长短不一，直径3～5 mm。表面黑褐色至黑色，被微毛，节膨大，毛明显，并可见侧枝及叶痕。质较硬，不易折断，断面粉性，木部黄白色，髓部色深或中空。气微，味苦。

【药性】《四川中药志》1982年版："辛，苦，微寒。"

【功用主治】《四川中药志》1982年版："祛风湿，利筋骨。用于风湿骨节酸痛，筋脉拘挛。"

【用法用量】　内服：煎汤，9～18 g；或浸酒。外用：捣敷。

【选方】　治风湿关节疼痛、四肢拘挛　利筋草15 g，川牛膝9 g，稀莶草12 g，臭梧桐9 g，伸筋草12 g。水煎服；或酒浸服。《四川中药志》1982年版

4859　葛叶 gé yè
《别录》

【基原】　为豆科葛属植物野葛、甘葛藤的叶。

【原植物】　参见"葛根"条。

【采收加工】　全年均可采，鲜用或晒干。

【药性】　甘，微涩，凉。

【功用主治】　止血。主治外伤出血。

1.《别录》："主金疮，止血。"

2.《本草图经》："主金刃疮，山行伤刺血出，卒不可得取，但按叶敷之。"

【用法用量】　外用：捣烂敷。

4860　葛花 gé huā
《别录》

【异名】　葛条花《中药志》。

【基原】　为豆科葛属植物野葛、甘葛藤的花。

【原植物】　参见"葛根"条。

【采收加工】　秋日采花未全放时采收，去枝叶，晒干。

【药材】　葛花 Puerariae Flos　粉葛花一般为栽培，主产广西。野葛花，全国各地除新疆、西藏、青海外都有分布。

性状　野葛花　花蕾呈扁长圆形。开放的花皱缩，花萼灰绿色至灰黄色，萼齿5，披针形，约与萼筒等长或稍长，上面2齿合生，长8～11 mm，下面裂片最长1片可长达15 mm，其他2片长5～7 mm，内外均有灰白色毛。花冠蓝色至蓝紫色，久置则呈灰黄色，旗瓣近圆形或长圆形，高6～12 mm，先端中央缺刻，深0.5～1.0 mm；翼瓣窄三角形，长5～9 mm，基部附属体一侧甚小或缺，弦侧附属体明显长大于宽，龙骨瓣长5～13 mm，宽3～5 mm，弦侧基部有三角形附属体。花药长0.6～0.9 mm，宽0.3～0.5 mm。无臭，味淡。

粉葛花　花蕾呈不规则的扁长圆形或三角形，花萼黄绿色至灰绿色，萼齿显著长于萼筒，内外均有灰白色毛，上面裂片先端2分裂(2齿合生)，长12～16 mm，下方3裂片最长的可达20 mm。花冠紫色或灰紫色，久置后呈黄白色至深黄色，5片，旗瓣近圆形或长圆形，高6～20 mm，宽6～16 mm，先端楔形切入，深1.0～1.9 mm，基部有2短圆耳状突起；翼瓣长椭圆状，长5～20 mm，宽3～5 mm，基部两侧附属体呈不对称的耳状突起；龙骨瓣长6～20 mm，宽3～8 mm，弦侧基部附属体不明显，稍呈突起。花药长1～1.5 mm，宽0.2～1 mm。雌蕊具毛。体轻，无臭，味淡。

鉴别　粉末特征：野葛　粉末灰棕蓝色。① 萼片上下表皮都有生非腺毛及腺毛，非腺毛单列，基部2个细胞小型、先端细胞细长，末端锐尖；腺毛多细胞头，内含浅黄色内含物；上表皮细胞内侧

有含 1 个单棱晶的厚壁细胞。② 旗瓣上表皮细胞壁方形，呈乳突状，外覆有厚（19～23 μm）瘤状角质层；中央部的上表皮细胞高 19～26 μm，下表皮细胞高 18～24 μm，宽 8～14 μm，表面有厚 9～11 μm 的角质层。③ 花粉粒，显微镜下 P×E=(20.4～23.8)μm×(22.1～23.8)μm，扫描电镜下长球形，P×E=(20～23)μm×(23～25)μm，表面光滑少，点状，孔状，网状，颗粒状纹饰。

粉葛花　粉末灰棕蓝色。旗瓣上面表皮细胞长方形，高 34～49 μm，宽 10～18 μm，细胞呈扁平突起，覆有 4～6 μm 厚的角质层；中央部的下表皮细胞类方形，高 19～26 μm，宽 9～14 μm，表面有厚 7～9 μm 的角质层，呈乳头状突起。花粉粒淡黄色，单粒，3 孔沟，显微镜下，P×E=(20.4～23.8)μm×(20.4～27.2)μm，扫描电镜下长球形，P×E=(21～23)μm×(23～25)μm，表面具网纹纹饰，网眼较大，多边形。

【成分】　野葛新鲜花中含挥发油：中性油中含 1-辛烯-3-醇（1-octen-3-ol）、丁香油酚（eugenol）、芳樟醇（linalool）、酸性油中得苯甲酸甲酯（methyl benzoate）、丙酸甲酯（methyl propionate）、异戊酸甲酯（methyl isovalerate）、正己酸甲酯（methyl caproate）。含尼泊尔鸢尾黄酮（irisolidonce）、染料木素（genistein）、大豆素（daidzein）、槲皮素（quercetin）、葛花苷（kakkalide）、鹰嘴豆芽素（biochanin）A、刺芒柄花素（formononetin）、芒柄花苷（ononin）、紫香苷（sissotrin）。含三萜皂苷：槐花二醇（sophoradiol）、槐花皂苷（kaikasaponin）Ⅲ。花含异黄酮类成分：6，4′-二羟基-7-甲氧基异黄酮（kakkatin）、4′，5，7-三羟基-6-甲氧基异黄酮（4′，7-trihydroxy-6-methoxy isoflavone）、4′，7′-二羟基-6-甲氧基异黄酮（4′，7′-di-hydroxy-6-methoxy isoflavone）、4′，5，7-二羟基-6-甲氧基异黄酮 7-O-β-D-吡喃木糖基-(6→1)-β-D-吡喃葡萄糖苷〔4′，5，7-trihy-droxy-6-methoxy isoflavone 7-O-β-D-xylopyranosyl-(6→1)-β-D-glucopyranoside〕、4′，5，7-三羟基-6-甲氧基异黄酮 7-O-β-D-吡喃木糖基-(6→1)-β-D-吡喃葡萄糖苷〔4′，7-trihydroxy-6-methoxy isoflavone 7-O-β-D-xylopyranosyl-(6→1)-β-D-glucopyranoside〕。此外，还分得 β-谷甾醇（β-sitosterol）、β-谷甾醇-3-O-β-D-葡萄糖苷（β-sitosterol-3-O-β-D-glucose）。

【药理】　1. 解酒作用　葛花水提物体外对乙醇脱氢酶活性有抑制作用。葛花所含异黄酮部分灌服，可使喂饲乙醇的大鼠，血中乙醇、乙醛含量下降；使乙醇所致机体代谢紊乱也有保护效果。甲醇提取物抑制乙醇诱发的小鼠血糖升高；三萜皂苷降低乙醇诱导的血三酰甘油升高，而甲醇提取物和异黄酮无效。

2. 保肝作用　甲醇提取物对高脂饮食所致小鼠轻度肝损伤有保护效果，异黄酮或三萜皂苷也均有效。异黄酮及三萜皂苷对于四氯化碳所致小鼠肝损伤可使 AST 及 ALT 下降。

3. 对消化系统的影响　葛花提取物抑制盐酸/乙醇诱发的大鼠胃黏膜损伤，增加胃黏膜前列腺素 E_2 等含量，高剂量抑制伴随 pH 升高的酸排泄量。葛花提取物促进小鼠消化道输送功能。

【药性】　甘，凉。归脾、胃经。
1.《滇南本草》：“味甘，平，微苦，性微寒。”
2.《纲目》：“甘，平。无毒。”
3.《得配本草》：“辛，甘。入足阳明经。”

【功用主治】　解酒醒脾。主治烦热口渴，头痛头晕，脘腹胀满，呕逆吐酸，伤酒吐血，肠风下血。
1.《别录》：“主消酒。”
2.《滇南本草》：“治头目眩晕，憎寒壮热，解酒醒脾胃，酒痢，饮食不思，胸膈饱胀发噎，呕吐黄痰。酒伤吐血，吐血山血。消热，水谷下血。”
3.《纲目》：“治肠风下血。”
4.《医林纂要》：“清肺。”
5. 南药《中草药学》：“治痔疮大便带血及烦渴。”

【用法用量】　内服：煎汤，3～9 g；或入丸、散。
【宜忌】　1.《本经逢原》：“无酒毒者不可服。服之损人天元，以大开肌肉，而发泄伤津也。”
2.《得配本草》：“因酒已成弱者，禁用。”
【选方】　1. 治饮酒中毒　葛花一两。上一味，捣为散，沸汤点一大钱匕，不拘时候，亦可煎服。（《圣济总录》葛花散）
2. 治饮酒过度，酒积热毒，损伤脾胃，呕血吐血，发热烦渴，小便赤少　葛花一两，黄连一钱，滑石一两（水飞），粉草五钱。共为细末，水叠为丸。每服一钱，白滚水下。（《滇南本草》葛花清热丸）

4861 葛谷 gé gǔ（《本经》）

【基原】　为豆科葛属植物野葛、甘葛藤的种子。
【原植物】　参见“葛根”条。
【采收加工】　秋季果实成熟时采收，打下种子，晒干。
【药性】　甘，平。归大肠、胃经。
1.《纲目》：“甘，平。无毒。”
2.《医林纂要》：“甘、咸，寒。”
3.《本草三家合注》（叶注）：“入足阳明胃、手阳明大肠。阴中阳也。”
【功用主治】　健脾止泻，解酒。主治泄泻，痢疾，饮酒过度。
1.《本经》：“主下利。”
2.《本草蒙筌》：“治痢实肠。”
3.《纲目》：“解酒毒。”
4.《医林纂要》：“补心清肺。”
【用法用量】　内服：煎汤，10～15 g；或入丸、散。
【选方】　治热毒下痢　葛谷炒研末，白汤调服二钱，极验。（《本草汇言》）

4862 葛根 gé gēn（《本经》）

【异名】　鸡齐根（《本经》），干葛（《阎氏小儿方》），甘葛（《滇南本草》），粉葛（《草木便方》），黄葛根（《天宝本草》），葛麻茹（《陆川本草》），葛子根（《山东中药》），葛条根（《陕西中药志》）。
【基原】　为豆科植物野葛或甘葛藤的块根。
【原植物】　1. 野葛 Pueraria lobata（Willd.）Ohwi〔P. thunber-giana（Sieb. et Zucc.）Benth.，P. hirsuta（Thunb.）Schneid.〕 又名：葛（《本经》），鹿藿、黄斤（《别录》），葛藤（《中国高等植物图鉴》）。

多年生落叶藤本，长达 10 m。茎枝被黄褐色粗毛。块根肥厚，圆柱状，外皮灰黄色，内部粉质，纤维性很强。茎基部粗壮，上部多分枝。三出复叶；顶生小叶柄较长；叶片菱状圆形，侧生小叶较小，斜卵形。总状花序腋生或顶生，花冠蓝紫色或紫色；萼钟状；雄蕊 10，二体；子房线形，花柱弯曲。荚果线形。种子卵圆形，赤褐色，有光泽。花期 4～8 月，果期 8～10 月。

生于山坡、路边草丛中及较阴湿的地方。除西藏、新疆外，全国各地均有分布。

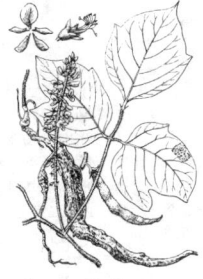

野　葛

2. 甘葛藤 P. thomsonii Benth. 又名：葛麻藤（广西、云南）。藤本。根肥大。茎枝被黄褐色短毛或杂有长硬毛。三出复叶；小叶片被黄褐色毛，有时 3 裂。总状花序腋生；小苞片卵圆形；花萼被黄褐色毛；花冠紫色。荚果长椭圆形，扁平，密被黄褐色长硬毛。种子肾形或圆形。花期 6～9 月，果期 8～10 月。

栽培或野生于山野灌丛和疏林中。分布于广东、广西、四川、云南等地。

本植物的种子（葛谷）、藤茎（葛蔓）、叶（葛叶）、花（葛花）以及块根经水磨而澄取的淀粉（葛粉）亦供药用，另设专条。

【栽培】 生物学特性 适应性强，在向阳湿润的荒坡、林边可栽培，以深厚、肥沃、疏松的砂质壤土较好。

繁殖方法 扦插、根头、压条、种子等方法繁殖，以扦插和根头繁殖为常用。扦插繁殖：在冬季采挖葛根时，把较粗大的藤子割下，剪去头尾，选取中间健壮部分，剪成长 33 cm 的短段，每段有 2～3 个芽，埋于湿润的细沙中，堆藏阴凉湿润处，清明前后发芽时，取出栽种，按行株距各 0．6～1 m 开窝，施厩肥或木灰，每窝栽插 2～3 根。根头繁殖：在采挖时，把葛根头切下 10～12 cm 作种，随挖随栽，每窝栽种 1 株。

田间管理 栽后第一年松窝 3 次，第一次在出苗后，第二次在 6～7 月，第三次在冬季落叶后。以后每年只进行 2 次，第一次在早春发芽时，第二次在冬季落叶后。在每次中除后，施追肥 1 次，肥料以人畜粪水为主。当葛藤长约 65 cm 时要摘去顶芽，以促使多发侧藤，有利块根生长。

病虫害防治 虫害有金龟子，咬食叶片；蚜虫、咬食花瓣，可于露水未干时，捕捉、晒干作药用。

【采收加工】 11 月下旬小雪过后，当叶片枯黄到发芽前进行。于晴天用利刀割断葛藤，刨开藁茈上的泥土，挖出块根，切下根头部分，刮去粗皮，切成 1.5～2 cm 厚的斜片，晒干或烘干。广东、福建等地切片后，用盐水、白灰水或淘米水浸泡，再用硫黄熏后晒干，色较白净。

【药材】 葛根 *Puerariae Lobatae Radix*。野葛主产于湖南、河南、广东、浙江、四川。粉葛（甘葛藤）多为栽培，主产于广西、广东。

性状 野葛 呈纵切的长方形厚片或小方块，长 5～35 cm，厚 0.5～1 cm。外皮淡棕色，有纵皱纹，粗糙。切面黄白色，纹理不明显。质韧，纤维性强。无臭，味微甜。

粉葛 呈圆柱形、类纺锤形或半圆柱形，长 12～15 cm，直径 4～8 cm；有的为纵切或斜切的厚片，大小不一。表面黄白色或淡棕色，未去外皮的呈灰棕色。横切面可见由纤维形成的浅棕色同心性环纹，纵切面可见由纤维形成的数条纵纹。体重，质硬，富粉性。

鉴别 （1）根横切面：野葛 木栓层为多列木栓细胞。栓内层为 4～5 列细胞，排列紧密，外侧细胞有少量草酸钙方晶。内侧偶见石细胞，石细胞类方形、类椭圆形或不规则形，直径 32～66 μm，壁厚。异形维管束排列形成 1～3 个同心环。射线较窄，4～5 列细胞，韧皮部与木质部径向宽度之比为 1：1～2，韧皮部具少数分泌细胞，有红棕色块状物，形成切向不规则的条状，晶鞘纤维众多。木质部导管密集，直径 38～115 μm。晶鞘纤维众多。薄壁细胞中充满淀粉粒。

粉葛 皮层内侧石细胞偶见，类长方形、类方形，直径 25～74 μm，壁薄，纹孔清晰。异形维管束排列成 3～5 个同心环。韧皮部与木质部宽度之比为 1：8～10。木质部大部为薄壁细胞，导管与纤维束较少。导管直径 26～127 μm。薄壁细胞充满淀粉粒。

粉末特征 淡棕色，黄白色或淡黄色。淀粉粒甚多，单粒球形、半圆形或多角形，直径 3～37 μm；脐点点状，裂缝状或星状；复粒由 2～10 分粒组成。纤维多成束，壁厚，木化，周围细胞多含草酸钙方晶，形成晶纤维，含晶细胞壁木化增厚。石细胞少见。类圆形或多角形，直径 38～70 μm。具缘纹孔导管较大，具缘纹孔六

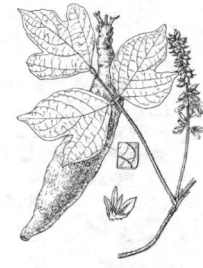

甘葛藤

角形可椭圆形，排列极为紧密。

（2）取本品粉末 0.5～1 g，加乙醇 25 ml，80 ℃热浸 30 分钟，放冷，滤过，滤液点于滤纸上，喷洒 1%三氯化铝乙醇液，干燥后在紫外光灯下（254 nm）显蓝色荧光，用氨水熏后颜色更亮（检查异黄酮）。

（3）薄层色谱：取本品粉末 0.8 g，加甲醇 10 ml，放置 2 小时，滤过，滤液蒸干，残渣加甲醇 0.5 ml 使溶解，作为供试品溶液。另取葛根素对照品，加甲醇制成每 1 ml 含 1 mg 的溶液，作为对照品溶液。吸取上述两种溶液各 10 μl，分别点于同一以羧甲基纤维素钠为黏合剂的硅胶 H 薄层板上，使成条状，以氯仿-甲醇-水（7：2.5：0.25）为展开剂，展开，取出，晾干，置紫外光灯（365 nm）下检视。供试品色谱中，在与对照品色谱相应的位置上，显相同颜色的荧光条斑。

品质标志 《中华人民共和国药典》2010 年版规定：照高效液相色谱法测定，本品含葛根素（$C_{21}H_{20}O_9$），野葛不得少于 2.40%。

【成分】 野葛含黄酮类：大豆苷元（daidzein），大豆苷（daidzin），葛根素（puerarin），4′-甲氧基葛根素（4′-methoxypuerarin），大豆苷元-4′,7-二葡萄糖苷（daidzein-4′,7-diglucoside），大豆苷元-7-(6-O-丙二酰基)-葡萄糖苷〔daidzein-7-(6-O-malonyl)-glucoside〕，大豆苷元-8-C-芹菜糖基(1→6)-葡萄糖苷〔daidzein-8-C-apiosyl(1→6)-glucoside〕，葛根素木糖苷（puerarinxyloside，PG-2），3′-羟基葛根素（3′-hydroxypuerarin，PG-1），3′-甲氧基葛根素（3′-methoxypuerarin，PG-3），3′-甲氧基葛根素（3′-methoxy puerarin，PG-3），8-碳-芹菜酰(1→6)葡萄糖大豆苷〔8-C-apiosyl(1→6) glucoside of daidzein〕，4′-O-葡萄糖基葛根素（4′-O-glucosyl puerarin，PG-6）。另含葛根酚（puerarol），葛根苷（pueroside）A、B，染料木素（genistein），染料木素-8-C-芹菜糖基(1→6)-葡萄糖苷〔genistein-8-C-apiosyl(1→6)-glucoside〕，刺芒柄花素（formononetin），刺芒柄花素-7-葡萄糖苷（formononetin-7-glucoside），羽扇烯酮（lupenone），β-谷甾醇（β-sitosterol），二十二烷酸（docosanoic acid），二十四烷酸（tetracosanoic acid），1-二十四烷酸甘油酯（glycerol-1-monotetracosanoate），尿囊素（allantoin），β-谷甾醇-β-D-葡萄糖苷（β-sitosteryl-β-D-glucoside），6，7-二甲氧基香豆素（6，7-dimethoxycoumarin），5-甲基海因（5-methylhydantoin）（sophoradiol），广东相思子三醇（cantoniensistriol），大豆皂醇（soyasapogenol）A、B，葛根皂醇（kudzusapogenol）C、A 和葛根皂醇 B 甲酯（kudzusapogenol Bmethylester）为苷元的三萜皂苷。

甘葛藤根含大豆苷，葛根素，4′-甲氧基葛根素，大豆苷元及痕量大豆苷元-4,7′-二葡萄糖苷。

【药理】 1. 对心血管系统的作用 葛根素减轻缺氧-复氧损伤造成的大鼠乳鼠心肌细胞的自由基损害，保护心肌细胞的线粒体功能。葛根素口服制剂灌胃改善心肌缺血大鼠的心电图 T 波、P-R 间期、Q-T 间期变化，对抗缺氧状态下离体新生大鼠心肌细胞形态学和酶学的异常变化。大豆苷元腹腔注射预防氯仿诱发的小鼠室颤，静脉注射预防氯化钙诱发的大鼠室颤；大豆苷元静脉注射对抗乌头碱诱发的大鼠心律失常，肾上腺素诱发的家兔心律失常；大豆苷元降低蟾蜍离体坐骨神经动作电位振幅。葛根素抑制大鼠心室肌细胞的 L 型钙离子通道电流和豚鼠心室肌细胞钾离子通道，提示葛根素的抗心肌缺血和抗心律失常作用可能与之有关。葛根总黄酮可阻断高体神经肽 Y 诱导的大鼠心肌细胞肥大效应。葛根素腹腔注射降低大鼠慢性低 O_2 高 CO_2 性肺动脉高压，改善肺血管重建。葛根素诱导培养的兔血管平滑肌细胞凋亡，使动脉粥样硬化斑块细胞内的葡萄糖调节蛋白 94 基因表达增高。葛根素减轻氧化型低密度脂蛋白对体外培养的人脐静脉内皮细胞功能的损伤，使 NO 产生增加。葛根素在去肾肾上腺素时能对大鼠主动脉有促进和抑制收缩的双向作用，对肺动脉仅有抑制收缩作用；对豚鼠血管有促进收缩作用，具有 β 和 α 受

体的阻断作用。葛根素腹腔注射抑制球囊剥脱手术后大鼠血小板的活化及血管平滑肌细胞的移行。

2. 对脑血管系统的作用　葛根大豆苷元腹腔注射改善断颅法等小鼠脑血症状，延长断头小鼠喘气时间及双侧颈总动脉扎小鼠的存活时间，抑制组织中乳酸和超氧化物歧化酶(SOD)含量的改变。葛根素腹腔注射对У中风型自发高血压大鼠实验性脑缺血有保护作用。葛根素静脉滴注能扩张脑血管，增加脑血流量，改善椎基底动脉供血不足。葛根素腹腔注射对全脑缺血再灌后大鼠神经有保护作用，通过上调 Bcl2 蛋白、下调 Bax 蛋白的表达而抑制神经细胞凋亡。葛根素促进大鼠脑微血管内皮细胞增殖且可抑制 TNF-α 和 IL-1β 诱导的黏附分子表达。葛根素提高阿霉素损伤的大鼠乳鼠脑细胞内线粒体脱氢酶活性，减轻细胞超微结构的损伤。

3. 对糖尿病及其并发症的作用　葛根素灌胃降低糖尿病大鼠血糖、血清果糖胺的含量，减少主动脉糖基化终产物的形成及其受体表达。葛根素腹腔注射对糖尿病性白内障大鼠有抗过氧亚硝基阴离子介导的氧化应激损伤的作用。葛根素腹腔注射改善糖尿病大鼠肾功能，肾小球基质金属蛋白酶 2 mRNA 及蛋白表达升高，IV 型胶原及层粘连蛋白表达等减少。葛根提取物灌胃改善地塞米松造成的大鼠的葡萄糖水平，增强胞对胰岛素的敏感性。

4. 雌激素样作用　葛根提取物灌胃可恢复去势大鼠的雌激素水平，提高促性激素水平；在正常大鼠体内，该物质表现为抗雌激素作用。葛根提取物灌胃增加去卵巢大鼠阴道和子宫重量，改善子宫萎缩状况，并改变其血中激素水平。葛根提取物灌胃能促进未成熟大鼠乳腺与子宫发育。

5. 抗骨质疏松作用　葛根素促进成骨细胞合成分泌碱性磷酸酶，减少破骨细胞空泡化变，骨吸收陷窝面积和培养液上清液中钙离子含量下降。葛根异黄酮灌胃对地塞米松引起的大鼠继发性骨质疏松有防治作用。

6. 益智作用　小鼠灌胃葛根总黄酮能够对抗东莨菪碱、亚硝酸钠、乙醇、氮气吸入、双侧颈总动脉阻断再灌流引起的记忆障碍，改善 D-半乳糖所致亚急性衰老小鼠的记忆功能，对东莨菪碱引起的自主选择障碍有改善作用。葛根素腹腔注射延长给予乙醇造成的大鼠学习记忆功能障碍，提高脑组织 SOD 的活性，改变海马突触界面结构。

7. 抗肿瘤作用　葛根多糖对嗜铬细胞瘤细胞 PC$_{12}$ 增殖有损伤作用，并增强 H_2O_2 导致的细胞损伤。葛根提取物、葛根多糖、葛根素和大豆苷元体外对 P$_{388}$ 白血病细胞的 ^{3}H-TdR 掺入均有抑制作用，总皂苷的作用最强。

8. 降血脂作用　葛根素加入饲料中喂饲能抑制高脂饲料诱导的大鼠血浆三酰甘油(TG)、总胆固醇(TC)、低密度脂蛋白固醇及血栓烷 A$_2$ 升高，升高高密度脂蛋白固醇。葛根异黄酮灌胃降低去卵巢大鼠血清 TG、TC。

9. 对血液系统的作用　葛根素注射液腹腔注射降低急性血瘀证模型大鼠全血黏度和血浆黏度，改善模型大鼠的血液流变性。葛根总黄酮灌胃降低大鼠全血黏度、血小板黏附率，抑制血栓形成及 ADP 诱导的血小板聚集，还抑制 ADP 诱导的小鼠体内血小板血栓形成。

10. 抗氧化作用　葛根素腹腔注射均增加 D-半乳糖致衰老小鼠在新异环境中的自发活动和探究行为，提高衰老小鼠血清、脑和肝组织 SOD 的活性，降低衰老小鼠体内 MDA 和脂褐素含量。葛根异黄酮体外抑制小鼠肝、肾组织及兔脑组织匀浆中丙二醛的升高。葛根异黄酮静脉注射降低兔冻伤性脑水肿模型血、脑组织中过氧化脂质含量，提高 SOD 活性。

11. 解酒作用　葛根总黄酮灌胃提高小鼠对啤酒的耐受性，减少睡眠时间，降低小鼠体内乙醇含量，对抗啤酒所致的中枢抑

制作用。饮用葛根煎液拮抗大鼠长期服用乙醇引起的肝脏和睾丸脂质过氧化损害。

12. 对免疫系统的影响　葛根水溶性部分激活人外周血中淋巴细胞(LC)及嗜酸细胞(EC)，促进异戊佛波豆蔻乙酸醇(PMA)体外刺激 LC 和 EC 产生多量活性介质；但醇溶部分的葛根水溶性部分协同刺激 PMA 刺激 LC 和 EC 产生生活性介质。葛根水煎剂灌胃提高小鼠绵羊红细胞抗体和卵清抗体生成水平。

13. 其他作用　小鼠灌服葛根提取液后胃黏膜中 SOD 的活性升高，MDA 水平降低，游泳运动能力提高。葛根醇浸膏和总黄酮可拮抗乙酰胆碱或前列腺素 F$_2$所致大鼠离体回肠的收缩，松弛正常状态下的大鼠离体回肠。葛根总黄酮灌胃上调运动大鼠脑组织与肌疲劳有一定关联的 GAT-2 基因。葛根总黄酮灌胃治疗雌激素水平下降所致的大鼠鼻黏膜萎缩。葛根素静脉注射对发热家兔有降温作用，不影响正常家兔体温。葛根滴眼对由眼球结膜下注射地塞米松引起的家兔眼高压模型有降低眼内压的作用，对兔缘静脉快速注射葡萄糖而引起的眼压升高也有抑制作用。葛根素静脉滴注对家兔肝缺血再灌注有保护作用，降低肝组织 MDA 含量，提高肝组织 SOD 超氧化歧化酶活性。静脉注射葛根素使肾缺血再灌注所致急性肾脏损伤大鼠的血肌酐、肾组织 MDA 含量下降，Na$^+$、K$^+$-ATP 酶活性升高，改善肾脏形态结构和功能。葛根素静脉注射对兔肾缺血再灌注损伤有保护作用，血浆中 MDA 浓度下降，SOD 活性升高。静脉注射葛根素改善突发性耳聋患者的甲皱微循环和听力。葛根素腹腔注射增加大鼠心、脑、肝、肾组织一氧化氮含量和心、脑组织一氧化氮合酶活性。大豆苷元拮抗乙酰胆碱、组胺、高 K$^+$ 和 Ca^{2+} 所致豚鼠离体胆囊收缩。

毒性　小鼠腹腔注射葛根总黄酮的 LD_{50} 为 5.97 g/kg，灌胃的 LD_{50} 为 10.11 g/kg。大鼠长期毒性实验显示基本无明显毒性。葛根素能引起某些患者急性溶血和肾功能衰竭(肾衰)，此类患者血清中含有可活化补体的 IgM 类抗葛根素抗体。

【炮制】　1. 葛根　取原药材，除去杂质，洗净，润透，切厚片，干燥。

2. 炒葛根　取葛根片，置锅内，用文火炒至表面黄色，略带焦斑，取出，放凉。

3. 煨葛根　取麦麸撒在热锅中，加热至冒烟时，投入葛根片，迅速翻动，炒至表面呈焦黄色，取出，筛去麦麸，放凉。

饮片性状　葛根为不规则的厚片，表面乳白色或淡棕色，粗糙，纤维性强，富粉性，可见有纤维形成的同心环层，或见纤维性与粉质相间形成的纵纹。周边淡棕色或灰棕色，质硬体重。无臭，味微甜。炒葛根形如葛根，表面黄色，偶见焦斑。煨葛根形如葛根片，表面微黄色，米黄色或深黄色。

贮干燥容器内，置通风干燥处，防潮，防蛀。

【药性】　甘、辛，平。归脾、胃经。

1.《本经》："味甘，平。"

2.《别录》："无毒。生根汁，大寒。"

3.《医学启源》："通行足阳明之经。《主治秘要》云：味甘性寒，气味俱薄，体轻上行，浮而微降，阳中阴也。"

4.《滇南本草》："味甘，性微寒。"

5.《纲目》："甘、辛。"

6.《本草再新》："味甘、苦，性温平。入肝、脾、肾三经。"

【功用主治】　解肌发表，生津止渴，升阳止泻。主治外感发热，头项强痛，麻疹初起、疹出不畅，温病口渴、消渴病，泄泻，痢疾。

1.《本经》："主消渴，身大热，口干，诸痹，起阴气，解诸毒。"

2.《别录》："疗伤寒中风头痛，解肌发表出汗，开腠理，疗金疮，止痛，胁风痛。""生根汁，疗消渴，伤寒壮热。"

3.《药性论》："能治天行上气，呕逆，开胃下食，主解酒毒，止

烦渴。熬屑治金疮，治时疾寒热。"

4. **《本草拾遗》**："生者破血，合疮，堕胎。解酒毒，身热赤，酒黄，小便赤涩。可断谷不肌。"

5. **《日华子》**："治胸膈热，心烦闷，热狂。止血痢，通小肠，排脓、破血。敷蛇虫啮，解署毒箭。"

6. **《开宝本草》**："小儿热疮，以葛根浸捣汁饮之良。"

7. **《医学启源》**："《主治秘要》云，其用有四：止渴一也；解渴二也；发散表邪三也；发散小儿疮疹难出四也。"

8. **《滇南本草》**："治胃虚消渴，伤风，伤暑，伤寒，解表邪，发寒热往来，湿痰。解中酒毒、小儿痘初出要药。"

9. **《纲目》**："散郁火。"

【用法用量】 煎汤，10～15 g；或捣汁。外用：捣敷。解表、透疹、生津宜生用；止泻多煨用。

【宜忌】 表虚多汗与虚阳上亢者慎用。

1. **《本草经疏》**："五劳七伤，上盛下虚之人，暑月虽有脾胃病，不宜服。"

2. **《本草正》**："其性凉，易于动呕，胃寒者所当慎用。"

3. **《本草从新》**："夏月表虚汗多，尤忌。"

4. **《药义明辨》**："凡中气虚而热郁于胃者，不可轻投。"

【方引】 1. 治太阳病，项背强几几，无汗恶风 葛根四两，麻黄二两(去节)，桂枝二两(去皮)，生姜三两(切)，甘草二两(炙)，芍药二两，大枣十二枚(擘)。以水一斗，先煮麻黄、葛根，减二升，去白沫，内诸药，煮取三升，去滓。温服一升，复取微似汗。《伤寒论》葛根汤）

2. 治伤寒及时气温病头痛、壮热，脉大，始得一日 葛根四两，水一斗，煎取三升，乃纳豉一升，煎水平半。一服。捣生葛根汁，服一二升亦为佳。《肘后方》

3. 治大人小儿时气温疫，头痛发热，肢体烦疼，及疮疹已发及未发 升麻，白芍药，甘草(炙)各十两，葛根十五两。上为粗末。每服三钱。用水一盏半，煎取一中盏，去滓稍热服，不计时候。日二三服，以病气去，身清凉为度。小儿量力服之。《局方》升麻葛根汤）

4. 治时气烦渴不止 葛根二两(锉)，葱白五茎(切)。上件药，以水二大盏，煎至一大盏，去滓，内白粳米半合，豉半合，以生绢裹置，良久候烂，去米，豉，放冷。不计时候，温服。《圣惠方》

5. 治太阳病桂枝证，医反下之，利遂不止，脉促者，表未解也，喘而汗出者 葛根半斤，甘草二两(炙)，黄芩三两，黄连三两。以水八升，先煮葛根，减二升，内诸药，煮取二升，去滓。分温再服。《伤寒论》葛根黄芩黄连汤）

6. 治酒醉不醒 葛根汁，一斗二升饮之。取醒止。《千金方》

7. 治胃受邪热，心烦喜吐，呕吐不止 葛根二钱，半夏钱半(汤洗七次)，甘草(炙)一钱。水一盏，入竹茹一块，姜五片，煎七分，去滓。冷服，不拘时。《卫生易简方》

8. 治心热吐血不止 生葛根汁半大升，顿服。《广利方》

9. 治蜘蛛等诸般虫咬 葛粉，生姜汁调敷。《医学纲目》

10. 治金疮中风痉 葛根一斤(锉)。以水五升，煮取二升，去滓。每热服一小盏，日三四服。《圣惠方》

11. 治时毒头面肿赤 葛根、牛蒡子、管仲、甘草、豆豉各五钱。上件共为细末。每服三钱，用水调服。《杏苑生春》葛根牛蒡子散）

【临床报道】 1. 治疗椎-基底动脉供血不足 将62例患者随机分成观察组(34例)和对照组(28例)，观察组葛根素注射液0.5 g，加入5％葡萄糖或生理盐水 250 ml 中静滴，每日1次；共14日；对照组用盐酸培他啶氯化钠注射液(西其汀注射液)250 ml 静滴，每日1次，共14日。结果：观察组痊愈15例，好转17例，无效2例，总有效率94％。对照组痊愈8例，好转16例，无效4例，

总有效率86％。经颅多普勒、血液流变学等各项参数改善情况观察组均优于对照组(P＜0.05)。

2. 治疗高血压病 每日用葛根30 g，槐米15 g，芫蔚子15 g，煎汤500 ml 早晚各服250 ml 或泡水当茶饮。连服1月为1个疗程。治疗原发性高血压50例，其中Ⅰ期20例，Ⅱ期27例，Ⅲ期3例。结果：血压下降至正常范围，临床症状改善，维持1年以上有9例，维持半年以上者6例，维持3个月以上者5例；服药期间血压下降，症状有不同程度缓解19例；无效8例。总有效率为84％。疗程最短1个月，最长13个月。以Ⅰ、Ⅱ期疗效明显，疗效快，降压维持时间长。

3. 治疗急性脑梗死 全部患者都用甘露醇和胞二磷胆碱作脱水及活化脑细胞的治疗，在此基础上对照组60例，每日静滴右旋糖酐500 ml 加复方丹参注射液16 ml。治疗组60例，每日静滴5％葡萄糖注射液500 ml 加葛根素400 mg。疗程均为14日。在开始治疗前及治疗后7、14、21、28日对患者的神志、水平凝视、面瘫、语言、上肢关节肌力、手肌力、下肢肌力、步行能力共8个方面进行评分(改良爱登堡与斯堪的纳维亚评分标准)。结果：治疗组在各个时点的神经功能缺损评分的平均减少分数(MDSND)均优于对照组，未发现毒性。

4. 治疗突发性耳聋 用葛根素500 mg，加在5％葡萄糖250 ml 内静脉滴注，辅以能量合剂(辅酶A、ATP、细胞色素C)、维生素 B_1、维生素 B_{12}，每日1次，10日为1个疗程。1个疗程效果不好者，停药2～3日，再用第二个疗程，最多可用3个疗程。共治疗45例，其治疗1个疗程29例，2个疗程16例。结果：治愈28例，显效4例，有效9例，无效4例。

5. 治疗缺血性视神经视网膜疾病 治疗组21眼，用葛根素注射液400 mg，加入5％葡萄糖氯化钠250 ml 静脉滴注，每日1次；对照组20眼，用丹参注射液20 ml，加入5％葡萄糖氯化钠250 ml 静脉滴注，每日1次。两组均联合能量合剂等一般治疗，7次为1个疗程。结果：治疗组显效(视力表视力提高2行或以上，或由眼前指数提高0.06以上，视野恢复正常或视野缺损范围缩小15度以上)11眼，有效(视力表视力提高1行或由眼前指数提高到0.04，视野缺损范围缩小5～15度)6眼，无效4眼，总有效率80.96％；对照组显效5眼，有效5眼，无效5眼，总有效率75％。统计学检验两组疗效无显著差异(P＞0.05)。

6. 治疗冠状动脉心绞痛 将98例患者随机分为两组，治疗组50例，选用葛根素注射液500 mg，加入5％葡萄糖500 ml 静脉输注；对照组48例，采用加镁极化液500 ml，加丹参20 ml 静脉输注。每日1次，14日为1个疗程，1个疗程后观察疗效。结果：①缓解心绞痛症状：治疗组总有效率为86.0％，对照组为45.8％(P＜0.01)。②心肌缺血改善后心电图评定：治疗组为80.0％，对照组为35.4％，两组比较有统计学意义(P＜0.05)。认为葛根素治疗冠心病心绞痛临床疗效肯定，毒性少。

7. 治疗软组织慢性溃疡 取葛根60 g，白芷40 g，研为粉末装入小瓶高压灭菌后备用。创面常规清洗消毒后撒一层葛根白芷粉，再以5％氯霉素油纱条覆盖，无菌纱布包扎。如伤口周围红肿、脓性分泌物较多者，用氯化氢、生理盐水冲洗，0.1％利凡诺棉球轻试，5％氯霉素纱条覆盖，每日换药1次，待炎症反应好转后，再用本药均匀撒于创面。根据溃疡创面情况，每隔1～3日换药1次。共治疗150例，结果：141例于换药后15～58日创面愈合，6例经换药后肉芽新鲜后行植皮术，3例创面无明显改善。

【各家论述】 1. 李东垣："干葛，其气轻浮，鼓舞胃气上行，生津液，又解肌热，治脾胃虚弱泄泻之圣药也。"(引自《纲目》)

2. 缪希雍："本草十剂云，轻可去实，麻黄、葛根之属。盖麻黄乃太阳经药，兼入肺经；葛根乃阳明经药，兼入脾经、胃经。肺主肌肤，脾主肌肉。所以二味药皆轻扬发散，而所入固然不同也。"

3.《本草汇言》:"葛根,清风寒,净表邪,解肌热,止烦渴,泻胃火之药也。尝观发表散邪之药,其品虽多,如麻黄拔太阳营分之寒,桂枝解太阳卫分之风,防风、紫苏散太阳在表之风寒,藁本、羌活散太阳在表之寒湿,均称发散药也。而葛根之发散,亦人太阳,亦散风寒,又不同。非若麻、桂、苏、防辛香温燥,发散而又有损中气之误也;非若藁本、羌活,发散而又有耗营血之虞也。此药枝茎蔓延,绕走太阳一身经络,根长丈余,入土最深,又得土阴之气,沉而且厚,故《神农经》谓起阴气,除消渴,身大热,明属三阳表热无寒之邪,能散之清之之意也。"

4.《本草经疏》:"伤寒头痛兼项强,腰脊痛及遍身骨疼者,足太阳也,邪犹在阳明,故无渴证,不宜服《葛根》。"

5.《本草正》:"葛根,用之发散,用其凉散,虽善达诸阳经,而阳明为最,以其气轻,故善解表发汗。凡解散之药多辛燥,此独凉而甘,故解温热时行疫疾,凡热而兼渴者为最,当以为君,而佐以柴、防、甘、桔最妙。"

6.《药品化义》:"葛根,根主上升,甘主散表,若多用二三钱,能理肌肉之邪,开发腠理而出汗,againg足阳明胃经药,治伤寒发热,鼻干口燥,目痛不眠,疟疾头痛。且麻黄、紫苏专能攻表,而葛根独能解肌耳。因其性味甘凉,能鼓舞胃气,若少用五六分,治胃虚热渴,酒毒呕吐。又治往来兼亦,则鼓发其津令上达,解肌而散表邪,亦当运之。"

7.《本草备要》:"风药多燥,葛根独能止渴者,以能升胃气,入肺而生津耳。"

8.《重庆堂随笔》:"葛根,风药也,风药皆燥。古人言其生津者,乃升字之讹也。以风药性上行,能升举下陷之清阳。清阳上升,则阴气随之而起,津腾液达,渴自止矣。设非清阳下陷,而火炎津耗之渴,误服此药,则火藉风鼓,燎原莫遏。即非阴虚火炎之证,以风药之升,以行津液,亦当忌之。"

9.《本草思辨录》:"葛根与栝蒌根,《本经》皆主消渴。而葛根起阴气,栝蒌不言起阴气。用葛根者皆知为升阳明之药,栝蒌无用之为升者。盖其所以主消渴,为其性濡润而味苦寒,皮黄肉白,能劫肺胃之热,润肺胃之燥耳。别录天花瑞雪,亦正取亲润下降之意。葛根则异乎是矣,味甘平,为阳明之正药。内色洁白,则能由胃入肺。外色紫黑,则又由胃下达之长,层通而开,开则升胃津以滋肺,散则散表邪以解肌。故栝蒌根治身热,以寒胜热;葛根治身热,是以辛散热。栝蒌根止渴,是增益其所无;葛根止渴,是挹彼以注此。用葛根而过,有竭肝汁之虞,胃阳下溜,亦能起阴气以上利也。"

葛粉 gé fěn 《开宝本草》

【基原】 为豆科葛属植物野葛、甘葛藤的块根经水磨而澄取的淀粉。

【原植物】 参见"葛根"条。

【采收加工】 将葛根洗净,用破碎机将其破碎成 2 cm 以下的小块,用磨碎机磨成粉浆,边磨边加水,块根与水的比例为 1 : 2。过滤除渣,纯化,于烘房中 50 ℃左右的温度下烘干,再过 100 目筛即得。

【药性】 甘,寒。归胃经。

1.《开宝本草》:"味甘,大寒。无毒。"

2.《品汇精要》:"气之薄者,阴中之阳。臭香。行足阳明经。"

【功用主治】 解热除烦,生津止渴。主治烦热,口渴,醉酒,喉痹,疮疖。

1.《本草拾遗》:"襄小儿热疮。"

2.《开宝本草》:"主压丹石,去烦热,利大小便,止渴。"

3.《医林纂要》:"除烦,解热,醒酒。治喉痹,齿痛。"

【用法用量】 内服:开水或蜂蜜、米粥调服,10~30 g。外用:撒或调敷。

【宜忌】 《品汇精要》:"多食行小便,使人利。"

【选方】 1. 治胸中烦热或渴,心躁 葛粉四两,粟米半斤。以水浸粟米经宿,来日滤出,与葛粉同拌匀,煮粥食之。《圣惠方》葛粉粥)

2. 治小儿壮热,呕吐,不下食 葛粉二两。以水三合相和调粉,于铜纱罗中,令滴。沸汤中煮熟食之。《食医心镜》葛粉汤)

3. 治血痢 葛粉三两,蜜一两。上以新汲水四合调。空心顿服之。《食医心镜》)

4. 治小儿夏月痱子及热疮 葛粉三两,甘草一两(生锉),石灰一两(炒)。上件药捣罗为末,以绵扑扑于疮上。《圣惠方》葛粉散)

5. 治褥疮 干葛研粉过筛后高压消毒备用。使用前先清洗褥疮创面,再将葛粉均匀撒布创面,盖上消毒凡士林纱布,每日换药 1 次。〔钦州医药〕1980,(1):55〕

葛蔓 gé màn 《新修本草》

【异名】 葛藤(《圣济总录》),葛藤蔓(《卫生易简方》)。

【基原】 为豆科葛属植物野葛、甘葛藤的藤茎。

【原植物】 参见"葛根"条。

【采收加工】 全年均可采,鲜用或晒干。

【成分】 藤茎含黄酮类:6, 7-二甲氧基-3′, 4′-次甲二氧基异黄酮(6, 7-dimethoxy-3′, 4′-methylenedioxyisoflavone),芒柄花异黄酮(formononetin),大豆苷元(daidzein),大豆苷(daidzin),葛根素(puerarin)。另含尿囊素(allantoin),二十四酸-2, 3-甘油酯(tetracosanoid acid-2, 3-dihydroxypropyl ester),β-谷甾醇(β-sitosterol)和胡萝卜苷(daucosterol)。

【药性】 甘,寒。

【功用主治】 清热解毒,消肿。主治喉痹,疮痈疖肿。

1.《新修本草》:"主喉痹。"

2.《纲目》:"消痈肿。"

【用法用量】 内服:煎汤,5~10 g,鲜品 30~60 g;或烧存性研末。外用:烧存性,研末调敷。

【选方】 1. 治喉痹 葛蔓烧为灰,水服方寸匕。《新修本草》)

2. 治疖子初起 葛蔓烧灰,水调敷之。《千金方》)

3. 治妇人乳痈 葛蔓烧灰,酒服二钱,三服效。《卫生易简方》)

4. 治中水毒、溪毒,下部虫蚀生疮 葛蔓不拘多少。上一味,以水煮取浓汁,洗下部,并导灌入下部。《圣济总录》葛蔓洗方)

葛蕈 gé xùn 《纲目拾遗》

【异名】 葛花菜、葛乳(《纲目》),蛇菰(《湖南药物志》),葛菌、红血莲、葛蕈菌(《四川中药志》),菌蕈菌、地重楼(《贵州草药》),铺地开花、深山不出头(《全国中草药汇编》),角菌、角花(《新华本草纲要》),球穗蛇菰(《中国药用植物简编》)。

【基原】 为蛇菰科蛇菰属植物红蛇菰的全草。

【原植物】 红冬蛇菰 *Balanophora harlandii* Hook. f. 〔*Balania harlandii*(Hook. f.)van Tiegh.〕

草本,高 2.5~9 cm。根茎扁球形或近球形,苍褐色。分枝或不分枝,表面粗糙,密被小斑点,呈脑状皱褶。花茎淡红色;鳞状苞片卵形,红色或淡红色,互生或螺旋状卵形,聚生于花茎基部,呈总状。花雌雄异株(序);花序近球形或卵圆状椭圆形;雄花序序轴

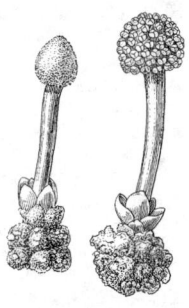

红冬蛇菰

有凹陷的蜂窠状洼穴，雄花3数，聚药雄蕊有3枚花药；雌花子房黄色，着生于附属体基部或花序轴表面上，花柱丝状，附属体暗褐色，倒圆锥形或倒卵形。花期9～11月。

生于海拔600～2 100 m的荫蔽林下较湿润的腐殖土壤处。分布于广东、广西、云南等地。

【采收加工】 9～12月采挖，阴干或鲜用。

【药性】 苦、涩，寒。归肺、大肠经。

1.《纲目》："苦、甘，无毒。"

2.《四川中药志》1962年版："性寒，味涩、苦。"

3.《福建药物志》："有小毒。"

【功用主治】 凉血止血，清热解毒。主治咳嗽咯血，血崩，肠风下血，痔疮肿痛，梅毒，疔疮，小儿阴茎肿，风热斑疹。

1.《纲目》："醒神，治酒积。"

2.《纲目拾遗》："解肌热，散风火及阳明风热斑疹。"

3.《四川中药志》1962年版："清肺热，解热毒。治咳嗽吐血，血崩及痔疮肿痛。"

4.《广西本草选编》："清热解毒，凉血止血。"

5.《浙江药用植物志》："治肠风下血。"

6.《福建药物志》："清热凉血，解毒消肿。主治咳嗽，咯血，痔疮发炎，梅毒，蛇头疔，蜈蚣咬伤。"

【用法用量】 内服：煎汤，9～15 g。外用：捣敷；或研末敷。

【选方】 1. 治肺热咳嗽，咯血　葛蕈、肺筋草、鹿含草、白茅根各9～15 g。水煎服。

2. 治肠风下血　葛蕈、老君须、棕树根各9～15 g。水煎服。（1、2方出自《浙江药用植物志》）

3. 治梅毒　葛蕈、冰片（少许）研末，搽患处。

4. 治生蛇头（疔），小儿阴茎肿　葛蕈捣烂敷患处。（3、4方出自《湖南药物志》）

4866 葛仙米 gé xiān mǐ（《纲目拾遗》）

【异名】 地耳（《别录》），地踏菇（《纲目》），鼻涕肉（《野菜博录》），地踏菜（姚可成《食物本草》），天仙米、天仙菜（《纲目拾遗》），地软、地衣（《陕西中草药》），地木耳（《四川中药志》），地皮菜（江苏），地捡皮（四川）。

【基原】 为念珠藻科念珠藻属植物念珠藻或其同属植物的藻体。

【原植物】 念珠藻 *Nostoc commune* Vauch.［*Stratonostoc commune*（Vauch.）Flenk.］

藻体鲜时，厚胶质鞘包围，成不规则球状体。绿褐色、墨绿色、橄榄绿色。内圆形细胞呈念珠状单列排列，有大型异形细胞，直径15～20 μm，圆形，近透明。环境干燥或藻体干熟后，成不规则瓣片状，形如菌类的木耳菌。其内的念珠状细胞链顺着胶鞘的表面呈平行列。干后藻体中空，破裂为片状，蓝黑色或呈黑色。脆而易碎，浸水后则复原。

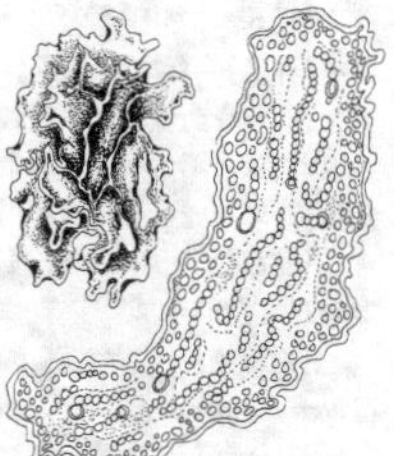

念珠藻

生于夏、秋季雨后潮湿草地或湿水滩旁。分布于东北、华东、中南、西南及陕西等地。

【采收加工】 5～9月雨后采收，晒干。

【药材】 葛仙米 *Nostoc Communis Alga*　全国各地均产。

性状　藻体形似木耳。质坚固，外被透明的胶质物。干后卷缩，呈灰褐色，易碎裂，鲜品蓝绿色。具青草气，味淡。

鉴别　藻丝体由念珠状单列有异形胞的藻丝组成，藻丝细胞短桶形或近球形，多数长较宽小，长约5 μm，异形胞近球形，直径约7 μm。繁殖细胞和营养细胞等大，极罕见，外壁平滑无色。

【成分】 含肌红蛋白（myoglobin），β-胡萝卜素（β-ca-rotene），海胆烯酮（echinenone），鸡油菌黄质（canthaxanthin），磷脂，甾醇（sterol）及其葡萄糖苷、香树脂醇类（amyrin），蛋白质（protein），铁，钙和维生素C等。

【药性】 甘、淡，寒。

1.《别录》："味甘，无毒。"

2.《粤西偶记》："性寒，味甘爽。"（引自《纲目拾遗》）

3.《食物考》："淡。"

【功用主治】 清热明目，益气收敛。主治目赤红肿，夜盲症，烫火伤，久痢，脱肛。

1.《别录》："主明目，益气，令人有子。"

2.《粤西偶记》："解热清膈，利肠胃。"（引自《纲目拾遗》）

3.《食物考》："清神解热，痰火能疗。"注云："久服延年，盖亦能清脏热者。"

4.《陕西中草药》："清热收敛，益气明目。治烫火伤，夜盲症。"

5.《全国中草药汇编》："主治脱肛。"

【用法用量】 内服：煎汤，30～60 g。外用：研粉调敷。

【宜忌】 《纲目拾遗》："不宜多食。"

【选方】 1. 治目赤肿痛　地木耳9 g，野菊花9 g，光明草9 g，青葙子9 g。水煎服。（《四川中药志》1982年版）

2. 治夜盲症　地软60 g。当菜常服。

3. 治烫火伤　地软15 g。焙干研粉。菜油调敷患处；或加白糖9 g，香油调敷患处。（2、3方出自《陕西中草药》）

4. 治久痢脱肛　鲜葛仙米250 g。洗净后用白糖浸泡。取汁内服。（《全国中草药汇编》）

4867 葛藟叶 gé lěi yè（《贵州草药》）

【基原】 为葡萄科葡萄属植物葛藟的叶。

【原植物】 参见"葛藟汁"条。

【采收加工】 7～9月采摘，鲜用或晒干。

【药性】 甘，平。

【功用主治】 消积，解毒，敛疮。主治食积，痢疾，湿疹，烫火伤。

【用法用量】 内服：煎汤，10～15 g。外用：煎水洗；或捣汁涂。

【选方】 治湿疹　葛藟鲜叶适量，捣汁外涂；或加明矾、食盐少许，煎汤外洗。（《浙江药用植物志》）

4868 葛藟汁 gé lěi zhī（《本草拾遗》）

【异名】 千岁藟汁（《别录》）。

【基原】 为葡萄科葡萄属植物葛藟的藤汁。

【原植物】 葛藟 *Vitis flexuosa* Thunb.　又名：藟、秬鬯（《说文》），巨苽、蓷藟（陆玑《诗疏》），千岁藟、藟芜（《别录》），野葡萄、乌鞍藤（《浙江药用植物志》），割谷镰藤、栽秧藤（《全国中草药汇编》）。

木质藤本。枝细长，幼枝被有灰白色绒毛；卷须与叶对生。单叶互生；有叶柄，被蛛丝状柔毛；叶片宽卵形或三角状卵形，主脉和脉腋有柔毛。花杂性异株，圆锥花序细长，与叶对生，花序轴有白色丝状毛；花

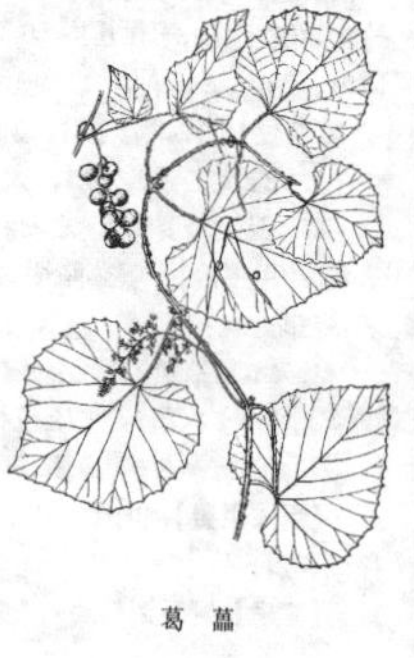

葛　藟

小，雄花黄绿色；花萼盘状；花瓣 5；雄蕊 5；雄蕊与子房等长。浆果球形，熟时紫黑色。花期 4～5 月，果期 5～8 月。

生于海拔 2 500 m 以下的山地灌丛中。分布于华东、中南、西南及陕西、台湾等地。

本植物的根皮或根皮（葛藟根）、叶（葛藟叶）、果实（葛藟果实）亦供药用，另设专条。

【栽培】　生物学特性　喜阴凉湿润气候，在排水良好、疏松而富含腐殖质的壤土中栽培为宜。重黏土、低洼地不宜种植，忌积水。

繁殖方法　种子繁殖和扦插繁殖。种子繁殖：8～9 月，将成熟的果穗剪下，洗去果肉，晾干，用布袋放通风处贮藏。翌年 3～4 月，将种子均匀地撒播于苗床上，当苗高 15～20 cm 时，按行株距 80 cm×60 cm 开穴，每穴栽 1 株。扦插繁殖：春初发芽前，剪取健壮枝条，截成长 15～20 cm 作插穗，可直接插于大田。

田间管理　生长期注意除草追肥，当苗高 30 cm 左右，设支架，以供缠绕生长，当枝叶长得过密时，应适当修剪。

【采收加工】　7～9 月砍断茎藤，取汁，鲜用。

【药性】　《别录》："甘，平，无毒。"

【功用主治】　益气生津，活血舒筋。主治乏力，口渴，哕逆，跌打损伤。

1.《别录》："主补五脏，益气，续筋骨，长肌肉，去诸痹。久服轻身，不饥耐老。"

2. 崔禹锡《食经》："食之补五脏，以薯蓣为粉和汁作粥食，主哕逆。又合白蜜食之益人。"

3.《日华子》："止渴，悦泽。"

【用法用量】　内服：原汁，5～10 g。外用：涂敷；或点眼。

【选方】　治热瞖赤障　用斫断千岁藟藤，以水浸，从一头吹取气，滴目中。（《普济方》）

4869 葛藟根 gé lěi gēn 《湖南药物志》

【基原】　为葡萄科葡萄属植物葛藟的根或根皮。

【原植物】　参见"葛藟汁"条。

【采收加工】　9～11 月挖取根部，切片，或剥取根皮，切片，鲜用或晒干。

【功用主治】　利湿活血，解毒消肿。主治黄疸型肝炎，风湿痹痛，跌打损伤，痈肿。

《别录》："主缓筋，令不痛。"

【用法用量】　内服：煎汤，15～30 g。外用：捣敷。

【选方】　1. 治黄疸型肝炎　葛藟根、白英、绵茵陈各 15 g。水煎服。

2. 治风湿痹痛　葛藟根 15～30 g，水煎冲黄酒服；另取葛藟鲜根适量，捣烂敷患处。（1、2 方出自《浙江药用植物志》）

3. 治痈毒　葛藟根 30 g，糯米藤根 30 g。捣烂，敷患处。（《湖南药物志》）

4. 治病后体虚，久久不复　葛藟根或果，熬膏服。（江西《中草药学》）

4870 葛上亭长 gé shàng tíng zhǎng 《别录》

【异名】　亭长（《本草经集注》），豆蚝（《动物学大辞典》），豆斑蝥（《国药的药理学》），红娘、鸡冠虫（《四川中药志》）。

【基原】　为芫青科芫青属动物锯角豆芫青的全虫。

【原动物】　锯角豆芫青 Epicauta gorhami Marseul　又名：豆芫青、白条豆芫青、豆白条芫青（《中国药用动物志》）。

体黑色，腹面灰色，体长 15～18 mm，宽 2.6～4.6 mm。头红褐色，略呈三角形，与身体几成垂直。复眼肾形，黑褐色。触角侧扁，雄虫触角中央膨大。口器咀嚼式。前胸背板上有一条白色毛构成的纵线，鞘翅细长，黑色，有白色纵线，翅面密被黑色绒毛。雌虫尾短，腹部各节的后缘有白色长毛，形成一白色带。

成虫多活动于田间，取食大豆、花生、棉花等植物叶片和花瓣，我国大部分地区均有分布。

【采收加工】　7～9 月捕捉，置沸水中烫死，晒干。用时和米同炒至米黄，取出去米，将虫之足、翅、头去净即可。

【药材】　葛上亭长 Epicauta Gorhami　产于全国大部分地区。

性状　本品呈长圆形，长 10.5～18.5 mm。头红色，体和足黑色。前胸较狭小而呈颈状，前胸背有一条白色纵纹。鞘翅黑色，内外缘及中部具灰白色纵纹。足 3 对。

鉴别　取本品粉末约 0.15 g，行微量升华，玻片上出现油状物，稍冷，析出升华物，镜检，呈无色杆状结晶。升华物加硫酸（相对密度 1.77)1 滴，微热溶解，继续小火加热到发生气泡，立即离火，滴入对二甲氨基苯甲醛硫酸溶液 1 滴，即显樱红色或紫红色（检查斑蝥素）。

【成分】　含斑蝥素(cantharidin)。

【炮制】　取原药材，除去杂质，与糯米或糙米同炒，炒至米呈焦黄色时，取出，去净米，除去头、足、翅。

饮片性状　参见"药材"项。

贮干燥容器内，置阴凉干燥处，防蛀。

【药性】　《别录》："味辛，微温，有毒。"

【功用主治】　逐瘀，破积，攻毒。主治血瘀经闭，癥瘕积聚，白癞。

1.《别录》："主蛊毒、鬼疰、淋结、积聚、堕胎。"

2.《纲目》："通血闭，癥块，鬼胎，余功同斑蝥。"

【用法用量】　内服：入丸、散，1～2 只。外用：捣烂敷；或煮酒搽。

【宜忌】　内服宜慎，体弱者及孕妇禁服。

1.《品汇精要》："妊娠不可服。"

2.《纲目》："畏、恶同斑蝥。"

【选方】　1. 治妇人经脉不通，癥块胀满　葛上亭长五枚，以小糯米相和，炒令熟，去翅、足，研为末。分三服，空心煎，甘草汤调服。须臾觉脐腹急痛，煎药豆（《纲目》作"黑豆"）汤服之。（《圣惠方》）

2. 治黑睛青盲，疼眼，打扑肿，痘疮入目　葛上亭长（或斑蝥）为末，醋酷醋合均如泥，摊于绵帛上，贴百会、耳后、眉棱等处，上用硬膏封上面，则一夜而发水泡。（《眼科锦囊》发泡膏）

3. 治白癞　葛上亭长四七枚（去翅、足，与糯米同炒，米熟为度，不用米），干蝮蛇一枚（头尾全者，炙黄，去鳞及腹中物）。上二味捣罗，生绢袋贮，以酒五升，瓷瓶中慢火煨煮，酒及一升以下。用棉囊罐药汁摩涂癞上，日二夜一，如不急痛，日夜可涂五七次。（《圣济总录》）

【各家论述】　《绍兴本草》："葛上亭长，乃斑猫、芫青之类也，然别是一种。验其破血之性亦不远矣，大率破蓄血坚积多见用之。"

4871 葛藟果实 gé lěi guǒ shí 《贵州草药》

【基原】　为葡萄科葡萄属植物葛藟的果实。

【原植物】　参见"葛藟汁"条。

【采收加工】　7～9 月季果实成熟时采收，鲜用或晒干。

【药性】　甘，平。

锯角豆芫青

【功用主治】《贵州草药》:"润肺止咳,清热凉血,消食。主治咳嗽,吐血,食积。"

【用法用量】内服:煎汤,10~15 g。

【选方】1. 治咳嗽 葛藟果实9 g。煨水服。

2. 治吐血 葛藟果实15 g。煨水服。

3. 治食积 葛藟果、叶各15 g。煨水服。(1~3方出自《贵州草药》)

4. 治痢疾 葛藟叶、果各30~60 g。水煎服。《湖南药物志》

4872 葎草 lǜ cǎo 《新修本草》

【异名】勒草、黑草《别录》,葛葎蔓《新修本草》,葛勒蔓《独行方》,米莓草《开宝本草》,葛葎蔓《圣济总录》,涩萝蔓《救荒本草》,拉拉藤《江苏野生植物志》,五爪龙《福建民间草药》,大叶五爪龙《全国中草药汇编》。

【基原】为桑科葎草属植物葎草的全草。

【原植物】葎草 Humulus scandens (Lour.) Merr. [Antidesma scandens Lour. ; H. japonicus Sieb. et Zucc.]

一年生或多年生蔓性草本。茎淡绿色,有纵条棱,可长达数米,茎枝和叶柄上密生短倒向钩刺。单叶对生;叶柄稍有6条棱,有倒向短钩刺;掌状5~7深裂,裂片卵形或卵状披针形,边缘有锯齿,上面有粗刚毛,下面有细油点,脉上有疏毛。花单性,雌雄异株;雄花序为圆锥花序,雌花序为短穗状花序;子房单一。果穗绿色,近球形;瘦果淡黄色,扁球形。花期6~10月,果期8~11月。

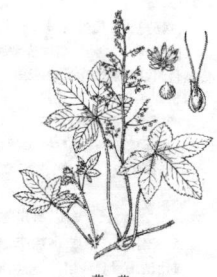

葎 草

生于路旁、沟边湿地,村寨篱笆上或林缘灌丛中。我国大部分地区有分布。

【采收加工】夏秋季选晴天采收全草或割取地上部分,晒干。鲜用生长期随时采。

【成分】全草含黄酮类成分:木犀草素(luteolin)、葡萄糖苷、胆碱(choline)、天冬酰胺(asparamide);含挥发油类:β-葎草烯(β-humulene)、丁香烯(caryophyllene)、α-珀坭烯(α-copaene)、α-芹子烯(α-selinene)、β-芹子烯(β-selinene)和γ-荜澄茄烯(γ-cadinene)等。

球果含葎草酮(humulone)、蛇麻酮(lupulone)。

叶含黄酮类成分:木犀草素-7-葡萄糖苷(luteolin-7-glucoside)、大波斯菊苷(cosmosiin)、牡荆素(vitexin)。

【药理】抗菌作用 蛇麻酮和葎草酮在体外对革兰阳性菌如金黄色葡萄球菌、粪链球菌、肺炎链球菌、白喉杆菌、炭疽杆菌、枯草杆菌和蜡样芽胞杆菌均有明显的抑制作用。蛇麻酮在体外对结核杆菌的抑制浓度为25 μg/ml,对感染结核杆菌 H₃₇ Rv 小鼠,肌内注射或灌服蛇麻酮连续30日,可使感染小鼠肝、心、脾和脾等脏器病灶内的抗酸杆菌数量著减少。蛇麻酮和葎草酮对革兰阴性菌、酵母菌和真菌的抑制作用均很微弱或无效。

毒性 小鼠肌内注射蛇麻酮 LD₅₀ 为 600 mg/kg,1~2 小时内死亡。每日肌内注射 60 mg/kg 共4星期,未见明显的有害作用,病理组织学检查示肝脏小范围白细胞浸润和肾小管变性病灶,以5%阿拉伯胶悬液灌胃1 500 mg/kg,1小时内小鼠死亡50%。

【炮制】取原药材,除去杂质,淋润,切段,干燥。

饮片性状 为茎、叶混合的段,被毛。茎棕黑色或黄褐色,有棱及倒钩刺或钩刺脱落的痕迹,切断面中空。叶多已破碎,深绿色或棕褐色,偶见黄绿色小花。气微,味涩,有刺舌感。

贮干燥容器内,置通风干燥处。

【药性】甘、苦,寒。归肺、肾经。

1.《别录》:"味甘,无毒。"

2.《新修本草》:"味甘、苦,寒。"

【功用主治】清热解毒,利尿通淋。主治肺热咳嗽,肺痈,虚热烦渴,热淋,水肿,小便不利,湿热泻痢,热毒疮疡,皮肤瘙痒。

1.《别录》:"主瘀血,止精溢盛气。"

2.《新修本草》:"主五淋,利小便,止水痢;除疮、虚热、渴。"

3.《本草衍义》:"治伤寒汗后虚热。"

4.《纲目》:"润三焦,消五谷,益五脏,除九虫,辟温疫,敷蛇、蝎伤。"

5.《本草正义》:"主湿热壅塞之实证,亦可为外疡阳毒之外敷药也。"

6.《全国中草药汇编》:"主治肺结核潮热,胃肠炎,痢疾,感冒发热,小便不利,肾盂肾炎;急性肾炎,膀胱炎,泌尿系结石。"

【用法用量】内服:煎汤,10~15 g,鲜品30~60 g;或捣汁。外用:捣敷;或煎水熏洗。

【选方】1. 治伤寒汗后虚热 葎草(锉),研取生汁。饮一合愈。《本草衍义》

2. 治肺结核 葎草、夏枯草、百部各12 g。水煎服。《安徽中草药》

3. 治膏淋 葎草一斤(洗切)。捣取自然汁,用醋一合匀。每服半盏,连服三服,不计时。《圣济总录》葎草饮》

4. 治关节红肿热痛 鲜葎草(捣烂),白糖(或蜂蜜)。调敷患处,干则更换。《安徽中草药》

5. 治痔疮脱肛 鲜葎草90 g。煎水熏洗。《闽东本草》

6. 治瘰疬 葎草鲜叶30 g,黄酒60 g,红糖120 g。水煎,分3次饭后服。《福建民间草药》

7. 治癞、遍体皆疮者 葎草一担。以水二石,煮取一石,以渍疮。《纲目》引《独行方》

【临床报道】1. 治疗肺结核 以100%的葎草注射液肌内注射,每日2次,每次2~4 ml,30 日为1个疗程。观察80例经链霉素、异烟肼等抗结核药物治疗效果不理想的肺结核患者,经1个疗程后,症状消失或改善者72例;痰菌阳性者47例中阴转21例;有空洞的51例中治后缩小或闭合者36例,其中以干酪性和薄壁空洞的疗效较明显;病灶变化情况,据79例观察,吸收者51例(64.5%),其中以渗出性和增殖性病灶吸收较明显。治疗过程中部分患者经肝、肾功能检查,未见不良影响;个别患者可能因制剂不纯,用药后出现发热恶寒现象,停药后即消失。

2. 治疗细菌性痢疾 取五爪龙藤和叶加水适量煎汁,使每1 ml约含生药3 g。1~2岁,每日口服2次,每次20 ml;2岁以上,每次30 ml,4~5次,日服2~3次为1个疗程。临床观察42例,35例治愈(经4~6日的疗程后),热退正常,临床症状消失,大便镜检阴性,或经门诊1~2星期后追踪均为正常大便者),占83.4%;4例进步,占9.5%;3例无效,占7.1%。治愈病例的平均退热时间为1.6日,大便外观复常时间为2.3日,大便镜检正常为2.6日。

3. 治疗婴幼儿脾虚型腹泻 取鲜品500 g或干品150~250 g,先用冷水277 ml浸泡20分钟,然后水煮沸10~15分钟,待药温降至35~45℃后洗手足,洗手不过脉,洗足不过膝,每日1剂,每剂煎煮3次,每次15分钟。共治疗86例。结果:痊愈85例(症状和体征消失,大便1次,质成形),其中1剂治愈53例,2剂治愈者27例,3剂治愈者5例,1例用药4日无效。

4. 治疗带状疱疹 将本品除净杂质,洗净泥沙,捣烂,用软净纱布滤汁即得。用时以消毒棉签蘸药汁涂患处,每日5~6次。共治疗21例,均获显效。

4873 葡萄 pú táo 《本经》

【异名】蒲陶《汉书》,草龙珠《纲目》,赐紫樱桃、琐琐葡萄

《群芳谱》),菩提子(《亨利氏中国植物名录》),索索葡萄(新疆)。

【基原】 为葡萄科葡萄属植物葡萄的果实。

【原植物】 葡萄 *Vitis vinifera* L.

高大缠绕藤本。幼茎秃净或略被绵毛;卷须二叉状分枝,与叶对生。叶互生;叶柄长4～8 cm;叶片纸质,圆卵形或圆形,宽10～20 cm,常3～5裂,基部心形。花杂性,异株;圆锥花序大而长,与叶对生,被疏蛛丝状柔毛;萼极小,杯状,全缘或不明显的5齿裂;花瓣5,黄绿色;雄蕊5;花盘隆起,由5个腺体组成,基部与子房合生;子房2室,花柱短,圆锥形。浆果卵圆形至卵状长圆形,富汁液,成熟时紫黑色或红而带青色,外被蜡粉。花期6月,果期9～10月。

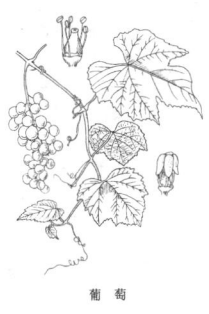

葡 萄

原产亚洲西部,现我国各地普通栽培。

本植物的根(葡萄根)、藤叶(葡萄藤叶)亦供药用,另设专条。

【采收加工】 7～9月果实成熟时采收,鲜用或风干。

【药材】 葡萄 *Vitis Viniferae Fructus* 全国各地普通栽培。

性状 本品鲜品为圆形或椭圆形,干品均被缩,长3～7 mm,直径2～6 mm,表面淡黄绿色至暗红色。顶端有残存柱基,微凸尖,基部有果病痕,有的残存果柄。质稍柔软,易被撕裂,富糖质,气微、味甜微酸。

参则 (1)果实横切面:外果皮表皮细胞1层,排列整齐,切向延长,壁稍厚,外被角质层。中果皮广阔,中果皮内侧细胞有众多草酸钙簇晶,排列成断续的环带。中果皮细胞还有散在的簇晶、柱晶、不规则状的晶体以及棕黄色内含物。果实外侧维管束为外韧型,果实中心的维管束倒转为内韧型,常4个在一起。

(2)取本品粗粉2 g,加50%乙醇10 ml,浸渍30分钟,滤过。取滤液1 ml,加碱性酒石酸铜试液2 ml,发生棕红色沉淀(检查还原糖)。

(3)纸色谱:用①滤液点样于新华滤纸(1号),用正丁醇-醋酸-水(4:1:5)上层液15 ml,加甲醇3 ml为展开剂,展距15 cm,用α-萘酚硫酸试剂显色,显2个蓝色斑点,其中1个与果糖对照品一致。

【成分】 果含葡萄糖,果糖,少量蔗糖,木糖,酒石酸(tartaric acid),苹果酸(malic acid)。含有各种花色素的单葡萄糖苷和双葡萄糖苷。果皮含矢车菊素(cyanidin)、芍药花素(peonidin),飞燕草素(delphinidin),矮牵牛素(petunidin),锦葵花素(malvidin),锦葵花素-3-β-葡萄糖苷(oenin)。此外,本品还含原矢车菊酚低聚物(procyanidol oligomers)。

【药理】 1. 抗肿瘤作用 和田红葡萄醇提液与葡萄皮醇提液都降低胃癌细胞株 NKM 和肝癌细胞株 Q$_{6}$ 的存活率。葡萄皮醇提液抑制胃癌细胞株 MGC$_{803}$。葡萄皮提液抑制效果强于葡萄醇提液。葡萄醇提液促进正常小鼠成纤维细胞株 3T3 生长作用较强。吐鲁番无核白葡萄提取物体外抑制人胃癌 MGC-803、人肺腺癌 SPC-A1、宫颈癌 HeLa 及肝癌 Q$_{6}$ 细胞存活,抑制 SPC-A1、Q$_{6}$ 和 HeLa 肿瘤细胞蛋白合成。葡萄中所含的白藜芦醇抑制经致癌物处理的小鼠乳腺培养物中癌前病变发展,抑制小鼠皮肤肿瘤发生。白藜芦醇能抗氧化,抑制环氧化氢酶等。白藜芦醇触发人肿瘤细胞中 CD95 信号依赖性细胞凋亡。

2. 抗氧化、延缓衰老作用 葡萄中所含的黄酮原矢车菊酚的低聚物有抗氧化活性,能清除实验系统中的氧自由基,抑制脂质过氧化。新鲜葡萄汁对亚硝酸根有清除作用。灌胃葡萄汁使

D-半乳糖所致衰老模型大鼠脑丙二醛含量、单胺氧化酶-B活性降低,对抗 D-半乳糖所致大鼠皮肤羟脯氨酸含量的减少。新疆红葡萄干水提物能延长果蝇平均寿命和最高寿命。

3. 其他作用 新疆红葡萄干水提物无诱变性,但对4-硝基喹啉-N-氧化物(4NQO)、2-乙酰氨基芴(2-AF)和叠氮钠(NaN$_3$)诱发的 TA$_{98}$ 和 TA$_{100}$ 菌株的回复突变,环磷酰胺所诱导的小鼠骨髓嗜多染红细胞微核形成有抑制作用。新疆红葡萄干水提物灌胃对环磷酰胺所致小鼠免疫功能的损伤具有拮抗作用。葡萄胶囊灌胃对四氯化碳所致小鼠化学性肝损伤有保护作用。

【炮制】 取原药材,除去杂质,摘去残留果梗。

饮片性状 参见"药材"项。

贮干燥容器内,置阴凉干燥处。防热,防潮,防蛀。

【药性】 甘、酸,平。归肺、脾、肾经。

1.《本经》:"味甘,平。"

2.《药性论》:"味甘、酸。"

3.《绍兴本草》:"味甘,温。"

4.《纲目》:"甘,涩,平。"

5.《本经逢原》:"甘,寒。琐琐葡萄:甘、微咸、温。"

6.《本草求真》:"琐琐葡萄专人肾。"

7.《本草再新》:"入脾、肺二经。"

【功用主治】 补气血、舒筋络,利小便。主治气血虚弱,肺虚咳嗽,心悸盗汗,烦渴,风湿痹痛,淋病,水肿,痘疹不透。

1.《本经》:"主筋骨湿痹,益气倍力,强志,令人肥健耐饥,忍风寒。久食轻身,不老延年。可作酒。"

2.《别录》:"逐水,利小便。"

3.《本草图经》:"治时气发疮疹不出者,研酒饮之。"

4.《滇南本草》:"大补气血,舒筋活络。泡酒服之,治阴阳脱症,又治盗汗虚证。汁,治咳嗽。"

5.《医林纂要》:"敛肺,解烦。"

6.《本草再新》:"暖胃健脾,治肺虚寒嗽,破血积瘕瘤。"

7.《随息居饮食谱》:"补气,滋肾液,益肝阴,强筋骨,止渴,安胎。"

【用法用量】 内服:煎汁,15～30 g;或捣汁;或熬膏;或浸酒。外用:浸酒涂擦;或捣汁含咽;或研末撒。

【宜忌】 阴虚内热、胃肠实热或痰热内蕴者慎服。

1.《食疗本草》:"其子不宜多食,令人心卒烦闷,犹如火燎,亦发黄病;凡疾疾后不可食之,(食之)目暗、骨热,久成麻疖病。"

2.《本经逢原》:"多食令人泄泻。"

3.《医林纂要》:"多食生内热。"

4.《食物考》:"多食发疾。"

【选方】 1. 强肾 琐琐葡萄、人参各一钱,火酒浸一宿,晨涂于手心,摩擦腰脊,能助膂力强壮,若卧时摩擦腰脊,力能助肾之坚强,服之尤为得力。(《本经逢原》)

2. 治热淋,小便涩少,碜痛沥血 葡萄(绞取汁)五合、藕汁五合,生地黄汁五合,蜜五两。上相和,煎为稀饧,每于食前服二合。(《圣惠方》)

3. 除烦止渴 生葡萄捣滤取汁,以瓦器熬稠,入熟蜜少许,同收,点汤饮。(《居家必用事类全集》)

4. 治咽喉红肿,热气尚浅者 甜葡萄汁加元胡粉,徐徐饮之。(《喉科金钥》清凉饮)

5. 治时气及疮疹发不出 葡萄子生为末,每服一二钱,温酒及米饮调下。(《卫生易简方》)

4874 **葡萄根** ^{pú táo gēn}(《食疗本草》)

【基原】 为葡萄科葡萄属植物葡萄的根。

【原植物】 参见"葡萄"条。

【采收加工】 9～11月挖取根部,切片,鲜用或晒干。

【成分】 根含 γ-2-葡萄素（γ-2-viniferin）。

【药性】《纲目》:"甘、涩、平，无毒。"

【功用主治】 祛风利湿，解毒消肿。主治风湿痹痛，水肿，小便不利，跌打损伤，痈肿疔疮。

1.《食疗本草》:"煮取浓汁饮之，止呕哕及霍乱后恶心；女人有娠，往往子上冲心，细细饮之即止，其子便下，胎安好。"

2.《滇南本草》:"治蛇头疮。"

3.《纲目》:"治腰脚肢腿痛，煎汤淋洗之，良。"

4.《全国中草药汇编》:"祛风湿，利尿。主治风湿骨痛，外用治骨折。"

【用法用量】 内服:煎汤，15～30 g;或炖肉。外用:捣敷;或煎汤洗。

【选方】 1. 治风湿性关节炎，坐骨神经痛 葡萄根 30 g。水煎服或和猪尾骨炖服。《福建药物志》

2. 治跌打损伤疼痛，风寒流痰(包括寒性脓疡，骨结核等) 葡萄根 60～90 g，加水、酒合煎服;并用鲜根捣烂敷患处。《食物中药与便方》

3. 治妊娠恶阻，胎气不安 葡萄根 25 g，苏梗 12 g。水煎服。《四川中药志》1979年版

4875 葡萄藤叶 pú táo téng yè 《纲目》

【异名】 葡萄秧《中草药通讯》1975,(3):23

【基原】 为葡萄科葡萄属植物葡萄的藤叶。

【原植物】 参见"葡萄"条。

【采收加工】 9～11月挖取根叶，切片，鲜用或晒干。

【成分】 茎含还原糖、蔗糖、淀粉、鞣质。叶含 2(Z)-4-羟基-2-甲基-2-丁烯-1-基-β-D-吡喃葡萄糖苷[2(Z)-4-hydroxy-2-methyl-2-buten-1-yl-β-D-glucopyranoside]、2(Z)-1-羟基-2-甲基-2-丁烯-4基-β-D-吡喃葡萄糖苷[2(Z)-1-hydroxy-2-methyl-2-buten-4-yl-β-D-glucopyranoside];含有机酸类:酒石酸(tartaric acid)、苹果酸(malic acid)、草酸(oxalic acid)、延胡索酸(fumaric acid)、琥珀酸(succinic acid)、枸橼酸(citric acid)、奎宁酸(quinic acid)、莽草酸(shikimic acid)、甘油酸(glyceric acid)，又含黄酮类:异槲皮苷(isoquercitrin)、槲皮苷(quercitrin)、芸香苷(rutin)。植物体中含抗诱变剂(antimutagen)。

【药性】 酸、涩、平。

1.《纲目》:"甘、涩、平，无毒。"

2.《福建药物志》:"根、藤、叶:酸、平。"

【功用主治】 祛风除湿，解毒消肿。主治风湿痹痛，水肿，腹泻，风热目赤，痈肿疔疮。

1.《滇南本草》:"叶治水眼。"

2.《纲目》:"饮其汁，利小便，通小肠，消肿满。"

3.《全国中草药汇编》:"祛风湿，利尿。主治风湿骨痛，外用治骨折。"

4.《福建药物志》:"茎藤:治天泡疮;叶:治血崩腹泻。"

【用法用量】 内服:煎汤，10～15 g;或捣汁。外用:捣敷。

【选方】 1. 治风寒湿痹，筋骨疼痛，瘫痪麻木 葡萄藤或根、嫩桑枝、蚕沙各 30 g。加黄酒与水等量煎，每日 2～3 次分服。《食物中药与便方》

2. 治水肿 葡萄心(嫩叶)与蟋蚰(去头尾)同研，露七日、曝干。为末，淡酒调下，暑月用佳。《活法机要》

3. 治疗疮 葡萄藤燃敷，研之，以无灰酒调，去滓，随量即饮;仍以滓贴患处，软草系之。《宝庆本草折衷》

【临床报道】 1. 治疗坐骨神经痛 用葡萄秧制成注射液(每1 ml含新鲜玫瑰香葡萄秧 1 g，1 支 2 ml)肌内注射，每次 1 支，每日 1 支，2 星期为 1 个疗程，一般使用 2～4 个疗程。治疗 31 例，有效 25 例，无效 6 例，有效率 84%。大部分患者用药 1～2 日自觉疼

痛缓解，有的在注射后 1 小时内剧痛缓解。

2. 治疗婴儿腹泻 用葡萄叶制成冲剂(每包含鲜叶 10 g 或干叶 5 g)，1 岁以上小儿每次 1 包，1 岁以下小儿减半，每日服 3 次。治疗 60 例，治愈 48 例，其中 40 例 3 日以内治愈，其余 4～5 日治愈。本品无论急性或迁延性腹泻均有效，病程短者疗效高，对抗生素无效患者也同样有效。无任何副作用。

4876 葱叶 cōng yè 《食疗本草》

【基原】 为百合科葱属植物葱的叶。

【原植物】 参见"葱白"条。

【采收加工】 全年均可采收，鲜用或晒干。

【成分】 叶含草酸钙(calcium oxalate)、α-葡萄糖苷酶(α-glucosidase)、蒜氨酸裂解酶(alliin lyase)、糖蛋白(glycopyotein)。全草含游离氨基酸:谷氨酸，谷氨酰胺，天冬氨酸，天冬酰胺，脯氨酸，精氨酸，丙氨酸，γ-氨基丁酸，S-烷基半胱氨酸衍生物(S-alkylcysteine deriv)，S-烷基半胱胺酸亚砜(S-alkylcysteine sulfoxide)。

【药理】 对血管平滑肌的作用 生葱提取物体外对大鼠胸主动脉环有源自内皮的一氧化氮介导的血管舒张作用，高浓度则有不依赖内皮的血管舒张作用。煮沸的葱叶却能刺激源自内皮的一种收缩血管因子的释放。

【药性】 辛、温。归肺经。

【功用主治】 发汗解表，解毒散肿。主治感冒风寒，风水浮肿，疮痈肿痛，跌打损伤。

1.《千金方》:"除肝中邪气，安中利五脏，益目精，发黄疸，杀百药毒。"

2.《食疗本草》:"主伤寒壮热，出汗，中风，面目浮肿，骨节头疼。"

3.《本草图经》:"煨葱治打扑损。"

【用法用量】 内服:煎汤，9～15 g;或煮粥。外用:捣敷;或煎水洗。

【选方】 1. 治水病两足肿者 锉葱叶及茎，煮令烂渍之，日三五作。《独行方》

2. 治头目重闷疼痛 用葱叶插入鼻内二三寸并耳内，气通即便清爽也。《纲目》

3. 治代指 萎黄葱叶，煮沸渍之。《千金方》

4. 治跌打损伤，外伤出血，疼痛不止 鲜(葱)叶煨热，剥开敷患处，连续热敷。(南药《中草药学》)

4877 葱白 cōng bái 《别录》

【异名】 葱白（《纲目》，葱白头（《药品化义》。

【基原】 为百合科葱属植物葱的鳞茎。

【原植物】 葱 Allium fistulosum L. 又名:和事草《清异录》，芤、菜伯《纲目》、火葱《草木便方》、大葱（北京）。

多年生草本，高达50 cm。簇生，全体辛臭，折断后有辛味之黏液。须根丛生，白色。鳞茎圆柱形，先端稍肥大，鳞叶成层，白色，上具白色纵纹。叶基生，叶片圆柱形，中空，先端尖，绿色，具纵纹，叶鞘浅绿色。花葶约与叶等长;总苞白色;2 裂;伞形花序球形，多花，密集;花梗与花被等长或为其 2/3 长;花被钟状，白色，花被片 6，狭卵形。蒴果三棱形。种子黑色，三角状半圆形。花期 7～9 月，果期 8～10 月。

全国各地均有栽培。

本植物的须根(葱须)、叶(葱叶)、花(葱花)、种子(葱实)及茎或全株捣取之汁(葱汁)亦供药用，另设专条。

【采收加工】 7～9月采挖，除去须根、叶及外膜，鲜用。

【成分】 鳞茎含黏液质(macilage)、戊聚糖(pentosan)、多糖类(polysaccharides)，其中黏液质主要成分是多糖，其次是纤维素，半纤维素，果胶，还含糖，维生素C，胡萝卜素(carotene)、维生素 B_1、

B₂、A、PP，草酸（oxalic acid），脂类、亚麻酸（linolenic acid）、亚油酸（linoleic acid）、棕榈酸（palmitic acid）、油酸（oleic acid）、花生酸（arachidic acid），泛醌-9 及泛醌-10（ubiquinone-9, -10）。此外，鳞茎还含挥发油。油中主要成分为大蒜辣素（allicin）。

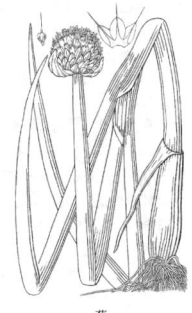

葱

【药理】 1. 抗微生物作用 葱白体外对志贺痢疾杆菌有抑制作用，水浸液对许兰毛癣菌、奥杜益小孢子菌等皮肤真菌有抑制作用；葱白中所含的硫化物是其抗菌的有效成分之一。葱白研磨的滤液对阴道滴虫有杀灭作用，并有驱除蛲虫的作用。

2. 镇静、镇痛作用 葱白水煎液给小鼠灌服，能使自主活动减少，痛阈值提高，表明有镇静、镇痛作用。

【药性】 辛，温。归肺、胃经。

1.《别录》："平。"

2.《用药心法》："辛而甘，气厚味薄，阳也。"（引自《汤液本草》）

3.《汤液本草》："气温，味辛，无毒。入手太阴经、足阳明经。"

4.《雷公炮制药性解》："入肺、胃、肝三经。"

【功用主治】 发表，通阳，解毒。主治感冒风寒，阴寒腹痛，二便不通，痢疾，疮痈肿痛，虫积腹痛。

1.《本经》："主伤寒寒热病，出汗，中风，面目肿。"

2.《别录》："（主）伤寒骨肉痛，喉痹不通，安胎，归目，除肝邪气，安中，利五脏，益目睛，杀百药毒。"

3.《食疗本草》："通气，主伤寒头痛，开骨节，止血衄，利小便。"

4.《日华子》："治天行时疾，头痛热狂，通大小肠，霍乱转筋及贲豚气，脚气，心腹痛，目眩，及止心迷闷。"

5.《用药心法》："通阳气，发散风邪。"

6.《日用本草》："能达表和里，安胎止血。"

7.《心印绀珠经》："其用有二：散伤风阳明头痛之邪，止伤寒阳明下痢之苦。"

8.《纲目》："除风湿，身痹麻痹，去积心痛，止大人阳脱，阴毒腹痛，小儿盘肠内钓，妇人妊娠溺血，通奶汁，散乳痈，利耳鸣，涂猘犬伤，制蚯蚓毒。"

【用法用量】 内服：煎汤，9～15 g；或酒煎。煮粥食，每次可用鲜品 15～30 g。外用：捣敷，炒熨，煎水洗，蜂蜜或醋调敷。

【宜忌】 表虚多汗者慎服。

1.《千金方》："食生葱即啖蜜，变作下利。"

2.《食疗本草》："不可多食，恐拔气上冲人，五脏闷绝。""虚人患气者，多食发气。"

3.《履巉岩本草》："久食令人多忘，尤发痼疾。狐臭人不可食。"

4.《纲目》："服地黄、常山人，忌食葱。"

5.《本草经疏》："病人表虚易汗者勿食，病已得汗勿再进。"

【选方】 1. 治伤寒初觉头痛，肉热，脉洪起一二日 葱白一虎口，豉一升。以水三升，煮取一升，顿服取汗。（《肘后方》）

2. 治脱阳，或因大吐大泻之后，四肢逆冷，元气不接，不省人事，或伤寒新瘥，误与妇人交，小腹紧痛，外肾搐缩，面黑气喘，冷汗自出，须臾不救 葱白数茎炒令热，熨脐下，又以葱连根三七根，捣烂，砂盐内研细，用酒五升，煮至二升。分作三服，灌之。（《华佗危病方》）

3. 治少阴病下利 葱白四茎，干姜一两，附子一枚（生，去皮，破八片）。上三味，以水三升，煮取一升，去滓分温再服。（《伤寒论》白通汤）

4. 治霍乱烦躁，卧不安稳 葱白二十茎，大枣二十枚。水三升，煮取二升，顿服之。（《花台方》）

5. 治小便难，小肠胀 葱白三斤。细锉，炒令热，以帕子裹，分作二处，更以熨脐下。（《本事方》）

6. 治痈疖肿硬无头，不变色者 米粉四两、葱一两（细切）。同炒黑色，杵为细末。每用，看多少，醋调摊纸上，贴病处，一伏时换一次，以消为度。（《外科精义》乌金散）

7. 治阴囊肿痛 葱白、乳香捣涂。（《纲目》）

8. 治乳房胀痛，乳汁不通 葱白适量捣碎，加盐少许，用锅煎成饼，贴患处。（《全国中草药汇编》）

9. 治磕打损伤，头脑破骨及手足骨折或指头破裂，血流不止 葱白捣烂，焙热封裹损处。（《日用本草》）

【临床报道】 1. 治疗感冒 取葱白、生姜各 15 g，食盐 3 g，捣成糊状，用纱布包裹，涂擦五心（前胸、后背、脚心、手心、腘窝）1 遍后，让患者安卧。部分病例 30 分钟后出汗退热，自觉症状减轻，次日可完全恢复。共治疗 107 例，结果均在 1～2 日内见效。一般用 1 次，少数病例用 2 次。

2. 治疗急性乳痈炎 用生半夏、葱白等量，共捣为泥，做成枣核大小的栓剂，塞入健侧鼻孔，30 分钟后取出栓剂，每日 3～5 次。治疗期间嘱患者多饮开水。共治疗 38 例，结果：35 例病程＜48 小时者用药 1～2 日后症状、体征消失，排乳通畅者 32 例；症状基本消失，硬块明显缩小，能正常哺乳者 3 例。3 例病程＞48 小时者经治疗症状无明显减轻。

3. 治疗产后尿潴留 大葱 1 000 g 去根及叶，留白，剁成粗末，放锅内炒热，布包热敷于脐下小腹部，以尿通为度。治疗产后尿闭 20 例，1 次痊愈者 17 例，2～3 次痊愈者 3 例（为尿通后仍排尿不畅、不净者）。总有效率为 100%。

4. 治疗蛲虫病 葱白，每 30 g 加水 100 ml，微火煮烂，过滤备用。于傍晚或临睡前灌肠。剂量为 4～5 岁 10 ml，7 岁 15 ml。治疗后的第三日、第七日以棉拭漂浮法检查虫卵。治疗 116 例，阴转 86 例，阴转率 74.1%，且对年龄较小的儿童效果较好。

5. 治疗鸡眼 先用热水将鸡眼泡软，用剪刀将老化角质层除去。取新鲜葱白 1 片，略大于鸡眼，敷于患处，胶布固定。每日更换 1 次。76 例患者经术数 7 日痊愈者 44 例，10 日后痊愈者 29 例，另 3 例效果不明显。

6. 治疗急性关节扭伤 取葱白适量，用刀切碎，将锅刷净放入施应上用大火炒热，趁热取出，外敷于扭伤关节部位（但注意不要烫伤皮肤），半小时后取下，一般外敷 1 次即可痊愈，重者在 24 小时再用上法外敷 1 次。结果：265 例患者中，251 例经外敷 1 次而痊愈；14 例外敷 1 次疼痛明显减轻，外敷 2 次痊愈。用药后 3 日随访无 1 例复发。

【各家论述】 1.《本草经集注》："葱亦有寒热，白冷青热，伤寒汤中不得令有青也。"

2.《纲目》："葱，所治之症，多属太阴、阳明，皆取其发散通气之功。通气故能解毒及理血病。气者，血之帅也，气通则血活矣。"

3.《本草经疏》："葱，辛能发散，能解肌，能通上下阳气。故外来怫郁诸证，悉皆主之。伤寒寒热，邪气并也；中风面目肿，风热郁也；伤寒骨肉痛，邪壅中也。喉痹不通，君相二火上乘于肺也，辛凉发散，得汗则火自散而喉痹通也。肝开窍于目，散肝中邪热，故云归目。除肝邪气，邪气散则正气通，血自和调而有胎安、安中、利五脏之功矣。其且益精明，杀百药毒者，则是辛润利窍而兼解散通气之力也。"

4.《医林纂要》："葱，陶氏谓白冷青热，此却不然。但全用则行通身，根与白行肌肤，青与尖专行达肌表，上头目。""生用则外行，泡汤则表散，熟之则中守。"

5.《本草求真》:"(葱)又气通则血活,故书又载能止诸般血出不调。且气通则毒解,故书又载能治诸般恶毒。即是以思,则知气血之凝滞,是即寒气之未散,是即血气之既散,又安有毒气不解,而云是药之莫治乎。"

6.《本草正义》:"(鲜葱白)去青用白,取其轻清;或连须用,欲其兼通百脉;若单用青葱茎,则以疏通肝络之郁窒,与葱白专主发散不同。""鲜葱白,轻用二三枚,重至五枚,以柔细者为佳,吾吴谓之绵葱。其粗壮者则曰胡葱,气浊力薄,不如柔细之佳。"

4878 葱汁 cōng zhī 《别录》

【异名】 葱苒(陶弘景),葱涕(《千金方》),空亭液(《石药尔雅》),葱涎(《百一选方》),葱油(《现代实用中药》)。

【基原】 为百合科葱属植物葱的茎或全株捣取之汁。

【原植物】 参见"葱白"条。

【采收加工】 全年采茎或全株,捣汁,鲜用。

【药理】 壮阳作用 葱白汁给小鼠灌服,增加雄性小鼠的交尾活动,提高小鼠血浆睾酮的含量,增加幼年雄性小鼠包皮腺、前列腺精囊的重量,表明葱白汁对雄性小鼠有壮阳作用。

【药性】 辛,温。归肝经。

1.《别录》:"平,温。"

2.《纲目》:"辛,温,无毒。"

【功用主治】 散瘀止血,通窍,解毒。主治衄血,尿血,头痛,耳聋,虫积,跌打损伤,疮痈肿痛。

1.《别录》:"主溺血,解藜芦毒。"

2.《千金方》:"解桂毒。"

3.《纲目》:"散瘀血,止衄止痛,治头痛耳聋,消痔漏,解众药毒。"

【用法用量】 内服:5~10 ml,单饮;和酒服,或泛丸。外用:涂搽或滴鼻、滴耳。

【选方】 1. 治鼻衄血 葱白一握。捣裂汁,投酒少许,抄三两滴入鼻内。(《胜金方》)

2. 治金疮出血不止 葱,炙令热,接取汁,敷疮上。(《梅师方》)

3. 治小儿蛔虫性不全肠梗阻 大葱汁、香油各15~30 g(成人加倍)。先服葱汁,约2小时后再服等量香油。若服后12小时未排出,可连续再服,直至症结虫出为止。其服量可酌情增减,稍多服亦无害。(《中医杂志》1966,(4):30)

4. 治打扑损伤 葱新折者,便入塘灰火煨,承热剥皮,掰开,其间有涕,便将罨损处,仍多煨取,继续易热者。(《传信方》)

5. 治膀胱积滞,风毒气热,小便不通 葱汁一蛤蜊壳许,入腻粉调和如泥,封脐内,以裹肚系定,热手熨,须臾即通。(《普济方》)

【各家论述】《纲目》:"葱汁即葱涕,古方多用葱涎达药,亦取其通散上焦风气也。《胜金方》取汁入酒少许,滴鼻中治衄血不止,云即觉血从脑散下也。又《唐瑶经验方》,以葱汁和蜜少许服之,亦佳。云二物同食害人,何以能治此疾。恐人脾胃不同,非甚急不可轻试也。"

4879 葱花 cōng huā 《本草图经》

【基原】 为百合科葱属植物葱的花。

【原植物】 参见"葱白"条。

【采收加工】 7~9月花开时采收,阴干。

【功用主治】 散寒通阳。主治脘腹冷痛,胀满。

【用法用量】 内服:煎汤,6~12 g。

【选方】 治脾心痛,痛则腹胀如锥刀刺者 吴茱萸一升,葱花一升。以水一大升八合,煎七合,去滓,分二服。(《纲目》引《海上集验方》)

4880 葱实 cōng shí 《本经》

【异名】 葱子(《日华子》)。

【基原】 为百合科葱属植物葱的种子。

【原植物】 参见"葱白"条。

【采收加工】 7~9月采收果实,晒干,搓取种子,簸去杂质。

【药材】 葱实 Allii Fistulosi Semen 全国各地均产,以山东产量最大。

性状 种子三角状扁卵形,一面微凹,另面隆起,有棱线1~2条,长3~4 mm,宽2~3 mm。表面黑色,多光滑或偶有疏皱纹,凹面平滑。基部有两个突起,较短的突起先端灰棕色或灰白色,为种脐,较长的突起先端为珠孔。纵切面可见种皮菲薄,胚乳灰白色,胚白色,弯曲,子叶1枚。体轻,质坚硬。气特异,嚼之有葱味。

鉴别 种子横切面:种皮表皮细胞外壁向外突起,细胞壁厚,被有薄角质层,细胞腔含暗褐色造壁物质,其下为数列棕黄色薄壁细胞。胚乳细胞形大,壁甚厚,有大形纹孔,细胞腔中含有糊粉粒及脂肪油。

粉末特征:灰黑色。种皮表皮细胞黑色,长条形,多角形、类圆形或不规则形,直径18~37~74~130 μm,表面具网状纹理。胚乳细胞众多,多破碎,有较多大的类圆形或长圆形纹孔。

【药理】 抗真菌作用 葱实中分离的单酸甘油酯等在V₈培养基上抑制真菌(Phytophtohora capsici)生长。

【炮制】 取原药材除去杂质,洗净,干燥。筛去灰屑。用时捣碎。

饮片性状 参见"药材"项。

贮干燥容器内,置通风干燥处,防蛀。

【药性】《本经》:"辛,温。"

【功用主治】 温肾,明目,解毒。主治肾虚阳痿,遗精,目眩,视物昏暗,疮痈,食食中毒。

1.《本经》:"主明目,补中不足。"

2.《别录》:"解藜芦毒。"

3.《全国中草药汇编》:"主治肾虚阳痿,遗精。"

【用法用量】 内服:煎汤,6~12 g;或入丸、散,煮粥。外用:熬膏敷贴,煎水洗。

【选方】 1. 治眼暗,补不足 捣葱实和蜜,丸如梧子大。食后,饮汁服一二十丸,日二三服。(《食医心镜》)

2. 治疗 蜂蜜一两,葱心七个。同熬,滴水成珠,摊绢帛上贴。(《本草原始》)

3. 治食瘟毒病,吐血不止,萎黄甚者 葱子一升,洗,煮使破,取汁冷冷,服半升,日夜一服,血定止。(《卫生易简方》)

4881 葱须 cōng xū 《食疗本草》

【异名】 葱根(《别录》)。

【基原】 为百合科葱属植物葱的须根。

【原植物】 参见"葱白"条。

【采收加工】 全年均可采收,鲜用或晒干。

【药性】《食疗本草》:"平。"

【功用主治】 祛风散寒,通气散瘀。主治风寒头痛,喉疮,痔疮,冻伤。

1.《别录》:"主伤寒头痛。"

2.《食疗本草》:"通气。"

3.《日华子》:"杀一切鱼肉毒。"

4.《纲目》:"疗饱食房劳,便血肠澼成痔。"

【用法用量】 内服:煎汤,6~9 g;或研末。外用:研末吹;或煎水熏洗。

【选方】 1. 治伤寒头痛,寒热及冷痢肠痛 葱根、豆豉。浸酒煮饮。(《孟诜方》)

2. 治喉中疮肿 葱须(阴干为末)一钱,蒲州胆矾一钱。研匀,一字,入竹管中吹病处。(《医准》)

3. 治牡痔 葱根、桃叶各一握。切捣,以水三升,煎数沸,去

滓，入盆内，乘热熏洗，日三两度。《圣济总录》）

4. 治冻伤 葱须、茄根各 120 g。煎水洗泡患处。(内蒙古《中草药新医疗法资料选编》)

4882 葶苈子 tíng lì zǐ 《雷公炮炙论》

【异名】 大適、大室《本经》，丁历《别录》。

【基原】 为十字花科独行菜属植物葶苈、琴叶葶苈和播娘蒿属植物播娘蒿的种子。

【原植物】 1. 葶苈 *Lepidium apetalum* Willd. 又名：狗荠《广雅》，独行菜《救荒本草》，腺茎独行菜《秦岭植物志》，无瓣独行菜、沙荠《长白山植物药志》。

一年生或二年生草本，高 5～30 cm。茎直立，被白色微小头状毛。基生叶有柄；叶片狭匙形或倒披针形，一回羽状浅裂或深裂；茎生叶披针形或长圆形，边缘有疏齿；最上部叶线形，先端尖，边缘少有疏齿或近于全缘；两面无毛或疏被头状毛。总状花序顶生；萼片 4；近卵形，无花瓣或退化成丝状；雄蕊 2 或 4，等长；雌蕊 1，子房卵圆形而扁，无花柱，柱头圆形而扁。短角果卵圆形或椭圆形，扁平。种子椭圆状卵形，表面平滑，棕红色或黄褐色。花期 5～6 月，果期 6～7 月。

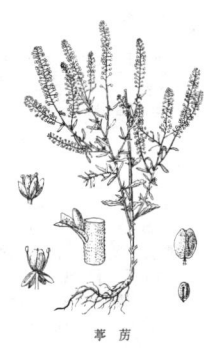

葶苈

生于海拔 400～2 000 m 的山坡、沟旁、路旁及村庄附近，为常见的田间杂草。分布于华北、东北、华东、西南、西北等地。

2. 琴叶葶苈 *L. virginicum* L. 又名：独行菜《救荒本草》，北美独行菜。

一年生或二年生草本。茎直立，表面具柔状腺毛。叶互生；叶片倒披针形，羽状分裂或大头羽状分裂。总状花序顶生；萼 4，线状披针形；花瓣 4，白色，广卵形；雄蕊 2 或 4；雌蕊 1；柱头头状。短角果近圆形，扁平。种子卵形，光滑，红棕色，边缘有白色窄翅。花期 4～5 月，果期 6～7 月。

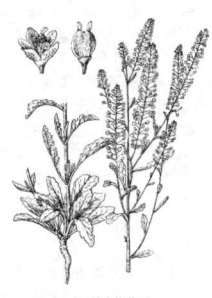

琴叶葶苈

生于路旁、荒地及田野。原产美洲；分布于江苏、浙江、安徽、福建、江西、山东、河南、湖北、广西、台湾等地。

3. 播娘蒿 *Descurainia sophia* (L.) Webb ex Prantl ［*Sisymbrium sophia* L.］ 又名：眉毛蒿、米米蒿、线香子（江苏），麦蒿、婆婆蒿（山东），野芥菜（内蒙古）。

一年生或二年生草本。全株呈灰白色。茎直立，上部分枝，具纵细槽，密被分枝状短柔毛。叶轮廓为长圆形或长圆状披针形，

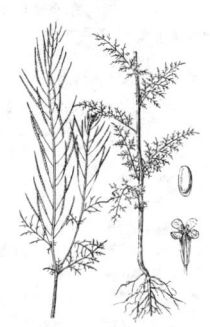

播娘蒿

二至三回羽状全裂或深裂。总状花序顶生；花瓣黄色；雄蕊 6，4 强；雌蕊 1，子房圆柱形。长角果圆筒状，无毛。种子每室 1 行，多数，长圆形，稍扁，淡红褐色，表面有细网纹。花、果期为 4～7 月。

生于山坡、田野和农田。分布于华北、东北、华东、西南、西北等地。

以上植物的全草（大叶香荠菜、播娘蒿）亦供药用，另设专条。

【栽培】 生物学特性 适应性强，喜温暖、湿润、阳光充足的环境，适宜栽培在土壤肥沃、疏松、排水良好的坡地。

繁殖方法 种子繁殖。9 月下旬前播种，按行株距 40 cm×20 cm 穴播，11～12 月结合除草匀苗、补苗，每穴留壮苗 4～5 株。翌年 2 月结合中耕除草，追施人粪尿 1 次。

病虫害防治 病害有菌核病，播种时用 5% 食盐水浸种 20 分钟，或 5% 石灰水淋穴。

【采收加工】 种植翌年 4 月底 5 月上旬采收，果实呈黄绿色时及时收割，以免过熟种子脱落。晒干，放入麻袋或其他包装物，贮放干燥处，防潮、黏结和发霉。

【药材】 北葶苈子（独行菜种子）*Lepidii Semen* 主产于河北、辽宁、内蒙古等地。南葶苈子（播娘蒿种子）*Descurainiae Semen* 主产于江苏、安徽、山东等地。

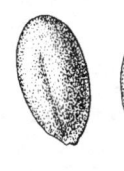

北葶苈子（种子）外形

性状 北葶苈子 种子扁卵形，长 1～1.5 mm，宽 0.5～1 mm。表面黄棕色或红棕色，微有光泽，具多数细微颗粒状突起，并可见 2 条纵列的浅槽，其中一条较明显，一端钝圆，另端渐尖而微凹，种脐位于凹陷处，但不明显。无臭，味微辛辣，黏性较强。

南葶苈子 长圆形略扁，长 0.8～1.2 mm，宽约 0.5 mm；表面黄棕色，一端钝圆，另一端微凹或较平截，中央凹入，种脐位于凹下处，种子表面具有细密的网纹及 2 条纵列的浅槽。气微，味微辛，略带黏性。

鉴别 (1) 种子横切面：北葶苈子 表皮为 1 列黏液细胞，外壁向外特化成黏液层，厚度可达 216 μm，内壁有纤维素沉积形成径向延伸的纤维素柱，长 24～34 μm，先端钝圆、偏斜或平截，周围可见黏液质纹理。栅状细胞 1 列，略呈方形，宽 26～34 μm，侧壁和内壁增厚，强木化。色素层细胞颓废状，其下方有 1 列扁平的内胚乳细胞，内含糊粉粒。子叶占大部分，细胞呈不规则多边形，壁稍厚，内含糊粉粒。

南葶苈子 黏液细胞外壁的黏液层较薄，厚约 100 μm，内壁纤维素柱长 8～28 μm。

粉末特征：黄棕色。北葶苈子 种皮表皮细胞为黏液细胞，断面观略呈长方形，内壁增厚向外延伸成纤维素柱，纤维素柱长 24～34 μm，顶端钝圆、偏斜或平截，周围可见黏液质纹理。种皮内表皮细胞为黄色，表面观呈多角形，类方形，少数长多角形，直径 15～42 μm，壁厚。

南葶苈子 种皮外表皮细胞断面观类方形，纤维素柱短，长 8～18 μm，种皮内表皮细胞表面观长方多角形。

(2) 取本品少量，加水浸泡后，用放大镜观察，北葶苈子透明状黏液层较厚，其厚度可超过种子宽度的 1/2 以上；其膨胀度不低于 12。南葶苈子透明状黏液层较薄，厚度约为种子宽度的 1/5 以下，其膨胀度不低于 3。

(3) 取粉末约 1 g，置硬质试管内，加氢氧化钠 1 小粒，置酒精灯上灼热，放冷，加水 2 ml 使溶解，滤过。取滤液 1 ml 加 5% 盐酸酸化，即有硫化氢产生，遇新制的醋酸铅试纸显有光泽的棕黑色。另取亚硝基铁氰化钾 1 小粒，置白瓷板上，加水 1～2 滴使溶解，加上述滤液 1～2 滴，显紫红色（检查异硫氰苷）。

品质标志 《中华人民共和国药典》2010年版规定：称取本品约 0.6 g，照膨胀度测定法测定，北葶苈子不得低于 12；南葶苈子不得低于 3。

【成分】 1. 葶苈 种子含黑芥子苷（sinigrin）。

2. 播娘蒿 种子含芥子酸（sinapic acid）、毒毛花苷元（strophanthidin）、黄白糖芥苷（helveticoside）即是糖芥苷（erysimin）又名糖芥毒苷（erysimotoxin）、卫矛单糖芥苷（evomonoside）、卫矛双糖苷（evobioside）、葡萄糖糖芥苷（erysimoside）、芥子碱（sinapine）。种子的挥发油含芥子油苷（glucosinolate）、芥酸（erucic acid）、异硫氰酸苄酯（benzyl isothiocyanate）、异硫氰酸烯丙酯（allylisothiocyanate）、二烯丙基二硫化物（allyl disulfide）；还含脂肪油：亚油酸（linoleic acid）、亚麻酸（linolenicacid）、油酸（oleic acid）、棕榈酸（palmitic acid）、硬脂酸（stearicacid）及芥酸，非皂化部分含 β-谷甾醇（β-sitosterol）。

【药理】 1. 强心作用 葶苈子水提取物静脉注射能增加犬的左心室心肌收缩性和泵血功能，增加冠脉流量，但不增加心肌耗氧量。葶苈子乙醇粗提物中分别得到氯仿提取物和正丁醇提取物。氯仿提取物使离体蟾蜍心脏收缩幅度增强，静脉注射改善麻醉兔心脏的射血功能，增加排血量。正丁醇提取物对麻醉兔仅有加快呼吸的作用。琴叶葶苈子醇提取物对在位蛙心可使之一停止于收缩期；静注能使戊巴比妥钠致衰竭的在体猫心收缩力增强。醇提物增加猫心心排血量，降低静脉压；剂量较大时可出现强心苷中毒样作用。葶苈子（播娘蒿）醇提取物也使在位兔、猫心收缩力增强，心率减慢，血压升高，心传导阻滞，猫心电图表现出典型的强心苷样作用。

2. 调节血脂作用 葶苈子（播娘蒿）醇提取物和葶苈子油给饮食性高脂血症大鼠灌服，降低高脂血症大鼠的总胆固醇、三酰甘油、低密度脂蛋白等，升高高密度脂蛋白水平等，有调血脂作用。

毒性 播娘蒿对犬灌胃的毒性反应主要表现为恶心呕吐，食欲不振。剂量加大，呕吐加剧，并有腹泻。

【炮制】 1. 葶苈子 取原药材，除去杂质，筛去灰屑（因遇水发黏，不宜用水淘洗）。

2. 炒葶苈子 取净葶苈子置锅内，用文火加热，炒至微鼓起，并有香气逸出，取出放凉。炒后药性缓和。

3. 蜜葶苈子 取净葶苈子，用炼蜜拌炒至蜜汁吸尽，或加炼蜜及少量水拌匀，炒至不黏手为度。

饮片性状 葶苈子参见"药材"项。炒葶苈子形如葶苈子，微鼓起，偶有爆裂痕，表面色泽加深，有油香气，不带黏性。蜜葶苈子形如葶苈子，微粘手，味微甜。

贮干燥容器内，密闭，置阴凉通风干燥处，防蛀。

【药性】 辛、苦、寒。归肺、膀胱、大肠经。

1.《本经》："味辛，寒。"

2.《别录》："苦，大寒。无毒。"

3.《药性论》："味酸。有小毒。"

4.《雷公炮制药性解》："(人)肺、心、脾、膀胱四经。"

5.《本草求真》："专人肺、胃。"

6.《本草再新》："入肝、肺经。"

【功用主治】 泻肺平喘，利水消肿。主治痰涎壅肺之喘咳痰多，肺痈，胸腹积水，水肿，痈疽恶疮，瘰疬结核。

1.《本经》："主癥瘕积聚结气，饮食寒热，破坚逐邪，通利水道。"

2.《别录》："下膀胱水，伏留热气，皮间邪水上出，面目浮肿，身暴中风热痱痒，利小腹。"

3.《药性论》："能利小便，抽肺气上喘息急，止嗽。"

4.《开宝本草》："疗肺壅上气咳嗽，定喘促，除胸中痰饮。"

5.《伤寒类要》："除肾痈，唇干。"

6.《心印绀珠经》："除遍身之浮肿，逐膀胱之留热，定肺气之

喘促，疗积饮之痰厥。"

7.《纲目》："通月经。"

【用法用量】 内服：煎汤，3～9 g；或入丸、散。外用：煎水洗或研末调敷。利水消肿宜生用；治痰饮咳喘宜炒用；肺虚痰阻喘咳宜蜜炙用。

【宜忌】 肺虚咳嗽，脾虚肿满者慎服；不宜久服。

1.《别录》："久服令人虚。"

2.《本草经集注》："恶僵蚕、石龙芮。"

3.《本草经疏》："不利于脾胃虚弱及真阴不足之人，凡肺满由于脾虚不能制水，水气泛溢，小便不通由于膀胱虚无气以化者，法所咸忌。"

4. 张秉成《本草便读》："寒饮、阴水等证及虚弱者，不可用也。"

【选方】 1. 治肺痈喘不得卧 葶苈（熬令黄色，捣，丸如弹子大），大枣十二枚。上先以水三升煮枣，取二升，去枣纳葶苈，取一升，顿服。（《金匮要略》葶苈大枣泻肺汤）

2. 治咳嗽痰涎喘急 葶苈半两，半夏（生姜汁浸软，切作片子）半两，巴豆四十九粒（去皮，同上二味一处炒，候半夏黄为度）。上件除巴豆不用，只用上二味为细末，每服一钱，以生姜汁入蜜少许同调下，食后。（《杨氏家藏方》葶苈散）

3. 治水肿及暴肿 葶苈三两，杵六七下，令如泥，即下汉防己末四两，取绿头鸭就药臼中，截头沥血于臼中，血尽和鸭头更捣五千下，丸如梧桐子大，患甚者，空腹白汤下十丸，稍可者五丸，频服，五日止。此药利小便有效。（《经验方》）

4. 治肿满腹大，四肢枯瘦，小便涩浊 甜葶苈（纸隔炒）、荠菜根等分。上为末，蜜丸如弹子大。每服一丸，陈皮汤嚼下。只五丸，小便清，数丸，腹当依旧。（《三因方》葶苈大丸）

5. 治时气发黄 甜葶苈二两（隔纸炒令紫色），川大黄二两（锉碎，微炒）。上件药，捣罗为末，炼蜜和丸，如梧桐子大。每服不计时候，以温水下二丸，以利为度。（《圣惠方》）

6. 治腹胀积聚癥瘕 葶苈子一升（熬）。以酒五升浸七日。服三合，日三。（《千金方》）

7. 治瘰疬结核 葶苈子二合，豉半斤（汤浸令软）。上药都捣，捻作饼子如钱厚，安在瘰子上，以艾炷如小指大，灸饼上，五日一度，灸七壮。（《圣惠方》葶苈饼子法）

8. 治一切痈疽恶疮 甜葶苈半两，木通半两（锉），川大黄半两（生锉），荞麦半两。上四味，捣罗为细散，以水和如稀膏，涂肿上，干即更涂，以差为度。（《圣济总录》）

9. 治小儿白秃 以葶苈子杵末，汤洗去其痂，涂之。（《小儿卫生总微论方》）

10. 治眼胎赤，兼生臀膜 苦葶苈半升（净去尘土）。上件药，用木杵臼捣烂如饧糖。取醋粟米饭，纳净布巾中，干揉去水尽，少入白中，与药同捣，令可丸，即丸如绿豆大。每日早晚食后，以温水下十丸。（《圣惠方》独圣还睛丸）

【临床报道】 1. 治疗顽固性心衰 23 例每日用葶苈子末3～6 g，分 3 次饭后服。共治疗 23 例，其中心源性 9 例，肺源性 5 例，内分泌性 3 例，高血压性 2 例，肾性 4 例。结果：一般于服药后第四日尿量增加，浮肿开始消退，心衰症状 2～3 星期显著减轻或消失。

2. 治疗心力衰竭 抗衰 Ⅰ 号（葶苈子 30～50 g，丹参 10～15 g，枳实 10～15 g）水煎服，每日 1 剂，分 2 次服。共治疗各种心力衰竭 24 例次，其中风湿性心瓣膜病 6 例（10 例次）、肥厚性心肌病 1 例（1 例次）、病毒性心肌炎 3 例（5 例次）、肺心病 6 例（8 例次）。显效 8 例次（服药 3 日，心衰Ⅲ度转为Ⅰ度，或完全控制）；有效 12 例次（服药 6 日，Ⅲ度转为Ⅱ度，或Ⅱ度转为Ⅰ度）；无效 4 例次（服药 6 日，病情无减轻或加重），总有效率为 83.3%。

3. 治疗尿毒症性心包炎 在血液透析每星期 15 小时，每次 5

小时,以及肝素、泼尼松等西医药治疗基础上,加用:葶苈子 30 g,大枣 5 枚,每日 1 剂,水煎服。或与其他辨证施治之中药配伍应用。15 日为 1 个疗程,共治疗 80 例。结果,经 1 个疗程治疗后治愈(临床症状消失,超声心动图检查心包炎完全好转)68 例,好转(临床症状好转,超声心动图检查心包较前好转)12 例,全部有效。

4. 治疗烧伤、皮肤擦伤、胶布过敏引起的水泡 将葶苈子炒至稍鼓起发金黄色,有香气时取出,凉后碾成粉剂备用。用时局部常规消毒,清洗创面,将葶苈子粉按 0.5～1.0 g/cm² 均匀撒在创面上,每日换药 1 次,重者可增加 1 次。共观察 61 例,结果烧伤一般 8～10 日愈合,其他 3～4 日愈合。因葶苈子含脂肪油,撒后患者不会有干裂样疼痛感。

【各家论述】 1.《本草衍义》:"葶苈用子,子之味有甜、苦二等,其形则一也。《经》既言味辛苦,即甜用者不复更入药也。大概治肿皆以行水止泄为用,故日久服令人虚。盖取苦泄之义,其理甚明。《药性论》所说尽矣,但不当言味酸。"

2.《汤液本草》:"(葶苈)苦、甜二味,主治同,仲景用苦,余义或有用甜者,或有不言甜者者。大抵苦则下泄,甜则少缓,量病虚实用之,不可不审。本草虽云治同,苦、苦之味安得不异?"

3.《纲目》:"(葶苈)甘、苦二种,正如牵牛、苦瓠、急缓不同;又如壶卢甘、苦之味,良毒亦异。大抵甜者下泄之性缓,虽泄肺而不伤脾;苦者下泄之性急,既泄肺而易伤脾,故以大枣辅之。然肺中水气膹满急者,非此不能除。但水去则止,不可过剂尔。既不久服,何至杀人?《淮南子》云大戟去水,葶苈愈胀,用之不节,乃反成病,亦在用之有节。"

4.《本草正》:"第此有甜、苦二种,虽曰为甜,然亦非真甜,但稍淡耳,其性亦缓。"

5.《本草经百种录》:"葶苈滑润而香,专泻肺气,肺为水源,能泻肺源,即能泻水。凡积聚寒热从水气来者,此药主之。""大黄之泻从肠始,葶苈之泻从上焦始,故《伤寒论》中承气汤用大黄,而陷胸汤用葶苈也。"

6.《本草正义》:"葶苈子《本经》主治,皆以破泄为义,惟寒泄之品,能通利邪气之有余,不能补益正气之不足,苟非实热郁塞,自当知所顾忌。《别录》久服令人虚,亦非过虑之词,然以肿胀等证,亦必赖此披坚执锐之才,以战捣穴犁庭之绩。自徐之才论十剂之泄以去闭,偶以大黄、葶苈二物并举,而东垣遂谓葶苈气味俱厚,不减大黄,景岳从而和之,石顽且谓苦寒不减消黄,丹溪亦有葶苈性急,病涉虚者,杀人甚捷之说,遂令俗人不辨是非,畏如蛇蝎,即寻常肺气喘满,痰饮窒塞之证,几无不敢轻试之意,其亦知实在性质,不过开泄二字,且体质本轻,故能上行入肺,而味又甚浅,何至猛烈乃尔。"

4883 葶油 《纲目拾遗》

【异名】 蒌叶油(《纲目拾遗》)。

【基原】 为胡椒科胡椒属植物蒌酱之叶经蒸馏而得的芳香油。

【原植物】 参见"蒌酱"条。

【成分】 含胡椒醇(piperol)A、B,白果苦内酯(ginkgolide),水杨酸-β-蒌酚(piperbetol),甲基水杨酸-β-蒌酚(methylpiperbetol)。

【药理】 1. 对血压和心脏的影响 低剂量蒌酱挥发油(蒌油)可使麻醉犬产生暂时性血压降低而不影响呼吸。大剂量则使血压持久下降,呼吸先兴奋而后突然停止。对两栖类和哺乳类动物心脏的收缩力和频率有直接抑制作用。

2. 对平滑肌的作用 蒌油对大鼠和兔的离体肠管及大鼠离体子宫有直接松弛作用,并能抑制乙酰胆碱引起的收缩,对蛙腹直肌亦有抗乙酰胆碱作用。

3. 抗微生物作用 蒌酱挥发油(蒌油)有较弱的抗菌作用。

蒌油体外对大头金蝇幼虫有杀虫作用,能防治皮蝇蛆病。

【功用主治】《本草补》:"治手足红肿或疼,以蒌叶油揉擦,用布包裹;滴耳治痛;刀伤刺伤,以棉花浸蒌油贴裹伤处;又治背痈及疔毒,贴之,初起者即解散,已成即速透脓;亦可敷贴杨梅毒疮、漏痔。"[引自《纲目拾遗》]

【用法用量】 外用:涂搽、滴耳;或以消毒棉球蘸擦或敷贴。

4884 蒌蒿 《食疗本草》

【异名】 菌蒿(《救荒本草》),芦蒿(江苏)。

【基原】 为菊科蒿属植物蒌蒿的全草。

【原植物】 蒌蒿 Artemisia selengensis Turcz. ex Bess.〔A. vulgaris L. var. selengensis(Turcz. ex Bess.)Maxim.;A. selengensis Turcz. ex Bess. var. integerrima(Kom.)Nakai〕 又名:蒌(《诗经》),蒌蒿(《尔雅》)。

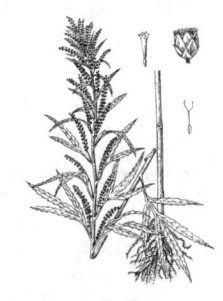

多年生草本,高 60～150 cm。根茎略粗,直立或斜向上,地下茎匍匐。茎初时绿褐色,后为紫红色,有纵棱。叶互生,下部叶在花期枯萎,中部叶密集,羽状深裂,侧裂片 1～2 对;线状披针形或线形,边缘有疏尖齿;上部叶 3 裂或线形而全缘,上面绿色,下面有灰白色蛛丝状平贴的绵毛。头状花序近球形;花黄色,外层雌性,内层两性,均结实。瘦果卵状椭圆形,略压扁。花果期 8～11 月。

蒌蒿

生于低海拔的山坡草地、路边荒野、河岸等处。分布于华北、东北、华东、华中等地。

【采收加工】 春季采收嫩根茎,鲜用。

【成分】 根中含(+)-(3S, 4R, 5S)-(2E)-3, 4-环氧-(2, 4-己二炔亚基)-1, 6-二氧杂螺[4.5]癸烷〔(+)-(3S, 4R, 5S)-(2E)-3, 4-epoxy-(2, 4-hexadiynyliden)-1, 6-dioxaspiro[4.5]decane〕。

叶中含亚麻酸乙酯(α-linolenic acid ethylester),碳-19-螺旋缩酮烯醚多烯(C-19-spiroketalenol etherpolyene),脱肠草素(herniarin),甾体化合物(steroid)。

地上部分含三萜烯成分:mongolenin, neopallavicinin, 桉子酸(eudesmanolide),桉子酸甲酯(eudesmenoic acid methyl ester)。

【药理】 抗应激、促进免疫 蒌蒿水溶液灌胃可增强小鼠抗缺氧、抗疲劳、耐高温、耐低温能力,增加小鼠免疫器官(脾和胸腺)重量及碳粒廓清速率,有抗应激、免疫促进作用。

【药性】 苦、辛,温。

【功用主治】 利膈开胃。主治食欲不振。

1.《纲目》:"利膈开胃,杀河豚毒。"

2.《医林纂要》:"开胃,行水。"

【用法用量】 内服:煎汤,5～10 g。

4885 落葵 《别录》

【异名】 蔠葵、繁露(《尔雅》),承露(《尔雅》郭璞注),天葵(《别录》),藤葵、胡燕脂(《开宝本草》),藤儿菜(《日用本草》),滑藤、西洋菜(《品汇精要》),御菜、燕脂菜、染绛子(《纲目》),燕脂豆、木耳菜(《植物名实图考》),潺菜(《广州植物志》),紫葵(《福建民间草药》),滑果菜、寸金丹、粘藤(《全国中草药汇编》)。

【基原】 为落葵科落葵属植物落葵的叶或全草。

【原植物】 落葵 Basella alba L.〔B. rubra L.〕

一年生缠绕草本。植株肉质,光滑。茎长可达 3～4 m,多分枝,绿色或淡紫色。单叶互生,有叶柄,长 1～3 cm;叶片宽卵形、心形至长椭圆形，长 2～19 cm，宽 2～16 cm，先端急尖，基部心形或圆形，全缘，叶脉在下面微凹，上面稍凸。穗状花序腋生或顶生，单一或有分枝；花无梗，萼片 5，淡紫色或淡红色，下部白色，连合成管；无花瓣；雄蕊 5 个，花丝蕾中直立；花柱 3，柱头具多数小颗粒突起。浆果卵形或球形，暗紫色，多汁液。种子近球形。花期 6～9 月，果期 7～10 月。

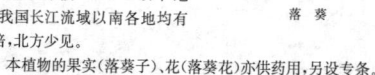

落 葵

生于海拔 2 000 m 以下地区，我国长江流域以南各地均有栽培，北方少见。

本植物的果实(落葵子)、花(落葵花)亦供药用，另设专条。

【采收加工】 7～9月采叶或全草，鲜用或晒干。

【药材】 落葵 Basellae Folium seu Herba 长江流域以南各地均产。

性状 茎肉质，圆柱形，直径 3～8 mm，稍弯曲，有分枝，绿色或淡紫色；质脆，易断，折断面鲜绿色。叶微皱缩，展平后宽卵形、心形或长椭圆形，长 2～14 cm，宽 2～12 cm，全缘，先端急尖，基部近心形或圆形；叶柄长 1～3 cm。气微，味甜，有黏性。

鉴别 叶横切面：上下表皮细胞 1 列。栅栏组织不通过主脉，叶肉组织中有黏液细胞及草酸钙簇晶。主脉维管束外韧型。

叶表面观：上表皮细胞类多角形，垂周壁平直，下表皮细胞长方形，壁波状弯曲。上、下表皮均有平轴式气孔。

茎横切面：表皮细胞 1 列。皮层较宽，散有黏液细胞；内皮层明显。维管束外韧型，大小不等，呈不规则环状排列。髓部宽广，散有黏液细胞。

【成分】 叶含多糖，胡萝卜素(carotene)，有机酸，维生素 C，氨基酸，蛋白质等。

【药理】 1. 解热抗炎作用 落葵鲜品榨取的汁液灌胃，对于酵母所致大鼠发热有解热作用。落葵鲜汁对大鼠蛋清性足肿、甲醛性足肿、醋酸所致小鼠毛细血管通透性增高、羧甲基纤维素(CMC)所致大鼠白细胞游走及大鼠棉球肉芽肿，均有抑制作用。

2. 抗病毒作用 本植物叶的水提取物对烟草镶嵌病毒有抑制作用，其有效成分为一种蛋白质。

【药性】 甘，酸，寒。

1.《别录》："酸，寒，无毒。"

2.《纲目》："甘、微酸，冷滑。"

3.《全国中草药汇编》："甘、淡，凉。"

【功用主治】 滑肠通便，清热利湿，凉血解毒，活血。主治大便秘结，小便短涩，痢疾，热毒疮疡，跌打损伤。

1.《别录》："主滑中，散热。"

2.《本草药性大全》："滑中至灵，散热郁尤妙。"

3.《纲目》："利大小肠。"

4.《岭南采药录》："治湿热痢。"

5.《全国中草药汇编》："清热解毒，滑肠止痢。主治阑尾炎，痢疾，大便秘结，膀胱炎；外用治骨折，跌打损伤，外伤出血，烧、烫伤。"

6.《福建药物志》："祛风利湿，清热滑肠，消肿解毒。主治咳嗽；叶治乳痈疖，疔疮痈肿，皮肤湿疹。"

7.《广西民族药简编》："治血山崩，小儿麻痹后遗症，慢性咽炎，慢性肠炎，外用治下肢溃疡。"

【用法用量】 内服：煎汤，10～15 g，鲜品 30～60 g。外用：鲜品捣敷，或捣汁涂。

【宜忌】《纲目》："脾冷人，不可食。"

【选方】 1. 治大便秘结 鲜落葵叶煮作副食。

2. 治小便短赤 鲜落葵每次 60 g，煎汤代茶频服。(1、2 方出自《泉州本草》)

3. 治疔疮 鲜落葵(叶)十余片。捣烂涂贴，每日换 1～2 次。(《福建民间草药》)

4. 治多发性脓肿 落葵 30 g。水煎，黄酒冲服。

5. 治咳嗽 落葵 30 g，桑叶 15 g，薄荷 3 g。水煎服。(4、5 方出自《福建药物志》)

6. 治久年下血 落葵 30 g，白肉豆根 30 g，老母鸡 1 只(去头、脚、内脏)。水适量炖服。

7. 治手脚关节风疼痛 鲜落葵全茎 30 g，猪蹄节 1 具或老母鸡 1 只(去头、脚、内脏)。水、酒适量各半炖服。

8. 治外伤出血 鲜落葵叶和冰糖共捣烂敷患处。(6～8 方出自《闽南民间草药》)

4886 **落马衣** *luò mǎ yī* 《生草药性备要》

【异名】 马衣叶、假紫苏《生草药性备要》，土防风《岭南采药录》，臭苏头、鸭儿蕻《陆川本草》，防风草、秽草《南宁市药物志》，野苏麻《贵州草药》。

【基原】 为唇形科广防风属植物广防风的全草。

【原植物】 广防风 Epimeredi indica (L.) Rothm. [Anisomeles indica (L.) O. Ktze.]

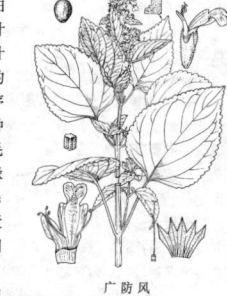

广防风

草本，高 1～2 m，直立，粗壮，有分枝。茎四棱形，密被白色贴生短柔毛。叶对生；有叶柄长 1～4.5 cm；苞片卵状；叶片阔卵形，边缘具不规则的牙齿，两面均被毛。轮伞花序多花，密集；苞片线形；花萼钟形；花冠淡紫色，内面中部有毛环；雄蕊 4，2 强，花丝两侧边缘膜质，被小纤毛；柱头 2 浅裂；花盘平下，具圆齿。小坚果近圆球形，黑色，有光泽。花期 8～9 月，果期 9～11 月。

生于海拔 40～2 400 m 的热带及南亚热带地区的林缘或路旁等荒地上。分布于西南及浙江南部、福建、江西南部、湖南南部、广东、广西及台湾等地。

【采收加工】 7～9月割取全草，晒干或鲜用。

【药理】 抗病毒作用 落马衣中的单体成分有抗人免疫缺陷病毒(HIV)的作用。

【药性】 辛，苦，平。

1.《生草药性备要》："味香，性温。"

2.《贵州草药》："性温，味辛、苦。"

3.《福建药物志》："苦、微辛，凉。"

【功用主治】 祛风湿，解热毒。主治感冒发热，风湿痹痛，痈肿疮毒，皮肤湿疹，虫蛇咬伤。

1.《生草药性备要》："消风散热，去疮毒，除筋骨疼痛，止痛，壮筋骨，肾虚人取其头浸酒饮。"

2.《岭南采药录》："祛风湿，壮筋骨，乌须发，洗痔疮，洗痔，消诸肿。"

3.《贵州草药》："驱风解表，理气，止痛。主治感冒，风湿骨疼，胃气痛。"

4.《全国中草药汇编》："主治胃肠炎。外用治皮肤湿疹，神经性皮炎，虫蛇咬伤，痈疖肿毒。"

【用法用量】 内服：煎汤，9～15 g；或浸酒。外用：煎水洗；

或鲜品捣敷。

【选方】 1. 治感冒 野苏麻、路边金各 15 g。煨水服。

2. 治风湿骨痛 野苏麻、阎王刺、香樟皮各 15 g。煨水服。
（1、2方出自《贵州草药》）

3. 治痈肿 防风草鲜全草 60 g，绞汁调黄酒炖服，渣外敷。或鲜全草 30 g，鲜马鞭草 9 g，水煎，黄酒冲服。（《浙江药用植物志》）

4. 治骨髓炎，疮疡 防风草鲜叶适量。捣烂用米醋适量调匀敷患处。（《壮族民间用药选编》）

5. 治湿疹 防风草适量。水煎，调食盐或醋洗患处。（《浙江药用植物志》）

6. 治蛇咬伤 广防风、豨莶草（菊科）鲜品各 30 g。水煎服，渣捣烂敷患处。（《福建药物志》）

4887 落花生 luò huā shēng 《滇南本草图说》

【异名】 花生（《酉阳杂俎》），落花参（《滇南本草》），长生果（《本经逢原》），落地生（《刘启堂经验秘方》），及地果（《南城县志》）。

【基原】 为豆科落花生属植物落花生的成熟种子。

【原植物】 落花生 Arachis hypogaea L. 又名：番果（《现代实用中药》）。

一年生草本。高 30～70 cm。茎匍匐或直立，有棱，被棕黄色长毛。偶数羽状复叶，互生；具叶柄，被棕色长毛；托叶大，披针形，脉纹明显。小叶通常 4 枚，椭圆形至倒卵形，有时为长圆形。花黄色，单生或簇生于叶腋；萼管细长；花冠蝶形；雄蕊 9，合生；花柱细长，柱头顶生。荚果长椭圆形，种子间常缢缩，果皮厚，革质，具突起网脉。种子 1～4 颗。花期 6～7 月，果期 9～10 月。

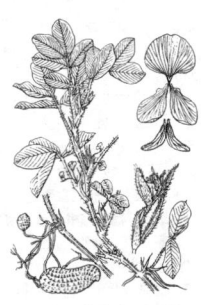

落花生

全国各地均有栽培。

本植物的根（落花生根）、茎叶（落花生枝叶）、果皮（花生壳）、种皮（花生衣）及种子榨出之脂肪油（花生油）亦供药用，另设专条。

【采收加工】 10 月挖取果实，剥去果壳，取种子，晒干。

【药材】 落花生 Arachidis Hypogaeae Semen 我国大部分地区均产。

性状 种子短圆柱形或一端较平截，长 0.5～1.5 cm，直径 0.5～0.8 cm。种皮棕色或淡棕红色，不易剥离，子叶两枚，类白色，油润，中间有胚芽。气微，味淡，嚼之有豆腥味。

【成分】 花生的种子含卵磷脂（lecithine）、氨基酸类：γ-亚甲基谷氨酸（γ-methylene glutamic acid），γ-氨基-α-亚甲基丁酸（γ-amino-α-methylene butyric acid）；含生物碱类：嘌呤（purine），花生碱（arachine），甜菜碱（betaine），胆碱（choline）。种子所含维生素：维生素 B 族中含 B_1，泛酸（pantothenic acid），生物素（biotin）和维生素 C。种子中还含甾醇类：β-谷甾醇（β-sitosterol），菜油甾醇（campesterol），豆甾醇（stigmasterol），胆甾醇（cholesterol），24-亚甲基甾醇（24-methylene cholesterol），另含木聚糖（xylan）和葡萄甘露聚糖（glucomannan），微量元素铬、铁、钴、锌等。

【药理】 细胞凝集作用 从花生中提得的花生凝集素能经神经氨酸酶处理的红细胞凝集，也能使胸腺细胞、急性淋巴 B 细胞性白血病细胞凝集。花生凝集素试验可将胸腺细胞分为两亚群，反映胸腺细胞分化的程度，呈阳性者为幼稚 T 细胞，呈阴性者是成熟和接近成熟的 T 细胞。

【药性】 甘、平。归脾、肺经。

1. 《滇南本草》："味ப்甘、热，无毒。"

2. 《滇南本草图说》："味甘，寒，无毒。"

3. 《本草从新》："辛甘而香。"

4. 《食物宜忌》："性平，味甘。"（引自《纲目拾遗》）

5. 《本草求真》："专入脾、肺。味甘而香，性平无毒。"

【功用主治】 健脾养胃，润肺化痰。主治脾虚反胃，乳妇奶少，脚气，肺燥咳嗽，大便燥结。

1. 《滇南本草》："盐水煮食，治肺痨。""炒用燥火行血，治一切腹内冷积肚疼。"

2. 《本草备要》："补脾润肺。"

3. 《本经逢原》："能健脾胃，饮食难消运者宜之。"

4. 《医林纂要》："和脾，醒酒，化痘毒。"

5. 《药性考》："生研甘下膈，炒熟用开胃醒脾，滑肠，干咳者宜餐，滋燥润火。"

6. 《纲目拾遗》："多食治反胃。"

7. 《河北中药手册》："有润燥祛痰的作用，多用于痰嗽（生用），大便燥结。"

【用法用量】 内服：煎汤，30～100 g；生研冲汤，每次 10～15 g；炒熟或煮熟食，30～60 g。

【宜忌】 肠滑便泄者慎服。不宜多食。

1. 《滇南本草图说》："多则滞气。""炒食动火，小儿多食则生疳痰（积）。"

2. 《纲目拾遗》："然其性能动火生痰，常人只宜少吃。""近见人以花生入糖煮，浸酱油入素供，更为生痰，老人尤不宜食用。""凡被马踢伤者，忌服花生，服之疮愈增痛。"

【选方】 1. 治久咳，秋燥，小儿百日咳 花生（去嘴尖），文火煎汤调服。（《杏林医学》）

2. 治脚气 生花生肉（带衣用）100 g，赤小豆 100 g，红皮枣 100 g。煮汤，每日数回饮用。（《现代实用中药》）

3. 治妊娠水肿，羊水过多症 花生 125 g，红枣 10 粒，大蒜 1 粒。水炖至花生烂熟，加红糖适量服。（《福建药物志》）

4. 治乳汁少 花生米 90 g，猪脚一条（用前腿）。共炖服。（《陆川本草》）

【各家论述】 1. 《纲目拾遗》："玉神庵尼清慧言：花生，人云服之生痰。有一大家妇咳嗽痰多，医束手不治。庵尼云上劝服花生，每日食二三两，渐觉稀少，不半年，服花生二十余斤，咳嗽与痰喘皆除，想亦从治之法也。章鹿菁言：花生本有涤痰之功，予家凡遇咳嗽，用生花生去衣膜，取净肉，冲汤服，痰嗽自安。岂非化痰之功，善于瓜蒌、贝母。世俗以火炒食，反能生痰。"

2. 《本草求真》："按书言此香可舒脾，辛可润肺，果中佳品，诚佳品也。然云炒食无害，论亦未周。盖此气味虽纯，既不等于胡桃肉之热，复不类乌芋、菱角之寒，食则清香可爱，适口助茗，最为得宜。第此体润质滑，施于体燥坚实则可，施于体寒湿滞，中气不运，恣啖不休，保无害脾滑肠之弊乎？仍当从其体气以为辨别，则得之矣。"

4888 落豆秧 luò dòu yāng 《大兴安岭药用植物》

【异名】 兰花草（《广西药用植物名录》），透骨草、落地秧、山豌豆（东北），罗汉豆、佛豆、川豆（浙江）。

【基原】 为豆科野豌豆属植物广布野豌豆的全草。

【原植物】 广布野豌豆 Vicia cracca L. 又名：草藤（《植物学大辞典》），野落豌草藤（《中国主要植物图说·豆科》），细叶落豆秧、肥田草（《中国高等植物图鉴》）。

多年生蔓性草本，高 30～120 cm。茎有棱。偶数羽状复叶；小叶 6～12 对；小叶片披针形、近长圆形、狭长椭圆形，膜质，全缘，呈绿色;托叶披针形或戟形,有毛。总状花序腋生;花萼斜钟状,有疏短柔毛;花冠蝶形,紫色或蓝色,子房无毛,具长柄,花柱周围和先端具黄色腺毛。荚果长圆形,褐色,膨胀。种子3~5颗,黑色。花、果期5~9月。

生于田边、草坡、岩石上。全国各地均有分布。

【采收加工】 7~9月采割全草,晒干。

【药性】《长白山植物药志》:"辛,苦,温。"

【功用主治】《长白山植物药志》:"祛风燥湿,解毒止痛。治风湿疼痛,筋骨拘挛。外用治湿疹、肿毒。"

【用法用量】 内服:煎汤,15~25 g。外用:煎水熏洗。

【选方】 1. 治风湿痛 透骨草、菖蒲各适量。煎水熏洗。

2. 治阴囊湿疹 透骨草 15 g,花椒 15 g,艾叶 15 g。煎水熏洗。(1、2方出自《长白山植物药志》)

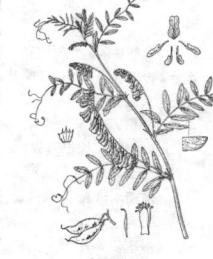
广布野豌豆

4889 落葵子 luò kuí zǐ 《纲目》

【异名】 落葵实(《别录》)。

【基原】 为落葵科落葵属植物落葵的果实。

【原植物】 参见"落葵"条。

【采收加工】 7~10月果实成熟后采收,晒干。

【功用主治】《别录》:"主悦泽人面。"

【用法用量】 外用:研末调敷,作面脂。

【选方】 令人面鲜华可爱 取落葵实蒸,烈日中曝干,挼去皮,取仁细研,和白蜜敷之。(《食疗本草》)

4890 落葵花 luò kuí huā 《国药的药理学》

【基原】 为落葵科落葵属植物落葵的花。

【原植物】 参见"落葵"条。

【采收加工】 5~7月花花开时采摘,鲜用。

【功用主治】《国药的药理学》:"花汁为清血解毒药。解痘毒,又治乳头破裂。"

【用法用量】 外用:鲜品捣汁涂。

4891 落新妇 luò xīn fù 《本草经集注》

【异名】 术活(《四川中药志》),马есть参(《贵州草药》),巴斯敖鲁素(《内蒙古中草药》),金尾蟖(贵州中草药名录》)。

【基原】 为虎耳草科红升麻属植物落新妇、大落新妇的全草。

【原植物】 1. 落新妇 Astilbe chinensis(Maxim.)Franch. et Sav. [Hoteia chinensis Maxim.] 又名:红花落新妇(《天目山药用植物志》)

多年生草本,高 40~65 cm。茎直立,被褐色长柔毛并杂以腺毛;根茎粗大呈块状,横走,被褐色鳞片及深褐色长绒毛,须根暗褐色。基生叶为二至三回三出复叶,具长柄;小叶片卵形至长椭圆状卵形或倒卵形。花轴直立,高 20~50 cm,下端具鳞状毛,上端被棕色卷曲长柔毛;花两性或单性,稀杂性或雌雄异株,圆锥状花序

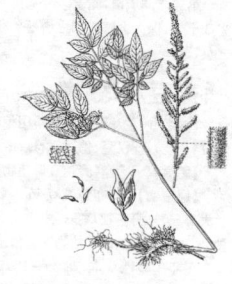
落新妇

对茎生叶而生出;萼筒浅杯状,5 裂,带黄色;花瓣 5,白色或紫色;雄蕊 10,花丝青紫色;心皮 2,离生,子房半上位。蒴果,成熟时橘黄色。种子多数。花期 6~7月,果期 8~9月。

生于海拔 400~3 600 m的山坡林下阴湿地或林缘路旁草丛中。分布于华北、东北、西南及浙江、安徽、江西、山东、湖北、湖南、广西、陕西、甘肃、宁夏等地。

2. 大落新妇 Astilbe grandis Stapf ex Wils.〔A. chinensis(Maxim.)Franch. et Sav. var. koreana Kom.;〕 又名:华南落新妇(《天目山药用植物志》),朝鲜落新妇(东北植物检索表),土升麻,毛三七,钻山狗(《湖南药物志》),水红柳(《广西药用植物名录》)。

本种与落新妇的区别在于:小叶片通常短渐尖至渐尖。圆锥花序宽达 17 cm;花序轴被腺毛;花瓣白色或紫色。花期 5~6月,果期 8~9月。

生于海拔 400~2 000 m的山谷、溪边和林中。分布于东北及山东、安徽、湖北、湖南、广东、广西、四川、贵州等地。

以上植物的根茎(红升麻)亦供药用,另设专条。

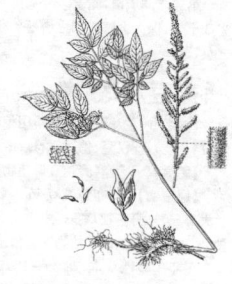

大落新妇

【采收加工】 9~10月采收,晒干或鲜用。

【成分】 叶含有机酸类:水杨酸(salicylic acid),2,3-二羟基苯甲酸(2,3-dihydroxybenzoic acid)。

【药理】 1. 抗肿瘤作用 落新妇根茎中的化合物体外对 HO-8910 肿瘤细胞、宫颈癌 HeLa 细胞和白血病 HL-60 细胞有细胞毒作用。落新妇根水煎液灌胃,抑制小鼠 S_{180} 实体瘤生长,延长 EAC 腹水癌小鼠的生存期。水煎液体外低浓度时有促进淋巴细胞转化的作用。

2. 镇痛作用 落新妇根水煎液灌胃,在小鼠热板法和醋酸扭体法实验中显示镇痛作用。

【药性】 苦,凉。

1.《四川中药志》1960年版:"性凉,味苦,无毒。"

2.《贵州草药》:"性平,味辛。"

【功用主治】 祛风,清热,止咳。主治风热感冒,头身疼痛,咳嗽。

1.《本草经集注》:"解毒,取叶作作小儿浴汤,主惊忤。"

2.《四川中药志》1960年版:"清热止汗,治头痛项强及腰脊疼痛。"

【用法用量】 内服:煎汤,6~9 g,鲜品 10~20 g;或浸酒。

【选方】 1. 治风热感冒 马尾参 15 g。煨水服。

2. 治肺痨咯血、盗汗 马尾参、土地骨皮、尖经药、白花前胡各 15 g。煨水服,每日 3 次。(1、2方出自《贵州草药》)

4892 落霜红 luò shuāng hóng 《江西草药》

【异名】 猫秋寸草、疮草(《福建中草药》)。

【基原】 为冬青科冬青属植物硬毛冬青的叶。

【原植物】 硬毛冬青 Ilex serrata Thunb. 又名:细叶冬青、小叶冬青(《江西草药》)。

落叶灌木,高1~2 m。树皮灰色;小枝皮孔明显,有硬毛或近无毛。叶互生;有柄,长4~8 mm;叶片膜质,椭圆形、稀卵形或倒卵状椭圆形,网脉明显,两面疏被硬毛。雄伞花序单生叶腋;雄花4~5;雌花4~5数,子房卵圆形,柱头盘状。果实球形,红色,分核4~5颗,宽椭圆形,背部平滑,内果皮革质。期8~9月,果期

10月。

常生长于海拔 1 200 m 以上的山坡疏林灌丛中。分布于江西、湖南、四川等地。

本植物的根(落霜红根)亦供药用,另设专条。

【采收加工】 7～9 月采收,多鲜用。

【药性】 甘、苦,凉。

1.《江西草药》:“苦,寒。”

2.《福建中草药》:“甘、苦,凉。”

【功用主治】 清热解毒,凉血止血。主治烫伤,牙疳,疮疡溃烂,外伤出血。

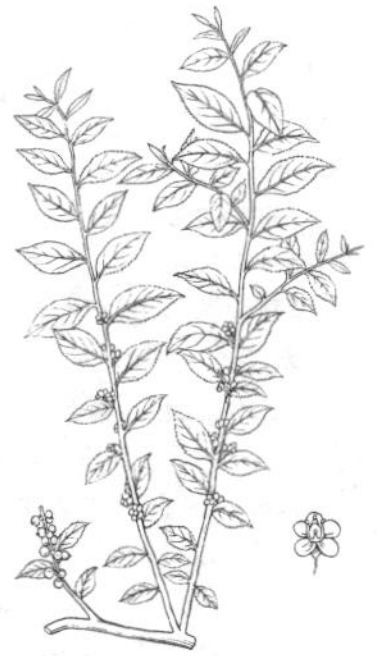

硬毛冬青

1.《江西草药》:“凉血、止血、解毒。治烫火伤,走马牙疳,外伤出血。”

2.《福建中草药》:“清热解毒。治疮疡溃烂。”

【用法用量】 外用:捣敷;或研末调搽。

4893 落地生根 luò dì shēng gēn (《岭南采药录》)

【异名】 土三七、叶生根(《植物名实图考》),叶爆芽(《陆川本草》),天灯笼、枪刀草(《泉州本草》),厚面皮、伤药(《南宁市药物志》),打不死,晒不死(《广西中药志》)。

【基原】 为景天科落地生根属植物落地生根的根及全草。

【原植物】 落地生根 *Bryophyllum pinnatum* (L. f.) Okon [*B. calycinum* Salisb.; *Kalanchoe pinnata* (L. f.) Pers.] 又名:复叶落地生根(《北京植物志》)。

多年生草本,高 40～150 cm,肉质。茎直立,多分枝,节明显,上部紫红色,密被椭圆形皮孔,下部有时稍木质化。叶对生,单叶或羽状复叶;叶柄紫色;叶片肉质,椭圆形或长椭圆形,边缘有圆齿,圆齿底部易生芽,落地即成一新植株。圆锥花序,顶生,两性;花萼钟状,膜质,膨大,淡绿色或黄白色;花冠瓮状,先端 4 裂,紫红色;雄蕊 8;花柱细长。膏葖果,包于花萼及花冠内。种子细小,有条纹。花期 3～5 月,果期 4～6月。

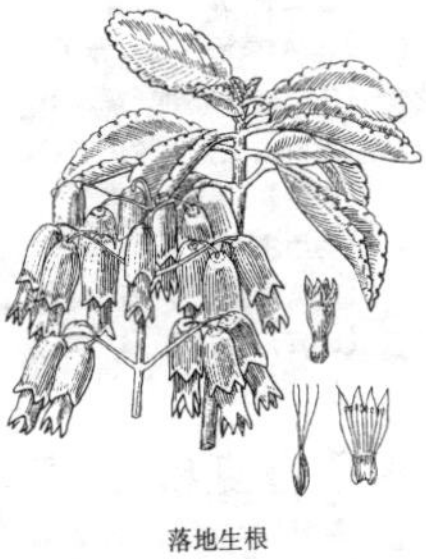

落地生根

生于山坡、沟谷、路旁湿润的草地上,各地温室和庭园常栽培。分布于福建、广东、广西、云南、台湾等地。

【采收加工】 全年均可采,多鲜用。

【成分】 落地生根的叶子含酸性成分:顺式乌头酸(*cis*-aconitic acid),抗坏血酸(ascorbic acid),对香豆酸(*p*-coumaricacid),阿魏酸(ferulic acid),丁香酸(syringic acid),咖啡酸(coffeic acid),对羟基苯甲酸(*p*-hydroxybenzonic acid)和其他有机酸;含黄酮类:槲皮素(quercetin),山柰酚(kaempferol),槲皮素-3-二阿拉伯糖苷(quercetin-3-diarabinoside),山柰酚-3-葡萄糖苷(kaempferol-3-glucoside)。含萜类成分:18α-齐墩果烷(18α-oleanane),ψ-蒲公英甾醇(ψ-taraxasterol),β-香树脂醇乙酸酯(β-amyrin acetate),24-乙基-25-羟基胆甾醇(24-ethyl-25-hydroxycholesterol),α、β-香树脂醇(α、β-amyrin)。另含癸烯基菲(decenyl phenanthrene),十一碳烯基菲(undecenyl phenanthrene),落地生根甾醇(bryophyllol),落地生根酮(bryophyllone),落地生根烯酮(bryophyllenone),落地生根醇(bryophynol)。

全草还含有 β-谷甾醇(β-sitosterol),槲皮素-3-吡喃鼠李糖基-阿拉伯糖苷(quercetin-3-*O*-α-rhamnopyranosyl-α-*L*-arabinopyranoside),布沙迪苷元-3-乙酸酯(bersaldegenin-3-acetate),落地生根毒素(bryophyllin) A。

【药理】 1. 抗微生物作用 落地生根叶汁对多种革兰阳性和阴性细菌具有广谱杀菌作用,如金黄色葡萄球菌、变形杆菌和铜绿假单胞菌等。落地生根叶提取物口服,抑制感染亚马逊利什曼原虫(*Leishmania amazonensis*)的小鼠发病,减轻病理损伤,减少寄生虫在体内繁殖,抑制发病小鼠迟发型超敏反应,并产生特异性抗体。提取物并非直接抑制亚马逊利什曼原虫,而是抑制细胞内原虫无鞭毛体生长,同时巨噬细胞产生的一氧化氮增多。

2. 对免疫系统的影响 落地生根叶提取物体外或腹腔注射均能抑制刀豆球蛋白 A 诱导的小鼠 T 细胞增殖。提取物体外抑制 OVA 免疫小鼠特异性抗原 T 细胞反应。提取物给予小鼠还抑制迟发型超敏反应,静脉给药作用最强,口服最弱。腹腔注射提取物还抑制 OVA 免疫小鼠的抗体反应。叶乙醇提取分离的组分抑制鼠淋巴细胞增殖。但有报道落地生根水浸出液给小鼠灌胃,高剂量能增强脾淋巴细胞增殖反应,促进白介素 2 的产生。

3. 抗诱变、抗肿瘤作用 落地生根极性与非极性脂质在鼠伤寒沙门菌 TA_{100} 或 TA_{102} 试验中抑制乙基甲磺酸盐、4-硝基-*O*-苯二胺和 2-氨基氧杂蒽诱导的回复突变。从落地生根叶中分离的落地生根毒素 A 等抑制肿瘤促进剂 TPA 诱导的 Raji 细胞中 EB 病毒早期抗原的激活,表现出抗肿瘤活性。

4. 其他作用 落地生根叶汁在离体豚鼠回肠实验中能特异性拮抗组胺的收缩作用:预先给予豚鼠,抑制组胺引起的血管通透性的增加和组胺引起的豚鼠窒息死亡,有抗组胺作用。叶汁和乙醇提取组分对四氯化碳诱导的大鼠肝损伤有保护作用。叶甲醇提取组分给予大鼠,抑制阿司匹林、吲哚美辛、5-羟色胺、利舍平、乙醇诱导的胃溃疡和束缚性胃溃疡,还对阿司匹林诱导的结扎幽门的大鼠胃溃疡、组胺诱导的豚鼠十二指肠胃溃疡有保护作用,对醋酸诱导的慢性胃溃疡大鼠也有治疗作用。叶甲醇提取组分在大鼠、小鼠实验中有中枢神经抑制作用,能增强戊巴比妥的睡眠时间,减少自发活动,并有镇痛等作用。落地生根能抑制剖腹产产妇子宫肌层的自发性收缩,抑制环状肽催产素诱导的收缩,有保胎作用。

【药性】 苦、酸,寒。

1.《福建中草药》:“甘,凉。”

2.《广西中草药》:“味淡、微酸涩,性寒。”

【功用主治】 凉血止血,清热解毒。主治吐血,外伤出血,跌打损伤,疔疮痈肿,乳痈,乳岩,丹毒,溃疡,烫伤,胃痛,关节痛,咽喉肿痛,肺热咳嗽。

1.《岭南采药录》:“敷毒疮,能拔毒。”

2.《广西中草药》:“凉血止血,消肿,拔毒,生肌。治外伤出血,痈疮肿毒,汤火伤,急性结膜炎。”

【用法用量】 内服:煎汤,鲜全草 30～60 g;根 3～6 g;或绞汁。外用:捣敷;或绞汁晒干研粉撒;或捣汁含漱。

【宜忌】 脾胃虚寒者慎服。

【选方】 1. 治跌打损伤,吐血 落地生根鲜叶七片。捣烂绞汁,调酒,赤砂糖、炖温服。(《福建中草药》)

2. 治疔疮痈疽、无名肿毒 落地生根鲜叶 30～60 g,捣烂绞汁,调蜜饮服;渣敷患处。(《泉州本草》)

3. 治溃疡 叶爆芽 500 g(生捣汁晒干,取粉用),梅片1.5 g。共研为末,掺患处。(《陆川本草》)

4. 治热性胃痛 落地生根鲜叶 5 片。捣烂绞汁,调食盐少许服。(《福建中草药》)

5. 治中耳炎 落地生根绞汁,洗耳。《陆川本草》

4894 落地金钱 luò dì jīn qián 《广东中药》

【异名】 一朵芙蓉《生草药性备要》,锦地罗《本草求原》,夜落金钱《广州植物志》,金线吊芙蓉《南宁市药物志》,丝线串铜钱《全国中草药汇编》,乌蝇草《台湾药用植物志》,钉地金钱、金雀梅《新华本草纲要》。

【基原】 为茅膏菜科茅膏菜属植物锦地罗的去根茎全草。

【原植物】 锦地罗 Drosera burmannii Vahl 又名:五柱毛毡苔《新华本草纲要》。

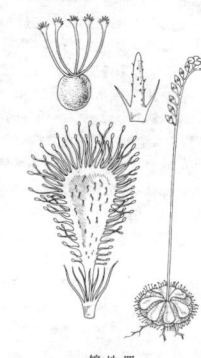

锦地罗

细小草本。短茎。叶丛生,成莲座状,近无柄,叶片楔形,叶缘头状黏腺毛粗长,呈紫红色,上面腺毛较短,下面被柔毛或近无毛;托叶膜质,基部与叶柄合生,绿色或紫红色,上部分离,5～7深裂,每裂片再作1～3裂。花葶单生,花 2～19 朵,红色或紫红色;苞片被短腺毛;花萼钟形,5裂达基部,宿萼腹面具黑点;花瓣5,淡红色,长圆形;雄蕊5;子房上位,近球形,花柱5,细长内卷。蒴果近球形,成熟时裂为 5 片。种子多数,极细小,棕黑色,具脉纹。花果期全年。

生于潮湿的平地、山坡、山谷、灌丛或疏林下。分布于福建、广东、广西、云南、台湾等地。

【采收加工】 6～7月采收,鲜用或晒干。

【药性】 苦、淡,凉。

1.《本草求原》:"淡、涩,寒。"

2.《广西本草选编》:"味微苦,性平。"

【功用主治】 清热祛湿,化痰消积。主治痢疾,腹泻,肺热咳嗽,小儿疳积,咽喉溃烂,疮疡瘰疬。

1.《生草药性备要》:"有红白二种,红治红痢,白治白痢,煲瘦肉食汤,作茶饮治小儿疳。"

2.《本草求原》:"解积毒,理疳积。"

3.《广西本草选编》:"清热除湿,凉血解毒。主治痢疾、肠炎腹泻,疟疾,肺热咳嗽,咯血,咽喉溃烂;鲜品水煎外洗,治疥疮溃疡,荨麻疹。"

4.《全国中草药汇编》:"化痰消积。"

5.《台湾药用植物志》:"镇咳,止痢。"

【用法用量】 内服:煎汤,15～30 g。外用:煎水洗或捣敷。

4895 落地荷花 luò dì hé huā 《浙江民间常用草药》

【异名】 九头青《文堂集验方》,鲤鱼胆《浙江民间常用草药》,倒地莲、地罗汉、大金吊管《福建药物志》,青叶胆《广西药用植物名录》。

【基原】 为龙胆科龙胆属植物五岭龙胆的带花全草。

【原植物】 五岭龙胆 Gentiana davidii Franch. 又名:簇花龙胆《浙江民间常用草药》。

多年生草本,高 5～15 cm。根条状,根茎短。基生叶莲座状,无柄,叶片呈披针形,肉质,全缘;茎生叶披针形。花生于茎顶。萼筒狭倒锥形,膜质,合生萼筒下半部,裂片狭漏斗形,浅蓝紫色,5 浅裂,褶三角形,对称;雄蕊5,着生于花冠筒下部;子房线状椭圆形,两端渐狭,花柱线形,柱头2裂。蒴果内藏,狭椭圆形或卵状椭圆形,果柄长至 2.5 cm。种子淡黄色,有光泽。花期 9～10 月,果期10～11 月。

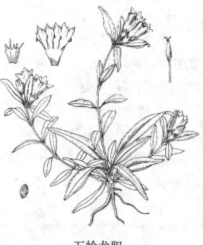

五岭龙胆

生于海拔 350～2 500 m 的山坡草丛、丘陵、路旁、林缘及林下。分布于广东、广西等地。

【采收加工】 9～10月采收,晒干或鲜用。

【药性】《福建药物志》:"苦,寒。"

【功用主治】 清热解毒,利湿。主治痈疮肿毒,目赤,咽痛,痢疾,淋证,毒蛇咬伤。

1.《浙江民间常用草药》:"清热解毒,利尿明目。治化脓性骨髓炎,尿路感染,结膜炎,疔痈。"

2.《广西民族药简编》:"治血崩。"

3.《福建药物志》:"清热燥湿,解毒定惊。主治痢疾,咽喉肿痛,高血压,小儿惊风,疝气,闭经,乳汁不通,疔,痈,疖。"

【用法用量】 内服:煎汤,15～30 g,大剂量可用至 60 g。外用:鲜品捣敷。

【选方】 1. 治疔痈 鲜(簇花龙胆)全草加糯米饭捣烂敷患处。

2. 治结膜炎 (簇花龙胆)全草 15 g,金银花 9 g,徐长卿 3 g。水煎服。

3. 治尿路感染(血淋) (簇花龙胆)全草 60 g。水煎服。(1～3方出自《浙江民间常用草药》)

4. 治疝气 五岭龙胆 30 g,炖白绒鸡肌。《福建药物志》

5. 治蛇咬伤 九头青叶,上搓烂贴之。《文堂集验方》

4896 落花生根 luò huā shēng gēn 《福建药物志》

【异名】 花生根(通称)。

【基原】 为豆科落花生属植物落花生的根。

【原植物】 参见"落花生"条。

【采收加工】 9～10月挖取根部,鲜用或切碎晒干。

【药性】 淡,平。

【功用主治】《福建药物志》:"祛风除湿。治关节痛。"

【用法用量】 内服:煎汤,15～30 g。

【选方】 治关节痛 落花生根 30 g,猪瘦肉适量。水炖服。《福建药物志》

4897 落霜红根 luò shuāng hóng gēn 《福建中草药》

【基原】 为冬青科冬青属植物硬毛冬青的根。

【原植物】 参见"落霜红"条。

【采收加工】 全年均可采挖,多鲜用。

【药性】《全国中草药汇编》:"甘,凉。"

【功用主治】 清肺,解毒,敛疮。主治肺痈,烫伤,疮疡溃烂。

【用法用量】 内服:煎汤,鲜品 30～60 g。外用:捣敷汁涂。

【选方】 1. 治肺痈 落霜红鲜根 30～60 g。水煎服。

2. 治烫伤 落霜红鲜根皮捣烂绞汁涂。

3. 治疮疡溃烂 落霜红鲜根 30～60 g,水煎服;另取鲜叶捣烂外敷。(1～3方出自《福建中草药》)

4898 落地小金钱 luò dì xiǎo jīn qián 《广西本草选编》

【异名】 鱼胆草《广西本草选编》,蛇总管、四环素草《全国中草药汇编》,苦草、苦胆草、地胆草《广西药用植物名录》。

【基原】 为玄参科苦玄参属植物苦玄参的全草。

【原植物】 苦玄参 Picria felterrae Lour.

一年生草本,长约1 m。全株被有粗短毛。基部匍匐,节上生根;枝分叉,有条纹,节节膨大。叶对生;叶柄约 1.8 cm;叶片卵形，先端尖，基部下延至柄，边缘钝锯齿，两面被柔毛。总状花序，花4～8朵；花梗细；苞片小；萼裂片4；花冠白色或红褐色，上唇直立，基部复，向上较狭变舌状，先端微凹，下唇宽阔，3裂中裂向前张，雄蕊4，生于花冠喉部，花丝贴生于花冠，密生长毛。蒴果卵形，室内2裂，包被萼内。种子多数。

生于疏林及荒田中。分布于广东、广西、贵州、云南等地。

【采收加工】　6～7月采收，晒干。

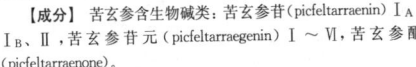

苦玄参

【成分】　苦玄参含生物碱类：苦玄参苷(picfeltarraenin) I A、I B、II，苦玄参苷元(picfeltarraegenin) I ～ VI，苦玄参酮(picfeltarraenone)。

【药理】　1. 中枢抑制作用　从落地小金钱(苦玄参)中提取的苦玄参苷延长戊喷妥钠对小鼠的睡眠时间，减少小鼠醋酸扭体的反应次数，热板法小鼠的痛阈值，电击试验表明，苦玄参苷可减少激怒小鼠的格斗次数，有中枢镇静、镇痛和安定作用。

2. 抗菌作用　苦玄参提取部位C及苦玄参水煎液对大肠杆菌、铜绿假单胞菌、八叠球菌、蜡状杆菌、枯草杆菌等均有抗菌作用。

3. 其他作用　苦玄参根提取物B部分有抗艾氏腹水癌的作用，并抑制小鼠S180实体瘤。落地小金钱中的化合物能抑制补体经典途径和旁路途径。

【毒性】　水浸膏(干浸膏)给小鼠腹腔注射的LD_{50}为1 432.0±145.4 mg/kg。兔亚急性毒性显示大剂量组半数有轻度间质性肝炎及慢性肾盂肾炎病变，犬亚急性毒性实验中，大剂量组动物出现呕吐腹泻；肝细胞萎缩，肝组织坏死，周围伴有炎性浸润；肾脏出现肾盂肾炎病变。小剂量组有轻微肝脏病变。

【药性】　《广西本草选编》："味苦，性凉。"

【功用主治】　《广西本草选编》："清热解毒，消肿止痛。主治感冒风热，咽喉肿痛，胃痛，消化不良，痢疾，跌打损伤，淋巴结炎，疖肿。"

【用法用量】　内服：煎汤，6～9 g。

【选方】　1. 治感冒高烧、急性扁桃体炎、急性肠胃炎、痢疾、胃热痛，肝炎　苦玄参15 g。水煎，分3次调白糖服，每日1剂。

2. 治痔疮、疮疖　苦玄参全草15 g，煎服。另取适量，煎洗患处。(1、2方出自《中国民族药志》)

4899

落花生枝叶 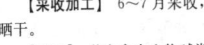 luò huā shēng zhī yè 《滇南本草》

【异名】　花生茎叶(通称)。

【基原】　为豆科落花生属植物落花生的茎叶。

【原植物】　参见"落花生"条。

【采收加工】　7～9月采收茎叶，鲜用或切碎晒干。

【成分】　地上部分含挥发性成分：1-戊烯-3-醇(1-pentene-3-ol)、己醇(1-hexanol)，芳樟醇(linalool)，α-松油醇(α-terpineol)，牻牛儿醇(geraniol)。

花生叶中还含有机酸类：阿魏酸(ferulic acid)，对香豆酸(p-coumaric acid)，马栗树皮素(esculetin)，咖啡酸(caffeic acid)，藜立醇(pinitol)含黄酮类：异槲皮苷(isoquercitrin)，大豆皂苷(soyasa-ponin) I。另含硝酸钾(KNO_3)，表儿茶素-(2β-O-7, 4β-6)-儿茶素(epicatechin-(2β-O-7, 4β-6)-catechin)。

【药理】　1. 止血作用　花生茎叶细末悬液灌喂可缩短小鼠断尾出血时间和凝血时间，还抗[60]Co照射所致小鼠血小板数

低下。

2. 降压作用　花生叶醇提取物静注对麻醉犬有降压作用。阻断颈总动脉、阻断窦神经及切断迷走神经均不影响降压作用，但不能拮抗肾上腺素的升压作用，提示来降压作用为中枢性及外周α-肾上腺素能受体与血压直接关系。降压的主要成分为黄酮类化合物。

3. 镇静催眠作用　花生叶的水、醇、石油醚等提取物灌服能减少小鼠自发活动，并抑制被动运动，增加小鼠从滚棒上的跌落率，表明其有镇静、催眠作用。落花生枝叶提取物灌喂减少小鼠自发活动。

4. 增强免疫作用　落花生枝叶提取物灌胃，增加小鼠胸腺和淋巴结的重量；促进小鼠脾血玫瑰花结形成。

【药性】　甘、淡，平。

【功用主治】　清热宁神。主治跌打损伤，痈肿疮毒，失眠。

1. 《滇南本草》："治跌打损伤，敷伤处。"

2. 《滇南本草图说》："治毒疮。"

3. 《福建药物志》："清热宁神，治失眠。"

4. 《浙江药用植物志》："安神。"

【选方】　1. 治失眠　(落花生)鲜叶60 g，浓煎成15～20 ml，睡前服。《全国中草药汇编》

2. 治疗高血压病　花生叶与杵各30 g。每日煎服，28日为1个疗程。《民间偏方与中草药新用途》

4900

萱藻 xuān zǎo 《中国药用海洋生物》

【异名】　海嘎(辽东半岛、青岛)，海麻线(大连)，捞子筋(山东)，黄海菜、海菜管(江苏)，海通草(浙江)。

【基原】　为萱藻科萱藻属植物萱藻的藻体。

【原植物】　萱藻 Scytosiphon lomentarius (Lyngb.) J. Ag.

藻体黄褐色至深褐色，单条丛生，管状，直立，高50～100 cm，直径0.1～1 cm，幼时中实，后为中空。藻体基部细，顶端尖细或钝圆。体内由髓部和内外皮层所组成。体表1～2层细胞小，紧密，含有色素体。皮层细胞大而无色，髓部细胞无色，逐渐分离，中成空腔。藻体成熟时，多室配子囊分布于体表呈斑块状。藻体固着器盘状。

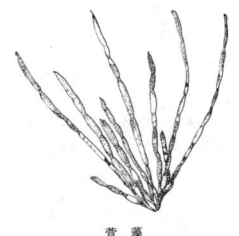

萱藻

生于中潮带的岩石上或石沼中，也生于高潮带石沼中和低潮带岩礁上。体形随潮带和水质的不同而变。分布于我国南北沿海。

【采收加工】　5～7月采收，洗净晒干。

【成分】　藻体含磷脂酰胆碱(phosphatidylcholine)，酚类(phenol)，雌性配子分泌物的性引诱物中含有左旋的(1R, 2R)-和右旋的(1S, 2S)-网翼藻烯 B(dictyopterene B, hormosirene)，水云烯(ectocarpene)及微量的(3Z, 6Z, 9Z)-十二碳三烯酸((3Z, 6Z, 9Z)-dodecatrienoicacid)。另外从性成熟的菌体中分离出网翼藻烯 A、C1、D1。

【药理】　1. 抗肿瘤作用　萱藻甲醇提取物体外抑制人肺腺癌 A549、白血病 HL-60 细胞。

2. 其他作用　萱藻甲醇提取物抑制B淋巴细胞增殖，有免疫抑制作用。萱藻多糖体外有抗血小板聚集作用，这与其硫酸基含量较高有关。萱藻注射剂对蛙下肢有扩张血管作用。萱藻注射液使离体豚鼠心脏冠脉流量增加。萱藻注射液给予犬，冠脉流量亦增加；并可使小鼠心肌营养性血流量增加，[86]Rb摄取能力增加。

【药性】《中国药用海洋生物》："咸，寒。"

【功用主治】《中国药用海洋生物》："清热解毒，软坚化痰。用于干咳，喉炎，甲状腺肿和颈淋巴结肿等。"

【用法用量】内服：煎汤，10～15 g。

【选方】1. 治干咳，喉炎　萱藻、鹅肠菜各 15 g，冰糖适量。煎服。

2. 治颈淋巴结肿及甲状腺肿　萱藻、海蒿子、夏枯草各 15 g。煎服。(1、2方出自《中国药用海洋生物》)

4901 萱草根 xuān cǎo gēn
《本草拾遗》

【异名】漏芦果、漏芦根果《滇南本草》，黄花菜根《山东中药志》。

【基原】为百合科萱花菜属植物萱草、北黄花菜、黄花菜、小黄花菜的根。

【原植物】1. 萱草 Hemerocallis fulva (L.) L.　又名：谖草《诗经》，鹿葱《南方草木状》，忘忧草、丹棘《崔豹《古今注》》，鹿剑《土宿本草》，芦葱《滇南本草》，疗愁《纲目》。

多年生草本，块根纺锤状，根茎短。叶基生，两列；叶片条形，下面呈龙骨状突起。花葶粗壮；蝎尾状聚伞花序组成圆锥状，有花6～12朵；苞片卵状披针形；花橘红色至橘黄色，具短花梗，雄蕊伸出，上弯；花柱伸出，上弯。蒴果长圆形。花、果期为5～7月。

全国各地常见栽培，秦岭以南各地区有野生的。

2. 北黄花菜 H. liliasphodelus L.〔H. flava (L.) L.〕　又名：野黄花菜《秦岭植物志》。

多年生草本。块根圆柱形或略纺锤形。叶线形。花茎高出叶面；花 4～9 朵，疏生成圆锥状。蒴果长约 2 cm。花期 6～8 月。

生于海拔 500～2 300 m 的草甸、湿草地、荒坡或灌丛下。分布于河北、山西、辽宁、黑龙江、江苏、山东、陕西、甘肃等地。

3. 黄花菜 H. citrina Baroni　参见"金针菜"条。

4. 小黄花菜 H. minor Mill.　多年生草本。高 35～60 cm。根丛生，长圆柱形，无膨大部分。叶线形。花茎与叶面等高或略高；花 1～3 朵，淡黄色，有香气，花序几乎不分枝。蒴果长 3～4.5 cm。花期 6～8 月。

生于沼泽地、湿地、林阴旁。分布于东北、河北、山西、江苏、江西、山东、陕西等地。

以上植物的嫩苗(萱草嫩苗)亦供药用，另设专条。

【栽培】生物学特性　喜

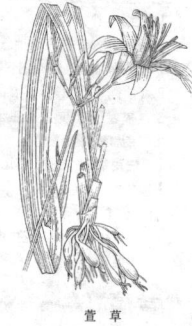

萱草

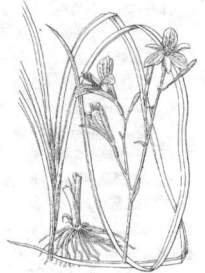

北黄花菜

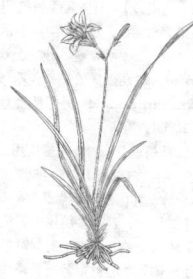

小黄花菜

繁殖方法　分株繁殖：于 10～11 月将 3～4 年生母株挖出，分成 3～6 株，每株须带有完整的芽头，按行距 1 m，株距 0.5 m 栽植。栽植穴深 0.3 m，先施基肥，盖浅细土，然后栽上，栽后覆土 4～5 cm，灌透水 1 次。分株也可在 3 月份进行。

田间管理　春、夏季松土除草 1～3 次，3～6 月，每月施 3～5 倍水的腐熟人畜粪肥。萱草喜湿润，要适时灌水。冬季叶片枯萎后将地上部割去，覆土一层，以便越冬。

【采收加工】花前期挖根，晒干。

【药材】萱草根 Hemerocallis Radix　萱草主产湖南、福建、江西、浙江等地；北黄花菜产于黑龙江、辽宁、河北、山西、陕西、甘肃、山东等地；黄花菜主产于江苏、浙江、山东、安徽、小黄花菜主产于黑龙江、吉林、辽宁、内蒙古。

性状　萱草根　根茎呈短圆柱形，长 1～1.5 cm，直径约 1 cm。有的顶端留有叶残基；根簇生，多数已折断。完整的根长 5～15 cm，上部直径 3～4 mm，中下部膨大成纺锤形块根，直径 0.5～1 cm，多干瘪抽皱，有多数纵皱及少数横纹，表面灰黄色或淡灰棕色。体轻，质松软，稍有韧性，不易折断；断面灰棕色或暗棕色，有多数放射状裂隙。气微香，味稍甜。

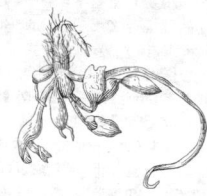

萱草根外形

黄花菜根　根茎类圆柱形，长 1～4 cm，直径 1～1.5 cm。根多数，长 5～20(～30)cm，直径 3～4 mm，有的根中下部稍膨大成棍棒状或略呈纺锤状。

小黄花菜　根较前两种细，根较细而多，长 5～15 cm，直径 2～3 mm，末端尖细，表面灰棕色或灰棕色，具细密横纹，偶见末端膨大成纺锤形小块根。具韧性，难折断，断面灰白色。

北黄花菜根　与小黄花菜根不易区分。

鉴别　(1) 根横切面：外皮层细胞 3～5 列，呈多角形，细胞壁增厚，木栓化及微木质化。皮层宽广，薄壁细胞排列疏松，有多数径向排列的裂隙。内皮层细胞扁小，凯氏点明显。中柱韧皮部束与木质部束各为

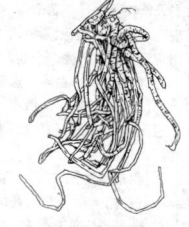

小黄花菜根外形

30 个左右，相间排列，木质部的原生导管直径小，后生导管直径大；髓较大。皮层及髓部薄壁组织中散布有稀少的草酸钙晶束。

小黄花菜根中柱韧皮部束与木质部束数目较少，各为 15～25 个。

(2) 取萱草根、黄花菜根、小黄花菜根粗粉(20 目筛)各 2 g，分别加 95%乙醇 10 ml，加热浸泡 30 分钟。取滤液 1 ml 于小试管中，加 5%氢氧化钠试液 2～3 滴，萱草根显红色，黄花菜根显极淡深的红色，小黄花菜根显红微褐色(蒽醌类反应)。

(3) 取上述滤液 1 ml，置蒸发皿中，在水浴上蒸干，残渣加冰醋酸 1 ml 溶解，然后加入醋酐 1 ml，滴入硫酸 1 滴，搅匀，观察颜色变化。萱草根呈黄→红→紫→绿→(变化速度甚快)；黄花菜根呈黄→红→紫→污绿→(变化速度较慢)；小黄花菜根呈黄→红→紫→污绿(变化速度甚慢)(甾体化合物反应)。

(4) 薄层色谱：取萱草根、黄花菜根、小黄花菜根 3 种萱草根粗粉(20 目筛)2 g，加 95%乙醇 20 ml，回流提取 1 小时，滤液浓缩至 5 ml，供点样。以大黄酸(0.5%无水乙醇液)、大黄素(0.5%氯

仿液)、大黄酚(0.5%氯仿液)为对照品。分别点于硅胶 G 板上。以氯仿-丙酮-环己烷(30∶30∶40)为展开剂。展距 13.5 cm。紫外光灯(254 nm)下观察，供试品色谱中在与对照品色谱相应位置处，显相同颜色的斑点，唯萱草根和黄花菜根的大黄素斑点稍淡(检查蒽醌类)。

【成分】 黄花菜含蒽醌类：大黄酚(chrysophanol)，黄花葱醌(hemerocal)，美决明子素甲醚(2-methoxyobtusifolin)，决明子素(obtusifolin)，芦荟大黄素(aloe-emodin)，大黄酸(rhein)。全草含萱草根素(hemerocallin)。

小黄花菜根含醌类：大黄酚(chrysophanol)，大黄酸(rhein)及1,8-二羟基-2-乙酰基-3-甲基萘(1,8-dihydroxy-2-acetyl-3-methyl-naphthalene)；又含天冬酰胺，甾类(sterol)，酚类(phenols)，氨基糖类，小萱草根素(mihemerocallin)，萱草(根)素(hemerocallin)，二十七烷(heptacosane)，萱草酮(hemerocallone)，β-谷甾醇(β-sitosterol)，γ-谷甾醇(γ-sitosterol)。

【药理】 毒性 本品毒性大，毒性主要集中在根部。小鼠中毒的表现为脑、脊髓白质部和视神经纤维素软化和髓鞘消失，灰质部的病变一般较轻。肝、肾细胞有不同程度的浊肿，肺脏有出血或斑块出血；犬与家兔的中毒表现为瞳孔散大，对光反射消失，下肢瘫痪和尿潴留等为致死亡。家兔在萱草根的毒性因产地不同而有很大差异，加热60℃以上，可使毒性减弱甚至破坏。萱草根口服在体内蓄积性大；黄连、黄柏可部分解除其毒性。

【炮制】 取原药材，除去茎叶等杂质。用清水快洗，取出，稍润，切中段，干燥，筛去灰屑。

饮片性状 本品为段状。根为扁圆形，直径 3～5 mm，外表皮灰黄褐色或灰褐色，具纵皱纹，有的具致密横致纹，切面黄褐色至黑褐色，多裂原。根茎呈圆柱形，外表皮棕褐色或深褐色，粗糙，具残留的簇生根及根茎。体轻，质稍韧。气微，味淡。

贮干燥容器内，置阴凉干燥处，防蛀。

【药性】 甘，凉，有毒。归脾、肝、膀胱经。
1.《本草拾遗》："凉，无毒。"
2.《滇南本草》："性寒，味甘，平。"
3.《雷公炮制药性解》："入脾、肺二经。"
4.《青岛中草药手册》："有毒。"

【功用主治】 清热利湿，凉血止血，解毒消肿。主治黄疸，水肿，淋浊，带下，衄血，便血，崩漏，瘰疬，乳痈，乳汁不通。
1.《本草拾遗》："治砂淋，下水气，主酒疸黄色通身者，捣绞汁服。"
2.《本草衍义》："治大热衄血。"
3.《滇南本草》："治乳结红肿硬痛，乳汁不通，乳痈，乳岩，攻痈疮。滇中产之，其性补阴血，止咳嗽，治崩漏，止大肠下血。"
4.《本草蒙筌》："咀和酒煎，为破脑伤风要药。"
5.《本草正》："治带、浊。"
6.《本草从新》："小便不通，酿水频饮甚良，遍身水肿亦效。"
7.《天宝本草》："散痒子，治瘰疬。"
8.《分类草药性》："滋阴补肾气，通女子血气，消肿，治小儿咳嗽。"
9.《青岛中草药手册》："清热解毒，止血消肿。主治黄疸，肺结核，尿路感染，衄血。"

【用法用量】 内服：煎汤，6～9 g。外用：捣敷。

【宜忌】 本品有毒，内服宜慎。不宜久服、过量，以免中毒。《浙江药用植物志》："大剂量服用可致失明。"

《选方》 1. 治大便后血 萱草根和生姜，油炒，酒冲服。《圣济总录》

2. 治男妇腰痛 漏芦根果十五个，猪腰子一个。水煎服三次。《滇南本草》

3. 治心痛诸药不效 用萱草根一寸，磨醋一杯，温服止。《医统大全》

4902 **萱草嫩苗** xuān cǎo nèn miáo 《日华子》

【基原】 为百合科黄花菜属植物萱草、北黄花菜、黄花菜、小黄花菜的嫩苗。

【原植物】 参见"萱草根"条。

【采收加工】 3～4月采收，鲜用。

【药理】 抗氧化作用 萱草叶提取物中的化合物体外能抑制脂质过氧化。

【性味】 《纲目》："甘，凉，无毒。"

【功用主治】 清热利湿。主治胸脯烦热，萱疸，小便短赤。
1.《日华子》："治小便赤涩，身体烦热，除酒疸。"
2.《本草图经》："利胸膈。"
3.《纲目》："消食，利湿热。"
4.《岭南采药录》："捣烂敷跌打瘀痛。"

【用法用量】 内服：煎汤，鲜者15～30 g。外用：捣敷。

4903 **萹蓄** biǎn xù 《本经》

【异名】 竹(《诗经》)，萹筑(《说文》)，蓄辩、萹蔓(《吴普本草》)，萹竹(《本草经集注》)，地萹蓄、编竹(《履巉岩本草》)，粉节草、道生草(《纲目》)，萹蓄蓼(《植物名实图考》)，百节、百节草、铁绵草(《新本草纲目》)。

【基原】 为蓼科蓼属植物萹蓄的全草。

【原植物】 萹蓄 *Polygonum aviculare* L.

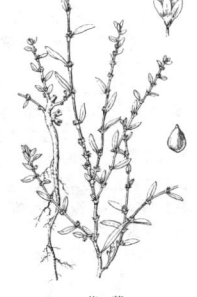

一年生或多年生草本，高 10～50 cm。全体被白色粉霜。茎平卧，基部分枝，绿色，具明显纵纹，无毛，基部圆柱形，幼枝具棱角。单叶互生，近无柄；托叶鞘抱茎，膜质；叶片窄长椭圆形或披针形，基部楔形，侧脉明显。花小，常 1～5 朵簇生于叶腋，花被绿色，5 裂，裂片椭圆形，边缘白色或淡红色，结果后呈覆瓦状包被果实；雄蕊 8，花丝短。瘦果三角状卵形，棕黑色至黑色，具不明显细纹及小点。花期 4～8 月，果期6～9月。

生于山坡、田野、路旁等处。分布于全国各地。

萹蓄

【栽培】 生物学特性 对气候的适应性强，寒冷山区或温暖平坝都能生长。土壤以排水良好的砂质壤土较好。

繁殖方法 种子繁殖：春季播种，畦宽 15 m。撒播或穴播均可。穴播行株距约 23 cm。

田间管理 苗高 7～10 cm 时匀苗，补苗，中耕除草，追肥 2 次。

病虫害防治 病害有锈病。

【采收加工】 在播种当年的 7～8 月生长旺盛时采收，齐地割取全株，晒干或鲜用。

【药材】 萹蓄 *Polygoni Avicularis Herba* 全国大部分地区均产，以东北及河北、河南、山西、湖北等地产量较大。

性状 本品茎呈圆柱形而略扁，有分枝，长 15～40 cm，直径 0.2～0.3 cm。表面灰绿色或棕红色，有细密微突起的纵纹；节部稍膨大，有浅棕色膜质的托叶鞘，节间长约 3 cm；质硬，易折断，断面髓部白色。叶互生，近无柄或具短柄；叶片多脱落或皱缩、破碎，完整者展平后呈披针形，全缘，两面均呈棕绿色或灰绿色。无臭，味微苦。

鉴别 (1) 粉末特征：灰绿色。叶上、下表皮细胞垂周壁近平直，平周壁有角质线纹。气孔主为不等式，副卫细胞3个。叶肉断面观为两面栅栏式，薄壁细胞含草酸钙簇晶，直径18～43 μm。

(2) 薄层色谱：取本品粉末5 g，加70%乙醇100 ml，盐酸5 ml，加热回流3小时，滤过，滤液作为供试品溶液。另取槲皮素对照品，加乙醇制成每1 ml含0.5 mg的溶液，作为对照品溶液。吸取供试品溶液5 μl、对照品溶液1 μl，分别点于同一以羧甲基纤维素钠为黏合剂的硅胶H薄层板上，以甲苯-醋酸乙酯-甲酸(5∶2∶1)为展开剂，展开，取出，晾干，喷以1%三氯化铝乙醇溶液，置紫外光灯(365 nm)下检视。供试品色谱中，在与对照品色谱相应的位置上，显相同颜色的荧光斑点。

【成分】 全草含黄酮类成分：槲皮素(quercetin)，萹蓄苷(avicularin)，槲皮苷(quercitrin)，牡荆素(vitexin)，异牡荆素(isovitexin)，木犀草素(luteolin)，鼠李素-3-半乳糖苷(rhamnetin-3-galactoside)，金丝桃苷(hyperin)等。还含香豆素类成分：伞形花内酯(umbelliferone)，东莨菪素(scopoletin)。又含酸性成分：阿魏酸(ferulic acid)，芥子酸(sinapic acid)，香草酸(vanillic acid)，丁香酸(syringic acid)，草木犀酸(melilotic acid)，对香豆酸(*p*-coumaric acid)，对羟基苯甲酸(*p*-hydroxybenzoic acid)，龙胆酸(gentisic acid)，咖啡酸(caffeic acid)，原儿茶酸(protocatechuic acid)，没食子酸(gallic acid)，对羟基苯乙酸(*p*-hydroxyphenyl acetic acid)，绿原酸(chlorogenic acid)，水杨酸(salicylic acid)，并没食子酸(ellagic acid)，右旋儿茶素(catechin)，草酸(oxalic acid)，硅酸(silicic acid)以及甲硫氨酸，脯氨酸，丝氨酸，苏氨酸，酪氨酸，苯丙氨酸，胱氨酸，精氨酸，缬氨酸，甘氨酸，亮氨酸，赖氨酸，异亮氨酸，色氨酸等。还含葡萄糖，果糖，蔗糖，水溶性多糖。

【药理】 1. 利尿作用 萹蓄全草浸剂仅有微弱利尿作用。而萹蓄煎剂1 g(生药)/kg或5 g(生药)/kg皮下注射，则对大鼠有极显著的利尿作用，但灌胃需20 g(生药)/kg才有明显作用，萹蓄的利尿作用生效较慢，无耐受性。给人0.2 g/kg(相当中医临床用量)无利尿作用。给大鼠皮下注射1 g(生药)/kg的利尿强度相当0.2 mg/kg的双氢氯噻嗪或0.05 g/kg的氨茶碱。20 g(生药)/kg或相当量的灰分均有显著利尿作用，利尿作用的有效成分可能是其所含钾盐。全草所含萹蓄苷0.5 mg/kg静脉注射对麻醉犬有利尿作用，34 mg/kg给大鼠灌胃或注射均有明显利尿作用，但其强度不如氨茶碱。

2. 降压作用 萹蓄浸剂、煎剂或乙醇提取物静脉注射，对猫、兔和犬均有降压作用。萹蓄苷对麻醉犬有降压作用，但作用持续时间短，且易产生耐受性。萹蓄全草提取物对血管紧张素转化酶(ACE)有非竞争性抑制作用，可能与萹蓄的降压作用有关。

3. 抗微生物作用 萹蓄对痢疾杆菌有一定抗菌作用。25%浓度时能抑制福氏痢疾杆菌Ⅵ型及宋内痢疾杆菌的生长。萹蓄抗痢疾杆菌的作用与浓度相关，4%时的抑制率为15.45%、100%时的抑制率为53.77%，其临床疗效与氯霉素相似。此外，1∶10的萹蓄浸剂对疮癣菌和羊毛状小芽胞菌等有抗真菌作用。

4. 其他作用 萹蓄提取物能增强羧基肽酶A的活性。萹蓄所含牡荆素和鼠李素-3-半乳糖苷对人血小板聚集有抑制作用；所含木犀草素等对人的血小板聚集因实验条件不同，具有抑制或加强作用。

毒性 10%～20%浸剂对猫、兔静脉注射的最小致死量为20 ml/kg，1∶4煎剂为20 ml/kg，水提取物对小鼠腹腔注射的最小致死量为10 ml/kg。萹蓄作为牧草，对马和羊有毒，可引起皮炎及胃肠功能紊乱，鸽对萹蓄的毒性作用最敏感。

【炮制】 取原药材，除去杂质，抢水洗净，润软，切段，干燥。

饮片性状 为不规则的段，茎圆柱形，略扁。表面红棕色或灰绿色，有细密微突起的纵纹，节部稍膨大，有浅棕色薄膜状的托叶鞘，质硬，切面有白色髓。叶片皱缩破碎，两面均呈棕绿色或灰绿色。无臭，味微苦。

贮干燥容器内，置通风干燥处。

【药性】 苦，微寒。归膀胱、大肠经。

1.《本经》："味苦，平。"

2.《药性论》："味甘。"

3.《滇南本草》："性寒，味苦。"

4.《本草汇言》："味苦、兼涩、微甘，气平，无毒。降也，入足太阳膀胱经。"

5.《要药分剂》："入胃、膀胱二经。"

6.《本草再新》："入脾、肾二经。"

7.《本草用法研究》："入胃、膀胱、脾、肺四经。"

【功用主治】 利水通淋，杀虫止痒。主治淋证，黄疸，带下，泻痢，蛔虫病，蛲虫病，钩虫病，妇女阴蚀，皮肤湿疮，疥癣，痔疾。

1.《本经》："主浸淫，疥瘙疽痔，杀三虫。"

2.《别录》："疗女子阴蚀。"

3.《本草经集注》："煮汁与小儿饮，疗蛔虫有验。"

4.《药性论》："与小儿服，主蛔虫等咬心心痛，面青口中沫出临死者"；"主患痔疾"；"治热黄"；"恶丹石毒发冲目肿痛，又敷热肿效。"

5.《履巉岩本草》："治霍乱吐泻不止，除积热，利小水。"

6.《宝庆本草折衷》："治下焦结热诸淋，小便赤涩，妇人经闭，及下水气。"

7.《滇南本草》："利小便，治五淋白浊，热淋，瘀精，开关窍。"

8.《贵州民间方药集》："治小儿疳积，消腹胀。"

【用法用量】 内服：煎汤，10～15 g；或入丸、散；杀虫单用30～60 g，鲜品捣汁饮50～100 g。外用：煎水洗、捣烂敷或捣汁搽。

【宜忌】 脾胃虚弱及阴虚患者慎服。

1.《本草汇言》："如胃弱脾虚而作黄疸，阴虚而致淋闭者，宜详用之。"

2.《得配本草》："多服泄精气。"

3.《本草求真》："不能益人，勿常用也。"

【选方】 1. 治尿道炎，膀胱炎 鲜萹蓄60 g，鲜车前草30 g。捣烂绞汁。分2次服。(《福建药物志》)

2. 治尿路结石 萹蓄、活血丹(金钱草)各15 g，水煎服；或萹蓄、海金沙藤、车前草各30 g，水煎服。(《浙江药用植物志》)

3. 治乳糜尿 鲜萹蓄30～60 g，加鸡蛋1～2只，生姜适量。水煎，食蛋服汤。(《浙江药用植物志》)

4. 治黄疸 鲜萹蓄30～60 g，黄蚬250 g。水煎，当茶饮。(《福建药物志》)

5. 治白带 鲜萹蓄90 g，细叶艾根45 g，粳米90 g，白糖30 g。先将粳米煮取米汤，再入各药，煎汁，去渣，加白糖。空腹服，每日1剂。(《浙南本草新编》)

6. 治泻痢、血痢 用萹竹汁四合，蜜一合和，顿服之。(《普济方》)

7. 治蛔虫病，蛔虫等咬心痛，面青，口中沫出 (萹蓄)十斤。细锉，以水一石，煎去滓，成煎如饴。空心服，虫自下皆尽，止。(《药性论》)

8. 治小儿蛲虫攻下部痒 萹竹叶一握。切，以水一升，煎取五合，去滓。空腹饮之，虫即下。用其汁煮粥亦佳。(《食医心镜》)

9. 治疥癣、湿疮瘙痒、妇女外阴瘙痒 萹蓄适量，煎水外洗。(《浙江药用植物志》)

10. 痔疮，外阴糜烂，肛门湿疹 萹蓄60 g，白矾15 g。煎水外洗。(《内蒙古中草药》)

11. 治痔疮 以萹蓄根叶捣汁，服一升，一两服差。(《外台》引《必效方》)

12. 治小儿夜啼　鲜蒟蒻 15～21 g，蝉蜕 3～5 个。水煎冲糖服。《福建药物志》

【临床报道】　1. 治疗菌痢　用鲜蒟蒻 250 g（干品 50 g，小儿酌减）加水煎服，每日 3 剂，4～7 日为 1 个疗程。临床症状消失后，继续治疗 4 日，方可停药。共治菌痢 101 例，结果：治愈（临床症状消失，大便正常，镜检白细胞阴性）86 例（占 85.15%），有效（临床症状明显减少，大便次数减少 9 例（占 8.91%），无效 6 例，总有效率达 94.06%。平均治愈时间为 2.86 日。

2. 治疗阴囊鞘膜积液　用蒟蒻、生薏苡仁各 30 g，加水 500 ml 煎汤，每日 1 剂，早晚各服 1 次。观察 50 例，除 4 例治疗 7 日肿大缩小 2/3，继续用药无显效外，其余 46 例积液消失，检查正常，疗程为 7～12 日，平均 6.2 日。

3. 治疗非胰岛素依赖型糖尿病　治疗组 25 例，用消渴丸 5～10 粒口服，蒟蒻 5 g，开水泡饮，均每日 2 次。对照组 21 例，用消渴丸 5～10 粒口服，降糖灵 25～50 mg，均每日 3 次。空腹血糖正常后，用消渴丸 5 粒，降糖灵 25 mg，均每日 2 次。结果：治疗组显效 12 例，好转 9 例，无效 4 例，总有效率 84.0%；对照组分别为 6 例、8 例、7 例，总有效率 66.7%。两组对比有显著性差异（$P < 0.01$）。

【各家论述】　1.《本草汇言》：“蒟蒻，其性直遂下行，故本草治五淋癃闭，黄疸疥疮，小儿疳蚀，女人阴蚀诸疾。凡属湿热壅闭为患，如物扁常不易藏，蒟而不出者，此药推而下流，使淋者止，闭者通。疳黄者散，疮疥者净，而疳蚀阴蚀，必自已矣。”

2.《本草正义》：“蒟蒻，《本经》、《别录》皆以祛除湿热为治，浸淫疥疮、瘙疡、阴蚀、三虫，皆湿热为病也。后人以其泄化湿热，故并治渡溷淋淋。濒湖以治黄疸、霍乱，皆即清热利湿之功也。若湿热疮疡，浸淫痛痒，红肿四溢，脓水淋漓等证，尤其专职。”

4904 韩信草 hán xìn cǎo 《生草药性备要》

【异名】　大力草、耳挖草《生草药性备要》，金茶匙《本草求原》，印度黄芩《泉州本草》，大叶半枝莲、笑花草《广西中草药》，半枝莲《陕甘宁青中草药选》，铁灯盏《全国中草药汇编》。

【基原】　为唇形科黄芩属植物韩信草的全草。

【原植物】　韩信草 *Scutellaria indica* L.

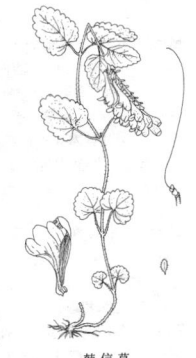

多年生草本，高 10～37 cm，全株被毛。叶对生；有叶柄；叶片草质至坚纸质，心状卵圆形至椭圆形，两面密生细毛。花轮有花 2 朵，集成偏侧的顶生总状花序；苞片卵圆形；小梗基部有 1 对叶状小苞片；花萼钟状，具 1 囊片，全缘，萼筒背生 1 囊状鳞片；花冠蓝紫色，2 唇形，上唇先端微凹，下唇有 3 裂片，中裂片圆状卵圆形；雄蕊 2 对；花柱细长，子房光滑，4 裂。小坚果横生，卵形，有小瘤状突起。花期 4～5 月，果期 6～9 月。

生于海拔 1 500 m 以下的山地或丘陵地、疏林下，路旁空地及草地上。分布于江苏、浙江、安徽、福建、江西、河南、湖南、广东、广西、四川、贵州、云南、陕西、台湾等地。

韩信草

【采收加工】　5～7 月采收，鲜用或晒干。

【成分】　根含黄酮类成分：高山黄芩苷（scutellarin）、半枝莲种素（rivularin）、半枝莲素（scutevurin）、汉黄芩素（wogonin）、山姜

素（alpinetin）、小豆蔻查耳酮（cardamonin）、汉黄芩素 7-O-葡萄糖醛酸苷（wogonin 7-O-glucuronide）、5，7，2′-三羟基-8-甲氧基黄烷酮（5，7，2′-trihydroxy-8-methoxyflavanone）、5，7，2′-三羟基黄烷酮（5，7，2′-trihydroxyflavanone）、5，7，2′-三羟基-5-二甲氧基黄烷酮（5，2′，5′-trihydroxy-7，8-dimethoxyflavanone）、5，2′-三基-7，8′-三甲氧基黄烷酮（5，2′-di-hydroxy-7，8′-trimethoxyflavanone 2′-O-β-glucuronopyranoside）、5，7-二羟基-8，2′-二甲氧基黄酮 7-O-β-吡喃葡萄糖醛酸苷（5，7-dihydroxy-8，2′-dimethoxyflavone 7-O-β-glucuronopyranoside）、5，2′-二羟基-7，8，6′-三甲氧基黄烷酮（5，2′-dihydroxy-7，8，6′-trimethoxyflavanone）、5，2′-三羟基-6，7，6′-trimethoxyflavanone）、5，7-二羟基-8，2′-二甲氧基黄酮（5，7-dihydroxy-8，2′-dimethoxyflavone）、5，2′-三羟基-7，8-二甲氧基黄酮（5，2′-dihydroxy-7，8-dimethoxyflavone）、5，7，4′-三羟基-8-甲氧基黄烷酮（5，7，4′-trihydroxy-8-methoxyflavone）、5-羟基-7，8，6′-三甲氧基黄烷酮-2′-O-葡萄糖醛酸苷正丁酯（5-hydroxy-7，8，6′-trimethoxyflavanone-2′-O-glucuronide Bu ester）、5-羟基-8，2′-二甲氧基黄酮 7-O-β-D-吡喃葡萄糖苷（5-hydroxy-8，2′-dimethoxyflavone 7-O-β-D-glucopyranoside）、5，5′-二羟基-7，8-二甲氧基黄烷酮-2′-O-β-D-吡喃葡萄糖苷（5，5′-dihydroxy-7，8-dimethoxyflavanone-2′-O-β-D-glucopyranoside）、5-羟基-7，8，2′，6′-四甲氧基黄烷酮（5-hydroxy-7，8，2′，6′-tetramethoxyflavanone）、5-羟基-6，7，2′，6′-四甲氧基黄烷酮（5-hydroxy-6，7，2′，6′-tetramethoxyflavanone）。地上部分含白杨素（chrysin）、芹菜素（apigenin）、木犀草素（luteolin）、高山黄芩素（scutellarein）、异高山黄芩素（isoscutellarein）、高山黄芩苷、白杨素 7-O-葡萄糖醛酸苷（chrysin 7-O-glucuronide）、芹菜素 7-O-葡萄糖醛酸苷（apigenin 7-O-glucuronide）、异高山黄芩素 8-O-葡萄糖醛酸苷（isoscutellarein 8-O-glucuronide）、高山黄芩素 7-O-β-D-吡喃葡萄糖苷（scutellarein 7-O-β-D-glucopyranoside）、5，6，7，3′，4′，5′-七甲氧基黄烷酮（5，6，7，3′，4′，5′-heptamethoxyflavanone）。此外还含 5 种查耳酮：2′-羟基-2，3，4，5，6′-六甲氧基查耳酮（2′-hydroxy-2，3，4，5，6′-heptamethoxychalcone）、2′-羟基-3，4，5，6′-八甲氧基查耳酮（2，3，4，5，2′-octamethoxychalcone）、2′-羟基-2，3，4，5，6′-五甲氧基查耳酮（2′-hydroxy-2，3，4，5，6′-pentamethoxy-4′，5′-methylenedioxychalcone）、2，3，4，5，6′-六甲氧基-4′，5′-亚甲二氧基查耳酮（2，3，4，5，6′-hexamethoxy-4′，5′-methylenedioxychalcone）、2，2′-二羟基-3，4，5′，6′-四甲氧基-4′，5′-亚甲二氧基查耳酮（2，2′-dihydroxy-3，4，5′，6′-tetramethoxy-4′，5′-methylenedioxychalcone）。还含酚性成分、氨基酸、有机酸。

【药理】　抗病毒、抗肿瘤作用　韩信草水提取物抑制人呼吸道合胞体病毒。韩信草中的化合物体外对白血病细胞株 L_{4210}、HL-60 和 K_{562} 细胞等均有细胞毒性。

【炮制】　取原药材，除去杂质，抢水洗净，沥干水，切中段，干燥，筛去灰屑。

饮片性状　为根、茎、叶、花、果混合的段状。全体被毛，根纤细。茎方柱形，灰绿色。叶片较厚，皱缩，灰绿色或暗紫色。花偏向一侧。果实淡棕色，卵圆形。气微，味微苦。贮干燥容器内，置通风干燥处。

【药性】　辛、苦，寒。归心、肝、肺经。
1.《生草药性备要》：“味辛，性平。”
2.《本草求原》：“甘、苦平。”
3.《贵阳民间药草》：“苦，寒，无毒。”

【功用主治】　清热解毒，活血散血。主治痈肿疔毒，肺痈，肠痈、瘰疬、毒蛇咬伤，肺热咳喘，喉痹，筋骨疼痛，吐血、便血，

跌打损伤，皮肤瘙痒。

1.《生草药性备要》：“治跌打，蛇伤，祛风散血，壮筋骨，消肿。浸酒妙。”

2.《贵阳民间药草》：“平肝清热。治肝火旺，烦躁。”

3.《陕甘宁青中草药选》：“清热解毒，抗癌。”

【用法用量】内服：煎汤，10～15 g；或捣汁，鲜品 30～60 g；或浸酒。外用：捣敷；或煎汤洗。

【宜忌】《广西中草药》：“孕妇慎服。”

【选方】1. 治痈疽，无名肿毒　韩信草和白糖捣烂外敷；另用六棱菊草 30 g。水服。《福建药物志》

2. 治蝮蛇、蕲蛇咬伤　韩信草全草捣烂取汁 60 g，加热黄酒 200 g 冲服，盖被发汗取汗。药渣捣烂敷患处。

3. 治瘰疬　韩信草全草连根 15 g。加水煮汁，以药汁同鸡蛋 2 个煮服。(2、3 方出自江西《草药手册》)

4. 治小儿高热抽搐　韩信草 30～60 g。灯心为引，水煎服。《江西草药》

5. 治肺热咳嗽　(印度黄芩)鲜全草 90 g。煎汤代茶，频服。《泉州本草》

6. 治一切咽喉诸症　(印度黄芩)鲜全草 30～60 g。捣，绞汁，调蜜服。《泉州本草》

7. 治急、慢性尿路感染　韩信草、海金砂各鲜用 31 g。水煎服，每日 1 剂，分 2 次服。《福建药物志》

8. 治白浊，白带　韩信草干全草 30 g。水煎，或加猪小肠同煎服。《福建中草药》

9. 治全身筋骨痛　韩信草 120 g，红枣 2 个，猪瘦肉 200 g。水炖，服汤食肉。《江西草药》

10. 治便血，吐血　(韩信草)全草 12～15 g。水煎，冲黄酒、红糖服。(江西《草药手册》)

11. 治跌打损伤　(印度黄芩)鲜全草，猪肉，酒各 12 g。合炖服。《泉州本草》

4905 戟叶石韦《西藏常用中草药》 jǐ yè shí wéi

【异名】戟叶瓦韦《中国药用孢子植物》。

【基原】为水龙骨科宽带蕨属植物宽带蕨的全草。

【原植物】宽带蕨 *Platygyria waltonii* (Ching) Ching et S. K. Wu[*Neochiropteris waltonii* Ching]

植株高约 10 cm。根茎横生，被卵圆形披针形筛孔透明的鳞片，边缘有刺状长齿。叶疏生；叶柄、叶片戟形，基部戟状或三叉，有时二叉；裂片宽 8～16 mm，中间一片最长，先端钝尖，全缘，叶草质，光滑，幼时背面疏被与根状茎上同样的鳞片；中脉两侧小脉网状，在中脉与叶边之间形成 3～4 行网眼，内藏小脉单一或分叉。孢子囊群近圆形分离，在中脉两侧各成 1 行，隔丝棕色，五角形，盾状着生，边缘有不规则撕裂，孢子椭圆形，表面近光滑。

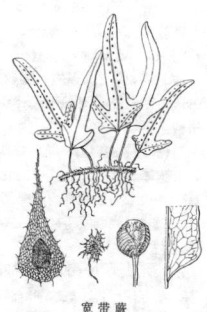

宽带蕨

生于海拔 3 500～4 600 m 的河谷石缝中。分布于西藏地区。

【采收加工】全年均可采收，鲜用或晒干用。

【药性】《西藏常用中草药》：“性平，味辛、甘。”

【功用主治】《西藏常用中草药》：“利水通淋，清泄肺热。主治肾炎水肿，泌尿道感染，尿路结石，肺热咳嗽，咯血，支气管哮喘，咽喉炎等症。”

【用法用量】内服：煎汤，5～15 g。

【选方】1. 治肺热咳嗽　戟叶瓦韦 12 g。煎服。

2. 治肾炎水肿，泌尿系感染　戟叶瓦韦 9 g，车前草 15 g，海金沙 6 g。煎服。

3. 治尿道结石　戟叶瓦韦 12 g，金钱草 15 g，海金沙 6 g。煎服。(1～3 方出自《中国药用孢子植物》)

4906 朝鲜当归《长白山植物药志》 cháo xiān dāng guī

【异名】土当归《吉林中草药》。

【基原】为伞形科当归属植物朝鲜当归的根。

【原植物】朝鲜当归 *Angelica gigas* Nakai 又名：大独活《东北植物检索表》，野当归(吉林)。

多年生高大草本，高 1～2 m。根圆锥形，有支根数个，灰褐色。茎粗壮，中空，紫色，有纵深沟纹。叶二至三回三出式羽状分裂。复伞形花序近球形，花序梗、伞辐和花柄均有短糙毛；总苞片 1 至数片，膨大成囊状，深紫色，花蕾则包裹着花序，呈球形；小伞形花序密集成小球形；花瓣倒卵形，深紫色；雄蕊暗紫色；花柱基短圆锥形，花柱短。果实卵圆形，幼时紫红色，成熟后黄褐色，背棱隆起，侧棱翅状。花期 7～9 月，果期 8～10 月。

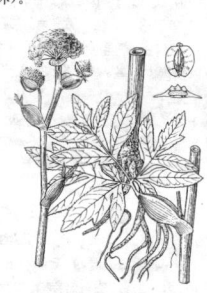

朝鲜当归

生于海拔 1 000 m 以上的高山山坡、沟旁、林缘、林下。分布于东北地区各地。

【采收加工】未开花前及秋后枯萎时采挖，晒干。

【药材】朝鲜当归 *Angelicae Gigatis Radix* 产吉林延边、蛟河、抚松、浑江等地。

性状　根头部短粗，长 2～5 cm，直径 2～3 cm。表面暗灰褐色具横环纹，顶部有叶基残缺，下面生有数个支根。支根长 5～15 cm，直径 0.5～1 cm。表面有纵皱纹及多数横向突起的皮孔状瘢痕，并可见渗出的棕褐色黏稠的树脂样物质。质脆，断面皮部灰白色，木部黄白色。气芳香，味微甜而后辛、苦。

【成分】地上部分含朝鲜当归醇(gigasol)。根含伞形花内酯(umbelliferon)；香柑内酯(bergapten)；欧前胡内酯(imperatorin)，异欧前胡内酯(isoimperatorin)；花椒毒素(xanthotoxin)，蒿属香豆素(scoparone)，二氢山芹醇当归酸酯(columbianadin)，紫花前胡苷元(nodakenetin)，花椒毒酚(xanthotoxol)，紫花前胡醇(decursinol)，东莨菪素(scopoletin)，紫花前胡苷(nodakenin)，紫花前胡素(decursin)，7-去甲基软木花椒素(7-demethylsuberosin)，二氢山芹醇(columbianetin)，紫花前胡醇当归酸酯(decursinol angelate)，白花前胡酮(peucedanone)。根的挥发油主要含 α-蒎烯(α-pinene)，月桂烯(myrcene)。对聚伞花素(p-cymene)。植物体还含挥发性成分：亚丁基苯酞(butylidenephthalide)，藁本内酯(ligustilide)，正丁基苯酞(butylphthalide)，阿魏酸(ferulic acid)，烟酸(nicotinic acid)。

【药理】1. 对学习记忆能力的影响　小鼠长期自由饮用含朝鲜当归乙醇提取物的水或食用含前胡醇的食团，降低 β-淀粉样蛋白 1-42 对被动回避反应的损害。紫花前胡醇还对 β-淀粉样蛋白 1-42 引起的空间运动能力的下降有减轻作用，提示朝鲜当归对Alzheimer(一种老年痴呆症)疾病引起的记忆损伤有防治作用。紫花前胡素腹腔注射，减轻小鼠东莨菪碱引起的记忆障碍，抑制海马回乙酰胆碱酯酶活性。

2. 镇痛、镇静作用　朝鲜当归甲醇提取物口服对小鼠热板法甩尾法和醋酸扭体实验中有镇痛作用，减轻甲醛引起的疼痛反应。甲醇提取物口服使给予 α-肿瘤坏死因子、γ-干扰素、1β-白介素的小鼠不出现舔抓咬反应,抑制 P 物质、辣椒辣素引起的疼痛反应,减轻谷氨酸盐、海人草酸等导致的疼痛反应,有中枢镇痛作用,特别对炎性疼痛有效。朝鲜当归根中的紫花前胡素和紫花前胡醇有镇静作用,能抑制咖啡因钠苯甲酸酯预处理后小鼠的自主活动。

3. 抗肿瘤作用 紫花前胡素、紫花前胡醇当归酯对多种人肿瘤细胞有细胞毒性,但对正常成纤维细胞毒性较小,体外能激活蛋白激酶 C。紫花前胡醇当归酯、紫花前胡素腹腔注射对荷肉瘤 S_{180} 小鼠能延长生存期限,减轻瘤重和体积。

4. 对免疫功能的影响 一种多糖(angelan)能激活非特异性免疫的巨噬细胞和自然杀伤细胞,然后影响辅助性 T 细胞,增加 IL-2、IL-4、IL-6 和 γ-IFN 表达。Angelan 可促进 B 淋巴细胞增殖,增加抗体产生,在体内体外均能提高 T 细胞依赖性的免疫反应。Angelan 处理小鼠巨噬细胞株 RAW 264.7,激活细胞外信号调节激酶 1、2 和 p38,通过 CD14、CR3 膜受体和 p38 激酶诱导 NF-kappa B/Rel 激活,诱生诱导型一氧化氮合酶(iNOS)、IL-1β 和 TNF-α 转录表达。也有报道朝鲜当归中的聚乙烯类物质,抑制 iNOS 表达,抑制脂多糖激活的 RAW264.7 细胞产生 NO。

5. 其他作用 紫花前胡醇当归酯体外抑制花生四烯酸等诱导的血小板聚集。紫花前胡醇当归酯、紫花前胡素体外抑制枯草芽胞杆菌。紫花前胡醇体外抑制乙酰胆碱酯酶活性。

【药性】辛,温。

【功用主治】《吉林中草药》:"除风和血。治关节痛,闪挫。"

【用法用量】内服:煎汤,10~15 g。外用:煎汤洗。

【选方】1. 治关节肿痛 土当归 15 g,黄柏 12 g,苍术 15 g。水煎,日服 2 次。

2. 治闪挫,肿痛 土当归 30 g,荆芥 30 g,葱白 5 个。煎汤洗患部。(1、2 方出自《吉林中草药》)

4907 朝鲜崖柏 cháo xiān yá bǎi 《长白山植物药志》

【基原】为柏科崖柏属植物朝鲜崖柏的枝叶。

【原植物】参见"朝鲜崖柏仁"条。

【采收加工】秋末果熟后采收,除去种壳备用。

【药材】朝鲜崖柏 *Thujae Koraionsis Cacumen* 主产于吉林。

性状 大枝平展,小枝扁平,互生,排成一平面。鳞形叶二型,交互对生,4 个成一节,位于小枝上下两面的 1 对紧贴;小枝下面鳞片略带白粉。气微,味微涩。

【成分】叶挥发油中含 α-蒎烯(α-pinene),茴香酮(fenchone)及侧柏酮(thujone)。

【药性】苦,涩,寒。

【功用主治】《长白山植物药志》:"凉血止血,祛痰止咳,止痢。主治吐血、衄血、便血,月经出血;急、慢性菌痢;慢性支气管炎,百日咳。"

【用法用量】内服:煎汤,10~20 g。

【选方】治血热妄行吐血、衄血、崩漏、尿血 (长白)侧柏叶焙炭为末,每服 5~10 g,每日 2~3 次。《长白山植物药志》

4908 朝天委陵菜 cháo tiān wěi líng cài 《河北中草药》

【异名】涝洼筋(《青岛中草药手册》)。

【基原】为蔷薇科委陵菜属植物朝天委陵菜的全草。

【原植物】朝天委陵菜 *Potentilla supina* L.(*P. parodoxa* Nutt.)又名:背铺委陵菜(《兰州植物志》),野金梅草、野香芳、鸡毛菜(《东北草本植物志》),地榆子(《江苏植物志》),老鹳筋(《云南种子植物名录》)。

一年生或二年生草本,长 20~50 cm。植株多分枝,矮铺散。

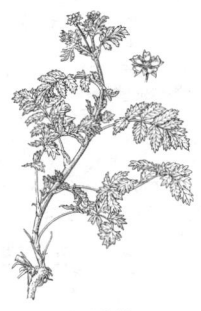

主根细,有疏侧根;基生叶羽状复叶,有小叶 2~3 对,互生或对生;叶柄被疏柔毛或脱落近无毛,小叶无柄;托叶膜质,褐色;小叶片长圆形或倒卵长圆形。基部楔形,边缘有圆钝或缺刻状锯齿,两面绿色;茎生叶与基生叶相似,向上小叶对数逐渐减少。花两性;单披侧生或顶生;花瓣 5,倒卵形,先端微凹,黄色;花柱近顶生。瘦果长圆形,先端尖。表面具脉纹。花、果期 3~10 月。

朝天委陵菜

生于海拔 100~2 000 m 的田边、荒地、河岸沙地、草甸、山坡湿地。分布于华北、东北、华东、西南、西北及河南、湖北、湖南、广东、西藏等地。

【采收加工】6~7 月枝叶茂盛时采割,扎成把晒干。

【药理】抗菌作用 朝天委陵菜体外对金黄色葡萄球菌、表皮葡萄球菌有抑制作用。

【药性】甘、酸、寒。

1.《青岛中草药手册》:"性寒,味甘、酸。"

2.《河北中草药》:"甘、酸,平。"

3.《长白山植物药志》:"淡、凉。"

【功用主治】凉血止血,收敛止泻,滋阴益肾。主治吐血,尿血,便血,血痢,泄泻,须发早白,牙齿不固。

1.《青岛中草药手册》:"收敛止泻。主治腹泻。"

2.《河北中草药》:"凉血止血,滋阴益肾。用于吐血,尿血,便血,血痢,须发早白,牙齿不固。"

3.《长白山植物药志》:"滋补,收敛,清热,止血。主治肠炎,痢疾,各种出血,感冒发热。"

【用法用量】内服:煎汤,6~15 g。外用:煎汤熏洗。

【选方】1. 治小儿腹泻 涝洼筋适量,水煎,烫洗脚。

2. 治宫颈癌症 涝洼筋 15~30 g。水煎,熏洗局部;同时内服同量。(1、2 方出自《青岛中草药手册》)

4909 朝鲜崖柏仁 cháo xiān yá bǎi rén 《长白山植物药志》

【异名】长白侧柏仁、柏子仁(《长白山植物药志》)。

【基原】为柏科崖柏属植物朝鲜崖柏的种仁。

【原植物】朝鲜崖柏 *Thuja koraiensis* Nakai 又名:长白侧柏(《东北木本植物图志》),朝鲜柏(《中国东北裸子植物研究资料》)。

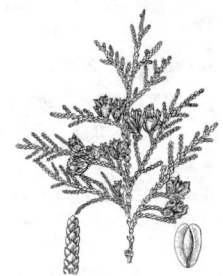

乔木,高达 10 m,胸径 30~75 cm。幼树树皮红褐色,平滑,有光泽;老树树皮灰红褐色,浅纵裂。枝条平展或下垂,树冠圆锥形。叶鳞形,先端钝或微凹,背面有凹点或不明显的腺点;下部的鳞叶有白粉。球果椭圆状球形,长 9~10 mm,径 6~8 mm,熟时深褐色;种鳞 4 对,交叉对生,薄木质,下部 2~3 对,各有 1~2 种子。种子椭圆形,扁平,长约 4 mm,宽 1.5 mm,两侧有翅。

朝鲜崖柏

生于海拔 700~1 400 m 湿润、富有腐殖质的谷地,但在山脊及裸露的岩石缝中也能生长。分布于吉林延吉和长白山等地。

本植物的枝叶(朝鲜崖柏)亦供药用,另设专条。

【采收加工】 秋末球果熟后采收，除去种壳备用。

【药性】 《长白山植物药志》："甘，辛，平。"

【功用主治】 《长白山植物药志》："主治神经衰弱，心悸，不眠，遗精，多汗，津虚便秘。"

【用法用量】 内服：煎汤，5～20 g；或入丸、散。

【选方】 1. 治心血亏虚，惊悸不寐　柏子仁 12 g，酸枣仁 12 g，五味子 6 g，远志 6 g。水煎服。

2. 治津虚便秘　柏子仁、松子仁、火麻仁各 10 g。水煎服。或为蜜丸，每服 10～15 g。(1、2 方均出自《长白山植物药志》)

4910 朝鲜一枝黄花 cháo xiān yī zhī huáng huā 《长白山植物药志》

【异名】 朝鲜一枝黄蒿、一枝黄花（《长白山植物药志》）。

【基原】 为菊科一枝黄花属植物钝苞一枝黄花的全草。

【原植物】 钝苞一枝黄花 Solidago paci fica Juz.〔S. virgaurea L. var. coreana Nakai〕

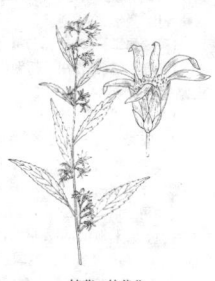

多年生草本，高达 1 m。根茎粗壮。茎直立，不分枝。叶互生；叶片长椭圆形或披针形，下部茎叶具翅长叶柄；上部茎叶小；叶两面无毛，光滑。头状花序较小，茎上部短花序排成伞房状花序，伞房花序沿茎排成总状花序式；总苞片 3～4 层，长 4～6 mm，长椭圆形或倒长披针形，先端圆形或圆钝；舌状花长约 5 mm。瘦果，长 2 mm，无毛。花果期 8～10 月。

钝苞一枝黄花

生于山坡草地，林缘或林下。分布于河北、辽宁、吉林、黑龙江。

【采收加工】 7～9 月采收，鲜用或切段晒干。

【药性】 《长白山植物药志》："辛，苦，凉。"

【功用主治】 《长白山植物药志》："清热解毒，化痰平喘，止血消肿。主治感冒发热，咽喉肿痛，支气管炎，喘息，肺炎，肺结核咯血，急、慢性肾炎，血尿，子宫出血。外用治痈肿疔毒，乳腺炎，毒蛇咬伤。"

【用法用量】 内服：煎汤，10～30 g。外用：鲜品捣敷；或煎浓汁搽。

【选方】 1. 治小儿喘息性气管炎　一枝黄花 15～30 g，酢酱草 15～30 g，地龙 6 g，枇杷叶 6 g。水煎服。

2. 治肺结核咯血　一枝黄花 60 g，冰糖适量。水煎服。每日 1 剂，分 2 次服。(1、2 方均出自《长白山植物药志》)

4911 棒棒木 bàng bàng mù 《新医药研究》

【基原】 为榆科朴属植物小叶朴的树干、枝条。

【原植物】 小叶朴 Celtis bungeana Bl. 又名：黑弹树、光皮朴《东北经济树木图说》，白麻子《中国经济植物志》，黑弹木《全国中草药汇编》。

落叶乔木。幼枝无毛。叶互生；有叶柄，长 5～10 mm；无托叶；叶片卵形至椭圆圆形，先端渐尖，基部阔楔形，叶片边缘有锯齿，上面无毛，下面仅脉腋常有柔毛。核果单生于叶腋，球形，直径 4～7 mm，紫黑

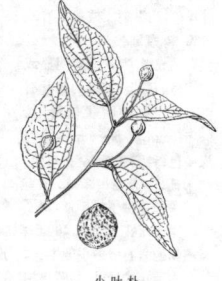

小叶朴

色，果核平滑。花期 4～5 月，果熟期 8～10 月。

生于低山、丘陵地区。分布于华北、西南及河北、山西、辽宁、江苏、浙江、安徽、江西、山东、湖北、湖南、广西、西藏、陕西、甘肃等地。

【采收加工】 6～7 月砍割枝条，切薄片，或或树干刨成薄片，晒干。

【药材】 棒棒木 Celtis Bungeanae Caulis　产于辽宁、河北、陕西、山西、山东、浙江、湖北、云南等地。

性状　树干多刨成薄片状，外表面灰色，平滑。茎枝圆柱状，灰褐色，有光泽；断面色白，纹理致密；质坚硬。气微香，味微苦。

【成分】 茎含挥发油，糖类，羟基桂皮酰胺的衍生物，生物碱。树皮和心材含生物碱，皂苷，β型强心苷，不饱和甾醇，内酯，挥发油，脂肪和糖类。

【药理】 1. 止咳、祛痰作用　小鼠腹腔注射棒棒木水煎剂、醚提取物及挥发油部分（氨水喷雾引咳法）均有止咳作用。棒棒木分离出来的 N-对羟基苯乙基-对羟基桂皮酰胺也有止咳作用。棒棒木水煎剂以及醚、氯仿和乙醇提取物腹腔注射在小鼠酚红法实验中均有祛痰作用。

2. 抗菌作用　乙醚提取物对肺炎链球菌、甲链球菌、卡他球菌和流感杆菌都有一定抑制作用，根、皮、茎、叶和茎皮均有效。

【药性】 辛，微苦，凉。

1. 《内蒙古中草药》："味淡，性平。"

2. 《沙漠地区药用植物》："味甘，性温。"

3. 《全国中草药汇编》："辛，微苦，凉。"

【功用主治】 祛痰，止咳，平喘。主治慢性咳嗽，哮喘。

【用法用量】 内服：煎汤，30～60 g。

【选方】 治支气管哮喘，慢性支气管炎　棒棒木 60 g，白糖 15 g，棒棒木水煎约 40 min 成浓茶色，放入白糖，连煎 3 次。每晚服 1 次。《《全国中草药新医疗法展览会资料选编》》

【临床报道】 治疗慢性气管炎　将棒棒木制成浸膏糖衣片（每片含生药 4.6 g）口服，每次 5 片，每日 2 次。10 日为 1 个疗程。共观察 190 例，经 3 个疗程治愈 8 例(4.2%)，显效 40 例(21.1%)，好转 105 例(55.3%)，无效 37 例(19.5%)。观察发现本品对咳嗽、咯痰、喘息及发绀均有一定的疗效，以止咳平喘效果较好；对单纯型的有效率比喘息型略高。服药过程中，个别患者有头昏、心慌、气短及恶心，5 例患者血压明显升高。

4912 楮叶 chǔ yè 《别录》

【异名】 谷楮叶（《千金方》），构叶（《子母秘录》），榖楮叶（《简便单方》），酱黄叶（《生草药性备要》），楮桃叶（《安徽中草药》），构树叶（《福建药物志》）。

【基原】 为桑科构树属植物构树的叶。

【原植物】 参见"楮实"条。

【采收加工】 全年均可采收，鲜用或晒干。

【药理】 1. 对心血管系统的作用　楮叶煎剂及醇提取物对麻醉犬及羊有降压作用。楮叶提取的总黄酮苷灌注，抑制兔、豚鼠和大鼠离体心肌收缩力；同时伴有心率减慢，并引起心房、心室多发性心律失常。醇提及总黄酮苷对兔和豚鼠离体心脏亦有相似的作用，但对心房收缩频率不明显影响。总黄酮苷灌注离体兔耳，增加血管流出量，呈血管扩张作用。

2. 抗菌作用　楮叶的丙酮提取物对葡萄球菌有抑制作用。楮叶（构树叶）提取物构树总黄酮对铅、砷染毒的人永生化表皮细胞氧化损伤有防护作用，降低丙二醛含量，提高超氧化物歧化酶、谷胱甘肽过氧化酶活性。

【药性】 甘，凉。

1. 《别录》："味甘，无毒。"

2. 《日华子》："凉。"

3.《生草药性备要》:"味劫,性温。"

4.《广西本草选编》:"涩,平。"

【功用主治】 凉血止血,利尿,解毒。主治吐血、衄血、崩漏、金疮出血、水肿、疝气、痢疾、毒疮。

1.《别录》:"主小儿身热,食不生肌,可作浴汤。又主恶疮生肉。"

2.《药性论》:"炒末捜面作饼饦食之,主水痢。"

3.《日华子》:"治刺风身痒。"

4.《本草图经》:"叶主鼻洪。嫩芽以当菜茹,主四肢风痹,赤白下痢。"

5.《珍珠囊补遗药性赋》:"洗疹风,解烦躁。"

6.《纲目》:"利小便,去风湿肿胀,白浊,疝气,癣疮。"

7.《本草汇言》:"凉血,祛风,利水。"

8.《福建药物志》:"治坐骨神经痛,瘘管,刀伤出血。"

【用法用量】 内服:煎汤,3～6 g;捣汁或入丸、散。外用:捣敷。

【选方】 1.治鼻衄数升不断者 楮叶捣取汁饮三升,不止再三饮。久衄亦瘥。《小品方》

2.治酒毒吐血 楮叶捣绞取汁,不计时候,服一小盏。《普济方》

3.治通身水肿 楮枝叶煎汁如饧,空腹服一匕,日三服。《圣惠方》

4.治木肾 采雄楮树叶晒干,为末,酒糊为丸。空心盐汤送下。《丹溪治法心要》

5.治小便白浊 构叶为末,蒸饼为丸,如梧桐子大。每服三十丸,白汤下。《经验良方》

6.治小儿赤白痢,渴,及得水饮又呕逆 楮叶炙令黄香,用饮浆水半升浸之,候水绿色,去叶,以木瓜一个,切碎,纳叶汁中,煮三二沸,去木瓜,放温细细服。《子母秘录》

7.治慢性风湿性关节炎 鲜楮树叶嫩叶 30 g,油、盐炒熟当菜吃或煎汤日服。《安徽中草药》

8.治一切瘰疬 三月收楮木软叶,晒干为末,入麝香少许,每以黍米大注眦内。《圣惠方》

9.治鱼骨鲠咽 楮叶捣汁啜之。《十便良方》

10.治蝮蛇毒 生麻、楮叶合捣,以水绞去滓渍之。《千金方》

11.治坐骨神经痛 縠树叶 120 g,艾叶 60 g。煎汤熏洗。《上海常用中草药》

12.治瘘管 构树叶1张,洗净,消毒,卷成条状,徐徐插进瘘管内,每日换药1次。《福建药物志》

4913 楮茎 chǔ jīng 《别录》

【异名】 楮枝《圣惠方》。

【基原】 为桑科构树属植物构树的枝条。

【原植物】 参见"楮实"条。

【采收加工】 4～5月采枝条,晒干。

【成分】 含螺楮树宁(spirobroussonin)A、B,还含楮树素(broussin)和楮树宁C。

【功用主治】 祛风,明目,利尿。主治风疹,目赤肿痛,小便不利。

1.《别录》:"主癊瘀痒,单煮洗浴。"

2.《纲目》:"捣浓汁饮半升,治小便不通。"

【用法用量】 内服:煎汤,6～9 g;或捣汁饮。外用:煎水洗。

【选方】 1.治暴赤眼痛,碜涩者 嫩楮枝去叶,放地上火烧,以碗覆之一日,候其泡汤,澄清温洗。《圣惠方》

2.治小盅、遍身疥 细楮枝十两(锉),黑豆一斗,细桑枝十两(锉)。上件药,以水五斗,煎取一斗,去滓,别煎取三升,每取暖一

小盏服之,日三四服。《圣惠方》楮枝汤)

4914 楮实 chǔ shí 《别录》

【异名】 縠实《别录》,縠子《千金方》,楮实子《保命集》,楮桃《御药院方》,野杨梅子《江苏植物药材志》,构泡《重庆草药》。

【基原】 为桑科构树属植物构树的果实。

【原植物】 构树 Broussonetia papyrifera (L.) Vent. [Marus papyrifera L.] 又名:縠《诗经》,楮《说文》,縠桑、楮桑《诗疏》,构《酉阳杂俎》,斑縠《本草图经》,楮桃树《救荒本草》,酱黄木《岭南采药录》。

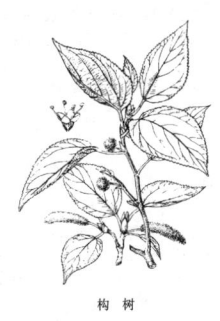

构树

落叶乔木,高达14～16 m。小枝粗壮,密生绒毛。单叶互生;有叶柄,密被柔毛;叶片膜质或纸质,阔卵形至长圆状卵形,长 5.5 ～ 15 cm,宽 4 ～ 10 cm,不分裂或3～5裂,基部圆形或心形,略偏斜,边缘有细锯齿或粗锯齿,上面深绿色,被粗伏毛,下面灰绿色,密被柔毛。花单性,雌雄异株;雄花菜荑花序,腋生,下垂;雌花头状花序;雄蕊4;雌花苞片棒状,被毛,花柱细长,被短毛,具黏性。聚花果肉质,呈球形,直径约2 cm,成熟时橙红色。花期4～7月,果期7～9月。

生于山坡林缘或村寨道旁。分布于华东、华南、西南及河北、山西、湖北、湖南、陕西、甘肃等地。

本植物的根或根皮(楮树根)、枝条(楮茎)、叶(楮叶)、树皮(楮树白皮)、茎皮部的乳汁(楮皮间白汁)亦供药用,另设专条。

【栽培】 生物学特性 喜温暖湿润气候,适应性较强,耐干旱,耐湿热。对土壤的选择不严,以向阳、土层深厚、疏松肥沃的土壤栽培为宜。

繁殖方法 用分蘖繁殖,亦可用分蘖、压条繁殖。分根繁殖:一般在冬季落叶后,选结苗母枝,在其四周,挖掘根部,剪取 15～20 cm 长的段段栽培。培育1～2年后移栽。苗高60～100 cm 时,选早春萌芽或冬季落叶不久,按行株距 5 m×5 m 开穴,穴底要平,施腐熟厩肥,再覆土一层,每坑栽1株,填土压实,浇水。因雄雌异株,以栽培雌株为主,适当栽植雄株,以便授粉。幼苗期4月、7月进行松土除草,施追肥。

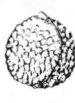 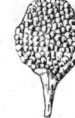

楮实(果实)外形

【采收加工】 7～9月采摘,晒干。

【药材】 楮实 Broussonetiae Fructus 主产于河南、湖北、山西、湖南、湖北等地。

性状 果实呈扁圆形或卵圆形,长 1.5～3 mm,直径 1.5 mm,厚至 1 mm。表面红棕色,有网状皱纹或疣状突起。一侧有棱,一侧略平或有凹陷,有的具子房脐。果皮坚脆,易压碎,膜质种皮紧贴于果皮内面,胚乳类白色,富油性。气微,味淡。

鉴别 粉末特征:红棕色。果皮栅状细胞多数个相连,壁黏液化,常与含晶厚壁细胞相连。断面观呈圆柱形,底面观呈多角形,壁增厚,增厚部分的边缘呈细齿状;底面观呈多角形,条纹状增厚的基部呈圆点状。内果皮厚壁细胞黄棕色或淡黄色。断面观细胞极扁薄,上、下多层重叠,界线不清楚;表面观细胞扁平,呈多角形,有不规则波状分枝,壁坚厚,木化,具点状纹孔,胞腔不明显。

种皮表皮细胞近无色，表面观呈多角形，垂周壁呈念珠状增厚，或孔沟细密，非木化，胞腔内含黄棕色物质。含晶厚壁细胞棕黄色，成片或数个相连。断面观呈类长方形，壁厚，木化，胞腔内含矩圆形草酸钙簇晶；表面观呈多角形，壁厚。小形厚壁细胞类圆形或多角形，孔沟稀少。草酸钙簇晶呈椭圆形、矩圆形或类圆形，先端牙钝，棱角小，存在于厚壁细胞中或散在。

【成分】　果实含皂苷(0.51%)，维生素 B 及油脂。种子含油31.7%，油中含非皂化物2.67%，饱和脂肪酸9.0%，油酸15.0%，亚油酸76.0%。

【药理】　1. 增强记忆，防治老年痴呆　楮实液灌胃对正常小鼠的空间辨别能力、记忆获得有促进作用；可拮抗东莨菪碱造成的记忆获得障碍；改善氯霉素和亚硝酸钠造成的记忆巩固不良；改善30%乙醇引起的记忆再现缺损，并对亚硝酸钠中毒性缺氧有改善作用。楮实溶液给老年痴呆患者口服后血液中过氧化脂质、总胆固醇、三酰甘油水平下降，超氧化物歧化酶和高密度脂蛋白水平升高。

2. 其他作用　楮实水提液体外对芬顿反应所致兔晶状体氧化损伤有防护作用，提高谷胱甘肽水平。楮实乙醇提取物对酪氨酸酶同时有抑制和激活作用。

【炮制】　1. 楮实　取原药材，除去杂质，筛去灰屑。

2. 炒楮实　取楮实，置锅内，用文火加热，炒至有爆声，香气溢出为度，取出，放凉。

饮片性状　楮实参见"药材"项。炒楮实形如楮实，颜色加深，略有香气。

贮干燥容器内，炒楮实密闭，置阴凉干燥处。

【药性】　甘，寒。归肝、肾、脾经。

1.《别录》："味甘，寒，无毒。"

2.《雷公炮制药性解》："入肾经。"

3.《本草通玄》："甘，平。"

4.《本草新编》："入肾、肝二经。"

5.《青岛中草药手册》："入心、脾经。"

【功用主治】　滋肾益阴，清肝明目，健脾利水。主治肾虚腰膝酸软，阳痿，目昏，目翳，水肿。

1.《别录》："主阴痿，水肿，益气，充肌肤，明目，久服不饥不老，轻身。"

2.《日华子》："壮筋骨，助阳气，补虚劳，助腰膝，益颜色。"

3.《本草汇言》："健脾养肾，补虚劳，明目。主阳亢阴感，水涸目蒙，及脾热水肿，腰膝疲弱，筋骨乏力诸证。"

4.《本草从新》："甘寒而利，消水肿，疗骨鲠，明目，软坚。"

5.《莘金裘本草述录》："泻湿热。"

【用法用量】　内服：煎汤，6～10 g；或入丸、散。外用：捣敷。

【宜忌】　脾胃虚寒，大便溏泻者慎服。

1.《本草经疏》："脾胃虚寒者不宜。"

2.《本草新编》："久服滑肠。"

3.《本草求真》："脾气虚人禁用，久服令人骨痿。"

【选方】　1. 治脾、肾、肝三脏阴虚，吐血咳血，骨蒸夜汗，口苦烦渴，梦中遗精，大便虚燥，小便淋涩，及眼目昏花，风泪不止　楮实(赤者)一斗。取黑豆一斗，煮汁，去豆取汁，浸楮实子一斗，晒干，再浸再晒，以豆汁渗尽为度，再晒燥。配枸杞子三升，俱炒微焦，研为细末。每早用白汤调服五钱。(《本草汇言》)

2. 治目昏　楮实、荆芥穗、地骨皮各等分。上为细末，炼蜜为丸，桐子大。每服二十丸，米汤下。(《儒门事亲》)

3. 治肝热生翳，气翳细点，亦治小儿翳眼　楮实子研细，蜜汤调下，食后服。(《直指方》)

4. 治水气蛊胀，洁净腑　楮实子一斗(水二斗熬成膏子)，另白丁香一两半，茯苓三两(去皮)。上为细末，用楮实膏为丸，如桐子大。不计丸数，从少至多，服至小便清利及腹胀消为度。(《保命集》楮实子丸)

5. 治喉痹喉风　楮桃(阴干)，每用一个为末，井华水服之，重者两个。(《濒湖集简方》)

6. 治骨鲠　楮实子(为末)一两，霜梅肉三两。上为丸，弹子大，噙化咽下。(《丹台玉案》化骨神丹)

7. 去皱纹，悦皮肤　楮桃儿、土瓜根、商陆各等分。上为细末，每日早晨用少许如常洗搽患处。(《御药院方》楮实散)

【各家论述】　1.《药性通考》："此物补阴妙品，益髓神膏。世人弃而不用者，因久服滑肠之语也。楮实滑肠者，因其润泽之故，非嫌其下行之速也。防其滑，先用茯苓、薏仁、山药同施，何惧其滑乎。"

2.《本草求真》："楮实专入肾，书言味甘久寒。虽于诸脏阴血有补，得此颜色润，筋骨壮，腰膝健，肌肉充，水肿消，以其阴痿能起，阳气助，是明指其阳旺阴弱，得此阴血有补，故能使阳不胜而阴，非云阳痿而于阳衰，得此可以助阳也。若以纯阴之品可以补阳，则于理甚不合矣。"

3.《本草思辨录》："(楮实)为手足少阴之药，遇肾阴不足而阳常蓄缩者，用之以充肾液神肾阳，最为切实。若肾中阳虚而阴有余，阴虚而阳易升，与阴阳并虚之证，皆非所宜。此《本经》主阴痿之旨也。夫补肾而又能伸阳者，其所补之阴，未始不随阳以俱伸，与纯阳填补有别。"

4915 <ruby>楮头红<rt>chǔ tóu hóng</rt></ruby>《四川中药志》

【异名】　风楼斗草《福建药物志》，耳环草《广西药用植物名录》。

【基原】　为野牡丹科肉穗草属植物楮头红的全草。

【原植物】　楮头红 Sarcopyramis nepalensis Wall. 又名：尼泊尔肉穗草《广西植物名录》。

草本，高 10～30 cm。茎直立，肉质，四棱形，无毛。叶对生；有叶柄，长 0.8～2.8 cm，具狭翅；叶片膜质，广卵形或卵形，长 3～10 cm，宽 1～3.5 cm，边缘具细锯齿；基出脉 3～5。聚伞花序，生于分枝顶端花两性，萼筒为倒尖塔形，有 4 翅，上部 4 齿裂；花瓣4，粉红色，倒卵形；雄蕊 8，等长，花丝向下渐宽；子房下位，4 室，顶端具膜质冠，冠缘浅波状。蒴果杯形，具 4 棱，膜质冠伸出萼 1 倍。花期 8～10 月，果期 9～12 月。

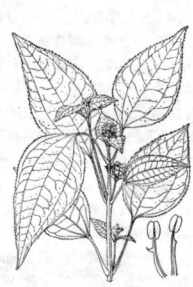

楮头红

生于海拔 1 300～3 200 m 的密林下阴湿的地方或溪边。分布于西南及福建、江西、湖北、湖南、广东、广西、西藏等地。

【采收加工】　7～9月采收，鲜用或切碎晒干。

【药性】　苦、甘，微寒。归肺、肝经。

1.《四川中药志》1960年版："性凉，味酸。无毒。"

2.《福建药物志》："甘、淡，平。"

【功用主治】　清热平肝，利湿解毒。主治肺热咳嗽，头目眩晕，耳鸣，耳聋，目赤羞明，风湿痹痛，跌打伤肿，疗疮肿毒。

1.《四川中药志》1960年版："清肺热，去肝火。治风湿痹痛，耳鸣，耳聋及目翳羞明。"

2.《福建中药志》："清热解毒。主治急性甲炎，肺热咳嗽，蛇虫疗，无名肿毒。"

3.《广西民族药简编》："捣烂敷患处治跌打损伤。"

【用法用量】　内服：煎汤，6～15 g。外用：捣敷。

【选方】　1. 治肺热咳嗽　楮头红 15 g，桑叶、冬青叶、竹凌霄、土百部各 12 g。水煎服。

2. 治肾虚耳鸣、耳聋　楮头红 15 g，响铃草、挖耳草、土党参各 12 g，石菖蒲、茯苓各 9 g。炖猪耳朵服。

3. 治目赤羞明　楮头红、光明草、草决明、野菊花各15 g，蝉蜕 9 g，车前草 12 g。水煎服。(1～3 方出自《万县中草药》)

4916 楮树根 chǔ shù gēn 《分类草药性》

【异名】　穀树子根《本经逢原》，穀木蘽《生草药手册》，纱纸树根《广西民间常用中草药手册》，壳树根《江苏《中草药新医疗法资料选编》），构树根《浙江药用植物志》)。

【基原】　为桑科构树属植物构树的嫩根或根皮。

【原植物】　参见"楮实"条。

【采收加工】　春季挖嫩根，或秋季挖根，剥取根皮，鲜用或晒干。

【成分】　根皮含黄酮成分：通脱木黄酮(papyriflavonol) A，australone A。含三萜皂苷成分：3β-［(m-methoxybenzoyl)oxy］urs-12-en-28-oic acid。

【药理】　1. 抗炎作用　楮树根中的通脱木黄酮 A 选择性抑制人重组Ⅰ分泌型磷脂酶。通脱木黄酮 A 还抑制大鼠骨髓中的肥大细胞受刺激产生白三烯 C₄，可减轻大鼠 IgE 依赖性皮肤被动过敏反应，显示出抗炎活性。构树中的成分抑制脂多糖诱导的巨噬细胞产生一氧化氮，这是因为 BA 能抑制核因子 kappa B 活化和诱导型一氧化氮合酶表达等。该成分抑制大鼠中性粒细胞的呼吸爆发，这部分是因为抑制蛋白激酶 C 引起的。

2. 其他作用　构树中的某些成分抑制大鼠脑匀浆铁离子诱导的脂质过氧化和大鼠血管平滑肌细胞增殖。构树的多种成分能抑制蛋白酪氨酸磷酸酯酶 1B。全株中分离的化合物有抑制芳香化酶的活性。

【药性】　甘，微寒。

1.《重庆草药》："味甘，性微寒，无毒。"

2.《广西民间常用草药手册》："味微涩，性平。"

【功用主治】　凉血祛瘀，清热利湿。主治咳嗽吐血，崩漏，水肿，跌打损伤。

1.《本草求原》："和营卫，治水湿，止崩下。"

2.《分类草药性》："治跌打损伤，失红吐血。"

3.《重庆草药》："清热凉血。治咳嗽吐血，红崩，风火牙痛。"

4.《广西本草选编》："敛肺止咳。"

5.《福建药物志》："清热利湿。治痢疾，痈疽初起。"

6.《浙江药用植物志》："利尿消肿，化痰止咳。主治肾炎浮肿，支气管炎。"

【用法用量】　内服：煎汤，30～60 g。

【选方】　1. 治肺虚咳嗽　纱纸树根 60 g，五指牛奶根60 g，柠檬叶 3 张。水煎服，或同猪肺煲服。《广西民间常用中草药手册》

2. 治肺脓疡　壳树根 500 g，洗净，切碎，加水 2 000 ml，煎至 1 000 ml，分 3 次服完。此为一日量。(江苏《中草药新医疗法资料选编》)

3. 治水肿，筋骨酸痛　构树根白皮 9～15 g。煎服。《上海常用中草药》

4. 治小儿无辜疳瘦　漏芦一两，猪肝一两(焙干)，楮树根白皮一两(锉)。上为末，炼蜜和捣为丸，如弹子大。每服，温水研一丸，不计时候，量儿大小，分减服之。《圣惠方》

4917 楮树白皮 chǔ shù bái pí 《纲目》

【异名】　穀木皮《吴普本草》，楮树皮《别录》，穀白皮《千金方》，楮白皮《圣济总录》，楮皮《普济方》，构皮《草木便方》。

【基原】　为桑科构树属植物构树除去外皮的内皮。

【原植物】　参见"楮实"条。

【采收加工】　春、秋季剥取树皮，除去外皮，晒干。

【成分】　楮树皮层含楮树黄酮醇(broussoflavonol) A、B 和楮树查耳酮(broussochalcone) A、B，及小构树醇(kazinol) A、B。还含三萜类链烷烃和链烷醇类化合物。

【药性】　甘，平。

1.《药性论》："甘，平，无毒。"

2.《本草汇言》："味甘、涩，气平。"

【功用主治】　利水，止血。主治小便不利，水肿胀满，便血，崩漏，癃疹。

1.《吴普本草》："治喉闭痹。"

2.《别录》："逐水，利小便。"

3.《药性论》："治水气满。"

4.《纲目》："煮汁酿酒服，治水肿入腹，短气咳嗽。为散服，治下血血崩。"

5.《本草汇言》："顺气利水，凉血止血。"

6.《本经逢原》："散风祛毒。"

7.《草木便方》："洗癃疹。"

8.《岭南采药录》："煎水洗痔疮。"

【用法用量】　内服：煎汤，6～9 g。酿酒或入丸、散。外用：煎水洗；或烧存性，研末点眼。

【选方】　1. 治小儿水气肿满不消　楮树白皮(锉)一合，赤小豆一合，赤衣等一两(锉)。上件药和令匀，每取一分，以水一小盏，煎至五分，去滓，分为二服，日三四服，随儿大小，以意加减服之。《圣惠方》楮皮汤

2. 治白痢，血痢或妇人血崩　楮树皮、荆芥等分。锉散。治血痢，每服二钱，水一盏，煎至七分，去滓放温服。如血痢，则为末，酽醋调，徐徐呷服。白痢，热酒调下。《世医得效方》荆芥汤

3. 治妇女月经淋漓不断　楮树白皮(煅炭存性)、百草霜各等分。共研细末，每次 9 g，藕汤送下。《安徽中草药》

4. 治鱼骨鲠咽　楮树嫩皮捣烂为丸，水下二三十丸。《卫生易简方》

5. 治蜂螫　楮树生者，取汁，涂敷螫处。《圣济总录》

4918 楮皮间白汁 chǔ pí jiān bái zhī 《本草经集注》

【异名】　穀枝汁《近效方》，穀树白汁《广利方》，穀树汁、五金胶漆《日华子》，楮树白汁《圣惠方》，构胶、楮树汁《纲目》，楮树浆《安徽中草药》。

【基原】　为桑科构树属植物构树茎皮部的乳汁。

【原植物】　参见"楮实"条。

【采收加工】　春、秋季割开树皮，流出乳汁干后取下。

【药性】　《纲目》："甘，平，无毒。"

【功用主治】　利尿，杀虫解毒。主治水肿，疥癣，虫蛇咬伤。

1.《别录》："疗癣。"

2.《日华子》："敷蛇、虫、蜂、蝎、犬咬。"

3.《本草汇言》："利水消肿。"

4.《广西本草选编》："杀虫止痒。主治体癣，疥疮，湿疹，神经性皮炎。"

【用法用量】　内服：适量，冲服。外用：涂。

【选方】　1. 治天行后两胁胀满，水肿　穀树汁服。《外台》引《近效方》

2. 治小儿癣久不瘥　楮树白汁涂之。《圣惠方》

3. 治蜂螫人，痛不止　穀树白汁，涂之，立差。《广利方》

4. 治神经性皮炎，下肢湿疹　楮树浆涂患处，每日 2 次。《安徽中草药》

4919 棱果海桐子 léng guǒ hǎi tóng zǐ 《中国民间生草药原色图谱》

【异名】　山枝仁《中国民间生草药原色图谱》。

【基原】 为海桐花科海桐花属植物棱果海桐的种子。

【原植物】 棱果海桐 *Pittosporum trigonocarpum* Lévl. [*P. glabratum* sensu Rehd.]

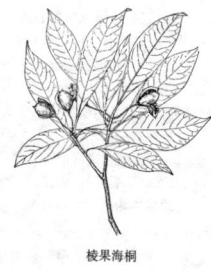
棱果海桐

常绿灌木,高1～3 m。老枝有皮孔。叶假轮生,常聚生枝顶;具叶柄,长5～10 mm;叶片狭倒卵形或长圆状倒披针形,无毛。花两性;伞房花序3～5枝聚生于枝顶叶腋,组成伞形,花序基部有鳞状苞片;花萼5片,卵形,花瓣分离或部分连合;雄蕊5;雌蕊与雄蕊等长;子房被锈色柔毛,花柱比子房长。蒴果常单生,椭圆状卵形,干后三角形或圆形,有毛;果梗疏被柔毛;3片裂开,每片有种子3～5颗,种子红色。花期4～5月,果期8～9月。

生于海拔600～2 000 m的山谷、沟边、山麓杂木林下、林缘或灌丛中。分布于贵州等地。

【采收加工】 8～9月采摘成熟果实,除去果壳,取出种子,晒干。

【药性】 苦,微涩,微寒。

【功用主治】 收敛止泻,清热除烦。主治腹泻,痢疾,咽痛,心烦不眠。

【用法用量】 内服:煎汤,9～15 g。

【选方】 1. 治腹泻,小便短少 山枝仁、薏仁、茯苓、泽泻、猪苓各10 g。水煎,分3次凉服。

2. 治热痢后重 山枝仁、葛根、白头翁各15 g。水煎,分3次微温服。

3. 治咽痛,吞咽困难 山枝仁10 g,山豆根、岗梅根各15 g。水煎,分3次冷饮吞下。

4. 治热烦不眠 山枝仁15 g,淡豆豉、丹皮各10 g。水煎,分3次凉服。(1～4方均出自《中国民间生草药原色图谱》)

4920 椰子 yē zǐ
《海药本草》

【基原】 为棕榈科椰子属植物椰子的种子。

【原植物】 参见"椰子瓢"条。

【采收加工】 秋季果实成熟后采收,剖开外壳,除去果肉内的浆液,微晾即可。置阴凉干燥处。虫虫。

【药材】 椰子 *Coci Nuciferae Semen* 主产于广东、海南、台湾。

性状 本品呈心形,直径5～10 cm,有时纵剖成两瓣或紫红色,具众多而凹陷的网状纹理,其一侧有数条纵理(种脊),种皮薄。果肉(胚乳)厚约1 cm,洁白色,内有大形空腔,新鲜食之香而可口,干时较硬,折断而光滑,富油性。气微,味微甘。如放置时间过长,胚乳变为淡黄,则有脂肪酸败气,味微辛辣。

鉴别 粉末特征:种皮石细胞长圆锥形或狭椭圆形,长40～70 μm,直径20～30 μm,淡黄色,壁孔明显或不甚明显。导管纹纹和螺纹,直径10～30 μm。胚乳细胞多角形至长方形,内含油滴和少数棕色块状物,种皮细胞呈棕色不规则。

【成分】 椰子含油35%～45%。油中含游离脂肪酸,羊油酸(caproic acid)、棕榈酸(palmitic acid)、羊脂酸(caprylic acid)、羊蜡酸(capricacid)、油酸(oleic acid)、月桂酸(lauric acid);甾醇类:豆甾三烯醇(stigmastatrienol)、豆甾醇(stig masterol)及岩藻甾醇(fucosterol)、α-菠菜甾醇(α-spinasterol)及甾醇(sterol)。碳水化合物约15%,主要有水苏糖、蔗糖、葡萄糖。蛋白质不到5%,其中包括清蛋白(albumin)、球蛋白(globulin)、醇溶蛋白(prolamine)等。含维生素 B_1、B_2、α-生育酚(α-tocopherol)、γ-生育酚(γ-tocopherol)。维生素C的含量以未成熟果中较高。

果核含甘露聚糖(mannan)。

【药性】 微甘、辛,平。

【功用主治】 补脾益肾,催乳。主治脾虚水肿,腰膝酸软,产妇乳汁缺少。

【用法用量】 内服:煎汤,6～15 g。

4921 椰根 yē gēn
《新华本草纲要》

【异名】 椰子皮(《开宝本草》)。

【基原】 为棕榈科椰子属植物椰子的树根或根皮。

【原植物】 参见"椰子瓢"条。

【采收加工】 全年均可采,挖取根部,或剥取根皮,切段,晒干。

【药性】《开宝本草》:"味苦,平,无毒。"

【功用主治】 止血,止痛。主治鼻衄,胃痛,吐泻。

1.《开宝本草》:"止血,疗鼻衄,吐逆霍乱。"

2.《本草求原》:"治夹阴风寒邪热。"

【用法用量】 内服:煎汤,9～15 g;或烧存性研末,每次3 g。

【选方】 治卒心痛 椰子皮烧存性,研,以新汲水服一钱。《纲目》

4922 椰子壳 yē zǐ ké
《纲目》

【基原】 为棕榈科椰子属植物椰子的果壳。

【原植物】 参见"椰子瓢"条。

【采收加工】 果实成熟时采收,随时取出胚乳及浆液,留取果壳,晒干。

【药材】 椰子壳 *Coci Nuciferae Pericarpium* 主产于广东、海南、台湾。

性状 角质薄片状,褐棕色,质极坚硬。

【功用主治】 祛风,利湿,止痒。主治杨梅疮,体癣,脚癣。

1.《本草求原》:"治夹阴风寒寒热。"

2.《全国中草药汇编》:"祛风,利湿,止痒。外用治体癣、脚癣。"

【用法用量】 内服:烧存性浸酒,6～10 g;或研末,每次2～3 g。外用:熬膏或制油外涂。

【选方】 1. 治杨梅疮筋骨痛 椰子壳烧存性,临时炒热,以滚酒泡服二三钱,暖覆取汗。《纲目》

2. 治体癣、脚癣 椰壳放炉上烧,用碗覆盖收集其蒸气,冷凝得馏油,加30%乙醇混合后涂患处。《全国中草药汇编》

4923 椰子油 yē zǐ yóu
《纲目拾遗》

【基原】 为棕榈科椰子属植物椰子的胚乳经加工而成的油。

【原植物】 参见"椰子瓢"条。

【功用主治】 杀虫止痒,敛疮。主治疥癣,湿疹,冻疮。

1.《华夷花木考》:"祛暑气。"

2.《粤志》:"疗齿疾,冻疮。"

3.《滇水燕谈录》:"治消渴,涂髭发立黑。"(1～3方引自《纲目拾遗》)

4.《中国药用植物图鉴》:"搽神经性皮炎。"

【用法用量】 外用:涂搽。

4924 椰子浆 yē zǐ jiāng
《海药本草》

【异名】 椰酒(《南越笔记》)。

【基原】 为棕榈科椰子属植物椰子胚乳中的浆液。

【原植物】 参见"椰子瓢"条。

【采收加工】 将成熟的果实除去外果皮及中果皮,通开正眼,倒出胚乳空腔内的浆液,鲜用。

【药性】 甘,凉。

1.《宝庆本草折衷》:"味甘,冷。"

2.《纲目》:"甘,温,无毒。"

【功用主治】 生津,利尿,止血。主治口干烦渴,水肿,吐血。

1.《药性本草》:"主消渴,吐血,水肿,去风热。"

2.《开宝本草》:"涂头,益发令黑。"

3.《中国药用植物图鉴》:"滋补,清暑,解渴。"

4.《全国中草药汇编》:"补虚,生津,利尿,杀虫。主治心脏性水肿,口干烦渴,姜片虫。"

【用法用量】 内服:75～100 g。

【宜忌】《海药本草》:"多食动气。"

4925 椰子瓤 yē zǐ ráng《本草衍义》

【基原】 为棕榈科椰子属植物椰子的果肉。

【原植物】 椰子 Cocos nucifera L. 又名:胥余(《史记》),越王头(《南方草木状》),胥耶(《纲目》),可可椰子(《台湾木本植物志》)。

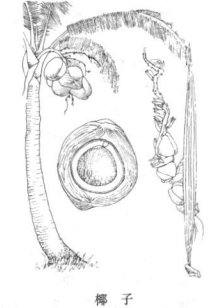
椰 子

高大乔木,高达 15～30 m。茎有环状叶痕,基部增粗,常有簇生小根。叶簇生于茎顶;叶柄粗壮,长达 1 m 以上;叶片羽状全裂,长 3～4 m;革质。肉穗花序腋生,多分枝,雄花着生于分枝上部,雌花散生于下部;佛焰苞纺锤形,厚木质;雄花:萼片 3,鳞片状;花瓣 3 片,卵状长圆形;雄蕊 6,长 4 mm;雌花:基部有小苞片数枚。坚果倒卵形或近球形。种子 1 颗,胚乳内有一含液汁的空腔;胚基生。花、果期主要在秋季。

生长于热带地区海岸。分布于广东南部诸岛及雷州半岛、广西、海南及云南、台湾。

本植物的种子(椰子)、胚乳的浆液(椰子浆)、胚乳经加工而成的油(椰子油)、果壳(椰子壳)、根或根皮(椰根)亦供药用,另设专条。

【栽培】 生物学特性 喜高温高湿气候,喜光。对土壤条件要求不严,宜选排水良好的海滨冲积土或河岸冲积土栽培,不宜在积水的黏土或沼泽地栽种。

繁殖方法 用种子繁殖,育苗移栽法。采收盛产季充分成熟的果实作种果,在半荫蔽的预备苗圃地,开沟于种果斜排放于沟底成 45°角,埋土至种果的 1/2 或 2/3 催芽。当年果芽长 10～15 cm 时,按行株距 40 cm×40 cm 移植进苗床。在苗床培育 1 年,在雨季,按行株距 8 m×7 m 开穴,施足基肥,"深种浅培土"定植。

田间管理 幼龄树,应稍加遮荫,间种短期作物或绿肥,中耕除草 2～3 次;挖环状沟,施有机肥为主配合少量化肥 2 次。成龄期,用化肥和有机肥混合施用,增加氮、磷、钾的施肥量,尤其是钾肥的施肥量。

病虫害防治 病害有椰子泻血病(又称茎流胶病),为害茎干,造成纵裂、渗液、腐烂,可将病组织挖干净,伤口涂上波尔多液防治。虫害有红棕象虫和二疣犀甲。

【采收加工】 果实成熟时采收,剥开,取出果肉,鲜用或粉碎晒干。

【药理】 降血脂、防治动脉粥样硬化作用 在高脂饲料中加入椰子汁饮料,对实验性高脂血症鹌鹑能升高高密度脂蛋白,降低肝脏总胆固醇含量和动脉硬化指数。

【药性】 甘,平。

【功用主治】 益气健脾,杀虫,消疳。主治疳积,姜片虫病。

1.《开宝本草》:"益气,去风。"

2.《纲目》:"令人面泽。"

3.《本草求原》:"消疳积白虫,小儿青瘦,合蜜食。"

4.《全国中草药汇编》:"补虚,生津,利尿,杀虫。主治心脏性水肿,口干烦渴,姜片虫。"

【用法用量】 内服:食肉或压滤取汁,75～100 g。

【宜忌】《本草求原》:"患疮疥、喘咳者忌。"

4926 椒目 jiāo mù《本草经集注》

【异名】 川椒目《赤水玄珠》。

【基原】 为芸香科花椒属植物花椒或青椒的种子。

【原植物】 参见"花椒"条。

【采收加工】 9～10 月果实成熟时采摘,晾干,待果实开裂,果皮与种子分开时,取出种子。

【药材】 花椒目 Zanthoxyli Bungeani Semen 主产于四川、陕西、河南、河北、山西,以四川、河南产者品质最优。青椒目 Zanthoxyli Schinifoli Semen 主产于东北、江苏、广东。

性状 种子椭圆形、类圆形或半球形,直径 3～4 mm,外表面黑色,具光泽,密布细小坑点。表皮脱落后露出黑色多边形网状纹理。种脐椭圆形,种脊明显。种皮质硬脆,剥除后可见淡黄色胚乳或子叶,胚乳发达;子叶肥厚,位于胚乳中央,有的种子内面大部中空,仅残留黄白色胚乳。气芳香浓烈,味辛辣渗口。

鉴别 (1)种子横切面:花椒目表皮细胞 1 列,长方形,大小相近。向内为 1 至数列栅状细胞,壁薄,其下有众多石细胞,相聚成带,细胞形态各异,大小不一,纹孔及孔沟清晰。内种皮细胞数列,垂周壁网状增厚。胚乳细胞多列,多角形,细胞壁薄;子叶表皮细胞 1 列,有 1～2 列栅状细胞,海绵组织细胞排列较疏松。胚乳细胞及子叶细胞内含油滴及糊粉粒。

粉末特征:表皮细胞多角形,长 28～80 μm,直径 20～58 μm,垂周壁连珠状增厚,少数均匀增厚,有的细胞较大,内充满黄棕色透明分泌物。栅状细胞多破碎,垂周壁连珠状增厚。石细胞类圆形、类方形或椭圆形,长 26～52 μm,直径 14～40 μm,纹孔及孔沟清晰。内种皮细胞周壁网状增厚明显,木化。另有胚乳的油滴及棕色块。

(2)取花椒目粉末 0.5 g,加 1% 盐酸 15 ml,水浴温热 15 分钟,滤过,取滤液 1 ml 于小试管中,加碘化铋钾试剂数滴,产生橙红色或棕红色絮状沉淀(检查生物碱)。

【药理】 止咳、平喘作用 椒目醇提物灌胃对氨水引咳的小鼠、枸橼酸致咳的豚鼠均有镇咳作用。而椒目水提物却未见止咳作用。椒目醇提物、水提物灌胃对组胺所致豚鼠喘息有平喘作用。醇提物灌胃还抑制卵蛋白诱发豚鼠急性发敏性支气管痉挛。

【药性】 苦,辛,温。小毒。归脾、肺、膀胱经。

1.《本草经集注》:"冷。"

2.《药性论》:"味苦、辛,有小毒。"

3.《本经逢原》:"苦,平。"

4.《药性切用》:"微温。"

5.《要药分剂》:"入脾、膀胱经。"

【功用主治】 利水消肿,祛痰平喘。主治水肿胀满,哮喘。

1.《本草经集注》:"利去水。"

2.《新修本草》:"主水腹胀,利小便。"

3.《本草衍义》:"治盗汗。行水又治水盅。"

4. 朱丹溪:"止气喘。"(引自《纲目》)

5.《药性能毒》:"治痔瘘肿痛。"

6.《眼科全书》:"除湿热,治盗汗,利渗水有功,所以湿热下行,目自明。"

7.《本草备要》:"治水臌,除胀,定喘,及肾虚耳鸣。"

8.《医林纂要》:"坚肾,润命门,行淫水,安相火。"

9. 《本草求原》："燥湿,消水蛊,妊娠水肿,水喘。"

10. 《杭州药用植物志》："适用于心脏病病水肿,膀胱炎,小便不利,及神经性喘息等。"

【用法用量】 内服:煎汤,2～5 g;研末,1.5 g;或制成丸、片、胶囊剂。外用:研末,醋调敷。

【宜忌】 《医学入门》:"不宜久服。"

【选方】 1. 治久水,腹肚如大鼓者 椒目(水沉者),取熬之,捣如膏油。服方寸匕。(《千金方》)

2. 治腹满,口舌干燥,此肠间有水气 防己、椒目、葶苈(熬)、大黄各一两。上四味,末之,蜜丸如梧子大。先食饮服一丸,日三服,稍增,口中有津液渴者;加芒硝半两。(《金匮要略》己椒苈黄丸)

3. 治喘 椒目研极细末,一二钱,生姜汤调下止之。气虚不用。(《丹溪心法》)

4. 治暴宿食留饮 椒目二两,巴豆一两(去皮、心)。熬,捣,以枣膏丸如麻子。服二丸,下,痛止。(《肘后方》)

5. 治盗汗 椒目、麻黄根等分。为细末。每服一钱,无灰热酒食后调服。(《证治准绳》椒目散)

6. 治久年眼生黑花,不可见者 椒目(炒)一两,苍术(炒)二两。为末,醋糊加丸,梧桐子大。每服二十丸,醋汤送下。(《续本事方》)

7. 治妇人不问年岁少,经血妄行如崩 川椒目微炒出汗,尽放地上出毒,为细末。用陈米一勺,乌梅半个,煎汤服。(《普济方》引《经验良方》)

8. 治痔瘘、脱肛 川椒目二钱。研末,空心,水送下。(《卫生易简方》)

9. 治疝气 (花椒)子3～6 g。研末,开水吞服。(《湖南药物志》)

【临床报道】 治疗哮喘 将椒目榨油,制成胶丸(含油量15%～30%),每丸含生药200 mg,每次服600～1 000 mg,每日3次,儿童酌减。共治疗958例,结果:即刻疗效组172例,获即刻控制(症状基本好转或消失,哮鸣音消失)72例;显效(症状大部分好转,哮鸣音由两肺满布减少到偶闻)30例;好转(症状部分好转,哮鸣音由满布至有一部位)33例;无效37例,总有效率为78.5%,显效率59.3%。喘息症状开始缓解时间平均为10.5分钟。近期疗效组786例,近期控制274例;显效181例;好转208例;无效123例,总有效率为84.4%,显效率57.9%。维持有效时间最短1小时,最长24小时,平均6.2小时。

【各家论述】 1.《纲目》:"椒目下达,能行渗道,不行谷道,所以能下水燥湿,定喘消臌也。"

2.《本草述》:"椒目,似于水气之喘更为得宜。他如相火上逆之喘,反为禁忌。盖其补命门之阳,与椒谅无大异也。"

3.《长沙药解》:"椒目,泄水消满,《金匮》己椒苈黄丸用之治肠间有水气腹满者,以其泄水而消胀也。"

4927 ## 棉花 mián huā 《纲目拾遗》

【异名】 绵花(《纲目》)。

【基原】 为锦葵科棉属植物草棉、陆地棉、海岛棉及树棉种子上的棉毛。

【原植物】 1. 草棉 Gossypium herbaceum L. 又名:古终(《纲目》),古终藤(《南越志》),小棉、阿拉伯棉(《中国植物志》)。

一年生草本至亚灌木,高约1.5 m。叶互生;具叶柄,被长柔毛;叶掌状5裂,裂片宽卵

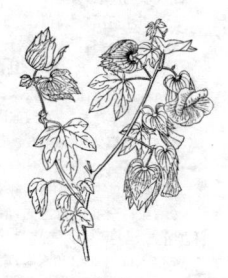
草　棉

形,深裂不到叶片的中部,上面被星状长硬毛,下面被细绒毛,沿脉被长柔毛。花单生于叶腋,被长柔毛;小苞片基部合生,阔三角形,先端具6～8齿,沿脉被疏长毛;花萼杯状,5浅裂;花黄色,内面基部紫色。蒴果卵圆形,具喙,通常3～4室。种子大,分离,斜圆锥形,被白色长棉毛和短棉毛。花期7～9月。

我国广东、四川、云南、甘肃和新疆等地均系栽培。原产阿拉伯和小亚细亚。

2. 陆地棉 G. hirsutum L. 又名:大陆棉(《中国树木分类学》),高地棉(《广州常见经济植物》),美洲棉(《经济植物手册》),墨西哥棉(《华北经济植物志要》),美棉(《中国植物志》)。

此种与草棉的区别为:叶掌状至浅裂,裂片宽三角形至卵圆形;小苞片3,基部离生,心形;雄蕊柱长1～2 cm,花丝排列疏松;蒴果卵圆形,种子除被长棉毛外,还有不易剥离的短棉毛。花期夏、秋季。

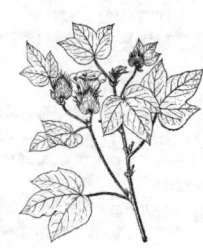
陆地棉

广泛栽培于我国各棉区。原产于墨西哥。

3. 海岛棉 G. barbadense L. 又名:光籽棉(《华北经济植物志要》),木棉、离核木棉(《中国植物志》)。

此种与上两种的区别为:多年生亚灌木或灌木,高2～3 m。全株除叶柄和叶背脉近无毛外,其余部位均被毛;小枝具棱角,暗紫色。叶掌状3～5深裂,裂片卵形或长圆形。小苞片5或更多,分离;雄蕊柱无毛,花丝排列紧密。蒴果长圆状卵形。种子彼此不分离,除被长毛外,还有极易剥离的短棉毛。花期夏、秋季。

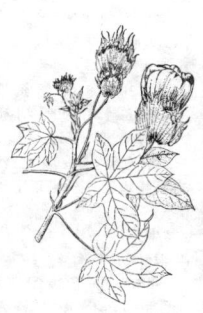
海岛棉

广东、海南、广西和云南等地有栽培。原产于南美热带地区和西印度群岛。

4. 树棉 G. arboreum L. 又名:本木鸡脚棉(《中国树木分类学》),印度棉(《广州植物志》),中棉、鸡脚棉(《秦岭植物志》),假棉花(《广西药用植物名录》),亚洲棉、木本棉(《新华本草纲要》)。

多年生亚灌木或灌木,高达3 m。叶掌状5深裂,裂片长圆状披针形。蒴果圆锥形。花期6～9月。

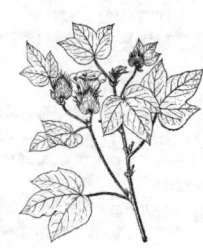

我国黄河流域和长江流域产棉区广泛种植。原产于印度。

以上植物的种子(棉花子)、种子所榨取的脂肪油(棉花油)、外果皮(棉花壳)、根或根皮(棉花根)亦供药用,另设专条。

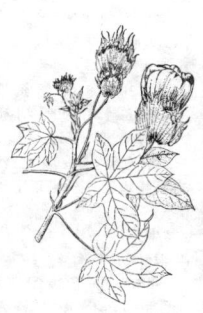
树棉

【采收加工】 秋季采收,晒干。

【药理】 1. 促进免疫的作用 分娩后2日内的妇女口服富含果胶的草棉可提高初乳中补外的C_3、C_4成分。

2. 抗诱变作用 草棉热水提取物在鼠伤寒沙门菌/微粒体试

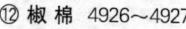

验中抑制苯并芘诱导的突变。

【药性】 甘,温。

1.《纲目》:"甘,温,无毒。"

2.《福建药物志》:"味淡,性平。"

【功用主治】 止血。主治吐血,便血,血崩,金疮出血。

1.《纲目》:"血崩,金疮,烧灰用。"

2.《药性考》:"御寒却冷。烧灰止血,冻稼敷稳。"

【用法用量】 内服:烧存性研末,5～9 g。外用:烧研敷。

【选方】 1. 治血崩 棉花(烧灰存性),百草霜各 9 g。温开水调匀服。(《福建药物志》)

2. 治肠风泻血 破絮(烧灰)、枳壳(去瓤,麸炒)各五钱。为末。每服二钱,入麝香少许,同陈米饭调下,食前服。(《普济方》絮灰散)

4928 棉花子 *mián huā zǐ* 《百草镜》

【异名】 木棉子(《本草经疏》),棉花核(《兰台轨范》)。

【基原】 为锦葵科棉属植物草棉、陆地棉、海岛棉和树棉的种子。

【原植物】 参见"棉花"条。

【采收加工】 秋季采收棉花,收集种子,晒干。

【药材】 棉花子 Gossypii Hirsuti Semen 全国产棉区均产。

性状 种子呈卵状,长约 1 cm,直径约 0.5 cm。外被 2 层白色绵毛,一层长棉毛及一层短茸毛,少数仅具 1 层长棉毛。质柔韧,研开后,种仁黄褐色,富油性。有油香气,味微辛。

【成分】 种子含棉酚(gossypol),棉紫色素(gossypurprin),半棉子酚(hemigossypol),去氧半棉子酚(desoxy hemigossypol),半棉子酚酮(hemigossypolone),痕量 6-甲氧基棉子酚(6-methoxygossypol),6′,6′-二甲氧基棉酚(6, 6′-dimethoxygossypol)。油的脂肪酸组成有棕榈酸(palmiticacid),油酸(oleic acid),亚油酸(linoleic acid),硬脂酸(stearic acid)。

【药理】 1. 抗生育作用 棉花子中的棉酚有男性避孕作用。棉酚体外抑制家兔精子顶体酶活性。棉酚灌胃促使小鼠睾丸生精细胞的凋亡数目增加,造成睾丸生精功能受损。棉酚能抑制腺苷环化酶活性,降低精子活能水平。棉酚能在微管水平抑制精子的动力作用。棉酚能抑制磷酸甘油酸激酶C而引起精母细胞凋亡。正常男性服用低剂量醋酸棉酚后能阻断组蛋白-精核组蛋白取代反应,影响精核蛋白含量,这种改变是可逆的。

棉酚对女性生殖功能也有影响。给雌大鼠灌服棉酚有抗早孕作用。醋酸棉酚对无血清培养的大鼠黄体细胞、人蜕膜细胞和滋养层细胞有直接杀伤作用,抑制黄体细胞基础孕酮分泌。

2. 抗肿瘤作用 棉酚体外可杀死源于淋巴及粒细胞、肾上腺、乳腺、宫颈、直肠和中枢神经系统的多种肿瘤细胞株均有增殖抑制活性。棉酚对人膀胱癌 T_{24} 细胞有抑制作用,能诱导 T_{24} 细胞凋亡。棉酚灌胃对二乙基亚硝胺诱发的大鼠实验性肝癌前病变有预防和治疗作用。

3. 其他作用 棉酚抑制多克隆激活植物血凝素和佛波醇酯对体外培养的人外周血 T 细胞的活化作用,作用部位可能位于蛋白激酶 C 之下游。棉酚抑制体外人肥大前列腺成纤维细胞的生长和细胞 DNA 合成。棉酚皮下注射抑制实验性子宫内膜异位症模型大鼠的病灶的生长发育并使其快速消退,作用在卵巢和子宫水平。棉酚对人类免疫缺陷病毒(HIV)有抑制作用。棉酚对锥虫有弱的抑制作用。

毒性 小鼠口服醋酸棉酚的 LD_{50} 为 2 200 mg/kg,甲酸棉酚为 4 623 mg/kg。腹腔注射海岛棉子水提物,降低大鼠血浆睾酮水平,血浆肌酐、尿素、天冬氨酸氨基转移酶、丙氨酸氨基转移酶水平。有报道棉酚临床试验中能诱发低血钾。棉酚抑制 11β-羟基甾体脱氢酶,引起肾脏中糖皮质激素过量分泌,可能导致肾性失

钾继而诱发低血钾。棉酚还可能导致不可逆性无精子症与遗传毒性。

【炮制】 取原药材,拣去杂质,筛去灰屑。

饮片性状 参见"药材"项。

贮干燥容器内,置通风干燥处,防蛀。

【药性】 辛,热,有毒。归肝、肾、脾胃经。

1.《本草经疏》:"辛,热,有毒。"

2.《广东中药》:"味甘,淡。"

3.《福建药物志》:"微苦,辛,平。"

【功用主治】 温肾,通乳,活血止血。主治阳痿,腰膝冷痛,白带,遗尿,崩漏,乳汁不通,崩漏,痔血。

1.《本草经疏》:"祛风湿、寒湿。"

2.《本经逢原》:"解疮疹毒,痔漏,脱肛,下血。"

3.《药性考》:"补虚、暖膀、治损。"

4.《民间常用草药汇编》:"温肾,止痛。治白带,小儿遗尿。"

5.《上海常用中草药》:"催乳,补肾,强腰膝,暖胃止痛,止血。主治乳汁缺少,腰膝无力,胃寒作痛,大便出血。"

6.《青岛中草药手册》:"治子宫功能性出血。"

7.《福建药物志》:"镇静止痛,治精神病。"

8.《四川中药志》1982 年版:"补肾壮阳。用于肾虚阳痿,月经过多。"

【用法用量】 内服:煎汤,6～10 g;或入丸、散。外用:煎水熏洗。

【宜忌】 阴虚火旺患者禁服。棉花子有毒,内服宜控制剂量,中毒症状表现为:初见头昏痛,胃中灼热感,恶心呕吐,腹胀腹痛,继而出现精神委靡,下肢麻痹,腰酸背痛等症状,严重者可神志昏迷,抽搐,瞳孔散大,对光反射迟钝或消失,血压下降。个别患者可因呼吸、循环衰竭而死亡。

【选方】 1. 治阳痿不起 棉花子(水浸、晒干、烧酒拌匀,去壳用)半斤,故故纸(盐水炒)、韭菜子(炒)各二两。为末,葱汁为丸,梧子大。每服二钱,空心酒下。(《纲目拾遗》引《祝氏效方》)

2. 治虚怯劳瘵,久嗽吐血不止 棉花子不拘多少,童便浸一宿,为末。每服一钱,侧柏叶汤下。(《集效方》)

3. 治乳汁缺少 棉花子 9 g。打碎,加黄酒 2 匙,水适量,煎服。

4. 治胃寒作痛 新棉花子炒黄黑色,研末。每日 1～2 次,每次 6 g,用淡姜汤或温开水调服。(3、4 方出自《上海常用中草药》)

5. 治痔漏肠红 棉花子炒黄黑,去壳,为末,陈米糊人砂糖为丸,如桐子大。每日空心清汤下三钱,服三斤断根。(《惠直堂经验方》)

6. 治盗汗不止 棉花仁三至四钱,每日煎汤一碗,空心服三四日即止。(《刘氏效方》)

7. 治血崩如泉流不止 棉花子,铜器炒烟尽为末。每服二钱,空心黄酒调下。(《古今医鉴》断源散)

【各家论述】 1.《本草经疏》:"木棉子,祛风湿、寒湿之药也。惟其辛,故能散风邪;惟其热,故能除寒湿,凡下部有风寒湿邪者宜之。"

2.《本草正义》:"旧方每以棉子仁为和血止血之品,如治便血、淋血、崩、带、痔、漏等症,则皆和血之义,而无寒凉积瘀之患。又为补肾起痿,养老扶弱等用,则又温养之法,而不刚暴燥烈之虞。温和滋润,颇为纯粹,能滋肾液,助阳气,泽毛发,润肌肤,原本多脂,终与桂、附等之辛燥者有别。惟此子不无兴阳之作用,必肾气虚寒,足冷阳痿者为宜,苟其虚阳不固,相火不潜,恐有扰动之弊,又纯属油质,更有滑泄之累。"

4929 棉花壳 *mián huā ké* 《百草镜》

【异名】 棉桃壳(《全国中草药汇编》)。

【基原】 为锦葵科棉属植物草棉等的外果皮。

【原植物】 参见"棉花"条。

【采收加工】 轧取棉花时收集。

【药性】 辛,温。

1.《本草正义》:"性温。"

2.《福建药物志》:"味淡,性平。"

3.《四川中药志》1982年版:"味辛,性热。"

【功用主治】 温胃降逆,化痰止咳。主治噎膈,胃寒呃逆,咳嗽气喘。

1.《本草正义》:"泄痰瘀。"

2.《福建药物志》:"破气降逆。治吞咽困难。"

3.《四川中药志》1982年版:"有温胃降逆,止咳祛痰及平喘作用,可用于胃寒呃逆,慢性支气管炎。"

【用法用量】 内服:煎汤,9~15 g。

【选方】 1. 治膈食,膈气 用棉花壳八九月采,不拘多少,煎当茶饮之。忌食鹅。(《百草镜》)

2. 治慢性气管炎 将棉桃壳及侧柏叶粉碎,水煮,合并药液,浓缩成浸膏,烘干压成 0.4 g 的片剂(每片相当于棉桃壳 0.75 g,侧柏叶 0.25 g)。每日 3 次,每次 3~4 片,10 日为 1 个疗程。(《全国中草药汇编》)

4930 棉花油 mián huā yóu (《纲目拾遗》)

【基原】 为锦葵科棉属植物草棉等种子所榨取的脂肪油。

【原植物】 参见"棉花"条。

【药性】 《纲目》:"味辛,性热,微毒。"

【功用主治】 《纲目》:"治恶疮,疥癣。"

【用法用量】 外用:涂擦。

4931 棉花根 mián huā gēn (《上海常用中草药》)

【异名】 草棉根皮(《中国药用植物图鉴》),蜜根(《上海常用中草药》),土黄芪(《全国中草药汇编》)。

【基原】 为锦葵科棉属植物草棉、陆地棉、海岛棉和树棉的根或根皮。

【原植物】 参见"棉花"条。

【采收加工】 采收棉花时挖根,切片,晒干;或剥取根皮,切段,晒干。

【药材】 棉花根 *Gossypii Radix et Cortex* 草棉产于甘肃、新疆、广东、四川及云南;陆地棉产于全国产棉区;海岛棉产于云南、广东。

性状 根呈圆柱形,稍弯曲,长 10~20 cm,直径 0.4~2 cm。表面黄棕色,有不规则的纵皱纹及横裂的皮孔,皮部薄,红棕色,易剥离。质硬,折断面纤维性,黄白色,无臭,味淡。

鉴别 (1) 根横切面:木栓层为多列木栓细胞,局部有破裂。栓内层为数列薄壁组织。韧皮部稍宽厚,韧皮纤维常数十个相集成束,与薄壁组织相间排列,纤维壁较薄,非木化,纵切面末端常见 2~3 分叉;韧皮射线呈漏斗状,韧皮部有时可见黏液腔。形成层成环。木质部占根的大部分,导管单个散列,或数个相连;木纤维常数十个相集成束,多角形,壁木化,纵切面末端也可见 2~3 分叉;木射线宽 1~4 列细胞,壁部分木化;初生木质部四原型。本品薄壁细胞内含有淀粉粒。

(2) 取本品粗粉 0.5 g,加乙醚 5 ml 冷浸 24 小时,滤过,滤液置蒸发皿中挥去乙醚,残留物呈黄棕色,加硫酸 1 滴呈血红色;加三氯化锑氯仿溶液呈玫红色(检查棉酚)。

(3) 薄层色谱 取本品粉末 1 g,加乙醚 10~15 ml,冷浸 24 小时,滤过,滤液浓缩至 2 ml。以棉酚作对照,点于硅胶 G 板上,以醋酸乙酯-石油醚-冰醋酸(22∶20∶8)为展开剂。展距 10 cm。用 20%三氯化锑氯仿溶液为显色剂,喷雾后 110 ℃烤 10 分钟,样品与对照品色谱在相应的位置处,显红色斑点。

【成分】 1. 草棉 根皮含棉酚(gossypol),黄酮,香草乙酮(acetovanillone),甜菜碱(betaine),甾醇(sterol),水杨酸(salicylicacid)等;根含皂苷(saponin),苯酚成分(phenol)。

2. 陆地棉 根皮含棉酚,棉紫色素(gossypurpurin),精氨酸,天冬酰胺,甜菜碱,草酸(oxalic acid),水杨酸,油酸(oleic acid),棕榈酸(palmitic acid)及少量挥发油,挥发油中含糠醛(furfural),香草乙酮。

【药理】 1. 止咳、祛痰、平喘作用 棉根皮水煎剂或提取物给小鼠灌胃有止咳作用。小鼠灌服棉根煎剂及其提取物均有祛痰作用,尤以乙醇提取物和总树脂部分作用最强。豚鼠口服棉根皮粗提树脂或天冬酰胺对组胺和乙酰胆碱混合型喘有平喘作用。棉根皮水煎剂和棉酚对慢性气管炎的病理过程有减轻炎症细胞浸润的作用。

2. 抗氧化、延缓衰老作用 棉花根(陆地棉)水煎剂灌胃,降低老年小鼠红细胞和脑内丙二醛含量,提高超氧化物歧化酶(SOD)活性,延缓衰老。水煎剂灌胃,降低 *D*-半乳糖性衰老小鼠红细胞和脑内过氧化脂质含量,提高 SOD 活性。

3. 其他作用 棉根提取物可引起小鼠胸腺萎缩,肾上腺重量增加,增强或改善肾上腺皮质功能,但未见有增强机体防御能力的作用。体外试验表明,棉根皮煎剂、提取物树脂部分及棉酚,对某些细菌有轻度抑制作用。棉花根水提物体外能抗乙型肝炎病毒表面抗原。

【药性】 甘,温。归肺经。

1.《药性考》:"味甘,性温。"

2.《湖北中草药志》:"辛,温。"

【功用主治】 止咳平喘,通经止痛。主治咳嗽,气喘,月经不调,崩漏。

1.《草药新纂》:"催生。"

2.《中国药用植物图鉴》:"根皮为通经剂(用于月经困难及闭止),止血剂。"

3.《上海常用中草药》:"止咳平喘,又有强壮作用,适用于咳嗽气喘,小儿营养不良等症。"

4.《湖北中草药志》:"用于疝气,乳汁不通,崩漏等症。"

【用法用量】 内服:煎汤,15~30 g。

【宜忌】 孕妇慎服。

【选方】 1. 治慢性支气管炎 棉花根、大青叶各 30 g,紫金牛 15 g,陈皮 9 g。水煎,每日 1 剂,分 2 次服。10 日为 1 个疗程,共服 10 个疗程。(《全国中草药汇编》)

2. 治神经衰弱,月经不调 棉花根 15~30 g。水煎服或浸酒服。

3. 治慢性肝炎 棉花根 30 g,地骨皮 18 g。水煎服。(2、3 方出自《浙江民间常用草药》)

4. 治乳糜尿 棉花根皮 30 g。水煎 2 次,每次煮沸 30 分钟(至棉花根成紫红色为度),两次药液浓缩后,加适量糖精调味,每日 3 次分服,10 日为 1 个疗程。(《浙南本草新编》)

5. 治月经不调 棉花根皮 15~30 g。水煎服或浸酒服。

6. 治乳汁不通 棉花根 30 g,香附 12 g,川楝 9 g。水煎服。(5、6 方出自《湖北中草药志》)

7. 治肺癌 棉花根、山海螺各 30 g,补骨脂、天葵子各 15 g。水煎服。(《实用抗癌药物手册》)

【临床报道】 1. 治疗咳嗽 取棉花根 100 g,洗净煎沸 2 次,每次加水 600 ml,煎至 200 ml,早晚 2 次分服,每日 1 剂。结果:一般服药 3 剂后咳嗽即可减轻,可连服至痊愈。120 例患者经治后,96 例显效,18 例有效,6 例无效,总有效率为 95%。观察发现年龄较轻者,疗效较好。

2. 治疗乳糜尿 全部病例停用其他药物,每次棉花根 50~

100 g,每日1次,水煎服;口服复方丹参片4粒,每日3次,1个月为1个疗程。共治疗30例,结果:全部有效,疗程结束后乳糜尿全部消失。其中18例随访2年未复发,12例随访1年未复发。

4932 椋子木 liáng zǐ mù 《新修本草》

【异名】 椋,梾(《尔雅》),松杨、凉木(《本草拾遗》),椋子树(《救荒本草》),冬青果(《植物名实图考》)。

【基原】 为山茱萸科梾木属植物梾木的心材。

【原植物】 梾木 Swida macrophylla (Wall.) Sojak [Cornus macrophylla Wall.] 又名:毛梾木(《西藏植物名录》)。

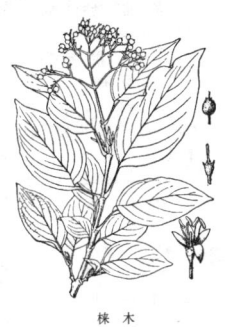

梾 木

落叶乔木或灌木,高4～15 m。一年生枝有棱角,赤褐色。单叶交互对生;叶有柄,基部略呈鞘状;叶片椭圆状卵形至椭圆状长圆形,侧脉5～7对。伞房状聚伞花序顶生;总花梗红色,花小,白色至黄色;萼筒形,4裂;花瓣4;雄蕊4,花药丁字形着生;子房下位,花柱短、棒状,宿存。核果球形,成熟时蓝黑色,核骨质,扁球形,两侧各有1条浅沟及6条脉状。花期6～7月,果期8～9月。

生于海拔3 000 m以下的山谷林中。分布于山西、山东、西藏、甘肃、陕西、台湾及长江以南各地。

本植物的叶(白对节子叶)、树皮(丁椰皮)和根(梾木根)亦供药用,另设专条。

【采收加工】 全年均可采收。

【药理】 1. 抑制醛糖还原酶 椋子木乙醇提取物体外抑制大鼠晶状体醛糖还原酶。

2. 抗动脉粥样硬化 椋子木油是从椋子木树果子中榨取的油。每日喂椋子木油可减轻家兔实验性动脉粥样硬化斑块的形成及胆固醇在主动内膜的堆积。

【药性】 《新修本草》:"甘、咸、平。无毒。"

【功用主治】 活血止痛,养血安胎。主治跌打骨折,瘀血肿痛,血虚萎黄,胎动不安。

1.《新修本草》:"主折伤,破恶血,养好血,安胎、止痛,生肉。"

2.《药性考》:"疗伤破血,养血安胎,定痛续折。"

【用法用量】 内服:煎汤,3～10 g;或泡酒。

4933 棕树心 zōng shù xīn 《贵州民间方药集》

【基原】 为棕榈科棕榈属植物棕榈的心材。

【原植物】 参见"棕榈皮"条。

【采收加工】 全年均可采收,除去茎皮,取木质部,切段晒干。

【药性】 苦、涩、平。

【功用主治】 养心安神,收敛止血。主治心悸,头昏,崩漏,脱肛,子宫脱出。

1.《贵州民间药集》:"为强壮剂。治心悸,头昏。"

2.《云南中草药》:"清热,止血,消肿。主治崩漏。"

3.《广西民族药简编》:"茎髓,水煎服,治肝炎、脱肛、子宫脱垂;捣烂调食盐少许用棕叶烧敷小腹,治难产或胞衣不下(瑶族)。"

【用法用量】 内服:煎汤,10～15 g;或研末。外用:捣敷。

【选方】 1. 治崩漏 棕榈茎(去皮内心)500 g,研末,麦粉500 g,甜酒500 g。和匀制成饼。每服30 g,每日2～3次。(《江西草药》)

---

2. 治难产或胞衣不下 (棕榈)茎髓捣烂调食盐少许,用棕叶包裹,煨热敷小腹。(《广西民族药简编》)

4934 棕榈子 zōng lǘ zǐ 《本草拾遗》

【异名】 败棕子(《药材学》),棕榈果(《云南中草药》)。

【基原】 为棕榈科棕榈属植物棕榈的成熟果实。

【原植物】 参见"棕榈皮"条。

【采收加工】 霜降前后,待果皮变淡蓝色时采收,晒干。

【药材】 棕榈子 Trachycarpi Fortunei Fructus 产于江西、江苏、安徽、浙江、福建、台湾、广东、广西、湖南、湖北、四川、云南等地。

性状 果实肾形或近球形,常一面隆起,一面凹下,凹面有沟,旁有果柄痕。长8～10 mm,宽5～8 mm,表面灰黄色或绿黄色,成熟者灰蓝色而被蜡被,平滑或有不规则网状纹,外果皮、中果皮较薄,常脱落而露出灰棕色或棕黑色坚硬的内果皮。种仁乳白色,角质。气微、味微涩而微甜。

鉴别 (1)果实横切面:外果皮为1列长方形、壁较厚的厚壁细胞,每个厚壁细胞又分成2～4个子细胞,外壁覆有1层蜡质。中果皮由10多列切向延长的薄壁细胞组成,外侧的较小,排列紧密,鞣质细胞单个散在或数个相聚,细胞长圆形,内含红棕色块状物。内果皮为2～3列石细胞和少量厚壁细胞,石细胞呈不规则圆形,厚壁细胞不规则方形,壁厚,木化。种皮为数列薄壁细胞。合点部位向内增大,形成合点侵填体,由木化网纹细胞组成。胚乳细胞壁厚10～14 μm,位于外侧的多径向延长;位于中部的细胞壁多呈念珠状,胚位于胚乳的背部中央,由圆形或多边形的薄壁细胞组成。

(2)取本品粉末20 g,加乙醇冷浸过夜,滤过,蒸去乙醇,得浸膏,加20 ml蒸馏水溶解,备用。取2滴溶液于白瓷板上,加1%三氯化铁试液,显污绿色;取2滴溶液于白瓷板上,加香草醛-盐酸试液,显樱红色(检查醌类)。

(3)薄层色谱:取(2)剩余溶液倒入分液漏斗中,加盐酸酸化(pH 2),用乙醚萃取5次,合并5次萃取液,回收乙醚,残渣加无水乙醇溶解作供试液,以d-儿茶素、原儿茶酸作对照。点于硅胶G(黄岩)-1% CMC板上。用氯仿-丙酮-甲醇-醋酸(7:2:1.5:0.5)为展开剂展开,用2%三氯化铁-1%铁氰化钾水溶液显色,样品色谱与对照品色谱在相对位置处显相同的蓝色斑点。

【药理】 抑制免疫、降血糖作用 棕榈子水-醇提取物灌胃,减轻小鼠体重和胸腺、脾脏重量,并降低血糖。

【炮制】 取原药材,除去杂质,筛去灰屑。用时捣碎。

饮片性状 参见"药材"项。

贮干燥容器内,置通风干燥处,防蛀。

【药性】 苦、甘、涩,平。

1.《滇南本草图说》:"味苦、涩,平,性温。"

2.《医林纂要》:"苦、甘、涩。"

【功用主治】 止血,涩肠,固精。主治肠风,崩漏,带下,泻痢,遗精。

1.《本草拾遗》:"涩肠,止泻痢,肠风,崩中,带下及养血。"

2.《滇南本草图说》:"主治妇人白带,筋骨疼痛,半身不遂,五淋白浊。"

3.《医学入门》:"止鼻衄、吐血。"

4.《医学广笔记》:"散瘀止血。"

5.《医林纂要》:"涩精,坚肾。"

6.《云南中草药》:"滋养,安神。"

【用法用量】 内服:煎汤,10～15 g;或研末,6～9 g。

【选方】 1. 治血崩 棕榈子、乌梅肉、干姜俱烧存性为末各二两。每服二钱,空心乌梅汤调服。(《古今医统》引《鑫斯广育》如圣散)

2. 治肠炎　棕榈子9～15g。水煎服。《浙江药用植物志》

3. 治跌扑损伤，腰痛下血，胎动不安　棕榈子炒研为末，每服三钱，茶酒任下。《伤科汇纂》安胎神方)

4935 棕榈叶 zōng lǘ yè
《现代实用中药》

【基原】　为棕榈科棕榈属植物的叶。

【原植物】　参见"棕榈皮"条。

【采收加工】　全年均可采，晒干或鲜用。

【药性】　苦、涩，平。

【功用主治】　收敛止血，降血压。主治吐血，劳伤，高血压病。

1. 《民间常用草药汇编》："治吐血，劳伤，虚弱。"

2. 《全国中草药汇编》："降血压。"

3. 南药《中草药学》："水煎代茶饮，可预防百日咳。"

【用法用量】　内服：煎汤，6～12g；或泡茶。

【选方】　1. 治肺痨病　(棕榈)嫩叶30g，炖猪心、肺食。《湖南药物志》

2. 治高血压病，预防中风　鲜棕榈叶30g，槐花10g。作1日量，泡汤代茶。《现代实用中药》

4936 棕榈皮 zōng lǘ pí
《日华子》

【异名】　栟榈木皮《本草拾遗》，棕毛《普济方》，棕树皮毛《摄生众妙方》，棕皮《本草求原》。

【基原】　为棕榈科棕榈属植物棕榈的叶柄及叶鞘纤维。

【原植物】　棕榈 Trachycarpus fortunei（Hook.）H. Wendl.［Chaemaerops forteunei Hook.］又名棕《山海经》，栟榈《异物志》。

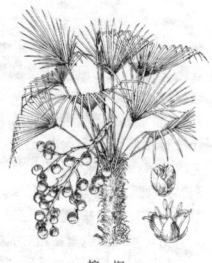

棕　榈

常绿乔木，高达10m以上。茎杆直立，粗壮，褐色纤维状老叶鞘包被于茎杆上，脱落后呈环状节。叶簇生于茎顶；叶柄坚硬；叶片近圆扇状，具多数皱褶，掌状分裂至中部，革质。肉穗花序，淡黄色，具柔毛。雌雄异株；雄花小，多数，花被6片，淡黄色；雄蕊6，花丝短，分离；雌花花被同雄花，子房上位，密被白柔毛，花柱3裂。核果球形或近肾形。花期4～5月，果期10～12月。

栽培或野生：生于村边、庭园、田边、丘陵或山地。长江以南各地多有分布。

本植物的根(棕榈根)、心材(棕榈心)、叶(棕榈叶)、花蕾及花(棕榈花)、成熟果实(棕榈子)亦供药用，另设专条。

【栽培】　生物学特性　喜温暖湿润气候，不耐严寒，喜肥耐荫，选排水良好、土层深厚的壤土或砂质壤土栽培，不宜在干旱、土层瘠薄的土壤上栽种。

繁殖方法　种子繁殖，直播或育苗移栽。选择健壮的棕树，10～11月待种子成熟时连果枝割下，采摘种子，铺成10～15cm厚摊晾，堆藏或湿沙混藏。如立即播种，可用草木灰液浸泡3～5日，搓去种子上的蜡质，或堆沤3～4日去蜡。直播法：早春2～3月播种，按行株距2m×2m开穴，每穴播5～7粒。播后穴内填细土，穴面平整，上面用细肥土覆盖3cm左右，出苗后每穴保留1株壮苗。育苗移栽法：冬播或夏播，按行距20cm开沟条播，播后用细肥土覆盖2～3cm，上盖稻草。出苗后及时除去盖草，定期除草，施肥2～3次，按株距10cm间苗，2年后按行株距2m×2m挖穴移栽。

田间管理　在春、秋两季松土、除草、施肥各1次。行间可间

种农作物。

病虫害防治　病害有烂心病，十年生以下幼树易发生，发病后梢心腐烂致死，发病初期可用50%代森锌300～400倍液喷洒。虫害有介壳虫，为害幼苗。

【采收加工】　9～10月间采收其剥下的纤维状鞘片，除去皮，晒干。

【药材】　棕榈皮 Trachycarpi Fortunei Petiolus　产于江西、江苏、安徽、浙江、福建、广东、广西、四川、贵州、云南等地。

性状　棕榈皮贮久者，名"陈棕皮"。商品中有用叶柄部分或废棕绳。将叶柄削去外面纤维，晒干，名为棕骨；废棕绳多取自破旧的棕床，名为"陈棕"。

陈棕皮　呈很长的纤维，成束状或片状，长20～40cm，大小不一。色棕褐，质韧，不易撕断。气微，味淡。

棕骨(棕板)呈长条状，长短不一，红棕色，基部较宽而扁平，或略向内弯曲，向上则渐窄而厚，背面中央隆起，成三角形，背面两侧平坦；上有厚密的红棕色毛茸，腹面平坦，或略向内凹，有左右交叉的纹理。撕去表皮后，可见坚韧的纤维。质坚韧，不能折断。切面平整，散生有多数淡黄色维管束或点状。气无，味淡。

陈棕　呈破碎的网状或绳索状。深棕色至黑棕色，粗糙，质坚韧，不易断。气微，味淡。

鉴别　(1) 叶柄基部横切面：上、下表皮细胞略相似，呈类方形，排列紧密有气孔，外被角质层，下表皮中央外向隆起。内方为基本薄壁组织，上、下表皮内侧1～2层薄壁细胞切向延长，其内的基本组织细胞圆形或椭圆形，有的含棕色小颗粒或草酸钙针晶束，针晶长65～70μm；众多的晶鞘纤维束及有限外韧型维管束呈散分布于基本组织中。在下表皮突出处内方有10多个维管束聚集在一起，每个维管束的上下两侧均有维管束鞘纤维，下表皮纤维极多，且有晶鞘，上方的纤维极少，无晶鞘；韧皮部被纤维隔开略呈"八"字形，韧皮薄壁细胞含棕色内含物；木质部导管数个，大形。以上晶鞘细胞中的结晶全为小簇晶。

粉末特征　陈棕皮粉末褐棕色。晶鞘纤维众多，纤维甚长，直径12～15μm，壁厚约2.5μm，木化。胞腔明显，晶鞘细胞成行排列，草酸钙小簇晶直径约17μm。导管网纹，直径34～85μm，还有螺纹及梯纹管胞。气孔大多呈类圆形，直径40～45μm，副卫细胞窄长，5～6个。草酸钙针晶长65～70μm。

(2) 取本品粉末1g，加水20ml，加热5分钟，滤过，滤液用水稀释成20ml。取滤液1ml，加三氯化铁试液2～3滴，即生成污绿色絮状沉淀；另取滤液1ml，加氯化钠明胶试液3滴，即显白色浑浊。

【药理】　止血作用　棕板或炒棕炭给小鼠灌胃，能缩短毛细血管法测定的凝血时间。棕板水煎液、新棕皮水煎液、棕板炭水煎液、新棕皮炭水煎液等剂型分别给小鼠腹腔注射，缩短毛细血管法测定的凝血时间和小鼠剪尾法测定的出血时间。棕板止血效果不及棕炭。陈棕皮水煎剂无止血作用，而陈棕皮炭煎剂和混悬剂则有作用。棕榈烟轻炭给家兔灌胃，增加纤维蛋白原含量。烫棕炭和棕榈给家兔灌胃，增加低切血液黏度；烫棕炭给小鼠灌胃，缩短聚钙时间，提高小鼠血液黏度。

毒性　棕榈坐体外使家兔肺巨噬细胞出现伪足，可见少量贴壁死细胞，部分胞质萎缩、胀肿、细胞破裂、死亡。但不影响细胞存活率。

【炮制】　1. 棕榈皮　除去杂质，洗净，切段或块，干燥。

2. 煅棕榈皮炭　取净棕榈，置煅锅内，密封，煅煅至透，放凉，取出。

3. 炒棕榈皮炭　取净陈棕皮或棕板块，置锅内，用武火炒至外表呈炭黑色，内呈焦黑色，喷淋清水少许，灭尽火星，取出，凉透。

饮片性状　棕板及陈棕皮参见"药材"项。煅棕榈皮炭，煅棕板炭形如棕板，表面炭黑色，有光泽，可见纵直纹及细斜纹，质酥

脆,味苦涩;煅陈棕皮炭为黑色的毛状或条状或块状物,有光泽。炒棕榈皮炭:炒棕板炭形如棕板,表面黑棕色,微微发亮,内部呈棕褐色,质较脆,易折断,断面不整齐,略具纤维性,无臭,味淡。炒陈棕皮炭形如陈棕皮,表面黑棕色,内部褐棕色。

贮干燥容器内,置通风干燥处。棕榈皮炭散热,防复燃。

【药性】 苦、涩,平。归肝、脾、大肠经。

1.《本草拾遗》:"味苦、涩,平,无毒。"

2.《海药本草》:"平,温。"

3.《要药分剂》:"入肝、脾二经。"

4. 南药《中草药学》:"入肺、肝、大肠经。"

【功用主治】 收敛止血。主治吐血,衄血,便血,尿血,血崩,外伤出血。

1.《本草拾遗》:"烧作灰,主破血止血。"

2.《海药本草》:"主金疮疥癣,生肌止血,并宜烧灰使用。"

3.《日华子》:"止鼻洪,吐血,破癥,止崩中,带下,肠风,赤白痢。入药烧用,不可绝过。"

4.《本草衍义》:"皮烧为黑灰,治妇人血露及吐血,仍佐之他药。"

【用法用量】 内服:煎汤,10~15 g。外用:研末,外敷。

【宜忌】 出血诸证瘀滞未尽者不宜独用。

《本草经疏》:"若暴得吐血瘀滞方动,暴得崩中恶露未竭,湿热下痢初发,肠风、带下方炽,悉不宜遽用,即用亦无效。"

【选方】 1. 治诸窍出血　隔年莲蓬、败棕榈、头发(并烧存性),等分。上为末。每服二钱,煎南木香汤调下。或只用棕榈烧灰,米汤调下,亦可。(《直指方》黑散子)

2. 治肠风泻血　棕榈灰二两,熟艾(捣罗成者)一两。上二味用熟鸡子两个,同研得所;别炮附子去皮脐,为末。每服用水一盏,附子末一钱,煎数沸放温,调前药二钱匕,空心食前服。(《圣济总录》棕艾散)

3. 治妇人经血不止　棕榈皮(烧灰)、柏叶(焙)各一两。上二味捣罗为散,酒调下二钱。(《圣济总录》棕榈皮散)

4. 治妊娠胎动,下血不止,脐腹疼痛　棕榈皮(烧灰)、原蚕沙(炒)各一两,阿胶(炙燥)三分。上三味捣罗为散,每服二钱匕,温酒调下。(《圣济总录》棕灰散)

5. 治带下　茅花一握(炒),棕榈炭三寸,嫩莲叶三张,甘草节一钱。上为细末,空心酒调方寸匕。(《妇人良方》)

6. 治水谷痢下　棕榈皮,烧研,水服方寸匕。(《近效方》)

7. 治高血压　鲜棕榈皮 18 g,鲜向日葵花盘 60 g。水煎服,每日 1 剂。(《江西草药》)

【各家论述】 1.《纲目》:"棕灰性涩,若失血去多,瘀滞已尽者,用之切当,所谓涩可去脱也。与乱发同用更良。年久败棕入药尤妙。"

2.《本草经疏》:"其味苦涩,气平无毒。《本经》主诸病皆烧灰用者,凡血得热则行,得黑灰则止,故主鼻洪、吐衄;苦能泻热,涩可去脱,故主崩中带下及肠风、赤白痢也;止血固脱之性而能消瘀血,故能破癥也。凡失血过多内无瘀滞者,用之切当。"

3.《本草求原》:"(棕榈皮)能引血归经,止上下失血,止下血尤良,不但性涩能收脱也。此物止血,不在烧灰,但血见黑则止之说,痼习已久,姑从之。"

4937 棕榈花 zōng lǘ huā (《纲目》)

【异名】 棕榈木子(《本草拾遗》),棕笋(《濒湖集简方》)。

【基原】 为棕榈科棕榈属植物棕榈的花蕾及花。

【原植物】 参见"棕榈皮"条。

【采收加工】 4~5 月花将开或刚开放时连序采收,晒干。

【药理】 兴奋子宫平滑肌　棕榈花蕾水提液、醇提液、醇提后水提液能加快大鼠离体子宫平滑肌的收缩频率;降低收缩幅度,且以醇提取物最强;水提液和醇提液能增加子宫平滑肌张力。提取物均可降低缩宫素所致大鼠离体子宫平滑肌的收缩频率、张力和活动力,醇提液还使收缩幅度降低。可见棕榈花蕾提取物对大鼠离体子宫平滑肌有直接兴奋作用。

【药性】 苦、涩,平。

1.《本草拾遗》:"有小毒。"

2.《重庆草药》:"温、平。"

3.《青岛中草药手册》:"性凉,味苦、涩。"

【功用主治】 止血,止泻,活血。主治血崩,带下,肠风,泻痢,瘰疬。

1.《本草拾遗》:"破血。"

2.《履巉岩本草》:"食之破妇人血气,不作胎孕。"

3.《天宝本草》:"酒熬治气火瘰疬。"

4.《现代实用中药》:"用于高血压症,有预防脑溢血之功。"

5.《民间常用草药汇编》:"治血崩,肠风,痢血,瘰疬。"

【用法用量】 内服:煎汤,3~10 g;或研末,3~6 g。外用:煎水洗。

【宜忌】 《本草拾遗》:"初生子戟人喉,未可轻服。"

【选方】 1. 治大肠下血　棕笋煮熟,切片,晒干为末。蜜汤或酒调服一二钱。(《濒湖集简方》)

2. 治痔漏浓血不止　棕榈花晒干为末,空心米饮调下三钱。(《古今医统》)

3. 避孕　月经期内取(棕榈)花 6~10 g。水煎服。(《青岛中草药手册》)

4938 棕榈根 zōng lǘ gēn (《民间常用草药汇编》)

【异名】 棕树根(《滇南本草》)。

【基原】 为棕榈科棕榈属植物棕榈的根。

【原植物】 参见"棕榈皮"条。

【采收加工】 全年均可采挖,切段晒干或鲜用。

【药理】 抗生育作用　棕榈根醇提液结合石门穴注射,推迟雌性小鼠怀孕周期,小鼠出生后发育正常。

毒性　棕榈根煎剂腹腔注射及石门穴注射 0.5 ml,均引起竖毛、抽搐等。而棕榈根醇提液注射 0.5 ml,未见毒性反应。

【药性】 苦、涩,凉。

1.《四川中药志》1960 年版:"性平,味苦、涩,无毒。"

2.《广西本草选编》:"味微甘苦,性寒。"

【功用主治】 收敛止血,涩肠止痢,解毒消肿。主治吐血,便血,崩漏,带下,痢疾,淋浊,水肿,关节疼痛,瘰疬,流注,跌打肿痛。

1.《滇南本草》:"治妇人血崩不止,男子五淋便浊,又治大肠下血。"

2.《天宝本草》:"疗肿胀而消积聚。"

3.《四川中药志》1960 年版:"养血收敛,涩肠止痢。治吐血,肠风下血,崩带,跌打损伤及腰痛。"

4.《云南中草药》:"清热,止血,消肿。治赤白带下,面目足肿,尿少。"

【用法用量】 内服:煎汤,15~30 g。外用:煎水洗;或捣敷。

【选方】 1. 治肺病(咳血)　鲜棕榈根、鲜白茅根各 30 g,平地木 9 g。煎服。(《安徽中草药》)

2. 治血淋　(棕榈)根 30 g。炖猪精肉食。(《湖南药物志》)

3. 治赤白痢疾　棕树根、六合草、红斑鸠窝各 60 g。水煎服。(《四川中药志》1960 年版)

4. 治水肿　棕榈根 60 g,腹水草 15~30 g,薏米根 15~30 g。水煎服。

5. 治四肢关节痛　棕榈根 15 g,白果 6 g。水煎服。

6. 治睾丸肿大　棕榈根 10 g,茅根 3 g,淫羊藿 6 g,地枇杷 3 g。水煎服。(4~6 方出自《湖南药物志》)

7. 治瘰疬　棕榈根、算盘子根、乌桕根各 30 g。水煎,肉汤兑服。(《江西草药》)

8. 治蛇咬　棕榈根、鱼腥草、桑白皮各 10 g。煎水洗。

9. 治阴挺　棕榈根 120 g,猪瘦肉 120 g。久煮去药,肉与汤连食 3～5 次。

10. 治蛔虫病　棕榈根、薏米根、苦楝皮、兰花根各 10 g。水煎服。(8～10 方出自《湖南药物志》)

4939 榔榆叶 láng yú yè 《闽南民间草药》

【异名】　鸡筹仔叶(《闽南民间草药》)。

【基原】　为榆科榆属植物榔榆的叶。

【原植物】　参见"榔榆皮"条。

【采收加工】　7～9 月均可采收,鲜用。

【药材】　榔榆叶 Ulmi Parvifoliae Folium　主产于安徽、浙江、江西、湖南等地。

性状　叶椭圆形、卵圆形或倒卵形,长 1.5～5.5 cm,宽 1～2.8 cm,基部圆形,稍歪,先端短尖,叶缘有锯齿,上面微粗糙,棕褐色,下面淡棕色。气微,味淡,嚼之有黏液感。

【药性】　甘、微苦,寒。

1. 南药《中草药学》:"苦,寒。"

2.《福建药物志》:"甘、微苦,寒。"

【功用主治】　清热解毒,消肿止痛。主治热毒疮疡,牙痛。

1.《天目山药用植物志》:"治疖肿。"

2.《福建药物志》:"消肿解毒、治风毒流注。"

【用法用量】　外用:鲜叶捣敷;或煎汤含漱。

【选方】　1. 治痈疽疔疖　榔榆叶适量,初起未成脓者,加红糖或酒糟,捣烂,烤温,敷患处;已成脓者,捣烂,调蜜敷。(《福建药物志》)

2. 治牙痛　榔榆叶鲜煎汤,加醋少许。含漱。(《福建中草药》)

4940 榔榆皮 láng yú pí 《植物名实图考》

【异名】　朗榆皮(《本草拾遗》)。

【基原】　为榆科榆属植物榔榆的树皮、根皮。

【原植物】　榔榆 Ulmus parvifolia Jacq. 又名:榎木(《左传》)、公心木(《说文》)、朗榆(《本草拾遗》)、鸡筹仔(《闽南民间草药》)、小叶榆、枸丝榆、秋榆、脱皮榆(《中国药用植物图鉴》)、铁枝子榆(《福建中草药》)、蚊榔树、蚊子树(《湖南药物志》)、榆皮树、地头树、田柳树(《浙江药用植物志》)。

落叶乔木,高达 25 m。树皮灰褐色;小枝红褐色,被柔毛,老枝灰色。叶互生;革质,有短叶柄;叶片椭圆形、椭圆状倒卵形、卵圆形或倒卵形,深缘色,边缘有单锯齿。花簇生于叶腋,有短梗;花被 4 裂;雄蕊 4;雌蕊 1,1 室,柱头 2 裂。翅果卵状椭圆形,顶端凹陷,种子位于中央。花期 7～9 月,果期 10～11 月。

生于海拔 1 300 m 以下的平丘陵地、山地及疏林中。分布于华东、中南、西南及河北、西藏、台湾等地。

本植物的叶(榔榆叶)、茎(榔榆茎)亦供药用,另设专条。

【采收加工】　全年均可采收,晒干。

【药材】　榔榆皮 Ulmi Parvifoliae Cortex　主产于安徽、浙江、江西、湖南等地。

性状　树皮呈长卷曲状。外

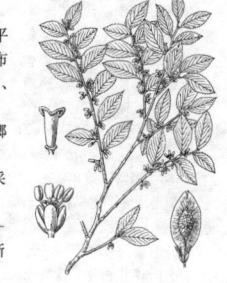

榔 榆

表面灰褐色,成不规则鳞片状脱落,有突出的横向皮孔;内表面黄白色。质柔韧,不易折断,断面外侧棕红色,内侧黄白色。气特异,味淡,嚼之有黏液感。

根皮表面灰棕色,较平滑。

【药性】　抗氧化作用　榔榆在亚油酸系统中用硫氰酸盐方法显示有抗脂质过氧化作用。

【药性】　甘、微苦,寒。

1.《本草拾遗》:"味甘,寒,无毒。"

2.《本经逢原》:"性滑利。"

3.《河北中药》:"涩,平。"

4.《福建药物志》:"甘、微苦,寒。"

【功用主治】　清热利水,解毒消肿,凉血止血。主治热淋,小便不利,疮痈肿毒,乳痈,水火烫伤,痢疾,胃肠出血,尿血,痔血,腰背酸痛,外伤出血。

1.《本草拾遗》:"主下热淋,利水道,令人睡。"

2.《纲目》:"治小儿解颅。"

3.《中国药用植物图鉴》:"利尿,祛痰。"

4.《湖南药物志》:"解毒排脓,消肿,利尿,散结。"

5.《青岛中草药手册》:"清热解毒,利尿消肿。主治乳腺炎,疮肿,小便不利。"

6.《河北中药》:"收敛止血。用于外伤出血,胃肠出血,尿血及多种出血症。"

7.《福建药物志》:"主治风毒流注,痢疾,白带,小儿秃疮。"

8.《浙江药用植物志》:"主治腰肌劳损,烫伤。"

【用法用量】　内服:煎汤,15～30 g。外用:鲜品捣敷;或研末,水调敷。

【宜忌】　《本经逢原》:"若胃寒而虚者服之,恐泄真气,良非所宜。"

【选方】　1. 治热淋,小便不利　榔榆皮 30 g,石韦 30 g。水煎服。(《四川中药志》1979 年版)

2. 治乳痈红肿　鲜榔榆皮,鲜白鲜皮,鲜蒲公英。共捣烂,敷患处。(《青岛中草药手册》)

3. 治风毒流注　榔榆根 60 g,草珊瑚根、勾儿茶各 30 g。水煎服。另用鲜叶适量,捣烂敷患处。(《福建药物志》)

4. 治多发性脓疡　(榔榆)树皮、叶适量,加雄黄少许,烧酒适量捣烂,和糯米饭调敷患处。(《浙江药用植物志》)

5. 治创伤出血,外科手术出血　榔榆根皮,研成细粉,高压消毒。撒敷创面。(《浙南本草新编》)

4941 榔榆茎 láng yú jīng 《闽南民间草药》

【异名】　鸡筹仔茎(《闽南民间草药》)。

【基原】　为榆科榆属植物榔榆 Ulmus parvifolia Jacq. 的茎。

【原植物】　参见"榔榆皮"条。

【采收加工】　7～9 月均可采收,鲜用。

【药性】　甘、微苦,寒。

【功用主治】　《天目山药用植物志》:"治腰背酸痛。"

【用法用量】　内服:煎汤,10～15 g。

【选方】　治腰背酸痛　榔榆茎 15～30 g(洗净,切碎),猪脊骨数量不拘。和水,酒适量各半,炖服。(《闽南民间草药》)

4942 棣棠花 dì táng huā 《植物名实图考》

【异名】　金旦子花(《云南中草药》),鸡蛋花、三月花(《贵州中草药名录》),通花条(山西)。

【基原】　为蔷薇科棣棠花属植物棣棠花及重瓣棣棠花的花。

【原植物】　1. 棣棠花 Kerria japonica (L.) DC. [Rubus japonicus L.] 又名:金碗(《群芳谱》),地棠、黄度梅、金棣棠、黄榆叶梅、麻叶棣棠(《中国树木分类学》)。

落叶灌木。高 1～2 m。小枝圆柱形，绿色，嫩枝有棱角。叶互生；具叶柄；托叶膜质，带状披针形，有缘毛；叶片三角状卵形或卵圆形，边缘有尖锐重锯齿。花两性，大而单生，着生在当年生侧枝顶端。萼片 5，覆瓦状排列；花瓣 5，金黄色，盘盘环状，位于萼筒内；雄蕊多；雌蕊 5～8，分离；花柱直立。瘦果倒卵形至半球形，褐色或黑褐色，表面无毛，有皱褶。花期 4～6 月，果期 6～8 月。

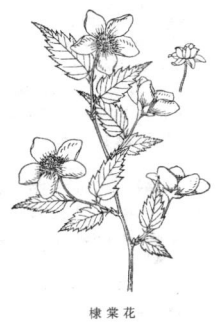

棣棠花

生于海拔 200～3 000 m 的山坡灌丛中。分布于华东、西南及河南、湖北、湖南、甘肃、陕西等地。

2. 重瓣棣棠花 K. japonica（L.）DC. f. pleniflora（Witte）Rehd.与正种不同点是花瓣为重瓣。

生境同正种。湖南、四川、云南有野生，我国南北各地普遍有栽培。

本植物的根（棣棠根）、枝叶（棣棠枝叶）亦供药用，另设专条。

【采收加工】 4～5 月采花，晒干。

【药材】 棣棠花 Kerriae Flos 产于江苏、浙江、江西、湖南、湖北、四川等地。

性状 花呈扁球形，直径 0.5～1 cm，黄色；萼片先端 5，深裂，裂片卵形，筒部短广；花瓣金黄色，5 片，广椭圆形，钝头，萼筒内有环状花盘；雄蕊多数；雌蕊 5 枚。气微，味苦涩。

【药理】 利尿作用 棣棠花水煮醇沉液给大鼠灌胃，提高大鼠尿量，对尿中 Na⁺、Cl⁻ 含量无明显影响，但增加尿中 K⁺ 的含量。

【药性】 微苦，涩，平。

1.《四川中药志》1962 年版："性平，味涩，无毒。"

2.《云南中草药》："微苦，涩，平。"

3.《青岛中草药手册》："性温，味微辛。"

【功用主治】 化痰止咳，利湿消肿。主治咳嗽，风湿痹痛，产后劳伤痛，水肿，小便不利，消化不良，痈疽肿毒，湿疹，荨麻疹。

1.《重庆草药》："止咳。治小儿咳嗽，百日咳，消化不良。"

2.《湖南药物志》："治风湿关节痛，水肿。"

3.《四川中药志》1962 年版："治久咳，小儿荨麻疹。"

4.《甘肃中草药手册》："主治肺热久咳，肝炎及产后劳伤关节疼痛。"

5.《青岛中草药手册》："主治风寒咳嗽。"

6.《浙江药用植物志》："主治湿疹。"

【用法用量】 内服：煎汤，6～15 g。外用：煎水洗。

【选方】 1. 治风湿关节痛 棣棠花、黄荆条、大血藤、丝瓜络、木贼、茜草各 9 g，透骨草 12 g。水煎服。

2. 治水肿 棣棠花 6 g，青木香 6 g，何首乌 9 g，车前草 12 g，有柄石韦 30 g。水煎服。（1、2 方出自《青岛中草药手册》）

3. 治消化不良 通花条茎 15 g，炒麦芽 12 g。水煎服。《甘肃中草药手册》）

4. 治痈疽肿毒 （棣棠）花、马兰、薄荷、菊花、蒲公英各 9～15 g。水煎服。《浙江药用植物志》）

4943 **棣棠根** dì táng gēn 《甘肃中草药手册》）

【基原】 为蔷薇科棣棠花属植物棣棠花的根。

【原植物】 参见"棣棠花"条。

【采收加工】 7～8 月采根，切段晒干。

【药性】《浙江药用植物志》："微苦、涩，平。"

【功用主治】 祛风，化痰，解毒。主治关节疼痛，肺热咳嗽，痈疽肿毒。

1.《天目山药用植物志》："治中年妇女因产后劳伤而起的手足关节痛。"

2.《甘肃中草药手册》："祛风，止咳，消食。主治肺热咳嗽，荨麻疹，消化不良，肝炎。"

3.《浙江药用植物志》："止咳化痰，健脾，驱风，清热解毒。主治风湿痹痛，痈疽肿毒。"

【用法用量】 内服：煎汤，9～15 g；或浸酒。

【宜忌】《天目山药用植物志》："忌食酸、辣、芥菜、萝卜等。"

【选方】 1. 治产后关节痛 棣棠根 30 g，爵木根皮、丹参各 15 g。共为粗末，白酒 500 ml 浸泡，7 日后去渣服用，每日 1 酒杯，晚饭后服。《河北中草药》）

2. 治痈疽肿毒 （棣棠）根、马兰、薄荷、菊花、蒲公英各 9～15 g。水煎服。《浙江药用植物志》）

4944 **棣棠枝叶** dì táng zhī yè 《浙江药用植物志》）

【基原】 为蔷薇科棣棠花属植物棣棠花的枝叶。

【原植物】 参见"棣棠花"条。

【采收加工】 7～8 月采枝叶，晒干。

【药材】 棣棠枝叶 Kerriae Japonicae Ramulus et Folium 主产于江苏、浙江、江西、湖南、湖北、四川、广东、云南、河南。

性状 茎枝绿色，表面粗糙；质硬脆，易折断，断面不整齐。叶多皱缩，展平后卵形或卵状披针形，长 5～10 cm，宽 1.5～4 cm，边缘有锯齿。

【药理】 1. 解热、抗炎作用 棣棠水煎液灌胃抑制大鼠角叉菜胶化足肿胀，对啤酒酵母所致的大鼠发热模型有解热作用。

2. 其他作用 棣棠茎醇总多糖提取物给小鼠腹腔注射，降低小鼠血清和肝脏中过氧化脂质含量，降低脑组织和心肌中脂褐素含量，提高小鼠全血超氧化物歧化酶活力。小鼠腹腔注射棣棠总多糖提取物，提高血清溶菌酶活力和单核网状内皮细胞吞噬功能，提高血清溶血素抗体水平，抑制 2, 4-二硝基氯苯致小鼠迟发性过敏反应，提高小鼠血清过氧化氢酶活性。

【药性】《浙江药用植物志》："微苦，涩，平。"

【功用主治】 祛风除湿，解毒消肿。主治风湿关节痛，湿疹，痈疽肿毒。

1.《重庆草药》："止咳。"

2.《湖南药物志》："治风湿关节痛。"

3.《云南中草药》："治消化不良。"

4.《河北中草药》："除风湿，利关节，止痛。"

5.《浙江药用植物志》："驱风，清热解毒。主治痈疽肿毒，荨麻疹，湿疹。"

【用法用量】 内服：煎汤，9～15 g。外用：煎水洗。

【选方】 1. 治风湿关节炎，消化不良 （棣棠）茎叶 6 g。水煎服。《云南中草药》）

2. 治痈疽肿毒 （棣棠）嫩枝叶、马兰、薄荷、菊花、蒲公英各 9～15 g。水煎服。《浙江药用植物志》）

4945 **粟奴** sù nú 《纲目》）

【异名】 粟黑粉《长白山植物药志》），谷子黑穗、谷子黑粉（刘波《中国药用真菌》）。

【基原】 为黑粉菌科黑粉菌属真菌粟黑粉菌侵染粟的幼穗所产生的冬孢子粉。

【原植物】 粟黑粉菌 Ustilago crameri Koern.

本菌侵染谷子的花穗，侵害后的谷籽粒比未侵粒略大。厚垣孢子充满子房，外面包着一层由子房壁所形成的灰色薄膜，成熟后破裂，放散出黑褐色的粉末，为冬孢子。冬孢子近球形、卵圆形、椭圆形至不规则形，平滑，淡黄色至橄榄褐色，直径6～12 μm。

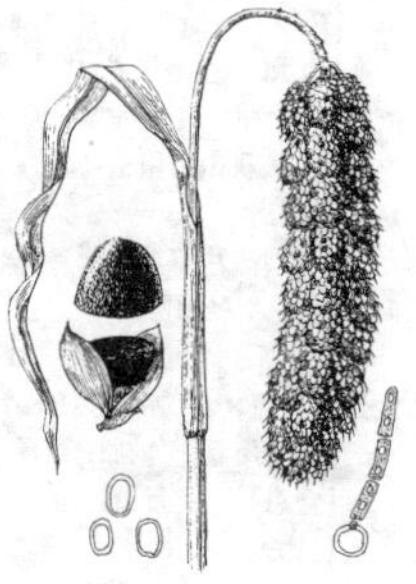

粟黑粉菌

寄生于粟及狗尾草等植物上。分布于东北、华北、西北及江苏、山东、河南、四川、云南、西藏、台湾等地。

【采收加工】 秋季采摘病穗，取下菌瘿，收集冬孢子粉，晒干。

【药材】 粟奴 *Ustilaginis Crameri Spora* 全国各地均产。

性状 菌瘿包于花颖内，卵形或椭圆形，外被灰白色膜。质疏松，膜破裂后，散出众多黑褐色粉末(冬孢子)。气微，味淡，后微苦。

鉴别 孢子团呈不规则块状，棕褐色，有众多冬孢子。冬孢子类球形、卵圆形、椭圆形或不规则形，直径 6～12 μm，表面光滑，淡黄褐色或橄榄褐色。

【药性】 刘波《中国药用真菌》："性温，味淡，后微苦。"

【功用主治】 利尿，消积，除烦。主治小便不利，消化不良，胸中烦闷。

1.《纲目》："利小肠，除烦溃。"

2.《长白山植物药志》："主治肠胃不适，消化不良，胸中烦闷。"

【用法用量】 内服：煎汤，1.5～3 g；或研末。外用：捣敷。

【选方】 治肠胃不舒，消化不良，胸中烦溃 粟奴 3 g，加适量蜂蜜拌匀，水冲服，每日 2 次。(刘波《中国药用真菌》)

4946 粟米 sù mǐ (《别录》)

【异名】 白粱粟、粢米(《本草经集注》)，粟谷(《齐民要术》)，小米(《本草蒙筌》)，硬粟(《医学入门》)，籼粟(《纲目》)，谷子、寒粟(《植物名实图考》)，黄粟(《陆川本草》)，稞子(《滇南本草》整理本)。

【基原】 为禾本科狗尾草属植物粱或粟的种仁。其储存陈久者名陈粟米、粢。

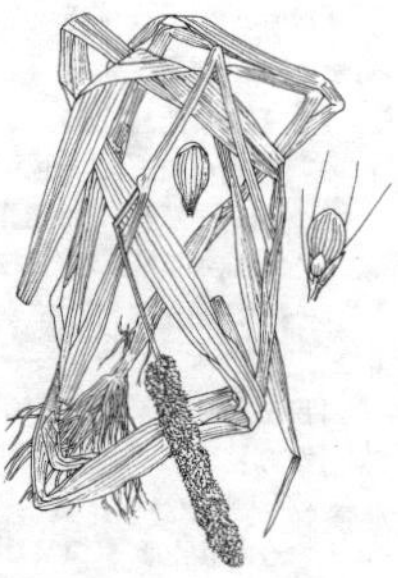

粱

【原植物】 1. 粱 *Setarie italica* (L.) Beauv. [*Panicum italicum* L.]

一年生栽培作物，须根粗大。秆直立，粗壮，叶鞘松裹茎秆；叶片长披针形或线状披针形，上面粗糙，下面稍光滑。圆锥花序呈圆柱状或近纺锤状；小穗椭圆形或近圆球形，黄色、橘红色或紫色；第一颖长为小穗的 1/3～1/2，具 3 脉，第二颖稍短于或长为小穗的 3/4，具5～9 脉；第一外稃与小穗等长，具5～7 脉，第二外稃等长于第一外稃，成熟后，自第一外稃基部和颖分离脱落；鳞被先端不平，呈微波状；花柱基部分离。花、果期夏、秋季。

2. 粟 *S. italica* (L.) Beauv. var. *germanica* (Mill.) Schred.

本变种的主要特征在于：植物体矮小，高 20～70 cm。圆锥花序呈圆柱形，紧密；小穗卵形或卵状披针形，黄色，刚毛长为小穗的1～3 倍，小枝不延伸。

我国南北各地均有栽培。

本植物不同品种的种仁(白粱米、青粱米、黄粱米)、种子之黏者(秫米)、发芽颖果(粟芽)、种皮(粟糠)、种仁经淘洗所得的泔水(粟米泔汁)亦供药用，另设专条。

【采收加工】 秋季果实成熟后采收，打下种子，去净杂质，晒干。

【炮制】 取原药材，除去杂质。筛去灰屑。

饮片性状 呈类圆球形，直径约 2 mm，上端稍钝圆，下端稍尖。表面红黄色粗糙，有 4 条明显突起的纵棱。质坚，断面白色粉性。味微甘。

贮干燥容器内，置阴凉干燥处，防虫蛀。

【药性】 甘、咸，凉。陈粟米：苦，寒。归肾、脾、胃经。

1.《别录》："味咸，微寒，无毒。陈者味苦。"

2.《医学入门》："咸，寒。"

3.《纲目》："咸、淡。"

4.《本草备要》："甘、咸，微寒。"

5.《本草求真》："专入肾，兼入脾、胃。"

6.《本草撮要》："入手足太阴、少阴经。"

【功用主治】 和中，益肾，除热，解毒。主治脾胃虚热，反胃呕吐，腹满食少，消渴，泻痢，烫火伤。陈粟米：除烦，止痢，利小便。

1.《别录》："主养肾气，去胃脾中热，益气。陈者主胃热，消渴，利小便。"

2.《千金》："去骨痹。"

3.《食疗本草》："粟米陈者止痢，甚压丹石热。"

4.《本草拾遗》："粟米粉解诸毒，水搅服之；亦主热腹痛，鼻衄，并水煮服之。"

5.《日用本草》："和中益气，止痢，治消渴，利小便，陈者更良。"

6.《本草元命苞》："炊饭和胃，疗胃弱饮食不消。"

7.《滇南本草》："主滋阴，养肾气，健脾胃，暖中，反胃服之如神。治小儿肝虫，或霍乱吐泻，肚疼痢疾或水泻不止。"

8.《纲目》："煮粥食，益丹田，补虚损，开肠胃。"

9.《中国药用植物图鉴》："有清热、解渴、补脾肾、和肠胃、利小便之效，主治食积腹满，不思饮食。"

【用法用量】 内服：煎汤，15～30 g；或煮粥。外用：研末撒；或熬汁涂。

【宜忌】 《日用本草》："与杏仁同食，令人吐泻。"

【选方】 1. 治脾胃气弱，食不消化，呕逆反胃，汤饮不下 粟米半升，杵如粉，水和丸如梧子，煮令熟，点少盐，空心和汁吞下。(《食医心镜》)

2. 治产后气血虚弱，不能下食 粟米三合，羊肉半斤去脂膜拣取四两，细切。以水五大盏，下米、羊肉同煎，欲熟，入盐、醋、椒、葱，更煮粥令熟，空心食之。(《圣惠方》)

3. 治赤白痢，下水谷，食不消 煮粟米粥，和曲末方寸匕，日四五服。(《卫生易简方》)

4. 治胃中热消渴，利小便 陈粟米炊饭，食之良。(《食医心镜》)

5. 治腰肾虚，腰疼脚肿，小便不利，或肚腹胀痛，四肢浮肿，或喘急痰盛，已成蛊症 粟米、绿豆各一抄，猪肝一叶(切碎)。三味煮作粥，食之。至重者不过五次，其肿自消。切忌气恼、生冷之物。(《鲁府禁方》)

6. 治汤火灼伤 粟米炒焦，投水，澄取汁，煎稠如糖，频涂之。能止痛，灭瘢痕。一方半生半炒，研末，酒调敷之。(《崔氏方》)

7. 治乳肿 粢米粉炒令黑，以鸡子白和如泥，以涂帛上贴之，穿帛作穴，以泄痈毒气，易之效。(《产宝》)

【临床报道】 治疗烧烫伤 取小米 500 g 置铁锅内炒成炭

状,加冰片 6 g 共研极细末,即成"小米散"。用时配入适量麻油,调成糊状。先用灭菌生理盐水清洗创面,对起泡未破者,可剪破泡皮,排出渗液,并去掉部分或全部泡皮。创面周围皮肤用 75% 乙醇消毒,涂敷"小米散"厚约 2 mm,以不露创面为度。盖上油光纸,再用 5～6 层纱布固定,以绷带包扎固定。开始每日或隔日换药 1 次,以后每 2～3 日换药 1 次。共观察 30 例,结果:全部治愈。对 Ⅰ 度伤皮肤发红或有极少小水泡者,能促使及早痊愈。Ⅱ 度伤一般换药 5～7 次痊愈。均未用抗生素和其他药物。

【各家论述】　1.《本草衍义补遗》:"粟属水与土,陈者最难化,得浆水乃化也。"

2.《本草药性大全》:"新粟米养脾气不亏,去脾热,常益中脘;陈粟米止泄痢分渗,却胃热,大解消渴。"

3.《纲目》:"粟之味咸淡,气寒下渗,肾之谷也,肾病宜食之。虚热消渴泄痢,皆肾病也。渗利小便,所以泄肾邪也。降胃火,故脾胃之病宜食之。"

4.《随息居饮食谱》:"粟米功用与籼、秔二米略同,而性较凉,病人食之为宜。"

4947　粟芽 sù yá 《纲目》

【异名】　糵米《别录》,粟糵《本草衍义》,谷芽《山东中草药手册》。

【基原】　为禾本科狗尾草属植物粟的发芽颖果。

【原植物】　参见"粟米"条。

【制法】　将颖果入水中浸透,捞出置筐内,上盖稻草,每日洒水 4～5 次,保持湿润,至芽长 2～3 mm 时,取出晒干。

【药材】　粟芽 Setariae Italicae Fructus 的发芽颖果。产于我国黄河中上游。

性状　本品呈细小球形,直径约 1 mm,表面淡黄色,为壳状的外桴与内桴包围,多数已裂出,露出初生根。去外壳后可见淡黄色的果实,光滑,基部有黄褐色的胚,质坚,断面粉质。气无,味微甜。

【药性】　苦,微温。归脾、胃经。

1.《别录》:"味苦,无毒。"

2.《品汇精要》:"味苦、甘,性微温。"

3.《本草汇言》:"入脾、胃二经。"

【功用主治】　健脾,消食。主治食积胀满,不思饮食。

1.《别录》:"治寒中,下气,除热。"

2.《日华子》:"除烦,消宿食,开胃。"

3.《全国中草药汇编》:"治食积不化,消化不良,胸闷腹胀,妊娠呕吐。"

【用法用量】　内服:煎汤 10～15 g;或研末入丸、散。

【选方】　1. 治消化不良,食欲不振　炒谷芽 12 g,炒神曲 9 g,麦芽 12 g,炒山楂 9 g,鸡内金 9 g。水煎服。

2. 治胸闷腹胀　炒谷芽 12 g,炒莱菔子 9 g,陈皮 9 g。水煎服。(1、2 方出自《山东中草药手册》)

4948　粟糠 sù kāng 《纲目》

【基原】　为禾本科狗尾草属植物粱或粟的种皮。

【原植物】　参见"粟米"条。

【药性】　苦,凉。

【功用主治】　《纲目》:"主痔漏脱肛,和诸药熏之。"

【用法用量】　外用:烧烟熏。

4949　粟米草 sù mǐ cǎo 《植物名实图考》

【异名】　地麻黄、地杉树《贵州民间药物》,鸭脚瓜子草《天目山药用植物志》。

【基原】　为粟米草科粟米草属植物粟米草或簇花粟米草的全草。

【原植物】　1. 粟米草 Mollugo pentaphylla L.

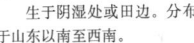

一年生草本,高 10～30 cm。茎铺散,多分枝。基叶莲座状,倒披针形;茎生叶常 3～5 片轮生叶假轮,披针形或条状披针形。二歧聚伞花序顶生或腋生;无花瓣;雄蕊 3;子房上位,心皮 3。蒴果卵圆形或近球形,3 瓣裂。种子多数,肾形,黄褐色,有多数瘤状突起。花果期 8～9 月。

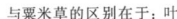

生于阴湿处或田边。分布于山东以南至西南。

2. 簇花粟米草 M. oppositifolia L.

与粟米草的区别在于:叶

粟米草

片匙形、线状倒披针形或长圆状倒卵形,边缘中部以上有疏离小齿。花簇生;种子表面有颗粒状突起,具假种皮和种阜,宿萼稍长于果实。

生于旷野或海岸沙地上。分布于台湾、广东、海南等地。

【采收加工】　8～9 月采收,晒干或鲜用。

【药理】　1. 杀精子作用　粟米草精醇 A(mollugogenol-A)有杀精子作用。粟米草精醇 A 与精子共孵后,因超氧化物歧化酶被抑制,精子膜脂质过氧化增强,电镜下可见精子头和尾区的膜损害,精子顶体膜肿胀和破碎。

2. 抗炎作用　粟米草提取物对大鼠角叉菜胶诱导的足肿胀有抑制作用,可降低毒素升高的丙氨酸氨基转移酶、天冬氨酸氨基转移酶,减轻肝脏病理损伤。粟米草体外在大鼠肝匀浆中抑制二氯化铁-抗坏血酸诱导的脂质过氧化,清除超氧阴离子。它对氢氧根离子的清除作用更强。

【药性】　淡,涩,凉。

1.《贵州民间药物》:"性平,味淡、微涩。"

2.《四川中药志》1982年版:"淡、涩,凉。"

【功用主治】　清热化湿,解毒消肿。主治腹痛泄泻,痢疾,感冒咳嗽,中暑,皮肤热疹,目赤肿痛,疮疖肿毒,毒蛇咬伤,烧烫伤。

1.《全国中草药汇编》:"清热解毒,利湿。主治腹痛泄泻,感冒咳嗽,皮肤风疹,外用治眼结膜炎,疮疖肿毒。"

2.《台湾药用植物志》:"叶治毒蛇咬伤。全草治热带性溃疡性口内炎、中暑和清疗剂。"

3.《浙江药用植物志》:"清暑热,收敛,解毒。主治中暑。"

【用法用量】　内服:煎汤,10～30 g。外用:鲜品捣敷或塞鼻。

【宜忌】　《贵州民间药物》:"忌辣椒、烧酒及姜、葱。"

【选方】　1. 治肠炎腹泻、痢疾　鲜粟米草全草 30 g,青木香、仙鹤草各 9～15 g。水煎服。(《天目山药用植物志》)

2. 治中暑　粟米草全草 9～15 g,水煎服。(《浙江药用植物志》)

3. 治皮肤热疹　粟米草全草 6 g,捣烂包脉经(即寸口)。(《贵州民间药物》)

4. 治目赤肿痛　粟米草 15 g,天胡荽 15 g,问荆 15 g,千里光 15 g。水煎服。(《四川中药志》1982年版)

5. 治疮疖　鲜粟米草全草适量,捣烂外敷。(《浙江药用植物志》)

4950　粟米泔汁 sù mǐ gān zhī 《新修本草》

【基原】　为禾本科狗尾草属植物粱或粟的种仁经淘洗所得的泔水。

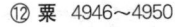

【原植物】 参见"粟米"条。

【功用主治】 清热,止泻,止渴,杀虫。主治霍乱,泻痢,消渴,疮疥。

1.《新修本草》:"主霍乱卒热,心烦渴,饮数升立瘥。臭泔止消渴尤良。"

2.《本草拾遗》:"泔主霍乱,新研米清水和,滤取汁服。亦主转筋入腹。酸泔:洗灰肤疥疮,服五野鸡病及消渴。下淀酸者,杀虫及恶疮。和枲梀皮煎服主疳痢。"

【用法用量】 内服:饮适量。外用:洗或湿敷。

【宜忌】《本草拾遗》:"浸米至败者损人。胃冷者不宜多食。"

【选方】 1. 治痄痄月饱 泔淀敷之。(《纲目》)

2. 治眼热赤肿 粟米泔淀极酸者、生地黄等分。研匀摊绢上,方圆二寸,贴目上熨之,干即易。(《圣济总录》)

4951 棘叶 jí yè 《纲目》

【基原】 为鼠李科枣属植物酸枣的叶。

【原植物】 参见"酸枣仁"条。

【采收加工】 5～7月采叶,鲜用或晒干。

【药理】 对中枢神经系统的作用 棘叶水提物灌胃抑制小鼠的自主活动次数和强度。棘叶对小鼠外观行为和自主活动有抑制作用,能加强硫喷妥钠对中枢神经系统的抑制作用,拮抗苯丙胺的兴奋中枢作用,还有镇痛及降正常大鼠体温的效应。

【药性】 苦,平。

【功用主治】《纲目》:"主治胫腨疮。"

【用法用量】 外用:捣敷;或研末麻油调敷。

4952 棘针 jí zhēn 《本经》

【异名】 白棘(《本经》),棘刺(《别录》),赤龙爪(《普济方》)。

【基原】 为鼠李科枣属植物酸枣的棘刺。

【原植物】 参见"酸枣仁"条。

【采收加工】 常年均可采,晒干。

【药性】《本经》:"味辛,寒。"

【功用主治】 清热解毒,消肿止痛。主治痈肿,喉痹,尿血,腹痛,腰痛。

1.《本经》:"主心腹痛,痈肿溃脓,止痛。"

2.《别录》:"主决刺结,治丈夫虚损,阴痿,精自出,补肾气,益精髓。""疗腰痛,喉痹不通。"

【用法用量】 内服:煎汤,3～6 g;或入丸、散。外用:煎汁涂;或研末噙敷。

【选方】 1. 治诸恶肿失治有脓 烧棘针作灰,水服之,经宿头出。(《千金方》)

2. 治胃脏冷气卒攻,脐腹疼痛拘撮甚者 槟榔一分(两),棘针钩子一合(微炒)。上药,捣粗罗为散,都作一服,以水一大盏,煎至五分,又人好酒半中盏,更煎三五沸,去滓。不计时候,稍热分为二服。(《圣惠方》)

3. 治产后黄肿,头痛,四肢沉重 荆芥、槐角、棘针、真红花各三分。酒浸研送。忌鱼腥。(《叶氏女科》)

4. 治小儿喉痹 棘针烧灰。水服半钱。(《圣惠方》)

5. 治尿血 棘针二升。水三升,煮取二升。分三服。(《外台》引苏澄方)

6. 治小儿一切疳 棘针、瓜蒂等分。捣细罗为散。每用黍粒大吹入鼻中,日二度佳。(《圣惠方》吹鼻散)

7. 治齿虫 腐烂棘针二七枚(即是枣木刺朽落地者)。以水二升,煎取一升含之,日四五度,以瘥为度。(《小品方》腐棘刺漱汤)

【各家论述】 1.《新修本草》:"然刺有两种,有钩者,有直者,补益宜用直者,疗肿宜用钩者。"

2.《本草述》:"《准绳》治瘕血,有鹿茸丸,用棘刺逐队于诸补剂中,且有桂、附,是则《别录》所云疗丈夫虚损云云,非无据也。至如《本经》之始,似以溃脓止痛决刺结为先者,得非此味补益,乃有为之前导而致其功乎?是则行而补者,在诸药中,或未有如斯之兼善也。"

4953 棘刺花 jí cì huā 《别录》

【异名】 刺原、马朐(《别录》),棘花(《新修本草》)。

【基原】 为鼠李科枣属植物酸枣的花。

【原植物】 参见"酸枣仁"条。

【采收加工】 花初开时采收,阴干或烘干。

【功用主治】 敛疮,明目。主治金刃创伤,瘘管,目昏不明。

《别录》:"主金疮内漏,明目。"

【用法用量】 内服:煎汤,3～6 g。外用:捣敷。

4954 棘胸蛙 jí xiōng wā 《广西药用动物》

【异名】 山蛤蚧、山鸡、山蛙、石板蛙(《广西药用动物》)。

【基原】 为蛙科蛙属动物棘胸蛙除去内脏的全体。

【原动物】 棘胸蛙 Rana spinosa David

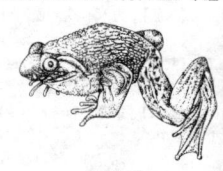

体粗壮,长 100～125 mm;头宽而扁;吻端圆,吻棱不显。雄蛙前肢特别粗壮,指趾端膨大成圆球形,指略扁平,指侧有厚缘膜。皮肤粗糙,雄蛙背部有许多窄长疣,多成行排列而不规则,此外还有小圆疣满布在头、躯、四肢的背面及体侧,体侧的最为明显,雌蛙背部有分

棘胸蛙

散的小圆疣;颞褶极显著;两眼后端有横置的肤沟。

习居于山溪之涧水坑下或其附近的水塘内石上。分布于江苏、浙江、安徽、福建、江西、湖南、广东、广西等地。

【养殖】 生活习性 喜栖息于山间溪流或水塘的洞穴中,并宜于岸边多灌木、草丛的安静环境。最适温度为 12～26 ℃。棘胸蛙弹跳力强,可高达 1 m 左右,傍晚出洞活动、觅食,活动范围在洞穴的 20～25 m 半径之内,深夜即返回洞中。对天气变化敏感,在闷热、干燥、气压较低的夜晚,或暴风雨来临之前,纷纷出洞。由低处向高处迁移,且伴有雄蛙的叫声,人们可借此预报天气变化。有冬眠习性,一般在霜降后开始冬眠,到来年惊蛰前后复苏。雄性个体一般 750 g 左右,雌性个体小,约 590 g,每年 4～9 月为繁殖季节,5～7 月为盛期,属 1 年多次产卵类型,产卵数量随个体大小,水温及性腺发育状况而有差异。群体产卵大致分 3 批:第一批 4 月下旬;第二批为 5 月底至 6 月初;第三批为 7 月上旬至 8 月。

养殖技术 棘胸蛙的繁殖和饲养技术与蛤士蟆基本相似。可参考"蛤士蟆"条。

【采收加工】 可于夜晚用灯光照明捕捉,越冬期内可挖洞捕捉,在水内可用拉网牵捕。加工时洗净去内脏,剥皮,可鲜用;也可冷冻贮存或腌制。

【药性】《广西药用动物》:"性平,味甘。"

【功用主治】《中国动物药》:"滋补强壮,治小儿疳积、消瘦。"

【用法用量】 内服:煮食,100～120 g。

【选方】 治小儿痨瘦,疳积 棘胸蛙肉 100 g。加少量油盐,蒸熟吃,每日 2 次,连续吃数日。(《广西药用动物》)

4955 酢浆草 cù jiāng cǎo 《新修本草》

【异名】 酸箕(李当之《药录》),三叶酸草(《千金方》),酸母

草、鸠酸草（《新修本草》）、酸浆、赤孙施（《本草图经》）、酸啾啾、田字草（《百一选方》）、酸浆草（《履巉岩本草》）、酸母草（《永类钤方》）、酸饺草（《滇南本草》）、小酸苗（《品汇精要》）、酸草（《摘元方》）、三叶酸、三角酸、雀儿酸（《纲目》）、酸味草（《生草药性备要》）、酸迷迷草（《纲目拾遗》）、三叶酸草（《植物名实图考》）。

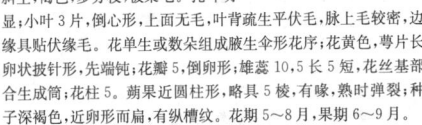

酢浆草

【基原】 为酢浆草科酢浆草属植物酢浆草的全草。

【原植物】 酢浆草 Oxalis corniculata L. [O. repens Thunb.]

多年生草本。根茎长，茎匍匐或斜生，褐色，多分枝，被柔毛。托叶明显：小叶 3 片，倒心形，上面无毛，叶背疏生平伏毛，脉上毛较密，边缘具毛伏缘毛。花单生或数朵组成腋生伞形花序；花黄色，萼片长卵状披针形，先端钝；花瓣 5，倒卵形；雄蕊 10,5 长 5 短，花丝基部合生成筒，子房 5 室，花柱 5。蒴果近圆柱形，顶具 5 棱，熟时弹裂；种子深褐色，扁卵形而扁，有纵槽纹。花期 5～8 月，果期 6～9 月。

生于荒地、田野、道旁。分布于全国大部分地区。

【栽培】 生物学特性 喜温暖湿润气候，喜阴湿地生长。以疏松肥沃，富含腐殖质的砂质壤土或壤土栽培为宜。

繁殖方法 用种子繁殖。4 月播种，撒播或条播，播后薄覆细土，以不见种子为度，稍加镇压。经常浇水保持土壤湿润。

田间管理 生长期间经常拔除杂草，追施稀人粪尿或硫酸铵、尿素等。遇雨水过多及时排除积水；遇旱要适时灌溉。

【采收加工】 7～9 月采收，鲜用或晒干。

【药材】 酢浆草 Oxalis Corniculatae Herba 主产于华南、西南、华北、东北、西北各地。

性状 为段片状。茎、枝被疏长毛。叶纸质，皱缩或破碎，棕绿色。花黄色，萼片、花瓣均 5 枚。蒴果近圆柱形，有 5 条棱，被柔毛，种子小、扁卵形。具酸气。味咸而酸涩。

【药理】 抗菌作用 酢浆草煎剂在平板挖沟法中对金黄色葡萄球菌、福氏痢疾杆菌、伤寒杆菌、铜绿假单胞菌、大肠杆菌均有抑制作用。

【炮制】 取原药材，除去残根及杂质，抢水洗净，切段，干燥。

饮片性状 参见"药材"项。

贮干燥容器内，置通风干燥处。

【药性】 酸，寒。归肝、肺、膀胱经。

1.《新修本草》："味酸，寒。无毒。"

2.《履巉岩本草》："有小毒。"

3.《滇南本草》："味酸微涩。"

4.《医林纂要》："酸，平。"

5.《得配本草》："入手阳明，兼太阳经。"

6.《贵州草药》："性平，味酸。"

7.《广西本草选编》："味酸、甘，性凉。"

【功用主治】 清热利湿，凉血散瘀，解毒消肿。主治湿热泄泻，痢疾，黄疸，淋证，带下，吐血、衄血，尿血，月经不调，跌打损伤，咽喉肿痛，痈肿疔疮，丹毒，湿疹，疥癣，痔疮，麻疹，烫火伤，蛇虫咬伤。

1.《新修本草》："主恶疮瘑癗，揩敷之；杀诸小虫。解热渴。"

2.《本草图经》："治江人结不通。"

3.《履巉岩本草》："治妇人赤白带下，血淋，热淋。"

4.《滇南本草》："止久泻滑肠，赤白痢疾或休息痢。"

5.《纲目》："主小便诸淋，赤白带下……治沙石淋。煎汤洗痔痔脱肛甚效。揩涂汤火、蛇蝎伤。制砒、汞、硇、矾、砒石。"

6.《医林纂要》："补肺，泻肝，除热气，去瘀血，敛阴出治节。治吐血、衄血，去一切恶血瘀血及血热痈毒。"

7.《岭南采药录》："治麻疹，蛇毒，疥疮。"

8.《贵州民间药物》："行血止痛，清热利尿，接骨。治尿结，黄疸。"

9.《湖南药物志》："活血行气，通经活络，止呕，消食。主治发热，咳嗽，心胃气痛。"

10. 广州部队《常用中草药手册》："凉血，安神。治脚癣，皮肤湿疹。"

【用法用量】 内服：煎汤，9～15 g，鲜品 30～60 g；或研末；或鲜品绞汁。外用：煎水洗，捣烂敷，捣汁涂或煎水漱口。

【宜忌】 孕妇及体虚者慎服。

《陕西中草药》："内服后忌油腻。"

【选方】 1. 治急性泄泻 酢浆草（鲜）60 g，洗净，取冷开水半碗，擂汁，一次顿服。（《江西草药》）

2. 治痢疾 （酢浆草）全草研末，每次 15 g，开水冲服。（《湖南药物志》）

3. 治湿热发黄 酸浆草 15 g，土大黄 15 g。泡开水当茶喝。（贵州《常用中草药手册》）

4. 治小便赤涩疼痛 酸浆草，上一味，采嫩者，洗研绞取自然汁，每服半合，酒半盏和匀，空心服之，未通再服。（《圣济总录》）

5. 治妇人赤白带下 三叶酸草，阴干为末，空心酒下三钱匕。（《千金方》）

6. 治妇女经漏，淋漓不断 鲜酸浆草 60 g。捣烂取汁，酌加红糖炖服。

7. 治咽喉肿痛 （酢浆草）鲜全草 30～60 g，食盐少许，共捣烂用纱布包好，含于口中；或煎汤漱口，并治口腔炎。（《闽东本草》）

8. 治乳痈 酸浆草、马兰各 30 g。水酒服。药渣捣烂，敷患处。（《河南中草药手册》）

9. 治瘰疬 （酢浆草）鲜品 30 g（切碎），鸡蛋 1 个，共煮熟服食；另取鲜品捣烂鸡蛋子油涂敷患处。（《福建晋江《中草药手册》）

10. 治二便不通 酸草一大把，车前草一握，捣汁，入砂糖一钱，调服一盏，不通再服。（《纲目》引《摘玄方》）

11. 治妇人产后子宫脱出 用酸草煎汤，用草坐不开孔，才熏收一半，稍温下手洗，并收入而安。（《普济方》）

12. 治产后腹痛 （酢浆草）鲜全草 30 g，鸡蛋 3 个，酒适量。水煎，分 3 次服。（《壮族民间药选编》）

13. 治腰带疮 （酢浆草）全草同石胡荽捣烂，香油调搽。（《湖南药物志》）

14. 治痔 雀林草 1 大握，粗切，以水 2 大升，煮取 1 升，顿服尽，重作一剂，无不瘥者。（《外台》引崔氏疗痔方）

15. 治跌打损伤 酸浆草捣烂，用烧酒调匀外搽。（《贵阳民间药草》）

16. 治咳喘 鲜酢浆草 30 g，紫菀 9 g。煎服。（《安徽中草药》）

17. 治梅毒 （酢浆草）全草捣烂，用布包绞汁搽。（《湖南药物志》）

18. 治毒蛇咬伤 （酢浆草）鲜全草、车前草、积雪草各 30 g。捣敷患处。（《闽东本草》）

【临床报道】 1. 治疗急性咽炎 取新鲜酢浆草 30 g 或其干品 9 g（以鲜品为好），加水煎服，少量多次频饮当茶，小儿可加白糖、蜜糖或冰糖。共观察 40 例，其中全部病例于 1 日内好转（发度降低，咽痛减轻，咽及扁桃体充血减轻）。32 例于 3 日内基本痊愈（体温正常，咽痛基本消失，咽部及扁桃体充血明显减轻，淋巴结无压痛）；5 例于 4 日内痊愈；3 例于 5 日内痊愈。

2. 治疗血栓性静脉炎 取芦荟和酢浆草按 2：1 比例加少许

冰片，捣烂敷于病变部位，并包扎。属湿热瘀滞型的采用凉敷法，气滞血瘀型的采用热敷法（即把药膏放在砂锅中加热后灸之）。每日换药1次，30日为1个疗程。共治疗86例，结果：1个疗程后痊愈（局部疼痛和条索状硬结消失，静脉恢复正常）64例，好转（疼痛消失，条索状硬结消失2/3以上）17例，无效5例，总有效率94.2%。

【各家论述】《医林纂要》："（漆浆草）能煮红调为白，其去瘀血可知。味酸委三，则肝木也。开合应晨夕，则肺金之出治节也。酸立收敛，而开合以时，故能补肺金而清肝火，使气静而血不妄行。治吐血、衄血，去一切逆血瘀血及血热、痈毒、汤火伤，毋以贱而忽之。"

4956 酥 sū 《别录》

【异名】 苏《本草经集注》，酪苏《新修本草》，酥油、马思哥油、白酥油《饮膳正要》。

【基原】 为牛乳或羊乳经提炼而成的酥油。

【原动物】 参见"牛肉"、"羖羊角"条。

【制法】 将鲜乳汁装在牛皮口袋内或其他容器内，不断摇动，使油和乳分开后，取其油层即成。

【药性】 甘，微寒。归脾、肺、大肠经。

1.《别录》："微寒。"

2.《千金方》："沙牛酥，味甘，微寒，无毒。牦牛酥，味甘，平，无毒。"

3.《四川中药志》1960年版："牦牛酥，入肝、脾、肺、肾、大肠、小肠六经。"

【功用主治】 养阴清热，益气和血。主治阴虚劳热，肺痿咳嗽，失音，吐血，消渴，便秘，疮肿。

1.《别录》："补五脏，利大肠，主口疮。"

2.《千金方》："牦牛酥，去诸风湿痹，除热，利大便，去宿食。"

3.《本草拾遗》："合诸膏，摩风肿、踠跌血瘀。"

4.《纲目》："沙牛酥，益虚劳，润脏腑，泽肌肤，和血脉，止急痛，治诸疮，温酒化服良。"

5.《本草求原》："润滑滋血，血热而肠胃枯燥者宜之。伤热失音，用以通声最妙。"

【用法用量】 内服：溶化，15～30 g；或入膏、丸。外用：涂摩。

【宜忌】《本经逢原》："脾胃虚滑者禁用。"

【选方】 1. 治上气 酥半升，蒜三颗（去皮）。上二味，先以酥煎蒜，令蒜色黄，去蒜，纳入生姜汁拌合，同煎使熟。空腹取半合温服之，日三。《圣济总录》酥蒜煎

2. 治热病，口中生疮 酥三合，蜜三合，大青一合。上件药，先将大青捣罗为末，入酥、蜜中，搅和令匀，慢火煎三两沸，入净器盛。不计时候，含一茶匙。《圣惠方》酥蜜煎

3. 治五淋，小便秘涩妨闷 酥一合，米三合，浆水二升。上以浆水煮粥，临熟下酥，适寒温食之。《圣惠方》酥浆水粥

4. 治数日不产，胎上冲心欲死 牛酥半两，冬葵子（净淘、微妙）一合，滑石三分。上三味，以二味捣罗为末，和冬葵置生绢袋内盛之，用酒一升，煎至七合，去药袋子令温。每服半盏，一二服如未下，更服之。《圣济总录》牛酥饮

5. 治头痛鼻塞，头目不利 牛酥三分，川朴硝一两（细研）。上件药，同研令匀，频用少许点鼻内。

6. 治蜇虫咬 酥和盐涂之。（5、6方出自《圣惠方》

【各家论述】 1.《本草会编》："牛乳冷，羊乳温。牛酥不离寒，病之兼热者宜之；羊酥不离温，病之兼寒者宜之。各有所长也。"

2.《纲目》："酥本乳液，润燥调营，与血同功。"

3.《本草经疏》："凡一切药用酥炙者，取其润燥，兼能活精髓，及其益虚，热而行脏腑滞血之功也。"

4.《药性纂要》："润燥养荣，盖以血补血，滋益肠胃，功胜草木，是以除腹内之尘垢，透达肌肤而托毒气于毛窍之间，凡枯燥塞滞之病，以此滑利透脱，可以旋转机关，自令内无壅滞，而外无阻隔矣。"

4957 硬水黄连 yìng shuǐ huáng lián 《四川中药志》

【异名】 水黄连《百草镜》，金鸡脚下黄《民间常用草药汇编》，硬杆水黄连《四川常用中草药》，黄脚鸡《四川中药志》。

【基原】 为毛茛科唐松草属植物短梗箭头唐松草的根或全草。

【原植物】 短梗箭头唐松草 Thalictrum simplex L. var. brevipes Hara 又名：箭头唐松草《中国高等植物图鉴》。

多年生草本，高60～100 cm。茎直立。叶互生；下部叶有稍长柄，上部叶无柄；茎生叶向上近直展，为二至三回三出复叶，网脉明显。圆锥花序分枝近直展；花两性；萼片4,花瓣状，椭圆形、白色，早落；花瓣无；雄蕊多数，花丝丝状，花药狭长圆形；心皮6～12,柱头宽三角形。瘦果狭卵形，有8条纵肋。花期6～7月，果期7～9月。

生于平原或低山草地、沟边。分布于华北及辽宁、吉林、湖北、四川、陕西、甘肃、青海等地。

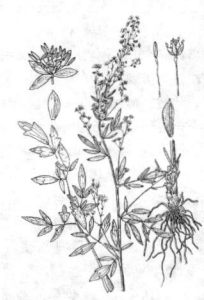

短梗箭头唐松草

【栽培】 生物学特性 喜凉爽湿润气候。适应性较强，高山和平原都可生长，常野生在向阳山坡、林边、路旁草丛中。宜肥沃的砂质壤土和腐殖质壤土栽培。

繁殖方法 种子繁殖或分根繁殖。种子繁殖：于3月播种育苗，按行距23～27 cm开横沟，深约6 cm,播幅约10 cm,经常保持土壤湿润。分根繁殖：在冬季或早春进行，挖起老蔸，抖去泥土，按株丛大小切成几个小蔸，按行株距45 cm×30 cm开穴栽种。

田间管理 栽后每年中耕除草4次，追肥3次。

【采收加工】 栽培3～4年即可采收，春、秋季挖根，7～9月采收全草，晒干。

【药材】 硬水黄连 Thalictri Brevipis Radix 主产于四川、西北、华北、东北。

性状 根茎由数个结节连生。细根数至数十条密生于根茎上，长5～10 cm,直径1～2 mm;表面土黄色，外皮脱落处浅黄色；质较软，断面纤维性。气微，味苦。

【成分】 根含生物碱类：箭头唐松草米定碱（thalicsimidine）、小檗碱（berberine）、小唐松草宁碱（thalicminine）、香唐松草碱（thalfoetidine）、木兰花碱（magnoflorine）、鹤氏唐松草碱（hernandezine）、芬氏唐松草碱（thalmine）、箭头唐松草碱（thalcimine）、唐松草洒明碱（thalisamine）、隐品碱（cryptopine）、小檗胺（berbamine）、药根碱（jatrorrhizine）、唐松草星碱（thalictrisine）、异芬氏唐松草碱（isothalidezine）、箭头唐松草定碱（thalsimidine, thalcimidine）、唐松草酸（thalictric acid）。

【药理】 治疗矽肺等作用 硬水黄连水煎剂和总生物碱灌胃，对大鼠经气管急性染尘复制的实验性矽肺有早期治疗作用。硬水黄连中的成分体外在鸡胚纤维母细胞中抑制流感病毒 H_7N_7、H_7N_1。

【药性】《四川中药志》1979年版："苦，寒。"

【功用主治】 清热解毒，利湿退黄。主治黄疸，痢疾，肺热咳

喘,目赤肿痛,鼻疳。

1.《纲目拾遗》:"治鼻疳。"

2.《分类草药性》:"治五种黄疸,哮吼喘急,解热毒,涤火疮。"

3.《天宝本草》:"红白痢症用根良,能清肠胃洗眼目,寒热之症本非常。"

4.《四川中药志》1979年版:"清热利湿,泻火解毒。用于湿热所致的泻痢(细菌性痢疾、急性胃肠炎)、黄疸型肝炎、肺热咳嗽、目赤肿痛。"

【用法用量】 内服:煎汤,根3～9g;全草10～15g。外用:煎水熏洗,或研末调涂。

【宜忌】 脾胃虚寒者慎服。

【选方】 1. 治黄疸型肝炎 硬杆水黄连10g,虎杖10g,金钱草10g,栀子10g,车前草10g。水煎服。

2. 治肠炎,细菌性痢疾 硬杆水黄连15g,马齿苋15g,蕹白15g,木香6g。水煎服。(1、2方出自《四川中药志》1979年版)

3. 治痢疾 箭头唐松草、马齿苋各15g。水煎服。《沙漠地区药用植物》

4. 治大叶性肺炎 箭头唐松草15g(或根9g),葶苈子9g,甘草6g。水煎服。《沙漠地区药用植物》

5. 治目赤肿痛 硬杆水黄连15g,千里光15g,野菊花15g。水煎熏洗或内服。《四川中药志》1979年版

6. 治鼻疳痛 百部三钱(切片,晒干,炒,取净末二钱),地骨(净炒)二钱,五倍子(炒)、黄柏(炒)、甘草(炒)各二钱,水黄(切片,炒)一钱。共为末,如鼻疳烂通孔者,此调香油搽,立结痂愈。《纲目拾遗》

4958 ## 硬骨凌霄 ying gǔ líng xiāo 《全国中草药汇编》

【异名】 竹林标《云南思茅中草药选》,驳骨软丝莲、红花倒水莲《全国中草药汇编》,凌霄《云南中药资源名录》。

【基原】 为紫葳科硬骨凌霄属植物硬骨凌霄的茎叶及花。

【原植物】 硬骨凌霄
Tecomaria capensis(Thunb.)Spach.

半藤状或近直立灌木。枝呈绿褐色,常有小痂状凸起。叶对生,单数羽状复叶;总叶柄长3～6cm,小叶柄短;小叶多为7枚,卵形至阔椭圆形,边缘有不甚规则的锯齿。总状花序顶生;萼钟状,5齿裂;花冠漏斗状,略弯曲,橙红色至鲜红色,有深红色的纵纹;雄蕊突出。蒴果线形,略扁。花期春季。

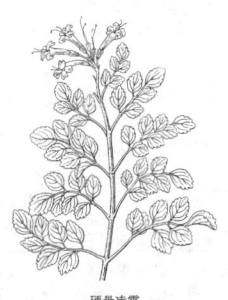
硬骨凌霄

野生或栽培。分布于广东、广西、云南等地。

【采收加工】 5～7月采茎叶,花开时采花,晒干。

【成分】 叶中含环烯醚萜成分:tecomoside,7-O-(p-methoxy)benzoyl tecomoside。花中含tecomoside,还含aglycon,halleridone,rengioside B。

【药性】《全国中草药汇编》:"茎叶:辛、平;花:酸、寒。"

【功用主治】《全国中草药汇编》:"茎叶:散瘀消肿;花:通经利尿。主治肺结核,肺炎,支气管炎,哮喘,咽喉肿痛。"

【用法用量】 内服:煎汤,10～15g。

【宜忌】 孕妇慎服。

4959 ## 硬枝黑琐梅 ying zhī hēi suǒ méi 《滇南本草》

【异名】 琐梅、钻地风、疏风草《滇南本草》,黑琐梅《植物

名实图考》),倒生根、白刺泡《四川中药志》。

【基原】 为蔷薇科悬钩子属植物红泡刺藤的根。

【原植物】 红泡刺藤 *Rubus niveus* Thunb. [*R. foliolosus* D. Don]

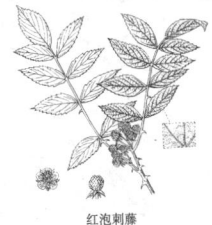
红泡刺藤

灌木,高1～2.5m。幼枝被短绒毛、后脱落;枝紫红色,有粉霜,散生钩状皮刺。奇数羽状复叶;具叶柄;托叶条形;小叶5～9,长圆形、卵状矩圆形至菱状长圆形,边缘有尖锯齿,上面无毛,下面密生灰白色绒毛。伞房状圆锥花序顶生或腋生;花小,紫红色,萼片5,条形;雄蕊多数,分离;心皮多数。聚合果近球形,暗红色,密被灰白色绒毛。花期5～7月,果期7～9月。

生于海拔500～2 800m的山坡灌丛、疏林或山谷河滩、溪流旁。分布于广西、四川、贵州、云南、西藏、陕西、甘肃等地。

本植物的果实(硬枝黑琐梅果)亦供药用,另设专条。

【采收加工】 10～11月采挖,切片,晒干。

【药性】 苦、涩、凉。

1.《全国中草药汇编》:"苦、涩、平。"

2.《四川中药志》1982年版:"酸、涩、凉。"

【功用主治】 清热利湿,凉血止血。主治湿热痢疾,腹泻,白带,吐血,衄血,便血,月经过多,湿疹疮疡,疥癞,风火牙痛。

1.《滇南本草》:"洗疥癞疮。"

2.《全国中草药汇编》:"止泻痢,祛风止痛,清热利湿,消炎。治痢疾,腹泻,风湿关节痛,痛风,急、慢性肝炎,月经不调,小儿疳积,挫伤疼痛,湿疹,皮肤化脓感染,口腔炎,咽峡炎,牙龈炎,泌尿道结石。"

3.《四川中药志》1982年版:"凉血止血,调经止带。用于吐血,衄血、便血,月经量多,湿热白带,风火牙痛。"

【用法用量】 内服:煎汤,15～30g。外用:煎水洗;或捣敷。

【选方】 1. 治月经不调,痛经 倒生根15g,枣子树根15g,益母草15g,月季花12g,对叶草12g,当归12g。水煎服。

2. 治白带 倒生根30g,三白草30g。水煎服。

3. 治风火牙痛 倒生根30g,地骨皮30g,刺三甲12g,土牛膝12g。水煎服。(1～3方出自《四川中药志》1982年版)

4. 治疥癞疮毒 (硬枝黑琐梅)根适量,水煎外洗。《云南中草药选》

4960 ## 硬枝黑琐梅果 ying zhī hēi suǒ méi guǒ 《滇南本草》

【异名】 覆盆子《滇南本草》。

【基原】 为蔷薇科悬钩子属植物红泡刺藤 *Rubus niveus* Thunb. 的果实。

【原植物】 参见"硬枝黑琐梅"条。

【采收加工】 7～9月果实成熟时采收,晒干。

【成分】 果实含覆盆子苷(goshonoside)$F_1～F_5$。

【药性】 甘、酸,微温。归肝、肾经。

1.《滇南本草》:"味甘、酸,性微寒。入肾经。"

2.《全国中草药汇编》:"甘、酸,微温。"

【功用主治】 固肾涩精。主治肾虚阳痿,遗精早泄,小便频数,白带,月经过多,不孕症。

1.《滇南本草》:"益肾补肝,明目兴阳,妇女多食能生子。"

2.《全国中草药汇编》:"补肾涩精。治神经衰弱,遗精,早泄。"

【用法用量】 内服:煎汤,9～15g。

硫黄 liú huáng 《吴普本草》

【异名】 石硫黄《本经》，石流黄《范子计然》，流黄、石留黄《吴普本草》，昆仑黄《本草经集注》，黄牙《丹房镜源》，石亭脂、九灵黄童、山石住《石药尔雅》，黄硇砂《海药本草》，白硫黄《百草镜》，天生黄《纲目拾遗》，硫黄花《中国医学大辞典》，硫黄粉《药物图考》。

【基原】 为自然元素类硫黄族矿物自然硫，主要用含硫物质或含硫矿物经炼制升华的结晶体。

【原矿物】 自然硫 Sulfur 又名：斜方硫。

晶体结构属斜方晶系。晶体为锥柱状、板柱、板状或针柱状。黄、蜜黄或褐黄色。条纹白色或淡黄色。晶面金刚光泽，断口松脂或油脂状光泽。近透明至半透明。硬度 1～2。相对密度 2.05～2.08。性脆，易碎。有硫黄臭味。易溶于二硫化碳、松节油、煤油，但不溶于水及盐酸或硫酸；遇强硝酸和王水则被氧化为硫酸。

自然硫主要形成于火山喷气作用，火山硫含少量砷、硒、锌和铊。沉积岩或风化带中的自然硫含黏土、有机质、沥青等机械混入物。台湾的自然硫及山西、新疆、山东、江苏、湖南、四川、贵州等地均有药用历史。以上各地及甘肃、青海、内蒙古、陕西、河南、湖北、安徽、广西、广东、西藏等地都有制品硫产销。

【采收加工】 采挖得自然硫后，加热熔化，或用含硫矿经加工制得。

【药材】 硫黄 Sulfur 主产于内蒙古赤峰、陕西南部、四川甘肃、河南洛阳等地。

商品规格 商品一般分为硫黄、倭硫黄、天生黄三种。

性状 呈不规则块状、粗颗粒状。浅黄色、黄色或略呈绿黄色。条痕白色或淡黄色。表面不平坦或粗糙，常具多数小孔，呈脂肪光泽。用手握紧置于耳旁，可闻轻微的爆裂声。体轻，质松脆，易砸碎。有的断面呈蜂窝状，纵面可见细柱或针状晶体，近于平行排列，金刚光泽。具特异臭气，味淡。

鉴别 (1) 透射偏光镜下：无色透明，微带黄色。高突起，暗边明显。折光率 $Np = 1.9579$，$Nm = 2.0371$，$Ng = 2.245$。干涉色极高，斜消光。$2V = 69°$；双折射率 $Ng - Np = 0.2571$。

(2) 本品燃烧时易熔融，火焰为蓝色，并有二氧化硫的刺激性臭气(检查硫)。

(3) 本品置于湿银面上摩擦，银面变黑色(检查硫)。

品质标志 《中华人民共和国药典》2010 年版规定：本品含硫(S)不得少于 98.5%。

【成分】 主含硫(S)，尚杂有砷(As)、硒(Se)、碲(Te)等。

【药理】 1. 溶解角质、杀疥虫、杀菌、杀真菌作用 局部外用，在体温状态下，硫与皮肤接触，产生硫化氢；或与微生物或上皮细胞作用，氧化成五硫黄酸(pentathionic acid)，从而有溶解角质、软化皮肤，杀灭疥虫等皮肤寄生虫及灭菌、杀真菌等作用。

2. 缓泻作用 内服后一部分在肠内可形成硫化氢，刺激肠壁，增加蠕动而起缓泻作用。硫化氢在体内产生较慢，故致泻作用不强，且与用量大小无关。若肠内容物中脂肪性物质较多时，易产生大量的硫化氢。

3. 其他作用 适当剂量对动物实验性炎症有治疗作用，能使各级支气管慢性炎症细胞浸润减轻，并使支气管黏膜杯状细胞减少，还能促进支气管分泌增加；对氯丙嗪及硫喷妥钠的中枢抑制效应有增强作用。

毒性 未经炮制的天然硫黄含砷量较多，内服需用炮制后的硫黄，且不宜过量或久服，以免引起中毒。

【炮制】 1. 硫黄 取原药材，除去杂质，捣成小块。生品有毒，多外用，以解毒杀虫、治癣为主。

2. 制硫黄 取硫黄灌入猪肠内，煮后晾干，或将硫黄放入生

猪肠内，两端扎紧，放热汤中煮 3 小时，反复 3 次，每次均另换猪肠。

饮片性状 硫黄参见"药材"项。制硫黄形如硫黄，黄褐色或黄绿色，臭气不明显。

贮于燥容器，置干燥处，防火。

【药性】 酸。热。有毒。归肾、脾经。

1. 《本经》："味酸，温。"

2. 《别录》："大热，有毒。"

3. 《药性论》："有大毒。""味甘。"

4. 《本草经疏》："气味俱厚，纯阳之物也，入手厥阴经。"

5. 《本草正》："味苦，微寒。"

6. 《玉楸药解》："入足太阴脾、足少阴肾、足厥阴肝经。"

7. 《医林纂要》："辛、酸、甘，大热。"

【功用主治】 补火壮阳，祛寒燥湿，杀虫止痒。主治阳痿，遗精，尿频，带下，寒喘，心腹冷痛，久泻久痢，便秘，痔瘘，疥疮，顽癣，秃疮，天疱疮，阴蚀，阴疽，恶疮。

1. 《本经》："妇人阴蚀，疽痔恶血，坚筋骨，除头秃。"

2. 《吴普本草》："治妇人血结。"

3. 《别录》："疗心腹积聚，邪气，冷癖在胁，咳逆上气，脚冷疼弱无力，及鼻衄，恶疮，下部置疮，止血，杀疥虫。"

4. 《日华子》："壮阳道，治疾癖冷气，补筋骨劳损，风劳气，止嗽上气及下部痔瘘置疮疥癣，杀腹脏虫。"

5. 《纲目》："主虚寒久痢滑泄，霍乱，补命门不足，阳气暴绝，阴毒伤寒，小儿慢惊。"

6. 《玉楸药解》："驱寒燥湿，补火壮阳。主治虚劳咳嗽，呕吐泄利，齁血带浊，腰软膝痛。敷女人阴痒，洗玉门宽冷，涂鬈疣聍耵，消疹肉顽疮。"

7. 《本草求真》："主治老人一切风秘、冷秘、气秘，为补虚助阳圣药。"

【用法用量】 内服：入丸、散，1.5～3 g。外用：研末撒；或油调敷；或烧烟熏。

【宜忌】 本品有毒，内服宜用制品，不宜多服、久服。阴虚火旺证及孕妇禁用。

1. 徐之才《药对》："畏细辛、飞廉、朴消、铁、醋。"(引自《纲目》)

2. 《本草衍义》："中病当便已，不可尽剂。"

3. 《本经逢原》："久服伤阴，大肠受伤，多致便血。""热邪亢盛者禁用。""湿热痿痹，良非所宜。"

【选方】 1. 治男子腰肾久冷，心腹积聚，胁下冷癖，腹中诸虫，失精遗溺，形羸力劣，脚膝疼弱，冷风顽痹，霍乱转筋，虚滑下利，又治妇人血结寒热，阴疽痼痔 硫黄十两。净拣去沙石，研细飞过，用瓷盒子盛，以水和赤石脂封口，以盐泥固济约半寸，晒干，埋一小罐子，盛水令满，安盒子在上，用泥固济讫，慢火养七日七夜，候足，加顶火一斤煅，候冷取出，研为细末，以药末一两，用蒸饼一两，汤浸握去水，搜为丸，如梧桐子大。每服三十丸，多至百丸，温米饮下，空心服之。《局方》金液丹

2. 治冷劳气血枯竭，肉瘠齿落，肢倦言微 石硫黄一斤，猪大肠二尺。将硫黄为末，实填肠中烂煮三时取出，去肠蒸饼为丸，如梧桐子大。每服十丸，日渐加之。《易简方论》火丹丹

3. 治不孕 明净硫黄一两，用铜锅甘草汤煮一日，取出阴干，研如面。上以糊丸如梧桐子大，约二百粒。每遇妇人月经过后空心酒下二十五丸，次日下三十五丸，三日下四十丸，一百丸尽，交合则授胎矣，次月当不行经。如复行经者又如法煎药一百丸，必有孕，自后可服清热养血之剂则胎固，孕妇泰也。此方百发百中，不可以其简易而略之。《古今医统》引《鑫斯广育》神效百子丸

4. 治带下 硫黄五钱为末，乌梅肉三钱。捣丸如黄豆大。每五丸，空心酒下。《种杏仙方》

5. 治咳逆服药无效 硫黄、乳香各等分。为末，用酒煎，急令

患人嗅之。《奇效良方》

6. 治心腹一切痃癖冷气,及年高风秘、冷秘或泄泻等　硫黄(明净好者,研令极细,用柳木槌子徐过)、半夏(汤浸七次,焙干,为细末)。上等分,以生姜自然汁同熬,入干蒸饼末搅和匀,入臼内杵数百下,丸如梧桐子大。每service空心温酒或生姜汤下十五丸至二十丸,妇人醋汤下。《局方》半硫丸

7. 治卒得疥癣　麻油摩硫黄涂之。《肘后方》

8. 治小儿口疮,不能吮乳　用生硫黄为末,新汲水调贴手心脚心,效即洗去。《普济方》硫黄散

9. 治一切无名肿毒恶疮　舶上硫黄、轻粉、白矾各等分。上为细末,酥油调。临卧涂,三次用。《普济方》

10. 治紫白癜风　用生硫黄末,以生姜蘸擦之,随手去。《百一选方》

11. 治疝气,甚至手足厥欲死者　硫黄(溶化即投水中,去毒,研细末)、陈皮、荔枝核(打碎炒黄)各等分,研细末,上饭丸梧子大。每service五丸,酒下,数service之。勿多用。《简明医毅》硫黄丸

【临床报道】　1. 治手足不温　选色黄而亮,砂粒大,且无臭气的纯净生硫黄,每日1次,每次2~3g,饭前服用,服后以饭压之,共计服100g。6人服用,均自觉手足转温,冬日与他人同样耐寒,且无异常不适之状,1人痉愈,1人明显好转。　2. 治疗神经性皮炎　用硫黄12g,研极细末,医用凡士林88g,将凡士林微微加温后兑入硫黄粉,搅拌均匀后装瓶备用。治疗时先将皮损处用0.9%生理盐水棉球清洗后,涂敷硫黄软膏,然后将消毒纱布外敷包扎,每日换药1次,2星期为1个疗程。共治疗22例。结果:痊愈13例,有效8例,无效1例。轻者治疗1个疗程即愈,重者2~3个疗程可见明显效果。　3. 治疗酒皶鼻　将颠倒散(硫黄、大黄等分,研为细面)拌匀,量出5g,放入酒盅中,加凉水适量调成糊状。每晚临睡前用毛笔或毛刷涂鼻部,次晨洗脸时洗去,每晚1次,2星期为1个疗程,一般需2~3个疗程。治疗酒皶鼻20例,痊愈10例,显效7例,好转2例,无效1例。　4. 治疗痱疖　将患处用温水洗净后,直接将硫黄软膏敷抹于患处,每日3~4次,2~3日为1个疗程。共治疗196例。结果:显效(疖肿疼痛消失,红肿明显变小或消失)192例,有效(疼痛减轻,红肿变小,症状缓解减轻)3例,1例无效(就诊时,痱疖已有波动感),治愈率99.5%。　5. 治疗蛲虫病　取硫黄粉内服,1~5岁每次0.3g,6~7岁0.5g,每日3次,连服3日,进餐时服;同时用1次洗涤肛门1次,并用硫黄粉扑于肛门及其周围。治疗57例,用药2星期后,51例连续3日检查虫卵和成虫检查,结果转阴者26例,治愈率50.98%。在治疗期间无不良反应。

【各家论述】　1.《本草衍义》:"石硫黄,今人用治下元虚冷,元气将竭,久患寒泄,脾胃虚弱,垂命欲尽,service之无效。中病当便,不可久剂,壮人盖知用而为福,不知用久为祸。此物损益兼行,若俱弃而不用,当仓卒之间,又可阙乎?或更以法制,拒火而又害service者,是亦弗思也。"　2.《纲目》:"硫黄秉纯阳之精,赋大热之性,能补命门真火不足,且其性虽热而疏利大肠,盖亦救危妙药也。"　3.《本草经疏》:"石硫黄,禀火气以生。经曰,寒淫于内,治以温热。冷癖在胁,咳逆上气,寒邪在中也,非温剂无以除之。又曰,鞭则气坚,咸以软之。心腹积聚,邪气坚积在中也,非咸剂无以软之。命门火衰,则为脚冷痿弱无力;下焦寒甚则为阴蚀、疽痔、蜃疮,酸涩能补命门真阳不足,大热能除下焦湿气,故主之也。其主头秃、恶疮、疥虫者,悉取其除湿杀虫之功耳。又其性坚筋骨,及妇人service》阴鼻衄止血者,皆非其所宜,夫热甚则迫消筋缓,火载血上则错妄行,岂有大热之物,反能疗是证哉,无是理也。"

4.《本草新编》:"惟大热,用之不得其宜,亦必祸生不测,必须制伏始佳,须用寒水石制之大妙。寒水制硫黄,非制其热,制其毒也。去毒则硫黄性纯,但有功而无过,可用之而得宜也。"

5.《本经逢原》:"《本经》治阴蚀疽痔,乃热因热用,以散阴中蕴积之垢热。但燥邪亢盛者禁用,又言坚筋骨者,取之治下部之寒湿。"

4962 **雁肉** yàn ròu
《千金方》

【基原】　为鸭科雁属动物白额雁、鸿雁等的肉。

【原动物】　1. 白额雁 *Anser albifrons* (Scopoli)　又名:大雁、花斑、明斑《中国动物志》。

雄鸟体长约70cm,雌鸟较小。嘴扁平,被有软皮,肉色或玫瑰色,嘴具角质嘴甲,灰色或白色。虹膜棕色。嘴基和前额皆白色横纹。头和颈、背部羽毛棕黑,羽缘灰白色。尾羽亦棕黑色,羽缘白色。胸、腹部棕灰色,布有不规则黑斑。幼鸟无此黑斑,嘴基亦无白纹。腿和脚趾黄色,有4趾,前3趾间具蹼,后1趾小而不着地,蹼淡黄色;爪短而钝,白色或黑色。

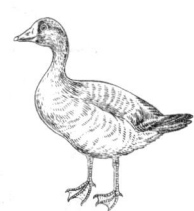

白额雁

一般栖息在沼泽地区。迁徙时,集成大群,作序飞行。食性主要为植物,偶也食昆虫及蠕虫。在西伯利亚北部繁殖,迁至长江下游一带越冬。

白额雁为国家二级保护动物,禁止滥捕。

2. 鸿雁 *A. cygnoides* (Linnaeus)　又名:原鹅、冠雁、黑嘴雁、沙雁、草雁《中国动物志》。

雄鸟成体长约90cm,雌鸟较雄鸟为小,雌雄羽毛相似。嘴裂基部有2条黑褐色颏纹,颏和喉棕红。头顶至枕部为棕褐色,向后渐深。颈部除正中呈棕褐色外,余均白色。背、肩、三级飞羽暗褐色,羽缘淡棕色;初级飞羽灰褐,端部转黑褐;次级飞羽浓褐。

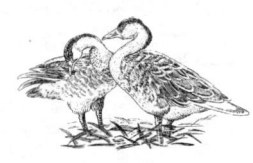

鸿雁

翅上覆羽灰褐,羽缘棕白以至白色。下背和腰黑褐色。前颈下部和胸部均淡肉红色,向后渐淡至下腹转为纯白色。胁部暗褐,羽缘棕白。翅下覆羽及腋羽暗灰。尾上覆羽白色;尾羽黑褐,羽缘及先端白色。嘴黑色,雄雁的上嘴基部有一瘤状突。虹膜赤褐色或褐色,趾橙色,爪黑色。

栖息于旷野、湖泊、河川和沼泽地带,有时也可见于森林中。在草原和茂密的芦苇间筑巢。以植物为主要食物,也吃少量贝类。每年4~5月产卵,每窝5~8枚,呈乳白色。分布于东北北部、内蒙古东部;东北南部、包头、阿尔泰山脉、黄河上游、河北、青岛;长江下游;福建、台湾。

以其动物的脂肪油(雁肪)亦供药用,另设专条。

【采收加工】　冬季捕杀后取肉,鲜用。

【药性】　甘,平。归肺、肝、肾经。

1.《千金方》:"味甘,平,无毒。"

2.《日华子》:"凉,无毒。"

3.《医林纂要》:"甘,微辛,温。"

4.《本草求真》:"专入肺、肝、肾。"

【功用主治】　祛风,舒筋壮骨。主治诸风麻木不仁,筋脉拘挛,半身不遂。

1.《千金方》:"久服长发鬓须眉,益气不饥,轻身耐暑。"

2.《日华子》:"治风、麻痹。久服助气,壮筋骨。"

3.《纲目》:"利脏腑,解丹石毒。"

4.《医林纂要》:"益阳气,暖水脏。余功同家鹅。"

5.《随息居饮食谱》:"解毒祛风。"

6.《中国动物药》:"祛风湿,壮筋骨。用于风湿痹痛,麻木不仁,筋挛。"

【宜忌】《随息居饮食谱》:"多食动气。"

4963 雁肪 yàn fáng 《本经》

【异名】鹜肪(《本经》),雁膏(《食疗本草》),雁脂(《食医心镜》)。

【基原】为鸭科雁属动物白额雁、鸿雁等的脂肪。

【原动物】参见"雁肉"条。

【采收加工】冬季捕杀后取脂肪,鲜用。

【药性】甘,平。

1.《本经》:"味甘,平。"

2. 崔禹锡《食经》:"味甘,小冷。"

【功用主治】益气补虚,活血舒筋。主治中风偏枯,手足拘挛,腰膝痿痹,耳聋,脱发,疮痈肿毒。

1.《本经》:"主风挛拘急偏枯,气不通利。久服益气不饥,轻身耐老。"

2.《吴普本草》:"杀诸石药毒。"

3. 崔禹锡《食经》:"主风热烦心,驻面色,理腰脚痿弱。"

4.《食疗本草》:"雁膏可合生发膏,仍治耳聋。"

5.《本草纲目》:"涂痈肿弹毒。又治结热胸痹呕吐。"

6.《中国动物药》:"舒筋活血,益气解毒。治气血不足,筋挛拘急,肾虚脱发,痈肿疮毒等。"

【用法用量】内服:煎汤或炼油,适量。外用:涂敷。

【选方】1. 治风挛拘急偏枯,血气不通利 雁肪四两。炼,滤过,每且暖酒一盏,以雁肪一匙和,饮之。(《食医心镜》雁脂酒)

2. 治脱发 雁肪,日日涂之。(《千金方》)

4964 雄黄 xióng huáng 《本经》

【异名】黄食石(《本经》),石黄(《本草经集注》),黄金石(《药性论》),熏黄(《新修本草》),天阳石(《石药尔雅》),鸡冠石(《石雅》)。

【基原】为简单硫化物类雄黄族矿物雄黄。

【原矿物】雄黄 Realgar

晶体结构属单斜晶系。晶体细小,呈柱状、短柱状。通常呈粒状,密集块状。有时呈土状、粉末状、皮壳状集合体。表面或有暗黑及灰色的锖色。条痕浅橘红色。晶体呈金刚光泽,断口树脂状光泽。硬度1.5~2,相对密度3.56。锤击之有刺鼻蒜臭。

雄黄主要为低温热液、火山热液矿床中的典型矿物,与雌黄紧密共生。还见于温泉沉积和硫质喷气孔的沉积物里。偶尔发现于煤层和褐铁矿层中,为有机质分解所产生的硫化氢与含砷溶液作用的产物。

本矿物经加工制成的三氧化二砷(砒石)亦供药用,另设专条。

【采收加工】雄黄在矿中质软如泥,见空气即变坚硬,一般用竹刀剔取其熟透部分,除去杂质泥土。

【药材】雄黄 Realgar 主产于湖南慈利、石门,贵州郎岱、思南。

商品规格 商品常分为雄黄、明雄、烧雄等规格。

性状 本品为块状或粒状集合体。多呈不规则块状。深红色或橙红色,表面常附有橙黄色细粉,手摸之易染;断面红色或暗红色。微透明或半透明,晶面具金刚光泽,质较酥脆,易碎碎。断面红色至深红色,具树脂样光泽。微有特异臭气,味淡(有毒)。

精矿粉为粉末状或粉末集合体,质松脆,手捏即成粉,橙黄色,无光泽。

鉴别 (1) 反射偏光镜下:反射色为灰色,微带紫色;内反射橙红色;偏光性清楚;反射率20%(伏黄)。

透射偏光镜下:多色性明显;Ng = Nm,淡金黄色至朱红色,Np几乎无色至浅橙黄色。干涉色橙红色;斜消光,消光角 $C \wedge Np = 11°$;二轴晶;负光性。折光率 $Ng = 2.704$,$Nm = 2.684$;$Np = 2.538$;双折射率 $Ng - Np = 0.166$。

(2) 取本品粉末10 mg,加水湿润后,加氯酸钾饱和的硝酸溶液2 ml溶解后,加氯化钡试液,生成大量白色沉淀。放置后,倾去上层酸液,再加水2 ml,振摇,沉淀不溶解(检查硫酸盐)。

(3) 取本品粉末0.2 g,置坩埚内,加热熔融,产生白色或黄白色火焰,伴有白色浓烟。取玻片覆盖后,有白色冷凝物,刮取少量,置试管内加水煮沸使溶解,必要时滤过,溶液加硫化氢试液数滴,即显黄色,加稀盐酸则生成黄色絮状沉淀,再加碳酸铵试液,沉淀复溶解(检查砷盐)。

品质标志 《中华人民共和国药典》2010年版规定:本品含砷量以二硫化二砷($As_2 S_2$)计算,不得少于90.0%。

【成分】雄黄主要含有二硫化二砷($As_2 S_2$),并含有硅、铅、铁、钙、镁等杂质。

【药理】1. 抗肿瘤作用 雄黄对急性早幼粒细胞白血病(APL)细胞 NB_4 同时具有诱导凋亡及促进部分分化的双重效应。端粒酶活性下降是雄黄诱导慢性粒细胞白血病细胞株 K_{562} 细胞凋亡机制之一。雄黄处理后的 NB_4、$HL-60$、K_{562} 细胞形态学上均出现凋亡特征性改变,细胞内融合蛋白降解等。细胞信号传递蛋白类基因 U_{51903} 和 Z_{22533}、DNA结合转录和转录因子相关基因 AFO_{36613}、代谢类基因 X_{66435} 等可能是雄黄作用于 NB_4 细胞的靶基因。雄黄可诱导甲胂酸耐药的 APL 细胞株 MR_2 细胞发生凋亡。下调 NB_4 和 MR_2 细胞组织因子的表达并降低其凝血活性可能是雄黄改善 APL 患者弥散性血管内凝血早期出血症状的主要机制之一。雄黄有诱导 B 淋巴瘤细胞系 Raji 细胞、T 淋巴细胞白血病系 CEM 细胞凋亡的作用。雄黄体外诱导人多发性骨髓瘤细胞凋亡。雄黄可部分逆转多柔比星耐药性乳腺癌细胞系 MCF-7/ADM 细胞对多柔比星的抗药性。雄黄对肝癌细胞 BEL-7402 生长有抑制作用。

2. 对免疫功能的影响 雄黄灌胃增强正常小鼠网状内皮系统的吞噬功能,不影响白细胞总数及分类。用草酸溶解以除去天然雄黄中所含的三氧化二砷的精制雄黄灌胃也能提高正常小鼠网状内皮系统的吞噬功能,还增强小鼠迟发型变态反应,提高小鼠细胞免疫功能,而天然雄黄则无明显影响。

3. 其他作用 雄黄体外对金黄色葡萄球菌、大肠杆菌有杀灭作用。给红斑狼疮小鼠灌胃雄黄混悬液能控制狼疮鼠肾脏病变,改善其肾功能,减轻其尿毒症。雄黄与酸钠飞炮品给小鼠灌胃,在醋酸扭体和热板实验中有镇痛作用,还抑制小鼠二甲苯性耳肿胀。

毒性 天然雄黄混悬液给小鼠灌胃的 LD_{50} 为 $3.21 ± 0.76$ g/kg。精制雄黄在25 g/kg剂量仍是安全的。雄黄给小鼠灌胃,低剂量组(125 mg/kg)对肾脏损害不明显。而高剂量组(250 mg/kg)对肾脏损害较为严重,细胞充血较明显,细胞数增多,肾小囊腔狭窄,囊壁增厚,并有少量新月体形成。大鼠喂食长时间口服高剂量的雄黄后,心脏中锌含量下降,脾脏、骨骼和肾中铜含量升高。肾铜的蓄积有可能是造成雄黄肾脏毒性的机制之一。雄黄长期服用对小鼠肝、肾组织细胞有一定损害,停药后有不同程度恢复。雄黄125 mg/kg、250 mg/kg给小鼠连续灌服,可引起外周血红细胞、白细胞、血小板的形态学改变,如彩点红细胞增加、粒细胞和淋巴组织细胞巴默颗粒减少等;小鼠骨髓细胞也均出现形态改变,如巨幼样红细胞、异常丝状分裂,嗜碱性点彩小体数量增多、凋亡小体出现等。小鼠灌胃雄黄,骨髓嗜多染红细胞的微核率升高,具有潜在致突变性。

【炮制】 取原药材，除去杂质，加适量水，共研至细，再加多量水，搅拌，待粗粉粒下沉，细粉粒悬浮，倾取上层混悬液，下沉部分再如上法反复操作数次，除去杂质，合并混悬液，静置后，分取沉淀，晾干。

饮片性状 雄黄为极细腻的粉状，橙红色或淡黄色，质重，手触之易被染成橙黄色，有特异而刺鼻的气味，味淡。

贮干燥容器内，密闭，置通风干燥处；防尘。

【药性】 辛，苦，温。有毒。归肝、胃经。

1.《本经》："味苦，平寒。"

2.《别录》："甘，大温，有毒。"

3.《药性论》："味辛，有大毒。"

4.《纲目》："入肝经气分。"

5.《本草经疏》："气味俱厚，升也，阳也，入足阳明经。"

6.《本草再新》："入心、肝二经。"

【功用主治】 解毒，杀虫，燥湿，祛风痰。主治痈疽疔疮、疥癣、丹毒、湿疹、痔疮、蛇虫咬伤、喉风喉痹、癫痫、疟疾、积聚癥块、鼻中息肉、咳喘。

1.《本经》："主寒热，鼠瘘、恶疮、疽痔、死肌，杀精物恶鬼邪气、百虫毒。"

2.《别录》："疗疥虫、疮，目痛，鼻中息肉及绝筋破骨，百节中大风，积聚，癖气，中恶腹痛，鬼疰，杀诸蛇虺毒，解藜芦毒，悦泽人面。"

3.《本草拾遗》："杀虫，熏疮，疥，虮虱及诸药，熏嗽。"

4.《日华子》："治疥癣风邪，癫痫，岚瘴，一切蛇虫、犬兽伤咬。"

5. 王好古："搜肝气，泻肝风，消辟积。"（引自《纲目》）

6.《纲目》："治疟疾寒热，伏暑泄痢，酒饮成癖，惊痫，头风眩运，化腹中瘀血，杀劳虫疳虫。"

7.《本草从新》："燥湿杀虫。治劳疳蛇伤，敷杨梅疮毒。"

【用法用量】 外用：研末撒或调敷；或烧烟熏。内服：研末，每次 0.15～0.3 g；或入丸、散。不入汤剂，内服禁用火煅。

【宜忌】 本品辛热有毒，内服宜慎，中病即止，不可多服久用。外用亦不可大面积涂搽或长期持续使用，以免皮肤吸收积蓄中毒。孕妇及阴亏血虚者禁服。中毒症状主要为上吐下泻。

1.《本草经疏》："性热有毒，外用易见其长，内服难免无害，无在服饵，中病乃已，毋尽剂也。"

2.《本草通玄》："血虚大忌之。"

3.《得配本草》："畏南星、地黄、莴苣、地榆、黄芩、白芷、当归、地锦、苦参、五加皮、紫河车、五叶藤、鹅肠草、鸡肠草、鹅不食草、桑叶、猬脂。"

【选方】 1. 治一切痈疽疮毒势甚者 雄黄一两，明矾四两，寒水石二两（煅）。共滚水二三碗，乘热入前药末五钱，洗患处，以太乙真膏贴之。《外科理例》雄黄解毒散）

2. 治臁疮日久 雄黄二钱，陈艾五钱。青布卷作大捻，烧烟熏之。《纲目》引《卫生杂兴》）

3. 治蛇缠疮及蛇、蜂蛊、蜈蚣、毒虫、癞犬所伤 雄黄为末，醋调涂，仍用酒服。《世医得效方》）

4. 治小儿一切丹毒 雄黄一钱，蜗牛十个，大黄末一两。上共研为细末，用铁锈水调搽患处。《鲁府禁方》牛黄消毒膏）

5. 治痔疮并肛红 雄黄一钱五分，五倍子一两，白矾二钱。共研末，乌梅肉为丸。每服一钱，空心白汤下。《医方易简》）

6. 治缠喉风及急喉痹，卒然倒仆，失音不语，或牙关紧急，不省人事，上膈壅塞，痰涎不利，咽喉肿痛，赤眼，痈肿，一切热毒 雄黄(研), 郁金各一分, 巴豆(去皮，出油)十四个。上为末，醋煮面糊为丸，如绿豆大。用热茶清下七丸，吐出痰涎，吐利为度。如小儿患喉咙赤肿及惊热痰壅塞，服二丸或三丸，量大小加减。《太平惠民和剂局方》解毒雄黄丸）

7. 治热疖，痱，痤，疥，痂，风湿痒疮 明雄黄二钱，白矾一两。上为末，茶清调化，鹅翎蘸扫。患之痒痛即止，痱粟自消。《外科大成》二味消毒散）

8. 治紫癜风 雄黄、雄黄、硫黄、白矾各等分。上为末，先以汤洛汗出，肥皂擦癜处洗净，次用生姜切断尽碎，蘸药擦患处，过三日又洗又擦，五次愈。《简明医彀》四神散）

9. 治赤鼻 雄黄五钱(用透明块状，无石，红色者为佳)，硫黄五钱，陈小粉(真正者)。共研细末，合一处，用乳汁调敷。《摄生众妙方》）

10. 治癫痫卒倒，常愈常发 雄黄(水飞过)、胆星(俱研细)、草麻肉各等分。研为细末，米糊为丸，如绿豆大。每早饭后服一钱，白汤下。《方脉正宗》）

11. 治破伤风 雄黄一钱，防风二钱，草乌一钱。上为细末。每服一字，温酒调下。里和至愈可服，里不和不可服。《保命集》发表雄黄散）

12. 治老疟，痰疾 用雄黄、瓜蒂、赤小豆等分为末。每服半钱，调用温水下，以吐为度。《古今医统》）

13. 治偏头痛 雄黄、细辛各等分。研令细。每用一字已下，左边疼吹入右鼻，右边疼吹入左鼻。《博济方》至灵散）

14. 治腹胁癥块 雄黄一两，白矾一两。为末，面糊调膏摊贴。《纲目》引《集玄方》）

15. 治中风舌强难言 明雄黄、荆芥各等分。上为极细末，每服二钱，以豆酒调下。《丹台玉案》正舌汤）

16. 治鼻息，鼻痔 雄黄五分，枯矾五分，苦丁香三钱(鲜仍取汁)。上为末，鸡稀涂患处。《洞天奥旨》化痔丹）

【临床报道】 1. 治带状疱疹 取雄黄 50 g，加入 75% 乙醇 100 ml 混合，涂搽患处，不拘次数，以局部创面湿润为度，夏季出汗多者可酌加涂搽次数。如疼痛剧烈，可在雄黄剂内加入 2% 普鲁卡因 2 ml。另口服西咪替丁，早餐前 400 mg，睡前 800 mg。共治疗 26 例。结果：治愈(自觉症状消失，皮损干燥结痂)24 例，好转(自觉症状减轻，皮损基本干燥结痂)2 例。大部分患者用药后 6 小时～1 日疼痛基本消失，2～3 日疼痛及不适感均消失，平均治疗时间 5 日。

2. 治阴痒(滴虫性阴道炎、真菌性阴道炎、宫颈炎等) 将雄黄 5 g，桃仁适量，混合，捣烂如泥，推于纱布上，敷于外阴部固定。每 3 日为 1 个疗程。共治疗 100 例。结果：本组经治疗全部获效，其中痊愈(治疗 1 个疗程后阴痒症状完全消失，妇科常规检查无异常)89 例，好转(治疗 1 个疗程后症状明显减轻，2 个疗程后达到痊愈标准)9 例，有效(经治疗 2～3 个疗程后症状明显减轻)2 例。

3. 治鹅掌风 先将雄黄研细末，再水飞干燥后，加入桐油拌匀成膏状备用。临睡前将药膏涂于手掌患处，再在火上烘烤约 5 分钟，待冷却后；戴上手套，第二日早晨洗净即可。10 日为 1 个疗程。共治疗 37 例。结果：全部治愈。其中 1 个疗程治愈者 28 例，2 个疗程治愈者 9 例。

4. 治疗癫蛤蟆 1 只，剖腹取出内脏；另用雄黄 50 g，加水拌成稠糊状，放进癫蛤蟆腹中，将癫蛤蟆腹部外敷在肝区疼痛处，用胶布或细带固定，夏日 6～8 小时换药 1 次，冬日 24 小时换药 1 次。敷 2 小时后癫蛤蟆可变绿色，不影响疗效。结果：全部 15 例患者均在敷药 15 分钟后疼痛逐渐减轻，并完全消失，效果可持续 12～24 小时，且无不良反应。

5. 治疗胆道蛔虫 取研细的雄黄 50～100 g 与两个鲜鸡蛋拌匀，用猪油煎成薄饼，用胶布外贴患处，外加热水袋保热。治疗 30 例，腹痛在 2 小时内基本消失者 20 例，腹痛在 2～12 小时内消失者 7 例，无效 3 例，总有效率为 90%。

【各家论述】 1.《纲目》："雄黄，乃治疮杀毒要药也。而人肝经气分，故肝风、肝气、惊痫、痰涎、头痛眩晕、暑疟泄痢、积聚诸病，用之有殊功；又能化血为水。而士乃炼治服饵，神异其说，被其毒者多矣。"

2.《本草经疏》："雄黄，《本经》味苦平，气寒有毒。《别录》加甘，大温。甄权苦辛，大毒。察其功用，应是辛苦温之药，而甘寒则非也。其寒热、鼠瘘、恶疮、疽痔、疥虫、蟨疽诸证，皆湿热留滞肌肉所致，久则浸淫而生虫，此药苦辛，能燥湿杀虫，故为疮家要药。其主鼻中息肉者，口（肺）气结也；癖气者，大肠积滞也；筋骨断绝者，气血不续也。辛能散结滞，温能通行气血，辛温相合而杀虫，故能搜剔百节中大风积聚也。"

4965 雄黄兰 xióng huáng lán
《贵州中草药名录》

【异名】 搜山虎（《贵州民间药物》），扭子药（《曲靖专区中草药手册》），山慈姑（《湖南药物志》），搜山黄（《贵州药用植物目录》）。

【基原】 为鸢尾科臭藏红花属植物雄黄兰的球茎。

【原植物】 雄黄兰 Crocosmia crocosmiflora（Nichols.）N. E. Br.［Tritonia crocosmiflora Nichols.］又名：观音兰（《庐山植物园栽培植物手册》）。

多年生草本，高 50~120 cm。球茎扁球状，由棕褐色网状膜质包被。叶多基生；剑形，嵌叠状排成 2 列。穗状圆锥花序由多花疏散组成；花橙黄色；每花基部有 2 膜质苞片。雄蕊 3；子房下位，绿色。蒴果，三棱状球形，种子椭圆形。花期 7~8 月，果期 8~10 月。

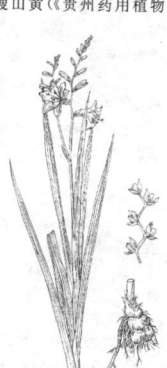

雄黄兰

我国北方多为盆栽，南方则露地栽培。常遂为半野生。

【栽培】 生物学特性 喜向阳，性耐寒。宜种植于排水良好疏松肥沃的砂质壤土，生育期要求土壤有充分的水分。球茎可露地越冬。

繁殖方法 分球繁殖为主，一般 3 年分球 1 次。于春季新芽萌发前挖出球茎，分球栽植，株距 10~20 cm，深约 3 倍于球茎的高度。

田间管理 栽种前土壤充分翻耕，并施入腐熟基肥，整成高畦。生育期要注意灌水，保持土壤湿润。萌发后，孕蕾期和花凋后各施追肥 1 次。

【采收加工】 地上部分枯萎后或早春萌发前提取球茎，晒干或鲜用。

【成分】 球茎含三萜类皂苷（triterpenoid saponins）；主要雄黄兰皂苷（crocosmioside）A~I，其组成的糖部分有 D-葡萄糖、L-阿拉伯糖、D-岩藻糖、L-鼠李糖、D-木糖和 D-芹糖。还含黄酮类五糖苷（flavonoid pentaglycosides）：主要有观音兰黄酮苷（montbretin）A 和 B，其组成的糖部分有 D-葡萄糖、L-鼠李糖和 D-木糖。另含有杨梅树皮素（myricetin），苜蓿酸（medicagenic acid）和远志酸。

【药理】 1. 抗肿瘤作用 雄黄兰水提取物、甲醇提取物、组分Ⅰ分别给艾氏腹水瘤小鼠腹腔注射，可使其生存时间延长。组分Ⅰ腹腔注射，对小鼠艾氏实体瘤也有抑制作用。

2. 强心作用 雄黄兰球茎中的雄黄兰皂苷 A、B、C、D 为新型强心苷，可使离体豚鼠心脏收缩增加。

毒性 雄黄兰组分Ⅰ急性毒性相当高，LD_{50} 为 1.75 mg/kg，并有较强的溶血作用。

【药性】 《贵州民间药物》："性温，味涩。"

【功用主治】 解毒，消肿，止痛。主治蛊毒、脘痛、筋骨痛、疖腮、疮疡、跌打伤肿、外伤出血。

1.《贵州民间药物》："止痛，解毒。治全身筋骨疼痛，蛊毒及胸口痛，各种烂疮。"

2.《湖南药物志》："治疮疖肿毒，腮腺炎。"

【用法用量】 内服：煎汤，3~6 g；或入丸、散，或浸酒。外用：研末或捣敷。

【选方】 1. 治蛊毒及胸口痛 搜山虎根 1.5 g，切碎。用酒或开水吞服。

2. 治全身筋骨疼痛 搜山虎根 3~6 g。泡酒服。

3. 治各种烂疮 搜山虎根、射干根各等分。捣绒敷患处。（1~3 方出自《贵州民间药物》）

4. 治跌打损伤 扭子药用童便浸泡 7 日，晒、露 7 日，研末。每服 3 g，酒送服，每日 1 次。（《曲靖专区中草药手册》）

4966 雄鸡口涎 xióng jī kǒu xián
《中药大辞典》

【基原】 为雉科原鸡属动物家鸡雄者的口涎。

【原动物】 参见"鸡肉"条。

【采收加工】 将生姜少许塞入雄鸡口中，倒提，即有口涎流出，收集鲜用。

【功用主治】 解虫毒。主治蜈蚣咬伤，蝎螫伤。

【用法用量】 外用：净抹患处。

【选方】 治蝎螫伤 鸡口沥出涎涂之瘥。（《古今医统》）

4967 插田泡叶 chā tián pào yè
《新华本草纲要》

【异名】 大乌泡叶（《草木便方今释》）。

【基原】 为蔷薇科悬钩子属植物插田泡的叶。

【原植物】 参见"倒生根"条。

【采收加工】 5~7 月采收，鲜用或晒干。

【成分】 叶含插田泡苷（coreanoside）F_1，还有覆盆子苷（goshonoside）F_1、F_2、F_3、F_4、F_5、F_6、F_7。含黄酮成分：山柰酚（kaempferol），槲皮素（quercetin），槲皮素 3-O-β-D-葡萄糖苷（quercetin-3-O-β-D-glucuronide）。还含鞣质成分：并没食子酸（ellagic acid），地榆素（sanguiin）H-5，甲基酚苷，1(β)-O-galloyl pedunculagin。

【药性】 苦、涩，凉。

【功用主治】 祛风明目，除湿解毒。主治风眼流泪，风湿痹痛，狗咬伤。

【用法用量】 内服：煎汤，10~15 g。外用：捣敷。

【选方】 治狗咬伤 大乌泡叶尖适量。捣敷。（《草木便方今释》）

4968 插田泡果 chā tián pào guǒ
《贵州民间药物集》

【异名】 覆盆子（《别录》），插田藨、乌藨子、栽秧藨（《纲目》），高丽悬钩子果实（《湖南药物志》），大乌泡果（《草木便方今释》）。

【基原】 为蔷薇科悬钩子属植物插田泡的果实。

【原植物】 参见"倒生根"条。

【采收加工】 6~8 月果实成熟时采收，鲜用或晒干。

【药材】 插田泡果 Rubi Careani Fructus 产于江苏、浙江、江西、福建、河南等地。

性状 聚合果单个或数个成束，单个聚合果近球形，直径约 4 mm，基部较平坦，表面淡绿色、灰棕色或红棕色至紫红色，周围有许多小核果密布，近无毛。宿萼棕褐色，5裂。气微，味酸甜。

【成分】 果实中含覆盆子苷（goshonoside）F_1、F_2、F_3、F_4、F_5、F_6、F_7。果实含鞣质成分：没食子酸（gallic acid），地榆素（sanguiin）H-4、H-6，2，3-(S)-HHDP-D-glucopyranose。

【药理】 1. 抗过敏作用 插田泡果水提物抑制化合物 48/80 诱导的小鼠全身过敏反应，减少血浆组胺水平，也抑制抗 DNP 的 IgE 诱导的局部过敏反应。水提物抑制化合物 48/80 或抗 DNP 的 IgE 诱导的大鼠腹腔肥大细胞释放组胺，增加肥大细胞 cAMP 水平，还抑制肥大细胞中抗 DNP 的 IgE 诱导的肿瘤坏死因子的产生。

2. 其他作用 插田泡果乙酸乙酯提取物和正丁醇提取物在小鼠扭体法、热板法和大鼠甩尾法中有镇痛作用，对角叉菜胶诱导的大鼠足肿胀有抗炎作用。插田泡在乙肝病毒转染的 HepG2.2.15 细胞实验中，能减少乙肝病毒 DNA 水平和表面抗原的分泌。

【性味】 甘、酸，温。归肝、肾经。

1.《湖南药物志》：“酸甘。”

2.《全国中草药汇编》：“温。”

3.《草木便方今释》：“酸、咸、平。”

【功用主治】 补肾固精，平肝明目。主治阳痿，遗精，遗尿，白带，不孕症，胎动不安，风眼流泪，目生翳障。

1.《贵州民间药集》：“补肝肾，治夜尿、目昏、盗汗。”

2.《全国中草药汇编》：“补肾固精。主治阳痿，遗精，遗尿，白带。”

【用法用量】 内服：煎汤，9～15 g。

【选方】 1. 治风眼流泪 大乌泡果（鲜品）30 g。煎水，以热气熏患眼，汤液内服，每日 3 次。《草木便方今释》

2. 治吐泻 （高丽悬钩子）果 30 g，生嚼。《湖南药物志》

【基原】 为芸香科花椒属植物岭南花椒的根。

【原植物】 岭南花椒 Zanthoxylum austrosinense Huang 又名：总管《广西药用植物名录》。

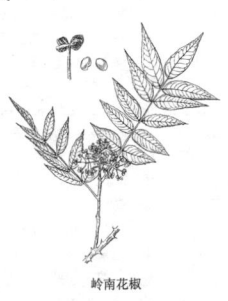

岭南花椒

灌木，高 2～6 m。小枝着生皮刺，暗棕色或紫棕色。奇数羽状复叶互生；叶轴及叶柄浑圆，疏生下弯的刺；有叶柄，长 2～6 cm；小叶片 7～11 对；卵形或披针形，边缘具明显的锯齿，齿缝及叶片各处有粗大腺点，上面深绿色，下面浅绿色带灰白，中脉在下面着生极短的刺，纸质。聚伞圆锥花序，顶生及腋生。蓇葖果紫棕色。种子卵圆形，黑色有光泽。花期 3 月，果期 5 月。

生于丘陵林缘。分布于浙江、江西、湖南、广东、广西等地。

【采收加工】 全年均可挖根，切片，晒干。

【药材】 搜山虎 Zanthoxyli Austrosinensis Radix 主产于广东、广西。

性状 根圆柱形，略弯，有少数分枝，直径 0.5～2.3 cm，表面深黄棕色至深棕色，具细纵纹，皮孔近圆形或椭圆形，横向突出。质坚硬，折断面纤维性，横断面较皮薄，深棕色，皮部淡棕色。味微苦。

鉴别 (1) 根横切面：木栓细胞数列，切向延长。韧皮部纤维成至 10 余个成束，排成 1～3 层，最内层断续成环，石细胞未见。木质部导管单个或 2～5 个相连，多数切向排列，木纤维含淀粉粒。

(2) 薄层色谱：取本品粉末 2 g，加甲醇 20 ml，冷浸过夜，滤过，回收甲醇至 2 ml，供供试品溶液。另取木兰碱，加甲醇制成每 1 ml 含 1 mg 的对照液。取上述两种溶液各 10 μl 点于同一硅胶 H-CMC 板上，以氯仿-甲醇-氨水（15：4：1）展开，展距

12 cm。在紫外光灯（254 nm）下观察。供试品色谱中在与对照品色谱相应的位置上显相同的亮蓝色斑点。喷雾碘化铋钾试剂显橙红色。

【性味】《广西本草选编》：“味辛，性温，有小毒。”

【功用主治】《广西本草选编》：“祛风解表，散瘀消肿，行气止痛。主治感冒风寒，胃痛，风湿痹痛，跌打损伤，骨折，龋齿痛，毒蛇咬伤。”

【用法用量】 内服：煎汤，2～6 g，或浸酒。外用：浸酒搽，或研末调敷。

【选方】 1. 治感冒风寒，胃痛 搜山虎根 3～6 g。水煎服。《全国中草药汇编》

2. 治风湿痹痛 搜山虎 15 g，六方藤、黑老虎根、鸡血藤各 10 g。浸酒 500 g，浸 7 日后可服。每次 15～30 g，每日 2 次，并取药酒外搽。《中国民间生草药原色图谱》

3. 治龋齿痛 搜山虎根 1.5～3 g。水煎服。或浸酒，用棉花蘸药酒塞患牙。

4. 治毒蛇咬伤 搜山虎根浸酒，将药酒搽伤口周围。（3、4 方出自《广西本草选编》）

【异名】 搜山虎《贵州中草药名录》。

【基原】 为鸢尾科唐菖蒲属植物唐菖蒲的球茎。

【原植物】 唐菖蒲 Gladiolus gandavensis Van Houtte 又名：标杆花《云南中草药选》。

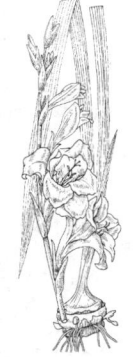

唐菖蒲

多年生草本，高约 1 m。球茎扁球状，外由棕黄色膜质包被。叶基生，或于茎上互生，嵌叠状排成 2 列；叶片剑形，质硬；主脉突出。花茎多分枝，下部具数片互生叶；穗状花序顶生，具卵形或宽卵形的苞片 2 枚；花单生苞片内，红、粉红、白、黄等艳丽色彩，花被裂片 6，花冠管漏斗状；雄蕊 3；花药蓝紫色；子房下位，椭圆形绿色，3 室。蒴果椭圆形，种子扁平，具膜质翅。花期 5～7 月，果期 7～9 月。

我国各地广为栽培，贵州及云南一些地方逸为半野生。

【栽培】 生物学特性 喜温暖湿润气候，夏季喜凉爽，不耐过度炎热，气温过高不利生育。生育适温为 20～25 ℃。长日照有利于花芽分化，但在花芽分化以后，短日照能促进花芽的生长和提早开花。耐寒性不强，向阳而有充足阳光的环境，不宜在黏重土壤及易于水涝处栽种。

繁殖方法 以分球繁殖为主，杂交育种时用种子繁殖。露地栽种于 3 月下旬～5 月下旬进行，球茎畦地栽植行株距 30 cm×60 cm，覆土为球茎高度的 2～3 倍。

田间管理 栽后浇 1～2 次透水，以后松土蹲苗，防止大水烂根。进入生长盛期，应注意灌溉，保持畦土和环境湿润，并追 2～3 次液肥。在抽蕾开花期，水肥必须跟上。

【采收加工】 9～11 月采挖，鲜用或晒干。

【药材】 搜山黄 Gladioli Gandavensis Rhizoma 主产于吉林、贵州、云南等地。

性状 本品呈扁圆球形，直径 1.5～3.5 cm，厚 1～1.5 cm。表面黄棕色、棕褐色或暗棕红色。基部具须根痕或偶见残根，上面中央为 1 尖凸状顶芽；腋芽数个，较小，分列顶芽周围，基部环节凹陷向面上；可体尚见数个同心环状线纹为鳞叶痕，有时可见残存的膜质鳞叶基部。体重，脆而易碎，断面淡棕褐色或污白色，显粉性。气微，味辣刺舌。

鉴别　粉末特征：淡棕褐色。表皮破片易察见，细胞多角形或稍长，垂周壁平直或稍弯曲，气孔可见。大型针状或狭条柱状结晶易察见，常折断，完整者长 65～429 μm。薄壁组织碎块随处可见，细胞短圆形、类圆形或近方形，内含淀粉粒。淀粉粒众多，多数为单粒，多面体形、类圆形或细小颗粒状，少有由多数单粒组成的复粒。导管可察见，多数为螺纹。残存鳞片破片偶可察见，其表皮细胞狭长方形或有时细胞壁斜生，可见气孔。

【成分】　全草含阿糖配半乳聚糖-蛋白质（arabinogalactanprotein），微量元素：铁、锰、铅、锌等。花含阿糖配3，6-半乳聚糖（arabino-3，6-galactan）。

【药性】　苦、辛、凉。有毒。

1.《贵州民间药物》："苦，凉。"

2.《云南中草药》："辛，温，有毒。"

3.《湖南药物志》："辛，涩，平。"

【功用主治】　清热解毒，散瘀消肿。主治痈肿疮毒，咽喉肿痛，疖腮、瘀症，跌打损伤。

1.《贵州民间药物》："清热解毒。治疮毒，咽喉红肿，瘀症，虚热。"

2.《云南中草药》："散瘀消肿，止痛。治腮腺炎。"

3.《四川中药志》："活血散瘀，清热解毒。用于跌打损伤，咽喉肿痛，疮毒。"

【用法用量】　内服：煎汤，3～9 g。外用：酒磨或水磨汁涂，或捣敷。

【宜忌】　孕妇禁服。

【选方】　1. 治疮毒　搜山黄捣烂，拌蜂蜜等分，敷患处。

2. 治咽喉红肿　搜山黄研末，加冰片少许，取 0.3 g 吹入喉中。（1、2方出自《贵州民间药物》）

3. 治腮腺炎　标杆花球头在酒或水中磨成浓汁，外搽患处，每日 2 次。《云南中草药》

4. 治跌打损伤　唐菖蒲 15 g，泡酒 500 g，早晚各服 9～15 g。《万县中草药》

5. 治虚热　搜山黄 15 g。煎水服。《贵州民间药物》

4971 紫贝 zǐ bèi

【异名】　文贝《南州异物志》，砑螺《本草图经》，紫贝子、南蛇牙齿、狗支螺《幼幼集成》，紫贝齿《中国医学大辞典》，紫贝止、贝齿《药材学》。

【基原】　为宝贝科绶贝属动物阿文绶贝、宝贝属山猫眼宝贝、虎斑宝贝等的贝壳。

【原动物】　1. 阿文绶贝 *Mauritia arabica* (Linnaeus)
贝壳长卵圆形，壳质坚固。壳塔和螺旋部几乎完全被珐琅质所遮盖。背部膨圆，两侧下部渐收缩，边缘稍厚。壳表光亮细滑，褐色或灰色。壳口狭长，微曲，呈紫褐色。壳内面为淡紫色。前后水管沟短。

栖息于低潮区岩石块的下面或珊瑚礁的洞穴内，喜昼伏夜出。雌雄异体，产卵期在海南岛为 4～6 月。我国分布于福建、广东、广西、海南、南沙群岛、台湾。

2. 山猫眼宝贝 *Cypraea lynx* (Linnaeus)
贝壳长卵圆形，壳质坚

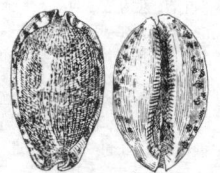

阿文绶贝

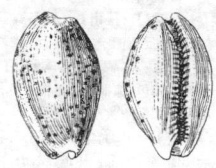

山猫眼宝贝

固。壳背膨圆，两端微瘦，壳表紫红色或淡褐色，表面如瓷釉光滑，其上有一层薄膜而呈灰白色的珐琅质，背线明显。两侧缘及壳基部呈白色。壳口狭长，居中，唇曾短，白色，齿间橘红色，壳内面白色。

生态同前。我国分布于海南及西沙群岛、台湾。

山猫眼宝贝为国家二级保护动物。

3. 虎斑宝贝 *C. tigris* Linnaeus
贝壳卵圆形，壳质坚厚。壳背膨圆，两端微突出，前端较尖瘦；后端内陷。背线明显偏向一侧，略弯。壳表极光滑，一般为白色或淡黄色。内唇中部稍后，常有黑褐色大斑 1 块，内唇齿较细。外唇肥厚。前水管沟较后水管沟略短。

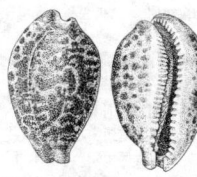

虎斑宝贝

生活于低潮线下一至数米深的岩礁海底，退潮后常隐藏于珊瑚基部或珊瑚礁洞穴内，都昼伏夜出黄昏后出来觅食时，外套膜展开后将贝壳完全包住，其上伸出许多触手，非常漂亮。产卵期在西沙群岛为 3～4 月。我国分布于海南及西沙群岛、台湾。

虎斑宝贝为国家二级保护动物。

【采收加工】　每年 5～7 月间捕捉，除去贝肉，晒干贮存。

【药材】　紫贝 *Cypraeae Violacae Concha*　主产于海南及西沙群岛。

性状　阿文绶贝　贝壳呈长卵形，前后两端均凹入呈凹状。长约 7 cm，宽约 4 cm，高可达 3.5 cm。表面几乎全被珐琅质，具光泽，背面褐色或淡褐色，具棕褐色纵横交错的断续条文，两侧缘灰褐色，可见紫褐色斑点。唇周具紫褐色齿质坚硬。气微，味淡。

山猫眼宝贝　贝壳呈卵圆形，腹面扁窄，前端微宽，前后两端均凹入呈圆口状，壳口两唇周缘有多数细齿。贝壳长约 4.5 cm，宽约 2.7 cm，高约 2.2 cm。边缘及底部呈白色，背面呈紫红色，有不规则的深褐色及淡蓝色斑点，两唇周缘微红色，唇间血红色，各有褐色细齿。质坚硬。

虎斑宝贝　贝壳较大，长可达 9 cm，宽约为长的 2/3，高为长的 1/3。表面全被有珐琅质光泽，灰白色或淡黄褐色，散有许多大小不等的黑褐色或黄褐色的斑点。外唇肥厚，内外具多数白色齿。

【成分】　1. 阿文绶贝　贝壳主含碳酸钙 90% 以上；另含镁、铁、磷酸根、硅酸根、硫酸根、氯等离子，并有机质。

2. 山猫眼宝贝　同"阿文绶贝"。

【炮制】　1. 紫贝　取原药材，除去杂质，洗净，晒干，碾碎。

2. 煅紫贝　取净紫贝，置适宜的容器内，在无烟的炉火上煅至酥脆，取出放凉，碾粉或打碎。

3. 盐紫贝　取净紫贝置瓦罐内，在火上煅红取出，用盐水拌匀研细。

饮片性状　紫贝呈碎块状，表面被珐琅质，光滑，具棕色与青灰色相间的网状斑纹或蓝白色或灰紫色，质坚硬，有光泽，无臭，无味。煅紫贝为碎块或粉末状，浅灰色或灰褐色，质松脆，无光泽，无味微咸。盐紫贝形如煅紫贝，味咸。

贮干燥容器内，置干燥处，防尘。

【药性】　咸，平。归肝、心经。

1.《食性本草》："平，无毒。"

2.《品汇精要》："味咸。"

3.《本草求真》："入脾、肝。"

【功用主治】　镇惊安神，平肝明目。主治小儿高热抽搐，头昏目眩，惊悸心烦，失眠多梦，目赤肿痛，热毒目翳。

1.《新修本草》："明目，去热毒。"

2.《医学入门》："壳煅灰傅痈疽，点眼明目去翳。"

⑫搜 紫　4970～4971

～2834～

3.《本草求真》："利水通道，逐蛊下血。凡人症患脚气，五癃水肿，蛊毒鬼蛀，用此确能解除。"

4.《本草汇笺》："除湿热。"

5.《饮片新参》："清心，平肝安神。治惊悸不眠。"

【用法用量】 内服：煎汤，10～15 g，打碎先煎。外用：水飞点眼。

【选方】 1. 治瘰疮丁子人眼 紫贝一个。生为末，用羊子肝批开，掺末一钱。线缠。米泔煮香熟，入小口瓶器盛，乘热熏。候冷，于星月下露一宿，米早空心吃。(《续易简方论》紫贝散)

2. 治痈疽 以紫贝壳烧煅为灰，敷之。(《普济方》)

3. 治鼻疮，蚀烂口鼻欲死 海中紫贝子煅过，为末，腊猪油调涂。

4. 治鼻中流臭黄水 紫贝子二三枚，火煅醋淬为末，纸包放地上去火毒。每服一钱，大人二钱，以丝瓜藤煎汤调药，空心服，以愈为度。(3、4 方出自《幼幼集成》)

紫杉 zǐ shān 《东北药用植物志》

【基原】 为红豆杉科红豆杉属植物东北红豆杉的枝叶。

【原植物】 东北红豆杉 *Taxus cuspidata* Sieb. et Zucc. 又名赤柏松《盛京通志》，紫柏松《蒙文汇书》，宽叶紫杉《东北木本植物图志》。

常绿乔木，高达 20 m。树皮有浅裂纹，红褐色。小枝互生，枝平展或斜展，密生，小枝基部宿存芽鳞；一年生小枝绿色，秋后淡红褐色，二至三年生枝红褐色或黄褐色。叶螺旋状着生，排成不规则 2 列，V 形斜展。雌雄异株，球花单生叶腋。种子卵圆形，紫红色，种脐三角形或近方形。花期 5～6 月，种子 9～10 月成熟。

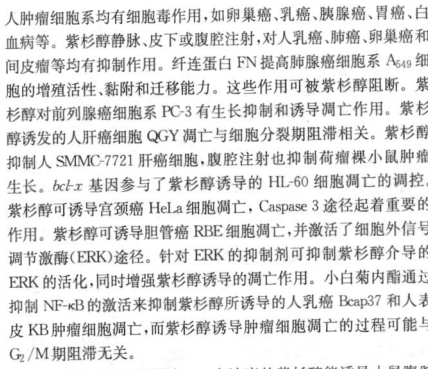

东北红豆杉

为耐荫树种，抗寒性强，散生于海拔 500～1 000 m 的山地林中。分布于辽宁、吉林和黑龙江等地。

【采收加工】 7～9 月采收，晒干。

【药材】 紫杉 *Taxi Cuspidatae Ramulus et Fdium* 产于辽宁、吉林、黑龙江等地。

性状 枝皮红褐色，有浅裂；小枝密，互生，棕色或绿黄色，有稍突起的叶柄残基。枝的横切面灰白色至淡棕色，外皮部有较薄的栓皮，木质部细密，占绝大部分，色浅与髓明显的界线可见，髓部细小、棕色，常柏形。叶易脱落，螺旋状着生，排成不规则 2 列，与小枝约成 45°角斜展；叶片条形，长 1.5～2.5 cm，宽 2.5～3 mm，先端急尖，边缘反卷，基部狭窄，有短柄，上表面微皱缩，暗绿色或淡棕绿色，略有光泽，下表面棕色，中脉微隆起。气特异，味先微苦而后苦。

【成分】 叶含紫杉素(taxinine)A、H、K、L，尖叶土杉甾醇(ponasterol)A，蜕皮甾酮(ecdysterone)A，金松双黄酮(sciadopitysin)A，枝含紫杉碱(taxine)，罗汉松甾酮(makisterone)A。茎皮含紫杉醇(taxol)。心材含紫杉新素(taxusin)，异紫杉树脂醇(isotaxiresinol)和异落叶松脂酚(isolariciresinol)。

东北红豆杉还含紫杉甾酮(taxisterone)即 22-去氧蜕皮甾酮(22-deoxyecdysterone)。

【药理】 抗肿瘤作用 紫杉醇是从红豆杉树皮或针叶中提取的一种抗肿瘤药物，可以与微管蛋白的 β-亚基结合，促进微管双聚体装配成微管，并防止去多聚化过程中使微管稳定，抑制纺锤体形成，使细胞被阻滞在 G_2/M 期而抗肿瘤。紫杉醇对多种

人肿瘤细胞系均有细胞毒作用，如卵巢癌、乳癌、胰腺癌、胃癌、白血病等。紫杉醇静脉、皮下或腹腔注射，对人乳腺癌、肺癌、卵巢癌和间皮瘤等均有抑制作用。纤连蛋白 FN 提高肺腺癌细胞系 A_{549} 细胞的增殖活性、黏附和生长的能力明显阻断。紫杉醇对前列腺癌细胞系 PC-3 有生长抑制和诱导凋亡作用。紫杉醇对来源的人肝癌细胞 QGY 凋亡与细胞分裂期阻滞相关。紫杉醇抑制人 SMMC-7721 肝癌细胞，腹腔注射也抑制荷瘤裸小鼠肿瘤生长。*bcl-x* 基因参与了紫杉醇诱导的 HL-60 细胞凋亡的调控。紫杉醇可诱导宫颈癌 HeLa 细胞凋亡，Caspase 3 途径起着重要的作用。紫杉醇可诱导胆管癌 RBE 细胞凋亡，并激活了细胞外信号调节激酶(ERK)途径。针对 ERK 的抑制可使紫杉醇诱导的 ERK 的活化，同时增强紫杉醇诱导的凋亡作用。小白菊内酯通过抑制 NF-κB 的激活来抑制紫杉醇所诱导的人乳癌 Bcap37 和人表皮 KB 肿瘤细胞凋亡，而紫杉醇诱导肿瘤细胞凋亡的过程可能与 G_2/M 期阻滞无关。

2. 对免疫功能的影响 一定浓度的紫杉醇能诱导小鼠腹腔巨噬细胞产生一氧化氮，且随浓度增大而增加；紫杉醇腹腔给药更易达到有效活化巨噬细胞浓度。紫杉醇处理大隐静脉，紫杉醇抑制 IL-6 的产生，促进 TNF-α 的合成。紫杉醇可作用于巨噬细胞，导致肿瘤坏死因子(TNF)的受体减少以及 TNF-α 的释放。

3. 抗增生作用 紫杉醇溶液外用抑制普萘洛尔诱发的豚鼠耳部上皮增殖及炎症现象。紫杉醇抑制人病理性瘢痕成纤维细胞增殖和Ⅰ、Ⅲ型前胶原 mRNA 的表达。紫杉醇处理大隐静脉桥后植人的猪霉动脉，中膜平滑肌细胞增殖、内膜新生内膜的形成。紫杉醇抑制兔血管平滑肌细胞增生迁移，同时可能抑制内皮细胞增生迁移，延迟内皮再生。紫杉醇在非细胞毒浓度下可在体外抑制脐静脉内皮细胞的增殖，在体内抑制鸡胚尿囊膜新生血管形成。

4. 对胰腺炎的影响 急性胰腺炎模型大鼠腹腔内注射紫杉醇能诱导胰腺腺泡细胞凋亡。较低剂量的紫杉醇减轻大鼠胰腺炎的症状，但较高剂量则可加重胰腺炎的严重程度。

5. 辐射增敏作用 紫杉醇对人软样囊性癌细胞株 ACC-2 有辐射增敏作用。在使用较低剂量放射治疗时，紫杉对胶质母细胞瘤细胞的放射增敏作用更明显。

6. 其他作用 紫杉醇诱发细胞凋亡，从而抑制兔晶状体上皮细胞生长。麻醉犬静注紫杉醇溶剂可引起血压短时间下降，呼吸加快，幅度变小。

毒性 紫杉醇给大鼠连续腹腔注射 5 日，对消化系统、免疫系统有毒性作用，并有骨髓抑制。但毒性是剂量依赖性的，停药后可恢复。腹腔注射紫杉醇的 S_{180} 荷瘤小鼠会出现肝细胞损伤，损伤机制与氧化应激有关。临床上紫杉醇的主要不良反应主要有过敏反应、骨髓抑制、关节或肌肉疼痛、心脏毒性、神经系统毒性及胃肠道反应。

紫杉醇在大鼠胚胎形成期静脉注射给药不产生致畸作用，但有很强的母体和胚胎毒性，能导致孕鼠流产、胎儿死亡率增加。

【功用主治】 利水消肿。主治肾炎浮肿，小便不利，糖尿病。

1.《东北药用植物志》："叶为通经及利尿药。"

2.《吉林中草药》："通经利尿。治肾脏病，糖尿病。"

【用法用量】 内服：煎服，叶 5～18 g；小枝(去皮)9～15 g。

【宜忌】 用量不宜过大，不宜久服。

《东北药用植物志》："紫杉，叶有毒，假种皮味微甜可食，但食多则中毒。"

【选方】 1. 治肾炎浮肿，小便不利 紫杉叶 6 g，木通 9 g，玉米须 9 g。水煎，日服 2 次。

2. 治糖尿病 紫杉叶 6 g。水煎，日服 2 次，连续用。如有恶心呕吐副作用，则停药；无副作用，可逐渐加量至 15 g。(1、2 方出

自《吉林中草药》

【临床报道】 治疗耐药性卵巢上皮癌和输卵管癌 共治疗46例,其中卵巢上皮癌41例、输卵管癌5例,均接受过有顺铂或卡铂的化疗方案无效,半数病例对5种以上抗癌药耐药。方法:化疗前给予地塞米松、苯海拉明、西咪替丁,已用过1或2种化疗方案者给紫杉醇175 mg/m²,已用过3种以上化疗方案者135 mg/m²,溶于生理盐水或葡萄糖盐水500 ml中静脉滴注,3小时内滴注完毕,3星期后重复化疗。用药1~8个疗程,平均4个疗程。结果:完全缓解(治疗前的病灶完全消失,且持续4星期以上,无新病灶出现)10.9%(5/46),部分缓解(病灶缩小到治疗前的50%以上,持续4星期以上,无新病灶出现,多灶性病变时,未见1个病灶增大)28.3%(13/46),共为39.1%(18/46)。其中浆液性囊腺癌和输卵管腺癌疗效最好,卵巢腺癌次之,黏液性囊腺癌、内膜样癌和透明细胞癌最差。血清CA125值均随病情好转而下降。毒副作用主要有:白细胞总数、血红蛋白下降,多能自行恢复,不影响下次治疗,对血小板影响较小。胃肠道反应主要有腹痛、厌食、恶心呕吐,对症处理可缓解。神经毒性发生率较高,主要表现为手足麻木、疲乏、关节痛、肌痛。肝、肾毒性方面程度均不严重,其他尚有严重脱发(100%)、发热、手足水肿,未见明显心脏毒性。

4973 **紫草** zǐ cǎo
《本经》

【异名】 藐、茈草《尔雅》,紫丹、紫芺《本经》,地血《吴普本草》,茈蒐《广雅》,紫草茸《小儿药证直诀》,鸦衔草《纲目》,紫草根《现代实用中药》,山紫草《江苏植物药材志》,红石根《辽宁经济植物志》,野紫草、野麻灯《湖南药物志》。

【基原】 为紫草科假紫草属植物软紫草、黄花软紫草和紫草属植物紫草的根。

【原植物】 1. 软紫草 *Arnebia euchroma* (Royle) Johnst. [*Lithospermum euchroma* Royle] 又名:西藏紫草《全国中草药汇编》、新疆紫草《中药鉴别手册》。

多年生草本,高15~40 cm。全株被白色或淡黄色长硬毛。根圆锥形,粗壮,根头部常与数个侧根扭卷在一起,外皮暗红紫色。茎直立。基生叶丛生,线状披针形或线形,全缘。镰状聚伞花序密集于茎上叶腋,花两性;雄蕊5;子房4深裂,花柱纤细,柱头2,倒卵形。小坚果宽卵形,褐色,有粗网纹和少数疣状突起。花期6~7月,果期8~9月。

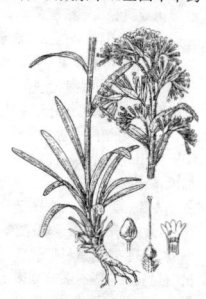

软紫草

生于海拔2 500~4 200 m的砾石山坡、草地及草甸处。分布于西藏西部、甘肃及新疆。

2. 紫草 *Lithospermum erythrorhizon* Sieb. et Zucc. [*L. officinale* L. subsp. *erythrorhizon* (Zieb. et Zucc.) Hand.-Mazz.] 又名:硬紫草《全国中草药汇编》。

多年生草本,高50~90 cm。全株密被白色粗硬毛。根圆锥形,肥厚,粗大,略弯曲。茎直立,圆柱形。单叶互生,无柄;叶

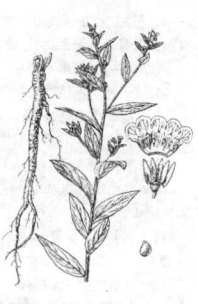

紫 草

片长圆状披针形至卵状披针形,全缘。聚伞花序总状;花小,两性;花冠白色,筒状;雄蕊5。小坚果卵球形,灰白色或淡黄褐色。种子4颗。花期6~8月,果期8~9月。

生于向阳山坡草地、灌丛或林缘。分布于东北地区及河北、山西、江苏、安徽、江西、山东、河南、湖北、湖南、广西、四川、贵州、陕西、甘肃、青海、宁夏等地。

3. 黄花软紫草 *A. guttata* Bunge [*A. thomsonii* C. B. Clarke] 又名:内蒙紫草、滴紫筒草《内蒙古中草药》。

多年生草本,高10~35 cm。根圆锥形或圆柱形,外皮常呈片状剥离。茎直立,通常由基部分枝,密被开展的长硬毛和短伏毛。叶互生,椭圆形、长卵状披针形或匙状线形。镰状聚伞花序;花冠鲜黄色;喉部无附属物;雄蕊5。小坚果4,三角状卵形,淡黄褐色,有小疣状突起。花期6~8月,果期8~10月。

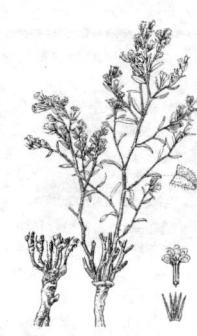

黄花软紫草

生于荒漠草原、戈壁、向阳石质山坡、湖滨砾石砂地。分布于河北北部、内蒙古、西藏、甘肃西部、宁夏、新疆。

【采收加工】 春、秋季采挖,晒干。

【药材】 紫草 *Arnebiae Radix* 新疆紫草(软紫草)产于新疆,产量大;内蒙紫草产于内蒙古、甘肃等地。紫草(硬紫草)*Radix Lithospermi* 主产于东北、华北。

性状 新疆紫草(软紫草) 呈不规则的长圆柱形,多扭曲,长7~20 cm,直径1~2.5 cm。表面紫红色或紫褐色,皮部疏松,呈条形片状,常10余层重叠,易剥落。顶端有的可见分歧的茎残基。体轻,质松软,易扭断,断面不整齐,木部较小,黄白色或黄色。气特异,味微苦、涩。

紫草(硬紫草) 呈圆锥形,扭曲,有分枝,长7~14 cm,直径1~2 cm。表面紫红色或紫黑色,粗糙有纵沟,皮部薄,易剥落。质硬而脆,易折断,断面皮部深紫色,木部较大,灰黄色。

内蒙紫草 呈圆锥形或圆柱形,扭曲,长6~20 cm,直径0.5~4 cm。根头部略粗大,顶端有残茎1或多个,被短硬毛。表面紫红色或暗紫色,皮部略薄,常数层相叠,易剥离。质硬而脆,易折断,断面较整齐,皮部紫红色,木部较小,黄白色。气特异,味涩。

鉴别 (1) 粉末特征:软紫草 深紫红色。非腺毛单细胞多碎断,碎屑扩大呈喇叭状或呈鸡爪状,长至185 μm,壁厚5~13 μm,非木化,带有纵细条纹,有的腔内含有紫红色物。栓化细胞充满紫红色色素物,常凝集成条状、团块状,遇水合氯醛液色素物逐渐溶解,细胞显呈棕色。表面观多角形或圆多角形,壁厚薄不一,木栓化。薄壁细胞大多充满紫红色色素物,经水合氯醛液透化后,细胞显呈棕色或棕黄色,细胞界限不清楚,偶见无色薄壁细胞,直径约15 μm。网纹及其缘纹孔导管直径7~111 μm。

硬紫草 紫红色。栓化细胞充满紫红色色素物,表面观类多角形或长多角形,壁薄或稍厚,有的呈连珠状。薄壁细胞有的壁稍厚,具单纹孔,少数细胞中含紫红色色素。纤维管胞梭形或细长,有的具缘纹孔纵裂成行,纹孔口斜裂缝状或交成人字状、十字状,常超出纹孔缘。具缘纹孔、网纹及螺纹导管直径9~72 μm。

(2) 取本品粉末0.5 g,置试管中加热,生成红色气体,并于试管壁凝结成红褐色油滴。

(3) 薄层色谱 取本品粉末0.5 g,加乙醇5 ml,浸渍1小时,滤过,残渣用乙醇2 ml洗涤,洗涤液加入滤液中,浓缩至约1 ml,作为供试品溶液。另取左旋紫草素对照品,加乙醇制成每1 ml

0.5 mg 的溶液，作为对照品溶液。吸取上述两种溶液各 4 μl，分别点于同一以羧甲基纤维素钠为黏合剂的硅胶 G 薄层板上，以甲苯-醋酸乙酯-甲酸(5∶1∶0.1)为展开剂，展开，取出，晾干。供试品色谱中，在与对照品色谱相应的位置上，显相同的紫红色斑点；再喷以 10%氢氧化钾甲醇溶液，斑点变为蓝色。

品质标志 《中华人民共和国药典》2010 年版规定：照分光光度法测定，本品含羟基萘醌总色素以左旋紫草素($C_{16}H_{16}O_5$)计算，不得少于 0.80%，含 β,β-二甲基丙烯酰阿卡宁($C_{21}H_{22}O_5$)不得少于 0.30%。

【成分】 1. 软紫草 根含有效成分为萘醌类色素：紫草素(shikonin)，去氧紫草素(deoxyshikonin)，乙酰紫草素(acetylshikonin)，β-羟基异戊酰紫草素(β-hydroxyisovalerylshikonin)，β,β-二甲基丙烯酰紫草素(β,β-dimethylacrylshikonin)，脱水阿卡宁(anhydroalkannin)，3,4-二甲基戊烯酰紫草素(teracryl shikonin)，β,β-二甲基丙烯酰阿卡宁(β,β-dimethylacrylalkannin)，β-乙酰氧基异戊酰阿卡宁(β-acetoxyisovalerylalkannin)，β-羟基异戊酰阿卡宁(β-hydroxyisovalerylalkannin)，乙酰阿卡宁(acetylalkannin)，1-甲氧基乙酰紫草素(1-methoxyacetylshikonin)，紫草酸(lithospermic acid)，迷迭香酸(rosmarinic acid)，2α-羟基熊果酸(2α-hydroxyursolic acid)，委陵菜酸(tormentic acid)等各酚性的苯萘及苯醌型的单萜类成分：软紫草萜酮(arnebinone)，软紫草萜醇(arnebinol)，软紫草呋喃萜酮(arnebifuranone)，紫草呋喃萜(shikonofuran)B 及 C，去-O-甲基毛也二泡素(des-O-methyllasiodiplodin)。

2. 紫草 根含萘醌类色素：紫草素，乙酰紫草素，β-羟基异戊酰紫草素，去氧紫草素，异戊酰紫草素(isovalerylshikonin)，α-甲基丁酰紫草素(α-methyl-n-butyrylshikonin)，异丁酰紫草素(isobutyrylshikonin)，β,β-二甲基丙烯酰紫草素，β-羟基异戊酰紫草素，2,3-二甲基丙烯酰紫草素，紫草定(lithospermidin)A 及 B，脱水阿卡宁(anhydroalkannin)。还含蒽醌(anthraquinone)I，咖啡酸(caffeic acid)与十八烷素(stearyl alcohol)，二十烷醇(1-eicosanol)，二十二烷醇(1-docosanol)及二十四烷醇(1-tetracosanol)所形成的酯类混合物。

3. 黄花软紫草 根含紫草素，乙酰紫草素，β,β-二甲基丙烯酰紫草素，β,β-二甲基丙烯酰阿卡宁，β-羟基异戊酰阿卡宁，去氧紫草素，β-羟基异戊酰紫草素等。

【药理】 1. 抗炎作用 软紫草石油醚和水提取物等灌胃抑制大鼠角叉菜胶诱导的足肿胀。紫草呋喃萜等体外抑制前列腺素的合成。皮下注射紫草素，抑制小鼠巴豆油性耳肿胀和大鼠酵母性足肿胀。紫草提取物对白三烯 B4 等的生物合成有抑制作用。紫草提取物和紫草素等在小鼠皮肤实验中抑制 α-肿瘤坏死因子(TNF-α)促进剂的活化作用，抑制 TNF-α mRNA 的表达和蛋白质生成，显示抗炎活性。

2. 抗肿瘤作用 紫草抑制肿瘤促进剂 TPA 诱导的 EB 病毒的活化。紫草素抑制 DNA 拓扑异构酶 I 的催化活性，诱导白血病 K_{562} 细胞凋亡。紫草素通过激活 p53 和 9 导致人恶性黑素瘤 A_{375} 细胞周期阻滞和细胞凋亡。紫草素在小鼠和鸡胚尿囊膜实验中抑制 TNF-α 和 B_{16} 黑色素瘤诱导的血管生成，抑制肉皮细胞增殖迁移。紫草素抑制表皮生长因子受体信号调节而抑制人鳞状细胞癌的增生。

3. 抗生育、影响性激素系统的作用 大鼠着床前或早孕期给予紫草均有抗着床、抗早孕作用；并对抗幼龄小鼠外源性绒毛膜促性腺激素(HCG)所致的子宫增重效应。大鼠灌服紫草混悬液能抑制卵泡发育与成熟，降低血清卵泡刺激素(FSH)和黄体生成素(LH)的浓度，造成无排卵性不孕。软紫草乙醇提取物体外对人绒毛组织分泌 HCG 的功能，具有软绒毛组织抑制。新疆紫草抑制雌激素依赖细胞乳腺癌细胞 MCF-7 的生长。小鼠灌胃紫草后血清雌孕激素水平降低，子宫雌孕激素受体水平升高，和改善三

苯氧胺引起的子宫病理改变。

4. 对皮肤疾病的作用 软紫草醇提取物给雌激素周期模型的小鼠灌胃对实验性银屑病导致的表皮细胞过度增殖有抑制作用。紫草醇提取物能灌胃使正常角尾病理性角化恢复正常。皮下给予紫草提取物及右旋紫草素使小鼠表皮免疫系郎格罕细胞被激活，皮肤中有中性粒细胞和巨噬细胞积聚。

5. 抗病原微生物作用 软紫草、紫草体外对金黄色葡萄球菌、大肠杆菌有抑制作用。乙酰紫草素体外能抑制白念珠菌。提取物肌注对金黄色葡萄球菌感染的小鼠有保护作用。水煎液对 2 型单纯疱疹病毒有杀伤作用。热水提取物在 MT-4 细胞实验中抑制 1 型人免疫缺陷病毒(HIV-1)诱导的细胞病变。紫草素抑制趋化因子受体功能，从而抑制 HIV-1。紫草素体外有抗丙型肝炎病毒的作用。紫草素体外抑制克鲁斯锥虫酵母、酿酒酵母等。

6. 其他作用 口服紫草水煎剂防止大鼠、小鼠四氯化碳引起的肝损伤，提高醋氨酚中毒小鼠的生存率。紫草聚糖成分腹腔注射对正常小鼠和阿脲致高血糖小鼠有降血糖作用。紫草萘醌单体提取物腹腔注射提高小鼠自然杀伤(NK)细胞实验中多糖腹腔注射激活小鼠腹腔巨噬细胞的吞噬功能，增加脾脏中 T 淋巴细胞的计数和功能，促进迟发型变态反应。紫草多糖粗提物能降低小鼠全血黏度，提高纤维蛋白原含量。软紫草中的乙酰紫草素体外对胶原、花生四烯酸、ADP、血小板活化因子和凝血酶诱导的兔血小板聚集有抑制作用。乙酰紫草素通过抑制磷脂酰肌醇的降解来抑制血小板活化。乙酰紫草素、紫草素抑制高钾、去甲肾上腺素引起的大鼠动脉血管收缩，而 β,β-二甲基丙烯酰紫草素、3,4-二甲基丙烯酰紫草素加强去甲肾上腺素引起的位相性收缩。紫草素低浓度抑制大鼠离体动脉环乙酰胆碱、组胺诱导的松弛，高浓度诱导血管收缩，其作用是内皮依赖性的。右旋紫草素和紫草素浸入棉球，可促进大鼠棉球肉芽组织增生。紫草素抑制人胎肾系细胞凋亡，降低高糖诱导的高凋亡率，延缓肾小球硬化。腹腔注射或灌服乙醚提取物使实验性发热大鼠体温下降。紫草及乙酰紫草素对小鼠有镇痛效应，延长睡眠和入睡巴比妥诱导的睡眠时间，而对戊巴比妥诱导的睡眠无影响。紫草水提物可使离体豚鼠心房收缩增强，心率加快；并使离体兔耳血管收缩。静注乙酰紫草素呈短暂性心率减慢、血压降低和呼吸抑制。

毒性 紫草乙醚提取物小鼠腹腔注射 LD_{50} 为 40 mg/kg。紫草素及乙酰紫草素小鼠灌胃 LD_{50} 均大于 1 g/kg，腹腔给药 LD_{50} 分别为 20.0 和 41.0 mg/kg。灌胃紫草水煎液对小鼠遗传物质有潜在的毒性。

【炮制】 取原药材，除去杂质，洗净，润透，切薄片，干燥，筛去灰屑。

饮片性状 为不规则形的段或片。参见"药材"项。

贮干燥容器内，置通风干燥处。

【药性】 苦，寒。归心、肝经。

1.《本经》："苦，寒。"

2.《药性论》："味甘，平。"

3.《医学启源》："气温，味苦。"

4.《纲目》："甘、咸，寒。入手、足厥阴经。"

5.《雷公炮制药性解》："入心、小肠二经。"

6.《本草再新》："入肝、脾、肾三经。"

【功用主治】 凉血活血，解毒透疹。主治吐血、衄血、尿血，紫癜，斑疹、麻疹、黄疸、痈疽，烧伤。

1.《本经》："主心腹邪气，五疸，补中益气，利九窍，通水道。"

2.《别录》："疗腹肿胀满痛，以合膏疗小儿疮及面皶。"

3.《本草图经》："多用治伤寒时疾，发疮疹不出者，以此作药，使其发出。韦宙《独行方》治豌豆疮，煮紫草汤饮，后人相承用之，其效尤速。"

4.《纲目》:"治斑疹痘毒,活血凉血,利大肠。"

5.《玉楸药解》:"清肝凉血,泄火伐阳。"

6.《医林纂要》:"补心,缓肝,散瘀,活血。"

7.《现代实用中药》:"为皮肤病,湿疹,恶疮,汤火伤及切伤等之外用药,对疮勺疮气等有效。"

【用法用量】 内服:煎汤,3~9 g;或入散剂。外用:熬膏或制油涂。

【宜忌】 胃肠虚弱,大便溏泻者禁服。

1.《纲目》:"若(痘疹)已出而红活,及自陷大便利者,切宜忌之。"

2.《本草经疏》:"紫草苦寒,而能通利九窍,痘疮家气虚,脾胃弱泄泻,不思食,小便清利者,俱禁用。"

【选方】 1.治吐血,鼻血,大小凶,亦不尽止,起居饮食如常。一岁之间,或发二三次,或发五六次,久必成劳 紫草、怀生地各四两,白果肉百个,茯苓、麦门冬各三两。煎膏,炼蜜为丸。每早、晚各服十余茶匙,白汤下。《方脉正宗》

2.治痘疹才初出 紫草(去粗梗)二两,陈橘皮(去白,焙干)一两。上为末。每服一大钱,水一盏,入葱白二寸,煎至六分,去渣温服,无时。乳儿与乳母兼服之,断乳令自服。《小儿卫生总微论方》紫草如圣汤

3.治五疸热黄 紫草三钱,茵陈草一两。水煎服。《本草切要》

4.治小便淋涩不通 紫草三分。上一味,捣罗为散。和井华水一盏半,顿服。《圣济总录》紫草散

5.治痈疽便闭 紫草、栝楼等分。新水煎服。《直指方》

6.治赤游疔毒,红晕如云头 紫草五钱,鼠粘子一两。研细。水煎服。《本草汇言》

7.治恶虫咬人 用紫草油涂之。《圣惠方》

【临床报道】 1.治疗宫颈糜烂 紫草200 g,筛去杂质,入750 g香油中炸枯,过滤,即成紫草油。用阴道器暴露宫颈,干棉球轻擦拭宫颈口分泌物,将紫草油棉球涂擦宫颈及阴道上端。隔日1次,10次为1个疗程,治疗期间,禁止性生活,行经期停药。共治100例,经1~2个疗程后,痊愈80例,好转4例,无效4例,总有效率为96%。其中Ⅰ、Ⅱ、Ⅲ度有效率为100%,93%和75%。

2.治疗鼻中隔糜烂 观察组100例,用复方紫草油:取500 g香油加热至沸腾后冷却至90℃左右,再加入已切碎的紫草根20 g,全当归60 g,白芷15 g,甘草40 g,浸泡7日后文火熬至微枯色,滤过取油,复入适量入内滚浓,入血竭12 g化尽,然后将已消毒无菌的纱条浸入油内即成。治疗糜烂面大小取紫草油纱条,每日1次,10日为1个疗程。对照组130例,用单方紫草油制备方法,用法同上。观察方法以鼻内窥镜检查黏膜愈合为标准,1个疗程愈合为Ⅰ期愈合,以此类推为Ⅱ期、Ⅲ期,3个疗程未愈合为无效。结果:观察组Ⅰ期愈合31例,Ⅱ期愈合52例,Ⅲ期愈合13例,无效4例,总愈合率96%。对照组Ⅰ期愈合23例,Ⅱ期愈合42例,Ⅲ期愈合47例,无效18例,总愈合86.2%。经x^2检验两组有显著性差异(P<0.05)。随访1年,观察组15例(15%)复发,对照组49例(37.7%)复发。

3.治疗四肢感染创面 共观察89例,全部患者创面深达皮肤全层,表面覆有脓性分泌物,细菌培养(+)。治法:取豆油1 000 g置锅内加热至220℃左右,将100 g紫草剪碎断续加入,搅拌5分钟,趁热以四层纱布过滤,滤液分装于玻璃瓶内,每瓶200 ml,封口消毒、贴签备用。首次换药,可先用1‰苯扎溴铵药棉擦掉脓性分泌物,除掉坏死组织,若伤口较深可用氧化氢冲洗,用浸透紫草油的纱布三层,依创面大小均匀覆盖压实不留死腔,再用无菌纱布包扎,隔日一次换药,直至脓性分泌物消失,肉芽组织新鲜饱满,细菌培养(-)。疗程7~15日,平均11.5日。尔后大面采用中厚植皮或皮瓣修复。结果:经7~15日换药治疗,所有创面脓液消失,肉芽新鲜,明显缩小,细菌培养(-)。其中<2 cm×3 cm的创面经换药自行愈合。随访5个月~4年,除一例钢板外露伤口仍有少量渗出物外,其余愈合良好。

4.治疗玫瑰糠疹 紫草15 g,甘草15 g,水煎,每日1剂,早晚分服;服药期间运用热水肥皂浴,用时温水淋浴。共治154例,结果痊愈124例(80.5%),显效26例,无效4例,总有效率为97.3%。

5.治疗肌注后硬结 紫草10 g,浸泡在100 g麻油(或豆油及其他食用植物油)内,放置6小时后备用;或将紫草浸泡在热沸的麻油内,待其冷后即可使用。将制成的紫草油,涂敷在硬结皮肤上,面积超过硬结外围1~2 cm,外加塑料薄膜覆盖,用无菌纱布包扎在塑料薄膜外面,再用胶布固定;或涂敷面上不加保护措施,尽量使紫草油在皮肤表面上保持的时间长一些,每日涂敷2~6次。治疗结果:共治100例,有90%的患者经24小时涂敷即可使硬结消散,少数患者硬结面积大,发现用药晚者,经2~5日可使之消散,100例患者均可获良效。

6.治疗张力性疱疹 紫草80 g,当归40 g,冰片5 g,菜油1 000 g。先将菜油烧开,待其冷至70~80℃时将紫草、当归用纱布包好后吊在油内,当油冷至40~50℃时取出紫草、当归,并充分搅匀,浸泡3日后便可使用。使用时先将局部做常规消毒,然后用药的三棱针或剪刀从疱部下方将其挑破,把疱内渗出液放净,用紫草油涂搽患处,或用纱布浸紫草油外敷局部,用消毒敷料包扎,小夹板固定,但必须注意束带的松紧度,每隔1~2日换药1次,直至痊愈。经治疗后,38例患者全部治愈,治疗时间最短3日,最长7日,平均4日左右。

7.治疗银屑病 0.1%精制紫草注射液,肌内注射,每次2 ml,每日1次。共治疗50例,结果痊愈13例(占26%),基本治愈8例,显效18例,好转9例,无效2例。

8.治疗烧烫伤 取干紫草800 g,轧碎放进5 000 g麻油中熬后去渣备用,烧烫伤创烂按常规外科清创,根据部位、面积,分别采用包扎和暴露法。①包扎法,适用于四肢、躯干部位,即用紫草油浸透灭菌纱布后,用单层或双层纱布铺放在创面上,外用纱布、绷带包扎。对某些Ⅲ度或部分坏死较浅的Ⅱ度液化灶及分泌物,纱布不积脓时,可在该部剪去紫草油纱布,换药一次后除死组织及脓液后,再用紫草油纱布覆盖,根据分泌物情况增减换药次数。②暴露法,适用于头、面、颈、会阴和躯干部烧伤。用无菌棉球涂紫草油在创面上或用单层纱布铺在伤面上,不包扎,干燥时可反复涂药。该组病例中根据创面的大小、程度进行全身支持疗法、抗感染、抗休克等对症处理。共治疗各种烧烫伤患者1 153例(烧伤面积从10%~85%,Ⅲ度烧伤占14%,Ⅲ度烧伤占2.1%)。结果:除1例死亡外(入院当日抢救无效死亡),余1 152例全部治愈。最短10日治愈,最长42日,平均21日。

9.治疗小儿臀红 用紫草油:紫草100 g,黄芩50 g,放入适量麻油中浸12小时,然后用小火熬制,去渣冷却后装无菌瓶中备用。使用时洗净臀部,用棉签蘸紫草油轻轻涂擦臀红局部,每日3~4次。Ⅲ度臀红者可同时配合红外线局部照射,每日1次。共治疗98例,本组经3~6日治疗均获痊愈。

【各家论述】 1.《药鉴》:"(紫草)大都血家药也,无问痘症,无论痈疽病,无问男女杂症,但见血紫血热,及热毒深者俱宜之,但泻痢则忌,糯米监制无妨。"

2.《纲目》:"紫草,其功长于凉血活血,利大小肠。故痘疹欲出未出、血热毒盛,大便闭涩者,宜用。已出而紫黑便闭者,亦可用。若已出而红活,及自陷大便利者,切宜忌之。又曾世荣《活幼心书》云:紫草性寒,小儿脾气实者犹可用,脾气虚者反能作泻。古方惟用茸,取其初得阳气,以类触发,所以用发痘疮。今人不达此理,一概用之,非矣。"

3.《本草经疏》："五疸者，湿热在脾胃所成，去湿除热利窍，其疸自愈；邪热在内，能损中气，邪热散即能补中益气矣。（紫草）苦寒性滑，故利九窍而通利水道也。腹肿胀满者，湿热瘀滞于脾胃，则中焦受邪，而为是病，湿热解而从小便出，则前证自除也。"

4.《本草求真》："痘疮血热毒盛，二便闭涩者，治当用此。俾血得寒而凉，得咸而降，得滑而通，血凉毒消，而二便可以解矣。奈世误以为宣发之药，不论毒闭与否辄用，殊失用药意义矣。"

5.《本草正义》："紫草，气味苦寒，而色紫入血，故清理血分之热。古以治脏腑之热结，后人专治痘疹，而兼疗斑疹，皆凉血清热之正旨。杨仁斋以治痈疡之便闭，则凡外疡家血分实热者，皆可用之。且一切血热妄行之实火病，及血痢、血疡、溲血、淋血之气壮邪实者，皆可用。而今人仅以为痘家专药，治血热病者，治外疡者，皆不知有此，疏矣。"

6.《国药诠证》："紫草，性味苦寒，苦能燥湿，寒能清热。《本经》主治心腹邪气，以其能燥湿而利气也。疳生于积，燥湿则可以利气而散积，《别录》主通水道，疗肿胀满痛，以其能燥湿而利水也。后人以其能凉血，而用以治斑疹痘毒，其实紫草之治斑疹痘毒，燥湿之功居多，凉血之力较少，以血热虽宜于清，而此燥，不宜于阴也。惟燥能化毒，故能用以治斑疹痘毒。《千金》治小便淋沥三十六黄方。治火黄身热，皆以其能清热燥湿，而治湿热也中。"

紫珠 zǐ zhū 《本草拾遗》

【异名】紫荆《本草拾遗》，紫珠草《闽南民间草药》。

【基原】为马鞭草科紫珠属植物杜虹花、白棠子树、华紫珠、老鸦糊的叶。

【原植物】 1. 杜虹花 Callicarpa formosana Rolfe [C. pedunculata Lam. et Bakh.] 又名：粗糠仔、鸦鹊板《中国树木分类学》，止血草《福建民间草药》，雅目草、螃蟹目《闽南民间草药》，白毛紫《闽东本草》。

灌木，高1～3 m。植株密被灰黄色星状毛和分枝毛。单叶对生，叶披粗壮；叶片卵状椭圆形或椭圆形，边缘有细锯齿。聚伞花序腋生；花萼杯状，萼齿钝三角形；花冠紫色至淡紫色，无毛；雄蕊4；子房无毛。果实近球形，紫色。花期5～7月，果期8～11月。

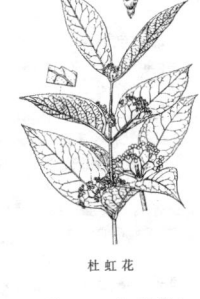

杜虹花

生于海拔1 590 m以下的平地、山坡、溪边林中或灌丛中。分布于浙江、福建、江西、广东、广西、云南、台湾。

2. 白棠子树 C. dichotoma (Lour.) K. Koch [Porphyra dichotoma Lour.] 又名：细亚筒饭《植物名实图考》，小叶紫珠《广西植物名录》。

与杜虹花区别为：全株毛少。小枝带紫红色，幼时略被星状毛。叶两面无毛，背面密生细小黄色腺点。花冠略被星状毛，结果时无毛；花萼先端无明显的4齿或近截头状；子房具黄色腺点。花期5～6月，果期7～11月。

白棠子树

生于海拔600 m以下的低山丘

陵灌丛中。分布于华东、华南及河北、河南、湖北、贵州、台湾。

3. 华紫珠 C. cathayana H. T. Chang 又名：鸦鹊翻《植物名实图考》，紫红鞭、米筛子《中国高等植物图鉴》，鱼显子《云南植物志》，小叶珍珠风（浙江），止血草、创伤草（江苏）。

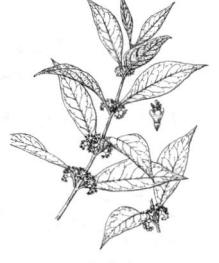

华紫珠

与以上的区别主要为：小枝幼时稍有星状毛，老时脱落。单叶两面近无毛，有显著的红色腺点。聚伞花序被星状毛；花萼具星状毛和红色腺点。花期5～7月，果期8～11月。

生于海拔1 200 m以下的山坡谷地和溪旁灌丛中。分布于江苏、浙江、安徽、福建、江西、河南、广东、广西、贵州、云南。

4. 老鸦糊 C. giraldii Hesse ex Rehd. [C. bodinieri Lévl. var. giraldiana (Hesse) Rehd.] 又名：细米油珠、小米团花《云南中草药选》。

与以上的区别主要为：小枝灰黄色、圆柱形，被星状毛。单叶背面浅绿色，疏被星状毛和小黄色腺点。聚伞花序被星状毛；花萼、花冠稍有毛，具黄色腺点；药隔具黄色腺点。花期5～6月，果期7～11月。

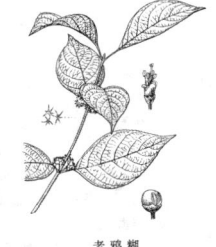

老鸦糊

生于海拔200～3 400 m的疏林和灌丛中。分布于江苏、浙江、安徽、福建、江西、河南、湖北、湖南、广东、广西、四川、贵州、云南、陕西、甘肃。

【采收加工】 7～8月采收，晒干。

【药材】 紫珠 Callicarpae Folium 杜虹花叶主产于浙江、江西、福建、广西、广东等地；白棠子树叶产于山东、江苏、安徽、浙江、江西、福建、河南、湖北、广东等地；华紫珠叶产于江苏、江西、广东、广西、贵州、云南等地；老鸦糊叶产于福建、浙江、贵州、江西、湖北、江苏、安徽、广东、广西等地。

性状 紫珠叶多皱缩卷曲，有的破碎。完整叶片展平后呈卵状椭圆形，长4～19 cm，宽2.5～9 cm；先端渐尖或钝圆，基部宽楔形或钝圆，边缘有细锯齿，近基部全缘，上表面灰绿色或棕绿色，在放大镜下可见星状毛和短粗毛，下表面淡绿色或淡棕绿色，被棕黄色分枝茸毛，主脉和侧脉突起，侧脉8～12对，小脉伸入齿端；叶柄长0.5～1.5 cm。嫩枝灰黄色，有时可见细小白色点状的皮孔。气微，味微苦涩。

白棠子树叶 完整叶片呈倒卵形或披针形，长2～6 cm，宽1～3 cm；先端急尖或尾状尖，基部楔形，边缘中部以下具数个粗锯齿，上表面粗糙，下表面无毛，密生细小黄色腺点，侧脉5～6对；叶柄短极，长约0.5 cm。

华紫珠叶 完整叶片呈椭圆形或卵形，长4～8 cm，宽1.5～3 cm；先端渐尖，基部楔形，边缘密生细锯齿，两面近于无毛，有显著的红棕色腺点，侧脉5～7对，在两面均稍隆起，细脉和网脉下陷。

老鸦糊叶 完整叶片呈椭圆形至披针状长圆形，长5～15 cm，宽2～7 cm；先端渐尖，基部楔形或下延成狭楔形，边缘有锯齿，上表面黄绿色，稍有微毛，下表面淡绿色，疏被星状毛和细小黄色腺毛，侧脉8～10对，主脉、侧脉和细脉在叶背均隆起；叶柄长

1～2 cm。

【鉴别】 （1）粉末特征：杜虹花叶 淡黄棕色。非腺毛有两种，一种为泡生星状毛，大多碎断，中轴直径至 60 μm，壁厚至 14 μm，木化，完整者 1 至数轮，每锐 1～6 个侧生细胞；另一种非腺毛 1～3 细胞，壁较厚。非腺毛的细胞壁表面常可见螺旋状纹理。腺鳞头部 6～11 细胞，扁球形，柄细胞极短。腺毛稀少，头部 2～4 细胞，柄 1～2 细胞。草酸钙簇晶直径 4～17 μm。

（2）取本品碎片 1 g，加水 30 ml，置水浴上浸提 2 小时，滤过。取滤液 1 ml，加 2%三氯化铁乙醇液 1～2 滴，即产生蓝黑色沉淀，稍振摇，溶液即显蓝绿色；另取滤液点于滤纸上，干后渍三氯化铁-铁氰化钾溶液，即显深蓝色（检查鞣质）。取水溶液 1 ml，加贵朴溶液 1 ml，沸水浴上加热 5 分钟，产生红色沉淀（检查还原糖）。取上述水溶液 1 ml，加 5% α-萘酚乙醇液 2～3 滴，摇匀，沿管壁缓缓加入浓硫酸 0.5 ml，在试液与硫酸交界处产生紫红色环（检查多糖、单糖）。

（3）取本品碎片 0.5 g，加水 20 ml，置水浴上回流 1 小时，滤过。滤液浓缩至干，用 6 ml 甲醇溶解，滤过。取滤液 1 ml，加盐酸 4～5 滴及少量镁粉，溶液呈橘红色。将上述滤液点于滤纸上，置紫光灯（254 nm）下检视，斑点呈天蓝色；喷以三氯化铝乙醇液，后呈亮黄色荧光（检查黄酮）。

【成分】 杜虹花的新鲜叶含黄酮类成分 3, 5, 7, 4'-四甲氧基黄酮(3, 5, 7, 4'-tetramethoxyflavone)，3, 5, 7, 3', 4'-五甲氧基黄酮(3, 5, 7, 3', 4'-pentamethoxyflavone)，5-羟基-3, 4, 7, 3'-四甲氧基黄酮(5-hydroxy-3, 4, 7, 3'-tetramethoxyflavone)，3, 4, 7, 3'-四甲氧基黄酮(3, 4, 7, 3'-tetramethoxyflavone)。还含三萜类成分：熊果酸(ursolic acid)，2α, 3α-二羟基-12-乌苏烯-28-酸(2α, 3α-dihydroxyurs-12-en-28-oic acid)。又含植物甾醇类及其葡萄糖苷，缩合鞣质，中性树脂，糖类和镁、钙、铁盐等。

【药理】 1. 止血作用 紫珠(杜虹花)水煎液给小鼠灌胃，凝血时间和出血时间缩短，血小板计数增高。

2. 抗氧化作用 紫珠(华紫珠)水溶液体外抑制大鼠离体肝脏脂质过氧化。小鼠灌胃紫珠水溶液提高血谷胱甘肽过氧化物酶的活力。

【炮制】 取原药材，除去杂质、残留枝梢及枯叶，抢水洗净，切丝，晒干。

饮片性状 参见"药材"项。

贮干容器内，置通风干燥处。

【药性】 苦、涩，凉。

1.《本草拾遗》"苦，寒，无毒。"

2.《植物名实图考》"(鸦鹊翻)甘，温。"

3.《广西本草选编》"苦，涩，平。"

4.《青岛中草药手册》"性平，味苦、辛。"

【功用主治】 收敛止血，清热解毒。主治咯血、呕血、衄血、牙龈出血、尿血、便血、崩漏、皮肤紫癜，外伤出血、痈疽肿毒、毒蛇咬伤，烧伤。

1.《本草拾遗》"解诸毒物，痈疽，喉痹，飞尸蛊毒，毒肿，下痿，蛇螫、虫螫、狂犬毒，并煮汁服；亦煮汁浇疮肿，根主心腹状。"

2.《青岛中草药手册》"散瘀止血，祛风消肿。主治外伤出血，内出血，跌打肿痛，风湿疼痛。"

3.《全国中草药汇编》"散瘀，消炎。主治衄血、咯血、胃肠出血，子宫出血，上呼吸道感染，扁桃体炎，肺炎，支气管炎。外用治外伤出血，烧伤。"

4.《福建药物志》"主治瘰疬，甲状腺肿大。"

【用法用量】 内服：煎汤，10～15 g，鲜品 30～60 g；或研末，1.5～3 g，每日 1～3 次。外用：鲜品捣敷，或研末撒。

【选方】 1. 治肺结核咯血，胃十二指肠溃疡出血 紫珠叶、白及各等量。共研细粉。每服 6 g，每日 3 次。（《全国中草药汇

编》）

2. 治衄血 干紫珠叶 6 g。调鸡蛋清服；外用消毒棉花蘸叶末塞鼻。

3. 治创伤出血 鲜紫珠叶，用冷开水洗净，捣匀后敷创口；或用干紫珠叶研末撒敷，外用消毒纱布包扎之。（2、3 方出自《福建民间草药》）

4. 治赤眼 鲜紫珠草头 30 g。洗净切细，水 2 碗，煎 1 碗服之。（《闽南民间草药》）

5. 治痈肿，喉痹，蛇虫、狂犬等毒 紫荆（紫珠）煮汁服之，亦可洗。（《卫生易简方》）

6. 治阴道炎，宫颈炎 150%紫珠叶溶液，每次 10 ml，涂抹阴道，或用阴道栓，每日 1 次。1 星期为 1 个疗程。（《全国中草药汇编》）

【临床报道】 1. 治疗颅脑外伤后上消化道出血 乌贼骨、白及、紫珠各等分，碾末搅匀，每 10 g 为 1 包。每次 1 包，温水调匀鼻饲，每日 3 次。共治疗 21 例，结果：痊愈(1 星期内呕血或黑便停止，胃液隐血转阴)19 例，有效(1 星期内呕血或黑便停止，胃液隐血减弱)2 例。

2. 治疗扁桃体术后疼痛出血 紫珠草 1 000 g，梅片 5 g，菊花 250 g，麻油 1 000 ml。先将麻油炸开，再将紫珠草、菊花煎 10 分钟后去渣，油凉后放入梅片混匀，高压灭菌后装箱备用。在行扁桃体术后，即取同扁桃体窝大小相同的无菌棉球，蘸紫梅菊油剂，置入扁桃体窝创面内，均匀压迫 3～5 分钟后取出即可。共治疗 58 例，结果：全部有效，其中优者 41 例(用药后 3 小时内咽部疼痛消失，出血分泌物消失，能当日进食)，良者 17 例(用药后 5 小时内咽部微有疼痛，或异物感觉，唾液中混有极少量淡红色血性分泌物，当日能进少量流食)。

4975 紫堇 zǐ jǐn 《本草图经》

【异名】 野花生、断肠草（《贵州民间药物》）、蝎子花、麦黄草、闷头花（《陕西中草药》）。

【基原】 为罂粟科紫堇属植物紫堇的根或全草。

【原植物】 紫堇 Corydalis edulis Maxim.

一年生草本，高 10～30 cm，全株无毛。主根细长。茎单一，直立，自下部起分枝。基生叶，有长柄；叶片轮廓卵形至三角形，二至三回羽状全裂。总状花序顶生或与叶对生，疏着花 5～8 朵；萼片小，膜质，花冠淡粉紫红色；子房条形，柱头 2 裂。蒴果条形，具轻微弯曲节。种子扁球形，黑色，有光泽，密生小凹点。花期 3～4 月，果期 4～5 月。

生于丘陵林缘、宅旁墙基。分布于华东及河北、山西、河南、湖北、湖南、四川、贵州、陕西、甘肃等地。

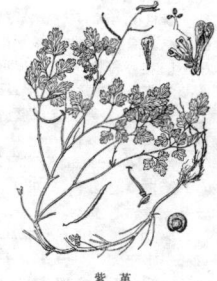

紫堇

【采收加工】 4～5 月采收全草，6～7 月挖根，鲜用或晒干。

【药性】 苦、涩，凉，有毒。

1.《贵州民间药物》"性平，味苦、辛，有毒。"

2.《陕西中草药》"苦、涩，凉，有毒。"

3.《彝药志》"性平，味甘。"

【功用主治】 清热解毒，杀虫止痒。主治疮疡肿毒，聤耳流脓，肺热咳血，咽喉疼痛，疥癣，毒蛇咬伤。

1.《贵州民间药物》"润肺，止咳血。治肺痨咳血。"

2.《陕西中草药》"清热解毒，收敛，固精。治疮毒、顽癣、秃

疮、带状疱疹、蛇咬伤、脱肛、遗精。"

3.《安徽中草药》:"杀虫止痒,解毒消肿。"

4.《全国中草药汇编》:"清热解暑。主治中暑头痛,腹痛,尿痛,肺结核咯血;外用治化脓性中耳炎,脱肛,疮疡肿毒、蛇咬伤。"

【用法用量】 内服:煎汤,4～10 g。外用:捣敷,研末调敷或煎水外洗。

【宜忌】 本品有毒,用量不宜过大。

【选方】 1. 治疮毒　蝎子花根适量,煎水洗患处。

2. 治秃疮、蛇咬伤　鲜蝎子花根,捣烂外敷。(1、2 方出自《陕西中草药》)

3. 治慢性化脓性中耳炎　紫堇全草鲜汁(加适量防腐剂或蒸汽加压消毒)滴耳。〔《中华医学杂志》1974,(2):89〕

4. 治肺痨咳血　野生报春 9 g。煎水或泡酒服。(《贵州民间药物》)

5. 治顽癣及牛皮癣　(紫堇)块根酒浸或醋外搽。

6. 治脱肛　(紫堇)花及叶煎汁作毡包。(5、6 方出自江西《草药手册》)

7. 治遗精　蝎子花 9～12 g。以米泔水浸泡一夜后,用原米泔水煎服,糟糠为引,连服 3 至 4 剂。(《陕西中草药》)

4976 紫菜 ZǐCài

《本草经集注》

【异名】 索菜(《漳浦县志》),紫蔌(《纲目》),紫英(《本草从新》),子菜(《漳州府志》),乌菜(广东)。

【基原】 为红毛菜科紫菜属植物坛紫菜、条斑紫菜、圆紫菜、甘紫菜、长紫菜等的藻体。

【原植物】 1. 坛紫菜 Porphyra haitanensis T. J. Chang et B. F. Zheng

藻体暗绿紫色或带淡褐色,膜质,片状,长椭圆形、长卵形或长卵形。基部心脏形、圆形或楔形,边缘稍有皱褶,具不规则稀疏锯齿。藻体为单层细胞组成,局部为双层,少数细胞具双色素体。中位有一球形淀粉核。藻体边缘细胞可转化为精子囊和果孢。雌雄同株,少数异株。固着器由假根丝细胞组成。生于中、高潮带岩礁上。人工养殖在竹筏上等。分布于东南沿海,如浙江、福建沿海较多。为南方主要养殖种类之一。

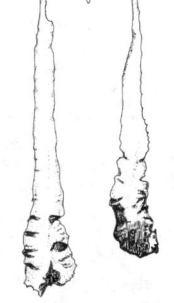

坛紫菜

2. 条斑紫菜 P. yezoensis Ueda

与坛紫菜主要区别为:藻体紫红色或微带青紫色。基部圆形、心脏形,少数楔形,边缘有皱褶,平滑无锯齿。雌雄同株,精子囊群间隔生长在暗紫色果胞群区内,形成灰白色或淡黄色的条斑状。

生于中潮带附近的岩石上,或人工养殖的附着物上。分布于辽宁、江苏、浙江、山东沿海。为北方主要养殖种类之一。

3. 圆紫菜 P. suborbiculata Kjellm　又名:春菜(福建)。

与以上种主要区别为:藻体紫或紫红色,圆形或肾形,边缘有显著锯齿,不扭曲而内卷。

生于中潮带上部的岩石上。分布于江苏、浙江、福建、山东及广东等沿海。

4. 甘紫菜 P. tenera Kjellm　又名:紫㻛膜菜(山东)。

与以上种主要区别为:藻体紫、紫红色或蓝紫色,片状,长椭圆形或披针形或不规则卵圆形,边缘有波状皱褶。

生于中、低潮带岩石上或其他附着物上。分布于辽宁、浙江、山东等沿海。

5. 长紫菜 P. dentata Kjellm　又名:柳条菜(福建)。

与以上种主要区别为:藻体边缘稍有皱缩及不规则锯齿。

生于中、高潮带风浪较大的岩礁上。分布于浙江、福建、广东沿海。

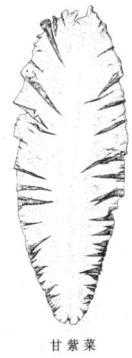

甘紫菜

【养殖】 生物学特性　紫菜是一种广温性海藻,叶状体对温度的要求不严格,生长的最适温度为 15 ℃左右。光照时间保持在 8～10 小时的短日照条件下,水温降到 20 ℃左右,丝状体才能形成成熟的孢子囊。紫菜对干潮的忍耐力很强,干潮后的干燥、强光照射、温度大起大落的变化,都能正常生长。水流通畅有助于紫菜新陈代谢。2～3 月后,藻体边缘形成精子囊和果孢,受精后发育成果孢子,随水漂流,附着到文蛤壳或牡蛎壳等基质上,萌发成丝状体,以耐高温的丝状体度过炎夏,晚秋水温降到 23 ℃以下时,丝状体形成成熟的壳孢子,萌发后长成大型紫菜。

养殖技术　(1) 培育丝状体　选择介体大、色深、无硅藻附生、成熟适中的紫菜,置养殖室铺放在阴凉的竹帘上,进行阴干刺激约 12 小时,投放于海水中,散放出果孢子,将具有果孢子的水喷洒于培养池贝壳等基质上,1 星期后果孢子即可萌发。每半月用软毛刷洗刷贝壳 1 次,并换水调节光亮度,温度控制在 28 ℃左右,追施氮肥和磷肥,并常搅动池水,这些措施都有利于丝状体的生长发育。可根据贝壳表面的颜色变化,来确定丝状体生长情况,如坛紫菜培养到秋后,贝壳表面呈棕灰色或棕褐色,说明丝状体生长发育正常。

(2) 采苗　采苗前预先用塑料丝与维尼纶混纺绳编织网帘。晚秋当水温降到 23 ℃以下时,成熟的丝状体大量放出壳孢子,把贝壳和网帘同时放在池内,人工经常搅动池水,促进孢子放散,应掌握好壳孢子的附着密度,一般在低倍镜下视野有 1～2 个壳孢子附着即可出池。

(3) 管理　附苗网帘采好苗(壳孢子)后,将网帘移到海上养殖,养殖方法有吊挂式和浮筏式。应加强养殖管理,经常维修养殖器材。应加强以下工作:① 根据紫菜的不同生长发育阶段,调节浮动水层。下海养殖初期,注意使网帘网帘浮于水面,促进幼苗生长。到大采苗段时,藻体较大,整修网帘密布紫菜,此时应适当降低浮动水层,可以在附苗网帘下方加控制绳,在涨潮时使网帘在水表下 10～15 cm 的水层中浮动。② 按紫菜的不同生长阶段,控制干露时间,幼苗长达 1 cm 左右时,平均每日干露 4 小时;幼苗生长 1 cm 以上,每日干露时间控制在 2 小时;收获第三次菜之后,为防止叶片片附生硅藻和其他病害,应控制干露时间与第一阶段相同。在发生病害和敌害或出现不正常天气时,可根据实际情况灵活控制干露时间。③ 施肥:可采用喷射施肥方法,即在干潮后此菜露出水面 2～4 小时内,直接将肥料喷施于紫菜藻体上。可用 1/1 000 的硝酸钠或硫酸铵的海水溶液,用喷雾器直接喷于紫菜上。另外,还可采用挂袋施肥或临时性追肥。

【采收加工】 采用剪收法和采摘法。剪收法:即在紫菜生长到符合收获规格时,用剪刀把菜体上端大部剪下,只留下端靠近基部部分,一般留 6～8 cm 长,让其继续生长。采摘法:应用于成熟期和衰老期。成熟期把大的紫菜摘下,小的留下继续生长。衰老期不分大小全部整株拔光。加工方法:将采摘的紫菜清洗干净后,剁切成 0.5～1 cm 大小,然后制成饼,压晾制成。

【药材】 紫菜 Thallus Porphyrae　坛紫菜产于浙江、福建、广东沿海;条斑紫菜产于辽东半岛至福建沿海;圆紫菜产于山东、江苏、浙江、福建、广东沿海;甘紫菜产于辽宁、山东、浙江等沿海;长紫菜产于浙江、福建、广东等地沿海。

性状 坛紫菜 藻体多卷曲皱缩成不规则团块状，或不规则扁平状，紫褐色或紫红色，水浸展平后，叶状体长披针形、长卵形，长 10～28 cm，宽 3～8 cm，基部心形、楔形，边缘稍有皱褶，有不规则锯齿。气腥、味咸，微具黏性。

条斑紫菜 叶状体卵形、长椭圆形，长 8～30 cm，宽 4～12 cm，基部心形，少楔形，边缘有皱褶，无锯齿，表面有花白色条斑。

圆紫菜 叶状体圆形、椭圆形或肾形，长 2～8 cm，宽 1.5～6 cm，边缘有锯齿。

甘紫菜 叶状体长椭圆形、披针形、不规则卵形，长 20～30 cm，宽 10～18 cm，基部心形或圆形，边缘有波状皱褶。

长紫菜 叶状体长披针形或披针形，长 15～25 cm，宽 2～6 cm，基部心形或圆形，边缘稍有皱褶及不规则锯齿。

【成分】 1. 坛紫菜 含蛋白质，糖，脂肪，胡萝卜素，维生素 B_1、B_2、C，烟酸及钙、磷、铁、碘等，并含 α-蒎烯（α-pinene），α-柠檬烯（α-limonene），异松油烯（terpinolene），牻牛儿醇（geraniol），葛缕酮（carvone），糠醛（furfural），缬草酸（valeric acid），硫辛酸（lipoicacid），胆碱（choline），磷脂（phosphatide），甘油磷酯（glyceride），二十碳四烯酸（eicosanetetraenoic acid）及叶黄素（lutein），玉蜀黍黄素（zeaxanthin），藻红蛋白（phycoerythrin），藻青素（phycocyanin），3,6-脱水-L-吡喃半乳糖（3,6-anhydro-L-galactopyranose），6-甲氧基-D-吡喃半乳糖（6-methoxyl-D-galactopyranose）。还含有别藻青素（allophycocyanin），氨基酸，其中以谷氨酸、丙氨酸和天冬氨酸为主。

2. 条斑紫菜 含 18 种氨基酸，其中以丙氨酸、谷氨酸、天冬氨酸含量最高，其他尚有亮氨酸、缬氨酸、赖氨酸、苏氨酸等。此外，还含有胆甾醇半乳糖苷（cholesterol galactoside），胆甾醇甘露糖苷（cholesterolmannoside），棕榈酰胆甾醇半乳糖苷（palmityl cholesterol galactoside），棕榈酰胆甾醇甘露糖苷（palmitylcholesterolmannoside），R-藻红蛋白及胡萝卜素（carotene），维生素 B_1、B_2、C，烟酸，蛋白质及钙、磷、铁等。另外还含有紫菜聚糖（porphyran），半乳聚糖（galactan）。

3. 甘紫菜 含具有保护溃疡和活化巨噬细胞作用的脂多糖（lipopolysaccharide, LPS），维生素 B_{12}，砷（As），核黄素，烟酸，硫辛碱，胆碱，丙氨酸，谷氨酸，天冬氨酸等氨基酸，β-胡萝卜素、α-胡萝卜素，叶黄素，玉蜀黍黄质，藻红蛋白，藻青蛋白（phycocyan），α-蒎烯，d-柠檬烯，异松油烯，牻牛儿醇，葛缕酮，糠醛，缬草酸，甲酸，乙酸，丙酸及脂类等。

【药理】 1. 对免疫功能的影响 小鼠腹腔注射紫菜多糖增加血清中溶血素的含量，增强小鼠腹腔巨噬细胞的吞噬功能，增加免疫器官重量，对抗环磷酰胺引起的脾脏萎缩。条斑紫菜多糖 PY_4 对小鼠骨髓细胞和脾脏淋巴细胞的增殖及混合淋巴细胞反应均有促进作用。条斑紫菜中 PWSF 和 PASF 组分外促进小鼠巨噬细胞亚硝酸盐和肿瘤坏死因子的产生，PWSF 还提高白介素 1 的分泌。腹腔注射 PWSF、PASF，均提高小鼠巨噬细胞吞噬能力。

而条斑紫菜多糖 PY_4 对小鼠骨髓细胞、脾脏淋巴细胞和胸腺淋巴细胞增殖有抑制作用。坛紫菜多糖分级组分 F_1、F_2 和 F_3 对大鼠脾细胞活性也有抑制作用。

2. 抗诱变及防治肿瘤作用 鼠伤寒沙门菌试验中，甘紫菜甲醇提取物减少 Trp-p-1 诱导的 umu C 基因表达，抑制 BALB/C 3T3 成纤维细胞中 TPA 依赖的鸟苷酸脱氢酶诱导作用。甘紫菜预防二乙基亚硝酸的致大鼠肝肿瘤，含甘紫菜的饲料喂饲大鼠，延迟 7,12-二甲基[a]蒽导诱的乳房肿瘤及 1,2-二甲肼诱导的肠癌发生率。条斑紫菜中的成分抑制人端粒末端转移酶，有抗癌作用。紫菜多糖 PY_3 抑制血癌细胞 K_{562} 的生长。

3. 降血脂作用 小鼠腹腔注射紫菜多糖对蛋黄乳剂所引起的高胆固醇血症形成有预防作用。大鼠口服紫菜多糖降低高脂饮食所致高脂血症模型大鼠血清总胆固醇（TC）和三酰甘油（TG）的含量。大鼠喂饲含坛紫菜的饲料也降低进食高脂饲料大鼠血清 TC 含量下降。高脂血症患者口服提取物，TC、TG、低密度脂蛋白等降低，高密度脂蛋白等升高。

4. 对血液系统的影响 紫菜多糖在体内外均有抗凝血作用，并降低家兔全血黏度和血细胞比容等血液流变学指标；但对血沉有增加作用。家兔口服紫菜多糖延长特异性血栓形成时间和纤维蛋白血栓形成时间，减轻血栓湿重和干重。豚鼠口服紫菜多糖缩短优球蛋白溶解时间，增强纤维蛋白溶酶活力。

5. 其他作用 紫菜多糖给大鼠十二指肠给药能减慢心率，增强心肌收缩力。鸡胚实验表明坛紫菜多糖具有抗甘 I 型流感病毒活性。口服紫菜多糖延长果蝇的平均寿命；腹腔注射降低小鼠心肌组织脂褐质含量，增加脑和肝脏中超氧化物歧化酶活性，延长小鼠游泳时间。紫菜多糖还抑制小鼠高体脑 B 型单胺氧化酶活性。小鼠腹腔注射紫菜多糖对 ^{60}Co γ 射线损伤有保护作用；对抗环磷酰胺所致的白细胞减少；对四氯化碳致小鼠肝损伤也有保护作用。腹腔注射或口服紫菜多糖降低正常小鼠空腹血糖；腹腔注射还降低四氧嘧啶高血糖模型小鼠的血糖。大鼠腹腔注射紫菜多糖抑制角叉菜胶所致足肿胀。条斑紫菜中含血管紧张素 I 转换酶抑制剂；条斑紫菜中的组分给自发性高血压大鼠口服有降压作用。预先喂饲含条斑紫菜的饮食给予了放射性核素 ^{125}I 的小鼠能降低甲状腺内 ^{125}I 的吸收，有保护作用。大鼠喂饲含条斑紫菜的饮食，增加粪便中二氮杂环己二酮类型的化合物的排泄。甘紫菜作为惟一的膳食纤维给大鼠喂饲，改变小肠微生物代谢能力，降低其发酵能力。

【药性】 甘、咸、寒。归肺、脾、膀胱经。

1.《本草从新》：“甘、咸、寒。”

2.《随息居饮食谱》：“甘、凉。”

3.《本草撮要》：“入手太阳经。”

【功用主治】 化痰软坚，利咽，止咳，清热除烦，利水除湿。主治瘿瘤，咽喉肿痛，咳嗽，烦躁失眠，脚气，水肿，小便淋痛，泻痢。

1.《本草集注》：“治瘿瘤结气。”

2.《食疗本草》：“下热气。”“若热气塞咽喉者，汁饮之。”

3.《纲目》：“病瘿瘤、脚气者，宜食之。”

4.《随息居饮食谱》：“和血养心，清烦涤热。治不寐，利咽喉，除脚气瘿瘤，主时行泻痢，析醒开胃。”

5.《中国药用孢子植物》：“化痰软坚，清热利尿。治高血压、喉炎、水肿、淋病等。”

【用法用量】 内服：煎汤，15～30 g。

【宜忌】 不宜多食。

1.《食疗本草》：“多食胀人。”

2.《本草拾遗》：“多食令人腹痛、发气，吐白沫，饮少热醋消之。”

【选方】 1. 治甲状腺肿 甘紫菜 15 g，海蒿子 15 g，牡蛎 30 g，夏枯草 9 g。煎服。《中国药用海洋生物》

2. 治喉炎、气管炎 甘紫菜 15 g，紫金牛 12 g，贝母 9 g。煎服。

3. 治水肿 甘紫菜 30 g，益母草 15 g，玉米须 15 g。煎服。（2、3 方出自《中国药用孢子植物》）

4. 治高血压病 甘紫菜 15 g，决明子 15 g。煎服。《中国药用海洋生物》

4977 **紫菀** zǐ wǎn 《本经》

【异名】 青菀（《吴普本草》），紫蒨（《别录》），返魂草根、夜牵牛

《斗门方》)，紫菀茸《本草述》，关公须（《植物名实图考》）。

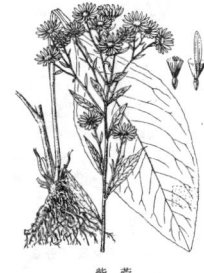

紫菀

【基原】 为菊科紫菀属植物紫菀的根和根茎。

【原植物】 紫菀 *Aster tataricus* L. f.

多年生草本，高 40～150 cm。茎粗壮，直立，被疏糙毛。根茎短，须根多数。基生叶长圆状或椭圆状匙形，花期枯萎、脱落；茎生叶互生，叶片长椭圆形或披针形，无柄，中脉粗壮，有6～10 对羽状侧脉。头状花序多数，排列成复合房状；花序边缘为舌状花，雌性，蓝紫色，柱头 2 分叉；雄蕊 5。瘦果倒卵状长圆形，扁平，紫褐色。花期 7～9 月，果期 9～10 月。

生于低山阴坡湿地、山顶和低山草地及沼泽地。分布于华北、东北及安徽北部、河南西部、陕西、甘肃南部。

【栽培】 生物学特性 喜温暖湿润气候，耐寒、耐涝、怕干旱。冬季气温－20 ℃时根可以安全越冬。除盐碱地外均可栽种，尤以土层深厚，疏松肥沃，富含腐殖质，排水良好的砂质壤土为宜，黏性土不宜栽培。忌连作。

繁殖方法 用根茎、根头繁殖。根茎繁殖：11 月上旬至 4 月上旬，选择鲜嫩、粗壮、节密、无病虫害的紫红色的根茎，截成 5～8 cm长的小段，每段应带有 2～3 个芽休萌茎。条栽，按行距30 cm开沟，沟深 9 cm，每隔 24 cm沿沟平放种植一段，覆土、镇压、浇水。穴栽，按行株距 30 cm×24 cm开穴，穴深 3～5 cm，平放种茎 2～3 段，覆土、镇压、浇水。气温在 10～15 ℃时，经 10～15 日出苗。根头繁殖：将带有须根的根头分切成几小块，按行距 30 cm开沟，沟深 3～6 cm，每隔 12～15 cm栽种 1 块，芽尖向上，覆土，稍加镇压，浇水。春栽根状茎需窖藏。

田间管理 出苗后要间苗，除去密苗、弱苗。6～7 月要经常浇水保湿，但不可过湿，以免影响扎根；并追施硫酸铵于磷酸钙。抽苔时要摘花苔。

病虫害防治 病害有白绢病、褐斑病，可喷 1∶1∶100 倍波尔多液倍液。虫害有地老虎、蛴螬、菜青虫等为害。

【采收加工】 10 月下旬至翌年早春，待地上部分枯萎后，挖掘根部，除去枯叶，将细根编成小辫状，晒至全干。

【药材】 紫菀 *Asteris Radix et Rhizoma* 主产于河北安国及安徽亳县、涡阳。

性状 根茎不规则块状，长 2～5 cm，直径 1～3 cm；表面紫红色或灰红色，顶端残留茎基及叶柄残痕，中下部丛生多数细根；质坚硬，断面较平坦，显油性。根茎簇生多数细根，长 3～15 cm，直径 0.1～0.3 cm，多编成辫状。表面紫红色或灰红色，有纵皱纹；质较柔软，易折断，断面淡棕色，边缘一圈现紫红色，中央有细小木心。气清香，味甜、微苦。

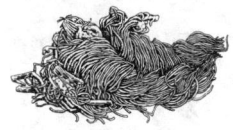

紫菀（根及根茎）外形

鉴别 （1）根横切面：表皮细胞类圆形或类方形，多脱落或破碎，内含紫红色色素。下皮细胞 1 列，略切向延长，侧壁及内壁增厚，有的内含紫红色色素。皮层宽广，有少数厚壁细胞，散在；油管呈类圆形或扁圆形，直径 30～75 μm，位于皮层内侧，与韧皮部相对；内皮层明显。中柱小，中柱鞘 1～2 列细胞；初生木质部 4～6 原型。木质部略呈方形，韧皮部位于木质部弧角

间；中央通常有髓。

根茎表皮有脱毛，皮层散有石细胞及厚壁细胞。根及根茎薄壁细胞含菊糖，有的含草酸钙簇晶。

粉末特征：红棕色。菊糖碎块，用冷水合氯醛装置，呈扇形、半圆形或不规则形，表面现放射状线纹。下皮细胞紫红色、淡黄棕色或无色；表面观略呈长方形，垂周壁稍增厚，细波状弯曲。石细胞（根及茎）单个散在，类长方形、类圆形或圆三角形，层纹及孔沟明显，有的胞腔内含草酸钙簇晶或黄棕色物。厚壁细胞长条形，非木化，纹孔排列成纵行。油管碎片易见，分泌细胞及管道内均含黄棕色或红棕色分泌物。草酸钙簇晶存在于薄壁细胞中，有的一个细胞含数个结晶，或含晶细胞纵向连接，簇晶排列成行。此外，可见木纤维、导管等。

（2）取本品粉末 2 g，加水 20 ml，置 60 ℃水浴上加热 10 分钟，趁热滤过，放冷。取滤液 2 ml置带塞试管中，用力振摇 1 分钟，产生持久性泡沫，10 分钟内不消失（检查皂苷）。

（3）薄层色谱：取本品粉末 1 g，加石油醚（60～90 ℃）30 ml，加热回流 30 分钟，滤过，滤液浓缩至 1 ml，作为供试品溶液。另取紫菀酮对照品，加氯仿制成每 1 ml含 1 mg的溶液作为对照品溶液。吸取上述两种溶液各 2 μl，分别点于同一硅胶 G 薄层板上，以石油醚（60～90 ℃）-醋酸乙酯（9∶1）为展开剂，展开，取出，晾干，喷以二硝基苯肼试液，日光下检视。供试品色谱中，在与对照品色谱相应的位置上，显相同的黄色斑点。

品质标志 《中华人民共和国药典》2010 年版规定：照高效液相色谱法测定，本品含紫菀酮（$C_{30}H_{50}O$）不得少于 0.15%。

【成分】 根含萜类：无羁萜（friedelin）、表无羁萜醇（epifriedelinol）、紫菀酮（shionone）、紫菀苷（shionoside）A、B 及 C，紫菀皂苷（aster saponin）A、B、C、D、E、F 及 G，紫菀五肽（asterin）A、B，紫菀环五肽（astin，曾用名 asterin）C，无羁萜烯（friedel-3-ene）、A-friedoeuph-21-en-3-one，astertarone B；还含植物甾醇葡萄糖苷（phytosterol glucosides）及挥发油。挥发油的成分有毛叶醇（lachnophyllol）、乙酸毛叶酯（lachnophyllol acetate）、茴香脑（anethole）、烃、脂肪酸、芳香族酸等。还含紫菀氯环五肽（astin）A、B、C、D、E 及丁基-D-核酮糖苷（butyl-D-ribuloside），含二肽类成分：aurantiamide acetate。

【药理】 1. 祛痰作用 紫菀药液灌胃在小鼠酚红法实验中有祛痰作用。紫菀水煎液、石油醚及醇提液中乙醇乙酯提取部分灌胃增加小鼠呼吸道酚红排泄。石油醚、乙醇乙酯提取部分中的紫菀酮、表木栓醇有祛痰作用。

2. 镇咳、平喘作用 紫菀药液灌胃对小鼠氨水或二氧化硫引起的咳嗽有止咳作用，蜜炙后止咳作用明显。紫菀酮、表木栓醇灌胃对小鼠氨水性咳嗽有镇咳作用，而水煎液无效。紫菀煎液对组胺引起的豚鼠离体气管收缩有抑制作用。

3. 抗肿瘤作用 紫菀氯环五肽 A、B、C 抑制小鼠肉瘤 S_{180} 生长。大鼠肝微粒体代谢实验显示紫菀环肽类化合物结构中的 1，2-顺式二氯脯氨酸残基与其抗肿瘤作用有关。紫菀中的表木栓醇对 P_{338} 淋巴细胞性白血病细胞生长有抑制作用。紫菀氯环五肽 J 也有抗白血病病。

4. 其他作用 紫菀热水提取物能拮抗平支蒙吸虫。紫菀中的槲皮素、山柰酚等抑制脂质过氧化、自由基的产生和大鼠红细胞溶血，有抗氧化作用。

毒性 紫菀皂苷有溶血作用，其粗制剂不宜静脉注射。小鼠灌胃紫菀挥发油的最小致死剂量为 333 g/kg。

【炮制】 1. 紫菀 取原药材，除去残茎及杂质，抢水洗净，润透，切厚片或段。

2. 蜜紫菀 取炼蜜用适量开水稀释后，加入净紫菀片或段，拌匀，闷透，用文火炒至棕褐色，不粘手为度，取出放凉。

3. 炒紫菀 取净紫菀置热锅内，用文火炒至表面老黄色或微

焦。取出,放凉。

【饮片性状】 紫菀为不规则的厚片或小段状。切面皮部紫红色,木部灰白色,有黄白色的筋脉点,周边紫红色或灰红色,有纵皱纹、质软而柔韧。气微香,味甜、微苦。蜜紫菀形如紫菀,表面棕褐色或紫棕色,味甜。炒紫菀形如紫菀,老黄色。

贮干燥容器内,蜜紫菀、炒紫菀密闭,置阴凉干燥处,防潮。

【药性】 苦、辛,温。归肺经。

1.《本经》:"味苦,温。"

2.《药性论》:"味苦,平。"

3.《品汇精要》:"味苦、辛,性温味散。气厚味薄,阳中之阴。臭香。"

4.《雷公炮制药性解》:"入心、肺二经。"

5.《药品化义》:"气和,味甘带苦,性凉,能开能降。入肺、心、肝、胃、肾五经。"

【功用主治】 润肺下气,化痰止咳。治咳嗽,肺虚劳嗽,肺痿肺痈,咳吐脓血,小便不利。

1.《本经》:"主咳逆上气,胸中寒热结气,去蛊毒、痿蹶,安五脏。"

2.《别录》:"疗咳唾脓血,止喘悸,五劳体虚,补不足,小儿惊痫。"

3.《新修本草》:"治气喘,阴痿。"

4.《日华子》:"调中及肺痿吐血,消痰,止渴,润肌肤,添骨髓。"

5.宁源《食鉴本草》:"主肺经虚热,开喉痹,取恶涎。"

6.《本草汇言》:"治老人血枯气壅,大便不通。"

7.《本草从新》:"专治血痰,为血劳圣药。"

8.《本草再新》:"润肺下气,寒痰及虚喘者宜之。"

【用法用量】 内服:煎汤,4.5~10 g;或入丸、散。润肺宜蜜炙用。

【宜忌】 阴虚干咳者慎服。

1.《本草经集注》:"恶天雄、瞿麦、雷丸、远志。畏茵陈蒿。"

2.《新修本草》:"恶藁本。"

3.《本草正》:"劳伤肺肾,水亏金燥而咳喘失血者,则非所宜。"

4.《本经逢原》:"大泄肺气,阴虚肺热干咳禁用。"

【选方】 1. 治久嗽不瘥 紫菀(去芦头)、款冬花各一两,百部半两。三物捣罗为散。每服三钱匕,生姜三片,乌梅一个,同煎汤调下,食后,欲卧各一服。(《本草图经》)

2. 治小儿咳嗽气急 紫菀(去苗土)二两,贝母(去心,洗)、款冬花各一两。上三味,细锉。每服一钱匕,以水七分,煎取四分,去滓,温服,食后。(《圣济总录》紫菀汤)

3. 治缠喉风,喉咽饮食不通欲死者 返(还)魂草根一茎,洗净,纳入喉中,取恶涎出即瘥。(《斗门方》)

4. 治吐血,咯血,嗽血 真紫菀、茜根等分。为细末,炼蜜为丸,如樱桃子大。含化一丸,不以时。(《鸡峰普济方》紫菀丸)

5. 治妇人卒不得小便 紫菀末,井华水服三指撮。(《千金方》)

6. 治习惯性便秘 紫菀、苦杏仁、当归、肉苁蓉各9 g。煎服。(《安徽中草药》)

【各家论述】 1.《本草经疏》:"观其能开喉痹,取恶涎,则辛散之功烈矣。而其性温,肺病咳逆喘嗽,皆阴虚肺热证也,不宜专用多用,即用亦须与天门冬、百部、麦冬、桑白皮苦寒之药参用,则无害。"

2.《本草征要》:"苦能下达,辛可益金,故吐血保肺,收为上品,虽入至高,善于下趋,使气化及于州都,小便自利,人所不知。"

3.《本经逢原》:"紫菀,肺金血分之药,《本经》止咳逆上气,胸中寒热结气,取性疏利肺经血气也。去蛊毒、痿者,以其苦温微

能散结降气,蛊毒自不能留,痿由肺热叶焦,紫菀专通肺气,使热下漫便去耳。《别录》疗咳唾脓血,《大明》消痰止渴,皆滋肺经血分之效。《金匮》泽漆汤用以治咳而脉沉者,咳属肺,脉沉则血分之病也。亦治下痢肺痈,与紫同功。"

4.《本草正义》:"凡小便不利之候,多有由于气化不宣者,古人谓之气癃,不谓其气,但与渗利,亦必不效。惟紫菀疏泄肺气,则上窍开而下窍亦泄。石顽谓其通调水道,其用在是,非仅以其温润也。"

4978 紫麻 zǐ má 《福建药物志》

【异名】 小麻叶《分类草药性》,水麻叶、柴苎麻《四川中药志》。

【基原】 为荨麻科紫麻属植物紫麻的全株。

【原植物】 紫麻 Oreocnide frutescens (Thunb.) Miq. [Urtica frutescens Thunb.] 又名:大叶麻《中国高等植物图鉴》,长梗紫苎麻《植物大辞典》。

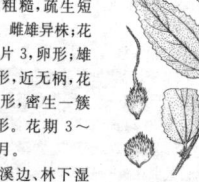

小灌木,高 1~3 m。茎多分枝,上部生短伏毛。叶互生,多生于茎或分枝的顶部或上部;叶片卵形或狭卵形,边缘有牙齿,上面粗糙,疏生短毛;基出脉3条。雌雄异株;花小;雄花的花被片3,卵形;雄蕊3;雌花序球形,近无柄,花被管状,柱头盾形,密生一簇长毛。瘦果卵形。花期3~4月,果期6~7月。

生于山谷、溪边、林下湿地。分布于华南、西南及浙江、福建、江西、湖北、湖南、四川、贵州、陕西、台湾等地。

紫 麻

【采收加工】 7~9月采收,鲜用或晒干。

【药性】 甘,凉。

1.《四川中药志》1960年版:"性凉,味甘,无毒。"

2.《福建药物志》:"甘,凉。"

【功用主治】 清热解毒,行气活血,透疹。主治感冒发热,跌打损伤,牙痛,麻疹不透,肿痛。

1.《分类草药性》:"治跌打损伤,止血。"

2.《四川中药志》1960年版:"治跌打损伤,透发麻疹,及月瘕病。"

3.《福建药物志》:"行气,活血。治跌打损伤,牙痛,小儿麻疹发热。"

【用法用量】 内服:煎汤,30~60 g。外用:捣敷;或水煎含漱。

4979 紫葛 zǐ gé 《新修本草》

【异名】 见肿消、梦中消、见毒消、外红消(江西),山葫芦蔓子、褐文秋(辽宁)。

【基原】 为葡萄科蛇葡萄属植物异叶蛇葡萄的根皮。

【原植物】 异叶蛇葡萄 Ampelopsis humulifolia Bunge var. heterophylla (Thunb.) K. Koch. [A. heterophylla (Thunb.) Sieb. et Zucc.] 又名:赤葛藤《植物名实图考》,光叶

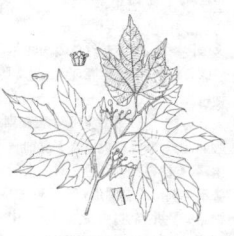

异叶蛇葡萄

蛇白蔹、狗葡萄(《中国经济植物志》)。

落叶攀缘藤本。小枝被微柔毛；卷须与叶对生，顶端分叉。单叶互生，有叶柄，长2~4 cm，有微柔毛；叶片纸质，近圆形，上面绿色，有稀疏微柔毛，下面淡绿色，有发亮的疏小柔毛，边缘有锯齿，基出脉3~5条。花两性，聚伞花序与叶对生；花萼盘状，5浅裂，外面被微柔毛；花瓣5，雄蕊5。浆果球形。花期5~6月，果期6~8月。

生于海拔1 200 m以下的山野坡地、沟谷灌丛间。分布于辽宁、江苏、浙江、安徽、福建、江西、湖北、湖南、广东、广西、贵州、台湾等地。

【采收加工】 9~11月挖取根部，剥取根皮，晒干。

【药理】 保肝作用 异叶蛇葡萄根(异叶蛇葡萄)对 D-氨基半乳糖诱导的大鼠急性肝损伤有促进肝细胞修复的作用。

【药性】 甘，微苦，寒。

1.《新修本草》："味甘、苦，寒，无毒。"

2.《日华子》："味苦，滑，冷。"

3.《品汇精要》："气薄味厚，阴中之阳。"

【功用主治】 清热散瘀，解毒生肌。主治产后心烦口渴，中风半身不遂，跌打损伤，痈肿恶疮。

1.《新修本草》："主痈肿恶疮，取根皮捣为末，醋和封之。"

2.《日华子》："主缠缚挛急，并热毒风，通小肠。""烧灰，制消石。"［引自《纲目》］

3.《纲目》："生肌散血。"

4.《植物名实图考》："主治金疮伤损。"

【用法用量】 内服：煎汤，15~30 g。外用：捣敷。

【选方】 1.治产后血气冲心烦渴 紫葛三两，以水二升，煎取一升，去滓呷之。

2.治金疮破血补损 紫葛二两，细锉，以顺流水三大盏，煎取一盏半，食前，分温三服。酒煎亦妙。(1、2方出自《经验方》)

4980 紫靛 zǐ diàn 《全国中草药汇编》

【异名】 蓝花草、吐红草、地狗胆、青藤(《广东省惠阳地区中草药》)，刺牛膝、白牛膝(《西昌中草药》)，假红蓝(《广西药用植物名录》)。

【基原】 为爵床科假杜鹃属植物假杜鹃的全株。

【原植物】 假杜鹃 *Barleria cristata* L. [*B. cavaleriei* Lévl.；*B. mairei* Lévl.]

直立半灌木，高达2 m。多分枝，无刺，节稍膨大。叶对生；具叶柄；叶片椭圆形至长圆形，全缘，两面均被毛。花单生叶柄内或4~8朵集成头状花序或穗状花序；小苞片线形，稍被粗毛，先端具小尖刺，边缘通常有刺毛；萼片4，外面2片绿色，边缘有刺小齿，内面2片白色；花冠青紫色或近白色，二唇形；雄蕊4，2强；花盘大，子房有4个胚珠，花柱长。蒴果长约1.2 cm。种子4颗，扁平，被微毛。花期9~12月。

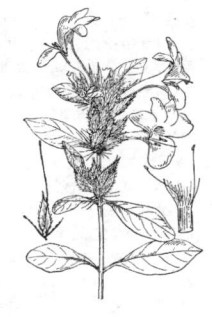
假杜鹃

多生于村边或路旁。现广植于热带地区。分布于广东、广西、四川、贵州、云南等地。

【采收加工】 全年均采用，切段，晒干或晒干。

【成分】 全株含 α-香树脂醇(α-amynn)、β-谷甾醇(β-sitoster-ol)、谷甾醇-3-O-D-葡萄糖苷(stigmasterol-3-O-D-glucoside)；含环

烯醚萜类：山栀苷甲酯(shanzhiside methyl ester)，乙酰基假杜鹃素(acetylbarlerin)即5，7-O-二乙酰基山栀苷甲酯(5，7-O-diacetyls-hanzhiside methyl ester)；含黄酮类化合物：芹菜素(apigenin)，芹菜素-7-O-葡萄糖苷(apigenin-7-O-glucoside)，柚皮素(naringenin)和芹菜素葡萄糖醛酸苷(apigenin glucuronide)。

【药性】《全国中草药汇编》："甘、淡，凉。"

【功用主治】 清肺化痰，祛风利湿，解毒消肿。主治肺热咳嗽，百日咳，风湿疼痛，风疹身痒，黄水疮，小便淋痛，跌打瘀肿，痈肿疮疖。

1.《全国中草药汇编》："清肺化痰，止血，截疟。"

2.《广西民族药简编》："治小便淋痛。"

【用法用量】 内服：煎汤，9~15 g；或泡酒。外用：鲜品捣敷；或煎水洗。

【选方】 1.治肺热咳嗽，便血 蓝花草30 g。水煎服。(《广东省惠阳地区中草药》)

2.治风湿疼痛 刺牛膝、透骨草、威灵仙各15 g。泡酒500 g服。

3.治风疹身痒 刺牛膝、红活麻、浮萍各250 g。煎水洗。(2、3方出自《西昌中草药》)

4.治小便淋痛 假杜鹃9~15 g。水煎服。(《广西民族药简编》)

5.治跌打损伤 刺牛膝、红牛膝、红泽兰各15 g。煎水兑酒服，并用鲜品捣烂敷。(《西昌中草药》)

6.治疟疾 蓝花草根30 g，大米一撮，水煎服；或蓝花草、风痧藤、大叶蛇泡簕根、岗梅根各30 g，水煎，发作前1小时服。(《广东省惠阳地区中草药》)

4981 紫檀 zǐ tán 《本草经集注》

【异名】 紫榔木(崔豹《古今注》)，紫真檀(《别录》)，赤檀、胜沉香(《纲目》)，紫檀香(《本草备要》)。

【基原】 为豆科紫檀属植物紫檀的心材。

【原植物】 紫檀 *Pterocarpus indicus* Willd. 又名：青龙木(《拉汉种子植物名称》)。

乔木，高达15~25 m，直径约40 cm。奇数羽状复叶；小叶7~9，具柄；叶片长圆形，无毛；托叶早落。圆锥花序腋生或顶生；花梗及序轴被黄色短柔毛；萼钟状，微弯，有黄色疏柔毛；花冠黄色，花瓣边缘皱折，具长爪；雄蕊单体，子房具短柄，密生黄柔毛。荚果圆形，偏斜，扁平，具宽翅。种子1~2颗。花期5~7月，果期7~10月。

生于坡地疏林中或栽培。分布于福建、广东、广西、云南、台湾。

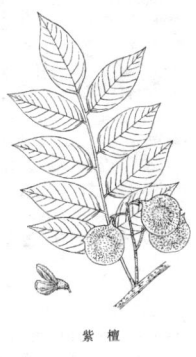
紫檀

【采收加工】 7~9月采集，切片，晒干。

【成分】 心材含安哥拉紫檀素(angolensin)，紫檀素(ptero-carpin)，高紫檀素(homopterocarpin)和刺芒柄花素(formononetin)，亦含 α-桉叶醇(α-eudesmol)和 β-桉叶醇(β-eudesmol)。

【药性】 咸，平。归肝经。

1.《别录》："味咸，微寒。"

2.《本草经疏》："入足厥阴经。"

3.《本草汇言》："味甘、咸，气寒。"

4.《本经逢原》："咸，平。"

【功用主治】 祛瘀止血,解毒消肿。主治头痛,心腹痛,恶露不尽,小便淋痛,风毒痈肿,金疮出血。

1.《别录》:"主恶血,风毒。"

2.《本草经集注》:"摩以涂风毒诸肿;又主金创止血;亦疗淋用之。"

3.《本草拾遗》:"(治)心腹痛,霍乱,中恶,杀虫。"

4.《要药分剂》:"去瘀。主治产后恶露凝结,头腹痛。"

【用法用量】 内服:煎汤,3～6 g;或入丸、散。外用:研末敷;或磨汁涂。

【宜忌】《本草从新》:"痈肿溃后,诸疮脓多及阴虚火盛,俱不宜用。"

【选方】 1. 治金疮,止痛止血生肌 紫檀末敷。

2. 治卒毒肿起,急痛 紫檀,以醋磨敷上。(1、2方出自《肘后方》)

【各家论述】 1.《纲目》:"白檀辛温,气分之药也,故能理卫气而调脾肺,利胸膈。紫檀咸寒,血分之药也,故能和营气而消肿毒,治金疮。"

2.《本草经疏》:"紫真檀,主恶毒风寒。凡毒必因热而发,热甚则生风,而营血受伤,荣卫生焉。此药咸能人血,寒能除热,则毒自消矣。弘景以之敷金疮,止血止痛者,亦取此意耳。宜与番降真香同为极细末,敷金疮良。"

4982 紫藤 zǐ téng 《本草拾遗》

【异名】 招豆藤(《本草拾遗》),朱藤(《梦溪笔谈》),藤花菜(《救荒本草》),藤萝(《普济方》),黄环、小黄藤(《植物名实图考》),紫金藤(《江苏药材志》)。

【基原】 为豆科紫藤属植物紫藤的茎及茎皮。

【原植物】 紫藤 Wisteria sinensis Sweet 又名:藤萝树(《拉汉种子植物名称》)。

落叶攀缘灌木,高达 10 m。茎粗壮,分枝多,茎皮灰黄褐色。奇数羽状复叶,互生,具长柄,叶轴被疏毛。总状花序侧生,下垂,花大;花萼钟状,萼齿 5,疏生柔毛;花冠蝶形,紫色或深紫色,旗瓣大,外反;雄蕊 10,二体;花柱内弯,柱头顶生,半球状。荚果长条形,扁平,密生黄色绒毛。种子偏圆形,1～3颗。花期 4～5 月,果期 9～11 月。

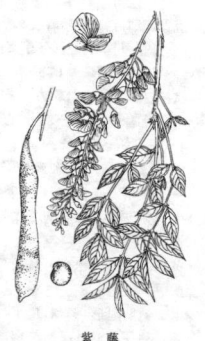

生于山坡、疏林缘、溪谷两旁、空旷草地,也栽培在庭园内。分布于华北、华东、中南、西南及辽宁、陕西、甘肃。北方为种植,长江以南有野生。

紫藤

本植物的根(紫藤根)、种子(紫藤子)亦供药用,另设专条。

【栽培】 生物学特性 性喜湿润,避风向阳,耐寒耐旱。土壤宜肥沃,排水良好的沙壤土。

繁殖方法 种子繁殖或扦插、压条。嫁接繁殖。种子繁殖:于秋后采种晒干贮藏,次年早春浸种,气温 10～13 ℃即可发芽。扦插繁殖:可于秋季,选当年生茎部枝条长 8～10 cm,带根扦插,如控制温度 16 ℃则生根较快。变种可用嫁接繁殖:以实生苗作砧木,春夏进行嫁接。定植宜选空旷地,以利根系发展与枝蔓攀缘,寒冷地区应选向阳避风处,防止晚霜使嫩叶受冻。定植后设立棚架,以便枝蔓牵引。

病虫害防治 有刺蛾、赤杨毛虫、紫藤叶虫等为害叶片。

【采收加工】 全年可采,切段,晒干。

【成分】 茎皮含 α-L-吡喃鼠李糖基(1→5)-β-D-呋喃木糖基

(1→3)-α-香树脂醇[α-L-rhamnopyranosyl(1→5)-β-D-xylofuranosyl (1→3)-α-amyrin],β-谷甾醇(β-sitosterol),三十烷醇(triacontanol),12-羟基三十烷-4,7-二酮(12-hydroxytriacontan-4,7-dione),原甾醇(protosterol)B,山柰酚(kaempferol)。含黄酮类:木犀草素-7-葡萄糖鼠李糖苷(luteolol-7-glucorhamnoside),木犀草素-7-鼠李葡萄糖苷(luteolol-7-rhamnoglucoside)即忍冬苦苷(loniceroside),芹菜素-7-鼠李葡萄糖苷(apigenol-7-rhamnoglucoside)即野漆树苷(rhoifoloside)和尿囊素(allantoin)及尿囊酸(allantoicacid)。花含正二十七烷(heptacosane),22,23-二氢豆甾醇(22,23-dihydrostigmasterol),夏至草素(marrubiin)。还含 6,7-二甲氧基-4H-1-苯并吡喃(6-methoxy-4H-1-benzopyran-7-methoxy),6-甲氧基-4H-1-苯并吡喃-7-醇(6-methoxy-4H-1-benzopyran-7-ol)。

【药性】《秦岭巴山天然药物志》:"甘、苦,温。有小毒。"

【功用主治】 利水,除痹,杀虫。主治水肿,关节疼痛,肠寄生虫病。

1.《本草拾遗》:"作煎如糖,下水良。主水癥病。"

2.《秦岭巴山天然药物志》:"健脾利湿,解毒杀虫。治食物中毒,腹痛吐泻,蛔虫病,关节疼痛,蛲虫病。"

【用法用量】 内服:煎汤,9～15 g。

【选方】 1. 治休息痢肠滑 藤萝二两,捣细为散,每于食前以粥饮调下二钱。《普济方》

2. 治蛔虫病 紫藤茎皮、红藤各 9 g。水煎服。《秦岭巴山天然药物志》

4983 紫丁香 zǐ dīng xiāng 《新华本草纲要》

【基原】 为木犀科丁香属植物紫丁香的叶及树皮。

【原植物】 紫丁香 Syringa oblata Lindl. [S. vulgaris L. var. oblata Franch.] 又名:华北紫丁香(《中国树木分类学》),紫丁白(《中国植物志》)。

灌木或小乔木,高达 5 m。树皮灰褐色或灰色。小枝、叶、叶柄、花序轴、花萼等密被腺毛。单叶对生;具叶柄;叶片革质或厚革质,卵圆形至肾形。圆锥花序直立,近球形或长圆形;花冠紫色,花冠管圆柱形;雄蕊 2,花药黄色。蒴果倒卵状椭圆形、卵形至长椭圆形,光滑。花期 4～5 月,果期 6～10 月。

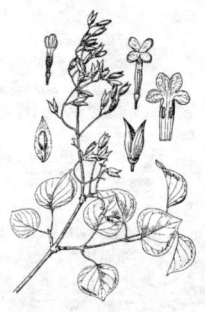

生于山谷溪边、山坡丛林或滩地水边。分布于华北、东北、西北以至西南达四川西北部。

紫丁香

【栽培】 生物学特性 我国东北、华北及西北山地,海拔 300～1 500 m 河谷、沟头处均产。阳性,能耐半阴,喜肥沃、疏松的湿润土壤。耐旱,忌水涝,抗寒性强,但不耐高温潮湿。

繁殖方法 种子繁殖或压条、扦插、分株和嫁接繁殖。一般采用扦插和嫁接繁殖。嫁接砧木可用小叶女贞、水蜡和流苏的苗木。

田间管理 移栽时根多带枝干短截修剪,并带土以保成活,树形要求整齐,不要偏冠,嫁接苗要经常注意砧木萌芽的修剪。遇旱时要适当浇水。夏季还应适当施肥,促进花芽分化,保证次年多开花。

【采收加工】 7～9 月采收,晒干或鲜用。

【成分】 叶含 D-甘露醇(D-mannitol),酪醇(tyrosol),反式对羟基肉桂酸(trans-p-hydroxy cinnamic acid),3,4-二羟基苯乙醇(3,4-dihydroxyphenethyl alcohol),3,4-二羟基苯甲酸(3,4-dihidroxy benzoic acid)。

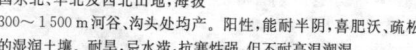

【药理】 1. 抗菌作用 紫丁香叶水浸液对金黄色葡萄球菌、鼠伤寒沙门菌等均有抗菌作用，对耐磺胺的金黄色葡萄球菌和各型痢疾杆菌，水浸液也有抗菌作用。紫丁香叶中的酪酶、丁香苦苷元等对金黄色葡萄球菌等有抑制作用，其中3，4-二羟基苯乙醇抑菌活性最强。

2. 保肝作用 紫丁香叶提取物对 HBV 基因转染的人肝肿瘤细胞株 HepG 2.2.15 细胞在体外分泌乙型肝炎表面抗原和e抗原具有抑制作用。丁香叶片浸青溶液灌胃预防和治疗四氯化碳所引起的小鼠肝损伤，增加肝脏对溴磺酞钠的排泄能力。

3. 其他作用 叶的乙酸乙酯抽提液给豚鼠颈静脉输注，心率减慢，房室传导阻滞；血压逐渐下降(有的先短暂升高再缓慢下降)，最后发生传导阻滞，心跳、呼吸停止。抽提液腹腔注射对士的宁所致小鼠惊厥作用有保护作用。抽提液灌鼠对氨水引咳小鼠有镇咳作用。

毒性 叶乙酸乙酯抽提液给小鼠静注注射的 LD_{50} 为 120.28±12.29 g/kg。紫丁香叶水醇提取液给小鼠腹腔注射的 LD_{50} 为 46.5±1.4 g/kg，灌胃的 LD_{50} 为 47.9±2.6 g/kg。

【功用主治】 清热利湿。主治急性泻痢，黄疸型肝炎。

《长白山植物药志》："用于腹泻、肝炎等。"

【用法用量】 内服：煎汤，2～6 g。

【临床报道】 1. 治疗急性菌痢和腹泻 于9～10月间采收丁香叶和紫丁香，阴干后研成细末，制成片剂或胶囊剂，每次服1 g，每日3次。共治疗201例，结果：治愈率90.5%，平均治愈日数6.23日。

2. 治疗痔疮 将紫丁香叶洗净，装入铝制或铁制器皿中，冷水浸泡2小时后煮沸，再用文火煎煮1小时加汁熏洗患处。每晚1次，每次熏洗15～20分钟，7日为1个疗程。共治疗18例，结果：全部获效，一般于1～6日内疼痛缓解，4～5日便血消失，1星期后痔核回缩，全部疗程为5～18日。经随访有1例复发。

4984 紫云菜 zǐ yún cài 《浙江药用植物志》

【异名】 紫云英马蓝《全国中草药汇编》，刀枪药《湖南药物志》，铃虫花《浙江药用植物志》。

【基源】 为爵床科马兰属植物少花马蓝的全草。

【原植物】 少花马蓝 Strobilanthes oliganthus Miq.［Championella oligantha（Miq.）Bremek.］

多年生草本，高30～60 cm。茎疏分枝，有钝棱，具白色长毛。叶对生；具叶柄，柄上部有翅；叶片宽卵形至椭圆形，边缘具疏锯齿。花数朵集生成头形的疏花序；苞片卵状；有5裂，裂片条形，具疏长毛；花冠淡紫色，花冠筒下部细，上部扩大而稍弯曲，外面疏被软毛，里面有2行短柔毛；雄蕊4,2强。蒴果，近先端具短柔毛。种子4颗，宽椭圆形，有褐色微毛。花期7～8月，果期9～10月。

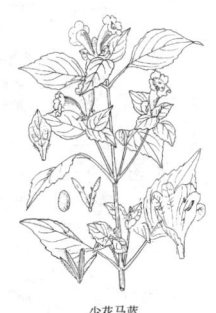

少花马蓝

生于山坡林下、林缘阴湿处或路边草丛中。分布于浙江、安徽、福建、江西、湖北、湖南等地。

【采收加工】 7～9月采收，晒干或鲜用。

【药性】 咸、微苦，寒。

【功用主治】 清热止血。主治感冒发热，热病惊厥，外伤出血。

1.《全国中草药汇编》："清热凉血。主治高热发狂。"

2.《湖南药物志》："治外伤出血。"

【用法用量】 内服：煎汤，15～30 g。外用：捣敷。

【宜忌】 脾虚便溏者慎服。

【选方】 1. 治感冒高热 紫云菜15～30 g，或加忍冬藤、淡竹叶、六月雪各15 g。水煎服。《浙江药用植物志》）

2. 治外伤出血 鲜少花马蓝捣烂敷。《湖南药物志》）

4985 紫玉簪 zǐ yù zān 《晶汇精要》

【异名】 紫鹤《晶汇精要》），鸡骨丹《植物名实图考长编》，红玉簪《分类草药性》，石玉簪《贵州民间药物》。

【基源】 为百合科玉簪属植物紫萼的花。

【原植物】 紫萼 Hosta ventricosa（Salisb.）Stearn［Bryocles ventricosa Salisb.；H. coerulea Tratt.］ 又名：棱子草、耳叶七《江西草药》。

多年生草本。叶基生；具叶柄，两边叶具翅；叶片卵形至卵圆形，长10～17 cm，宽6.5～7 cm，基部楔形至心形，具5～9对拱形平行的侧脉。花葶从叶丛中抽出。总状花序，基部具膜质卵形苞片；花紫色或淡紫色；花被裂片6，长椭圆形；雄蕊6，着生于花被筒基部，伸出花被筒外。蒴果圆柱形，先端具细尖；种子黑色。花、果期8～9月。

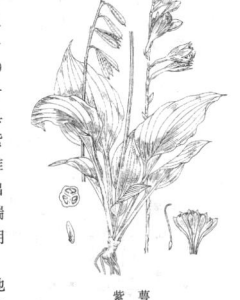

紫萼

生于山坡林下的阴湿地区。分布于华东、中南、西南及河北、陕西。各地多有栽培。也有野生。

本植物的叶(紫玉簪叶)、根(紫玉簪根)亦供药用，另设专条。

【采收加工】 8～9月采收，晾干。

【药性】《重庆草药》："味甘、微苦，性温平。"

【功用主治】 凉血止血，解毒。主治吐血，崩漏，湿热带下，咽喉肿痛。

1.《分类草药性》："治遗精，失红，吐血，气肿，并白带，咽喉肿痛。"

2.《重庆草药》："调气，和血，补虚。治妇女虚弱，红崩白带。"

【用法用量】 内服：煎汤，9～15 g。

4986 紫石英 zǐ shí yīng 《本经》

【基源】 为卤素化合物氟化物类萤石族矿物萤石。

【原矿物】 萤石 Fluorite 又名：氟石，荧石。

等轴晶系。晶体呈立方体、八面体，少有菱形十二面体的单形及其聚形。在立方体晶面上有时出现镶嵌式花纹，尚可见由两个立方体相互穿插而成的双晶。集合体呈致密粒状或块状。色杂，以绿色、紫色为多，也有黄、浅蓝、红灰、黑白色等。当加热时呈色可褪，受X光照射又恢复原色。半透明至透明，有玻璃光泽，硬度4,性脆，相对密度3.18，在阴极射线下发荧光。溶于硫酸放出氟化氢，与硝酸及盐酸作用极弱。加热易崩解，并发出美丽的天蓝色、浅紫色光。

形成于热液矿床中，或伟晶气液作用形成的矿脉中。有时也大量出现于铅锌硫化物矿床中。分布于浙江武义、义乌、金华一带，甘肃、河南、湖南也是主要分布区。此外，黑龙江、辽宁、山西、山东、江苏、安徽、江西、福建、湖北、广东、四川、贵州、云南等地亦有分布。

【采收加工】 采挖后，拣选紫色的入药。洗净外附的砂砾及黏土。

【药材】 紫石英 Fluoritum 主产于浙江、甘肃、山西、江苏、湖北等地。

性状 本品为块状或粒状集合体，呈不规则块状，具棱角。紫色或绿色，深浅不匀；条痕白色。半透明至透明，有玻璃样光泽。表面不平滑，常有裂纹。质坚脆，易击碎。无臭，味淡。

鉴别 (1) 透射偏光镜下：薄片中无色透明。高负突起，糙面很显著。可见到两组解理裂缝。干涉色均质性，正交偏光间全黑。折光率：$N = 1.434$。

(2) 取本品置紫外光灯(365 nm)下观察，显深紫色、紫色至青紫色荧光。

(3) 取本品细粉 0.1 g，置烧杯中，加盐酸 2 ml 与 4% 硼酸溶液 5 ml，加热微沸使溶解。取溶液 1 滴于载玻片上，加硫酸溶液(1~4)1 滴，静置片刻，置显微镜下观察，可见针状结晶(检查钙盐)。

(4) 取本品细粉 20 mg 与二氧化硅粉 15 mg，混匀，置具外包锡纸的橡皮塞的干燥试管中，加硫酸 10 滴。另取玻璃管穿过橡皮塞，玻璃管下端蘸水一滴，塞置距试管底部约 3.5 cm 处，小心加热(在石棉板上)试管底部，见水滴上下移动时，停止加热约 1 分钟，再继续加热，至有浓厚的白烟放出为止。放置 2~3 分钟，取下塞与玻璃管，用 2~3 滴冰冲洗玻璃管下端使流入坩埚内，加钼酸铵溶液〔取钼酸铵 3 g，加水 60 ml 溶解后，再加入硝酸溶液(1~2)20 ml，摇匀〕1 滴，稍加热，溶液显淡黄色，放置 1~2 分钟后，加联苯胺溶液(联苯胺 1 g，加入 10% 醋酸使溶解成 100 ml)1 滴和饱和醋酸钠溶液 1~2 滴，即显蓝色或生成蓝色沉淀(检查氟化物)。

品质标志 《中华人民共和国药典》2010 年版规定：本品含氟化钙(CaF_2)，不得少于 85.0%。

【成分】 主含氟化钙。纯品中钙含占 51.2%，氟占 48.8%，但常夹杂有微量的氧化铁(Fe_2O_3)。并夹有镉、铬、铜、锰、镍、铅、锌、钇、铈；偶尔有铀等元素。

【药理】 一般药理 紫石英有兴奋中枢神经和卵巢分泌功能的作用。

毒性 紫石英主含氟化钙。人体摄入氟过多，会对牙齿、骨骼、神经系统、肾脏、心血管及甲状腺有损害作用，不宜久服。

【炮制】 1. 紫石英 取原药材，除去杂质，洗净，选取紫色透明者，干燥。研碎或捣碎。生用以镇心定惊为主。

2. 煅紫石英 取净紫石英块，置适宜的容器内，用无烟武火加热煅至红透，立即倒入米醋中淬酥，如此反复煅淬 2~3 次，取出，干燥，捣碎。煅淬后便于粉碎和煎出，以温肺降逆、散寒暖宫为主。

饮片性状 紫石英参见"药材"项。煅紫石英形如紫石英，紫黑色，灰白色或赭色，质酥脆，无光泽，具有醋气。

贮干燥容器内，置干燥处，防尘。

【药性】 甘、辛，温。归心、肝、肺、肾经。

1. 《本经》："味甘，温。"

2. 《别录》："辛，无毒。"

3. 《汤液本草》："气温，味甘、辛，无毒。入手少阴经、足厥阴经。"

4. 《本草经解》："入足脉阴肝经、足太阴脾经。"

【功用主治】 镇心定惊，温肺降逆，散寒暖宫。主治心悸、怔忡、惊痫，肺寒咳逆上气，女子宫寒不孕。

1. 《本经》："主心腹咳逆邪气，补不足，女子风寒在子宫，绝孕十年无子，久服温中，轻身延年。"

2. 《别录》："疗上气，心腹痛，寒热邪气，结气，补心气不足，定惊悸，安魂魄，填下焦，止消渴，除胃中久寒，散痈肿；令人悦泽。"

3. 《日华子》："治痈肿毒。"

4. 《本草再新》："定心定神，养血去湿。"

5. 张秉成《本草便读》："温营血而润养，可通奇脉，镇冲气之上升。"

【用法用量】 内服：煎汤，10~15 g，打碎先煎；或入丸、散。宜火煅醋淬，研末水飞，晒干用。

【宜忌】 只可暂用，不可久服。阴虚火旺及血分有热者慎服。

1. 《本草经集注》："畏扁青、附子。不欲蛇甲、黄连、麦句姜。"

2. 《纲目》："服食紫石英乍寒乍热者，饮酒良。"

3. 《本草经疏》："凡人绝孕由于阴虚火旺，不能摄受精气者忌用。""只可暂用，不宜久服。"

4. 《得配本草》："血热者禁用。"

【选方】 1. 治虚劳，止惊悸，令能食 紫石英五两，打碎如米豆大，水淘一遍。上以水一斗，煮取二升，去渣澄清。细细温服，或煮粥羹食亦得，服尽更煎之。(《圣惠方》紫石英汤)

2. 治肺寒咳逆上气 紫石英，火煅醋淬七次，研细末，水飞过。

3. 治妇人胎胞虚冷，久不受孕，或受孕多小产者 紫石英二两(火煅醋淬七次，研细末，水飞过)、香附(醋炒)、当归、川芎(俱酒炒)、白术(土拌炒)各三两，枸杞子(酒洗，炒)、熟地(酒煮，捣膏)各适量。炼蜜丸梧子大。每早晚各服三钱，好酒送下。(2、3方出自《本草汇言》引《青囊秘传》)

4. 治痈肿毒气 紫石英醋淬，捣为末。生姜、米醋相敷之，摩亦得。(《日华子》)

5. 治烂喉痉 紫石英四钱(解煤毒)，六神曲三钱(消麦积)，蒲公英四钱(解喉毒)、杏仁泥五钱(消痰火)。水煎服(婴孩减半)。(《平易方》)

【各家论述】 1.《纲目》："紫石英，手少阴、足厥阴血分药也。上能镇心，重以去怯也。下能益肝，湿以去枯也。心主血，肝藏血，其性暖而补，故心神不安，肝血不足及女子血海虚寒不孕者宜之。"

2. 《本草经疏》："心属阳而恶寒，虚则阳气衰不能乘，或为上气咳逆，为气结寒热，或腹痛，此药温能除寒，甘能补中，中气足，心得补，诸证无不瘳矣。惊悸属心虚，得(紫石英)镇坠之力而心气有以镇摄，即重以去怯之义也。其主女子风寒在子宫绝孕无子者，盖女子系胎于肾及心包络，肾肝脏也，虚则风寒乘之而不孕，非得温暖之气，则无以去风寒而资化育之妙。此药填下焦，走肾及心包络，辛温能散风寒邪气，故为女子暖子宫之要药。"

3. 张秉成《本草便读》："紫石英……具温养润泽之功，不可火炼，若一经火煅，则失其温润之性，而有毒烈之祸矣，石药之性悍信哉。"

4. 《国药诠证》："《本经》主治心腹咳逆邪气，以其能寒而收湿也，散寒可以祛邪，收湿可以利气，故能止咳。""《别录》疗心腹痛，甄权养肺气，皆取其散寒利气之效。""气为寒湿所阻则不能畅行，而呈不足之象，是以散寒收湿使气畅血行而可以补不足。风寒留于子宫，则失其运化之力而绝孕，散寒收湿则运化力回复而可有子矣。"

4987 紫竹根 zǐ zhú gēn 《草木便方》

【基原】 为禾本科毛竹属植物紫竹的根茎。

【原植物】 紫竹 Phyllostachys nigra (Lodd. ex Lindl.) Munro [Bambusa nigra Lodd. ex Lindl.] 又名：乌竹《汝南圃史》，黑竹《草木便方》，水竹子《植物名汇》，油竹《湖南药物志》。

高大竹类。竿高 4~10 m，直径可达 5 cm，幼竿绿色，密被细柔毛及白粉，箨环有毛，一年后竿渐呈现紫斑，后全变为紫黑色，竿环与箨环均隆起。末级小枝具 2~3 叶；叶耳不明显；叶片质薄。花枝呈短穗状：佛焰苞 4~6 片；小穗丛扇形；颖 1~3 片；背面上部多少具柔毛；外稃密生柔毛；内稃短于外稃；花药长约 8 mm；柱头3，羽毛状。孕期 4 月下旬。花期 7 月。

我国南、北各地多有栽培，在湖南南部与广西交界处尚可见有野生的紫竹林。

【采收加工】 全年均可采收，晒干。

【药性】《重庆草药》:"味辛、淡,性平,无毒。"

【功用主治】 祛风除湿,活血解毒。主治风湿热痹,筋骨酸痛,经闭,癥瘕,狂犬咬伤。

1.《草木便方》:"除风湿,通关节。治腰脚筋骨酸软痛,疯瘫狗咬。"

2.《重庆草药》:"行气破积,清肝经风热。治气血积滞,包块,停癥、停经。"

3.《湖南药物志》:"解毒利尿,清热除烦。治狂犬病,骨节痛。"

【用法用量】 内服:煎汤,15～30 g。

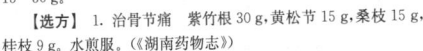

紫竹

【选方】 1. 治骨节痛 紫竹根 30 g,黄松节 15 g,桑枝 15 g,桂枝 9 g。水煎服。(《湖南药物志》)

2. 治闭经 紫竹 18 g,丹参 15 g。水煎服。(《安徽中草药》)

3. 治狂犬病 黑竹根 60 g,白花紫胡 30 g,搜山虎 30 g。熬水服。(《重庆草药》)

4988 紫苏子 zǐ sū zǐ 《药性论》

【异名】 苏子(《本草经集注》),黑苏子(《饮片新参》),铁苏子(《江苏省植物药材志》),任子(河北、甘肃)。

【基原】 为唇形科紫苏属植物紫苏和野紫苏的果实。

【原植物】 参见"紫苏叶"条。

【采收加工】 秋末果实成熟时采收,晒干。

【药材】 紫苏子 Perillae Fructus 主产于湖北、河南、山东、江西、浙江、四川、河北、黑龙江等地,以湖北产量较大。

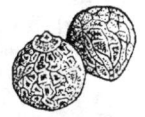

紫苏子(果实)外形

性状 小坚果卵圆形或类球形,直径约 1.5 mm。表面灰棕色或灰褐色,有微隆起的暗紫色网状花纹,基部稍尖,有灰白色点状果梗痕。果皮薄而脆,易压碎。种子黄白色,种皮膜质,子叶 2 枚,类白色,有油性。压碎有香气,味微辛。

鉴别 (1)果实横切面:外果皮被角质层。中果皮为 2～3 列薄壁细胞,有维管束散在,其内为 1 列色素细胞,表面观呈多角形,棕色,其下为 1 列内果皮异形石细胞,石细胞顶端有 8～10 个柱状突起,外壁有圆锥状突起,孔沟细窄,木化。果皮的内表皮细胞壁微木化,有密集的小单纹孔。果皮外层为 1 列壁呈条纹或网纹增厚的细胞,表面观圆形或椭圆形,有2～3 列薄壁细胞。子叶含油滴。

(2)取本品粉末 2 g,加乙醚 20 ml,温浸 0.5 小时后滤过。取乙醚提取液 2 ml,置玻璃皿上,室温挥去乙醚,将残渣与无水硫酸钠 1～2 粒直接加热,产生气泡并有刺激性特臭的白色气体(丙烯醛)(检查油脂类化合物)。

(3)薄层色谱:取本品粉末 200 g,置沙氏提取器中,用石油醚(30～60 ℃)加热回流 8 小时,放冷,回收石油醚将总出。取油 2 g,加 0.5 mol/L 氢氧化钾乙醇液 80 ml,加热回流 1 小时,冷后回收乙醇,加水 100 ml,用乙醚振摇除去杂质(25 ml×4 次),水层加 6 mol/L 盐酸 40 ml,再用乙醚提取(25 ml×4 次)用水洗除杂质(25 ml×4 次),加无水硫酸钠脱水,回收乙醚,加 2% 浓硫酸-甲醇(1:5)30 ml 回流 2 小时,加水 60 ml,用石油醚提取(25 ml×4 次),回收石油醚得脂肪酸甲酯供品样,取亚麻酸甲酯、亚油酸甲酯、棕榈酸甲酯作对照,点样于硅胶 G-10% 硝酸银(AgNO₃)(3:10)板上,以苯展开,用 0.2% 2′,7′-二氯荧光素乙醇液喷雾,

紫外光灯(254 nm)下观察,显相同的黄色斑点。

【成分】 紫苏种子含蛋白质 17%、油 51.7%,油中富含不饱和脂肪酸和亚麻酸(linolenic acid)56.8%,亚油酸(linoleic acid)17.6%。紫苏子含脂类 25.7%,其中包括三酰甘油,二酰甘油,一酰甘油,苷醇,苷醇酯,结合脂及游离脂肪酸。结合脂中包含卵磷脂(lecithin),溶血卵磷脂(lysolecithin),单半乳糖基甘油二酯(monogalactosyldiglyceride),脑苷脂(cerebroside),脑磷脂(cephalin)及磷脂酰丝氨酸(phosphatidylserine)。甾醇中主要为 β-谷甾醇(β-sitosterol)及豆甾醇(stigmasterol)。脂类的脂肪酸组成主要为十八碳三烯酸,此外为十八碳二烯酸,十八碳一烯酸,十六碳酸及十八碳酸。种子还含栗木甾酮(castasterone)。

【药理】 1. 抗癌作用 给以 7,12-二甲基苯并蒽和 1,2-二甲基肼诱发的乳腺瘤、结肠瘤和肾母细胞瘤的大鼠喂饲含 10%紫苏油(富含 α-亚麻酸)的饲料有抗癌作用。

2. 其他作用 给易于中风的自发性高血压大鼠喂紫苏油可延长其存活率,使生存时间加长。紫苏油还可提高大鼠学习能力。

毒性 紫苏油 2.3～15.5 g/kg 喂牛,可产生非典型间质性肺炎,但紫苏在霜冻期后则无此毒性。

【炮制】 1. 紫苏子 取原药材,除去杂质,洗净,干燥。

2. 炒紫苏子 取净紫苏子置锅内,用文火炒至有爆裂 声逸出香气时,取出放凉。

3. 蜜紫苏子 取炼蜜用适量开水稀释后,加入净紫苏子拌匀,闷透,置锅内,用文火炒至深棕色,不粘手为度,取出放凉。蜜紫苏子偏于润肺止咳。

4. 紫苏子霜 取净紫苏子炒至曝裂,取出碾碎,用洁布或吸油纸包裹,压榨去油,至油几净,手捏松散成粉,取出研细。紫苏子霜用于脾虚患者。

饮片性状 紫苏子参见"药材"项。炒紫苏子形如紫苏子,外表灰褐色,有细小爆裂口,具焦香气。蜜紫苏子外表深棕色,有细裂口,具蜜香气,味微甜。紫苏子霜为灰白色的粗粉末,气微香。

贮干燥容器内,蜜紫苏子密闭,置阴凉干燥处,防蛀,防潮,紫苏子霜,置石灰罐内。防蛀。

【药性】 辛,温。入肺、大肠经。

1.《别录》:"味辛,温。"

2.《宝庆本草折衷》:"味辛,甘,平,无毒。"

3.《药品化义》:"味微辛,性温。能降。性气与味俱略厚。入肺经。"

4.《本草再新》:"入肝、肾二经。"

【功用主治】 降气,消痰,平喘,润肠。主治痰壅气逆,咳嗽气喘,肠燥便秘。

1.《别录》:"主下气,除寒中。"

2.《药性论》:"主上气咳逆,治冷气及腰脚中湿风结气。"

3.《日华子》:"主调中,益五脏,下气,止霍乱、呕吐、反胃,补虚劳,肥健人,利大小便,破癥结,消五膈,止嗽,润心肺,消痰气。"

4.《纲目》:"治风顺气,利膈宽肠,解鱼蟹毒。"

5.《本草经疏》:"定喘,消痰,降气。"

6.《本草通玄》:"治蛇犬伤。"

【用法用量】 内服:煎汤,5～10 g;或入丸、散。

【宜忌】 肺虚咳嗽、脾虚便溏者禁服。

1.《医学入门》:"脾胃气虚常泄者禁用。"

2.《本经逢原》:"性主疏泄,气虚久嗽,阴虚喘逆,脾虚便溏者皆不可用。"

【选方】 1. 治小儿久咳嗽,喉内痰声如拉锯,老人咳嗽吼喘 苏子一钱,八达杏仁一两(去皮、尖),年老人加白蜜二钱。共为末,大人每服三钱,小儿服一钱,白滚水送下。(《滇南本草》苏子散)

2. 治气喘咳嗽,食痞兼痰 紫苏子、白芥子、萝卜子。上三

味，各洗净，微炒，击碎，看何证多，则以所主者为君，余次之，每剂不过三钱，用生绢小袋盛之，煮作汤饮，随甘旨，代茶水啜用，不宜煎熬太过。若大便素实者，临服加熟蜜少许，若冬寒，加生姜三片。(《韩氏医通》三子养亲汤)

3. 治积痰宿滞　真苏子(微焙)一两，白芥子(微焙)一两，韭菜子(微焙)一两。上共研为末，用河水三碗煎一碗，如稀粥样，带热服下，候腹中声响，大解去积痰宿滞为验。(《医学正印》三子散)

4. 治大便不通者　紫苏子(去皮研)、橘皮(洗)各二两，知母一两。上为末，用生姜汁调成稀膏，于重汤上煮，不住手搅。候可，丸如梧桐子大。蜜汤下三十粒。(《全生指迷方》)

5. 治脚气及风寒湿痹，四肢挛急，脚肿不可践地　紫苏子二两。杵碎，水二升，研取汁，以苏子汁煮粳米二合作粥，和葱、豉、椒、姜食之。(《圣惠方》)

6. 治梦遗　苏子一升。炒为末，酒调方寸匕，日再服。(《外台》)

【临床报道】 1. 治疗顽固性咳嗽　取紫苏子、白芥子、莱菔子三药，按比例组合，制成糖浆。每日上下午各服 10 ml，7 日为 1 个疗程。共观察 40 例，结果：全部有效，其中显效(服药 3～5 日咳嗽停止，自觉症状消失)25 例，有效(服 3～5 日，咳嗽明显减轻，第二疗程结束，咳嗽基本消失)15 例。观察发现患者服药后气喘减轻，止咳效果快，痰易咯出，无其他不良反应。

2. 治疗恶性肿瘤化疗引起的胃肠道反应　用苏子黄连汤，方由苏子 15 g，黄连 30 g 组成，水煎 500 ml，于患者出现恶心、呕吐时频频呷服。共治疗 31 例，结果：完全控制(完全无呕吐)者 25 例，部分控制(每日仅呕吐 1～2 次)者 4 例，减轻(每日呕吐 3～5 次)者 3 例，余 3 例无效(每日呕吐次数仍在 6 次以上)。总有效率 82.8%。

3. 治疗肠道蛔虫病　取生紫苏子捣烂或咬碎嚼食，每次用量，4～10 岁 20～50 g；成人 50～70 g，每日 3 次，空腹服。连服 3 日(多吃数日亦可)。若蛔虫引起胃痛、胆绞痛及呕吐者，用花椒 3 g，米醋 250 ml，熬水，稍温后一次顿服，待蛔安痛止，再吃紫苏子。共治疗 100 例，结果服药后排出蛔虫者 92 例，排出最少者 2 条，最多者 147 条。

【各家论述】 1.《本草述》刘若金："每言苏子下气之功胜于叶者。盖叶、茎、子俱能和气，但叶则和而散，茎则和而通，子乃和而降，用者其细审之。"

2.《药品化义》贾所学："苏子主降，味辛气香主散，降而且散，故专利郁痰。咳逆则气升，喘急则肺胀，以此下气定喘。膈热则痰壅，痰结则闷痛，以此豁痰散结。《经》云：膻中为上气海。如气郁不舒及风寒客犯肺经，久遏不散，则邪气与真气相持，致饮食不进，痰嗽发热，似弱非弱，以此清气开郁，大为有效。"

3.《本草汇》郭佩兰："苏子，散气甚捷，最能清利上下诸气，定喘痰有功，并能通二便，除风寒湿痹。若气虚而胸满者，不可用也，或同补剂兼施亦可。"

4.《本经逢原》张石顽："诸香皆燥，惟苏子独润，为虚劳咳嗽之专药。性能下气，故胸膈不利者宜之，与橘红同为除喘定嗽、消痰顺气之良剂。"

5.《医林纂要》汪绂："苏子功用略同紫苏茎叶，能润心舒肺，下气消痰，除咳定喘，利膈宽肠，温中止痛，凡用子用仁，皆有润意，辛尤润。肺过敛，则气上而不行，辛泻肺，则敛者开而气顺矣。凡下气者，言顺气也，气顺则膈利，宽肠亦以其润而降也。"

4989 紫苏叶 zǐ sū yè (《药性论》)

【异名】 苏(《别录》)，苏叶(《本草经集注》)，紫菜(《植物名实图考》)。

【基原】 为唇形科紫苏属植物紫苏和野紫苏的叶或嫩枝叶。

【原植物】 1. 紫苏 *Perilla frutescens* (L.) Britt. var. *arguta* (Benth.) Hand.-Mazz.　又名：桂荏(《尔雅》)，赤苏(《肘后方》)。

一年生草本，高 30～200 cm。具特殊芳香气。茎直立，钝四棱形，多分枝，紫色、绿紫色或绿色，密被长柔毛。叶对生；具叶柄；叶片阔卵形、卵状圆形或卵状三角形，边缘具粗锯齿，叶下面有细油腺点；侧脉 7～8。轮伞花序，由 2 花组成偏向一侧成假总状花序，顶生和腋生；花萼钟状；花冠唇形，白色或紫红色；雄蕊 4，2 强；雌蕊 1，子房 4 裂。小坚果近球形，灰棕色或褐色，具网纹。花期 6～8 月，果期 7～9 月。

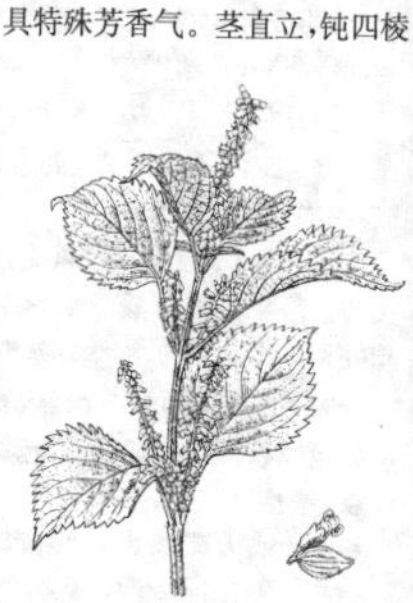

紫　苏

全国各地广泛栽培。

2. 野紫苏 *P. frutescens* (L.) Britt. var. *purpurascens* (Hayata) H. W. Li [*P. frutescens* (L.) Britt. var. *acuta* (Thunb.) Kudo]　又名：野生紫苏(《中国植物志》)。

此变种与紫苏的区别在于：果萼小，下面被疏柔毛，具腺点；茎被短柔毛；叶较小，卵形，两面被疏柔毛。小坚果较小，土黄色。花期 6～8 月，果期 7～9 月。

生于山地、路旁、村边或荒地，亦有栽培。分布于华东、华南、西南及河北、山西、陕西、台湾等地。

以上植物的茎(紫苏梗)、果实(紫苏子)、宿萼(紫苏苞)、根及近根的老茎(苏头)亦供药用，另设专条。

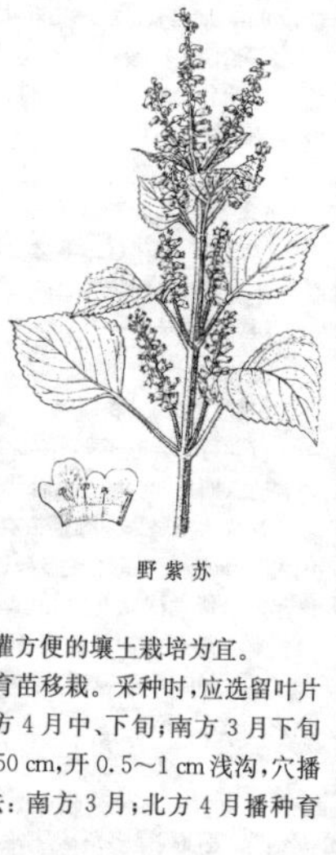

野紫苏

【栽培】 喜温暖、湿润气候，在阳光充足的环境下生长旺盛，产量较高。以疏松、肥沃、排灌方便的壤土栽培为宜。

繁殖方法　种子繁殖，直播和育苗移栽。采种时，应选留叶片两面均是紫色的作种。直播法，北方 4 月中、下旬；南方 3 月下旬播种。条播、穴播均可。条播行距 50 cm，开 0.5～1 cm 浅沟，穴播行株距 30 cm×50 cm。育苗移栽法：南方 3 月；北方 4 月播种育苗，5 月上旬移栽。

田间管理　生长期注意间苗、补苗，每穴留苗 2～3 株。中耕除草、追肥 2～3 次，干旱时浇水，雨季则应排水。

病虫害防治　病害有斑枯病，发病初期用代森锰锌 70% 胶悬剂干粉喷粉防治。锈病发病初期可喷 25% 粉锈宁 1 000 倍液防治。虫害有银纹夜蛾，可用 90% 晶体敌百虫 100 倍液，应在采叶后进行。

【采收加工】 7～9 月，枝叶茂盛时收割，摊在地上或悬于通风处阴干，干后将叶摘下即可。

【药材】 紫苏叶 *Perillae Folium*　主产于湖北、河南、四川、江苏、广西、广东、浙江、河北、山西等地，以湖北、河南、四川、山东、江苏等地产量大，广东、广西、湖北、河北等地所产者品质佳。

性状　叶片多皱缩卷曲、破碎，完整者展平后呈卵圆形，长 4～11 cm，宽 2.5～9 cm。先端长尖或急尖，基部圆形或宽楔形，边缘具圆锯齿。两面紫色或上表面绿色，下表面紫色，疏生灰白色毛，下表面有多数凹点状的腺鳞。叶柄长 2～5 cm，紫色或紫绿色。质脆。带嫩枝者，枝的直径 2～5 mm，紫绿色，断面中部有髓。气清香，味微辛。

鉴别　(1) 叶表面观：上表皮细胞垂周壁波状弯曲，外壁角质层纹理呈断续波状;下表皮细胞较小,垂周壁波状弯曲,角质层纹理不明显。两面均有腺鳞和腺毛,以下表面为多,腺鳞的腺头扁圆形,4~8细胞,直径44~104 μm,单细胞;腺毛腺头1~2细胞,柄单细胞。非腺毛1~7细胞,平直或弯曲,长80~980 μm,基部直径30~100 μm。气孔直轴式,下表皮较多。

(2)本品作叶的表面制片,表皮细胞中某些细胞内含有紫苏色素,滴加10%盐酸溶液,立即显红色;或滴加5%氢氧化钾溶液,即显鲜绿色,后变为黄绿色。

(3)薄层色谱:取本品粗粉0.7 g,置500 ml圆底烧瓶中,加水250 ml,混匀,连接挥发油测定器,自测定器上端加水至刻度,并溢流入烧瓶为止,再加石油醚(60~90℃)1.5 ml,连接回流冷凝管,加热至沸,保持微沸2小时,放冷,分取石油醚层作为供试品溶液。点于硅胶G薄层板上,① 以苯-乙酸乙酯(95:5)为展开剂,用芳樟醇和紫苏醛作对照品;② 以己烷作展开剂,用L-柠檬烯和α-蒎烯作对照品,展开,展距16.5 cm,取出,晾干,喷以5%香草醛浓硫酸后,于80℃烘烤5分钟,供试品色谱中,在与对照品色谱相应的位置上,显相同颜色的斑点。

【成分】 1.紫苏 叶含挥发油:紫苏醛(perillaldehyde)、柠檬烯(limonene)、α-丁香烯(β-caryophyllene)、α-香柑油烯(α-bergamotene)及芳樟醇(linalool)等。还含紫苏醇-β-D-吡喃葡萄糖苷(perillyl-β-D-glucopyranoside)、紫苏苷(perilloside)B、C及1,2-亚甲二氧基-4-甲氧基-5-烯丙基-3-苯基-β-D-吡喃葡萄糖苷(1,2-methylenedioxy-4-methoxy-5-allyl-3-phenyl-β-D-glucopyranoside)。地上部分含紫苏酮(perillaketone)、异白苏烯酮(isoegomaketone)、白苏烯酮(egomaketone)、紫苏烯酮(perillaketone)、亚麻酸乙酯(ethyllinolenate)、亚麻酸(linolenic acid)及β-谷甾醇(β-sitosterol)等。

野紫苏 叶含挥发油:异戊basic-3-呋喃甲酯(isoamyl-3-furylketone)即紫苏酮2,4-二硝基苯肼(2,4-dinitrophenylhydrazone)、左旋紫苏醛、二氢紫苏醇(dihydroperillalcohol)、α-蒎烯(α-pinene)、β-蒎烯(β-pinene)、莰烯(camphene)、右旋柠檬烯、左旋樟脑、薄荷酮(menthone)、薄荷醇(menthol)、丁香油酚(eugenol)、莳萝油脑(dillapiol)、榄香脂素(elemicin)、β-丁香烯、香荆芥酚(elsholtziaketone)、异白苏烯酮、白苏酮、白苏酮(naginataketone)、对聚伞花素(p-cymene)、肉豆蔻醚(myristicin)、苯甲醛(benzaldehyde)、1-(3-呋喃基)-3-甲氧基-4-甲-1-戊酮〔1-(3-furyl)-3-methoxy-4-methyl-1-pentanone〕、紫苏苷(perillosside)E等。还含高山黄芩苷(scutellarin)、新西兰牡荆苷Ⅱ(vicenin, vicenin-2)、5, 3′, 4′-三羟基黄酮-7-(2-O-β-D-葡萄糖醛酸酯)-β-D-葡萄糖醛酸苷〔[7-(2-O-β-D-glucuronyl)-β-D-glucuronyloxy]-5, 3′, 4′-trihydroxyflavone〕、(R)-苯乙腈-2-2-O-β-D-吡喃葡萄糖基-β-D-glucopyranosyl-β-D-glucopyranosyloxy)-phenylacetonitrile〕、野樱苷(prunasin),即(R)-苯乙腈-2-2-O-β-D-吡喃葡萄糖苷〔(R)-2-O-β-D-glucopyranosyloxyphenylacetonitrile〕、迷迭香酸(rosmarinic acid)、咖啡酸(caffeic acid)、(Z, E)-2-(3, 4-二羟基苯基)-乙烯咖啡酸酯〔(Z, E)-2-(3, 4-dihydroxyphenyl)-ethenylca ffeate〕、(Z, E)-2-(3, 5-二羟基苯基)-乙烯咖啡酸酯〔(Z, E)-2-(3, 5-dihydroxyphenyl)-ethenylcaffeate〕、豆甾醇(stigmasterol)、β-谷甾醇(β-sitosterol)、菜油甾醇(campesterol)及锌、铁、铜、铬、镍、锰、钴、锡、钙等多种无机元素。

【药理】 1.对胃肠道的作用 紫苏叶水煎剂灌胃对CCl_4吸入引起的大鼠小肠黏膜绒毛的损伤有改善作用。紫苏中的紫苏酮灌胃能促进小鼠小肠蠕动。紫苏酮体外松弛小鼠空肠纵行肌,对环状肌则增强其自主性运动,可兴奋小肠环状肌而促进肠内容物通过小肠。

2.对凝血系统的影响 紫苏注射液收缩蟾蜍肠系膜微动脉口径。去鞣酸紫苏和去离子紫苏也收缩小鼠微血管,这种收缩血管作用不为α-受体阻断剂所阻断。但紫苏注射液体外又能延

长大鼠、家兔的凝血时间,其机制可能与抑制血小板功能有关。

3.抗过敏、止痒作用 紫苏糖肽体外抑制大鼠致敏肥大细胞释放组胺,腹腔注射抑制小鼠Ⅰ型变态反应。经口给予紫苏提取物抑制小鼠因化合物48/80诱发的抓痒动作,抑制化合物48/80刺激所致组胺从腹腔内细胞的游离。

4.镇静作用 野紫苏水提取物或紫苏醛灌胃,延长环己巴比妥的睡眠时间;水提取物灌胃,减少大鼠的运动量。野紫苏甲醇提取物延长环己巴比妥催眠作用的有效成分为莳萝油脑和肉豆蔻醚。

5.抗抑郁作用 野紫苏叶水提物灌胃在小鼠强迫游泳实验中有抗抑郁作用,其中的有效成分迷迭香酸灌胃或腹腔注射液有抗抑郁作用,且不影响小鼠自发活动。迷迭香酸的代谢产物咖啡酸腹腔注射也有抗小鼠抑郁作用。迷迭香酸、咖啡酸腹腔注射还有抗小鼠恐惧性压力紧张的作用。

6.抗微生物作用 紫苏水浸液、水煎液和乙醇提取液对白念珠菌、新型隐球菌以及红色毛癣菌、石膏样小孢子癣菌、絮状表皮癣菌有抑制效果。紫苏挥发油对红色毛癣菌等也有效。并能抑制超氧阴离子的生成。

7.其他作用 野紫苏叶水提物或紫苏酮抑制由刺激蛙坐骨神经诱发的动作电位,可使蜗牛食管下神经节类奋性细胞的自发性动作电位消失;静脉注射,抑制刺激猫上喉头神经引起的喉头神经反射。野紫苏叶中提取的咖啡酸能有黄嘌呤氧化酶抑制作用。紫苏的提取液对TNF-α等刺激的肾小球膜细胞增殖抑制作用。迷迭香酸对乙酰佛波醇酯的刺激也显示肾小球膜细胞增殖抑制作用,可能在蛋白激酶C的下游发挥作用。野紫苏叶醇提中的三萜酸类物质能抑制小鼠TPA诱导的炎症,抑制TPA诱导的EB病毒早期抗原的激活。其中的成分体内还抑制小鼠DMBA激发和TPA促进的肿瘤。

毒性 紫苏酮小鼠腹腔注射的LD_{50}为13.6 mg/kg,灌胃为78.9 mg/kg。

【炮制】 取原药材,除去杂质及老梗,或喷淋清水,稍润,切宽丝,晒干。

饮片性状 紫苏叶为不规则的丝片状,多皱缩卷曲、破碎,边缘具圆锯齿,两面紫色,或上表面绿色下表面紫色,疏生灰白色柔毛,质脆。时有嫩茎小段,呈方形,紫绿色,切面中部有白髓。气清香,味微辛。

贮干燥容器内,置阴凉干燥处。

【药性】 辛、温。归肺、脾、胃经。

1.《别录》:"味辛,温。"

2.《宝庆本草折衷》:"味辛、甘,平。"

3.《滇南本草》:"入脾、肺二经。"

4.《本草经疏》:"入手少阴、太阳、足阳明经。"

5.《本草汇解》:"入足厥阴肝经、手太阴肺经。"

【功用主治】 散寒解表,行气化痰,安胎,解鱼蟹毒。主治风寒表证,咳嗽痰多,胸腹胀满,恶心呕吐,腹痛吐泻,胎气不和,妊娠恶阻,食鱼蟹中毒。

1.《别录》:"主下气,除寒中。"

2.《日华子》:"补中益气。治心腹胀满,止霍乱转筋,开胃下食,并(治)一切冷气,止脚气,通大小肠。"

3.《本草图经》:"通心经,益脾胃。"

4.《履巉岩本草》:"止血疮出血,疗痔疾,煎汤洗之。"

5.《滇南本草》:"发汗,解伤风头痛,定吼喘,下气,宽膨,消胀,消food。"

6.《纲目》:"解肌发表,散风寒,行气宽中,消痰利肺,和血,温中,止痛,定喘,安胎,解鱼蟹毒,治蛇犬伤。"

7.《本经逢原》:"能散血脉之邪。"

8.《医林纂要》:"补肝,泻肺,舒气,行血,祛风,散寒,肝之

药也。"

【用法用量】　内服：煎汤，5～10 g。外用：捣敷、研末掺或煎汤洗。

【宜忌】　阴虚、气虚及温病者慎服。

1.《纲目》："李廷飞曰：不可同鲤鱼食，生毒疮。"

2.《本草经疏》："病属阴虚，因发寒热或恶寒及头痛者，慎毋投之，以病宜敛宜补故也。火升作呕者亦不宜。"

3.《药性切用》："气虚者禁用。"

【选方】　1. 治卒得寒冷上气　干苏叶三两、陈橘皮四两，酒四升煮取一升半，分为再服。（《肘后方》）

2. 治咳逆短气　紫苏茎（锉）一两，人参半两。上二味，粗捣筛，每服三钱匕，水一盏，煎至七分，去滓，温服，日再。（《圣济总录》紫苏汤）

3. 治吐乳　紫苏、甘草、滑石等分，水煎服。（《慎斋遗书》）

4. 治噎膈病吐逆，饮食不进　紫苏叶二两，白蜜、姜汁各五分，和匀，微火煎沸。每服半盏，空心细呷。（《寿世青编》紫蜜煎）

5. 治妊娠犯伤寒　紫苏、黄芩（酒炒）、白术（土炒）各钱半，甘草一钱，葱、姜引。（《医方一盘珠》四味紫苏和胎饮）

6. 治脚气冲心，闷乱不识人事，呕逆不下饮食　紫苏茎叶一两半，吴茱萸（汤浸去涎、炒黄）、橘皮（汤浸去白瓤、焙）各一分。上捣筛。每服三钱，水一盏，煎至七分，去滓，入童子小便一合，温服。（《普济方》紫苏饮）

7. 治水气虚肿，小便赤涩　陈皮（去白）一两，防己、木通、紫苏叶各五钱。上为末，每服二钱，姜三片。水煎，食前服。（《赤水玄珠》香苏散）

8. 治恶疮、疥癣　以大苏叶研细，晷敷。（《普济方》）

9. 治金疮出血　嫩紫苏叶、桑叶，同捣贴之。（《永类钤方》）

【临床报道】　治疗宫颈出血（活检出血、宫颈癌出血、囊肿穿刺出血、冰冻治疗后出血、外伤及药物灼伤出血等）　将紫苏叶制成水提液（每1 ml含原生药2 g），分装成5 ml安瓿密封消毒备用。并以此制成止血纸或止血棉球（或纱布）。1 g纸浸润5 ml紫苏注射液，一次浸润后，再以60 ℃烤箱烘干，烘干时间为24～30小时；止血棉球（或纱布）则以无菌棉球（或纱布）充分浸润紫苏注射液即可。使用时可直接将本止血剂贴附出血处，一般不需用纱布填塞。共治108例，结果：显效（止血时间≤15分钟）58例，良效（止血时间≤30分钟）22例，有效（止血时间≤60分钟）6例，总有效22例，总有效率为79.63%。

【各家论述】　1.《本草要略》："紫苏，性热能散上膈及在表寒邪，以其性轻浮也。东垣言其下气者，由其性热而散，为能散气故耳。"

2.《本草汇言》："（紫苏）一物有三用焉：如伤风伤寒，头疼骨痛、恶寒发热，肢节不利、或脚气、疝气，邪在表者，苏叶可以散邪而解表。气郁结而中满痞满，胸膈不利、或胎气上逼，腹胀胀痛者，苏梗可以顺气而宽中。或上气喘逆，或咳嗽下气，痰火奔迫，苏子可以降火而清痰。三者所用不同，法当详之。""紫苏、散寒气，清肺气，宽中气，安脂气，下结气，化痰气，乃治气之神药也。气郁者疏也，舒畅松杂之谓也。"

3.《药品化义》："紫苏叶，叶属阳，为发生之物。辛温能散，气薄能通，味薄发泄，专解肌表气，疗伤风伤寒，及疟疾初起，外感霍乱，湿热脚气，凡属表证，放邪气出路之要药也。"

4.《本草乘雅半偈》："（紫苏）致新推陈之宣剂、轻剂也。故主下气者，可使之宣发；气上者，可使之宣播。叶则偏于宣发，茎则偏于宣通，子则兼而有之，而性稍缓。"

5.《长沙药解》："苏叶辛散之性，善破凝寒而下冲逆，扩胸腹而消胀满，故能行痞塞之证而通经达脏，发散风寒，双解中外之药也。"

6.《萃金裘本草述录》："气上者能宣摄，气下者能宣发。紫苏

主治，在脚气为多。凡病于气之壅胀者，所因不一，然无不由于气之不能归元也。人身之阴本于下，其升也阴中之阳引之；人身之阳畅于上，其降也阳中之阴引之。紫苏味辛入肺，色紫入心，心肺合而气化，则气自得归元矣。"

7.《本草正义》："紫苏，芳香气烈。外开皮毛，泄肺气而通腠理；上则通鼻塞，清头目，为风寒外感灵药；中则开胸膈，醒脾胃，宣化痰饮，解郁结而利气滞。"

4990　紫苏苞 zǐ sū bāo 《本经逢原》

【基原】　为唇形科苏属植物紫苏和野紫苏等的宿萼。

【原植物】　参见"紫苏叶"条。

【采收加工】　秋季将成熟果实打下，留取宿存果萼，晒干。

【功用主治】　解表。主治血虚感冒。

《本经逢原》："亡血家大虚，及妊妇产妇发散，用紫苏苞最佳，取其气味比重皆淳，而无过汗伤中之患也。"

【用法用量】　内服：煎汤，3～9 g。

4991　紫苏梗 zǐ sū gěng 《本草蒙筌》

【异名】　紫苏茎（《雷公炮炙论》），苏梗（《药品化义》），紫苏枝茎、苏茎（《侣山堂类辨》），紫苏杆（《湖南药物志》），紫苏草（《江苏省植物药材志》）。

【基原】　为唇形科苏属植物紫苏或野紫苏的茎。

【原植物】　参见"紫苏叶"条。

【采收加工】　9～11月采收，割取地上部分，除去小枝、叶片、果实，晒干。

【药材】　紫苏梗 Perillae Caulis　主产于江苏、河南、浙江、山东、湖北、四川等地。

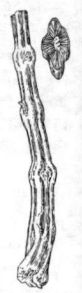

紫苏梗（茎）
外形及饮片

性状　茎呈方柱形，四棱钝圆，长短不一，直径0.5～1.5 cm。表面紫棕色或暗紫色，四面有纵沟及细纵纹，节部稍膨大，有对生的枝痕及叶痕。体轻，质硬而脆，断面裂片状。切片厚2～5 mm，常呈斜长方形，木部黄白色，射线细密，呈放射状，髓部白色，疏松或脱落。气微香，味淡。

鉴别　茎横切面：茎呈圆角状四方形。表皮细胞切向延长，外壁被角质层，幼茎有较多的非腺毛、腺毛和腺鳞。非腺毛4～8细胞，腺毛头部细胞1～2细胞；腺鳞直径约56 μm。皮层较薄，外侧有厚角细胞，角隅处较多。中柱鞘纤维断续排列成环。韧皮部窄。形成层环明显。木质部导管径向排列。髓部较大。

【成分】　紫苏地上部分含紫苏酮（perillaketone），异白苏烯酮（isoegomaketone），白苏烯酮（egomaketone），紫苏烯（perillene），亚麻酸乙酯（ethyllinolenate），亚麻酸（linolenic acid）及 β-谷甾醇（β-sitosterol）。

【药理】　1. 孕激素样作用　紫苏梗注射液腹腔注射，使小鼠子宫内膜碳酸酐酶的活性剂量相关性增加，作用与孕酮相似，其治疗先兆流产及安胎的机制也与孕酮相同。紫苏梗也能使小鼠子宫内膜增厚，促进子宫内膜腺体的增生。

2. 其他作用　野紫苏梗中的成分体外抑制1型环加氧酶活性。

【炮制】　取原药材，除去杂质，稍浸，润透，切厚片，干燥。

饮片性状　紫苏梗为类方形厚片，表面黄白色，有细密的放射状纹理，髓部白色，疏松或脱落。周边紫棕色或暗紫色。体轻，质硬。气微香，味淡。

贮干燥容器内，置阴凉干燥处。

【药性】　辛，温。归脾、胃、肺经。

1.《药品化义》："味甘微辛，性微温。能升能降。性气与味俱

薄。入脾、胃、肺三经。"

2.《本草崇原》:"辛,平。"

【功用主治】 理气宽中,安胎,和血。主治脾胃气滞,脘腹痞满,胎气不和,水肿脚气,咯血吐衄。

1.《本草图经》:"宣通风毒。"

2.《宝庆本草折衷》:"止霍乱转筋,破瘕痞结气,治四肢挛急。"

3.《明医指掌》:"利周身,气滞最好。"

4.《医学入门》:"治风寒湿痹,及筋骨疼痛,脚气。"

5.《本草崇原》:"主宽中行气,消饮食,化痰涎。治噎膈反胃,止心腹痛。"

6.《得配本草》:"疏肝,利肺,理气,和血,解郁,止痛,定嗽,安胎。"

【用法用量】 内服:煎汤,5~10 g;或入散剂。

【选方】 1. 治伤寒及温病瘥后,起早及饮食多,致劳复 紫苏茎叶(锉)一两,生姜(切)半两,豉一合。上三味,用水二盏半,煎至一大盏,去滓。食前温服,日二服。(《普济方》紫苏饮)

2. 治上气暴咳 紫苏茎叶二升,大豆一升。上二味,以水四升煮大豆,次下紫苏,煮取一升五合。分为三服,昼二夜一。(《外台》)

3. 治孕妇胎气不和、胸闷恶心 苏梗、半夏各9g,生姜3片,陈皮5g。水煎服。[《中医中药与临床研究》1986,(3):47]

4. 治脚气,上气不止 紫苏茎三分(两),白前一两,桑根白皮二两(锉)。上件药,捣粗罗为散。每服四钱,以水一中盏,入生姜半分,煎至六分,去滓,不计时候,温服。(《圣惠方》)

5. 治吐血、衄血 阴干苏一斗三升(锉),紫苏茎一升。上散。新汲水一碗,取七分,乘热调生蒲黄二钱,旋服。仍以大蒜两颗煨熟,捣烂,贴敷两脚心,少顷,自觉胸中有蒜气,其血立止。若下部出血,可以煨蒜敷两掌心。(《直指方》茅花汤)

【各家论述】 1.《药品化义》贾所学:"苏梗,能使郁滞上下宣行,凡顺气诸品惟此纯良。其性微温,比枳壳尤缓。病之虚者、宽胸利膈,疏气而不迅下。入安胎饮,顺气养阴,入消胀汤,宽虚肿满。"

2.《侣山堂类辨》张隐庵:"紫苏枝茎能通血脉,故易思兰先生常用苏茎通十二经之关窍,治咽膈饱闷,通大小便,止下利赤白。予亦常用香苏细茎,不切断,治үุ肾食膈,吐血下血,多奏奇功。盖食气入胃,散精于肝,淫气归心,肝主血而心主脉,血脉疏通,则食欲自化。《经》云:阳络伤则吐血,阴络伤则下血,通其络脉,使血有所归,则吐下止。"

4992 紫杜鹃 Zǐ dù juān (《广东省攻克老年慢性支气管炎选编》)

【基原】 为杜鹃花科杜鹃花属植物广东紫花杜鹃的花、叶、嫩枝或根。

【原植物】 广东紫花杜鹃 Rhododendron mariae Hance 又名:岭南杜鹃(《中国树木分类学》),异叶杜鹃(《全国中草药汇编》),土牡丹花(《广西药用植物名录》)。

常绿灌木,高1~3 m。多分枝,幼枝密被红褐色糙伏毛。叶二型,春叶披针形,春叶椭圆状披针形,长3~9 cm,宽2~3 cm,顶端急尖或渐尖,基部楔形;夏叶较小,椭圆形至倒卵形,边缘有睫毛。伞形花序顶生,有花7~15朵,密被有光泽的红棕色糙伏毛;花冠漏斗状,淡紫色或淡紫色,芳香;雄蕊5;子房1,密生细毛。蒴果卵圆形,成熟时褐色或暗褐色,密生长糙伏毛。花期3~4月,果期7~11月。

生于丘陵山地灌木林中。分布于福建、江西、湖南、广东、广西、贵州。

【采收加工】 4~5月间采花、叶、嫩枝,鲜用或阴干;7~9月挖根,切片,鲜用或晒干。

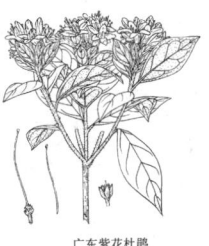
广东紫花杜鹃

【药材】 紫杜鹃 *Rhododendri Mariae Folium seu Flos* 产于广东。

性状 叶片多卷曲,完整者展平后呈椭圆状披针形、椭圆形或倒卵形,长1~9 cm,宽1~3.5 cm,先端急尖,基部楔形,全缘。上面深绿色至灰绿色,有稀疏毛茸,下面淡绿色,散有多数红棕色毛茸。主脉于下面突起,侧脉4~6对,于近叶缘处互相连接。叶柄长4~10 mm,密被黄棕色毛茸。近革质。气微,味微涩。

紫列 叶横切面:上表皮细胞1列,大小不整齐,栅栏细胞1~3列,海绵组织中偶有草酸钙簇晶;叶中部主脉上下表皮具单细胞非腺毛,长26~46 μm,维管束几成环,韧皮部位于木质部外侧,周围纤维组织发达,中央髓部细胞壁厚。主脉下表皮内侧薄壁细胞中散有草酸钙簇晶。

叶表面观:上表皮细胞垂周壁平直。下表皮细胞垂周壁近平直或稍弯曲,气孔密集,不定式。上、下表皮均有多数非腺毛。非腺毛有两种:一种为单细胞毛,长40~300 μm,直径8~12 μm;另一种为多细胞毛,由10余个细胞组成,长300~360 μm,直径30~40 μm,内含红棕色色素。毛基部附近的表皮细胞呈放射状纹理。薄壁组织和海绵组织中散有草酸钙簇晶,直径12~20 μm。

【成分】 叶含黄酮,酚类,有机酸,三萜,多量鞣质及挥发油。叶和嫩枝含黄酮类化合物:槲皮素(quercetin),紫花杜鹃素甲、乙、丙、丁。挥发油中含6种以上的萜类成分。

【药理】 1. 止咳、祛痰、抗气管炎作用 紫杜鹃煎剂、紫杜鹃黄酮与甲素在氨雾引咳法中对小鼠有止咳作用,挥发油的作用较弱。黄酮能使小鼠呼吸道酚红的分泌量增加。给正常家兔腹腔注射黄酮抑制其呼吸频率,对抗尼可刹米的呼吸兴奋作用。二氧化硫致慢性气管炎的大鼠肌内注射紫杜鹃注射液,使气管纤毛-黏液运行速度加快,减少炎症细胞浸润。

2. 其他作用 煎剂、浸膏和挥发油部分对组胺引起的离体豚鼠回肠痉挛性收缩有对抗作用。煎剂及黄酮对离体兔与豚鼠肠管均有抗乙酰胆碱作用。

【药性】 微苦、辛,微温。

1.《广西本草选编》:"根:味微涩。花、叶:味微甘、酸,性温,有毒。"

2.《全国中草药汇编》:"苦,平。"

【功用主治】《广西本草选编》:"化痰镇咳,消肿止痛。主治慢性气管炎,跌打肿痛,对口疮。"

【用法用量】 内服:煎汤,6~30 g;鲜品60 g。外用:鲜品捣敷。

【选方】 1. 治疗慢性气管炎 (紫杜鹃)鲜花或枝叶60 g。水煎,每日分2次,饭后服。(《广西本草选编》)

2. 治跌打痛痛 (紫花杜鹃)根3~6 g。水煎,冲酒服。

3. 治对口疮 紫花杜鹃鲜叶适量。捣烂敷。(2、3方出自《广西本草选编》)

4993 紫青藤 Zǐ qīng téng (《浙江药用植物志》)

【异名】 青藤、常青藤、山黄芪、小叶青(金华《常用中草药单方验方选编》),画眉跳红、铁包金(《浙江药用植物志》),大叶铁包金(《广西药用植物名录》)。

【基原】 为鼠李科勾儿茶属植物牯岭勾儿茶的根和茎藤。

【原植物】 牯岭勾儿茶 *Berchemia kulingensis* Schneid.落叶藤状攀缘灌木,长达3 m。小枝平展,黄色,后变淡褐色。

叶互生;具叶柄,无毛;叶片卵状椭圆形至卵状长圆形,全缘或上半部有波状齿,两面无毛;侧脉7～10对,背脉显著。花两性,排成疏聚伞总状花序,或稀狭聚伞圆锥花序生于顶端;花萼5裂,具极细绒毛;花瓣5,倒卵形;雄蕊5;子房与花盘分离,2室,花柱细短,2叉。核果长圆柱形,红色,熟时紫黑色,宿存的花盘盘状。花期6～7月,果期至翌年4～6月。

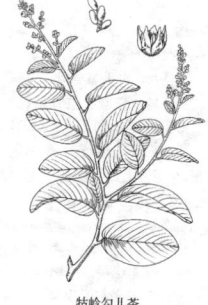

牯岭勾儿茶

生于海拔300～2 150 m的向阳山地、灌丛、林缘、丘陵、山坡路旁。分布于江苏、浙江、安徽、福建、江西、湖北、湖南、广西、四川、贵州。

【采收加工】 5～7月采茎藤,鲜用或切段晒干。秋后采根,鲜用或切片晒干。

【药材】 紫青藤 Berchemiae Kulingensis Radix seu Caulis 产于浙江、江苏等地。

性状 藤茎圆柱形,多分枝,黄褐色或棕褐色,表面光滑,具突起的枝痕,其基部呈类圆形或椭圆形隆起。质极坚硬,难折断,断面不平坦,呈刺状纤维性;中央有类白色小形的髓;木质部占大部分,黄棕色,外周色较浅,黄白色;皮部较薄,易剥离,内表面光滑,具细纵纹。气无,味淡。

【性味】《安徽中草药》:"性温,味酸,微涩。"

【功用主治】 祛风除湿,活血止痛。主治风湿痹痛,产后腹痛,痛经,经闭,外伤肿痛,小儿疳积,蛇蛟咬伤。

1.《天目山药用植物志》:"治关节酸痛,小儿疳积,妇女经闭等症。"

2.《安徽中草药》:"祛风除湿,活血止痛。治风湿骨痛,痛经,跌打肿痛,骨折肿痛。"

3.《浙江药用植物志》:"主治风湿痹痛,肺结核,肝炎,湿疹,毒蛇咬伤。"

【用法用量】 内服:煎汤,15～30 g,大剂量30～90 g。外用:捣敷。

【选方】 1. 治风湿骨痛 勾儿茶60 g,猪蹄1只,甜酒酿1食匙。水煮至肉烂,食肉喝汤。《安徽中草药》

2. 治腰痛 牯岭勾儿茶根120 g,加水500 ml,鸡蛋2个同煮食。《浙江民间常用草药》

3. 治痛经 勾儿茶60 g,猪瘦肉120 g,甜米酒30 g。水煮至肉烂,食肉喝汤。

4. 治跌打肿痛 鲜勾儿茶、鲜韭菜各等量,红糖少许。同捣烂敷伤处,干则更换。(3、4方出自《安徽中草药》)

5. 治小儿疳积 牯岭勾儿茶根加白马骨(茜草科六月雪)根等量。水煎加红枣,冰糖炖服。《天目山用植物志》

4994 紫金龙 zǐ jīn lóng

《云南中草药》

【异名】 豌豆七《云南中草药选》,黑牛膝,川山七《云南中草药》,豌豆跌打、大麻药《云南思茅中草药选》,野豌豆《中国民族药志》。

【基原】 为罂粟科紫金龙属植物紫金龙的根。

【原植物】 紫金龙 Dactylicapnos scandens (D. Don) Hutch. [Diclytra scandens D. Don; Dactylicapnos thalictrifolia Wall.] 又名:藤铃儿草(南药《中草药学》)。

多年生草质藤本。根木质,圆柱形,有纵沟。茎攀缘向上,绿色,有时微带紫色,多分枝,折断有黄红色汁液流出。叶对生;具叶

柄,长4～5 cm;三回三出复叶,羽片多为3,互生,基出脉5～7,全缘。伞房状总状花序与叶对生;花小,淡黄色至白色,先端粉红色或淡紫红色;花瓣4;雄蕊6,合生成2束;子房狭卵形。蒴果卵形或窄卵形,紫红色,浆果状,2瓣裂,先端有宿存花柱。种子黑色,多数,圆形至肾形,外种皮具乳突。花期1～7月,果期8～9月。

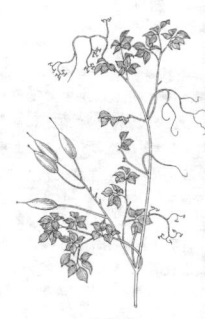

紫金龙

生于阴湿水沟边、洼地、沟谷竹林及杂树林下。分布于广西、四川、云南、西藏等地。

【采收加工】 9～10月采挖,切片,晒干。

【药材】 紫金龙 Dactylicapnotis Radix 主产于云南、四川等地。

性状 根圆柱形,略弯曲,有的有分枝,长5～30 cm,直径0.5～4 cm,根头部稍粗大而扭曲,有数个茎基残留。表面暗灰棕色或暗棕褐色,有明显沟纹。质硬而脆,折断时有粉尘,断面浅灰棕色至暗紫褐色,可见放射状纹理。气微、味苦、微麻。

鉴别 根横切面:最外为落皮层;木栓层为数列含棕色物的木栓细胞。韧皮部除筛管外,均为薄壁细胞。形成层细胞色稍深。木质部导管类圆形,直径20～120 μm。本品薄壁细胞含众多淀粉粒。

【成分】 紫金龙的根含生物碱类:右旋紫堇定(corydine),右旋海罂粟碱(glaucine)。

【药理】 1. 镇痛作用 紫金龙总生物碱灌胃抑制醋酸导致的小鼠扭体反应和甲醛溶液所致小鼠两相疼痛,但对热刺激所致小鼠疼痛无明显镇痛作用。紫金龙总生物碱兼有外周和中枢镇痛作用,可能作用于阿片受体以外的疼痛相关受体。

2. 镇静作用 紫金龙的提取物Ⅰ和紫金龙总碱Ⅱ均减少小鼠自发活动。小鼠腹腔注射提取物Ⅰ在踏板法中有明显抑制活动作用,而对小鼠被动活动无影响(滚棒法)。小鼠腹腔注射Ⅰ和Ⅱ延长巴比妥钠引起的睡眠时间。但Ⅰ和Ⅱ无中枢性肌松作用。

【性味】 苦、辛,凉。有毒。

1.《云南中草药》:"辛、微苦,凉,有毒。"

2.《云南思茅中草药选》:"苦、麻,性寒。"

【功用主治】 清热,止痛,止血。主治神经性头痛,牙痛,胃痛,风湿关节痛等各种痛证,跌打损伤,外伤出血,产后出血不止,崩漏下血及高血压病。

1.《云南中草药》:"止血止痛,清热消炎。"

2.《云南思茅中草药选》:"止血收敛,舒筋络,止痛。治神经性头痛,牙痛,关节痛,胃痛,瘀症。"

3.《全国中草药汇编》:"消炎,镇痛,止血,降压。治各种疼痛,跌打损伤,高血压。外用治外伤出血。"

【用法用量】 内服:煎汤,2～3 g;或切片用开水泡服,3～5 g;研粉冲服,0.5～1.5 g;或泡酒服。外用:研粉撒敷患处。

【宜忌】 孕妇禁服。

1.《全国中草药汇编》:"孕妇忌服。"

2. 南药《中草药学》:"服药时忌食豆类。"

【选方】 1. 治风湿,跌打,劳伤 紫金龙根3～5 g。炖肉或泡酒内服(傣族)。《中国民族药志》

2. 治胃病 紫金龙6 g,白芍、防己各3 g,细辛1.25 g。共研细粉。每服3 g,每日3次。《全国中草药汇编》

3. 治高血压病 紫金龙2 g,竹根9 g。水煎服。《云南中草药》

【临床报道】 1. 治疗外伤疼痛　用紫金龙糖衣片（每片含生药 0.8 g），每次口服 1 片（个别病例 1 次用 3 片），日服 3 次，1 星期为 1 个疗程。治疗外伤疼痛 20 例，其中软组织损伤 5 例，骨折 7 例，腰背肌扭伤 2 例，坐骨神经扭伤 2 例。结果：显效（服药 30 分钟内疼痛消失）2 例，有效（服药后 30～120 分钟内疼痛消失）17 例，无效（服药 120 分钟后疼痛仍不止）1 例。服药时间一日至二个月不等。少数患者有胃不适，食欲减退（6 例），头昏（3 例），心慌（2 例），嗜睡（1 例）等不良反应。但一般过数小时或 1～2 日可自行消失。

2. 治疗偏头痛　口服紫金龙片，每日 2～3 次，每次 1 片（服药期间如有头痛发作倾向，可增至每日 3 次，每次 2～3 片，头痛缓解后服原剂量）。治疗偏头痛 74 例，结果：显效 31 例，有效 38 例，无效 5 例。

4995 紫金沙 zǐ jīn shā（《全国中草药新医疗法展览会资料选编》）

【异名】 岩川（《红河中草药》），踵瓣芹（《全国中草药汇编》），囊瓣芹（《中国高等植物图鉴》）。

【基原】 为伞形科囊瓣芹属植物五匹青的根或全草。

【原植物】 五匹青 *Pternopetalum vulgare* (Dunn) Hand.-Mazz. [*Cryptotaceniopsis vulgaris* Dunn]

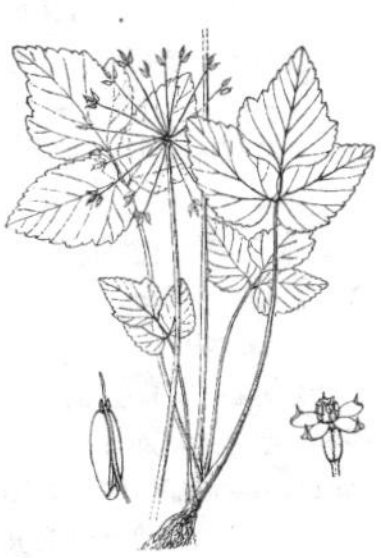

五匹青

多年生草本，高 25～50 cm。根茎细圆锥形，肉质，粗糙，有节。茎管状，中空。基生叶，柄长 10～20 cm，基部有宽膜质叶鞘；叶片轮廓三角状卵形，一至二回三出分裂，裂片纸质，卵形或长卵形，全缘。复伞形花序；伞辐 15～30，近丝状；小伞形花序有花 2～5；花瓣白色至淡紫色，长圆形至倒卵形；花柱基圆锥形，花柱直立。双悬果长卵形，基部宽而圆钝，果棱有丝状细齿，每棱槽内有油管 1～3。花、果期 4～7 月。

生于海拔 1 400～3 500 m 的山谷、沟边、林下阴湿地带。分布于西南及湖北、湖南等地。

【采收加工】 6～7 月采挖，晒干。

【药性】 《全国中草药汇编》："辛，温。"

【功用主治】 《全国中草药汇编》："散寒，理气，止痛。主治胃痛，腹痛，胸胁痛。"

【用法用量】 内服：煎汤，3～9 g；或泡酒、研末。

【选方】 1. 治胃痛、腹痛　紫金沙根、长毛细辛根（乌金草根、美丽细辛）各等量。共研细末，每次用开水或白酒送服 3～6 g，每日 3 次，或单用紫金沙根 3 g 嚼服。（《全国中草药汇编》）

2. 治高热，咳嗽，支气管炎，肺炎　岩川 9 g。水煎服或配方用。（《红河中草药》）

4996 紫金标 zǐ jīn biāo（《云南中草药》）

【异名】 红花紫金标、九节莲、对节兰（《云南中草药》），攀倒甑（《全国中草药汇编》）。

【基原】 为白花丹科蓝雪花属植物小蓝雪花的根。

【原植物】 小蓝雪花 *Ceratostigma minus* Stapf ex Prain　又名：小角柱花（《中国高等植物图鉴》），架棚（《云南植物志》）。

落叶小灌木，高 0.5～1.5 m。老枝红褐色、暗褐色，新枝密被白色或黄白色长硬毛。叶互生，具短柄；叶片倒卵形、匙形或近菱形，两面均被钙质颗粒，边缘具刺毛状睫毛。花密集成小的头状花序，腋生或顶生；苞片不脱落，长圆状卵形；小苞片卵形至长圆状卵形；花萼筒状，5 裂；花冠高脚碟状，筒部紫色，花冠裂片蓝色，5 裂；雄蕊着生于花冠管的下部，花药蓝色至紫色。蒴果，盖裂。花期 7～10 月，果期 8～11 月。

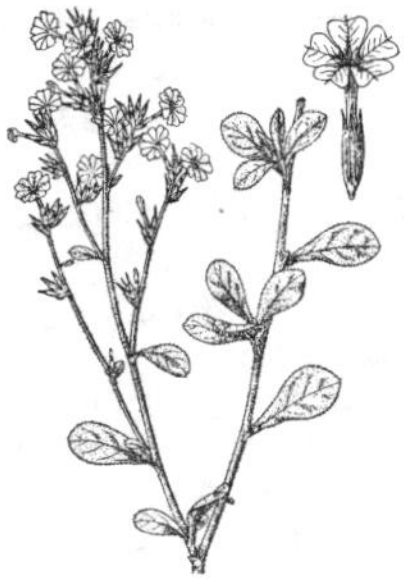

小蓝雪花

生于干燥向阳山坡和地埂边。分布于四川、云南、西藏、甘肃等地。

【采收加工】 全年均可采，切片，晒干。

【成分】 全株含酚类化合物：(+)-儿茶素(catechin)，1，2，6-三-*O*-没食子酰葡萄糖(1，2，6-tri-*O*-galloylglucose)，棓儿茶酸(gallocatechin)，丁香酸(syringic acid)，香草酸(vanillic acid)，白花丹酸(plumbagic acid)，异柿萘醇酮(isoshinanolone)，表异柿萘醇酮(epi-isoshinanolone)，磁麻脂(apocynin)，*N*-反阿魏酰酪胺(*N*-*trans*-feruloyl tyramine)，*N*-反咖啡酰酪胺(*N*-*trans*-caffeoyl tyramine)，铅内酯(plumbolactone)A，铅作茶素(plumbocatechins)A、B，白花丹素(plumbagin)，plumbasides A、B、C。含黄酮类成分：槲皮素(quercetin)，异槲皮素(quercetin 3-*O*-glucoside)，杨梅黄素(myricetin)，杨梅苷(myricetin 3-*O*-rhamnoside)，麦芽酚苷(matol-*O*-glucoside)。

【药性】 辛，苦，温。有毒。

1.《云南中草药》："辛、苦，性温。有毒。"

2. 南药《中草药学》："甘、辛，温。"

【功用主治】 祛风湿，通经络，止痛。主治风湿麻木，脘腹胁痛，跌打损伤，骨折，脉管炎，腮腺炎。

1.《云南中草药》："通经活络，祛风湿。主治风湿麻木，脉管炎。"

2. 南药《中草药学》："消炎止痛。治平滑肌痉挛引起的胃、肠、胆道系统疾患的疼痛，气管炎。"

【用法用量】 内服：煎汤，1.5～6 g。

【宜忌】 《云南中草药》："忌酸冷。"

【选方】 1. 治风湿麻木，脉管炎　紫金标 6 g。配伍他药泡酒，或水煎服。（《云南中草药》）

2. 治跌打损伤，风湿性关节炎，慢性腰腿痛，月经不调　（小蓝雪）15 g，加酒 500 g，浸泡 7 日后可服，每日服 2 次，每次 10 ml。也可用鲜品捣烂外敷。

3. 治腮腺炎　（小蓝雪）鲜品 30 g。捣烂内服。（2、3 方出自《云南中草药选》）

4997 紫金莲 zǐ jīn lián（《贵州草药》）

【异名】 转子莲（《贵州草药》），紫金标（《贵州药用植物名录》）。

【基原】 为白花丹科蓝雪花属植物岷江蓝雪花、蓝雪花的根。

【原植物】 1. 岷江蓝雪花 *Ceratostigma willmottianum* Stapf

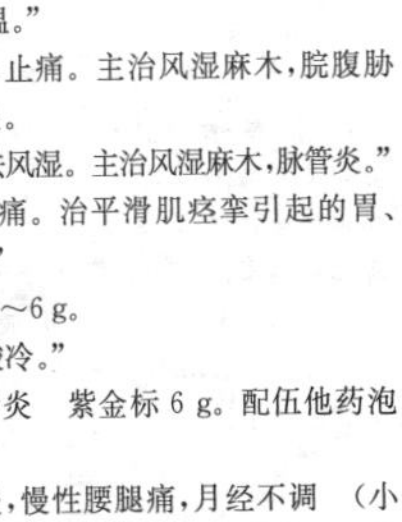

岷江蓝雪花

落叶半灌木，高达 2 m。多分枝。地下茎暗褐色；地上茎红褐色；低位的枝条上具片状芽鳞。叶互生；叶片倒卵状菱形，两面均被糙毛状长硬毛和细小的钙质颗粒。花序顶

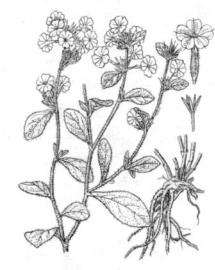

生和腋生，通常含 3～7 花；苞片卵状长圆形至长圆形；花萼长管状，绿色、硬膜质，边缘带紫红色；花冠高脚碟状，筒部红紫色，裂片蓝色；雄蕊着生于花冠管的中部，花药紫红色，子房具 5 棱。蒴果盖裂；种子黑褐色。花期 6～10 月，果期 7～11 月。

生于排水良好的山坡上，路旁阴处。分布于西南及西藏、甘肃等地。

2. 蓝雪花 *C. plumbaginoides* Bunge

与岷江蓝雪花不同之处：茎枝基部无芽鳞，沿节多少呈"之"字形曲折。叶片宽大，宽卵形或倒卵形，长达 7.5 cm，先端渐窄，基部楔形，全缘。花序头状；花萼不具腺毛，长管状，硬膜质，5 深裂；雄蕊着生于冠管上。花期 7～9 月，果期 8～10 月。

生于山坡上。分布于河北、山西、江苏、浙江、河南等地。各地常有栽培。

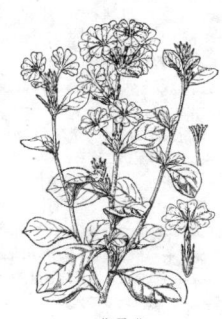
蓝雪花

【采收加工】 7～9 月采收，切碎，晒干或鲜用。

【成分】 1. 岷江蓝雪花 根含有酚类成分：白花丹素(plumbagin)，白花丹酸(plumbabic acid)，异柿萘酚酮(isoshinanolone)，表异柿萘酚酮(epiisoshinanolone)，*N*-反阿魏酰酪胺(*N*-*trans*-feruloyl tyramine)，*N*-反咖啡酰酪胺(*N*-*trans*-caffeoyl tyramine)，5-(2，3-二羟苯基)-二氢-4-甲基-2(3*H*)-呋喃酮[5-(2，3-dihydroxyphenyl)-dihydro-4-methyl-2(3*H*)-furanone]即 plumbolactones A，3-(1，2-二羟基丙基)-5-羟基-1(3*H*)-异苯呋喃酮[3-(1，2-dihydroxypropyl)-5-hydro-1(3*H*)-isobenzofuranone]即 plumbolactones B，蓝雪花苷(ceratoside)A。含黄酮成分：槲皮素(quercetin)，五羟基黄酮 3'，5'-二甲醚(tricetin 3'，5'-dimethyl ether)，杨梅树皮素(myricetin)。还含有机酸成分：香草酸(vanillic acid)，丁香酸(syringic acid)，咖啡酸(caffeic acid)，6，7-二羟基香豆素(6，7-dihydroxy coumarin)。

2. 蓝雪花 根中含有白花丹素，即 2-甲基-5-羟基-1，4-萘醌(2-methyl-5-hydroxy-1，4-naphthoquinone)。

【药理】 1. 抑制肠管作用 紫金莲酊剂对家兔正常与兴奋的离体肠管均有抑制作用，对氯化钡引起的肠肌兴奋也有抑制作用。根中分离出一种含有酚基醌类化合物，对兔离体肠管平滑肌有抑制作用。

2. 其他作用 根粉、根皮粉和根浸膏粉对金黄色葡萄球菌、破伤风杆菌有抑制作用。根浸膏粉撒于兔、犬肝叶部分切除的切口处或犬股动脉切口处，有止血效果。根中所含白花丹素，对小鼠有祛痰作用；对肌肉组织小量兴奋，大量麻痹；促进汗、尿和胆汁的排泄。

【药性】 南药《中草药学》："甘、辛、温。"

【功用主治】 行气活血止痛。主治胸腹疼痛，跌打损伤。

1.《贵州草药》："活血止痛，化瘀生新。"

2. 南药《中草药学》："消炎止痛，祛风湿。主治平滑肌痉挛引起的胃、肠、胆道系统疾患的疼痛，气管炎。"

【用法用量】 内服：煎汤，1.5～6 g；鲜品捣汁或浸酒。外用：捣敷。

【选方】 1. 治跌打损伤 转子莲 15 g。泡酒服。

2. 治骨折 转子莲、刺老包根各等分。捣绒包患处。(1、2 方出自《贵州草药》)

【异名】 胞衣《梅师方》，人胞《本草拾遗》，混沌皮、混元丹《本草蒙筌》，仙人衣、混沌衣、混元母、佛袈裟《宁源《食鉴本草》》，胎衣《纲目》。

【基原】 为人科健康产妇的胎盘。

【采收加工】 收集健康产妇的新鲜胎盘，除去羊膜及脐带，反复冲洗至去净血液，蒸或置沸水中略煮后，干燥。

【药材】 紫河车 *Hominis Placenta* 全国各地均产。

性状 本品呈不规则蝶状半圆形或椭圆形，直径 9～16 cm，厚约 1 cm。黄白色或黄棕色。近子宫面粗糙，凹凸不平，有纵横交错深浅不一的沟纹；近胎儿面较平滑，中央或一侧有脐带或残痕，周围有无色或带血的网状血管。质硬脆，可折断。断面有白色点或白色点连成的白色斑块及大小不等的孔元，形似海绵状。有腥气。

【成分】 人胎盘的成分较复杂。含有的干扰素(interferon)能抑制多种病毒对人细胞的作用，如有巨球蛋白桥 β-抑制因子(β-inhibitor)能抑制流感病毒。胎盘中含有与血液凝固有关的成分，有类似凝血因子 XIII 的纤维蛋白稳定因子，尿激酶抑制物(能抑制尿激酶活化纤维蛋白溶酶原的作用)和纤维蛋白溶酶原活化物。通常情况下纤维蛋白溶酶原活化物的作用远低于抑制物。人胎盘中还含有许多激素：促性腺激素(gonadotropin)A 和 B，催乳素(lactogen)，促甲状腺激素(thyrotropin)，催产素样物质，多种甾体激素和雌酮(estrone)，雌二醇(estradiol)，雌三醇(estriol)，孕甾酮(progesterone)，睾丸甾酮(testosterone)，去氧皮质甾酮(deoxycorticosterone)，11-去氢皮质甾酮(11-dehydrocorticosterone)(化合物 A)，可的松(cortisone)(化合物 B)，17-羟皮质甾酮(17-hydroxycorticosterone)(化合物 F)，四氢皮质甾酮(tetrahydrocorticosterone)，4-孕烯-三酮-3，11-二酮(4-pregnentriol-3，11-dione)，以及一种可能为 4-孕烯-20，21-二酮-3，11-二酮(4-pregnen-20，21-diol-3，11-dione)，绒毛膜促性腺激素(chorionic gonadotropin)(系一种蛋白质的多肽激素)等及促肾上腺皮质激素(adrenocorticotropic hormone)等。人胎盘中还含有多种有应用价值的酶，如溶菌酶(lysozyme)，激肽酶(kininase)，组胺酶(histaminase)，催产素酶(oxytocinase)，蛋白酶，α-球蛋白酶，β-球蛋白酶，γ-球蛋白酶等。此外，尚含有红细胞生成素，磷脂(phospholipid)，β-内啡肽(β-endorphin)，氨基乙糖体(系由 8 分子乙酰氨葡萄糖、6 分子甘露糖所组成)。胎盘乳原(多肽化合物)含多种氨基酸，并含微量维生素 B_{12}、乙酰胆碱及碘等。

【药理】 1. 激素样作用 胎盘能分泌人绒毛膜促性腺激素(HCG)等激素。胎盘自溶产物提取物注入预先用过地塞米松的家兔可增加氢化可的松类物质分泌。人类胎盘自溶产物提取物含类 β-内啡肽和 ACTH 的物质。胎盘成分中一种低分子物质能阻断大鼠脑匀浆的脑啡肽酶的活性。

2. 对免疫功能的影响 紫河车煎液给小鼠灌胃提高小鼠外周血 T 淋巴细胞的比率，对抗泼尼松引起的小鼠胸腺指数和 T 淋巴细胞比率的下降以及胸腺髓质区域的扩大。胎盘粉制剂灌胃提高小鼠单核巨噬细胞的吞噬指数，增加免疫器官重量，促进溶血素生成值，对 PHA 诱导的小鼠脾淋巴细胞转化反应有促进作用。冻干人胎盘免疫调节因子体外抑制正常人白细胞移动。胎盘匀浆液制备提取物体外促小鼠脾淋巴细胞增殖活性。胎盘因子腹腔注射改善冷冻激所引起的小鼠免疫功能抑制，升高白介素 2 活性。

3. 抗菌及抗病毒作用 胎盘绒毛组织匀浆具有抗菌活性。抗菌活性物质大部分存在于微粒体和细胞溶质中，可能为低分子量质。胎盘血清中含有不耐热的 β-抑制因子，能抑制一种 A 型流感病毒。胎盘活性因子体外对单纯疱疹病毒有抑制和直接杀伤

~2856~

作用,并对细胞无毒无害,促进细胞生长。

4. 对造血功能的影响 胎盘组织中表达 SCF、FL、GM-CSF、G-CSF、M-CSF 及 IL-6 等多种造血相关因子,证实胎盘组织与造血之间有相关性。胎盘因子肌内注射提高 ^{60}Co 射线照射小鼠的脾集落形成单位数,改善造血功能。小鼠灌胃给予紫河车,对失血性贫血和环磷酰胺引起的贫血均有防治作用。紫河车干粉混悬液灌胃对抗环磷酰胺引起的骨髓抑制,升高白细胞,对骨髓造血功能有促进作用。

5. 对皮肤的作用 人胎盘组织提取液对培养的新生小鼠的表皮基底细胞有营养和生长因子作用,能促进细胞增殖和新陈代谢。胎盘提取物抑制从酪氨酸转变为多巴的反应,可能影响黑色素的形成。胎盘提取物在表皮生长因子存在时可促进血质细胞增殖。胎盘提取物注射液对软膏对雄性大鼠实验性烫伤能减轻皮肤坏死,促进伤口愈合。

6. 其他作用 口服胎盘提高注射哌替啶对大鼠的镇痛作用。胎盘提取物延长体外复钙、凝血酶原和部分凝血活酶时间,具有抗凝作用。人胎盘提取物在体外能抑制人肺鳞状腺癌 A_{2182} 和移种的 Balb/C 小鼠 3T3 细胞等细胞系的生长。胎盘提取物在体外强烈刺激纤维性星形细胞和少突神经胶质细胞的 α-葡萄糖。小鼠腹腔注射豆浆液灌胃提高小鼠的耐缺氧能力,延长负荷游泳时间。紫河车蜜丸给老年痴呆患者服用,降低患者脑脊液 β 淀粉样蛋白含量,对阿尔茨海默病和血管性痴呆均有效。人胎盘组织液在 Fe^{2+}-L-半胱氨酸诱导的大鼠肝脏脂质过氧化模型中对雌性大鼠作用为抑制,而对雄性大鼠则起诱导作用。紫河车水解产物能促进小鼠胃细胞的增殖。

毒性 大鼠腹腔注射 4 ml/kg 胎盘提取物,可引起肝脏脂质过氧化。胎盘提取物具肝毒性,可使血清天冬氨酸转移酶、血中正铁血红蛋白等升高。

【炮制】 1. 紫河车 取原药材,除去灰屑,砸成小块或碾成细粉。

2. 酒炒紫河车 取净紫河车块,用酒拌匀,待吸尽后用文火炒至酥脆。用时研末。

饮片性状 紫河车为不规则的碎块或粉末状,参见"药材"项。酒炒紫河车形如紫河车块,质酥脆,微有腥气,具酒香气。

贮干燥容器内,密闭,置于燥处,防潮,防蛀。

【药性】 甘、咸、温。归肺、肝、肾经。

1.《本草蒙筌》:"味甘,气大温,无毒。"

2.《雷公炮制药性解》:"入心、肺、肾三经。"

3.《医林纂要》:"甘、苦、咸、温。"

4.《本草再新》:"味甘,性平。入肝、肺、肾三经。"

【功用主治】 益气养血,补肾益精。主治虚劳羸瘦,虚喘劳嗽,气虚无力,血虚面黄,阳痿遗精,不孕少乳。

1.《本草拾遗》:"主血气羸瘦,妇人劳损,面黄皮黑,腹内诸病渐瘦悴者。"

2. 吴球:"治男女一切虚损劳极,癫痫失志忧惚,安心养血,益气补神。"(引自《纲目》)

3.《本草蒙筌》:"疗诸虚百损,劳瘵传尸,治五劳七伤,骨蒸潮热,喉咳音哑,体瘦发枯,吐衄血红。煮食滋补尤佳,又益妇人,俾易胎孕。"

4.《冯氏锦囊》:"(治)骨蒸盗汗,腰脊酸疼,足膝痿软,惊悸赢乏等症。""大补气血,凡痘不红两虚者用之。"

5.《药性切用》:"治久崩。"

6.《本草再新》:"大补元气,理血分,治神伤梦遗,能壮阳道,能滋肾冷,安神养子。"

【用法用量】 内服:研末,每次 1.5~3 g,重症加倍;或入丸散;新鲜胎盘,半个或 1 个,水煎服食,每星期 2~3 次。

【宜忌】 凡有表邪及实证者禁服,脾虚湿困纳呆者慎服。

1.《本草经疏》:"胃火齿痛,法宜忌之。"

2.《本草备要》:"以初胎及无病妇人者良,有胎毒者害人。"

【选方】 1. 治劳瘵虚损,骨蒸等症 紫河车一具(洗净,杵烂),白伏苓等分一两、人参一两、干山药二两。上为末,面糊和入紫河车,加三味,丸梧子大。每服三五十丸,空心米饮下。嗽甚,五味子汤下。《妇人良方》河车丸

2. 治老人久病咳喘,咳嗽,吐少量清稀痰,动则喘甚,张口抬肩,心悸少寐,虚赢消瘦,舌淡,两寸尺脉弱 胎盘一具(取新鲜者,清水漂净污血,切块),杏仁五钱(去皮、尖),百合一两(渍一宿,当白沫出,去其水),胡桃仁(净者)一两。上四味,加水四碗,熟炖至两碗,入盐、酱等调味品,分两次食之,早、晚各服一次。《养老奉亲书》炖胎盘

3. 治吐血、失血后,劳疾后 初生男子胞衣,以长流水洗去恶血,待清汁出方妙,以酒煮直待烂为度(却不用铁器煮,止用瓶钵之类),俟其烂,取出杵烂如泥,入茯苓末三五两,又杵觉干,又入酒浸,又杵,丸如梧桐子大。每服百十丸,米饮或酒下。《朱氏集验方》

4. 治小儿惊痫 肥厚紫河车研烂,人人乳调如泥,日服二三次。《保婴撮要》

5. 治久癫失志,气虚血弱 紫河车洗净,烂煮食之。《纲目》引《刘氏经验方》

6. 治乳汁不足 紫河车一个,去膜洗净,慢火炒焦,研末,每日晚饭后服 1.5~3 g。《吉林中草药》

7. 治目赤及翳 新生孩子胞衣,暴干,烧末,傅目眦中。《千金方》

【临床报道】 1. 治疗慢性气管炎 用胎盘提取的胎盘脂多糖制成注射液,每支 2 ml(含脂多糖湿重 1 mg 或干重 0.4 mg),臀部肌内注射,每日或隔日 1 支,注射完 20 支统计疗效,治疗从 12 月上、中旬开始到翌年元月中旬或下旬寒冬季节。另设卡他球菌脂多糖注射组作对照。结果:治疗组 295 例,近控 80 例,显效 97 例,好转 66 例,无效 52 例,有效率 82.37%,显控率 60.0%。对照组 248 例,近控 58 例,显效 71 例,好转 76 例,无效 43 例,有效率 82.66%,显效率 52.02%。两组有效率无显著差别。说明胎盘脂多糖具有与细菌脂多糖相似临床疗效,但副作用少,且有一定的远期疗效,对调整全身功能状态,增强抵抗力有一定作用。

2. 治疗青春期功能性子宫出血 紫河车研粉装胶囊,每日 4~6 g,最大量可用至每日 10 g,分 3 次饭后吞服,连服 3 个月经周期(约 100 日)。共治疗 100 例,结果:子宫出血在 3 日内停止有 32 例,在 4~6 日内停止者 55 例,7 日以上子宫出血仍不止,须做人工周期治愈者 13 例,总有效率 87%。

3. 治疗痤疮 用紫河车制剂,每次 0.9 g(纯人胎盘粉计算)内服,每日 2 次,要求患者服药时多饮水,多食蔬菜水果,少食脂肪、糖类及刺激性食物;同时注意局部皮肤清洁,连续服药 1 个月。共治疗 30 例,结果:治愈(皮损消退 95% 以上)12 例,显效(皮损消退 60% 以上)9 例,有效(皮损消退 20%~59% 以上)6 例,无效 3 例,总有效率 90%。

4. 治疗常年性变应性鼻炎 用紫河车制剂口服,每次 3 粒(每粒含纯粉 0.3 g),每日 2 次,1 个月为 1 个疗程。服药 1 个月 35 例,服药 3 个月 1 例。结果:显效 22 例,有效 10 例,无效 4 例,显效率 61.11%。总有效率 88.89%。远期疗效(部分):1 年未复发 1 例(服药 3 个月),基本不复发 3 例,仅受凉或感冒有少许症状。其余病例停药后久发。

【各家论述】 1.《本草经疏》:"人胞,乃冲阴阳两虚之药。阴阳两虚者,有反本还元之功。然而阴虚精溢,水不制火,发为咳嗽吐血,骨蒸盗汗诸证,此属阴盛阳虚,法当壮水之主,以制阳光,不宜服此并补之剂以耗将竭之阴也。"

2.《折肱漫录》:"有人谓河车性热,有火人不宜服,此说最误人。河车乃是补血补阴之物,何尝性热?但以其力重,故似助火耳。配药缓服之,何能助火?"

3.《本草新编》:"或疑紫河车乃大热之物,食之最能动火,凡阴虚火动之人,恐不宜食之耳。曰:紫河车大温非大热也,阴虚火动正宜服之。盖火动由于水衰,水衰者精少也,紫河车乃生人之母,即生精之母也。精生于温,而不生于寒。大寒不生精,而大温至生精也,况紫河车又生精之母气乎,其得之宜,不啻如水银之见金。倘以大热疑之,不之以治阴虚火动之人则惑矣。"

4.《本经逢原》:"紫河车禀受精血结孕之余液,得母之气血居多,故能峻补营血,用以治疗骨蒸羸瘦,喘咳虚劳之疾,是补之以味也。"

4999 紫荆木 zǐ jīng mù
《开宝本草》

【基原】 为豆科紫荆属植物紫荆的木部。

【原植物】 参见"紫荆皮"条。

【采收加工】 全年均可采收,鲜时切片,晒干。

【药性】《开宝本草》:"味苦,平,无毒。"

【功用主治】 活血,通淋。主治妇女月经不调,瘀滞腹痛,小便淋沥涩痛。

1.《开宝本草》:"主破宿血,下五淋,浓煮服之。"

2.《纲目》:"活血行气,消肿解毒。治妇人血气疼痛,经水凝涩。"

【用法用量】 内服:煎汤,9~15 g。

【宜忌】 孕妇禁服。

5000 紫荆皮 zǐ jīng pí
《开宝本草》

【异名】 肉红、内消(《纲目》),紫荆木皮(《本草经疏》),白林皮(《分类草药性》)。

【基原】 为豆科紫荆属植物紫荆的树皮。

【原植物】 紫荆 Cercis chinensis Bunge 又名:满条红(陕西、江西、湖南),紫荆树、清明花(湖南)。

落叶小乔木或大灌木,高达 15 m。树皮幼时光滑,暗灰色,老时粗糙,片裂。幼枝有细毛。单叶互生;柄长 3 cm;叶片近圆形,上面无毛,下面叶脉有细毛,全缘。花萼钟状,5 齿裂;花玫瑰红色,花冠蝶形,大小不等;雄蕊 10,分离,花丝细长;雌蕊 1,柱头短小。荚果狭长方形,扁平,沿腹缝线有狭翅,暗褐色,种子 2~8 颗,扁,近圆形。花期 4~5 月,果期 5~7 月。

生于山坡、溪边、灌丛中。通常栽培于庭园向阳的地方。分布于华北、华东、中南、西南及陕西、甘肃等地。

本植物的根或根皮(紫荆根)、木部(紫荆木)、花(紫荆花)、果实(紫荆果)亦供药用,另设专条。

【栽培】 生物学特性 性喜光、向阳,耐寒。宜肥沃土壤,怕涝,萌蘖性强。

繁殖方法 种子繁殖,育苗移栽为主,也可用分蘖、压条繁殖法。种子繁殖:种子用湿沙层积贮藏,播种时用 60 ℃温水浸泡 2日,幼苗移栽 1 次,追肥 2~3 次,3 年生苗定植。

病虫害防治 病害有立枯病,危害幼苗,可喷硫酸铜液防治。虫害有刺蛾,夏、秋季为害。

【采收加工】 全年可采,晒干。

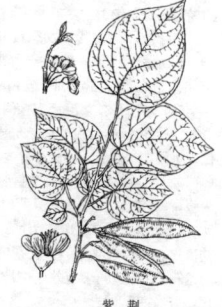

紫荆

【药材】 紫荆皮 Cercis Chinensis Cortex 全国大部分地区均产。

性状 树皮呈筒状或槽状或不规则的块片,向内卷曲,长 6~25 cm,宽约 3 cm,厚 3~6 mm,外表灰棕色,粗糙,有皱纹,常显鳞甲状,内表面紫棕色,或红棕色,有细纵纹理。质坚实,不易折断,断面灰红棕色。对光照视,可见细小的亮点。气无,味涩。

茎material 皮横切面:木栓层数列细胞,棕色。皮层中有石细胞群和纤维束及晶纤维束,石细胞壁较薄。射线喇叭状,韧皮部有纤维及晶纤维束散在。薄壁细胞内充满淀粉粒。

粉末特征:红棕色。晶鞘纤维长 450~700 μm,直径 20~35 μm,草酸钙棱晶直径 20~30 μm。石细胞类圆形,直径 60~200 μm,淀粉粒众多。

【药理】 1. 抗炎、镇痛作用 紫荆皮煎剂灌胃对二甲苯所致小鼠耳肿胀及角又菜胶所致小鼠足肿胀均有抑制作用,抑制醋酸所致小鼠扭体次数。

2. 对肠道平滑肌的影响 煎剂抑制离体大鼠十二指肠平滑肌的自发运动,使收缩幅度降低,频率减慢,并抗乙酰胆碱、氯化钡所致肠管痉挛,表明有解痉作用。

3. 抗病原微生物作用 紫荆皮水煎剂体外对临床分离的金黄色葡萄球菌、表皮葡萄球菌、肠球菌、肺炎克雷伯菌、大肠杆菌、铜绿假单胞杆菌的多批菌株有抑制作用。

【炮制】 取原药材,除去杂质,洗净泥土,切宽丝,干燥,筛去灰屑。

饮片性状 紫荆皮为丝状。外表皮灰棕色,有皱纹;内表面紫棕色,有细纵理。切面灰红色,对光照视可见小亮星。质坚实。气微,味涩。贮干燥容器内,置通风干燥处。

【药性】 苦,平。归肝经。

1.《开宝本草》:"味苦,平,无毒。"

2.《纲目》:"人手、足厥阴血分。"

【功用主治】 活血,通淋,解毒。主治妇女月经不调,瘀滞痛,风湿痹痛,小便淋痛,喉痹,痈肿,疥癣,跌打损伤,蛇虫咬伤。

1.《日华子》:"紫利木通小肠,皮便同用。"

2.《开宝本草》:"主破宿血,下五淋,浓煮服之。"

3.《纲目》:"活血行气,消肿解毒,治妇人血气疼痛,经水凝涩。"

4.《分类草药性》:"治跌打损伤,咽喉、牙痛,女人月经不调,红崩白带,散血止痛。癣疮。"

5.《四川中药志》1960年版:"治喉癣,外用涂蛇虫咬伤。"

【用法用量】 内服:煎汤,6~15 g;或浸酒;或入丸、散。外用:研末调敷。

【宜忌】 孕妇禁服。

【选方】 1. 治妇人血气 紫荆皮为末,醋糊丸,樱桃大。每酒化服一丸。(《妇人良方补遗》)

2. 治鹤膝风挛 真紫荆皮。老酒煎,候温常服。(《直指方》)

3. 治产后诸淋 紫荆皮五钱。半酒半水煎,温服。(《妇人良方补遗》)

4. 治内消初生痈肿 白芷、紫荆皮。为末酒调。(《外科集验方》一胜青)

5. 治痔疮肿痛 紫荆皮五钱。新水食前煎服。(《直指方》)

6. 治伤眼青肿 紫荆皮。小便浸七日,晒研。用生地黄汁、姜汁调敷,不肿用葱汁。(《永类钤方》)

【各家论述】 1.《纲目》:"紫荆气寒味苦,色紫性降,入手足厥阴血分。寒胜热,苦走骨,故能活血消肿,利小便而解毒。杨清叟《仙传方》有冲和膏,以紫荆为君,盖得此意也。"

2.《本草述》:"诸味之活血者多属辛温,以血得温则行也。其解毒者多属苦寒,以毒为辛热之所结也。药味(紫荆)能活血而解毒，则必非苦寒，亦非苦温，本草所谓气平者是也。但先哲谓平即京，或者于解毒之用切乎。濒湖氏谓取蜀产其味ami如胆者，盖察其性非辛温，故以枝苦者为功，苦主涌泄故也。此味活血解毒，功能并奏，则血瘀而有热者，岂非适宜之善物乎。"

5001 紫荆花 zǐ jīng huā 《日华子本草》

【基原】 为豆科紫荆属植物紫荆的花。

【原植物】 参见"紫荆皮"条。

【采收加工】 4～5月采收，晒干。

【功用主治】 清热凉血，通淋解毒。主治热淋，血淋，疮疡，风湿筋骨痛。

1.《日华子》："紫荆木通小肠，花功用亦同。"

2.《江苏药材志》："治风湿筋骨痛。"

3.《民间常用草药汇编》："清热凉血，去风解毒。"

4.《河北中草药》："能利小便，下五淋。治尿路感染，尿路结石等症。外用可治疮疡。"

【用法用量】 内服：煎汤，3～6g。外用：研末敷。

【选方】 治鼻疳及鼻中生疮 紫荆花，干为末，贴之。《卫生易简方》

5002 紫荆果 zǐ jīng guǒ 《民间常用草药汇编》

【基原】 为豆科紫荆属植物紫荆的果实。

【原植物】 参见"紫荆皮"条。

【采收加工】 5～7月采收果实，晒干。

【功用主治】《民间常用草药汇编》："治咳及孕妇心痛。"

【用法用量】 内服：煎汤，6～12g。

5003 紫荆桠 zǐ jīng yā 《四川中药志》

【基原】 为忍冬科六道木属植物小叶六道木的茎、叶。

【原植物】 小叶六道木 Abelia parvifolia Hemsl. 又名：对月花《贵州中草药名录》。

落叶灌木或小乔木，高1～4m。多分枝，幼枝红褐色，具短柔毛，夹杂散生的糙硬毛和腺毛。叶对生；叶革质；叶片卵形、狭卵形或披针形，近全缘或具2～3对不明显的浅圆齿，边缘内卷，下面中脉基部密被白色长柔毛。聚伞花序生于侧枝上部叶腋；萼筒被短柔毛；花冠粉红色至浅紫色，狭漏斗形，外被短柔毛及腺毛；雄蕊4，2强；花柱细长，柱头近花冠筒喉部。瘦果，被短柔毛。花期4～5月，果期8～9月。

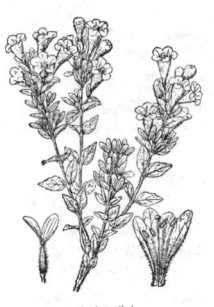

小叶六道木

生于海拔240～2000m的林缘、路边、草坡、岩石、山谷等处。分布于福建、湖北、四川、贵州、云南、陕西、甘肃等地。

【采收加工】 7～9月采收，鲜用或晒干。

【药性】 苦，涩，平。

【功用主治】《四川中药志》1982年版："祛风除湿，消肿解毒。用于风湿筋骨疼痛，痈疽肿毒。"

【用法用量】 内服：煎汤，15～24g；或泡酒。外用：研末调敷；或鲜品捣敷。

【选方】 1. 治风湿筋骨疼痛 紫荆桠15g，八月瓜根15g，鸡血藤15g，桑寄生15g，石南藤15g，舒筋草15g，刺三甲15g，白酒10000g。泡7日后，每次服15g，每日3次。

2. 治痈疽肿毒 紫荆桠、紫花地丁、齐头蒿、红牛膝各适量，研细末，水调敷患处；或鲜品各等分，捣烂敷患处。（1、2方出自《四川中药志》1982年版）

5004 紫荆根 zǐ jīng gēn 《福建民间草药》

【基原】 为豆科紫荆属植物紫荆的根或根皮。

【原植物】 参见"紫荆皮"条。

【采收加工】 全年均可采，挖根，剥皮，鲜用或切片晒干。

【药性】《浙江药用植物志》："苦，平。"

【功用主治】 破瘀活血，消痈解毒。主治妇女月经不调，瘀滞腹痛，痈肿疮毒，痄腮，狂犬咬伤。

1.《湖南药物志》："治刀痛，疔疮，疔疮，肿毒。"

2.《浙江药用植物志》："祛瘀止痛，消肿解毒。治闭经腹痛，咽痛，跌打损伤。"

【用法用量】 内服：煎汤，6～12g。外用：捣敷。

【选方】 1. 治血枯闭经 紫荆根30g，鬼针草、六月雪、珍珠菜根、金钱草各9g。放锅内同炒，加黄酒适量闷干。水煎，冲红糖、黄酒服。《浙江药用植物志》

2. 治疯狗咬伤 鲜紫荆根皮酌加砂糖捣烂，敷伤口周围。《福建民间草药》

5005 紫草茸 zǐ cǎo róng 《本经逢原》

【异名】 赤胶《吴录》，紫矿《新修本草》，紫梗《纲目》，紫胶（蔡邦华《昆虫分类学》），虫胶《中药志》。

【基原】 为胶蚧科紫胶虫属动物紫胶虫在树枝上所分泌的干燥胶质。

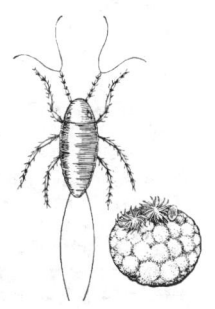

紫胶虫

【原动物】 紫胶虫 Laccifer lacca Kerr 又名：胶虫《中药志》。

雌虫体紫色，呈不规则圆球状。表面有3个突起：其1为肛门；另2个为中胸气门，周围环绕着丝状蜡质。肛门周围有肛门环和肛门棘包围。雄虫体小，分有翅和无翅两型。有翅型体长1mm，宽0.4mm，紫红色。翅膜质。腹部8节，腹端着生一角质化的阴茎鞘，两侧各具一根白蜡丝。无翅型体长2～3mm。触角1对，细长，向前伸。足3对或缺，体呈暗黄色。

寄生于钝叶黄檀、秧青、三叶豆、泡火绳、酸枣、大叶榕、小叶榕等树上，吸取树液，并分泌胶质覆盖虫体。雄虫分泌胶量很少，主要依靠雌虫泌胶。分布于广东、四川、云南、台湾等地。

【采收加工】 用刀将紫胶剥下，除去杂质，干摊放在阴凉通风地方，厚度不超过15cm。要经常翻动，使之干燥不结块。

【药材】 紫草茸 Lacca 主产于云南、四川、台湾等地。

性状 本品呈半圆柱状，长短宽狭不一，长3～10cm，宽1～1.5cm。紫褐色或紫红色，表面凹凸不平，有皱纹及小虫眼孔腔，附着于树枝处呈凹沟状，边缘钝圆。质硬而脆，可折断。断面有平行排列的长圆形或圆形虫窝，内有长卵形或圆形虫尸，褐色或暗红色。气微臭，味淡。遇热则软化而发黏。

【成分】 棒状虫胶含树脂、蜡、色素。虫胶树脂可分硬、软两种，硬虫胶树脂占70%，软虫胶树脂占10%。由于虫胶树脂易聚合，故每分子虫胶树脂主要由4分子萜烯酸，即由3分子紫草茸醇酸（jalaric acid）或表虫胶酸（epishellolic acid）和1分子紫草茸酸（laccijalaric acid）或表紫草茸虫胶酸（epilaccishellolic acid）和4分子油桐酸(aleuritic acid)所组成的多酯,也有含 3 分子或 5 分子萜烯酸的。软树脂分离得 4 种纯的萜烯酸酯,即紫草茸酸酯(laccijalaric ester)Ⅰ,紫草茸醇酸酯(jalaric ester)Ⅰ,紫草茸酸酯Ⅱ和紫草茸醇酸酯Ⅱ。后两者为供生产硬树脂的原料。色素主要含虫胶红酸(laccaic acid)A1、A2(熔点>300°)、B、C、D 及虫胶红素(erythrolaccin)。蜡为二十五醇、三十二醇与二十酸、三十二酸所组成的酯。

【药理】 毒性 紫草茸提取中得到的虫胶红酸常用作食品天然红色素。虫胶红酸虽然在鼠伤寒沙门菌/微粒体突变等试验中无致突变作用,但会抑制中国仓鼠 V₇₉ 细胞的代谢协同作用,可能有潜在的诱发突变作用。

【炮制】 取原药材,除去枝梗及杂质,筛去灰屑,用时捣成小块。

饮片性状 参见"药材"项。

贮干燥容器内,置阴凉干燥处。

【药性】 甘、咸,平。

1.《新修本草》:"味甘、咸,平,有小毒。"

2.《本草用法研究》:"味苦,性平。"

【功用主治】 清热,凉血,解毒。主治麻疹,斑疹不透,月经过多,崩漏,疮癣,湿疹。

1.《新修本草》:"主五脏邪气,带下,止痛,破积血,金创生肉。"

2.《海药本草》:"治湿痒疮疥,宜人膏用。"

3.《本草用法研究》:"活血泻热,透斑疹。"

【用法用量】 内服:煎汤,3~10 g;研末,1.5~3 g。外用:研末撒或熬膏涂敷。

【宜忌】 孕妇慎服。

【选方】 1. 治疮痘出不快及变陷者 紫草茸一分,陈皮半分。上粗末,新汲水煎服。《直指小儿方》

2. 治痘疮皮破,浆水泛出,或手搔伤损 紫矿研极细末敷之。《本草汇言》

3. 治齿缝出血 紫矿、乳香、白矾、麝香等分为末。先以暖浆水漱过后,少少上药;如有水出,即和药更漱之,夜干贴。《卫生易简方》

4. 治血崩 紫矿不以多少。上为细末。每服二钱,沸汤调下,食前。《杨氏家藏方》紫矿散》

【各家论述】 1.《本草汇言》:"紫矿,起痘行浆之药也。治痘不作浆,或皮薄欲损,血溢于外者用之。"

2.《本经逢原》:"紫矿即紫草茸。今人专治痘疮,有活血起胀之功,无威寒作泻之患,其功倍于紫草,故以紫草茸呼之,实非紫草同类也。"

5006 紫柚木 zǐ yòu mù
《云南中药资源名录》

【基原】 为马鞭草科柚木属植物柚木的茎、叶。

【原植物】 柚木 Tectona grandis L. f. 又名:硬木树《西双版纳傣药志》,脂树《云南中药资源名录》。

落叶大乔木,高达 40 m。小枝具四棱形,有 4 深槽,被灰黄色或灰褐色星状绒毛。单叶对生;柄粗壮,长 2~4 cm;叶片厚纸质或革质,卵状椭圆形或倒卵形,全缘;侧脉 7~15 对。圆锥花序顶生,多数;花萼钟状,被白色星状毛,裂片 5~6,短于萼管;花冠白色,先端圆钝,被毛及腺点,雄蕊 5~6。核果球形,密

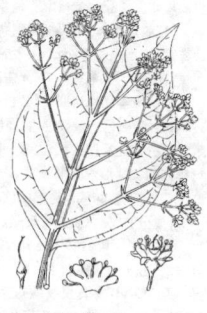
柚　木

被具柄树枝状绒毛,完全被膜质密生网脉的宿萼所包。花期 6~8月,果期9~12月。

生于海拔 900 m 以下的潮湿疏林中。我国福建、广东、广西、云南、台湾引种栽培。原产印度、缅甸、马来西亚、印度尼西亚。

【采收加工】 5~9月采收,切碎晒干。

【成分】 叶含有柚木萜二醇(tectograndinol)、柚木蒽醌(tectograndone)、叶绿素(chlorophyll)a 和 b,类胡萝卜素(carotenoid)及酚类化合物。脂肪酸成分:辛酸(carplic acid)、癸酸(capric acid)、月桂酸(lauric acid)、十四烷酸(myristic acid)、棕榈酸(palmitic acid)、硬脂酸(stearic acid)、油酸(oleic acid)、亚油酸(linoleic acid)、亚麻酸(linolenic acid)及花生酸(arachidic acid)等,其中以亚油酸含量最高(大于 53%)。

【药理】 抑制一氧化氮合成、抗原虫作用 紫柚木体外在硝普钠试验中抑制一氧化氮的合成。紫柚木提取物体外能抗利什曼原虫。

【药性】 苦、微辛,微温。

【功用主治】 《西双版纳傣药志》:"治恶心、呕吐,过敏性皮疹。"

【用法用量】 内服:煎汤,15~20 g;或研末。外用:煎水洗。

【选方】 治恶心、呕吐 (柚木茎叶)粉 3 g,腊肠树皮粉 1 g。冲服。《西双版纳傣药志》

5007 紫背草 zǐ bèi cǎo
《全国中草药汇编》

【异名】 紫背鹿含草《滇南本草》,紫背天葵《植物名实图考》,反背红、天青地红《云南中草药》。

【基原】 为菊科千里光属植物紫背千里光的全草。

【原植物】 紫背千里光 Senecio nudicaulis Buch.-Ham. ex D. Don 又名:裸茎千里光《云南种子植物名录》。

多年生草本,高 20~70 cm。多须根,根状茎斜升,有粗纤维状根。茎单生,或 2~3 簇生,圆柱形,直立。基生叶多数,平铺地面;叶片状倒卵形至倒卵状披针形,叶脉明显;茎生叶互生,叶片较基生叶小而少。头状花序排列成繖伞花序,顶生;总苞短钟状,覆瓦状排列;管状花多数,花冠黄色,徒长扁斗形,两性;雄蕊 5,花药合生,花丝分裂;雌蕊 1,子房下位,花柱单一;管状花外面冠毛多数。瘦果,圆柱形,有柔毛。花期夏季。

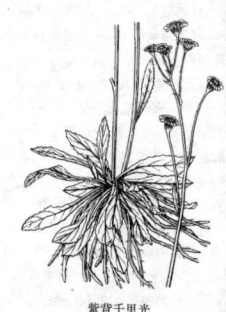
紫背千里光

生于山坡、林缘半阴湿处。分布于贵州西部及云南等地。

本植物的根(紫背草根)亦供药用,另设专条。

【采收加工】 7~9月采收,鲜用或晒干。

【成分】 本品含有生物碱等,含 3α, 6β-双(当归酰氧基)呋喃佛术烷-15-羧酸[3α, 6β-bis(angeloyloxy)-furanoeremophilane-15-carboxylic acid]、γ-葎草烯(γ-humulene)。

【药性】 《滇南本草》:"味辛,有小毒。"

【功用主治】 活血调经。主治月经不调,产后腹痛,跌打损伤。

《滇南本草》:"敷大恶疮。"

【用法用量】 内服:煎汤,9~15 g;或泡酒。

【宜忌】 《滇南本草》:"若误服之,汗出不止,不知人事,速用绿豆、甘草解之。"

5008 紫萁苗 zǐ qí miáo 《广西本草选编》

【基原】 为紫萁科紫萁属植物紫萁的嫩苗或幼叶柄上的绵毛。

【原植物】 参见"紫萁贯众"条。

【采收加工】 4~5月采收，鲜用或晒干。

【药性】 苦，微寒。

【功用主治】 《广西本草选编》："清热止血。"

【用法用量】 外用：鲜品捣敷；或干品研末敷。

【选方】 治外伤出血 （紫萁）鲜嫩苗，捣烂外敷伤处。《广西本草选编》

5009 紫梢花 zǐ shāo huā 《本草图经》

【异名】 紫霄花、花子（江苏）。

【基原】 为简骨海绵科针海绵属动物脆针海绵的干燥群体。

【原动物】 脆针海绵 Spongilla fragilis (Leidy) 又名：淡水海绵《中国药用动物志》。

体呈棒状，表面凹凸不平，灰褐色，具许多出水孔。体内有纵横交错的海绵质纤维。骨针针状，表面光滑无刺。全体各层均有球体，椭圆形或钝三角形球状体；芽球有单个者，有2~4个芽球组成的群体，各被一共同细胞层所包围。每个芽球表面有分散存在的芽骨，并各有1长而弯曲的孔管，从细胞层内向外突出而开口。芽骨较体骨小形多，呈针状，表面有大小不等的刺。

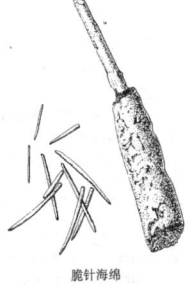
脆针海绵

生活于清流及湖沼中，常附生在石块、树枝或水草等物体上。分布于山东、江苏、河南等地。

【采收加工】 9~11月采收，多在水落后的河边、湖沼边拾取，也可在水中捞取，去掉两端植物枯朽及杂质，晒干。

【药材】 紫梢花 Spongilla 主产于江苏、河南等地。

性状 呈不规则的块状或棒状，形似蒲棒，大小不一，长3~10 cm，直径1~2.5 cm，中央常附有水草或树枝。表面灰绿色、灰白色或灰黄色。体轻，质松泡，有多数小孔，呈海绵状；断面呈放射网状，网眼内有灰黄色类圆形小颗粒(芽球)，振摇易脱落。气无，味淡。

【成分】 1.脆针海绵群体 主含海绵硬蛋白(spongin)，海绵异硬蛋白(sponginin)、磷酸盐类。

2.湖针海绵群体 含胆甾醇(cholesterol)；叶黄素-5，6-环氧化合物(lutein-5, 6-epoxide)约占61.9%。胡萝卜素蛋白质复合体(caroteprotein complexes)胡萝卜素蛋白质复合体由虾青素(astaxanthin)和16种氨基酸形成，主要为天冬酰胺和少数组氨酸(histidine)。

【炮制】 取原药材，除去杂质，置纱布袋中洗净，干燥。

饮片性状 参见"药材"项。

贮干燥容器内，置通风干燥处。

【药性】 甘，温。归肾经。

1.《纲目》："甘，温，无毒。"

2.《品汇精要续集》："走肾经。"

【功用主治】 补肾助阳，固精缩尿。主治阳痿、遗精、白浊、虚寒带下，小便失禁，阴囊湿痒。

1.《医学入门》："主阳衰阴痿。"

2.《纲目》："益阳秘精，疗真元虚惫，阴痿，遗精，余沥，白浊如脂，小便不禁，囊下湿痒，女人阴寒冷带，入丸散及坐汤用。"

【用法用量】 内服：研末，1.5~4.5 g；或入丸、散。外用：煎汤温洗局部。

【选方】 1.治阳事痿弱 紫梢花、生龙骨各二钱，麝香少许。为末，蜜丸梧子大。每服二十丸，烧酒下。欲解，饮生姜甘草汤。《濒湖集简方》

2.治子宫久冷，赤白带下 牡蛎(煅)、黄狗头骨(煅)、紫梢花、韶脑、母丁香、蛇床子、破故纸、桂心等分。上为细末，炼蜜为丸如鸡头大。临事用一粒。《妇人良方》摘鼻香

3.治阴痒生疮 紫梢花一两，胡椒半两。为粗末，水煎，浴洗三五次。《小儿卫生总微论方》

5010 紫硇砂 zǐ náo shā 《中药志》

【异名】 碱硇砂、藏脑、脑砂《中药志》，红盐《内蒙古蒙成药标准》，红硇砂《上海炮制规范》，藏硇砂、咸硇砂《中药大全》。

【基原】 为卤化物类矿物紫色石盐晶体。

【原矿物】 紫色石盐 Halite Violaceous

晶体结构属等轴晶系。多为致密块状集合体。有棱角或凹凸不平。暗紫色或紫红色。解理面呈油脂光泽。硬度2~2.5，性脆，断口贝壳状。相对密度2.73，具吸湿性，可溶于水。

形成于浅海海湾和泻湖地带。由于海水受热蒸发，盐分浓缩而沉淀析出。在干旱地区闭流的内陆盐湖中也有大量沉积。主产于甘肃、青海、新疆、西藏等地。

【采收加工】 采收后，除去杂质。

【药材】 紫硇砂 Halitum Violaceum 主产于甘肃、青海、新疆、西藏等地。

性状 呈不规则的块状结晶。表面暗紫色，无光泽或稍有光泽。体重，质坚而脆，易砸碎。新断面紫红色，呈颗粒样结晶，闪烁发光。手摸之有凉感。气臭。味咸。

鉴别 (1)偏光镜下：灰白色，正低突起之均质体即石盐。中等正突起，干涉色达Ⅱ级蓝绿色者即为紫硇砂中硅酸盐矿物杂质。

(2)取本品粉末约0.5 g，溶于10 ml水中，过滤，滤液显钠盐和氯化物的各种反应。参见"大青盐"条。

(3)X射线衍射分析曲线 为石盐与钾盐、石膏的混合物。曲线特征：石盐2.83(>10)，2.00(3)，1.71(1)。制紫硇砂：石盐2.83(>10)，2.00(10)，1.70(1)，1.63(2)；钾盐3.13(1)，2.25(1)；石膏2.93(2)，2.18(1)。

(4)差热分析曲线 吸热740 ℃(小)，803 ℃(肩)，812 ℃(大)。约900 ℃开始逸散，属氯化钠(NaCl)的特征曲线。

【成分】 主要含氯化钠(NaCl)；尚含少量 Fe^{3+}、Fe^{2+}、Mg^{2+}、S^{2-}、SO_4^{2-} 等。

【药理】 抗肿瘤作用 紫硇砂注射液腹腔注射抑制荷肉瘤 S_{180} 小鼠和荷瓦克癌 W_{256} 大鼠肿瘤生长；给腹水癌小鼠灌胃，延长平均存活日数。紫硇砂生品溶液、醋制品给荷肉瘤 S_{180} 小鼠腹腔注射也有抑瘤作用。

毒性 小鼠腹腔注射生紫硇砂的 LD_{50} 为3.20 g/kg，水制品为3.33 g/kg，醋制品为3.42 g/kg。另有报道紫硇砂煎剂给小鼠腹腔注射的 LD_{50} 为2.216 g/kg，小鼠多在注射后60分钟内死亡。

【炮制】 1.紫硇砂 取原药材，除去杂质，砸成小块。

2.制紫硇砂 取净硇砂块，置沸水中溶化，过滤，倒入搪瓷盆中，加入适量醋，将盆放在水锅中，隔水加热蒸发，随时撇取液面析出的结晶，直至无结晶为止，干燥；或将上法过滤，获得的清液置锅内，加适量醋，加热蒸发至干。取出。

饮片性状 紫硇砂参见"药材"项。制紫硇砂为灰白色和微带黄色粉末。味咸、苦。

贮干燥容器内，密闭，置通风干燥处，防潮。

【药性】 咸、苦、辛,性温。有毒。归肺、胃经。

【功用主治】 破瘀消积,软坚蚀腐。主治癥瘕积聚,噎膈反胃,鼻生息肉,喉痹目翳,痈肿瘰疬,恶疮赘疣。

【用法用量】 内服:研末,0.6~1 g;或入丸、散,不入汤剂。外用:研末撒,撒调敷;或化水点涂。

【宜忌】 内服不宜过量,孕妇及溃疡病、肝肾功能不全患者禁服。

【选方】 1. 治食管癌 紫硇砂30 g,加水70 ml,放入乳钵内研细,过滤,加白醋30 ml,蒸干,每服0.6 g,每日3次。

2. 治皮肤癌 紫硇砂9 g,轻粉、雄黄、硼砂、大黄各3 g,冰片1.5 g。共研细末,香油调涂患处。

3. 治鼻咽癌 紫硇砂用水溶化成饱和液,然后用磁胆过滤,再将滤过后的硇砂液400 ml,加醋200 ml,用炭火煅制成砂粉,每次服0.9~1.2 g,每日3次。(1~3方出自《全国中草药汇编》)

【临床报道】 治疗寻常疣 选净无杂质的紫硇砂30 g,研极细末,装瓶备用。用时,择1个最大的疣体,洗净擦干,取硇砂粉0.5 g,敷于疣体上,然后用胶布固定,1星期为1个疗程。共治疗89例,全部获愈。敷药后不可与水接触。敷药期忌食辛辣燥烈之品。本法治寻常疣只需选1个较大疣体敷药,其他疣就可不药而愈。

5011 紫雪花 zǐ xuě huā 《广西药用植物名录》

【异名】 谢三娘《陆川本草》,红花丹《云南药用植物名录》。

【基原】 为白花丹科白花丹属植物紫花丹的全草。

【原植物】 紫花丹 *Plumbago indica* L.[*P. rosea* L.]

多年生草本,高0.5~2 m。茎直立或攀援状,绿色。叶互生;叶片长圆形或长圆状披针形,全缘。穗状花序顶生或腋生;苞片短于花萼;花萼圆筒状,红色,顶端5裂,具5棱,有腺毛;花冠高脚碟状,红色或紫红色,先端5裂;雄蕊5,与花冠裂片对生;花柱异长合生,下部被上升的毛,子房小。蒴果盖裂。花期11月至翌年4月。

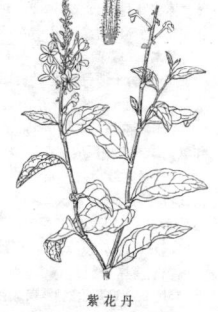

紫花丹

福建、广东、广西、海南、云南有栽培或逸生。广泛分布于亚洲热带地区。

【采收加工】 全年均可采,切段鲜用或晒干。

【成分】 地上部分含有白花丹素(plumbagin)、6-羟基白花丹素(6-hydroxyplumbagin)、谷甾醇(sitosterol)、豆甾醇(stigmasterol)和菜油甾醇(campesterol)。

【药理】 1. 抗肿瘤及辐射增敏作用 紫雪花乙醇提取物腹腔注射,对荷S$_{180}$肉瘤小鼠有抗肿瘤作用,对艾氏腹水癌小鼠抑瘤作用较别,但有较好的辐射增敏作用。紫雪花根中的白花丹素腹腔注射,能使艾氏腹水癌小鼠肿瘤细胞阻滞于S期和G$_2$/M期,减少G$_1$期细胞。白花丹素体外抑制小鼠黑色素瘤细胞生长,对γ射线有辐射增敏作用。白花丹素腹腔注射,对小鼠有非特异性的辐射增敏作用。

2. 其他作用 紫雪花乙醇提取物局部用药能促进大鼠切开术与切除术的伤口愈合。紫雪花对大鼠有抗生育作用。

毒性 紫雪花乙醇提取物给小鼠腹腔注射的*LD*$_{50}$为239.88 mg/kg,口服为1 148.15 mg/kg。口服1 250 mg/kg产生严重腹泻。大鼠腹腔注射50 mg/kg,连续30日,雄性大鼠肝、肾、胸

腺和睾丸重量减轻,脾重增加。雌性大鼠胸腺重量减轻,子宫增重。大鼠白细胞和中性粒细胞增加,血清碱性磷酸酶、丙氨酸氨基转移酶升高,肝脏碱性磷酸酶升高,DNA、RNA和总蛋白减少。

【药性】 《全国中草药汇编》:"辛、苦,温,有小毒。"

【功用主治】 《全国中草药汇编》:"散瘀消肿,祛风杀虫。主治风湿骨痛,痈疮肿毒,跌打扭伤,牛皮癣。"

【用法用量】 内服:煎汤,6~12 g。外用:捣敷或煎水洗。

【宜忌】 孕妇慎服。

【选方】 1. 治风湿骨痛 (紫雪花)根9~15 g,炖猪肉内服。

2. 治痈疮肿毒,跌打扭伤 (紫雪花)鲜叶4~5片,和盐少许,捣烂外敷,至皮肤发热时除去,以免起泡。

3. 治牛皮癣 (紫雪花)鲜品捣烂外敷,至感觉热辣时除去,待反肤癣皮层脱落结痂后,再如法敷用。(1~3方出自《全国中草药汇编》)

5012 紫铜矿 zǐ tóng kuàng 《药性考》

【基原】 为简单硫化物类斑铜矿族矿物斑铜矿。

【原矿物】 斑铜矿 Bornite

晶体结构高温属等轴晶系,常温属正(四)方晶系。晶形极罕见,通常为致密块状集合体,或呈不规则粒状、细脉状,共存硫化物矿物或围岩中。新鲜面暗铜红色,风化表面覆盖有紫、蓝、绿、红、黑等色彩斑斓的氧化膜(锖色)。条痕灰黑色。金属光泽。解理不完全。断口细贝壳状。硬度3。性脆。相对密度4.9~5.3。

经常与其他含硫化矿物辉铜矿、黄铜矿等共生;产于多种成因的铜矿、铜镍矿床。云南、湖南、福建、广西、湖北、四川、浙江、江西、陕西、河北等地均有产出。

【采收加工】 采挖后,除去泥沙、杂石即得。

【药材】 紫铜矿 Bornitum 主产于湖南、云南、四川。

性状 本品为粒状集合体,呈不规则块状。新鲜面呈古铜色,氧化面呈蓝紫色斑状锖色,不透明,金属光泽。其中常夹有白色杂石,表面不平坦。体较重,质硬脆,气、味均无。

鉴别 (1) 反射偏光镜下:新鲜面为粉红至橙色反射色,很快变为淡紫色、紫罗兰色。非均质性弱(经常不能看出)。反射率21(伏黄)。

(2) 取本品粉末约0.1 g,加硝酸2 ml,待激烈反应后,加水稀释成5 ml,使其溶解,滤过,滤液显铜盐的各种反应。参见"绿青"条。

(3) 取本品粉末约0.1 g,加稀硝酸2 ml,使其溶解,滤过,滤液显铁盐的各种反应。参见"铁落"条。

【成分】 主要为Cu$_5$FeS$_4$,其中铜63.24%,铁11.20%,硫25.54%。其组成的变动范围很大,常与辉铜矿、黄铜矿成固容体结合,其他混入物最常见的是银。

【功用主治】 《药性考》:"镇心利肺,降气坠痰。火煅研末,续筋骨耋。"

【用法用量】 外用:煅研末,调敷。

5013 紫葳根 zǐ wēi gēn 《日华子》

【异名】 凌霄花根《圣济总录》。

【基原】 为紫葳科凌霄花属植物凌霄或美洲凌霄的根。

【原植物】 参见"凌霄花"条。

【采收加工】 全年均可采,切片,晒干。

【药材】 紫葳根 *Campsis Grandiflorae Radix* 产于江苏、浙江等地。

性状 根呈长圆柱形,外表面黄棕色或土红色,有纵皱纹,并可见稀疏的支根或支根痕。质坚硬,断面纤维性,有丝状物,皮部为棕色,木部为淡黄色。

【药性】 甘、辛,寒。

1. 《纲目》: "甘、酸,寒。"

2. 《广西民间常用中草药手册》: "甘、辛,平,无毒。"

【功用主治】 凉血祛风,活血通络。主治血热身痒,风疹,痛风,风湿痹痛,跌打损伤。

1. 《日华子》: "治热风身痒,游风,风疹,瘀血,带下。"

2. 《植物名实图考》: "能行血。"

3. 《草药新纂》: "治风痛。"

【用法用量】 内服:煎汤,6～9 g;或入丸、散;或浸酒。外用:鲜品;捣敷。

【宜忌】 孕妇禁服。

【选方】 1. 治风腰脚不遂 紫葳根(炙、锉),捣罗为散。每服二钱匕,空心温酒调下。《圣济总录》紫葳散)

2. 治痛风 凌霄花根二三钱。浸酒或以酒煎服。《岭南采药录》)

3. 治大肠虚冷风秘 凌霄花根(去皮、洗、焙)三两,乌药(锉)、人参各半两,皂荚子五十枚。上四味,捣罗为末,炼蜜丸如绿豆大。每服十九至十五丸,温水下,一日二服。《圣济总录》凌霄花根丸)

5014 紫筒草 zǐ tǒng cǎo
《内蒙古中草药》

【异名】 白毛草、伏地蜈蚣草(《沙漠地区药用植物》)

【基原】 为紫草科紫筒草属植物紫筒草的全草及根。

【原植物】 紫筒草 *Stenosolenium saxatile*(Pall.)Turcz.[*Anchusa saxatile* Pall.;*Onosma saxatile*(Pall.)Lehm.]

多年生草本,高 10～30 cm。根圆柱形,细长,外皮稍带紫褐色。茎直立或斜升,全株密被开展的长硬毛或伏生毛。基生叶和下部叶无柄,匙状线形或披针状线形;近花序下为披针状线形。聚伞花序顶生;花萼 5 深裂近基部;花冠紫色、蓝紫色或白色;雄蕊 5;子房 4 裂,花柱细长,柱头球形。小坚果 4,卵形,先端尖,有疣状突起,腹面基部具短柄。花期 4～6 月,果期 7～9 月。

生于低山丘陵、平原草地或沙漠地区的固定沙丘、砂质地上。分布于甘肃、青海、宁夏等地。

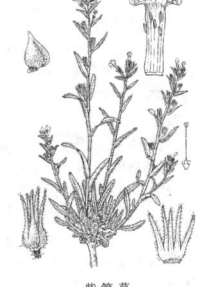
紫筒草

【采收加工】 6～7 月采收,晒干。

【药性】 苦、辛,凉。

1. 《内蒙古中草药》: "味甘、微苦,性凉。"

2. 《沙漠地区药用植物》: "味苦,性温。"

【功用主治】 清热凉血,止血,止咳。主治吐血,肺热咳嗽,感冒,关节疼痛。

1. 《内蒙古中草药》: "主治吐血,肺热咳嗽,感冒了。"

2. 《沙漠地区药用植物》: "主治小关节疼痛。"

【用法用量】 内服:煎汤,6～9 g。

【选方】 1. 治咳血,吐血 紫筒草 9 g,土三七 15 g,仙鹤草 9 g。水煎服。《内蒙古中草药》)

2. 治小关节疼痛 白毛草 9 g。煮水内服,长期服用或加桑椹 9 g 同煮,效果更好。也可制成散剂服用。《沙漠地区药用植物》)

5015 紫楠叶 zǐ nán yè
《天目山药用植物志》

【基原】 为樟科楠木属植物紫楠的叶。

【原植物】 紫楠 *Phoebe sheareri*(Hemsl.)Gamble 又名:

枇杷木、小叶嫩蒲桑(《天目山药用植物志》),野枇杷、山枇杷(《浙江药用植物志》)。

大灌木至乔木,高 5～15 m。小枝、叶柄及花序密被黄褐色或灰黑色柔毛。单叶互生,革质,柄长 1～2.5 cm;叶片倒卵形、椭圆状倒卵形或阔倒披针形,长 8～27 cm,宽 3.5～9 cm,先端突渐尖或尾长尖,茎部渐狭。圆锥花序生于幼枝叶腋;花两性;花被裂片 6,近等大,卵形,被毛;能育雄蕊 9 枚,3 轮,各轮花丝被毛,花药 4 室,退化雄蕊花丝全被毛;子房球形,无毛,花柱通常直,柱头不明显或盘状。果卵形,被毛。花期 4～5 月,果熟期 9～10 月。

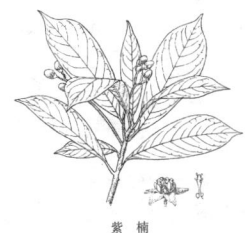
紫楠

生于海拔 1 000 m 以下的山地阔叶林中。分布于长江流域以南各地。

本植物的根(紫楠根)亦供药用,另设专条。

【栽培】 生物学特性 耐阴树种。喜温暖、湿润气候,生长在山谷坡地有林的阴湿环境。在土层深厚、排水良好而富含腐殖质的微酸性土壤生长健壮,中性土壤也能适应,耐寒力较强,但幼苗期易受日灼和冻伤。

繁殖方法 种子繁殖。11 月上、中旬采种,堆放后熟,搓洗果皮,再用草木灰揉去附于种皮的油脂,因种子保存期短,即使阴晾,几日就要开秧,宜洗净略阴干后即播或混沙贮藏,发芽率 80%～90%。2～3 月条播,行距 15～20 cm,覆土 2 cm,盖草,平地光照充足处育苗要遮荫 4 个月左右,如苗密,在雨后间苗,苗期加强松土、除草、浇水、追肥等抚育工作,9 月中下旬可拆除荫棚,入冬搭盖棚防寒。第二年继续留床,亦可分大丘大苗,在 3 月间进行移栽,栽后并立支柱。

田间管理 幼树期生长缓慢,3～4 年间要要加强林地管理,每年 4～5 月和 7～8 月进行中耕、除草,未成活的要及时补栽。幼林严禁打枝,不得损伤树皮。

【采收加工】 全年均可采收,晒干。

【成分】 紫楠枝、叶含挥发油。种子含油 0.6%,内有月桂酸(lauric acid)、肉豆蔻酸(myrislie acid)、棕榈酸(palmitic acid)、十六碳烯酸(hexadecenoic acid)、硬脂酸(stearic acid)、油酸(oleic acid)、亚油酸(linoleic acid)、亚麻酸(linolenic acid)、葵酸(capric acid)微量。

【药理】 抗氧化作用 紫楠鲜叶 80%甲醇提取物在二苯基苦基苯肼自由基实验中有清除自由基作用。

【药性】 《天目山药用植物志》: "性微温,味辛。"

【功用主治】 顺气、暖胃,祛湿。主治气滞脘腹胀痛,脚气浮肿,转筋。

1. 《天目山药用植物志》: "暖胃顺气。"

2. 《浙江中药资源名录》: "煎汤洗转筋及足肿。"

【用法用量】 内服:煎汤,15～30 g。外用:煎水熏洗。

【宜忌】 孕妇慎服。

【选方】 治水湿脚气浮肿,气逆腹胀 紫楠叶 30 g,石菖蒲根、饭消扭(蔷薇科蓬虆)、寒扭(蔷薇科高粱泡)根各 15～18 g,老姜 3 片。水煎,每日早晚饭前各服 1 次。《天目山药用植物志》)

5016 紫楠根 zǐ nán gēn
《江西《草药手册》)

【基原】 为樟科楠木属植物紫楠的根。

【原植物】 参见"紫楠叶"条。

【采收加工】 全年均可采收,晒干。

【成分】 根含挥发油。

【药性】 辛,温。

【功用主治】 活血,行气,催产。主治跌打损伤,水肿腹胀,孕妇过月不产。

【用法用量】 内服:煎汤,10～15 g,鲜品 30～60 g。

【宜忌】 孕妇忌服。

【选方】 1. 治跌打损伤 紫楠鲜根 60 g。捣烂,煎水,米酒为引服。

2. 催产 紫楠鲜根 30 g。煎水服。(1、2 方出自江西《草药手册》)

5017 紫薇叶 zǐ wēi yè
_(《湖南药物志》)

【基原】 为千屈菜科紫薇属植物紫薇的叶。

【原植物】 参见"紫薇花"条。

【采收加工】 5～7 月采收,鲜用或晒干。

【成分】 叶含紫薇碱(lagerine),印车前明碱(lagerstroemine),双氢轮叶十齿草碱(dihydroverticillatine),十齿草明碱(decamine),十齿草次碱(decinine),十齿草碱(decodine)等生物碱。还含紫薇缩醛(lageracetal),戊醇(amy lalcohol),并没食子酸(ellagic acid)。

【药理】 抗菌、抗凝作用 叶煎剂体外对金黄色葡萄球菌、福氏痢疾杆菌、伤寒杆菌有抑制作用。紫薇提取物有抗凝血酶作用。

【药性】 微苦,涩,寒。

1.《湖南药物志》:"微苦,涩,无毒。一说甘,平,无毒。"

2.《安徽中草药》:"性寒,味苦,微涩。"

3.《云南中草药》:"甘,微苦,微温。"

【功用主治】 清热解毒,利湿止血。主治痈疮肿毒,痢疾,湿疹,外伤出血。

1.《湖南药物志》:"消风清热,活血止痛,安胎,解毒,利尿。"

2.《广西本草选编》:"清热利湿,活血止血,主治痈疮肿毒,刀伤。"

3.《青岛中草药手册》:"治赤白痢疾,急性传染性黄疸型肝炎,创伤出血,湿疹疹痒。"

【用法用量】 内服:煎汤,10～15 g;或研末。外用:捣敷;或研末敷,或煎水洗。

【选方】 1. 治痈疮肿毒,刀伤 紫薇鲜叶捣烂外敷。(《广西本草选编》)

2. 治赤白痢疾,急性传染性黄疸型肝炎 紫薇根、叶各 15 g。水煎服。(《青岛中草药手册》)

3. 治湿疹疹痒 鲜紫薇叶,捣烂,纱布包擦;或干叶煎水温洗。(《安徽中草药》)

5018 紫薇皮 zǐ wēi pí
_(《全国中草药汇编》)

【异名】 紫荆皮(《重庆草药》),怕痒树树皮、怕痒树皮(《贵州草药》)。

【基原】 为千屈菜科紫薇属植物紫薇的茎皮和根皮。

【原植物】 参见"紫薇花"条。

【采收加工】 5～6 月剥取茎皮,9～11 月挖根,剥取根皮,切片,晒干。

【药材】 紫薇皮 Lagerstroemiae Indicae Cortex 产于四川、贵州等地。

性状 树皮呈不规则的卷筒状或半卷筒状,长 4～20 cm,宽 0.5～2 cm,厚约 1 mm。外表面为灰棕色,具有细微的纵皱纹,可见因内皮脱落而留下的压痕。内表面灰棕色,较平坦,质地轻松脆,易破碎。无臭,味淡微涩。

鉴别 茎皮横切面:外侧有时可见颓废组织(落皮层)或数列石细胞层,石细胞为圆形或长圆形。皮层细胞 1～2 列。韧皮部有 1～2 列径向延长的多孔性薄壁细胞间排列,韧皮射线宽。薄壁

细胞中含有棕色物质。有的 1 个细胞内含 1 个方晶。

【成分】 茎皮中含紫薇碱(lagerine),印车前明碱(lagerstroemine),双氢轮叶十齿草碱(dihydroverticillatine),十齿草碱(decamine),十齿草次碱(decinine),十齿草碱(decodine)。

【药性】 苦,寒。

1.《重庆草药》:"味苦,性平。无毒。"

2.《贵州草药》:"性寒,味酸。"

3.《安徽中草药》:"性寒,味苦,微涩。"

【功用主治】 清热解毒,祛风利湿,散瘀止血。主治丹毒,乳痈,咽喉肿痛,疥癣,鹤膝风,跌打损伤,内外伤出血,崩漏带下。

1.《重庆草药》:"退火,解毒,散疹,用治跌打损伤,杖伤红肿,咽喉痛,牙痛,丹毒,癣疮,月经不调,红崩白带。"

2.《贵州草药》:"清热解毒,祛瘀止血,利湿驱风。"

3.《全国中草药汇编》:"主治各种出血,骨折,乳腺炎,湿疹,肝炎,肝硬化腹水。"

【用法用量】 内服:煎汤,10～15 g;或浸酒;或研末。外用:研末调敷;或煎水洗。

【选方】 1. 治无名肿毒 怕痒树树皮研末,调酒敷患处。(《贵州草药》)

2. 治鹤膝风 怕痒树树皮研末。每次 3 g,用酒吞服。

3. 治产后流血不止 怕痒树根皮、益母草、荠菜各 15 g。煨水服。

4. 治白带 怕痒树根皮、胭脂花根、白鸡冠花各 15 g。煨水服。(2～4 方出自《贵州草药》)

5. 治妇女月经提前,腹痛(经水鲜红者) 紫荆皮、黄柏皮、粉丹皮各 9 g。煎水服。(《重庆草药》)

5019 紫薇花 zǐ wēi huā
_(《滇南本草》)

【异名】 鹭鸶花、五里香、红薇花、百日红(《曲洧旧闻》),佛相花(《八闽通志》),满堂红(《涌幢小品》),怕痒花、猴刺脱(《群芳谱》),痒痒花(《滇南本草》整理本),宝幡花、五爪金龙(《湖南物志》)。

【基原】 为千屈菜科紫薇属植物紫薇的花。

【原植物】 紫薇 Lagerstroemia indica L.。又名:猴郎达树(《酉阳杂俎》),不耐痒树(《曲洧旧闻》),无皮树(《灌园草木识》)。

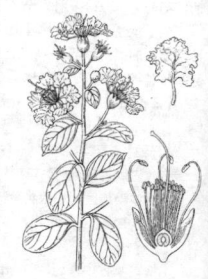

紫薇

落叶灌木或小乔木,高达 7 m。树皮灰色或灰褐色,平滑。枝干多扭曲,小枝细,具 4 棱,略成翅状。叶互生或有时近对生;几无柄或叶片纸质,椭圆形、倒卵形或长椭圆形;侧脉 3～7 对。花淡红色、紫色,常呈圆锥花序顶生;花瓣 6,皱缩,蕊药大,绿色;雌蕊 1,花柱细长,柱头头状。蒴果椭圆状球形,成熟时紫黑色。种子有翅。花期 6～9 月,果期 9～12 月。

喜生于阴湿肥沃的土壤上。河北、吉林、江苏、浙江、安徽、福建、江西、山东、河南、湖北、湖南、广东、广西、海南、四川、贵州、云南、陕西等地均有栽培。

本植物的叶(紫薇叶)、根(紫薇根)、茎皮和根皮(紫薇皮)亦供药用,另设专条。

【栽培】 生物学特性 喜温暖湿润的气候。生长适温 30 ℃左右,耐解旱,耐盛寒。对土壤要求不严,以向阳和质地深厚、肥沃的砂质壤土栽培为宜。

繁殖方法 扦插繁殖。在春季 3 月,植株萌芽前,选择二年生

健壮、无病虫害的枝条，截成长 15 cm 左右，按行株距 35 cm× 10 cm，斜插于苗床上，入土的深度为插穗的 1/2，压紧，浇水保湿。约经 1 年育苗后，于第二年早春，插芽萌芽前，按行株距 300 cm× 300 cm 开坑，每坑栽 1 株。此外，引种上多以种子繁殖，于春季播种育苗。

【采收加工】 6～9 月开花时采收，鲜用或干燥。

【药材】 紫薇花 Lagerstroemiae Indicae Flos 产于华东、中南及西南。

性状 花淡红紫色，直径约 3 cm；花萼绿色，长约 1 cm，先端 6 浅裂，宿存；花瓣 6，下部有细长的爪，瓣面近圆球而呈皱波状，边缘有不规则的缺刻；雄蕊多数，生于萼筒基部，外轮 6 枚，花丝较长。气微，味淡。

【成分】 花含紫薇碱（lagerine），印车前明碱（lagerstroemine），双氢轮生叶十齿草碱（dihydroverticillatine），十齿草明碱（decamine），十齿草次碱（decinine），十齿草碱（decodine）等生物碱；飞燕草素-3-阿拉伯糖苷（delphinidin-3-arabinoside），矮牵牛素-3-阿拉伯糖苷（petunidin-3-arabinoside），锦葵花素-3-阿拉伯糖苷（malvinidin-3-arabinoside）等花色苷。

【药性】 苦、微酸，寒。

1.《滇南本草》："味酸，性寒。"

2.《湖南药物志》："微苦，涩。一说甘，无毒。"

3.《云南中草药》："甘，微温。"

【功用主治】 清热解毒，活血止血。主治疮疖痈疽，小儿胎毒，疥癣，血崩，带下，肺痨咯血，小儿惊风。

1.《滇南本草》："治产后崩不止，崩中，带下淋沥，洗疥癞癣疮。"

2.《岭南采药录》："治小儿烂头胎毒。煮油搽之，煎水洗之。"

3.《湖南药物志》："消风清热，活血止痛，解毒。"

4.《安徽中草药》："凉血止血。"

5.《青岛中草药手册》："治肺结核咯血。"

6.《云南中草药》："活血调经，止血消火。主治月经不调，血崩，疥疮。"

【用法用量】 内服：煎汤，10～15 g；或研末。外用：研末调敷；或煎水洗。

【宜忌】《民间常用草药汇编》："孕妇忌服。"

【选方】 1. 治痈疽肿毒，头面疮疖，手脚生疮 紫薇根或花研末，醋调敷，亦可煎服。《湖南药物志》

2. 治产后崩漏 紫薇花、灶心土各 15 g。煎水，服时兑白酒少许。《安徽中草药》

3. 治肺结核咯血 紫薇花、鱼腥草等量。研末，每服 9 g。《青岛中草药手册》

4. 治小儿惊风 （紫薇）干花 3～9 g。煎服。《恩施中草药手册》

5020 紫薇根 zǐ wēi gēn 《民间常用草药汇编》

【基原】 为千屈菜科紫薇属植物紫薇的根。

【原植物】 参见"紫薇花"条。

【采收加工】 全年均可采挖，切片，晒干，或鲜用。

【药材】 紫薇根 Lagerstroemiae Indicae Radix 产于华东、中南、西南地区。

性状 根呈圆柱形，有分枝，长短大小不一。表面灰棕色，有细纵皱纹，栓皮薄，易剥落，质硬，不易折断，断面不整齐，淡黄白色，无臭，味淡微涩。

【成分】 根含谷甾醇（sitosterol）、3, 3′, 4′-三-O-甲基并没食子酸（3, 3′, 4′-tri-O-meethylellagic acid）等。

【药性】 苦，微寒。

1.《湖南药物志》："微苦，涩，无毒。一说甘，平，无毒。"

2.《安徽中草药》："性寒，味苦、微涩。"

3.《云南中草药》："甘、微苦，微温。"

【功用主治】 清热利湿，活血止血。主治痢疾，水肿，烧烫伤，湿疹，痈肿疮毒，跌打损伤，血崩，偏头痛，牙痛，痈经，产后腹痛。

1.《湖南药物志》："消风清热，活血止痛，安胎，解毒，利尿。"

2.《广西本草选编》："清热利湿，活血止血。主治内出血，痢疾，黄疸，水肿，产后头晕腹痛，血崩，关节结核，烧烫伤，湿疹。"

3.《安徽中草药》："清热解毒，凉血活血。"

4.《全国中草药汇编》："主治各种出血，骨折，乳腺炎，湿疹，肝炎，肝硬化腹水。"

5.《台湾药用植物志》："（印度）根为收敛剂，作口腔、鹅口疮之含漱剂。"

【用法用量】 内服：煎汤，10～15 g。外用：研末调敷，或煎水洗。

【宜忌】《民间常用中草药汇编》："孕妇忌服。"

【选方】 1. 治痈疽肿毒，头面疮疖，手脚生疮 （紫薇）根或花研末，醋调敷，亦可煎服。《湖南药物志》

2. 治痢疾 紫薇根、白头翁各 15 g。煎服。《安徽中草药》

3. 治烧烫伤，湿疹 紫薇根适量，水煎外洗。《广西本草选编》

4. 治偏头痛 紫薇根 30 g，猪瘦肉 60 g（或鸡、鸭蛋各 1 个）。同煮服。

5. 治牙痛 紫薇鲜根 30 g。煮猪精肉食。或煎水取汁，煮鸡蛋 2 个服。（4、5 方出自江西《草药手册》）

6. 治藤黄内毒，黄疸 鲜紫薇根 30 g。水煎，糖调服。（江西《草药手册》）

5021 紫藤子 zǐ téng zǐ 《本草拾遗》

【异名】 紫藤豆、藤花子、紫金藤子（《江苏药材志》），藤萝子（《青岛中草药手册》），土木鳖（苏州医学院《中草药手册》）。

【基原】 为豆科紫藤属植物紫藤的种子。

【原植物】 参见"紫藤"条。

【采收加工】 冬季果实成熟时采收，除去果壳，晒干。

【药材】 紫藤子 Wisteriae Sinensis Semen 产于华北、华东、中南等地。

性状 本品呈扁圆形或略呈肾圆形，一面平坦，另一面稍隆起，直径 1.2～2.3 cm，厚 2～3 mm；表面淡棕色至黑棕色，平滑，具光泽，散有黑色斑纹，种子一端有细小合点，自合点分出少数条略凹下的弧形脉纹，另端膜状脐凹陷处有黄白色椭圆形的种脐，并有种柄脱落痕。质坚硬，种皮薄，剥去后可见黄白色坚硬的子叶 2 片。嚼之有豆腥气，微有麻舌感。

【炮制】 1. 紫藤子 取原药材，除去杂质及果壳，筛去灰屑。

2. 炒紫藤子 取净药材，置锅内，用文火炒至鼓起，取出，放凉。

饮片性状 紫藤子参见"药材"项。炒紫藤子形如紫藤子，色泽加深，偶见松脆。

贮干燥容器内，置通风干燥处，防蛀。

【药性】《青岛中草药手册》："性温，味甘。有小毒。"

【功用主治】 活血，通络，解毒，杀虫。主治筋骨疼痛，腹痛吐泻，小儿蛲虫病。

1.《江苏药材志》："治筋骨疼痛，泡酒服。"

2.《天目山药用植物志》："治食物中毒，腹痛、吐泻，驱除肠寄生虫（蛲虫）。"

【用法用量】 内服：煎汤（炒熟），15～30 g；或浸酒。

【选方】 1. 治食物中毒 藤萝子 15 g，醉鱼草根 15 g，鱼腥草 12 g。水煎，分 2 次服。

2. 治小儿蛲虫病 藤萝子 9 g，醉鱼草 12 g，鱼腥草 9 g。水

煎,早晚空腹各服2次。(1、2方出自《青岛中草药手册》)

5022 紫藤根 ^{zǐ téng gēn}
《浙江民间草药》

【基原】 为豆科紫藤属植物紫藤的根。

【原植物】 参见"紫藤"条。

【采收加工】 全年均可采,切片,晒干。

【药性】《浙江民间草药》:"甘,温。"

【功用主治】 祛风除湿,舒筋活络。主治痛风,痹证。

1.《浙江民间草药》:"治筋络风气,补心。"

2.《河北中草药》:"利水除湿。治关节炎。"

【用法用量】 内服:煎汤,9~15 g。

【选方】 1. 治痛风 紫藤根15 g,配其他痛风药煎服。《浙江民间草药》

2. 治关节疼痛 (紫藤)根皮,地骨皮、土茯苓各用鲜品30 g,血通15 g。水煎服。《秦岭巴山天然药物志》

5023 紫云英子 ^{zǐ yún yīng zǐ}
《江西中草药手册》

【异名】 蒺藜子《贵州民间药物》,草蒺藜(苏州医学院《中草药手册》)。

【基原】 为豆科黄芪属植物紫云英的种子。

【原植物】 参见"红花菜"条。

【采收加工】 5~7月果实成熟时,割下全草,打下种子,晒干。

【药材】 紫云英子 Astragali Sinici Semen 产于江苏、安徽、河北等地。

性状 种子呈长方状肾形,两侧明显压扁,长达3.5 mm;腹面中央内陷较深,一侧成沟状;表面黄绿色或棕绿色,质坚硬。气微弱,嚼之微有豆腥气,味淡。

【成分】 种子含刀豆胺(canavalmine),热精胺(thermospermine),精胺(spermine),亚精胺(spermidine),N^4-甲基热精胺(N^4-methylthermospermine),壳质酶(chintinase),β-谷甾醇(β-sitosterol)。还含微量元素硒0.08 μg/g,锌12.1 μg/g,铜5.24 μg/g,铁320 μg/g,钼0.46 μg/g,钴0.42 μg/g,铅3.4 μg/g,镉0.11 μg/g等。

【药性】 辛,凉。

【功用主治】 祛风明目。主治目赤肿痛。

【用法用量】 内服:煎汤,6~9 g;或研末。

5024 紫玉簪叶 ^{zǐ yù zān yè}
《江西草药》

【基原】 为百合科玉簪属植物紫萼的叶。

【原植物】 参见"紫玉簪"条。

【采收加工】 7~9月采收,鲜用。

【药性】 苦,微甘,凉。

【功用主治】《全国中草药汇编》:"(全草)散瘀止痛,解毒。主治胃痛,跌打损伤,鱼骨鲠喉;外用治蛇虫咬伤,痈肿疔疮。"

【用法用量】 内服:煎汤,9~15 g,鲜品倍量。外用:捣敷,或用沸水泡软敷。

【选方】 1. 治白带,崩漏 紫玉簪叶30~60 g,鸡蛋(去壳)1个。水煎服。《江西草药》

2. 治顽固性溃疡 鲜紫玉簪叶洗净,用米汤或开水泡软,敷贴患处,每日换3次。《陕西草药》

5025 紫玉簪根 ^{zǐ yù zān gēn}
《品汇精要》

【异名】 红玉簪花头《重庆草药》。

【基原】 为百合科玉簪属植物紫萼的根。

【原植物】 参见"紫玉簪"条。

【采收加工】 全年均可采,鲜用或晒干。

【药理】 抗炎作用 紫玉簪根(紫萼根)乙酸乙酯部分、正丁

醇部分及糖部分灌胃均抑制二甲苯所致小鼠耳郭肿胀;糖部分还减少角叉菜胶所致大鼠胸腔积液,抑制白细胞游走进入胸腔积液。

毒性 小鼠灌胃正丁醇部分的LD_{50}为5.95 g/kg。小鼠死亡前活动减少至不动。提示该部分可能是抑制中枢神经而导致动物死亡。乙酸乙酯部分和糖部分灌胃最大耐受量为2.525和20.00 g/kg。

【药性】《重庆草药》:"味甘、微苦,性温平。"

【功用主治】 清热解毒,散瘀止血,下骨鲠。主治咽喉肿痛,痈肿疮疡,跌打损伤,胃痛,牙痛,吐血,崩漏,骨鲠。

1.《品汇精要》:"患骨鲠,取根捣汁,以苇筒吹入喉内有效。无苇者以白者代之亦可。"

2.《分类草药性》:"治崩症,牙痛。"

3.《四川中药志》1960年版:"治吐血,咽喉肿,敷痈疽、瘰疬、乳肿。"

4.《全国中草药汇编》:"(全草)散瘀止痛,解毒。主治胃痛,跌打损伤;外用治蛇虫咬伤,痈肿疔疮。"

【用法用量】 内服:煎汤,9~15 g,鲜品倍量。外用:捣敷。

【宜忌】《普济方》:"不可近牙酿。"

【选方】 1. 治多骨痈 紫玉簪根捣烂敷上,其骨自出。《串雅内编》

2. 治跌打损伤 紫玉簪根60 g,猪瘦肉60 g。水炖,服汤食肉。《江西草药》

3. 治红崩白带 紫玉簪根、二百根各1把。炖肉吃。《陕西草药》

4. 治骨鲠 紫白玉簪根,重罗用一分,竹筒吹入去,不可近牙根。《普济方》鲠骨方

5026 紫花卫矛 ^{zǐ huā wèi máo}
《万县中草药》

【基原】 为卫矛科卫矛属植物紫花卫矛的根及枝。

【原植物】 紫花卫矛 Euonymus porphyreus Loes.

灌木,高达5 m。冬芽尖,长,芽鳞灰色。叶与花同时生出,结果时近革质;具短叶柄;叶片卵形。聚伞花序3至数花,总花梗细长;花4数,深紫色;雄蕊无花丝,花药成熟时1室,先端开裂。蒴果圆形,紫红色,悬垂于细长果梗上,具4窄长翅。种子有红色假种皮。

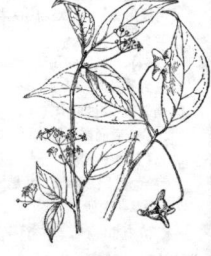
紫花卫矛

生于海拔1 000~3 000 m山地丛林中。分布于湖北、四川、贵州、云南、陕西等地。

【采收加工】 7~9月采枝,鲜用或切段晒干;秋后采根,鲜用或切片晒干。

【功用主治】 散瘀止痛,清热解毒。主治跌打损伤,淋巴结核,疔肿恶疮。

【用法用量】 内服:煎汤,6~10 g。外用:捣敷;或研末调敷。

【选方】 1. 治跌打损伤 紫花卫矛、骨碎补、红牛膝、大血藤各9 g。水煎加酒服。

2. 治淋巴结核 紫花卫矛、天葵子各9 g。水煎服。

3. 治疔疮 紫花卫矛(鲜根)适量,捣绒,外敷患处。(1~3方出自《万县中草药》)

5027 紫花地丁 ^{zǐ huā dì dīng}
《纲目》

【异名】 堇堇菜、箭头草《救荒本草》,地丁、羊角子《乾坤秘韫》,独行虎《纲目》,地丁草《本草再新》,宝剑草《植物名

实图考》)、犁头草(《河南中草药手册》)。

【基原】 为堇菜科堇菜属植物紫花地丁的全草。

【原植物】 紫花地丁 Viola philipica Cav. [V. confusa Champ.;V. yedoensis Makiho.] 又名:辽堇菜(《中国植物图鉴》)、野堇菜(《东北师范大学科学研究通报》)、光瓣堇菜(《中国高等植物图鉴》)。

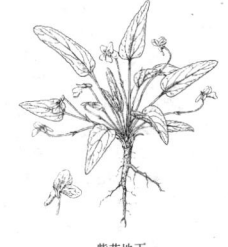

紫花地丁

多年生草本,高 4~14 cm。根茎垂直,淡褐色;节密生,有数条细根。叶基生,莲座状;具叶柄,有狭翅;下部叶片较小,呈三角状卵形或狭卵形,上部叶较长,呈长圆形、狭卵状披针形或长圆状卵形,边缘具钝锯齿的圆齿,两面无毛或被细短毛。花紫堇色或淡紫色,稀白色;萼片5,卵状披针形或披针形;花瓣5,倒卵形或长圆状倒卵形;雄蕊5;子房卵形,花柱棍棒状,柱头三角形。蒴果长圆形。种子卵球形,淡黄色。花、果期 4 月中旬至 9 月。

生于田间、荒地、山坡草丛、林缘或灌丛中。分布于全国大部分地区。

【栽培】 生物学特性 喜温暖或凉爽气候。忌涝,宜选择排水良好的砂质壤土、黏壤土栽培,不宜在低洼地或者易积水的地区栽培。

繁殖方法 种子繁殖,直播。冬前或早春播种,条播或撒播,播后覆 1 层薄细土。

田间管理 播后 4 月出苗,苗出齐后过密处可适当间苗。生长期间注意拔除杂草,一般不施追肥,雨季注意排水。

病虫害防治 红蜘蛛为害叶片,可用石硫合剂喷杀。

【采收加工】 春、秋二季采收,鲜用或晒干。

【药材】 紫花地丁 Violae Herba 主产于江苏、浙江、安徽等地。

性状 全体多皱缩成团。主根长圆锥形,直径1~3 mm;淡黄棕色,有细纹皱纹。叶基生,灰绿色,展平后叶片呈披针形或卵状披针形,长1.5~6 cm,宽1~2 cm;先端钝,基部截形或稍心形,边缘具钝锯齿,两面有毛;叶柄细,长2~6 cm,上部具明显狭翅。花茎纤细;花瓣5,紫堇色或淡棕色,花瓣距管状。蒴果椭圆形或 3 裂,种子多数,淡棕色。气微,味微苦而稍甜。

鉴别 (1)根横切面:最外层为4~6层木栓细胞,壁木栓化并微木化;栓内层广阔,薄壁细胞较多。韧皮部窄广,可见散在的筛管群或筛管。形成层环状,细胞扁平。木质部由导管、纤维管胞、木纤维和木薄壁细胞组成;导管散列至2~4个成群排列,多角形或类圆形,壁木化;木纤维发达,排列在导管的周围,壁木化;木切线壁,细胞壁不木化。薄壁细胞中含有大量淀粉粒与草酸钙簇晶。

叶横切面:上表皮细胞较大,切向延长,外壁较厚,内壁黏液化,常膨胀呈半圆形,下表皮细胞较小,偶有黏液细胞;上、下表皮下均有角质短纹。栅栏细胞2~3列;海绵细胞类圆形,含草酸钙簇晶,直径 11~40 μm。主脉维管束外韧型、上、下表皮内方有厚角细胞1~2列。

叶表面观:上表皮细胞垂周壁略平直,有串珠状增厚,表面有明显角质纹理,气孔较少,不等式;下表皮细胞垂周壁略弯曲,增厚现象不明显,表面亦有角质纹理。上下表皮均有单细胞非腺毛,有两种类型:一种稍短,呈圆锥形,壁厚,具壁疣状突起,长50~85 μm,直径20~30 μm;另一种长,略弯曲,壁有短线纹,长 160~360 μm,直径20~30 μm。叶肉组织中可见草酸钙簇晶,直径15~

40 μm。

(2)取本品粉末 2 g,加甲醇 20 ml,在水浴上回流30分钟,滤过。滤液在水浴上浓缩至一定量,供试:取溶液 1 ml,加 2 mol/L醋酸铅-2 mol/L乙酸(1:3)混合液1 ml,再加 0.01 mol/L三氯化铝溶液 1 ml,显黄色;取溶液 1 ml,置蒸发皿中,蒸去甲醇,加饱和硼酸丙酮试剂 1 ml,蒸干,再加 10%枸橼酸丙酮试剂 1 ml,在紫外光灯(254 nm)下显浅苹果绿色荧光(检查黄酮类)。

(3)薄层色谱:取本品粉末 2 g,加甲醇 20 ml,在水浴上回流30分钟,滤过,滤液浓缩后,作供试品溶液。另取对照品槲皮素和芦丁制成对照品溶液。分别取上述各溶液,点样于同一硅胶H-1%CMC薄层板上,以氯仿-甲醇(20:10:3)展开,取出,晾干,在紫外光灯下观察荧光后,用1%三氯化铝乙醇溶液喷雾,干后在紫外光灯下观察,供试品色谱在与对照品色谱的相应位置,显相同颜色的荧光斑点。

取本品粉末约 2 g,加甲醇 20 ml,超声处理 20 分钟,滤过,滤液蒸干,残渣加热水 10 ml,搅拌,使溶解,滤过,滤液蒸干,残渣加甲醇 1 ml 使溶解,作为供试品溶液。另取对照药材 2 g,同法制成对照药材溶液。吸取上述供试品溶液 5~10 μl,对照药材溶液 5 μl,分别点于同一硅胶 G 薄层板上,以甲苯-醋酸乙酯-甲酸(5:3:1)的上层溶液为展开剂,展开,取出,晾干,置紫外光灯(365 nm)下检视。供试品色谱中,在与对照药材色谱相应的位置上,显 3 个相同颜色的荧光主斑点。

【成分】 全草含棕榈酸(palmitic acid),对羟基苯甲酸(p-hydroxybenzoic acid),反式对羟基桂皮酸(trans-p-hydroxycinnamic acid),琥珀酸(succinic acid),丁酰胺(violyedoenamide)即是二十四碳酰对羟基苯乙胺(tetracosanoyl-p-hydroxyphenethylamine),山奈酚-3-O-吡喃鼠李糖苷(kaempferol-3-O-rhamnopyranoside)。又分离得到抑制艾滋病病毒活性的大分子成分,系相对分子质量10 000~15 000 的磺化聚糖。

【药理】 1. 抗病原微生物作用 紫花地丁水煎液体外抑制金黄色葡萄球菌、腐生葡萄球菌、粪肠球菌、变形杆菌等。紫花地丁石油醚和乙酯提取物对枯草芽胞杆菌、假单胞菌有抑制作用,而甲醇提取物和水醇提取物无效。水浸剂对菫色毛癣菌亦有抑制作用。醇和水提取物对钩端螺旋体有抑制作用。紫花地丁提取物在低于毒性剂量的浓度下,可完全抑制人免疫缺陷病病毒(HIV)的生长。紫花地丁的二甲亚砜提取物体外有很强的抑制HIV活性的作用,甲醇提取物较弱,提取物还有细胞毒性作用。

2. 抑制免疫功能 紫花地丁煎液灌胃,对体外小鼠腹腔巨噬细胞的吞噬功能及分泌 α-肿瘤坏死因子的作用。紫花地丁水煎剂体外抑制小鼠由 LPS 诱导的 B 淋巴细胞的增殖,下调抗体的生成,但对小鼠细胞免疫功能无明显影响。

【炮制】 取原药材,除去杂质,抢水洗净,稍润,切段,干燥。

饮片性状 参见"药材"项。

贮干燥容器内,置阴凉干燥处,防潮。

【药性】 苦、辛,寒。归心、肝经。

1.《救荒本草》:"味甘。"

2.《纲目》:"苦、辛,寒。无毒。"

3.《本草图解》:"入肝、胃经。"

4.《玉楸药解》:"微寒。入手少阴心、足少阳胆经。"

5.《本草便法研究》:"入肝、脾、胞络三经。"

【功用主治】 清热解毒,燥湿凉血。主治疔疮痈疽,丹毒,痄腮,乳痈,肠痈,瘰疬,湿热泻痢,黄疸,目赤肿痛,毒蛇咬伤。

1.《纲目》:"主治一切痈疽发背,疔肿,瘰疬,无名肿毒,恶疮。"

2.《玉楸药解》:"行经泄火,散肿消毒。"

3.《医林纂要》:"补肝凉脾,平血热,去瘰湿。"

4.《药性切用》:"泻热解毒,为外科敷治专药。"

5. 《要药分剂》:"能治黄疸内热。"

6. 《本草用法研究》:"通营破血。"

7. 《上海常用中草药》:"治目赤肿痛,麦粒肿,乳痈,肠炎腹泻,毒蛇咬伤。"

8. 《贵州民间方药集》:"外治刀伤,跌打;内服止内出血。"

9. 《长白山植物药志》:"治烫火伤。"

【用法用量】 内服:煎汤,10～30 g,鲜品 30～60 g。外用:捣敷。

【宜忌】 阴疽漫肿无头及脾胃虚寒者慎服。

1. 《本草图解》:"痈疽已溃及阴证平塌忌之。"

2. 《本经逢原》:"漫肿无头,不赤不肿者禁用,以其性寒,不利阴疽也。"

【选方】 1. 治痈疮疔肿 紫花地丁、野菊花、蒲公英、紫背天葵各一钱二分,银花三钱。水煎服,药渣捣敷患处。《医宗金鉴》五味消毒饮)

2. 治疮毒气入腹,昏闷不食 紫花地丁、蝉蜕、贯仲各一两,丁香、乳香各二钱。上为细末。每服二钱,空心温酒下。《证治准绳》)

3. 治肠炎痢疾 紫花地丁、红藤各 30 g,蚂蚁草 60 g,黄芩 10 g。煎服。(苏州医学院《中草药手册》)

4. 治黄疸内热 地丁末,酒煎三钱。(《乾坤秘韫》)

5. 治麻疹热毒 紫花地丁、连翘各 6 g,银花、菊花各 3 g。水煎服。(《陕甘宁青中草药选》)

6. 治目赤肿痛 紫花地丁、菊花、薄荷各 9 g,赤芍 6 g。水煎服。(《青岛中草药手册》)

7. 治毒蛇咬伤 鲜犁头草、鲜瓜子金、鲜半边莲各适量。共捣如泥,敷患处。

8. 治外伤出血 鲜犁头草、鲜酸浆草各适量。共捣烂,敷患处,用纱布包扎。(7、8 方出自《河南中草药手册》)

【临床报道】 1. 治疗疮疡痈肿 用鲜紫花地丁 20 g,马齿苋、半边莲各 15 g。捣烂,加酒糟 20 g,调成糊状外敷后包扎,每日 1 次。共治疗 60 例,结果:全部有效。其中痊愈(局部红肿热痛消失)52 例;显效(红肿明显减退,热痛消失)5 例;有效(红肿减退,热痛消失)3 例。治疗次数最多 8 次,最少 3 次。

2. 治疗扁桃体炎 用紫花地丁注射液(每 1 ml 相当于生药 1 g)治疗 19 例,病程 2～5 日;扁桃体充血肿大Ⅱ度者 9 例,Ⅲ度者 6 例,有扁桃体脓灶者 4 例,采用肌内注射,每次 2～4 ml,每日 2～3次,用药 1 日后,头痛、发烧、颌下淋巴结肿大消退。全组均在 3 日内恢复,最短者还用药 1 日即愈。

3. 治疗流行性腮腺炎 取鲜紫花地丁全草(或干品浸透)100～250 g 洗净,加雄黄约 0.5 g,共捣烂,外敷患处。每次敷 1～2 小时,每日 2 次。治疗期间忌食酸、甜及干硬食物。其中 17 例因体温超过 39.5 ℃而加用复方柴胡注射液 2 ml,每日 2 次,肌内注射。共治疗 86 例,结果:全部治愈,其中用药 2 日而愈者 33 例,3 日而愈者 41 例,余均在 5 日内治愈。

【各家论述】 1. 《药性纂要》:"大抵毒初起及肿毒脓未尽时,以此解毒。若疮平复宜斜时则不用也。"

2. 《要药分剂》:"紫花地丁,《纲目》止疗外科症,但考古人每用治黄疸喉痹,取其泻湿除热之功也,大方家亦不可轻弃。"

3. 《本草正义》:"地丁专为痈肿疔毒通用之药,濒湖《纲目》称其苦辛寒,治一切痈疽发背,疔肿瘰疬,无名肿毒、恶疮。然辛凉散肿,长于退热,惟血热壅滞、红肿焮发之外疡宜之。若谓通治阴疽发背寒凝之证,殊未妥当。"

5028 紫花络石 zǐ huā luò shí

【异名】 藤序络石、牛角藤、掰果(《云南药用植物名录》),银丝藤(《湖南药物志》)。

【基原】 为夹竹桃科络石属植物紫花络石的茎藤和茎皮。

【原植物】 紫花络石 Trachelospermum axillare Hook. f. 又名:腋花络石(《中国经济植物志》)。

粗壮木质藤本。茎具皮孔多数。叶对生,柄长 3～5 mm;叶片厚纸质,倒披针形、倒卵形或长椭圆形;侧脉多至 15 对。聚伞花序近伞形,腋生或有时近顶生;花紫色;花萼裂片 5,内有腺体约 10 个;花冠高脚碟状,倒卵状长圆形;雄蕊 5;子房卵圆形,无毛,花柱线形,柱头近头状;花盘的裂片与子房等长。外果皮无毛,具细纵裂。种子暗紫色,倒卵状长圆形或宽卵圆形,种毛细丝状。花期 5～7 月,果期 8～10 月。

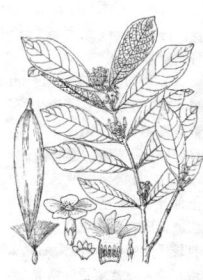

紫花络石

生于山谷疏林中或水沟边。分布于西南及浙江、福建、江西、湖北、湖南、广东、广西等地。

【采收加工】 7～9 月采收,切段,晒干。

【药材】 紫花络石 Trachelospermi Axillaris Caulis seu cortex 产于浙江、江西、福建、湖北、湖南、广东、广西、云南、贵州、四川、西藏等地。

性状 茎具圆柱形,外表面灰褐色,皮孔横向突起,并有微突起的横纹;质硬,折断时皮部有稀疏的白色胶丝,无弹性。气微,味微苦。

茎皮卷筒状或槽状,外表面灰褐色,内表面黄白色或黄棕色,具细纵裂纹。折断时有稀疏白色胶丝。

鉴别 茎皮横切面:木栓层为 9～30 列木栓细胞,栓内层明显。皮层宽,石细胞群排成环状,并伴有非木化纤维。韧皮部宽广,石细胞成群,散布于外侧,其伴有非木化纤维;乳汁管众多,有时可见胶质团块;射线宽 2～4 列细胞。本品石细胞常含草酸钙方晶,近石细胞群周围有各层木化厚壁细胞,薄壁细胞含小淀粉粒。

粉末特征:灰棕色。石细胞成群,圆形、长圆形、类三角形或不规则形,长 30～450 μm,直径 27～90 μm,壁厚,孔沟明显,有的石细胞有 2～3 个腔,亦有的腔中含草酸钙方晶。草酸钙方晶直径 15～25 μm。胶丝条状或扭曲成团,直径约 19 μm。乳汁管直径约 25 μm。纤维常成束,直径 20～25 μm,一种壁厚 8～10 μm,一种壁薄,胞腔含草酸钙方晶。筛管侧壁筛域较小,椭圆形。射线宽 1～5 列细胞。此外,有木栓细胞。

【药性】 辛、微苦,温。有毒。归肺、肝经。

1. 《全国中草药汇编》:"辛、微苦,温,有毒。"

2. 《湖南药物志》:"微苦,平。"

【功用主治】 祛风解表,活络止痛。主治感冒头痛、咳嗽,风湿痹痛,跌打损伤。

1. 《全国中草药汇编》:"解表发汗,通经活络,止痛。主治感冒,风湿,跌打劳伤,支气管炎,肺结核。"

2. 《湖南药物志》:"祛风活络,强筋骨,降血压。"

【用法用量】 内服:煎汤,9～15 g;研末,3～5 g;或浸酒。

【宜忌】 《全国中草药汇编》:"中毒症状:心慌,出汗多。"

【选方】 1. 治风湿关节痛 (紫花络石)茎、桑枝、桂枝、紫苏梗各 9～15 g。水煎服或酒浸服。

2. 治高血压病 (紫花络石)茎 9～15 g,桑寄生 15～24 g。水煎兑芭蕉鲜汁半碗服。(1、2 方出自《湖南药物志》)

5029 紫茉莉子 zǐ mò lì zǐ

【异名】 白粉果(《滇南本草》),土山柰(《纲目拾遗》)。

【基原】 为紫茉莉科紫茉莉属植物络石的果实。

【原植物】 参见"紫茉莉根"条。

【采收加工】 9～10月果实成熟时采收,晒干。

【药材】 紫茉莉子 Mirabilis Jalapae Fructus 全国大部分地区均产。

性状 果实呈卵圆形,长5～8 mm,直径5～8 mm。表面黑色,有5条明显棱脊,布满点状突起;内表面较光滑,棱脊明显。顶端有花柱基痕,基部有果柄痕。质硬。种子黄棕色,胚乳较发达,白色粉质。

【成分】 紫茉莉子种子含淀粉,8-羟基-十八-顺-11, 14-二烯酸(8-hydroxyoctadeca-*cis*-11, 14-dienoic acid)等脂肪酸,β-谷甾醇(β-sitosterol)、β-香树脂醇(β-amyrin)、β-谷甾醇-D-葡萄糖苷(β-sitosterol-D-glucoside)、β-香树脂醇-3-O-α-L-鼠李糖基-O-β-D-葡萄糖苷(β-amyrin-3-O-α-L-rhamnosyl-O-β-D-glucoside)等。

【药理】 1. 抗微生物作用 由种子中提取的两种抗菌多肽或蛋白 Mj-AMP$_1$ 和 Mj-AMP$_2$ 对 13 种植物致病真菌有广谱抗真菌作用。这两种多肽对酵母和革兰阳性细菌也有抑制作用,但对革兰阴性细菌和培养的人体细胞无毒。紫茉莉多种组织中含紫茉莉抗病毒蛋白(mirabilis antiviral protein, MAP),能抑制兔网织红细胞裂解物转化。紫茉莉子中含量最高。紫茉莉抗病毒蛋白是一种核糖体灭活蛋白,有抗病毒及抑制蛋白合成作用。

2. 避孕作用 醇提取物口服给动物发情期或发情前期受到抑制,有避孕作用。MAP 对妊娠小鼠有堕胎作用,对肿瘤细胞有抗增生作用。

【药性】 《福建药物志》:"微甘,凉。"

【功用主治】 清热化斑,利湿解毒。主治面生斑痣、脓疱疮。

1. 《药性考》:"研末和人面脂,黯癬渐脱。"

2. 《纲目拾遗》:"可去面上癍癗粉刺。"

3. 《福建药物志》:"治脓疱疮。"

【用法用量】 外用。去外壳研末搽;或煎水洗。

【选方】 治葡萄疮(皮肤起黄水泡,溃破流黄水) 紫茉莉果实内粉末,调冷水涂抹。《福建中草药》

5030 紫茉莉叶 zǐ mò lì yè 《峨眉山药用植物》

【异名】 苦丁香叶《滇南本草》。

【基原】 为紫茉莉科紫茉莉属植物紫茉莉的叶。

【原植物】 参见"紫茉莉根"条。

【采收加工】 叶生长茂盛花未开时采摘,鲜用。

【药材】 紫茉莉叶 Mirabilis Jalapae Folium 产于全国各地。

性状 叶片多卷缩,完整者展平后呈卵状或三角形,长4～10 cm,宽约4 cm,先端尖头,基部楔形或心形,边缘微波状,上表面暗绿色,下表面灰绿色,叶柄较长,具毛茸。气微,味甘平。

【成分】 紫茉莉叶含直链烷烃、酮、醇、甾体化合物、脂肪酸及各种游离氨基酸。

【药理】 紫茉莉叶水提取物使离体兔心的心率和收缩振幅增加,但很快恢复至正常;使猫血压上升随即恢复;使兔十二指肠的张力和收缩幅度降低。其有效成分可能是儿茶酚胺。紫茉莉叶煎剂在试管内对金黄色葡萄球菌、乙型链球菌、白喉杆菌、炭疽杆菌和大肠杆菌等有抗菌作用。

毒性 紫茉莉叶水提取物腹腔注射5 mg/kg,小鼠出现抑郁,呼吸急促,角膜反射减弱,5只小鼠3只死亡。

【药性】 甘、淡,凉。

1. 《青岛中草药手册》:"性平,味甘、淡。"

2. 《福建药物志》:"微甘,凉。"

【功用主治】 清热解毒,祛湿活血。主治痈肿疮毒、疥癣、跌打损伤。

1. 《滇南本草》:"贴臁疮。"

2. 《草药新纂》:"治疥癣。"

3. 《青岛中草药手册》:"清热解毒,祛湿利尿,调经活血。"

4. 《福建药物志》:"治疗疮。"

【用法用量】 外用。鲜品捣敷或取汁外擦。

【选方】 1. 治疮疖,跌打损伤 紫茉莉叶(鲜)适量。捣烂外敷患处,每日1次。

2. 治骨折,无名肿毒 紫茉莉叶(鲜)捣烂外敷,每日1次。(1、2方出自《陕甘宁青中草药选》)

5031 紫茉莉花 zǐ mò lì huā 《福建药物志》

【基原】 为紫茉莉科植物紫茉莉的花。

【原植物】 参见"紫茉莉根"条。

【采收加工】 7～9月花盛开时采收,鲜用或晒干。

【药性】 《福建药物志》:"微甘,凉。"

【功用主治】 润肺,凉血。主治咯血。

【用法用量】 内服:60～120 g,鲜品捣汁。

【选方】 治咯血 紫茉莉白花120 g。捣烂取汁,调冬蜜服。《福建药物志》

5032 紫茉莉根 zǐ mò lì gēn 《纲目拾遗》

【异名】 白花参、粉果根《滇南本草》,入地老鼠、花粉头《岭南采药录》,水粉头《天宝本草》,粉子头、胭脂花头《四川中药志》,白粉根、白粉角《云南药用植物名录》。

【基原】 为紫茉莉科紫茉莉属植物紫茉莉的根。

【原植物】 紫茉莉 Mirabilis jalapa L. 又名:苦丁香、野丁香、丁香花、白丁香花、胭脂花《滇南本草》,粉团花《盛京通志》,状元红《花镜》,野茉莉、粉豆花《植物名实图考》,水粉子花、长春花《湖南药物志》,夜娇娇、夜晚花《浙江药用植物志》。

一年生或多年生草本,高50～100 cm。根肉质,圆锥形或纺锤形,表面棕褐色,里面粉质,白色。茎直立,多分枝,圆柱形,节膨大。叶对生:具长柄;叶片纸质,卵形或卵状三角形,长3～10 cm,宽3～5 cm,尖端锐尖,茎部截形或稍心形,全缘。花1至数朵,顶生,集成聚伞花序;花两性,单被,红色、粉红色、白色或黄色,花被筒圆柱状;雄蕊5～6,花丝细长;雌蕊1,子房上位,卵圆形,花柱单1,柱头头状,微裂。瘦果,近球形,熟时黑色,有细棱,为宿存苞片所包。花期7～9月,果期9～10月。

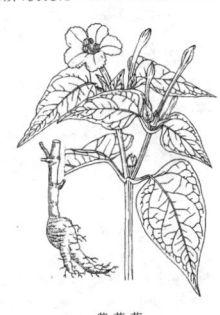

紫茉莉

生于水沟边、房前屋后墙脚下或庭园中,常栽培。分布于全国各地。

本植物的叶(紫茉莉叶)、果实(紫茉莉子)、花(紫茉莉花)亦供药用,另设专条。

【采收加工】 10～11月挖取块根,晒干。

【药性】 甘、淡,微寒。

1. 《滇南本草》:"味咸、微辛,性寒。入膀胱经。"

2. 《纲目拾遗》:"味微甘。"

3. 《天宝本草》:"苦,平。"

4. 《上海常用中草药》:"辛寒,有小毒。"

5. 《青岛中草药手册》:"性平,味甘、淡。"

【功用主治】 清热利湿,解毒活血。主治热淋,白浊,水肿,赤白带下,关节肿痛,痈疮肿毒,跌打损伤。

1.《滇南本草》:"治膀胱偏坠,疝气疼痛,利小便。若泡水吃,可消水肿。"

2.《纲目拾遗》:"祛风活血。治乳痈,白浊。"

3.《植物名实图考》:"治吐血。"

4.《岭南采药录》:"治花柳毒,白浊。利水去湿,解热毒。"

5.《上海常用中草药》:"清热解毒,利尿,泻下,活血。主治尿路感染,白带,糖尿病,痈肿,跌打损伤。"

6.《青岛中草药手册》:"祛湿利尿,调经活血。主治月经不调,赤白带下,子宫糜烂,前列腺炎,关节肿痛,疥疮等。"

7.《四川中药志》1982年版:"用于湿疹。"

【用法用量】内服:煎汤,15～30 g,鲜品 30～60 g。外用:鲜品捣敷。

【宜忌】脾胃虚寒者慎服,孕妇禁服。

1.《纲目拾遗》:"性秉纯阴,柔中带利,久服恐骨软,阳虚人尤忌之。忌铁器。"

2.《上海常用中草药》:"有泻下作用,孕妇忌服。"

【选方】1.治淋证(小便不利) 胭脂花、猪鬃草各 15 g。切碎,煨白酒 60 g,温服。(《贵州草药》)

2.治湿热下注的白浊、热淋 紫茉莉根 30 g,三白草根 15 g,木槿花 15 g,海金沙藤 30 g。水煎服。(《四川中药志》1982年版)

3.治白带 紫茉莉根 30～60 g(去皮,洗净),茯苓 9～15 g。水煎,饭前服,每日 2 次(白带用红花,黄带用白花)。(《福建药物志》)

4.治关节肿痛 紫茉莉根 24 g,木瓜 15 g。水煎服。(《青岛中草药手册》)

5.治乳痈 紫茉莉根研末泡酒服,每次 6～9 g。(《泉州本草》)

6.治咽喉肿痛 鲜紫茉莉根适量。捣烂取汁,滴入咽喉。(《四川中药志》1982年版)

5033 **紫金血藤** zǐ jīn xuè téng 《重庆草药》

【异名】血藤、黄皮血藤(《四川中药志》),气藤(《贵州草药》),香血藤(《湖北中草药志》)。

【基原】为五味子科五味子属植物翼梗五味子的藤茎和根。

【原植物】翼梗五味子 Schisandra henryi Clarke 又名:峨眉五味子(《四川中药志》),棱枝五味子(《中国高等植物图鉴补编》)。

落叶木质藤本。小枝有棱,棱上有革质翅,棕紫色,老枝具皮孔,灰黑色。芽鳞大,宿存。其叶柄,长 1.5～5.5 cm;叶纸质或近革质;叶片卵形或椭圆状卵形,网脉稀疏。花单性,雌雄异株;花淡黄色;雄蕊群卵圆形,分离,雄蕊 28～60,排成 3～4 列;雌蕊群近球形或长圆状椭圆形,心皮 50～60,花柱甚短。聚合果长 4～8 cm,小浆果扁球形或扁椭圆形,红黄色。种子 2,扁半圆形或长圆状椭圆形,种皮有瘤状突起。花期 5～7月,果期 8～9月。

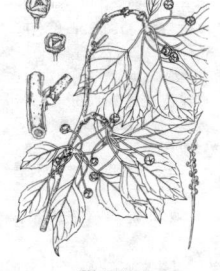

翼梗五味子

生于海拔 500～2 000 m 的林下或溪沟边。分布于长江流域以南各地。

【采收加工】8～9月采收,切片,晒干。

【药材】紫金血藤 Schisandrae Henryi Caulis et Radix 产于四川、湖北、贵州。

【性状】藤茎长圆柱形,少分枝,长 30～50 cm,直径 2～4 cm。表面棕褐色或黑褐色,具深浅不等的纵沟和黄色点状皮孔;幼枝表面具棱翅。质坚实,皮具韧性;横断面皮部棕褐色,有的易与木心分离;木质部淡棕黄色,可见细小导管孔排列成行呈放射状,中央髓部深棕色,常破裂或呈空洞。气微,味微涩,辛,凉。

根似藤茎,但较粗壮,皮部强烈纵裂呈深沟,形成的棱较绵软,少有支根。

【鉴别】茎横切面:具有较厚的落皮层,新老木栓层之间为死亡的韧皮部组织。韧皮部和木质部交替成层,略排成 2 轮。形成层圆环形。木质部具大型导管及发达的木纤维。具髓部。韧皮部及髓部薄壁细胞中均含有棕色物质。

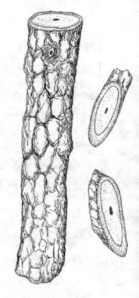

紫金血藤(茎)
外形及饮片

【成分】茎中含翼梗五味子木脂素(henricine)。

【药理】镇静、止咳、祛痰及细胞毒作用 本品经乙醇提取后制成浸膏灌胃延长小鼠巴比妥钠睡眠时间,灌胃对小鼠具有止咳(氨水雾法)和祛痰(酚红法)作用。紫金血藤中的某些成分体外对白血病细胞和 HeLa 细胞有细胞毒作用。

【性味】辛,涩,温。归肝、脾经。

1.《四川中药志》1960年版:"性温,味微麻、酸、涩、苦,无毒。入肝、脾二经。"

2.《重庆草药》:"辛,温。无毒。"

3.《湖北中草药志》:"淡、微辛,温。"

【功用主治】行气、活血、祛风,除湿。主治心胃气痛,痨伤吐血,闭经,月经不调,跌打损伤,风湿痹痛,金疮肿毒。

1.《分类草药性》:"治一切跌打损伤,筋骨疼痛,吐血,通气,又治恶毒。"

2.《四川中药志》1960年版:"通经活血,强筋壮骨。治五痨七伤,跌打损伤,风湿痹痛,筋骨肢节酸痛,脚气痿躄。"

3.《重庆草药》:"行气活血,为治气血凝滞各种症候的要药。治跌打损伤,痨伤吐血,经闭,腰腹胀痛,风湿麻木及气血虚弱。"

4.《贵州民间药物》:"理气。治心气痛。"

5.《全国中草药汇编》:"祛风除湿,活血止痛。治风湿骨痛,脉管炎,跌打损伤,胃痛,骨折。"

【宜忌】《四川中药志》1960年版:"血虚气弱的孕妇忌服。"

【用法用量】内服:煎汤,15～30 g;或浸酒。

【选方】1.治胃气痛 气藤适量。泡酒服。(《贵州草药》)

2.治吐血,筋骨疼痛,跌打损伤 大血藤 30 g,小血藤 30 g,杜仲 12 g,木瓜 30 g,五加皮 30 g,鸡矢藤根 30 g。泡酒服。(《重庆草药》)

3.治风湿关节痛 翼梗五味子茎 9～15 g,当归 9 g,赤芍 9 g。水煎服。(《湖南药物志》)

4.治打跌损伤 香血藤 30 g,制乳香、制没药各 6 g,桃仁、红花各 9 g,䗪虫 6 g。水煎加酒冲服。

5.治月经不调 香血藤 30 g,当归 10 g,川芎 6 g,益母草、香附各 10 g。煎服。(4、5方出自《湖北中草药志》)

5034 **紫背草根** zǐ bèi cǎo gēn 《中华本草》

【基原】为菊科千里光属植物紫背千里光的根。

【原植物】参见"紫背草"条。

【采收加工】9～11月采挖,鲜用或晒干。

【药性】《云南中草药》:"辛,寒。"

【功用主治】《云南中草药》:"止血散瘀,生肌止痛。主治内外伤出血,刀枪伤,烫伤。"

【用法用量】 内服:研末,1～1.5 g。外用:研末撒敷;或鲜根捣敷。

紫鸭跖草 zǐ yā zhí cǎo 《《广西中药志》》

【异名】 血见愁《广西中药志》,鸭舌草、本山金线莲、鸭舌黄《泉州本草》。

【基原】 为鸭跖草科紫露草属植物紫露草的全草。

【原植物】 紫露草 Tradescantia virginiana L. 又名:美洲鸭趾草《上海园林植物图说》。

一年生草本,高 20～50 cm。茎多分枝,紫红色,稍肉质。叶互生,无柄;叶片披针形或条形,基部鞘状抱茎,鞘口具白色睫毛。聚伞花序顶生或腋生;苞片线状披针形,萼片3,卵圆形、绿色,宿存;花瓣3,广卵形,蓝紫色;雄蕊6,无花药,发育雄蕊花丝有毛;子房上位,3 室,花柱细,柱头头状。蒴果椭圆形,有 3 条棱线。种子小,三棱状半圆形,淡棕色。花期6～9月。

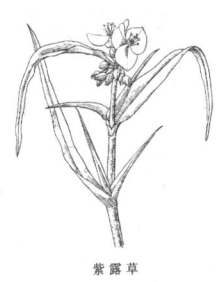
紫露草

我国庭园和温室有栽培。原产北美。

【采收加工】 7～9月采收,鲜用或晒干。

【药性】 《广西中药志》:"味淡、甘,性凉,有毒。入心、肝二经。"

【功用主治】 《广西中药志》:"活血,止血,解蛇毒。治蛇泡疮、疮疡,毒蛇咬伤,跌打,风湿。"

【用法用量】 内服:煎汤,9～15 g,鲜品 30～60 g。外用:捣敷;或煎水洗。

【宜忌】 《广西中药志》:"孕妇忌服。"

【选方】 1. 治蛇泡疮 紫鸭跖草鲜叶适量,煎汤外洗。《广西中药志》

2. 治痈疮肿毒 鲜紫鸭跖草、仙巴掌捣敷。

3. 治腹股沟或腋窝结核 鲜紫鸭跖草 60 g。清水煎服,或加仙巴掌合煎。

4. 治诸淋 鲜紫鸭跖草 30～60 g。合冰糖煎服。(2～4 方出自《泉州本草》)

紫萁贯众 zǐ qí guàn zhòng 《中药志》

【异名】 蕨、月尔《说文》,紫萁《尔雅》郭璞注,薶蕨《尔雅》郑樵注,茈萁《后汉书》,紫蕨、迷蕨《纲目》,蕨基《广雅疏证》,大贯众《山东中草药手册》。

【基原】 为紫萁科紫萁属植物紫萁的根茎及叶柄残基。

【原植物】 紫萁 Osmunda japonica Thunb. 又名:老虎牙、水骨菜《天目山药用植物志》,野鸡羽《山东中草药手册》,狼萁、大叶狼衣《浙江药用植物志》。

多年生草本,高 30～100 cm。根茎横卧或斜升,粗壮,无鳞片。叶二型,幼时被绵毛;顶部以下二回羽状,小羽片长圆形或长圆状披针形,边缘有匀密的细钝锯齿。孢子叶强度收缩,小羽片条形,沿主脉两侧生孢子囊,形成长大深棕色的

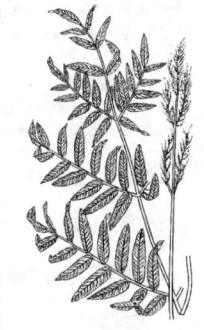
紫萁

孢子囊穗,成熟后枯萎。

生于林下,山脚或溪边的酸性土壤。分布于江苏、浙江、安徽、福建、江西、山东、河南、湖北、湖南、广东、广西、四川、贵州、云南、甘肃等地。

本植物的嫩苗或幼叶柄上的绵毛(紫萁苗)亦供药用,另设专条。

【采收加工】 春、秋季采挖根茎,削去叶柄、须根,晒干或鲜用。

【药材】 紫萁贯众 Osmundae Japonicae Rhizoma 主产于河南、甘肃、山东、安徽等地。

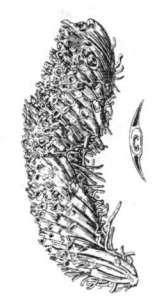
紫萁贯众(根茎及叶柄残基)外形

性状 呈圆锥形、近纺锤形、类球形或不规则长球形,稍弯曲,先端钝,有时具分枝,下端较尖。长 10～30 cm,直径 4～8 cm。表面棕褐色,密被斜生的叶柄基部和黑色须根,无鳞片。叶柄残基呈扁圆形,长径 0.7 cm,短径 0.35 cm,背面稍隆起,边缘钝圆;耳状翅易剥落,多已不存或呈撕裂状。质硬,折断面呈新月形或扁圆形,多中心,可见 1 个"U"字形的中柱。气微弱而特异,味淡、微涩。

显微 (1) 叶柄基部横切面:最外为表皮,基本组织中有 10 余列厚壁细胞组成的环带;分体中柱"U"字形,木质部管胞连成半环形,周围为韧皮部,韧皮部内有红棕色分泌细胞散在。"U"字形凹入处有厚壁细胞数列;耳状翅的中央各有 1 条连续的厚壁细胞带。

根茎横切面:外侧为厚壁组织,分体中柱 11 个,呈环状排列;维管束周韧型,类圆形或长圆形。其余构造和叶柄基部相似。

(2) 薄层色谱 取样品粉末 5 g,置沙氏提取器中,以氯仿回流提取 3 小时,回收氯仿至 20 ml;另以 β-脱皮激素为对照品。分别点于硅胶 G 板上,以氯仿-甲醇(9∶1)展开剂,展距 15 cm。用 5%磷钼酸乙醇液喷雾,样品在与对照品色谱相应的位置上,显相同的蓝色斑点。

【成分】 根茎含东北贯众素(dryocrassin)及多种内酯成分:紫萁内酯〔(4R, 5S)-osmundalactone〕,5-羟基-2-己烯酸-4-内酯〔(4R, 5S)-5-hydroxy-2-hexen-4-olide〕,5-羟基己酸-4-内酯〔(4R, 5S)-5-hydroxyhexan-4-olide〕,3-羟基己酸-5-内酯〔(3S, 5S)-3-hydroxyhexan-5-olide〕,葡萄糖基紫萁内酯(osmundalin),二氢异葡萄糖基紫萁内酯(dihydroisoomundalin),2-去氧-2-吡喃核糖内酯(2-deoxy-2-ribopyranolactone)。还含类花椒酸苷(parasorboside),5-羟基-3-(β-D-吡喃葡萄糖基)己酸甲酯〔methyl(3S, 5S)-5-hydroxy-3-(β-D-glucopyranosyloxy)hexanoate〕,麦芽酚-β-D-吡喃葡萄糖苷(maltol-β-D-glucopyranoside),5-羟甲基-2-糠醛(5-hydroxy methyl-2-furfural),甘油(glycerin),琥珀酸(succinic acid),尖叶土杉甾酮(ponasterone)A,蜕皮甾醇(ecdysterone),蜕皮素(ecdysone)和多糖。

【药理】 1. 驱虫作用 紫萁贯众的根茎及叶柄基部的煎剂体外对猪蛔虫头身段有抑制和松弛作用,抑制猪蛔虫的活动。提取物能驱除人体肠蛲虫。

2. 抗病毒作用 紫萁贯众水提取液稀释后能抵抗 3 型腺病毒对培养的 HeLa 单层细胞的攻击;能抵抗 I 型单纯疱疹病毒对肝癌细胞 Hep2 细胞的攻击。

3. 对凝血的影响 家兔口服水提取液能缩短家兔凝血酶原时间。紫萁提取物有抑制凝血的作用。

【炮制】 1. 紫萁贯众 取原药材,除去杂质,洗净,润透,切厚片或小块,干燥。

2. 紫萁贯众炭 取紫萁贯众块(片),置锅内,用武火炒至表

面呈焦黑色、内部呈棕褐色时，喷淋少许清水，熄灭火星，取出凉透。

饮片性状　紫萁贯众参见"药材"项。紫萁贯众炭形如紫萁贯众，表面焦黑色，内部棕褐色，质脆易碎。

贮干燥容器内，紫萁贯众炭摊晾散热，防复燃。

【药性】　苦，微寒，小毒。

1.《贵州民间药物》："性平，味淡。"

2.《山东中草药手册》："苦，微寒。有小毒。"

3.《湖南药物志》："无毒。"

4.《青岛中草药手册》："入脾、胃经。"

【功用主治】　解毒，祛瘀，止血，杀虫。主治流感，流脑，乙脑，腮腺炎，痈疮肿毒，麻疹，水痘，痢疾，吐血，衄血，便血，崩漏，带下，蛲虫、绦虫、钩虫等肠道寄生虫病。

1.《贵州民间药物》："祛瘀活血，解毒。治劳伤血滞，疯狗咬伤。"

2.《天目山药用植物志》："民间治肚腹胀痛，大便闭结，皮黄肌瘦，肛门有细小寸白虫(蛲虫)。"

3.《江西草药》："解毒祛瘀。(主治)无名肿毒，肋间神经痛。"

4.《山东中草药手册》："清热解毒，止血，杀虫。(主治)痄腮，麻疹、水痘出不透彻，鼻衄，产后流血，崩漏，便血，驱绦虫，钩虫、蛲虫。"

5.《湖南药物志》："祛风利湿，驱虫，催乳。防治脑炎，(治)筋骨痛，心气痛。"

6.《全国中草药汇编》："主治痢疾，崩漏，白带。"

7.《浙江药用植物志》："(主治)流行性乙型脑炎，流行性感冒。"

【用法用量】　内服：煎汤，3～15 g；或捣汁；或入丸、散。外用：鲜品捣敷；或研末调敷。

【宜忌】　脾胃虚寒者慎服。

【选方】　1. 防治脑炎　(紫萁)根 15～30 g，大青叶 15 g。水煎服。(《湖南药物志》)

2. 治麻疹、水痘出不透彻　贯众 3 g，赤芍 6 g，升麻 3 g，芦根 9 g。水煎服。

3. 治便血　贯众炭、地榆炭、槐花炭各等分。共研细粉，每次服 3 g，每日 3 次，黄酒送服。(2、3 方出自《山东中草药手册》)

4. 治白带　(紫萁)幼嫩根茎(去鳞片)5～6 只，水煎冲白糖服。(《浙江民间常用草药》)

5. 驱钩虫　紫萁 6 g，狼毒、百部各 3 g。研末吞服，每日 1 剂。(《浙江民间常用草药》)

6. 治瘘管　(紫萁)鲜根茎加米饭捣烂，外敷患处。另取(紫萁)根茎 30 g，加黄酒蒸服。

7. 治脚底组织炎　(紫萁)根茎(去外皮)15 g，加盐捣烂外敷。若已破溃者，加白糖捣烂外敷。

8. 解雷公藤中毒　(紫萁)幼嫩根茎 3～6 g，加冷开水捣汁服。(6～8 方出自《浙江民间常用草药》)

9. 治劳伤血滞　猫蕨 15 g，泡酒 120 g。每次服 15～30 g。(《贵州民间药物》)

5037 紫弹树叶 zǐ tán shù yè (《天目山药用植物》)

【基原】　为榆科朴属植物紫弹树的叶。

【原植物】　紫弹树 *Celtis biondii* Pamp.　又名：牛筋树(《天目山药用植物志》)，朴树、中筋树、沙楠子树、香丁(《全国中草药汇编》)，黄果朴(《浙江药用植物志》)。

落叶乔木，高达 14 m。一年生枝密被红褐色柔毛，二年生枝无毛。叶互生，柄长 3～7 mm；叶片卵圆形、卵状长椭圆形，长 3.5～8 cm，宽 2～3.5 cm，尖端渐尖，基部宽楔形，两边不相等，中上部边缘有锯齿，稀全缘，基出叶脉 3 条，侧脉 2～4 对，脉腋毛较密，老叶无毛。雄花 4，被毛；雄蕊 4；雌花或两性花花被片 4；子房卵形，平滑，花柱 2，向外反曲。核果通常 2 个腋生，近球形，橙黄色，果核具网纹，果柄被毛。花期 4～5 月，果期 9～10 月。

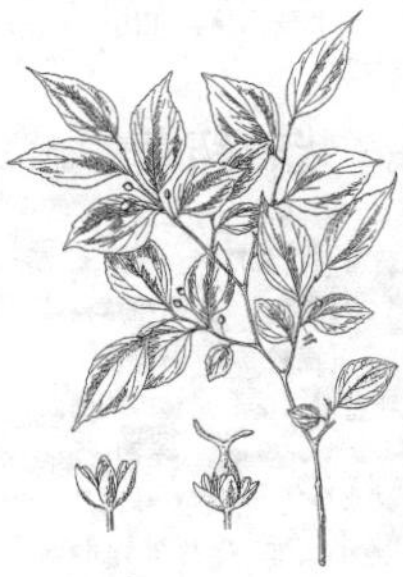
紫弹树

生于山坡、山沟边及杂木林中。分布于西南及江苏、浙江、安徽、福建、江西、河南、湖北、湖南、广东、广西、陕西、甘肃等地。

本植物的茎枝(紫弹树枝)、根皮(紫弹树根皮)亦供药用，另设专条。

【采收加工】　5～7 月采集，鲜用或晒干。

【药性】《天目山药用植物志》："性寒，味甘。"

【功用主治】　清热解毒。主治疮毒溃烂。

【用法用量】　外用：捣敷或研末调敷。

【选方】　治疮毒溃烂　(紫弹树)叶加白糖捣敷患处，每日换 2 次。(《天目山药用植物志》)

5038 紫弹树枝 zǐ tán shù zhī (《天目山药用植物》)

【基原】　为榆科朴属植物紫弹树的茎枝。

【原植物】　参见"紫弹树叶"条。

【采收加工】　5～7 月采集，鲜用或晒干。

【药性】《天目山药用植物志》："性寒，味甘。"

【功用主治】　通络止痛。主治腰背酸痛。

【用法用量】　内服：煎汤，15～30 g。

【选方】　治腰背酸痛　(紫弹树)茎枝 30～60 g，狗脊 9～15 g。酒、水各半，炖服。(《浙江药用植物志》)

5039 紫葳茎叶 zǐ wēi jīng yè (《别录》)

【异名】　凌霄藤、争墙风(《常用中草药配方》)。

【基原】　为紫葳科凌霄花属植物凌霄或美洲凌霄的茎叶。

【原植物】　参见"凌霄花"条。

【采收加工】　7～9 月采收，晒干。

【成分】　凌霄叶含环烯醚萜(iridoid)成分：紫葳苷(campenoside)，5-羟基紫葳苷(5-hydroxycampenoside)，黄钟花苷(tecomoside)，8-羟基紫葳苷(campsiside)，5，8-二羟基紫葳苷(5-hydroxycampsiside)，凌霄苷(cachineside)Ⅰ、Ⅲ、Ⅳ、Ⅴ。又含黄酮苷成分：柚皮素-7-双鼠李糖苷〔naringenin-7-*O*-α-*L*-rhamnosyl(1→4) rhamnoside〕，二氢山柰酚-3-鼠李糖苷-5-*O*-葡萄糖苷(dihydrokaempferol-3-α-*L*-rhamnoside-5-*O*-β-*D*-glucoside)。还含苦味的咖啡酰苷成分：紫葳新苷(campneoside)Ⅰ、Ⅱ及洋丁香酚苷(acteoside)。另含生物碱。

【药理】　抗菌、抗凝作用　紫葳茎叶(凌霄茎叶)煎剂在试管内对金黄色葡萄球菌、炭疽杆菌、乙型链球菌、铜绿假单胞菌等均有抑制作用。从凌霄叶甲醇提取物中分离的某些成分体外抑制肾上腺素诱导的血小板聚集。

【药性】　苦，平。

1.《别录》："味苦，无毒。"

2.《纲目》："苦，平。"

【功用主治】　清热，凉血，活血。主治血热身痒，风疹，喉痹，肢体麻木，痿证，跌打损伤。

1.《别录》："主痿蹷，益气。"

2.《日华子》："叶：治热风身痒，游风，风疹。"

3. 《纲目》:"治喉痹热痛,凉血生肌。"

4. 《分类草药性》:"治跌打损伤,风湿麻木,消肿,散瘀血。"

【用法用量】 内服:煎汤,9～15 g。

【宜忌】 孕妇禁服;体虚者慎服。

1. 《品汇精要》:"妊娠不可服。"

2. 《本草汇》:"走而不守,不能益人,虚者避之。"

【选方】 1. 治暴耳聋 凌霄叶杵烂,取自然汁灌耳内。(《斗门方》)

2. 治风湿骨痛 争墙风 15 g,石南藤 15 g,稀莶草 15 g,威灵仙 9 g,独活 9 g。水煎,每日 2 次分服。(《常用中草药配方》)

5040 紫花鱼灯草 zǐ huā yú dēng cǎo （《天目山药用植物志》）

【异名】 爆竹花(《植物名实图考》),断肠草(《草木便方》),羊不吃(《民间常用草药汇编》),野芹菜(《福建药志》)。

【基原】 为罂粟科紫堇属植物刻叶紫堇的根及全草。

【原植物】 刻叶紫堇 Corydalis incisa (Thunb.)Pers.

二年生或多年生草本,高 20～60 cm,具特殊臭气,全株疏生白色短毛。茎直立,具纵棱。叶互生;具长柄;叶片轮廓三角形,二至三回羽状全裂。总状花序顶生,疏生花 10 余朵;萼片小;花冠紫红色;子房条形,柱头 2 裂。蒴果椭圆状条形,略弯成弧状。种子多数,近圆形,黑色,有光泽。花期 4～5 月,果期 5～6 月。

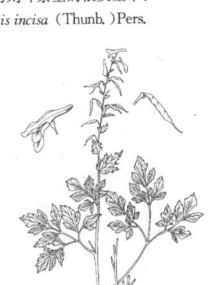
刻叶紫堇

生于山坡沟边、林下草丛中或宅旁墙根下等多石处。分布于华东及河北、山西、河南、陕西等地。

【采收加工】 4～5 月采收全草,6～7 月挖根,鲜用或晒干。

【成分】 全草含多种生物碱:原阿片碱(protopine),山缘草定碱(adlumidine),左旋紫堇杷明碱(corypalmine),血根碱(sanguinarine),刻叶紫堇明碱(corysamine),黄连碱(coptisine),清风藤碱(sinoacutine),深山黄堇碱(pallidine),紫堇醇灵碱(corynoline),乙酰紫堇醇灵碱(acetylcorynoline),紫堇洛星碱(corynoloxine),紫堇文碱(corycavine),异紫堇醇灵碱(isocorynoline),乙酰异紫堇醇灵碱(acetylisocorynoline),左旋四氢刻叶紫堇明碱(tetrahydrocorysamine),紫堇酸(corydalic acid),紫堇酸甲酯(corydalic acid methyl ester),刻叶紫堇胺(corydamine),12-羟基紫堇醇灵碱(12-hydroxycorynoline),11-表紫堇醇灵碱(11-epicorynoline),6-氧紫堇醇灵碱(6-oxocorynoline),左旋碎叶紫堇碱(cheilanthifoline),左旋斯氏紫堇碱(scoulerine),异种荷包牡丹碱(coreximinе),左旋网叶番荔枝碱(reticuline),紫堇螺酮(corydalispirone),紫堇属醇(corydalisol),5-羟甲基紫堇醇灵碱(corynolamine),右旋紫堇醇灵碱-11-O-硫酸酯(corynoline-11-O-sulfate)等。

【药理】 1. 镇痛、镇静作用 紫花鱼灯草所含原阿片碱口服可抑制醋酸导致的小鼠扭体反应,抑制电刺激小鼠尾根部产生的疼痛。紫堇醇灵碱硫酸盐给小鼠腹腔注射有镇静作用。

2. 其他作用 原阿片碱对离体肠管有解痉作用。紫堇醇灵碱硫酸盐有抗肾端螺旋体作用。紫花鱼灯草地上部分甲醇提取物和其中的紫堇醇灵碱抑制乙酰胆碱酯酶活性。紫堇文碱的这种作用是可逆和非竞争性的。

【药性】 苦、辛,寒。有毒。

1. 《草木便方》:"辛,有大毒。"

2. 《四川中药志》1960 年版:"性寒,味苦涩,有毒。"

【功用主治】 解毒,杀虫。主治疮痈肿毒,疥癣顽癣,湿疹,毒蛇咬伤。

1. 《草木便方》:"治疥癣,恶毒虫疮,蛊毒,刀伤,脚膝痹痛,乳痃。"

2. 《四川中药志》1960 年版:"杀虫,洗疮毒,搭癞子,治毒蛇咬伤。"

3. 南药《中华药学》:"杀虫。主治顽癣及牛皮癣。"

4. 《福建药志》:"止痒。主治湿疹。"

【用法用量】 外用:捣烂敷;或煎水外洗;亦可用酒或醋磨汁外搽。

【宜忌】 《民间常用草药汇编》:"内服慎用,宜久煎,用开红花者。黄、白花者忌服。"

【选方】 1. 治顽癣及牛皮癣 断肠草块茎磨酒或醋外搽。(南药《中华药学》)

2. 治痒子 断肠草块根、铁篱笆叶、白地黄瓜。捣绒外敷。

3. 治一般疮毒 断肠草熬水洗多次。有止痒拔毒之效。(2、3 方出自《四川中药志》1960 年版)

4. 治脱肛 紫花鱼灯草花及叶煎汁作毫包。(《天目山药用植物志》)

5. 治癞头,毒蛇伤 断肠草块茎捣烂外敷。(南药《中华药学》)

5041 紫背金盘草 zǐ bèi jīn pán cǎo （《本草图经》）

【异名】 破血丹、筋骨草、石灰菜(《植物名实图考》),九味草(《云南中草药选》),散瘀草(《全国中草药汇编》)。

【基原】 为唇形科筋骨草属植物紫背金盘的全草或根。

【原植物】 紫背金盘 Ajuga nipponensis Makino

一年或二年生草本,高 10～20 cm,全株被疏柔毛。茎直立,基部分枝。茎生叶具柄;叶片宽椭圆形或倒卵状椭圆形,两面被伏毛。轮伞花序于茎顶集成顶生假穗状花序;向上渐密集成顶生假穗状花序;苞片小,卵形至宽披针形;花萼钟状;花冠淡蓝色或蓝紫色,具深色条纹,近基部具毛环;雄蕊 4,2 强,伸出;花盘环状。小坚果卵圆状三棱形,背部具网状皱纹。花期在我国东部者为 4～6 月,西南者为 12 月至翌年 3 月;果期前者为 5～7 月,后者为 1～5 月。

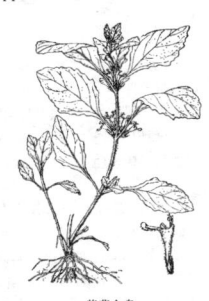
紫背金盘

生于海拔 100～2 300 m 的草地、林内及阳坡地。分布于我国东部、南部及西南各地,西北至秦岭南坡。

【采收加工】 5～7 月采收,晒干或鲜用。

【成分】 全草含 β-蜕皮激素(β-ecdysone),筋骨草甾酮(ajugasterone)A 和 B,莛节花甾酮(shachysterone)D 等。地上部分含筋骨草素(ajugamarin)A$_1$、B$_1$～B$_3$、C$_1$、D$_1$ 及筋骨草素二萜-1(ajugarin-1)等。

叶含筋骨草素(ajugamarin),二氢筋骨草素(dihydroajugamarin)和断-氯代筋骨草素(seco-chlorohydrin ajugamarin)等。

【药性】 苦、辛,寒。

1. 《本草图经》:"根味辛。"

2. 《云南中药》:"苦,寒。"

【功用主治】 清热解毒,凉血散瘀。主治肺热咳嗽,咳血,咽喉肿痛,乳痈,肠痈,疮疖肿毒,痔疮出血,跌打损伤,水火烫伤,毒蛇咬伤。

1.《本草图经》:"温酒调服半钱匕,治妇人血气。"

2.《植物名实图考》:"养筋和血,散瘀。酒煎服。"

3.《云南中草药》:"清热解毒,活血散瘀,止血消肿。主治支气管炎,肺热咯血,咽喉肿痛,产后瘀血,毒蛇咬伤,疮疖肿痛,跌打肿痛,外伤出血,骨折。"

4.《全国中草药汇编》:"消炎,凉血,接骨。治支气管炎,扁桃体炎,肺热咳血,疮疖,乳腺炎,脱肛,痔疮,肿瘤,外伤出血,烧烫伤,骨折。"

【用法用量】 内服:煎汤,15~30 g;根或研末。外用:捣敷。

【宜忌】《本草图经》:"能消胎气,孕妇不可服。忌鸡、鱼、湿面、羊血。"

【选方】 1.治肺炎,咽喉炎,痈疮肿毒 破血丹 30 g,鱼腥草 30 g。水煎服。

2.治单纯性阑尾炎 破血丹 30 g,大血藤 30 g,金银花 15 g,紫花地丁 15 g,野菊花 15 g,南五味子根 9 g,延胡索 9 g。水煎服。病重每日 2 剂。(1、2 方出自《四川中药志》1982 年版)

5042 紫弹树根皮 zǐ tán shù gēn pí
《天目山药用植物志》

【基原】 为榆科朴属植物紫弹树的根皮。

【原植物】 参见"紫弹树叶"条。

【采收加工】 春初、秋末挖取根部,剥皮,晒干。

【药性】《天目山药用植物志》:"性寒,味甘。"

【功用主治】《天目山药用植物志》:"清热解毒,祛痰,利小便。治小儿解颅。"

【用法用量】 内服:煎汤,10~30 g。外用:捣敷。

【选方】 治乳痈肿毒 (紫弹叶)根皮 60~90 g。水煎服。渣加白糖,捣烂涂敷患处。《天目山药用植物志》)

5043 棠梨 táng lí
《纲目》

【异名】 杜、甘棠(《诗经》)、白棠、赤棠(陆玑《诗疏》)、野梨《纲目》)。

【基原】 为蔷薇科梨属植物杜梨的果实。

【原植物】 杜梨 Pyrus betulaefolia Bunge 又名:棠梨树《救荒本草》),土梨(《中国树木分类学》),海棠梨、野梨子(江西)、灰梨(山西)。

乔木,高达 10 m。枝有刺,嫩时密被灰白色绒毛。叶互生,柄长 2~3 cm,被灰白色绒毛;叶片菱状卵形至长卵形,边缘有粗锐锯齿。花两性;伞形总状花序,有花 10~15 朵,两面均微被绒毛,早落;花瓣 5,宽卵形,白色;雄蕊 20,花药紫色,花柱 2~3,基部微具毛。果实近球形,褐色,有淡色斑点,基部具带绒毛果梗。花期 4 月,果期 8~9 月。

生于海拔 50~1 800 m 的平原或山坡阳处。分布于河北、山西、辽宁、江苏、安徽、江西、山东、河南、湖北、湖南、陕西、甘肃等地。

本植物的枝叶(棠梨枝叶)、树皮(棠梨树皮)亦供药用,另设专条。

【采收加工】 8~9 月果实成熟时采摘,晒干或鲜用。

【药材】 棠梨 Pyri Betulaefoliae Fructus 产于江苏、浙江、湖北、江西等地。

性状 果实类球形,直径 0.5~1.0 cm。表面黑褐色,有白色

杜 梨

斑点,质硬,果肉薄,褐色。气微,味酸,微甜。

【药性】 酸、甘、涩、寒。归肺、胃、大肠经。

1.《救荒本草》:"味甘、酸。"

2.《玉楸药解》:"味酸,性涩,微寒。入手太阴肺、足厥阴肝经。"

3.《本草省常》:"性平。"

【功用主治】 涩肠,敛肺,消食。主治泻痢,咳嗽,食积。

1.《纲目》:"烧食,止滑痢。"

2.《玉楸药解》:"收肠敛肺、止泄除呕。"

3.《本草省常》:"生食止呕,熟食止泻。"

4.《秦岭巴山天然药物志》:"主治咳嗽,泻痢。"

【用法用量】 内服:煎汤,15~30 g。

【选方】 1.治腹泻 (棠梨)干果 30 g。水煎服。《湖南药物志》)

2.治霍乱吐泻,转筋腹痛 棠梨 30 g,木瓜 30 g。水煎服。《青岛中草药手册》)

5044 棠梨枝叶 táng lí zhī yè
《纲目》

【基原】 为蔷薇科梨属植物杜梨的枝叶。

【原植物】 参见"棠梨"条。

【采收加工】 6~7 月采枝叶,将枝切段,晒干。

【成分】 叶、幼苗含多种酚性化合物,如表儿茶素(epicatechin)、熊果酚苷(arbutin)。

【药性】 酸、甘、涩、寒。

1.《救荒本草》:"味微苦。"

2.《纲目》:"酸、甘、涩、寒,无毒。"

【功用主治】 疏肝和胃,缓急止泻。主治反胃吐食,霍乱吐泻,转筋腹痛。

1.《纲目》:"主治霍乱吐泻不止,转筋腹痛。"

2.《全国中草药汇编》:"治反胃吐食。"

【用法用量】 内服:煎汤,15~30 g;叶或研末。外用:煎水洗。

【选方】 1.治反胃吐食 棠梨叶油炒去刺,为末,每旦酒服一钱。《纲目》引《山居四要》)

2.治霍乱吐利不止兼转筋 棠梨枝一握,木瓜二两。上药细锉和匀,分为四服,每服以水一中盏,人生姜半分,煎至六分,去滓,不时候热服。《圣惠方》)

3.治皮肤溃疡 棠梨枝叶适量煎水,洗患处。《青岛中草药手册》)

5045 棠梨树皮 táng lí shù pí
《湖南药物志》

【基原】 为蔷薇科梨属植物杜梨的树皮。

【原植物】 参见"棠梨"条。

【采收加工】 全年均可采,剥取树皮,晒干。

【功用主治】《湖南药物志》:"治皮肤溃疡。"

【用法用量】 外用:煎水熏洗。

5046 量天尺 liáng tiān chǐ
《广西药用植物名录》

【基原】 为仙人掌科植物量天尺的茎。

【原植物】 参见"量天尺花"条。

【采收加工】 全年均可采,洗净去皮、刺,鲜用。

【药性】《广西本草选编》:"味甘、淡,性微凉。"

【功用主治】《广西本草选编》:"舒筋活络,解毒。治骨折、腮腺炎、疮肿。"

【用法用量】 外用:鲜品捣敷。

5047 量天尺花 liáng tiān chǐ huā
《岭南采药录》

【异名】 霸王花(《岭南采药录》),剑花、韦陀花、天尺花、龙骨

花(《广东中药》),七星剑花(《广西本草选编》)。

【基原】 为仙人掌科量天尺属植物量天尺的花。

【原植物】 量天尺 Hylocereus undatus (Haw.) Britt. et Rose 又名：昙花(《广州植物志》),霸王鞭(《海南植物志》),过江龙、番鬼莲(《广西药用植物名录》)。

多年生攀缘植物。有气根。茎粗壮,肉质,深绿色,长约 7 m 或更长,宽 10～20 cm,棱边波浪形,老时多少呈硬角质;棱边有小窠,窠内有退化的叶,呈褐色小刺状。花大,单生,辐射对称,夜间开放,花萼花瓣状,黄绿色,有时淡紫色;花瓣纯白色,直立;雄蕊多数,乳白色,与花柱等长或较短;花柱粗壮,柱头裂片乳白色。浆果长圆形,红色,肉质,具鳞片,熟时近平滑。种子小,黑色。花期 5～8 月,果期 8～10 月。

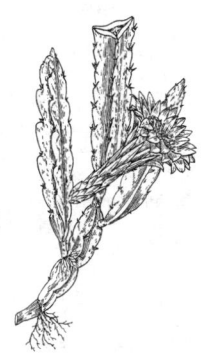

量 天 尺

全国各地有零星栽培。广东、海南、广西地区可栽培于庭园或村落附近,常攀缘于树干、废墙或岩石上;其他地区多栽培于温室。

本植物的茎(量天尺)亦供药用,另设专条。

【采收加工】 5～8 月花开后采收,鲜用或置通风处晾干。

【药材】 量天尺花 Hylocerei Undati Flos 产于广东、广西、海南等地。

性纵向切开,呈不规则长条状,长 15～17 cm。萼片棕色至黄棕色,萼管下部细长,扭曲,外被皱缩的鳞片;花瓣数轮,棕色或黄绿色,狭长披针形,有纵脉,雄蕊多数。气微,味稍甜。

【药性】 甘,微寒。归肺经。

1.《广东中药》:"甘,微寒。"

2.《广西本草选编》:"味甘、淡,性微凉。"

【功用主治】 清肺润肺,解毒消肿。主治肺热咳嗽、肺痨、瘰疬,痄腮。

1.《广东中药》:"清肺热,止咳嗽。"

2.《广西本草选编》:"润肺止咳。治肺燥咳血,支气管炎,颈淋巴结结核,醉酒。"

【用法用量】 内服:煎汤,9～15 g。外用:鲜品,捣敷。

【选方】 治气病,痰火咳嗽 (量天尺花)和猪肉煎汤服。(《岭南采药录》)

5048 景天 jīng tiān 《本经》

【异名】 戒火、慎火(《本经》),火母、据火(《别录》),慎火草(《千金方》),护花草、拔火、莲火(《履巉岩本草》),挂壁青(《本草蒙筌》),护火、辟火(《纲目》),火丹草(《本经逢原》),火焰草、八宝草、佛指甲(《植物名实图考》),火炊灯(《分类草药性》),绣球花、跤蹬草(《福建民间草药》),土三七、九头三七、橡皮七(《湖南药物志》),活血三七(《内蒙古植物志》)。

【基原】 为景天科景天属植物八宝的全草。

【原植物】 八宝 Hylotelephium erythrostictum (Miq.) H. Ohba [Sedum erythrostictum Miq.] 又名：对叶景天(《东北植物检索表》),白花蝎子草(《经济植物手册》)。

多年生肉质草本,高 30～70 cm,全株带白粉。块根胡萝卜状。茎直立,不分枝,圆柱形。叶对生,叶片矩圆形至卵圆形,先有浅波状锯齿。伞房状聚伞花序,顶生;花密集;萼片 5,披针形或卵形;花瓣 5,白色或粉红色;雄蕊 10,2 轮;花药紫

色;鳞片 5,长圆状楔形;心皮 5,分离,针形,淡红色。蓇葖果,直立,带红色或蔷薇红色。花期 7～9 月,果期 10 月。

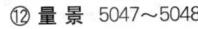

八 宝

生于山坡草丛、石缝中或沟边湿地。分布于东北及河北、山西、江苏、浙江、安徽、河南、湖北、四川、贵州、云南、陕西等地。

本植物的花(景天花)亦供药用,另设专条。

【采收加工】 7～9 月采挖全草,置沸水中稍烫,晒干。

【成分】 叶中含有景天庚酮糖(sedoheptulose)。

【药性】 苦、酸,寒。归心、肝经。

1.《本经》:"苦,平。"

2.《别录》:"酸,无毒。"

3.《药性论》:"有小毒。"

4.《药性切用》:"苦酸,性寒。入心。"

5.《本草再新》:"入肝经。"

6.《湖北中草药志》:"淡,平。"

【功用主治】 清热解毒,活血止血。主治丹毒,疔疮痈疖,火眼目翳,烦热惊狂,风疹,漆疮,烧烫伤,蛇虫咬伤,吐血,咯血,月经量多,外伤出血。

1.《本经》:"主大热火疮,身烦热,邪恶气。"

2.《别录》:"疗诸蛊毒、痫疮,寒热风痹,诸不足。"

3.《本草经集注》:"疗金疮,止血。以洗浴小儿,去烦热惊气。"

4.《日华子》:"治心烦热狂,赤眼,头痛寒热,游风丹肿,女人带下。"

5.《药性切用》:"泻热解毒,并涂丹肿、蛇伤。"

6.《中国药用植物图鉴》:"清热止渴,生津止咳。"

7.《长白山植物药志》:"活血止血,清热解毒。治吐血,跌打,疮疡肿毒,烫火伤,蜂螫,鸡眼。"

【用法用量】 内服:煎汤,15～30 g,鲜品 50～100 g;或捣汁。外用:捣敷;或取汁摩涂、滴眼;或研粉调搽;或煎水外洗。

【宜忌】 脾胃虚寒者慎服。

1.《本草汇言》:"但苦寒纯阴,苟非实热火邪,切勿轻用以动脾气,惟外涂无碍耳。"

2.《本草经疏》:"一切病得之寒湿,恶寒喜热者勿服。"

3.《闽东本草》:"忌铁器。虚寒便溏者忌用。"

【选方】 1. 治大小丹赤游风肿 用景天捣汁,或干末和苦酒敷之。(《卫生易简方》)

2. 治疔疮 景天一把杵烂,调烧酒敷患处。(《闽东本草》)

3. 治痈疽已溃 景天叶火熔,剥去皮,贴之,能吸出脓汁。(《文堂集验方》)

4. 治眼生花翳,涩痛 景天草捣绞取汁,日三五度点之。(《圣惠方》)

5. 治小儿风痰抽搐 鲜景天 15～30 g,生姜皮少许,壁蟹壳二个。加水炖服。(《闽东本草》)

6. 治风隐疹 慎火草、生姜等分,盐少许。上三味,研捣,涂摩痒处。如遍身隐疹,渐发甚处自消。(《圣济总录》)

7. 治鸡眼 鲜景天叶一片,浸小便内 5 小时后,用火熏烧。乘热外敷。(《江西草药》)

8. 治吐血 鲜景天叶 10 余片,冰糖 25 g。水炖服。(《长白山植物药志》)

【各家论述】 《本草经疏》:"(景天)治一切赤游风,各种火丹

之神药也,故知其性大寒,其味大苦耳。当是大寒纯阴之草也。性能凉血解毒,故主大热火疮,身烦热,邪恶气,诸蛊毒痈疗,寒热风痹,诸不足。热解则毒散血凉,血凉则阴止故也。"

5049 景天花 jǐng tiān huā
《本经》

【基原】 为景天科景天属植物八宝的花。

【原植物】 参见"景天"条。

【采收加工】 7~8月采摘,晒干。

【药性】 苦,寒。

【功用主治】 清热利湿,明目,止痒。主治赤白带下,火眼赤肿,风疹瘙痒。

1.《本经》:"主女人漏下赤白,轻身明目。"

2.《别录》:"久服通神不老。"

【选方】 治脾风毒,遍身发癞癫,瘙痒烦躁 景天花(慢火焙干)一钱,红曲(拣)半两,朴硝三钱。上三味同人乳钵,研为细散。每服二钱匕,食后临卧温酒调下。《圣济总录》景天花散)

【各家论述】《本草经疏》:"(景天)花,功用具如经说,第大苦大寒之药,而云轻身明目,通神不老,未可尝试也。"

5050 景天三七 jǐng tiān sān qī
《江苏药材志》

【异名】 费菜《救荒本草》,土三七《植物名实图考》,八仙草《南京民间药草》,血山草《山西中药志》,白三七、胡椒七《湖南药物志》,吐血草(苏医《中草药手册》),见血散、活血丹《浙江民间常用草药》,墙头三七《浙江药用植物志》。

【基原】 为景天科景天属植物费菜、横根费菜的根或全草。

【原植物】 1. 费菜 Sedum aizoon L. 又名:六月淋、收丹皮、石薹兰、九莲花《秦岭植物志》,长生景天、细叶费菜《经济植物手册》,乳毛土三七、多花景天三七《东北植物检索表》,还阳草、金不换、六月还阳《湖北植物志》,汉三七《山东经济植物》。

多年生肉质草本,高20~80cm。根状茎近木质化,粗而短。茎直立,粗壮,圆柱形,不分枝。叶互生或近于对生,几无柄,边缘有不整齐的锯齿。聚伞花序顶生;萼片5;花瓣5,黄色,长圆形至椭圆状披针形;雄蕊10,2轮;鳞片5,正方形或半圆形;心皮5,卵状长圆形。蓇葖果,黄色或红棕色,呈星芒状排列。种子细小,褐色,平滑,椭圆形,边缘有狭翅。花期6~7月,果期8~9月。

生于温暖向阳的山坡岩石上或草地。分布于山西、内蒙古、吉林、黑龙江、江苏、浙江、安徽、江西、山东、湖北、四川、陕西、甘肃、青海、宁夏等地。

2. 横根费菜 S. kamtschaticum Fisch. 又名:堪察加景天《中国植物志》,石板菜《改订植物名汇》,金不换《北京植物志》,北景天《东北植物检索表》。

与费菜不同之处为:茎斜上,有时被微乳头状突起。花瓣黄色或橙黄色,背面有龙骨状突起。蓇葖果,上部星芒状开裂,

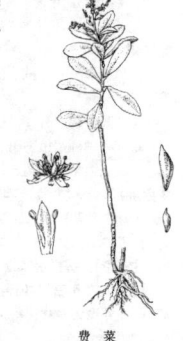

费菜

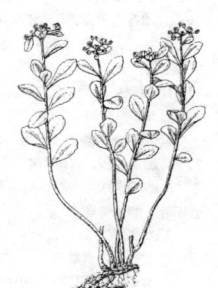

横根费菜

腹面浅囊状突起。

生于多石的山坡上。分布于内蒙古、吉林、河北、山西等地。

【栽培】 生物学特性 喜温暖湿润气候,耐旱又耐严寒,对土壤要求不严格,以砂质壤土和腐殖质壤土生长较好。

繁殖方法 分株繁殖或扦插繁殖。分株繁殖:适宜于春季和秋季进行,分株后按行株距30cm×30cm栽种,每穴1株。扦插繁殖:北方可在7~8月,截取地上茎,插于扦插床中,扦插过程中要保持土壤湿润,温度在20~30℃,4~5日生根,生根后可移于大田。

田间管理 生长期间注意松土除草,雨季宜注意排水。

【采收加工】 9~11月挖根,6~7月采收全草,鲜用或晒干。

【药材】 景天三七 Sedi Herba 费菜产于四川、湖北、江西、浙江、江苏、山东、河北、陕西、甘肃、宁夏,以及东北等地。横根费菜产于河北、山西、内蒙古等地。

性状 费菜 根茎短小,略呈块状;表面灰棕色,根数条,粗细不等;质硬,断面暗棕色或类灰白色。茎圆柱形,长15~40cm,直径2~5mm;表面暗棕色或紫棕色,有纵棱,质脆,易折断,断面常中空。叶互生或近对生,几无柄;叶片皱缩,展平后呈长披针形至倒披针形,长3~8cm,宽1~2cm;灰绿色或棕褐色,先端渐尖,基部楔形,边缘上部有锯齿,下部全缘。聚伞花序顶生,花黄色。气微,味微涩。

横根费菜 根茎横走,木质,较细长。茎簇生。叶匙形至倒卵形。花橘黄色。

鉴别 (1)根茎横切面:木栓层为10余列细胞,棕色。皮层较薄。韧皮部宽广。形成层成环。木质部导管类圆形,多单个散在,分布较密。薄壁细胞含草酸钙砂晶。

(2)取本品薄壁茎粉末4g,加水适量,煮沸10 min,滤过。滤液浓缩至6ml,加等量醋酸乙酯提取,提取液置水浴上蒸干。残渣加2ml使溶解,溶液分为2份,1份加碳酸钾少量,片刻即显黄绿色;另1份加浓氨液2滴,呈橙红色(检查没食子酸)。

【成分】 1. 费菜 全草含有景天庚糖(sedoheptulose)。

根含齐墩果酸(oleanolic acid)、β-谷甾醇(β-sitosterol)、熊果酸(ursolic acid)、熊果酚苷(arbutin)、氢醌(hydroquinone)和消旋-甲基异石榴皮碱(methylisop elletierine),左旋景天宁(sedinine),消旋景天胺(sedamine)。

2. 横根费菜 全草含有杨梅树皮素-3-葡萄糖苷(myricetin-3-β-D-glucopyranoside)、杨梅树皮素-3-半乳糖苷(myricetin-3-O-β-D-galactopyranoside)、杨梅树皮素-3-O-β-D-(6″-O-没食子酰基)-葡萄糖苷[myricetin-3-O-β-D-(6″-O-galloyl)-glucopyranoside]和杨梅树皮素3-O-β-D-(6″-O-没食子酰基)-半乳糖苷[myricetin-3-O-β-D-(6″-O-galloyl)-galactopyranoside],熊果酚苷(arbutin)和氢醌(hydroquinone)。

【药理】 镇静、降压和抗炎作用 景天三七提取液有镇静和降压作用,并减低苯丙酸的毒性,扩张冠状动脉。景天三七(横根费菜)甲醇提取物口服减轻小鼠巴豆油诱发的耳郭肿与大鼠足肿胀,抑制佛波醇酯诱导的小鼠耳肿胀;对小鼠醋酸性扭体反应也有抑制作用。景天三七的抗炎作用与其能下调脂多糖处理的RAW 264.7细胞中环加氧酶2的表达有关。

【炮制】 取原药材,除去杂质,抢水洗净,润软,切成小段,干燥。

饮片性状:本品为不规则的小段。根茎、茎、叶、花混合。根茎表面暗棕色。茎圆形,表面暗棕色或紫棕色,中空,质脆。叶皱缩,灰绿色或棕褐色,边缘上部有锯齿。花小,黄色。气微,味微酸。

贮干燥容器内,密闭,置阴凉干燥处。防潮。

【药性】 甘、微酸,平。归心、肝经。

1.《救荒本草》:"味酸。"

2.《福建药物志》:"甘、微酸,平。"

3.《秦岭巴山天然药物志》:"微涩,平。"

【功用主治】 散瘀止血,安神,解毒。主治吐血,衄血,咯血,便血,尿血,崩漏,紫斑,外伤出血,跌打损伤,心悸,失眠,疮疖痈肿,烫火伤,毒虫螫伤。

1.《植物名实图考》:"治吐血。"

2.《草药新纂》:"作强壮药,治虚弱。"

3.《福建药物志》:"止血凉血,平肝宁心。"

4.《浙江药用植物志》:"散瘀止血,安神。"

5.《秦岭巴山天然药物志》:"清热解毒,散瘀消肿,安神镇痛。主治吐血,衄血,便血,月经过多,白带,心悸,失眠,跌打损伤,烫火伤,虫蝎咬伤,外伤出血,疮疖痈肿等症。"

【用法用量】 内服:煎汤,15～30 g;或鲜品绞汁,30～60 g。外用:鲜品捣敷;或研末撒敷。

【宜忌】 脾胃虚寒者禁服。

【选方】 1.治吐血、咳血、鼻衄,牙龈出血,内伤出血 鲜土三七 60～90 g。水煎或捣汁服,连服数日。(《浙江民间常用草药》)

2.治血小板减少性紫癜,消化道出血 景天三七 30～60 g。水煎服,或制成糊浆服。(《浙江药用植物志》)

3.治白带,崩漏 鲜土三七 60～90 g。水煎服。(《浙江民间常用草药》)

4.治创伤出血 景天三七适量。研细末,外敷伤处。(《秦岭巴山天然药物志》)

5.治癫病,惊悸,失眠,烦躁惊狂 鲜土三七 30～90 g,猪心一个(不要剖割,保留内部血液),置瓦罐中炖熟,去草。当日分 2 次吃,连吃 10～30 日。(《浙江民间常用草药》)

6.治虚弱衰竭,或久嗽 景菜(嫩脑)9～14 个,嫩母鸡 1 只,以费菜纳母鸡腹中,煮熟。食完。(《文堂集验方》)

7.治疮疖痈肿,黄水疮 景天三七鲜品适量。捣烂外敷。(《秦岭巴山天然药物志》)

8.治刀伤,烫伤,毒虫螫伤 景天三七鲜品捣烂外敷。(《全国中草药汇编》)

【临床报道】 治疗各种出血 口服景天三七糖浆(每 1 ml 相当于原生药 2 g),每日 3～4 次,每次 30～50 ml,部分患者首煎 100 ml;针剂(每 1 ml 相当于原生药 3 g)每次 2 ml,每日 2 次,肌内注射;重症每次 50～100 ml,每日 2～3 次。共治疗白血病、再障、血小板减少性紫癜、支气管扩张出血、肺结核咯血、消化道出血等疾患 47 例。结果:显效(对血液病指出血完全停止,出血点消失不再出现;一般疾患出血停止,化验转阴)42 例,有效 3 例,总有效率 95.7%。针剂作用较快。部分患者服用糖浆后有上腹部不适感。

5051 跌打草 diē dǎ cǎo 《广西中草药选编》

【异名】 细穗爵床(《广西中药志》),盗偷草(《云南中药资源名录》)。

【基原】 为爵床科十万错属植物十万错的茎、叶。

【原植物】 十万错 Asystasia gangetica (L.) J. Anders.［Justicia gangetica L.; Ruellia coromandelina Wall.］

多年生草本,高达 1 m。茎绿色,具棱;节膨大,紫色。单叶对生,具短柄;叶片卵状披针形或椭圆形,全缘,上面绿色,粗糙,下面浅绿色,被疏柔毛。总状花序顶生;花多单生而偏

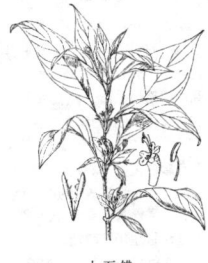

十万错

向一侧;苞片和小苞片均小,线形;萼 5 裂达基部;花白色,花冠管短,上部膨大,先端 5 裂;雄蕊 4,2 强,2 药室不等高,基部有白色小尖头。蒴果长圆形,上部有种子 4 颗,下部实心似柄状。花期 11～12 月至翌年 3 月。

生于沟边、灌木丛阴湿处。分布于广西、云南。

【采收加工】 全年均可采,鲜用为鲜用。

【成分】 花瓣中含异杞柳苷(isosalipurposide)和木犀草素 7-葡萄糖苷(luteolin 7-glucoside)。

【药理】 平喘、抗炎作用 跌打草叶提取物乙酯提取物、甲醇提取物,己烷提取物能松弛组胺诱导的离体气管条收缩,甲醇提取物等还有抗炎作用。

毒性 小鼠腹腔注射甲醇提取物的 LD_{50} 为 2 150 mg/kg。

【药性】《广西本草选编》:"淡,凉。"

【功用主治】 散瘀消肿,接骨止血。主治跌打肿痛,骨折,外伤出血。

1.《广西中药志》:"散瘀止血,止痛,驳骨。治跌打损伤,骨折。"

2.《广西民族药简编》:"治子宫脱垂、脱肛(壮族)。"

【用法用量】 内服:煎汤,15～30 g。外用:捣敷。

【选方】 1.治跌打肿痛,骨折 鲜(跌打草)枝叶 30～60 g,捣烂,用树叶包好煨热外敷。(《广西本草选编》)

2.治子宫脱垂、脱肛 跌打草适量。捣烂煨热,敷外阴部或肛门(敷前先将脱出部位推入)。(《广西民族药简编》)

5052 跌破簕 diē pò lè 《广州空军《常用中草药手册》》

【异名】 簕凿树(广州空军《常用中草药手册》),小角刺(《广西药用植物名录》),铁梨木、凿子树(《新华本草纲要》)。

【基原】 为大风子科柞木属植物长叶柞木的叶、花。

【原植物】 长叶柞木 Xylosma longifolium Clos

灌木或小乔木,高达 7 m。全株光滑。枝常具刺。叶互生;具长柄;叶片革质,长圆形、长圆状披针形至披针形,边缘有疏粗锯齿;侧脉 8～12 对。花雌雄异株;总状花序生于当年枝顶或叶腋内,花淡黄色,单生或簇生,萼片 4 (～5),卵形或披针形;无花瓣;雄花有多数雄蕊,

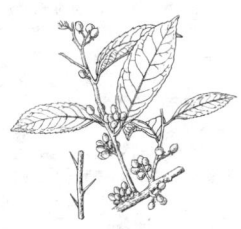

长叶柞木

盘由多数腺体组成,位于雄蕊外围;雌花花盘圆盘状,子房 1 室,花柱短,柱头 2 裂。浆果球形,熟时黑色。种子 2～4 颗。花、果期全年。

生于路旁、疏林或干燥密林中。分布于广东、广西、云南等地。

【采收加工】 叶全年均可采收,秋、冬挖根,晒干。

【药性】《全国中草药汇编》:"苦、涩,寒。"

【功用主治】 清热利湿,活血消肿,催乳。主治黄疸,水肿,跌打损伤,经闭,痈肿疮毒,乳汁不通,瘰疬。

1.《广西本草选编》:"活血散瘀,消肿止痛。"

2.《全国中草药汇编》:"清热利湿,散瘀止血,消肿止痛。根皮、茎皮:主治黄疸水肿,死胎不下。根、叶:主治跌打肿痛,骨折、脱臼,外伤出血。"

【用法用量】 内服:煎汤,9～12 g。外用:捣敷;或研粉调酒敷。

【选方】 1.治黄疸 (跌破簕)根 15～30 g。水煎服。

2.治跌打肿痛,骨折 (跌破簕)叶研粉调酒外敷。

3.治痈疮肿毒 (跌破簕)鲜叶捣烂外敷。

4. 治乳汁不通　（跌破筋）刺9～12 g。水煎服。（1～4方出自《广西本草选编》）

5053 蛞蝓 kuò yú 《本经》

【异名】陵蠡《本经》，土蜗、附蜗《别录》，蜒蚰《救急方》，托胎虫《铁围山丛谈》，蛞蜗《品汇精要》，鼻涕虫、蜒蚰螺《纲目》。

【基原】为蛞蝓科蛞蝓属动物黄蛞蝓、野蛞蝓属动物野蛞蝓的全体。

【原动物】1. 黄蛞蝓 *Limax fravus* (Linnaeus)

体柔软，无外壳，呈不规则的圆柱形，前后端宽大，后端狭小，尾部具有短的尾嵴。头部触角2对，浅蓝色。背面具

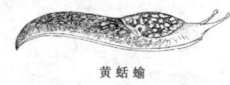
黄蛞蝓

同心圆的皱褶。体呈黄褐色或深橙色，有分散淡黄色的斑点，跖足为淡黄色。贝壳退化为内壳，包在外套膜内，为1薄而透明、椭圆形的石灰质板。背部具有明显的生长纹。

生活在阴暗潮湿、腐殖质多的地方，畏光怕热，白天匿藏，夜晚及阴雨天活动。杂食性，喜食蔬菜、瓜果、植物叶及幼苗等，也食人们食物的残渣。为农业害虫。分布于黑龙江、吉林、新疆、江苏、浙江、河南、湖南、广东、广西、四川、云南及北京、上海等地。

2. 野蛞蝓 *Agriolimax agrestis* (Linnaeus)

体柔软光滑，无外壳，呈不规则的圆柱形，尾部狭长，具有钝的尾嵴。体表呈

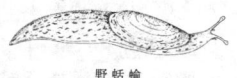
野蛞蝓

灰色、黄褐色或暗褐色，有的个体有浅的和不明显的暗带纹或斑点。

生活习性同上种。分布于内蒙古、河北、新疆、江苏、安徽、浙江、江西、福建、河南、湖北、湖南、广东、海南、广西、贵州、云南、西藏等地。

【采收加工】夏季于潮湿阴暗处捕捉。

【成分】全体含一种特殊的凝集素 (specific lectin)：唾液酸 (sialic acid)。

【药理】抗肿瘤作用　蛞蝓粗提物可诱导人肺癌 H_{14} 细胞发生凋亡，并促进 H_{14} 细胞分化达到抑制作用。蛞蝓粗提物（黄蛞蝓）及盐析所得各组分对体外培养的人子宫颈癌 HeLa 细胞有抑制作用。抗癌有效成分不是蛋白，可能是多糖类。蛞蝓浸出液体外抑制肿瘤细胞 A_{49} 生长。蛞蝓混悬液给荷瘤小鼠灌胃，对腹水型 ARS 肉瘤、Lewis 肺癌有抑制作用。蛞蝓混悬液给小鼠胃肠 P_{388} 淋巴细胞性白血病有抑制作用。

【药性】咸，寒。归肝、肺、大肠经。

1.《本经》："咸成，寒。"

2.《本草再新》："入肝、脾、肺三经。"

【功用主治】祛风定惊，清热解毒。主治中风祸僻、筋脉拘挛，惊痫，喘息，咽肿，喉痹，痰核，痔疮肿痛，脱肛。

1.《本经》："主贼风祸僻，轶筋及脱肛，惊痫挛缩。"

2.《本草衍义》："治蜈蚣、蝎毒。"

3.《纲目》："治痘毒燃共，热疮肿痛。"

4.《本草崇原》："主定惊清热，解毒舒筋。治咽喉肿痛，风热喉痹。纳入喉中，令吞下。"

5.《得配本草》："消痰核。"

6.《吉林中草药》："疏风，镇惊，固脱。治热疮肿痛，支气管炎，脱肛。"

7.《广西药用动物》："平喘，理疝。主治哮喘，疝气。"

【用法用量】内服：焙干研末或研烂为丸，2～3条。外用：

研末或捣敷，5～10条。

【宜忌】病非属实热者及脾胃虚寒者慎服。

1.《本草经疏》："其气大寒，非真有风热者不宜用，小儿薄泻多泄者不宜用。"

2.《得配本草》："畏盐。"

【选方】

1. 治阳火躁扰，阴血亏竭，贼风乘虚入于经络，至成口喝身僻，四肢挛缩者　用五加皮六两，当归身四两。共晒炒，研细末，蜒蚰百枚，研烂为丸。《医脉正宗》

2. 治小儿惊风　蜒蚰1条，加白糖少许，捣烂外敷小儿囟门。再用针挑刺四缝穴。《虫类药的应用》

3. 治喘息　蛞蝓100条。洗净，加贝母适量，同捣如泥，为丸。每次1.5 g，日服2次。《吉林中草药》

4. 治一切痰火风喉症　青脆梅子百枚，活蜒蚰一二百条，同放瓦罐中，每日将梅取出，晒后仍入罐中，明日再晒，以收干汁为度，再用微火烘干。用则以一个嚼化，或炙脆研末，加入诸药内。《种福堂公选良方》

5. 治丹毒痈肿　活蛞蝓数只。醋浸捣烂，入冰片少许敷患处。《泉州本草》

6. 治疔疮　蜒蚰1～2条，明矾6 g。捣烂敷患处，每日换药2次。《虫类药的应用》

7. 治疮热肿痛　蛞蝓、京墨研涂，妙。《妇人良方》

8. 治脚胫烂疮，臭秽不可近　蜒蚰十条。瓦焙研末，油调敷之。《救急方》

9. 治痰火灼伤　蛞蝓10条，麻油适量，一同放进玻璃瓶内浸泡。蛞蝓溶化后，用鸭毛蘸药液涂患处，干了再涂。《广西药用动物》

10. 治闭经瘀血作痛　蛞蝓（醋炙）为末。泡酒服，每次3 g。《泉州本草》

【各家论述】《本草经疏》："蛞蝓，味咸，气寒，无毒。《经》曰：清静则肉腠闭拒，虽大风苛毒，弗能害也。如阳血亏竭，阳气躁扰，则腠理不密，贼风乘虚而入。风主燥动，中于经络，故喝僻、挛缩、轶筋、筋急所自来矣。又风为阳邪，筋脉得之皆燥急，咸寒能益阴润燥软坚，则筋脉舒缓，经络通达而诸证除矣。惊痫者，风热也；脱肛者，大肠热也；跷跌者，血脉伤，必反热也。咸寒以除诸热，所以主之。"

5054 蛤仔 gé zǎi 《东北动物药》

【异名】玄蛤《动物学大辞典》，花蛤《南海海洋药用生物》，蛤蜊(山东)。

【基原】为帘蛤科蛤仔属动物菲律宾蛤仔及杂色蛤仔的壳和肉。

【原动物】1. 菲律宾蛤仔 *Ruditapes philippinarum* (Adams et Reeve)[*Venerupis philippinarum* (Adams et Reeve)]　又名：蚬子《东北动物药》

贝壳质坚实，近卵圆形，两壳膨胀。壳顶稍前弯、突起，位于背缘前方。小月面卵圆形或略呈菱形；楯面狭长，梭形。外韧带黄褐色，突起，壳前端稍圆，后端边缘圆形或略呈截形。壳表颜色及花纹多变化，一般为褐色或灰黄色。生活于泥沙滩者，个体小，色淡并杂有彩色斑纹；泥滩者个体大，色较深。生长线与放射肋交织成布纹状。水管基部愈合，人水管口缘触手不分叉。前闭壳肌痕半圆形，后闭壳肌痕近卵圆形。

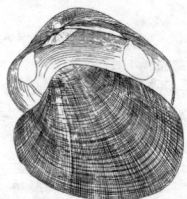
菲律宾蛤仔

喜栖息于近河口沿岸或波浪平静的内湾中，自潮间带至潮下

12 跌 蛞 蛤　5052～5054　～2878～

带 10 余米的沙和泥沙质海底者有生长。雌雄异体，北方繁殖季节在 6～10 月。我国沿海均有分布，辽宁、山东产量最大。

2. 杂色蛤仔 R. variegata（Sowerby）〔Venerupis variegata（Sowerby）〕

本种与菲律宾蛤仔形状相似，不易区分。主要特点为：壳薄脆，较小，略长。壳表面颜色、花纹变化极大，有淡褐色、棕色，并有密集的褐色或赤褐色斑点或花纹，自壳顶至腹面有较淡色带 2～3 条，放射肋细密，扁平。壳内面白色稍带紫色或淡红色。前闭壳肌痕稍小，呈心形；后闭壳肌痕增大，呈桃形。水管完全分离，入水管口缘触手分叉。

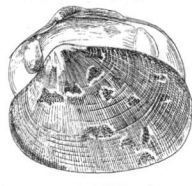

杂色蛤仔

生活于近河口沿岸的潮间带浅泥沙滩。我国分布于福建平潭以南沿海，至北部湾和海南岛南岸。

【采收加工】 四季均可采捕，一般在退潮后，用耙网于海底捕捞。捕得后，煮熟取壳晒干。肉随取随用。

【药材】 蛤仔 Concha Ruditapitis 菲律宾蛤仔产于辽宁至广东沿海；杂色蛤仔产于我国东海、南海、黄海、渤海。

性状 菲律宾蛤仔 贝壳呈卵圆形，长 2.5～5.4 cm。外表面灰黄色或灰白色，有的具带状花纹或褐色斑点，并有细密的放射肋与同心排列的生长文交错形成的布状纹；内表面灰黄色，略带紫色。质坚厚。气微，味微咸。

杂色蛤仔 贝壳较小，长卵圆形，长 2.5～3.9 cm。外表面棕色、淡褐色，密集褐色或赤褐色组成的斑点或花纹，并常有淡色色带 2～3 条，放射肋与同心生长文交织成布纹；内表面淡灰色或肉红色，质较薄。气微，味微咸。

【成分】 含碳酸钙、磷酸钙、碳酸镁，贝壳硬蛋白（conchiolin）和微量重金属（铜、汞、钼、铋、锡等）。

【药理】 1. 降血脂、抗动脉粥样硬化作用 在兔动脉粥样硬化模型形成后的恢复期，菲律宾蛤仔干粉加入饮食可减慢血清高密度脂蛋白胆固醇浓度的下降，对高密度脂蛋白胆固醇有保护作用。蛤仔干粉加入饮食对正常饮食兔血脂和动脉粥样硬化形成无显著影响；对高脂饮食兔则能够调节血脂，抑制动脉粥样硬化病变形成。

2. 抗肿瘤作用 菲律宾蛤仔氨基多糖粗制品体外对白血病 HL-60 细胞有抑制作用。杂色蛤仔水提取物对小鼠肉瘤 S_{180}、小鼠艾氏腹水瘤和肝癌实体型有抑制作用。

3. 其他作用 杂色蛤仔水提取物明显降低小鼠肝组织中过氧化脂质含量，提高超氧化物歧化酶活性，降低皮肤和尾腱中羟脯氨酸含量，有延缓衰老作用。杂色蛤仔提取物灌胃，增加小鼠脾脏重量，提高小鼠腹腔巨噬细胞吞噬能力，抑制小鼠胸腺重量及绵羊红细胞所致的迟发型超敏反应。

【药性】 甘、咸，寒。

【功用主治】 清热解毒，收敛生肌。主治臁疮，黄水疮。

1.《东北动物药》：“清热解毒。治臁疮，黄水疮。”“肉有降压作用。”

2.《中国动物药》：“收敛生肌。”

【用法用量】 外用：煅存性，研末撒。

5055 蛤壳 gé ké 《本草原始》

【异名】 海蛤壳《饮片新参》。

【基原】 为帘蛤科文蛤属动物文蛤或青蛤属动物青蛤等的贝壳。

【原动物】 1. 文蛤 Meretrix meretrix Linnaeus 又名：花蛤

《梦溪笔谈》，黄蛤《现代实用中药》，圆蛤《药材资料汇编》，白利壳《中药志》。

贝壳 2 片，质坚硬，三角卵圆形。两壳顶紧靠，壳顶突出。小月面无牙状，狭长椭盾卵圆形，壳大。韧带黑褐色，粗短，突出表面。壳表膨胀，光滑，壳皮黄褐色或红褐色，光亮。生长线明显，细致。壳内面白色，前后缘略带紫色。铰合部宽，左壳主齿 3 枚；前侧齿 1 枚，短突。右壳主齿 3 枚；前侧齿 2 枚。外套痕明显，外套窦短而浅，顶端圆形。前闭壳肌痕小，略呈半圆形；后闭壳肌痕大，呈圆形。足扁平，舌状。

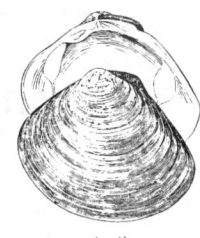

文蛤

生活于浅海泥沙中，能分泌胶质带或囊状物，使身体悬浮，借潮流而迁移。雌雄异体，生殖腺雄性乳白色；雌性米黄色。我国沿海均有分布。

2. 青蛤 Cyclina sinensis（Gmelin） 又名：海蛤《本经》。

贝壳 2 片，近圆形。壳顶突出，位于背侧中央，尖端向前方弯曲。无小月面，楯面狭长，全部为韧带所占据，韧带黄褐色。贝壳表面极突出，生长线在顶部细密。表面淡黄色或棕红色，壳内面为白色或淡肉色。铰合部狭长而平，左、右壳各具 3 个主齿。外套痕显明，外套窦楔形。前闭壳肌痕细长，呈半月状，后闭壳肌痕大，椭圆形。足扁平，舌状。

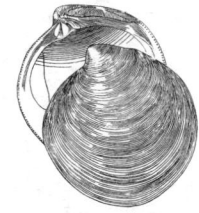

青 蛤

生活于近海的泥沙质海底。我国沿海均有分布。

文蛤的肉（文蛤肉）亦供药用，另设专条。

【采收加工】 春、秋季捕捞，去肉，晒干。

【药材】 蛤壳 Meretricis seu Cyclinae Concha 沿海各地均产。

性状 文蛤 扇形或类圆形，背缘略呈三角形，腹缘呈圆弧形，长 3～10 cm，宽 2～8 cm。壳顶突出，位于背面，稍偏前方。壳外面光滑，黄褐色，同心生长纹清晰，通常在背部有锯齿状或波纹状褐色花纹。壳内面白色，边缘无齿纹，前后壳缘有时略带紫色，铰合部较宽，右壳有主齿 3 枚及前侧齿 2 枚；左壳有主齿 3 枚，前侧齿 1 枚。质坚硬，断面有层纹。无臭，味淡。

青蛤 类圆形，壳顶突出，位于背后侧近中部。壳外面淡黄色或棕红色，同心生长纹凸出壳面略呈环肋状。壳内面白色或淡红色，边缘常带紫色并有整齐的小齿纹，铰合部左右 2 壳均具主齿 3 个，无侧齿。

鉴别 文蛤 显微镜下可见层纹微弯，纹宽 5～10 μm，两纹相隔 20～90 μm；交错较细小。粉末黄白色，细小微粒夹极少棕黄、紫黑色微粒。

青蛤 显微镜下可见层纹微弯，纹宽 15～30 μm，两纹相隔 15～100 μm，高倍镜下可见层纹边缘由 2 条层纹紧密排列组成。交错较细小。粉末为白色微粒，透明，夹棕黄、紫黑色微粒。

【成分】 含碳酸钙、甲壳质（chitin）等。青蛤生品含碳酸钙 96.01%，煅品含 99.94%；文蛤生品含 96.53%，煅品含 98.99%。文蛤含钙 38.22%，钠 0.3%，铝 1 179×10^{-6}，铁 2 416×10^{-6}，锶 9 151.7×10^{-6}，锰 396×10^{-6}。青蛤含钙、钠、钴、铝、锶、磷。

用 X 线荧光光谱仪对文蛤与青蛤壳的珍珠层进行多种元素的检测，在所测的 17 种元素中，含量高的为钙，而碘与镁未能检出。

【炮制】 1. 蛤壳　取原药材，洗净，干燥，碾碎或碾粉。

2. 煅蛤壳　取净蛤壳，置无烟的炉上或置适宜的容器内，煅至酥脆，取出，放凉，打碎。

饮片性状　蛤壳为灰白色的碎粒或粗粉，质坚硬，无臭，味淡。煅蛤壳形如蛤壳，青灰色，质地疏脆，无臭，味微咸。

贮干燥容器内，密闭，置干燥通风处。

【药性】 咸，微寒。归肺、胃、肾经。

1.《本经》：(海蛤)“味苦，平。”

2.《吴普本草》：(海蛤)“岐伯：甘。扁鹊：咸。”

3.《药性论》：(海蛤)“味咸，有小毒。”

4.《本草汇言》：(海蛤)“苦、咸，气寒，沉也，降也。入手、足太阳、阳明经。”

5.《长沙药解》：(文蛤)“入手太阴肺、足太阳膀胱经。”

6.《要药分剂》：(海蛤)“入心、肾二经。”

【功用主治】 清肺，化痰，软坚，利水，制酸，敛疮。主治痰热咳嗽，瘿瘤，痰核，胁痛，湿热水肿，淋浊带下，胃痛泛酸，臁疮湿疹。

1.《本经》：(文蛤)“主恶疮，蚀五痔。”(海蛤)“主咳逆上气，喘息烦满，胸痛寒热。”

2.《别录》：(文蛤)“咳逆胸痹，腰痛胁急，鼠瘘，大孔出血，崩中漏下。”(海蛤)“疗阴痿。”

3.《药性论》：(海蛤)“治水气浮肿，下小便，治嗽逆上气，项下瘿瘤。”

4.《四声本草》：(海蛤)“止消渴，润五脏。治服丹石人有疮。”

5.《日华子》：(海蛤)“治呕逆，阴痿，胸胁胀急，腰痛，五痔，妇人崩中，带下病。”

6.《纲目》：(文蛤)“能止烦渴，利小便，化痰软坚，治口鼻中蚀疳。”(海蛤)“清热利湿，化痰饮，消积聚，除血痢，妇人血结胸，伤寒无汗，搐搦，中风瘫痪。”

7.《长沙药解》：(文蛤)“清金利水，解渴除烦，化痰止嗽，软坚消痞。”

8.《药性切用》：(海蛤)“化痰利水，潜阳益阴；火煅亦能软坚收湿。”

【用法用量】 内服：煎汤，10～15 g；或入丸、散。外用：研末撒或调敷。

【宜忌】 脾胃虚寒者慎服。

1.《本草经集注》：(海蛤)“畏狗胆、甘遂、芫花。”

2.《本草汇言》：(海蛤)“病因热邪痰结气闭者宜之。若气虚有寒，中阳不运而为此证者，切勿轻授。”

【选方】 1. 治痰火咳嗽，面鼻发红者　青黛(水飞净)、蛤粉(新瓦煅)各三钱。蜜丸指头大。临卧，噙化三丸。(《卫生鸿宝》青蛤丸)

2. 治痰饮心痛　海蛤(烧为灰，研极细，过数日，火毒散，用之)，瓜蒌仁(蒂穰同研)。上以海蛤入瓜蒌内，干湿得所为丸。每服五十丸。(《医学纲目》)

3. 治渴欲饮水不止者　文蛤五两。上一味，杵为散，以沸汤五合，和服方寸匕。(《金匮要略》文蛤散)

4. 治瘿瘤　海带、海藻、昆布、海蛤粉、乌贼骨各五钱。水煎，当茶饮。(《验方新编》消瘿五海饮)

5. 治水肿，咳逆上气，坐卧不得　海蛤一两(细研)，甜葶苈一两(隔纸炒令紫色)，汉防己一两，杏仁一分(汤浸，去皮、尖、双仁，麸炒微黄)，桑根白皮一两(锉)。上药，捣罗为末，以枣肉和，捣二三百杵，丸如梧桐子大。每于食前，以大麻子汤下七丸。(《圣惠方》)

6. 治白淫梦泄遗精，及滑出而不收　真蛤粉一斤，黄柏一斤(新瓦上炒赤)。上为末，滴水丸如桐子大。每服一百丸，空心温酒送下。(《卫生宝鉴》珍珠粉丸)

7. 治血痢内热　海蛤末，蜜水调服三钱，日二。(刘禹锡《传信方》)

8. 治痰积泻　海粉一两，青黛三钱，黄芩二钱，神曲一两，留半煮丸梧子大。每二三十丸，白汤下。(《医学入门》海青丸)

9. 治鼻衄不止　蛤粉一两(研极细，罗五七遍)，槐花半两(炒令焦，碾为末)。上研令极匀细。每服一钱，新汲水调下。如小可只用半钱。兼治便血不止，不拘时服。(《杨氏家藏方》神白散)

10. 治雀目　蛤粉、黄丹、夜明砂各等分。研末，猪肝切开入药末，用线扎，米泔水煮熟，不拘时候嚼服，原汁送下。(《证治准绳》猪肝散)

11. 治下疳疮并臁疮　蛤粉、腊茶、苦参、密陀僧。为末。河水洗净，腊猪油调敷。(《外科理例》)

12. 治阴汗　蛤粉、牡蛎粉等分。为细末。绢袋盛扑。(《古今医统》珍珠散)

【各家论述】《本草汇言》：“文蛤粉，止咳逆、消胸痹、化痰软坚之药也。吴养元曰：按成无己云，文蛤之咸，走肾以胜水气。凡病水湿痰饮，胶结不化，致成中宫否膈，升降失调，滞于气而为咳逆，滞于血而为胸痹者，以此咸寒润下软坚之物，如气之逆而不下，痹而不通者，可迎刃而解矣。”“此药生聚海端急流，捣研成散，用沸汤调服数钱，能分利水湿之邪壅遏阳道。昔仲景用之，为因寒郁热，假此分利表间水气故耳。则知此为清热消饮之轻剂。且必于欲饮水，反不渴者用之，则知能泄偶郁之热轻剂，而不能胜实结之热矣。海蛤粉，化痰饮，下逆气，定喘肿，消胸胁满胀之药也。《本草》专主积痰留饮、停滞经络、脏腑胸臆之间，遏逆气道不行，而为肿为喘为胀满、为大小便不通。借此润下之物，而治闭逆不通之证，则热可清、痰可化、湿可利矣。病因热邪痰结气闭者宜之。”

5056 **蛤蚧** gé jiè 《雷公炮炙论》

【异名】 蛤解(杨雄《方言》)，蛤蟹(《日华子》)，仙蟾(《纲目》)，蚧蛇(《广西中药志》)，大壁虎(《中药志》)。

【基原】 为壁虎科壁虎属动物蛤蚧除去内脏的全体。

【原动物】 蛤蚧 *Gekko gecko* Linnaeus

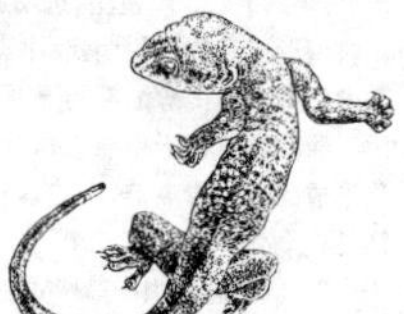

蛤　蚧

为壁虎科中最大的一种，体长约 30 cm。头宽大，略呈三角形，吻端圆凸；耳孔椭圆形，约为眼径之半。眼大，突出；口中有许多小齿。通身被覆细小粒鳞；四肢指、趾膨大，成扁平状。雄性有肛前窝 20 余个，尾基部较粗，肛后囊孔明显。躯干及四肢背面砖灰色，密布橘黄色及蓝灰色斑点；尾部有深浅相间的环纹，腹面白色而有粉红色斑。

多栖息于山岩石壁洞或树洞内，也见于人居屋间。以昆虫、小型蜥蜴等为食。分布于福建、台湾、广东、广西、云南。

蛤蚧为国家二级保护动物，禁止滥捕。

【养殖】 生活习性　蛤蚧性怕冷、怕热、怕风雨，喜栖息于山岩石隙，树洞或屋檐墙壁上，昼伏夜出，常见雌雄成对活动。喜食活饵，主要捕食昆虫类。蛤蚧有冬眠习性。气温低于 10 ℃以下时，潜入 3～4 m 深的岩缝中冬眠。到翌年气温回升到 18～20 ℃时才出洞活动。雌雄异体，3～4 年性成熟，每年 5～9 月可见产卵，6～7 月为盛期。各地因气候不同而稍有差异。蛤蚧卵在 7～8 月孵化，孵化期为 68～205 日(平均 105 日)不等。

养殖技术　人工繁殖时，可将待产雌体单独饲养，用布遮挡笼内，笼四壁贴层薄纸，待其产卵于纸上时，可扯下纸取卵孵化。孵化温度在 30～33 ℃，经 100 日左右，即可孵出小蛤蚧。人工养殖分为箱养、室养、圈养和散养几种。

饲养管理　饲养过程中可投给土鳖虫、蟑螂、黄粉虫等或灯光诱虫。冬眠期注意防寒保暖,但室温不宜超过 18 ℃。平时管理工作以防蚁、蚊、鼠等天敌为主。

【采收加工】 5～9 月捕捉,捕后将其击昏,挖去眼球,除去内脏,用竹片撑开胸腹壁,用纱布擦干血液。然后用 2 条扁竹条分四肢平行撑起,再用长于蛤蚧全身 1/2 的扁竹条将头尾轻轻撑直,用文火烘干,将大小相同的 2 只合成 1 对,用线扎牢。

【药材】 蛤蚧 Gecko 主产于广西。

性状 本品呈扁片状,头颈部及躯干部长 9～18 cm,头颈部约占 1/3,腹背部宽 6～11 cm,尾长 6～12 cm。头略呈扁三角状,两眼多凹陷成窟窿,口内有细齿,生于颚的边缘,无异型齿。吻部半圆形,吻鳞不切唇鼻,与鼻鳞相连,上鼻鳞左右各 1 片,中间被额鳞隔开,上唇鳞 12～14 对,下唇鳞(包括颏鳞)21 片。腹背部呈椭圆状,腹薄。背部呈灰黑色或银灰色,有黄白色或灰绿色斑点散在或密集成不显著的斑纹,脊椎骨及两侧助骨突起。四足均具 5 趾;除前足第一支趾外,其余均有钩爪;趾间仅具蹼迹,足底有吸盘。尾细而坚实,微呈骨节,与背部颜色相同,有 6～7 个明显的银灰色环带。全身有橙红色斑点,密被圆形或多角形微有光泽的细鳞,散有紫褐色疣鳞,腹部鳞片方形,镶嵌排列。气腥,味微咸。

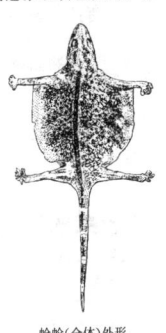

蛤蚧(全体)外形

鉴别 (1)粉末特征:淡黄色或淡灰黄色。鳞片近无色或淡灰绿色,表面可见半圆形、类圆形或长圆形隆起,略作覆瓦状排列,直径 9～32 μm,布有极细小的粒状物,有的鳞片基部边缘处可见圆形凹窝,直径 25～45 μm。皮肤碎片淡黄色或黄色,表面观细胞界限不清楚,有有棕色或棕黑色色素颗粒,常聚集成星芒状。横纹肌纤维较多,近无色、淡黄色、黄绿色或淡棕色,多碎裂。侧面观有细密横纹,明暗相间,横纹呈平行的波峰状,也有较平直或微波状,有的纹理不清晰;横断面常呈三角形、类圆形、类方形。骨碎片近无色或淡黄色,呈不规则形碎块,表面有细小裂缝状或针孔状孔隙,骨陷窝呈裂隙状、长条状、类长圆形,或具同方向排列,边缘骨小管隐约可见。

(2)粉末乙醇提取液或酸水提取液,加生物碱试剂硅钨酸、碘化铋钾、碘化汞钾等,均有沉淀反应。

【成分】 蛤蚧含肌肽(carnosine),胆碱(choline)、肉毒碱(carnitine)、鸟嘌呤(guanine)、蛋白质、胆甾醇(cholesterol);甘氨酸、脯氨酸、谷氨酸等 14 种氨基酸;钙、磷、锌等 18 种元素,5 种磷脂成分,即磷脂酰乙醇胺(phosphatidylethanolamine)、神经鞘磷脂(sphingomyelin)、磷脂酰胆碱(phosphatidylcholine)、磷脂酸(phosphatidic acid)、溶血磷脂酰胆碱(lysolecithin)以及亚油酸(linoleic acid)、棕榈酸(palmitic acid)、油酸(oleic acid)、亚麻酸(linolenic acid)、棕榈油酸(palmitoleic acid)、硬脂酸(stearic acid)、花生酸(arachidic acid)、花生四烯酸(arachidonic acid)等 9 种脂肪酸。

【药理】 1. 抗应激作用 小鼠灌服蛤蚧提取物增强耐高温能力;提取物腹腔注射延长小鼠的缺氧存活时间。蛤蚧头、身、足、尾各混悬液灌胃,对实验性疲劳有抗缺氧、抗疲劳作用。

2. 抗炎作用 腹腔注射蛤蚧乙醇提取物水溶性及脂溶性部分,抑制甲醛所致大鼠踝关节肿胀和二甲苯所致小鼠耳郭的炎症肿胀,并有促肾上腺皮质激素样作用。

3. 免疫增强作用 蛤蚧乙醇提取物增强诱生小鼠体内干扰素作用。豚鼠皮下注射蛤蚧身和尾的乙醇提取物,加强白细胞的运动能力,增强肺、支气管、腹腔吞噬细胞的吞噬功能。蛤蚧尾部提取物能提高小鼠淋巴母细胞转化率,蛤蚧尾和体提取物肌内注射还能增强小鼠血清中溶菌酶活性和提高抗体效价。

4. 平喘作用 蛤蚧体和尾的乙醇提取物肌内注射增强豚鼠对抗氯化乙酰胆碱的致喘作用;直接松弛磷酸组胺和氯化乙酰胆碱所致的豚鼠离体气管平滑肌收缩。水煎剂无效。

5. 雌、雄激素样作用 皮下注射蛤蚧体或尾注液可使小鼠子宫、卵巢增生,又可使幼年小鼠阴道开放,大鼠出现动情期。蛤蚧乙醇提取物给未成年雌性大鼠灌胃,少数大鼠出现动情期。蛤蚧醇提液腹腔注射抑制大鼠脑 B 型单胺氧化酶,降低血中卵泡刺激素浓度,提高雌二醇含量,对下丘脑-垂体-性腺轴功能有改善作用。

蛤蚧体或尾皮下注射增加去势雄性大鼠和小鼠的前列腺与精囊重量。蛤蚧 60%乙醇提取液缩短黑腹果蝇的交配潜伏期,延长交配时间。

6. 延缓衰老作用 蛤蚧醇提取物培养基延长果蝇平均寿命及半数死亡时间,提高果蝇飞翔活力及耐寒力。蛤蚧提取液皮下注射增加大鼠肝、肾超氧化物歧化酶、线粒体超氧化物歧化酶及谷胱甘肽过氧化物酶活性和细胞浆还原型谷胱甘肽含量,线粒体过氧化脂质水平和细胞匀浆过氧化氢酶活性下降。

7. 其他作用 蛤蚧身或尾的 60%乙醇提取物对四氧嘧啶造成的高血糖动物有明显的降血糖作用。

毒性 蛤蚧头、身、尾各混悬液灌胃对小鼠毒性很低。20%蛤蚧眼混悬液以 10 g(生药量)/kg 灌胃,小鼠出现躁动不安、四处走窜、轻微抽搐,但未见死亡。

【炮制】 1. 蛤蚧 取原药材,除去鳞片及头爪,切成小块。

2. 酒蛤蚧 取蛤蚧块,用酒浸润后,取出烘干。或用黄酒置锅内,文火加热,至酒沸后,放入净蛤蚧块,再煮至酒尽,取出放凉。每蛤蚧 1 对,用黄酒 24 g。

3. 制蛤蚧 取洁净沙子置锅内炒热,放入净蛤蚧块,翻炒至泡酥,显黄色时,取出,筛去沙子,研粉。

4. 酥蛤蚧 取净蛤蚧置锅内,加入酥油适量,用文火加热,炙至显黄色酥脆时,取出放凉。

饮片性状 蛤蚧为不规则小块片状,表面灰黑色或银灰色,有黄棕色或灰棕色斑点,切面黄白色或灰白色,有脊椎骨及肋骨痕,稍具腥气,味微咸。酒蛤蚧形如制蛤蚧,微具酒气。制蛤蚧形如蛤蚧,质地酥脆。酥蛤蚧形如制蛤蚧,稍有油亮。

贮干燥容器内,密闭,置阴凉通风干燥处,防蛀。

【药性】 咸,平。归肺、肾经。

1.《开宝本草》:"味咸,平,有小毒。"

2.《本经逢原》:"甘、咸,温,小毒。"

3.《玉楸药解》:"入手太阴肺,足太阳膀胱,足少阴肾,足厥阴肝经。"

【功用主治】 益肾补肺,定喘止嗽。主治肺肾两虚气喘咳嗽,虚劳咳嗽,咯血;肾虚阳痿,遗精,小便频数,消渴。

1.《海药本草》:"主роках上气,咯血咳嗽。"

2.《日华子》:"治肺气,止嗽,并通月经,下石淋及治血。"

3.《医学入门》:"壮元阳。"

4.《纲目》:"补肺虚,益精血,定喘止嗽,疗肺痈消渴,助阳道。"

5.《本草汇言》:"生津退热。"

6.《本草再新》:"温中益肾,固精助阳,通淋行血,蛤蚧尾能治疝。"

【用法用量】 内服:煎汤,3～6 g;研末,1～1.5 g;或入丸、散。

【宜忌】 外感风寒喘嗽及阴虚火旺者禁服。

1.《本草经疏》:"咳嗽由风寒外邪者不宜用。"

2.《得配本草》:"阴虚火动,风邪喘嗽,二者禁用。"

【选方】 1. 治虚劳咳嗽及肺壅上气 蛤蚧一对(头尾全者,涂酥炙黄),贝母一两(煨微黄),紫菀一两(去苗土),杏仁一两(汤浸,去皮、尖、双仁,麸炒微黄),鳖甲二两(涂醋,炙令黄,去裙襴),皂荚仁一两(炒令焦黄),桑根白皮一两(锉)。上件药,捣罗为末,炼蜜和捣三二百杵,丸如梧桐子大。每服以枣汤下二十丸,日三四服。忌苋菜。(《圣惠方》蛤蚧丸)

2. 治肺气咳嗽面肿,四肢浮　蛤蚧一对(雌雄头尾全者净洗,用法,酒和蜜涂炙熟),人参(紫团参)一株。上二味,捣罗为末,熔蜡四两,滤去滓,和药末,作六饼子。每服,空心,用糯米作薄粥一盏,投药一饼,趁热却细呷之。(《圣济总录》独圣饼子)

3. 治久嗽不愈,肺开积痰热,久则成疮,故咳出脓血,晓夕不止,喉中气喘,胸膈噎痛　蛤蚧、阿胶、生犀角、鹿角胶、羚羊角(各)一两。除胶外,皆为屑,次入胶,分四服,每服用河水三升,于银石器中慢火煮至半升,滤去滓,临卧微温,细呷半升。其滓复搜,再捣,都作一服,以水三升,煎至半升,如前服。(《本草衍义》)

4. 治产后气喘,气血两脱　人参二两,熟地二两,麦冬三钱,肉桂一钱、苏子一钱,蛤蚧二钱,半夏三分。水煎服。(《辨证录》蛤蚧救喘丹)

【各家论述】1.《纲目》:"昔人言补可去弱,人参羊肉之属。蛤蚧补肺气,定喘止渴,功同人参;益阴血,助精扶羸,功同羊肉。近世治劳损痿弱,许叔微治消渴,皆用之,俱取其滋补也。刘纯云:气液衰,阴血竭者,宜用之。何大英云:定喘止嗽,莫佳于此。"

2.《本草经疏》:"蛤蚧,其主久肺劳伤咛,咳嗽、淋沥者,皆肺肾久病。劳极则肺脾虚而生热,灼外邪易侵;内证兼发也。蛤蚧属阴,能补水之上源,则肺肾皆得所养,而劳热咳嗽自除矣;肺朝百脉,通调水道,下输膀胱,肺气清,故淋沥水道自通也。"

5057　蛤蜊 gé lí （《本草经集注》）

【异名】蛤梨(《淮南子》高诱注),蛤刺(《尔雅义疏》),吹潮(《动物学大辞典》),沙蛤、沙蜊(《泉州本草》),白蚬子、白蚶子(《中国药用动物志》)。

【基原】为蛤蜊科蛤蜊属动物四角蛤蜊等的肉。

【原动物】四角蛤蜊 Mactra veneriformis Reeve〔Mactra quadrangularis Deshayes〕

贝壳质坚,呈四角形,壳顶突出,位于背缘中央略靠前方。小面面及楯面心形。壳面中部膨胀。壳表具灰白色或棕黄色壳皮,壳顶白色。生长线略粗,形成凹凸不平的同心环纹。壳内面白色。铰合部狭长,左壳具1枚分叉主齿,右壳有2枚主齿排列成八字形。2壳前后侧齿均呈片状。前闭壳肌痕稍小,卵圆形;后闭壳肌痕稍大,近圆形。外套窦不甚深,末端钝圆。外套膜边缘双层,内缘有分枝的小触手。水管黄白色,末端具触手。足部发达,呈斧状。

生活于潮间带中、下区及浅海泥沙滩中。栖埋深度50～100 mm,喜栖息于近河口沿海。北方生殖季节在4～6月。我国沿海均有分布。

本动物的贝壳经加工制成的粉(蛤蜊粉)亦供药用,另设专条。

【采收加工】四季均可采捕,捕得后,用沸水烫过,剖壳取肉,鲜用或晒干。

【药材】蛤蜊 Mactrae Veneriformis Concha　产于渤海、黄海、东海和南海。

性状　贝壳略呈四角形,两壳极膨胀,宽度与高度几相等。外表面有灰白色或污黄色壳皮,顶部白色,生长线粗大,呈凹凸不平的同心环纹。内表面灰白色。铰合部狭长。前闭壳肌痕稍小,卵圆形;后闭壳肌痕稍大,近圆形。质坚,不厚。气微、味咸。

【成分】全体含蛋白质,脂肪,维生素 A、B₁、B₂ 等。

【药性】咸,寒。归胃、肝、膀胱经。

1.《日用本草》:"味咸,寒,无毒。"

2.《饮膳正要》:"味甘,大寒,无毒。"

3.《本草经疏》:"入足阳明经。"

【功用主治】滋阴,利水,化痰,软坚。主治消渴,水肿,痰积,癖块、瘰疬,崩漏,痔疮。

1.《嘉祐本草》:"润五脏,止消渴,开胃,解酒毒。主老癖能为寒热者,及妇人血块。煮食之。"

2.《医林纂要》:"功同蚌蛳,滋阴明目。"

3.《本草求原》:"消水肿,利水,化痰。治崩带,瘰疬,五痔。"

4.《山东药用动物》:"滋阴,利水,化痰,软坚。治消渴,水肿,痰积,癖块,瘰疬,崩漏,痔疮等。"

【用法用量】内服:煮食,50～100 g。

【宜忌】《随息居饮食谱》:"多食助湿、生热。"

【选方】1. 治瘰疬,甲状腺肿大　蛤蜊肉煮熟。常食有效。

2. 治淋结核,阴虚内热　蛤蜊肉同韭菜煮食;或蛤蜊肉、百合、玉竹,山药共煮汤服食。

3. 治糖尿病　蛤蜊肉常炖常食。(1～3方出自《海味营养与药用指南》)

【各家论述】《本草经疏》:"蛤蜊其性滋润而助津液,故能润五脏,止消渴,开胃也。咸能入血软坚,故主妇人血块及老癖寒热也。"

5058　蛤蜊粉 gé lí fěn （《本草会编》）

【异名】蛤粉(《圣惠方》),海蛤粉(《纲目》)。

【基原】为蛤蜊科蛤蜊属动物四角蛤蜊的贝壳,经加工制成的粉。

【原动物】参见"蛤蜊"条。

【制法】取蛤蜊壳入炭火中烧煅后研成细粉。

【药性】咸,寒。归肺、肾、肝经。

1.《丹溪心法》:"咸,寒。"

2.《得配本草》:"入足阳明、少阴经血分。"

3.《本草求真》:"入肾、肺、肝。"

4.《本草撮要》:"性涩。"

【功用主治】清热,化痰,利湿,软坚。主治胃痛,痰饮喘咳,水气浮肿,小便不通,遗精,白浊,崩中,带下,痈肿,瘰疬,烫伤。

1. 朱丹溪:"治热痰、湿痰、老痰、顽痰,疝气,白浊,带下。同香附末,姜汁调服。主心痛。"(引自《纲目》)

2.《纲目》:"清热利湿,化痰饮,定喘嗽,止呕逆,消浮肿,利小便,止遗精白浊,心脾疼痛,化积块,解结气,消瘿核,散肿毒,治妇人血病。油调涂汤、火伤。"

3.《本经逢原》:"清肺热,滋肾燥,降痰清火,止咳定喘,消坚癖,散瘿瘤。"

【用法用量】内服:煎汤,50～100 g;或入丸、散,3～10 g。外用:调敷。

【宜忌】《本草经疏》:"脾胃虚寒者宜少用,或加益脾胃药同用为宜。"

【选方】1. 治淡火喘嗽　蛤蜊壳洗净,放炭火上烧焙,去火毒,为末,磁器收贮,遇疼火症,取一两,分为三服,少吃晚饭,先用面糊调,捏丸如粟豆大,少用滚水,将丸药二三口吞下,旋丸旋吞,不可放干。(《经验广集》蛤蜊散)

2. 治胃气痛　瓦楞子十个,蛤蜊壳十个。二味火煅,共为细末,姜汤送下。(《梅氏验方新编》)

3. 治气虚水肿浮肿　大蒜研烂,以蛤粉和,无分两,可丸即止,如梧桐子大,每服十丸,白汤下。(《百一选方》)

4. 治小便不通　蛤蜊半两,麻根半两。捣细罗为散,每于空心,以新汲水调下二钱。(《圣惠方》)

5. 治虚热遗精　黄柏(炒)、知母、蛤粉各一斤。青黛(飞)为衣,粥丸服。(《医学六要》)

6. 治淡水疮　蛤粉一两,石膏五钱,轻粉五钱,黄柏五钱。为细末,暑天用无根水,冬用麻油调敷。(《洞天奥旨》粉黄膏)

7. 治痱子痒痛　新汲井水挪青蒿汁调蛤粉敷之。雪水尤妙。(《世医得效方》)

8. 治伤寒后虚羸,盗汗不止　蛤粉半斤,麻黄根四两,滑石五两。上捣细罗为散。每度用薄绵裹五两,扑身体汗止。(《圣惠方》扑身止汗散)

9. 治汤火伤　蛤蜊壳烧研为末,油调涂之。(《养生必用方》)

10. 治热肿赤痛　蛤粉、白矾各二两,青盐一两,共研为末。用生油调涂肿处。(《圣济总录》白龙散)

11. 治肝虚雀目,夜不见物　蛤粉、青葙子、石决明各半两。共为散,用牛肝二两,批开掺药三钱匕在内,麻缕扎定,用米泔水煮熟为度。细嚼米饮下,临卧服。觉时便见物,若用鸡兔肝煮药皆可。(《圣济总录》如圣散)

12. 治喉中物哽欲死　蛤粉一两,蓖麻半两,黄丹一钱。共为末,每服一钱,水调下。(《普济方》)

【各家论述】 1.《本草衍义补遗》:"蛤粉治痰气,能降、能消、能软、能燥。"

2.《纲目》:"(蛤蜊粉)寒制火而咸润下,故能降焉;寒散热而咸走血,故能消焉;坚者耎之以咸,取其属水而性润也;湿者燥之以渗,取其经火化而利小便也。"

3.《本草经疏》:"蛤粉味咸气寒无毒,为诸痰之要药。盖痰未有不由火气上炎煎熬津液而成,咸能软坚润下,得之则火自降,痰结自消矣。"

5059 蛴螬 qí cáo (《本经》)

【异名】 蟦(《尔雅》),蟦蛴(《本经》),应条(《吴普本草》),地蚕(郭璞),蛪齐、教齐(《别录》),乳齐(《本草经集注》),土蚕(《安徽药材》),老母虫(《四川中药志》),核桃虫(《药材学》)。

【基原】 为鳃金龟科齿爪鳃角金龟属动物东北大黑鳃金龟及其近缘动物的幼虫。

【原动物】 东北大黑鳃金龟 *Holotrichia diomphalia* Bates 又名:大黑鳃角金龟、朝鲜黑金龟甲(《中国药用动物志》)。

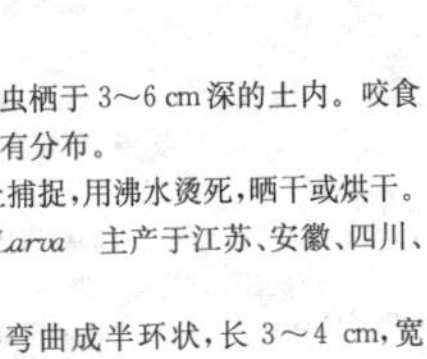

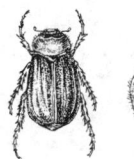

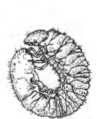

东北大黑鳃金龟

体长16.2~21 mm,长椭圆形,黑褐色,有光泽。头部密布刻点。触角10节,呈膝状弯曲,黄褐色。前胸背面有细刻点。鞘翅有纵隆线各3~4条,前足外侧有尖齿3个,内侧有1端棘,跗节末端节最长,爪1对,呈叉状。

成虫栖于土中,昼伏夜出,幼虫栖于3~6 cm深的土内。咬食作物的根部。全国大部分地区均有分布。

【采收加工】 5~8月间翻土捕捉,用沸水烫死,晒干或烘干。

【药材】 蛴螬 *Holotrichiae Larva*　主产于江苏、安徽、四川、河北、山东、河南等地。

性状　虫体呈长圆柱形,多弯曲成半环状,长3~4 cm,宽0.6~1.2 cm。黄褐色、棕黄色或类白色。全体有轮节,头部较小,棕褐色,胸部有足3对,短而细。体轻,体壳薄,硬而脆,易破碎,体内呈空泡状。气微臭,味微咸。

【药理】 蛴螬提取物体外对人MGC-803胃癌细胞株有抗增殖及诱导凋亡作用,其诱导肿瘤细胞凋亡的可能机制与凋亡相关基因*bcl-2*、*bas*的表达改变有关。

【炮制】 蛴螬　取原药材,除去杂质,洗净,干燥。

饮片性状　蛴螬呈长圆形或弯曲成扁肾形。外表面棕黄色、棕褐色或黄白色。全体有轮节,头部较小,棕褐色或棕红色,有光泽,胸足3对,多已脱落。质较硬而脆,断面呈空泡状,可见常与外壁分离的棕色内含物。气微腥。

贮干燥容器内,置阴凉干燥处,防虫蛀。

【药性】 咸,微温。有毒。归肝经。

1.《本经》:"味咸,微温。"

2.《别录》:"微寒,有毒。"

3.《珍珠囊补遗药性赋》:"味咸、甘,有小毒。"

4.《本草汇言》:"味咸微甘,有毒。可升可降,入足厥阴肝经。"

【功用主治】 破瘀,散结,止痛,解毒。主治血瘀经闭,癥瘕,折伤瘀痛,痛风,破伤风,喉痹,痈疽,丹毒。

1.《本经》:"主恶血血瘀,痹气,破折血在胁下坚满痛,月闭,目中淫肤,青翳白膜。"

2.《别录》:"疗吐血在胸腹不去及破骨踒折血结,金疮内塞,产后中寒,下乳汁。"

3.《本草拾遗》:"主赤白游疹,疹擦破,碎蛴螬取汁涂之。"

4.《日华子》:"可敷恶疮。"

5.《纲目》:"主唇紧口疮,丹疹,破伤风疮,竹木入肉,芒物眯目。"

6.《四川中药志》1960年版:"活血行瘀,缓急解毒。治癥瘕积聚,瘀血凝滞,月经闭止,及破伤风等症。"

【用法用量】 内服:研末,2~5 g;或入丸、散。外用:研末调敷,或用汁涂。

【宜忌】 体弱者及孕妇禁服。

1.《本草经集注》:"恶附子。"

2.《本草思辨录》:"虚劳而非有血瘀者不宜。"

3.《内蒙古中草药》:"孕妇忌用。"

【选方】 1. 治月经不调,经闭　蛴螬一钱,研末,黄酒冲服。(《内蒙古中草药》)

2. 治白虎风疼痛,昼静夜发　蛴螬七枚(研烂),甘草(炙,末,炒)五钱,没药(研)、乳香(研)各炒一钱。上四味同研烂,分二服,每服煎酒一盏,二三沸,调下,不计时。(《圣济总录》蛴螬散)

3. 治破伤风　蛴螬虫一个,将其脊背用手捏住,俟其口中吐水,就擦抹在疮口上,觉麻,身上汗出。(《婴童百问》)

4. 治小儿风脐,遂作恶疮,历年不瘥　干蛴螬虫,末粉之,不过三四度瘥。(《千金方》)

5. 治顽固哮喘　蛴螬适量,食油炸黄,每服7个,日服2~3次。(《内蒙古中草药》)

6. 治痈疽,痔漏,恶疮及小儿丹　末蛴螬敷上。(《子母秘录》)

【临床报道】 1. 治疗破伤风　将蛴螬头向下,让其自然吐出黄水(如急用,可剪去蛴螬尾,黄水即出),取黄水搽在伤口上(伤口有麻木感,身上汗出);重者可将黄水滴入酒中,炖热内服,以使汗出;牙关紧闭者,可用蛴螬水涂擦牙龈。亦可将蛴螬捣烂,外敷伤口,干后即换;或以蛴螬10个,焙干为末,分2次用黄酒送服(小儿减半)。上述方法每多合并使用。经治14例,结果:痊愈11例,死亡3例。有效病例多在15~30分钟张口自如,喉痉挛消失或减轻,口腔分泌物显著减少,能吞食食物和药物。服药后抽搐虽能减轻,尚不能制止,仍须配合其他方法治疗。3例死亡者,均为年老体弱,且心肺功能不良者。

2. 治疗口疮　取蛴螬2 g,蚕茧3 g,明矾4 g,将蚕茧剪1小口,去蛹,装入明矾,瓦上焙焦,同蛴螬共研成细粉,每用少许涂患处,每日3次。共治疗63例,结果:经治疗1~3日痊愈者21例,4~5日者32例,5~7日者7例,无效3例。治愈率95%。

【各家论述】 1.《绍兴本草》王继先:"蛴螬,《本经》云微温,复云微寒,既能行血脉,即非性寒。今当作味咸、微温,有小毒是矣。"

2.《纲目》李时珍:"蛴螬,《本事方》治筋急,养血地黄丸中用之,取其治血瘀痹也。陈氏《经验方》云:盛冲母失明,取蛴螬蒸熟

食，目即开。与《本经》治目中青翳白膜、《药性论》汁滴目中去翳膜之说相合。《婴童百问》治破伤风，又符疗踒折、敷恶疮、金疮内塞、主血、止痛之说也。盖此药能行血分，散结滞，故能治以上诸病。"

3.《长沙药解》黄元御："蟛蟥，能化瘀血，最消癥块。《金匮》大黄䗪虫丸中用之，治虚劳腹满，内有干血，其破瘀而化积也。"

喉咙草 hóu lóng cǎo 《中国药用植物志》

【异名】 佛顶珠、地蜈蚣、五岳朝天、小虎耳草《草木便方》，白花珍珠草、五角星草《上海常用中草药》。

【基源】 为报春花科点地梅属植物点地梅的全草或果实。

【原植物】 点地梅 Androsace umbellata (Lour.) Merr. [Drosera umbellata Lour.；Primula umbellata (Lour.) Bentv.]

一年生或二年生草本。全株被节状的细柔毛。须根多数。无茎。叶基生，平铺地面，柄长1～4 cm；叶片近圆形或卵圆形，边缘具三角状钝牙齿。伞形花序4～15花；苞片数枚，卵形至披针形；花萼5深裂；花冠白色；雄蕊着生于花冠筒中部，花丝短；子房球形，花柱短，胚珠多数。蒴果近球形，先端5瓣裂，裂瓣膜质，白色，具宿存花萼。种子棕褐色，长圆状多面体形。花期4～5月，果期6月。

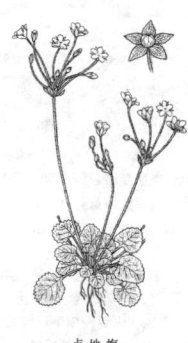

点地梅

生于向阳地、疏林下及林缘、草地等处。分布于华北、东北和秦岭以南各地。

【采收加工】 清明前后采收全草，6月采收果实，晒干。

【药理】 1. 对心血管系统的作用 乙醇浸剂对离体蛙心、豚鼠或兔心脏均有兴奋作用，对在体豚鼠或兔心脏亦有强心作用，能增强离体兔肠及大鼠子宫平滑肌兴奋作用，使收缩加强。乙醇浸剂经用戊醇及碱性醋酸铅除去皂苷后仍有强心作用。

2. 其他作用 乙醇浸剂在试管内对豚鼠及兔红细胞有溶血作用。提取物有杀人精子作用，有效成分为皂苷。

【药性】 苦、辛、微寒。

1.《开宝本草》："味辛，温，无毒。"

2.《贵阳民间药草》："性温，味苦、辛。"

3.《四川中药志》1960年版："性温，味苦、辛。"

【功用主治】 清热解毒，消肿止痛。主治咽喉肿痛、口疮、牙痛、头痛、赤眼、风湿痹痛、疔疮肿毒、烫火伤、蛇咬伤、跌打损伤。

1.《开宝本草》："主疗喉痹，齿风痛，及诸疮疥。"

2.《分类草药性》："治蛇伤，解毒，诸淋，退火，涂火疔疮，诸疮未老先白头，泡酒扫毒除肿。"

3.《中国药用植物志》："治喉痛，跌打损伤。"

4.《四川中药志》1960年版："治目赤生翳，筋骨疼痛，遗精，崩症及寒湿带下而虚弱者。"

5.《民间常用草药汇编》："治偏正头痛，牙痛。"

6.《贵州草药》："祛风湿，强筋骨，温阳，利湿。主治风湿关节痛，肾虚阳痿。"

7.《陕西中草药》："健胃。治消化不良，胃痛。"

8.《中国中草药》："消炎生肌，收敛止痛。主治鹅口疮，哮喘，慢性喉炎，结膜炎。"

【用法用量】 内服：煎汤，9～15 g；或研末；或泡酒；或开水泡代茶。外用：鲜品捣敷；或煎水洗、含漱。

【选方】 1. 治咽喉肿痛，白口疮 佛顶珠为极细末，吹在患处。《贵阳民间药草》

2. 治牙痛 点地梅15 g。水、醋煎含漱。《青岛中草药手册》

3. 治目赤生翳 点地梅全草12～15 g，水煎服；并用鲜草捣烂外敷；或用鲜草捣烂绞汁滴患眼。《广西本草选编》

4. 治五淋白浊 佛顶珠、苦竹、白糖各30 g。加水3小碗，煎成2碗，1剂3次分服。《贵阳民间药草》

5. 治哮喘 鲜天星草30～60 g（干品15～30 g）。水煎服。《云南中草药》

6. 治咯血 佛顶珠9 g。炕干研末兑酒吞。《贵阳民间药草》

7. 治小儿肺炎 点地梅全草、江南星蕨、前胡各3 g，龙芽草4.5 g。水煎服。《浙江药用植物志》

8. 治跌打损伤，腰肌扭伤作痛 喉咙草30 g，地鳖虫9 g捣碎，酒浸片刻）。水煎服。《安徽中草药》

黑三棱 hēi sān léng 《开宝本草》

【异名】 三棱《纲目》，泡三棱《中药材品种论述》。

【基源】 为莎草科藨草属植物荆三棱的块茎。

【原植物】 荆三棱 Scirpus yagara Ohwi [S. maritimus C. B. Clarke]

多年生草本，高70～120 cm。根茎匍匐粗长，球状块茎顶生。秆粗壮，高大，锐三棱形。叶秆生；叶片线形，稍坚挺，叶鞘长达20 cm。叶状苞片3～5；聚伞花序不分枝，小穗卵状长圆形，锈褐色，密生多数花；鳞片长圆形，有1脉，背面上部有短柔毛，先端略有撕裂状缺刻，有长芒；下位刚毛6；雄蕊3，花药线形；花柱细长，柱头3。坚果小，三棱状倒卵形，熟时黄白色或黄褐色，表面有细网纹。花、果期5～7月。

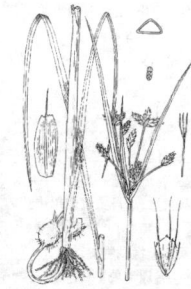

荆三棱

生于湖、河浅水中和水湿地。分布于华北、东北、华东、西南及河南、湖北、陕西、甘肃、青海、新疆等地。

【采收加工】 9～10月采挖，晒干或削去外皮晒干。

【药材】 黑三棱 Rhizoma Scirpi Yagarae 主产于吉林、安徽、江苏。

性状 块茎呈近球形，长2～3.5 cm，直径2～3 cm，表面棕黑色，凹凸不平，有少数点状须根痕。去外皮者下端略呈锥形，黄白色或灰白色，有残存黑色鳞茎痕及未去净的外皮黑斑，并有刀削痕。质轻而坚硬，难折断，入水中漂浮于水面，稀下沉。碎断面平坦，黄白色或棕黄色。气微，味淡、嚼之微辛、涩。

鉴别 块茎横切面：皮层为通气组织，多被削去，偶有残存。近内皮层外侧有2～3层厚壁细胞环带，棕色或暗棕色，细胞壁木化。内皮层细胞增厚呈马蹄形。中柱鞘纤维1列或成束与小型维管束相间排列，中柱薄壁细胞类多角形，含微小的淀粉粒，直径不及1 μm，维管束周木型或外韧型，在薄壁组织中散有分泌细胞。

粉末特征：灰棕色。厚壁细胞单个散在，2个并列或成列，黄棕色、绿棕色、黄绿色或淡黄色，多呈长条形，少数类圆形或长圆形，边缘多不规则波状凹凸或有短分枝，有的较平整，长15～216 μm，直径7～34 μm，壁厚4～16 μm，非木化或微木化，纹孔细小，孔沟短而密，壁极厚者胞腔不明显。木化薄壁细胞呈类长方形或长椭圆形，两端平钝或斜尖，长77～125 μm，直径14～32 μm，壁厚4～7 μm，连珠状。导管旁薄壁细胞呈长条形，长18～180 μm，直径5～18 μm，壁厚2～5 μm，连珠状，微木化。分泌细胞类圆形，直径23～36 μm，壁稍厚，内含棕色物。薄壁细胞呈多角形或类圆形，直径22～81 μm，壁厚2～5 μm，非木化，有的可见纹孔及

⑫ 蟛 喉 黑　5059～5061

～2884～

孔沟。木纤维多成束，黄色，细长，末端渐尖，长 72～288 μm，直径 7～18 μm，壁厚 3～5 μm，微木化，孔沟较稀疏。另可见内皮层细胞和梯纹、网纹导管。

【成分】 含白桦脂醇(betulin)和甘露醇(mannitol)。

【药性】 辛、苦，平。归肝、脾经。

1.《开宝本草》："味苦，平，无毒。"

2. 南药《中草药学》："入肝、脾经。"

【功用主治】 祛瘀消癥。主治血滞经闭，痛经，产后瘀阻腹痛，跌打瘀肿，腹中包块，食积腹痛。

1.《开宝本草》："主老癖癥结块。"

2.《纲目》："下乳汁。"

3.《中国药用植物图鉴》："行血，通经，破血，行气，消积，止痛。主治恶阻，产后腹痛，消化不良，经闭等症。"

4. 南药《中草药学》："主治痛经，产后瘀滞腹痛，腹内包块，气滞作痛，食积腹痛，胸满气壅，气滞肋痛。"

【用法用量】 内服，煎汤，4.5～9 g。

【宜忌】 体虚、血枯经闭者及孕妇禁服。

1. 陕甘宁青中草药选："脾虚无瘀滞者忌用，孕妇禁用。"

2. 南药《中草药学》："体虚者忌用。"

【选方】 1. 治闭经腹痛 三棱、莪术、红花、当归、延胡索各 9 g。水煎服。

2. 治腹中包块 三棱熬浸膏，每服 5～10 ml；或三棱、莪术、鸡内金、生莪苡、党参各 9 g，水服。

3. 治胸腹胀满，气滞腹痛 三棱、莪术、砂仁、青皮各 9 g，甘草 3 g。水煎服。

4. 治伤食证 三棱、青皮、神曲、麦芽各 9 g。水煎服。(1～4 方出自《陕甘宁青中草药选》)

【各家论述】《纲目》："三棱能破气散结，故能治诸瘕。其功可近于香附而力峻，故难久服。按庞原礼《证治要诀》云：有人病癥癖腹胀，用三棱、莪茂，以酒煎服之，下一黑物如鱼而愈也。"

5062 **黑大豆** hēi dà dòu
《本草图经》

【异名】 黑豆(《本草》)，乌豆(《肘后方》)，黑豆(《日华子》)，朴、菽(《纲目》)，冬豆子(《四川中药志》)。

【基原】 为豆科大豆属植物大豆的黑色种子。

【原植物】 大豆 *Glycine max* (L.) Merr. [*Phaseolus max* L.] 又名：大菽(《管子》)。

一年生草本，高 60～180 cm。茎直立，粗壮，密生褐色长硬毛。叶具长柄，密生黄色长硬毛；托叶小，披针形；三出复叶；顶生小叶菱状卵形，长 7～13 cm，宽 3～6 cm，尖端渐尖，茎部楔形或圆形，两面均有白色长柔毛。总状花序腋生；苞片及小苞片披针形，有毛；花萼钟状，有毛；花冠小，白色或淡紫色；旗瓣先端微凹，翼瓣具 1 耳，龙骨瓣镰形；雄蕊 10，二体；子房线形，被毛。荚果带状长圆形，略弯，下垂，黄绿色，密生黄色长硬毛。种子 2～5 颗，黄绿色或黑色，卵形至近球形。花期 6～7 月，果期 8～10 月。

全国各地广泛栽培。

本物除豆(大豆叶)、花(黑大豆花)、种皮(黑大豆皮)、成熟种子经蒸煮发酵等加工制成品(淡豆豉、豆黄)、种皮黄色的种子(黄大豆)、大豆种子的加工制成品(豆腐、豆腐皮)、豆腐浆煮沸后面所凝结之薄膜(豆腐皮)、种子发芽后晒干成品(大豆黄卷)、种

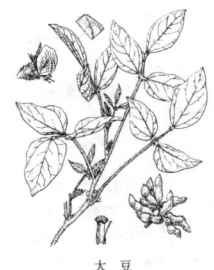
大豆

子所榨取之脂肪油(豆油)均供药用，另设专条。

【采收加工】 8～10 月果实成熟后采收，晒干，碾碎果壳，拣取黑色种子。

【药材】 黑大豆 *Glycines Macis Semen* 全国大部分地区均产。

性状 为椭圆形而略扁，长 6～10 mm，直径 5～7 mm，厚 1～6 mm。表面黑色，略有光泽，有时具横向皱纹，一侧边缘具长圆形种脐。种皮薄，内表面呈灰黄色，除去种皮，可见到 2 片子叶，黄绿色，肥厚。质较坚硬。气微，具豆腥味。

鉴别 粉末特征：种皮栅状细胞顶面观呈长多角形，壁厚，孔沟明显；侧面观呈长柱形，长 37～102 μm，直径 9～10 μm，胞壁自一端向另一端增厚；底面观多边形，内含棕黑色物。支柱细胞哑铃状或骨状，长 26～170 μm，宽 20～73 μm，中部缢缩，宽 12～26 μm；顶面观呈类圆形，胞腔明显。子叶细胞多角形、类圆形或长圆形，有的呈栅状，内含众多细小糊粉粒、脂肪油滴、少量细小淀粉粒和细小草酸钙结晶。草酸钙棱晶，柱晶长 18～33 μm，宽 3～10 μm。

【成分】 含较丰富的蛋白质、脂肪和碳水化合物，胡萝卜素(carotene)，维生素 B_1、B_2、烟酸(nicotinic acid)等。并含异黄酮类：大豆苷(daidzin)，染料木苷(genistin)。皂苷类：大豆皂醇(soyasapogenol)A、B、C、D、E，与苷元结合的糖有葡萄糖，木糖，半乳糖，阿拉伯糖，鼠李糖和葡萄糖醛酸，苷元与糖的比例为 1：1。又含胆碱(choline)，叶酸(folic acid)，亚叶酸(folinic acid)，泛酸(pantothenic acid)，生物素(biotin)，唾液酸(sialic acid)，维生素 B_{12}，水解产物中含乙酰丙酸(levulinic acid)。

【药理】 1. 雌激素、抗雌激素样作用 大豆中含有异黄酮，主要是三羟异黄酮和二羟异黄酮及其 β 葡萄糖苷。异黄酮在结构和功能上与雌激素有相似之处，被认为是植物雌激素。低浓度异黄酮有很弱雌激素样作用。补充大豆饮食不增加去卵巢小鼠的子宫重量，但对雌激素替代动物，大豆饮食反使子宫重量降低。给雌性小鼠皮下注射三羟异黄酮产生其子宫的弱的雌激素样作用。它在内源性雌激素水平较低时表现为弱的雌激素促效剂作用；当体内雌激素水平高时，它与内源性 17β-雌二醇竞争而占有雌激素受体，表现为抗雌激素作用。

2. 降脂、抗动脉粥样硬化作用 大豆异黄酮喂饲降低卵巢切除兔总胆固醇(TC)、低密度脂蛋白胆固醇(LDL-C)、内皮素-1、肿瘤坏死因子-α、白介素-6水平，增高高密度脂蛋白胆固醇(HDL-C)，动脉粥样斑块病变所占主动脉总面积的百分比也降低。大豆活性肽加入膳食中喂饲也降低高血胆固醇模型大鼠三酰甘油、TC、载脂蛋白 B 浓度。含大豆纤维的饲料喂养降低大鼠血清 TC、LDL-C 和动脉粥样硬化指数，增加 HDL-C/TC 比值，降低纤维蛋白原含量和血小板聚集性，延长凝血时间。

3. 防治骨质疏松 大豆异黄酮促进体外培养的原代大鼠成骨细胞增殖与分化。大豆异黄酮灌胃降低去卵巢大鼠血清钙和尿钙、钠，升高骨密度，升高骨松质骨小梁面积、骨小梁厚-β。

4. 抗肿瘤作用 大豆异黄酮对体外培养的人胃癌细胞 SGC-7901 生长有抑制作用，抑制机制与诱导胃癌细胞凋亡、阻滞细胞周期进程有关。大豆异黄酮通过下调 bcl-2 的表达和上调 bax 的表达而诱导食管癌细胞发生凋亡。含分离大豆蛋白的饲料喂养 N-甲基亚硝脲和 7, 12-二甲基苯并[a]蒽建立的大鼠乳腺癌模型能减少乳腺癌的发生数目，延长乳腺癌潜伏期。

5. 抗氧化及延缓衰老作用 大豆异黄酮灌胃提高 D-半乳糖致衰老模型小鼠脑匀浆超氧化物歧化酶(SOD)、血清谷胱甘肽过氧化物酶(GSH-Px)，降低血清丙二醛(MDA)含量。大豆分离蛋白延长果蝇寿命；大豆分离蛋白混悬液自由饮用能提高老龄小鼠组织 SOD、GSH-Px 活性，降低 MDA 含量。

6. 抗糖尿病及其并发症作用 富含大豆异黄酮和皂苷的大

豆胚轴提取物加入膳食中喂饲降低 2 型糖尿病大鼠(GK/Jcl)血糖水平,改善其葡萄糖耐量,同时改善正常大鼠葡萄糖耐量。大豆异黄酮灌胃提高糖尿病大鼠体重,心肌组织乳酸脱氢酶、肌酸激酶、SOD 活性,对心肌自由基损伤产生保护作用。

7. 对心血管系统的影响 大豆皂苷单体抑制大鼠单个心室肌细胞Ⅲ型钙通道的活动,抵消黄嘌呤-黄嘌呤氧化酶所致的心肌细胞自由基含量增多。给大鼠下丘脑后核微量注射大豆皂苷引起平均动脉压升高,心率加快,这可能是经过脑内神经肽 Y 介导和加强的。大豆异黄酮灌胃减轻阿霉素对心肌的毒性作用,明显改善心衰大鼠心脏的收缩功能,表明该药有一定的抗心衰作用。给予大豆异黄酮改善绝经后肥胖并冠心病妇女内皮功能、纤溶活性、胰岛素抵抗,可能通过诱导内皮释放 NO 产生作用。

8. 抗辐射作用 大豆异黄酮加入膳食中喂饲提高 γ 射线照射的小鼠血红细胞、白细胞、淋巴细胞水平及淋巴细胞占白细胞的百分比。给予含大豆蛋白饲料对大鼠实验性急性放射性肠炎有治疗作用,对抗辐射对肠屏障功能的损害。

9. 对皮肤的作用 大豆异黄酮提取物体外抑制酪氨酸酶活性,减少色斑产生。大豆磷脂灌胃提高小鼠皮肤中胶原蛋白含量,延缓皮肤衰老。

10. 其他作用 大豆中的三羟异黄酮治疗彻索硬化症模型动物,阻止雄性动物疾病的发展。腹腔注射三羟异黄酮能缩小动物脑缺血性损伤的坏死病灶,对雄性动物的保护作用更为明显。总大豆异黄酮对金黄色葡萄球菌、藤黄微球菌、白念珠菌、犁头真菌等均有抑制作用。大豆总异黄酮对Ⅰ型单纯疱疹病毒(HSV-Ⅰ)、柯萨奇病毒 B₃(CoxB₃)等的复制。大豆磷脂灌胃提高小鼠脑组织中蛋白质、多不饱和脂肪酸和磷脂含量,改善小鼠学习记忆能力。大豆磷脂灌胃增加小鼠淋巴细胞数量和升高血红蛋白。大豆苷元体外刺激刀豆蛋白 A 诱导的大鼠外周血淋巴细胞转化,增强 NK 细胞活性。大豆黄酮灌胃减少双侧卵巢切除诱导的大鼠鼻黏膜上皮细胞凋亡而保护鼻黏膜免受雌激素缺乏的损害。大豆异黄酮灌胃抑制丙酸睾酮诱导大鼠前列腺增生,降低血清睾酮(T)、雌二醇(E₂)的水平,调节大鼠的性激素平衡。大豆异黄酮喂饲对实验性肾病综合征大鼠肾脏功能和结构有保护作用。

毒性 大豆及其成分一般未见明显毒副作用。但有报道高剂量大豆异黄酮(900 mg/kg)加入膳食中喂饲大鼠,体重增长,睾丸、附睾的脏/体比值、睾丸的病理学组织检查以及雌、雄激素水平均出现异常,影响雄性动物的内分泌。

【炮制】 1. 黑大豆 取原药材,除去杂质。

2. 炒黑大豆 取黑豆,用清火法炒至裂口,有香气溢出为度。

饮片性状 黑大豆参见"药材"项。炒黑大豆形态与黑大豆相似,唯种皮裂开片,稍卷曲。

贮于干燥处。防止潮湿和虫蛀。

【药性】 甘,平。归脾、肾经。

1.《本经》:"平。"

2.《吴普本草》:"神农、岐伯: 生温熟寒。"

3.《别录》:"甘,平。"

4.《医林纂要》:"甘、咸、苦,寒。"

5.《本草再新》:"入心、脾、肾三经。"

6.《本草撮要》:"入手足少阴、厥阴经。"

7.《四川中药志》1960 年版:"入脾、胃、膀胱三经。"

【功用主治】 活血利水,祛风解毒,健脾益肾。主治水肿、黄疸、风痹筋挛,产后风痉,肾虚腰痛,遗尿,痈肿疮毒,药物、食物中毒。

1.《本经》:"涂痈肿,煮汁饮,杀鬼毒,止痛。"

2.《别录》:"逐水胀,除胃中热痹,伤中淋露,下瘀血,散五脏积结内寒,杀乌头毒。炒为屑,主胃中热,去肿除痹,消谷,止

腹胀。"

3. 崔禹锡《食经》:"煮饮汁,疗湿毒水肿,除五淋,通大便,去结积。"

4.《食疗本草》:"主霍乱吐逆。主中风脚弱,产后诸疾。若和甘草煮汤饮之,去一切热毒气。善治风毒脚气,煮食之,主心痛、筋挛、膝痛、胀满,杀乌头、附子毒。和饭捣烂一切毒肿;疗男女阴肿,以绵裹内之。杀诸药毒。"

5.《本草拾遗》:"炒令黑,烟未断,及热投酒中,主风痹、瘫缓、口噤、产后诸风。"

6.《日华子》:"调中下气,通经脉。"

7. 宁源《食鉴本草》:"散积血。治湿痹。"

8.《纲目》:"治肾病,利水下气,制诸风热,活血。""煮汁,解霜石、砒石、甘遂、天雄、附子、射罔、巴豆、芫青、斑蝥、百药之毒及蛊毒。治下痢脐痛。冲酒治风痉及阴毒腹痛。"

9.《本草汇言》:"煮汁饮,能润肾燥,故止盗汗。"

10.《本草汇纂》:"祛风散热,利水下气,活血解毒,明目镇心,泽肌补骨,止渴生津。"

【用法用量】 内服: 煎汤,9～30 g;或入丸、散。外用: 研末掺;或煮汁涂。

【宜忌】 脾虚腹胀、肠滑泄泻者慎服。

1.《别录》:"久服令人身重。"

2.《纲目》:"服厚麻子者忌炒豆,犯之胀满;服厚朴者亦忌之,动气也。"

3.《本草汇纂》屠道和:"(大豆)性壅,多服令人身重。忌厚朴,犯之则动气。慎五参、龙胆草、猪肉。得前胡、杏仁、牡蛎、石蜜,猪胆汁良。"

4.《四川中药志》1960 年版:"脾弱滑肠者勿用。"

【选方】 1. 治卒肿满,身面皆洪大 大豆一升。以水五升,煮二升,去滓,纳消八升,更煮九升。分三四服,肿瘥后渴,慎不可多饮。《肘后方》

2. 治急慢性肾炎 黑大豆 60～95 g,鲫鱼 125～155 g。水炖服。《福建药物志》

3. 治脚气入腹,心闷者 浓煮大豆汁饮一大升,水止更饮。《外台》引张文仲方

4. 治小儿丹毒 浓煮大豆汁涂之良,瘥亦无瘢痕。《千金方》

5. 治瘰疬头疔 黑大豆(或豆腐渣)泡水中使之胀软,捣烂放温暖处。发霉后敷患处,能使疔毒疔肿消退或出头而愈。《天目山药用植物志》

6. 治对口疮 大豆适量,活鲫鱼 1 条。捣烂敷患处(已溃者敷疮口周围)。《福建药物志》

7. 治肾虚消渴难治者 天花粉、大黑豆(炒)。上等分为末,面糊丸,如梧桐子大。黑豆百粒(煎)汤下。《普济方》救渴丸

8. 治肾虚腰痛,夜尿频数 黑大豆适量。置猪小肚内炖服。《四川中药志》1960 年版

9. 治小儿胎热 黑豆二钱,甘草一钱,灯心七寸,淡竹叶一片。水煎服。《全幼心鉴》

【各家论述】 1.《本草拾遗》:"大豆炒食极热,煮食之用作豉极冷,黄卷及酱平。"

2.《食物本草》:"陶华以黑豆入盐煮,常时食之,云能补肾。黑色通肾,引之以盐,所以妙也。"

3.《纲目》:"黑豆属水性寒,为肾之谷,入肾功多,故能治水消胀下气,制风热而活血解毒,所谓同气相求也。""古方称大豆解百药毒,予每试之,大不然,又加甘草,其验乃奇。"

4.《本草汇言》:"又煮熟食之则多热,炒食之则闭气,水浸、生捣绞之解毒,敷之肉上散痈肿。但性利而质坚滑,多食令人腹痛而下矣,故纳真人曰,少食醒脾,多食损脾也。"

5.《本草经疏》:"大豆,岐伯云生温熟寒。藏器云生平,炒食

极热,煮食极寒。观《本经》及孟诜云,生捣涂肿毒,则生者非温矣。《经》又云,炒为屑,主胃中热,则炒者又非极热矣。应是生平,炒温,煮寒无疑。"

黑及草 hēi jí cǎo 《贵州民间药物》

【异名】 黑耳草《西藏常用中草药》,阿小根、龙胆《贵州药川植物志》。

【基原】 为龙胆科花锚属植物椭圆叶花锚的全草。

【原植物】 椭圆叶花锚 *Halenia elliptica* D. Don

二年生草本,高 20～50 cm。

茎近四棱形,直立,少分枝。基生叶椭圆形,全缘,具掴柄,柄长 1～1.5 cm,叶脉 3 条;茎生叶对生,几无柄,抱茎,叶片长椭圆形或卵状披针形,全缘;主脉 5 条。聚伞花序顶生或腋生;花萼 4 裂,裂片椭圆形或卵形;花冠蓝色或紫色,4 裂;雄蕊 4,着生于花冠近基部;子房卵形,花柱极短,柱头 2 裂。蒴果宽卵形,分裂达基部。种子褐色。花、果期 7～9 月。

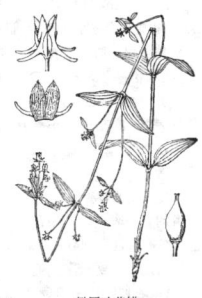
椭圆叶花锚

生于海拔 700～4 000 m 的山坡草地、灌丛中及山谷水沟边。分布于西南、西北及山西、内蒙古、辽宁、湖北、湖南等地。

【采收加工】 6～8 月采收,晒干或鲜用。

【药材】 黑及草 *Haleniae Ellipticae Herba* 主产于贵州、云南、西藏。

性状 茎长 0.4～4.8 cm,直径 1～3 mm,表面绿色至黄绿色,具微棱,并有对生残叶;断面中空。叶暗绿色,皱缩易碎,完整者展平后呈卵形、椭圆形或倒状披针形,长 2～3.5 cm,宽 0.6～1.2 cm,全缘,有 3 条明显的纵脉,无柄。聚伞花序,花萼绿色,花瓣细长,长 0.2～2 cm;花萼绿色,4 深裂,花冠蓝色或浅黄棕色,4 深裂,基部有距。体轻,质软。气微,味苦、微涩。

鉴别 茎横切面:类方形,角隅有棱翅。表皮细胞 1 列,排列紧密,外被角质层。皮层薄壁细胞类圆形或不规则形,切向延长;内皮层凯氏点明显。中柱鞘为 1 列薄壁细胞。维管束双韧型,束间韧皮部狭窄,形成层不明显,木质部宽广,木纤维发达,壁厚,木化,导管多角形,内侧韧皮部明显。髓部常形成较大的髓腔。

粉末特征:黄绿色。纤维多见,一种壁稍薄,长 327～475(～653)μm,直径 15～23 μm;另一种壁稍厚,长 423～445 μm,直径约 19 μm。螺纹导管多见,直径约 22 μm。叶下表皮细胞垂周壁弯曲,偶有非乳突气孔,气孔少。

【成分】 全草含多种咕吨酮及其苷,如花锚苷(haleniaside)-1-*O*-primeverosyl-2,3,5,7-tetramethoxyxanthone)、去甲氧基花锚苷(demethoxyhaleniaside)、1-*O*-primeverosyl-2,3-trimethoxyxanthone)、1-*O*-樱草糖基-2,3,4,5-四甲氧基咕吨酮(1-*O*-primeverosyl-2,3,4,5-tetramethoxyxanthone)、1,7-二羟基-2,3,4,5-四甲氧基咕吨酮(1,7-dihydroxy-2,3,4,5-tetramethoxyxanthone)、1,5-二羟基-2,3,7-三甲氧基咕吨酮(1,5-dihydroxy-2,3,7-trimethoxyxanthone)、1,5-二羟基-2,3-二甲氧基咕吨酮(1,5-dihydroxy-2,3-dimethoxyxanthone)、1,7-二羟基-2,3-二甲氧基咕吨酮(1,7-dihydroxy-2,3-dimethoxyxanthone)、2,3,7-三甲氧基咕吨酮-1-*O*-葡萄糖苷(2,3,7-trimethoxyxanthone-1-*O*-glucoside)、2,3,5-三甲氧基咕吨酮-1-*O*-葡萄糖苷(2,3,5-trimethoxyxanthone 1-*O*-glucoside)、1-羟基-2,3,4,7-四甲氧基咕吨酮(1-hydroxy-2,3,4,7-tetramethoxyxanthone)、1-羟

基-2,3,4,5-四甲氧基咕吨酮(1-hydroxy-2,3,4,5-tetramethoxyxanthone)、1-羟基-2,3,7-三甲氧基咕吨酮(1-hydroxy-2,3,7-trimethoxyxanthone)、1-羟基-2,3,5-三甲氧基咕吨酮(1-hydroxy-2,3,5-trimethoxyxanthone)、1-羟基-3,6,8-三甲氧基咕吨酮(1-hydroxy-3,6,8-trimethoxyxanthone, ellipticol)、3,6,8-三甲氧基咕吨酮-1-*O*-樱草糖苷(3,6,8-trimethoxyxanthone-1-*O*-primeveroside, ellipticoside)。另含齐墩果酸(oleanolic acid)及谷甾醇-β-*D*-葡萄糖苷(sitosterol-β-*D*-glucoside)。

【药理】 1. 保肝作用 黑及草全草煎剂、总苷或花锚苷腹腔注射促进四氯化碳所致大鼠肝损伤的恢复。煎剂、总苷治疗的大鼠肝损伤组织的 RNA、糖原含量增多;而花锚苷治疗的大鼠 RNA 含量增加明显,提示花锚苷为本品促 RNA 合成的有效成分。

2. 其他作用 黑及草干浸膏提高小鼠腹腔吞噬细胞的吞噬能力,对氢化可的松所致小鼠脾细胞免疫溶血活性的低下也有提高作用。黑及草(花锚)中的化合物体外抑制铁-半胱氨酸引起的大鼠肝微粒体丙二醛的生成。

毒性 小鼠腹腔注射黑及草煎剂的 LD_{50} 为 21.4 g/kg,灌服至 100 g/kg 不引起死亡。

【药性】 《贵州民间药物》:"性寒,味苦。"

【功用主治】 清热解毒,疏肝利胆,疏风止痛。主治急、慢性肝炎,胆囊炎,肠胃炎,流感,咽喉痛,牙痛,脉管炎,外伤感染发热,中暑腹痛,外伤出血。

1.《贵州草药》:"疏风,清暑,镇痛。治风热头晕,中暑腹痛。"

2.《西藏常用中草药》:"清热燥湿,健胃,止痛。主治黄疸,胃炎。研末调成软膏治鼻炎效佳。"

3.《全国中草药汇编》:"清热利湿,平肝利胆。主治急性黄疸型肝炎,胆囊炎,胃炎,头晕头痛,牙痛。"

4.《中国民族志》:"主治风湿,腰痛。(傈僳族)。发热性疾病(佤族)。"

【用法用量】 内服:煎汤,10～15 g;或炖肉食。外用:捣敷。

【选方】 1. 治风热头晕 黑及草 15～24 g,炖肉吃。

2. 治中暑腹痛 黑及草 30 g,服。(1、2 方出自《贵州草药》)

【临床报道】 治疗小儿急性黄疸型肝炎 用花锚降酶片(每片含生药 2 g),3 岁以下 1 片,每日 3 次;3 岁以上 2 片,每日 3 次;同时服维生素、酵母片等。以半个月为 1 个疗程,治疗 2 个疗程后,259 例中,治愈 76.8%,好转 22.0%,总有效率为 98.84%。同时观察到花锚降酶作用较为突出,4 星期内氨基转移酶消退占 97%。运用过程中除 1 例表现呕吐外,未发现其他副作用。

黑心蕨 hēi xīn jué 《中国药用孢子植物》

【基原】 为中国蕨科黑心蕨属植物黑心蕨的全草。

【原植物】 黑心蕨 *Doryopteris concolor* (Langsd. et Fisch.) Kuhn [*Pteris concolor* Langsd. et Fisch.] 又名:同色黑心蕨《海南植物志》。

陆生蕨类植物,高 20～35 cm。根茎短小,近直立,被披针形鳞片,淡棕色。叶纸质,簇生,一型;叶柄、叶轴及羽轴均为亮紫黑色;叶片近五角形,几为三等裂,中央 1 片阔菱形,羽状深裂,基部 1 对小羽片最大,羽状半裂或浅裂,侧生羽片三角形,下部基部小羽片伸长,其余全缘;叶脉羽状,小脉二叉分

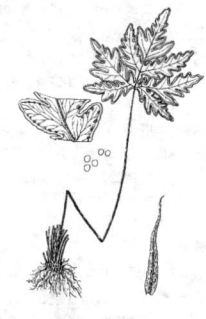
黑心蕨

枝。孢子囊群沿裂片两侧边缘分布,先端及缺刻不育;囊群盖全缘。

生于海拔 230～800 m 的林下溪旁或田埂边。分布于广东、广西、海南,台湾等地。

【采收加工】 7～9 月采收,晒干。

【成分】 叶含 22(29)-何帕烯(hop-22(29)-ene),何帕醇(hopanediol)、6,22-何帕二醇(zeorin),无羁萜(friedelin),羊齿-9(11)-烯,角鲨烯(squalene)。

【药性】 微苦、涩,凉。

【功用主治】 《中国药用孢子植物》:"清热,利尿,止血。治尿路感染,外伤出血等。"

【用法用量】 内服:煎汤,9～15 g。外用:研末敷。

【选方】 治尿路感染 黑心蕨 15 g,犁头草 15 g。煎服。《中国药用孢子植物》

5065 黑节草 hēi jié cǎo 《红河中草药》

【异名】 大黑节草、肝炎草、小接骨丹、大接骨草、四棱草《红河中草药》。

【基原】 为茜草科耳草属植物脉耳草的全草。

【原植物】 脉耳草 Hedyotis costata Roxb.[Oldenlandia costata (Roxb.) K. Schum.] 又名:亚婆潮草、千里及《海南植物志》,肋腺耳草《云南种子植物名录》。

多年生披散草本,高 30～50 cm。全株除花和果实被短柔毛外,其余被于后变金黄色的疏长柔毛。小枝幼时四棱柱形,老时近圆柱形。叶对生,柄长 5～10 mm;托叶膜质,基部合生,顶部有针状刺;叶片膜质,披针形或椭圆状披针形。聚伞花序腋生,密集呈头状,单生或总状花序式排列;萼筒陀螺状;花冠白色或紫色,管状;雄蕊4～5;柱头2裂。蒴果球形。种子每室3～6枚,三棱形。花期4～9月(～11月)。

生于低海拔山谷林缘或草坡旷地上。分布于广东、广西、海南、云南等地。

脉耳草

【采收加工】 5～7 月采收,鲜用或切段晒干。

【药理】 1. 抗癌作用 从鼓槌石斛中分得的 3 个单体进行抗肝癌、艾氏腹水瘤的药理实验,用黑节草 5%浓溶液进行培养,3个单体对肿瘤生长都有抑制作用,该浓缩液具有较强的抗肿瘤活性。

2. 其他作用 利用黑节草对正常生活的小鼠进行实验,发现黑节草提取液给小鼠 1 个疗程后,体内白细胞明显增加。本品还可恢复嗓音,抗声带疲劳。

【药性】 《全国中草药汇编》:"辛、微苦,温。"

【功用主治】 《全国中草药汇编》:"清热除湿,消炎接骨。主治疟疾,肝炎,风湿骨痛,结膜炎;外用鲜品捣汁点眼。还可治骨折,外伤出血,异物入肉。"

【用法用量】 内服:煎汤,10～15 g;或浸酒。外用:捣汁点眼;或捣敷。

【选方】 1. 治疟疾 黑节草 15 g,斑鸠站 12 g,红糖 15 g。水煎服。

2. 治风湿骨痛 黑节草根 12 g,四能草 9 g,九股牛 30 g。泡酒服,每服 10 ml,每日服 2 次。

3. 治结膜炎 鲜黑节草洗净,捣汁点眼。(1～3 方出自《红河中草药》)

中草药》)

5066 黑石耳 hēi shí ěr 《中国药用地衣》

【异名】 白石耳、石耳子《中国药用地衣》,岩菇(江西)。

【基原】 为皮果衣科皮果衣属植物皮果衣的地衣体。

【原植物】 皮果衣 Dermatocarpon miniatum (L.) Mann. [Lichen miniatus L.]

地衣体叶状,呈不规则圆形,直径 2～4 cm,厚 0.45～0.5 mm。背面呈灰褐色、污灰色,表面有粉霜状物覆盖。腹面呈深褐色、黑褐色,具成簇着生的假根与基质相贴。被子器埋于背面的表层下,圆球形,突起的孔口呈小点状,周围的菌丝层暗褐色。孢子长圆形,无色,1室。

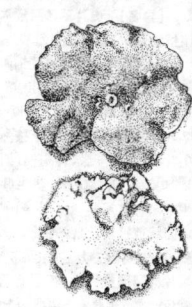

皮果衣

生于低山较湿润处的河岸溪沟旁的岩石表面,尤以灰石岩为普遍。分布于江西、四川、西藏、陕西、甘肃、青海、宁夏、新疆等地。

【采收加工】 全年可采,晒干。

【成分】 地衣体含 D-甘露-D-庚七醇(D-volemitol),多糖等。

【药理】 降压作用 黑石耳对麻醉与清醒动物均有明显的降压作用。研究表明,多糖为其降压有效成分。

【药性】 淡、微苦,平。归胃经。

【功用主治】 消食,利水,降压。主治消化不良,腹胀,痢疾,疳积,高血压病。

【用法用量】 内服:煎汤,9～15 g。

【临床报道】 治疗高血压病 用皮果衣降压糖衣片,每日口服 3 次,每次 5 片(每片含生药 3 g),连服 28 日,治疗期间停用所有降压利尿药物。共治疗 166 例。结果:有效病例为 127 例,有效率 79.87%,其中显效 80 例(50.31%),有效 47 例(29.56%)。159 例治疗后较治疗前收缩压平均下降 23.77±18.77 mmHg,下降幅度 14%;舒张压平均下降 14.51±11.63 mmHg,下降幅度 13.7%,两者经统计学处理,均有非常显著意义($P<0.001$)。(按 1979 年"常见心血管病流行病学研究及人群防治工作 1979～1985 年规划高血压诊断分期及疗效评定标准"评定)。

5067 黑头草 hēi tóu cǎo 《云南中药资源名录》

【异名】 小毛叶子草《元江哈尼族药》。

【基原】 为唇形科香茶菜属植物紫毛香茶菜的全草。

【原植物】 紫毛香茶菜 Rabdosia enanderiana (Hand.-Mazz.) Hara [Plectranthus enanderiana Hand.-Mazz.]

灌木,高 0.6～1.2(～2)m。茎四棱形,直立,多分枝,密被平展具节柔毛。叶对生,柄长 1～2 cm,密被短柔毛;叶片卵圆形、宽卵圆形或三角状卵圆形,两面被短硬毛。聚伞花序具 3～7 花,组成疏离而狭的假穗状花序;苞叶卵形;花冠紫色或白色,外面被短柔毛及腺点,内面无毛,上唇外反,先端 4 圆裂,下唇卵圆形,内凹呈舟形;雄蕊 4,2 强,内藏;子房 4 裂,花柱略伸出,柱头 2 浅裂;花盘杯状。小坚果近扁圆球形,深褐色。

生于海拔 700～2 500 m 的河谷干热地区的山坡、路旁、灌丛或林中。分布于四川北部、云南中南部及东南部。

【采收加工】 7～9 月采收,鲜用或晒干。

【药性】 苦、辛,凉。

【功用主治】 《元江哈尼族药》:"清热解毒,驱风止痒。治口疮糜烂,脚气,小儿风疹,湿疹。"

【用法用量】 内服：煎汤，3～10 g；或含服。外用：研末调敷；或煎浓汁湿敷。

【选方】 1. 治口腔糜烂 小毛叶子草茎叶含于口中。

2. 治脚气 小毛叶子草茎叶烧炭存性，再用苦蒿汁调敷患处。

3. 治小儿风疹，湿疹 将小毛叶子草煎汁浓缩，用纱布蘸汁贴敷患处。（1～3方出自《元江哈尼族药》）

5068 黑老虎 hēi lǎo hǔ 《岭南采药录》

【异名】 过山风、沙藤《岭南采药录》，钻地风、透地连珠（广州部队《常用中草药手册》），红钻、十八症、入地麝香《广西本草选编》，密多罗、大钻、猩猩南五味子《云南药用植物名录》，钻骨风、红外消《湖南药物志》，过山香、厚叶五味子《广西药用植物名录》。

【基原】 为五味子科南五味子属植物冷饭团的根及藤茎。

【原植物】 冷饭团 Kadsura coccinea (Lem.) A. C. Smith［K. chinensis Hance ex Benth；K. hainanensis Merr.］ 又名：臭饭团、过山龙藤《海南植物志》。

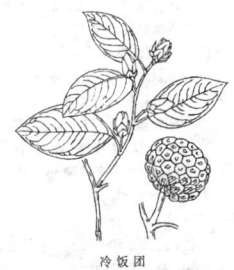

冷饭团

常绿攀缘藤本，长达3～6 m。枝圆柱形，棕黑色，具白色点状皮孔。单叶互生，柄长 1～2.5 cm；叶革质，叶片长圆形至卵状披针形，全缘；侧脉 6～7 对，网脉不明显。花单生叶腋，雌雄异株；花被红色或红黄色，椭圆形或椭圆狭倒卵形；雄蕊 14～48，排成 2～5 列；雌蕊 5～9 列。聚合果近球形，成熟时红色或黑紫色，小浆果倒卵形，外果皮革质。种子红色，心形或卵状心形。花期 5～7 月，果期 8～10 月。

生于山地疏林中，常缠绕于大树上。分布于福建、江西、湖南、广东、广西、四川、贵州、云南等地。

【采收加工】 全年均可采，掘起根部及须根，切成小段或割取老藤茎，剖去栓皮，切段，晒干。

【药材】 黑老虎 Kadsurae Coccineae Radix et Caulis 主产于广西、广东等地。

性状 根圆柱形，略扭曲，直径 1～4 cm。表面深棕色至灰黑色，有多数纵皱纹及横裂纹，弯曲处裂成横沟。质坚韧，不易折断，断面粗纤维性，栓皮深棕黑色，皮部厚，棕色，易剥离，嚼之有生番石榴味，渣滓很少。木质部浅棕色，质硬，密布导管小孔。气微香，味微甘、后微辛。

藤茎断面中央有深棕色的髓部，气味较淡。

鉴别 根横切面：木栓层细胞棕紫色。皮层狭窄，散生大形分泌细胞及少数紫红碎晶。韧皮部亦具分泌细胞；韧皮纤维较多，近形成层处多 2～6 个成束，向外多单个散在且渐稀疏，单个纤维或纤维束四周纤维细胞壁亦多嵌有草酸钙晶，形成嵌晶纤维。形成层环。木质部导管直径 100～240 μm，管胞直径 20～40 μm；木射线宽 1～2 列细胞，木薄壁细胞含淀粉粒。

【成分】 根和茎含木脂素类：新南五味子木脂宁（neokadsuranin），乙酰基日本南五味子木脂素（acetylbinankadsurin）A，丙酰基氧代南五味子烷（propionyl oxo-kadsurane），乙酰氧基南五味子烷（acetoxyl oxokadsurane），苯甲酰氧代南五味子烷（benzoyl oxokadsurane），异戊氧氧代南五味子醇（isovaleroyl oxokadsuranol），24-亚甲基环木菠萝烯酮（24-methylene cycloartenone），南五味子酸（kadsuric acid），黑老虎酸（coccinic acid），3-甲氧基-4-羟基-3′，4′-亚甲二氧基木脂素（3-methoxy-4-hydroxy-3′, 4′-methylenedioxylig-

nan），异南五味子木脂宁（isokadsuranin），冷饭团素（kadsutherin），去氧五味子素（deoxyschisandrin），R-五味子丙素（R-wuweizisu C），戈米辛（gomisin）J、D、E、M_2，苯甲酰戈米辛（benzoylisogomisin）O，南五味子木脂宁（kadsuranin）。

【药理】 镇痛，镇静和抗炎作用 根的乙醇提取物有镇痛抗炎作用。从根中分得的晶I，命名为 3-甲氧基-4-羟基-3′，4′-亚甲二氧基木脂素，经初步药理试验证明晶I有一定的镇静和抗炎作用。

【炮制】 取原药材，除去杂质，略浸，洗净，捞出，润透，切片，干燥。

饮片性状 为类圆形片。切面皮部厚，浅蓝灰色，有密集小白点，木部白色或浅棕色，可见多数小孔。周边深褐色或黑褐色。气微香，味微辛。

贮干燥容器内，置通风干燥处。

【药性】 辛，微苦，温。

1.《广西本草选编》："味辛，性温。"

2.《全国中草药汇编》："辛，微苦。"

【功用主治】 行气散瘀，通络止痛。主治胃痛，风湿痹痛，跌打损伤，骨折，痛经，产后瘀血腹痛，疝气痛。

1.《岭南采药录》："治妇女经期前后肚痛，产后风迷，半身不遂，霍乱吐泻抽筋。"

2.《广西本草选编》："活血祛风，散瘀消肿，行气止痛。主治风湿骨痛，胃痛，产后腹痛，痛经，疝气，跌打损伤。"

3.《全国中草药汇编》："主治胃、十二指肠溃疡，慢性胃炎，急性胃肠炎，风湿性关节炎。"

4.《湖南药物志》："治闭经，病久无力，劳伤腰痛。"

【用法用量】 内服：煎汤，藤茎 9～15 g；或研粉，0.9～1.5 g；或浸酒。外用：研末撒；或捣敷；或煎水洗。

【宜忌】《广西本草选编》："孕妇慎服。"

【选方】 1. 治胃、十二指肠溃疡，慢性胃炎，急性胃肠炎 冷饭团根 9～15 g，水煎服；或 0.9～1.5 g，研末服。《湖南药物志》

2. 治风湿骨痛 黑老虎、檫树根、光叶海桐各 30 g，鸡血藤、豨莶草各 15 g。水煎服或浸酒内服，并取少许擦患处。《全国中草药汇编》

3. 治跌打损伤，风湿性关节痛 冷饭团根 15 g，铁篱笆 15 g。水煎服。外用鲜藤捣烂酒炒敷。

4. 治病久无力，劳伤腰痛 冷饭团根 30 g，铁箍散 30 g，浸酒 500 g，7 日后服。每日 1 次，每次 30 g。

5. 治闭经 冷饭团根、茎 30～60 g，黄荆枝 30 g，鸡血藤 15 g。水煎服。（3～5 方出自《湖南药物志》）

6. 治产后恶露不净腹痛，痛经 饭团根 30 g，山鸡椒 15 g。水煎服。（江西《草药手册》）

【临床报道】 1. 治疗多种疼痛 取黑老虎根、救必应制成注射液（每 2 ml 相当于黑老虎根 3.5 g，救必应氯仿提取物干品 5 mg），每次 2～4 ml 肌内或穴位注射。治疗胆道蛔虫、胃肠绞痛、术后肠粘连、溃疡病疼痛发作、附件炎、痛经、风湿性关节炎、坐骨神经痛、肾绞痛等病症 129 例。结果：显效 93 例（用药后 15 分钟见效，1～2 小时内疼痛消失），减轻 25 例（用药后 30 分钟疼痛减轻），无效 11 例，有效率 91.5%。

2. 治疗痢疾 用黑老虎研粉压片（每片含生药根皮 0.3 g），每次口服 5 片，每日 4 次，以 7 日为 1 个疗程。治疗急性细菌性痢疾 70 例，临床治愈 64 例（91.4%），好转 6 例；对 30 例进行粪便培养，其阴转率达 91.6%，平均阴转日数为 4.5 日。

5069 黑血藤 hēi xuè téng 《全国中草药汇编》

【异名】 老鸦花藤、大血藤《云南药用植物名录》，血藤《台湾药用植物志》。

【基原】 为豆科油麻藤属植物长荚油麻藤的老茎。

【原植物】 长荚油麻藤 *Mucuna macrocarpa* Wall. [*M. castanea* Merr.；*M. wangii* Hu] 又名：王氏油麻藤、栗茸油麻藤《中国主要植物图说·豆科》，大果黎豆《贵州植物志》。

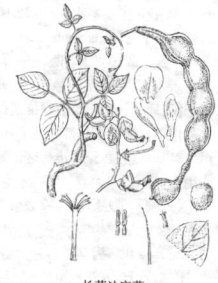
长荚油麻藤

木质大藤本，长达 70 m。茎my枝有突起的褐色皮孔。三出复叶，互生；柄长 8～13 cm；托叶被毛，早落；顶生小叶椭圆形、卵状椭圆形至倒卵形，侧生小叶不对称，中脉偏向上缘；叶脉两面突起。总状花序生于老茎上，每枝有花 2～3 朵；萼宽杯形，密被柔毛；花冠深红紫色，旗瓣先端圆形或微缺；雄蕊 10，二体。荚果木质条形，念念珠状，密生锈色柔毛，有不规则皱纹。种子 6～12颗，黑色，盘状。

生于海拔 1 000～1 200 m的山谷疏林中。分布于广东、广西、海南、贵州、云南、台湾等地。

【采收加工】 全年均可采收，割取藤茎，鲜用，或切片，晒干。

【药材】 黑血藤 *Mucunae Macrocarpae Caulis* 产于云南、海南、广西等地。

性状 藤茎呈圆柱形，稍扭曲，直径 1～3.5 cm。表面灰棕色至深褐色，有多数纵沟，皮孔椭圆形，横向排列，直径 1～4 mm；质坚硬，难折断。横切面皮部树脂状分泌物黑褐色，木质部黄褐色，导管孔洞状，放射状整齐排列，韧皮部与木质部相间排列呈数层同心性环，髓部细小。气微，味淡而微涩。

鉴别 茎横切面：木栓层为数列木栓细胞，栓内层由 2～4列排列较整齐的含晶厚壁细胞组成，内含草酸钙方晶。皮层 10 余列细胞，棕色，散在少数石细胞，有的腔中含草酸钙方晶。中柱鞘为石细胞和含晶纤维组成的厚壁细胞环带，内外侧细胞中多含草酸钙方晶形成晶鞘。维管束异型，由多数外韧型维管束环列成数轮同心性环；韧皮部射线明显，宽广，数列至 10 余列细胞；分泌细胞 1～6 个相聚组成切向条状，层状排列，内含棕色物；纤维束多分布于韧皮部周围，形成纤维束鞘。形成层不明显。木质部射线非木化薄壁细胞组成，宽广，数列至 10 余列细胞；导管孔大，多单个散在，少 2 个并列，导管周围木薄壁细胞较厚，木化；木纤维为晶纤维，成束，多分布于导管周围，少数散在于薄壁组织中。髓中，由大形薄壁细胞组成，纹孔明显，孔沟可见；环髓可见多数分泌细胞；草酸钙方晶可见。

【成分】 藤茎含羽扇烯酮(lupenone)，无羁萜(friedelin)，β-谷甾醇(β-sitosterol)，5，22-豆甾二烯-3β-醇(Δ⁵,²²-stigmasten-3β-ol)，二十四烷酸 α-单甘油酯(tetracosanoic acid 2, 3-dihydroxypropyl ester)，二十五烷酸 α-单甘油酯(pentacosanaic acid 2, 3-dihydroxypropyl ester)和二十六烷酸 α-单甘油酯(hexacosanaic acid 2, 3-dihydroxypropyl ester)。

【药性】 苦、涩、凉。

1.《云南中草药》："涩，微温。"

2.《全国中草药汇编》："涩，凉。"

【功用主治】 清肺润燥，通经活络。主治肺热燥咳，咳血，风湿痹痛，手足麻木，瘫痪，月经不调。

1.《云南中草药》："舒筋活络。治月经不调，小儿麻痹后遗症。"

2.《全国中草药汇编》："清肺热，止咳，舒筋活血。主治肺燥咳，咳血，腰膝酸痛，月经不调，贫血，萎黄病。"

【用法用量】 内服：煎汤，15～30 g；或泡酒。外用：煎水熏

洗；或炒热包敷。

【选方】 1. 治小儿麻痹后遗症 老鸦花藤 60 g，研细。加粗糠炒热，外包环跳穴或肩髃穴，3 日换药 1 次。

2. 治月经不调 老鸦花藤 15 g，泡酒 500 ml。每次 10 ml，每日服 2 次。(1、2方出自《云南中草药》)

5070 **黑阳参** hēi yáng shēn 《滇南本草》

【异名】 黑元参《滇南本草》，土玄参《云南经济植物》。

【基原】 为紫草科长蕊斑种草属植物长蕊斑种草的根。

【原植物】 长蕊斑种草 *Antiotrema dunnianum* (Diels) Hand.-Mazz. [*Cynoglossum dunnianum* Diels] 又名：铁打苗《植物名实图考》。

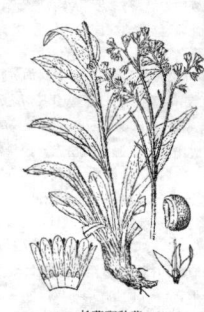
长蕊斑种草

多年生草本，高 10～30 cm。根圆柱形，肥大，外皮紫褐色。茎直立，上部有分枝，全株密被茸毛。基生叶丛生，长椭圆状匙形或卵圆形，全缘，具叶柄；茎生叶较小，倒披针形至狭卵状披针形；无叶柄。镰状聚伞花序顶生，有分枝，集成圆锥状。花多数；花萼钟形；花冠漏斗状，蓝色或紫红色，先端 5 裂，裂片近圆形，开展；雄蕊 5，花丝丝状；子房 4裂，半圆球形，花柱丝状，柱头极小。小坚果 4，肾形，密生小疣状突起。种子淡褐色，狭卵形，背腹扁。花期 4～6月，果期 7～8月。

生于海拔 1 600～2 500 m的山坡草地、疏林或灌木林下。分布于西南及广西等地。

【采收加工】 9～10月采挖，鲜用或切片晒干。

【药性】《滇南本草》："味苦、微甘，性微寒。"

【功用主治】 清热养阴，解毒消肿。主治虚劳发热，小便淋涩，痈肿疮毒，走马牙疳，跌仆损伤。

1.《滇南本草》："滋养真阴，调血，除热。退诸虚劳热，利小便，治热淋、膏淋。"

2.《云南中草药》："清热养阴。主治口腔炎，走马牙疳，阴虚发热，痈肿。"

【用法用量】 内服：煎汤，9～15 g，鲜品 30～60 g。外用：捣敷。

【选方】 1. 治热淋，阴虚发热 黑阳参 9～15 g。水煎服。

2. 治痈肿 鲜黑阳参适量。捣烂外敷。

3. 治口腔炎，走马牙疳 黑阳参研末撒患处。(1～3方出自《云南中草药》)

5071 **黑红菇** hēi hóng gū (刘波《中国药用真菌》)

【异名】 稀褶红菇、大黑菇、黑蘑菇《刘波《中国药用真菌》），稀褶黑菇、猪仔菇、火炭菌、火炭菰《中国药用真菌图鉴》。

【基原】 为红菇科红菇属真菌黑红菇的子实体。

【原植物】 黑红菇 *Russula nigricans* (Bull.) Fr. [*Agaricus nigricans* Bull.]

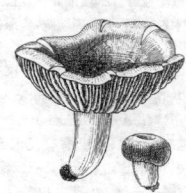
黑红菇

菌盖平展而中凹，宽 6～15 cm；初污白色，后变为暗褐色，最后呈炭黑色。菌肉白色不变色，后变红，后变黑。菌褶白色，后变黑色，褶片厚而稀疏。褶间时有横脉。

菌柄短圆柱形,多实心。孢子无色,近球形,有小疣和脊突,结联成不规则网纹。

生于阔叶林地,夏、秋季单生或群生。分布于吉林、江苏、安徽、福建、江西、湖北、湖南、广东、广西、四川、云南等地。

【采收加工】 7～9月采摘,晒干备用。

【成分】 子实体含麦角甾醇(ergosterol),5,7-麦角甾二烯-3β-醇(ergosta-5,7-dien-3β-ol)。

【药理】 抗癌作用 黑红菇提取物对小鼠肉瘤 S$_{180}$ 和艾氏腹水癌的抑制率均为60%。

【药性】《全国中草药汇编》:"微咸,温。"

【功用主治】 祛风散寒除湿,舒筋活络。主治风寒湿痹,腰腿疼痛,关节痛,手足麻木,四肢抽搐。

1. 刘波《中国药用真菌》:"追风散寒,舒筋活络。"

2.《中国药用孢子植物》:"驱风除湿。治风湿关节痛,腰腿痛,四肢麻木。"

3.《秦岭巴山天然药物志》:"追风祛湿,强筋壮骨。主治手足麻木,筋骨不舒,四肢抽搐。"

【用法用量】 内服:煎汤,9～12 g;浸酒或入丸、散。

【选方】 1. 治风湿关节痛 黑红菇9 g,威灵仙9 g,络石藤12 g。煎服。

2. 治腰腿痛,四肢麻木 黑红菇6 g,虎杖12 g,茜草9 g。浸黄酒 500 ml,10日后每服 15～20 ml,每日1～2次。(1、2方出自《中国药用孢子植物》)

5072 黑壳楠 hēi ké nán 《全国中草药汇编》

【异名】 岩柴《全国中草药汇编》,楠木(陕西、湖北、四川),八角香、花兰(四川),猪屎楠、鸡屎楠、大楠木、枇杷楠(湖北)。

【基原】 为樟科山胡椒属植物黑壳楠的根、树皮及枝。

【原植物】 黑壳楠 Lindera megaphylla Hemsl. [L. oldhami Hemsl.]

常绿乔木,高达25 m。树皮黑灰色,光滑;小枝粗壮,具灰白色皮孔。叶互生,柄长1.5～3 cm;叶片倒披针长圆形至卵状长圆形,网脉明显。花雌雄异株,伞形花序腋生,具短总梗;总苞灰白色,密被细柔毛,每花序有花9～16朵;花紫红色;花被片6,匙形至条状披针形;能育雄蕊9,花药2室;子房卵形,花柱较长,柱头头状。果实椭圆形至卵状球形,成熟时绿黑色,基部具宿存、粗厚、木质的杯状果托。种子长椭圆状卵形。花期2～4月,果期9～12月。

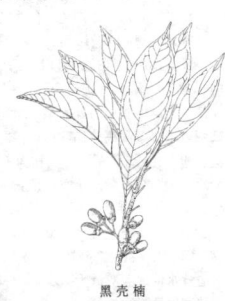

黑壳楠

生于海拔1 600～2 000 m的阴湿常绿阔叶林山坡和谷地中,有栽培。分布于安徽、福建、湖北、湖南、广东、广西、四川、贵州、云南、甘肃、台湾等地。

【采收加工】 四季均可采收,晒干或鲜用。

【药材】 黑壳楠 Linderae Megaphyllae Cortex et Ramulus 产于云南、贵州等地。

性状 树皮呈槽状、卷筒状或片状状,长达40 cm,厚2～8 mm。外表面灰褐色或灰黑色,较粗糙,嫩皮具纵皱纹,有突起的椭圆形皮孔,偶有圆形点痕;内表面棕红色或淡黄棕色,较平滑。质硬而脆,易折断,断面平坦,黄白色。气微香,味略辛。

枝长圆柱形,少分枝,直径2～10 mm。表面灰棕色或黑色,有纵皱纹和疏点状突起的皮孔。质硬而脆,易折断,断面内皮薄,棕色,木部黄白色或灰黄色,髓部小。气微香,味略辛。

【成分】 根、干、叶均含右旋荷苞牡丹碱(dicentrine)。干、叶还含去甲荷苞牡丹碱(nordicentrine),右旋木兰箭毒碱(magnocurarine),N-甲基莲叶桐碱(N-methylhernangerine,N-methylnandigerine),N-甲基莲叶桐碱(N-methylovigerine,N-methylhernovine),O-甲基空褐鳞碱(O-methylbulbocapnine)等。叶还含黑壳楠碱(lindoldhamine)。

【药理】 镇痛镇静作用 从毛黑壳楠中提取分离得到的成分具有镇痛镇静作用。

【药性】《全国中草药汇编》:"辛、微苦,温。"

【功用主治】 祛风除湿,温中行气。主治风湿痹痛,肢体麻木疼痛,脘腹冷痛胀痛,疝气。外用治咽喉肿痛、癣疮瘙痒。

1.《全国中草药汇编》:"驱风除湿,消肿止痛。治咽喉肿痛,风湿麻木疼痛。"

2.《四川中药志》1982年版:"行气止痛,温中散寒,祛风除湿。用于气滞胀满,胸腹冷痛,疝气,风寒湿痹,疮癣瘙痒,外伤出血。"

【用法用量】 内服:煎汤,3～9 g。外用:炒热外敷或煎水洗。

【选方】 1. 治风湿麻木疼痛 黑壳楠根90～150 g。煎水洗。

2. 治风寒气滞腹痛作胀、呕吐少食 黑壳楠根12 g,山苍子12 g,青皮9 g,小茴香9 g。水煎服。《四川中药志》1982年版

3. 治咽喉肿痛 黑壳楠树皮30 g。捣烂,加淘米水水炒为末,外包喉部,水干即换。《全国中草药汇编》

4. 治湿疹瘙痒,外伤出血 黑壳楠树皮适量。研末敷患处。《四川中药志》1982年版

5073 黑沙蒿 hēi shā hāo 《内蒙古中草药》

【异名】 油蒿《内蒙古中草药》,鄂尔多斯蒿《沙漠地区药用植物》。

【基原】 为菊科蒿属植物黑沙蒿的茎叶及花蕾。

【原植物】 黑沙蒿 Artemisia ordosica Krasch.

半灌木,高50～100 cm。主根木质,粗长,侧根多数;根状茎粗壮。茎多分枝,皮老时灰黑色,缝裂。叶肉质,黄绿色,无毛,干后坚硬;茎下部宽卵形,一至二回羽状全裂,每侧有裂片3～4枚,叶柄短;中部叶一回羽状全裂;上部叶短小,裂片线状,无柄;头状花序多数,在茎顶和枝上排列成复总状花序;总苞卵形;外层雌花10～14朵,能育;内层两性花5～7朵,不育,子房退化。瘦果倒卵形,果壁上具细纵纹并有胶质物。花果期7～10月。

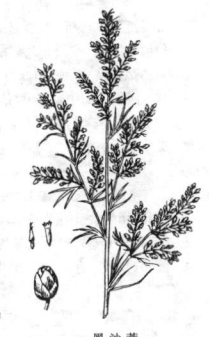

黑沙蒿

生于干草原或干早的坡地上,荒漠和半荒漠地区常组成优势种群落。分布于河北、山西、内蒙古、陕西、甘肃、宁夏已引种栽培。

本植物的种子(黑沙蒿子)、根(黑沙蒿根)亦供药用,另设专条。

【采收加工】 4～8月采收茎叶,5～7月采嫩梢和花蕾,鲜用或晒干。

【药性】 辛、苦,微温。

【功用主治】 祛风除湿,解毒消肿。主治风湿性关节炎,咽喉肿痛、痈肿疮疖。

1.《内蒙古中草药》:"茎叶:祛风湿,清热消肿。治风湿性关节炎,咽喉肿痛。"

2.《沙漠地区药用植物》:"叶:捣烂外敷疮疖痈肿,可提早化脓开口,具拔脓作用。"

【用法用量】 内服:煎汤,10～15 g。外用:捣敷;或作发泡剂。

【选方】 治风湿性关节炎 黑沙蒿叶、鲜枝及花蕾捣烂,外敷痛处,至发痒起泡为止,将泡挑破流出黄水,用消毒纱布包扎,防感染。夏季伏天用效果最好。《沙漠地区药用植物》

5074 黑虎七 hēi hǔ qī 《全国中草药汇编》

【异名】 竹节七《秦岭植物志》,马力跨、过山龙《四川常用中草药》,铁杆七、黑龙七、大叶狗牙七《全国中草药汇编》。

【基原】 为裸子蕨科凤丫蕨属植物普通凤丫蕨的根茎。

【原植物】 普通凤丫蕨 *Coniogramme intermedia* Hieron. 又名:中华凤丫蕨、金鸡草《四川常用中草药》,老虎草《贵州中草药名录》。

植株高 60～100 cm。根茎横生,连同叶柄基部疏被浅棕色、披针形鳞片。叶远生,柄长 30～40 cm,禾秆色间有棕色斑点,向上光滑;叶片草质,长圆三角形,两面光滑或略被短毛;羽片 4～6 对,近对生,上部各对羽片单一,阔披针形,边缘有向前弯的细锯齿,下部的 1～3 对,卵状三角形,羽状三出,有柄;叶脉羽状,侧脉二回分叉,先端有线形水囊体。孢子囊群线形,沿侧脉分布到离叶边。

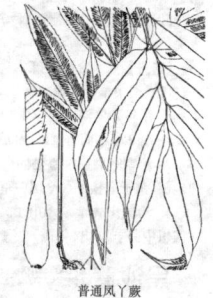

普通凤丫蕨

生于海拔 350～2 500 m 的林下溪边湿润处。分布于中南(河南除外)、西南及陕西、甘肃、台湾等地。

【采收加工】 9～10月采挖根茎,除去须根及泥土,晒干。

【药性】 甘,淡,凉。

1.《四川常用中草药》:"性平,味淡。

2.《河北中草药》:"甘、涩,温。"

【功用主治】 清利湿热,祛风活血。主治小便淋涩,痢疾、泄泻,带下,风湿痹痛,疮毒,跌打损伤。

1.《四川常用中草药》:"能清热,凉血。治咳嗽吐血,麻疹,眼珠病,狗咬伤,疮毒,淋证,痢疾,水泻等症。"

2.《陕西中草药》:"补肾涩精,祛风除湿,理气活血。主治肾虚腰痛,淋证,白带,风湿性关节炎,跌打损伤。"

3.《全国中草药汇编》:"强筋骨。"

【用法用量】 内服:煎汤,10～15 g。

【宜忌】 《秦岭巴山天然药物志》:"孕妇慎服。"

【选方】 1. 治白带 黑虎七 30 g,豆腐 250 g。加糯糟同煎服。

2. 治白浊 黑虎七 30 g。水煎,露一宿,加黄酒或糯糟服。(1、2方出自《陕西中草药》)

3. 治风湿性关节炎 中华凤丫蕨 15 g。煎服。《中国药用孢子植物》

4. 治跌打损伤 普通凤丫蕨 6 g。水煎兑酒服。《河北中草药》

5075 黑面叶 hēi miàn yè 《岭南采药录》

【异名】 田中逵《岭南采药录》,四眼叫《南宁市药物志》,夜兰茶《岭南草药志》,锅盖仔、乌漆臼、青�、山树兰《全国中草药汇编》。

【基原】 为大戟科黑面神属植物黑面神的嫩枝叶。

【原植物】 黑面神 *Breynia fruticosa* (L.) Hook. f. [*Andrachne fruticosa* L.] 又名:狗脚利《生草药性备要》,鬼画符、蚊惊树《岭南杂记》,夜兰、神符树《粤语》,狗脚刺《海南植物志》,黑面树《全国中草药汇编》,暗鬼木《中国高等植物图鉴》。

灌木,高 1～3 m。树皮灰棕色,枝上部常呈压扁状,多叉状弯曲,紫红色,表面有细小皮孔,小枝灰绿色。单叶互生;柄长 3～4 mm;托叶三角状披针形;叶片革质,菱状卵形、卵形或阔卵形,每边具 3～5 条侧脉。花小,单性,雌雄同株,单生或 2～4

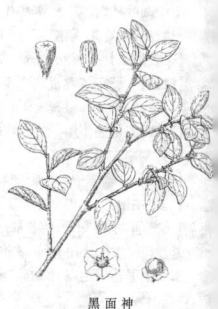

黑面神

朵成簇;花萼陀螺状或半圆状;雄蕊 3,花药 2 室,无退化雌蕊;花萼钟状,6 浅裂;子房卵圆形,花柱 3 枚。蒴果球形,花期 4～9 月,果期 5～12 月。

生于山坡、平地、旷野疏林下或灌木丛中。分布于浙江、福建、广东、广西、海南、贵州、云南等地。

本植物的根(黑面神根)亦供药用,另设专条。

【采收加工】 全年均可采收,晒干或鲜用。

【药材】 黑面神 *Breyniae Fruticosae Folium* 主产于浙江、福建、广东、广西等地。

状状 枝常呈紫红色,小枝灰绿色,无毛。叶互生,单叶,具短柄;叶片革质,卵形或宽卵形,长 3～6 cm,宽 2～3.5 cm,端钝或急尖,全缘,上面有虫蛀斑纹,下面灰白色,具易脱、托叶三角状披针形。枝及叶干后变为黑色。气微,味淡微涩。

鉴别 (1)叶横切面:表皮细胞椭圆形,壁厚,外被角质层。下表皮有凹陷的气孔,主脉上、下表皮内有 1～3 列厚角细胞,栅栏组织为 2 列细胞,海绵组织为 4～6 列细胞,并含有较多的草酸钙簇晶。主脉维管束为外韧型,导管多单个排列成行。韧皮部薄壁细胞含细小草酸钙簇晶,下方有纤维束。

粉末特征:黑褐色。气孔为不等式,有些近平轴式,副卫细胞 3～5 个,壁较平直。叶肉组织碎片可见草酸钙簇晶,直径 13～35 μm,纤维的胞腔明显,直径 12～24 μm。网纹导管直径 22～32 μm,螺纹导管直径 8～20 μm。

(2)取叶粗粉 2 g,加乙醇 20 ml,回流 10 分钟,滤过,滤液加入适量水使含醇量为 70%,置分液漏斗中,加石油醚振摇,分取乙醇液滤过。取乙醇液 1 ml,加 1%三氯化铁乙醇溶液 1～2 滴,呈污绿色(检查鞣质);取乙醇液 10 ml,置蒸发皿中,水浴上蒸干,加入少量冰醋酸溶解,再加入醋酐浓硫酸(19:1)试液数滴,呈绿色(检查三萜类)。

【成分】 枝、叶和茎皮均含鞣质,茎皮中含量为 12.02%。叶含酚类与三萜。

【药理】 1. 抗菌作用 1:1 200 黑面神流浸膏稀释液在试管内对金黄色葡萄球菌、铜绿假单胞菌、大肠杆菌、福氏痢疾杆菌、甲型链球菌均有很强的抑制作用,可能与其所含鞣质有关。

2. 酶抑制作用 黑面神全草提取物(100～500 μg/ml)对鼠 RNA 病毒逆转录酶和人 DNA 聚合酶有抑制作用,其 IC_{50} 分别为 2.0 μg/ml 和 5.0 μg/ml。

毒性 小鼠腹腔注射 5%黑面神注射液(去鞣质)每只 0.4 ml,观察 2 星期无死亡。家兔静脉注射 40 ml 后,再每日注射 4 次,每次 20 ml,连续 10 日,均未异常。15 日后解剖检查,各脏器无任何改变。

【药性】 微苦,凉。有毒。归心、肝、肺经。

1.《本草求原》:"苦、甘,微寒。"

2.《全国中草药汇编》:"微苦,凉。有小毒。"

【功用主治】 清热祛湿,活血解毒。主治腹痛吐泻,湿疹,缠头火丹,皮炎,漆疮,风湿痹痛,产后乳汁不通,阴痒。

1.《生草药性备要》:"散疮消毒。洗烂口漆疮,解牛毒。偶见者毒,食此必觉香甜。"

2.《岭南草药志》:"清热散疼,行瘀化滞。"

3.《广西民间常用中草药》:"清热解毒,止血,镇痛,收敛。治热泻,刀伤出血,疮毒,风湿骨痛。"

4.《广西本草选编》:"治疮疖肿毒,跌打肿痛,皮肤湿疹,过敏性皮炎。"

5.《福建药物志》:"治蛇伤,带状疱疹。"

【用法用量】 内服:煎汤,15~30 g;或捣汁。外用:捣敷;或煎水洗;或研末撒。

【宜忌】《全国中草药汇编》:"孕妇忌服。"

【选方】 1.治漆过敏,湿疹 黑面神叶、百部各60 g。水煎冲明矾适量,洗患处。

2.治带状疱疹 黑面神鲜叶适量,捣烂绞汁,调雄黄末涂患处。(1、2方出自《福建药物志》)

3.治蜘蛛咬伤 青凡木叶、黄糖各适量,捣烂,敷患处。(《广西民间常用中草药》)

4.治蛇咬伤 黑面神叶、蛇总管、黑骨走马,捣烂取汁,再用洗米水将药煎汤1小碗,加入药汁和服,药渣外敷伤口周围。忌饮生水及生水浸润伤口。(《岭南草药志》)

5.治阴道炎,外阴瘙痒 黑面叶适量,煮水坐盆或阴道冲洗,每日1次。(《全国中草药汇编》)

5076 黑点草 hēi diǎn cǎo 《四川中药志》

【异名】 立竹根、山黄瓜《四川中药志》,黄瓜菜、大黄瓜香、瓜米菜《陕西中草药》。

【基原】 为百合科油点草属植物黄花油点草的根或全草。

【原植物】 黄花油点草 *Tricyrtis maculata* (D. Don) Machride [*Compsos maculata* D. Don; *T. pilosa* Wall.; *T. bakerii* Koidz.]又名:柔毛油点草《四川中药志》。

多年生草本。高50~100 cm。茎无毛或上部被微糙毛。叶互生,无柄;叶片广椭圆形。聚伞花序顶生或生上部叶腋;花被片6,通常黄绿色,有紫褐色斑点,椭圆形,外轮花被基部具囊,开放后花被片向上斜展或近水平伸展;雄蕊6,花丝稍长于花被片,密生腺毛。蒴果棱状长圆形,具三棱。种子多数。花果期7~9月。

生于山坡林下、路旁等处。分布于西南及河北、河南、湖北、湖南、陕西、甘肃等地。

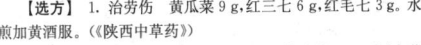
黄花油点草

【采收加工】 7~9月采收,捆成把晒干或鲜用。

【药性】《陕西中草药》:"味甘、淡,性平。"

【功用主治】 清热除烦,活血消肿。主治胃热口渴,烦躁不安,劳伤,水肿。

1.《陕西中草药》:"安神除烦,健脾止渴,活血消肿。主治口渴虚烦,狂躁不安,劳伤。"

2.《四川中药志》1982年版:"利尿,消肿。用于水肿,小便不利。"

【用法用量】 内服:煎汤,9~15 g;或用酒磨汁。

【选方】 1.治劳伤 黄瓜菜9 g,红三七6 g,红毛七3 g。水煎加黄酒服。《陕西中草药》

2.治风疹瘙痒 黑点草捣烂取汁,调酒擦患处。(《四川中药志》1982年版)

5077 黑骨头 hēi gǔ tóu 《贵州草药》

【异名】 铁散沙《广西药用植物名录》,黑骨藤《贵州草药》。

【基原】 为萝藦科杠柳属植物西南杠柳的根或全株。

【原植物】 西南杠柳 *Periploca forrestii* Schltr.

藤状灌木,长达10 m。全株无毛。具乳汁。多分枝。叶对生,革质;柄长1~2 mm;叶片狭披针形;侧脉纤细密生。聚伞花序腋生;着花1~3朵;花蕾裂片5,卵圆形或近圆形;花冠黄绿色,近辐状,花冠裂片5;副花冠丝状,被微毛,花粉器匙形,四合花粉藏在载粉器内;雄蕊5,着生于花冠基部,花药互相粘生;子房由2枚离生心皮组成,花柱先端2裂。蓇葖果双生,圆柱状,具纵条纹。种子长圆形,先端具白色绢质种毛。花期3~4月,果期6~7月。

生于海拔2 000 m以下的山地向阳处或阴湿的杂木林下或灌木丛中。分布于西南及广西、西藏、青海等地。

西南杠柳

【采收加工】 9~12月采收,切片或切段晒干。

【成分】 根茎含强心苷衍生物:杠柳毒苷(periplocin),萝藦苷元(periplogenin),8-羟基萝藦苷元(8-hydroxy-periplogenin)和滇杠柳苷(periforoside)I。还含熊果酸(ursolic acid),胡萝卜苷(daucosterol),北五加皮苷(periplocoside)E。

【药理】 强心作用 本品新鲜茎皮中提得的总苷,通过在位蛙心、兔心及离体蟾鼠心实验证明有强心作用,作用特点类似毒毛花苷G,鸽平均致死量为5.9±1.0 mg/kg。

【药性】 苦、辛,温。小毒。

1.《贵州草药》:"性温,味辛。"

2.《云南中草药》:"苦、微涩,微温,有毒。"

3.《广西本草选编》:"味微苦、辛,性凉,有小毒。"

【功用主治】 祛风除湿,活血消肿。主治风湿痹痛,闭经,跌打损伤,骨折。

1.《云南中草药》:"祛风活络,接骨止痛。主治风湿痛,跌打损伤,骨折。"

2.南药《中草药学》:"利气活血。主治胃痛,消化不良,闭经,月经不调。"

【用法用量】 内服:煎汤,3~6 g;或浸酒。外用:捣敷。

【宜忌】 孕妇禁服。

《云南中草药》:"忌酸冷、豆类食物。肝炎、消化道溃疡患者忌服。每日量不宜超过9 g。服过量出现抽搐,甚至死亡。"

【选方】 1.治风湿关节痛 黑骨藤15 g,大青藤根9 g,泡酒服;并取适量酒擦患处。

2.治跌打伤后筋骨疼痛 黑骨藤9 g。煎酒温服。

3.治劳咳 黑骨头9~15 g。泡酒服。(1~3方出自《贵州草药》)

5078 黑香柴 hēi xiāng chái 《中国民族药志》

【基原】 为杜鹃科杜鹃花属植物千里香杜鹃的枝叶及花。

【原植物】 千里香杜鹃 *Rhododendron thymifolium* Maxim.又名:百里香叶杜鹃《全国中草药汇编》。

常绿小灌木，高 1～1.5 cm。茎直立，多分枝，灰棕色，幼枝密被鳞片，老枝纵棱明显，茎黑褐色。芽鳞早落。叶鳞短，有鳞片；叶近革质，集生于小枝顶端，狭长圆状披针形，两面密生银白色鳞片。花常单一或成双着生于小枝顶端，芳香；花萼小，外被鳞片；花冠蓝紫色，5 裂，裂片卵圆形；雄蕊 10，花丝基部有柔毛；子房小，卵圆形，密生鳞片，花柱紫色，柱头头状。蒴果卵形，有鳞片和宿存的花柱。

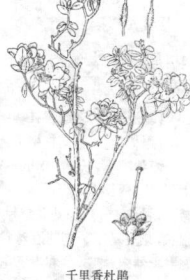

千里香杜鹃

生于海拔 2 400～4 200 m 的高山灌木林带，形成灌丛林。分布于四川西部、西藏东部、甘肃南部、青海等地。

【采收加工】 7～9 月采收枝叶，鲜用或晒干；盛花期采摘花，阴干或烘干。

【药材】 黑香柴 Rhododendri Thymifolii Folium et Flos 产于四川、西藏、甘肃及青海等地。

性状 叶倒卵形或长椭圆形，长约 5 mm，宽 3 mm，先端钝尖，基部楔形，全缘，表面深绿色，光滑，背面淡黄色至黄褐色，被黄褐色点状腺鳞；叶革质，质脆易碎；叶柄短或近于无柄，嫩枝圆柱形，褐色，被鳞片。气香，味苦，微涩。

花小，皱缩，淡黄色或棕黄色至淡紫色，长约 10 mm；稀见花管，淡绿色，长 2～3 mm，萼齿披针形，极短；花冠管长 4～5 mm，檐部 5 裂，裂片与管等长，皱缩，中央部分可见淡黄色的花丝 10 条。气香，味苦，微涩。

鉴列 (1) 叶横切面：上表皮为 1 列扁平长方形细胞，外被角质层，下表皮细胞较小，呈乳状突起，密生盘状腺毛，有气孔。栅栏组织 4～5 列细胞。海绵组织的细胞排列稀疏，有较大的气室。叶脉维管束外韧型，其外有维管束鞘 1 环，木质部扇状，放射排列，较整齐。上方有管胞，草酸钙簇晶分布在叶肉和中脉周围的细胞中。

粉末特征：淡绿色。叶表皮随处可见，多角形，多成碎片，直径 200～250 μm，周边细胞长 70～75 μm，辐射状排列，中央细胞 3～6 个。表皮少见，细胞四边形或多边形。叶肉碎片绿色或黄绿色，栅栏细胞垂直于表皮排列。

(2) 取本品 100 g，水蒸气蒸馏提取挥发油。取挥发油 3 滴，加乙醇 0.5 ml 混匀后再加 2%间二硝基苯乙醇溶液和 2 mol/L 氢氧化钾溶液 2 滴，1 分钟后显紫色；取挥发油 2 滴，加无水乙醇 0.5 ml，再加浓硫酸 3 滴，显棕黄色；取挥发油 2 滴，加乙醇 0.5 ml，再加碘液和碘化钾试液 2 滴，摇匀后碘溶液脱色。

【成分】 鲜叶和嫩枝经水蒸气蒸馏得挥发油，含油量约 2%，从油中分离鉴定出 10 种成分，并测定了它们的含量，分别为：大牻牛儿酮(germacrone)16.0%，桧脑(juniper camphor)0.4%，壬醛(nonaldehyde)0.82%，月桂烯(myrcene)10.0%，柠檬烯(limonene)3.4%，葎草烯(humulene)6.7%，莰烯(camphene)0.1%，金合欢烯(farnesene)5.6%，α 和 β-蒎烯(pinene)0.4%。叶和嫩枝含东莨菪素(scopoletin)，秦皮素(fraxetin)，金丝桃苷(hyperin)，异金丝桃苷(isohyperin)和槲皮素(quercetin)。

【药理】 镇痛、祛痰作用 千里香杜鹃油有明显镇咳、祛痰作用，粗黄酮、水浸膏有祛痰作用，并有一定平喘和抗炎性渗出作用。

毒性 小鼠口服千里香杜鹃油的急性 LD_{50} 为 3.0±0.9 g/kg，水浸膏为 6.26±0.49 g/kg。亚急性毒性试验未见脏器显著改变。

【药性】 苦、辛，温。

【功用主治】 《中国民族药志》："除一切寒症，祛胃寒，平喘，止咳。用于寒性和热性'培根'病，胃寒症、咽喉疾病、肺部病症。用叶制取挥发油或浸膏用于治疗慢性支气管炎，咳嗽，痰喘。"

【用法用量】 内服：煎汤，鲜品 6～9 g；或研末，3～5 g。

5079 黑种草 hēi zhǒng cǎo 《新疆中草药手册》

【基原】 为毛茛科黑种草属植物腺毛黑种草的全草。

【原植物】 参见"黑种草子"条。

【采收加工】 6～7 月采收，阴干，用时切段。

【功用主治】 益气养心，祛风止咳。主治心悸，失眠，体虚，风寒感冒，咳嗽。

【用法用量】 内服：煎汤，9～15 g。

【宜忌】 热证及孕妇禁服。

【选方】 1. 治体虚，心悸，失眠 黑种草、党参、香青兰各 9 g。水煎服。

2. 治风寒感冒、咳嗽 黑种草 9 g，麻黄、甘草各 3 g。水煎服。(1、2 方均出自《新疆中草药手册》)

5080 黑脂麻 hēi zhī má 《纲目》

【异名】 胡麻、巨胜《本经》，藤苰《广雅》，狗虱《吴普本草》，鸿藏《别录》，乌麻、乌麻子《千金方》，油麻、油麻子《食疗本草》，脂麻《本草衍义》，巨胜子《品汇精要》，黑芝麻《纲目》，乌芝麻《本草新编》，小胡麻《中国药学大辞典》。

【基原】 为胡麻科胡麻属植物芝麻的黑色种子。

【原植物】 芝麻 Sesamum indicum L.〔S. orientale L.〕又名：方茎《吴普本草》。

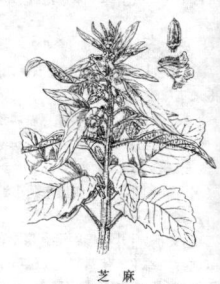

芝麻

一年生草本，高 80～180 cm。茎直立，四棱形，棱角突出，不分枝。叶对生，或上部互生；叶柄长 1～7 cm；叶片卵形、长圆形或披针形，先端急尖或渐尖，基部楔形，全缘、有锯齿或下部 3 浅裂，表面绿色，两面无毛或稍被白色柔毛。花单生，或 2～3 朵生于叶腋；花萼稍合生，绿色，5 裂，裂片披针形，具柔毛；花冠筒状，唇形，白色，有紫色或黄色彩晕，裂片圆形，外被柔毛；雄蕊 4，着生于花冠筒基部，雌蕊 1，心皮 2，子房圆锥形，初期呈假 4 室，成熟后为 2 室，花柱线形，柱头 2 裂。蒴果椭圆形，有 4 棱或 6、8 棱，纵裂。种子多数，卵形，两侧扁平，黑色、白色或淡黄色。花期 5～9 月，果期 7～9 月。

常栽培于夏季气温较高，气候干燥、排水良好的沙壤土或壤土地区。我国除西藏高原外，各地区均有栽培。

本植物的叶(胡麻叶)、茎(麻秸)、花(胡麻花)、白色的种子(白脂麻)、种子的果壳(芝麻壳)、种子榨制之脂肪油(麻油)、种子经榨去脂肪油后的渣滓(麻滓)、种子和合绿豆真粉的加工制成品(麻腐)亦供药用，另设专条。

【采收加工】 8～9 月果实成黄黑色时割取全草，捆成小把，倒立晒干，打下种子，再晒干。

【药材】 黑脂麻 Sesami nigrum Semen 主产于山东、河南、湖北、四川、安徽、江西、河北等地。

性状 种子呈扁卵圆形，长约 3 mm，宽约 2 mm。表面黑色，平滑或有网状皱纹。尖端有棕色点状种脐。种皮薄，子叶 2，白色，富油性。气微，味甘，有油香气。

鉴列 (1) 种子横切面：种皮最外为 1 列栅状排列的圆柱形细胞，径向 60～102 μm，切向 15～34 μm，外壁向外凸出呈圆头状,细胞内充满黑色素,并含 1 个球状草酸钙结晶体,系由大量小柱集结合而成,向内为 1 层扁长方形的薄壁细胞,细胞腔内常见分散的小柱晶。再向内可见颓废的压扁的外胚乳残余细胞,内胚乳为 3~4 层薄壁细胞。子叶呈双面形,上表皮之下为圆柱形的栅状细胞。胚乳与胚的细胞内充满糊粉粒和脂肪油。

粉末特征:灰黑色,有香气,油性。胚乳细胞顶面观呈多角形,细胞腔内充满黑色素,并含有球状草酸钙结晶体,直径 25~48 μm;草酸钙柱晶,呈棱柱状、棒状或片状,长约 24 μm;子叶及胚乳细胞含大量糊粉粒及脂肪油滴。

(2) 取本品 1 g,研碎,加石油醚(60~90 ℃)10 ml,浸泡 1 小时,倾取上清液,置试管中,加含蔗糖 0.1 g 的盐酸 10 ml,振摇 0.5 小时,酸层呈粉红色,静置后,渐变为红色。

薄层色谱 取本品 0.5 g,捣碎,加氯仿 10 ml,浸渍 2 小时,滤过,滤液挥干,残渣加氯仿 1 ml 使溶解,作为供试品溶液。另取芝麻素及 β-谷留醇对照品,加氯仿分别制成每 1 ml 含 2 mg 的溶液,作为对照品溶液。吸取供试品溶液 5 μl,对照品溶液各 2 μl,分别点于同一硅胶 G 薄层板上,以环己烷-乙醚-醋酸乙酯(20∶5.5∶2.5)为展开剂,展开,取出,晾干,喷以 10% 硫酸乙醇溶液,加热至斑点显色清晰。供试品色谱中,在与对照品色谱相应的位置上,显相同颜色的斑点。

【成分】 种子含脂肪油为油酸(oleic acid)、亚油酸(linoleic acid)、棕榈酸(palmitic acid)、硬脂酸(stearic acid)、花生酸(arachidic acid)、二十四烷酸(lignoceric acid)、二十二烷酸(behenic acid)的甘油酯,芝麻素(sesamin)、芝麻林素(sesamolin)、芝麻酚(sesamol)、维生素(vitamin)E,植物甾醇(phytosterol)、卵磷脂(lecithin)、叶酸(folic acid)、尚含脂麻甘(pedaliin)、蛋白质、车前糖(planteose)、芝麻糖(sesamose)、细胞色素(cytochrome)C,多量草酸钙。

【药理】 1. 降血糖作用 脱脂黑芝麻给遗传性糖尿病小鼠喂饲,能降低血糖浓度,这可能与抑制葡萄糖吸收有关。

2. 降血压作用 喂饲芝麻脂素(芝麻素),能抑制大鼠乙醇去氧皮质酮-食盐负荷引起的血压升高,改善乙酰胆碱引起的内皮依赖性血管弛缓反应减弱作用,抑制超氧阴离子的生成,降低主动脉过氧化物的生成。

3. 其他作用 黑芝麻提取物在 DPPH 试验中有抗氧化作用。给实验衰老的模型小鼠喂饲含黑芝麻与酪蛋白的饮食,能推迟衰老现象的发生。

【炮制】 1. 黑脂麻:取原药材,除去杂质,洗净,干燥。用时捣碎。

2. 炒黑脂麻:取净黑脂麻,置锅内,用文火炒至有爆裂声,并有香气逸出时,取出放凉。

饮片性状 黑脂麻参见"药材"项;炒黑脂麻形如黑脂麻,微鼓起,外表黑色,有焦香气。

贮干燥容器内,炒黑芝麻密闭,置阴凉干燥处,防蛀。

【药性】 甘、平。归肝、脾、肾经。

1.《本经》:"味甘,平。"

2.《宝庆本草折衷》:"甘、苦、平,生寒,炒熟热。"

3.《饮膳正要》:"味甘,微寒。"

4.《品汇精要》:"味甘、酸、涩,性平缓。气之薄者,阳中之阴。"

5.《雷公炮制药性解》:"入肺、脾二经。"

6.《本草经疏》:"入足太阴,兼入足厥阴、少阴。"

7.《本草新编》:"入心、肾二经。"

8.《玉楸药解》:"入足厥阴肝、手阳明大肠经。"

【功用主治】 养血益精,润肠通便。主治肝肾精血不足的头晕耳鸣,腰酸腿软,须发早白,肌肤干燥,肠燥便秘,妇人乳少,痈疮湿疹,风癫病疡,小儿瘰疬,汤火伤、痔疮。

1.《本经》:"主伤中,虚羸,补五内,益气力,长肌肉,填脑髓。

久服轻身不老。"

2.《别录》:"坚筋骨,疗金疮、止痛及伤寒,温疟,大吐后虚热羸困,明耳目,耐饥渴,延年。"

3.《新修本草》:"生嚼涂小儿头疮及浸淫恶疮。"

4.《食性本草》:"疗妇人阴疮,初食利大小肠,久服即否,去珍留蕴。"

5.《日华子》:"补中益气,养五脏,治劳气,产后羸困。耐寒暑,止心惊,催生落胞,逐风湿[《纲目》作'湿']气、游风,头风。补肺气,润五脏,填精髓。细研涂发令长。"

6.《本草备要》:"益元阳,兴阴茎,最生津液,入口即生。"

7.《本经逢原》:"益脾滋肺,降心包之火,滋肝木之阴。"

8.《玉楸药解》:"补益精液,润肝肝,养血荣筋。疗语蹇、步迟、皮燥发枯、髓涸肉减、乳少、经阻诸证。医一切疮疡,败毒消肿,生肌长肉。杀虫,生秃发。"

9.《医林纂要》:"黑色者能滋肝,补肾,利大小肠,缓肝,明目,凉血,解热毒。赤褐者交心肾。"

【用法用量】 内服:煎汤,9~15 g;或入丸、散。外用:煎水洗浴或捣敷。

【宜忌】 便溏者慎服。

1.《冯氏锦囊》:"生者过寒,多食令冷疾及脾胃虚寒作泻者忌之。"

2.《得配本草》:"精滑、脾滑、牙疼、口渴四者禁用。"

【选方】 1. 治肝肾不足,时发目疾,皮肤燥涩,大便闭坚 桑叶(经霜者,去梗筋,晒枯)、黑芝麻(炒)等分。为末,采米饮捣丸(或炼蜜为丸)。(《医级》桑麻丸)

2. 治风虚湿痹,脚膝无力,筋挛急痛 巨胜(炒)三升,薏苡仁一升,生干地黄(切)半升。上以生绢袋盛,用酒二升浸,经三五宿,任性暖服之。(《食医心镜》巨胜酒)

3. 治风癫,能返白发为黑 巨胜子三升,白茯苓、甘菊花各等分,炼蜜丸如梧子大,每服三钱,清晨白汤下。(《医灯续焰》巨胜丸)

4. 治妇人乳少 脂麻炒研,入盐少许食之。(《纲目》引唐氏方)

5. 治大便燥结,胃实能食,小便热赤者 芝麻四两(研取汁)、杏仁四两(去皮、尖,研如泥)、大黄五两,山栀十两。上为末,炼蜜入麻汁,和丸桐子大,每服五十丸,食前白汤下。(《景岳全书》麻仁丸)

6. 治胎孕足月,过期不产 胡麻蒸熟,日服三合,干嚼化,白汤送下。不惟善能催生下胞平速,且无一切留难诸疾。(《方脉正宗》)

7. 治卒腰痛,连脚膝疼 胡麻(新者)三合,附子(炮裂,去皮脐)一两。上件药,熬胡麻令香,同捣罗为散,每于食前,以温酒调下二钱。

8. 治小儿天火丹,发遍身赤如绛色 油麻五分,生嚼鱼半斤。上药捣如泥,涂在丹上,燥复涂之。(7、8 方出自《圣惠方》)

9. 治疬疡风 油麻不拘多少(净择,生用)。上一味,取半合生细嚼,用热酒三合下之,每空心午时夜卧各一服,须加一合,服一百日疾愈。(《圣济总录》油麻散)

10. 治小儿瘰疬 脂麻(炒)、连翘(微炒)等分。共为末,频频食之。(《简便单方》)

11. 治痔疾 胡麻去皮,九蒸暴,白茯苓去皮,入少白蜜为美,杂胡麻食之甚美,如此服食多日,气力不衰而痔渐退。(《古今医统》茯苓面)

12. 治白癜风 黑芝麻油一大升,生地黄五六两,桃仁(去两仁、皮尖,熬)三十枚。上三味,先捣去油麻皮蒸之,日暴干,又蒸之,如此九度讫。又暴取干,捣令极碎。然后捣地黄、桃仁,罗之,即总相和,加少蜜令相著。一服一匙,日再服,和酒吃,空吃亦得,兼食诸肺肚妙。忌芜荑、热面、猪、蒜、油腻等。(《外台》引《广济方》)

13. 治大风癞疾　胡麻半斤，天麻二两，乳香三分(别研)。上三味，捣罗二味为细散，入乳香和匀。每服二钱匕，用荆芥、腊茶调下。慎房室、盐、酒一百日。(《圣济总录》胡麻续肌散)

【各家论述】 1.《本草汇言》："多服令人肠滑，缘体质多油故也，宜蒸熟食之良。生食者发痰生虫脱发，炒食者发热燥血。留心者，当斟酌行之，有不胜其用矣。"

2.《本草经疏》："气味和平，不寒不热，益脾胃，补肝肾之佳谷也。刘河间云：麻、木谷而治风，又云：治风先治血，血活则风去。胡麻入肝益血，故风药中不可阙也。"

3.《本草新编》："(乌芝麻)入肾经，并通任督之脉，功擅黑须。""凡黑须鬓之药，缺乌芝麻则不成功。盖诸药止能补肾，而不能通任督之络也，唇口之间，正任督之路，乌芝麻通任督，而又补肾，且其汁又黑，所以取效神也。但功力甚薄，非久服多服，益之以补精之味，未易奏功。或问，乌芝麻之黑须鬓，神农未书，本草不志，何吾子创言之乎？曰：乌芝麻之变白，予亲试而验；其有不验者，乃不慎色之故。余年四十早衰须髯半白，服乌芝麻重黑，后因变乱，不慎酒色复白。可见服乌芝麻，必须断欲，不可归咎乌芝麻之无效验。"

4.《冯氏锦囊》："甘寒而滑利，故主胞衣不下及利大肠，生者其气更寒，故能解毒凉血，摩疮肿，生秃发。"

5.《本草求真》："胡麻，本属润品，故书载能填精益髓。又属味甘，故书载能补血、暖脾、耐饥。凡因血枯而见二便艰涩，须发不乌，风湿内乘，发为疮疥，并小儿痘疹变黑归肾，见有燥象者，宜以甘缓滑利之味以投。"

5081 黑藁本 hēi gǎo běn (《全国中草药汇编》)

【异名】 蕨叶白芷(《滇南本草》整理本)，岩林、岩川芎、野川芎(《云南药用植物名录》)。

【基原】 为伞形科藁本属植物蕨叶藁本的根。

【原植物】 蕨叶藁本 *Ligusticum pteridophyllum* Franch.［*Ligusticopsis pteridophylla*（Franch.）Leute］

多年生草本，高 30～80 cm。根茎黑褐色，结节明显。圆柱形，中空，具细条纹。叶片轮廓卵形，二至三回羽状全裂，羽片 5～7 对，长圆状卵形，小羽片 3～5 对，卵形，末回裂片倒卵形至扇形，脉上及边缘略粗糙。复伞形花序顶生或腋生；花瓣白色，倒卵形；花柱基圆垫状，花柱 2，向下反曲。分生果椭圆形，背棱显著突起，侧棱扩大成翅；每棱槽内有油管 3，合生面油管 6；胚乳腹面平直。花期 8～9 月，果期 10 月。

蕨叶藁本

生于海拔 2 400～3 300 m 的林下、草坡、水沟边。分布于四川、云南等地。

【采收加工】 9～12 月采挖，晒干。

【药材】 黑藁本 *Ligustici Pteridophylli Radix*　产于云南。

性状　根肉质，有粗大分枝，表皮黑色，有特殊香气。

【成分】 根含细辛醚(asaricin)，丁香色原酮(eugenin)，去甲丁香色原酮(noreugenin)，香柑内酯(bergapten)，镰叶芹二醇(falcarindiol)，阿魏酸(ferulic acid)，棕榈酸(palmitic acid)，硬脂酸(stearic acid)，β-谷甾醇(β-sitosterol)和胡萝卜苷(daucos terol)。

【药理】 镇痛、抗凝作用　黑藁本具有麻醉镇痛作用，对实验动物具有一定的抗凝血作用。

【药性】《全国中草药汇编》："辛，温。"

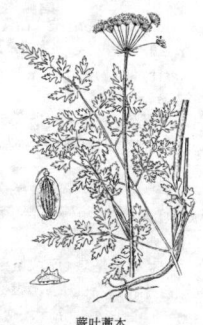

【功用主治】《全国中草药汇编》："散寒止痛。主治风寒感冒，头痛，偏头痛，神经性头痛，胃寒痛，肌肉关节痛。"

【用法用量】 内服：煎汤，6～15 g；或泡酒。外用：研粉敷。

【选方】 1. 治感冒　岩林研粉，每取 3～6 g，开水送服。

2. 治头痛，偏头痛　岩林 9～15 g，水煎服；或岩林 6 g，防风 9 g，细辛 2 g，川芎 6 g，甘草 3 g，水煎服。

3. 治肌肉痛　岩林研粉 30 g，炖肉 90 g。分 3 次服。

4. 治胃寒气痛　岩林研粉 3 g，开水送服，日服 2 次。(1～4 方出自《玉溪本草》)

5082 黑鳗藤 hēi màn téng (《浙南本草选编》)

【异名】 白地牛(《浙南本草选编》)，白山消(《湖南省中药资源名录》)。

【基原】 为萝藦科黑鳗藤属植物黑鳗藤的根。

【原植物】 黑鳗藤 *Stephanotis mucronata*（Blanco）Merr.［*Apocynum mucronatum* Blanco］　又名：华千金子藤(《广西植物名录》)。

藤状灌木，长达 10 m。枝被短柔毛，茎被 2 列柔毛。叶对生，纸质；柄长 2～3 cm，被短柔毛，先端具丛生腺体；叶片卵形或长圆形；侧脉扁平，叶缘前网结。假伞形花序腋生或腋外生，通常着花 2～4 朵；花萼 5 裂；花冠白色，高脚碟状，含有紫色液汁；副花冠 5 片；花药先端有长膜片；花粉块每室 1 个，直立；子房心皮离生，花柱短，柱头膨大，基部五角形。蓇葖果长披针形。种子长圆形，先端具长白色绢质种毛。花期 5～6 月，果期 9～10 月。

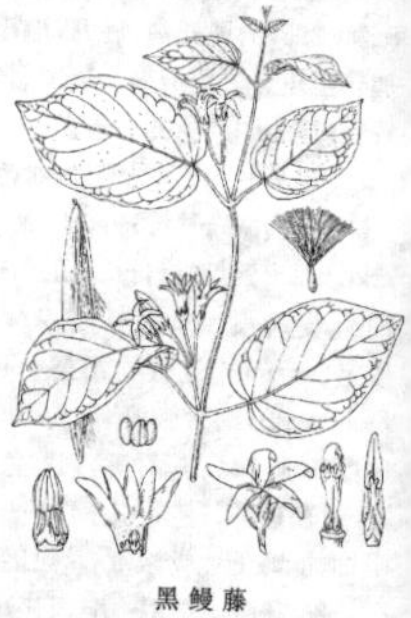

黑鳗藤

生于海拔 500 m 以下的山地疏密林中，攀缘于大树上。分布于浙江、福建、湖南、广东、广西、四川、贵州、台湾等地。

【采收加工】 7～9 月采挖，扎把阴干，用时切片。

【成分】 根含生物碱、酚类物质、甾醇。

【药性】《浙江药用植物志》："微苦，温。"

【功用主治】《浙江药用植物志》："祛风湿，通经络。主治风湿痹痛，腰肌劳损，腰部扭伤。"

【用法用量】 内服：煎汤，15～30 g。

【选方】 1. 治风湿性关节炎　黑鳗藤 30 g，或配八角枫(须根 1.5 g，重者 3 g)、忍冬藤(适量)。水煎服(宜煎 1 小时以上)，或加猪蹄同煮，吃肉喝汤。

2. 治腰肌劳损　黑鳗藤、五加根、串珠虎刺根(茜草科)、锦鸡儿各 30 g。煎汤代水，加猪精肉 120 g 煨熟，红糖调服。(1、2 方出自《浙南本草新编》)

5083 黑大豆叶 hēi dà dòu yè (《纲目》)

【异名】 大豆叶(《千金方》)，黑豆叶(《广利方》)。

【基原】 为豆科大豆属植物大豆的叶。

【原植物】 参见"黑大豆"条。

【采收加工】 5～6 月采叶，鲜用或晒干。

【功用主治】 利尿通淋，凉血解毒。主治热淋，血淋，蛇咬伤。

1.《纲目》："捣敷蛇咬，频易即瘥。"

2.《四川中药志》1982 年版："解毒，利尿，止血。"

【用法用量】 内服：煎汤，鲜品 15～30 g。外用：鲜品捣敷。

【选方】 1. 治血淋　水四升，煮大豆叶一把，取二升。顿服之。(《千金方》)

2. 治蛇咬　黑豆叶锉，杵，敷之，日三易，良。《广利方》

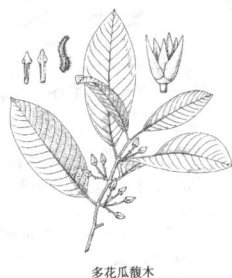

多花瓜馥木

5084 黑大豆皮 hēi dà dòu pí 《纲目》

【异名】黑豆衣《江苏植物药材志》，黑豆皮《山东中草药手册》，稆豆衣《安徽中草药》。

【基原】为豆科植物大豆黑色的种皮。

【原植物】参见"黑大豆"条。

【采收加工】将黑大豆用清水浸泡，待发芽后，搓下种皮晒干；或取做豆腐时剩下的种皮晒干，贮藏于干燥处。

【药材】黑大豆皮 Glycines Macis Testa　全国大部分地区均产。

性状　本品呈不规则卷曲的碎片，厚约 0.1 mm。外表面黑色光滑，微具光泽，有的碎片可见色稍淡椭圆形的种脐；内表面浅灰黄色至浅灰棕色，平滑。气微，味淡。

鉴别　粉末特征：灰褐色。种皮栅状细胞成片，表面观多角形，侧面观长柱形，长 37～102 μm，直径 8～10 μm，内含红棕色物。种皮支持细胞单个散在或数个并列，两端膨大，侧面观呈骨状哑铃形，长 26～170 μm，缢缩处直径 12～26 μm。星状细胞呈星芒状或不规则形，有分枝状突起，壁厚，胞腔内含红棕色物。可见草酸钙方晶。

【成分】　含矢车菊素（chrysanthemin），飞燕草素-3-葡萄糖苷（delphinidin-3-monoglucoside），乙酰丙酸（levulinic acid），果胶及各种糖类。

【药性】　甘，凉。归肝、肾经。

1.《饮片新参》："微甘，凉。"

2.《山东中草药手册》："甘，平。"

【功用主治】　养阴平肝，祛风解毒。主治眩晕，头痛，阴虚烦热，盗汗，风痹，湿毒，痈疮。

1.《纲目》："生用；疗痘疮目翳。嚼烂，敷小儿尿疮灰。"

2.《随息居饮食谱》："止盗汗。"

3.《饮片新参》："清脑，疏风热，治头痛。"

4.《现代实用中药》："为清凉性滋养强壮药，有解毒利尿作用。"

5.《安徽中草药》："养阴，祛风明目。"

【用法用量】　内服：煎汤，6～15 g。外用：捣敷。

【选方】　1. 治阴虚头晕眼花　稆豆衣 9 g，生地 12 g，枸杞子、菊花各 9 g。水煎服。《安徽中草药》

2. 治痈肿　黑豆衣 15 g，金银花 30 g，连翘 15 g，蒲公英 30 g。水煎服。《山东中草药手册》

5085 黑大豆花 hēi dà dòu huā 《纲目》

【基原】　为豆科植物大豆的花。

【原植物】　参见"黑大豆"条。

【采收加工】　6～7月开花时采收，晒干。

【功用主治】　《纲目》："治目翳膜。"

【用法用量】　内服：煎汤，3～9 g。

5086 黑皮跌打 hēi pí diē dǎ 《云南思茅中草药选》

【异名】　通气香、大力丸《云南思茅中草药选》，牛耳风《广西本草选编》，黑风藤《中华人民共和国药典》，拉藤公、雷公根、石拢藤、牛利藤《新华本草纲要》。

【基原】　为番荔枝科瓜馥木属植物多花瓜馥木的根和藤茎。

【原植物】　多花瓜馥木 Fissistigma polyanthum（Hook. f. et Thoms.）Merr. [Melodorum polyanthum Hook. f. et Thoms.]

攀缘灌木，长可达 8 m。根黑色，有香气。枝条灰黑色或褐色，有凸起的皮孔。叶互生；叶片长圆状或倒卵状长圆形，近革质，下面被短柔毛。花蕾圆锥状；花小，通常 3～7 朵集成密布花序，被

黄色柔毛；萼片 3，阔三角形；花瓣 6，2 轮，外轮花瓣卵状长圆形；雄蕊多数；心皮多数，各有胚珠 4～6 颗，2 排，柱头全缘。果球形，被黄色短柔毛。种子扁椭圆形，红褐色，光亮。花期几乎全年。

生于山谷、路旁林下或溪边潮湿疏林中。分广东、广西、海南、贵州、云南及西藏等地。

【采收加工】　全年均可采收，鲜用，或切段，阴干。

【药材】　黑皮跌打 Fissistigmae Polyanthi Radix et Caulis 产于广东、海南、广西、贵州、云南等地。

性状　根圆柱形，直或弯曲，直径 0.5～2 cm。表面棕黑色，具纵皱纹，有点状细根痕。质硬，断面皮部浅棕色，木部浅黄棕色，有细密放射状纹理和小孔。气微香味，味淡。茎圆柱形，有分枝，直径 0.5～2 cm。表面暗棕红色，具细密纵皱纹，皮孔众多，点状，深黄褐色。质硬，断面中央有髓。气微，味微涩。

鉴别　(1) 根横切面：木栓层为 2 至数列黄棕色木栓细胞。韧皮部外侧有石细胞分布，石细胞淡黄色，单个散在或数个切向相连。韧皮纤维与韧皮薄壁组织相间排列，韧皮射线漏斗状。形成层明显。木质部导管单个散在或数个纵向相连。射线细胞含淀粉粒。

(2) 取本品粉末 2 g，加氨性氯仿浸泡 24 小时，过滤。氯仿液浓缩至干，用 0.1% 硫酸溶解，滴加改良碘化铋钾试剂，产生红棕色沉淀（检查生物碱）。

【药性】　辛，温。

1.《广西本草选编》："味辛、微涩。"

2.《全国中草药汇编》："甘，温。"

【功用主治】　祛风湿，强筋骨，活血调经。主治小儿麻痹后遗症，风湿性关节炎，类风湿关节炎，跌打肿痛，月经不调。

1.《广西本草选编》："祛风湿，强筋骨，活血，消肿。主治小儿麻痹后遗症，乙脑后遗症，风湿关节痛，面神经麻痹，神经痛，静脉曲张。"

2.《全国中草药汇编》："祛风湿，通经络，活血调经。用于风湿性关节炎，类风湿关节炎，月经不调，跌打损伤。"

3.《广西民族药简编》："根，水煎服，用于绝育。"

【用法用量】　内服：煎汤，10～15 g；或浸酒。

【宜忌】　孕妇禁服。

5087 黑沙蒿子 hēi shā hāo zǐ 《内蒙古中草药》

【基原】　为菊科蒿属植物黑沙蒿的种子。

【原植物】　参见"黑沙蒿"条。

【采收加工】　9～10 月果实成熟后，打下种子，晒干。

【功用主治】　利尿。主治小便不利。

【用法用量】　内服：煎汤，10～15 g。

【选方】　治尿闭　黑沙蒿子 15 g。水煎，冲红糖 9～15 g，温服。《内蒙古中草药》

5088 黑沙蒿根 hēi shā hāo gēn 《内蒙古中草药》

【基原】　为菊科蒿属植物黑沙蒿的根。

【原植物】　参见"黑沙蒿"条。

【采收加工】　9～10月采挖，鲜用或晒干。

【功用主治】　《内蒙古中草药》："止血。治鼻衄、吐血，功能性子宫出血。"

【用法用量】 内服：煎汤，5～10 g。外用：鲜根折断嗅气。

【选方】 1. 治鼻衄 鲜黑沙蒿根，去外皮，折断用鼻嗅之（如嗅之过久，能引起鼻腔肿胀）。

2. 治休克晕倒 用鲜根闻之即能苏醒。（1、2方出自《沙漠地区药用植物》）

5089 黑果小檗 hēi guǒ xiǎo bò 《新疆中草药手册》

【异名】 刺黄柏（《新疆中草药手册》），小檗（《新疆药用植物志》）。

【基原】 为小檗科小檗属植物黑果小檗的根皮和茎皮。

【原植物】 黑果小檗 Berberis heteropoda Schneid.

落叶灌木，高1～2 m。

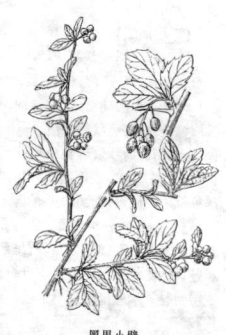

黑果小檗

直立，基部多分枝，老枝灰色，具刺单一或 3 分叉，暗褐色，嫩枝褐色。叶簇生，革质；叶片卵圆形、倒卵形或椭圆形，上面绿色，下面黄绿色，叶脉模糊。总状花序稀疏，具花3～9朵；花黄色；苞片披针形；萼片宽卵形，淡红色；花瓣6，基部具 2 个圆形腺体；雄蕊6；子房筒状，花柱先端盘状，胚珠 6。浆果球形或广椭圆形，紫黑色，被一层灰粉。种子5～6 颗，多被纵纹。花期5～6月，果期7～8月。

生于海拔1 000～1 500 m的山坡及灌木丛中，平原河滩地上也有生长。分布于新疆。

本植物的叶（刺黄柏叶）、果实（山李子）亦供药用，另设专条。

【采收加工】 春、秋季采收，剥取皮部，晒干。

【成分】 茎皮含小檗碱（berberine），小檗胺（berbamine），掌叶防己碱（palmatine），药根碱（jatrorrhizine）。

【性味】 《新疆中草药》：“苦、寒。”

【功用主治】 清热湿热，泻火解毒。主治湿热痢疾，目赤肿痛，口疮，湿疹。

《新疆中草药》：“清热燥湿，泻火解毒。”

【用法用量】 内服：煎汤，3～9 g。外用：煎水熏洗或含漱。

【选方】 1. 治痢疾便血 刺黄柏、赤芍、土木香各 9 g，唇香草 6 g。水煎服。

2. 治风火目痛，口腔炎 刺黄柏 4 份，唇香草 1 份。煎成20%的水溶液，洗眼或含漱用。

3. 治湿疹 刺黄柏、小茴香、苍耳子各等分。水煎，洗患处。（1～3方出自《新疆中草药》）

5090 黑面防己 hēi miàn fáng jǐ 《新华本草纲要》

【异名】 假通城虎、假大薯（《广西中药志》），鬼灯笼（《广西药用植物名录》），麻疯龙、暗消（《全国中草药汇编》），藤子防己、小提萝、大暗消（《新华本草纲要》）。

【基原】 为马兜铃科马兜铃属植物耳叶马兜铃的根。

【原植物】 耳叶马兜铃 Aristolochia tagala Champ. 又名：卵叶马兜铃（《中国高等植物图鉴》）。

草质藤本。根圆柱形。茎于后有明显浅槽纹。叶互生；柄长2.5～4 cm；叶片卵状心形或长圆状披针形，两端短尖，全缘，基出脉 5 条。总状花序腋生，有花2～3 朵；小苞片状披针形，稍被短柔毛，花药贴生于合蕊柱上；子房圆柱形，6 棱；合蕊柱先端 6 裂。蒴果倒卵状球形至长圆状倒卵形，具平行纵棱，果梗下垂，常随果分裂成 6 条。种子近心形或钝三角形，密布疣点，边缘具浅褐色膜质翅。花

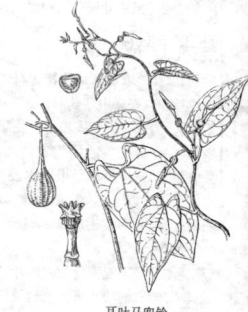

耳叶马兜铃

期 5～8 月，果期 10～12月。

生于阔叶林中或林缘。分布于广东、广西、云南、台湾等地。

【采收加工】 9～11月采挖，切片，晒干。

【药材】 黑面防己 Aristolochiae Tagalae Radix 主产于广东、广西、云南。

性状 根圆柱形，略弯曲，直径 0.5～3 cm。表面黑褐色，有纵向皱纹，偶有横裂。质硬，横断面白色，皮部有棕色小点，导管孔径大。气微，味微辛。

薹别 根横切面：栓内层有石细胞2～10 个成群断续排列成环，石细胞一类长圆形，长径28～112 μm，一类类圆形，直径15～70 μm。韧皮部有分泌细胞散在，类方形或长方形，长径25～60 μm，短径20～28 μm，内含棕色分泌物。木质部束2～50 个放射状排列，导管直径20～320 μm。粗射中央有石细胞群。

【成分】 根含马兜铃酸（aristolochic acid）A，木兰花碱（magnoflorine）和挥发油。马兜铃总酸性成分含量为 0.29%，此外还含有尿囊素（allantoin），马兜铃酸（aristolochic acid）C,7-羟基马兜铃酸（7-hydroxyaristolochic acid）A 和 4, 7-二甲基-6-甲氧基四氢萘酮（4, 7-dimethyl-6-methoxy-1-tetralone）。

【性味】 《广西中药志》：“味微苦、辛，性凉，无毒。入肺、心二经。”

【功用主治】 清热解毒，除湿止痛。主治疮疡肿痛，瘰疬，风湿性关节痛，胃痛，湿热淋症，水肿，痈疾，肝炎，蛇咬伤。

1. 《广西中药志》：“清热解毒。治无名肿毒、瘰疬、疔疮、疮疡及蛇虫咬伤。武鸣县民间以根治痢疾、种子治喉炎。”

2. 《全国中草药汇编》：“利水，除湿，止痛，消炎。主治泌尿道感染、水肿、风湿性关节痛、胃溃疡。”

3. 南药《中草药学》：“截疟。”

【用法用量】 内服：煎汤，6～15 g；研末，每次 0.3～1.5 g，每日 2～3次。外用：研末撒或调敷。

【选方】 1. 治各种疼痛 黑面防己研末，每次 0.3～1.5 g，每日 1～3次；也可适量撒患处。

2. 治疟疾 黑面防己 9～15 g，水煎服。（1、2方出自南药《中草药学》）

5091 黑面神根 hēi miàn shén gēn 《生草药性备要》

【异名】 黑面叶根（《岭南草药志》），青凡木根（《广西中草药》）。

【基原】 为大戟科黑面神属植物黑面神的根。

【原植物】 参见“黑面叶”条。

【采收加工】 全年均可采收，切片，晒干。

【药材】 黑面神根 Breyniae Fruticosae Radix 产于浙江、福建、广东、广西等地。

性状 根呈圆柱状，稍弯曲，有支根，长 15～20 cm，直径0.5～1.5 cm，灰褐色，有纵纹及横长皮孔样的突起。质硬不易折断，断面皮薄，棕褐色，木部淡黄色。小枝圆柱形，长20～30 cm，直径1～3 mm，棕褐色，表面有纵棱及小沟，并可见突起的横长小皮孔。质脆易折断，断面皮薄，棕褐色，木部黄白色，髓部中空。气无，味微苦。

薹别 根横切面：木栓层为 4～10 余列细胞。皮层较窄，皮层及韧皮部的薄壁细胞含有草酸钙簇晶。形成层不明显。木质部

导管多单个成不规则放射状排列,射线有 1～2 列细胞,有的呈切向延长,有的具纹孔。近茎处root的中柱鞘纤维束断续排列成环,有髓。

粉末特征:灰褐色。木纤维壁较薄,直径 15～22 μm。具缘纹孔导管直径 26～65 μm。簇晶直径 14～22 μm。

【药性】 苦,寒。有毒。

1.《本草求原》:"辛,大寒。"

2. 广州部队《常用中草药手册》:"微苦,凉。"

【功用主治】 祛风,解毒,散瘀,止痛。主治乳蛾,咽喉,漆疮,鹤膝风,杨梅疮,产后腹痛,崩漏。

1.《本草求原》:"浸酒,祛风壮筋骨。""散皮肤头面热毒,解中百药毒,酒筑饮治杨梅疮毒。"

2.《广西中药志》:"散瘀消肿,洗疮,治漆疮。"

3.《广西本草选编》:"治急性胃肠炎,扁桃体炎,产后子宫缩痛,功能性子宫出血。"

4.《福建药物志》:"治白浊,跌打损伤。"

【用法用量】 内服:煎汤,4.5～9 g;或浸酒。外用:煎水洗;或捣敷。

【宜忌】 内服不宜过量、久服。孕妇禁服。

《浙江药用植物志》:"孕妇忌服。黑骨神根有毒。内服过量可引起中毒性肝炎。中毒症状主要为头晕,周身不适,呕吐,肝脏部大并有压痛,严重者则精神委靡不振,出现黄疸,甚至肝昏迷等现象。解救方法:以甘草 60 g 煎水代茶饮,对症疗治。"

【选方】 1. 治扁桃体炎,咽喉炎 黑面叶根 15～30 g。水煎服。(广州部队《常用中草药手册》)

2. 治白浊 黑面叶根 30 g。煎水冲蜜糖服。《岭南草药志》

3. 治鹤膝风 青凡木根 120 g,松节 30 g。浸好酒 1 000 g。每日服 2 次,每次服 15～30 g。同时用药酒擦患处。《广西中草药》

4. 治产后子宫收缩疼痛 黑面神根 15 g。水煎服。《浙江药用植物志》

5092 黑骨走马 _{hēi gǔ zǒu mǎ}《全国中草药汇编》

【异名】 黑骨梢,山萝卜《广西药用植物名录》)。

【基原】 为茶茱萸科须蕊木属植物粗丝木的根。

【原植物】 粗丝木 Gomphandra tetrandra（Wall. et Roxb.）Sleum [Lasianthera tetrandra Wall. et Roxb.;G. hainanensis Merr.] 又名:毛蕊木《中国树木分类学》),海南粗丝木《海南植物志》)。

灌木或小乔木,高 2～10 m。树皮灰色,嫩枝绿色,当年生枝具疏柔毛,后无毛。叶互生,柄长 0.5～1.5 cm;叶纸质,狭披针形、长椭圆形或阔椭圆形,全缘,侧脉 6～8 对,网脉不明显。雌雄异株,聚伞花序与叶对生;雄花黄白色或淡绿色,5 数,花萼钟形,花瓣狭披片近三角形;雄蕊 4～5,花丝长于花冠;雌花黄白色;花冠钟形,花瓣裂

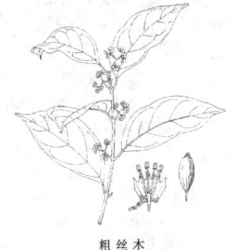

粗丝木

片长三角形,子房圆柱状,柱头小。核果椭圆形,成熟时白色,浆状干后有明显纵棱,果序略被短柔毛。花、果期全年。

生于海拔 500～2 200 m 的疏、密林中,石灰岩山林内及路旁灌丛、林缘、沟边。分布于广东、广西、海南、贵州、云南等地。

【采收加工】 全年均可采挖,切片,晒干。

【药性】《全国中草药汇编》:"甘,苦,平。"

【功用主治】《全国中草药汇编》:"清热利湿,解毒。主治骨髓炎,急性胃肠炎。"

【用法用量】 内服:煎汤,9～15 g。外用:研粉调敷。

【选方】 1. 治急性胃肠炎 (黑骨走马)根 9～15 g,水煎服;或研粉,每次 3 g,开水送服。

2. 治骨髓炎 (黑骨走马)根研粉,与硫黄粉、酒饼粉各适量,同凡士林调成软膏。敷患处。(1、2 方出自《全国中草药汇编》)

5093 黑种草子 _{hēi zhǒng cǎo zǐ}（叶三多《生药学》)

【基原】 为毛茛科黑种草属植物腺毛黑种草的种子。

【原植物】 腺毛黑种草 Nigella glandulifera Freyn et Sint. 又名:瘤果黑种草《中华人民共和国药典》)。

一年生草本,高 35～50 cm。茎直立,具纵棱,被短腺毛和短柔毛,上部分枝。叶互生,二回羽状复叶;中部叶具短柄;叶片轮廓卵形,近对生,上面无毛,下面疏被短腺毛。花两性,单生枝端;萼片 5,花瓣状,白色或带蓝色,卵形;花瓣小,有短爪,唇形;雄蕊多数,花药椭圆形,花丝丝状;心皮 5,基部合生至花柱基部,花柱与子房等长。蒴果具圆形鳞状突起。种子多数,三棱形,有横皱纹。花期 6～7 月,果期 8 月。

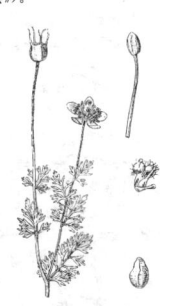

腺毛黑种草

云南、西藏、新疆有栽培。

本植物的全草(黑种草)亦供药用,另设专条。

【栽培】 生物学特性 喜温暖和阳光充足的环境。土壤以肥沃疏松的砂质壤土为宜。种子耐贮藏。

繁殖方法 种子繁殖。3～4 月播种,条播,行距 30～40 cm,将土地整平耙细后,开浅沟,深 2～3 cm,将种子均匀撒入沟内,然后覆土压实,播后 12～15 日出苗。

田间管理 当苗高 5～7 cm 时进行间苗,株距 15～20 cm,生长期间要经常除草、松土和浇水。7 月结果期间,需追肥 1 次,施尿素,并追磷酸钙,以提高种子产量。

【采收加工】 8 月初当大部分蒴果由绿变黄时收割。如收获过晚,种子散落,减少产量。收后晒干,碾去果壳,取种子簸去杂质,存冷凉处。

【药材】 黑种草子 Nigellae Semen 产于新疆。

性状 种子呈三棱状卵形,长 2.5～3 mm,宽约 1.5 mm。表面黑色,粗糙,顶端较狭而尖,下端钝圆,有不规则的突起。质坚硬,断面灰白色,有油性。气微香,味辛。

鉴别 种子横切面:种皮表皮细胞 1 列,大小不一,类长方形或不规则长圆形,多向外突出,外壁多向外突起呈乳突状或延伸似非腺毛状,壁稍厚,暗棕色;角质层较薄,隐约可见细密颗粒状纹理。种皮薄壁细胞 3～4 列,长方形或不规则形,略切向延长;内表皮细胞 1 列,扁形,棕色。外胚乳为 1 列长方形细胞,径向延长,有时呈颓废状;内胚乳细胞多角形,充满油滴和糊粉粒。子叶细胞多角形或类圆形,最外 1 层略径向延长,充满糊粉粒和脂肪油。

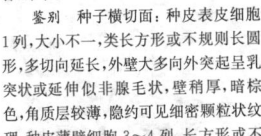

粉末特征:灰黑色。种皮表皮细胞暗棕色,表面观类多角形,大小不一,外壁拱起或呈乳突状。种皮内表皮细胞棕色,表面观长方形、类方形或类多角形,垂周壁连珠状增厚,平周壁有细密网状

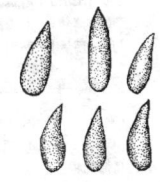

黑种草子
(种子)外形

纹理。胚乳细胞多角形，内含油滴和糊粉粒。

【药理】 1. 抗肿瘤作用　黑种草子提取物 100 mg/kg 局部给药，可延迟二甲基苯并蒽(DMBA)所致的小鼠皮肤乳头状癌的发生并使癌肿发生数减少。其水提物能抑制 20-甲基胆蒽(MCA)所致的小鼠软组织瘤的发生。皮下注射 MCA 后，腹腔注射该药，给药组肿瘤的发生率仅为对照组的 33.3%。

2. 对肝酶浓度的影响　黑种草子水提物给 SD 雄性大鼠口服 14 日，可使血浆中丙氨酸氨基转移酶等浓度增高。

3. 抑制血小板聚集和体外血栓形成　黑种草子油 0.25、0.5 g/kg能明显抑制 ADP、胶原诱导的大鼠血小板聚集，0.5、1 g/kg能抑制大鼠体外血栓长度，1 g/kg 能减轻大鼠体外血栓重量。

4. 其他作用　本品能降低三酰甘油。黑种草子油具有抗病原微生物和驱蛔虫作用。此外，其提取物有防止 cisplatin 引起的小鼠血红蛋白水平下降和白细胞数减少。

【药性】 辛，温。

1.《新疆中草药》：“甘、辛、温。”

2.《全国中草药汇编》：“辛，热。”

【功用主治】 活血利尿，补肾健脑。主治月经不调，经闭，水肿，尿路结石，头晕耳鸣，须发早白。

1.《新疆中草药手册》：“散寒，通经，活血健脑。”

2.《维吾尔药志》：“补脑行，止喘咳，下乳通经，利尿。用于胸闷气促，咳嗽气喘，头昏，浮肿，经闭，少乳；长期服用可使白发变乌。”

3.《新疆维药植物志》：“能通经活血，祛风止痛，解毒利尿。拌醋吃，可灯虫；拌蜜吃，可治气喘。”

4.《全国中草药汇编》：“主治尿道结石，肾结石，耳鸣，乳汁缺少，闭经，白癜风，疮疥。”

【用法用量】 内服：煎汤，6~15 g。外用：捣敷或研末撒。

【宜忌】 孕妇及热证患者禁服。

【选方】 1. 治月经不调，闭经　黑种草子 15 g，小茴香 6 g，赤芍 9 g。水煎服。(《新疆中草药》)

2. 治痰瘀患者，舌部麻木　黑种草子、硇砂、姜、黑胡椒、荜茇、芥子、硼砂、牛至、墨盐各等量。粉碎成细粉，过罗，混匀。适量撒于舌部，每日 2~3 次。(《维吾尔药志》)

5094 黑塔子叶 hēi tǎ zi yè 《重庆草药》

【基原】 为柿科柿树属植物乌柿的叶。

【原植物】 参见“黑塔子根”条。

【采收加工】 7~10 月采叶，鲜用或晒干研粉。

【功用主治】 解毒，散结。主治疮疖，汤火烫伤。

《重庆草药》：“治冷结子疮，鱼口，汤火烫伤。”

【用法用量】 外用：干叶打粉调敷或鲜叶捣敷。

5095 黑塔子根 hēi tǎ zi gēn 《四川中药志》

【异名】 油柿根(《分类草药性》)。

【原植物】 为柿科柿树属植物乌柿的根。

【原植物】 乌柿 Diospyros cathayensis Steward

常绿或半常绿小乔木，高达 10 m。多分枝，具刺；枝圆筒形，深褐色至黑褐色，散生近圆形小皮孔。叶互生；柄长 2~4 mm，有微柔毛；叶薄革质，长圆状披针形；中脉上面稍凸起，下面突起；侧脉纤细，每边 5~8 条。花雌雄

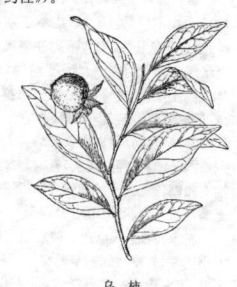

乌柿

异株；雄花生聚伞花序上，花萼 4 深裂，裂片三角形；花冠壶状；雄蕊 16，分成 8 对；雌花单生，白色，芳香，花冠壶形，子房球形，花柱无毛，柱头 6 浅裂。浆果球形，嫩时绿色，熟时黄色；种子褐色，侧扁。花期 4~5 月，果期 8~10 月。

生于海拔 600~1 500 m 的山地、河谷及山谷林中。分布于西南及浙江、安徽、湖北、湖南等地。

本植物的叶(黑塔子叶)亦供药用，另设专条。

【采收加工】 9~11 月采挖，切片晒干。

【药材】 黑塔子根 Diospyrotis Cathayensis Radix　产于福建等地。

性状　根呈圆柱形或长条形，有的略弯曲，长 30~40 cm，直径 1~2 cm，有的数股分叉。表面黑褐色，细腻，皮薄，内心坚硬，黄白色。气微，味略涩。

【药性】《四川中药志》1960 年版：“性微寒，味苦、涩，无毒。”

【功用主治】 清热凉血，行气利水。主治肺热咳嗽，肠风，水臌腹胀。

1.《四川中药志》1960 年版：“除湿利水消肿。治丹田臌胀，牙痛及痔疮。”

2.《重庆草药》：“治肠风下血，肺热咳嗽。”

【用法用量】 内服：煎汤，15~30 g。

【选方】 1. 治肠风下血　黑塔子根 120 g，牛奶子根 60 g，落地金钱 60 g，葛菌 60 g。炖猪大肠服。(《重庆草药》)

2. 治内外痔疮　黑塔子根、牛奶子根。炖猪大肠服。(《四川中药志》1960 年版)

5096 黑鹅脚板 hēi é jiǎo bǎn 《四川常用中草药》

【异名】 干小黑药(《红河中草药》)。

【基原】 为伞形科变豆菜属植物直刺变豆菜的根或全草。

【原植物】 直刺变豆菜 Sanicula orthacantha S. Moore

多年生草本，高 10~50 cm。根茎短、粗，支根多。茎直立。叶基生，柄长 5~26 cm，基部有阔膜质鞘；叶片心形或心状五角形，边缘有不规则的锯齿或刺毛状齿；茎生叶略小，掌状 3 全裂。伞形花序具 2~3 分枝；总苞片 3~5，钻形；伞辐 3~8；小伞形花序有花 6~7；萼齿窄线形或刺毛状；花瓣白色、淡蓝色或紫红色，倒卵形；花柱长，向外反曲。双悬果卵形，表面有短直的刺数；分生果横剖面略呈圆形，油管不明显。花、果期 4~9 月。

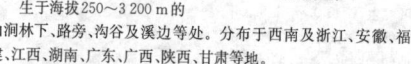

直刺变豆菜

生于海拔 250~3 200 m 的山涧林下、路旁、沟谷及溪边等处。分布于西南及浙江、安徽、福建、江西、湖南、广东、广西、陕西、甘肃等地。

【采收加工】 4~8 月采收，鲜用或晒干。

【药性】 苦，辛，凉。入肺、肝经。

1.《四川常用中草药》：“性温，味苦。”

2.《湖南药物志》：“微辛、甘，平。”

【功用主治】 清热解毒，活血通络。主治麻疹，咳嗽，头痛，疮疖肿毒，风湿痹痛。

1.《四川常用中草药》：“清热解毒。治疹后热毒未尽，耳热瘙痒。”

2.《湖南药物志》：“治偏头痛，疮疖肿毒。”

【用法用量】 内服：煎汤，6~15 g；或泡酒。外用：捣敷。

【选方】 1. 治病后体虚，肺结核　干小黑药根 15 g。炖鸡

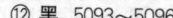

吃。(《红河中草药》)

2. 治偏头痛 （直刺变豆菜）鲜根或叶捣烂，敷太阳穴5分钟。久则起泡，可用开水兑茶叶捣烂敷泡上。

3. 治疮疖肿毒 （直刺变豆菜）鲜根或叶配旋覆花根、一支黄花，捣烂敷约5分钟。(2、3出自《湖南药物志》)

5097 黑心虎耳草 ^{hēi xīn hǔ ěr cǎo}《甘肃中草药手册》

【异名】 大柱头虎耳草《中国中药资源志要》。

【基原】 为虎耳草科虎耳草属植物黑蕊虎耳草的全草。

【原植物】 黑蕊虎耳草 *Saxifraga melanocentra* Franch.

多年生草本，高9～22 cm。根茎短。茎直立，疏被白色卷曲腺柔毛。叶基生，柄长0.7～3.6 cm，疏被柔毛，叶片卵形或菱状卵形，边缘具不规则锯齿和腺睫毛，脉不明显。聚伞花序呈伞房状，其花2～17朵；稀单花；萼片5；三角形；花瓣5，通常白色，基部具2黄色斑点，或基部红色至紫红色，阔卵形至卵形；雄蕊10，花丝黑色，花丝钻形；花盘环形；雌蕊心皮2，黑紫色，子房近上位。蒴果。种子多数。花、果期7～9月。

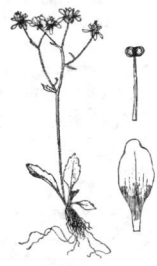

黑蕊虎耳草

生于海拔3 500～5 500 m的高山灌丛、草甸和岩石隙。分布于四川、云南、西藏、陕西、甘肃、青海等地。

【采收加工】 7～9月采收，阴干。

【药材】 黑心虎耳草 *Saxifragae Melanocentrae Herba* 主产于陕西、青海等地。

性状 全草皱缩。有短的根茎，浅黑褐色，生有多数须根。叶片多破碎，基生，完整叶片卵形或菱状卵形，灰色或褐色，长1～2.8 cm，宽0.7～1.7 cm，边缘有不规则锯齿，两面无毛。叶柄长1.5～2.5 cm，基部呈鞘状。花葶较长，疏生短柔毛；圆锥花序呈伞房状，密生弯曲的短柔毛。花类白色，基部具棕色或紫色斑。气微，味甘、微苦。

【药性】 甘、苦，寒。

1.《甘肃中草药手册》:"甘、苦，寒。"

2.《青藏高原药物图鉴》:"甘、温，无毒。"

【功用主治】 清热利湿，活血消肿。主治湿热黄疸，带下，跌打损伤，咳血，目赤肿痛，痈肿疮毒。

1.《甘肃中草药手册》:"主治湿热黄疸，赤白带下，跌打损伤，咳嗽吐血，痈肿疮毒等症。"

2.《青藏高原药物图鉴》:"补血，散瘀。治眼病。"

【用法用量】 内服：煎汤，6～9 g；或研末。

【选方】 1. 治黄疸 黑心虎耳草、茵陈各等分。研末内服，每次3 g，每日2次。

2. 治湿热疮毒 黑心虎耳草、龙胆草各9 g。水煎服。(1、2方出自《甘肃中草药手册》)

5098 黑腺珍珠菜 ^{hēi xiàn zhēn zhū cài}《浙江药用植物志》

【异名】 满天星《江苏南部种子植物手册》。

【基原】 为报春花科珍珠菜属植物黑腺珍珠菜的全草。

【原植物】 黑腺珍珠菜 *Lysimachia heterogenea* Klatt [*L. paludicola* Hemsl.]

多年生草本。高40～80 cm，全株无毛。茎直立，具有狭翅和黑色腺点。基生叶匙形；茎生叶4棱形，四棱形，无柄；叶片披针形或线状披针形，稀少长圆状披针形，两面密生黑色粒状腺点。总状花序生于茎端和枝端；花冠白色，裂片卵状长圆形；雄蕊5，花丝

贴生至花冠的中部；子房无毛，上位，1室，柱头膨大。蒴果球形。种子黑紫色。花期5～7月，果期8～10月。

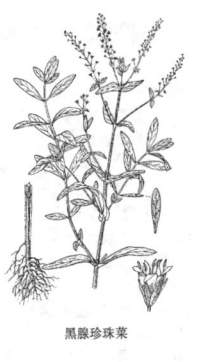

黑腺珍珠菜

生于海拔200～900 m的水沟边、田塍边及湿地、草丛中。分布于江苏、浙江、安徽、福建、江西、河南、湖北、湖南、广东等地。

【采收加工】 6～10月采收，晒干或鲜用。

【药性】 苦、辛，平。

1.《浙江药用植物志》:"行气破血，消肿解毒。主治闭经。外治蛇咬伤。"

【用法用量】 内服：煎汤，15～30 g；或浸酒。外用：鲜品捣敷。

【选方】 1. 治闭经 （黑腺珍珠菜）全草30 g，炖肉吃；或全草15 g，大血藤12 g，月季花根6 g，浸酒750 ml，每次30 ml，早、晚各服1次。

2. 治蛇咬伤 黑腺珍珠菜鲜全草适量，捣烂加烧酒调匀，外敷伤处。(1、2方出自《浙江药用植物志》)

5099 铺地草 ^{pū dì cǎo}《福建药物志》

【异名】 小号乳仔草、红乳草、小飞扬、地锦草《福建药物志》。

【基原】 为大戟科大戟属植物铺地草的全草。

【原植物】 铺地草 *Euphorbia prostrata* Ait.

一年生草本。全株具白色乳汁。茎匍匐或披散，紫红色。叶对生，具短柄；托叶小，三角形；叶片长圆形或椭圆形，紫红色，边缘具不明显的锯齿。杯状聚伞花序腋生；总苞片外面被毛；花序内具4枚雄花及1朵雌花；雄花仅有1雄蕊；雌花生于中央，仅有1雌蕊，柱头3枚。蒴果三棱状卵形，果棱上有毛。种子近卵形，有棱角。花、果期几为全年。

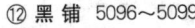

铺地草

生于旷野、路旁、田畔等处。分布于福建、广东、广西、海南等地。

【采收加工】 全年可采，多鲜用，亦可晒干用。

【药性】 《福建药物志》:"淡，凉。"

【功用主治】 《福建药物志》:"清热凉血，解毒消肿。主治痢疾、肠炎、白喉、咽喉炎、乳糜尿、乳汁稀少、子宫出血、小儿疳积、便血、尿血、牙龈出血、带状疱疹、皮炎、湿疹、痈疖。"

【用法用量】 内服：煎汤，鲜品30～60 g；或捣汁。外用：鲜品捣敷。

【选方】 1. 治痢疾、肠炎 鲜铺地草95 g。捣烂取汁，红糖或冰糖适量，水炖服。

2. 治白喉 鲜铺地草用米泔水洗净，捣烂取汁30 ml（5～7岁用）。分3次服，2小时1次。

3. 治牙龈出血 鲜铺地草30 g。捣烂调米醋擦抹牙龈。

4. 治急性尿路感染 铺地草、海金沙、爵床各60 g，车前草45 g。水煎服。

5. 治疮疖 鲜铺地草、酒糟、红糖、冷饭各适量，捣烂敷患处。(1～5方出自《福建药物志》)

5100 铺地黍 pū dì shǔ (《福建中草药》)

【异名】 硬骨草、风台草、马鞭节(《福建中草药》),马铃降、苦露草(《福建药物志》)。

【基原】 为禾本科黍属植物铺地黍的全草。

【原植物】 铺地黍 *Panicum repens* L.

多年生草本。根茎粗壮发达。秆直立,坚挺,高 50~100 cm,多节。叶鞘光滑,边缘被纤毛;叶舌很小,具纤毛;叶片质硬,线形,上部常卷折呈锥状,上面被柔毛,下面光滑。圆锥花序开展,主轴直立;分枝斜向上伸,粗糙,具棱槽,下部裸露;小穗长圆形,先端尖,长约 3 mm;第一小花雄性,其外稃与第二颖等长同形但较宽,内稃膜质,几等长于外稃;雄蕊 3,花药黑褐色;第二小花结实,谷粒长圆形,平滑光亮,先端尖。花、果期 6~11 月。

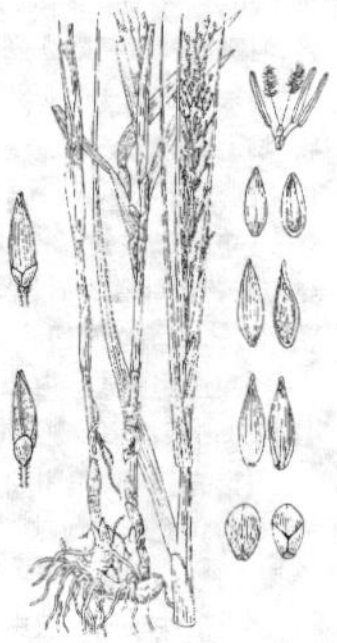

铺地黍

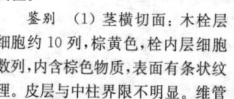

生于海边、溪边以及潮湿之地。分布于我国东南各地。

本植物的根茎及根(铺地黍根)亦供药用,另设专条。

【采收加工】 7~10 月采收,鲜用或晒干。

【成分】 铺地黍含有麦角生物碱(ergot alkaloids),主要有:裸麦角碱(chanoclavine),羊茅麦角碱(festuclavine),田麦角碱(agroclavine)。还含有壳硬蛋白(sclerotin)。另外含有较高的糖类及蛋白质,并含有钙、镁、钠、钾、磷、硫酸根、氯等元素及离子。

【药性】 《福建药物志》:"甘、微苦,平。"

【功用主治】 《福建药物志》:"清热利湿,凉血解毒。治高血压,淋浊,白带。"

【用法用量】 内服:煎汤,30~90 g。

5101 铺地黍根 pū dì shǔ gēn (《福建中草药》)

【基原】 为禾本科黍属植物铺地黍的根茎及根。

【原植物】 参见"铺地黍"条。

【采收加工】 全年均可采收,晒干或鲜用。

【药性】 甘、微苦,平。

【功用主治】 清热平肝,利湿解毒。主治高血压病,鼻衄,湿热带下,淋浊,鼻窦炎,腮腺炎,黄疸型肝炎,毒蛇咬伤,跌打损伤。

1.《广西本草选编》:"活血散瘀,拔毒生肌。主治尿路感染,肋间神经痛,黄疸型肝炎,骨鲠喉,跌打损伤,毒蛇咬伤,疮疖,外伤出血。"

2.《全国中草药汇编》:"清热平肝,利湿解毒。主治高血压,鼻窦炎,鼻出血,湿热带下。"

3.《福建药物志》:"治腮腺炎,遗精,疝气,狂犬咬伤,河豚鱼中毒,臁疮。"

【用法用量】 内服:煎汤,15~30 g;鲜品 30~60 g。外用:鲜品捣敷或研末撒;或煎水洗。

【选方】 1. 治高血压病 鲜铺地黍根茎 30~60 g,冰糖适量。水炖服,每日 1 剂,可连服数星期。(《福建中草药》)

2. 治腮腺炎 铺地黍根茎、少花龙葵、葫芦茶各 15 g,豨莶草 9 g。水煎服。(《福建药物志》)

5102 锁阳 suǒ yáng (《本草衍义补遗》)

【异名】 琐阳(《丹溪心法》),不老药(《国药的药理学》),锈铁棒(《新疆药材》),地毛球(《中药志》),黄骨狼(《宁夏中草药手册》),锁严子(《陕甘宁青中草药选》),羊锁不拉(《内蒙古中草药》)。

【基原】 为锁阳科锁阳属植物锁阳的肉质茎。

【原植物】 锁阳 *Cynomorium songaricum* Rupr. [*C. coccineum* L.]

多年生肉质寄生草本,高 10~100 cm;无叶绿素,全体呈暗紫红色或红色;地下茎短粗;茎肉质,圆柱形,下位埋于土中,通常仅顶端露于地上,基部稍膨大;鳞片状叶互生,在茎基部密集,覆瓦状排列,先端尖;花杂性同株,穗状花序顶生,肉质,棒状,小花密集,覆以鳞片状苞片;花暗紫色;雄花花被片 1~6 线形,雄蕊 1,长于花被;雌花具数片线状肉质总苞片,其中一片常较宽大;花被片棒状;雌蕊 1,子房下位或半下位,花柱棒状;两性花多在雄花开前即开,具雄蕊、雌蕊各 1。坚果球形,很小。花期 5~6 月,果期 8~9 月。

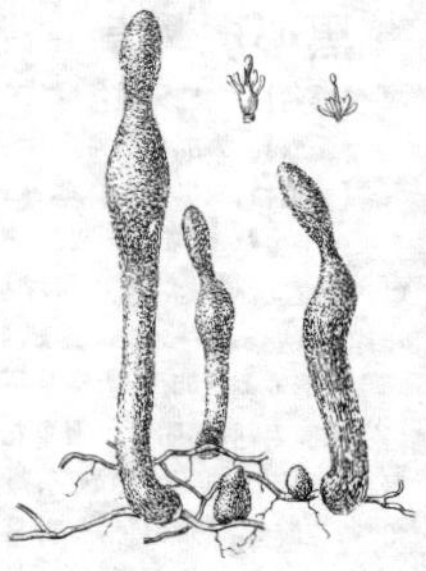

锁阳

生于多沙地区,寄生于蒺藜科植物白刺(*Nitraria sibirica* Pall.)的根上。分布于西北及内蒙古等地。

【采收加工】 春、秋两季采收,以春季产者质量佳。挖出后,除去花序,切段,晒干。

【药材】 锁阳 *Cynomorii Herba* 主产于内蒙古、宁夏、新疆、甘肃、青海等地。

性状 茎呈扁圆柱形,略弯曲,长 5~15 cm,直径 1.5~5 cm。表面棕色至棕褐色,粗糙,具明显纵沟及不规则凹陷,有的残存三角形的黑棕色鳞片。体重,质硬,难折断,断面浅棕色或棕褐色,有散列呈三角形凸起的维管束小点。气微,味甘而涩。

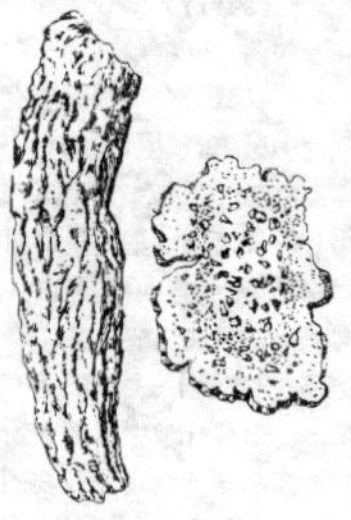

锁阳(茎及饮片)外形

鉴别 (1) 茎横切面:木栓层细胞约 10 列,棕黄色,栓内层细胞数列,内含棕色物质,表面有条状纹理。皮层与中柱界限不明显。维管束众多,散列或略呈径向排列,有时 2 个并列或数个排列成半圆形或略呈扇形,最外维管束较小。薄壁细胞含淀粉粒。

(2) 取本品粉末 0.5 g,加水 5 ml,浸渍,滤过。取滤液 2 ml,加 1%三氯化铁溶液 1 滴,产生棕绿色沉淀(检查鞣质)。取滤液 1 ml,加 0.2%茚三酮乙醇溶液 2~3 滴,水浴加热片刻,溶液呈蓝紫色(检查氨基酸)。

(3) 薄层色谱:取本品粉末 1 g,加水 10 ml,浸渍 30 分钟,滤过,滤液作为供试品溶液。另取脯氨酸对照品,加水制成每 1 ml 含 2 mg 的溶液,作为对照品溶液。吸取上述两种溶液各 5 μl,分别点于同一以羧甲基纤维素钠为黏合剂的硅胶 H 薄层板上,以正丙醇-冰醋酸-乙醇-水(4∶1∶1∶2)为展开剂,展开,取出,晾干,喷以吲哚醌试液,晾干,在 100 ℃ 加热至斑点显色清晰。供试品色谱中,在与对照品色谱相应的位置上,显相同颜色的斑点。

【成分】 全草含萜类:锁阳萜(cynoterpene),乙酰熊果酸(acetylursolic acid),熊果酸(ursolic acid)。脂肪油中含链烷烃混合物(0.07%),甘油酯(0.79%);脂肪酸:棕榈酸(palmitic acid),油酸(oleic acid),亚油酸(linoleic acid);甾醇:β-谷甾醇(β-sitosterol),菜油甾醇(campesterol),β-谷甾醇棕榈酸酯(β-sitosterol palmitate),

胡萝卜甾醇(daucosterol);还含鞣质及天冬氨酸(aspartic acid),脯氨酸,丝氨酸,丙氨酸等15种氨基酸。

【药理】 1. 对免疫功能的影响 小鼠每只每日肌内注射锁阳煎剂,连续19日,可使由氢化可的松所致的阳虚动物脾脏的重量明显增加,接近对照组,并可增加阳虚动物的中性粒细胞数。对正常及阳虚小鼠由绵羊红细胞引起的体液免疫功能有明显促进作用;但对细胞免疫功能正常及阳虚小鼠淋巴细胞数、酸性α-乙酸萘酯酶(ANAE)细胞数和二硝基氯苯(DNCB)所致皮肤迟发型变态反应,均无明显影响。锁阳醇提取物,可使免疫受抑小鼠的腹腔巨噬细胞数目增多,吞噬功能增强,对机体非特异性免疫及细胞免疫具有调节作用,对体液免疫具有增强作用。

2. 清除自由基作用 锁阳水煎液5 g/kg给大鼠灌胃给药25日,能显著阻止白酒损伤造成的血清和线粒体内的超氧化物歧化酶(SOD)活性降低及过氧化脂质(LPO)的升高,但对白酒损伤引起的血清过氧化氢酶(CAT)水平降低无对抗作用,对谷胱甘肽过氧化酶无影响。锁阳所含鞣质部分、非鞣质部分、无机物部分都有极好的消除自由基的作用。体外试验具有直接清除羟自由基的作用。故认为锁阳有延缓衰老作用。

3. 抗应激作用 锁阳水煎剂对小鼠灌胃给药,发现用药后的小鼠在抗疲劳、耐热、耐寒等10种抗应激的能力都有不同程度的增强。锁阳总糖1 g/kg、总苷类1 g/kg及总甾体类0.5 g/kg灌胃,可延长小鼠常压耐缺氧及异丙肾上腺素所致缺氧动物的存活时间;能使小鼠静脉注射空气后存活时间延长;并可增加断头小鼠张口动作持续时间和张口次数。但对利多卡因引起的小鼠心脑功能紊乱后供血供氧障碍,则无保护作用。

4. 抗血小板聚集作用 锁阳总苷类及总甾体类对ADP诱导的大鼠体外血小板聚集有明显抑制作用,并呈良好的量效关系,总糖作用不明显。

5. 对糖皮质激素的影响 锁阳对糖皮质激素具有双向调节作用,双抗体放射免疫法测血清皮质醇实验证明,锁阳煎液0.2 g/只灌胃给药9日,能使阳虚模型小鼠血清皮质醇升高到对照组水平,而锁阳水提物对正常小鼠血清皮质醇浓度则无影响。利用锁阳复方冲剂治疗哮喘,疗效显著,使长期依赖激素的患者恢复了正常,表明锁阳具类糖皮质激素样作用。

6. 对生殖系统的影响 一般认为,锁阳有促进动物性成熟及性行为的作用,锁阳醇提取物可使雄性大鼠睾酮含量增多,有促进机体性成熟的作用。但未经炮制的锁阳,如锁阳煎液0.2 g/只灌胃9日,可使小鼠血浆睾酮浓度显著降低,睾丸萎缩。而经盐炮制后,对正常和阳虚小鼠的睾丸、附睾和包皮腺的功能都有明显促进作用。对去卵巢大鼠有增加骨量的趋势,有增加骨激活频率和刺激骨形成的作用。在锁阳水提物中,成熟大鼠附睾精子数量及存活率明显增加,精子的活动力增强。

7. 抗艾滋病毒 从锁阳中提取的齐墩果酸丙二酸半酯具有抗艾滋病毒蛋白酶活性作用。

8. 通便作用 炭末推进试验表明,锁阳能促进小鼠肠运动,所含无机离子部分能显著增加肠蠕动,缩短小鼠通便时间,是锁阳润肠通便的有效成分。

9. 其他作用 锁阳对人体肠功能、肾上腺皮质分泌功能都具良好的增强和促进作用;此外,还具抗胃溃疡和抗转录、抗癌活性。

毒性 小鼠灌胃给予锁阳总糖20 g/kg,总苷类20 g/kg,总甾体类10 g/kg,连续4日,观察1星期,未见死亡。

【药性】 甘,温。归肾、肝、大肠经。

1.《本草衍义补遗》:"甘。"

2.《纲目》:"甘,温,无毒。"

3.《玉楸药解》:"入足厥阴肝经。"

4.《本草求真》:"甘,咸,性温。""专入肾,兼入大肠。"

【功用主治】 补肾阳,益精血,润肠。治疗肾虚阳痿,遗精早泄,下肢痿软,虚人便秘。

1.《本草衍义补遗》:"补阴气,治虚而大便燥结用。"

2.《纲目》:"润燥养筋,治痿弱。"

3.《本草原始》:"补阴血虚火,兴阳固精,强阴益髓。"

4.《内蒙古中草药》:"治阳痿遗精,腰腿酸软,神经衰弱,老年便秘。"

【用法用量】 内服:煎汤,5~15 g;或入丸、散。

【宜忌】 阴虚火旺,脾虚泄泻及实热便秘者禁服。长期食用,亦可致便秘。

1.《本草从新》:"泄泻及阳易举而精不固者忌之。"

2.《得配本草》:"大便滑,精不固,火盛便秘,阳道易举,心虚气胀,皆禁用。"

【选方】 1. 治肾虚滑精,腰膝软弱 锁阳、桑螵蛸、茯苓各9 g,龙骨3 g。水煎服。(《全国中草药汇编》)

2. 治白带 锁阳15 g,沙枣树皮9 g。水煎服。(《陕甘宁青中草药选》)

3. 治老年气弱阴虚,大便燥结 锁阳、桑椹子各15 g。水煎取浓汁,加白蜜30 g,分2次服。(《宁夏中草药手册》)

4. 治阳弱精虚,阴衰血竭,大肠燥涸,便秘不运 锁阳三斤。清水五斗,煎浓汁两次,总和,以砂锅内熬膏,炼蜜八两收成,入磁瓶内收贮,每早、午、晚各食前服十余茶匙,热酒化服。(《本草切要》)

5. 治尿血 锁阳、忍冬藤各15 g,茅根30 g。水煎服。(《宁夏中草药手册》)

6. 治胃溃疡 锁阳、珠芽蓼各9 g。水煎服。(《陕甘宁青中草药选》)

【各家论述】 《本草求真》:"锁阳,本与苁蓉同为一类,凡阴气虚损,精血衰败,大便燥结,治可用此以啖,并代苁蓉,煮粥佳,则知其性虽温,其体仍润,未可云为命门火衰必用之药也。故有载大便不燥结者勿用,益知性属阴类,即有云可补阳,亦不过云其阴补而阳自兴之意,岂真性等附、桂而为燥热之药哉。"

5103 锅焦 guō jiāo (《纲目拾遗》)

【异名】 锅粑(王玷桂《不药良方》),黄金粉(《纲目拾遗》)。

【基原】 为烧干饭时所起的焦锅巴。

【药性】 《纲目拾遗》:"味苦甘,性平。"

【功用主治】 《纲目拾遗》:"补气,运脾,消食,止泄泻。"

【用法用量】 内服:入丸、散。

【选方】 1. 小儿常用健脾消食 锅焦(炒黄)三斤,神曲(炒)四两,砂仁(炒)二两,山楂(蒸)四两,莲肉(去心)四两,鸡肫皮(炒)一两。共为细末,加白糖、米粉和匀,焙作饼用。(《周益生家宝方》锅焦丸)

2. 治老幼脾虚久泻不愈 锅焦(为末)四两,莲肉(去心,净末)四两,白糖四两。共和匀,每服三五匙,日三次,食远下。(《梁侯瀛集验良方》)

3. 治白泻不止 干饭锅粑二两,松花(炒)二两,腊肉骨头(烘脆)五钱。共为末,砂糖调,不拘时服。(《种福堂公选良方》)

4. 治老人脾泄 白术(炒)二两,陈皮一两五钱,莲肉(去心)四两,薏苡仁(炒)四两,糯米(炒)一升,绿豆(炒)一升,熟陈米锅粑(炒)一升,糖霜量加。共为末,每用二三钱,滚水调匀服。(《行箧检秘》玉露霜)

5104 锈钉子 xiù dīng zi (《滇南本草》)

【异名】 大红袍(《滇南本草》),大和红、山皮条、地油根(《云南药用植物名录》),铁锈根、牛吐血(《云南中草药选》),土山豆根(《贵州草药》)。

【基原】 为豆科杭子梢属植物毛杭子梢的根。

【原植物】 毛䒭子梢 *Campylotropis hirtella*（Franch.）Schindl.〔*Lespedeza hirtella* Franch.〕又名：野黄豆《滇南本草》，硬毛䒭子梢《云南中草药》。

小灌木。全株生锈色硬毛。三出复叶，互生；叶柄长 0.5～2 cm，被毛；托叶钻状披针形，被毛；顶生小叶卵圆形，先端圆形或微凹，基部圆形或浅心形，两面均有伏贴的硬毛，下面网脉隆起，侧生小叶较小或与顶生小叶几相等；小叶柄密被褐色毛。圆锥花序顶生或腋生，花梗有关节；苞片披针形，被毛；花萼钟状，萼齿 5，披针形；花冠紫色或蓝紫色，蝶形，旗瓣长于翼瓣，龙骨瓣与翼瓣近等长，上部弯曲成镰刀状。荚果斜卵形，有紫色脉网，被平伏毛。花期 8～9 月，果期 9～11 月。

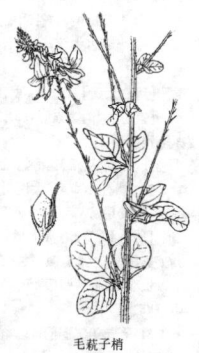

毛䒭子梢

生于海拔 1 800～2 600 m 的溪边、草坡、林地或山坡灌丛中。分布于四川、贵州、云南等地。

【采收加工】 9～11 月采挖，切片，晒干或鲜用。

【药材】 锈钉子 *Campylotropis Hirtellae Radix* 主产于云南、贵州。

性状 根略呈圆柱形，稍弯曲，有分枝，长 30～70 cm，直径 0.5～3 cm。根头部可见 1 至数个残有的 1 cm 的茎基。根表面的栓皮层薄，呈暗褐色或灰红褐色，有细皱纹，栓皮脱落部分显灰棕色；有细根或细根茎。质硬韧，不易折断，断面栓皮呈具光泽的黑褐色，皮部灰棕色，木部淡棕色，近中心处色较深，纤维性。气微，味微苦、涩。

鉴别 （1）根横切面：木栓层具 8～20 列木栓细胞，含红棕色物。皮层在纤维束和晶纤维，有的薄壁细胞内含草酸钙方晶及红棕色块状物。韧皮部较窄，有大型分泌细胞，含橙色色素。形成层成环。木质部宽广，木射线宽 2～8 列细胞；导管较少，常单个或 2～3 个径向排列；木纤维发达，常数个至数十个集合成束，多与导管伴存，木纤维与木薄壁细胞径向相间排列，隔木射线而呈间断的同心环状。本品薄壁细胞中含淀粉粒。

（2）本品置小火上烘烤，皮部有棕红色油状物渗出，易点燃。

（3）取本品粉末 5 g，加水 50 ml，浸泡过夜，置 60 ℃ 水浴中加热 10 分钟，滤过。取滤液 1 ml，加氯化钠明胶试液 1～2 滴，产生白色胶状沉淀；另取滤液 1 ml，加三氯化铁试液 1～2 滴，显蓝黑色（检查鞣质）。

【成分】 根含黄酮类：表儿茶素（epicatechin），原矢车菊素（procyanidin）B_1、B_2、B_5、C_1。

【药性】 微苦，涩，微温。

1.《滇南本草》：“味苦，微涩，性温。”

2.《贵州草药》：“性平，味涩。”

【功用主治】 活血调经，理气止痛。主治月经不调，闭经，痛经，腰扭伤，白带，痢疾，胃脘痛，外伤出血，黄水疮，水火烫伤。

1.《滇南本草》：“调经活血，止血除崩。治妇人血崩不止，耳底发炎疼痛，又治胃气疼。”

2.《贵州草药》：“清热，利湿。治痢疾，烫伤。”

3.《云南中草药》：“调经活血，理气止痛。主治闭经、痛经、红崩、白带，胃脘痛，消化道溃疡，黄水疮，水火烫伤。”

【用法用量】 内服：煎汤，15～30 g；或浸酒。外用：研末掺；或鲜品烤取汁搽。

【选方】 1. 治妇人血崩不止 大红袍五钱，钻地风五钱。煨红糖服即止。《滇南本草》

2. 治妇女体虚不孕 锈钉子和鸡或猪肉煨吃，或配太子参煨水兑红糖吃。

3. 治胃溃疡 用锈钉子根煮水卤鸡蛋，用药汤送鸡蛋服。（2、3 方出自《昆明民间常用草药》）

4. 治外伤出血 锈钉子根皮配乌贼骨、披麻草共研末外用。《昆明民间常用草药》

5. 治烫伤（未破皮者） 土山豆根、倒钩刺等量。煨水洗伤处。《贵州草药》

5105 锈毛白枪杆

【异名】 跳皮树《云南思茅中草药选》，锈毛白蜡树《云南种子植物名录》。

【基原】 为木犀科白蜡树属植物锈毛梣的树皮。

【原植物】 锈毛梣 *Fraxinus ferruginea* Lingelsh

落叶乔木，高约 15 m。树皮灰白色。芽裸露，密被锈色糠秕状腺毛。幼枝稍扁，密被锈色茸毛，后渐秃净，小枝近四棱形，皮孔卵小，稀疏散生，呈褐色点状凸起。叶轴上面具浅沟，被锈色茸毛；小叶革质，椭圆形至披针状椭圆形，先端急尖或钝，基部楔形至阔楔形，边缘略反卷，下面脉上常被白色柔毛和黄色绒毛，脉上与叶缘尤密；小叶近无柄。圆锥花序生于当年生枝端或上部叶腋；苞片披针形；花梗细，与苞片均被黄色茸毛；花萼杯状，先端截平或浅裂而呈阔三角形，微被毛；花冠白色，裂片线形；两性花具林雄蕊 2，与花冠等长；雌蕊柱头棍棒状，2 浅裂。翅果线状匙形，翅甚扁平，下延至坚果中部以下。花期 6～7 月，果期 6～8 月。

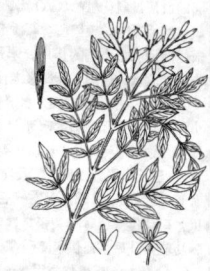

锈毛梣

生于山坡次生杂木林中。分布于云南及西藏南部。

【采收加工】 全年均可采，切片，晒干。

【药材】 锈毛白枪杆 *Fraxini Ferruginee Cortex* 主产于云南。

性状 树皮呈平板块状，厚约 3 mm。外表面灰白色，呈鱼鳞状开裂；内表面茶棕色，光滑。质硬而脆，断面纤维性。气微，味苦。

【药性】 苦，涩，凉。

【功用主治】 《全国中草药汇编》：“收敛，消炎。主治顽固性腹泻，痢疾，蛔虫病。”

【用法用量】 内服：煎汤，10～15 g；或研末，1.5～3 g。

【选方】 1. 治顽固性腹泻，痢疾 跳皮树加胡椒 3～5 粒。用水久煎服。

2. 治实热证大便燥结 跳皮树生品研粉，每用开水冲服 1.5～3 g，可通便。（1、2 方出自《云南思茅中草药选》）

5106 锈毛钝果寄生

【异名】 板栗寄生、梨寄生、茶树寄生《广西药用植物名录》，李寄生《新华本草纲要》，锈毛寄生《中国高等植物图鉴》，连江寄生《贵州植物志》。

【基原】 为桑寄生科桑寄生属植物锈毛钝果寄生的带叶茎枝。

【原植物】 锈毛钝果寄生 *Taxillus levinei*（Merr.）H. S. Kiu〔*Loranthus levinei* Merr. ; *Scurrula levinei*（Merr.）Danser〕

灌木，高 0.5～2 m。嫩枝、叶、花序和花均密被锈色、稀褐色的叠生星状毛；小枝灰褐色或暗褐色，无毛，具散生皮孔。叶互生或近对生，革质；叶柄长 6～15 mm，被绒毛；叶片卵形，稀椭圆形或长圆形，先端急圆钝，稀急尖，基部近圆形，上面无毛，干后橄榄绿色或暗黄色，下面被绒毛；侧脉 4～6 对，在叶上面明显。伞形花序，1～2 个腋生或生于小枝已落叶腋部，具花 1～3 朵；苞片三角形；花红色；副萼环状，稍内卷；花冠花蕾时管状，稍弯，冠管膨胀，顶部卵球形，裂片 4 枚，匙形，反折；雄蕊 4；花盘环状；花柱线状，柱头头状。浆果卵球形，两端圆钝，黄色，果皮具颗粒状体，被星状毛。花期 9～12 月，果期翌年 4～5 月。

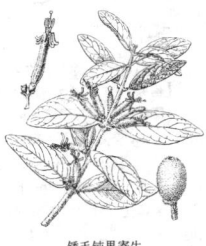

锈毛钝果寄生

生于海拔 200～1 200 m 的山地或山谷常绿阔叶林中，常寄生于油茶、樟树或壳斗科植物上。分布于浙江、安徽、福建、江西、湖北、湖南、广东等地。

【采收加工】 全年均可采收，扎成束，晾干或鲜用。

【药材】 锈毛钝果寄生 Taxilli Levinei Herba 主产于广东、广西、福建等地。

茎枝圆柱形，灰褐或暗褐色，皮孔多纵裂，嫩枝、幼叶和花被有锈色毛茸。叶片长椭圆形，长 3～8 cm，宽 1.2～3.2 cm，中脉于下表面突起，侧脉不显著，叶背密被锈色毛茸。革质。有时可见卵球形浆果，黄色，表面缩缢，具颗粒，密被毛茸。气微，味微苦、涩。

鉴别 茎横切面：外方为表皮，具有毛痕。皮层中部散有石细胞。韧皮射线内侧常有石细胞群，石细胞多呈星状或叉状分枝，有的纤维状。

叶横切面：仅下表皮有气孔和毛茸；上、下表皮均有 1 列下皮；中脉维管束 1 个，三束状。

【成分】 叶含酚酸及黄酮类成分：原儿茶酸（protocatechuic aclid），异槲皮苷（isoquercitrin），槲皮素 3-O-(6″-没食子酰基)-β-D-葡萄糖苷（quercetin-3-O-(6″-galloyl)-β-D-glucoside）和槲皮素 3-O-β-D-葡萄糖醛酸苷（guercetin-3-O-β-D-glucuronide）。

【药性】 苦，凉。归肺、肝经。

【功用主治】《中国中药资源志要》：“用于风湿腰腿痛，肺痨，咳嗽痰喘。”

【用法用量】 内服：煎汤，10～15 g；或浸酒。外用：捣敷。

5107 **短柄菝葜** duǎn bǐng bá qiā
《贵州草药》

【异名】 土茯苓、金刚豆藤《贵州草药》，土萆薢《华山药物志》。

【基原】 为百合科菝葜属植物托柄菝葜的根茎。

【原植物】 托柄菝葜 Smilax discitis Warb.

灌木，多少攀缘。茎疏生刺或近无刺。叶互生；叶柄长 3～5 mm，脱落点位于近顶端，有时有卷须；鞘与叶柄近半圆形或卵形，多少呈贝壳状；叶片纸质，近椭圆形，先端急尖，基部下面呈白色。伞形花序生于叶尚幼嫩的小枝上，通常具几朵花；花梗长 1～4 cm，花序托稍膨大；花单性，雌雄异株；花被片 6，绿黄色；雄花外花被片长约 4 mm，宽约 1.8 mm，内花被片宽约 1 mm，雄蕊 6；雌花比雄花略小，具 3 枚退化雄蕊，子房 3 室，柱头 3 裂。浆

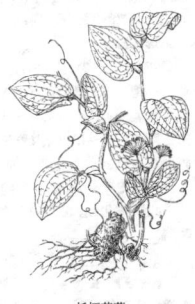

托柄菝葜

果球形，熟时黑色，具粉霜。花期 4～5 月，果期 10 月。

生于海拔 650～2 100 m 的林下、灌丛中或山坡阴湿处。分布于西南及福建、陕西、河南、湖北、湖南等地。

【采收加工】 7～10 月采挖，切片晒干。

【药性】《贵州草药》：“性平，味淡、微涩。”

【功用主治】 祛风，清热，利湿，止血。主治风湿热痹，足膝肿痛，血淋，崩漏。

　　1.《贵州草药》：“清热利湿，补虚益损，活血止血。”

　　2.《全国中草药汇编》：“主治风湿，血崩，血尿。”

【用法用量】 内服：煎汤，15～30 g。

【选方】 1. 治风湿　土茯苓、海金砂根各 15 g，龙须草 1.5 g，铁筷子 0.9 g，松树根 9 g。泡酒服。

　　2. 治血崩　土茯苓、大夜关门、算盘子根、朱砂莲根各 15 g。煨水服。

　　3. 治痨弱干瘦　土茯苓、饿蚂蝗根各 30 g，阎王刺根 1.5 g。炖鸡或炖鳖 1 个吃。（1～3 方出自《贵州草药》）

5108 **短小蛇根草** duǎn xiǎo shé gēn cǎo
《福建药物志》

【异名】 荷包草、金锁匙、鸡冠草、白丁香、向日癀、金铃仔草、乌枪头《福建药物志》，绿蛇草《海南植物志》。

【基原】 为茜草科蛇根草属植物短小蛇根草的全草。

【原植物】 短小蛇根草 Ophiorrhiza pumila Champ. ex Benth.

矮小草本，高 10～30 cm。茎被短柔毛，直立或下部匍匐，匍匐部分节上生根。叶对生，薄纸质；叶柄被短柔毛；托叶钻形，脱落；叶片狭椭圆形或长圆状披针形，先端急尖或渐尖，基部楔形，略下延，全缘，上面被疏短粗毛；下面较密。聚伞花序顶生，多歧分枝；总花梗长 1～2 cm；花萼密被毛，萼筒短，5 齿裂，裂片卵形；花冠白色，干后变浅黄色，外被疏短柔毛，5 裂，裂片卵形；雄蕊 5，着生于花冠筒的近基部，内藏；花柱长约 1 mm，柱头长 1.3 mm，2 裂。蒴果倒心形，被微柔毛。花期 4～7 月。

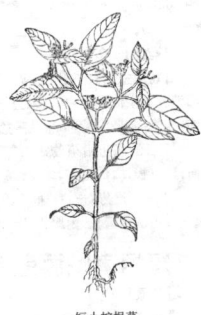

短小蛇根草

生于林下潮湿的土壤或水边岩石上。分布于福建、广东、广西、海南等地。

【采收加工】 5～9 月采收，鲜用或晒干。

【成分】 全草含糖苷类：查包苷（chaboside），即是 11-甲氧基-10-葡萄糖氧基喜树碱（11-methoxy-10-glucopyranosyloxy camptothecin），伊那莫苷（inamoside）即是 2-葡萄糖氧基-4-(2-羟甲基-6，6-二甲基-2-环己烯基)-3-丁烯〔2-glucopyranosyloxy-4-(2-hydroxymethyl-6，6-dimethyl-2-cyclohexene-1-yl)-3-butene〕，以及短小蛇根草苷（pumiloside）和去氧短小蛇根草苷（deoxypumiloside）。

【药性】《福建药物志》：“苦，寒。”

【功用主治】《福建药物志》：“清热解毒。主治高热，百日咳，外伤感染，痈，疽，毒蛇咬伤。”

【用法用量】 内服：煎汤，10～30 g。外用：捣敷。

【选方】 治百日咳　短小蛇根草 15 g，马鞭草、黄独各 9 g。水煎服。《福建药物志》）

5109 **短柄南蛇藤果** duǎn bǐng nán shé téng guǒ
《云南中草药选》

【基原】 为卫矛科南蛇藤属植物短柄南蛇藤的果实。

【原植物】 参见“短柄南蛇藤”条。

【采收加工】 果熟后采收，晒干。

【功用主治】 宁心安神。主治失眠，多梦。

【用法用量】 内服：煎汤，6～30 g。

5110 短柄南蛇藤根 duǎn bǐng nán shé téng gēn
《福建药物志》

【异名】 大藤菜（《云南中草药选》），白花藤（《新华本草纲要》），黄绳儿（《中国高等植物图鉴》）。

【基原】 为卫矛科南蛇藤属植物短梗南蛇藤的根及根皮。

【原植物】 短柄南蛇藤 Celastrus rosthornianus Loes.

藤状灌木，高可达 7 m。小枝具较大而突起的皮孔。单叶互生；叶柄长 5～15 mm；叶片长圆状窄椭圆形或倒卵状披针形；花雌雄异株；聚伞花序顶生及腋生，顶生花序长达 5 cm，花序轴分枝短，腋生花序有花 1～3 朵；雌花序均为腋生，1～3 朵花黄绿色；雄花具杯状花盘，雄蕊着生于花盘边缘，退化雌蕊花柱状；雌花有退化雄蕊，子房与杯状花盘离生，花柱细长，柱头 3 裂，每蕊 2 叉分枝。蒴果近球状，径约 1 cm。种子 3～6 颗，具橙红色假种皮。

生于山间丛林或路旁。分布于浙江、福建、湖北、湖南、广东、云南、陕西等地。

本植物的果实（短柄南蛇藤果）、茎叶（短柄南蛇藤茎叶）亦供药用，另设专条。

【采收加工】 秋后采收，切片或剥皮晒干。

【成分】 根含去氢沉香呋喃（dihydroagarofuran）、卫矛醇（dulcitol）。

【药性】 辛，平。

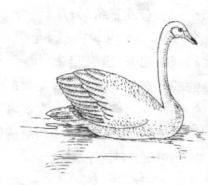
短梗南蛇藤

【功用主治】 祛风除湿，解毒消肿。主治风湿痹痛，跌打损伤，疝气痛，疮疡肿毒，带状疱疹，湿疹，毒蛇咬伤。

1.《浙江药用植物志》："解毒消肿，祛风燥湿。主治风湿痹痛，跌打损伤，疝气痛，多发性脓肿，带状疱疹，湿疹。"

2.《福建药物志》："根皮治蛇咬伤，肿毒。"

【用法用量】 内服：煎汤，9～15 g。外用：研末，调敷。

5111 短柄南蛇藤茎叶 duǎn bǐng nán shé téng jīng yè
《云南中草药选》

【基原】 为卫矛科南蛇藤属植物短梗南蛇藤的茎叶。

【原植物】 参见"短柄南蛇藤根"条。

【采收加工】 春、秋季采收，切段晒干。

【药性】 辛、苦，平。小毒。

【功用主治】 《浙江药用植物志》："解毒消肿，祛风燥湿。主治风湿痹痛，跌打损伤，疝气痛，多发性脓肿，带状疱疹，湿疹。"

【用法用量】 内服：煎汤，6～15 g。外用：研末调涂。

【宜忌】 孕妇慎服。

【选方】 1. 治风湿痹痛 短梗南蛇藤根或藤、牯岭勾儿茶、檫木、五加皮、虎杖各 9～15 g。水煎服。

2. 治疝痛 短梗南蛇藤 15 g。水煎服。

3. 治带状疱疹 短梗南蛇藤加水磨成糊状，外敷患处，每日 4～5 次。（1～3 方出自《浙江药用植物志》）

5112 鹄肉 hú ròu
《纲目》

【基原】 为鸭科天鹅属动物大天鹅的肉。

【原动物】 参见"鹄肉"条。

【采收加工】 捕后取肉，腌用。

【功用主治】 益人气力，利脏腑。

【用法用量】 腌炙食之。

5113 鹄油 hú yóu
《纲目》

【异名】 天鹅油（《通玄论》）。

【基原】 为鸭科天鹅属动物大天鹅的脂肪油。

【原动物】 大天鹅 Cygnus cygnus (Linnaeus) 又名：鹄（《史记》），天鹅、金头鹅（《饮膳正要》）。

体大型，形似鹅。体长 1.5 m 左右。嘴大都黑色，上嘴基部（至鼻孔处）黄色，下嘴基部和正中亦黄色。虹膜暗褐色。头和颈的长度超过躯体的长度。全体洁白，从眼前至嘴基淡黄色。蹠部、趾及蹼为黑色。幼鸟通体淡灰褐色；嘴呈暗淡肉色，嘴甲和嘴缘黑色，嘴基淡黄绿色或淡绿色。

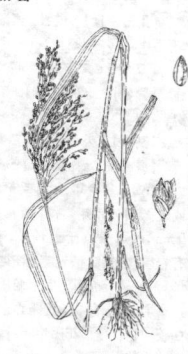
大天鹅

栖息于湖泊和沼泽地带。能游泳，飞行迅速。主食植物，也吃昆虫、甲壳类、小鱼等。冬季生于长江以南各地，春秋迁徙，经华北和东北地区，在新疆北部及黑龙江等地繁殖。

本动物的肉（鹄肉）和绒毛（鹄绒毛）亦供药用，另设专条。

【采收加工】 冬季取鹄的脂肪，熬炼滤净贮藏。

【功用主治】 《纲目》："涂痈肿，治小儿耳疮。"

【选方】 治耳痈出脓 天鹅油调草乌末，入龙脑少许，和敷。无则以雁油代之。《通玄论》

5114 鹄绒毛 hú róng máo
《汪颖〈食物本草〉》

【基原】 为鸭科天鹅属动物大天鹅的绒毛。

【原动物】 参见"鹄肉"条。

【功用主治】 治刀杖金疮，贴之愈。

【用法用量】 外用：适量，敷贴。

5115 黍米 shǔ mǐ
《别录》

【异名】 丹稷米（《别录》），粢米、穄米（《补缺肘后方》），稷（《纲目》），糜子米（《饮膳正要》），穈（毕氏《中国植物学》）。

【基原】 为禾本科黍属植物黍的种子。

【原植物】 黍 Panicum miliaceum L.

一年生栽培草本。秆粗壮，直立，单生或少数丛生，节密被髭毛，节下具疣毛。叶鞘松弛，被疣基毛；叶舌长约 1 mm，具长约 2 mm 的纤毛；叶片线状披针形，具柔毛或无毛，边缘常粗糙。圆锥花序开展或较紧密，成熟时下垂，长约 30 cm，分枝具棱，边缘具糙刺毛，下部裸露，上部密生小枝与小穗；小穗卵状椭圆形；颖纸质，第一颖长为小穗的 1/2～2/3，先端尖，具 5～7 脉，第二颖与小穗等长，通常具 11 脉，其脉先端渐汇合成喙状；第一外稃形似第二颖，具 11～13 脉，内稃薄膜质，先端常微凹。谷粒圆球或椭圆形，乳白色或褐色。花、果期 7～10 月。

我国华北、东北、华东、华南、西南以及西北等地山区都有栽培。

本植物的茎秆（黍茎）、根（黍根）亦供药用，另设专条。

【栽培】 生物学特性 喜寒冷干燥气候。耐旱，耐盐碱。宜选择土质疏松、肥沃、排水良好的土壤栽培。

繁殖方法　用种子繁殖。2～3 月播种。在整好的地上，按行距 30～40 cm 开沟，沟深 3～4 cm，条播，播后覆土。

　　田间管理　苗期注意拔除杂草，收获前中耕除草 2～3 次，追肥 1～2 次。

【采收加工】　9～10 月谷粒成熟时采收，碾去壳用。

【成分】　去壳黍米含灰分（ash），粗纤维（crude fiber），粗蛋白（crude protein），淀粉（starch）；含油 5.07%，其中饱和脂肪酸主要为棕榈酸（palmitic acid），二十四烷酸（carnaubic acid），十七烷酸（daturic acid），不饱和脂肪酸主要有：油酸（oleic acid），亚油酸（linoleic acid），异亚油酸（isolinoleic acid）等。蛋白质主要有：白蛋白（albumin），球蛋白（globulin），谷蛋白（glutelin），醇溶谷蛋白（prolamine）等。黍米又含黍素（miliacin），糠质及肌醇六磷酸（phytate）等。

【药理】　1. 对消化酶的影响　黍米中分离出的抑制物质 4～256 μg（蛋白质）可使胰淀粉酶活性完全抑制。黍种子提取物对猫、兔、鸡、马和猪 α-淀粉酶无影响，但可抑制人、牛、豚鼠、大鼠和犬 α-淀粉酶。

　　2. 其他作用　大鼠喂饲含 21.1% 黍蛋白的饮食，血浆总胆固醇和高密度脂蛋白水平高于喂饲大豆蛋白组。肝脏胆固醇、三酰甘油水平和血浆三酰甘油水平不受影响。

【药性】　甘，微温。归肺、脾、胃、大肠经。

　　1.《吴普本草》：“甘，无毒。”

　　2.《别录》：“甘，温。”

　　3.《纲目》：“丹黍米，甘，微寒。”

　　4.《本草撮要》：“入手足阳明、太阴经。”

【功用主治】　益气补中，除烦止渴。主治烦渴、泻痢、吐逆、咳嗽、胃痛，小儿鹅口疮、疮痈、烫伤。

　　1.《吴普本草》：“益气补中。”

　　2.《别录》：“丹黍米，主咳逆，霍乱，止泄，除热，止烦渴。”

　　3.《食医心镜》：“安中，补不足，宜脉。”

　　4.《日华子》：“赤黍米，下气止咳嗽，除烦止渴，退虚热。”

　　5.《医林纂要》：“强肾坚肾。”

　　6.《莘金裘本草述录》：“利小便，泄湿。”

【用法用量】　内服　煎汤，30～90 g；煮粥或淘取沿汁。外用：研末调敷。

【宜忌】　不宜多食。

　　1.《千金方》：“白黍米，不可久食，多热，令人烦。黄帝云：五种黍米合葵食之，令人成痼疾；又以脯腊着五种黍米中藏储食之，云令人闭气。”

　　2.《食疗本草》：“不堪久服，昏五脏，令人好睡。不得与小儿食之，令不能行。缓人筋骨，绝血脉。”

　　3.《日华子》：“赤黍米不可合蜜并葵同食。”

　　4.《本草衍义》：“同葵菜食，损胃作内气，同酒食，令人吞酸，新者有毒热甚，陈者良。”

【选方】　1. 治气痢不瘥　黍米二大合，蜡、羊脂各一两。黍米临熟，投蜡、羊脂搅令消，空心服。

　　2. 治小儿下痢，日夜数十度，渐困无力　黍米一合，鸡子一枚，蜡一分（细切）。煮黍米粥，临熟下鸡子及蜡，搅匀令熟，食之。（1、2 方出自《食医心镜》黍米粥）

　　3. 治干霍乱　黍米二合（水淘净）。水研澄取白汁，呷尽即瘥。（《圣济总录》）

　　4. 治小儿鹅口，不能饮乳　黍米汁涂之。（《千金方》）

　　5. 治卒遍身生疮　黍米一合，净洗经宿，露中平旦，以水一升研，半服半涂，疮亦验。（《龙门石药方》）

　　6. 治汤火所灼未成疮者　黍米、女曲等分。各熬令黑如炭，捣末，以鸡子白和涂之。（《肘后方》）

【临床报道】　预防褥疮　取黍米 30～50 kg，白布 2～3 m。做成宽 90～100 cm，长短按患者肩部到腘窝的尺寸而定的布袋，装

入黍米，缝口，均匀摊平，厚度约 5 cm 即成。在此垫下可再铺一层普通棉垫。遇有水湿，尿液渗入垫内，用手推移掺搅黍米即可很快干燥。经 50 例长期卧床患者观察，无 1 例发生褥疮。

【各家论述】　1.《本草经集注》：“《别录》丹黍米，此即赤黍米也，亦出北间，江东时有，而非土所宜，多人神药用。又有黑黍名秬，酿酒，供祭祀用。”

　　2.《新修本草》：“黍有数种，已备注前条，今此通论丹黍米尔，不似芦，虽似粟而非粟也。穄即稷也，其释后条。”

　　3.《食疗本草》：“合葵菜食之，成痼疾。于黍米中藏干脯通。《食禁》云：牛肉不得与黍米、及白酒食之，必生寸白虫。”

　　4.《本草衍义》：“丹黍米，黍皮赤，其米黄，惟可为糜，不堪为饭。粘者难解，然动动风。”

　　5.《纲目》“黍乃稷之黏者。亦有赤、白、黄、黑数种，其苗色亦然。郭义恭《广志》有赤黍、白黍、黄黍、大黑黍、牛黍、燕颔、马革、驴文、稻尾诸名。俱以三月种者为上时，五月即熟。四月种者为中时，七月乃熟。五月种者为下时，八月乃熟。《诗》云：‘芑芑一亩’，则秫之酒尚生。白者亚于糯，赤者最粘，可蒸食，俱可作饧。古人以黍粘屋，以黍雪袍，皆取其粘也。菰叶裹成粽角，谓之角黍。”

5116　黍茎 shǔ jīng 《食疗本草》

【异名】　黍穰《补缺肘后方》。

【基原】　为禾本科黍属植物黍的茎秆。

【原植物】　参见“黍米”条。

【采收加工】　9～10 月采收，晒干。

【药性】　《纲目》：“辛，热，有小毒。”

【功用主治】　利尿消肿，止血，解毒。主治小便不利，水肿，妊娠尿血，苦瓠中毒。

　　1.《肘后方》：“中苦瓠毒，煮（黍穰）令浓，饮汁数升。”

　　2.《食疗本草》：“去浮肿。”

　　3.《纲目》：“利小便，止上喘。”

　　4.《药性考》：“解瘫，妊娠尿血，脚气并用。诸黍秆、根、叶煎汁治小便淋闭，喘满。”

【用法用量】　内服　煎汤，9～15 g；或烧存性研末，每次 1 g，冲服，每日 3 次。外用：煎水熏洗。

【选方】　1. 治通身水肿　以黍茎煮汤浴之。（《纲目》）

　　2. 治妊娠尿血　黍穰烧灰，酒服方寸匕，日三服。

　　3. 治时气热病豌豆疮　浓煮黍穰汁洗之。疮若黑者，捣蒜封之。

　　4. 治疮肿伤风，中水剧痛者　黍穰烧烟，熏令汗出。（2～4 方出自《千金方》）

　　5. 治脚气，两脚肿满，惠破中心　小便三大升，黍穰三大升，相和煮三五候时，浸脚，日三四度。其药于盆中盛，下著火暖之，如池瓮法，先用围遮好，然后浸脚，捋使汗出。（《普济方》）

5117　黍根 shǔ gēn 《纲目》

【基原】　为禾本科黍属植物黍的根。

【原植物】　参见“黍米”条。

【采收加工】　9～10 月采挖，晒干。

【成分】　根含维生素 K_1，糖，其中蔗糖和葡萄糖含量低于 0.1%。

【药性】　辛，热。小毒。

【功用主治】　利尿消肿，止血。主治小便不利，脚气，水肿，妊娠血尿。

　　1.《纲目》：“治妊娠尿血，利小便，止上喘。”

　　2.《本草切用》：“治心气疼。”

　　3.《药性考》：“解瘫，妊娠尿血，脚气并用。诸黍秆、根、叶煎汁治小便淋闭，喘满。”

【用法用量】 内服：煎汤，30～60 g。

【选方】 治腹水胀满 鲜赤黍根 60 g，砂仁 6 g。开水适量，冲炖，饭后服。（福建）

5118 筋骨草 jīn gǔ cǎo 《北方常用中草药》

【异名】 缘毛筋骨草（《全国中草药汇编》）。

【基原】 为唇形科筋骨草属植物筋骨草的全草。

【原植物】 筋骨草 Ajuga ciliata Bunge 又名：毛缘筋骨草。

多年生草本。茎四棱形，紫红色或绿紫色，通常无毛。叶对生，具短柄，基部抱茎；叶片卵状椭圆形至狭椭圆形，先端钝或急尖，基部楔形，下延，两面略被糙伏毛，边缘具不整齐的双重牙齿。轮伞花序多花，密集成顶生假穗状花序；苞片叶状，卵形；花萼漏斗状钟形，具 10 脉，萼齿 5，整齐；花冠紫色，具蓝色条纹，筒近基部有一毛环，二唇形；雄蕊 4；花盘小，环状，前具 1 指状腺体；子房无毛。小坚果长圆状三棱形，背部具网状皱纹，果脐大，几占整个腹面。花期 4～8 月，果期 7～9 月。

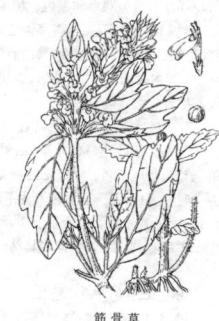

筋骨草

生于海拔 340～1 800 m 的草地、林下或山谷溪旁。分布于河北、山西、浙江、山东、河南、四川、陕西、甘肃等地。

【采收加工】 5～8 月采收，晒干或鲜用。

【药性】 苦，寒。

【功用主治】 清热解毒，凉血消肿。主治咽喉肿痛，肺热咯血，跌打肿痛。

【用法用量】 内服：煎汤，15～30 g。外用：捣烂敷。

【选方】 1. 治扁桃体炎，咽炎，喉炎 筋骨草 15～30 g，水煎服。或用筋骨草 4～5 株，加豆腐共煮，吃豆腐并饮汤。

2. 治肺热咯血 筋骨草 15 g，白茅根 30 g，冰糖 30 g。水煎服。

3. 治跌打损伤、扭伤 鲜筋骨草加少量生姜、大葱，捣烂外敷。

（1～3 方出自《北方常用中草药手册》）

5119 鹅毛 é máo 《别录》

【基原】 为鸭科雁属动物家鹅的羽毛。

【原动物】 参见"鹅肉"条。

【采收加工】 宰鹅时拔取羽毛，晒干。

【药性】 咸，凉。

【功用主治】 解毒消肿，收湿敛疮。主治痈肿疮毒，风癣疥癞，湿疹湿疮，喉痹，惊痫。

1.《别录》："主射工水毒。"

2.《新修本草》："鹅毛，主小儿惊痫、痢者；毛灰，主噎。"

3.《滇南本草》："毛烧灰，治噎食反胃。"

【用法用量】 内服：煅存性研末，3～6 g；或入丸、散。外用：研末撒或调敷。

【选方】 1. 治肿毒 血管鹅毛一握，铜锅焙焦，腐皮包裹，酒吞下。初起者有效。（《救生苦海》）

2. 治痈疮 鹅毛（煅灰）一两，明矾二两。研末，面糊为丸，每服二钱，好酒下。（《年希尧集验良方》）

3. 治诸肿毒痛甚，有脓即溃，无脓即消 鹅毛（烧灰）一两，雄黄三钱，川乌、草乌各钱半。黄蜡熔化为丸，每服一钱，酒送下。（《纲目拾遗》）

4. 治瘰疬初起 白鹅大者二只，取周身毛翎，并口脚黄皮，新瓦焙焦为末。分作十服，每日食后食之。（《养素园传信方》）

5. 治男妇溜脓肥疮，脓窠疮，痢痢头，遍身风癞，癜烂、疥癣，瘰疬异常，麻木不仁，诸风手足酸痛，皮肤破烂，阴囊痒极，并妇人阴疮湿痒 苦参一斤，鹅毛（香油炒存性）六两。黄米糊丸，朱砂为衣。随病上下，茶酒送下，日进二次。戒暴怒、房劳、炙煿、发毒之物。（《王秋泉家秘》神功如宝丹）

6. 治大麻风 苦参一斤，鹅毛半斤（煅存性）。为末，陈米糊为丸，梧桐子大。每服五十丸，酒送下，每日二次。（《赤水玄珠》参毛丸）

7. 治喉蝶瘤 鹅毛灰三分，儿茶二钱，牛黄三厘，雄黄一钱，人中白一钱半（煅存性）。如吃深，加珍珠（煅存性）一分。为末。先将生桐油探刷一番，后用药吹人，加胆矾更妙。（《养素园传信方》）

8. 治艾火带，灸火所伤，烂痛不可忍 雄鸡毛、鹅毛。烧灰敷之，效。（《同寿录》）

9. 治噎食病 白鹅尾毛烧灰，米汤每服一钱。（《纲目》）

10. 绝胎方 血管鹅毛烧灰、百草霜各一钱，行经后酒调下。（《纲目拾遗》引《保和堂方》）

【各家论述】 《本经逢原》："昔人治疬风方中，取纯白鹅通身之毛及嘴足之皮与肶肝内皮，同固济，煅灰存性，和风药用之，为风行之向导也。"

5120 鹅肉 é ròu 《别录》

【异名】 鹅、舒雁（《尔雅》），鸤（《尔雅》郭璞注），家雁（《纲目》）。

【基原】 为鸭科雁属动物家鹅的肉。

【原动物】 家鹅 Anser cygnoides domestica Brisson.

体长 60～80 cm。嘴扁阔，前额有肉瘤，雄者膨大，黄色或黑褐色。颈长。体躯宽壮，龙骨长，胸部丰满。尾短。羽毛白色或灰色。脚大有蹼，黄色或黑褐色。体躯站立时昂然挺立。水性好，善在水中生活。群性强，性很勇敢，喜斗。遇人或其他动物时，常头向前方伸，张开两翅用嘴喙击而无所顾忌。听觉灵敏，鸣声宏大，又好相应和。以青草、蔬菜、种子、糠麸等植物性食物为食。

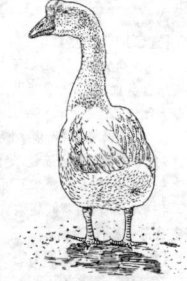

家鹅

以华东、华南地区饲养较多。一般饲养于河湖近旁。

家鹅的尾肉（鹅膟）、羽毛（鹅毛）、血（鹅血）、卵（鹅卵）、胆囊（鹅胆）、口涎（鹅涎）、嗉囊及足（鹅掌）、砂囊内壁（鹅内金）、卵壳（鹅蛋壳）、咽喉及气管、食管（鹅喉管）、后肢骨（鹅腿骨）、脚掌及足蹼上的黄色表皮（鹅掌上黄皮）及脂肪油（白鹅膏）亦供药用，另设专条。

【采收加工】 四季均可宰杀，冬季最好，取肉鲜用。

【药性】 甘，平。

1.《别录》："平。"

2.《饮膳正要》："甘，平，无毒。"

3.《日用本草》："甘，温，无毒。"

4.《本草求真》："专入脾，兼入肝、肺。"

【功用主治】 益气补虚，和胃止渴。主治虚羸，消渴。

1.《别录》："利五脏。"

2.《本草拾遗》："主消渴，煮鹅汁饮之。"

3.《日华子》:"白鹅:解五脏热,止渴。苍鹅:发疮脓。"

4.《日用本草》:"补中气,和脏腑,滑肌肤。"

5.《随息居饮食谱》:"补虚益气,暖胃生津。性与葛根相似,能解铅毒。"

【用法用量】 内服:煮熟,食肉或汤汁。

【宜忌】 湿热内蕴者禁食。

1.《食疗本草》:"不可多食,令人易霍乱。亦发痼疾。"

2.《饮食须知》:"多食令人生疮疥,患肿毒者勿食,火熏者尤毒,虚火咳嗽者勿食。"

【各家论述】 1.《纲目》:"鹅,气味俱厚,发风发疮。""而本草谓其性凉利五脏,韩懋《医通》谓其疏风,岂其然哉?若夫止渴,凡发胃气者,皆能生津,岂独止渴者便曰性凉乎?参苓白术散乃治渴要药,何尝寒凉耶?"

2.《本草求真》:"鹅肉,按书有言味甘性平,有言味辛性凉,有言气味俱厚而毒,有言服则发风发疮发毒,持论不同,意见各一。究之味甘不补,味辛不散,体润而滞,性平而凉,人服之而可以解五脏之热及于服丹之人最宜者,因其病属体实气燥,得此甘平以解之也。煮汁能止渴者,以其肉多肥腻而壅不渴之义也。发风发疮发毒,因其病多湿热,得此湿胜气壅外发热出者意也。"

5121 **鹅血** é xuě (《本草经集注》)

【基原】 为鸭科雁属动物家鹅的血。

【原动物】 参见"鹅肉"条。

【采收加工】 宰鹅时留取鹅血,鲜用。

【药理】 1. 增强免疫功能 鹅血能增强移植肝癌小鼠的免疫力,可使移植肝癌小鼠免疫功能全面上升。使红细胞免疫功能全面上升,不仅能增强红细胞膜 C_3b 受体的活性,使其黏附清除循环免疫复合物能力增强,而且使其膜 SOD 酶活性增强,SOD 能清除这些阴离子,保持吞噬细胞免受破坏,能使红细胞免疫黏附肿瘤细胞能力增强。鹅血可激活黏附补体,补体对肿瘤细胞有杀伤作用,可促进红细胞通过免疫黏附肿瘤细胞,增强 T 淋巴细胞免疫功能。

2. 抗肿瘤 用 0.4 ml 鹅血给小鼠灌胃,治疗 S_{180} 荷瘤小鼠,抑瘤率达 57%。不同剂量的鹅血对 H_{22}、S_{180} 移植瘤前后小鼠体重相比无差异,抑瘤作用显著,并且无毒性作用。生鹅血对 S_{180} 移植瘤抑瘤作用显著,延长荷瘤小鼠生命。

【药性】 《饮食须知》:"味咸,微毒。"

【功用主治】 解毒,散血,消坚。主治噎膈反胃,药物中毒。

1.《本草经集注》:"中射工毒者饮血,又以涂身。"

2.《纲目》:"解药毒。"

3.《张氏医通》:"解毒,散血。治噎膈呕逆。"

4.《本草求原》:"苍鹅血,治噎膈反胃;白鹅血,能吐胸腹诸虫血积。"

5.《随息居饮食谱》:"其血戒一切金石毒,热饮即瘥。"

【用法用量】 内服:趁热生饮,100～200 ml;或制成糖浆、片剂服。

【选方】 治晚期血吸虫病 生鹅血半杯,加少许热黄酒饮服,每日 1～2 次,连续服用,有改善体征,消除腹水,缩小肝脾之效。(《食物中药与便方》)

【临床报道】 治疗网状细胞肉瘤 新鲜鹅血 200 ml,韭菜 250 g 挤汁约 100 ml,边搅匀边喝,每日或隔日 1 次。开始时有腹痛、恶心、呕吐等反应。服 4 剂后反应渐消失,服 10 剂后能起床活动,并发现肿块缩小,服 50 剂后自觉肿块消失,胃肠钡餐检查不见肿瘤。

【各家论述】 《张氏医通》:"生鹅血乘热饮之,凡噎膈呕逆,用之辄效。当知噎膈呕逆,虽属胃中血枯,若中无瘀结,何致捍格不入,故取(鹅血)同气相感之力,一涌而荡散无余,真补中寓泻之良法。详鹅血可以激发胃中宿滞,总取以血攻血而无峻攻伤胃之虞。"

5122 **鹅卵** é luǎn (《食疗本草》)

【异名】 鹅弹(《饮膳正要》),鹅蛋(通称)。

【基原】 为鸭科雁属动物家鹅的卵。

【原动物】 参见"鹅肉"条。

【采收加工】 需要时取其卵,鲜用。

【药材】 鹅卵 *Ansi Domesticae Ova* 全国大部分地区均产。

性状 本品呈卵圆形,长径 7～10 cm,外壳白色,较硬,破碎后,内有白色膜衣。蛋清为无色胶体,蛋黄黄色,类球形,核膜破碎易呈液状。蛋清蛋黄受热变性成固体,蛋清白色,蛋黄黄色,不甚细腻。气微,味淡。

【药性】 甘,温。

1.《饮食须知》:"味甘,性温。"

2.《本草省常》:"性寒,有小毒。"

3.《医林纂要》:"甘,咸,平。有草腥气。"

【功用主治】 《食疗本草》:"补五脏,亦补中气。"

【用法用量】 内服:宜盐腌煮熟作食品。

【宜忌】 1.《食疗本草》:"多(《纲目》下有'食'字)发痼疾。"

2.《日用本草》:"多食伤胃滞气。"

3.《本草省常》:"发疮肿、痼疾,同鳖食杀人。"

5123 **鹅胆** é dǎn (《滇南本草》)

【基原】 为鸭科雁属动物家鹅的胆囊。

【原动物】 参见"鹅肉"条。

【采收加工】 宰鹅时,剖腹取胆囊,取汁,鲜用。

【药材】 鹅胆 *Ansi Cygnoidis Fel* 全国大部分地区均产。

性状 本品鲜胆呈囊状,长 2.5～5 cm,其颈部较细,内装深绿色液体胆汁;干品扁平状。胆囊外皮较厚,淡棕色。气微腥,味苦。

【成分】 胆汁含鹅去氧胆酸(chenodesoxycholic acid),胆酸(cholic acid)及免疫球蛋白(immunoglobulins)。

【药理】 一般药理 鹅胆汁的成分与鸡胆汁相似,主要有鹅去氧胆酸(CDCA)和胆酸(CA)等。CDCA 有利胆、溶胆结石、促进脂肪消化和吸收,止咳祛痰平喘、降血脂、抗高血压和抗菌等作用,详见"鸡胆汁"。CA 有中枢抑制、强心、降压、利胆、止咳祛痰平喘、抗炎与抗过敏、抗菌和抗病毒等作用,详见"牛胆汁"。

【药性】 苦,寒。

【功用主治】 清热解毒,杀虫。主治痔疮,杨梅疮,疥癞。

1.《滇南本草》:"搽疥癞,痔疮。"

2.《纲目》:"解热毒及痔疮初起,频涂抹之自消。"

3.《食物中药与便方》:"解热,止咳,消痔疮。"

【用法用量】 内服:取汁。外用:涂敷。

【选方】 1. 治痔疮有核 ① 鹅胆汁一个,入冰片五厘研匀,磁器密封,临用以指蘸搽。(《本草汇言》) ② 白鹅胆二三枚,取汁,入熊胆二分,片脑半分,研匀,瓷器密封,勿令泄气。用则手指涂之。(《纲目》引《保寿堂经验方》)

2. 治外痔 用乡村食百草鹅,杀取胆、油,调孩儿茶,敷。(《遵生八笺》)

3. 治痔疮 冰片一分,珍珠一分,共研细末,用鹅胆二个,取汁入杯内搅匀,将鸡毛(蘸)搽敷患处。(《本草述》冰珍膏)

4. 治杨梅疮 杏仁七个(去皮、尖),轻粉、胆矾各五分。上为极细末,鹅胆调点疮上。(《疡科选粹》鹅胆膏)

5. 治慢性支气管炎、咳嗽气喘 鹅胆,每次吞服 1 个,每日服 2 次。(《食物中药与便方》)

【临床报道】 治疗胆结石 每日用鲜鹅胆 1 只,取其汁与生蜂蜜 50 g 调匀，分 3 次服完，连服 7～14 日为 1 个疗程。经治老年复发性胆结石 50 例，结果：治愈 23 例；好转 26 例；无效 1 例。其治疗病例，服药时间最长 14 日，最短 7 日。无任何副作用。

5124 鹅涎 《本草蒙筌》

【基原】 为鸭科雁属动物家鹅的口涎。

【原动物】 参见"鹅肉"条。

【采收加工】 塞少许生姜入鹅口中，将其倒提，头向下使口涎流出，收集鲜用。

【功用主治】 主治稻麦芒或鱼刺鲠喉，鹅口疮。

1.《本草蒙筌》："治误吞稻麦塞喉。"

2.《纲目拾遗》："治小儿鹅口疮。"

3.《中国动物药》："治麦芒、鱼刺着喉中不下。"

【用法用量】 外用：含漱或涂敷。

【选方】 治谷麦梗刺喉中闷塞疼痛者 以活鹅口中涎（鹅倒吊，待鹅口涎流出，以器承贮）服之，其梗即随鹅涎而下。（《宝庆本草折衷》引《夷坚志》）

5125 鹅掌 《滇南本草》

【基原】 为鸭科雁属动物家鹅的脚掌及足蹼。

【原动物】 参见"鹅肉"条。

【采收加工】 宰鹅时，取下脚掌及足蹼，褪去表层黄皮，鲜用。

【功用主治】 补气益血。主治年老体弱，病后体虚，不任峻补。

1.《滇南本草》："取掌调羹，大补气血。"

2.《随息居饮食谱》："其掌，性较和平，煨食补虚，宜于病后。"

内服：煨熟，酌量服食。

5126 鹅膵 《纲目》

【异名】 鹅尾罂《日华子》。

【基原】 为鸭科雁属动物家鹅的尾肉（内含尾脂腺）。

【原动物】 参见"鹅肉"条。

【采收加工】 宰鹅时取含尾脂腺的尾肉，鲜用。

【成分】 尾脂腺分泌一种含脂蜡的液体，其组成为：水分 60.807%，固形物 39.193%，其中蛋白质 17.966%，乙醚溶出部分 18.777%，溶性灰分 0.371%，不溶性灰分 0.336%，高级醇 7.423%，油酸(oleic acid)5.648%，低级脂肪酸 0.373%，卵磷脂 (lecithin)0.233%。低级脂肪酸中主要有月桂酸(lauric acid)，肉豆蔻酸(myristic acid)。分泌液的混合脂肪酸有左旋性是一特点，已找到有四甲基五癸酸(tetramethylpentadecanoic acid)及四甲基十一烷酸〔(−)2D, 4D, 6D, 8D- tetramethylundecanoic acid〕2 种支链脂肪酸。所含高级醇(即蜡)为主要成分，它的化学组成大约相当于 $C_{10} H_{38} O_{o}$

【功用主治】《日华子》："治聤耳及聋，纳之；亦疗手足皴。"

【选方】 治手足皴裂 用鹅尾罂涂擦。（《卫生易简方》）

5127 鹅内金 《四川中药志》

【基原】 为鸭科雁属动物家鹅的砂囊内壁。

【原动物】 参见"鹅肉"条。

【采收加工】 宰鹅时取出砂囊即肫，剖开后剥下内壁，晒干或烘干。

【药材】 鹅内金 Ansi Domesticae Endothelium corneum 全国大部分地区均产。

性状 本品呈碟状或破碎成片块状，厚约 1 mm，表面黄棕色或黄褐色，平滑，无光泽，边缘略向内卷，边上有齿状短裂纹。质坚而脆。气微，味微苦。

【功用主治】 健脾消食，消瘀化石。主治消化不良，泻痢，疳

积，遗精遗尿，泌尿系结石，胆结石，癥瘕经闭等。

《四川中药志》1960 年版："功效与鸡内金相同。"

【用法用量】 内服：研末，1.5～3 g；煎汤，5～10 g。

5128 鹅肠草 《云南中草药》

【异名】 抽筋草、伸筋藤、伸筋草《云南中草药》，鹅肠菜《西藏植物志》，壮筋丹、鸡soft菜《陕西中草药》，鹅儿肠《全国中草药汇编》，鸡娘草《浙江药用植物志》。

【基原】 为石竹科鹅肠菜属植物牛繁缕的全草。

【原植物】 牛繁缕 Myosoton aquaticum Moench. [Cerastium aquaticum L.; Stellaria aquatica (L.) Scop.; Malachium aquaticum (L.) Fries]

二年或多年生草本，高 20～60 cm。茎多分枝，下部伏卧，上部直立，节膨大，带紫色。叶对生；下部叶有短柄，疏生柔毛，上部叶无柄或抱茎；叶片卵形或卵状心形，先端急尖，基部近心形，全缘，有时有缘毛。二歧聚伞花序顶生，花梗细长，有短柔毛；萼片 5，基部连合；顶端钝，边缘短柔毛；花瓣 5，白色，长于萼片，2 深裂至基部；雄蕊 10；子房上位，花柱 5，短线形。蒴果卵形，先端 5 瓣裂，每瓣顶端再 2 裂。种子多数，扁圆形，褐色，有瘤状突起。

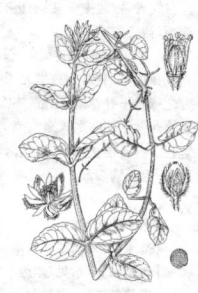

牛繁缕

生于海拔 3 000 m 以下的山野阴湿处或路旁田间草地。全国各地均有分布。

【采收加工】 春秋生长旺盛时采收，鲜用或晒干。

【药性】 甘，酸，平。

1.《云南中草药》："甘、淡，平。"

2.《陕西中草药》："味酸，性平。"

【功用主治】 清热解毒，散瘀消肿。主治肺热喘咳，痢疾，痈疽，痔疮，牙痛，月经不调，小儿疳积。

1.《云南中草药》："清热，舒筋。治大叶肺炎，月经过多，高血压。"

2.《陕西中草药》："清热解毒，活血祛瘀。治痈疽，牙痛，痔疮肿痛，痢疾。"

3.《全国中草药汇编》："清热凉血，消肿止痛，消积通乳。主治小儿疳积，乳腺炎，乳汁不通。"

【用法用量】 内服：煎汤，15～30 g；或鲜品 60 g 捣汁。外用：鲜品捣敷；或煎汤熏洗。

【选方】 1. 治痈肿 鲜鹅肠菜 90 g。捣烂，加甜酒适量，水煎服；或加甜酒糟同捣，敷患处。

2. 治痔疮肿痛 鲜鹅肠菜 120 g。水煎浓汁，加盐少许，溶化后熏洗。

3. 治牙痛 鲜鹅肠菜捣烂加盐少许，咬在痛牙处。（1～3 方出自《陕西中草药》）

4. 治高血压病 每用鹅肠草 15 g，煮鲜豆腐吃。《云南中草药》

5129 鹅肠菜 《中国药用海洋生物》

【异名】 脚皮菜、鸡肠菜《中国药用海洋生物》，黑昆布、小海带《南海海洋药用生物》。

【基原】 为萱藻科鹅肠菜属植物鹅肠菜的藻体。

【原植物】 鹅肠菜 Endarachne binghamiae J. Ag.

藻体暗褐色，幼体颜色较浅，一般高 10～30(～50)cm，丛生，

扁平,叶片状,宽 2～4 cm,有时可达 6 cm,中上部略宽大,顶端钝圆,成熟时顶端常腐蚀,叶基呈楔形。体外皮层为排列整齐的椭圆形细胞组成,内含色素体;内皮层细胞较大,脆壁较厚;髓部为厚壁分枝丝状体交织构成。成熟体外皮层细胞长出众多配子囊,排成栅状,肉眼可见配子囊群呈深褐色的成片斑块,分布于整个藻体。固着器小盘状。

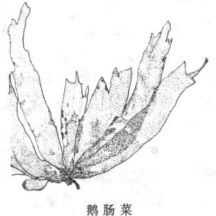
鹅肠菜

生于风浪不太大的内海湾中、低潮带的岩石上。我国东南沿海均有分布。

【采收加工】 冬、春季采收,晒干。

【药材】 鹅肠菜 *Endarachnis Binghamiae Alga* 主产于浙江、福建、广东、台湾等地。

性状 藻体红褐色至灰褐色,皱缩扭曲成团。水浸展平后,呈扁平带状,绿褐色,长 10～30 cm,有的长达 50 cm,宽 2～4 cm,可达 6 cm,先端常腐溃残缺。藻体表面有时可见深褐色斑块状的配子囊群。固着器小盘状,柄短小。质坚韧,不易折断。气微腥,味咸。

【成分】 藻体含十六烷酸(hexadecanoic acid)、24-亚甲基胆甾醇(24-methylenecholesterol)、*D*-甘露醇(*D*-mannitol)、磷脂酰胆碱(phosphatidylcholine)、大褐马尾藻甾醇(saringosterol)、24-甲基胆甾-5, 25-二烯-3β-醇(24-methylcholesta-5, 25-dien-3β-ol)、褐藻酸(alginic acid)。

【药性】《中国药用海洋生物》:"咸,寒。"

【功用主治】 清热化痰,软坚散结。主治甲状腺肿、淋巴结肿、肺结核。

1.《中华药通讯》1975,(2);52:"治高血压病,甲状腺肿等。"

2.《中国药用海洋生物》:"清热祛痰,软坚散结。用于淋巴结肿、咳嗽型肺结核。"

【用法用量】 内服:煎汤,15～30 g。

【选方】 1. 治颈淋巴结肿 鹅肠菜、昆布各 30 g,加冰糖适量。煎服。

2. 治干咳型肺结核 鹅肠菜、昆布各 15 g,牡蛎 30 g,百部、知母各 9 g。煎服。(1、2方出自《中国药用海洋生物》)

5130 鹅脚板 é jiǎo bǎn 《峨眉山药用植物调查报告》

【异名】 骚羊古、瘟疡股《草木便方》,苦爹菜《植物学大辞典》,蛇倒退《贵阳民间药草》,铁铲头、三脚蛤蟆《广州部队常用中草药手册》,野当归、虎牙丁《陕西中草药》,山当归、白花草《四川常用中草药》,羊膻草、蛇咬草、六月寒《陕甘宁青中草药选》,百通通、八月白《浙江药用植物志》,金锁匙、土人参《福建药用植物志》,茴芹《江西《草药手册》,苦爸菜、野芎《台湾药用植物志》,土细辛、白花香《广西药用植物名录》,肚寒药《贵州中草药名录》。

【基原】 为伞形科茴芹属植物异叶茴芹的全草。

【原植物】 异叶茴芹 *Pimpinella diversifolia* DC.

多年生草本,高达 2 m。通常为须根,稀为圆锥状根。茎直立,有条纹,被柔毛,中上部分枝。叶异

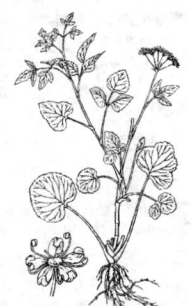
异叶茴芹

形;基生叶有长柄;叶片三出分裂,裂片卵圆形,两侧的裂片基部偏斜,顶端裂片基部心形或楔形;茎中、下部叶片三出分裂或羽状分裂,茎上部叶较小,有短柄或无柄,具叶鞘,叶片羽状分裂或 3 裂,裂片披针形,全部叶片边缘有锯齿。小总苞片 1～8;小伞形花序,花柄有短毛;花瓣倒卵形,白色,先端凹陷,基部楔形,花柱基圆柱形,花柱长为花柱基的 2～3 倍。成熟果实卵球形,果棱线形;每棱槽内有油管 2～3,合生面油管 4～6。花果期 5～10 月。

生于海拔 160～3 300 m 的山坡草丛、沟边或林下。分布于中南、西南及江苏、浙江、安徽、福建、江西、陕西、甘肃、台湾等地。

【采收加工】 6～10 月采收,晒干或鲜用。

【药性】 辛、苦、微甘,微温。

1.《草木便方》:"辛。"

2. 广州部队《常用中草药手册》:"辛、苦、微温。"

3.《陕西中草药》:"味辛、苦,性温。有小毒。"

【功用主治】 散寒,止痛,通经,除湿。主治感冒,咳嗽,百日咳,肺痨,肺痈,头痛,牙痛,胸胁痛,胃气痛,腹痛,缩阳冷痛,风湿关节痛,劳伤,骨劳,食积,疳积,痧症,泻痢,黄疸,疟疾,月经不调,痛经,经闭,乳肿,目翳,咽喉,疔腮,瘰疬,疮毒发热,跌打损伤,湿疹,皮肤瘙痒,毒蛇咬伤。

1.《草木便方》:"消瘰疬,散血破瘀。疗蛇伤,散肿毒,治跌损。"

2.《贵阳民间药草》:"温中散寒止痛。治中寒,发痧,胃痛,腹痛。"

3.《浙江民间常用草药》:"解暑。治中暑,感冒。"

4.《四川常用中草药》:"通经止痛。治风寒头痛,一身痛,干霍乱,牙痛,腮腺炎。"

5.《陕西中草药》:"祛瘀宣坜,祛风解毒,活血散瘀,消肿止痛。治风寒感冒,百日咳,肺结核,劳伤,无名肿毒。"

6.《甘肃中草药手册》:"治乳腺炎,乳腺结核。"

7.《浙江药用植物志》:"治咽喉肿痛,黄疸型肝炎,急性胆囊炎。"

8.《秦岭巴山天然药物志》:"治肺脓疡,湿疹。"

【用法用量】 内服:煎汤,6～15 g;或研末;或泡酒;或绞汁。外用:捣敷;或煎汤洗;或绞汁涂。

【宜忌】《秦岭巴山天然药物志》:"孕妇慎服。"

【选方】 1. 治偏头痛 六月寒鲜草 30～60 g,水煎取汁,煮鸡蛋,食蛋服汤。《秦岭巴山天然药物志》

2. 治胃气痛 骚羊古 15 g,广木香 6 g,辰沙草 15 g。研细混合,开水吞服。每日 3 次,每次 3 g。《贵阳民间药草》

3. 治急性胆囊炎 苦爹菜鲜全草 60 g,鸡矢藤 30 g,龙胆草 9 g。水煎服。《浙江药用植物志》

4. 治乳腺炎,乳腺结核 六月寒 30 g,蒲公英 15～30 g。水煎调红糖 30 g服。《甘肃中草药手册》

5. 治腮腺炎 山当归、夏枯草、车前草、板蓝根各 15 g。水煎服。

6. 治颈淋巴结核 山当归、酒槽子各适量,捣烂炒热包患处。(5、6方出自《万县中草药》)

7. 治皮肤瘙痒 六月寒、夏枯草各 250 g。煎水洗。《陕西中草药》

5131 鹅蛋壳 é dàn ké 《纲目拾遗》

【异名】 鹅子壳《丹溪治法心要》。

【基原】 为鸭科雁属动物家鹅的卵壳。

【原动物】 参见"鹅肉"条。

【采收加工】 食用鹅蛋时,收集蛋壳,晒干或烘干。

【药材】 鹅蛋壳 *Ansi Domesticae Chorion* 全国大部分地区均产。

性状　多呈碎片状，外表面白色稍粗糙，易破裂；内表面光滑，质脆易碎。气微，味淡。

【功用主治】　拔毒排脓，理气止痛。主治痈疽脓成难溃，疝气，难产。

【用法用量】　内服：研末，1～3 g，开水或酒送服。外用：研末调敷。

【选方】　1. 治痈疽无头　用新生鹅蛋壳烧灰存性，为末，醋调敷。出脓血。(《纲目拾遗》引《急救方》)

2. 治疝　陈年鹅子壳为末，空心酒服。(《丹溪治法心要》)

3. 治难产　哺退鹅蛋壳七个，去外硬壳，取内软衣，焙焦为末。空腹酒下或白汤亦可。(《串雅补》难产下胎方)

5132 鹅喉管 é hóu guǎn (《纲目拾遗》)

【基原】　为鸭科雁属动物家鹅的咽喉及气管、食管。

【原动物】　参见"鹅肉"条。

【采收加工】　宰鹅时，取下咽喉及气管、食管，烘干。

【功用主治】　主治喉痹，哮喘，赤白带下。

【用法用量】　内服：研末，1个。

【选方】　1. 治喉症　鹅喉气管1个(阴阳瓦炙黄色)，冰片一分。共为细末，吹。(《纲目拾遗》引《周益生家宝方》)

2. 治哮喘　鹅咽喉食管焙灰，冲开水炖服。(福州台江区《验方汇集》)

3. 治赤白带　鹅水喉管煅存性研末，酒调，临卧服之。(《纲目拾遗》引《周益生家宝方》)

5133 鹅腿骨 é tuǐ gǔ (《纲目拾遗》)

【基原】　为鸭科雁属动物家鹅的后肢骨。

【原动物】　参见"鹅肉"条。

【采收加工】　宰鹅时取下后肢骨，烘干。

【药材】　鹅腿骨 *Ansi Domesticae Os*　全国各地均产。

性状　腿骨略呈圆柱形，上端稍粗，可见突起的股骨头，骨干圆柱形，直径约5 mm。表面灰白色，骨质，折断面中心髓部紫棕色。气微，味特异。

【成分】　每100 g骨髓(bone marrow)(干重)中含铁35.9 mg，铜6.02 mg，锰0.51 mg。

【功用主治】　主治狂犬咬伤。

【用法用量】　外用：研末掺。

【选方】　治犬伤日久发者　用鹅腿骨煅存性，研末掺之。(《纲目拾遗》引《奇效方》)

5134 鹅管石 é guǎn shí (《品汇精要》)

【异名】　滴乳石(《饮片新参》)，钟乳鹅管石(《中药志》)。

【基原】　为碳酸盐类方解石族矿物方解石的细管状集合体。

【原矿物】　主要矿物组分为方解石，参见"方解石"条。

鹅管状集合体的成因、形产状与钟乳石相同(参见"钟乳石"条)。

分布于湖北、湖南、广东、广西、四川、贵州、云南等地。

【采收加工】　全年可采，从洞顶打下，除去表面污物。

【药材】　鹅管石 *Jubuliforme Colcitum*　产于四川、云南、贵州、湖南、湖北等地。

性状　呈圆柱形或圆锥形，中空如管状，长3～7 cm，直径0.5～1.3 cm，管壁厚1～4 mm。白色、淡黄白色。表面平滑，有的较粗糙，有颗粒或纵斜纹理。半透明至不透明。质硬脆，可折断，断面白色，具玻璃光泽，中心具较大空洞，壁厚者可见浅黄色环层。无臭，味淡。

鉴别　(1) 透射偏光镜下：方解石呈结晶状，其分布呈同心圆，似环带状结构，中心部分为孔洞。方解石光性特征参见"方解石"条。

(2) 本品显碳酸盐、钙盐的各种反应。参见"方解石"条。

【成分】　主要成分为碳酸钙。此外，尚含少量镁、锶、钡等。鹅管石主要成分与钟乳石一致，仅微量元素成分略有不同。

【药性】　《品汇精要》："无毒。味甘，性平。气之薄者，阳中之阴。"

【功用主治】　温肺，壮阳，通乳。主治肺寒久嗽，虚劳咳喘，阳痿早泄，梦遗滑精，腰脚冷痹，乳汁不通。

1.《品汇精要》："主咳嗽痰喘及小儿诸嗽。"

2.《医学入门》："专主肺寒久嗽，痰气壅膈，兼治疳疮。"

【用法用量】　内服：煎汤，9～15 g，打碎先煎；研末，0.3～15 g，或入丸剂。

【宜忌】　实热及阴虚火旺者禁服。

【选方】　1. 治肺痿劳嗽，久嗽　人参、款冬花、钟乳石、鹅管石(并生研)、明矾(煅)各二钱，辣桂、甘草各一钱。上细末。临卧以少许咽下两次。(《直指方》七宝散)

2. 治支气管哮喘　鹅管石30 g，核桃仁10个，杏仁9 g，莱菔子12 g，甘草3 g。水煎服。(《中药临床应用》鹅管石汤)

3. 治肺结核　西洋参、珍珠、贝母、苡仁、鹅管石(钟乳石)、百合各15 g。共研细末。每日早晚用开水冲服，每服6 g。(《甘肃中医验方集锦》治肺结核方)

5135 鹅不食草 é bù shí cǎo (《食性本草》)

【异名】　野园荽(《濒湖集简方》)，鸡肠草(《纲目》)，鹅不食(《生草药性备要》)，地芫荽(《医林纂要》)，满天星、地胡椒(《简易草药》)，山胡椒(《岭南采药录》)，二郎戟、小救驾(《贵州民间方药集》)，砂药草(《江苏植物志》)，通天窍(《四川中药志》)，球子草、小拳头(《广东中药》)，铁拳头、散星草(《浙江民间常用草药》)，白球子草(《福建中草药》)，二郎剑(《四川常用中草药》)，球子草(《广州植物志》)。

【基原】　为菊科石胡荽属植物石胡荽的全草。

【原植物】　石胡荽 *Centipeda minima* (L.) A. Br. et Ascher.

一年生小草本。茎纤细，多分枝，基部匍匐，着地后易生根。叶互生；叶片楔状倒披针形，先端钝，边缘有不规则的疏齿，无毛，或下面稍有细毛。头状花序细小，扁球形，单生于叶腋；总苞半球形；总苞片2层，椭圆状披针形，绿色，边缘膜质，外层较内层大；花托平坦，无托片；花杂性，淡黄色或黄绿色，全为筒状；外围雌花多层，花冠细，有不明显的裂片；中央的两性花，花冠明显4裂。瘦果椭圆形，具4棱，边缘有长毛；无冠毛。花期9～11月。

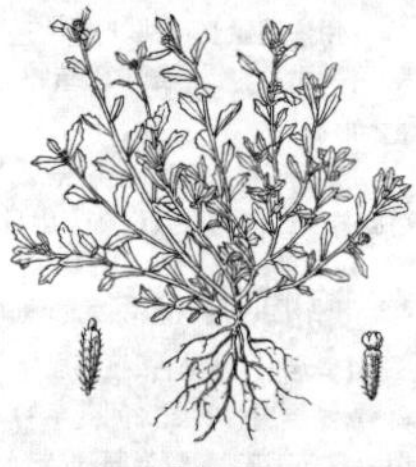

石胡荽

生于路旁荒野、田埂及阴湿草地上。分布于华北、东北、华中、华东、华南、西南。

【采收加工】　9～11月采收，鲜用或晒干。

【药材】　鹅不食草 *Centipedae Herba*　主产浙江、湖北、江苏、广东等地。

性状　全草扭集成团。须根纤细，淡黄色。茎细，多分枝，质脆，易折断，断面黄白色。叶小，近无柄；叶片多皱缩或破碎，完整者展平后呈匙形，表面灰绿色或棕褐色，边缘有3～5个齿。头状花序黄色或黄褐色。气微香，久闻有刺激感，味苦，微辛。

鉴别　(1) 叶横切面：上表皮细胞略切向延长。栅状组织1列；海绵组织细胞类圆形。下表皮腺毛较多，并有非腺毛，由4～6个细胞组成，长560～750 μm，基部细胞直径40～60 μm，向上逐渐变小,顶端细胞窄细,扭曲成鞭状。上表皮表面观:壁略波状弯曲。腺毛头部由2个细胞组成,长径32～44 μm,短径约20 μm,气孔不定式。

茎横切面:表皮细胞1列,方形或略切向延长,壁略厚,外覆角质层。皮层细胞5～8列,细胞间隙较大。韧皮部外侧有纤维4～15个成束,弱木化,直径8～16 μm,壁厚3～4 μm。木质部导管数列,径向排列,射线弱木化。中央有大形髓部。

粉末特征:灰绿色至灰棕色。茎表皮细胞呈长方形或类多角形,壁稍厚,表面隐约可见角质纹理;具气孔。叶表皮细胞呈类多角形,垂周壁薄,波状弯曲;气孔不定式,副卫细胞4～6个。腺毛顶面观呈鞋底形,细胞成对排列,内含黄色物。花冠表皮细胞黄色,表面呈长方形或类多角形,细胞向外延伸呈绒毛状突起,表面有角质纹理。非腺毛着生于花冠表皮,2列性;1列为单细胞,胞短,另为由单细胞组成,基部细胞较短,先端常呈钩状或卷曲;上部2/3表面有微细角质纹理。花粉粒淡黄色,呈类圆形,直径15～22 μm,具3孔沟,表面有刺。

(2)取本品粉末1 g,加乙醇10 ml,在水浴上回流加热10分钟,趁热滤过。取滤液1 ml,放入小试管中,在水浴上挥去乙醇,加氯仿1 ml,浓硫酸1 ml,待两液分层后,氯仿层呈青色,硫酸层呈绿色荧光;取滤液1 ml,置水浴上蒸干,加醋酸酐(19:1)试剂2滴,混匀,产生黄色,后转变为红色→紫色→青色→污绿色(检查甾类)。

【成分】 全草含甾醇类:棕榈酸蒲公英甾醇酯(taraxasteryl palmitate),乙酸蒲公英甾醇酯(taraxasteryl acetate),蒲公英甾醇(taraxasterol),豆甾醇(stigmasterol),山金车二醇(arnidiol),谷甾醇(sitosterol),十九碳三十四醇酯(tetratriacontanyl nonadecanoate);糖苷类:2-异丙基-5-甲基氢醌-4-O-β-D-吡喃木糖苷(2-isopropyl-5-methylhydroquinone-4-O-β-D-xylopy-ranoside),2α,3β,19α,23-四羟基-2-乌苏烯-28-酸-28-O-β-D-吡喃木糖苷(2α,3β,19α,23-tetrahydroxy urs-12-ene-28-oic acid-28-O-β-D-xylopyranoside),2α,21β,22α,28-四羟基-12-齐墩果烯-28-O-β-D-吡喃木糖苷(2α,21β,22α,28-tetrahydroxy olean-12-ene-O-β-D-xylopyranoside),3β,16α,21β,22α,28-五羟基-12-齐墩果烯-28-O-β-D-吡喃木糖苷(3β,16α,21β,22α,28-pentahydroxy olean-12-ene-O-β-D-xylopyranoside),3,3',5,5'-四甲氧基芪(3,3',5,5'-tetramethoxystibene),1α,3β,19α,23-四羟基-2-乌苏烯-28-酸-28-O-β-D-吡喃木糖苷(1α,3β,19α,23-tetrahydroxy urs-12-ene-28-oic acid-28-O-β-D-xylopyranoside),1β,2α,3β,19α,23-五羟基-12-乌苏烯-28-酸-28-O-β-D-吡喃木糖苷(1β,2α,3β,19α,23-pentahydroxy-urs-12-ene-28-oic acid-28-O-β-D-xylopyranoside),3α,21β,28-四羟基-12-齐墩果烯-28-O-β-D-吡喃木糖苷(3α,21β,28-tetrahydroxy olean-12-ene-28-O-β-D-xylopyranoside),3α,16α,21α,22α,28-五羟基-12-齐墩果烯-28-O-β-D-吡喃木糖苷(3α,16α,21α,22α,28-pentahydroxy olean-12-ene-28-O-β-D-xylopyranoside),6-羟基-反-8-二十六碳-烯-3-酮(6-hydroxyhexacos-trans-8-ene-3-one),3,5,4'-三甲氧基-反-芪(3,5,4'-trimethoxy-trans-stilbene),3α,21β,22α,28-四羟基-12-齐墩果烯-28-O-β-D-吡喃木糖苷(3α,21β,22α,28-tetrahydroxy olean-12-ene-28-O-β-D-xylopyranoside),3α,16α,21β,22α,28-五羟基-12-齐墩果烯-28-O-β-D-吡喃木糖苷(3α,16α,21β,22α,28-pentahydroxy olean-12-ene-28-O-β-D-xylopyranoside);还含黄酮、萜及酯类:川陈皮素(nobiletin),羽扇豆醇(lupeol),乙酸羽扇豆酯(lupeyl acetate),10-异丁酰氧基-8,9-环氧百里香酚异丁酸酯(10-isobutyryloxy-8,9-epoxythymol isobutyrate),9,10-二异丁酰氧基-8-羟基百里香酚(10-diisobutyryloxy-8-hydroxythymol),短叶老鹳草素(brevifolin),堆心菊灵(helenalin),异丁酰二氢堆心菊灵内酯(florilenalin isobutyrate),异丁酰二氢堆心菊灵(isobutyroylplenolin),千里光酰二氢堆心菊

灵(senecoylplenolin),四氢堆心菊灵(tetrahydrohelenalin),α-莎草酮(α-cyperone),槲皮素-3,7,3'-三甲酯(quercetin-3,7,3'-trimethylether),槲皮素-3,7,3',4'-四甲酯(quercetin-3,7,3',4'-tetramethylether),槲皮素-3甲酯(quercetin-3-methylether),槲皮素-3,3'-二甲酯(quercetin-3,3'-dimethylether),芹菜素(apigenin),石南藤酰乙酸酯(aurantiamide acetate),6-O-千里光酰二氢菊灵(6-O-senecoylplenolin),山金车内酯(arnicolide)C等。

【药理】 1. 抗过敏作用 鹅不食草热水提取物在动物皮肤被动过敏反应(PCA)中表现出显著抗过敏作用,也可较强地抑制化合物48/80或刀豆球蛋白A诱导的大鼠腹腔肥大细胞组胺释放。其中的山金车内酯、6-O-千里光酰二氢菊灵和石南藤酰乙酸酯抑制组胺释放的 IC_{50} 分别为 3.0×10^{-5} mol/L、1.8×10^{-5} mol/L 及 2.3×10^{-4} mol/L。在 PCA 试验中,口服 50 mg/kg,前两种化合物对色素渗出抑制率分别为 61.76%、37.4%。含有的黄酮类化合物对组胺释放的 IC_{50} 为 1.0 mol/L～0.5×10^{-5} mol/L。口服 50 mg/kg,对 PCA 试验抑制率达 39%～67%。鹅不食草挥发油对变应性鼻炎治疗有确切疗效,该作用与鹅不食草挥发油抑制组胺释放有关,还由于抑制肥大细胞和嗜碱性粒细胞脱颗粒,抑制各类嗜酸性粒细胞转化因子释放,减轻嗜酸性粒细胞及其胞质颗粒放碱性蛋白、嗜酸性粒细胞阳离子蛋白和神经毒素减少,减轻对鼻黏膜上皮的损害。

2. 抗突变及抗肿瘤作用 采用 Ames 试验平板掺入法,选用了标准菌株 TA_{98} 和 TA_{100},诱变剂分别为 4-硝基邻二胺和迭氮钠。鹅不食草两次水煎煮浓缩液进行实验,每皿加入量为 3 mg,具有一定的抗突变作用。鹅不食草乙醇提取物有较明显的抑制肿瘤生长作用。

3. 抗炎作用 鹅不食草挥发油 0.05 ml/kg 和 0.1 ml/kg 剂量组对小鼠急性炎症均有明显抑制作用,以抑制急性炎症早期毛细血管通透性亢进(抗渗出)的效果较好;对炎症组织中的 PGE_2 释放有较好的对抗作用。

4. 保护肝脏 鹅不食草煎液对实验性肝损伤有明显的保护作用,能明显降低 CCl_4、APAP、D-GalN+LPS 引起的肝损伤后小鼠血清中升高的 ALT 水平。

5. 其他作用 挥发油和乙醇提取液部分有某些止咳、祛痰、平喘作用,沉淀部分止咳效果不明显,无祛痰作用。

【药性】 辛,温。归肺、肝经。

1. 《履巉岩本草》:"温。"

2. 《品汇精要》:"辛,寒。气之薄者,阳中之阴。香。"

3. 《医林纂要》:"辛、苦,温。"

4. 《得配本草》:"入手太阳经气分。"

【功用主治】 祛风通窍,解毒消肿。主治感冒,头痛,鼻渊,鼻息肉,咳喘,哮喘,喉痹,耳聋,目赤翳膜,疟疾,痢疾,风湿痹痛,跌打损伤,肿毒,疥癣。

1. 《本草拾遗》:"去目翳,挼塞鼻中,翳膜自落。"

2. 《四声本草》:"通鼻气,利九窍,吐风痰。"

3. 《纲目》:"解毒,明目,散目赤肿、云翳,耳聋,头痛,脑酸,治痰疟,齁蛤,鼻塞不通,塞鼻息自落,又散疮肿。""汁制砒石、雄黄。"

4. 《生草药性备要》:"理跌打折骨,止痛消肿,去痘后眼膜,医诸般眼疾。"

5. 《医林纂要》:"通郁,去寒,可截疟,止痢。以干末搐鼻,可发嚏去寒郁。"

6. 《得配本草》:"散痧疹,顺二便,拔肢毒,落息肉,治金疮。"

7. 《湖南药物志》:"祛风化痰,消积除胀,截疟活血,消肿止痛。治牙痛、痔漏胀痛、痔疮肿痛,百日咳,鼻息不通,感冒,黄疸,疳积,腹泻,暴卒昏迷,急慢惊风,目暴赤,目翳,蛇咬伤,霍乱。"

8. 《广东中药》:"宣肺气,通窍,散痰。治慢性鼻窦炎,过敏性

鼻炎，百日咳，跌打通脉。"

9.《海南岛常用中草药手册》："散湿，祛风消肿。治黄疸肝炎，高热，风湿痹痛。"

10.《福建药物志》："治流感，睾丸肿痛，麻风，急性中耳炎。"

【用法用量】 内服：煎汤，5～9 g；或捣汁。外用：捣敷；或捣烂塞鼻；或研末喑鼻。

【宜忌】 1.《得配本草》："气虚胃弱者禁用。"

2.《草木便方》："血虚，孕妇，肺胃有热者忌用。"

3.《广西中药志》："阳实火盛者忌用。"

4.《浙江药用植物志》："胃病患者慎服。"

【选方】 1. 治伤风头痛，鼻塞 鹅不食草（鲜或干均可）搓揉，嗅其气，即打喷嚏，每日 2 次。《贵阳民间药草》

2. 治鼻炎，鼻窦炎，鼻息肉，鼻出血 鹅不食草、辛夷花各 3 g。研末吹入鼻孔，每日 2 次；或加凡士林 20 g，做成膏状涂鼻。《青岛中草药手册》

3. 治支气管哮喘 石胡荽、瓜蒌、莱菔子各 9 g。煎服。《安徽中草药》

4. 治目病肿胀红赤，昏暗羞明，隐涩疼痛，风痒，鼻塞，头痛，脑酸，外翳攀睛，眵泪稠黏 鹅不食草二钱，青黛一钱，川芎一钱。为细末，先噙水满口，每用米许囊入鼻内，以泪出为度。不拘时候。《原机启微》喑鼻碧云散

5. 治疟疾 ① 鹅不食草 6 g，水煎去渣加糖精，于发作前 1～2 小时服。《四川中药志》1979 年版 ② 鹅不食草、胡椒、冷饭团各适量。捣烂，于发作前 8 小时敷两手寸口。《岭南草药志》

6. 治黄疸型肝炎 鹅不食草 9 g，茵陈 24 g。水煎服。《河北中草药》

7. 治阿米巴痢疾 石胡荽、乌韭根各 15 g。水煎服，每日 1 剂；血多者加仙鹤草 15 g。《江西草药》

8. 治小儿疳积 鹅不食草 3 g；或研粉每日用 1.5 g。蒸瘦肉或猪肝服。《广西本草选编》

9. 治中暑及热痧 鹅不食草 15 g，青木香根 15 g。合并研成细粉，置于鼻孔，嗅之可苏醒。再用二者煎汤服则可治热痧。《杭州药用植物志》

10. 治跌打损伤 球子草全株 9～15 g，加黄酒、红糖适量，水煎服；同时用鲜全株捣烂敷患处。《浙江民间常用草药》

11. 治湿毒胫疮 野园荽（夏月采取，晒收为末）每以五钱，汞粉五分，桐油调作隔纸膏，周围缝定，以茶洗净，缚上膏药，黄水出。《简便单方》

12. 治痔疮 鹅不食草 60 g，无花果叶 15～18 g。煎水，先熏过再洗。《贵阳民间药草》

13. 治慢性湿疹 石胡荽、杠板归等分。共研细末，用醋或麻油调和涂搽患处。《战备草药手册》

14. 治鹅口疮 鹅不食草 3 g，冰片 1.5 g。共研细面，每用少许撒患处。《河南中草药手册》

15. 治毒蛇咬伤 球子草鲜全草捣烂，外敷伤口周围；另用鲜全草 30 g，捣烂绞汁，冲开水服。

16. 治鹅 先把鸡眼眼皮削平，将球子草鲜全草捣烂包敷患处，3～5 日取下。《15、16 方出自《浙江民间常用草药》

17. 治膀胱结石 鹅不食草 60 g。洗净捣汁，加白糖少许，1 次服完。《贵阳民间药草》

18. 治小儿急慢惊风 鹅不食草鲜全草适量。捣烂，榨取汁，调花生油灌服；药渣外搽额头及太阳穴。《壮族民间用药选编》

【临床报道】 1. 治疗百日咳 鲜鹅不食草 150 g，加水 700 ml，文火煎至 500 ml，加入糖浆 500 ml，供服之 1～3 周岁儿童每日服 20 ml（相当于鹅不食草生药 3 g），分 4 次服。3 周岁服 30 ml，5 岁以上者可加至 40 ml，1 岁以下者照月龄酌减。共治 160 例，痊愈 105 例，基本痊愈 36 例，显著好转 19 例。

2. 治疗疟疾 将石胡荽制成注射剂（每 1 ml 含生药 2 g），于发作前 2 小时肌内注射 1 次，连用 3 日。每次剂量：1～3 岁 2 ml，4～8 岁 3 ml，9～14 岁 4 ml，15 岁以上 5 ml。观察各型疟疾现症患者 187 例，经 1～3 次用药，痊愈 175 例。与氯喹、伯氨喹对照组相比，疗效无显著差别。治疗中有 3 例注射后发生恶心和轻度呕吐，停药后自行消失。

3. 治疗关节扭伤、腰肌劳损、风湿疼痛 将鲜石胡荽制成注射剂（每 1 500 g 鲜药制成 500 ml），于痛点或循经取穴注射，每次 0.2～0.5 ml，隔日 1 次，一般 3～5 次为 1 个疗程。观察 94 例，痊愈 31 例，好转 60 例，有效率达 97%。

4. 治疗鼻炎 取鹅不食草 10 g，凡士林 90 g，将鹅不食草研成细末，经 1 次过滤取出，每日 1 次，15 次为 1 个疗程。填入双侧鼻腔，30 分钟后取出，制成软膏备用。将上述软膏涂在棉片上，必要时可继续巩固治疗 1 个疗程。治疗变应性鼻炎 56 例，治愈 45 例，好转 11 例；治疗单纯性鼻炎 38 例，有效 38 例；治疗肥厚性鼻炎 11 例，好转 11 例。

5136 ## 鹅掌楸根 é zhǎng qiū gēn
《贵州草药》

【异名】 双飘树根。

【基原】 为木兰科鹅掌楸属植物鹅掌楸的根。

【原植物】 参阅"凹朴皮"条。

【采收加工】 9～11 月采挖，鲜用或晒干。

【药性】 辛，温。

【功用主治】 驱风除湿，强筋壮骨。

【用法用量】 内服：煎汤，15～30 g；或浸酒。

【选方】 1. 治痿证（肌肉萎缩） 双飘树根、大血藤各 30 g，茜草根、一口血各 9 g，豇豆、木通各 15 g，红花 1.5 g。泡酒服。

2. 治风湿关节痛 双飘树根、刺桐各 30 g。煨水服。（1、2 方出自《贵州草药》）

5137 ## 鹅掌上黄皮 é zhǎng shàng huáng pí
《滇南本草》

【基原】 为鸭科雁属动物家鹅鹅掌及足蹼上的黄色表皮。

【原动物】 参见"鹅肉"条。

【采收加工】 宰鹅时，水烫足部，褪下黄色表皮，晒干或烘干。

【功用主治】 收湿敛疮。主治湿疮，冻疮。

1.《滇南本草》："烧灰调油，搽黄水疮、冻疮。"

2.《本草汇言》："解湿毒烂疮。"

【选方】 治脚趾缝烂疮 捋鹅时取鹅掌上黄皮焙干，烧灰存性，为末，湿则掺之。《卫生易简方》

5138 ## 粤瓦韦 yuè wǎ wéi
《湖南药物志》

【异名】 小金刀，叶下子、大茅镰、骨牌伸筋《湖南药物志》，剑丹《云南中药资源名录》。

【基原】 为水龙骨科瓦韦属植物粤瓦韦的全草。

【原植物】 粤瓦韦 Lepisorus obscurevenulosus (Hayata) Ching. [Polypodium obscurevenulosum Hayata]

植物高 25～40 cm。根茎横生，被黑色，卵状披针形鳞片，顶端长渐尖，边缘具微齿，最后脱落。叶远生；叶柄基部被鳞片，黑褐色；叶片革质，狭披针形，中部以下最宽，两端渐狭，先端长尖或呈尾状，基部楔形，全缘，深绿色，上面有斑点状水囊，下面沿中脉附近疏

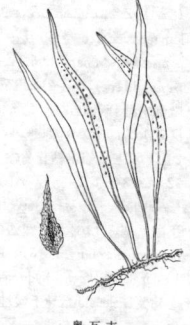

粤瓦韦

生鳞片，干后略反卷；中脉两面稍隆起，侧脉不明显。孢子囊群圆形，橙黄色，在中脉两侧各排成1行，位于中脉与叶边中央。

生于林下树干或岩石上。分布于浙江、福建、湖南、江西、广东、广西、海南、贵州、台湾等地。

【采收加工】 6～10月采收，晒干。

【药性】 苦，凉。归肝、脾、膀胱经。

1.《江西草药》："性凉，味苦。"

2.《湖南药物志》："辛平，无毒。"

【功用主治】 清热解毒，通淋，止血。主治咽喉肿痛，痈肿疮疡，烫火伤，蛇咬伤，小儿惊风，呕吐腹泻，热淋，吐血。

1.《江西草药》："清热解毒，通淋止血。治小儿惊风，热淋，吐血，蛇咬伤。还可治吐泻，痞块，痈肿，烫火伤。"

2.《湖南药物志》："清热除烦，祛湿利尿。主治产褥热，产后心烦不安。"

【用法用量】 内服：煎汤，10～60 g。外用：捣敷。

【选方】 1. 治蛇咬伤 粤瓦韦叶、半边莲、犁头草（均鲜品）各适量。捣烂外敷。

2. 治吐血 粤瓦韦 30 g。水煎服，白糖为引。（1、2方出自《江西草药》）

3. 治产后心烦不安 粤瓦韦 9 g，党参 9 g，灶心土 6 g。水煎服，服时先饮热麻油 3 g。《湖南药物志》）

5139 舒筋草 shū jīn cǎo（四川中药志）

【异名】 千金藤（《四川中药志》），吊石伸筋、松筋藤、马尾伸筋（《湖南药物志》），石子藤（《广西本草选编》），灯笼草、吊壁伸筋（《广西药用植物名录》），石子藤石松（《湖南药物志》）。

【基原】 为石松科石松属植物藤石松的全草。

【原植物】 藤石松 Lycopodiastrum casuarinoides（Spring）Holub.[Lycopodium casuarinoides Spring]

多年生攀缘草本，长可达3～5 m；多回二叉分枝。小枝扁平。叶革质，螺旋状排列，稀疏，钻形，基部贴生于枝上，先端有长约 1.5 mm 的长芒。孢子囊穗圆柱形，生在多回二叉分枝的孢子枝上；孢子叶宽卵形，先端突尖，有膜质长芒，边缘有不规则的钝齿。孢子囊生在孢子叶腋，肾形，黄色。孢子成熟期 9 月。

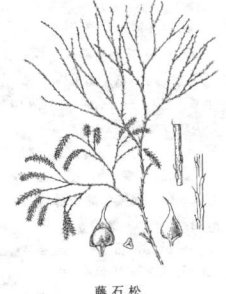

藤石松

生于海拔 1 200 m 以下的常绿阔叶林或灌木林中。分布于华南、西南及浙江、湖北、湖南等地。

【采收加工】 6～9月采收，鲜用或晒干。

【成分】 藤石松含 α-芒柄花醇（α-onocerin）及 21-表千层塔烯二醇（21-episerratenediol）等菇类化合物。

【药性】 微甘，平。

1.《四川中药志》1960年版："性温，味微甜，无毒。"

2.《湖南药物志》："微甘涩，平。"

3.《浙江药用植物志》："微苦，涩，平。"

4.《福建药物志》："微苦，辛，平。"

【功用主治】 祛风除湿，舒筋活血，明目，解毒。主治风湿痹痛，腰肌劳损，筋络受伤后手脚不能伸直，月经不调，盗汗，结膜炎，夜盲症，水火烫伤，疮痈肿毒。

1.《四川中药志》1960年版："能舒筋活血。治风湿关节痛，跌打损伤，筋骨疼痛，月经不调及脚转筋等症。"

2.《广西本草选编》："清肝明目，舒筋活络。主治结膜炎，夜盲症，小儿外感发热，小儿盗汗，风湿痹痛，腰肌劳损。"

【用法用量】 内服：煎汤，15～30 g；或浸酒。外用：煎水洗；或捣敷。

【选方】 1. 治气虚脚肿 穿山甲前爪用砂炒泡，与砂仁 3 g 打成粉，以舒筋草 30 g 泡水，每日 2 次吞服，每次用硬币（五分）撮取药粉为度。《重庆草药》）

2. 治小儿盗汗 舒筋草、麦秆。煮水外洗。《广西实用中草药新选》）

3. 治脚转筋 舒筋草 30 g，伸筋草 60 g。煎水或加松甲 3 个炖猪肉脚蹄吃。每日早晚内服 2 次。《重庆草药》）

4. 治夜盲 藤石松嫩苗 30 g，鸡眼草 15 g。煎服。《中国药用孢子植物》）

5140 番杏 fān xìng（质问本草）

【异名】 滨莴苣（《本草推陈》），白番杏、白红菜、白番苋（《福建民间草药》），洋菠菜（《云南种子植物名录》）。

【基原】 为番杏科番杏属植物番杏的全草。

【原植物】 番杏 Tetragonia tetragonioides（Pall.）Kuntze.[T.expansa Murr.]

一年生肉质草本，全体无毛。茎倾斜或匍匐状。叶互生。卵形或菱形，全缘或略带波状，基部缩成较宽的叶柄。花1～3朵簇生于叶腋；花梗短；萼筒钟形，上部 4 裂，裂片开展，内面带黄色，无花瓣；雄蕊9～16，花丝、花药均为黄色；子房下位，短圆卵形，花柱与子房同数。坚果陀螺形，骨质，有宿存萼角，表面有角状突起。花果期 8～10 月。

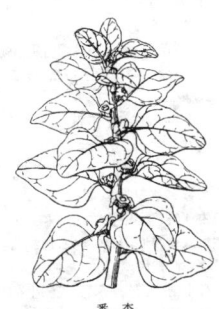

番杏

【采收加工】 7～9 月采收，晒干或鲜用。

生于海边沙地或栽培。分布于江苏、浙江、福建、广东、云南、台湾等地。

【成分】 全草含甾类如：β-胡萝卜素（β-carotene），草酸（oxalic acid），氯化钾，丰富的铁，钙及维生素 A、B，磷脂酰胆碱（phosphatidylcholine），磷脂酰乙醇胺（phosphatidylethanolamine），磷脂酰丝氨酸（phosphatidylserine），磷脂酰肌醇（phosphatidylinositol），番杏素（tetragonin），1-O-β-D-吡喃葡萄糖基-2-N-2′-羟基棕榈油酰鞘氨-4，8-二烯醇（1-O-β-D-glucopyranosyl-2-N-2′-hydroxypalmitoylsphinga-4，8-dienine）等。还含甾醇-β-D-葡萄糖苷的混合物。

【药理】 1. 抗溃疡作用 本品水提取物 1 412 和 2 824 mg/kg 灌胃，623 mg/kg 皮下注射或 125、312、623 mg/kg 腹腔注射，对小鼠应激性溃疡均有显著抑制作用。抗溃疡有效成分为化合物 A 和 B₁，给小鼠 300 mg/kg 腹腔注射，对应激性溃疡的抑制率为75%。化合物 B₁ 为几个异构体的混合物，给小鼠 100 mg/kg 腹腔注射，对应激性溃疡的抑制率为 76%。

2. 抗炎作用 番杏地上部分所含粗多糖对小鼠角叉菜胶性足肿有抑制作用，有效部分为 TⅡ，其中 TⅡa、TⅡb 和 TⅡc 25 mg/kg 灌胃对小鼠角叉菜胶足肿的抑制率分别为 30.9%、36.6%和34.7%。粗多糖 50 mg/kg 灌胃，每日 1次，连用 12 日，对大鼠佐剂性关节炎的抑制率在 22 日时为 28.6%。

3. 其他作用 本品提取物给接种 Ehrlich 腹水癌小鼠腹腔注射，对癌细胞的生长有明显抑制作用，抑制率在75%以上。

【药性】 甘，微辛，平。

【功用主治】 疏风清热，解毒消肿。主治风热目赤，疔疮肿痛，肠炎，败血症。

1.《中国药用植物图鉴》:"祛风除热，消肿解毒。治眼风火赤肿，疔疮红肿和刀伤出血后红肿。有用治癌病、肠炎、败血病。"

2.《福建药物志》:"治胃癌、食管癌、子宫颈癌。"

【用法用量】 内服：煎汤，30～45 g。外用：捣敷。

【选方】 1. 治胃癌，食管癌，子宫颈癌 鲜番杏 90 g，菱茎（鲜草或连壳的菱角）120 g，薏仁 30 g，马蹄决明 12 g。水煎服。《《本草推陈》》

治眼风火赤肿 白番杏鲜叶，洗净，用银针密刺细孔，加入乳汁少许，炖 30 分钟，敷贴眼部，每日换 3～4 次。《《福建民间草药》》

3. 治疔疮红肿 鲜白番杏叶一握。洗净，和少量的冷饭、食盐共捣烂，贴患处，每日换 2 次。并可治刀伤出血后红肿。《《中国药用植物图鉴》》

5141 **番茄** fān qié
《《植物名实图考》》

【异名】 小金瓜、喜报三元《《植物名实图考》》，西红柿、香茄子《《广州植物志》》，金橘《《陆川本草》》，洋柿子、番柿《《中国高等植物图鉴》》。

【基原】 为茄科番茄属植物番茄的新鲜果实。

【原植物】 番茄 Lycopersicon esculentum Mill.［Solanum lycopersicum L.］

一年或多年生草本。植株高 0.6～2 m。全株被黏质腺毛。茎直立，易倒伏，触地则生根。奇数羽状复叶或羽状深裂，互生；叶极不规则，大小不等，卵形或长圆形，先端渐尖，边缘有不规则锯齿或裂片，基部歪斜，有小柄。花 3～7 朵，成腋生的聚伞花序；花萼 5～7 裂；裂片披针形至线形，果时宿存；花冠黄色，辐射状；雄蕊 5～7，着生于筒部，花丝短，花药半聚合状，或呈 1 锥体绕于雌蕊；子房 2 室至多室，柱头头状。浆果扁球状或近球状，肉质而多汁，橘黄色或鲜红色，光滑。种子黄色。花、果期夏、秋季。

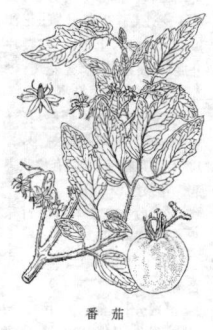

番 茄

我国大部分地区均有栽培。

【采收加工】 7～9 月果实成熟时采收，鲜用。

【成分】 果实含有机酸：抗坏血酸，亚油酸(linoleic acid)，棕榈酸(palmitic acid)，油酸(oleic acid)，α-亚麻酸(α-linolenic acid)，脱落酸(abscisic acic)，枸橼酸(citric acid)，异枸橼酸(isocitric acid)，琥珀酸(succinic acid)，奎宁酸(quinic acid)，绿原酸(chlorogenic acid)，阿魏酰奎宁酸(feruloylquinic acid)，对香豆酰奎宁酸(p-coumaroylquinic acid)，己二烯酸(hexadienoic acid)，苹果酸(malic acid)，草酸(oxalic acid)，延胡索酸(fumaric acid)，乙酸(acetic acid)，酒石酸(tartaric acid)，甘醇酸(glycolic acid)，2-萘氧乙酸(2-naphthoxyacetic acid)，2-(6-羟基萘氧基)乙酸(2-(6-hydroxynaphthoxy)acetic acid)，S-腺苷-L-甲硫氨酸(S-adenosyl-L-methionine)，1-氨基环丙烷-1-羧酸(1-aminocyclopropane-1-carboxylic acid)，4-氯苯氧乙酸(4-chlorophenoxyacetic acid)，细交链孢菌酮酸(tenuazonic acid)，脱落酸-1'-O-β-D-吡喃葡萄糖苷(abscisic acid-1'-O-β-D-glucopyranoside)，4-咖啡酰-D-奎宁酸(4-caffeoyl-D-quinic acid)，3-咖啡酰-D-奎宁酸(3-caffeoyl-D-quinic acid)，咖啡酸-4β-D-葡萄糖苷(caffeic acid-4β-D-glucoside)，阿魏酸-β-D-葡萄糖苷(ferulic acid-β-D-glucoside)，对香豆酸-β-D-葡萄糖苷(p-coumaric acid-β-D-glucoside)，原儿茶酸甲酯(methyl protocatechuate)。还含生物碱：番茄碱(tomatine)，澳洲茄胺(solasodine)，茄碱(solamine)，烟碱(nicotine)，6-羟基-1-甲基-1, 2, 3, 4-四氢-β-咔啉(6-hydroxy-1-methyl-1, 2, 3, 4-tetrahydro-β-carboline)，胡芦巴碱(trigonelline)，胆碱(choline)，腺嘌呤(adenine)，氯化胆碱氯化物(chlorocholine chloride)。

果实含挥发成分：番茄烃(lycopene)，1, 2-环氧-1, 2-二氢番茄烃(1, 2-epoxy-1, 2-dihydrolycopene)，(Z)-3-己烯醛(Z)-3-hexenal]，β-紫罗兰酮(β-ionone)，己醛(hexanal)，(Z)-2-己烯醛(Z)-2-hexenal]，(E)-2-庚烯醛(E)-2-heptenal]，β-突厥蔷薇酮(β-damascenone)，1-戊烯-3-酮(1-penten-3-one)，3-甲基丁醛(3-methylbutanal)，2-异丁基噻唑(2-isobutylthiazole)，1-硝基苯乙烷(1-nitrophenylethane)，苯乙醛(phenylacetaldehyde)，芳樟醇(linalool)，α-松油醇(α-terpineol)，4-乙烯基苯酚(4-vinylphenol)，3-甲基丁酸(3-methylbutyric acid)，2-苯乙醇(2-phenylethanol)，3, 7-二甲基-1, 5, 7-辛三烯-3-醇(hotrienol)，4-乙烯基愈创木酚(4-vinylguaiacol)，苯甲醛(benzaldehyde)，去氢-β-紫罗兰酮(dehydro-β-ionol)，二氢猕猴桃内酯(dihydroactinidiolide)，4-(2', 3', 6'-三甲苯基)-3-丁烯-2-酮[4-(2', 3', 6'-trimethylphenyl)-3-buten-2-one]，二甲基三硫化物(dimethyl trisulfide)，1-辛烯-3-酮(1-octen-3-one)，1, 1, 6-三甲基-1, 2-二氢萘(1, 1, 6-trimethyl-1, 2-dihydronaphthalene)，1, 1, 6-三甲基-1, 2, 3, 4-四氢萘(1, 1, 6-trimethyl-1, 2, 3, 4-tetrahydronaphthalene)，α-环柠檬醛(α-cyclocitral)，2, 2, 6-三甲基-5-环己烯酮(2, 2, 6-trimethyl-5-cyclohexenone)，1-(甲硫基)庚-3-酮[1-(methylthio) pentan-3-one]，1-(甲硫基)辛-3-酮[1-(methylthio) octan-3-one]，3-(甲硫基)己醛[3-(methylthio) hexanal]，1-硝基-2-甲基丙烷(1-nitro-2-methylpropane)，牻牛儿基丙酮(geranylacetone)，丙酮(acetone)，6-甲基-5-庚烯-2-酮(6-methyl-5-hepten-2-one)，1-庚烯-3-酮(1-penten-3-one)，甲醇(methanol)，2-异丁基噻唑(2-isobutylthiazole)，1-硝基-3-甲基丁烷(1-nitro-3-methylbutane)，β-环柠檬醛(β-cyclocitral)，环氧-β-紫罗兰酮(epoxy-β-ionone)，2-异丁基氰化物(2-isobutyl cyanide)，2-甲基丁醇(2-methylbutanol)，3-甲基丁醇(3-methylbutanol)，6-甲基-5-庚烯-2-醇(6-methyl-5-hepten-2-ol)，丁香酚(eugenol)，3-甲硫基丙醛(methional)。果实中的苦味成分有柚皮苷(naringin)，番茄碱(tomatin)及咖啡酸(caffeic acid)。果实中还有甾醇类成分：胆甾醇(cholesterol)，菜油甾醇(campesterol)，豆甾醇(stigmasterol)，β-谷甾醇(β-sitosterol)等。

种子含番茄苷(tomatoside)A，还含环木菠萝醇(cycloartenol)，环木菠萝烯醇(cycloartenol)，羊毛甾-8-烯-3β-醇(lanost-8-en-3β-ol)，24-亚甲基环木菠萝烷醇(24-methylenecycloartanol)，羽扇豆醇(lupeol)。种子油中的脂肪酸主要有亚油酸，棕榈酸，油酸，硬脂酸(stearic acid)，花生酸(arachidic acid)，亚麻酸(linolenic acid)。

【药理】 1. 抗微生物作用 番茄中的番茄碱有抗真菌作用，能抑制对于植物或人有致病力的真菌，但对细菌效力很差。其抑菌原理可能是在真菌的细胞膜内形成某种甾醇复合物，其甾元(番茄胺)作用很差。

2. 抗炎作用 番茄碱对大鼠肌内注射 1～10 mg/kg 或口服 15～30 mg/kg，能显著减轻角叉菜胶引起的足肿胀，切除肾上腺后作用更明显。皮下注射 5～10 mg/kg，连续 7 日，可抑制肉芽组织的形成。给小鼠皮下注射 10 mg/kg，可降低毛细血管通透性。其抗炎作用可能与肾上腺、与拮抗炎症介质有关。

3. 预防癌症 番茄红素对单线态氧的猝灭和自由基的清除、阻断亚硝胺形成、抑制细胞增殖、诱导细胞分化、增加免疫力、减少 DNA 损伤及对细胞间隙连接通讯的影响等多方面皆有作用。番可抑制 LDL 胆固醇的氧化和煎烤肉、鱼的褐色反应中产生的杂环胺类的形成，从而有效地抑制致癌物及肿瘤的产生。番茄红素能预防肠、前列腺、胃、胰、结直肠、食管、口腔、乳腺、肝、膀胱、宫颈等部位肿瘤。在肿瘤培养细胞中发现，番茄红素对子宫、乳腺、肺癌细胞的增殖抑制作用远大于 α-胡萝卜素、β-胡萝卜素。番茄红素可明显降低前列腺癌的发病率。在 40 日龄未交配的、乳腺癌高发的 SHN 小鼠的研究中发现，摄食一定量的番茄红素可显著抑制乳腺癌，并伴有乳腺中胸苷酸合成酶活性、血清中游离脂肪酸和催乳素浓度的降低。小鼠摄食一定量的番茄食品，可以抑制 N-甲基亚硝基脲诱发的结肠癌。番茄红素可抑制小鼠膀胱癌的发展。

4. 预防心血管疾病　番茄红素是预防冠心病、动脉粥样硬化最及慢性病的重要因子。血清番茄红素的水平与主动脉钙化呈负相关。经常摄食番茄的人群与对照相比，明显降低了血清脂质的过氧化和 LDL 的氧化，从而减少了动脉硬化和冠心病的发病率。

5. 调节免疫　番茄红素能保护吞噬细胞免受自身的氧化损伤，促进 T、B 淋巴细胞增殖，刺激效应 T 细胞的功能，增强巨噬细胞、细胞毒性 T 细胞和天然杀伤细胞杀伤肿瘤细胞的能力，减少淋巴细胞 DNA 的氧化损伤，以及抑制某些白介素的产生。经常摄食番茄汁可以促进白介素 2(IL-2)、白介素 4(IL-4) 的分泌能力。

6. 其他作用　口服番茄果胶，可降低喂饲胆固醇的大鼠血清及肝中的胆甾醇含量。番茄种子中的番茄苷可以用作降低血中胆固醇含量的辅助药物。番茄汁可使猫血压下降，平滑肌兴奋。在离体豚鼠回肠上，番茄碱能拮抗组胺、乙酰胆碱、缓激肽、氯化钡引起的收缩反应，但不能阻止催产素对子宫的影响。番茄碱对真性胆碱酯酶有可逆的抑制作用，对非真性胆碱酯酶的作用很小。番茄提取物可持续抑制猪和人小肠叶酸轭合酶(分鲜叶酸轭合物)的活性。

毒性　番茄碱毒性很小，口服较大剂量和较长时间亦未发现毒性反应，可能是吸收很少的缘故。皮下注射可引起局部坏死。其治菌药的油膏涂于皮肤无刺激性，对黏膜则可能有刺激。给大鼠或兔静脉注射，可引起急骤、短暂的血压下降，对心率无影响。体内及体外试验均可发生溶血。给 4% 番茄种子的食品给小鼠喂饲，可引起血清丙氨酸氨基转移酶升高。

【药性】《食物中药与便方》："酸、平、微寒，无毒。"

【功用主治】《食物中药与便方》："清热解毒，凉血平肝。"

【用法用量】　内服：煎汤；或生食。

【选方】　治高血压病眼底出血　鲜西红柿每日早晨空腹时生吃 1～2 个，15 日为 1 个疗程。(《食物中药与便方》)

5142 番薯 fān shǔ 《《纲目拾遗》》

【异名】朱薯(《闽书》)，山芋、甘薯(《群芳谱》)，红苕(《汲县志》)，番藷(《医林纂要》)，番茄、土瓜(《纲目拾遗》)，地瓜(《闽杂记》)，玉枕薯(《台湾府志》)，红苕(《广州植物志》)，白薯(《岭南草药志》)。

【基原】为旋花科番薯属植物番薯的块根。

【原植物】番薯 Ipomoea batatas (L.) Lam. [Convolvulus batatas L.]

一年生草本。地下具圆形、椭圆形或纺锤形的块根。茎平卧或上升，偶有缠绕，多分枝，圆柱形或具棱，绿色或紫色，节上易生不定根。单叶互生；叶片形状、颜色因品种不同而异，通常为宽卵形，全缘或 3～5 裂；先端渐尖，基部心形或近于平截，两面被疏柔毛或近于无毛。聚伞花序腋生，有花 1～7 朵，或因上部退化而 1 花；萼片 5，不等长；花冠粉红色、白色、淡紫色或紫色，钟状或漏斗状；雄蕊 5，内藏；花丝基部被毛；子房 2～4 室，被毛或有时无毛。

蒴果，通常少见。花期 9～12 月。

我国南北各地均有栽培。

本植物的茎叶(番薯藤)亦供药用，另设专条。

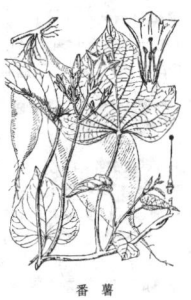

番薯

【采收加工】　9～11 月采挖，切片，晒干。亦可窖藏。

【药材】番薯 Ipomoeae Batatatis Radix　产于全国各地。

性状　常呈类圆形斜切片，宽 2～4 cm，厚约 2 mm，偶见未去净的淡红色或灰褐色外皮。切面白色或淡黄白色，粉性，可见淡棕色的筋脉点或纹线，近皮部可见 1 圈淡黄棕色的环纹，质柔软，具弹性，手弯成弧状而不折断。气清香，味甘甜。

鉴别　粉末特征：白色。淀粉粒众多，单粒圆球形、类三角形，大小不一，脐点星状、飞鸟状或点状；复粒由 2～10 个分粒组成，长 38 μm，直径 3～36 μm。导管多为网纹，亦有梯纹，直径 5～35 μm。

成分　根含有并没食子酸(ellagic acid)和 3, 5-二咖啡酰奎宁酸(3, 5-dicaffeoylquinic acid)。

【药理】抑制醛糖还原酶　番薯热水提取物对晶体醛糖还原酶有较强的抑制作用。从番薯分离出的并没食子酸和 3, 5-二咖啡酰奎宁酸，为有效成分。

【药性】甘，平。归脾、肾经。

1.《纲目拾遗》："甘、平，无毒。"

2.《本草再新》："入脾、肾二经。"

3.《随息居饮食谱》："甘，温。"

【功用主治】补气，生津，宽肠，通便。主治脾虚水肿，便泄，疮疡肿毒，大便秘结。

1.《医林纂要》："止渴，醒酒，益肺，宁心(生用之效)；益气，充饥，佐谷食(熟用之效)。"

2.《本草纲目拾遗》："补中，和血，暖胃，肥五脏。白皮白肉者，益肺气生津。煮时加生姜一片，调中与姜枣同功，(同)红花煮食，可理脾血，使不外泄。"

3.《本草求原》："凉血活血，宽肠胃，通便秘，去酸瘀脏毒，舒筋络，止血热溺，产妇最宜。和鲫鱼、鳢鱼食，调中补虚。"

4.《随息居饮食谱》："煮食补脾胃，益气力，御风寒，益颜色。凡渡海注船者，食之不宜生熟，食少许即安。"

5.《岭南采药录》："醋煮服，治全身肿。"

【用法用量】内服：生食或煮食。外用：捣敷。

【宜忌】湿阻中焦，气滞食积者慎服。

1.《药性切用》："生食甘凉伐气，晒干研磨，尤能滞气，多食损人。"

2.《本草省常》："多食令人胀满，生食伤脾胃。"

3.《随息居饮食谱》："惟性大补，凡中疫、疟、痢、肿胀、便秘等证，皆忌之。"

【选方】1. 治乳疮　白番薯捣烂敷患处，见热即换，连敷数日。

2. 治疮毒发炎　生番薯洗净捣烂，敷患处，有消炎去毒生肌之效。(1、2 方出自《岭南草药志》)

3. 治酒湿入脾，因而飧泄者　番薯煨熟食。

4. 治湿热黄疸　番薯煮食，其黄自退。(3、4 方出自《金薯传习录》)

【临床报道】治疗子宫收缩痛　用生地瓜 180 g，置于温火慢烤，直到全部烤熟为止，趁热送服。服用时间一般选择产妇感到宫缩痛剧时服用，必要时翌日可用同样剂量重复 1 次。通过 63 例的观察，止痛迅速，服后 15～20 分钟即起作用，大多数于第二日再服 1 次后，即达到止痛的目的；疗效满意，无副作用。由于产后子宫内潴留有羊膜碎块所引起的子宫收缩痛，服烤地瓜无效。

5143 番木瓜 fān mù guā 《现代实用中药》

【异名】 万寿果《肇庆府志》，蓬生果、乳瓜《岭南杂记》，番瓜《植物名实图考》，木瓜《台湾植物名录》，木冬瓜《陆川本草》，土木瓜《福建药物志》。

【基原】 为番木瓜科番木瓜属植物番木瓜的果实。

【原植物】 番木瓜 *Carica papaya* L.

软木质常绿小乔木，高 2～8 m。茎一般不分枝，具粗大的叶痕。叶大，近圆形，掌状 5～9 深裂，裂片再为羽状分裂；叶柄中空。花黄黄色，单性异株或为杂性；雄花序为下垂圆锥花序，雌花序及杂性花序为聚伞花序；雄花萼绿色，基部连合；花冠管细管状，裂片 5，披针形；雄蕊 10，长短不一，排成 2 轮，着生于花冠上；雌蕊具短梗或近无梗，萼片绿色，中部以下合生；花瓣乳黄色或黄白色，长圆形至披针形；子房卵圆形，花柱 5，柱头数裂近流苏状；两性花有雄蕊 5，着生于近子房基部的极短的花丝管上，雌花无花丝管，雄蕊 10，在较长的花冠管上排成 2 轮。浆果长圆形，成熟时橙黄色，长达 30 cm，果肉厚，味香甜。种子多数，黑色。花期全年。

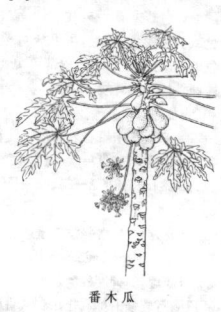

番木瓜

生于村边、宅旁。现福建、广东、广西、海南、云南、台湾等地有栽培。

本植物的叶(番木瓜叶)亦供药用，另设专条。

【栽培】 **生物学特性** 喜高温多湿热带气候，不耐寒，遇霜即凋萎，因根系较浅，忌大风，忌积水。对地势要求不严，丘陵、山地都可栽培，对土壤适应性较强，但以疏松肥沃的砂质壤土及壤土生长为好。

繁殖方法 种子繁殖，育苗移栽。在夏、秋季，从健壮、秆粗、矮生型、结果多而大的雌株或两性株上采收成熟果实，选取中部种子，置通风处阴干。播种前最好浸泡 1 日，早春前后播种，在苗床上起畦，用牛粪和草木灰与土混合，淋足水，为保温防寒，可用塑料薄膜盖好，春暖时把膜揭开，适当施稀薄粪水或很淡的尿素液肥，2 个月后，即可出圃移栽，按行株距 2 m×(1.5～1.8) m，三角形定植。

田间管理 夏季应及时中耕除草，一般每年应追肥 4～5 次，以腐熟堆肥、人粪尿为主。

病虫害防治 茎腐病，发现病株及时拔除，并用石灰粉消毒土壤，防止蔓延。介壳虫，用石灰浆涂抹树干 2～3 次，可消灭越冬害虫。

【采收加工】 果实成熟时采摘，鲜用。

【药材】 番木瓜 Caricae Papayae Fructus 主产于云南、广东、广西、海南、福建等地。

性状 浆果较大，长圆或矩圆形，长 15～35 cm，直径 7～12 cm，成熟时棕黄或橙黄色，有 10 条浅纵槽，果肉厚，黄色，有白色浆汁，内壁着生多数黑色种子，椭圆形，外方包有多浆、淡黄色假种皮，长 6～

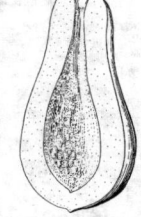

番木瓜(果实纵剖面)外形

7 mm，直径 4～5 mm，种皮棕黄色，具网状突起。气特，味微甘。

【成分】 果实及乳汁含木瓜蛋白酶(papain)，木瓜凝乳蛋白酶(chymopapain)A、B、C 等多种蛋白质水解酶。

果实的乳汁及种子含微量番木瓜碱(capaine)。

果实含芳香族化合物：苄基 β-D-葡萄糖苷(benzyl β-D-glucoside)，2-苯乙基 β-D-葡萄糖苷(2-phenylethy-β-D-glucoside)，2-(4′-羟苯基)乙基 β-D-葡萄糖苷[2-(4′-hydroxyphenyl)ethyl β-D-glucoside]以及 4 种苄基四-O-甲基-β-D-葡萄糖苷二甲基丙二酸衍生物的异构体(isomeric dimethyl malonated benzyl tetra-O-methyl-β-D-glucosides)，苄基芥子油苷(benzyl glucosinolate)，联苯(biphenyl)，α-苯基苯酚(α-phenyl phenol)，噻苯咪唑(thiabendazole)；类胡萝卜素(carotenoids)化合物：隐黄质(cryptoxanthin)，β-、ζ 和 γ-胡萝卜素(carotene)，八氢番茄烃(phytoene)，六氢番茄烃(phytofluene)，β-胡萝卜素氧化物(mutatochrome)，β-胡萝卜素-5, 6-环氧化物(β-carotene-5, 6-epoxide)，隐黄质(cryptoflavine)，堇黄质(violaxanthin)，花药黄质(antheraxanthin)，菊黄质(chrysanthemoxanthin)，新黄质(neoxanthin)等，番茄烃(lycopene)，隐黄质环氧化物(cryptoxanthin monoepoxide)等；多糖：果胶状物质，以 D-半乳糖(D-galactose)、D-半乳糖醛酸(D-galacturonic acid)及 L-阿拉伯糖(L-arabinose)，半乳聚糖(galactan)，鼠李半乳糖醛酸聚糖(rhamnogalacturonan)为主。有机酸：苯甲酸(benzoic acid)，苹果酸(malic acid)，酒石酸(tartaric acid)，枸橼酸(citric acid)，α-酮戊二酸(α-ketoglutaric acid)，丁酸(butanoic acid)等；挥发油：芳樟醇(linalool)，顺式及反式芳樟醇氧化物(linalool oxide)等萜类化合物。

种子含旱金莲苷(glucotropaeolin)。还含磷脂：磷脂酰胆碱(phosphatidyl choline)，磷脂酰乙醇胺(phosphatidyl ethanolamine)，磷脂酰肌醇(phosphatidyl inositol)，含溶血磷脂酰胆碱(lysophosphatidyl choline)和心磷脂(cardiolipin)。还含三十一烷(hentriacontane)，游离的葡萄糖，β-谷甾醇(β-sitosterol)，苯甲酰基硫脲化合物(benzoyl thiourea compounds)。还含番木瓜苷(carposide)。本植物含生物碱：烟碱(nicotine)，可铁林(cotinine)亦称 N-甲基-2-(3-吡啶基)-5-吡咯烷酮[1-methyl-5-(3-pyridinyl)-2-pyrrolidinone]，米喔斯明(myosmine)即是 3-[3, 4-二去氢-5-(2H-吡咯基)]吡啶{3-[3, 4-didehydro-(2H-pyrrol)-5-yl]pyridine}；氰苷：新西兰鸡蛋果氰苷(tetraphyllin)B，野樱苷(prunasin)。

【药理】 1. 抗生育作用 番木瓜种子氯仿粗提物，雄性大鼠按每日经口给药 5 mg/只，连续 20 日、40 日或 60 日，观察番木瓜的抗生育及有关副作用，结果用药 40 日、60 日的大鼠生育率降为 0，药物最明显的作用是抑制副睾尾精子活力，扫描电镜观察显示给药组精子异常，给药后副睾尾及睾丸精子数量减少，临床参数无任何改变，提示番木瓜种子氯仿提取物的避孕作用主要在睾丸。雄性大鼠长期给番木瓜水提取物无论灌服或肌内注射，都能引起大鼠可逆的不育作用，而对性欲无不良作用。

2. 抗菌和抗寄生虫作用 番木瓜的肉、种子、果浆以琼脂平皿法进行实验，显示可抑杀多种肠道病原菌如枯草芽胞杆菌、泄殖腔肠杆菌、大肠杆菌、沙门菌属、金黄色葡萄球菌、变形杆菌属、假单胞菌属及绿脓杆菌。番木瓜乳液可抑制白珠菌生长，乳液蛋白质产生该抗菌作用，完全抑制真菌生长的最低蛋白浓度为 138 μg/ml。

3. 抗氧化作用 番木瓜经酵母发酵制成的生物催化剂及其副产品是天然的保健物品，体内试验显示 1 g/kg 的生物催化剂，能显著抑制硫贲妥敏反应物的形成，后者在三氯化铁引起的大鼠局灶性癫痫中为脂质过氧化物的标志，这些发现提示，生物催化剂及其副产品可能是有用的保健食品，能抗神经脂质过氧化物，创伤性癫痫及衰老。番木瓜的肉、种子、果浆中超氧化物歧化酶(SOD)的含量约分别为 32、98 和 33 u/ml，其中维生素 C、苹果酸、枸橼酸及葡萄糖可能是番木瓜抗氧化成分。

4. 其他作用 静脉注射木瓜蛋白酶可引起组胺释放,延长血凝时间,发生休克,与浆汁中获得的蛋白性物质,无论试管或整体试验均有显著的抗凝作用,在抗凝剂量时(犬 2 mg/kg)对心血管及呼吸系统无明显作用,大剂量对心脏有直接抑制作用,由于过敏及可引起回肠痉挛,其应用仍受限制。木瓜碱可引起家兔血压下降,对离体蛙心、兔心引起舒张期停跳,使蛙后肢血管收缩,使兔耳壳、小肠及冠状血管舒张。木瓜碱 0.5～2 mg/kg 时能降低大鼠的收缩压与舒张压,2 mg/kg 时能降低大鼠心脏的排血量和心脏功能。

毒性 木瓜碱对中枢神经有麻痹作用,对小鼠及兔于中毒末期引起轻度痉挛,中毒死因主要是呼吸麻痹与心脏障碍。

【药性】 甘,平。

1.《广西中药志》:"味甘,性平。"

2.《福建药物志》:"甘,凉。"

【功用主治】 消食,下乳,除湿通络。主治消化不良,胃、十二指肠溃疡疼痛,乳汁稀少,风湿痹痛,肢体麻木,湿疹、烂疮,肠道寄生虫病,蜈蚣咬伤。

1.《纲目拾遗》:"治鳖瘕,解食毒水毒。"

2.《岭南采药录》:"果实之汁液,用于驱虫剂及防腐剂。"

3.《现代实用中药》:"有消化作用,尤其未熟果液,能消化蛋白质,是治胃消化不良之药,并为营养品。又为最佳的发奶药。熟果为清泻剂,可利大小便,也可治红白痢疾。"

4.《全国中草药汇编》:"消食健胃,滋补催乳,舒筋通络。主治脾胃虚弱,食欲不振,乳汁缺少,风湿关节疼痛,肢体麻木,胃、十二指肠溃疡疼痛。"

5.《福建药物志》:"治高血压,蛲虫病,疔疮肿毒,蜈蚣咬伤。"

6.《食物中药与便方》:"健脾胃,助消化,清暑解渴。"

【用法用量】 内服:煎汤,9～15 g 或鲜品生食。外用:取汁涂;或研末撒。

【选方】 1. 治乳汁稀少 鲜番木瓜、韭菜各适量,煮服。《全国中草药汇编》

2. 治腰痛 番木瓜未成熟果实 1 只,切开小口,去种子,放入好白酒适量,照原样封盖,放火内煨熟后,趁酒内服外搽。

3. 治石哽症(足跟炎) 番木瓜鲜果实 1 个,煨熟,趁热踏上熨患处。(2、3 方出自《广西本草选编》)

4. 治婴儿湿疹 干燥未成熟的番木瓜,研细粉,撒布患部,每日 2～3 次。《食物中药与便方》

5. 治蛲虫、蛔虫等肠寄生病 番木瓜(未熟果)干粉,每次 9 g,早晨空腹服。《食物中药与便方》

5144 # 番红花 ^{fān hóng huā}《品汇精要》

【异名】 泊夫蓝《饮膳正要》,番栀子蕊《回回药方》,撒馥兰《品汇精要》,撒法郎《纲目》,藏红花《纲目拾遗》,西红花《中华人民共和国药典》。

【基原】 为鸢尾科番红花属植物番红花的柱头。

【原植物】 番红花 Crocus sativus L.

多年生草本。球茎扁圆球形,直径约 3 cm,外有黄褐色的膜质包被。叶基生,条形,灰绿色,边缘反卷;叶丛基部包有 4～5 片膜质的鞘状叶。花茎短顶生;花淡蓝色、红紫色或白色,有香味,直径 2.5～3 cm;花被裂片 2 轮排列,内外轮花被裂片皆

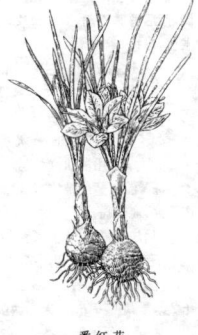

番红花

为倒卵形,顶端钝;雄蕊 3,直立,花药黄色,先端尖,略弯曲;雌蕊由 3 心皮合生,子房下位,3 室,花柱橙红色,长约 4 cm,上部 3 分枝,分枝弯曲而下垂,柱头略扁,先端楔形,有浅齿,较雄蕊长。蒴果椭圆形,具 3 钝棱。种子多数,圆球形。花期 10～11 月。

北京、上海、江苏、浙江、江西有少量栽培。原产欧洲南部至伊朗。

【栽培】 生物学特性 喜温暖湿润气候,怕酷热,耐寒。幼苗能耐—10 ℃左右低温;开花气温 14～20 ℃,土温 14～15 ℃为宜;地上部分生长适宜温度为 15 ℃。以向阳、疏松肥沃、富含腐殖质、排水良好的砂质壤土为好。忌连作,忌雨涝积水。

繁殖方法 球茎繁殖。栽种前选地,耕翻,耙碎,作 1.3 m 宽的高畦,平整畦面。4～5 月地上部分枯萎后挖出球茎,按大、中、小分级,25 g 以上为一级,8 g 以上为二级,8 g 以下为三级。贮藏过夏,9～10 月栽种,8 g 以上按行株距 15 cm×15 cm,8 g 以下行株距 10 cm×10 cm 开穴,种后覆土,盖草。现亦有用室内开花后露地繁殖的方法,可提高花柱、柱头的产量。

田间管理 出苗后揭去盖草并松土除草。开花前后中耕除草结合施追肥,以腐熟饼肥为主,12 月施土杂肥,翌年早春施人畜粪肥。遇春雨及时开沟排水。

病虫害防治 病害有腐败病,可采用"室内开花露地繁殖"法,错开发病期,在栽种前用 5%石灰液浸种 20 分钟;苗期可喷 50%叶枯净 1 000 倍液或 75%百菌清 500 倍液防治;腐烂病,可选排水良好的土地种植,栽种前施石灰粉,翻入土内消毒;发病期用 50%托布津 1 000 倍液浇灌;花叶病,可选无病植株的球茎种植。虫害有蛴螬、蝼蛄等,还有鼠及野兔为害。

【采收加工】 10～11 月下旬,晴天早晨日出时采花,再摘取柱头,随即晒干,在 55～60 ℃下烘干。

【药材】 番红花 Croci Stigma 主产于西班牙。北京、上海、浙江、江苏等地有引种栽培。

性状 完整的柱头呈线形,三分枝,长约 3 cm。暗红色,上部较宽而略扁平,向下渐细呈丝状,顶端边缘显不整齐的齿状,有时内侧有一短裂隙,下端有时残留一小段黄色花柱。体轻,质松软,无油润光泽,干燥后质脆易断。气特异,微有刺激性,味微苦。

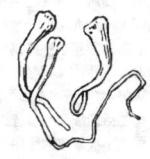

番红花
(柱头)外形

鉴别 (1) 粉末特征:橙红色。表皮细胞表面观长条形,壁薄,微弯曲,有的外壁凸出呈乳头状或绒毛状,表面隐约可见碎细纹理。柱头顶端表皮细胞绒毛状,直径 26～56 μm,表面有稀疏纹理。草酸钙结晶集聚于薄壁细胞中,呈颗粒状、圆簇状、梭形或类方形,直径 2～14 μm。花粉粒圆球形,直径 71～200 μm,外壁两层近等厚,表面有稀疏的细小刺状雕纹。

(2) 取本品浸水中,可见橙黄色成直线下降,并逐渐扩散,水被染成黄色,无沉淀。柱头呈喇叭状,有短缝;在短时间内,用针拨之不破碎。

(3) 取本品少量,置白瓷板上,加硫酸 1 滴,酸液显蓝色经紫色缓缓变为红褐色或棕色(检查番红花苷和苷元)。

(4) 吸收度:取本品,置硅胶干燥器中,减压干燥 24 小时,研成细粉,精密称取 30 mg,置索氏提取器中,加甲醇 70 ml,加热回流至提取液无色,放冷,提取液移置 100 ml 容量瓶中(必要时滤过),用甲醇分次洗涤提取器,洗液并入同一容量瓶中,加甲醇稀释至刻度,摇匀。精密量取 5 ml,置 50 ml 容量瓶中,加甲醇稀释至刻度,摇匀,在 432 nm 的波长处测定吸收度,不得低于 0.50;在 458 nm 处吸收度与 432 nm 处吸收度的比值为 0.85～0.90。

(5) 薄层色谱:取本品 10 mg,置小试管中,用玻璃棒搅碎后,加水少许湿润,放置 2～3 分钟后,加甲醇 1 ml,于暗处静置 20 分

钟，滤过。滤液作供试液，以番红花苷作对照品。分别点样于同一硅胶 G 薄层板上，用乙酸乙酯-异丙醇-水（65：25：10）展开，喷以茴香醛试液，于 105～110 ℃加热 10 分钟，供试液色谱在与对照品色谱的相应位置上显相同的黄色斑点。

【成分】柱头含挥发油成分 30 多个。还含色素类：藏红花苷（crocin）、藏红花酸（crocetin）、杙果苷-6′-O-藏红花酰基 1″-O-β-D-葡萄糖苷酯（mangicrocin）；甾醇类：菜油甾醇（campesterol），豆甾醇（stigmasterol）、β-谷甾醇（β-sitosterol）；三萜类：熊果酸（ursolic acid），齐墩果酸（oleanolic acid）；脂肪酸类：棕榈酸（palmitic acid）、棕榈油酸（palmitoleic acid），油酸、亚油酸、亚麻酸（linolenic acid）；类胡萝卜素类：八氢番茄烃（phytoene），六氢番茄烃（phytofluene）、β-胡萝卜素（β-carotene），玉米黄质（zeaxanthin）。又含藏红花苦素（picrocrocin）、藏红花醛（safranal）。

花被含黄酮类：山奈酚（kaempferol），紫云英苷（astragalin），槲皮素-3-对香豆酰葡萄糖苷（helichrysoside），山奈酚-3-O-β-D-吡喃葡萄糖基（1→2）-6-乙酰吡喃葡萄糖苷〔kaempferol-3-O-β-D-glucopyranosyl（1→2）-β-D-6-acetylglucopyranoside〕，山奈酚-3-O-β-D-吡喃葡萄糖基（1→2）-吡喃葡萄糖苷〔kaempferol-3-O-β-D-glucopyranosyl（1→2）-β-D-glucopyranoside〕，山奈酚-3-β-D-吡喃葡萄糖基（1→2）-β-D-吡喃葡萄糖苷〔kaempferol-3-β-D-glucopyranosyl（1→2）-β-D-glucopyranoside〕，二十九烷（nonacosane）。

【药理】 1. 对血液系统的作用 番红花热水提取物具有显著的抗血凝作用。能延长血浆凝血酶原时间及活化部分凝血活酶时间（aPTT），抑制 ADP 和胶原诱导的血小板凝集，加速尿激酶和纤维蛋白溶酶的纤溶作用。以合成基质分析法研究发现番红花提取物对纤维蛋白溶酶所致青绿色的发色性合成基质（PS-944）的分解呈浓度依赖性抑制，IC_{50} 为 24.5 mg/ml，抑制形式为非竞争性抑制。番红花提取物对尿激酶所致的荧光性合成基质（Glt-Gly-Arg-McA）的分解呈浓度依赖性抑制，IC_{50} 为 8.9 mg/ml，抑制形式为非竞争性抑制。雄蕊水提取物在体内（800 mg/kg 静注射），体外（终浓度为 87 mg/ml）亦能抑制 ADP 诱导的大鼠血小板聚集，而雌蕊和花瓣的醇提取物无明显抑制作用。抑制血小板聚集的活性成分为腺苷。球茎水提取物及其总皂苷对以诱导大鼠血小板聚集无作用。小鼠腹腔注射球茎总皂苷（40、80 mg/kg）30 分钟后有显著的止血作用，且有明显的量效关系，这可能是总皂苷止血作用机制之一。

2. 对子宫的作用 煎剂对小鼠、豚鼠、兔、犬及猫的离体在体子宫均有兴奋作用。可引起子宫节律性收缩，提高子宫的紧张性与兴奋性，大剂量时可出现痉挛性收缩，已孕子宫为敏感。各种提取物作用强度依次为：煎剂＞乙醇提取物＞挥发油＞乙醚提取物。在体子宫实验及子宫瘘管实验中，1 次用药，药效持续 4 小时之久。乙醇提取物小剂量应用于未孕家兔子宫时，多呈抑制作用。雄蕊与花冠的醇浸出物对豚鼠及初孕家兔的离体子宫亦有兴奋作用。番红花兴奋子宫的作用可被乙磺酸麦角碱部分地阻断，阿托品对其无影响。其作用可能部分通过肾上腺系统，部分直接作用于子宫肌细胞。

3. 对循环系统的作用 煎剂 0.24 g/kg 静脉注射，可使麻醉猫、犬血压维持较长时间下降，并有兴奋呼吸作用。降压时犬肾容积减小，显示肾血管收缩，对蟾蜍血管亦呈收缩作用。对蟾蜍离体心脏有较显著的抑制作用。水浸剂能使蟾蜍、大鼠离体心脏，猫在位心脏迅速完全停跳于舒张期。对心血管系统的作用与其中含多量的钾盐有关。亦有报道，花被、雄蕊及花粉对离体冠状血管均有不同程度的扩张作用。

4. 对实验性肾小球肾炎的治疗作用 番红花注射液 0.5、1 ml/kg（1 ml 相当于 1 g 生药）静脉注射，连续 6 星期，对阳离子化牛血清白蛋白引起的家兔原位肾小球肾炎，具有与苄基咪唑（TXA_2 合成酶抑制剂）相似的治疗作用。能使尿蛋白量明显减少，病理组织损害显著减轻，肾小球中免疫复合物溶解和吸收加快。

5. 抗肿瘤作用 番红花提取物 200 mg/kg 灌胃，对小鼠移植性 S_{180} 肉瘤、艾氏腹水癌（EAC）和道氏淋巴瘤腹水型（DLA）均有显著的抑制作用，带瘤小鼠寿命延长率分别为 111.0%、83.5%和 112.5%。体外试验，提取物对小鼠白血病 P_{388}、S_{180}、EAC、DLA 肿瘤有明显的细胞毒性，其机制是抑制肿瘤细胞 DNA 合成。100 mg/kg 口服，连续 30 日，能明显抑制小鼠皮下注射 20-甲基胆蒽诱发的软组织肉瘤，番红花组发生率为 10%，而对照组为 100%。提取物皮下应用亦能抑制二甲苯蒽（DMBA）/巴豆油诱发的小鼠皮肤肿瘤，减少乳头状瘤的形成。番红花提取物能明显延长顺铂处理的小鼠寿命，柱头提取物能部分预防顺铂引起小鼠体重和血象的降低。

6. 对学习记忆的影响 乙醇提取物（CSE）对乙醇诱发的学习和记忆障碍有改善作用，能改善 30%乙醇处理小鼠记忆获得障碍和 40%乙醇处理小鼠记忆再现缺失。CSE 125、250 mg/kg 口服对电刺激大鼠海马齿状回引起的长期强化（LTP）无明显影响，但可明显拮抗 30%乙醇（口服、静脉注射）对 LTP 的阻断作用。

7. 其他作用 煎剂可使小鼠、豚鼠、家兔及犬的离体肠管兴奋性增强，产生节律性收缩，但时间不长。番红花能延长小鼠动情周期。以番红花 0.23%～2%的食物饲喂正常小鼠 3 星期，阴道全角化细胞持续时间从正常的 1～2 日延长至 3～4 日，停药后作用迅速消失。番红花花瓣多糖有增强免疫应答的作用，花瓣多糖 15、45、135 mg/kg 腹腔注射，均有刺激绵羊红细胞致敏的小鼠空斑形成细胞（PFC）的作用，有明显的量效关系。250 mg/kg 在致敏前给药，能显著对抗可的松抑制 PFC 的作用。藏红花酸有降血脂作用，对胆固醇高脂肪饲料喂养高胆固醇饲料家兔血胆固醇和三酰甘油的升高。藏红花酸钠盐及藏红花苷均有利胆作用，静脉注射能增加兔胆汁分泌，使血中胆红素有明显减少。动物试验证明，杙果苷-6′-O-藏红花酰基-1″-O-β-葡萄糖苷酯具适应原活性，口服后产生抗应激、抗疲劳等作用。

毒性 番红花药粉小鼠口服的 LD_{50} 为 20.7 g/kg。死亡前动物委靡不振、活动呆滞、行动困难等。煎剂小鼠腹腔注射的最小致死量为番红花药粉喂 1 个月以上，开始出现体重减轻等毒性现象，剂量再增加则出现死亡。长期给药小鼠眼部有黄色分泌物。

【药性】甘，平。入心、肝经。
1.《饮膳正要》："味甘、平，无毒。"
2.《品汇精要》："味甘、微酸，性平、温。气厚味薄，阳中之阴。臭香。"
3.《本草纲目拾遗》："味辛、苦，性凉润。"
4. 南药《中草药学》："入心、肝经。"

【功用主治】活血祛瘀，散郁开结。主治痛经、经闭，月经不调，产后恶露不净，腹中包块疼痛，跌扑损伤，忧郁痞闷，惊悸，温病发斑，麻疹。
1.《饮膳正要》："主心忧郁积，气闷不散。久食令人心喜。"
2.《品汇精要》："主散郁调血，宽胸膈，开胃进饮食，久服滋下元，悦颜色，及治伤寒发狂。"
3.《纲目》："活血。又治惊悸。"
4.《本草纲目拾遗》："养血功多，去瘀力少。"
5,《浙江药用植物志》："活血祛瘀，凉血解毒。主治癥瘕，创伤疼痛，血热斑疹。"

【用法用量】内服：煎汤，1～3 g；冲泡或浸酒炖。

【宜忌】《浙江药用植物志》："月经过多及孕妇忌用。"

【选方】1. 治产后瘀血 丹皮、当归各 6 g，大黄 4.5 g，番红花 2 g，干荷叶 6 g。研末。每日 3 次，每次 6 g，开水送下。

2. 治月经不调 番红花 3 g，黑豆 150 g，红糖 90 g。水煎服。

（1、2方出自《青岛中草药手册》）

3. 治腰背、胸膈、头项疼疼　撒馥兰碾烂，合羊心、牛心、鹿心，用火炙令红色，涂于心上。食之。《品汇精要》

4. 治跌打损伤　番红花3g。煎汁，加白酒少许。外洗患处。《青岛中草药手册》

5. 治吐血，不论虚实，何经所吐之血　藏红花一朵，无灰酒一盏。将花入酒，炖出汁服之。《纲目拾遗》引王十瑶方》

6. 治各种痞结　藏红花每服一朵，冲汤下。忌食油荤、盐，宜食淡粥。《纲目拾遗》

7. 治伤寒发狂，惊悸恍惚　用撒法郎二分。水一盏，浸一宿。服之。《纲目》引《医林集要》

8. 治中耳炎　鲜番红花汁、鲜薄荷汁适量，加入白矾末少许，搅匀。滴耳中。《青岛中草药手册》

【各家论述】《本草正义》："西藏红花，降逆顺气，开结清瘀，仍与川红花相近，而力量雄峻过之。今人仅以为活血行滞之用，殊未尽其功用。按濒湖《纲目》已有番红花，称其主心气忧郁，结闷不散，能活血，治惊悸，则散结行血，功力亦同。又引《医林集要》治伤寒发狂，惊悸恍惚，亦仍是消痰泄滞之用。但加以清热通导一层，功力亦尚相近，惟称其味平淡，则与藏红花之腻涩浓厚者不类。"

5145 **番泻叶** fān xiè yè 《饮片新参》

【异名】旃那叶、泻叶（《药物学大成》）、泡竹叶（《上海市中药饮片炮制规范》）。

【基原】为豆科山扁豆属植物狭叶番泻和尖叶番泻的小叶。

【原植物】1. 狭叶番泻 Cassia angustifolia Vahl.

草本状小灌木，高约1m。托叶卵状披针形；偶数羽状复叶，互生；具短柄；小叶5～8对，叶片卵状披针形至线状披针形，先端急尖，基部稍不对称，无毛或几无毛。总状花序腋生或顶生；花6～14朵，花梗基有一卵形易落的苞片；萼片5，长卵形，略不等大；花瓣5，黄色，倒卵形，下面两瓣较大；雄蕊10，花药稍呈四方形，基部箭形，4室；雌蕊弯曲如镰，子房具柄，被疏毛。荚果长方形，扁平，先端突尖微小，不显著；种子4～7颗，种皮棕绿色，有细线状种柄，具疣状皱纹。花期9～12月，果期翌年3月。

野生或栽培，分布于热带非洲。我国广西、云南、台湾有引种栽培。

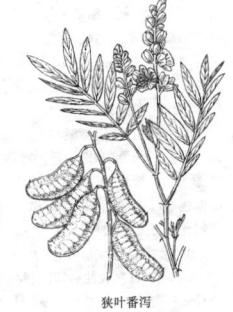
狭叶番泻

2. 尖叶番泻 C. acutifolia Delile.

与狭叶番泻的区别在于：小叶片4～6对，长卵形，先端急尖，基部不对称，叶背面灰绿色；花较小；荚果椭圆形。

【栽培】生物学特性　原产于干热地带。从播种到开花结实只需3～5个月。适宜生长的平均气温不低于10℃的日数应在180～200日，此期积温不少于4000～4500℃。

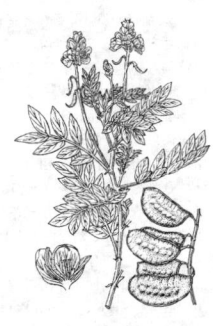
尖叶番泻

我国较干热的云南元江县，年平均气温23.8℃，年雨量784.7mm，引种生长较好。土壤要求疏松、排水良好的砂质土或冲积土，土壤微酸性或中性为宜。

繁殖方法　种子繁殖：一般采用大田直播。宜2～3月旱播或于10～11月雨季末少雨时播种。行株距70cm×50cm，播种前1日挖小穴浇足水，每穴播5～6粒，覆土2cm，盖草保温。

田间管理　苗长高至10cm左右时间苗，带土移植于缺苗穴内，保证每穴有壮苗1株，苗期每15日清清水肥1次。现蕾期施稍浓的腐熟人粪尿，并摘蕾摘心，促进枝叶生长繁茂，提高产量。留种地不摘蕾，并增施磷钾肥，促进籽饱满。整个生长期，特别是雨后要勤除草、松土，防杂草遮阳和争夺养分，并防止土壤板结。

病虫害防治　病害有立枯病。于发病前或初期喷1：1：150波尔多液或50%多菌灵1000倍液防治，同时注意在旱季播种，施用石灰粉改善土壤pH及加强苗期管理。叶斑病，为害叶片，可喷1：1：100波尔多液或50%多菌灵1000～1500倍液。虫害有粉蝶幼虫，为害枝叶片，在云南元江地区用"细腰马蜂"天敌防治。

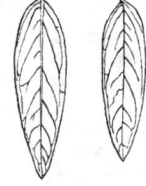
番泻叶外形

【采收加工】生长盛期选晴天采下叶片，及时摊晒，经常翻动，晒时勿堆积过厚，免使叶色变黄，晒至干燥。或用40～50℃温度烘干。按叶片大小和品质优劣分级，打包。

【药材】番泻叶 Sennae Folium　狭叶番泻叶主产于红海以东至印度，印度南端丁内未利产量较多，商品又名印度番泻叶或丁内未利番泻叶。尖叶番泻叶主产埃及，由亚历山大港输出，商品又称埃及番泻叶或亚历山大番泻叶；我国广东、海南及云南西双版纳等地均有引种。

性状　狭叶番泻叶　小叶片多完整平坦。卵状披针形至线状披针形，长2～6cm，宽0.4～1.5cm；主脉突出，叶端尖突出棘尖，全缘，基部略不对称，上表面黄绿色，下表面浅黄绿色，两面均有稀毛茸，下表面主脉突出，羽状网脉。叶片革质。气微弱而稍异，味微苦而稍有黏性。

尖叶番泻叶　小叶片呈广披针形或长卵形，长2～4cm，宽0.7～1.2cm；叶端尖或微凸，全缘，叶基不对称，上表面浅绿色，下表面灰绿色，微有短毛，质地较薄脆，微呈革质状。

鉴别（1）叶横切面：两种叶片横切面特征大致相似。上表皮细胞中常含黏液质；上下表皮均有气孔；单细胞非腺毛壁厚，多疣状突起，基部稍大；叶肉组织为等面型，上下均有1列栅栏组织。上面栅栏组织通过主脉，细胞较长，约长150μm，垂周壁较平直；下面栅栏组织不通过主脉，细胞较短，长50～80μm，垂周壁波状弯曲；细胞中可见棕色物。海绵组织细胞中含有草酸钙簇晶。主脉维管束外韧型，上下两侧均有微木化的纤维束，外有含草酸钙棱晶的薄壁细胞，形成晶纤维。薄壁细胞中可见草酸钙簇晶。

粉末特征：淡绿色或黄绿色。晶纤维多，草酸钙方晶直径12～15μm。非腺毛单细胞，100～350μm，直径12～18μm，壁厚，具壁疣。草酸钙簇晶存在于叶肉薄壁细胞中，直径9～20μm。上下表皮细胞表面观呈多角形，垂周壁平直；上下表皮均有气孔，主为平轴式，副卫细胞大多为2个，亦有3个。

（2）粉末遇碱液生成红色。

（3）取本品粉末25mg，加水50ml及盐酸2ml，置水浴中加热15分钟，放冷，加乙醚40ml，振摇提取，分取醚层，通过无水硫酸钠层脱水，滤过，取醚液5ml，蒸发至干，放冷，加氨试液5ml，醚液显黄色或橙色，置水浴中加热2分钟后，变为紫红色（检查蒽醌类）。

（4）薄层色谱：取本品粉末0.5g，加乙醇和水的等量混合溶液 3 ml,超声处理 30 分钟,离心,吸取上清液,作为供试品溶液。另取番泻叶对照药材 0.5 g,同法制成对照药材溶液。吸取上述两种溶液各 10 μl,分别点于同一硅胶 G 薄层板上,使成条状,以醋酸乙酯-正丙醇-水(4∶4∶3)为展开剂,展开,取出,晾干,置紫外光灯(365 nm)下检视。供试品色谱中,在与对照药材色谱相应的位置上,显相同颜色的荧光斑点。喷以 20%硝酸溶液,在 120 ℃加热约 10 分钟,放冷,再喷以 5%氢氧化钾的稀乙醇溶液,在日光下检视。供试品色谱中,在与对照药材色谱相应的位置上,显相同颜色的斑点。

品质标志 《中华人民共和国药典》2010 年版规定:本品含番泻苷 A($C_{42}H_{38}O_{20}$)和番泻苷 B($C_{42}H_{38}O_{20}$)的总量,不得少于 1.1%。

【成分】 狭叶番泻叶含醌类:番泻苷(sennoside)A、B、C、D,大黄酚(crysophanol),大黄素(emodin),大黄素甲醚(physcion),3-甲基-8-甲氧基-2-乙酰基-1,6-萘二酚-6-O-β-D-葡萄糖苷(tinnevellin glucoside),还含山柰酚(kaempferol)。

尖叶番泻叶含番泻苷 A、B、C、D,大黄素,大黄素甲醚,大黄酚。嫩叶含山柰酚。

【药理】 1. 泻下作用 本品对小鼠、大鼠、家兔等多种动物及人均有显著的泻下作用,小鼠和兔于药后 2~4 小时致泻,人口服后约 6 小时引起泻下。于番泻苷 A 中混入 20%的番泻苷 C,则可使番泻苷 A 的作用增强 1.6 倍。番泻苷于小肠可有部分吸收,后经血流或胆汁进入大肠,而主要则由小肠直接进入大肠,在肠内细菌作用下经水解、还原等变化成为大黄酸蒽酮或大黄酸蒽酮-8-葡萄糖苷。由于直接进入大黄酸蒽酮的泻下作用不受影响,且可见胎内大黄酸蒽酮的生成量相差减少,故认为大黄酸蒽酮才是番泻苷引起泻下的真正成分。另一方面,番泻苷又阻止葡萄糖和 Na^+ 的跨膜壁转运,表明抑制肠道对葡萄糖、钠和水的吸收,增加肠腔内容积继而刺激肠壁反射性地使小肠和结肠蠕动增强,也可能是其致泻机制之一,且小肠是其泻下成分的作用部位。

2. 止血作用 对胃、十二指肠出血有效。用本品水浸液于胃镜下喷洒于胃出血处,直视可见有即刻刻止血作用。番泻叶总苷 200 mg/kg 腹腔注射可明显缩短小鼠出血时间。番泻叶提取物使血小板数及纤维蛋白原含量增加,凝血时间、凝血活酶时间、血浆复钙时间和血块收缩时间缩短。此外,本品对盐酸和吲哚美辛所致大鼠胃黏膜损伤的保护作用也有利于对胃、十二指肠出血的防治。

3. 抗菌作用 番泻叶浸液对多种细菌有抑制作用,如大肠杆菌、变形杆菌、痢疾杆菌、甲型链球菌以及白念珠菌和某些致病性皮肤真菌。

4. 其他作用 对于实验性肠梗阻大鼠,番泻苷 50 mg/kg 腹腔注射可使降低的肠黏膜组胺含量恢复至正常水平。此外,曾报告本品有箭毒样作用,能阻断神经-肌肉接头冲动的传递,阻止乙酰胆碱与 M 受体的结合而使肌肉松弛。

毒性 番泻叶总苷腹腔注射小鼠的 LD_{50} 为 1.414 g/kg,折合生药为 36.3 g/kg。

【药性】 甘、苦、凉。归大肠经。

1.《饮片新参》:"苦、香、凉。"

2.《现代实用中药》:"甘、苦、大寒。"

3. 南药《中草药学》:"入大肠经。"

【功用主治】 泻热通便,消积导滞。主治热结便秘,习惯性便秘,积滞腹胀,水肿臌胀,胃、十二指肠溃疡出血。

1.《饮片新参》:"泄热,利肠府,通大便。"

2.《现代实用中药》:"有健胃药,能促进消化,服适量能起泻下作用。用于食物积滞、胸腹胀满、便秘不通、水肿。"

3.《中国药用植物图鉴》:"为泻下剂,不论慢性或临时性便秘均有效。"

【用法用量】 内服:煎汤,3~6 g,后下;或泡茶;或研末,

1.5~3 g。

【宜忌】 体虚及孕妇、经期及哺乳期禁服。用量过大,易致腹痛、恶心、呕吐。

《饮片新参》:"中寒泄泻者忌用。"

【选方】 治胃弱消化不良,便秘,膨胀,胸闷 番泻叶 3 g,生大黄 2 g,橘皮 2 g,黄连 1.5 g,丁香 2 g,生姜 3 g。沸用水 100 ml 温浸 2 小时,去渣滤过,每日 3 次分服。《现代实用中药》

【临床报道】 1. 治疗便秘 ① 干番泻叶 3~10 g,用约 80 ℃的开水 200 ml 浸泡 5~10 分钟,1 次温服。治疗老年性便秘、高血压动脉硬化性心脏病以及术后便秘、产后便秘等共 137 例,总有效率 95.1%。一般用 3~6 g 即可,重症可增加到 10 g,过量则反可引起胃痛腹痛或呕吐,排便后应停用,不宜久服。② 治疗产褥期便秘 100 例,用番泻叶 7.5 g,冲开水约 150 ml,经 3~5 分钟,弃渣 1 次顿服。如便秘时间过久,隔 10 分钟后将药渣再泡 1 次。多数服 1 次即见效。服后多数有轻度下腹疼痛,未见乳汁减少、恶露增多或全身不适等不良反应,且通便后子宫复旧良好,恶露减少。但平素脾胃虚弱者不宜服用。③ 治疗"热秘"、"气秘",以番泻叶 10 g,泡水服,用于术后及热病所致"热秘"。或番泻叶 5 g 泡开水,用于年老、老人及肝气郁滞所致"气秘"。共治 200 例,结果:一般用浸泡药液 3~4 次(每次 100~200 ml)即解大便,有效率达 99%以上。

2. 治疗腹部手术后里实热证 番泻叶 15 g,用沸水 150 ml 浸泡 20 分钟后去净,制成浓度为 10%的番泻叶灌剂。于腹部手术后的 4、20、30 小时将该灌剂 150 ml 缓缓灌注于乙状结肠上段。给药组共 128 例。结果灌肠后 2~9 小时即有明显便意,腹鸣,1 日左右排便,腹胀、腹痛和继消失。多数患者灌注 1~2 次即见效。给药组术后并发症发生率明显低于对照组,在术后早期恢复消化道功能,减少胃肠减压率,早期进食,减少补液等方面,也明显优于对照组。

3. 治疗上消化道溃疡病出血 番泻叶 3 g,白及、乌贼骨各 9 g。上药研末混匀,即成番泻叶散。口服,每日 1 剂,分 3 次冷开水送服。疗程 3~10 日。共治疗 69 例,其中胃溃疡 39 例,十二指肠溃疡 58 例,有效 7 例,无效 4 例。两种溃疡的疗效比较无显著差异($P > 0.05$)。

4. 治疗急性水肿型胰腺炎 番泻叶 5~10 g,泡水 300~500 ml 频服,首次大便后,改为每日 2~3 次,每次 5 g,保持大便每日 3~5 次。一般禁食 3~4 日,配合补液等。共治 110 例,全部治愈(少数患者合用少量抗生素),平均住院时间为 12.2 日。全部患者血清淀粉酶或尿淀粉酶于 4~7 日降至正常,7~10 日后 B 型超声波及 X 线观察胰平片复查炎症消失,临床症状均在 10 日内消失,腹部压痛平均 3 日消失;体温 38~40 ℃者 53 例,退热时间 3~5 日;白细胞总数在 11.0~24.5×10^9/L 者 69 例,4~5 日降至正常。

5. 治疗胆石症 番泻叶适量冲水频饮和 G6805—2A 治疗仪电针耳穴的方法,治疗胆石症 190 例。治疗 2 个疗程(10 日为 1 个疗程)。痊愈 102 例,显效 82 例,无效 6 例,总有效率 96.84%。

6. 治疗慢性肾衰竭 番泻叶 5~10 g,用沸水 100~150 ml 浸泡 2 小时,去渣过滤,分上下午 2 次服完。同时配合西药治疗。疗程最长为 30 日,最短不少于 15 日,平均治疗 22.4 日,共治 22 例,结果 22 例治疗后血清肌酐(Cr)平均下降了 113.2 μmol/L,尿素氮(BUN)平均下降了 4.65 μmol/L,血浆蛋白上升了 20 g/L,血红蛋白平均上升了 9.0 g/L。经统计学处理,各项指标治疗前后变化均有非常显著的差异。治疗中患者高血压下降,心衰改善,消化道症状和皮肤瘙痒也有改善。

7. 用于回肠 番泻叶 4 g,加开水 200~300 ml,浸泡 10 分钟,为一日量,分 2~3 次口服。共治 36 例,疗效均满意。疗程最长者 7 日,最短者 3 日。

8. 治疗乳腺增生　用番泻叶4~6 g,加开水约200 ml浸泡5分钟后饮用,每日重复浸泡4~5杯。月经前7日开始服用,月经期停药,3个月为1个疗程,治疗期间停用其他药。疗程结束再巩固治疗1个疗程。治疗乳腺增生21例,痊愈17例,有效2例,无效2例。总有效率90%。

5146 **番荔枝** fān lì zhī《植物名实图考》

【异名】　佛头果、释迦果《台湾药用植物志》,唛螺陀、洋菠萝、蚂蚁果《广西植物名录》,林擒《中国中药资源志要》。

【基原】　为番荔枝科番荔枝属植物番荔枝的果实。

【原植物】　番荔枝 *Annona squamosa* L.。

落叶小乔木,高3~5 m。多分枝,树皮薄,灰白色。叶互生,排成2列,椭圆状披针形或长圆形,先端急尖或钝,基部阔楔形或圆形,下面苍白绿色。花单生或2~4朵聚生于枝顶或与叶对生,青黄色,下垂;萼片3,三角形,被毛;花瓣6,2轮,外轮花瓣狭而厚,肉质,长圆形,内轮花瓣鳞片状;雄蕊,密生;心皮多数,长圆形,各具1胚珠。果实由多数易于分开的心皮相连成聚合浆果,呈圆球形或心状圆锥形,黄绿色,被白色粉霜。花期5~6月,果期6~11月。

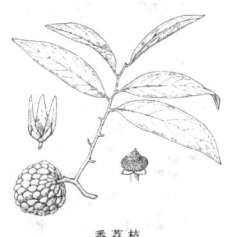
番荔枝

现全球热带地区均有栽培。我国浙江、福建、广东、广西、云南、台湾等地均有栽培。

本植物的叶(番荔枝叶)、根(番荔枝根)亦供药用,另设专条。

【栽培】　生物学特性　喜热带气候,年平均气温在20℃以上,不耐寒;以肥沃、排水良好的壤土栽培为宜。

繁殖方法　种子繁殖为主,春播。也可采用靠接或芽枝繁殖,选3~4年生结果幼树,就主干顶端进行截除,可促进侧枝生长,增加结果率。

病虫害防治　天牛为害树干,可用棉球蘸5倍90%敌百虫液塞入虫孔内,然后用泥封口毒杀幼虫;有粉介壳虫为害果实。

【采收加工】　7~11月果实成熟后采摘,鲜用或晒干。

【成分】　果实含蛋白质,脂肪,糖类及维生素C。

种子含生物碱:番荔枝碱(anonaine),番荔枝宁(annonin)也称多鳞番荔枝辛(squamocin),新番荔枝宁(neoannonin),番荔枝宁Ⅰ、Ⅳ、Ⅵ、Ⅷ、Ⅺ、ⅩⅥ,巴婆(双呋)内酯(asimicin),番荔枝辛(annonacin),番荔枝辛Ⅰ,番荔枝斯坦定(annonastatin)及皂苷:豆甾-5,24(28)-二烯-3β-醇-α-L-鼠李糖苷(stigmasta-5, 24(28)-dien-3β-ol-α-L-rhamnoside),多鳞番荔枝斯坦定(squamostatin)A。

**【药理】　**1. 抗着床和致流作用　番荔枝的种子具有抗着床和致流作用。小鼠怀孕后1~5日内每日灌胃给予其乙醇粗提取物100 mg/kg,能显著减少着床数量,并使仔鼠明显减少。番荔枝种子的抽提物对家兔亦有很好的抗排卵和致流作用。

2. 抗癌活性　多鳞番荔枝辛有细胞毒作用。

【药性】　甘,寒。

【功用主治】　补中,清热解毒,杀虫。主治恶疮肿痛,肠寄生虫病。

【用法用量】　内服:煎汤10~30 g;也可作水果食用。外用:捣敷。

【宜忌】　种子孕妇禁服。

5147 **番薯藤** fān shǔ téng《岭南采药录》

【异名】　红苕藤、番苕藤《四川中药志》。

【基原】　为旋花科番薯属植物番薯的茎叶。

【原植物】　参见"番薯"条。

【采收加工】　秋、冬季收割茎藤,晒干或鲜用。

【药性】　《四川中药志》:"性微凉,味甘涩,无毒。"

【功用主治】　治吐泻,便血,血崩,乳汁不通,痈疮。

1.《本草求原》:"敷虫蚊伤,并痈肿毒痛,毒箭,同盐捣汁涂蜂螫。"

2.《岭南采药录》:"治虎虎咬,舌肿,霍乱抽筋。"

3.《四川中药志》:"通乳汁,溃痈疮,排脓。治妇人乳汁不通,痈疮久不溃脓,大便中带血及红崩,腹泻。"

【用法用量】　内服:煎汤,15~24 g。外用:捣敷。

【选方】　1. 治吐热吐泻　红苕藤煎水服。《贵州省中医验方秘方》

2. 治红崩　红苕藤兑甜酒服。《四川中药志》1960年版

3. 治妇人乳少　番薯叶六两。和猪腩肉煎汤尽量饮之。《岭南采药录》

4. 治面疔　番薯叶一两,金丝蜘蛛一只,黄糖少许。捣烂敷。《岭南草药志》

5. 治对口疮　番薯叶、虾酱各适量。共捣烂敷。《岭南草药志》

6. 治蛇咬　红苕藤尖一把。捣敷。《贵州省中医验方秘方》

7. 治犬狗咬伤　生番薯叶和黄糖共捣烂贴,每日换2次,连贴数日。《岭南草药志》

【临床报道】　引产　取离块根约20 cm的番薯藤嫩茎,选取软、粗、肥的茎藤,长10~20 cm,去枝叶,浸在75%乙醇中消毒后,用无菌纱布揩干即可使用。按妇科操作常规,将消毒后的番薯藤1~2条插入宫腔(宫口宽的插2条,1条插至宫腔,1条插至宫颈),然后在阴道塞入纱布块,以防番薯藤过早脱出。插入2日未娩出的,可再插1次。观察147例。结果134例(其中15例因胎盘剥离不全需行刮宫或人工剥离胎盘)自然娩出,10例加滴催产素,无效3例。娩出时间最快的7.17小时,慢的8~10日。上药后10分钟左右即发生痛感,流血也不多,未见其他副作用,但必须严格遵守无菌操作常规,以防感染。

5148 **番木瓜叶** fān mù guā yè《中国药用植物图鉴》

【基原】　为番木瓜科番木瓜属植物番木瓜的叶。

【原植物】　参见"番木瓜"条。

【采收加工】　全年均可采,鲜用。

【成分】　叶含番木瓜碱(capaine)、伪番木瓜碱(pseudocapaine),去氢番木瓜碱(dehydrocapaine)Ⅰ及Ⅱ,胆碱(choline)。还含类胡萝卜素,芸香苷(rutin)。又含氨基酸:天冬酰胺,亮氨酸,苯丙氨酸,缬氨酸,甲硫氨酸,丙氨酸,β-丙氨酸,α-氨基丁酸,谷氨酸,天冬氨酸。

【药性】　《广西本草选编》:"味甘,性平。"

【功用主治】　解毒,接骨。主治疮痈肿毒,骨折。

1.《中国药用植物图鉴》:"捣烂可治疡消肿。"

2.《全国中草药汇编》:"强心、消肿。"

【用法用量】　外用:鲜品捣敷。

【选方】　治骨折　番木瓜鲜雄花、根、叶各60 g,螃蟹5只。共捣烂敷患处。《广西本草选编》

5149 **番石榴干** fān shí liú gān《广西中药志》

【异名】　秋果《南越笔记》,鸡矢果《植物名实图考》,番桃《广西药用植物名录》,蓝拔、扒仔《台湾药用植物志》,胶子果《云南思茅中草药选》,广石榴冬桃、米石榴《云南药用植物名录》,椒桃、缅桃《云南中草药选》。

【基原】 为桃金娘科番石榴属植物番石榴的干燥幼果。

【原植物】 番石榴 *Psidium guajava* L.

乔木,高达 13 m。树皮平滑,灰色,片状剥落,嫩枝有棱,被毛。叶对生;叶片革质,长圆形至椭圆形,先端急尖或钝,基部近于圆形,全缘,上面稍粗糙,下面有毛;羽状脉。花单生或2~3朵排成聚伞花序;萼管钟形,有毛,萼帽近圆形,不规则裂开;花瓣4~5,白色;雄蕊多数,近基部合生,药室纵裂;子房下位,与萼合生,花柱与雄蕊同长,柱头扩大。浆果球形、卵圆形或梨形,先端有宿存萼片,果肉白色及黄色,胎座肥大,肉质,淡红色;种子多数。花期5~8月,果期8~11月。

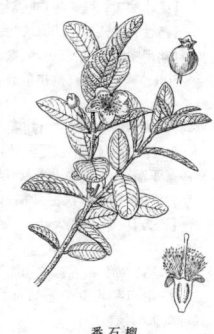

番石榴

生于荒地或低丘陵上。我国华南各地栽培,常见有逸为野生者。分布于福建、广东、广西、海南、四川、云南、台湾等地。原产南美洲。

本植物的种子(番石榴子)、叶(番石榴叶)、成熟果实(番石榴果)、根及根皮(番石榴根)、树皮(番石榴皮)亦供药用,另设专条。

【栽培】 生物学特性 喜温暖忌寒,生长发育要求平均温度15.5℃以上。冬季低温对幼树有寒害,成年树叶变紫绿,影响生长发育。对干旱与潮湿有较强的忍耐性。一般在年降雨量1 000~3 000 mm的地区均可正常生长。对土壤要求不严。生长快,结果早,种后第二年便可开花结果,具有多熟特性。

繁殖方法 种子繁殖或嫁接繁殖。实生繁殖:选高产、优质、无病虫害母树的成熟果实,洗净种子,阴干或短时间晒干(1~2日),于秋季播种。将种子均匀撒播于床面,用细土覆盖约0.2 cm,淋透水上。长至2~3对真叶时,移植于营养袋或苗圃。播种40 cm,春季可定植于大田。嫁接繁殖:用普通番石榴苗作砧木,苗粗达0.7 cm直径时,于3~5月进行芽接。25~30日后解绑,芽片成活后即可截干。第二年春季定植,根据土壤肥力条件,行株距为3 m×2 m或2.5 m×2.5 m。

田间管理 幼树生长期短,定植后,除尽杂草,7、8、9月各施1次粪水或少量氮肥。幼苗高40~60 cm时,将顶芽剪掉,促使抽3~4条侧枝。当主枝长到20 cm时再进行1次去顶,以培养分枝,扩大树冠。

病虫害防治 炭疽病,7~8月用波尔多液喷果表面,10日喷1次,连续2~3次。

【采收加工】 8~9月采收果实,晒干。

【药材】 番石榴干 *Psidii Guajavae Fructus* 产于华南各地至四川西南部。

性状 干燥的未成熟幼果,呈圆球形、卵形或梨形不等,横径2~3 cm,鲜时青绿色,干者黑褐色;表面稍粗糙坚硬,先端有宿存的花萼及残存花柱。果肉坚硬,浅棕色,5室,有多数种子密集镶嵌于内;种子灰褐色,大如绿豆,呈不规则的扁圆形或三角形。味微酸而涩,气微香。

【成分】 未成熟实含阿聚糖(arabinan)等多糖,番石榴鞣素(arabinose ester hexahydroxydiphenic acid)。

【药性】 涩,平。

1.《岭南草药志》:"味涩,性平。"

2.《广东中药》:"酸,涩,温。"

【功用主治】 收敛止泻,止血。主治泻痢无度,崩漏。

1.《岭南草药志》:"收敛,止吐泻无度。治崩漏。"

2.《广东中药》:"止痢疾。"

3.《全国中草药汇编》:"收敛止泻,消炎止血。主治急、慢性肠炎,痢疾,小儿消化不良。"

【用法用量】 内服:煎汤,9~15 g;或烧灰,开水送下。

【选方】 解巴豆毒 番稔干,土炒白术,石榴皮各9 g。清1碗半,煎至1碗饮服。(《南方主要有毒植物》)

5150 番石榴子 fān shí liú zǐ 《台湾先住民之药用植物》

【基原】 为桃金娘科番石榴属植物番石榴的种子。

【原植物】 参见"番石榴干"条。

【采收加工】 果熟时收集种子,晒干。

【功用主治】 止痛,止泻。主治腹痛,泻痢。

【用法用量】 内服:煎汤,3~5 g。

【选方】 治腹痛 番石榴子,樟木树之木皮共煎服。

5151 番石榴叶 fān shí liú yè 《南宁市药物志》

【异名】 鸡矢茶《广西中药志》,番桃叶《云南中草药选》吗桂香拉《云南思茅中草药选》,那拔叶、番石榴心《台湾药用植物志》。

【基原】 为桃金娘科番石榴属植物番石榴的叶。

【原植物】 参见"番石榴干"条。

【采收加工】 5~8月采收,晒干或鲜用。

【药材】 番石榴叶 *Psidii Guajavae Folium* 产于华南各地至四川西南部。

性状 本品呈短圆状椭圆形至卵圆形,多皱缩卷曲或破碎,长5~12 cm,宽3~6 cm,先端圆或短尖,基部钝至圆形,边缘全缘,上表面淡棕褐色,无毛,下表面灰棕色,密被短柔毛,主脉和侧脉均隆起,侧脉在近叶缘处连成边脉。叶柄长3~6 mm。革质而脆,易折断。嫩茎扁四棱形,密被短柔毛。气清香,味涩、微甘苦。

【成分】 叶含β-谷甾醇(β-sitosterol),三萜类。又含黄酮类:槲皮素(quercetin),番石榴苷(guaijaverin),无色矢车菊素(leucocyanidin),番石榴鞣花苷(amritoside),番石榴酸(psidiolic acid),莠蓄苷(avicularin)。挥发油:丁香油酚(eugenol),顺-3-己烯-1-醇(cis-3-hexen-1-ol),己烯醛(hexenol),己醛(hexanal),另有苯甲酸甲酯(methyl benzoate),乙酸-β-苯乙酯(β-phenylethyl acetate),桂皮酸甲酯(methyl cinnamate)及数种萜醇、萜烯醇等。此外,尚含有山楂酸(crataegolic acid),苹果酸(malic acid),树脂、蜡及鞣质等。

【药理】 1. 降血糖作用 番石榴叶提出的总黄酮苷及纯黄酮苷口服,对四氧嘧啶糖尿病大鼠有明显的降糖作用,其降糖率在给药后2小时下降30%,4小时下降46%,6小时下降57%。总黄酮苷对正常大鼠也有降糖作用,但不如对四氧嘧啶糖尿病大鼠的降糖作用明显。单黄酮苷有明显促进[131]I-胰岛素与受体结合的作用,故番石榴叶的降糖原理除提高了周围组织对葡萄糖的利用外,还可能直接促进了胰岛素与其每一受体的结合,提高了体内胰岛素的敏感性。

2. 抗菌作用 番石榴叶的醇浸出物和水煎剂,对金黄色葡萄球菌有抑制作用。

3. 防癌作用 大鼠每日食用3.1 g番石榴叶使黄曲霉毒素B1所致大鼠肝癌癌前病变灶数量和大小的平面指标及立体指标均显著低于对照组,表明番石榴叶可阻断黄曲霉毒素B1诱发肝癌作用。

4. 对消化道的作用 番石榴叶可促进小肠黏膜的修复,增加粪Na+、粪糖吸收,减轻脱水而发挥治疗轮状病毒肠炎的作用。

5. 血he作用 0.004 mg/ml、0.006 mg/ml番石榴叶提取物可明显增强苯肾上腺素引起的血管收缩;0.25 mg/ml番石榴叶提取物可以诱导人血小板聚集,并能剂量依赖性地增强ADP诱导的血小板聚集；明显延长血液凝血时间，APTT试验对番石榴叶提取物最敏感，提取物浓度越高，APTT越长。番石榴叶水提物不影响出血时间，虽然通过刺激血管收缩及血小板聚集促进止血，但抑制血凝血固。

6. 镇痛作用　番石榴叶所含的挥发性成分有镇痛作用。在醋酸扭体试验中，精油在200、400 mg/kg剂量下，可使小鼠10分钟内扭体次数分别减少62%和85%。在甲醛致痛试验中，精油在100、200 mg/kg剂量下对小鼠第二相痛反应（给甲醛后20～25分钟）有显著抑制作用，舔后足次数分别减少了72%和76%。而在400 mg/kg剂量下对第一相痛反应（给甲醛后0～25分钟）及第二相痛反应均有显著抑制作用，其舔后足次数分别减少了37%和81%。

【药性】　苦、涩、平。

1.《广西中药志》："味甘、涩，性平。无毒。"

2.《广州部队·常用中草药手册》："气香。"

3.《福建药物志》："苦、温。"

【功用主治】　燥湿健脾，清热解毒。主治泻痢腹痛，食积腹胀，齿龈肿痛，风湿痹痛，湿疹臁疮，疔疮肿毒，跌打肿痛，外伤出血，毒蛇咬伤。

1.《岭南采药录》："止吐泻无度。治急慢性肠炎，外感食滞，房事感冒及撞红，毒蛇咬伤，蜡烛疳。"

2.《广西中药志》："健脾涩肠。治痢疾，泻泄。"

3.《广西民间常用中草药手册》："消食。治消化不良。"

4.《全国中草药汇编》："收敛止泻，消炎止血。主治急、慢性肠炎，痢疾，小儿消化不良。外用治跌打扭伤，外伤出血，臁疮久不愈合。"

5.《福建药物志》："消肿解毒。治冻疮。"

【用法用量】　内服：煎汤，5～15 g，鲜品可用至24～30 g；或研末。外用：捣敷；或煎汤洗；或含漱；或研末撒。

【宜忌】　大便秘结，泻痢积滞未清者慎服。

《广西中药志》："热盛泄泻者忌用。"

【选方】　1. 治痢疾　番桃叶、桉树叶各30 g。水煎服。《广西民间常用中草药手册》

2. 治腹痛　番石榴新芽（适量）揉烂后，混以食盐服。《台湾先住民之药用植物》

3. 治消化不良　番石榴叶30～60 g，水煎服；或用米浸许，共炒至米黄后加水煎服。

4. 治牙痛，牙龈脓肿　番石榴叶30～60 g，加醋125～250 g，煎沸待冷含漱。（3、4方出自《广西本草选编》）

5. 治头痛　取番石榴叶片，贴于额部。

6. 治痈痛　取番石榴叶适量，煎汁，洗眼；或用布蘸汁，敷于患眼。（5、6方出自《台湾先住民之药用植物》）

7. 治糖尿病　拔仔心叶8～20 g，配适量有加利心菜、白母猪乳，和猪母炖服。《台湾药用植物志》

8. 治小儿盗汗　番石榴叶500 g。水煎洗浴。《广西本草选编》

9. 治皮肤湿疹，瘙痒，热痱　鲜番石榴茎叶适量，煎水外洗。《广州部队·常用中草药手册》

10. 治疗痈初起　番石榴嫩叶、桃树嫩叶、菜籽饼各适量，米饭少许。捣烂敷患处。《福建药物志》

【临床报道】　治疗小儿轮状病毒肠炎　62例小儿轮状病毒（HRV）肠炎随机分为治疗组和对照组，治疗组服用番石榴叶，对照组服用葛根芩连汤治疗。观察止泻时间、血清Na$^+$、粪Na$^+$、粪糖和HRV抗原转阴率。结果：治疗组3日治愈率为87.1%，对照组为58.1%，治疗组显著优于对照组。治疗组止泻时间为25.1（±9.5）小时，对照组为38.7（±15.2）小时，治疗组止泻时间显著短于对照组。治疗组粪Na$^+$、粪糖较治疗前明显下降，对照组下

降不明显，治疗组优于对照组。治疗组类HRV转阴率为87.1%，对照组为58.1%，治疗组显著优于对照组。

番石榴果 fān shí liú guǒ 《四川常用中草药》

【异名】　拿恝果、喇叭果《四川常用中草药》。

【基原】　为桃金娘科番石榴属植物番石榴的成熟果实。

【原植物】　参见"番石榴干"条。

【采收加工】　9～11月果实成熟时采收，一般鲜用。

【成分】　成熟果实含黄酮类等：槲皮素（quercetin），番石榴苷（guaijaverin），没食子酸（gallic acid），并没食子酸（ellagic acid），无色矢车菊素（leucocyanidin），维生素C，并检出鼠李糖，木糖，核糖，阿拉伯糖，果糖，葡萄糖，半乳糖，蔗糖，缬氨酸，丙氨酸，苏氨酸，天冬氨酸，谷氨酸，胱氨酸。

【药理】　1. 降血糖作用　兔灌服25 g/kg番石榴果汁，会使正常家兔的血糖值下降19%，而糖尿病家兔则下降25%，药效均在服药后4小时达最高，24小时内即恢复原来血糖值。

2. 止血作用　从番石榴提取的并没食子酸给家兔静注20 mg/kg，可使平均凝血时间缩短51%。

【药性】　甘、涩、平。

1.《四川常用中草药》："性平，味甘、香。"

2.《西昌中药》："性温。"

3.《福建药物志》："甘、微酸、涩。"

【功用主治】　健脾消积，涩肠止泻。主治食积饱胀，痔积，腹泻，痢疾，脱肛，血崩。

1.《四川常用中草药》："消食，生津，收敛止泻。治食积饱胀，老人津枯便秘，肠热下痢。"

2.《西昌中药》："健脾。治小儿伤食。""驱虫，止血。"

3.《福建药物志》："健胃固肠。治冷冷泻。"

【用法用量】　内服：煎汤，3～9 g；或研末；或生食，每次2～3枚，每日2～3次。

【宜忌】　热毒血痢禁服。

【选方】　1. 治小儿消化不良，痢疾　水辣蓼2.5 kg，拿恝果2.5 kg。共加水煎汁，加红糖调味。每日3次，每次30 g左右。《西昌中药》

2. 治冷泻　番石榴（果）、赤地利、鬼针草各9～15 g。水煎服。《福建药物志》

3. 治腹泻　番石榴果30～60 g。捣碎，水煎服。《广西民族药简编》

4. 治血崩　番石榴干果烧灰存性，研末，每服9 g，开水送下。《福建药物志》

番石榴根 fān shí liú gēn 《岭南采药录》

【异名】　那拔根《台湾植物志》。

【基原】　为桃金娘科番石榴属植物番石榴的根或根皮。

【原植物】　参见"番石榴干"条。

【采收加工】　根全年可采，或剥取根皮，切片或切段，晒干，或鲜用。

【成分】　根含阿江榄仁酸（arjunolic acid）。

【药理】　抗生育作用　番石榴根煎剂对小鼠抗着床、抗早孕和中期引产都有明显的效果；给药途径以腹腔注射效果为最好，皮下给药次之，口服几乎无效；对小鼠离体及在体子宫都有增强收缩的作用，尤其是妊娠子宫更为敏感；与前列腺素E$_2$合用时对小鼠抗早孕和兴奋离体子宫都有明显的协同作用，其作用机制可能是损害胎盘滋养叶细胞，引起变性、坏死，也可能是干扰黄体酮的分泌。番石榴根抗生育有效成分可能是鞣质类，尤其是番石榴鞣花酸葡萄糖。

毒性　番石榴煎剂小鼠皮下注射部位有结痂、组织坏死出

现,腹腔注射有刺激作用,较大剂量对肝有损害,番石榴煎剂小鼠腹腔注射的 LD_{50} 为 $2.84\,g$(生药)/kg。

【药性】 涩、微苦,平。

【功用主治】 收涩止泻,止痛敛疮。主治泻痢,脘腹疼痛,脱肛,牙痛,糖尿病,疮疡,蛇虫伤。

1.《岭南采药录》:"取其向东之根,刮取其皮,以白醋煎而含之,止牙痛;小儿患疮疖,和鸡毛煎水洗之。"

2.《增订岭南采药录》:"主收敛。治痢疾及洗溃疡、创伤。"

3.《岭南草药志》:"治臁疮久不愈合。"

4.《四川常用中草药》:"外用治蛇咬伤。"

5.《台湾药用植物志》:"止胃病腹痛。""治尿病,倒阳。""以根煎服,亦治腹泻及赤痢。""根皮煎服为制软剂。"

【用法用量】 内服:煎汤,6～15 g;或捣汁。外用:煎汤洗;或捣烂敷。

【选方】 1. 治糖尿病 那拔根 16 g,黑狗鞭炖服。(《台湾药用植物志》)

2. 臁疮久不愈合 番石榴根、生姜、冰糖(各适量),捣烂贴患处。(《岭南草药志》)

5154 番荔枝叶 fān lì zhī yè
(《新华本草纲要》)

【基原】 为番荔枝科番荔枝属植物番荔枝的叶。

【原植物】 参见"番荔枝"条。

【采收加工】 4～8月采收,鲜用或晒干。

【成分】 茎和叶含生物碱:紫堇定碱(corydine),降紫堇定碱(norcorydine),异紫堇定碱(isocorydine),降异紫堇定碱(norisocorydine),番荔枝碱(anonaine),紫点亚洲罂粟碱(roemerine),海罂粟碱(glaucine),降月桂碱(norlaureline)及其衍生物等;又含 4-(2-硝基乙基)苯酚樱草糖苷[4-(2-nitroethyl) phenol-1-primeroside]。叶含左旋木番荔枝碱(xylopine),右旋-O-甲基亚美罂粟碱(O-methylarmepavin),毛叶含笑碱(lanuginosine),和胺(higenamine)即消旋去甲基衡州乌药碱(demethylcoclaurine)等生物碱;芸香苷(rutin),金丝桃苷(hyperin),槲皮素(quercetin)等黄酮类;无羁萜(friedelin),β-谷甾醇(β-sitosterol),菜油甾醇(campesterol),豆甾醇(stigmasterol),正三十烷醇(n-triacontanol),正二十八烷醇(n-octacosanol),正二十六烷醇(n-hexacosanol)和三十一烷-16-酮(16-hentriacontanone)。

【功用主治】 收敛涩肠,清热解毒。主治赤痢,小儿脱肛,恶疮肿痛。

【用法用量】 内服:煎汤,5～10 g。

5155 番荔枝根 fān lì zhī gēn
(《广西药用植物名录》)

【基原】 为番荔枝科番荔枝属植物番荔枝的根。

【原植物】 参见"番荔枝"条。

【采收加工】 全年均可采,鲜用或晒干。

【成分】 根和茎含萜类及生物碱:樟脑(camphor),龙脑(borneol),紫堇定碱(corydine),异紫堇定碱(isocorydine),番荔枝碱(anonaine),鹅掌楸碱(glaucine),鹅掌楸树碱(liriodenine),β-谷甾醇(β-sitosterol),左旋贝壳杉 16-烯-19-酸(kaur-16-en-19-oic acid)等。

根含番荔枝碱,网叶番荔枝碱(reticuline),鹅掌楸碱,白兰花碱(mich elabine),10-羟基番荔枝碱(anolobine),多鳞番荔酮(squamolone)。

【功用主治】 清热,解毒。主治热毒血痢。

【用法用量】 内服:煎汤,5～10 g。

5156 番石榴树皮 fān shí liú shù pí
(《岭南采药录》)

【基原】 为桃金娘科番石榴属植物番石榴的树皮。

【原植物】 参见"番石榴干"条。

【采收加工】 全年均可采,切段,晒干。

【成分】 树皮含鞣质 18.56%和有机酸。

【功用主治】 收涩,止泻,敛疮。主治泻痢腹痛,湿毒,疥疮,创伤,中耳炎。

1.《岭南采药录》:"取其树皮煅灰,以臭草自然汁调涂,治湿毒,疥疮。"

2.《增订岭南采药录》:"主收敛。治痢疾及洗溃疡、创伤。"

3.《广西本草选编》:"治中耳炎。"

4.《台湾药用植物志》:"通经。"

【用法用量】 内服:煎汤,6～15 g。外用:煎汤洗;或煅炭研粉撒敷。

【选方】 治中耳炎 番石榴树皮煅炭研粉,吹耳内。(《广西本草选编》)

5157 腊雪 là xuě
(《本草拾遗》)

【基原】 为腊月收藏的雪花所融化的雪水。

【药性】 淡,寒。

1.《本草拾遗》:"味甘,冷,无毒。"

2.《医林纂要》:"甘,淡,寒。"

【功用主治】 清热解毒,降火止痉。治瘟疫、中暑热狂,伤酒热渴。

1.《本草拾遗》:"解一切毒,治天行时气温疫,小儿热痫狂啼,大人酒后暴热、黄疸,仍小温服之。"

2.《儒门事亲》:"洗目退赤。"

3.《日用本草》:"煎茶煮粥,解热止渴。"

4.《纲目》:"宜煎伤寒火喝之药,抹痱疮亦良。"

5.《医林纂要》:"降热杀虫,清肺利水。"

5158 脾寒草 pí hán cǎo
(《中国药用植物图鉴》)

【基原】 为玄参科婆婆纳属植物直立婆婆纳的全草。

【原植物】 直立婆婆纳 Veronica arvensis L.

一年或二年生草本,高 5～30 cm。茎直立或下部铺散分枝,被 2 列白色长柔毛。叶对生;下部的叶有短柄,中上部的叶无柄;叶片卵形至卵圆形,边缘具圆或钝齿,两面被硬毛。总状花序顶生,长达 20 cm,花多;各部分均被多细胞白色腺毛;苞片下部的长卵形,疏具圆齿,上部的长椭圆形,全缘;花梗极短;花萼 4 裂,裂片条状椭圆形,前方 2 枚较后方者长;花冠蓝紫色或蓝色,4 裂,裂片圆形至长圆形;雄蕊 2,短于花冠;雌蕊 1,子房上位,2 室。蒴果倒心形,强烈侧扁,边缘有腺毛,先端凹入很深,几乎与果半长,具细毛而边毛很长,宿存的花柱不伸出切口。种子长圆形,多数。花期 4～5 月。

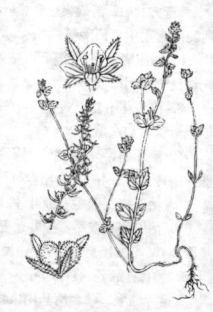

直立婆婆纳

生于路边及荒野草地。分布于华东、华中等地,新疆也有分布。

【采收加工】 5～7月采收,鲜用或晒干。

【成分】 全草含桃叶珊瑚苷(aucubin),D-甘露醇(D-mannitol)。

【药理】 泻下作用 本植物所含桃叶珊瑚苷有泻下作用,服后 6 小时起效,ED_{50} 为 0.39 g/kg,并能促进尿酸排泄。印度产本植物的地上部分,经药理筛选有利尿作用。

【功用主治】 清热,除疟。主治疟疾。

1.《中国药用植物图鉴》:"治疟疾。"

2.《上海常用中草药》:"清热,除疟。主治疟疾。"

【用法用量】 内服:煎汤,10～15 g;鲜品30～60 g。

5159 **鲂鱼** ^{fáng yú}
《食疗本草》

【异名】 鳊《尔雅》,鳊鱼《日用本草》,平胸鳊《脊椎动物分类学》),法罗鱼《黑龙江流域鱼类》),乌鳊、花边、三角鳊《中国经济动物志》。

【基原】 为鲤科鲂属动物三角鲂的肉。

【原动物】 三角鲂 *Megalobrama terminalis*(Richardson)

体高而侧扁,头后背部隆起,体呈菱形。腹棱自腹鳍基部至肛门,头短而小,吻短圆斜至鼻孔下方。上下颌等长,其上盖有坚硬的角质,易脱落。眼侧位,至吻端的距离较至鳃盖后缘的距离为近。下咽齿3行。鳃耙16～22。背鳍3,7,起点位于腹鳍基部稍

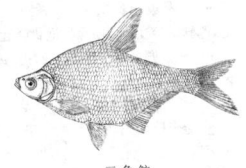

三角鲂

后方,具有强大而光滑的硬刺。背鳍高度显著大于头长。胸鳍可达腹鳍的基部,腹鳍仅伸到肛门。臀鳍3,24～32,基部长,无硬刺,起点在背鳍基部末端正下方,尾鳍深分叉,下叶较上叶稍长。鳔3室,前室最大。腹膜灰色或黑色。体呈青灰色,头背面及体背部较深,侧面为灰色,常有浅绿色色泽。腹面银灰色886,838。

栖息于底质为淤泥或石砾的敞水区,杂食性,而以植物为主。幼鱼主要食浮游动物,其次是淡水甲壳类、昆虫和软体动物的幼体,以及少量水生植物。成鱼主要食物是苦草、轮叶黑藻、软体动物,其次是湖底植物的碎屑、淡水海绵、丝状绿藻、马来眼子菜、苴草和聚草。个别的也摄食水生昆虫、螺蛳类、虾和小鱼。3冬龄性成熟,5～6月份产卵。冬季不大活动,一群群集在深水的石隙中越冬。除西北等高原地区外,我国各大河流、湖泊中均有分布。

【采收加工】 四季均可捕捞,捕得后,去鳞片及内脏,鲜用。

【药性】 甘,平。归脾、胃经。

1.《日用本草》:"味甘,平。"

2.《纲目》:"甘,温,无毒。"

3.《本草撮要》:"入足阳明经。"

【功用主治】 健脾益胃,消食和中。主治消化不良,胸腹胀满。

1.《食疗本草》:"调胃气,利五脏,和芥子酱食之,助肺气,去胃家之风。消谷不化者,作食,助脾气,令人能食。"

2.《日用本草》:"调脾胃,去肠风,消食化谷,利益五脏。"

3.《医林纂要》:"健脾行水。"

4.《随息居饮食谱》:"补胃,养脾,去风,运食。"

【用法用量】 内服:煮食,100～200 g。

【宜忌】《食疗本草》:"患疳痢者不得食。"

5160 **鲃鱼** ^{bà yú}
(就可成《食物本草》)

【基原】 为鲤科锯倒刺鲃属动物锯倒刺鲃的肉。

【原动物】 锯倒刺鲃 *Spinibarbichthys denticulatus* Oshima

体长而侧扁,背部稍隆起,腹部几成长条形,体长一般在40 cm左右。头小,稍尖,头的背部成弧形。吻钝,稍向前突出。口端位,成马蹄形;唇厚,上、下唇在口角处相连,唇上沟不相连,上颌突出。须2对,前对比后对稍短。下咽齿3行,侧扁,顶端微弯。鳞大,侧线鳞 $28\dfrac{4.5{\sim}5}{3{\sim}3.5}V^{32}$。背鳍条3,8～9,起点在腹鳍之后,硬刺强大,后缘有粗糙的锯齿。背鳍起点前有1平坦向前的倒刺。腹鳍位于背鳍起点之前。臀鳍条3,5,末端可达尾鳍基。背部微黑色,腹部白色,多数个体的鳞片前缘呈黑色,近尾鳍基部有1黑斑。

幼鱼更为明显,有时腹鳍和臀鳍末端稍带黑色。

生活于江河的上游,栖息于乱石隙隙和深水石洞处。食物主要为腐败的植物碎片和丝状藻类。产卵期约在4月间。分布于云南元江流域、西江上游及海南。

【采收加工】 全年均可捕捞,捕后,除去鳞片及内脏,洗净,鲜用。

【药性】 甘,热。有小毒。

【功用主治】 主壮阳道,温中补衰。

5161 **猬肉** ^{wèi ròu}
《食疗本草》

【基原】 为猬科刺猬属动物刺猬、达乌尔猬或大耳猬的肌肉。

【原动物】 参见"刺猬皮"条。

【采收加工】 四季均可捕捉,捕杀后剥去皮,取肉,鲜用。

【药性】 甘,平。

【功用主治】 降逆和胃,生肌敛疮。主治反胃,胃痛,食少,痔瘘。

1.《本草拾遗》:"主反胃,炙黄食之。""主瘘。"

2.《食疗本草》:"炙食,肥下焦,理胃气,令人能食。"

【用法用量】 内服:炙食或煮食,0.5～1只。

5162 **猬胆** ^{wèi dǎn}
《本草衍义》

【基原】 为猬科刺猬属动物刺猬、达乌尔猬或大耳猬的胆汁。

【原动物】 参见"刺猬皮"条。

【采收加工】 四季均可捕捉,捕后剖腹取出胆囊,用线扎紧囊口,悬挂于阴凉通风处,干燥。

【药材】 猬胆 *Erinacei Seu Hemiechini Fel* 主产于东北及河北、山东等地。

性状 胆囊呈卵形至三角形,上部狭细,下部膨大呈囊状,大小不一,长30～35 mm,宽径5～10 mm,囊皮薄,略有皱缩。表面灰褐色或黑色。囊内胆汁黑绿色。气微,味苦。

【药性】 苦,寒。

【功用主治】 清热,解毒,明目。主治眼睑赤烂,迎风流泪,痔疮。

1.《纲目》:"目止泪;化水涂痔疮。"

2.《得配本草》:"点痘后风眼。"

3.《中国动物药》:"清热明目;解毒。治眼睑赤烂,痔疮等。"

【用法用量】 内服:熔烧,兑酒,1～2个。外用:点眼;或化水涂敷。

【选方】 1. 治痘后风眼,两睑红烂,眵泪,痒不可当 刺猬胆汁。晴点人,二三次即愈。《纲目》引《董炳验方》)

2. 治产后羸弱 刺猬胆2个,白酒1盅。熔烧后服,取汗。《中国动物药》)

5163 **猬脂** ^{wèi zhī}
《本草经集注》

【基原】 为猬科刺猬属动物刺猬、达乌尔猬或大耳猬的脂肪油。

【原动物】 参见"刺猬皮"条。

【采收加工】 四季均可捕捉,捕杀后取出脂肪,鲜用,或熬炼后用。

【药材】 猬脂 *Erinacei seu Hemiechini Adeps* 主产于河北、山东、江苏、河南、甘肃、内蒙古、浙江、安徽等地。

性状 本品多为黏稠液体,冬季呈稠膏状。全体淡棕色。气微,味淡。

【药性】 甘,平。

【功用主治】 止血,杀虫。主治肠风便血,秃疮,疥癣,耳聋。

1.《食疗本草》:"可煮五金八石。"

2.《本草拾遗》:"主耳聋,可注耳中。"

3.《日华子》:"治肠风泻血。"

4.《纲目》:"涂秃癣,杀虫。"

【用法用量】 外用:滴耳中;或涂敷。

【选方】 1. 治虎爪伤人 刺猬脂,日日敷之。内服香油。《纲目》

2. 治烧伤,冻伤 刺猬油外敷。《山东药用动物》

5164 猬脑 ^{wèi nǎo}《纲目》

【基原】 为猬科刺猬属动物刺猬、达乌尔猬或大耳猬的脑髓。

【原动物】 参见"刺猬皮"条。

【采收加工】 四季均可捕捉,捕杀后,取出脑髓,鲜用。

【成分】 刺猬脑含:肾上腺素(adrenaline),去甲肾上腺素(noradrenaline),4-(2-氨基乙基)-焦儿茶酚〔4-(2-aminoethyl)-pyrocatechol〕。

【功用主治】《纲目》:"主治狼瘘。"

5165 猬心肝 ^{wèi xīn gān}《纲目》

【基原】 为猬科刺猬属动物刺猬、达乌尔猬或大耳猬的心脏和肝脏。

【原动物】 参见"刺猬皮"条。

【采收加工】 四季均可捕捉,捕杀后,剖腹,取出心脏和肝脏,鲜用或晒干。

【成分】 刺猬心脏含去甲肾上腺素(noradrenaline),肾上腺素(adrenaline),4-(2-氨基乙基)-焦儿茶酚〔4-(2-aminoethyl)-pyrocatechol〕。

【功用主治】《纲目》:"蚁瘘蜂瘘,瘰疬恶疮。"

【用法用量】 内服:烧灰酒送下,3 g。

5166 猴枣 ^{hóu zǎo}《饮片新参》

【异名】 猴子枣、羊肠枣(《药物出产辨》),猴丹(《中国医学大辞典》),申枣(《药材资料汇编》)。

【基原】 为猴科猕猴属动物猕猴等内脏的结石。

【原动物】 参见"猕猴骨"条。

【采收加工】 四季均可捕捉,捕杀后,剖腹,取出肠胃中的结石,于通风处晾干。

【炮制】 打碎、拣去秽物,研极细用。

【药性】 苦,寒。无毒。

1.《中国医学大辞典》:"苦,寒,无毒。"

2.《饮片新参》:"微咸兼苦,寒平,无毒。"

【功用主治】 消痰镇惊,清热解毒。治痰热喘嗽,小儿惊痫,瘰疬痰核。

1.《中国药学大辞典》:"治惊痫,小儿急惊,痰厥,热痰。疗痈疽,瘰疬,痰核,横痃。"

2.《饮片新参》:"治虚喘,化痰纳气,治惊痫。"

【用法用量】 内服:研末,0.6~1.5 g。外用:醋煅涂。

【选方】 治小儿惊风,痰多气急,喘声如锯,烦躁不宁 羚羊角一钱,麝香四分,辰砂四钱,煅月石一钱,伽南香一钱,川贝母(去心)二钱,青礞石(煅成绿色,水飞)一钱,天竹黄(飞)三钱。各取净粉,除麝香、伽南香外,先将其余药粉充分和匀;研至极细,随后加入麝香、伽南香二味细粉和匀,瓶装封固。每次服一至二分,日服一至二次,用温开水送服。《上海市中药成药制剂规范》猴枣散)

5167 猴樟 ^{hóu zhāng}《贵州草药》

【异名】 香树、香樟(四川)。

【基原】 为樟科樟属植物猴樟的根皮、茎皮或枝叶。

【原植物】 猴樟 Cinnamomum bodinieri Lévl.〔C. hupehanum Gamble〕

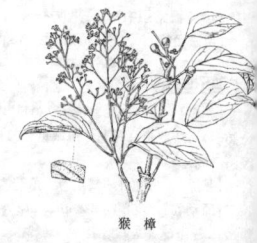

猴樟

常绿乔木,高达16 m。树皮灰褐色,枝条紫褐色,无毛。叶互生;叶柄被微柔毛;叶片革质、卵形或椭圆状卵形,先端渐尖,基部楔形、宽楔形或圆形,全缘,上面幼时被极细微柔毛,老时变无毛,下面苍白色,密被绢状微柔毛,侧脉脉腋在叶面明显呈泡状隆起,下面相应处有腺窝,网脉面不明显。圆锥花序在幼枝上腋生或侧生,有时基部具苞叶,花序多分枝,无毛。花被裂片微柔毛;花梗被绢状微柔毛;花被筒倒锥形,花被裂片 6,卵圆形,外面近无毛,内面被白色绢毛,反折,花后脱落;能育雄蕊 9,花药近圆形,花丝无腺体;退化雄蕊 3,心形;子房卵圆形,花柱长约 1 mm,柱头头状。果实球形,绿色;果托浅杯状。花期 5~6 月,果期 7~8 月。

生于海拔 700~1 500 m 的山地疏林、灌木丛中、路旁或沟边。分布于湖北西部、湖南西部、四川东部、贵州东部及南部、云南东北部及东南部。

本植物的果实(猴樟果)亦供药用,另设专条。

【采收加工】 全年均可采收,根皮、茎皮刮去栓皮,晒干。嫩枝及叶多鲜用。

【成分】 根、干、枝、叶均含挥发油,化学成分大体可分为 3 个类型:① 以含黄樟醚(safrole)为主,含量高达 84%;此外还含柠檬醛(citral)、茨烯(camphene)、α-蒎烯(α-pinene)、柠檬烯(limonene)、芳樟醇(linalool)、α-松油醇(α-terpineol)、樟脑(camphor)、甲基庚烯酮(methylheptenone)、桉叶素(cineole)、丁香油酚(eugenol)、芳樟倍半萜等。② 以含桉叶素为主,尚含芳樟醇、单萜烯等。③ 以含黄樟醚为主,其中水芹烯(phellandene)为主,还含黄樟醚、芳樟醇等成分。

【药性】《贵州草药》:"性温,味辛。"

【功用主治】 祛风,行气,温中止痛。主治风寒感冒,风湿痹痛,吐泻腹痛,腹中痞块,疝气疼痛。

1.《甘肃中草药手册》:"驱风行气,温中止痛。治风寒感冒,胃肠炎,腹痛腹胀,疝气痛,劳伤痛。"

2.《贵州草药》:"驱风、行气,温中,镇痛。"

3.《全国中草药汇编》:"外治烫火伤。"

【用法用量】 内服:煎汤,10~15 g。外用:研末调敷;或研末酒炒布包作热敷。

【选方】 1. 治胃肠炎 香樟根皮、辣蓼根各 15 g。煨水服。

2. 治腹中痞块 香樟根皮、生姜、橘叶、石菖蒲各 3 g。研末酒炒,包患处肚皮外面。

3. 治劳伤疼痛 香樟根皮、筷筷子、辣蓼根、鹅不食草各15 g。酒泡服。每日 3 次,每次 15 g。(1~3 方出自《贵州草药》)

5168 猴头菌 ^{hóu tóu jùn}《全国中草药汇编》

【异名】 猬菌、刺猬菌(《中国药用真菌》),小刺猴头(《吉林省有用和有害真菌》),猴菇、猴头菇(上海)。

【基原】 为齿菌科猴头菌属真菌猴头菌、珊瑚状猴头菌的子实体。

【原植物】 1. 猴头菌 Hericium erinaceus(Bull. ex Fr.)Pers.〔Hydnum erinaceus Bull. ex Fr.〕

子实体单生,椭圆形至球形,常常纵向伸长,两侧收缩,团块状。基部狭窄上部,少数膨大,长径 5~20 cm,最初肉质,后变硬,另别子实体干燥后菌肉有木栓化倾向,有空腔,松软。新鲜时白色,有时带浅玫瑰色,干燥后黄色至褐色。菌刺针形,末端渐尖,直或向弯曲,下垂,单生于子实体表面之中,下部、上部刺退化或发育不充分。菌丝薄壁,具隔膜,有时具锁状联合。菌丝直径 10~20 μm。囊状体内有颗粒状物。孢子近球形,无色,光滑,含有 1 个大油滴。

生于栎、胡桃等阔叶树倒、腐木上。分布于东北、华北、西南及甘肃、上海、浙江、河南、广西、西藏等地。

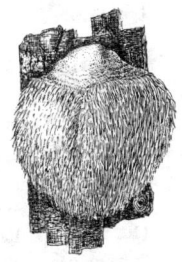

猴头菌

2. 珊瑚状猴头菌 H. coralloides(Scop. ex Fr.)Pers. ex Gray [Hydnum coralloides Scop. ex Fr.]

子实体肉质,由众多个软而韧的短小主枝初,各主枝又多次分枝,形似珊瑚状,长 10~30 cm,主枝基部有时愈合成块。整个子实体鲜时纯白色,干后变硬,浅黄色。主枝和分枝上生有菌刺,在分枝上更为稠密。菌刺圆锥形,锐尖。菌丝有锁状联合,孢子近球形,无色,光滑,有 1 个油滴。

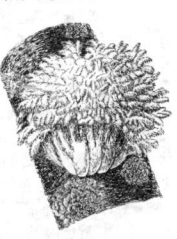

珊瑚状猴头菌

生于云杉、冷杉等的枯腐木上。分布于内蒙古、吉林、黑龙江、四川、云南、西藏、新疆等地。

【栽培】 生物学特性 猴头是一种木腐菌,属中温型,菌丝在 6~30 ℃ 温度范围内均可生长,适宜温度 25 ℃ 左右,菌丝培养不需要光线照射。子实体生长温度为 18~20 ℃,气温超过 25 ℃ 未经定向生育的菌丝则不形成子实体,晒干的空气相对湿度为 90%~95%,需一定的散射光。猴头为好气性真菌,适宜在偏酸性(pH5.5)的环境条件下生长。

培育技术 猴头子实体培养目前多采用瓶栽方法,药用菌丝体可用固体培养或液体发酵生产。瓶装猴头菌种的母种、原种和栽培种的制种方法一般与黑木耳、香菇等常规菌种生产技术相同。瓶装培养基选用木屑、棉子壳、甘蔗渣等农副产品加定量的辅料制成,如木屑培养基配方为木屑 78%,麦麸 20%,石膏粉 1%,蔗糖 1%(经定向流水拌湿),培养料水分含量一般为 65%~70%,装瓶后高压灭菌,在无菌条件下接入猴头原种,移入培养室,保持室温在 23~26 ℃。空气相对湿度 70% 左右,培养 1 个月菌丝长满瓶,移入出菇房,打开瓶塞流通空气,室内湿度加大到 90%~95%,温度降到 20 ℃ 左右,不能超过 22 ℃,过高子实体生长迅速,但球块小,色泽变黄,质量差,如温度降到 16 ℃,子实体生长十分缓慢。出菇房应给以散射光,以促进菌蕾形成和子实体成熟,一般 12~17 d。头茬菇采收后,随即清除培养瓶表面残死的菌丝,仍保持在上述出菇房的温湿条件下,仍可采收再生的子实体。猴头菌丝体液体发酵工艺流程为:试管斜面菌种培养基→一级摇瓶(500 ml)种子培养→二级摇瓶(500 ml)种子培养→种子罐种子(三级)培养→发酵罐培养。斜面培养基为麦麸 50 g(蒸水取上清液)葡萄糖 10 g,蛋白胨 2 g,KH₂PO₄ 1 g,MgSO₄ · 7H₂O 0.75 g,琼脂加水 1 000 ml,自然。种子培养基成分同上,但不加琼脂。一级种子:葡萄糖 2%,豆饼粉 1%,蛋白胨或酵母膏 0.1%,KH₂PO₄ 0.15%,MgSO₄ · 7H₂O 0.75%。发酵培养基:蔗糖 3%,黄豆饼 1.5%,蛋白胨 0.1%,KH₂PO₄ 0.3%,MgSO₄ · 7H₂O 0.15%,pH 自然。接种量为每个斜面试管三角瓶 1 瓶,一级种子接二级接种量 10%,二级接三级 5%。培养条件:一级种子在旋转式摇床(200 r/分钟)培养 4~5 日,温度 24~26 ℃,二级种子在往返式摇床(90 次/分钟)培养 3 日,温度 26~28 ℃。种子培养在 40 L 罐中投料

20 L,温度 26~28 ℃,搅拌速度 200 r/分钟,培养 2~3 日,通气量为 1:0.3~1:0.5。发酵罐培养与种子罐基本相同。当发酵液变为黄棕色、布满菌丝,残糖含量在 0.2% 左右,即可终止发酵。

【采收加工】 子实体采收后及时去掉有苦味的菌蒂,晒干或烘干用。发酵完成后将发酵液过滤,得菌丝体及滤液,将菌丝体烘干,滤液浓缩,加入辅料制片。

【药材】 猴头菌 Hericii Erinacei Fructificatio 产于黑龙江、吉林、内蒙古、河北、山西、河南、浙江、广西、四川、甘肃、西藏等地;珊瑚状猴头菌 Hericii Coralloidis Fructificatio 产于四川、云南、西藏等地。

性状 猴头菌 子实体卵圆形或块状,直径 5~20 cm,基部狭窄或有短柄。表面浅黄色或浅褐色,除基部外,生有下垂软刺,长 1~3 cm,末端渐尖。气微,味微苦。

珊瑚状猴头菌 子实体基部生有数枝主枝,各主枝又有短细小枝,形似珊瑚状,刺长 5~15 mm,末端锐尖。

【成分】 猴头菌子实体中含猴头菌酮(hericenone)A、B、C、D、E、F、G、H,猴头菌碱(hericerin),(9R, 10S, 12Z)-9, 10-二羟基-8-氧代-12-十八碳烯酸[(9R, 10S, 12Z)-9, 10-dihydroxy-8-oxo-12-octadecenoic acid],3-羟基-4-(3, 7-二甲基-5-氧代-2, 6-辛二烯基)-5-甲氧基-苯并[1, 2-c]呋喃-2-酮[3-hydroxy-4-(3, 7-dimethyl-5-oxo-2, 6-octadienyl)-5-methoxybenzo[1, 2-c]furan-2-one],植物凝集素(lectin)。

干燥子实体含蛋白质,脂质,纤维及葡聚糖。还含甾醇类:麦角甾醇(ergosterol),3β-O-吡喃葡萄糖基麦角甾-5, 7, 22-三烯(3β-O-glucopyranosylergosta-5, 7, 22-triene),3β, 5α, 6β-三羟基麦角甾-7, 22-二烯(3β, 5α, 6β-trihydroxyergosta-7, 22-diene)即啤酒甾醇(cerevisterol),3β-O-吡喃葡萄糖基麦角甾-5α, 6β-二羟基麦角甾-7, 22-二烯(3-β-O-glucopyranosyl-5α, 6β-dihydroxyergosta-7, 22-diene),3β, 5α, 9α-三羟基麦角甾-7, 22-二烯-6-酮(3β, 5α, 9α-trihydroxyergosta-7, 22-diene-6-one),麦角甾醇过氧化物(ergosterolperoxide),即3β-羟基-5, 8-表二氧麦角甾-6, 22-二烯(3β-hydroxy-5, 8-epidioxyergosta-6, 22-diene),3β-O-吡喃葡萄糖基-5, 8-表二氧麦角甾-6, 22-二烯(3β-O-glucopyranosyl-5, 8-epidioxyergosta-6, 22-diene)。

菌丝体培养物含有猴头菌啶酮(erinapyrone)A、B,4-氯-3, 5-二甲氧基甲苯(4-chloro-3, 5-dimethoxytoluene),4-氯-3, 5-二甲氧基甲醇(4-chloro-3, 5-dimethoxybenzyl alcohol),4-氯-3, 5-二甲氧基苯甲醛(4-chloro-3, 5-dimethoxybenzaldehyde),4-氯-3, 5-二甲氧基苯甲酸-O-阿拉伯糖醇酯(4-chloro-3, 5-dimethoxybenzoic-O-arabitol ester),4-氯-3, 5-二甲基苯甲酸甲酯(4-chloro-3, 5-dimethoxybenzoicmethyl ester),4-氯-3, 5-二甲氧基苯甲酸(4-chloro-3, 5-dimethoxybenzoic acid),猴菌菌素(herierin)Ⅲ、Ⅳ。此外含3-O-葡萄糖醛酸基齐墩果酸-28-葡萄糖酯苷,3-O-(3'-阿拉伯糖基)-葡萄糖醛酸基齐墩果酸-28-葡萄糖酯苷,3-O-(2'-葡萄糖基)-葡萄糖醛酸基齐墩果酸-28-葡萄糖酯苷,3-O-[(2'-木糖基)-(3'-阿拉伯糖基)]-葡萄糖醛酸基齐墩果酸-28-葡萄糖酯苷,3-O-[(2'-葡萄糖基)-(3'-阿拉伯糖基)]-葡萄糖醛酸基齐墩果酸-28-葡萄糖酯苷。菌丝和子实体中含有多糖。

【药理】 1. 增强免疫功能 同基因骨髓移植 55 日后,受体小鼠免疫功能严重损害,脾细胞产生白介素-2(IL-2)能力等细胞免疫功能明显低下,连续腹腔注射猴头菌多糖和胸腺肽 15 日后,小鼠脾细胞产生 IL-2 能力及对刀豆素 A(ConA)刺激的增殖反应和混合淋巴细胞培养反应,均显著增强。猴头菌多糖给小鼠腹腔注射 2 mg/只,连续 7 日,小鼠腹腔巨噬细胞的吞噬功能明显增强,能激活补体产生溶血素生成,提高小鼠血清中的溶血素的含量,增加体液免疫的能力。若给小鼠腹腔注射 2.88 mg/只,连续 8 d,则可明显对抗由环磷酰胺中毒所引起的白细胞下降,下降率仅为对照组

的一半。猴头菌多糖在体外对由 ConA 活化的小鼠胸腺细胞有较强的促进增殖作用，也可促进脾淋巴细胞的增殖，并对脂多糖(LPS)刺激的 B 细胞也有协同作用。

2. 抑瘤作用　在 Swiss 雄性小鼠左前腋皮下，接种肉瘤 S₁₈₀ 细胞，然后口服猴头菌多糖 50、100、200 mg/kg，每日 1 次，连续 7 日，结果表明，3 个剂量组对荷瘤生长均有抑制作用；对自然杀伤(NK)细胞活性有明显的激活作用；荷瘤重量与其相应鼠脾 NK 细胞活性呈负相关。猴头菌还能抑制黄曲霉素对大鼠的致肝癌作用，减少肝切面的病灶数。

3. 抗溃疡作用及降血糖作用　通过胃蛋白酶抑制吸附实验，证明猴头菌对治疗胃溃疡的作用机制，可能是由于抑制胃蛋白酶活性而促进溃疡愈合。猴头菌多糖可使四氯化碳糖尿病和四氧嘧啶所致糖尿病小鼠的血糖水平。猴头菌口服液及其提取液可使乳酸脱氢酶释放减少，表明对幽门螺杆菌所致细胞损伤起了保护作用。

4. 延缓衰老作用　猴头菌丝体多糖和子实体多糖显著增加果蝇飞翔能力，降低刚孵化果蝇和小鼠心肌组织脂褐质含量，并能增加小鼠脑和肝脏中超氧化物歧化酶(SOD)的比活力。

5. 抗疲劳作用　以猴头菌干粉喂养小鼠后，观察小鼠血清乳酸脱氢酶活力、血乳酸、血清尿素氮、肝糖原、肌糖原含量及运动耐力的影响表明猴头菌具有明显的增强运动能力和解除疲劳作用。

【药性】《全国中草药汇编》："甘，平。"

【功用主治】　健脾养胃，安神，抗癌。主治体虚乏力，消化不良，失眠，胃与十二指肠溃疡，慢性胃炎，消化道肿瘤。

1.《全国中草药汇编》："利五脏，助消化。治消化不良，神经衰弱，身体虚弱。"

2. 刘波《中国药用真菌》："利五脏，助消化，滋补，抗癌。治胃溃疡。"

【用法用量】　内服：煎汤，10～30 g，鲜品 30～100 g；或与鸡共煮食。

【选方】　1. 治消化不良　猴头菌 60 g，水浸软后，切成薄片，水煎服，每日 2 次，黄酒为引。

2. 治神经衰弱，身体虚弱　猴头(干品)150 g。切片后与鸡共煮食用，每日 1 次(或用鸡汤煮食)。(1、2 方出自《全国中草药汇编》)

3. 治胃溃疡　猴头(干品)30 g。水煮，食用 2 次。(刘波《中国药用真菌》)

4. 治胃癌，食管癌，肝癌　猴头 60 g，藤梨根 60 g，白花蛇舌草 60 g。煎服。《中国药用孢子植物》

【临床报道】　治疗上消化道疾病　① 用猴菇菌片口服，每次 3～4 片。治疗胃癌、胃溃疡、胃与十二指肠溃疡、慢性胃炎,其中胃癌 134 例，服药后，显效 13.4%，总有效率 68.6%；食管癌 42 例，显效 21.4%，总有效率 78.5%；胃溃疡 35 例，显效 48.6%，总有效率 91.5%；十二指肠溃疡 81 例，显效 27.2%，总有效率 84%；慢性胃炎 81 例，显效 13.6%，总有效率 85.2%。② 用猴头菌片每日 3 次，每次 3 片(每片含生药 1 g)，连服 2～4 个月为 1 个疗程。治疗 146 例胃与十二指肠球部溃疡。结果：基本治愈 20 例，显效 30 例，好转 78 例；总有效率 87.7%。治疗 81 例慢性胃炎，结果：显效 11 例，好转 58 例，无效 12 例，总有效率 85.2%。一般服药后 1～2 星期生效，部分病例在中断服药后又出现症状，继续服药仍见效。

5169　猴樟果　⁽ᵍᵘⁱᶻʰᵒᵘ ᶻʰōⁿᵍᶜᵃ̌ᵒ ʸᵃ̀ᵒ⁾

【异名】　香樟果。

【基原】　为樟科樟属植物猴樟的果实。

【原植物】　参见"猴樟"条。

【采收加工】　8～9 月果实成熟时采摘，晒干。

【药性】　辛，温。

【功用主治】　散寒行气止痛。主治虚寒胃痛，腹痛。

【用法用量】　内服：研末，1～3 g。

【选方】　治寒疝疼痛　香樟果 3 枚。研末，开水吞服。

5170　痢止蒿　ˡⁱ̀ ᶻʰⁱ̌ ʰāᵒ　⁽ʸúⁿⁿáⁿ ᶻʰōⁿᵍᶜᵃ̌ᵒ ʸᵃ̀ᵒ ˣᵘᵃ̌ⁿ⁾

【异名】　白龙须、止痢草、无名草、散瘀草、散血草《云南中草药》，止痢草《中药大辞典》，痢止草《全国中草药汇编》。

【基原】　为唇形科筋骨草属植物痢止蒿的根或全草。

【原植物】　痢止蒿 *Ajuga forrestii* Diels [*A. mairei* Lévl.]

多年生草本，高 6～30 cm。

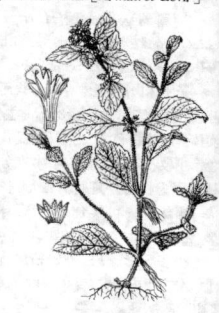

痢止蒿

根茎膨大。茎直立或具匍匐茎，密被灰白色短柔毛或长柔毛。叶对生；叶片披针形至卵形或披针状长圆形，先端钝或圆形，基部楔形，下延，两面密被灰白色短柔毛或长柔毛，边缘具波状锯齿或圆齿。穗状聚伞花序顶生，由轮伞花序组成；苞叶叶状，向上渐小，无柄，下面暗紫色，具缘毛。花萼漏斗状，具 10 脉，萼齿 5，长为花萼之半，紫色；花冠淡紫色、紫蓝色或蓝色，筒状，近基部具斜向毛环，冠檐二唇形；雄蕊 4，二强，花丝无毛，花柱超出雄蕊，先端 2 裂；花盘环状，子房 4 裂。小坚果三棱形，背部具网状皱纹，果脐占腹面的 2/3 以上。花期 4～8 月，果期 5～10 月。

生于海拔 1 700～4 000 m 的开阔路旁、溪边等潮湿草地或矮草丛中。分布于四川、云南、西藏等地。

【采收加工】　6～8 月采收，晒干或鲜用。

【成分】　全草含松香烷类，甾醇类，黄酮类及其他成分。松香烷类有止痢蒿素(ajuforrestin)A、B；甾醇类有筋骨草内酯(ajugalactone)、杯苋甾酮(cyasterone)、蜕皮甾酮(ecdysterone)、β-谷甾醇(β-sitosterol)及胡萝卜苷(daucosterol)；黄酮类有芹菜素(apigenin)、americana藤素(gnetifolin)B 及刺槐素(aca cetin)等。此外，还含 8-O-乙酰基哈帕苷(8-O-acetylharpagide)及正三十一烷(n-hentriacontane)等。

【药性】　苦、辛，寒。

1.《云南中草药》："辛、苦，凉。"

2.《全国中草药汇编》："苦，寒。"

【功用主治】　清热解毒，利水，散瘀。主治肺热咳嗽，咽喉肿痛，痢疾，黄疸，热淋，水肿，乳腺炎，脉管炎，痈疮疖肿，跌打损伤，外伤出血，蛔虫病。

1.《云南中草药》："清热解毒，散瘀止痛。主治痢疾，蛔虫症，小儿疳积，尿道结石，乳腺炎，脉管炎，跌打，疖痛。"

2.《全国中草药汇编》："清热消炎，利尿通淋，散瘀镇痛。主治痢疾，肾炎，咽喉肿痛，肺热咳嗽，跌打损伤，脉管炎。"

3.《四川中药志》1982 年版："活血祛瘀，清热解毒。用于瘀肿疼痛，目赤肿痛，疮疡，黄疸。"

【用法用量】　内服：煎汤，9～15 g。外用：鲜品捣敷。

【选方】　1. 治痢疾，黄疸　痢止蒿 15 g，乌韭 30 g。水煎服。《四川中药志》1982 年版）

2. 治肾炎　痢止蒿、马鞭草各 9 g。水煎服。《全国中草药汇编》

3. 治疮痈　散瘀草、蒲公英各适量。捣敷患处。《四川中药志》1982 年版）

4. 治跌打损伤瘀肿，脉管炎　散瘀草配药，水煎服。叶冲烂

外包瘀肿痛处。《《昆明民间常用草药》》

5171 阔叶赤车使者 _{kuò yè chì chē shǐ zhě} 《台湾药用植物志》

【基原】 为荨麻科楼梯草属植物南海楼梯草的根或叶。

【原植物】 南海楼梯草 *Elatostema edule* C. B. Rod.〔*E. platyphyllum* auct. non Wedd.〕

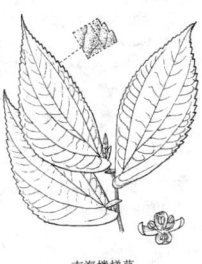
南海楼梯草

多年生草本，高 30～50 cm。无毛。叶互生；叶柄极短，有时近无柄；托叶长椭圆状披针形；叶片斜椭圆状倒卵形，两侧不对称，先端渐尖或为延长的渐尖，尖头有刺；基部较狭一偏楔形，略呈耳形，较宽一侧成耳形，多少抱茎；边缘中部以上有锯齿，钟乳体线状，明显，通常背面的较大；叶脉为半羽状脉，其半离基三出脉。雌雄异株，花细小，群集具总苞的花托上；雌花花托单生，或有短总花梗，苞片于基部结合成盘状；雄花被片 4 裂，裂片阔披针形；雌花花托无总花梗，苞片合生，但于基部处有小齿附属，雌花被片 3 裂。花期秋季。

生于平地、山麓、溪边湿润处。分布于海南、台湾等地。

【采收加工】 随时可采，鲜用或晒干。

【功用主治】 治发热，创伤，毒蛇咬伤。

【用法用量】 内服：煎汤，6～15 g。外用：鲜品捣敷。

【选方】 治发热 阔叶赤车使者根、台湾笑靥花、台湾车前及紫背草之根。煎服。《台湾药用植物志》

5172 普贤菜 _{pǔ xián cài} 《四川常用中草药》

【基原】 为十字花科碎米荠属植物大叶碎米荠的全草。

【原植物】 大叶碎米荠 *Cardamine macrophylla* Willd.

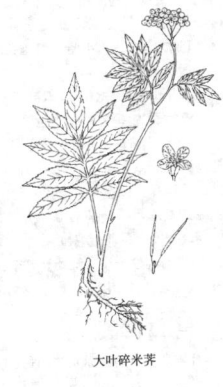
大叶碎米荠

多年生草本，高 30～100 cm。根茎细长而粗壮，匍匐延伸，被覆纤维状的须根。茎较粗壮，圆柱形，直立，表面有纵棱。奇数羽状复叶，基生叶有长柄；茎生叶通常 4～5 枚，具叶柄，小叶 4～5 对，顶生小叶和侧生小叶均为椭圆形或卵状披针形，先端钝或短渐尖，边缘有锯齿，顶生小叶基部楔形，无小叶柄，侧生小叶基部两边排列不一，下面的 1 对小叶基部下延。总状花序顶生，花多数；萼片 4，外轮萼片淡红色，内轮萼片绿色，基部呈囊状；花瓣 4，淡紫色或紫红色，少为白色，倒卵形，向基部渐狭成爪；雄蕊 6，长 4 短 2；雌蕊 1，子房柱状，花柱短，柱头微凹。长角果扁平，果瓣平坦，有时带紫色，宿存花柱很短，柱头稍扩大。种子椭圆形，褐色，不具边缘。花、果期 5～10 月。

生于海拔 1 600～4 200 m 之间的山坡灌木林下、沟边、石际、高山草坡潮湿处。分布于河北、山西、内蒙古、湖北、四川、贵州、云南、西藏、陕西、甘肃、青海、新疆等地。

【采收加工】 5～8 月采集，鲜用或晒干。

【药材】 普贤菜 *Cardamines Macrophyllae Herba* 我国大部分地区均产。

【性状】 根茎细长，其上可见须状根。茎圆柱形，具纵棱，直径约 0.5 cm，表面绿色或枯绿色。奇数羽状复叶多皱缩，小叶 4～5 对，卵状披针形，先端渐尖，基部楔形，边缘有锯齿，主脉明显，黄绿色或棕绿色；无小叶柄。质脆易破碎。有时可见总状花序或果序，具长角果，紫棕色或绿色。气清香，味淡。

【药性】 甘、淡，平。

1.《四川常用中草药》：“性平，味甘。”

2.《四川中药志》1982 年版：“甘、淡，凉。”

【功用主治】 健脾利水，凉血止血。主治脾虚，水肿，小便不利，白带崩漏，尿血。

1.《四川常用中草药》：“消肿，补虚。治虚劳内伤，头晕，体倦乏力，红崩，白带。”

2.《四川中药志》1982 年版：“利尿除湿，凉血止血。用于水肿，小便不利，白带，崩漏，尿血。”

【用法用量】 内服：煎汤，9～15 g 或炖肉服。

【选方】 治脾虚盛，小便不利，全身浮肿 普贤菜 12 g，三白草 12 g，茯苓 12 g，白术 9 g，苡仁 15 g。水煎服。《四川中药志》1982 年版

5173 普洱茶 _{pǔ ěr chá} 《本经逢原》

【异名】 普雨茶《物理小识》，普茶《滇海虞衡志》，大叶茶《树木学》。

【基原】 为山茶科山茶属植物普洱茶的嫩叶。

【原植物】 普洱茶 *Camellia sinensis* (L.) O. Kuntze var. *assamica* (Mast.) Kitamura.〔*Thea assamica* Mast.〕

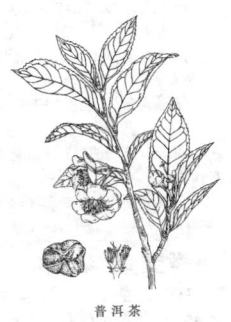
普洱茶

常绿小乔木至乔木，高 10～17 m；小枝幼时有毛。单叶互生；叶片革质，卵状椭圆形至长圆状披针形，先端渐尖，基部楔形，边缘有细锯齿，两面无毛。聚伞花序具花 1～4 朵，腋生；花白色，芳香；萼片 5，宿存，内面无毛；花瓣 7～9，基部连合并与外轮雄蕊连合；雄蕊多数，成 2 轮，外轮花丝连合成长或短管，内轮 5～15 枚，分离，花药丁字生；子房上位，3 室，有毛，花柱只在先端分裂。蒴果扁圆形。种子几圆形。

生于排水良好的赤土或多杂石的土中。分布于华南及贵州、云南等地。

本植物的嫩叶制成的膏（普洱茶膏）亦供药用，另设专条。

【采收加工】 清明前后枝端初发嫩叶时采摘，干燥加工成条状。

【药材】 普洱茶 *Camelliae Assamicae Folium* 产于云南。

【性状】 干燥加工成条状，长 1.5～3 cm。叶片展平后呈椭圆形、卵圆形或矩圆形，先端渐尖，基部楔形，边缘具锯齿，表面灰绿色或墨绿色，背面被灰白短柔毛；老叶长可达 15 cm，宽可达 5 cm。革质。气清香，味微苦涩。

【成分】 参考“茶叶”条。其中所含咖啡碱量和绿茶及黑茶所含量几乎无差别，但所含还原糖和鞣质则远较绿茶及黑茶中为少，并含有具药理作用的还原性成分 P-Ⅰ和 P-Ⅱ，惟结构未明。

【药理】 1. 抗氧化作用 普洱茶水提取物的抗氧化作用比红茶和绿茶强，其中所含还原性成分 P-Ⅰ 和 P-Ⅱ，不仅抑制亚油酸的自发氧化，而且抑制大鼠肝脏线粒体和微粒体还原型辅酶Ⅱ (NADPH) 依赖性脂质过氧化。

2. 降脂作用　给高胆固醇饲养大鼠随意饮用普洱茶水提取物 8～16 星期，血浆胆固醇酯与三酰甘油水平以及腹部脂肪组织含量均比对照组低，腹部脂肪组织脂蛋白酯酶的活性有下降趋势，而肾上腺素诱导的脂肪分解作用增强，表明普洱茶有促进脂肪组织中三酰甘油降解作用。

【药性】　苦，甘，凉。归胃、肝、大肠经。

1.《云南志》：“性温，味香。”(引自《纲目拾遗》)

2.《南诏备考》：“苦，涩。”(引自《纲目拾遗》)

3.《本草再新》：“味甘、苦，性寒，无毒。入肝、胃二经。”

【功用主治】　清热，辟秽，解酒，透疹。主治暑热口渴，头痛目昏，痧气腹痛，痢疾，食积滞，酒毒，神疲多眠，麻疹透发不畅。

1.《本经逢原》：“降火消热，开郁利气，消食辟秽，止痢。”

2.《纲目拾遗》：“解油腻，牛羊毒，逐痰下气，刮肠通泄。”

3.《本草再新》：“治肝胆之浮热，肺胃之虚火，生津止渴。”

4.《随息居饮食谱》：“味重力峻，善仆风痰、消肉食。凡暑秽痧气腹痛、干霍乱、痢疾等证初起，饮之辄愈。”

5.《全国中草药汇编》：“清热利水，消食醒神。主治神疲多眠，头痛，目昏，小便不利，解酒毒。”

【用法用量】　内服：煎汤，3～10 g。

【宜忌】　体弱而中焦虚寒者慎服。

《纲目拾遗》：“味苦性刻，虚人禁用。”

【选方】　治冈癀　取干茄梗(伏天采，风干)，房中焚之；内用普洱茶二钱煎服，少顷汗出。(《百草镜》)

5174 普洱茶膏 pǔ ěr chá gāo
《纲目拾遗》

【基原】　为茶科山茶属植物普洱茶的嫩叶制成的膏。

【原植物】　参见“普洱茶”条。

【功用主治】　《纲目拾遗》：“醒酒第一，绿色者更佳；消食化痰，清胃生津，功力尤大。”

【用法用量】　内服：开水烊化，1.5～3 g。外用：噙咽或研敷。

【选方】　1. 治口破、喉颈受热疼痛　普洱茶膏五分。噙口，过夜即愈。

2. 治受暑擦破皮血　普洱茶膏。研敷，立愈。(1、2 方出自《纲目拾遗》)

5175 粪箕笃 fèn jī dǔ
《岭南采药录》

【异名】　田鸡草《岭南采药录》，雷砵嘴，畚箕草，飞天雷公《南宁市药物志》，犀斗绿《广西本草选编》。

【基原】　为防己科千金藤属植物粪箕笃的根、根茎或全株。

【原植物】　粪箕笃 Stephania longa Lour.

多年生草质藤本。茎枝有条纹。叶互生，叶柄基部常扭曲，叶片三角状卵形，先端钝，有小突尖，基部近平截或微圆，下面淡绿色或粉绿色；花小，单性，雌雄异株；复合形繖伞花序腋生；雄花序较纤细，无毛；雄花：萼片 8，偶有 6，排成 2 轮，楔形或倒卵形，背面有乳头状短毛，花瓣 4，或有时 3 枚，近圆形；雌花：萼片和花瓣均 4 片，很少 3 片，雌蕊 1，无毛。核果内果皮背部有 2 行小横肋，每行 9～10 条，胎座迹穿孔。花期春末夏初，果期秋季。

生于灌木丛中。分布于福建、广东、广西、云南东南部及台湾。

【采收加工】　全年均

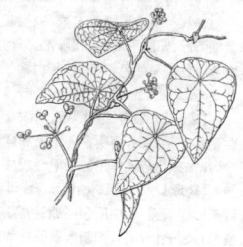

粪箕笃

可采收，一般在秋季割取藤叶或连根挖取，除去根叶，晒干或鲜用。

【药材】　粪箕笃 Stephaniae Longae Herba 主产于广东、广西、福建等地。

【性状】　茎藤柔细，扭曲，直径 1～2 mm，棕绿色，有明显的纵钩条。叶三角形卵形，灰绿色或绿褐色，多皱缩卷曲。根茎圆柱状或不规则块状，下面着生多数根，长可达 30 cm，直径 5～12 mm，表面土黄色至暗棕色，有纵皱纹。质坚韧，不易折断，断面纤维性，有粉尘。气微，味苦。

【成分】　粪箕笃根茎含生物碱：千金藤波林碱(stephaboline)，粪箕笃碱(longanine)，粪箕笃酮碱(longanone)，轮环藤宁碱(cycleanine)，高阿罗莫灵碱(homoaremoline)，千金藤拜星碱(stephabyssine)，原千金藤拜星碱(prostephabyssine)。

【药理】　利尿、镇痛作用　粪箕笃醇提物有利尿效果。非生物碱有明显利尿作用。生物碱部分不但没有利尿效果，反而有抑制排尿作用。生物碱有明显镇静、镇痛作用；非生物碱亦有镇痛作用。

【药性】　苦，寒。

1.《岭南采药录》：“味腥，性平。”

2.《全国中草药汇编》：“微苦，涩，性平。”

【功用主治】　清热解毒，利水消肿。主治泻痢，小便淋涩，水肿，黄疸，风湿痹痛，喉痈，聤耳，乳痈，疮痈肿毒，毒蛇咬伤。

1.《岭南采药录》：“生肌止血。治痢疾，又治黄疸，发狂。乳疮，和片糖捣烂敷之。”

2. 广州部队《常用中草药手册》：“治肾炎水肿，尿路感染及结石。”

3.《广西本草选编》：“清热解毒，利水消肿。主治急慢性肾炎，肾盂肾炎，膀胱炎，尿道炎，痢疾，腹泻，咽喉肿痛，乳腺炎，风湿痹痛，腰肌劳损，毒蛇咬伤。”

4.《全国中草药汇编》：“外用治痈疖疮疡，化脓性中耳炎。”

5.《福建药物志》：“治小便不利，眼翳，结合膜炎。”

【用法用量】　内服：煎汤，3～9 g，鲜品 15～30 g。外用：鲜叶捣敷；或制成药液滴耳。

【宜忌】　孕妇禁服。

【选方】　1. 治小便不利　粪箕笃 30 g，车前草 15 g。水煎，饭后服。

2. 治眼翳　粪箕笃、截叶铁扫帚各 30 g，夜明砂、石决明各 9 g，青葙子、蛤蜊各 6 g。水煎服。(1、2 方出自《福建药物志》)

3. 治化脓性中耳炎　粪箕笃 30 g，加米酒(或 30%～40% 的乙醇)100 ml，浸泡 48 小时后，加水过药面，加盖煮沸 5～10 分钟，冷却后滴耳。每次 3～4 滴，5～10 分钟后将药液倒出，再滴入 1～2 滴，每日 1 次。滴药后 0.5 分钟内除有轻微烧灼感，无其他反应。(《全国中草药汇编》)

4. 治毒蛇咬伤　鲜粪箕笃全株适量，捣烂取汁，加酒少许冲服，渣外敷伤口周围。(《广西本草选编》)

5176 曾青 céng qīng
《本经》

【异名】　朴青、赤龙翘、青龙血、黄云英《石药尔雅》，层青《造化指南》。

【基原】　为碳酸盐类孔雀石族蓝铜矿的具层壳结构的结状集合体。

【原矿物】　蓝铜矿 Azurite　参见“扁青”条。

分布于含铜矿床氧化带中，于铁帽下的淋滤带与空青、扁青及各种矶共存。产于内蒙古、辽宁、吉林、湖北、湖南、广东、四川、西藏、青海等地。其他产有孔雀石、蓝铜矿的矿区亦可有此资源。

【采收加工】　选择具层壳结构的结状集合体，除去杂石。

【药材】　曾青 Azuritum　产地参见“扁青”条。

【性状】　本品为扁平块状。深蓝色，表面间有绿色薄层(绿青)

不透明,土状光泽。质较硬,不易砸碎,断面不平坦。气无,味无。

鉴别 (1)本品用强火焰烧之,火焰呈绿色;加盐酸浸湿后烧之,火焰呈蓝绿色(检查铜盐)。

(2)本品碳酸盐和铜盐的各种反应。参见"绿青"条。

(3)差热分析曲线:吸热305 ℃(大),505 ℃(小);220～450 ℃(增重),465～530 ℃(增重),530～585 ℃(失重)。

【成分】 主要为碱式碳酸铜〔$Cu_3(CO_3)_2(OH)_2$〕。尚含铅、锌、铜、镍、钴、钼、锰、钇、镱、钙、铁、铝、镁、硅、锶、钡等元素。

【药性】 酸、寒。小毒。归肝经。

1.《本经》:"味酸,小寒。"

2.《别录》:"无毒。"

3.《玉楸药解》:"味酸,性寒。入足厥阴肝经。"

【功用主治】 凉肝明目,祛风定惊。主治目赤疼痛,涩痒,眵多赤烂,头风,惊痫,风痹。

1.《本经》:"主目痛,止泪出,风痹。利关节,通九窍,破癥坚积聚。久服轻身不老。"

2.《别录》:"主养肝胆,除寒热,杀白虫,治头风,脑中寒,止烦渴,补不足,盛阴气。"

3.《玉楸药解》:"明目去翳。"

【用法用量】 外用:研末,点眼;或外敷。内服:研末,每次0.1～0.3 g;或入丸、散。

【宜忌】 内服宜慎。

《本草经集注》:"畏菟丝子。"

【选方】 1.治目生眵 曾青、水精各一两,龙脑、真珠各等分,琥珀半两。上五味研为粉,以铜器收盛。临卧用铜箸点如黍米许。(《圣济总录》曾青散)

2.治血瞳瞳神近 摩掌石少许,曾青、龙脑、石胆各等分。上研极细腻药。每日早晨夜后点眼。(《审视瑶函》)

3.治癫痫,惊风,压热镇心 曾青四两,黄丹一两,白锡二两。上研曾青、黄丹,安于坩埚内,白锡为屑,盖之,后入炉,以炭五斤烧之,候锡熔即取出,放冷细研,以白粟米饭和丸,如绿豆大。空心,以冷水下五丸。(《圣惠方》曾青丹)

4.治耳中恶疮 曾青五钱,雄黄七钱半,黄芩二钱半。上为末。每用少许纳耳中,如有脓汁,以棉杖子拭干用之。(《卫生宝鉴》曾青散)

5.治远年近日,耳聋不闻人声 曾青一钱,龙脑半钱,凌霄花三钱。上为细末。用一字吹入耳中,后用鼠胆一个,滴汁入耳内,随即用绵子塞耳内,从晚塞到晨鸡报晓,取油心丁大验。(《普济方》鼠胆丸)

5177 **焮麻** xīn má (《文山中草药》)

【异名】 钱麻(《滇南本草图说》),红活麻、蝎麻(《文山中草药》),大荨麻(《云南药用植物名录》),云南荨麻(《中国高等植物图鉴》)。

【基原】 为荨麻科荨麻属植物滇藏荨麻的全草。

【原植物】 滇藏荨麻 Urtica mairei Lévl.

多年生草本,高约1 m。

茎密生或疏生刺毛和短柔毛,少分枝。单叶对生;叶柄疏生或密生刺毛和短柔毛;托叶每节2枚,合生,草质、褐色,长圆形或宽卵状长圆形,先端钝,被微柔毛;叶片宽卵形,稀近心形或三角状卵形,先端短渐尖,基部心形,边缘具多数有规则的重牙齿或具不规则的小

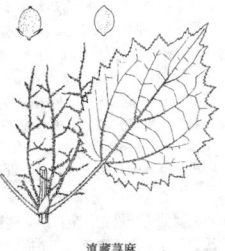

滇藏荨麻

裂片,裂片近三角形,边缘有数枚细小牙齿,上面疏被刺毛和糙毛,下面疏生或密被刺毛和短柔毛或短粗毛,钟乳体点状;基出脉常5条,其上部1对伸达中部边缘。雌雄同株;雄花序生下部叶腋,雌花序生上部叶腋;花序圆锥状,展开,长过于叶柄。雄花几乎无梗,雌花几乎无梗;雌花蕾碟状,有短梗;雌花近无梗。瘦果长圆状圆形,稍扁,有不明显的细疣点。花期7～8月,果期9～10月。

生于海拔2 000～3 000 m的山谷林下。分布于四川、云南、西藏。

【采收加工】 7～9月采收,鲜用或晒干。

【药性】 苦、辛,温。

1.《滇南本草图说》:"甘,温,无毒。"

2.《全国中草药汇编》:"苦、辛,温。"

【功用主治】 祛风除湿,活血止痛,解毒。主治风湿痹痛,劳伤疼痛,疝痛,小儿惊风,吐乳,妇女产后体虚,水肿,皮肤瘙痒,过敏性皮炎,荨麻疹,毒蛇咬伤,痛风。

1.《滇南本草图说》:"主治中风不语,咳嗽吐痰,小儿惊风,一切风证,服之最良。煎水洗疮,最效。"

2.《全国中草药汇编》:"祛风除湿,活血止痛止痒。主治风湿麻木,劳伤疼痛,疝痛,水肿,毒蛇咬伤,皮肤瘙痒,小儿惊风吐乳,妇女产后体虚。"

【用法用量】 内服:煎汤,9～15 g。外用:煎水洗;或捣烂敷。

【选方】 治风湿疼痛 用焮麻根适量泡酒3～5日后服用。每服5～10 ml,日服2次。(《文山中草药》)

5178 **鹈鹕舌** tí hú shé (《纲目》)

【基原】 为鹈鹕科鹈鹕属动物斑嘴鹈鹕的舌。

【原动物】 参见"鹈鹕嘴"条。

【药性】 咸,平。

【功用主治】《纲目》:"主治疔疮。"

【用法用量】 外用:烧存性研末,香油调涂。

【宜忌】《中国动物药》:"已溃者勿涂。"

【选方】 治疔疮肿毒 取鹈鹕舌,烧存性,研细末,香油合匀,涂患处。(《中国动物药》)

5179 **鹈鹕嘴** tí hú zuǐ (《嘉祐本草》)

【基原】 为鹈鹕科鹈鹕属动物斑嘴鹈鹕的嘴。

【原动物】 斑嘴鹈鹕 Pelecanus philippensis Gmelin 又名:鹈鹕(《庄子》),鴷鹈(《山海经》),鴮鸅(《尔雅》),淘河(《尔雅》郭璞注),逃河(《嘉祐本草》),淘鹅(《普济方》),淘鹅、犁涂(《纲目》)。

大型鸟类,体长可达2 m。

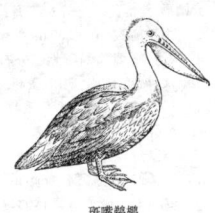

斑嘴鹈鹕

嘴宽大直长而尖,浅红黄色,有蓝黑色斑点;上喙尖端朝下弯曲,呈钩状。嘴的下面有1与嘴等长的暗紫色皮囊,称"喉囊",能伸缩,用以兜食鱼类。虹膜淡红黄色,眼睑及眼周橙黄色;眼先青铅色。头、颈白色,枕有粉红色羽冠,后颈有1条长的粉红色领领。上背、肩羽以及翅上的三级飞羽和中、小覆羽等均淡黄褐色,肩、上背较浅,羽缘白或褐白;翼大而阔。第五枚次级飞羽缺如;初级和次级飞羽、初级覆羽黑褐色,初级飞羽较深;下背、腰白而沾些浅灰色。尾羽银灰色,沾有干末端黑褐色;尾基部浅黄色。胸腹白色,胸羽成矛状;胁、腋羽和尾下覆羽与腰同色。脚稍黑色,4趾间有全蹼相连,爪角黄色。

栖息在沿海湖沼河川地带。性喜群居和游泳。以鱼为主要食

料。分布于我国河北以南的东部地区。

本动物的舌(鹈鹕舌)、毛皮(鹈鹕毛皮)、脂肪油(鹈鹕脂油)亦供药用,另设专条。

【采收加工】 捕杀后,取下嘴烧灰存性研末,保存。

【药性】《嘉祐本草》:"咸,平,无毒。"

【功用主治】《嘉祐本草》:"主赤白久痢成疳者。烧为黑末,服一方寸匕。"

【用法用量】 内服:烧灰存性研末,5～10 g。

5180 鹈鹕毛皮 tí hú máo pí
《纲目》

【基原】 为鹈鹕科鹈鹕属动物斑嘴鹈鹕的毛皮。

【原动物】 参见"鹈鹕嘴"条。

【采收加工】 捕杀后取其皮毛,干燥。

【功用主治】《普济方》:"治转食,烧灰,酒服。"

【用法用量】 内服:烧存性研末,3～6 g。

5181 鹈鹕脂油 tí hú zhī yóu
《纲目》

【基原】 为鹈鹕科鹈鹕属动物斑嘴鹈鹕的脂肪所熬之油。

【原动物】 参见"鹈鹕嘴"条。

【采收加工】 取得脂肪后,熬化放冷置于鹈鹕喉囊中保存。

【药性】《纲目》:"咸,温,滑,无毒。"

【功用主治】《纲目》:"涂痈肿,治风痹,透经络,通耳聋。"

【用法用量】 外用:适量,绵裹塞耳。

【选方】 治耳聋 淘鹈油半匙,磁石一小豆,麝香少许。和匀,以绵裹成挺子塞耳中,口含生铁少许,用三五次即有效。(《青囊杂纂》)

【各家论述】《纲目》:"淘鹈油性走,能引诸药透入病所拔毒,故能治耳聋、痹、肿毒诸病。"

5182 湖广草 hú guǎng cǎo
《全国中草药汇编》

【异名】 走茎丹参(《广西药用植物名录》)、盐咳草(《贵州草药》)、蔓茎鼠尾(《中国植物志》)。

【基原】 为唇形科鼠尾草属植物佛光草的全草。

【原植物】 佛光草 Salvia substolonifera Stib.

一年生草本,高10～40 cm。须根丛生。茎被短柔毛或微柔毛。基生叶大多为单叶,茎生叶为单叶或三出叶,单叶卵圆形,小叶卵圆形,顶生的较大。轮伞花序2～8花,疏离,组成顶生及腋生假总状花序;苞片卵圆形;花萼钟形,外被微柔毛及腺点,上唇全缘,下唇具2齿;花冠淡红色或紫色,上唇直伸,下辱3裂;花丝长约1mm,药隔短小,弧形,上下臂等长。小坚果卵圆形,淡褐色。花期3～5月。

生于海拔40～950 m的林边、沟边、石隙等潮湿地。分布于浙江、福建、湖南、四川、贵州。

【采收加工】 7～9月采收,晒干或鲜用。

【药理】 镇咳、平喘、祛痰作用 湖广草煎剂8 mg/ml、17 mg/ml对组胺所致豚鼠离体豚鼠气管收缩约有松弛作用。煎剂10 g/kg给小鼠腹腔注射,对氨雾法咳嗽有显著镇咳作用,口服无效。煎剂20 g/kg灌胃,未见大鼠呼吸道分泌液有显著变化。

【药性】 微苦,平。

1.《四川中药志》1960年版:"性平,味微苦,无毒。"

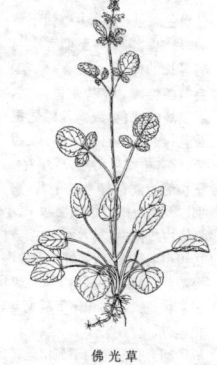
佛光草

2.《贵州草药》:"性平,味苦、甘。"

3.《全国中草药汇编》:"微苦、辛,平。"

【功用主治】 清肺化痰,调经,止血。主治肺热咳嗽,痰多气喘,吐血,劳伤咳嗽,肾虚腰酸,小便频数,带下,月经过多,或淋漓不断。

1.《四川中药志》1960年版:"清热止咳。治风热咳嗽,疗痰多气喘,止吐血。"

2.《贵州草药》:"祛痰止咳,凉血解毒。治劳伤咳嗽及喘咳,吐血,蛇头疗。"

3.《全国中草药汇编》:"清热利湿,平喘止咳,调经止血。主治风湿咳嗽,痰多气喘,吐血,白带,小便频数,腰痛,月经过多。"

【用法用量】 内服:煎汤,15～30 g;或炖肉服。外用:鲜品捣敷。

【选方】 1. 治肾虚腰酸,带下 蔓茎鼠尾草、扶芳藤、菜头肾、龙芽草、野荞麦各15～30 g。水煎服。(《浙江药用植物志》)

2. 治慢性输卵管炎急性发作 鲜湖广草30 g。与鸡蛋、红枣同煮服。(《全国中草药汇编》)

3. 治蛇头疗 盐梅药、蛇泡草、虎山叶各等量。捣绒敷患处。(《贵州草药》)

5183 湖北贝母 hú běi bèi mǔ
《中药志》

【异名】 板贝、窑贝(《中药志》),奉节贝母(《中药材品种论述》),平贝(湖北)。

【基原】 为百合科贝母属植物湖北贝母的鳞茎。

【原植物】 湖北贝母 Fritillaria hupehensis Hsiao et K. C. Hsia.

植株高26～50 cm。鳞茎由2枚鳞片组成。叶3～7枚轮生;叶片长圆状披针形,先端不卷曲或多少弯曲。花1～4朵,紫色,有黄色小方格;叶状苞片通常3枚;花被片6,外花被片稍狭长,蜜腺窝在背面稍凸出;雄蕊长约为花被片的一半,花丝稍具小乳突;柱头裂片长2～3mm。蒴果长2～2.5 cm,宽2.5～3 cm,棱上的翅宽4～7 mm。花期4月,果期5～7月。

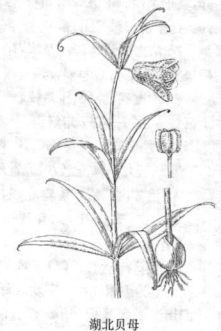
湖北贝母

湖北建始、宜恩一带有栽培。分布于湖北、湖南、四川等地。

【栽培】 生物学特性 喜温暖而稍带凉的气候,在气温5℃时开始出苗,23～25℃时受抑制,停止生长,在正常气候条件下,生长季不足3个月。以海拔1200 m左右的地方栽种为最好,土壤以深厚、肥沃、疏松、含腐殖质多的微酸性壤土较好。

繁殖方法 鳞茎繁殖为主,也可用鳞片和种子繁殖。鳞茎繁殖:于植株枯萎后掘起鳞茎,收获后即行栽种,时间在5月下旬至6月上旬;种茎按大小分级后用腐叶土或湿沙贮藏过夏,不得晚于9月中旬栽种。在整好的畦上,横地开沟,深10 cm左右,依照种茎大小,行距10～13 cm,株距3～7 cm,种茎小密栽,种茎大稀栽,栽后覆土与畦面齐平。种子繁殖:板贝进行无性繁殖多代后,应进行1次有性繁殖。但因板贝开花少,结果极少,难收到较多种子,种子繁殖尚在试验阶段。

田间管理 重点在为葡萄过夏和除草施肥。夏秋季节,畦上一定要有荫蔽物,千万不能忽视。秋季栽种的,亦应视气候情况,采取必要的荫蔽措施。生育期要注意及时揭除盖草,中耕除草要求浅锄。在出苗后和开花后要适当追肥。

病虫害防治　病害有立枯病和猝倒病，多在苗期为害，引起地上植株枯死。苗期喷 1∶1∶100 波尔多液预防，发病初期用 70%甲基托布津可湿性粉剂 1 000 倍液灌窝。虫害有线虫病和尾足螨，夏秋季发生，引起鳞茎腐烂。采取精选无病种茎，栽种时用 50%多菌灵可湿性粉剂 500 倍液或 70%甲基托布津可湿性粉剂 500 倍液泡种 40 分钟，间种荫蔽作物等综合防治措施。

【采收加工】 于栽种后第二年夏季茎叶枯萎后即可收获，挖起鳞茎，除留种外，应及时加工，去掉泥土，除去茎叶、须根，先用硫黄熏蒸，一般熏蒸 10 小时，若断面变白，则熏透了，熏硫后晒干或炕干，装入麻袋中撞去外皮，筛去泥沙，再用白矾水洗净，干后即成。

【药材】 湖北贝母 *Fritillariae Hupehensis Bulbus* 产于湖北、湖南、四川。

性状　本品呈扁圆球形，高 0.8～2.2 cm，直径 0.8～3.5 cm。表面类白色至淡棕色。外层鳞叶 2 瓣，肥厚，略呈肾形，或大小悬殊，大瓣紧抱小瓣，顶端闭合或开裂。内有鳞叶 2～6 枚及干缩的残茎。内表面淡黄色至类白色，基部凹陷呈窝状，残留有淡棕色表皮及少数须根。单瓣鳞叶呈元宝状，长 2.5～3.2 cm，直径 1.8～2 cm。质脆，断面类白色，富粉性。气微，味苦。

鉴别　(1) 粉末特征：淡棕黄色。淀粉粒甚多，广卵形、长椭圆形或类圆形，直径 7～54 μm，脐点点状、人字状、裂缝状或双分叉马尾状，层纹明显细密；偶见复粒，由 2～3 分粒组成，形小。表皮细胞方形或多角形，垂周壁呈不整齐的连珠状增厚；有时可见气孔，扁圆形，直径 54～62 μm，副卫细胞 4～5 个。草酸钙结晶棱形、方形、颗粒状或簇状，直径可达 50 μm。导管螺纹或环纹，直径 6～20 μm。

(2) 薄层色谱：取本品粉末 10 g，加乙醇 50 ml，加热回流 1 小时，滤过，滤液蒸干，残渣加稀盐酸 10 ml，搅拌使溶解，滤过，滤液用 40%氢氧化钠溶液调节 pH 至 10 以上，用氯仿振摇提取 2 次，每次 10 ml，合并氯仿液，蒸干，残渣加无水乙醇 1 ml 使溶解，作为供试品溶液。另取湖北贝母对照药材，同法制成对照药材溶液。吸取上述两种溶液各 10 μl，分别点于同一以羧甲基纤维素钠为黏合剂的硅胶 G 薄层板上，以苯-醋酸乙酯-二乙胺(30∶20∶3.8)为展开剂，展开，取出，晾干，喷以稀碘化铋钾试液。供试品色谱中，在与对照药材色谱相应的位置上，显相同颜色的斑点。

品质标志　《中华人民共和国药典》2005 年版规定：照高效液相色谱法测定，本品含贝母乙素($C_{27}H_{43}NO_3$)不得少于 0.16%。

【成分】 鳞茎含生物碱：贝母甲素(peimine)，贝母乙素(peiminine)，湖贝甲素(hupehenine)，湖贝甲素苷(hupeheninoside)，湖贝乙素(hupehenirine)，湖贝嗪(hupehenizine)，湖贝辛(hupehenisine)，湖贝啶(hupehenidine)，鄂贝辛碱(ebeiensine)，湖贝苷(hupehemonoside)，β-谷甾醇(β-sitosterol)及对映-贝壳杉烷-16α，17-二醇(*ent*-kauran-16α，17-diol)，对映-贝壳杉-16β，17-二醇(*ent*-kauran-16β，17-diol)。

【药理】 1. 镇咳作用　小鼠腹腔注射湖北贝母总生物碱(57 mg/kg)对氨水所致的咳嗽有明显抑制作用，表现为咳嗽潜伏期延长，咳嗽次数减少。湖北贝母总生物碱给小鼠灌服(5 g/kg)对氨水刺激所引起的咳嗽亦有明显的抑制作用。

2. 祛痰作用　酚红排泌实验证明，湖北贝母总皂苷(5 g/kg)给小鼠灌服，能明显增加小鼠呼吸道中的酚红排泌量，且优于阳性药细叶远志(25 g/kg)的祛痰作用。其总生物碱的祛痰作用不明显。小鼠酚红排泌试验结果显示，湖北贝母总生物碱可增加小鼠气管内酚红洗出量，增加腺体组织分泌，使痰液黏度下降，从而达到祛痰的目的。此外，有报道表明腺苷可松弛支气管平滑肌和阻止由 PAF 诱导的白细胞内皮细胞黏附，提示湖北贝母止咳化痰作用与所含腺苷有关。

3. 平喘作用　湖北贝母总碱(浴槽浓度 5×10^{-4} g/ml)对磷酸组胺引起的豚鼠离体气管平滑肌收缩有明显的松弛作用；湖北贝母醇提取物 4×10^{-2} g/ml 和总生物碱 5×10^{-4} g/ml 对由组胺所引起的豚鼠离体平滑肌痉挛呈现明显的松弛作用；整体引喘实验证明，湖北贝母总生物碱(25 mg/kg)或湖北贝母醇提取物(5 g/kg)给豚鼠腹腔注射对组胺、乙酰胆碱混合液所致哮喘均有明显平喘效果；对离体豚鼠气管、气管片、气管条等实验均证明，湖北贝母醇提取物、总碱对组胺引起的气管平滑肌收缩有明显松弛作用，与阿托品作用相近。湖北贝母总生物碱对气管平滑肌有显著的扩张作用，能减轻气管和支气管痉挛，改善通气状况。整体引流试验表明，湖北贝母总生物碱的平喘作用明显。

4. 对平滑肌的作用　湖北贝母醇提取物和总碱，生药浓度均为 4×10^{-3} g/ml 至 4×10^{-2} g/ml，对离体豚鼠回肠有松弛作用，对离体兔耳血管也具扩张作用。

5. 降压作用　对猫静注湖北贝母总碱 30 mg/只，呈现短时中等度的降压作用，并伴有心率减慢。湖北贝母总生物碱有减慢心率的作用，同时能对抗肾上腺素，有加速心率的作用。在减慢心率时，不影响心脏收缩幅度，此作用在临床上用作镇咳平喘尤为有利。

6. 耐缺氧作用　用湖北贝母醇提取物(生药)5 g/kg 灌胃小鼠，能明显提高小鼠耐受常压缺氧的能力，降低组织对氧的需要，明显延长存活时间。

7. 扩瞳作用　用湖北贝母总碱 50 mg/ml 滴眼，对兔瞳孔有明显的扩瞳作用。

8. 抗菌作用　对金黄色葡萄球菌有弱抑制作用，而对大肠杆菌无效。

毒性　湖北贝母醇提取物小鼠腹腔注射的 LD_{50} 为 13.71±1.24 g/kg。急性毒性实验表明，小鼠口服湖北贝母总生物碱后，测得湖北贝母总生物碱 LD_{50} 为 1 025 mg/kg，毒性极低。

【药性】 苦、甘，寒。

【功用主治】 化痰止咳，解毒散结。主治外感风热咳嗽，痰热咳嗽，咯痰黄稠，瘰疬，痈肿，乳痈，肺痈。

【用法用量】 内服：煎汤，6～15 g。

【宜忌】 反乌头。

5184 湖北地黄 hú běi dì huáng 《全国中草药汇编》

【异名】 鄂地黄、岩白菜(《全国中草药汇编》)。

【基原】 为玄参科地黄属植物湖北地黄的根。

【原植物】 湖北地黄 *Rehmannia henryi* N. E. Brown.

多年生草本，高 15～40 cm。全株被多细胞长柔毛及腺毛。根略增粗。茎单一或多条。叶多基生，莲座状；叶片椭圆状长圆形，羽状浅裂，裂片有尖齿；茎生叶很小，浅裂至齿状缺刻。总状花序顶生，花少；苞片叶状，向上渐小；花萼钟状，萼齿 5，狭披针形，先端钝，全缘或有齿；花冠淡黄色，有红色斑点，背腹略扁，稍弓曲，外面被腺毛，内仅腹部两皱褶处及花丝着生处有毛，两面疏被毛；雄蕊 4，内藏。蒴果阔，几乎包藏于宿存的萼内。种子多数。花期 4～5 月，果期 5～6 月。

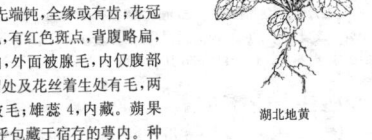

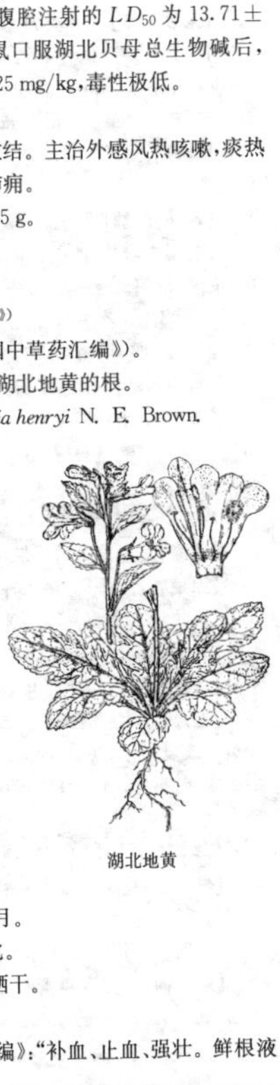

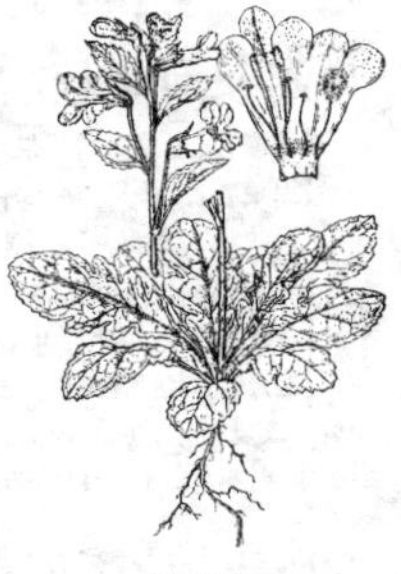

湖北地黄

生于平地及路旁。分布于湖北。

【采收加工】 9～10 月采挖，晒干。

【药性】 甘，微寒。

【功用主治】 《全国中草药汇编》："补血、止血、强壮。鲜根液汁可用于创伤止血，内服用于吐血、鼻衄、子宫出血。"

【用法用量】 内服：煎汤，10～15 g。

5185 湖北海棠 hú běi hǎi táng
《天目山药用植物志》

【异名】 茶海棠《中国植物图谱》。

【基原】 为蔷薇科苹果属植物湖北海棠的嫩叶及果实。

【原植物】 湖北海棠 *Malus hupehensis* (Pamp.) Rehd. [*Pirus hupehensis* Pamp.]

乔木，高达 8 m。小枝紫色至
紫褐色，初有短柔毛，后脱落。
叶互生；托叶线状披针形，早落；
叶片卵形至卵状椭圆形，边缘有
细锐锯齿，嫩叶具稀疏短柔毛，不
久脱落，常呈紫红色。伞形花序，
有 4～6 朵；花粉红色或近白
色；花萼5，裂片三角状卵形，渐尖
或急尖，初和萼筒等长或稍短；花
瓣5，倒卵形；雄蕊 20；花柱 3，稀
4，基部有长绒毛。梨果椭圆形或
近球形，直径约 1 cm，黄绿色稍带
红晕。花期 4～5 月，果期 8～
9 月。

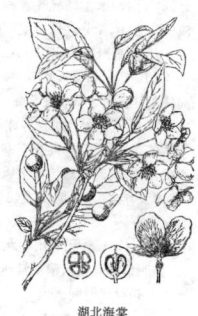
湖北海棠

生于海拔 50～2 900 m 的山坡或山谷丛林中。分布于华东、
西南及山西、河南、湖北、湖南、广东、陕西、甘肃等地。

本种植物的根《湖北海棠》亦供药用，另设专条。

【采收加工】 7～9月采叶，8～9月采实，鲜用。

【成分】 叶含黄酮类：根皮素-2'-葡萄糖苷(phloretin-2'-glu-
coside)，儿茶素(catechin)、表儿茶素(epicatechin)及微量黄酮醇-3-
葡萄糖苷(flavonol-3-glucoside)。

【药理】 降血糖作用 湖北海棠对小鼠血糖有明显降低
作用。

【药性】 酸，平。

【功用主治】 消积化滞，和胃健脾。主治食积停滞，消化不
良、痢疾，疳积。

1.《福建药物志》："消积食。"

2.《浙江药用植物志》："可作健胃药。"

【用法用量】 内服：煎汤，鲜果 60～90 g 或嫩叶泡茶饮。

【选方】 治血滞胃呆《湖北海棠》鲜果 60～90 g。水煎，冲
黄酒、红糖，早晚空腹服。《天目山药用植物志》

5186 湖北海棠根 hú běi hǎi táng gēn
《天目山药用植物志》

【基原】 为蔷薇科苹果属植物湖北海棠的根。

【原植物】 参见"湖北海棠"条。

【采收加工】 7～10月采挖，切片，鲜用或晒干。

【功用主治】 活血通络。主治跌打损伤。

【用法用量】 内服：煎汤，鲜品 60～90 g。外用：研末，调敷。

【选方】 治筋骨扭伤 湖北海棠鲜根 60～90 g。切片，加米
冲黄酒或烧酒，加红糖，饭前服；并取根白皮切碎，用米泔水、盐卤
捣成糊，敷患处。《天目山药用植物志》

5187 湿生扁蕾 shī shēng biǎn lěi
《青海高原药物图鉴》

【异名】 龙胆草《西藏常用中草药》，沼生扁蕾《青海常用
中草药手册》。

【基原】 为龙胆科扁蕾属植物湿生扁蕾的全草。

【原植物】 湿生扁蕾 *Gentianopsis paludosa* (Hook. f.) Ma.
[*Gentiana detonsa* var. *paludosa* Hook. f.]

一年生草本，高 3.5～40 cm。茎单一，基部分枝或不分枝。

基生叶 3～5 对，叶柄扁平；叶片匙形，
先端圆形，边缘具乳突，基部狭缩成柄；
茎生叶 1～4 对，无柄；叶片长圆形或椭
圆状披针形，先端钝，边缘具乳突，基部
钝，离生。花单生茎及分枝顶端；花萼
筒形，长为花冠之半，裂片近等长，外对
狭三角形，内对卵形；花冠蓝色或下部
黄白色，上部蓝色，裂片宽长圆形，先端
圆形，有微齿；腺体近球形，下垂；花丝
线形，花药黄色，长圆形；子房具柄，花
柱长 3～4 mm。蒴果具长柄，椭圆形。
种子褐色。花、果期 7～10 月。

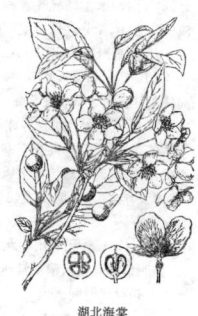
湿生扁蕾

生于海拔 1 180～4 900 m 的河滩、
山坡草地、林下等地。分布于华北、西
北及四川、云南、西藏等地。

【采收加工】 5～8月采收，晾干。

【成分】 全草含木犀草素(luteo-
lin)、熊果酸(ursolic acid)，苯甲酸(benzoic acid)、琥珀酸(succinic
acid)、1-羟基-3, 7, 8-三甲氧基咕吨酮(1-hydroxy-3, 7, 8-trime-
thoxyxanthone)、1, 7-二羟基-3, 8-二甲氧基咕吨酮(gentiacaulein)、
1, 7-二羟基-3, 8-二甲氧基咕吨酮(gentiacaulein)。

【药理】 对平滑肌的作用 湿生扁蕾的水提取物、氯仿提取
物及湿生扁蕾冲剂于 0.012、0.000 25及 0.02 g/ml浓度可抑制家
兔十二指肠的自发收缩，并可拮抗乙酰胆碱(ACh)、氯化钡
(BaCl₂)及组胺所致肠肌强直性收缩；分别于 30 和 4 g/kg 或冲剂
30 g/kg 灌服对蓖麻油所致大鼠腹泻有明显的止泻作用。

毒性 水提取物 200 g/kg 灌服未引起小鼠死亡，冲剂 100 g/
kg 连续灌服 3 日对小鼠无明显毒性，水提取液 5 g/kg 灌服 7 日对
家兔血清丙氨酸氨基转移酶(ALT)及非蛋白氮(NPN)也均无明
显影响。

【药性】 苦，寒。

1.《西藏常用中草药》："性寒，味苦。"

2.《青海常用中草药手册》："苦、辛，寒。"

【功用主治】 清热利湿，解毒。主治感冒发热，肝炎，胆囊炎，
肾盂肾炎，目赤肿痛，小儿腹泻，疮疖肿毒。

1.《西藏常用中草药》："清肝利胆，除湿热。主治结膜炎，急
性黄疸型肝炎，急性肾盂肾炎。"

2.《甘肃中草药手册》："主治热病发斑，痈疮肿痛。"

3.《青海高原药物图鉴》："消炎愈创。治流行性感冒及胆病
引起之发烧。"

4.《中国民族药志》："清肺腑之热，用于肺炎，肝炎(纳西族)。
清瘟热，利胆，止泻。用于流行性感冒，感冒发烧，胆病引起的发
烧，肝炎，小儿肠炎腹泻(藏族)。"

【用法用量】 内服：煎汤，5～10 g，大剂量可用至 30 g；或
熬膏。

【选方】 1. 治流行性感冒 沼生扁蕾 24 g，板蓝根 15 g。水
煎服。《青海常用中草药手册》

2. 治黄疸肝炎 沼生扁蕾 9 g，茵陈 15 g。水煎服。《甘肃
中草药手册》

3. 治疮疖肿毒 ① 沼生扁蕾 30 g，蒲公英 30 g，大青叶 15 g。
水煎服。《青海常用中草药手册》 ② 沼生扁蕾 9 g，银花 15 g，
黄芩、牛蒡子各 12 g。水煎服。《甘肃中草药手册》

5188 湿鼠曲草 shī shǔ qū cǎo
《东北药用植物志》

【异名】 鼠曲草《吉林中草药》。

【基原】 为菊科鼠曲草属植物湿鼠曲草的全草。

【原植物】 湿鼠曲草 *Gnaphalium tranzschelii* Kirp.

一年生草本，高20～40 cm。茎直立或斜上，单生或簇生，分

枝,密被灰白色绵毛。基生叶小,花期枯萎;茎生叶较密,无叶柄,叶片倒披针状条形,先端钝具小尖,基部狭窄,全缘,两面被灰白色绵毛。头状花序多数,在茎和枝端密集成球状,总苞片 3 层,黄褐色,干膜质,外层总苞片短,宽卵形,先端钝,内层长圆形或披针形,先端尖;小花黄色,异型;雌花丝状,长于花柱,两性花花冠细筒状,有 5 个裂片。瘦果长圆形,有细点;冠毛白色。

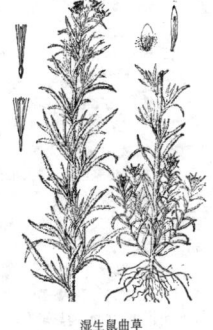

湿生鼠曲草

生于河岸边和潮湿草地上。分布于东北地区及河北、内蒙古等地。

【采收加工】 7～9 月花期采收,鲜用或晒干。

【药性】《东北常用中草药手册》:"甘平。"

【功用主治】 止咳化痰,和中,平肝。主治支气管炎,胃溃疡,湿热痢疾,疮痈肿毒,高血压病。

1.《东北常用中草药手册》:"调中益气,止咳化痰。主治气喘,支气管炎,胃溃疡,高血压。"

2.《北方常用中草药手册》:"治痛经。"

3.《吉林中草药》:"止咳,化痰,解毒。治咳喘,支气管炎,胃溃疡,脓肿,高血压等。"

【用法用量】 内服:煎汤,3～15 g;或浸酒。外用:捣敷。

【选方】 1. 治一切咳嗽 鼠曲草 30 g,冬花 30 g,熟地 60 g。共熔干,每次 3 g,每日服 2 次。

2. 治慢性支气管炎 鼠曲草 9 g,杏仁 9 g,甘草 3 g。水煎,每日服 2 次。

3. 治筋骨疼痛 鼠曲草 30 g,白酒 500 g,泡浸 3 日。饮酒,每次 1 酒盅,每日服 2 次。

4. 治胃溃疡 鼠曲草 9 g,白芍 9 g,甘草 9 g。水煎,每日服 2 次。

5. 治高血压病 鼠曲草 12 g,钩藤 9 g,桑寄生 9 g。水煎,每日服 1 次。(1～5 方出自《吉林中草药》)

5189 **温泉** wēn quán 《纲目》

【异名】 温汤《本草拾遗》,沸泉《纲目》。

【基原】 为下渗的雨水和地表水,循环至地壳深处而形成的温度超过 20 ℃以上的自然积水。

【药性】《纲目》:"辛,热,微毒。"

【功用主治】 祛风通络,解毒杀虫。主治筋骨拘挛,顽痹,手足不遂,眉发脱落,疥癣,疮疡。

1.《本草拾遗》:"主诸风筋骨挛缩及皮顽痹,手足不遂,无眉发,疥癣诸疾在皮肤骨节者。"

2. 姚可成《食物本草》:"主润肺止咳,疗胸中痰气,呕逆,浴之已百疾。"

【用法用量】 外用:沐浴;或外洗。

【临床报道】 1. 治疗颈椎病 采用碳酸盐温泉水,水温 40～43 ℃,压力 2～3 个大气压的水流冲击项背部,每次 20 分钟,每日 1 次。治疗 7～20 次,平均 9 次。治疗颈椎病 150 例,型颈椎病有效率 100%;椎动脉型有效率 100%;神经根型有效率 94.74%;混合型有效率 86.67%;总有效率 95.33%。

2. 治疗肩周炎 仅使用温泉运动水疗。水温为夏季 38～40 ℃,冬季 40～42 ℃。每日 1 次,每次 20～30 分钟。2 星期为 1 个疗程,共 2 个疗程。治疗肩周炎 56 例,治愈 8 例,近愈 36,好转

12 例。

3. 治疗前列腺增生症 每日饮煮沸过的泉水 1 000～2 500 ml,分 3～5 次饮完,水中不加其他物质;全身或半身浴泉,水温 37～44 ℃,每次 20～45 分钟;每日 2～3 次,每次间隔 4～6 小时,20 日为 1 个疗程,饮疗和浴疗期间不作其他治疗。治疗前列腺增生症 3 086 例,通过温泉饮、浴治疗 1～3 个疗程,显效 343 例,好转 2 563 例,无效 180 例,临床总有效率 94.2%。

4. 治疗关节炎型银屑病 给予患者矿泉浴,30 日为 1 个疗程。治疗关节炎型银屑病 30 例,显效 16 例,有效 12 例,无效 2 例,总有效率 93.3%。

5. 治疗顽固性皮肤病 每日浸泡温泉水 2 次,每次从 15 分钟开始逐渐延长达每次约 30 分钟,水温调到 34～36 ℃。同时饮用泉水每日 1 000～2 500 ml,在此期间不再内服及外擦药。治疗泛发性湿疹 66 例,痊愈 40 例,显效 10 例,好转 10 例,无效 6 例;寻常型银屑病 57 例,痊愈 18 例,显效 23 例,好转 12 例,无效 4 例;泛发性神经性皮炎 32 例,痊愈 9 例,显效 20 例,好转 2 例,无效 1 例;皮肤瘙痒症 28 例,痊愈 15 例,显效 6 例,好转 6 例,无效 1 例;原发性皮肤淀粉样变 9 例,痊愈 3 例,显效 4 例,好转 1 例,无效 1 例;泛发性扁平苔藓 1 例。

【各家论述】《本草拾遗》:"下有硫黄,即今水热,硫黄主诸疮病,水亦宜浴;水气硫黄臭,故应愈诸风冷为上。"

5190 **温大青** wēn dà qīng 《浙南本草新编》

【异名】 马蓝、野蓝靛《贵州草药》,球花马蓝《浙南本草选编》,大青草《全国中草药汇编》,小野红靛《拉祜族常用药》,红石蓝《广西药用植物名录》,球花马蓝《中国高等植物图鉴》。

【基原】 为爵床科马蓝属植物圆苞金足草的地上部分或根。

【原植物】 圆苞金足草 Gold fussia pentstemonoides (Wall.) Nees. [Ruellia pentstemonoides Wall.]

多年生草本,高 40～100 cm。茎暗紫色,有棱,节彭大,叶对生:叶片卵状椭圆形或椭圆形,上部对生叶一大一小,先端长渐尖,基部楔形,边缘有锯齿,上面深绿色,脉上有短毛,下面苍绿色。花 3～5 朵集成头状花序;花序外有数个苞片,苞片卵状椭圆形,早落;花萼裂片 5,深裂几达基部,裂片线状披针形,被腺毛;花冠淡红紫色,稍弯曲,外被短柔毛,内面无毛或在喉部有 2 行短柔毛,裂片 5,几相等;雄蕊 4,外侧一对花丝很长,内侧一对花丝极短;子房上位,被毛,柱头稍弯。蒴果,有腺毛。种子 4 颗,长椭圆形,有微毛。花期 9～10 月。

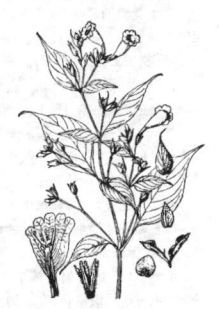

圆苞金足草

生于山坡林缘或山谷溪旁阴湿处。分布于浙江、湖北、广西、四川、贵州、云南等地。

【采收加工】 7～9 月采收地上部分或挖取根部,晒干或鲜用。

【药性】 苦、辛,微寒。

1.《贵州草药》:"性微寒,味辛。"

2.《全国中草药汇编》:"苦,寒。"

3.《浙江药用植物志》:"甘,凉。"

【功用主治】 清热解毒,凉血消斑。主治病病烦渴,发斑,吐衄,肺热喉肿痛,口疮,丹毒,痄腮,痈肿,疮毒,湿热泻痢,夏季热,热痢,肝炎,钩端螺旋体病,蛇伤,月经过多。

1.《贵州草药》:"清热,消肿,生肌。治无名肿毒,骨折,风湿

关节炎。”

2.《广西民族药简编》:“全草水煎服,治感冒(瑶族)。”

3.《浙江药用植物志》:“滋肾养阴,清热泻火。治肾虚腰痛,温病伤津,消渴,咽喉炎,急性传染性肝炎。外治伤口感染。”

【用法用量】 内服:煎汤,10～30 g;或代茶饮。外用:捣敷或煎汤洗。

【宜忌】《广西民族药简编》:“孕妇忌服。”

【选方】 1. 预防乙脑 球花马蓝根或叶 30～60 g。水煎代茶服。(《浙南本草新编》)

2. 治气管炎,支气管炎咳嗽,喘息 小野红靛 20 g,苦马草 20 g,臭牡丹 15 g,葛根 20 g。水煎服。(《拉祜族常用药》)

3. 治流行性腮腺炎 球花马蓝根 30 g,或配金银花、蒲公英各 15 g。水煎服。外用鲜叶捣敷。(《浙南本草新编》)

4. 治急性传染性肝炎 (球花马蓝)21 g,茵陈 18 g,积雪草 12 g,甘草 6 g。水煎服。另加清宁丸 21 g 送服。忌食油腻、鱼腥和刺激性食物。(《浙江药用植物志》)

5. 治骨折 野蓝靛适量。捣绒,用酒炒温,外包伤处。(《贵州草药》)

5191 滑石 huá shí (《本经》)

【异名】 脊石(《南越志》),液石、共石、脱石、番石(《别录》),夕冷(《药性论》),脆石、留石(《石药尔雅》),画石(《本草衍义》),活石(《中药志》)。

【基原】 为硅酸盐类滑石族矿物滑石。

【原矿物】 滑石 Talc

晶体结构属单斜晶系。通常为鳞片状和粒状的致密块体。全体呈白色、蛋青色、淡黄色而均匀,半透明至不透明,具珍珠样光泽,性柔,硬度 1,断面显层状。相对密度 2.7～2.8。手摸之有光滑感,用指甲即可刮下粉末,粉末为鳞片状。口尝之有微凉感。系由热水溶液和岩石中的镁和硅化合而成。

产于变质的超基性,含铁、镁很高的硅酸盐岩石和白云质石灰岩中。分布于山西、辽宁、江苏、浙江、江西、山东、陕西等省。

【采收加工】 开采后,去净泥土、杂石即可。

【药材】 滑石 *Talcum* 主产于山东、辽宁、江西;滑石粉 *Talci Pulvis* 主产于山东、辽宁、广西。

性状 滑石 为致密块状、鳞片状集合体,呈不规则块状或扁块状。白色、黄白色或淡灰色至淡蓝色。半透明或不透明。具蜡样光泽,有的呈珍珠光泽。质软细腻,可于硬纸上书写,手摸之有滑润感。无吸湿性,置水中不崩散。气无,味无,具微凉感。

滑石粉 为微细、无砂性的粉末,白色或类白色。手摸具滑腻感。无臭,无味。

鉴别 (1) 透射偏光镜下:薄片中无色透明,低正突起。最高干涉色可达Ⅲ级橙色;底面切片为Ⅰ级红紫。近于平行消光;正延长符号。二轴晶;负光性。光轴角小,一般在 10°以内。

(2) 取本品粉末 0.2 g,置铂坩埚中,加等量氟化钙或氟化钠粉末,搅拌,加硫酸 5 ml,微热,立即将悬有 1 滴水的铂坩埚盖盖上,稍等片刻,取下坩埚盖,水滴出现白色浑浊(检查硅酸盐)。

(3) 取本品粉末 0.5 g,置烧杯中,加入盐酸(4→10)10 ml,盖上表面皿,加热至微沸,不时摇动烧杯,并保持微沸 40 分钟取下,用快速滤纸滤过,用水洗涤残渣 4～5 次。取残渣约 0.1 g,置铂坩埚中,加入硫酸(1→2)10 滴和氢氟酸 5 ml,加热至冒三氧化硫白烟时,取下冷却,加水 10 ml 使溶解,取溶液 2 滴,加镁试剂(取对硝基偶氮间苯二酚 0.01 g,溶于 4%氢氧化钠溶液 1 000 ml 中)1 滴,滴加氢氧化钠溶液(4→10)使成碱性,生成天蓝色沉淀(检查镁盐)。

【成分】 滑石主要含水合硅酸镁〔$Mg_3(Si_4O_{10})\cdot(OH)_2$〕,或 $3MgO\cdot4SiO_2\cdot H_2O$,其组成成分为 MgO 31.7%,$SiO_2$ 63.5%,H_2O 4.8%,通常一部分 MgO 被 FeO 所替换。此外,还常含有 Al_2O_3 等杂质。

【药理】 抑菌作用 在体外,10%滑石粉对伤寒杆菌、甲型副伤寒杆菌有抑制作用。

【药性】 甘、淡,寒。归膀胱、胃经。

1.《本经》:“味甘,寒。”

2.《别录》:“大寒,无毒。”

3.《雷公炮制药性解》:“味甘淡,入胃、膀胱二经。”

4.《本草正》:“味微甘,气寒,性沉滑,降中有升。”

5.《药品化义》:“气微香,味淡性凉,性气轻而味厚,入小肠、膀胱、脾、胃经。”

6.《本草再新》:“味辛、性凉,无毒。入肝、肺二经。”

【功用主治】 利尿通淋,清热解暑。主治膀胱湿热,小便不利,尿淋涩痛,水肿,暑热烦渴,泄泻,湿疹,湿疮,痱子。

1.《本经》:“主身热泄,女子乳难,癃闭,利小便,荡胃中积聚寒热,益精气。久服轻身,耐饥,长年。”

2.《别录》:“通九窍六腑津液,去留结,止渴,令人利中。”

3.《药性论》:“能疗五淋,主难产,除烦热心躁,偏主石淋。”

4.《日华子》:“治乳痈,利津液。”

5.《本草图经》:“主心气涩滞。”

6.《本草衍义补遗》:“燥湿,分水道,实大府,化食毒,行积滞,逐瘀血,解燥渴,补脾胃,降妄火之要药。”

7.《纲目》:“疗黄疸,水肿脚气,吐血衄血,金疮血出,诸疮肿毒。”

8.《本草正》:“能清三焦表里之火,利六府之涩结,通乳亦佳,堕胎亦捷。”

9.《医林纂要》:“补肺清金,降热渗湿,抑溽暑而成清燥之治。”

10.《本草再新》:“清火化痰,利湿消暑,通经活血,止泻痢呕吐,消水肿火毒。”

【用法用量】 内服:煎汤,9～24 g,包煎;或入丸、散。外用:研末撒;或调敷。

【宜忌】 脾胃虚弱,或热病津伤,或肾虚滑精者均禁服。孕妇慎服。

1.《本草经集注》:“恶曾青。”

2.《汤液本草》:“若小便自利,不宜以此解之。”

3.《本草经疏》:“病人因阴精不足,内热以致小便短少赤涩或不利,烦渴身热由于阴虚火炽水涸者,皆禁用。脾胃均虚者,虽作泄勿服。”

4.《药品化义》:“渴而小便自利者,是内津液少也;小便不利而口不渴者,是热在下停血分也,均不宜用。且体滑,胎前亦忌之。”

5.《本经逢原》:“元气下陷,小便清利及滑精者勿服。”

6.《本草从新》:“凡脾虚下陷及精滑者禁之,病有当发表者尤忌。”

【选方】 1. 治感受暑湿,身热烦渴,小便不利,或呕吐泄泻,或下痢赤白 滑石六钱,甘草一钱。为细末,每服三钱,温水调下,日三服;欲饮冷者,新汲水调服。亦可加蜜少许调服。伤寒发汗,煎葱白、豆豉汤调下;难产,紫苏汤调下。(《宣明论方》益元散,即《伤寒标本》六一散)

2. 治热淋,小便赤涩热痛 滑石四两。捣罗为散。每服二钱匕,煎木通汤调下,不拘时候。(《圣济总录》滑石散)

3. 治膏淋如油 甘草三钱,滑石二两,海金沙八钱。为末,每服二钱,麦冬汤调下。(《鲟溪单方选》)

4. 治小便不利 滑石一(二)两,甜葶苈一两(隔纸炒令紫色)。上件药,捣细罗为散,每服不计时候,以温水调下二钱,频服,以通为度。(《圣惠方》滑石散)

5. 治妇人脬转，小便数日不通　滑石二两，寒水石二两，葵子一合。上药捣碎，以水三中盏，煎至一盏半，去滓，食前分二温服。(《妇人良方》滑石散)

6. 治黄疸，日晡所发热恶寒，少腹急，身体黄，额黑，大便溏黑，足下热，此为女劳　滑石、石膏各等分。上二味，治下筛。以大麦粥汁饮方寸匕，日三，小便极利则瘥。(《千金方》)

7. 治暑月吐泻　炒滑石二两，藿香二钱半，丁香五分。为末，每服一二钱，淅米泔调服。(《鲟溪单方选》)

8. 治伏暑，烦渴引饮，小便不利，心神恍惚　辰砂三钱，滑石六两，甘草一两。上为细末，每服三钱，不拘时，白沸汤调下。(《奇效良方》辰砂益原散)

9. 去三焦湿热，治泄泻，亦治血痢　六一散一料，红曲(炒)15 g。上为末，饭丸梧子大，每五七十丸，白汤下。(《丹溪心法》清六丸)

10. 治消渴，饮水不休　滑石(研)、寒水石(研)各半两。上二味，碎研为散，用生鸡子一枚，凿破，去黄留清，调和药末，令如稠膏，却纳在鸡壳内，以纸封口，用盐泥固济，暴干，炭火内烧，令通赤，放冷，去土并壳，取药研令绝细为度。每服大人二钱匕，小儿半钱匕，米饮调下。(《圣济总录》神应散)

11. 治天泡湿热等疮　滑石、粉甘草等分。为末，搽敷。或加绿豆末，以治湿热肥疮。(《景岳全书》金黄散)

12. 治小儿体热痱疮　滑石末三两，白矾灰一两，枣叶四两。上药捣罗为末。先以温浆水洗疮，后取药敷之。(《圣惠方》滑石散)

13. 治妇人面上粉刺　滑石半两，黄蜡一钱，巴豆五个。上各为细末，每用少许，如常法洗面。(《普济方》)

14. 治口疮　滑石、胆矾各一两。上二味捣研为散，每用一钱匕，以绵裹含，吐津。(《圣济总录》滑石散)

15. 治赤游丹　滑石、寒水石各一两。上为末，醋调涂肿处。(《赤水玄珠》白玉散)

16. 治风毒攻注遍身及手足，生热疮疼痛出黄水　用桂府滑石为细末。先用虎杖、甘草、豌豆各等分约半两许，水二碗煎上药至一碗，去滓，微热淋洗疮，水冷拭干，上掺滑石末令通身，便睡至明决愈。(《证治准绳》白金散)

17. 治脚趾缝烂　滑石一两，石膏(煅)半两，枯白矾少许。研掺之。亦治阴下湿汗。(《濒湖集简方》)

【临床报道】 1. 治疗胸腔积液　行胸腔闭式引流，放尽胸液后，经胸腔引流管注入滑石粉 4～5 g 制成的混悬液，夹闭引流管，反复翻转体位，4 小时后开放引流管，当 24 小时内胸液引流量小于 150 ml 即可拔除引流管。治疗胸腔积液 35 例，痊愈 30 例，有效 4 例，无效 1 例，总有效率 97.7%。术后随访，30、90 和 180 日有效率分别为 94.2%、91.4% 和 83.3%。

2. 治疗乙型病毒性肝炎　滑石 90 g，青黛、白矾、甘草各30 g，粉碎过细筛。嘱患者饭后 1 小时用凉开水冲服，每次 4～5 g，每日 3 次，半个月为 1 个疗程。服药期间忌油腻腥辣，多食蔬菜水果。治疗乙型病毒性肝炎 24 例，治愈 15 例，好转 9 例，总有效率 100%。最短治疗 2 个疗程，最长为 6 个疗程。

3. 治疗牙痛　生代赭石、生石膏各 30 g，牛膝、滑石各 18 g，薄荷 12 g。随证加减。水煎滤汁 100 ml，早晚分服。每日 1 剂，疼痛甚者可随煎随服。日可进 1～2 剂。治疗牙痛 300 例，痊愈 268 例，有效 29 例，无效 3 例，总有效率 99%。

【各家论述】 1.《医学启源》："滑石，治前阴窍涩不利，性沉重，能泄气上令下行，故曰滑则利窍，不与诸淡渗药同。"

2.《汤液本草》："滑石，滑能利窍，以通水道，为至燥之剂。猪苓汤用滑石与阿胶同为滑利，以利水道。葱豉生姜同煎，去渣澄清以解利，味淡渗泄为阳，解表利小便也。"

3.《本草蒙筌》："滑石治渴，非实能止渴也。资其利窍，渗去湿热，则脾气中和，而渴自止尔。假如火令湿淫太过，人患小便不利而渴，正宜用此以渗泄之，渴自不生。若或无湿，小便自利而渴者，则知内有燥热，燥宜滋润，苟误用服，是愈亡其津液，而渴反盛矣。"

4.《纲目》："滑石利窍，不独小便也，上能利毛腠之窍，下能利精溺之窍。盖甘淡之味，先入于胃，渗走经络，游溢津气，上输于肺，下通膀胱，肺主皮毛，为水之上源，膀胱司津液，气化则能出，故滑石上能发表，下利水道，为荡热燥湿之剂，发表是荡上中之热，利水道是荡中下之热，发表是燥上中之湿，利水道是燥中下之湿。热散则三焦宁而表里和，湿去则阑门通而阴阳利。刘河间之用益元散，通治表里上下诸病，盖是此意，但未发出尔。"

5.《本草经疏》："滑石，滑以利诸窍，通壅滞，下垢腻。甘以和胃气，寒以散积热，甘寒滑利，以合其用，是为祛暑散热，利水除湿，消积滞，利下窍之要药。《本经》用以主身热泄、女子乳难，荡胃中积聚寒热者，解足阳明胃家之热也，利小便癃闭者，通膀胱利阴窍也。《别录》通九窍津液，去留结，止渴，令人利中者，湿热解则胃气和而津液自生，下窍通则诸壅自泄也。丹溪用以燥湿，分水道，实大肠，化食毒，行积滞，逐瘀血，解燥渴，补脾胃，降心火，偏主石淋，皆此意耳。"

6.《药品化义》："滑石，体滑主利窍，味淡主渗热，能荡涤六腑而无克伐之弊。主治暑气烦渴，胃中积滞，便浊涩痛，女人乳汁不通，小儿痘疹发渴，皆利窍渗热之力也。如天令湿淫太过，小便癃闭，入益元散佐以朱砂，利小肠最捷。要以口作渴、小便不利两症并见，为热在上焦肺胃气分，以此利水下行，烦渴自止。"

7.《衷中参西录》："因热小便不利者，滑石最为要药。若寒温外感诸证，上焦燥热，下焦滑泻无度，最为危险之候，可用滑石与生山药各两许，煎汤服之，则上能清热，下能止泻，莫不随手奏效。又：外感大热已退而阴亏脉数不能自复者，可于大滋真阴药中少加滑石，则外感余热不至为滋补之药逗留，仍可从小便泻出，则其病必易愈。若与甘草为末服之，善治受暑及热痢；若与赭石为末服之，善治因热吐血衄血；若其人蕴有湿热，周身漫肿，心腹膨胀，小便不利者，可用滑石与土狗研为散服之，小便通利，肿胀自消；至内伤阴虚作热，宜用六味地黄汤以滋阴者，亦可加滑石以代苓、泽，则退热较速。盖滑石虽为石类，而其质甚软，无论汤剂丸散，皆与脾胃相宜，故可加于六味汤中以代苓、泽。其渗湿之力，原可如苓、泽行熟地之滞泥，而其性凉于苓、泽，故又善佐滋阴之品以退热也。"

5192 滑背草鞋 huá bèi cǎo xié (《广西中草药》)

【异名】 土蒲公英(《广西植物名录》)，大蒲公英、滑叶草鞋根(《中药材品种论述》)，光栓果菊(《中药大辞典》)，光叶栓果菊(《全国中草药汇编》)。

【基原】 为菊科盘果菊属植物无茎栓果菊的全草。

【原植物】 无茎栓果菊 *Launaea acaulis* (Roxb.) Babc. [*Prenanthes acaulis* Roxb.]

多年生草本，高达 20 cm。全株无毛，含乳汁。根块状，肉质，圆柱形。无茎或茎很短。叶基生或莲座状，几无叶柄；叶片狭长卵形、倒卵状椭圆形、匙形、披针形或条形，先端钝或急尖，边缘波状，具刺状细齿，稀近羽状浅裂。花葶单生或数个，直立，头状花序少数，排成伞房状；总苞圆柱形；总苞片多层，外层很小，卵形，内层条状披针形；全为舌状花，黄色，先端 5 齿裂。瘦果圆柱形，具有明显的纵棱

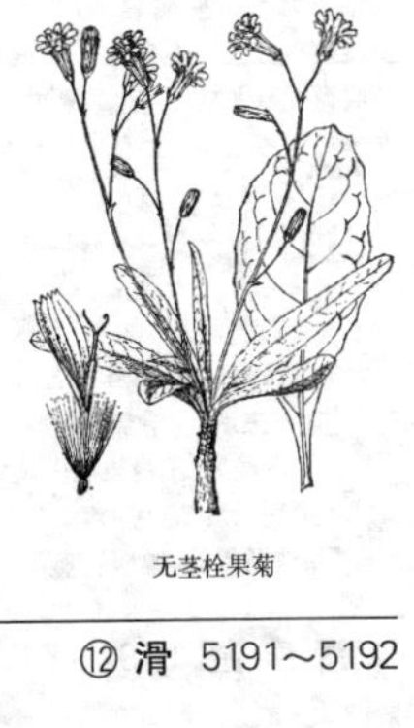

无茎栓果菊

4~5条;冠毛白色,较瘦果长。花期夏季。

生于山坡草地、路旁。分布于广西、四川、云南等地。

【采收加工】 5~7月采收,鲜用或晒干。

【药性】 甘、苦,凉。

1.《广西中药志》:"甘、淡,凉。"

2.《全国中草药汇编》:"甘、苦,凉。"

【功用主治】 清热解毒,利尿。主治痈痹疔疮,尿路感染。

1.《广西中药志》:"清热解毒,治痈疽疔疮。"

2.《全国中草药汇编》:"清热解毒。主治消化不良,尿路感染,结膜炎,阑尾炎。"

【用法用量】 内服:煎汤,30~60 g。外用:捣敷。

【选方】 1. 治痈疡肿痛 蒲公英、银花藤各 60 g。水煎,每日分 3 次服。另取敷适量,共捣烂敷患处。

2. 治乳疮肿痛 蒲公英、雾水葛各适量,共捣敷患处。或用蒲公英 60 g,草鞋根 30 g,加黄糖少许,捣烂敷患处。(1、2 方出自《广西中药志》)

3. 治疖肿,腮腺炎,乳腺炎 (滑背草鞋)全草 30~60 g。水煎服。并用鲜全草根捣烂外敷。《全国中草药汇编》

5193 溲疏 sōu shū 《本经》

【异名】 巨骨《别录》,空木、卯花《植物学大辞典》,野茉莉《湖北中药资源名录》)。

【基原】 为虎耳草科溲疏属植物溲疏的果实。

【原植物】 溲疏 Deutzia scabra Thunb.

落叶灌木,高达 3 m。小枝中空,赤褐色,幼时有星状毛,老时则光滑或呈薄片状剥落;芽具多数覆瓦状鳞片。叶对生;有短柄;叶片卵形至卵状披针形,先端尖至钝渐尖,基部稍圆,边缘具小齿,上面疏被辐射线 5 条的星状毛,下面被少而密的 6~12 条辐射线的星状毛。圆锥花序直立,具星状毛;萼片杯状,有 5 齿;齿三角形;花瓣 5,白色或外面有粉红色斑点,长圆形或长圆状卵形,外面有星状毛;雄蕊 10,外轮雄蕊较花瓣稍短,花丝顶端具 2 齿;子房下位,花柱 3,离生。蒴果近球形,先端扁平,有多数细小种子。花期 5~6 月,果期 7~10 月。

生于海拔 1 200 m 以下的山坡灌丛或栽培于庭园。分布于江苏、浙江、安徽、江西、山东、湖北、四川、贵州等地。

【采收加工】 7~10月采收果实,晒干。

【药材】 溲疏 Fructus Deutziae Scabrae 产于山东、江苏、安徽、浙江、江西等地。

性状 果实近球形,直径 1~3 mm。表面深褐色,具 3 浅沟,及多数白色斑点,疏生浅黄色柔毛或无毛。顶端扁平,具花萼脱落痕或残基,基部有果柄或果柄脱落痕,果柄上有黄色柔毛。外果皮较薄,敲破碎,横断面可见 3 室,每室充满黑色种子,种子肾形,极小。气微,味苦。

【药性】 苦、辛,寒。小毒。

1.《本经》:"味辛,寒。"

2.《别录》:"苦,微寒,无毒。"

3.《品汇精要》:"味辛苦,性寒凉,气薄味厚,阴中之阳。"

【功用主治】 清热,利尿。主治发热,小便不利,遗尿。

1.《别录》:"主身皮肤中热,止遗溺,可作浴汤。"

2.《别录》:"通利水道,除胃中热(热)。"

【用法用量】 内服:煎汤,3~9 g;或作丸。外用:煎水洗。

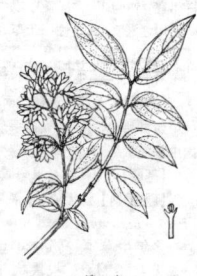

溲 疏

【宜忌】 本品有毒,应慎服。

【选方】 治妇人下焦三十六疾,不孕绝产 梅核仁、辛夷各一升,葛上亭长七枚,泽兰子五合,溲疏二两,藁本一两。上六味末之,蜜和丸。先食,服如大豆二丸,日三,不知稍增。《千金方》承泽丸

【各家论述】 《本经逢原》:"《本经》枸杞条下,主五内邪气,热中消瘅,即溲疏去邪气也。枸杞条下,主遗溺,利水道也。除去五内之邪,则热中消瘅愈矣。疏利水道之热,则周痹风湿痊矣。溲溺疏利,则气化无滞,子脏安矣。观《千金方》与梅核仁、辛夷、藁本、泽兰子、葛上亭长同清子脏三十六疾,其清利风热之性可知。"

5194 游草 yóu cǎo 《四川中药志》

【异名】 田中游草《分类草药性》,李氏禾《种子植物名称》,蓉草《广州植物志》,水游草、西游草《民间常用草药汇编》,牛草《四川中药志》)。

【基原】 为禾本科假稻属植物游草和假稻的全草。

【原植物】 1. 游草 Leersia hexandra Sw.

多年生草本。秆下部伏卧地面或倾斜,并于节处生根,节于节处常具创生微毛。叶鞘光滑或粗糙,上部者通常短于节间;叶舌膜质,基部两侧下延与叶鞘边缘相愈合;叶片扁平或卷折、披针形,粗糙。圆锥花序长 5~10 cm,分枝较细,具角棱;外稃 5 脉,脊与边缘均具刺毛;内稃具 3 脉,脊上具刺毛;雄蕊 6。颖果。花、果期夏秋季。

生于水边湿处。分布于江苏、福建、江西、湖南、广东、广西、四川、贵州、云南、台湾等地。

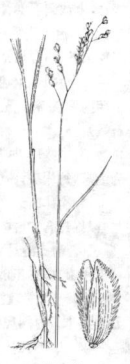

游 草

2. 假稻 L. japonica makino. [L. hexandra Sw. var. japonica(Makino) Keng f.]

多年生草本。秆下部伏卧地面,节上可生线形而多分枝的须根,上部向上斜升,其节密生倒毛。叶鞘通常短于节间,粗糙或平滑;叶舌顶部截平,与叶鞘愈合;叶片扁平,粗糙,下面光滑。圆锥花序,分枝光滑,具角棱,较压扁,直立或斜升;小穗草绿色或带紫色,外稃具 5 脉,脊具刺毛,内稃具 3 脉,中脉也具刺毛;雄蕊 6。花、果期夏、秋季。

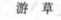

生于水边。分布于华东、华中及河北、四川、贵州等地。

【采收加工】 6~9月采收全草,晒干。

【药性】 辛,平。

1.《重庆草药》:"性平和。"

2.《全国中草药汇编》:"淡,平。"

【功用主治】 散寒,利湿,通络止痛。主治感冒,头痛身疼,疟疾,白带,下肢水肿,小便不利,痹痛麻木。

1.《分类草药性》:"治白带,通络。"

2.《民间常用草药汇编》:"散寒,解表,利水,除湿。治四肢麻痹。"

3.《重庆草药》:"走表散寒。治脾寒(疟疾日久,症状不显著者)。"

4.《全国中草药汇编》:"疏风解表,清热利湿。主治风湿筋骨疼痛,疟疾,尿道炎。"

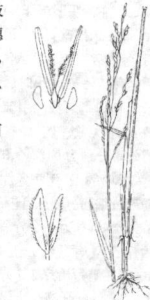

假 稻

5.《四川中药志》1982年版:"祛风解表,活络止痛。用于感冒风寒,风湿麻木,牙痛。"

【用法用量】 内服:煎汤,15～30 g。

【选方】 1. 治感冒风寒 游草 15 g,香巴茅 15 g,连钱草 15 g,阎王刺根 15 g。水煎服。

2. 治风湿麻木 游草 15 g,土牛膝 15 g,稀莶草 12 g,红活麻根 9 g。水煎服。

3. 治牙痛 游草 30 g,地骨皮 15 g。水煎服。(1～3方出自《四川中药志》1982年版)

5195 寒莓 hán méi 《本草会编》

【异名】 肺形草《福建民间草药》,寒刺泡(江西《草药手册》),肺痈草、踏地杨梅、大号寒莓《福建药物志》,冬扎公、猫耳扭《浙江药用植物志》,地莓、大叶寒莓《台湾木本植物志》。

【基原】 为蔷薇科悬钩子属植物寒莓的茎叶。

【原植物】 寒莓 *Rubus buergeri* Miq.

蔓性常绿小灌木。茎常伏地生根,长出新株,密生褐色或灰白色柔毛,无刺或有少数刺;匍匐枝长达 2 m。单叶;托叶条形,基部近圆形,先端急尖或圆钝,基部心形,边缘常 5 浅裂,上面近无毛,下面和叶柄有绒毛,沿叶脉较密。总状花序短、腋生;密集;总花梗和花梗密生灰白色短绒毛和散生的刺刚毛;花白色;萼裂片披针形,外面有淡黄色长毛。聚合果近球形,紫黑色。花期 7～8 月,果期 9～10 月。

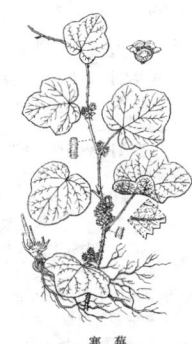

寒 莓

生于中低海拔的阔叶林下或山地疏杂杂木林内。分布于江苏、浙江、安徽、湖北、湖南、广东、广西、四川、贵州等地。

本植物的根(寒莓根)亦供药用,另设专条。

【采收加工】 6～10月采收,鲜用或晒干。

【药性】 苦,凉;凉。

【功效主治】《全国中草药汇编》:"治肺结核咯血;外用治创伤出血,黄水疮。"

【用法用量】 内服:煎汤,9～15 g,鲜品 30～60 g。外用:鲜品捣敷。

【选方】 1. 治肺结核咯血 (寒莓)鲜叶 30 g,冰糖 30 g。水煎服,每日 2 次。(福建晋江《中草药手册》)

2. 治疮毒 寒莓鲜叶,烧灰,加油调之。外敷。(《新华本草纲要》)

3. 治跌打损伤 (寒莓)鲜全草适量。加酒糟或糯米饭捣烂外敷伤处。

4. 治产后受风,四肢酸麻 (寒莓)鲜全草、鲜牯岭沟儿茶各 30～60 g,鲜白马骨、鲜芋各 30 g。水煎,加红糖、黄酒冲服。(3、4方出自《浙江药用植物志》)

5196 寒水石 hán shuǐ shí 《吴普本草》

【异名】 凝水石、白水石《本经》,凌水石《别录》,盐精《丹房镜源》,水石、冰石《石药尔雅》,盐精石、盐枕、盐根《纲目》。

【基原】 为硫酸盐类石膏族矿物石膏或为碳酸盐类方解石族矿物方解石。

【原矿物】 1. 石膏 Gypsum

晶体结构属单斜晶系。单个晶体呈板状,集合体呈块状、片

状、纤维状或粉末状。无色或白色、粉红色。有时透明,具玻璃光泽,解理面显珍珠光泽,纤维状者显丝绢光泽。硬度 2,薄片具挠性。相对密度 2.3～2.37。

广泛形成于沉积作用,如海盆或湖盆地中化学沉积的石膏,常与石灰岩、红色页岩、泥灰岩等成层出现。

产于内蒙古、安徽、山东、湖北、湖南、广东、广西、四川、云南、西藏、甘肃、新疆等地。

2. 方解石 Calcitum 参见"方解石"条。

【采收加工】 石膏采出后选出粉红色、灰白色、块状或纤维状集合体即红石膏药用,称北寒水石。方解石采出后多选无色、透明或白色解理状块体药用,称南寒水石。

【药材】 北寒水石 Gypsum Rubrum 产于山东、新疆、内蒙古、甘肃、河北、山西。南寒水石 Calcitum 产地参见"方解石"条。

性状 北寒水石 本品为纤维状集合体,呈扁平块状或厚块状。大小不一,厚 0.5～3.5 cm。淡红色,有的为白色;条痕白色。表面凹凸不平,侧面呈纵细纹理,具丝绢光泽。质较软,指甲可刻画成痕;易砸碎,断面呈直立纤维状,粉红色。气微,味淡。

南寒水石 参见"方解石"条。西藏产"南寒水石"主为粗粒状集合体,呈不规则块状,有棱角。主为浅棕褐色。具玻璃样光泽;半透明。

鉴别 (1)透射偏光镜下:北寒水石 薄片中无色透明。光性特征参见"石膏"条。

南寒水石 参见"方解石"条。

(2)北寒水石 取本品一小块(约 2 g),置具有小孔软木塞的试管中,灼烧,管壁有水生成,小块变为石膏粉末(检查结晶水)。取本品约 0.2 g,加稀盐酸 10 ml,加热,使溶解,溶液显钙盐与硫酸盐的鉴别反应,参见"石膏"条。红外光谱定性分析:IR$_{max}^{KBr}$ cm^{-1}:3560,3410,3244,1150,1120,1004,673,663,604,455,与石膏图谱相同。X射线衍射分析曲线:石膏 7.76(>10),4.30(8),3.82(9),3.08(10),2.88(3),2.80(1),2.70(2),2.61(1),2.54(1),2.23(2),分析结果主要为石膏组成。

南寒水石 参见"方解石"条。

【成分】 1. 北寒水石 主要成分为硫酸钙($CaSO_4 \cdot 2H_2O$),尚含有铁、铝等杂质。

2. 南寒水石 主要成分是碳酸钙($CaCO_3$),尚含有镁、铁、锰、锌等杂质。

【药理】 一般药理 碳酸盐类寒水石具有平喘、化痰、下泄,经煅烧研末的粉末,具有杀菌、消毒、收敛的作用。

【药性】 辛,咸,寒。归心、胃、肾经。

1.《本经》:"辛,寒。"

2.《别录》:"甘,大寒,无毒。"

3.《品汇精要》:"气薄味厚,阴中之阳。"

4.《纲目》:"其气大寒,其味辛、咸,入肾走血。"

5.《要药分剂》:"禀积阴之气而成,降也,阴也。"

6.《本草撮要》:"入手足少阴、太阴、阳明经。"

【功效主治】 清热降火,利窍,消肿。主治时行热病,壮热烦渴,水肿,尿闭,咽喉肿痛,口舌生疮,痈宜,丹毒,烫伤。

1.《本经》:"主身热,腹中积聚邪气,皮中如火烧,烦满。"

2.《别录》:"除时气热盛,五脏伏热,胃中热,烦满,口渴,水肿,小腹痹。"

3.《本草经集注》:"解巴豆毒。"

4.《药性论》:"压丹石毒风,去心烦烦渴闷,解伤寒复劳。"

5.《医学入门》:"治小儿丹毒。"

6.《医林纂要》:"治小便白,内痹,凉血降火,止牙疼,坚牙明目。"

7.《医林纂要》:"除妄热,治天行大热及霍乱吐泻,心烦口渴。"

8.《本草求真》:"敷汤火伤。"

【用法用量】 内服:煎汤,6～15 g;或入丸、散。外用:研末掺;或调敷。

【宜忌】 脾胃虚寒者慎服。

1.《本草经集注》:"畏地榆。"

2.《本草经疏》:"凡阴虚火旺,咳嗽吐血,多痰,潮热骨蒸并脾胃作泄者均忌。"

3.《得配本草》:"胃弱者禁用。"

【选方】 1. 治伤寒发狂,或弃衣奔走,逾墙上屋　寒水石、黄连(去须)各等分。上细末。每服二钱,浓煎甘草汤,放冷调服。(《本事方》鹊石散)

2. 治因惊心气不行,郁而生涎,涎结为饮,遂为大疾,忪惊损懊,不自胜持　寒水石(煅)、滑石(水飞)各一两,甘草(生)一分。上为末。每服三钱,热,则新汲水下;怯寒,则煎姜、枣汤下。入龙脑少许,尤佳。小儿量岁与之。(《三因方》寒水石散)

3. 治男女转脬,不得小便　寒水石二两,滑石一两,葵子一合。为末。水一斗,煮五升,时服,一升即利。(《永类钤方》)

4. 治饮酒致肉疸,饮少,小便多,白如泔色　寒水石、白石脂、瓜蒌各五分,菟丝子(酒渍)、知母、桂心各三分,为细末,每服五分七,麦粥送下,日三次。(《千金方》寒水石散)

5. 治小儿丹毒,皮肤热赤　凝水石(末)五钱,水调和猪胆汁涂之。(《本草汇言》)

6. 治烫伤　寒水石 30 g,石膏 30 g,炉甘石 30 g。上三味,水飞成细末,加冰片 3 g,成极细粉。局部喷洒于创面。(中山医学院《中药临床应用》)

7. 治痈疽　寒水石水飞过,用腊月猪脂调成膏,随疮大小,用薄纸摊贴之。(《本事方》太白膏)

8. 治远年近日喘嗽不止　款冬花一两,寒水石、半夏、明矾各二两。上为细末,生姜汁煮糊和丸,如梧桐子大。每服三四十丸,不拘时用生姜汤送下。(《奇效良方》白云换肺丸)

【临床报道】 治疗小儿暑热泄泻　用寒水石 30 g,生石膏、滑石各 30 g。加水 200 ml,煎煮,取两次煎出的药液,混合后澄清,分数次饮服。轻者 24 小时服 1 剂,严重者 24 小时可服 2～3 剂。共治疗 175 例,治愈 155 例,好转 7 例,无效 13 例。服药期间,如 2 日之内未见效果应停服。寒泻或脾虚泻者禁用。

【各家论述】 1.《纲目》:凝水石"其气大寒,其味辛咸,入肾走血,除热之功,同于诸盐"。

2.《本草经疏》:"凝水石,《本经》味辛气寒,《别录》加甘,大寒无毒。《经》曰,小热之气,凉以和之,大热之气,寒以取之。又曰,热淫于内,治以咸寒。大寒微咸之性,故主身热邪气,皮中如火烧,烦满,及时气热盛。五脏伏热,胃中热也,易饥作渴,亦胃中伏火也,甘寒除阳明之邪热,故能止渴不饥。水肿者湿热也,小便多不利,以致水气上溢于腹,而成腹痹,辛咸走散之性,故能除热利窍消肿也。疗腹中积聚者,亦取其辛散咸软之功耳。"

3.《本经逢原》:"寒水石,治心肾积热之上药。《本经》治腹中积聚,咸能软坚也;身热皮中如火烧,咸能降火也。《金匮》风引汤,《局方》紫雪,皆用以治有余之邪热也。如无真者,戎盐、玄精石皆可代用,总取咸寒降泄之用耳。"

5197 寒莓根 hán méi gēn (《闽南民间草药》)

【基原】 为蔷薇科悬钩子属植物寒莓的根。

【原植物】 参见"寒莓"条。

【采收加工】 全年均可采,切片,晒干或鲜用。

【药性】 苦、酸,寒。

【功用主治】 清热解毒,活血止痛。主治湿热黄疸,产后发热,小儿高热,月经不调,白带过多,胃痛吐酸,痔疮肿痛,肛门漏管。

1.《全国中草药汇编》:"清热解毒,活血。主治黄疸型肝炎,胃痛,月经不调,产后发热,小儿高热,痔疮。"

2.《浙江药用植物志》:"活血凉血,清热解毒,和胃止痛。主治黄疸型肝炎,妇女腰痛,白带过多,月经不调,产后发热,肺结核咯血,胃溃疡。"

【用法用量】 内服:煎汤,9～15 g,鲜品 30～60 g。

【选方】 1. 治黄疸　(寒莓)根、虎刺、阔叶十大功劳、白马骨各 9～15 g。煎水服。(江西《草药手册》)

2. 治月内风　(寒莓)干根 30～60 g。水煎加酒服。(福建晋江《中草药手册》)

3. 治妇女腰痛,白带过多,月经不调　(寒莓)鲜根 120 g。煎水,取汁炖白鸡 1 只服。(江西《草药手册》)

4. 治胃痛吐酸水　鲜寒莓根 30～60 g(干品酌减),鸡 1 只(去头、脚、内脏、尾椎)。和水酒各半适量,炖 2 小时,取服。续服二三次。(《闽南民间草药》)

5. 治痔疮　(寒莓)干根 30～60 g,猪直肠 1 节。同炖服。(福建晋江《中草药手册》)

5198 窝儿七 wō ér qī (《陕西中草药》)

【异名】 阿儿七、窝儿参(《陕西中草药》),旱荷、一把伞(《陕甘宁青中草药选》),山荷叶(《陕西中草药》),南方山荷叶(《湖北植物志》)。

【基原】 为小檗科山荷叶属植物中华山荷叶和东北山荷叶的根及根茎。

【原植物】 1. 中华山荷叶 *Diphylleia sinensis* Li.

多年生草本。茎单一,淡黄色,具条纹,无毛或上部有时具细柔毛。根茎粗壮,横生,具节,节间有近圆形的碗状小凹,根茎上着生多数须根。基生叶 1 片,叶大型,盾状;茎生叶 2 片,叶柄较短;叶片近扁圆形,先端 2 深裂,基部盾状着生,边缘波状浅裂或具不整齐锯齿,齿端具尖头,上面绿色,背面灰绿色。伞房花序顶生,花序轴与花梗均被短柔毛;萼片 6,膜质,早落;花瓣 6,白色或淡黄色,近圆形;雄蕊 6(～8),与花瓣对生,花丝较短;雌蕊 1,子房上位,近圆形。浆果球形,成熟后深蓝色,外面微被白粉。花期 5～6 月,果期 7～8 月。

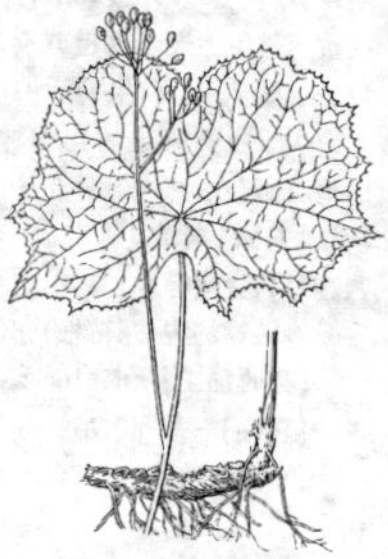

中华山荷叶

生于海拔 1 900～3 400 m 的山坡林下阴湿处。分布于湖北、四川、云南、陕西、甘肃等地。

2. 东北山荷叶 *D. grayi* Fr. Schmidt.

多年生草本,高约 50 cm。根茎横生。基生叶大,盾状,叶片阔肾形,2 深裂;茎生叶,与基生叶同形,但较小。伞形花序顶生,有花数朵至 10 余朵,白色;萼片 6,早落;花瓣 6,宽倒卵形;雄蕊 6;子房上位,由 1 心皮组成。浆果球形,绿黑色,有种子数枚。花期 5～6 月。

生于山坡阴湿处或山地林下。分布于辽宁、吉林、黑龙江。

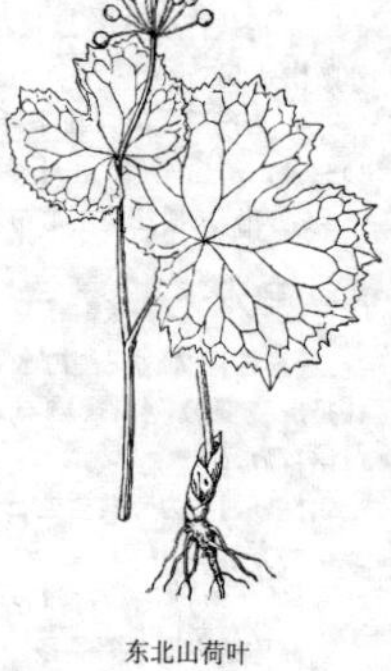

东北山荷叶

【采收加工】 9～10 月采

挖，去残茎及须状根。晒干或阴干即。

【药材】 窝儿七 Diphylleiae Sinensis Radix et Rhizoma 主产于陕西、甘肃。

性状 根茎横生，扁圆形柱形，直径 1.5～2 cm。表面黄棕色，上方有众多圆形凹陷茎痕，呈纵向排列，茎痕直径约 1 cm，周围环节明显，下方着生多数细根。根弯曲，长 5～6 cm，直径 1 mm。质硬，折断面平坦，颗粒状，皮部浅棕红色，维管束色浅深，稀疏排列，形成层环明显，髓部大，黄白色。气微，特异，味苦。

鉴别 取本品粗粉 1 g，加乙醇至沙氏提取器中提取至无色，回收乙醇至不足 1 ml 时移入 1 ml 容量瓶中，加乙醇至刻度，作供试品溶液。另取鬼臼毒素，山荷叶素对照品制成对照品溶液。吸取两溶液点于同一硅胶 G 薄层板上，用氯仿-乙酸乙酯（60：40）展开，用硫酸-乙醇（50：50）喷雾显色，120 ℃烘 5 分钟，供试品色谱中，在与对照品相应位置显相同颜色斑点。紫外光灯下，山荷叶素斑点显五蓝色荧光。

【成分】 1. 中华山荷叶 根及根茎含木脂素类：鬼臼毒素（podophyllotoxin）4.9%，山荷叶素（diphyllin）0.1%～0.15%，苦鬼臼毒素（picropodophyllotoxin）0.04%，去氢鬼臼毒素（dehydropodophyllotoxin），山柰酚（kaempferol）。

2. 东北山荷叶 根及根茎含鬼臼毒素（podophyllotoxin），山荷叶素（diphyllin）0.064% 以及微量的 β-脱水鬼臼毒素（β-apopicropodophyllotoxin），黄酮类：山柰酚（kaempferol），槲皮素（quercetin）。根还含 4'-去甲鬼臼毒酮（4'-demethylpodophyllotoxone），鬼臼毒酮（podophyllotoxone），4'-去甲基鬼臼毒酮（4'-demethyl-podophyllotoxone），α，β-盾叶鬼臼素（α, β-peltatin），β-盾叶鬼臼素-5-O-β-葡萄糖苷（α-peltatin-5-O-β-glucoside），4'-去甲去氧鬼臼毒素（4'-demethyldesoxypodophyllotoxin）。

【药理】 1. 对平滑肌的作用 鬼臼毒素对离体豚鼠小肠和结肠有兴奋作用，抑制大肠十二指肠却使其结肠收缩。鬼臼毒素拮抗乙酰胆碱对大鼠十二指肠的作用，却加强组胺对豚鼠回肠的作用。

2. 抗癌作用 鬼臼毒素的抗癌作用，类似秋水仙碱，为"细胞毒"，对实验性肉瘤及癌细胞很敏感，但对人体正常细胞的毒性大大，故不用作抗癌剂（鬼臼毒素的衍生物则在临床上用作抗癌剂）。用于皮肤，能引起代谢旺盛的基层表皮细胞的异常分裂，原浆及细胞核的变性等变化。可用其油溶剂或醇溶剂以除去尖头湿疣或乳头状疣，此时应注意勿使药液接触健康皮肤。

3. 免疫抑制作用 鬼臼毒素对小鼠有免疫抑制剂的作用，但治疗指数很低，无应用价值。

4. 体内过程 一次性给小鼠腹腔注射鬼臼毒素后，尿中有其代谢物排出，但无原形排出。

毒性 内服鬼臼毒素或鬼臼树脂后，可刺激小肠，产生大量水泻，属树脂类泻药，量大甚至可出现血便，或导致严重性衰竭虚脱。注射鬼臼毒素药的毒性更大，首先表现中枢神经系统的刺激作用，动物对鬼臼毒素的敏感性各不相同，猫最敏感，易引起吐、泻（氯丙嗪对这些反应有某些预防作用）；大鼠、豚鼠、犬则较不敏感。鬼臼毒素对小鼠腹腔注射的半数致死量为 30～35 mg/kg。

【药性】 苦、辛、平。有毒。

1.《陕西中草药》："苦，凉。有毒。"

2.《陕甘宁青中草药选》："味苦、微辛，性温，有毒。"

3. 南药《中草药学》："甘、微辛，性温。"

【功用主治】 祛风除湿，祛瘀，解毒。主治风湿痹痛，跌打损伤，月经不调，小腹疼痛，毒蛇咬伤，痈疮疮疖。

1.《陕西中草药》："祛风湿，清热凉血，活血止痛，并有泻下作用。""主治风湿性关节炎，腰腿疼痛，骨蒸劳热，跌打损伤，月经不调，少腹结痛，痈肿。"

2.《陕甘宁青中草药选》："祛风除湿，破瘀散结，止痛，解毒。"

3.《全国中草药汇编》："活血化瘀，解毒消肿。主治跌打损伤，风湿筋骨痛，月经不调，小腹疼痛。外用治毒蛇咬伤，痈疖肿毒。"

4. 南药《中草药学》："破瘀，通淋，止痛。"

【用法用量】 内服：煎汤，3～9 g；或研末；或浸酒。外用：研末或捣烂，酒、醋调敷。

【宜忌】 孕妇及月经过多者禁服。

1.《陕西中草药》："总热物，孕妇禁用。"

2. 南药《中草药学》："体弱者禁用。"

【选方】 1. 治风湿腰腿痛 窝儿七、长春七、朱砂莲、威灵仙各 9 g，鬼臼 4.5 g。水煎服。

2. 治毒蛇咬伤 窝儿七 9 g，水服，并将药渣捣烂，加烧酒敷患处。（1、2 方均出自《陕甘宁青中草药选》）

3. 治跌打损伤，筋骨疼痛 山荷叶 60 g，捣碎，用黄酒 500 g 浸泡半月，早晚各服 60～90 g。（南药《中草药学》）

5199 遍山红 biàn shān hóng （《贵州民间药物》）

【异名】 大坛子根（《云南中草药选》），大叶朝天罐、酒瓶果、小煨罐（《云南中草药》），野枇杷（《西昌中草药》），满山红、三叶藤（《广西药用植物名录》），秤杆树（《贵州中草药名录》）。

【基原】 为野牡丹科尖子木属植物尖子木的根或全株。

【原植物】 尖子木 Oxyspora paniculata（D. Don）DC.〔Arthrostemma paniculatum D. Don〕

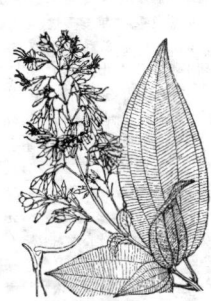
尖子木

灌木，高 1～2 m。茎四棱形或钝四棱形。叶对生；叶柄有槽，密被糠秕状星状毛，槽内被具微柔毛的刚毛，叶片坚纸质、卵形或狭椭圆形卵形或近椭圆形，先端渐尖，基部圆形或浅心形，边缘具不整齐小齿；基出脉 7。聚伞花序组成圆锥花序，顶生，被糠秕状星状毛；花 4 数；花萼狭漏斗子，具钝四棱，有纵棱 8 条，裂片扁三角状卵形；花瓣红色至粉红色，或深玫瑰红色，卵形；雄蕊 4 长 4 短，长者紫色，药隔隆起而不伸长，短者黄色，药隔隆起，基部伸长成短距；子房下位，4 室，无毛。蒴果倒卵形，宿存萼较果长，漏斗形。花期 7～10 月，果期 1～5 月。

生于海拔 500～1 900 m 的山谷密林下，灌木密林下，灌丛中，沟边溪边，以及山坡疏林下、灌丛中。分布于广西、贵州、云南、西藏等地。

【采收加工】 7～9 月采收全株，根全年可采挖，洗鲜用或切片晒干。

【药性】 苦、微甘，凉。

1.《贵州民间药物》："性平，味甘，微涩。"

2.《云南中草药》："涩、微苦，凉。"

【功用主治】 清热利湿，止血。主治湿热泻痢，吐血，尿血，月经过多，产后红崩，带下，疮肿，跌打肿痛，外伤出血。

1.《贵州民间药物》："解热毒。治痢疾，疗疮，腹泻。"

2.《贵州草药》："利湿。"

3.《云南中草药》："清热解毒，收敛止血。主治胃肠痛，腹泻，痢疾，月经过多，产后流血不止，吐血，小儿疳积，外伤出血，疮疖。"

【用法用量】 内服：煎汤，15～30 g；或研末。外用：捣敷或研末撒。

【选方】 1. 治小儿疳积 映山红根研末，每用 1.5 g，炖猪肝吃。

2. 治月经过多，产后流血不止、吐血　映山红 30 g，翻白叶 9 g，黄龙尾 9 g。煎服。(1、2 方出自《红河中草药》)

3. 治白带　野枇杷 15 g，大二郎箭 30 g，红丹参 15 g。煎服。《西昌中草药》

4. 治疗疮　遍山红嫩叶，捣碎敷患处；并用遍山红根 30 g，煎水服。《贵州民间药物》

5200 遍地金 biàn dì jīn 《滇南本草》

【异名】　小化血、小化药《滇南本草》，蚂蚁草、小黄花草、疹子草、肝炎草、地耳草、对叶草《云南中药志》，滇金丝桃《中国高等植物图鉴》。

【基原】　为藤黄科金丝桃属植物遍地金、挺茎遍地金的全草。

【原植物】　1. 遍地金 Hypericum wightianum Wall. ex Wight et Arn. [H. delavayi R. Keller]

一年生草本。根茎短而横走，有多数黄棕色纤维状须根。茎披散或直立，圆柱形。单叶对生；叶小，宽椭圆形，先端圆钝，基部抱茎，边缘常有具柄的黑腺毛，散布透明的腺点。二歧聚伞状花序顶生，较密；花小，黄色；萼片 5，边缘具腺齿，并有黑色腺点散生；花瓣 5，边缘及上部有黑色腺点；雄蕊多数，合生成 3 束；子房上位，3 室，花柱 3，分离。蒴果近球形，具褐色的泡。花期 5～7 月，果期 9 月。

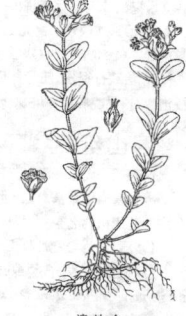
遍地金

生于田野或路旁草丛中。分布于广西、四川、贵州、云南等地。

2. 挺茎遍地金 H. elodeoides Choisy。[H. napaulense Choisy]

一年生草本。须根纤细，黄褐色。茎圆柱形，直立，少分枝或不分枝，微红或绿色。单叶交互对生；叶片卵形或椭圆形，先端浑圆，基部略呈心形，抱茎，有长柔毛，全缘，边缘疏生黑腺点，全面散布多数透明松脂状腺点。二歧聚伞状花序顶生；萼片 5，边缘有小刺齿，齿端有黑色腺体，具粗毛；花瓣 5，黄色，上部边缘有黑色腺点，有时尚有黑腺条；雄蕊多数，3 束；花柱 3，内藏或略伸出。蒴果近圆锥形，成熟时褐色，外面密布皱纹，室间开裂。种子多数，细小，棕色。花期 7～8 月，果期 9～10 月。

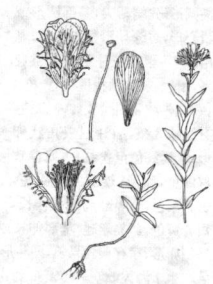
挺茎遍地金

生于向阳的山坡或路旁。分布于福建、江西、湖北、湖南、广东、四川、贵州、云南、西藏等地。

【采收加工】　6～8 月采收，晒干。

【成分】　挺茎遍地金的地上部分含挥发油。

【药性】　苦、涩、寒。归肝、脾经。

1.《滇南本草》："味苦、涩，性寒。"

2.《云南中草药》："涩、凉。"

3.《全国中草药汇编》："苦，平。"

【功用主治】　清热解毒，止泻。主治小儿口疮，小儿肺炎，口腔炎、乳痈，黄水疮，毒蛇咬伤，腹泻，久痢。

1.《滇南本草》："有收敛之功。治日久水泻，久痢赤白。"

2.《云南中草药》："收敛止泻，解毒。"

3.《全国中草药汇编》："清热解毒，通经活血。主治口腔炎，

小儿白口疮，小儿肺炎，小儿消化不良，乳腺炎，腹泻久痢，痛经。外治黄水疮，毒蛇咬伤。"

【用法用量】　内服：煎汤，9～15 g。外用：洗净捣烂敷患处。

【选方】　1. 治蛇咬伤　遍地金捣细，加红糖包敷伤口，同时煎水内服。《云南中草药》

2. 治乳腺炎　用遍地金拌蜂蜜冲烂外敷。《云南中草药选》

3. 治日久水泻，久痢赤白　遍地金，引用乌梅一个，糖少许，汤煎服。《滇南本草》

5201 隔山香 gé shān xiāng 《植物名实图考》

【异名】　鸡山香《植物名实图考》，香白芷、假当归、土白芷《广西中兽医药用植物志》，人参山《广西实用中草药新选》，土当归、天木香、野天竹《江西草药》，天竹参、竹叶参、野当归《浙江民间常用草药》，过山香、满山香《湖南药物志》。

【基原】　为伞形科当归属植物隔山香的根或全草。

【原植物】　隔山香 Ostericum citriodorum (Hance) Yuan et Shan. [Angelica citrodora Hance]

多年生草本，高 50～130 cm。根治纺锤形，棕黄色，有少数支根。茎单生，上部分枝。基生叶及茎生叶均为二至三回羽状分裂，叶柄基部膨大为短三角形的鞘，稍抱茎；叶片长圆状卵形至阔三角形，末回裂片长圆披针形至长披针形，急尖，具小凸尖头，边缘与中脉软骨质，干后波状卷曲，密生细齿。复伞形花序顶生或侧生；总苞片 6～8，披针形；小总苞片 5～9，狭线形，反折；小伞形花序有花 10 余朵；花白色；萼齿三角状卵形；花瓣倒卵形；花柱基短圆锥形，花柱叉开。双悬果广卵圆形，金黄色，有光泽，背棱有狭翅，宽于果体，棱槽中有油管。花期 6～8 月，果期 8～10 月。

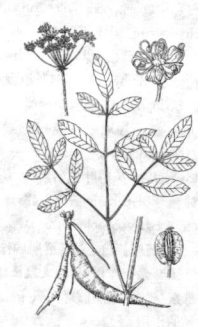
隔山香

生于山坡、灌木林下、林缘、草丛中。分布于浙江、福建、江西、湖南、广东、广西等地。

【采收加工】　7～9 月采收全草，秋后挖根，鲜用或晒干。

【成分】　根中含反式异莳萝脑(E-isodillapiol)，β-谷甾醇(β-sitosterol)。

【药理】　1. 镇咳、祛痰及抗炎作用　隔山香蒸馏液对氨水所致豚鼠咳嗽有明显的镇咳作用，可促进小鼠支气管排出酚红，表明有一定的祛痰作用。对大鼠足肿胀炎症的抑制率，与 0.25% 地塞米松相近。

2. 对平滑肌的作用　从隔山香根乙醚提取物中分得的结晶——异莳萝脑，用聚山梨酯-80 配制成混悬液，发现对离体兔肠、豚鼠气管、兔主动脉条均有一定解痉作用，同时也能抑制在位小肠蠕动。

3. 抗菌作用　体外抑菌试验，隔山香蒸馏液对甲型链球菌、乙型链球菌、流感杆菌及肺炎杆菌均有一定的抑制作用。

【药性】　辛、微苦，平。

1.《中国药用植物志》："气微香，味甘、微苦。"

2. 广州部队《常用中草药手册》："辛、苦，微温。"

3.《江西草药》："性平，味甘、微苦。"

【功用主治】　疏风清热，祛瘀，止痛。主治感冒，咳嗽，头痛，腹痛，痢疾，肝炎，风湿痹痛，胃气痛，腰痛，疝气，月经不调，跌打疖肿，疮痈，毒蛇咬伤。

1.《中国药用植物志》："解蛇毒，清表，治among蛇咬伤，咳嗽。"

2. 广州部队《常用中草药手册》:"活血散瘀,行气止痛,止咳除痰。主治心绞痛,胃痛。"

3.《江西草药》:"清热解毒,止咳止血。治风热咳嗽、咳血、白带。"

4.《浙江民间常用草药》:"消暑解毒。治中暑腹痛,胸腹胀满。"

5.《广西本草选编》:"治肝硬化,风湿痛,跌打损伤。"

6.《浙江药用植物志》:"治支气管炎,阿米巴痢疾,疝气痛。"

【用法用量】 内服:煎汤,6~15 g;或研末、泡酒。外用:捣敷;或煎汤洗。

【选方】 1. 治咳血 隔山香根 9 g,接骨金粟兰根 6 g,雪见草 9 g,六月雪 6 g。水煎服,红糖、米酒为引,每日 1 剂。《江西草药》

2. 治痢疾 柠檬香碱草根 9 g,萝卜 9 g,芋荷 9 g,马齿苋 15 g,珍珠草 15 g。水煎服。《湖南药物志》

3. 治阿米巴痢疾 隔山香根 30 g,贴梗海棠根 60 g。水煎服,连服 7 日。《浙江药用植物志》

4. 治风湿关节筋肉痛 隔山香根 15 g,木防己 15 g。水煎,酌加甜酒调服。

5. 治疝气 隔山香根 15 g,荔枝核 9 g。水煎服。(4、5 方出自江西《草药手册》)

6. 治毒蛇咬伤 隔山香根、龙胆草根各 15 g,泡酒服。《中国药用植物志》

7. 治项痛 隔山香根 120 g,鸡蛋 2 个。水煎服。服汤吃蛋。《福建药物志》

5202 隔山消 gé shān xiāo 《全国中草药汇编》

【异名】 隔山撬《四川中药志》,隔山牛皮消,白首乌,白何首乌(吉林),山瓜蒌(山东)。

【基原】 为萝藦科鹅绒藤属植物隔山消的块根。

【原植物】 隔山消 Cynanchum wilfordii (Maxim.) Hemsl. [Cynoctonum wilfordii Maxim.]

草质藤本。肉质根近纺锤形,灰褐色。茎被单列毛。叶对生;叶片薄纸质,卵形,先端短渐尖,基部耳状心形,两面被微柔毛;基脉放射状,侧脉 4 对。近伞房状聚伞伞形花序半球形,花序梗被单列毛;花萼外面被柔毛;花冠淡黄色,辐状,裂片长圆形,外面无毛,内面被长柔毛;副花冠裂片近四方形,比合蕊柱短,末端紧狭;花粉块每室 1 个,长圆形,下垂,花柱细长,柱头略突起。菁莛果单生,披针

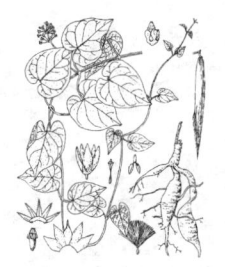

隔山消

形,种子卵形,顶端长约 2 cm 的白色绢质种毛。花期 5~9 月,果期 7~10 月。

生于海拔 800~1 300 m 的山坡、山谷或灌木丛中、路边草地。分布于山西、辽宁、江苏、安徽、山东、河南、湖北、湖南、四川、陕西、甘肃和新疆等地。

【采收加工】 9~11 月采挖,切片,晒干。

【药材】 隔山消 Cynanchi Wilfordii Radix 主产于江西、江苏、四川等地。

性状 根圆柱形或纺锤形,长 10~20 cm,直径 1~4 cm,微弯曲。表面土棕色或黄白色,具纵皱纹及横长皮孔,栓皮破裂处显黄白色木部。质坚硬,折断面不平坦,灰白色,微带粉状。气微,味苦、甜。

鉴别 根横切面:木栓层为数 10 列木栓细胞,下方石细胞单个或十余个成群,稀疏排列成断续的环。韧皮部散有乳管。木质部导管数十成群。薄壁细胞中含草酸钙簇晶和淀粉粒。

【成分】 根中分离得到隔山消苷(wilfoside)$C_3 N$、$C_1 N$、$C_2 N$、$C_3 G$、$C_3 G$、$C_2 G$、$D_1 N$、$K_1 N$、$M_1 N$、$F_1 N$、$W_1 N$、$W_3 N$、$G_1 G$,没食子酸(gallic acid),原儿茶酸(protocatechuate),鞣花酸(ellagic acid),对苯醌(p-benzoquinone),$2',5'$-二羟基苯乙酮($2',5'$-dihydroxyacetophenone),$4'$-羟基苯乙酮($4'$-hydroxyacetophenone),$2',4'$-二羟基苯乙酮,$4'$-羟基-$3'$-甲氧基苯乙酮($4'$-hydroxy-3-methoxyacetophenone)。

【药性】 甘、微苦,微温。归肝、肾、脾经。

1.《东北常用中草药手册》:"甘、微苦,温。"

2.《全国中草药汇编》:"甘、微苦,平。"

【功用主治】 补肝肾,强筋骨,健胃。主治肝肾两虚,头昏眼花,失眠健忘,须发早白,阳痿,遗精,腰膝酸软;脾虚不运,脘腹胀满,食欲不振,泄泻,产后乳少,鱼口疮毒。

1.《中国药用植物图鉴》:"民间用以健胃,清饱胀,治噎食;外用治疮毒、鱼口。"

2.《东北常用中草药手册》:"补肝益肾,强筋壮骨。主治神经衰弱,阳痿,遗精,腰膝疼痛,关节不利。"

3.《四川中药志》1982 年版:"健脾,消食。用于饮食停滞,脾虚泄泻,食欲不振,脘腹胀满,产后乳汁稀少。"

【用法用量】 内服:煎汤,9~15 g。外用:鲜品捣敷。

【选方】 1. 治食滞脘腹胀满 隔山撬 30 g,山当归(杏叶防风)30 g,山兰 20 g。水煎服。

2. 治小儿脾胃虚弱,消化不良,食积,腹泻 隔山撬、糯米草、鸡屎藤各等分。研末,每用 9 g,加米粉 18 g,蒸熟食。

3. 治脾胃虚弱,产后乳汁稀少 隔山消 15 g,土党参 15 g,当归 15 g,无花果 15 g,生花生 60 g,猪蹄 1 只。炖服。(1~3 方出自《四川中药志》1982 年版)

【临床报道】 治疗乙肝病毒携带者 隔山消中药饮片每日 16 g,水煎服,6 个月为治疗疗程。治疗乙肝病毒携带者 30 例,治疗组 HBV 标志物中 HBsAg 转阴率 36.6%,HBeAg 转阴率 30.0%,抗-HBs 转阴 16.6%,抗-HBe 转阴 13.3%,抗-HBc 阳转 10.0%;未治对照组 30 例,HBsAg 阴转 0%,HBeAg 阴转 5.6%,抗-HBs 阳转 3.3%,抗-HBc 阳转 0%,抗-HBc 阳转 3.3%,治疗组明显高于对照组,经统计学处理有显著性差异(P<0.01)。

5203 缅茄 miǎn qié 《纲目拾遗》

【异名】 沔茄《灵秘丹药笺》,木茄《粤志》。

【基原】 为豆科缅茄属植物缅茄的种子。

【原植物】 缅茄 Pahudia xyrocarpa Kurz

乔木,高可达 40 m。树皮灰褐色,有灰白大斑点,粗糙。小枝带圆形,黄褐色。叶双数羽状复叶;叶柄短;总柄细;小叶 2~3 对,先端微凹或钝形,基部卵圆形,全缘,纸质,上面深绿色,下面灰褐色,长 7~8 cm,宽 5~6 cm,侧脉弧形,网脉疏生。总状花序排成顶生圆锥状,花在轴上几偏向于一侧;萼管状,4 裂,裂片长圆形;花瓣 1 片大,其余细小,淡紫色;雄蕊 7,突出,顶端略曲,中有药者 4 枚,退化者 3 枚,药呈褐色;雌蕊 1,子房上位,1 室。荚果木质,短圆形,长 10~12 cm,宽 6~7 cm,厚 4 cm,中部微缢,棕褐色而光滑,密布黄色斑点,边缘尤

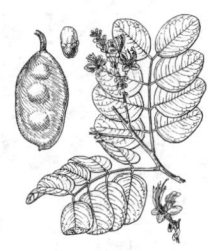

缅茄

甚,全体有多数小突起。种子通常2~3颗,扁圆,有角质的假种皮状种柄。花期5月。果期8月。

广东、海南、广西、云南等地有栽培。

【采收加工】 8月采收成熟果实,取种子,晒干。

【功用主治】 解毒消肿,去翳。

1.《灵秘丹药笺》:"抹眼眶去火毒,又能解百毒。水磨涂治牙疼。"

2.《滇略》:"拭眼去翳,亦解疮毒。"

5204 缘桑螺 yuán sāng luó《证类本草》

【异名】 桑牛、天螺(《纲目》)。

【基原】 为琥珀螺科琥珀螺属动物赤琥珀螺的全体。

【原动物】 赤琥珀螺 Succinea erythrophana Ancey

贝壳小型,高8 mm,宽4.5 mm。壳质薄,易碎,半透明,呈长卵状圆锥形,有3个螺层,前2个螺层增长缓慢,但稍突出。体螺层增长迅速,特别膨大,其高度约为壳高的4/5,壳顶尖,缝合线深,壳面淡黄色或黄

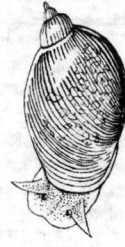
赤琥珀螺

褐色,有光泽,具有稠密细致的生长线和皱褶,壳口长卵圆形,外唇薄,常被损坏,其上方与体螺层形成1锐角,内唇贴附于体螺层上,形成不明显的胼胝部,无脐孔。

栖息于溪边潮湿草丛中或树叶下,以腐殖质、苔藓等为食。分布于河北、山西、陕西、新疆、江苏、江西、湖北、湖南、广东、广西、四川等地。

【采收加工】 可在潮湿的草丛中、树叶下或乱石堆中捕捉,捕得后,洗净,鲜用。

【药性】 甘、咸,寒。归肝经。

《品汇精要》:"色黄,臭腥。"

【功用主治】 熄风镇惊,消肿止痛。主治小儿惊风,痔疮,脱肛。

1.《嘉祐本草》:"主人患脱肛。"

2.《纲目》:"治惊,小儿惊风,入肝平风。"

3.《中国动物药志》:"熄风镇静,消肿止痛。用于小儿惊风,痔疮,脱肛等症。"

【用法用量】 内服:研末,3~10 g。外用:煅,研末调敷。

【选方】 1. 治小儿惊风 缘桑螺七枚焙研,米饮服。(《纲目》引《小儿宫气方》)

2. 治脱肛 缘桑螺烧之,以猪脂和敷之。(《纲目》引《范汪方》)

十三画

瑞连草 ^{ruì lián cǎo}
《湖南药物志》

【异名】 白菊花、土柴胡、九龙箭(《湖南药物志》)。

【基原】 为菊科紫菀属植物钻叶紫菀的全草。

【原植物】 钻叶紫菀 *Aster subuatus* Michx.

一年生草本,高 25～80 cm。茎基部略带红色,上部有分枝。叶互生,无柄;基部内倒披针形,花期凋落,中部呈线状披针形,先端尖或钝,全缘,上部叶渐狭线形。头状花序顶生,排成圆锥花序;总苞钟状;总苞片 3～4层,外层较短,内层较长,线状钻形,背面绿色,顶端略带红色;舌状花细狭、小、红色;管状花多数,短于冠毛。瘦果略有毛。花期9～11月。

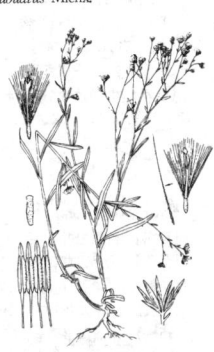

钻叶紫菀

生于潮湿含盐的土壤等地。分布于西南及江苏、浙江、江西、湖南等地。原产北美洲。

【采收加工】 8～10月采收,切段,鲜用或晒干。

【成分】 全草含黄酮类成分,有芹菜素-7-*O*-β-D-葡萄糖苷(apigenin-7-*O*-β-D-glucoside),芹菜素-7-*O*-β-D-半乳糖苷(apigenin-7-*O*-β-D-galactoside),木犀草素-7-*O*-β-D-葡萄糖苷(luteolin-7-*O*-β-D-glucoside),山柰酚-3-*O*-β-D-葡萄糖苷(kaempferol-3-*O*-β-D-glucoside),山柰酚-3-*O*-β-D-半乳糖苷(kaempferol-3-*O*-β-D-galactoside),3-*O*-β-D-半乳糖苷-*O*-α-L-鼠李糖基山柰酚(3-*O*-β-D-galactoside-*O*-α-L-rhamnosyl kaempferol),槲皮素-3-*O*-β-D-葡萄糖苷(quercetin-3-*O*-β-D-glucoside)及芹菜素(apigenin),山柰酚(kaempferol),木犀草素(luteolin),槲皮素(quercetin)和绿原酸(chlorogenic acid)。

【药性】 苦、酸,凉。

1.《湖南药物志》:"苦、酸,无毒。"

2.《全国中草药汇编》:"苦、酸,凉。"

【功用主治】《湖南药物志》:"清热解毒。"

【用法用量】 内服:煎汤,10～30 g。外用:捣敷。

【选方】 1. 治肿毒 (钻形紫菀)全草捣烂敷患处。

2. 治湿疹 (钻形紫菀)全草 30 g。水煎服。(1、2方出自《湖南药物志》)

瑞香叶 ^{ruì xiāng yè}
《岭南采药录》

【基原】 为瑞香科瑞香属植物瑞香的枝叶。

【原植物】 参见"瑞香花"条。

【采收加工】 5～8月采收,鲜用或晒干。

【药性】 辛,平。

【功用主治】 解毒,消肿止痛。主治疮疡、乳痈、痛风。

1.《药性纂要》:"治乳痈肿痛。"

2.《草药新纂》:"治疮疡。"

3.《现代实用中药》:"鲜叶或干叶研成粉末,敷疮疡,消肿止

痛。内服,治疮疡及慢性皮肤病,并治痛风。"

【用法用量】 内服:煎汤,3～6 g。外用:捣敷;研末调敷;或煎水洗。

【选方】 1. 治人中疔 先以银针挑破,后用瑞香花叶十四瓣,盐十四粒,饭十四粒,共捣烂。敷于疮上,日夜换之。《华佗神医秘传》治人中疔方)

2. 治面部各种疔症 鲜瑞香叶,洗净,蜂蜜少许。共和捣烂敷患处,每日换1～2次。《闽南民间草药》)

3. 治胎动流血,产后血晕 瑞香茎叶12 g,虎耳草30 g。水煎服。《湖南药物志》)

瑞香花 ^{ruì xiāng huā}
《药性考》

【异名】 麝囊《群芳谱》,蓬莱花《花镜》,雪花、夺香花《广东新语》,野梦花、山梦花《贵州草药》,雪地开花、雪冻花(江西《草药手册》),雪里开花《湖南药物志》)。

【基原】 为瑞香科瑞香属植物瑞香的花。

【原植物】 瑞香 *Daphne odora* Thunb.

常绿灌木,高约2 m。枝细长,淡褐色,光滑无毛。叶互生,椭圆状长圆形,全缘,先端钝或短尖,基部近楔形,上面深绿,下面淡绿。花富有香气,白色或淡红色,成头状花序,生于枝端;苞片披针形,宿存;萼筒外部具柔毛,4裂;无花冠;雄蕊 8;雌蕊 1,子房光滑。果实为浆果状,圆球形,红色。花期 3～5月。

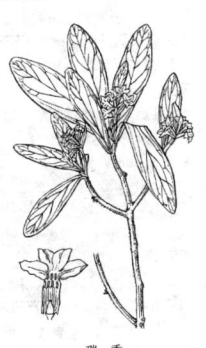

瑞香

产于我国,现多栽培于庭园。

本植物的叶(瑞香叶)、根或根皮(瑞香根)亦供药用,另设专条。

【栽培】 *生物学特性* 喜温暖气候。喜湿润、半阴或向阳地。宜选排水良好的肥沃土壤栽种。

繁殖方法 种子和扦插繁殖。种子繁殖:育苗移栽。春季在苗圃地育苗,点播或条播。第二年春季移栽,行株距为 2 m×1 m。扦插繁殖:夏末剪取顶部枝条,截成 8 cm的插穗,带踵并保留顶部叶片插于沙床中,80%以上在 45 日左右生根。移栽于苗圃地内培育,第二年按上法定植。

田间管理 每年松土、除草2～3次,追肥1～2次。

病虫害防治 蚜虫、介壳虫,生长期为害叶子。花叶病,染病植株叶面出现色斑及畸形,开花不良和生长停滞。发病植株应连根挖除并火烧焚毁。

【采收加工】 3～5月花开放时采收,阴干或晒干。

【药材】 瑞香花 *Daphnes Odorae Flos* 主产于浙江、安徽、江西、湖北、湖南、四川、广东、广西等地。

性状 花黄褐色,为顶生头状花序,无总花梗,基部具数枚早落苞片;花被筒状,外缘被灰黄色纲状毛,裂片4,卵形,花盘环状,边缘波状,外被淡黄色短柔毛。气微、味甘、咸。

【成分】 瑞香花含挥发油:有二十七烷(heptacosane),二十九烷(nonacosane),二十八烷(octacosane),二十六烷(hexacosane),二

十五烷（pentacosane），二十四烷（tetracosane），二十三烷（tricosane），二十二烷（docosane），二十一烷（henicosane），十九烯（nonadecene），罗勒烯（ocimene），丁香烯（caryophyllene），α-葎草烯（α-humulene），α，β-金合欢烯（α，β-farnesene），大牻牛儿烯-D（germacrene-D），亚麻酸甲酯（methyl linolenate），金合欢酸乙酯（farnesylacetate），香茅醇乙酸酯（citronellylacetate），橙花醇乙酸酯（nerylacetate），牻牛儿醇乙酸酯（geranylacetate），牻牛儿醇苯甲酸酯（geranylbenzoate），金合欢醛（farnesal），壬醛（nonanal），牻牛儿醛（geranial），橙花醛（neral），香茅醛（citronellal），苯甲醛（benzaldehyde），牻牛儿醇基丙酮（farnesylacetone），β-紫罗兰酮（β-ionone），金合欢醇基丙酮（farnesylacetone），芳樟醇（linalool），香茅醇（citronellol），金合欢醇（farnesol），牻牛儿醇（geraniol），橙花醇（nerol），顺-3-己烯醇（cis-3-hexenol），己醇（hexanol），愈创木酚（guaiacol），4-甲基愈创木酚（4-methylguaiacol），邻苯甲酚（o-cresol），间苯甲酚（m-cresol），对苯甲酚（p-cresol），苯酚（phenol），牻牛儿酸（geranic acid），壬酸（nonanoic acid），辛酸（octanoic acid），庚酸（heptanoic acid），芳樟醇氧化物（linalooloxide）及罗勒烯环氧化物（ocimeneepoxide）等 145 种。还有黄酮化合物，有瑞香素（daphnetin），木犀草素（luteolin），芹菜素（apigenin），瑞香苷（daphnin），瑞香素-8-葡萄糖苷（daphnetin-8-glucoside）。

【药性】《全国中草药汇编》："味辛,甘,性温。"

【功用主治】活血止痛,解毒散结。主治头痛,牙痛,咽喉肿痛,风湿痛,乳痈,乳房肿硬,风湿疼痛。

1.《药性考》："清利头目,齿痛宜含。"

2.《纲目拾遗》："稀痘,治圆岩初起。"

【用法用量】内服:煎汤,3～6 g;或捣汁服。外用:捣敷;或煎水含漱。

【选方】1. 治齿痛　白瑞香花或根皮6 g。水煎,打入鸡蛋2个（去壳整煮）,俟蛋熟,食蛋及汤。或用鲜瑞香花杵烂,含痛处。《江西民间草药》

2. 治风湿痛　瑞香花6 g,桂枝9 g。水煎服。并用瑞香树皮及叶120～240 g,煎水洗患处。《江西〈草药手册〉》

3. 治眼痛　野梦花30 g。煎水服,并熏洗患处。《贵州草药》

4. 治乳岩初起　鲜瑞香花捣烂,加少许鸡蛋白同捣匀敷,每日换1次。《江西民间草药》

5. 治乳吹　瑞香花二十朵,如无,用叶二十一片,同陈灶糖捣敷。《扬医医大全》

【临床报道】治疗坐骨神经痛　采新鲜雪冻花（瑞香花）烘干研粉,装入胶囊,每粒0.4 g;另用碘化钾,亦装入胶囊,每粒0.6 g（临服时装入）。服法:雪冻花胶囊2粒,碘化钾胶囊3粒为1剂,分3次服完。即第一晚服雪冻花胶囊1粒,第二晚服碘化钾胶囊2粒,第三晚服雪冻花、碘化钾胶囊各1粒。连服2剂为1个疗程。若服1个疗程无效者即停药;病程长者可服2个疗程。治疗93例,痊愈21例,好转44例,无效28例。部分患者服药后有头昏、胃部不适等反应,经2～4小时能自行消失。

5207 瑞香根 ruì xiāng gēn 《纲目》

【异名】雪花皮、软筋木、山棉皮《湖南药物志》。

【基原】为瑞香科瑞香属植物瑞香的根或根皮。

【原植物】参见"瑞香花"条。

【采收加工】6～8月采挖,切片晒干。

【药材】瑞香根 Daphnes Odorae Radix　主产于浙江、安徽、江西、湖北、湖南、四川、台湾、广东、广西等地。

性状　主根分成2个支根。长约40 cm,直径1～5 mm,表面褐色有纵皱纹,表皮多破碎脱落,内里显黄白色,质地较为坚韧,易折断。味甘、咸,无毒。

【成分】瑞香根含黄酮化合物瑞香黄烷素（daphnodo-rin）A、B、C、D,瑞香醇酮（daphneolone）,瑞香素（daphnetin）、西瑞香素（daphnoretin）,伞形花内酯（umbliferone）,瑞香新素（daphneticin）瑞香辛（odoracin）,瑞香春（odoratrin）,格尼迪木春（gniditrin）及12-O-苯甲酰-14-O-癸二烯酰-5β, 12β-二羟基瑞香树脂醇-6α, 7α-环氧化物[12-O-benzoyl-14-O-(2E, 4E)-decadienoyl-5β, 12β-dihydroxy-resiniferonol-6α, 7α-oxide]等4种瑞香烷型（daphnanetype）二萜酯。还含有瑞香黄烷素 E、F、G、H、I、J、K、L。

【药性】辛、甘,平。

1.《纲目》："甘、咸,无毒。"

2.《湖南药物志》："微苦,平。"

【功用主治】解毒,活血止痛。主治咽喉肿痛,胃脘痛,跌打损伤,毒蛇咬伤。

【用法用量】内服:煎汤,3～6 g;或研末。

【选方】1. 治胃脘痛　瑞香根150 g,瑞香花30 g。研末。每日1次,每次3 g,开水送服。

2. 治毒蛇咬伤　瑞香根,用烧酒磨成浓汁,涂伤口周围及肿胀部分,干又涂。(1、2方出自江西《草药手册》)

5209 赪桐叶 chēng tóng yè 《福建民间草药》

【异名】红蜻蜓叶《中国药用植物图鉴》。

【基原】为马鞭草科赪桐属植物赪桐的叶。

【原植物】参见"荷苞花"条。

【采收加工】全年均可采,晒干,研末或鲜用。

【药性】辛、甘,平。

1. 广州部队《常用中草药手册》："甘,微凉。"

2.《福建药物志》："辛,微温。"

【功用主治】祛风,散瘀,解毒消肿。主治偏头痛,跌打瘀肿,痈肿疮毒。

1.《广西民间常用草药》："治跌打损伤,无名肿毒。"

2.《福建药物志》："祛风除湿,消肿排脓。治偏头痛,痈肿疖疮,丹毒。"

【用法用量】外用:捣敷;或研末调敷。

【选方】1. 治偏头痛　赪桐叶60 g,花椒15 g。用酒炒热,摊于纱布上,外敷痛处。《福建药物志》

2. 治跌打积瘀　赪桐叶300 g,苦地胆240 g,泽兰、鹅不食草各120 g。捣烂,用酒炒热后,敷患处。《广西民间常用草药》

3. 治脓痈　赪桐鲜叶适量。和蜜共捣烂,敷患处。《福建药物志》

4. 治疗疮　鲜赪桐叶一握,和冬蜜捣烂,敷患处。若用干叶,先研成细末,再调冬蜜敷患处。《福建民间草药》

5210 塘虱鱼 táng shī yú 《本草求原》

【异名】角鱼、暗钉鱼《本草求原》,须手鲇《脊椎动物分类学》,胡子鲶《鱼类分类学》,土虱、塘角鱼《中国药用动物志》。

【基原】为胡子鲇科胡子鲇属动物胡子鲇的肉。

【原动物】胡子鲇 Clarias fuscus（Lacepede）体长约14 cm。前部平扁,后部侧扁。头扁而宽,顶被有皮膜,颅骨后部突出,形成三角形,末端圆。口阔,下位,微突出。眼小而具活动的眼睑。鼻孔每侧2个,前鼻孔为短管,近吻端。上颌突出。唇厚,唇沟明显。牙细小。须4对:上颌须1对,最长,鼻须1对,下颌须2对,稍短,鳃耙细长。背鳍58～62,无

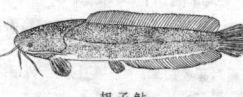
胡子鲇

硬刺，基部甚长，末端与尾鳍相连。胸鳍 I，7～8，圆形，具 1 硬刺。腹鳍 6，达臀鳍起点。臀鳍 39～43，起点紧接肛门，基部甚长，末端与背鳍末端相对。尾鳍圆扇形。体光滑无鳞，有侧线。体棕黑色，腹部较淡。各鳍灰黑色。

为热带、亚热带淡水鱼类，生活于河川、池塘、水草茂盛的沟渠、稻田和沼泽中的黑暗处洞穴内。耐干旱，食小鱼、小虾、水生昆虫及水草等。分布于我国南方各河川、湖泊。

【采收加工】 常年均可捕捞。捕后，放在清水池中，每日换水一次，用时从鳃孔去掉内脏，鲜用。

【成分】 塘虱鱼含胃蛋白酶（pepsin），消化蛋白酶（digestive protease），糜蛋白酶（chymotrypsin）。还含不饱和脂肪酸，主要有二十二碳六烯酸（docosahexenoic acid），二十碳五烯酸（eicosapen-aenoic acid）。

【药性】 甘，平。

1.《本草求原》：“甘，平，无毒。”

2.《广西药用动物》：“入胃、肺经。”

【功用主治】 益肾，调中，养血，止血。主治久病体虚，腰膝酸痛，小儿疳积，哮喘，衄血，倒经。

1.《本草求原》：“补虚，滋肾，调中，兴阳。治腰膝酸痛。”

2.《广西药用动物》：“治疳积，哮喘。”

3.《中国有毒鱼类和药用鱼类》：“养血补虚。”

4.《中国药用动物志》：“主治久疟体虚、衄血、鼻血、黄疸、虚火及助伤口愈合。”

【用法用量】 内服：煮食，100～200 g。

【选方】 1. 治疟疾，久疟不愈，体虚 胡子鲶 90 g，黑豆 60 g，红枣 10 枚，陈皮 1 片。煮熟连盅吃。（《中国有毒鱼类和药用鱼类》）

2. 治小儿疳积 ① 塘角鱼 30 g，独脚金、紫背金牛各 9 g。后两味研末，拌塘角鱼，加少量油盐，蒸熟吃。（《广西药用动物》）② 胡子鲶 250 g，鸡内金适量。共清蒸，蒸后食用。（《常见药用动物》）

3. 治黄疸、慢性肝炎 胡子鲶 250 g，绿豆 90 g，陈皮 3 g。加水煮至烂熟吃，每星期吃 3 次。（《中国有毒鱼类和药用鱼类》）

4. 治哮喘 塘角鱼 1 条，将鱼肚切开一小口，把七叶一枝花的根茎 3 g 放入鱼肚，蒸熟。吃时加少量童尿，每日 1 次，7 日为 1 个疗程。

5. 治妇女经后日久不愈而消瘦 塘角鱼 120 g，珍珠石榴花 10 朵。加油盐，同煲吃，每月吃 4～5 次。（4、5 方出自《广西药用动物》）

6. 治鼻出血 胡子鲶数尾，去内脏洗净，黑豆 50 g，共煮熟食用；或胡子鲶数尾，去内脏洗净，糯米 150 g，将糯米煮饭，饭将熟时，把鱼放在饭上共煮熟食用。（《常见药用动物》）

5211 蒜梗 _{suàn gěng}《《纲目拾遗》》

【基原】 为百合科葱属植物大蒜的花茎。

【原植物】 参见“大蒜”条。

【采收加工】 4～5 月采收，干燥。

【功用主治】 外用：治疮肿湿毒。

【用法用量】 外用：烧存性研末撒，煎水洗或烧烟熏。

【选方】 1. 治疮成管 大蒜梗烧灰存性搽患处。（《年希尧集验良方》）

2. 治坐板疮 蒜梗烧灰布末，先洗净去腐，将药末搽上。（《黄贩翁医抄》）

3. 熏痔疮 蒜梗阴干，以火盆置微火，将梗投入，移火盆于木桶内，令患者坐之，四围以衣被塞紧，勿走泄气。（《救生苦海》）

4. 治冻疮 大蒜梗 1 把，茄子梗 1 把。煎水洗。（湖北）

5212 蓍实 _{shī shí}《《本经》》

【基原】 为菊科蓍属植物高山蓍的果实。

【原植物】 参见“蓍草”条。

【采收加工】 9～10 月果实熟时采收，晒干。

【药性】 酸，苦，平。

1.《本经》：“味苦，平。”

2.《别录》：“酸，无毒。”

3.《品汇精要》：“味苦、酸，性平缓，味厚于气，阴中之阳，臭香。”

【功用主治】 益气，明目。主治气虚体弱，视物昏花。

1.《本经》：“主益气，充肌肤，明目。聪慧先知，久服不饥，不老轻身。”

2.《本草从新》：“补中气。”

【用法用量】 内服：煎汤，5～10 g；或入丸、散。

5213 蓍草 _{shī cǎo}《《新修本草》》

【异名】 蓍《《本经》》，蜈蚣草《《分类草药性》》，飞天蜈蚣、土一支蒿《《贵阳民间药草》》，千条蜈蚣（江西《草药手册》），锯草《《内蒙古中草药》》，一枝蒿《《山西中草药》》。

【基原】 为菊科蓍属植物高山蓍的全草。

【原植物】 高山蓍 Achillea alpina L.［A. sibirica Lédeb.；A. mongolica Fisch. ex Spreng.］ 又名：蚰蜒草、锯齿草《《中国植物志》》。

多年生草本，高 50～100 cm。具短根状茎。茎直立，有棱条，上部有分枝。叶互生；叶片长条状披针形，长 6～10 cm，宽 7～15 mm，栉齿状羽状深裂或浅裂，裂片线形，排列稀疏，半抱茎，两面生长柔毛，下面毛密生，下部叶花期常枯萎，上部叶渐小。头状花序，集生成伞房状；总苞钟状；总苞片卵形，3 层，覆瓦状排列，绿色，草质，有中肋，边缘膜质，疏生长柔毛；边缘舌状花，雌性，5～11 朵，白色，花冠长圆形，先端 3 浅裂；中心管状花，两性，白色，花药黄色，伸出花冠外面。瘦果扁平，宽倒披

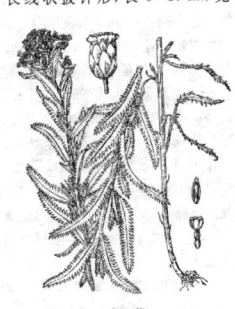

高山蓍

针形，有淡色边膜。花期 7～9 月，果期 9～10 月。

生于向阳山坡草地、林缘、路旁及灌丛间。分布于华北、东北及河南、甘肃、宁夏等地。各地广泛栽培。

本植物的果实（蓍实）亦供药用，另设专条。

【栽培】 生物学特性 对气候要求不严，高山、平坝排水良好的一般土壤均可栽培。

繁殖方法 种子或分株繁殖。种子繁殖：春播或秋播，行距 30～45 cm，开浅沟将种子均匀撒入，覆土 0.5 cm，保持土壤湿润，约 1 星期出苗，苗出齐后过密处可适当间苗。

分株繁殖：宜早春 3～4 月进行，生长期间除松土除草外，6～7 月可追施粪水 1～2 次。

【采收加工】 7～9 月采收，晒干。

【药材】 蓍草 Achilleae Alpinae Herba 主产于江西、湖南、陕西。

性状 茎呈圆柱形，上部有分枝，长 30～100 cm；表面深灰绿色至浅棕绿色，被白色柔毛，具纵棱。叶互生，无柄；叶片多破碎，完整者展平后呈条状披针形，羽状深裂，长 2～6 cm，宽 0.5～

1.5 cm；暗绿色，两面均被柔毛；叶基半抱茎。头状花序密集成圆锥伞房状。气微，味微辛。

鉴别 （1）茎横切面：表皮细胞长圆形或近圆形，角质层呈齿状突起；被2～10个细胞组成的非腺毛，先端1细胞狭长。皮层较窄，外侧为1～3列厚角细胞，内侧有树脂道散在。维管束外韧型，20～30个排列成环，韧皮部甚窄，外侧有韧皮纤维束，形成层区有3～5层细胞，束间形成层不明显；木质部倒三角形，导管较细小，直径10～36 μm，射线细胞1～2列。髓部甚大，老茎中心有空洞。

叶表面观：上表皮细胞长多边形或近长方形，垂周壁较平直或浅波状，气孔不定式。几无毛。下表皮细胞较小且不规则，垂周壁波状弯曲。非腺毛较多，长375～900 μm，常由4～7个细胞组成，下面数个细胞近方形，先端1细胞甚为狭长。

（2）薄层色谱：取干燥全草粉末（20目）10 g，加2%盐酸100 ml冷浸3～4小时，滤过，残渣再用2%盐酸50 ml冷浸2～3小时，滤过，合并浸出液，浓缩至1：1，加硅胶（80目）约10 g拌匀，蒸干，置沙氏提取器中用乙醚提取，乙醚液浓缩至1 ml，作为供试品溶液。以延胡索酸、琥珀酸为对照品。点于聚酰胺薄板上，用甲苯-甲酸乙酯-甲酸（5：4：1）为展开剂，展距16 cm。用0.05%溴酚蓝水溶液喷雾显色，供试品色谱与对照品色谱在相对应的位置处，显相同的黄色斑点。

【成分】 全草含有机酸：琥珀酸（succinic acid）、延胡索酸（fumaric acid）、α-呋喃甲酸（α-furoic acid）、乌头酸（aconitic acid）。

【药理】 1.抗炎作用 蓍草总酸流浸膏3.75 g/kg给大鼠口服，显著抑制蛋清性足肿胀。总酸2.5 g/kg给大鼠口服，连续7日，对棉球肉芽肿形成的抑制作用不明显。去肾上腺大鼠抗蛋清性足肿实验表明，总酸抗炎作用不是通过垂体-肾上腺系统表现的。总酸对切除肾上腺未成年大鼠有活时间也无明显影响。从总酸中分离出琥珀酸、延胡索酸和α-呋喃甲酸。分别给小鼠皮下注射1/4 LD_{50}剂量的上述各酸，以及安全剂量（本实验为2.160 g/kg）的乌头酸，均能抑制巴豆油诱发的耳郭肿胀，延胡索酸与乌头酸作用较弱。4种有机酸皮下注射，对大鼠静脉母性足肿胀也有抑制作用，其中琥珀酸与α-呋喃甲酸作用较好。琥珀酸1.225 g/kg、0.613 g/kg，乌头酸2.000 g/kg皮下注射，均显著抑制大鼠角叉菜胶性足肿胀。琥珀酸3.000 g/kg、α-呋喃甲酸0.250 g/kg，琥珀酸1.225 g/kg皮下注射，均可显著降低组胺诱导的大鼠毛细血管通透性升高。

2.解热、镇痛、镇静作用 琥珀酸1.00 g/kg、延胡索酸0.50 g/kg和乌头酸1.00 g/kg分别给家兔皮下注射，在注射伤寒、副伤寒甲、乙菌苗后2小时或3小时，有明显的退热作用。小鼠口服总酸5.0 g/kg，显著抑制醋酸引起的扭体反应。小鼠分别皮下注射琥珀酸1.225 g/kg、延胡索酸0.838 g/kg、α-呋喃酸0.156 g/kg，也均可显著抑制醋酸所致扭体反应。但上述各酸和乌头酸对热板法所致小鼠疼痛反应均无镇痛作用。小鼠口服总酸5.0 g/kg，1小时后小鼠活动增多，安静嗜眠，并使阈下剂量巴比妥钠致睡眠小鼠时间增加。琥珀酸等4种有机酸，也有协同阈下剂量戊巴比妥钠致小鼠睡眠作用。

3.抗菌作用 10%鲜蓍草醇溶性部分用平板纸片法，可见对金黄色葡萄球菌、肺炎链球菌、大肠杆菌及福氏痢疾杆菌有抑制作用。据报道，蓍草治疗感染性疾病的有效成分，主要含于其酸性乙醇提取物及酸性乙酯乙酯提取物中。

【药性】 辛、苦、微温，有毒。

1.《贵阳民间药草》："辛、温，有麻醉性。"

2.《四川中药志》1960年版："性微温，味辛、麻、苦，有毒。入心、肝、肺三经。"

3.《陕甘宁青中草药选》："味苦、辛，性平，有小毒。"

【功用主治】 祛风止痛，活血，解毒。主治感冒发热，头风痛，

牙痛，风湿痹痛，经闭腹痛，腹部痞块，跌打损伤，破伤出血，痈肿疮毒，毒蛇咬伤。

1.《纲目》："蓍叶主治疟疾。"

2.《分类草药性》："治一切热毒，涂疮生肌。"

3.《贵阳民间草草》："活血，祛风，定痛。治跌打损伤，毒蛇咬伤。"

4.《四川中药志》1960年版："能活血定痛，消肿散毒。治跌打损伤、糠瘢疮诸，并治痈肿。"

5.《山西中草药》："发汗解毒，凉血止血。"

【用法用量】 内服：煎汤，10～15 g；研末，每次1～3 g。外用：煎水洗；或捣敷；或研末调敷。

【宜忌】 《四川中药志》1960年版："体虚及孕妇忌服。"

【选方】 1.治头风，年久头风痛 土一支蒿捣绒绞汁，滴耳心。

2.治风火牙痛 土一支蒿捣绒，揉擦两太阳穴。如痛不止，再取叶塞于痛处。（1、2方出自《贵阳草草》）

3.治风湿疼痛 蓍草30～60 g。煎水熏洗。《内蒙古中草药》

4.治腹中痞块 蓍叶、独蒜、穿山甲末、食盐，同以好醋捣成饼，量痞大小贴之，两炷香为度。其痞化为脓血，从大便出。（刘松石《保寿堂方》）

5.治跌打损伤 乱头发全草30 g。泡酒涂搽。《贵阳民间药草》

6.治枪弹伤 一枝蒿、瓜蒌蒂、马鞭草各适量。捣烂敷于伤口周围，并用3味药的汁浸纱布敷伤口。《沙漠地区药用植物志》

7.治重伤，止痛消肿 乱头发6 g，法半夏、生白芷各9 g。各研细末，混合成散剂，开水吞服，每服1 g。

8.治痔疮出血 一枝蒿9 g，败酱草12 g。水煎服。（7、8方出自《山西中草药》）

9.治蛇咬伤 ① 乱头发、水慈姑。捣烂或晒研末，调淘米水敷伤口。《贵阳民间药草》 ② 一枝蒿9 g，败酱草12 g。水煎服。《山西中草药》

【临床报道】 1.治疗蝮蛇咬伤 用鲜蓍草60～120 g，洗净，捣汁，分2次冲服（干品30～60 g煎服），每日1剂，重症每日2剂；局部扩创排毒（以拔火罐吸毒），取鲜蓍草适量嚼烂或捣烂绞汁，药渣敷伤口周围，每日换药1～2次，药汁搽伤肢肿胀处，每日3～4次。治疗106例，均获痊愈，治愈日数平均5.4日。

2.治疗腮腺炎 用蓍草制成片剂（每片含生药5.2 g）。2～6岁每次1～2.5片，7～11岁每次3～4片，成人每次5片，均日服3次，3日为1个疗程。治疗41例，结果：显效25例，好转14例，无效2例，总有效率95%。体温复常时间平均1.29日，随着体温下降，疼痛、肿胀逐渐减轻至消失。用药过程中未见不良反应。

5214 鹊 què 《别录》

【异名】 千鹊《西京杂记》，神女（崔豹《古今注》，飞驳乌（陶弘景）。

【基原】 为鸦科鹊属动物喜鹊的肉。

【原动物】 喜鹊 Pica pica sericea Gould

体长约45 cm。嘴尖、黑色。虹膜黑褐色。头、颈、背部中央、尾上覆羽等均黑色，后头头及后颈稍映紫辉，背部稍沾蓝绿色；腰部有一块灰白斑；肩羽洁白。初级飞羽外翮及羽端黑色而呈蓝绿色光辉，内翮除先端外，均洁白；次级及三级飞羽均黑色，外翮的边缘具有深蓝及深蓝绿色的宽带。尾长，尾羽黑色而有深绿色反光，末段有红紫色和深蓝绿色的宽带。胸、喉、前胸、下腹、肛周、覆腿羽等均黑色，喉部羽干灰白色。下体余部黑色。脚及爪均黑色。

栖息于庭院、原野和山区树林中。食物主要为各种昆虫及其

幼虫，兼吃落花生、玉米、豆类及浆果等。分布于我国大部地区。

【采收加工】 捕杀后取肉，鲜用。

【药性】 甘，寒。归脾、胃、膀胱经。

1.《别录》"甘，寒，无毒。"

2.《日华子本草》"凉。"

3.《医林纂要》"甘，平。"

【功用主治】 除热，消结，通淋，止渴。主治石淋、胸膈痰结、消渴、鼻衄。

1.《别录》"雄鹊肉治石淋，消结热，可烧作灰。"

2.《日华子本草》"主消渴疾。"

3.《本草经疏》"主风，大小肠涩，四肢烦热，胸膈痰结。"

4.《医林纂要》"止鼻衄。衄病时作者，以鹊肉作羹食。"

5.《陆川本草》"治身痒。"

5215 蓝实 *lán shí*《《本经》》

【异名】 蓝子《本草经集注》，大青子《本经逢原》，青黛实《新本草纲目》。

【基原】 为蓼科蓼属植物蓼蓝的果实。

【原植物】 蓼蓝 *Polygonum tinctorium* Ait.

一年生草本，高 50～80 cm。茎圆柱形，具明显的节；单叶互生；叶柄长 5～10 mm；基部有鞘状膜质托叶，淡褐色，先端截形，边缘有长睫毛；叶片卵形或卵状披针形，长 3～8 cm，宽 1.5～5.5 cm，先端钝，基部圆形或楔形，全缘，有缘毛，干后两面均显蓝绿色。穗状花序顶生或腋生，排列紧密；苞片钟形，有睫毛；花小，红色，花被 5 裂，裂片倒卵形，淡红色；雄蕊 6～8；雌蕊 1，花柱不伸出，柱头 3 歧。瘦果椭圆状三棱形或两凸形，褐色，有光泽，包于宿存花被内。花期 7～9 月，果期 8～10 月。

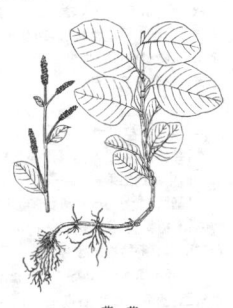

蓼蓝

野生于旷野水沟边，多为栽培或半野生状态。分布于河北、辽宁、山东、陕西等地。现东北及广东均有野生或少有种植。

本植物的茎叶（蓼大青叶）及其所制成的染料（蓝靛）亦药用，另设专条。

【采收加工】 9～10月果实成熟时采收，晒干。

【药性】 甘、苦，寒。归肝经。

1.《本经》"味苦，寒。"

2.《别录》"无毒。"

3.《药性论》"味甘。"

4.《本经逢原》"入肝。"

【功用主治】 清热，凉血，解毒。主治温病高热，吐衄，发斑，咽喉肿痛，疔肿，无名肿毒，痈蚀疮，蜂虫螫伤。

1.《本经》"主解诸毒，杀虫蚑，疰鬼，螫毒。久服头不白，轻身。"

2.《药性论》"填骨髓，明耳目，利五脏，调六腑，利关节。治经络中结气，使人健，少睡，益心力。"

3.《新修本草》"疗毒肿。"

4.《品汇精要》"解毒药，毒箭、金石药毒、狼毒、射罔毒。"

5.《中国药用植物图鉴》"清热解毒，治小儿各种疮疖。"

【用法用量】 内服：煎汤，3～10 g。外用：研末调敷。

【宜忌】 《本草经疏》"虚寒人及久泄畏寒，腹中觉冷者勿服。"

【选方】 1. 治上气咳嗽，呷呀息气，喉中作声，唾黏 以蓝实，叶水浸良久，捣绞取汁一升。空腹频服。《梅师集验方》

2. 治足上疮，臭秽溃烂 蓝子一枚，烧灰，为末，入腻粉少许，井水调涂。《同寿录》

3. 治金疮中苘药毒 蓝子五合，升麻八两，甘草四两，王不留行四两。上四味捣筛，理令匀，调冷水服二方寸匕，日三夜二；及以方寸匕水和匀，涂疮上，毒即解。《刘涓子鬼遗方》

4. 治中杏仁毒 以蓝子汁解之。《肘后方》

【各家论述】 《本经逢原》"蓝乃大青之子，是即所谓蓼蓝也。性禀至阴，其味苦寒，故能入肝。专于清解温热诸邪也，阳毒发斑咽痛必用之药。而茎叶性味不异，主治皆同。"

5216 蓝树 *lán shù*《广西药用植物名录》

【异名】 大蓝靛、木棉《广西药用植物名录》，米木、板蓝根《全国中草药汇编》。

【基原】 为夹竹桃科倒吊笔属植物蓝树的根、叶和树皮。

【原植物】 蓝树 *Wrightia laevis* Hook. f. ［*W. hainanensis* Merr.］又名：海南倒吊笔《广西植物名录》，光叶倒吊笔《云南种子植物名录》。

乔木，高 8～20 m。除花外均无毛，全株具乳汁，树皮深灰色，具皮孔。叶对生；叶柄长 5～7 mm；叶片薄纸质，长椭圆形或长圆状披针形，长 7～12 cm，宽 2.5～5 cm，先端渐尖至尾状渐尖，基部楔形；侧脉每边 5～9（稀 11）条，干后呈缝纫机轧孔状皱纹。聚伞花序顶生；苞片小；花萼短而厚，裂片无腺体，裂片白色或淡黄色，漏斗状，裂片 5，椭圆状长圆形，向左覆盖；副花冠分裂为 25～35 鳞片，呈流苏状，基部合生；雄蕊 5，着生于花冠筒先端，花药被微柔毛；子房由 2 枚离生心皮组成，花柱短状，向上逐渐增大，柱头头状。蓇葖果 2 个离生，圆柱状，长 25～35 cm，外果皮具斑点。种子线状披针形，先端具白色绢质种毛。花期 4～8 月，果期 7 月至翌年 3 月。

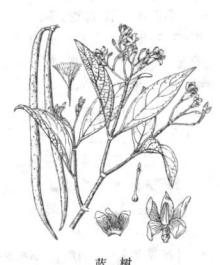

蓝树

生于村圃、路旁和山地疏林中或山谷向阳处，湿润肥沃之地。分布于广东、广西、海南、贵州和云南等地。

【采收加工】 全年均可采，根与皮切片，晒干或鲜用。

【药材】 蓝树 *Wrightiae Laevis Radix et Folium* 产于广东、海南、广西等地。

性状 叶片矩圆状椭圆形，长 7～12 cm，宽 2.5～5 cm，先端渐尖，基部楔形，全缘，羽状网脉，侧脉呈缝纫机轧孔状皱纹。气微，味微苦涩。

【药性】 《广西本草选编》"味微苦，性凉，有小毒。"

【功用主治】 清热解毒，止血敛疮。主治痄腮，毒蛇咬伤，刀伤出血，湿疹，疮疡溃烂。

1.《广西本草选编》"消肿生肌。"

2.《全国中草药汇编》"止血。外用治刀伤，跌打。"

【用法用量】 内服：泡酒，饮。外用：捣烂敷或煎水洗。

【选方】 1. 治跌打损伤，腮腺炎 （蓝树）鲜叶适量，捣烂外敷。

2. 治荨麻疹、湿疹、疮疡溃烂 （蓝树）鲜根适量，水煎外洗。

（1、2方出自《广西本草选编》）

3. 治毒蛇咬伤　蓝树树皮 60 g，浸白酒 500 g，频饮。（《广西民族药简编》）

5217 **蓝梅** lán méi（《内蒙古中草药》）

【基原】 为紫草科齿缘草属植物石生齿缘草的花及叶。

【原植物】 石生齿缘草 *Eritrichium rupestre*（Pall.）Bunge [*Myosotis rupestris* Pall.] 又名：齿缘草（《中国高等植物图鉴》）。

多年生草本，高 10～30 cm，全株密被灰色绢毛。茎数条，基部具短分枝。基生叶丛生，匙形或匙状倒披针形，长 3～6 cm，先端急尖或圆钝，基部渐狭成柄状；茎生叶渐小，倒披针形或线形，长 1～3 cm，宽 2～4 mm。聚伞花序分枝成圆锥状，顶生，花后延长，长 2～5 cm，小花着生于苞片腋外；苞片线状披针形，长 3～9 mm；花萼 5 裂，裂片线形或倒披针形；花冠蓝色，钟形，5 裂，裂片近圆形，喉部有 5 个附属物，半月形或矮梯形；雄蕊 5，着生于花冠筒上，内藏；子房 4 裂，花柱和柱头单一。小坚果 4，陀螺形，有小疣状突起和毛，棱缘有三角形小齿，稀有小齿退化变长，顶端具锚状刺。花、果期 7～8 月。

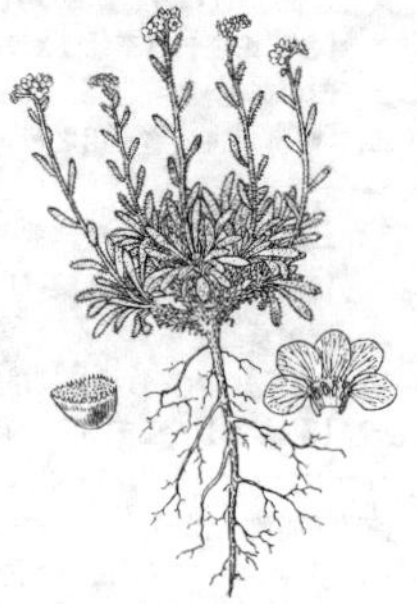

石生齿缘草

生于海拔 1 400～2 000 m 的石质山坡、干山坡、砾石缝处。分布于华北及甘肃、宁夏等地。

【采收加工】 6～8 月采收，晒干。

【药性】 苦、甘，寒。

【功用主治】 清瘟解热。主治感冒，温热病，脉管炎及血热诸证。

【用法用量】 内服：煎汤，3～5 g；或研末冲服，每次 3 g。

【选方】 治流行性感冒发烧　齿缘草 4.5 g。水煎服，每日 3 次。（《内蒙古中草药》）

5218 **蓝靛** lán diàn（《纲目》）

【异名】 蓝淀（《本草拾遗》），青靛（《普济方》），靛青（《邓子禹家抄方》）。

【基原】 为十字花科菘蓝属植物菘蓝、草大青、豆科木蓝属植物木蓝、爵床科板蓝属植物马蓝或蓼科蓼属植物蓼蓝等的叶所制成的染料。亦即制造青黛时之沉淀物。

【原植物】 参见“板蓝根”、“木蓝”、“蓝实”各条。

【药性】 辛，苦，寒，无毒。归心、肺经。

1.《本草拾遗》：“寒。”

2.《纲目》：“辛苦，寒，无毒。”

3.《得配本草》：“入手少阴经。”

【功用主治】 清热，解毒。主治时行热毒，疔疮痈肿，丹毒，疳蚀，天疱疮。

1.《本草拾遗》：“敷热疮，解诸毒，滓敷小儿秃疮热肿。”

2.《纲目》：“止血，杀虫，治噎膈。”

3.《东医宝鉴》：“敷热恶肿，蛇虺螫毒，兼解诸毒，小儿丹热，功同青黛。”

【用法用量】 内服：水调或入丸剂。外用：调敷。

【选方】 1. 治时气热毒，心神烦躁，狂乱欲走　蓝靛半大匙，以新汲水一盏，调分匀，顿服之。（《圣惠方》）

2. 治小儿丹　蓝淀敷，热即易。（《子母秘录》）

3. 治急疳蚀鼻口数日尽欲死　蓝淀涂所蚀上令遍，日十度，夜四，瘥止。（《千金方》）

4. 治误食水蛭　酒及土蓝靛绞汁，空心服。（《普济方》）

5. 治时行天泡疮　靛青，和甘草末、猪胆汁调敷。（《邓子禹家抄方》）

6. 治小儿腹内疳虫癖积　靛青一两，白牵牛子末三钱，和入靛青内，丸粟米大，每服五分，白汤下。（《邓子禹家抄方》）

【各家论述】 1.《纲目》：“淀乃蓝与石灰作成，其气味与蓝稍有不同，而其止血拔毒杀虫之功，似胜于蓝。”

2.《本草汇言》：“蓝淀，解热毒，散肿结，杀虫积之药也。古方有谓能止血者，乃金疮跌扑，伤损皮肉出血也，一敷即止，时人误认止血，投入吐衄血证服食药中，内有石灰，虽凉而燥，何堪入口，误食反致燥毒入咽，转加骚动血藏，蒙害者多，审之慎之。”

3.《本草述》：“按蓝之能解毒，据方书中以板蓝根治；中风，又大头疫病之痛，又治虫毒。乃蓝汁亦概谓其能解毒，且犹不止此也。时珍曰，有人病呕吐，服玉壶诸丸不效，用蓝汁入口即定，盖取其杀虫降火耳。若然，如蓝靛之由石灰合成者，时珍谓其拔毒杀虫之功，更胜于蓝矣。第卢氏切切致戒于石灰之为害，谓不如直用蓝汁，是亦非过慎也。愚意当酌用之，如止于解内热之毒，则板蓝根与蓝汁俱得效，若外敷则靛亦可用，并其脚不去可也。至于内服，用之散郁火，则靛花直当去其脚净，不唯防其有害，且取其轻清之气，不为浊气所累也。”

4.《本草正义》：“蓝淀，苦寒之性；解毒清热亦同蓝草，但加之石灰，则止血消肿杀虫之力尤胜。陈藏器谓其解诸毒，敷热疮，秃疮，热肿；濒湖谓能治噎膈，即石灰重坠，故能破坚积，消瘀血，且能杀虫也（噎膈有湿热生虫一证）。凡外疡热毒，疔疮痈肿及湿疮奇痒者。用作敷药皆佳。”

5219 **蓝花茶** lán huā chá（《沙漠地区药用植物》）

【异名】 吃不饱草（《沙漠地区药用植物》），蓝花菜、白沙蒿（《全国中草药汇编》）。

【基原】 为马鞭草科莸属植物蒙古莸的嫩茎叶。

【原植物】 蒙古莸 *Caryopteris mongholica* Bgune　又名：蒙莸（《中国高等植物图鉴》）。

落叶小灌木，高 30～150 cm。常自基部分枝，枝圆柱形，嫩时紫褐色，有毛，老时毛渐脱落。单叶对生；叶柄短，长约 3 mm；叶片厚纸质，线状披针形至线状长圆形，长 0.8～4 cm，宽 2～7 mm，全缘，稀具疏齿，表面深绿色，稍被毛，背面密生灰白色绒毛。聚伞花序腋生；花萼钟状，深 5 裂，裂片线形至线状披针形，外面密生灰白色绒毛；花冠蓝紫色，长约 1 cm，外面被短毛，5 裂，下唇中裂片较长大，边缘流苏状，花冠管长约 5 mm，管内喉部有细长柔毛；雄蕊 4，近等长，与花柱均伸出花冠管外；子房长圆形。蒴果椭圆状球形，果瓣具翅。花、果期 8～10 月。

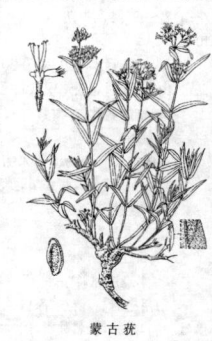

蒙古莸

生于海拔 1 100～1 500 m 的干旱坡地、沙丘、荒野及干旱碱质土壤。分布于华北及陕西、甘肃等地。

【采收加工】 4～6 月采收，切碎，晒干或鲜用。

【药材】 蓝花茶 *Caryopteridis Mongholicae Folium et Caulis* 主产于内蒙古等地。

性状　茎枝圆柱形，稍扭曲，长短不一，直径 1～4 mm，表面紫褐色，有细纵纹及灰绿色叶痕。叶多脱落破碎，完整者展平后呈条

形或条状披针形,长 1~4 cm,宽 2~7 cm,先端渐尖,基部楔形,全缘,上面淡绿色,下面灰绿色,两面均有短绒毛;叶柄长约 3 mm。可见腋生聚伞花序,花被缩成团,暗紫色。叶,花揉搓后有香气,味稍苦。

【成分】 蓝花茶含有次内酰亚胺-7-葡萄糖苷(hypolactin-7-glucoside),38 种萜烯碳氢化合物(terpene hydrocarbons)。

【药性】 辛,温。

1.《内蒙古中草药》:"味甘,性寒。"

2.《沙漠地区药用植物》:"味甘,性温。"

3.《甘肃中草药手册》:"辛、甘,微温。"

【功用主治】 理气消食,利水消肿。主治饮食不消,脘腹胀满,浮肿,小便不利,风湿腰腿疼痛。

1.《内蒙古中草药》:"调中,祛湿,行气,利水。"

2.《沙漠地区药用植物》:"消食理气,祛风湿,活血止痛。治消化不良,腹胀;煎水外洗,治风湿性关节炎。"

3.《甘肃中草药手册》:"芳香化湿,祛风湿,解暑。"

【用法用量】 内服:煎汤,10~15 g。外用:捣敷;或煎水洗。

【选方】 1. 治消化不良,脘腹胀满 蓝花茶 30 g。炒,水煎,分 2~3 次服,或泡水当茶饮。《甘肃中草药手册》

2. 治浮肿,小便急,小便赤涩 蒙古莸 9~15 g,赤小豆 9~15 g。水煎服。

3. 治风湿腰腿痛 蒙古莸 9~15 g,薏苡仁 15~21 g。水煎服。

4. 治疮疖 蒙古莸适量。捣烂敷患处。(2~4 方出自《内蒙古中草药》)

5220 蓝花葱 《青海常用中草药手册》

【异名】 白狼葱《全国中草药汇编》。

【原植物】 为百合科葱属植物天蓝韭的全草或鳞茎。

天蓝韭 Allium cyaneum Regel [A. szechuanicum Wang et Tang]

草本,具根茎。鳞茎狭柱形,簇生;鳞茎外皮黑褐色,老时纤维质近网状。叶基生;叶片狭条形,长 5~25 cm,宽 1~1.5(~2)mm。花葶纤细,圆柱形,长 10~30 cm,常在下部被叶鞘。总苞单侧开裂,比花序短,宿存;伞形花序半球形,多花;花天蓝色或紫蓝色;花被片 6,内轮的卵状长圆形,钝头,外轮的椭圆状长圆形,有时先端微凹,常较短;花丝伸出花被之外与花被贴生,基部扩大,有时两侧各具 1 齿;子房球形,基部具 3 凹穴;花柱伸出花被,长 4~7 mm。花、果期 8~10 月。

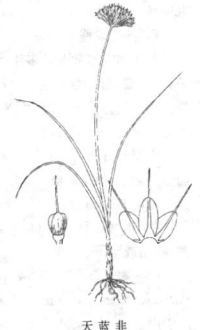

天蓝韭

生于海拔 1 500~3 000 m 的山坡、草地。分布于湖北、四川、西藏、陕西、甘肃、青海、宁夏等地。

【采收加工】 夏季花将开时采收,晾干。

【药性】 《青海常用中草药手册》:"辛,温。"

【功用主治】 《青海常用中草药手册》:"发散风寒,通阳,健胃。主治风寒外感,阴寒腹痛,肢冷,脉微,跌打损伤。"

【用法用量】 内服:煎汤,6~15 g。外用:捣敷。

【选方】 1. 治阴寒腹痛,肢冷,脉微 (蓝花葱)葱白 30 g,干姜 9 g,炮附子 9 g。水煎服。

2. 治跌打损伤 松香、(蓝花葱)葱白连根叶捣成膏,炒熟热敷患处。(1、2 方出自《青海常用中草药手册》)

5221 蓝猪耳 《全国中草药汇编》

【异名】 倒胆草、散胆草、老蛇药《贵州草药》,蝴蝶花《全国中草药汇编》,同色蓝猪耳、灯笼草《广东药用植物手册》。

【基原】 为玄参科蝴蝶草属植物单色蝴蝶草的全草。

【原植物】 单色蝴蝶草 Torenia concolor Lindl. 又名:单色翼萼《广东药用植物手册》。

匍匐草本。茎具四棱,节上生根,分枝上升或直立。叶具短柄,柄长 2~10 mm;叶片三角状卵形或长卵形,稀卵圆形,长 1~4 cm,宽 0.8~2.5 cm,先端钝或急尖,基部宽楔形,边缘具锯齿,或带刻尖的齿,无毛或疏被柔毛。花单朵腋生或顶生,稀排成伞形花序;花梗长 2~3.5 cm;萼具 5 枚宽略超过 1 mm 的翅,基部下延,萼齿 2,长三角形,果实成熟时裂成 5 枚小齿;花冠蓝色或蓝紫色,花冠筒状,5 裂,二唇形,上唇直立,先端微 2 裂,下唇 3 裂;雄蕊 4,均发育,后方 2 枚内藏,前方 2 枚着生于喉部,花丝长而弓曲,基部各具 1 枚长 2~4 mm 的线状附属物,药室成对;子房被短粗毛。蒴果长圆形,包于宿萼内;种子多数,具蜂窝状皱纹。花、果期 5~11 月。

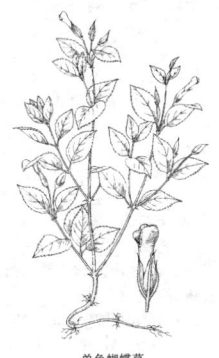

单色蝴蝶草

生于林下、山谷及路旁。分布于浙江、广东、广西、贵州、台湾等地。

【采收加工】 7~9 月采收,晒干。

【药性】 《全国中草药汇编》:"苦,凉。"

【功用主治】 清热利湿,止咳及呕。主治黄疸,血淋,呕吐,腹泻,风热咳嗽,跌打损伤,蛇伤,疔毒。

1.《贵州草药》:"清热,解毒,利湿,止咳,化痰。治黄疸,血淋,风热咳嗽,止呕。治跌打损伤。"

2.《全国中草药汇编》:"清热解毒,利湿,止咳,和胃止呕,化痰。主治发痧呕吐,黄疸,血淋,风热咳嗽,腹泻,跌打损伤,蛇咬伤,疔毒。"

【用法用量】 内服:煎汤,6~9 g。外用:鲜品捣敷。

【宜忌】 《贵州草药》:"忌食爆辣食物。"

【选方】 1. 治黄疸 倒胆草 15 g,栀子 3 个。水煎服。

2. 治血淋 倒胆草 15 g,车前草根 7 个。捣烂加白糖,兑开水服。

3. 治跌打损伤 倒胆草 60 g。泡酒服。(1~3 方出自《贵州草药》)

5222 蓝锭果 《长白山植物药志》

【异名】 黑瞎子食、狗奶子《长白山植物药志》。

【基原】 为忍冬科忍冬属植物蓝锭果的果实。

【原植物】 蓝锭果 Lonicera caerulea L. var. edulis Turcz. ex Herd. 又名:蓝锭果忍冬《长白山西南坡野生经济植物志》。

落叶灌木,高 1.5 m。幼枝被毛,老枝红棕色,壮枝节部常有大形盘状的托叶。叶对生;叶柄极短;叶厚纸质,叶片长圆形、卵状长圆形、卵状椭圆形,稀卵形,长 2~5 cm,宽 1~3 cm,先端尖或稍钝,基部圆形,两面疏被短毛,下面中脉毛较密,有时几无毛。总花梗长 2~10 mm,被毛;苞片与萼合生为萼筒状,花萼细小;花冠筒漏斗状,外被柔毛,基部具浅囊,裂片 5;雄蕊 5,稍伸出花冠之外;花柱无毛,伸出花冠外。浆果蓝黑色,椭圆形,长约 1.5 cm,稍被

⑬ 蓝 5219~5222

白粉。花期 5～6 月，果期 8～9 月。

生于海拔 2 600～3 500 m 的灌丛或落叶林下。分布于河北、山西、内蒙古、东北、四川、云南、甘肃、青海、宁夏等地。

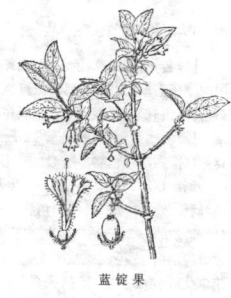
蓝锭果

【采收加工】 果实成熟后采集，晒干。

【成分】 其挥发油主要成分为正十五烷（pentadecane）、十六烷（hexa decane）、十七烷（heptadecane）、十二烷酸乙酯（ethyl decanoic acid）等。

【药理】 降压作用 蓝锭果浓缩果汁每只 80 ml，十二指肠导管给药，对血压正常的麻醉犬的血压无明显影响，但对静脉滴注盐酸肾上腺素使血压升高的犬，给药后 26 分钟血压开始缓慢下降，2 小时平均下降 3.58 kPa（27 mmHg），而未用药动物的高血压几乎不降低。蓝锭果汁降压作用的特点是起效快，作用温和而持久，无不良反应。

【药性】 苦，凉。

【功用主治】 清热解毒，散痈消肿。主治疗疮，乳痈，丹毒，湿热痢疾。

《长白山植物志》："清热解毒。"

【用法用量】 内服：煎汤，6～12 g。

5223 蓝锡莎菊 lán xī suō jú
（《红河中草药》）

【异名】 兰锡莎菊、苦参（《云南中草药》），锡砂菊（《红河中草药》），蓝花岩参（《西藏植物志》）。

【基原】 为菊科蓝锡莎菊属植物蓝锡莎菊的根。

【原植物】 蓝锡莎菊 Cicerbita cyanea（D. Don）Beauv.

多年生草本，高约 50 cm。主根圆锥形，分叉，并生子根，其上着生细须根。单叶互生；叶柄有凹槽，基部扩大；叶形变化较大，卵状戟形或三角形，长 4～8 cm，宽 2.5～6 cm，有时羽裂或全裂，裂片 1～4 枚或更多，叶缘有不规则锯齿。圆锥花序呈伞房花序式排列，总苞常较窄，平滑或有小粗毛；花冠蓝色。瘦果狭窄，逐渐收缩呈 1 短喙。花、果期 6～10 月。

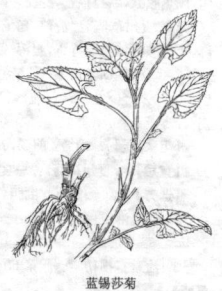
蓝锡莎菊

生于山野疏林下、草丛中或为栽培。分布于贵州、云南及西藏等地。

【采收加工】 秋后采收，切片，鲜用或晒干。

【药性】 《云南中草药》："苦，平。"

【功用主治】 健脾和胃。主治胃炎，胃、十二指肠溃疡，食欲不振。

1.《云南中草药》："止痛，健脾和胃。主治胃病，食欲不佳。"

2.《全国中草药汇编》："主治胃炎，胃、十二指肠溃疡，食欲不振。"

【用法用量】 内服：煎汤，6～15 g；或研末，每次 1～1.5 g。

【选方】 1. 治胃、十二指肠溃疡，胃痛 苦参洗净晒干，研细末，装入胶囊，每粒 0.3 g。日服 3～4 次，每次 3～4 粒。多在 15～30 分钟内止痛，一次给药（止痛）有效时间持续 4 小时以上。（《全

国中草药新医疗法展览会技术资料选编》）

2. 治胃痛，肠胃炎，菌痢，水肿，湿疹 （锡砂菊）干品研末。每次 0.9～1.5 g，开水送服，日服 3 次。亦可生嚼服。

3. 治肝肿大 （锡砂菊）鲜全草 30 g，红糖 30 g，萝芙木 15 g 煎服。（2、3 方出自《红河中草药》）

5224 墓头回 mù tóu huí
（《纲目》）

【异名】 地花菜、墓头灰（《救荒本草》），箭头风（《职方典》），九头鸟（《陕西中草药》），追风箭、脚汗草、虎牙草、摆子草（《全国中草药汇编》）。

【基原】 为败酱科败酱属植物糙叶败酱或异叶败酱的根。

【原植物】 1. 糙叶败酱 Patrinia rupestris（Pall.）Juss. subsp. scabra（Bunge）H. J. Wang［P. scabra Bunge］ 又名：鸡粪草《本草原始》。

多年生草本，高 20～60 cm。根粗壮圆柱形。根基粗短，具特异臭气。数基丛生，茎被细短毛。基生叶倒披针形，2～4 羽状浅裂，开花时枯萎；茎生叶对生；叶柄长 1～2 cm；叶片厚草质，狭卵形至披针形，长 4～10 cm，宽 1～2 cm，1～3 对羽状深裂至全裂，中央裂片较长大，倒披针形，两侧裂片镰状条形，全缘或偶有齿，两面被毛，上面粗糙；近花序之苞叶披针形，常不裂。圆锥聚伞花序多数在枝顶集成伞房状；花萼 5，不明显；花冠筒状，筒基一侧稍稍大成短距状，先端 5 裂；雄蕊 4；子房下位，1 室发育。瘦果长圆柱形，背贴圆形膜质苞片，苞片常带紫色。花果期秋季。

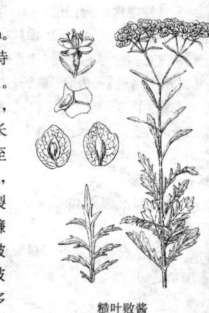
糙叶败酱

生于向阳山坡，尤多见于土层深厚的土坎上。分布于华北、东北等地。

2. 异叶败酱 P. heterophylla Bunge

与上种主要区别：多年生草本，高达 1 m。根状茎横走，黄白色，无粗根，有少数须根，具特异臭气。基生叶丛生，叶片卵形或 3 裂，有长柄；茎生叶多变，由 3 全裂至羽状全裂，先端裂片最大，茎上部叶常不裂。苞片叶状，条形不裂。

生于较干燥的山坡上，我国除西藏、青海、新疆外，大部分地区均有分布。

【采收加工】 9～11 月采挖，鲜用或晒干。

【药材】 糙叶败酱 Patriniae Rupestris Radix 主产于山西、河南、河北等地。异叶败酱 Patriniae Heterophyllae Radix 主产于山西、河北、广西等地。

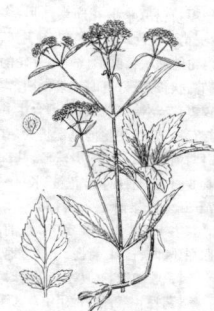
异叶败酱

糙叶败酱 根不规则圆柱形，长短不一，常弯曲，直径 0.4～5 cm；根头部粗大，有的分枝。表面粗糙，棕褐色，皱缩，有的瘤状突起；栓皮易剥落，脱落后呈棕黄色。折断面纤维性，具放射状裂隙。体轻，质松，具特异臭气，味稍苦。

异叶败酱 根细圆柱形，有分枝。表面黄褐色，有细纹及点状支根痕，有的瘤状突起。质硬，断面黄白色，呈破裂状。

【鉴别】 （1）根横切面：糙叶败酱 木栓层为 20 余列木栓细

皮，外侧木栓细胞黄棕色，排列不规则，易脱落，向内木栓细胞排列较整齐，浅黄棕色，栓内层亦，有不规则裂隙。韧皮部约占半径1/3。木质部导管稀少，单个散在或数个相聚，径向排列；木纤维发达，近中心无纤维，有非木化薄壁细胞。本品薄壁细胞含淀粉粒及草酸钙簇晶。

异叶败酱 木栓层外侧木栓细胞扁长方形，排列较紧密，交叉，易脱落，向内色较浅；木纤维少见，木质部外侧形成层边散有薄壁细胞群。

(2) 取本品甲醇提取液 1 ml，水浴蒸干，残渣以 1 ml 冰醋酸溶解，加醋酐-浓硫酸试液 (19:1)，混匀，微热，观察颜色变化。糙叶败酱由黄变为墨绿色，后变为紫红色，异叶败酱由黄色变为紫红色 (检查三萜皂苷)。

(3) 取本品甲醇提取液数滴于白瓷板上，滴加 1% 香草醛浓硫酸数滴。糙叶败酱显深蓝紫色，异叶败酱显棕色，并略带蓝紫色 (检查挥发油)。

【成分】 1. 糙叶败酱 根及根茎含挥发油，其中主成分有：3-丁香烯 (β-caryophyllene)、α-葎草烯 (α-humulene)、十氢-4, 8, 8-三甲基-9-亚甲基-1, 4-亚甲基薁 (decahydro-4, 8, 8-trimethyl-9-methylene-1, 4-methanoazulene)、3, 7, 11-三甲基-1, 3, 6, 10-十二碳四烯(3, 7, 11-trimethyl-1, 3, 6, 10-dodecatetraene)、δ-荜澄茄醇 (δ-cadinol)、β-芹子烯 (β-selinene) 26 种成分。有黄酮化合物：山柰酚 (kaempferol)、5, 7-二羟基黄酮(5, 7-dihydroxyflavone) 槲皮素 (quercetin)；甾醇化合物 β-谷甾醇 (β-sitosterol)、胡萝卜苷 (β-sitosterol-3-O-β-D-glucopyranoside)、落叶松脂醇 (lariciresinol)、丁香树脂醇 (syringaresinol)、东莨菪内酯 (scopoletin)、阿魏酸(ferulaic acid)。

2. 异叶败酱 含有三萜及苷类化合物齐墩果酸 (oleanolic acid)、异叶败酱皂苷 A[oleanolic acid-3-O-β-D-arabinopyranoside]、异叶败酱皂苷 B[oleanolic acid-3-O-β-D-glucopyranosyl(1→3)-α-L-rhamnopyranosyl(1→2)-α-L-arabinopyranoside]。根含挥发油 0.63%，其主成分为异戊酸 (isovaleric acid)，还含有 α-和 β-蒎烯 (pinene)、柠檬烯 (limonene)、γ-和 δ-榄香烯 (elemene)、龙脑 (borneol)、α-松油醇 (α-terpineol)、β-橄榄烯 (β-maaliene)、β-愈创木烯 (β-guaiene)、δ-荜澄茄烯 (δ-cadinene)、α-法呢烯 (α-farnesene)、异石竹烯 (isocaryophyllene)、β-古芸烯 (β-gurjunene)、三环[5.1.0.0^{2, 4}]辛烷-5-羧酸(3, 3, 8, 8-四甲基-甲基酯)(tricyclo 5.1.0.0^{2, 4} octane-5-carboxylic acid, 3, 3, 8, 8-tetramethyl-methyl ester)、十六酸(hexadecanoic acid)、亚油酸(linoleic acid)。

【药理】 1. 抗肿瘤作用 体外抑瘤实验显示，墓头回 0.5 mg/ml 以上浓度即对艾氏腹水瘤瘤细胞有破坏作用；小鼠实体型腹水瘤于接种 6 日后，开始以 5% 墓头回 0.2 ml 在肿瘤局部注射，有明显的抑制肿瘤生长作用。小鼠 S_{180} 肉瘤，瘤内注射 50% 墓头回水提物 0.1 ml/10 g，对瘤抑制率达 62.5%。腹腔注射对腹水型 S_{180} 肉瘤有直接杀伤作用。小鼠灌胃给予墓头回乙醇提取物每日 14 g/kg，连续 9 日，结果也能降低腹水量和腹水肉瘤细胞数。接种瘤细胞后给药比接种前给药效果更明显。

2. 镇静作用 异叶败酱根和根茎中提得的挥发油，给予小鼠灌胃 0.25 ml/只，能显著延长腹腔注射戊巴比妥钠引起的睡眠时间；显著增加戊巴比妥钠阈下剂量引起的睡眠反应率；同时增加小鼠脑中脑色素 P450 的含量。

3. 对免疫系统的作用 糙叶败酱茎的乙醇提取物灌胃，可增加小鼠巨噬细胞的吞噬作用和细胞廓清效应，提高酸性 α-醋酸萘酯酶 (ANAE) 阳性淋巴细胞百分数及 EA 玫瑰花结形成百分率，并对小鼠肉瘤 S_{180} 生长有抑制作用。这些均与其能提高非特异性免疫功能有关。墓头回水提物注射液腹腔注射，可使小鼠巨噬细胞吞噬能力及细胞毒杀伤能力明显提高，有促进主动免疫的功能。

4. 对血液系统的作用 墓头回水提液对急性白血病细胞毒作用非常显著，对慢性粒细胞白血病细胞不明显。墓头回水提物 (生药)5 mg/ml 对急性粒细胞白血病 M_2、慢性粒细胞白血病急粒变(CML-A)细胞有明显的杀伤作用，抑制率接近 100%，但对慢性粒细胞白血病细胞作用不明显，抑制率为 54%。墓头回对大鼠、家兔体外创伤性出血均有明显止血作用，与云南白药强度相当。其醇提物体内用药，不论灌胃或腹腔注射，对大鼠、小鼠断尾性出血均显著缩短出血时间。醇提物灌胃给药能有效防护犬、小鼠由氟尿嘧啶引起的血小板下降，能显著降低小鼠毛细血管通透性，对大鼠、蟾蜍下肢血管有收缩作用。腹腔给药可明显促进家兔血小板聚集。墓头回止血作用机制可能与其对血小板和血管作用有关。

5. 抑菌作用 纸碟法抑菌试验证明，墓头回提取物对金黄色葡萄球菌、大肠杆菌、枯草杆菌均有抑制作用。由墓头回为主药研制成的复方墓头回胶囊体外抑菌试验，在浓度为 0.007 8～0.125 g/ml 时对伤寒沙门杆菌、福氏志贺氏菌、大肠杆菌、金黄色葡萄球菌、变形杆菌、乙型溶血性链球菌、产碱杆菌、微球菌及淋球菌均有不同程度的抑制作用。

毒性 用 50% 墓头回水提物给小鼠腹腔给药的 LD_{50} 为 0.6±0.02 ml/10 g；犬腹腔注射过量给药 3 ml/kg 及 6 ml/kg，共 7 日，出现食欲减退及口渴症状，血液及生化检查未见明显异常。

【炮制】 1. 墓头回 取原药材，除去杂质，洗净，润透，切厚片，干燥。

2. 墓头回炭 取净墓头回片置锅内，用中火炒至表面焦黑色，内部黑褐色，喷淋清水少许，灭尽火星，取出凉透。

饮片性状 墓头回参见"药材"项。墓头回炭形如墓头回，表面焦黑色，内部黑褐色，略具焦苦味，味具臭气。

贮干燥容器内，置阴凉干燥处。墓头回炭散热，防复燃。

【性味】 苦、微酸涩，凉。归心、肝经。

1.《广西中药志》："味苦，性温。入心、肝二经。"

2.《陕西中草药》："味苦，微酸涩，性微寒。"

【功用主治】 止带，止血，清热解毒。主治赤白带下，崩漏，泄泻痢疾，黄疸，疟疾，肠痈，疮疡肿毒，跌打损伤，子宫颈癌，胃癌。

1.《本草原始》："治伤寒，温疟。"

2.《职方典》："治风，四肢骨节痛，煎水薰洗之。"(引自《纲目拾遗》)

3.《山西中药志》："敛肝燥湿，止血。治妇人髋痛，赤白带下。"

4.《广西中药志》："祛瘀，消肿。治跌打。"

5.《陕西中草药》："清热解毒，消肿，生肌，止血。主治急性阑尾炎初起、瘰疬、疮疖肿痛、无名肿毒、子宫颈癌、白带、跌打损伤、骨折。"

6.《内蒙古中草药》："理气解郁，燥湿止带，止血。主治崩漏，赤白带下，血痢，月经不调。"

7.《河北中草药》："清热燥湿，收涩，止血。外用治疮肿。"

【用法用量】 内服：煎汤，9～15 g。外用：捣敷。

【宜忌】《河北中草药》："虚寒瘀滞者不官早用或用此。"

【选方】 1. 治崩中，赤白带下 用墓头回一把，酒水各半盏，童尿半盏，新红花一捻，煎七分，卧时温服。日近者一服，久则三服。(《纲目》引《海上集验方》)

2. 治赤痢 墓头回 15 g，马齿苋 30 g。水煎服。(《山西中草药》)

3. 治疟疾 异叶败酱 15～30 g。水煎，于疟疾发作前 1 小时服。(《秦岭巴山天然药物志》)

4. 治痛经 墓头回 15 g，香附 15 g，元胡 15 g，黄酒 30 g。水煎服。(《内蒙古中草药》)

5. 治胃癌 墓头回、红糖各 30 g，生姜 3 片，水煎服。(中国

中医研究院广安门医院《常见病医疗手册》)

6. 治白血病　蔂头回 15 g，羊蹄根 30 g。水煎服，每日1剂。
《全国抗癌药物手册》)

【临床报道】　治疗白带增多　蔂头回、枯矾、连翘各等分，共研细末，每次 3 g，2 日 1 次，塞阴道；或装胶囊，每日 1 次，每次 1 粒；或制成注射液（每 1 ml 相当于 1 g 生药），每次 2 ml 肌内注射，每日 2 次，7 日为 1 个疗程，症状较重的患者加局部应用。共治疗 52 例，治愈 44 例，好转 6 例，无效 2 例。其中 16 例有黄绿色分泌物者，治愈 11 例，5 例好转；27 例豆腐渣样分泌物者，全部治愈；7 例蛋清样分泌物者，治愈 5 例，无效 2 例；2 例米汤样分泌物者，1 例治愈，1 例好转。

5225 蓖麻子 bì má zǐ
《新修本草》)

【异名】　草麻子《雷公炮炙论》），蓖麻仁《圣济总录》），大麻子《中国药用植物志》），红大麻子《药材学》)。

【基原】　为大戟科蓖麻属植物蓖麻的种子。

【原植物】　蓖麻 Ricinus communis L.　又名：草麻《新修本草》），牛蓖子草、红蓖麻、红骨蓖麻、草麻。

一年生高大草本，在热带或南方地区常成多年生灌木或小乔木。幼嫩部分被白粉，绿色或稍呈紫色，无毛。单叶互生，具长柄；叶片盾状圆形，直径 15～60 cm，有时大至 90 cm，掌状分裂至叶片的一半以下，裂片 5～11，卵状披针形至长圆形，先端渐尖，边缘有锯齿，主脉掌状。圆锥花序与叶对生及顶生，长 10～30 cm 或更长，下部生雄花，上部生雌花；花单性同株，无花瓣；雄花萼 3～5 裂；雄蕊多数，花丝多分枝；雌花萼 3～5 裂；子房 3 室，每室 1 胚珠；花柱 3，深红色，2 裂。蒴果球形，有软刺，成熟时开裂。种子长圆形，光滑有斑纹。花期 5～8 月，果期 7～10 月。

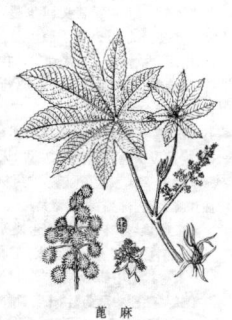
蓖麻

全国各地均有栽培。

本植物的叶（蓖麻叶）、种子所榨取的脂肪油（蓖麻油）和根（蓖麻根）亦供药用，另设专条。

【栽培】　生物学特性　喜温暖湿润气候，生长适宜温度为 20～28 ℃，种子发芽温度不低于 10 ℃，生长温度超过 35 ℃则生长受阻，幼苗遇春寒或秋寒易受冻害。出苗至果实成熟需 85～115 日。耐干旱，耐盐碱及弱酸土壤。以阳光充足、土层深厚、疏松肥沃、排水好的土壤栽培为宜。

繁殖方法　种子繁殖：选粒大、饱满、充分成熟的种子，用 45～50 ℃温水浸种 24 小时左右捞出，摊置于 20 ℃的室内催芽，待种子露白后，北方 4 月中旬，南方 2～3 月播种，穴播，按行株距各 65～100 cm 开穴，每穴播 4～5 粒，覆土，稍加镇压，浇水。

田间管理　出苗后，苗高 12～15 cm 时间苗、补苗，苗高 25 cm 时定苗，每次留壮苗 1～2 株，并结合松土除草、培土、施人畜粪肥，6～7 月再施 1 次，适当增施磷、钾肥。有 6 片真叶时，摘去主茎顶芽，促使侧枝生长。整枝修剪，控制植株生长，剥芽保花，去掉未成花序的嫩芽，7 月剪去营养枝，促秋籽成熟。对多年生蓖麻，可砍伐更新，离地面 30 cm 左右，将主干或一级大锯伐，保留 3～4 个侧芽，培育新枝。

病虫害防治　病害有根腐病，为害植株根部，使之发黑呈水溃状腐烂，植株枯萎；可喷撒石灰，并及时开沟排除积水。虫害有红蜘蛛，为害嫩梢；另有叶蝉、地老虎、棉铃虫、刺蛾、蓖麻夜蛾

为害。

【采收加工】　8～11 月蒴果呈棕色、未开裂时，选晴天，分剪下果序，摊晒，脱粒，扬净。

【药材】　蓖麻子 Ricini Semen　全国各地均产。

性状　种子椭圆形或卵形，稍扁，长 0.9～1.8 cm，宽 0.5～1 cm。表面光滑，有灰白色与黑褐色或黄棕色与红棕色相间的花斑纹。一面较平，一面较隆起，较平的一面有 1 条隆起的种脊，一端有灰白色或浅棕色突起的种阜。种皮薄而脆，胚乳肥厚，白色，富油性。子叶 2，菲薄。无臭。味微苦辛。

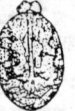
蓖麻子（种子）外形

鉴别　(1) 种子横切面：外种皮细胞 1 列，长方形，外被角质层，下为 3～4 列薄壁细胞，再下为 1 列栅状细胞，壁厚，木化。种皮为数列薄壁细胞，其中散有螺纹导管。胚乳和子叶均含有粉粒。

(2) 取本品（带种皮）粉末约 0.5 g，加 50%乙醇 5 ml，冷浸 2 小时，滤过。取滤液蒸至约 0.5 ml，用毛细管滴于滤纸上，喷以茚三酮试液，烘至现紫红色斑点（检查氨基酸)。

(3) 取本品粉末 1 g，加盐酸水溶液（pH2）10 ml，沸浸 30 分钟滤过。滤液浓缩至 1.5 ml，分为 3 份，分别于小试管中滴加碘化钾、碘化汞钾、碘-碘化钾试液各 2 滴，分别产生橘红、棕、棕红色沉淀（检查生物碱)。

【成分】　种子含蓖麻毒蛋白（ricin）及蓖麻碱（ricinine）。脂肪油含三酰甘油（油油三酯，triglyceride）及甘油酯（glycerol ester）、甾醇（sterol）、磷脂（phospholipid）、游离脂肪酸、碳氢化合物及蜡。甘油酯的脂肪酸中含蓖麻油酸（ricinoleic acid）、油酸（oleic acid）、亚油酸（linoleic acid）、硬脂酸（stearic acid）、棕榈酸（palmitic acid）；磷脂含量，其中磷脂酰乙醇胺（phosphatidyl ethanolamine）及其降解产物、磷脂酰胆碱（phosphatidyl choline）也是磷脂；磷脂的脂肪酸组成为：棕榈酸、硬脂酸、油酸、亚油酸而不含蓖麻油酸；游离脂肪酸含量，其中蓖麻油酸、十八碳二烯酸（octadecadienoic acid）、十八烯酸（octadecenoic acid）；蓖麻毒蛋白有蓖麻毒蛋白 D、酸性蓖麻毒蛋白（acidic ricin）、碱性蓖麻毒蛋白（basic ricin）、蓖麻毒蛋白 E 及蓖麻毒蛋白 T 等。种子还含凝集素（agglutinin）和脂肪酶（lipase）。种皮含 30-去甲羽扇豆-3β-醇-20-酮（30-norlupan-3β-ol-20-one)。

【药理】　1. 泻下作用　蓖麻油本身无刺激性，局部用于皮肤可作润肤剂，但内服后在小肠内可被胰脂酶水解生成蓖麻油酸和甘油，前者是一种不饱和羟基脂肪酸，与其他阴离子表面活性剂一样，可减少小肠对电解质和水分吸收，加快肠内容物输送速度，对空腹成人 4 ml 即可产生泻下作用，但常规用量为 15～60 ml，服后 2～6 小时可排出 1～2 次大量半固体粪便。由于蓖麻油作用于小肠，会影响营养物的吸收，一般只在需要迅速全肠道排空时才推荐应用，如进行肠道检查时。

2. 抗肿瘤作用　生蓖麻子灌胃，连续 30 日，对人肺癌裸小鼠移植瘤有明显抑制作用。蓖麻油提取物腹腔注射，对小鼠肉瘤 S_{180} 有较强的抑制作用，尤其当其包封于脂质中时，可使毒性明显下降，较大剂量时抑癌率可达 58%；对 ARS 腹水瘤的抑制作用亦十分显著，64%的小鼠腹水瘤被完全治愈，生命延长率大于 136%。小鼠静脉注射蓖麻毒蛋白（R），对艾氏腹水癌可显著减少腹水生成并延长小鼠存活时间；亦可使白血病 P_{388} 小鼠生存期延长，对吉田肉瘤也有抑制生长的作用。R 对小鼠骨髓瘤细胞蛋白合成的抑制作用比一般的蛋白合成明显，但环磷酰胺对对两者的抑制作用相等。提示与浆膜受体结合的 R 对细胞膜上或靠近细胞膜的蛋白质合成更为敏感。在体外，R 可抑制家兔网状细胞系选蛋白质合成，并与浓度相关，R 先将核蛋白体分解为两个肽链，其中一个有活性。R 抑制骨髓瘤蛋白质合成的作用部位是核糖体 60S

亚单位,使之失活,妨碍肽链延长而抑制蛋白质合成,只对真核生物的核蛋白体发生作用。R包含两条肽链。较长的A链对家兔网状红细胞的无细胞系统蛋白质合成具有很强的抑制作用,而较大的B链则无此活性。但B链可将R与细胞表面含半乳糖的受体结合,起载体作用。R与大肠杆菌的核蛋白体不易结合,但能与大鼠肝脏核蛋白体结合,B链也能与之结合,A链可与核蛋白体60s亚单位结合,但不能与40s亚单位结合。将具有细胞毒作用的R与可以特异性识别靶细胞表面相应抗原的单克隆抗体偶联构成免疫毒素,对靶细胞有特异性杀伤作用,可作为导向药物应用于某些肿瘤治疗。鼠单克隆抗体323/A₃能识别大多数人类乳腺表达的抗原,将323/A₃与R的A链结合形成的免疫毒素,0.1 μg/ml即可对此种人类癌细胞很敏感,可抑制其蛋白质合成。用非T非B淋巴细胞白血病患者外周淋巴细胞免疫获得MAb,与R联成免疫毒素,对Burkitt淋巴瘤细胞系的Raji细胞有选择性杀伤作用,IC_{50}为5×10^{-11} mol/L,而对不含靶抗原的对照细胞K_{562}没有明显杀伤,IC_{50}为10^{-8} mol/L,杀伤力比前者低500倍。游离的R对Raji细胞的IC_{50}为5×10^{-8} mol/L,杀伤力低1 000倍。因而,此种免疫毒素可作为肿瘤治疗的候选药物。将识别普通型急性淋巴细胞白血病抗原(CALLA)的单克隆抗体与R共价结合形成的免疫毒素,$10^{-9} \sim 10^{-8}$ mol/L能杀死99.9% Nalm-1细胞(为非T、非B白血病细胞系,CALLA阳性),而此免疫毒素对骨髓造血干细胞毒性不大。为临床使用此免疫毒素治疗白血病提供了可能。胃癌单克隆抗体McAb、MGb2与R的A链结合物对胃癌细胞具有很强的选择性杀伤作用。在1×10^{-9} mol/L浓度时对靶细胞蛋白质合成抑制率为71%,对非靶细胞几无抑制作用。游离的A链对靶细胞的杀伤作用要小100倍。R的A链与识别CD30的单克隆抗体HRS-1、HRS-3、HRS-4、Ki-1和Ber-H₂的免疫毒素可用于霍奇金病(Hodgkin病)。蓖麻凝集素可抑制HeLa细胞蛋白质合成,特异性抗蓖麻凝集素血清于这一中间环节,而特异性抗R血清则不能防止这一作用。蓖麻凝集素在体外对于经病毒变异产生的成纤维细胞(SV3T₃)蛋白质合成抑制所需的浓度为正常3T3所需浓度的0.02~0.01,此作用可被D-半乳糖或乳糖抑制,对RNA和DNA合成则无明显影响。

3. 抗艾滋病毒作用 重组的细胞表面分子CD4(rCD4)与R的活性亚单位的结合物,对艾滋病毒(HIV)感染的H₉细胞有特异性杀伤作用,而对未感染HIV的H₉细胞的杀伤力只有前者的1/1 000,此种特异杀伤作用可被rgp₁₂₀、rCD4所阻断。去糖基的R的A链与人类对HIV蛋白gp₄₁和P₂₄的单克隆抗体的免疫毒素2×10^{-9} mol/L,在体外对感染HIV的人T细胞具有细胞毒性。

4. 免疫反应 R可引起豚鼠过敏反应,苯海拉明可解救。R对猴、猫免疫过程中,由于其肝肾作用,首先使白蛋白水平下降,随后由于肝再生使白蛋白水平缓慢上升,γ球蛋白上升,相当于对R出现特异性抗体,β球蛋白显著降低,可能表明R对蛋白质合成的破坏作用。很可能由于抗原抗体相互作用的结果,在免疫过程中,R丧失了其致热原的作用。小鼠经绵羊红细胞(SRBC)免疫后产生的初次体液免疫功能,R对之有明显抑制作用。蓖麻凝集素能沉淀免疫球蛋白,可完全沉淀IgM,但仅沉淀IgG 10%,只与IgG_3发生反应,不与IgG反应。小鼠腹腔注R对巨噬细胞的吞噬功能有明显的抑制作用,静脉注射对猴E-玫瑰花结形成率有抑制,表明对细胞免疫也有一定的抑制作用。

5. 对心血管和呼吸系统的作用 麻醉猫静注R250~500 μg/kg,血压立即升高,脉搏增加快,潮气量增加,异丙肾上腺素兴奋β受体的作用减弱,其增加频率的作用被消除,降血压作用减弱;对静脉注射肾上腺素、去甲肾上腺素、乙酰胆碱、5-羟色胺和组胺引起的脉率变化,在应用R后均减少,但藜芦碱的α受

体兴奋反应仍然如常。静脉注射R 30 mg/kg,血压降至零,心跳停止于舒张期,出现潮式呼吸而死亡,心电图出现R-R间期延长,P波消失,T波倒置等现象。蓖麻碱口服亦能引起血压下降,呼吸抑制等。

6. 其他作用 大鼠皮下注射R 20 μg/kg,可致体温显著升高,但潜伏期很长,达3.5小时,持续时间亦很长,注射后6小时,体温仍维持在较高水平,灌服解热药如阿司匹林、非那西丁和氨基比林均有显著退热作用,氯丙嗪亦有退热作用。对家兔、豚鼠和猫也能引起发热,可用作动物发热模型,用于解热研究。家兔静脉注射或皮下注射R引起发热的同时,白细胞减弱;预先应用致热原使家兔白细胞减少时,R的致热作用减弱,反复皮下注射R,其致热作用减弱,表明对R产生耐受,但与LPS(脂多糖)之间并无交叉耐受现象。R可影响体外培养各类白细胞的呼吸,16.6~33.3 μg/ml可增加白细胞耗氧,3.3 μg/ml增加淋巴细胞耗氧,但0.3~3.3 μg/ml可减少单核细胞耗氧,66.6 μg/ml减少白细胞耗氧,16.6~33.3 μg/ml减少淋巴细胞耗氧。

7. 体内过程 ^{125}I标记的R,在体内不易被各种酶水解,故维持较久,水解后则很快排出。^{125}I标记的R,小鼠腹腔或静脉注射,5小时内在各组织和器官内均保持较高浓度,最高为脾,依次为肾、心、肝和胸腺,然后迅速下降,经10~12小时肝脏中消失,其他器官组织经10~30小时消失。主要由尿排出,排泄量在5~7小时达高峰。

毒性 小鼠灌服生蓖麻子的LD_{50}为4 557 mg/kg,制蓖麻子(蓖麻子与鸡蛋混合后加温100 ℃ 3小时,制成实验用蓖麻子)毒性明显减少,LD_{50}为10 g/kg。腹腔注射R和蓖麻凝集素对小鼠的LD_{50}分别为36.27和1.35 μg/kg。也有报道小鼠腹腔注射R的LD_{50}为16 μg/kg。小鼠腹腔或静脉注射R致死量后10小时至数日内死亡,特点是中毒过程较长,有时发生慢性痉挛、角弓反张、呼吸麻痹和腹泻。急性中毒血清氨基转移酶明显升高,肝组织中等脂肪变性,肝细胞呈灶状或带状坏死,慢性毒性试验中,对肝脏有损害,但较急性者轻;肾脏损伤是急慢性中毒死亡的主要原因。R日每日6.4 μg/kg,8日后,体重增长受到明显抑制,白细胞数明显降低;腹腔注射1.6和6.4 μg/kg后,骨髓多染性红细胞微核率明显增高,并与剂量相关,提示有明显的致突变作用。小鼠腹腔注射R每日6.4 μg/kg,8日后,体重增长受到明显抑制,白细胞数明显降低;腹腔注射1.6和6.4 μg/kg后,骨髓多染性红细胞微核率明显增高,并与剂量相关,提示有明显的致突变作用。

【炮制】 1. 蓖麻子 除去杂质,用时去壳,捣碎。

2. 蓖麻霜 取净蓖麻子仁,炒热研成细末,用多层吸油纸包裹,压榨去油,反复数次,至松散成粉不再黏结成饼为度,取出碾细。

饮片性状 蓖麻子参见"药材"项。蓖麻子霜为白色粉末,微显油性,味微苦、辛。

贮干燥容器内,蓖麻子霜密闭,置阴凉干燥处。

【性味】 甘、辛、平,小毒。归肝、脾、肺、大肠经。

1.《新修本草》:"甘、辛、平。有小毒。"

2.《品汇精要》:"性平、散,气之薄者,阳中之阴。"

3.《纲目》:"有毒,热。"

4.《雷公炮制药性解》:"入脾、大肠二经。"

5.《玉楸药解》:"味苦,气平。"

6.《本草再新》:"入肝、脾、肺三经。"

【功用主治】 拔毒,导滞,通络利窍。主治痈疽肿毒、瘰疬、乳痈、喉痹、疥癞癣疮、烫伤、水肿胀满、大便燥结、口眼㖞斜、跌打损伤。

1.《新修本草》:"主水癥。"

2.《日华子》:"治水胀腹满,细研水服。催生,敷产人手足心;疮痍疥癞,亦可研敷。"

3.《本草衍义补遗》:"能出有形质之滞物,故胎产、胞衣、余

骨、脓血者用之。"

4.《本草蒙筌》："其性善收，涂巅顶，收生肠脱肛甚捷；涂口眼喎僻，即牵正复元。驱卒仆风痫，消中满水胀，兼逐尸疰恶气，又主寒热风虚。"

5.《纲目》："主偏风不遂，失音口噤，头风耳聋，舌胀，喉痹，㾦喘，脚气毒肿，丹瘤，汤火伤，针刺入肉，女人胎衣不下，子肠挺出，开通关窍经络，能止诸痛，消肿追脓拔毒。"

6.《本草汇言》："逐痰涎。"

7.《江西中药》："通窍泻滞，用于便秘及外科。"

8.《东北常用中草药手册》："治乳腺炎。"

9.《陕甘宁青中草药选》："内服通便逐水，外用活血通络，去腐。"

10.《福建药物志》："治扭伤。"

【用法用量】 内服：入丸剂，1~5 g；生研或炒食。外用：捣敷或调敷。

【宜忌】 孕妇及便滑者禁服。本品内服外用均可能引起中毒，重者可危及生命。有报道外用蓖麻子还可致过敏性休克。

1.《本草蒙筌》："服过（蓖麻）者，一生忌食豆入喉，误犯之，顷刻作腹胀倾命。"

2.《本草经疏》："脾胃薄弱，大肠不固之人，慎勿轻用。"

3.《广西本草选编》："怀孕和经期妇女忌服。"

【选方】 1. 治痈疽、发背、附骨痈等症 用蓖麻子去皮，研为泥，旋摊膏药贴之，消肿散毒。（《普济方》白膏药）

2. 治喉痹 蓖麻子，取肉捶碎，纸卷作筒，烧烟吸之。（《医学正传》圣媒筒）

3. 治咽中疮肿 蓖麻子一枚（去皮），朴硝一钱，同研。新汲水作一服，连进二三服效。（《医准》）

4. 治瘰疬 蓖麻子炒熟，去皮，烂嚼，临睡服三二枚，渐加至十数枚。（《本草衍义》）

5. 治疠风，手指挛曲，节间痛不可忍，渐至断落 蓖麻一两（去皮），黄连一两（锉如豆）。以小瓶子入水一升，同浸，春夏三日，秋冬五日。以蓖麻子一枚，擘破，面东吞之。平旦时一服，渐加至四五枚，微利不妨，瓶中水少更添。忌动风食。（《医准》）

6. 治诸骨哽 蓖麻子七枚。去壳研细，入寒水石末，缠令干湿得所。以竹篦子挑二三钱入喉中，少顷以水咽之即下。（《魏氏家藏方》）

7. 治汤火伤 蓖麻子、蛤粉等分。末，研膏。汤损用油调涂，火疮用水调涂。（《养生必用方》）

8. 治面上雀子斑 蓖麻子、密陀僧、硫黄各二钱。上用羊髓和匀，临睡敷上，次早洗去。（《体仁汇编》）

9. 治诸般针刺入肉不出 用蓖麻子去壳烂研，先以帛衬伤处，敷上，频看，若见刺出即拔出。恐药紧弩出好肉，或加白梅肉同研敷尤好。（《卫生易简方》）

10. 治犬咬伤 蓖麻子五十粒。去壳，以井水研细，先以盐水洗咬处，次以蓖麻涂贴。（《袖珍方》）

11. 治十种水气，五盐癃气 蓖麻子去壳，用麻布包压去油，薄摊在木内内，仰放在锅中，水面上以锅排盖住煮三十余沸，得药无白色为度，取出。每服六钱，滚水化开，空心温服，不过二三剂，以小便利为效。（《古今医鉴》法蒸蓖麻膏）

12. 治小儿瘰疬 蓖麻仁三枚，棘刚子（去皮）三十枚，石燕子（烧）一枚，滑石（末）二钱，麝香（研）半钱匕。上五味捣研匀，稀面糊和丸，如绿豆大，每服十五丸，空心，煎灯心汤下。（《圣济总录》蓖麻丸）

13. 治风气头痛不可忍 乳香、蓖麻仁等分。捣饼，随左右贴太阳穴。（《纲目》）

14. 治耳聋 蓖麻一百颗（去皮），大枣十五枚（去核）。上二味熟捣，膏如枣大，纳耳中。（《千金方》）

15. 治口眼喎斜 蓖麻子仁七七粒。研作饼，右喎安在左手心，左喎安在右手心，却以铜盂盛热水，坐药上，冷却换，五六次即正。（《妇人良方》）

16. 治子宫脱下 蓖麻仁、枯矾等分。为末，安纸上托入，以蓖麻仁十四枚，研膏涂顶心。（《摘元方》）

17. 治难产及胞衣不下 取蓖麻子七粒，去壳研膏，涂脚心若胎及衣下，便速洗去，不尔子肠出；即以此膏涂顶，肠当自人。（《海上集验方》）

18. 治暴患脱肛 蓖麻子一两。烂杵为膏，捻作饼子，两指面大，贴囱上；如阴证脱肛，生附子末、葱、蒜同研作膏，依前法贴之。（《活幼心书》蓖麻膏）

【临床报道】 1. 治疗胃下垂 蓖麻子仁98%，五倍子2%两药按上述比例混匀，打成烂糊，制成直径约3 cm，厚1 cm的"蓖倍膏"药饼备用。用法：点准百会穴，剃去药饼大一块头发，用药饼紧贴百会穴上，用纱布细带扎住，不使移动。贴后甲早、中晚3次，以搪瓷杯盛半杯开水，将杯底置于药饼上热熨，每次10分钟左右，以温热而不烫痛皮肤为度。贴药1次，连续5昼夜内不需更换。共治疗61例，显效28例，好转18例，无效15例；总有效率为75.4%。在治疗过程中，除个别患者感头昏重外，其他尚无不良反应。部分患者在涂药热熨时，腹部有较强的牵引感觉，停止热熨后，牵引感觉即随之消失。可见热熨对胃的升提有很大关系。

2. 治疗鸡眼 蓖麻子1枚，去外壳，灰火内埋烧，以爆炸为度。患处以热水泡洗，刮去老皮，蓖麻子用手捏软，即趁热敷于患处，外以胶布固定，3~5日换药1次。结果：所治160个鸡眼中，次治愈94个，2次治愈52个，3次治愈14个。

【各家论述】 1.《纲目》："蓖麻仁，甘辛有毒，热，气味颇近巴豆，亦能利人，故下水气。其性善走，能开通诸经络穴道，故能治偏风失音，口噤、口目喎斜、头风、七窍诸病，不止于出有形之物而已。盖鹈鹕油能引药气入内，蓖麻油能拔病气出外，故诸膏多用之。一人病偏风，手足不举，时推用此油同羊脂、麝香、鲮鲤甲等药，煎而摩膏，日摩数次，一月余渐复，兼擦抆风化痰养血之剂，三月而愈。一人病手臂一块肿痛，亦用蓖麻捣膏贴之，一夜也愈。一人病气脚偏头痛，用此同乳香、食盐捣熘太阳穴，一夜痛止。一妇产后子肠不收，捣仁贴其丹田，一夜而上。此药外用累奏奇勋，但内服不可轻率尔。"

2.《本草经疏》："蓖麻，其力长于吸收，故能拔病气出外，其性善收，故能追脓拔毒，能出有形之滞物，又能通利关窍，故主水癥。"

3.《医林纂要》："蓖麻，泻肺气之下行，能决至高之水而下之，通关窍，正经络，调上下。或云服此毕生不能食卤豆，亦不然。"

4.《本草正义》："蓖麻，气味辛平，濒湖以为甘辛平，其实全无辛味；石顽以为温，颐且但用以消散外越肿块热各症，则知其性必是清凉，石顽之说亦非是。其性善走善散，丹溪以为能追取毒、拔邪外出，甚是不确；业师朱氏，兼治外疡，凡成毒提脓药中，从不用此，惟遏消阳痹红肿，及发瘰、瘰痈、乳痈等症，有家制千捶膏一方，专用蓖麻子仁杵细，和乳香、胶香、银朱、麝香成膏，即有红赤肿痛，势且酿脓者，亦可十消八九。则明消散之功，何可误认提擦外出。据《纲目》所载，一人偏风，手足不举，濒湖以油同麝香、鲮鲤甲作膏，摩之而愈，则真是风寒湿三气杂至之痹着关节者，所以有验，此辨症之不可模糊隐约者也。丹溪又以为能出有形之滞物，故取胎产胞衣，剥骨胀血者用之，则亦因其善走而速之使动耳。濒湖又谓一人病手臂一块肿痛，以此捣膏贴之，一夜而愈，则即走窜消散之功耳。"

5226 **蓖麻叶** bì má yè
《新修本草》

【基原】 为大戟科蓖麻属植物蓖麻的叶。

【原植物】 参见"蓖麻子"条。

【采收加工】 6～9 月采摘，鲜用或晒干。

【药材】 蓖麻叶 Ricini Communis Folium 各地广为栽培。

性状 叶片皱缩破碎，完整的叶展平后呈盾状圆形，掌状分裂，深达叶片的一半以上，裂片一般 7～9，先端长尖，边缘有不规则的锯齿，齿端基部脉体，下面被白粉。气微，味甘、辛。

【成分】 蓖麻叶含黄酮类化合物：芸香苷（rutin），槲皮素（quercetin），金丝桃苷（hyperoside），异槲皮苷（isoquercetin），槲皮素-3-葡萄糖苷（quercetin-3-gluco side），山柰酚（kaempferol），山柰酚-3-芸香糖苷（kaempferol-3-rutinoside），紫云英苷（astragalin），瑞诺苷（reynoutrin），（－）-表儿茶素〔（-)-epicatechin〕，还有机酸 2，5-二羟苯甲酸（2，5-dihydroxybenzoic acid），绿原酸（chlorogenic acid），新绿原酸（neochlorogenic acid），没食子酸（gallic acid）。还有其他成分：蓖麻碱（ricinine），N-去甲基蓖麻毒蛋白（N-demethylricine），蓖麻毒蛋白（ricin），维生素（vitamin）C，天冬酰胺（asparagine），内氨酰胺，甲硫氨酸，腊氨酸，缬氨酸等。油中的脂肪酸组成共轭二烯脂肪酸，主要为油酸（oleic acid），亚麻酸（linolenic acid），β-桐酸（β-elaeostearic acid），亚油酸（linoleic acid），还含饱和脂肪酸等。

【药理】 一般药理 叶的水浸液对正常及抑制状态的离体心脏，均能使心收缩力增强。叶、茎煎剂收缩血压下降、大鼠后肢血管扩张；对大鼠子宫、蟾蜍腹直肌有轻度兴奋作用。叶及其浸膏尚能杀灭蝇蛆及蚊类幼虫。

【药性】 苦、辛、平，小毒。
1.《纲目》：有毒。
2.《云南中草药》：辛、苦，寒。有毒。
3.《全国中草药汇编》：甘、辛，平，有小毒。

【功用主治】 祛风除湿，拔毒消肿。主治脚气，风湿痹痛，肌肤痒痹，痈疽肿毒，疥癣瘙痒，子宫下垂，脱肛，咳嗽痰喘。
1.《新修本草》：主脚气风肿不仁，捣蒸敷之。油涂并炙热，熨目上，止蛆尤验也。
2.《纲目》：治痰喘咳嗽。
3.《广东中药》：煎水外洗，治盗汗。
4.《东北常用中草药手册》：治疥癣、瘙痒。
5.《陕甘宁青中草药选》：清热利湿，消肿拔毒。
6.《广西本草选编》：治痈疮肿毒，乳腺炎，子宫下垂。
7.《全国中草药汇编》：消肿拔毒，止痒。
8.《广西民族药简编》：治脱肛，异物入肉不出，难产，三叉神经痛，急性结膜炎，冻疮。

【用法用量】 内服：煎汤，5～10 g；或入丸。外用：捣敷，或煎水洗；或热熨。

【选方】 1. 治脚气肿满 蓖麻叶（二斤）。上件药，细锉和匀，分为四度用。每度，以水三斗，煮取二斗，去滓，看冷暖，于避风处淋蘸。《圣惠方》
2. 治脚气从足至膝、胫肿满连骨疼痛或不仁者 用蓖麻子叶切蒸，薄裹，二三易即消。《卫生易简方》
3. 治痰攻手足，疼痛顽麻 蓖麻叶二斤，椒枝一斤。上件药细锉。以水二斗，煎取一斗，去渣。看冷热，避风淋蘸。《圣惠方》
4. 治鹤膝风初起 鲜蓖麻叶适量，放在蒸笼内蒸热，敷于患处，冷则更换。
5. 治痈肿初起 鲜蓖麻叶适量，加红糖少许，捣烂敷患处。（4、5方出自《安徽中草药》）
6. 治痈疖已溃 干蓖麻叶热水浸软贴患处，如有鲜叶更好。《中医药实验研究》
7. 治子宫不收（名瘈疾），有痛不忍者 蓖麻叶（有丫角者一两）。飞过白矾为末，以纸片摊匀托入。《世医得效方》
8. 治脱肛，子宫脱垂 蓖麻叶、石榴皮各等量。煎水熏洗患

处。《安徽中草药》
9. 治子宫下垂 用鲜蓖麻叶适量，捣烂炒热敷百会穴和关元穴。《广西本草选编》
10. 治阴道滴虫 鲜蓖麻叶2～3片。加水1 000 ml，煮沸后坐浴。《安徽中草药》
11. 治肾嗽痰涎 九尖蓖麻子叶三钱，飞过白矾二钱。上用猪肉四两，薄批，棋盘利开，掺药二味，荷叶裹，文武火煨熟。细嚼，白汤送下，后用干食压之。《世医神效名方》
12. 治年深日远，咳嗽涎喘，夜卧不安 经霜桑叶、经霜蓖麻叶、御米壳（去蒂，蜜炒）各一两。上为细末，炼蜜为丸，如弹子大。每服一丸，食后，白汤化下，日进一服。《普济方》无忧丸
13. 治肾囊肿大疝气痛 蓖麻叶和盐捣烂，敷脚底涌泉穴。《岭南采药录》
14. 治手足皲裂 夏天将蓖麻叶放手掌中搓烂，外搽。《宁夏中草药手册》

【临床报道】 治疗胃下垂 以蓖麻叶外敷治疗胃下垂 35 例，取得显著疗效。方法：采新鲜蓖麻叶洗净、晾干，冲烂备用。用时将少许蜂蜜和冲烂的蓖麻叶调匀，敷于脐中。每日 1～2 次，3 日为 1 个疗程，3 个疗程后做钡餐复查，作疗效观察记录。结果：3 个疗程结束，35 例患者共治愈 28 例，好转 4 例，未愈 3 例，总有效率 91.4%。

5227 蓖麻油 bì má yóu 《新修本草》

【基原】 为大戟科蓖麻属植物蓖麻的种子所榨取的脂肪油。

【原植物】 参见"蓖麻"条。

【药材】 蓖麻油 Ricini Oleum 我国各地均产。

性状 本品为几乎无色或微带黄色的澄清黏稠液体；气微，味淡而后微辛。

鉴别 （1）本品在乙醇中易溶，与无水乙醇、氯仿、乙醚或冰醋酸能任意混合。
（2）相对密度：在 25 ℃时应为 0.956～0.969。
（3）折光率：应为 1.478～1.480。
（4）酸值：应不大于 2.0。
（5）皂化值：应为 176～186。
（6）碘值：应为 82～90。
（7）检查其他种油类：取本品 1 g，加乙醇 4 ml，应澄清溶解，再加乙醇 15 ml，溶液不得发生浑浊。

【成分】 蓖麻油脂肪酸部分含顺式蓖麻酸（ricinoleic acid），棕榈酸（palmitic acid），硬脂酸（stearic acid），花生酸（arachidic acid），油酸（oleic acid），亚油酸（linoleic acid），亚麻酸（linolenic acid），二羟基硬脂酸（dihydroxystearic acid）；甘油酯的组成为三蓖麻酸酯类（triricinolein），二蓖麻酸酯类（diricinolens），单蓖麻酸酯类（monoricinolens）及非蓖麻酸酯类（nonricinoleins）。

【药理】 1. 抗癌作用 蓖麻油经提纯后的活性成分制成乳剂或多相脂质体，给接种 S_{180} 瘤细胞的小鼠腹腔注射，每日 200～400 mg/kg，连续给药 7 日，对小鼠 S_{180} 实体瘤具较强的抑制用，尤其将其包封于脂质体中时抑瘤率可达 76%，在较高剂量时抑瘤率可达 90%。每日 200 mg/kg 给接种 ARS 腹水癌细胞的小鼠注射，连续 7 日，亦能抑制 ARS 腹水癌的发生，64%的小鼠腹水癌被完全治愈。生命延长率大于 136%。
2. 引产作用 对妊娠 17 日（预产期前 4 日）的昆明小鼠，用蓖麻油和天然乳剂混合制成的乳剂 1 次灌胃 24 g/kg，24 小时内提前分娩率为 33.3%，24～48 小时内提前分娩率为 46.6%，总提前分娩率为 80%；1 次灌胃 14 g/kg，24 小时内无提前分娩，再次口服 14 g/kg，24～48 小时内提前分娩率 13%；1 次灌胃 8 g/kg，连续灌胃 3 次，均无提前分娩。而对照组全部在 96 小时后自然分娩，无提前者。说明本品对正常妊娠小鼠有明显的引产作用，并有

量效关系。蓖麻油加鸡蛋具有引产、催产、缩短产程和加强产力的作用，可使子宫处于良好的收缩状态，引产效果与催产素相近，但较催产素明显减少胎儿子宫内窘迫发生率，从而减少手术产率。

3. 对宫颈的作用　蓖麻油含有丰富的不饱和脂肪酸，与鸡蛋内的磷脂同服后在磷脂酶 A_2 作用下使体内前列腺素（PG）合成增加并释放，从而使子宫平滑肌收缩和宫颈扩张。此外前列腺素的产生可增加胶原酶的活性，从而使宫颈的结缔组织中的胶原纤维断裂、溶解和含量减少，使宫颈软化、宫颈管退缩。另外蓖麻油还可以使体内花生四烯酸的合成增加，促使 PG 合成和释放的增加。报道灌服蓖麻油引产的妊娠大鼠的羊膜和胎盘等组织的 PGE_2 水平均升高；报道蓖麻油引产成功组与自然分娩的孕妇一样，在产前、产时、产后的血反应酶和胎盘泌乳素均有增高。给妊娠 19 日大鼠口服蓖麻油乳剂 5 g，8 小时后处死，结果对妊娠晚期大鼠宫颈具有强烈而良好的扩张和软化作用，而对胎仔、胎盘无直接损伤作用。

毒性　蓖麻油乳剂的 LD_{50}＞40 g/kg，有稀便、竖毛现象。

【功用主治】　滑肠，润肤。主治肠内积滞、腹胀、便秘、疥癣癣疮、烫伤。

1.《新修本草》："主风虚寒热，身体疮痒浮肿，尸疰恶气，笞取油涂之。"

2.《本草蒙筌》："敷疥癣疮痍。"

3.《本草经读》："能轻泻。"

4.《广西民族药简编》："种子油涂患处，治烧烫伤，疥疮。"

5.《浙江药用植物志》："润肠通便。治肠内积滞，大便秘结。"

【用法用量】　内服：10～20 ml。外用：涂敷。

【宜忌】　胃弱者及孕妇禁服。

《本草经读》："极败胃，胃弱者切禁。"

【选方】　1. 治猥退风半身不遂，失音不语　蓖麻子脂一升，酒一斗。铜锅盛，脂着酒中，一日，煮之令熟，服之。《千金方》

2. 治舌塞喉口　蓖麻仁四十粒，去壳研油，涂纸上，作捻。烧烟熏之，未退再熏，以愈为度。《经验良方》

3. 治风口㖞　蓖麻油、巴豆油。上二味，等分，并相和。如右㖞即点左口角，如左㖞即点右口角。仍急观，方正，当急擢去药。《圣济总录》治风㖞方

【临床报道】　1. 解除便秘　临床观察 100 例长期卧床患者。随机分为治疗组（蓖麻油口服）与对照组（果导片口服）。选择标准：便秘 3 日以上者。蓖麻油服药剂量为每次 10～30 ml，果导药剂量每次 2～3 片，1 次 1 次。疗效比较结果：蓖麻油治疗组与果导片对照组总有效率相比，差异有非常显著性，表明蓖麻油通便效果明显优于果导片，而且结果肯定。用药后通便时间：两组用药后，蓖麻油治疗组通便时间为 4.65±1.50 小时，果导片对照组平均用药时间为 12.7±4.30 小时，差异有显著性，蓖麻油治疗组用药后开始通便时间比果导片对照组平均用药后 8 小时。

2. 晚期妊娠引产　应用蓖麻油餐进行晚期妊娠引产 120 例。治法：蓖麻油 30 ml，鸡蛋 2 枚，搅拌均匀，加热至全部凝固而油流未析出，稍凉后，晨起空腹顿服。若 24 小时内无产兆者于次晨重复使用。结果：120 例患者服药后，78 例在 24 小时内出现有效规律宫缩，36 例次日重复服药后在 48 小时内出现宫缩，6 例超过 48 小时无效。总有效率 95％。其中 12 例患者在产程中胎儿宫内窘迫、滞产、宫颈水肿及因素而行宫产率分娩，占 10％。副作用：口服蓖麻油餐无明显副作用，但部分孕妇服后恶心、呕吐及腹泻，一般呕吐 1～2 次，腹泻 3～5 次，不需处理均可好转；极少数腹泻达 10 次，多能耐受，不影响进食。未发现水、电解质紊乱，无心悸、发热及血压改变。临床实践证明，该方法有缩短产程、减少难产、降低围产儿死亡率的功效，效果良好。

蓖麻根 bì má gēn 《民间常用草药汇》

【基原】　为大戟科蓖麻属植物蓖麻的根。

【原植物】　参见"蓖麻子"条。

【采收加工】　春、秋季采挖，晒干或鲜用。

【成分】　蓖麻根含反-2-癸烯-4，6，8-三炔酸甲酯（methyl trans-2-decene-4, 6, 8-triynoate）、十三碳烯-3, 5, 7, 9, 11-五炔（1-tridecene-3, 5, 7, 9, 11-pentayne）、β-谷甾醇（β-sitosterol）等。

【药性】　辛、平，小毒。

【功用主治】　祛风解痉，活血消肿。主治破伤风、癫痫、风湿痹痛、风瘫、痈肿瘰疬、跌打损伤、脱肛、子宫脱垂、外伤出血。

1.《民间常用草药汇编》："治脱肛，散瘰疬，外敷疮毒。"

2.《陕甘宁青中草药选》："清热利湿，消肿拔毒。治风湿痹痛，跌打损伤。"

3.《广西本草选编》："治破伤风，脉管炎。"

4.《全国中草药汇编》："祛风活血，止痛镇静。主治风湿关节痛，破伤风，癫痫，精神分裂症。"

5.《广西民族药简编》："治小儿疳积，避孕，痢疾。水煎洗患处外痔。"

6.《福建药物志》："祛风活血。治子宫脱垂，口眼歪斜，便秘，疝肿，脓肿，异物入肉，扭伤。"

【用法用量】　内服：煎汤，15～30 g。外用：捣敷。

【选方】　1. 治破伤风　红骨蓖麻根 120～250 g，蝉蜕 15～30 g，九里香 30～60 g。水 1 000 ml，煎至 200 ml，分 3 次服，每日 1 剂。儿童剂量酌减。《广东省医药科技资料选编》

2. 治小儿惊风　红蓖麻鲜根 60～90 g。水煎服。《云南中草药》

3. 治瘰疬　白茎蓖麻根 30 g，冰糖 30 g，豆腐一块。开水炖服；渣捣烂敷患处。《福建中草药》

4. 治子宫脱垂　蓖麻根、棕榈根各 60 g，党参 15 g，猪膀胱 1 个。加水炖熟后，加红酒半杯调服。《福建药物志》

5. 治臌胀　蓖麻根 30 g，通打根 15 g。煨水服。《贵州草药》

【临床报道】　治疗癫痫　取红蓖麻根（红茎红叶者）60 g，鸡蛋 1～2 个，黑醋适量。先将鸡蛋破壳煮熟，再放入黑醋、蓖麻根水煎服。每日 1 剂，连服数日。据 38 例观察，19 例近期有效。

蓟罂粟 jì yīng sù 《新华本草纲要》

【异名】　老鼠竻《台湾药用植物志》。

【基原】　为罂粟科蓟罂粟属植物蓟罂粟的全草。

【原植物】　蓟罂粟 Argemone mexicana L.

一年生草本，高 30～100 cm，具苦味汁液。茎具分枝，散生刺，被白粉。基生叶密集；具长不足 1 cm 的短柄；叶片椭圆形，长5～20 cm，宽 2.5～7.5 cm，上面绿色，沿脉的两侧灰白色，下面灰绿色，两面沿脉散生刺，边缘羽状深裂，裂片具波状齿，齿尖有刺；茎生叶互生，无柄或半抱茎。花簇集排列成顶生花序；花梗极短；每花具 2～3 枚叶状苞片，长 1～3 cm，宽 1～1.5 cm；萼片舟形，具端具距，距尖有刺，外面散生少数刺，于开花时即脱落；花瓣 6，宽倒卵形，长 1.7～3 cm，黄色或橙黄色；花丝长约 7 mm，花药狭长圆形，开裂后弯成半圆形；子房长圆形，被黄褐色伸展的刺，花柱极短，柱头 3～6 裂，深红色。蒴果卵圆形，长 2.5～5 cm，宽 1.5～3 cm，被稀疏黄褐色的刺，4～6 瓣自先端开裂至全长 1/4～1/3。种子球形，具明显的网纹。花期 5～7 月，果期 6～8 月。

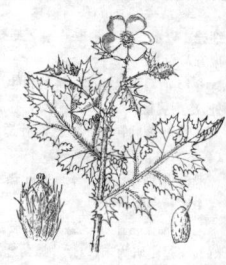

蓟罂粟

生于海拔 850～1 200 m 的田坝中或江边。福建、广东、海南、云南、台湾等地庭园栽培。或逸为野生；北京、河南等地偶见栽培。

本植物的种子（蓟罂粟子）和根（蓟罂粟根）亦供药用，另设专条。

【采收加工】 5～7 月采收，晒干。

【成分】 地上部分含别隐品碱（allocryptopine），原阿片碱（protopine），小檗碱（berberine），二氢血根碱（dihydrosanguinarine），二氢白屈菜红碱（dihydrochelerythrine），血根碱（sanguinarine），白屈菜红碱（chelerythrine），11-三十烷醇（triacontan-11-ol），6，11-三十烷二醇（triacontan-6，11-diol），去甲白屈菜红碱（norchelerythrine），隐品碱（cryptopine），左旋华紫堇碱（cheilanthifolin），左旋β-斯氏紫堇碱甲羟化物（β-scoulerine methohydroxide），左旋α-金罂粟碱甲羟化物（α-stylopine methohydroxide），左旋β-金罂粟碱甲羟化物（β-stylopine methohydroxide），6-丙酮基二氢血根碱（6-acetonyl dihydrosanguinarine），6-丙酮基二氢白屈菜红碱（6-acetonyl dihydrochelerythrine），网叶番荔枝碱（reticuline），唐松草福林碱（thalifoline），丙酮基斑点亚洲罂粟米定碱（acetonyl-reframidine），丙酮基隐掌叶防己碱（acetonyl-muramine），氧化白毛茛分碱（oxyhydrastinine）。花含黄酮类：异鼠李素（isorhamnetin），异鼠李素-3-葡萄糖苷（isorhamnetin-3-glucoside），异鼠李素-3，7-二葡萄糖苷（isorhamnetin-3，7-diglucoside），3-甲氧基槲皮素（3-methoxyquercetin），又含香草酸（vanillic acid）。

【药理】 1. 对心血管作用 α-别隐品碱能防止乌头碱引起的大鼠心律失常，作用远胜于奎尼丁。α 或 β 别隐品碱对实验性心律不齐的大鼠静脉注射 10 mg/kg，具有明显的抗心律不齐作用。α 的作用较 β 为强。对于氯化钙引起者，两者作用未见区别。且可防动物心肌中 K⁺ 的外流。

2. 抗菌作用 别隐品碱对葡萄球菌有强的抗菌活性。白屈菜红碱对一些细菌、真菌（如白念珠菌）及病毒均有抑制作用。

【药性】 辛、苦，凉。

【功用主治】《台湾药用植物志》：“鲜草为发乳剂。液汁治眼睑裂伤、皮肤病、梅毒、癫病及疣（台湾）。”“乳汁治水肿、黄疸病及皮肤病，利尿（印度）。”

【用法用量】 内服：煎汤，3～6 g。外用：捣汁涂。

5230 蓟罂粟子 《新华本草纲要》

【基原】 为罂粟科蓟罂粟属植物蓟罂粟的种子。

【原植物】 参见“蓟罂粟”条。

【采收加工】 果实成熟时采下果实，晒干，压破，除去果壳，取种子。

【成分】 种子含蓟罂粟素（argemexitin），5，7-二氢色酮-7-新橙皮糖苷（5，7-dihydrochromone-7-neohesperidoside），木犀草素（luteolin）及圣草酚（eriodictyol）等黄酮类化合物。

【功用主治】《台湾药用植物志》：“种子油治疝痛（台湾）。”“种子为催吐剂及泻剂，又种子作吸烟用治牙痛，种子亦为治梅毒之泻剂……鲜品之效最强，随干燥而减弱（印度）。”

【用法用量】 内服：煎汤，2～4 g。

5231 蓟罂粟根 《新华本草纲要》

【基原】 为罂粟科蓟罂粟属植物蓟罂粟的根。

【原植物】 参见“蓟罂粟”条。

【采收加工】 9～10 月采收，晒干。

【成分】 根含生物碱：别隐品碱（allocryptopine），原阿片碱（protopine），小檗碱（berberine），血根碱（sanguinarine），去甲血根碱（norsanguinarine）及黄连碱（coptisine）。还含β-谷甾醇（β-sitosterol）。

【功用主治】《台湾药用植物志》：“根煎服治淋病（台湾）。根粉末治绦虫（印度）。”

【用法用量】 内服：煎汤，3～6 g；研末，0.5～1.5 g。

5232 蓬蘽 péng léi 《本经》

【异名】 覆盆（《本经》），陵蘽、阴蘽（《别录》），割田藨（《纲目》），寒藨（《医林纂要》）。

【基原】 为蔷薇科悬钩子属植物灰白毛莓的果实。

【原植物】 参见“乌泡刺尾”条。

【采收加工】 9～10 月果实成熟时采收，晒干。

【药性】 甘、酸，温。归肝、肾经。

1.《本经》：“酸，平。”

2.《别录》：“咸，无毒。”

3.《食性本草》：“酸，甘。”

4.《本草正言》：“味甘、酸，气温。”

5.《医林纂要》：“酸，热。”

6.《药性考》：“入肝与肾。”

【功用主治】 补肾益精，缩尿。主治头目眩晕，多尿，阳痿，不育，须发早白，痈疽。

1.《本经》：“主安五脏，益精气，长阴令坚，强志倍力，有子，久服轻身不老。”

2.《别录》：“疗暴中风，身热大惊。”

3.《新修本草》：“耐寒湿，好颜色。”

4.《日用本草》：“缩小便，黑白发。”

5.《医林纂要》：“补肺，去寒。”

【用法用量】 内服：煎汤，6～15 g。

【选方】 1. 治阴火动眩晕者 蓬蘽（炒）、人参、白术、当归、黄芪各二钱，怀熟地二两。水煎，频频服之。

2. 治虚极欲脱，如坐舟车，真阳不足，上气喘气，气短自汗而眩晕，手足冷，脉沉细 蓬蘽（炒）、人参、大附子（童便制）各三钱，肉桂二钱，甘草一钱。煎服。（1、2 方出自《方脉正宗》）

3. 治疽〔疽〕病 三沙煮〔蓬〕蘽，取汁四斗，以酒继〔疽〕痈。（《五十二病方》）

4. 治须发早白 取蓬蘽筚取汁，合成膏，涂发。（《本草图经》）

【各家论述】《本草汇言》：“蓬蘽，养五脏，益精气之药也。此药虽养五脏，充足在肝，但肝主发生，又主疏泄，倘服食过多，性味有偏，发生急而疏泄多，未免有反激之患，而肝木自戕其体矣，慎之，慎之。”

5233 蓬子菜 péng zǐ cài 《救荒本草》

【异名】 黄牛衣（《江苏省植物药材志》），铁尺草（《四川常用中草药》），黄米花、柳夫绒蒿、疔膏蒿、鸡肠草（《东北常用中草药手册》），喇嘛黄（《沙漠地区药用植物》）。

【基原】 为茜草科猪殃殃属植物蓬子菜的全草。

【原植物】 蓬子菜 Galium verum L. 又名：黄牛尾（《江苏植物志》）。

多年生直立草本。根茎粗短，根圆柱形，粗长而弯曲。茎丛生，基部稍木质化，四棱形，幼时有柔毛。叶 6～10 片，轮生；叶片线形，长 1～5 cm，宽 1～2 mm，先端急尖，上面稍有光泽，仅下面沿中脉两侧被柔毛，边缘反卷。聚伞花序集成顶生的圆锥花序状，稍紧密或有灰白色细毛，花序梗有花；萼筒全部与子房愈合；花冠辐状，淡黄色，花冠筒极短，裂片 4，卵形；雄蕊 4，伸出；子房 2 室，花柱 2，柱头头状球形。花小，果双生，扁球形。花期 6～7 月，果期 8～9 月。

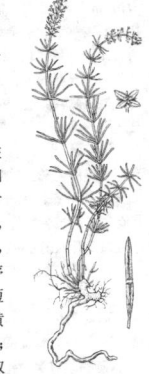

蓬子菜

生于山坡灌丛及旷野草地。分布于东北、西北至长江流域。

【采收加工】 7～9月采收，鲜用或晒干。

【药材】 蓬子菜 Galii Veri Herba 产于四川、江苏、陕西，以及东北等地。

性状 根圆柱形，弯曲，主根不明显，支根多条丛生于根茎，长约 15 cm，直径 0.2～0.5 cm。表面灰褐色或浅棕褐色，有细皱纹，外皮剥落处显出橙黄色木部。质稍硬。断面类白色或灰黄色，用扩大镜观察可见多数小孔，并有同心排列橙黄色环纹。气微，味淡。

【成分】 根含蒽醌类化合物甲基异茜草素樱草糖苷(rubiadin primeveroside)，蓬子菜根O糖苷(galiosin)即是紫茜素-3-羧酸樱草糖苷(purpurin-3-carboxylic acid primeveroside)，蓬子菜草苷(galeide)即是伪紫茜素葡萄糖苷(pseudopurpurin glucoside)，1, 3-二羟基-2-甲基甲基甲基蒽醌(1, 3-dihydroxy-2-methoxymethyl anthraquinone)，1, 3-二甲基羟-2-甲基蒽醌(1, 3-dimethoxy-2-hydroxy anthraquinone)，1, 3-二羟基-2-乙酰氧基甲基蒽醌(1, 3-dihydroxy-2-acetoxy anthraquinone)，1-羟基-2-羟甲基蒽醌(1-hydroxy-2-hydroxymethyl anthraquinone)，1, 3-二羟基-2-甲基蒽醌(1, 3-dihydroxy-2-methyl anthraquinone)，1-甲氧基-2-羟基蒽醌。

地上部分含环烯醚萜类成分：车叶草苷(asperuloside)，水晶兰苷(monotropein)，桃珊瑚苷(aucubin)，6-乙酰基鸡屎藤次苷(6-acetylscandoside)，鸡屎藤次苷甲醚(scandoside methyl ether)，去乙酰基交让木苷(deacetyldaphylloside)，都桷子苷(geniposide)；有机酸之类：根皮酸(phloretic acid)，2-哌啶酸(pipecolic acid)，绿原酸(chlorogenic acid)；黄酮类成分：芸香苷(rutin)，喇叭茶苷(palustroside)，槲皮素-3-葡萄糖苷(3-glucosylquercetin)，槲皮素-7-葡萄糖苷(7-glucosylquercetin)，槲皮素-3, 7-二葡萄糖苷(3, 7-diglucosyl quercetin)，木犀草素-7-葡萄糖苷(7-glucosylluteolin)。

开花期地上部分的环烯醚萜类成分：车叶草苷，水晶兰苷，鸡屎藤次苷(scandoside)，去乙酰基车叶草酸(deacetylasperulosidic acid)，都桷子苷酸(geniposidic acid)，交让木苷(daphylloside)，10-去乙酰基-10-对羟基苯丙酰基车叶草苷(10-deacetyl-10-p-hydroxy phenylpropionyl asperuloside)，3, 4-二氢车叶草苷(3, 4-dihydroasperuloside)。

另含挥发油，内含甲基香草醛(methylvanillin)，向日葵素(piperonal)。

【药理】 1. 镇痛、抗炎作用 蓬子菜具有降低毛细血管壁的通透性、改善微循环、抗炎消肿的作用。其有效成分芸香苷具有镇痛作用。

2. 抗菌、抗病毒作用 蓬子菜中有效成分车叶草苷对腐生镰刀菌、宫部旋孢腔菌、大肠杆菌和多黏芽胞杆菌表现一定的抑制作用。喇叭茶苷对金黄色葡萄球菌有抗菌作用，对大肠杆菌有微弱的作用，但对白念珠菌无作用。绿原酸浓度分别为0.05、0.1、0.4、0.8 mg/ml时，可分别体外抑制合胞病毒、柯萨奇 B₃ 型、腺病毒7型、腺病毒3型和柯萨奇 B₅ 型。水晶兰苷对 EB 病毒的活性有一定的抑制作用。对蓬子菜采用不同溶媒所得的提取物进行抑菌试验，结果表明：以水提取法抑菌效果最强，水提醇沉法略有抑菌作用，醇提法则无抑菌作用。

3. 抗肿瘤 无抗辐射作用的车叶草苷其偏高碘酸的氧化产物具有潜在的抗肿瘤作用，可对小鼠体内的白血病 P₃₈₈ 表现很强活性且强于苷经酶水解产生的苷元的活性。

4. 抗诱变性 车叶草苷中的饱和羰基对其抗诱变性有很大的帮助。

5. 对消化系统的作用 绿原酸可显著增强胃肠蠕动，促进胃液分泌及利胆，绿原酸的水解产物咖啡酸亦有利胆作用。芸香苷对胃黏膜有保护作用。芸香苷对实验性急性胰腺炎有保护作用。全草有利胆作用。其有效成分车叶草苷有缓泻作用。

6. 对心脑血管的作用 水晶兰苷对通过慢性悬吊张力引起的小鼠功能和认知能力下降有微弱的保护作用。芸香苷对心鼠脑缺血损伤模型及对肾脏缺血再灌注损伤的模型均有保护作用，对体外培养肝细胞、心肌细胞具有保护，对大鼠内囊血肿有治疗作用。有效成分车叶草苷具有降压作用。

7. 清除自由基作用 绿原酸和芸香苷具有清除自由基和脂质过氧化等作用。

8. 其他作用 车叶草苷对许多植物的生长均有抑制作用，芸香苷具有抗疲劳和耐缺氧作用。绿原酸的水解产物咖啡酸亦有升高白细胞的作用。绿原酸及其衍生物被确认是鼠肝微粒体中6-磷酸葡萄糖磷酸酶的特效性抑制剂，有助于降低非胰岛素依赖型糖尿病患者所表现出的较高的肝糖排泄速度。其新鲜植物的浸汁或煎剂，外用可治皮疹。

【药性】 微辛、苦、微寒。

1.《东北常用中草药手册》：“微辛、苦、寒。”

2.《四川常用中草药》：“性微寒，味淡、苦。”

3.《内蒙古中草药》：“味苦、甘，性平。”

4.《山西中草药》：“甘、苦、温。”

【功用主治】 清热解毒，通经，止痒。主治肝炎，腹水，咽喉肿痛，疮疖肿毒，跌打损伤，妇女经闭，带下，毒蛇咬伤，荨麻疹，稻田皮炎。

1.《东北常用中草药手册》：“消肿祛瘀，解毒止痒。主治急性荨麻疹，疮疖疔毒。”

2.《吉林中草药》：“活血通经，解毒，利尿。治肿折疮疖，跌打损伤，经闭，崩漏，带下，黄疸，蛇咬伤。”

3.《四川常用中草药》：“清热，解毒，行血，散瘀。治喉痹肿痛，跌打损伤，骨折，妇女血气痛，蛇咬伤等症。”

4.《内蒙古中草药》：“利尿，通经。主治经闭，腹水。”

【用法用量】 内服：煎汤，10～15 g。外用：捣敷；或熬膏涂。

【选方】 1. 治传染性肝炎 蓬子菜 30 g，茵陈 30 g，板蓝根 15 g。水煎服。(徐州《单方验方新医疗法选编》)

2. 治疖疮走黄 蓬子菜 15 g。黄酒煎，每日服 2 次，将渣捣烂敷患处。《吉林中草药》

3. 治急性荨麻疹 ① 蓬子菜 15 g，水煎服；或鲜品捣汁擦患处。《内蒙古中草药》 ② 蓬子菜、地肤子各 10 g，水煎服；或各30 g，水煎洗浴。《山西中草药》

【临床报道】 治疗下肢深静脉血栓形成 用蓬子菜注射液60 ml(20 ml/支)稀释于 5%葡萄糖 500 ml，缓慢滴注，每日 1 次，治疗 1 个月。每星期查 1 次出凝血时间，严密观察有无出血倾向。共观察 30 例。结果：临床治愈 10 例，显著好转 13 例，好转 5 例，无效 2 例，总有效率 93.33%。治疗后内踝静脉压力显著下降，血栓长度明显变短。提示蓬子菜具有抑制血栓形成，促进其溶解，降低毛细血管壁的通透性，改善微循环，抗炎消肿的作用。

5234 蓬莱草 péng lái cǎo 《泉州本草》

【异名】 凤梨草、旺梨草《泉州本草》，香梨仔草《全国中草药汇编》，旺梨癀、风梨癀《福建药物志》，痈症草《湖北中草药志》。

【基原】 为马鞭草科过江藤属植物过江藤的全草。

【原植物】 过江藤 Phyla nodiflora (L.) Greene[Lippia nodiflora (L.) Rich.] 又名：苦舌草《广州植物志》。

多年生匍匐草本。有木质宿根，多分枝，节上易生根；全株有紧贴丁字状短毛。叶近无柄，叶片匙形，倒卵形至倒卵状披针形，长 1～3 cm，宽 0.5～1.5 cm，基部狭楔形，小端有锐锯齿，先端钝或近圆形，两面均被毛。穗状花序腋生，圆柱形或卵形，具长 1～7 cm 的花序梗；苞片宽倒卵形，宽约 3 mm；花萼膜质；花冠白色，粉红色至紫红色；雄蕊 4，着生于花冠管的中部。

果实淡黄色,内藏于花萼内,成熟时分裂为 2 个小坚果。花、果期 6～10 月。

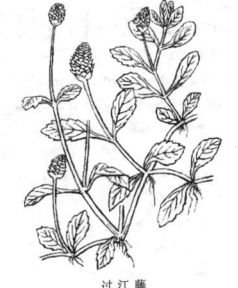

过江藤

生于海拔 300～1 880 m 的山坡平地与河滩等湿润处。分布于西南及江苏、福建、江西、湖北、湖南、广东、广西、台湾。

【栽培】 生物学特性 宜于温暖湿润和向阳的环境。以肥沃、疏松的砂质壤土为好。

繁殖方法 分枝繁殖,在 5～6 月间,将匍匐茎及新蔓扯起,每隔 3～4 节剪成 1 株,按行株距 25～30 cm 开穴,深 6～7 cm,每穴栽植 2 株,将 1～2 茎节埋压于土中,以利生根。

田间管理 种苗成活及每年早春返青后,进行中耕除草与追肥。

病虫害防治 病害有叶斑病。

采收加工 栽种当年 9～10 月采收。以后每年采收 2 次,第一次在 6～7 月,第二次在 9～10 月。鲜用或晒干。

【药材】 蓬莱草 Phylae Nodiflorae Herba 产于江苏、江西、福建、台湾、云南、湖北、广东、广西等地。

性状 茎细长,多分枝,直径约 2 mm;表面黄绿色或淡紫红色,有纵沟纹,具显著的节,节处有棕色须根。叶对生,无柄,叶片皱缩,完整者叶片呈倒卵状披针形,长 1～3 cm,宽 0.5～1.5 cm,先端钝尖近圆形,基部狭楔形,叶缘中部以上有锯齿,淡绿色,两面均有毛;纸质,易碎。有的在叶腋中可见短圆柱形的穗状花序或果。气微,味淡。

【成分】 过江藤含醌醇葡萄糖苷(quinol glucoside)、梾木苷(cornoside)。

花含黄酮类化合物:6-羟基木犀草素(6-hydroxyluteolin)、尼泊尔黄酮素(nepetin)、巴日达薇甘菊素(batatifolin)、6-羟基木犀草素-7-O-芹菜糖苷(6-hydroxyluteolin-7-O-apioside)、木犀草素-7-O-葡萄糖苷(luteolin-7-O-glucoside)。

【药性】 微苦,凉。

1.《广西本草选编》:"味酸、甘、微苦,性寒。"

2.《全国中草药汇编》:"微苦、辛,平。"

3.《湖南药物志》:"微苦、辛,凉。"

4.《湖北中草药志》:"淡,凉。"

【功用主治】 清热,解毒。主治咽喉肿痛、单双喉蛾,牙疳、泄泻、痢疾、痈疽疮毒,带状疱疹,湿疹、疥癣。

1.《广西本草选编》:"清热凉血,解毒消肿。主治狂犬咬伤,痢疾、痈疽肿毒、皮肤疥癣,湿疹、皮肤瘙痒。"

2.《全国中草药汇编》:"清热解毒,散瘀消肿。主治痢疾、急性扁桃体炎,咳嗽咯血,跌打损伤;外用治痈疽疔毒,带状疱疹,慢性湿疹。"

3.《福建药物志》:"清热解毒,消肿止痛。主治咽喉肿痛,颈淋巴结核,牙疳,蛀牙痛,秃疮,蛇头疔。"

4.《湖北中草药志》:"清热利湿,活血解毒。用于细菌性痢疾,肠炎。"

【用法用量】 内服:煎汤,鲜品 30～60 g;或捣汁。外用:水煎洗;或捣敷。

【选方】 1. 治牙疳 鲜过江藤 60 g,鸭蛋 1 个。水炖服。

2. 治细菌性痢疾,肠炎 鲜过江藤 120 g。水煎服;或捣烂绞汁,调糖或蜜温服。

3. 治带状疱疹 鲜过江藤捣烂取汁,调些雄黄敷患处。(1～

3 方出自《福建中草药》)

4. 治秃疮 过江藤烧灰存性,研末,调凡士林外敷。《福建药物志》

5. 治疯狗咬伤 鲜蓬莱草 60 g。捣烂绞汁泡酒服,渣敷患处,以伤愈为度。《泉州本草》

5235 **蓑草** suō cǎo 《重订草药纲》

【异名】 紫草《三农纪》,山草、山茅草《全国中草药汇编》。

【基原】 为禾本科拟金茅属植物拟金茅的全草或根茎。

【原植物】 拟金茅 Eulaliopsis binata (Retz.) C. E. Hubb.

多年生草本,秆高 40～70 cm。基部叶鞘密被白色长绒毛;叶片狭条形,宽 1～3 mm,卷折成针状。总状花序 2～4 枚,呈指状排列,密被淡黄褐色绒毛;穗轴逐节断落,节间与小穗梗具长柔毛;小穗成对,均结实且同形;无柄小穗长 4.5～8 mm,中部以下被乳黄色或棕黄色长柔毛;第一颖边缘稍内卷,先端钝或有 2～3 不规则的裂齿,第二颖有短芒;第二外稃的裂齿间伸出 1 稍弯曲的芒。5 月抽穗。

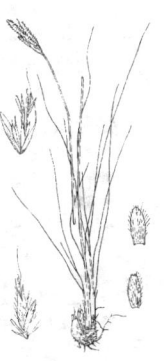

拟金茅

生于山坡路边。分布于华中、西南及陕西、台湾等地。

【采收加工】 5～7 月采收,晒干。

【药性】 甘、淡,凉。

1.《全国中草药汇编》:"甘、淡,平。"

2.《四川中药志》1982 年版:"甘,凉。"

【功用主治】 清热解毒、凉血散瘀。主治感冒,小儿肺炎,肺痨咯血,衄血,尿血,经行不畅,热淋,乳腺炎,荨麻疹,外伤出血。

1.《重庆草药》:"行气破血。治妇女血气干(瘀病得经),美人干(瘀病潮热,面现红晕)。"

2.《全国中草药汇编》:"清热消炎,平肝明目,止血。主治感冒,肝炎,小儿肺炎,乳腺炎,荨麻疹,产褥热,胃痛,外伤出血。"

3.《四川中药志》1982 年版:"止血散瘀,清热利尿。用于衄血,尿血,血滞经行不畅,热淋,小便不利。"

【用法用量】 内服:煎汤,15～30 g。

【选方】 1. 治美人干 蓑草根 60 g,红子根 500 g,红藤 120 g,小血藤根 30 g,茜草根 60 g,百节藕 120 g。炖五花肉服。《重庆草药》

2. 治瘀血阻滞,经行不畅,痛经 拟金茅 30 g,元宝草 9 g,月季花 9 g,地耳草 12 g。水煎服。

3. 治鼻衄,尿血,血淋 拟金茅 30 g,牛膝 15 g。水煎服。

4. 治热结膀胱,小便不利 拟金茅 30 g,车前草 15 g,水灯心 15 g。水煎服。(2～4 方出自《四川中药志》1982 年版)

5236 **蒿雀** hāo què 《本草拾遗》

【异名】 青头雀《东北动物药》。

【基原】 为雀科鹀属动物灰头鹀的肉或全体。

【原动物】 灰头鹀 Emberiza spodocephala Pallas

体长约 16 cm,嘴稍大。嘴呈粗短的圆锥形,上嘴褐色,下嘴淡黄色。虹膜褐色。嘴基周围及眼先黑色;雄鸟头顶、后颈、喉及上胸均灰绿色,其余上体大多橄榄绿色,翕羽具黑褐色羽干纹;翼和尾大多黑褐色,羽缘转浅;最外侧尾羽几全白,次 1 对具楔形白斑;上胸至尾下覆羽概为柠檬黄色,两胁具黑褐色纵纹。脚 4

趾，淡黄色。雌鸟羽、色略似雄者，仅头顶和后颈呈橄榄褐色，微带黑色纵纹；眉纹微棕色，喉与胸橄榄黄而具暗褐色斑点。

栖于山谷、河岸或平原沼泽地的疏林或灌木丛中，秋季多栖于草丛地带。食物为各种杂草及野生植物的种子，也吃谷类及昆虫等。分布于我国东北。迁徙时，遍布华北和华中，在华南各地越冬。

【采收加工】　春、秋季捕捉，捕杀后，除去羽毛及内脏，鲜用或晒干。

【药性】《本草拾遗》："甘，温，无毒。"

【功用主治】　1.《本草拾遗》："益阳道，补精髓。"

2.《东北动物药》："解毒，补益。治酒中毒、覃中毒，阳痿等。"

【选方】　1. 治酒中毒　青头雀 1 只。去毛及肠杂，烧焦研面，白水冲服。

2. 治阳痿　青头雀肉煮食。连续服用。(1、2 方出自《东北动物药》)

5237 蒿枝七 hāo zhī qī 《全国中草药汇编》

【异名】　飞蛾七《《万县中草药》》。

【基原】　为罂粟科绿绒蒿属植物椭果绿绒蒿的根。

【原植物】　参见"黄花绿绒蒿"条。

【采收加工】　6～10 月采挖，切片，晒干。

【药性】　辛，温，有毒。

1.《万县中草药》："温，辛，有毒。"

2.《全国中草药汇编》："性味淡，温，有小毒。"

【功用主治】　祛风除湿，消肿止痛。主治风湿关节疼痛，阴疽，及外伤出血。

【用法用量】　内服：煎汤，3～15 g。外用：研粉撒；或调敷。

【选方】　1. 治气虚　蒿枝七 15 g，泡参 30 g。炖肉服。《《全国中草药汇编》》

2. 治风湿冷痛　飞蛾七 3 g，附片 6 g，黄芪 30 g，桂枝 9 g。水煎服。

3. 治阴疽初起　飞蛾七、南星、半夏、川乌、草乌各适量。研细，蜂蜜调敷。(2、3 方出自《万县中草药》)

5238 蒺藜花 jí lí huā 《纲目》

【基原】　为蒺藜科蒺藜属植物蒺藜的花。

【原植物】　参见"刺蒺藜"条。

【采收加工】　5～7 月采收，阴干或烘干。

【功用主治】　主治白癜风。

【用法用量】　内服：研末，3～5 g。

【选方】　治白癜风　刺蒺藜花，阴干为末，每服二三钱，饭后以温酒调服。《《本草衍义》》

5239 蒺藜苗 jí lí miáo 《纲目》

【异名】　蒺藜蔓《《千金方》》。

【基原】　为蒺藜科蒺藜属植物蒺藜的茎叶。

【原植物】　参见"刺蒺藜"条。

【采收加工】　5～8 月采收，鲜用或晒干。

【成分】　叶含黄酮甙，槲皮素-3-龙胆二糖苷(quercetin-3-gentiobioside)，槲皮素-3-芸香糖苷(quercetin-3-rutinoside)，槲皮素-3-葡萄糖苷(quercetin-3-glucoside)，槲皮素-3-龙胆三糖苷(quercetin-3-gentiotrioside)，槲皮素-3-龙胆二糖苷-7-葡萄糖苷(quercetin-3-rhamno-gentiobioside)，槲皮素-3-龙胆二糖苷-7-葡萄糖苷(quercetin-3-gentiobioside-7-glucoside)，山柰酚(kaempferol)，山柰酚-3-葡萄糖苷(kaempferol-3-glucoside)，山柰酚-3-龙胆二糖苷(kaempferol-3-gentiobioside)，山柰酚-3-芸香糖苷(kaempferol-3-rutinoside)，山柰酚-3-对香豆酰葡萄糖苷(kaempferol-3-p-coumaroylglucoside)，山柰酚-3-

龙胆二糖苷-7-葡萄糖苷(kaempferol-3-gentiobioside-7-glucoside)，异鼠李素-3-葡萄糖苷(isorhamnetin-3-glucoside)，异鼠李素-3-龙胆二糖苷(isorhamnetin-3-gentiobioside)，异鼠李素-3-芸香糖苷(isorhamnetin-3-rutinoside)，异鼠李素-3-对香豆酰葡萄糖苷(isorhamnetin-3-p-coumaroylglucoside)，异鼠李素-3, 7-二葡萄糖苷(isorhamnetin-3, 7-diglucoside)，异鼠李素-3-龙胆二糖苷-7-葡萄糖苷(isorhamnetin-3-gentiobioside-7-glucoside)，异鼠李素-3-龙胆三糖苷-7-葡萄糖苷(isorhamnetin-3-gentiotrioside-7-glucoside)。

茎及叶含水溶性多糖 H，相对分子质量约为 10 万。甾体及其苷：原薯蓣皂苷元(protodioscin)，(5α, 25R)-螺甾烷-3, 6, 12-三酮〔(5α, 25R)-spirostan-3, 6, 12-trione〕，25R-4-螺甾烷-3, 6, 12-三酮(25R-spirostan-4-ene-3, 6, 12-trione)，替告皂苷元(tigogenin)，海柯皂苷元(hecogenin)，芰脱皂苷元(gitogenin)，核柯精酮(hecogenone)，25R-螺甾烷-4-烯-3, 12-二酮，海柯皂苷元 3-O-β-D-吡喃葡萄糖基(1→4)-β-D-吡喃半乳糖苷〔hecogenin 3-O-β-D- glucopyranosyl(1→4)-β-D-galactopyranoside〕，26-O-β-D-吡喃葡萄糖基-3-O-〔β-D-吡喃木糖基(1→3)〕〔β-D-吡喃半乳糖基(1→2)〕-β-D-吡喃葡萄糖基(1→4)-β-D-吡喃葡萄糖基-5α-呋甾-20(22)-烯-12-酮-3β, 26-二醇{26-O-β-D-glucopyranosyl-3-O-〔β-D-xylopyranosyl(1→3)〕〔β-D-galactopyranosyl(1→2)〕-β-D-glucopyranosyl(1→4)-β-D-glucopyranosyl〕-5α-furost-20(22)-en-12-one-3β, 26-diol}，26-O-β-D-吡喃葡萄糖基-3-O-〔β-D-吡喃木糖基(1→3)〕〔β-D-吡喃半乳糖基(1→2)〕-β-D-吡喃葡萄糖基(1→4)-β-D-吡喃葡萄糖基-5α-呋甾烷-12-酮-3β, 22, 26-三醇{26-O-β-D-glucopyranosyl-3-O-〔β-D-xylopyranosyl(1→3)〕〔β-D-galactopyranosyl(1→2)〕-β-D-glucopyranosyl(1→4)-β-D-glucopyranosyl〕-5α-furostan-12-one-3β, 22, 26-triol}，薯蓣皂苷(dioscin)及谷甾醇葡萄糖苷(sitosterol glucoside)。

【药理】　1. 对心血管系统的作用　蒺藜茎叶总皂苷制剂对猫和兔可增强其心脏收缩力，减慢心率，扩张冠状动脉和外周血管，并显示缓和的降压作用。

2. 抗动脉粥样硬化和抗血小板聚集作用　经口给家兔蒺藜叶总皂苷 10 mg/kg，连续 60 日，能显著降低实验性高胆固醇血症的胆固醇水平。此外，也具有阻止动脉、心肌及肝脏的脂质沉着作用。

3. 强壮与延缓衰老作用　蒺藜茎叶总皂苷口服160、240 mg/kg，共 6 日或 8 日，能增强小鼠耐高温和抗寒冷能力，延长小鼠游泳时间。口服 240 mg/kg，共 8 日，或腹腔注射 30、50 mg/kg，均引起大鼠肾上腺内维生素 C 含量明显下降。延长乏氧小鼠的存活时间，切除肾上腺后此作用不再复现。腹腔注射 50 mg/kg，共 9 日或 7 日，即可抑制注射大剂量氢化可的松引起的小鼠"耗竭"现象，又能使处于应激状态的大鼠肾上腺内维生素 C 的降低得以缓解，这些作用可能与肾上腺皮质功能有关，调节其功能免遭耗竭，这种强壮作用及其作用强度与人参皂苷为相似。

【药性】《本草经疏》："辛，入肝。"

【功用主治】　祛风，除湿，止痒，消痈。主治暑湿伤中，呕吐泄泻，鼻塞流涕，皮肤风痒，疥癣，痈肿。

1.《别录》："主风痒，可煮以浴。"

2.《纲目》："煮汤，洗疥癣风疮作痒。"

【用法用量】　内服：煎汤，5～10 g；或入丸、散；或捣汁服。外用：煎水洗；捣烂敷或熬膏搽。

【选方】　1. 治小儿呕吐不利　白蒺藜苗，研汁服。《普济方》

2. 治鼻塞多年，不闻香臭，水出不止　蒺藜子两握，以水一大盏，煮取半盏，仰卧，先满口含饭，灌人鼻中，不通再灌之，大嚏。《圣惠方》灌鼻蒺藜汁方)

3. 治痈肿　蒺藜蔓(净洗)三寸截之，取得一升。以水三升，

煮取二升,去滓,纳铜器中,煮取一升,纳小器中,煎如稠糖,取涂疮肿。《千金方》

4. 治蛲虫 蒺藜子并苗叶,阴干烧存性细研,每服二钱匕,食后煎芜黄酒调下,日三。《圣济总录》蒺藜茶)

5. 治蠼螋尿疮 熟捣蒺藜叶,以水和涂,燥复易之。《千金方》

5240 蒺藜根 jí lí gēn 《纲目》

【基原】 为蒺藜科蒺藜属植物蒺藜的根。

【原植物】 参见"刺蒺藜"条。

【采收加工】 9~11月挖根,晒干。

【成分】 根含皂苷,皂苷元有薯蓣皂苷元(diosgenin),芰脱皂苷元(gitogenin),绿莲皂苷元(chlorogenin),罗斯考皂苷元(ruscogenin)。根节含多种氨基酸,主要有谷氨酸,谷氨酰胺,冬氨酸,天冬酰胺等。

【功用主治】 主治牙齿外伤动摇。

【用法用量】 外用:研末搽。

【选方】 治打动牙齿 蒺藜根,烧灰贴,明牙即牢。《瑞竹堂经验方》蒺藜散)

5241 蒟酱 jǔ jiàng 《新修本草》

【异名】 枸酱(《汉书》),蒟子(《广志》),土荜茇(《食疗本草》),大荜茇(《成都县志》),蒟青、槟榔蒟(《岭南草药志》),青蒌、香蒌(《广东中草药》),芦子、大芦子(《云南中草药选》),青蒟、槟榔蒌(《全国中草药汇编》)。

【基原】 为胡椒科胡椒属植物蒟酱的果穗。

【原植物】 蒟酱 Piper betle L. 又名:浮留藤(《新修本草》),扶留藤、蒌叶(《纲目》)。

藤本,长达数米。枝梢近木质,茎绿常绿,攀缘,节上常生根。叶互生,大而厚,纸质至近革质,背面及嫩叶脉上有密细腺点;叶柄长 2~5 cm,被极细的粉状短柔毛;叶片阔卵形至卵状长圆形,上部的有时为椭圆形,长 7~15 cm,宽 5~11cm,先端渐尖,基部心形、浅心形或上部的有时钝圆,两侧相等至稍不等,腹面无毛,背面沿脉上被极细的粉状短柔毛,

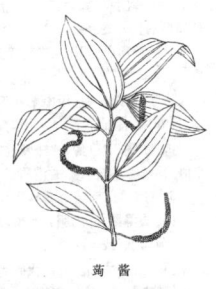
蒟酱

叶脉7条,最上1对通常对生,少有互生,离基 0.7~2 cm 从中脉发出,余者均基出,网状脉明显。花单性,雌雄异株;聚集成穗状花序;雄花序开花时几与叶片等长,花序轴被短柔毛;苞片圆形或近圆形,近无柄,盾状;雄蕊 2,花药肾形,2 裂,花丝粗,与花药等长或较长;雌花序长3~5 cm,花序轴密被柔毛,苞片与雄花序的相同;子房下部嵌生于肉质花序轴中并与其合生,柱头通常 4~5,披针形,被绒毛。浆果,先端稍凸,有绒毛,下部与花轴合生成为1柱状、肉质、带红色的果穗。花期5~7月。

生于阴湿森林中。分布于广东、广西、海南、云南、台湾等地。

本植物的叶(蒟酱叶)、叶经蒸馏而得的芳香油(蒌油)亦供药用,另设专条。

【采收加工】 秋后果实成熟时采摘,晒1日后又翻,纵剖为2,晒干。

【药材】 蒟酱 Piperis Betlis Fructus 主产于云南、广东、广西等地。

性状 果穗呈弯曲半圆柱形,由许多小浆果聚合而成,长 3~

12 cm。表面黑褐色,有凹凸不平的突起,切面淡棕色,具明显圆形种粒痕迹,有穗梗。质硬而脆,断面黄棕色或棕黑色,周围可见红棕色的种粒。气芳香,味辛辣。

鉴别 (1)浆果横切面:中果皮为类圆形细胞,排列疏松,有大型油室散在,内侧为 1 列排列整齐的类方形细胞。种皮由 2 层排列紧密的方形或长方形细胞组成,壁呈黄棕色,外层色较深,富油质。胚乳细胞富含油滴及淀粉粒。

(2)取本品粉末1g,加乙醚 5 ml,稀盐酸 2 滴,置水浴上加热2 分钟,滤过。滤液中加 3%碳酸钠溶液 1 ml,置水浴上加热 3 分钟,移于冰水浴中冷却,加重氮化试剂 1~2 滴,显红色。

【炮制】 《雷公炮炙论》:"凡使,采得后,以刀刮上粗皮,便捣,以生姜自然汁拌之,蒸一日了出,日干。每修事五两,用生姜汁五两,蒸干为度。"

【药性】 辛,温。归脾、胃、肺经。

1. 《新修本草》:"味辛,温,无毒。"

2. 《纲目》:"气热,味辛。阳也,浮也。"

3. 《食物中药与便方》:"辛、微甘,温。"

【功用主治】 温中下气,散结,止痛。主治脘腹冷痛,呕吐泄泻,虫积腹痛,咳逆上气,牙痛。

1. 《齐民要术》:"下气消谷。"

2. 《新修本草》:"主下气温中,破痰积。"

3. 《食疗本草》:"温散结气,治心腹中冷气。"

4. 《海药本草》:"主咳逆上气,心腹虫痛,胃弱虚泻,霍乱吐逆,解酒食味。"

5. 《药性考》:"温脾止泻。"

6. 《国药提要》:"健胃,祛痰,止泻。"

7. 《食物中药与便方》:"行气化痰,祛风散寒。"

【用法用量】 内服:煎汤 2~5 g。外用:研末搽。

【宜忌】 阴虚患者忌用。

【选方】 1. 治胃寒痛 蒟酱果 6 g。水煎加红糖温服。《食物中药与便方》

2. 治牙痛 蒟酱、细辛各半两,大皂荚五梃(去子,每孔人青盐,烧存性)。同研末,频搽吐涎。《御药院方》

3. 治皮肤湿疹、脚癣、股癣 蒟酱果。煎汤洗之。《食物中药与便方》

5242 蒟蒻薯 jǔ ruò shǔ 《广西药用植物名录》

【异名】 水狗仔(《广西中药志》),老虎须、山大黄(《全国中草药汇编》)。

【基原】 为蒟蒻薯科赤薜属植物箭根薯的根茎。

【原植物】 箭根薯 Tacca chantrieri Andre[T. minor Ridl.;T. esquirolii(Lévl.)Rehd.] 又名:大叶屈头鸡(《广西植物名录》),老虎叶(《中国高等植物图鉴》)。

多年生草本。根茎块状,环节明显,须根多数。叶基生,具长柄,柄长10~30 cm,基部扩展成鞘状抱茎,肉质;叶片长椭圆形,长 20~50 cm,宽 7~14 cm,先端渐尖,基部楔形,下延,全缘,上面绿色,下面浅绿色;主脉粗壮向下突出,侧脉羽状平行。花葶从叶丛中抽出,总苞片 4 枚,暗紫色;数朵花簇生,排列成伞形花序状,常下垂;苞片线形,内轮 10 cm左右,外轮 4 cm,内轮裂片较宽,先端具小尖头;雄蕊6,花丝顶部兜状;柱头弯曲成伞

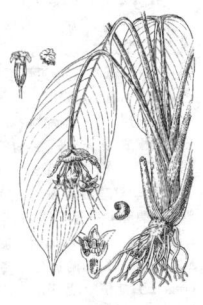
箭根薯

形,3裂,每裂片又2浅裂。浆果肉质,椭圆形,具6棱,成熟后紫褐色。种子肾形。花果期4～11月。

生于林下阴湿处。分布于湖南、广东、广西、贵州、云南等地。

本植物的叶(蒟蒻薯叶)亦供药用,另设专条。

【采收加工】 5～7月采挖,鲜用或切片晒干。

【成分】 根茎含甾体皂苷:薯蓣皂苷元-3-β-D-α-L-吡喃鼠糖基-(1→2)-[O-α-L-吡喃鼠李糖基-(1→3)]-O-β-D-吡喃葡萄糖苷(diosgenin-3-β-O-α-L-rhamnopyranosyl-(1→2)-[O-α-L-rhamnopyranosyl-(1→3)]-O-β-D-glucopyranoside),另含豆甾醇(stigmasterol)和胡萝卜甾(aucosterin),(25S)-5-螺甾烯-3β-基-O-α-L-吡喃鼠李糖基-(1→2)-O-[α-L-吡喃鼠李糖基-(1→3)]-β-D-吡喃葡萄糖苷{(25S)-spirost-5-en-3β-yl-O-α-L-rhamnopyranosyl-(1→2)-O-[α-L-rhamnopyranosyl-(1→3)]-β-D-glucopyranoside},(25S)-5-螺甾烯-3β-基-O-α-L-吡喃鼠李糖基-(1→2)-O-β-D-吡喃葡萄糖苷,(24S,25R)-24-羟基-5-螺甾烯-3β-基-O-α-L-吡喃鼠李糖基-(1→2)-O-[O-β-D-吡喃葡萄糖基-(1→4)-α-L-吡喃鼠糖基-(1→3)]-β-D-吡喃葡萄糖苷{(24S,25R)-24-hydroxy spirost-5-en-3β-yl-O-α-L-rhamnopyranosyl-(1→2)-O-[O-β-D-glucopyranosyl-(1→4)-α-L-rhamnopyranosyl-(1→3)]-β-D-glucopyranoside},(25S)-5-螺甾烯-3β-基-[O-β-D-吡喃鼠李糖基-(1→4)-O-α-L-吡喃鼠李糖基-(1→3)]-β-D-吡喃葡萄糖苷,(24S,25R)-24-羟基-5-螺甾烯-3β-基-O-α-L-吡喃鼠李糖基-(1→2)-O-[α-L-吡喃鼠李糖基-(1→3)]-β-D-吡喃葡萄糖苷。

【药性】 苦,凉,小毒。

1.《云南中草药》:"苦,微寒,小毒。"

2.《全国中草药汇编》:"苦,辛,凉。"

【功用主治】 清热解毒,理气止痛。主治胃肠炎、胃及十二指肠溃疡,消化不良,痢疾,肝炎,疮疖,咽喉肿痛,烧、烫伤。

1.《云南中草药》:"理气止痛,去瘀生新。主治胃、十二指肠溃疡,慢性胃炎,咽喉肿痛,疮疡肿毒。"

2.《全国中草药汇编》:"清热解毒。治肠炎,痢疾,消化不良,肝炎,流行性感冒,扁桃体炎,肺炎,疟疾,烧烫伤。"

【用法用量】 内服:煎汤,9～15 g。外用:捣敷。

【宜忌】 内服不可过量。孕妇禁服。

5243 蒟酱叶 jǔ jiàng yè 《新修本草》

【异名】 蒌叶《纲目》,蒟叶《本经逢原》,橹叶《纲目拾遗》,青蒌叶《岭南采药录》,青蒟叶《岭南采药志》。

【基原】 为胡椒科胡椒属植物蒟酱的叶。

【原植物】 参见"蒟酱"条。

【采收加工】 7～9月采收,晒干。

【药材】 蒟酱叶 Piperis Betlis Folium 主产于广东、广西等地。

性状 叶片常皱缩成团,展平后卵状长圆形,长8～13 cm,宽3～8 cm,先端尖,基部偏斜,全缘,上面灰绿色或黄色,带有银灰色斑点,下面浅黄绿色,主脉5条,侧脉网状;叶柄甚长,稍扭曲,有纵皱及纵沟。质脆,易碎而稍厚。杂存有少量茎枝,浅棕褐色,节膨大,有不定根痕。气香,味稍咸微辣,略有刺激性。

【成分】 叶含酚性物82.8%及非酚性物17.2%,其酚性物主要为胡椒酚(chavicol),蒌叶酚(chavibetol)以及烯丙基儿茶酚(allylcatechol)。此外,叶尚含亮氨酸,苯丙氨酸,丙氨酸,精氨酸,羟丁氨酸,丝氨酸,天冬氨酸,谷氨酸,甲硫氨酸,缬氨酸,酪氨酸,γ-氨基丁酸等氨基酸以及抗坏血酸(ascorbic acid),苹果酸(malic acid),草酸(oxalic acid),葡萄糖醛酸(glucuronic acid)等;其挥发油的成分主要为香荆芥酚(carvacrol),丁香油酚(eugenol),胡椒酚,烯丙基儿茶酚,对聚伞花素(p-cymene),1,8-桉叶素(cineol),丁香油酚甲醚(eugenol methylether),丁香烯

(caryophyllene),荜澄茄烯(cadinene),蒌叶酚乙酸酯(chavibetol acetate),烯丙基儿茶酚二乙酸酯(allylcatechol diacetate)。蒌叶根含β-谷甾醇(β-sitosterol)。

【药理】 1.抗菌作用 蒟酱水提物和醇浸膏水提物在试管内对金黄色葡萄球菌、白色葡萄球菌、大肠杆菌、变形杆菌、伤寒杆菌、枯草杆菌及绿脓真菌有明显抑制作用。

2.抗诱变作用 蒟酱叶的水和丙酮提取物能降低苯并芘和二甲苯并蒽的致突变作用,丙酮提取物作用强于水提取物。

3.抗生育作用 大鼠每日皮下注射蒟酱茎提取物30 mg/kg,共21日,使雌激素和雄激素依赖性靶器官重量减轻,而肾上腺、卵巢和睾丸中胆固醇增多。卵巢和睾丸均有明显的形态学改变。阴道涂片显示给药雌鼠动情期延长,给药雄鼠精子的量减少,功能减弱。雌雄鼠均不生育。

挥发油的药理作用,参见"蒌油"条。

【药性】 辛,温。

1.《新修本草》:"味辛香。"

2.《本经逢原》:"辛,温,无毒。"

3.《药性考》:"气味清香。"

4.《山草药指南》:"性温,味苦涩。"

5.《岭南草药志》:"气芳香,味辛、微甘,性温。"

【功用主治】 祛风寒,止咳喘,消肿。主治风寒咳嗽,哮喘,百日咳,脘腹胀痛,食滞纳呆,水肿,跌打伤肿,风湿骨痛,疮疡肿毒,囊痈,痔疮肿痛,汤火伤,风毒脚气,疥癣,湿疹瘙痒。

1.《纲目》:"解瘴疬,去胸中邪恶气,温脾燥湿。"

2.《本经逢原》:"下气温中,破瘀,散结气。"

3.《本草求原》:"祛风。洗风毒脚肿、疥癞。"

4.《岭南采药录》:"治风寒咳嗽,胞衣不下,马嘴疮及汤火伤。"

5.《岭南草药志》:"祛风,治寒咳,理外感。外用敷疮毒,熏痔疮,理跌打,杀蚰止痒。"

6.《海南岛常用中草药手册》:"疏风化痰,消肿。治肺病咳血,小便不利。"

7. 广州部队《常用中草药手册》:"祛风寒,止咳嗽。治风湿骨痛,胃寒痛,食滞不下,支气管哮喘。"

8.《广东中草药》:"祛风散寒,行气化痰,消肿止痒。治妊娠水肿,疥疮,皮肤湿疹,香港脚。"

9.《广西民族药简编》:"治产后风。"

【用法用量】 内服:煎汤,10～15 g;或鲜品捣汁。外用:研末掺;或煎汤洗;或鲜品捣敷。

【宜忌】 孕妇及阴虚火旺者慎服。

【选方】 1. 治风寒咳嗽 青蒌叶数块,和北杏仁、猪肉煎汤饮之。《岭南采药录》

2. 治百日咳 青蒟叶7片,糖冬瓜15 g。清水1碗,煎成半碗,温服。(广东阳春县《草药手册》)

3. 治妊娠水肿 蒟叶2片,煲瘦肉服。(《广东惠阳地区中草药》)

4. 治疖疮 青蒟适量,葱头1粒,豆豉5粒。捣烂敷患处。

5. 治痔疮 青蒟叶10片,榕树须150 g,皮硝15 g,枯矾3 g。上药煎水趁热熏洗患处,数次即愈。(4、5方出自《岭南草药志》)

5244 蒟蒻薯叶 jǔ ruò shǔ yè 《西双版纳傣药志》

【异名】 老虎须叶《西双版纳傣药志》。

【基原】 为蒟蒻薯科箭根薯属植物箭根薯的叶。

【原植物】 参见"蒟蒻薯"条。

【采收加工】 4～8月采收,鲜用。

【药性】 苦,凉,小毒。

【功用主治】 治淋巴结肿,深部脓肿。

【用法用量】 外用:鲜品捣敷。

蒲黄 pú huáng 《本经》

【异名】蒲厘花粉（《本草经集注》），蒲花（《江苏药用植物志》），蒲棒花粉（《新疆药材》），蒲草黄（《药材学》）。

【基原】为香蒲科香蒲属植物狭叶香蒲、宽叶香蒲、东方香蒲和长苞香蒲的花粉。

【原植物】 1. 狭叶香蒲 Typha angustifolia L.

多年生草本，高1.5～3 m。根茎匍匐，须根多。叶线形，宽5～8 mm。花小，单性，雌雄同株；穗状花序长圆柱形，褐色；雌花序离生，雄序在上部，长20～30 cm，雌花序在下部，长9～28 cm，具叶状苞片，早落；雄花具雄蕊2～3，基生毛较药长，先端单一或2～3分叉，花粉粒单生；雌花具小苞片，匙形，较柱头短，茸毛早落，柱头线形或线状长圆形。果穗直径10～15 mm，坚果细小，无槽，不开裂，外果皮不分离。花期6～7月，果期7～8月。

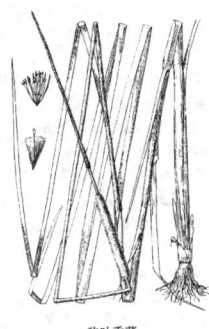

狭叶香蒲

生于浅水。分布于华北、东北、华东、西北及河南、湖北、广西、四川、贵州、云南等地。

2. 宽叶香蒲 T. latifolia L.

与狭叶香蒲区别在于：叶阔线形，长约1 m，宽10～15 mm，先端近圆，基部鞘状，抱茎。穗状花序圆柱形，雌雄花序紧相连接，雄花序在上，长8～15 cm，雌花序在下，长约10 cm，直径约2 cm，具2～3叶状苞片，早落；雄花具雄蕊3～4，花粉粒为4合体；雌花基部无小苞片，具多数基生的白色长毛。果穗细，坚果细小，常于水中开裂，外果皮分离。

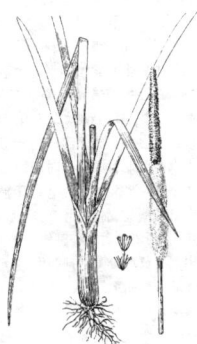

宽叶香蒲

生于河流两岸、池沼等水边，以及沙漠地区浅水滩中。分布于华北、东北、西南及河南、陕西、新疆等地。

3. 东方香蒲 T. orientalis Presl

与前两种的不同点在于：叶条形，宽5～10 mm，基部鞘状抱茎。穗状花序圆柱状，雌花序与雌花序彼此连接；雄花序在上，长3～5 cm，雄花有雄蕊2～4，花粉粒单生；雌花序在下，长6～15 cm，雌花无小苞片，有多数基生的白色长毛，毛与柱头等长，柱头匙形，不育雄蕊棍棒状。小坚果有1纵沟。

生于水旁或沼泽中。分布于华北、东北、华东及湖南、广东、贵州、云南、陕西等地。

4. 长苞香蒲 T. angustata Bory et Chaub.

与以上种类区别在于：叶

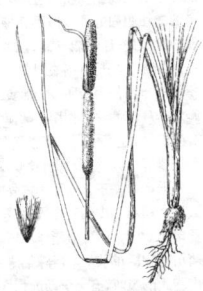

东方香蒲

条形，宽6～15 mm，基部鞘状，抱茎。穗状花序圆柱状，粗壮，雌雄花序共长达50 cm，雌花序和雄花序分离，雄花序在上，长20～30 cm，雄花具雄蕊3，毛长于花药，花粉粒单生；雌花序在下，比雄花序为短，雌花的小苞片与柱头近等长，柱头条状长圆形，小苞片与柱头均比毛长。小坚果无沟。

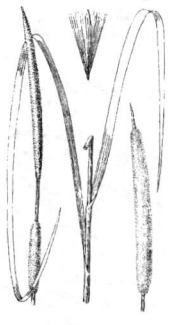

长苞香蒲

生于池沼、水边。分布于华北、东北、华东及四川、陕西、甘肃、新疆等地。

本植物的全草（香蒲）、果穗茸毛（蒲棒）、带有部分嫩茎的根茎（蒲荑）、花粉经筛选蒲黄后剩下的花蕊毛茸等杂质（蒲黄滓）亦供药用，另设专条。

【栽培】 生物学特性 喜温暖湿润气候及潮湿环境。以选择向阳、肥沃的池塘边或浅水处栽培为宜。

繁殖方法 分株繁殖。3～4月，挖起蒲黄发新芽的根茎，分成单株，每株带有1段根茎或须根，选浅水处，按行株距50 cm×50 cm栽种，每穴栽2株。

田间管理 栽后注意浅水养护，避免淹水过深和失水干旱，经常清除杂草，适时追肥。4～5年后，因地下根茎生长较快，根茎拥挤，地上植株也密，需翻兜另栽。

【采收加工】 栽后第二年开花增多，产量增加即可开始收获。6～7月花期，待雄花花粉成熟，选择晴天，用手把雄花勒下，晒干搓碎，用细筛筛去杂质即成。

【药材】 蒲黄 Typhae Pollen 狭叶香蒲主产于江苏、浙江、河南、山东、安徽、湖北等地；宽叶香蒲产于东北、四川、陕西等地；东方香蒲产于贵州、山西、山东、东北等地；长苞香蒲产于东北、山西等地。

性状 本品为黄色粉末。体轻，放水中则飘浮水面。手捻有滑腻感，易附着手指上。气微，味淡。

鉴别 (1)粉末特征：黄色。花粉粒类圆形或椭圆形，直径17～29 μm，表面具网状雕纹，周边轮廓线光滑，呈凹波状或齿轮状，具单孔，不甚明显。

(2)取本品0.1 g，加乙醇5 ml，温浸，滤过。取滤液1 ml，加盐酸2～3滴，镁粉少许，溶液渐显樱红色（检查黄酮）。

(3)取本品0.2 g，加水10 ml，温浸，滤过。取滤液1 ml，加三氯化铁试液1滴，显浅绿棕色。

(4)薄层色谱：取本品粉末2 g，加80%乙醇30 ml，加热回流1小时，滤过，滤液蒸干，残渣加醋酸乙酯10 ml，加热使溶解，滤过，滤液浓缩至约2 ml，作为供试品溶液。另取异鼠李素对照品，加醋酸乙酯制成每1 ml含1 mg的溶液，作为对照品溶液。吸取供试品溶液10～15 μl、对照品溶液5 μl，分别点于同一硅胶 GF$_{254}$ 薄层板上，以甲苯-醋酸乙酯-甲酸(5:2:1)为展开剂，展开，取出，晾干，置紫外光灯(254 nm)下检视。供试品色谱中，在与对照品色谱相应的位置上，显相同颜色的斑点。

取本品粉末2 g，加80%乙醇50 ml，冷浸24小时，滤过，滤液蒸干，残渣加水5 ml使溶解，滤过，滤液加水饱和的正丁醇提取2次（每次5 ml），合并提取液，浓缩至干，残渣加乙醇2 ml使溶解，作为供试品溶液。另取异鼠李素-3-O-新橙皮糖苷和香蒲新苷对照品，加乙醇制成每1 ml各含1 mg的溶液，作为对照品溶液。吸取供试品溶液5～10 μl、对照品溶液5 μl，分别点于同一硅胶 GF$_{254}$ 薄层板上，以醋酸乙酯-丁酮-甲酸-水(5:3:1:1)为展开剂，展开，取出，晾干，置紫外光灯(254 nm)下检视。供试品色谱中，在与对照品色谱相应的位置上，显相同颜色的斑点。

品质标志 《中华人民共和国药典》2010年版规定：照高效液相色谱法测定，本品含异鼠李素-3-O-新橙皮苷($C_{28}H_{32}O_{16}$)和香蒲新苷($C_{34}H_{42}O_{20}$)的总量不得少于0.50%。

【成分】 1. 狭叶香蒲 花粉主含黄酮类成分：香蒲新苷(及水仙苷)(typhaneoside)即异鼠李素-3-O-2G-α-L-吡喃鼠李糖基(1→2)-α-L-吡喃鼠李糖基(1→6)-β-D-吡喃葡萄糖苷〔isorhamnetin-3-O-2G-α-L-rhamnopyranosyl(1→2)-α-L-rhamnopyranosyl(1→6)-β-D-glucopyranoside〕，山柰酚-3-O-2G-α-L-吡喃鼠李糖基(1→2)-α-L-吡喃鼠李糖基(1→6)-β-D-吡喃葡萄糖苷〔kaempferol-3-O-2G-α-L-rhamnopyranosyl(1→2)-α-L-rhamnopyranosyl(1→6)-β-D-glucopyranoside〕，异鼠李素-3-O-α-L-鼠李糖苷(1→2)-β-D-葡萄糖苷〔isorhamnetin-3-O-α-L-rhamnosyl(1→2)-β-D-glucoside〕，山柰酚-3-O-α-L-吡喃鼠李糖基(1→2)-β-D-葡萄糖苷〔kaempferol-3-O-α-L-rhamnosyl(1→2)-β-D-glucoside〕，槲皮素-3-O-α-L-鼠李糖苷(1→2)-β-D-葡萄糖苷〔quercetin-3-O-α-L-rhamnosyl(1→2)-β-D-glucoside〕，槲皮素(quercetin)，山柰酚(kaempferol)，异鼠李素(isorhamnetin)，柚皮素(naringenin)。还含甾醇类成分：β-谷甾醇(β-sitosterol)，β-谷甾醇葡萄糖苷(β-sitosterol glucoside)，β-谷甾醇棕榈酸酯(β-sitosterol palmitate)。又含7-甲基-4-三十烷酮(7-methyl-4-triacontanone)，6-三十三烷醇(6-tritriacontanol)，二十五烷(pentacosane)。还含多糖 TAA、TAB、TAC，相对分子质量分57 000、80 000、86 000。另含天冬氨酸，苏氨酸，丝氨酸，谷氨酸，缬氨酸，精氨酸，脯氨酸，胱氨酸，色氨酸等氨基酸和钛、铝、硼、镉、铬、铜、汞、铁、磷、钾、磷、硫、硒、锌等微量元素。又含挥发油，其中主要成分为：2、6、11、14-四甲基十九烷(2、6、11、14-tetramethylnonadecane)，棕榈酸甲酯(methyl palmitate)，棕榈酸(palmitic acid)，还含2-十八烯醇(2-octadecenol)，2-戊基呋喃(2-pentylfuran)，β-蒎烯(β-pinene)，8、11-十八碳二烯酸甲酯(methyloctadeca-8、11-dienoate)，1、2-二甲氧基苯(1、2-dimethoxybenzene)，1-甲基萘(1-methyl naphthalene)，2、7-二甲基萘(2、7-dimethylnaphthalene)等共63个组分。

2. 宽叶香蒲 花粉主含黄酮类成分：柚皮素，异鼠李素，槲皮素，异鼠李素-3-O-(2G-α-L-吡喃鼠李糖基)-芸香糖苷〔isorhamnetin-3-O-(2G-α-L-rhamnopyranosyl)-rutinoside〕即香蒲新苷，槲皮素-3-O-α-L-吡喃鼠李糖基(1→2)-〔α-L-吡喃鼠李糖基(1→6)〕-β-D-吡喃葡萄糖苷(quercetin-3-O-α-L-rhamnopyranosyl(1→2)-〔α-L-rhamnopyranosyl(1→6)〕-β-D-glucopyranoside)，异鼠李素-3-O-芸香糖苷(isorhamnetin-3-O-rutinoside)即水仙苷(narcissin)，异鼠李素-3-O-新橙皮苷(isorhamnetin-3-O-neohesperidoside)，山柰酚-3-O-新橙皮苷(kaempferol-3-O-neohesperidoside)。又含与狭叶香蒲相同的多种氨基酸。还含狭叶香蒲类似的微量元素，但缺钛而多钴、铅。又含有机酸：甲酸(formic acid)，乙酸(acetic acid)，丙酮酸(pyruvic acid)，乳酸(lactic acid)，苹果酸(malic acid)，琥珀酸(succinic acid)，枸橼酸(citric acid)。

3. 东方香蒲 花粉含5α-豆甾醇-3、6-二酮(5α-stigmastan-3、6-dione)，D-赤藓醇(D-erythritol)，柚皮素(naringetin)，异鼠李素-3-O-α-L-鼠李糖苷(1→2)-β-D-葡萄糖苷，香蒲新苷，异鼠李素，胡萝卜苷(daucosterol)，棕榈酸(palmitic acid)，棕榈酸乙酯(ethyl palmitate)，棕榈酸甘油酯(glyceryl palmitate)，三十一烷醇-6(hentriacontanol-6)，赤藓醇(D-erythritol)，1个以二十二烷酸和二十四烷酸为主的饱和脂肪酸的混合物，槲皮素，柚皮素，异鼠李素。

4. 长苞香蒲 花粉主含黄酮类成分：柚皮素，异鼠李素-3-O-α-L-吡喃鼠李糖基(1→2)-〔α-L-吡喃鼠李糖基(1→6)〕-β-D-葡萄糖苷，槲皮素-3-O-α-L-吡喃鼠李糖基(1→2)-〔α-L-吡喃鼠李糖基(1→6)〕-β-D-葡萄糖苷，异鼠李素-3-O-(2G-α-L-吡喃鼠李糖基)芸香糖苷，槲皮素-3-O-(2G-α-L-吡喃鼠李糖基)芸香糖苷，异鼠李素-3-O-新橙皮苷，山柰酚-3-O-新橙皮苷，香蒲新苷。雌花序中分得异鼠李素，槲皮素，异鼠李素-3-O-芸香糖苷和香蒲苷，后者中糖元和糖的联接方式是异鼠李素-3-O-葡萄糖，鼠李糖，鼠李糖苷。花粉中还含甾醇类成分：β-谷甾醇，β-谷甾醇棕榈酸酯，5α-豆甾烷-3、6-二酮(5α-stigmastan-3、6-dione)。又含烷及烷醇类成分：二十五烷，6-三十一烷醇(6-hentriacontanol)，6、21-二十九烷二酮(6、21-nonacosanediol)，6、8-二十九烷二醇(6、8-nonacosanediol)，6、10-二十九烷二醇(6、10-nonacosanediol)。又含缬氨酸，天冬氨酸，亮氨酸，丙氨酸，赖氨酸，组氨酸等氨基酸与狭叶香蒲类似的微量元素，但缺铁而多铊、砷。雌花序中含香草醛(vanillic acid)，反式的对羟基桂皮酸(p-hydroxycinnamic acid)，原儿茶酸(protocatechuic acid)，琥珀酸，对羟基苯甲醛(p-hydroxybenzaldehyde)，甘露醇(mannitol)，反式-3-(4-羟基苯基)-丙烯酸-2、3-二羟基丙酯〔3-(4-hydroxyphenyl)-propenoic acid-2、3-dihydroxypropyl ester〕，棕榈酸，硬脂酸(stearic acid)，花生四烯酸(arachidonic acid)，香蒲酸(typhic acid)。

【药理】 1. 对心血管系统的作用 蒲黄花粉水提取沉液对离体兔心有明显增加冠脉流量的作用，注射垂体后叶素使冠脉收缩后，这一作用更为明显；同时心电图也有改善。蒲黄水煎剂以蒲黄为主的复方心脉Ⅲ号水煎剂可使金黄地鼠夹囊膜微循环小动脉血流速度加快，毛细血管开放数增加；对小鼠心肌微循环也有改善作用。静脉注射蒲黄制剂对家兔心肌损害有保护作用。家兔左室支动脉结扎形成急性心肌梗死模型，用蒲黄治疗后，可使心肌梗死范围缩小，病变减轻。从长苞香蒲花粉中提取分离的水仙苷能明显保护垂体后叶素诱导的大鼠心肌缺血，增加小鼠心肌[86]Rb摄取率，推测与水仙苷的钙拮抗作用有关。大剂量蒲黄具有抗低氧缺氧作用，提高动物对减压缺氧的耐受力。蒲黄醇提取物可延长夹闭气管小鼠和结扎颈动脉小鼠的电消失时间，可使小鼠异丙肾上腺素增加氧耗致缺氧、毛静脉注射空气的存活时间延长。还可使缺氧、肝超氧化物歧化酶恢复或接近正常水平，提高脑组织和动脉的血氧分压，降低氧耗量及乳酸含量。蒲黄的水提取沉制剂中经阳离子树脂吸附部分(简称阳树脂吸附部分)能使犬心肺制备的单位时间输出量增加，主动脉压升高，中心静脉压下降，心率增快，心电图T波改善，心功能指数提高，但每搏排血量无明显变化。蒲黄提取物对离体蛙心、兔心有可逆性的抑制作用，高浓度时使心脏停搏于舒张状态；并有兴奋豚鼠心房的作用。蒲黄对心脏的抑制作用，可能与蒲黄中所含的槲皮素(亦是胆碱酯酶抑制剂)有关。蒲黄内黄酮类化合物异鼠李苷Ⅰ(粗品)和槲皮素有升高心肌cAMP含量的作用。蒲黄提取物对兔耳血管有扩张作用。蒲黄水提取物5 g(生药)/kg给大鼠腹腔注射，能预防丙肾上腺素引起的心室纤颤和猝死以及氯化钡快速灌注引起的心律失常。

2. 降血脂及抗动脉粥样硬化的作用 蒲黄有显著的降血脂作用，并可减轻家兔食饵性动脉粥样硬化主动脉壁上斑块的形成。能防止喂饲高脂动物的血清胆固醇水平增高，并增加喂饲高脂家兔的粪便胆固醇。该作用除抑制胆固醇的肠道吸收以及增加粪便内排泄外，还可能与影响体内胆固醇代谢有关。用蒲黄油、蒲黄残渣及蒲黄花粉分别喂饲食饵性高胆固醇血症家兔，结果蒲黄花粉的降血脂作用最强。蒲黄的降血脂及抗动脉粥样硬化作用，是多个环节的综合作用。蒲黄使急、慢性高脂血症家兔血清总胆固醇降低外，还可使高密度脂蛋白胆固醇(HDL-C)升高；直接升高前列环素(PGI₂)，并降低血栓烷A₂(TXA₂)水平，使TXA₂/PGI₂比值降低而维持正常水平。体外实验发现，蒲黄兔血清能明显促进大鼠主动脉内皮细胞合成PGI₂，而对脂质过氧化物的产生则无明显影响。蒲黄的降血脂作用还与其激活巨噬细胞功能有关。口服蒲黄能激活单核——巨噬细胞系统，增加对大鼠腹部皮下内芽肿内脂质的吸收，有利于动脉粥样硬化病变的消退。蒲黄对纤维蛋白致牛主动脉、人主动脉和脐静脉等内皮细胞的损伤有保护作用，并降低培养液内乳酸脱氢酶和酸性磷酸酶的含量。其黄酮类组分 F·IV(含烃、碳水化合物的固醇类物质)有强烈刺激猪动脉内皮细胞产生 PGI_2 和 tPA(纤溶酶原激活物)活性的作用，同时抑制 ADP 诱导血小板聚集。蒲黄中的活性成分 6-三十一烷醇有降三酰甘油的作用；β-谷甾醇及其棕榈酸酯是降胆固醇的有效成分，并且还有抑制平滑肌细胞的增殖作用。此外，β-谷甾醇葡萄糖苷、异鼠李素-3-*O*-α-*L*-鼠李糖(1→2)-β-*D*-葡萄糖苷、槲皮素-3-*O*-α-β-葡萄糖苷可分别作用于动脉粥样硬化密切相关的多种环节。可见，蒲黄的降血脂和抗动脉粥样硬化作用的有效成分有多种。

3. 对凝血过程的影响　蒲黄对凝血过程的作用报道不一。早期研究认为，蒲黄能使家兔血小板数目增加，凝血酶原时间缩短，有明显缩短血液凝固时间的作用。更多的报道则认为，蒲黄能抑制血液凝固过程，有抗血小板聚集作用，还可使实验性心肌梗死家兔循环血内血小板比率升高。蒲黄煎液及其总黄酮、有机酸、多糖等对 ADP、花生四烯酸和胶原诱导家兔体内、外血小板聚集功能均有明显抑制作用，而以总黄酮作用最强，说明其为蒲黄抗血小板聚集的主要成分。推测蒲黄抗血小板聚集作用可能与抑制磷酸二酯酶活性，升高血小板内 cAMP，使细胞内 Ca^{2+} 浓度降低有关。上述四种被试组分对纤维蛋白原系统均无明显影响，但对胶原诱导的血小板聚集均有解聚作用。蒲黄异鼠李苷Ⅱ在体内、外均能抑制由 ADP 诱导的大鼠血小板聚集，并能明显延长复钙时间。

4. 对子宫及肠道平滑肌的作用　蒲黄煎剂、醇提取物、酊剂及乙醚浸出物对豚鼠、大鼠、小鼠及家兔的离体子宫均呈兴奋作用，小剂量使节律收缩稍有增强，大剂量时子宫兴奋作用加强，呈不规则和痉挛性收缩。在麻醉犬和兔的在体子宫及兔子宫瘘实验中，蒲黄煎剂、酊剂或乙醚浸出物 0.05～0.2 g/kg 静脉注射，也均有兴奋子宫的作用。50%蒲黄注射液腹腔注射 2～3 g/kg，对豚鼠、小鼠中期引产有明显效果。其机制可能与直接增加子宫收缩等有关。蒲黄用于产后可使子宫收缩力加强或紧张性增加。蒲黄水煎剂 10、20 g/kg 灌胃对小鼠中期妊娠均有较显著的致流产、致死胎的作用，且随剂量增加作用也增强，部分胚胎坏死吸收。蒲黄提取物可增加离体兔肠的蠕动，也可使大鼠和豚鼠离体十二指肠紧张度上升，节律收缩加强，该作用均可被阿托品阻断。蒲黄所含异鼠李素对小鼠离体肠管有解痉作用，强度为罂粟碱的 57%。腹腔内灌注蒲黄浓水煎剂(30 g/kg)可有效防止肠粘连。

5. 对免疫功能的影响　长苞香蒲花粉的水煎醇沉制剂分别给大鼠腹腔注射 25、50、100 g/kg，对细胞免疫和体液免疫功能均有抑制作用。使胸腺、脾脏萎缩；并提高两脏器内 cAMP 的含量；抑制 Ea 玫瑰花百分率，大剂量抑制 Et 玫瑰花形成；并能抑制溶血素的生成。小剂量对巨噬细胞吞噬功能无明显影响，中剂量呈抑制作用，而大剂量则有明显的增强作用，这表明香蒲花粉对免疫功能似乎有双向调节作用。

6. 抗炎作用　蒲黄有抗炎、抗渗出作用。水煎浓缩剂外敷，对大鼠下肢烫伤有明显消肿作用，还可提高兔皮下注射伊文思蓝的消散速度。腹腔注射蒲黄水煎醇沉制剂，对大鼠蛋清性足肿也有一定消肿作用，并能降低大、小鼠局部注射组胺引起的血管通透性增加。

7. 其他作用　蒲黄水溶性部分体外对金黄色葡萄球菌、大肠杆菌、伤寒杆菌、2 型副伤寒杆菌、弗氏痢疾杆菌、史密痢疾杆菌和铜绿假单胞菌均有较强的抑制作用；槲皮素也具有抗菌、抗过敏、解痉等作用。早期文献报道蒲黄煎剂还有抗结核杆菌作用。大鼠桡骨骨折断端注射蒲黄注射液，可促进愈合，加速血肿吸收、机化，促进骨痂形成。但用蒲黄水溶性部分浸湿纱布外敷无此作用。蒲黄注射液 0.5 g/kg 静脉注射对兔急性缺血再灌注损伤肾脏有保护作用，可使血尿素氮(BUN)、血肌酐(Cr)、脂质过氧化物(LPO)的水平降低，超氧化物歧化酶(SOD)升高。蒲黄对草鱼胆汁所致的大鼠肾脏损伤有治疗作用，能降低血肌酐和尿 *N*-乙酰-β-*D*-氨基葡萄糖苷酶(NAG 酶)，使肌酐清除率增加，减少近曲小管上皮细胞坏死及囊腔内有红细胞的肾小球数目。

毒性　小鼠腹腔注射 LD_{50} 为 35.57 g/kg。蒲黄醇提取物 500 mg/kg 小鼠静脉注射未引起死亡。在犬心肺制备试验中，蒲黄阳树脂吸附部分总剂量达 152 g(生药)/800 ml(血量)，观察 2 小时未见心肌抑制或心律紊乱。蒲黄腹腔注射可引起豚鼠过敏。试管试验有溶血作用。还可引起小鼠红细胞和白细胞减少。

【炮制】 1. 蒲黄　取原药材，揉散结块，除去花丝及杂质，过筛。生品偏于化瘀通淋，多用于心腹疼痛，经闭，经痛，恶露不下，血淋涩痛。

2. 炒蒲黄　取净蒲黄置热锅内，用文火加热炒成黄褐色时，出锅，摊开，晾凉。

3. 蒲黄炭　取净蒲黄，置热锅内，用中火加热炒至黑褐色，喷淋清水少许，灭尽火星，取出晾干，将成团块者揉散，凉透。炒炭后能增强收涩作用，以止血作用显著，多用于吐血、咯血、鼻衄、便血、尿血、崩漏。

4. 酒制蒲黄　取净蒲黄 5 kg，加酒 0.625 kg，喷酒拌匀，文火炒干，取出，放凉。

5. 醋制蒲黄　取净蒲黄 5 kg，加醋 0.625 kg，喷醋拌匀，文火炒干，取出，放凉。

据动物实验证明，生用、炒炭均有止血作用，但蒲黄炭具有加快血小板凝聚速度作用，能缩短其出血和凝血时间。生蒲黄有收缩子宫作用，故孕妇忌用，但可用于产后子宫收缩不良的出血。

饮片性状　蒲黄参见"药材"项。炒蒲黄形如蒲黄，焦黄色或黄褐色，味微涩。蒲黄炭形如蒲黄，表面黑褐色或棕褐色。气焦香，味微苦、涩。酒制蒲黄形如炒蒲黄，微有酒气。醋制蒲黄形如炒蒲黄，微有醋气。

贮干燥容器内，炒制品密闭，置通风干燥处。防潮，防蛀。蒲黄炭防止复燃。

【药性】 甘、微辛，平。归肝、心、脾经。

1.《本经》："味甘，平。"

2.《别录》："无毒。"

3.《纲目》："手、足厥阴血分药。"

4.《雷公炮制药性解》："味苦。生性滑，炒性涩。"

5.《药品化义》："入脾经。"

6.《衷中参西录》："味淡、微甘、微辛，性凉。"

【功用主治】 止血，祛瘀，利尿。主治吐血，咯血，衄血，血痢，便血，崩漏，外伤出血，心腹疼痛，经闭腹痛，产后瘀痛，痛经，跌扑肿痛，血淋涩痛，带下，重舌，口疮，聤耳，阴下湿痒。

1.《本经》："主心腹膀胱寒热，利小便，止血，消瘀血。"

2.《药性论》："通经脉，止女子崩中不住，主痢血，止鼻衄，治尿血，利水道。"

3.《日华子》："治扑损血闷，排脓，疮疖，妇人带下，月候不匀，血气心腹痛，妊孕人下血坠胎，血运血癥，儿枕急痛，小便不通，肠风泻血，游风肿毒，鼻洪吐血，下乳，止泄精，血痢。破血消肿生使，补血止血炒用。"

4.《医学入门》："生用敷重舌、舌上生疮及阴下湿痒，产后妒乳、痈肿。又解心脏虚热，甚益小儿。"

5.《纲目》："凉血，活血，止心腹诸痛。"

6.《本草经疏》："治癥结，五劳七伤，停积瘀血，胸前痛即发吐衄，悉和凉血行血药主之。"

7.《现代实用中药》："外用于创伤，湿疹。"

8.《南宁市药物志》："外用治瘰疬。"

【用法用量】 内服：煎汤，5～10 g，须包煎；或入丸、散。外用：研末撒或调敷。散瘀止痛多生用，止血每炒用，血瘀出血，生熟各半。

【宜忌】 孕妇慎服。

1.《本草衍义》:"不可多食,令人自利,不益极虚人。"

2.《品汇精要》:"妊娠不可生用。"

3.《雷公炮制药性解》:"忌见铁。"

4.《本草经疏》:"一切劳伤发热,阴虚内热,无瘀血者禁用。"

【选方】 1. 治妇人月候过多,血伤漏下不止 蒲黄三两(微炒),龙骨二两半,艾叶一两。上三味,捣罗为末,炼蜜和丸,梧桐子大。每服二九,煎米饮下,艾汤下亦得,日再。《圣济总录》蒲黄散)

2. 治血崩 蒲黄、黄芩各一两,荷叶灰半两。为末。每服三钱,空心酒调下。《卫生易简方》)

3. 治(产妇)经日不产,催生 蒲黄、地龙(洗去土,于新瓦上焙令微黄)、陈橘皮等分。各为末。各抄一钱匕,新汲水调服。(艾晟方)

4. 治妇人心痛血气刺不可忍 五灵脂(净好者)、蒲黄各等分为末。用好醋一杓,熬成膏,再入水一盏,同煎至七分,热服。《证类本草》引《经效方》失笑散)

5. 治产后恶露不快,血上抢心,烦闷满急,昏迷不省,或狂言妄语,气喘欲绝 干荷叶(炙)、牡丹皮、延胡索、生干地黄、甘草(炙)各三分,蒲黄(生)二两。上为粗末。每服二钱,水一盏,入蜜少许,同煎至七分,去滓温服,不拘时候。《局方》蒲黄散)

6. 治产后血大下不止 蒲黄炒黑。每用二钱,用芎、归煎汤调下。《种杏仙方》)

7. 治吐血,唾血及治烦渴 生蒲黄、干荷叶等分。上为末。每服三钱,浓煎桑白皮汤,放温调下,食后。《卫生宝鉴》恩袍散)

8. 治鼻衄,出血过多,昏冒欲死,诸药不效 生蒲黄二钱,青黛半钱,生藕汁调作一服,即验。《朱氏集验方》)

9. 治心经积热,血热妄行,舌上出血不止 新蒲黄三钱匕,新白面三钱匕,牛黄(研)、龙脑各半钱匕。上研匀,每服一钱,生藕汁调服,食后。《证治准绳》引《金匮》)

10. 治小肠积热,因尿血出 蒲黄二两,郁金二两,生干地黄三两。上件药,捣细罗为散。每服以粥饮调下三钱,日三四服。《圣惠方》)

11. 治小便不利,茎中疼痛,小腹急痛 蒲黄、滑石等分。上二味,治下筛。酒服方寸匕,日三服。《千金方》)

12. 治遍身肿,皆是风虚水气,亦疗暴肿 蒲黄一升,小豆一升,大豆一升。上三味,以清酒一斗,煮取三升,去豆。分三服。《外台》引《范汪方》蒲黄酒)

13. 治卒下血 甘草、干姜、蒲黄各一分。三物下筛。酒服方寸匕,日三。《僧深集方》蒲黄散)

14. 治金疮内漏 七月七日麻勃一两,蒲黄二两。上二物,捣筛为散。温酒调服一钱匕,日五服,夜再服。《刘涓子鬼遗方》蒲黄散)

15. 治被打腹中瘀血 蒲黄一升,当归二两,桂心二两。上三味捣筛,理匀。酒服方寸匕,日三夜一。不饮酒,熟水下。《千金方》蒲黄散)

16. 治小儿重舌,口中生疮,涎出 蒲黄一分,露蜂房一分(微炙)、白鱼一钱。上药,都研匀。用少许酒调,敷重舌,口中疮上,日三用之。《圣惠方》蒲黄散)

17. 治三焦大热,口舌生疮,咽喉肿塞,神思昏闷 蒲黄一两,盆硝八两,青黛一两。上件药,皆搜一处,将盆硝、青黛、蒲黄一处,用瓷罐盛,慢火熬令干,研细。每用一字或半钱,掺于口内,良久吐出,咽之不妨。《局方》吹喉散)

18. 治聤耳,脓血出不止 以蒲黄末,吹入耳中。《圣惠方》)

19. 治卒耳聋 蒲黄、细辛各一分,杏仁(去皮、尖)、曲末各三

分。上为末,同杏仁捣如膏。和捻枣核大,绵裹塞耳中,一日一易。《古今医统》)

20. 治五痔 常服蒲黄方寸匕,日三,良。《龙门石窟药方》)

21. 治脱肛 蒲黄二两。以猪脂和敷肛上,纳之。《千金方》)

22. 治阴蚀 ① 蒲黄三两,水银一两。上件药同研,水银不尽,每用少许,敷疮。《圣惠方》) ② 蒲黄二两,桐皮二两,甘草二两。凡三物捣散,粉创上。《医心方》引《令李方》蒲黄散)

23. 治产后炉乳痈肿胀痛,产后不见乳汁,结作痈 用蒲黄炒热杵敷肿上,日三度易之。《普济方》)

【临床报道】 1. 治疗非特异性溃疡性结肠炎 用蒲 B(蒲黄水溶部分)浸膏制成 25%灌肠制成 B 糖浆口服,每次 15 ml,每日 2 次;同时用 5%蒲 B 浸膏制成灌肠液作保留灌肠。每日 1 次,用量 100~150 ml,30 日为 1 个疗程。治疗 36 例。结果:基本治愈 17 例,显著进步 9 例,进步 8 例,无效 2 例,总有效率 94.4%。设想将蒲 B 浸膏制成肠溶衣片口服,可以免去灌肠。

2. 治疗功能性子宫出血 用炒蒲黄 6 g,五灵脂 6 g,夏枯草 9 g,水煎服。每日 1 剂,早晚分 2 次服。治疗 40 例。结果:疗效出现时间为 3~7 日;痊愈 30 例,有效 9 例,无效 1 例,总有效率 97.50%。

3. 治疗糖尿病眼底出血 用生蒲黄 15 g,纱布包,开水浸泡约 300 ml,代之以茶,频频呷饮,1 个月为 1 个疗程。治疗 100 例患者(123 眼),全部系由胰岛素依赖性糖尿病患者。治疗周期为 2 个疗程。结果:眼底出血全部吸收的 57 例(72 眼),一半以上吸收的 15 例(18 眼),一半以下吸收的 10 例(13 眼),治疗前后无变化的 18 例(20 眼)。

4. 治疗冠心病 对 66 例冠心病轻度心绞痛患者,单用蒲黄(心舒 4 号)内服,治疗观察 2 个月,89%消除症状和缓解心绞痛,84%改善心电图,58%降低血压和 60%、94%降低总胆固醇与三酰甘油。凡症状不多,单用蒲黄即可,如气滞血瘀症状明显,则用行气活血的心舒 3 方(生蒲黄 15 g,红花、莪术、降香各 5 g,党参 9 g)较好;若气血亏虚显著者,则用益气活血的心舒 7 方(生蒲黄 15 g,莪术、降香各 9 g,当归 9 g,党参 9 g)。

5. 治疗高脂血症 选择患者 60 例,经控制饮食 3~4 星期后,复查血清胆固醇(CH)≥5.98 mmol/L,或三酰甘油在 2.26~5.65 mmol/L,并排除由药物和内分泌疾病引起的血脂改变,随机分成 3 组:A 组 26 例,以单味中药生蒲黄 10 g,每日 3 次;B 组 29 例,以脉通 1 片,每日 3 次;C 组 34 例,以生蒲黄+脉通治疗。结果:A 组显效 12 例,有效 6 例,无效 8 例,有效率 69.2%;B 组显效 17 例,有效 8 例,无效 4 例,有效率 86.2%;C 组显效 22 例,有效 9 例,无效 3 例,有效率 91.2%。三组之间进行检验,差异有显著意义。

6. 治疗渗液性湿疹 取生蒲黄筛去杂质,直接撒于皮损上,至不见渗液为度,盖以纱布。换药时勿将已干燥的药粉去掉或洗去。经治 30 例,均在 6~15 日内皮损干燥而愈;其中 6 例合并感染,亦未加其他药物治疗,与湿疹同时治愈。

【各家论述】 1.《纲目》:《本事方》云:有土人妻舌忽胀满,不能出声,一以蒲黄频掺,比晓乃愈。又《芝隐方》云,宋度宗一夜忽舌肿满口,用蒲黄、干姜末等分,干揩而愈。据此二说,则蒲黄之凉血活血可证矣。盖舌乃心之外候,而手厥阴相火乃心之臣使,得干姜是阴阳ры相济也。"

2.《本草经言》:"蒲黄,性凉而利,能洁膀胱之原,清小肠之气,故小便不通,前人所必用也。""蒲黄,血分行止之药也,主诸家失血。至于治血之方,有以之凉,有以之清,血之下者可利,血之滞者可行,血之行者可止。凡生用性凉,行血而兼清,炒用则味涩,调血而兼止也。"

3.《药品化义》:"蒲黄,专入脾经。若诸失血久者,炒用之以

助补脾之药，摄血归源，使不妄行。又取体轻行滞，味甘和血，上治吐衄咯血，下治肠红崩漏。但为收功之药，在失血之初，用之无益。若生用亦能凉血消肿。"

5246 蒲棒 ^{pú bàng}《本草衍义》

【异名】蒲棰、蒲厘（《本草图经》），蒲槌《本草衍义》），水蜡烛实（《广东新语》）。

【基原】为香蒲科香蒲属植物长苞香蒲或同属多种植物的果穗（药用其茸毛）。

【原植物】参见"蒲黄"条。

【采收加工】夏末蒲棒成熟时，剪下蒲棒，晒干。

【药性】《福建民间草药》"甘微辛,平。"

【功用主治】治外伤出血。

1.《广东新语》："治金刃伤止血用。"

2.《福建民间草药》："消炎止血，抑菌退肿。"

【选方】治创伤出血　水蜡烛整枝未飞散的花，投入小便缸内浸1星期，取出晒干候用。用时将花一撮，罨包伤口至四五日即自行结痂。（《福建民间草药》）

5247 蒲蒻 ^{pú ruò}《纲目》

【异名】蒲黄根（《产乳集验方》），蒲笋（《日用本草》），蒲儿根（《野菜谱》），蒲笆草根（《上海常用中草药》）。

【基原】为香蒲科香蒲属植物长苞香蒲或同属多种植物的带有部分嫩茎的根笆。

【原植物】参见"蒲黄"条。

【采收加工】夏季采收带嫩茎的根茎，洗净，切段晒干。

【药性】甘,凉。

1.《本经》："味甘,平。"

2.《别录》："无毒。"

3.《分类草药性》："苦,凉。"

【功用主治】清热凉血，利水消肿。主治孕妇劳热，胎动下血，消渴，口疮，热痢，淋病，白带，水肿，瘰疬。

1.《本经》："主五脏心下邪气，口中烂臭，坚齿，明目，聪耳。"

2.《日用本草》："去热爆,利小便。"

3.汪颖《食物本草》："生啖,止消渴。"

4.姚可成《食物本草》："止下利咳嗽,肺气喘息不眠。"

5.《随息居饮食谱》："清热，养血，消痢，利咽喉，通二便。"

6.《天宝本草》："治淋沥,湿肿。"

7.《四川中药志》1962年版："消水肿，水积，并止牙痛。"

【用法用量】内服：煎汤，3～9 g；或绞汁。

【选方】1.治劳热，胎动下血，手足烦躁　蒲黄根，绞汁服一二升。（《产乳集验方》）

2.治热痢　蒲根（锉）二两，粟米（淘）二合。上二味，以水三盏，煎取一盏半，去滓，分温二服，空心，日午再服。（《圣济总录》蒲根汤）

3.治湿热白带　蒲蒻炖鸡服。（《四川中药志》1962年版）

4.治瘰疬　蒲包草，连根采来，洗去泥，切寸段，砂锅煎汤代茶饮。不论男女皆愈。但妇人服后，终不受孕，须服北京真益母丸四五两，可解之。（《纲目拾遗》）

5.治瘰疬、甲状腺肿大、尿道炎　蒲包草根 15 g。煎服。（《上海常用中草药》）

5248 蒲公英 ^{pú gōng yīng}《本草图经》

【异名】凫公英、仆公英（《千金方》），蒲公草、耩耨草（《新修本草》），仆公罂（《本草图经》），地丁（《本草衍义》），孛孛丁菜、黄花苗、黄花郎（《救荒本草》），鹁鸪英（《庚辛玉册》），婆婆丁（《滇南本草》），黄花地丁、蒲公丁、狗乳草（《纲目》），奶汁草（《本经逢原》），

黄狗头（《植物名实图考》），卜地蜈蚣、鬼灯笼（《草木便方》），黄花草（《江苏植物志》）。

【基原】为菊科蒲公英属植物蒲公英、碱地蒲公英、东北蒲公英、异苞蒲公英、亚洲蒲公英、红梗蒲公英等同属多种植物的全草。

【原植物】1. 蒲公英 *Taraxacum mongolicum* Hand.-Mazz.

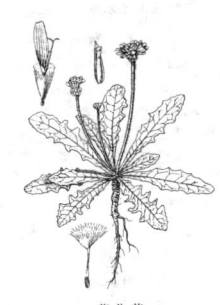

多年生草本，高10～25 cm。全株含白色乳汁，被白色疏软毛。根深长，单一或分枝，直径通常3～5 mm，外皮黄棕色。叶基生，排列成莲座状；具叶柄，柄基部两侧扩大呈鞘状；叶片线状披针形、倒披针形或倒卵形，长6～15 cm，宽 2～3.5 cm，先端尖或钝，基部狭窄，下延，边缘浅裂或作不规则羽状分裂，裂片齿牙状或三角状，全缘或具疏齿，裂片间有细小锯齿，绿色或有时在边缘带淡紫色斑点，被白色蛛丝状毛。花茎由叶丛中抽出，比叶片长或稍短，上部密被白色蛛丝状毛；头状花序单一，顶生，全为舌状花，两性；总苞片多层，外面数层较短，卵状披针形，内面

蒲公英

一层线状披针形，边缘膜质，缘具蛛丝状毛，内、外苞片先端均有小角状突起；花托平坦，花冠黄色，先端平截，常裂；雄蕊5，花药合生成筒状包于花柱外，花丝分离；雌蕊1,子房下位，花柱细长，柱头2裂，有短毛。瘦果倒卵状，具纵棱，并有横纹相连，果上全部有刺状突起，果顶具长8～10 mm的喙；冠毛白色。花期4～5月，果期6～7月。

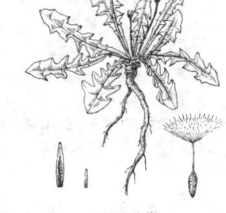

生于山坡草地、路旁、河岸沙地及田间。分布于华北、东北、华东、华中、西南及陕西、甘肃、青海等地。

2. 碱地蒲公英 *T. sinicum* Kitag.

其主要特征在于：小叶为规则的羽状分裂。总苞片先端无角状突起；花冠黄色；瘦果披针形，喙长4～5.5 mm。

碱地蒲公英

生于稍潮湿的盐碱地或原野上。分布于华北、东北及河南、陕西、甘肃、青海、新疆等地。

3. 东北蒲公英 *T. ohwianum* Kitam.

其主要特征在于：叶片长圆状倒披针形，裂片倒向，侧裂片4～5对，三角状或宽三角状，先端的裂片较大，扁菱形或三角形，全缘。外层总苞片宽卵形或披针状卵形，被疏柔毛。无或有不明显的短角突起，内层苞片长于外层总苞片，无短角状突起。瘦果淡褐色，上部有长刺，喙长8～12 mm。冠毛污白色。

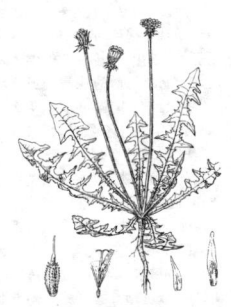

生于山野、山坡路旁或溪流边。分布于东北。

4. 异苞蒲公英 *T. hete-*

东北蒲公英

其主要特征在于：叶裂片少数，先端裂片三角状或倒梯状，侧裂片三角状或线状。瘦果倒披针形，上部有刺状突起，喙长约 8 mm。

生于田野间。分布于东北地区。

5. 亚洲蒲公英 *T. asiatica* Dahlst.〔*T. leucanthum* (Ledeb.) Ledeb.〕

其主要特征在于：叶片条形或狭披针形，长约 9 cm，叶裂片多数，先端裂片戟形，侧裂片长线状，下倾。花葶上部被疏卷毛；外层总苞片淡红色，有不明显的小角；舌状花白色或白带黄色。瘦果黄褐色，长 3～4 mm，喙长 4～8 mm；冠毛污白色。

生于草甸或河滩上。分布于东北、西北及河北、内蒙古、四川等地。

6. 红梗蒲公英 *T. erythropodium* Kitag

其主要特征在于：叶柄短，鲜红色；叶片长倒披针形或广倒披针形，表面有紫红色斑纹；花葶鲜红紫色，顶端被蛛丝状毛。瘦果窄倒披针形，长约 4 mm，上部有刺状突起；喙长 8～10 mm。

生于山地路旁、沟旁或盐碱地带。分布于东北及内蒙古、新疆等地。

【采收加工】 4～5 月开花前或刚开花时连根挖取，晒干。

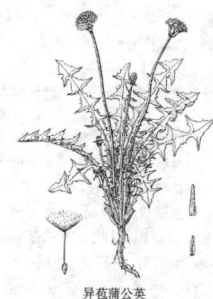

异苞蒲公英

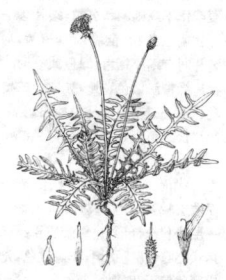

亚洲蒲公英

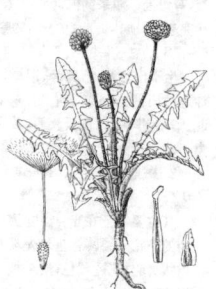

红梗蒲公英

【药材】 蒲公英 *Taraxaci Herba* 蒲公英全国大部分地区均产；碱地蒲公英主产于东北、华北、西北、西南；东北蒲公英、异苞蒲公英主产于东北；亚洲蒲公英主产于东北、西北及内蒙古、河北、四川等地；红梗蒲公英主产于东北及内蒙古、新疆等地。

性状 本品呈皱缩卷曲的团块。根呈圆锥状，多弯曲，长 3～7 cm；表面棕褐色，抽皱；根头部有棕褐色或黄白色的茸毛，有的已脱落，先端尖或钝，边缘浅裂或羽状分裂，基部渐狭，下延呈柄状，下表面主脉明显。花葶 1 至数条，每条顶生头状花序，总苞片多层，内面 1 层较长，花冠黄褐色或淡黄白色。有的可见多数具白色冠毛的长椭圆形瘦果。气微，味微苦。

鉴别 (1) 叶表面观：上下表皮细胞垂周壁波状弯曲，表面角质纹理明显或稀疏可见。上下表皮均有非腺毛，3～9 细胞，直径 17～34 μm，顶端

蒲公英（全草）外形

细胞甚长，皱缩呈鞭状或脱落。下表皮气孔较多，不定式或脱落，副卫细胞 3～6 个，叶肉细胞含细小草酸钙结晶。叶脉旁可见乳汁管。

根横切面：木栓细胞数列，棕色。韧皮部宽广，乳管群断续排列成数轮。形成层成环。木质部较小，射线不明显；导管较大，散列。薄壁细胞含菊糖。

(2) 取本品甲醇提取液 1 ml，置水浴上蒸干。用冰醋酸 1 ml 溶解残渣，加入醋酐-浓硫酸(19：1)试剂 1 ml，观察颜色由黄色很快变为红色→紫色→青色→污绿色(检查甾醇类)。

(3) 取本品粉末 1 g，加乙醇 10 ml 冷浸过夜，滤过。滤液蒸干，残渣加稀盐酸 4 ml 溶解，滤过。取滤液 1 ml，加改良碘化铋钾试液 2 滴，产生橙色沉淀(检查水溶性生物碱)。

(4) 薄层色谱：取本品粉末 1 g，加甲醇 20 ml，加热回流 30 分钟，滤过，滤液蒸干，残渣加水 10 ml 使溶解，滤过，滤液用醋酸乙酯振摇提取 2 次，每次 10 ml，合并醋酸乙酯液，蒸干，残渣加甲醇 1 ml 使溶解，作为供试品溶液。另取咖啡酸对照品，加甲醇制成每 1 ml 含 0.5 mg 的溶液，作为对照品溶液。吸取上述两种溶液各 6 μl，分别点于同一硅胶 G 薄层板上，以醋酸丁酯-甲酸-水(7：2.5：2.5)的上层溶液为展开剂，展开，取出，晾干，置紫外光灯(365 nm)下检视。供试品谱中，在与对照品谱相应的位置上，显相同颜色的荧光斑点。

品质标志 《中华人民共和国药典》2010 年版规定：照高效液相色谱法测定，本品含咖啡酸($C_9H_8O_4$)不得少于 0.020%。

【成分】 1. 蒲公英全草含蒲公英甾醇(taraxasterol)、胆碱(choline)、菊糖(inulin)、果胶(pectin)、芹菜素(apigenin)、芹菜素-7-*O*-葡萄糖苷(apigenin-7-*O*-glucoside)、芸香苷(rutinoside)、胡萝卜苷(daucosterol)、伪蒲公英甾醇棕榈酸酯(ψ-taraxasterol palmitate)、伪蒲公英甾醇乙酸酯(ψ-taraxasterol acetate)。蒲公英含挥发油：正己醇(*n*-hexanol)、3-正己烯-1-醇(3-hexen-1-ol)、2-呋喃甲醛(2-furancarboxaldehyde)、樟脑(camphor)、苯甲醛(benzaldehyde)、正辛醇(*n*-octanol)、3，5-正辛烯-2-酮(3，5-octadien-2-one)、反式石竹烯(*trans*-caryophyllene)、正十四烷(*n*-tetradecane)、萘(naphthalene)、β-紫罗兰酮(β-ionone)、正十五烷(*n*-pentadecane)、正二十一烷(*n*-heneicosane)、正十八烷(*n*-octadecane)、α-雪松醇(α-cedrol)。

2. 碱地蒲公英含咖啡酸、阿魏酸(ferulic acid)、绿原酸、木犀草素(luteolin)、香叶木素(diosmetin)、伪蒲公英甾醇棕榈酸酯、伪蒲公英甾醇乙酸酯。

3. 东北蒲公英含 β-谷甾醇、香草醛(vanillin)、3-乙酰伪蒲公英甾醇(3-acetyl pseudotaraxasterol)。

【药理】 1. 抗病原微生物作用 蒲公英水煎液对金黄色葡萄球菌、大肠杆菌、铜绿假单胞菌、弗氏痢疾杆菌、副伤寒甲型杆菌、白念珠球菌、牛型布氏杆菌有一定的抑制作用。100%蒲公英煎剂纸片法试验对伤寒杆菌有抑制作用，蒲公英提取物 1/100、1/200、1/400 浓度，试管法试验，对人型结核杆菌(H_{37}RV)有抑制作用。其提取液一定浓度下可杀死钩端螺旋体。蒲公英水浸剂对堇色毛癣菌、同心性毛癣菌、许兰黄癣菌、奥杜盎小芽胞癣菌、铁锈色小芽胞癣菌、羊毛样小芽胞癣菌、石膏样小芽胞癣菌、腹股沟表皮癣菌、红色表皮癣菌、星形奴卡菌等均有抑杀作用。但水煎液对各种致病性皮肤癣菌无抗菌作用。蒲公英煎剂及 95% 乙醇提取液均以 10 mg/ml 浓度经管外，同时治疗、预防四种途径用药，对Ⅰ型单纯疱疹病毒(HSV)原代人胚肌皮单层细胞培养方法试验，表明有抗单纯疱疹病毒的作用。

2. 抗内毒素作用 蒲公英提取液中加入内毒素，相互作用后测得内毒素的活性降低，其减毒倍数为 9.3。

3. 抗肿瘤作用 蒲公英热水提取物 30 mg/kg、40 mg/kg 腹腔注射，于小鼠艾氏腹水癌(EAC)和小鼠 MM46 瘤细胞接种后期

给药11～20日连续给药10日，或隔日给药10次，均有抗肿瘤作用，但是对早期给药（第一至第十日）EAC和MM$_{46}$两种肿瘤均无效，40、160 mg/kg腹腔注射，对抗体依赖性巨噬细胞中介肿瘤细胞破坏效应有激活作用，对小鼠后足掌注射EAC、MM$_{46}$瘤细胞引起的迟发型超敏反应有促进作用，因此，认为蒲公英的抗肿瘤作用机制是类似于抗癌多糖类如香菇多糖的作用机制。蒲公英根有抗致癌作用，其甲醇提取物和水提物以50 μg/丙酮0.1 ml局部皮肤应用，对二甲基苯蒽（DMBA），佛波酯（TPA）所致小鼠皮肤状头状瘤有抑制作用，水提物360 μg/丙酮0.1 ml，局部皮肤应用，连续20星期，对DMBA＋Fumonish B1所致小鼠皮肤乳头状瘤有抑制作用；水提物960 μg/丙酮0.1 ml局部应用，对（±）（E）methyl-21（E）hydroxyimminol-5-nitro-6-methoxy-3-hexenamide（NOR1）＋TPA所致小鼠皮肤乳头状瘤有抑制作用；蒲公英根甲醇提取物10、100 μg/ml，对TPA激活EB病毒早期抗原（EBV EA）有抑制作用，抑制率分别为45％及100％，水提物也有类似作用。经实验研究，蒲公英根中的抗致癌成分主要为蒲公英甾醇及蒲公英赛醇。蒲公英中提取的多糖（Tof-CFr），以40、60 mg/kg腹腔注射给予接种MM$_{46}$肿瘤细胞的C$_3$H小鼠，前期给药未见作用，但11～20日和2～20日的后期隔日给药则有效。对肿瘤细胞的迟延型致敏反应（T-DHR），在ddy-Ehrlich（同种肿瘤）系和C$_3$H-MM$_{46}$（同系肿瘤）系中，Tof-CFr后期给药其足跖反应与对照组相比均上升。在ADMC中，Tof-CFr与已知能活化巨噬细胞的糖原相比，具有更强的激活能力。

4. 抗胃溃疡作用　蒲公英醇水煎剂3 g/kg、10 g/kg腹腔注射，对清醒大鼠胃酸分泌有抑制作用，在麻醉大鼠用pH4盐酸生理盐水胃灌流实验，蒲公英有明显抑制组胺、五肽胃泌素及氨甲酰胆碱诱导的胃酸分泌作用。蒲公英水煎剂对大鼠应激性溃疡有明显的保护作用，能明显减轻大鼠胃黏膜损害，使溃疡发生率和溃疡指数均明显下降。对大鼠幽门结扎性胃溃疡和无水乙醇损伤大鼠胃黏膜均有明显的保护作用。

5. 利胆及保肝作用　蒲公英注射液15 g（生药）/kg或蒲公英乙醇提取物0.1 g经十二指肠给药，能使麻醉大鼠的胆汁分泌量增加40％以上，切除胆囊后重复试验结果亦同，提示为肝脏的直接作用所致。用胆囊瘘犬进行试验，蒲公英利胆活性成分主要在树脂部分，挥发油的作用微弱而不稳定，生物碱及甘类对胆汁分泌无影响。每日给大鼠肌注蒲公英注射液5 g（生药）/只或200％蒲公英煎剂1 ml灌胃，连给7日，对四氯化碳所致肝损伤均有显著降低血清丙氨酸氨基转移酶和减轻肝细胞脂肪变性的作用。

6. 免疫调节作用　蒲公英有提高及改善小鼠细胞免疫和非特异性免疫功能的作用，对环磷酰胺所造成的小鼠免疫功能损害有明显的恢复和保护作用。蒲公英能增强动物的免疫功能，其富含维生素及微量元素有利于免疫细胞的增殖分化。

7. 抗自由基作用　蒲公英总黄酮具有类SOD作用，这些物质能有效清除超氧阴离子自由基、羟自由基，抑制不饱和脂肪酸的氧化。另外，蒲公英提取物具有较强的抑制酪氨酸酶活性的作用，减少黑色素的生成及色素沉着。

8. 其他作用　本品煎剂能提高兔离体十二指肠的紧张性并加强其收缩力。

9. 体内过程　煎剂对大鼠每日按30 g/kg剂量灌胃，连给4日，收集各日尿并测定其抗菌效力，证明尿尚能保持一定的抗菌作用，提示蒲公英吸收良好。

【药性】　苦、甘、寒。归肝、胃经。

1.《新修本草》："味甘、平，无毒。"

2. 李东垣："微苦寒，足少阴肾经君药。"（引自《本草发挥》）

3.《本草衍义补遗》："入阳明、太阴经。"

4.《滇南本草》："入肝、胃二经。"

5.《本草汇言》："味though甘、气寒，沉也，降也。"

6.《药性切用》："苦、甘、寒。"

【功用主治】　清热解毒，消痈散结。主治乳痈，肺痈，肠痈，疔疮，瘰疬，疔毒疮肿，目赤肿痛，感冒发热，咳嗽，咽喉肿痛，胃炎，肠炎，痢疾，肝炎，胆囊炎，尿路感染，蛇虫咬伤，烧烫伤。

1.《新修本草》："主妇人乳痈肿。"

2.《本草图经》："捣以敷疮。又治恶刺及狐尿刺，摘取根、茎白汁涂之。"

3.《本草衍义补遗》："化热毒、消恶肿结核有奇功。解食毒，散滞气。"

4.《滇南本草》："治妇人结乳，乳痈，红肿疼痛，乳筋梗硬作胀，服之立效。敷诸疮肿毒，疥癞癣疮，利小便，祛风，消诸疮毒，散瘰疬结核；止小便血，治五淋癃闭，利膀胱。""解毒。主治小儿痘疹后感疔毒，痈疽锁喉，偏咽或杨梅等症。"

5.《纲目》："掺牙，乌须发，壮筋骨。"

6.《医林纂要》："补脾、和胃、泻火、通乳汁，治噎膈。"

7.《纲目拾遗》："疗一切毒虫蛇伤。"

8.《随息居饮食谱》："清肺，利膈浓痰，散结消痈，养阴，凉血，舒筋，固齿，通乳，益精。"

9.《岭南采药录》："炙脆存性，酒送服，疗胃脘痛。"

10.《上海常用中草药》："清热解毒，利尿，缓泻。治感冒发热，扁桃体炎、急性咽喉炎，急性支气管炎，流火，淋巴腺炎，风火赤眼，便秘，胃炎，肝炎，骨髓炎。"

【用法用量】　内服：煎汤，10～30 g，大剂量60 g；或入散剂。外用：捣敷。

【宜忌】　非实热之证及阴疽者慎服。

【选方】　1. 治乳痈初起，肿痛未成脓者　用蒲公英春秋间开黄花似菊，取连根茎叶一二两捣烂，用好酒半斤同煎数沸，存渣敷肿上，用酒熬温，一时许，再用连须葱白一茶盅催之，得微汗而散。（《外科正宗》治乳便用方）

2. 治产后不自乳儿，蓄积乳计，结作痈　蒲公英捣敷肿上，日三四度易之。（《梅师集验方》）

3. 治疳疮疔毒　蒲公英捣烂覆之，别更捣汁，和酒煎服，取汗。（《纲目》引《唐氏方》）

4. 治痈疽发背或生头项，或生手足臂腿、腰跨之间、前阴粪门之际，无论阴毒阳毒，未溃即消，已溃即敛　蒲公英一两，金银花四两，当归二两，玄参一两。水煎，饥服。此方既善攻散诸毒，又不耗损真气。可多服久服，俱无碍也。即治肺痈，大小肠痈，无不神效。（《洞天奥旨》立消汤）

5. 治上中下三背及三手搭，并乳发　蒲公英、忍冬藤各二钱。以好酒煮烂，尽量饮之醉，仍以生葱一根，蜜蜜入肉要满，以灰火煨热压罨，以被盖睡取汗，汗出而愈。（《万氏秘传外科心法》二味神仙一醉失笑散）

6. 治天蛇头（手中指头结毒，嫩赤肿痛）　蒲公英取干与苍耳草二味等分为末，以好醋浓煎浸洗。（《证治准绳》）

7. 治急性结膜炎　蒲公英30 g，菊花9 g，薄荷6 g（后下），车前子12 g（布包）。煎服。（《安徽中草药》）

8. 治肠风　蒲公英（连根打烂，青盐腌一宿，晒干，收尽地汁）、槐角子（炒）、柿饼（煨焦存性）、木耳（煅焦存性）、神曲丸，白汤下二钱。（《何氏济生论》久近肠风奇效丸）

9. 治噎膈　拣嫩公英高尺许者，掘下数根，择根大如拳者，捣汁和酒服。（《鲟溪单方选》）

10. 治急性黄疸型肝炎　蒲公英、茵陈蒿、土茯苓、白茅根、田基黄各25 g。水煎服。（《长白山植物药志》）

11. 治慢性胃炎，胃溃疡　① 蒲公英干根、地榆根各等分。研末，每服6 g，每日3次，生姜汤送服。（《南京地区常用中草药》）② 蒲公英根90 g，青藤香、白及、鸡蛋壳各30 g。研末，每次3 g，开水吞服。（《贵州草药》）

12. 治胃弱，消化不良，慢性胃炎，胃胀痛　蒲公英30 g(研细粉)，橘皮18 g(研细粉)，砂仁9 g(研细粉)。混合共研。每服6～9 g，每日数回，食后开水送服。(《现代实用中药》)

13. 治口腔炎　蒲公英适量(焙炭存性)，枯矾、冰片各少许。共研极细末，取少许吹入患部，每日数次。(《安徽中草药》)

14. 固齿　蒲公英连根洗捣一斤，青盐、食盐各二两腌，槐角子(炒)四两。晒干为末，每日清晨擦牙，滚汤咽下。(《何氏济生论》揩牙固齿奇方)

15. 乌须生发　蒲公英净四两(炒)，血余洗净四两，青盐四两(研)。上用磁罐一个，盛蒲公英一层，血余一层，青盐一层，盐泥封固，淹，春秋五日，夏三日，冬七日，桑柴火煅，令烟尽为度，候冷取出，碾为末。每服一钱，侵晨酒调服。(《古今医鉴》蒲公散)

16. 治骨髓炎　蒲公英60 g，全蝎1条，蜈蚣1条。研粗粉，白酒250 ml浸泡3～5日。分数次服用。(《青岛中草药手册》)

【临床报道】 1. 治疗产妇缺乳　用蒲公英15 g，水煎服，每日1剂。治疗产妇缺乳40例。结果：服用3剂后，初产妇27例，经产妇11例，乳管畅通、乳汁充盈；另外2例经产妇，服5剂后乳管畅通、乳液增多。随访1星期，治愈率为100%。

2. 治疗小儿流行性腮腺炎　取鲜蒲公英20 g，捣碎加鸡蛋清1个，白糖少许，调成糊状，外敷患处，每日1次。经治疗50例均愈，平均日数8.07日。有用鲜蒲公英30～60 g，白糖30 g，水煎服，治疗84例亦痊愈，平均服药3日左右。有用新鲜蒲公英从野外将叶根全部采回，用清水洗净切碎，晒干碾成细面备用。单用蒲公英散，4岁以上口服3 g，每日3次；4岁以下口服2 g，每日3次。结果：50例中体温最高达39.8 ℃，最低体温达38.2 ℃，平均体温达38.6 ℃；服药24小时后，体温下降者38例，其余的12例服药3日后，全部体温降至正常。查体时腮腺肿胀完全消退，腮腺导管开口处红肿消失，其中7例睾丸肿大者也消失，精神恢复，食欲增加，全部治愈。

3. 治疗麦粒肿　用蒲公英30 g，金银花15 g(儿童及体弱者酌减)，第一煎内服，第二煎熏洗。共治疗120例125眼。结果：1日而愈者46例，2日而愈者40例，3日而愈者10例，有效20例，无效4例。总有效率96.7%，无效仅3.3%。

4. 治疗急性扁桃体炎　用蒲公英片或冲剂(每片0.5 g，15片相当于蒲公英干品30 g；冲剂1袋20 g，相当于蒲公英干品120 g)，成人每次15片，冲剂每次1/4袋，每日4次，饭后服。或用蒲公英干品，每日120 g，病重者每日180 g，煎水分4次服。治疗88例，痊愈82例，无效6例，有效率占93.18%。

5. 治疗小面积灼伤合并感染　取鲜蒲公英用清水洗净切碎(用量按创面大小而定)，捣烂后酌加少许75%乙醇，搅拌成稀糊状，直接敷于创面处(无鲜品可用干品，先浸泡2小时，水煎15～20分钟)，厚0.5～1.0 cm，用无菌纱布包扎，每日2次。经51例患者观察，其中灼伤面积达5%～9%者20例，10%～15%者31例。外敷蒲公英3～4日后局部炎症即明显消退，7～15日创面干燥结痂，继而脱落愈合，痊愈49例，有效率占96.07%。

6. 治疗寻常疣　治疗38例。治法及效果：用鲜蒲公英白色乳汁搽洗疣部，每日3次，每次10～15分钟，2～5日疣即脱落；或干蒲公英45 g加500 ml水煎25分钟，不去药渣，浸洗患处30分钟，每日2次，每剂可连用2～3次，5～10日疣即脱落。本法治疗不痛苦，不留瘢痕，治愈率可达98%。

7. 治疗急性黄疸型肝炎　用蒲公英注射液每日肌内注射2次，每次2 ml(每1 ml含生药5 g)，30日为1个疗程；或用50%干蒲公英煎剂(若用鲜品，按100 g折合干品40 g计算)，每日口服3次，每次15 ml，30日为1个疗程。经77例观察，临床治愈69例，占89.6%，无效8例，占10.4%。平均日数为30.5日，其中丙氨酸氨基转移酶恢复正常平均时间为28.2日，黄疸消退时间平均为26.1日。

8. 治疗小儿龟头炎　用蒲公英根、苦菜根各30 g(如鲜根可各用60 g)，置锅内加水1碗，煮沸后以干净白布蘸药液洗龟头发炎部位即可。经治40余例，效果很好，一般洗1～2次即愈。

9. 治疗慢性前列腺炎　用蒲公英45 g，草薢15 g，丹参25 g，甘草6 g。水煎早晚分服，4星期为1个疗程。治疗慢性前列腺炎53例患者。效果：显效17例；有效31例；无效5例。

10. 治疗多种感染性疾病　将蒲公英制成注射剂，肌内注射，每次2 ml(相当于生药10 g)，每日2～3次，也有用至每日总量相当于生药40～160 g的；静脉滴注每次用含生药25～100 g的注射液加入5%～10%葡萄糖液250～500 ml中滴入。亦可根据病情需要作穴位注射(治疗脉管炎)或胸腔注射(治疗脓胸)。据上海市试用注射剂治疗的各种感染性疾病就达40种左右，计700余例。其中上呼吸道感染56例，痊愈38例，有效13例；急、慢性支气管炎69例，痊愈19例，有效44例；肺炎43例，痊愈37例，有效1例；传染性肝炎97例，痊愈47例，有效19例；泌尿系感染52例，痊愈25例，有效14例；各种外科疾患(包括疖肿、淋巴结炎、急性乳腺炎、急性胰腺炎、丹毒、阑尾炎、胆囊炎、脉管炎)184例，痊愈42例，有效31例；用于手术后预防感染39例，效果满意者33例，有效者5例；五官科炎症(包括急性和化脓性扁桃体炎、咽炎、中耳炎、急慢性鼻窦炎、急性耳郭软骨膜炎、牙周炎、眼结膜炎)194例，痊愈143例，有效41例；骨科炎症(包括开放性骨折炎症、骨髓炎等)12例，痊愈8例，有效2例；皮肤科炎症(多发性毛囊炎、传染性湿疹、脓疱疮、皮肤感染等)24例，痊愈23例，有效1例。其他如败血症、伤寒、胆道感染、腮腺炎、输卵管炎、附睾炎，以及肿瘤、结核等的继发感染，也有不同程度的疗效。蒲公英制剂在一定程度上似可代替抗生素使用，对某些疾病还表现出广谱抗生素的作用；从治疗病毒性感冒、肝炎等的效果来看，可能还有抗病毒作用。

【各家论述】 1.《本草经疏》："蒲公英，其味甘平，其性无毒，当是入肝入胃，解热凉血之要药。乳痈属肝经，妇人经行后，肝经主事，故主妇人乳痈肿、乳毒并宜，生啖之良。"

2.《本草新编》："蒲公英，至贱而有大功，惜世人不知用之。阳明之火，每至燎原，用白虎汤以泻火，未免太伤胃气。盖胃中之火盛，由于胃中土衰也，泻火而土愈衰矣。故用白虎汤以泻胃火，乃一时之权宜，而不可恃之为经久也。蒲公英亦泻胃火之药，但其气甚平，既能泻火，又不损土，可以长服久服而无碍。凡系阳明之火起者，俱可大剂服之，火退而胃气自生。但其泻火之力甚微，必须多用，一两，少亦五六钱，始可散邪辅正耳。或问，蒲公英泻火，止泻阳明之火，不识各经之火，亦可尽消之乎？曰：火之最烈者，无过阳明之焰，阳明之火降，而各经余火无不尽消。蒲公英虽非各经之药，而各经之火，见蒲公英而尽伏，即谓蒲公英能消各经之火，亦无不可也。""或问，蒲公英与金银花，同是消痈化疡之物，二物毕竟孰胜？夫蒲公英止入阳明、太阴二经，而金银花则无经不入，蒲公英不可与金银花同于功用也。然金银花得蒲公英而其功更大。"

3.《本草求真》："蒲公英，能入阳明胃、厥阴肝，凉血解热，故乳痈、乳岩为首重焉。缘乳头属肝，乳房属胃，乳痈、乳岩，多因热盛血滞，用此直入二经，外敷散肿臻效，内消须同夏枯、贝母、连翘、白芷等药同治。"

4.《本草正义》："蒲公英，其性清凉，治一切疔疮、痈疡、红肿热毒诸证，可服可敷，颇有应验，而治乳痈、乳疖、红肿坚块，尤为捷效。鲜者捣汁温服，干者煎服，一味亦可治之，而煎药方中必不可缺此。"

5249 蒲种壳 pú zhǒng ké (《药材资料汇编》)

【异名】 地蒲壳、扁蒲壳(《苏州本产药材》)。

【基原】 为葫芦科葫芦属植物瓠子的老熟果皮。

【原植物】 参见"瓠子"条。

【采收加工】 立秋至白露间，采摘老熟果实，剖开除去种子，晒干。

【药材】 蒲种壳 Lagenariae Hispidae Pericarpium 主产于江苏。

性状 干燥的果皮，多呈破碎的条片状，厚5～7 mm。外表黄白色或灰黄色，平滑，内壁灰白色，如绵絮状。质脆易断，断面不平坦。

【原植物】 参见"瓠子"条。

【性味】 苦、淡，寒。

【功用主治】 利水消肿。主治面目四肢浮肿，臌胀，小便不通。

【用法用量】 内服：煎汤，12～15 g。

5250 蒲桃叶 pú táo yè 《台湾药用植物志》

【基原】 为桃金娘科蒲桃属植物蒲桃的叶。

【原植物】 参见"蒲桃壳"条。

【采收加工】 全年均可采，晒干或鲜用。

【功用主治】 清热解毒。主治口舌生疮，疮疡，痘疮。

1.《台湾药用植物志》："叶研末擦天花为清凉剂。"

2.《广西民族药简编》："水煎含漱，治口腔炎；水煎洗疮疡溃烂。"

【用法用量】 外用：煎汤含漱、洗或研末搽。

5251 蒲桃壳 pú táo ké 《食物考》

【基原】 为桃金娘科蒲桃属植物蒲桃的果皮。

【原植物】 蒲桃 Syzygium jambos (L.) Alston [Eugenia jambos L.] 又名：水桃树、水石榴《海南植物志》，水蒲桃《广西药用植物名录》，香果、南蕉《台湾药用植物志》。

乔木，高10 m。主干极短，多分枝。叶对生；叶柄长6～8 mm；叶片革质；披针形或长圆形，长12～25 cm，宽3～4.5 cm，先端长渐尖，基部阔楔形，叶面多透明细小腺点；羽状脉，侧脉12～16对。聚伞花序顶生；花梗长1～2 cm，花白色，直径3～4 cm；萼管倒圆锥形，萼齿4，半圆形；花瓣4，分离，阔卵形；雄蕊多数，长2～2.8 cm，花药丁字着生，纵裂；子房下位，花柱与雄蕊等长。果实球形，果皮肉质，成熟时黄色，有油腺点。种子1～2颗，多胚。花期3～4月，果期5～6月。

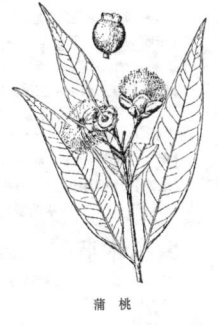

蒲 桃

生于河边及河谷湿地。分布于福建、广东、广西、海南、贵州、云南、台湾等地。

本植物的叶(蒲桃叶)、种子(蒲桃种子)和根皮(蒲桃根皮)亦供药用，另设专条。

【栽培】 生物学特性 喜温暖湿润的气候。在阳光充足和高温多雨的季节生长良好，以土层深厚、湿润而肥沃的砂质壤土栽培为好。

繁殖方法 种子繁殖。夏季采下成熟的果实，除去果皮，将种子稍晾干后，立即播种。开行点播，行距30 cm，种子粒距5～7 cm，覆土3～4 cm，浇水保湿。当苗高50～60 cm时，按行株距400 cm×400 cm开穴，每穴栽1株，栽后压紧，浇足定根水。

【采收加工】 夏季分批采收成熟果实，除去种子，把果皮晒干或烘干。

【药材】 蒲桃壳 Syzygii Jambotis Pericarpium 产于台湾、福建、广东、广西等地。

性状 本品为不规则卷缩块状，长2～3.5 cm，宽1～2 cm；表面棕红色或棕褐色，有细微皱纹，内表面浅黄棕色。果皮约厚1 mm，中心多干枯花样，长0.5～1 cm；干时质脆，潮时质韧。气微，味甘、微涩。

【药性】 《本草再新》："味甘、酸，性热。无毒。入脾、肺二经。"

【功用主治】 暖胃健脾，补肺止嗽，破血消肿。主治胃寒呃逆，脾虚泄泻，久痢，肺虚寒嗽，痈肿。

1.《纲目拾遗》："止呃忒。"

2.《本草再新》："暖胃健脾，治肺寒喘嗽，破血积痈肿。"

3.《广西本草选编》："凉血，收敛。治痢疾，腹泻。"

【用法用量】 内服：煎汤，6～15 g；或浸酒。

【选方】 治痰泻，痢疾 蒲桃果实15～30 g。水煎服。(《广西本草选编》)

5252 蒲黄滓 pú huáng zǐ 《日华子本草》

【异名】 蒲滓。

【基原】 系蒲黄筛选后剩下的花蕊、毛茸等杂质。

【原植物】 参见"蒲黄"条。

【功用主治】 炒用，甚涩肠，止泻血及血痢。

【用法用量】 内服：作散服，每服3～6 g。

5253 蒲葵子 pú kuí zǐ 《岭南采药录》

【异名】 葵树子(广州部队《常用中草药手册》)。

【基原】 为棕榈科蒲葵属植物蒲葵的种子。

【原植物】 参见"蒲葵根"条。

【采收加工】 春季采收，晒干。

【成分】 种子含酚类，还原糖，鞣质，三酰甘油(triglyceride)；氨基酸：赖氨酸、丝氨酸、精氨酸、脯氨酸、酪氨酸、缬氨酸、异亮氨酸、苯丙氨酸；糖；维生素C。果壳与核仁的油主要含油酸(oleic acid)。

【药理】 对蛋白激酶C的抑制作用 蒲葵子醇提取物对蛋白激酶C活性有明显的抑制作用，随剂量增加作用增强，40和100 μg/ml的抑制率分别为56.2%和66.6%。已知蛋白激酶C的抑制剂对细胞增殖有抑制作用，提示蒲葵子的抗癌活性可能与此有关。

【药性】 甘、苦，平，小毒。

1. 广州部队《常用中草药手册》："甘、涩，平。"

2.《广西本草选编》："味甘、苦、涩，性凉。"

3.《广西民族药简编》："有小毒。"

【功用主治】 活血化瘀，软坚散结。主治慢性肝炎，癥瘕积聚。

1. 广州部队《岭南草药志》："抗癌。"

2.《广西本草选编》："主治慢性肝炎，白血病，食管癌，鼻咽癌，胃癌，乳腺癌，子宫肌瘤，子宫颈癌。"

3.《全国中草药汇编》："治绒毛膜上皮癌，恶性葡萄胎。"

【用法用量】 内服：煎汤，15～30 g。

【选方】 1. 治各种癌症 葵树子(干品)30 g。水煎1～2小时服，或瘦猪肉炖服。(广州部队《常用中草药手册》)

2. 治肺癌 葵树子、半枝莲各60 g。水煎服，每日1剂。(《抗癌本草》引《草药手册》)

3. 治绒毛膜上皮癌、恶性葡萄胎肺转移 蒲葵子、八月札、半枝莲、穿破石各60 g。水6碗，煎至1碗内服，药渣再煎服1次。10日为1个疗程。或同时并用化疗。(《全国中草药汇编》)

4. 治恶性葡萄胎、白血病 葵树子30 g，红枣6枚。水煎，每日2次服，连续20剂为1个疗程。(《常用食物中药》)

5254 蒲葵叶 pú kuí yè 《岭南采药录》

【异名】 蒲扇、败扇《本草拾遗》，故蒲扇《医学纲目》，败蒲扇(《纲目》)。

【基原】 为棕榈科蒲葵属植物蒲葵的叶。

【原植物】 参见"蒲葵根"条。

【采收加工】 全年均可采,剪下叶片,切碎晒干。

【药材】 蒲葵叶 *Livistonae Chinensis Folium* 主产广东、福建、台湾、广西等地。

性状 完整干燥叶大,形如扇,直径可达 1 m 以上,掌状深裂,直达中部,裂片条状披针形,宽约 2 cm,至顶端渐尖,深 2 裂,分裂部分长达 50 cm,下弯;具长叶柄,可达 1 m 余,平凸状,下部边缘有 2 列倒钩刺。气微,味淡。

【药性】 广州部队《常用中草药手册》:"甘、涩,平。"

【功用主治】 收敛止血,止汗。主治咳血,吐血,衄血,崩漏,外伤出血,自汗,盗汗。

1.《本草拾遗》:"败扇烧为末,和粉粉身上,主汗,弥败者佳。"

2.《纲目》:"败蒲扇烧灰酒服一钱,止盗汗,及妇人血崩、月水不断。"

3.《岭南采药录》:"(蒲葵)叶柄,于新瓦上煅灰,沸水冲服,或炒香煎水饮,能治血崩。"

4.《福建药物志》:"陈(蒲葵)叶止血。治咳血,吐血,鼻衄,子宫功能性出血。"

【用法用量】 内服:煎汤,6~9 g;或煅存性研末,3~6 g。外用:煅存性研末撒。

【选方】 治盗汗 故蒲扇灰研细,每服三钱,温酒调下,无时。(《医学纲目》止汗散)

【各家论述】《张氏医通》:"蒲灰止血、利小便,与蒲黄不异。汗即血之液,故取多曾沾汗之旧扇烧灰,主治睡汗,同气相求之妙。"

5255 蒲葵根 pú kuí gēn (《岭南采药录》)

【基原】 为棕榈科蒲葵属植物蒲葵的根。

【原植物】 蒲葵 *Livistona chinensis* (Jacq.) R. Br. [*Latania chinensis* Jacq.] 又名:葵扇木(《陆川本草》),扇叶葵(《广州植物志》),蓬扇树(《广西中兽医药用植物》)。

乔木,高达 20 m。叶阔肾状扇形,直径达 1 m 以上,掌状深裂至中部,裂片线状披针形,基部阔 4~4.5 cm,先端长渐尖,2 深裂,其分裂部分下垂,长达 50 cm;叶柄长达 2 m,下部两侧有逆刺。花序呈圆锥状,粗壮,长约 1 m,总梗上有 6~7 个佛焰苞,约 6 个分枝花序,长达 35 cm,每分枝花序基部有 1 个佛焰苞,分枝花序具 2 次或 3 次分枝,小花枝长 10~20 cm。花小,两性,黄绿色;萼片 3,覆瓦状排列;花冠约 2 倍长于花萼,3 裂几达基部;雄蕊 6,花丝合生成 1 环并贴生于花冠基部;子房由 3 个近分离的心皮组成,3 室。核果椭圆形,状如橄榄,黑褐色。种子椭圆形,长 1.5 cm,直径 0.9 cm。花期 4 月。

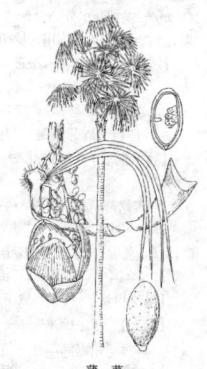

蒲 葵

栽于庭园或宅旁,本种在广东新会县栽培较多。分布于我国南部。

本植物的种子(蒲葵子)和叶(蒲葵叶)亦供药用,另设专条。

【栽培】 生物学特性 喜高温、高湿气候,能耐 0 ℃左右低温。喜光但能耐一定的荫蔽。宜选择水分充足、土层深厚、有机质丰富的平地或坡地栽培。

繁殖方法 种子繁殖、育苗移栽。9~10 月采收果实,浸水,去果皮,洗净阴干待播。秋冬季或春季播种,播前用沙床层积催芽,待果核发芽后,于苗床上点播或撒播。待幼苗长出 2 片真叶后,按行株距 27 cm×20 cm 分床。育苗 2 年后,按行株距 2 m×1.5 m 开穴定植。

田间管理 定植后每年松土、除草、培根 2~3 次,并可用各种物料覆盖地面,以利保湿和抑制杂草生长。每年施肥 1~2 次,以施氮肥为主。

病虫害防治 绿刺蛾和灯蛾,为害叶芽和嫩叶。

【采收加工】 全年可采挖,晒干。

【药性】《广西本草选编》:"味甘、苦、涩,性凉。"

【功用主治】 止痛,平喘。主治各种疼痛,哮喘。

《广西本草选编》:"止痛。主治各种痛症。"

【用法用量】 内服:煎汤,6~9 g。或制成片剂、注射剂使用。

5256 蒲桃种子 pú táo zhǒng zǐ (《中国药用植物图鉴》)

【基原】 为桃金娘科蒲桃属植物蒲桃的种子。

【原植物】 参见"蒲桃壳"条。

【采收加工】 夏季采收成熟果实,取出种子,晒干。

【功用主治】 健脾,止泻。主治脾虚泄泻,久痢,糖尿病。

1.《中国药用植物图鉴》:"治糖尿病。"

2.《台湾药用植物志》:"治腹泻,痢疾及卡他。"

【用法用量】 内服:煎汤,3~9 g。

5257 蒲桃根皮 pú táo gēn pí (《广西本草选编》)

【基原】 为桃金娘科蒲桃属植物蒲桃的根皮。

【原植物】 参见"蒲桃壳"条。

【采收加工】 全年均可采挖,趁鲜剥取根皮,切段,鲜用或晒干。

【药性】《广西本草选编》:"味甘、涩,气香,性平。"

【功用主治】《广西本草选编》:"凉血,收敛。治痢疾,腹泻,刀伤出血。"

【用法用量】 内服:煎汤,6~15 g。外用:捣敷或研粉撒。

【选方】 治刀伤出血 鲜蒲桃根皮适量,捣烂外敷,或用干根皮研粉撒敷。(《广西本草选编》)

5258 蒙自木蓝 méng zì mù lán (《云南中草药》)

【异名】 大铁扫把、铁马豆、多花木蓝(《云南中草药》),格堵嘎多(《彝药志》)。

【基原】 为豆科木蓝属植物蒙自木蓝的根。

【原植物】 蒙自木蓝 *Indigofera mengtzeana* Craib

小灌木,高可达 1.5 m。幼枝密被平伏的白色丁字毛,不久即脱落,有明显的节。叶互生;奇数羽状复叶,长 3~9 cm,小叶对生,11~21 片,叶纸质;叶片狭长圆形或椭圆状长圆形,长 5~13 mm,宽 3.5~6 mm,先端圆钝,具短尖,基部圆形,全缘,上面绿色,无毛,下面疏生丁字毛。总状花序腋生,短于叶序,花密生;萼钟形,5 裂;蝶形花冠蓝紫色;雄蕊 10,二体。荚果,线状圆柱形,内有种子 6~7 颗,内果皮有紫色斑点。花期 4~7 月,果期 8~11 月。

生于山野疏林下。分布于云南。

【采收加工】 9~11 月采收,切片,晒干。

【药性】 苦、辛,平,小毒。

1.《云南中草药》:"腥,苦,寒。"

2.《彝药志》:"性平,味苦、辛,有小毒。"

【功用主治】 清热解毒,活血通络。主治肺炎,百日咳,急性胃肠炎,肾炎,牙龈炎,中耳炎,脉管炎,骨髓炎,疮疡肿毒,跌打损伤,风湿痹痛。

1.《云南中草药》:"消食镇痛,舒筋活络。主治肺炎、脉管炎、骨髓炎,跌打损伤,试治肿瘤,风湿瘫痪,疮疡。"

2.《彝药志》:"清热解毒,止痛,祛瘀生新,活血通络。主治乳腺炎、胸膜炎、肺炎、百日咳、急性胃肠炎、牙龈炎、中耳炎、肾炎、麻风、痈疮、无名肿毒、风湿关节疼痛、劳伤腰痛。"

【用法用量】 内服:煎汤,9~30 g;研末,每次1~3 g,每日3次;或浸酒。外用:研末撒。

【宜忌】《云南中草药》:"忌食葱、蒜、酸冷、牛肉、羊肉、糯食。"

【选方】 1.治腹痛,胃痛,急性胃肠炎 格堵嘎多研末。每服1~2 g,4~6小时服1次。(《彝药志》)

2.治脉管炎,骨髓炎,跌打损伤,试治肿瘤 蒙自木蓝15~30 g,泡酒500 g。每次5~10 ml,每日服3次;或9~15 g冷水煎服。(《云南中草药》)

3.治风湿瘫痪 (格堵嘎多)30 g,五爪金龙30 g,地苦胆3 g。炖鸡服。(《彝药志》)

5259 蒙自水芹 méng zì shuǐ qín 《新华本草纲要》

【异名】 水芹菜(《曲靖专区中草药》),溪边水芹(《云南药用植物名录》),溪岸水芹、野水芹(《全国中草药汇编》)。

【基原】 为伞形科水芹属植物蒙自水芹的全草。

【原植物】 蒙自水芹 Oenanthe rivularis Dunn

多年生草本,高30~70 cm。

全株光滑无毛。茎直立,下部匍匐,单一或有少数分枝。叶柄长4~6 cm,叶片轮廓广三角形或三角形,长4.5~6 cm,宽3.5~6 cm,一回羽状深裂,稀二回羽状分裂;茎下部叶裂片卵形,末回裂片长1~1.5 cm,宽0.5 cm,边缘有缺刻状锯齿;茎上部叶末回裂片线形,全缘。复伞形花序顶生,花序梗长2~5 cm;伞辐6~7,直立或开展;小总苞片线形,多数;小伞形花序有花20余朵;萼齿披针形;花瓣白色,倒卵形;花柱基圆锥形,花柱直立或叉开。双悬果椭圆形,侧棱和中棱和背棱隆起,背棱线形;每棱槽内有油管1,合生面有油管2。花期5~7月,果期7~8月。

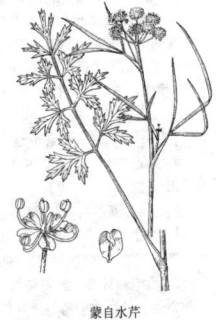

蒙自水芹

生于海拔1100~2000 m的沼地、路边湿地或山谷斜坡疏林下。分布于贵州、云南等地。

【采收加工】 6~8月采收,鲜用或晒干。

【药性】 辛、微甘,平。归胃、脾、膀胱经。

【功用主治】 健胃消积,利尿,消肿。主治慢性胃炎,食积胃痛,白浊,淋痛,跌打肿痛,血虚风毒。

【用法用量】 内服:煎汤,10~20 g;或捣汁。外用:煎汤洗;或捣敷。

【选方】 1.治慢性胃炎 水芹菜15 g,紫地榆6 g,虎掌草15 g,马蹄香6 g,重楼15 g,小丁香9 g。水煎服。

2.治食积胃痛 水芹菜15 g,厚朴9 g,燕麦灵9 g,牛筋刺果6 g,龙胆草6 g,泽泻9 g。水煎服。

3.治白浊 鲜水芹菜250 g,黄花母根皮60 g,土瓜狼毒0.6 g,冰片3 g,地榆3 g。水煎服。

4.治跌打肿痛 水芹菜适量,九子不离母叶少许,捣烂,兑酒外包。

5.治血虚风毒 水芹菜、千里光、桃树叶、荨麻叶等量。水煎

洗。(1~5方出自《曲靖专区中草药》)

5260 蒙古山萝卜 méng gǔ shān luó bo 《内蒙古中草药》

【基原】 为川续断科蓝盆花属植物窄叶蓝盆花的花。

【原植物】 窄叶蓝盆花 Scabiosa comosa Fisch. ex Roem. et Schult. 又名:细叶山萝卜(《东北植物检索表》),山萝卜(《全国中草药汇编》)。

多年生草本,高达60 cm。茎数枝,被疏毛。基生叶成丛,叶柄长3~6 cm;叶片窄椭圆形,长6~10 cm,宽1~2 cm,羽状全裂,稀齿裂,裂片条形,宽1~1.5 mm,花时常枯萎;茎生叶对生,基部连接成短鞘,抱茎;叶长圆形,长8~15 cm,宽4~5 cm,一至二回狭羽状全裂,裂片线形,宽1~1.5 mm,渐尖头,两面光滑或疏被白色短伏毛。头状花序三出顶生,半球形,径3~3.5 cm;总花梗长达30 cm;花萼5裂,细长针状;花冠蓝紫色,外面密被短柔毛,中央花冠筒状,先端5裂,裂片等长;边缘花二唇形,上唇2裂,较短;下唇3裂,较长,中裂片最长,倒卵形;雄蕊4,花丝细长,外伸;花柱长1 cm,柱头头状。果序椭圆形,小总苞片柱状,四棱明显,中棱常较细弱,先端有8凹穴,冠檐膜质;瘦果长圆形,具5条棕色脉,先端有宿存的萼刺5。花期7~8月,果期9月。

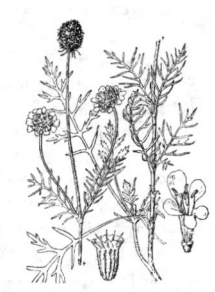

窄叶蓝盆花

生于海拔500~1600 m的砂质山坡及砂地草丛中,分布于河北、内蒙古、辽宁、吉林、黑龙江。

【采收加工】 7~8月采收,摘取刚开放的花朵,阴干。

【成分】 花含黄酮类:芹菜素(apigenin)、大波斯菊苷(cosmosiin)、野漆树苷(rhoifolin)、木犀草素-7-O-葡萄糖苷(luteolin-7-O-glucoside)、熊果酸(ursolic acid),及其他成分:葡萄糖(glucose)。

【药理】 1.解热作用 本品所含总黄酮30 mg/kg静脉注射,对家兔注射伤寒甲乙三联菌致发热的家兔有显著解热作用,但对正常家兔体温无明显影响。另有报道,本品总黄酮提取液0.25和0.50 g/kg肌内注射或静脉注射大肠杆菌内毒素致热的家兔有显著解热作用;本品的花青素提取液0.25 g/kg肌内注射则有较弱的解热作用;而本品生物碱提取液0.44 g/kg肌内注射则无解热作用。

2.镇静作用 总黄酮30 mg/kg静脉注射,能显著加强阈下剂量的戊巴比妥钠和水合氯醛对小鼠的催眠作用,表明有镇静作用。但总黄酮不能影响咖啡因和戊四唑的LD_{50},无抗惊厥作用。

3.抗炎作用 总黄酮30 mg/kg腹腔注射,对巴豆油涂抹小鼠耳壳所致炎症有显著抗炎作用。但对蛋清所致小鼠足肿无显著抗炎作用,但有使炎性渗出降低趋势。总黄酮30 mg/kg腹腔注射,每日1次,连用7日,对大鼠棉球肉芽肿无显著抑制作用。

4.对免疫功能的影响 1%蒙古山萝卜花总黄酮注射液给每只小鼠腹腔注射0.5 ml,给药后3日和5日,小鼠血清溶菌酶水平明显高于对照组,小鼠腹腔巨噬细胞(Mφ)的溶菌量含量在给药后3日也明显高于对照组;Gomori磷酸铅法试验,给药组酸性磷酸酶反应的阳性率和积分均明显高于对照组,表明蒙古山萝卜花总黄酮能激活Mφ的酸性磷酸酶活性。给药第七日和第十二日的小鼠,其腹腔Mφ呈衰退状态者明显少于对照组,提示该药或许有延长Mφ寿命和延长Mφ体外杀伤李斯特杆菌的作用。此外,蒙古山萝卜花总黄酮有明显增强小鼠腹腔Mφ体外杀伤李斯特杆菌的作用。

5.对心血管功能的影响 蒙古山萝卜花总黄酮可舒张外周血

管、降低血压，对蟾酥离体心脏有增加排血量和减慢心率的作用。

6. 抗氧化作用　蒙古山萝卜花总黄酮在维生素 B_2-Met-NBT 体系中对氧自由基的 IC_{50} 为 2.7 μg/ml，SC 502.5 μg/ml 在维生素 C-copper-cyt C 体系中对羟自由基的 IC_{50} 为 14.6 μg/ml；在 Fe^{2+}/H_2O_2 体系中能抑制 MDA 生成。其清热的功效很可能与其清除氧自由基、羟自由基和 MDA 抗氧化作用有关。

7. 其他作用　从蒙古山萝卜花中分得的黄酮类成分芹菜素对 ADP 诱导的血小板聚集有显著抑制作用，抑制率为 37.3％。热板法和扭体法试验表明蒙古山萝卜花总黄酮无镇痛作用。

【毒性】每只小鼠腹腔注射 4％蒙古山萝卜总黄酮注射液 0.4 ml，观察 24 小时无 1 只死亡。序贯法经静脉注射测得 LD_{50} 为 1 456 mg/kg。

【药性】甘，微苦，凉。

【功用主治】《内蒙古中草药》："清热泻火。主治肝火头痛，发烧、肺热咳嗽，黄疸。"

【用法用量】内服：研末，1.5～3 g。

【选方】1. 治肺热咳嗽，气喘　蒙古山萝卜花 15 g，甘草 12 g，草河车 9 g，远志 6 g，莲座蓟 3 g。共研细面，每日 3 次，每次 1.5～3 g 开水冲服。

2. 治肝胆湿热、目赤、黄疸　红花 15 g，石膏 9 g，蒙古山萝卜、木通、地丁、诃子各 6 g，麻黄 9 g。共研细末，每日 3 次，每次 1.5～3 g。（1、2 方出自《内蒙古中草药》）

5261 **蒸饼** zhēng bǐng
《纲目》

【异名】馒头饼（《肘后方》）。

【基原】为小麦面和以酵糟的加工制成品。

【药性】甘，平，无毒。归脾、胃经。

1.《纲目》："甘，平，无毒。"

2.《本草备要》："入足太阴、阳明经。"

【功用主治】《纲目》："消食，养脾胃，温中化滞，益气和血，止汗，利三焦，通水道。"

【选方】1. 治积年肠风下血不止，面色萎黄，肌体枯悴　皂荚七挺(不蛀，肥者，去黑皮，涂酥，炙黄熟，去子)，蒸饼二两，乌龙尾二两。上药捣罗为末，炼蜜和捣一百examples，丸如梧桐子大。每食前，以温粥饮下二十九。（《圣惠方》）

2. 治肠胃虚弱，糟粕不聚，便利赤白，或作脓血，脐腹疼痛，心胸痞满，里急后重，烦满瘊逆，胁肋胀闷，肠内虚鸣，四肢倦乏，不进饮食　御米壳四两(以蜜炒黄紫焦色)，干蒸饼(切如骰子块，以蜜炒焦色)。上为细末，炼蜜为丸，如鸡子黄大。每服一粒，水一盏，煎化为度，热服不拘时候。年深作丸散《传信适用方》御爱丸）

3. 治卒中下血　陈年蒸饼，烧存性，米饮服二钱。（《纲目》）

4. 治汤火伤灼　馒头饼，烧存性，研末，油调涂敷之。（《肘后方》）

5262 **椿叶** chūn yè
《纲目》

【异名】椿木叶（《新修本草》），春尖叶（《重庆草药》）。

【基原】为楝科椿属植物香椿的叶。

【原植物】参见"椿白皮"条。

【采收加工】4～6 月采收，多鲜用。

【成分】含黄酮类：6, 7, 8, 2'-四甲氧基-5, 6'-二羟基黄酮 (6, 7, 8, 2'-tetramethoxy-5, 6'-dihydroxy flavone)，5, 7-二羟基-8-甲氧黄 酮 (5, 7-dihydroxy-8-methoxy flavone)，山奈酚 (kaempferol)，槲皮素-3-O-鼠李糖苷(quercetin-3-O-rhamnoside)，槲皮素-3-O-葡萄糖苷 (quercetin-3-O-glucoside)，槲皮素 (quercetin)；及其他类：胡萝卜素(carotene)及维生素(vitamin)B、C，东莨菪素(scopoletin)；含多酚类：没食子酸乙酯(ethyl gallate)，没食子酸(gallic acid)，没食子酸儿茶素缩合鞣质，没食子酸鞣质(gallotan-

nin)，单体原花青素(procyanidin)等成分；挥发性成分：二氧杂环己烷(dioxocyclohexacane)，2-乙氧基丁烷(2-ethoxy butane)，乙二醇单硝酸酯(glycol nitrate)，2, 5-二甲基噻吩(2, 5-dimethyl thiophene)，樟脑(camphor)，龙脑(borneol)，3, 4-二甲基癸烷(3, 4-dimethyl decane)，乙酸龙脑酯(bornyl acetate)，β-丁香烯(β-caryophylene)，α-蛇麻烯(α-lupulene)，2-乙基-1-癸醇(2-ethyl-1-decanol)，榄香烯(elemol)，2, 6-二甲基-4-乙基苯酚(2, 6-dimethyl-4-ethyl phenol)，6-甲基十三烷(6-methyl tridecane)，雪松醇(centdarol)，3, 6-二甲基十一烷(3, 6-dimethyl undecane)，合金欢醇(farnesol)，2, 7-辛二烯-1-醇-乙酸酯(2, 7-octadiene-1-ol-acetate)，邻苯二甲酸二甲氧基乙酯(dimethoxyethyl phthalate)等。

【药性】辛，苦，平。归脾、胃经。

1.《新修本草》："味苦，有毒。"

2.《绍兴本草》："味苦，温，有小毒。"

3.《纲目》："无毒。"

4.《本草集要》："味苦，涩，气寒，有毒。"

5.《医林纂要》："甘、苦、辛、平。"

6.《饮片新参》："香淡，微温。"

【功用主治】祛暑化湿，解毒，杀虫。主治暑湿伤中，呕吐、泄泻，痢疾，疮痈肿毒，疥疮，白秃。

1.《新修本草》："主洗疮疥，风疽，水煮叶汁用之。"

2.《生生编》："嫩芽渝食，消风祛毒。"

3.《饮片新参》："化暑湿，透热，利水道，消肿。"

4.《福建药物志》："治小儿惊风，漆过敏。"

5.《广西民族药简编》："治皮肤溃疡。"

6.《山西中草药》："燥湿止痛，透疹。"

【用法用量】内服：煎汤，鲜叶 30～60 g。外用：煎水洗；或捣敷。

【宜忌】气虚汗多者慎服。

1.《食疗本草》："椿芽多食动风，熏十二经脉、五脏六腑，令人神昏血气微。"

2.《饮片新参》："气虚汗多者忌用。"

【选方】1. 治气滞食欲不振　嫩香椿叶适量。切碎，用开水泼成半生半熟，加酱油食用。（《山西中草药》）

2. 治疮痈肿毒　鲜香椿嫩叶、大蒜等量。加食盐少许，共捣烂敷患处。（《食物中药与便方》）

3. 治小儿头生白秃，发不生出　以椿、楸、桃叶心，取汁，敷之。（《肘后方》）

4. 治丝虫病　香椿、杉木、枫树三者的嫩枝叶等分，成人每日每次 60～120 g。水煎，去渣，调入醋 1 匙，每日分 2～3 次趁热服。（《食物中药与便方》）

5263 **椿白皮** chūn bái pí
《食疗本草》

【异名】香椿皮（《经验方》），椿皮（《纲目》），春颠皮（《分类草药性》）。

【基原】为楝科香椿属植物香椿的树皮或根皮。

【原植物】香椿 Toona sinensis (A. Juss.) Roem. [Cedrela sinensis A. Juss.] 又名：椿（《新修本草》），猪椿（《食疗本草》），红椿（《植物名实图考》），大红椿树（《台湾药用植物志》）。

落叶乔木，高达 16 m。树皮暗褐色，成片状剥落，小枝

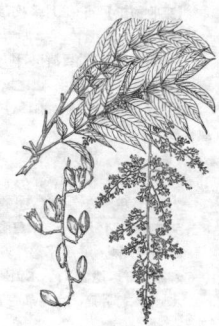

香　椿

有时具柔毛。偶数羽状复叶互生，长 25～50 cm，有特殊气味；叶柄红色，基部肥大；小叶 8～10 对，小叶柄长 5～10 mm；叶片长圆形至披针状长圆形，长 8～15 cm，宽 2～4 cm，先端尖，基部偏斜，侧或阔楔形，全缘或有疏锯齿，上面深绿色，无毛，下面色淡，叶脉或脉间有长柔毛。花小，两性，圆锥花序顶生，花芳香；花萼短小，5裂；花瓣 5，白色，卵状椭圆形；退化雄蕊 5，与 5 枚发育雄蕊互生；子房上位，5 室，花盘远较子房为短。蒴果椭圆形或卵圆形，长约 2.5 cm，先端开裂为 5 瓣。种子椭圆形，一端有翅。花期 5～6 月，果期 9 月。

常栽培于海拔 2 700 m 以下的房前屋后、村边、路旁。分布于华北、华东、中南、西南及西藏、台湾等地。

本植物的树叶(椿叶)、花(椿树花)、果实(香椿子)、树干流出的液汁(春尖油)亦供药用,另设专条。

【采收加工】　全年均可采,干皮可从树上剥下,鲜用或晒干;根皮须先将树根挖出,刮去外面黑皮,以木棰轻捶之,使皮部与木质部分离,再行剥取,并宜仰面晒干,以免发霉发黑,亦可鲜用。

【药材】　椿白皮 Toonae Sinensis Cortex　全国大部分地区均产。

性状　本品呈半卷筒状或片状,厚 0.2～0.6 cm。外表面红棕色或棕褐色,有纵纹及裂纹,可见圆形细小皮孔。内表面棕色,有纵纹,断面纤维性,呈层状。有香气,味淡。

茎皮　树皮横切面:木栓层细胞 10 余列,呈红棕色。皮层较薄,由数列切向延长的薄壁细胞组成,内侧散有成束的纤维;纤维壁增厚呈层纹状,微木化。皮部较宽,韧皮纤维数个成束,断续排列成环状,壁略呈层纹状增厚,木化;射线宽 2～5 列细胞。皮层和韧皮部薄壁细胞含草酸钙方晶、簇晶。

粉末特征:淡红棕色。草酸钙方晶甚多,直径 10～40 μm,壁厚,有的呈波浪形,木化;孔沟明显,层纹有的明显,有的与草酸钙方晶、簇晶形成晶纤维。草酸钙方晶,直径 5～35 μm。草酸钙簇晶较多,直径 5～37 μm,存在于薄壁细胞内或散在。有的薄壁细胞内含点状红棕色物质。

【成分】　根含川楝素(toosendanin),甾醇,鞣质(tannin)。

【药理】　对离体肠管的双向调节作用　椿白皮对家兔离体肠管收缩作用的影响与椿白皮的剂量有关。在钙状态下,当椿白皮的浓度≤0.29 g/L 时,肠管的收缩随剂量增加而减弱;当椿白皮的浓度>0.29 g/L 时,肠管的收缩又逐渐增强至原来水平。无钙状态下,家兔离体肠管的收缩随椿白皮剂量增加而减弱直至完全消失,但往椿白皮溶液中加入氯化钙后,肠管的收缩又逐渐恢复到原来水平。

【药性】　苦、涩、微寒。归大肠、胃经。

1.《珍珠囊补遗药性赋》:"味苦,性平,有毒。"

2.《雷公炮制药性解》:"性凉,微温。"

3.《本草经疏》:"微寒,苦。入手足阳明经。"

4. 姚可成《食物本草》:"味苦,温,无毒。"

5.《本经逢原》:"甘,平,无毒。"

6.《医林纂要》:"苦、甘、凉、寒。"

【功用主治】　清热燥湿,止血,杀虫。主治泄泻,痢疾,吐血,胃及十二指肠溃疡,肠风便血,崩漏,带下,蛔虫病,丝虫病,疮疥癣癞。

1.《雷公炮炙论》:"利溺涩。"

2.《新修本草》:"主甘蜃。"

3.《食疗本草》:"女子血痢及产后血不止,月信来多,亦止赤带下,疗小儿疳痢。"

4.《医林纂要》:"泄肺逆,燥脾湿,去血中湿热。治泄泻,久痢,肠风,崩,带,小便涩数。"

5.《本草易读》:"除一切下血,血崩,血痢,肠风,脏毒。杀诸般疳虫、蛔虫、疥虫,鬼疰、传尸、赤白带浊之疾,精尿遗泄之痼。"

6.《分类草药性》:"治吐血;发表散寒,攻小儿痘疹。"

7.《中国药用植物图鉴》:"治疮疖,跌打损伤,接骨,消伤肿痛。"

8.《福建药物志》:"治脱肛,传染性肝炎,坐骨神经痛,视力减退。"

9.《广西民族药简编》:"树皮水煎服,治咳嗽气喘,肺结核咳血。"

10.《湖北中草药志》:"用于丝虫病,疝气痛。"

【用法用量】　内服:煎汤,6～15 g;或入丸、散。外用:煎水洗;或熬膏涂;或研末调敷。

【宜忌】　泻痢初起及脾胃虚寒者慎服。

《本草经疏》:"脾胃虚寒者不可用,肠带属冢家真阴虚者亦忌之,以其徒燥故也。凡滞下积气未尽者,亦不宜遽用。"

【选方】　1. 治休息痢疾,昼夜无度,腥臭不可近,脐腹撮痛,诸药不效　诃子(去核椿)五钱,椿根白皮一两,母丁香三十个。上为细末,醋面糊丸如梧桐子大。每服五十丸,陈米饭汤入醋少许送下,五更,三日三服。《脾胃论》(郭察勒丸)

2. 治湿气下利,大便血,白带,去脾胃陈积之疾　椿根皮四两,滑石二两。上为末,粥丸梧子大。空心,白汤下一百丸。《丹溪心法》

3. 治血痢及肠风下血　椿白皮三两,槐角子四两,明白矾二两。上为末。每服三钱,热米饮调下。《卫生宝鉴》椿皮散)

4. 治痔漏下血疼痛　东行椿白皮。上为细末,醋糊和丸如梧桐子大。每服七十丸,空心用米汤送下。《证治准绳》椿皮丸)

5. 治女子血崩及产后血出不止,月事来多　取樗根椿木棍一大握,东引者,洗之。以水一大升煮分再服,便断。亦治带下。《普济方》

6. 治妇人白带,男子白浊　椿根白皮、滑石等分。为末,粥丸梧子大。每空腹白汤下百丸。《丹溪心法》

7. 治小儿疳痢　椿根白皮(日干)二两。为末,以粟米淘净研浓汁,和丸梧子大。十岁儿三四丸,米饮下,量大小加减。《子母秘录》

8. 治腹中痞块　香椿白皮二斤(切碎)。入锅内煎水,去滓,熬成膏,摊布上。先以姜擦去瘀皮垢腻,以火烘热药,贴拯块上,其初微痛,半日后即不痛,俟其自落。或加麝香少许,周围破烂出水。《岭南采药录》)

9. 治麻疹　香椿树皮 30 g,芜荽 15 g。加水 200 ml,煎至100 ml,分 2 次服,每日 1 剂。〔《赤脚医生杂志》1978,(3):14〕

10. 治失音　新鲜椿树皮(刮去粗皮)45～50 g,糖(有热象者用白糖,有寒象者用红糖)1 汤匙。煎汤分 2 次服。一般服 2～3剂可愈。对肺热津伤、肺气耗损及声带充血所致的失音尤宜。〔《新中医》1984,(1):24〕

11. 治尿路感染,膀胱炎　椿根皮、车前草各 30 g,川柏9 g。水煎服。

12. 治滴虫性阴道炎　椿根皮、千里光、蛇床子各 30 g。水煎作阴道冲洗剂。(11、12 方出自《食物中药与便方》)

13. 治诸恶疮,发背,疔肿痛处　新鲜乳香三钱,椿根白皮五钱,芝麻一钱。上为末。水二盅,煎三五滚,热服,被拥汗出即解。《遵生八笺》化毒消肿方)

【各家论述】　1. 朱丹溪:"椿根白皮,性凉而能涩血。凡湿热为病,泻痢浊带,精滑梦遗诸证,无不用之,有燥下湿及去肺胃陈痰之功,治泄泻,有除湿实肠之力。但痢疾滞气未尽者,不可遽用。宜入丸散,亦可煎服,不见有害。"(引自《纲目》)

2. 汪昂:"椿皮色赤而香,樗皮色白而臭,多服微利人。盖椿皮入血分而性涩,樗皮入气分而性利,其主治之功略同,而涩利之效颇异,正如茯苓、芍药,赤白颇殊也。凡血分受病不足者,宜用椿皮;气分受病有郁者,宜用樗皮,此心得之微也。"

3.《本草汇言》:"香椿,杀蛔虫、解蛊毒、止疳痢之药也。陈氏方云,此药甘香,温涩而燥。甘香能骤发新邪(谓发疮疥、风瘘及疝气、脚气之类)。涩燥能收敛陈气(谓除蛔虫、蛊毒、疳痢、胃噎、奔豚之类)。故孟氏方治妇人血崩或产后血行不止,并平常月信来多,及赤白带下,取椿根煎汁服即止,则其性之止涩可知矣。"

4.《本草求原》:"椿根气平,色赤而香,樗根气寒,色白而臭,二者皆言能燥湿泻热,涩能收阴实肠,治湿热为病,泻利、浊带、精滑梦遗、便数遗证,燥痰湿,去疳虫。但椿涩胜,久痢血点者宜之;樗苦胜,暴痢气滞者宜之,按古方治带血、下血血痢,都是用椿皮者多,而樗皮少用。其功专在于燥以达阳,涩以收阴,使阳不陷于阴中,而湿自除。凡患湿热,必病于血,正不以入气入血区分也。故肠风下血,有用臭椿皮同苍术、积壳治者,此可见矣。"

5264 椿树花 chūn shù huā （《万县中草药》）

【异名】 椿花(《杨氏家藏方》),椿芽树花(《民间常用草药汇编》),春尖花(《重庆草药》)。

【基原】 为楝科香椿属植物香椿的花。

【原植物】 参见"椿白皮"条。

【采收加工】 5~6月采花,晒干。

【药性】《四川中药志》1982年版:"辛、苦,温,无毒。入肝、肺二经。"

【功用主治】《四川中药志》1982年版:"祛风散寒,止痛,止血。用于外感风寒头痛,身痛,风湿关节痛,痢风泻血。"

【用法用量】 内服:煎汤,6~15 g。外用:煎水洗。

【选方】 1. 治风湿疼痛 椿树花、种子各9 g。水煎或炖肉服。(《万县中草药》)

2. 治久年虚痨咳嗽 春尖花、鹿衔草各15 g。熬水服。《重庆草药》)

3. 治痔疾 臭橘、鸡冠花、椿花三味各等分。上件吹咀。每用药末一两,水三升,煎五七沸,乘热淋渫。(《杨氏家藏方》椿花散)

5265 楠材 nán cái （《别录》）

【基原】 为樟科楠木属植物楠木的木材及枝叶。

【原植物】 楠木 Phoebe zhennan S. Lee et F. N. Wei［P. nanmu (Oliv.) Gamble］ 又名:雅楠(《中国树木分类学》)。

大乔木,高达30 m以上。芽鳞被灰黄色贴伏长毛;小枝通常较细,有棱或近于圆柱形,被灰黄色或灰褐色长柔毛或短柔毛。叶革质;叶柄细,长1~2.2 cm,被毛;叶片椭圆形,少为披针形或倒披针形,长7~11 cm,宽2.5~4 cm,先端渐尖,或呈镰状,基部楔形,上面光亮无毛或沿中脉下半部有柔毛,下面密被短柔毛,脉上被长柔毛。聚伞圆锥花序十分开展,被毛;花两性;花被裂片6,近等大,长3~3.5 cm,宽2~2.5 cm;能育雄蕊9,被柔毛;退化雄蕊三角形;子房球形,柱头盘状。果椭圆形,宿存花被片卵形,革质,紧贴,两面被短柔毛或外面被微柔毛。花期4~5月,果期9~10月。

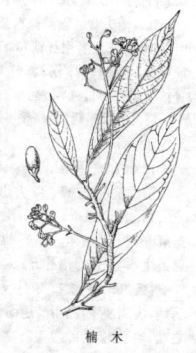

楠 木

生于海拔1 500 m以下的阔叶林中。也有栽培。分布于湖北、四川、贵州、陕西等地。

本植物的树皮(楠木皮)亦供药用,另设专条。

【栽培】 生物学特性 喜温暖湿润的气候。幼苗和幼树耐

阴,成树喜光。根部有较强的萌生力,能耐间歇性的短期水浸。宜在山谷、山洼、阴坡下部及河边台地,以及土层深厚疏松、排水良好、中性或微酸性的壤土上栽培。

繁殖方法 种子繁殖。采种育苗,选生长20年以上的优良母树,种子成熟期在11月下旬,果皮由青转为蓝黑色,即可采摘,果实要及时脱出皮,用清水漂洗干净,置室内阴干,再立即用湿砂贮藏,至2月上旬种子开始大量萌动时播种。条播,行距15~20 cm,条幅6~10 cm。幼苗喜阴耐湿,需经常保持湿润,夏季需适当荫蔽。苗高30~40 cm时,可移栽造林。造林季节从头年12月下旬至次年2月中旬,但早栽的成活率比晚栽的高。

田间管理 造林后3~5年内,每年抚育2次。第一次在4~5月,第二次在7~8月,抚育时不得损伤树皮。在树冠完全郁闭后,应进行间伐。

病虫害防治 柱籼象鼻虫,在3月成虫产卵期及5月中下旬用621烟剂熏杀成虫,在4月上旬用相应的化学药剂喷洒新梢,可杀死幼虫。

【采收加工】 全年均可采收,晒干。

【药性】 辛,微温。

1.《别录》:"微温。"

2.《本草拾遗》:"枝叶:味苦,温。无毒。"

3.《日华子》:"味辛,热。微毒。"

【功用主治】 和中降逆,利水消肿。主治暑湿霍乱,水肿,聤耳。

1.《别录》:"主霍乱吐下不止。"

2.《日华子》:"治转筋。"

3.《本草汇言》:"利水下气。"

【用法用量】 内服:煎汤,5~15 g。外用:煎汤洗足;或烧研粉,棉裹塞耳。

【宜忌】 孕妇慎服。

【选方】 1. 治霍乱心腹胀痛,烦满短气,未得让下 楠,大如掌者削之。以水三升,煮三沸,去滓,令炙灼之也。(《肘后方》)

2. 治霍乱腹痛吐利 楠木一两、樟木一两。上件药,细锉,以水二大盏,煎至一大盏,去滓,分为三服,不计时候,温服。(《圣惠方》)

3. 治水肿自足起稍上进者 楠木、桐木。煮取汁以渍之,并饮少许,加小豆妙。(《肘后方》)

4. 治聤耳,通耳脓水出,日夜不止 楠木一分,烧灰,花胭脂一分。上药细研为散,每取少许,用绵裹,塞耳中。(《圣惠方》)

5266 楠木皮 nán mù pí （《海药本草》）

【基原】 为樟科楠木属植物楠木的树皮。

【原植物】 参见"楠材"条。

【采收加工】 全年均可采剥,切段,晒干。

【药性】 苦,辛,温。

【功用主治】 暖胃和中降逆。主治霍乱转筋,胃冷呕吐,足肿。

1.《海药本草》:"主治霍乱吐泻,小儿吐乳,暖胃正气。"

2.《草木便方》:"(治)足肿,煎汤(蒸)洗。"

【用法用量】 内服:煎汤,6~15 g。外用:煎水洗。

【选方】 1. 治霍乱转筋 用楠木皮,煎水洗之。(《普济方》)

2. 治胃冷吐逆 以楠木皮煎汤汁服之。(《小儿卫生总微论方》楠木汤)

5267 榅桲 wēn po （《本草拾遗》）

【异名】 木梨(《中国树木分类学》),土木瓜(《药材学》)。

【基原】 为蔷薇科榅桲属植物榅桲的果实。

【原植物】 榅桲 Cydonia oblonga Mill.［Pyrus cydonia L; C.

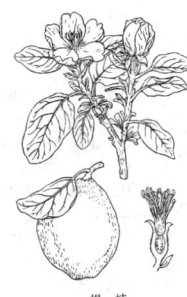

ulgaris Pers.]

灌木或小乔木,有时高达
m。小枝无刺,嫩枝密被绒毛,
渐脱落,紫红色,二年生枝条紫
色,有稀疏皮孔。单叶互生;叶
丙长8～15 mm,被绒毛;托叶边
缘有腺齿,早落;叶片卵形至长圆
形,长5～10 cm,宽3～5 cm,先
端急尖,基部圆形或近心形,全
缘,上面深绿色,下面浅绿色,密
被长柔毛;叶脉显著。花两性,
单生;萼筒钟状,外面密被绒毛,萼
片5,边缘有腺齿,反折;花瓣5,
倒卵形,白色;雄蕊20,长不及花瓣之半;花柱5,离生,基部被长
柔毛,子房下位,5室。果实梨形,直径3～5 cm,黄色,有香味;萼
片宿存反折,被绒毛。花期4～5月,果期10月。

楂栟

我国福建、江苏、江西、陕西、新疆等地有栽培。

本植物的树皮(楂栟皮)亦供药用,另设专条。

【采收加工】 秋季果实成熟时采摘,纵剖为2半,晒至全干。

【成分】 成熟果实含糖10.58%,其中主要为果糖(fructose)、
鞣质,原果胶(protopectin),有机酸〔苹果酸(malic acid)、酒石酸
(tartaric acid)、枸橼酸(citric acid)和挥发油。果皮含有特殊气味
的庚基·乙基醚(heptyl·ethyl ether)和壬基·乙基醚(nonyl·
ethyl ether)。种子含黏液质,苦杏仁苷(amygdalin),脂肪油,油中
含肉豆蔻酸(myristic acid)和异油酸(isoleic acid)的甘油酯。

【药性】 酸、甘,微温。

1.《开宝本草》:"味酸、甘,微温。无毒。"

2.《食物考》:"酸、涩。"

【功能与主治】 消食下气,止泻,解酒。主治食积,恶心,泛
酸,泄泻。

1.《海药本草》:"主水泻,肠虚烦热,散酒气,并宜生食。"(引
自《纲目》)

2.《日华子》:"除烦渴,治心。"

3.《开宝本草》:"主温中下气,消食,除心间醋水,去臭。"

4.《本草图经》:"治胸膈中积食,下气止泻。"

5.《本草省常》:"去恶心。"

【用法用量】 内服:生食1～2枚;或熟食。

【宜忌】 不宜多食。

1.《食性本草》:"发毒热,秘大小肠,聚胸中痰,壅涩血脉,不
宜多食。"

2.《本草衍义》:"须净去浮毛,不尔损人肺,啮多瘃塞胃脘。"

3.《绍兴本草》:"多食涩气,聚胸中痰固有之。"

4. 姚可成《食物本草》:"不宜与车螯同食,发疝气。"

5.《食物考》:"多食动气,聚痰发痞。"

5268 楂栟皮 wēn po pí 《本草经疏》

【异名】 楂栟木皮《纲目》。

【基原】 为蔷薇科楂栟属植物楂栟的树皮。

【原植物】 参见"楂栟"条。

【采收加工】 全年均可采剥,晒干。

【功用主治】《本草图经》:"捣末敷疮,止黄水。"

【用法用量】 外用:研末撒敷。

5269 楸叶 qiū yè 《本草拾遗》

【基原】 为紫葳科楸属植物楸的叶。

【原植物】 参见"楸木皮"条。

【采收加工】 4～7月采摘,鲜用或晒干。

【药性】 苦,凉。

【功能主治】 消肿拔毒,排脓生肌。主治肿疡,瘰疬,瘘疮,发
背,白秃。

1.《本草拾遗》:"捣敷疮肿,亦煮汤洗脓血,冬取干叶,汤揉
用之。"

2.《纲目》:"拔毒排脓。"

【用法用量】 外用:捣汁涂;熬膏涂;或研末擦。

【选方】 1. 治一切肿毒,不问硬软 取楸叶十重敷肿上,旧
帛裹之,日三易之,自当重有根气为水流血中来。冬月取干叶,盐
水浸钦;或取根皮捣烂傅之皆效。止痛消肿,食脓血,胜于众药。
(《纲目》引《范汪方》)

2. 治瘰疬、瘘疮 楸叶一味为煎,秋分前后,平且摘叶十五
斤,水一石,净釜中煎取三斗;又换别锅煎取七八升;又换锅煎取二
升,即成煎,纳不津器中。凡患者,先取麻油半合,蜡一分,酥一栗
子许,同消如面脂,又取杏仁七粒,生姜少许,同研令细,米粉二钱,
同人膏中,搅令匀,先涂疮上,经二日半两,乃拭却,即以篦子纳楸
煎满疮上,仍用软帛裹之,二日一度,拭却,更上新药,不过五六日,
便生肌平复,未穴者即内消。瘰疬须将慎半年以来。(《箧中方》)

3. 治附骨疽 楸叶阴干一两,猪胆汁半两。上二味,相和捣
烂,涂疮上封之。(《圣济总录》)

4. 治小儿头上生疮,发不生,兼白秃 楸叶,捣汁,涂头上。
(《子母秘录》)

5. 治口吻恶疮 以楸叶炙干,碾为末,用敷疮上。

6. 治小儿眼有障翳 楸叶三两(嫩者),捣烂,以纸裹,更将泥
重包,着猛火烧之,候泥干即取出,去泥,入水少许,令如稀饧,即贮
入瓷中,每日一度,点一绿豆许。(5、6方出自《圣惠方》)

5270 楸木皮 qiū mù pí 《本草拾遗》

【异名】 楸白皮《千金方》,楸木白皮《外台》。

【基原】 为紫葳科楸属植物楸的树皮及根皮的韧皮部。

【原植物】 楸 Catalpa bungei C. A. Mey. 〔C. syringifolia
Bunge. 〕 又名:木王《坤雅》,楸树《中国树木分类学》,旱楸
蒜台、水桐《全国中草药汇编》。

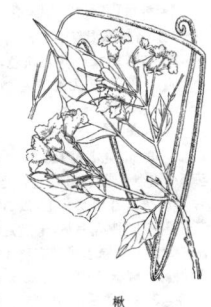

楸

小乔木,高8～12 m。树干
耸直,枝直向上。单叶对生;叶柄
长2～8 cm;叶片三角状卵形或
卵状长圆形,长6～15 cm,宽达
8 cm,先端长渐尖,基部截形、阔
楔形,有时基部具有1～2牙齿,
叶面深绿色,叶背无毛。伞房状
总状花序顶生,有花2～12朵;花
萼蕾时圆球形,2层开裂,先端有
2尖齿;花冠淡红色,内面具有2
黄色条纹及暗紫色斑点,长3～
3.5 cm;雄蕊4,2强;子房上位,
花柱1,柱头2裂。蒴果线形,长
25～45 cm,宽约6 mm。种子狭
长椭圆形,两端簇生1列长白毛。花期5～6月,果期6～10月。

生于肥沃的山地。分布于河北、山西、江苏、浙江、山东、河南、
湖南、陕西、甘肃等地,广西、贵州、云南等地有栽培。

本植物的叶、果实(楸木果)亦供药用,另设专条。

【采收加工】 全年均可采收,剥去外皮,鲜用或晒干。

【药性】《本草拾遗》:"苦,小寒,无毒。"

【功用主治】 解疮毒,降逆气。主治痈肿疮疡,疽瘘,吐逆,
咳嗽。

1.《本草拾遗》:"主吐逆,杀三虫及皮肤虫;煎膏黏敷恶疮疽
瘘、痈肿、疳、野鸡病;除脓血,生肌肤,长筋骨。"

2.《海药本草》："主消食，涩肠下气及上气咳嗽。"

【用法用量】 内服：煎汤，3～9 g。外用：捣敷或熬膏涂。

【选方】 1. 治口吻疮 以楸白皮及湿帖之，三四度瘥。《千金方》

2. 治口疮 楸木白汁五合。上一味，每取一匙头，含咽。《圣济总录》楸木汁方）

3. 治发背初生 楸木白皮、白马牙烧灰，掺疮头上，以膏封之。《外台》

4. 治瘕风 楸木白皮五斤。上细锉，以水五斗，煎取五升，滤去滓，放于慢火上再煎如糊膏，用不津器收。每取膏摩于所患处，日二三上效。《圣惠方》

5. 治小儿壮热，一切疮疥，皮肤瘙痒 用楸、梓白皮煎汤洗。《卫生易简方》

5271 楸木果 qiū mù guǒ 《新华本草纲要》

【基原】 为紫葳科楸属植物楸的果实。

【原植物】 参见"楸木皮"条。

【采收加工】 8～10月采摘，去柄，晒干。

【成分】 果含梓苷(catalposide)，梓醇(catalpol)即梓果次苷(catalpinoside)，对羟基苯甲酸(p-hydroxybenzoic acid)。

【药理】 利尿作用 楸木果未成熟果实所含的对羟基苯甲酸，能显著增加家兔尿排泄量，并能增加尿中 K⁺、Na⁺ 和 Cl⁻ 的排泄，表明有利尿作用。

【药性】 苦，凉。

【功用主治】《陕西中草药》："清热利尿。主治尿路结石，尿路感染，热毒疮疖。"

【用法用量】 内服：煎汤，30～60 g。

【宜忌】《陕西中草药》："孕妇禁用。"

5272 椴树根 duàn shù gēn 《全国中草药汇编》

【异名】 叶上果根《贵州民间药物》，滚筒树根《全国中草药汇编》。

【基原】 为椴树科椴树属植物椴树的根。

【原植物】 椴树 Tilia tuan Szysz. 又名：千层皮、青科榔《中国高等植物图鉴》，饭瓢树《福建药物志》。

乔木，高 20 cm。树皮灰色，小枝近秃净，顶芽无毛或有微毛。叶互生；叶柄长 3～5 cm，近秃净；叶片卵圆形，长 7～14 cm，宽 5.5～9 cm，先端短尖或渐尖，基部单侧心形或斜截形，上面无毛，下面初时有星状柔毛，以后变秃净，在脉腋有毛丛，干后灰色或褐绿色，边缘上半部有疏而小的齿突；侧脉 6～7 对。聚伞花序长 8～13 cm；花柄长 7～9 mm；苞片狭窄倒披针形，长 10～16 cm，宽 1.5～2.5 cm，无柄，先端钝，基部圆形或楔形，上面通常无毛，下面有星状柔毛，下半部 5～7 cm 与花序柄合生；萼片长圆状披针形，被星毛，内面有长茸毛；花瓣 7～8 mm；退化雄蕊长 6～9 mm；雄蕊长 5 mm；子房有毛，花柱长 4～5 mm。果实球形，有小突起，被星状茸毛。花期 7 月，果期 10 月。

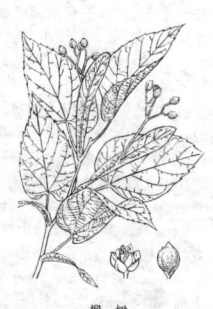

椴 树

生于山谷或山坡上阔叶杂木林中。分布于西南及江苏、浙江、福建、江西、湖北、湖南、广东、广西、陕西等地。

与本品功用相近者尚有：毛芽椴 T. tuan Szysz. var. chinensis Rehd. et Wils.

分布于江苏、浙江、湖北、四川、贵州等地。

【采收加工】 9～11月挖根，切片晒干。

【药性】《贵州民间药物》："味微苦，性温。"

【功用主治】 祛风除湿，活血止痛。主治风湿痹痛，跌打损伤。

1.《贵州民间药物》："祛风活血。治跌打损伤。"

2.《贵州草药》："镇痛。"

3.《福建药物志》："治咳嗽，风湿关节痛。"

【用法用量】 内服：煎汤，15～30 g；或浸酒。外用：浸酒擦。

【选方】 1. 治跌打损伤，风湿麻木 叶上果根 60 g。泡酒服或搽痛处。《贵州民间药物》

2. 治久咳 椴树根皮 20～24 g。蜜炙，水煎，饭后服。《福建药物志》

5273 槐叶 huái yè 《食疗本草》

【基原】 为豆科槐属植物槐的叶。

【原植物】 参见"槐花"条。

【采收加工】 5～8月采收，晒干或鲜用。

【成分】 含少量芸香苷(rutin)。

【药性】 苦，平。归肝、胃经。

1.《日华子》："平，无毒。"

2.《纲目》："苦，平。"

3.《得配本草》："入足厥阴、阳明经。"

【功用主治】 清肝泻火，燥湿杀虫。主治小儿惊痫，肠风，痔疮，湿疹，皮肤瘙痒，疥癣，痈肿疔肿。

1.《食疗本草》："嫩叶亦可食，主瘾疹，牙齿诸风疼。"

2.《日华子》："煎汤治小儿惊痫壮热，疥癣及丁肿。"

3.《滇南本草》："阴干为末，治一切大小便下血，或痔疮疼痛，脓血不止，灯草煎服。"

4.《本草蒙筌》："总治疮毒，熬膏贴痈疽溃烂，煮汁漱口治风疳。"

5.《内蒙古中草药》："外用治疗湿疹，疥癣。"

【用法用量】 内服：煎汤，10～15 g；或研末。外用：煎水熏洗，或捣汁涂、敷。

【选方】 1. 治霍乱吐泻，心烦闷乱 甘草(炙微赤，锉)一分，槐叶一两、桑叶一两。上件药，捣粗为散。每服三钱，以水一中盏，煎至六分，去滓，不计时候温服。《圣惠方》

2. 治野鸡痔，下血，肠风，明目 嫩槐叶一斤，蒸，如造茶法，取叶焙干。作茶法煎吃。《食医心镜》

3. 治外痔红肿，内痔脱出 鲜槐叶捣烂绞汁，调苦参末涂患处。《安徽中草药》

4. 治慢性湿疹 新鲜槐叶置沸水中冲洗净，捣烂如泥状，用开水洗净患部，将槐叶泥敷患处，外以纱布包扎，每日更换 1 次。〔中医杂志〕1959,(5)：39〕

5. 治鼻塞，气息不通 槐叶五升，葱白(切)一升，豉一合。以水五升，煮取三升，分温三服。《千金方》

5274 槐耳 huái ěr 《新修本草》

【异名】 槐檽《千金方》，槐菌《新修本草》，槐栮《蜀本草》，槐鹅《圣惠方》，槐蛾、赤鸡《纲目》。

【基原】 为多孔菌科栓菌属真菌槐栓菌的子实体。

【原植物】 槐栓菌 Trametes robiniophila Murr.

子实体无柄，菌盖半圆形，常呈覆瓦状，木栓质，棕褐色，近光滑，有纵环纹，(2.5～7) cm×(3～4) cm，菌肉黄白色至浅棕色，有香味，厚 4～300 mm，菌管约 5 mm，壁厚而光整，孔口黄白色，多角形，每 1 mm 间 5～6 个，孢子无色，光滑，孢子印白色，常有囊状体。

生长于槐及洋槐、青檀等树干上。分布于河北、山东、陕西等地。野生资源稀缺,近年来江苏等地采用固体发酵法培养槐栓菌以供药用。

【栽培】 槐耳野生资源稀缺,人工培育困难,生长周期长,生物效应低。目前用固体发酵法生产槐耳菌质,液体培养法生产菌丝体。固体发酵:菌丝体生长最低温度5℃,最高温度37℃,最适 pH 5.5。液体培养:培养基为玉米粉2%,豆饼粉2%,pH 5左右;温度27~28℃;种龄96小时;接种量:10%~15%;培养时间6~7日。在上述适宜培养条件下,液体培养槐栓菌的菌丝干重基本稳定在2 g/100 ml。

【采收加工】 子实体成熟时采收,鲜用或干燥。

【成分】 主成分为槐耳蛋白质,其水解产物含 L-岩藻糖(fucose)、L-阿拉伯糖,D-木糖,D-甘露糖,D-半乳糖,D-葡萄糖6种单糖,以及天冬氨酸,苏氨酸,丝氨酸,谷氨酸,脯氨酸,甘氨酸,丙氨酸,胱氨酸,缬氨酸,甲硫氨酸,异亮氨酸,亮氨酸,酪氨酸,苯丙氨酸,赖氨酸,组氨酸,色氨酸,精氨酸18种氨基酸组成。

【药理】 1. 抑制肿瘤的作用 在一定剂量范围内槐耳清膏灌胃对小鼠肉瘤 S_{180} 抑制率为25%~46%,腹水型 S_{180} 生命延长率为38%。对荷瘤腹腔给药抑瘤率为37.1%~43%,生命延长率为50%。均浆多糖蛋白(PS-T)灌胃抑制率为38%,腹腔给药为0.1%~38%。说明清膏,多糖及 PS-T 对小鼠肉瘤 S_{180}、腹水型 S_{180} 有很明显抑瘤作用,并对荷瘤动物能延长生命的作用。

2. 免疫作用 槐耳对巨噬细胞吞噬功能有非常显著的促进作用,能增强溶菌酶活性,对脐血 EaRFC 及 GVHR 有增减影响,对 α、γ 干扰素诱生,α 干扰素促 NK 活性有协同作用,可提高特异性抗体产生,促进小鼠脾细胞 DNA 合成,说明它可明显促进机体免疫功能。它还能提高血清中血红蛋白含量,提示对红细胞生有一定作用。

3. 抗病毒作用 槐耳清膏对小鼠血清干扰素诱生作用非常显著,对鸭肝炎病毒 DHBV 在用药后使鸭血清 HBV-DNA 水平显著下降。

毒性 动物急性毒性试验表明,清膏对小鼠的最大给药剂量相当于人临床剂量的126.6倍,均未能测出 LD_{50}。长期毒性试验,大鼠按临床剂量的95倍灌胃3个月,犬大小剂量组为临床等效剂量,大剂量组为其24.7倍,连续灌胃6个月,动物生长正常,经血象、生化等检查分析,各组动物都未发生异常,也未发现出药引起的病理性改变。特殊毒理如小鼠微核及染色体畸变试验均为阴性反应。

【药性】 苦、辛、平。

1.《药性论》:"平。"

2.《纲目》:"苦、辛,平。无毒。"

【功用主治】 止血,止痢,抗癌。主治痔疮出血,便血,崩漏,痢疾,肝癌,肝炎。

1.《药性论》:"能治风,破血,益力。"

2.《新修本草》:"疗痔。"

3.《食物考》:"肠风血止,烧灰杀疣,能断月水。"

【用法用量】 酸汤,6~9g;或烧致外作研末。

【选方】 1. 治肠痔下血 槐树上木耳,为末,饮服方寸匕,日三服。《肘后方》

2. 治大肠风毒,下血不止 槐耳二两(烧灰),干漆一两(捣碎,炒令烟出)。上药捣细罗为散。每于食前,以温酒调下一钱。《圣惠方》

3. 治月水不断,劳损黄瘦,暂止复发,小劳辄剧者 槐鹅(炒黄)、赤石脂各一两,为末,以前热酒服二钱。《圣惠方》

4. 治产后血下,淋沥不止 槐蛾半两(烧灰),烧研为散。每服二钱匕,温酒调下,食前。《圣济总录》槐蛾散

5. 治血气痛欲死 槐鸡半两为末,酒浓煎顿服。《妇人

6. 治血痢,腹中疞痛,心中痞闷 槐耳 30 g,用 400 ml 水煮熟,调以盐、醋,吃槐耳并喝汤。《药用寄生》

7. 治蛔虫心痛 槐上木耳(烧灰)末,如枣大,正发和水服,若不止,饮热水一升。《随身备急方》

【临床报道】 1. 治疗原发性肝癌 用槐耳冲剂每次1包(含干清膏2.64g),每日3次,温开水冲服。Ⅰ、Ⅱ期患者以服药3个月为1个疗程,Ⅲ期患者连续服药1个月为1个疗程。分别观察患者服药前后的症状、体征、肝肾功能、癌肿大小、AFP 等的变化。用以原发性肝癌275例,服用槐耳冲剂治疗者,其中肝区疼痛缓解率73.1%,65.4%的患者食欲增强、体重增加,82%的病人精神好转。经影像检查,服药后肿瘤缩小＞50%者11例,肿瘤大小稳定者170例,肿瘤发展、增大＞25%者94例。161例 AFP＞400 μg/L 的患者中,治疗后 AFP 下降者49.7%,其中17例 AFP 下降＞50%,但无1例转阴。治疗后 AFP 升高＜25%者36例,升高＞25%者45例。综合治疗前后肿瘤大小及 AFP 的变化情况,本组病例槐耳冲剂治疗的显效率为4.0%,有效率为65.8%,总有效率69.8%;半年生存率为41.6%,1年生存率27.3%。服药过程中,少数病例出现恶心等不适反应,无明显肝、肾功能损害及骨髓抑制等作用。将Ⅱ型原发性肝癌47例分为两组:Ⅰ组25例,单用槐耳冲剂治疗,每次1~2包,每日服3次;Ⅱ组22例,槐耳冲剂合并 5-Fu 为主治疗,少数病例合并丝裂霉素、塞替派、斑蝥素等。对照组25例单用 5-Fu 治疗18例,合并丝裂霉素、塞替派、斑蝥素、长春新碱的7例。近期疗效:Ⅰ组部分缓解2例,稳定10例;Ⅱ组完全缓解1例,稳定11例,进展10例;对照组稳定12例,进展13例。Ⅰ、Ⅱ期的近期疗效稍优于对照组,但差别不显著。Ⅰ组治后半年生存率59%,1年生存率33%;Ⅱ组治后半年生存率40.9%,1年生存率22.6%。对照组治后半年生存率48%,1年生存率4%。各组治后半年生存率差别不显著。治后1年生存率以Ⅰ组为高,Ⅱ组次之,与对照组有显著差异。Ⅰ、Ⅱ组病例,各有2例治疗后 AFP 含量明显下降,ALT 也各有4例下降或稳定;对照组10例,1例 AFP 含量下降,相反 AKP、ALT、γ-GT 转为异常的例数增加。

2. 治疗慢性乙型肝炎 用槐耳冲剂试用于慢性乙肝60例。HBeAg 转阴率达33%,而对照组一般护肝药维生素 C 治疗40例,转阴率为50%。说明槐耳对慢性乙肝有较好疗效,提示它有可能阻断乙肝患者的癌变,值得扩大探索其他临床适应证。

3. 治疗胸部恶性肿瘤 胸部恶性肿瘤患者术后第15~20日开始服用槐耳颗粒,每次1(20.0 g),每日3次,饭后服用。治疗期间不使用其他免疫调节剂。共治疗33例,连续服用12星期(1个疗程)后,T 细胞亚群 CD3、CD4及 CD4/CD8比值发生了明显的变化,有显著性差异,与正常值标准相比无显著性差异,提示经过槐耳颗粒治疗1个疗程后,恶性肿瘤患者的细胞免疫功能已恢复到或接近正常水平。本组恶性肿瘤患者在术后服用槐耳颗粒过程中血常规及肝肾功能未出现异常变化,无停药者。出现较多的服药后的上消化道不适,其主要表现为恶心,均无呕吐发生[4]。

5275 **槐花** huái huā 《日华子》

【异名】 槐蕊《本草正》。

【基原】 为豆科植物槐的花及花蕾。

【原植物】 槐 *Sophora japonica* L. 又名:豆槐、白槐、细叶槐《中国植物图说》。

落叶乔木,高 8~20 m。树皮灰棕色,具不规则纵裂,内皮鲜黄色,具臭味;嫩枝暗绿褐色,近光滑并有短细毛,皮孔明显。奇数羽状复叶,互生,长 15~25 cm,叶轴有毛,基部膨大;小叶 7~15,柄长约 2 mm,密生白色短柔毛;托叶镰刀状,早落;小叶片卵状长

圆形,长 2.5～7.5 cm,宽 1.5～3 cm,先端渐尖具刺突尖,基部宽楔形,全缘,上面绿色,微亮,背面伏生白色短毛。圆锥花序顶生,长 15～30 cm;萼钟状,5 浅裂;花冠蝶形,乳白色,旗瓣阔心形,有短爪,脉微紫,翼瓣和龙骨瓣均为长方形;雄蕊 10,分离,不等长;子房筒状,有长柔毛,花柱弯曲。荚果肉质,串珠状,长 2.5～5 cm,黄绿色,无毛,不开裂;种子间缢细缩。种子 1～6 颗,肾形,深棕色。花期 7～8 月,果期 10～11 月。

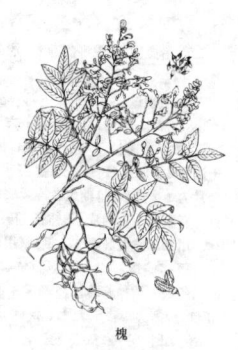

槐

生于山坡、平原,或植于庭园、路边。全国各地普遍栽培。

本植物的根(槐根)、嫩枝(槐枝)、根皮及树皮的韧皮部(槐白皮)、叶(槐叶)、果实(槐角)、树脂(槐胶)亦供药用,另设专条。

【栽培】 生物学特性 对气候适应性较强,在土层较深厚的地方均可栽培,以湿润、深厚、肥沃、排水良好的砂质壤土为佳。但石灰性或轻度盐碱地也能正常生长。

繁殖方法 种子繁殖或分株繁殖。种子繁殖:3 月上旬用 80 ℃ 清水浸种 5～6 小时,捞出后掺入两倍的湿砂,匀匀平摊于室内,堆积厚度 20～25 cm,上面用湿砂遮盖严,为避免种子裸露,可再覆盖 1 层塑料薄膜,保温保湿。每隔 3～5 日翻动 1 次,3 月下旬至 4 月上旬种子有 25%～30% 裂口后,即可播种。大田垄播,按 50～65 cm 行距作垄。播时在垄上开浅沟条播,播后覆土 2～3 cm,压实保墒。分株繁殖:从老树脚下挖取分蘖苗进行移栽。栽前按 1.5～2.5 m 的株距开穴,每穴栽苗 1 株,栽完填土踏实,浇水封坑。数年后即成材。

田间管理 育苗期间,每年中耕除草和追肥 2～3 次。

病虫害防治 病害有腐烂病,发病时通常于幼苗绿色枝干上先出现溃疡病斑,然后逐渐扩大,严重时甚至全株死亡。防治应加强水肥管理,保护伤口,提高苗木的生长势,并于早春在树干上刷白涂剂(生石灰 5 份,硫磺粉 1.5 份,盐益 2 份,水 36 份);如苗木上已发生病害,可用 100% 托布津 1 000 倍液喷洒。虫害有槐尺蠖,1 年发生 3 代,防治不及时能吃光树叶。防治应于 3 月前在树冠下及周围松土中挖蛹,发现初龄幼虫时,应立即喷松毛虫杆菌 500 倍液。

【采收加工】 夏季花蕾形成时采收,直射干燥。亦可在花开放时,在树下铺布、席等,将花打落,收集晒干。

【药材】 槐花 Sophorae Flos 全国各地均产。开放的花朵习称"槐花",花蕾习称"槐米"。

性状 槐花 本品皱缩而卷曲,花瓣多散落。完整者花萼钟状,黄绿色,先端 5 浅裂;花瓣 5,黄色或黄白色,1 片较大,近圆形,先端微凹,其余 4 片长圆形。雄蕊 10,其中 9 个基部连合,花丝细长。雌蕊圆柱形,弯曲。体轻,无臭,味微苦。

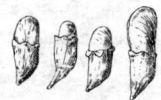

槐米(花蕾)外形

槐米 呈卵形或椭圆形,长 2～6 mm,直径约 2 mm。花萼下部有数条纵脉。花萼上方为黄白色未开放的花瓣。花梗细小。体轻,手捻即碎。无臭,味微苦涩。

鉴别 (1) 粉末特征:黄绿色。花粉粒类球形或钝三角形,直径 14～22 μm,具 3 个萌发孔。非腺毛 1～6 细胞,长 64～709 μm,直径 7～23 μm,壁厚 9 μm,具不规则角质螺纹,有的可见微小疣状突起。萼片表皮细胞表面观常多角形,可见非腺毛及毛脱

落痕迹;气孔不定式,副卫细胞 4～8 个。此外,可见花冠表皮细胞、花粉囊内壁细胞及草酸钙方晶。

(2) 取本品粉末 0.1 g,加乙醇 10 ml,加热 5 分钟,滤过。取滤液 1 ml,加镁粉少量与盐酸 2～3 滴,即显樱红色(检查黄酮)。

(3) 薄层色谱:取本品粉末 0.2 g,加甲醇 5 ml,密塞,振摇 1 分钟,放置 10 分钟,滤过,滤液作为供试品溶液。另取芦丁对照品,加甲醇制成每 1 ml 含 4 mg 的溶液,作为对照品溶液。吸取上述两种溶液各 10 μl,分别点于同一硅胶 G 薄层板上,以醋酸乙酯-甲酸-水(8∶1∶1)为展开剂,展开,取出,晾干,喷以三氯化铝试液,待乙醇挥干后,置紫外光灯(365 nm)下检视。供试品色谱中,在与对照品色谱相应的位置上,显相同颜色的斑点。

品质标志 《中华人民共和国药典》2010 年版规定:按分光光度法测定,干燥品含芦丁(C₂₇H₃₀O₁₆)槐花不得少于 8.0%;槐米不得少于 20.0%;照高效液相色谱法测定:本品含无水芦丁(C₂₇H₃₀O₁₆)槐花不得少于 6.0%;槐米不得少于 15.0%。

【成分】 槐花主含三萜皂苷:赤豆皂苷(azukisaponin)Ⅰ、Ⅱ、Ⅴ,大豆皂苷(soyasaponin)Ⅰ、Ⅲ,槐花皂苷(kaikasaponin)Ⅰ、Ⅱ、Ⅲ。黄酮类:槲皮素(quercetin),芸香苷(rutin),异鼠李素(isorhamnetin),异鼠李素-3-芸香糖苷(isorhamnetin-3-rutinoside),山柰酚-3-芸香糖苷(kaempferol-3-rutinoside)。又含白桦脂醇(betulin),槐花二醇(sophoradiol)。花油中含月桂酸(lauric acid)、十二碳烯酸(dodecenoic acid)、肉豆蔻酸(myristic acid)、十四碳烯酸(tetradecenoic acid)、十四碳二烯酸(tetradecadienoic acid)、棕榈酸(palmitic acid)、十六碳烯酸(hexadecenoic acid)、硬脂酸(stearic acid)、十八碳二烯酸(octadecadienoic acid)、十八碳三烯酸(octadecatrienoic acid)、花生酸(arachidic acid)等脂肪酸和 β-谷甾醇(β-sitosterol)。

【药理】 1. 抗菌作用 槐花水浸剂(1∶5)在试管内对堇色毛癣菌、许兰黄癣菌、奥杜盎小芽胞癣菌、羊毛状小芽胞癣菌、星状奴卡菌等皮肤真菌有不同程度的抑制作用。

2. 凝血、止血作用 槐米炭为鞣质和未去鞣质的提取液,分别对小鼠出血、凝血时间进行比较,结果表明,在 190 ℃ 以前制成的槐米炭的凝血、止血作用随制炭温度增强而增强,以 190～195 ℃ 制得的槐米炭凝血作用最强;生槐米不凝血液凝血、止血作用不明显。实验表明制炭后止血、凝血作用与鞣质含量有关。

3. 其他作用 槐花提取物对 15-羟前列腺素脱氢酶的抑制性 34.4%,抑制率 60.6%,有强的抑制活性。抑制 15-羟前列腺素脱氢酶可延长前列腺素 E₂(PGE₂)的利尿作用。槐花液在家兔肠腔内刺激肠黏膜而产生渗出液。

毒性 采用人血淋巴细胞姐妹染色单体互换(SCE)方法测试了槐米水提取物的浓度为 2.5 mg/ml、5.0 mg/ml、7.5 mg/ml 时诱发的 SCE 频率为 9.04±0.49～11.0±0.63,与空白对照组自发 SCE 频率相比,具有高度显著性差异,提示槐米水提取物对人血淋巴细胞具有致突变作用,并能抑制人淋巴细胞的生长和分裂增殖。

【炮制】 1. 槐花 取原药材,除去硬梗及杂质,筛去灰屑。

2. 炒槐花 取净槐花置锅内,用文火炒至表面微黄色,取出放凉。

3. 槐花炭 取净槐花置锅内,用中火炒至表面焦褐色,内呈老黄色时,喷淋清水少许,灭尽火星,取出,凉透。槐花炭凉血止血,常用于便血、痔血等症。

4. 蜜槐花 取炼蜜加适量开水稀释后,加入净槐花拌匀,闷透,置锅内,用文火炒至蜜干,不粘手为度,取出放凉。每槐花 100 kg,用炼蜜 25 kg。

5. 醋槐花 取净槐花,用醋拌匀,稍润,再置锅内,用文火炒至微变色时,取出放凉。每槐花 100 kg,用米醋 10 kg。槐花的鞣质含量,槐花炭比生品增加 4 倍。

饮片性状 槐花参见"药材"项。炒槐花形如槐花,表面微黄

色，有香气。槐花炭形如槐花，表面焦褐色，里面老黄色，味涩。蜜槐花形如槐花，表面棕黄色，微有光泽，略带黏性，味微甜。醋槐花形如槐花，略具醋酸气。

贮干燥容器内，蜜槐花、醋槐花密闭，置阴凉干燥处，防蛀。槐花炭散热防复燃。

【药性】 苦，微寒。归肝、大肠经。

1.《日华子》："味苦，平，无毒。"

2.《滇南本草》："味苦，涩，性寒。功多大肠经。"

3.《纲目》："味苦，气凉，阳明、厥阴血分药也。"

4.《药品化义》："属阴，能沉。入肺、大肠二经。"

5.《本草经解》："入手太阴肺经、手少阴心经。"

【功用主治】 凉血止血，清肝明目。主治肠风便血，痔疮下血，赤白痢疾，血淋，崩漏，吐血，衄血，疮疡肿毒。可以预防中风。

1.《日华子》："治五痔，心痛，眼赤，杀腹藏虫及热，治皮肤风，并肠风泻血，赤白痢。"

2.《珍珠囊》："凉大肠之热。"

3.《宝庆本草折衷》："炒末水调引，治中河豚毒。"

4.《纲目》："炒香频嚼，治失音及喉痹，又疗吐血，衄血，崩中漏下。"

5.《本草正》："清心、肺、肝、大肠之火，除五内烦热，心腹热疼，杀疳虫。治痈疽疮毒，阴疮湿痒，痔漏，解杨梅恶疮，下疳伏毒。"

6.《医林纂要》："泄肺逆，泻心火，清肝火，坚肾水。"

7.《本草求真》："治大、小便血，舌衄。"

8.《本草用法研究》："凉血清肝，除下焦湿热之邪，祛风疗痔。"

【用法用量】 内服：煎汤，5～10 g；或入丸、散。外用：煎水熏洗；或研末撒。止血宜炒用，清热降火宜生用。

【宜忌】 脾胃虚寒及阴虚发热而无实火者慎服。

1.《本草衍义》："不可过剂。"

2.《本草经疏》："胃虚寒者勿服。"

3.《本经逢原》："虚寒无实火禁用。"

4.《本草用法研究》："腹泻者，肠胃虚弱而消化不良者，脉搏沉细者均忌。"

【选方】 1. 治大肠下血 槐花、荆芥穗等分。为末，酒服一钱匕。《经验方》

2. 治诸病出血 槐花二两，地榆、苍术各一两五钱，甘草一两。俱微炒，研为细末，每早、晚各食前服二钱。气虚，人参汤调服；酒痔，陈皮、干葛汤调服；虫痔，乌梅汤调服；脉痔，阿胶汤调服。《本草汇言》引《杜氏家抄方》

3. 治赤白痢疾 槐花（微炒）三钱，白芍药（炒）二钱，枳壳（麸炒）一钱，甘草五分。水煎服。《本草汇言》

4. 治血淋 槐花烧过，去火毒，杵为末。每服一钱，水酒送下。《滇南本草》

5. 治血崩 陈槐花一两，百草霜半两。为末，每服三五钱，温酒调下；若昏愦不省人事，则烧红秤锤淬酒下。《良朋汇集》槐花散

6. 治吐血不止 槐花不拘多少。火烧存性，研细，入麝香少许。每服三钱匕，温糯米饮调下。《圣济总录》槐香散

7. 治衄血 乌贼骨、槐花等末入鼻，一方，槐花半生半炒，末入鼻。《直指方》

8. 治疮疡 槐花三合，金银花五钱。酒二碗煎服之，取汗。《医学启蒙》槐花金银花散

9. 治疔疮肿毒，一切痈疽发背，不问已成未成，但焮痛者 槐花（微炒）、核桃仁二两，无灰酒一钟。煎千余沸，热服。《纲目》引《医方摘要》

10. 治中风失音 槐花一味炒香熟，三更后床上仰卧，随意

11. 治脏毒、酒病、便血 槐花（半两炒，半两生），山栀子一两（去皮，炒）。上为末，每服二钱，新汲水调下，食前服。《经验良方》槐花散

12. 治舌出血不止，名曰舌衄 槐花晒干研末，敷舌上，或火炒，出火毒，为末敷。《奇效良方》槐花散

13. 治牙宣出血或痛 槐花、荆芥穗各等分。为末，擦牙，仍煎点服。《直指方》荆槐散

14. 治白带不止 槐花（炒）、牡蛎（煅）等分。为末，每酒服三钱，取效。《摘玄方》

15. 治吹奶 槐花三分，蛤粉三分，麝香一分细研。上药捣细罗为散，每服以温酒调下一钱。《圣惠方》

16. 治乳岩，硬如石者 槐花炒黄为末，黄酒冲服三钱，即消。《串雅内编》

17. 治鹅掌风 槐枝花熬汤沸，以手熏之，及热后将瓦松擦之，过一会以水洗之，又熏又擦，每日三五次，不过三二日痊愈，神效。瓦松无有，用瓦草亦效。《洞天奥旨》槐花汤

18. 解河豚毒 槐花、脑子。上为细末，水调灌之。《百一选方》

【临床报道】 1. 治疗银屑病 取槐花炒黄研成细粉或蜜丸，每次 3 g，每日 2 次，饭后用温开水送服。临床观察 53 例，痊愈 6 例，显著进步 22 例，进步 19 例，无效 6 例。此药对有胃肠道疾病者有一定副作用，服药时加用维生素 B_1、B_6 可以缓解。也有部分患者开始有腹泻，数日后自行消失，因此服药宜从小剂量开始，2～3 日后加至全量。

2. 治疗颈淋巴结核 取槐米 2 份，糯米 1 份，炒黄研末，每早晨空腹服 2 匙（约 10 g）。服药期间禁止食糖。临床治疗 30 多例，均获治愈。

3. 治疗急性乳腺炎 每日槐米 30 g，蚤休、生甘草各 15 g。烘干研末，分早晚 2 次，以水、酒送服；配合局部热敷。治疗 32 例，均痊愈。治愈时间最短 2 日，最长 7 日。一般服药 2 日肿痛消失，体温正常，即可愈。

【各家论述】 1.《本草汇言》："槐花，苦寒下降，凉大肠、清血热之药也。张元素云，治肠风泻血，湿热便红，气痔，酒痔、脉痔，总因湿热下干大肠血分，必须用之。如濒湖方，称治赤白疾痢，往往用此取效，亦其意耳。"

2.《药品化义》："槐花味苦，苦能直下，且味厚能沉，主清肠红下血，痔疮肿痛，脏毒淋漓，此凉血之功能独在大肠也，大肠与肺为表里，能疏皮肤风热，是泄肺金之气也。"

3.《本草新编》："夫槐米即开花未开之蕊也，其气味与槐子正同，但子味太重，槐米轻清，入汤剂似胜于槐实，若用入丸药之中，槐蕊不若槐实也。"

4.《本草义明辨》："槐花，凉血较胜于实，下焦尤有专功，而疏风则稍逊矣。"

5.《药论》："治便红、除血痢，咸藉清肠之力；疗五痔，明曝目，皆资涤热之功。"

5276 **槐角** huái jiǎo 《宝庆本草折衷》

【异名】 槐实《本经》，槐子《本草经集注》，槐荚《宝庆本草折衷》，槐豆《本草原始》，槐连灯、九连灯《河南中药手册》，槐连豆《中药材手册》。

【基原】 为豆科植物槐的果实。

【原植物】 参见"槐花"条。

【采收加工】 11～12 月果实成熟时采收。将打落或摘下的果实平铺晒上，晒到干透成黄绿色时，除去果柄及杂质，或以沸水稍烫后再晒至足干。鲜果实在果期随采随用。

【药材】 槐角 *Fructus Sophorae* 全国各地均产。

性状 荚果圆柱形,有时弯曲,在种子间缢缩而呈念珠状,长1~6 cm,直径 0.6~1 cm。表面黄绿色或黄褐色,皱缩而粗糙,稍有光泽。背缝线一侧有黄色带,顶端有突起的残留柱基,基部常有果柄残留。质柔润,易在缢缩处折断,断面果肉黄绿色,有黏性,呈半透明角质状。种子1~6颗,肾形或长圆形,长 8~10 mm,宽 5~8 mm,棕黑色,表面平滑,光泽,一侧有下凹的灰白色圆形种脐,质坚硬,子叶2枚,黄绿色。气微,味微苦。嚼有豆腥气。

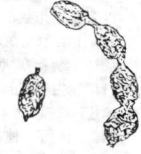

槐角(果实)外形

鉴别 (1) 果实横切面:外果皮细胞1列,长方形,外壁角质化,表面现可见环式气孔。中果皮为多列薄壁细胞,内含草酸钙短柱晶和棱晶,近脐的一端有多数小形石细胞群散在,并有维管束。内果皮细胞1列,细胞小,切向延长。种皮外侧为1列栅状细胞,壁木化、排列整齐,其下方有1列鞋底状的支持细胞,内侧为数列薄壁细胞。种脐凹入处内侧有一椭圆形营胞岛,由多数梯纹和网纹管胞组成,管胞岛旁两侧为星状组织,细胞类圆形。子叶为胚乳细胞。

(2) 取本品粉末1 g,加乙醇5 ml,水浴温热5分钟,滤过。取滤液2 ml,加镁粉少许,混匀,滴加盐酸数滴,溶液渐变樱红色(检查黄酮)。

(3) 薄层色谱:取上述乙醇提取液2 ml,蒸干,加 0.5 ml甲醇溶解,作供试液;另取芸香苷与槲皮素对照品,加甲醇制成每1 ml各含5 mg的混合溶液作为对照品溶液。吸取上述两种溶液各10 μl,分别点于同一纤维素薄层板上,以正丁醇-水-冰醋酸(4:5:1)展开17.5 cm,取出,晾干,喷 5%三氯化铝(AlCl₃)乙醇溶液,在紫外光灯(365 nm)下检视。供试品色谱中,在与对照品色谱相应的位置上,显相同颜色的荧光斑点。

品质标志 《中华人民共和国药典》2010年版规定:照高效液相色谱法测定,本品含槐角苷($C_{21}H_{20}O_{10}$)不得少于 4.0%。

【成分】 果实主含黄酮类:染料木素(genistein)、染料木素-7-β-D-纤维素二糖苷(genistein-7-β-D-cellobioside)、染料木素-7-二葡萄糖基鼠李糖苷 (genistein-7-diglucorhamnoside)、山奈酚(kaempferol)、山奈酚-3-O-鼠李糖基二葡萄糖苷(kaempferol-3-O-rhamnodiglucoside)、山奈酚-3, 7-O-二葡萄糖苷(kaempferol-3, O-diglucoside)、槲皮素(quercetin)、芸香苷(rutin)、槐属苷(sophoricoside)、槐属双苷(sophorabioside)、槐属酮苷(sophoraflavonoloside)、三萜类化合物。赖氨酸、天冬酰胺、精氨酸、丝氨酸、天冬氨酸、谷氨酸、脯氨酸、甘氨酸、缬氨酸、苯丙氨酸、亮氨酸、异亮氨酸等游离氨基酸。还含金雀花碱(cytisine)、N-甲基金雀花碱(N-methylcytisine)、槐根碱(sophocarpine)、苦参碱(matrine)、黎豆胺(stizolamine)。还含半乳糖甘露聚糖(galactomannan)、磷脂(phospholipid)和植酸钙镁(phytin)、植物血凝素(lectin)等。脂肪酸:油酸(oleic acid)、亚油酸(linoleic acid)、亚麻酸(linolenic acid)、棕榈酸(palmitic acid)、硬脂酸(stearic acid)、十八碳烯酸(octadecenoic acid)、十八碳二烯酸(octadecadienoic acid)、十八碳三烯酸(octadecatrienoic acid)。

果皮含异黄酮类成分:7-甲氧基赝靛黄素(7-O-methyl pseudobaptigenin)、赝靛黄素(pseudobaptigenin)、5, 4′-二羟基-7, 3′-二甲氧基异黄酮(5, 4′-dihydroxy-7, 3′-dimethoxy-isoflavone)、染料木素、樱黄素(prunetin)、大豆黄素(daidzein)、刺芒柄花素(formononetin)、二甲氧基大豆黄素(di-O-methyldaidzein)、果皮还含山奈酚-3-O-β-D-鼠李糖苷 (kaempferol 3-O-β-D-sophoroside-7-O-α-L-rhamnoside)、山奈酚 3-O-(2″-O-β-D-葡萄糖基)-β-D-芸香糖苷[kaempferol 3-O-(2″-O-β-D-glucosyl)-β-D-rutinoside]。种子含山奈酚-3-O-α-L-吡喃鼠李糖基(1→6)-β-D-吡喃葡萄糖基(1→2)-β-D-吡喃葡萄糖苷[kaempferol 3-O-α-L-rham-nopyranosyl(1→6)-β-D-glucopyranosyl(1→2)-β-D-glucopyranoside 7-O-α-L-rhamnopyranoside]、槐糖苷(sophorabioside)、染料木素7 4′-二氧-β-D-吡喃葡萄糖苷(genistein 7, 4′-di-O-β-D-glucopyranoside)、1, 6-二氧没食子酰-β-D-葡萄糖(1, 6-di-O-galloyl-β-D-glucose)、异高山黄芩素(iso scutellarein)、降紫香苷(sissotrin)、鸢尾苷(tectoridin)、山奈酚-7-O-α-L-吡喃鼠李糖苷[kaempferol-7-O-α-L-rhamnopyranoside]。

【药理】 1. 对心血管系统的作用 槐角提取液对心脏具有正性肌力作用,使心肌收缩力增强。静注 0.1~0.7 g/kg 可使醉家兔血压下降,降压作用随剂量递增而增强,持续时间也随之延长,普萘洛尔(心得安)对其降压有拮抗作用,但不受阿托品、山莨菪碱、普鲁卡因、妥拉苏林等的影响。

2. 抗氧化作用 在兔红细胞体外温育自氧化试验中,3.2×10^{-5} mol/L芸香苷可显著抑制红细胞自氧化,并可减少红细胞自氧化过程中脂质过氧化产物丙二醛(MDA)的含量,说明芸香苷对红细胞的自氧化溶血损伤有一定的保护作用,并可能与抑制脂质过氧化反应有关;灌胃芸香苷20~80 mg/kg不仅可显著减少小鼠血浆中 MDA 含量,也可显著提高大鼠血浆中超氧化物歧化酶(SOD)活性,并有一定的量效关系,结果进一步提示芸香苷抗脂质过氧化作用可能与提高 SOD 活性有关。

3. 对血糖的影响 槐角水提取液 10、20 g/kg 小鼠灌胃,断头取血,按葡萄糖试剂盒法测定血糖含量,证明槐角有提高小鼠血糖作用。

4. 对血清胆固醇的影响 槐角水提取液给小鼠连续灌胃,断头取血,按硫-邻苯二甲醛法测定血清胆固醇(TC)含量,证明槐角有降低小鼠血清胆固醇的作用,其降低胆固醇机制,认为与槐角不含黄酮类物质有关。

5. 抗炎作用 大鼠植入羊毛球后,用槐属苷 20 mg/kg 腹腔注射,连续7日,能明显抑制发炎过程的增生期,但不能抑制渗出期。

6. 维生素 P 样作用 芸香苷具有维持血管抵抗力,降低其通透性,减少脆性等作用。

7. 防治骨质疏松症 动物实验结果表明,槐角主要成分之一,染料木素可明显增强大鼠胫骨和胫骨的骨密度,可明显增加模型大鼠的骨小梁面积百分比和骨小梁厚度。槐角水提取液可提高大鼠的运动耐力,增加小鼠的体重,使小鼠耐缺氧能力提高。槐属苷、染料木素和山奈酚具有抗生育活性及降 ALT(丙氨酸氨基转移酶)活性。芸香苷在 200 μg/ml 浓度时,对水疱性口炎病毒有最大的抑制作用。槐角颗粒具有明显的降低高血脂作用。

毒性 以寇氏改良法静脉注射槐角提取液测得小鼠 LD_{50} 为 14 215 ± 30 mg/kg。槐角浸膏能使家兔及豚鼠的红细胞减少,以荚果作用为强,槐实中的种子提取液能使兔、猪、人的红细胞凝集。所含的植物凝集素有促进淋巴细胞的转化。用 Ames 试验分点试验法和平皿掺入试验法证明槐角不含诱变活性物质。

【炮制】 1. 槐角 取原药材,除去杂质及果梗,筛去灰屑。

2. 蜜槐角 取净槐角,置锅内,用文火炒至鼓起,再取炼蜜加适量开水稀释,喷洒均匀,置与炒至外皮光亮,不粘手为度,取出,放凉。每槐角 100 kg,用炼蜜 5 kg。

3. 槐角炭 取净槐角,置热锅内,用武火炒至表面焦黑色,内部黄褐色时,喷淋清水少许,灭尽火星,取出,及时摊晾,凉透。

4. 炒槐角 取槐角,置锅内,用文火炒至微黄色,取出,放凉。

5. 蒸槐角 取槐角,除去杂质,洗净略闷,置笼或罐内,隔水加热,蒸至黑褐色为度,取出,干燥。

饮片性状 槐角参见"药材"项。炙槐角形如槐角,鼓起显色,有光泽,略带黏性,味甜、苦。槐角炭形如槐角,表面焦黑色,内部焦褐色,味苦。炒槐角形如槐角,表面显黄色,微带焦斑。蒸槐形如槐角,内外呈黑褐色。

贮干燥容器内,置通风干燥处,防蛀。炙槐角,密闭,置阴凉干处,槐角炭防自复燃。

【药性】 苦,寒。归肝、大肠经。

1.《本经》:"味苦,寒。"

2.《别录》:"酸、咸,无毒。"

3. 王好古:"纯阳,肝经气分药也。"(引自《纲目》)

4.《本草蒙筌》:"味咸苦、辛、咸,气寒。"

5.《雷公炮制药性解》:"入心、肝、大肠三经。"

【功用主治】 凉血止血,清肝明目。主治肠风下血,血痢,崩血,吐血,衄血,眩晕,发背,烫伤。

1.《本经》:"主五内邪气热,止涎唾补,补绝伤,五痔,火疮,妇人乳痕,子藏急痛。"

2.《别录》:"堕胎。久服明目,益气,头不白,延年。"

3.《药性论》:"主治大热,难产。"

4.《本草拾遗》:"杀虫去风,明目除热沥,头脑心胸间热风烦闷,风眩欲倒,心头吐涎如醉,漾漾如船车上者。"

5.《日华子》:"治丈夫女人阴疮湿痒,催生。"

6.《本草图经》:"嫩房仲汤以当茗,主头风,明目,补脑。"

7.《本草衍义》:"疏导气热。"

8. 李杲:"治口语风,凉大肠,润肝燥。"(引自《纲目》)

9.《会约医镜》:"清心、肺、脾、肝、大肠之火,治心腹热痛。"

10.《本草求原》:"润肝养血。治疝,疔,血痢,崩血。"

【用法用量】 内服:煎汤,5～15 g;或入丸、散;或嫩角捣汁。外用:水煎洗;研末掺或油调敷。

【宜忌】 脾胃虚寒,食少便溏及孕妇慎服。

1.《滇南本草》:"性寒,不可多食。"

2.《本草经疏》:"病人虚寒,脾胃作泄,及阴虚血热而非实热者,外证似同,内因实异,即不宜服。"

3.《本草新编》:"不可久服,久服则大肠过寒,转添泄利之苦矣。"

4.《本草逢原》:"胃虚食少及孕妇勿服。"

【选方】 1. 治五种肠风泻血,粪前有血名外痔,粪后有血名内痔,大肠不收名脱肛,谷道四面胬肉如奶名举痔,头上有孔名瘘,并皆治之 槐角(去枝梗)一斤,地榆、当归(酒浸一宿,熠)、防风(去芦)、黄芩、枳壳(去穣,麸炒)各半斤。上为末,酒糊丸,如梧桐子大。每服三十丸,米饮下,不拘时候。《局方》槐角丸)

2. 治赤痢腹血 槐子四两(酒洗、炒)、白芍药二两(醋炒),木香五钱(熠)。共为末。每早服三钱,白汤调下《本草汇言》)

3. 治妇人崩淋下血 槐角子八两(酒洗、炒),丹参四两(醋拌,炒),香附二两(童便浸,炒)。共为末,砂糖为丸梧子大。每早服五钱,米汤下《陈氏家宝》)

4. 治吐血、咯血、呕血、唾血,或鼻衄、齿衄、舌衄、耳衄 槐角子八两,麦门冬(去心)五两。用净水五十大碗,煎汁十五碗,慢火熬膏。每早午晚各服三大匙,白汤下。《本草汇言》引《柳氏集》)

5. 治高血压病 槐角、黄芩各 9 g,煎服。《安徽中草药》)

6. 治发背,人中热毒痒,眼花头晕,口甘舌燥,心惊背热,四肢麻木,觉有红晕在背后 取槐子一大抄择净,铁灯内炒褐色,用好酒一碗煎滚,去渣热服,泥汗大开即愈,如未退,再依前煎服,纵成脓者亦无不愈。《医便》)

7. 治烫火疮 槐子烧灰为末,香油调上即好。《万病回春》)

8. 治目热昏暗 槐子、黄连(去须)各二两。捣罗为末,炼蜜丸如梧桐子大。每于食后以温水下二十丸,夜临卧再服。《圣惠方》明目槐子丸)

9. 治白发 槐子四钱,旱莲草四分,生地黄半两。上为细末,无灰酒一瓶,将药投入瓶内,密封之,浸二十日。取酒饮一醉,觉须发尽黑。《普济方》一醉散)

10. 治牙痛 槐角(取其二子三子一角者)不拘多少,河水洗净仍泡于盆中,二三日浑如泥,以布取汁,用桑柴火为膏,其膏汁每一碗,大约用青盐、蒺藜、石脂、破故纸各三两为细末,和匀以瓦器晒干,仍为细末。每日清晨未梳洗之时擦于齿上,候洗漱之。《医统》引《经验秘方》)

11. 治脱肛 槐花、槐角等分炒香黄,为细末,用羊血蘸药,炙熟食之,以酒送下。或以猪膘去皮,蘸药炙服。《百一选方》)

12. 治疝气偏坠,肿痛不可忍 槐子一钱,炒褐色为末,入盐三分,空心黄酒送下。《万病回春》)

13. 治伤寒狐惑,多眠声哑,唇口生疮 槐子、桃仁、艾各一两,枣子十五个。上锉,每服五钱,水煎温服。《寿世保元》)

【各家论述】 1.《本草汇言》:"槐实,凉大肠,润肝燥之药也,故陈氏方主五痔肠风下血,肠风泻血,赤褐毒血,小便尿血,崩淋下血及吐血、咯血、呕血、唾血或鼻衄、齿衄、耳衄、舌衄。又肝热风燥、赤眼肿痛,凡诸燥火、动血为患,悉宜用之。"

2.《本草经疏》:"槐实,味苦气寒而无毒,其主五内邪气热者,乃热邪实也;唾涎多者,脾胃有热也;伤绝之病,其血必热,五痔由于大肠热,火疮乃血为火伤;妇人乳瘕,肝家气结血热所成;子藏急痛,由于血热血火。槐(实)为苦寒纯阴之药,为除热要品,故能除一切热、散一切结,清一切火,如上诸病,莫不由斯三者而成,悉宜主之。"

3.《本草逢原》:"槐者,益肾清火,与黄柏同类异治。盖黄柏专滋肾经血燥,此则专滋肾家津枯。观《本经》主治,皆脾胃有热,阴津不足之病。止涎唾,肾气闭藏之职也。下焦疮瘘肠风,风热便血,年久不止者,用此一味熬膏,炼蜜收服。妇人乳瘕、子藏急痛,皆肝家血热之患,用以清热滋燥,诸证自安。上皆指槐角而言。"

【异名】 槐嫩蘖《新修本草》)。

【基原】 为豆科槐属植物槐的嫩枝。

【原植物】 参见"槐花"条。

【采收加工】 4～5月采收,晒干或鲜用。

【成分】 含芸香苷(rutin)。

【药性】 苦,平。

【功用主治】 止血,祛风,燥湿。主治崩漏,赤白带下,痔疮,心痛,皮肤瘙痒,疥癣。

1.《别录》:"主洗疮及阴囊下湿痒。"

2.《新修本草》:"嫩蘖煮汁酿酒疗大风痿痹。""枝炮熨止蝎毒。"

3.《本草拾遗》:"木为灰,长毛发。"

4.《本草图经》:"春采嫩枝,煅为黑灰以揩齿去蛊,烧青枝取沥以疗癣。"

5.《滇南本草》:"洗皮肤疥癞,去皮肤瘙痒之风。"

6.《纲目》:"治赤白,崩漏。"

【用法用量】 内服:煎汤,15～30 g;浸酒或研末。外用:煎水熏洗;或烧沥淬。

【选方】 1. 治崩中或赤白,不问年月远近 槐枝,烧灰,食前酒下方寸匕。《梅师集验方》)

2. 治痔核 槐枝,浓煎汤,先洗痔,便以艾灸痔上七壮,以知为度。《传信方》)

3. 治九种心痛 新生槐枝一握,去两头。细切,以水三升,煮取一升。顿服。《千金方》)

【异名】 槐花根《重庆草药》)。

【基原】 为豆科槐属植物槐的根。

【原植物】 参见"槐花"条。

【采收加工】 全年均可采,挖取根部,晒干。

【药材】 槐根 *Sophorae Japonicae Radix* 主产于河北、山东、河南、江苏、广东、广西、辽宁等地。

性状 根呈圆柱形,长短粗细不一,有的略弯曲。表面黄色或黄褐色。质坚硬。折断面黄白色,纤维性,木部占大部分。气微,味微苦涩。

【成分】 根含右旋-山槐素葡萄糖苷(*d*-maackiain-mono-*β*-D-glucoside),消旋-山槐素(*dl*-maackiain),槐根苷(sophoraside)A 即野葛醇 B-5-*O*-葡萄糖苷(puerol B-5-*O*-glucoside),野葛醇(puerol)A、B。

【药性】 苦,平。

【功用主治】 散瘀消肿,杀虫。主治痔疮,喉痹,蛔虫症。

1.《别录》:"主喉痹寒热。"

2.《医林纂要》:"洗疮,杀虫。"

【用法用量】 内服:煎汤,30~60 g。外用:煎水洗或含漱。

【选方】 1. 治五痔 煮槐根白洗之。(《姚僧坦集验方》)

2. 治女子痔疮 槐花根 60 g,葛菌 60 g。炖猪大肠服。(《重庆草药》)

5279 **槐胶** huái jiāo
《《嘉祐本草》》

【基原】 为豆科槐属植物槐的树脂。

【原植物】 参见"槐花"条。

【采收加工】 7~9月采收。

【药性】 苦,寒。归肝经。

1.《纲目》:"苦,寒。无毒。"

2.《得配本草》:"入足厥阴经。"

【功用主治】 平肝熄风。主治中风,破伤风,风热耳聋。

1.《嘉祐本草》:"主一切风,化涎。治肝脏风,筋脉抽掣,及急风口噤或四肢不收,顽痹,或毒风,周身如虫行,或破伤风,口眼偏斜,腰脊强硬。"

2.《纲目》:"煨热,绵裹塞耳,治风热聋闭。"

【用法用量】 内服:入丸、散,0.3~1.5 g。

【宜忌】《得配本草》:"血虚气滞,二者禁用。"

【选方】 治破伤风,身体拘急,口噤,眼亦不开 辟宫子一条(亦名守宫,酒浸三日,曝干,捣罗为末),腻粉半分。上件药,同研令匀。以煮槐胶和丸,如绿豆大。不计时候,撩口开下,以温酒灌下七丸,逡逡汗出瘥。未汗再服。(《圣惠方》辟宫子丸)

5280 **槐白皮** huái bái pí
《《药性论》》

【异名】 槐皮(《肘后方》)。

【基原】 为豆科槐属植物槐的树皮或根皮的韧皮部。

【原植物】 参见"槐花"条。

【采收加工】 全年均可采树皮,秋冬季挖根剥取根皮,均除去外层栓皮,切段,晒干或鲜用。

【成分】 树皮含黄酮类:三叶豆紫檀苷(trifolirhizin),山槐素(maackian),异甘草查耳酮鼠李糖苷(isolicochalcone rhamnoside)。

【药理】 1. 机体免疫功能影响 实验结果表明,槐白皮可使小鼠细胞免疫功能明显增强,显着提高巨噬细胞(Mϕ)吞噬能力,对 Mϕ形成 RC 花环及 EA 花环能力也有明显增强作用。槐白皮通过增加 T 淋巴细胞转化率、Mϕ 吞噬活性来增强机体的免疫功能。

2. 抗炎镇痛作用 槐白皮水提物能有效地拮抗组胺、二甲苯、醋酸引起的大鼠足部肿,小鼠耳肿胀及小鼠腹腔炎性渗出。亦能明显延长钾离子透入刺激引起的大鼠尾部时间和热板法所致小鼠舐后肢时间。较长时间用药还有增加小鼠胸腺、脾脏重量的作用。

3. 对血液生化的影响 实验结果表明,槐白皮对大鼠血清内的总蛋白白蛋白、球蛋白、总胆红素、丙氨酸氨基转移酶、碱性磷酶、肌酸激酶、天冬氨酸氨基转移酶、肌酐和血糖等生化指标无影响,可选择性使大鼠血清内的尿素氮、三酰甘油、极低密度脂蛋白和总胆固醇含量减少,还可以降低血清尿素氮的含量。

4. 抗菌作用 槐白皮有抗菌活性。

【药性】《药性论》:"味苦,无毒。"

【功用主治】 祛风除湿,生肌,消肿。主治中风,口疮,痔疮阴疮湿疮,水火烫伤。

1.《别录》:"主烂疮。"

2.《药性论》:"皮煮汁淋阴囊坠肿,气痛。""白皮主治口齿疳匶出血,以煎浆汁煮含之。又煎淋浴男子阴疝卵肿。"

3.《日华子》:"治中风皮肤不仁,喉癣,浸洗五痔并一切恶疮妇人产门痒痛及汤火疮。煎膏,止痛长肉,消痈肿。"

4.《本草图经》:"治口齿及下血。"

【用法用量】 内服:煎汤,6~15 g。外用:煎水含漱或熏洗或研末撒。

【选方】 1. 治中风身直,不得屈伸反复者 槐皮(黄白皮)切之。以酒共升六升,煮取二升。去滓,适寒温,稍稍服之。(《肘后方》)

2. 治破伤风,迷闷不省人危急者,但气绝心腹温可治 槐枝皮,旋用刀刻取一块,连粗皮在外,安在破伤处,用艾蘸于槐白皮上灸百炷不妨。如疮口痛者,灸至痛,不痛者灸至痛,然后用火摩不拘时候。(《普济方》)

3. 治热病口疮 黄连一分(去须),槐白皮半两,甘草半两上件药,细锉,用水一大盏,煎至半盏,去滓,温含冷吐。(《圣惠方》)

4. 治痔痔有虫或下脓血,熏痔 槐白皮二斤。细锉,以水一斗五升,煎至一斗,去滓倾盆中坐熏,冷即再暖,虫当随便利自出,更捣槐白皮末,绵裹一钱,内下部中。(《圣济总录》槐白皮汤)

5. 治阴下湿痒成疮 猪蹄两脚,槐白皮(切)一斤。以水煮疮,一日五六遍。(《救急方》)

6. 治阴疮,阴边如粟粒,生疮及湿痒 槐白皮一大握,盐三指一撮。以水二大升,煮取一升洗之,日三五遍,适寒温用。若涉远恐冲风,即以米粉和涂之。(《必效方》)

7. 治火烫伤 槐根二层皮或花,烘干研末外敷。(江西《中草药学》)

8. 治牙齿疼痛 槐白皮一握,荆芥穗半两。上件药,以醋一升,煎至五合,入盐少许,热含冷吐,以差为度。(《圣惠方》)

5281 **榆叶** yú yè
《《本草经集注》》

【异名】 榆木叶(《普济方》)。

【基原】 为榆科榆属植物榆树的叶。

【原植物】 参见"榆白皮"条。

【采收加工】 7~9月采收,鲜用或晒干。

【药材】 榆叶 *Ulmi Pumilae Folium* 全国大部分地区均产。

性状 叶常皱缩,展平后椭圆状卵形或椭圆状披针形,长2~8 cm,宽2~2.5 cm,上表面暗绿色,下表面色稍浅,叶脉明显,侧脉9~16对,脉腋有簇生的白色茸毛,叶缘有单锯齿;叶柄长0.2~1 cm。质脆,易碎。气微,味稍涩。

【成分】 每100 g含水分79 g,蛋白质6 g,脂肪0.6 g,碳水化合物9 g,粗纤维1.5 g,灰分3.4 g。又含氨基酸成分:糖氨酸、组氨酸、精氨酸、苏氨酸、甘氨酸、谷氨酸、丙氨酸、缬氨酸、异亮氨酸、亮氨酸、苯丙氨酸,以及天冬氨酸、丝氨酸、脯氨酸、酪氨酸。

【药性】 甘,平。

1.《纲目》:"甘,平,滑利,无毒。"

2.《医林纂要》:"甘,寒。"

【功用主治】 清热利尿。主治水肿,淋证,酒皶鼻。

1.《食疗本草》:"利小便,主石淋。"

2.《本草拾遗》:"嫩叶作羹食之,压丹石,消水肿。"

3.《普济方》:"主小儿痫,小便不利,伤暑热困闷。"

4.《纲目》:"煎汁,洗酒皶鼻。"

5.《医林纂要》:"益肺,和肠胃。"

6.《内蒙古中草药》:"清热利尿,止咳祛痰,润肠。治尿浊,浮肿,喘咳,吐痰不利。"

7.《山西中草药》:"利小便,安神。主治神经衰弱,失眠,体虚浮肿。"

【用法用量】 内服:煎汤,5～10 g;或入丸、散。外用:煎水洗。

【选方】 1. 治体虚浮肿 榆叶、榆树皮各适量。取新鲜鲤鱼50～500 g 1条(去肠杂,洗净),将上药塞满鱼腹,水煮。食肉喝汤。(《安徽中草药》)

2. 治胆热虚劳不眠 榆叶同酸枣仁等分,蜜丸,日服。(《纲目》)

3. 治妒乳 榆木叶,生服一两。(《普济方》)

5282 榆花 yú huā
《别录》

【基原】 为榆科榆属植物榆树的花。

【原植物】 参见"榆白皮"条。

【采收加工】 3～4月采花,鲜用或晒干。

【药材】 榆花 Ulmi Pumilae Flos 全国大部分地区均产。

性状 花略呈类球形或不规则团状,直径5～8 mm,有短梗,暗紫色。花被钟形,4～5裂;雄蕊4～5,伸出于花被,或脱落,花药紫色;雌蕊1,子房扁平,花柱2,体轻,质柔韧。气微,味淡。

【药性】 甘,平。

【功用主治】 清热定惊,利尿,疗疮。主治小儿惊痫,癃闭,头疮。

1.《别录》:"主小儿痫,小便不利,伤热。"

2.《普济方》:"主小儿头疮。"

3.《本草蒙筌》:"利尿管闭涩。"

【用法用量】 内服:煎汤,5～9 g。外用:研末调敷。

5283 榆枝 yú zhī
《圣济总录》

【基原】 为榆科榆属植物榆树的枝条。

【原植物】 参见"榆白皮"条。

【采收加工】 7～10月采树枝,鲜用或晒干。

【药材】 甘,平。

【功用主治】 利尿通淋。主治气淋。

【用法用量】 内服:煎汤。

【选方】 治气淋,脐下满急切痛 榆枝半两,石燕子三枚。上二味,粗捣筛。每服三钱匕,水一盏,煎至七分,去滓温服,不拘时。(《圣济总录》榆枝汤)

5284 榆仁酱 yú rén jiàng
《食疗本草》

【异名】 榆酱《齐民要术》。

【基原】 为榆科榆属植物榆树的果实或种子和面粉等制成的酱。

【原植物】 参见"榆白皮"条。

【制法】 《纲目》:"取榆仁水浸一伏时,袋盛,揉洗去涎,以蓼汁拌匀,如此七次,同发过面曲,如造酱法,下盐、晒干。每一升,曲四斤,盐一斤,水五斤。"

【药性】 辛,温。

1.《食疗本草》:"有少辛味。"

2.《纲目》:"辛、温,无毒。"

3. 姚可成《食物本草》:"味辛美。"

【功用主治】 温中行气,杀虫。主治心腹冷痛,虫积腹痛,疥癣。

1.《食疗本草》:"能助肺气,杀诸虫,下气,令人能食。又心腹间恶气,内消之,陈者尤良。又涂诸疮癣妙。又卒患冷气心痛,食之瘥。并主小儿痫,小便不利。"

2. 姚可成《食物本草》:"主利大小便。"

3.《药性考》:"利便宽中。"

【用法用量】 内服:适量,水冲。外用:涂敷。

【宜忌】 姚可成《食物本草》:"不宜多食。"

【选方】 治疥癣 榆仁,作酱涂之,炒陈者尤良。(《普济方》)

5285 榆白皮 yú bái pí
《药性论》

【异名】 榆皮《本经》,榆根白皮《千金方》,榆树皮《山西中草药》。

【基原】 为榆科榆属植物榆树的树皮、根皮。

【原植物】 榆树 Ulmus pumila L. 又名:枌《诗经》,白榆《毛诗传》,白枌《尔雅》,零榆《本经》,枌榆《尔雅》郭璞注),榆钱树《救荒本草》,家榆、春榆《全国中草药汇编》。

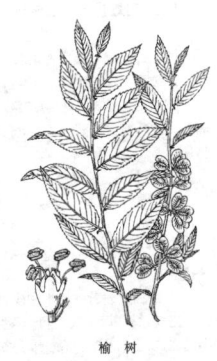

榆树

落叶乔木,树干端直,高达20 m。树皮暗灰褐色,粗糙,有纵沟裂;小枝灰软,有毛,浅灰黄色。叶互生,纸质;叶柄长2～10 mm,有毛;托叶早落;叶片倒卵形、椭圆状卵形或椭圆状披针形,长2～9 cm,宽1.2～2.5 cm,先端锐尖或渐尖,基部圆形或楔形,上面暗绿色,无毛,下面幼时有短毛,老时仅脉腋有毛,边缘具单锯齿;侧脉明显,9～18 对。花先叶开放,簇生成聚伞花序,生于去年枝的叶腋;花被钟形,4～5裂;雄蕊与花被同数,花药紫色;子房扁平,1室,花柱2。翅果近圆形或倒卵形,长1～1.5 cm,宽 0.8～1.2 cm,光滑,先端有缺口。种子位于翅果中央,与缺口相接。花期3～4月,果期4～6月。

生于河堤、田埂和路边,山麓、沙地上亦有生长。分布于华北、东北、华东、中南、西南、西北及西藏等地,长江以南多系栽培。

树皮或根皮(榆白皮)、枝(榆枝)、茎皮部的涎汁(榆皮涎)、果实或种子(榆荚仁)、果实或种子和面粉等制成的酱(榆仁酱)亦供药用,另设专条。

【采收加工】 春、秋采根皮;春季或8～9月间割下老枝条,立即剥取内皮晒干。

【药材】 榆白皮 Ulmi Pumilae Cortex 全国大部分地区均产。

性状 本品呈板片状或浅槽状,长短不一,厚3～7 mm。外表面浅黄白色或灰白色,较平坦,皮孔横生,嫩皮较明显,有不规则的纵向浅裂纹,偶有残存的灰褐色粗皮;内表面黄棕色,具细密的纵棱纹。质柔韧,纤维性。气微,味稍淡,有黏性。

【成分】 树皮含 β-谷甾醇(β-sitosterol),豆甾醇(stigmasterol)等多种甾醇类;及鞣质、树胶、脂肪油。

【药理】 抗前列腺增生和抗炎作用 榆白皮对去势或正常雄性小鼠丙酸睾丸素引起的前列腺增生有显著的抑制作用;榆皮能显著降低小鼠腹腔毛细血管通透性,减轻二甲苯诱发的小鼠耳郭肿胀,小鼠口服最大耐受量为 80 g/kg。

【药性】 甘,微寒。归肺、脾、膀胱经。

1.《本经》:"味甘,平。"

2.《普济方》:"味甘,冷。"

3.《纲目》:"入手足太阳、手阳明经。"

4.《药性切用》:"入大小肠、膀胱经。"

【功用主治】 利水通淋,消肿解毒。主治淋证,水肿,痈疽发背,瘰疬,秃疮,疥癣。

1.《本经》:"主大小便不通,利水道,除邪气。"

2.《别录》:"主肠胃邪热气,消肿,疗小儿头疮痂疕。"

3.《药性论》:"主利五淋,治不眠,疗疮。"

4.《食疗本草》:"主暴患赤肿,亦治女人妒乳肿。"

5.《本草经疏》:"孕妇滑胎方用之。"

6.《纲目》:"利窍,渗湿热,行津液,消痈肿。"

7.《本草汇言》:"肿满喘嗽,或丹石留毒,或胎滞难生,一切肠胃中火涎、气滞、痰凝,诸有形之物,咸可奏功。"

8.《医林纂要》:"补肺清金,益气敛神,行痰去湿,通利关窍,安神。亦治泻痢,催生,下死胎。"

9.《萃金裘本草述录》:"治痫证发背,瘰疬。"

10.《全国中草药汇编》:"主治骨折,外伤出血。"

【用法用量】 内服:煎汤,9~15 g;或研末。外用:煎水洗;或捣敷;或研末调敷。

【宜忌】 脾胃虚寒者慎服。

1.《纲目》:"若胃寒而虚者,久服渗利,恐泄真气。"

2.《中国药学大辞典》:"服后往往大便秘结,故时时兼用缓下剂。又此药浓则药汁稠黏,味恶难服。须配水煎,则稍收敛之味已耳。"

【选方】 1.治气淋,寒淋,小腹满及手足冷 榆白皮、当归各半两。上细锉,水一大盏,煎六分,去滓,磨入石燕一枚,顿服。《普济方》

2.治身体暴肿满 榆皮捣屑,随多少,杂米作粥食,小便利。《备急方》

3.治痈疽发背 榆根白皮(切)清水洗,捣极烂,和香油敷之。留半出气,燥则以苦茶调润,不断更换新者,将愈,以桑叶捣烂随大小贴之,口合乃止。《救急良方》

4.治虚劳尿白浊 榆白皮(切)二斤。水二斗,煮取五升,分五服。《千金方》

5.治慢性气管炎 榆根白皮 12 g,马兜铃、紫菀各 9 g。水煎服。《安徽中草药》

6.治不得眠 用榆白皮阴干,为末。每日朝、夜用水五合,末三钱,煎如胶服。《卫生易简方》

7.治外伤性裂伤 榆树树韧皮,放在 75% 乙醇中浸泡 7 日,取出阴干,研细末外用。(徐州《单方验方新医疗法选编》)

8.治滑胎,令易产 榆白皮为细末。每服一钱,空心白汤调下,自入月每日三服。《卫生宝鉴外科备要》

9.治母子俱死者,产难及胎不转动 榆白皮(三两),葵子五合,甘草(炙)、桂心各一两。上四味切,以水四升,煮取二升。服一升,须臾不产,更服。忌海藻、菘菜、生葱。《备急方》

10.治妊娠堕胎后,下血不止 榆白皮、当归(切,焙)各半两。上二味粗捣筛,每服三钱匕,水一盏,入生姜三片,同煎至七分,去滓。空心服。《圣济总录》榆白皮煮散)

11.治烧、烫伤 榆树皮 10 g,大黄 10 g,酸枣树皮 10 g。用75% 乙醇浸泡 48 小时过滤,取滤液。用时清洁创面,用喷雾法向患部喷撒。(内蒙古《中草药新医疗法资料选编》)

12.治紫癜,白癜风 榆树皮烧灰存性,为末。糟茄蘸擦。《卫生易简方》

13.治小儿白秃疮 榆白皮捣末,醋和涂之。《子母秘录》

【各家论述】《纲目》:"榆皮、榆叶,性皆滑利下降,故人小便不通,五淋肿满,喘嗽不眠,经脉胎产诸证宜之。本草《十剂》云,滑可去着,冬葵子、榆白皮之属。盖亦取其利窍,渗湿热,消留著有形之物尔。"

5286 榆皮涎《日华子》

【基原】 为榆科榆属植物榆树茎皮部的涎汁。

【原植物】 参见"榆白皮"条。

【采收加工】 四季可采,割破茎皮,收集流出的涎汁。

【功用主治】 1.《日华子》:"涎敷癣。"

2.《本草蒙筌》:"敷癣,杀虫立瘥。"

【用法用量】 外用:涂敷。

yú jiá rén

5287 榆荚仁《证类本草》

【异名】 榆实《本经》,榆子、榆仁《食疗本草》,榆钱《救草省常》。

【基原】 为榆科榆属植物榆树的果实或种子。

【原植物】 参见"榆白皮"条。

【采收加工】 4~6月果实成熟时采收,除去果翅,晒干。

【药材】 榆荚仁 Ulmi Pumilae Fructus 全国大部分地区均产。

性状 翅果类圆形或倒卵形,直径 1.2~1.5 cm;先端有缺口,基部有短柄,长约 2 mm。果翅类圆形而薄,表面光滑,可见放射状脉纹。种子长椭圆形或卵圆形,长 1~1.5 cm,直径约 5 mm,位于翅果上部或近上部,与缺口的底缘密接。

【成分】 榆荚每 100 g 含水分 82 g,蛋白质 3.8 g,脂肪 1 g,碳水化合物 8.5 g,粗纤维 1.3 g,灰分 3.5 g,钙 280 mg,磷 100 mg,铁22 mg,硫胺素(thiamine)0.05 mg,核黄素(riboflavine)0.1 mg,烟酸(nicotinic acid)1.4 mg。

种子含油量 18.1%。

【药性】 甘、微辛,平。

1.《纲目》:"微辛,平,无毒。"

2.《医林纂要》:"甘、酸,寒,滑。"

【功用主治】 健脾利水,止带,杀虫。主治妇女白带,小儿疳瘦。

1.《本草经集注》:"初生荚仁以作糜羹,令人多睡。"

2.《本草拾遗》:"主妇人带下,和牛肉作羹食之。"

3.《宝庆本草折衷》:"疗小儿火疮痂疕,及杀诸虫。"

4.《医林纂要》:"补肺,止渴,敛心神。"

5.《本草省常》:"养肺益脾,兼下恶气,利水道,久食令人身轻不饥。"

6.《山西中草药》:"安神,止带,助消化。"

7.《内蒙古中草药》:"和胃。治食欲不振。"

8.《全国中草药汇编》:"安神健脾。治神经衰弱。"

【用法用量】 内服:煎汤,10~15 g。外用:研末调敷。

【选方】 1.治体虚白带 榆荚 15~30 g。水煎服。《内蒙古中草药》

2.治疳热瘦悴有虫 仁(去皮)、黄连(去头)各一两。上为细末,用猪胆七个,破开取汁,与二药同和入碗内,甑上蒸九日,每日一次,候日足足,研麝香五分,汤浸一宿,蒸饼同和成剂,丸如绿豆大。每服五七丸至一二十九,米饮下,无时。《小儿卫生总微论方》榆仁丸)

【临床报道】 治疗癣疮 取新鲜榆钱 100 g。将榆钱浸泡于75% 乙醇 500 ml 中,密封 64 小时后压榨去渣。洗净患处,涂擦药液,每日 3~5 次。若用干品,先用开水泡涨再浸酒内。治疗 80例,其中手足癣 56 例,体癣 24 例。痊愈 71 例,好转 9 例,总有效率 100%。1 年后随访 68 例,复发 3 例,远期疗效率 95.5%。疗程最长 30 日,短 5 日,平均 12 日。

sōng mù

5288 楤木《闽东本草》

【异名】 刺老苞、鹊不宿《滇南本草》,鹊不踏《纲目》,刺

⑬ 榆 楤 5285~5288

~2990~

它苞、鸟不宿(《北方常用中草药手册》),黑龙皮(《丽江中草药》)、鬼不站(《四川常用草药》),百鸟不栖、千枚针(《浙江民间常用草药》)。

【基原】 为五加科楤木属植物楤木的茎皮或茎。

【原植物】 楤木 *Aralia chinensis* L.

有刺灌木或小乔木,高~5 m。树皮灰色,疏生粗壮直刺;小枝被黄褐色绒毛,疏生细刺。叶为二至三回羽状复叶,长60~100 cm;叶柄粗壮,长可达50 cm;托叶与叶柄基部合生;每羽片有小叶 5~11,基部有 1 对小叶,叶片薄革质,卵形至长圆状卵形,长 7~14 cm,宽 3.5~8 cm,先端渐尖或短尖,基部圆形,上面被黄褐色柔毛,下面密被黄褐色绒毛,脉上尤多,边缘具细锯齿,侧脉 7~10 对。伞形花序组成顶生的大圆锥花序,长50~80 cm,密被黄褐色绒毛;伞形花序有 30~50 朵花,直径 2.5~5 cm;花梗长 3~4 cm;苞片锥形,膜质,等无毛,边缘有 5 齿裂;花淡绿白色,花瓣 5,三角状卵形;雄蕊 5,花丝长约 2.5 mm;子房 5 室,花柱 5,离生或基部合生。核果球形,浆果状,成熟时紫黑色,具 5 棱,花柱宿存。花期 7~9月,果期 9~11月。

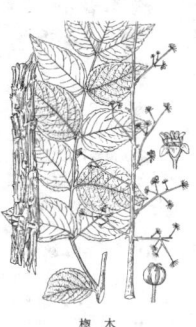

楤 木

生于海拔 400~2 700 m 的杂木林中。分布于西南及河北、山西、陕西、湖北、湖南、台湾等地。

本植物的嫩叶(楤木叶)、花(楤木花)、根及根皮(楤根)亦供药用,另设专条。

【采收加工】 栽培 2~3 年幼苗成林后采收,晒干或鲜用。

【成分】 楤木茎皮中含齐墩果酸(oleanolic acid),刺囊酸(echinocystic acid),常春藤皂苷元(hederagenin)以及谷甾醇(sitosterol)、豆甾醇(stigmasterol)、菜油甾醇(campesterol),马栗树皮素二甲酯(esculetin dimethyl ether)。

【药性】 辛、苦、平。归肝、胃、肾经。
1.《安徽中草药》:"性平,味辛、微甘,有小毒。"
2. 南药《中草药学》:"微苦,温,入肾、胃经。"
3.《闽东本草》:"入肝、心、肾三经。"

【功用主治】 祛风除湿,活血散瘀。主治风湿痹痛,水肿,胃脘痛,胃、十二指肠溃疡,跌打损伤。
1.《全国中草药汇编》:"祛风除湿,利尿消肿,活血止痛。主治肝炎,淋巴结肿大,肾炎水肿,糖尿病,白带,胃痛,风湿关节痛,腰腿痛,跌打损伤。"
2.《福建药物志》:"治急性胆道感染。"
3.《浙江药用植物志》:"治胃及十二指肠溃疡。"

【用法用量】 内服:煎汤,15~30 g;或泡酒。外用:捣敷或酒浸外涂。

【宜忌】《全国中草药汇编》:"孕妇忌服。"

【选方】 1. 治风湿关节痛 楤木(刮去表面粗皮)30 g。用猪瘦肉 120 g 煎汤,以汤煎药服。《战备草药手册》
2. 治急性胆道感染 楤木、白英各 30 g。水煎服。《福建药物志》
3. 治衄血,吐血 楤木、鸡冠花各 15 g,茅花 30 g。水煎加冰糖服。
4. 治疟疾 楤木、常山、地骨皮各 15 g,白老酒适量。先取鲜常山头用火烤出涎后,伍入他药用。炖老酒服。(3、4 方出自《闽东本草》)

5. 治大漆皮炎 楤木茎切碎,取 250~500 g,加水 3 000~4 000 ml,煮沸 30 分钟去渣,趁热倒入脸盆,先熏患处,待水温适和后,再洗患处。每日 1~2 次。〔《中医杂志》1988,(4),55〕

5289 楤根 sōng gēn《本草拾遗》

【异名】 刺老包根(《草木便方》),山通花根(《四川中药志》),箭当树根(《江西草药》)。

【基原】 为五加科楤木属植物楤木的根及根皮。

【原植物】 参见"楤木"条。

【采收加工】 9~10 月挖根,或剥取根皮晒干。

【成分】 楤木的根皮中含皂苷:楤木皂苷(araloside)A、B,银莲花皂苷(narcissiflorine)〔3-*O*-β-D-吡喃阿拉伯葡萄糖基(1→3)-〔β-D-吡喃葡萄糖基(1→2)〕-α-L-吡喃阿拉伯糖基齐墩果酸 28-*O*-β-D-吡喃葡萄糖基醚{3-*O*-β-D-glucopy-ranosyl(1→3)-β-D-glucopyranosyl(1→2)〕-α-L-arabinopyranosyl oleanolic acid 28-*O*-β-D-glucopyranosyl ester},3-*O*-β-D-吡喃葡萄糖基(1→3)-〔β-D-吡喃木糖基(1→2)〕-α-L-吡喃阿拉伯糖基齐墩果酸 28-*O*-β-L-吡喃阿拉伯糖基(1→4)-β-D-吡喃葡萄糖基醚{3-*O*-β-D-xylopyranosyl(1→2)〕-α-L-arabinopyranosyl oleanolic acid 28-*O*-α-L-arabinopyranosyl(1→4)-β-D-glucopyranosyl(1→6)-β-D-glucopyranosyl ester},3-*O*-β-D-吡喃葡萄糖基(1→3)-〔β-D-吡喃半乳糖基(1→2)〕-β-D-吡喃葡萄糖齐墩果酸 28-*O*-β-D-吡喃葡萄糖基醚{3-*O*-β-D-glucopyranosyl(1→3)-〔β-D-galactopyranosyl(1→2)〕-β-D-glucopyranosyl oleanolic acid 28-*O*-β-D-glucopyranosyl ester},3-*O*-β-D-吡喃葡萄糖基(1→3)-〔β-D-吡喃葡萄糖基(1→6)-β-D-吡喃葡萄糖基醚,3-*O*-β-D-吡喃葡萄糖基(1→3)-〔β-D-吡喃半乳糖(1→2)〕-β-D-吡喃半乳糖齐墩果酸 28-*O*-β-D-吡喃葡萄糖基醚,3-*O*-α-L-吡喃阿拉伯糖基(1→4)-〔β-D-吡喃葡萄糖基(1→2)〕-β-D-吡喃葡萄糖基齐墩果酸二甲基醚,3-*O*-α-L-吡喃阿拉伯糖基(1→4)-〔β-D-吡喃葡萄糖基(1→2)〕-β-D-吡喃葡萄糖基齐墩果酸 28-*O*-β-D-吡喃葡萄糖基二甲基醚,辽东楤木皂苷(elatoside F),竹节人参皂苷(chikusetsusaponin)Ⅳ、Ⅴ,姜状三七苷-R₁(zingibroside-R₁),雪胆皂苷(hemsloside)G₂,龙牙楤木皂苷(tarasaponin)Ⅳ、Ⅵ,3-*O*-β-D-吡喃阿拉伯糖基(1→4)-〔β-D-吡喃葡萄糖基(1→2)〕-β-D-吡喃葡萄糖基齐墩果酸 28-*O*-β-D-吡喃葡萄糖基二甲基醚,楤木皂苷 A(araloside A)。

【药性】 辛、苦。归脾、肾经。
1.《本草拾遗》:"味苦,平。小毒。"
2.《滇南本草》:"味苦,辛,性凉。入脾、肾二经。"
3.《草木便方》:"苦,微寒。"
4.《贵州民间药草》:"甘,寒。无毒。"
5.《北方常用中草药手册》:"味甘、微苦,性温。"
6.《陕西中草药》:"味涩、微苦,性平。"

【功用主治】 祛风除湿,散瘀消肿。主治感冒,咳嗽,风湿痹痛,淋证,水肿,膨胀,黄疸,痢疾,白带,跌打损伤,阴疽,瘰疬,瘀血闭经,崩漏,牙疳,疥癣。
1.《本草拾遗》:"主水癣,取根白皮,煮汁服之,一盏,当下水。如病已困,取根捣碎,坐,取其气,水自下。又能烂人牙齿,齿有虫者,取片子许大,内孔中,当自烂落。"
2.《滇南本草》:"治风湿疼,筋疼,跌打损伤。骨折,用鲜根捣碎,酒炒热敷。"
3.《草木便方》:"解毒散热,除风痰,治瘰疬疮烂、鼻衄,牙痛,痔,痢,疯狗(咬伤)。"
4.《贵阳民间药草》:"清热解毒,凉血止血。治痔疮,红崩,白带,白浊,喘咳。"
5.《四川中药志》1960 年版:"除湿解毒、散瘀积,消胃肿,除寒热。治溃疡瘰毒、狂犬咬伤及痔疮。"

6.《中国药用植物图鉴》："治糖尿病、神经痛、胃肠病。"

7.《陕西中草药》："祛风除湿、活血散瘀、消肿止痛、健脾利水。主治风湿性关节炎、急慢性肝炎、跌打损伤、骨折、虚肿、无名肿毒。"

【用法用量】 内服：煎汤，15～30 g；或浸酒。外用：捣烂敷或再酒炒热敷；或研粉调敷；或煎汤熏洗。

【宜忌】 孕妇慎服。

1.《重庆草药》："脾虚胃弱者不用，无湿热毒者慎用。"

2.《陕西中草药》："孕妇慎用。"

【选方】 1. 治风热咳嗽 刺老包、兔耳风根各 15 g。煨水服。（《贵州草药》）

2. 治喘咳 刺老包根 125 g，肉 500 g。炖之，食肉服汤。（《贵阳民间药草》）

3. 治风湿关节痛 楤木根 30 g。甜酒、清水各半，煎服。（《战备草药手册》）

4. 治足膝风湿 楤木根、苉草各 180 g。煎汤去渣，加猪七寸蹄 1 个，煮后分数次服，无渣晒用酒送服。（《福鼎本草》）

5. 治膀胱结石 鲜楤木根、茅莓、马鞭草各 30 g。水煎空腹服，早晚各 1 次。（《福州军区《中草药手册》）

6. 治乳蛾症 楤木根、菝葜根各 30 g，煎服；或楤木根、寻骨风根各 30 g，煎服。（《安徽中草药》）

7. 治肾炎水肿 楤木根 30～60 g。水煎服，外用根皮或叶捣烂贴印堂穴或脐部。（《福建药物志》）

8. 治肝硬化腹水 楤木根 120 g，猪瘦肉 120 g。水炖，服汤食肉。（《江西草药》）

9. 治白带 刺老包 15 g。水 2 大碗，煎至 1 碗半，去渣，甜酒为引，煎服。（《贵阳民间草草》）

10. 治湿痰流注、阴疽 楤木根（或去根皮）30～60 g，鸡蛋 2 个，酒水各半煎服。外用楤木根适量捣烂，加酒糟糟同捣匀，或再加食盐少许，敷患处。（《战备草药手册》）

11. 治红崩 刺老包根 15 g，阳雀花 9 g。蒸甜酒内服。（《贵阳民间药草》）

12. 治齿龈肿痛或溃烂 楤木根 30 g，细辛 3 g，白芷 4.5 g。煎水，待温含漱。（《安徽中草药》）

13. 治痔疮 刺老包 120 g（干的用 15 g），炖猪肉 250 g，分 3 次服。（《贵阳民间药草》）

14. 治胃痛（胃溃疡） 楤木根皮（去表面粗皮）15 g，水煎服；或楤木根 30 g，牛莠，糖调服。（《战备草药手册》）

15. 治糖尿病 楤木根 30 g，银杏 120 g。酌加水煎内服。（《福建民间草药》）

16. 治遗精 楤木根 15 g，鸡内金 1 个。水煎于临睡前服。（《福建药物志》）

17. 治翳子及风眼 刺老包根适量，捣烂取汁，加蜂蜜少量，调匀，用灯草蘸药涂眼。（《贵州草药》）

18. 治九子疡 刺老包根皮捣绒，烧熟外包；或铁菱角 250 g，刺老包 250 g，炖五花肉内服。（《重庆草药》）

【异名】 吻头（《本草拾遗》）、树头菜（《本草推陈》）。

【基原】 为五加科楤木属植物楤木的嫩叶。

【原植物】 参见"楤木"条。

【采收加工】 4～7 月采收，鲜用或晒干。

【药性】 甘、微苦、平。

【功用主治】 利水消肿。主治水肿、臌胀。

《本草拾遗》："治冷气。"

【用法用量】 内服：煎汤，15～30 g。外用：捣敷。

【选方】 1. 治肾炎水肿 刺老包嫩叶 60 g，猪肉 120 g。熟去药渣，汤内同服，分 2 日服完。（《湖北中草药志》）

2. 治腹水肝炎 （楤木叶）15 g，瘦猪肉 60 g。炖食。（江西《草药手册》）

【基原】 为五加科楤木属植物楤木的花。

【原植物】 参见"楤木"条。

【采收加工】 7～9 月花开时采收，阴干。

【药性】 苦、涩、平。

【功用主治】 止血。主治吐血。

【用法用量】 内服：煎汤，9～15 g。

【选方】 治吐血 楤木花（喷醋少许）30 g，柏树叶 15 g。水煎服。（《湖南药物志》）

【异名】 花梨木（《琼州府志》）、青皮树、青豆风柴、青龙捆地相思树（《湖南药物志》）、红面桐（《天目山药用植物志》）、青竹蛇三钱三（《江西药物志》）、牛屎柴（《福建药物志》）。

【基原】 为豆科红豆树属植物花榈木的木材、根皮或根、叶。

【原植物】 花榈木 Ormosia henryi Prain［O. mollis Dunn，Fodorovia henryi（Prain）Yakov.］ 又名：亨氏红豆（《中山大学学报》）、毛红豆树（《浙江药用植物志》）。

常绿乔木，高 16 m。树皮灰绿色，光滑，幼枝密被黄褐色茸毛。叶互生，奇数羽状复叶，长 13～33 cm；小叶 5～9，革质，叶片长椭圆形或长圆状椭圆形，长6～10 cm，宽 2～5 cm，先端短尖，基部近圆形或阔楔形，全缘，上面暗绿色，无毛，下面密被灰黄色茸毛。花排成总状花序或圆锥花序状，生于枝端或叶腋，花序轴及小花梗均被黄褐色茸毛；萼筒倒圆锥形而短，先端 5 裂，裂片卵状三角

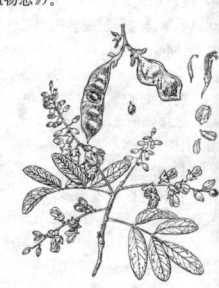

花榈木

形，与筒部几等长，萼筒外均有灰黄色茸毛；蝶形花冠，中央淡绿色，边缘络绿微带淡紫，旗瓣近圆形，具柄，翼瓣、龙骨瓣斜倒卵形；雄蕊 10，全分离，不等长，花丝淡绿色，花药淡灰紫色，内弯，开花时突出；子房边缘具疏长毛，花柱线形，柱头偏斜。荚果扁平，长椭圆形，长 5～12 cm，宽 1.5～4 cm，木质，稍有毛，熟时紫褐色，被蜡质。种子 4～8 颗，稀 1～2 颗，种子椭圆形，成熟时鲜红色，有光泽。花期 7～8 月，果期 10～11 月。

生于海拔 100～1 300 m 的山坡、溪谷两旁杂木林内。分布于江苏、浙江、安徽、福建、江西、湖北、湖南、广东、广西、四川、贵州、云南、陕西等地。

【采收加工】 全年均可采收，晒干或鲜用。

【药性】 辛、温。

1.《本草拾遗》："味辛、温、无毒。"

2.《江西草药》："性平、味苦、有毒。"

【功用主治】 活血破瘀，祛风除湿。主治儿枕痛、癥瘕、漏下赤白、瘀证、跌打损伤、无名肿毒、青竹蛇咬伤。

1.《本草拾遗》："主破血、血块、冷嗽、并煮汁及热服。"

2.《海药本草》："主产后恶露冲心、癥瘕结气、赤白漏下、并锉煎服之。"

3.《江西草药》："祛风通络、解毒。治跌打损伤、感冒、青竹蛇咬伤。"

4.《福建药物志》:“活血破瘀,主治腰肌劳损,咳嗽咯血,骨节,跌打损伤,烫伤。”

5.《湖南药物志》:“主治血丝虫病。”

6.《浙江药用植物志》:“活血消肿,祛风湿。治跌打损伤,风湿性关节炎,无名肿毒。”

【用法用量】 内服:煎汤,6～15 g。外用:捣敷;或研末调敷。

【宜忌】《江西草药》:“本品有毒,可以催吐,内服不宜过量。”

【选方】 1. 治跌打损伤　花椆木根皮 9 g。水煎服,米酒为引。另用花椆木鲜根皮适量,甜酒糟少许,捣烂外敷。(《江西草药》)

2. 治感冒　花椆木茎 3 g。水煎服,白糖为引。(江西《草药手册》)

3. 治腮腺炎　花椆木根 30 g,青木香 12 g。共研细粉,用酒调成糊状涂患处。如全身症状较重,可同时服上药 70%的酊剂,成人每次 5 ml,小儿每次 2 ml,每日 2 次。(《全国中草药汇编》)

4. 治腰肌劳损,扭伤　花椆木根皮 84 g,用高粱酒 400 ml浸 7 日,常加摇动。成人每服 6 ml,每日 2 次,7 日为1个疗程;另用药液外擦患处。(《江西草药》)

5. 治骨折　花椆木根皮、骨碎补各 125 g,樟脑粉 30 g。加酒糟捣烂,复位固定后敷患处。1 星期内不必换药。(《福建药物志》)

6. 治烫伤　花椆木叶研末,调茶油涂患处。(《福建药物志》)

7. 避孕　花椆木根 9 g。煎水,月经干净后 3 日服。(江西《草药手册》)

5293 楼梯草 lóu tī cǎo(《植物名实图考》)

【异名】 细水麻叶、赤车使者(《湖南药物志》),半边山、半边伞、到老嫩(《贵州民间药物》),冷水草、龙含珠、海马含珠(《陕西中草药》),惊风草(《安徽中草药》),大伞花楼梯草(《全国中草药汇编》)。

【基原】 为荨麻科楼梯草属植物楼梯草的全草。

【原植物】 楼梯草 *Elatostema involucratum* Franch. et Sav. [*E. umbellatum* (S. et. Z.) Bl. var. *majus* Maxim.]

多年生草本。茎高 25～60 cm,无毛,稀上部有疏柔毛。叶无柄或近无柄;托叶狭三角形;叶片草质,斜倒披针状长圆形或斜长圆形,长 4.5～16 cm,宽 2～4.5 cm,先端骤尖,基部在狭侧楔形,在宽侧圆形或浅心形,边缘有牙齿,上面有少数短糙伏毛,下面无毛或沿脉有短毛;叶脉羽状,侧脉在每侧 5～8 条。雌雄同株或异株;雄花序有梗;花序托不明显,周围有少数狭卵形苞片;小苞片条形;雄花花被片 5;雌花序有极短梗;花序托通常很小,周围有卵形苞片,中间生有多数密集的雌花。瘦果卵形,有少数不明显纵肋。花期 4～5 月,果期 9～11 月。

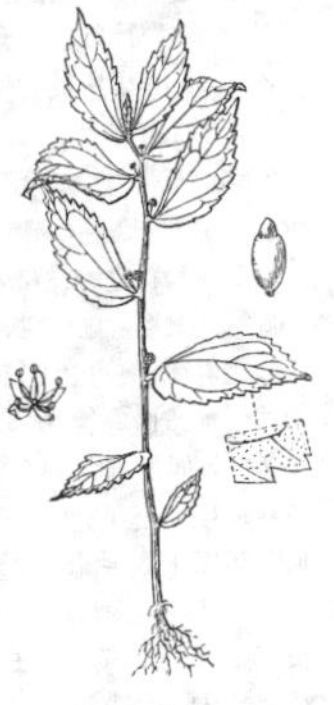
楼 梯 草

生于海拔200～2 000 m 的山谷沟边石上、林中或灌木丛中。分布于安徽、贵州、云南、陕西等地。

本植物的根(楼梯草根)亦供药用,另设专条。

【采收加工】 5～10 月采割,切碎,鲜用或晒干。

【药材】 楼梯草 *Elatostemae Involucrati Herba*　产于贵州、湖南等地。

性状　茎长约40 cm。叶皱缩,展平后斜长椭圆形,先端尖锐,带尾状,基部斜,半圆形,边缘中部以上有粗锯齿。聚伞花序常集成头状;雄花 1～10 朵簇生,花序有柄;雌花 8～12 朵簇生,无柄。瘦果卵形,细小。气微,味微苦。

【药性】 微苦,微寒。

1.《湖南药物志》:“辛、苦,温,有毒。”

2.《贵州民间药物》:“性平,味微苦。”

3.《陕西中草药》:“味苦、涩,性寒。”

【功用主治】 清热解毒,活血,消肿。主治发热,赤白痢疾,黄疸,风湿痹痛,淋证,水肿,经闭,无名肿毒,痄腮,缠腰火丹,毒蛇咬伤,跌打损伤,骨折。

1.《植物名实图考》:“治风痛,跌打损伤。”

2.《湖南药物志》:“治黄疸,水肿。”

3.《贵州民间药物》:“清湿热,解毒。治红白痢疾,风湿疼痛,无名肿毒,骨折。”

4.《贵州草药》:“镇痛生新。”

5.《安徽中草药》:“活血祛瘀,利尿消肿。”

【用法用量】 内服:煎汤,6～9 g。外用:鲜品捣敷;或捣烂和酒揉擦。

【宜忌】《安徽中草药》:“孕妇忌服。”

【选方】 1. 治红白痢疾　半边山(生的)15 g。捣烂泡酒,兑淘米水服。每次 1 杯,每日 2 次。(《贵州民间药物》)

2. 治黄疸　赤车使者全草 23 g(干者),煮鸭蛋 2 枚,兑甜酒服。(《湖南药物志》)

3. 治闭经　赤车使者 15 g。煎水,冲黄酒、红糖各适量,温服。(《安徽中草药》)

4. 治骨折　半边山、小马蹄草各等分。捣绒,加酒糟炒热,包伤处,每日 1 换。(《贵州民间药物》)

5. 治咳嗽　鲜赤车使者 30 g,瘦猪肉 60 g。水炖,吃肉喝汤。(《安徽中草药》)

5294 楼梯草根 lóu tī cǎo gēn(《陕西中草药》)

【异名】 龙含珠根。

【基原】 为荨麻科楼梯草属植物楼梯草的根茎。

【原植物】 参见“楼梯草”条。

【采收加工】 6～10 月采挖,晒干。

【药性】 酸,微寒。

【功用主治】 理气清热。主治劳伤疼痛。

【用法用量】 内服:煎汤,6～9 g;或泡酒。

【选方】 治劳伤疼痛　龙含珠根 6～9 g。水煎服。

5295 榉树叶 jǔ shù yè(《新修本草》)

【基原】 为榆科榉属植物榉树的叶。

【原植物】 参见“榉树皮”条。

【采收加工】 6～10 月采收,鲜用或晒干。

【药性】 苦,寒。

1.《日华子》:“冷,无毒。”

2. 姚可成《食物本草》:“味苦,寒。”

【功用主治】 清热解毒,凉血。主治疮疡,崩中。

1.《新修本草》:“嫩叶,挼贴火烂疮有效。”

2.《日华子》:“治肿烂恶疮,盐捣。”

3. 姚可成《食物本草》:“作饮凉心肺;挼贴火丹。”

4.《全国中草药汇编》:“治疔疮。”

【用法用量】 内服:煎汤,6～10 g。外用:捣敷。

【选方】 治妇人崩中下五色,或赤白不止　榉树叶三两,甘草一两(炙微赤,锉),麦门冬二两半(去心,焙),干姜一两(炮制,锉)。上件药,捣粗罗为散,每服四钱,以水一中盏,入枣三枚,煎至六分去滓,不计时候温服。(《普济方》榉树叶散)

5296 **榉树皮** jǔ shù pí
《《别录》》

【异名】 榉皮《《古今录验方》》。

【基原】 为榆科榉属植物榉树的树皮。

【原植物】 榉树 Zelkova schneideriana Hand.-Mazz. 又名：大叶榉《全国中草药汇编》、榉榆、血榉《新华本草纲要》。

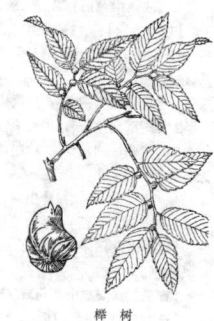

乔木，高达 25 m。一年生枝密被柔毛。叶互生，硬纸质；叶柄长 1～4 mm；叶片椭圆形或卵形、窄卵形或卵状披针形，长 2～10 cm，1.5～4 cm，先端渐尖，基部楔形或近圆形，上面粗糙，具脱落性硬毛，下面密被柔毛；边缘具单锯齿；侧脉 7～15 对。花单性，稀杂性，雌雄同株，雄花簇生于新枝下部的叶腋或苞腋，雌花 1～3 朵生于新枝上部的叶腋；花被片 4～5；雄蕊与花被片同数而对生；雌花仅有雌蕊 1，子房 1 室，花柱 2，斜生。坚果上部偏斜，直径 2.5～4 mm。花期 3～4 月，果期 10～11 月。

榉 树

多生于山坡、路旁，或栽于宅旁。分布于中南、西南及江苏、福建、江西、西藏、陕西、甘肃等地。

本植物的叶（榉树叶）亦供药用，另设专条。

【栽培】 生物学特性 喜温暖湿润气候，在疏松肥沃、湿润的酸性、中性、石灰质土及轻度盐碱土中均能生长。

繁殖方法 种子繁殖，育苗移栽法。10 月中、下旬待果实由青转黄褐色时采收，随采随播或用湿砂贮藏，翌年春季播种。如果用干种子播种，则播种前浸种 2～3 小时。条播，按行距 20 cm 开沟，将种子均匀播入，覆盖上泥草，浇水保温。移栽按行、株距（3～4）m×（3～4）m 开穴，可以利用田地造林。中期适当密植，按行、株距 2～3 m 栽种，以后再进行疏伐。在移栽时要随即截梢。

田间管理 出苗后及时揭去盖草。苗期要勤松土、除草、灌溉和追肥。每年进行修剪，培育主干，并在主干旁绑绑一根竹竿，待主干高至 5 m 时才可除去竹竿。幼林郁闭后要及时间伐，防止过密，影响生长。

病虫害防治 虫害有大袋蛾。

【采收加工】 全年均可采收，剥皮，鲜用或晒干。

【药性】 苦，寒。

1.《别录》：“大寒。”

2.《日华子》：“味苦，无毒。”

3.《本草汇言》：“味苦，气寒。”

【功用主治】 清热，利水，解毒。主治感冒发热，水肿，痢疾，汤火伤及一切毒肿，疮疡。

1.《别录》：“主时行头痛，热结在肠胃。”

2.《本草经集注》：“夏日作饮，去热。”

3.《新修本草》：“煮汁，以疗水及断痢。”

4.《日华子》：“下水气，止热痢，安胎。主妊娠人腹痛。”“山榉树皮，治热毒风瘑肿毒。”

5.《药性考》：“治蛊毒下血。”

6.《湖南药物志》：“主治通身水肿，毒气攻腹，小儿痢血，飞血赤眼。”

7.《全国中草药汇编》：“主治感冒头痛，肠胃实热，急性结膜炎。”

【用法用量】 内服：煎汤，3～10 g。外用：煎水洗。

【宜忌】《本草汇言》：“胃寒脾冷不食者勿用也。”

【选方】 1. 治通身水肿 榉树皮煮汁，日饮。《圣惠方》

2. 治小儿痢血 犀角十二分（屑），榉皮二十分（炙，切）。二味，以水三升，煮取一升，量大小服之。《古今录验方》犀角榉皮煎

3. 治血吐下血 榉皮（广五寸，长一尺），芦蒻根五寸（如足趾大）。以水二升，煮取一升，顿服，即下蛊。一方以水酒共煮服之得。《普济方》

4. 治海气攻手足肿疼 以榉树皮和槲皮，合煮汁如饴糖，以榉皮浓煮汁，绞饮之。《肘后方》

5. 治（目）飞血赤脉 榉皮（去粗皮，切）二两，古钱七文。二味，以水升半，煎取七合，去滓。热洗，冷则再暖。《圣济总录》榉皮洗眼方

【各家论述】《本草汇言》：“此木生发易大，得春升清阳之气其性寒平。故《别录》方治时行头痛，热结在肠胃；隐居方夏月煎饮，辟暑去热；大氏方治风焰热毒肿痛等证，悉属热病，宜此木可饮之。”

5297 **楹树皮** yíng shù pí
《《全国中草药汇编》》

【基原】 为豆科合欢属植物楹树或南洋楹的树皮。

【原植物】 1. 楹树 Albizia chinensis (Osbeck) Merr. [Mimosa chinensis Osbeck] 又名：牛尾木《全国中草药汇编》。

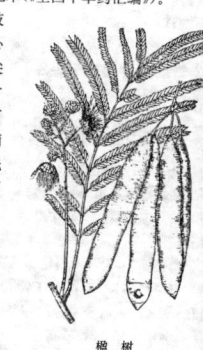

落叶乔木，高达 30 m。小枝被黄色柔毛。托叶大，膜质，心形，长可达 2.5 cm，先端有小尖头，早落；二回羽状复叶，羽片 6～18 对；总叶柄基部和叶轴上有腺体；小叶 20～35 对，无柄，长椭圆形，长 6～8 mm，宽约 2 mm，先端渐尖，基部近截平，具缘毛，下面被长柔毛，中脉紧靠上边缘。头状花序有花 10～20 朵，生于长短不等，密被柔毛的总花梗上，再排成顶生的圆锥花序；花稀白色或淡黄色，密被黄褐色绒毛；花萼漏斗状，有 5 短齿；花冠长约为花萼的 2 倍，裂片卵状三角形；雄蕊长约 25 mm；子房被黄褐色柔毛。荚果扁平，长 10～15 cm，宽约 2 cm，幼时稍被柔毛，成熟时无毛。花期 3～5 月，果期 6～12 月。

楹 树

多生于林中，亦可见于旷野，但以谷地、河溪边等地方最适宜其生长。分布于福建、湖南、广东、广西、海南、贵州、云南、西藏等地。

2. 南洋楹 A. falcataria (L.) Fosberg [A. falcata (L.) Baker] 又名：仁仁树、仁人木、麻六甲合欢《中国树木志》。

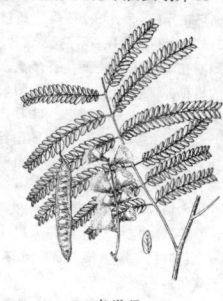

大乔木，高可达 45 m。树干通直；树皮灰青至灰褐色，不裂。嫩枝圆形或微有棱，被柔毛。偶数羽状复叶，托叶锥形；羽片 11～20 对，上部的通常对生，下部的有时互生；总叶柄基部及叶轴中部以上羽片着生处有腺体；小叶 8～20 对，菱状长圆形，长 10～15 mm，宽 3～6 mm，对生，无柄，先端急尖，基部钝或近截形，中脉偏于上缘。穗状花序腋生，单生或排成圆锥花序；花萼钟状，长约 2.5 mm；花初白色，后变黄紫，密被绒黄柔毛，仅基部连合；雄蕊多数，花丝基部合生成管。荚果带形，长 10～13 cm，宽 1.3～

南洋楹

2.3 cm，熟时开裂。种子 10～15 颗。花期 4～5 月，果期 7～9 月。

性喜湿润黏土。我国福建、广东、广西、海南有栽培。

【采收加工】 全年均可采，切片，鲜用或晒干。

【成分】 榲树树皮中含鞣质（tannin），三萜皂苷，合欢催产素（albitocin）。

南洋榲中含 α-菠菜甾醇（α-spinasterol），槲皮素（quercetin），消旋花旗松素（taxifolin），消旋黄颜木素（fustin），非瑟素（fisetin），积雪草酸（asiatic acid）和阿江榄仁酸（arjunolic acid）。

【药性】 淡、涩，平。

【功用主治】《全国中草药汇编》："固涩止泻，收敛生肌。主治肠炎，腹泻，痢疾。"

【用法用量】 内服：煎汤，15～30 g。外用：研粉撒患处；或煎水外洗。

【选方】 1. 治肠炎腹泻，痢疾　榲树皮 15～30 g，加白米 6 g，炒至米焦黄，加水 1 碗半，煎取 1 碗服。

2. 治疮疡溃烂久不收口　榲树皮适量，水煎外洗；并用树皮研粉撒患处。

3. 治外伤出血　榲树皮研粉撒患处。（1～3 方出自《全国中草药汇编》）

5298 赖毛子 lài máo zǐ（《东北药用植物志》）

【异名】 赖鸡毛子、东北鹤虱（《东北药用植物志》），小粘染子、小赖毛子（《内蒙古中草药》），驴然然草、然然刺（《沙漠地区药用植物》），粘珠子、蓝花蒿（《长白山植物药志》）。

【基原】 为紫草科鹤虱属植物鹤虱的果实。

【原植物】 鹤虱 *Lappula myosotis* V. Wolf［*Myosotis lappula* L.；*L. echinata* Gilib.］

一年生或二年生草本，高 20～60 cm。主根较粗大。茎直立，中部以上多分枝，密被白色短糙毛。基生叶长圆状匙形，长 5～6 cm，宽 3～9 mm，先端钝，基部渐狭成短柄，全缘；茎生叶无柄，叶片较短而狭，披针形或线形，长 2～3 cm，宽 3～4 mm，先端稍外卷；基部较狭。聚伞花序成总状，顶生，长 10～15 cm；苞片披针状条形，被毛；花萼 5 深裂，裂片线形，结果时略增大，星状开展或反折；花冠淡蓝色，漏斗状钟形，5 裂，裂片长圆状卵形，喉部有 5 枚附属物，呈梯形；雄蕊 5，花丝短，内藏；子房 4 裂，柱头扁球形。小坚果 4，卵形，有棱，并有小疣状突起，沿棱有 2～3 行等长的锚状刺，通常直立。花期 4～6 月，果期 7～9 月。

鹤　虱

生于山坡、路旁、田野杂草地。分布于华北、东北、西北及江苏、安徽、山东等地。

功效基本相同的同属植物尚有单列刺赖毛子 *L. redowskii*（Hornem.）Greene　又名：蒙古鹤虱（《沙漠地区药用植物》），卵盘鹤虱（《中药志》）。

分布于华北、东北、西北及四川、西藏等地。

【采收加工】 8～9 月果实成熟时采摘，晒干。

【药材】 赖毛子 *Lappulae Myosotis Fructus*　产于东北、华北及陕西、甘肃。

性状　多为分离的小坚果，呈卵状三棱形，长 2～3 mm，宽 1.5～2 mm，先端尖，基部钝圆。表面棕褐色或灰绿色，密布小瘤状突起，腹面有线形突起的着生痕迹，背面棱缘有 2 列锚状钩刺，外行刺与内行刺近等长或稍短，背面中央有或无小钩刺。果皮较坚硬，破开后，种仁类白色，显油性。气微，味淡。

【成分】 赖毛子果实中含有机酸：棕榈酸（palmitic acid），琥珀酸（succinic acid），绿花倒提壶酸（viridifloric acid）；及其他成分：尿囊素（allantoin），1-对香豆酰-α-L-吡喃鼠李糖（1-p-coumaroyl-α-L-rhamnopyranose），腺嘌呤（adenine），腺苷（adenosine）。还含蒽醌类：紫草素（shikonin），乙酰紫草素（acetylshikonin），5-去羟基紫草素（5-dehydroxyshikonin）及 2-甲基-5-〔2′-（5′，8′-二羟基-1′，4′-萘醌基）〕-5-羟戊烯基-2-羧酸-δ-内酯｛2-methyl-5〔2′-（5′，8′-dihydroxy-1′，4′-naphthoquinon）-yl〕-5-hydroxypenten-2-oic acid-δ-lactone｝。

【药性】《沙漠地区药用植物》："味苦、辛，性平，有小毒。"

【功用主治】 驱虫。主治蛔虫病，绦虫病，蛲虫病。

1.《内蒙古中草药》："驱虫，止痒。主治蛔虫病，蛲虫病，虫积腹痛。"

2.《沙漠地区药用植物》："驱虫，消积。"

【用法用量】 内服：煎汤，10～15 g；或入丸、散。外用：水煎洗。

【选方】 1. 治蛔虫及绦虫　鹤虱 9 g，槟榔 15 g，苦楝皮 9 g。水煎服，每日服 3 次。（《沙漠地区药用植物》）

2. 治蛲虫　鹤虱 9～15 g。用布包好，煎水，睡前熏洗肛门。（《内蒙古中草药》）

5299 酪 lào（《本草经集注》）

【异名】 湩（《纲目》）。

【基原】 为牛乳、羊乳、马乳、驼乳等炼制而成的乳制品。

【原动物】 参见"牛肉"、"羖羊角"、"马宝"、"骆驼脂"条。

【制法】《饮膳正要》："用乳半杓，锅内炒过，入余乳熬数十沸，常以杓纵横搅之，乃倾出，罐盛待冷，掠取浮皮，以为酥，入旧酪少许，纸封放之，即成矣。又干酪法，以酪晒结，掠去浮皮再晒，至皮尽，却入釜中，炒少时，器盛，曝令可作块，收用。"

【药性】 甘、酸，微寒。

1.《千金方》："味甘、酸，微寒，无毒。"

2.《新修本草》："寒。"

3.《纲目》："水牛、马、驼之酪冷；犊牛、羊乳酪温。"

4.《本经逢原》："甘，平，无毒。"

【功用主治】 滋阴，清热，润燥。主治烦热口渴，肠燥便秘，肌肤枯涩，瘾疹热疮。

1.《千金方》："补肺脏，利大肠。"

2.《新修本草》："主热毒，止渴，解散发利，除胸中虚热，身面上热疮、肌疮。"

3.《食疗本草》："除胃中热。"

4.《日华子》："牛酪，止烦渴热闷，心膈热痛。"

5.《纲目》："润燥利肠，摩肿，生精血，补虚损，壮颜色。"

【用法用量】 内服：化冲。外用：涂摩。

【宜忌】 脾虚湿盛、胃寒泻痢者禁服。

1.《孙真人食忌》："患痢人不可食。"

2.《食疗本草》："患冷人勿食羊乳酪。"

3.《随息居饮食谱》："中虚湿盛者忌之。"

【选方】 1. 治瘾疹　酪和盐热煮，摩之。（《千金方》）

2. 治蚰蜒入耳　以牛酪灌耳中，须臾虫出。（《广利方》）

5300 硼砂 péng shā（《日华子》）

【异名】 大朋砂（《丹房鉴源》），蓬砂、鹏砂（《日华子》），月石（《三因方》），盆砂（《纲目》）。

【基原】 为硼酸盐类硼砂族矿物硼砂。

【原矿物】 硼砂 Borax

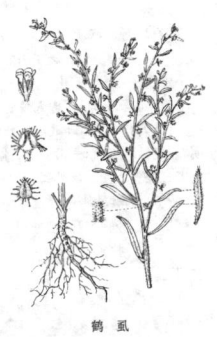

晶体结构属单斜晶系。单晶体常呈粒柱状或原板状。集合体有晶簇状、粒状、块状、散粒状、升华状、豆状、皮壳状等。无色或白色，有时微带浅灰、浅黄、浅蓝、浅绿等色调，玻璃或油脂光泽。解理三组，其中一组完全，另两组不完全。硬度2～2.5,性脆，相对密度1.69～1.72。久置空气中易变成白色粉末。

主产于干涸的含硼盐湖中,我国四川、云南、西藏、陕西、青海、新疆等地均有出产。

【采收加工】 一般于8～11月间采挖矿砂,将矿砂溶于沸水中后,用以下方法处理:①倒入缸内,然后在缸上放几条横棍,棍上系数条麻绳,下坠铁钉,垂人缸中,待硼砂水溶液冷却后,即在绳上或缸底有成串的大块结晶析出,取出干燥,即得"月石坠"及"月石块"。②倒入盆中,将硼砂水溶液向四周摆动,冷却后即可得盆状之结晶体,称"盆砂"。

【药材】 硼砂 Borax 主产于青海柴达木盆地及阿拉善西山盐湖、西藏黑河和阿里地区。

【性状】 本品由于加工方法不同而形状有异,有坠形或盆形。坠形多呈不规则圆锥状,锥端联结为一条绳子之连串状;盆形上部略凹下,表面不平坦,其上附有柱状、粒状结晶,下部半圆形,较平滑。现今商品多为不规则块状,大小不一。均为无色透明或白色半透明,玻璃样光泽。久置空气中易风化成白色粉末。体较轻,质脆易碎。无臭,味先略咸,后微带甜,稍有凉感。可溶于水,易溶于沸水或甘油中。

鉴别 (1)透射偏光镜下:薄片中无色,中负突起。干涉色为Ⅱ级黄色,在垂直光轴切面上呈现异常的蓝和棕的干涉色,且不消光。二轴晶;负光性,折光率:$Np = 1.447$, $Nm = 1.469$, $Ng = 1.472$;双折射率:$Ng - Np = 0.025$。

(2)本品燃之,易熔融,初则体质膨大酥松似海绵,加热则溶化成透明的玻璃球状(检查硼盐)。

(3)取本品水溶液,加盐酸酸性后,能使姜黄试纸变成棕红色;放置干燥,颜色即变深,用氨试液湿润,即变为绿黑色(检查硼酸盐)。

(4)取铂丝,用盐酸湿润后,蘸取本品粉末,在无色火焰中燃烧,火焰即显鲜黄色(检查钠盐)。

【成分】 硼砂主要含四硼酸钠($Na_2B_4O_7 \cdot 10H_2O$);还含少量铅、铜、钙、铝、铁、镁、硅等杂质。

【药理】 1. 防腐作用 硼砂有较弱的防腐作用,培养基中含10%硼砂时,对大肠杆菌、铜绿假单胞菌、炭疽杆菌、福氏和志贺痢疾杆菌、伤寒杆菌、副伤寒杆菌、变形杆菌、葡萄球菌及白念珠菌等均有抑制作用;应用纸片法证明对白喉杆菌、牛型布鲁菌、肺炎链球菌、脑膜炎球菌及溶血性链球菌也有抑制作用。硼砂在体外对红色毛癣菌、石膏样毛癣菌及紫色毛癣菌有较强的抑制作用,对白色珠菌及絮状表皮癣菌作用较次。

2. 抗惊厥作用 小鼠以硼砂灌胃或腹腔注射,连续5日,有显著性惊厥作用,对戊四氮阵挛性惊厥也有明显拮抗作用。

小鼠腹腔注射硼砂LD_{50}为$23.83 \pm 27\ mg/kg$,其抗惊厥作用的ED_{50}为97 mg/kg,治疗指数LD_{50}/ED_{50}为24.6。另据报道,硼砂西黄芪胶混悬液灌胃小鼠LD_{50}为2454 mg/kg。

【炮制】 1. 硼砂 取原药材,除去杂质,捣成碎粒。生用以清热解毒,清肺消痰为主。

2. 煅硼砂 取净硼砂碎粒,置锅内,用武火加热,炒至鼓起小泡无水气挥发和爆鸣声时,呈白色酥松的块状,取出,放凉碾粉。煅后失去结晶水,增强收敛性,以消肿敛疮为主。

煅制硼砂的传统方法由于操作条件不同,$Na_2B_4O_7$的含量相差很大(60.05%～95.12%)。改用恒温干燥箱加热法,把硼砂颗粒平铺于盘中,厚度不超过1 cm,温度控制在140℃,加热4小时,制品失水率可达40%,色白,质酥松均匀,粉末细腻,质量稳定,可克服传统操作中的不足。

饮片性状 硼砂参见"药材"项。煅硼砂呈细粉末状,白色,质酥松。无气,味咸、苦。

贮干燥容器内,置干燥处,防尘。

【药性】 甘、咸,凉。归肺、胃经。
1.《日华子》:"味苦、辛,暖,无毒。"
2.《本草图经》:"性温,平。"
3.《纲目》:"甘、微咸,凉。"
4.《雷公炮制药性解》:"入肺经。"
5.《本草汇言》:"沉也,降也。入手太阴、足阳明经。"
6.《四川中药志》1960年版:"性凉,味酸,甘、咸,有小毒。"

【功用主治】 清热消痰,解毒防腐。主治痰热咳嗽,喉痹,鹅口疮,咽喉肿痛,目赤翳障,胬肉攀睛,阴部溃疡。
1.《日华子》:"消痰止嗽,破症瘕。"
2.《本草衍义》:"含化咽津,治喉中肿痛,膈上痰热。"
3.《纲目》:"治上焦痰热,生津液,去口气,消障翳,除噎膈反胃,积块结瘀肉,阴癞,骨哽,恶疮及口齿诸病。"
4.《本草正》:"退眼肿痛翳障。"
5.《本草通玄》:"开噎肉,杀劳虫。"
6.《外科全生集》:"立愈闪颈促腰。"
7.《本草求原》:"治木舌。散瘀止鼻衄,去瘰盅,除酒,明目,生肌。生则化腐,煅则生肌。"
8.《新本草纲目》:"防腐、利尿、通经。"

【用法用量】 内服:入丸、散,1.5～3 g。外用:沸水溶化冲洗;或研末敷。防腐生用;收敛煅用。

【宜忌】 体弱者慎服。
1.《纲目》:"土宿真君曰:知母、鹅不食草、芸薹、紫苏、甑带、何首乌,皆能伏硼砂!"
2.《本草经疏》:"蓬砂其性能柔五金,去垢腻,克削为用,消痰为能,宜攻有余,难施不足,以暂用之药,非久服之剂。"
3.《本草汇言》:"倘属阴虚津燥,髓竭营枯,而成肺痿热胀、痹闷不通诸症,法当禁用。"

【选方】 1. 治咽喉口齿新久肿痛及久嗽痰火咽哑作痛 玄明粉、硼砂各五钱,朱砂六分,冰片五分。共研极细末,吹搽患上,甚者日搽五六次。(《外科正宗》冰硼散)
2. 治咽喉肿痛 蓬砂、白梅等分。捣丸芡子大,每噙化一丸。(《纲目》引《经验方》破棺丹)
3. 治舌肿胀 好硼砂为细末,用薄批生姜蘸药揩舌肿处,少时即退。(《普济方》)
4. 治喉音 荞麦秸晚灰淋汁,入锅内,煎取白霜一钱,入蓬砂一钱,研末。每酒服半钱。(《海上名方》)
5. 治赤眼,去翳膜 南硼砂三钱,脑子半钱,蕤仁二钱(去壳)。上研细烂。奶汁调成膏,以铜箸点之。(《卫生家宝》傅雪膏)
6. 治目痒极难忍 姜粉、枯矾、白硼砂。上为末,口津调和如粟米大,要用时将一丸放于大眦上。(《银海精微》三霜丸)
7. 治瞖肉瘀突 南硼砂(黄色)、脑子少许。研细,上以灯草蘸点其上。(《直指方》南硼砂)
8. 治慢性气管炎 硼砂、南星、白芥子各等量。共研细末,每日2次,每服1.8 g。(内蒙古《中草药新医疗法资料选编》)
9. 治瘰疬久不瘥 硼砂半两,青半两,白龙骨一两。上件药罗为末,煮面糊和丸,如绿豆大。每于空心及晚食前煎黄芩汤下十丸,以瘥为度。(《圣惠方》)
10. 治人食毒物及患一切恶疮 硼砂四两,甘草四两。上用真香油一斤,于瓷瓶内浸药。遇患,急令患人服油一小盏。立效。(《重订瑞竹堂方》砂草油)
11. 治牙齿动痛 草乌头紧实者一枚(炮令七分熟),西硼砂一两。上件为细末,每用少许擦牙。(《杨氏家藏方》西硼散)

12. 治小儿阴癞肿大不消　硼砂一分,以水研化涂之。《圣惠方》

13. 治癣　铜绿、硼砂、白矾各等分。研匀,香油调搽。《扬医大全》碧玉散)

14. 治疗扁斑　硼砂研极细末,过 100 目筛,取 20 g 硼砂末,加入 75%乙醇 100 ml,封闭浸泡 2 日。常规消毒皮肤部位,按皮损面积用软毛笔蘸取药液涂于患处,每日 4 次,擦后勿用水洗去。〔《中医外治杂志》2003,12(4):50〕

15. 治从高坠下,筋断骨碎,痛不可忍　硼砂一钱半,水粉、当归各一钱。上为末,每服二钱,煎苏木汤服讫,时时但饮苏木汤。《理伤续断方》接骨散)

16. 治闪伤　硼砂研末,以灯心蘸点眼内四角,泪出即松。续行三次,当愈。《华佗神医秘传》

【临床报道】 1. 治疗腰部扭伤　将硼砂煅制后研成极细末,或配制成 3%的眼药水点眼。用少许患者仰卧,取药粉少许或眼药水数滴,点于两目内、外眦,药粉每日点 1 次,眼药水需每日点 2 次。点后嘱患者闭眼,静卧 3～5 分钟,然后让患者站立,双手撑腰,两脚分开站立,作腰部前后、左右适度活动。对不能站立的重患者,可让卧床,由医者帮助向两下肢伸屈活动,20 分钟左右。共治 50 例。结果:治疗 1 次后症状明显减轻或基本消失者 46 例,略有好转、无效者各 2 例。除 6 例用粉剂点眼后出现球结膜充血外,未见其他不良反应。

2. 治疗氟骨症　每日用硼砂 4.5 g,分 3 次口服,连服 3 个月。用治 31 例,其中轻度 3 例,中度 23 例,重度 5 例。经治疗后,临床治愈 5 例,显效 12 例,有效 13 例,无效 1 例,总有效率为 96.7%。

治疗真菌性阴道炎　取硼砂研细末,用甘油调和于水浴上加热(不宜超过 145 ℃),搅拌至溶解即成。根据需要制成 10%、15%和 20%不同浓度的硼砂甘油备用。治疗时,先以 4%碳酸氢钠溶液冲洗外阴及阴道,然后以带线大棉球 1 只于硼砂甘油内浸湿,塞入阴道后穹部,另用棉棒蘸硼砂甘油涂外阴(一般先用 10%的硼砂甘油,如效果不好,可逐渐增加其浓度,如 15%～20%),每日 1 次,4～5 次为 1 个疗程。未婚妇女,则用硼砂甘油涂阴道。用治 108 例,经阴道分泌物检片复查,1 个疗程转阴者 102 例;2 个疗程转阴者 6 例。本方刺激性小,不损害黏膜组织。

4. 治疗癫痫　用硼砂口服,对发作次数稀疏患者,每次 0.3 g,发作频繁者 0.5 g,均每日 3 次;大发作或持续性发作者 1 g,每日 4 次。同时给苯妥英钠、维生素 D、钙剂辅助治疗。在持续性癫痫患者,用 10%葡萄糖酸钙 1 g,每日 2 次静脉注射,症状控制后停用。以 3 个月为 1 个疗程,第二个疗程起应停用苯妥英钠,切勿在硼砂疗程开始前骤然停用,否则易引发大发作或持续性发生。在从未应用其他抗癫痫药物的首诊患者,硼砂用量照前述进行;若已用过其他抗癫痫药物的患者,改用硼砂治疗时应交叉应用后逐渐停用原药,否则单独应用硼砂时,剂量应加 1 倍。治疗 120 余例均有效,其中资料完整者 10 例,9 例为大发作者,1 例系持续发作者,经治疗后,全病例在第一个疗程中都有显着疗效,发作次数明显减少,治疗时仅几秒钟的意识模糊,第二个疗程中,7 例已能控制症状发作,2 例仍有稀疏的小发作或局限性发作。多数患者连续服药 1 年以上,未见不良反应。本法对颞叶性癫痫无效。对肝肾功能不全的患者应慎用。

5. 治疗小儿腮腺炎　黄连、硼砂各 60 g,冰片 5 g,共研细末,用时取药面适量,加鸡蛋清调成膏状,外涂患处。每日 2～3 次。发热在 38.5 ℃以上者,临时给予柴胡注射液肌内注射。治疗 50 例,全部治愈。其中 1 日痊愈 5 例;2 日痊愈 15 例;3 日痊愈者 25 例;4 日痊愈者 3 例;5 日痊愈 2 例。

【各家论述】 1.《纲目》:"硼砂,味甘微咸而气凉,色如白而质轻,故能去胸膈上焦之热。《素问》云:热淫于内,治以咸寒缓之,是也。其性能柔五金而去垢腻,故治噎膈积聚,骨哽结核。恶肉阴癞用之者,取其柔软也;治痰热、眼目障翳用之者,取其去垢也。"《日华》言甚苦辛暖,误矣。"

2.《本草经疏》:"蓬砂,《本经》味苦辛气暖,无毒。然详其用,味应有咸,色白而味轻,能解上焦胸膈肺分之痰热。辛能散,苦能泄,咸能软,故主消痰、止嗽、喉痹及破结也。"

3.《本草汇言》:"此剂淡渗清化,如诸痰属气闭而呼吸不利,痰结、火结者,用此立清。"

4.《本草述》:"硼砂,据时所云,皆是炼结成如硇砂之类。但硇砂有炼结成者,更有北庭山中生者。据硇砂所主诸证,举是以阳毒之精,施化沉冷之阴也。而硼砂之用,虽主上焦痰热,缘其味咸而气凉也。虽其味淡渗,破痰结诸证,似与硇砂仿佛,然而阳结阴结,岂可不别,令其混淆莫辨也。故愚据硇砂之辛热,乃北庭砂,而硼砂之咸凉,应同与硇砂之由卤汁而结炼者也。如时珍于硼砂不及分别,而硼砂之同于硇砂类者,不无以寒热之殊,令人顿生疑窦。愚于硇特著辨疑,因注硼之确相类者,以俟临证审观云云。"

5301 **碎骨子** suì gǔ zǐ
《纲目》

【异名】 竹叶麦冬《中国药用植物志》,野麦冬、山冬《广西中药志》,土麦冬《闽东本草》。

【基原】 为禾本科淡竹叶属植物淡竹叶或中华淡竹叶的根茎及块根。

【原植物】 参见"淡竹叶"条。

【采收加工】 7～9 月采收,晒干。

【药材】 碎骨子 *Lophatheri Rhizoma et Radix* 主产于浙江、江苏、湖南、湖北、广东等地。

性状　根茎圆柱形,节节相连,上端残留部分茎叶,表面粗糙,棕灰或棕黑色,四周簇生多数须状根与的膨大块根。完整的块根呈纺锤形,长 1～3 cm,直径 2～5 mm,表面黄白色至土黄色,有不规则的皱缩,质较硬,折断面淡黄白色。味微甘。

【成分】 根茎含芦竹素(arundoin)和印白茅素(cylindrin)。茎含有机酸:反式对羟基桂皮酸(trans-p-hydroxy cinnamic acid),香草酸(vanillic acid);还含黄酮类:苜蓿素(5,7,4'-trihydroxy-3',5'-dimethoxy flavone),苜蓿酸-7-O-β-D-葡萄糖苷(5,4'-dihydroxy-3',5'-dimethoxy-7-O-β-D-glucosyloxy flavone),牡荆素(vitexin)等。其他成分:胸腺嘧啶(thymine),腺嘌呤(adenine),3,5-二甲氧基-4-羟基苯甲醛(4-hydroxy-3,5-dimethoxybenzaldehyde)。

【药性】 甘,寒。

1.《纲目》:"甘,寒,无毒。"

2.《江西草药》:"甘,淡,寒。"

【功用主治】 清热除烦,利尿,催生。主治发热烦渴,肾炎水肿。

1.《纲目》:"能堕胎催生。"

2.《江西草药》:"清热除烦,利小便。"

【用法用量】 内服:煎汤,10～15 g。

【宜忌】 孕妇慎服。

【选方】 1. 治发热心烦口渴　淡竹叶根 9～15 g。水煎服。

2. 治肾炎　淡竹叶根、地茎各 15 g。水煎服。(1、2 方出自《江西草药》)

5302 **碎兰花根** suì lán huā gēn
《贵州民间药物》

【异名】 癫疙宝草根《云南中草药选》。

【基原】 为唇形科香茶菜属植物细锥香茶菜的根。

【原植物】 参见"六棱麻"条。

【采收加工】 7～10 月采挖,切片,晒干。

【药性】 《贵州民间药物》:"性温,味苦。"

【功用主治】 清热利湿,活血止痛。主治湿热黄疸,胁痛,跌打损伤。

1.《贵州民间药物》:“行血。治跌打损伤。”

2.《贵州草药》:“止痛。”

【用法用量】 内服:煎汤,6～15 g;或浸酒。外用:煎汤洗。

【选方】 1. 治急性黄疸型肝炎,胆囊炎 癞疙宝草根15～30 g。煎服。(《云南中草药选》)

2. 治劳伤跌打 碎兰花根30 g。泡酒服。(《贵州草药》)

5303 **碗蕨** wǎn jué (《中国药用孢子植物》)

【基原】 为碗蕨科碗蕨属植物碗蕨的全草。

【原植物】 碗蕨 *Dennstaedtia scabra* (Wall.) Moore [*Dicksonia scabra* Wall.]

陆生蕨类,植株高 70～120 cm。根茎粗壮,密生褐色节状长毛。叶远生;叶柄长 20～35 cm,棕色,腹面扁平有纵沟,具褐色节状毛;叶片纸质,两面脉上密生白色节状毛,三角状披针形或长圆形,三至四回羽状分裂;羽片15～20 对,互生,有柄,卵状披针形或线状披针形,下部羽片较大,长 10～32 cm,宽 3～10 cm;二回羽片 12～18 对,互生,卵形或卵状披针形,下部的较大,长 2.5～10 cm,宽 1～3 cm;三回羽片斜卵形,长 5～25 mm,宽 3～10 mm,边缘有少数尖齿,有时具侧裂片 4～6 对;叶脉羽状,每裂片有小脉 1 条,先端膨大成水囊。孢子囊群生于裂片边缘小脉先端;囊群盖碗形,黄绿色,边缘有齿。

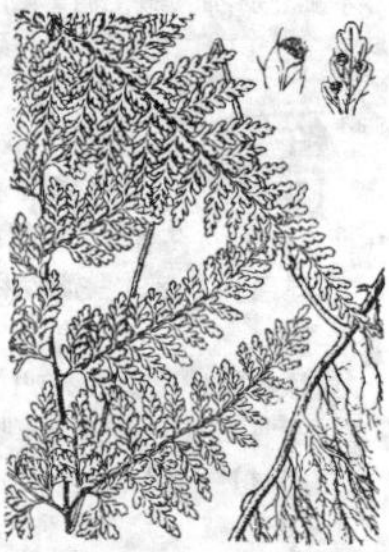

碗 蕨

生于海拔 800～2 400 m 的林下、溪边。分布于浙江、江西、湖南、广西、四川、云南、西藏、台湾等地。

【采收加工】 6～10 月采收,鲜用或晒干。

【成分】 地上部分含蕨素(pterosin)A、F、K、V,金粉蕨辛(onitisin)即 4-羟基蕨素(4-hydroxypterosin)A,欧蕨伊鲁苷(ptaquiloside),碗蕨苷(dennstoside)A。

【药性】 辛,凉。

【功用主治】《中国药用孢子植物》:“清热发表。治感冒头痛。”

【用法用量】 内服:煎服,9～15 g。

【选方】 治感冒头痛 碗蕨 15 g,板蓝根 15 g。煎服。(《中国药用孢子植物》)

5304 **碗花草** wǎn huā cǎo (《植物名实图考》)

【异名】 铁贯藤(《植物名实图考》),老鸦嘴(《玉溪中草药》)。

【基原】 为爵床科老鸦嘴属植物碗花草的茎叶。

【原植物】 碗花草 *Thunbergia fragrans* Roxb.

草质藤本。全株被倒向毛或无毛。叶对生;具柄;叶片长圆形至卵形,长 4～12 cm,先端尖,基部心形至略成心形;全缘至具浅裂片;具 3～5 条掌状脉。花 1～2 朵腋生,具长梗;苞片微小,早落;小苞片 2,卵形至半卵形,长 1.5～2.5 cm,分离或仅一侧下部合生,有柔毛;花萼退化成十数个小齿;花冠白色,筒长约 3 cm,裂片 5,长约 2 cm,开花时开展;雄蕊 4,2 强,药室无距;雌蕊花柱两裂。蒴果长 2～2.5 cm,下部近球形,上部具长喙,开裂时似乌鸦嘴。种子 4 颗,半球形,有皱纹,基部凹陷。

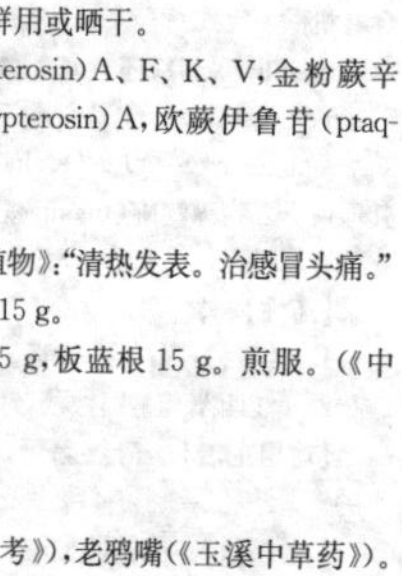

碗 花 草

生于林下或灌木丛中。分布于西南及广东等地。

本植物的根(碗花草根)亦供药用,另设专条。

【采收加工】 全年均可采收,鲜用或晒干。

【药性】 辛、微酸,平。

【功用主治】 健胃消食,解毒消肿。主治食积泄泻,痈肿疮疖。

【用法用量】 内服:煎汤,9～15 g。外用:捣敷。

【选方】 1. 治消化不良,腹泻 老鸦嘴 15 g,红升麻12 g。水煎服。

2. 治疖痈 老鸦嘴 15 g,乌泡 9 g,火连包 9 g。水煎服;或鲜叶捣烂外包。(1、2 方出自《玉溪中草药》)

5305 **碗花草根** wǎn huā cǎo gēn (《植物名实图考》)

【异名】 斑鸠嘴根(《元江哈尼族药》),金钱吊葫芦(《贵州中草药名录》)。

【基原】 为爵床科老鸦嘴属植物碗花草的根。

【原植物】 参见“碗花草”条。

【采收加工】 9～10 月采挖,晒干。

【药性】 辛、苦,寒。

【功用主治】 清热,平喘,解毒。主治湿热黄疸,痰饮咳喘,疮疡肿毒。

【用法用量】 内服:煎汤,9～15 g。外用:煎汤洗患处。

【选方】 治哮喘 斑鸠嘴根 30 g,红糖适量。水煎服。(《元江哈尼族药》)

5306 **鹌鹑** ān chún (崔禹锡《食经》)

【异名】 鹑(《诗经》),鴽(《尔雅》),罗鹑(《本草衍义》),赤喉鹑(《动物学大辞典》),红面鹌鹑(《中国动物图谱》)。

【基原】 为雉科鹌鹑属动物鹌鹑的肉或去羽毛及内脏的全体。

【原动物】 鹌鹑 *Coturnix coturnix* (Linnaeus)

小型禽类。体长约16 cm。形似鸡雏,头小尾秃。嘴短小,黑褐色。虹膜栗褐色。头顶黑而具栗色细斑,中央冠以白色条纹,两侧也有同色的纵纹,白嘴基越眼而达颈侧;额头侧及颏、喉等均淡砖红色。上背栗黄色,散有黑色横斑和蓝灰色的羽缘,并缀以棕白色羽干纹;两肩、下背、尾均黑色,而密布栗黄色纤细横斑,除尾羽外,并都具有蓝灰色羽丝缘;背面两侧各有一列棕白色大形羽干纹,极为鲜丽。两翼的内侧覆羽和飞羽淡橄榄褐色,杂以棕白色黑缘的细斑;初级飞羽大多暗褐而外翈以锈红色横斑。胸栗黄色,杂以近白色的纤细羽干纹。下体两侧转栗色,散布黑斑,并具较大的白色羽干纹,至下胁尤形宽阔而显著。腹以下近白。脚短,淡黄褐色。

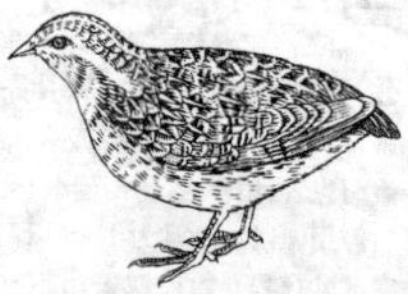

鹌 鹑

冬季常栖于近山的平原,潜伏杂草或灌木丛中。主食谷类和杂草的种子。繁殖于东北,迁徙及越冬时,遍布我国东部。现已大量人工饲养。

本动物的卵(鹌鹑蛋)亦供药用,另设专条。

【养殖】 生活习性 野生鹌鹑经常活动在草丛、灌木丛之中,惊起时,飞翔很快、离地不高。呈直线前进。善于急走。在我国分布很广,多为旅鸟,少数为留鸟。繁殖期在北方,越冬期在南方。

繁殖方法 在选种、选配上应选择产蛋能力强、体质健壮、爱

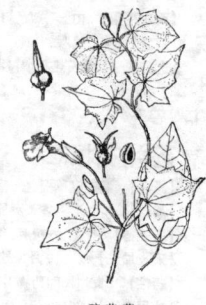

鸣叫、声音高、行动活泼的公、母鹌鹑作种用。公鹑1个月龄即开始鸣叫，3个月龄成熟者为佳。母鹑40日左右即开始产蛋，3个月平均产蛋率达80%以上者，可选作种鹑。一般要在开产20日后再进行交配，否则会引起母鹑停产。雌雄比例一般占2：1，最多不超过5：2，可保证受精率。选种蛋最好在配占5～7日以后者比较可靠。鹌鹑蛋孵化期为16～17日，孵化原理和方法与家鸡相似。如数量少时，可用家鸽代孵。多时可采用机器孵化。

饲养管理　出雏10日之内为幼鹑，1～13日为中鹑，30日左右进行最后1次换毛，换毛后即为成鹑。雏鹑的培育很重要，育雏好坏直接影响成活率、产蛋率和蛋的大小。出壳后，最初脱毛的5日内，应特别注意保温工作，否则会引起大量死亡。幼鹑应先饮温水，然后开食。1周龄幼鹑每日饲喂4次，有条件时可夜间补饲1次，以利生长。鹌鹑的新陈代谢比鸡旺盛，生长快，繁殖周期短，对饲料中蛋白质的质量要求更高。一般比鸡要高5%～6%，在饲喂方式上，一是喂干粉料；二是喂半湿料。每日喂5次，均匀给饲。饲料应多样化，均匀搭配。舍饲室内温度为20～22℃，适当密养，减少空间及活动量，以消耗体力，使生产力下降。雌雄成鹑要分开饲养，以免争偶。鹌鹑胆小易惊，产蛋多在傍晚，要注意防止干扰。并及时消除粪便、通风换气，保持环境卫生。

【采收加工】　宰杀后除去羽毛及内脏，鲜用，或取肉鲜用。

【药性】　甘，平。

1.《七卷经》：“味辛，平。”(引自《医心方》)

2. 崔禹锡《食经》：“无毒。”(引自《医心方》)

3.《饮膳正要》：“味甘，温、平。”

【功用主治】　益气，止痢，壮筋骨。主治脾虚泻痢，小儿疳积，风湿痹证。

1.《食疗本草》：“补五脏，益中续气，实筋骨，耐寒暑，消结气。患痢人可和生姜煮食之。”(引自《医心方》)

2. 崔禹锡《食经》：“主赤白下痢，漏下血暴，风湿痹。养肝肺气，利九窍。”(引自《医心方》)

3.《嘉祐本草》：“消结热。小豆和生姜煮食之，止泄痢。酥煎，偏令人下焦肥。”

4.《本草衍义》：“小儿患痢及下痢五色，旦旦食之。”

5.《医林纂要》：“补脾和胃，长气血。”

6.《本草求原》：“调肺利水湿。治腹大如鼓。”

7.《广西药用动物》：“利水消肿。治小儿疳积。”

8.《中国动物药》：“止泻，止痢，止咳。治久病体弱。”

【用法用量】　内服：煮食，1～2只；或烧存性，研末。

【宜忌】　1.《食疗本草》：“不可共猪肉食之，令人多生疮。”“四月以后及八月以前鹑肉不可食。”

2.《七卷经》：“食之令人忘。”(引自《医心方》)

3.《本草拾遗》：“共猪肉食之，令人生小黑子。”

4.《嘉祐本草》：“不可和菌子食之，令人发痔。四月以前未堪食。”

5.《医学入门》：“春月不可食。”

6.《医林纂要》：“助肝风。”

【选方】　1. 治腹泻、痢疾　鹌鹑1只(取肉)，赤小豆15g，生姜3片，水煎服，日服2次。《山东药用动物》)

2. 治小儿疳积　鹌鹑1只，加少量油盐，蒸熟吃。《广西药用动物》)

3. 治水肿　鹌鹑2只(去毛及内脏)，加少量酒，不加盐，炖熟吃。每日吃1次，连吃3次。《常见动物药》)

4. 治百日咳　鹌鹑烧焦研面，每服13.5g，日服2次。《山东药用动物》)

5307 **鹌鹑蛋** ān chún dàn
《山东药用动物》)

【基原】　为雉科鹌鹑属动物鹌鹑的卵。

【原植物】　参见“鹌鹑”条。

【采收加工】　取卵，鲜用。

【药材】　鹌鹑蛋 Coturnix Colarnicis Oca　我国从东北到东南大部分地区均有产。

性状　鹌鹑蛋呈小卵形，长径1～3cm。表面淡灰棕色或青灰色，有许多棕色斑点散在，壳皮较薄，易破碎，破碎后内有一层较厚的膜，白色。蛋清为无色的胶体，蛋黄圆形，遇热变性凝固。气微，味淡。

【功用主治】　补虚，健胃。主治体虚肺痨，胃脘痛，肋膜炎，失眠。

1.《广西药用动物》：“可治胃病、肺病，神经衰弱和肺病。”

2.《山东药用动物》：“治肋膜炎。”

3.《中国动物药》：“治失眠。”

4.《常见动物药》：“补虚健胃。”

【用法用量】　内服：煮食。

【选方】　1. 治肺结核　鹌鹑蛋3个，白及(研末)适量，共搅匀，每天早上用沸水冲服，连续服用。

2. 治慢性胃炎　鹌鹑蛋3个，牛奶半斤。煮奶沸，打蛋入内，每日1次，连服半年左右。

3. 治高血压和头晕　鹌鹑蛋2个，向日葵花盘半个。先煎取向日葵花盘水1碗，此水烧开后再打两个荷包蛋，吃蛋饮汤。每日1次，早晨服用。〔1～3方出自《药膳食疗》2003，(6)：42〕

5308 **雷丸** léi wán
《本经》)

【异名】　雷矢《范子计然》，雷实《吴普本草》，竹苓《纲目》，白雷丸《医学心悟》，竹铃芝《中药志》，木连子《广西中药志》，竹灰、雷公丸《新华本草纲要》。

【基原】　为多孔菌科多孔属真菌雷丸的菌核。

【原植物】　雷丸 Polyporus mylittae Cooke et Mass.〔Mylitta lapidescens Hor.；Omphalia lapidescens Schroet.〕

腐熟菌类，菌核通常为不规则球形、卵状或块状，直径0.8～3.5cm，罕达4cm，表面褐色、黑褐色以至黑色，具细密纹，内部白色至蜡白色，略带黏性。干实体不易见到。

多生于竹林下，生长在竹根上或老竹兜下。分布于中南及江苏、浙江、安徽、福建、四川、贵州、云南、陕西、甘肃等地。

【栽培】　生物学特性　雷丸是以腐生为主的兼性弱寄生菌，常生于杂竹林、桐、枫香、胡颓子等植物的腐根旁，喜生长于透气性良好、pH5.8的砂碱性土中。菌丝生长适温为25～30℃。用麸皮培养含水量在60%以上较易生长。

繁殖方法　选择疏松干燥，排水性良好的土壤栽种，挖坑深50cm，长宽100cm×70cm，坑底铺一层腐殖土和半腐烂的木材2～3cm厚，分层摆放枫香、青冈、杨树、栗树、马桑等树种的木段3～9根，将鲜雷丸打碎，分一层或二层撒在木段上接种，每坑用种雷丸250g，用枯枝落叶填满空隙，盖腐殖土6～9cm厚，上边盖细泥，使略高于地面呈瓦背形，以利排水。春、秋两季均可种植，但以春初最好。种后10日菌丝可长满半节木材，呈白色丝状，20日后可布满木段，开始发菌，40日后已有小雷丸如算盘珠大小，颜色淡红。切忌在竹林内接种雷丸，以免影响竹林生长。

【采收加工】　下种后，次年春末夏初采挖。小块留种用，大块者入药，晒干或炕干即可。

【药材】　雷丸 Omphalia
主产于甘肃、江苏、浙江、中南、广东、四川、云南、贵州等地。

性状　干燥菌核呈类球形或不规则团块状，直径1～3cm。表面黑褐色或灰褐色，

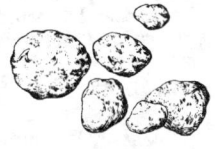

雷丸(菌核)外形

有略隆起的网状细纹。质坚实，不易破裂，断面不平坦，白色或浅灰黄褐色，似粉状或颗粒状，常有黄棕色大理石样纹理。无臭，味微苦，嚼之有颗粒感，微带黏性，久嚼无渣。

鉴别　(1) 粉末特征：淡灰色。菌丝黏结成大小不一的不规则团块，无色，少数黄棕色或棕红色。散在的菌丝较短，有分枝，直径约 4 μm。草酸钙方晶细小，直径约至 8 μm，有的聚集成群。加硫酸后可见多数针状结晶。

(2) 刮取本品外层褐黑色菌丝体少量，加氢氧化钠试液 1 滴，即显樱红色，再加盐酸被呈酸性，则变黄色。

【成分】　雷丸含蛋白酶及雷丸多糖 (S-4001)。雷丸多糖是以 $\beta(1\rightarrow3)$葡萄糖为主链，带有 $(1\rightarrow6)$支链的葡聚糖，相对分子质量为 1 183 000。

【药理】　1. 驱绦虫作用　雷丸中含有一种能使绦虫虫体死亡的蛋白酶，所含蛋白酶约 3%，可溶于水，在肠道碱性 (pH 8) 的环境中，具有较强的分解蛋白质的作用，加热失效，能破坏绦虫头节。对牛肉绦虫、猪肉绦虫和犬绦虫均有作用。临床也证明内服 20 g 可用 3 次，连服 3 日，基本可根治。

2. 抗滴虫作用　单味雷丸粉除驱绦虫外，对阴道滴虫也有效。在含 5% 雷丸煎剂的培养液中，大部分滴虫颗粒化变形。

3. 对蛔虫和钩虫作用　50% 乙醇提取物在体外对猪蛔虫产生明显的抑制。雷丸粉内服对钩虫病有明显疗效。

4. 增强免疫作用　雷丸多糖 (S-4001) 对多种动物实验模型，有明显的抗炎症作用，用后血浆皮质醇含量明显增高，但肾上腺中胆固醇含量却无变化，可能 S-4001 不影响肾上腺皮质激素的合成，而是促进皮质激素释放或即止其代谢消除。小鼠皮下注射 S-4001，能明显增加刚果红染料在血中的廓清；对绵羊红细胞免疫的小鼠能明显增加其血清半数溶血值。表明 S-4001 能增强小鼠网状内皮系统的吞噬功能和体液免疫功能。

5. 抗瘤作用　雷丸提取出的蛋白酶 (含量约 5%) 肌内注射或腹腔注射，对小鼠肉瘤 S₁₈₀ 的抑制率为 33.3%～69.3%，显示有一定的抑制作用。

毒性　副作用很小，为一安全有效的驱绦虫药，服雷丸粉每次 20 g，每日 3 次，连服 3 日，只少数人发生恶心，但无呕吐、腹痛或腹泻。

【药性】　苦，寒，小毒。归胃、大肠经。

1.《本经》："味苦，寒。"

2.《吴普本草》："神农：苦。黄帝、岐伯、桐君：甘，有毒。扁鹊：甘。李氏：大寒。"

3.《别录》："咸，微寒，有小毒。"

4.《纲目》："甘，微寒，平。"

5.《雷公炮制药性解》："入肺、脾、胃三经。"

6.《本草汇言》："入手、足阳明经。"

【功用主治】　杀虫，消积。主治虫积腹痛、小儿疳积。

1.《本经》："主杀三虫，逐毒气，胃中热。利丈夫，不利女子。作摩膏，除小儿百病。"

2.《别录》："逐邪气，恶风汗出，除皮中热，结积，蛊毒白虫、寸白自出不止。"

3.《药性论》："能逐风，主癫痫狂走，杀蛔虫。"

4.《玉楸药解》："清热疏肝，杀寸白虫，驱风除痛，止小儿汗。"

5.《医林纂要》："平relatively火，燥湿土，定惊悸，解忤，消积，杀虫。"

6.《陕西中药志》："消积杀虫，清热解毒。治虫积腹痛，小儿疳积，烂疮，对绦虫病疗效较显著。"

【用法用量】　内服：研粉，15～21 g；或入丸剂、肠溶胶囊剂。

【宜忌】　本品不宜煎服。无虫积者禁服，有虫积而脾胃虚寒者慎服。

1.《别录》："久服令人阴痿。赤者杀人。"

2.《本草经集注》："恶葛根。"

3.《药性论》："恶(蕃)蓄、(葛)根。"

4.《医学入门》："久服伤阴，男女同。"

5.《本草汇言》："如病虫积日久，脾胃衰惫者，亦禁用之。"

6.《本草新编》："有小毒，未免损伤胃气，去病则已，不可多服。"

【选方】　1. 下寸白虫　雷丸一味。水浸软去皮，切，焙干为末。每有疾者，五更初先食炙肉少许，便以一钱匕药，稀粥调半钱服之。《经验前方》

2. 治三虫　雷丸(炮)一两，芎劳一两。上二味捣罗为细散。每服一钱匕，空腹煎粟米饮调下，日午、近晚各一服。《圣济总录》雷丸散

3. 治脑囊虫病　雷丸 94 g，干漆 30 g，山甲 30 g。以上各味共研细末，水飞成小丸。日服 2～3 次，每服 30～40 粒(共重 5～7.5 g)，用黄酒 30～62 g 作引子，4～6 个月为 1 个疗程。《中国药用真菌》

4. 治少小有热不汗　雷丸四两，粉半斤，捣和下筛，以粉儿身。《千金方》二物通汗散

5. 治牡痔生脓乳疮　雷丸、鹤虱(炒)、白矾灰各一两，皂荚针灰、船上硫黄(研)各半两。上五味，捣研为散，醋煮面糊丸，如梧桐子大，以雄黄末为衣。每服二十九，空心食前麝香温酒下。《圣济总录》雷丸丸

【临床报道】　1. 治疗绦虫病　以雷丸制成粉剂，每次服 20 g，每日 3 次，连服 3 日，可以达到完全驱除绦虫目的，无副作用，不需其他泻剂，亦无禁忌。临床观察 38 例，治疗后复查未见虫体，全部症状消失。另用雷丸粉治有钩绦虫病 10 例，每次服 20 g，每日 3 次，连服 3 日。服药后 2～3 日虫体全部或成分段排下，1 年后复查大便均无虫卵及节片。还有报道用雷丸粉治绦虫病(牛肉绦虫)数百例，大部分患者药后大便可排出虫体及大量节片，有的排出 1.5 m，有的排出为虫卵，有的排出死节片，颜色变灰，虫体变小；亦有观察虫节片排出者，经 3 个月以上的系统观察，并经大便化验检查，均未发现绦虫卵，且临床症状消失。

2. 治疗钩虫病　用雷丸研成极细末，加适量乳糖或葡萄糖粉用开水调服，成人剂量日 60 g，顿服或分 3 次服，隔儿日再服 60 g。临床治疗观察 11 例，服药 2 次以上，经 1～3 次大便检查，除 2 例找到少量虫卵外，其余均阴转。

3. 治疗肠道滴虫病　雷丸生药水煎，成人每日 12 g，10～15 岁每日 9 g，5～10 岁每日 6 g，2 岁以下每日 3 g，饭前服，3 日为 1 个疗程，未愈者停药 4 日后再服 1 个疗程。服药第一个疗程治愈 85 例，无效 9 例，此 9 例继服 1 个疗程治愈 6 例，总治愈率达 95.7%。另有报道成人以雷丸粉 8 g，碳酸氢钠 1 g 同服；小儿 3～7 岁雷丸粉 2.5 g，碳酸氢钠 0.3 g；8～16 岁雷丸粉 4 g，碳酸氢钠 0.5 g，早饭后 30 分钟服下，连服 5 日为 1 个疗程，3 日后复查大便，如系阴性，继续服以巩固疗效；如系阳性，接服第二个疗程，直到镜检阴性为止。治疗 55 例，治愈 52 例。除个别服药有轻度腹痛外，均未发现其他不良反应。

【各家论述】　1.《本草经疏》："雷丸，其主杀三虫，白虫、寸白自出者，肠胃湿热甚也。逐毒气，胃中邪热气，恶风，汗出，皮中热结积，肠胃邪热盛也。苦寒能除二经(手足阳明)湿热邪气，则上来诸证自除。作摩膏治小儿百病者，以小儿好食甘肥，肠胃类多湿热虫积者，苦能杀虫除湿，咸寒能清热消积，故主之也。《别录》又云，久服令人阴痿，正见其过于苦寒，偏至之气，能令阳道痿也。"除杀虫外，它用甚鲜。"

2.《本草新编》："(雷丸)胃热可解，力能杀虫。不论各虫，皆可驱，男女皆利。主癫痫狂走，坠鬼胎最速，遇怪病可治者加入辄应。名曰雷丸者，言如雷之速，如丸之转也，走而不留，坚者能攻，积者能去，实至神之品。"

5309 雷蘑 léi mó
（刘波《中国药用真菌》）

【异名】雷菌（《纲目》）、口蘑、青腿子、巨陡头（刘波《中国药用真菌》）、大青蘑（《中国药用真菌图鉴》）。

【基原】为白蘑科白桩菇属真菌大白桩菇和白桩菇的子实体。

【原植物】1. 大白桩菇 Leucopaxillus giganteus（Sow. ex Fr.）Sing.［Clitocybe gigantea（Sow. ex Fr.）Quél.］

子实体大型。菌盖宽 7～36 cm，扁半球形至近平展，中部下凹至漏斗状，污白色、青白色或稍带灰黄色，光滑，边缘内卷至渐伸展。菌肉白色，厚。菌褶白色至污白色，老后青褐色，延生，稠密，窄，不等长。菌柄较粗，长 5～13 cm，粗 2～6 cm，基部膨大，向上较细，白色至青白色，光滑，内实。孢子印白

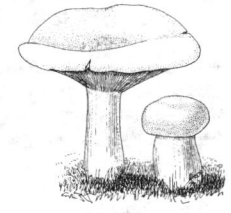

大白桩菇

色。孢子无色，光滑，椭圆形，（6～8）μm×（4～6）μm。褶缘囊状体棍棒状，（30～33）μm×（5.6～7）μm。

生于林中草地上，夏、秋季单生或群生，常形成蘑菇圈，子实体产生在圈带的外缘，地下形成黄褐色、不规则的菌核。分布于东北及河北、内蒙古、浙江、福建、广西、云南、西藏、青海、新疆等地。

2. 白桩菇 L. candidus（Bres.）Sing.［Clitocybe candida Bres.］又名：白雷蘑（《中国的真菌》）

子实体较大。菌盖宽 7～15 cm，扁半球形，平展后中下凹，白色，光滑，边缘平滑内卷。菌肉白色，较厚。菌褶白色，稠密，窄，近延生，不等长。菌柄近柱状，白色，长 5～7 cm，粗 2～3 cm，光滑，内实。孢子无色，光滑，椭圆形，（5～6.3）μm×（3～4）μm。

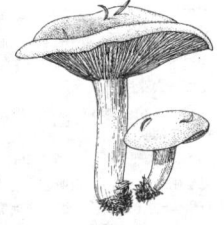

白桩菇

生于云杉林中地上。分布于山西、黑龙江、青海等地。

【采收加工】7～9 月子实体幼小时采摘，晒干。

【成分】含甾体化合物如 5α-胆甾-7-烯-3β-醇（5α-cholest-7-en-3β-ol）、麦角甾醇（ergosterol）、5, 7-麦角甾二烯-3β-醇（ergosta-5, 7-dien-3β-ol）。其培养液中含聚乙炔（polyacetylene）等化合物。

【药性】刘波《中国药用真菌》：“性平，味甘。”

【功用主治】清热，透疹，消食，抗痨。主治感冒咳嗽，麻疹，食积脘痞，肺痨。

1. 刘波《中国药用真菌》：“能宣肠益气，散血热，解表。主治小儿麻疹欲出不出，烦躁不安。”

2. 《秦岭巴山天然药物志》：“健脾益气，消积滞。治消化不良，疳积腹痛。”

【用法用量】内服：煎汤，9～15 g。

【选方】治伤风感冒 雷蘑、鲜姜各适量。切片，水煎服。（《中国药用真菌图鉴》）

5310 雷公藤 léi gōng téng
（《纲目拾遗》）

【异名】震龙根、蒸龙草（《汪连仕方》）、水莽子、水莽兜、水莽（《植物名实图考》）、红柴根、菜虫药、断肠草（《中国药用植物志》）、黄藤根、黄药、南蛇根、三棱花（《湖南药物志》）、红紫根（江西《草药

手册》）、黄腊藤、水莽草、红药（《全国中草药汇编》）、山砒霜（《福建药物志》）、黄藤木（《广西药用植物名录》）。

【基原】为卫矛科雷公藤属植物雷公藤根的木质部。皮部毒性太大，常刮去之。亦有带皮入药者。

【原植物】雷公藤 Tripterygium wilfordii Hook. f.

落叶蔓性灌木，长达 3 m。小枝棕红色，有 4～6 棱，密生瘤状皮孔及锈色短毛。单叶互生，亚革质；叶柄长约 5 mm；叶片椭圆形或宽卵形，长 4～9 cm，宽 3～6 cm，先端短尖，基部近圆形或宽楔形，边缘具细锯齿，上面光滑，下面淡绿色，主、侧脉在上表面均稍突出，脉上及疏生锈褐色柔毛。聚伞状圆锥花序顶生或腋生，长 5～7 cm，被锈色毛。花杂性，白绿色；萼为 5 浅裂；花瓣 5，椭圆形；雄蕊 5，花丝近基部较宽，着生在杯状花盘边缘；花柱短，柱头 6 浅裂；子房上位，三棱状。蒴果具 3 片膜质翅，长圆形，翅上有斜生侧脉。种子 1，细柱状，黑色。花期 7～8 月，果期 9～10 月。

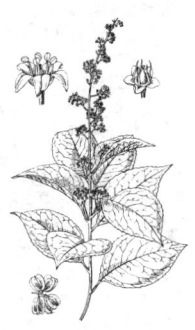

雷公藤

生于背阳多湿的山坡、山谷、溪边灌木林中。分布于长江流域以南各地及西南地区。

【栽培】喜较阴凉的山坡、林木丛中或溪边。宜在偏酸性、肥沃、土层深厚的砂质土或黄壤土栽培。

繁殖方法 扦插繁殖：在雷公藤落叶后至翌年 2 月上旬前的休眠期内，选取 1～2 年生的枝条，剪成 10～20 cm 的小段，每段插条应有 2～3 个节，然后将插条下端约 2 cm 处浸入 100×10⁻⁶ 萘乙酸（NAA）溶液 1 小时左右，便可按行株距 10 cm×（10～15）cm 扦插，将插条以 60°角斜倚于沟内后，覆土压紧，上端露出地面部分约为插条的 1/4～1/3，插后下雨或浇水，并搭荫棚遮盖。40 日后，插条基部可发生根。1 年后可移栽，在杉、松、果树等幼林中套种，行株距 50 cm×50 cm 挖穴，于 2～4 月上旬期间，挖出小苗，1 穴 1 株定植，覆土 6 cm 并压紧，浇透水即可。

田间管理 一般每年除草施肥 1～2 次，在 6 月下旬除草松土宜浅，可结合施用过磷酸钙或复合肥料，直接撒布于植株周围，用泥土稍加覆盖。定植后的第二年，待苗藤长至 100 cm 以上时，将主茎顶部剪去，让其株高修剪控制在 100 cm 左右，这可使植株恢复发枝力，促进根部发育，提高产量。

【采收加工】栽培 3～4 年便可采收，秋季挖取根部，晒干，或去皮晒干。

【药材】雷公藤 Tripterygii Radix et Rhizoma 主产于福建、浙江、安徽、湖南等地。

性状 根圆柱形，扭曲，常具茎残基。直径 0.5～3 cm，商品常切成长短不一的段或块。表面土黄色至黄棕色，粗糙，具细密纵向沟纹及环状或半环状裂隙；栓皮层常脱落，脱落处显橙黄色。皮部易剥离，露出黄白色的木部。质坚硬，折断时有粉尘飞扬，断面纤维性；横切面木栓层橙黄色，显层状；韧皮部红棕色；木部黄白色，密布针状孔洞，射线较明显。

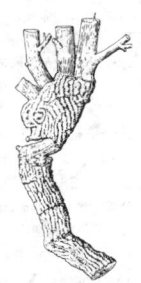

雷公藤（根）外形

根茎多平直，有白色或浅红色的髓部。气微、特异，味苦微辛。有大毒。

鉴别 （1）根横切面：木栓层为数十列木栓细胞组成，有的细胞内含红棕色或

黄棕色物质。皮层菲薄,界限不甚明显。韧皮部有众多分泌细胞,内含黄棕色物质,韧皮射线漏斗状或略呈漏斗状,射线细胞和韧皮部薄壁细胞含淀粉粒及较大的草酸钙结晶。形成层环明显。木质部导管多单个径向排列,傍管纤维常成束分布;木薄壁细胞壁较厚,含淀粉粒;木射线细胞1~6列,其旁常有1~多列木纤维,有的纤维含淀粉粒。初生木质部三原型,多偏心性。

根茎横切面:皮层明显,细胞2~4列;具髓。

粉末特征:土黄色。木纤维散在或成束,长梭形,长300~780 μm,直径11~28 μm,其中一壁较薄,平直或略呈波状,胞腔中含有淀粉粒,另一种壁较厚,可至6 μm,胞腔小。具缘纹孔及网纹导管,直径23~116 μm。管纹多为螺纹或孔纹。淀粉粒众多,单粒类圆形、类三角形或类多角形,直径3~8(~17)μm,脐点点状、星状或人字形;复粒2~3分粒组成。草酸钙方晶众多,呈棱形、四面体、六面体或八面体,直径至70 μm。木薄壁细胞类方形或长方形,孔沟及壁孔明显,有的胞腔内充满淀粉粒。木栓细胞表面观多角形,有的含黄棕色物质。分泌细胞类圆形或椭圆形,直径28~42 μm,胞腔内含黄棕色物质。

(2)取本品粉末5 g,加氨水(1~10)湿润,加乙醚30 ml,浸泡1小时,并时时振摇,滤过。滤液分置2支试管中,一管水浴中蒸干,加冰醋酸0.5 ml,醋酐2 ml,振摇溶解,沿管壁缓缓加硫酸1 ml。在两液层接界处即显紫红色环;另一管水浴上浓缩至1 ml,吸取1滴置于滤纸上,喷以碘化铋钾试液,吹干后显橙红色斑点。

(3)薄层色谱:取样品粗粉2 g,置索氏提取器中,用无水乙醇回流提取2小时,回收乙醇,然后放出于蒸发皿中,加10 g中性氧化铝,搅拌均匀,挥干,再置索氏提取器中用氯仿提取4小时,回收氯仿至干,加氯仿1 ml溶解即得供试溶液。精确称取雷公藤甲素0.2 mg,用氯仿1 ml溶解,为对照品溶液。用微量注射器分取样品液与对照品溶液各10 μl,点于硅胶G-CMCNa薄层板上,以氯仿-乙酸(2:1)展开,展距10 cm,取出,用2% 3,5-二硝基苯甲酸乙醇液与5%氢氧化钠乙醇液混合(临用时以1:3混合),供试品与对照品色谱在相对应的位置显相同斑点。

【成分】 根含生物碱:雷公藤碱(wilfordine)、雷公藤次碱(wilfornine)、雷公藤碱乙(wilforgine)、雷公藤碱丁即雷公藤春碱(wilfortrine)、雷公藤碱戊(wilfolidine)、雷公藤碱庚(wilforzine)、雷公藤碱辛(neowilforine)、1-去乙酰基雷公藤碱丙(1-desacetyl wilfordine)、1-去乙酰基雷公藤碱丁(1-desacetyl wilfortrine)、2-去苯甲酰基-2-烟酰基雷公藤次碱(2-debenzoyl-2-nicotinoyl wilfornine)、异雷公藤碱(isowilfordine)、雷公藤希碱(wilforhine)、南蛇藤桂皮酰胺(celacinnine)、南蛇藤β-呋喃甲酰胺(celafurine)、南蛇藤苄酰胺(celabenzine)、雷公藤内酯(wilforlide)A、B,雷酚萜醇(triptonoterpenol)、16-羟基雷公藤内酯酮(16-hydroxytriptolide)、雷公藤内酯醇即雷公藤甲素(triptolide)、表雷公藤内酯三醇(epitriptriolide)、雷贝壳杉烯内酯(tripteriifordine);三萜化合物:3β,22α-二羟基-12-齐墩果烯-29-酸(3β,22α-dihydroxy-12-oleanen-29-oic acid)、3,24-二氧代-无羁萜烷-29-羧酸(3,24-dioxofriedelan-29-oic acid)、3β-羟基-12-齐墩果烯-29-羧酸(3-epikatonic acid)、大子五层龙酸(salaspermic acid)、雷公藤三萜酸(triptoterpenic acid)A、B、C,直楔草酸、3β,22β-二羟基-12-齐墩果烯-29-羧酸(3β,22β-dihydroxy-Δ12-oleanen-29-oic acid)、2α,3α,24-三羟基-12-乌苏烯-28-羧酸(2α,3α,24-trihydroxy-Δ12-ursene-28-oic acid)、雷公藤酮(tripterygone)。根皮含雷公藤碱乙、雷公藤碱乙、异卫矛碱、雷公藤宁碱(wilfornine)、雷公藤精碱(wilforjing)。根茎类:雷公藤内酯甲、雷公藤内酯乙、3β-羟基-12-齐墩果烯-29-羧酸、大子五层龙酸、3-羟基-2-氧-3-无羁萜烯-20α-羧酸(3-hydroxy-2-oxo-3-fridelen-20α-carboxylic acid)、雷公藤内酯酮(triptonide)、雷公藤内酯醇(triptolide)、雷公藤红素(tripterine)、美登木酸

(polpunonic acid)、2-羟基美登木酸(2-hydroxypolpunonic acid)、2,3-二羟基-6,9(11)-无羁萜烯-29-酸(2,3-dihydroxyfriedel-6,9(11)-en-29-oic acid)、直楔草酸(orthosphenic acid)、萨拉子酸(salaspermic acid)、雷公藤三萜酸A(3β,22α-dihydroxyolean-12-en-29-oicacid 10)、雷公藤三萜酸B(3β,22β-dihydroxyolean-12-en-29-oicacid 11)、雷公藤康碱(wilfordconine)、雷公藤三萜酮酸A(triptotriterpenonic acid A)、黑蔓藤酯(regelin)、去甲基黑蔓藤酯(demethylregelin)、3-羟基-2-氧-3-五羁萜烯-20α-羧酸(3-hydroxy-2-oxo-3-fridelen-20α-carboxylic acid)、3β-羟基-12-齐墩果烯-29-羧酸(3-epikatonic acid)、雷公藤三萜酸(triptotriterpenic acid A)、贝壳杉烷型二萜(16-hydroxy-19,20-epoxykaurane)、山海棠二萜内酯A(tripterfordin)、蜜橘黄素(nubilnetin);生物碱类:雷公藤碱(wilforgine)、雷公藤定碱(wilforine)、雷公藤春碱(wilfortrine)及雷公藤增碱(wilforzine)、雷公藤定丁(wilfordinine)、雷公藤植碱(wilfordsuine)、雷公藤碱(wilfordsuine)、雷公藤碱己(wilfordmine)、异雷公藤春碱(isowilfortrine)、异雷公藤碱(isowilfordine)、苯乙烯南蛇碱(celacinnine)、呋喃南蛇碱(celafurine)、苯代南蛇碱(celabazine)、南蛇藤别肉桂酰胺(cellallocinnine)。

【药理】 1.抗炎作用 大鼠腹腔注射雷公藤煎剂对甲醛性足跖肿胀和组胺引起的皮肤毛细血管通透性增加均有明显抑制作用,对棉球肉芽肿增生也有一定抑制作用。大鼠灌胃雷公藤醋酸乙酯提取物(TW)每日40 mg/kg,连续19日,对佐剂多发性关节炎、蛋清性关节炎、棉球肉芽肿均有明显抑制,但对甲醛性足跖肿胀则无明显影响。大鼠腹腔注射雷公藤总苷(以下简称总苷TW),总苷均能对琼脂关节肿均有显著抑制作用,总苷并能显著抑制组胺所致毛细血管通透性增加和棉球肉芽肿的形成。小鼠每日皮下注射雷公藤甲素(以下简称甲素)10 μg/kg,连续10日,对巴豆油诱发的耳郭急性炎症有明显抑制作用,体外试验甲素0.05~1.0 μg/ml对绵羊红细胞膜有稳定作用。大鼠每日腹腔注射雷公藤红素(以下简称红素)0.5~3 mg/kg,连续7日,明显抑制棉球肉芽肿形成。小鼠灌服雷酚内酯(triptophenolide, TN)1.5 mg/kg,连续18日,对二甲苯巴豆油合剂诱发的耳郭急性炎症有明显抑制作用。抗炎作用机制:大鼠灌服TW每日40 mg/kg,连续10日,可降低肾上腺素维生素C含量,地塞米松和戊巴比妥钠可完全阻断这一作用,表明雷公藤可能通过作用于下丘脑,随后兴奋垂体-肾上腺皮质系统而产生抗炎作用。雄小鼠连续灌服雷公藤煎剂,形态学检查肾上腺有似促皮质激素(ACTH)所致结果,这在组织学方面证实了雷公藤具有ACTH或皮质激素样作用。甲素对渗出性和增殖性炎症均有抑制作用,并可引起幼小鼠胸腺萎缩,对摘除双侧肾上腺大鼠,甲素对有又茉胶性足肘肿胀的抑制作用消失,而且甲素使肾上腺内维生素C含量降低的可被地塞米松阻断,但对炎症组织释放的前列腺素H(PGH)含量没有影响。说明甲素可能是使垂体ACTH释放增加从而激动肾上腺皮质功能。但甲素小剂量(0.1 mg/kg)腹腔注射尚不能降低肾上腺内维生素C含量时,对实验性关节炎已有抗炎作用。表明甲素抗炎尚有其他机制参与。此外,总苷尚可抑制炎症介质缓激肽和5-羟色胺。

2.对免疫系统的作用 (1)对非特异性免疫的影响 小鼠腹腔注射雷公藤煎剂10 g/kg,连续7日,可降低胸腺重量,但脾脏重量却增加,对腹腔巨噬细胞的吞噬功能则有增强作用;腹腔注射TW 200 mg/kg,连续7日,可使外周白细胞数明显降低,也能增强巨噬细胞的吞噬作用,但对胸腺、脾脏重量却无明显影响。腹腔注射甲素1 mg/kg,连续5日,亦可减轻胸腺重量;腹腔注射雷公藤碱丁和雷公藤碱己80 mg/kg与4日,均能明显减轻小鼠脾脏和胸腺重量。大鼠灌服雷公藤总苷80 mg/kg,总苷211 mg/kg或总苷674 mg/kg(三药量各相当于0.6 LD50),每日2次,共15日,三者均使外周血白细胞总数减少,以总苷组和总萜组为显著,两组

大鼠外周血淋巴细胞占白细胞总数的比值下降，绝对数减少，中性白细胞和单核细胞相对增多，说明总苷、总萜选择性损害淋巴细胞。雷公藤内酯酮1.2、2.5及5.0 mg/kg连续灌服6日，对8星期龄小鼠胸腺和脾脏重量无影响，但对12星期龄小鼠有明显增重作用，对炭粒清除率有抑制作用；在体外，对小鼠混合淋巴细胞培养，0.1和0.2 μg/ml能明显抑制[³H]-TdR（氚标记的胸腺嘧啶脱氧核苷）掺入值。腹腔注射红素3 mg/kg，连续3日，亦可降低小鼠炭粒廓清作用，对吞噬指数则无明显影响。甲素在体外对人外周血T细胞混合培养24小时，0.5和1 mg可使淋巴细胞数明显减少，显微分光光度计测淋巴细胞DNA含量亦明显减少，而且淋巴细胞形态破坏，推测甲素抑制淋巴细胞DNA合成。红素0.1～1.0 μg/ml明显抑制小鼠淋巴细胞空斑形成及释放PGE₂；10 μg/ml还能抑制巨噬细胞的吞噬作用，降低腹腔细胞cAMP含量，明显抑制细胞对PGE₂及酵母六糖诱导的cAMP含量增加。雷公藤氯内酯醇（T₄）在体内体外对小鼠脾脏NK活性呈剂量依赖性双向调节作用。即小剂量增强自然杀伤细胞（NK细胞）毒百分比，提高小鼠脾细胞群的溶解单位数（LU）及相对细胞毒活性（RCA），而较大剂量，则具有抑制作用，剂量越大，抑制越明显。腹腔注射红素1或3 mg/kg，连续5日，可降低LPS诱导的正常小鼠巨噬细胞产生的IL-1。

（2）对细胞免疫的影响　总苷在体外可明显抑制人血T细胞转化和E-花环的形成，10 μg/ml时抑制率可达90%。小鼠腹腔注射雷公藤挥发油连续7日，脾细胞对ConA诱导的T细胞增殖反应受到明显抑制，对绵羊红细胞引起的迟发性超敏反应也有明显抑制。雷公藤煎剂、TW、雷公藤总苷、雷公藤碱己、雷酚内酯、红素等对2,4-二硝基氯苯（DNCB）所致小鼠迟发超敏反应都有明显抑制作用。雷公藤煎剂晚期在皮下注射对接受同种移植皮片存活时间，降低移植皮片的排斥率。雷公藤煎剂或片剂水溶液（主含生物碱及总二萜内酯）灌服，可明显延长心肌移植物存活时间，降低移植物排斥率，并证明雷公藤能恢复接受移植者脾脏抑制细胞的活性。小鼠腹腔注射雷公藤碱丁连续9日，对移植物抗宿主反应也有抑制作用。正常小鼠灌服雷公藤煎剂可使脾脏PGE₂减少，但是对接受同种心肌移植后处于排斥期小鼠脾脏PGE₂减少，移植物存活期延长的同时，脾脏PGE₂则升高，说明雷公藤对PGE₂具双向调节作用。雷公藤片不管在体内还是在体外均能明显诱导小鼠脾脏抑制细胞活性。给药5日后，在脾脏抑制细胞活性增高的同时，脾细胞对ConA的应答明显受抑，停药7日后，脾细胞对ConA的应答能力已部分恢复，但抑制细胞活性仍保持在较高水平。家兔静脉注射总苷3 mg/kg或皮下注射10 mg/kg，可明显抑制局部异种移植物抗宿主反应（GVHR），小鼠连续腹腔注射总苷50 mg/kg，可延缓同种异体皮肤移植排斥的时间，表明其对细胞免疫的抑制作用。在体外，总苷和T₄对PHA刺激的人外周血单核细胞（PBMC）的IL-2活性具有剂量相关的抑制作用。但总苷和T₄对PHA刺激的人血T细胞的增殖则具有双相调节作用，在较高浓度抑制细胞增殖，而在较低浓度则促进增殖。小鼠皮下注射60、120、240 μg/kg T₄连续5日，可使ConA诱导的T细胞增殖明显降低，对LPS诱导的B细胞增殖低剂量无明显影响，中剂量和大剂量则抑制。体外试验，低浓度T₄（0.1 μg/ml）时明显抑制T细胞功能，对B细胞功能则增强作用，浓度增至1 μg/ml方出现明显抑制。对于抑制T细胞（Ts）功能，皮下注射T₄无抑制作用，但在体外（0.1 μg/ml）可阻止ConA对Ts细胞的诱导。红素、甲素和雷公藤内酯醇0.1～1.0 μg/ml均能显著抑制ConA诱导的小鼠淋巴细胞增殖，红素10 μg/ml可明显抑制白细胞移动。对免疫脾淋巴细胞可明显加强胰蛋白胨在时抑制白细胞移动抑制因子（LIF）的产生。红素0.1～1.0 μg/ml对ConA、PHA、美洲商陆分裂原（PWM）及LPS诱导的小鼠脾细胞增生反应，对淋巴结细胞增生有相似的抑制作用。提示其对T及B细

胞的抑制作用并无明显选择性。

（3）对体液免疫的影响　小鼠腹腔注射总苷30 mg/kg或总生物碱100 mg/kg，连续4日，均能显著抑制溶血素和脾细胞免疫特异玫瑰花结的形成，提示其能抑制抗原结合细胞和抗体分泌细胞的绵羊红细胞特异性抗体产生。连续腹腔注射总苷可明显抑制小鼠脾细胞中对绵羊红细胞（SRBC）特异的IgM溶血空斑形成细胞（IgM-PFC）数，明显抑制LPS诱导的脾脏B细胞增殖，脾细胞产生的IL-2显著减少。将应用总苷的小鼠脾细胞经尾静脉输入正常小鼠，其脾脏直接PFC数明显减少，说明被动输入的细胞中含有抑制性细胞。体外转移实验也得到同样结果。说明Ts细胞在总苷提高抑制细胞作用中起重要作用。大鼠连续皮下注射甲素可明显提高血清总补体含量；小鼠连续灌胃甲素可抑制初次免疫反应溶血素的形成，但对再次免疫反应溶血素形成及脾细胞酵母多糖补体复合物花环形成细胞则无明显影响。T₄给与小鼠皮下注射1.5、3.0、6.0 μg，连续5日，小剂量组对LPS诱导的脾脏B细胞增殖无明显影响，中和大剂量组则有抑制作用。T₄体外0.1 μg/ml与脾细胞共育1小时，对B细胞功能有增强作用。浓度增至1.0 μg/ml方出现明显抑制作用。大鼠皮下注射甲素0.1 μg/ml或脾细胞共育，对B细胞功能有增强作用，浓度增至1.0 μg/ml时对小鼠T₄即0.1 μg/鼠可增强LPS诱导B细胞增殖反应的浓度时，对PWM刺激B细胞IgM的产生已有明显的抑制。已知PWM是一个依赖于T细胞的B细胞激活因子，因此IgM分泌的减少可能是由于抑制T细胞所致。小鼠腹腔注射红素1 mg/kg，连续7日则能明显抑制血清溶血素含量。

3. 抗肿瘤作用　甲素、雷公藤内酯二醇对L₄₂₁₀、P₃₈₈有效剂量为0.1 mg/kg，雷公藤内酯醇对鼻咽癌KB细胞ED_{50}为10^{-4}～10^{-3} μg/ml。小鼠腹腔接种S₁₈₀、肝腹水癌（H₂₂）、艾氏腹水癌（EAC）及乳腺癌后第一日和第五日，腹腔注射雷公藤浸膏提取物（TG，浸膏经柱色谱所得，完全不含甲素、雷公藤内酯二醇和雷公藤内酯等以抗癌成分），能延长生存期100%以上；灌服TG对小鼠瘤S₃₇瘤重抑制率为42%；间断灌服TG，对3-甲基胆蒽诱发的大鼠肺癌瘤重抑制率可达65.13%；在体外，10～40 μg/ml还能抑制人骨粒白血病HL-60细胞和人霍奇金淋巴瘤细胞系（Daudi细胞）。甲素可抑制某些人类乳癌和胃癌细胞，IC_{50}为0.504～1.22 μg/L。

4. 对实验性肾炎的作用　雷公藤对多种肾炎模型有预防和保护作用。大鼠灌服总苷10 mg/kg，连续28日，服药第十五日在静脉注射兔抗肾肾毒性血清以引起异种抗肾抗体性实验性肾炎，总苷能显著降低大鼠异相相（注射抗血清后1日）和自体相（注射抗血清后14日）的蛋白尿、血清和肾脏丙二醛（MDA），减轻自体相肾组织学改变，但免疫复合物在肾内沉积无明显减少。表明总苷不影响抗体的产生。提示这种保护机制可能是通过清除了氧自由基和/或抑制了脂质过氧化的结果。对卡那霉素诱发的大鼠肾病，总苷亦有同样疗效。雷公藤总萜30 mg/kg灌胃可明显抑制异种血清性肾炎小鼠淋巴细胞分泌IL-2的能力，明显抑制小鼠抗肾IgM抗体的产生，减轻蛋白尿排泄，减轻肾脏病理改变。于牛血清清蛋白（BSA）性小鼠肾炎，连续灌服总苷可延缓肾炎发病率和抑制BSA抗体产生和免疫复合物生成，减轻蛋白尿，病理检查可见免疫球蛋白和补体的沉积明显减少。采用大肠杆菌内毒素和阳离子化牛血清清蛋白制备的家兔实验性小球肾炎模型，连续灌服总苷可使尿蛋白明显减少，且可见尿蛋白由大分子向中分子过渡。连续静脉注射雷公藤注射液也使阳离子化牛血清清蛋白诱发的家兔尿蛋白显著减少，对照组血肌酐及尿素氮（BUN）明显升高，而治疗组则无明显改变，对IgM及C₃的沉积无明显减少，但对肾小球系膜增生有抑制作用。对酷似人类膜性肾病的大鼠被动性肾炎模型，早期连续灌服总苷可减尿蛋白的排泄，并且明显抑制自家时相的抗体产生，在肾小球上皮

下 IgG 及 C₃ 的沉积明显减少，病变程度减轻。大鼠连续注射嘌呤霉素以损伤肾小球上皮细胞复制肾病综合征模型。连续灌服雷公藤煎剂可减少肾病鼠尿总蛋白及清蛋白排出量。煎剂可能有阻止或修复嘌呤霉素所致肾小球滤过膜涎蛋白原破坏，从而维持其阴电荷屏障的完整性减少尿蛋白滤过。

5. 抗生育作用　总苷连续灌服能损伤犬及大、小鼠睾丸生殖上皮，抑制精原细胞分裂，导致各级生殖细胞减少和消失。在配groupe实验中可引起小鼠生育减少并不育，且有可逆性，并不影响睾丸间质细胞。雄小鼠灌服总苷 1～3 个月，附睾尾精子活率降低，精子数、精子密度显著下降，异常精子数明显升高，睾丸重量减轻，生育力丧失。停药 2～3 个月后生育力可恢复，对后代生殖器官重量、精子计数及活力、精子外观及生殖器无影响。从总苷中分离出的单体雷醇内酯(T₉)，给大鼠或小鼠灌服 0.1 mg/kg，共 7 星期，附睾精子丧失，大量精子头部分离，表明已失去受精能力，并不引起精子头部明显畸形，对睾丸组织结构损伤较轻，没有明显免疫抑制作用，抗生育强度为总苷的 100 倍。对心、肝、肾无明显损伤。提示 T₉ 是一个具有抗生育作用，毒性较低且无明显免疫抑制作用的成分。雌性大鼠服总苷 30 mg/kg，共 35 日及 80 日，性动周期由正常转为不规则，卵巢形态大致正常，子宫减重，光镜下见部分肌层及肌纤维变薄变细；电镜下子宫内膜腺体细胞细胞器官显著减少及平滑肌细胞溶酶体增加。血浆雌二醇及孕酮水平无改变。在同等实验条件下，对雄性生殖系统的影响远较雄鼠为轻。雌小鼠服总苷 30 mg/kg，连续 1～3 个月，对子宫及卵巢无改变，性动周期出现不规则，第三个月时最显著，以间情期时相迁延为多见，但仍出现动情期(排卵期)，生育力无显著改变。

6. 杀虫及抗病原微生物作用　雷公藤根、茎、叶的水及乙醇浸液均有毒杀叶蝇毛虫与卷叶虫的能力。其杀虫作用似为胃毒和接触毒。乙醚提取物能杀死家蚕。其杀虫作用可能与所含生物碱有关，且与其酯基有关。雷公藤乙醇-醋萄乙酯提取物、总苷、红素在体外对金黄色葡萄球菌、枯草杆菌及 607 分枝杆菌有抑制作用，红素作用稍强。雷贝壳杉烷内酯在 H₉ 淋巴细胞中具有抗人免疫缺陷病毒(HIV)活性，EC_{50} 为 1 μg/ml。

7. 其他作用　麻醉兔腹腔注射雷公藤醇提取物有短时降血压作用，同时见呼吸抑制，大量时可见心率失常。对离体豚鼠心房有兴奋作用，对离体和在体兔子宫平滑肌均有兴奋作用，也可使豚鼠回肠收缩加强。红素对依赖钙调素(CaM)的磷酸二酯酶(PDE)有抑制作用，IC_{50} 为102 μmol/L，而对基础酶活性则有激活作用，在 124 μmol时达到最大激活，为基础酶活性的 1.67 倍。红素可从吩噻嗪类 CaM 抑制剂所具有的结构特征，提示在中草药中寻找另一类 CaM 拮抗剂的可能性。

8. 体内过程　大鼠口服和静脉注射甲素后，在体内的分布和消除速率大体相似，均以肝中浓度为最高，依次为脾、肺、肾、肠、心和脑。体内消除缓慢，血浆蛋白结合率为64.7%。21 日内，口服后尿、粪总排泄量为给药量的 67.5%，其中粪占 52.4%，尿占 15.1%；静脉注射后为 61.9%，其中尿占36.6%，粪占 25.3%；24 小时内胆汁排泄为口服给药量的6.73%，主要以原型从粪和尿排出，并有部分代谢产物。给小鼠、大鼠灌胃和静脉注射中、低三种剂量的动力学研究结果表明，灌服后的药-时曲线为开放二室模型，静脉注射为开放三室模型。小鼠的胃肠吸收较大鼠快，达到峰浓度时间分别为 0.687、1.037 小时，体内消除缓慢，在高剂量下可见曲线下面积(AUC)增大，清除率减少及 $t_{1/2β}$ 延长。提示临床应用高剂量时可能出现的非线性动力学性质。小鼠分组后灌服雷公藤乙醇-醋酸乙酯提取物，先给 LD₇ (500 μg/kg)，各组分别在第一次灌服后 1.5、24、48、96 小时再给第二剂，第二次灌服，观察各组死亡率计算出所给药物在不同时间间隔后的剩余剂量，绘制出药物在体内的时间-剂量曲线，经回归得该线斜率，计算得药物消除半衰期为28.4 小时。

毒性　雷公藤煎剂小鼠灌胃、腹腔注射的 LD_{50} 分别为 112 及 50.5 g/kg。小鼠灌服或腹腔注射总苷 LD_{50} 分别为 159.7 及 93.99 mg/kg；大鼠服食总苷饲料，每日总量 30、60、120 mg/kg，连续 60 日，体重减轻，且与剂量相关，表现厌食、消瘦、衰弱、个别稀便、衰竭、死亡。血常规及肝、肾功能未见异常，内脏病理切片除睾丸外皆未发现病变。主要器官仅见胸腺减重，余皆正常。犬每日服总苷 10 mg/kg，连续 14.5 个月，个别犬食减，体重变化不显著，白细胞减少，血小板也减少但仍在正常范围内，红细胞计数变化不大。肝、肾功能及心电图均未发现异常。除睾丸外，各脏器均未见病理变化。小鼠腹腔注射甲素 LD_{50} 为 1.407 mg/kg。另有报道，小鼠静脉注射甲素 LD_{50} 为 0.8 mg/kg，腹腔注射 LD_{50} 为 0.9 mg/kg。总苷 4 mg/kg 大鼠灌服，每日服用 6 日，共 8 星期，对大鼠血红蛋白、红细胞和白细胞均无影响，对大鼠有核细胞的染色体改变，胎儿微核实验结果还提示对子代无明显影响。甲素可使精子头部明显畸变，具明显遗传毒性，有可能是引起总苷生殖遗传效应的主要因素。甲素灌服 0.3、0.15 mg/kg可诱发小鼠骨髓细胞染色体出现畸变并形成微核。

【药性】　苦、辛、凉，大毒。
1.《湖南药物志》："苦，大毒。"
2.《广西本草选编》："性寒。"
3.《全国中草药汇编》："苦，辛，凉。"
4.《福建药物志》："辛、微苦，温。"

【功用主治】　祛风除湿，杀虫，解毒。主治类风湿性关节炎、风湿性关节炎，肾小球肾炎，肾病综合征，红斑狼疮，口眼干燥综合征，白塞病，湿疹，银屑病，麻风病，疥疮，顽癣。
1. 汪连仕《草方》："蒸酒擦，治风气。"(引自《纲目拾遗》)
2.《湖南药物志》："杀虫，消炎，解毒。"
3.《广西本草选编》："杀蛆虫，孑孓，灭钉螺。"
4.《全国中草药汇编》："祛风。"
5.《浙江民间植物志》："主治麻风病，毒蛇咬伤。"
6.《福建药物志》："祛风活络，破瘀镇痛。主治风湿关节炎，风湿性关节炎，坐骨神经痛，末梢神经炎，麻风，骨髓炎，手指瘭疽。"

【用法用量】　内服：煎汤，去皮根木质部分15～25 g；带皮根10～12 g。均需文火煎 1～2 小时。也可制成糖浆、浸青片等。若研粉装胶囊服，每次 0.5～1.5 g，每日 3 次。外用：研粉或捣烂敷；或制成酊剂、软膏涂擦。

【宜忌】　凡有心、肝、肾器质性病变、白细胞减少者慎服。孕妇禁服。

雷公藤副作用以胃肠道反应最多见，出现恶心、呕吐、纳减、食道下部烧灼感、口干、肠鸣、腹痛、腹泻、便秘、便血。造血系统以白细胞和血小板减少，但较轻，易恢复，与血质激素合用常不出现。神经系统出现头晕、乏力、嗜睡等。内分泌系统可有月经紊乱及停经，一般为功能性改变，停药或用调经药后可复潮。生殖系统主要影响睾丸生殖上皮，抑制精原细胞减数分裂，停药可恢复。心血管系统表现为心悸、胸闷、心律失常、心电图异常。皮肤黏膜可出现湿疹样皮炎、色素沉着、干燥、瘙痒、口周疱疹、口角炎、黏膜溃疡、少数见脱发及指(趾)甲变薄及软化。中毒极严重者表现为剧吐、腹绞痛、腹泻、心音弱快、心电图改变、血压下降、体温降低、休克、尿少、浮肿、尿液异常；后期发生骨髓抑制、黏膜糜烂、脱发等，个别可有抽搐，主要死因为循环衰竭及肾功能衰竭，死亡多在 24 小时内，一般不超过 4 日。中毒抢救除及时洗胃、催吐、输液、纠酸、对症支持疗法外，可用中草药土方法，如中毒在 12 小时以内者可用新鲜羊血或鸭血200～300 ml，口服 1～2 次；或用鲜萝卜125 g，或鲜萝卜250 g绞服；或用绿豆120 g，甘草 50 g 煎水分次服；或用鹿蕌鲜品125 g或干品 60 g 煎水频服。脱险之后予以低盐饮食，中药辨证施治，以促进体质恢复，排除积蓄之毒性。

对于副作用一般不需要处理，严重者可服中成药以消除或减轻症状。

《福建药物志》："孕妇及患有心、肝、肾病者要慎用。服药期禁酸、辣、油炸等食物。""茎、叶有剧毒，切不可内服。"

【选方】 1. 治难治性类风湿关节炎 雷公藤药酒 10 ml（每毫升相当于雷公藤 16 mg 浸泡）。每日 2 次，早、晚饭后服用。〔中国药物与临床〕2004，4（5）；395〕

2. 治风湿关节炎 雷公藤（根、叶）捣烂外敷，半小时后即去，否则起泡。（江西《草药手册》）

3. 治头癣 取（雷公藤）鲜根部皮，将根皮晒干后磨成细粉，调适量凡士林或醋，涂患处（预先将患处洗净去掉痂皮），每日 1～2 次。《全国中草药汇编》

4. 治烧伤 雷公藤、乌韭各 60 g，虎杖 30 g，水煎，药液敷伤面。《全国中草药新医疗法展览会资料选编》

5. 治手指瘭疽 雷公藤切碎，研末浸酒，置瓶中，将患指伸入浸之。《福建药物志》

6. 治麻风病 雷公藤根 3～6 g，加水适量煎，分 2 次服；或加金银花 15 g，黄柏 12 g，玄参 9 g，当归 4.5 g；或加乌不宿根 15 g，开水炖，分 2 次服；或制成糖粉，每 10 ml 含根 6 g，1 次量，每日 3 次。《浙江省用植物志》

7. 治婴幼儿湿疹 雷公藤 200 g。加水 1 000 ml，煎至 500 ml，煮沸 30 分钟，过滤置凉，用 4 层纱布冷湿敷，每日 2～3 次，每次 15～20 分钟。〔中医外治杂志〕2003，12（5）；17〕

【临床报道】 1. 治疗类风湿疾病 曾用多种剂型，如煎剂，取雷公藤去二层皮的木质部 10～25 g，文火煎 1 小时，每日 1 剂，分 2 次服；糖浆（每 1 ml 相当于生药 1 g）每次 10 ml，每日 3 次；浸膏片（每片含生药 1.25 g）每次 2～4 片，每日 3 次；雷公藤片（每片相当于生药 4.5 g），每次 2～4 片，每日 3 次；雷公藤总甙 1～1.5 mg/kg，分 3 次口服（每日最大用量不超过 90 mg）；雷公藤 T 甲片（每片含 T 甲 20 mg），每次 6～9 片，每日 3 次。均饭后服，疗程一般在 3 个月以内，如临床症状控制后仍需维持一段时间，撤药前可采用减量或间歇方法。应用雷公藤治本病，总病例已大于 4 000 例，近期有效率 87.7%～98.0%，显效率在 50% 以上，远期总有效率 63.8%～95.0%。对类风湿关节炎急性活动期疗效显著，对关节肿痛、晨僵效果好。可使临床痊愈，恢复关节功能障碍。对关节畸形强直效果亦不显。类风湿因子转阴率为 13%～75%，血沉恢复正常者 12.5%～53.0%。免疫球蛋白 IgG、IgA 治疗后明显下降。如在用雷公藤的同时，再配合辨证论治可提高临床疗效。综合各地报道，雷公藤治疗类风湿关节炎有如下优点：① 是一种强力抗风湿剂，起效较快，1～15 日，平均 7 日。若复发病时，继续应用仍有效果。其抗风湿作用优于类固醇药物的作用而无其抗风湿的中西药物。② 可大部分替代类固醇药物的治疗，减少对其依赖性和用量，停药后无反跳现象。③ 治疗剂量出现严重副作用者较少，不良反应虽多见，但均较轻且可逆。

2. 治疗肾脏疾病 煎剂，用雷公藤去皮的木质根部，每日 15～20 g 或量 30 g，文火煎煮 1 小时以上，分 2 次饮服；雷公藤片（每片含生药 0.25 g），每次 3 片，每日 3 次；雷公藤多甙片 1～1.6 mg/kg，分 2～3 次口服；雷公藤浸膏片（每片含雷公藤生药 1.5 g）每次 2～4 片，每日 3 次，1 个月为 1 个疗程。自 1977 年以来，用雷公藤不同剂型治疗本类疾病已逾千例，据对 20 多篇报道的综合统计，疗效自 67.2%～97.6%，平均约为 80.0%，以原发性小球肾病、紫癜性肾炎及狼疮性肾炎疗效较好，对急性肾炎、隐匿性肾炎、慢性肾炎肾病型及普通型、遗传性肾炎对慢性肾炎高血压型基本无效。如治急性肾小球肾炎，观察 73 例，完全缓解 49 例，缓解 18 例，有效 3 例，无效 3 例，总有效率为 95.59%。治疗慢性肾炎，观察 273 例，缓解 93 例，有效 86 例，无效 94 例，总有效率 65.57%。治疗肾病综合征，包括原发性

小球肾病、儿童肾病综合征、肾病综合征 I 型共 153 例，缓解 128 例，有效 17 例，无效 8 例，总有效率 94.77%。其突出疗效表现在可使蛋白尿较快地消失或减少，浮肿随之消退，对于一些用激素免疫抑制剂或其他药物无效或效差的所谓"顽固难治性肾病"也有一定效果。治疗隐匿性肾炎，观察 45 例，缓解 15 例，有效 17 例，无效 13 例，总有效率 71.11%。治疗特发性 IgA 肾病，观察 17 例，显效 14 例，有效 3 例，有效率达 100% 与西药对照组对比，差异非常显著。治疗紫癜性肾炎，观察 106 例，近期缓解 94 例，有效 8 例，无效 4 例，总有效率 96.23%。治疗狼疮性肾炎，观察 44 例，近期缓解 34 例，有效 7 例，无效 3 例，总有效率为 93.18%；对远期疗效的观察，用雷公藤合并泼尼松（强的松）、双嘧达莫（潘生丁）、活血丸治疗 92 例，缓解 23 例，改善 47 例，无效 16 例，恶化 6 例，以系膜质增殖型及局灶增殖型较好，弥漫增殖型较差。

3. 治疗顽固性疼痛 取雷公藤根，去粗皮及内皮，用木质部入药，每次 15～21 g，个别 30 g，煎熬 1 小时，取药液 300 ml。每日分 2 次口服，10 日为 1 个疗程，服药期间停用其他镇痛剂。共治疗 40 例，其中 31 例为晚期癌症，结果显效 26 例，有效 10 例，无效 4 例。镇痛总有效率为 90%。其中 I 级疼痛 30 例，显效 22 例，有效 6 例，无效 2 例；II 级疼痛 9 例，显效 2 例，有效 3 例，无效 1 例；III 级 4 例，显效 2 例，有效 1 例，无效 1 例。据观察雷公藤具有不成瘾、不耐药的特点，镇痛效果多在 30 分钟至 1 小时内出现，作用缓慢而持久，其痛阈提高率与颅痛定无明显差异。

4. 治疗白塞综合征 共观察 47 例，其中用雷公藤生药煎剂治疗者 26 例。其去皮根的木质部 10 g，加水 400 ml，文火煎 2 小时，浓缩至 50 ml，过滤，重复 1 次，所得两液混合 100 ml，为 1 日量，分 3 次口服，疗程及 7 天。另 21 例用雷公藤提取物总甙，以每日 1 mg/kg 计算，疗程及服法同煎剂，两种剂型不混合使用，1 个疗程后观察 3 个月。结果，47 例中显效 37 例，有效 10 例，两种剂型疗效基本相同，但煎剂副作用大。

5. 治疗红斑狼疮 用药剂型有糖浆、冲剂、片剂、酒提剂、煎剂及其有效成分，包括生物碱、多苷片等，每日用量相当于原生药 30～60 g。疗程 1 个月至 1 年不等。已观察 1 080 例，其中包括慢性盘状红斑狼疮（DLE）182 例、亚急性皮肤型红斑狼疮（SCLE）32 例、深部红斑狼疮（PLE）12 例、系统性红斑狼疮（SLE）818 例、及其重叠红斑狼疮（OLE）36 例。一般 1 星期左右见效，有效率（包括显效率）在 76%～92% 之间，以糖浆剂效果最好。

6. 治疗皮肤病变 雷公藤治疗皮肤病变，适应范围十分广泛。对银屑病、副银屑病、玫瑰糠疹、神经性皮炎、皮肤血管炎、红皮病、带状疱疹、脓疱病、斑秃等病症均有较好的疗效。如银屑病，用雷公藤浸膏片（每片含生药 1.8 g）口服，每次 3 片，每日 3 次，部分病例配用牛皮藓软膏，连续用药 3 星期至 1 个月。观察 100 例，基本痊愈 20 例，显效 26 例，好转 39 例，有效率为 61%。副银屑病，用雷公藤糖浆每次 10～20 ml，或雷公藤片，每次 3～5 片，每日 3 次（相当于生药 30～60 g/d），3 个月为 1 个疗程，观察 22 例，基本治愈 10 例，有效 11 例，无效 5 例。5 例有胃不适、食欲下降 3 例，月经紊乱；1 例口角糜烂。玫瑰糠疹，用雷公藤糖浆口服（相当于生药 30～60 g），2 星期为 1 个疗程。观察 35 例，痊愈 30 例，有效 3 例，无效 1 例，总有效率为 97.2%。治疗播散性神经性皮炎，用加工过的雷公藤根，每日 25 g，1 剂同煎，每煎 30 分钟，分 2 次口服，7 日为 1 个疗程，观察 37 例，痊愈 3 例，显效 23 例，有效 6 例，无效 5 例，总有效率 86.5%。治疗皮肤血管炎，用雷公藤糖浆（每 1 ml 含生药 1 g），每日 30 ml，分 3 次口服，儿童酌减。观察 37 例，基本治愈 17 例，显效 7 例，好转 9 例，无效 8 例，有效率为 78.4%。治疗红皮病，以木质部提取物制成雷公藤 I、II 液，每片含雷公藤 40 例，口服雷公藤 I 液为 20 ml，每日 4 次，显效 3 次。18 例采用雷公藤 II 液，按每日 1.0～1.2 mg/kg 体重计算，10 日为 1 个疗

程，无副作用者继续第二个疗程。结果痊愈 31 例（77.5%），显效 8 例，无效 1 例。治疗多型红斑，用雷公藤片，每次 2～3 片，每日 3 次（每日服药总量相当于原生药 30 g）。观察 81 例，痊愈 13 例，好转 65 例，有效 3 例，总有效率为 96.3%。治疗带状疱疹，用雷公藤总苷，按每日 1～1.2 g/kg，分 3 次口服，每 5 日复诊 1 次。观察 70 例，结果治疗后疼痛一般在 1～17 日内消失，平均 7 日。65% 以上病例均在 1 星期内止痛；皮疹消退为 1～11 日，平均 5.3 日，其疗效优于泼尼松。

7. 治疗麻风反应　用雷公藤去皮的根心木质部分制成小细条或薄片生药，每日用 10～20 g、20～40 g、40～60 g 三种剂量分别治疗轻、中、重度三种不同的麻风反应，均水煎 20～60 分钟，每剂煎 2 次，分 2 次口服，或用雷公藤提取物制成不同浓度的糖浆口服，并与西药反应停对比观察。结果中药雷公藤制剂治疗 II 型麻风反应 284 例次，有效者 281 例次，有效率 98.95%；对照试验反应停治疗 II 型麻风反应 113 例次，有效者 109 例次，有效率 96.4%。雷公藤治疗 I 型麻风反应 34 例次，有效者 32 例次，有效率 94.1%；反应停对 I 型麻风反应无效。临床和化验室检查均表明，两者疗效相似，而雷公藤具有药源丰富、价格便宜、使用方便等优点，为反应停所不及。

5311 零余子 líng yú zǐ

【异名】　薯蓣果（《江西草药》）。

【基原】　为薯蓣科薯蓣属植物山药的珠芽。

【原植物】　参见"山药"条。

【采收加工】　秋季采收，切片晒干或鲜用。

【药性】　甘，平。归肾经。

1.《本草拾遗》："味甘，温，无毒。"

2.《得配本草》："甘，平。入足少阴经。"

【功用主治】　补虚，益肾，强腰。主治虚劳。

1.《本草拾遗》："补虚，强腰脚，益肾，食之不饥。"

2.《得配本草》："强腰脊，益肾水。"

3.《食物考》："利湿。"

【用法用量】　内服：煎汤，15～30 g。

【选方】　治病后耳聋　薯蓣果 30 g，猪耳朵 1 只。炖汤，捏住鼻孔，徐徐吞服。（《江西草药》）

5312 雾水葛 wù shuǐ gě
（《生草药性备要》）

【异名】　地消散、脓见消（《生草药性备要》），啜脓膏（《岭南采药录》），田薯（《闽南民间草药》），水麻秧（《文山中草药》），拔脓膏、山参（《广西药用植物名录》），糯米草（《广西本草选编》），山三茄（《浙江药用植物志》）。

【基原】　为荨麻科雾水葛属植物雾水葛的带根全草。

【原植物】　雾水葛 Pouzolzia zeylanica (L.) Benn. [Parietaria zeylanica L.]

多年生草本，长 30～90 cm。不分枝或下部有 1～3 对分枝，茎细弱弱常呈匍匐状，无毛或疏被粗毛。叶对生，或茎顶部的叶互生，叶柄长 0.3～1.6 cm；托叶卵状披针形，脱落；叶片膜质，卵形至卵形，长 1.5～4 cm，宽 0.5～2.5 cm，先端渐尖，基部圆形或钝，全缘，两面疏被伏贴的粗毛，通常下面较密；基出脉 3 条。花小，组成腋生的团伞花序，雌雄花混生；雄花淡

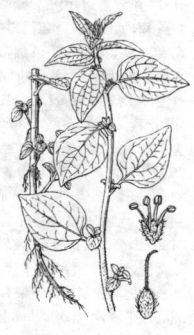

雾水葛

绿色或带紫色，花被片卵圆形，先端急尖或呈短芒状，疏被短柔毛，雄蕊 4，突出；雌花花被壶状，上部 2 齿裂，被柔毛。瘦果卵形，先端尖，黑色，有光泽。花期 4～9 月，果期 5～10 月。

生于潮湿的山地、沟边和路旁或低山灌木丛中或疏林中。分布于浙江、安徽、福建、湖北、湖南、广东、广西、海南、四川、云南、甘肃、台湾等地。

【采收加工】　全年均可采收，鲜用或晒干。

【药性】　甘、淡，寒。

1.《生草药性备要》："味甜，性寒。"

2.《广东中药》："性凉，味淡。"

3.《广西本草选编》："味涩、微苦，性凉。"

【功用主治】　清热解毒，排脓，淋浊。主治疮疡痈疽，乳痈，风火牙痛，痢疾，泄泻，淋证，白浊。

1.《生草药性备要》："散痈疽（原作疮）大毒疮，消毒。治乳痈乳岩，用根捶片糖敷之，又能凉血。""止牙痛，捶汁和水含之。"

2.《岭南采药录》："取茎叶捣烂，敷痈疽及火疮，消肿散毒排脓。""又能治白浊，湿热痢，取其根煎服。牙痛，煎水含之。"

3.《广东中药》："解毒，去湿，敷疮有吸脓之功。治风火牙痛，眼热，吐血。"

4.《浙江药用植物志》："清热利湿，排脓解毒。主治尿路感染，痢疾，肠炎。"

【用法用量】　内服：煎汤，15～30 g，鲜品加倍。外用：捣敷；或捣烂含漱。

【宜忌】　疮疡无脓者勿用之，以免增痛。

【选方】　1. 治外伤骨折（复位后，小夹板固定），痈疮　雾水葛鲜叶适量捣敷患处，或用干粉调酒包敷患处。（《文山中草药》）

2. 治硬皮病　雾水葛叶、葫芦茶叶，和食盐捣烂外敷；并用雾水葛茎和葫芦茶煎水洗擦。（《全国中草药新医疗法展览会资料选编》）

5313 摇钱树 yáo qián shù
（《全国中草药汇编》）

【异名】　山膀胱（《天目山药用植物志》），灯笼花（《贵州草药》），一串钱（《贵州中草药名录》）。

【基原】　为无患子科栾树属植物复羽叶栾树或全缘叶栾树的花和果实。

【原植物】　参见"摇钱树根"条。

【采收加工】　7～9 月采花，晾干；9～10 月采果，晒干。

【药性】　苦，寒。

1.《湖南药物志》："苦，寒。无毒。"

2.《全国中草药汇编》："微苦，平。"

【功用主治】　清肝明目，行气止痛。主治肝热目痛，疝气，腰痛。

1.《四川常用中草药》："明目，清肝，散风热，止咳嗽。"

2.《湖南药物志》："消肿，泻肝清热，散气。"

【用法用量】　内服：煎汤，9～15 g。

【选方】　1. 治目痛泪出　复羽叶栾树花 1～2 枚。水煎服。

2. 治疝气　复羽叶栾树果 2～4 枚，荔核 15 g。煮猪腰子食。

3. 治腰痛　复羽叶栾树花 9 g，芭蕉果 9 g，猪腰子 2 枚。煮熟去药，食猪腰子，连服 3 剂。（1～3 方出自《湖南药物志》）

5314 摇钱树根 yáo qián shù gēn
（《全国中草药汇编》）

【基原】　为无患子科栾树属植物复羽叶栾树、全缘叶栾树的根、根皮。

【原植物】　1. 复羽叶栾树 Koelreuteria bipinnata Franch. 又名：树（《植物名实图考》），马鞍树（《贵州草药》），响炮树、腰径树（《湖南药物志》），泡花树（《中国树木分类学》）。

乔木，高可达 20 m 以上。叶平展，二回羽状复叶，长

45～70 cm；叶轴和叶柄向轴面常有一纵行皱曲的短柔毛；小叶9～17片，互生，很少对生；小叶柄长约3 mm或近无柄；小叶片斜卵形，长3.5～7 cm，宽2～3.5 cm，先端短尖至短渐尖，基部阔楔形或圆形，略偏斜，边缘有内弯的小锯齿，两面无毛或上面中脉上被微柔毛，下面密被短柔毛，有时杂以皱曲的毛；纸质或近革质。圆锥花序大型，长35～70 cm，分枝广展，与花梗同

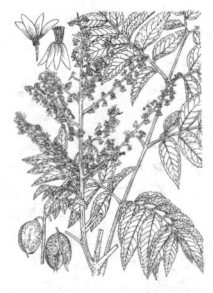

复羽叶栾树

被稀疏柔毛；花瓣4，长圆状披针形，先端钝或短尖，瓣爪片1.5～3 mm，被长柔毛，鳞片深2裂；雄蕊8，花丝被白色、开展的长柔毛，花药有短疏柔毛；子房三棱状长圆形，被柔毛。蒴果椭圆形或近球形，具3棱，淡紫红色，老熟时褐色，长4～7 cm，宽3.5～5 cm；果瓣外面具网状脉纹。种子近球形。花期7～9月，果期8～10月。

生于海拔400～2 500 m的山地疏林中。分布于湖北、湖南、广东、广西、四川、贵州、云南等地。

2. 全缘叶栾树 K. bipinnata Franch. var. *integrifoliola* (Merr.) T. Chen［K. *integrifoliola* Merr.］ 又名：黄山栾树（《中国高等植物图鉴》，灯笼木（《浙江药用植物志》，图扎拉、巴拉子（《中国植物志》）

本变种与复羽叶栾树的区别点是小叶通常全缘，有时一侧近顶部边缘有锯齿。

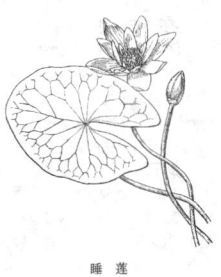

全缘叶栾树

生于海拔100～300 m的丘陵地、村旁或海拔600～900 m的山地疏林中。分布于江苏、浙江、安徽、江西、湖北、湖南、广东、广西、贵州等地。

本植物的花和果实（摇钱树）亦供药用，另设专条。

【采收加工】 全年均可采挖，剥皮或切片，晒干。

【功用主治】 清热，止咳，祛瘀，杀虫。主治风热咳嗽，风湿热痹痛，跌打肿痛，蛔虫病。

1.《贵州草药》："疏风清热，止咳，杀虫。"

2.《四川常用中草药》："治跌打损伤，青肿疼痛。"

3.《浙江药用植物志》："主治风热咳嗽，风热痹痛，蛔虫病。"

【用法用量】 内服：煎汤，6～15 g。

【选方】 1. 治风湿痹痛 全缘叶栾树根9～15 g。水煎冲黄酒服。（《浙江药用植物志》）

2. 治跌打损伤，瘀血阻滞肿痛 摇钱树根30 g，水煎服；或加大血藤12 g，川芎12 g浸酒服。（《四川中药志》1979年版）

5315 **睡莲** shuì lián 《纲目拾遗》

【异名】 瑞莲（《岭南杂记》），子午莲（《纲目拾遗》），茈碧花（《植物名实图考》）。

【基原】 为睡莲科睡莲属植物睡莲的花。

【原植物】 睡莲 *Nymphaea tetragona* Georgi 又名：睡菜（《纲目拾遗》）

多年生水生草本。根茎粗短，具线状黑毛。叶丛生，浮于水

面；纸质，心状卵形或卵状椭圆形，长5～12 cm，宽3.5～9 cm，先端圆钝，基部深弯且耳状裂片，急尖或钝圆，稍展开或几重合，全缘，上面绿色，光亮，下面带红色或暗紫色，具小点；叶柄细长，约60 cm。花梗细长，花浮出水面，直径3～5 cm；花萼基部四棱形，萼片4，革质，宽披针形，长2～3.5 cm或窄卵形，花瓣白色宽披针形或倒卵形，长

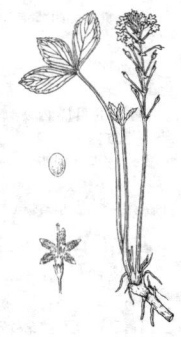

睡莲

1.2～2.5 cm，排成多层；雄蕊多数，短于花瓣，花药条形，黄色；柱头具5～8条辐射线，广卵形，呈匙状。浆果球形，包藏于宿存花萼中，松软。种子椭圆形，长2～3 mm，黑色。花期6～8月，果期8～10月。

生于池沼湖泊中。全国广布。

【采收加工】 6～8月采收，晒干。

【药材】 睡莲 Nymphaeae Tetragonae Flos 产于全国大部分地区。

性状 睡莲较大，直径4～5 cm，白色。萼片4片，基部呈四方形；花瓣8～17，雄蕊多数，花药黄色，花柱4～8裂，柱头广卵形，呈匙状，作放射状排列。

【药性】 甘，苦，平。

【功用主治】 消暑，解酒，定惊。主治中暑，醉酒，小儿惊风。

1.《岭南杂记》："消暑解醒。"

2.《纲目拾遗》："治小儿急、慢惊风，食之令人思睡。"

3.《长白山植物药志》："消暑，解醒，祛风。治中暑，酒醉烦渴，小儿惊风。"

【用法用量】 内服：煎汤，6～9 g。

【选方】 治小儿急慢惊风 用睡莲花七朵或十四朵，煎汤服。（《纲目拾遗》）

5316 **睡菜** shuì cài 《纲目》

【异名】 绰菜、瞑菜（《南方草木状》），醉草（《纲目》），锡打（《高原中草药治疗手册》），水胡豆（《全国中草药汇编》）。

【基原】 为龙胆科睡菜属植物睡菜的全草或叶。

【原植物】 睡菜 *Menyanthes trifoliate* L.

多年生沼生植物。具长的匍匐根状茎，节上有膜质鳞片。叶为基生叶，托出水面；三出复叶，叶柄长12～30 cm；叶片椭圆形，长2.5～8 cm，宽1.2～4 cm，先端钝圆，基部楔形，全缘或边缘微波状，中脉明显。花葶由根茎中抽出，高30～35 cm，总状花序；基部有一卵形的苞片；花萼筒近短，长4～5 mm，深裂至基部，裂片卵形；花白色，花冠漏斗状，长1.4～1.8 cm，5裂，裂片椭圆形状披针形，上部内面具白色长流苏状毛；雄蕊5，着生于花冠筒中部；子房椭圆形，无柄，花柱线形，柱头2裂。蒴果球形，长6～7 mm。种子膨胀，圆球形。花、果期5～7月。

生于海拔450～3 600 m的沼泽中呈群落生长。分布于东北、西南及河北、云南等地。

本植物的根（睡菜根）亦供药用，另设专条。

【采收加工】 5～10月采收全草

睡菜

或叶，晒干或鲜用。

【成分】 全草含黄酮类：三叶豆苷(trifolioside)，芸香苷(rutin)，金丝桃苷(hyperoside)，睡菜苦苷(foliamenthin)，马钱子苷(loganin)，睡菜根苷甲(menthiafolin)，二氢睡菜苦苷(dihydrofoliamenthin)，断马钱子苷(secologanin)，当药苷(sweroside)，东莨菪素(scopoletin)；有机酸：咖啡酸(caffeic acid)及阿魏酸(ferulic acid)。地上部分含甾醇：α-菠菜甾醇(α-spinasterol)，7-豆甾烯醇(stigmast-7-enol)，蒿属香豆素(scoparone)，6-甲氧基邪蒿素(brayLin)及黑麦草内酯(loliolide)。叶含生物碱：秦艽碱甲(gentianine)，西藏龙胆碱(gentiatibetine)，秦艽碱乙(gentianidine)；还含三萜类：白桦脂酸(betulinic acid)，白桦脂醇(betulin)；其他成分：番木鳖苷(loganin)，睡菜根苷乙(foliamenthin)，番木鳖苷元(loganetin)；抗坏血酸和鞣质(tannin)。

【药性】 甘，微苦，寒。
1.《纲目》：“味甘、微苦，性寒，无毒。”
2.《北方常用中草药手册》：“性温。”
3.《全国中草药汇编》：“味甘、苦，性凉。”

【功用主治】 清热利湿，安神。主治胃脘痛，急性胃炎，湿热黄疸，胁痛，水肿，精神不安，心悸，失眠。
1.《纲目》：“主治心膈邪热不得眠。”
2.《食疗本草》：“清热定神。”
3.《北方常用中草药手册》：“健脾消食，养心安神。主治胃炎，胃痛，消化不良，心悸失眠，精神不安。”
4.《全国中草药汇编》：“清热利泵，健胃，安神。主治胆囊炎，黄疸，高血压。”
5.《浙江药用植物志》：“健脾利湿。主治小便赤涩热痛，水湿浮肿。”

【用法用量】 内服：煎汤，10～15 g；或捣汁。

【选方】 治水湿浮肿 睡菜全草 60 g。水煎，冲黄酒服。(《浙江药用植物志》)

5317 **睡菜根** shuì cài gēn 《吉林中草药》
【异名】 过江龙(《贵阳民间药草》)。
【基原】 为龙胆科睡菜属植物睡菜的根。
【原植物】 参见“睡菜”条。
【采收加工】 全年均可采，晒干或鲜用。
【成分】 根茎含白桦脂酸(betulinic acid)，睡菜根苷甲(menthiafolin)，睡菜苦苷(foliamenthin)，二氢睡菜苦苷(dihydrofoliamenthin)，睡菜皂苷(menyanthoside)。
【药性】《贵阳民间药草》：“味甘，微苦，性平，无毒。”
【功用主治】 润肺止咳，利尿消肿。主治咳嗽，水肿，风湿痹痛。
1.《贵阳民间药草》：“润肺，止咳，消肿。治咳嗽，湿肿，风湿痛。”
2.《吉林中草药》：“退热利尿，降血压。治小便赤涩，高血压。”
【用法用量】 内服：煎汤，10～15 g，鲜者 30 g；或捣汁。
【选方】 1. 消湿肿，治风湿肿 过江龙，通花根各 15 g。水煎服。(《贵阳民间药草》)
2. 治心悸失眠，高血压 鲜(睡菜)根 30～60 g。水煎服或捣汁服。(《浙江药用植物志》)

5318 **照山白** zhào shān bái 《山东中草药》
【异名】 万经棵(《山东中草药手册》)，铁石茶(《全国中草药汇编》)。
【基原】 为杜鹃花科杜鹃花属植物小花杜鹃的枝叶。
【原植物】 小花杜鹃 Rhododendron micranthum Turcz.〔R.

rosthornii Diels；R. pritzelianum Diels〕又名：照白杜鹃(《东北木本植物志》)，白镜子(《中国高等植物图鉴》)，白花杜鹃〔《中草药》1980,11(1)：8〕。

半常绿灌木，高 1～2 m。小枝细瘦，疏生鳞片及柔毛，老枝灰色，纵裂。单叶互生；叶柄长 3～7 mm；叶片革质，椭圆状披针形或狭卵形，长 3～6 cm，宽 8～15 mm，先端钝或稍尖，基部渐狭呈楔形，边缘略么卷，有疏浅齿或不明显的细齿，表面绿色，背面淡绿色，密生褐色鳞片。花密集成总状花序顶生；花小，乳白色；花萼 5 深裂，裂片狭三角形至披针形，有睫毛；花冠钟形，5 裂，裂片卵形，外侧有鳞片；雄蕊 10 枚，伸出花冠外；雌蕊 1，子房 5 室，有鳞片，花柱短于雄蕊。蒴果圆柱形，褐色，成熟时 5 裂，花柱宿存。花期 5～7 月，果期 7～9 月。

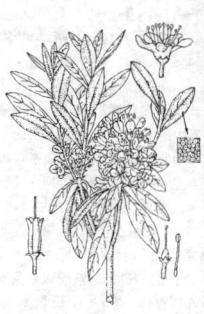
小花杜鹃

生于干燥的山坡、山谷林下或灌木丛中。分布于华北、东北及山东、湖北、四川、陕西、甘肃等地。

【采收加工】 7～9 月采收，鲜用或晒干。

【药材】 照山白 Rhododendri Micranthi Ramulus et Folium 产于辽宁、内蒙古、河北、山西等地。

性状 叶片多反卷，有的破碎，完整者展平后呈长椭圆形或倒披针形，长 2～5 cm，宽 0.5～1.5 cm，先端钝尖，基部楔形，全缘，上面灰绿色或棕褐色，有灰白色毛茸，下面淡黄绿色，有密集的棕红色小点。主脉在下面突起，侧脉 4～7 对。叶柄长约 3 mm。近革质，易碎。枝圆柱形，顶端有圆锥花序，有多数小花，花冠钟形，白色，外被淡棕色卵状苞片。气芳香，味苦。

鉴别 (1) 叶表面观：上表皮细胞多边形，腺毛少见；有两种单细胞非腺毛：一种细长，长 100～300 μm，直径约 8 μm，壁厚；一种粗短，长约 30 μm，直径约 15 μm，基部膨大。下表皮有多数不定式孔，密生大型腺鳞，呈菊花形，直径 120～240 μm，腺头由 3～4 层细胞组成，外侧的 2 层细胞含有红色内含物；腺柄由 2～4 细胞组成。薄壁组织和海绵组织中散有草酸钙簇晶，直径16～20 μm。
(2) 薄层色谱：取叶粗粉 5 g，加 1 g 碳酸钙，加乙醇 50 ml，水浴回流 2 小时，残渣加乙醇 50 ml，回流 1 小时，合并滤液，取半量，减压浓缩，残渣用热水洗净，浓缩至 5 ml，用乙酸乙酯提取，经无水硫酸钠脱水，浓缩至 5 ml，用乙酸乙酯提取，残渣溶于甲醇 0.5 ml 中，作供试品液，另取金丝桃苷、槲皮素作对照品，分别点样于同一聚酰胺薄膜上，以氯仿-甲醇-丁酮-乙酰丙酮(16：10：5：1)展开 8 cm，置紫外灯(254 nm)下检视。供试品色谱在与对照品色谱相应的位置上，显相同颜色的斑点。

取保留的半量乙醇提取液，减压浓缩至 5 ml，加等量蒸馏水，再加人足量乙酸铅饱和水溶液，滤过，滤液用硫酸钠饱和水溶液脱铅后，滤过，滤液浓缩至 5 ml，用氯仿纺热提30分钟，用无水硫酸钠脱水，蒸干，残渣溶于甲醇 0.25 ml 中，作供试品液，另以栎木毒素-1，莨菪亭作对照品，分别点样于同一硅胶 G 薄板上，以已烷-甲醇-乙酸乙酯(5：1：4)展开 20 cm，用 10%三氯化锑氯仿液显色，置紫外灯(254 nm)下检视。供试品色谱与对照品色谱的相应位置上，显相同颜色的斑点。

【成分】 叶中含挥发油总含量为 0.27%(鲜叶)。酚酸类成分有：对羟基苯甲酸(p-hydroxybenzoic acid)，原儿茶酸(protocatechuic acid)，香草酸(vanillic acid)和丁香酸(syringic acid)。黄酮类：槲皮素(quercetin)，棉花皮素(gossypetin)，山奈酚(kaempferol)，金

丝桃苷(hyperoside)和紫云英苷(astragalin)。另外，枝叶含黄芪苷(astragaloside)。

【药理】 1. 对心血管系统的影响　照山白主要毒性成分梫木毒素有明显的降低血压和减慢心率的作用，心率减慢较降压先出现，但持续时间较短，与剂量有密切关系。对麻醉犬静脉注射3.5μg/kg 可使心率平均减慢 38.98%，20μg/kg 则可减慢69.86%。一般剂量时心率虽变慢，但仍呈窦性心律；如增大剂量则出现 T 波改变和心律紊乱，如各种类型的期前收缩和结性节律等。轻者可自行恢复，重者则转呈室性纤颤。梫木毒素有降低血压作用，在一定剂量范围内(3.5～20μg/kg)此作用强度与剂量之关系不大，但大剂量可使降压持续时间显著延长。它能显著抑制颈动脉加压反射，对心肌收缩力的抑制作用似与降压无大关系；降低与对冷感神经系统无关。梫草碱-胆碱成系统有关；普鲁卡因对梫木毒素的降压与心率变慢均有抑制作用，推测降压原理为抑制血管运动中枢或直接对外周血管的影响。

2. 祛痰、镇咳作用　小鼠灌服照山白的挥发油 0.2 ml/只或煎剂 1.6 g(生药)/只，有明显祛痰作用(酚红法)。小鼠灌服挥发油有明显的镇咳作用(氨水喷雾引咳法)，煎剂作用不明显。

毒性　小鼠灌服照山白煎剂的 LD_{50} 为 85.5 g/kg。梫木毒素是照山白的主要毒性成分，小鼠灌服毒性较高，毒性很大，小鼠腹腔注射的 LD_{50} 为 0.89 mg/kg。给犬静脉注射 0.05 mg/kg，动物立即倒地，呼吸明显抑制，心跳微弱，血压剧降，舌色苍白，口吐黏涎，神情迟钝，3 小时后逐渐恢复。给大鼠静脉注射 0.1 mg/kg后，立即出现心跳减慢，心电图呈心律失常，以上动物中毒表现，与照山白临床中毒症状基本相似。去掉梫木毒素的照山白制剂(即总黄酮-酚性化合物部分)，动物实验表明，口服总黄酮的急性毒性仅为煎剂的 1/17；临床应用于 1168 例，证明该制剂去毒理想，应用安全，而对减慢性气管炎的疗效基本不变。

【药性】 苦、辛、温，有毒。

1.《山东中草药手册》："酸、辛、温、平。"

2.《山西中草药》："有小毒。"

3.《全国中草药汇编》："有大毒。"

【功用主治】 止咳化痰，通络调经。主治咳喘痰多，风湿痹痛，腰痛，月经不调，痛经，产后周身疼痛，疮疡，骨折。

1.《山东中草药手册》："祛风，通络，止血。治产后周身疼痛。"

2.《山西中草药》："主治月经不调，痛经。"

3. 南药《中草药学》："主治产后关节痛，经闭。"

4.《全国中草药汇编》："主治慢性气管炎，风湿痹痛，腰痛。"

【用法用量】 内服：煎汤，3～4.5 g。外用：捣敷。

【宜忌】 本品有毒，内服不宜过量。

【选方】 治老年慢性气管炎　鲜照山白叶 500 g，甘草 30 g。加水 1500 ml，放锅内煎煮，待沸后煮 1 小时，过滤，再加水煎煮，合并两次滤液，浓缩至 500 ml。每日 2 次，每次10 ml，饭后服，连服 30 日。《全国中草药汇编》

【临床报道】 1. 治疗慢性气管炎　①用白花杜鹃叶水煎剂配成糖浆(每 1 ml 含生药 1 g)，每次 10 ml，每日 2 次，治疗 225 例；另用白花杜鹃浸膏片(每片含生药 0.2 g)，每次 2 次，治疗 97 例。两组均服药 25 日。结果有效率达 93.5%，显效以上为 70.3%。疗程长，疗效随之提高。治疗后咳嗽、吐痰量、喘息改善，属显效以上者分别以 65.3%、68.9% 及 63.6%；干湿啰音显效以上分别为 73.3%及 80.4%。108 例中肺纹理恢复占 51.5%，对肺气肿改善不显著。副作用：主要为血压降低、心率减慢，15% 的患者有烧心、口干等，不需停药，3～5 日后即消失，少数头晕、手足麻木无力，易出汗。有冠心病患者服治疗量 1 次即出现毒性反应，另 2 例为服药过量(1 次服用糖浆液 15～20 ml，含生药 15～20 g)，均在服药后 0.5 小时左右出现中毒症状，1 小时达高峰，表现为频繁打

喷嚏、颈疼、腿软、出冷汗、黄视、眼花、脉迟缓无力或心律失常、血压下降，严重者急剧下降至休克状态。用各种升压药均可获得佳效。②第一组每次用照山白叶挥发油 200 mg，黄酮 100 mg，每日 3 次。10 日为 1 个疗程，连续 2 个疗程，治疗 241 例；第二组每次用挥发油、黄酮各 100 mg，每日 3 次，疗程同上，治疗 42 例；第三组每日用黄酮 300 mg，野罂粟(全干草)20 g，分 3 次服，疗程同上，治疗 48 例。2 个疗程后第一组有效率 91.7%，显效率 49.4%；第二组有效率 90.2%，显效率 46.3%；第三组有效率 97.8%，显效率 65.9%，效果较前两组为好。副作用：个别患者有轻微腹部发凉感，对血压及心率无明显影响。③用照山白总黄酮片剂治疗 1168 例迁延期患者，成人每次 100 mg，每日 3 次，10 日为 1 个疗程，共 2 个疗程。结果临床控制 51.5%，显效以上 75.9%，总有效率 95.8%。对其中 796 例患者的观察表明，本品对于咳嗽、咳痰、喘息、哮鸣音均有效，服药至第九日有效率分别为 86%、85%、67%及 57.3%。另对 119 例进行了治疗前后痰量对比，3 个疗程后痰量减少了 71%，且痰液变稀，易于咳出。副作用较少，少数患者有口干、烧心感，但可自行消失。心电图、肝功能及血、尿常规检查均未发现异常。1 年后随访 124 例，原来临床控制的 72 例中 57 例达到临床治愈，15 例复发。另有 34 例疗效稳定，18 例疗效不稳定。④用照山白总黄酮片治疗 892 例，其中 794 人每日 600 mg，98 人每日 900 mg，分 3 次服。疗程同上。结果：临床控制率 50.0%，显效 23.5%，好转 21.6%，无效 4.9%。两种剂量疗效无明显差异。观察表明，照山白总黄酮有良好的止咳、祛痰、平喘、消炎作用，尤以止咳、祛痰效果为显著。少数患者出现口干、烧心，未见血压下降、心跳减慢等毒性反应，对心电图、肝肾功能及周围血管无明显影响。

2. 治疗产后关节痛　万经棵糖浆每次 5 ml(每毫升含生药 1 g)，每日 2 次，早晚开水冲服，片剂每次 2 片(每片相当原生药 2.5 g)，每日 2 次。多数服药 50～100 日。共治 108 例，痊愈 41 例，基本痊愈 18 例，显效 25 例，有效 22 例，无效 2 例。对新发或慢性患者均有效。一般服药 15 日左右可见效。服药期间忌食生冷。孕妇忌服。超量服用可引起中毒，症状为头晕、心慌、恶心等，用绿豆汤 1 碗可解。

3. 治疗高血压病　用 20%照山白酊，开始每次服 5 ml，以后渐增，至多每次不超过 15 ml，每日 3 次，饭后服。2 星期为 1 个疗程，可连用 1～4 个疗程。治疗 200 例，总有效率 74%。少数患者有恶心、食欲减退，未发现对心、肝、肾等器官的明显毒性反应。

5319 路边姜 lù biān jiāng 《四川中药志》

【异名】 白草果《植物名实图考》，山羌活《分类草药性》，姜花根、连姜巴、糜姜《四川中药志》。

【基原】 为姜科姜花属植物姜花的根茎。

【原植物】 姜花 *Hedychium coronarium* Koen.

多年生草本，高 1～2 m。叶无柄，叶舌长 2～3 cm，膜质；叶片长圆状披针形或披针形，长 20～40 cm，宽 4～8 cm，上面光滑，下面被疏柔毛。穗状花序顶生，长 10～20 cm，宽 4～8 cm；苞片卵圆形，呈覆瓦状排列，每一苞片内有花 2～3 朵；花被管长约 4 cm，先端一侧开裂；花冠白色，花冠管纤细，长约 8 cm，裂片线形，长方一枚呈唇状，先端具尖头；侧生退化雄蕊白色，长圆状披针形；唇瓣倒心形，长和宽约 6 cm，先端

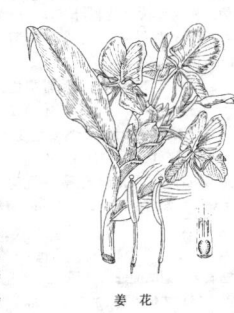

姜花

2裂；花丝长约3 cm；子房被绢毛。花期8～12月。

生于林下阴湿处。庭园常有栽培。分布于湖南、广东、广西、四川、云南、台湾等地。

本植物的果实(姜花果实)亦供药用，另设专条。

【栽培】 生物学特性 喜温暖湿润气候。以土层深厚、疏松、肥沃，排水良好，半阴半阳的地块栽培较佳。

繁殖方法 根茎繁殖。3～4月，将根茎掘起，分成数蔸，每蔸有1～2个芽，按行株距30 cm×30 cm开穴，每穴种1蔸，盖土压紧，浇水。

田间管理 每年中耕除草3次，结合中耕追肥3次，肥料以人畜粪水为主。雨季注意排水。

【采收加工】 9～11月采挖，切片干燥。

【成分】 根茎含挥发油：桉叶素(cineole)，β-蒎烯(β-pinene)，月桂烯(myrcene)，柠檬烯(limonene)，对聚伞花烯(p-cymene)，樟脑(camphor)，龙脑(borneol)，水杨酸甲酯(methyl salicylate)，丁香油酚(eugenol)，邻氨基苯甲酸甲酯(methyl anthranilate)，姜花素(coronarin)A、B、C、D、E、F，(E)-半日花-8(17)，12-二烯-15，16-二醛〔(E)-labda-8(17)，12-diene-15，16-dial〕，异姜花素D(isocoronarin D)即右旋-14β-羟基半日花8(17)，12-二烯-15，16-内酯〔(+)-14β-hydroxylabda-8(17)，12-diene-15,16-lactone〕，姜花素D乙基醚(coronarin D ethylether)。又含薯蓣皂苷元(diosagenin)。

【药性】 《四川中药志》1982年版："味辛，性温。"

【功用主治】 《四川中药志》1982年版："发汗解表，散寒止痛。用于感冒风寒，鼻塞头痛，风寒湿痹，筋骨疼痛，跌仆损伤，脘腹冷痛。"

【用法用量】 内服：煎汤，9～15 g。

【选方】 治感冒风寒，鼻塞头痛 姜花根15 g，紫苏9 g，水蜈蚣9 g。水煎服。(《四川中药志》1982年版)

5320 路路通 lù lù tōng (《纲目拾遗》)

【异名】 枫实(《南方草木状》)，枫果、槾子(《纲目拾遗》)，枫木上球(《德胜堂方》)，枫香果(《槐西杂志》)，枫菉子(《说文解字约注》)，狼眼(《中药材手册》)，枫树球(《药材学》)，枫球(《湖南药物志》)。

【基原】 为金缕梅科枫香属植物枫香树的果序。

【原植物】 参见"枫香脂"条。

【采收加工】 冬季采摘，晒干。

【药材】 路路通 *Liquidambaris Fructus* 产于江苏、浙江、安徽、福建、湖北等地。

性状 聚花果由多数小蒴果集合而成，呈球形，直径2～3 cm。基部有总果梗。表面灰棕色或棕褐色，有多数尖刺及喙状小钝刺，长0.5～1 mm，常折断，小蒴果顶部开裂，呈蜂窝状小孔。体轻，质硬，不易破开。气微，味淡。

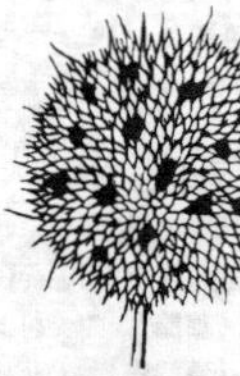

路路通(果序)外形

鉴别 (1) 粉末特征：棕褐色。纤维(果序轴)多断碎，长短不一，直径13～45 μm，末端稍钝或钝圆，壁多波状弯曲，木化，孔沟有时明显，胞腔内常含棕黄色物。果皮石细胞类方形、梭形、不规则形或分枝状，直径53～398 μm，壁极厚，孔沟分枝状。宿萼表皮细胞表面观多角形，壁厚，具孔沟，腔小，内含棕黄色物。单细胞毛(宿萼)常弯曲，长42～126 μm，宽约14 μm，亦含棕黄色物。

(2) 取本品1 g，加水5 ml，水浴加热20分钟，滤过，取滤液2 ml，加碱性酒石酸铜试液2 ml，在沸水浴中加热10分钟，产生红色氧化亚铜沉淀(检查糖类)。

(3) 取本品1 g，加95%乙醇10 ml，水浴加热15分钟，放冷，滤过。取滤液2 ml，蒸干，加浓硫酸-醋酐试剂2滴，显红紫色，渐变为紫棕色，最后显污绿色(检查甾类)。取滤液2 ml，加锌粉少许，滴加浓盐酸3～4滴，水浴加热15～20分钟，显橙色(检查黄酮类)。

品质标志 《中华人民共和国药典》2010年版规定：照高效液相色谱法测定，本品含路路通酸($C_{30}H_{46}O_3$)不得少于0.15%。

【成分】 枫香树果含28-去甲齐墩果酮酸(28-noroleanonic acid)，苏合香素(styracin)即桂皮酸桂皮醇酯(cinnamyl cinnamate)，左旋桂皮酸龙脑酯(bornyl cinnamate)，环氧苏合香素(styracin epoxide)，异环氧苏合香素(isostyracin epoxide)，氧化丁香烯(caryophyllene oxide)，白桦脂酮酸(betulonic acid)即路路通酮酸(liquidambronic acid)又称路路通酸(liquidambaric acid)，24-乙基胆甾-5-烯醇(24-ethyl-Δ^5-cholestene-3β-ol)。

【药理】 1. 对肝脏的作用 在路路通7种分离提取的成分中，其甲醇提取物白桦脂酮酸具有明显的抗肝细胞毒活性。即在体外试验中，可对由四氯化碳以及氨基半乳糖诱导的初次培养的大鼠肝细胞的细胞毒性有明显的保护作用。其生药在台湾作保肝药。

2. 抗炎作用 本品能抑制蛋清性关节炎肿胀的产生。

【炮制】 1. 路路通 取原药材，拣净杂质，剪去果柄，洗净，干燥。

2. 炒路路通 取净药材，置锅内，用文火加热，炒至微焦黄色，透出香气。取出放凉。搓去刺尖，簸净。

饮片性状 路路通参见"药材"项。炒路路通形如路路通，微焦黄色，具香气。

贮干燥容器内，密闭，置干燥处，防潮。

【药性】 苦，平。归肝、膀胱经。

1.《现代实用中药》："味苦涩，性平，无毒。"

2.《浙江民间草药》："性平，味淡，无毒。"

3. 南药《中草药学》："入肝、膀胱经。"

【功用主治】 祛风活络，利水除湿。主治风湿痹痛，肢萎筋结，脘腹疼痛，经闭，乳汁不通，水肿，湿疹。

1.《纲目拾遗》："辟瘴却瘟，明目，除湿，舒筋络拘挛，周身痹痛，手脚及腰痛，焚之嗅其烟气皆愈。"

2.《岭南采药录》："治风湿流注疼痛及痈疽肿毒。"

3.《现代实用中药》："烧灰外用于皮肤湿癣、痔漏等。有收敛、消炎、消毒作用。"

4.《浙江药用植物志》："行气宽中，活血通络，利水。治胃痛腹胀，风湿痹痛，乳中结块，乳汁不通，小便不利，月经不调，荨麻疹。"

【用法用量】 内服：煎汤，3～10 g；或煅存性研末。外用：研末敷；或烧烟嗅气。

【宜忌】 《四川中药志》1960年版："凡经水过多及孕妇忌用。"

【选方】 1. 治癣 枫木上球10个(烧存性)，白砒五厘。共末，香油搽。(《纲目拾遗》引《德胜堂方》)

2. 治荨麻疹 枫球500 g，煎浓汁。每日3次，每次18 g，空心服。(《湖南药物志》)

3. 治耳内流黄水 路路通15 g。煎服。(《浙江民间草药》)

4. 治脏毒 路路通1个。煅存性，研末。酒煎服。(《古今良方》)

【各家论述】 《纲目拾遗》："其性大能通十二经穴，故《救生苦海》治水肿胀用之，以其能搜逐伏水也。"

5321 蜈蚣 wú gōng (《本经》)

【异名】 蝍蛆(《庄子》)，吴公(《广雅》)，天龙(《纲目》)，百脚(《药材学》)，百足虫(《山东药用动物》)。

【基原】为蜈蚣科蜈蚣属动物少棘蜈蚣和多棘蜈蚣的全体。

【原动物】1. 少棘蜈蚣 *Scolopendra subspinipes mutilans* L. Koch 又名：金头蜈蚣、少棘巨蜈蚣《中国药用动物志》）。

成虫体长110～140 mm。头板和第一背板金黄色，自第二背板起墨绿色或暗绿色，末背板有时近于黄褐色，胸腹板和步足淡黄色。背板自4～9节起，有2条不显著的纵沟。腹板在第二至第十九节间有纵沟。第三、第五、第八、第十、第十二、第十四、第十六、第十八、第二十体节的两侧各具气门1对。头板前部的两侧各有4个单眼，集成左、右眼群，颚肢内部有毒腺；齿板前缘具小齿5个，内侧3小齿相接近。步足21对，最末步足最长，伸向后方，呈尾状；基侧板后端有2小棘；前腿节腹面外侧有2棘，内侧有1棘；背面内侧有1棘和1隅棘；隅棘顶端有2小棘。

栖息于丘陵地带和多砂土的低山区，喜欢在温暖的地方。以小型昆虫及其卵等为食。分布很广，主要以陕西、江苏、浙江、河南、湖北等地产量较多。

2. 多棘蜈蚣 *S. subspinipes mutidens*（Newport）又名：多棘巨蜈蚣《中国药用动物志》）。

本种与少棘蜈蚣是两个近似的地理亚种。在形态上大体相似，主要区别是：个体较大；尾足的前股节背面内侧棘数、腹面外侧棘数、腹面内侧棘数均较少棘蜈蚣为多；颚肢齿板的齿数亦多。

栖息于自然村落附近的山坡、田畔、路旁岩石间，或朽木及草丛中。以昆虫为食。分布于广西、云南等地。

【养殖】生活习性 蜈蚣为夜行性动物，白天潜居于杂草丛中或乱石堆下，夜晚活动觅食。为典型的肉食性动物，食性广泛，尤喜小昆虫类，也食蛙、鼠、蜥蜴及蛇类等。喜独居，有冬眠习性。每年秋、冬季气温低于15℃以下，即蛰伏在石下10～15 cm深处的向阳、避风处。雌雄异体，卵生，并有孵卵、育幼的习性。3年蜈蚣性成熟后，一般在每年5～9月的夜间交配，雌体交配1次可连续产受精卵3～5年。产卵季节在6月下旬至8月上旬，以7月中、上旬为产卵盛期。每年产卵1次。每产20～60粒，产完卵后，将卵抱在步足之间。抱卵孵化时间长达35～45日。伴随着幼虫生长，一生蜕皮数次。

养殖技术 常采用箱养、缸养、池养等法。饲料用夏季灯光诱虫，春、秋季饲养地鳖虫、蚯蚓饲喂蜈蚣等方法。产卵繁殖期是饲养的关键时期，产卵前应加强营养，孵化结束后应及时把幼体与母体分离。冬季要做好保暖保湿工作，温度不能低于0℃。

【采收加工】人工饲养的蜈蚣，应在7～8月采收；野生蜈蚣在夏季雨后根据栖息环境翻土扒石寻捕。捕后，用沸水烫死，取长宽和蜈蚣相等，两端削尖的薄竹片，一端插入蜈蚣的头下颚，另一端插入尾部，借竹片的弹力，使蜈蚣伸直展平。晒干或烘干。

【药材】蜈蚣 *Scolopendra* 主产于江苏、浙江、湖北、湖南、陕西、河南等地。

性状 本品呈扁平长条形，长9～15 cm，宽0.5～1 cm。由头部和躯干部组成，全体共22个环节。头部暗红色或红褐色，略有光泽，有头板覆盖，头板近圆形，前端稍突出，两侧贴有颚肢一对，前端两侧有触角一对。躯干部第一背板与头板同色，其余20个背板为棕绿色或墨绿色，具光泽，自第四背板至第二十背板上常有两条纵沟线；腹部淡黄色或棕黄色，皱缩；自第二节起，每节两侧有步足一对；步足黄色或红褐色，偶有黄白色，呈弯钩形，最末一对步足尾状，又称尾足，易脱落。质脆，断面有裂隙。气微腥，有特殊刺鼻的臭气，味辛、微咸。

鉴别 (1) 粉末特征：黄绿色或灰黄色。体壁（几丁质）碎片

黄棕色、黄绿色、棕色或红棕色，水合氯醛液透化后呈淡黄色或近无色。外表皮表面观有多角形网格样纹理，直径5～14 μm，排列整齐，其下散有细小圆点，有的（在腹部）细小圆孔边缘微拱起，单个散布或2～4个集成群，大小不一，排列不规则，横断面观显黄棕色，有光泽，有的隐约可见纹理。内表皮无色，有横向条纹；内、外表皮纵贯有较多长短不一的微细孔道。横纹肌纤维淡棕色或无色，多碎断，侧面观呈薄片状，明暗相间纹理隐约可见，有的较明显，纹理斜形、弧形、水波纹形或稍平直，暗带较窄，有致密的短纵纹；断面观成群或散布，呈多角形、扁平形、条形，表面较平整。气管壁碎片具棕色或深棕色的螺旋丝，螺旋丝宽1～5 μm，排列呈栅状或弧圈状，丝间有近无色的淡灰色小圆孔。有时可见细气管，具分枝，螺旋丝细弱。脂肪油滴淡黄色，散在。刚毛无色透明或棕黄色。基部直径8～12 μm，有髓腔。少数刚毛3～4个成簇，类似星状毛，表面有斜向纹理。少数刚毛位于体壁碎片上。

(2) 本品水浸液在紫外光灯(254 nm)下呈亮绿色荧光。

品质标志 《中华人民共和国药典》2010年版规定：照醇溶性浸出物测定法热浸法测定，用稀乙醇作溶剂，本品含醇溶性浸出物不得少于20.0%。

【成分】1. 多棘蜈蚣 全虫含组胺样物质、类脂胺样物质、溶血蛋白；尚含脂肪，蚁酸(formic acid)。氨基酸有δ-羟基赖氨酸(δ-hydroxylysine)、组氨酸、精氨酸、鸟氨酸、赖氨酸、甘氨酸、丙氨酸、缬氨酸、酪氨酸、亮氨酸、苯丙氨酸、丝氨酸、牛磺酸、谷氨酰胺等。外角皮含几丁质(chitin)、脱乙酰几丁质(chitosan)、葡萄糖胺(glucosamine)、谷氨酸(glutamic acid)、酸性磷酸酶(acid phosphatase)；另还含色素，其中橙色素含β-胡萝卜素(β-carotene)类、虾黄质酯(astaxanthin ester)、黄色素含蝶啶(pteridine)。螯肢含5-羟基色胺(5-hydroxyltryptamine)。神经链中含类乙酰胆碱样物质。含有与少棘蜈蚣相同的15种脂肪酸：十四碳酸(tetradecanoic acid)、十五碳酸(pentadecanoic acid)、棕榈酸(palmitic acid)、十七碳酸(heptadecanoic acid)、油酸(oleic acid)、亚油酸(linoleic acid)、硬脂酸(stearic acid)、亚麻酸(linolenic acid)、花生四烯酸(aracholonic acid)、二十碳二烯酸(eiciosadienoic acid)、二十碳一烯酸(eicosaenoic acid)、花生酸、二十二碳六烯酸(decosaenoic acid)、山萮酸(behenic acid)等。

2. 少棘蜈蚣 全虫含两种似蜂毒的有毒成分，即组胺(histamine)样物质及溶血性蛋白质；尚含脂肪油、胆甾醇(cholesterol)、蚁酸等，又曾分离出δ-羟基赖氨酸。氨基酸有鸟氨酸、牛磺酸、天冬氨酸、苏氨酸、丝氨酸、谷氨酸、甘氨酸、丙氨酸、胱氨酸、缬氨酸、甲硫氨酸、异亮氨酸、亮氨酸、酪氨酸、苯丙氨酸、赖氨酸、组氨酸、精氨酸、脯氨酸；另外还含有氮及28种无机元素，如钠、钙、镁、锌、铁等。少棘蜈蚣毒的蛋白质含量占干粉的86.23%，水不溶性物0.24%，还原糖0.23%，水2.1%。蛋白质种类很多，而游离氨基酸仅含脯氨酸、丝氨酸、精氨酸三种；少棘蜈蚣毒具有精氨酸酯酶、乙酰胆碱酯酶、透明质酸酶(hyaluronidase)、纤维素酶、蛋白水解酶、酸性和碱性磷酸单酯酶及磷酸酯酶A活性。并富含金属元素，其中钠、钾、磷、钙含量最高，还含锌、铜、铁、镁、铝、钡、锰。少棘蜈蚣总油脂含量达体重的11.24%。总油脂中脂肪酸成分有肉豆蔻酸(myristic acid)、棕榈酸、十七碳酸(heptadecanoic acid)、硬脂酸(stearic acid)、油酸、亚油酸、亚麻酸、花生酸、二十碳酸、二十碳二烯酸、二十碳三烯酸、棕榈油酸(palmitoleic acid)、正十四碳酸(n-tetradecanoic acid)、正十五碳酸(n-pentadecanoic acid)、异十五碳酸(isopentadecanoic acid)、14-甲基十六碳酸(14-methyl hexadecanoic acid)、蜈蚣精(scolopendrine)。对少棘蜈蚣体内油脂研究表明其总脂中含有脂肪酸成分。其脂性皂化物中含有多种成分，如微量元素、游离氨基酸、还原糖、总糖、蛋白质等。另含磷脂、胆甾醇、游离脂肪酸、三酰甘油酯、胆脑烷酯和沙醇、酯酶、酸、生物碱、磷脂、茶胺等成分。

【药理】1. 延缓衰老作用 蜈蚣水提取物能显著降低大鼠

血清中过氧化脂质及肝、脑组织中脂褐质含量,可使红细胞中超氧化物歧化酶和血中谷胱甘肽过氧化物酶活力明显升高,使免疫器官胸腺和脾脏重量明显增加,增强机体吞噬细胞吞噬活性,对吞噬细胞 Fc 受体有显著增强作用,表明其具有改善机体免疫功能和延缓衰老的作用。

2. 抗炎、镇痛作用 动物实验证明,蜈蚣的水提物对炎症早期的毛细血管通透性增加和耳郭炎症均有明显的抑制作用,提示蜈蚣在抗炎方面有类似的药效,在醋酸扭体反应和热板致痛中均有一定的镇痛作用。

3. 抑菌作用 少棘蜈蚣和墨江蜈蚣的酸性提取液对 8 种常见真菌有抑制作用,对絮状毛孢子菌,石膏样毛癣菌和红色表皮癣菌等致病性真菌有较强的抑制作用,稀释 400 倍,仍有作用。油脂提取物对致病性球菌和杆菌没有抑制作用,乙醚提取液对金黄色葡萄球菌、大肠杆菌有弱的抑制作用。

4. 对免疫功能的影响 蜈蚣水提液能显著降低大鼠血清中过氧化脂质及肝、脑组织中脂褐质含量,使红细胞中超氧化物歧化酶和血中谷胱甘肽过氧化物酶活力明显升高,使胸腺和脾脏重量增加。蜈蚣能显著增强机体吞噬细胞的吞噬活性,对吞噬细胞 Fc 受体有显著增强,但对抗体特异性功能免疫不影响。

5. 对心肌缺血、微循环、血压的作用 采用脑垂体后叶素,通过诱发冠状动脉痉挛,造成小鼠心肌缺血,用蜈蚣进行防治。结果表明治疗后乳酸脱氢酶、丙二醛含量减低,而 SOD、NO 活性明显升高,透射电镜显示,可明显减轻心肌细胞损害,提示蜈蚣在心肌保护物质的代谢中具有重要的调节作用,可促使 NO 合成与释放,达到扩张冠脉,防治心肌缺血,治疗心肌损伤的作用。故认为蜈蚣对血管内皮的保护效应是抗心肌缺血,治疗冠心病的重要机制之一。研究还发现蜈蚣水提物可使小鼠微血管开放数显著增加,微血管口径增大,并延长凝血时间,使红细胞数减少,血红蛋白含量、血细胞比容降低,显示蜈蚣能改善微循环,降低血黏度,为蜈蚣活血散结功效提供药理依据。静脉给予少棘蜈蚣水提物,可使犬和大鼠血压降低,随剂量加大,降压效应增强,此作用可被氯苯那敏、阿托品、雷尼替丁对抗。

6. 消化功能作用 蜈蚣水提物能显著增加胃液量、总酸分泌量、胃液酸度和胃蛋白酶总活力。提高大鼠胰液的分泌量、胰蛋白分泌量,而降低胰淀粉酶活力,同时对小鼠肠推进运动有明显促进作用。

7. 中枢抑制及抗惊厥作用 蜈蚣水提物给小鼠皮下注射具有明显的中枢抑制作用,随剂量加大中枢抑制作用加强,一般给药后 2~8 小时小鼠均可恢复正常活动及进食。对士的宁所引起的惊厥蜈蚣水提物有明显的对抗作用而对超强电流所致惊厥和戊四唑所致惊厥无对抗作用,表明蜈蚣的镇静作用,主要是作用于脊髓,为临床用于小儿惊风、抽搐惊挛、口眼歪斜和中风等病症提供依据。

8. 抗肿瘤作用 用精原细胞法,对蜈蚣的不同溶剂(石油醚、乙醇、水、碱)提取物进行抗肿瘤活性成分的筛选,表明蜈蚣的水提取物和醇提物均能使小鼠睾丸第七相精管精原细胞显著减少或消失,提示有一定的抗肿瘤作用。蜈蚣总碱性蛋白对人口腔上皮细胞鳞癌(KB细胞)和人结肠癌细胞(HCT细胞)有明显的抑制作用,其水提取物对肉瘤 S_{180} 及小鼠肝癌 H_{22} 有明显的抑制活性,抑癌率分别为 24.88% 和 41.10%;对小鼠肝癌瘤体的抑制率为 26%,对人体子宫颈癌细胞 TC-26 抑制率在 90% 以上。对网状内皮细胞功能有增强作用。

9. 其他作用 蜈蚣复方制剂有明显的抗疲劳和抗缺氧抗应激作用,提高小鼠巨噬细胞吞噬功能,增加雄性大鼠的前列腺、包皮腺、精液囊组织的重量并增强其分泌活动的作用及抗氧化作用。

毒性 小鼠口服蜈蚣水煎液 40 g/kg,观察 7 天未见中毒与死亡。小鼠皮下注射蜈蚣提取液大于 6.6 g/kg,观察 7 天,测得其 LD_{50} 为 7.67 g/kg。显示蜈蚣干燥全虫在临床应用有一定安全性。对蜈蚣 1 个月的毒性观察和致突变实验研究表明蜈蚣对实验动物体重、血红蛋白、内脏器官均无异常变化,细胞有丝分裂正常,无致突变性,用药十分安全。研究发现活体少棘蜈蚣和多棘蜈蚣粗毒均有溶血活性,且经加工后的药材较活体蜈蚣毒溶血活性大大降低,地方习用品多棘蜈蚣毒性高于少棘蜈蚣。对少棘蜈蚣、墨江蜈蚣、多棘蜈蚣中的毒性成分组织胺进行薄层色谱分析和含量测定,表明各种药材中均含组织胺,主要存于躯干部,产地不同组织胺含量差异较大。由于蜈蚣中含有组织胺和溶血性蛋白质的有毒成分在药用过程中常发生一些不良反应,因此在使用中应注意个体差异,注意服药后的反应,根据病情调整剂量,确保用药安全。另一研究表明蜈蚣能降低怀孕率,且出现动物死亡,将蜈蚣水煎液以每日 500 mg/kg 给予孕鼠,发现致畸率上升,胎、吸收胎比例明显上升高,体重显著下降,堕胎作用明显,为蜈蚣妊娠禁忌药提供了一定的依据。

【炮制】 1. 蜈蚣 取原药材,除去竹片及头、足,用时剪成小段。

2. 炙蜈蚣 取蜈蚣,先将头、足除去,用文火焙,焙至黑褐色,不得焦。

3. 酒蜈蚣 取净蜈蚣,喷洒白酒适量拌习,置锅内,用文火加热,微炒干,取出,放凉。每蜈蚣 100 kg,用白酒 20 kg。

饮片性状 蜈蚣为除去头、足的躯体,呈扁平状小段,背部绿色或墨绿色,有光泽,腹部棕黄色或淡黄色,质脆。具有特殊的刺鼻臭气,味辛而微咸。炙蜈蚣形如蜈蚣,表面黑褐色,略具香气。酒蜈蚣形如蜈蚣,略有酒气。

贮干燥容器内,置阴凉干燥处,防霉,防蛀。

【药性】 辛,温,有毒。归肝经。

1.《本经》:"味辛,温。"

2.《别录》:"有毒。"

3.《纲目》:"厥阴经药。"

4.《医林纂要》:"辛、咸、寒。入肝、心。"

5.《本草再新》:"入肝、脾、肾三经。"

【功用主治】 祛风,定惊,攻毒,散结。主治中风,惊痫,破伤风,风湿顽痹,疮疡,瘰疬,毒蛇咬伤。

1.《本经》:"主鬼疰蛊毒,啖诸蛇虫鱼毒,杀鬼物老精,温疟,去三虫。"

2.《抱朴子》:"末,以注蛇疮。"

3.《别录》:"疗心腹寒热结聚,堕胎,去恶血。"

4.《日华子》:"治癥癖,邪魅,蛇毒。"

5.《医宗本草拆支》:"治小儿急慢惊风,潮搐,项背反折,大人中风瘫痪,骨节疼痛,牙疼,偏正头风。"

6.《纲目》:"治小儿惊痫风搐,脐风口噤,丹毒,秃疮,瘰疬,便毒,痔漏,蛇瘕,蛇瘴,蛇伤。"

7.《本草述》:"治疬风。"

8.《玉楸药解》:"拔脓消肿。"

9.《医林纂要》:"入肝祛风,入心散瘀,旁达经络,去毒杀虫。"

【用法用量】 内服：煎汤,2~5 g;研末,0.5~1 g;或入丸、散。外用：研末撒、油浸或研末调敷。

【宜忌】 本品有毒,用量不宜过大。血虚生风者及孕妇禁服。

1.《本草衍义》:"畏蛞蝓。"

2.《宝庆本草拆支》:"畏桑汁、白盐、乌鸡屎、大蒜。"

3.《纲目》:"畏蜘蛛、桑叶。"

4.《本草经疏》:"小儿慢惊风,口噤不言,大人温疟非烟岚瘴气所发,心腹积聚非由结癥痼,暨脓已溃,咸在所忌。"

5.《本草正》:"此由性毒,不宜轻用。"

6.《本草汇言》:"如属血虚生风,血热动毒成者,宜斟酌投之。"

7.《本草用法研究》:"一切虚证禁用,贫血者、体虚者、口燥渴者均禁用。"

【选方】 1. 治中风口眼㖞斜 蜈蚣一条。焙干研末,猪胆汁调窝患处。《吉林中草药》

2. 治小儿急、慢惊风,撮搦潮作 蜈蚣干者一条(葱汁浸一日一夜,焙干用)、麝香一字(别研),草乌头尖十四枚(薄荷、生姜自然汁浸一日一夜,焙干用)。上件研为末。每遇搦时,用一米粒大吹入鼻中。《杨氏家藏方》通关散

3. 治儿初生著口噤不开,不乳汁 赤足蜈蚣半枚,去足,炙令焦,末研之,绢帛。以猪乳合和之,分三四服。《外台》引崔氏方

4. 治丹毒瘤 蜈蚣一条(干者),白矾皂子大,雷丸一个,百步《品汇精要》作"百部"二钱。秤,同为末。醋调敷之。《本草衍义》

5. 治手足横纹区并蛇头、眼、腹等处患毒 杜蜈蚣八钱(晒干生研),雄精四钱。上药二味,共研细末。临用看症轻重,酌量同雄猪胆汁调和敷患上;或在指头,将药入猪胆套在指上,如干,加胆汁。套三四次即溃。《集验良方拔萃》不二散

6. 治虫痫 用蜈蚣3条,全蝎5只,于瓦上焙存性研极细末,日2次,用绍兴黄酒送服,3日可愈。〔《湖北中医杂志》2002, 24(4):43〕

7. 治瘰疬溃疮 茶、蜈蚣。二味炙至香熟,捣筛为末。先以甘草汤洗净,敷之。《神枕方》

8. 治一切便毒,连连作痛,更不肿起,名曰羊毒 活蜈蚣二条。炭火烧存性,为末。好酒调服,食前下。《直指方》秘传独圣散

9. 治趾疮,甲内恶肉突出不愈 蜈蚣一条。焙研敷之。外以南星生醋和敷四围。《医方摘要》

10. 治胼胝 取风干蜈蚣3条。碾成粉,平均分成6份,每份与水混合均匀后敷在胼胝上。每日1次,一般6日可见效。〔《中国民间疗法》2002,10(12):60〕

11. 治蛇窠疮,兼治蛇咬伤 蜈蚣十条(为末,不可经火)、白芷三钱(为末,白者佳)、雄黄三钱(为末)、甘草三钱、香油二两。将四味搅之三日,患起即用《洞天奥旨》蜈蚣油

12. 治阳痿 蜈蚣1条,丝瓜子30个,甘草15 g。将蜈蚣晒干或焙干,丝瓜子炒,合甘草共为细末,淡盐水1次服用,每日2次,分早晚服,7日为1个疗程。〔《山西中医》1999,15(2):8〕

【临床报道】 1. 治疗周围性面神经麻痹 每日取全蜈蚣2条,研为细末,晚饭后用防风30 g煎汤送服,药后避风寒,小儿用量酌减,10日为1个疗程。病程长加当归、川芎。共治疗26例。结果:痊愈16例,显效6例,好转3例,无效1例。总有效率96.16%。

2. 治疗复发性口腔溃疡 取蜈蚣制成冲剂早、晚各6 g,开水冲服,1星期为1个疗程。治疗231例,均在溃疡复发期服药。结果:显效104例,有效102例,无效25例。总有效率89.2%。复发性口腔溃疡与机体的免疫功能有关,实验表明本冲剂有提高机体免疫功能的作用。检查40例患者服药前血清IgG和E玫瑰花实验的成功率分别为0.413与0.213±0.022 mg/L,服药后IgG和E玫瑰花IFT形成率明显升高,与服药前比较,t值分别为9.61和8.661。早、晚唾液中IgG和IgA均接近于正常,P<0.01,0.05。

3. 治疗急、慢性咽炎 取蜈蚣1条,生鸡蛋1个。将蜈蚣去头、足,焙干研末,纳入鸡蛋(先打开一小孔)内搅匀,外用油纸和黄泥糊住,放灶中煨熟食,每日1个,7日为1个疗程,不愈,隔3日再进行1个疗程。共治36例。结果:治愈35例,其中用药2个疗程治愈18例,3个疗程治愈12例,4~6个疗程治愈5例。均无效。本方对浮肿消退和尿蛋白的控制有较好效果。

4. 治疗无名肿毒 取活蜈蚣2条,红花5 g。浸入75%乙醇

500 ml内,浸泡7日即可使用。用棉签蘸药液涂患处,已溃烂流脓者涂四周,每日搽3~5次,3~10日为1个疗程。治疗600例,其中手指炎236例,毛囊炎168例,急性乳腺炎35例,外痔12例,痈疽26例,蛇咬伤92例,牙髓炎23例,外伤感染5例。结果:痊愈560例,显效23例,无效5例。此药搽后,一般感到发凉痛减,红肿消失,或者红肿更大,但无痛感。

5. 治疗鸡眼 取蜈蚣30条,乌梅9 g。共研细末,装入瓶内。加入茶油或香油浸泡7~10日,和匀成膏。先以1%温盐水浸泡患部15~35分钟,待粗皮软化后剪去(以见血丝为度),取药膏适量外敷,纱布包扎,每12小时换药1次,3日为1个疗程,可连用3个疗程。治疗87例。结果痊愈71例,有效15例,无效1例,总有效率98.9%。

6. 治疗疥疮 采用少棘蜈蚣的干燥虫体3 g,加冰糖10 g。入小碗,隔水蒸,水沸后30分钟取出,去虫体取汁,1次口服。隔日重复1次。治疗前经皮损处刮片镜检找到疥虫确诊。结果:186例中治愈174例,好转5例,无效4例,复发3例,总有效率96.24%。有72例于服药当晚或次日出现全身皮损处剧烈瘙痒,18例有轻度头晕、乏力等症状,3例有轻度口唇麻木。以上副作用均于2~3日内自行消失,未作任何处理。本组有118例在治疗前后进行血、尿常规和肝、肾功能的检查对照,结果均未发现有异常变化。

【各家论述】 1.《纲目》:"瘰疮一名蛇瘴,蛮烟瘴雨之乡,多蛇毒气,人有不服水土风气,或感触之者,数月以还,必发蛇瘴,惟赤足蜈蚣,最能伏蛇上之,白芷次之。然蜈蚣又治痔漏、便毒、丹毒等病,并陆羽《茶经》载以毒治瘰疬一法,则蜈蚣自能除风杀毒,不独治蛇毒而已也。"

2.《衷中参西录》:"蜈蚣,走窜之力最速,内而脏腑,外而经络,凡气血凝聚之处皆能开之。性有微毒,而转善解毒,凡一切疮疡诸毒皆能消之。其性尤善搜风,内治肝风萌动,癫痫眩晕,抽掣,瘛疭,小儿脐风;外治经络中风,口眼㖞斜,手足麻木。为其性能制蛇,故又治蛇症及蛇咬中毒。外敷治疮甲(俗名鸡眼)。用时宜带头足,去之则力减,且其性原无大毒,故不妨全用也。"

5322 蜈蚣七 wú gōng qī (《陕西中草药》)

【异名】 黑驴蛋、牌楼七(《陕西中草药》),鸡嗉子花(《甘肃中草药手册》),大口袋花(《长白山植物药志》),凤凰抱蛋、独龙抢宝(《新华本草纲要》)

【基原】 为兰科杓兰属植物毛杓兰或大叶杓兰的根及根茎。

【原植物】 1. 毛杓兰 Cypripedium franchetii Wils.

陆生植物。茎直立,密被长柔毛,上部尤密。叶3~4枚,互生,菱状椭圆形或近宽椭圆形,长达16 cm,宽4~6.5 cm,先端急尖或短渐尖,边缘具细缘毛。花单生,褐色而具紫色条纹;中萼片近卵形,长4~5.5 cm,宽2.5~3 cm,渐尖,背面主脉上被短柔毛,边缘具细缘毛,合萼片椭圆形,稍短,宽约为其2/3,先端2齿;花瓣披针形,长5~6 cm,宽1~1.5 cm,内面基部具长柔毛;唇瓣口径与花瓣长度相等,具明显紫斑点,口部前面内弯,边缘甚宽,内褶侧裂片呈三角状,囊底具长柔毛;退化雄蕊箭卵形或近卵形,长1~1.5 cm,基部具柄和耳;子房被毛。花期5~6月。

生于高寒山区林下阴湿

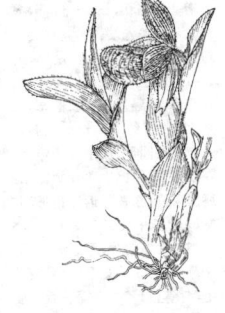
毛杓兰

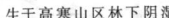

处。分布于山西、河南、湖北、四川、陕西、甘肃等地。

2. 大叶杓兰 *C. fasciolatum* Franch.

陆生植物，高35～40 cm。茎无毛或在上部及近关节处具短柔毛，具3～4叶。叶互生；叶片宽椭圆形，长15～20 cm，宽6～12 cm，先端急尖或短渐尖。花苞片叶状，卵状披针形。花单生，黄色，稍具紫色条纹，较大，直径可达15 cm；中萼片宽椭圆形或宽卵状椭圆形，长5～5.5 cm，宽2.8～3.5 cm，先端急尖或渐尖；合萼片与中萼片相似，但稍狭，先端具2齿；花瓣条状披针形，长5.5～8 cm，宽8～15 mm，内侧面紫色且具短柔毛；唇瓣球形，甚大，直径可达5 cm，几与中萼片等长，囊往往向上举，口部与茎并行，直径约2 cm，边缘具齿，口部周围及底部具紫色斑点，囊底部被毛，内褶侧裂片三角形；退化雄蕊椭圆形，长约17 mm，基部有耳具短柄；子房条形，被棕色毛。花期5～7月，果期10～12月。

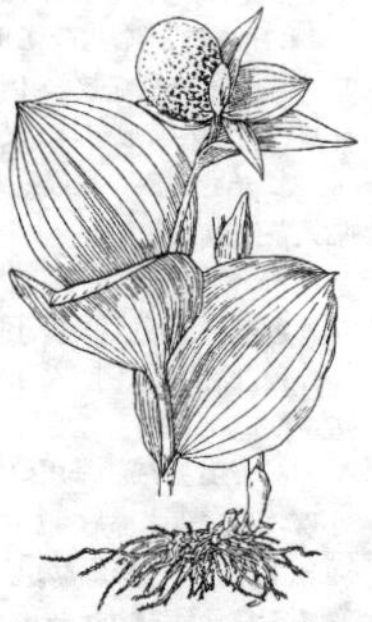

大叶杓兰

生于高寒山区林下或疏林中。分布于湖北、四川、云南等地。

【采收加工】 9～11月采挖，晒干。

【药性】 苦、辛，温。

1.《陕西中草药》："味苦、辛，性温，有小毒。"

2.《甘肃中草药手册》："苦、辛，微温。"

3.《全国中草药汇编》："微苦，寒。"

【功用主治】 利水肿，祛风湿，止痛。主治水肿，风湿痹痛，带下，淋症，跌打损伤，劳伤。

1.《陕西中草药》："利尿消肿，活血祛瘀，祛风湿，镇痛。主治全身浮肿，下肢水肿，白带，淋症，风湿疼痛，跌打损伤，劳伤。花阴干研粉，用于止血。"

2.《甘肃中草药手册》："主治腰腿疼痛，外伤出血。"

【用法用量】 内服：煎汤，6～9 g；或浸酒。

5323 蜈蚣兰 wú gōng lán（金华《常用中草药单方验方选编》）

【异名】 石蜈蚣、狗牙半枝、齿牙半枝莲（金华《常用中草药单方验方选编》），白脚蜈蚣、飞天蜈蚣、蜈蚣草（《浙江民间常用草药》），有脚蜈蚣（《全国中草药汇编》）。

【基原】 为兰科隔距兰属植物蜈蚣兰的全草。

【原植物】 蜈蚣兰 *Cleisostoma scolopendrifolium* (Makino) Garay [*Sarcanthus scolopendrifolium* Makino]

多年生常绿附生草本。质硬，匍匐分枝。叶2列，革质，两侧对褶呈短剑状，长5～8 mm，宽约1.5 mm，先端钝。花序比叶短，基部具筒状膜质短鞘，花1～2朵；花小，淡红色，单生；苞片卵形；中萼片卵状长圆形，长约3 mm，宽约1.5 mm，侧萼片斜卵状长圆形，比中萼片略大；花瓣长圆形，比中萼片短而窄；唇瓣3裂，侧裂片近三角形，先端钝，基部中央有1条与距内隔膜相连的高褶片；距近球形，短于萼片，距口下缘具1环乳突状毛，背壁上1个形如马蹄状的胼胝体，隔膜较低，远离胼胝体。

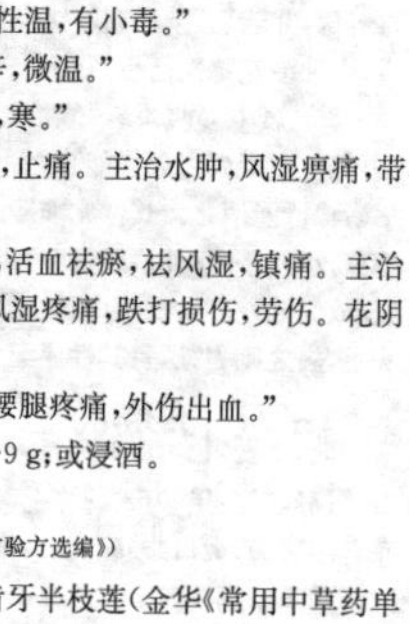

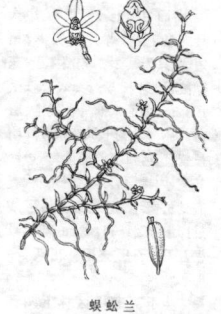

蜈蚣兰

蒴果长倒卵形，长6～7 mm。花期6～7月。

附生于岩石上和树上。分布于江苏、浙江、福建、山东、湖北等地。

【采收加工】 全年均可采收，鲜用或晒干。

【药性】 《浙江民间常用草药》："性凉，味微苦。"

【功用主治】 清热，解毒，止血。主治气管炎，口腔炎，慢性鼻窦炎，咽喉炎，急性扁桃体炎，胆囊炎，肾盂肾炎，咯血，咳血，小儿惊风。

1.《浙江民间常用草药》："清热解毒，润肺止血。主治小儿惊风，气管炎，咯血，慢性副鼻窦炎，肾盂肾炎。"

2.《全国中草药汇编》："主治胆囊炎，咽喉炎，急性扁桃体炎。"

3.《浙江药用植物志》："主治口腔炎，咳血。"

【用法用量】 内服：煎汤，15～30 g。

【选方】 1. 治气管炎，咯血　蜈蚣兰全草15 g。加冰糖炖服。

2. 治慢性副鼻窦炎　蜈蚣兰全草30 g。水煎冲黄酒服。(1、2方出自《浙江民间常用草药》)

3. 治胆囊炎　蜈蚣兰30 g，荔枝10枚。水煎加白糖服。(《全国中草药汇编》)

5324 蜈蚣刺 wú gōng cì（《云南中草药》）

【异名】 马椒（《植物名实图考》），止血丹、马胶根、接骨药（《云南中草药》）。

【基原】 为芸香科花椒属植物多叶花椒的根或叶。

【原植物】 多叶花椒 *Zanthoxylum multijugum* Franch.　又名：小叶刺椒（贵州）。

攀缘状灌木。茎枝木质，灰褐色，着生下弯如鸟嘴状的皮刺。奇数羽状复叶互生，纸质至革质，连叶柄长可达60 cm；叶轴背面着生下弯而短小的皮刺；小叶21～51，歪斜的卵状披针形、披针形或长圆形，长2～4 cm，宽1～1.5 cm，先端急尖或钝而略斜，基部圆形或宽楔形，两侧不对称，边缘有不明显的细锯齿或近全缘，上面深绿色，有光泽，下面青绿色，散生腺点。聚伞花序腋生，长达15 cm；苞片细小；萼片4，卵形，边缘薄膜质；花瓣4，青色，卵状长圆形；雄花的雄蕊4，药隔先端有色泽较深的腺点1颗；心皮4，成熟的通常1～3，紫红色；分果爿有略粗大的腺点，先端几无喙嘴状突起。种子卵珠形，黑色，光亮。花期4～6月，果期7～10月。

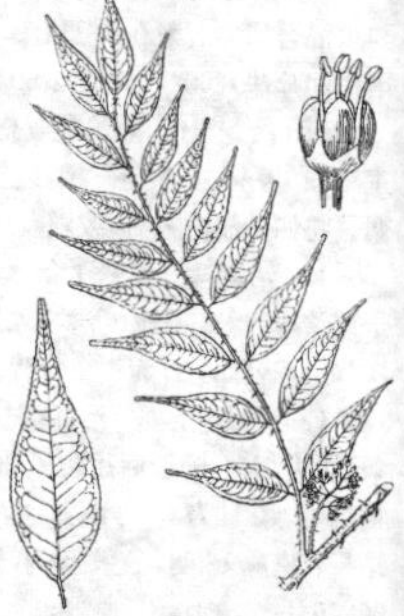

多叶花椒

生于杂木林中林缘或灌木丛中。分布于贵州、云南等地。

本植物的茎（蜈蚣藤）亦供药用，另设专条。

【栽培】 生物学特性　喜温暖湿润的环境。以排水良好的夹沙土或冲积土较好。

繁殖方法　种子繁殖，育苗移栽。整地作苗床，开1.3 m宽的畦，畦上开横沟，沟距33 cm，深约7 cm，播幅约10 cm。把种子连牛粪粉匀撒沟里，播后施人畜粪水，上覆草木灰1 cm厚，再盖1～2 cm厚的细土。培育2～3年，苗高1 m左右时，即可移栽。于3～4月把幼苗挖起，稍加修剪，使成1～2个主干。在选好的地上，按行、株距2～2.5 m开穴，每穴栽苗1株，盖土压紧，再盖土与地面齐平，最后浇水定根。

田间管理 幼苗出齐后,注意拔草。苗高 10~13 cm 时匀苗,每隔 7~10 cm 留苗 1 株,并中耕除草,追肥 1 次。在 8 月、11 月各再中耕除草 1 次,并在 11 月中耕除草后追肥 1 次,肥料以人畜粪水为主。移栽后,当发出新芽时,松土、追肥 1 次,同时插设支柱。以后每年冬季都松土、追肥 1 次,同时把下部过多、过低的枝条剪除。

【采收加工】 根全年可挖,晒干;5~7 月采片,阴干。

【药材】 蜈蚣刺 Zanthoxyli Multijugi Radix seu Folium 主产于贵州。

性状 叶为羽状复叶,小叶 21~51,叶片卵状披针形,长 2~4 cm,宽 1~1.5 cm,先端急尖,基部圆形或阔楔形,两侧不对称,全缘,或有不明显细齿,绿色,有光泽,下面有众多黑色小腺点;叶轴有倒钩刺。叶革质。气弱,味辛、苦。

【药性】 辛,苦,温,小毒。

1.《贵州草药》:"味辛,性温。"

2.《云南中草药》:"辛,苦,凉,有小毒。"

【功用主治】 除湿散寒,止血镇痛。主治风寒湿痹,牙痛,骨折,外伤出血,疮毒,梅毒。

1.《贵州草药》:"散寒,镇痛。治风湿关节冷痛,牙痛。"

2.《云南中草药》:"祛风除湿,止血接骨。主治骨折,疮毒,梅毒,癣。"

【用法用量】 内服:煎汤,9~15 g;或泡酒。外用:研末撒布或香油调搽。

【选方】 1. 治风湿关节冷痛 小叶刺椒 30 g。泡酒服。

2. 治牙痛 小叶花椒根皮一块,放痛处。(1、2 方出自《贵州草药》)

3. 治骨折 多叶花椒根 500 g,泡酒 500 ml。每服 5 ml,连用 7 日。同时外搽患处。《云南中草药》

4. 治癣 小叶花椒根皮、草乌各适量。共研细末,用食油浸泡后搽患处。《全国中草药汇编》

5325 蜈蚣草 ^{wú gōng cǎo}《滇南本草》

【异名】 百叶尖《滇南本草》,蜈蚣蕨《湖南药物志》,小贯众《云南中草药选》,牛肋巴、笆子草《四川中草药》,长叶甘草蕨、肺筋草《全国中草药汇编》,小牛肋巴《四川中药志》,蜈蚣连、斩草剑《广西药用植物名录》,梳子草《贵州中草药名录》,黑舒筋草《四川省中药资源普查名录》。

【基原】 为凤尾蕨科凤尾蕨属植物蜈蚣草的全草或根茎。

【原植物】 蜈蚣草 Pteris vittata L.

陆生中型蕨类植物,植株高 30~150 cm。根茎短,斜生或横卧,被黄棕色条形鳞片。叶薄革质,一型,密生;叶柄长 5~25 cm,禾秆色,有时带紫色,基部被线形黄棕色鳞片;叶片阔倒披针形或狭椭圆形,长 20~94 cm,宽 5~25 cm,基部渐狭,先端尾状,单数一回羽状;羽片 30~50 对,对生或互生,无柄,线形或披针形,基部圆楔形或浅心形,先端渐尖,边缘不育处有钝齿,中部羽片较大,长 2.5~16 cm,宽 2~10 mm,背面疏生黄棕色鳞片和节状毛;叶脉羽状,侧脉二叉状或不分叉。孢子囊群线形,生于羽片边缘的边脉上,连续分布;囊群盖同形,膜质,全缘,灰白色。

生于海拔 2 000~3 100 m 的空旷钙质土或石灰岩石上。分布于中南、西南及浙江、福建、江西、陕西、甘肃、台湾等地。

【采收加工】 全年均可采收,鲜用或晒干。

【成分】 全草含木脂素苷:顺-二氢-去氢二松柏醇-9-O-β-D-葡萄糖苷(cis-dihydro-dehydrodiconiferyl-9-O-β-D- gluco-side),落叶松脂醇-9-O-β-D-葡萄糖苷(lariciresinol-9-O-β-D-gluco-side),还含二脂酰甘油基三甲基高丝氨酸(diacylglyceryltrimethyl homoserine)。

【药性】 淡,苦,凉。

1.《滇南本草》:"味酸,涩,甘,无毒。"

2.《滇南本草图说》:"味甘,酸,辛,平,无毒。"

3.《贵州民间药物》:"性平,味淡。"

4.《四川常用中草药》:"性平,味淡,苦。"

5.《浙江药用植物志》:"涩,温,有小毒。"

6.《中国药用孢子植物》:"淡,凉。"

【功用主治】 除湿,活络,解毒杀虫。主治风湿痹痛,腰痛,跌打损伤,感冒,痢疾,乳痈,疮毒,疥疮,蛔虫病,蛇虫咬伤。

1.《滇南本草》:"治一切跌打损伤,筋骨疼痛,四肢麻木,风湿痿软,泡酒服之,其效如神。敷伤亦可。"

2.《滇南本草图说》:"主治筋骨疼痛,左瘫右痪,半身不遂,偏枯麻木之症。以酒为引。"

3.《贵州民间药物》:"治疥疮。"

4.《四川常用中草药》:"散寒,利尿,除湿。治寒湿身痛,筋骨疼痛,小便下血,毒蛇咬伤等症。"

5.《湖南药物志》:"辟疫,消肿,退热。治腹痛,痢疾,蜈蚣咬伤,无名肿毒。"

6.《全国中草药汇编》:"祛风活血,解毒杀虫。防治流行性感冒,痢疾,风湿疼痛,跌打损伤;外用治蜈蚣咬伤,疥疮。"

7.《广西民族药简编》:"治风肿。"

【用法用量】 内服:煎汤,6~12 g。外用:捣敷;或煎水熏洗。

【选方】 1. 治风湿麻木 小牛肋巴 15 g,小血藤 9 g,追风伞一把伞)9 g。泡酒服。

2. 治跌打损伤 小牛肋巴、酸浆草各适量。捣敷患处。

3. 治疔疮 小牛肋巴 30 g,野菊花 15 g,大蒜杆 15 g。煎水外洗。

4. 治无名肿毒 小牛肋巴 15 g,锋头草 15 g,蒲公英 15 g,土茯苓 9 g。水煎服。(1~4 方出自《四川中药志》1982 年版)

5. 治痢疾 蜈蚣草 30~60 g。煎服。

6. 治尿路感染 蜈蚣蕨 15 g,石韦 15 g。煎服。(5、6 方出自《中国药用孢子植物》)

7. 治疔疮 蜈蚣草 60 g,一扫光 120 g,大蒜杆(干品)120 g。煎水洗,每日 3 次。并内服消毒粉,白土茯苓、白鲜皮、蒲公英各30 g,八爪金龙 12 g。煎水服,每日 3 次。《贵州民间药物》

5326 蜈蚣萍 ^{wú gōng píng}《纲目拾遗》

【异名】 麻藻《群芳谱》,边箕萍《纲目拾遗》,蜈蚣藻、长脚浮藻、百脚水草《浙江民间常用草药》,大鱼萍、马萍《福建中草药》,水百脚、水舌头草、槐瓢《上海常用中草药》,大浮萍《贵州草药》,槐叶萍(山东)《中医药研究资料》。

【基原】 为槐叶苹科槐叶苹属植物槐叶萍的全草。

【原植物】 槐叶萍 Salvinia natans (L.) All.[Marsilea natans L.]

水生漂浮植物。茎细长,横生,被褐色节状柔毛,无根。叶二型,3 叶轮生,上面 2 叶漂浮水面,在茎两侧排列,形如槐叶,椭圆形至长圆形,长 8~12 mm,宽 5~8 mm,先端钝圆,基部圆形或略成心形,全缘;中脉两侧各有 15~20 条侧脉,每条侧脉上有 5~7束粗短毛;叶上面绿色,满布带有束状突起的短毛,下面灰褐色,被

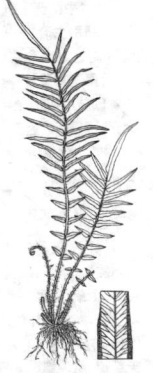

蜈蚣草

节状粗短毛；另 1 叶细裂成
须根状的假根，密生有节的
粗毛，悬垂于水中。孢子果
4~8 个，簇生于假根的基
部；大孢子果小，内有少数具
短柄的大孢子囊，各含 1 个
大孢子；小孢子果大，内有
多数具长柄的小孢子囊，各
有 64 个小孢子。孢子期9~
12 月。

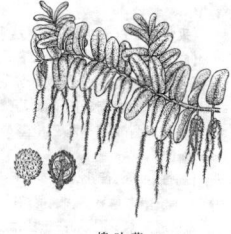

槐叶萍

生于水田、溪沟或静水
的水面上。分布于华北、东北、华东、中南及西南等地。

【采收加工】 7~9 月采收，鲜用或晒干。

【药材】 蜈蚣萍 *Salviniae Natantis Herba* 产于全国大部分
地区。

性状 茎细长，有毛。叶二型，一种细长如根；一种羽状排列
于茎的两侧，叶片矩圆形，长 8~12 mm，宽 5~6 mm，圆钝头，基部
圆形或稍心形，全缘，叶表浓绿色，有明显隆起的小突起，其上
生一簇粗短毛，下面灰褐色，生有节的粗短毛。根状叶基部生出短
小枝，枝上集生有大孢子果和小孢子果 4~8 枚。气微，味辛。

【成分】 含数种痕量的金属元素，其含量随植物的生长阶段
及其营养状况而变化。另含脂类 241.0 mg/g，其中中性脂（neutral
lipid）占 38.0%，糖脂（glycolipid）占 43.5%，磷脂（phospholipid）
占 18.4%。

【药性】 辛、苦，寒。

1.《上海常用中草药》：“辛，寒。”

2.《广西本草选编》：“味微辛，性凉。”

3.《福建药物志》：“苦，平。”

4.《湖北中草药志》：“淡，寒。”

【功用主治】 清热解表，利水，解毒。主治风热感冒，麻疹，水
肿，热淋，热痢，痈肿疔疮，眉疔，丹毒，痄腮，湿疹，痔疮，烫火伤。

1.《上海常用中草药》：“清热解毒，活血止痛。治痈肿疔毒，
瘀血积毒。”

2.《贵州草药》：“清热，除湿，消肿。”

3.《浙江民间常用草药》：“清热发表，解毒消肿。”

4.《广西本草选编》：“止痒。”

5.《福建药物志》：“治骨蒸劳热，腮腺炎，风火牙痛，痢，疔，
痔疮。”

6.《中国药用孢子植物》：“治湿疹，烫火伤。”

【用法用量】 内服：煎汤，15~30 g。外用：捣敷；或煎水洗。

【选方】 1. 治感冒 槐叶萍全草 3~4 条，白茅根 30 g，枇杷
叶（去毛）3 张。水煎服。

2. 透发麻疹 槐叶萍全草 6 条，桑树嫩枝 9 g。水煎服。（1、
2 方出自《浙江民间常用草药》）

3. 治流火（肢体淋巴结炎和淋巴管炎） 先针挑八风穴出血，
后用鲜（槐叶萍）全草洗净捣封 1 碗，内服，渣敷挑破处，外用纱布
包扎。（《浙江民间常用草药》）

4. 治湿疹 鲜槐叶萍全草 30~60 g，水煎服；或鲜全草及细
叶桉叶，水煎汤洗。

5. 治口唇疗 鲜蜈蚣萍和蟑螂肚 2 个，食盐少许。捣敷患
处。（4、5 方出自《福建中草药》）

5327 蜈蚣藤 wú gōng téng
《昆明民间常用草药》

【基原】 为芸香科花椒属植物多叶花椒的茎。

【原植物】 参见“蜈蚣刺”条。

【采收加工】 9~12 月采收，切段，晒干。

【药性】 辛、苦，温，小毒。

【功用主治】《全国中草药汇编》：“祛风止痛。主治风湿关节
疼痛；外用治牙痛，癣。”

【用法用量】 内服：煎汤，9~15 g。外用：研末调搽。

【选方】 治癣 蜈蚣藤研末，加草乌浸入生香油，外搽。如肌
肉麻木，可在患部用梅花针刺后再搽。（《昆明民间常用草药》）

5328 蜈蚣藻 wú gōng zǎo
《中国药用海洋生物》

【基原】 为隐丝藻科墨角藻属植物蜈蚣藻及舌状蜈蚣藻的
藻体。

【原植物】 1. 蜈蚣藻 *Grateloupia filicina* (Wulf.) C. Ag.
[*Fucus filicinus* Wulf.]

藻体红紫色，胶质黏滑，
丛生，高 7~20（~30）cm，主
干单一至顶，亚圆柱形略扁，
宽 2~5（~8）cm，不规则的羽
状分枝 1~3 次，互生、对生
或偏生。内皮层有众多星状
细胞，髓部由纵列藻丝交织，
成长的藻体有时部分或全部
中空。藻体因生境不同外形
变化甚大。根据其变异可分
为四个型：标准型、长枝型、
中空型及节荚型。成熟的囊
果，突出于体表呈颗粒状。
固着器小盘状。

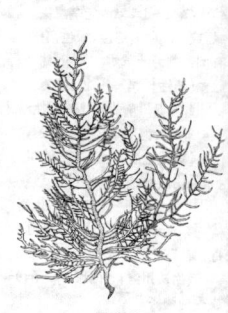

蜈蚣藻

生于外海及浪较大的中潮带岩石上或石沼中。我国沿海均
有分布。

2. 舌状蜈蚣藻 *G. livida* (Harv.) Yamada [*Nemastoma livida*
Harv.]

藻体红紫色，质柔软或稍硬，丛生，高 15~30 cm，宽约 1 cm，扁
平，带片状，单一或叉状分枝 1~2 次，末端尖细。基部渐成细柄，有
时在短枝两侧或表面生出副枝。囊果球形，突出于体表。生于大干潮线附近的岩礁上或低潮带石上和石沼中。分布
于辽宁、浙江、山东沿海，但以广东沿海为多。

【采收加工】 9~12 月采收，晒干。

【成分】 舌状蜈蚣藻含舌状蜈蚣藻氨酸（lividine），蜈蚣藻氨
酸（grateloupine），牛磺酸（taurine），琼胶，多糖，蛋白质，及硫酸盐
甾化物，磷酸盐，并含其他微量元素。

【药性】 咸，寒。

1.《中国药用海洋生物》：“甘、咸，寒。”

2.《中国药用孢子植物》：“淡，凉。”

【功用主治】《中国药用海洋生物》：“清热解毒，驱虫。用于
风热喉炎、肠炎和蛔虫病。”

【用法用量】 内服：煎汤，15~30 g；或研末。

【选方】 1. 治风热喉炎，肠炎 蜈蚣藻 15 g，黄芩、白头翁、
大青叶各 9 g。煎服。

2. 治蛔虫病 蜈蚣藻 30 g，煎服；或晒干研末，每次 6~9 g，
吞服。（1、2 方出自《中国药用孢子植物》）

5329 蜗牛 wō niú
《别录》

【异名】 仆累（《山海经》），小牛螺、黄犊（《三苍》），蚹蠃、蠮蝓
（《尔雅》），蜗蠃、蠡蠃（《说文》），蓝蠃（《广雅》），陵螺（崔豹《古今
注》），山蜗、瓜牛（《本草经集注》），蠡牛（《药性论》），负壳蜒蚰
（《海华》），海羊（《仙传外科集验方》），蜒蚰蠃、土牛儿（《纲目》），负壳
蛞蝓（《东医宝鉴》），天螺（陆川本草》），天螺蛳（《四川中药志》），
无眉螺、肌母螺（《泉州本草》）。

【基原】 为巴蜗牛科巴蜗牛属动物同型巴蜗牛、华蜗牛属动

物华蜗牛及其同科近缘种的全体。

【原动物】 1. 同型巴蜗牛 *Bradybaena similaris*（ Ferussde）

贝壳中等大小，壳质较厚而坚固，全体扁球形。高 12 mm，宽 16 mm。有 5～6 个螺层，体螺层膨大，其高度是体螺层高的 3/4；壳顶钝，缝合线深。壳面光滑，呈黄褐色、红褐色或淡灰色。在体螺层周缘和缝合线上，常有一条暗褐色色带。壳口呈马蹄形，脐孔小而深，呈洞穴状。

同型巴蜗牛

生活于灌木丛、低矮草丛、农田及住宅附近阴暗潮湿地区。主要以植物的茎叶、花果及根为食。分布于河北、山西、内蒙古、江苏、浙江、山东、河南、湖北、湖南、广东、广西、四川、陕西、甘肃、青海、新疆等地区。

2. 华蜗牛 *Cathaica fasciola*（Draparnaud）

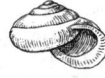

贝壳中等大，壳质薄而坚实。全体呈低圆锥形，高 10 mm，宽 16 mm。有 5～5.5 个螺层，螺旋部低矮，略呈圆盘状，壳顶尖，缝合线明显。壳面黄褐色或黄色。体螺层极膨大，有一条淡褐色色带。壳口椭圆形，其内有一条白色瓷状的肋。脐孔呈洞穴状。

华蜗牛

生活于阴暗潮湿的墙壁、草丛、丛生树下草丛中。主食植物的茎、叶等。分布于河北、吉林、山东、河南、湖南、四川、陕西、甘肃等地。

本动物的壳（蜗牛壳）亦供药用，另设专条。

【养殖】 **生活习性** 生活在阴暗潮湿、疏松而多腐殖质的地方。畏光怕热，白日栖息于灌木丛、草丛、石块、枯草或树叶堆下、洞穴中、岩石缝中，夜间出来活动、觅食、繁殖。雨后或阴暗潮湿的天气蜗牛也会爬出来活动。蜗牛有"冬眠"和"夏眠"的习性，用以抵御更恶劣的环境变化。蜗牛属杂食性，以食各种绿色植物的叶、根、茎、芽、花、果实和各种藻类、苔藓类植物为主。多为异体受精，有时也可自体受精。每年 5～9 月为繁殖期。在交配之后，雌性生殖细胞才逐渐成熟，从交配、受精到受精卵的排出一般需要 15～20 日的时间，每年可产卵 2～3 次，每次产卵 40～100 粒之间。

养殖技术 种螺产完卵后，待其离开时采收卵粒。采卵可用小汤匙将卵子挖出，卵膜可防止微生物侵袭，故粘有的污物不必冲洗、擦拭，以防膜壁破坏。异形卵和无精卵应剔除，然后采收的卵放入孵化箱内进行孵化。孵化箱用木制，高 3～8 cm，箱底铺 4～5 cm 细沙土。土壤湿度 30%～40%。卵上敷 2～3 mm 的沙土，再盖上湿润的纱布，每日喷洒少量的水，保持湿润。细沙中应含有一定量的腐殖质或菜园土更为适宜，孵化温度应保持20～30 ℃之间，空气湿度 80%～90%，一般在 5～25 日之内即可孵化出幼螺。幼螺是指从卵孵化后 30 日之内的螺体。刚孵化出的幼螺仅有 2.5～3 个螺层，藏在土内，数日之后才爬到土表活动。此时应把幼螺转入幼螺箱或池内。60 cm×40 cm×30 cm 的饲养箱可放养 2000 个小幼螺。幼螺生长期内，室温应控制在25～30 ℃之间，土壤底部水量以 30%～40%为宜，空气相对湿度以80%～90%为宜。温、湿度应稳定，忽高忽低易引起幼螺死亡。饲料须搭配合理，营养全面。幼螺生长 30 日后，即可转入成螺养殖箱。开始时密度为 400～500 个/m²，到收获前，密度为 200～250 个/m² 为宜。成螺可轮放轮捕，也可以与蚯蚓混养。

饲养管理 蜗牛喜食的蔬菜、菜皮和植物叶等宜傍晚时投食，蜗牛夜间捕食饮保持新鲜度。投喂米糠、甘薯粉等及饮水，要用食盘或食槽，以防散失和污染环境。饲料应多样化。

每日早、晚要喷水 1～2 次，最好形成雾状（切忌将水直接喷洒在蜗牛体上或用冷水浸泡）。蜗牛缺水时壳口出现膜膜，黏液减少，失水 30%即停止活动甚至死亡；反之，水分过大，超过 50%时，土壤霉腐而引起"结核病"或"腐足病"或其他疾病。粪便及食物残渣要及时清除。养殖工具要及时清毒，杀灭虫卵、病菌及螨蚁、鼠类。并应有蜗牛防逃及天敌侵入的防护设备。

【采收加工】 7～10 月捕捉活蜗牛，静养以排出粪便，洗净，用沸水烫死，晒干。鲜品先用瓦焙干。

【药材】 蜗牛 *Eukota* 主产于华北地区。

性状 全体缩入螺壳内。呈扁球形、球形或类圆锥形，直径约 1 cm。外表面灰褐色，有光泽，质脆易碎，破碎后内部为乳白色。

【成分】 同型巴蜗牛含糖原（glycogen），半乳糖原（galacto-gen），谷胱甘肽 S-转移酶（glutathione S-transferase），乙酰胆碱酯酶（acetylcholinesterase）。

【炮制】 1. 蜗牛 取原药材，除去杂质，洗净，干燥。用时打碎或研粉。

2. 煅蜗牛 取净蜗牛，置煅药炉内，用武火煅至红透，取出，晾凉。

饮片性状 蜗牛参见"药材"项。煅蜗牛形如蜗牛，多已破碎。色灰白。

贮干燥容器内，置阴凉干燥处，防蛀。

【药性】 咸，寒，小毒。归膀胱、胃、大肠经。

1. 《别录》："味咸，寒。"

2. 《药性论》："有小毒。"

3. 《日华子》："冷，有毒。"

4. 《玉楸药解》："入足太阳膀胱经、足厥阴肝经。"

5. 《本草求真》："入大肠、胃。"

6. 《广西药用动物》："入大肠、肺、肾经。"

【功用主治】 清热解毒，镇惊，消肿。主治风热惊痫，小儿脐风，消渴，喉痹，喉下诸肿，疔疮，瘰疬，痈肿丹毒，痔疮，脱肛，蜈蚣咬伤。

1. 《别录》："主贼风蜗僻跀跛，大肠下脱肛，筋急及惊痫。"

2. 《药性论》："能治大肠脱肛，生研取服，止消渴。"

3. 《日华子》："治惊痫等。"

4. 《品汇精要》："祛风热，消疮肿。"

5. 《纲目》："治小儿脐风撮口，利小便，消喉痹，止鼻衄，通耳聋，治诸肿毒痔漏，制蜈蚣蝎蚕毒。"

6. 《本草新编》："善杀虫，以活者投麻油中，自化为油，涂虫疮。"

7. 《玉楸药解》："利水泄火，消肿败毒，去湿清热。"

8. 《医林纂要》："治血风疮及杨梅疮。"

9. 《本草汇纂》："泻经络肠胃风邪热毒。"

10. 《山东药用动物》："清热解毒，利水消肿，缩阳收脱。治风热惊痫，小便不利，瘰疬，痈肿，蜈蚣咬伤。"

【用法用量】 内服：煎汤，30～60 g；或捣汁；或焙干研末，1～3 g。外用：捣敷，或焙干研末调敷。

【宜忌】 不宜久服。脾胃虚寒者禁用。

1. 《纲目》："畏盐。"

2. 《本草经疏》："非真有风热者不宜用，小儿薄弱多泄者不宜用。"

【选方】 1. 治小儿胎热撮口 蜗牛子一十枚（去壳，细研如泥），莳萝末半分。上药同研令匀，用奶汁和涂于口畔。（《圣惠方》）

2. 治消渴引饮不止 蜗牛十四枚，形圆而大者。以水三合，密器浸一宿，取水饮之。（《海上集验方》）

3. 治小便不通 鲜蜗牛 20 个，鲜马齿苋 30 g。捣泥糊状，敷

脐处，至排尿后为止。《青岛中草药手册》）

4. 治血热冲鼻，鼻衄不止　蜗牛(焙干)一分，乌贼鱼骨半钱。上二味，捣研为散，含水一口，嗌一字入鼻内。《圣济总录》蜗牛散）

5. 治外伤出血　蜗牛适量(去壳捣粉)，地锦草、小蓟等量。共研末，使成黏团，晒干，干后压粉外用，撒伤口处。《青岛中草药手册》）

6. 治喉瘰　蜗牛七枚，白梅三枚(取肉)。同研烂，绵裹如枣核大，含咽。《圣惠方》）

7. 治小儿哮喘　用鸡子一个，打破小口，入蜗牛二条在内，以纸封口煨熟即食，化尽为丸，每服十数丸即愈。《苍生司命》）

8. 治小儿丹毒　蜗牛(活)，冰片0.3 g。将活蜗牛放入碗内撒上冰片，待蜗牛化水，以水外擦患处。《青岛中草药手册》）

9. 治瘰疬痿，溃与未溃皆可　蜗牛不拘多少，以竹索串，瓦上晒干，烧存性，为末。入轻粉少许，猪骨髓调，用纸花量病大小贴之。《三因方》蜗牛散》

10. 治发背　蜗牛一百个，活者。以一升净瓶入蜗牛，用新汲水一盏，浸瓶中，封系，自晚至明，取出蜗牛放之，其水如涎。将真蛤粉不以多少，旋调敷，以鸡翎扫之疮上，日可十余度。(姚增坦《集验方》)

11. 治痔疮　蜗牛一枚，麝香三分。用小砂合子盛蜗牛，以麝香掺之，次早取汁，涂疮处。《济生方》蜗牛膏》

12. 治脱肛　蜗牛30 g，诃子15 g。焙干，研细末，用猪油调匀，敷患处。《吉林中草药》

13. 治瘰疬胎毒　蜗牛(捣烂)十枚，生甘草末五钱。同捣，火焙干，麻油调敷头上。《洞天奥旨》草牛散》

14. 治蜈蚣咬　雄黄末一钱，蜗牛(捣烂)一枚。敷患处。《洞天奥旨》蜗牛散》

15. 治眼热生淫肤赤白翳　生蜗牛二枚。纳少许朱砂末于中，微火上炙令沸，以绵揾取，以敷眦上，数数。

16. 治耳聋　蜗牛子一分，石胆一分，钟乳一分。同细研，用一瓷瓶盛之，以炭火烧令通赤，候冷取出，研入龙脑少许，每用油引药小许入耳。(15、16方出自《圣惠方》)

17. 治甲沟炎　活蜗牛5～10个，洗净，加适量冰片捣烂后敷于患处，然后用纱布包好，每日换药1次。若甲沟炎已形成脓者，可排脓后再用药。一般治疗2～3日可消肿，3～6日结痂痊愈。〔《中国民间疗法》2001，9(2)：63〕

【临床报道】　避孕　蜗牛7只，制成干燥的粉剂，于月经干净后第一日，作1～2次服，可避孕1年。武汉已试用183例，其中102例观察3个月，失败7例。

【各家论述】　1.《本草求真》："蜗牛，禀性至阴，味咸小毒，故古方用此治真阳亏损，腠理不密，发风中于经络，而见口眼㖞斜，筋脉挛拘，及风热脱肛，痔疮肿痛，痱痘发背疔肿等症，皆能见效，总以取其寒，解诸热之性耳。"

2.《药性通考》："又可治杨梅疮毒。第气过寒，杨梅热毒，实出诸肾。用蜗牛，未免直入肾中，以泻火，火去寒留，往往有阳痿不振之虞。"

【基原】　为巴蜗牛科巴蜗牛属动物同型巴蜗牛和华蜗牛属动物华蜗牛及其同科近缘种的壳。

【原动物】　参见"蜗牛"条。

【采收加工】　捕得蜗牛后，去肉取壳，晒干。

【功用主治】　清热，杀虫，消肿。主治小儿疳疾，齿䘌，瘰疬，酒皶鼻，脱肛。

1.《本草经疏》："治一切疳疾。"

2.《纲目》："治牙䘌，面上赤疮，鼻上酒皶，久利下脱肛。"

【用法用量】　内服：研末，3～6 g。外用：研末调敷。

【选方】　1. 治小儿一切疳疾　蜗牛壳七个。净洗，令干，于酥蜜中，瓷盒盛，用纸糊，于饭甑内蒸之，至饭熟取出，细研。渐渐吃，一日食尽之。《小儿宫气方》）

2. 治齿䘌，并有虫　蜗牛壳三十枚。烧灰细研。每用揩齿。《圣惠方》）

3. 治大肠脱肛　蜗牛壳，去土研末，羊脂溶化，调涂，送入。《纲目》引李延寿方）

4. 治瘰疬肿结　蜗牛壳不拘多少。上一味，捣为细散。每二钱匕，空心，米饮调下，日再。至四十九日自消。《圣济总录》《中药材大全》）

蛾眉蕨贯众 é méi jué guàn zhòng
5331 《中药材大全》

【异名】　贯众(宁夏)。

【基原】　为蹄盖蕨科蛾眉蕨属植物蛾眉蕨的根茎。

【原植物】　蛾眉蕨 *Lunathyrium acrostichoides* (Sw.) Ching ［*Asplenium acrostichoides* Sw.］ 又名：亚美蹄盖蕨《中国主要植物图说》）。

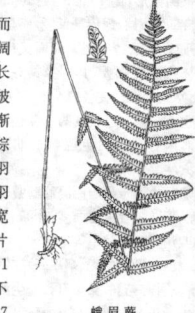
蛾眉蕨

植株高30～80 cm。根茎短粗而斜升，顶端和叶柄基部被棕褐色、阔披针形鳞片。叶簇生：叶柄长15～20 cm，禾秆色；叶片草质，长披针形，长25～60 cm，宽12～20 cm，渐尖头，仅叶轴、羽轴和中脉有少数棕色多细胞的短毛，二回羽状深裂；羽片约20对，披针形，下部3～4对羽片略缩短，中部羽片长12～14 cm，宽1.5～2 cm，羽状深裂几达羽轴；裂片18～20对，平展，镰状长圆形，基部1对较大，边缘有细锯齿；叶脉羽状，不甚明显，在裂片上有单一的侧脉5～7对。孢子囊群短线形，成熟时呈椭圆形，背生于侧脉上侧，每裂片有2～5对；囊群盖新月形，棕色，全缘，宿存。

生于海拔1 400～2 500 m的林下山谷或灌木丛中。分布于华北、东北、西南、西北及河南等地。

【采收加工】　7～9月采挖，晒干，生用或炒炭用。

【药性】　苦、涩，微寒。

1.《宁夏中草药手册》："苦，微寒。"

2.《中国药用孢子植物》："苦、涩，微寒。"

【功用主治】　清热解毒，杀虫，止血。主治痢疾，蛔虫病，蛲虫病，崩漏，便血，流感。

1.《宁夏中草药手册》："清热解毒，止血。"

2.《中国药用孢子植物》："清热解毒，止血，杀虫。治痢疾，驱虫，预防流感等。"

【用法用量】　内服：煎汤，10～15 g。

【选方】　1. 预防夏秋季肠道传染病　贯众1～2个。洗净，放于饮水缸中，半月换药1次。

2. 治便血　贯众炭、地榆炭、槐花炭各等分。共研细末，每日3次。

3. 治妇女血崩　贯众炭12 g，莲蓬炭、丹皮各9 g。水煎服。(1～3方出自《宁夏中草药手册》)

蜂乳 fēng rǔ
5332 《中国动物药》

【异名】　王浆、王乳、蜂王浆、蜂皇浆、皇浆《中国药用动物志》。

【基原】　为蜜蜂科蜜蜂属动物中华蜜蜂等的工蜂咽腺及上颚后腺分泌的乳白色胶状物。

【原动物】 参见"蜂蜜"条。

【采收加工】 生产蜂乳应在移虫后48～72小时进行，检查产群，如蜡杯已由工蜂改成王台，其中的幼虫也已长大，即可浆浆。浆浆应在清洁的室内进行，穿工作服，戴口罩。先取下各段板条，用小镊子移出幼虫，然后挖出蜂乳，立即放入褐色玻璃瓶内，密闭，低温冷藏。

【药材】 蜂乳 Regis Apis Lac 全国各地均产。

【性状】 本品为乳白色至淡黄色或带有红色的胶状液体。味酸、涩、辛。以乳白色至淡黄色者为佳，色泽发红者较次。从蜜源植物来看，椴树花蜂乳最好，洋槐花、枣花、荆条花蜂乳较好，杂花蜂乳较次，荞麦花蜂乳最次。

【鉴别】 将蜂乳置于偏振光显微镜下，可见淡黄色、红色、绿色、蓝绿色、蓝紫色五种彩釉状色调(冷藏加热和暴露蜂乳均有，而蜂蜜及花粉中均无)。

(1) pH应为3.5～4.8。

(2) 用快速水分测定法测定，含水量不得大于70%。

(3) 用点燃的火柴接近蜂乳，应无黄褐色颗粒迅速熔化(检查蜡片)。

(4) 用蘸有碘试液的小玻棒，划过涂有少量蜂乳的白瓷板上，划痕处不得显蓝色、绿色或红褐色(检查淀粉类)。

(5) 取蜂乳少许置试管中，用少量蒸馏水稀释搅匀，加斐林试液数滴，水浴上微沸1～2 min，取出观察，不得变红或红棕色(检查蜂蜜)。

【成分】 幼蜂王的特殊食物"王浆"，平均含水分66%，灰分0.82%，蛋白质12.34%，脂肪5.46%，还原性物质总量12.49%，未知物质2.84%，其组成随幼虫的生长期而不同。王浆含5种糖，其中4种是果糖、葡萄糖、蔗糖及核糖。脂肪类中，含ω-羟基-2-癸烯酸(ω-hydroxy-Δ²-decenoic acid)。泛酸(pantothenic acid)，叶酸(folic acid)，肌醇(inositol)，2-氨基-4-羟基-6-(L-赤-1, 2-二羟基丙基)-蝶啶[2-amino-4-hydroxy-6-(L-erythro-1, 2-dihydroxypropyl)-pteridine]及腺嘌呤核苷酸类化物。

【药理】 1. 延缓衰老、促进生长 蜂乳能延长果蝇、昆虫、小鼠、豚鼠及其他动物寿命，显著降低小鼠自然死亡率。蜂乳还能加速小鼠、家兔等的生长发育。体外培养细胞与放射自显影方法观察，蜂乳对人胚肺二倍体细胞DNA合成的影响观察(PD)指数，在培养组(浓度为166.7 mg/L)细胞核标记率比对照组高出近15个PD，细胞DNA合成率及细胞标记降率也提示蜂乳使细胞保持旺盛的DNA合成能力，缩短老年细胞周期，推迟细胞衰老。蜂乳有促进组织再生能力，给机械夹伤或切断坐骨神经的大鼠喂饲蜂乳，可使损伤初期病理变化减轻，切断的神经纤维再生加快，损伤神经的后肢反射活动恢复加快。切除部分肝脏的大鼠每日用2%蜂乳3 g，观察1周后，大鼠体重增加、血清和肝中氮基转移酶活力增高，组织学检查可见肝细胞再生旺盛，而纤维细胞增生等病理变化则减轻。蜂乳还可使大鼠肾组织重量增加、再生活跃。以抗白血病药物6-巯基嘌呤使小鼠骨髓受到抑制，再给小鼠口服蜂乳，可减轻药物作用，延长小鼠生存时间。口服或注射蜂乳均能增加红细胞直径，并使血红蛋白数量及网织细胞量增多，同时发现患者血中铁含量及血小板数目也增多。

2. 增强机体抵抗能力 蜂乳10 mg/只给小鼠腹部注射10月，小鼠耐低压缺氧、耐高温能力一定加强。蜂乳明显延长小鼠游泳时间，增其耐疲劳能力，还显著降低四氯化碳中毒小鼠死亡率，提高小鼠耐青霉菌葡萄球菌感染和马锥虫感染的抵抗能力，降低感染死亡率，并延缓和缩短热原引起的家兔发热反应。100 μg/ml和200 μg/ml蜂乳均显著抗拒4-亚硝基喹啉-N-环氧化物对人外周血白细胞DNA的损伤。

3. 对内分泌系统的影响 蜂乳提取物能使未成熟小鼠卵巢重量增加，卵泡增加，性成熟时间与蜂乳剂量呈正比关系。幼龄大鼠每日腹腔注射蜂乳，睾丸和卵巢重量显著增加。皮下注射蜂乳朊类物质，也可使幼龄大鼠子宫、卵巢肥大。有实验证明，蜂乳的性激素样作用并不强，1 g蜂乳乙醚提取物的雌激素样作用强度约等于雌酮0.05 mg作用，亦有一些报道否认蜂乳有促性腺激素样作用。蜂乳有促肾上腺皮质激素样作用下降，表明蜂乳可促进肾上腺皮质分泌固醇类激素。给予蜂乳提取物的小鼠和大鼠肾上腺重量均增大，而胸腺重量减轻。小鼠或大鼠皮下注射蜂乳6～48 mg，6小时后肾上腺内磷酸酶活力消失，肝糖原含量下降，表明蜂乳有兴奋肾上腺髓质，使肾上腺素释放入血，但高剂量蜂乳可使动物肾上腺皮质、髓质血管阻塞和充血。口服蜂乳可使肾上腺皮质碱性磷酸酶活性增强，注射蜂乳却使其活性减弱，亦有报道否认蜂乳有促肾上腺皮质激素样作用。小鼠一次腹腔注射蜂乳20 mg，可使甲状腺摄取¹³¹I能力较对照组提高99.5%，在寒冷环境中摄碘率仍可提高88.7%，对甲硫氧嘧啶所致甲状腺功能低下的小鼠，蜂乳仍有显著作用。

4. 降脂、降糖作用及其对代谢方面影响 100 mg/kg和200 mg/kg的蜂乳给高胆固醇饮食家兔分别注射7星期，显著降低血清胆固醇(TC)水平，但对血清磷脂、三酰甘油(TG)学无明显影响。冷冻干浆16 mg/只给正常或高脂血症大鼠灌服，数十日后，可见正常大鼠血浆 TG 和 TC 均下降，高密度脂蛋白胆固醇(HDL-C)和 TC 比值升高，高脂血症治疗组大鼠血中 TG 也显著下降。正常及模型治疗组大鼠红细胞流动性均升高，光镜下可见治疗组大鼠红细胞较完整光滑，增厚不明显。700 mg/kg的王浆冻干粉喂饲6星期，还能提高高脂血症大鼠血中 HDL-C 含量。同时，治疗组大鼠红细胞变形能力增强，血浆纤维蛋白原含量下降，血细胞比积成水有明显升高。正常大鼠腹腔注射蜂乳悬液2 g/kg，可使血糖显著下降。30 mg/只剂量使小鼠血糖降低。2 g/kg蜂乳还可使四氧嘧啶高血糖大鼠血糖暂时降低，进食后动物血糖又回升至原水平。预先给予蜂乳2 g/只还能使肾上腺素引起的小鼠高血糖恢复至正常。瓦氏检压器实验表明，蜂乳可增加大鼠肝细胞线粒体呼吸作用，其中的 Ca²⁺ 是特异性激活因子，但似乎蜂乳中尚存在其他激活因子。蜂乳使组织切片和蜂乳匀浆耗消耗明显增加。在无蜂乳的对照物情况下，呼吸越微弱者，增加越显著。以肾切片氧消耗为最高时，呼吸则不再增加。此外，蜂乳对小鼠肾腺癌组织呼吸无任何促进作用。

5. 对心血管系统的影响 蜂乳1：10 000和20 000即对斯氏离体蛙心有显著抑制作用，该作用可被阿托品对抗。犬、猫、兔等实验表明，0.1～1.0 mg/kg蜂乳静脉注射可使血压迅速降低，持续约1分钟后恢复，阿托品可对抗此作用，毒扁豆碱则加强，血中胆碱酯酶活性则降低此动，提示降压成分可能为类胆碱物质。蜂乳对肾上腺素处理的血管有先扩张后收缩的影响。合并使用时，可使肾上腺素缩血管作用加强。蜂乳对实验性动脉硬化有一定防治作用。蜂乳处理的实验动物粥样硬化家兔血胆固醇及脂肪均显著低于对照组，死亡率亦较低。长期持续饲喂蜂乳10 mg/kg可防止家兔动脉粥样硬化的发展。

6. 对免疫功能的影响 蜂乳500 mg/kg和10-羟基-2-癸烯酸(10HDA)50 mg/kg给小鼠灌胃7日，明显增强小鼠腹腔巨噬细胞吞噬功能。蜂乳液、蜂乳干粉和蜂胶剂给小鼠每日连续灌胃或皮下注射200 mg/kg，均可增强吞噬细胞功能，其中胶膜剂作用强于干粉剂。蜂乳每日2.5 g/kg给小鼠口服8日，可增加小鼠碳粒廓清速率，并完全对抗的松对碳廓清的抑制作用。蜂乳还增强小鼠羊红细胞致敏的足跖迟发性超敏反应(DTH)，并使环磷酰胺所致 DTH 反应低下完全恢复至正常。上述剂量对正常免疫功能低下的小鼠溶血素水平下降。10DHA以100 mg/kg剂量7日，可完全拮抗的松对小鼠炭廓清的抑制作用。蜂乳每日1 g/kg剂量口服7～8日，与10DHA上述剂量，均可拮抗环磷酰胺对小鼠二硝基氯氨苯反应和溶血素形成的抑制作用。但它们对正常小鼠反应均无明显影响。

7. 抗肿瘤及抗辐射作用　蜂乳及其成分 10HDA 与小鼠 AKR 白血病细胞或其他三种腹水癌悬液混合后，给小鼠接种，明显延长小鼠存活时间。艾氏腹水瘤细胞与 40 mg/ml 蜂乳或 2 mg/ml 10HDA 预先接触后再给小鼠接种，癌细胞在小鼠体内生长也几乎完全受抑制。在 52 例肿瘤病疗患者临床随机试验中，以 10HDA 治疗的患者 T 细胞在大于 100 Gy 放射剂量时尚未明显抑制，外周白细胞总数下降也不明显。大鼠在进食外分别以 0.5 ml/只蜂乳灌胃或再加用抗辐射营养素，连续 2 星期后，发现一次总量 2 Gy 的 γ 射线照射后大鼠存活率升高，外周白细胞减少速度下降。10%蜂乳 0.2 ml/只小鼠腹腔注射，对辐射损伤也有防护作用，并且治疗组小鼠淋巴细胞对³H-TdR标记的小鼠腹水型肝癌靶细胞毒性显著增高。10HDA 在小鼠辐射前或后喂饲，均有抗辐射损伤作用。照前喂饲可使小鼠肝、肾、脾等组织含氮量提高。

8. 抗病原微生物作用　蜂乳对金黄色葡萄球菌、链球菌、变形杆菌、伤寒杆菌、星状支癣菌等有抑制作用。低浓度仅可抑菌，高浓度则可杀菌。蜂乳抗菌作用在 pH 为 4.5 时最强，pH 为 8.0 时完全消失。过适后，其杀菌作用亦消失。蜂乳对结核杆菌、球虫、利什曼原虫、枯氏锥虫、短膜虫类也有抑制生长的作用。杯碟法表明蜂乳 2.192 g 抗菌作用约等于青霉素 1 u。蜂乳 10%水溶液处理用金黄色葡萄球菌、溶血性链球菌等感染的大鼠感染局部，其伤口愈合时间短于青霉素(200 u/ml)或短杆菌肽处理组。

9. 其他作用　蜂乳给予大鼠 10 日，发现 0.5 ml/kg 剂量可使血红蛋白升高。家兔静脉注射蜂乳 30 mg/kg，家兔血钙减少，血磷酸酶活性降低。蜂乳 4.0 g/kg 腹腔注射，对小鼠二甲苯所致耳部炎症有明显抑制作用。2.0 g/kg 剂量对大鼠甲醛性足肿胀有显著抑制。并且切除双侧肾上腺不影响其作用。蜂乳对大鼠棉球肉芽肿增生无显著作用。蜂乳 1：20 000 的浓度能使离体兔肠有兴奋作用。阿托品可对抗这种作用。蜂乳 1：15 000 的浓度能使离体子宫的节律性收缩明显加强。

毒性　蜂乳对实验动物毒性极低。小鼠 16 g/kg 剂量无一死亡，20 g/kg 剂量时仅 40%动物死亡。

药性　甘、酸、平。

【功用主治】《中国动物药》：滋补强壮，益肝健脾。治病后虚弱，小儿营养不良，年老体衰，传染性肝炎，高血压，风湿性关节炎，十二指肠溃疡，支气管哮喘，糖尿病，血液病，精神病，子宫功能性出血，月经不调，功能性不孕症及秃发等。"

【用法用量】内服：温水冲，50～200 mg。

【宜忌】湿热泻痢者禁服。

【选方】　1. 治急性传染性肝炎　用 10%蜂乳蜂蜜。4 岁以下每日 5 g，5～10 岁每日 10 g，10 岁以上每日 20 g。20 日为 1 个疗程，对肝功能有良好的改善作用。

2. 治进行性营养不良症　每日口服蜂乳 200～600 ml，连服 1 个月以上。

3. 治慢性风湿性关节炎　每日服蜂乳 400 ml，连服 3～6 个月。（1～3 方均出自《中国动物药》）

4. 治疗各种癌肿，贫血，及放疗、化疗后白细胞降低症　取新鲜蜂王浆 200 g，兑入新鲜蜂蜜 800 g，搅拌均匀。成人每次服王浆 10 g(含王浆 2 g)，每日 3 次，热开水冲化，温服。小儿酌减。饭前半小时服。抗癌肿及化疗后需加倍。〔《山东中医杂志》1994，13(3)：126〕

5333　**蜂毒** fēng dú
〈《吉林中草药》〉

【异名】蜜蜂毒素《药材学》。

【基原】为蜜蜂科蜜蜂属动物中华蜜蜂等的工蜂尾部螫刺腺体中排出的毒汁。

【原动物】参见"蜂蜜"条。

【采收加工】现广泛采用电刺激取蜂毒法。取毒器由一属丝细的栅状电网下面绷一层薄膜。此取毒器与一控制器相连，控制器为具有可调电压的直流电源和一个电流跟综器组成的路式结构。取毒时将取毒器置于蜂箱门口。蜜蜂触及电网就螫刺面的薄膜而排毒，螫刺拔出后蜜蜂可继续生活。蜂毒黏在膜的面，干燥成胶状物，取下膜将蜂毒用水洗下即可。置阴凉干燥处密闭，避光，或将蜂毒制成注射剂用。

【药材】蜂毒 Apis Veneu　全国养蜂地区均可取蜂毒。

性状　新鲜蜂毒为透明液体，具芳香气，味苦。但室温下很快干燥成类白色或淡黄色结晶体，微透明而闪亮，气微香，刺激性较强。

鉴别　(1) 取本品少许，加 1 mol/L 氢氧化钠溶液 1 ml，摇匀后加 5%硫酸铜溶液 2～3 滴，即呈玫瑰红色或蓝紫色。

(2) 取本品加水配成 0.03%的溶液，于 280±1 nm 波长处有最大吸收峰。

(3) 取本品 0.16%水溶液 20 μl，在醋酸纤维薄膜上点样，以含 1.9%甲酸铵的 1.5%乙酸液为缓冲液，于 8 mA和40 V电泳中电泳 40 分钟，用考马斯亮蓝S-250 染色，即出现 3 条蓝色色带，其中间的较粗的一条色带为蜂毒多肽。

【成分】蜂毒是一种成分复杂的混合物，除含有 80%～89%的水分外，还含有蜂毒肽、活性酶、生物胺和其酸类物质。

【药理】1. 对神经系统的作用　蜂毒对中枢和外周神经系统有广泛而复杂的影响。全蜂毒及其组分蜂毒肽、托肽品和蜂毒明肽等，具有明显的亲神经性。全蜂毒及蜂毒肽对烟碱性胆碱受体，有选择性阻滞作用，蜂毒明肽可透过血脑屏障直接作用于中枢神经系统。一般认为，蜂毒具有调节神经系统紧张度的作用，使大脑皮质活动正常化，调整物质代谢，从而促进神经本身的修复。蜂毒有箭毒样及神经节阻断剂样作用，浓度为 1：1 000 的蜂毒首先使膈神经-肌肉部位收缩而后松弛，此时用电极刺激膈神经时，不能引起膈肌的收缩，但神经的传导性并未丧失，表明蜂毒仅能阻滞由神经传至肌肉的冲动。蜂毒对抗肾上腺素和去甲肾上腺素对离体肠管的抑制作用，但却不能阻滞苯丙胺等直接抑制肠管运动药物的作用。上述实验结果表明，蜂毒的作用部位可能是在突触处。蜂毒中的蜂毒肽(melittin)具有神经节阻断作用，其作用部位为突触，当将其按 50～100 μg 注入猫颈动脉时，便使其颈神经节的 N-胆碱结构对乙酰胆碱的敏感性降低。小鼠在静注烟碱(10 mg/kg)前 15 分钟，注射蜂毒或蜂毒肽(2 mg/kg)时，可预防烟碱引起的活动增加及惊厥发作。蜂毒肽抑制小鼠自发活动和探求活动，使自发和诱发的脑电活动发生抑制性改变，进一步研究证明，蜂毒肽对动物活动和脑电的影响是由于改变了大脑皮质和上行网状激活系统的神经功能的缘故。蜂毒明肽(apamin)被认为是神经毒素，它可使小鼠对各种刺激敏感，缩短巴比妥引起的睡眠时间，大剂量可使动物死于呼吸肌麻痹；未死小鼠于 60 小时内呈现举尾，后肢躁动等兴奋状态，表明大脑和脊髓对蜂毒明肽比较敏感，按 0.5～1.0 mg/kg 给大鼠静脉注射时，使单对触的伸肌反射和多对触的屈肌反射电位增加。大鼠实验证明，¹²⁵I-蜂毒明肽主要与前脑相结合，其与大脑皮质的结合比与肝的结合力强得多，不能检出其与骨骼肌及其他试验部位的结合。当向小鼠侧脑室注射 1 μg 蜂毒明肽时，可引起小鼠的共济失调，或向大鼠尾部脊髓蛛网膜下注射蜂毒明肽，亦可引起类似共济失调现象，但仅限于身体后部，提示系对脊髓的直接作用。共济功能的丧失是蜂毒明肽毒性的主要症状。实验还证明，第四脑室和导水管邻近部位比脊髓更敏感。蜂毒明肽在脑内分布无选择性。整体实验证明，于 16 日内，每日给大鼠皮下注射蜂毒明肽 20 μg/kg，可使脑中去甲肾上腺素、多巴胺和 5-羟色胺增高，但作用不明显。蜂毒有明显的镇痛作用，其镇痛指数高于安替比林，低于吗啡。蜂毒中镇痛抗炎多肽安度拉品对脑前列腺素合成酶的制作用约为吲哚美辛的 70 倍，而且其镇痛作用也涉及受体机制。临床证明，蜂毒对神经痛、偏头痛及三叉神经痛有较好的疗效。蜂毒中的阿度拉品（adolapin）在小鼠醋酸扭体试验和大鼠 randallselitto 试验中均表现出镇痛作用。ED_{50} 分别为 0.016 和 0.013 mg/kg，该作用与抑制前列腺素合成酶有关，也涉及中枢神经系统作用。

2. 对呼吸和心血管系统的影响　蜂毒对心血管有强烈作用，如降压、抗心律失常、改善脑血流及心肌功能等多方面作用。实验表明，蜂毒肽对离体动物心肌具有很强心肌毒性作用。注射蜂毒肽后，毒性立即出现，伴有心电图的变化及丙氨酸氨基转移酶释放至灌流液中，注射蜂毒后出现心肌挛缩，甚至不可逆麻痹。而在整体动物，注射蜂毒肽，未立即出现明显的心律、心律变化。蜂毒对心脏有双向调节作用。小剂量对离体心脏有兴奋的作用，中剂量表现为抑制作用。人体受蜂螫后，有呼吸加快现象，这是蜂毒使血压降低引起的反射性反应。大量的蜂毒可使机体大脑呼吸中枢麻痹导致死亡。蜂毒可引起动脉血压降低的效应主要与磷酸酯酶 A_2 有关。蜂毒的心肌素和蜂毒肽有类似于异丙肾上腺素的抗心律失常的作用，而且作用的持续时间远较异丙肾上腺素长。给犬肌内注射小剂量（0.2～0.5 mg/kg），可使心肌收缩力增加，左心室压力持续升高，随剂量增加，出现全身血流动力学的变化。大鼠静脉注射蜂毒 1 mg/kg 有明显降压作用，如腹腔注射连续 6 日，下丘脑和纹状体的亮氨酸脑啡肽含量明显提高，提示蜂毒的降压机制与中枢神经中的亮氨酸脑啡肽有关。当给大鼠皮下注射蜂毒 0.7 mg/kg 时，则引起血压显著降低，但 5 分钟之后，血压可恢复正常水平，蜂毒肽 200 μg/kg 皮下注射时，仅使血压有所升高，磷酸酯酶 A_2（PLA$_2$）则有极明显的降血压作用。降压作用主要与释放组胺有关。对培养的大鼠乳鼠心肌细胞，蜂毒 0.01 mg/ml 对心率及心肌收缩力未见明显变化；0.1 mg/ml 则可使心率加速，心肌收缩力加强，少数心肌细胞出现心律失常；0.5 mg/ml 则使心肌收缩力降低，心律失常，半数心肌细胞停跳；1 mg/ml 则心肌收缩力很快降低，并停止跳动。蜂毒对心血管的影响颇似组胺，许多实验证明，无论在在体或离体条件下，蜂毒均能释放各种实验动物（大鼠和豚鼠等）腹腔、肠系膜、肺和皮肤中的组胺。

3. 溶血和抗凝血作用　蜂毒具有极强的溶血作用，蜂毒的溶血作用是由于使红细胞壁透过性增强，使其中胶体大量渗出，红细胞终因内部渗透压降低而导致破裂，这种溶血称为胶体渗出性溶血。蜂毒中溶血成分为 PLA$_2$ 和蜂毒肽，后者溶血作用比前者更强。在体外，肝素可完全对抗蜂毒肽的溶血作用，但对 PLA$_2$ 的溶血作用无影响。蜂毒虽经贮放 30 年之久，但仍不失其溶血作用。蜂毒有同样血液凝固时间，不但在体外有抗凝血作用，而且在体内亦有同样作用。当给大鼠静脉注射 125 γ蜂毒的毒量时，于注射后 1 小时，血液凝固时间由 8 分钟延至 17 分钟，5 小时后则延至 19 分钟，于 24 小时后恢复正常。蜂毒中抗凝血活性成分为 PLA$_2$ 和蜂毒肽，它们的抗凝血作用可被凝血因子Ⅲ-脑磷脂及破碎细胞小板中和，它们的抗凝活性在 pH 5.6 时对热稳定了（pH 7.4）分钟注射，进一步研究证明，磷脂在其活性时并发挥它们的抗凝血作用，磷脂通常是与血液因子结合形成复合物而促进血凝。

4. 对内分泌系统功能的影响　离体实验证明，蜂毒肽可促进大鼠胰岛细胞分泌胰岛素，此释放胰岛素作用依赖于细胞内的钙浓度，并可被 PLA$_2$ 抑制剂阿的平和脂氧合酶抑制剂去甲二氢愈创木酸所抑制。蜂毒对离体大鼠胰岛分泌胰岛素刺激的最大分泌半数有效量为 4 μg/ml，此外蜂毒肽，去甲肾上腺素对蜂毒肽释放胰岛素作用无影响。给大鼠按 0.1、0.5、1.0 和 5.0 mg/kg 皮下注射蜂毒，于注射后 4 小时和 24 时，大鼠血浆皮

质酮浓度明显升高，可能由于蜂毒释放 ACTH 的结果。在离体条件下，蜂毒肽浓度为 0.25～2 μg/ml 时，可刺激大鼠垂体前叶分泌催乳素（PRL），呈明显的量效关系，并对钙有依赖性，PLA$_2$ 抑制剂奎那克林及二溴乙酰苯醌可阻断蜂毒肽释放催乳素的作用。

5. 对各种实验性炎症的影响　蜂毒被用来治疗风湿症已有悠久的历史，近些年来对蜂毒抗炎的有效成分及其作用机制进行了深入的研究。蜂毒中的多肽、MCD-多肽和蜂毒明肽是其主要的抗炎成分，MCD-多肽小剂量时（1～1 000 ng皮下注射）对大鼠有致炎作用，剂量增加时（200～1 000 μg/kg，皮下或静脉注射），对关节内注射松节油或足掌皮下注射角叉菜胶引起的足肿胀有明显的抑制作用。大鼠皮下注射 MCD-多肽 4 mg/kg，对佐剂性关节炎亦有效。蜂毒肽亦已被证明是一种具有抗炎作用的多肽。腹腔注射 10 和 30 μg/kg 时，对注射 5-羟色胺和右旋糖酐引起的大鼠足肿胀具有明显的抑制作用，对巴豆油引起的渗出性炎症也有抑制作用。从蜂毒中除去大相对分子质量的 PLA$_2$ 和透明质酸酶获得的低相对分子质量多肽（PBV），皮下或腹腔注射时，对角叉菜胶和右旋糖酐引起的大鼠足肿有明显抑制作用，其作用与蜂毒相同或优于蜂毒。关于蜂毒对垂体-肾上腺皮质系统功能的影响已进行了比较深入的研究，证明给正常大鼠注射蜂毒后，可使其肾上腺内维生素 C 和胆固醇含量均降低。但对去垂体动物，上述作用便不复出现。此外，蜂毒可抑制人体嗜中性粒细胞产生超氧阴离子，此作用可能与蜂毒的抗炎症也有直接关系。目前的研究结果揭示，蜂毒的抗炎症作用至少包括两个方面：① 可能通过抗原的竞争改变了免疫的应答反应，蜂毒对免疫复合物诱导的家兔膝关节滑膜炎也有明显抑制作用；但蜂毒通过何种免疫环节的调节而起到抗炎作用，尚待深入研究。② 通过皮质类固醇或其他尚不清楚的非免疫机制。

6. 对动物和植物实验性肿瘤的影响　蜂毒对多种植物（小麦和天竺葵）及动物肿瘤均有一定的抑制作用，关于蜂毒抑制肿瘤的作用原理尚不清楚，可能与其普通抑制生长旺盛组织的代谢有关，蜂毒对小鼠的三磷酸腺苷生成有抑制作用，同时对正常肝组织的氧化磷酸化过程亦有明显的抑制作用，实验进一步证明，主要是由于蜂毒肽和 PLA$_2$ 使细胞颗粒体膜溶解，从而使其呼吸受到抑制的结果，因而瘤组织的氧化磷酸化过程受到抑制，氧化储能过程遭到破坏，导致肿瘤组织生长的抑制。蜂毒中的多肽溶血毒，肥大细胞脱粒多肽及 PLA$_2$ 都能引起肥大细胞脱粒溶解并释放组胺。多肽溶血毒能直接对细胞的磷脂膜起溶解作用，抑制细胞发育，对肿瘤细胞（肉瘤、淋巴瘤）起显著的细胞毒素（细胞破坏）作用。PLA$_2$ 对 Rous 肉瘤和 HeLa 细胞（宫颈癌细胞）有抑制作用。蜂毒能明显抑制肿瘤组织的增殖。蜂毒中的蜂毒肽和 PLA$_2$，能抑制肿瘤组织的氧化磷酸化过程和抑制组织代谢，而产生对肿瘤的抑制作用，蜂毒对肿瘤的破坏作用，明显大于正常细胞。

7. 抗菌作用　蜂毒有明显的抗菌作用，蜂毒中的多肽溶血毒能抑制多种革兰阳性病原微生物的发育，并能对抗对青霉素有耐药性的金黄色葡萄球菌。其对革兰阳性菌的作用比对革兰阴性菌的作用强 100 倍。动物实验表明，当给豚鼠皮下注射蜂毒前，对豚鼠的实验性损害有治疗的作用。煮沸并不能破坏蜂毒肽的抗菌作用。此外，实验已证明，蜂毒不但能直接杀灭细菌，还能增强抗生素的抗菌性能。此外，蜂毒对流感病毒有对抗作用。

8. 抗辐射作用　当用 X 射线或 γ 射线照射小鼠的剂量不超过 0.258 C/kg 时，按 1.1～56 mg/只剂量提前给动物皮下或腹腔注射蜂毒，可使动物的生存率由 0 增加至 80%，蜂毒内抗辐射作用物质可能为蜂毒肽，当小鼠受总量为 25.8×10^{-2} C/kg X 线照射时，提前给小鼠注射蜂毒肽可使动物的生存率由 0.5% 增加至 50%，

但对总量为61.92×10^{-2} C/kg的X线照射则无保护作用。蜂毒中以组胺为末端的多肽甘氨酰组胺(glycylhistamine)有明显的抗辐射作用,于照射前24小时,按1 g/kg给小鼠皮下注射甘氨酰组胺可获得最佳的抗辐射效果。

9. 对免疫功能的影响　蜂毒具有免疫抑制作用,实验表明蜂毒及其组分蜂毒肽、蜂毒明肽和MCD肽的免疫抑制作用是由于刺激肾上腺皮质增加分泌皮质激素的缘故。一定量的蜂毒(10只蜜蜂螫刺)能刺激抗体产生,加大蜂毒用量则对抗体免疫反应有抑制作用。蜂毒呈现其刺激和抑制抗体产生作用时,均能引起机体免疫机制的改善,有利于增强机体抵抗力。小剂量蜂毒(2.5 μg/只)腹腔注射时,对小鼠体液免疫有刺激作用,使小鼠血清抗体滴度上升;但当剂量增至5~80 μg/只时,则引起免疫抑制。蜂毒肽对免疫的影响比全蜂毒弱,小鼠皮下注射PBV对巨噬细胞吞噬功能有抑制作用。蜂毒具有很强的抑制淋巴细胞形成玫瑰花结数及脾细胞产生的抗体数,蜂毒肽亦有上述作用,但作用较弱,上述实验结果表明,蜂毒对淋巴细胞膜上的免疫受体有影响。

毒性　局部毒性:人的皮肤受蜂螫后,受螫部位立即出现肿胀、充血,皮肤温度升高2~6 ℃。用蜜蜂螫刺小鼠20分钟后,皮下组织有明显的肿胀和充血;24小时后,受螫部位肌肉纤维呈变性及皮肤坏死,产生上述局部反应可能是由于使组胺和5-羟色胺释放的结果。20只蜂螫可使体重250~300 g的豚鼠死亡,而5只蜂螫则能使体重为18 g的小鼠毙命。蜂毒的丙酮提取物经小鼠静脉注射,最小致死量为3.58 mg/kg,其中的PLA_2和蜂毒明肽给小鼠静脉注射时其LD_{50}分别为7.36和4 mg/kg。PBV毒性低于蜂毒,小鼠腹腔注射时LD_{50},蜂毒为5.5±0.016 mg/kg,PBV为5.9±0.020 mg/kg。雄豚鼠隔日腹腔注射PBV 0.15 mg/kg,连续3日,第一次注射后21日,静脉注射PBV 0.75 mg/kg,则见有过敏反应、竖毛、颤抖、喷嚏、不安、尿失禁、呼吸困难直至死亡,表明其有变应原性作用,蜂毒的变应性作用强于PBV。对蜂螫敏感者约2%,被蜂螫后头痛,呕吐,腹泻,全身不适,起荨麻风疹块,螫处疼痛、烧灼、红肿,严重的面色发青、呼吸困难,甚至死于过敏性休克。

【药性】《全国中草药汇编》:"辛、苦,平。"

【功用主治】 祛风除湿,止痛。主治风湿痹痛,高血压,荨麻疹,哮喘。

1.《吉林中草药》:"祛风湿。治风湿性关节炎。"

2.《全国中草药汇编》:"祛风湿,止疼痛。主治风湿性关节炎,腰肌酸痛,坐骨神经痛。"

3.《中国动物药》:"强壮,镇痛,平喘,祛除风湿。治与疼痛有关的各种疾病,如风湿病,风湿性关节炎,类风湿关节炎,周围神经炎及神经痛,肌痛,腰肌劳损,眼科疾病,Ⅰ期、Ⅱ期高血压,荨麻疹,闭经及神经症。"

【用法用量】 蜂毒有活蜂螫刺法及蜂毒注射法两种。活蜂螫刺法:每次用1~5只蜂,用手捏住蜂头,将蜂尾贴近患处皮肤,使之螫刺,约1分钟后,将蜂弹去,拔出蜂针,第二日或隔日再行刺螫。蜂毒注射法:选用患处痛点、穴位及四肢穴位的皮内或皮下轮换注射,用量从每次1~3蜂毒单位(每1蜂毒单位含蜂毒0.1 ml)开始,后逐日增加1~2蜂毒单位,直至每日10~15蜂毒单位,再逐日下降到每日3~5蜂毒单位,维持1~2个月,每疗程总量200~300蜂毒单位,间歇3~5日进行第二个疗程。

【宜忌】《中国动物药》:"禁忌证:结核病、败血症、烈性传染病、糖尿病、癌症、血液病、有出血倾向者、肾脏疾病、肝胆疾病、胰腺病、精神病、中枢神经系统疾病及对蜂毒过敏者。""使用蜂毒前,必须先做过敏试验。方法是在前臂内侧,用每1 ml含1蜂毒单位的蜂毒注射液0.2~0.5 ml作皮内注射,10~15分钟后检查,如果注射部位红肿直径在1 cm以上,并伴有皮疹、头昏、呕吐、乏力等全身反应者禁用。"

【临床报道】 治面神经麻痹　用注射器抽吸蜂毒注射液2 ml,选一组穴位(翳风、颊车、下关、太阳、合谷)或另一组穴位(
骨、地仓、水沟、攒竹、曲池),局部常规消毒后,将注射针头刺入
位,缓慢提插捻转,有酸、麻、胀、痛等感觉后固定针头,回抽无回
后将药液缓慢注入,出针后以干棉球揉按局部。每穴注射0.3~
0.4 ml,每日注射1次。2组穴位隔日交替使用,10次为1个疗程
间隔3日后进行第二个疗程。共治疗260例,经1~3个疗程治疗,有效率98.8%,痊愈率87.7%。

5334 蜂药 fēng yào (《贵州民间药物》)

【异名】 翠云草(《贵州民间药物》),翠羽草(《全国中草药汇编》),小爬岩草、地虱子(《新华本草纲要》)。

【基原】 为卷柏科卷柏属植物疏叶卷柏的全草。

【原植物】 疏叶卷柏 *Selaginella kraussiana* (Kunze) A. Br. [*S. remotifolia* Spring] 又名:地柏(《中国主要植物图说》)。

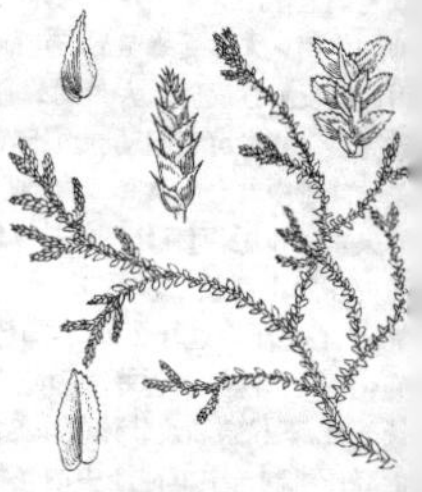

疏叶卷柏

茎匍匐,长约30 cm。叶二型,在枝两侧及中间各2行;侧叶卵形,长2~2.5 mm,宽1~1.2 mm,基部偏斜心形,先端尖,边缘全缘或有小齿;中叶斜卵状披针形,长1.5~1.8 mm,宽0.6~0.8 mm,基部偏斜心形,下侧下延呈耳状,先端长渐尖,边缘全缘或有小齿。孢子囊穗单生于小枝顶端,有4棱;孢子叶长三角状披针形,呈龙骨状,先端长渐尖。孢子囊圆肾形,大孢子囊极少,生在囊穗基部,小孢子囊生在囊穗基部以上。

生于山坡草地或林边。分布于西南及浙江、福建、江西、湖北、湖南、台湾等地。

【采收加工】 四季均可采收,晒干或鲜用。

【成分】 植株含糖类:α, α-海藻糖(α, α-trehalose),蔗糖,水苏糖,棉子糖,麦芽糖,卷柏糖(selaginose)即2-*O*-α-*D*-吡喃葡萄糖基α, α-海藻糖(2-*O*-α-*D*-glucopyranosyl-α, α-trehalose)。黄酮类:穗花杉双黄酮(amentoflavone),扁柏双黄酮(hinokiflavone),异柳杉双黄酮(tomerin)。还含多肽类。

【药性】《贵州草药》:"性凉,味淡。"

【功用主治】 祛痰止咳,解毒消肿。主治肺热咳嗽,痔疮,疮毒,烧伤,蜂刺伤。

1.《贵州民间药物》:"镇咳,祛痰,止喘。治疮毒虫伤。"

2.《贵州草药》:"清热,消肿,杀虫。"

3.《全国中草药汇编》:"解毒。主治肺热咳嗽,火烫伤,痔疮,无名肿毒及蜂刺伤。"

【用法用量】 内服:煎汤,10~30 g。外用:捣敷或塞鼻。

【选方】 1. 治肺热咳嗽　鲜蜂药30 g,棣棠花9 g,鹿衔草15 g。煎水兑蜂糖服。

2. 治鼻窦热蟹　蜂药嫩叶少许捶绒,塞鼻孔,连塞多次。

3. 治黄蜂刺伤,红肿辣痛　鲜蜂药一把,拌口涎搓烂,揉擦患处,以消肿为度。(1~3方出自《贵州民间药物》)

5335 蜂胶 fēng jiāo (江西《中草药学》)

【基原】 为蜜蜂科蜜蜂属动物中华蜜蜂 *Apis cerana* Fabr. 等用于修补蜂巢所分泌的黄褐色或黑褐色的黏性物质。

【原动物】 参见"蜂蜜"条。

【采收加工】 在暖和季节每隔10日左右开箱检查蜂群时刮取,刮取后紧捏成球形,包上一层蜡纸,放入塑料纸袋内,置凉爽处收藏。

【药材】 蜂胶 Propolis 产于全国各地。

性状 本品为树脂状团块，黄褐色或灰褐色，具芳香气味，有黏性，低温下变硬、变脆，加热可熔化。易溶于丙酮、苯、20%氢氧化钠溶液及乙醇。

【成分】 蜂胶含黄酮类、酚类、内酯、香豆素类、醛、酮、甾类化合物，还含有维生素 B_1、烟酸、维生素 A 原和多种氨基酸、糖、多糖等，及必需元素 34 种：氧、碳、氢、氮、钙、磷、氯、钾、硫、钠、氯、镁、铁、硅、铜、钼、锌、氟、铝、锡、硅、砷、硒、钛、钒、铬、镍、钡、锆、锑、镉、锰、铅、锶等。还含黄酮类化合物：短叶松素（pinobanksin），3-丁酸短叶松素（3-butanoic acid pinobanksin），3-己酸短叶松素（3-caproic acid pinobanksin），3-甲醚短叶松素（3-methylether pinobanksin），3-戊酸短叶松素（3-valeric acid pinobanksin），3-戊烯酸短叶松素（3-pentenic acid pinobanksin），3-乙酰短叶松素（3-acetyl pinobanksin），短叶松素-3-乙酸查耳酮（pinobanksin-3-acetic acid chalcone），短叶松素查耳酮（pinobanksin chalone），樱花亭查耳酮（sakuranetin chalone），二羟查耳酮（dihydrochalone），球松素（pinostrobin），乔松素（pinocembrin），柚木杨素（tectochrysin），良姜素（izalpinin），5-羟基-4′,7-二甲氧基黄酮（5-hydroxy-4′,7-dimethoxyflavone），4′-氧甲基山柰素（4′-O-methyl kaempferide），5,7-二羟基-3,3′-二甲氧基黄酮（5,7-dihydroxy-3,3′-dimethoxy flavone），3,5-二羟基-4′,7′二甲氧基黄酮（3,3′-di-O-methoxy quercetin），短叶松树素 3-乙酸酯（pinobanksin 3-acetate）。芳香酸及其酯：苯甲酸甲酯（methyl benzoate），苯甲酸乙酯（ethyl benzoate），苯甲酸苄酯（benzyl benzoate），环己醇苯甲酸酯（cyclohexanol benzoate），环己二醇苯甲酸酯（cyclodihexanol benzoate），松柏醇苯甲酸酯（coinferyl benzoate），藜芦酸（vatic acid），水杨酸甲酯（methyl salicylate），水杨酸苄酯（benzyl salicylate），香草酸（vanillic acid），1,3-二阿魏酰基-2-乙酰甘油酯（3-diferuloyl-acetyl glycerin），1-阿魏酰基-3-对香豆酰基-2-乙酰甘油酯（1-feruloyl-3-p-coumaroyl-2-acetyl glycerin），邻苯二甲酸双（2′-乙基己基）酯（di-（2′-ethylhexyl）phthalate），邻苯二甲酸双异丁酯（diisobutyl phthalate），癸二酸双（2′-乙基己基）酯（di-（2′-ethylhexyl）sebacete），二氢阿魏酸（dihydroferulic acid），咖啡酸苄酯（benzyl caffeate），4-羟基苯甲酸（no food acid），原儿茶酸（protocatechuic acid），桂皮酸月桂酯（cinnamyl ethyl laurate），1,5-戊二醇单苯甲酸酯（1,5-pentidiol benzoate），3-甲基-3-丁烯醇咖啡酸酯（3-methyl-3-butenol caffeate），3-甲基-2-丁烯醇咖啡酸酯，3-甲基-3-丁烯醇阿魏酸酯（3-methyl-2-butenol ferulate），3-甲基-2-丁烯醇阿魏酸酯（3-methyl-2-butenol ferulate），阿魏酸戊酯（pentyl ferulate），咖啡酸戊烯酯（pentenyl caffeate），咖啡酸戊酯（pentyl caffeate），二氢桂皮酸（dihydrocinnamic acid），3,4-二甲氧基苯甲酸（3,4-dimethoxy benzoic acid），香草酸（vanillic acid），3,4-羟基苯甲酸（3,4-dihydroxy benzoic acid），苯甲酸桂皮酯（cinnamyl benzoate），对香豆酸戊烯酯（p-pentene coumarate），3,4-二甲氧基桂皮酸苄酯（3,4-dimethoxy benzyl laurate），对香豆酸苯乙酯（p-phenyl ethyl coumarate），阿魏酸苄酯（benzyl ferulate），异阿魏酸苯乙酯（phenylethyl isoferulate），对香豆酸桂皮酯（p-cinnamyl coumarate），咖啡酸桂皮酯（cinnamyl caffeate），苯甲酸甲酯（methyl benzoate），水杨酸甲酯（methyl salicylate），对甲氧基苯甲酸苄酯（2-methoxy benzyl benzoate）。香豆素：6,7-二羟基香豆素（6,7-dihydroxy coumarin），7-羟基甲氧香豆素（7-hydroxy methoxy coumarin）。

【药理】 1. 抗病原微生物作用 蜂胶对多种细菌有抗菌作用。蜂胶制剂及蜂胶成分能抑制金黄色葡萄球菌、链球菌、沙门菌、变形杆菌、炭疽杆菌、出血败血性杆菌、产气荚膜杆菌、枯草杆菌、腊杆菌、单核细胞增多性李司忒菌、丹毒丝菌属、马铃薯芽孢杆菌及对20余种细菌。10%蜂胶乙醇溶液还对大肠埃希菌、魏氏梭菌等有抑制作用。球菌类敏感性更高。另外，蜂胶对口腔内变形链球菌也有抑制作用。蜂胶乙醇或乙醇溶液对各种癣菌、铁锈色小孢子菌、石膏样小孢子菌等浅部真菌有较强抑制作用，对白念珠菌、新形隐形菌、星状奴卡菌等深部真菌也有不同程度的抑制作用。蜂胶还有抗病毒作用。感染前滴鼻或雾化吸入50%蜂胶乙醇溶液完全抑制流感病毒在小鼠体内繁殖，但感染后再给药则无效。体外试验，蜂胶水提取物能显著减轻小鼠痘病毒感染，但体内试验作用较弱，而且必须在感染前给药方有效。蜂胶水剂和水醇性乳剂能抑制在鸡胚原代囊肥或单层猪肾细胞培养的假狂犬病毒的繁殖。以羊膜细胞、恒河猴肾细胞试验中，蜂胶部分纯化的85%乙醇提取物10 μg/ml可使小泡性口腔炎病毒、猴病毒40、日本血凝病毒、单纯性疱疹病毒（HSV-1）的感染性降低，空斑数分别减少28.8%、61.1%、76.2%、100%。蜂胶预先处理细胞，然后接种病毒，未见保护作用。蜂胶黄酮类物质中的黄酮醇对HSV-1的体外活性强于黄酮，黄酮醇的活性从大到小依次为姜黄素、山柰酚、槲皮素。而蜂胶活性强于单个化合物。

2. 镇静、麻醉及其他神经系统作用 蜂胶对神经系统有明显的抑制作用。蜂胶乙醇提取物腹腔注射100～2 000 mg/kg，可减少小鼠自发性活动，作用与剂量成正比。麻醉作用的发生还能显著延长环已巴比妥对大鼠的麻醉作用，增强二甲基亚砜小鼠痛阈提高作用和降温作用。蜂胶水提取液还能拮抗咖啡因引起的中枢兴奋作用，并具有局部麻醉作用，其角膜麻醉作用优于可卡因，浸润麻醉作用类似于普鲁卡因。生松黄酮酮、北美乔松黄烷酮和咖啡酸酯混合物对兔和小鼠角膜局麻作用比蜂胶总提取物强3倍。生松黄烷酮或咖啡酸酯混合物的局部麻醉作用类似于利多卡因。10%蜂胶丙二醇提取物、乙醇提取液对蟾蜍离体神经研究对神经干复合动作电位（AP）的传导阻滞作用，发现蜂胶能有效迅速地阻滞AP传导，提示其传导麻醉作用出现快，麻醉时间至少在0.5小时以上。豚鼠皮内丘疹法浸润麻醉和家兔角膜表面麻醉实验均表明蜂胶有麻醉镇痛作用，当其浓度大于0.25%时，麻醉作用不再递增。

3. 促进组织修复的作用 苟性钠所致金黄地鼠舌黏膜溃疡处，以10%或40%蜂胶制剂涂抹，明显促进溃疡愈合，缩短1/2至2/3病程，提示蜂胶有抗炎及促进组织修复功能。局部应用蜂胶乙醇提取物可明显促进犬损伤牙髓的再生修复，减轻损伤局部的毛细血管扩张充血和炎症细胞浸润，并增加巨噬细胞和肥大细胞数目，促进牙髓新生和纤维牙质的形成。给手术切除股骨头和髋臼关节面上软骨的犬创伤局部敷用蜂胶乙醇提取物油膏，可加速患肢功能恢复，用药后损伤处新生软骨、软骨块和两组成血管的结缔组织均增多。该油膏对实验性损伤的犬桡骨干骨组织再生也有同样的促进作用。蜂胶乙醇溶液局部应用还能促进羊的化脓性伤口愈合。

4. 对心血管系统的影响 蜂胶溶液稀释度超过1：30 000后，给离体家兔心脏灌流，可使心肌收缩力、收缩频率先增强后减弱。浓度超过1：1 000时，可使离体兔心立刻停跳于舒张期。蜂胶溶液还可收缩离体兔耳血管。但亦有报道称蜂胶水提取物对心脏有收缩肌力作用，但这与其拟毒蕈碱样作用有关。给实验性高脂血症和动脉粥样硬化家兔喂饲蜂胶3 g/只，连续3个月，可使血清三酰甘油明显降低，并能明显降低肝内总胆固醇和胆固醇的含量。

5. 保肝作用 蜂胶70%乙醇提取物25 mg/kg、50 mg/kg和100 mg/kg腹腔注射，显著减轻小鼠口服醋氨酚引起的血清丙氨酸氨基转移酶（ALT）活性升高，使肝脏降低谷胱甘肽（GSH）水平升高，作用呈剂量依赖性。大鼠腹腔注射蜂胶70%乙醇提取物5 mg/kg、50 mg/kg和25 mg/kg，可降低注射四氧化碳引起的血清ALT活性、丙二醛含量及肝中三酰甘油含量的升高，提示蜂胶保肝作用可能与其抗脂质过氧化作用有关。

6. 抗肿瘤作用　不同浓度的蜂胶丙二醇溶液对 S_{180} 和 EC 细胞体外生长均有明显抑制作用。蜂胶外用或口服，对 7, 12-二甲基苯并蒽(DMBA)引起的小鼠皮肤乳头状瘤的发生率或肿瘤生长增殖均无影响。但口服蜂胶乳剂明显延长荷瘤小鼠寿命，提高其存活率。外用小鼠皮毛光滑。蜂胶对嘧啶核苷酸合成中的胸腺嘧啶核苷酸合成酶有显著抑制作用，并且可能通过抗炎、抗菌、促进伤口愈合等作用综合起效。

7. 其他作用　蜂胶有较强的自由基清除作用。巴西蜂胶 P_1 水提取物、醇溶部分等对自由基 DPPH(1, 1-二苯基-2-苦基偕腙肼)有清除作用，对黄嘌呤/黄嘌呤氧化酶(xanthine/XOD)反应体系和还原型辅酶/吩嗪硫酸甲酯(NADH/PMS)反应体系中的超氧化阴离子产生也有抑制作用，但不影响黄嘌呤氧化酶(XOD)活性。蜂胶水醇性提取物能加速硫酸钡通过消化道，提示蜂胶能促进肠平滑肌蠕动，有轻度泻作用。离体兔肠标本也显示蜂胶水提取物对平滑肌张力和蠕动样运动有类似影响。蜂胶通过乙醇提取去除杂质，沉淀除去部分蛋白后静脉注射 0.5 ml/只，可使致敏豚鼠攻击性试验呈阴性。小鼠也未见过敏反应，而且抗疲劳阈值有较大提高。

毒性　小鼠灌服蜂胶的急性 LD_{50} 为 6.3 g/kg。小鼠腹腔注射蜂胶乙醇提取物最小致死量大于 2 g/kg，给犬、豚鼠、大鼠口服蜂胶 10~15 g/kg 以及给兔每日口服蜂胶 1 g/kg，共 3 个月，均未见毒性反应。给小鼠口服松黄烷酮 1 g/kg 亦无毒性作用。静脉注射蜂胶乙醇提取物 7~21 日后，小鼠肝脏除见空泡变性、脂肪增多、个别细胞坏死和少量炎症细胞浸润外，心、肺、脾、肾和腹腔均未见明显病理改变。肝脏病变在停药后 2~4 星期均恢复。

【功用主治】　润肤生肌，消炎止痛。主治胃溃疡、口腔溃疡、宫颈糜烂、带状疱疹、牛皮屑、银屑病、皮肤裂痛、鸡眼、烧烫伤。

1.《东北动物药》:"治恶性肿瘤和创伤有效。"

2.《中国动物药》:"溶解角质，杀菌，生肌，止痛。治鸡眼、胼胝、跖疣、寻常疣、足癣、痒疹、黄癣、湿疹、化脓性创伤、溃疡、烧伤、乳腺炎等。"

【用法用量】　外用:制成酊剂或软膏涂敷。内服:制成片剂或醇浸液，1~2 g。

【临床报道】　1. 治疗胃溃疡　用 20%蜂胶乙醇浸出液 10 ml，加温水稀释至 100 ml，于餐前 15 分钟服用，每日 3 次，2 星期为 1 疗程。疗程结束后 5 日内以胃镜复查结果作为疗效判断依据。治疗 57 例，治愈 41 例，好转 11 例，无效 5 例。本法止痛效果好，约为 5.5 日上腹痛消失。

2. 治疗口腔溃疡　用消毒棉签蘸取 30%蜂胶乙醇浸出液直接涂擦溃疡面，或将蘸药的棉签压患处 2 分钟。每日用药 2 次，直至痊愈。治疗 52 例，其中单发溃疡 32 例，多发溃疡 20 例。涂药 1 次疼痛明显减轻，涂药 4 次疼痛消失。溃疡治愈最长 4 日，最短 1 日，平均 2 日。另以蜂胶片治疗放化疗所致口疮，每片 0.2 g，每次含服 3 片，每日 3 次。2 星期为 1 个疗程。服药后即开始观察疗效。治疗 300 例均系住院患者，均为明确诊断的恶性肿瘤患者在放化疗中并发口疮。其中发病 100 例中，鼻咽癌 40 例，上颌窦癌 20 例，喉癌 10 例，舌癌 10 例，扁桃体癌 10 例，肺癌 200 例，肺癌 70 例，乳腺癌 50 例，胃癌 40 例，肠癌 30 例，卵巢癌 10 例。结果:治愈 273 例，好转 15 例，未愈 12 例，总有效率为 96%。本组病例多在用药后 6~12 小时疼痛减轻，24 小时后疼痛消失。溃疡面越小则愈合越快，最快者 24 小时愈合;溃疡面大则愈合慢，长达 6~10 日。疮面治愈后不留瘢痕。临床观察也未见过敏。

3. 治疗口腔黏膜白斑　取蜂胶提纯后制成 50%蜂胶复合药膜。用时将药膜剪剪与白斑等大，贴于病变黏膜上，厚的白斑每日贴 2~3 次，薄的白斑每日贴 1~2 次，2 星期为 1 个疗程。治疗 45 例，治愈 28 例，显效 14 例，好转 3 例，全部有效。治愈病例治愈时

间最短为 1 个疗程，最长 4 个疗程。白斑以平滑型疗效最佳，钩型次之，疣状型最差。

4. 治疗带状疱疹　将蜂胶 15 g，加入 95%乙醇 100 ml 内，浸 7 日，制成蜂胶酊。用棉签蘸涂患处，每日 1 次，注意保持局部皮肤干燥。治疗 46 例带状疱疹均获治愈。用药最短 3 日，最长 8 日，疱疹即干涸结痂。

5. 治疗烧伤　将蜂胶溶于 95%乙醇中，滤去不溶的物质，沉解部分重量计算，制成 10%或 5%的蜂胶乙醇溶液，涂抹或喷涂创面。治疗烧伤 43 例均获愈，其中 I 度 6 例，浅 II 度 29 例，深 I 度 8 例，治愈日数，分别为 3.5 日、9.4 日和 23.5 日。对深 II 度治愈的患者，愈后瘢痕小，色素沉着 1 个月后消退。

6. 治疗鸡眼　先将患部用热水浸泡，削去表层病变组织，然后取病灶稍大的蜂胶小饼紧贴患处，外用胶布固定，避免水沾或水浸，以防脱落，隔 6~7 日换药 1 次。新鲜蜂胶一般贴药 5~8 日鸡眼即可脱落(陈旧之蜂胶见效较慢)，此后还需再贴 6~7 日待患处皮肤长好为止。共治 90 个鸡眼，治愈 68 个，好转 9 个，无效或中断治疗 13 个。此法还用于胼胝、跖疣和寻常疣 16 个，但治疗时间较长，效果也差。

5336 蜂蜡 fēng là
(《现代实用中药》)

【异名】　蜜蜡《本经》，蜡《肘后方》，蜜跖《本草经集注》，黄蜡《金匮要略》，白蜡《别录》，黄占《种福堂公选良方》。

【基原】　为蜜蜂科蜜蜂属动物中华蜜蜂等分泌的蜡质，经人工精制而成的块状物。

【原动物】　参见"蜂蜜"条。

【采收加工】　春、秋季，将取去蜂蜜后的蜂巢，入水锅中加热熔化，除去上层泡沫杂质，趁热过滤，放冷，蜂蜡即凝结成块，浮于水面，取出，即为黄蜡。黄蜡再经熬炼、脱色加工过程，即成白蜂蜡。

【药材】　蜂蜡 Cera Flava　产于全国各地。

性状　黄蜡　呈不规则块状，大小不一。黄色、黄白色或淡黄棕色，不透明或微透明，表面光滑，手抹之有油腻感。体轻，能浮于水。断面呈砂粒状，用手搓捏能软化，有蜂蜜样香气，味微甘，嚼之细腻，黏成团不碎。不溶于水，溶于有机溶剂。

白蜡　为质地较硬的蜂蜡，呈白色块状，气味较淡。

【成分】　蜂蜡主要成分可分为四大类，即酯类、游离酸类、游离醇类和烃类。还含微量的挥发油及色素。酯类有蜡酸蜂花酯 (myricyl cerotate)，落花生油酸蜂花酯(myricyl hypogaeate);游离酸类有蜡酸(cerotic acid，约占 15%)、二十四酸(lignoceric acid)、褐煤酸(montanic acid)、蜂花酸(melissic acid)、叶虱酸(psyllic acid)、落花生油酸(hypogaeic acid)、新蜂酸(neocerotic acid)即二十五酸;游离醇类中有正二十八醇(n-octacosanol)、蜂花醇(myricyl alcohol);烃类中有二十五烷(pentacosane)、二十七烷(heptacosane)、二十九烷(nonacosane)、三十一烷(hentriacontane)及不饱和的蜂蜡烯(melene)。黄、白两种蜂蜡的成分基本相同。蜂蜡据称含有一种芳香性有色物质，名为虫蜡素(cerolein)。蜂蜡烷烃的化学成分:十六烷(hexadecane)、十七烷(heptadecane)、十八烷(octadecane)、十九烷(nonadecane)、棕榈酸(palmitic acid)、邻苯二甲酸二丁酯(dibutylphthalate)、十九碳二烯酸(nonadecadienoic acid)、十九碳烯酸(nonadecenoic acid)、二十烷(eicosane)、二十一烷(heneicosane)、二十二烷(docosane)、二十三烷(tricosane)、二十四烷(tetracosane)、二十六烷(hexacosane)、二十八烷(octacosane)、三十烷(triacontane)、三十二烷醇(dotriacontanol)、三十烷醇(triacontanol)。

【药理】　1. 活性氧清除作用　中国产蜂蜡对来自芬顿体系的羟自由基和来自 X/XO 系的超氧阴离子均有清除作用。2.5 μg/ml 以上浓度完全抑制脂质过氧化。

2. 其他作用　蜂蜡及其乳浊液有抑菌和防腐作用。且将肝素100～150 mg悬浮在蜂蜡0.5～1.5 ml内，静脉注射给予，可使素抗凝血作用时间延长。

【炮制】　取原药材，加水适量，加热熔化后，滤去杂质，冷却后将上层凝结物晾干。

饮片性状　参见"药材"项。

贮干燥容器内，密闭，置阴凉干燥处，防热。

【药性】　甘、淡，平。归脾、胃、大肠经。

1.《本经》："味辛，微温。"

2.《药性论》："味甘，平，无毒。"

3.《本草汇言》："气味俱薄，阳也。入手、足阳明经。"

4.《本草从新》："甘淡而涩。"

5.《本草再新》："入肝、脾。"

6.《本草再新》："入肺、肾二经。"

【功用主治】　解毒，生肌，止痢，止血。主治痈疽发背，疮疡，痢疾，胎动漏下。

1.《本经》："主下痢脓血，补中续绝伤，金疮，益气，不饥，耐老。"

2.《别录》："疗久泄澼，后重见白脓，补绝伤，利小儿，久服轻身不饥。"

3.《药性论》："主女娠孕妇人胎动漏下，血不绝欲死。"

4.《本草通玄》："贴疮生肌止痛。"

【用法用量】　内服：溶化和服，5～10 g；或入丸剂。外用：溶化调敷。

【宜忌】　湿热痢初起者禁服。

1.《本草经集注》："恶芫花、齐蛤。"

2.《本草经疏》："火热暴痢不宜用。"

【选方】　1. 治诸痈疮毒，不拘生在何宫，初起即消，已成即溃　黄蜡一两，白矾六钱。将蜡熔化稍冷，入矾末，为丸豆大。疮在上，服一两，在下служ七钱，小儿减半，酒和开水下。忌葱三日。（《医学集成》蜡矾丸）

2. 治膙疽、金疮、汤火伤等疮　黄蜡一两，香油二两，黄丹半两。同化开，放冷收敷。摊贴。（《王仲勉经验方》）

3. 治被殴或跌伤　黄蜡、鱼胶（炒黄色）各五钱，艾叶三片，无灰酒一碗，重汤煮一炷香，热饮之。（《药笼小品》）

4. 治赤白痢，少腹痛不可忍，后重，面青，手足俱变者　黄蜡三钱，阿胶三钱，同溶化，入黄连末五钱，搅匀。分三次热服。（《金匮要略》调气饮）

5. 治妊娠胎动，腹痛下血　蜡一钱。以清酒二盏，煎三五沸，投蜡令消，顿服。（《圣济总录》蜡酒方）

6. 治盆心疼痛　黄蜡，灯上烧化，为丸芡子大，百草霜为衣，井水下三服。

7. 治肺虚膈热，咳嗽气急，胸中烦满，肢体倦疼，咽干口苦，燥渴欲饮水，肌瘦发热，减食嗜卧，声音不出　黄蜡（滤去滓，用浆水煮，秤）八两，蛤粉四两（研末）。上件，每两作十五丸，用蛤粉为衣每药。每服一丸，胡桃瓤半个，细嚼温水下，临卧闭口不语。（《普济方》立效丸）

8. 耳虚聋　栗肉，每服三钱。同嚼细，津液咽下。又可用蜡并干枣，人瓶中煮稀粥，乘热而啜。以二方于食后，临卧，相间服之，久而耳聪免。（《宝庆本草折衷》）

【临床报道】　治疗梅核气　取露蜂房80 g，鸡内金40 g，黄蜡、蜂蜜各120 g。将蜂房、鸡内金研成细粉，与炼蜡溶调黄蜡制成"蜂蜡丸"，每丸重9 g，每次1丸，每日3次，空腹口服，上方1副为1个疗程。治疗21例，治愈16例，显效3例，有效2例，全部有效，治愈和显效率90%。一般用药1个疗程即可治愈，未愈可继续治疗。

【各家论述】　1.《纲目》："蜜成于蜡。万物之至味，莫甘于蜜，

蜜，莫淡于蜡，得非厚于此必薄于彼耶？蜜之气味俱厚，故养脾；蜡之气味俱薄，故养胃。厚者味甘而性缓质柔，故润脏腑；薄者味淡而性啬质坚，故止泄痢。张仲景治痢有调气饮，《千金方》治痢有胶蜡汤，二味皆佐以止痢也。"

2.《本草求真》："蜡专入肝脾，本有二，一出于蜂蜜之滓而成，即蜜凝结之粗者也，其蜡有黄有白；一出于树之蜡，其蜡由木之虫而得，故又名虫白蜡。二者气味不同，性亦微别，如蜜味淡性平，其蜡由虫成，蜜本润脉，则蜡亦涧，故能主润脏腑经络，而有续绝补伤生肌之妙。蜡此存蓄粗粕，其性最涩，故又能止泻绝痢。今人以情不投而曰嚼蜡，即味淡之意也。又凡荡除下焦之药，以此裹丸，亦其免伤上部之用如此。至于虫蜡，系生蜡树所产，蜡树属金，性最坚强，虫食其叶而成，味甘气温，按甘益血补中，温能通筋活络，故书载能止痛生肌，补虚续绝，与桑螵蛸同有补虚之意，可为外科圣药。"

5337 **蜂蜜** fēng mì <small>(纲目)</small>

【异名】　石蜜、石饴（《本经》），食蜜（《伤寒论》），蜜（《金匮要略》），白蜜（《药性论》），白沙蜜（《本草衍义》），蜜糖（《本草蒙筌》），沙蜜、蜂蜜（《纲目》）。

【基原】　为蜜蜂科蜜蜂属动物中华蜜蜂或意大利蜜蜂所酿的蜜糖。

【原动物】　1. 中华蜜蜂 *Apis cerana* Fabr. 又名：蠜（《礼记》），蠮螉（《广雅》），蜡蜂《纲目》），东方蜜蜂（蔡邦华《昆虫分类学》）

蜂群由工蜂、蜂王及雄蜂组成。工蜂全体被黄褐色毛。头略呈三角形。胸部3节。翅2对，膜质透明。足3对，有采集花粉的构

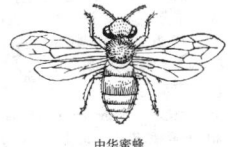

中华蜜蜂

造。腹部圆锥状，有毒腺和螫针。腹下有蜡板4对，内有蜡腺，分泌蜡质。雄蜂较工蜂稍大，头呈球形，尾无毒腺和螫针，足上无采贮花粉构造，腹无蜡板及蜡腺。

2. 意大利蜜蜂 *A. mellifera* L. 又名：西方蜜蜂（蔡邦华《昆虫分类学》）。

体似中华蜜蜂，但较之为大。

以上两种蜜蜂分布很广。全国大部分地区均有养殖。

上述动物分泌的黄褐色或黑褐色的黏性物质（蜂胶）、分泌的蜡质（蜂蜡）、工蜂咽腺及咽后腺分泌的乳白色胶状物（蜂乳）、工蜂尾部螫刺腺内的有毒液体（蜂毒）、未成熟幼虫（蜜蜂子）、巢（蜜蜂房）亦供药用，另设专条。

【养殖】　生活习性　蜜蜂是群体生活的社会性昆虫，每群有一个蜂王和大批工蜂（皆为雌性），还有少量的雄蜂共同组成。蜂王专司生殖产卵；雄蜂专司与蜂王（母蜂）交配、授精，交配后即死亡；工蜂的职能有筑巢、采集饲料、哺育幼虫和蜂王、清扫巢室、调节巢温等。蜜蜂在抗寒和耐热方面，都体现出了集群活动的力量，以植物的花蜜、花粉作为主食。

繁殖技术　蜜蜂属完全变态昆虫，在蜜源丰富、天气温暖、群势壮大的情况下，一个壮年的蜂王每昼夜可产卵2 000～3 000粒。分为受精卵和未受精卵两种，未受精卵发育成雄蜂，受精卵产在蜂房中者发育成无生殖能力的工蜂，产在蜂王台上者（后来由工蜂修成王台），并同以营养丰富的蜂王浆就发育成为蜂王，一般在蜂群中只有1个。

饲养管理　蜂群的春季管理着重是保温和加剧巢群繁殖。夏季管理是选用优良新蜂王，更换老化、产卵力下降的蜂王，并及时扩大蜂巢，调整蜂群。秋季管理应喂好越冬饲料，做到蜂壮、蜜足，

为蜂群安全越冬和明年春季蜂群繁殖打下基础。冬季管理以保温为主,但要使巢内空气流通。

【采收加工】 蜂蜜采收多在4~9月进行。取蜜时先将蜂巢割下,置于布袋中,将蜜挤出。新式取蜜法是将人工蜂巢取出,置离心机内,把蜜摇出过滤,除去蜂蜡和碎片及其他杂质即可。

【药材】 蜂蜜 Mel 全国大部分地区均产。

性状 本品为半透明、带光泽、浓稠的液体,白色至淡黄色或橘黄色至黄褐色,久置或遇冷渐有白色颗粒状结晶析出。气芳香,味极甜。

鉴别 (1)酸度检查:取本品10 g,加新沸过的冷水50 ml,混匀,加酚酞指示液2滴与氢氧化钠液(0.1 mol/L)4 ml,应显粉红色,10秒内不消失。

(2)淀粉,糊精检查:取本品2 g,加水10 ml,加热煮沸,放冷,加碘试液1滴,不得显蓝色、绿色、红褐色。

(3)吸收度测定:取蜂蜜约5.0 g,精密称定,置50 ml量瓶中,加水约25 ml溶解,加15%亚铁氰化钾溶液及30%醋酸锌溶液各5 ml,加水稀释至刻度(必要时加乙醇1滴消除泡沫),摇匀,用干燥滤纸滤过,弃去初滤液,精密取续滤液各5.0 ml,分别置于甲、乙两个具塞试管中,甲管加水5.0 ml,乙管加新制的0.2%亚硫酸氢钠溶液5.0 ml作空白,混匀,在284 nm和336 nm的波长处测定吸收度,其吸收度差不得大于0.34。

品质标志 《中华人民共和国药典》2010年版规定:本品相对密度应在1.349以上。还原糖含量不得少于64.0%。

【成分】 1.中华蜜蜂 在蜂巢中酿成的糖类物质,主含葡萄糖,果糖;其他还含蔗糖,糊精,有机酸,蛋白质,挥发油,蜡,花粉粒,维生素B₁、B₂、B₆、C,K,H,淀粉酶,转化酶,过氧化酶(peroxidase),酯酶,生长刺激素,乙酰胆碱(acetylcholine),烟酸(nicotinic acid),泛酸(pantothenate; pantothenic acid),胡萝卜素(carotene),无机元素铜、硫、磷、镁、钾、钠、碘等。

2.意大利蜜蜂 在蜂巢中酿成的糖类物质,主含葡萄糖,果糖;其他还含蔗糖,糊精,有机酸,蛋白质,挥发油,蜡,维生素B₁、B₂、B₆、C,K,H,淀粉酶,转化酶,过氧化酶,酯酶,α-甘油磷酸盐脱氢酶(α-glycerophosphate dehydrogenase),乙酰胆碱,生长刺激素,泛酸,烟酸,胡萝卜素,花粉粒,并含钙、硫、镁、钾、钠等元素。

【药理】 1.抗菌作用 未经加热的生蜂蜜对化脓性金黄色葡萄球菌,乙型溶血性链球菌,铜绿假单胞杆菌,部分大肠杆菌均有明显杀灭作用。蜂蜜抑菌和杀菌功能随蜂蜜浓度而变化,低浓度具有抑菌作用,高浓度具有杀菌作用。蜂蜜在体外对链球菌、葡萄球菌、白喉杆菌和炭疽杆菌等革兰阳性细菌有较强的抑制作用,在浓度为25%时可完全抑制链球菌和金黄色葡萄球菌的生长;对疟疾杆菌、伤寒杆菌、副伤寒杆菌、布氏杆菌、肺炎杆菌和铜绿假单胞菌等革兰阴性杆菌也有不同程度的抑制作用,但对变形杆菌和大肠杆菌无效。天然蜂蜜在体外可抑制牛型和人型结核杆菌的生长,但有报道对结核杆菌无作用。天然蜂蜜的抗菌活性成分早期认为是一种不耐热和光的抑菌素(inhibine)。现认为蜂蜜中的抑菌素有两种:一种为过氧化氢,另一种为黄酮类成分松素(pinocembrin);在12种不同来源的蜂蜜中,有11种含此成分。近有报道蜂蜜的抗菌作用是因其含有葡萄糖氧化酶,此酶氧化蜂蜜的葡萄糖产生过氧化氢,当后者积累到一定浓度时产生杀菌或抑菌作用。此酶不耐热,pH为3时活性最强,花粉中的过氧化氢酶可破坏其活性。

2.对心血管系统的影响 蜂蜜经处理后给犬静脉注射,可使血压下降,冠脉扩张;但当血压下降时,则有升高血压的作用。降压作用的有效成分为乙酰胆碱。蜂蜜使大鼠、豚鼠和猫心脏制备的乳头肌收缩幅度加大,冠脉血流量增加。蜂蜜中含有一种不耐热的能增加心肌细胞通透性的成分和对心脏有抑制作用的耐热

成分。

3.对消化系统的影响 蜂蜜有缓泻作用。100%和50%蜂蜜0.5 ml/只灌胃,对小鼠小肠推进运动有明显促进作用,并能显著缩短小鼠的通便时间。蜂蜜可作用于胃和十二指肠的化学感受器,反射性抑制胃的分泌和运动功能,并使胃充血。

4.对糖代谢的影响 蜂蜜能使正常人和糖尿病患者的血糖降低,但也有使血糖暂时升高的报道。给麻醉兔连续滴注低浓度的蜂蜜时(每分钟4 mg/kg)血糖降低,而高浓度时(每分钟10 mg/kg)则血糖升高。在蜂蜜中使血糖降低的成分为乙酰胆碱,使血糖升高的因素为葡萄糖。给予低剂量蜂蜜时,乙酰胆碱降血糖的作用,使血糖降低;高剂量时则相反,使血糖升高。蜂蜜5 ml/kg灌胃,对正常和四氧嘧啶糖尿病兔的血糖无明显影响,而高剂量时(10 ml/kg和15 ml/kg)使血糖升高。给大鼠、兔、犬分别肌内注射或静脉注射蜂蜜和葡萄糖,蜂蜜引起较强而持久的肝细胞糖原合成增加,其肝糖原含量显著高于注射同剂量葡萄糖的动物。

5.对免疫功能的影响 分别给小鼠灌胃1%和5%椴树蜜或杂花蜜,每日1次,连续7日。经溶血空斑试验表明,1%和5%椴树蜜均使抗体分泌细胞的数量增加,其中5%剂量组与对照组比较差异显著,表明有增强体液免疫功能的作用。而1%杂花蜜使抗体分泌细胞数明显减少,有抑制抗体产生的作用。

6.解毒作用 川乌粉混悬液0.09 g(生药)/10 g灌胃,小鼠平均死亡时间为10.5分钟,加入蜂蜜制成的同剂量川乌粉混悬液灌胃,小鼠平均死亡时间为61.5分钟。200%川乌水煎液0.15 ml/10 g灌胃,小鼠在10分钟左右出现中毒反应(呕吐、腹泻、抽搐等),加入中毒初期给药0.25 ml/10 g灌胃,则中毒症状明显减轻。200%川乌水煎剂0.4 ml/10 g灌胃的15只小鼠中13只死亡,而含有50%蜂蜜的同剂量川乌水煎剂灌胃,15只小鼠仅有3只死亡。上述试验表明蜂蜜对川乌有明显解毒作用。此外,蜂蜜对四氧化碳中毒大鼠的肝脏有保护作用,使肝糖原含量增加,组织学检查肝的组织结构与正常接近。

7.抗肿瘤作用 20%蜂蜜水溶液,每日小鼠2 g/kg,大鼠1 g/kg,肿瘤接种后7日开始灌胃,连续10日,使肿瘤生长明显减慢,并抑制转移过程,大鼠生存期延长,小鼠效果相似,表明有一定预防肿瘤作用。单用蜂蜜治疗动物肿瘤也有一定疗效,能抑制病灶生长,减少转移,且有25%的小鼠无转移灶;转移淋巴结重量减少。小鼠、大鼠生存期增加。蜂蜜与环磷酰胺或5-氟尿嘧啶联合治疗大鼠或小鼠肿瘤,有显著协同作用,使疗效增强,毒性降低。

8.滋补强壮与促进组织再生 蜂蜜含丰富的糖、维生素、氨基酸和营养物质,不但是成年人的极好滋补品,而且能促进儿童生长发育,提高机体的抗病能力。在饲料中加入蜂蜜可使大鼠体重增加得更快。对肝部分切除大鼠,蜂蜜使肝脏再生过程加速,并增强巯氢酸促进肝组织再生的作用。在用蜂蜜治疗溃疡病时,发现患者的红细胞数和血红蛋白含量增加,体重增加。蜂蜜对各种延迟愈合的溃疡也有加速肉芽组织生长的作用。此外,蜂蜜能调节神经系统功能,改善患者睡眠,提高脑力和体力活动能力。

9.其他作用 蜂蜜对维生素K耗竭小鸡有一定止血作用,每1 g蜂蜜约相当于2-甲基-1,4-萘醌(2-methyl-1,4-naphthoquinone)0.25 μg。人口服蜂蜜100 g后,显著降低嗜中性粒细胞对细菌的吞噬能力。此外,蜂蜜有类似丙烯苯酚样雌激素作用,增强大鼠子宫平滑肌收缩的作用和润滑性祛痰作用。

毒性 急性毒性试验,以0.4 ml/10 g、0.2 ml/10 g和0.1 ml/10 g蜂蜜给小鼠1次灌胃,观察7日,在大剂量组,在给药后数分钟活动减少,少的有俯伏,2小时后恢复,无死亡和其他异常发生。

【炮制】 1.蜂蜜 取原蜂蜜,置锅内,文火加热至沸,趁热过滤,去泡沫、杂质及死蜂。

2. 炼蜜　取净蜂蜜置锅内,用文火熬炼至颜色稍深,黏度增强时,取出,放凉。

饮片性状　蜂蜜参见"药材"项。炼蜜形如蜂蜜,色泽加深,稍黏。气香,味甜。

贮干燥容器内,密闭,置阴凉处,防尘。

【药性】　甘,平。归脾、胃、肺、大肠经。

1.《本经》:"味甘,平。"
2.《别录》:"微温,无毒。"
3.《纲目》:"生凉,熟温。"
4.《雷公炮制药性解》:"入脾、肺二经。"
5.《本草汇言》:"味甘,气寒,性润,无毒。沉也,降也。入手足太阴、阳明经。"

【功用主治】　补中,止咳,润燥,解毒。主治脘腹虚痛,肺病咳嗽,肠燥便秘,疮疡,风疹,烫伤,手足皲裂。

1.《本经》:"主心腹邪气,诸惊痫痉,安五脏诸不足,益气补中,止痛解毒,除众病,和百药;久服强志轻身,不饥不老。"
2.《别录》:"养脾胃,除心烦,食饮不下,止肠澼,肌中疼痛,口疮,明耳目,延年。"
3.《本草拾遗》:"主牙齿疳蟹,唇口疮,目肤赤障,杀虫。"
4.《本草衍义》:"汤火伤涂之痛止,仍捣薤白相和。"
5.《本草蒙筌》:"润燥。蜜导通大便久闭,蜜浆解虚热蒸生。"
6.《医学入门》:"润肺燥,(治)消渴、便难及肛门肿毒。又治目生障翳,肤赘赤肿,口舌生疮,火炙、汤泡、热油烧,丹毒,阴头生疮,诸恶疮癞,俱外敷之。"
7.《纲目》:"和营卫,润脏腑,通三焦,调脾胃。"
8.《医林纂要》:"补脾和胃,缓肝润肺,滋血养气。"

【用法用量】　内服:冲调,15～30 g;或入丸剂、膏剂。外用:涂敷。

【宜忌】　痰湿内蕴、中满痞胀及大便不实者禁服。
1.《千金方》:"黄帝云:七月勿食生蜜,令人暴下,发霍乱。"
2.《食疗本草》:"忌生冷、醋、滑臭物。"
3.《医学入门》:"中寒有湿者禁用。"
4.《纲目》:"多食亦生蛀齿虫及疳,小儿尤为戒之。"
5.《本草经疏》:"石蜜,生者性寒滑,能作泄,大肠气虚、完谷不化者不宜用,呕家酒家不宜用,中满蛊胀不宜用,湿热脚气不宜用。"
6.《本经逢原》:"脾胃不实,肾气虚滑,及湿热痰滞,胸痞不宽者,咸须忌之。"

【选方】　1. 治胃及十二指肠溃疡　蜂蜜50 g,生甘草10 g,陈皮5 g。水适量,先煎甘草、陈皮,去渣,冲入蜂蜜,每日3次分服。《现代实用中药》
2. 治咳嗽　白蜜一斤,生姜二斤(取汁)。上二味,秤铜铫,知斤两讫,纳蜜复秤知数,次纳姜汁,以微火煎令姜汁尽,惟有蜜斤两在,止。旦服如枣大,含一丸,日三服。禁一切杂物。
3. 治上气咳嗽,喘急,喉中有物,唾血　杏仁、生姜汁各二升,糖、蜜各一升,猪膏二合。上五味,先以猪膏煎杏仁黄,次之,以纸拭令净,捣如膏,合姜汁、蜜、糖等,合煎令可丸。服如杏核一枚,日夜六丸,稍稍加之。(2、3方出自《千金方》)
4. 治气噎,胸膈不利,烦满不下食　蜜半斤,酥半升,生姜汁半升。上件药相和,以慢火煎成膏,收于瓷盒内。每取半枣大,含化咽津,或纳酒中调之,亦得。《圣惠方》
5. 治慢性咽炎　鲜木瓜1个,削去外皮,切成薄片,加蜂蜜500 g浸泡,装瓶密封10日后用。每次噙含数片,每日3次。〔陕西中医函授》1985,(4);17〕
6. 治阴明病,自汗出,若发汗,小便自利者,此为津液内竭,虽硬不可攻之,当须自欲大便　食蜜七合。于铜器内,微火煎,当须凝如饴状,搅之勿令焦著;欲可丸,并手捻作挺,令头锐,大如指,长

二寸许,当热时急作,冷则硬。以纳谷道中,以手急抱,欲大便时乃去之。《伤寒论》蜜煎导法)
7. 治蛔虫病,吐涎心痛,发作有时,毒药不止　甘草二两,粉一两重,蜜四两。上三味,以水三升,先煎甘草取二升,去滓,纳粉、蜜,搅令和,煎如薄粥,温服一升,瘥即止。《金匮要略》甘草粉蜜汤)
8. 治眼赤肿痛　蜜四两,黄连(去须,捣为末)、蕤仁(汤浸,去赤皮,细研)各半两,龙脑半钱(研人)。上件药,捣细罗为散,与蜜相和,入铜器中,以慢火熬如稀饧,用新绵滤过,候药稍冷,入龙脑,搅令匀,以瓷器盛。用铜箸点药于大眦,日二(三)五上。《圣惠方》
9. 治口疮糜烂　生蜜一味,频用涂疮上。三五次即愈。《圣济总录》
10. 治诸鱼骨及杂物鲠　以好蜜匕抄,稍稍服之,令下。《普济方》
11. 治疗肿恶毒　生蜜与隔年葱研膏,先刺破涂之,如人行五里许,则疔出,以热醋汤洗去。《济急仙方》
12. 治伤手疮,臁疮,顽疮　真蜂蜡一两,真黄蜡一两,猪脂五钱(另熬成油)。用水一碗人杓内共共煮化,油蜡具在上,以好绵纸拖之,看疮大小贴之。《外科启玄》
13. 治男子阴疮　烂者黄柏洗之,又用白蜜涂之。《外台》引《葛氏方》
14. 治痘疮痒甚,误搔成疮,及疮痂欲落不落者　白蜜不拘多少,涂于疮上,其痂自落,且无瘢癜,亦不臭秽。《普济方》百花膏)
15. 治风疹痒不止　白蜜一合,酒二合。上二味和暖,空心服之。《圣惠方》
16. 治大风疾　白蜜二十两,酸石榴七颗,生姜半斤。上件药,先将生姜、石榴并皮同捣,绞滤汁,更滤令净,入蜜中和令匀,用一瓷瓶先秤知斤两,然后入药煎汁后,用三重蜡纸密封瓶头,置于釜中,重汤煮一复时,后时却秤,但除瓶斤两外,得二十两便任。每服空心,以温酒下一茶盏,晚食前再服。《圣惠方》百花煎)
17. 治汤火伤　以生蜜调侧柏叶灰涂之,日三五次。《圣济总录》
18. 治手足皲裂　猪油30 g,鸡汤待冷,加蜂蜜70 g调匀,装瓶待用。先将患处用热水洗净,然后敷上药膏,每日2次。如有感染,可外撒白及粉,同用蜂蜡猪油膏治之。〔《新中医》1979,(6);56〕

【临床报道】　1. 治疗烧伤　用蜂蜜涂布烧伤创面,能减少渗出液,减轻疼痛,控制感染,促进创面愈合,而后缩短治愈时间。方法:一般Ⅰ度、Ⅱ度小面积烧伤,创面经清洁处理后,即用棉球蘸蜂蜜均匀涂布(不宜太厚或太薄),早期每日2～3次或4～5次,待形成胶痂后改为每日1～2次,采用暴露疗法。如痂下积有脓液,可将胶痂揭去,清创后再行涂布,创面可重新结成胶痂,迅速愈合。对已感染的或面积较大的Ⅲ度烧伤,则用蜂蜜纱布敷于创面,外用无菌纱布垫包扎。冬天不便使用蜂蜜疗法者,亦可采用此法。有主张在蜂蜜涂布后,创面上撒布一薄层石膏粉,以增强疗效。据85例观察,Ⅰ度、Ⅱ度烧伤一般涂布蜂蜜2～3日后,创面便形成透明胶痂;6～10日胶痂自然脱落,新生上皮完全生长。晚期入院已有明显感染者,2～3日后创面亦能形成胶痂,并可见痂下上皮细胞生长。采用蜂蜜纱布包扎疗法者,一般经过6～9日肉芽生长良好,2～3星期后即可痊愈。在治疗过程中均未发生感染,已感染之创面,涂蜜后脓性分泌物亦逐渐减少。用本法时仍应尽力控制无菌环境。对创面下的胶痂易于破裂,要注意保护。同时本疗法仅限于创面处理,其他如止痛、抗感染、补充液体及控制休克等,均需按常规配合进行。另有报道,用生蜂蜜30 ml,新鲜鸡蛋清3个,麻油10 ml,冰片1 g研粉治疗面部Ⅱ度烫伤。将蜂蜜、鸡蛋清、麻油、冰片倒入容器,搅拌均匀,浸泡5分钟备用。使用前用1%苯扎溴铵

将创面冲洗干净，用无菌棉签蘸药液均匀涂于患部，3日内每隔4小时涂1次，3日后每隔6小时涂1次。药涂上后清凉止痛，患者感觉舒服，药液在面部逐渐形成一层透明薄膜，连续用药7～8日后，薄膜由浅度烫伤部位向深度烫伤部位自行脱落，脱落后的面部皮肤洁白，无色素沉着。全部病例均为烫伤，其中深Ⅱ度38例，浅Ⅱ度62例。治疗结果：100例全部治愈且不留瘢痕。浅Ⅱ度烫伤一般在2星期内完全愈合，深Ⅱ度烫伤在3星期内愈合。

2. 治疗角膜溃疡及睑缘炎 用蜂蜜制成5%滴眼液滴眼，治疗角膜溃疡29例，治愈22例，进步4例，无效3例。一般在用药1～2日后，溃疡即由进行性转为静止，基底清洁，透明度增加，浸润边缘消失。用蜂蜜外涂，每日3次，治疗睑缘炎76例，平均3.5日治愈。

3. 治疗鼻炎和鼻窦炎 对慢性鼻炎采用40%蜂蜜离子透入法治疗，每日1次，电流强度1～5 mA，时间15～20分钟，14次为1个疗程。如需行第二个疗程时，休息1个月后再继续进行。50例患者经14～24次治疗后，11例痊愈，18例好转，11例减轻，10例无效。对上颌窦炎，经穿刺灌洗后注入20%或40%蜂蜜2 ml，每星期2次。观察29例，治愈20例。发病时间愈短，治愈愈好。鼻窦灌洗出的分泌物属于黏液性者效果最佳，黏液脓性者效果最差。

4. 治疗下肢溃疡 药物组成 鲜地龙100 g，蜂蜜200 g。把鲜地龙100 g浸于清水中吐净泥土，放入有蜂蜜200 g的器皿中，静置10～12小时，去地龙，将所浸液体过滤，高压消毒备用。疮面外围用2%碘酊消毒，然后用75%乙醇脱碘，再以0.1%过氧化氢溶液清洁处理后，即用棉球棒蘸地龙蜂蜜液均匀敷在溃疡面上（不宜太厚或太薄），一日3～6次，清创后再行涂布，至疮面痊愈，敷药间无需加服其他药物。共治54例，病程最短3个月，最长8年，一般在2～3年。溃疡面积最小1 cm×1.5 cm，最大6 cm×7 cm；病灶于内臁39例，外臁35例；病种属下肢静脉曲张25例，单纯下肢溃疡24例，外伤5例。治疗结果：54例患者中，痊愈44例，好转10例，总有效率100%。

5. 治疗各类化脓性创面 先常规消毒皮肤，清除创面分泌物及坏死组织，再取无菌T纱条浸透蜂蜜敷盖创面，外用无菌纱布包扎，每日换药1次或隔日换药1次（蜂蜜以未经煮沸或未加工的原蜂蜜为佳）。共治297例。经以上方法处理后，可见伤口分泌物逐渐减少，新鲜上皮形成加快。199例一般化脓性创面，治愈日数为4～6日，平均5日；术后感染伤口43例，治愈日数9～17日；平均治愈日数为11日；肿大术后25例，治愈日数6～12日，平均治愈日数9日；溃疡创面33例，治愈日数13～21日，平均治愈日数16日；包皮术后感染17例，换药5～8次，平均治愈日数6日。

【各家论述】 1.《纲目》"蜂蜜，其入药之功有五：清热也，补中也，解毒也，润燥也，止痛也。生则性凉，故能清热，熟则性温，故能补中；甘而和平，故能解毒；柔而濡泽，故能润燥；缓可以去急，故能止心腹肌肉疮疡之痛；和可以致中，故能调和百药而与甘草同功。张仲景治阳明结燥，大便不通，蜜煎导法，诚千古神方也。"

2.《药品化义》"蜂蜜采百花之精，味甘上品，滋养五脏。体滑主利，润泽三焦。如拈弱咳嗽不止，精血枯燥，肺焦叶举，致成肺燥之症，寒热均非，诸药鲜效，用老蜜日服两许，约月余未有不应者，是煤者润之义也。生用通利大肠，老年便结，更宜服之。"

3.《本草求真》"蜂蜜，生则性凉清发，熟则性温补中，为至纯至粹之味。凡人五脏不足，燥结不解，营卫不调，三焦失职，心腹急痛，肌肉疮疡，咳嗽热渴，眼目肿痛，形色枯槁，并无借其润色以投。如仲景治阳明燥结大便不解，用蜜煎导，取其能通燥结而不伤胃也；滋补药具用白蜜为丸，取其和平润肺也。"

蜂斗菜 fēng dǒu cài 《《江西草药》》

【异名】 蛇头草《江西草药》），黑南瓜、野饭瓜、南瓜三七《浙江民间常用草药》），蜂斗叶《《全国中草药汇编》）。

【基原】 为菊科蜂斗菜属植物蜂斗菜的根茎及全草。

【原植物】 蜂斗菜 Petasites japonicus（Sieb. et Zucc.）F. Schmit［Nardosmia japonica Sieb. et Zucc.］

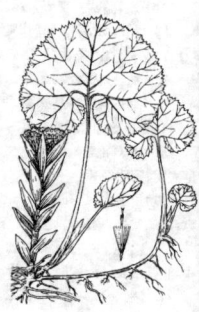

蜂斗菜

多年生草本。根茎短粗，周围抽生横走的分枝。花茎高10～20 cm，中空，雌株花茎果期高达60 cm，被白色茸毛或蛛丝状绵毛。叶基生，有长柄，长达23 cm；叶片心形或肾形，于花后出现，长2.8～8.6 cm，宽12～15 cm，下面灰绿色，有蛛丝状毛，边缘有重锯齿。花雌雄异株；花茎从根茎部抽出，茎上互生鳞片状大苞片，有平行脉，头状花序排列成伞房状；雌花花冠细丝状，白色；总苞片2层，近等长，长椭圆形，先端钝，雄株花冠筒状或两性，5齿裂，裂齿披针形，急尖，黄白色，不育。瘦果条形，光滑无毛；冠毛白色。花、果期4～5月。

生于海拔1 000 m左右的向阳山坡林下，溪谷旁潮湿草丛中。分布于华东及湖北、四川、陕西等地。

【采收加工】 7～9月采挖，鲜用或晒干。

【成分】 本品根含蜂斗菜酯(petasin)50%～55%。

花茎含挥发油，1-壬烯(1-nonene)，当归酸，1-十一碳烯(1-undecene)，1-十三碳烯(1-tridecene)，3-乙酰氧基1-壬烯(3-acetoxy-1-nonene)，β-榄香烯(β-elemene)，β-甜没药烯(β-bisabolene)，以及异戊醇(isoamyl alcohol)，3-己烯-1-醇 (3-hexen-1-ol)，1-壬烯-3醇(1-nonen-3-ol)，1-芳樟醇(1-linalool)，藜芦酚(veratrole)，蜂斗菜酮(fukinone)，β-丁香烯(β-caryophyllene)，百里香酚甲醚，蜂斗菜醇酮(petasitolone)，1，4，7-十三碳三烯(1，4，7-tridecatriene)，对聚伞花素(p-cymene)，6β-当归酰氧基-3β，8α-二羟基佛术-7(11)1-烯-12，8β-内酯〔6β-angeloyloxy-3β，8α-dihydroxyeremophil-7(11)-en-12，8β-olide〕，6β-当归酰氧基-3β，8β-二羟基佛术-7(11)-烯-12，8α-内酯〔6β-angeloyloxy-3β，8β-dihydroxyeremophil-7(11)-en-12，8α-olide〕，内酯化合物：蜂斗菜螺内酯(fukinolide)，二氢蜂斗菜螺内酯(dihydrofukinolide)，合模蜂斗菜螺内酯(homofukinolide)，硫蜂斗菜螺内酯(S-fukinolide)，蜂斗菜次螺内酯(fukinanolide)。

叶中挥发油的主要成分是1-十三碳烯，β-丁香烯(β-caryophyllene)。还含异蜂斗菜酯，蜂斗菜螺内酯及18种氨基酸，主要有：天冬氨酸、色氨酸、苏氨酸、丝氨酸、胱氨酸等。

【药理】 抗突变作用 蜂斗菜中亦分离出一种新的生物抗变剂蜂斗菜酚，对紫外线引起的突变大肠杆菌有抑制突变作用。蜂斗菜酚的生物活性在大豆油中存在。而蜂斗菜酚的一种异构体在剂量达300 mg/ml时未出现任何药理效应。

毒性 蜂斗菜中分离的蜂斗菜碱有强肝毒和致癌作用。

【药性】 苦、辛，凉。

1.《浙江民间常用草药》"性温，味苦、辛。"

2.《江西草药》"苦辛，凉。"

【功用主治】 清热解毒，散瘀消肿。主治乳蛾，痈肿疔毒，毒蛇咬伤，跌打损伤。

1.《浙江民间常用草药》"消肿止痛，解毒祛瘀。治跌打损伤，毒蛇咬伤。"

2.《江西草药》"治扁桃体炎，痈肿疔毒。"

3.《浙江药用植物志》"清热解毒。"

4.《福建药物志》"治痈、疖。"

【用法用量】 内服：煎汤，9～15 g。外用：鲜品捣敷；或水煎含漱。

【选方】 1. 治痈疽疔毒 蜂斗菜根（鲜）适量。加少许白糖，捣烂外敷。《青岛中草药手册》

2. 治毒蛇咬伤 鲜根茎 30 g，捣汁服或水煎服，每日 1～2次。另取鲜根茎适量，捣敷伤口周围，每日 1 次。

3. 治跌打损伤 鲜根茎 9～15 g，捣烂取汁服或水煎服。渣外敷伤处。(2、3 方出自《浙江民间常用草药》)

5339 蜂窝草 fēng wō cǎo 《广州部队〈常用中草药手册〉》

【基原】 为唇形科绣球防风属植物绉面草及蜂巢草的全草。

【原植物】 1. 绉面草 *Leucas zeylanica* (L.) R. Br 又名：顶序绣球防风、锡兰绣球防风《广西药用植物名录》，半夜花《海南植物志》。

一年生草本，茎直立，高40～80 cm。全株被绒毛；茎四棱形，具沟槽。叶对生；叶柄长约 0.5 cm，密被刚毛；叶片卵状披针形，长 3.5～5 cm，宽 0.5～1 cm，先端渐尖，基部楔形而狭长，边缘疏生圆齿状锯齿，侧脉 3～4 对，上面微凹，下面疏突出。轮生花序生于叶腋内，小圆球状，花白色；花萼管状钟形；花冠管藏于萼内，冠檐二唇形，上唇直伸，下唇较上唇长 1 倍，下唇呈 3

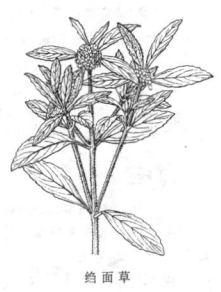
绉面草

裂，中裂片椭圆形；雄蕊 4，花丝丝状，花药卵圆形，2 室；花落后留下很多残存的花萼，形如蜂窝。小坚果椭圆状近三棱形，栗褐色，有光泽。花、果期一年四季。

生于砂质、壤质的滨海地、田边、路旁或向阳坡地或杂草丛中。分布于广东、广西及云南等地。

2. 蜂巢草 *L. aspera* (Will.) Link

一年生草本，高 20～40 cm。茎直立，四棱形，具沟槽，有刚毛，常有分枝。叶线形或长圆状线形，叶缘生有粗圆齿，两面有糙毛，侧脉约 3 对。轮伞花序生于枝顶，圆球状，多花密集、密被刚毛；花萼管状，萼口偏斜；花冠白色，略长于萼筒，冠檐二唇形，上唇直伸，盔状，下唇 3 裂状；中裂片长而大，雄蕊 4，花丝扁平，花药卵圆形，2 室叉开。小坚果长圆状三棱形，褐色，光滑。花、果期一年四季。

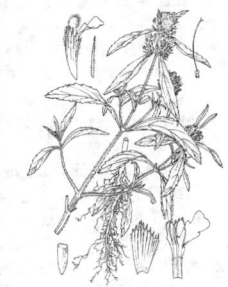
蜂巢草

生于田边、旷野等潮湿之处或砂质壤土杂草丛中。分布于广东、广西及云南等地。

【采收加工】 6～11 月采收，晒干。

【成分】 全草含生物碱、糖苷、蜂巢草内酯（leucolactone）、谷甾醇（sitosterol）、豆甾醇（stigmasterol）、菜油甾醇（campesterol）、齐墩果酸（oleanolic acid）、熊果酸（ursolic acid）。

种子油中含油酸（oleic acid）、亚油酸（linoleic acid）、棕榈酸（palmitic acid）、硬脂酸（stearic acid）。

【药理】 抗菌作用 蜂窝草氯仿和乙醇提取物对石膏状小孢子菌和石膏状发癣菌有抗真菌作用，*MIC* 为 5 mg/ml，蜂窝草既有抑菌作用又有杀菌作用。

【药性】 辛、苦，平。

【功用主治】 解表，止咳，明目，通经。主治感冒，头痛，哮喘，百日咳，喉痹，牙痛，夜盲，月经不调，蜂窝疮。

1. 广州部队《常用中草药手册》："驱风解表，止咳化痰。主治感冒咳嗽，风火牙痛，肠胃不适，百日咳。"

2. 《海南岛常用中草药手册》："治咽喉炎，蜂窝疮。"

3. 《全国中草药汇编》："疏风散寒，化痰止咳。"

【用法用量】 内服：煎汤，9～15 g。外用：捣敷。

5340 蜣螂 qiāng láng 《本经》

【异名】 蛣蜣《尔雅》，渠蝎、天社《说文》，转丸、弄丸《崔豹〈古今注〉》，推丸《本草经集注》，胡蜣螂《蜀本草》，推车客《本事方》，推屎虫《孙天仁集成方》，黑牛儿、铁甲将军《李延寿方》，大乌壳硬虫《普济方》，夜游将军《纲目》，屎蜣螂《本草原始》，滚屎虫《医林纂要》，牛屎虫《苏州本产药材》，推车虫《药材资料汇编》，触角牛《河北药材》，铁角牛《山西中药志》，粪球虫《中药志》，独角牛《中国动物药》。

【基原】 为金龟子科蜣螂属动物屎壳螂的全虫。

【原动物】 屎壳螂 *Catharsius molossus* (Linnaeus)

全体宽卵圆形，黑色，略有光泽。胸下密被纤长绒毛。雄虫头部前方呈扇面形，表面密被鱼鳞状皱纹，头上有一基部粗大向上收尖的角突。触角 4 节，前胸背板表面均匀分布细圆状刻纹，在中部稍后高高突出成锐形横脊。鞘翅密布细皱纹，有 7 条易辨之纵线。足短壮。雌虫头顶无角突，而呈横脊状隆起。

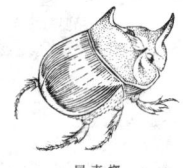
屎壳螂

常栖息于草原和农村中牛、马、驴的粪堆下，掘土穴居。产卵后雌雄共同推曳粪土将卵包裹而成丸。

【采收加工】 6～8 月间晚上利用灯光诱捕，沸水烫死，晒干或烘干。

【药材】 蜣螂 *Catharsius Molossus* 主产于江苏、浙江、河北、湖北、福建等地。

性状 虫体呈椭圆形，长 3～4 cm，宽 1.8～3 cm，黑褐色，有光泽。雄虫较雌虫稍大，头部前方呈扇面形，易脱落，中央具角突 1 支，长约 6 mm。前胸背板呈宽半月形，顶部有横形隆脊，两侧各有角突 1 枚，后胸约占体长的 1/2，为翅覆盖。雄虫头部中央及前胸背板横形隆脊的两侧隆起无角状突。前翅革质，黑褐色，有 7 条纵向平行的纹理，后翅膜质，黄色或黄棕色。足 3 对，体质坚硬，有臭气。

鉴别 (1) 粉末特征：体壁碎片浅黄色、黄色或深棕黄色，大小不等，形状不一。有的刚毛已脱落，散有毛窝，毛窝附近有星芒状的色素颗粒；有的边缘增厚，密布棘状物，有的着生短粗刚毛或少数细长刚毛。刚毛黄色或黄棕色，细长，先端锐尖，表面具疣状突起，长 60～200 μm，基部直径 7～15 μm，壁厚 1～3 μm。横纹肌纤维众多，近无色或淡黄色，半透明，多数断裂成薄片状，表面有紧密排列的曲折状或水波状的明暗带，纹理较清晰。碳酸钙结晶众多，形状不规则，大小在 2～10.5 μm 之间。

(2) 取本品粉末 1 g，加甲醇 20 ml 冷浸过夜，过滤，溶液浓缩至 5 ml，将浓缩液滴在滤纸上，喷 0.5%茚三酮溶液或 0.2%吲哚醌丙酮溶液，然后在 110 ℃下烘烤，可见黑色斑点（检查氨基酸）。

(3) 取本品乙醇提取液 2 ml，加入三氯化铁试剂 1～2 滴，溶液呈墨绿色。

【成分】 含有毒成分约 1%（蜣螂毒素）有效成分能溶于水、乙醇及氯仿，但不溶于乙醚。100 ℃加热，经 30 分钟也不被破坏。

【药性】 咸,寒,有毒。归肝、胃、大肠经。

1.《本经》:"味咸,寒。"
2.《别录》:"有毒。"
3.《汤液本草》:"气寒,味酸。"
4.《纲目》:"(人)手、足阳明,足厥阴。"

【功用主治】 破瘀,定惊,通便,攻毒。主治癥瘕、惊痫、噎膈反胃、腹胀便秘、痔漏、疔肿、恶疮。

1.《本经》:"主小儿惊痫瘛疭,腹胀寒热,大人癫疾狂易。"
2.《别录》:"主手足端寒,肢满,奔豚。"
3.《药性论》:"治小儿疳虫蚀。"
4.《本草拾遗》:"治蜂螫,烧死蠮螉,末和醋敷之。"
5.《日华子》:"能堕胎,治㾴疖;和干姜敷恶疮,出箭头。"
6.《本草权度》:"去大肠风热。"
7.《医林纂要》:"泻大肠血分湿热,软坚拔毒。治肠痈腹痛,便秘下痢;外敷脱肛,去疮疽虫痔。"
8.《本草求原》:"治小儿积癖,土包烧食。"

【用法用量】 内服:煎汤,3～5 g;研末,1～2 g。外用:研末撒、调敷或捣烂敷。

【宜忌】 脾胃虚寒者及孕妇禁服。

1.《本草经集注》:"畏羊角、石膏。"
2.《药对》:"畏羊肉。"
3.《品汇精要》:"妊娠不可用之。"
4.《得配本草》:"其性猛急,最易伤脾,勿轻用。"

【附方】 1. 治膈气吐食 地牛儿二个,推屎虫一公一母。同入罐中,待як食乎牛儿,以泥裹煨存性,用去白陈皮二钱,以巴豆同炒过,去豆,将陈皮及虫为末,每用一二分,吹入咽中,吐痰三四次愈。《孙天仁集效方》

2. 治小儿惊风,不拘急慢 蜣螂一枚。杵烂,以水一小盏,于百沸汤中烫热,去滓澄服之。《纲目》

3. 治风痰癫痫,大便秘涩 蜣螂大者一枚,小者一对,新瓦烧干存性,为末,好酒调下,不能饮酒者,以滚水各半服,大便即通。《古今医统》

4. 治大、小便闭,经月欲死者 推车客七个,土狗七个。上新瓦上焙干为末,用虎目树皮(樗白皮)向南者,浓煎汁调,只一服,经验如神。《续本事方》推车散

5. 治赤白痢、噤口痢及泄泻 黑牛儿烧研。每服半钱或一钱,烧酒调服。《纲目》引李延寿方

6. 治痔漏 雄大蜣螂不拘多少,阴干生研,加冰片少许,将绵纸捻作条,明油先蘸湿,晒干待硬,再蘸湿,染药于纸条上。量漏孔浅深插入,渐渐生肉,其条自然退出,用剪刀剪去外一段,即满届矣。《种福堂公选良方》

7. 治一切恶疮,及沥疯火弩甲疽 蜣螂一枚(端午日收者佳)。上捣罗为末。以油调敷之。《圣惠方》

8. 治一切疔疮 蜣螂一个(去翅、足),硇砂五分,白砒三分。上为末,以葱汁为丸,如绿豆大。先以三棱针刺破疮,将此丸以颏簪脚纴之,出其大痛,变作黄水而出。《丹台玉案》拔毒丹

9. 治附骨疽,冷瘘及一切恶疮 蜣螂疮灰一两、巴豆半两(去皮、心,纸裹压去油)。上药同研为细散,用敷疮上,日一换之。多时患者,不过三上效。《圣惠方》

10. 治背疽痈溃后开作作痛 屎蜣螂不拘多少,装竹筒阴干,取出为末,磁罐收贮。用时将末掺疮上。《外科启玄》

11. 治无名肿毒、局部肿胀 取蜣螂一枚,鲜瓷白2条捣细,另加少许蜂蜜和匀,外敷患处。每日1次。一般6小时即疼肿逐渐见轻。〔中医外治杂志〕2000,9(3):9〕

12. 治牙痈,骨槽风多骨者 推车虫(炙)研极细末,每一钱加入干姜末五分,同研细收固。每用少许,吹入患处孔内。若虫内有骨,次日不痛。《重楼玉钥》推车散

13. 治鼻中息肉,不闻香臭 蜣螂十枚,纳青竹筒中,以刀刮去竹青,以油单裹筒,令密,纳厕坑中,四十九日,取出曝干,入麝香少许,同细研为散。涂于息肉上。《圣惠方》

14. 治小儿重舌 烧蜣螂末,和唾敷舌上。《子母秘录》

15. 治小儿痄积,吃奶发,衣线者 蜣螂炙热,去头、足,以霜梅肉裹令吞服,空心即服六七处便效。《潴窭经验方》

16. 治肛门痒,或出脓血,有虫夯生孔窍内 蜣螂七枚(去足、翅、微炙,捣末),新牛粪半两,好肥羊肉一两(炒令香)。上件药捣如膏,丸如莲子大。炙令热,以新绵薄裹,纳下部中半日,少吃饭,大便中虫俱出,三五度即永瘥。《圣惠方》蜣螂丸

17. 出箭头方 蜣螂、乳香各等分,麝香少许,为末。拨动掺之。《古今医统》

【各家论述】 1.《本草经疏》:"蜣螂,治小儿惊痫瘛疭,腹胀寒热,大人癫疾狂易,皆肝、胃、大肠三经风热壅盛所致,咸寒除三经之邪热,则诸症自瘳。《别录》手足端寒、支满者,以脾胃主四肢而治中焦,脾气结滞则血液不能运行灌溉于手足,胃家热壅及大肠实实,则中焦不治而气逆支满,行三焦之壅滞则苦减除矣。咸能软坚入肾,故又主奔豚也。"

2.《长沙药解》:"蜣螂,善破癥瘕,能开燥结,《金匮》鳖甲煎丸用之,治病疟日久结为疟瘕,以其破癥而开结也。"

5341 蛹草 yǒng cǎo 《全国中草药汇编》

【异名】 冬虫夏草、北冬虫夏草《吉林中草药》。

【基原】 为麦角菌科virt草属真菌蛹虫草的菌核及子座。

【原植物】 蛹虫草 *Cordyceps militaris* (L. ex Fr.) Link

子座单生,有时2～3个从寄主的头部或节上生出,橙黄色,极少分枝,高3～5 cm。头部棒形,长1～1.5 cm,粗3～5 mm。柄圆柱形,长 2.5～3 cm,粗2～3 mm,稍显波状弯曲。子囊壳近圆锥形,大部埋于头部的外层,(400～570) μm×(250～350) μm。子囊长 圆 筒形,(150～300) μm×(4～5) μm,内含8个子囊孢子。孢子线形,几乎与子囊等长,粗约1 μm,孢子成熟时产生横隔,并断成2～3 μm长的小段。

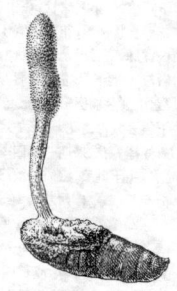

蛹虫草

生在半埋伏于林地土壤中的鳞翅目昆虫的死幼蛹上。分布于西南及河北、山西、吉林、安徽、湖北、湖南、广东、广西、陕西等地。

【采收加工】 5～9月采收,晒干备用。

【药材】 蛹草 *Cordyceps Militaris* 主产于吉林、河北、陕西、福建。

性状 本品由虫体及其头部长出的子座组成。虫体长椭圆形,黄棕色,有5～7条环纹。子座单生,有时数个,从寄主虫体部发出,有时甚于1条,长2～5 cm,极少分枝,紫红色或橘红色;头部棒形,长1～1.5 cm,直径1～3 mm,柄长 2.5～3 cm,直径2～3 mm。质脆,易折断,子座断面淡黄色,蛹体断面灰白色。气腥,味淡。

鉴别 子座头部横切面:子囊壳外露或半埋,近圆锥形,长400～570 μm,直径250～350 μm,内有多数子囊,长150～300 μm,直径4～5 μm。子囊孢子线形,直径约1 μm,或裂成长为2～3 μm的小段。

【成分】 北冬虫夏草含有虫草素即虫草菌素(cordycepin),甘露醇(mannitol),麦角甾醇(ergosterol),β-谷甾醇(β-sitosterol),腺嘌呤(adenine),腺苷(adenosine),尿嘧啶(uracil),半乳甘露聚糖

(galactomannan)。含有蛋白质、糖、脂肪、多种无机元素和维生素，18种氨基酸，虫草酸(cordycepicacid)、虫草多糖(cordycepicpolysaccaride)和超氧化物歧化酶(SOD)等化学成分。蛹草中检出无机元素有磷、钾、镁、铝、钙、铁、钠、锌、锂、金、镨等。

【药理】 1. 对中枢神经系统的作用 蛹虫草水煎剂5、10 g/kg灌胃；水浸液0.3 g/kg腹腔注射，对小鼠具有镇静作用，均能减少小鼠自主活动次数，协同戊巴比妥钠眠眠时间，提高入睡率，显著延长入睡时间，可延长戊四氮致痉厥的潜伏期，明显降低惊厥发生率；可抑制咖啡因所致惊厥，同时也提高咖啡因对小鼠毒性，使死亡率升高；能对抗戊四唑型惊厥，降低小鼠惊厥发生率，水浸液腹腔注射还能拮抗咖啡因所致的小鼠惊厥以及加速氯胺酮的中枢抑制效果，这均表明蛹虫草对中枢神经系统有较广泛的抑制作用。蛹草与氯胺酮有显著的协同作用，不仅可提高抑制率，而且明显延长氯胺酮的抑制时间，剂量增加而作用增强，也能减轻氯胺酮麻醉醒转时的躁动不安。且能显著延长小鼠游泳时间，有耐疲劳作用；明显提高小鼠常压耐缺氧能力。

2. 对性激素的影响 蛹虫草水煎剂灌胃给药，连续14日，用放射免疫测定法测定。结果表明，5 g/kg水煎剂可使正常大鼠血浆睾丸酮含量增加，10 g/kg可使血浆女质酮含量增加，10 g/kg还能使势势大鼠精囊体重及包皮腺、精囊、前列腺的重量，而且能增加去势大鼠精囊前列腺重量，具有雄激素样作用，其作用性质及强度与冬虫夏草相似。

3. 抗实验性心律失常作用 静注蛹虫草水浸滤液0.1 g/kg，可拮抗氯化钡诱发的大鼠心律失常。腹腔注射蛹草0.3 g/kg，可拮抗氯仿引起的小鼠室颤。腹腔注射蛹草(5 g/kg)可延长异丙肾上腺素诱发心肌耗氧量增加小鼠的存活时间，对异丙肾上腺素诱发小鼠心肌耗氧量增加有保护作用，而且可抑制异丙肾上腺素刺激后心肌细胞培养液中乳酸脱氢酶的增加。

4. 抗肿瘤作用 蛹虫草水煎剂每日5 g/kg灌胃，连续10日，具有明显抑制小鼠肉瘤S180瘤块生长、延长荷瘤小鼠寿命、降低小鼠荷瘤率；明显抑制小鼠Lewis肺癌原发灶生长和自发肺部转移；其作用机制通过提高机体免疫力，促进小鼠脾淋巴细胞转化率，激活腹腔巨噬细胞吞噬活性。艾氏腹水瘤小鼠腹腔注射虫草素，每日15~200 mg/kg，连续7日，能延长小鼠的存活时间。体外实验表明，蛹虫草水煎剂对喉癌细胞的增殖性生长有明显的阻抑作用，其作用强度依赖药物浓度又依赖药物的作用时间，所以在使用本品时要考虑给药的浓度和作用时间双重因素，即在允许的范围尽可能提高C(浓度)×T(时间)值，以充分显示药物活性。蛹虫草有效成分虫草素含量为冬虫夏草的3~5倍，能激活巨噬细胞产生细胞毒直接杀伤癌细胞。在组织培养中对人鼻咽癌细胞(KB)的作用，蛹草对癌细胞的增殖性生长，对于培养48小时后将指数生长期的喉癌细胞制成单细胞悬液，以蛹草水煎液，给药组癌细胞集落形成率远低于对照组，且效应随药物浓度增大而变大。采用程序外DNA合成(UDS)试验，实验结果表明，蛹虫草1 250、2 500、5 000 μg/ml均有拮抗癌变剂-甲基甲烷磺酸酯(MMS)对BALB/c小鼠淋巴细胞DNA的损伤，其中2 500和5 000 μg/ml剂量组更明显，损伤程度与蛹虫草剂量有关，即随着蛹虫草剂量的增加其UDS反应的cpm值愈低，其作用机制可能是：① 蛹虫草可能使MMS的化学结构发生变化，使其不再具有致突变性。② 蛹虫草可作用于DNA某种成分，MMS难以共价键与DNA碱基结合，使DNA具有抗致突变性。

5. 抗氧化作用 以小鼠肝匀浆脂质过氧化(LPO)水平为观察对象，发现组织培养北虫草有明显的抗脂质过氧化作用。心、肾、脑组织中产生的LPO水平不同，而同一浓度的北虫草在上述组织均抑制LPO有差异，以心肌中抑制率最高。在邻苯三酚自氧化产生超氧阴离子，该体系可被0.33 g/L北虫草所抑制。说明北虫草有拮氧自由基的作用。异丙肾上腺素引起

乳鼠心肌细胞培养液中乳酸脱氢酶(LDH)增加，1.7 g/L北虫草对其有明显的保护心肌细胞膜损伤作用。20%蛹草水煎液可抑制亚铁离子和维生素C产生的自由基反应所致的大鼠肝线粒体肿胀和脂质过氧化反应(体外)，其浓度在0.05~0.42 mg/ml呈量效关系，并可以抑制的丙二醛诱导的呼吸控制率(RCR)下降。北虫草提取液对小鼠心、肝、脑、肾组织匀浆在荡孵育下产生的脂质过氧化作用有显著的拮抗作用。

6. 抗菌作用 蛹虫草所含虫草素对链球菌、鼻疽杆菌、葡萄状球菌、癣菌等，均有抗菌作用。虫草菌素1 mg/ml对枯草杆菌有抑制作用，对鸟型结核杆菌也有抑制作用。

7. 抗疟作用 蛹草提取物中小剂量蛹草(1/20 LD₅₀)即可表现出较强的抗疟活性，与氯奎活性相当。

8. 抗炎作用 采用耳部二甲苯诱发致炎和足趾蛋清诱发炎症的小鼠腹腔注射蛹草(1.25 g/kg、2.5 g/kg、5 g/kg)，结果显示蛹草有明显的抗炎效果。

9. 对免疫功能的影响 实验证明蛹草子实体制剂每日30 mg/kg和每日600 mg/kg对荷瘤小鼠连续灌胃10日，可使荷瘤小鼠合成抗绵羊红细胞(SRBC)抗体(血清溶素)及其抗体形成细胞的速度加快，NK细胞活性网状内皮和单核-巨噬细胞系统的吞噬功能，及TNF-β和IL-2的分泌水平均有显著提高。

【药性】《中国药用孢子植物》：“甘，平。”

【功用主治】 补肾益肺。主治肺痨、咯血、盗汗、贫血、腰痛。

1.《吉林中草药》：“滋肺补肾，止血化痰。治肺痨久咳，痰中带血，盗汗，病后虚损，阳痿遗精等。”

2.《中国药用孢子植物》：“用于肺结核，老人虚弱，贫血虚弱等。”

【用法用量】 内服：煎汤，5~10 g；泡酒；或炖鸡、鸭。

【选方】 1. 治肾虚腰痛 冬虫夏草9 g，白酒500 g。浸泡，饮酒，每次1酒盅，每晚1次。

2. 治久病虚赢 冬虫夏草15 g。研为细末，匀10次服，每日1次，连续服用。(1、2方均出自《吉林中草药》)

5342 蜀漆 shǔ qī 《本经》

【异名】 七叶《吴普本草》，鸡屎草、鸭尿草《日华子》。

【基原】 为虎耳草科常山属植物常山的嫩枝叶。

【原植物】 参见“常山”条。

【采收加工】 6~8月采收，晒干。

【药材】 蜀漆 Dichroae Febrifugae Cacumen 主产于四川、贵州和湖南等地。

性状 嫩枝圆柱形，细弱，有纵皱纹。叶常缩碎，褐绿色或黄褐色，完整者展平后，叶片呈椭圆形、广披针形或长方状倒卵形，长5~17 cm，宽1~6 cm，先端尖，边缘有锯齿，基部楔形，两面疏被短毛或光滑无毛，叶柄长1~2 cm。多嗅有特殊闷气，味微苦。

鉴别 叶表面观：上表皮细胞表面观多边形，垂周壁波状，下表皮细胞表面观不规则形，垂周壁波浪形，有气孔。气孔不定式。非腺毛单细胞。

【炮制】 1. 蜀漆 取原药材，筛净灰屑，拣去杂质。

2. 炒蜀漆 取净蜀漆，清炒至微焦为度。或用酒炒。

饮片性状 参见“药材”项。

贮干燥容器内，密闭，置阴凉干燥处。

【药性】 苦、辛，温，有毒。

1.《本经》：“味辛，平。”

2.《别录》：“微温，有毒。”

3.《药性论》：“味苦，有小毒。”

4.《得配本草》：“入手、足厥阴经。”

【功用主治】 祛痰，截疟。主治癥瘕积聚，疟疾。

1.《本经》：“主疟及咳逆寒热，腹中癥坚痞结，积聚邪气。”

2.《别录》:"疗胸中邪结气,吐出之。"

3.《药性论》:"主治鬼疟多时不瘥,去寒热疟,治温疟寒热。"

4.《珍珠囊》:"纯阳破血。"

【用法用量】 内服:煎汤,3～6 g;或研末。

【宜忌】 正气虚弱,久病体弱者慎服。

1.《本草经集注》:"恶贯众。"

2.《药性论》:"不可多进,令人吐逆。畏囊吾。"

3.《得配本草》:"胃虚,老幼虚弱,二者忌用。""忌葱蒜者。"

【选方】 治疟多寒者,名曰牝疟 蜀漆(洗去腥)、云母(烧二日夜)、龙骨等分。杵为散。未发前,以浆水服半钱匕。温疟加蜀漆半分,临发时服一钱匕。(《金匮要略》蜀漆散)

【各家论述】 1.《本草衍义》:"蜀漆,常山苗也,治疟多吐人,其他亦未见所长。"

2.《本经逢原》:"蜀漆,即常山之苗,故《本经》治疟,及咳逆寒热,积聚蛊毒,功效与之相类。"

3.《得配本草》:"蜀漆,其气升散,其性飞腾,能行阴伏之气,能劫蓄结之痰,破血行水,消痞除疟。甘草拌蒸。生用性升,炒炭稍缓。"

4.《药征续编》:"凡肝家之治动也,其法有三:有胸腹之动,则以牡蛎治之;有脐下之动,则以龙骨治之;有胸腹脐下之动剧,则以蜀漆治之。此为仲景治动之三活法矣。故仲景之方,有以蜀漆配之牡蛎者,或有配之龙骨者,或有配之龙骨、牡蛎者,是又仲景用蜀漆之法也。本论不载此法者,盖属脱误,故晋、唐以来,无有知蜀漆之功者。"

5.《本经疏证》:"凡药非鳞介飞走,未有云气腥者,惟仲景用蜀漆,必注曰洗去腥,则可见其气之恶劣异于他草木矣。"

5343 蜀羊泉 shǔ yáng quán 《本经》

【异名】 羊泉、羊饴《别录》,漆姑《新修本草》,野jiā、小孩拳《河南中草药手册》,红葵、野茄子、野枸杞《内蒙古中草药》,野辣子、药人豆《沙漠地区药用植物》)。

【基原】 为茄科茄属植物青杞的全草或果实。

【原植物】 青杞 *Solanum septemlobum* Bunge 又名:裂叶龙葵。

多年生直立草本,高约50 cm。茎具棱角,多分枝。叶互生;叶柄长1～2 cm;叶片卵形,长3～7 cm,宽2～5 cm,为不整齐的羽状分裂,裂片阔卵形或披针形,先端渐尖,基部突窄,延为叶柄。二歧聚伞花序,顶生或腋外生;总花梗长1～2.5 cm;花梗长5～8 mm,基部具关节;萼小,杯状,5裂,萼齿三角形;花冠青紫色,先端深5裂,裂片长圆形,雄蕊5;子房卵形,2室,柱头头状。浆果近球形,熟时红色;种子扁圆形。花期夏秋间,果熟期秋末冬初。

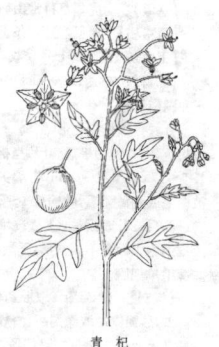
青杞

生长于山坡向阳处。分布于山西、内蒙古、江苏、安徽、山东、河南、四川、陕西、甘肃、新疆等地。

【采收加工】 7～9月割取全草,切段,鲜用或晒干。

【药性】 苦,寒,小毒。

1.《本经》:"味苦,微寒。"

2.《别录》:"无毒。"

3.《内蒙古中草药》:"味苦,性寒,有小毒。"

【功用主治】 清热解毒。主治喉痹,乳蛾,疖腮,疥癣,视物不清。

1.《本经》:"主头秃恶疮,热气,疥瘙痂癣虫。"

2.《别录》:"疗龋齿,女子阴中内伤,皮间实积。"

3.苏敬:"主小儿惊,生毛发,捣涂漆疮。"(引自《纲目》)

4.《内蒙古中草药》:"清热解毒。主治咽喉肿痛,目昏目赤,皮肤瘙痒。"

【用法用量】 内服:煎汤,15～30 g。外用:捣敷;或煎水熏洗。

【选方】 1. 治咽喉肿痛 鲜野茄60 g。水煎服,日服3次。(《河南中草药手册》)

2. 治食管癌 蜀羊泉、白花蛇舌草、威灵仙、白茅根各30 g。水煎服。(《实用内科手册》1986年版)

5344 蜀葵子 shǔ kuí zǐ 《本草拾遗》

【异名】 胡葵子《千金方》。

【基原】 为锦葵科蜀葵属植物蜀葵的种子。

【原植物】 参见"蜀葵花"条。

【采收加工】 9～11月果实成熟后摘取果实,晒干,打下种子,再晒干。

【成分】 果实含脂肪油,以油酸(oleic acid)计达34.88%。

【药性】《本草拾遗》:"冷,无毒。"

【功用主治】 利水通淋,解毒排脓。主治水肿,淋证,带下,乳汁不通,疮疖,无名肿毒。

1.《本草拾遗》:"治一切疥癣并瘢疵土('土',《纲目》引《日华子》作'赤')靥。"

2.《日华子》:"治淋涩,通小肠,催生落胎,疗水肿。"

3.《医学入门》:"治小儿风疹。"

4.《本草正》:"润大肠,通乳汁。"

【用法用量】 内服:煎汤,3～9 g;或研末。外用:研末调敷。

【宜忌】 脾胃虚寒及孕妇慎服。

《本草述》:"其性味类形于气血爆而泣者,未可施于虚羸中寒之体也。"

【选方】 1. 治水肿,大小便不畅,尿路结石 蜀葵子研粉,每服6 g,开水送服,每日2次。(《陕西中草药》)

2. 治石淋 用五月五日葵子,微炒,捣罗为末。每于食前,以温酒调下一钱,当下石出。(《圣惠方》)

3. 治痈毒无头 杵蜀葵(子)末敷之。(《经验后方》)

4. 治小儿大便不通 捣白皮胡葵子末,煮汁服之。(《千金方》)

5345 蜀葵花 shǔ kuí huā 《千金方》

【异名】 吴葵华《别录》,侧金盏《尔雅翼》,棋盘花《分类草药性》,蜀其花《本草推陈》,蜀季花、麻杆花《中国经济植物志》,熟季花《北京中草药手册》,秫秸花《河北中药手册》,大秫花《安徽中草药》,公鸡花《滇南本草》整理本》,撑杖花《陕西中药名录》)。

【基原】 为锦葵科蜀葵属植物蜀葵的花。

【原植物】 蜀葵 *Althaea rosea* (L.) Cav. [*A. sinensis* Cav., *A. rosea* (L.) Cav. var. *sinensis* (Cav.) S. Y. Hu] 又名:蓏、戎葵《尔雅》,胡葵《千金方》,一丈红《草木记》,白蜀葵、小蜀芪《滇南本草》)。

二年生直立草本,高达2 m。茎枝密被刺毛。叶互生;叶柄长5～15 cm,被星状长硬毛;托叶卵形,长约8 mm,先端具3尖;叶近圆心形,直径6～16 cm,掌状5～7浅裂或波状棱角,裂片三角形或圆形,中裂片长约3 cm,宽以上,上面疏被星状柔毛,粗糙,下面被星状长硬毛或绒毛。花腋生,单生或近簇生,排列成总状花序式,具叶状苞片;小苞片杯状,常6～7裂,裂片卵状披针形,密被星状粗硬毛,基部合生;萼钟状,5齿裂,裂片卵状三角形,长1.2~1.5 cm,密被星状粗硬毛,花大,直径6~10 cm,有红、紫、白、粉红、黄和黑紫等色;单瓣或重瓣,花瓣倒卵状三角形,长约4 cm,先端凹缺,基部狭,爪被长髯毛;雄蕊柱长约2 cm,花丝纤细;雌蕊花柱分枝多数,微被细毛。果盘状,直径约2 cm,被短柔毛,分果片近圆形,多数,背部厚达1 mm,具纵棱。花期2~8月。

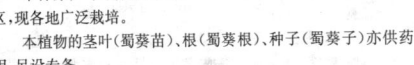

蜀葵

本种原产于我国西南地区,现各地广泛栽培。

本植物的茎叶(蜀葵苗)、根(蜀葵根)、种子(蜀葵子)亦供药用,另设专条。

【栽培】 生物学特性 喜阳光充足及温暖气候,耐寒。宜在排水良好的肥沃土壤栽种。

繁殖方法 种子繁殖或分株繁殖。种子繁殖:春、秋季播种为宜,6~7月种子成熟,采下即播,约1星期后发芽,当真叶2~3枚时,移栽1次,次年就可开花。分株繁殖:花后至春季抽梢再进行,常作二年生栽培,生长期可施液肥。

病虫害防治 蜀葵锈病,为害叶片,可在春季和夏季于植株上喷洒波尔多液。播种前应进行种子消毒。

【采收加工】 3~8月花开放时采收,鲜用或晒干。

【药材】 蜀葵花 Althaeae Roseae Flos 产于全国各地。

性状 花卷缩,呈不规则的圆柱状,长2~4.5 cm。有的带有花萼和副萼,花萼杯状,5裂,裂片三角形,长1.5~2.5 cm,副萼6~7裂,长5~10 mm,两者均呈黄褐色,并被有较密的星状毛。花瓣皱缩卷扭,平展后呈倒卵状三角形,爪有长毛状物。雄蕊多数,花丝联合成筒状。花柱上部分裂呈线状。质柔韧而稍瘪。气微香,味淡。

显微 (1)粉末特征:粉棕色。花粉粒圆球形,淡黄色,直径107~154 μm,外壁具刺状突起,萌发孔及孔沟均不易察见。星状毛,常为3~10分枝,每分枝为单细胞,稍有弯曲,直径13~33 μm,长82~740 μm,细胞壁较厚,胞腔明显。螺纹导管细长,直径8~14 μm。花丝表皮细胞排列较紧,多与导管在一起。

(2)取粗粉1 g,加2%盐酸甲醇溶液5 ml浸渍20分钟,滤过,滤液显紫红色;取滤液滴于白瓷板中,滴加硫酸,显橙黄色。

【成分】 花含1-对羟基苯基-2-羟基-3-(2, 4, 6)-三羟基苯基-1, 3-丙二酮[1-p-hydroxyphenyl-2-hydroxy-3-(2, 4, 6)-trihydroxyphenyl-1, 3-propandione],二氢山柰酚葡萄糖苷(dihydrokaempferolglucoside)及蜀葵苷(herbacin)。

【药理】 镇痛抗炎作用 蜀葵花乙醇提取物5 g/kg、10 g/kg灌胃对小鼠醋酸性扭体反应及大鼠光辐射热甩尾反应有显著的抑制作用。对醋酸所致的小鼠腹腔毛细血管通透性增加、大鼠角叉菜胶及右旋糖酐性足浮肿有明显的抑制作用。能显著抑制炎症组织内前列腺素E(PGE)的释放。

毒性 蜀葵花乙醇提取物80 g/kg给小鼠灌胃。可见小鼠自发活动减少,连续观察72小时无一死亡。小鼠静脉注射的LD_{50}为2.76±0.08 g/kg。

【药性】 甘、咸、凉。
1.《别录》:"味咸,无毒。"
2.《千金方》:"味甘,微滑。无毒。"
3.《滇南本草》:"味甘,微涩,性平。""味甘,微酸,性微温。"

【功用主治】 和血止血,通便,解毒。主治吐血、衄血,月经过多或不调,赤白带下,二便不通,小儿风疹,疟疾,痈疽疖肿,蜂蝎螫伤,汤火伤。
1.《别录》:"主理心气不足。"
2.《本草拾遗》:"治小儿风疹。花有五色,白者疗痎疟,去邪气。"
3.《珍珠囊》:"治带下,赤治赤,白治白。"
4.《汤液本草》:"珍云:赤(者)治血燥,白(者)治气燥。"
5.《滇南本草》:"凡白带,筋骨疼良效。""行经络,治手足痿软,筋骨疼痛,止妇人白带。"
6.《纲目》:"治带下,目中溜火,和血润燥,通窍,利大、小肠。"
7.《本草求原》:"治沙淋、血淋,亦利二便、关格。"
8.《分类草药性》:"治红崩,吐血。"
9.《贵州草药》:"清热凉血,消肿解毒。治血崩,汤火伤,无名肿毒。"
10.《全国中草药汇编》:"解毒散结。治梅核气,解河豚毒。"

【用法用量】 内服:煎汤,3~9 g;或研末,1~3 g。外用:研末调敷;或鲜品捣敷。

【宜忌】 孕妇慎服。

【选方】 1.治妇人白带下,脐腹冷痛,面色萎黄,日渐虚损 白蜀葵花五两。阴干,捣细罗为散,每于食前,以温酒调下二钱。如赤带下,亦用赤花。《圣惠方》
2.治二便关格,胀闷欲死 蜀葵花一两捣烂,麝香半钱。水一大盏,煎服。《纲目》
3.治尿路结石 蜀葵90 g。研末,每日服2次,每次服6g,温开水送服。
4.治喉中有异物感,吞咽不畅 蜀葵花3 g。开水泡,当茶饮。(3、4方出自《湖北中草药志》)
5.治酒齄赤鼻 蜀葵花研末,腊猪脂和匀,夜敷旦洗。《纲目》引《仁存方》

5346 **蜀葵苗** shǔ kuí miáo 《纲目》

【异名】 葵茎《千金方》,赤葵茎《圣惠方》。

【基原】 为锦葵科蜀葵属植物蜀葵的茎叶。

【原植物】 参见"蜀葵花"条。

【采收加工】 6~10月采收,鲜用或晒干。

【药性】 甘,凉。
1.《千金方》:"味甘,微寒滑,无毒。"
2.《全国中草药汇编》:"甘,凉。"

【功用主治】 清热利湿,解毒。主治热毒下痢,淋证,无名肿毒,水火烫伤,金疮。
1.《千金方》:"除客热,利肠胃。"
2.《本草拾遗》:"叶,烧为末,敷金疮;煮食,主丹石发热结;捣碎,敷火疮;又叶炙煮,与小儿食治热毒,下痢及大人丹痢;捣汁服亦可,恐腹痛即暖饮之。"
3.《本草蒙筌》:"理恶疮,散血。"
4.《纲目》:"作疏食,滑窍治淋,润燥易产。"
5.《安徽中草药》:"解毒排脓,治疮疖,水火烫伤,羊胡疮。"

【用法用量】 内服:煎汤,6~18 g;或煮食,或捣汁。外用:捣敷;或烧存性研末调敷。

【宜忌】 不可久食。
1.《千金方》:"不可久食,钝人志性,若食之被狗咬者,疮永不瘥。"
2.《医林纂要》:"天行病后忌食。"
3.《食物考》:"忌猪肉。"

【选方】 1.治小便出血 酒服葵茎灰方寸匕,日二。《千金方》
2.治小儿口疮 赤葵茎炙干为末,蜜和含。《圣惠方》

3. 治疮疔，水火烫伤　鲜蜀葵茎叶捣烂外敷，干则换；或干品研末，麻油调敷患处，每日 2 次。

4. 治羊胡疮　蜀葵茎叶（烧存性）研末，麻油调搽。（3、4 方出自《安徽中草药》）

5. 治产后吹奶作痈　葵茎及子，捣筛为散，酒服方寸匕。《妇人良方》

5347 蜀葵根 shǔ kuí gēn 《本草拾遗》

【异名】　葵花根《卫生宝鉴》，土黄蓍《滇南本草》，棋盘根《贵州草药》。

【基原】　为锦葵科蜀葵属植物蜀葵的根。

【原植物】　参见"蜀葵花"条。

【采收加工】　冬季挖取，刮去栓皮，切片，晒干。

【药材】　蜀葵根 Althaeae Roseae Radix　产于全国各地。

性状　根圆锥形，略弯曲，长 5～20 cm，直径 0.5～1 cm；表面土黄色，栓皮易脱落。质硬，不易折断，断面不整齐，纤维状，切面淡黄色或黄白色。气淡，味微甘。

鉴别　(1) 根横切面：木栓层为数列木栓细胞。皮层为横切面的 1/5，纤维束众多，断续排列成 4～7 层带环。韧皮部较窄，多压缩，常有纵裂隙至皮层。木质部约占横切面的 3/5，导管单个或数个成群，呈放射状排列，射线 1～2 列细胞。

(2) 理化鉴别：参见"蜀葵花"条。

【成分】　根含黏液质 (mucilage)，一年生根的黏液质含戊糖 (pentose)，戊聚糖 (pentosan)，甲基戊聚糖 (methylpentosan) 及糖醛酸 (uronic acid)。

【药性】　甘、咸，微寒。

1.《本草拾遗》："味甘，寒，无毒。"

2.《内蒙古中草药》："味咸，性微寒。"

【功用主治】　清热利湿，凉血，解毒。主治淋证，带下，痢疾，吐血，血崩，外伤出血，疮疡肿毒，烫伤。

1.《本草拾遗》："主客热，利小便，散脓血恶汁。"

2.《本草衍义》："治带下，排脓血，恶恶极验。"

3.《本草汇言》："治肠胃生痈验验。"

4.《药性考》："利便除热。"

5.《分类草药性》："治红崩，吐血，白带。"

6.《贵州草药》："清热凉血，润燥止血，消肿解毒，主治大便不通，小便不利。"

7.《陕西中草药》："清热解毒，止痢。治刀伤，烧伤，痢疾。"

【用法用量】　内服：煎汤，9～15 g。外用：捣敷。

【选方】　1. 治小便淋沥　葵花根一撮（洗净）。锉碎，用水煎五大沸服。《卫生宝鉴》葵花散）

2. 治小便血淋　葵花根二钱，车前子一钱。水，煮，日服之。《纲目》引《简便单方》

3. 治赤白带下　蜀葵根 15 g，椿根白皮 12 g，鸡冠花根 30 g，煎服。或蜀葵花研细末，每次 3 g，每日 2 次，加白糖适量，米汤调服。

4. 治热毒下痢　蜀葵花根 15 g，地锦草 30 g。煎服。（3、4 方出自《安徽中草药》）

5. 治肠痈　蜀葵根一钱，大黄一钱。水煎服。《经验良方》蜀葵汤》

6. 治血崩，吐血　棋盘花根 100 g。煨甜酒吃。《贵州草药》

7. 治妇女倒经（经闭、鼻中流血）　蜀葵根 15～60 g。水煎服。《湖北中草药志》

8. 治毒肿不同硬软　蜀葵花根、茄子根、冬瓜根各五两。并烧，候烟绝即止，勿令生灰。细研，以生麻油调涂，于故帛上贴之。《圣惠方》

9. 治内痈有败脓败血，腥秽殊甚，脐腹冷痛　单叶红蜀葵白芷各一两，白枯矾、白芍药各五钱。为末，黄蜡熔化，和丸梧子大。每空心米饮下二十九，待血出尽，肥下脏补之。《坦仙皆效方》怀忠丹）

10. 治诸疮肿痛不可忍者　葵花根，去黑皮炮，若稠，点井花水少许，若不稠，不须用水，以纸花如膏贴之。《济生拔萃》

5348 蜀葵叶薯蓣 shǔ kuí yè shǔ yù 《贵州草药》

【异名】　龙骨七《贵州草药》，穿山龙、细山药《云南经济植物》。

【基原】　为薯蓣科薯蓣属植物蜀葵叶薯蓣的根茎。

【原植物】　蜀葵叶薯蓣 Dioscorea althaeoides R. Knuth

缠绕草质藤本。根茎横生，细长条形，分枝纤细。茎幼嫩时具稀疏的长硬毛，开花结实后近于无毛。单叶互生，叶柄通常比叶片长；叶片宽卵状心形，长 10～13 cm，宽 10～13 cm，先端渐尖，边缘浅波状或 4～5 浅裂，表面有时有毛，背面脉上常被白色短柔毛。花小，单性，雌雄异株。雄花有梗，常由 2～5 朵集成小聚伞花序再组成总状花序，有时花序轴分枝形成圆锥花序；花被碟形，基部合成管，先端 6 裂；开花时裂片平展；雄蕊 6 枚，花丝较短，有时弯曲。雌花序穗状，有花 40 朵或更多，单生或 2～3 簇生叶腋；苞片披针形，退化雄蕊丝状或无。蒴果三棱形，基部渐狭，先端宽广大，表面黄色，有光泽。种子着生于每室中轴基部，向先端有斧头状的宽翅。花期 6～8 月，果期 7～9 月。

生于海拔 1 000～2 000 m 的山坡、沟旁或路边的杂木林下或林缘。分布于西南等地。

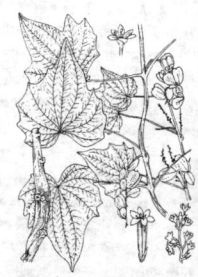
蜀葵叶薯蓣

【采收加工】　9～11 月采挖，切片，晒干。

【药材】　蜀葵叶薯蓣 Dioscoreae Althaeoidis Rhizoma　产于云南、贵州、四川等地。

性状　根茎呈长条状圆柱形，弯曲不直，有的具分枝，直径 1～2 cm。表面黄色或灰棕色，具须状根或点状根痕。质坚硬，断面类白色。气微，味苦。

【成分】　根茎含薯蓣皂苷元 (diosgenin)，薯蓣皂苷元棕榈酸酯 (diosgenin palmitate)，3, 5-脱氧替告皂苷元 ($\Delta^{3,5}$-deoxytigogenin)，薯蓣皂苷 (dioscin)，纤细薯蓣皂苷 (gracillin)，β-谷甾醇 (β-sitosterol)。

【药性】　《贵州草药》："性温，味辛。"

【功用主治】　《贵州草药》："燥湿理脾，强筋壮骨。治风湿麻木，跌打损伤，食积饱胀，消化不良。"

【用法用量】　内服：煎汤，6～15 g；或泡酒。

【选方】　1. 治感冒头痛　穿山龙 15 g，升麻 9 g，陈皮 6 g，甘草 3 g。水煎服。《丽江中草药》

2. 治风湿麻木　龙骨七，大风藤各 30 g。煨水服。

3. 治跌打损伤　龙骨七 60 g，泡酒 500 g。每次服 15～30 g。

4. 治食积饱胀，消化不良　龙骨七 3 g。研末，开水吞服，每日 2 次。（2～4 方出自《贵州草药》）

5349 锡 xī 《本经》

【异名】　白锡《山海经》，鈏《尔雅》，镴《周礼》郑玄注，白镴《尔雅》郭璞注。

【基原】　为一种银白色金属，主要由锡石中炼出。

【原矿物】　参见"锡矿"条。

【药性】甘，寒，有毒。

1.《纲目》："甘，寒，微毒。"

2.《本经逢原》："辛，寒，微毒。"

【功用主治】《日华子本草》："治恶毒风疮。"

【选方】解砒霜毒　锡器于粗石上磨水服之。（《济急仙方》）

5350 锡矿 ^{xī kuàng}（《药性考》）

【基原】为氧化物类矿物锡石。

【原矿物】锡石《石雅》 Cassiterite

正方晶系，晶体常呈双锥形或双锥与四方柱之聚形，或板状，且有膝状双晶出现，但通常以散布状细粒和不规则粒状出现。颜色为褐色或黑色，有时也有红、灰、白等色。条痕为白色或浅棕色。金刚光泽或半金属光泽，断口处上为树脂光泽。解理不多。断口呈半贝壳状，或参差状。硬度6～7。相对密度6.8～7.1。

主要产于气成热液矿床。

本矿物的冶炼成品（锡）亦供药用，另设专条。

【药性】《药性考》："有毒。"

【功用主治】《药性考》："磨涂疔肿。"

5351 锡叶藤 ^{xī yè téng}（广州部队《常用中草药手册》）

【异名】锡叶（《岭南采药录》），涩藤、涩沙藤（《陆川本草》），水车藤（广州部队《常用中草药手册》），雪藤、糙米藤（《香港中草药》），擦锡藤（《广西药用植物名录》）。

【基原】为五桠果科锡叶藤属植物锡叶藤和毛叶锡叶藤的根或茎叶。

【原植物】1. 锡叶藤 Tetracera asiatica（Lour.）Hoogl. 又名：涩藤（《海南植物志》），狗舌藤（《中国树木志》）。

常绿木质藤本，长3～7 m或更长，多分枝。枝条粗糙，嫩枝被毛，老枝秃净。单叶互生；叶柄长1～1.5 cm，有较多刚伏毛；叶革质，极粗糙，长圆形、椭圆形或圆状倒卵形，长4～14 cm，宽2～5 cm，先端钝或渐尖，基部宽楔形或近圆形，不等至对称，中部以上边缘有小锯齿，两面被刚毛和短刚毛，用手触之有极粗糙感，侧脉10～15 对。圆锥花序顶生或生于枝顶叶腋内，长6～25 cm，被柔毛；苞片1个，长4～6 mm；小苞片长1～2 mm；花多数，直径6～8 mm；萼片5，宿存时黄红色，有残存花柱。种子1，黑色，基部有碗状假种皮。花期5～6月，果期7～10月。

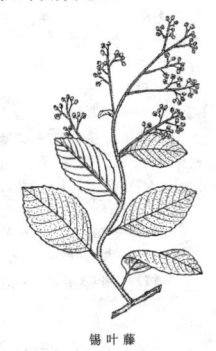

锡叶藤

生于低海拔的荒山、疏林地和灌木丛中。分布于广东、广西、海南、云南等地。

2. 毛叶锡叶藤 T. scandens（L.）Merr. 又名：毛果锡叶藤（《中国植物志》）。

本种和锡叶藤很相似，主要区别为：本种的心皮显着被毛，萼片及叶片下面常有柔毛。

生于山坡、山谷、疏林或灌木丛中。分布于云南。

【采收加工】全年均可采收，切段，晒干。

【药材】锡叶藤 Tetracerae Asiaticae Radix seu Folium 产于广西、广东和海南等地。

性状　根圆柱形，直或略弯曲，直径0.5～1.5 cm。表面灰棕

色，具浅纵沟和横向裂纹，栓皮极易剥离；剥离栓皮的表面呈淡棕红色，具浅纵沟和点状细根痕。质硬，断面木部灰棕色，射线淡黄棕色，有众多小孔。气微，味微涩。

叶卷曲或皱折，平展后呈长圆形，先端急尖，基部近阔楔形，边缘中部以上具锯齿，上面灰绿色，下面浅绿色，中脉下面突出，两面密布小突起，粗糙似砂纸；叶柄长约1.5 cm，腹面具沟。薄革质。气微，味微涩。

鉴别　（1）根横切面：木栓层由数条窄幸相间排列的木栓细胞带组成，宽带的细胞壁厚，纹孔明显。韧皮部有石细胞与含晶细胞，石细胞类圆形，单个散在或数个成群，含晶细胞较大，含草酸钙针晶束。形成层不明显。木质部导管单个散在；木射线细胞壁稍厚，纹孔明显。本品薄壁细胞含淀粉粒。

叶表面观：上、下表皮细胞垂周壁略呈波状弯曲。上表皮非腺毛两种，均为单细胞，一种单个散在，长150～650 μm，基部直径35～60 μm，壁厚约18 μm，层纹明显，通常仅见断后残存的基部；另一种为刺状毛，直径18～30 μm，极短，顶面观呈两个同心环，常2～6个聚集。下表皮刺状毛常3～8个聚集；气孔轴式。

叶横切面：上、下表皮细胞均为1列，类方形或长方形，排列紧密，其间散生短刺细毛。毛呈圆锥状，先端突出于表面，壁厚，层纹明显，胞腔小。

（2）取本品粉末5 g，加乙醇回流1小时，滤过。滤液浓缩至膏状，加2%盐酸捏溶，滤过。取滤液2 ml，滴加浓盐酸2滴，再加镁粉少许，溶液呈红色（检查黄酮）。

【成分】毛叶锡叶藤含羽扇豆醇（lupeol），白桦脂醇（betulin），白桦脂酸（betulinic acid）及β-谷甾醇（β-sitosterol）等三萜类化合物。

【药性】酸、涩、平。

1. 广州部队《常用中草药手册》："涩、凉。"

2.《全国中草药汇编》："酸、涩、平。"

【功用主治】收涩固脱，消肿止痛。主治久泻久痢、便血、脱肛，遗精，白带，子宫脱垂；跌打肿痛。

1. 广州部队《常用中草药手册》："收敛，止泻，固精。主治肠炎腹泻，肝脾肿大，遗精。"

2.《广西本草选编》："收敛止泻，消肿止痛。用于腹泻、便血、肝脾肿大、子宫脱垂、白带、风湿关节痛、脱肛、遗精。"

3.《香港中草药》："外用治皮肤瘙痒、疥癣、汗斑。"

【用法用量】内服：煎汤，茎叶9～30 g，大剂量可用至60 g；根15～30 g。外用：鲜叶、茎藤，煎水洗；或鲜叶捣敷。

【选方】1. 治红白痢（湿热痢亦可）　锡叶一两，分三次煎服。如仍未愈，再用二钱，和木棉花二钱，扭肚藤二钱，服一二次。（《岭南采药录》）

2. 治腹泻　锡叶藤15 g，大飞扬30 g。水煎服。（《全国中草药汇编》）

3. 治子宫下垂　锡叶藤、叶（干）60 g，升麻（醋炒）15 g，猪小肚（膀胱）1只。煎水空腹服。

4. 治耙齿插伤　锡叶藤适量，捣烂外敷患处。（3、4方出自《广东惠阳地区中草药》）

5352 锦鸡儿 ^{jǐn jī ér}（《救荒本草》）

【异名】金雀花、金鹊花、阳雀花（《滇南本草》），黄雀花（《纲目拾遗》），斧头花（《浙江中草药手册》），阳鹊花（《陕西中草药》）。

【基原】为豆科锦鸡儿属植物锦鸡儿的花。

【原植物】锦鸡儿 Caragana sinica（Buchoz）Rehd.［Robinia sinica Buchoz; C. chamlagu Lam.］又名：干口针（《湖南药物志》）。

灌木，高1～2 m。小枝有棱，无毛，黄褐色或灰色。托叶三角形，硬化成刺，长达8 mm或更长。叶轴脱落或宿存并硬化成刺，长

达 2～2.5 cm；小叶 2 对，羽状排列，上面一对较大，倒卵形或长圆状倒卵形，长 1～3.5 cm，宽 5～15 mm，先端圆或微凹，有针尖，基部楔形，两面无毛，下面网脉明显。花单生，长 2.8～3.1 cm，花梗长约 1 cm，中部有关节，节上有极细的小苞片；花萼钟形，基部偏斜；花瓣黄色带红色，凋谢时为褐红色，长达 3 cm，先端钝圆，基部楔形，旗瓣狭倒卵形，翼瓣长圆形，共长为瓣片之半，耳短，龙骨瓣比翼瓣短；雄蕊 10，二体；子房无毛。荚果圆筒形，长 3～3.5 cm，褐色，稍扁。花期 4～5 月，果期 6～7 月。

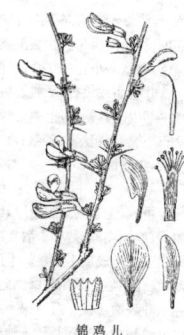

锦鸡儿

生于山坡或栽培于庭园。分布于华东、中南、西南及河北、陕西等地。

本植物的根（锦鸡儿根）亦供药用，另设专条。

【栽培】 **生物学特性** 喜温暖气候，土壤要求深厚、肥沃、排水良好，可利用房屋前后、土坎旁边角隙地栽培。

繁殖方法 分株繁殖。头年冬季，结合中耕，把母株四周根部挖伤或挖断，第二年从伤口处生出新苗，第三年 2～3 月移栽，按行窝距各 50 cm 开窝，每窝栽苗 1 株。

田间管理 在幼苗发出新叶时，可施人畜粪水，促使生长。以后每年夏冬各中耕除草 1 次，并在冬季中耕后追肥 1 次，使第二年蕾壮花多。

【采收加工】 4～5 月花盛开时采摘，晒干或炕干。

【药材】 锦鸡儿 *Caraganae Sinieae Flos* 主产于河北、山东、陕西、江苏、浙江、安徽、江西、湖北、湖南、四川、云南、贵州等地。

性状 本品为蝶形花，呈长形，花冠黄色或赭黄色；花萼钟状，基部成囊状凸起，萼齿 5 裂；花冠旗瓣狭倒卵形，基部粉红色，翼瓣顶圆钝，基部伸长呈短耳状，具长爪；龙骨瓣宽而钝，直立；雄蕊 10，二体，(9)+1。气微，味淡。

【药理】 **抗肿瘤和抗病毒作用** 蛋白激酶 C(PKC) 与人的多种疾病如肿瘤和各种炎症有联系，锦鸡儿 95% 乙醇提取液具明显的 PKC 抑制活性。

【药性】 甘，微温。归脾、肝经。

1.《滇南本草》："味甜，性温。"

2.《纲目拾遗》："性平，入肝脾二经。"

【功用主治】 健脾益肾，和血祛风。主治虚劳咳嗽，头晕耳鸣，腰膝酸软，气虚，带下，小儿疳积，痘疹透发不畅，乳痈、痛风，跌扑损伤。

1.《滇南本草》："主补气补血，劳伤气血，寒热痨热，畏凉发热，咳嗽，妇女白带日久，气虚下陷者良效。头晕耳鸣，腰膝酸痛，一切虚劳伤损，之效。或煨羊、鸡、猪肉食亦可。"

2.《纲目拾遗》："和血祛风，亦入乳痈药用。""大能透发痘疮，以其得先春之气，故能解毒发症。"

3.《植物名实图考》："滋阴，补阳。蒸鸡蛋，治头痛。"

4.《草木便方》："明目除肌泪，利肾窍，治耳鸣。"

5.《天目山药用植物志》："祛风活血，通经络。治跌打损伤，痛风，寒咳，小儿疳积，劳伤乏力，口腔糜烂。"

6.《陕西中草药》："补血健脾，活血祛风，止咳。治疗血劳，小儿疳积，神经衰弱，头晕头痛，耳鸣眼花，风湿疼痛，虚劳咳嗽。"

【用法用量】 内服：煎汤，3～15 g；或研末。

【宜忌】《陕西中草药》："忌生、冷及酸味饮食。"

【选方】 1. 治虚劳咳嗽 阳鹊花（蜜炙）30 g，枇杷芋、羌活各 9 g。水煎服。

2. 治干血劳 阳雀花 120～250 g，或鲜品 1 000～1 500 g，蒸后分多次服。

3. 治头晕头痛 阳鹊花 30 g，大麻 2.4 g。水煎服。(1～3 方出自《陕西中草药》)

4. 健脾补肾，明目聪耳 阳雀花，同猪肉做汤或蒸鸡蛋服。(《重庆草药》)

5. 治风湿关节痛 锦鸡儿 120 g，白酒 500 g，浸泡 1 星期，每服半酒杯，每日服 2 次，连服数日。(《河北中草药》)

5353 锦香草 jǐn xiāng cǎo 《广西药用植物名录》

【异名】 白毛虎舌毡、老虎耳《广西药用植物名录》，石用、大虎耳草《贵州草药》。

【基原】 为野牡丹科锦香草属植物锦香草的全草或根。

【原植物】 锦香草 *Phyllagathis cavaleriei* (Lévl. et Van.) Guill. [*Allomorphia cavaleriei* Lévl. et Van.]

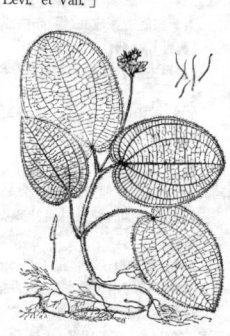

锦香草

草本，高 10～15 cm。茎直立或匍匐，逐节生根，近肉质，密被长粗毛，四棱形，通常不分枝。叶对生：叶柄长 1.5～9 cm，密被长粗毛；叶片纸质，广卵形、广椭圆形或圆形，先端广急尖至近圆形，基部心形，长 6～16 cm，宽 4.5～14 cm，两面绿色或有时背面紫红色，表面被疏糙伏毛状长粗毛，背面仅基出脉及侧脉被平滑的长粗毛；基出脉 7～9，表面脉平整，背面隆起。伞形花序，顶生，总花梗长 4～17 cm，被长粗毛；苞片倒卵形，被粗毛，通常仅有 4 枚，长约 1 cm，或更长；花梗与花萼均被腺粃；花萼漏斗状四棱形，裂片广卵形；花瓣粉红色至紫色，上部略偏斜，先端急尖；雄蕊 4，近等长，花药基部具小瘤或不明显，药隔下延呈短距；子房杯形，先端具冠。蒴果，先端冠 4 裂，伸出宿存萼，宿存萼具 8 纵肋，果瓣伸长，被糠粃。花期 6～8 月，果期 7～9 月。

生于海拔 400～1 500 m 的山谷、山坡疏、密林下阴湿地或水沟旁。分布于湖南、广东、广西、贵州、云南等地。

本植物的叶（锦香草叶）亦供药用，另设专条。

【采收加工】 5～7 月采收全草，全年均可采根，鲜用或切碎晒干。

【药性】《贵州草药》："性微寒，味辛、苦。"

【功用主治】《贵州草药》："根：清热，凉血，利湿，补虚。治月家病、肠热下痢，痔疮出血。"

【用法用量】 内服：煎汤，15～30 g；或泡酒。外用：捣敷；或煎汤洗。

【选方】 1. 治月家病 石用 15～30 g，泡酒 250 g。每日 2 次，每服 15 g。

2. 治痔疮出血 石用 15 g。煨水服，日 3 次。(1、2 方出自《贵州草药》)

5354 锦鸡儿根 jǐn jī ér gēn 《天目山药用植物志》

【异名】 白心皮《植物名实图考》，金雀花根《纲目拾遗》，板参、阳雀花根《草木便方》，阳雀花根皮《四川中药志》，土黄芪、野黄芪《浙江中药手册》。

【基原】 为豆科锦鸡儿属植物锦鸡儿的根或根皮。

【原植物】 参见"锦鸡儿"条。

【采收加工】　栽后 4～5 年采挖，在 8～9 月，挖起根部，剪成单枝，除去细根和尾须，刮去表面黑褐色粗皮，用木棒轻轻打根皮敲破，抽去木心，切成 15～16 cm 短节，晒干即成。

【药材】　锦鸡儿根 Caraganae Sinicae Radix seu Cortex　主产于华东、西北等地。

性状　根呈圆柱形，未去栓皮时褐色，有纵皱纹，并有稀疏而不规则的凸出横纹。已除去栓皮皮者多为淡黄色，间有横褐痕。质坚韧，横断面皮部浅黄色，木部淡黄棕色。折断面纤维性。气微，味微苦，嚼之有豆腥味。

根皮多呈卷筒状，长 5～30 cm，直径 1～2 cm，厚 3～6 mm，外表面栓皮多已除净，呈黄棕色，残存棕色横长皮孔，稀疏而明显。内表面呈浅棕色，有细纹。质较硬，折断面淡黄白色，带韧性，呈纤维状。气微，味微苦。

鉴别　根横切面：木栓层多已除去。韧皮部较宽，韧皮纤维 7～20(～40) 个成束或散在，周围有晶鞘薄壁细胞，内含草酸钙棱晶；韧皮薄壁细胞有壁孔，射线 2～5 列。木纤维束周围无结晶鞘，木射线细胞及木薄壁细胞均有明显壁孔；导管为网状。淀粉粒圆形或类圆形，脐点呈星状或裂隙状，层纹明显。

根皮横切面：木栓层大部已刮去，韧皮部较宽，韧皮纤维 2～20(～40)成束，周围薄壁细胞内含草酸钙方晶，形成晶鞘纤维；韧皮薄壁细胞有壁孔；射线 2～3(～5) 列，放射状排列，于外缘多弯曲。

粉末特征：淀粉粒众多，复粒由 2～4 粒组成，圆形、类圆形，脐点明显，有条形、人字形、三叉状。晶纤维多见，常成束或 2～3 条并列，多已碎断。单束纤维细长，平直或弯曲，壁厚，胞腔细小；纤维束周围的薄壁细胞含有大量草酸钙方晶。草酸钙方晶，除上述晶纤维中的方晶外，尚有散在的单个方晶，呈方形或多面体状。韧皮薄壁细胞成碎块状，圆形或长圆形。

【成分】　根含甾醇类：β-谷甾醇(β-sitosterol)、胆甾醇(cholesterol)、菜油甾醇(campesterol)、菜子甾醇(brassicasterol)、β-谷甾醇-3-β-O-葡萄糖苷(β-sitosterol 3-β-O-glucopyranoside)、β-谷甾醇-3-O-油酯(β-sitosteryl -3-O-(6'-O-oleoyl)-β-D-glucopyranoside)、6'-O-棕榈酰基-β-D-葡萄糖基谷甾醇(6'-O-palmitoyl-β-D-glucosyl sitosterol)、6'-O-硬脂酰基-β-D-葡萄糖基谷甾醇(6'-O-stearoyl-β-D-glucosyl sitosterol)；皂苷类：刺楸皂苷(kalopanax saponin)F、竹节人参皂苷(chikusetsu saponin) Ⅳ、锦鸡儿苷(caraganoside) A、刺楸根皂苷(kalopanaxsaponin)F₁、雪胆素(hemlusoside) Ma₃、楤木皂苷(araloside) A。

【药性】　甘、辛、微苦，平。归肺、脾经。

1.《草木便方》：“苦。”

2.《分类草药性》：“性燥，味淡。”

3.《四川中药志》1960 年版：“性平，味甘、微辛，无毒。入肺、脾二经。”

4.《江西草药》：“性平，味甘微苦。”

5.《上海常用中草药》：“甘、温。”

6.《湖南药物志》：“甘、温，无毒，一说苦、咸、寒，无毒。”

【功用主治】　补肺健脾，活血祛风。主治虚劳倦怠，头痛，头晕，耳鸣眼花，肺虚久咳，胃下垂，妇女血崩，白带，乳少，风湿骨痛，痛风，半身不遂，高血压病，跌打损伤，痈肿疮毒。

1.《纲目拾遗》：“治跌打损伤，又治咳嗽，暖筋骨，疗痛风，性能追风活血，兼通血脉，消结毒。”

2.《植物名实图考》：“根去皮，煮猪心，治痨证。”

3.《草木便方》：“利窍，祛风除湿，(治)湿热疥癣，风痹，洗服

妇阴痒痛。”

4.《分类草药性》：“补脾，理气虚风湿，肝疼，手足麻木，杨梅结毒丹田。”

5.《天宝本草》：“清肺益脾。治头晕，咳嗽，哮喘，五劳七伤，衄血。”

6.《四川中药志》1960 年版：“健脾胃，通经利尿，催乳。治虚损劳热，淋病，白带，喘咳及阴脱。”

7.《天目山药用植物志》：“炖猪蹄爪食，治劳伤乏力，煎服并含漱治口腔糜烂，炖雌鸡食治筋骨酸痛。”

8.《湖南药物志》：“滋阴补阳，补气补血。治痢疾，咳逆，乳疳，女子阴中痛，淋病，白浊，白带，月经不调。”

9.《浙江药用植物志》：“治高血压病，盗汗，牙周炎。”

【用法用量】　内服：煎汤，15～30 g。外用：捣敷。

【选方】　1. 治红崩、白带　阳雀花根、白胭脂花根、羊奶奶根各 15 g。煨水服。

2. 治黄疸病　阳雀花根、过路黄各 30 g。煨水服。

3. 治肾虚劳弱　阳雀花根、美人蕉根、倒触伞、小夜关门各 30 g。炖猪脚吃。(1～3 方出自《贵州草药》)

4. 治淋病、白浊　锦鸡儿根皮、枸杞根、薏苡根各等分，猪精肉 120 g。煮食。

5. 治月经不调　锦鸡儿根皮 6～9 g，党参 6～9 g。水煎服。(4、5 方出自《湖南药物志》)

6. 治风湿关节痛　锦鸡儿根 120 g，白酒 500 g。浸泡 1 个月后，每服半酒杯，日服 2 次。或鲜根皮 30～60 g，猪蹄 1 个，黄酒、水各半，炖服，连服数日。(《河南中草药手册》)

7. 治半身不遂　锦鸡儿 45 g，柘树根、红藤各 30 g。水煎服。(《安徽中草药》)

8. 治跌打损伤　金雀根捣汁和酒服，渣罨伤处。(《纲目拾遗》引《济世良方》)

9. 治胃脘痛　锦鸡儿根 30 g，枳壳 10 g，徐长卿 15 g，甘草 9 g。水煎服。[《浙江中医学院学报》1990，14(5)：19]

10. 治高血压病　金雀根 30 g。水煎，加白糖适量冲服。(《浙江药用植物志》)

锦香草叶 jǐn xiāng cǎo yè 　《《广西药用植物名录》》

5355

【基原】　为野牡丹科锦香草属植物锦香草的叶。

【原植物】　参见“锦香草”条。

【采收加工】　4～7 月采收，鲜用或晒干。

【功用主治】　解毒敛疮。主治疮疡溃烂，刀伤。

【用法用量】　外用：捣敷；或研末调敷。

锯齿王 jù chǐ wáng 　《《广西本草选编》》

5356

【异名】　大疮药、飞天锯、大苦灯茶、天云锯、铁锯齿、鼻子王、蛇通关、假山桃(《广西药用植物名录》)，叶上花(《云南中草药》)，百二齿(《广西本草选编》)。

【基原】　为红树科竹节树属植物锯叶竹节树的枝叶。

【原植物】　锯叶竹节树 Carallia diplopetala Hand.-Mazz.

灌木或乔木，高达 13 m。树皮灰色；分枝具膨大的节，并有不规则的木栓质的皮孔。单叶对生；叶柄褐色，长 3～4 mm；叶纸质，长圆形或狭长圆形，长 7～16 cm，宽 2.5～5.5 cm，先端渐尖，基部楔形，

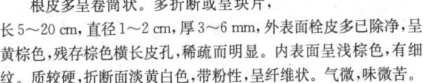

锦鸡儿(根皮)外形

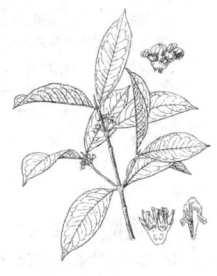

锯叶竹节树

边缘全部被篦状细锯齿，齿端有腺体，下面有褐红色小点。聚伞花序腋生，二歧分枝；总花梗长5～10 mm；苞片小；花2～3朵生于花序分枝顶端；花萼球形，裂片6～7，三角形；花瓣通常6～7，白色或淡红色，卵形，与花萼近等长，为花萼裂片的2倍，2轮排列，外轮与花萼裂片互生，内轮着生于萼片之上，通常有爪，边缘有小齿；雄蕊14或7，生于花瓣上，如仅7枚时则内轮花瓣上无雄蕊，子房下位，5室，花柱短于花萼，柱头盘状，4浅裂。浆果球形，直径6～7 mm。花期11～12月。

生于海拔700 m左右的山地林中。分布于广东、广西、云南等地。

本植物的根(锯齿王根)亦供药用，另设专条。

【栽培】　生物学特性　喜阴凉湿润的环境，忌干旱及强光，稍耐寒、耐阴。土壤以土层深厚、质地疏松、富含腐殖质的壤土为宜。

繁殖方法　种子繁殖。选近水源、半阴半阳处的环境育苗。种子随采随播，坚硬，可用30 ℃温水浸种1日后，将种子均匀撒播苗床内，覆土厚2 cm，播后盖草。幼苗出土后将盖草揭去。育苗1年后，苗高15～20 cm时，按行株距250 cm×200 cm开穴，每穴栽1株，种植时要求根系舒展，覆土、压紧、浇足定根水。

田间管理　造林后至郁闭前，每年每季度中耕除草1次，并结合追肥和培土。

【采收加工】　全年均可采，鲜用或晒干。

【药材】　锯齿王 Caralliae Diplopetalae Ramulus et Folium 产于云南、广西、广东等地。

性状　枝圆柱形，节膨大，单叶对生，叶片狭短圆形，先端渐尖，基部楔形，边缘有细密的锯齿，齿端有腺体，枯绿或绿色，无毛，下表面可见褐红色小点。质脆。气微香。

【药性】　微苦、微甘、凉。

1.《云南中草药》：“苦、微寒。”

2.《广西本草选编》：“味微甘、涩，性凉。”

【功用主治】　清热解毒，活血消肿。主治感冒发热，暑热口渴，跌打肿痛，骨折，刀伤出血。

1.《云南中草药》：“活血通经，接筋骨。”

2.《广西本草选编》：“清热凉血，利尿消肿。治感冒发热，暑热口渴，跌打肿痛，刀伤出血。”

【用法用量】　煎汤3～15 g。外用：鲜品捣敷；或捣烂酒炒敷；或干品研粉撒敷。

【宜忌】　《广西本草选编》：“孕妇慎用。”

【选方】　1.治感冒发热，暑热口渴　锯叶竹节树叶6～9 g。水煎作茶饮。(《广西本草选编》)

2.治骨折　锯叶竹节树枝叶适量，红糖为引，捣烂敷患处。(《云南中草药》)

3.治刀伤出血　锯叶竹节树鲜叶适量，捣烂外敷，或用干叶研粉敷。(《广西本草选编》)

5357
锯齿王根 jù chǐ wáng gēn
《《广西本草选编》》

【基原】　为红树科竹节树属植物锯叶竹节树的根。

【原植物】　参见“锯齿王”条。

【药性】　《云南中草药》：“苦，微寒。”

【采收加工】　全年均可采，切片，鲜用或晒干。

【功用主治】　清热凉血。治妇女血崩。

【用法用量】　内服：煎汤，9～15 g。

【宜忌】　孕妇慎服。

【选方】　治妇女血崩　锯叶竹节树根9～15 g。炒黑，水煎服。(《广西本草选编》)

5358
矮陀陀 ǎi tuó tuó
《《全国中草药汇编》》

【异名】　小地黄连《云南药用植物名录》，小独根《云南中草药选》，思茅地黄连、千年矮《全国中草药汇编》。

【基原】　为楝科地黄连属植物云南地黄连的全株。

【原植物】　云南地黄连 Munronia delavayi Franch.

矮小半灌木，高2.5～15 cm。茎上被柔毛。奇数羽状复叶丛生；小叶5～9(～11)，近无柄，纸质，倒卵形至近圆形，先端钝或短渐尖，基部楔形至阔楔形，边缘中部以上深齿状或近羽状分裂，每边通常有粗齿1～5枚，下部全缘，两面均被稀疏紧贴柔毛，脉上尤密；顶生小叶较大，长2～3.5 cm，宽1.3～1.8 cm，柄长7～8 mm；侧生小叶长0.5～2 cm，宽0.8～1.3 cm。总状花序腋生，长达1.5 cm，具花1～5朵，被柔毛；花梗短，有小苞片；花萼5裂达基部，裂片线状披针形，被柔毛；花冠白色，长3～4 cm，花冠管长约2.2 cm，裂片长椭圆形，长10～12 mm；雄蕊管长约3 cm，与花冠管合生，先端齿裂；子房被毛，花柱线形；柱头头状。蒴果扁球形，果梗弯垂。花期6～7月。

生于海拔1 100～1 750 m的金沙江河谷地区急流石岩上。分布于广西、四川、云南等地。

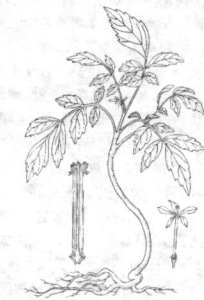
云南地黄连

【采收加工】　全年可采，切段，鲜用或晒干。

【药性】　《广西本草选编》：“味甘、微苦，性凉。”

【功用主治】　《广西本草选编》：“清热解毒，消肿止痛。主治跌打骨折，风湿痹痛，咽喉炎，痈肿疔毒。”

【用法用量】　内服：煎汤，9～15 g。外用：捣敷或研末调敷。

【选方】　1.治跌打骨折，风湿痹痛　矮陀陀全株15～30 g。水煎冲酒服。

2.治痈肿疔毒　矮陀陀全株15～30 g，水煎服；并用鲜叶捣烂或干叶研粉调油外敷。(1、2方出自《广西本草选编》)

5359
矮杨梅皮 ǎi yáng méi pí
《《云南中草药》》

【基原】　为杨梅科杨梅属植物云南杨梅的根皮、茎皮或根。

【原植物】　云南杨梅 Myrica nana Cheval.

常绿灌木，高0.5～2 m。小枝较粗壮，无毛或有稀疏柔毛。叶革质或薄革质；叶柄长1～4 mm，无毛或有稀疏柔毛；叶片长圆形或倒卵形至短楔状倒卵形，长2.5～8 cm，宽1～3 cm，先端急尖或钝圆，基部楔形，中部以上常有少数粗锯齿，成长后上面腺体脱落留下凹点，下面腺体常不脱落，无毛或有时上面中脉上有稀疏柔毛，中脉在上面凹陷，下面突起。雌雄异株；雄花序单生于叶腋，直立或向上倾斜，长1～1.5 cm；分枝极短缩而呈单一穗状，每分枝具1～3雄花，雄花无小苞片，有1～3枚雄蕊；雌花序基部具极短而不显著的分枝，单生于叶腋，长约1.5 cm，每分枝通常具2～4不孕性苞片或2雌花，雌花具2小苞片，子房无毛。核果红色或紫红色，球状，直径1～1.5 cm。花期2～3月，果期6～7月。

生于海拔1 500～3 500 m的山坡林缘及灌木丛中。分布于贵州、云南。

本植物的果实(矮杨梅果)亦供药用，另设专条。

【采收加工】　5～7月采

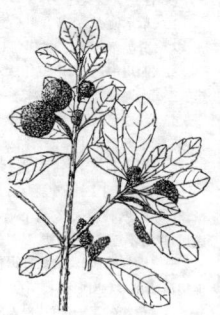
云南杨梅

收,剥取根皮和茎皮,鲜用或晒干。

【药性】 酸、涩、凉。

【功用主治】 止泻,止血,通络止痛。主治痢疾、泄泻、脱肛、崩漏、消化道出血、风湿疼痛、跌打伤痛、外伤出血、黄水疮、疥癣、水火烫伤。

《云南中草药》:"收敛,止血,消炎。防治痢疾、内出血、风湿疼痛、崩漏。"

【用法用量】 内服:煎汤或泡酒,9～15 g。

【选方】 1. 治风湿性关节疼痛 用矮杨梅根,配小红参、叶下花,共研末,用酒或开水送服;或杨梅根 15～30 g,水煎服。《云南中草药》

2. 治脱肛 矮杨梅根研末,煮猪大肠吃。《昆明民间常用草药》

5360 矮杨梅果 ǎi yáng méi guǒ 《云南中草药》

【异名】 杨梅果《昆明民间常用草药》,滇杨梅、酸杨梅《云南中药资源名录》。

【基源】 为杨梅科杨梅属植物云南杨梅的果实。

【原植物】 参见"矮杨梅皮"条。

【采收加工】 果实将成熟时采摘,鲜用。

【药性】 《云南中草药》:"酸、凉。"

【功用主治】 涩肠止泻,敛肺止咳。主治泄泻、痢疾、便血、咳嗽。

【用法用量】 内服,煎汤,9～15 g。

【选方】 1. 治久泻久痢 杨梅果,兑糖,蒸气;或做成杨梅酱吃(熟透软梅 2 500 g,蜂蜜 1 000 g,腌藏 1 年后备用)。

2. 治咳嗽 杨梅酱加枳壳、陈皮、百部(三味为末),共蒸吃。(1、2方均自《昆明民间常用草药》)

5361 矮脚苦蒿 ǎi jiǎo kǔ hāo 《昆明民间常用草药》

【异名】 苦蒿尖《滇南本草》,鱼胆草、劲直假蓬《云南中草药选》,金龙胆草《四川中草药通讯》,金寄枝、刘寄奴《玉溪中草药》,细苦蒿、毛苦蒿、油蒿、龙胆草《全国中草药汇编》。

【基源】 为菊科白酒草属植物熊胆草的全草。

【原植物】 熊胆草 Conyza blinii Lévl〔C. dunniana Lévl.〕 又名:苦蒿《中国高等植物图鉴》。

一年生草本,高 40～60 cm,全体密被白色长柔毛及褐色短腺毛。根圆柱形,黄褐色,有的红褐色。茎直立,有分枝,具细沟棱。单叶互生,下部叶柄长,上部叶近无柄,叶片矩圆形,长 4～6 cm,宽 2.5～3 cm,羽状深裂,先端裂片大,倒披针形,侧裂片较小,疏生,条形或披针形,有粗齿。头状花序排成圆锥状;总苞半球形;总苞片 2 层,边缘膜质,先端紫色,背面有粗毛;花黄色,外围的花雌性,丝状,内层的花两性,筒状。瘦果扁平,极小,具棱,被毛;冠毛 1 层,淡红色,长为瘦果的 2～3 倍。花期夏季。

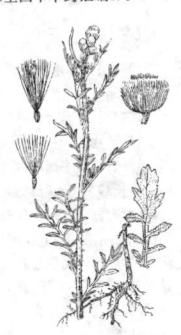

熊胆草

生于山野草坡、路旁干燥处。分布于四川、贵州、云南、甘肃等地。

【采收加工】 9～10月采收,鲜用或切段晒干。

【药材】 矮脚苦蒿 Conyzae Blinii Herba 产于四川、云南。

性状 茎圆柱形,上部多分枝,长 30～150 cm,直径 2～6 mm,表面橘黄色或黄绿色,有纵棱槽,其上有众多的白色长柔

毛,长 3～4 mm;质较坚脆,易折断。单叶互生,黄绿色,两面均有众多的白色长柔毛,皱缩扭曲,易破碎,展平后,下部叶有柄,上部叶几无柄,叶片羽状深裂至全裂,裂片披针形或线状披针形,全缘或浅裂。头状花序直径不足 1 cm,集于顶端呈圆锥状;花黄白色,成熟果实极易脱落飞扬,瘦果浅黄色,扁平,长约 1 mm,有冠毛 1 列,长 5～6 mm。气微,味极苦。

鉴别 (1) 叶及茎表皮的表面观:有较多的腺毛和非腺毛,腺毛头部 2～8 个细胞,柄部 4～10 个细胞,排列成 1～2 列,长 130～360 μm,基部直径 30～70 μm,上部略细,腺头直径与基部略相等,有的可见油滴;非腺毛由 4～13 个细胞组成,基部直径约 100 μm,下部数个细胞较短,顶端长尖,中下部 4 个细胞渐长变细,顶端尖,易折断,完整者可达 4 000 μm,细胞相接处略膨大似竹节状,有的细胞中有直径 4～15 μm 的草酸钙簇晶。

茎表皮细胞呈长方形、类方形,具角质纹理;叶表皮细胞波状,气孔不定式,副卫细胞 4～5 个。

(2) 取本品粉末 2 g,加水 40 ml,置水浴中浸 10 min,滤过。取滤液 10 ml,置水浴上蒸干,残渣加适量乙醇,搅拌,滤过,滤液蒸干,残渣加冰醋酸 0.5 ml,待冷解后,移置试管中,沿试管壁加硫酸 1～2 滴,即显红色,迅即变为紫红色;取滤液 10 ml,置带塞试管中,振摇 1 分钟,产生持续性泡沫,15 分钟内不消失(检查皂苷)。

【成分】 全草含苦蒿皂素(conyzasaponin)D、E、F、H。

【药理】 1. 祛痰作用 小鼠口服本品煎剂、水浸膏、醇浸膏及 1.25 g/kg 的皂苷水溶液有明显的祛痰作用(酚红法)。麻醉兔服水浸膏以及 50～100 mg/kg 皂苷对气管纤毛运送黏液速度有促进作用。皂苷给药后 90～150 分钟作用最明显,并有显著性差异。

2. 平喘作用 豚鼠应用本品煎剂及粗提物(煎剂浓缩加乙醇除去沉淀者)有一定的平喘作用(组胺喷雾法)。在离体豚鼠气管试验中,粗提物、水浸膏及醇浸膏均能对抗组胺引起的气管平滑肌收缩作用,水浸膏的作用较醇浸膏强。另外有报道金龙胆草总皂苷对组胺性哮喘有用,但浓度增加到 1×10⁻³ 时,对豚鼠离体气管组胺性收缩有极微弱的缓解作用。

3. 止咳作用 本品水煎剂对小鼠止咳作用。静脉注射本品总皂苷对猫喉上神经电致咳有抑制作用,ED_{50} 为 7.0 mg/kg,而对药物磷酸可待因 ED_{50} 为 1.26 mg/kg。皂苷 0.5 g/kg 口服对小鼠氨气吸入性咳嗽有显著抑制作用。

4. 其他作用 体外试验本品煎剂对呼吸道常致病菌有抑制作用。本品皂苷水溶液对金黄色葡萄球菌和白色葡萄球菌生长有抑制作用。粗提物对乙酰胆碱和氯化钡引起的离体兔肠痉挛有明显的解痉作用。

毒性 小鼠口服本品总皂苷的 LD_{50} 为 508 mg/kg,最大耐受量为 315 mg/kg。豚鼠腹腔注射的 LD_{50} 为 140 mg/kg,最大耐受量为 82 mg/kg,麻醉猫静脉注射最大耐受量为 25 mg/kg。4 只犬每日灌胃皂苷 30 mg/kg,连续 10 日,结果动物进食、排泄、活动、体重、心电图及肝、肾功能均无异常改变。服药期满后及停药观察,对心、肝、肾、脑、脾等组织作病理切片检查,结果同对照比较无明显著差异,家兔每日灌服水浸膏或醇浸膏 3 或 5 g/kg,连续 30 日,对其活动、食欲、排泄、体重均无明显变化,处死后解剖,亦未发现重要变化。

【药性】 苦,平。

1.《滇南本草》:"味苦、辛,性温。"

2.《全国中草药汇编》:"苦,寒。"

【功用主治】 清热解毒,泻火止血。主治慢性气管炎、扁桃体炎、咽喉炎、口腔炎、肾炎、黄疸型肝炎、眼结膜炎、中耳炎、虚火牙痛、疮疡、浸火伤、鼻衄、便血、崩漏、外伤出血。

1.《滇南本草》:"尿遗不止良效。"

2.《全国中草药汇编》:"清热消炎,泻火解毒。治急性黄疸型肝炎,牙痛,慢性气管炎,口腔炎,咽喉炎,扁桃体炎,肾炎,疟疾;外用治结膜炎,中耳炎,疮疡,湿疹,外伤出血。"

3.《彝志》:"清热解毒,平肝泻火。治热积引起的鼻衄、便血及血崩症。"

【用法用量】 内服:煎汤,6~9 g;或捣汁。外用:捣汁滴耳或点眼;或含于患部;或煎液熏洗;或研末撒;或捣敷。

【选方】 1. 治急性黄疸型肝炎 熊胆草6 g,金钟陈15 g,黄花香6 g,车前草30 g。水煎服。《曲靖专区中草药手册》

2. 治牙炎 金龙胆草9~15 g;水煎服,或研末糖水送服。《全国中草药汇编》

3. 治中耳炎 苦蒿鲜枝叶汁,加青鱼胆滴耳内。《云南中草药选》

4. 治外伤出血 矮脚苦蒿9 g,乌贼骨6 g,见血飞6 g。共研末外用。《昆明民间常用草药》

5. 治尿遗症 鲜叶苦蒿尖,捣烂挤汁点酒服。但愈后不可多服,恐收敛太甚转生他病,宜另服补气血之药。《滇南本草》

【临床报道】 治疗慢性支气管炎 ①将金龙胆草除去老茎及根部,碾粉,水泛为丸,上滑石衣。每次1剂内服1日服3次,饭后服。治疗565例,近控109例,显效187例,好转207例,无效62例。副作用发生率24.4%,表现为腹胀、恶心、呕吐、腹泻、口干、头昏等。②金龙胆草醇浸膏片治疗234例,每片含浸膏0.1 g,约相当于金龙胆草1 g,每日3次,每次4片。总有效率97.3%,显效83.33%。对虚寒型、痰湿型、痰热型疗效较好,肺燥型较差。③用金龙胆草皂苷片治疗140例,临控显效率72.1%,以痰热型临控率较高,51例随访1年以上,疗效稳固者占60.7%,未见明显副作用。

5362 矮脚罗伞 ǎi jiǎo luó sǎn 《陆川本草》

【异名】 小罗伞《陆川本草》,矮菜风、毛茎紫金牛《四川中药志》,九节龙、地紫、猴接骨《福建中草药》,毛罗伞、土丹皮、石狮子、铁半冬《广西药用植物名录》。

【基原】 为紫金牛科紫金牛属植物雪下红的茎叶或全草。

【原植物】 雪下红 Ardisia villosa Roxb. 又名:珊瑚珠《花镜》,卷毛紫金牛《中国高等植物图鉴》,毛茎紫金牛《拉汉种子植物名称》。

直立灌木,高50~100 cm,稀达≥3 m。具匍匐根茎,幼时几全株被灰褐色或锈色长柔毛或硬毛,毛常卷曲。叶互生;叶柄长5~10 mm,被长柔毛;叶片坚纸质,椭圆状披针形至卵形,稀倒披针形,长7~15 cm,宽2.5~5 cm,先端急尖或渐尖,基部楔形,近全缘或由边缘腺点缀缩成波状细锯齿或圆齿,背面密被长硬毛或长柔毛,具腺点,以背面尤显;侧脉约15对,多少连成边缘脉。单或复聚伞花序或伞形花序,被锈色长柔毛,侧生或着生于侧生特殊花枝顶端;花梗长2~15 cm,长者近顶端常有1~2片叶或退化叶;花长5~8 mm;萼片长圆状披针形或舌形,与花瓣等长,具缘毛或腺点;花瓣淡紫色或粉红色,稀白色,卵形至广披针形,具腺点;雄蕊较花瓣略长或等长;子房卵珠形,被微柔毛。果球形,深红色或带黑色,具腺点,被毛。花期5~7月,果期2~5月。

生于海拔500~1 540 m的疏林下或林下阴湿处。分布于广

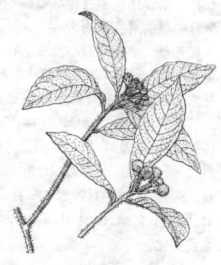
雪下红

东、广西、云南等地。

【采收加工】 9~12月采收,鲜用或晒干。

【药材】 矮脚罗伞 Ardisiae Villosae Herba 主产于广东、广西等地。

性状 茎基近圆柱形。茎圆柱形,长短不一,直径约4 mm,表面有铁锈色长柔毛。叶互生,叶片椭圆状披针形,上面有锈色短柔毛,下面密被锈色长柔毛,两面密布腺点,全缘或有微波状圆齿,坚纸质。有时可见伞形花序。气弱,味苦、涩。

鉴别 茎横切面:表皮细胞1列。皮层薄壁细胞排列较疏松,散有离生分泌腔,并由外向内渐少;内皮层细胞凯氏带明显。中柱鞘纤维发达,几排成环状。韧皮部狭窄,形成层波环状,木质部导管多单个,径向排列1~3列。髓部发达,占茎之1/2。薄壁细胞含淀粉粒和草酸钙簇晶。

叶横切面:上、下表皮细胞各1列。栅栏细胞1列,海绵组织细胞排列疏松。中脉上方略下凹,维管束弯月形,外韧型,外侧有纤维环绕。薄壁组织间散有分泌腔,薄壁细胞含草酸钙簇晶。

【药性】 苦、辛,平。

1.《四川中药志》1960年版:"性温,味淡。"

2.《全国中草药汇编》:"苦、辛,平。"

【功用主治】 祛风湿,活血止痛。主治风湿痹痛,咳嗽吐血,寒气腹痛,跌打损伤,痈疖肿痛。

1.《四川中药志》1960年版:"全草治咳嗽吐血,气痛及寒湿腰痛。根治冷气腹痛。"

2.《全国中草药汇编》:"活血散瘀,消肿止痛。主治跌打肿痛,痢疾,痈疮,咳血。"

3.《广西民族药简编》:"治肺结核。"

【用法用量】 内服:煎汤,6~12 g。外用:捣敷。

【选方】 1. 治关节风湿痛 毛茎紫金牛干根15~30 g。水煎或调酒服。

2. 治跌伤肿痛、久年积伤痛 鲜毛茎紫金牛藤茎15~30 g。水煎调酒服;或用60~90 g捣碎,浸酒2~3日,每次服1盏,每日2~3次。(1、2方出自《福建中草药》)

5363 雉 zhì 《别录》

【异名】 华虫《尚书》,疏趾《礼记》,野鸡《广雅》,雉鸡《日华子》。

【基原】 为雉科环颈雉属动物环颈雉的肉。

【原动物】 环颈雉 Phasianus colchicus Linnaeus 又名:山鸡、项圈野鸡《中国动物图谱》。

体长约90 cm。雌雄异色,雄者羽色华丽。头顶黄铜色,两侧有微白眉纹。颏、喉和后颈均黑而有金属反光。颈下有一显著的白圈,背部前方主要为金黄色,向后转为栗红,再后则为橄榄绿色,均杂有黑、白斑纹。腰侧纯蓝灰色,向后转为栗色。尾羽很长,先端锐尖,中央黄绿色,两侧紫栗色;其中央部贯以多数黑色横斑,至两侧横斑也转为深紫栗色。翼上覆羽大多黄褐而杂以栗色,向外转为银灰色。飞羽暗褐而缀以白斑;胸部呈带紫的铜红色,羽端具锚状黑斑;胁金黄,亦散缀以黑斑;腹乌褐;尾下覆羽栗、橘相杂。雌鸟体形小而尾短,体羽大都沙褐色,背面满杂以黑色和黑色的斑点。尾上黑斑缀以栗色,无胫。虹膜栗红色;眼周裸出。嘴淡灰色,基部转黑;脚亦灰褐色,爪黑。

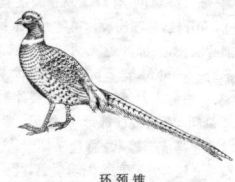
环颈雉

主要栖息在漫生草丛或其他荫蔽植物的丘陵中。常成对活

动，鸣声洪亮。脚强善走，不善飞翔。杂食性。巢筑于草地山坡，4～7月繁殖，1年2窝，每窝产卵6～14枚。分布几遍全国各地。

本动物的肝脏(雉肝)、脑髓(雉脑)和尾羽(雉尾)亦供药用，另设专条。

【养殖】 **生活习性** 适应性极强，除南北极外，均有分布。喜栖息于丘陵地带草丛和针阔叶混交林灌木丛中。能在-10℃安全越冬，在40℃炎热环境中仍能生活。胆小易惊，能飞善走，游走觅食，性强好斗，以雄雉为核心控制一定的领地范围。为杂食性。喜食植物种子、嫩芽、果实、小昆虫等。

养殖技术 11个月龄性成熟，每年4～8月产卵，年产2窝，每窝6～14枚，蛋重25～30 g，呈浅橄榄黄色。在人工饲育条件下产蛋量可达年产100～120枚。4～5个月即可性成熟，公母体质健壮，驯化程度高的公、母环颈雉作为种鸡，小群饲养，公母比例为1∶6～9，即可保受精率。种鸡精料比例认成鸡提高5%，并增加适量骨粉和钙粉。种蛋要每日收集，保存在15～20℃以内。保持期不超过7日即要入孵。种蛋在入孵前要用0.1%的苯扎溴铵(新洁尔灭)溶液清洗，浸泡10分钟，消毒时要用甲醛溶液-高锰酸钾合剂薰蒸。孵化温度从第一至第二十日控制在37～37.5℃，相对湿度在65%～70%，21～24日出雏时降至37℃，相对湿度提高到70%。待出雏后应在孵箱中停留2小时，称为"落盘"。待其羽毛干燥后，再取出放入育雏箱中育雏。

饲养管理 养殖场必须选择在地势高燥，背风向阳，环境安静无污染的地方。可以由环颈雉，也可以由家鸡进行孵化，大规模可用机械孵化器孵化。孵化温度、湿度要求与家鸡孵化相似。育雏工作可应用笼育，也可以网上平养或地上平养。育雏温度在箱育初期控制在32～34℃，随着生长发育每星期可降低2℃，到第六星期出壳后即可开食。环颈雉在出壳后12～24小时内即可开食，育雏饲料宜磨碎、蛋白质较多、易消化，喂前给水，水温35℃左右为宜。早期防病以雉白痢为主，以后数星期内应驱虫。环颈雉为野鸡，要剪羽控制失飞，断喙防止啄瓜。

【采收加工】 四季可捕捉，以冬季为佳，宰杀后去羽毛和内脏，取肉鲜用。

【药性】 甘、酸、温。归脾、胃、肝经。

1.《别录》:"味酸、微寒，无毒。"

2.《新修本草》:"温。"

3.《日华子》:"平，微毒。"

4.《饮膳正要》:"味甘、酸。"

5.《本草求真》:"专人心，兼人胃。性热。"

6.《本草撮要》:"寒。人足太阴经。"

【功用主治】 补中益气，生津止渴。主治脾虚泄痢，胸腹胀满，消渴，小便频数，痰瘘、癣疮。

1.《别录》:"补中益气力，止泄痢，除蚁瘘。"

2.《新修本草》:"主诸瘘疮。"

3.崔禹锡《食经》:"主行步汲汲然。益肝气，明目，(治)癣疬诸冷浅疮。"(引自《医心方》)

4.《日用本草》:"治痰气上喘。"

5.《医学入门》:"止渴。治消渴。"

6.《本草撮要》:"温中除湿，补肺和血。"

7.《青藏高原药物图鉴》:"滋补，壮阳。"

8.《中国动物药》:"治脾虚泄泻，胸腹胀满，小便频数。"

【用法用量】 内服:煮食;烧存性研末，每次3～6 g。

【宜忌】 有瘤疾者慎服。

1.《朱思简食经》:"凡食雉害(肉)，不得食骨，大伤人筋骨。"(引自《医心方》)

2.《千金方》:"久食令人瘦。黄帝云，八月建酉日食雉肉，令人短气，八月勿食雉肉，损人神气。"

3.《食疗本草》:"九月至十二月食之稍有补，他月即发五痔及

诸疮疥。不与胡桃同食，(食之)即令人发头风，如在船车内，兼发心痛。亦不与豉同食。自死，足爪不伸，食之杀人。"

4.崔禹锡《食经》:"丙午日食生心瘕，损肝气。"(引自《医心方》)

5.《日华子》:"有瘤疾不宜食。"

6.《本草衍义》:"食之，所损多，所益少。"

7.《药性切用》:"多食亦能发火动风。"

8.《医林纂要》:"能生风动气。然不至如家鸡之性热。"

9.《本草求真》:"与家鸡子同食，令人发疰，肩身疼痛。"

10.《饮食须知》:"不可与鹿肉、猪肝、鲗鱼、鲇鱼、回鱼同食。"

【选方】 1.治脾胃气虚下痢，日夜不止，肠滑，不下食 野鸡一只。如食法，细研，著橘皮、葱、盐、酱调和，作馄饨熟煮，空心食之。

2.治消渴，舌焦口干，小便数 野鸡一只。以五味煮令极熟，取二升半已来，去肉取汁，渴饮之，肉亦可食。

3.治痔气下血不止，无力 野鸡一只。制如食法。细切、少面，并椒、盐、葱白调和，和作饼子，炙熟，和醋空之。(1～3方出自《食医心镜》)

4.治腹肿 野鸡(不问雌雄)一只，陈皮、茴香(炒)、生姜、马芹子(炒)、川椒(炒)等分。上用葱、醋浸一宿，蒸饼和鸡肉同作馅，少着盐，外用面皮包作馄饨，煮熟烂食用。(《类编朱氏集验方》)

5364 雉肝 zhì gān 《圣济总录》

【基原】 为雉科环颈雉属动物环颈雉的肝脏。

【原动物】 参见"雉"条。

【采收加工】 宰杀后除去羽毛，剖腹从内脏中取出肝脏，鲜用或烘干备用。

【药材】 雉肝 *Phasiani Colchici Jecur* 全国各地均有产。

性状 鲜肝红色或赭红色，1～4叶连在一起，大叶长4～6 cm或更长，质软嫩，有血液。干品棕褐色或紫褐色固体，较硬，有焦腥气。

【功用主治】 消痔。主治小儿疳积。

【用法用量】 内服:研末，每次0.7～1.5 g。

【选方】 治小儿无辜疳 雉肝一具，干者捣，湿者熬，为末。上一味，分三服。每服丹砂散后即一服，米饮调下半钱匕。(《圣济总录》雉肝散)

5365 雉尾 zhì wěi 《纲目》

【基原】 为雉科环颈雉属动物环颈雉的尾羽。

【原动物】 参见"雉"条。

【采收加工】 捕捉后取下尾羽，烘干。

【成分】 雉尾腺(uropygial gland)分泌的脂状物质为二酯蜡(diester wax)的混合物，此酯的一个醇成分是赤式-2, 3-十八烷二醇(erythro-2, 3-octadecanediol)，脂肪酸(fatty acid)成分是 C_9 至 C_{19} 的奇数及偶数碳脂肪酸;其主体中储存脂肪则是普通的三酰甘油(riglyceride)。

【功用主治】 解毒。主治丹毒，中耳炎。

【用法用量】 外用:烧灰研末，涂敷。

【选方】 1.治天火丹毒 雉尾烧灰，和麻油，敷。(《纲目》)

2.治耳中烂 雉羽毛黑烧外涂。(《动植物民间药》)

5366 雉脑 zhì nǎo 《纲目》

【基原】 为雉科环颈雉属动物环颈雉的脑髓。

【原动物】 参见"雉"条。

【采收加工】 宰杀后，除去头部羽毛，取脑髓鲜用。

【功用主治】 《纲目》:"涂冻疮。"

【用法用量】 外用:熬膏涂。

【选方】 治冻面、冻耳并诸冻疮久不瘥，年年发歇，先痒后痛，然后肿破，黄水及血出不止 雄雉脑一枚，捣烂。黄蜡与脑等分，清油比蜡减半。上三味，同于慢火上熬成膏，去滓，以瓷器收。如面油逐旋涂摩。《圣济总录》雄脑膏

5367 雉子筵 ^{zhì zǐ yàn}《陕西药用》

【异名】 莓叶委陵、菜瓢《《全国中草药汇编》》。

【基原】 为蔷薇科委陵菜属植物莓叶委陵菜的全草。

【原植物】 莓叶委陵菜 Potentilla fragarioides L. 又名：假蛇莓《云南种子植物名录》。

多年生草本。根多，簇生。花茎丛生，被开展柔毛。基生叶为羽状复叶，有小叶 2～3 对，稀 4 对；叶柄被开展疏毛；托叶膜质，褐色，外有疏展长柔毛；小叶片倒卵形、椭圆形或长椭圆形，长 0.5～7 cm，宽 0.4～3 cm，先端圆钝或急尖，基部楔形或宽楔形，边缘有多数急尖或圆钝锯齿，近基部全缘，两面被平铺疏柔毛，下面沿脉较密，锯齿边缘有时密被缘毛；茎生叶常有 3 小叶，与基生小叶相似或呈长圆形且先端有锯齿而下半部全缘，叶柄短或近无柄。托叶卵形、菜瓢，全缘，先端急尖，外被平铺疏柔毛。伞房状聚伞花序顶生；花直径 1～1.7 cm，萼片 5，三角卵形，先端急尖至渐尖，副萼片 5，长圆披针形，与萼片近等长或稍短；花瓣 5，倒卵形，先端圆钝或微凹，黄色；花柱近顶生，上部大，基部小。成熟瘦果近肾形，表面有脉纹。花期 4～6 月，果期 6～8 月。

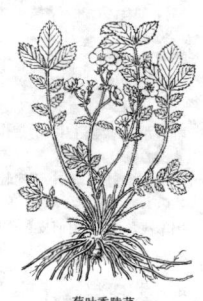

莓叶委陵菜

生于海拔 350～2 400 m 的地边、沟边、草地、灌木丛及疏林下。分布于华北、东北、华东及河南、湖南、广西、四川、云南、陕西、甘肃等地。

本植物的根（雉子筵根）亦供药用，另设专条。

【采收加工】 6～9 月采收，晒干。

【药材】 雉子筵 Potentillae Fragarioidis Herba 产于河北、山东、江苏、浙江等地。

性状 全株长约 25 cm，密被毛绒。茎纤细。羽状复叶。基生叶有小叶 5～7（～9），顶端三小叶较大，小叶宽倒卵形、卵圆形或椭圆形，长 0.8～4 cm，宽 0.5～2 cm，先端尖或稍钝，基部楔形或圆形，边缘具粗锯齿；茎生叶为三出复叶。花多，黄色。瘦果小，微具皱纹。气微，味涩，微苦。

【药性】 《全国中草药汇编》："甘，温。"

【功用主治】 《全国中草药汇编》："益中气，补阴虚，止血。主治疝气及干血痨。"

【用法用量】 内服：煎汤，9～15 g。

5368 雉子筵根 ^{zhì zǐ yàn gēn}《中华药海通讯》

【基原】 为蔷薇科委陵菜属植物莓叶委陵菜的根及根茎。

【原植物】 参见"雉子筵"条。

【采收加工】 7～9 月采挖，晒干。

【药材】 雉子筵根 Potentillae Fragarioidis Radix 主产于江西、江苏、浙江、山东。

性状 根茎呈短圆柱状或块状，有的弯曲，长 0.5～2 cm，直径 0.3～1.5 cm。表面棕褐色，粗糙，周围着生多数须根或根痕；顶端有棕色叶基及芽，叶基边缘膜质，与芽均被淡黄色毛茸。质坚硬，断面皮部较薄，黄棕色至棕色，木部导管鲜黄色，中心有髓。根细长，弯曲，长 5～10 cm，直径 1～4 mm，表面具纵沟纹；脆，易折断，折断面略平坦，黄棕色至棕色。臭无，味涩。

鉴别 (1) 根横切面：木栓层约 10 层细胞，外有落皮层，细胞内充满棕色物。栓内层狭窄。韧皮部较宽。形成层成环。木质部占大部分，射线宽窄不一，导管单个散在或 3～4 个相聚。薄壁细胞含草酸钙簇晶及多数方晶，并含淀粉粒。

(2) 取火柴梗数根，浸于本品的 1% 煎液中煮沸数分钟，取出，稍干后，滴加盐酸数滴，火柴梗被染成暗红色或紫红色（检查缩合鞣质）。

(3) 薄层色谱：取本品粉末 1 g，加乙醇 10 ml，加热回流 10 分钟，过滤。滤液置水浴上蒸干，残渣加乙醇 0.5 ml 使溶解，作供试品溶液。标准品制备成 0.1% d-儿茶素的乙醇溶液，供点样。点于硅胶 G 板上。用乙酸乙酯展开，展距 5.5 cm。喷以香草醛试液（香草醛 0.5 g 溶于浓盐酸100 ml）显红色，供试品在与对照品相应的位置上应有相同颜色的斑点。

【成分】 根含右旋儿茶素（catechin）。

【药理】 烟酸样作用 右旋儿茶素对毛细血管能降低其通透性和脆性，而增强其对外伤的抵抗性；即对维持正常毛细血管的功能有一定作用。在豚鼠身上，右旋儿茶素（腹腔注射 1 mg/300 g 或口服 5 mg/300 g）较芸香苷等黄酮类增强毛细血管的作用更强，而且有 2 个作用高峰，可能不仅延缓体内肾上腺素的氧化，而且有维生素 C 样作用。在试管中右旋儿茶素抑制组胺酸脱羧酶的作用强于常用的黄酮类，故可能有抗过敏性休克作用。此外，它对豚鼠离体子宫似有某些兴奋作用。

毒性 右旋儿茶素对小鼠的毒性很小（静脉注射 1～1.5 g/kg，未见毒性反应）。雉子筵根醇提取物于小鼠口服，LD_{50} 为 4.2 g/kg。

【功用主治】 止血。主治月经过多，功能性子宫出血，子宫肌瘤出血，产后出血及避孕药引起的出血。

【用法用量】 内服：煎汤，3～6 g；或入丸、散。

【临床报道】 治疗妇科出血、咯血 用雉子筵根的乙醇提取物制成雉子筵止血片（每片含生药 1 g），口服 3 次，每次 2～4 片。共治疗各种出血症 400 余例。结果：其中一般妇科出血 353 例（包括功能性子宫出血、子宫肌瘤出血、单纯性月经过多、慢性盆腔炎月经过多、产后恶露不净等 15 种出血），有效率 85.3%，显效率 58.7%；放节育环引起的妇科出血 120 例，有效率 82.5%，显效率 65.8%；肺结核咯血 14 例，有效 7 例，显效 4 例。临床上未发现明显副作用，个别患者有胃纳差、腹胀、头昏等现象，停药后即消失。

5369 稗米 ^{bài mǐ}《纲目》

【基原】 为禾本科稗属植物稗的种子。

【原植物】 参见"稗根苗"条。

【采收加工】 7～9 月果实成熟时采收，舂去壳，晒干。

【药性】 辛、甘、苦，微寒，无毒。

【功用主治】 作饭食，益气宜脾。

5370 稗根苗 ^{bài gēn miáo}《纲目》

【基原】 为禾本科稗属植物稗的根和苗叶。

【原植物】 稗 Echinochloa crusgalli (L.) Beauv.

一年生草本，高 50～130 cm。秆直立或广展。叶片扁平，线形，长达 40 cm，宽 5～10 mm，叶鞘秃净，叶舌缺。圆锥花序直立，狭，不规则的尖塔形；长 10～30 cm；分枝复生，覆叠，广展或紧贴，最下的稍疏离，最长的通常长过 2 cm，上部的渐尖而紧接；小穗长约 3 mm，被刺毛或乳突状粗毛，芒长达 1 cm 或更长，或仅为一尖头；第一颖卵形，长约为小穗的 1/3；第二颖与不孕小花的外稃同等长，5 脉；不孕小花中性，具内稃；结实小花的外稃椭圆形，白色或棕色。花、果期夏秋季。

生长于沼泽处，为水稻田中杂草之一。分布遍及全国温暖

地区。

本植物的种子（稗米）亦供药用，另设专条。

【采收加工】 6～7月采收，鲜用或晒干。

【功用主治】《纲目》："金疮及伤损出血不已，捣敷或研末参之。"

5371 稗子 cǎn zǐ 《救荒本草》

【异名】 龙爪粟、鸭爪稗《纲目》，龙爪稷《授时通》，鸡爪粟、云南稗《医林纂要》，雁爪稗《三峡志》，鸭矩粟《广州植物志》。

【基原】 为禾本科䅟草属植物䅟的种仁。

【原植物】 䅟 *Eleusine coracana* (L.) Gaertn.

一年生粗壮簇生草本。直立，高50～120 cm，常分枝。叶鞘长于节间，光滑；叶片先端密生长柔毛，长1～2 mm；叶片线形，长30～60 cm，宽5～10 mm，下面光滑，上面粗糙或具柔毛。穗状花序5～8个呈指状着生秆顶，长5～10 cm，宽8～10 mm；小穗含5～6个小花，长7～9 mm；膜质纸质，先端渐尖；第一颖长约3 mm，第二颖长约4 mm；外稃三角状卵形，先端渐尖，背部具脊，脊缘有狭翼，长约4 mm，具5脉，内稃狭卵形，具2脊，粗糙口鳞被折叠，具3脉；花柱自基部即分离。果为囊果，种子近球形，黄棕色，表面皱缩；胚长为种子的1/2～3/4，种脐点状。花、果期5～9月。

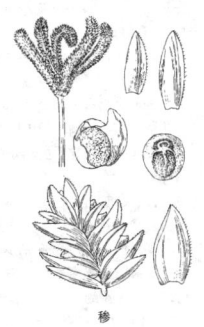
䅟

我国长江以南及安徽、河南、西藏、陕西等地有栽培。

【采收加工】 8～9月果实成熟时采收，晒干，搓取种仁，再晒干。

【药性】 甘、温。
1.《救荒本草》："甘。"
2.《纲目》："甘、涩、无毒。"
3.《医林纂要》："甘、苦、温。"
4.《本草撮要》："入手足太阴、阳明经。"

【功用主治】《纲目》："补中益气，厚肠胃，济饥。"

【用法用量】 内服：煮粥食或磨作面蒸食。

5372 催乳藤 cuī rǔ téng 《全国中草药汇编》

【异名】 奶汁藤。

【基原】 为萝藦科醉魂藤属植物催乳藤的全株。

【原植物】 催乳藤 *Heterostemma oblongifolium* Cost.

柔弱缠绕藤本。全株具乳汁，茎被2列柔毛。叶对生：叶柄长2～4 cm；叶片长圆形，稀卵状长圆形，长7.5～11 cm，宽3.5～4.5 cm，先端锐尖，基部圆形；侧脉每边5～7条，弧形上升。伞形状聚伞花序腋生，着花4～5朵；花萼5深裂，内面基部有腺体约10个；花冠外面淡绿色，内面黄色，辐状，裂片5，向右覆盖；副花冠五角星芒状；花粉块每室1个，方圆形，直立。蓇葖果线状披针形，长达12 cm，向先端渐尖。种子长达2 cm，顶端具3 cm的白色绢质种毛。花期8～

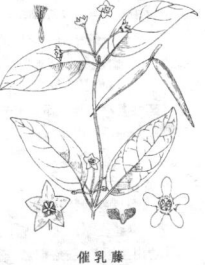
催乳藤

10月，果期9～12月。

生于海拔500 m以下的山地疏散的杂树林中及灌木丛中。分布于广东、广西、海南、云南等地。

【采收加工】 9～11月采收，晒干。

【药性】 甘、微辛，平。

【功用主治】 催乳。主治乳汁不下。

【用法用量】 内服：煎汤，9～30 g。

5373 鼠 shǔ 《别录》

【异名】 首鼠《史记》，老鼠《斗门方》，雌鼠《埤雅》，家鹿《纲目》。

【基原】 为鼠科鼠属动物褐家鼠、黄胸鼠等的全体或肉。

【原动物】 1. 褐家鼠 *Rattus norvegicus* Berkenhout 又名：大家鼠、沟鼠、白尾吊、挪威鼠《中国动物图谱》。

体长15～22 cm，体重72～290 g。耳短而厚，前折不能遮眼。尾明显短于体长。前足4趾，后足5趾，均具爪。后足5趾。雌性乳数6对。被毛粗糙，背部棕褐色或灰褐色，杂有许多黑长毛，毛基深灰色，毛尖棕色。腹面苍灰色，略带一些乳黄色。足背苍白色。尾毛两色，上面黑褐色，下面灰白色。尾部鳞片组成的环节明显，鳞片的基部生有白色和褐色的细毛。

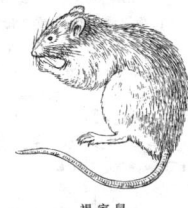
褐家鼠

栖息于住宅、阴沟、草堆、田埂、作物地及河溪堤岸等处。杂食性。好啃咬衣物、家具和雏禽。活动多在夜间，以午夜最活跃。分布几遍全国。

2. 黄胸鼠 *R. flavipectus* Milne-Edwards

体长13.5～18 cm，体重74～134 g。尾细且超过体长。体形较褐家鼠细长，耳壳薄而长，向前折可盖住眼。前、后足细长，分别为4趾和5趾，均具爪。乳头胸部2对，鼠蹊部3对，个别6对，即在腹部增加1对。背毛棕褐色，毛基深灰。腹毛灰

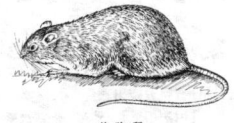
黄胸鼠

黄色，毛," 浅灰色，在胸部毛色更黄，有时具一块白斑。前足背的中央毛灰褐色，四周灰白色，而后足背为白色。尾上下全为暗褐色。

栖息于屋内，也活动于野外的农田。当作物成熟时，有时则迁至田间。

以上两种动物的肝脏（鼠肝）、胆（鼠胆）、睾丸（鼠肾）、脂肪油（鼠脂）、血液（鼠血）和皮（鼠皮）及未长毛的幼体（幼鼠）亦供药用，另设专条。

【采收加工】 全年均可捕捉，剥皮剖腹，除去内脏，鲜用或风干。

【药性】 甘、咸，平。
1.《别录》："热，无毒。""牡鼠，微温，无毒。"
2.《药总诀》："牡鼠，味甘。"
3.《日华子》："牡鼠，凉，无毒。"
4.《纲目》："甘，热。"
5.《医林纂要》："甘、咸，平。"

【功用主治】 补虚消疳，解毒疗疮。主治虚劳羸瘦，小儿疳积，烧伤，外伤出血，冻疮，跌打损伤。
1.《别录》："主小儿哺露大腹，炙食之。""牡鼠，疗踒折，续筋骨，捣敷之，三日一易。"

2. 《食疗本草》:"主小儿瘠(《纲目》作'疳')疾,腹大贪食者。""牡鼠,涂冻疮及折破疮。"

3. 《日华子》:"治小儿惊痫疾。以油煎令消,入蜡敷烫火疮,生捣署折伤筋骨。"

4. 《本草图经》:"主骨蒸劳极,四肢羸瘦,杀虫,亦主小儿疳瘦。去其骨,用之酒熬入药。"

5. 《纲目》:"炙食,治小儿劳热诸疳。""牡鼠,五月五日同石灰捣收,敷金疮。"

6. 《彝族动物药》:"主风疹瘙痒。"

【用法用量】 内服:煮食或炙食,1~2 只;或入散剂。外用:1 只,熬膏涂;或烧存性研末敷。

【选方】 1. 治冻疮及折破疮 取腊月鼠一枚。用油一大升,煎,煮使烂,绞去滓,重煎成膏。涂搽患处。《食疗本草》

2. 治疮肿热痛 大雄鼠一枚。用清油一升,慢火煎鼠焦,滤去滓,再以慢火煎,下黄丹五两,炒今色变,柳木搅匀,滴水不散,再下黄蜡一两,又熬黑色成膏,瓷器装贮。敷贴患肿。去痛而凉。《经验方》灵鼠膏

3. 治鼠瘘已有脓血者 取中鼠一枚,乱发鸡子大一团。以腊月猪脂煎之,令咸及消尽。半涂之,半酒服。《补缺肘后方》

4. 治水臌石水,腹胀身肿 肥鼠一枚。剥皮细切,煮粥空心食之。《食医心镜》

5. 治溃痢不合 老鼠一枚。烧末敷之。《千金方》

6. 治破伤风,角弓反张,牙嘘肢强 ① 用鼠一头,和尾烧灰,以腊猪脂和敷之。《梅师方》 ② 活雄鼠一枚。铁线缚绕,阴阳瓦煅存性,研为细末。作一服。热黄酒调下。《医宗金鉴》雄鼠膏

7. 治诸瘢痕 大鼠一枚。以腊猪脂四升,煎至消尽,滤滓。避风处以布擦瘢痕色赤,日涂三五次。《普济方》

5374 鼠皮 shǔ pí 《纲目》

【基原】 为鼠科鼠属动物褐家鼠和黄胸鼠的皮。

【原动物】 参见"鼠"条。

【采收加工】 全年可捕捉,捕后剥皮,鲜用或烘干烧灰。

【功用主治】 《纲目》:"烧灰,封痈疽口冷不合者。生剥,贴附骨疽出,即追脓出。"

【用法用量】 外用:烧灰敷散;或生剥贴敷。

【选方】 治脓溃后疮口不合 烧鼠皮一枚。作末,敷疮口上。《千金方》

5375 鼠血 shǔ xuè 《本经逢原》

【基原】 为鼠科鼠属动物褐家鼠和黄胸鼠的血液。

【原动物】 参见"鼠"条。

【采收加工】 全年均可捕捉,捕后取血,鲜用。

【功用主治】 《本经逢原》:"蘸青盐擦牙宣有功。"

【用法用量】 外用:涂擦。

5376 鼠妇 shǔ fù 《本经》

【异名】 伊威《诗经》,蟠、鼠负《尔雅》,负蟠、蜲蟠《本经》,负螽《广雅》,蛜蝛《别录》,鼠姑《本草经集注》,鼠黏《蜀本草》,鼠赖虫、湿生虫《圣惠方》,地虱《纲目》,肥蛀蚾《本草求原》,蒲鞋头虫《苏州本产药材》,潮湿虫《中药志》,地虱婆《四川中药志》,潮虫子《药材学》,土鳖《泉州本草》,鞋板虫(内蒙古《中草药新医疗法资料选编》)。

【基原】 为卷甲虫科平甲虫属动物普通卷甲虫或潮虫科鼠妇属动物鼠妇的全体。

【原动物】 1. 普通卷甲虫 Armadillidium vurgare(Latrelle)又名:平甲虫《中国动物药》。

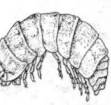
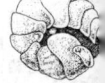

体长 10 mm 左右,长为宽的 2 倍。体呈长椭圆形,背呈弓形。头前缘中央及左右角没有显著的突起。胸节 7 节,第一、第二胸节的后侧板较第

普通卷甲虫

三、第七节的尖锐。腹节 5,第一、第二节窄,第三至第五节的侧缘与尾节后缘联成半圆形。体上有多少不等的弯曲条纹。第二触角短。胸肢 7 对,腹肢 5 对。尾肢扁平,外肢与尾节嵌合齐平,肢细小,被尾节掩盖。雄性第一腹肢的外肢如鳃盖状,内肢较纤长,末端弯曲呈微钩状。体色有时灰色或暗褐色,有时局部带黄色,并具有光亮的斑点。

多栖于朽木、腐叶或石块下,喜阴暗潮湿的环境,有时也出现在房屋、庭院内,水边及海边石下也较多。分布于河北、江苏、浙江、山东等地。

2. 鼠妇 Porcellio scaber Latreille

形状与普通卷甲虫颇为相似,全体呈椭圆形,长约 10 mm,宽约 6 mm,表面有光泽,卷曲时呈球形。胸部各节后侧锐尖,尾节呈三角形,尾枝显呈棒状,长于尾节。

生境同普通卷甲虫。分布于河北、吉林、江苏、浙江、山东、广西等地。

【采收加工】 4~9 月间捕捉,捕后用开水烫死,晒干或焙干。本品易遭虫蛀,最好放在石灰缸中贮存。

【药材】 鼠妇 Armadillidium 主产于江苏。

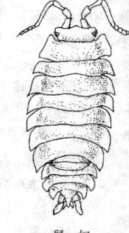

性状 虫体多卷曲成球形或半圆形,长约 7 mm,宽约 5 mm。背隆起,平滑,腹向内陷。体灰白色,有光泽。由多数近于平行的环节构成,胸部 7 节,每节有同形的脚 1 对,向前,向后逐渐变长。腹部较短,宽圆形,分 5 节。质脆易碎。气腥臭。

鼠妇

【成分】 普通卷甲虫 肝胰腺含黏多糖:硫酸软骨素(chondrolin sulfuric acid)A 或硫酸软骨素 C,透明质酸(hyaluronic acid);酶有透明质酸酶(hyaluronidase);神经胺酶(nearaminidase);还含硫、磷、钠、钙、铁、镁等。雄性生殖器及雄性腺含雄性激素(androgenic hormone)Ⅰ;雄性激素Ⅱ;雄性腺又含雄性激素;肥大肾上腺含雄性激素及雄性激素Ⅰ、Ⅱ。雄虫含卵黄蛋白原(vitellogenin)1、2、3、4。雌虫卵巢含卵黄磷蛋白(vitellin)1、2、3、4。血淋巴含卵黄蛋白原 1、2、3、4。外皮层含多酚氧化酶(polyphenol oxidase)。全体含糖原(glycogen)、糖(sugar)、血淋巴蛋白(hemolymph protein),后内脏表皮腺三磷酸酶(hindgut epithelium adenosine triphosphatase),胆甾醇(cholesterol)。

【药理】 1. 镇痛作用 给小鼠灌胃 80 g/kg、腹腔注射 0.1 g/kg 和 2 g/kg 鼠妇(普通卷甲虫)水提取物,对热水(55 ℃)引起的小鼠缩尾法疼痛,有明显镇痛作用。应用鼠妇制剂内外治疗后,缓解中重度疼痛,总有效率为87.5%。

2. 对心脏的作用 鼠妇能够增加离体兔、蟾蜍心肌收缩力,改善氯化钡引起兔心律失常。

毒性 鼠妇具有导致高蛋白血症的作用。

【药性】 酸、咸,凉。归肝、肾经。

1. 《本经》:"味酸,温。"

2. 《别录》:"微寒,无毒。"

3. 《日华子》:"有毒。"

4. 《纲目》:"厥阴经药。"

5. 《本经逢原》:"酸、咸,无毒。"

【功用主治】 破瘀消癥,通经,利水,解毒,止痛。主治癥瘕,

母,血瘕经闭,小便不通,惊风撮口,牙齿疼痛,鹅口诸疮。

1.《本经》:"主气癃不得小便,妇人月闭血瘕,痛,痞,寒热,利道。"

2.《日华子》:"通小便,能堕胎。"

3.《纲目》:"治久疟寒热,风虫牙齿疼痛,小儿撮口惊风,鹅口疮,痘疮倒靥,解射工毒、蜘蛛毒,蜋蜒入耳。"

4.《本草求原》:"主寒热瘀积,湿痰,喉症,惊痫,血病,喘急。"

5.《萃金裘本草述录》:"善通经脉,能化癥瘕,治脏疬日久,结为疬母,以其破血而消坚也。"

【用法用量】 内服:煎汤,3～6 g,或入丸、散。外用:研末调敷。

【宜忌】 孕妇及体虚无瘀者禁服。

《品汇精要》:"妊娠不可服。"

【选方】 1. 治疟病 鼠妇、豆豉二七枚。合捣,令相和。未发时服二丸,欲发时服一丸。(《肘后方》)

2. 治经闭 鼠妇3 g,赤芍12 g,桃仁9 g,红花9 g,丹参15 g。水煎服。(《山东中草药手册》)

3. 治产后小便不利 鼠妇七枚。熬为屑,作一服,酒调下。(《千金方》)

4. 治血淋 鼠妇9个。焙干研细末。1次服下,日2次。(《吉林中草药》)

5. 治小儿撮口及发噤 鼠赖虫,绞取汁,与儿少许服之。

6. 治牙齿虫蚀有孔疼痛 湿生虫一枚。绵裹于蛀疼处咬之。(5、6出自《圣惠方》)

7. 治痈肿初毒,出脓疼痛 湿生虫五十枚(瓦上焙干)、小麦五十粒、麝香(研)半钱匕。上三味,捣研为末。每用一字,纸在纸内。(《圣济总录》追脓散)

8. 治蜈蚣入耳 湿生虫,研如泥,摊在纸上,捻成纸撚,安耳中即出。(《卫生宝鉴》)

9. 治手术后疼痛 鼠妇虫洗净,温水杀死,干燥,研细,过筛,加入淀粉和糖,使成100%散剂,分装胶囊,每粒含鼠妇0.1 g。每次服2～4粒。(《全国中草药新医疗法展览会资料选编》)

10. 治肝病剧痛 鼠妇干品60 g,加水适量,水煎2次取汁240 ml,混合后每日分4次口服。服药期间禁酸、辣、腥。(《陕西中医》1986,(11):512]

【临床报道】 1. 治疗慢性气管炎 将鼠妇粉碎,经60%乙醇处理后,压成0.3 g和0.5 g两种片剂。0.5 g片每次服2～5片,0.3 g片每次服3～8片,均每日服3次,15日为1个疗程。共治247例,近期痊愈24例,显效71例,进步107例,无效45例。总有效率81.8%,其中喘息型83.4%,单纯型79.4%。以肺肾虚偏寒型疗效较好,对咳、喘较差。3例服药后均有不同程度口干,3例服后鼻出血,停药后自行消失。

2. 治疗食管、贲门癌梗阻 用开管散(鼠妇、青礞石各等量,共研细末即成)每次1～2 g,每日4～6次,放舌根部含服,不用水冲服。治疗48例,明显缓解(完全阻可进半流饮食,并持续2星期以上)者为食管癌22例,贲门癌15例;部分缓解(完全梗阻转可流进汁)者为食管癌4例,贲门癌2例;无效者为食管癌3例,贲门癌2例。

3. 治疗口腔炎、扁桃体炎 取活鼠妇30～40个,置瓦上焙干,加冰片少许,装瓶密封。将药末吹患处(尽量不吞下),每日2～3次。治口腔炎、扁桃体炎、牙龈炎等共250余例,一般在3～5日内治愈。

4. 治疗各种瘊赘 用鲜活鼠妇研针出汁,直接涂抹患处,每日1次。平均每个扁平疣用1～2枚,寻常疣、跖疣每个用1～2枚,反复擦至有汁为止。治寻常疣45例,痊愈38例,好转4例,无效3例,总有效率92.8%。治扁平疣30例,痊愈19例,好转8例,无效5例,总有效率83.3%。治鸡眼80例,痊愈68例,好转8

例,无效4例,总有效率95%。其中用药1～5次痊愈45例,5～10次痊愈18例,10次以上痊愈5例。有用鼠妇治疗寻常疣150例,治愈率达100%。治法:捕捉此虫后,用清水洗净,最好选用体积相大的,以该虫液涂擦在疣的表面,可连续用3～4只或更多,涂药次数每日2～3次或更多亦可。一般情况下涂2～3日后疣体就出现干枯、萎缩、发硬。有时一触即脱落,有时不知不觉自行脱落,部分患者涂1～2次即愈,脱落时间最短2日,最长6日左右,脱落后局部皮肤发白或微红、皮肤平整、不留瘢痕,过一段时间皮肤恢复正常。此药无副作用,更无毒性,涂药后仅感皮肤局部有些刺痒瘙感或轻微的烧灼感,无其他不适。随访情况:对治疗的患者都进行了1年、3年、5年的随访,尚未见有复发病例。

5. 治疗癌症疼痛 32例患者,其中肺癌8例,肝癌10例,食道癌3例,胃癌4例,膀胱癌2例,子宫颈癌2例,直肠癌2例,脑瘤1例。排除放、化疗及其他镇痛药物之影响。32例患者均为Ⅱ～Ⅲ级疼痛。治法:① 取干燥鼠妇120 g,白酒500 ml,浸泡3日。用毛刷蘸浸泡液,在疼痛部位连续擦3～5遍,每日4～6次。② 取干燥鼠妇60 g。加水适量,煎2次,共取汁240 ml,每次口服60 ml,每日4～6次。结果:轻度缓解9例,中度缓解14例,完全缓解9例,无效4例,总有效率为87.5%。

【各家论述】 1.《本经逢原》:"《金匮》治久疟,鳖甲煎丸中用之,以其主寒热,去瘀积也。古方治惊痫血病多用之,厥阴血分药也。"

2.《本经疏证》:"鼠妇利水,白鱼亦利水,又皆气血交阻,但白鱼主是寒湿涸气,因而及血;鼠妇所主是气阻及血,因壅湿热,故有异焉。"

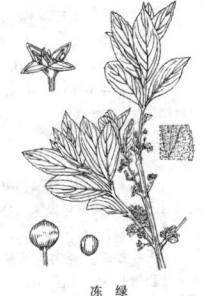

鼠李 shǔ lǐ 《本经》

【异名】 牛李《吴普本草》,鼠梓、椑《别录》,赵李《新修本草》,山李子《刘禹锡信传方》,牛李子《小儿药证直诀》,女儿茶、牛筋子《救荒本草》,乌槎子、牛皂子《纲目》,绿子《本经逢原》,乌豆子、牛诮子,禾镰子《医林纂要》,羊史子《植物名实图考》,鹿梨《贵州中药名录》。

【基原】 为鼠李科鼠李属植物冻绿的果实。

【原植物】 冻绿 *Rhamnus utilis* Decne. [*R. davarica* auct. Non Pall.]

落叶灌木或小乔木,高达4 m。小枝褐色或紫红色,稍平滑,对生或近对生;枝端具针刺;叶生或近对生;叶柄长0.5～1.5 cm,上面具毛,常具疏毛,常存;叶片纸质,椭圆形、长圆形或倒卵状椭圆形,长4～15 cm,宽2～6.5 cm,先端突尖或渐尖,基部楔形,边缘具细锯齿,上面无毛或仅中脉具疏柔毛,下面沿脉或脉腋有金黄色柔毛,侧脉5～6对,网脉明显。花单性异株,黄绿色,无总梗的伞状聚伞花序生于枝端或叶腋;花萼4裂,裂片卵形;花瓣4,长椭圆形,小或无;雄花雄蕊4,花药狭长,丁字形着生;与花瓣一起着生于萼裂的基部,退化雌蕊子房扁球形,花柱2裂;雌花的子房球形,花柱长,柱头3裂,退化雄蕊4。核果近球形,熟时黑色,具2分核;基部有宿存萼筒,果梗长5～12 mm,无毛。种子近球形,背侧基部有短沟。花期4～6月,果期5～8月。

冻绿

生于海拔1 500 m以下的向阳山地、丘陵、山坡草丛、灌木丛或疏林中。

本植物的叶(冻绿叶)、树皮或根皮(鼠李皮)亦供药用,另设专条。

【采收加工】 7～9月果实成熟时采收，除去果柄，鲜用或微火烘干。

【药性】 苦、甘，凉。归肝、肾经。

1.《新修本草》:"味苦，有小毒。"

2.《日华子》:"味苦，凉，微毒。"

3.《本草图经》:"味甘，苦。"

4.《本经逢原》:"入肝、肾。"

【功用主治】 清热利湿，消积通便。主治水肿腹胀，疝瘕、瘰疬，疮疡，便秘。

1.《本经》:"主寒热，瘰疬疮。"

2.《本草经集注》:"主大热。"

3.《新修本草》:"能下血及碎肉，除疝瘕积冷气。"

4.《食疗本草》:"主胀满，谷胀。"

5.《日华子》:"治水肿。"

6.《品汇精要》:"杀虫，消毒。"

7.《纲目》:"治痘疮黑陷及疥癣有虫。"

8.《医林纂要》:"滋阴，养肾，活血。"

【用法用量】 内服：煎汤，6～12 g；或研末；或熬膏。外用：研末油调敷。

【选方】 1. 治诸疮寒热，毒痹 鼠李生捣敷之。(《圣惠方》)

2. 治痘疮倒靥黑陷 牛李子杵汁，石器内密封。每服皂子大，煎杏胶汤化下。(《小儿药证直诀》牛李膏，一名必胜膏)

3. 治齿蜃肿痛 牛李煮汁。空腹饮一盏，仍频含漱。(《圣济总录》)

【各家论述】 《本经逢原》:"牛李，善解诸经伏匿之毒。《本经》治寒热瘰疬，《大明》治水肿腹满，苏恭治下血及疝瘕冷积，捣敷牛马疮中生虫，时珍治疥癣有虫，总取其去湿热之功。"

5378 鼠肝 shǔ gān 《本草经集注》

【基原】 为鼠科鼠属动物褐家鼠和黄胸鼠的肝脏。

【原动物】 参见"鼠"条。

【采收加工】 全年均可捕捉，捕后去皮，剖腹取肝，鲜用。

【功用主治】 化瘀，解毒疗伤。主治肌肤破损，聤耳流脓。

1.《本草经集注》:"治产难。"

2.《纲目》:"治箭镞不出，捣涂之。"

【用法用量】 外用：捣烂涂。

【选方】 1. 治箭镞不出 鼠肝捣烂外涂。

2. 治聤耳出汁 鼠肝，每用枣核大，乘热塞耳中。(1、2方出自《纲目》)

5379 鼠肾 shǔ shèn 《医林纂要》

【异名】 鼠印(《岣嵝神书》)。

【基原】 为鼠科鼠属动物褐家鼠和黄胸鼠的睾丸。

【原动物】 参见"鼠"条。

【采收加工】 全年可捕捉，捕后剥皮，取睾丸，鲜用或烘干。

【药性】 咸，微甘，平。

【功用主治】 《医林纂要》:"治小儿惊风，狐疝。"

【用法用量】 内服：煎汤，1对；或磨酒。

【选方】 1. 治小儿惊风不分急慢 肝风内动，手足抽扯 鼠肾1对，辰砂1 g，以人参同煎服。

2. 治狐疝证 鼠肾烘干，磨酒服。(1、2方出自《贵州省中医验方秘方》)

5380 鼠胆 shǔ dǎn 《本草经集注》

【基原】 为鼠科鼠属动物褐家鼠和黄胸鼠的胆。

【原动物】 参见"鼠"条。

【采收加工】 全年可捕捉，捕后剥皮，剖腹取胆，鲜用。

【药性】 苦，寒。归心、肝、胆经。

【功用主治】 清肝利胆，明目聪耳。主治青盲，雀目，聤耳聋。

1.《本草经集注》:"主治目暗。"

2.《纲目》:"点目，治青盲、雀目不见物：滴治耳聋。"

3.《玉楸药解》:"涂箭镞不出，聤耳汁流。"

4.《得配本草》:"明目治聋。"

【用法用量】 外用：点眼或滴耳。

【选方】 1. 治眼瞔不明 鼠胆汁点之。(《圣惠方》)

2. 治耳聋 ① 卒聋 取鼠胆，纳耳内。(《补缺肘后方》) ② 久聋，熊胆一分，鼠胆二枚(十二月收)。以水和，旋取如绿豆大，滴入耳中，日一二度。(《圣惠方》) ③ 川乌头(炮)、细辛各二钱，胆矾半钱，鼠胆一具。前三味为细末，用鼠胆调和匀，再熔干研细，入麝香半字。用鹅毛管吹入耳中，吹时含茶清，待少时(《卫生家宝方》)胜金透关散)

5381 鼠脂 shǔ zhī 《本草图经》

【基原】 为鼠科鼠属动物褐家鼠和黄胸鼠的脂肪油。

【原动物】 参见"鼠"条。

【采收加工】 全年均可捕捉，捕后去皮，剖腹取脂。

【药性】 甘，平。

【功用主治】 解毒疗疮，祛风透疹。主治疮毒，风疹，烫火伤，耳聋。

1.《本草经集注》:"膏煎之，亦疗诸疮。"

2.《本草图经》:"主汤火伤，灭瘢疵。"

3.《纲目》:"主耳聋。"

4.《彝医动物药》:"驱风透疹，止痒。治风疹发痒。"

【用法用量】 内服：煎汤；或煨肉。外用：涂敷，或滴耳。

【选方】 治耳聋 鼠脂半合，青盐一线，地龙一条(系头，捻取汁)。以鼠脂、地龙汁调青盐，温过，绵蘸之，即侧卧，捻滴耳中。(《圣惠方》滴耳鼠脂方)

5382 鼠曲草 shǔ qū cǎo 《本草图经》

【异名】 鼠耳、无心(《别录》)，鼠蘑草、香茅(《本草拾遗》)，黄花白艾(《履巉岩本草》)，佛耳草(《脾胃论》)，茸母(郡桂子《雪舟脞语》)，黄蒿(《本草会编》)，米曲、毛叶朵(《纲目》)，绵絮头草、黄花子草(《纲目拾遗》)，清明香(《天宝本草》)，追骨风、清明菜(《南京民间药草》)，绵花菜(《贵州民间方药集》)，清明蒿、一面青(《民间常用草药汇编》)，鼠密艾、粑菜、白头草(《湖南药物志》)，绒毛草、丝棉草、毛毛头草(《上海常用中草药》)，糯米饭青、棉菜(《浙江民间常用草药》)，黄花曲草(《福建中草药》)，田艾、毛毡草(《广东医药卫生科技资料选编》)。

【基原】 为菊科鼠曲草属植物鼠曲草的全草。

【原植物】 鼠曲草 Gnaphalium affine D. Don [G. multiceps Wall. ex DC.]

二年生草本，高 10～50 cm，茎直立，簇生，不分枝或少有分枝，密被白色绵毛。叶互生；无柄；基部叶花期时枯萎，下部和中部叶片倒披针形或匙形，长 2～7 cm，宽4～12 mm，先端具小尖，基渐狭，下延，全缘，两面被灰白色绵毛。头状花序多数，通常

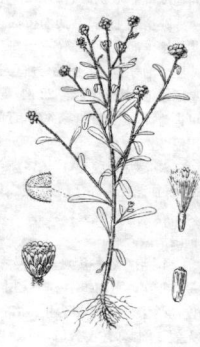

鼠曲草

在茎端密集成伞房状;总苞球状钟形;总苞片3层,金黄色,干膜质,先端钝,外层总苞片较短,宽卵形,内层长圆形,花黄色,外围的雌花花冠丝状;中央的两性花花冠筒状,先端5裂。瘦果长圆形,有乳头状突起;冠毛黄白色。花期4~6月,果期8~9月。

生于田埂、荒地、路旁。分布于华东、中南、西南及河北、陕西、台湾等地。

【采收加工】 4~6月开花时采收。晒干,贮藏干燥处。或随采随用。

【药材】 鼠曲草 Gnaphalii Affinis Herba 主产于江苏、浙江。

性状 全草密被灰白色绵毛。根较细,灰棕色。茎常自基部分枝成丛,长15~30cm,直径1~2mm。叶皱缩卷曲,展平后叶片呈条状匙形或倒披针形,长2~6cm,宽0.3~1cm,全缘,两面均密被灰白色绵毛;质柔软,头状花序顶生,多数,金黄色或棕黄色,舌状花及管状花多已落脱,花托扁平,有花脱落后的痕迹。气微,味微甘。

鉴别 (1) 叶表面观:上下表皮密被白色绒毛。非腺毛细线状,长1~2mm,由基细胞和顶细胞组成,基细胞2~4个,单列,宽8~12μm,顶细胞常向基部弯曲,为单细胞,常扭曲,交织成团。腺毛常散在非腺毛间,腺柄较短,为单细胞,腺头卵圆形,由5~10个细胞组成,内含黄棕色油状物。

(2) 取本品粗粉2g,加甲醇30ml,煮沸5分钟,滤过。取滤液2ml,加浓盐酸数滴,再加镁粉少量,溶液变为粉红色。另取滤液2ml,加1%三氯化铝甲醇液数滴,溶液显黄色(检查黄酮)。

(3) 薄层色谱:取本品粗粉10g,加70%乙醇100ml回流提取4小时,滤过。乙醇液浓缩至无水,加乙醚振摇提取2次,乙醚提取乙酸乙酯液用无水硫酸钠脱水,滤过。滤液浓缩供试液。另取槲皮素、山柰酚为对照品。分别点样于硅胶G-0.7% CMC板上,用苯-甲酸-乙酸(35:5:5)展开,2%三氯化铝喷雾,紫外光灯(254nm)下观察荧光,槲皮素为黄绿色,山柰酚为淡蓝色。

取样品粗粉10g,加蒸馏水200ml,在沸水浴中加热提取2小时,滤过。滤液用2mol/L盐酸酸化,乙醚振摇4次,合并醚提液,浓缩,供点样用。对照品:延胡索酸、苯甲酸、氯原酸(分别用无水乙醇溶解)。分别点样于硅胶G-CMC板上,用苯-甲酸-水(79:20:7)展开。0.1%溴酚蓝乙醇液喷雾,供试品色谱中在与对照品色谱相应位置处显相同颜色的斑点。

【成分】 全草含黄酮苷,挥发油,微量生物碱和甾醇,非皂化物,又含维生素B,胡萝卜素、叶绿素、树脂、脂肪等。花含木犀草素-4'-β-D-葡萄糖苷(luteolin-4'-β-D-glucoside)。

【药理】 镇咳、抗菌作用 鼠曲草煎剂4g/kg小鼠灌胃,对实验性慢性气管炎的小鼠咳嗽有镇咳作用。100%鼠曲草煎剂用平板打洞法,对金黄色葡萄球菌、宋内痢疾杆菌有抑制作用。

【药性】 甘、微酸,平。归肺经。
1.《别录》:"味酸,无毒。"
2.《本草拾遗》:"味甘,平。"
3.《履巉岩本草》:"性温平。"
4.《汤液本草》:"气轻,味酸。"
5.《雷公炮制药性解》:"入肺经。"

【功能主治】 化痰止咳,祛风除湿。主治咳喘痰多,风湿痹痛,泄泻,水肿,蚕豆病病,赤白带下,痈肿疔疮,阴囊湿痒,外伤出血,荨麻疹,高血压。
1.《别录》:"主痹寒,寒热,止咳。"
2.《日华子》:"调中益气,止泄,除痰,压时气,去热嗽。"
3.《履巉岩本草》:"大治脾胃气疼。"
4.《药类法象》:"治寒嗽及痰,除肺中寒,大升肺气。"

5.《品汇精要》:"治形寒饮冷,痰嗽,经年久不瘥者。"
6.《本草正》:"大温肺气,止寒嗽,散寒气,解风寒寒热,亦止泄泻。铺艾卷作烟筒用,熏久嗽尤效。"
7.《纲目拾遗》:"治囊虚湿痒,煎汤洗;愈儿疳,梅疮,下疳,同甘草煎洗。"
8.《天宝本草》:"除虫,定痛,治惊风,诸般气滞。"
9.《现代实用中药》:"治非传染性溃疡及创伤,内服为降压剂及胃溃疡之治疗药。"

【用法用量】 内服:煎汤,6~15g;或研末;或浸酒。外用:煎水洗;或捣敷。

【选方】 1. 治一切咳嗽,不问新旧,喘顿不止,昼夜无时 款冬花二百枚,熟地黄(干)二两,佛耳草五十枚。上三味研干,碾为粗末。每次二钱,装艾火于香炉中烧之,用纸作筒子,一头大,一头小,如粽样,安在炉上,以口吸烟尽为度,即以清茶咽下,有痰涎吐之。(《普济方》引《陈氏经验方》三奇散)
2. 治支气管炎,哮喘 鼠曲草、款冬花各60g,胡桃肉、松子仁各120g。水煎混合浓缩,用白蜂蜜50g作膏。每次服1食匙,每日3次。
3. 治筋骨痛,脚膝肿痛,跌打损伤 鼠曲草30~60g。水煎服。(《湖南药物志》)
4. 治脾虚浮肿 鲜鼠曲草60g。水煎服。(《福建中草药》)
5. 治赤白带下 鼠曲草、凤尾草、灯心草各15g,土牛膝9g。水煎服。(《浙江民间常用草药》)
6. 治蚕豆病 田艾60g,车前草、凤尾草各30g,茵陈15g。加水1200ml,煎成800ml,加白糖。当茶饮。(《广东医药卫生科技资料选编》)
7. 治无名肿毒,对口疮 鲜鼠曲草30g。水煎服。另取鲜叶调米饭捣烂敷患处。(《福建中草药》)
8. 治臁疮(下肢溃疡) 以清明菜煎汤洗涤,并作温湿罨敷剂,每日换药3次。(《食物中药与便方》)
9. 治风疹 鼠曲草240g。水煎汁。擦身。(《青岛中草药手册》)
10. 治高血压 鼠曲草12g,钩藤9g,桑寄生9g。水服,日服2次。(《沙漠地区药用植物》)
11. 治雀眼夜盲,迎风流泪,羞明 鲜清明菜60g,和糯米煮稀饭。或同羊肝炒食,有养肝明目之功。(《食物中药与便方》)
12. 预防肝炎 鲜鼠曲草30g。水煎,加红糖15g。于每年春初服。(《全国中草药汇编》)

5383 **鼠李皮** shǔ lǐ pí 《本经》

【异名】 鹿蹄根皮《福建民间草药》。
【基原】 为鼠李科鼠李属植物冻绿的树皮或根皮。
【原植物】 参见"鼠李"条。
【采收加工】 9~11月挖根,剥取根皮,5~7月采树皮,鲜用或切片晒干。
【药性】 苦,寒。
1.《别录》:"味苦,微寒。无毒。"
2.《新修本草》:"有小毒。"
【功能主治】 清热解毒,凉血,杀虫。主治风热瘙痒,疥疮,湿疹,腹痛,跌打损伤,肾囊风。
1.《别录》:"主除身皮热毒。"
2.《新修本草》:"主诸疮寒热毒痹。"
3.《食疗本草》:"煮浓汁含之治蛋齿,并疳虫蚀人脊骨者,可煮浓汁灌之。"
4.《日华子》:"除风痹。"
5.《品汇精要》:"杀虫消毒。"
【用法用量】 外用:鲜品捣敷;或研末调敷。内服:煎汤,

10～30 g。

【选方】 1. 治血热瘙痒、疥疮、湿疹　鹿蹄根 60～120 g，肥猪肉 120～180 g。酌加水煎服。(《福建民间草药》)

2. 治干疥疮　冻绿树皮 30 g，(或加黑胡椒 6 g)研极细末，同适量生猪油调和，纱布包裹。用时放火上烘热，涂搽患处。(江西《草药手册》)

3. 治阴囊湿疹(绣球风)　冻绿根皮、南瓜蒂(煅炭存性)各适量。共研细末，麻油调搽患处。

4. 治发痧腹痛　冻绿树皮 18 g，醉鱼草根、陈皮、藿香各 6 g。煎服。(3、4 方出自《安徽中草药》)

5. 治跌打损伤　冻绿根皮或树皮，加苦参捣烂，拌酒糟做成饼块，烘热敷患处。(《天目山药用植物志》)

5384 鼠尾草 ^{shǔ wěi cǎo}（《浙南本草新编》）

【异名】 坑苏、紫花丹。

【基原】 为唇形科丹参属植物鼠尾草的全草。

【原植物】 鼠尾草 *Salvia japonica* Thunb.

一年生草本，高 40～60 cm。茎直立，四棱形。茎下部叶为二回羽状复叶；叶柄长 7～9 cm；叶片长 6～10 cm，宽 5～9 cm。茎上部叶为一回羽状复叶；具短柄；顶生小叶披针形或菱形，长可达 10 cm，宽 3.5 cm，先端渐尖或尾尖，基部长楔形，边缘具钝锯齿，侧生小叶卵圆状披针形，近无柄。轮伞花序，每轮 2～6 花，组成伸长的总状花序或总状圆锥花序；苞片小苞片披针形；花梗短，被柔毛；花萼筒形，二唇形；花冠淡红、淡紫、淡蓝至淡白色，冠筒筒状，冠檐二唇形，上唇椭圆形，下唇 3 裂，中裂片较大倒心形，边缘有波状齿，有时雄蕊 2，外伸，花丝短；花柱外伸，先端呈不相等 2 裂。小坚果椭圆形，褐色，光滑。花期 6～9 月。

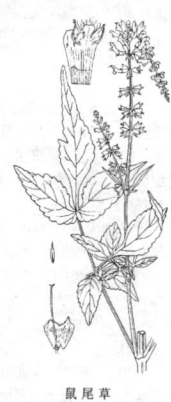

鼠尾草

生于山间坡地、路旁、草丛、水边及林荫下。分布于江苏、浙江、安徽、福建、江西、湖北、广东、广西、台湾等地。

【采收加工】 7～9 月采收，晒干。

【成分】 全草含 β-谷甾醇(β-sitosterol)、β-谷甾醇葡萄糖苷(β-sitosterol glucoside)、熊果酸(ursolic acid)、齐墩果酸(oleanolic acid)、2α-羟基熊果酸(2α-hydroxyursolic acid)、委陵菜酸(tormentic acid)、咖啡酸(caffeic acid)、马斯里酸(maslinic acid)、乙基-β-D-吡喃半糖苷(ethyl β-D-galactopyranoside)。

【药性】 苦、辛，平。

【功用主治】 清热利湿，活血调经。主治黄疸，赤白下痢，湿热带下，月经不调，痛经，疮疡肿毒，跌打损伤。

【用法用量】 内服：煎汤，15～30 g。

【选方】 调经　每日鼠尾草全草 30～60 g，或加龙芽草、益母草各 30 g。水煎，冲黄酒服。(《浙南本草新编》)

5385 鼠尾粟 ^{shǔ wěi sù}（《福建中草药》）

【异名】 鼠尾草(《千金方》)，钩稻草(《中国主要植物图说》)，鼠尾牛顿草(《闽南民间草药》)，牛顿草(《泉州本草》)，线香草、老鼠尾(《福建中草药》)。

【基原】 为禾本科鼠尾粟属植物鼠尾粟的全草或根。

【原植物】 鼠尾粟 *Sporobolus fertilis* (Steud.) W. D. Clayt. [*Agrostis fertilis* Steud.]

多年生草本。秆直立，丛生，高 25～120 cm，质较坚硬，平滑无毛。叶鞘无毛；叶舌纤毛状，长约 0.2 mm；叶片狭披针形，质较厚，平滑无毛或表面基部疏被柔毛，通常内卷，长 16～65 cm，宽 2～5 mm。圆锥花序紧缩，长 7～44 cm，宽 0.5～1.2 cm；分枝直立，小穗密集著生其上；小穗灰绿色略带紫色；颖膜质，第一颖小，长约 0.5 mm，具 1 脉；外稃膜质，与小穗等长，有 1 主脉和 2 不明显的侧脉，雄蕊 3，花药黄色；内稃与外稃等长，较宽，有 2 脉，成熟后向脉间纵裂。囊果成熟后红褐色，长圆状倒卵形，先端截平。花、果期 3～12 月。

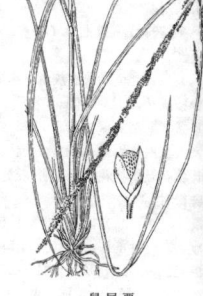

鼠尾粟

生于海拔 120～2 600 m 的田野路边、山坡草地及山谷湿处和林下。分布于华东、华中、西南及西藏、陕西、甘肃等地。

【采收加工】 7～9 月采收，鲜用或晒干。

【药性】 《福建药物志》："甘，平。"

【功用主治】 《福建药物志》："清热利湿，凉血解毒。防治流行性乙型脑炎，治中暑，痢疾，荨麻疹、热淋、尿血、血崩、乳腺炎。"

【用法用量】 内服：煎汤，30～60 g，鲜品可用至 60～120 g。

【选方】 1. 治高热抽筋神昏　鲜牛顿草根 120 g，水 3 碗煎至 1 碗，加食盐少许冲服。12 小时内服 3 次。(《泉州本草》)

2. 预防流脑　鼠尾 90～150 g，煎服。另用绿豆煎汤加盐少许，当茶饮。(厦门《新疗法与中草药选编》)

3. 防治流行性乙型脑炎　鲜鼠尾牛顿草根 120 g，红糖 60 g。水煎，分 3 次服，连服 3～7 日。(《闽南民间草药》)

4. 治干赤连年　地榆、鼠尾草各一两。二味咬咀，以水二升，煮取一升，分二服，如不止，取屋尘水渍，去滓，一升分二服。(《千金要方》)

5. 治热淋、尿血　鼠尾粟 30 g，小果倒地铃、菟丝子全草、臭椿叶各 15 g，猪膀胱 1 个。水炖服。(《福建药物志》)

6. 治疟　鼠尾草、车前子各一虎口。二味咬咀，以水五升，煮取二升，未发前服尽。(《千金方》)

5386 貉肉 ^{hé ròu}（《本草图经》）

【基原】 为犬科貉属动物貉的肉。

【原动物】 貉 *Nyctereutes procyonoides* Gray 又名：狸狸(《尔雅》郭璞注)，金毛镶(《医林纂要》)。

形体似狐，但体小而粗。身长 50～65 cm，尾长约 25 cm，体重 4～6 kg。吻及耳均短，两颊部有蓬松的淡色长毛。四肢短而腿松，头部面颊两侧有明显的"八"字形黑纹，吻部灰棕色。背棕灰色，略带棕黄色，背中央有黑色，从头到尾有不显著的黑色纵纹；体侧灰黄或棕黄色；腹毛色淡；四肢浅黑或咖啡色。尾下杂有黑毛。

栖于河谷、草原、河流附近树林中，穴居。日伏夜出，行动不快，能攀缘登树木。食性杂，主要为鱼、鼠类，亦食虾、蟹、蛙，以及果类、谷类等植物性食物。分布于东北及河北、山西、江苏、浙江、安徽、福建、江西、湖南、广东、广西、四川、云南等地。

【采收加工】 捕杀后，取其肉水洗后，鲜用。

【药性】 甘，温，无毒。

1.《纲目》："甘，温，无毒。"

2.《医林纂要》："甘，平。"

【功用主治】 1.《本草图经》："主元脏虚劣及女子虚惫。"

2.《医林纂要》："杀虫治疳。"

腹水草 fù shuǐ cǎo 《浙江中药手册》

【异名】 疔疮草(汪连仕《采药书》),仙桥草(《李氏草秘》),毛十ика桥(《纲目拾遗》),霜里红、两头根(《浙江中药手册》),钓鱼竿(《中国药用植物图鉴》),吊线风、倒地龙、吊杆风(《湖南药物志》),叶下红、双头粘、散血丹(《闽东本草》),两头绷、惊天雷(《江西民间草药验方》),仙人搭桥、二头马兰、过山龙、天桥草(《浙江民间常用草药》),穿山鞭(江西《草药手册》),两头爬(《全国中草药汇编》)。

【基原】 为玄参科腹水草属植物爬红岩或毛叶腹水草的全草。

【原植物】 1. 爬红岩 Veronicastrum axillare (Sieb. et Zucc.) Yamazaki [Paederota axillaris Sieb. et Zucc.] 又名:多穗草(《中国植物志》)。

多年生草本,高可达 1 m。根状茎短而横走。茎弓曲,顶端着地生根,圆柱形,中上部有条棱,无毛或稀被黄色卷毛。叶互生;具短柄;叶片卵形至卵状披针形,纸质,长 5~15 cm,宽 2.5~5 cm,先端渐尖,基部楔形至圆形,边缘具偏斜的三角形锯齿。穗状花序腋生,长 1~3 cm;花密集;苞片和花萼均为 5 裂,裂片均为条状披针形至钻形,不等长,无毛或具疏睫毛;花冠紫色或紫红色,檐部长 1/3,4 裂,裂片狭三角形;雄蕊 2,略伸出至伸出达 2 mm,花药长0.6~1.5mm。蒴果卵球状,长约 3 mm。种子长圆形,具不明显网纹。花期 7~9 月。

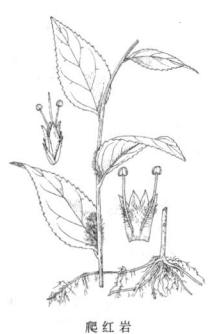

爬红岩

生于林下、林缘草地及山谷阴湿处。分布于江苏、浙江、安徽、江西、福建、广东、台湾。

2. 毛叶腹水草 V. villosulum (Miq.) Yamazaki [Paederota villosula Miq.] 又名:仙人桥、狗尾巴(《中国高等植物图鉴》)。

多年生草本,高可达 2 m。除花序外全体密被多细胞柔毛。叶片卵状菱形,长 7~12 cm,宽 3~7 cm,两面密被棕色腺毛。花序头状,腋生,长 1~1.5 cm;苞片披针形;花萼 5 深裂,裂片钻形,稍不等长,短于苞片;花冠紫色或紫蓝色,长 6~7 mm,4 裂,裂片三角形,近相等;筒部内面上端被长柔毛;雄蕊 2,强烈伸出,花药长1.2~1.5 mm。蒴果卵形,长约 2.5 mm。种子黑色,球形。花期 6~9 月。

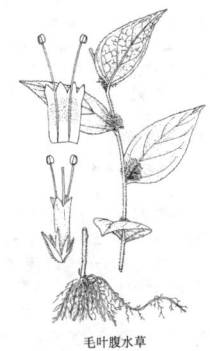

毛叶腹水草

【采收加工】 10 月采收,晒干或鲜用。

【药理】 1. 抗菌作用 爬红岩全草煎剂在试管内对金黄色葡萄球菌、大肠杆菌、炭疽杆菌、乙型链球菌、白喉杆菌、伤寒杆菌、铜绿假单胞菌和痢疾杆菌等均有明显抗菌作用。

2. 抗血吸虫作用 体外试验,腹水草(原植物未鉴定)经 40 分钟以上,可使血吸虫虫体全部死亡。对实验性小鼠、家兔和犬血吸虫病,连续用药 2 个月,未能证明其具有杀灭体内血吸虫的作用。

3. 消除腹水作用 正常人口服腹水草 5~10 g,1~4 小时内

尿量稍有增加,4 小时后尿量显著减少。腹水草的消腹水作用,系通过剧烈吐泻使体内液体排除,并非利尿作用。

毒性 人服用 1 小时后产生恶心、呕吐,4 小时后腹部绞痛、腹泻,至 8 小时后逐渐恢复;犬口服或肌内注射均出现呕吐,表明腹水草的致吐作用基于中枢性的。

【药性】 苦、微寒。归肝、脾、肾经。

1.《纲目拾遗》:"性寒。"

2.《全国中草药汇编》:"苦、辛、凉。有小毒。"

【功用主治】 行水,消肿,散瘀,解毒。主治肝硬化腹水,肾炎水肿,小儿疳积,结膜炎,跌打损伤,疮疖疔毒,烫伤,毒蛇咬伤。

1.《百草镜》:"茎叶:散风火,利湿热,治火丹,疼疮,涩精。"

2. 汪连仕《采药书》:"茎叶:消疗肿拔根,合苍耳草酒煎服。"

3.《纲目拾遗》:"茎叶:治失力黄瘦。能退诸疮热血,风火气毒。"

4.《中国药用植物图鉴》:"治晚期血吸虫病。"

5.《全国中草药汇编》:"利尿消肿,散瘀解毒。主治腹水,水肿,小便不利,月经不调,闭经,跌打损伤;外用治腮腺炎、疗疮、烧烫伤、毒蛇咬伤。"

6.《浙江药用植物志》:"逐水行瘀,清热解毒。主治腹水,肾炎水肿,菌痢,疮毒,烫伤,毒蛇咬伤,跌打损伤。"

【用法用量】 内服:煎汤,10~15 g,鲜品 30~60 g;或捣汁服。外用:鲜品捣敷;或研粉调敷;或煎水洗。

【宜忌】 孕妇及体弱者慎服。

《全国中草药汇编》:"孕妇忌服。"

【选方】 1. 治肝硬化腹水 腹水草全草 30 g,乌药 6 g。水煎服,每日 1 剂。(江西《草药手册》)

2. 治肾炎水肿 鲜腹水草全草 30~60 g,或加半边莲15 g。水煎服。

3. 治渗出性胸膜炎 腹水草全草、丹参各 30 g。水煎服。

4. 治烫伤、外伤出血 腹水草全草洗净,切碎,捣烂,加水煎煮 1 小时,取浓汁加等量麻油,再煮 30 分钟,外搽烫伤创面;或用腹水草全草 95%,千里光 5%研细粉,敷在外伤处,包扎。(2~4 方出自《浙江药用植物志》)

5. 治无名肿毒 鲜腹水草全草,酒酿糟捣和敷患处。(江西《草药手册》)

6. 治跌打损伤 腹水草鲜全草 6~9 g,酒水煎服;另取鲜叶捣烂酒调加热擦伤。《福建中草药》

詹糖香 zhān táng xiāng 《别录》

【基原】 为樟科山胡椒属植物红果钓樟的枝叶经煎熬而成的加工品。

【原植物】 参见"钓樟根皮"条。

【采收加工】 全年均可采收枝叶,切碎,加水慢火煎熬即成。

【药性】 《别录》:"微温。"

【功用主治】 祛风除湿,解毒杀虫。主治风水,恶疮,疥癣。

1.《别录》:"疗风水毒肿,去恶气,伏尸。"

2.《本草经集注》:"疗恶核癥肿。"

3.《新修本草》:"治恶疮,去恶气。"

4.《纲目》:"和胡桃、青皮捣,涂发令黑如漆。"

鲈鱼 lú yú 《食疗本草》

【异名】 花鲈、鲈板、花寨、鲈子鱼(《黄渤海鱼类调查报告》)。

【基原】 为鮨科真鲈属动物鲈鱼的肉。

【原动物】 鲈鱼 Lateolabrax japonicus (Cuvier et Valenciennes)

体侧扁,一般长 60 cm 左右。头中等大,吻钝尖。眼中大,侧位。口大,斜裂。下颌稍突出,上颌后端向膨大,伸达眼缘后下

方。上下颌牙带状、细小，犁骨和腭骨均具绒毛状牙。前鳃盖骨后缘具锯齿。后角及下缘具 4 棘，鳃盖骨具 1 扁平棘。鳃耙（7～9）+（13～16）。体被小栉鳞，头部 至 吻端及两颌外均被鳞。侧线完

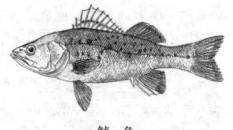

鲈 鱼

全。背鳍 2 个，稍分离。第一背鳍Ⅻ，硬棘；第二背鳍Ⅰ12～13。臀鳍Ⅲ 7～8，始于背鳍第六鳍条下方。胸鳍 16～18，较小，位低。腹鳍Ⅰ5，胸位。尾鳍分叉。体背侧灰青绿色。体色较浅白。体侧上半部及背鳍上有黑色斑点。由于逐渐增长，斑点渐不明显。腹部银白色。背鳍条部和尾鳍边缘黑色。

近岸浅海中下层鱼类，常栖息于河口咸淡水处也，也可生活于淡水中，春夏间幼鱼有成群溯河的习性，冬季返归海中。主食鱼、虾类。秋末冬初在河口产卵。卵浮性，径 1.35～1.44 mm，具油球。我国沿海均有分布。

【采收加工】 常年均可捕捞。捕后，除去鳞片及内脏，鲜用或晒干。

【成分】 每 100 g 肉中含蛋白质 17.5 g，脂肪 3.1 g，碳水化合物 0.4 g，灰分 1 g，钙 56 mg，磷 131 mg，铁 1.2 mg，核黄素（riboflavine）0.23 mg，烟酸（nicotinic acid）1.7 mg。

【药性】 甘，平。

1.《崔氏食经》："味咸，大温，无毒。"

2.《食疗本草》："平。"

3.《嘉祐本草》："有小毒。"

4.《日用本草》："味甘，平。"

5.《随息居饮食谱》："甘温，微毒。"

【功用主治】 益脾胃，补肝肾。主治脾虚泻痢，消化不良，疳积，百日咳，水肿，筋骨萎弱，胎动不安，疮疡久不愈合。

1.《崔氏食经》："主风痹瘫连，面疱。补中、安五脏。"

2.《食疗本草》："补五脏，补中。"

3.《嘉祐本草》："补五脏，益筋骨，和肠胃，治水气。"

4.《本草衍义》："益肝肾。"

5.《中国药用海洋生物》："止咳化痰。用于小儿百日咳、消化不良。"

6.《中国药用动物志》："温胃祛寒，止泻，补气。主治脾胃虚寒作泻，胎动不安，产后无乳，痈疡溃后久不愈合。"

7.《中国动物药》："消食健胃。"

【用法用量】 内服：煮食，60～240 g，或作鲙食。

【宜忌】《嘉祐本草》："多食发痃癖及疮肿，不可与乳酪同食。"

【选方】 1. 治小儿消化不良 适量鲈鱼肉与葱、生姜煎汤服食。《中国药用海洋生物》

2. 治疳积、消瘦 鲜（鲈）鱼肉 30 g，陈皮 6 g，牡蛎 12 g。煮汤服食。

3. 治慢性结肠炎、萎缩性胃炎 鲈鱼肉 30 g，白术 9 g，陈皮 6 g。炖服。（2、3 方出自《海味营养与药用指南》）

4. 治小儿百日咳 将干（鲈鱼）鳃焙黄研末，冲服。每次 1 个鳃，每日 2 次。或将鳃不洗晒干，煮汤内服。《中国药用海洋生物》

5. 治妇女妊娠水肿、胎动不安 鲈鱼作鲙食之。《山东药用动物》

6. 治宫颈炎、盆腔炎、阴道炎 鲈鱼肉 120～180 g，米酒炖服。

7. 治伤口久不愈合 鲈鱼 1 条（250～500 g），黄芪切片适量，放鱼上隔水炖熟，连汤及鱼一起食，连服 10 余次。（6、7 方出自《海味营养与药用指南》）

5390 **鲮鱼** líng yú 《《食物本草》》

【异名】 雪鲮（《纲目拾遗》），土鲮鱼（《本草求原》），鲮公（《中国药用动物志》）。

【基原】 为鲤科鲮属动物鲮的肉。

【原动物】 鲮 *Cirrhina molitorella* (Cuvier et Valenciennes)

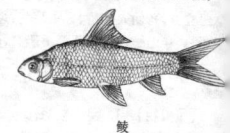

鲮

体梭形，侧扁，腹部圆，无腹棱。背部在背鳍前方稍隆起。头短、吻圆钝，吻长略大于眼径。眼侧位，眼间宽，口下位，较小，弧形，上下颌角质化。须 2 对，吻须较粗壮，颌须短小。上颌之外有上唇和吻皮，上唇边缘呈细波状，唇后沟中断。下颌外有下唇，唇边缘有多数乳头状突起。下咽齿 3 行。鳞中等大，侧线鳞 38 $\frac{7～8}{5～6}$ 42。背鳍 4，12～13，无硬刺，其起点至尾鳍基的距离，大于至吻端的距离。臀鳍 3，5。尾鳍深分叉，体上部深灰色，腹部银白，在体侧胸鳍基部之后上方有 8～9 个鳞片的基部黑色，聚在一起成为 1 个长菱形斑块。幼鱼尾鳍基部有一黑色斑点。

栖息于江河湖泊中，多活动于水的中下层，特别是南方水温较高的水体内。以植物为主要食料。我国珠江水系、海南、台湾、韩江、闽江、澜沧江及元江均有分布。

【采收加工】 全年可捕，取肉鲜用。

【药性】 甘，平。

1. 姚可成《食物本草》："味甘，无毒。"

2.《本草求原》："甘，平。"

【功用主治】 清热利水除湿。主治膀胱热结，水臌，黄疸。

1. 姚可成《食物本草》："主滑利肌肉，通小便，治膀胱结热，黄疸水鼓。"

2.《纲目拾遗》："生食之，益人气力。"又"健筋骨，活血行气，逐水利湿。"

3.《本草求原》："补中开胃，益气血。"

【用法用量】 内服：煮食。

【宜忌】《本草求原》："燥火动气，阴虚虚喘嗽忌之。"

5391 **酱** jiàng 《《别录》》

【基原】 为用大豆、蚕豆、面粉等作原料，经蒸罨发酵，并加入盐水制成的糊状食品。

【成分】 酱以大豆或面粉为主要原料，每 100 g 酱的一般化学组成如下：① 豆瓣酱：水分 39 g，蛋白质 20.9 g，脂肪 11.2 g，碳水化合物 2 g，灰分 24.9 g，钙 245 mg，磷 174 mg，铁 16.1 mg，硫素（thiamine）0.05 mg，核黄素（riboflavine）0.78 mg，烟酸（nicotinic acid）2.1 mg。② 甜面酱：水分 47 g，蛋白质 5.8 g，脂肪 1.2 g，碳水化合物 37 g，灰分 6.3 g，钙 32 mg，磷 104 mg，铁 5.7 mg。酱的成分可概括如下：含氮物质有蛋白质，多肽（peptides）。氨基酸有缬氨酸、胱氨酸、丙氨酸、亮氨酸、脯氨酸、天冬氨酸、赖氨酸、精氨酸、组氨酸、谷氨酸等；此外，尚有腐胺（putrescine）、尸胺（cadaverine）、腺嘌呤（adenine）、胆碱（choline）、甜菜碱（betaine）、酪醇（tyrosol）、酪胺（tyramine）和氨。糖类以糊精、葡萄糖为主，也含少量戊糖、戊聚糖。大豆约含 18% 脂肪，在制酱过程中，基本上无变化，故酱中所含脂肪，基本上都存在于豆瓣中。酱中含有酸类，如醋酸、乙酸、丙酸等，不挥发者有乳酸（lactic acid）、琥珀酸（succinic acid）、曲酸（kojic acid）等。其他有机物质有乙醇，甘油，维生素，有机色素等；无机物除多量的水、食盐外，尚有随原料带入的硫酸盐、磷酸盐及钙、镁、钾、铁等。

【药性】 咸、甘，平。归脾、胃经。

1.《别录》:"味咸、酸,冷利。"

2.《日华子》:"无毒。"

3. 宁源《食鉴本草》:"味甘,平。"

4.《纲目》:"咸,冷利,无毒。面酱咸,豆酱甜,大麦酱、麸酱皆咸、甘。"

5.《本草求真》:"入肾。"

6.《本草撮要》:"入手足太阴、阳明、少阴经。"

【功用主治】 清热解毒。主治蛇虫蜂螫毒,烫火伤,疬疡风,浸淫疮;中鱼、肉、蔬菜毒。

1.《别录》:"主除热,止烦满,杀百药、热汤及火毒。"

2.《食疗本草》:"主火毒,杀百药。"

3.《日华子》:"杀一切鱼、肉、菜蔬、蕈毒;并治蛇、虫、蜂蚕等涉。"

4.《纲目》:"能制食物之毒。""酱汁灌入下部,治大便不通;灌耳中,治飞蛾虫蚁入耳;涂剿犬咬及汤火伤灼未成疮者有效;又中砒毒,调水服解。"

5.《本草汇言》:"祛时行暑热、疠毒、瘴气。"

6.《本草求真》:"解肾热邪。"

7.《本草再新》:"除一切热毒,杀虫消肿。"

8.《随息居饮食谱》:"治胎气上冲,及虚逆呕吐,亦解鸦片毒。"

【宜忌】 不宜多食。调敷;或化汁涂。内服:汤饮送服。

1.《食疗本草》:"多食发小儿无辜,生痰动气。妊娠合雀肉食之,令儿面黑。"(引自《纲目》)

2. 苏颂:"麦酱和鲤鱼食,生口疮。"(引自《纲目》)

3.《随息居饮食谱》:"痘痂新脱时食之则瘢黑。"

【选方】 1. 治百药、百虫、百兽之毒损人者 豆酱,水洗去汁,以豆瓣捣烂一盏,白汤调服;再以豆瓣捣烂,敷伤损处。《方脉正宗》

2. 治人卒中烟火毒 黄豆酱一块。调温汤一碗灌之。《本草汇言》

3. 治汤火烧灼未成疮 豆酱汁敷之。《肘后方》

4. 治疬疡风 酱清合石硫黄细末。日旦揩之。《外台》

5. 治手足指掌痛不止 酱清和蜜温涂之。《千金方》

6. 治轻粉中毒,服轻粉口破者 以三年陈酱,化水频漱之。《濒湖集简方》

7. 治浸淫疮癣 酱瓣和人屎涂之。《千金方》

8. 治妊娠下血 豆酱二升。漉去汁,熬令燥,末。酒服方寸匕,日五六服。《古今录验方》豆酱散

9. 治妊娠尿血 豆酱一大盏(微熔令干),生干地黄二两。上为末,米饮下。《海上方》

【临床报道】 治疗痔疮 本组外痔36例,混合痔7例。43例均为痔疮急性炎症期。治法:在腌萝卜的酱缸内取上面清酱汤50~100 ml,加热达36℃,然后用2 mm厚的生姜片蘸大酱汤轻轻涂于患处(涂时患者可有烧灼样疼痛或痒痛),每次反复涂擦30分钟,每日2~3次,连续治疗3~5日。治疗期间注意卧床休息,忌食生冷与辛辣食物。近期疗效:全部病例均于第一次用药后症状缓解,2~3日内症状消失,即可自行消失。远期疗效:随访2年,未复发者35例,其中外痔34例,混合痔1例;复发者8例,其中外痔2例,混合痔6例。所有复发病例用原方治疗仍然有效。体会:生姜片蘸大酱汤外用治疗外痔和混合痔急性炎症疗效肯定,外痔2年内复发率为5.6%,疗效显著;但混合痔2年内复发率达85.7%,其远期疗效较差。

【各家论述】 1.《本草经集注》:"酱多以豆作,纯麦者少,入药当以豆者,亦以久者好。又有肉酱鱼酱,皆呼为醯,不入药用。"

2.《本草经疏》:"按酱之品不一,惟豆酱陈久者入药,其味咸

酸冷利,故主除热,止烦满及烫火伤毒也。能杀一切鱼、肉、蔬菜、蕈毒。《本经》云杀百药毒者,误也。"

5392 **酱瓜** jiàng guā（《食物本草》）

【基原】 为葫芦科甜瓜属植物菜瓜的果实腌制品。

【原植物】 参见"越瓜"条。

【采收加工】 6~7月采收未成熟的果实,用盐腌制而成。

【药性】 姚可成《食物本草》:"味甘,微寒,无毒。"

【功用主治】 健胃和中,生津止渴。主治食欲不振,消渴。

1. 姚可成《食物本草》:"开胃益脾,和中下气。"

2.《食物本草会纂》:"利肠胃,止消渴。"

【用法用量】 内服:作食品。

5393 **廉姜** lián jiāng（《本草拾遗》）

【异名】 缓（《仪礼》），蒮（《说文》），姜汇（《吴都赋》），箭杆风（《草木便方》），山姜（《广州植物志》），小良姜（《广西药用植物名录》），姜叶淫羊藿（《贵州草药》）。

【基原】 为姜科山姜属植物华山姜的根茎。

【原植物】 华山姜 Alpinia chinensis（Retz.）Rosc.［Heritieria chinensis Retz.］

多年生草本,高约1 m。根茎匍匐,肉质。叶互生:叶柄鞘状抱茎;叶舌膜质,长4~10 mm,2裂,具缘毛;叶片披针形或卵状披针针形,长20~30 cm,宽3~10 cm,先端渐尖或尾状渐尖,基部渐狭;总状圆锥花序顶生,长10~30 cm,分枝短,长3~10 mm,其上有花2~4朵;小苞片花时脱落;花白色,萼管状,先端具3齿;花冠管略超出,花冠裂片长圆形,具一枚较大,兜状;唇瓣卵

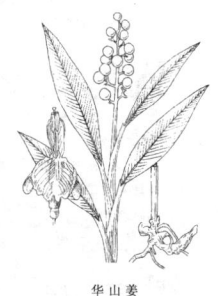

华山姜

形,先端微凹;侧生退化雄蕊2,钻状;发育雄蕊1枚,花丝长约5 mm,花药长约3 mm;子房无毛。蒴果球形,直径5~8 mm。花期5~7月,果期6~12月。

生于海拔100~2 500 m的山谷、溪边、疏林下等潮湿的地方。分布于安徽、福建、江西、湖北、湖南、广东、广西、四川、贵州、云南等地。

【采收加工】 9~11月采挖,切段晒干。

【药材】 廉姜 Alpiniae Chinensis Rhizoma 产于安徽、江西、福建、湖北、湖南等地。

性状 根茎呈圆柱形或块状,长7~10 cm,直径0.3~1 cm,顶端新尖削,多数有分枝。表面灰黄色或棕黄色,有明显的环节,节上有鳞片样的叶柄残基及须根痕,节间距0.3~1 cm,有较顺直的纵皱纹。质硬而韧,不易折断,断面淡黄色,纤维性。气微香,味稍辛辣。

【成分】 种子含油0.6%,其中含0.5%棕榈酸和一种酚类物质,油的低温馏出部分含有1,8-桉叶素(cineole)7%,高温馏出部分含30% α-丁香烯(α-caryophyllene)和一种倍半萜烯酮。尚含山姜黄酮醇(izalpinin)及山姜素(alpinetin)。

【药理】 1. 对离体肠平滑肌的影响 华山姜煎剂小剂量使小鼠、豚鼠小肠收缩增强,大剂量抑制作用,表现肌张力降低,振幅减少,能部分拮抗乙酰胆碱或氯化钡引起的肠管紧张性及强直性收缩。华山姜非挥发性成分使兔小肠活动略增强,挥发性成分使肠管轻度兴奋,随后转入明显抑制,张力降低,收缩频率减慢,振幅减少,并随着浓度不同能部分或完全拮抗乙酰胆碱、氯化钡

引起的肠管兴奋或痉挛。

2. 对肠道推进运动的影响　华山姜煎液 0.5 g/kg 小鼠灌胃能使肠道推进运动加快。

毒性　经急性毒性试验,25 g/kg(最大容积)灌胃 1 次,观察 3 日,未见小鼠中毒症状和死亡;亚急性毒性试验,大鼠每日灌胃华山姜热浸液 1.62 g/kg,连续 30 日,结果肝肾功能均在正常范围,病理检查无特殊异常。

【**药性**】　辛,温。

1. 《**本草拾遗**》:"热。"

2. 《**纲目**》:"辛,热,无毒。"

3. 《**贵州草药**》:"辛,温。"

【**功用主治**】　温中,散寒,活血,平喘。主治胃寒冷痛,噎膈吐逆,腹痛泄泻,消化不良,风湿关节冷痛,跌打损伤,风寒咳喘。

1. 《**本草拾遗**》:"主胃中冷,吐水,不下食。"

2. 《**纲目**》:"温中下气,消食益智。"

3. 《**植物名实图考**》:"治胃痛。"

4. 《**草木便方**》:"解风寒,行血消瘀,透筋骨。治风湿四肢麻木,中风顽痹。"

5. 《**贵州草药**》:"散寒止痛,定喘。"

6. 《**全国中草药汇编**》:"止咳平喘,除风湿,解疮毒。主治风寒咳嗽,胃气痛,风湿关节疼痛,跌损瘀血停滞,月经不调,无名肿毒。"

【**用法用量**】　内服:煎汤,6~15 g;或浸酒。外用:捣敷。

【**选方**】　1. 治胃气痛　山姜 30 g。煨水服。

2. 治风湿关节冷痛　山姜、石南藤、香樟根、红禾麻各30 g。煨水服,每日 3 次。

3. 治喘咳　山姜适量。泡童便 3 日,取出晒干,用 30 g 泡酒250 g。每日早晚各服 15 g。

4. 治肺痨咳嗽　山姜、干姜、核桃仁各 15 g。蒸蜂蜜30 g服。(1~4方出自《贵州草药》)

麂肉 jǐ ròu 《**本草拾遗**》

【**基原**】　为鹿科麂属动物小麂的肉。

【**原动物**】　小麂 Muntiacus reevesi Ogilby　又名:黄麂、黄猄。

形小,肩高约 40 cm,体长 70~80 cm,尾长可达12 cm。脸部较短而宽,鼻端裸露。雄兽有角,角又短小,角尖向内向下弯曲。眶下腺长,呈弯月形的裂缝。四肢细长、蹄狭小尖。毛色通常呈为淡栗红色,杂有灰黄色斑点,颈背中央有一条黑线。吻至角的基部暗棕色,从眶下腺直至角的分叉处各有一黑色宽纹。体背和四肢上部近于暗栗,四肢下部为黑棕色,蹄的附近毛色暗黑色,胸、腹部、后肢内侧、臀部边缘及尾的腹面白色。尾

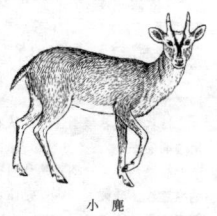

小 麂

背及臀部边缘均有一鲜艳的橙栗色窄线。冬毛常较夏毛稍黑。

栖息于小丘陵、小山的低谷或森林边缘的杂草丛中。性怯懦,营单独生活,少合群。听觉敏锐,行动灵活。以青草、树叶、树芽等为食。分布于长江流域及珠江流域。

【**药性**】　甘,平。

1. 《**本草拾遗**》:"味辛。"

2. 《**日华子本草**》:"凉,有毒。"

3. 《**开宝本草**》:"味甘,平,无毒。"

【**功用主治**】　1. 《**本草拾遗**》:"主野鸡病,煠出作生,以姜酢进食之。"

2. 《**随息居饮食谱**》:"补气,暖胃,耐饥,化湿祛风,能瘳五痔。"

【**用法用量**】　内服:煮食,100~200 g。

【**宜忌**】　1. 《**日华子本草**》:"能堕胎及发疮疖疥。"

2. 《**开宝本草**》:"多食能动人痼疾。"

3. 《**随息居饮食谱**》:"痧气满滞者勿食。"

新塔花 xīn tǎ huā 《**新疆中草药**》

【**异名**】　小叶薄荷《**全国中草药汇编**》。

【**基原**】　为唇形科新塔花属植物新塔花的地上部分。

【**原植物**】　新塔花 Ziziphora bungeana Juz.

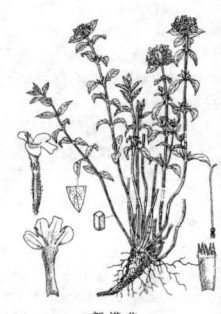

新塔花

多年生芳香半灌木。茎高 12~30 cm,密被下曲的微柔毛。叶具短柄;叶片狭披针形至卵状披针形,稀卵形,长 0.5~1.5 cm,近无毛或被极短毛,具腺点。轮伞花序密集成顶生头状花序;花具短梗;花萼筒状,长 5~7 mm,外密被短柔毛,具不明显的腺点,内面喉部具白色长毛,13 脉,齿 5,近等长,长三角形,花后稍靠合;花冠长约 8 mm,花冠筒伸出或不伸出萼外,上唇直伸,先端微凹,下唇开展,3 裂,中裂片较狭长,先端微凹;雄蕊仅前对发育,后对退化,很短或无;花柱先端极不等 2 裂。小坚果卵圆形。花期 8~9 月。

生于砾石坡地及半荒漠草滩上。分布于新疆。

【**采收加工**】　8~9 月采收,切段,阴干。

【**药材**】　新塔花 Ziziphorae Bungeanae Herba　产新疆。

性状　茎呈方柱形,长 10~35 cm,直径 1~3 mm;表面黄绿色,带紫红色或棕褐色,多节毛较多。叶对生,多脱落,完整者展平后呈披针形、卵状披针形或卵形,长 1~1.8 cm,宽 3~6 mm,有明显的腺点;叶柄短,被短柔毛。轮伞花序顶生,球形或半球形;花多脱落,花萼筒状,长 5~6 mm,密被短柔毛,花冠唇形,粉红色或带蓝紫色,长约8 mm,内外被短柔毛。小坚果圆形。气芳香,味辛,具清凉感。

鉴别　(1) 茎横切面:呈四棱形,表皮细胞 1 列,浅黄棕色,外被毛茸。木栓细胞 8~10 列,浅黄棕色。皮层细胞 3~5 列,四角棱脊处有厚角细胞,内皮层凯氏点明显。韧皮部较狭,形成层不明显,木质部较宽,导管单行径向排列。髓部薄壁细胞较大,中央常形成空隙。

粉末特征:黄绿色。花萼表皮细胞壁波状,有腺毛和非腺毛。花粉粒多为六沟型,少为三沟型,壁光滑,直径约30 μm。气孔直轴式,长轴约 15 μm,短轴约 13 μm。腺鳞直径 23~70 μm。腺毛为单细胞头单细胞柄,长23~33 μm。非腺毛有单细胞或多细胞,长 15~200 μm。花瓣表皮细胞具乳状突起。此外,有纹导管、草酸钙方晶及油滴。

(2) 取本品粗粉 2 g,加乙醇 10 ml,浸渍 30 分钟,滤过。取滤液 1 ml,加蒸馏水 0.3 ml,然后分别加入 5%亚硝酸钠溶液、5%硝酸铝溶液各 3 滴,再加 10%氢氧化钠溶液 4~6 滴,溶液显樱红色(检查黄酮类)。

【**成分**】　全草含挥发油约 2%,主要成分有 α 和 β-蒎烯(pinene),右旋的柠檬烯(limonene),左旋的薄荷酮(methone),右旋的异薄荷酮(isomenthone),新异薄荷醇乙酸酯(neoisomenthyl acetate),新异薄荷醇(neoisomenthol),右旋的胡薄荷酮(pulegone),β-

香茅醇(β-citronellol)，β-丁香烯(β-caryophyllene)，β-古芸烯(β-gurjunene)，衣兰烯(ylangene)，芳姜黄烯(arcurcumene)，辣薄荷烯酮(piperitenone)，辣薄荷(piperitone)及百里香酚(thymol)。还含咖啡酸(caffeic acid)，阿魏酸(ferulic acid)，新塔花酸(bungeolic acid)。

【药理】 1. 抗心肌缺血作用 给家兔耳静脉注射 20%新塔花全草注射液 10 ml,可显著拮抗垂体后叶素引起的家兔心电图 T 波升高,说明它对垂体后叶素引起的家兔冠状动脉痉挛收缩和心肌缺血缺氧有明显保护和预防作用。

2. 抑制 Na^+, K^+-ATP 酶活性 新塔花水提取物可抑制犬脑微粒体制备的 Na^+, K^+-ATP 酶活性。这种作用是非竞争性的,也没有毒毛花苷 G 作用强。抑制作用与人参皂苷 G 作用强。

毒性 新塔花全草水煎醇沉提取的流浸膏给小鼠腹腔注射的 LD_{50} 为 22 ± 1.8 g/kg,显示本品几乎无毒。小鼠给药后都出现安静、活动减少或出现嗜睡状态,提示本品对中枢可能有镇静作用。以相当于 LD_{50} 的 1/2、1/14 和 1/275 剂量分别连续腹腔给药 1 个月,受试小鼠未见死亡,给药前后的白细胞总数、白细胞分类、血红蛋白和血小板等 6 项血液指标和空白对照组无显著差异,提示长期使用本品也是安全的。

【药性】《全国中草药汇编》:"辛,凉。"

【功用主治】 散风热,清头目,安神。主治风热感冒,头痛,咽痛,失眠,多梦,软骨病,阳痿。

1.《全国中草药汇编》:"安神,强壮。治失眠,多梦,软骨病,阳痿。"

2.《新疆药用植物志》:"疏散风热,清利头目,止痛解痒,清火解毒。治风感冒,头痛,咽痛。"

【用法用量】 内服:煎汤,3～9 g。

【临床报道】 1. 治疗高血压病 原发性高血压病患者 76 例。其中Ⅰ期 13 例,Ⅱ期 52 例,Ⅲ期 11 例。治法:接受治疗前停用其他降压药物 1 星期,均服用新塔花片剂,每片 250 mg,每次 3 片,每日 3 次,1 个月为 1 个疗程。结果:对Ⅰ期患者降压有效率为 84.6%;Ⅱ期为 79.1%,Ⅲ期为 54.5%。降压幅度:平均收缩压下降 3.59 kPa,平均舒张压下降 2.43 kPa,较治疗前有明显差异。临床主要症状和不同程度改善 54 例,头晕改善 54 例,头晕为 38 例,失眠为 49 例,临床症状改善与血压降低是一致的。患者全血黏度、红细胞压积较治疗前明显降低,血浆黏度下降不明显,表明此药对血液变性有作用。血浆及红细胞 LPO 较治疗前明显降低,SOD 及 Se-GSHPX 活性较治疗前明显提高。患者心动能参数如 SV、CP、CI 较治疗前明显增加,TPR 及 PEP/LVET 比值较治疗前明显降低。不良反应:服药期间少数人感到口干、胃不适感,短时间消失,不影响治疗。

2. 治疗稳定型心绞痛 对 47 例经临床症状及心电图检查证实的稳定型心绞痛患者随机分为 2 组。治疗组 37 例口服新塔花胶囊(每粒含生药 1 g)4 粒,每日 3 次;对照组:口服川芎嗪胶囊(每粒含生药 1 g)4 粒,每日 3 次,均以 30 日为 1 个疗程。分别观察治疗前后两组患者心绞痛缓解及心电图、动态心电图改善情况。结果:心绞痛缓解情况治疗组显效 7 例,有效 23 例,无效 7 例,总有效率 81.1%;对照组有效 7 例,显效 7 例,总有效率 70.0%。两组比较有显著性差异。心电图显示 2 组的 ST 段改善有显著性差异。动态心电图 ST 段降低持续时间,治疗组服药后时间明显缩短。

5396 新木姜子 xīn mù jiāng zǐ《天目山药用植物》

【基原】 为樟科新木姜子属植物金毛新木姜子或浙江新木姜子的根或树皮。

【原植物】 1. 金毛新木姜子 Neolitsea aurata (Hayata) Koidz. [Litsea aurata Hayata]

乔木,高达 14 m。幼枝黄褐色或红褐色,有锈色短柔毛;顶芽圆锥形,鳞片外面被丝状短柔毛,边缘有锈色睫毛。叶互生或聚生于枝顶呈轮生状;叶柄长 7～15 mm,被锈色短柔毛;叶片长圆形、椭圆形至长圆状披针形或长圆状倒卵形,长 8～14 cm,宽 2.5～4 cm,先端镰刀状渐尖,基部楔形或近圆形,全缘,革质,下面密被金黄色细毛,稀具棕红色网状毛。伞形花序 3～5 簇生于枝顶或节间;花单性,雌雄异株;花被裂片 4,椭圆形;能育雄蕊 6,排成 3 轮,花丝基部有柔毛,第三轮基部腺体有柄,花药 4 室;雌花具雌蕊 1 枚,花柱明显,柱头盾状。果椭圆形,果托浅盘状,果梗先端略增粗,有稀疏柔毛。花期 2～3 月,果熟期 9～10 月。

生于山坡林缘或杂木林中。分布于江苏、福建、江西、湖北、湖南、广东、广西、四川、贵州、云南及台湾等地。

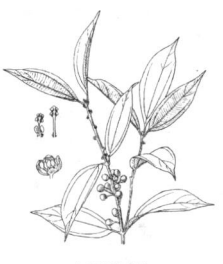
金毛新木姜子

2. 浙江新木姜子 N. aurata (Hayata) Koidz. var. chekiangensis (Nakai) Yang et P. H. Huang 又名:假桂花、红皮树、香桂《中国植物志》。

与原变种不同在于:叶片披针形或阔披针形,较狭窄,宽 0.9～2.4 cm,下面薄被棕黄色丝状毛,毛易脱落,近于无毛,具白粉。

生于山地杂林中。分布于江苏、浙江、安徽、福建及江西等地。

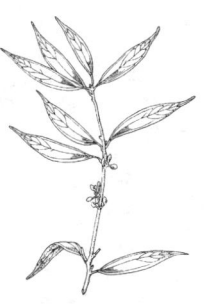
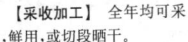
浙江新木姜子

【采收加工】 全年均可采收,鲜用,或切段晒干。

【成分】 金毛新木姜子树皮中含有木姜子碱(laurolitsine),木姜子辛(litsericine),N-甲基木姜子辛(N-methyllitsericine),右旋番荔枝碱(nonaine)和左旋斑点亚洲罂粟碱(roemerine)。

【药性】 辛,温。归肝、脾经。

【功用主治】《全国中草药汇编》:"理气止痛,消肿。治胃脘胀痛,腹痛,水肿。"

【用法用量】 内服:煎汤,根 9～30 g,树皮 9～12 g;或研末冲服。

【选方】 1. 治胃脘胀痛 新木姜子树皮研粉,早饭前黄酒吞服 9～12 g。

2. 治水肿 新木姜子根 30 g,和猪肉、黄酒煎服。(1、2 方出自《天目山药用植物志》)

5397 新疆卫矛 xīn jiāng wèi máo《全国中草药汇编》

【异名】 鬼箭羽、卫矛《新疆中草药手册》。

【基原】 为卫矛科卫矛属植物新疆卫矛的嫩枝及根。

【原植物】 新疆卫矛 Euonymus semenovii Regel et Herd. 又名:中亚卫矛《中国高等植物图鉴》补编。

落叶小灌木,植株高 1～1.5 m。枝干常有明显栓翅。单叶对生;具短柄;叶片椭圆形、卵状披针形或卵形,长 3～6 cm,宽 1.5～2 cm。聚伞花序腋生,下垂,花小,暗紫色,4 数。蒴果红色,倒锥形或梨形,基部窄缩呈短柄状,熟时 4 瓣裂。种子淡褐色。

生于山地灌木丛中。分布于新疆伊犁地区。

【采收加工】 7～9 月采收嫩枝，切段晒干。秋后采根，切片晒干。

【药性】《新疆中草药》："苦，寒。"

【功用主治】《新疆中草药》："破血消瘀，止疼，杀虫。治产后瘀血，小腹疼，闭经，关节炎，痈疮红肿。"

【用法用量】 内服：煎汤，3～9 g；或浸酒。外用：煎汤洗。

【选方】 1. 治产后瘀血，小腹疼，闭经　卫矛 9 g，当归 15 g，红花 3 g，益母草 30 g。水煎服。(《新疆中草药》)

2. 治关节炎　卫矛根 90 g，牛膝 15 g，白酒 500 g。浸7 日，早晚各服 1 次，每次 10～30 ml。

3. 治痈疮红肿　卫矛适量，煎汤外洗。(2、3 方出自《新疆中草药手册》)

5398 新疆远志 xīn jiāng yuǎn zhì (《新疆中草药》)

【异名】 远志(《新疆中草药》)。

【基原】 为远志科远志属植物新疆远志的带根全草。

【原植物】 新疆远志 *Polygala hybrida* DC.

多年生草本，高 15～40 cm。叶互生，无柄；叶片膜质至薄纸质，椭圆形至狭披针形，长 1.5～5 cm，宽 3～5 mm。总状花序顶生；花密集，淡紫红色，长约 5 mm；萼片 5，宿存，外轮 3 片小，内轮 2 片花瓣状，花后略增大；花瓣 3，中间龙骨瓣背面顶部有 6 条鸡冠状附属物，两侧花瓣长圆状倒披针形，2/3 部分与花丝鞘贴生；雄蕊 8，花丝几全部合生成鞘并在下部 3/4 贴生于龙骨瓣，上端分为 2 组，花丝鞘内具毛。蒴果长圆形，周围有狭翅。种子 2 颗，除假种皮外，密被绢毛。

生于海拔 1 200～1 750 m 的林下、山坡草地或河滩砂质土上。分布于新疆天山和阿尔泰山区。

【采收加工】 5～8 月采收，晒干。

【药材】 新疆远志 *Herba Polygalae Hybridae* 产于新疆。

性状　全草长 20 cm，根圆柱形，长 3～4 cm，直径 1～2 cm，表面浅棕色或灰黄色。茎中空。叶椭圆状披针形，灰黄色，长 1～4 cm，宽 3～5 cm，枝顶有密生花序。气微，味淡。

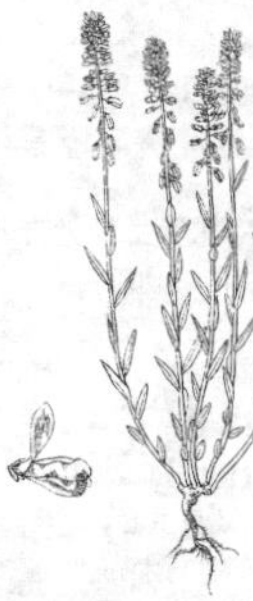
新疆远志

鉴别　根横切面：木栓层为 2～3 列细胞。皮层薄壁细胞 6～10 列，不规则多角形；再向内 1～2 列薄壁细胞木栓化而形成新的木栓层。韧皮部稍宽。木质部导管单个散在或 2～4 个切向相连，呈数个同心环排列；木纤维成群；木射线宽 1～2 列细胞，壁微木化。

【药性】 苦、辛，温。

【功用主治】 祛痰，宁心，解毒消痈。主治咳喘痰多，心悸失眠，痈疽疮肿。

【用法用量】 内服：煎汤，5～10 g。外用：捣敷。

【选方】 1. 治咳嗽痰喘　新疆远志、桑白皮、贝母、唇香草各 9 g。水煎服。

2. 治百日咳　新疆远志、杏仁各 9 g，侧柏叶 6 g，阿里红 3 g。水煎，加糖服。

3. 治心悸失眠　远志、党参、柏子仁、兔唇花各 9 g。水煎服。(1～3 方出自《新疆中草药》)

5399 新疆羌活 xīn jiāng qiāng huó (《新疆药品标准》)

【异名】 羌活(《新疆中草药手册》)。

【基原】 为伞形科当归属植物灰绿叶当归的根。

【原植物】 灰绿叶当归 *Angelica glauca* Edgew [*A. silvestris* auct. non L.] 又名：林当归(《中国植物志》)。

多年生草本，高 0.8～2 m。根圆锥状，肥大，稍有香气。茎圆柱形，径 1～2.5 cm，中空，光滑无毛，具细沟纹。基生叶和茎下部叶具长柄和长卵状至囊状膨大的叶鞘；叶二至三回三出羽状分裂，末回裂片披针形至卵形，先端渐尖，基部楔形，长 2.5～8 cm，宽 1～4 cm，边缘有较粗大锯齿，表面暗绿色，背面灰白色，无毛；茎上部叶简化成仅具一阔兜状凸出的无叶片叶鞘，抱茎。复伞形花序顶生或侧生，顶生者直径 10～20 cm；伞辐 15～30；总苞片 2 或无，线形；小伞形花序花多数；小总苞片多数，线形；萼齿不明显；花瓣白色，倒卵形。果实长圆形，背棱突出，圆钝，侧棱宽翅状，棱槽极狭，棱槽内有油管 1，合生面有油管 2～4，胚乳腹面内凹。花期 7 月，果期 8～9 月。

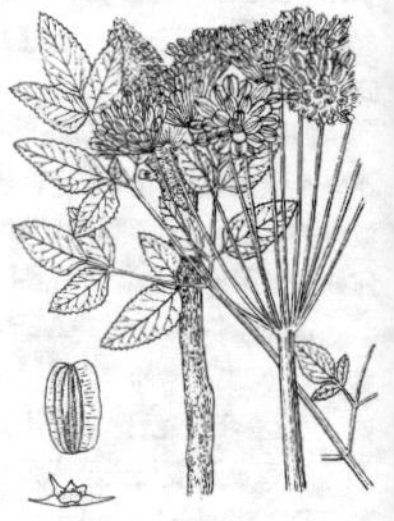
灰绿叶当归

生于海拔 900～1 100 m 的河谷、林下、林缘、沼泽塘边和潮湿的杂草丛中。分布于新疆伊犁和昌吉地区。

【采收加工】 7～10 月采挖，晒干。

【成分】 挥发油主要成分为：蛇床酞内酯(cnidilide)，川芎内酯(sedanenolide)，辛醛(octanal)，藁本内酯(ligustilide)，正丁烯基酞内酯(butylidenephthalide)。

【药性】《新疆中草药》："辛、苦，温。"

【功用主治】《新疆中草药》："祛风湿，发汗解表。主治感冒发烧，周身疼痛，风湿性关节痛，内滞发热，肢节肿痛，二便阻隔。"

【用法用量】 内服：煎汤，3～9 g；或入丸、散。

【宜忌】 阴虚内热者慎服。

【选方】 治风寒感冒，头痛无汗，关节酸痛　羌活 6 g，防风 9 g，白芷 9 g，荆芥 9 g。水煎服。(《新疆中草药手册》)

5400 新疆香堇 xīn jiāng xiāng jǐn (《全国中草药汇编》)

【异名】 紫花地丁(《新疆中草药》)。

【基原】 为堇菜科堇菜属植物香堇的带根全草。

【原植物】 新疆香堇 *Viola oxycentra* Juz.

多年生草本，高约 5 cm。叶均基生；叶片卵状披针形，基部下延略呈匙形，全缘。花蓝紫色，单一，顶生，具长梗；花梗长约 5 cm，一至数个由叶丛中抽出；花瓣 5，下面一片最大，基部延伸成距；距长，稍上曲。蒴果。

生于山坡草地。分布于新疆等地。

【采收加工】 6～8 月采收，鲜用或晒干。

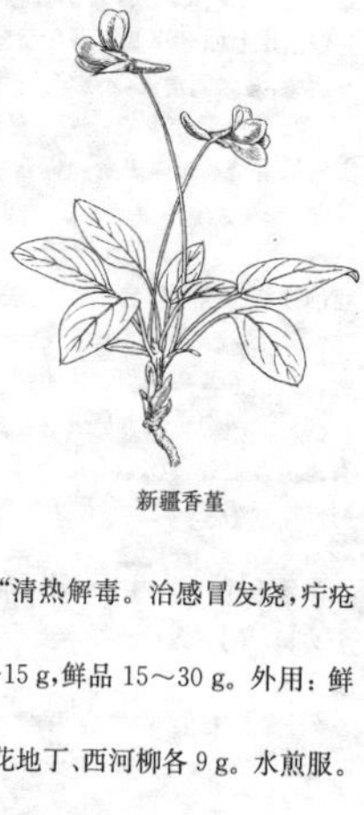
新疆香堇

【药性】《新疆中草药》："辛、苦，微寒。"

【功用主治】《新疆中草药》："清热解毒。治感冒发烧，疔疮肿毒，淋巴肿大，腮腺炎。"

【用法用量】 内服：煎汤，9～15 g，鲜品 15～30 g。外用：鲜品捣敷。

【选方】 1. 治感冒发烧　紫花地丁、西河柳各 9 g。水煎服。

2. 治疔疮肿毒　紫花地丁、金银花各 15 g，板蓝根 9 g，甘草 3 g。水煎服。

3. 治淋巴结肿大，腮腺炎　紫花地丁、玄参、手参、生地各 9 g，莲心 6 g，甘草 3 g。水煎服。（1～3 方出自《新疆中草药》）

5401 新疆藁本 xīn jiāng gǎo běn

【异名】　藁本《新疆中草药手册》。

【基原】　为伞形科山芎属植物鞘山芎的根茎。

【原植物】　鞘山芎 Conioselinum tataricum Hoffm.［C. vaginatum (Spreng.) Thell.；Ligusticum vaginatum Spreng］又名：欧亚山芎《新疆植物检索表》。

多年生草本，高 80～150 cm。根茎圆柱状，有多数须根，茎残基圆形。茎直立，圆柱形，上部具纵纹，上部分枝。基生叶具长柄，可达 15 cm，基部膨大成鞘状；茎中部叶叶柄长 6～9 cm，叶片轮廓三角状卵形，二至三回羽状分裂，长 16～25 cm，宽 15～23 cm；末回羽片长卵形至披针形，长 1.5～2 cm，宽 0.5～1 cm，边缘羽状深裂或上部叶渐简化。复伞形花序顶生或侧生，直径 5～10 cm；总苞片线形；伞辐 10～15；小总苞片 5～8，线形；萼齿不明显；花瓣卵形，白色，先端内弯；花柱基扁盘状，花柱反曲。果实长圆形，长 4～6 mm，侧棱翅展，主棱稍隆起，每棱槽内有油管 1～3，合生面油管 4～6。花期 7 月，果期 8 月。

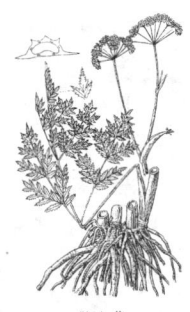

鞘山芎

生于山坡、草地、河谷灌木丛中。分布于新疆西部地区。

【采收加工】　7～9 月挖取根茎，切片，晒干。

【成分】　根茎含香豆素类：藁本内酯二聚体（diligusti lide），香柑内酯（bergapten）、异茴芹香豆素（isopimpinellin）。甾体类：孕烯醇酮（pregnenolone）、4-豆甾烯-3, 6-二酮（stigmast-4-en-3, 6-dione）、β-谷甾醇（β-sitosterol）、胡萝卜苷（daucosterol）。有机酸酯类成分：山芎酯（coniselin），（E）-3-甲氧基-4, 5-methylenedioxycinnamic aldehyde］、（E）-3-甲氧基-4, 5-亚甲二氧基-桂皮醛［（E）-3-methoxy-4, 5-methlenedioxy-cinnamaldehyde］、（E）-3-甲氧基-4, 5-亚甲二氧基桂皮醇［（E）-3-methoxy-4, 5-methylenedioxycinnamic alchol］、（E）-3-甲氧基-4, 5-亚甲二氧基桂皮酸［（E）-3-methoxy-4, 5-methylenedioxycinnamic acid］、肉豆蔻酸（myristic acid）、香草醛（vanillin）、阿魏酸（ferulic acid）。

根含有机酸类：肉豆蔻醚酸（myristicic acid）、棕榈酸（palmitic acid）、硬脂酸（stearic acid）、芥酸（erucic acid）、神经酸（nervonic acid）、二十二碳二烯酸（docosadienoic acid）、亚麻酸（linolenic acid）；还含挥发油成分：其中有 α-、β-蒎烯（α-、β-pinene）、月桂烯（myrcene）、2-甲基-5-异丙基双环[3.1.0]己-2-烯［bicyclo[3.1.0]hex-2-ene, 2-methyl-5-(1-methylethyl)］、3-蒈烯（Δ³-carene）、β-水芹烯（β-phellandrene）、肉豆蔻醚（isomyristicin）和 1, 2-二甲氧基-4-(2-丙烯基)苯［benzene-1, dimethoxy-4-(2-propenyl)]、佛手柑内酯（bergpten）等。

【药性】　《新疆中草药》：“辛，温。”

【功用主治】　祛风除湿，散寒止痛。主治风寒感冒，头痛，风寒痹痛，寒湿腹痛，泄泻，疥癣，痤疮。

1. 《新疆中草药》：“散风寒，止痛，燥湿。治风寒感冒头痛，偏头痛，胃痉挛，风湿性关节痛。”

2. 《新疆药用植物志》：“治寒湿腹痛，泄泻，疥癣。”

【用法用量】　内服：煎汤，3～9 g；或入散剂。外用：研末调搽。

【选方】　1. 治胃痉挛，腹痛　藁本 15 g，苍术 9 g。水煎服。

2. 治粉刺　藁本、白芷各等分作成面脂，涂擦。（1、2 方出自《新疆中草药手册》）

5402 新疆藜芦 xīn jiāng lí lú

【异名】　藜芦《新疆中草药》。

【基原】　为百合科藜芦属植物阿尔泰藜芦的根及根茎。

【原植物】　阿尔泰藜芦 Veratrum lobelianum Bernh.

多年生草本，高约 1 m。下部连生眼睛的纤维束。叶在茎下部的较大，宽卵状椭圆形，长约 20 cm，宽 10～16 cm，先端钝或渐尖，背面密生微柔毛。圆锥花序长约 30 cm，具多数近等长的侧生总状花序，每一侧生花序常常又再次分枝，花序轴密被灰色柔毛；花密生，黄绿色；花被片狭椭圆形，长 11～12 mm；花梗短于小苞片，长 1～2 mm；雄蕊 6；子房无毛。蒴果长 2～2.5 cm。花、果期 8～9 月。

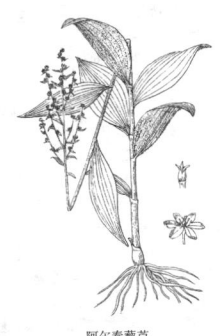

阿尔泰藜芦

生于海拔 1 500～2 000 m 的山地林下阴湿处，常成片聚生。分布于新疆阿尔泰山。

【采收加工】　10～11 月采收，切片晒干。

【药性】　《新疆中草药》：“辛，温，大毒。”

【功用主治】　止痛，杀虫，涌吐。主治风湿痹痛，跌打损伤，疥癣，恶疮，癫狂痰嗽。

1. 《新疆中草药》：“止血，镇痛，催吐，杀虫。”

2. 《新疆药用植物志》：“治跌打损伤，风湿疼痛，疥癣，恶疮，杀诸虫毒。”

【用法用量】　内服：研末，0.3～0.6 g。外用：研末，水调敷；或煎汤熏洗。

【宜忌】　体弱气虚者及孕妇禁服。服之吐不止者，可服葱汤解。

《新疆中草药》：“如服药期间出现头昏、呕吐、血压降低等情况，应即停服。藜芦与诸参、细辛、芍药不能配伍。”

1. 治跌打损伤，风湿疼痛　藜芦根 3 g，土当归 30 g。共为细末，每服 3 g，姜汤或白酒送服。

2. 治顽癣疥疮　藜芦、苦豆子根、白鲜皮、大黄各 15 g。煎水熏洗患处。（1、2 方出自《新疆中草药》）

3. 治破伤风　藜芦、大戟、叶谵各等分。共为细末，调蜂蜜为饼，贴脐口处（贴药后病人腹内作响为见效）。《新疆中草药手册》

5403 新疆延胡索 xīn jiāng yán hú suǒ 《新疆药用植物志》

【异名】　西延胡索《本草蒙筌》，延胡索、元胡《新疆中草药》。

【基原】　为罂粟科紫堇属植物灰叶延胡索、长花延胡索及对叶延胡索的块茎。

【原植物】　1. 灰叶延胡索 Corydalis glaucescens Regel［C. kolpakowskiana Regel；Pistolochia glaucescens (Regel) Sojak］又名：新疆元胡《新疆药用植物志》。

多年生草本，无毛，高 6～20 cm。块茎球形，直径 10～25 mm，深褐色。茎细弱,1～3条,基部有1鳞片。叶2～3枚;具长柄;叶片二回分裂,一回羽状裂片5,具短柄,二回裂片3,3全裂,有时掌状4～5裂,末回裂片倒卵形,全缘。总状花序长2～4 cm,具花6～14朵;苞片披针形,全缘;花瓣紫红色,外轮上瓣长20～25 mm,先端凹陷,无短尖,距圆筒形,直立或成弧形上弯;蜜腺体约1 mm;柱头扁平突变8。蒴果条形至长椭圆形,下垂,长约15 mm。花期4～5月,果期5～6月。

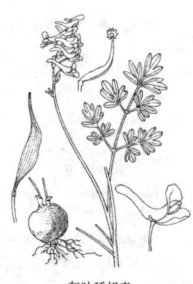

灰叶延胡索

生于海拔1 100～2 100 m的山地阴处灌木丛中或林缘湿润处,常成片密生生长。分布于新疆西北部的巩留、伊宁一带,是新疆各种块茎类紫堇属植物中分布最广、蕴藏量最大的一种。

2. 长花延胡索 C. schanginii (Pall.) B. Fedtsch. [C. longiflora (Willd.) Pers.; Pistolochia schanginii (Pall.) Pojak] 又名:长距元胡《新疆药用植物志》。

本种与灰叶延胡索形态相似,其特点:高8～35 cm。块茎,直径10～30 mm,黄色。茎通常无分枝。叶常2枚;叶片二回分裂,末回裂片椭圆形至披针形,全缘。总状花序顶生,具花3～8 cm;苞片披针形;花瓣紫红色,外轮上瓣长30～40 mm,先端不凹,全缘,近具短尖,距圆锥形,细长,蜜腺体长约5 mm。蒴果条形。

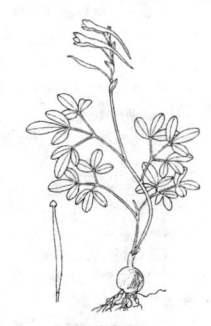

长花延胡索

生于海拔800～900 m的砾石低山阴坡凹处的灌木丛中,往往呈大片稀疏生长。分布于新疆西北部。

3. 对叶延胡索 C. ledebouriana Kar. et Kir. [C. cyrtocenira Prain; Pistolochia ledebouriana (Kar. et Kir.) Sojak] 又名:对叶元胡《新疆药用植物志》,薯根延胡索《云南植物研究》。

多年生草本,无毛,高5～12 cm,常数株丛生。块茎不规则扁球形,较大,直径30～40 mm,老时多少变色。不定根生块茎基部。茎直立,粗壮,基部无鳞片。叶2枚,对生;无柄;叶片二回三出,一回裂片最大,末回裂片卵圆形至卵形,全缘;花瓣紫红色,外轮上瓣长16～27 mm,距相圆筒形,末端上弯,柱头具4乳突。蒴果椭圆形,直立或倾斜,长5～10 mm,存留花柱长达5～8 mm。种子2列。花期4～5月,果期5～6月。

生于海拔1 200～2 900 m的砾石山地阴坡林下湿润处。分布于新疆西北的霍城、塔城一带。

【采收加工】 夏初茎叶枯萎时采挖,水煮2～3分钟,捞出,晒干。

【药材】 灰叶延胡索 Corydalis Glaucescentis Rhizoma 主产于新疆地区;长花延胡索 Corydalis Schanginii Rhizoma 主产于新疆伊犁、博乐等地;对叶延胡索 Corydalis Ledebourianae Rhizoma 主产于新疆天山。

性状 灰叶延胡索 块茎不规则圆球形或长球形,直径5～10 mm。表面黄绿色,略有皱缩的网状纹理;外皮未脱落者显棕褐色,皱缩;底部微凹状有根痕,上部有茎痕。质坚硬,断面黄绿色。气微,味苦。

长花延胡索 块茎不规则球形或长球形,直径5～10 mm。表面灰色,有不规则网状细皱纹,有的外皮未脱落而显褐色,干后皱缩;底部有根痕,上部有茎痕。质坚硬,断面黄白色。气微,味苦。

对叶延胡索 块茎不规则扁球形,底部多成4～6瓣状,直径10～30 mm或更大。表面灰色,有不规则网状细皱纹,外皮未脱落者显黄褐色或橙黄色,皱缩;底部平截,有根痕,上部有脐状茎痕。质坚硬,断面淡黄色。气微,味苦。

鉴别 (1)块茎横切面:灰叶延胡索 皮层细胞10余列,淡黄色,扁平;外侧常有4～6列下皮厚壁细胞,类长方形或多角形,扁平,呈长连珠状,木化,具细密纹孔。韧皮部宽广,筛管群散在。木质部导管单个散在或2～6个成群。髓宽广。本品薄壁细胞充满淀粉粒。

长花延胡索 皮层细胞10余列,淡黄色,扁平;外侧常有4～8列下皮厚壁细胞,类长方形,呈连珠状,木化,具细密纹孔。韧皮部宽广,木质部导管单个散在或2～4个成群。髓宽广。本品薄壁细胞中充满淀粉粒。

对叶延胡索 皮层细胞10余列,淡黄色,扁平;外侧常有3～5列下皮厚壁细胞,类多角形,木化,呈长连珠状增厚,纹孔稀疏。韧皮部宽广。木质部导管呈辐射状排列,导管3～4个成群。髓较大,薄壁细胞充满淀粉粒。

粉末特征:灰叶延胡索 淀粉粒单粒类球形或长球形,直径4～12 μm,脐点点状、星状、短缝状或人字形,位于中央或偏向一端;复粒由2～3分粒组成。下皮厚壁细胞成片或单个散在,黄绿色,不规则长方形或多角形,直径44～111 μm,壁厚2～4 μm,呈长连珠状,木化,纹孔细点状,较密集。石细胞(块茎凹陷部位)多单个散在,黄绿色,类长方形,直径13～28 μm,长44～70 μm,壁厚5～16 μm,孔沟较长,纹孔稀疏,胞腔狭小。导管主为螺纹和网纹导管,直径12～28 μm。

长花延胡索 淀粉粒单粒类球形或类三角形,直径为6～24 μm,脐点点状、星状、短缝状或人字形,位于中央或偏向一端;复粒由2～3分粒组成,3分粒者有的分粒大小相差悬殊。下皮厚壁细胞成片或单个散在,淡黄色,长方形,直径49～93 μm,壁平直,厚2～3 μm,呈连珠状,木化,纹孔细点状,密集。石细胞(茎痕处)黄绿色,长条形,直径7～15 μm,长24～66 μm,壁厚2～9 μm,孔沟较短,胞腔狭小。导管主为螺纹和网纹导管,直径11～29 μm。

对叶延胡索 淀粉粒主为复粒。淀粉粒单粒为4～16 μm,脐点星状、点状、短缝状或人字形,位于中央或偏向一端;复粒由2～4分粒组成。下皮厚壁细胞淡黄色长方形或类多角形,直径15～70 μm,厚3～4 μm,木化,长连珠状增厚,纹孔细点状,稀疏。石细胞(块茎凹陷处)黄棕色,类三角形或类长方形,直径18～31 μm,长18～57 μm,壁不均匀增厚,一面壁较薄,无孔沟或极短,其余壁厚2～9 μm,纹孔明显,胞腔大,纹孔散在或聚合于壁较薄处。导管主为螺纹和网纹导管,直径8～29 μm。

(2)薄层色谱:取本品约1.0 g,甲醇回流提取2小时,回收甲醇,再用甲醇溶化成1 ml作点样液,以延胡索乙素甲醇溶液(1 mg/ml)及普鲁托品甲醇溶液(1 mg/ml)为对照液,在同一硅胶G-CMC薄层板上,点样品液及对照液各3 μl 以正己烷-氯仿-甲醇-二乙胺(5:3:0.5:1)为展开剂,展开15 cm,取出,晾干,喷以改良碘化铋钾试液,样品色谱在与普鲁托品对照品相应的位置,应显相同橘红色斑点,而乙素对照品相应的位置,无相同颜色的斑点。

另取一硅胶G-CMC薄层板,点样品液3 μl及去氢紫堇碱甲醇溶液(1 mg/ml)3 μl对照,以氯仿-甲醇(5:1)(氨饱和下)展开10 cm,取出,晾干,喷改良碘化铋钾试液,样品液色谱在与对照品色谱相应的位置,应显相同颜色的斑点。

【成分】 含生物碱类:长花延胡索块茎含紫堇碱(corydaline)、原阿片碱(protopine)、掌叶防己碱(palmatine)。对叶延胡索块茎含空褐鳞碱(bulbocapnine)、右旋异紫堇定碱(isocorydine)、原阿片碱(protopine)、别隐品碱(allocryptopine），隐品碱（cryptopine），紫堇碱（corydaline），四氢掌叶防己碱（tetrahydropalmatine），二氢白屈菜红碱（dihydrochelerythrine），(±)四氢巴马亭（tetrahydropalmatine），(一)-和(±)四氢黄连碱（tetrahydrocoptisine），(一)四氢非洲防己胺（tetrahydroleolumbamine），黄连碱（coptisine），普鲁托品（protopine）（＋)海罂粟碱（glaucine），二氢血根碱（dihydrosanguinarine），氧化血根碱（oxosanguinarine），血根碱（sanguinarine），白屈菜红碱（chelerythrine），小檗碱（berberine），掌叶防己碱（palmatine）等生物碱。另有报道对叶延胡索还含对叶元胡碱（ledeborine），对叶元胡定碱（ledeboridine），消旋小黄堇碱（raddeanine），对叶元胡考林碱（ledecorine），对叶延胡索碱，对叶元胡任碱（lederine），左旋卡文定碱（cavidine）及右旋四氢刻叶紫堇明碱（tetrahydrocorysamine）。

【药性】《新疆中草药》："辛、微苦，温。"

【功用主治】 活血散瘀，行气止痛。主治气滞血瘀所致胸胁、脘腹疼痛，经闭，痛经，产后瘀阻，跌扑肿痛。

【用法用量】 内服：煎汤，3~10 g；研末，1.5 g。

【选方】 治胸胁痛，胃痛 延胡索、五灵脂、菖蒲各 9 g，生姜 1.5 g。水煎服。《新疆中草药》

5404 新疆一枝黄花 xīn jiāng yì zhī huáng huā 《新疆中草药》

【异名】 一枝黄花《内蒙古中草药》，一支蒿《吉林中草药》。

【基原】 为菊科一枝黄花属植物毛果一枝黄花的全草或根。

【原植物】 毛果一枝黄花 Solidago virgaurea L.

多年生草本，高 15~100 cm。根茎平卧或斜升。茎直立，不分枝或上部有花序分枝。叶互生；下部茎叶卵形、近圆形或长椭圆形，有长 2~4 cm 的有翅叶柄，叶片长 1~5.5 cm，宽 0.5~2.5 cm，边缘有粗或浅锯齿；中部茎叶椭圆形、长椭圆形或披针形，长 5~17 cm，宽 2~3 m；自中部向上茎叶渐变小；叶两面无毛或沿中脉有稀疏柔软毛，下沿渐狭，沿叶柄下延成翅。头状花序排列成总状或总状圆锥状花序，长 10~12 mm；总苞片 4~6 层，边缘膜质；外围有一层舌状花，舌片黄色，中央有多数两性花，花冠筒状，黄色。瘦果，长 3~4 mm，有纵棱；冠毛白色。花、果期 6~9 月。

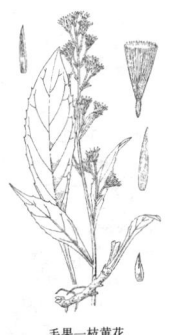
毛果一枝黄花

生于 1 200~2 620 m 的林下、林缘、灌木丛、草甸或林中空地。分布于新疆。

【采收加工】 6~9 月采收，鲜用或切段晒干。

【成分】 全草或地上部分含酚苷成分：一枝黄花酚苷（leiocaposide），毛果一枝黄花皂苷（virgaureasaponin）Ⅰ、Ⅱ、Ⅲ，毛果一枝黄花酚苷（virgaureoside）A，还含类黄酮类：山柰酚（kaempferol），槲皮素（quercetin），异鼠李素（isorhamnetin），山柰酚-3-O-β-D-葡萄糖鼠李糖苷（kaempferol-3-β-D-glucorhamnoside），异鼠李素-3-O-β-D-葡萄糖鼠李糖苷（isorhamnetin-3-β-D-glucorhamnoside），鼠李素-3-O-β-D-葡萄糖鼠李糖苷（rhamnetin-3-β-D-glucorhamnoside），槲皮素-3-O-β-D-芸香糖苷（quercetin-3-β-D-rutinoside），山柰酚-3-O-芸香糖苷（kaempferol-3-O-rutinoside），槲皮素-D-葡萄糖苷（quercetin-D-glucoside），山柰酚-D-葡萄糖苷（kaempferol-D-glucoside）。另含挥发油类，主要有 α-蒎烯（α-pinene）、β-月桂烯（β-myrcene）、柠檬烯（limonene）、β，δ-榄香烯（β，δ-elemene）、β-荜澄茄油宁烯（β-cubenene）、β-丁香烯（β-caryophyllene）、反式-β-金合欢烯（trans-β-farnesene）、大牻牛儿烯（germacrene）D、B，δ-荜澄茄烯（δ-cadinene）、丁香烯氧化物（caryo-

phyllene oxide）、匙叶桉油烯醇（spathulenol）、α-荜澄茄醇（α-cadinol）、苯甲酸苄酯（benzyl benzoate）。此外还含多糖（polysaccharides）及金属元素钾、钠、钙、镁。

花及开花的顶部含类黄酮及其苷，槲皮素，山柰酚，异鼠李素及它们的 3-O-葡萄糖苷等，苯酚二葡萄糖苷（phenolic diglucoside）一枝黄花酚苷，可能含有五桠果素-3-O-糖苷（dillenetin-3-O-glycoside），还含三萜类：齐墩果酸（olea nolic acid），2，23-二羟基齐墩果酸（bayogenin）等。

【药理】 1. 抗炎作用 新疆一枝黄花水提物或醇提物对角叉菜胶引起的大鼠足跖肿胀和佐剂诱导的大鼠关节炎有明显的抑制作用，并有剂量依赖效应。

2. 利尿作用 新疆一枝黄花黄酮类提取物表现出利尿活性。夜间尿量增加。泌钾减少，而尿钠含量升高，并且尿钙含量也增加。

【药性】《内蒙古中草药》："味苦、微辛，性凉。"

【功用主治】 疏风清热，解毒消肿。主治风热感冒，咽喉肿痛，肾炎、膀胱炎，痈肿疔疮，跌打损伤。

1.《吉林中草药》："清热解毒，利水。治肾炎，膀胱炎，感冒，无名肿毒，疔疮，刀伤出血。"

2.《内蒙古中草药》："疏风，清热解毒，消肿止痛。主治风热感冒，扁桃体炎，毒蛇咬伤，手指疗疮，跌打损伤。"

【用法用量】 内服：煎汤，10~30 g。外用：鲜品捣敷；或煎浓汁浸洗。

【选方】 1. 治风热感冒 一枝黄花 30 g，生姜 3 片。水煎服。《内蒙古中草药》

2. 治咽喉炎，扁桃体炎 一枝黄花鲜根 60 g（或干根 30 g），捣烂，加开水绞汁（加加蜂蜜），一半内服，一半含漱。或鲜全草 30 g，水煎服。《新疆中草药手册》

3. 治肾炎，膀胱炎 一支蒿 9 g。水煎，日服 2 次。《吉林中草药》

4. 治手指疗疮 一枝黄花鲜全草适量。捣烂如泥，加烧酒调稀，浸泡患指，每次 2 小时。《新疆中草药手册》

5. 治跌打损伤 一枝黄花根 15 g。水煎，加黄酒 30 g 内服。《新疆中草药》

6. 治毒蛇咬伤 ① 一枝黄花鲜根 60 g（或干根 30 g）。捣烂，加冷开水绞汁，或水煎，加蜜 30 g 调服。②（一枝黄花）鲜全草适量。捣烂外敷。

7. 治小儿百日咳 一枝黄花全草 9~15 g。水煎服。(6、7 方出自《新疆中草药手册》)

5405 粳米 jīng mǐ 《别录》

【异名】 白米《千金方》，粳粟米、稻米、大米《滇南本草》，硬米《本草求原》。

【基原】 为禾本科稻属植物稻（粳稻）去壳的种仁。

【原植物】 稻 Oryza sativa L.

又名：稌《诗经》，嘉蔬《礼记》，秔《说文》。

一年生栽培植物。秆直立，丛生，高约 1 m。叶鞘无毛，下部者长于节间；叶舌膜质而坚硬，披针形，基部两侧下延与叶鞘边缘相结合，长 5~25 mm，幼时具明显的叶耳；叶片扁平，披针形至条状披针形，长 30~60 mm，宽 6~15 mm。圆锥花序疏松，成熟时向下弯曲，分枝具角棱，常粗糙；小穗长圆形，两侧压扁，长

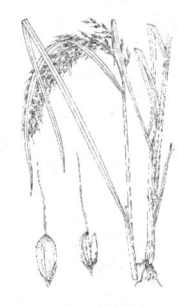
稻

6～8 mm，含 3 小花，下方两小花退化仅存极小的外稃而位于 1 两性小花之下；颖极退化，在小穗底之顶端呈半月形的痕迹；退化外稃长 3～4 mm，两性小花外稃有 5 脉，常具细毛，有芒或无芒，内稃 3 脉；浆被细毛，鳞被 2，卵圆形，雄蕊 6；花柱 2 枚，柱头帚刷状。颖果平滑。花、果期 6～10 月。

我国南北各地均有水稻的栽培区。

本植物的茎叶（稻草）、颖果经发芽而成（谷芽）、颖果经加工而脱下的果皮（米皮糠）、果实上的细芒刺（稻谷芒）、储存年久的粳米（陈仓米）及稻的另一品种（籼稻）的种仁（籼米）亦供药用，另设专条。

【采收加工】 秋季颖果成熟时，采收，脱下果实，晒干，除去稻壳即可。

【药材】 粳米 Semen Oryzae Sativae 主产于长江以南各地。

性状 呈扁椭圆形，长 3～4 mm，宽 2～3 mm。一端圆钝，另一端有胚脱落而稍歪斜。表面浅白色，半透明，光滑。质坚硬，断面粉性。气微，味甘。

鉴别 粉末特征：类白色。单粒淀粉圆球形，4～12 边形，直径 2～4 μm，脐点、层纹均不明显；复粒淀粉由 2～8（～30）个分粒组成。

取粉末 2 g，加水 4 ml，置研钵中研磨，静置片刻后吸取上清液，滤过。取水提液，点于滤纸上，喷洒茚三酮试剂后于 100 ℃左右烘箱中放置 1～2 分钟，斑点呈紫色（检查氨基酸）。取水提液，点于滤纸上，喷洒苯肼-邻苯二甲酸试剂，105 ℃烘 5 分钟，呈现棕色斑点（检查糖类）。取水提液，加 1 滴稀碘化钾碘溶液，显紫蓝色（检查淀粉）。

【成分】 含 75% 以上的淀粉，8% 左右蛋白质，0.5%～1% 脂肪，另含少量 B 族维生素 B_1、B_2、B_6 等。脂肪部分主要为甾体类：胆固醇（cholesterol）、菜油甾醇（campesterol），豆甾醇（stigmasterol），谷甾醇（sitosterol）和酸性成分及脂类：一、二、三酰甘油（monoglyceride，diglyceride，triglyceride），磷脂（phospholipids），还含有二十四酰基鞘氨醇葡萄糖苷（N-lignoceryl sphingosyl glucose）、自由脂肪酸。尚含乙醇酸、延胡索酸（fumaric acid）、琥珀酸（succinic acid），羟基乙酸（glycolic acid），枸橼酸（citric acid），苹果酸（malic acid），葡萄糖，果糖，麦芽糖等单糖和双糖。

【炮制】 取原药材，除去杂质、筛去灰屑，簸去瘪壳。

饮片性状 参见"药材"项。

贮干燥容器内，置阴凉干燥处，防虫蛀。

【药性】 甘，平。归脾、胃、肺经。

1.《别录》："味甘，苦，平，无毒。"

2.《千金方》："味辛、苦、平。生者冷，燔者热。"

3.《七卷食经》："味甘，微寒。"

4.《医学入门》："入手太阴、少阴经。"

5.《纲目》："北粳凉，南粳温，赤粳热，白粳凉，晚白粳寒，新粳热，陈粳热，色白者入肺。"

6.《冯氏锦囊》："味甘、淡。"

7.《药性通考》："味甘，凉。"

8.《本草求真》："专入脾、胃，兼入心。"

【功用主治】 补气健脾，除烦渴，止泻痢。主治脾胃气虚，食少纳呆，倦怠乏力，心烦口渴，泻下痢疾。

1.《别录》："益气，止烦，止泄。"

2.《千金方》："主心烦，断下痢，平胃气，长肌肉。"

3.《食疗本草》："温中益气，补下元。"

4.《日华子》："补中，壮筋骨，补肠胃。"

5.《本草衍义》："平和五脏，补益胃气。"

6.《滇南本草》："治一切诸虚百损，强筋壮骨，生津，明目，长智。"

7.《医学入门》："止烦渴泄痢，强心志，补肾精，健胃气。"

8.《纲目》："好颜色，解热，赤者益脾而白者益胃。"

9.《药性切用》："补脾益肺，长气养血，添精助神。"

【用法用量】 内服：煎汤，9～30 g 或水研取汁。

【宜忌】《食疗本草》："新熟者动气，常食干饭，令人热中，唇口干，不可和苍耳食之，令人卒心痛；不可与马肉同食之，发痼疾。"

【选方】 1. 治脾胃虚泻不痊 粳米二合，茯苓末一两。（粳米）煮好，再下茯苓一两，再煮烂食。《寿世青编》茯苓粥）

2. 治霍乱狂闷、烦渴、吐泻无度，气欲绝者 淡竹沥一合，粳米一合（炒，以水二盏同研，去滓取汁）。上二味，和匀顿服之。《圣济总录》竹沥饮）

3. 治上气咳嗽，胸膈伤痛，气喘 粳米二合，桃仁一两（汤浸去皮尖、双仁，研）。以上桃仁和米煮粥，空腹食之。《圣惠方》粳米桃仁粥）

4. 治妊娠忽然下黄汁如胶，或如豆汁，胎动腹痛 粳米五升，黄芪六两。以水七升，煎取二升，分为四服。《医学纲目》）

5. 下乳汁 粳米、糯米各半合，莴苣子一合（淘净），生甘草一两。上研细，用水二升，煎取一升，去滓，分三服。《济阴纲目》）

6. 治食水芹中毒 用饧粳米、杏仁、乳饼煮粥，食一二碗，日三服。《卫生易简方》）

【临床报道】 口唇疱疹 在每日三餐做米饭时，在粳米煮沸产生大量泡沫时，用竹筷一根打捞起沸着的泡沫马上涂布在唇疱表面及其根部，持续时间 1～2 分钟，或者涂至局部痛痒感觉消失为止，2～3 日为 1 个疗程。治疗口唇疱疹 56 例，结果全部治愈，有效率 100%。

【各家论述】 1.《韩氏医通》："粳米造饭，用荷叶煮饷者宽中，芥菜叶者豁痰，紫苏叶者行气解肌，薄荷叶者清热，淡竹叶者避暑。造粥则白粥之外，入茯苓酪者清上实下，薯蓣粉者理肾，花椒汁者避岚瘴，姜、葱、豉汁者发汗，与夫古方猪肾、羊肾之类无非药力也。"

2.《本草蒙筌》："粳米，伤寒方中亦多加入，有各取义，未尝一拘。少阴证，桃花汤每加，取甘以补正气也；竹叶石膏汤频用，取甘以益不足焉；白虎汤入手太阴，亦同甘草用，取甘以缓之，使不速于下也。"

3.《食鉴本草》："粳米，即今之白晚米，惟味香甘，与早熟米及各土所产赤白大小异族四种，犹同一类也，皆能补脾、益五脏、壮气力、止泄痢，惟粳米之功为第一耳。"

4.《纲目》："粳稻六七月收者为早粳（止可充食）；八九月收者为迟粳十月收者为晚粳。北方气寒，粳凉少汁，八九月者即可入药。南方气热，粳性多温，惟十月晚稻乃凉乃可入药。迟粳、晚粳得金气多，故色白者入肺而解热也。早粳得土气多，故赤者益脾而白者益胃。若滇、岭之粳刚性热，惟彼土宜之耳。"

5. 本草经疏："（粳米）禀土德之正，其味甘而淡，其性平而无毒，虽专主脾胃，而五脏生气，血脉精髓，因之以充溢，周身筋骨肌肉皮肤，因之而强健。《本经》益气止烦止泄，特其余事耳。"

5406 粳米泔 jīng mǐ gān 《本草从新》

【异名】 浙二泔、米沈（《纲目》）。

【基原】 为淘洗粳米时第二次溜出之米泔水。

【药性】《纲目》："甘，寒，无毒。"

【功用主治】《纲目》："清热，止烦渴，利小便，凉血。"

【用量用法】 内服：饮汁或冷饮。

【选方】 1. 治吐血鼻衄 陈红米泔水一盅，温服。《普济方》）

2. 治眼风热，赤甚 以浙二泔，睡时冷调洗肝散或菊花散服。

3. 治酒齄鼻 浙二泔，食后用冷饮。外用硫黄入大菜头内碨涂之。（2、3 方出自《证治要诀》）

粳谷奴 ^jīng gǔ nú （《纲目》）

【异名】 粳稻谷奴（刘波《中国药用真菌》）。

【基原】 为麦角菌科绿核菌属真菌稻绿核菌的菌核及分生孢子。

【原植物】 稻绿核菌 *Ustilaginoidea virens* (Cooke) Tak. 又名：稻绿核菌《中国的真菌》，稻曲病菌《真菌名词及名称》，稻曲菌（刘波《中国药用真菌》）。

菌核球形，直径约 5 mm。表面绿色，内部橙黄色，中央近白色。分生孢子球形，有小刺，绿色，直径 4～6 μm。被害水稻的稻穗，每穗病粒少者 1～2 粒，多者 10 余粒，病粒内外颖未开裂，露出淡黄绿色的块状物，逐渐膨大，以后表面包被破裂，逐渐变为绿色，最后表面出现墨绿色粉末，且现龟裂纹。

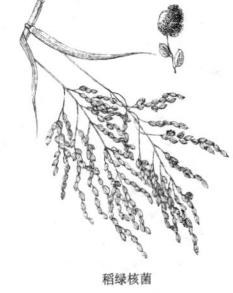

稻绿核菌

寄生于稻（*Oryza sativa* L.）的小穗上，有时也寄生于稻属其他植物上。

分布于西南及辽宁、吉林、江苏、浙江、安徽、福建、江西、湖南、广东、广西、陕西、甘肃、台湾等地。

【采收加工】 秋季将菌核摘下后，晒干备用。

【药材】 粳谷奴 *Ustilaginoideae Sclerotium* 主产于江苏、广西等地。

性状 本品为稻谷穗上受稻绿核菌感染形成的病粒（菌核），每穗 1～2 粒，多至 10 余粒。单个病粒呈球形，直径 6～9 mm，表面墨绿色，内部橙黄色，中央近白色。气微，味淡。

鉴别 分生孢子球形，有小刺，绿色，直径 4～6 μm。

【成分】 含黑粉菌毒素（ustiloxin）。

【药性】 刘波《中国药用真菌》："微咸，性平。"

【功用主治】 清热解毒，利咽。主治喉痹，咽喉肿痛。

1.《千金方》："治走马喉痹。"

2.《中国药用孢子植物》："消火，杀菌。治白喉，扁桃体炎。"

【用法用量】 内服：煎汤，5～10 g；研末，3～4.5 g。

【选方】 1. 治走马喉痹 （粳谷奴）烧研，酒服方寸匕。（《千金方》）

2. 治白喉 稻曲菌炒焦研末，每次 3～5 g，白酒（1 小盅）送服，每日 2～3 次。

3. 治扁桃体炎 稻曲菌 9 g，蛇莓 15 g。煎服。（2、3 方出自《中国药用孢子植物》）

慈乌 ^cí wū （《纲目》）

【异名】 乌《诗经》，孝鸟《说文》，慈鸦《嘉祐本草》，哺公《尔雅翼》，小山老鸹，呼老鸦，麦鸦《中国经济动物志》）。

【基原】 为鸦科鸦属动物寒鸦的全体或肉。

【原动物】 寒鸦 *Corvus monedula* (Linnaeus)

体长约30cm。嘴粗黑色。后颈、颈侧、上背及胸、腹部均苍白色，其余各部均黑色；头顶后头以及翅上的内侧覆羽和飞羽均带紫色亮辉，余均闪着绿蓝色反光。头侧和身羽杂有白色细纹。胸羽呈锥针型。另一种黑色型，通

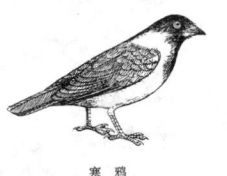

寒鸦

体除头颈侧有白色外，均为黑色。虹膜黑褐色；跗跖、趾、脚及爪均黑色。

栖息于山区及平原的田野间，好群栖。主食农作物的种子，亦吃昆虫。分布几遍全国，但南方较少。

本动物的胆（慈乌胆）亦供药用，另设专条。

【采收加工】 四季均可捕捉，捕杀后，除去羽毛及内脏，鲜用。

【成分】 肉含蛋白质，肽类，氨基酸，脂类。

【药性】 《嘉祐本草》："味酸咸，平，无毒。"

【功用主治】 滋阴潜阳。主治虚劳咳嗽，骨蒸烦热，体弱消瘦。

1.《嘉祐本草》："补劳，治瘦，助气，止咳嗽，骨蒸羸弱者，和五味淹炙食之,良。"

2.《中国动物药》："滋阴补虚。治虚劳咳嗽，骨蒸烦热，体弱消瘦。"

【用法用量】 内服：煮食，适量。

慈姑 ^cí gū （《纲目》）

【异名】 藉姑《别录》，槎牙、茨菰《新修本草》，白地栗《本草图经》）。

【基原】 为泽泻科慈姑属植物慈姑或野慈姑的球茎。

【原植物】 1. 慈姑 *Sagittaria trifolia* L. var. *sinensis* (Sims) Makino [*S. sagittifolia* L. f. *sinensis* (Sims) Makino；*S. sinensis* Sims；*S. trifolia* L. var. *edulis* (Sieb. ex Miq.) Ohui] 又名：水萍《别录》，燕尾草《日华子》，河凫茨、剪刀草《本草图经》，水慈菰、剪搭草《救荒本草》，华夏慈姑《中国植物志》）。

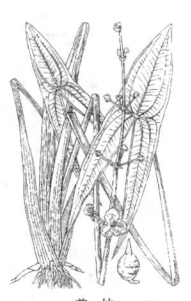

慈姑

多年生直立水生草本。有纤匍枝，枝端膨大成球茎。叶基部裂柄，叶形变化极大，通常为戟形，宽大，连基部裂片 5～40 cm，宽 0.4～13 cm，先端圆钝，基部裂片短，与叶片等长或较长，多少向两侧开展。花葶同圆锥花序长 20～60 cm；花 3～5 朵为 1 轮，单性，下部 3～4 轮为雌花，具短梗，上部多轮为雄花，具细长梗；苞片披针形；外轮花被片 3，萼片状，卵形，先端钝；内轮花被片 3，花瓣状，白色，基部常有紫斑；雄蕊多枚；心皮多数，密集成球形。瘦果斜倒卵形，直径 4～5 mm，背腹两面有翅；种子褐色，具小凸起。花期 8～10 月。

生于沼泽、水塘，常栽培于水田。分布于南方各地。

2. 野慈姑 *S. trifolia* L. [*S. Sagittifolia* L. var. *angustifolia* Sieb.；*S. trifolia* L. var. *angustifolia* (Sieb.) Kitagawa]

多年生水生或沼生草本。根茎横走，末端膨大或否。叶柄基部渐宽，鞘状，边缘膜质；挺水叶箭形，叶片长宽变异极大，通常顶裂片短于侧裂片，比值为 1：1.2～1：1.5，有时倒裂片更长，顶裂片与侧裂片之间缢缩，或否。花葶直立，挺水，高（15～）20～70 cm。花序总状或圆锥状，长 5～20 cm，分枝 1～2 枚，具花多轮，每轮 2～3 花，苞片 3 枚；花

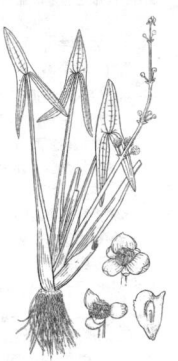

野慈姑

单性；花被片反折，外轮花被片椭圆形或广卵形，内轮花被片白色或淡黄色；雌花1～3轮，心皮多数，两侧压扁；雄花多轮，雄蕊多数，花丝长短不一。瘦果倒卵形，具翅，背842多少不整齐。种子褐色。花、果期5～10月。

生于湖泊、池塘、沼泽、水田等水域。分布于华北、东北、华东、西北、华南及四川、贵州、云南等地。

本植物的地上部分（慈姑叶）、花（慈姑花）亦供药用，另设专条。

【栽培】　**生物学特性**　喜温暖而日照多的气候，抗风，耐寒力极弱，因属于水生作物，在生长期间，水不可缺乏。喜有机质丰富的黏腐殖土，栽培在稍黏质的肥沃地。忌连作。

繁殖技术　球茎繁殖。收获时宜选个头中等而充实的球茎作种，经过砂土贮藏至翌春栽植期。寒地秋季早冷地区，宜4月下旬至5月上旬栽培；暖地秋季温暖地区，栽植期可延迟到初夏5月下旬至6月下旬。密植的行株距60 cm×21 cm，除单栽外，也可与水稻间作。

田间管理　栽植后至苗高15～21 cm时，进行中耕除草，直至8月下旬，再中耕除草2～3次。在生长期间，宜常维持有浅水层，不可干涸。至霜后叶枯，可排出田水。

【采收加工】　秋季初霜后，茎叶黄枯，球茎充分成熟，自此至翌春发芽前，可随时采收。采收后，鲜用或晒干用。

【药材】　**慈姑** Sagittariae Rhizoma　全国大部分地区有产。

性状　鲜品呈长卵圆形或椭圆形，长2.2～4.5 cm，直径1.8～3.2 cm。表面黄白或黄棕色，有的微呈青紫色，具纵皱纹和横环状节，节上残留红棕色的鳞叶，鳞叶脱落后，显淡绿黄色。顶端具芽，长5～7 cm，或芽脱落的圆形痕；基部钝圆或平截，切断面多类白色，水分较多，富含淀粉。干品多纵切或横切成块状，切面灰白色。粉性强。气微，味微苦甜。

【成分】　慈姑球茎含蛋白质、脂肪、碳水化合物，及钙、磷、铁。

【药理】　1. **对多种蛋白酶的影响**　从慈姑中提取的多功能蛋白酶抑制剂Ⅰ、Ⅱ对胰蛋白酶、胰凝乳蛋白酶及缓激肽释放酶均有较明显的抑制作用。其中Ⅰ能当量抑制胰蛋白酶和胰凝乳蛋白酶，对激肽释放酶的抑制作用较弱。Ⅱ能当量抑制2 mol/L的胰蛋白酶，对激肽释放酶的抑制活力高于Ⅰ，但对胰凝乳蛋白酶的抑制作用小于Ⅰ。

2. **抑制受精**　体外实验证明，慈姑蛋白酶抑制剂在剂量330 μg/ml以上时，能抑制精子顶体顶体蛋白酶的活性，使顶体蛋白酶丧失水解卵细胞透明带的能力，从而使精子不能穿过透明带与卵细胞结合，影响精子的受精。实验还进一步证明，慈姑蛋白酶抑制剂对Ⅰ、ⅡL、胰、仓鼠及小鼠精子顶体蛋白酶均有明显的抑制作用，并随剂量增加而抑制效应增强。

【药性】　甘、微苦、微辛，微寒。归肝、肺、脾、膀胱经。

1.《日华子》：“冷，有毒。”

2.《本草图经》：“煮熟味甚甜。”

3.《宝庆本草折衷》：“味甘，无毒。”

4.《滇南本草》：“味甘、微苦，性温。”

5.《品汇精要》：“味甘、苦，寒。气薄味厚，阴中之阳。”

6.《纲目》：“苦、甘，微寒。”

7.《本草再新》：“入心、肝、肺三经。”

8.《本草撮要》：“入足太阴、厥阴经。”

【功用主治】　活血凉血，止咳通淋，散结解毒。主治产后血闷，胎衣不下，带下，崩漏，衄血，呕血，咳嗽痰血，淋浊，疮肿，目赤肿痛，角膜白斑，瘰疬，睾丸炎，骨膜炎，毒蛇咬伤。

1.《千金方》：“下石淋。”（引自《政和本草》）

2.《新修本草》：“主百条，产后血闷，攻心欲死，产难未下。”

3.《滇南本草》：“厚肠胃，止咳嗽，痰中带血，或咳血、呕血。”

4.《东医宝鉴》：“（慈姑）捣贴肿毒痈上即消，水煎服亦效。”

“（野慈姑）下石淋，除痈肿，止消渴，疗产后血晕及胎衣不下。”

5.《本草再新》：“平肝降火，润肺止咳，行血和血，利二便，能堕胎，能安胎。”

6.《药性集要便读》：“止鼻洪。”

7.《随息居饮食谱》：“破血，通淋，滑胎，利窍。”

8.《岭南采药录》：“以盐渍之，治癫狗咬伤。捣敷，并治牛鼻塞（即石硬）。”

9.《吉林中草药》：“益精利尿，凉血，祛风湿。治崩漏带下。”

10.《湖南药物志》：“行气血，清热止痛。治胃气痛，赤眼肿痛，小儿痄积，脱肛。”

【用法用量】　内服：煎汤，15～30 g；或绞汁。外用：捣敷；或磨汁沉淀后点眼。

【宜忌】　孕妇慎服。

1.《食疗本草》：“不可多食，令人患脚。”“发脚气，损齿，令人失颜色，皮肉干燥。卒食之，令人呕水。”

2.《日华子》：“怀孕人不可食。”

3.《食物考》：“多食滞气。”

4.《随息居饮食谱》：“凡痈、失血诸病，尤忌之。”

【选方】　1. 治产后胞衣不出　慈姑60～120 g。洗净捣烂绞汁温服。（《福建民间草药》）

2. 治崩漏带下　慈姑9 g，生姜6 g。煎汁半碗，日服2次。（《吉林中草药》）

3. 治肺虚咳血　生慈姑数枚（去皮捣烂），蜂蜜二钱。米汤汝同拌匀，饭上蒸熟，热服效。（《滇南本草》）

4. 治胃气痛　慈姑9 g，莱菔子6 g，土川芎6 g。水煎，兑酒服。

5. 治小儿痄积　慈姑粉9 g，朱砂0.3 g。饭内蒸食。

6. 治脱肛　慈姑5枚，去皮，放入猪直肠内，炖熟食2～3次。（4～6方出自《湖南药物志》）

7. 治石淋　鲜野慈姑球根30～90 g。捣烂绞汁，开水冲服，每日2次。（安徽《单方草药选编》）

8. 治淋浊　慈姑块根180 g。加水适量煎服。（《湖南药物志》）

9. 治无名肿毒，红肿热痛　鲜慈姑捣烂，加入生姜少许搅和，敷于患部，每日更换2次。（《全国中草药汇编》）

10. 治赤眼肿痛　慈姑根去皮晒干，磨水，沉淀后用水点眼。（《湖南药物志》）

11. 治乳腺结核　慈姑30 g，核桃仁3粒。共捣烂，日分2次，白酒送服。

12. 治骨膜炎　慈姑、红糖各适量。捣烂敷患处。

13. 治睾丸炎　慈姑40 g。酒水各半，炖后取药煮鸡蛋服。（11～13方出自《福建药物志》）

14. 治毒蛇咬伤　鲜慈姑捣烂敷于伤口，2小时更换1次。并用全草捣汁服。（《全国中草药汇编》）

5410　**慈乌胆** cí wū dǎn　《纲目拾遗》

【基原】　为鸦科属动物寒鸦的胆。

【原动物】　参见“慈乌”条。

【采收加工】　四季均可捕捉，捕杀后，剖开内脏，取出胆囊，洗净，晒干。

【成分】　胆汁含胆汁酸：胆酸（cholic acid），鹅脱氧胆酸（chenodesoxycholic acid）。

【功用主治】　《纲目拾遗》：“明目开瞽，功胜空青，点青盲最验。解藤黄毒。”

【用法用量】　外用：点眼。内服：适量，点酒。

5411　**慈竹叶** cí zhú yè　《草木便方》

【异名】　竹叶心《四川中药志》。

【基原】 为禾本科慈竹属植物慈竹的叶或卷而未放的嫩叶（慈竹心）。

【原植物】 慈竹 Neosinocalamus affinis（Rendle）Keng f. [Sinocalamus affinis（Rendle）McClure] 又名：子母竹（任昉《述异记》），义竹、孝竹（《竹谱详录》），丛竹（湖北、贵州），绵竹（陕西），甜慈、酒米慈、钓鱼慈（四川）。

植株呈乔木状。竿高 5～10 m。梢端细长作弧形或下垂。全竿共 30 节左右；节间圆筒形，长 15～30（～60）cm，径 3～6 cm，表面贴生灰白色或褐色疣基小刺毛；竿环平坦；箨环明显，箨鞘革质，背部密被白色短柔毛和棕黑色刺毛，鞘口宽广而下凹，略呈"山"字形，箨耳无；箨舌呈流苏状，连同缝毛高约 1 cm 许；箨片两面均被白色小刺毛，具多脉。竿每节约有 20 条以上的分枝，呈半轮生状簇聚，水平伸展，主枝稍显著，具叶约 7 枚；叶鞘长 4～8 cm，无毛，具纵肋；叶舌截形，棕黑色，高 1～1.5 mm，上缘啮蚀状细裂；叶片窄披针形，大多长 10～30 cm，宽 1～3 cm，先端渐尖，基部圆形或楔形，上面无毛，下面被细柔毛，次脉 5～10 对；叶柄长 2～3 mm。花枝束生，常弯曲下垂，长 20～60 cm，节间长 1.5～5.5 cm；假小穗长达 1.5 cm；颖 0～1，长 6～7 mm；外稃卵形，具多脉，边缘生纤毛，内稃脊上有纤毛；鳞被 3～4；雄蕊 6；花柱具微毛，向上分裂为 2～4 羽毛状柱头。果实纺锤形，黄棕色，易与种子分离而为囊状果。笋期 6～9 月或自 12 月至翌年 3 月，花期约于 7～9 月，但可持续数月之久。

现多见于农家栽培房前屋后的平地或低丘陵。广泛分布于西南各地。

本植物的花（慈竹花）、箨片（慈竹箨）、茎秆除去外皮后刮下的中间层（慈竹茹）、茎秆用火烤灼而流出的液汁（慈竹沥）、嫩苗（慈竹笋）、受病害之嫩苗（慈竹气笋）、根（慈竹根）均供药用，另设专条。

【栽培】 生物学特性 喜温暖湿润气候。宜选土质疏松肥沃、排水良好的砂质壤土栽培。

繁殖方法 用母竹移栽和带根埋秆法。母竹移栽法参见"竹茹"条。带根埋秆法，挖取一年生粗壮、枝节完整的母竹，削去最后的 1～3 节，侧枝留 3 cm 长，按行距 2 m 挖坑，株距视竹秆长短而定，坑挖成斜坡状，埋根兜的一端深约 30 cm，埋节深约 20 cm，长较竹秆增加 30～45 cm 埋于根兜及全秆埋入土内，踩实。

田间管理 栽后每年除草松土 2～3 次。追肥 1～2 次，肥料以厩肥、堆肥、人粪尿为主。

病虫害防治 虫害有竹象虫，幼虫蛀食竹笋，使竹断尖或发育不良，可在早晨或雨天捕杀成虫；蚜虫，附在嫩竹茎上，吸食汁液，使发育不良；竹蝗，食害叶片，均可用化学药剂防治。

【采收加工】 全年均可采，晒干或鲜用。

【成分】 含(E)-2 己烯醛和(Z)-3 己烯醇。

【药性】 甘、苦，微寒。

1.《全国中草药汇编》："苦、甘，微寒。"

2.《四川中药志》1982 年版："微苦，凉。"

【功用主治】 清心利尿，除烦止渴。主治热病烦渴，小便短赤，口舌生疮。

1.《草木便方》："治热淋，尿血。"

2.《民间常用草药汇编》："清心热，治头昏。"

3.《重庆草药》："慈竹心泡开水代茶饮，解烦热，止烦渴，对肠胃结热、热泻、坠胀、小便黄痛热症初起有效。竹叶心也常用于中药方中做引子。"

4.《全国中草药汇编》："清热除烦。治热病烦渴，小便不利，口舌生疮。"

5.《四川中药志》1982 年版："清心，利尿。"

【用法用量】 内服：煎汤，6～9 g；或泡水代茶饮。

【选方】 治小便短赤，口舌生疮 竹叶心 9 g，生地 9 g，木通

9 g，甘草 9 g。水煎服。《四川中药志》1982 年版）

慈竹花 cí zhú huā
《草木便方》

【基原】 为禾本科慈竹属植物慈竹的花。

【原植物】 参见"慈竹叶"条。

【采收加工】 7～9 月采收，晾干或鲜用。

【功用主治】 《草木便方》："治痨伤吐血。"

【选方】 治痨伤吐血 鲜慈竹花 250 g，鲜黄桷树寄生 250 g。炖黄牛肉或杀口肉服。（《重庆草药》）

慈竹沥 cí zhú lì
《食疗本草》

【异名】 慈竹油（《草木便方》）。

【基原】 为禾本科慈竹属植物慈竹的茎用火烤灼而流出的液汁。

【原植物】 参见"慈竹叶"条。

【采收加工】 取鲜竹竿截成 30～50 cm 长，两端去节，劈开，架起，中部用火烤之，两端即有液汁流出，以器盛之。

【药理】 1. 镇咳作用 慈竹沥 30 ml、5 ml/kg 灌胃，能明显延长小鼠氨水刺激半数有效咳喘窒时间（EDT_{50}），分别为对照组的 226%、186%，作用强于同剂量的淡竹沥。

2. 祛痰作用 气管酚红法证实小鼠灌胃 5、15、30 ml/kg 慈竹沥均有明显的祛痰作用，在 5～30 ml/kg 剂量范围内，量效关系不明显。

3. 平喘作用 慈竹沥 10 ml/kg 灌胃，每日 2 次，连续 3 日，能明显降低 0.5%磷酸组胺喷雾所致的豚鼠Ⅳ级哮喘发生率，延长哮喘潜伏期，作用强于淡竹沥。

4. 对小鼠小肠运动的影响 慈竹沥 5、15、30 ml/kg 灌胃，有促进小鼠小肠运动的作用，高剂量组作用显著。

毒性 慈竹沥以 2 倍浓缩液灌胃，每次 50 ml/kg，24 小时内给药 4 次（总计给量为 400 ml/kg），小鼠无异常反应。

【药性】 《草木便方》："甘。"

【功用主治】 《食疗本草》："疗痰风，和食饮肠之良。"

【用法用量】 内服：冲服，15～30 ml。

【宜忌】 寒嗽及脾虚便溏者禁服。

慈竹茹 cí zhú rú
《四川中药志》

【基原】 为禾本科慈竹属植物慈竹的茎秆除去外皮后刮下的中间层。

【原植物】 参见"慈竹叶"条。

【采收加工】 砍取茎竿，刮去外层皮，然后将中间层刮成丝状，晒干。

【药性】 《四川中药志》1960 年版："性微寒，味甘，无毒。如肺、胃、肝三经。"

【功用主治】 《四川中药志》1960 年版："能清热凉血，除烦止呕。治胃热呕逆，上焦烦热，吐血，崩中及胎动不安。"

【用法用量】 内服：煎汤，5～10 g。

【宜忌】 《四川中药志》1960 年版："脾胃虚寒者忌用。"

慈竹根 cí zhú gēn
《民间常用草药汇编》

【基原】 为禾本科慈竹属植物慈竹的根。

【原植物】 参见"慈竹叶"条。

【采收加工】 5～11 月份采挖，鲜用或晒干。

【功用主治】 下乳。主治乳汁不通。

1.《民间常用草药汇编》："下乳。"

2.《全国中草药汇编》："治乳汁不通。"

【用法用量】 内服：煎汤，15～30 g，鲜品 60～120 g；或炖肉。

5416 **慈竹笋** ^{cí zhú sǔn}《分类草药性》

【基原】 为禾本科慈竹属植物慈竹的嫩苗。

【原植物】 参见"慈竹叶"条。

【采收加工】 6～9月或12月至翌年3月笋期采集,鲜用或晒干。

【功用主治】 主治脱肛,疝气,疮疡。

1.《分类草药性》:"烧灰研细,搽小儿肥疮。"

2.《重庆草药》:"调气,治脱肛,疝气。"

【用法用量】 内服:煎汤,15～30 g,鲜品60～120 g;或炖团鱼吃。外用:烧存性调敷。

5417 **慈竹箨** ^{cí zhú tuò}《纲目》

【异名】 慈竹笋壳《民间常用草药汇编》。

【基原】 为禾本科慈竹属植物慈竹的箨片。

【原植物】 参见"慈竹叶"条。

【采收加工】 笋期采笋时收集。

【功用主治】 止血,解毒。主治吐血,恶疮,犬咬伤。

1.《民间常用草药汇编》:"治吐血。"

2.《四川中药志》1960年版:"治犬伤。"

【用法用量】 内服:煎汤,3～6 g;或烧灰研末冲。外用:烧存性研末搽。

【选方】 治小儿头身恶疮 (慈竹箨)烧散和油涂之,或入轻粉少许。《纲目》

5418 **慈姑叶** ^{cí gū yè}《岭南采药录》

【异名】 剪刀草、密州剪刀草《本草图经》,水慈姑、慈姑苗《四川中药志》。

【基原】 为泽泻科慈姑属植物慈姑或野慈姑的地上部分。

【原植物】 参见"慈姑"条。

【采收加工】 夏、秋季采收,鲜用或切段晒干。

【成分】 慈姑全草含慈姑醇(sagittarol)。

【药性】 苦,微辛,寒。

1.《本草图经》:"味甘、微苦,寒,无毒。"

2.《四川中药志》1960年版:"性凉,味辛,有小毒。"

【功用主治】 清热解毒,凉血化瘀,利水消肿。主治咽喉肿痛,黄疸,水肿,恶疮肿毒,丹毒、瘰疬,湿疹,蛇虫咬伤。

1.《日华子》:"研敷蛇咬。"

2.《本草图经》:"涂敷诸恶疮肿及小儿游瘤丹毒。"

3.《重庆草药》:"治鱼口,兼能治粪毒。"

4.《贵州草药》:"清热解毒,凉血消肿。治黄疸,水肿。"

5.《沙漠地区药用植物》:"治淋巴结核。"

【用法用量】 内服:煎汤,10～30 g;或捣汁。外用:研末调敷,或鲜品捣敷。

【宜忌】《重庆草药》:"外用,不可内服。不能久敷,以免刺激皮肤发泡溃烂。"

【选方】 1. 治黄疸病 水慈姑、倒触伞各30 g。煨水服。《贵州草药》

2. 治水肿 水慈姑、水折耳、水灯心各15 g,水菖蒲9 g。煨水服。《贵州草药》

3. 治难产及胞衣不下 鲜野慈姑或茎叶洗净,切碎,捣烂绞汁1小杯,以温黄酒半杯和服。《东北药用植物》

4. 治诸恶疮毒及小儿游瘤丹毒 鲜剪刀草茎叶捣烂如泥,冷水调як糊,以鸡羽扫上,肿便消退。《本草图经》

5. 治淋巴结核 慈姑叶捣烂敷患处。《沙漠地区药用植物》

6. 治小儿湿疹,荨麻疹 鲜剪刀草捣烂外敷。《红安中

7. 治毒蛇咬伤 鲜剪刀草60 g。捣汁服,并用渣外敷伤处(不封口)。《四川中药志》1982年版

5419 **慈姑花** ^{cí gū huā}《福建民间草药》

【基原】 为泽泻科慈姑属植物慈姑的花。

【原植物】 参见"慈姑"条。

【采收加工】 秋季花开时采收,鲜用。

【功用主治】 清热解毒,利湿。主治疔肿,痔漏,湿热黄疸。

【用法用量】 外用:鲜品捣敷。内服:煎汤,3～9 g。

【宜忌】《福建民间草药》:"孕妇忌用。"

【选方】 治一切疔肿 慈姑花适量。用冷开水洗净,捣敷患处。《福建民间草药》

5420 **慈竹气笋** ^{cí zhú qì sǔn}《草木便方》

【异名】 阴慈竹笋子、阴笋子《民间常用草药汇编》,气笋子《重庆草药》。

【基原】 为禾本科慈竹属植物慈竹受病害之嫩苗。

【原植物】 参见"慈竹叶"条。

【采收加工】 5～6月采集遭受病害的未出土的嫩笋,晒干。

【药性】《四川中药志》1960年版:"性寒,味苦、微甘,无毒。"

【功用主治】 清热止渴,解毒,止血。主治消渴,小便热痛,脱肛,小儿头身热疮,刀伤出血。

1.《草木便方》:"煅疹肾风痒,小儿头身恶疮。"

2.《民间常用草药汇编》:"清热解毒,收脱肛。"

3.《四川中药志》1960年版:"治消渴,舌上黄,小便热赤作痛。"

4.《重庆草药》:"能调气,治疝气。烧灰研细,敷刀伤,可以止血生肌。"

【用法用量】 内服:煎汤,9～15 g。外用:煅存性,研末敷。

5421 **满山白** ^{mǎn shān bái}《全国中草药汇编》

【异名】 小花满山白《全国中草药汇编》。

【基原】 为杜鹃花科杜鹃花属植物毛果杜鹃的根、茎叶及花。

【原植物】 毛果杜鹃 *Rhododendron seniavinii* Maxim. 又名:福建杜鹃《中国树木分类学》,照山白《华南杜鹃花志》,密枝杜鹃《浙南本草新编》。

半常绿灌木,高达2 m。多分枝,幼枝密被扁平灰色或红色糙伏毛,老枝渐光滑无毛,树皮纵裂多纤维。叶二型,革质,簇生枝顶;叶柄长3～5 mm,密被糙伏毛;春形卵形至长圆形披针形,长 4～6.5 cm,宽

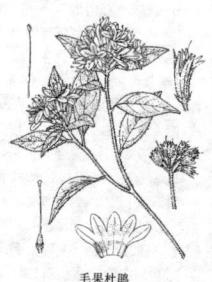
毛果杜鹃

0.8～2.5 cm,先端渐尖,有短尖头,基部宽楔形,下面密生红棕色长糙伏毛;夏叶较小,卵形,长1.5～2.5 cm,宽6～8 mm。伞形花序顶生,有花3～10朵,花梗长3～5 mm,密生糙伏毛;花萼小,裂片不明显,近圆形,密生红棕色扁平毛;花冠狭漏斗状,白色或淡红色,花冠筒长约8 mm,带蔷薇色,外面被疏毛,裂片较长,开展,上方有紫红色斑点;雄蕊5,伸出花冠外,花药背着,顶孔开裂;子房密被柔毛。蒴果椭圆形,长8～10 mm,密生糙伏毛。花期4月,果期9月。

生于丘陵山坡路旁灌木丛中。分布于浙江、福建、江西、湖南、广西、贵州等地。

【采收加工】 根、茎叶,夏秋季采收,晒干;花,4月采,烘干。

【成分】 叶中含有黄酮类:金丝桃苷(hyperin)、槲皮苷(quercitrin)、槲皮素(quercetin)。萜类成分:无羁萜(friedelin)、α-香树脂醇(α-amyrin)、表无羁萜(epifriedelin)及β-谷甾醇(β-sitosterol)。

【性味】 辛,凉。

1.《全国中草药汇编》:"叶:辛,凉。"

2.《福建药物志》:"全株:甘、微辛,平。"

【功用主治】 止咳,祛痰,平喘。主治慢性气管炎。

1.《全国中草药汇编》:"止咳,祛痰,平喘,消炎。主治慢性气管炎。"

2.《福建药物志》:"根或茎:治慢性气管炎,肺脓疡。花:治肺结核咯血。"

【用法用量】 内服:煎汤,叶、花3~5g;根、茎15~30g。

5422 **满山红** mǎn shān hóng 《东北常用中草药手册》

【异名】 映山红、迎山红、山崩子、靠山红(《东北常用中草药手册》),达子香、金达来(《长白山植物药志》),东北满山红(《全国中草药汇编》)。

【基原】 为杜鹃花科杜鹃花属植物兴安杜鹃的叶。

【原植物】 兴安杜鹃 Rhododendron dauricum L.

半常绿灌木,高1~2m。树皮淡灰色。多分枝,小枝细而弯曲,暗灰色,有鳞片和柔毛。芽卵形,鳞片广卵形。叶互生;叶柄长2~5mm,有微毛;叶片近革质,集生于小枝上部,椭圆形或卵状长圆形,长1~7cm,宽1~3cm,先端钝,有短尖,基部楔形,全缘,上面深绿色,散生白色腺鳞,下面淡绿色,密生腺鳞。冬季卷成筒状,揉后有香气。花1~4朵生于枝顶,先叶开放,粉红色或紫红色;萼片短小,分裂,外面密生鳞片;花冠漏斗状,长约1.8cm,5裂,外生柔毛,雄蕊10,伸出花冠,花丝基部有柔毛;子房1,子房壁上密生腺鳞,花柱比花瓣长,宿存。蒴果长圆形,长约1.2cm,先端开裂。花期5~6月,果期7~8月。

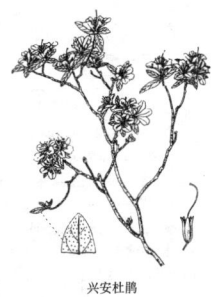
兴安杜鹃

生于山脊、山坡及林下酸性土壤上。分布于内蒙古、吉林、黑龙江等地。

【栽培】 生物学特性 适应性强。土壤以酸性或中性的砂质壤土或黏壤土栽培较好,不宜在碱性上栽培。

繁殖方法 分株繁殖。适宜在早春或秋季落叶后分株,将母株挖出分开,每丛有1个枝干,穴栽,每穴1丛,覆土压实。亦可用播种繁殖。

田间管理 生长期间应注意松土、除草,雨季要注意排水。

【采收加工】 9~11月采摘,晒干。

【药材】 满山红 Rhododendri daurici Folium 主产于东北及内蒙古。

性状 叶片多反卷成筒状,有的皱缩破碎。完整叶片展平后呈长椭圆形或长倒卵形,长2~7.5cm,宽1~3cm;先端钝,基部近圆形或宽楔形,全缘,上表面暗绿色至褐绿色,散生浅黄色腺鳞,下表面灰绿色,腺鳞甚多。主脉于下面突起,侧脉4~6对。叶柄长3~10mm。近革质。气芳香特异,味稍苦、微辛。

鉴别 (1)叶横切面:上表皮细胞长方形,外被角质层,凹陷处有腺鳞,下表皮细胞近圆形,被鳞片,有气孔和腺鳞。栅栏组织2~3列,海绵组织类圆形。主脉维管束双韧型,外围有中柱鞘纤维不连续排列成环,上、下表皮内方有厚角细胞数列,叶脉上表面

有单细胞非腺毛。薄壁细胞及海绵细胞含草酸钙簇晶。

叶表面观:上、下表皮细胞垂周壁均略呈波状弯曲。上表皮具多数单细胞非腺毛,长60~240μm,直径8μm。下表皮具多数不定式气孔,并有多数大型圆形腺鳞,鳞头菊花状;腺头由2层狭长细胞放射状组成,成盘状平整,直径120~150μm,细胞内常含油滴状物;腺柄短,横切面观可见由2~4细胞组成。薄壁组织和海绵组织中散有多数草酸钙簇晶,直径约8μm。

(2)取本品粉末5g,加乙醚50ml,加热回流1小时,滤过。滤液蒸干,残渣加碳酸钠饱和溶液10ml,置水浴上加热使溶解,加氯化钠与无水碳酸钠各1g,充分振摇,滤过,滤液用盐酸调节pH至2~3,滤过,沉淀,用水洗涤至洗液呈中性,滤液上加乙醚4ml使溶解。取醚液1ml,加等量的乙醇摇匀,分为两份:一份中加乙酸铅饱和溶液1~2滴,振摇放置,析出黄色结晶;另一份中加镁粉少量与盐酸数滴,振摇,显淡红色至淡棕红色(检查黄酮)。

(3)薄层色谱:取本品粗粉5g,加乙醇50ml,超声处理15分钟,滤过,滤液蒸干,残渣加40%乙醇,分3次置水浴上加热溶解,每次10ml,趁热滤过,合并滤液,蒸去乙醇,水溶液加乙醚提取2次,每次15ml,合并乙醚液,水浴蒸干,残渣用乙醇1ml使溶解,作为供试品溶液。另取满山红对照药材5g,同法制成对照药材溶液。再取杜鹃素对照品,加甲醇制成每1ml含1mg的溶液,作为对照品溶液。吸取上述三种溶液各5μl,分别点于同一硅胶G薄层板上,以甲苯-醋酸乙酯-甲酸(7:2:0.5)的上层溶液为展开剂,置预饱和15分钟的展开缸内,展开,取出,晾干,喷以三氯化铝试液,加热至斑点显色清晰,置紫外光灯(365nm)下检视。供试品色谱中,在与对照品色谱相应的位置上,显相同颜色的荧光斑点。

品质标志 《中华人民共和国药典》2010年版规定:照高效液相色谱法规定,本品含杜鹃素($C_{17}H_{16}O_5$)不得少于0.080%。

【成分】 叶含黄酮类物质:金丝桃苷(hyperoside)、异金丝桃苷(isohyperoside)、杜鹃素(farrerol)、8-去甲杜鹃素(8-demethylfarrerol)、山柰酚(kaempferol)、槲皮素(quercetin)、杨梅树皮素(myricetin)、杜鹃黄素(azaleatin)、二氢槲皮素(dihydroquercetin)、棉花皮素(gossypetin);香豆素类物质:东莨菪素(scopoletin)、伞形花内酯(umbelliferone)、香草酸(vanillic acid)、对羟基苯甲酸(p-hydroxybenzoic acid)、没食子酸(gallic acid)、原儿茶酸(protocatechuic acid)、丁香酸(syringic acid)、杜鹃醇(rhododendrol)等,以及氢醌(hydroquinone)和微量梫木毒素(andromedotoxin)。又含挥发油,内有大牻牛儿酮(germacrone)、桧脑(juniper camphor)、薄荷醇(menthol)、α-、β-、及γ-桉叶醇(eudesmol)、4-苯基-2-丁酮(4-phenylbutan-2-one)、顺式4,11,11-三甲基-8-甲基环[7.2.0]-4-十一碳烯(cis-4,11,11-trimethyl-8-methylenebicyclo[7.2.0]-undeca-4-ene)、葎草烯(humulene)、γ-芹子烯(γ-selinene)、γ-榄香烯(γ-elemene)。

【药理】 1. 对呼吸系统的作用 (1)镇咳作用 电刺激豚鼠或猫喉上神经及浓氨水喷雾刺激小鼠引咳法证明,满山红乙醇或水提取的各种制剂和挥发油口服或腹腔注射均有止咳作用。小鼠口服大牻牛儿酮5mg,与可待因2mg的效果相当。镇咳作用具中枢性,已证明在镇咳剂量对动物的呼吸中枢有一定的抑制作用。杜鹃素无镇咳作用。金丝桃苷有较强的止咳作用,口服及腹腔注射均有效(小鼠氨雾法)。

(2)祛痰作用 满山红醇浸水沉淀口服有明显的祛痰作用。挥发油和水溶部分兔和小鼠酚红法证明也有明显的祛痰作用。杜鹃素是祛痰主要成分,均明显促进小鼠呼吸道排出酚红,提示杜鹃素可能直接作用于呼吸道黏膜。大鼠气管插管法证明,杜鹃素有一定的促进呼吸道液体分泌的作用。兔腹腔注射杜鹃素100mg/kg后20~30分钟,气管纤毛-黏液运动显著增快。多次给杜鹃素使正常及熏二氧化硫(SO_2)小鼠(或大鼠)呼吸道排出的总蛋白量减少,杜鹃素的这种逐步减少呼吸道排出蛋白的作用在临

床有积极意义。去甲杜鹃素亦为祛痰有效成分。

（3）平喘作用　家兔静脉注射满山红醇浸水溶液，可对抗乙酰胆碱引起的支气管痉挛。豚鼠腹腔注射大牻牛儿酮、去挥发油总提物及水溶部分，均有对抗组胺引起的支气管痉挛作用（组胺喷雾法）。

（4）对组织呼吸的影响　杜鹃素体外能抑制大鼠气管-肺组织呼吸，使耗氧量降低，主要作用于吡啶核苷酸的酶体系。

2. 对心血管系统的作用　豚鼠静注满山红浸膏的生理盐水溶液，心电图可见窦性心律逐渐减慢，P-R间期逐渐延长，随着剂量加大可出现Ⅱ度房室传导阻滞，轻度ST段下降，T波高耸及Q-T间期延长。口服无此作用。

3. 其他作用　杜鹃素显著抑制大鼠烫伤性炎症渗出，表现为皮片水肿程度减轻，染料渗出减少。此外，浓度为 $2\times10^{-5}\sim2\times10^{-4}$ g/ml的杜鹃素对大鼠肝ATP酶的活性有明显的抑制作用。

4. 体内过程　小鼠口服大牻牛儿酮后，吸收迅速。大鼠口服后1小时，肝中分布含量最高，其次为脾、心、肾、脑、血、肌肉和肺。小鼠服后尿中无原形药物。大鼠离体组织温孵试验证明肝脏能使药物回收率大大下降，提示大牻牛儿酮主要通过生物转化消除。大鼠口服杜鹃素后有30%随粪排出，余在6~12小时内被吸收。口服杜鹃素200 mg后1小时，能从肝脏测得少量药物，脂肪、脑、血液仅含痕迹量。静注杜鹃素后，组织中分布以肺最高、脑、肝、肾、脾、心、脂肪等依次递减，血液最少。口服后5日尿中排出的未变药物仅占给药量的1.6%，大部分药物在体内被迅速转化，肝脏是转化的主要器官。

毒性　小鼠口服 LD_{50}，大牻牛儿酮为0.97 g/kg、杜鹃素为1.5 g/kg。小鼠口服金丝桃苷10 g/kg不引起死亡。腹腔注射 LD_{50} 为 0.5 ± 0.014 g/kg。水溶部分小鼠腹腔注射的 LD_{50} 为69.9 g/kg，豚鼠静注致死量为59.6 g/kg。满山红总有效部分按人用量增大5倍(0.118 g/kg)和50倍(1.185 g/kg)分别给犬和大鼠口服，连服60日和20日，除动物体重增长有所抑制外，未见各脏器有药引起的病理形态改变。每犬2只，每日口服杜鹃素150或75 mg/kg，或大牻牛儿酮50 mg/kg，共服24~25日。实验过程中，一般情况、行动、食欲均正常。体重波动均明显，血液非蛋白氮无明显改变，但大剂量杜鹃素组及大牻牛儿酮组有1只犬血清ALT上升，肝脏病理切片有明显浸润灶。大鼠每日给大牻牛儿酮140或70 mg/kg，连续30~60日，除体重增长受抑制外，各脏器组织学检查均未见病理改变。

【药性】《东北常用中草药手册》：“苦，寒。”

【功用主治】止咳，祛痰。主治急、慢性支气管炎。

1.《黑龙江常用中草药手册》：“治慢性支气管炎，支气管喘息。”

2.《长白山植物药志》：“治疗慢性气管炎，以镇咳、祛痰效果较好，平喘作用稍差些。”国外报道本品可治心肌炎及胃肠炎。”

【用法用量】内服：煎汤，15~30 g；或浸酒。

【选方】1. 治慢性支气管炎　满山红根粗末60 g。白酒500 g，浸7日过滤，每服15~20 ml，每日3次。《黑龙江常用中草药手册》

2. 治慢性气管炎、肺心病（早期或缓解期）　满山红叶（干品）20 g，人参叶10 g，枸杞子10 g。乙醇提取法制备。每次10~20 ml，每日3次，口服。10日为1个疗程，连服3个疗程。副作用仅有头晕、头昏、胃区灼热感。《中药通报》1981，（5）；39复方参红糖浆

【临床报道】治疗慢性气管炎　每日服相当于满山红生药50~100 g的水溶性粗提物，部分病例用满山红挥发油，每日0.5~1 ml。10日为1个疗程。596例患者经1~3个疗程观察，近期有效率为80.3%~90.7%，显效率为27.9%~51.5%。日服量相当生药50 g者与日服100 g的疗效差别不大，而副作用明显增多，停药后即消失。若挥发油日服量减

低约1/3，反应亦明显减轻。临床观察表明，本品对单纯型疗效较好，对喘息型及合并肺气肿者疗效较差。止咳效果显著，祛痰次之，平喘作用较差，消炎作用不强，不能预防感冒。其副作用主要是口干、恶心、呕吐、胃部不适、胃痛、食欲减退、腹泻等胃肠道反应，以及头晕、头痛等，一般均不严重，1~3日后可自行消失。临床上还观察到满山红水溶性粗提物可使短期降低心率，半数以上病例引起心率减慢；服用相当于生药100 g的少数病例出现心电图改变，原来肝功能或尿常规异常的部分病例均有加重趋势。但日服量相当50 g者，仅个别病例出现心电图改变，对肝、肾功能无明显影响。

5423 **满山香** ^{mǎn shān xiāng}《广西药用植物名录》

【基原】为芸香科九里香属植物豆叶九里香的枝叶。

【原植物】豆叶九里香 *Murraya euchrestifolia* Hayata [*Clausena euchrestifolia* (Hayata) Kaneh.]　又名：山豆根叶九里香（《植物分类学报》），穿花针（广西）。

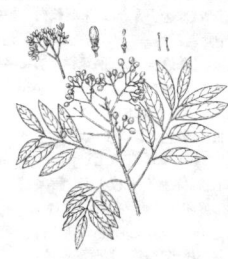

灌木，高2~4 m。枝条纤细圆柱形，近于无毛。奇数羽状复叶互生；叶柄长20~25 cm，小叶柄长3~7 mm；小叶片3~13，近革质，具油点，长圆形、椭圆形至披针形，长4~10 cm，宽1.5~4 cm，先端渐尖至长渐尖，基部楔形或钝，常歪斜，近全缘，两面无毛，叶面深绿色有光泽。聚伞花序，顶生或腋生，光滑，长约

豆叶九里香

8 cm，宽约13 cm；小花柄长1~2 mm，被微柔毛；花萼4~5裂，卵状三角形，边缘常具绒毛；花瓣4~5，长圆状倒卵形，长约4.5 mm，先端钝，有腺点；雄蕊8~10，长短相间；子房上位，卵形，1~2室。浆果近圆球形，橙黄色，光滑，细小黑色腺点甚多。花期6~7月，果期9~12月。

生于疏林或密林中。分布于广东、广西、贵州、云南、台湾等地。

【采收加工】夏、秋季采收，鲜用或晒干。

【成分】枝和叶含挥发油，主要为柠檬烯(limonene)、紫苏醛(perillaldehyde)、α 和 β-蒎烯(pinene)、胡薄荷酮(pulegone)、乙酸双氢香苇酯(dihydrocarveyl acetate)、顺式乙酸香苇酯(*cis*-carveylacetate)、莰烯(camphene)、丙基苯(*n*-propylbenzene)、1-环庚烷基-1-甲基-1-乙醇(1-cycloheptyl-1-methyl-1-ethanol)、榄香醇(elemol)、1-酮基-4-羟基萘烷(1-keto-4-hydroxy-decalin)、桃金娘烯醛(myrtenal)、正二十烷(eicosane)、香橙烯(aromadendrene)。

叶含生物碱类：卡巴唑生物碱(carbazole alkaloids)、马汉九里香宾碱(mahanimbine)、吉九里香碱(girimbine)、九里香胺(murrayamine)A、B、C，右旋马汉宁碱(mahanine)、双-7-羟基吉九里香碱(*bis*-7-hydroxygirinmbine)A、B；还含无羁萜(friedelin)和 β-胡萝卜素(β-carotene)、对氢醌(*p*-hydroquinone)。

茎皮中含九里香林碱(murrayaline)B、C、D，满山香碱(euchrestine)A、B、C、D、E，吡啶满山香福林(pyrayafoline)B、C、D、E，九里香醌(murrayaquinone)E，双九里香福林(bismurrayafoline)C、D。

【药理】抗菌作用　豆叶九里香挥发油对流感杆菌、枯草杆菌、肺炎链球菌等11种菌株有明显的抑制作用，其中对流感杆菌(1：1 600)抑制作用最强。

【功用主治】《中药材科技》1983，（2）：28：“有祛风活血，消肿止痛功效，用于头痛、感冒、跌打损伤、风湿骨痛等。”

【用法用量】　内服：煎汤，5～15 g。外用：捣敷。

【临床报道】　防治感冒　用豆叶九里香提取挥发油制成豆叶九里香油膏，外擦人中、迎香、风池、大椎等穴位，系统观察感冒疾病 314 例，总有效率为 65%，对改善鼻塞、喷嚏、流涕、头痛、发热等感冒症状优于银翘片。

5424 满江红 mǎn jiāng hóng 《纲目》

【异名】　水浮漂、草无根《天宝本草》，红浮萍《分类草药性》，浮漂《四川中药志》，紫藻、带子藻、三角藻《天目山药用植物志》，红浮漂、萍《贵州民间方药集》。

【基原】　为满江红科满江红属植物满江红的叶。

【原植物】　满江红 Azolla imbricata（Roxb.）Nakai［Salvinia imbricata Roxb.］　又名：红漂《福建植物志》。

小形漂浮植物。圆形或三角状，直径约 1 cm。根茎细弱，横生，羽状分枝，向下生出须根，悬垂于水中。叶小，无柄，互生，成双行覆瓦状排列，卵形或近斜方形，长约 1 mm，宽约为长的一半，先端圆形或截形，基部与根茎结合。叶深分裂为上下 2 片；上片绿色、肉质，浮于水面，秋后变为红色、边缘膜质，上面有乳头状突起，下面一空腔，含胶质，内有固氮蓝藻、念珠藻共生；下裂片膜质、鳞片状，沉没水中。孢子果（荚）成对生于于分枝基部的沉水

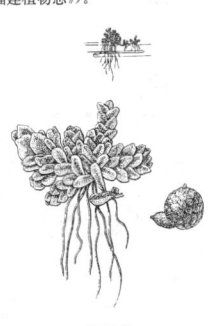

满江红

裂片上，大孢子果小，长卵形，内有一个大孢子囊，内含一个大孢子；小孢子果大，球形，内有多数小孢子囊，各含 64 个小孢子。孢子果 9～11 月成熟。

生于池沼、水沟或水田中。分布于华东、中南、西南及河北等地。

本植物的根（满江红根）亦供药用，另设专条。

【采收加工】　夏、秋季捞取全草。

【成分】　含黄酮 3′，4′，5，7-四羟基花色-5-葡萄糖苷（luteolinidin-5-glucoside）；有机酸类：绿原酸（chlorogenic acid），马栗树皮素（aesculetin），咖啡酸-3，4-二葡萄糖苷（caffeic acid-3，4-diglucoside），6-(3′-葡萄糖基咖啡酰)马栗树皮素［6-(3′-glucosylcaffeoyl)aesculetin］，另外含少量的对香豆酸的葡萄糖酯，咖啡酸和绿原酸的葡萄糖-1，6-二酯。

【药性】　辛，凉。归肺、膀胱经。

1.《天目山药用植物志》："性寒，味辛。"

2.《四川中药志》1982 年版："辛、苦、凉。"

【功用主治】　解表透疹，祛风胜湿，清热解毒。主治感冒咳嗽，麻疹不透，风湿疼痛，小便不利，水肿，荨麻疹，皮肤瘙痒，疮疡，丹毒，烫火伤。

1.《纲目》："主痈疽，入膏用。"

2.《天宝本草》："风湿疼痛过用，甜酒为引去皮烧。"

3.《分类草药性》："治红白风丹，皮肤瘙痒，三十六种风瘫患症。"

4.《天目山药用植物志》："发汗利尿，祛风胜湿。治感冒咳嗽，风湿顽痹，红白痧疹，火烫伤，丹毒。"

5.《四川中药志》1982 年版："清热利尿，祛风止痒。用于热结膀胱，小便不利，湿热疮毒，风湿疼痒。"

【用法用量】　内服：煎汤，3～15 g，大剂量可用至 30 g。外用：酒水洗或热熨，炒存性，研末，调油敷。

【宜忌】　表虚自汗者禁服。

【选方】　1. 治麻疹不透　红浮萍 9 g，芫荽、椿根皮各 6 g。煎服，药渣外擦。《贵州草药》

2. 治风湿痛　红浮飘 40 个，取 20 个捣烂焙热，趁热包于风湿痛处，包后用针(先消毒)刺患处周围出气，以免内窜，同时将另 20 个红浮飘捣烂，煮甜酒内服。《贵州民间方药集》

3. 治热结膀胱，小便不利　满江红研末，每服 9 g。

4. 治红崩白带　红浮萍 6 g。煨甜酒水服。

5. 治风瘫，麻风瘫　红浮萍、苍耳草各 60 g。煨水服；再取上药各适量，煨水洗全身。

6. 治九子疡　红浮萍捣绒，调甜酒敷患处。（3～6 方出自《贵州草药》）

5425 满江红根 mǎn jiāng hóng gēn 《贵州民间方药集》

【基原】　为满江红科满江红属植物满江红的根。

【原植物】　参见"满江红"条。

【采收加工】　夏、秋季捞取全草后，剪下须根，晒干。

【功用主治】　《贵州民间方药集》："润肺，止咳，治肺痨。"

【用法用量】　内服：煎汤，9～15 g。

5426 滇丁香 diān dīng xiāng 《植物名实图考》

【异名】　野丁香《红河中草药》，桂丁香《广西药用植物名录》，酒瓶花、小黄树、丁香花《云南药用植物名录》，露球花《全国中草药汇编》，满山香、白花木《广西药用植物名录》。

【基原】　为茜草科丁香属植物滇丁香或馥郁滇丁香的花、果。

【原植物】　1. 滇丁香 Luculia intermedia Hutch.　又名：中型丁香。

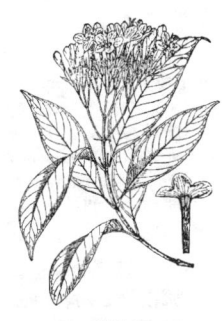

滇丁香

灌木，高 4～5 m。小枝褐色，有细小的黄色皮孔。叶对生；叶柄长 1～1.5 cm，被柔毛；托叶三角形，早落；叶片纸质，长圆形或长圆状披针形，长 10～15 cm，宽 2.5～6 cm，先端短渐尖，基部楔尖，下面沿中脉或侧脉被柔毛，全缘。聚伞花序企房式排列；总花梗长 1～2 cm；苞片线形；萼筒陀螺状，裂片 5，披针形，长 1 cm，有脉 3 条；花冠红色或粉红色，花冠筒长 3 cm，先端 5 裂，裂片长椭圆形，长 1.5 cm，其叉基部相连的每一边有一明显、边缘呈波浪形的片状物；雄蕊花丝短，生于花冠筒喉部；子房 2 室，柱头 2 棒状。蒴果长陀螺形，长 2～2.5 cm，具 10 条纵棱。种子两端具翅。花期 7～8 月。

生于海拔 800～2 040 m 的阔叶林内或灌木丛中。分布于广西、云南、西藏。

2. 馥郁滇丁香 L. gratissima（Wall.）Sweet［Cinchona gratissima Wall.］

与上种主要区别是：小乔木，高达 5 m。树皮浅褐色。叶柄长 0.8～2 cm；托叶披针形，早落；叶片椭圆形，下面中脉被疏柔毛，余无毛。花极芳香；萼筒有卷曲的柔毛；花冠

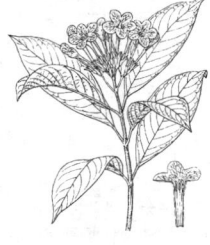

馥郁滇丁香

裂片无片状附属物。蒴果倒卵状长圆形。

生于海拔800～2 400 m的林下。分布于广西、云南、西藏。

以上植物的根或带根全株(野丁香根)亦供药用,另设专条。

【采收加工】 夏季花盛开时采摘,鲜用或烘干。果成熟后采收,鲜用或晒干。

【药性】 辛,温。

【功用主治】 《云南中草药》:"止咳化痰。主治咳嗽,百日咳,慢性支气管炎,肺结核。"

【用法用量】 内服:煎汤,10～30 g。

【选方】 治百日咳,慢性支气管炎,肺结核 野丁香花、果各30 g。水煎,以蜂蜜兑服。《红河中草药》

5427 滇山茶 ^{diān shān chá}《云南中药资源名录》

【异名】 南山茶《经济植物手册》,云南茶花《中国高等植物图鉴》。

【基原】 为山茶科茶属植物滇山茶的叶和花。

【原植物】 滇山茶 Camellia reticulata Lindl.

灌木或小乔木,高至15 m。叶互生;叶柄长8～15 mm;叶片倒卵形或椭圆形,长5～10 cm,宽2.5～6 cm,先端短渐尖;基部楔形,有细锯齿,叶脉网在叶上面清晰可见,叶干后带黄色。花单生或对生于叶腋或枝顶,大红色,花瓣5～6个,栽培品种为重瓣,先端微尖;花丝无毛;子房无毛,花柱先端3裂。蒴果扁圆。

多为栽培。分布于云南。

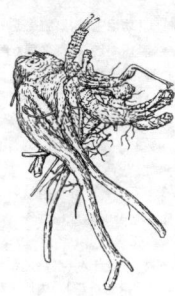

滇山茶

本植物的叶(山茶叶)、种子(山茶子)、根(山茶根)均供药用,另设专条。

【采收加工】 冬季采集,晒干。

【药性】 苦,凉。归胃、大肠、肝经。

【功用主治】 凉血止血,散瘀止痢。主治吐血、便血,月经过多,刀伤出血,泄泻,痢疾,汤火伤。

【用法用量】 内服:煎汤,10～30 g。外用:研末,调涂或干掺。

5428 滇五味 ^{diān wǔ wèi}《全国中草药汇编》

【基原】 为五味子科五味子属植物红花五味子的成熟果实。

【原植物】 参见"香血藤"条。

【采收加工】 秋季果实成熟时采摘,晒干或蒸后晒干,除去果梗及杂质。

【药材】 滇五味 Schisandrae Rubriflorae Fructus 产于四川、云南。

性状 果实不规则椭圆形或近球形,直径3～5 mm。表面红褐色,稍皱缩,果肉薄而不透明,果肉较厚。种子肾圆形,直径2.5～3.5 mm,黄棕色,表面略呈颗粒状。气清香,味微咸、酸。

鉴别 果皮表面观:果皮表皮细胞表面具角质线纹,垂周壁呈念珠状增厚,油细胞直径50～75 μm。

种皮横切面观:种子表皮石细胞长方形,1列,径向延长,长约50 μm,宽20～30 μm,外侧壁无突起,壁厚,纹孔及孔沟均不明显;种皮表皮下石细胞类圆形、卵圆形、菱形,长60～130 μm,宽40～60 μm,内壁薄不一,纹孔及孔沟明显。

成分 果实中含木脂素类:五味子素(wuweizisu)C,左旋的红花五味子素(rubschisandrin),红花五味子酯(rubschisantherin),去氧五味子素(deoxyschisandrin),翼梗五味子酚乙酸酯(schisanhe-

nol acetate),翼梗五味子酚(schisanhenol)B,翼梗五味子酚,五味子脂素(gomisin)O,前五味子脂素(pregomisin),内消旋二氢愈疮木脂酸(meso-dihydroguaiaretic acid),五味子素(schizandrin)A、B,北五味子醇乙(wuweizichum B)。

【药理】 1. 保肝作用 果实的醇浸膏5 g/kg、10 g/kg灌胃对四氯化碳引起的小鼠肝损伤有显著降低血清氨基转移酶作用。也可降低小鼠死亡率。

2. 镇静作用 本品醇浸膏5 g/kg灌胃,能明显延长小鼠戊巴比妥钠睡眠时间,但2.5 g/kg灌胃无镇静作用。

3. 镇咳,祛痰作用 通过氨水引咳及酚红排泌实验,醇浸膏5 g/kg灌胃,可明显减少小鼠咳嗽次数,增加酚红排出量,表明本品有非常显著的镇咳祛痰作用。

【功用主治】 《全国中草药汇编》:"镇咳,滋养,强壮,止泻,止汗。"

【用法用量】 内服:煎汤,1.5～9 g。

5429 滇丹参 ^{diān dān shēn}《云南药用植物名录》

【异名】 丹参《滇南本草》,小丹参《植物名实图考》,紫丹参、小红参、小红草乌、小红丹参、山槟榔《云南中草药》,云南丹参《全国中草药汇编》。

【基原】 为唇形科鼠尾草属植物云南鼠尾草的根。

【原植物】 云南鼠尾草 Salvia yunnanensis C. H. Wright 又名:奔马草、紫丹参、紫参(云南)。

多年生草本,高约30 cm。根状茎短缩,块根肥红色,纺锤形。茎被长柔毛。叶通常基生,单叶三裂;叶下面带紫色,两面被密或疏长柔毛,叶柄被长柔毛。轮伞花序4～6花,疏离,组成顶生假总状花序,花序被短柔毛及柔毛;花萼钟状,长7～9 mm,外被长柔毛,二唇形,上唇三角形,下唇2浅裂;花冠蓝紫色,长2.5～3 cm,下唇中裂片倒心形,花丝丝3 mm,药隔长6～10 mm,上臂较下臂长约2倍,下臂的药室退化增大而在先端联合。小坚果椭圆形,黑棕色,无毛。花期4～8月。

生于海拔1 800～2 900 m的草地、林缘及疏林干燥地上。分布于四川、贵州、云南等地。

【采收加工】 7～10月采挖,晒干。

【药材】 滇丹参 Salviae Yunna nensis Radix 产于四川、云南、贵州等地。

性状 根茎粗短,表面粗糙,具有密集的叶痕,以及残留茎基和叶柄基。根纺锤形,1～数条,呈簇状或着生于根茎的一侧,长5～18 cm,直径2～7 mm,顶端1至近1 cm;支根的分支常常变细。表面砖红色或暗红棕色,有纵皱纹,可见须根痕;老根外皮灰褐色或棕褐色,具鳞片状脱落,露出红棕色新栓皮;有的皮部开裂,显出白色的木部。质坚硬,易折断,断面不平坦,角质样或纤维性,木栓层砖红色,皮部灰褐色,形成层明显,木部黄白色,可见放射状纹理。气微香,味淡,微苦涩。

鉴别 根横切面:木栓层为2～4列木栓细胞。层层较宽,外侧石细胞单个散在或2～5个成群,石细胞方形、长方形或长椭圆形,直径17～48 μm,长至130 μm,壁厚1.5～3 μm,向内侧渐变小;内侧纤维极多,单个散在或2～20余个成

云南鼠尾草

滇丹参(根)外形

羊,纤维方形或多角形,直径8~20 μm,壁厚3~15 μm,可见孔沟及层纹。韧皮部较窄,外侧有少数纤维。形成层环。木质部导管束4~10束,向外渐宽。中央多为薄壁细胞。

粉末特征:灰棕色。石细胞多见,单个散在或数个成群,类棱形、长方形、类三角形或不规则多角形,边缘具突起或稍膨大,直径12~55 μm,长至230 μm,壁厚5~20 μm,孔沟明显,纹孔稀疏,层少数可见。韧皮纤维长棱状或长梭形,末端钝圆、平截或钝尖,长80~320 μm,直径20~38 μm,壁厚8~19 μm,孔沟稍密,纹少数可见。网纹及具缘纹孔导管直径14~45 μm,有的具网状三生增厚。纤维管束单个散在或成束,长梭形。

【成分】 根含醌类:丹参酮(tanshinone)Ⅰ、ⅡA,亚甲基丹参醌(methylene tanshinquinone),隐丹参酮(cryptotanshinone)。

【药理】 1. 对心肌缺血的保护作用 采用微量异丙肾上腺素(ISO)恒速静脉滴注造成大鼠急性心肌缺血的模型,静脉注射滇丹参能明显改善ISO大鼠急性心肌缺血的心电图改变。对大鼠在体和离体缺血再灌注性心肌损伤均有保护作用。

2. 耐缺氧能力 滇丹参水溶性部分注射液以相当于30 g(生药)/kg剂量给小鼠腹腔注射,小鼠常压耐缺氧能力极显著提高。药物以0.75 mg(生药)/ml浓度给离体豚鼠心脏灌流,显著增加冠脉流量。

3. 抗凝血作用 滇丹参水溶性注射液在体外抗凝试验中有完全抗凝血作用。滇丹参体外显著抑制ADP、AA诱导的血小板聚集,抑制作用呈浓度-效应关系,IC_{50}为33.7 g/L(ADP)、18.1 g/L(AA)。滇丹参也显著抑制PAF诱导的血小板聚集,其最大抑制率为36.8%。

4. 抗血栓形成,改善微循环 滇丹参2、4 g/kg时,能明显延长电刺激法造成大鼠颈动脉闭塞性血栓形成时间。20、40 g/kg腹腔注射,能有效抑制胶原和肾上腺素复合液所致小鼠肺血栓形成。滇丹参体外对去甲肾上腺素诱导的小鼠肠系膜微循环障碍有改善作用。滇丹参静脉注射对高分子右旋糖酐所致大鼠肠系膜微循环障碍也有效。

【药性】 微苦,微甘;微寒。归心、肝经。
1.《滇南本草》:"味微苦,性微寒。色赤象火,入心经。"
2.《云南中草药》:"苦,微寒。"

【功用主治】 活血祛瘀,凉血止血,养心安神,解毒消肿。主治月经不调,痛经、经闭,恶露腹痛,癥瘕,胸痹绞痛,关节痛,疝痛,崩漏,吐血,衄血,咳血,血虚肢麻,失眠,健忘,惊悸,怔忡,乳痈,疮肿,跌打瘀肿。

1.《滇南本草》:"补心,生血,养心,定志,安神宁心。治健忘怔忡,惊悸不寐,生新血,去瘀血,安生胎,落死胎。一味可抵四物汤补血之功。"

2.《云南中草药》:"活血调经,祛瘀生新。主治月经不调,血崩,产后高热,闭经,乳痈,癥瘕痞块。"

【用法用量】 内服:煎汤,3~9 g;或入丸、散。外用:研末调敷。

【宜忌】 孕妇慎服。

【选方】 1. 治月经不调,闭经,痛经,吐血,咳血 紫丹参9~15 g。煎服。《红河中草药》

2. 治妇女干血痨 紫丹参6 g,当归30 g,鸡眼睛根15 g。炖鸡吃。

3. 治夜盲 紫丹参15 g,绿珠防风15 g。蒸鸭肝服。

4. 治黄疸 紫丹参15 g,栀子3 g,连翘3 g,土大黄9 g。煎服。《2~4方出自曲靖专区中草药手册》

5. 治乳腺炎 鲜紫丹参适量。捣烂加乙醇适量,调敷患处。《云南中草药选》

6. 治痈疮肿毒 紫丹参15 g。煎服。外用鲜品捣敷。《红河中草药》

【异名】 白芷、香白芷、水白芷《滇南本草》,山白芷、野当归《红河中草药》。

【基原】 为伞形科独活属植物糙叶独活的根。

【原植物】 糙叶独活 Heracleum scabridum Franch. 又名:野香芹《滇南本草》,马屁芹、猪钱草、白面风、大翻白叶、野香芹、大马芹《红河中草药》。

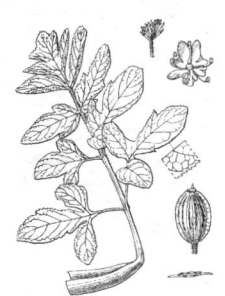

糙叶独活

多年生草本,高60~100 cm。全株被粗糙的细刺毛。根纺锤形,有香气,下部分枝。茎圆柱形,中空,具纵沟纹,上部分枝。茎下部叶轮廓卵形至三角形,二回羽状深裂,长5~20 cm,宽5~7 cm;裂片宽卵形至长椭圆形,长2.5~5 cm,宽1.5~2 cm,边缘具不等的齿牙,表面绿色,粗糙细皱,背面浅绿色;茎上部叶与茎下部形状相似,基部有阔叶鞘,密被灰白色刺毛。复伞形花序顶生或侧生,总花梗长14~18 cm;总苞片缺或1~3,线状披针形,伞幅13~17,小总苞片4~5,线形;小伞形花序有花30余朵;萼齿短,线状三角形;花瓣白色,二型,外围者为辐射瓣;雄蕊5,花丝粗而弯曲;花柱基圆锥形,花柱2,较短,叉开。分生果倒卵形或卵形,长7~8 mm,光滑,每棱槽有油管1,棒形,合生面有油管2。花、果期8~9月。

生于海拔2 000 m以上的高山灌木林下、草丛中。分布于四川、云南等地。

本植物的果实(滇白芷果)亦供药用,另设专条。

【采收加工】 7~10月茎叶枯黄时采挖,去其茎叶,晒干。

【药材】 滇白芷 Heraclei Scabridi Radix 产于云南、四川等地。

性状 根呈长圆锥形或纺锤形,直径0.2~1.5 cm,分枝或不分枝,下部细。外表棕黄色,多深纵纹,时有支根痕,上部有环纹。质脆。断面皮部浅白色,散有棕色油点及裂隙,形成层不明显,木质部淡黄色,占全径1/3。商品多已切成约1 cm以下的厚片。气芳香,味辣而苦。

【成分】 根含香豆素类成分:氧化前胡素(oxypeucedanin)、欧前胡内酯(imperatorin)、异欧前胡内酯(isoimperatorin)、异香柑内酯(isobergapten)、茴芹香豆素(pimpinelin)、异茴芹香豆素(isopimpinelin)和牛防风素(sphondin),还含有印度素(marmesin)、次黄嘌呤、尿囊素、腺嘌呤、大叶茜草素(mollugin)等。

【药理】 1. 镇痛作用 滇白芷煎液15 g/kg灌胃对皮下注射蛋白胨所致小鼠高热模型有明显解热镇痛作用,其效优于0.1 g/kg的阿司匹林。白芷对小鼠醋酸扭体反应有抑制作用,但对夹尾和热刺痛无明显的镇痛效应。滇白芷香豆素(即总香豆素)200、300 mg/kg灌胃,对小鼠热板法和化学刺激(酒石酸锑钾)引起的疼痛均可使之减轻,其镇痛作用随剂量增加而有所加强。

2. 对平滑肌作用 0.1%滇白芷香豆素0.5 ml对家兔原位小肠的正常收缩有松弛作用,出现张力下降,收缩振幅变小,并能对抗乙酰胆碱对原位小肠的收缩。滇白芷香豆素0.6×10⁻³ mg/ml对家兔离体小肠的正常收缩有缓解作用,使张力下降,收缩振幅变平,能缓解乙酰胆碱引起的兴奋作用。滇白芷香豆素0.6×10⁻³ mg/ml松弛原发鼠离体子宫正常收缩,使张力下降,收缩振幅变小,并对抗毒扁豆后叶素或麦角新碱对子宫的兴奋作用;对家兔原位子宫与豚鼠离体子宫有相同的作用。

3. 平喘作用　滇白芷香豆素 200、300 mg/kg 灌胃对豚鼠组胺致喘有平喘作用，使喘息发生时间明显推迟。

4. 抗炎作用　滇白芷香豆素 250 mg/kg 灌胃，对大鼠蛋清性关节炎和慢性甲醛性关节炎均有抗炎作用。

5. 抗肿瘤作用　分离得到的次黄嘌呤、尿囊素、腺嘌呤、大叶茜草素等对毒激素-L 诱导的脂解有显著抑制作用，可明显抑制毒激素-L 诱导的恶病质样表现。

毒性　滇白芷香豆素小鼠灌胃的 LD_{50} 为 2 110±22 mg/kg，中毒主要症状为先兴奋、后惊厥，呼吸停止，心搏停止于舒张期。

【药性】《滇南本草》："味辛、微甘，性温。升也，阳也。入阳明经。"

【功用主治】《滇南本草》："以辛入肺，止阳明头痛之寒邪，四时发热，祛皮肤游走之风。止胃冷腹痛、寒痛，除风湿燥痒顽痹。攻疮痈，排脓定痛。治妇人漏下，白带，散经，周身寒湿疼痛。"

【用法用量】　内服：煎汤，3～9 g；或泡酒；或入丸、散。外用：研末敷；或煎汤洗。

【宜忌】　阴虚火旺者禁服。

【选方】　1. 治黄疸型肝炎　鲜(马尿芹)根 90 g。煨鸡 1 只，分 2 日服。

2. 治疟疾　(马尿芹)干根 9 g，肥猪草 9 g。煎服。(1、2 方出自《红河中草药》)

5431 滇常山 diān cháng shān 《植物名实图考》

【异名】　乌药、臭牡丹《滇南本草》，臭茉莉《云南中草药选》，大臭牡丹《西昌中草药》，矮桐子、滇赪桐《全国中草药汇编》。

【基原】　为马鞭草科赪桐属植物滇常山的根、茎、叶。

【原植物】　滇常山 Clerodendrum yunnanense Hu ex Hand.-Mazz. 又名：臭马缨(云南)。

灌木，高 1～3 m。植株具臭味，幼枝、花序、叶及叶柄均密被黄褐色绒毛，老枝毛渐脱落，有皮孔。单叶对生；叶柄 1～6 cm；叶片纸质，宽卵形、卵形或心形，长 4～14 cm，宽 3～10 cm，先端渐尖，基部宽楔形或心形，边缘具不规则锯齿或波状齿，表面被糙毛，背面密生淡黄色或黄褐色短柔毛；侧脉 4～5 对，基部脉腋具数个盘状腺体。伞房状聚伞花序密集，顶生；苞片卵状椭圆形或披针形，早落；小苞片线形；花萼钟状，

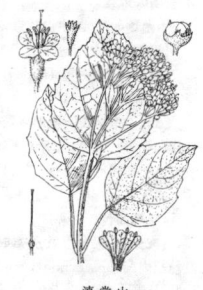

滇常山

红色，长 6～9 mm，被星毛及少数腺体，萼 5 裂，裂片三角形；花冠白色至浅红色，花冠管短，多藏于花萼内，裂片 5 深裂，长圆形至卵圆形，长 4～7 mm；雄蕊 4，与花柱均伸出花冠外。核果近球形，熟时蓝黑色，其大部分被增大的红色宿萼所包。花期 4～7 月，果期 7～10 月。

生于海拔 1 900～3 000 m 的山坡疏林下、山谷沟边灌木丛中。分布于四川、云南等地。

本植物的花(滇常山花)亦供药用，另设专条。

【采收加工】　夏季采收，切片，晒干。

【药材】　滇常山 Clerodendri Yunnanensis Herba　主产于云南。

性状　茎多切成斜片。老茎直径 1.5～2 cm，皮暗红色，具纵裂痕，皮孔不明显。断面木部黄褐色，射部较大，白色；幼枝皮黄绿色，有锈色毛茸，外皮不易剥离，断面髓部直径约 3 mm。叶对生，皱缩卷曲，完整者展开后呈卵形或宽卵形，长 4～14 cm，宽 4.5～

12 cm，先端渐尖，基部心形或截形，全缘或略呈波状，或有疏锯齿两面被有短柔毛；叶柄密被短毛茸。叶气臭，味辛、微苦。

【药性】　辛、苦，温。

1.《滇南本草》："性温，味辛、苦。"

2.《全国中草药汇编》："辛，温。"

【功用主治】　祛风，利湿，行气。主治风湿痹痛，水肿尿少，脘腹胀痛。

1.《滇南本草》："消胸膈膨胀，下气，利小便，消水肿，止气逆腹痛。"

2.《云南中草药》："祛风活血，清利湿热。主治胸腹胀满，气逆腹痛，水肿，风湿关节炎，腰腿痛，伤寒高烧，鼻衄，高血压，痔疮，脱肛。"

3.《全国中草药汇编》："祛风止痛，降血压。"

【用法用量】　内服：煎汤，15～30 g；外用：煎水洗。

【选方】　1. 治风湿性关节炎，腰腿痛　滇常山根 30～60 g。煎服。

2. 治高血压　滇常山根 15～30 g。水煎去渣，加米酒煮鸡蛋 1 个，内服。(1、2 方出自《云南中草药选》)

3. 治伤寒高烧，鼻衄　滇常山根皮 9 g，绿升麻 6 g，芒种花根皮、秧草根各 9 g。水煎服。《昆明民间常用草药》)

5432 滇紫草 diān zǐ cǎo 《云南中草药》

【异名】　紫丹《云南中草药》，驴臭草《云南药用植物名录》，大紫草《全国中草药汇编》。

【基原】　为紫草科滇紫草属植物滇紫草的根或根皮。

【原植物】　滇紫草 Onosma paniculatum Bur. et Franch. [O. paniculatum Bur. et Franth. var. hirsutistylum Lingelsh. et Borza；O. oblongifolium W. W. Smith et Jeffr.]

二年生草本，高 40～80 cm。主根粗壮，圆柱形，质坚硬，不易折断，外皮暗红紫色。茎单一，直立，不分枝，有时分成 2 枝，密生短伏毛及具基盘的长硬毛。基生叶密集丛生，线状披针形或倒披针形，长 10～20 cm，宽 2～3 cm，先端渐尖，基部渐狭成柄，全缘，表面被糙伏毛，背面中脉被长硬毛；茎生叶渐小，基部戟形，抱茎或稍抱茎。蝎尾状聚伞花序，呈圆锥状，顶生或腋生小枝顶端，花后伸长，长 30 cm；苞片三角形；花萼绿色带蓝紫色，长 7～10 mm，萼筒几乎全裂，裂片线形至披针形，果期增大；花冠筒状钟形，蓝紫色，后变暗红色，长 12～17 mm，5 裂，裂片宽三角形，边缘反卷，外面密生向上的伏毛，内面仅裂片中肋有 1 列伏毛；雄蕊 5，内藏，花丝短，被白色柔毛，花药侧面合生，相连包围花柱，基部戟形；子房 4 深裂，花柱丝状，长 15～16 mm，伸出花冠之外，中部以下被毛；腺体密生长柔毛。小坚果 4，近卵形，长 2～3 mm，褐色，无光泽，具疣状突起，包藏在花萼内。花期 6～7 月，果期 8～9 月。

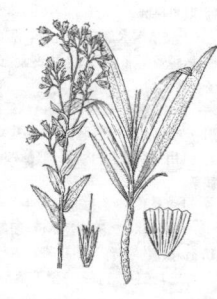

滇紫草

生于海拔 2 000～3 200 m 的向阳山坡草丛、灌木林或松栎林林缘。分布于西南及西藏等地。

【采收加工】　秋季采，晒干或鲜用。

【药材】　滇紫草 Onosmatis Paniculati Radix et Cortex　产于四川、云南、贵州。

性状　根呈圆柱形，扭曲不直，长 11～36 cm，直径 0.5～2.5 cm。根头部顶端枯萎，下端偶有分枝。外皮黑紫色，易剥落，剥

各处现暗紫红色,被有紫红色粉状物;有显著纵皱纹及支根残痕。香坚硬,不易折断。断面纤维性,皮部呈灰褐色,木部呈棕黄色与灰褐色相杂的纹理。气微,味微酸。

【成分】 滇紫草的根含有醌类:紫草素(shikonin),乙酰紫草素(acetylshikonin),β-乙酰氧基异戊酰阿卡宁(β-acetoxyisovaleryl-alkannin),β,β-二甲基丙烯酰阿卡宁(β,β-dimethylacrylalkannin),β,β-二甲基丙烯酰紫草素(β,β-dimethylacrylshikonin)及β-羟基异戊酰紫草素(β-hydroxyisovalerylshikonin)。

【药性】《云南中草药》:"甘、咸、微涩,寒。"

【功用主治】《云南中草药》:"凉血活血,透疹解毒。主治麻疹并肺炎,斑疹、痘毒、瘟疹,恶疮,大便燥结,防治麻疹,水火烫伤,冻疮,外伤出血。"

【用法用量】 内服:煎汤,3~9 g。外用:鲜品捣敷;或研末用茶油调涂。

5433 滇瑞香 diān ruì xiāng 《植物名实图考》

【异名】 桂花矮陀陀、黄山皮条、构皮岩陀、万年青矮陀陀《云南中草药选》,西南瑞香《全国中草药汇编》,小鼠皮、开花矮陀陀、细叶寄鸡蛋树皮、鼠皮黄、山皮条、雪花枸《云南中草药》。

【基原】 为瑞香科瑞香属植物尖瓣瑞香的全株。

【原植物】 尖瓣瑞香 Daphne acutiloba Rehd.［D. feddei Lévl.］ 又名:费氏瑞香《峨眉药植研究》;桂花岩陀、野瑞香《云南经济植物》,短瓣瑞香《云南种子植物名录》。

常绿灌木,高1~2 m。枝黄灰色,幼枝无毛或几无毛,外皮纤维长而韧。叶互生;长椭圆形至倒拔针形,长 6~12 cm,宽1~3 cm,先端渐尖,基部狭楔形,全缘,两面无毛。花8~12朵簇生枝顶;苞片背面被绿白微柔毛,通常早落;花白色,芳香;花被管状,长 12~15 mm,密被短柔毛,4 裂,裂片常为管长的1/3。核果橙红色,球形,直径约4.5 mm;有种子1~2粒。

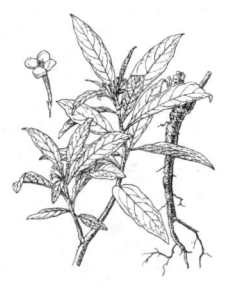
尖瓣瑞香

生于山坡疏林下及灌木丛中。分布于湖北、四川、贵州、云南等地。

【采收加工】 秋季采挖,晒干。

【药材】 滇瑞香 Daphnes Acutilobae Ramulus et Folium 主产于云南、四川等地。

性状 枝圆柱形,表面黄灰色,幼枝无毛或几无毛,外皮纤维长而韧。叶互生,长椭圆形至倒拔针形,长6~12 cm,宽1~3 cm,先端渐尖,基部狭楔形,全缘,两面无毛,气特异。

【成分】 根含赫雷毒素(huratoxin),芫花灵(genkwa -daph-nin),原赫雷毒素(prohuratoxin)。

茎皮含1,2-二氢瑞香毒素(1, 2-dihydrodaphnetoxin)。

【药性】 辛,苦,温。小毒。

1.《四川常用中草药》:"性温,味辛、麻、苦,有小毒。"

2.《全国中草药汇编》:"味辛、涩,温。"

【功用主治】 祛风除湿,舒筋活络,行气止痛。主治风湿痹痛,跌打损伤,胃痛。

1.《四川常用中草药》:"除湿,通经。治风湿骨痛,劳伤腰腿痛,跌打损伤等症。"

2.《云南中草药》:"祛风除湿,舒筋活血,消食理气。"

【用法用量】 内服:煎汤,3~9 g;或泡酒。外用:鲜品捣敷。

【选方】 1. 治跌打损伤,风湿性关节炎 滇瑞香 3~6 g,煎服。或用9~15 g,泡酒 500 ml,浸5~7日后服,每次 10 ml,每日 3 次。《云南中草药选》

2. 治腹痛,坐骨神经痛,半身不遂 桂花岩陀 3~9 g。泡酒分服。

3. 治骨折 桂花岩陀鲜根皮适量捣烂,蜂蜜调敷患处。

4. 治胃痛,食积,便秘 桂花岩陀 3~9 g。水煎,蜂蜜调服。

5. 治感冒,内脏出血,肾盂肾炎 桂花岩陀 3~9 g。煎服。

(2~5方出自《云南中草药》)

5434 滇一匹绸 diān yī pī chóu 《云南中药资源名录》

【异名】 一匹绸、白背丝绸、白底丝绸《文山中草药》,牛白藤《云南中药资源名录》。

【基原】 为旋花科白鹤藤属植物东京银背藤的茎叶。

【原植物】 东京银背藤 Argyreia pierreana Bois［A. liliiflo-ra C. Y. Wu］ 又名:紫苞银背藤《云南热带亚热带植物区系研究报告》。

木质藤本。茎及分枝圆柱形,幼枝被长柔毛。单叶互生;叶柄长 5~12 cm,被黄色长柔毛;叶片卵形,或长卵形,长 10~20 cm,宽 8~12 cm,先端短尖,基部近圆形至楔形,叶面无毛,背面被白色绒毛。聚伞花序密集成头状,总花梗长 2~5 cm,密被黄色长柔毛;苞片如总苞状,外被黄色短柔毛,内面红色,花两性;萼片 5,卵形,大小不等,玫瑰红色,外面被白色短柔毛;花冠漏斗状,紫红色或淡红色,长 5~6 cm,冠檐直径 3~4 cm,外面被白色长柔毛;雄蕊及花柱内藏;雄蕊 5,着生于距花冠基部 8 mm 处,花丝基部具多数乳突,花药长圆形;子房椭圆形,2 室,花柱基部具关节,柱头 2 裂。浆果球形,红色,直径 8~10 mm,为增大的萼片所包围。种子 4 颗,卵状三角形。

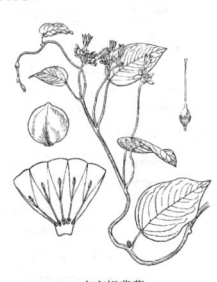
东京银背藤

生于海拔600~1 400 m的路边灌木丛中。分布于云南等地。

【采收加工】 夏、秋季采收,切片或段,晒干,或鲜用。

【药材】 滇一匹绸 Argyreiae Pierreanae Caulis et Folium 产于广西、云南等地。

性状 茎呈细圆柱形,略弯曲,长短不一,直径约5 mm。表面黄棕色,被长柔毛或微柔毛。质硬,不易折断,断面具黄白色髓。叶多皱缩破碎,完整叶展平后呈卵形,长 10~20 cm,宽 8~12 cm,先端短尖,基部近圆形至三角形,上面暗棕色至紫色,下面浅灰绿色,紧贴丝光毛,触之柔软;叶柄长 5~12 cm,被黄色长柔毛。气微,味苦、辛。

根皮称滇紫草皮,呈不规则、大小不等的黑紫色片状物,常数层相叠。外面粗糙,并附有棕黄色须状物,内面较平滑。质脆,易碎。

鉴别 (1)显微鉴别参见"藏紫草"条。

(2)薄层色谱:取本品粗粉置脂肪提取器中,加乙醚40 ml,回流提取至无色。提取液蒸除乙醚,残留物溶于氯仿,作供试品溶液,另取阿卡宁、β-二甲基丙烯酯为对照品,分别点样于硅胶 CMC 薄板上,用氯仿展开。供试品色谱中在与对照品的相应位置上显相同的紫色斑点。

【药性】 辛,微苦,凉。

1.《云南中草药》:"甘、微苦,平。"

2.《云南中药志》:"苦、辛,凉。"

【功用主治】 散瘀止血,祛风除湿,化痰止咳。主治崩漏,内伤出血,跌打瘀痛,风湿痹痛,湿疹,痈疮溃烂,热咳痰喘。

1.《云南中草药》:"理气止血。主治崩漏。"

2.《云南中草药》:"化痰止咳,理血祛风。用于急、慢性支气管炎,热咳痰喘,跌打损伤,风湿疼痛,内外出血等。"

【用法用量】 内服:煎汤,15~30 g;或研末。外用:煎水洗。

【选方】 1. 治崩漏 一匹绸叶 3~4 片。研末,用酒送服。(《云南中草药》)

2. 治湿疹,痈疮溃烂,乳腺炎 一匹绸 30~60 g。煎水洗患处。(《文山中草药》)

5435 滇白芷果 diān bái zhǐ guǒ 《高原中草药治疗手册》

【异名】 土蛇床子(《滇南本草》)。

【基原】 为伞形科独活属植物糙叶独活的果实。

【原植物】 参见"滇白芷"条。

【采收加工】 8~9月采收成熟的果实,摘下果序,除去杂质,晒干。

【药性】 辛,苦,温。

【功用主治】《滇南本草》:"治妇科阴肿,清除黏性分泌物,阴部瘙痒及皮肤病。"

【用法用量】 外用:煎汤洗,或研末撒。

【选方】 治妇女阴肿瘙痒 土蛇床子适量,煎汤熏洗。(《滇南本草》)

5436 滇白药子 diān bái yào zǐ 《植物名实图考》

【异名】 白药子(《滇南本草》),马蹄细辛(《贵州草药》),毛狗苔(《四川中药志》)。

【基原】 为薯蓣科薯蓣属植物毛芋头薯蓣的块茎。

【原植物】 毛芋头薯蓣 Dioscorea kamoonensis Kunth[D. kamoonensis Kunth var. straminea Prain et Burkill]

缠绕草质藤本。块茎通常近卵圆形,外皮有细长须根。茎左旋,幼时密被棕褐色短柔毛,老时渐变疏毛。掌状复叶有长柄,小叶 3~5,叶片椭圆形至披针状长椭圆形或倒卵状长椭圆形,有时最外侧的小叶片为斜卵状椭圆形,长 2~14 cm,宽 1~5 cm,先端渐尖,全缘,两面疏被贴伏柔毛;叶腋内常有肉质球形珠芽(零余子),表面具柔毛,落地后能生新株。花序轴、小苞片、花被外面均密被棕褐色或淡黄色短柔

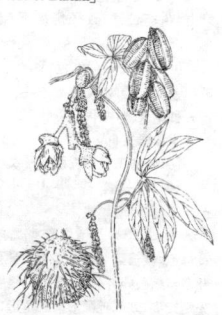

毛芋头薯蓣

毛。雄花序为总状或圆锥状的花序,腋生,雄花有短梗,小苞片 2,其中 1 个先端尾状尖,雄蕊 6,能育雄蕊 3;雌花序为穗状,1~2 个簇生,雌花子房密被柔毛。蒴果三棱状长圆形,长 1.5~2 cm,宽达 1 cm,疏被短柔毛;种子两两着生于每室中轴顶部,种翅向基部伸长。花期 7~9 月,果期 9~11 月。

生于海拔 500~2 900 m 的山沟、林缘、路旁或次生灌木丛中。分布于西南及浙江、福建、江西、湖北、湖南、广东、广西、西藏等地。

【采收加工】 秋季采收,除去茎叶及须根,洗净,鲜用或切片晒干。

【药性】 甘,微苦,平。归脾、肺、肾经。

1.《滇南本草》:"味微苦,性平。入脾、肺、肾三经。"

2.《贵州草药》:"性温,味甘。"

3.《四川中药志》1982年版:"甘、微苦,平。"

【功用主治】 补脾益肾,敛肺止咳,解毒消肿。主治脾虚食溏,肾虚阳痿,遗精,白带,虚劳久咳,缺乳,无名肿毒。

1.《滇南本草》:"补中益气,敛肺气,兴阳道,治阳痿,止虚劳咳嗽,伤风日久咳嗽,良效。并治妇人白带。"

2.《贵州草药》:"止痛补虚,舒筋壮骨,治劳伤,虚弱。"

3.《四川中药志》1982年版:"解毒消肿,补脾益肾。用于无名肿毒,脾虚腹泻,乳汁稀少,肾虚遗精。"

【用法用量】 内服:煎汤,10~30 g;或泡酒;或入丸、散。外用:捣敷。

【选方】 1. 治肾虚遗精,脾虚缺乳 毛狗苔 60~120 g。炖肉服。(《四川中药志》1982年版)

2. 治虚弱 马蹄细辛 15 g。蒸瘦肉吃。

3. 治劳伤 马蹄细辛 30 g。泡酒服。(2、3 方出自《贵州草药》)

5437 滇地黄连 diān dì huáng lián 《云南思茅中草药选》

【异名】 假苦楝、矮秃秃、千年矮(《广西中药志》),鸡血散、小罗伞(《广西药用植物名录》),白花矮陀陀、七匹散、金丝岩陀、土黄连(《云南药用植物名录》),地黄连(《云南中草药选》),思茅地黄连(《文山中草药》),小独根、火石五、岩松、麻鸡翅膀、小岩三、小花药、小花叶子、矮陀陀、小野椒(《云南植物志》)。

【基原】 为楝科地黄连属植物滇黔地黄连的全株。

【原植物】 滇黔地黄连 Munronia henryi Harms

矮小灌木,高 15~30 cm。茎不分枝。奇数羽状复叶簇生于茎顶,连柄长 5~7 cm,被柔毛;小叶 5~7,顶生小叶具柄,披针形或长圆状披针形,长 3~7 cm,宽 1.5~3 cm,先端渐尖、钝,基部楔形,边缘有不规则的粗锯齿,侧生小叶无柄,基部 1 对最小,先端浑圆或钝,通常全缘;中部的较大,卵形、长椭圆形或倒卵状披针形,长 2~4.5 cm,全缘或先端有少数钝齿。总状花序腋生,通常具 2~3 花,有小苞片;花白色,长达 3 cm;花梗长 0.5~2 cm;被长柔毛;萼片 5 裂达基部,裂齿披针

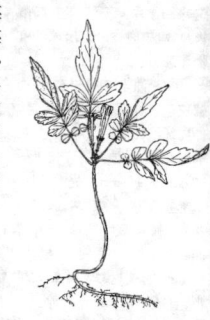

滇黔地黄连

形,外被长柔毛;花瓣 5,与雄蕊管合生,上部分离,雄蕊的花丝筒先端撕裂状,花药 10;子房被长柔毛。蒴果扁球形,径 5~8 mm,被柔毛,基部有宿存萼。种子淡褐色,表面下凹。花期 5~6 月,果期 6~11 月。

生于海拔 1 000~1 400 m 的林下阴湿处。分布于西南及广西等地。

【采收加工】 全年可采,鲜用或晒干。

【药性】 苦,凉。小毒。

1.《云南中草药选》:"微苦,平,有小毒。"

2.《云南中草药》:"辛、微苦,温,小毒。"

【功用主治】 祛风通络,行气止痛,截疟。主治感冒发热,跌打损伤,风湿痹痛,胃痛,疟疾。

1.《广西中药志》:"叶:散瘀消肿,接骨。治跌打骨折。"

2.《云南中草药》:"行气止痛,活血祛瘀,截疟。主治骨折,跌打损伤,风湿,胃痛,气胀腹痛,恶性疟疾。"

【用法用量】 内服:煎汤,5~9 g;或研末,每次 1.5~3 g;或浸酒。外用:捣敷。

【宜忌】《云南中草药》:"本品有小毒,用量不宜多。忌豆类、荞面。"

【选方】 1. 治疟疾 (滇地黄连)20～30 g。水煎,加白酒数滴为引服,每日 2 剂。《彝药志》

2. 治跌打损伤,风湿性关节炎 每用(白龙矮陀陀根)60 g,泡酒 200 ml,5～7 日后可内服。每日 3 次,每次 5～10 ml。或(根)～15 g,水煎服;亦可取药(根)研粉 3 g,开水送服。《云南中草药选》

3. 治骨折 (复位后,小夹板固定)用(矮陀陀)鲜叶适量,捣烂外敷患处。《文山中草药》

5438 滇南马钱 diān nán mǎ qián 《全国中草药汇编》

【异名】 马钱子、香木鳖《云南思茅中草药选》,车里马钱子《云南药用植物名录》,云南马钱《全国中草药汇编》。

【基原】 为马钱科马钱子属植物毛柱马钱的果实、种子。

【原植物】 毛柱马钱 Strychnos nitida G. Don〔S. cheliensis Hu〕

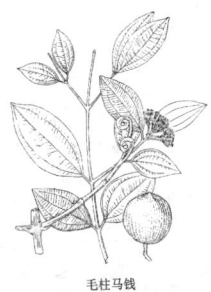

毛柱马钱

藤状灌木,长达 7 m。枝圆球形,无毛,小枝常变态成为双曲钩。叶对生;叶柄有沟,长约 7 mm,无毛;叶片革质,椭圆形、宽卵形、长圆形或长状披针形,长 7～13 cm,宽 3.5～6 cm,有时中间有成对小叶,长 4.5 cm,宽 2.5 cm,先端钝至渐尖,基部圆而光亮,背面淡绿色;基出脉 3 条。聚伞花序顶生;花萼筒细,长约 1 cm,裂片 5;雄蕊 5,着生于花冠筒口部。果球形,绿色,无毛,芳香,直径约 5 cm,外壳木质,厚约 4 mm。种子 1～2 颗,近球形,长 2～3 cm,宽 1.8～2 cm,有不整齐的棱角,表面被微毛。花期 3～7 月,果期 8～10 月。

生于海拔 800～1 200 m 的灌木丛中。分布于广西、云南南部。

【采收加工】 秋冬季果熟时采收,晒干。

【性味】《全国中草药汇编》:"苦,寒,剧毒。"

【功用主治】《全国中草药汇编》:"兴奋健胃,消肿毒,凉血。主治四肢麻木、瘫痪,食欲不振,瘀块、痈疮肿毒,咽喉肿痛。"

【用法用量】 内服:炮制后配入丸、散剂,0.09～0.15 g。

【宜忌】 不可久服,以防中毒。孕妇禁服。

5439 滇常山花 diān cháng shān huā 《云南中草药》

【异名】 乌药花《滇南本草》。

【基原】 为马鞭草科赪桐属植物滇常山的花。

【原植物】 参见"滇常山"条。

【采收加工】 4～7 月开花时采收,晾干。

【药材】 滇常山花 Cleroderdri Yunnanensis Flos 产于云南。

聚伞花序密集族状或伞房状,花干瘪,皱缩,花萼钟形,长 6～9 mm,下部淡黄绿色,上部黄红色,或紫红色,外部密生短柔毛,先端 5 裂,裂片卵状三角形;花瓣粉红色或黄白色,管部短,通常不超过花萼,裂片 5,外面疏生柔毛;雄蕊 4,雌蕊 1,柱头 2裂,两者均伸出花冠外。气特异,味微苦。

【功用主治】《滇南本草》:"治妇人红崩,点水酒煨服。"

【用法用量】 煎汤,10～15 g。

【选方】 治红崩,白带 (滇常山)花 15 g。红糖引,煎服。《云南中草药》

5440 滇鸡骨常山 diān jī gǔ cháng shān 《中药材品种论述》

【异名】 红辣树、白虎木《广西中药志》,野辣椒《广西药用植物名录》,三台高、野辣子、永固生、红花岩托、四角枫《云南中草药选》。

【基原】 为夹竹桃科鸡骨常山属植物鸡骨常山的根或枝叶。

【原植物】 鸡骨常山 Alstonia yunnanensis Diels 又名:云南鸭脚树《广西中药志》,云南鸡骨常山《全国中草药汇编》,云南糖胶树《广西植物名录》。

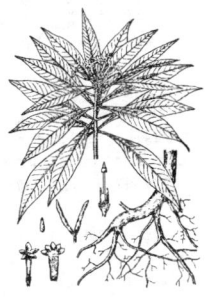

鸡骨常山

直立灌木,高 1～3 m。多分枝,具乳汁;枝条具白色突起皮孔。叶 3～5 片轮生;无柄或具极短的柄;叶片薄纸质,倒卵状披针形或长圆状披针形,先端渐尖,基部窄楔形,全缘,长 6～18.5 cm,宽 1.3～4.8 cm,叶面深绿色,叶背灰绿色,两面被短柔毛,叶腋间及叶腋外密生腺体。花紫红色,数朵组成顶生或近顶生的聚伞花序,被柔毛;花 萼片披针形,长约 1.5 mm,外面被短柔毛,边缘有缘毛;花冠高脚碟状,花冠筒长 1～1.3 cm,中部膨大,裂片长圆形,长 2～6 mm;雄蕊着生于花冠筒中部,花药长圆形,内藏;子房为 2 枚柱头棍棒状、柱头 2 裂;花盘由 2 枚舌状鳞片组成,与心皮互生。蓇葖果 2 枚,离生,线形,先端具尖头,长 3～5 cm,无毛。种子多颗成镶嵌状排列。花期 3～6月,果期 7～11 月。

生于海拔 1 100～2 400 m 的山坡或沟谷地带灌木丛中。分布于广西、贵州、云南。

【采收加工】 根秋、冬季采挖,叶夏季采,晒干或鲜用。

【药材】 滇鸡骨常山 Alstoniae Yunnanensis Caulis et Folium seu Radix 产于云南、贵州、广西。

性状 根呈圆柱形,稍弯曲,常有分枝,长 10～25 cm,直径 1.5～3 cm,表面暗棕色或灰褐色,皮部薄,常脱落,木部白色。质坚硬,难折断,折断面韧片状,类白色。气微,味苦。枝多切成厚约 1 mm 的斜片。老枝直径 6～8 mm,外皮灰褐色,具纵纹,皮孔细小,突起,断面中心髓部细小而中空,木部白色;嫩枝较细,青灰色,外皮易剥离,髓部中空较大。气微。叶轮生,有皱缩卷曲,展平后呈椭圆状或卵状长圆形至披针形,全缘。气微,味苦。

【成分】 枝叶含生物碱:利舍平(reserpine)。

根中含生物碱成分:维洛斯明碱(vellosimine),萨杷晋碱(sarpagine);另含有露雾萝芙木碱(perakine),降马枯星碱(normacusine)B,四氢鸭脚木碱(tetrahydroalstonine),维诺任碱(vinorine),洛柯宁碱(lochnerinine),11-甲氧基-19-羟基它波宁碱(11-methoxy-19-hydroxytabersonine),鸭脚树叶碱(pseudoakuammigine),鸦脚树叶碱(picrinine),去乙酰基匹克拉林碱-3,4,5-三甲氧基苯甲酸酯(deacetylpicraline -3,4,5-trimethoxybenzoate),柯南碱(corynanthine),育亨宾(yohimbin),17-乙酰基萨杷晋碱(17-acetyl-sarpagine),6-表萨杷晋碱(6-episarpagine),还含 3,4,5-三甲氧基桂皮酸甲酯(methyl-3,4,5-trimethoxycinnamate)。

【药性】 苦,寒。小毒。

1.《广西本草选编》:"味苦,性寒,有小毒。"

2.《全国中草药汇编》:"苦,凉。"

【功用主治】 截疟,清热解毒,止血消肿。主治疟疾,感冒发热,肺热咳嗽,咽喉肿痛,口舌生疮,痈肿疮毒,跌打损伤,外伤出血。

1.《广西中药志》:"消肿,治局部红肿。又有降压作用。"

2.《广西本草选编》:"清热解毒,截疟,消肿止痛。主治疟疾,感冒发热,肺热咳嗽,咽喉肿痛,口腔炎,跌打肿痛,骨折,痈疮。"

【用法用量】 内服:煎汤,6~12 g。外用:捣敷,或研末撒。

【宜忌】《广西本草选编》:"孕妇及体弱者忌服。"

【选方】 1. 治疟疾,肝炎 鸡骨常山 9~15 g。煎服。《云南中草药选》

2. 治骨折 鸡骨常山叶适量,捣烂外包。并用鸡骨常山根和茎 60 g,泡酒,每服 20 ml,每日服 2 次。《全国中草药汇编》

3. 治外伤出血 (鸡骨常山)叶末外敷患处。《云南中草药选》

5441 溪黄草 xī huáng cǎo (粤北草药)

【异名】 熊胆草、血风草(广州部队《常用中草药手册》)、溪沟草、山羊面、台湾延胡索(《常用中草药彩色图谱》)、土黄连(《广西中草药》)、香茶菜(江西《草药手册》)、山熊胆、黄汁草(《全国中草药汇编》)。

【基原】 为唇形科香茶菜属植物溪黄草和线纹香茶菜的全草。

【原植物】 1. 溪黄草 Rabdosia serra(Maxim.)Hara [Plectrantus serra Maxim.]

多年生草本,高 1.5~2 m。根茎呈疙瘩状,向下密生须根。茎四棱,带紫色,密被微柔毛,上部多分枝。叶对生:柄长 0.5~3.5 cm;叶片卵圆形或卵状披针形,先端渐尖,基部楔形,边缘具粗大内弯的锯齿,两面脉上被微柔毛和淡黄色腺点。聚伞花序组成疏松的圆锥花序,长 10~20 cm,密被灰色柔毛;苞片与小苞片卵形至条形;花萼钟状,外被柔毛及腺点,萼齿 5,长三角形,果时萼增大,呈宽钟形;花冠紫色,长 5~6 mm,外被短柔毛,冠筒基部上方浅囊状,上唇 4 等裂,下唇舟形;雄蕊 4,内藏;花柱先端 2 浅裂。小坚果倒卵形,先端具腺点及髯毛。花、果期 8~10 月。

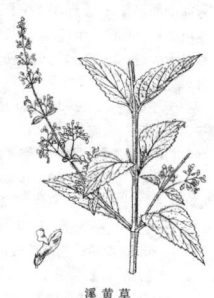

溪黄草

常成片生长。路旁、田边、溪旁、河岸及草灌木丛中。分布于东北及山西、江苏、浙江、安徽、福建、江西、河南、湖南、广东、广西、四川、贵州、陕西、甘肃、台湾等地。

2. 线纹香茶菜 R. lophanthoides(Buch.-Ham. ex D. Don)Hara [Hyssopus lophanthoides Buch.-Ham. ex D. Don; Plectranthus striatus Benth.; Isodon striatus(Benth.)Kudo]

本种与溪黄草相似,其不同之处在于:块根小,球形。叶片卵形或阔卵形至长圆状卵形,两面被具节微硬毛,下面满布黄红色腺点,叶折揉碎后有黄色汁液,故称"溪黄草"。花萼外面被珠状具节长毛和褐色腺点;花冠白色或粉红色,具紫色斑点,雄蕊及花柱伸出花冠之外。花、果期 8~12 月。

喜生于山坡、沟边、河旁等

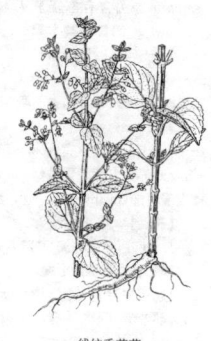

线纹香茶菜

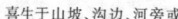

林下潮湿处。分布于西南及浙江、福建、江西、湖北、湖南、广东、广西、海南、西藏等地。

【栽培】 生物学特性 喜温暖湿润环境,宜选择阳光充足、供水、保肥力强的壤土种植。

繁殖方法 种子和扦插繁殖。南方多用扦插繁殖,除冬季外其他季节均可扦插,选取顶部无病的健壮枝条,剪成长约 10 cm 带有 2~3 个茎节的截段,扦插于具 40%~50%的荫蔽度的苗床上,行株距 5 cm×3 cm。

田间管理 插后注意浇水,保持育床湿润,5~7 日后可生根发叶,15~20 日便可移植。行株距 20 cm×20 cm 为宜。

【采收加工】 每年可采收 2~3 次,第一次约在栽后 3 个月收割,第二次在第一次收割后约 75 日进行,第三次在冬前收割,割后晒干即可。

【药材】 溪黄草 Rabdosiae Serrae Herba 产于东北、华东及山西、河南、陕西、甘肃、四川、贵州等地。线纹香茶菜 Rabdosiae Lophanthoidis Herba 产于广东、海南、广西、江西等地。

性状 溪黄草 茎枝方柱形,密被倒向微柔毛。叶对生,常破碎,完整叶多皱缩,展开后呈卵形或卵状披针形,长4~12 cm,两面沿脉被微柔毛,叶柄长 1~1.5 cm。聚伞花序具花梗,由 5 至多数花组成顶生圆锥花序;苞片及小苞片狭卵形至条形,密被柔毛;花萼钟状长约 1.5 mm,外面密被灰白色柔毛并夹有腺点,萼齿三角形,近等大,与萼筒等长;花冠紫色,长约 5.5 mm,花冠筒近基部上面浅囊状,上唇 4 裂,下唇舟形;雄蕊及花柱不伸出于花冠。

线纹香茶菜 茎枝方柱形,具棱,被短柔毛。叶对生,多皱缩,完整叶展开后卵形或长圆状卵形,长 1.5~8.8 cm,上面被具节微硬毛,下面被具节微硬毛并布满褐色腺点;圆锥花序由聚伞花序组成,苞片卵形,被短柔毛;花萼长约 2 mm,外具串珠状具节长柔毛,布满红褐色腺点;花冠白色,具紫色斑点,雄蕊及花柱伸出花冠。

鉴别 叶表面观:溪黄草 非腺毛少,圆锥形,较短,1~3(~4)个细胞组成,基部细胞多膨大,顶端尖;疣突部且明显,下表面沿脉处有明显波状纹线,毛茸密,近平铺状或斜向着生,有时顶端细胞含成孤形;腺鳞略呈圆形,有四条被突。

线纹香茶菜 非腺毛多,宽圆锥形略扁瘪,1~5(~9)个细胞组成,顶端略呈三角形,向前下方弯弯,表面有密点状突起,近基部细胞宽可至 110~150 μm,表面有纵向或放射状突起的波状纹理。

【成分】 溪黄草 叶和茎中含二萜类化合物:溪黄草素(rabdoserrin)A、B、D;以及萜类:尾叶香茶菜素(excisanin)A,2α-羟基熊果酸(2α-hydroxylursolic acid)、熊果酸(ursolic acid);还含有甾体成分:β-谷甾醇(β-sitosterol)、β-谷甾醇苷(β-sitosterol glucoside)。

【药理】 1. 抗肿瘤作用 溪黄草有效成分溪黄草素 A 和尾叶香茶菜素 A,具有抗癌活性,对人宫颈癌 HeLa 细胞有显著的抑制作用。

2. 消炎利肝作用 溪黄草的水提取物能抑制二甲苯致小鼠耳部炎症反应,降低 CCl₄ 引起小鼠肝损伤后 ALT 升高的作用,能对抗醋酸所致小鼠腹腔毛细管通透性升高,说明具有消炎利肝的作用。

3. 清除自由基作用 溪黄草中黄酮类物质对羟自由基和氧自由基具有清除作用。

【炮制】 取原药材,除去杂质,抢水洗净,润软,切成段,干燥。

饮片性状 本品为不规则的小段,茎、叶、花、果实混合。余参见"药材"项。

贮干燥容器内,置通风干燥处。

【药性】 苦、寒。

1. 广州部队《常用中草药手册》:"甘、苦、凉。"

2.《常用中草药彩色图谱》:"苦、寒。"

【功用主治】　清热解毒,利湿退黄,散瘀消肿。主治湿热黄疸,胆囊炎,泄泻,痢疾,疮肿,跌打伤痛。

1. 广州部队《常用中草药手册》:"清热,利湿,退黄。主治急性黄疸型肝炎,急性胆囊炎。"

2.《常用中草药彩色图谱》:"清肝利胆,退黄祛湿,凉血散瘀。治急性肝炎,跌打肿痛。"

3.《全国中草药汇编》:"治肠炎,痢疾。"

【用法用量】　内服:煎汤,15～30 g。外用:捣敷;或研末搽。

【宜忌】　脾胃虚寒者慎服。

【选方】　1. 治急性黄疸型肝炎　溪黄草、马蹄金、鸡骨草、车前草各 30 g。水煎。《全国中草药汇编》

2. 治痢疾,肠炎　用线纹草茶鲜叶捣汁,每次 5 ml,开水冲服,日服 9～15 g,水煎服;或研粉装胶囊内,每服 1～2 丸。《广西本草选编》

3. 治癃闭　鲜香茶菜 60 g,鲜石韦、鲜车前草各 30 g。水煎服。《江西草药手册》

4. 治跌打肿痛　线纹香茶菜全草 15～30 g,猪殃殃 30～60 g。煎水兑酒服,渣揭烂敷。《湖南药物志》

5. 治风火赤眼(包括急性眼结膜炎)　溪黄草 9 g。水煎,去渣After滤后,以药汤洗眼。《食物中药与便方》

5442　滨海前胡 bīn hǎi qián hú 《新华本草纲要》

【异名】　防葵《青岛中草药手册》。

【基原】　为伞形科前胡属植物滨海前胡的根。

【原植物】　滨海前胡 *Peucedanum japonicum* Thunb.　又名:防风《台湾药用植物志》。

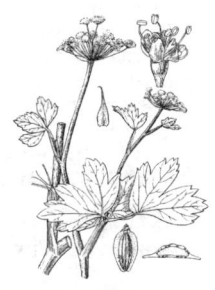

滨海前胡

多年生粗壮草本,高约 1 m。稍直立。根圆柱形,棕褐色,有分枝。茎圆柱形,多分枝,有突起的粗条纹,光滑无毛。基生叶长柄,具抱茎的宽卵叶鞘;叶片厚革,轮廓为宽卵状三角形,一至二回三出式分裂,第一回羽片卵状圆形或三角状圆形,下部的一对羽片柄长 2～4 cm,中间羽片 3 浅裂或深裂,基部心形,长、宽均为 7～9 cm;第二回羽片的侧裂片卵圆形,中间裂片倒卵状楔形,均无柄,有 3～5 粗大钝锯齿,两面均光滑无毛,粉绿色。伞形花序顶生或侧生,分枝;花序梗粗壮;总苞片 2～3,卵状披针形至线状披针形,有柔毛;中央伞形花序直径约 10 cm;伞辐 15～30,有细柔毛;小伞形花序有花 20 以上;小总苞片 8～10 枚,线状披针形;花瓣紫色,少为白色,卵圆至倒卵形,背部有小硬毛;子房密生短硬毛;萼齿不显著;花柱基圆柱形。分生果长圆状卵形,背部扁压,长 4～6 mm,有短硬毛,背棱线形,侧棱翅状;每棱槽内有油管 3～5,合生面油管 6～10。花期 6～7 月,果期 8～9 月。

生于滨海滩地或近海山地。分布于东部沿海的江苏、浙江、福建、山东、台湾等地。

【采收加工】　夏季采挖,除去茎叶,晒干。

【成分】　根中含香豆素类:白花前胡醇(peucedanol),伞形花内酯(umbelliferone),3′(S),4′(S)-双异戊酰-3′,4′-二氢邪蒿素〔3′(S),4′(S)-diisovaleryl-3′,4′-dihydroseselin〕,3′(S),4′(S)-双异戊烯醇-3′,4′-二氢邪蒿素〔3′(S),4′(S)-disenecioyloxy-3′,4′-dihydroseselin〕,右旋萨米定(samidin),右旋川白芷内酯(anomalin),防葵素(peujaponisin),左旋齿阿米定(visnadin)。

【药性】　《青岛中草药手册》:"性寒,味辛。入肾经。有毒。"

【功用主治】　清热止咳,利尿解毒。主治肺热咳嗽,湿热淋痛,疮痈红肿。

1.《青岛中草药手册》:"清湿热,坚骨益髓,消肿散结。治急性膀胱炎,尿潴留,高热抽搐,无名肿毒,红肿热痛。"

2.《台湾药用植物志》:"治咳嗽。""治膀胱与肠炎患。"

【用法用量】　内服:煎汤,6～15 g。外用:煎水洗。

【宜忌】　《青岛中草药手册》:"中火者忌用,有寒宜慎用。"

【选方】　1. 治尿路感染　防葵 15 g,车前子 15 g。水煎服。

2. 治无名肿毒　防葵 15 g,水煎服。并可熬汤外洗。(1、2方出自《青岛中草药手册》)

5443　鲎肉 hòu ròu 《食疗本草》

【异名】　鲎鱼肉。

【基原】　为鲎科东方鲎属动物中国鲎的肉。

【原动物】　中国鲎 *Tachypleus tridentatus* (Leach)　又名:鲎鱼《广志》,三叶虫《青岛中草药手册》,马蹄蟹《广西药用动物》,东方鲎《中国动物药志》,三刺鲎、两公婆(俗称)。

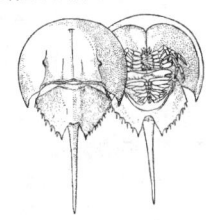

中国鲎

体似瓢形,深褐色,全长可达 70 cm,宽约 30 cm,雌性成体一般体重都在 2 kg 以上。头胸部背甲广阔略呈马蹄形,其前缘至左右两侧缘成半圆形,两侧向后突出成刺。背面突起较高(雄者稍扁平),中央有一纵脊,其前端有单眼 1 对,两侧各有纵脊 1 条,其上各有复眼 1 对,腹面凹陷,有口,有附肢 6 对,前面 2 对为头部的附肢。第一对短小,由 3 节组成,是为螯肢;第二对长大,由 6 节组成,称为脚须,幼体及雌体的末端 2 节均呈钳状,雄体的末端呈弯钩状,为抱接器;另 4 对均为步足,除口下第一对有帮助摄食,又称颚肢,前 3 对末 2 节亦呈钳状,而后 1 对适于在沙土上挖洞及爬行。腹部略呈六角形,雄者两侧缘有 6 对可活动的倒刺,前 3 对较大,但雌者的第四、第五、第六对缘刺已退化成很短;腹面有条板状附肢 6 对,第一对左右相连盖住生殖孔,故称生殖靥,其余各对的外肢节内侧都有 150～200 页薄板状的书鳃,其内有血管网,可进行气体交换,另在头胸部有 1 对四叶的基节腺,用以排泄。腹部末端有一条呈三角棱锥形的尾剑,中上棱角及下侧两棱角基部均有锯齿状小刺,尾剑长度与背甲大致相等。

平时生活于水深 40 m 以内的泥沙质海底,以蠕虫、环节动物、腕足动物及软体动物为食,昼伏夜出。5～8 月为繁殖季节,初孵出的幼体,体长仅 7～8 mm,没有剑尾,身体仅分中央及两侧三部分,与三叶虫的成虫相似,故称三叶幼虫。要经 20 多次的蜕壳,共历 8 年左右,才达性成熟期。分布于浙江、福建、广东、广西、海南、台湾沿海。我国的北界是浙江的舟山外侧(岱山东南)海域。现已进行人工饲养。

本动物的甲壳(鲎壳)、尾(鲎尾)、胆(鲎胆)亦供药用,另设专条。

【采收加工】　全年均可捕捞,将壳和尾取下,取肉,鲜用或晒干或腌制。

【成分】　中国鲎肉含胆甾醇(cholesterol)78.0%和少量 C_{26}-、C_{27}-、C_{28}-、C_{29}-甾醇(sterol)。血细胞含鲎肽(tachyplesin),鲎肽 I、鲎肽 II 及含血细胞溶菌产物(hemocytelysate)。胚胎含两组蛋白质,一组为血蓝蛋白(hemocyanin),一组命名为 B-1 蛋白质、B-2 蛋白质和残余蛋白质(residual protein),还含酸性黏多糖(acid mucopolysaccharide)。

南方鲎全体含相对分子质量约为 20 000 的凝集素（coagulo-gen）。肉含原肌球蛋白（tropomyosin），南方鲎素（gigasin）Ⅱ。圆尾鲎含阿米巴样细胞含血细胞凝集素（hemagglutinin），幼鲎含乳酸脱氢酶（lactate dehydroge nase），苹果酸脱氢酶（malate dehydroge-nase）。全体含圆尾鲎凝集素（carcinocorpin），相对分子质量为 20 000 的凝集素（coagulogen），原肌球蛋白（tropomyosin），β-甘油磷酸盐（β-glycerophosphate）。

【药性】辛、咸、平。有毒。

1.《食疗本草》：“平，微毒。”

2.《本草拾遗》：“味辛，无毒。”

3.《饮食须知》：“味苦、咸，性平，微毒。”

4.《品汇精要》：“味辛，性平。气厚于味，阳中之阴。臭腥。”

【功用主治】清热明目，解毒消肿。主治目赤肿痛，翳膜遮睛，痔疮，脓疱疮。

1.《食疗本草》：“治痔，杀虫。”

2.《中国药用海洋生物》：“清热解毒。治脓疱疮，白内障。”

【用法用量】内服：煮食，5～10 g。

【宜忌】《食疗本草》：“多食发嗽并疮癣。”

【选方】1. 治眼红，青光眼　鲜鲎肉和卵适量，煮熟吃。《广西药用动物》

2. 治白内障　鲎肉猪肝各适量，同煮食。

3. 治脓疱疮　腌制鲎肉，适量煮食。（2、3方出自《青岛中草药手册》）

5444 鲎壳 hòu ké 《本草拾遗》

【异名】鲎鱼壳（《圣惠方》），鲎甲（《泉州本草》）。

【基原】为鲎科东方鲎属动物中国鲎的甲壳。

【原动物】参见“鲎肉”条。

【采收加工】捕杀后将壳洗净、晒干。

【药材】鲎壳 *Tachyplei Tridentati Carapax* 产于浙江、福建、广东沿海。

性状　形似瓢，由头胸甲、腹甲及尾剑三部分组成，全长约60 cm。外表面棕红色至灰棕色、较光滑，有光泽。内面面灰棕色。胸甲略呈马蹄形，前缘圆；腹甲后部显著窄，两缘有 6 个大的侧棘，雌的后 3 对侧棘较小。尾剑细长，坚硬。质坚脆，易折断。气微，味微咸。

【成分】中国鲎外壳含无机元素溴、铁、锌、铜、镍、锰、钾、钙、钛、氯、磷、硅、铝、镁。

【药性】《青岛中草药手册》：“性温，味咸。”

【功用主治】化痰止嗽，散瘀，解毒。主治咳嗽气急，喉中痰鸣，跌打损伤，创伤出血，烫伤，丹毒。

1.《纲目》：“治积年呷嗽。”

2.《本草求原》：“壳灰开油，搽子粒疮。”

3.《中国药用海洋生物》：“用于跌打损伤，创伤出血，烫火伤，带状疱疹。”

4.《中国药用动物志》：“活血祛瘀，解毒。”

【用法用量】内服：研末，10～15 g；或入丸剂。外用：研末撒或调敷。

【选方】1. 治咳嗽，喉中呀呷作声，积年不瘥者　鲎鱼壳半两，猪牙皂荚一分（去黑皮，涂酥炙焦黄，去子），贝母一分（煨微黄），桔梗一分（去芦头）。捣罗为末，炼蜜和丸，如小弹子大。每含一丸，旋咽其汁，服三丸即出恶涎。《圣惠方》

2. 治胃炎　鲎壳焙干研末，开水或米汤冲服，每次 1 匙，日服 3 次。《青岛中草药手册》

3. 治创伤出血不止　鲎甲煅存性为末，敷伤口。

4. 治烫火伤　鲎甲煅存性研末，调茶油敷患处。（3、4方出自《泉州本草》）

5445 鲎尾 hòu wěi 《本草拾遗》

【基原】为鲎科东方鲎属动物中国鲎的尾。

【原动物】参见“鲎肉”条。

【采收加工】捕杀后将尾取下，晒干。

【药性】咸、涩，平。

【功用主治】止血，止痢。主治肺结核咯血、鼻衄，胃出血，肠风下血，赤白久痢，崩漏带下，外伤出血。

1.《本草拾遗》：“尾灰断产后痢。”

2.《日华子》：“烧焦治肠风泻血，并崩中带下。”

【用法用量】内服：研末，3～10 g。外用：研末撒或调敷。

【选方】1. 治肺结核咯血　鲎尾末 3～6 g。温水冲服。《青岛中草药手册》

2. 治鼻衄　鲎尾炭 6 g，红铁树叶、侧柏叶各 30 g。将后二味药水煎，冲鲎尾炭，1 次服。《广西药用动物》

3. 治胃出血　鲎尾炭 6～9 g，用旱莲草、扁柏叶各 30 g。煎水冲服。《全国中草药汇编》

4. 治产后病　鲎骨及尾，烧为黑灰，米饮下。先服生地黄、蜜等煎讫，然后服尾。《本草拾遗》

5. 治疗疮　（鲎）尾灰，用茶油调成膏，外敷患处。《青岛中草药手册》

5446 鲎胆 hòu dǎn 《纲目》

【异名】鲎鱼胆（《圣济总录》）。

【基原】为鲎科东方鲎属动物中国鲎的胆。

【原动物】参见“鲎肉”条。

【采收加工】捕杀后取胆，鲜用或阴干。

【药性】苦，寒。

【功用主治】祛风杀虫。主治大麻风，疥疮。

1.《纲目》：“治大风癞疾，杀虫。”

2.《药性考》：“除疥癞麻风。”

【用法用量】内服：适量，入散剂。

5447 裸柱菊 luǒ zhù jú 《福建药物志》

【异名】九龙吐珠、七星坠地、七星菊、大龙珠草（《福建药物志》）。

【基原】为菊科裸柱菊属植物裸柱菊的全草。

【原植物】裸柱菊 *Soliva anthemifolia*（Juss.）R. Br. [*Gymnostyles anthemi folia* Juss.]

一年生矮小草本。茎通常短于叶，丛生。茎极短，平卧。叶互生；有柄，长 5～10 cm；叶片二或三回羽状分裂，裂片线形，全缘或 3 裂，被长柔毛或近无毛。头状花序，无梗，聚生于短茎上；近球状，直径 6～12 mm；总苞片约 2 层，长圆形或披针形，边缘干膜质；花托扁平，无托片；花异型：外围的雌花数朵，无花冠；中央的两性花少数，花冠管状，黄色，长约 2 mm，先端 3 齿裂，基部渐狭，常不结实。瘦果，扁平，边缘有横皱纹的翅，先端冠以宿存的芒状花柱和蛛丝状毛。花、果期全年。

生于荒地、田野。分布于

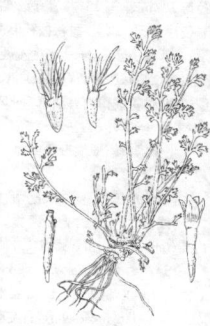

裸柱菊

福建、江西、广东、台湾等地。原产于南美洲,大洋洲亦有。

【采收加工】 5～11月采收,鲜用或晒干。

【药性】《福建药物志》:"辛,温,有小毒。"

【功用主治】《福建药物志》:"化气散结,消肿解毒。主治瘰疬,风毒流注,痔疮发炎。"

【用法用量】 内服:煎汤,6～15 g。外用:捣敷。

【选方】 1. 治风毒流注 鲜裸柱菊适量,米饭少许。共捣烂,外敷。

2. 治瘰疬初起 鲜裸柱菊30 g,鸡蛋1～2枚。水煎服。渣和红糖少许,捣烂外敷。

3. 治痔疮出血、发炎 裸柱菊、朱蕉、杠板归、马齿苋各15 g。水煎服。(1～3方出自《福建药物志》)

5448 裸茎金腰子 luǒ jīng jīn yāo zi
《陕甘宁青中草药志》

【异名】 金腰草(《藏药标准》)。

【基原】 为虎耳草科金腰属植物裸茎金腰的全草。

【原植物】 裸茎金腰 Chrysosplenium nudicaule Bunge

多年生草本,高5～10 cm。根细瘦,长2～3 cm,黄色或黄褐色;根茎短,黄色,节间长约1 cm,节上被褐色膜质鳞片。茎疏生褐色柔毛或乳头状突起,通常无叶。基生叶具长柄;叶4～6片,肥厚,近肉质,深绿色,肾形,长1.2～2.5 cm,宽1.3～2.6 cm,先端圆形,基部深心形,边缘浅裂,裂片长达4 mm,宽约4 mm,先端钝圆,中央有一腺点,裂齿间凹窝处被铁锈色或棕褐色短柔毛。

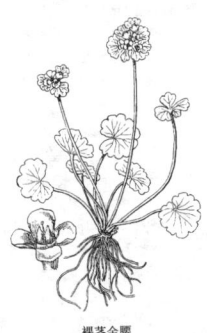

裸茎金腰

花葶从叶丛中抽出,直立。聚伞花序密集呈半球形,顶生;苞片3～4枚,匙形或椭圆形,长7～10 mm,先端钝圆,中央有一腺点,基部楔形或广楔形,边缘有3～5浅裂;裂齿间凹窝处有铁锈色或棕褐色短柔毛;花黄绿色,多数;萼绿色,漏斗状,直径5～9 mm,4裂,裂齿近圆形,齿间凹窝背面被铁锈色微柔毛;花瓣缺,雄蕊8,着生于萼筒喉部,花丝黄色,扁后,基部渐扩大,花药橙黄色;雌蕊1,子房绿色,半下位,中下部与花萼联合,上部2裂,柱头褐色。蒴果顶裂。种子多数,椭圆形,黑褐色。花期7月,果期8月。

生于海拔3 900～5 000 m的林下、高山草甸石隙。分布于四川、云南、西藏、甘肃、青海及新疆等地。

【采收加工】 夏季花期采收,晒干。

【药材】 裸茎金腰子 Chrysosplenii Nudicaulis Herba 产于甘肃、青海、新疆等地。

性状 根茎短,节上有残存的黑褐色叶柄,下面有多数细根,棕黄色至黄褐色,长1.2～2.6 cm。茎极细小,疏生褐色长柔毛或乳头状突起。叶片单生,完整叶片肾形,长1.0～2.5 cm,宽1.3～2.6 cm,基部深心形,边缘具11～15浅裂,裂齿牙齿状,先端圆钝,有1腺点,齿间窝缺处具褐色柔毛或乳头状突起;叶柄长2～3 cm,下部疏生褐色柔毛。聚伞花序密集呈半球状,苞片阔卵形至扇形;花小,多数,黄绿色,萼片扁圆形;无花瓣。气微,味微涩。

【药性】 苦,寒。

1.《青藏高原药物图鉴》:"苦,寒。"

2.《全国中草药汇编》:"微苦,寒。"

【功用主治】 清热除湿,舒肝利胆。主治黄疸,胁痛,癥瘕,胆囊炎,胆结石。

1.《晶珠本草》:"缓泻赤巴病(胆火)。"

2.《陕甘宁青中草药选》:"利胆,止呕。主治黄疸及多种胆病,吐黄水。"

3.《青藏高原药物图鉴》:"治胆病引起之发热,胆囊疾患,(急)性黄疸型肝炎,急性肝坏死症,胆病引起之头痛,亦可催吐胆汁。"

4.《中国民族药志》:"清热,利胆,舒肝。用于肝硬化、胆囊炎、胆结石。"

【用法用量】 内服:煎汤,3～9 g;或入散剂。

5449 福参 fú shēn
《药性考》

【异名】 建人参(金御乘方),建参(《纲目拾遗》),土当归、土人参(《福建中草药》)。

【基原】 为伞形科当归属植物福参的根。

【原植物】 福参 Angelica morii Hayata 又名:土参、山芹菜、天池参(福建)。

多年生草本,高50～100 cm。根圆锥形,稍弯曲,长约到10 cm,棕褐色。茎直立,少分枝,光滑无毛。基生叶和茎生叶均为二至三回羽状分裂,基生叶叶柄长达20 cm,叶柄基部膨大成管状叶鞘,抱茎,背面有毛;叶片轮廓卵形至卵状披针形,3裂至3深裂,先端渐尖,基部楔形,边缘有齿刻状锯齿,齿缘具细毛,两面无毛或沿叶脉有短毛;顶部叶简化成短管状鞘。复伞形花序;花序梗长5～10 cm,有短柔毛;总苞片1～2,早落;伞辐10～14(～20);小总苞片5～8,线状披针形;小伞形花序有花15～20;小苞片绿白色;萼齿卵形,无毛;花瓣长卵形,无毛;花柱基短圆锥形。果实长卵形。长4～5 mm,无毛,背棱线形,侧棱翅状,棱槽中有油管1,合生面油管2。花期4～5月,果期5～6月。

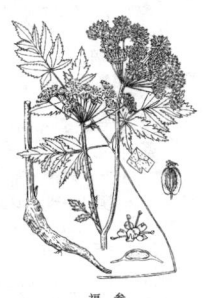

福参

生于山谷、溪沟石缝内。分布于浙江、福建、台湾等地。

本植物的叶(福参叶)亦供药用,另设专条。

【采收加工】 秋季采挖,除去须根,刮净外皮,晒干或蒸熟晒干。

【药材】 福参 Angelicae Morii Radix 产于福建。

性状 根呈纺锤形或圆锥形,长8～12 cm,上部直径2～3 cm。外表面淡黄棕色或黄灰色,有纵沟纹及少数横皱纹。质坚硬,折断面黄白色。具香气。

【成分】 根含香豆素类:补骨脂素(psoralen),香柑内酯(bergapten)对香豆酸(p-coumaric acid),伞形花内酯(umbelliferone),北美芹素(pteryxin),$3'(R)$,$4'(R)$-3'-乙酰氧基-4'-千里光酰氧基-3',4'-二氢邪蒿素[$3'(R)$,$4'(R)$-3'-acetoxy-4'-senecioyloxy-3',4'-dihydroseselin]。

【药理】 对中枢神经系统、心血管系统的作用 本品给小鼠口服或腹腔注射,均可使小鼠自发活动减少。本品给猫皮下注射,能预防注射士的宁引起的惊厥;给麻醉猫、犬作静脉注射有显著降压作用,切断两侧迷走神经,不影响其降压作用,且在降压时出现呼吸兴奋现象。本品对离体蛙心有抑制作用,能使蛙腹直肌收缩,并有能不完全被箭毒所阻断。

【药性】 辛、甘、苦,温。

1.《药性考》:"辛、苦、甘,性温。""辛、热。"

2.《福建药物志》:"辛、微甘,温。"

【功用主治】 温中益气。主治脾虚泄泻,虚寒咳嗽。

1.《药性考》:"益气,虚冷人宜。"

2.《福建药物志》:"补中益气。主治脾虚泄泻,虚寒咳嗽,蛇伤。"

【用法用量】 内服:煎汤,9~15 g。外用:捣敷。

【宜忌】 1.《药性考》:"多食则喉痛"。

2. 金御乘:"独不宜于产妇。"(引自《纲目拾遗》)

【选方】 1. 治脾胃虚寒泄泻 (福参)干根 9~15 g,金樱子干根 15 g,淮山药 9 g,苡米 9 g。水煎服。

2. 治虚寒咳嗽 (福参)干根 15 g,桂圆干 15 g。水煎服。(1、2 方出自《福建中草药》)

3. 治蛇伤肿胀剧烈 鲜福参 30 g,水煎服;渣捣烂敷患处。《福建药物志》

【各家论述】《纲目拾遗》:"福参清补,患风火牙痛,煎汤漱口立愈,则性又带寒散,或言其性热者,犹未确也。"

5450 福参叶 fú shēn yè 《台湾药用植物志》

【基原】 为伞形科当归属植物福参的叶。

【原植物】 参见"福参"条。

【采收加工】 夏季采时,晒干。

【功用主治】《台湾药用植物志》:"消肿。治风湿性关节痛。"

【用法用量】 内服:煎汤,6~15 g。

5451 辟汗草 bì hàn cǎo 《植物名实图考》

【异名】 野苜蓿、品川萩《中国主要植物图说》,铁扫把《四川中药志》,散血草《陕西植物药调查》,省头草、野生黄、鸡头花草《上海常用中草药》,鸡虱子草《四川常用中草药》,黄香草木樨《吉林中草药》,臭苜蓿、败酱草《陕西中草药》,香马料《黑龙江省主要野生药用植物的鉴别及中草药新制剂》,蛇退草《贵州草药》。

【基原】 为豆科草木樨属植物草木樨和小花草木樨的全草。

【原植物】 1. 草木樨 Melilotus suaveolens Ledeb.

一年或二年生草本,高 60~90 cm,有时可达 1 m 以上。茎直立,粗壮,多分枝。三出复叶,互生;托叶线状披针形;叶片倒卵形、长圆形或倒披针形,长 15~27 mm,宽 4~7 mm,先端钝,基部楔形或近圆形,边缘有不整齐的疏锯齿。总状花序细长,腋生,花多数;花萼钟状,萼齿 5,三角状披针形,近等长;花黄色,长约4mm,旗瓣椭圆形,先端圆或微凹,基部楔形,翼瓣与旗瓣近等长,与龙骨瓣等长;雄蕊10,二体;子房卵状长圆形,花柱细长。荚果小,倒卵形,长 2~

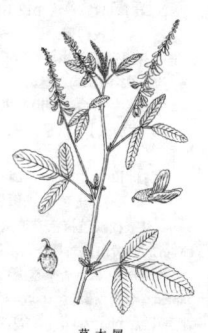
草木樨

3.5 mm,棕色,1个荚果,先端有短喙,表面具网纹。种子 1 颗,近圆形或椭圆形,稍扁。花期 6~8 月,果期 7~10 月。

生于海拔 200~3 700 m 的山坡、河岸或田野潮湿处。分布于华北、东北、西南、西北及江苏、安徽、江西、西藏、台湾等地。

2. 小花草木樨 M. indicus (L.) All.[Trifolium indicum L.; M. parviflora Desr.] 又名:马兰菜、各答菜、臭菜、野花生、草木樨《江苏植物志》,印度草木樨(通称)、郎日巴花《台湾药用植物志》。

二年生草本,高 10~50 cm。无毛。三出复叶;托叶与叶柄合生;叶片倒披针状长圆形至宽倒卵形,先端截形或微凹,基部楔形,中脉突出,边缘中部以上有疏锯齿。总状花序腋生,长 5~10 cm;花萼钟状,萼齿披针形,与萼筒等长或稍长,均被白色柔毛;蝶形花

冠,黄色,旗瓣与翼瓣近等长;雄蕊10,二体;子房无柄。荚果卵圆形,长 2~3 mm,表面网脉突出。有种子 1 颗。花期 6~8 月,果期 7~9 月。

生于海拔 3 700 m 的山沟、溪边或路旁,也有少量栽培。分布于河北、江苏、安徽、福建、山东、湖北、贵州、云南、西藏、陕西、台湾等地。

以上植物的根(辟汗草根)亦供药用,另设专条。

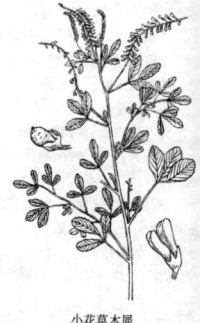
小花草木樨

【采收加工】 6~8 月开花期割取地上部分,鲜用或切段晒干,备用。

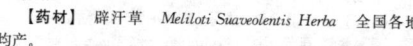

【药材】 辟汗草 Meliloti Suaveolentis Herba 全国各地均产。

【性状】 全株或切成小段。茎直立,多分枝,外表有纵棱,绿色或黄绿色。三出复叶,互生,有柄,小叶片多皱缩,展平后长椭圆形或倒披针形,长 1~3 cm,宽 0.5~1 cm,先端钝圆或近平截,有细柔小齿;基部楔形,边缘有细齿;托叶线形,长约 5 mm。总状花序纤细,腋生或顶生,花多数,小形,长 3~4 mm;花萼钟形,花冠蝶形,黄色,二体雄蕊,质轻脆或稍韧,气芳香。

【药理】 抗疟作用 草木樨有抗疟作用,能使疟原虫形态破坏、死亡,使感染鸡疟的红细胞数减少或消失。

毒性 小花草木樨为良好牧草饲料,但曾报告马、羊等牲畜食本品过多可引致麻痹,可能与含香豆素类化合物有关。

【炮制】 取原药材,除去杂质,抢水洗净,润透,切段,干燥。

饮片性状 为不规则的碎段状,根、茎、叶、花混合。根呈细段状,茎段暗灰绿色或绿褐色;叶皱碎片状,边缘有细齿,托叶线形;花呈皱状,花萼钟形,花冠黄色。气微,味淡。

贮干燥容器内,置通风干燥处。

【药性】 辛、甘、微苦,凉。小毒。

1.《四川中药志》1960 年版:"性凉,味苦、淡,无毒。"

2.《上海常用中草药》:"辛,平。"

3.《贵州草药》:"性平,味甘。"

4.《福建药物志》:"味辛、甘,平,有小毒。"

【功用主治】 清暑化湿,健胃和中。主治暑湿胸闷,头胀头痛,痢疾、淋证、咳疖,带下,口疮,口臭,疮疡,湿疮,疥癣,淋巴结核。

1.《四川中药志》1960 年版:"清热解毒,杀虫,利小便。治皮肤疮,风斤,赤白痢,淋病。"

2.《上海常用中草药》:"和中,健胃,化湿。治暑湿胸闷,口腻口臭,头胀头痛。"

3.《贵州草药》:"清热解毒,敛阴止汗。治白口疮,虚汗,皮肤瘙痒。"

4.《陕西中草药》:"止痢截疟,健胃化湿。治痢疾,疟疾,口臭,头痛。"

5.《安徽中草药》:"治颈淋巴结结核,湿疮疥癣。"

6.《河北中草药》:"健脾胃,整肠道。适用于消化不良,痢疾后重,脘腹不适,湿热带下之症。"

【用法用量】 内服:煎汤,9~15 g;或浸酒。外用:捣敷;或煎水洗;或烧烟熏。

【宜忌】《福建药物志》:"印度草木樨含香豆素,小量毒性不大,大量可导致恶心、呕吐、眩晕,心肝抑制及四肢发冷。"

【选方】 1. 治暑热暑湿 省头草、藿香、通草各 9~15 g。水煎服。《浙江药用植物志》

2. 治赤白痢疾 草木樨、仙鹤草各 15 g,青木香 9 g。水煎

限。《青岛中草药手册》）

3. 治疟疾　省头草 30 g,煎汤。在疟发前 1 小时服用。《吉林中草药》》

4. 治尿路感染　省头草、车前草、海金砂藤各 15 g。煎服。《安徽中草药》》

5. 治白口疮　辟汗草（印度草木犀）捣绒取汁,搽患处。

6. 治皮肤瘙痒　辟汗草（印度草木犀）60 g。煨水洗患处。

（5、6 方出自《贵州草药》）

7. 治颈淋巴结核　省头草 60 g,白酒 500 g,浸泡 7 日。每服药酒 15～30 g,每日 2～3 次。《安徽中草药》》

5452 辟汗草根 bì hàn cǎo gēn 《《陕西中草药》》

【基原】　为豆科草木犀属植物草木犀和小花草木犀的根。

【原植物】　参见"辟汗草"条。

【采收加工】　夏末秋初采挖,切片晒干。

【成分】　草木犀茎叶及花含挥发油,油中主要成分为香豆素（coumarin）。

小花草木犀全草含香豆素,β-谷甾醇（β-sitosterol）,多种糖类如葡萄糖、果糖、山梨糖、棉子糖、纤维二糖等。

【药性】　微苦,平。

【功用主治】　《陕西中草药》:"清热解毒,主治淋巴结核。"

【用法用量】　内服:煎汤,9～15 g。

【选方】　1. 治淋巴结核　臭苜蓿根 30～60 g,白酒 500 g,浸泡 1 星期后服用。每次 1 酒盅,每日 3 次。《陕西中草药》》

2. 治淋巴结炎　草木犀根 45 g,以白酒 500 g 浸泡 1 星期。每服 1 酒杯,每日 3 次。《河北中草药》》

3. 治虚汗　辟汗草根 60 g。炖肉吃,或煨水服。《贵州草药》》

十四画

5453 **碧桃干** bì táo gān 《饮片新参》

【异名】桃枭(《本经》),鬼髑髅(《雷公炮炙论》),桃奴、枭景(《别录》),干桃(《圣惠方》),气桃(《草木便方》),阴桃子(《分类草药性》),桃干(《现代实用中药》),瘪桃干(《中药志》)。

【基原】为蔷薇科桃属植物桃或山桃的幼果。

【原植物】参见"桃仁"条。

【采收加工】4~6月未成熟的幼果,经风吹落后拾取,翻晒4~6日,由青色变为青黄色即得。

【药材】碧桃干 Amygdali Immaturi Fructus 主产于江苏、浙江、安徽、山东、山西、河北等地。核已硬化者习称"瘪桃干",核未硬者习称"桃奴"。

性状 瘪桃干呈矩圆形或卵圆形,长1.8~3 cm,直径1.5~2 cm,厚0.9~1.5 cm。先端渐尖,皇鸟喙状,基部不对称,有的存有少数棕红色的果柄。表面黄绿色,具网状皱缩纹理,并密被黄白色柔毛。质坚硬,不易折断。破开,断面内果皮厚而硬化,腹缝线凸出,背缝线不明显。含未成熟种子1枚。气微弱,味微酸涩。

桃奴呈扁圆压状卵形,较小,表面毛茸更多。质软,断面内果皮较薄,未硬化。

鉴别 (1)粉末特征:棕黄色。非腺毛众多,单细胞,淡黄色,多自基部断离,呈纤维状,微弯,长33~612(~2 700)μm,直径17~40 μm,壁厚,表面有螺纹状角质纹理。内果皮石细胞成片状,呈尖圆形,类方形或不规则形,直径14~45 μm,壁较薄,微木化,纹孔、孔沟细密,明显。草酸钙簇晶可见,直径7~21 μm。

(2)取本品粗粉2 g,加水20 ml,加热微沸15分钟,趁热滤过,滤液照下述方法试验:①取滤液滴于滤纸上,不显喷以0.1%溴酚蓝乙醇液,即显蓝色斑点(检查有机酸)。②取滤液5滴,置白色点滴板内,加三氯化铁试液1滴,显污绿色或褐绿色(检查酚性成分)。

【炮制】1.碧桃干 取原药材,除去杂质及果柄,刷去绒毛,洗净,干燥。用时捣碎。

2.酒碧桃干 取净碧桃干,喷适量黄酒拌匀。待酒被吸尽后,置蒸锅内,用武火蒸30分钟,取出,干燥。

饮片性状 碧桃干参见"药材"项。酒碧桃干形同碧桃干,微有酒香气。

贮干燥容器内,置通风干燥处,防霉、防蛀。

【药性】酸、苦,平。归肺、肝经。

1.《本经》:"微温。"

2.《别录》:"味苦。"

3.《纲目》:"有小毒。"

4.《本草汇言》:"味苦,气平。入手足厥阴经。"

5.《饮片新参》:"甘、酸,平。"

6.《四川中药志》1960年版:"性平,味淡苦,无毒。"

【功用主治】敛汗涩精,活血止血,止痛。主治盗汗,遗精,心腹痛,吐血,妊娠下血。

1.《别录》:"疗中恶腹痛。"

2.《日华子》:"治肺气,腰痛,破血,治心痛,酒摩暖敷之。"

3.汪颖《食物本草》:"主吐血。烧存性,研末,米汤调服。"

4.《纲目》:"治小儿虚汗,妇人妊娠下血,破伏梁结气,止邪疟。烧烟熏痔疮。烧黑油调,敷小儿头上胎疮软疖。"

5.《分类草药性》:"治膀胱疝气,遗精,妇女月经闭塞。"

6.《饮片新参》:"生津,止汗。治劳咳。养胃除烦。"

7.《安徽中草药》:"开音。"

8.《全国中草药汇编》:"止痛。治胃痛,疝痛。"

【用法用量】内服:煎汤,6~9 g;或入丸、散。外用:研末调敷;或烧烟熏。

【选方】1.治盗汗,虚汗 碧桃干30 g,浮小麦45 g,糯稻根15 g,红枣10个。水煎服。《甘肃中医验方集锦》

2.治妊娠下血不止 干桃(烧灰存性)、地榆各等分。上为末。每服二钱,空心白滚汤调下。《丹台玉案》

3.治伏梁气,在心下结紧不散 桃奴三两。捣细,罗为散,每服食前,温酒调下二钱。《圣惠方》

4.治疟 桃仁子二七枚,黑豆一两,巴豆七粒(去皮心膜,出尽油)。上三味,捣匀为细末,滴冷水丸如梧桐子大,丹砂为衣。每服一丸,井华水吞下。《圣济总录》干桃丸

5.治音哑 瘪桃干7个(煅炭存性),研末,大枣30 g。煎水冲服。《安徽中草药》

6.治卒然半身不遂 瘪桃干60~90 g,桔梗15~18 g,丹参30 g。水煎,冲黄酒,早晚饭前各服1次。《天目山药用植物志》

7.治小儿头疮 树上干桃烧研,入腊豹、麻油调搽。《圣惠方》

【临床报道】治疗盗汗 用碧桃干口服液(每1 ml含1 g生药),每晚临睡前服10~20 ml,7日为1个疗程。治疗肺结核盗汗30例。疗效评定:显效,服药3日盗汗停止。有效:服药3日盗汗明显减少。无效:服药5日后盗汗无明显减少。结果总有效率为96.7%,显效24例(80%),有效5例(16.7%),无效1例。

【各家论述】《冯氏锦囊》:"(桃枭)其苦温之性又能通滞、散邪,故治血之功与桃仁同,鬼击吐血,以为必需。"

5454 **墙草根** qiáng cǎo gēn 《福建中草药》

【异名】田薯、白石薯《福建中草药》,软骨石薯、石薯、指甲薯(福建晋江专区《中草药手册》),细叶贯菜子、水萝卜《福建药物志》。

【基原】为荨麻科墙草属植物墙草的根。

【原植物】墙草 *Parietaria micrantha* Ledeb. [*P. debilis* Forst. var. *micrantha* (Ledeb.)Wedd.]

一年生草本,长5~30 cm。茎肉质,细弱,近直立或平卧,有柔毛,多分枝。叶互生;叶柄细,长0.2~1.5 cm;叶片卵形或狭卵形,长0.5~3 cm,宽0.3~2 cm,先端微尖,基部宽楔形或圆形,全缘,两面疏生短毛,钟乳体点状;基生脉3条。花杂性,有短柄,1或数朵生于叶腋;苞片狭披针形;两性花直径约1 mm,花被片4,狭椭圆形,雄蕊4,与花被片对生;雌花花被片4,合生至中部。瘦果卵形而扁,长约1 mm,光滑,黑褐色。花期7~8月,果期8~9月。

生于海拔700~3 500 m的山坡阴湿处或石隙间。分布于华北、东北及福建、湖北、湖南、四川、云南、西藏、陕西、甘肃、青海等地。

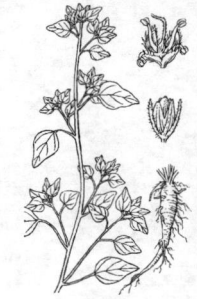

墙 草

【采收加工】 秋冬季采收，多为鲜用。

【药性】《全国中草药汇编》："淡，平。"

【功用主治】 清热解毒，消肿拔脓。主治痈疽疔疮，乳腺炎，睾丸炎，深部脓肿，多发性脓肿，秃疮。

1.《全国中草药汇编》："拔脓消肿。主治脚底深部脓肿，痈疽，疔疮，多发性脓肿。"

2.《福建药物志》："治乳腺炎。"

【用法用量】 内服：煎汤，15～30 g。外用：鲜品捣敷。

【选方】 1. 治痈疽疔疮 墙草根，捣烂调麻摊在消毒纱布上。敷患处。(《福建中草药》)

2. 治风毒流注(多发性脓肿) 墙草鲜块根、南岭荛花鲜叶各等量。捣烂外敷。(《福建晋江专区〈中草药手册〉》)

3. 治背痈 墙草鲜根、紫花地丁各 30 g，酌加地瓜酒炖服；另取墙草根适量，捣烂敷患处。(《福建药物志》)

4. 治背痈，秃疮，睾丸炎，脓疡 墙草鲜根 30 g。水煎服。(《实用中草药》)

5. 治足底挫伤瘀血或脓肿(俗名重底) 墙草根、葱头、石灰同捣烂。敷患处。(《福建中草药》)

5455 聚藻 jù zǎo 《本草图经》

【异名】 水藻、水蕴、鳃草、牛尾蕴(《纲目》)，藻(《植物名实图考》)，金鱼草(《广西本草选编》)，草纱(《台湾药用植物志》)，小二仙草(《陕西中药名录》)，茶(《江苏植物志》)。

【基原】 为小二仙草科狐尾藻属植物穗状狐尾藻的全草。

【原植物】 穗状狐尾藻 Myriophyllum spicatum L. 又名：泥茜(《海南植物志》)，狐尾藻(《江苏植物志》)。

多年生沉水草本。根状茎匍匐，节上生生须根。茎圆柱形，伸长，常分枝，依水的深浅不同而长度不一；节间长 3～4 cm。叶 4 枚轮生；无柄；深绿色，长椭圆形至披针形，长 2～3 cm，羽状深裂，裂片线形，细密，13～20 余对，互生和近对生。穗状花序顶生，长 5～10 cm，挺立于水面，果期沉于水中。花单性，4 至多数轮生；雌雄异株；雄花居上部，苞片绿色，边缘比绿，小苞片卵形，等等膜质，花被片 4，卵状三角形，花瓣 4，红色变幻，舟状匙形，早落，雄蕊 8，淡绿色或黄绿色；雌花生下部，萼管几平截或具浅齿，花瓣 4，卵圆形，先端尖，粉红色，早落，子房下位，4 室，柱头 4，羽状，向外反转。果球形，直径 1.5～3 mm，分成 4 个分果片。花期 4～10 月。

生于沼泽、湖泊、沟渠中。分布于我国各地。

【栽培】 生物学特性 聚藻为水生植物，生于沼泽或水塘中。喜水和温暖的气候。生长适温为 25～30 ℃，忌干旱。在其有一定肥力的池塘中生长为宜。

繁殖方法 插芟繁殖。一般水深在 40～80 cm 的池塘，池底淤泥层厚 20～30 cm，水位变化不大的水域都可种植。在 4 月上旬，水温在 15 ℃以上时，将茎插入泥中约 15 cm，任其蔓延。注意清除杂草和各种水生动物，如鱼类、螃蟹等。

【采收加工】 从 4 月到 10 月，隔 2 个月采收 1 次，每次采收池塘中 1/2 的聚藻，鲜用，晒干或烘干。

【成分】 含大量的脱植基叶绿素(chlorophyllide)。

【药性】 甘、淡，寒。

1.《纲目》："甘，大寒，滑。无毒。"

2.《广西本草选编》："味淡，性凉。"

【功用主治】 清热，凉血，解毒。主治热病烦渴，赤白痢，丹毒，疮疖，烫伤。

1. 孙思邈："但水患热疹肿并丹毒者，取聚菜切，捣敷之，厚三分，干即易。"(引自《纲目》)

2.《广西本草选编》："清热解毒。治痢疾，烧烫伤。"

【用法用量】 内服：煎汤，鲜品 15～30 g；或捣汁。外用：鲜品捣敷。

【选方】 1. 治痢疾 金鱼草全草 30～60 g，水煎，加红糖少许服。

2. 治烧烫伤 鲜金鱼草全草捣烂，取汁涂。(1、2 方出自《广西本草选编》)

5456 蔷薇叶 qiáng wēi yè 《纲目》

【基原】 为蔷薇科蔷薇属植物多花蔷薇的叶。

【原植物】 参见"蔷薇花"条。

【采收加工】 夏、秋采叶，晒干。

【成分】 叶含绿原酸(chlorogenic acid)，木麻黄鞣亭(casuarictin)。

【功用主治】 解毒消肿。主治疮痈肿毒。

【用法用量】 外用：研粉调敷；或鲜品捣敷。

【选方】 1. 治下疳烂 蔷薇叶不拘多少，焙干为极细末，洗净敷上。(《摄生众妙方》)

2. 治痈肿 野蔷薇枝头嫩叶适量，捣烂如泥，酌加鸡蛋捣匀，敷于患处，未成脓者自消；已成脓者挑空出疮顶不敷，可自溃出脓。(《战备草药手册》)

3. 治无名肿毒 鲜蔷薇叶，加食盐少许，捣烂外敷。(《南京地区常用中草药》)

4. 治口疮 蔷薇叶焙干研末，每 3 g 加冰片 0.3 g，同研搽患处。(《天津中草药》)

5457 蔷薇花 qiáng wēi huā 《别录》

【异名】 刺花(《纲目》)，白残花(《药材资料汇编》)，柴米米花(《江苏省植物药材志》)。

【基原】 为蔷薇科蔷薇属植物野蔷薇的花。

【原植物】 野蔷薇 Rosa multiflora Thunb. 又名：墙麻、牛棘、墙薇(《本经》)，牛勒、山枣(《吴普本草》)，蔷藤、山棘(《别录》)，蔷薇(《葛洪方》)，刺蘼(《救荒本草》)，刺红(《群芳谱》)，雪客(《花镜》)，多花蔷薇(《华北习见观赏植物》)。

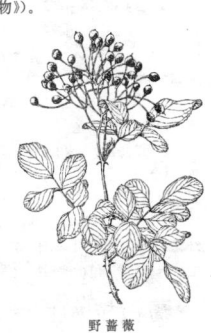
野蔷薇

攀缘灌木，小枝有短、粗糙弯曲皮刺。羽状复叶，小叶 5～9,近花序的小叶有时 3，连小叶柄长 5～10 cm；托叶篦齿状，大部贴生于叶柄；小叶片倒卵形，长圆形或卵形，长 1.5～5 cm，宽 0.8～2.8 cm，先端急尖或圆钝，基部近圆形或楔形，边缘有锯齿，上面无毛，下面有柔毛，小叶柄和轴有散生腺毛。花两性；多朵排成圆锥状花序，花直径 1.5～2 cm；萼片 5，披针形，有时中部具 2 个线形裂片；花瓣 5，白色，宽倒卵形，先端微凹，基部楔形；雄蕊多数；花柱结合成束。果近球形，直径 6～8 mm，红褐色或紫褐色，有光泽。花期 5～6 月，果期 9～10 月。

生于路旁、田边或丘陵地灌木丛中。分布于江苏、山东、河南等地。

本植物的叶(蔷薇叶)、枝(蔷薇枝)、根(蔷薇根)、果实(营实)、花的蒸馏液(蔷薇露)亦供药用，另设专条。

【栽培】 生物学特性 喜温暖湿润气候，喜光耐半阴，好肥耐瘠，耐水湿。以土壤均可栽培。

繁殖方法 扦插或压条繁殖法。扦插法：9～10 月，选当年生粗壮饱满的枝条，截成 20～25 cm 长作插条；用泥浆法扦插，插入泥浆中 2/3 或 1/2。次年 2 月移植。压条法：2～3 月，选二年生枝条，压其中部分。压入土下部分用刀刻伤，压入土内 5～6 cm

深,压实,露出土面的枝梢要用木棍支直。压后经常浇水,1年便能生根,次年1月便可切离移植。定植时按行株距 70 cm×50 cm 开穴定植。

田间管理　每年中耕除草 3～4 次,结合中耕除草施肥 2 次,第一次施肥在春芽萌动时,用稀薄熟人畜粪尿浇在根的周围;第二次施肥在秋季落叶后,在植株周围挖一圆圈,埋入堆肥或畜粪。

【采收加工】　5～6 月在盛开时,择晴天采收,晒干。

【药材】　**蔷薇花 Rosae Multiflorae Flos seu Petalum**　各地普遍野生。

性状　花朵大多破碎不全;花萼披针形,密被绒毛;花瓣黄白色至棕色,多数萎落皱缩卷曲,平展后呈三角状卵形,长约 1.3 cm,宽约 1 cm,先端中央微凹,中部楔形,可见条状脉纹(维管束)。雄蕊多数,着生于花萼筒上,黄色,卷曲成圆。花托小壶形,基部有长短不等的花梗。质脆易碎。气微香,味微苦而涩。

鉴别　(1)粉末特征:淡黄白色。上表皮乳突呈馒头状或类三角形,表皮细胞呈类多角形,类方形。螺纹导管直径 14～25 μm。花粉粒类圆形、椭圆形,淡黄棕色,直径 28～42 μm,可见 3 个萌发孔及 1～3 个萌发沟,外壁薄,光滑。草酸钙簇晶直径 28～42 μm。

(2)取粗粉 1 g,加甲醇 15 ml,加热回流 30 分钟,滤过;取滤液 1 ml,加镁粉少许与盐酸 1 滴,溶液渐显樱红色(检查黄酮类)。

【成分】　花的挥发油含 28 种化合物,其中主要成分为 2,5,5-三甲基庚二烯(2,5,5-trimethylheptadiene)、牻牛儿酸甲酯(香叶酸甲酯 methyl geranate)等。

【药性】　苦、涩、凉。归肝、胃经。

1.《天目山药用植物志》:"微涩。"

2.《上海常用中草药》:"苦、涩、寒。"

【功用主治】　清暑解表,和胃,活血止血。主治暑热烦渴,胃脘胀闷,吐血、衄血,口疮,痈疖,月经不调。

1.《医林纂要》:"干之可罨金疮,去瘀生肌。"

2.《纲目拾遗》:"治疟,妇人郁结吐血。"

3.《现代实用中药》:"健胃。"

4.《天目山药用植物志》:"为泻下药及利尿药。"

5.《安徽中草药》:"清热化浊,顺气和胃。主治暑热胸闷,不思饮食,脘腹刺痛。"

6.《河北中草药》:"消痈肿,解疮毒。用于消化不良,痈疮肿毒及目赤昏暗,口疮。"

【用法用量】　内服:煎汤,3～6 g。

【选方】　1. 治暑热胸闷,不思饮食　白残花 9 g,煎水代茶频服。或白残花、佩兰各 9 g,煎服。(《安徽中草药》)

2. 治产后风瘫,日久两手不能举　蔷薇花四两,当归二两,红花一两,陈酒为引。上以各药入酒中,浸数日。随量饮之。(《华佗神医秘传》华佗治产后风瘫神方)

5458 **蔷薇枝** qiáng wēi zhī (《纲目拾遗》)

【基原】　为蔷薇科蔷薇属植物野蔷薇的枝。

【原植物】　参见"蔷薇花"条。

【采收加工】　全年均可采,剪枝,切段晒干。

【功用主治】　《纲目拾遗》:"(治)妇人秃发。"

【用法用量】　内服:煎汤,10～15 g。外用:煎汤洗。

【选方】　1. 治热疖　野蔷薇茎 15 g,大青叶 9 g。水煎服。(《战备草药手册》)

2. 治治人秃发　蔷薇嫩枝同猴姜煎汁刷之。(《纲目拾遗》)

5459 **蔷薇根** qiáng wēi gēn (《纲目》)

【基原】　为蔷薇科蔷薇属植物野蔷薇的根。

【原植物】　参见"蔷薇花"条。

【采收加工】　秋季挖根,切片晒干。

【成分】　根含萜类成分委陵菜酸(tormentic acid)即 2α,19α-二羟基熊果酸(2α,19α-dihydroxyursolic acid)和 β-谷甾醇(β-sitosterol)、野蔷薇葡萄糖酯(rosamultin)。

【药理】　1. 抗血栓形成　本品总提取液(水提醇沉液)2.4、4.8 g(生药)/kg 给家兔静脉注射,抽血作血栓形成试验,发现能显著延长"雪暴"发生时间和特异性血栓形成时间(CTFT),显著缩短血栓长度、减轻血栓湿重和干重。离体试验,本品粗提取物也产生类似作用,但对干重影响不显著。试管内 0.012 5 ml 提取液(水提醇沉液)即可延长复钙时间,0.05 ml 可使血液不凝。体内试验在 6.4、9.6 g(生药)/kg 剂量下均可使复钙时间延长,并使优球蛋白溶解时间显著缩短。本品总提取液体外试验还证明具有明显的抗 ADP 诱导的血小板聚集作用。

2. 降血脂和抗动脉粥样硬化作用　蔷薇根粗提取物临床发现有降血清胆固醇和三酰甘油作用。每只大鼠灌胃蔷薇根粗提取物,每星期给药 6 日,连续 3 星期,停药 1 星期后,每给药 4 星期停药 1 星期,共给药 126 日,可使喂饲高脂饲料的实验性高脂血症大鼠血清及动脉组织中胆固醇、三酰甘油含量降低。从蔷薇根中分离提取出的 2α,19α-二羟基熊果酸葡萄糖酯和总三萜酸对异辛基聚氧化乙烯醚(triton)诱发的实验性高脂血症小鼠有显著的降低血清胆固醇和三酰甘油作用。总三萜酸类每日 15 mg/只灌胃给药,连续 7 日,对高脂饮食引起的高脂血症小鼠有明显降低血清三酰甘油作用,但对血清胆固醇的作用不明显。蔷薇根粗提取物使实验性高脂血症大鼠血清乳酸脱氢酶同工酶 LDH_1、LDH_2 的水平明显高于不给药的对照组,而 LDH_5 则低于对照组。而心肌内 LDH_1 和 LDH_2 的水平则给药组高于对照组。表明野蔷薇根提取物对高脂血症大鼠心、肝细胞可能有一定保护作用。

3. 抗实验性心肌梗死　结扎家兔冠脉前降支后标测心外膜心电图,并经组织形态学证实,野蔷薇根注射液静注能改善侧支循环,对缺血性心肌有保护作用,并有抑制心率减慢作用。

毒性　毒性试验表明,野蔷薇根浸膏13.4 g/kg、20 g/kg、27 g/kg 分别给小鼠灌胃,每日 1 次,连续 5 日或 10 日,部分动物肝、脊椎有出血坏死,无组织坏死,停药后病变可逆。小鼠腹腔注射本品总提取液的 LD_{50} 为 127 g(生药)/kg。

【药性】　苦、涩、凉。归脾、胃、肾经。

1.《日华子》:"味苦凉,冷,无毒。"

2.《纲目》:"入阳明经。"

3.《医林纂要》:"苦、涩、寒。"

【功用主治】　清热解毒,祛风除湿,活血调经,固精缩尿,消骨鲠。主治疮痈肿毒,烫伤,口疮,痔血,鼻衄,关节疼痛,月经不调,痛经,久痢不愈,遗尿,尿频,白带过多,子宫脱垂,骨鲠。

1.《别录》:"止泄痢腹痛,五脏客热,除邪逆气,疸癫诸恶疮,金疮伤挞,生肉复肌。"

2.《日华子》:"治热毒风,痈疽恶疮,牙齿痛,治邪气,通血经,止赤白痢,肠风泻血,恶疮疥癣,小儿疳虫肚痛。"

3.《纲目》:"除风热湿热,缩小便,止消渴。"

4.《纲目拾遗》:"治肿痈吐脓核,口疮,能除风燥湿,敛精坚骨,生肌杀虫,又治泄痢,遗尿,好眠,治牙痛尤见效。"

5.《医林纂要》:"泻心,坚肾水;泻肝,清相火。"

6.《药性考》:"除疳虫结,咽痛。"

7.《草药新纂》:"治泄痢,消渴,小便失禁,口舌糜烂。"

【用法用量】　内服:煎汤 10～15 g;研末,1.5～3 g;或鲜品捣,绞汁。外用:研粉敷;或煎水含漱;或洗。

【选方】　1. 治口疮　蔷薇根皮四两,黄柏三两,升麻三两,生地黄五两。上四味咬咀,以水七升,煮取三升,去滓,含之,瘥止。含极吐却更含。(《千金方》治口疮方)

2. 治恶疮不识名者　蔷薇一升(锉),铅丹十五两(炒令紫色),松脂十两。上件药用油三升,先煎蔷薇待黑即去滓,下松脂候

消，绵滤过，下铅丹，文火煎，搅匀停手，待色变凝成膏，以帛上摊贴。日二换之。（《圣惠方》蔷薇膏）

3. 治肠痔有血　蔷薇、枸杞根各半两，暴干。上二味捣罗为散。每服二钱匕，温水调下，日三服。（《圣济总录》）

4. 治赤白痢或肠风下血　蔷薇根皮一两，白芍五钱（酒炒），甘草一钱。水煎服。（《本草汇言》）

5. 治习惯性鼻衄　蔷薇花根 60 g，炖母鸡服，每星期 1 次，连服 3 星期。（《青岛中草药手册》）

6. 治关节炎，半身不遂　野蔷薇根 60 g，白酒 500 g，浸泡 1 星期，早晚各服 1 酒杯。或野蔷薇根 15 g，木瓜、白芍各 9 g，煎服。

7. 治月经不调，经期腹痛　野蔷薇根 15 g。煎服。（7、8 方出自《安徽中草药》）

8. 治白带过多　野蔷薇根 15 g，煎服。或野蔷薇根、白果各 12 g，煎服。（《安徽中草药》）

9. 治子宫脱垂　蔷薇根 9 g，葱头 5 个，紫苏叶 30 g。煎汤外洗。（《天津中草药》）

【临床报道】　1. 治疗急性菌痢　野蔷薇根干品 60 g，加水 400 ml，煎煮 0.5 小时，煎成汤剂 100 ml。治疗 67 例急性细菌性痢疾。其中服 1 剂治愈者 1 例，2 剂治愈者 12 例，3 剂治愈者 47 例，4 例治愈者 6 例，无效 1 例。

2. 治疗乳糜尿　以多花蔷薇根煎液（每日 125 g，加水 2 500 ml，煮沸后煎煮 2 小时，浓煎至 1 500 ml），每日 1 剂，分 3 次服。同时给以枸橼酸乙胺嗪（儿童每次 5 mg/kg，成人每次 200 mg/kg，每日 3 次，连服 8 日）治疗 17 例，治愈 13 例，好转 4 例，有效率为 76%。治愈率 76%。

3. 治疗高脂血症　野蔷薇根制成糖衣片（每片相当于生药 4 g），采用单盲法，随机抽样分组，每日服药 3 次，每次 2 片，治疗 1 个月为 1 个疗程。与安妥明、烟酸肌醇酯比较。结果经统计学处理，虽与氯贝丁酯（野蔷薇根组 40 例，氯贝丁酯对照组 43 例）、烟酸肌醇酯（野蔷薇根组 53 例，烟酸肌醇酯对照组 51 例）无明显差异，但与自身治疗前相对照，有明显的降组固醇、三酰甘油、β 脂蛋白作用。

4. 治疗急性咽炎　蔷薇根 120 g，升麻 50 g，乌梅 100 g、生地 100 g，制成蔷薇散合剂，为 1 个疗程剂量。上述药物加适量水，中火煎 2 次，每次 20 分钟，合并煎液约 500 ml。20 ml，日服 5～6 次。治疗急性咽炎 59 例。对照组：复方草珊瑚含片含化，每次 1 片，日含服 3～4 次。治疗急性咽炎 30 例。结果：蔷薇散治疗组 59 例，临床痊愈率 25.42%（15 例），显效率 42.37%（25 例），有效率 23.73%（14 例），总有效率 91.53%（54 例）。对照组 30 例，临床痊愈率 13.33%（4 例），显效率 23.33%（7 例），有效率 23.33%（7 例），总有效率 60.00%（18 例）。治疗组与对照组比较 $P < 0.05$，$P < 0.01$。

【各家论述】　《本草汇言》："其根性味敛涩，《别录》乃主久痢赤白、肠风泻血，及小便余沥，消渴生津，金疮溃败，生肉复肌，口疮牙疾，破疮脓烂等证。用此无非取敛涩收平之意云，惜乎用之颇稀，为世人鲜知故也。"

5460　蔷薇露 qiáng wēi lù（《纲目拾遗》）

【异名】　阿剌吉（《群芳谱》），蔷薇花露（《新本草备要》）。

【基原】　为蔷薇科蔷薇属植物野蔷薇花的蒸馏液。

【原植物】　参见"蔷薇花"条。

【采收加工】　取蔷薇花瓣，拣净，用蒸馏法蒸取，收集液者。

【药性】　甘，微温。归肺、胃经。

【功用主治】　温中行气。主治胃脘不舒，胸膈郁气，口疮，消渴。

1. 《群芳谱》："能疗人心疾。"

2. 《纲目拾遗》："温中达表，解散风邪。""泽肌润体，去发腻，散胸膈郁气。"

3. 《现代实用中药》："治口疮及消渴。"

【用法用量】　内服：炖温，30～60 g。

5461　蔓赤车 màn chì chē（《新华本草纲要》）

【异名】　毛赤车（《天目山药用植物志》），入脸麻（广西《河池常用中草药》），接骨仙子（《广西本草选编》）。

【基原】　为荨麻科赤车属植物蔓赤车的全草。

【原植物】　蔓赤车 Pellionia scabra Benth. 又名：粗糙赤车使者（《台湾植物志》）。

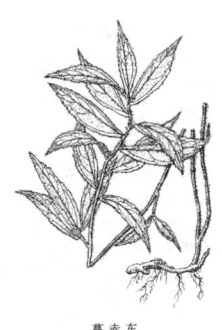

蔓赤车

多年生草本，长达 40 cm。茎渐升，被短糙毛，通常分枝。叶无柄或近无柄，不对称；狭卵形或狭椭圆形，长 4～7.5 cm，宽 1.2～3.2 cm，先端渐尖，基部在较狭一侧钝，在较宽一侧圆形，边缘在基部或近基部以上有不明显牙齿或近无毛，钟乳体小，长约 0.2 mm，下面疏或密生短柔毛。雌雄异株；雄聚伞花序分枝稀疏，花序梗长 0.5～4 cm，花被片约 4，卵形，长约 2 mm，雄蕊约 4；雌花序无柄或具短梗，近球形，具多数密生的花，花被片 4～5，不等大，披针形或船形，长 0.6～1.2 mm，柱头画笔头状。瘦果椭圆形，扁，长约 0.7 mm，具疣状突起。花期 4～7 月，果期 7～9 月。

生于海拔 1 200 m 以下的沟谷或林下。分布于西南及浙江、安徽、福建、江西、湖南、广东、广西、台湾等地。

【采收加工】　春夏季采收，多鲜用。

【药性】　淡，凉。归肝、胃经。

1. 《广西本草选编》："味淡，性凉。"

2. 《全国中草药汇编》："甘、淡、凉。"

【功用主治】　清热解毒，散瘀消肿，凉血止血。主治目赤肿痛，疖肿，蛇缠疮，牙痛，扭挫伤，妇女闭经，疮疖肿痛，烧烫伤，毒蛇咬伤，外伤出血。

1. 《广西本草选编》："清热消肿。主治跌打损伤，骨折，疮疖肿痛，烧烫伤。"

2. 《全国中草药汇编》："清热解毒，凉血散瘀。治急性结膜炎，流行性腮腺炎，扭挫伤，牙痛，带状疱疹，闭经，毒蛇咬伤。"

【用法用量】　内服：煎汤，30～60 g。外用：鲜草捣敷；或捣汁涂。

【选方】　1. 治急性眼结膜水肿　毛赤车鲜草 60 g（洗净），鲜瘦肉 30 g。混合捣烂敷患眼；鲜草另捣烂，每晚各换药 1 次。

2. 治流行性腮腺炎　鲜毛赤车捣敷局部。

3. 治带状疱疹　毛赤车鲜草捣烂取汁，搽患处，每日 2～3 次。

4. 治扭挫伤　毛赤车鲜草加食盐适量，捣敷患处；或用鲜草捣烂，加黄酒炒热敷伤处，效果较好。

5. 治妇女闭经　毛赤车全草 30～60 g。水煎，冲黄酒、红糖服。（1～5 方出自《浙南本草新编》）

6. 治疮疖肿痛　毛赤车鲜全草捣烂，调红糖少许，外敷。

7. 治烧烫伤　蔓赤车鲜草，捣烂取汁，外敷。（6、7 方出自《广西本草选编》）

5462　蔓荆子 màn jīng zǐ（《本草经集注》）

【异名】　蔓荆实（《本经》），荆子（《本草经注》），万荆子（《浙江中药手册》),蔓青子(《中药材手册》)。

【基原】 为马鞭草科牡荆属植物单叶蔓荆和蔓荆的果实。

【原植物】 1. 单叶蔓荆 *Vitex trifolia* L. var. *simplicifolia* Cham.［*V. rotundifolia* L. f.；*V. ovata* Thunb.］ 又名：荆条子、沙荆《山东经济植物》)。

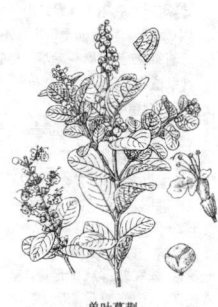

落叶小灌木，植株高约2 m。全株被灰白色柔毛。主茎匍匐地面，节上常生不定根，幼枝四棱形，老枝近圆形。单叶对生，具短柄，叶片倒卵形至椭圆形，先端钝圆，基部楔形，全缘，长 2.5～5 cm，宽 1.5～3 cm，表面绿色，背面粉白色。圆锥花序顶生；花萼钟状，先端5齿裂；花冠淡紫色，先端5裂，下面1裂片最大，宽卵形，内面中下部有毛；雄蕊4，伸于花冠管外；子房球形，密生腺点，柱头2裂。核果球形，径 5～7 mm，具宿萼。花期 7～8月，果期 8～10月。

单叶蔓荆

喜生于海滨沙滩地及湖畔，亦有栽培。分布于河北、辽宁、江苏、浙江、安徽、福建、江西、山东、广东、台湾。

2. 蔓荆 *V. trifolia* L. 又名：白背木耳《岭南采药录》)、白布荆、海风柳《中国高等植物图鉴》)、番仔埔姜(福建)、白背咸惊、白叶、水稔子(广东)。

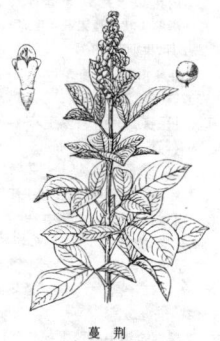

落叶灌木，植株高 1.5～5 m，具香味。小枝四棱形，密生细柔毛。三出复叶，对生，有时偶为单叶；叶柄长 1～3 cm；小叶片卵形、长倒卵形或倒卵状长圆形，长 2～9 cm，宽 1～3 cm，先端钝或短尖，基部楔形，全缘，表面绿色，无毛或被微柔毛，背面密生灰白色绒毛；小叶无柄或有时中间 1 片小叶下延成短柄。圆锥花序顶生，长 3～15 cm，花序梗密被灰白色绒毛；花萼钟形，先端5浅裂，被灰白色绒毛；花冠淡紫色或蓝紫色，长 6～10 mm，外面有毛，花冠管内及喉部有毛，先端5裂，二唇形；雄蕊 4，伸于花冠外；子房密生腺点。核果近圆形，径约 5 mm，熟时黑色；萼宿存。花期 7月，果期 9～11月。

蔓荆

生于海边、沙滩、河边、平原及村寨附近。分布于福建、广东、广西、云南、台湾。

本植物的叶(蔓荆叶)亦供药用，另设专条。

【栽培】 生物学特性 适应性较强，对环境条件要求不严。但喜温暖湿润，土壤以疏松、肥沃的砂质壤土较好。耐盐碱，在酸性土壤上生长不良。

繁殖方法 播种、扦插、压条、分株等方法繁殖，但以扦插繁殖为主。扦插繁殖：春、秋季均可进行，但以春季扦插为好。在3月下旬或9月下旬，剪取一二年生健壮枝条，取其中段，截成长 20～30 cm 种子为 3～4 节的插穗，斜插于深 6 cm×15 cm 插入土壤中。每苗期应经常浇水，保持苗床湿润，并适当追肥。秋季扦插者翌年春4月上旬移栽；春季扦插者当年秋季定植。种子繁殖：在秋季采收成熟果实，与2倍湿润砂拌匀，堆放阴凉通风的室内，翌年4月上、中旬播种，将果实搓去外壳，用 35～40 ℃温水浸泡 1 昼夜，捞出稍晾后，与混合粪肥的火灰拌均，条播于苗床，苗期注意浇水，适

当追肥，当年春季育苗，幼苗当年高 30～40 cm，秋后定植。压条繁殖：5～6月间，选一二年生的健壮长枝，用波状压条法，每隔 40～50 cm 埋入土中，深约 15 cm，压实。待长出不定根后，分段截断，带根定植。分株繁殖：在 4 月上旬或 7 月上旬，随挖随栽。定植在秋季或春季，植株落叶后至萌芽前进行，按株行距 1 m×1.3 m 开穴，施土杂肥与土壤混匀，每穴栽 2～3 株，填土压实，浇透水。

田间管理 定植后1～2年，在春季萌芽前，6月和冬季落叶后各中耕除草 1 次，冬季中耕结合培土。追肥在定植后的前 2 年以施人畜粪水为主，第三、第四年开花结果后，应增施堆肥和磷肥，每年施肥 2 次，第一次在开花前，第二次在修剪后，在花期可喷施 1%过磷酸钙水溶液1～2次。在地势低洼的地段，雨季注意排水及时排除积水。冬季休眠期，应剪除枯枝、老弱枝、病虫枝及徒长枝，对生长多年长势衰退的植株应进行更新，即在离地面 30 cm 处将老枝全部剪除，增施肥料，促其多发健壮新枝。在新枝长至 1 m 多高时，要及时打顶，太高的枝要进行弯拉，均可促其多发新枝、多结果实。

病虫害防治 虫害有棉虫牙及吹绵介壳虫等。

【采收加工】 种子繁殖的栽培后 3～4年结果，扦插繁殖的栽后 2～3年结果。在 7月上旬到 10月下旬实陆续成熟，应边成熟边采摘，先在室内堆放 3～4日，然后摊开晒或烘干，筛去枝梗，扬净杂质即成。

【药材】 蔓荆子 *Viticis Fructus* 单叶蔓荆子主产于山东、江西、浙江、福建等地；蔓荆子主产于海南、广西、云南。

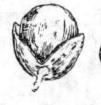 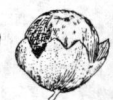

性状 果实呈球形，直径4～6 mm。表面灰黑色或黑褐色，被灰白色粉霜状茸毛，有纵向浅沟 4 条，用放大镜观察可见密布淡黄色小点。顶端微凹，基部有灰白色宿萼及短果梗。萼长为果实的 1/3～

蔓荆子(果实)外形

2/3，5齿裂，萼宿藏较深，灰白色，密被茸毛。体轻，质坚韧，不易破碎。横断面果皮灰黄色，有棕褐色点排列成环，分为 4室，每室有种子 1 枚。种仁黄白色，有油性。气特异而芳香，味淡、微辛。

鉴别 (1)果实横切面：单叶蔓荆 外果皮为 1 列含棕色颗粒物的扁平细胞，外被角质层；密布腺毛，头部单细胞或多细胞，柄 1～2 细胞；偶有非腺毛，1～3 细胞，具疣。其下为 2～5 列薄壁细胞，亦含棕色颗粒物。中果皮细胞大，类圆形，壁稍厚，木化，散有维管束；内侧为 4～5 列类圆形或分枝状石细胞，延伸至内侧将种子包围。果实中轴部分有 2～4 个周韧维管束。种皮外表皮为 1 列扁小薄壁细胞，其内为 2～5 列网纹细胞。

蔓荆 维管束排列不甚规则，略呈环状。

粉末特征：灰褐色。花萼表皮细胞类圆形，壁多弯曲；非腺毛 2～3 细胞，顶端细胞基部稍粗，有疣状突起。外果皮细胞多角形，有角版纹理和毛茸脱落后的痕迹。非腺毛与非腺毛；腺毛分头部单细胞，柄 1～2 细胞及头部 2～6 细胞、柄单细胞两种；腺毛 2～4 细胞，长 14～68 μm，多弯曲，有壁疣。中果皮细胞长圆形或类圆形，壁微木化，纹孔明显。油管多破碎，含分泌物，周围细胞有淡黄色油滴。内果皮石细胞椭圆形或近方形，直径 10～35 μm。种皮细胞圆形或类圆形，直径 42～73 μm，壁有网状纹理，木化。

(2)取本品粉末(40目)1 g，加 10 ml 丙酮冷浸 4～6 小时，滤过。取滤液为丙酮溶解。取 2 试管，各加丙酮浸出液 3～5滴，分别加入镁粉-盐酸、锌粉-盐酸试剂，依次分别呈深浅红色和樱红色(检查黄酮)。

(3)薄层色谱：取本品 5 g，加石油醚 50 ml，加热回流 2 小时，滤过，弃去石油醚液，药渣挥干，加丙酮 80 ml，加热回流 1.5 小时，

滤过,滤液蒸干,残渣加甲醇2 ml使溶解,作为供试品溶液。另取蔓荆子黄素对照品,加甲醇制成每1 ml含1 mg的溶液,作为对照品溶液。吸取上述两种溶液各5 μl,分别点于同一1%氢氧化钠溶液制备的硅胶G薄层板上,以环己烷-醋酸乙酯-甲醇(3∶2∶0.2)为展开剂,展开,取出,晾干,喷以10%三氯化铝乙醇溶液。供试品色谱中,在与对照品色谱相应的位置上,显相同颜色的斑点。

品质标志 《中华人民共和国药典》2010年版规定:照高效液相色谱法规定,含蔓荆子黄素($C_{19}H_{18}O_8$)不得少于0.030%。

【成分】 1. 单叶蔓荆 果实和叶含挥发油,及微量生物碱和维生素A;果实中含牡荆子黄酮(vitexicarpin)即紫花牡荆素(casticin)。

2. 蔓荆 果实含少量(0.01%)蔓荆子碱(vitricin)及含2.60%的脂肪油。主要成分是肉豆蔻酸(myristic acid)、棕榈酸(palmitic acid)、硬脂酸(stearic acid)、棕榈油酸(palmitoleic acid)、油酸(oleic acid)和亚油酸(linoleic acid)以及0.90%的不皂化物杂少量的石蜡(paraffin)、γ-生育酚(γ-tocopherol)和β-谷甾醇(β-sitosterol)。另含对羟基苯甲酸(p-hydroxy benzoic acid)、对茴香酸(p-anisic acid)及香草醛(vanillin)。

【药理】 1. 抗微生物作用 蔓荆子水煎剂在体外对枯草杆菌、蜡样芽胞杆菌、表皮葡萄球菌、金黄色葡萄球菌、肺炎杆菌、支气管败血性博代杆菌、变形杆菌、黄色微球菌、大肠杆菌、铜绿假单胞菌和伤寒杆菌等有不同程度的抑制作用。其水煎浸膏对结核杆菌的抑制浓度为1∶100,其1∶10浓度的水煎剂对孤儿病毒(EChO$_{11}$)也有抑制作用。

2. 镇痛作用 单叶蔓荆果实的70%甲醇提取物300和500 mg/kg灌胃,对小鼠醋酸扭体反应的抑制率分别为9%和32%;此外也能提高小鼠热板致痛和大鼠角叉菜胶炎症致痛的痛阈。另报道,蔓荆子水煎剂和醇浸液10 g/kg腹腔注射(小鼠热板法)和灌胃(小鼠扭体法)有明显镇痛作用。蔓荆子生品和炒黄品的水提取物或醇提取物30 g(生药)/kg腹腔注射,小鼠热板法实验表明均能显著提高痛阈。以扭体法和尾部加压法验证镇痛作用,显示蔓荆子提取物有血管舒张及镇痛作用。

3. 抗炎作用 蔓荆子甲醇提取物300、500和1 000 mg/kg灌胃,对小鼠腹腔内色素渗出的抑制率分别为13%、18%和16%,表明对毛细血管的通透性有一定抑制作用。

4. 降血压作用 单叶蔓荆果实水提取物有降低兔血压的作用,此降压作用可被阿托品、氯异吲哚胺(chlorisondamine)对抗,被毒扁豆碱增强,被苄二甲胍(bethanidine)稍加强,但不受普萘洛尔和赛庚啶影响,表明此降压作用与中枢诱导的副交感神经系统兴奋有关。另报道,蔓荆子水煎剂1、2、4 g/kg静脉注射对麻醉猫的血压和心率无明显影响,而其醇浸剂1 g/kg静脉注射和十二指肠给药均有显著降压作用。

5. 抗凝作用 蔓荆子提取物0.2 g(生药)/ml、0.04 g(生药)/ml和0.01 g(生药)/ml在体外均能显著延长牛凝血酶凝聚人纤维蛋白原的时间,表明有较强抗凝作用。

6. 祛痰和平喘作用 小鼠酚红法试验表明蔓荆子水煎或醇浸液20 g/kg有显著祛痰作用;其水煎液和石蒜提取物液能对抗组胺所致豚鼠离体气管平滑肌的收缩,表明有平喘作用。

7. 对肠管平滑肌作用 蔓荆子甲醇提取物能明显抑制缓激肽所致豚鼠离体回肠的收缩。蔓荆子水煎液或醇浸液对离体豚鼠肠平滑肌也有明显抑制作用。

8. 其他作用 蔓荆子醇浸液能延长常压缺氧小鼠的存活时间。蔓荆子50%甲醇提取物对酪氨酸酶有抑制作用其成分对羟基苯甲酸和对茴香酸对酪氨酸酶的抑制活性分别为71%和34%,说明蔓荆子具有抑制黑色素形成的作用。此外,蔓荆子成分牡荆子黄酮对5-脂氧合酶有抑制作用。蔓荆子热水提取物

体外实验对宫颈癌细胞有抑制作用。从单叶蔓荆果实中分离的一种黄酮醇对淋巴细胞增殖具有很强的抑制作用,对多种肿瘤细胞生长有抑制作用。

毒性 蔓荆子水煎液270 g/kg灌胃或90 g/kg腹腔注射,小鼠全部存活,相当临床剂量0.3 g/kg的900倍和300倍。其醇浸液小鼠灌胃的LD_{50}为629.78 g(生药)/kg。

【炮制】 1. 蔓荆子 取原药材,除去杂质,筛去灰屑。生品擅于发散风热,多用于风热表证。

2. 炒蔓荆子 取净蔓荆子置锅内,用中火加热,炒至白膜(宿萼)呈焦黄色,并有香气逸出,放凉,搓去白膜,筛去灰屑。炒后可缓和辛散之性,便于粉碎和煎出有效成分,多用于清阳不升、耳窍失聪、两目昏糊。

3. 蔓荆子炭 取净蔓荆子置锅内,用武火炒至外面黑色,及时喷淋清水,灭尽火星,取出,摊晾。历代对蔓荆子的炮制方法有去萼、去白膜、清炒、酒炒、清蒸、酒蒸等。其中广泛应用的为清炒法。

饮片性状 蔓荆子参见"药材"项。炒蔓荆子形如蔓荆子,表面油黑色,无宿萼及果柄。蔓荆子炭形如炒蔓荆子,表面黑色。

贮干燥容器内,炒蔓荆子、密闭,置阴凉干燥处。蔓荆子炭防止复燃。

【药性】 辛、苦、微寒。归肺、肝、胃经。

1.《本经》:"味苦、微寒。"

2.《别录》:"辛、平,温,无毒。"

3.《医学启源》:"气清,味辛温。《主治秘要》云:苦、甘,阳中之阴。"

4.《汤液本草》:"太阳经药。"

5.《本草药性大全》:"太阳、脾经药。"

6.《品汇精要》:"气味俱轻,阳香。"

7.《雷公炮制药性解》:"入肝经。"

8.《本草经疏》:"入足太阳、足厥阴经,兼入足阳明经。"

9.《本草用法研究》:"入肺、肝、膀胱三经,兼入胃经。"

【功用主治】 疏散风热,清利头目。主治外感风热,头昏头痛,偏头痛,牙龈肿痛,目赤肿痛多泪,目睛内痛,昏暗不明,湿痹拘挛。

1.《本经》:"主筋骨间寒热,湿痹拘挛,明目,坚齿,利九窍,去白虫。久服轻身耐老。"

2.《别录》:"(去)长虫,主风头痛,脑鸣,目泪出,益气,令人光泽脂致。"

3.《药性论》:"治赋风,能长髭发。"

4.《日华子》:"利关节,治赤眼、痫疾。"

5.《珍珠囊》:"凉诸经血,止头痛,主目睛内痛。"

6.《药类法象》:"治太阳经头痛,头昏闷,除目暗,散风湿药。"[引自《汤液本草》]

7. 王好古:"搜肝风。"[引自《纲目》]

8.《医林纂要》:"行肝气于上极,以散热祛风,兼能燥湿。"

9. 张秉成《本草便读》:"宣肺家风热于上焦,头目均沾清利益;散肝湿淫于肌表,功能皆赖苦辛平。"

10.《广西中药志》:"治风湿,胃痛及小儿惊痫。"

【用法用量】 内服:煎汤,6～10 g;或浸酒;或入丸、散。外用:煎汤外洗。

【宜忌】 胃虚者慎服。

1.《本草经集注》:"恶乌头、石膏。"

2.《医学启源》:"胃虚人不可服,恐生痰。"

3.《本草经疏》:"头目痛不因风邪,而由于血虚有火者忌之。"

4.《本草汇言》:"痿痹拘挛不由风湿之邪,而由于阳虚血涩筋衰者勿用也;寒疝脚气不由阴湿外感,而由于肝脾虚败者,亦勿用也。"

5.《本草求原》："瞳神散大者忌之。"

【选方】 1. 治肺热壅盛，痰嗽喘急　蔓荆实（去白皮）、大黄（锉）、威灵仙（去土）、天麻各一两。上四味，捣罗为散。每服二钱匕，蜜酒调下。（《圣济总录》蔓荆实散）

2. 治高血压病头晕痛　蔓荆子 9 g，野菊花、钩藤、草决明各 12 g。水煎服。（《湖南药物志》）

3. 治风毒攻眼，赤肿痒痛　黄连、蔓荆子各半两，五味子二钱。上锉细末，分三次，新水煎，滤清汁，以手拨洗效。（《银海精微》涤风散洗眼方）

4. 治目翳　单叶蔓荆果实 15 g，石决明 9 g，木贼 6 g。水煎服。（《福建药物志》）

5. 治虚劳目暗　用蔓荆子一升，以水九升煮令汁尽，取出曝干，如此三度后，捣罗为末。每服以温水调下二钱，日二三服。（《普济方》）

6. 治中耳炎　单叶蔓荆、十大功劳各 15 g，苍耳子 9 g。水煎服。（《福建药物志》）

7. 治耳聋　用蔓荆子微炒一升，以酒二升浸，寒七日，暑三日，去滓。任性饮之，虽久聋亦瘥。（《普济方》蔓荆酒）

8. 治乳痈初起　用蔓荆子一两二钱，炒，研为末。酒、水各一碗，煎一碗，半饱服，渣敷患上。（《本草汇言》）

9. 治产后乳汁不泄，结滞不消热肿　蔓荆实（烧存性）、皂角刺（烧存性）各一两。上二味，合研为散。每二钱匕，温酒调下，不拘时。（《圣济总录》二灰散）

10. 治须鬓发秃落不生　蔓荆子二两，附子二两（去皮脐生用）。上件药，捣细罗为散，以酒五升令和，于瓷器中密封，二十日药成。用时先以乌鸡脂涂之，后取药汁梳须发，十日后良。（《圣惠方》）

11. 治妊娠卒小便不通　蔓荆子二两。上捣细罗为散，每服不计时候，煎葱白汤调下一钱。（《普济方》）

【临床报道】 治疗坐骨神经痛　取蔓荆子 50 g，炒至焦黄，轧为粗末，加入到白酒 500 ml 内浸泡 3～7 日（夏季泡 3 日，冬天泡 7 日），兑凉开水适量，取汁 700 ml，每日分早、晚两次各饮 50 ml，7 日为 1 个疗程，观察 3 个疗程。治疗坐骨神经痛 56 例，结果：1 个疗程症状消失者 12 例（占21.4%），2 个疗程症状消失者 23 例（占 41.1%），3 个疗程症状明显改善者 20 例（占 35.7%），效果不明显者 1 例（占 1.8%），总有效率为 98.2%。

【各家论说】 1.《纲目》："蔓荆子实，气清味辛，体轻而浮，上行而散。故所主者，皆头面风虚之证。"

2.《本草汇言》："蔓荆子，主头面诸风疾之药也。前古主通利九窍，活利关节，明目坚齿，祛除风寒、风热之邪。其辛温轻散，浮而上行，故所主头面虚风诸证。推其通九窍，利关节而言，故后世治湿痹拘挛，寒疝脚气，入汤散中，屡用奏效，又不拘于头面上部也。"

3.《药品化义》贾所学："蔓荆子，能疏风、凉血、利窍，凡太阳头痛，及偏头风、脑鸣、目泪、目昏，皆血热风淫所致，以此凉之，取其气薄主升，佐神效黄芪汤，疏消障翳，使目复光，为肝经胜药。"

4.《本草新编》："蔓荆子，止头痛圣药，凡有风邪在头面者俱可用，而吾子又以为不可频用，谓其散而不补也。但药取其去病，能去病，又何虑用之频与不频哉？不知蔓荆子体轻而浮，虽散气不至于太甚，似乎有邪者俱可用之，然而虚弱者少有所损，则气怯神虚而不胜其狼狈矣。予言不可频用者，为虚者言之也。若形实气实，邪塞于上焦，又安所禁之内哉。"

5.《药义明辨》："蔓荆子，所主皆头面风虚之证，用者类以为辛温能升散已耳。孰知有妙于凉降，以成其温升，使阳得阴以化，而奏凉血清气之功，不概同于诸风剂论也。"

6.《国药诠证》："蔓荆子味苦寒，有燥湿清热之效。凡湿之浮越者可以散，湿之入里者可以燥、可以清。《本经》主治筋骨寒热与湿痹拘挛，均为在里之寒热。湿滞为寒，湿化则热。燥湿则寒热俱治也，明目亦为燥湿之效，非驱风之效也。时珍以气轻味辛，体轻而浮，上引而散，认为所主均为头面风虚之证，与《本经》主治既有出入，性味变苦为辛，亦有寒热之异，此不可以也。"

5463 蔓荆子叶 màn jīng zǐ yè（《岭南采药录》）

【异名】 白背叶（《岭南采药录》）。

【基原】 为马鞭草科牡荆属植物单叶蔓荆或蔓荆的叶或枝叶。

【原植物】 参见"蔓荆子"条。

【成分】 蔓荆的细枝（干）含挥发油 0.11%～0.12%。叶（干）含挥发油 0.28%。油含 α-蒎烯和莰烯 55%，乙酸松油醇酯（terpinyl acetate）1.0%，二萜醇 20%。叶中还含紫花牡荆素、木犀草素-7-葡萄糖苷（luteolin-7-glucoside）和一种四羟基甲氧基黄酮-α-D-葡萄糖苷。

【药性】《陆川本草》："辛苦，微寒。"

【功用主治】 活血化瘀，祛风止痛。主治跌打损伤，风湿疼痛。

1.《岭南采药录》："叶，治跌打损伤，冲酒服，渣外敷；煎服治头风。"

2.《陆川本草》："枝叶，消肿止痛。治刀伤止血，跌打损伤，风湿疼痛。"

【用法用量】 内服：煎汤，1～3 钱；或捣汁冲酒饮。外用：捣敷。

5464 蔓草虫豆 màn cǎo chóng dòu（《福建药物志》）

【异名】 三叶金、倒地一条根（《福建药物志》），小葛根、细叶金钱草（《广西药用植物名录》），山豆根（《台湾药用植物志》）。

【基原】 为豆科虫豆属植物蔓草虫豆的全草。

【原植物】 蔓草虫豆 *Atylosia scarabaeoides*（L.）Benth.［*Dolichos scarabaeoides* L.］ 又名：假麻黄（《海南植物志》）。

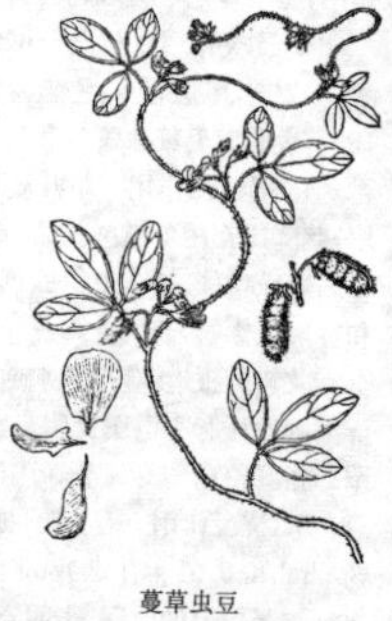

蔓草虫豆

二年生蔓生或缠绕状草质藤本，长可达 2 m。茎柔弱，有红褐色绒毛。三出复叶，近革质；顶生小叶椭圆形或倒卵状椭圆形，长 0.8～4 cm，宽 0.5～2 cm，先端钝或圆，基部阔楔形，全缘，两面被灰白色短柔毛，基出脉 3 条；侧生小叶基部偏斜；叶柄及小叶柄密生短柔毛。总状花序腋生，有花1～6 朵；花萼钟状，萼齿 4，披针形，被毛；花冠黄色，长约 1 cm，于开花后即脱落，旗瓣有暗紫色的线纹，基部有齿状耳，翼瓣上部略弯，基部具 2 个横向的齿状耳，龙骨瓣无耳；雄蕊 10，二体，(9)+1；子房密生黄色长绢质柔毛，花柱内弯，先端内部具髯毛。荚果长圆形，扁平，长 1.5～2.5 cm，密被褐色长柔毛，果瓣革质，于种子间有明显横槽纹。种子 3～6 颗，椭圆形，黑褐色，具深黑色的种阜。花期 6～10 月，果期 10～11 月。

生于海拔 400～500 m 的旷野草地或灌木丛中。分布于福建、广东、广西、海南、贵州、云南、台湾。

【采收加工】 7～11 月采收，鲜用或晒干。

【成分】 叶含黄酮类：蔓草虫豆苷（atyloside），牡荆素（vitexin），及 D-右旋蒎立醇（pinitol），三十一烷（hentriacontane），β-谷甾醇葡萄糖苷（β-sitosteryl glucoside）；还含有有机酸酯类：二十六烷

醇棕榈酸酯(hexacosanyl palmitate),二十六烷醇硬脂酸酯(hexaco-sanyl stearate),二十六烷醇花生酸酯(hexacosanyl arachidate)等。

【药性】 甘、淡、微辛,平。

1.《全国中草药汇编》:"甘、辛、淡、温。"

2.《福建药物志》:"甘、淡、微辛,平。"

【功用主治】 疏风解表,化湿,止血。主治伤风感冒,咽喉肿痛,牙痛,暑湿腹泻,水肿,腰痛,外伤出血。

1.《全国中草药汇编》:"解暑利尿,止血生肌。主治伤风感冒,风湿水肿。外用治外伤出血。"

2.《台湾药用植物志》:"煎服治牙痛及咽喉痛,有解热之效;加白龙船花之根煎服,治淋病。"

3.《福建药物志》:"祛风解暑,利尿消肿。主治中暑发痧,伤风感冒,腹痛,腹泻,风湿水肿,腰痛。"

【用法用量】 内服:煎汤,9~15 g,鲜品用量加倍。外用:鲜品捣敷;或干品为末敷。

【选方】 1. 治伤风感冒 鲜草虫豆、苍耳子根各15 g,生姜3 g。水煎服。

2. 治中暑发痧 鲜草虫豆、淡竹叶、牛筋草各 15 g。水煎服。

3. 治腰痛 草虫豆、穿根藤各 30 g。酒水各半,炖,饭前服。(1~3方出自《福建药物志》)

5465 蔓胡颓子 ^{mòn hú tuí zǐ} (《广西药用植物名录》)

【异名】 甜棒锤、蒲颓子(《广州部队〈常用中草药手册〉》)、蔷蔤树、半春子、疑吴(《广州空军〈常用中草药手册〉》)、痧银藤、白面将军(《广西药用植物名录》)、加豆仔(《贵州中草药名录》)、藤木槟、柿果、白甜蒲(《浙江药用植物志》)、旗糊、顶钟树、米疑吴(《广东药用植物志》)。

【基原】 为胡颓子科胡颓子属植物蔓胡颓子和角花胡颓子的果实。

【原植物】 1. 蔓胡颓子 Elaeagnus glabra Thunb. 又名:藤胡颓子(《东北林学院植物研究室汇刊》),抱君子、桂香柳(《中国高等植物图鉴》)。

常绿蔓生或攀缘灌木,高达 6 m。无刺;幼枝密被锈色鳞片。单叶互生;叶柄长5~8 mm;叶片革质或薄革质、卵形或卵状椭圆形,长4~12 cm,宽 2.5~5 cm,先端渐尖,基部圆形,全缘,上面绿色,光亮,下面灰绿色,被褐色鳞片,花序被银白色和散生少数褐色鳞片,常3~7朵密生于叶腋短小枝上成伞形总状花序;萼筒漏斗形,

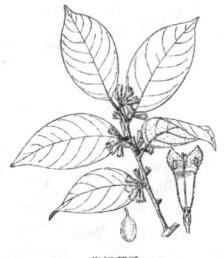

蔓胡颓子

长 4.5~5.5 mm,裂片长 2.5~3 mm;雄蕊的花丝长不超过 1 mm;花柱细长,无毛,先端弯曲。果实长圆形,稍有汁,长 14~19 mm,被锈色鳞片,成熟时红色。花期 9~11月,果期翌年4~5月。

生于丘陵、山地的灌木丛中。分布于江苏、浙江、安徽、福建、江西、湖北、湖南、广东、广西、四川、贵州、台湾等地。

2. 角花胡颓子 E. gonyanthes Benth. 又名:红面将军、土芋肉(《广西药用植物名录》)。

本种与蔓胡颓子的主要区别为:花单生,萼筒显著四角形(角柱状),裂片长 3.5~4.5 mm,网状脉在上面极明显,易于识别。

生于海拔1 000 m以下的热带和亚热带地区。分布于广东、广西、海南、云南等地。

以上两种植物的根和根皮(蔓胡颓子根)、蔓胡颓子的枝叶(蔓

胡颓子叶)亦供药用,另设专条。

【采收加工】 春季果实成熟时采摘,鲜用或晒干。

【药性】 广州部队《常用中草药手册》:"酸,平。"

【功用主治】 收敛止泻,止痢。主治肠炎,腹泻,痢疾。

1. 广州部队《常用中草药手册》:"收敛止泻。主治肠炎腹泻。"

2.《台湾药用植物志》:"治脚气病。"

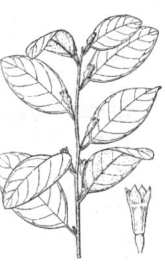

角花胡颓子

【用法用量】 内服:煎汤,9~18 g。

5466 蔓胡颓子叶 ^{mòn hú tuí zǐ yè} (《广州部队〈常用中草药手册〉》)

【基原】 为胡颓子科胡颓子属植物蔓胡颓子的枝叶。

【原植物】 参见"蔓胡颓子"条。

【采收加工】 全年均可采,鲜用或晒干。

【药性】 广州部队《常用中草药手册》:"酸,平。"

【功用主治】 广州部队《常用中草药手册》:"平喘止咳。主治支气管哮喘,慢性气管炎,感冒咳嗽。"

【用法用量】 内服:煎汤,10~15 g;或研末,每次 1.5~5 g;或鲜品捣汁。

【选方】 1. 治支气管哮喘、慢性支气管炎、感冒咳嗽 蔓胡颓子叶研粉。每服 1.5~3 g,每日 2次;或用鲜叶 9~12 g,水煎服。

2. 治骨鲠喉 蔓胡颓子鲜叶 60~90 g。捣烂冲开水,慢慢吞咽。(《广西本草选编》)

5467 蔓胡颓子根 ^{mòn hú tuí zǐ gēn} (《广州部队〈常用中草药手册〉》)

【异名】 牛奶子根(《贵州草药》)。

【基原】 为胡颓子科胡颓子属植物蔓胡颓子和角花胡颓子的根和根皮。

【原植物】 参见"蔓胡颓子"条。

【采收加工】 秋冬季采收,挖根,切片晒干。

【药性】 辛、微涩,凉。归肝、胃经。

1. 广州部队《常用中草药手册》:"酸,平。"

2.《贵州草药》:"味酸、微涩,性凉。"

3.《浙江药用植物志》:"辛、微涩,凉。"

【功用主治】 利水通淋,散瘀消肿。主治痢疾,腹泻,黄疸型肝炎,热淋,石淋,胃痛,吐血,痔血,血崩,风湿痹痛,跌打肿痛。

1. 广州部队《常用中草药手册》:"主治跌打瘀积肿痛,吐血。"

2.《贵州草药》:"清热,利湿,止血。"

3.《广西本草选编》:"利水通淋,散瘀消肿。主治跌打肿痛,吐血,尿路结石。"

4.《浙江药用植物志》:"散瘀解毒。主治溃疡病,肠炎,黄疸型肝炎,跌打肿痛。"

【用法用量】 内服:煎汤,15~30 g。

【选方】 1. 治水泻或痢疾 牛奶子根 30 g。水煎服。《贵州草药》

2. 治溃疡病 蔓胡颓子根 30 g。切片,加水 1 000 ml,煎至500 ml,另取鸡蛋 1只,打碎放碗内搅匀,冲药汁分 2次温服,10日为1个疗程。《浙江药用植物志》

3. 治风湿性关节炎,急性睾丸炎,慢性肝炎,胃病,河豚中毒,狗咬伤 蔓胡颓子根9~18 g。水煎服。(广州空军《常用中草药手册》)

4. 治跌打肿痛,吐血,尿路结石 蔓胡颓子根 30~60 g。水

煎服。(《广西本草选编》)

5. 治血崩　牛奶子根120 g,赤芍9 g。熬甜酒吃。(《贵州草药》)

5468 蘡薁 yīng yù 《本草经集注》

【异名】　薁(《诗经》),燕薁、薁舌(《广雅》),山葡萄(《新修本草》),山蒲桃(《本草拾遗》),蘡薁子(《本草图经》),烟黑(《救荒本草》),野葡萄(《植物名实图考》),猫眼睛(《民间常用草药汇编》)。

【基原】　为葡萄科葡萄属植物蘡薁的果实。

【原植物】　蘡薁 Vitis adstricta Hance [V. thunbergii Sieb. et Zucc. var. adstricta (Hance) Gagnep.; V. novisinensis Cass.]

木质藤本。幼枝有锈色或灰色绒毛;卷须有1分枝或不分枝。单叶互生;叶柄长1～3 cm;叶片宽卵形,长4～8 cm,宽2.5～5 cm,3深裂,中央裂片菱形,再3裂或不裂,有少数粗牙齿,侧生裂片不等2裂或不裂,上面疏生短毛,下面被锈色或灰色绒毛。花杂性,异株,圆锥花序长5～8 cm,轴和分枝有锈色短柔毛;花直径约2 mm,无毛;花萼盘形,全缘;花瓣5,早落;雄蕊5。浆果球形,熟时紫色,直径8～10 mm。花期4～5月,果期5～8月。

生于山地林中。分布于华东及湖北、四川、台湾等地。

本植物的茎叶(蘡薁藤)、根(蘡薁根)亦供药用,另设专条。

【采收加工】　7～8月果实成熟时采收,鲜用或晒干。

【药性】　甘、酸,平。

1.《纲目》:"甘、酸,平,无毒。"

2.《医林纂要》:"甘、酸,温。"

3.《食物考》:"甘、酸、涩,温。"

【功用主治】　生津止渴。主治暑月伤津口干。

1.《新修本草》:"止渴,悦色益气。"(引自《纲目》)

2.《医林纂要》:"益肺。"

3.《食物考》:"温脾悦膝。"

4.《本草省常》:"益气力,止渴,悦色。"

5.《安徽中草药》:"预防中暑,口干渴。"

【用法用量】　内服:适量,嚼食。

5469 蘡薁根 yīng yù gēn 《纲目》

【异名】　野葡萄根(《乾坤生意秘韫》)。

【基原】　为葡萄科葡萄属植物蘡薁的根。

【采收加工】　全年可采,洗净切片或段,鲜用或晒干。

【药性】　甘,平。归肝、膀胱经。

1.《纲目》:"甘,平,无毒。"

2.《福建药物志》:"微甘、辛,平。"

3.《安徽中草药》:"味计,微酸。"

【功用主治】　清热利湿,解毒消肿。主治湿热,黄疸,热淋,痢疾,痈疮肿毒,瘰疬,跌打损伤。

1.《纲目》:"治下焦热痛淋闷,清肺痛。"

2.《民间常用草药汇编》:"治胃病,疗瘰疬,通经利尿。"

3.《贵州民间方药集》:"消肿,消膨胀。外用于跌打损伤,治筋骨疼痛,接骨。"

4.《福建药物志》:"通经络,祛风湿。治肝炎,风湿关节痛,水肿,咳嗽,痔瘘疮,乳腺炎,颈淋巴结核,痈疽肿毒。"

【用法用量】　内服:水煎,15～30 g,鲜品倍量。外用:捣敷;或研末撒。

【选方】　1. 治黄疸型传染性肝炎　蘡薁根干15 g,白英干全草15 g,茵陈15 g。水煎服。(《福建中草药》)

2. 治男妇热淋及女人腹痛　野葡萄根七线,葛根三钱。水煎一盏,煎七分:人童子小便三分,空心温服。(《乾坤生意秘韫》)

3. 治痢疾　蘡薁根30 g。水煎,红痢加白糖、白痢加红糖

30 g,调服。(《江西民间草药》)

4. 治关节风湿痛　蘡薁鲜根60～120 g。水煎调酒服。(《福建中草药》)

5. 治赤游风肿　野葡萄根捣烂如泥,涂之。(《世医通变要法》)

6. 治湿痰流注　蘡薁根60 g,瘦猪肉60 g。酒、水各半同煮,去渣,取汤连服。(《江西民间草药验方》)

7. 治肺痈　鲜蘡薁根60 g,鲜海金沙45 g。煎服。(《泉州本草》)

8. 治瘰疬　蘡薁鲜根60 g。水煎或调酒服。

9. 治乳痈　蘡薁根60 g,香菇15 g。水煎服。(8、9方出自《福建中草药》)

10. 治多发性脓肿　蘡薁鲜根30 g,地耳草15 g。水煎或调酒服。

11. 治荨麻疹　蘡薁根、黑豆各30 g,猪瘦肉适量。水炖服。(10、11方出自《福建药物志》)

【临床报道】　治疗急性黄疸型传染性肝炎　取蘡薁根60 g,黄酒1汤匙,瘦肉60 g,水120 g煎服。每日1剂。上午煎1次,喝汤;下午再煎1次,汤、肉并食。14日为1个疗程,共治95例,一般临床症状消失时间平均为4.5日,肝肿消失时间为16.8日,黄疸消退时间为23.7日,丙氨酸氨基转移酶恢复正常时间平均为25.4日。

5470 蘡薁藤 yīng yù téng 《纲目》

【异名】　野葡萄藤(《百一选方》),接骨藤(《贵州民间方药集》),甘古藤、酸古藤、禾黄藤(《中医药实验研究》),禾花子藤(《江西民间草药》),猫耳藤、山红羊、山苦瓜(《泉州本草》),小平布藤、野桑叶(《福建药物志》)。

【基原】　为葡萄科葡萄属植物蘡薁的茎叶。

【原植物】　参见"蘡薁"条。

【采收加工】　7～9月采收,茎切片或段,鲜用或晒干。

【药性】　甘、淡,凉。

1.《纲目》:"甘,平,无毒。"

2.《福建药物志》:"叶酸,平。"

【功用主治】　清热利湿,解毒消肿。主治淋病,痢疾,崩漏,哕逆,风湿痹痛,跌打损伤,瘰疬,湿疹,疮疡肿毒。

1.《新修本草》:"治哕逆大善,伤寒呃哕更良。"

2.《本草拾遗》:"汁滴目中,去热翳赤障。"

3.《纲目》:"止渴,利小便。"

4.《福建药物志》:"凉血止血,清肿解毒。治崩漏,湿疹,项痛,臁疮。"

【用法用量】　内服:煎汤,15～30 g;或捣汁。外用:捣敷;或取汁点眼、滴耳。

【选方】　1. 治痢疾　蘡薁茎30 g,水煎。红痢加白糖、白痢加红糖30 g,调服。(《江西民间草药》)

2. 治崩漏　蘡薁叶,研末,每次9 g,热酒冲服。(《福建药物志》)

3. 治羊痫风　鲜蘡薁茎(拣粗大的去皮)90 g。水煎2次分服,每日1剂,连续服用3～5剂。(《江西民间草药》)

4. 治风湿关节痛　蘡薁茎45 g。酒、水各半煎2次,分服。(《江西民间草药》)

5. 治跌打损伤　蘡薁全草60 g。水酒各半煎服。(《泉州本草》)

6. 治瘰疬　蘡薁茎及根30 g。水煎2次,每日饭后各服1次。(《江西民间草药》)

7. 治乳风(乳腺炎)或风眼　干蘡薁全草、蒲公英、山甘草头各21 g。清水煎服。

8. 治脚臁疮经久不愈　鲜蘡薁叶捣敷患处,以愈为度。(7、

8方出自《泉州本草》)

9. 治耳痈 新鲜蔓荽藤,洗净,截1段,以一端对患者耳道,以口从另一端吹之,使藤汁滴入耳中。《江西民间草药验方》

蔗鸡 ^{zhè jī}
《《中国新医药》1954,(9):11》

【基原】 为禾本科甘蔗属植物甘蔗节上所生出的嫩芽。

【原植物】 参见"甘蔗"条。

【采收加工】 夏季采收。

【功用主治】 清热生津。主治消渴。

【选方】 治糖尿病 蔗鸡90g。清水5碗,煎成1碗,不拘时温服。〔《中国新医药》1954,(9):11〕

蔊菜 ^{hàn cài}
《《纲目》》

【异名】 辣米菜《《本草拾遗》),辣菜《《纲目》),野油菜《《分类草药性》),塘葛菜《岭南采药录》),干油菜《《民间常用草药汇编》),石豇豆《贵阳民间草药》),鸡肉菜、田葛菜(广州部队《常用中草药手册》),江剪刀草、野雪里蕨、野芥菜、野城花《上海常用中草药》),山芥菜、独根菜、山萝卜、金丝荠《福建中草药》)。

【基原】 为十字花科蔊菜属植物蔊菜和无瓣蔊菜的全草。

【原植物】 1. 蔊菜 Rorippa indica (L.) Hiern〔Sisymbrium indicum L.〕 又名:印度蔊菜《《江苏南部种子植物手册》),天菜子(四川),香荠菜(江苏),水辣辣(甘肃),青蓝菜(海南岛)。

一年或二年生草本。植株较粗壮,高20~50cm,无毛或具疏毛。茎单一或分枝,直立或斜升。叶形多变化,基生叶和茎下部叶具柄,叶片通常大头羽状分裂,长4~10cm,宽1.5~2cm,顶裂片大,边缘具不规则牙齿,侧裂片1~3对,上部叶片宽披针形或匙形,具短柄或耳状抱茎,边缘具疏齿。总状花序顶生或侧生,开花时花序轴逐渐向上延伸,花小,多数;萼片4,直立,浅黄色而微带黄绿色,椭圆形或卵状长圆形,长2~4mm,先端具凹;花瓣4,鲜黄色,宽匙形或长倒卵形,长2.5~4mm,全缘,基部具有短而细的爪;雄蕊6,4长2短;雌蕊1,子房圆柱形,花柱短粗,柱头略膨大,顶部扁平。长角果线状圆柱形,较短而粗壮,长1~2cm,直立或稍弯曲,成熟时果瓣隆起。种子每室2行,多数,淡褐色,宽椭圆形,近三角形或不规则多角形,长0.5~0.7mm,表面有凹陷的大网纹。花期4~5月,花后果实渐次成熟。

生于路旁、田边、园圃、沟河边、林缘、屋边墙脚下及山坡路旁潮湿处,海拔230~1450m间均有生长。分布于江苏、浙江、福建、江西、山东、河南、湖南、广东、四川、云南、陕西、甘肃、台湾等地。

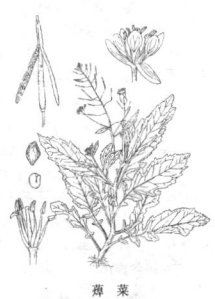

蔊菜

2. 无瓣蔊菜 R. dubia (Pers.) Hara〔R. montana (Wall.) Small.〕 又名:清明菜(四川),地豆豆、铁菜子(云南、贵州)、天葛菜、天芥菜、绿豆草(广东)、野辣菜(安徽)、大叶香芥菜(江苏、浙江)。

本种形态与蔊菜相似,其特点是:植株光滑无毛,较柔弱。茎直立或呈铺散状分枝。花无瓣或偶有退化的花瓣;萼片4,淡黄绿色;披针形,先端微带紫色并内凹,长2.5~3mm。长角果圆柱形,细长而直,长1.5~3cm;果瓣近扁平,光滑或稀有柔毛。种子每室1行。表面有小疣点及细网纹。花期4~9月,果期5~10月。

生于海拔500~3700m间的山坡路旁、山谷、河边潮湿地、园圃、田野潮湿处。分布于江苏、浙江、福建、湖北、广东、广西、四川、甘肃等地。

【采收加工】 5~7月采收,晒干。

【炮制】 取原药材,除去杂质,抢水洗净,切段,干燥。

饮片性状 为不规则的段,茎、叶混合,断面皮部类白色,木部黄色,茎纤细,具纵皱纹,淡绿色,有的带紫色。叶卷缩破碎,黄绿色。花序总状,小花黄色。气微,味淡。

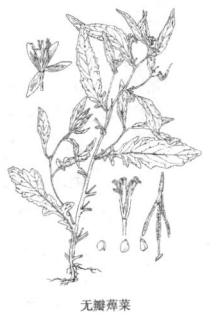

无瓣蔊菜

贮干燥容器内,密闭,置通风干燥处。防霉。

【药性】 辛、苦,微温。

1.《本草拾遗》:"味辛,温,无毒。"

2.《本草省常》:"性热。"

3.《四川中药志》1960年版:"性凉,味苦、辛。"

4.《福建药物志》:"辛、甘,平。"

5.《浙江药用植物志》:"甘、淡,凉。"

【功用主治】 祛痰止咳,解表散寒,解毒利湿。主治咳嗽痰喘,感冒发热,麻疹透发不畅,风湿痹痛,咽喉肿痛,疔疮痈肿,漆疮,经闭,跌打损伤,黄疸,水肿。

1.《本草拾遗》:"主冷气,腹内久寒,饮食不消,令人能食。"

2.《纲目》:"利胸膈,豁冷痰,心腹痛。"

3.《分类草药性》:"治刀砍斧伤,烂疮,生肌,嚼涂。"

4.《贵阳民间药草》:"清热解毒,止咳化痰。外用治漆疮,疔疮,痈肿。"

5.《福建药物志》:"疏风透表,消肿解毒。主治麻疹,感冒,白喉,咽喉炎,风湿性心脏病,疖肿,漆疮,疔疮,蛇伤。"

6. 南药《中草药学》:"活血通经。主治妇女干血痨,经闭。"

【用法用量】 内服:煎汤,10~30g,鲜品加倍;或捣绞汁服。外用:捣敷。

【宜忌】 过量服用可出现轻微的口干、胃部不适等现象,但不影响继续治疗。

1.《纲目》:"李廷飞曰:多食,发痼疾,生热。"

2.《本草省常》:"齿痛,目昏,或大便燥疼,疮痔者忌之。"

3.《上海常用中草药》:"本品不能与黄荆叶同用,同用则使人肢体麻木。"

【选方】 1. 治老年慢性气管炎 江剪刀草、佛耳草、生麻黄,按10:20:3的比例,制成糖浆(每1ml相当于生药0.15g),每次服50ml,每日2次。〔医药工业〕1971,(6):12〕

2. 治感冒发热 蔊菜15g,桑叶9g,菊花15g,水煎服。《青岛中草药手册》

3. 治风湿关节炎 卖西挤(蔊菜)30g,与猪脚煲服。《广西民族药简编》

4. 治鼻窦炎 鲜蔊菜适量,和雄黄少许捣烂,塞鼻腔内。《福建中草药》

5. 治蛇头疔 鲜蔊菜捣烂,调鸭蛋清外敷。《福建中草药》

【临床报道】 治疗慢性气管炎 从蔊菜中提取有效成分蔊菜素内服,每日200~300mg,治疗10日组100例,治疗20日组98例,有效率分别为80%、90%;临床控制率分别为4%、8%;显效率分别为21%、41%。本品祛咳作用明显,其次是止咳平喘,较蔊菜水煎剂(90g/日)疗效高,副作用也明显减小。治疗中,可有口干、胃部不适、头晕等反应,但均轻微短暂,不影响继续服药。

5473 蓼实 liǎo shí 《本经》

【异名】 蓼子《肘后方》，水蓼子《本草衍义》。

【基原】 为蓼科蓼属植物水蓼的果实。

【原植物】 参见"水蓼"条。

【采收加工】 秋季果实成熟时采收，除去杂质，阴干。

【成分】 水蓼种子中含水蓼醇醛(polygonal)，水蓼二醛(polygodial)，异水蓼二醛(isopolygodial)及十氢三甲基萘并呋喃醇(isodrimeninol)和箬叶辛素(confertifolin)。

【药性】 辛，温。

1. 《本经》："味辛,温。"

2. 《别录》："无毒。"

3. 《本经逢原》："咸,微温。"

4. 《本草撮要》："入手足太阴、足厥阴经。"

【功用主治】 化湿利水，散结解毒。主治吐泻腹痛，水肿，小便不利，癥积痞胀，痈肿疮疡，瘰疬。

1. 《本经》："主明目,温中,耐风寒,下水气,面目浮肿,痈疡。"

2. 《药性论》："归鼻,除肾气,兼能去痃癖。"

3. 《食疗本草》："通五脏拥气。"

4. 《本经逢原》："治消渴去热,及瘰疬,腹胀,皆取其散热消积之功。"

5. 《本草正义》："破瘀消积。"

【用法用量】 内服：煎汤，6～15 g；或研末，或绞汁。外用：煎汤浸洗；或研末调敷。

【宜忌】 体虚气弱及孕妇禁服。

1. 《食疗本草》："多食令人吐水。"

2. 《本草正义》："蓼实,破瘀消积,力量甚效,最易堕胎,妊娠必不可犯。亦有血气素虚而月事偏少,非因于瘀滞者,亦不可误与也。"

【选方】 1. 治脚气肿 蓼实水煮，渍脚捋之。《新修本草》

2. 治霍乱烦渴 蓼子一两，香豉二两。每服二钱，水煎服。《圣惠方》

3. 治交接劳复，阴卵肿，或缩入腹，腹中绞痛，或便绝 蓼子一大把。水接取汁，饮一升。干者浓取汁服之。《肘后方》

4. 治瘰疬 蓼实，微炒，碾为细末，薄酒调二三钱服。久则效,效则已。《本草衍义》

5. 治小儿头疮 蓼实捣末，和白蜜(一云鸡子血)涂上。《药性论》

6. 治蜗牛虫咬,毒遍身者 蓼子煎水浸之。《本草拾遗》

5474 蓼大青叶 liǎo dà qīng yè 《中药材品种论述》

【异名】 染青草《唐韵》，蓝叶《和汉药学》，大青叶《吉林中草药》，靛青叶、蓝靛叶《全国中草药汇编》，青板水辣蓼《浙江药用植物志》，红茎蓼《中国民族药志》。

【基原】 为蓼科蓼属植物蓼蓝的茎叶。

【原植物】 参见"蓝实"条。

【采收加工】 夏、秋两季枝叶茂盛时采收，鲜用或晒干用。

【药材】 蓼大青叶 Polygoni Tinctorii Folium 主产于河北、天津、北京及山西等地。以天津产量较大。

性状 叶片多皱缩或破碎，蓝绿色或蓝黑色，中脉土黄色至淡黄棕色。完整叶片椭圆形，长3～10 cm，宽2～5 cm，先

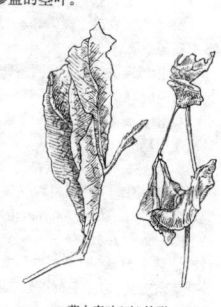

蓼大青叶(叶)外形

端钝，基部渐窄，全缘，叶脉背面较突出，侧脉明显，色较浅，叶柄扁平，长约1 cm，基部抱茎，具膜质托叶鞘。质脆，易碎。气微弱，味微湿而稍苦。

鉴别 叶表面观：表皮细胞多角形，垂周壁平直或微波状弯曲；气孔平轴式，少数不等式。腺毛头部4～8细胞；柄2个细胞并列，亦有多细胞构成或多列的。非腺毛多列性，壁木化增厚，常见于叶片边缘及主脉处。叶肉组织含多量蓝色至蓝黑色色素颗粒。草酸钙簇晶多见，直径12～80 μm。

叶横切面：上、下表皮细胞各1列。中脉向上微突出，向下凸出，表皮内侧均有厚角组织；维管束6～8个，环状排列，维管束外围纤维束壁厚，木化。栅栏组织细胞2～3列不通过中脉。叶肉细胞含草酸钙簇晶及蓝色至蓝黑色色素颗粒。

取本品细粉约25 mg，精密称定，置25 ml瓶中，加2%水合氯醛的氯仿溶液20 ml，超声处理1.5小时，取出，冷至室温，用2%水合氯醛的氯仿溶液稀释至刻度，摇匀，滤过。弃去初滤液，收集续滤液10 ml，浓缩至约1 ml，作供试品溶液，另以靛蓝氯仿溶液作对照品溶液，分别点样于同一硅胶G薄层板上，以苯-氯仿-丙酮(5∶4∶1)展开，取出，晾干。供试品谱中，在与对照品色谱相应的位置上，显相同的蓝色斑点。

品质标志 《中华人民共和国药典》2010年版规定：照高效液相色谱测定，本品含靛蓝(C₁₆H₁₀N₂O₂)不得少于0.55%。

【成分】 蓼蓝全草中含靛玉红(indirubin)，靛蓝(indigo, indigotin)，N-苯基-2-萘胺(N-phenyl-2-naphthylamine)，β-谷甾醇(β-sitosterol)，虫漆蜡醇(laccerol)，其地上部分含山奈酚-3-吡喃葡萄糖苷(kaempferol-3-O-β-D-glucopyranoside)，3, 5, 4′-三羟基-6,7-亚甲二氧基黄酮-3-O-β-D-吡喃葡萄糖苷(3, 5, 4′-trihydroxy-6, 7-methylenedioxyflavone-3-O-β-D-glucopyranoside)。此外，还含色氨酮(tryptanthrin)。

【药理】 1. 抗病原微生物作用 从蓼蓝中提取的色指酮是某些皮肤真菌和杆菌的特异抗生剂，其对须发癣菌、红色发癣菌、硫黄癣发癣菌、犬小孢子菌及絮状表皮癣菌的MIC均为3.1 μg/ml。蓼蓝叶中提取的吲哚非在组织培养实验中显示出抗病毒作用，且能减轻流感病毒对小鼠肺炎，但不能减少动物死亡数。

2. 解热作用 蓼大青叶煎剂5～10 g/kg，对霍乱、伤寒混合菌苗引起发热的家兔有明显解热作用。

3. 抗炎和免疫作用 本品煎剂5 g/kg灌胃，对大鼠甲醛性足肿有抑制作用。10 g/kg灌胃，可抑制二甲苯所致家兔皮肤炎性反应，并降低毛细血管通透性。对腹腔注射葡萄球菌的小鼠，本品煎剂10 g/kg灌胃，可增强腹腔巨噬细胞对细菌的吞噬作用。

4. 对心血管功能的影响 本品煎剂(相当生药0.125 g)对离体蟾蜍心脏有抑制作用，此作用有剂量相关性，剂量过大可致心脏停搏。本品对大鼠下肢血管有扩张作用，在血管呈收缩状态时，此作用更明显。

5. 抗血小板聚集作用 蓼蓝地上部分提取物中一种黄酮苷对人的血小板聚集有明显抑制作用，其IC_{50}为0.2 mg/ml。另有报道本品甲醇提取物中抑制ADP诱导的血小板聚集的有效成分为3, 5, 4′-三羟基-6, 7-亚甲二氧基黄酮-3-O-β-D-吡喃葡萄糖苷。

6. 对平滑肌的作用 1∶200的蓼蓝叶煎剂,浸剂及注射剂对离体兔肠有抑制作用，使肠蠕动减弱，振幅变小，此抑制作用随浓度增加而增强。本品煎剂对离体豚鼠子宫有兴奋作用，小剂量(0.1 g)时产生节律性收缩，大剂量(0.25 g)时引起持久的强直性收缩。

7. 抗氧化与保护肾脏作用 蓼蓝的各种提取物有强的抗氧化作用,尤其是其乙酸乙酯提取物作用更强。该提取物的抗氧化作用物质为没食子酸与咖啡酸等，有抑制过氧化及穿损害的作用。

8. 其他作用 本品对高脂肪饮食所致的高脂血症有改善作用。蓼蓝中提取分离了具有诱导各种恶性肿瘤细胞凋亡及抑制

增殖作用的物质。

【炮制】 取原药材，除去枝梗及杂质，抢水洗净，稍晾，及时切成段或丝，干燥。

饮片性状 为不规则的段或丝状，有破碎叶片，皱缩卷曲。表面蓝绿色或黑蓝色，主脉浅黄棕色，略凸起。质脆易碎。气微，味微涩而稍苦。

贮干燥容器内，置通风干燥处。

【药性】 苦，寒。归心、胃经。

1.《天目山药用植物志》："性大寒，味苦。"

2.《湖南药物志》："辛、苦、酸，无毒。"

3.《河北中草药》："苦、咸，寒。入心、胃经。"

【功用主治】 清热解毒，凉血消斑。主治温病发热，发斑发疹，吐血衄血，喉痹，热病，黄疸，丹毒，痄腮，口疮，痈肿。

1.《天目山药用植物志》："解毒，除热。治болезни毒痢，黄疸，喉痹，丹毒，小儿热病风疹。"

2.《吉林中草药》："凉血，清热解毒。治伤寒斑疹、瘟疫，时行热病。"

3.《黑龙江常用中草药手册》："治各种急性热病，身热无汗，发热发疹，热性病有出血症状，吐血、衄血，丹毒，败血症，肝炎，热痢，口疮，喉痹，喉风，咽喉肿痛。"

4.《湖南药物志》："除热解毒，通关开窍，消肿。"

【用法用量】 内服：煎汤，9～15 g，鲜品 15～30 g；或捣汁饮。外用：捣敷；或揿涂洗。

【宜忌】 脾胃虚寒者禁服。

1.《黑龙江常用中草药手册》："慢性衰弱症及无热者忌用。"

2.《河北中草药》："脾胃虚寒者慎用。"

【选方】 1. 治热毒发斑，温病 大青叶 30 g，牛角丝9 g，栀子9 g，豆豉 12 g。水煎，每日服 2 次。《吉林中草药》

2. 治流脑，丹毒 蓼蓝 60 g，葛根、天花粉各 30 g，青黛3 g（冲服）。水煎，分 3 次冲青黛服。《中国民间生草药原色图谱》

3. 治喉痹，口疮，丹毒 鲜大青叶捣汁，每次 3 盅，每日服 3 次。《吉林中草药》

4. 治扁桃体炎 蓼蓝全草捣烂取汁，调青黛，涂患处。《湖南药物志》

5. 治流行性腮腺炎 蓼蓝叶 15 g，蒲公英、荆芥各 9 g，水服；外用青黛调水涂抹患处。《福建药物志》

6. 治急性菌痢 鲜大青叶 60 g。水煎，分 3 次服。《河北中草药》

7. 治跌打损伤，化脓溃烂 蓼蓝花、叶加白糖捣烂敷患处，每日换2次。《天目山药用植物志》

5475 榛子 zhēn zǐ
《日华子》

【异名】 榧子《本草求原》。

【基原】 为桦木科榛属植物榛、川榛、毛榛的种仁。

【原植物】 1. 榛 Corylus heterophylla Fisch. ex Bess.

灌木或小乔木，高 1～7 m。树皮灰色；枝条暗灰色，无毛；小枝黄褐色，密生短柔毛及疏生长柔毛。叶柄长 1～2 cm；叶片圆卵形至宽倒卵形，长 4～13 cm，宽2.5～10 cm，先端凹缺或截形，中央有三角状突尖，基部心形，边缘有不规则重锯齿，中部以上有浅齿，上面几无毛，下面沿脉有短柔毛，侧脉5～7 对。雄花序 2～7 排成

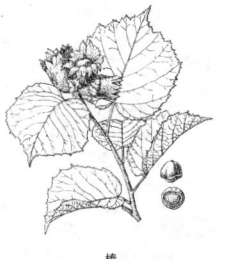

榛

总状，长约 4 cm，花药黄色。果实单生或 2～6 簇生；果苞钟形，具细条棱，外面密生短柔毛和刺毛状腺体，上部浅裂，裂片三角形，边缘几全缘；果序梗长约 1.5 cm，密生短柔毛。坚果近球形，长 7～15 mm，微扁，被褐色绒毛，先端密被粗毛。花期 4～5 月，果期 9 月。

生于海拔 200～1 000 m 的山地阴坡灌木丛中。分布于华北、东北及陕西等地。

2. 川榛 C. heterophylla Fisch. ex Bess. var. sutchuenensis Franch. 又名：木里仙（浙江）。

本变种与榛的区别在于：叶片椭圆形、宽卵形或近圆形，先端尾状；花药红色，果苞裂片的边缘全缘，很少有锯齿。花期 3～4 月，果期 10 月。

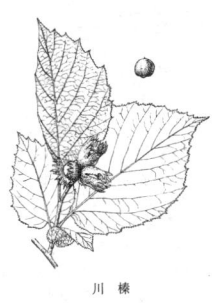

川榛

生于海拔 200～2 500 m的山地林中。分布于江苏、浙江、安徽、江西、山东、河南、湖北、四川、贵州、陕西、甘肃等地。

3. 毛榛 C. mandshurica Maxim.

本种与前两种的区别在于：灌木；叶的边缘具粗锯齿，中部以上浅裂，基部两侧近于对称；果苞管状，在坚果上部缢缩，较果长 2～3 倍，外面被黄色刚毛并兼有白色短柔毛，上部浅裂。坚果先端具小突尖，外被白色绒毛。

生于海拔 400～1 500 m的山坡灌木丛或林中。分布于东北及河北、山西、山东、四川、甘肃等地。

以上植物的雄花（榛子花）亦供药用，另设专条。

【采收加工】 秋季果实成熟后及时采摘，晒干后除去总苞及果壳。

【成分】 果仁含碳水化合物，蛋白质，脂肪，灰分。另含 16 种氨基酸，其中精氨酸含量最高，其次为谷氨酸、脯氨酸、丙氨酸、酪氨酸、缬氨酸。

【药性】 甘，平。归脾、胃经。

1.《开宝本草》："味甘，平，无毒。"

2.《品汇精要》："气厚于味，阳中之阴。"

3.《医林纂要》："甘、咸，平。"

【功用主治】 健脾和胃，润肺止咳。主治病后体弱，脾虚泄泻，食欲不振，咳嗽。

1. 崔禹锡《食经》："明目，去浊。"

2.《日华子》："肥白人，止饥，调中，开胃。"

3.《开宝本草》："益气力，宽肠胃，健行。"

4.《安徽中草药》："健脾，止咳。"

【选方】 1. 治病后体弱，食少疲乏 榛子 60 g，山药30 g，党参12 g，陈皮 9 g。水煎服。《宁夏中草药手册》

2. 治胃纳不香 川榛干果 21～24 g，山楂根 12～15 g。水煎，冲黄酒、红糖，早晚饭前服。《天目山药用植物志》

3. 治脾虚泄泻 榛子仁，炒焦黄，研细末。每次 1 匙，每日 2 次，空腹以红枣汤调服。

4. 治噎膈呕，饮口不开 榛子仁磨成细粉，每服 3 g，用陈皮汤送服，每日 3 次。（3、4 方出自《食物中药与便方》）

5. 治气管炎 榛子 15 g，桔梗、前胡各 9 g。煎服。《安徽中草药》

5476 榛子花 zhēn zǐ huā
《长白山植物药志》

【基原】 为桦木科榛属植物榛和川榛及毛榛的雄花。

【原植物】 参见"榛子"条。

【采收加工】 清明前、后五六日采收，晾干，或加工制成干粉。

【功用主治】《长白山植物药志》："加工成干粉，直接上伤口处，有止血、消炎作用，伤口愈合快；经过水浸后用于外伤、皮肤炎症、冻伤等有明显消炎、消肿、收敛等作用。"

【用法用量】 外用：研粉外敷。

5477 榧子 fěi zǐ 《新修本草》

【异名】 彼子《本经》，榧实《别录》，柀子《新修本草》，玉山果《东坡诗集》，赤果、玉榧《日用本草》，香榧《现代实用中药》，野杉子《南药〈中草药学〉》。

【基原】 为红豆杉科榧树属植物榧的种子。

【原植物】 榧 Torreya grandis Fort. ex Lindl. ［T. grandis Fort. var. dielsii Hu］ 又名：柀《尔雅》，野杉《纲目》，钝叶榧树、小果榧树《中国树木分类学》，凹叶榧《中国裸子植物志》，苏榧（安徽黄山）。

常绿乔木，高达 25 m，胸径 55 cm。树皮淡灰黄色、深灰色或灰褐色，不规则纵裂。小枝近对生或轮生，一年生小枝绿色，二至三年生小枝黄绿色、淡褐黄色或暗绿黄色。叶条形，长 1.1～2.5 cm，宽2.5～4 mm，先端凸尖或具刺状短尖头，基部圆，上面光绿色，有 2 条稍明显的纵槽，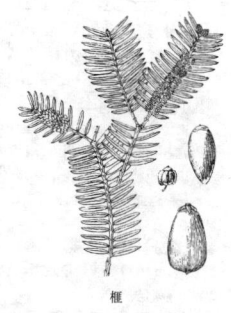下面淡绿色，气孔带与中脉带近等宽，绿色边带与气孔带等宽或稍宽。雌雄异株，雄球花单生叶腋，雌球花成对生于叶腋，基部各有 2 对交叉对生的苞片及外侧的一小苞片，胚珠直立，单生于假种皮上。种子椭圆形、卵圆形、倒卵形或长椭圆形，长 2～4.5 cm，径1.5～2.5 cm，熟时假种皮淡紫褐色，有白粉，先端有小凸尖头，胚乳微皱。花期 4 月，种子翌年 10 月成熟。

榧

生于温暖湿润的黄壤、红壤及黄褐壤土，混生于森林中。分布于江苏南部、浙江、安徽南部、福建北部及江西北部、大别山区、西至湖南西南部及贵州松桃等地的海拔 1 400 m 以下的山地；浙江西天目山海拔 1 000 m 以下地带有野生大树。

本植物的球花（榧花）、枝叶（榧枝叶）、根皮（榧根皮）亦供药用，另设专条。

【栽培】 生物学特性 榧适宜生长在凉爽多雾、潮湿的环境，幼时耐荫蔽，开花结果期则需充足光照。以土层深厚、疏松肥沃、排水良好的酸性或微酸性壤土栽培为好，干旱、瘠薄的地方不宜栽培。

繁殖方法 种子、扦插、压条、分根均可繁殖。种子繁殖：秋播或春季2～3月上旬播种，沟宽 10 cm，深 10 cm，覆土厚度为种子直径的 2 倍；播后盖草。幼苗出土后揭去盖草，搭棚遮阳。第二年春季，按行距 35 cm，株距 15 cm 移植。移植后浇水数日，以保成活。扦插繁殖：剪取硬枝，在畦上每隔 25 cm 开沟一条，将插条靠沟一边排列，覆土压实；露出地面 1/3，次年早春定植。压条繁殖：春季选近根新枝，弯曲至近地面，切伤部分外皮，用土堆埋切伤部分，浇水，次年早春先将连接老树一端切断，秋季移栽定植。分根繁殖：早春将丛生的新株分开定植，经常浇水，直至成活。

田间管理 每年都应进行中耕除草，培土追肥，定植 5 年后须进行嫁接及整枝、修剪。

病虫害防治 虫害有天牛等。

【采收加工】 10～11 月间种子成熟时采摘，除去肉质外皮，取出种子，晒干。

【药材】 榧子 Torreyae Semen 主产于浙江。

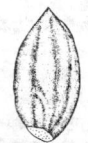
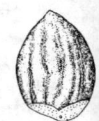

榧子外形

性状 种子椭圆形或长卵圆形，长 2～4 cm，直径 1.3～2.5 cm。外表面灰黄色至淡黄棕色，微具纵棱，一端钝圆，具一椭圆形种脐，色稍浅，较平滑，另端略尖。种皮坚而脆，破开后可见种仁 1 枚，卵圆形，外胚乳膜质，灰褐色，极皱缩，内胚乳肥大，黄白色，质坚实，富油性。气微，味微甜涩。

鉴别 (1) 种子横切面：种皮为 10 余列石细胞，外方 1～2 列栅状排列，细胞类长方形、长椭圆形，长 100～200 μm，宽约 35 μm，壁厚 15～20 μm，胞腔狭缝状；向内则细胞渐呈等径性，直径 40～110 μm，壁厚约 15 μm，胞腔较大，壁孔明显；内外石细胞间可见清晰的孔沟和层纹。外胚乳与内种皮完全分离，为数列棕色薄壁细胞，有时可见念珠状的细胞壁，外方不整齐，常破裂而呈凹陷，有胞间腔，并含的呈圆腔状；内胚乳细胞类多角形，壁较厚，富油滴，并含少量淀粉粒。

(2) 薄层色谱：取本品粉末 5 g，以氯仿 10 ml 回流15 分钟，滤过。滤液浓缩至 2 ml 供点样用。以亚麻酸氯仿液为对照液。点样于同一硅胶 H-1% CMC 薄板上，用苯-乙酸乙酯(8∶2)展开，喷以 0.1%α-亚硝基-β-萘酚浓硫酸试剂后，加热。供试品色谱中，在与对照品色谱的相同位置上，显相同的色斑。

【成分】 种子含 54.3%的脂肪油，其不饱和脂肪酸含量高达 74.88%。

【药理】 榧子油有驱蛔虫作用。驱除巴西日本圆线虫无效。

【炮制】 1. 榧子仁 取原药材，除去杂质，去壳取仁，用时捣碎。

2. 炒榧子仁 ① 取净榧子仁置锅内，用文火加热，炒至深黄色，有香气逸出时，取出放凉。② 砂烫榧子仁，先将砂子置锅内烫热，再加入净榧子仁，炒至表面深黄色，略见焦斑，取出，筛去砂子。

饮片性状 榧子仁参见"药材"项。炒榧子仁形如榧子仁，表面深黄色，微带焦斑，内部黄色，有香气。

【药性】 甘、涩，平。归大肠、胃、肺经。燥处，防蛀，防泛油。

1.《本经》："味甘，温。"

2.《别录》："味甘，无毒。"

3.《千金方》："味甘，平，涩。"

4.《品汇精要》："气厚于味，阳中之阴。"

5.《本草新编》："气温。入脾、胃、大肠三经，又入肺。"

6.《本草经疏》："榧实，味甘，应是有苦，气应微寒。""气薄味厚，阴也，降也。入手太阴、阳明经。"

【功用主治】 杀虫消积，润燥止咳。主治肠道寄生虫病，小儿疳积，肺燥咳嗽，肠燥便秘，痔疮。

1.《本经》："主腹中邪气，去三虫，蛇螫蛊毒，鬼疰伏尸。"

2.《别录》："主五痔。"

3.《食疗本草》："令人能食，消谷，助筋骨，行营卫，明目，轻身。"

4.《日用本草》："杀腹间大小虫。小儿黄瘦，腹中有虫积者，食入即愈。又带壳细嚼咽下，消痰。"

5.《生生编》："治咳嗽，白浊，助阳道。"

6.《医林纂要》："治寒嗽，杀尸虫。"

7.《本草备要》："润肺。"

8.《本草再新》："治肺火，健脾土，补气化痰，止咳嗽，定呵喘，去瘀生新。"

【用法用量】 内服：煎汤，15～50 g，连壳生用，打碎入煎；或

10～40枚，炒熟去壳，取种仁嚼服；或入丸、散。驱虫宜用较大剂量，顿服；治便秘、痔疮宜小量常服。

【宜忌】 脾虚泄泻及肠滑大便不实者慎服。

1.《物类相感志》："榧子皮绿豆。"

2.《本草衍义》："（食之）过多则滑肠。"

3.《医学广笔记》："同鹅肉食，生断节风，又上壅人，忌火气。"

4.《随息居饮食谱》："多食助火，热嗽非宜。"

【选方】 1. 治十二指肠钩虫、蛔虫、蛲虫等 榧子（切碎）30 g，使君子仁（切细）30 g，大蒜瓣（切细）30 g。水煎去滓，每日 3 次，食前空腹时服。《现代实用中药》

2. 治寸白虫 榧子日食七颗，满七日。《食疗本草》

3. 治好食茶叶面黄者 每日食榧子七枚，以愈为度。《纲目》引《杨起简便方》

【临床报道】 1. 治疗钩虫病 将榧子制油或配成 10％氯仿榧子油（氯仿 1 份，榧子油 9 份），成人每次口服 15～20 ml，每日 1 次，连服 3～4 日为 1 个疗程，一般 1 个疗程即可。观察 94 例，服药后 7～10 日，69 例粪便培养复查结果，10 例转阴，治愈率为 14.5％，11 例治疗前后幼虫计数比较，平均下降率为 93.1％，证明榧子油对钩虫病具有一定疗效。

2. 治疗丝虫病 榧子肉 150 g，血余炭 30 g，研末调蜜搓成 150 丸。每次 2 丸，4 日为 1 个疗程。临床观察 20 例，经静脉采血浓缩查并计小幼虫数，结果第一个疗程后微丝蚴转阴 4 例，第二个疗程后转阴 9 例，微丝蚴减少 6 例。在 2 个疗程中各有 5 例幼丝虫数反而增加，可能系药物激惹反应。1 例患者在服药期间有轻度头晕。初步认为榧子对杀灭微丝蚴有一定作用。

【各家论述】《本草求真》："按据诸书有言气味苦寒，能泻湿热，为肺家之宝，又云性温散气，能祛腹中邪气及杀诸虫，皆无定论。余按榧实甘润，是其本质。凡肺不润而燥者，得此则宜，故有制燥除热之功，非书所云能除湿热之意乎？又其燥热内扰，则虫自尔见蚀，而五痔肠胀等证自尔悉泻，脱此燥气悉除，肠胃顺清，故气自尔不结，非书所谓温能散气之意乎。故凡一切肺燥而见咳嗽不宁，腹中不和，五痔恶毒，并小儿黄瘦便秘不解等证，服之无不奏效。"

5478 榧花 _{fěi huā}《别录》

【基原】 为红豆杉科榧树属植物榧的球花。

【原植物】 参见"榧子"条。

【采收加工】 春季球花将开放时采收，晒干。

【药性】 苦，平。

【功用主治】《别录》："主水气，去赤虫。"

【用法用量】 内服：煎汤，6～9 g。

【宜忌】《别录》："不可久服。"

5479 榧枝叶 _{fěi zhī yè}《天目山药用植物志》

【基原】 为红豆杉科榧树属植物榧的枝叶。

【原植物】 参见"榧子"条。

【采收加工】 全年均可采收，鲜用。

【成分】 叶含 β-谷甾醇（β-sitosterol）、6-羟基右氢松香醇（6-hydroxydehydroabietinol）和香榧酯（torreyagrandate）。

枝含抗肿瘤黄酮类化合物：香榧黄酮（torreyflavone）及香榧黄酮苷（flavonoside）。

【功用主治】《天目山药用植物志》："治手足风湿疮毒，全草（应为枝叶）煎洗。"

5480 榧根皮 _{fěi gēn pí}《天目山药用植物志》

【基原】 为红豆杉科榧树属植物榧的根皮。

【原植物】 参见"榧子"条。

【采收加工】 秋、冬季采挖根部，剥取根皮，晒干。

【功用主治】《天目山药用植物志》："治风湿肿痛。根皮加九力钢（菊科千里光）煎服。"

【用法用量】 内服：煎汤，9～15 g。

5481 榼藤 _{kē téng}《广西药用植物名录》

【异名】 过山枫、大血藤、过山龙《广西药用植物名录》，榼子藤、左右扭《广西中草药》，过江龙、扁龙、过岗扁龙、脊龙、扭龙、扭骨风《全国中草药汇编》。

【基原】 为豆科榼藤属植物榼子的藤茎。

【原植物】 参见"榼藤子"条。

【采收加工】 全年均可采，切片，晒干或鲜用。

【药性】 微苦、涩，平，有毒。

1. 广州部队《常用中草药手册》："微苦、涩，微凉。"

2.《广西本草选编》："性平，有毒。"

3.《福建药物志》："微苦、辛，平。"

【功用主治】 祛风除湿，活血通络。主治风湿痹痛，跌打损伤，腰肌劳损，四肢麻木。

1. 广州部队《常用中草药手册》："祛风除湿，通经活络。主治风湿性腿痛痹，跌打损伤。"

2.《广西中草药》："主治风湿骨痛，跌打损伤，治青竹蛇咬伤。"

3.《全国中草药汇编》："治四肢麻木。"

4.《福建药物志》："治腰肌劳损。"

5.《中国民族药志》："根皮治牙痛，外用（傣族）；茎治毒蛇咬伤（瑶族），用根治胃痛，茎治狂犬咬伤（壮族）。（国外）茎皮作收敛剂，用于外伤，木部用于皮肤病，茎的水浸液洗治疥癣。"

【用法用量】 内服：煎汤，6～15 g；或浸酒。外用：捣敷或煎水洗。

【选方】 治青竹蛇咬伤 榼子藤 9～15 g，研末，酒调涂伤处。《广西中草药》

5482 榼藤子 _{kē téng zǐ}《开宝本草》

【异名】 象豆《南方草木状》，合子、榼子《本草拾遗》，眼镜豆《南方主要有毒植物》，过岗龙种子《广西本草选编》。

【基原】 为豆科榼藤属植物榼子的种子。

【原植物】 榼藤子 Entada phaseoloides (L.) Merr. [Lens phaseoloides L.]

常绿木质大藤本。茎扭旋，枝无毛。二回羽状复叶，长 10～25 cm，通常有羽片 2 对，顶生一对羽片变为卷须；小叶 2～4 对，革质，长椭圆形，长 3～8.5 cm，宽 1.5～4 cm，先端钝，微凹，基部略偏斜，无毛。穗状花序单生或排列成圆锥状，长 12～25 cm，花序轴密生黄色绒毛；花淡黄色，有香气，长 2～3 mm；花萼阔钟状，萼齿 5；花瓣 5，基部稍连合；雄蕊 10，分离，略突出花冠；子房有短柄，花柱丝状，柱头凹陷。荚果木质，长达 1 m，宽 8～12 cm，弯曲，扁平，成熟时逐节脱落，每节内有 1 颗种子。种子近圆形，直径 4～6 cm，扁平，暗褐色，成熟后种皮木质，有光泽，具网纹。花期 3～4 月，果熟期 8 月下旬。

生于海拔 600～1 600 m 的山坡灌木丛中，以及混合林中。分

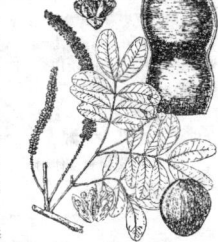

榼藤子

布于福建、广东、广西、云南、海南、台湾等地。

本植物的藤茎（檀藤）亦供药用，另设专条。

【采收加工】 冬、春季种子成熟，晒干。

【炮制】 1. 檀藤子 取原药材，除去杂质，洗净，干燥。用时捣碎。

2. 檀藤子炭 取净檀藤子，置热锅内，用武火炒至表面黑褐色，内部焦褐，喷淋少量清水，灭尽火星，取出，摊晾，凉透。

饮片性状 檀藤子为扁圆形，暗褐色，木质，有网纹。质坚硬，不易碎。气微，味苦、辛。檀藤子炭形如檀藤子，表面黑色，里面褐色，质脆易碎。气微，味淡。贮干燥容器内，置通风干燥处。檀藤子炭防复燃。

【药性】 甘、涩、平，有毒。

1.《本草拾遗》："味甘，平，无毒。"

2.《开宝本草》："味涩、甘，平，无毒。"

3. 广州部队《常用中草药手册》："微苦、涩，性凉。"

4.《福建药物志》："微甘、辛，性平，有毒。"

【功用主治】 行气止痛，利湿消肿。主治脘腹胀痛，黄疸，脚气水肿，痢疾，痔疮，脱肛，喉痹。

1.《南方草木状》："解蛊毒。"

2.《本草拾遗》："主五野鸡病，蛊毒，飞尸，喉痹。和大豆藁面，去野。"

3.《开宝本草》："主蛊毒，五痔，喉痹及小儿脱肛，血痢。"

4.《广西本草选编》："行气止痛。治胃痛，疝气痛。"

5.《全国中草药汇编》："利湿消肿。主治黄疸，脚气，水肿。"

6.《中国民族药志》："用于痉挛性疼痛（阿昌族）；疮痈（布朗族），高热不语（傣族）；便秘（景颇族）；腹痛（基诺族）；腮腺炎，淋巴结炎（拉祜族），补肾（蒙古族）；强壮补肾，催吐，用于肾病及心脏病（藏族）；治急性肠炎，胃炎，月经不调（瑶族），驱蛔，用于蛔虫病（彝族）。"

【用法用量】 内服：烧存性研末，1～3 g；或煎服。外用：捣敷或研末调敷。

【宜忌】 本品有毒，内服不可过量。中毒时表现为头晕，呕吐，血压急剧下降，呼吸减慢甚至死亡。

1.《广西本草选编》："有毒，误食量过大，会引起头晕呕吐，血压急剧下降，呼吸缓慢甚至死亡。"

2.《云南省药品标准》1974年版："忌生服。"

【选方】 1. 治胃痛，疝气痛 用以岗龙种子1.5～3 g。研粉冲开水服。（《广西本草选编》）

2. 治便秘 檀藤生熟种子各半。每次15 g，煎服。

3. 治月经不调 檀藤子炒熟。研末冲酒服3～5 g，每日3次。（2、3方出自《中国民族药志》）

4. 治痔漏久不愈 檀藤子不以多少。上一味，为散。先以蜜调少许，涂药疮上，次用温酒调下一钱匕，食前服。（《圣济总录》檀藤散）

5. 治痔漏不限年月深浅，肿痛穿穴，脓血不止 蜀椒（去目并合口，炒出汗，木杵轻捣，取红）四两，檀藤子（大者）一个（擘破，炙）。上二味，捣罗为细末，梧桐子大。每服十五丸至二十丸，空心温酒下。（《普济方》蜀椒檀藤丸）

6. 治黄疸，脚气水肿 檀藤子1～2个。水煎服。（《广西中草药》）

7. 治喉痹肿痛 檀藤子烧研。酒服一钱。（《圣惠方》）

5483 **榜嘎** bǎng gǎ
《月王药诊》

【基原】 为毛茛科乌头属植物船盔乌头或甘青乌头的带根全草。

【原植物】 1. 船盔乌头 Aconitum naviculare（Bruhl.）Stapf 又名：船形乌头（《西藏常用中草药》）

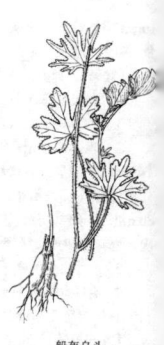

多年生小草本，高5～45 cm。块根小，胡萝卜形或纺锤形，长8～15 mm。茎直立，下部无毛，上部疏被反曲而紧贴的短柔毛。叶互生；基生叶，柄长达14 cm，无毛；叶片掌状五角形或肾形，长1～2 cm，宽1～3 cm，3裂至近中部，中央裂片倒菱形，侧裂片斜扇形，裂片不等3～5裂近中部，上面疏被短柔毛，下面无毛。总状花序有花1～5朵；花序轴和花梗被反曲的短柔毛；下部苞片叶状，上部苞片线形，花梗长2～6 cm；小苞片生花梗近顶部或邻近花，线形，长约6 mm；两性花，两侧对称；萼片5，花瓣状，上萼片船形，基部至喙长约1.6 cm，下缘稍凹或近直，侧萼片长约1.6 cm，董色或紫色，外面疏被短柔毛；花瓣2，爪细长，瓣片小，长约2.5 mm，唇片约1.5 mm，微凹，距近圆头形，长约1 mm，稍向前弯；雄蕊多数，花丝全缘或有2小齿，疏被短毛；心皮5，疏被短柔毛。蓇葖果，长1～1.2 cm。种子多数，倒金字塔形，长约2 mm，具横膜翅。花期9月，果期10月。

生于海拔3 200～5 000 m的山坡草地或灌木丛中。分布于西藏南部。

2. 甘青乌头 A. tanguticum（Maxim.）Stapf［A. rotundifolium Kar. et Kir. var. tanguticum Maxim.］又名：康定乌头（《拉汉种子植物名称》）。

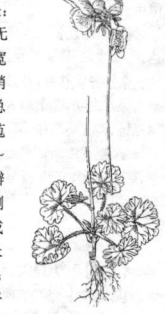

本种形态与船盔乌头相似，其特点是：茎直立，疏被反曲而紧贴的短柔毛或几无毛。叶片圆形或圆肾形，长1.1～3 cm，宽2～6.8 cm，3深裂至中部，深裂片互相稍覆压，边缘有圆牙齿，两面无毛。顶生总状花序有花3～5朵；苞片线形，最下部苞片有时3裂；小苞片宽线形，长2～2.5 mm；两性花，两侧对称；萼片5，花瓣状，上萼片船形，下缘长1.4～2.2 cm，侧萼片长1.1～2 mm，下部为宽椭圆形或椭圆状卵形；花瓣2，稍弯，瓣片极小，长0.6～1.5 mm，唇片不明显，距短，直，无毛；心皮5，无毛。蓇葖果，长约1 cm。种子多数，倒卵形，具3纵棱，只沿棱生狭翅。花期7～8月，果期8～9月。

生于海拔3 200～4 800 m的山地草坡或沼泽草地。分布于四川西部、云南西北部、西藏东部、陕西秦岭、甘肃南部、青海东部。

【采收加工】 7～9月开花期间采挖带根全草，切段，晒干或晾干。

【药材】 榜嘎 Aconiti Herba 船盔乌头产于西藏；甘青乌头产于西藏、甘肃、青海、四川。

性状 船盔乌头 根略圆柱形，长3～4 cm，直径3～6 mm；表面黄棕色或棕褐色，有具光滑，母根轮缩；质硬而脆。茎圆柱形，轮缩，断面中空。叶片皱缩或破碎，完整叶片五角状肾形。总状花序花序轴和花梗被反曲而紧贴的短柔毛。气微，味苦。

甘青乌头 块根纺锤形或圆锥形，大小不一，长1～2 cm，直径3～4 mm。表皮黄褐色至黑褐色；母根基部有子根丛生环2～7个；子根顶端有一个偏斜的瘢痕，断面类白色。茎圆柱形，皱缩，长10～30 cm，直径2～5 mm，表皮黄绿色至暗绿色，质脆，易折断，断面中空。叶片皱缩卷曲，完整叶片宽圆形、椭圆形、掌状深裂，裂片2～3浅裂。总状花序梗和花梗被反曲而紧贴的短柔毛或几无毛。气微，味苦。

鉴别 茎横切面：船盔乌头 表皮细胞 1 列，类方形或长方形，外被角质层，排列整齐；皮层为 3～4 列薄壁细胞；中柱鞘纤维连续成环；维管束 10 余个，束间纤维形大而壁薄，韧皮纤维（束中纤维束）形小而壁厚，木质部束呈三角形，导管以外侧较多，至内渐小。髓部大，为薄壁组织。

甘青乌头 表皮细胞 1 列，外壁增厚，皮层组织中多裂隙。中柱鞘数列细胞和束间细胞的壁厚化，并连成环。维管束部木化纤维的壁增厚，12～13 个外韧型导管束排成 1 环，韧皮部较小。形成层不明显。木质部导管多数个成群。髓多为空腔。

【成分】 甘青乌头根含生物碱成分：阿替新（atisine）、异叶乌头碱（heteratisine），苯甲酰异叶乌头碱（benzoylheteratisine），唐乌碱（tanwusine），大麦芽碱（hordenine）。

【药性】 苦、凉。小毒。

【功用主治】 清热解毒利湿。主治肝炎，胆囊炎，肺炎，感冒发热，咽喉炎，胃肠炎。

1.《西藏常用中草药》："治咽炎，肝炎，肾炎，肠炎等症。"

2.《中国民族药志》："清热解毒，除旧热。用于传染病引起的发烧、瘟病，肝胆热病，肺热，肠热，肝炎，肺炎，胃肠炎，流行性感冒，食物中毒等病。"

【用法用量】 内服：煎汤，2～4 g；或研末，0.3～0.6 g。

【选方】 1. 治感冒发热，湿热黄疸 甘青乌头研末。每次 0.3～0.6 g，每日 2～3 次。

2. 治蛇虫咬伤 甘青乌头适量。煎汁外洗，或鲜叶捣烂涂擦患处。（1、2 方出自《甘肃中草药手册》）

3. 治咽喉疼痛，咽喉炎，咽干咳嗽 榜嘎 500 g，白花龙胆 450 g，石灰华、甘草各 400 g。共研细粉。每次 3～6 g，每日 2～3 次，煎服。（《中国民族药志》）

5484 槟榔 bīng láng
（李当之《药录》）

【异名】 仁颊《上林赋》，宾门《李当之《药录》），宾门药饯《南方草木状》，白槟榔《药性论》，橄榄子《食疗本草》，洗瘴丹（侯宁极《药谱》），大腹槟榔《本草图经》，槟榔子《纲目》，青仔《中国树木分类学》，槟榔玉、榔玉《中药志》。

【基原】 为棕榈科槟榔属植物槟榔的种子。

【原植物】 槟榔 Areca catechu L.。

乔木，高 10～18 m。树干直立，不分枝，叶脱落后形成明显的环纹。羽状复叶，丛生于茎顶端，长 1.3～2 m，光滑，叶轴三棱形；小叶片披针状线形或线形，长 30～70 cm，宽 2.5～6 cm，基部较狭，顶端小叶愈合，有不规则分裂。花序着生于最下一叶的基部，有佛焰苞状大苞片，长倒卵形，长达 40 cm，光滑，花序多分枝；花单性同株：雄花小，多数，无柄，紧贴分枝上部，通常单生，很少对生，萼片 3，厚而细小，萼片 3，花瓣长圆状卵形，长 5～6 mm，雄蕊 6，花丝短小，退化雌蕊 3，丝状；雌花较大而少，无梗，着生于花序轴或分枝基部，萼片 3，长圆状卵形，长 12～15 mm。坚果卵圆形或长圆形，长 5～6 cm，花萼和花瓣宿存，熟时红色。每年开花 2 次，花期 3～8 月，冬花不结果；果期 12 月至翌年 6 月。

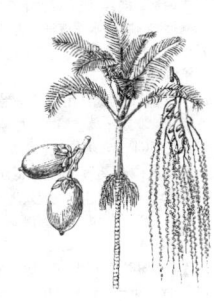

槟榔

我国福建、广东、广西、海南、云南、台湾等地有栽培。原产于马来西亚。

本植物的雄花蕾（槟榔花）、果皮（大腹皮）、未成熟果实（枣槟榔）亦供药用，另设专条。

【栽培】 生物学特性 喜高温湿润气候，耐肥，不耐寒，16 ℃就有落叶现象，5 ℃就受冻害，最适宜生长温度为 25～28 ℃。年降雨量 1500～2200 mm 地区适宜生长。幼苗荫蔽度 50％～60％为宜，成年树应全光照。以土层深厚，有机质丰富的砂质壤土栽培为宜。种子有果后熟特性。

繁殖方法 种子育苗。选择 15～30 年生，茎干上下均匀，节间短、产量高的母树采种。果实选翌年成熟（6 月上、下旬），果皮呈金黄色的留种。采下的果实，晒 1～2 日，待果皮稍干燥时，用湿砂层积法或堆积法催芽，20 日左右发芽，芽长 3 cm 即可播种，可用苗床和营养袋育苗。生产上多采用营养袋育苗。苗生长约 1 年，可移栽，约 1 m 时便可定植。海南于 2～3 月或 8～10 月，云南于 5～6 月定植。

田间管理 定植后幼龄期需要适量荫蔽以保持土壤湿润，可间种绿肥、药材、经济作物等。如遇天旱，应适当浇水。植后 6～7 年间，每年中耕除草追肥 2～3 次。肥料以人畜粪和绿肥为主。成年树结果后，除施氮肥外，适当增施磷钾肥，以促进开花结果和增强植株抗寒抗风能力。植株进入开花结果年龄，应将幼林中的荫蔽树移去和其它生长和结果。

病虫害防治 病害有叶斑病，为害叶，及时除去枯枝落叶烧毁；用 1∶1∶150 波尔多液喷雾或用瑞毒霉等防治；果腐病，使青果蒂腐烂，导致落果，防治方法同叶斑病；果穗枯萎病，为害果穗和果实，可时将落果落叶清除烧毁；在幼果和青果期间用炭疽福美、多菌灵喷雾；根腐病，为害苗，用 5％多菌灵可湿性粉剂 800～1000 倍液灌根。虫害有红脉穗螟在花期和幼果期为害，在 3～4 月结合施肥，每株施 3％呋喃丹颗粒 0.25 kg。

【采收加工】 11～12 月将采下的青果，煮沸 4 小时，烘 12 小时即得榔干。3～6 月采收成熟果实，晒 3～4 小时，捶破或用刀剖开取出种子，晒干。亦有经水煮，烟烘 7～10 小时，待干后剥去果皮，取出种子，烘干，称为榔玉。

【药材】 槟榔 Arecae Semen 主产于海南、云南。

性状 种子扁球形或圆锥形，顶端钝圆，基部平阔，高 1.5～3.5 cm，基部直径 1.5～3 cm。表面淡黄棕色或淡红棕色，具稍凹下的网状沟纹，底部中心有圆形凹陷的珠孔，其旁有 1 明显瘢痕状种脐。质坚硬，不易破碎，断面可见红棕色的种皮及外胚乳向内错入于类白色的内胚乳中而成的大理石样花纹。气微，味涩、微苦。

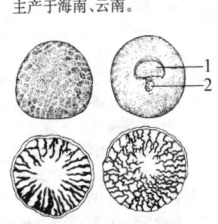

槟榔（种子）外形及饮片
1. 种脐部位 2. 珠孔部位

鉴别 (1) 种子横切面：种皮组织分内、外层，外层为数列切向延长的扁平石细胞，内含红棕色物，石细胞形状、大小不一，常有细胞间隙；内层为数列薄壁细胞，含棕红色物，并散有少数维管束。外胚乳较狭窄，由数列切向延长的石细胞组成，含红棕色物；胚乳常插入内胚乳中，形成错入组织；内胚乳细胞白色，多角形，壁厚，纹孔大，含油滴及糊粉粒。

粉末特征：棕紫色。内胚乳碎片众多，完整的细胞呈不规则多角形或类方形，胞间层不甚明显，直径 56～112 μm，壁半纤维素，厚 6～11 μm，有大的类圆形或矩圆形纹孔，直径 8～19 μm。外胚乳细胞类长方形、类多角形或作长条状，直径 40～72 μm，壁厚 8 μm，有少数纹孔。种皮石细胞黄棕色至深棕色的内胚乳中，形成错入组织；内胚乳细胞白色，多角形，壁厚，纹孔大，含油滴及糊粉粒。种皮石细胞鞋底形、纺锤形或多角形，直径 24～64 μm，壁厚 5～12 μm，纹孔裂缝状，有的胞腔内充满淡红棕色物。此外，偶有其周围细胞中含团簇状硅质块的中果皮纤维及内果皮细胞。

(2) 取新磨粉末约 0.5 g，加水 4～5 ml 及 5％硫酸 1 滴，微热数分钟,滤过。取滤液1滴于玻片上,加碘化铋钾试液1滴,即现浑浊或沉淀,放置片刻镜检,可见红色四面体小方晶或球状结晶产生(检查槟榔碱)。

(3)薄层色谱:①取本品粉末8g,加浓氨试液4ml,加氯仿50ml,超声处理10分钟,滤过,残渣用氯仿10ml洗涤1次,合并氯仿液,置于分液漏斗中,加稀盐酸5ml及水20ml,振摇,分取酸水层,用氯仿10ml洗涤1次,弃去氯仿液,加浓氨试液调至pH约9,用氯仿振摇提取2次,每次10ml,合并氯仿液,蒸干,残渣加甲醇1ml使溶解,作为供试品溶液。另取槟榔对照药材,同法制成对照药材液。吸取上述两种溶液各5ml,分别点于同一硅胶G薄层板上,以氯仿-醋酸乙酯-浓氨试液(7.5:7.5:0.2)为展开剂,置氨蒸气预饱和的展开缸内,展开,取出,晾干,喷以稀碘化铋钾试液。供试品谱中,在与对照药材色谱相应的位置上,显相同的橘红色斑点。②取本品细粉1g,加氨水数滴及乙醚10ml,冷浸提取,提取液浓缩至1ml,作为供试液。取上述2种溶液分别点于同一硅胶H薄板上,以氯仿-甲醇-氨水(90:10:2)展开,碘化铋钾试液显色,供试品色谱中,在与对照品色谱相应位置显出,显相同色泽的斑点。

品质标志 《中华人民共和国药典》2010年版规定:本品按干燥品计算,含醚溶性生物碱以槟榔碱($C_8H_{13}NO_2$)计,不得少于0.20%。

【成分】 种子含总生物碱0.3%~0.6%,主要为槟榔碱(arecoline)及少量的槟榔次碱(arecaidin)、去甲基槟榔碱(guvacoline)、去甲基槟榔次碱(guvacine)、异去甲基槟榔次碱(isoguvacine)、槟榔副碱(arecolidine)、高槟榔碱(homoarecoline)等,均与鞣酸(tannic acid)结合成形式存在。还含鞣质15%,内有右旋儿茶素(catechin)、左旋表儿茶素(epicatechin)、原矢车菊素(procyanidin)A-1、B-1和B-2以及称为槟榔鞣质(arecatannin)A,B的两个系列化合物,这两个系列均系原矢车菊素的二聚体、三聚体、四聚体、五聚体。又含脂肪约14%,其中主要脂肪酸有月桂酸(lauric acid)、肉豆蔻酸(myristic acid)、棕榈酸(palmitic acid)、硬脂酸(stearic acid)、油酸(oleic acid)和少量的邻苯二甲酸双(2-乙基己醇)酯〔bis(2-ethylhexyl)phthalate〕等。还含氨基酸占15%以上,以色氨酸、甲硫氨酸、酪氨酸、精氨酸、苯丙氨酸等。

【药理】 1. 驱虫作用 去鞣酸的槟榔提取物可使猪肉绦虫、牛肉绦虫与短小绦虫呈弛缓性麻痹。槟榔的水溶部分与醇溶部分具有杀绦粒绦头节的作用。其杀头蚴作用可能与破坏头蚴体内蛋白质结构有关。槟榔体外对肝吸虫具有麻痹作用,槟榔干扰肝吸虫的神经系统功能,属于外源性增强抑制性神经递质的作用蚀区。

2. 抗病原微生物、灭螺作用 槟榔水煎液体外抑制金黄色葡萄球菌、大肠杆菌、福氏痢疾杆菌等。槟榔浸剂对许兰黄癣菌与堇色毛癣菌等皮肤真菌均有抑制作用。鸡胚实验表明槟榔有抗流感病毒作用。槟榔提取液对血链球菌的生长和产酸都有一定的抑制作用,对牙龈卟啉菌和福赛类杆菌也有抑制作用。低浓度槟榔碱增加钉螺足平滑肌的吸氧活动。不同浓度槟榔碱对大鼠门静脉的收缩力和单个心室肌细胞钙通道电流呈浓度依赖性的双相反应,低浓度有促进作用,高浓度则有抑制作用。阻钙作用可能是灭螺增效作用的依据。

3. 对胃肠道功能的影响 槟榔水提液灌胃加快小鼠胃排空,促进小鼠小肠推进,拮抗阿托品或去甲肾上腺素抑制小鼠胃排空和小肠推进的作用。其作用途径除与M胆碱受体有关外,同时也与α肾上腺素受体有关。槟榔煎剂能兴奋家兔十二指肠,此效应可能与M胆碱能受体介导,且涉及家兔十二指肠平滑肌细胞膜上对维拉帕米(异搏定)敏感的钙通道。槟榔煎液灌胃增强功能性消化不良

大鼠胃收缩振幅,促进功能性消化不良大鼠胃平滑肌收缩;还能调节正常大鼠和功能性消化不良模型大鼠胃肠激素胃动素和血管活性肽的分泌。

4. 对心血管系统的作用 从槟榔种子中分离得到的Areca Ⅱ-5-C物质体外试验具有抑制血管紧张素转移酶(ACE)的活性。给自发性高血压SHR大鼠灌胃或静注有持续抗高血压作用。槟榔碱灌胃可促进高血脂诱发的动脉粥样硬化的模型大鼠NO释放,提高eNOS蛋白和mRNA的表达,降低血浆IL-8水平,抑制黏附分子ICAM-1及趋化因子IL-8的受体CXCR₂和MCP₁mRNA的过度表达。槟榔种子提取物对离体大鼠主动脉有内皮依赖性血管舒张作用,有效成分为槟榔碱和鞣质。

5. 其他作用 兔脑室内注射槟榔碱出现抽搐、流涎、咀嚼、心率减慢、呼吸兴奋,但维持时间短暂。多数兔脑电图呈低幅快波,若与阿托品合用,显示低幅快波并伴有癫痫样放电;而与东莨菪碱合用则显示高幅慢波。提示槟榔碱可能为混合型的M胆碱受体激动剂。从槟榔中分离出的聚酚化合物腹腔注射,对小鼠移植性艾氏腹水瘤有抑制作用,在体外对HeLa细胞有细胞毒作用,但对L_{1210}细胞体内外试验均无抗肿瘤作用。槟榔乙酸乙酯提取液对大鼠妊娠子宫能引起痉挛。槟榔粗提取物对5'-核苷酸酶的抑制作用用明显于其他磷酸酯酶的作用。槟榔水煎剂兴奋大鼠膀胱逼尿肌肌条,作用经由胆碱能M体和细胞膜L型钙通道实现作用,部分作用也可能同胆碱能N受体、肾上腺素能α受体和前列腺素的合成有关。槟榔乙醇提取物中含有具有相反作用的两种活性物质,随浓度不同而呈现双向作用。在4~80mg/kg剂量范围内,腹腔注射对大鼠有抗抑郁作用。

毒性 对口腔黏膜的毒副作用 随着槟榔提取物浓度增大,口腔细胞纤维母细胞存活率降低,细胞DNA损伤程度严重。表明槟榔提取物具有潜在致癌的可能性。槟榔提取物对人类口腔黏膜上皮角朊细胞有细胞毒作用,对口腔黏膜下纤维性变(OSF)有一定影响。槟榔某些水溶性成分可能通过激发肥大细胞增殖与活化,干扰组织胶原代谢而诱发大鼠OSF。槟榔提取物也可能通过促进角朊细胞合成α肿瘤坏死因子,诱发口腔黏膜下纤维性变。

2. 对生殖系统和性功能的影响 槟榔通过睾丸屏障影响小鼠的精子发育过程,对小鼠的生殖细胞有一定的遗传毒性。槟榔水提取液灌胃,使小鼠精子数量、活动率降低,升高雄性小鼠精子畸形率。槟榔水提取液灌胃,影响雄性小鼠性功能和生殖功能,延长小鼠扑捉潜伏期、交配潜伏期等,使雌鼠的受孕率下降,仔鼠体重也降低。

(3)其他毒副作用 亚慢性毒性实验中,小鼠灌胃槟榔水提液,15.00g/kg体重组在实验期内死亡率高于对照组;3.75g/kg体重组GPT、15.00g/kg体重组BUN高于对照组;3.75g/kg、7.50g/kg体重组脾/体比值低于对照组,实验组肾/体比值均高于对照组;组织病理学检查发现15.00g/kg体重组中出现脾肿脾小体扩大或消失,炎症细胞浸润,提示较长期给予槟榔提取液,可能对受试动物产生一定影响。给小鼠腹腔注射槟榔总水提取物,在低剂量短时间作用下,小鼠骨髓细胞姊妹染色单体交换(SCE)频率升高,可产生诱变作用。给小鼠腹腔注射槟榔碱,在长时间高剂量作用下具有诱变作用。槟榔饮食对4-硝基喹啉1-氧化物诱发的大鼠口腔癌及由N-2苊基乙酰胺诱发的肝癌具有促癌作用。

【炮制】 1. 槟榔 先以刀刮去脐,细切,勿经火,晒干。生用擅于杀虫破积,行水消肿,多用于绦虫、蛔虫、姜片虫等病及脚气水肿、疟疾。

2. 炒槟榔 ①炒黄:取净槟榔片,置锅内,用文火炒至微黄色,取出,放凉。②焦槟榔:取净槟榔片,用武火炒至焦黄色,取出,放凉。焦槟榔消食导滞,多用于食积不消,泻痢后重,湿热

痢疾。

3. 槟榔炭　取净槟榔片置锅内，用武火炒至外呈焦黑色，内呈黑褐色，喷淋清水适量，灭尽火星，取出，放凉。炒炭增强消积治血痢的功能。

4. 盐槟榔　取净槟榔片用食盐水拌匀，稍闷，置锅内，文火炒干，取出，放凉。每槟榔片 100 kg，用食盐 2 kg。

饮片性状　槟榔为类圆形薄片或不规则的碎块。表面呈棕白相间的大理石样花纹，周边淡黄棕色或红棕色。质坚脆易碎。气微，味涩，微苦。炒槟榔形如槟榔片，表面微黄色；焦槟榔形如槟榔片，表面焦黄色，具香气；槟榔炭形如槟榔片，表面黑色，断面黑褐色；盐槟榔形如槟榔片，表面显黄色，微有咸味。

贮干燥容器内，置通风干燥处，防蛀。炒槟榔、焦槟榔、盐槟榔密闭，槟榔炭及时散热，防止复燃。

【药性】　苦、辛，温。归胃、大肠经。

1.《别录》："味辛、温，无毒。"

2.《药性论》："味甘，大寒。"

3.《海药本草》："味涩，温。"

4.《珍珠囊》："辛。纯阳。"

5.《医学启源》："气温，味辛。《主治秘要》云：性温，气味苦，气薄味厚，沉而降，阴中阳也。"

6.《宝庆本草折衷》："味辛、甘、苦、涩、温。"

7.《雷公炮制药性解》："入胃、大肠二经。"

8.《本草新编》："入脾、胃、大肠、肺四经。"

【功用主治】　驱虫消积，下气行水，截疟。主治虫积，食滞，脘腹胀痛，泻痢后重，脚气，水肿，疟疾。

1.《别录》："主消谷逐水，除痰癖，杀三虫、伏尸，疗寸白。"

2.《药性论》："宣利五脏六腑壅滞，破坚满气，下水肿。治心痛，风血积聚。"

3.《新修本草》："主腹胀，生捣末服，利水谷道。敷疮，生肌肉，止痛。烧为灰，主口吻白疮。"

4.《海药本草》："主宿脐气，五膈气，风冷气，宿食不消。"

5.《日华子》："除一切风，下一切气，通关节，利九窍，补五劳七伤，健脾调中，除烦，破结，下五膈气。"

6.《医学启源》："治下重如神，性如铁石之沉重，能坠诸药于下。"

7.《医学入门》："止吐吐醋心，祛瘴疟。"

8.《纲目》："治泻痢后重、心腹诸痛，大小便气秘，痰气喘急。疗诸疟，御瘴疠。"

9.《本草汇言》："主治诸气，祛瘴气，破滞气，开郁气，下痰气，去积气，解蛊气，消谷气，逐水气，散脚气，杀虫气，通上气，宽中气，泄下气。"

【用法用量】　内服：煎汤，6～15 g，单用杀虫，可用 60～120 g；或入丸、散。

【宜忌】　气虚下陷者禁服。

1.《食疗本草》："多食发热。"

2.《本草经疏》："性病坠诸气至于下极，病属气虚者忌之，脾胃虚虽有积滞者不宜用，下利非后重不宜用，心腹痛无留结及非虫攻咬者不宜用，疟非山岚瘴气者不宜用，凡病阴阳两虚、气不足、而脾胃虚滞宿食寒胀满者，悉在所忌。"

3.《冯氏锦囊》："肠澼非初起有余者不可轻用，似痢非痢，贯脓疱后虚症忌之。"

4.《药性集要便读》："疟后胀、痢后泻，切不可用。"

【选方】　1. 治寸白虫　槟榔二七枚。治下筛。水二升半，先煮其皮，取一升半，去滓纳末，频服，暖卧，虫出。出不尽，更合服，取瘥止。宿勿食，服之。《千金方》

2. 治诸虫在脏，久不瘥者　槟榔半两（炮）。每服二钱，以葱、蜜煎汤调服一钱。《圣惠方》

3. 治蛔虫攻痛　槟榔二两。酒二盏，煎一盏，匀二次服。《食物本草》

4. 治心脾疼　高良姜、槟榔等分（各炒）。上为细末，米饮调下。《百一选方》

5. 治大小便不通，亦治肠胃有湿，大便秘涩　槟榔至大者半枚。用麦门冬煎汤磨一钱，重汤烫热服之。《普济方》槟榔散

6. 治脚气上冲，心闷欲死　槟榔三颗（细末），生姜汁三合，童子小便二升（新者不须暖）。上三味，搅，顿服，须臾即气退。若未全瘥，更服最佳。利三二行，无所忌。

7. 治脚气满，小便少　槟榔（切）四枚，大豆三升，桑根白皮（切）三升。上三味，以水二斗，煮取六分，分六服，间晚亦得。若冷胀加吴茱萸二升，生姜三两亦良。（6、7方出自《外台》）

8. 治五淋　赤芍药一两，槟榔一个（面裹煨）。上为末。每服一钱，水煎，空心服。《博济方》

9. 治痰涎　槟榔为末。白汤点（服）一钱。《御药院方》

10. 治醋心　槟榔四两，橘皮二两。细捣为散。空心，生蜜汤下方寸匕。《梅师集验方》

11. 治瘿气初结，咽喉壅闷　槟榔三两，海藻二两（洗去咸），昆布三两（洗去咸）。上件药，捣罗为末，烧蜜和丸，如小弹子大。常含一丸咽津。

12. 治小儿头疮，积年不瘥　槟榔水磨，以纸衬，晒干，以生油调涂之。

13. 治口吻生白疮　槟榔二枚。烧灰细研，敷疮上。（11～13 方出自《圣惠方》）

14. 治聤耳出脓　槟榔研末吹之。《鲍氏小儿方》

15. 治丹毒从脐上起发黄肿　槟榔为末。醋调涂。《续本事方》

16. 治金疮　白槟榔、黄连少许。为末敷之。《经验方》

17. 治阴毛生虱　槟榔煎水洗。《本草备要》

【临床报道】　1. 治疗绦虫病　将槟榔 60～120 g 切碎，先用热水 300～500 ml 浸泡数小时，然后用温火煎至 200 ml，于清晨空腹 1 次服下。服药前 1 日晚禁食或进少量流质，服药后可视具体情况在第 2 小时左右再服硫酸镁 20～30 g。合并应用南瓜子者，则先服南瓜子粉 80～125 g，待 30 分钟至 2 小时后再服槟榔煎剂，而后再服硫酸镁。统观各报道，槟榔对猪肉绦虫，治愈率多在 80%～90%。对短小绦虫的疗效，文献报告不一，报告的少数病例（1～6例）都获治愈；8 例治愈 6 例；32 例的排虫率为 37.5%，而大便虫卵的阴转率为 82.8%。对阔节裂头绦虫，报告虽属个别病例，但均治愈。对牛肉绦虫治疗效果较差，治愈率一般在 30%～50%，如与南瓜子合并应用，则疗效可大大提高，治愈率可达 90%～95% 或以上；亦有报告治疗 32 例，有头节驱出者仅 5 例，驱出大部分虫体（未见虫头驱出）14 例，无效 4 例。服药完毕至排虫时间由 30 分钟至数小时不等。治愈病例大多只服药 1 次，亦有少数要服 2 次或 2 次以上。鲜槟榔较陈者效力大；服用泻剂较不服用泻剂的效果佳。槟榔煎剂采用十二指肠管注入法较口服效果好而副作用少。

2. 治疗姜片虫病　口服驱姜虫（每片含槟榔提取物 5 mg，牵牛子苷 55 mg，槟榔细粉 220 mg），一次性给药，成人 7 片，小儿递减。治疗 562 例，有姜片虫驱出者达 90% 以上。1 个月后复查 370 例，粪检虫卵转阴率为 87.03%。

治疗鞭虫病　槟榔 100 g 切片或打碎，于 500 ml 水中浸 12 小时以上，再煎至 100～200 ml，分成二或三等分，于清晨空腹分次服下，以防呕吐。服药前 1 日先服硫酸镁 20～30 g，服药后 3 小时不泻者再服硫酸镁 1 次。1 次无效者 5 日后再服 1 次。根据 20 例大便复查结果，转阴率为 30%。

4. 治疗蛲虫病　成人用槟榔 150～200 g，儿童 5～7 岁用 25～30 g。水煎，清晨空腹顿服，3 日后再服 1 次。报告的少数病

例(3例)均获治愈,而多数病例(71例儿童)治愈率仅38%,且反应较多;更有报告24例儿童治疗结果无1例治愈。

5.治疗钩虫病 取槟榔子100g,打碎水煎1小时,空腹1次服完;1小时后再将药渣再煎服1次,2小时后再服白色合剂30ml(含硫酸镁15g,碳酸镁0.6g),并多饮温水。共治疗61例,har中33例有效(经1~3次完全驱除者29例;4例虫卵减少,症状改善),排出率为55.9%,无效率为18%,26%疗效不明。并发现用槟榔子才有效,用槟榔则无效,加糖服可防发生恶心、呕吐。对用四氯乙烯无效的病例,用槟榔子有卓效,药后腹泻次数越多,疗效越好,配合泻剂可提高疗效。

6.治疗蛔虫病 槟榔切片水煎服,14岁以上60~90g,10~13岁50g,7~9岁40g。煎液可1次服完,也可分3次30分钟内服完。共治疗118例,其中14例成人配以泻剂,结果有效48例(占40.61%),无效70例(占59.39%),大多数患者于药后24小时内排虫。1次服完较分次服完效果佳,但易引起呕吐。服药后数小时服用硫酸镁1剂,可提高疗效。

7.治疗青光眼 将槟榔片制成滴眼液(每100ml中含生药100g,甘油5ml,三氯叔丁醇0.3~0.5g,硼砂0.8g)滴眼,每次1~2滴。共观察15例29只眼。一般点药后5~15分钟缩瞳开始,30~36分钟达高峰,可维持2小时左右,个别患者维持12小时以上,平均缩瞳1.4mm。点药后30分钟测眼压,平均下降0.84kPa。一般眼内压越高,降压作用越显著,而对正常及过低的眼内压影响不大。

8.治疗幽门螺杆菌感染 将新鲜干槟榔果8g,用水150ml浸泡1小时,再用火水煎至50~70ml,上午空腹服1次,2星期为1个疗程,共观察32例。同时设对照组31例,给予雷尼替丁0.15g,每日2次,2星期为1个疗程。胃镜复查结果表示:槟榔组糜烂性胃炎8例,治疗后均获效;十二指肠球部溃疡24例,总有效率为95.8%(23/24例)。对照组糜烂性胃炎7例,5例获效,2例无效;十二指肠球部溃疡25例,总有效率为60%(15/25例)。十二指肠球部溃疡的疗效,槟榔组明显优于雷尼替丁组(P<0.05)。在治疗对幽门螺杆菌(HP)的治疗方面:槟榔组2星期HP清除率为68.8%(22/32例),4星期后至半年后的根除率为62.5%(20/32例),HP转阴病例中,糜烂性胃炎和十二指肠球部溃疡总治愈率为95.5%(21/22例),而HP未转阴的治愈率仅20%(2/10例)。雷尼替丁组32例,治疗结束和4星期至半年复查,HP的清除率和根除率均为零,无1例转阴,表明槟榔对HP有良好的抑制或清除作用,其疗效与HP被清除有关。

治疗慢性血吸虫病 将93例煎剂组每日每千克体重口服相当于原药600mg的槟榔煎剂(制成25%煎剂),每日2次分服,同时口服呋喃丙胺每日每千克体重60mg,每日3次分服,10日为1个疗程;片剂组每日每千克体重口服相当于原药600mg的槟榔浸膏片,每日3次分服,10日为1个疗程。结果:煎剂组32例在疗程结束后的3日内、1个月、3个月及6个月粪便沉淀镜检及毛蚴孵化检查结果均为阴性。片剂组61例在疗程结束后3个月复查58例,阳性6例,转阴率为89.7%。6个月复查48例,阳性1例(该例3个月复查时也为阳性)。3个月复查时为阳性的另外5例,其中3例6个月复查时已转为阴性,6个月累积阴转率为88%。

【各家论述】1.《本草要略》:"其性沉如铁石,东垣所谓降也,阴也,是矣。故能坠诸药下行,逐水攻瘀气。诸药性所谓治里急后重如神,取其坠也,非取其破气也。故兼木香用之然后可耳。《衍义补遗》所谓纯阳破瘀气泄胸中至高之气,何也?盖由其性沉重,坠气下行,则郁滞之气得降而至高之元下矣。一云能杀于白虫,非杀虫也,以其性下坠,逐虫下行也,广闻多服之者,气亦上盛,故服此以降之耳。"

2.《本草经疏》:"水谷不能以时消化,羁留而为痰癖,或湿热

停久则变生诸虫,此药辛能散结破滞,苦能下泄杀虫,故主如上诸证也。甄权:宣利五脏六腑壅结,破胸中气,下水肿,治心痛积聚;《日华子》:下一切气,通关节,利九窍,健脾调中,破癥结;李暴:主贲豚气,五膈气,风冷气,脚气,宿食不消,皆取其辛温走散,破气坠积,能下肠胃有形之物耳。"

3.《本草正》:"槟榔,本草言其破气极速,较枳壳、青皮尤甚。若然,则广南之人朝夕笑噉而无伤,又岂破气极速者也。总之,此药性温而辛,故能醒脾利气,味甘兼涩,故能固脾壮气,是诚行中有留之剂,观《鹤林玉露》云,饥能使之饱,饱能使之饥,醉能使之醒,醒能使之醉。于此四句详之,可得其性矣。"

4.《本草新编》:"或问槟榔乃消瘴之物,似宜正治瘴气,何以治痢?必须日槟榔虽可治痢,亦止宜于初起,而不宜于久痢也。痢无止法,用槟榔以下其积秽也,积秽去而痢自止。然初起之痢,势必积多而秽甚,用之始当。若久痢而积秽之治法,则虚者益虚,而瘦者益瘦矣。故久痢则断不可用槟榔。然吾以为初痢,亦不可纯用槟榔,用当归、白芍为君,而佐之槟榔,则痢疾易痊,而正气又复不损,实可为治痢之权衡也。"

5485 **槟榔花** bīng láng huā 《中药志》

【基原】为棕榈科槟榔属植物槟榔的雄花蕾。

【原植物】参见"槟榔"条。

【采收加工】夏季采集,晒干。

【药材】槟榔花 Arecae Flos 主产于海南、云南。

性状 干燥的雄花蕾粒大如米而瘦,表面土黄色至淡棕色。气无,味淡。

【性've】淡、凉。

【功用主治】《广东中药》:"与猪肉煲汤,治疗咳嗽。"

【用法用量】内服:煎汤,3~10g;或炖肉。

5486 **榕须** róng xū 《纲目拾遗》

【异名】半天吊《生草药性备要》,榕根须《纲目拾遗》,吊风根、榕树须《岭南采药录》,榕树倒抛根《泉州本草》,榕树吊须《广东中药》,乌松、老公须、倒吊松根《台湾药用植物志》。

【基原】为桑科无花果属《榕属》植物榕树的气生根。

【原植物】榕树 Ficus microcarpa L. f. 又名:榕《南方草木状》,小叶榕《生草药性备要》,倒生树《粤志》,赤榕《泉州府志》,倒生木、不死树《纲目拾遗》,细叶榕《岭南采药录》,避暑树《福建药用植物志》,正榕、绳树《浙江药用植物志》,龙树、万年青(云南)。

常绿大乔木,高15~25m,胸径50~70cm。全株有乳汁。老枝上有气生根(榕须),下垂,深褐色。叶互生;叶柄长7~12mm;托叶披针形,早片

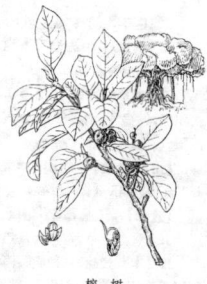

榕树

而带肉质,椭圆形、卵状椭圆形或倒卵形,长3.5~8cm,宽3~4cm,先端钝尖,基部楔形,上面深绿色,光亮,下面浅绿色,全缘或浅波状;基出脉3条。隐头花序(榕果)单生或成对腋生或着生于已落枝叶腋,扁球形,直径5~10mm,成熟时黄色或微红色,基部苞片阔卵形,宿存,无总花梗;雄花、瘿花和雌花生于同一花序托内,花间有少数刚毛,雄花散生内壁,花被片3,近匙形,雄蕊1,花药与花丝等长;瘿花无梗及具短梗,花被片3,匙形,花柱侧生,短;雌花无梗或具短梗,花被片与瘿花相似,但较小,花柱侧生,短于子房,柱头棒形。瘦果小,卵形。花、果期4~11月。

生于海拔400～800 m的林缘或旷野,野生或植为行道树。分布于浙江、福建、江西、广东、广西、海南、贵州、云南、台湾等地。

本植物的叶(榕树叶)、树皮(榕树皮)、果实(榕树果)、树脂(榕树胶汁)亦供药用,另设专条。

【采收加工】 4～11月采收,割下气生根,扎成小把,鲜用或晒干。

【药材】 榕须 Fici Microcarpae Radix Aerio 主产于浙江、福建、广东、广西等地。

状状 干燥气生根呈木质细条状,长1 m左右,基部较粗,直径4～8 mm,末端渐细,多分枝,有时簇生6～7条支根。表面红褐色,外皮多纵裂,有时剥落,皮孔灰白色,呈圆点状或椭圆状。质韧,皮部不易折断,断面木部棕色。气微,味苦、涩。

【成分】 根含酚类、氨基酸、有机酸、糖类。

【药性】 苦,平。

1.《广西中药志》:"味苦、涩,性温,无毒。入心、小肠二经。"

2.《岭南草药志》:"味淡、微涩,性凉。"

3.《广西本草选编》:"味微苦、涩,性平。"

【功用主治】 散风热,祛风湿,活血止痛。主治流感、百日咳、麻疹不透、扁桃体炎、结膜炎、风湿骨痛、痧气腹痛、久痢、胃痛、白带、湿疹、阴痒、跌打损伤。

1.《生草药性备要》:"浸酒饮,治伤散瘀;验真假麻风,作茶饮。"

2.《药性考》:"固齿。"

3.《岭南采药录》:"凡患痔疮,以之煎水熏洗;以之浸酒,治跌打,能散瘀;煎作茶饮,可验麻风真假,真者觉其味甘。"

4.《广西中药志》:"祛风湿,活血,止痛,清热,解毒,利尿。治风湿骨痛,夹色伤寒,小便淋沥。"

5.广州部队《常用中草药手册》:"清热解表,发汗透疹。治流感、感冒、扁桃体炎、眼结膜炎、疟疾、百日咳、麻疹不透。"

【用法用量】 内服:煎汤,9～15 g;或浸酒。外用:捣碎酒炒敷或煎水洗。

【选方】 1. 治喉蛾 榕树须180 g。黑醋一汤碗,煎好,候温含漱。《岭南草药志》

2. 治关节风湿痛以及脚筋紧张,屈伸不利 榕树倒抛根合童便煎洗患处。《泉州本草》

3. 治血淋 榕树倒抛根鲜者45 g(干者24 g)。合冰糖炖服,每日1次,续服四五次。《泉州本草》

4. 治小便不通 榕树吊须一把,砂糖、米酒各适量。水煎服。《岭南草药志》

5. 治疝气,子宫脱垂 榕树气根30 g,瘦猪肉适量。水炖服。《福建晋江《中草药手册》

6. 治鼻衄不止 倒吊榕树根30 g。煎水1碗,冲白糖服。《岭南草药志》

7. 止牙痛 榕树须,摘断,入竹管内,将盐塞满,以泥封固。火烧存性为末,擦牙,摇动者亦坚。竹管用。《纲目拾遗》固齿羲复方》

8. 治湿疹,阴痒 榕树气根适量。煎水洗。(广州部队《常用中草药手册》)

9. 治小儿面部烂疮 榕树须120 g。煎水洗患处,数次则愈。《岭南草药志》

10. 治神经性皮炎 鲜榕树须,捣烂外敷。(广州空军《常用中草药手册》)

11. 治跌打损伤 榕树气根60 g,或加樟树二重皮9～15 g。水煎冲酒服。《福建中草药》

榕树叶 róng shù yè
《岭南采药录》

【异名】 小榕叶《生草药性备要》,落地金钱《本草求原》

【基原】 为桑科无花果属(榕属)植物榕树的叶。

【原植物】 参见"榕须"条。

【采收加工】 全年均可采,鲜用或晒干。

【药材】 榕树叶 Fici Microcarpae Folium 产于广西、广东、海南、福建、台湾、浙江等地。

性状 叶不规则卷曲成筒状,褐色至黄褐色,展平后呈椭圆形或卵形,长3～8 cm,宽2～4 cm,先端钝或短尖,基部稍狭,全缘,下面网脉明显;叶柄长7～12 mm。革质,体轻,稍有韧性。气微,味苦、涩。

鉴别 取本品粗粉5 g,加水25 ml,煮沸1小时,滤过,滤液浓缩至15 ml,备用。取浓缩液2 ml,加三氯化铁试液,显蓝绿色(检查酚羟基)。取浓缩液2 ml,加醋酸铅试液,产生黄色沉淀(检查黄酮)。取浓缩液10 ml,置分液漏斗中,加乙酸乙酯萃取3次,每次5 ml,收集乙酸乙酯层,水浴上挥干,残渣用乙醇2 ml溶解,置试管中,加盐酸-镁粉,显粉红-樱桃红色(检查黄酮)。

【成分】 含蒴皮:羽扇豆醇乙酸酯(lupeyl acetate),无羁萜(friedelin),表无羁萜醇(epifriedelinol),β-黏霉烯醇(glutinol),蒲公英赛醇(taraxerol),齐墩果酸(oleanolic acid),脂肪族化合物和甾体化合物。

【药理】 抗菌作用 1:50浓度的榕树叶和树皮,试管内对金黄色葡萄球菌、舒氏痢疾杆菌有抑制作用。

【药性】 淡,凉。

1.《生草药性备要》:"味劫,性温。"

2.《本草求原》:"涩,平。"

3.《岭南采药录》:"味涩,性温。"

4. 南药《中草药学》:"苦、涩,凉。"

【功用主治】 清热消肿,祛湿止痛。主治慢性气管炎,百日咳,扁桃体炎,目赤,牙痛,菌痢,肠炎,乳痈,烫伤,跌打损伤。

1.《生草药性备要》:"消骨内阴疾,敷跌打,止痛,冲酒饮。"

2.《本草求原》:"止痛,散瘀,理跌打。"

3.《岭南采药录》:"煎汤饮,能退热。"

4.《岭南草药志》:"解热,理湿滞。"

5.《广西本草选编》:"化痰止咳,消肿止痛。主治慢性气管炎,痢疾,肠炎,跌打骨折。"

【用法用量】 内服:煎汤,9～15 g;或研末;或浸酒。外用:捣敷。

【宜忌】 《广东中药》:"麻风患者忌用,否则皮肤之结节更形表露。"

【选方】 1. 治慢性气管炎 鲜榕树叶72 g,陈皮18 g。水煎浓缩,加糖制成90 ml糖浆,每次30 ml口服,每日3次,10日为1个疗程。《全国中草药汇编》

2. 治百日咳 东边榕树叶(取嫩叶)60 g,瘦肉60 g。以水2碗煎至1碗服,可连服2～3日,每日服1次。

3. 治疟疾 榕树叶120 g,麦冬4.5 g,糖冬瓜30 g。以水5碗煎至1碗服。(2、3方出自《岭南草药志》)

4. 治妇女经闭,跌打损伤 榕树叶,焙研末。泡酒服,每次9 g,每日1次,连服3日。《泉州本草》

5. 治小儿夜啼 榕树嫩叶7片,蝉退3个。水煎,调冰糖于睡前服。《福建中草药》

6. 治关节扭伤 榕树鲜叶、蓖麻鲜叶各半,生姜2～3片。同捣烂,加75%乙醇适量(白酒亦可),拌匀,敷患处。《福建药物志》

【临床报道】 1. 治疗慢性气管炎 用细叶榕鲜叶每日30 g,制成糖浆15 ml,分2次服,以及马来酸氯苯那敏(扑尔敏)4 mg,每日2～3次,10日为1个疗程,服3个疗程。对咳、痰、喘三症均有效。共治疗291例,显效以上的244例,显效率83.85%;有效者281例,占96.56%,其中近控150例,占51.55%;无效10例,

2. 治疗急性细菌性痢疾 用榕树叶鲜品反复加水煎熬12～24小时，最后每500 g鲜品煎成500 ml；若用干品，每500 g等于鲜品2.5 kg，煎法同上，最后每500 g煎2 500 ml。成人以口服为主，每日3次，每次200 ml；严重病例可加保留灌肠，每次50 ml。小儿以灌肠为主，每日2次，每次30 ml；口服量酌情减少，一般为30～50 ml，每日3次。治疗200例，有151例作了大便培养，其中阳性者82例，计B组痢疾杆菌70例，D组痢疾杆菌11例，施密次痢疾杆菌1例。全组治愈180例，占90%；好转9例，占4.5%；无效11例，占5.5%。治愈组中，5日以内治愈者166例（占92.2%），6～10日治愈者14例（占7.8%）。11例无效者均系小儿患者，可能与年龄过小、治疗配合不好有关。

5488 榕树皮 róng shù pí《南宁市药物志》

【基原】 为桑科无花果属（榕属）植物榕树的树皮。

【原植物】 参见"榕须"条。

【采收加工】 全年均可采，剥取树皮，晒干。

【药性】 微苦，微寒。

【功用主治】 《海南岛常用中草药手册》："止痒。"

【用法用量】 内服：煎汤，9～15 g。外用：煎水洗。

【选方】 治疥癣、疮疡、痔疮 榕树皮，煎水洗。（《海南岛常用中草药手册》）

5489 榕树果 róng shù guǒ《泉州本草》

【基原】 为桑科无花果属（榕属）植物榕树的果实。

【原植物】 参见"榕须"条。

【采收加工】 夏、秋季采收，鲜用或晒干。

【药性】 微甘，平。

【功用主治】 《福建药物志》："消肿解毒。治疖。"

【用法用量】 外用：适量，煎水熏洗。

【选方】 治臁疮 榕树果实自坠入水中者，取捣烂敷患处。（《泉州本草》）

5490 榕树胶汁 róng shù jiāo zhī《岭南采药录》

【异名】 榕树乳汁《福建中草药》。

【基原】 为桑科无花果属（榕属）植物榕树的树脂。

【原植物】 参见"榕须"条。

【采收加工】 全年均可采。割伤树皮，收集流出的乳汁。

【药性】 《福建药物志》："味辛、淡，平。"

【功用主治】 明目去翳，解毒消肿。主治夜盲，目翳，瘰疬，唇疔，牛皮癣，赘疣。

1.《生草药性备要》："治赤眼，煲粥冲食。"

2.《岭南草药志》："除翳膜明目。"

3.《福建药物志》："消肿解毒。治疣赘。"

【用法用量】 内服：适量，煮粥食。外用：涂敷。

【选方】 1. 治唇疔 榕树乳汁调醋涂患处。

2. 治牛皮癣 榕树乳汁涂患处。（1、2方出自《福建中草药》）

5491 槠子 zhū zǐ《本草拾遗》

【异名】 苦槠子《本草拾遗》。

【基原】 为壳斗科锥栗属植物苦槠栲、青冈属植物小叶青冈及青冈的种仁。

【原植物】 1. 苦槠栲 Castanopsis sclerophylla (Lindl.) Schott. [Quercus sclerophylla Lindl.] 又名：血槠《纲目》，苦槠锥《中国高等植物图鉴》，槠果《中国树木志》，苦槠（江苏、浙江）。

常绿乔木，高5～15 m。幼枝无毛，枝条稠密；树皮灰褐色，小枝

有棱。叶互生；叶柄长1.5～2.5 cm；叶片厚革质，长椭圆形或卵状椭圆形，长7～15 cm，宽3～5 cm，先端渐尖或短渐尖，基部圆形或楔形，有时略不对称，中部以上有锐齿，上面深绿色，下面淡银灰色，两面均光滑。花单性，雌雄同株；雄花序穗状，腋生，长8～15 cm，雄花乳白色，有香味；雌花序穗状，腋生，单生于总苞内。壳斗球形或半球形，全包或包果实的大部分，直径8～10 mm，壳斗壁厚约1 mm以内，苞片三角形，先端针刺形，排列或4～6条同心带，外被暗色绒毛，成熟时裂开；坚果圆锥形，柱头外露，直径1～1.4 cm，果脐径7～9 mm，有深色细绒毛。花期4～5月，果期9～11月。

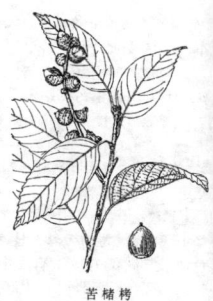

苦槠栲

生于海拔1 000 m以下的低山杂木林中，与马尾松、青冈栎、甜槠、木荷等混生。除广东、海南、云南、台湾外，主要分布于长江以南各地。

2. 小叶青冈 Cyclobalanopsis myrsinaefolia (Bl.) Oerst. [Quercus myrsinaefolia Bl.] 又名：甜槠、面槠《纲目》，青栲、细叶青栎《中国高等植物图鉴》，小叶槠、青钩《中国树木志》。

常绿乔木，高6～20 m。小枝无毛，被凸起淡褐色长圆形皮孔。叶互生；叶柄长1～2.5 cm，无毛；叶片坚纸质，卵状披针形或椭圆状披针形，长6～11 cm，宽1.8～4 cm，先端长渐尖或短尾状渐尖，基部窄楔形或近圆形，中部以上具细锯齿，侧脉9～14对，常不达叶缘，上面绿色光亮，下面粉白色，干后有时为暗灰色，无毛。花单性，雌雄同株；雄花序长4～6 cm，雄花4～5朵，排成腋生葇荑花序；雌花序长1.5～3 cm，雌花3～4朵，排成短穗状花序，着生于新枝叶腋。壳斗半球形，壁薄而脆，包果1/3～1/2，高5～8 mm，直径1～1.5（～2）cm，内壁无毛，外壁被灰白色细柔毛，小苞片汇合生成6～9条同心环带，环带全缘；坚果卵形或椭圆形，直径1～1.5 cm，高1.4～2.5 cm，无端圆，先端凹陷，柱座明显，有5～6条环纹，果脐平坦，径约6 mm。花期6月，果期10月。

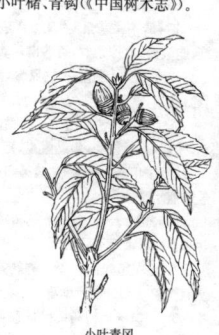

小叶青冈

生于海拔200～2 500 m的山地密林或疏林中。分布于中南、西南及江苏、浙江、安徽、福建、江西、台湾、陕西南部等地。

3. 青冈 C. glauca (Thunb.) Oerst. [Quercus glauca Thunb.] 又名：铁槠《纲目》，青冈栎、铁栎《中国高等植物图鉴》，花梢栎、铁栗子《中国树木志》。

本种形态与小叶青冈相似，其特点是：叶片倒卵状椭圆形或长椭圆形，长6～13 cm，宽2～5.5 cm，先端渐尖或短尾状，基部近圆形或宽楔形，中部以上具

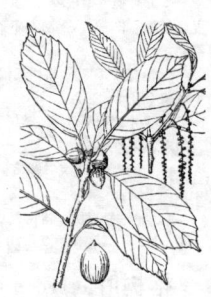

青冈

疏锯齿,侧脉9～13对,上面无毛,下面被平伏白色单毛,老时渐脱落,并常有白色鳞秕。雌花序穗状,雌花2～3朵生于总苞内。果序长1.5～3 cm,有果2～3个;壳斗杯形,直径0.9～1.2 cm,被薄毛,苞片汇合生成5～8条同心环带,环带全缘或有细缺刻;坚果直径0.9～1.4 cm,高1～1.6 cm,无毛,果脐隆起。果期10月。

生于海拔2 600 m以下的山坡或沟谷杂木林中。分布于江苏、浙江、福建、江西、河南、广东、广西、海南、云南、陕西、甘肃、青海、台湾等地。

以上植物的树皮或叶(楮子皮叶)亦供药用,另设专条。

【采收加工】 秋季果实成熟时,采收,晒干后剥取种仁。

【药性】 甘、苦、涩,平。

1.《本草拾遗》:"味苦、涩。"

2.《纲目》:"生食苦、涩,煮、炒乃带甘。"

3.《医林纂要》:"苦、咸,平。"

4. 姚可成《食物本草》:"味甘。"

5.《食物考》:"性凉。"

【功用主治】 涩肠止泻,生津止渴。主治泄泻、痢疾、津伤口渴、伤酒。

1.《本草拾遗》:"止泄痢,破血,食之不饥,令健行,能除恶血,止渴。"

2.《本草药性大全》:"生津。"

3.《本草省常》:"破恶气。"

【用法用量】 内服:煎汤,10～15 g。

【宜忌】 肠燥便秘者禁服。

1.《食物考》:"多食不宜人,盖其性枯涩,燥人津液故也。"

2.《随息居饮食谱》:"气实肠燥者勿食。"

【选方】 治患酒膈 苦槠老熟,细嚼频食。(《随息居饮食谱》)

5492 楮子皮叶 zhǔ zǐ pí yè 《本草拾遗》

【基原】 为壳斗科柯属植物苦槠栲和青冈属植物小叶青冈及青冈的树皮或叶。

【原植物】 参见"楮子"条。

【采收加工】 全年均可采收,鲜用或晒干。

【功用主治】《本草拾遗》:"煮取汁,与产妇饮之,止血。"

【选方】 1. 治产妇出血 楮子皮、叶,煮取汁饮之。(《本草拾遗》)

2. 治臁疮 楮子嫩叶,贴患处,一日三换。(《纲目》引《日用本草》)

5493 椤楂 míng zhā 《本草经集注》

【异名】 木李(《诗经》)、蛮楂(《本草拾遗》)、木梨(《埤雅》)、木叶(《群芳谱》)、木瓜(江西《草药手册》)。

【基原】 为蔷薇科木瓜属植物光皮木瓜的果实。

【原植物】 光皮木瓜 *Chaenomeles sinensis* (Thouin) Koehne [*Cydonia sinensis* Thouin] 又名:海棠(《广州植物志》)、土木瓜(《药材资料汇编》)。

灌木或小乔木,高达5～10 m。树皮成片状脱落;小枝无刺,圆柱形,幼时被柔毛。单叶互生;叶柄长5～10 mm,微被柔毛,有腺齿;托叶膜质,卵状披针形,边缘具腺齿;叶片椭圆卵形或椭圆长圆形,长5～8 cm,宽3.5～5.5 cm,先端急尖,基部

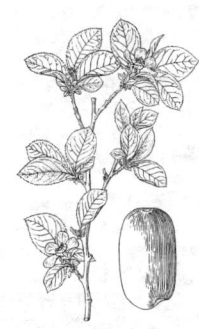

光皮木瓜

宽楔形或圆形,边缘有刺芒状尖锐锯齿,齿尖有腺,幼时下面密被黄白色绒毛。花单生于叶腋,花梗短粗,无毛;花直径2.5～3 cm;萼筒钟状,萼片三角披针形,先端渐尖,边缘有腺齿,外面无毛,内面被浅褐色绒毛;花瓣倒卵形,淡粉红色;雄蕊多数,长不及花瓣之半;花柱3～5,基部合生,柱头состояние。梨果长椭圆形,长10～15 cm,暗黄色,木质,味芳香,果梗短。花期4月,果期9～10月。

栽培或野生。分布于江苏、浙江、安徽、江西、山东、河南、湖北、湖南、广东、广西、云南、陕西、甘肃等地。

【采收加工】 10～11月将成熟果实摘下,纵割为2～4块,内表面向上晒干。

【炮制】 醋木瓜片 每光皮木瓜片50 kg,用米醋6.25 kg,喷淋,拌匀,稍闷,文火炒干,放凉。

【药性】 酸、涩,平。归胃、肝、肺经。

1.《本草拾遗》:"辛、香。"

2.《日华子》:"平。无毒。"

3.《宝庆本草折衷》:"味酸。绍云:涩,平。"

4.《纲目》:"酸,平。"

【功用主治】 和胃舒筋,消炎止咳。主治吐泻转筋、风湿痹痛、咳嗽痰多、泄泻、痢疾、跌仆伤痛、脚气水肿。

1.《本草经集注》:"去痰。"

2.《本草拾遗》:"去恶心,止心中酸水,水痢。"

3.《日华子》:"消痰,解酒毒,及治咽酸,煨食止痢;浸油梳头,治发赤并白。"

4.《日用本草》:"治霍乱转筋。"

5.《中国药用植物图鉴》:"治肺炎、黏膜炎、支气管炎、瘰疬、腺病及咳嗽等。长期服用,对肺结核有良效。"

【用法用量】 内服:煎汤,3～10 g。外用:浸油梳头。

【宜忌】《本草省常》:"多食损齿。"

【选方】 1. 治寒湿吐泻 木瓜(光皮木瓜)、苏梗各9 g,生姜6 g。水煎服。

2. 治风湿麻木 木瓜(光皮木瓜)60 g,以白酒500 g浸泡1星期。每日1小盅,每日服2次。(1、2方出自《河北中草药》)

3. 治风痰入络 木瓜(光皮木瓜)鲜果30 g。水煎,冲红糖、黄酒,早晚饭前各服1次。

4. 治肺痨咳嗽 木瓜(光皮木瓜)45 g,四叶一支香15 g,甘草6 g。水煎服。

5. 治跌打损伤 木瓜(光皮木瓜)30 g,五加根30 g,大活血30 g,威灵仙15 g。研末,每服15 g,水酒兑服。

6. 治扭伤 鲜木瓜(光皮木瓜)烤热敷患处,每日3次。(3～6方出自江西《草药手册》)

5494 酸角 suān jiǎo 《纲目》

【异名】 酸饺(《滇南本草》)、曼姆、酸梅(《中国主要植物图说》)、通血香(《云南中草药选》)。

【基原】 为豆科酸豆属植物酸豆的果实。

【原植物】 酸豆 *Tamarindus indica* L.

常绿乔木,高6～20 m。树皮暗灰色,成不规则裂开。偶数羽状复叶,互生;叶柄短而粗壮;小叶14～40,叶片长圆形,长1～2.4 cm,宽4～9 mm,先端钝或微凹,基部近圆形,偏斜,两面无毛,全缘。花为腋生的总状花序或

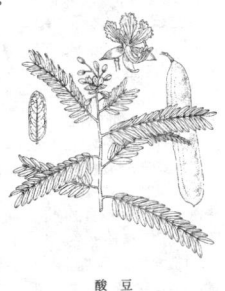

酸 豆

顶生的圆锥花序；萼筒陀螺形，裂片 4，披针形；花冠黄色有紫红色条纹，上面 3 枚花瓣发达，下面 2 枚退化成鳞片状；雄蕊 3，花丝中部以下合生，有 3～5 刺毛状退化雄蕊；子房有柄，胚珠多数。荚果肥厚肉质，圆筒形，直或微弯，灰褐色，长 3～6 cm，宽约 2 cm，果实熟时红棕色，味酸。种子 3～10 颗，近长方形，红褐色，有光泽。花期 5～8 月，果期 7～12 月至翌年 5 月。

常栽培，或逸为野生。分布于福建、海南、广东、广西、云南、台湾。

【采收加工】 春季采摘，晒干。

【药材】 酸角 Tamarindi Fructus 主产于云南、广东、广西、福建等地。

性状 果实长圆形，长 3～6 cm，直径约 1.5 cm。表面深褐色，果皮较厚，质坚硬，内含种子 3～10 枚。种子长圆形或近圆形，表面红褐色，平滑有光泽。气微，味酸。

【成分】 果实含糖类有：葡萄糖，D-甘露糖，D-麦芽糖，D-阿拉伯糖；有机酸主要有：酒石酸(tartaric acid)，枸橼酸(citric acid)，草酸(oxalic acid)，琥珀酸(succinic acid)；氨基酸主要有：丝氨酸，脯氨酸，丙氨酸，2-哌啶酸(pipecoline acid)，苯丙氨酸，亮氨酸。此外，还含有维生素 B_1，维生素 C，植酸(phytic acid)，果胶(pectin)及 5-羟基-3，5-己二氧代-2，4-二烯醛(5-hydroxy-2-oxo-hexa-3，5-dienal)。种子除含有酒石酸(tartaric acid)，部分成二钾盐存在及枸橼酸(citric acid)。并含有甘露聚糖，戊聚糖，半乳糖木糖葡萄聚糖，木糖葡萄糖低聚糖，戊糖。此外，还含有脂质(lipid)，植物凝集素(lectin)，亚油酸(linoleic acid)，皂苷(saponin)，甾醇(sterol)，脂肪酸，植酸，甲硫氨酸，半胱氨酸。

【药理】 1. 抗诱变、抗辐射损伤作用 酸角降低 5-溴脱氧尿嘧啶核苷诱导的人外周血淋巴细胞姊妹染色体单体互换(SCE)频率，降低诱致癌物 N-甲基-N'-硝基-N-亚硝基胍诱导的淋巴细胞 SCE 频率和微核(MN)发生率。酸角果肉水浸提物能抑制 ^{60}Co γ-射线诱发的人淋巴细胞 MN，对电离辐射所致的人体细胞遗传损伤有保护作用。酸角中的多糖对暴露于紫外射线 B 的角膜细胞有保护作用，减轻过氧化氢等的积累。

2. 其他作用 酸角种子水提取物灌胃降低链脲菌素性糖尿病大鼠的血糖，提高肝糖、骨骼肌糖原含量和肝脏葡萄糖-6-磷酸脱氢酶的活性。酸角提取物体外减少 LPS 和 γ-INF 诱导的鼠巨噬细胞 RAW 264.7 产生一氧化氮。提取物给予小鼠也可抑制 TPA，LPS 和(或)γ-IFN 诱导的腹腔巨噬细胞产生一氧化氮，且对小鼠无明显毒副作用。酸角提取物对小鼠花生四烯酸诱发的耳肿胀、大鼠角叉菜胶诱发的足肿胀有抑制作用。酸角的多糖能提高吞噬能力，抑制淋巴细胞迁移和细胞增殖。

毒性 酸角果肉对 N-亚硝基-N'-甲基脲刺激小鼠结肠细胞的增殖作用有协同作用。酸角甲醇提取物中的化合物对海胆胚胎细胞有细胞毒作用。

【药性】 甘、酸，凉。

1.《滇南本草》：“味甘、酸，平。”

2. 姚可成《食物本草》：“味酸，平，无毒。”

3.《四川常用中草药》：“性温，味甘、酸。”

4.《福建药物志》：“甘、酸，凉。”

【功用主治】 清热解暑，和胃消积。主治中暑，食欲不振，小儿疳积，妊娠呕吐，便秘。

1.《滇南本草》：“治酒化为痰，隔于胃中。”

2. 姚可成《食物本草》：“主消毒，解腹痧气，敛虚汗。”

3.《四川中药志》1979 年版：“清热生津，消食化积，驱虫。用于伤暑，热病伤津，口渴咽干，小儿虫积腹痛，食积。”

【用法用量】 内服：煎汤，15～30 g；或熬膏。

【选方】 1. 预防中暑，治热病后口渴咽干 酸饺、乌梅各适量，水煎，加白糖代茶饮，作夏日清凉饮料。

2. 治小儿食积 酸饺 30 g，番石榴(拿槟果)30 g。水煎服。

3. 治小儿虫积腹痛 酸饺 12 g，使君子 12 g，槟榔 12 g。水煎服。(1～3 方出自《四川中药志》1979 年版)

4. 治酒化为痰，隔于胃中 酸饺同白糖煎膏，早晚服一钱。(《滇南本草》)

5495 酸浆 ^{suān jiāng} 《本经》

【异名】 葴、寒浆《尔雅》，醋浆《本经》，苦葴、苦蘵、皮弁草(崔豹《古今注》)，酸浆草《尔雅》郭璞注，酢浆《吴普本草》，灯笼草《新修本草》，苦耽《嘉祐本草》，金灯草《履巉岩本草》，姑娘菜、灯笼儿、挂金灯《救荒本草》，红姑娘《卮言》，天泡草《纲目》，苦蘵《尔雅义疏》，红娘子《柳边纪略》，珊瑚架(汪连仕《采药书》)，山瑚柳、天灯笼草《纲目拾遗》，九古牛《植物名实图考》，打朴草《闽南民间草药》，金灯笼《山东中草药手册》，锦灯笼《陕西中草药》，蓝花天仙子、野木瓜《云南中草药选》，野烟椒《湖南药物志》。

【基原】 为茄科酸浆属植物酸浆及挂金灯的全草。

【原植物】 1. 酸浆 Physalis alkekengi L. 又名：欧亚酸浆《中药志》。

多年生草本，基部常匍匐生根。茎高 40～80 cm，基部略带木质。叶互生，常 2 枚生于一节；叶柄长 1～3 cm；叶片长卵形至阔卵形，长 5～15 cm，宽 2～8 cm，先端渐尖，基部不对称狭楔形，下延至叶柄，全缘而波状或有粗牙齿，两面具柔毛，脉脉亦有短硬毛。花单生于叶腋，花梗长 6～16 mm，开花时直立，后来向下弯曲，密生柔毛而果时也不脱落；花萼阔钟状，密生柔毛，5 裂，萼齿三角形，

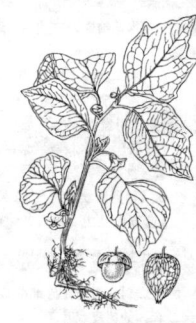

酸浆

花后萼筒膨大，变为橙红或深红色，呈灯笼状包被浆果；花冠辐状，白色，5 裂，裂片开展，阔而短，先端骤然狭窄成三角形尖头，外有短柔毛；雄蕊 5，花药淡黄绿色；子房上位，卵球形，2 室。浆果球状，橙红色，直径 10～15 mm，柔软多汁。种子肾形，淡黄色。花期 5～9 月，果期 6～10 月。

生于空旷地或山坡。分布于河南、湖北、湖南、四川、贵州、云南、陕西和甘肃等地。

2. 挂金灯 P. alkekengi L. var. francheti (Mast.) Makino [P. francheti Mast.；P. francheti Mast. var. bungardii Makino]

形态与原种相似，主要区别为：花梗几无毛或仅有稀疏毛，花萼除裂片毛较密外筒部稀疏；果成熟后果梗及果萼光滑无毛。

生于村旁、路边、旷野、山坡及林缘等处；亦有栽培。除西藏外，全国各地均有分布。

以上植物的根(酸浆根)及带宿萼的果实(挂金灯)亦供药用，另设专条。

【栽培】 生物学特性 喜温暖、潮湿气候，但能耐寒，在北方稍冷的地方也可生长。以肥沃、排水良好的砂质壤土或黏壤土栽培。

繁殖方法 用种子或分根繁殖。种子繁殖：北京地区在 4 月初播种，苗床宽 1 m，用条播法，播后

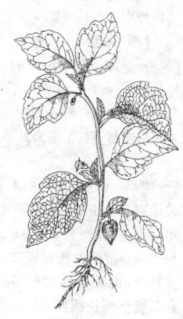

挂金灯

覆土1 cm,浇水,并保持适当的湿润;苗高3 cm时间苗,高14 cm时定植,行距35～50 cm,株距20～25 cm。分根繁殖:作成高1.3 m的长畦,春分时在畦上开沟,沟距33～40 cm,将根横放在沟内,上面盖土4～6 cm,并将土耙匀,镇压后浇水。

田间管理 干旱时及时浇水,特别在开花期,要经常保持充足的水分。苗高13～16 cm时,应施入粪肥1次。

【采收加工】 6～9月采收,鲜用或晒干。

【药材】 酸浆 Physalis Alkekengi Herba 产于华北、华中、华南及西南各地。

性状 茎圆柱形,木质化较硬。叶互生,完整的叶片阔形形,长5～15 cm,宽2～8 cm,先端尖,基部不对称,波状缘有粗齿。宿萼卵球形,直径1.5～2.5 cm,黄绿色,薄纸质。浆果圆球形,皱缩,直径1～1.2 cm。气微,味苦。

【成分】 酸浆叶中含黄酮类:木犀草素-7-β-D-葡萄糖苷(luteolin-7-β-D-glucoside)。
全草含酸浆环氧内酯(physalactone),全草及根均含酸浆双古豆碱(phygrine)。

【药理】 抗乙肝表面抗原作用 酸浆全草水提取物在反相被动血凝抑制试验中抑制乙肝病毒表面抗原。乙醇提取物也有效。

【药性】 酸、苦,寒。归肺、脾经。
1.《本经》:"味酸,平。"
2.《别录》:"寒,无毒。"
3.《新修本草》:"味苦,大寒,无毒。"
4.《滇南本草》:"性微温,味咸。"
5.《得配本草》:"入手太阴经气分。"
6.《陕西中药志》:"入肝、脾二经。"

【功用主治】 清热利咽,通利二便。主治咽喉肿痛,肺热咳嗽,黄疸,痢疾,水肿,小便淋涩,大便不通,黄水疮,湿疹,丹毒。
1.《本经》:"主热烦满,定志益气,利水道。"
2.《新修本草》:"主上气咳嗽,风热,明目。"
3.《滇祐本草》:"主腹内热结,目黄,不下食,大小便涩,骨热咳嗽,多睡劳乏,呕逆痰壅,痃癖痞满,小儿疳子寒热,大腹,杀虫,落胎,并煮汁服,亦生捣绞汁服,亦研敷小儿川瘅。"
4.《本草衍义补遗》:"治热痰嗽。"
5.《滇南本草》:"利小便,治五淋、玉茎痛,攻疮痈,破血,破气。"
6.《本经逢原》:"主咽喉肿痛。"
7.汪连仕《采药书》:"清火,消郁结,治疝。敷一切疮肿,专治锁缠喉风。治金疮肿毒,止血崩,煎酒服。"

【用法用量】 内服:煎汤,9～15 g;或捣汁、研末。外用:煎水洗;研末调敷或捣敷。

【宜忌】《陕西中药志》:"脾虚泄泻者忌用。"

【选方】 1.治喉疮并痛者 灯笼草,炒焦为末,酒调,敷喉中。(《医学正传》)
2.治黄疸,利小便 酸浆、茅草根、五谷根各15 g。煎水服。(《贵阳民间药草》)
3.治水肿,小便不利 金灯笼12 g,车前草15 g,西瓜皮24 g。水煎服。(《山东中草药手册》)
4.治二便不通 酸浆草、车前草各一大把,和砂糖一钱。调服立通,未通再服。
5.治痔疮出血疼痛 酸浆草一大把。水二升,煎半升服,日三次立效。
6.治天行时热,烦躁作渴,真热极者 酸浆草一大把。水二升,煎减半饮之。(4～6方出自《本草汇言》)
7.治诸般疮肿 金灯草不以多少,晒干,为细末,冷水调匀,软贴肿处也。(《履巉岩本草》)

8.治风热,眼赤痛 酸浆皮3 g,水煎,日服2次。外用煎水洗眼。(《吉林中草药》)
9.治牙齿肿痛 酸浆草一两(洗净),川椒五十粒(去目,为末)。同捣烂,取豆大,着痛处即止。(《本草汇言》)

【临床报道】 1.治疗急性扁桃体炎 每次用酸浆花萼2～3个或全草9～15 g,煎服或冲茶服。治疗急性扁桃体炎32例,收到满意效果。用药1次痊愈者30例,2次痊愈者2例,治愈时间最短半天,最长3日。
2.治疗老年慢性气管炎 用灯笼草(干)500 g制成500 ml糖浆。每次服50 ml,每日3次。饭后服。10日为1个疗程。治疗各型老年慢性气管炎50例(其中单纯型36例,喘息型14例),治疗3个疗程后,显效以上者共有78%。
3.治疗流行性感冒 灯笼草30 g,三颗苦30 g,岗梅根30 g,甘草9 g。清水煎服,每日1～2剂,3日为1个疗程。治疗流感100例,治愈79例,有效14例(其中合并支气管炎3例,急性咽炎5例,风湿热1例),无效7例(其中合并急性扁桃体炎4例,合并肺气肿感染2例)。认为该方对风热型流感疗效较好,但对体质较虚和风寒偏重的感冒,则不宜使用。

【各家论述】 1.《纲目》:"酸浆,利湿除热,除热则清肺止咳,利湿故能化痰,治疽。"
2.朱丹溪引自《纲目》:"灯笼草,苦能除湿热,轻能治上焦主热咳咽痛,此草治热痰咳嗽,佛耳草治寒痰咳嗽也。"
3.《本草汇言》:"酸浆草,解毒血之药也;凡属血热,咸宜用之,但寒凉清利,只宜虚闷不通,如胃气虚,自当避避。"
4.《纲目拾遗》:"此草主治虽夥,惟咽喉是其专治,用之功最捷。"

5496 酸模 suān mó (《本草经集注》)

【异名】 须、薚芜(《尔雅》),山大黄、当药(《本草拾遗》),山羊蹄、酸母(《纲目》),牛耳大黄、酸汤菜、黄根根(《贵州民间方药集》),酸姜、酸不溜、酸溜溜(《东北药用植物志》),莫菜、酸木通(《中国土农药志》),鸡爪黄连(《浙江民间草药》),猪耳根棵、牛舌头棵、打箩锤(《河南中草药手册》),田鸡脚、水牛舌头、大山七(《湖南药物志》),羊舌头(《浙江药用植物志》),酸鸡溜(《长白山植物药志》),大黄药菜(《贵州中草药名录》)。

【基原】 为蓼科酸模属植物酸模的根。

【原植物】 酸模 Rumex acetosa L.

多年生草本,高达1 m。根肉质,黄色。茎直立,通常不分枝,无毛,或稍有毛,具纵沟纹,中空。单叶互生;叶片卵状长圆形,长5～15 cm,宽2～5 cm,先端钝或尖,基部箭形或近戟形,全缘,有时略呈波状,上面无毛,下面及叶缘常具乳头状突起;茎上部叶较窄小,披针形,具短柄,或无柄且抱茎;基生叶有长柄;托叶膜质,筒状,破裂。花单性,雌雄异株,花序顶生,狭圆锥状,分枝稀;花数朵簇生;雄花花被片6,椭圆形,排成2轮;雄蕊6,花丝延伸;雌花的外轮花被片反折向下紧贴花梗,内轮花被片直立,花后增大包被瘦果,径约5 mm,圆形,全缘,各有一不明显的瘤状突起;子房三棱形,柱头3,画笔状,紫红色。瘦果三棱形,黑色,有光泽。花期5～6月,果期7～8月。

生于路边、山地及湿地。全国大部分地区有分布。

本植物的叶(酸模叶)亦供药用,另设专条。

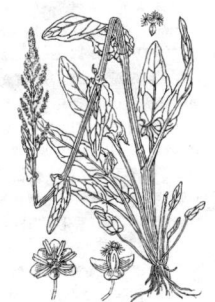

酸模

【采收加工】 夏季采收，晒干或鲜用。

【药材】 酸模 Rumicis Acetosae Radix 产于四川、云南、湖北、浙江、江苏等地。

性状 根茎粗短，顶端有残留的茎基，常数条根相聚簇生；根稍肥厚，长3.5～7 cm，直径1～6 mm，表面棕紫色或棕色，有细纵皱纹。质脆，易折断，断面棕黄色，粗糙，纤维性。气微，味微苦、涩。

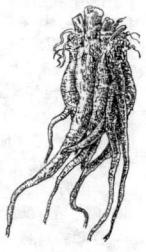

酸模（根）外形

鉴别 （1）根横切面：木栓层为3～4列木栓细胞，内含棕褐色物。皮层中纤维成束或单个散在，壁较厚，微木化，孔沟及层纹明显，并可见类方形、不规则状或分枝状石细胞，胞腔较大，孔沟明显。韧皮部可见筛管群。形成层明显。木质部导管单个散在或多个相聚，成放射状排列，木纤维成束。本品薄壁细胞含草酸钙簇晶、淀粉粒及黄棕色或红棕色物。

（2）取本品粉末0.1 g，置具塞锥形瓶中，加乙醚10 ml，浸渍10分钟，振摇，滤过。滤液加氢氧化钠试液，振摇，氢氧化钠试液层显红色（检查蒽醌）。

（3）取本品粉末少许，微量升华，置显微镜下可见黄色针状、羽状或菱形结晶。滴加氢氧化钠试液，结晶溶解，溶液显红色（检查蒽醌）。

（4）薄层色谱：取本品粉末0.1 g，加甲醇5 ml，浸渍20分钟，振摇，滤过，滤液供试品溶液。另取大黄酚、大黄素甲醚溶液作对照品溶液。分别点样于同一硅胶G薄板上，以苯-醋酸乙酯-甲醇-醋酸(30∶10∶10∶0.5)展开，用10%氢氧化钾的甲醇液显色。供试品色谱中，在与对照品色谱相应位置上，显相同的淡红色斑点。

【成分】 酸模根中含有蒽醌类：大黄酚（chrysophanol），大黄素甲醚（physcion），大黄素（emodin），大黄酚蒽酮（chrysophanol anthrone），大黄素甲醚蒽酮（physcion anthrone），大黄素蒽酮（emodin anthrone），芦荟大黄素（aloe-emodin），8-O-β-D-葡萄糖基大黄酚(8-O-β-D-glucosylchrysophanol)，8-O-β-D-葡萄糖基大黄素(8-O-β-D-glucosylemodin)，ω-乙酰氧基芦荟大黄素(ω-acetoxyaloeemodin)和酸模素（musizin）。另含多糖。

【药理】 1. 抗癌作用 酸模根和叶中提取的多糖（RAP）灌胃抑制小鼠S₁₈₀肉瘤生长。

2. 其他作用 RAP延长荷S₁₈₀肉瘤的小鼠戊巴比妥诱导的睡眠时间，降低苯胺羟化酶和氨基比林去甲基酶的活性，增强巨噬细胞吞噬作用，活化C3补体。

【药性】 酸、微苦，寒。

1.《本草经集注》：“醋（酸）。”

2.《日华子》：“味酸，凉，无毒。”

3.《纲目》：“酸，寒。”“根微苦。”

4.《全国中草药汇编》：“酸，苦，寒。”

【功用主治】 凉血解毒，泄热通便，利尿杀虫。主治吐血，便血，月经过多，热痢，目赤，小便不通，淋浊，恶疮，疥癣，湿疹。

1.《本草经集注》：“根疗疥。”

2.《本草拾遗》：“根主暴热腹胀，生捣绞汁服当下痢。杀皮肤小虫。”

3.《日华子》：“治小儿壮热。”

4.《纲目》：“去汗斑，同紫萍捣擦，数日即没。”

5.《贵州民间方药集》：“利便，解热，利尿，治五淋。”

6.《湖南药物志》：“治吐血，衄血，痔疮，外伤。”

7.《全国中草药汇编》：“凉血，解毒，通便，杀虫。主治内出血，痢疾，便秘，内痔出血；外用治疥癣，疔疮，神经性皮炎，湿疹。”

【用法用量】 内服：煎汤，9～15 g；或捣汁。外用：捣敷。

【选方】 1. 治吐血，便血 酸模4.5 g，小蓟、地榆炭各12 g炒黄芩9 g。水煎服。《山东中草药手册》）

2. 治白血病出血，月经过多 酸模15 g，水煎服。体虚者加人参、茯苓、白术各9 g。《福建药物志》）

3. 治目赤 酸模根3 g，研末，调人乳蒸过敷眼沿，同时取根9 g煎服。《浙江民间草药》）

4. 治便秘 酸模根30～60 g。水煎服。《浙江民间常用草药》）

5. 治小便不通 酸模根9～12 g。水煎服。《湖南药物志》）

5497 **酸不溜** suān bù liū
（《内蒙古中草药》）

【异名】 酸姜《沙漠地区药用植物》）。

【基原】 为蓼科植物叉分蓼的全草。

【原植物】 叉分蓼 Polygonum divaricatum L. 又名：分叉蓼《东北草本植物志》），分枝蓼、又枝蓼《沙漠地区药用植物》）。

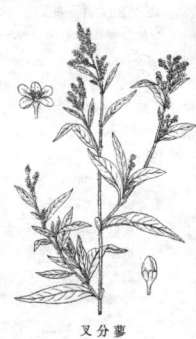

多年生草本，高1～1.5 m。茎从基部开始生出由外及叉状分枝，形成半圆形的丛状。叶互生；有短柄或近于无柄；托叶鞘膜质，褐色，开裂，无毛；叶片披针形或椭圆形，长5～15 cm，宽达3 cm，先端渐尖，基部渐狭，全缘，微有毛。花序圆锥状顶生，扩展；花小，花被5深裂，白色或淡黄色。瘦果椭圆形，具3锐棱。种子椭圆形，黄褐色，光泽，长于花被。

生于山坡、沙丘、沟谷、丘陵坡地。分布于华北、东北、西北等地。

本植物的根（酸溜根）亦供药用，另设专条。

【采收加工】 夏、秋间采收，晾干。

【成分】 全草含黄酮类：金丝桃苷（hyperoside），槲皮苷（quercitrin）；山柰酚（kaempferol），杨梅树皮素（myricetin）。

其地上部分含黄酮类成分：左旋表没食子儿茶素没食子酸酯(epigallocatechol gallate)，左旋表儿茶素没食子酸酯（epicatechol gallate)，右旋儿茶素（catechin)，左旋表儿茶素（epicatechin)，槲皮素（quercetin)，萹蓄苷（avicularin)，金丝桃苷（hyperin)，槲皮苷和芸香苷（rutin)及氨基酸。

【药性】 《内蒙古中草药》：“酸、苦、涩、凉。”

【功用主治】 《内蒙古中草药》：“清热，消积，散瘀，止泻。主治大小肠积热，瘿瘤，热泻腹痛。”

【用法用量】 内服：煎汤，10～15 g；或研末，每次2～3 g。

【选方】 治热泻腹痛 叉分蓼研面，每服3 g，开水送服，每日服3次。《内蒙古中草药》）

5498 **酸石榴** suān shí liū
（《纲目》）

【异名】 醋石榴《海上集验方》）。

【基原】 为石榴科石榴属植物石榴一种味酸的果实。

【原植物】 参见“石榴皮”条。

【采收加工】 9～10月果熟时采收，鲜用。

【成分】 果实的可食用部分占果实总重的52%，其中包括78%的果汁和22%的种子。新鲜果汁含水分，总糖，果胶，有机酸（以枸橼酸计），维生素C，游离氨基酸，灰分。果汁含所有必需氨基酸，其中的缬氨酸和甲硫氨酸含量相当高。果汁还含有钾、钙、美、钼、铜、铁、钴、铬和其他微量元素,但果汁中铁、铜、钠、镁、锌的含量均低于种子,而元素钾则例外。果胶中含糖,分别是甘露糖、半乳糖、鼠李糖、阿拉伯糖、葡萄糖、半乳糖醛酸(galacturonic acid)。

果皮中还含有三萜熊果酸(ursolic acid)。

种子的脂类含 11 种脂肪酸,最主要的是辛酸(caprylic acid),占 36.3%,其次是硬脂酸(stearic acid),占 22.5%,及油酸(oleic acid)和亚油酸(linoleic acid),种子脂类中的饱和脂肪酸占总脂肪酸的83.6%。种子油主含石榴酸(punicic acid)即栝楼酸(trichosanic acid),并含较少量的棕榈酸(palmitic acid)、硬脂酸,还含4-甲基月桂酸(4-methyllauric acid)、13-甲基硬脂酸(13-methylstearic acid)、十九酸(nonadecanoic acid)、二十一酸(heneicosanoic acid)、二十三酸(tricosanoic acid)等,但是存在有油酸和亚油酸。去油的种子渣含磷脂,包括磷脂酰胆碱(phosphatidylcholine)、磷脂酰乙醇胺(phosphatidylethanolamine)、磷脂酰肌醇(phosphatidylinositol)、磷脂酸(phosphatidic acid)、溶血磷脂酰肌醇(lysophosphatidylinositol)、溶血磷脂酰胆碱(lysophosphatidylcholine)。

种子渣中也含有比种子油的含量更低的石榴酸。

种皮含四种黄酮类花色素:飞燕草素-3-葡萄糖苷(delphinidin-3-glucoside),矢车菊素-3-葡萄糖苷(cyanidin-3-glucoside),飞燕草素-3,5-二葡萄糖苷(delphinidin-3,5-diglucoside),矢车菊素-3,5-二葡萄糖苷(cyanidin-3,5-diglucoside)。

【药理】 抗菌作用 酸石榴皮煎剂对白喉杆菌、金黄色葡萄球菌、变形杆菌等有抑制作用。水浸剂对堇色毛癣菌、奥杜盎小孢子菌及星形奴卡菌等均有抑制作用。

【药性】 酸、温。
1.《食疗本草》:"温。"
2.《蜀本草》:"《图经》云:味甘酸。"
3.《纲目》:"酸涩,温,无毒。"

【功用主治】 止渴,涩肠,止血。主治津伤燥渴,滑泻,久痢,崩漏,带下。
1.《食疗本草》:"治赤白痢腹痛者,取一枚并子捣汁顿服。"
2.《本草拾遗》:"止渴。"
3.《蜀本草》:"《图经》云:止痢。"
4.《日用本草》:"止泻痢,崩中,带下。"
5.《广西本草选编》:"主治扁桃体炎,咽炎,口腔炎。"

【用法用量】 内服:煎汤,6~9 g;捣汁;或烧存性研末。外用:烧灰存性撒。

【宜忌】 不宜过量服用。
1.《别录》:"损人肺,不可多食。"
2.《食疗本草》:"多食损齿令黑。"
3.《日用本草》:"其汁恋膈成痰,损肺气,病人忌食。"
4.《医林纂要》:"多食生痰,作热痢。"

【选方】 1.治肠滑久痢 醋石榴一枚。擘破,炭火簇烧令烟尽,急取出不令作灰,用瓷碗盏一宿;出火毒,捣为散。每服用醋石榴一瓣,以水一盏,煎汤调下二钱匕。久泻亦治。(《圣济总录》黑神散)
2.治小便不禁 柏白皮三两(锉),石榴二颗(烧为灰,细研)。上药,以水三大盏,煮柏皮,取二大盏,去滓。每于食前,以汁一小盏,调石榴灰二钱匙之。(《圣惠方》)
3.治诸疮 酸石榴一枚,白矾一两。上用酸石榴札作窍子,纳白矾,慢火内深熔,烧半日存性,为散。贴之,取愈为度。(《圣济总录》石榴散)

【临床报道】 慢性支气管炎 酸石榴 1 枚(60~100 g),猪肺60 g,生姜 30 g、冰糖 30 g。先将酸石榴肺用文火加热煎熬取油去汁,再加入酸石榴籽(全部)、生姜(切丝)、冰糖,共用文火煎熬 30 分钟,制成膏剂后,分成 6 份,每晚睡前服 1 份,12 日为 1 个疗程,其间可以休息 1~2 日,本膏剂最宜在立冬后第一日开始服用,连续服用 1~3 个疗程;随证加味,急性发作期可加杏仁 30 g,川贝母(打碎)30 g;慢性迁延期可加山药 30 g,益智仁 30 g。治疗慢性支气管炎 45 例,结果:用药后 45 例患者经 1~3 年的随访,临床控制 39 例(86.67%),显效 4 例(8.89%),好转 1 例(2.22%),无效 1 例(2.22%),总有效率为 97.78%。

5499 酸枣仁 suān zǎo rén 《雷公炮炙论》

【异名】 枣仁《药品化义》,酸枣核《江苏省植物药材志》。
【基原】 为鼠李科枣属植物酸枣的种子。
【原植物】 酸枣 Ziziphus jujuba Mill. var. spinosa(Bunge)Hu ex H. F. Chou[Z. vulgaris Lam. var. spinosa Bunge] 又名:棘《诗经》,樲《尔雅》,山枣《本草经集注》,野枣《任昉《述异记》》。

落叶灌木,稀为小乔木,高 1~3 m。老枝灰褐色,幼枝绿色;于分枝基部处具刺 1 对,1 枚针形直立,长达 3 cm,另 1 枚向下弯曲,长约 0.7 cm。单叶互生;托叶针状;叶片长圆状卵形至卵状披针形,先端钝,基部圆形,稍偏斜,边缘具细锯齿。花小,2~3 朵簇生于叶腋;花萼 5 裂,裂片卵状三角形;花瓣 5,黄绿色,与萼片互生;雄蕊 5,与花瓣对生;花盘明显,10 浅裂;子房椭圆形,埋于花盘中,花柱 2 裂。核果肉质,近球形,成熟时暗红褐色,果皮薄,有酸味。花期 6~7 月,果期 9~10 月。

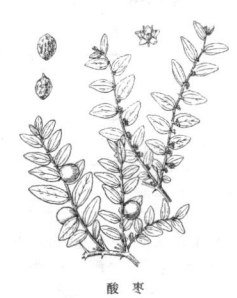

酸枣

生于向阳或干燥的山坡、山谷、丘陵、平原、路旁以及荒地。性耐干旱,常形成灌木丛。分布于华北、西北及辽宁、江苏、安徽、山东、河南。

本植物的叶(棘叶)、花(棘刺花)、果肉(酸枣肉)、棘刺(棘针)、树皮(酸枣树皮)、根(酸枣根)、根皮(酸枣根皮)亦供药用,另设专条。

【栽培】 生物学特性 喜温暖干燥气候,耐旱,耐寒,耐碱。适于向阳干燥的山坡、丘陵、山谷、平原及路旁的砂石土壤栽培,不宜在低洼水涝地种植。

繁殖方法 种子繁殖和分株繁殖。种子繁殖:9 月采收成熟果实,堆积,沤烂果肉,洗净。春播的种子须进行砂藏处理,在解冻后进行。秋播在 10 月中、下旬进行。按行距 33 cm 开沟,深 7~10 cm,每隔 7~10 cm 播种 1 粒,覆土 2~3 cm,浇水保湿。育苗 1~2 年即可定植,按(2~3)m×1 m 开穴,穴深宽各 30 cm,每穴 1 株,培土一半时,边提边苗,再培土踩实,浇水。分株繁殖:在春季发芽前和秋季落叶时,将老株根部发出的新株连根挖下栽种,方法同定植。

田间管理 育苗田在苗出齐后进行浅锄松土除草,冬至前要进行 2~3 次。苗高 6~10 cm 时追施硫酸铵,苗高 30 cm 追施过磷酸钙。为提高酸枣座果率,春季须进行合理的整形修剪,或进行树形改造,把主干 1 m 以上的部位锯去,使抽生多个侧枝,形成树冠;也可进行环状剥皮,在盛花期,离地面 10 cm 高的主干上环切一圈,深达木质部,隔 0.5~0.6 cm 再环切 1 圈,剥去 2 圈间树皮即可,20 日左右伤口开始愈合,1 个月后伤口愈合在 70%以上。

病虫害防治 虫害有黄刺蛾,幼虫期可喷青虫菌粉 500 倍液。

【采收加工】 栽后 7~8 年 9~10 月果实呈红色时,摘下浸泡 1 夜,搓去果肉,捞出,碾破核后,淘取酸枣仁,晒干。

【药材】 酸枣仁 Ziziphi Spinosae Semen 主产于河北、陕西、

辽宁、河南等地。

性状 种子扁圆形或扁椭圆形,长 5~9 mm,宽 5~7 mm,厚约 3 mm。表面紫红色或紫褐色,平滑有光泽,有的具纵裂纹。一面较平坦,中间有 1 条隆起的

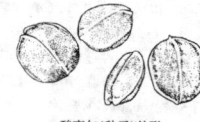

酸枣仁(种子)外形

纵线纹;另一面稍凸起。一端凹陷,可见线形种脐;另端有细小凸起的合点。种皮较脆,胚乳白色,子叶 2,浅黄色,富油性。气微、味淡。

鉴别 (1)种子横切面:种皮最外为 1 列黄色或棕黄色的栅状细胞,长 70~90 μm,壁厚,木化,靠外侧有 1 条明显的光辉带,外被厚约 5 μm 的角质层;营养层细胞颓废,细小;最内 1 列细胞方形或长方形,垂周壁增厚,稍木化。于一端有 1 较大的种脊维管束。胚乳细胞类多角形,含大量糊粉粒及脂肪油。黏液层厚 20~30 μm。子叶表皮细胞及其附近的薄壁细胞含草酸钙小簇晶,直径 3~5 μm;薄壁细胞均充满糊粉粒及脂肪油。

粉末特征:棕红色。种皮栅状细胞棕红色,表面观多角形,直径约 15 μm,壁厚,木化,胞腔小。内种皮细胞棕黄色,表面观长方形或类方形,壁连珠状增厚,木化。子叶表皮细胞含细小草酸钙簇晶及方晶。

(2)薄层色谱:取本品粉末 1 g,加甲醇 30 ml,加热回流 1 小时,滤过,滤液蒸干,残渣加甲醇 0.5 ml 使溶解,作为供试品溶液。另取酸枣仁皂苷 A、B 对照品,分别加甲醇制成每 1 ml 含 1 mg 的混合溶液,作为对照品溶液。吸取上述两种溶液各 5 μl,分别点于同一硅胶 G 薄层板上,以水饱和的正丁醇为展开剂,展开,取出,喷以香草醛硫酸溶液,立即检视。供试品色谱中,在与对照品色谱相应的位置上,显相同颜色的斑点。

【成分】 酸枣仁含生物碱:酸枣仁碱(sanjoinine)A、B、D、E、F、G_1、G_2、Ia、Ib、K,其中碱 A 就是欧鼠李叶碱(frangufoline)、碱 E 就是荷叶碱(nuciferine)、碱 Ia 就是原荷叶碱(nornuciferine)、碱 Ib 就是去甲异紫堇定(norisocorydine)、碱 K 就是右旋的衡州乌药碱(coclaurine);N-甲基巴婆碱(N-methylasimilobine)、酸李碱(zizyphusine)、5-羟基-6-甲氧基去甲阿朴啡(caaverine,5-hydroxy-6-methoxynoraporphine)、安木非宾碱(amphibine)D。还含酸枣仁环肽(sanjoinenine)。还含三萜类:白桦脂酸(betulinic acid)、白桦脂醇(betulin)、美洲茶酸(ceanothic acid)、麦珠子酸(alphitolic acid)、酸枣皂苷(jujuboside)A、B,以及胡萝卜苷(daucosterol)。又含黄酮类:斯皮诺素(spinosin),即是 $2''$-O-$β$-D-吡喃葡萄糖基当药素($2''$-O-$β$-D-glucopyrano-sylswertisin)、酸枣黄素(zivulgarin)、6-芥子酰斯皮诺素(6-sinapoylspinosin)、6-阿魏酰斯皮诺素(6-feruloylspinosin)、6-对香豆酰斯皮诺素(6-p-coumaroylspinosin)、当药素(swertisin)、6,8-二-C-葡萄糖基芹菜素(vicenin Ⅱ)、芹菜素-6-C-[(6-O-对羟基苯甲酰)-$β$-D-吡喃葡萄糖基(1→2)]-$β$-D-吡喃葡萄糖苷{apigenin-6-C-[(6-O-p-hydroxybenzoyl)-$β$-D-glucopyranosyl(1→2)]-$β$-D-glucopyranoside}等。还含苏氨酸、缬氨酸、甲硫氨酸、亮氨酸、异亮氨酸、赖氨酸、苯丙氨酸等 17 种氨基酸以及钾、钠、钙、锌、铁、铜、锰等多种金属元素。又含阿魏酸(ferulic acid)、维生素 C 及植物甾醇、环磷酸腺苷(cyclic adenosine $3'$,$5'$-monophosphate)等。

【药理】 1. 中枢抑制作用 酸枣仁煎剂灌胃抑制小鼠自主活动,增加阈下剂量戊比妥钠所致小鼠入睡的只数。生酸枣仁与炒酸枣仁作用无明显差异。酸枣仁皂苷、总黄酮灌胃抑制正常小鼠的活动,抑制苯丙胺对小鼠的中枢兴奋作用,降低大鼠的协调运动,协同戊巴比妥钠和水合氯醛的催眠作用。酸枣仁皂苷Ⅰ大鼠累积剂量和单次剂量腹腔注射均可使小鼠的活动强度减少,静息时间增加。腹腔注射酸枣仁有效成分可使猫的慢波睡眠时间延长,有助于猫的入睡,并使深睡时间延长。煎剂灌胃提高小鼠热板法和

电刺激法的痛阈值,抑制戊四唑引起的惊厥。水煎液灌胃降低小鼠脑组织中神经递质多巴胺和 3,4-二羟基苯乙酸的含量。酸枣仁皂苷 A 阻滞海马神经元中青霉素诱导的谷氨酸释放,抑制谷氨酸介导的兴奋性信号传导,可能与抗钙调蛋白作用有关。

2. 对心血管系统的作用 总皂苷能降低缺氧-复氧大鼠乳配心肌细胞内脂质过氧化物及钙离子水平,改善心肌细胞超微结构。水煎醇沉液腹腔注射或静脉注射有预防及治疗乌头碱、氯仿、氯化钡诱发的小鼠和大鼠心律失常的作用;能抑制离体蛙心心率和收缩力,减慢在体兔心率及豚鼠心率等。炒酸枣仁中的皂苷灌胃对抗垂体后叶素引起的大鼠心肌缺血。总皂苷水溶液灌胃对原发性高血压大鼠有降压作用。酸枣仁皂苷 A 有抑制巨噬细胞条件培养液的促进血管平滑肌细胞增殖、RNA 合成及 sis 基因表达的作用。酸枣仁皂苷灌胃能降低高脂血症大鼠血清总胆固醇、三酰甘油、低密度脂蛋白胆固醇含量,提高高密度脂蛋白胆固醇的含量。

3. 抗氧化作用 总皂苷体外减少兔肝匀浆和红细胞膜丙二醛(MDA)水平,提高兔肝匀浆超氧化物歧化酶(SOD)活性。总皂苷腹腔注射能减少大鼠缺血脑组织含水量及 MDA 含量,使脑组织中 SOD、乳酸脱氢酶活性增高,乳酸含量下降,脑神经细胞损害减轻。酸枣仁药液灌胃提高内毒素诱导的发热小鼠血和肝中 SOD 含量。

4. 益智作用 跳台法和避暗法研究表明酸枣仁油反复应用可以改善地西泮造成的记忆障碍小鼠和正常小鼠的学习记忆功能。煎液灌胃改善正常小鼠、东莨菪碱所致记忆获得障碍及乙醇所致记忆再障碍模型小鼠的学习记忆能力。

5. 其他作用 总皂苷腹腔注射延长常压缺氧、异丙肾上腺素加重的缺氧及亚硝酸钠所致的携氧障碍小鼠的存活时间。总皂苷能抑抗兔凝血酶诱导的血小板聚集,减少血栓烷 B_2 产生。总提取物能提高烫伤小鼠的存活率,抑制小鼠烫伤性水肿的发展,推迟大鼠烫伤性休克的发生,延长存活时间。酸枣仁的多糖口服能提高小鼠淋巴细胞转化值,促进小鼠溶血素生成,且对放射性损伤小鼠有保护作用。水提液灌胃抑制小鼠醋酸、组胺等导致的腹腔、背部皮肤及耳郭毛细血管通透性的升高,对大鼠蛋清性足肿胀及大鼠纸片肉芽肿也有抑制作用。酸枣仁油灌胃延长艾氏腹水癌小鼠的生存日数,抑制荷瘤小鼠生命后期的因腹水引起的体重增长。

【炮制】 1. 酸枣仁 取原药材,除去杂质及核壳,洗净,晒干。

2. 炒酸枣仁 取净酸枣仁,置锅内,用文火加热炒至表面微鼓起,色微变深,有香气逸出时,取出放凉。用时捣碎。

3. 焦酸枣仁 取洁净的酸枣仁,置锅内,用武火加热炒至红黑色,取出,放凉。

4. 朱砂制酸枣仁 取净酸枣仁加水喷湿,与朱砂拌匀,晾干。每枣仁 500 kg,用朱砂细 10 kg。酸枣仁从五代开始,即有"睡多生使,不得睡炒熟"的记载。以后历代文献多遵此说,并一直沿用至近代。

饮片性状 酸枣仁参见"药材"项。炒酸枣仁形如酸枣仁,表面微鼓起,色泽加深,微具焦斑,有香气,质较酥脆。焦酸枣仁表面鼓起,红黑色,有些部分破裂,质酥脆。朱砂制酸枣仁表面附有朱砂细粉。

贮干燥容器内,炒酸枣仁、焦酸枣仁、朱砂制酸枣仁,密闭,置阴凉干燥处,防蛀。

【药性】 甘,平。归心、肝经。

1.《本经》:"味酸,平。"

2.《别录》:"无毒。"

3.《本草衍义》:"微热。"

4.《饮膳正要》:"味酸、甘、平。"

5. 《品汇精要》:"气之薄者,阳中之阴。臭香。"

6. 《纲目》:"足厥阴、少阳药也。"

7. 《雷公炮制药性解》:"入心、脾、肝、胆四经。"

8. 《本草汇言》:"味甘、苦、酸,气平。入足少阳、厥阴,手少阴、太阴四经。"

【功用主治】 宁心安神,养肝,敛汗。主治虚烦不眠,惊悸怔忡,体虚自汗、盗汗。

1. 《本经》:"主心腹寒热,邪结气聚,四肢酸疼,湿痹。久服安五脏,轻身延年。"

2. 《别录》:"主烦心不得眠,脐上下痛,血转久泄,虚汗烦渴,补中,益肝气,坚筋骨,助阴气,令人肥健。"

3. 《药性论》:"主筋骨风,炒末作汤服之。"

4. 《新修本草》:"补中益气。"

5. 《本草汇言》:"养气安神,荣筋养髓,和胃健脾。"

6. 《医林纂要》:"补心,收敛,敛肺,泻肝。皆酸之用。"

7. 《本草再新》:"平肝理气,润肺养阴,温中和湿,敛气止汗,益志定呵,聪耳明目。"

【用法用量】 内服:煎汤,6~15 g;研末,每次 3~5 g;或入丸、散。

【宜忌】 有实邪及滑泻者慎服。

1. 《本草经集注》:"恶防己。"

2. 《本草经疏》:"凡肝、胆、脾三经有实邪热者勿用,以其收敛故也。"

3. 《轩岐救正论》:"凡命门火衰滑泄,及素患梦遗者忌用之。"

4. 《得配本草》:"肝旺烦躁,肝强不眠,心肝不足,致惊悸者,俱禁用。"

5. 《本草求真》:"性多润,滑泄最忌。"

【选方】 1. 治虚劳虚烦不得眠 酸枣仁二升,甘草一两,知母二两,茯苓二两,芎劳一两。上五味,以水八升,煮酸枣得六升,纳诸药煮取三升。分温三服。(《金匮要略》酸枣仁汤)

2. 治骨蒸,心烦不得眠卧 酸枣仁二两。以水二大盏半,研滤取汁,以米二合煮作粥,候临熟,入地黄汁一合,更微煮过。不计时候食之。(《圣惠方》酸枣仁粥)

3. 治胆虚睡卧不安,心多惊悸 酸枣仁一两。炒熟令香,捣细罗为散。每服二钱,以竹叶汤调下,不计时候。(《圣惠方》)

4. 治心脏亏损,神志不守,恐怖惊悸,常多忧愁,易于健忘,睡卧不宁,梦涉危险,一切心疾 酸枣仁(微炒,去皮)、人参各一两,辰砂(研细,水飞)半两,乳香(以乳钵坐水盆中研)一分。上四味研和停,炼蜜丸如弹子大。每服一粒,温酒化下,午食后卧时服。(《局方宁志膏》)

5. 治虚劳,烦热不得睡眠 酸枣仁(微炒)、榆叶、麦门冬(去心焙)各二两。上为末,炼蜜和捣百余杵,丸如梧桐子大。每服不计时候,以糯米粥饮下三十丸。(《普济方》酸枣仁丸)

6. 治睡中汗出 酸枣仁、人参、茯苓各等分。为末。每服二钱,用米饮调下。(《直指小儿方》)

【临床报道】 治疗失眠 每晚睡前 1 小时左右服生枣仁或炒枣仁散,每次 3 g,15 g 为多,最多有 1 次服 30 g 者,连服 7 日。治疗失眠患者 87 例,有效率为73.5%,并表明此品与炒用同样有效,据此认为"多眠生熟"恐系不确之谈。有 7 例 1 次口服生或炒枣仁散 20~30 g,未发现任何副作用及麻醉作用。另以耳穴贴敷酸枣仁,主穴为耳神门、皮质下,配穴为心、肾、脑点。每次选1~2穴,双耳同时应用。一般 5 日换药 1 次(夏季 3 日),4 次 1 个疗程。一般观察 30 例结果:9例显效,19例进步,2例无效。

【各家论述】 1. 《本草经疏》:"酸枣仁,实酸平,仁则兼甘。专补肝胆,亦复醒脾。熟则芳香,香气入脾,故能归脾。能补肝气可温胆。母子之气相通,故亦主心烦、烦心不得眠。其主心腹寒热邪结气聚,心下气转久泄者,得补中之

热,邪结气聚及四肢酸疼湿痹者,皆脾虚受邪之病,脾主四肢故也。胆为诸脏之首,十一脏皆取决于胆,五脏之精气,皆禀于脾,故久服之,功能安五脏。"

2. 《冯氏锦囊》:"酸枣仁,性油而润,滑泄者禁之。且其秦功全仗芳香之气,以入心、入脾也,必须临用方炒熟研碎,入剂方效,炒久则油臭不香,且碎久则气味俱失,便难见功矣。"

3. 《本经逢原》:"酸枣仁,熟则收敛精液,故疗胆虚不得眠,烦渴虚汗之证:生则导虚热,故疗胆热好眠,神昏倦怠之证。按酸枣本酸而性收,其仁则甘润而性温,能散肝、胆二经之滞,故《本经》治心腹寒热,邪气结聚,酸痛血痹等证皆生用,若失眠,用酸枣仁、炒熟用,不可概用,须分肝、脾之血脉也。盖肝虚则阴伤而烦心,不能藏魂,故不得眠也。今人专以为心家药,殊昧此义。伤寒虚烦多汗,及虚人盗汗,皆炒熟用之,总取收敛肝阴之津液也。"

4. 《药性通考》:"或问酸枣仁之治心也,不寐则宜,多寐则宜生。又云夜不能寐者,必须生用,何以自相背谬耶? 曰:此用药之机权也。夫人之不寐,乃心气之不安也,酸枣仁安心,宜用之以治不寐矣。然何以妙用? 妙用则补心也。人心多寐,乃心之太昏也。炒用则补心气而愈寐,生用则心清而不寐耳。寐与不寐,乃心气不安而起也,不能安者,乃肾气不交于心也。肾气不交于心肾,心气不交于肾补心,用枣仁正所以补心,补心宜用炒矣。何以又生用,不知夜之不寐,正心气之有余,清其气,则心气不足,而肾气乘之矣,所以必须生用。若日夜不寐,正宜用炒,而不宜用生也。"

5. 《得配本草》:"收肝脾之液,以滋养营气,敛心胆之气,以止消渴,补君火以生胃土,强筋骨以除酸痛。"

5500 酸枣肉 suān zǎo ròu (《安徽中草药》)

【基原】 为鼠李科枣属植物酸枣的果肉。

【原植物】 参见"酸枣仁"条。

【采收加工】 秋后果实成熟时采收,去除果核,晒干。

【药理】 1. 中枢抑制作用 酸枣肉水提物灌胃延长小鼠戊巴比妥钠或硫喷妥钠的睡眠时间,降低大鼠的协调运动。酸枣肉注射液还减少小鼠的激怒反应,延长安钠咖所致小鼠惊厥的潜伏时间。

2. 其他作用 酸枣肉提取液给小鼠自由饮用可增加小鼠饮食和体重,延长游泳时间,提高学习和记忆功能,增强常压耐缺氧能力。酸枣肉多糖灌胃能增强正常小鼠细胞免疫和体液免疫功能;提高 ^{60}Co 辐射小鼠降低的白细胞数目,增强被照小鼠单核巨噬细胞的吞噬功能及延长被照射时间。酸枣肉粉喂饲降低实验性动脉粥样硬化兔的血清胆固醇、脂蛋白含量和三酰甘油水平,提高高密度脂蛋白含量,减轻冠状动脉粥样硬化。灌胃酸枣汁使 D-半乳糖所致衰老模型大鼠脑丙二醛含量、单胺氧化酶B活性降低,抵抗 D-半乳糖所致大鼠皮肤羟脯氨酸含量的减少。

【药性】 酸、甘、平。

【功用主治】 《安徽中草药》:"止血,止泻。主治水泻。"

【用法用量】 内服:煎汤,9~15 g;或入丸、散。

【选方】 治水泻 酸枣肉、椿根白皮粉末各等量。共捣和丸,如梧桐子大。早晚空腹时各服 9 g,米汤送下。(《安徽中草药》)

5501 酸枣根 suān zǎo gēn (《宁夏中草药手册》)

【基原】 为鼠李科枣属植物酸枣的根。

【原植物】 参见"酸枣仁"条。

【采收加工】 秋冬季采挖,鲜用或切片晒干。

【药理】 1. 中枢抑制作用 酸枣树根煎剂灌胃延长小鼠戊巴比妥钠的睡眠时间,提高小鼠热板法和电刺激法的痛阈值,抑制戊四唑引起的惊厥。

2. 其他作用 酸枣根煎剂加强离体蛙心肌收缩力和增加心输出量,灌胃有常压耐缺氧作用,改善实验性冠状动脉硬化家

兔的异常的心电图。煎液灌胃使高血脂兔的全血还原黏度及血浆黏度降低。

【功用主治】《宁夏中草药手册》:“有显著安神作用,兼有止痛、利尿功效。”

【用法用量】 内服:煎汤,15～30 g。

【选方】 治神经衰弱,长期(顽固性)失眠 酸枣根 1.8 g,丹参 0.3 g(1 次量),研面,睡前 15 分钟温开水送服。(《山西中草药》)

【临床报道】 治疗失眠 鲜酸枣根 500 g,加水 2 000 ml,煎至 1 000 ml,加适量防腐剂。成人每次服 25～50 ml。治疗失眠 372 例,有效率约 90%。未发现不良反应。

5502 酸浆根 suān jiāng gēn (《蜀本草》)

【异名】 天灯笼草根(《纲目拾遗》)。

【基原】 为茄科酸浆属植物酸浆及挂金灯的根。

【原植物】 参见“酸浆”条。

【采收加工】 夏、秋季采挖,鲜用或晒干。

【药材】 酸浆根 *Physalis Radix et Rhizoma* 产于东北、华北各地。

性状 根和根茎呈细长圆柱形,略扭曲,直径 1～2 mm,表面皱缩,土棕色,节明显。略具青草气,味甚苦而微辛。

【药理】 酶抑制作用 酸浆根中化合物抑制 β-葡萄糖苷酶和小牛肝脏中半乳糖苷酶。

【药性】 苦、寒。归肺、脾经。

1.《蜀本草》:“绝苦。”

2.《现代实用中药》:“味苦、寒。”

3.《陕西中药志》:“入肝、脾二经。”

【功用主治】 清热,利湿。主治黄疸,疟疾,疝气。

1.《蜀本草》:“捣其汁,治黄病多效。”

2.《现代实用中药》:“利尿,镇咳,解热。”

【用法用量】 内服:煎汤,3～6 g,鲜者 24～30 g。

【宜忌】 孕妇及脾虚泄泻者禁服。

1.《嘉祐本草》:“落胎。”

2.《陕西中药志》:“脾虚泄泻者忌用。”

【选方】 1. 治疟 天灯笼草根七株。去梗叶,洗净,连须切碎,酒二碗,煮鸭蛋二枚,同酒吃。(《纲目拾遗》)

2. 治疝气(睾丸炎) 鲜酸浆根 30 g(洗净),青壳鸭蛋 1 个。水、酒各半炖服,日服 1 次。(《闽南民间草药》)

3. 治少腹拘急疼痛,喉头炎 酸浆鲜根 30 g(干的 9 g),水煎服。

4. 治翻肚痧 酸浆根 30 g,香附 9 g。水煎服。(3、4 方出自《闽东本草》)

5503 酸楂果 suān zhā guǒ (《西昌中草药》)

【异名】 移𣏾树果、小木瓜(《云南思茅中草药选》),酸木瓜(《全国中草药汇编》)。

【基原】 为蔷薇科移𣏾属植物云南移𣏾的果实。

【原植物】 参见“酸楂树皮”条。

【采收加工】 夏、秋季采果,切片晒干。

【药性】《全国中草药汇编》:“酸,凉。”

【功用主治】《全国中草药汇编》:“祛风通络,消食健胃。主治风湿性关节炎,消化不良。”

【用法用量】 内服:煎汤,15～30 g;浸酒,9～15 g。

【选方】 1. 治风湿骨痛 (移𣏾树)果 15～30 g,水煎或泡酒服。(《云南思茅中草药选》)

2. 治食积腹胀、消化不良 酸楂果 60 g,煎水服。(《西昌中草药》)

5504 酸模叶 suān mó yè (《本草拾遗》)

【基原】 为蓼科酸模属植物酸模的茎叶。

【原植物】 参见“酸模”条。

【采收加工】 夏季采收,鲜用或晒干。

【药材】 酸模叶 *Rumicis Acetosae Folium* 产于湖北、浙江、安徽、江苏、河南、陕西等地。

性状 叶多皱缩。完整叶展平后基生叶有长柄,长可达 15 cm 左右;茎生叶无柄或抱茎;叶片卵状长圆形,长 5～15 cm,宽 2～5 cm,先端钝或微尖,基部箭形或近戟形,全缘或微呈波状,叶表面不甚光滑,枯绿色;托叶鞘膜质,斜截形。气微,味苦、酸、涩。

【成分】 酸模叶中含蒽醌类成分:大黄酚(chrysophanol),1,8-二羟基蒽醌(1, 8-dihydroxyanthraquione),芦荟大黄素(aloe-emodin)。黄酮类成分:槲皮素(quercetin),山柰酚(kaempferol),杨梅黄酮(myricetin),牡荆素(vitexin),金丝桃苷(hyperoside)及堇黄质(violaxanthin),鞣质,草酸钙,酒石酸(tartaric acid),氨基酸和维生素。

【药性】《本草拾遗》:“酸。”

【功用主治】《贵州民间方药集》:“外用消伤肿,疮毒,治疥癣。”

【用法用量】 内服:煎汤,10～15 g。外用:捣敷。

【选方】 1. 治红眼睛,便秘 鲜酸模茎叶 15～30 g 煎服,甚者加元明粉 6 g 冲服。

2. 治小便不利 酸模茎叶、车前草各 15 g,活田螺 4 只,大蒜 2 瓣,共捣烂,敷脐下气海穴处,纱布固定;另取酸模茎叶、车前草各 30 g,煎水代茶饮。(1、2 方出自《安徽中草药》)

3. 治内痔出血 鲜酸模全草 30～60 g。捣烂取汁,调白糖 30～60 g,内服。(《全国中草药汇编》)

4. 治白丹 酸模草、五叶草煮汁饮之。又以滓合丹,以荠苨涂亦佳。(《圣惠方》)

5. 治皮肤湿疹及烫火伤 酸模全草、椿根白皮各 60 g,桉树叶 30 g,冻青叶 30 g。共研细末,油调涂。(《常用中草药配方》)

6. 治汗斑 鲜酸模茎叶适量,红糖少许捣如糊状,醋调涂患处。(《安徽中草药》)

5505 酸藤木 suān téng mù (《陆川本草》)

【异名】 白背酸藤、通天霸、炮子藤(《陆川本草》),透地龙(《南宁市药物志》),鸡母酸、酸醋木、海底龙(《广西药用植物名录》),入地龙(广州部队《常用中草药手册》)。

【基原】 为紫金牛科酸藤子属植物酸藤子的枝叶或根。

【原植物】 酸藤子 *Embelia laeta* (L.) Mez [*Samara laeta* L.; *Myrsine laeta* A. DC.] 又名:酸果藤(《中国高等植物图鉴》)。

攀缘灌木或藤本,长 1～3 m。叶互生;叶柄长 5～8 mm;叶片坚纸质,倒卵形或长圆状倒卵形,长 3～4 cm,宽 1～1.5 cm,先端圆形、钝或微凹,基部楔形,全缘,背面常有薄白粉。总状花序,腋生或侧生,生于前年无叶枝上,长 3～8 mm,有花 3～8 朵,基部具 1～2 轮苞片;花梗长约 1.5 mm,小苞片钻形或长圆形,具缘毛;花 4 数,长约 2 mm;花萼基部连合达 1/2 和 1/3,萼片卵形或三角形,先端急尖,具腺点;花瓣白色或带黄色,分离,卵形或长圆形,先端圆形或钝,长约 2 mm,具缘毛,里面密被乳头状突起,具腺点;雄蕊在雌花中退化,在雄花中略超出花瓣,基部与花瓣合

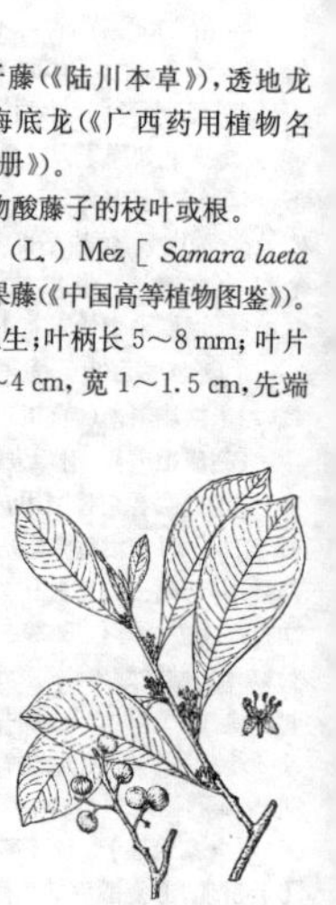

酸藤子

生，花丝挺直，花药背部具腺点；雌蕊在雄花中退化，在雌花中较花瓣略长，子房瓶形，花柱细长，柱头扁平或几成盾状。果球形，直径约 5 mm。花期 12 月至翌年 3 月，果期 4～6 月。

生于海拔 100～1 800 m 的草丛、灌木丛或林下。分布于福建、江西、广东、广西、海南、云南、台湾等地。

本植物的果实（酸藤果）亦供药用，另设专条。

【采收加工】 全年均可采，切段，鲜用或晒干。

【药材】 酸藤木 *Embeliae Laetae Folium Seu Radix* 产于云南、广东、广西等地。

性状 叶片多卷曲，展平后呈倒卵形至椭圆形，长 3～5.5 cm，宽 1～2.5 cm，先端钝圆或微凹，基部楔形，全缘，侧脉不明显。叶柄短，长 5～8 mm。有时可见小枝细圆柱形，长短不一，紫褐色。气微，味酸。

鉴别 叶横切面：上表皮细胞较大，形状不一，大小不等，外壁增厚，角质化。下表皮细胞较小，类圆形至扁方形，外壁增厚，角质化。栅栏组织 1～2 列细胞，长短不一，通过中脉。维管束外韧型，周围环绕纤维束。中脉下表皮内侧有 2～4 列厚角细胞。叶肉及薄壁组织中具分泌道及黄棕色内含物。

【药性】 酸、涩、凉。
1. 广州部队《常用中草药手册》："酸、涩、平。"
2.《海南岛常用中草药手册》："甘、酸、涩、温。"

【功用主治】 清热解毒，散瘀止血。主治咽喉红肿，齿龈出血，痢疾，泄泻，疮疖溃疡，皮肤瘙痒，痔疮肿痛，跌打损伤。
1. 广州部队《常用中草药手册》："祛瘀止痛，收敛止泻。治跌打瘀痛，肠炎腹泻，咽喉肿痛。"
2.《海南岛常用中草药手册》："去毒消肿。""根治闭经，鲜叶：捣取汁外搽治皮肤瘙痒。"

【用法用量】 内服：煎汤，9～15 g。外用：捣敷；或煎水洗；或含漱。

5506 酸藤果 suān téng guǒ 《南宁市药物志》

【异名】 酸薀子《南宁市药物志》，酸藤头（广州部队《常用中草药手册》），信筒子、酸酱果《新华本草纲要》。

【基原】 为紫金牛科酸藤子属植物酸藤子的果实。

【原植物】 参见"酸藤木"条。

【采收加工】 夏季果实成熟时采收，蒸熟，晒干。

【药材】 酸藤果 *Embeliae Laetae Fructus* 产于云南、广西、广东、江西、福建等地。

性状 浆果圆球形，熟时红色或紫黑色，干后黑褐色，直径 5～6 mm，平滑，或有纵皱缩条纹及少数腺点。气微，味酸、甜。

【药性】 甘、酸，平。
1. 广州部队《常用中草药手册》："酸、甘，平。"
2.《海南岛常用中草药手册》："微甘，平。"

【功用主治】 补血，收敛止血。主治血虚，齿龈出血。
1. 广州部队《常用中草药手册》："强壮补血。主治牙酸缺乏，齿龈出血。"
2.《海南岛常用中草药手册》："果叶治维生素 C 缺乏症，贫血。"

【用法用量】 内服：煎汤，9～15 g。

5507 酸不溜根 suān bù liū gēn 《沙漠地区药用植物》

【基原】 为蓼科蓼属植物叉分蓼的根。

【原植物】 参见"酸不溜"条。

【采收加工】 春、秋两季采，晒干。

【成分】 叉分蓼根含黄酮类：左旋表没食子儿茶素（epigallocatechol），右旋没食子儿茶素（gallocatechol），左旋表儿茶素（epicatechol），左旋表没食子儿茶素没食子酸酯（epigallocatechin gallate），

左旋表儿茶素没食子酸酯（epicatechol gallate）和花白苷（leucoanthocyanins），没食子酸（gallic acid）。

【药理】 抗菌作用 本品在试管内对金黄色葡萄球菌、伤寒杆菌、大肠杆菌、卡他球菌等有抑制作用。

【药性】 酸、甘，温。

【功用主治】《沙漠地区药用植物》："祛寒，温肾。主治寒疝，阴囊汗出。"

【用法用量】 内服：煎汤，10～15 g；或研末。外用：煎水熏。

【选方】 治寒疝、阴囊汗出 酸不溜根（鲜）250～500 g，水 1 000 ml，熬成 500 ml，趁热装入罐中，用热气熏患部，熏时用被围上，熏 1～2 小时（全身出汗为好）。《沙漠地区药用植物》

5508 酸多李叶 suān duō lǐ yè 《云南中草药选》

【基原】 为蔷薇科移核属植物云南移核的叶。

【原植物】 参见"酸楂树皮"条。

【采收加工】 夏、秋季采叶，鲜用。

【药材】 酸多李叶 *Docyniae Folium* 主产于云南、四川。

性状 叶片多卷缩，展平后为披针形或卵状披针形，长 5～8 cm，宽 2～3 cm，先端急尖或渐尖，基部阔楔形或近圆形，全缘或稍有浅锯齿，下面密生黄色绒毛。叶柄长约 1 cm，密生绒毛。气微，味微酸涩。

【功用主治】 活血，接骨。主治骨折，跌打损伤。

【用法用量】 外用：捣敷。

【选方】 治骨折 鲜移核叶捣烂外敷。《云南中草药选》

5509 酸枣树皮 suān zǎo shù pí 《陕甘宁青中草药选》

【基原】 为鼠李科枣属植物酸枣的树皮。

【原植物】 参见"酸枣仁"条。

【采收加工】 全年均可采剥，晒干。

【药性】《陕甘宁青中草药选》："味涩，性平。"

【功用主治】 敛疮生肌，解毒止血。主治烧烫伤，外伤出血，崩漏。
1.《陕甘宁青中草药选》："收敛消炎。主治烧伤。"
2.《内蒙古中草药》："活血，止血，消炎，生肌。主治便血，烫火伤，月经不调，崩漏。"
3.《安徽中草药》："消肿解毒，止血。"

【用法用量】 外用：适量，研末，撒布或调涂；或浸酒搽；或煎水喷涂；或熬膏涂。内服：煎汤，15～30 g。

【选方】 1. 治烧烫伤 治烧伤（Ⅰ～Ⅱ度）：酸枣树皮 500 g，黄柏 125 g。加水 1 500 ml，煎成 300 ml。喷涂创面。《沙漠地区药用植物》
2. 治外伤出血 酸枣树白皮研细粉，撒敷患处，加压包扎。《安徽中草药》

5510 酸枣根皮 suān zǎo gēn pí

【基原】 为鼠李科枣属植物酸枣的根皮。

【原植物】 参见"酸枣仁"条。

【采收加工】 秋冬季采剥，晒干。

【药性】《陕西中草药》："味涩，性温。"

【功用主治】 止血，涩精，收湿敛疮。主治便血，崩漏，滑精，带下，烧烫伤。
1.《陕西中草药》："涩精止血。治淋浊，白带，滑精，出血等症。"
2.《内蒙古中草药》："活血，止血，消炎，生肌。主治便血，烫火伤，月经不调，崩漏。"
3.《宁夏中草药手册》："收敛止血。"

【用法用量】 内服：煎汤，15～30 g。外用：捣烂敷；或熬

膏涂。

【选方】 1. 治便血　酸枣根皮 30 g。刮去黑皮，焙干，用水 1 碗煎至 1 茶杯。温服。如不止，隔 7 日再服 1 剂。

2. 治烧烫伤　酸枣树皮 1 500 g。切碎，水煎成膏，涂于净布上，贴伤处。（1、2 方出自《天津中草药》）

3. 治高血压病头晕头痛　酸枣根 30 g（去外层黑皮，去木心，用内皮）。加水煎煮 2 次，分 2 次服。〔山东昌潍地区《赤脚医生》1970，(3)；21〕

5511 酸楂树皮 suān zhā shù pí 《《西昌中草药》》

【异名】 酸多李皮（《云南中草药选》）。

【基原】 为蔷薇科移㭕属植物云南移㭕的树皮。

【原植物】 云南移㭕 Docynia delavayi（Franch.）Schneid.〔Pirus delavayi Franch.〕又名：移㭕树、酸移㭕（《云南思茅中草药选》）、移㭕、多衣（《云南中草药选》）、西南移㭕（《经济植物手册》）、桃㭕（《云南》）。

常绿乔木，高 3～10 m。小枝粗壮，圆柱形，红褐色，老枝紫褐色。叶互生；叶柄长约 1 cm，密被绒毛；托叶披针形，早落；叶片披针形或卵状披针形，长 6～8 cm，宽 2～3 cm，先端急尖或渐尖，基部渐楔形或近圆形，全缘或稀有浅钝齿，上面深绿色，有光泽，下面密被黄白色绒毛。花两性；3～5 朵丛生于小枝顶端；花梗短粗，果期伸长，密被绒毛；苞片披针形，早落；萼筒钟状，外面被黄白色绒毛，萼片 5，披针形；花瓣 5，基部有短爪，白色；雄蕊 40～45，花丝不等长；花柱 5，基部合生，柱头棒状；子房下位，5 室。梨果卵形或长圆形，直径 2～3 cm，黄色，通常有长果梗，萼片宿存，直立或合拢。花期 3～4 月，果期 5～6 月。

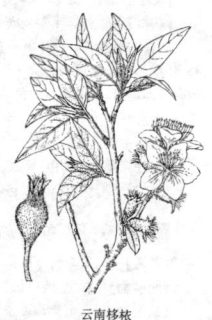

云南移㭕

生于海拔 1 000～3 000 m 的山谷、溪旁、灌木丛或杂灌林中。分布于四川、贵州、云南等地。

本植物的果实（酸楂根）亦供药用，另设专条。

【采收加工】 7～11 月采收，剥取树皮，鲜用或晒干。

【药性】《全国中草药汇编》：“苦，凉。”

【功用主治】《全国中草药汇编》：“清热解毒，收敛，接骨。主治肠炎，痢疾。外用治烧烫伤，骨折，黄水疮，湿疹，子宫脱垂。”

【用法用量】 内服：煎汤，9～30 g。外用：捣敷；或研末撒；或熬膏涂。

【选方】 1. 治大叶性肺炎　酸楂树皮 30 g，栽秧花 15 g，翻白叶 15 g，三匹风 15 g。煎水服。《西昌中草药》

2. 治腹泻，赤白痢疾　（移㭕树）皮 15～30 g。水煎服。

3. 治烧烫伤，黄水疮，湿疹　（移㭕树）皮熬膏涂患部。（2、3 方出自《云南思茅中草药选》）

4. 治皮肤感染，外伤　鲜（移㭕树）皮捣敷或晒干研末外撒。《红河中草药》

5. 治骨折　鲜（移㭕树）皮捣烂外敷。《云南中草药选》

6. 治子宫脱垂　移㭕树皮煎水后洗后手托复位，再用明矾水涂搽阴道。《全国中草药汇编》

5512 碱蓬 jiǎn péng 《救荒本草》

【异名】 盐蓬（《救荒本草》）、碱蒿子、盐蒿子（《江苏植物志》）。

【基原】 为藜科碱蓬属植物灰绿碱蓬的全草。

【原植物】 灰绿碱蓬 Suaeda glauca（Bunge）Bunge〔Schobe-

ria glauca Bunge〕

一年生草本，高 30～150 cm。茎直立，有条棱，上部多分枝，枝细长，斜伸或开展。叶互生；叶片线形，半圆柱状，肉质，长 1.5～5 cm，宽约 15 mm，先端尖锐，灰绿色，光滑或微被白粉。花两性或兼有雌性，单生或 2～5 朵，集生于叶腋的短柄上，排列成蝎尾伞花序；两性花花被环状；雌花的花被近球形；花被裂片果时增厚，小苞片短于花被；使花被略呈五角星状，干后变黑色；雄蕊 5，花丝很短；雌花的花柱伸出较长，柱头 2。胞果扁球形，包于多汁有隆脊的花被内，先端露出。种子双凸镜形，黑色，表面有颗粒状点纹。花期 6～8 月，果期 9～10 月。

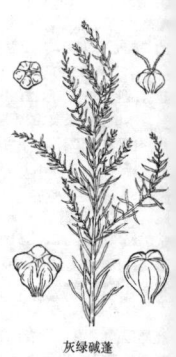

灰绿碱蓬

生于海滩、河谷、路旁、田间等处盐碱地上。分布于华北、东北、西北及江苏、浙江、山东、河南等地。

【采收加工】 夏、秋季收割地上部分，晒干，除去泥沙、杂质备用，亦可鲜用。

【药材】 性状　全草灰黄色。叶多破碎，完整者为丝状条形，无毛。花多着生于叶基部。果实包在宿存的花被内，果皮膜质。种子黑色，直径约 2 mm。表面具清晰的颗粒状点纹，稍有光泽。

鉴别　扫描电镜下观察，种子扁圆形，一边有微突出的胚。表面有颗粒状小点，放大后小点为多边形、排列紧密的细胞，细胞间隔清晰，中间略散。

【药性】 微咸，凉。

1.《救荒本草》：“叶：味微咸，性微寒。”

2.《药性考》：“咸，凉。”

【功用主治】《药性考》：“清热，消积。”

【用法用量】 内服：煎汤，6～9 g，鲜品 15～30 g。

5513 磁石 cí shí 《本经》

【异名】 玄石（《本经》）、磁君（《吴普本草》）、处石（《别录》）、延年沙、续未石（《雷公炮炙论》）、拾针、绿秋、伏石母、玄武石、帝流浆、席流浆（《石药尔雅》）、瓷石（《圣惠方》）、熁铁石（《本草衍义》）、吸铁石（《乾坤秘韫》）、吸针石、慈石（《纲目》）、灵磁石、活磁石（《外科大成》）、雄磁石（《幼幼集成》）、摄石（《药物出产辨》）、戏铁石（《中药志》）。

【基原】 为氧化物类尖晶石族矿物磁铁矿。

【原矿物】 磁铁矿 Magnetite

晶体结构属等轴晶系。晶体为八面体、菱形十二面体等，或为粗至细粒的粒状块集合体。铁黑色，表面或氧化、水化为红黑、褐黑色调；风化严重者，附有水赤铁矿、褐铁矿被膜。条痕黑色。不透明。无解理，断口不平坦。硬度 5.5～6。性脆，相对密度 4.9～5.2，具强磁性，碎块可被手磁铁吸着，或块体本身可吸引铁针等铁器。形成于多种内力地质作用，可与多种铁镁硅酸盐矿物及石英等氧化物共存，前者不如磁铁矿抗风化而易呈现为风化小孔。古代入药的著名产地多是矽卡岩型铁矿石，今则包括各种成因类型铁矿石的磁铁矿。

主产于河北、辽宁、江苏、安徽、福建、山东、河南、湖北、广东、广西、四川、云南亦有产出。

本矿冶炼而成的灰黑色金属（铁）、生铁煅至红赤时外层氧化层被锤落的铁屑（铁落）亦供药用，另设专条。

【采收加工】 开采后除去杂石，选择吸铁能力强者入药。磁石采集后放置日久,发生氧化,其磁性便会减退,乃至失去吸铁能力而影响药效,故应经常用铁屑或泥土埋之,以保持其磁性。如已失去磁性,则可与有磁性的磁石放在一起可逐渐恢复磁性。

【药材】 磁石 Magnetitum 主产于江苏、辽宁、广东、安徽等地。

商品规格 商品按吸铁能力有无,分为两类:一类以吸铁能力者,谓"活磁石";一类无吸铁能力者,谓"死磁石"或"呆磁石"。

性状 本品为块状集合体,呈不规则块状,或略呈方形,多具棱角。灰黑色或棕褐色,条痕黑色,具金属光泽。体重,质坚硬,断面不整齐。具磁性。有土腥气,无味。

鉴别 (1) 反射偏光镜下:反射色为灰色,并微带棕色。近等轴粒状,沿粒间往往被赤铁矿交代;赤铁矿呈亮灰色,纤维状,非均质明显。正交偏光镜下为均质性;反射率 20%(伏黄)。

(2) 取本品细粉约 0.5 g,加盐酸 10 ml,振摇,静置。取上清液 1 ml,加亚铁氰化钾试液,即生成深蓝色沉淀;分离,沉淀在稀盐酸中不溶,但加氢氧化钠试液,即分解成棕色沉淀;取上清液 1 ml,加硫酸铵试液,即显血红色(检查硫盐)。取上清液 1 ml,加铁氰化钾试液,即生成蓝色沉淀;分离,沉淀在稀盐酸中不溶,加氢氧化钠试液,即分解成棕色沉淀;取上清液 1 ml,加 1% 邻二氮菲的乙醇溶液数滴,即显深红色(检查亚铁盐)。

(3) X 射线衍射分析曲线:磁铁矿 2.95(1)、2.51(10)、2.09(1);针铁矿 2.68(3)、4.14(1)。其结果表明磁石以磁铁矿为主,混有少量针铁矿。

品质标志 《中华人民共和国药典》2010 年版规定:本品含铁(Fe)不得少于 50%。

【成分】 磁石主要含四氧化三铁(Fe_3O_4),其中含 FeO_3 1%,Fe_2O_3 69%,并含有硅、铅、钛、磷、钙、铬、钡、锶、镁等杂质;少数变种含氧化镁(MgO)达 10%,氧化铝(Al_2O_3)达 15%。另外,磁石中常含一定量的砷,使用时需注意。

【药理】 1. 中枢抑制作用 磁石混悬液灌胃抑制醋酸诱发小鼠的扭体反应,降低戊巴比妥钠的催眠阈剂量,缩短入睡潜伏期时间。煅磁石镇静、镇痛作用优于生磁石。煅磁石氯化铵致小鼠惊厥,能从回苏灵致惊潜伏期时间。生磁石抗惊厥作用优于煅磁石。磁石水煎剂腹腔注射还减少小鼠自发活动。

2. 其他作用 磁石灌胃降低鼠叉菜胶引起小鼠足肿胀度,缩短出血、凝血时间。磁石液对黑龙江林蛙的胚胎发育有促进作用。生磁石抗炎、止血作用优于煅磁石。超分散磁铁微粒给大鼠静脉注射,增加血红蛋白水平、红细胞和白细胞数,延长血液凝固时间,增加血浆纤维蛋白分解活性,中性粒细胞吞噬反应。

毒性 小鼠腹腔注射磁石水煎剂 200 g/kg 没有发现动物异常行为和死亡,其对人体安全的最大剂量安倍数为 667 倍。小鼠静脉注射磁石煎液的 LD_{50} 为 14.70 g/kg。

【炮制】 1. 磁石 取原药材,除去杂质,砸碎。

2. 醋磁石 取净磁石,砸成小块,置无烟的炉火上或置适宜的容器内煅至红透,醋淬,研成粗粉。每磁石 100 kg,用醋 30 kg。煅后质酥脆,易于粉碎和煎出有效成分,以益肾纳气、定痛止血为主。

饮片性状 磁石参见"药材"项。醋磁石为深灰黑色颗粒或粉末状,无光泽,质酥脆,微具醋气。

贮干燥容器内,置干燥处,防尘。

【药性】 咸,平。归肾、肝经。

1.《本经》:"味辛,寒。"
2.《别录》:"咸,无毒。"
3.《药性论》:"有小毒。"
4. 陈藏器:"性温,云寒误也。"(引自《纲目》)
5.《日华子》:"味甘,涩,平。"
6.《本草蒙筌》:"味苦,咸,无毒。一云平、温,涩,小毒。"

7.《纲目》:"入肾。"
8.《本草经疏》:"入足少阴,兼入足厥阴经。"
9.《本草经解》:"入足少阴肾经,手太阴肺经。"

【功用主治】 平肝潜阳,安神镇惊,聪耳明目,纳气平喘。主治眩晕,目花,耳鸣,耳聋,惊悸,失眠,肾虚喘逆。

1.《本经》:"主周痹风湿,肢节中痛,不可持物,洗洗酸消,除大热烦满及耳聋。"
2.《别录》:"养肾藏,强骨气,益精除烦,通关节,消痈肿,鼠瘘,颈核,喉痛,小儿惊痫。炼水饮之,亦令人有子。"
3.《药性论》:"补男子肾虚风疾,身强,腰中不利,加而用之。"
4.《日华子》:"治眼昏,筋骨羸弱,补五劳七伤,除烦躁,消肿毒,小儿误吞针铁等,即细末筋肉莫令新,与磁石同下之。"
5.《本草衍义》:"养肾益气,补填精髓,肾虚耳聋目昏皆用之。"
6.《纲目》:"明目聪耳,止金疮血。"
7.《玉楸药解》:"治阳痿,脱肛,金疮,肿毒,敛汗,止血。"
8.《本草求原》:"治瞳神散大及内障。"
9.《本草便读》:"纳气平喘。"
10.《增订治疗汇要》:"镇心。"

【用法用量】 内服:煎汤,10～30 g,打碎先煎;或入丸剂。外用:研末敷。

【宜忌】 脾胃虚者,不宜多服、久服。

1.《本草经集注》:"恶牡丹、莽草;畏黄石脂。"
2.《纲目》:"独孤滔云:慈石乃坚顽之物,无融化之气,止可假其质而服食,不可久服渣滓。"
3.《本草从新》:"重镇伤气,可暂用而不可久。"

【选方】 1. 治阳不起 磁石五斤(研)。清酒三斗,渍二七日。一服三合,日夜一。《千金方》

2. 明目,益精力 神曲四两,磁石二两,光明砂一两。上三味,末之,炼蜜为丸,如梧桐子。饮服三十丸,日三,不禁。《千金方》神曲丸

3. 治久患耳聋,养肾脏,强骨气 磁石一斤(捣研,水淘去赤汁,绵裹),猪肾一对(去脂膜,细切)。以水五升煮磁石取二升,去磁石,投肾,调和以葱、豉、姜、椒作羹,空腹食之,作羹及入酒亦得。《圣惠方》磁石肾羹

4. 治耳聋耳鸣,常如风水声 磁石(捣碎,绵裹)半两,木通、菖蒲(米泔浸一二日,切,焙)各半两,以绵囊盛,用酒一斗浸,寒七日,暑三日,每日三度饮之。《圣济总录》磁石酒

5. 治耳聋无听闻 紧磁石一块如豆大,穿山甲烧存性为细末一字。上二味用新绵裹之,塞于所患耳内,口中衔少生铁,如觉耳内风雨声,即愈。《济生续方》

6. 治膏淋,小便肥如膏 磁石(火煅醋淬三七遍)、肉苁蓉(酒浸,切,焙)、泽泻、滑石各一两。上四味,捣罗为末,炼蜜丸如梧桐子大。每服三十丸,温酒下,不拘时。《圣济总录》磁石丸

7. 治肛门下后,里急后重 磁石(火煅醋淬)四两,桂(去粗皮)一两,猬皮一枚(炙,令黄熟)。上三味,捣罗为末。每服二钱匕,米饮调下。慎举重及急衣带,断房室,周年乃住。《圣济总录》磁石散

8. 治子宫不收,久瘕疾,痛不可忍 慈石酒浸,煅,研末,米糊丸梧子大。每卧时滑石汤下四十丸,次早用磁石散,米汤服二钱。散用磁石(酒浸)半两,铁粉二钱半,当归五钱,为末。《纲目》磁石丸

9. 治疔肿 磁石捣为粉,碱,醋和封之,拔根出。《古今录验方》

10. 治诸般肿毒 吸铁石三钱,金银藤四两,黄丹八两,香油一斤。如常熬膏贴之。《乾坤秘韫》

11. 治金疮,止痛,断血 磁石末敷之。《千金方》

1.《纲目》:"慈石治肾家诸病,而通耳明目。一士子频病目,渐觉昏暗生瞖,时珍用东垣羌活胜风汤加减法与服,而以磁朱丸佐之,两月遂如故。盖慈石入肾,镇养真精,使神水不外移,朱砂入心,镇养心血,使邪火不上侵,而佐以神曲消化滞气,生熟并用,温养脾胃发生之气……方见孙真人《千金》神曲丸。但云明目百岁,可读细书,而未发药微义也。"

2.《本草经疏》:"磁石,《本经》味辛气寒无毒,《别录》甄权咸有小毒,大明甘涩平,藏器微温,今详其用,应是辛咸微温之药,而甘寒非也。其主周痹风湿,肢节中痛,不可持物,洗洗酸者,皆风寒湿三气所致,而风气尤胜也。风淫末疾,发于四肢,故肢节痛,不能持物。风湿相搏,久则从火化,而骨节生肤中洗洗瘗也。辛能散风寒,温能通关节,故主之也。咸为水化,能润下软坚,辛能散毒,微温能通行除热,故主大热烦满及消痈肿。鼠瘘颈核、喉痛者,足少阳、少阴虚火上攻所致,咸以入肾,其性镇坠而下吸,则火归元而自止也。磁石能入肾,养肾脏。肾主骨,故能强骨。肾藏精,故能益精。肝开窍于耳,故能疗耳聋。肾主施泄,久秘固而精气盈溢,故能令人有子。小儿惊痫,心气怯,惊热盛也,咸能润下,重可去怯,是以主之。"诸石皆有毒,且不宜久服,独磁石性禀冲和,无猛悍之气,更有补肾益精之功,大都渍酒,优于丸、散,石性体重故尔。"

3.《本草新编》:"磁石能治喉痛者,以喉乃足少阳、少阴二经之虚火上冲也,磁石咸以入肾,其性重坠而下吸,则火归原,以归于下,而上痛自失。"

4.薛宜生引自《本草汇言》:"肾为水藏,磁石色黑而法水,故能养肾而强肾益髓,镇重以象金,故能平肝而主风湿痛痹,善通版节者也,如古方之治耳聋,明目昏,安惊痫,消鼠瘘痈肿,亦莫非肝肾虚火之为胜耳,此药色黑味咸,体重而降,有润下以制阳光之意。"

稀莶 xī xiān
《新修本草》

5514

【异名】火莶、猪膏莓、虎膏、狗膏、火枕草《新修本草》,猪膏草《本草拾遗》,皱面地葱花《百一选方》,稀莶草《乾坤秘韫》,黏糊菜《救荒本草》,希仙、虎莶《纲目》,黄猪母《医林纂要》,肥猪苗《分类草药性》,母猪油《现代实用中药》,亚婆针《国药的药理学》,棉苍狼、粘强子《江苏省植物药材志》,粘不扎《东北药用植物志》,虾钳草、铜锤草《广西中药志》,土伏虱、金耳钩、有骨消《闽南民间草药》,黄花草、猪母菜《福建民间草药》,猪冠麻叶、四棱麻、大接骨《湖南药物志》,老奶补丁、野芝麻、毛擦拉子、大叶草《江苏药材志》,棉黍棵《山东中药》,老陈婆、油草子《江西草药》,风湿草《上海常用中草药》,老前婆、野向日葵、牛人参《浙江民间常用草药》,大叶草《中药材手册》。

【基原】为菊科稀莶属植物稀莶、腺梗稀莶或毛梗稀莶的地上部分。

【原植物】 1. 稀莶
Siegesbeckia orientalis L.

一年生草本,高 30~100 cm。茎直立,上部分枝常成复二歧状,全部分枝被灰白色短柔毛。叶对生:基部叶花期枯萎;中部叶三角状卵圆形或卵状披针形,长 4~10 cm,宽1.8~6.5 cm,先端渐尖,基部阔楔形,下延成具翼的柄,边缘有不规则的浅裂或粗齿,上面绿色,下面淡绿,具腺点,两面被毛,三出基脉,侧脉及网

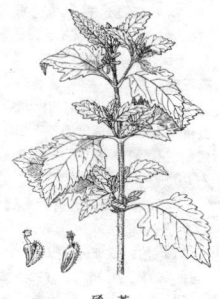

稀莶

脉明显;上部叶渐小,卵状长圆形,边缘浅波状或全缘,近无柄。头状花序多数,集成顶生的圆锥花序;花梗长 1.5~4 cm,密生短柔毛;总苞阔钟状;总苞片 2 层,叶质,背面被紫褐色头状具柄的腺毛:外层托片长圆状匙形,内弯,内层托片倒卵状长圆形,表黄色,雌花花冠的管部长约 0.7 mm;两性管状花上部钟状,上端有 4~5 卵圆形裂片。瘦果倒卵圆形,有 4 棱,先端有灰褐色环状突起,长 3~3.5 mm。花期 4~9 月,果期 6~11 月。

生于海拔 100~2700 m 的山野、荒草地、灌木丛及林下。分布于江苏、浙江、安徽、福建、江西、湖南、广东、广西、海南、四川、贵州、云南、陕西、甘肃、台湾等地。

2. 腺梗稀莶 *S. pubescens* Makino [*S. orientalis* L. f. *pubescens* Makino] 又名:毛稀莶《东北植物检索表》。

与稀莶的区别在于:花梗和分枝的上部被紫褐色头状具柄的密腺毛和长柔毛;中部以上的叶卵圆形或卵形,边缘有尖头齿;分枝非二歧状。总苞片背面密被紫褐色头状具柄腺毛;舌状花的花冠管部长 1~1.2 mm,舌片先端 2~3 齿裂,有时 5 齿裂。瘦果 4 棱,先端有灰褐色环状突起。花期 5~8 月,果期 6~10 月。

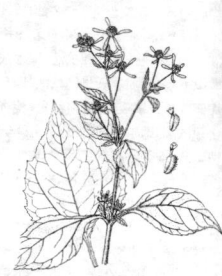

腺梗稀莶

生于海拔 100~3400 m 的山坡、草地、灌木丛、林中或路旁。分布于西南及河北、山西、辽宁、吉林、江苏、浙江、安徽、江西、河南、湖北、陕西、甘肃等地。

3. 毛梗稀莶 *S. glabrescens* Makino [*S. orientalis* f. *glabrescens* Makino] 又名:光稀莶《东北植物检索表》,少毛稀莶《中药志》。

与前两种的不同点在于:花梗和枝上部疏生平伏的短柔毛;叶片卵圆形,有时三角状卵形,边缘有规则的齿;茎上部分枝非二歧状。总苞片背面密被紫褐色头状有柄的腺毛:托片倒卵状长圆形,背面疏被头状具柄腺毛。花期 4~9 月,果期 6~11 月。

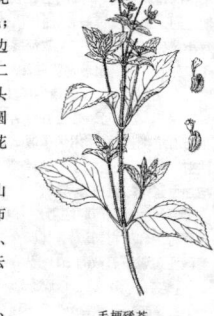

毛梗稀莶

生于海拔 200~1000 m 的山坡、路旁、草地及灌木丛中。分布于江苏、浙江、安徽、福建、江西、湖北、湖南、广东、四川、贵州、云南等地。

以上植物的果实(稀莶果)、根(稀莶根)亦供药用,另设专条。

【栽培】 生物学特性 多野生于山坡、路边、荒地,适应性强。喜温暖、湿润环境,在富含腐殖质的肥沃黏土和砂质壤土中生长好,产量高。土壤水分不宜较多,否则易引起根部腐烂。低洼、积水地区不适栽培。

繁殖方法 种子繁殖,可育苗和直播。育苗:秋收后将土地耕深 20 cm 左右,来年谷雨前复耕 1 次,施堆肥,整平作畦,播种,覆土 1~1.5 cm,播后浇水,15~17 日出苗,苗高 5~10 cm 时间苗,苗距 5 cm。北方麦收后整地,施肥,作畦移栽(这时苗高30 cm左右)。每畦 2 行,行距 45 cm,株距 30 cm。直播:芒种前 10 日,在麦地行间开沟,沟深 3 cm,覆土 2 cm。播后浇水。麦收后高7~10 cm 时间苗,行距 45 cm,株距 30 cm。

田间管理 直播苗高 6~10 cm 时,即行浇水和锄草。苗高

30～45 cm时追施人粪尿或饼肥，施后浇水，或施硫酸铵。在植物生长期间要保持土壤湿润。

【采收加工】 夏秋开花前或花期均可采收。割取地上部分，晒至半干时，放置干燥通风处，晾干。

【药材】 豨莶 Siegesbeckiae Herba 豨莶主产于秦岭及长江以南各地；腺梗豨莶产于全国大部分地；毛梗豨莶主产于长江以南及西南各地。

性状 本品茎略呈方柱形，多分枝，长30～110 cm，直径0.3～1 cm；表面灰绿色、黄棕色或紫棕色，有纵沟及纵棱纹，被灰色柔毛；节明显，略膨大；质脆，易折断，断面黄白色或带绿色，髓部宽广，类白色，中空。叶对生，叶片多皱缩、卷曲，展平后呈卵圆形，灰绿色，边缘有钝锯齿，两面皆有白色柔毛，主脉三出。有的可见黄色头状花序，总苞片匙形。气微，味微苦。

鉴别 (1) 粉末特征：豨莶 叶上表皮细胞垂周壁略平直，下表皮细胞垂周壁呈波状弯曲；气孔不定式。花梗表皮可见单细胞头及双细胞柄或多细胞头而柄部细胞排成2行的腺毛。非腺毛有两种，一种较长，先端锐尖，由2～4～8个细胞组成，长110～368～758 μm；另一种较短，多弯曲，壁极薄，由4～6～12个细胞组成，长30～130～272 μm。花粉粒圆形，直径约30 μm，表面具有较密的刺状突起，具萌发孔3个。

腺梗豨莶 可见单细胞头双细胞柄、多细胞头而柄部细胞排成2行或多细胞头而柄部细胞排成3行的腺毛。

毛梗豨莶 仅见单细胞头双细胞柄的腺毛。

(2) 取本品粗粉2 g，加水适量，置温水浴中加热温浸30分钟，滤过。取滤液2 ml置试管中，加新制的银铜试剂2～3滴，置水浴上加热5～10分钟，有红棕色沉淀发生（检查还原糖）。

(3) 取本品粉末2 g，加75%乙醇10 ml，温浸20分钟，滤过。取滤液2～3滴，滴在滤纸上，置紫外光灯下检视。腺梗豨莶和豨莶显亮蓝色荧光；毛梗豨莶显淡蓝绿色荧光。

品质标志 《中华人民共和国药典》2010年版规定：照高效液相色谱法测定，本品含奇壬醇($C_{20}H_{34}O_4$)不得少于0.050%。

【成分】 1. 豨莶 茎中含9β-羟基-8β-异丁烯氧基木香烯内酯(9β-hydroxy-8β-isobutyryloxycoyos-tunolide)，9β-羟基-8β-异丁烯酰基木香烯内酯(9β-hydroxy-8β-methacryloyloxycos-tunolide)，8β-异丁酰氧基-14-醛基-木香烯内酯(8β-isobutyryloxy-14-al-costunolide)，14-羟基-8β-异丁酰氧基木香烯内酯(14-hydroxy-8β-isobutyryloxycostunolide)，9β,14-二羟基-8β-异丁酰氧基木香烯内酯(9β,14-dihydroxy-8β-isobutyryloxycostunolide)，8β-异丁酰氧基-1β, 10α-环氧木香烯内酯(8β-isobutyryloxy-1β, 10α-epoxycostunolide)，8β-异丁酰氧基-1β, 10α-环氧木香烯内酯(9β-hydroxy-8β-isobutyryloxy-1β, 10α-epoxycostunolide)，8β,二羟基-1β, 10α-环氧-11β, 13-二氢木香烯内酯(8β, dihydroxy-1α-epoxy-11β, 13-dihydrocostunolide)，14-羟基-8β-异丁酰氧基-1β, 10α-环氧木香烯内酯 (14-hydroxy-8β-isobutyryloxy-1β, 10α-epoxycostunolide)，8β,二羟基-1β, 10α-环氧-11β, 13-二氢木香烯内酯(8β, dihydroxy-1α-epoxy-11β, 13-dihydrocostunolide)，15-羟基-8α-乙酰氧基木香烯内酯-14-氧代-买兰坡草内酯(15-hydroxy-8α-isobutyryloxy-14-oxo-melampolide)，8β, 15-二羟基-8β-异丁酰氧基木香烯-14-氧代-买兰坡草内酯(9α, 15-dihydroxy-8β-isobutyryloxy-14-oxo-melampolide)，15羟基8β-异丁酰氧基-14-氧代-买兰坡草内酯(15-hydroxy-8β-isobutyryloxy-14-oxo-melam-polide)，19-乙酰氧基-12-氧代-10, 11-二氢牻牛儿基橙花醇(19-acetoxy-12-oxo-10, 11-dihydrogeranylnerol)，19-乙酰氧基-15-氢过氧-12-氧代-13, 14E-去氢-10, 11, 14, 15-四氢牻牛儿基橙花醇(19-acetoxy-15-hydroperoxy-12-oxo-13, 14E-dehydro-10, 11, 14, 15-tetrahydrogeranylnerol)，19-乙酰氧基-15-羟基-12-氧代-13, 14E-去氢-10, 11, 14, 15-四氢牻牛儿基橙花醇(19-acetoxy-15-hydroxy-12-oxo-13, 14E-dehydro-10, 11, 14, 15-tetrahydrogeranyl-nerol)，2β, 15, 16-三羟基-对映-8(14)-海松烯(2β, 15, 16-trihy-droxy-ent-pimar-8(14)-ene)，15, 16-二羟基-2-氧代-对映-8(14)-海松烯(15, 16-dihydroxy-2-oxo-ent-pimar-8(14)-ene)，15, 16, 18-三羟基-2-氧代-对映-8(14)-海松烯(15, 16, 18-trihydroxy-2-oxo-ent-pimar-8(14)-ene)，1α-乙酰氧基-2α, 3α-环氧异土木香内酯(1α-acetoxy-2α, 3α-epoxyisoalantolactone)。

2. 腺梗豨莶 全草含腺梗豨莶苷(siegesbeckioside)，腺梗豨莶醇(siegesbeckiol)，腺梗豨莶酸(siegesbeckic acid)，对映-16β, 17, 18-贝壳杉三醇(ent-kauran-16β, 17, 18-triol)，对映-16β, 17-二羟基-19-贝壳杉酸(ent-16β, 17-dihydroxy-kauran-19-oic acid)，对映-16αH, 17-羟基-19-贝壳杉酸(ent-16αH, 17-hydroxy-kauran-19-oic acid)，大花沼兰酸(grandifloric acid)，奇壬醇(kirenol)，谷甾醇(sitosterol)，胡萝卜苷(daucosterol)，16αH-16, 19-贝壳松二酸(16αH-16, 19-kaurandioic acid)。

3. 毛梗豨莶 全草含豨莶精醇(darutigenol)，豨莶苷(darutoside)，豨莶新苷(neodarutoside)。茎中含奇壬醇，16-乙酰基奇壬醇(16-acetylkirenol)，异亚丙基奇壬醇(isopropylidenekirenol)。

【药理】 1. 抗过敏、止痒作用 豨莶降低抗原诱导的血浆IgE水平。豨莶和毛梗豨莶水提取物抑制脂多糖刺激的小鼠脾细胞中IL-4依赖性的IgE产生，还抑制脂多糖和IL-4激活的人B细胞产生IgE。腺梗豨莶水提取物口服抑制大鼠被动皮肤过敏反应，也抑制抗二硝基苯酚的IgE和二硝基苯酚-人血清白蛋白诱导的大鼠腹腔肥大细胞释放组胺。毛梗豨莶水提取物对卵白蛋白、博氏百日咳菌素诱导的系统过敏反应和血浆IgE产生有抑制作用。豨莶正丁醇部位可明显改善小鼠耳郭微循环并可提高豚鼠血组胺致痒阈，有改善微循环及止痒的作用。

2. 降压、扩张血管作用 豨莶水浸液、乙醇-水浸液和乙醇浸出液有降压作用。提取液扩张保留神经的兔耳血管，阻断刺激神经引起的收缩血管反应。腺梗豨莶萜二醇酸十二脂肪给药能使家兔收缩压、舒张压和心率等都下降，并使家兔全血黏度(低切、中、高切)下降。

3. 抗风湿作用 豨莶活性部位灌服减轻佐剂性关节炎(AA)大鼠胸关节炎症等病理反应，有较好镇痛作用，增强AA大鼠T细胞的增殖功能，促进IL-2的活性，抑制IL-1的活性。豨莶煎剂腹腔注射，降低小鼠腹腔巨噬细胞吞噬功能和血清溶菌酶活性，胸腺萎缩，脾脏重量减轻，血清抗体滴度降低，抑制小鼠细胞免疫、体液免疫和非特异性免疫。静脉注射豨莶水煎醇沉液抑制家兔血栓形成，促进小鼠肠系膜微循环障碍后血流恢复。豨莶甲醇提取物抑制血管紧张素转化酶(ACE)活性。豨莶对神经提取物制单纯疱疹病毒。豨莶体外能清除稳定自由基DPPH、超氧阴离子和羟基自由基，有抗氧化作用。毛梗豨莶中的豨莶苷对大鼠有抗早孕作用。

【炮制】 1. 豨莶草 取原药材，除去杂质、根及老茎，先抖下叶，另放，将茎枝洗净，润透后连叶一起切段，干燥，筛去灰屑。

2. 酒豨莶草 取豨莶草段，用黄酒拌匀，闷润至透，置适宜的蒸器内，加热蒸透呈黑色，取出，干燥。每豨莶草100 kg，用黄酒20 kg。

3. 蜜豨莶草 取豨莶草段加蜂蜜拌匀，晾半干后，置蒸笼内，蒸1小时，取出，晒干。每豨莶草段100 kg，用炼蜜3 kg。

4. 酒蜜制豨莶草 取豨莶草叶揉碎，加酒拌匀，置蒸笼内，加热蒸2日，闷1夜，晒干，再加酒蒸，如此九蒸九晒，最后加蜜水炒干。每豨莶草100 kg，用陈酒24 kg，蜂蜜50 kg。

其他片性状 豨莶草参见"药材"项。酒豨莶草表面呈黑色，微有酒气；蜜豨莶草，微有光泽，略有黏性，味甜；酒蜜豨莶草形如蜜豨莶草，微有酒气，味微甜。

贮干燥容器内，炒豨莶草、蜜豨莶草、酒蜜豨莶草密闭，置阴凉干燥处。

【药性】 苦、辛，寒。小毒。归肝、肾经。

1. 《新修本草》："味苦。寒。有小毒。"

2. 《品汇精要》："性寒泄，味厚于气，阴也。""气之薄者，阳中之阴。"

3. 《纲目》："生则性寒，熟则性温。"

4. 《雷公炮制药性解》："入肝、肾二经。"

5. 《本草汇言》："入手足少阳经。"

6. 《生草药性备要》："味辛，性温。"

7. 《本经逢原》："苦、微辛，寒。"

8. 《药性切用》："入肝、胃。"

9. 《本草再新》："入心、脾二经。"

【功用主治】 祛风湿，通经络，清热毒。主治风湿痹痛，筋骨不利，腰膝无力，半身不遂，高血压病，疟疾，黄疸，痈肿疮毒，风疹湿疮，虫兽咬伤。

1. 《新修本草》："主热䘌，烦满不能食。""主金疮，止痛、断血、生肉，除诸恶疮，消浮肿。"

2. 《本草拾遗》："主久疟、痰癃，生捣绞汁服，得吐出痰；亦碎敷蜘蛛咬、虫蚕咬、蠼螋溺疮。"

3. 《开宝本草》："疗虎及狗咬疮。"

4. 《履巉岩本草》："医软瘫风疾，筋脉缓弱。为末，酒调服。"

5. 《品汇精要》："治中风失音不语，口眼歪斜，时吐涎沫。补虚，安五脏，生毛发，明眼目，乌髭发，壮筋力。"

6. 《本草蒙筌》："疗暴中风肆邪，口眼歪斜者立效；治久渗湿痹，腰脚酸痛者殊功。"

7. 《纲目》："治肝肾风气，四肢麻痹，骨痛膝弱，风湿诸疮。"

8. 《生草药性备要》："洗疥疮，洗痔去脖。"

9. 《医林纂要》："坚骨，行肝，燥脾，去热。"

10. 《分类草药性》："滋阴养血。"

【用法用量】 内服：煎汤，9～12 g，大剂量 30～60 g；捣汁或入丸、散。外用：捣敷；或研末撒；或煎水熏洗。

【宜忌】 无风湿者慎服；生用或大剂应用，易致呕吐。

1. 《新修本草》："多则令人吐。"

2. 《本草经疏》："凡病人患四肢麻痹、骨间疼痛、腰膝无力。由于脾、肾两亏、阴血不足，不因风湿而得者，不宜服之。"

3. 《本草述》："忌铁。"

4. 《药性切用》："多服燥血。"

【选方】 1. 治风、寒、湿三气着而成痹，以致血脉凝涩，肢体麻木，腰膝酸疼，二便爽结，无论痛风、痛痹、湿痰、风热，宜于久服，预防中风瘫痪之病 豨莶草不拘多寡，去根取叶，晒干，陈酒拌透，蒸过晒干，再拌再蒸，如法九次，晒燥，为细末，收贮听用。蜜丸，早空心温酒吞服四五钱。《活人方汇编》豨莶散

2. 治感受风湿，或入嗜饮冒风，内湿外郁，传于四肢脉络，壅塞不舒，以致两足软酸疼痛，不能步履，或两手牵绊，不能仰举。凡辛劳之人，常患此症，状似风瘫 地棉桐（俗谓臭梧桐，不论花、叶、梗、子俱可用，采取切碎晒干，炒，磨末子）一斤，豨莶草（炒，磨末子）八两。上二味，和匀，炼蜜为丸。早晚以白滚汤送下四钱。忌食猪肝、羊血、番茄等物。《济生养生经验集》豨桐丸

3. 治中风口眼歪斜，时吐痰涎，语言涩，四肢缓纵，骨节疼痛，腰膝无力，亦能行大肠气，治三十般风 豨莶草，用五月五日、七月七日、九月九日收采，洗去土，摘其叶，不拘多少，曝干，铺入甑中，用好酒和蜜，层层匀洒，蒸之，复晒，如此九次。为末，炼蜜丸如桐子大。每服四十丸或五十丸，空心无灰酒下。《万氏家抄方》豨莶丸

4. 治高血压病 豨莶草、臭梧桐、夏枯草各 9 g。水煎服，每日 1 次。《青岛中草药手册》

5. 治发背丁疮 豨莶草、五叶草（即五爪龙）、野红花（即小蓟）、大蒜等分。擂烂，入热酒一碗，绞取汁，得汗散。

6. 治痈疽肿毒，一切恶疮 豨莶草（端午采者）一两，乳香一

两，白矾（烧）半两。为末。每服二钱，热酒调下，毒重者连进三服，得汗妙。（5、6方出自《乾坤秘韫》）

7. 治风气行于肠胃泄泻 火枚草，为末，醋糊丸，梧子大。每服三十丸，白汤下。《世医得效方》

8. 治翻胃及脾间诸疾，腹痛泄泻 皱面地葱花（即火枚草花）不以多少。晒干，为细末，蜜煮面糊为丸，如梧桐子大。每服五十丸，白汤送下，不拘时候。《百一选方》

9. 治急性黄疸型传染性肝炎普通型 豨莶草 30 g，山栀子 9 g，车前草、广金钱草各 15 g。加水 1 000 ml，煎至 300 ml，分 2 次服，每日 1 剂。《全国中草药汇编》

10. 治慢性肾炎 豨莶草 30 g，地耳草 15 g。水煎冲红糖服。《浙江药用植物志》

11. 治神经衰弱 豨莶草、丹参各 15 g。煎服。《安徽中草药》

12. 治肠风下血 豨莶叶，酒蒸为末，炼蜜丸。每服 9 g，白汤下。《本草汇言》引《方脉正宗》

13. 治风热上攻，牙齿疼痛 豨莶草，霜后收之，晒干为粗末。每用三钱，以滚汤泡，入盐少许，含漱之，醋煎尤妙。《古今医统》

【各家论述】 1. 《本草图经》："豨莶，夏采叶暴干用。近世多有单服者，云甚益元气。蜀人服之法……采其叶，去根、茎、花、实，净洗暴干，入甑中层层洒酒与蜜，蒸之又暴，如此九过则已，气味极香美。熬，捣筛，蜜丸服之。云治肝肾风气，四肢麻痹，骨间疼痛，腰膝无力者，亦能行大肠气。诸州所说，皆云性寒有小毒……惟文州、高邮军云性热无毒，服之补肌，安五藏，生毛发，兼主风湿疮，肌肉顽痹，妇人久冷，尤宜服用之。去粗茎，留枝、叶、花、实蒸暴。两说不同，岂单用叶乃寒而有毒，并枝、花、实则热而无毒乎？抑系土地所产而然邪。"

2. 《纲目》："生捣汁服则令人吐，故云有小毒。九蒸九暴则补人去痹，故云无毒。生则性寒，熟则性温。云热者，非也。"

3. 《本草经疏》："豨莶，阳草也。感少阳生发之气以生，故其味苦寒，不应有毒，乃入血分，祛风除湿，兼活血之要药也。湿热甚则生疮，湿热则遍身疮，苦寒除湿，故主之也。经曰：地之湿气，盛则害皮肉筋脉，故苏颂治肝肾风气，四肢麻痹，骨间疼痛，腰膝无力，及行大肠气；成讷用以疗中风；张诛用以轻身駐颜。效已著于曩代，功复见于今时，妙在走而不泄，香可开脾，邪去身安，功力斯倍矣。"

4. 《本草通玄》："豨莶，苦寒之品，且有毒，令人吐，以为生寒熟温，理或有之，以为生泻熟补，未敢尽信。岂有苦寒搜风之剂，一经蒸晒，便有补益之功邪？世俗以慎微《本草》誉之太过，遂误认为风家至宝，余少时亦信之，及恪成事，久用无功，始知方书未可尽泥也。古人所谓补者，盖以邪气去则正气昌，非谓其性能补耳。"

5. 《本草述》："有云，豨莶制如法，大益气血，四肢不遂，大有功。又曰：古方愈风汤、四白丹，药多辛散，恐非类中所宜。半身不遂病久，补气血、化痰药外，更常服豨莶丸佳。又云：口眼歪斜缓者，豨莶尤佳。合而参之，则此止宜于半身不遂，口眼歪斜症，似不能疗中藏者。盖中藏证是邪不能御阴，风火相煽，致阴已阴阳，所谓升降息而气立孤危者也，至是以索益元气之剂。求生于万一，毋亦后时而济于存亡之数乎？固不得责其效于兹药也。""凡患四肢麻痹，骨间疼、腰膝无力，由于外因风湿者，生用，不宜熟；若内因属肝肾两虚，阴血不足者，九制用，不宜生。"

5515 **豨仙草** xī xiān cǎo
《滇南本草》

【异名】 豨莶草《滇南本草》，稀莶草、野苏子、香苏《云南中草药》。

【基原】 为唇形科糙苏属植物丽江糙苏带根的全草。

【原植物】 丽江糙苏 *Phlomis likiangensis* C. Y. Wu［*P. bracteosa auct.* non Royle］

多年生草本，高 60～150 cm。根粗厚。茎粗壮，四棱形，具槽及棱纹，上部密被星状绒绒毛，下部疏被星状疏柔毛，有分枝。下部的茎生叶叶柄长 7～13 cm；叶片心形或阔卵形，上部叶片卵形，长 7～18 cm，宽 6～15 cm，先端急尖或尾状渐尖，基部心形至圆形，边缘为具脚乳尖的中齿状，上面疏生星状短柔毛及单毛，下面密被星状短柔毛；苞片卵形或卵状披针形，超过花序很多，柄长 0.5～5.5 cm。轮伞花序具总梗；苞片叶状，线状披针形；花萼管状，外面被灰色星状短毡毛，萼齿 5；花冠白色或黄色，冠檐二唇形，上唇边缘流苏状，内面被髯毛，下唇 3 圆裂；雄蕊 4，2 强，内藏，花丝被毛，后对花丝在毛环上方有钩状反折的附属器；花柱先端不等的 2 短裂。小坚果无毛。

生于海拔约 3 500 m 的草地上。分布于云南西北部。

【采收加工】 夏、秋季采收，晒干。

【药性】《滇南本草》："味苦，性微温（一作微寒），有小毒。"

【功用主治】《滇南本草》："治诸风，风湿症，内无六经形症，外见半身不遂，口眼喎斜，痰气壅盛，手足麻木，痿痹不仁，筋骨疼痛，湿气流痰，瘫痪痿软，风湿痰火，赤、白癫风，须眉脱落。根治妇人白带。"

【用法用量】 内服：煎汤，3～9 g；或入丸、散。外用：捣敷或煎汤洗。

【选方】 1. 治半身不遂，口眼喎斜，风痰壅盛，痿痹不仁，眉发脱落 豨莶草 9 g。水煎服，或炼蜜为丸服。《云南中草药》

2. 治男女老幼咳嗽气喘，吐喀黄痰，白沫口涎 豨莶草不拘多少，水酒拌之，九蒸，九晒，九露为末，炼蜜为丸。每服三钱，白滚水送下。《滇南本草》玉泉丹）

3. 治妇人白带，年少湿痰下注 莶草根五钱，点水酒服。《滇南本草》

5516 豨莶果 xī xiān guǒ 《浙江民间草药》

【基原】 为菊科豨莶属植物豨莶、腺梗豨莶或毛梗豨莶的果实。

【原植物】 参见"豨莶"条。

【采收加工】 夏、秋季采收，晒干。

【功用主治】 驱蛔虫病。主治蛔虫病。

【用法用量】 内服：煎汤，9～15 g，早晨饭后煎浓汁顿服，连服 2 日。

5517 豨莶根 xī xiān gēn 《滇南本草》

【基原】 为菊科豨莶属植物豨莶、腺梗豨莶或毛梗豨莶的根。

【原植物】 参见"豨莶"条。

【采收加工】 秋、冬季采挖，切断，鲜用。

【功用主治】 祛风，除湿，生肌。主治风湿顽痹，头风，带下，烧烫伤。

【选方】 1. 治风湿顽痹，腰膝酸楚 豨莶根 60～90 g，同猪脚（七寸）一只，黄酒 200 g，酌加水煮，分 2～3 次服。《福建民间草药》

2. 治头风剧痛 豨莶根 60～120 g，合萱草、蒲公英、浙贝，水煎代茶频服。

3. 治火烧伤、烫伤 鲜豨莶根酌量，洗净，捣细，调花生油或麻油，敷患处。（2、3 方出自《泉州本草》）

4. 治狂犬咬伤 豨莶根和水煎，当茶服。并取鲜叶茎适量，和红糖、冷饭，共捣烂敷患处。《闽南民间草药》

5518 翡翠 fěi cuì 《纲目》

【异名】 鹬《尔雅》。

【基原】 为翠鸟科翡翠属动物白胸翡翠的肉。

【原动物】 白胸翡翠 Halcyon smyrnensis (Linnaeus) 又名：红

嘴吃鱼鸟（《中国中药资源志要》）。

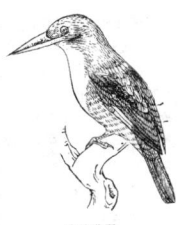

白胸翡翠

体长约 30 cm。头、后颈、胸侧及下体均染赤栗色；颊、喉、胸部中央纯白；上背、肩羽及最内侧次级飞羽褐蓝色；下背、腰及尾上覆羽均辉钴蓝色。两翅的小覆羽栗棕色；中覆羽黑色；大覆羽、初级覆羽和次级飞羽均为深浅不同的蓝色或绿蓝色，次级飞羽具有黑色先端；初级飞羽黑褐，基部的外翈具淡蓝色斑，一部位的内翈则缀以白色；翼缘白色；尾羽暗蓝色，除中央 1 对外，其余尾羽内缘均染褐色；腋羽和翼下覆羽淡栗棕色。虹膜暗褐色；嘴长，呈珊瑚红以至红赤色。

常见于平原和丘陵的树丛中或沼泽附近。捕食昆虫、鱼、蛙、蠕虫等。巢营于河流堤岸或山丘坟墓的隧道中。分布于华南一带，自云南至福建、台湾。

【采收加工】 全年均可捕捉，捕杀后，除去羽毛及内脏，取肉鲜用。

【药性】 姚可成《食物本草》："甘、平，无毒。"

【功用主治】 姚可成《食物本草》："治水疾，利小便。"

【用法用量】 内服：煮食，适量。

5519 雌黄 cí huáng 《本经》

【异名】 黄金石《本经》，武都仇池黄、昆仑黄《本草经集注》，黄石《新修本草》，天阳石《石药尔雅》，黄石《品汇精要》，鸡冠石《石雅》，砒黄《矿物药与丹石》。

【基原】 为硫化物类雌黄族矿物雌黄矿石。

【原矿物】 雌黄 Orpiment

晶体结构属单斜晶系。单个晶体呈短柱状或板状，但少见。通常呈片状或梳状、放射状或见放射状结构的肾状、球状、皮壳状、粒块状或粉末状集合体。柠檬黄色或橘黄色。条痕鲜黄色或橘黄色。油脂光泽至金刚光泽，解理面为珍珠光泽。薄片透明，1组完全板片状解理外，还有斜交的不完全解理。解理片具挠性。硬度 1.5～2，相对密度 3.4～3.5。

产于低温热液矿床中，温泉及火山附近也有存在，形成条件完全与雄黄相似，并且与雄黄辉锦矿等密切共生。主产于湖北、湖南、四川、贵州、云南、甘肃等地。

【采收加工】 采挖后，除去泥沙杂石。

【药材】 雌黄 Orpimentum 主产于湖南、贵州。

性状 本品为粒状、鳞片状或土状集合体。呈不规则块状。黄色，有时因混有雄黄呈橙黄色；表面常覆有一层黄色粉末；条痕柠檬黄色；微有光泽；半透明，用指甲可刻画成痕。体较重，质脆易碎，断面呈树脂样光泽。手摸之较光滑，染指。含杂质物则呈灰绿色，不透明，无光泽。具蒜样臭气。

鉴别 （1）反射偏光镜下：反射色灰白色、浅灰色；双反射显著。a-浅色，b-暗灰带玫瑰色调、c-灰白色；非均质性强。反射率 31％～26％（伏黄）。

透射偏光镜下：柠檬黄色。折射率 Np=2.38，Nm=2.689，Ng=2.704，2V=40°。柱粒状结晶。平行消光或斜消光；Ng 绿黄色，Nm 黄色；呈顺直及方块立体结构状纹理，偶有橘红色透明及绿黄色、黄色、黑色不透明块状物。但多数为黏土质，呈片污浊状。

（2）本品粉末不溶于水及盐酸，可溶于硝酸，溶液呈黄色；溶于氢氧化钠溶液，溶液呈棕色。燃之易熔融，成红黑色液体，生黄白色烟，有强烈的蒜臭气；冷却后熔融物凝结成红黑色固体（检查三硫化二砷）。

（3）取本品粉末约 1 g，加氢氧化钠试液 5 ml，浸渍 20 分钟。

取上清液加亚硝基铁氰化钠试液2滴，溶液立即显紫红色(检查硫盐)。取上清液加硝酸银试液，立即显棕黑色沉淀(检查亚砷盐)。

(4) 取粉末0.5 g，加稀盐酸5 ml，放置数分钟，溶液显砷盐的各种反应。置测砷瓶中，加无砷锌粒数个，用醋酸铅棉花过滤产生的气体，管口用溴化汞试纸覆盖严密，室温中放置20～30分钟，即产生黄棕色斑点(有大量锑存在时，受干扰)。

(5) X射线衍射分析曲线特征：雌黄4.85(>10)，4.02(2)，2.46(2)；雄黄5.35(1)，3.20(3)。

【成分】 含三硫化二砷(As_2S_3)，其中含砷(As)60.91%，硫(S)30.09%，尚夹杂少量三硫化二锑(Sb_2S_3)、二硫化铁(FeS_2)、二氧化硅(SiO_2)。此外，又含铅、锌、铜、镍、钴、钒、铋、钼、锡、钛、锰、钡、银、锶、钙、镁、铝、汞等微量元素。

【药理】 抗真菌作用　雌黄水浸剂在试管内对堇色毛癣菌、奥杜盎小芽胞癣菌、铁锈色小芽胞癣菌、红色表皮癣菌等皮肤真菌均有抑制作用。

毒性　小鼠静脉注射雌黄煎剂的 LD_{50} 为3.83 g/kg，中毒表现为拒食、竖毛，肝充血。

【药性】 辛，平。有毒。

1.《本经》："味辛，平。"

2.《别录》："甘，大寒，有毒。"

3.《品汇精要》："气之薄者，阳中之阴。臭臭。"

4.《得配本草》："入肝经阴分。"

【功用主治】 燥湿，解毒，杀虫。主治疥癣，恶疮，蛇虫咬伤，寒痰咳喘，癫痫，虫积腹痛。

1.《本经》："主恶疮，头秃，痂疥，杀毒虫虱，身痒，邪气诸毒。炼之久服，轻身，增年不老。"

2.《别录》："蚀鼻中息肉，下部䘌疮，身面白驳，散皮肤死肌及恍惚邪气，杀蜂蛇毒。"

3.《青霞子》："辟邪去恶。"

4.《医学入门》："肺劳久嗽，妇人血气久冷，心痛不止。"

5.《纲目》："治冷痰劳嗽，血气虫积，心腹痛，癫痫，解毒。"

【用法用量】 内服：入丸、散，每次0.15～0.3 g。外用：研末调敷；或制膏涂。

【宜忌】 阴亏血虚及孕妇禁服。

1.《别录》："令人脑满。"

2.《药性论》："雌黄，不入汤服。"

3.《得配本草》："畏黑铅、胡粉、芎䓖、地黄、独帚、益母、羊不食草、地榆、瓦松、五加皮、冬瓜汁。阴虚血燥者禁用。"

【选方】 1. 治乌癞疮　雌黄，不限多少。细研如粉，以醋并鸡子黄和令匀。涂于疮上，干即更涂。(《圣惠方》杀虫方)

2. 治白驳　雌黄、硫黄、蛇蜕皮(二条烧灰)。上件同研为末，用醋调如膏，先以巴豆中截揩白处令皮起，然后敷药，三二遍瘥。(《证治准绳》)

3. 治汗斑　雌黄、雄黄各一钱，硫黄五分，麝香半分。浴后姜蘸擦，二三日勿洗。(《景岳全书》)

4. 治遍身牛皮癣　雌黄末，入轻粉，猪膏调抹。(《直指方》)

5. 治紫、白癜风　雄黄、雌黄、硫黄、白矾(半透明者)。上等分，研为末。每用时先浴，令通身汗出，次以生姜蘸药擦患处，良久以热汤淋洗。当日色淡，五日除根。(《百一选方》四神散)

6. 治咳嗽喘急　雌黄一分，雄黄二分，杏仁七枚(汤浸，去皮、尖、双仁，麸炒微黄)。上药细研为末，以蟾酥和丸，如粟米大。不计时候，以灯心煎汤下三丸。(《圣惠方》)

7. 治停痰在胸，喘息不通　雌黄一钱，雄黄一两。上研极细，熔黄蜡为丸，如弹子大。每服一丸，于半夜熟煮糯米粥，乘热以药投在粥内，搅和服。(《严氏济生方》二黄丸)

8. 治反胃呕吐不止，饮食不下　雌黄一分(研)，甘草半分(生)。上二味为末，烂饭和丸，如梧桐子大。用五叶草、糯米同煎汤下四丸。(《圣济总录》雌黄丸)

9. 治久心痛，时发不定，多吐清水，不下饮食　雌黄二两，细研，以醋二升，下雌黄末，慢火熬成膏，入干蒸饼末，和丸如梧桐子大。每服，以生姜醋汤下七丸。(《圣惠方》)

10. 治风痫，欲发即精神不定，眼目不明，瘈疭恶声，嚼舌吐沫　雌黄一两(细研，炒令褐色)，黄丹一两(炒令褐色)，麝香一钱(细研)。上药相和，研令匀，用牛乳一升，慢火熬成膏，候可丸，即丸如梧桐子大。每服七丸，以温酒送下，不拘时候。(《圣惠方》雌黄丸)

【各家论述】 1.《纲目》："雌黄、雄黄同产。""若夫治病，则二黄之功亦仿佛，大要皆取其温中、搜肝、杀虫、解毒、祛邪焉尔。"

2.《本经逢原》："雌黄出山之阴，故单治疮杀虫，而不能治惊痫痰疾。《本经》治恶疮头秃痂疥，与雄黄之治寒热鼠瘘，迥乎阴阳之分矣。其杀毒虫虱身痒，较雄黄之杀精物恶鬼邪气，解毒辟恶之性则一，而功用悬殊。治狂痴胜金丹用之，不过借为搜阴邪之向导耳。"

5520 蜻蜓 qīng tíng (《本草经集注》)

【异名】 虰蛵、负劳(《尔雅》)，蟌(《淮南子》)，蜻蛉(《战国策》)，蝍蛉(《方言》)，桑根(《说文》)，仓螚(《广雅》)，胡蝶(崔豹《古今注》)，狐梨(《尔雅》郭璞注)，诸乘、胡蜊(《本草经集注》)，马大头(《本草衍义》)，蜻虰、纱羊(《纲目》)，青娘子(《东医宝鉴》)。

【基原】 为蜓科伟蜓属(马大头属)动物碧尾蜓和蜻科红蜻属动物赤蜻蛉，赤卒属动物夏赤卒、褐顶赤卒，黄蜻属动物黄衣等的全体。

【原动物】 1. 碧尾蜓 *Anax parthenope* Selys　又名：大蜻蜓、绿蜻蜓(《中国药用动物志》)。

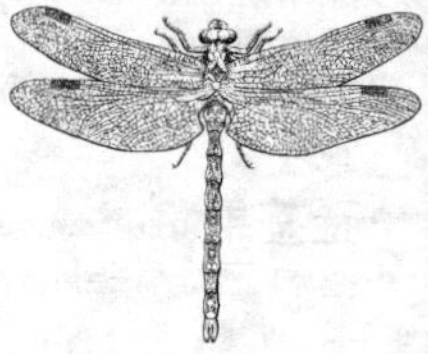

碧尾蜓

体型大，腹部长达50 mm。体色带绿，头部有大型复眼1对，额上具一条宽的黑色横带。胸部黄绿色，胸侧第一及第三节上方1/3具条纹。翅2对，膜质，透明。翅膜上常有轻微的金黄色光泽，前缘及翅痣黄色。腹部绿色至褐色、黑色，并有条纹和斑点。

飞翔力强，常在水面较高上空往返飞翔，捕食飞行的小型虫类。全国大部分地区均有分布。

2. 赤蜻蛉 *Crocothemis servilia* (Drury)　又名：红蜻(《中国习见蜻蜓》)，赤卒(《天敌昆虫图册》)。

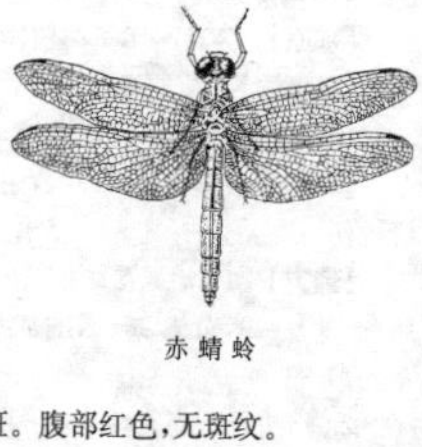

赤蜻蛉

体型中等，腹部长35～38 mm。未成熟时体黄褐色，成熟时呈鲜红色。前胸褐色，合胸背前方红色、侧面红色。翅透明，翅痣黄色，其上、下边缘厚，黑色，前、后翅基部均具红斑。腹部红色，无斑纹。

常见于田野或水边。我国分布于南北各地。

3. 夏赤卒 *Sympetrum darwinianum* (Selys)　又名：夏赤蜻(《中国习见蜻蜓》)，夏茜、赤衣使者(《中国药用动物志》)。

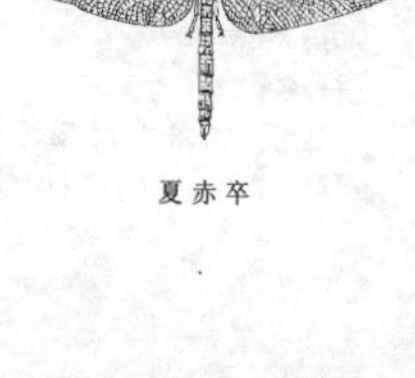

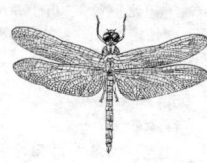

夏赤卒

体型小，腹部长22～25 mm。体黄色，胸部褐色，具细毛和黑色条纹。翅透明，翅痣黄褐色，围以黑缘。腹部黄褐或赤褐色。

常见于水边或田野。分

布于福建、广西、四川。

4. 褐顶赤卒 *S. infuscatum* (Selys) 又名：褐顶赤蜻（《中国习见蜻蜓》）。

体型中等，腹部长 24～26 mm。体黄褐色。胸部黑色、褐色、黄褐色，具黄斑和黑色条纹。翅透明。翅痣褐色，翅端具褐斑。腹部红褐色，具褐色横斑和黑色纵条纹，此条纹越在后边的腹节越扩大、色越黑，第八、第九两节几乎全部黑色。

常见于田野或水边。我国分布于南北各地。

5. 黄衣 *Plantala flavescens* (Fabricius) 又名：黄蜻（《中国习见蜻蜓》），海蜻蛉（《中国药用动物志》）。

体型中等，腹部长 29～
35 mm。体黄色，头部黄色，眼较大，单顶黄色，胸部黄色，具褐斑。翅甚宽，透明，基部淡橙黄色，翅痣黄色，痣的两端不平行，外端甚斜。腹部黄褐色，具黑斑。

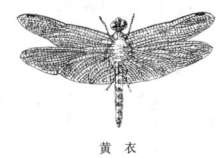

黄 衣

常见于田野、水边。本种有迁飞习性，能远飞过海。我国分布于南北各地。

【采收加工】多于晴天捕捉，用沸水烫死，晒干或烘干。

【成分】角位脂中烷类、三酰甘油类、脂肪酸的含量较高，而蜡类含量较低。烃类中不具支链奇数碳烃占 56%～60%，含一个甲基的烷类分子占 11%～19%，其中 3-甲基烷类占 7%～15%，2-甲基烷类 1%～3%，烯烷 1%～12%。三酰甘油的组成脂肪酸与游离脂肪酸种类相似，如肉豆蔻酸 (myristic acid)、棕榈酸 (palmitic acid)、硬脂酸 (stearic acid)，油酸 (oleic acid)，不饱和酸以 $C_{18,1}$、$C_{18,2}$ 酸为主。蜡由 C_{14}～C_{30} 长链偶数脂肪酸及醇组成。

【药性】咸、温。归肾经。

1. 《别录》："微寒。"
2. 《日华子》："凉，无毒。"
3. 《品汇精要》："色咸；性微寒，气之薄者，阳中之阴，臭腥。"
4. 《本草求原》："赤者：性热。"
5. 《萃金裘本草录录》："咸、温。入足少阴，厥阴经。"

【功用主治】益肾壮阳，强阴秘精。主治肾虚阳痿，遗精，喘咳。

1. 《别录》："强阴止精。"
2. 《日华子》："壮阳，暖水脏。"
3. 《萃金裘本草录录》："强筋壮阳，暖水秘精。治阳痿精滑。"
4. 《中国动物药》："补肾益精，清热解毒，止咳定喘。治肺萎遗精、咽喉肿痛、咳嗽喘促、百日咳等。"

【用法用量】内服：研末，3～6 g；或入丸剂。

5521 蜡梅花 là méi huā 《纲目》

【异名】黄梅花（《王安国诗》），腊梅花（《救荒本草》），铁筷子花，雪里花（《贵阳民间药草》），巴豆花（《江苏药材志》），蜡梅（《浙江药用植物志》）。

【基原】为蜡梅科蜡梅属植物蜡梅的花蕾。

【原植物】蜡梅 *Chimonanthus praecox* (L.) Link 又名：蜡木（江西《中草药手册》），岩马桑、黄花蜡梅（《贵州草药》），荷花蜡梅、金钱茶、大叶蜡梅（《新华本草纲要》）。

落叶灌木，高达 4 m。幼枝方形，被柔毛，老枝近圆柱形，灰褐色，皮孔突出，树皮内具油细胞。叶对生：具短柄；叶片纸质或近革质，卵圆形至卵状椭圆形，长 5～25 cm，宽 2～8 cm，先端渐尖，基部圆形至阔楔形，全缘，除下面叶脉外，两面无毛。花生于第二生枝条的叶腋内，先开花后生叶；花被多层，螺旋状排列，外层大形，黄色，内层小形，紫棕色，均呈圆形、倒卵形或匙形，长 5～20 mm；雄蕊 5，长约 4 mm，花丝与花药近等长；雌蕊多数，分离，着生

于壶形花托内，花柱长为子房的 3 倍。瘦果包藏于花托内，花托成熟后形成假果，坛状或倒卵状椭圆形，长 2～5 cm，口部收缩，被细质丝状毛。种子 1 粒。花期 11 月至次年 3 月，果期 4～11 月。

生于山坡灌木丛或水沟边。分布于华东及湖北、湖南、四川、贵州、云南等地。

本植物的根（铁筷子）亦供药用，另设专条。

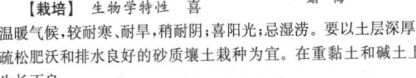

蜡 梅

【栽培】生物学特性 喜温暖气候，较耐寒、耐旱，耐耐阴；喜阳光，忌湿涝。要以土层深厚、疏松肥沃和排水良好的砂质壤土栽种为宜。在重黏土和碱土上生长不良。

繁殖方法 种子、嫁接、扦插、分株等繁殖。种子繁殖：采用育苗移栽。6～7 月采收果实，剥出种子，用湿润砂贮藏备用。第二年 3 月播种。嫁接繁殖：用实生苗或分株苗作砧木，用切接和靠接最好，3～4 月中旬，选取粗壮而较长枝条，除去顶梢，剪成 6～7 cm 长接穗，具芽 1～2 对，砧木是将苗离地面 3～6 cm 处剪断，进行切接，涂泥浆，把砧木和接穗封住，经培育 3 年成株。扦插繁殖：以夏季嫩枝为好，插穗用 $1×10^{-4}$ α-萘乙酸浸沾 1 分钟后，插在遮阴的塑料薄膜棚里较易生根。分株繁殖：2～3 月挖取母株完全分离的蘖苗栽种。移栽按行株距各约 1.3 m 开穴，每穴栽苗 1 株。每年在早春和冬季，各进行中耕除草、追肥 1 次，肥料以人畜粪水为主。为了促进开花，每年 3～4 月，把枝条变短，并摘心去顶。

【采收加工】移栽后 3～4 年开花。在花刚开放时采收。用无烟微火炕到表面显干燥时取出，等回潮后，再行复炕，这样反复 1～2 次，炕到金黄色全干即成。

【药材】蜡梅花 *Chimonanthi Praecocis Flos* 主产于江苏、浙江、四川、贵州等地。

性状 花蕾圆形、短圆形或倒卵形，长 1～1.5 cm，宽 4～8 mm。花被片叠合，棕黄色，下半部被多数膜质鳞片，鳞片黄褐色，三角形，有微毛。气香，味微苦后苦，稍有油腻感。

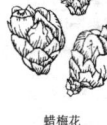

蜡梅花
（花蕾）外形

鉴别 粉末特征：单细胞非腺毛（花被）长至 70 μm，顶端钝，壁厚，稍有弯曲。鳞片表皮细胞多角形，有众多非腺毛，气孔少见。花粉粒棕黄色，类圆形至椭圆形，直径约 40 μm，外壁微有纵直纹理，并常见萌发孔 2 个。

【成分】蜡梅花的挥发油成分，已鉴定 31 种，计有：乙酸 (acetic acid)、1, 1-二乙氧基乙烷 (1, 1-diethoxy ethane)、异戊醇 (isoamyl alcohol)、1, 3-二氧戊环 (1, 3-dioxolane)、双丙酮醇 (diacetone alcohol)、3-丁烯-2-酮 (3-butene-2-one)、叶醇 (3-hexen-1-ol)、侧柏烯 (3-thujene)、月桂烯 (myrcene)、对聚伞花素 (*p*-cymene)、柠檬烯 (limonene)、6-甲基-1-辛醇 (6-methyl-1-octanol)、苯甲醇 (benzyl alcohol)、罗勒烯 (α-ocimene)、芳樟醇 (linalool)、氧化芳樟醇 (linalool oxide)、松樟酮 (pinocamphone)、乙酸苄酯 (benzylacetate)、萘 (naphthalene)、水杨酸甲酯 (methyl salicylate)、吲哚 (1*H*-indole)、β-丁香烯 (β-caryophyllene)、珀瑚烯 (2, 6-二叔丁基对甲苯酚 (2, 6-ditertbutyl-4-methylphenol)、香桧酮 (sabina ketone)、苯甲酸 (benzoic acid)、癸酸 (decanoic acid)、邻苯二甲酸叔丁酯 (diphenate tertbutyl ester)、十二酸 (dodecanoic acid)、4-癸酮 (4-decanone)、1, 3, 5-三丁基六氢-1, 3, 5-三氮杂苯 (1, 3, 5-tributylhexahydro-1, 3, 5-triazine)。其中含量最多的是罗勒烯, 其次是芳樟醇、乙酸苄酯、水杨酸甲酯、侧伯烯、柠檬烯及苯甲醇。另含红豆杉氰苷 (taxiphyllin)、蜡梅苷 (meratin)、α-胡萝卜素 (α-carotene)、蜡梅碱 (calycanthine)。

【药理】增强免疫的作用　蜡梅花能增强小鼠巨噬细胞的吞噬百分率和吞噬指数,促进小鼠巨噬细胞功能;提高小鼠的溶血程度,增强体液免疫功能。

【炮制】取原药材,除去杂质及梗、叶,筛去灰屑。

饮片性状　参见"药材"项。

贮干燥容器内,密闭,置阴凉干燥处。防潮。

【药性】辛、甘、微苦,凉。小毒。归肺、胃经。

1.《救荒本草》:"味甘、微苦。"

2.《纲目》:"辛,温,无毒。"

3.《青岛中草药手册》:"入脾、胃、三焦经。"

4.《全国中草药汇编》:"辛,凉。"

【功用主治】解暑清热,理气开郁。主治暑热烦渴,头晕,胸闷胀痞,咽喉肿痛,百日咳,小儿麻疹,烫火伤。

1.《纲目》:"解暑,生津。"

2.《青岛中草药手册》:"清凉解暑、生津除烦,开胃散邪。主治心烦口渴,气郁胃闷,烫伤,火伤,消化不良,痰热瘀滞,瘰疬结核等症。"

【用法用量】内服:煎汤,3～9 g。外用:浸油涂或滴耳。

【宜忌】孕妇慎服。

【选方】1.治暑热心烦头昏　蜡梅花 6 g,扁豆花 9 g,鲜荷叶 9 g。水煎服。《青岛中草药手册》

2.治汤火伤　蜡梅花(以)茶油浸(涂)。《岭南采药录》

3.治久咳　铁筷子花 9 g。泡开水服。《贵州民间草药》

5522 蜥虎 xī hǔ
《广西药用动物》

【异名】盐蛇、壁虎、守宫、蝎虎、天龙《广西药用动物》。

【基原】为壁虎科蜥虎属动物纵斑蜥虎及同属多种动物的全体。

【原动物】纵斑壁虎 Hemidactylus bowringii (Gray)　又名:原斑蜥虎《中国药用动物志》。

全长约 11 cm。头部略呈三角形,吻端尖。尾部略短于体部,尾呈圆筒形,先端尖,无棘鳞。眼在外鼻与耳孔的中间。头部与体背面覆着与躯体相同的细鳞,尾背面覆盖的鳞稍大。指、趾发达,具爪,指间鳞为 2 纵列。体背面灰黄色;有暗褐色或暗灰色的斑纹。尾部暗褐色;有带状斑纹;腹面苍白色。

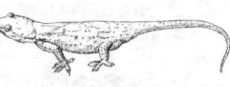

纵斑壁虎

白昼栖于墙缝、屋檐、树洞或石隙中,晚上出来到灯光照射处活动,捕食小昆虫。5月下旬产卵,每产 2 枚,卵径 12 mm×10 mm 左右。

分布于福建、广东、广西、海南、云南、台湾等地。

【采收加工】夏,秋季捕捉,多在晚间灯光下昆虫聚集处进行。捕得后,将其捏死,用文火烘干,或鲜用。

【成分】1.尾肌含蛋白质、肽类、脂肪、多种酶。含天冬氨酸,谷氨酸,缬氨酸,异亮氨酸,亮氨酸,酪氨酸,苯丙氨酸,脯氨酸,苏氨酸,丝氨酸,甲硫氨酸,赖氨酸,组氨酸,核酸,抗坏血酸,糖原,非硫酸化葡糖胺聚糖 (nonsulfated glycosamino glycan)、磷酸化酶 (phosphorylase)、β-葡糖苷酸酶 (β-glucuronidase)、羟丁酸脱氢酶、乳酸及苹果酸脱氢酶、细胞色素氧化酶 (cytochrome oxidase) 等。血含胆甾醇 (cholesterol)、胆甾醇酯、磷脂、三酰甘油等。

2.胆汁含牛磺鹅去氧胆酸 (taurochenodeoxycholic acid)、甘氨猪去氧胆酸 (glycohyodeoxycholic acid)。肝含乳酸脱氢酶、琥珀酸

脱氢酶、苹果酸脱氢酶、磷酸甘油脱氢酶、精氨酸酶等。

3.子宫含酸性及碱性磷酸酯、腺苷三磷酸酶、5'-核苷酸酶、5,3β-羟甾脱氢酶、17β-羟类固醇、葡萄-6-磷酸酯、异柠檬酸脱氢酶、乳酸脱氢酶、NADH 心肌黄酶 (NADH diaphorase)。

4.肾含多种磷脂类,如磷脂酰乙醇胺 (phosphatidy ethanolamin)、卵磷脂,溶血卵磷脂,磷脂酰丝氨酸 (phosphatidylserine)、磷脂酰肌醇 (phosphatidylinositol)、溶血磷脂酰乙醇胺 (lysophosphatidylethanolamine)、神经鞘磷脂 (sphingomyelin)、磷脂酰甘油 (phosphotidylglycerol) 等。尚含酸性及碱性磷酸酶、精氨酸酯酶等。

5.原角皮(procuticle)坚硬部分含真醌鳞质的蛋白,而无类角及几丁质。甲状腺含中性黏液质 (neutral mucosubstances) 及硫化黏蛋白。

【药性】《广西药用动物》:"性寒,味咸,有小毒。入心、肝经。"

【功用主治】祛风镇痉,活血消肿,解毒散结。主治小儿惊风,破伤风,历节风痛,中风瘫痪,手足不举,小儿疳积,疔疮肿毒,瘰疬瘰瘤,蝎螫伤。

1.《广西药用动物》:"祛风,镇痉,破血积,消瘰疬结核。主治中风瘫痪,手足不举,小儿疳积,破伤风,肿瘤和蝎螫伤。"

2.《中国药用动物志》:"祛风,活血,解毒,散结。主治小儿惊风,历节风痛,瘰疬,瘿瘤等。"

【用法用量】内服:蒸熟,1～2 条;或焙研。外用:研敷;或捣敷。

【宜忌】《广西药用动物》:"体虚的人及孕妇慎用。"

【选方】1.治淋巴结核　将壁虎烘干研末,每日服 1 次,每次 1～1.5 g,连服 3～4 星期。对小孩可调稀粥吃。或用生的壁虎去内脏,剁碎,加盐调味,蒸熟吃,每日 1 次,每次 1 条,连吃 3～4 星期。

2.治甲状腺功能亢进　将壁虎炙干研粉冲白糖吃,每次 2 条。

3.治疮疖　壁虎 2～3 条,烧灰,研末,用人乳汁调擦。

4.治疗疮　壁虎 3 条,加冰片少许,捣烂敷患处。(1～4 方出自《广西药用动物》)

5523 蝈蝈 guō guo
《吉林中草药》

【异名】聒子,聒聒《尔雅义疏》,山蝈蝈《吉林中草药》。

【基原】为螽斯科螽斯属动物螽斯的全体。

【原动物】螽斯 Gampsocleis gratiosa Brunner Wattenwyl

全体绿色。触角鞭状,长于体躯。复眼卵圆形。前翅近膜质,较弱,前缘向下倾斜,静止时左翅覆于右翅之上方。雄虫在左前翅的辄区有圆形的发音器,右前翅的基部有光滑的鼓膜。听器位于前足胫节基部外侧。

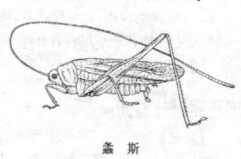

螽斯

生活于荒地草丛及灌木中。分布于东北及河北、江苏等地。

【采收加工】夏,秋季捕捉,捕后沸水烫死,晒干或鲜用。

【药材】蝈蝈 Gampsocleis　主产于东北、华北地区。

性状　本品全体呈长圆形,灰绿色或黄褐色。头略呈圆形,复眼 1 对,卵圆形,触角 1 对,长鞭状,多脱落;前胸背板略呈细长圆柱形,中后胸被缩;胸足 3 对,多脱落,后足较大。气腥。

【炮制】取原药材,除去杂质及屑屑。

饮片性状　参见"药材"项。

贮干燥容器内,置阴凉干燥处,防蛀。

【药性】辛、微甘,平。

【功用主治】利水消肿,通络止痛。主治水肿尿少,腰膝肿

痛,湿脚气。

1.《吉林中草药》:"行水,止痛。治水肿、腰腿疼及中耳炎。"

2.《中国动物药》:"解毒,行水,止痛。"

【用法用量】 内服:研末,2~3只。外用:研末吹耳。

【选方】 1.治水肿 山蝌蝌2个,瓦上焙,研末,黄酒冲服。

2.治腰腿痛 山蝌蝌3个,醋浸100日,用瓦焙干,研末,黄酒送下,日服1次。

3.治中耳炎 山蝌蝌1个,瓦上焙焦,研末,吹入耳内。(1~3方出自《吉林中草药》)

5524 蝇虎 yíng hǔ 《纲目拾遗》

【异名】 蠨《说文》,蝇狐、蝇蝗、蝇豹(崔豹《古今注》)。

【基原】 为跳蛛科扁蝇虎属动物浊斑扁蝇虎的全体。

【原动物】 浊斑扁蝇虎 Menemerus cofusus Bosenberg et Strand 又名:短螯蝇虎、花背跳蛛《中国药用动物志》。

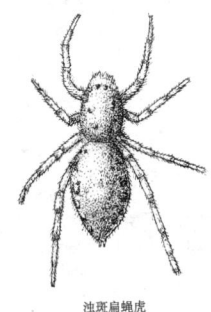

雄蛛体长7mm,雌蛛体长9mm。全体有黑、褐及白色细毛混生。头胸部椭圆形,扁平,背面的底色黑,周围边缘为白色,腹面为褐色,单眼4对,位于头胸部背侧的前端,以2,2,4排列成3行,第一行的2个单眼最大。螯肢基部无隆起。步足4对粗壮、褐色,并有黑褐色浓斑,跗节末端有毛丛。腹部扁平,长椭圆形,背面有黄色、褐色的毛组成斑纹。腹面黄橙色。

浊斑扁蝇虎

生活于产稻区,捕食农田害虫及蝇类。分布于河北、山西、吉林、江苏、浙江、安徽、山东、河南、湖北、湖南、陕西、台湾等地。

【采收加工】 随时随捕,鲜用。

【功用主治】 《纲目拾遗》:"调血脉,治跌打。"

【用法用量】 内服:2~3个,捣烂,酒下。外用:捣烂敷。

【选方】 治跌打损伤 取蝇虎数个,研烂,好酒下。(《纲目拾遗》引《徐顺之验方》)

5525 蝇子草 yíng zǐ cǎo 《陕西中草药》

【异名】 鹤草、洒线花、沙参《植物名实图考》,野蚊子草、脱力草《江苏药材志》,粘蝇花、苍蝇花《中药志》,粘蝇草、土桔梗、银柴胡、蚊子草、白接骨丹《陕西中草药》,水白今、白花壶瓶、小叶鲤鱼胆、瞿麦沙参、八月白、白花瞿麦、小仙桃草、白葫芦、蛇王草《浙江民间常用草药》,消浮参、白花石竹、瘰疬根《安徽中草药》。

【基原】 为石竹科蝇子草属植物蝇子草的干燥带根全草。

【原植物】 蝇子草 Silene fortunei Vis.

多年生草本,高50~100 cm。根圆柱形,粗而长,有少数细长侧根;根状茎短,直立,节上生出地上茎。茎单生或簇生,基部稍带木质,中部以上多分枝,节膨大。单叶对生,叶片披针形或倒披针形,长2~3.5 cm,宽3~8 mm,先端尖,基部渐缩成短梢,全缘,光滑无毛。花两性;3~10朵成短聚伞花序,因小聚伞的侧花不发育而呈总状;花

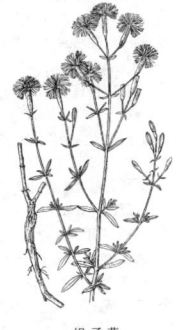

蝇子草

梗长,上部有黏液;萼长管形,光滑,脉多条,常带紫红色,先端5裂;花瓣5,粉红色或白色,基部成爪,瓣片2裂,每裂片更细裂成窄条,喉部有2小鳞片;雄蕊10;子房上位,花柱3枚。蒴果长圆形,呈棍棒状,熟时先端6齿裂。种子有瘤状突起。花期7~9月,果期9~10月。

生于山坡、林下及杂草丛中。分布于华北、西北及长江流域以南各地。

【栽培】 生物学特性 对气候、土壤要求不严,一般土地均可栽培。

繁殖方法 种子繁殖,春季4~5月播种,条播,行距0.3 m,开浅沟匀撒种子于沟内,覆土0.5 cm。

田间管理 生长期中应注意除草、松土。

病虫害防治 虫害有红蜘蛛,可用石硫合剂喷杀。

【采收加工】 8~10月采收,鲜用或晒干。

【药材】 蝇子草 Silenes Fortunei Herba 主产于甘肃、陕西等地。

性状 全草长50~100 cm。根圆锥形或圆柱形,平直或扭曲,长10~20 cm,宽1~2 cm;表面浅黄色,具纵纹,纵纹上布有稍突起的横纹;质坚硬,折断面坚实致密,较平坦,木栓部带木质,具粗糙短毛,中部以上多分枝,有柔毛或近于无毛。叶对生;完整叶披针形或倒披针形,长2~3.5 cm,宽2~6 mm,先端尖锐,基部狭窄成短梢。聚伞花序顶生,花粉红色或白色。蒴果棍棒状。种子赤黄色,有瘤状突起。气微,根味微甘,后涩。

鉴别 根横切面:木栓层为10数列木栓细胞。韧皮部较狭窄。木质部占根直径的大部分;导管不规则散在,有木纤维群,纵切面观纤维末端狭尖或呈叉状。韧皮部及木射线细胞中有稀疏散在的草酸钙簇晶。

【成分】 根和叶含氨基酸。

【药理】 对肿瘤的影响 蝇子草根中的化合物低浓度刺激Jurkat肿瘤细胞增殖,高浓度抑制增殖,诱导细胞凋亡。

【药性】 辛,涩,凉。

1.《陕西中草药》:"味甘、微苦,性凉。"

2.《浙江民间常用草药》:"辛、涩,凉。"

【功用主治】 清热利湿,活血解毒。主治痢疾、肠炎、热淋、带下、咽喉肿痛、劳伤发热、跌打损伤、毒蛇咬伤。

1.《陕西中草药》:"发表解热,利咽,活血散瘀,止痛止血,凉血。主治虚劳发热,小儿疳积发热,寒热往来,咽喉疼痛,跌打损伤,骨折,遗尿,淋症,劳伤等。"

2.《浙江民间常用草药》:"清热利湿,解毒消肿。"

3.《全国中草药汇编》:"外用治蛇咬伤,扭挫伤,关节肌肉酸痛。"

4.《湖南药物志》:"治颈淋巴结结核。"

【用法用量】 内服:煎汤,15~30 g;或捣汁。外用:鲜品捣敷。

【选方】 1.治痢疾、肠炎 野蚊子草30 g,加糖30 g。水煎服。

2.治白带 野蚊子草30 g,水煎服。(1、2方出自《浙江民间常用草药》)

3.治全身浮肿 野蚊子草根30 g,装入洗净去肠杂的母鸡肚内,用麻线扎牢,放瓦罐内,加水煨至鸡肉烂时,去药渣。食肉饮汤(勿放盐)。(《安徽中草药》)

4.治急性咽喉炎,扁桃体炎 鲜草根30~60 g。捣汁,加蜂蜜适量,用棉签蘸汁抹喉部,使吐出痰涎。另用本品根30 g水煎服。(《滇南本草新编》)

5.治挫伤、扭伤,关节肌肉酸痛 野蚊子草根15 g,加烧酒或75%乙醇90 g浸泡。取汁外搽伤痛处。(《浙江民间常用草药》)

5526 蜘蛛 zhī zhū (《别录》)

【异名】 次蚩、蛛蝥(《尔雅》),蝃蝥、蛳蛉(《方言》),网工(《广雅》),蝃蝥(《尔雅》郭璞注),社公(《方言》郭璞注),蚰蟱(《别录》),网虫、扁蛛(《现代实用中药》),圆蛛、癞癞蛛、蛛蛛(《吉林中草药》)。

【基原】 为圆蛛科圆网蛛属动物大腹圆蛛的全体。

【原动物】 大腹圆蛛 *Aranea ventricosa* (L. Koch) 又名:檐蛛(《中国动物药》)。

雌性成体长约30 mm,雄性约15 mm。头胸部短于腹部,皆黑褐色。头胸部梨形,扁平,有小白毛,8眼分聚于3眼丘,前缘中央眼丘上有4眼,两侧眼丘各2眼。螯肢强壮,有7枚小齿。步足强大,多刺,上有深色环带。腹部近圆形而较大,肩部隆起,背面中央有清晰的叶状斑带,沿中线有8对细小圆斑。腹部有1对白斑。生殖厣黑色,呈舌状体,纺锤形。

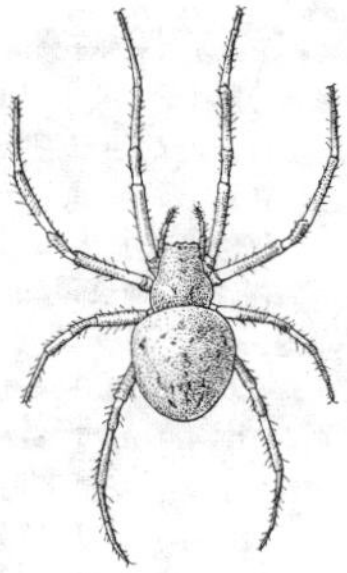
大腹圆蛛

多栖息于屋檐、墙角和树间,结车轮状网,傍晚及夜间活动,以昆虫为食。遍布于我国各地,是最常见的蜘蛛。

本动物的网丝(蜘蛛网)、蜕壳(蜘蛛蜕壳)亦供药用,另设专条。

【采收加工】 夏、秋季捕捉,入沸水烫死,晒干或烘干。

【药材】 蜘蛛 *Aranea Ventricosa* 产于全国大部分地区。

性状 全体呈圆形或椭圆形,头胸部赤褐色,边缘黑色。腹部黄褐色,有明显的黑色叶状斑纹,有2对黑色的肌斑。腹部前端中央有黄色或红色斑点,腹部下面灰黄色。纺器黑褐色。步足黄褐色或黑褐色,有赤褐色或黑褐色环纹,附肢6对,常残缺。体轻,质脆。气微,味微苦、咸。

【炮制】 取原药材,除去杂质。

饮片性状 参见"药材"项。

贮干燥容器内,置阴凉干燥处,防潮,防蛀。

【药性】 苦,寒。有毒。归肝经。

1.《别录》:"微寒。"

2.《本草衍义》:"有毒。"

3.《品汇精要》:"气之薄者,阳中之阴。臭腥。"

4.《长沙药解》:"入足厥阴肝经。"

5.《医林纂要》:"酸,咸,寒。"

【功用主治】 祛风解毒,消肿散结。主治狐疝偏坠,中风口㖞;小儿慢惊,口噤,疳积;喉风肿闭,牙疳,聤耳,痈肿疔毒,瘰疬,恶疮,痔漏,脱肛,蛇虫咬伤。

1.《别录》:"主大人小儿癀。"

2.《本草经集注》:"蜂及蜈蚣螫人,取置肉上,则能吸毒。又以断疟及干呕、霍乱。"

3.《新修本草》:"《别录》云:疗小儿大腹丁溪三年不能行者。又主蛇毒、温疟、霍乱,止呕逆。"

4.《本草图经》:"蛇啮者,涂其汁;小儿腹疳者,烧熟啖之。"

5.《纲目》:"主口㖞,脱肛,疮肿,胡臭,齿䘌。"

6.《长沙药解》:"破瘀消肿。"

7.《本草求原》:"治红云血癣。"

8.《吉林中草药》:"治瘰疬,疔疮,蜂、蝎螫伤。"

【用法用量】 内服:研末,0.3~1 g;浸酒或入丸、散。不入汤剂。外用:捣敷、绞汁涂;研末撒或调敷。

【宜忌】 1.《本草衍义》:"蜘蛛遗尿着人作疮癣。"

2.《纲目》:"被蜘蛛咬,腹大如孕妇。饮羊乳数日而平。"

【选方】 1. 治阴狐疝气,偏有大小,时时上下 蜘蛛十四枚(熬焦),桂枝半两。共为散。取八分之一匕,饮和服,日再服。蜜丸亦可。(《金匮要略》蜘蛛散)

2. 治小儿慢脾风,初起寒热如疟,面黄肌瘦,啼声如猫吼 蜘蛛去头足,专用肚,火焙研末,每0.6 g,配朱砂0.3 g,共0.9 g,为周岁内1次量,1岁以上者加倍,以白芥子煎汤送服。(《泉州本草》)

3. 治初生儿口噤不开,不能吮乳 干蜘蛛一个(去口、足,新竹沥浸一宿,炙焦为末),干蝎梢七个(为末),腻粉一钱。同砂匀,每服一字,乳汁调,时时滴儿口中。(《小儿卫生总微论方》立圣散)

4. 治喉闭 大蜘蛛一个,要活捉放银罐内,用白矾末八钱置罐内蜘蛛上,另盖小银罐于上,火煅存性,取起稍冷,除去蜘蛛,将枯矾研细为末,吹入喉内。(《经验百病内外方》)

5. 治走马牙疳 大蜘蛛一枚,以湿纸裹,外用荷叶包,火中煅焦存性,细研,入麝香敷之。(《百一选方》)

6. 治鼻息肉 蜘蛛、红糖适量。共捣烂,涂鼻息肉上。(《吉林中草药》)

7. 治目翳 大蜘蛛一枚,去头、足,入乳汁研匀,饭上蒸三次,点之。(《王氏医存》)

8. 治吹奶疼痛 蜘蛛一枚。面裹烧存性,为末。酒服。(《纲目》)

9. 治吹乳乳痈 蜘蛛三个,红枣三枚(去核)。每枣一枚,入蜘蛛一个,夹于内炒熟。口嚼吃,烧酒送下。未成者立消,已成者立溃。(《济阴纲目》夜阴散)

10. 治背疮 蜘蛛杵烂,醋和。先挑疮四畔令出血,根稍露,用药敷,干即易。(《千金方》)

11. 治疔毒 蜘蛛(去头),和乌糖捣烂贴患处。和酸饭粒及食盐捣贴亦可。(《泉州本草》)

12. 治瘰疬,无问有头无头 大蜘蛛五枚。晒干,细研,以酥调如面脂,每日两度贴之。(《圣惠方》)

13. 治鼠瘘核肿痛,已有疮口出脓水者 蜘蛛二七枚。烧,敷之良。(《千金方》)

14. 治便毒初起 大黑蜘蛛一枚。研烂,热酒一碗,搅服,不退再服。(《寿域神方》)

15. 治恶疮 蜘蛛晒干,研末,入轻粉。麻油调涂。(《仁斋直指方》)

16. 治痔疮 大蜘蛛不拘多少(炙干研末),冰片三分。共研,收藏磁器,敷患处。虽臭烂而脓血淋漓者,半日结痂,一日痊愈。(《疑难杂症简方》)

17. 治脱肛 取蜘蛛捣作油,傅下脐丹田上。一时即效。(《调燮类编》)

18. 治胡臭熏人,不可向迩者 大蜘蛛一个(以黄泥入少赤石脂捣罗极细,入盐少许杵炼为一窠,蜘蛛在内,焚以火,烧令通红,候冷剖开,取出蜘蛛),研细。临卧,入轻粉一字,用酽醋调成膏,傅腋下。明早登厕,必泻下黑汁。(《三因方》蜘蛛散)

【临床报道】 1. 治疗疖肿 取鸡蛋1只,在其一头凿一个洞,把活的大蜘蛛(成人2只,儿童1只)塞入蛋内,然后将蛋洞用纸糊好,置锅内蒸熟,剥去蛋壳,去掉蜘蛛,服下全蛋,每日1只,连服7~10日为1个疗程。治疗51例,病程最短5日,最长10个月;大部分患者都有发热现象,其中4例每年夏季反复患疖,分布于头、颈、背、腋和臀部等处。经服蜘蛛塞蛋1个疗程后,全部治愈。均未采用其他疗法,也未见不良反应。

2. 治疗带状疱疹 将干死的蜘蛛或蜘蛛网研末,放入适量芝麻油(或茶籽油)中,拌成糊状涂于皮疹表面,每日2次。5日为1个疗程。治疗带状疱疹96例,对有并发感染者可同时口服抗生素。结果:本组患者经1个疗程治疗,全部治愈,皮损结痂脱落,疼痛消失。

5527 蜘蛛网 zhī zhū wǎng
《别录》

【异名】 蜘蛛丝《纲目》。

【基原】 为圆蛛科圆网蛛属动物大腹圆蛛的网丝。

【原动物】 参见"蜘蛛"条。

【采收加工】 随采随用。

【药性】《绍兴本草》:"微寒,有毒。"

【功用主治】 止血,消疣赘。主治吐血,金疮出血,疣赘,血瘤,痔瘘。

1.《别录》:"主喜忘。"

2.《新修本草》:"缠赘疣,七日消烂,有验。"

3.《圣惠方》:"疗疮毒,止金疮出血。炒黄研末,酒服,治吐血。"(引自《纲目》)

4.《本草蒙筌》:"系痈赘烂消,缠疣瘘脱落。"

【用法用量】 内服:研末,酌量。外用:缠扎或研末撒。

【选方】 1. 治肛门鼠痔 蜘蛛丝缠之,即落。《纲目》引《简便方》

2. 治血瘤 取山中大蜘蛛网,助以生丝缚瘤根下,渐加收紧,直至枯落,而皮肉不伤。籐外痔法同。《医林纂要》

5528 蜘蛛香 zhī zhū xiāng
《纲目》

【异名】 马蹄香、鬼见愁《滇南本草图说》、豆豉菜根、九转香、雷公七《贵州民间方药集》、小马蹄香《广西中药志》、臭狗药、磨脚花《云南中草药》、老龙须、香草子《陕西中草药》、养血莲、臭药、乌参《成都·常用草药治疗手册》。

【基原】 为败酱科缬草属植物蜘蛛香的根茎。

【原植物】 蜘蛛香 Valeriana jatamansii Jones〔V. wallichii DC.〕又名:连香草《陕西中草药》、心叶缬草《四川常用中草药》。

多年生草本,高 30～70 cm。茎通常数枚丛生,密被短柔毛。根状茎横走,肥厚,粗大,块状,节间紧密,有叶柄残基,黄褐色,有特异香气。基生叶发达,叶片心状圆形至卵状心形,长 2～10 cm,宽 1.5～8 cm,先端短尖或钝圆,基部心形,边缘微波状或具稀疏小齿,具短毛,上面暗深绿色,下面淡绿色,均被短柔毛;基出脉 5～9条;茎生叶不发达,每茎 2 对有 3 对,下部的心状圆形,近

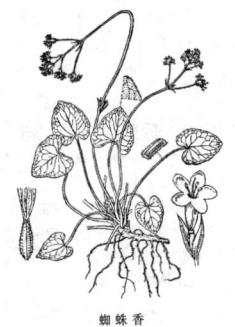

蜘蛛香

无柄,上部的常羽裂,无柄。顶生伞房状聚伞花序;苞片和小苞片钻形;花小,白色或微带红色,杂性;花萼内卷;于开花后裂为 10 余条线形裂片;花冠筒状,先端 5 裂;雄蕊 3,着生于花冠筒中部,伸出花冠外;雌蕊伸出花冠外,柱头 3 裂,子房下位;两性花较大,雌雄蕊与花冠等长。瘦果长卵状,顶端有多条羽状毛。花期 5～7 月,果期 6～9 月。

生于海拔 2 500 m 以下的山顶草地、林中或溪边。分布于河南、湖北、湖南、四川、贵州、云南、西藏和陕西。

【采收加工】 9～10 月采挖,除去茎叶,晒干。

【药材】 蜘蛛香 Valerianae Jatamantis Rhizoma 产于河南、湖北、四川、贵州等地。

性状 本品根茎呈圆柱形,略扁稍弯曲,具分枝,长 2～7 cm,直径 0.5～2 cm;表面灰褐色或灰棕色,有紧密的环节及突起的点

状根痕,有的顶端膨大,具茎叶残基,质坚不易折断,断面较平整,灰棕色,可见维管束断续排列成环。根多数,细稍弯曲。气特异,味微苦辛。

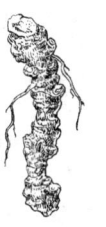

蜘蛛香(根及根茎)外形

茎部 (1)根茎横切面:表皮及下表皮细胞类长方形,木栓化;外侧壁稍增厚。皮层由数十列切向稍延长的薄壁细胞组成,内含有多数淀粉粒及挥发油滴,有的可见根迹维管束。内皮层为 1 列扁长细胞,可见凯氏点。中柱鞘为 1～2 列扁长细胞。维管束外韧型,约 20 个断续排列成环,韧皮部由较小筛管和薄壁细胞组成。木质部导管多角形,直径 14～21(～35)μm,数个成群或单个散在。髓部宽广,约占根的 2/3。薄壁细胞亦含淀粉粒及挥发油滴。

粉末特征:灰棕色。淀粉粒众多,单粒类圆形、长圆形或广卵形,有的一端尖突,直径 5～40 μm,脐点短缝状、三叉状或点状,有的可见层纹;复粒 2～4 粒组成。薄壁细胞含棕黄色物。网纹、螺纹及孔纹导管。木栓细胞多角形,淡黄色。

(2)取本品粗粉 5 g,加入甲醇 35 ml,在水浴上回流 10 分钟,趁热滤过,挥去溶剂至 1/2 量,放冷后,析出沉淀物,抽滤,沉淀物用少量甲醇及水洗涤。取沉淀物少许,加甲醇 1 ml 溶解,加浓盐酸 3～4滴及镁粉少量,溶液显紫色,在沸水中加热 3 分钟,颜色加深,显紫红色。取沉淀物少许,加甲醇 1 ml 溶解,微热,加 3%碳酸钠溶液 1 ml,在沸水中加热 3 分钟,置于冰水中冷却,加入新配制的重氮化试剂 1～2 滴,溶液显红色。

(3)取澄明挥发油 1 滴,置于干燥试管中,加氯仿 1 ml 溶解,滴加含 5%溴的氯仿溶液 1～2 滴,此时褪色。继续滴加 1～3 滴后即显紫色,加热数分钟后呈深蓝色。

(4)取挥发油 1 滴,加乙醇 1 ml 溶解,加入 7%盐酸羟胺甲醇液 3 滴,加 10%氢氧化钾甲醇液 6 滴,在水浴上加热至微沸,冷却后,用稀盐酸调至 pH 3～4,加 1%三氯化铁乙醇液 1～2 滴,溶液显紫蓝色。

【成分】 根和根茎含挥发性成分,主要为 α-蒎烯(α-pinene)、柠檬烯(limonene)、1, 8-桉叶素(1, 8-cineole)、对聚伞花素(p-cymene)、乙酸龙脑酯(bornenyl acetate)、龙脑(borneol)、橙花叔醇(nerolidol)、橄榄醇(maaliol)、4-甲氧基-8-戊基-1-萘酸(4-methoxy-8-pentyl-1-naphthoic acid)、二十烷酸甲酯(methyleicosanoate)、乙酰缬草三酯(acevaltrate)、二氢异缬草三酯(dihydrovaltrate)、缬草三酯(valtrate,即 valepotriate)、异戊酰氧基二氢缬草三酯(isovaleroxy hydroxy dihydrovaltrate)、缬草苦苷(valerosidatum)、蒙花苷(linarin,即 acaciin)及其异戊酸酯(linarin isovalerate)。另厚度产缬草还含乙酰氧基缬草三酯(acetoxyvalepotriate)、巴基斯坦产含 5, 6-二氢缬草三酯(5, 6-dihydrovalepotriate)。此外,本品尚含绿原酸(chlorogenic acid)和咖啡酸(caffeic acid)。

【药理】 1. 中枢抑制作用 蜘蛛香水提取物或其中的总缬草素灌服或腹腔注射减少小鼠自发活动,延长小鼠戊巴比妥睡眠时间,增加入睡小鼠数,与戊巴比妥钠有协同作用。水提取物还减少醋酸所致的小鼠扭体反应次数,减弱吗啡引起的小鼠竖尾反应;水提取物还可延长戊素素诱发的小鼠惊厥发作的潜伏时间,对抗戊代氨基酸诱发的小鼠惊厥。

2. 抗肿瘤作用 蜘蛛香中的化合物体外对肝细胞瘤有细胞毒作用,影响肿瘤细胞的超微结构。

毒性 小鼠腹腔注射蜘蛛香水提取物的 LD_{50} 为 43.7±4.97 g/kg,中毒症状表现为竖毛、蜷睡和发纰。

【药性】 辛、微苦,温。

1.《纲目》:"辛,温,无毒。"

2.《贵阳民间药草》:"辛、温,温。"

3.《广西中药志》:"入脾、胃二经。"

4.《四川常用中草药》:"入肺、胃二经。"

【功用主治】 理气和中,散寒除湿,活血消肿。主治脘腹胀痛,呕吐泄泻,小儿疳积,风寒湿痹,脚气水肿,月经不调,跌打损伤,疮疖。

1.《纲目》:"辟瘟疫,中恶邪精,鬼气尸疰。"

2.《广西中药志》:"除湿散寒,行气止痛。治脚气水肿,脾胃食滞。外敷疮疖。"

3.《陕西中草药》:"顺气止痛,除湿散寒,调经活血,止血。主治头痛,胃痛,关节痛,月经不调,跌打损伤,疖疮。"

4.《四川常用中草药》:"能化浊,辟瘟除风。主治瘟疫,痧气,胃气痛,风寒咳嗽。"

5.《云南中草药》:"消食行气。主治消化不良,小儿咳嗽,疳积,流感,疟疾。"

【用法用量】 内服:煎汤,3～9g。外用:磨汁涂。

【选方】 1. 治脘腹胀痛 蜘蛛香、珠宝香各等分。研末,每次0.9～1.5g,吞服。《四川中药志》1982年版)

2. 治霍乱上吐下泻 蜘蛛香15g。煨水服。

3. 治感冒 蜘蛛香15g,生姜3g。煨水服。(2、3方出自《贵州草药》)

4. 治毒疮 蜘蛛香磨醋外搽;或煨酒服。《贵州草药》)

5529 蜘蛛抱蛋 zhī zhū bào dàn 《植物名实图考》

【异名】 一帆青《质问本草》),飞天蜈蚣、哈萨喇《植物名实图考》),竹叶伸筋《衡山民间草药》),大九龙盘、竹叶盘、九龙盘《贵州民间药物》),赶山鞭、蓼叶伸筋、大伸筋、摇边竹、甘心蜈蚣、地蜈蚣、九节龙、一寸十八节、竹根七《湖南药物志》),土里蜈蚣《福建中草药》)。

【基原】 为百合科蜘蛛抱蛋属植物蜘蛛抱蛋的根茎。

【原植物】 蜘蛛抱蛋 Aspidistra elatior Bl.

多年生常绿草本,高达90cm。根茎粗壮横生,粗硬,根有多数须根。叶单生;叶片革质,从地下根茎上长出,直立,椭圆状披针形或宽披针形,宽7.5～11cm,先端急尖,基部狭窄,形成沟状绿色的窄长叶柄;叶片绿色有光泽,常有少数大小不等的淡黄色斑迹,有明显的中脉和多数平行脉。花单个从根茎生出,贴近地面,花葶短;花被钟形,内面紫褐色,外面有紫褐色斑点;雄蕊8个,生于花被筒的近下部,柱头呈明显4裂,较大,直径约14mm。浆果卵圆形,学种子1颗。花期3～5月。

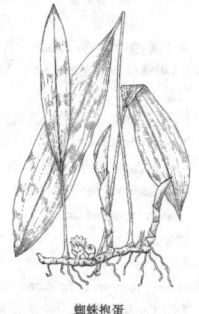

蜘蛛抱蛋

各地常见栽培,主要分布于我国长江以南地区。

【采收加工】 秋冬季采挖,除去须根及叶,鲜用或切片晒干。

【成分】 根茎含蜘蛛抱蛋苷(aspidistrin)。

地下部分含甾体成分:原蜘蛛抱蛋苷(protoaspidistrin),甲基原蜘蛛抱蛋苷(methylprotoaspidistrin),1β、2β、3β、4β、5β-五羟基螺甾-25(27)-烯《1β、2β、3β、4β、5β-pentahydroxyspirost-25(27)-ene》及螺甾烷醇(spirostanol)。

【药性】 辛、甘,微寒。

1.《贵州民间药物》:"性温,味辛,微温,无毒。"

2.《四川常用中草药》:"性微温,味甘、涩。"

3.《广西本草选编》:"味苦,性平。"

【功用主治】 活血止痛,清肺止咳,利尿通淋。主治跌打损伤,风湿痹痛,腰痛,经闭腹痛,肺热咳嗽,砂淋,小便不利。

1.《植物名实图考》:"治热症,腰痛,咳嗽。"

2.《贵州民间药物》:"止痛,接骨,补虚弱。"

3.《四川常用中草药》:"能通筋络,利关节,除风湿,祛瘀。治劳伤咳嗽痰多,风湿关节痛,水肿,无名肿毒,蛇咬伤。"

4.《广西本草选编》:"清热利尿。主治肺热咳嗽,感冒高热,闭经,小便短赤涩痛,风火牙痛,头痛。"

【用法用量】 内服:煎汤,9～15g,鲜品30～60g。或作酒剂。外用:捣敷。

【宜忌】《贵州草药》:"忌生冷食物。孕妇忌服。"

【选方】 1. 治跌打损伤 九龙盘煎水服,可止痛,捣烂后包伤处,能接骨。《贵州民间药物》)

2. 治关节痛 蜘蛛抱蛋根茎30g,十大功劳15g。酒水各半炖服。《福建药物志》)

3. 治多年腰痛 九龙盘45g,杜仲30g,肉浪稿泡15g。煎水兑酒服。《贵州民间药物》)

4. 治经闭腹痛 蜘蛛抱蛋根茎9～15g。水煎服。《湖南药物志》)

5. 治肺热咳嗽 鲜蜘蛛抱蛋30g。水煎,调冰糖服。《福建中草药》)

6. 治砂淋 蜘蛛抱蛋、大通草、木通。煎水服。《湖南药物志》)

7. 治急性肾炎 蜘蛛抱蛋根茎、连钱草各30g。水煎服。《福建药物志》)

5530 蜘蛛蜕壳 zhī zhū tuì ké 《纲目》

【异名】 蜘蛛壳《备急方》)。

【基原】 为圆蛛科圆网蛛属动物大腹圆蛛的蜕壳。

【原动物】 参见"蜘蛛"条。

【采收加工】 随采随用。

【功用主治】《纲目》:"主治虫牙,牙疳。"

【用法用量】 外用:研末敷或绵裹填塞。

【选方】 1. 治虫牙有孔 蜘蛛壳一枚,绵裹塞之。《千金方》)

2. 治牙疳出血 蜘蛛壳为末,入胭脂、麝香少许,外敷之。《直指方》)

5531 蜘蛛果茎叶 zhī zhū guǒ jìng yè 《浙江药用植物志》

【基原】 为桔梗科金钱豹属植物长叶轮钟草的茎叶。

【原植物】 参见"红果参"条。

【采收加工】 夏、秋季采收,晒干。

【功用主治】《浙江药用植物志》:"可治肺劳咳嗽,吐血,崩漏,白带,瘰疬,疝气。"

【用法用量】 内服:煎汤,9～15g。

5532 蝉花 chán huā 《本草图经》)

【异名】 冠蝉《纲目》引《礼》注),虫《四川中药志》),蝉花《新华本草纲要》)。

【基原】 为麦角菌科棒束孢属真菌蝉棒束孢菌的孢梗束、虫草属真菌大蝉草的子座及其所寄生的虫体。

【原植物】 1. 蝉棒束孢菌 Isaria cicadae Miquel

孢梗束丛生,由寄生的前端生出,新鲜时白色,高1.5～6cm;柄分枝不分枝,直径0.1～0.2cm,基部有时连接,顶部分枝并布有一层粉末状的分生孢子。分生孢子长方卵形,两端稍尖,(6～9)μm×(2～2.5)μm,常含有2个油球,透明无色。

生于蝉幼虫上。分布于浙江、安徽、福建、广东、四川、云南等地。

2. 大蝉草 Cordyceps cicadae Shing

虫体长椭圆形,微弯曲,长约3cm,径1～1.4cm,形似蝉蜕,虫体头部具1～2枚棒状子座,长条形或卷曲,分枝或不分枝,长3～7 cm,径3～4 mm,黑褐色,顶端稍膨大,表面有多数细小点状突起。

生于蝉幼虫上。分布于江苏、浙江、福建、四川、云南等地。

【采收加工】 6～8月间,自土中挖出,去掉泥土,晒干。

【药材】 蝉棒束孢菌 *Isaria Cicadae*、大蝉草 *Cordyceps Cicadae* 均主产于浙江、福建、四川等地。

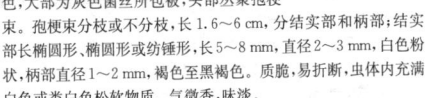

大蝉草

性状 蝉棒束孢菌 本品由虫体与其头部长出的孢梗束组成。虫体长椭圆形,微弯曲,长约3 cm,直径1～4 mm,表面棕色,大部为灰色菌丝所包被,头部丛聚孢梗束。孢梗束分枝或不分枝,长1.6～6 cm,分结实部和柄部;结实部长椭圆形、椭圆形或纺锤形,长5～8 mm,直径2～3 mm,白色粉状,柄直径1～2 mm,褐色至黑褐色。质脆,易折断,虫体内充满白色或类白色松软物质。气微香,味淡。

大蝉草 本品由虫体与其前端长出的子座组成。子座1～2个,分枝或不分枝,长3～7 cm;头部膨大,其顶端渐细,长4～6 mm,直径6.5～7 mm,表面可见小点(子囊壳由外突出的孔口),柄部直径4～5 mm。虫体白色,体内布满白色菌丝。质脆,易折断。气微,味淡。

鉴别 蝉棒束孢菌 分生孢子梗瓶状,中部膨大,末端渐细或突然窄细,长5～8 μm,直径2～3 μm常成丛聚生在束丝上,形如花瓣状。分生孢子长椭圆形、纺锤形或窄肾形,长5～14 μm,直径1.8～3.5 μm,内含1～3脂肪滴。

大蝉草 子座头部横切面:子囊壳埋生于子座内,瓶状,长350～540 μm,直径125～300 μm;子囊圆柱形,有扁球形帽部,长262.5～378 μm,直径6.2～9.1 μm;子囊孢子细长丝状,多横隔,断裂后矩形小段长3.5～5.2 μm,直径1.7～2.6 μm。

【成分】 大蝉草果实含半乳甘露聚糖,由D-甘露糖和D-半乳糖(D-galactose)以4:3比例组成。虫体部分含多糖CI-5N,CI-P及CI-A。

【药理】 1.镇痛、镇静及解热作用 小鼠腹腔注射天然蝉花或人工培养品醇提取物减少其自主活动,延长戊巴比妥钠和水合氯醛所致睡眠时间,提高阈下催眠量戊巴比妥钠的小鼠入眠率;延长士的宁和戊四氮所致小鼠惊厥的潜伏时间。两者在化学刺激法和热板法中有镇痛作用。蝉花给正常和酵母致热大鼠腹腔注射,有降温作用。

2.抗疲劳、抗应激作用 蝉花水煎剂灌胃延长小鼠的游泳时间,提高常压缺氧状态下及在高温条件下的存活时间。

3.其他作用 蝉花菌株发酵产生的蝉花菌丝提取的蝉花多糖提高小鼠巨噬细胞吞噬功能、抗绵羊红细胞(SRBC)抗体效价、淋巴转化率等,增强免疫功能作用。大蝉草多糖(galactomannan)有抗肿瘤作用。高剂量蝉花水煎剂对雄性果蝇性能延长寿命。

毒性 小鼠腹腔注射天然蝉花乙醇提取物的LD_{50}为12.5±2.1 g/kg,毒性反应表现为扭体、活动减少、呼吸困难直至死亡。

【炮制】 取原药材,除去杂质。

饮片性状 为带雪的干燥虫体,虫体长椭圆形,微弯曲,长约3 cm,径1～1.4 cm,形似蝉蜕,头部有数枚灰黑色或灰白色的孢梗束,长条形或卷曲,或有分枝,长2～5 cm,质脆易断。虫体表面棕黄色,大部为灰白色菌丝所包被,折断后,可见虫体内充满粉白色或类白色松软物质。气微香。

贮干燥容器内,置阴凉干燥处。

【药性】 甘,寒。归肺、肝经。

1.《证类本草》:"味甘,寒。无毒。"

2.《品汇精要》:"气之薄者,阳中之阴。臭腥。"

3.《四川中药志》1960年版:"性寒,味甘、咸。入肝、脾二经。"

4.《福建药物志》:"有小毒。"

【功用主治】 疏散风热,熄风止痉,明目退翳。主治外感风热,发热,头昏,咽痛,麻疹初期,疹出不畅;小儿惊风,夜啼;目赤肿痛,翳膜遮睛。

1.《证类本草》:"主小儿天吊,惊痫,瘛疭,夜啼,心悸。"

2.《纲目》:"功同蝉蜕。又止疟。"

3.《四川中药志》1960年版:"能明目散翳。治虚人久翳不退。"

4.《福建药物志》:"安神解痉,平肝熄风。主治小儿惊风,破伤风,心烦难寐。"

【用法用量】 内服:煎汤,3～9 g。

【选方】 1.治痘疹遍身作痒 蝉花(微炒)、地骨皮(炒黑)各30 g。研末,每服1茶匙,水酒调服。(刘波《中国药用真菌》)

2.治白膜遮睛 蝉花一两,菊花四两,白蒺藜二两。上为末,每服三钱,清水调下。(《秘传眼科龙木论》)

3.治翳膜遮睛 蝉花、甘菊花、草决明各等分。研末,每服6 g,茶水少许调下。(《云南中草药选》)

5533 蝉蜕 chán tuì 《药性论》

【异名】 蜩甲《庄子》,蝉壳、伏壳、伏蜻、枯蝉《别录》,蝉甲《千金方》,蜩蟟退皮《本草拾遗》,蝉退壳《圣惠方》,金牛儿《卫生易简方》,蝉退《眼科龙木论》,蝉蜕《校正集验背疽方》,蝉衣《临症指南医案》,催米虫壳《贵州民间方药集》,唧唧猴皮、唧唧皮《山东中药》,知了皮、热皮、麻儿鸟皮《中药志》。

【基原】 为蝉科华南蚱蝉属昆虫黑蚱等羽化后的蜕壳。

【原动物】 参见"蚱蝉"条。

【采收加工】 在夏、秋季可到蝉所栖息的树下附近地面收集,或树干上采集。收集后去净泥杂,晒干。可用竹篓包装置高处保存,防止压碎和潮解。

【药材】 蝉蜕 *Cicadae Periostracum* 主产于山东、河南、河北、湖北、江苏、四川等地。

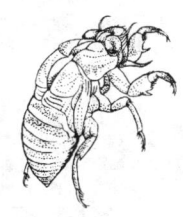

蝉蜕外形

性状 全形似蝉而中空,略呈椭圆形而弯曲,长3～4 cm,宽约2 cm。表面黄棕色,半透明,有光泽。头部有丝状触角1对,多已断落,复眼突出。额部先端突出,口吻发达,上唇宽短,下唇伸长成管状。胸部背面呈十字形裂片,裂口向内卷曲,脊背两旁具小翅2对;腹面有足3对,被黄棕色细毛。腹部钝圆,共9节。体轻,中空,易碎。无臭,味淡。

鉴别 (1)粉末特征:土褐色。刚毛单细胞,具柄,多已碎断,黄棕色、黄标色或红棕色,有三种类型:Ⅰ型多见,长15～23 μm,黄棕色或红棕色;Ⅱ型较少见,长达86 μm,鲜黄色、细长,前段近2/3胞腔不明显;Ⅲ型可长达90 μm,黄色或黄棕色,胞腔明显。体壁碎片黄色,密布乳头状突起,刚毛基痕可见;有的表面平滑无乳头状突起而仅有刚毛基痕;有的则仅具乳头状突起而无刚毛基痕。气管多破碎成环状或片状,无色,环纹细密。复眼碎片黄色,平滑,断面层状。微纤维极淡黄色,细胞排小,长约31 μm,少见。

(2)取蝉蜕粗粉(40目)0.5 g,加水50 ml,置60℃水浴加热1小时,过滤。取滤液1 ml,加0.2%茚三酮的丙酮溶液3滴,沸水浴上加热5分钟,冷后呈紫色(检查氨基酸和肽类)。取滤液5 ml,加斐林试液10 ml,沸水浴加热5分钟,放置,有红色沉淀生成。取滤液 1 ml,滴加 1%的三氯化铁试液,产生绿色沉淀(检查酚类)。

(3)取蝉蜕粉末 0.2 g,加 10%硫酸 5 ml,水浴加热5分钟,趁热过滤,放冷,滤液中加入乙醚 2 ml 振摇,静置后分取醚层,加入 5%氢氧化钠溶液 1 ml,碱水层变红色(检查蒽醌)。

【成分】 1. 黑蚱 蝉蜕含大量甲壳质及蛋白质、氨基酸、有机酸。

2. 蚱蝉 蝉蜕内含甲壳质(chitin)、蝶啶类色素:异黄质蝶呤(isoxanthopterin)、赤蝶呤(erythropterin)、蛋白质、氨基酸、有机酸、酚类化合物。氨基酸的相对含量以丙氨酸、脯氨酸和天冬氨酸等最高;丝氨酸、苏氨酸、谷氨酸、β-丙氨酸、酪氨酸和 γ-氨基丁酸次之;异亮氨酸、甘氨酸、α-氨基丁酸、赖氨酸、苯丙氨酸较低;缬氨酸、鸟氨酸、甲硫氨酸等量最低。并含可溶性钙。

3. 华南雷蚱蝉 蝉蜕含高含量甲壳质、蛋白质,以及 L-缬氨酸、γ-氨基丁酸、酪氨酸、谷氨酸。含三磷酸腺苷酶。

【药理】 1. 镇静、抗惊厥、解热作用 小鼠腹腔注射蝉蜕醇提取物减少番木鳖碱引起的惊厥死亡数,延长惊厥动物的存活期和惊厥潜伏期;延长模拟风毒素所致惊厥小鼠的存活期。醇提取物腹腔注射减少正常小鼠自发活动,拮抗咖啡因的兴奋作用,对戊巴比妥类药物的催眠作用有协同效应。静脉注射醇提取物对伤寒、副伤寒甲乙三联菌苗致热家兔有弱的解热作用。

2. 抗过敏及免疫抑制作用 蝉蜕水煎液给小鼠灌服抑制耳异种被动皮肤过敏反应对 2,4-二硝基氯苯所致小鼠耳迟发型超敏反应也有抑制作用,并降低大鼠颅骨骨膜肥大细胞颗粒的百分率,阻滞过敏介质释放,抑制变态反应。水煎液给小鼠灌服,能减轻胸腺和脾脏的重量,降低脱腔巨噬细胞的吞噬功能数。

3. 其他作用 蝉蜕整体和身体提取物皮下注射在小鼠实验中有镇痛作用。蝉蜕还能降低小鼠脱腔毛细血管的通透性。蝉蜕水提液灌胃降低高脂喂养的大鼠全血和血浆黏度,抑制体外血栓形成,降低红细胞聚集指数、血清三酰甘油及总胆固醇水平。蝉蜕水提液能缓解乙酰胆碱所致离体大鼠肠管痉挛。水提液腹腔注射对氢氧化铵引起的小鼠咳嗽有抑制作用。蝉蜕水提取物的活性部分对艾氏腹水癌细胞有抗肿瘤活性。静脉注射蝉蜕醇提取物可使家兔心率减慢,血中尿素氮升高,肌酐升高。蝉蜕醇提取物对红细胞膜也有保护作用。

毒性 蝉蜕醇提取物给小鼠腹腔注射的 LD_{50} 为 809±41.8 mg/kg。蝉蜕醇提取物无过敏反应、无溶血作用。

【炮制】 取原药材,除去杂质,洗净,干燥。

饮片性状 参见"药材"项。

贮干燥容器内,置通风干燥处,防压。

【药性】 甘、咸、凉。归肺、肝经。

1. 《宝庆本草折衷》:"味甘,寒,无毒。"

2. 《品汇精要》:"气薄味厚,阴中之阳。"

3. 《医学入门》:"甘、咸,气清凉。"

4. 《本草经疏》:"入肝。"

5. 《玉楸药解》:"味辛,气平。入手太阴肺经。"

6. 《本草再新》:"入肝、脾、肺三经。"

【功用主治】 宣散风热,透疹利咽,祛风止痉。主治风热感冒、咽喉肿痛、咳嗽音哑、麻疹不透、风疹瘙痒、目赤翳障、惊痫抽搐、破伤风。

1. 《别录》:"主小儿痫,女人生子不出。灰服之,主久痢。"

2. 《药性论》:"主治小儿浑身壮热,惊痫,兼能止渴。"

3. 《本草拾遗》:"研一钱匕,井华水服,主哑病。"

4. 《本草衍义》:"治目昏翳。又水煎壳汁,治小儿出疮疹不快。"

5. 《本草蒙筌》:"去瞖膜侵睛,息肉满眦。"

6. 《医学入门》:"主风邪头眩,皮肤瘙痒疥癞,小儿惊热,夜啼,癫病,杀疳虫。"

7. 《纲目》:"治破伤风及疗肿毒疮,大人失音,小儿噤风天吊,阴肿。"

8. 《雷公炮制药性解》:"通乳汁。"

【用法用量】 内服:煎汤,3~6 g;或入丸、散。外用:煎汤洗;或研末调敷。

【宜忌】 孕妇慎服。

1. 《本草经疏》:"痘啼虚寒证不得服。"

2. 《得配本草》:"多服泄元气。"

【选方】 1. 治温病,表里俱觉发热,脉洪而兼浮者 薄荷叶三钱,蝉蜕二钱(去足、土),生石膏一两(捣细),甘草一钱五分。煎服。(《衷中参西录》凉解汤)

2. 治风头旋脑转 蝉壳二两。微炒,捣细罗为散。每服,不计时候,以温酒调下一钱。(《圣惠方》蝉壳散)

3. 治热翻胃吐食 蝉退五十个,去尽土用,滑石一两。上为末。以水半盏,调药一盏,去水,用蜜一匙调下,不拘时候。(《普济方》引《卫生家宝》清膈散)

4. 治痘发热发痒抓痕 蝉蜕、地骨皮各一两。为末。每服二三匙,白酒服二三次。(《赤水玄珠》蝉花散)

5. 治痘疮陷隔,项强目直,腹胀喘急发搐 蝉蜕五分,地龙一两。为末。每二钱,研乳香汤下。(《医学入门》周天散)

6. 治小儿蕴热,痰塞经络,头目仰视,名为天吊 金牛(即蝉壳),以浆水同煮一日,曝干为末。每用一字,冷水调下。(《卫生易简方》)

7. 治慢惊 全蝎七个(去尾、尖),蝉壳二十一个,甘草二钱半(炙),大天南星一个(炮香)。上为末。每服半钱,姜、枣煎服。(《是斋百一选方》蝉蝎散)

8. 治小儿噤风,初生口噤不乳 蝉蜕二十枚,全蝎二十七枚。为末。入轻粉末少许,乳汁调灌。(《全幼心鉴》)

9. 治破伤风五日不愈,而至角弓反张,牙关紧急 蝉退(去头、足、土)五钱。用好酒一碗,煎滚服之。(《直指方》秘传独圣散)

10. 治小儿中风,口喎斜僻 蝉壳、寒食白面等分。都研令细,以酽醋调为糊。如患左边,右边涂之;右斜,左面涂之。候口正,急以水洗却药。(《圣惠方》蝉壳散)

11. 治小儿夜啼 蝉壳四十九个(只用后半截),研为细末。分作四服,每钩藤煎汤,不时调化服。(《幼科证治大全》安神散)

12. 治癍疹入眼或病后生翳障 蝉蜕(洗净,去土)、白菊花各等分。每服二钱,水一盏,入蜜少许煎,乳食后,量儿大小与之。(《小儿痘疹方论》蝉菊散)

13. 治疔疮 蝉退、白僵蚕各等分。上为末。醋调涂四周,留疮口,俟根出稍长,然后拔根出,再用药涂疮。一方不用醋,用油调涂。(《圣惠方》蝉蜕散)

14. 治跌扑出脓 蝉蜕半两(烧存性),麝香半钱(炒)。上为末。绵裹塞之,追出恶物。(《海上方》)

15. 治阴囊浮肿,或风湿所乘,或虫蚁咬者 蝉退五钱,水煎淋洗。将渣用葱白十茎煨熟,捣烂敷上,青绢缚之。内服五苓散,加灯心二十寸,水煎。(《婴童类萃》蝉退散)

16. 治脱肛 蝉退,去足,焙研,菜油调搽。(《王氏医存》)

【临床报道】 1. 小儿发热 蝉蜕、山栀各 9 g,地骨皮5 g,钩藤 3 g。上药共研细末,然后加入少量的鸡蛋黄,搅匀成泥状,做成4个如6分硬币大小的蝉蜕饼,贴压于患儿的涌泉穴(双)、内关穴(双),外包纱布,再用胶布固定,次晨取下。治疗小儿发热90例,结果:经1~3次治疗,90例患儿体温均恢复正常,其中用 1 次热退者 58 例,2 次热退者 21 例,3 次热退者 11 例。

2. 治疗角膜翳 用蝉蜕注射液(每 1 ml 含原生药0.6 g)治疗角膜薄翳、斑翳、白斑共 110 例,125 只眼。用法:每日或隔日取蝉蜕注射液球结膜下注射1次(注射前滴1‰地卡因2次,注射部位以靠近角膜混浊部位的球结膜下为宜),10 次为 1 个疗程,2 个疗程间隔 7～10 日。结果:显效 60 只眼,有效 50 只眼,总有效率达 76%。其中以角膜薄翳、斑翳疗效较好,而角膜白斑效果较差。

3. 治疗慢性荨麻疹 取蝉蜕洗净,晒干,炒焦,研末,过筛,炼蜜为丸;或取蝉蜕 2 份,刺蒺藜 1 份,蜂蜜适量,制成丸剂,每丸约重 9 g。每日服 2～3 次,每次 1 丸,温开水送下。治疗 30 例,治愈 7 例,显效 15 例,好转 5 例。有效病例服药 2～3 日后即感症状减,皮损逐渐消退;服药 5～7 日症状和皮损可完全消失或基本消失;继续服药 15～20 日,可巩固疗效,防止复发。

4. 治疗小儿脱肛 取蝉蜕焙干,研末,过罗,越细越好。先用 1% 白矾水将脱肛部分洗净,随之涂以香油,撒上蝉蜕粉,而后缓缓将脱肛还纳,日日如此,以愈为度。治疗期间禁食辛辣刺激性食物,宜多吃新鲜蔬菜,以利治愈,疗程最短 23 日,最长 56 日,平均 34 日。经随访,均无再发。

【各家论述】 1.《纲目》:"蝉,主疗一切风热之证,古人用身,后人用蜕。大抵治脏腑经络,当用蝉身;治皮肤疮疡风热,当用蝉蜕。"

2.《衷中参西录》:"蝉退,无气味,性微凉。能发汗,善解外感风热,为温病初得之要药。又善托腐疹外出,因其性凉能散风热,且发表兼有透发之力,故又为治隐疹要药。""蝉退,其前之足刚硬,有开破之力。若用之退目翳,消疮疡,带此足更佳;若用发汗,则宜去足,盖不欲于发表中寓开破之力也。"

3. 张山雷引自《中国药学大辞典》:"蝉蜕,主小儿惊痫。盖幼科惊痫,内热为多,即《素问》之所谓血与气并,交走于上,则为薄厥。治以寒凉,降其气火,使不上冲,此所以能治癫痫之真义也。甄权谓蝉蜕治小儿壮热,其意亦同。目之翳膜,儿之痘疮,实热为多,寒能胜热,是以主之。濒湖又谓治治痘疹作痒,则实热有余宜之,如其气虚作痒,勿混用。"

5534 鹗骨 è gǔ 《纲目》

【基原】 为鹗科鹗属动物鹗的骨骼。

【原动物】 鹗 Pandion haliaetus Linnaeus 又名:鱼鹰《禽经》,下窟鸟《理伤续断秘方》,雕鸡、食鱼鹰《纲目》,鱼雕、鱼江鸟《中国经济动物志》。

雌雄相似,体长约 50 cm。嘴黑,蜡膜蓝黑色。虹膜黄色。头顶和颈后羽毛白色,具有暗褐色纵纹;头后羽毛延长成矛状;耳羽黑褐,形成一宽纹,后延至颈侧;上体包括 2 翼的表面概暗褐色,上背黑色重,各羽具有棕色狭端;飞羽黑褐,内翈基部均缀以白色,并具黑斑;尾羽褐色较淡,除中央 1 对外,各羽内翈均转白色,并杂以褐色横斑。

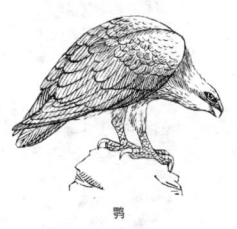

鹗

下体白色,上胸稍杂棕褐色纵纹。脚和趾近黄色。具锐爪黑色,趾底遍生细刺,外趾能由前向后反转,适于捕鱼。雌鸟体形略大,羽色较深。

常见于江、河、海滨,掠取鱼类为食。营巢于海岸或岛屿的岩礁上。夏季遍布于我国西部和北部,冬季迁移至华南一带。

鹗为国家二级保护动物,禁止捕猎。

【功用主治】《中国动物药》:"续筋接骨,消肿止痛。治跌扑骨折。"

【用法用量】 内服:烧存性研末,3～5 g。

【选方】 治跌扑骨折 鱼鹰骨烧存性研末,骨碎补、自然铜各细,按 1∶1∶1 合匀,每服 5 g,白开水送下,日服 2 次。(《中国动物药》)

5535 罂粟 yīng sù 《本草图经》

【异名】 罂子粟《本草拾遗》,罂粟米《南唐食医方》,象谷、米囊、御米、囊子《开宝本草》,御米子《鸡峰普济方》,罂粟子《世医得效方》,粟米《本草易读》。

【基原】 为罂粟科罂粟属植物罂粟的种子。

【原植物】 罂粟 Papaver somniferum L.

一年或二年生草本,高 30～60 cm,栽培者可达 1.5 m。无毛,有乳状液汁。根通常单生,垂直。茎直立,不分枝,无毛,具白粉。叶互生,无托叶;茎下部的叶有短柄,上部的叶无柄,抱于茎上;叶片长 5～30 cm,宽 3～20 cm,先端渐尖或钝,基部心形,边缘为不整齐的波状锯齿,两面无毛,被白粉成灰绿色。花单一,顶生,常下垂,具长柄,花梗长可达 25 cm;萼片 2,长椭圆形或阔卵形,绿色,边缘膜质,早落;花瓣 4,有时为重瓣,近圆形或近扇形,长 4～7 cm,宽

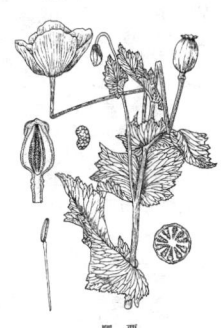

罂粟

3～7 cm,边缘浅波状或各种分裂,白色、粉红色、红色至紫色;雄蕊多数,生于子房的周围,花丝纤细,白色,花药狭长,2 室纵裂;雌蕊 1,子房长方卵圆形,1 室,胚珠多数,着生于侧膜胎座上,无花柱,柱头 5～18 枚,辐射状排列,成扁盘状。蒴果球形或长圆状椭圆形,长 4～7 cm,直径 4～5 cm,成熟时外皮黄褐色或淡褐色,孔裂。种子多数,细小,肾形,直径 0.5～1 cm,表面粗糙窝状,灰褐色。花期 4～6 月,果期 6～8 月。

本品严禁非法种植,现特许某些单位栽培以供药用。

本植物的初生茎叶(罂粟嫩苗)、干燥果壳(罂粟壳)、果实中的乳汁经干燥而得的制品(鸦片)亦供药用,另设专条。

【采收加工】 6～8 月果实焦黄时,采摘果实,剖取种子,晒干。

【药材】 罂粟 Papaveris Semen 由政府指定单位生产。

性状 种子细小,略呈肾形,直径 0.5～1 mm。表面蓝黑色或灰褐色,有网状隆起的纹理及黄色种脐。剥去种皮有白色内胚乳及弯曲的胚,油性。味�‌甘。

【成分】 含有少量生物碱:罂粟碱(papaverine),吗啡(morphine)和痕迹量的那可汀(narcotine)。

【药性】 甘,平。归脾、胃、大肠经。

1.《开宝本草》:"味甘,平,无毒。"

2.《本草图经》:"性寒。"

3.《品汇精要》:"味甘,性平,缓,气厚于味,阳中之阴。"

4.《医林纂要》:"甘,寒,滑。"

【功用主治】 健脾涩肠,清热利水。主治泄泻,痢疾,反胃。

1.《开宝本草》:"主丹石发动,不下食,和竹沥煮作粥食之极美。"

2.《本草图经》:"行风气,驱逐邪热。治反胃,胸中痰滞及丹石发动。"

3.《纲目》:"治泻痢,润燥。"

4.《医林纂要》:"除胃热。"

5.《本草省常》:"清热利水,健胃补肺。"

【宜忌】 脾胃有寒者慎服。

1.《本草图经》:"性寒,利大小肠,不宜多食,食过度动膀胱气耳。"

2.《本草汇言》："如无热疾痰疾者，勿多食也，否则有伤脾冷胃之咎。"

3.《医学广笔记》："忌蒜、醋、胡椒。"

【选方】 1. 治赤白泻痢，腹脏疼痛，里急后重；并治疝气 罂子粟（炒赤）半斤，甘草（炙，锉）一两。上二味，粗捣筛，每服五钱匕，水一盏半，煎至八分，去滓，临卧空腹温服。（《圣济总录》万灵汤）

2. 治反胃，不下饮食 白罂粟米二合，人参末三大钱，生山芋五寸长。细切，研。三物以水一升二合，煮取六合，入生姜汁及盐花少许搅匀，分二服，不计早晚食之，亦不妨别服汤丸。（《本草图经》引自《南唐食医方》罂粟粥法）

3. 治肾渴，解五石毒 罂粟子。上煮稀粥，入蜜饮之。（《世医得效方》罂粟汤）

4. 治胃干而渴，肌肉不仁，由居处卑湿，以水为事，肌肉濡渍，痹而不仁，是谓肉痿 罂粟不计多少。上为细末，煮稀粥，入蜜饮之。（《全生指迷方》罂粟汤）

5. 治肺痿咳嗽 用罂粟子半斤，淘洗焙干，于铫内炒黄熟为末，以沙糖丸弹子大，每服一丸，临卧绵包含化。（《古今医统》引《胜金方》）

5536 罂粟壳 yīng sù ké（《宝庆本草折衷》）

【异名】 御米壳（《宝庆本草折衷》），米囊皮、米罂皮（《鸡峰普济方》），粟壳（《易简方》），米壳、烟斗斗（《中药志》）。

【基原】 为罂粟科罂粟属植物罂粟的干燥果壳。

【原植物】 参见"罂粟"条。

【采收加工】 6～8月采摘成熟果实，破开，除去种子，晒干。

【药材】 罂粟壳 *Papaveris Pericarpium* 由政府指定单位生产。

性状 果壳椭圆形或瓶状卵形，多已破碎成片状，直径1.5～5 cm，长3～7 cm。外表面黄白色、浅棕色至淡紫色，平滑，略有光泽，有纵向或横向的割痕。顶端有6～14条放射状排列呈圆盘状的残留柱头；基部有短柄。体轻，质脆。内表面淡黄色，微有光泽。有纵向排列的假隔膜（侧膜胎座），棕黄色，上面密布略突起的棕褐色小点，为种子脱落的残痕。气微清香，味微苦。

鉴别 (1) 果壳横切面：外果皮细胞1列，外被厚角质层。中果皮外侧为3～4列厚角细胞，其下为薄壁组织；维管束散在，位于胎座基部的1个较大，其外侧有纤维束，韧皮部有乳汁管。内果皮为1列切向延长的细胞，壁稍厚，木化，纹孔明显。胎座薄壁组织中有小型维管束散在。

粉末特征：黄白色。果皮外表皮细胞表面观类多角形或类方形，直径20～50 μm，壁厚，有的胞腔内含淡黄色物。果皮内表皮细胞表面观长多角形、长方形或长条形，直径20～65 μm，长25～230 μm，垂周壁厚，纹孔及孔沟明显，有的可见层纹。果皮薄壁细胞类圆形或长圆形，壁稍厚。导管多为网纹或螺纹，直径10～70 μm。韧皮纤维长梭形，直径20～30 μm，壁稍厚，斜纹孔明显，有的纹孔相交成人字形或十字形。乳汁管长条形，壁厚，内含淡黄色物。

(2) 取本品粉末1 g，加5%盐酸乙醇溶液15 ml，温浸30分钟，趁热滤过，滤液蒸干，残渣加5%盐酸溶液5 ml使溶解，分置二支试管中，一管中加碘化铋钾试液，即生成橙红色沉淀；另一管中加碘化汞钾试液，即生成灰白色沉淀（检查生物碱）。

(3) 取本品粉末1 g，加乙醇10 ml，温浸30分钟，滤过，取滤液0.5 ml置25 ml量瓶中，加乙醇至刻度。在283 nm波长处有最大吸收。

(4) 薄层色谱：取本品粉末2 g，加甲醇20 ml，加热回流30分钟，趁热滤过，滤液蒸干，残渣加甲醇1 ml使溶解，作为供试品溶液。另取盐酸吗啡、磷酸可待因和盐酸罂粟碱对照品，加甲醇制成每1 ml各含1 mg的混合溶液，作为对照品溶液。吸取上述两种溶液各2～4 μl，分别点于同一用2%氢氧化钠溶液制备的硅胶G薄层板上，以甲苯-丙酮-乙醇-浓氨试液（20：20：3：1）为展开剂，展开，取出，晾干，置紫外光灯（365 nm）下检视。供试品色谱中，在与对照品色谱相应的位置上，显相同颜色的荧光斑点；再依次喷以稀碘化铋钾试液和亚硝酸钠乙醇试液，日光下检视。供试品色谱中，在与对照品色谱相应的位置上，显相同颜色的斑点。

品质标志 《中华人民共和国药典》2010年版规定：照高效液相色谱法规定，本品含吗啡（$C_{17}H_{19}O_3N$）应为0.06%～0.40%。

【成分】 果实含有生物碱成分：吗啡（morphine），那可汀（narcotine），那碎因（narceine），罂粟碱（papaverin），可待因（codeine），原阿片碱（protopine），异紫堇杷明碱（isocorypalmine），杷拉乌定碱（palaudine），多花罂粟碱（salutaridine），罂粟壳碱（narcotoline），半日花酚碱（laudanidine），右旋网叶番荔枝碱（reticuline）和景天庚酮糖（sedoheptulose），*D*-甘露庚酮糖（*D*-mannoheptulose），*D*-甘油基-*D*-甘露辛酮糖（*D*-glycero-*D*-mannooctulose），内消旋肌醇（mesoinositol），赤藓醇（erythritol），多糖。

【炮制】 罂粟壳 取炼蜜用适量开水稀释后，加入净罂粟壳丝或块，拌匀，稍闷，置锅内用文火加热，炒至不粘手为度，取出放凉。每罂粟壳丝或块100 kg，用炼蜜25 kg。

饮片性状 罂粟壳为丝条或不规则碎块，表面黄白色或淡棕色，平滑，略有光泽，有刀痕，内面有粒状突起小点或黄色隔膜，质轻脆。气微、味微苦。蜜罂粟壳形如罂粟壳丝块，表面微黄色，略有黏性，微苦，味甜。

贮干燥容器内，密闭，置阴凉干燥处，防蛀，防潮。

【药性】 酸、涩，微寒。归肺、肾、大肠经。

1.《宝庆本草折衷》："味涩，寒。"

2.《医学启源》："味酸、涩。"

3.《滇南本草》："味甘、涩，性寒。"

4.《医学入门》："酸、涩，温。"

5.《纲目》："酸、涩，微寒，无毒。"

6.《得宜本草》："入足少阴经。"

7.《本草从新》："酸、涩，平。"

8.《本草求真》："专入肺、大肠，兼入肾。"

【功用主治】 敛肺涩肠，固肾，止痛。主治久咳劳嗽，喘息，泄泻，痢疾，脱肛，遗精，白带，心腹及筋骨疼痛。

1. 张松："治泄泻肠鸣，下痢赤白。"（引自《宝庆本草折衷》）

2.《医学启源》："固收正气。"

3.《滇南本草》："收敛肺气，止咳嗽，止大肠下血，止日久泻痢赤白。"

4.《滇南本草图说》："止泻痢及脱肛，治遗精久咳，敛肺涩肠，止心腹筋骨诸痛。"

5.《本草从新》："固肾，治遗精多溺。"

6.《草药新纂》："止痛宁睡。"

7.《现代实用中药》："适用于慢性衰弱之下痢、肠出血、脱肛，贫血拘挛之腹痛、腰痛、妇女白带。又用于慢性久咳嗽、肺结核、咳血、喘息等症。"

【用法用量】 内服：煎汤，3～10 g；或入丸、散。止咳嗽，蜜炙用；止泻痢，醋炙用。

【宜忌】 泻痢咳嗽初起，或久痢积滞未消者慎服。有毒，不宜过量服，婴儿尤易中毒。中毒时可出现昏睡、大汗、面色苍白、口唇紫绀、瞳孔缩小、呼吸不规则等症状。易成瘾，不宜久服。

1.《滇南本草》："初起痢疾或咳嗽忌用。"

2.《冯氏锦囊》："若咳嗽尚有风寒或痰火未清，泻痢尚有积滞未尽，遗精由于湿热下流者而误用之，其病反甚。"

【选方】 1. 治劳喘嗽不已，自汗者 御米壳不拘多少，炒为末，每服二钱，入乌梅同煎水一盏温服；食后有汗，加小麦三十粒，同煎温服。（《宣明论方》小百劳散）

2. 治远年近日喘咳不已　御米壳(蜜炒)、人参、陈皮(去白)、甘草(炙)，各一两。为末，每服一钱，煎乌梅汤调下，临卧服。《宣明论方》安神散）

3. 治一切嗽　粟壳(去筋，蜜炒)一两，五味子半两，杏仁(炒)半两，胡桃肉半两。上为末，同蜜丸如弹子大，水一盏煎服。《普济方》金栗丸）

4. 治水泄不止　罂粟壳一枚(去蒂膜)，乌梅肉、大枣肉各十枚。水一盏，煎七分，温服。《经验方》）

5. 治久痢　罂粟壳(醋炙)。为末，蜜丸，弹子大，每服一丸，水一盏，姜三片，煎八分，温服。《纲目》）

6. 治小儿赤白痢，日夜百行不止　粟壳半两(醋炒，为末，再以铜器炒)，槟榔半两(炒赤，研末)。各收，每用等分，赤痢，蜜汤服；白痢，砂糖汤下。《全幼心鉴》神仙救苦散）

7. 治热痢便血无度　罂粟壳一两、陈皮半两。上为细末，每服三钱，水一盏，乌梅一个，煎至七分，温服。《普济方》粟壳散）

8. 治泻痢纯白者　罂粟壳四两(去梗，蜜水炒令黄色)，陈皮一两(去穰，焙)，干姜一两(炮)，甘草一两(炙)。上为细末，每服二大钱，水一盏半，煎至一盏，空心温服。《卫生家宝》姜粟散）

【各家论述】　1.《宝庆本草折衷》："凡暑月(体)壮之人，初服热痢，取此壳去顶蒂筋膜净尽，锉碎，或醋或蜜，随主姜汁煳状入药则得宜；倘秋后冷痢，及患痢日久，人已经乏嗽不止者，兼老羸幼弱者，不可调冒进食为本，一概执而不变，此物性既紧涩，必致胃脘碍闷，吐呕不食，立见痿顿。故《经验方》谓治痢之要，空心进四君子汤，或温脾胃之药为先，徐徐投此，辅以暖剂，斯无虞矣。"

2.《直指方》："粟壳治痢，人皆薄之，固也，然下痢日久，腹中无痛，当涩肠岂容不涩？于斯时也，有罂粟壳之剂，其何以为对治乎？但中间有药辅之耳。"

3.《丹溪心法》："治嗽多用粟壳，不必疑，但要去病根，此乃收后药也，治痢亦同。"

4.《纲目》李时珍："酸主收涩，故初病不可用之。泄泻下痢既久，则气散不固，而肠滑肛脱；咳嗽诸痢既久，则气散不收，而肺胀痛剧，故俱宜此涩之固之，收之敛之也。"

5.《本草经疏》："古方治嗽及泻痢、脱肛、遗精多用之，今人亦效尤辄用，殊为未妥。不知咳嗽惟肺虚无火或邪尽嗽者方可为此，敛其虚耗之气；若肺家火盛与夫风寒外邪未散者误用则咳愈增而难治。泻痢脱肛由于下久滑脱，肠虚不禁；遗精有于虚寒泄洩者，借其酸涩收敛之气以固遗脱；如肠胃积滞尚多、湿热方炽、命门火盛、湿热下流为遗精者，误用之则邪气无从而泄、或腹痛不可当、或攻入手足，骨节卒痛不能动、或遍身发肿、或呕吐不下食、或头面俱肿、或精窍闭塞，水道不通，变证百出而淹延不起矣，可不慎哉！"

罂粟嫩苗 yīng sù nèn miáo
5537　　　　　　　　　　　　　　《纲目》

【基原】　为罂粟科罂粟属植物罂粟的初生茎叶。

【原植物】　参见"罂粟"条。

【采收加工】　2～3月采摘。

【成分】　罂粟根芽的愈伤组织中含生物碱成分有：有去甲血根碱(norsanguinarine)、6-丙酮基-二氢血根碱(6-acetonyl-dihydrosanguinarine)、血根碱(sanguinarine)、二氢血根碱(dihydrosanguinarine)、氧化血根碱(oxysanguinarine)、原阿片碱(protopine)、隐品碱(cryptopine)。

【药性】　甘，平。归胃、大肠经。

【功用主治】　除热润燥，开胃厚肠。主治泻痢。

1.《纲目》："作蔬食，除热润燥，开胃厚肠。"

2.《食物考》："开胃厚肠，除沟痢泄。"

熏倒牛 xūn dǎo niú
5538　　　　　　　　　　　　《中国民族药志》

【异名】　狼尾巴蒿《陕甘宁青中草药选》。

【基原】　为牻牛儿苗科熏倒牛属植物熏倒牛的全草或果实。

【原植物】　熏倒牛 Biebersteinia heterostemon Maxim.

一年生草本，高30～150 cm。全株有棕褐色腺毛和白色短柔毛。茎直立，细圆柱状，红褐色。叶互生；基生叶和下部叶的叶柄长达10 cm，向茎上部叶柄渐短或无柄，具腺毛和短柔毛；叶长圆状倒披针形，长7～26 cm，宽4～16 cm，向基部渐变狭，三回羽状分裂，小裂片条状披针形，尖头，长约1 cm，宽1～2 mm，两面有稀疏微柔毛。圆锥花序顶生，长达40 cm；花小，黄色，多数；萼片卵形，短渐尖，长4～5 mm；花瓣淡黄色，倒卵形，略短于萼片，先端波状。蒴果不开裂，先端无喙，成熟时果瓣不向上反卷。种子近肾形。花期7～8月，果期8～9月。

生于海拔700～3 100 m的山坡、河边、田埂等处。分布于甘肃、青海、新疆等地。

【采收加工】　7～9月采收地上部分，晒干；果实8～9月成熟时采收，晒干。

【药材】　熏倒牛 Biebersteiniae Heterostemi Herba seu Fructus 产于青海、甘肃等地。

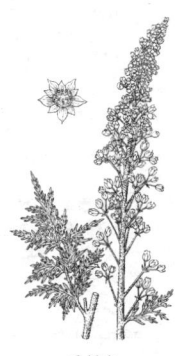
熏倒牛

性状　茎圆柱状，表皮黄棕色至棕褐色，密被棕黑色腺毛柔毛，质脆，横断面不整齐，髓白色或空心。叶多破碎，不完整的叶片羽状分裂，小裂片条状披针形，皱缩，两面被柔毛。花瓣5，淡黄色，与萼片等长或稍短。蒴果5，宿存，黑色，被腺毛和柔毛。味苦，气浓臭。

鉴别　根横切面：木栓层细胞3～4列，内含棕色物质。皮层组织稍宽，细胞切向延长。中柱鞘纤维成束散生，细胞壁木化增厚。韧皮部较宽。形成层不明显。木质部宽广，导管多成径向排列。木纤维分布广，胞壁木化增厚。射线多单列，胞壁木化增厚。中央初生木质部导管导向排列，薄壁细胞木化增厚。

茎横切面：表皮细胞1列，长方形，壁厚化，外被腺毛和非腺毛。下皮细胞1列，类似表皮。皮层窄，最内1层细胞增大，壁厚化。维管束排列成1环。维管束帽宽，纤维细胞木化增厚，胞腔狭小。束间薄壁细胞增大，细胞壁木化增厚。韧皮部较宽。形成层不明显，木质部中导管多边形，径向排列。木薄壁细胞小。髓大，多成空腔。

粉末特征：浅黄色。腺毛褐黄色，具多列细胞的柄和多细胞球形的头，长500～800 μm，头直径200～300 μm。非腺毛单细胞，基部多弯曲，壁薄，长400～600 μm，直径20～35 μm。纤维众多，多碎断，成束或单个存在，径9～46 μm，端壁钝圆或稍尖，壁厚，可见少数斜纹孔。导管众多，具螺纹、梯纹、网纹和具缘纹孔，径8～16 μm；以网纹和孔纹导管为多，薄壁细胞较多，形状和大小不一，胞壁薄或木化增厚，具单纹孔。

【成分】　全草含β-谷甾醇(β-sitosterol)、胡萝卜苷(daucosterol)、伞形花内酯(umbelliferone)、5, 7, 3'-三羟基-8, 4', 5'-三甲氧基黄酮(5, 7, 3'-trihydroxy-8, 4', 5'-trimethoxyflavone)、木犀草素-7-葡萄糖苷(glucoluteolin)、槲皮素-7-葡萄糖苷(quercimeritrin)、N-3-甲基-2丁烯基脲(N-3-methyl-2-butenylurea)。

【药理】　1. 解热、镇痛、镇静作用　熏倒牛(狼尾巴蒿)流浸膏口服或注射液肌注给予家兔，降低三联疫苗引起的发热。浸膏口服或注射液皮下注射减少小鼠醋酸所致扭体反应次数；浸膏热水尾反应潜伏期；减少小鼠自主活动次数；延长戊巴比妥钠睡眠时间。

2. 其他作用　浸膏使豚鼠鼠回肠、家兔回肠及十二指肠自动收缩减弱，且能对抗乙酰胆碱、磷酸组胺、氯化钡引起的肠肌收缩。浸膏体外对金黄色葡萄球菌、枯草杆菌、乙型溶血性链球菌等有抑制作用。

毒性 小鼠口服流浸膏的 LD_{50} 为 54.7 ± 5.9 g(生药)/kg；小鼠皮下注射，注射液的 LD_{50} 为 25.2 ± 3.2 g/kg，腹腔注射的 LD_{50} 为 18.7 ± 1.7 g/kg。

【药性】 辛，凉。

1.《陕甘宁青中草药选》："味辛，性凉。"

2.《青海常用中草药手册》："咸寒。"

【功用主治】 清热镇痉，行气止痛。主治温热病发热，感冒发热，小儿高热惊风，腹胀腹痛，痔疮。

1.《晶珠本草》："治皮肤病、瘊子。"

2.《甘肃中草药手册》："清热解毒。"

3.《中国民族药志》："治热性病，感冒发热，小儿高烧惊厥，抽搐。"

【用法用量】 内服：煎汤，2～6 g；或研末。外用：熬膏涂。

【选方】 1. 治小儿高热惊厥 狼尾巴蒿果 3～10 枚，与茯苓 3 g 煎水，加红糖少许，取上清液，加烧红灶心土适量服。《陕甘宁青中草药选》

2. 预防感冒 狼尾巴蒿果 10 枚，贯众 9 g。水煎服。

3. 治腹胀腹痛 狼尾巴蒿果 5 枚，当茶饮。(2、3 方出自《陕甘宁青中草药选》)

4. 治痔疮 熏倒牛全草适量，熬膏外涂患处。《甘肃中草药手册》

5539 箬叶 (ruò yè) 《纲目》

【异名】 辽叶《纲目》，茶箬箬叶《百一选方》。

【基原】 为禾本科箬竹属植物箬竹和阔叶箬竹的叶。

【原植物】 1. 箬竹 *Indocalamus tessellatus* (Munro) Keng f. 又名：篃竹《齐民要术》。

植株呈灌木状。竿高 0.5～2 m，直径 4～7.5 mm；节间长约 25 cm，圆筒形，在分枝一侧的基部微扁，多为绿色，节较平坦，竿环较箨环略隆起，节下方有present后色贴竿的毛环。箨鞘长于节间，上部宽松抱竿，无毛，下部紧密抱竿，密被紫褐色伏贴疣基小刺毛，具纵肋；箨耳无、箨舌厚膜质，截形，高 1～2 mm。背部有伏贴微毛，箨片大小多变化；易落。小枝具 2～4 叶；叶鞘紧密抱竿，有纵肋，背面无毛，或被微毛，无叶耳；叶舌高 1～2 mm，截形，叶片在成长植株上稍下弯，宽披针形或长圆状披针形，长 20～46 cm，宽 4～10.8 cm，先端长尖，基部楔形，下表面灰绿色，密被贴伏短柔毛；中脉两侧或仅一侧生有一条毡毛，次脉 8～16 对；小横脉明显，形成方格状，叶缘生有微细锯齿。圆锥花序长 10～14 cm，花序主轴和分枝均被棕色短柔毛；小穗绿色带紫，长 2.3～2.5 cm，几呈圆柱形，含 5～6 朵小花。笋期 4～5 月，花期 6～7 月。

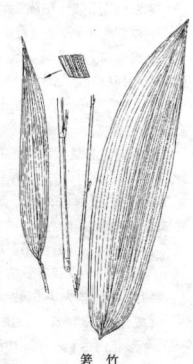

箬竹

生于海拔 300～1 400 m 的山坡路旁。分布于浙江天目山、衢县及湖南零陵阳明山等地。

本植物的叶基部(箬蒂)亦供药用，另设专条。

2. 阔叶箬竹 *I. latifolius* (Keng) McClure [*Arundinaria latifolia* Keng] 又名：寮竹《种子植物名称》。

灌木状竹类。竿高可达 2 m，直径 0.5～1.5 cm；节间长 5～

22 cm，微有毛，尤以节下方为甚；竿箨宿存，质坚硬，背部常有粗糙的棕色小刺毛，边缘内卷，且有纤毛；箨舌截平，鞘口顶端有长 1～3 mm 流苏状缝毛；小枝顶具 1～3 叶；叶片长 10～40 cm，宽 1.5～8 cm；花序上叶片较小，表面无毛，翠绿色，近叶缘处有小刺毛，背面灰白色，略生微毛，小横脉明显，边缘粗糙或一边平滑。圆锥花序基部常为叶鞘包裹，长 6～23 cm，花序分枝与主轴均密生微毛，小穗紫色或暗绿色，有 5～9 小花。笋期 4～5 月，花、果期 1～8 月。

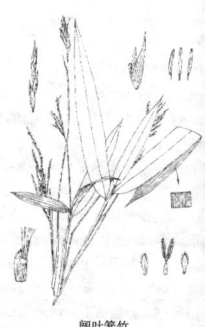

阔叶箬竹

生于林下或山坡。分布于华东及湖北、湖南、广东、四川等地。

【采收加工】 5～11 月采收，晒干。

【药理】 1. 保肝作用 从箬竹中提取的多糖成分腹腔注射降低四氯化碳所致小鼠肝脏线粒体和微粒体丙二醛含量的升高，降低肝自由基含量，增强肝脏超氧化物歧化酶活力，降低膜微黏度，但对小鼠血清丙氨酸氨基转移酶(ALT)活性无明显影响。

2. 抗氧化作用 箬叶提取液经口连续给予抑制多糖引起的大鼠血清过氧化脂质含量的增高。箬叶多糖 F-a 对 Cu^{2+} 诱导的低密度脂蛋白氧化修饰有保护作用，抑制脂质过氧化产物的生成。

3. 抗艾滋病作用 箬叶多糖灌胃对以鼠白血病病毒感染 $C_{57}BL/6J$ 小鼠的方法建立的艾滋病模型对以鼠白血病病毒感染有抑制小鼠肿脾肿大，增高血清 IgG 的作用。多糖经硫酸酯化、硒酸酯化等化学修饰后，抗艾滋病活性有不同程度的提高。

【药性】 甘，寒。归肺、肝经。

1.《纲目》："甘，寒，无毒。"

2.《得配本草》："入手太阴，兼入足厥阴经。"

3.《药性切用》："甘，温。"

【功用主治】 清热止血，解毒消肿。主治吐血、衄血、便血，崩漏，小便不利，喉痹，痈肿。

1.《纲目》："治男女吐血、衄血、呕血、咯血、下血。并烧灰性，温汤服一钱匕。又通小便，利肺气，喉痹，消痈肿。"

2.《得配本草》："清肺气，利小便，止诸血。治肠风下血，男、妇转胞，月水不止，肺热鼻衄，小腹气痛，尿白如注，兼治痘疮倒靥。"

3.《药性考》："去热清火，可洗腹疾。"

4.《全国中草药汇编》："清热解毒，止血。主治喉痹，失音，妇女血崩。"

【用法用量】 内服：煎汤，9～15 g；或炒存性入散剂。外用：炒炭存性，研末吹喉。

【选方】 1. 治肺痈痈衄 白面、箬叶灰各三钱。上二味，研令匀，分为二服，食后并华水调下。(玉尘散)

2. 治虚劳吐血不止 箬叶(烧灰研)一两，麝香一钱(研)。上二味研匀，每服一钱匕，煎阿胶、人参汤调下，食后临卧服。(箬叶散)

3. 治经血不止 蚕纸不计多少烧灰，箬叶茶笼内者烧灰。上二味，等分研匀，每服二钱匕，温酒调下。(二灰散)(2、3 方出自《圣济总录》)

4. 治咽喉闭痛 辽叶、灯心草烧等分，吹之。《濒湖集简方》

5. 治小便先涩后不通 干箬叶(烧灰)、滑石半两。上为细

末，每服二钱许，米饮调下，空服。《指南方》箬叶散）

6. 治汤火伤　箬叶烧存性，灰敷之。《百一选方》）

【临床报道】　治疗鹅口疮　米粽烧 100 g，用早稻秆灰汤浸煮后烧成灰，和甘草 10 g，冰片 2 g，共研细末。用时吹或涂于口腔内，每日 5～6 次。治疗婴幼儿鹅口疮 78 例，结果 1～3 日后鹅口疮全部消失，平均用药 2.1 日，其中 12 例隔几几日复发，再次用药，又获痊愈。一般对新生儿和婴儿可不用内服药；幼儿伴口臭、便秘者用凉膈散加减，伴慢性消化不良用七味白术散加减。

5540 箬蒂 ruò dì《本经逢原》

【基原】　为禾本科箬竹属植物箬竹的叶基部。

【原植物】　参见"箬叶"条。

【采收加工】　5～11 月采收，晒干。

【药性】　甘、微苦。

【功用主治】　《本经逢原》："煎汤治胃热呃逆，其性较柿蒂稍平。取灰以香油调涂烫火伤。"

【用法用量】　内服：煎汤，9～15 g。外用：煅存性研末调涂。

5541 算盘子 suàn pán zǐ《植物名实图考》

【异名】　黎击子《万氏秘传外科心法》）、野南瓜、柿子椒《植物名实图考》）、算盘珠、八瓣橘、馒头果、水金瓜、红楠椆子《福建民间草药》）、地金瓜《广西中兽医药用植物》）、血木瓜《民间常用草药汇编》）、野北瓜子、磨盘树子《江西民间草药》）、山金瓜、山油柑《闽南民间草药》）、臭山橘、山橘子《泉州本草》）、山馒头、狮子滚球《岭南草药志》）、雷打柿、万豆子、寿脾子、牛蒡、八楞橘《闽东本草》）、八楞楂、百眼桔《天目山药用植物志》）、野蒲桃《江西民间草药验方》）、金骨风（广州部队《常用中草药手册》）、野毛楂、百荚橘《浙江民间常用草药》）、百荚结《浙江药用植物志》）。

【基原】　为大戟科算盘子属植物算盘子的果实。

【原植物】　算盘子 *Glochidion puberum* (L.) Hutch. [*Agyneia pubera* L.] 又名：橘树草、蝉子树、西瓜树、果合草、血泡木。

直立多枝灌木，高 1～3 m。小枝灰褐色，密被锈色或黄褐色短柔毛。叶互生；叶柄长 1～3 mm，被柔毛；托叶三角形至狭三角形；叶片长圆形至长圆状卵形或披针形，长 3～9 cm，宽 1.2～3.5 cm，先端钝至急尖，常具小尖头，基部楔形至钝形，上面仅中脉被疏短柔毛或几无毛，下面粉绿色，密被短柔毛。花单性同株或异株，花小，2～5 朵簇生于叶腋；无花瓣；萼片 6，2 轮；雄花花梗细长 1～8 mm，通常被柔毛，萼片较厚，长圆形至狭长圆形或长圆状倒卵形，外被疏短柔毛，雄蕊 3 枚，合生成柱状，无退化子房；雌花花梗长 1～3 mm，密被柔毛，花萼与雄花的近同形，但稍短而厚，两面均被毛；子房被短柔毛，8～10 室，花柱合生成环状，长宽与子房几相等，先端不扩大，与子房

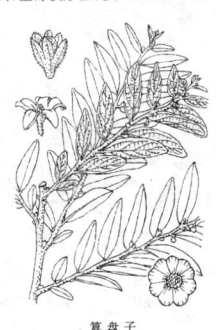

算盘子

径 8～15 mm，常具 8～10 条明显纵沟，先端具环状稍伸长的宿存花柱，密被短柔毛，成熟时带红色，种子近卵形，具三棱，长约 4 mm，红褐色。花期 6～10 月，果期 8～12 月。

生于山坡灌木丛中。分布于长江流域以南各地。

本植物的叶（算盘子叶）、根（算盘子根）亦供药用，另设专条。

【采收加工】　9～12 月果实采收，晒干。

【药材】　算盘子 *Glochidionis Puberi Fructus*　主产于陕西、甘

肃、江苏、安徽、江西、福建、台湾、河南、湖南、广西、广东、四川、贵州等地。

性状　蒴果扁球形，形如算盘珠，常具 8～10 条纵沟。红色或红棕色，被短绒毛，先端具环状稍伸长的宿存花柱。内有数颗种子，种子近卵形，具纵棱。表面红褐色。气微，味苦、涩。

【成分】　种子含脂肪油 25.30%。脂肪酸组成：棕榈酸（palmitic acid）、硬脂酸（stearic acid）、油酸（oleic acid）、亚油酸（linoleic acid）、亚麻酸（linolenic acid）。

【药性】　苦，凉。小毒。

1.《分类草药性》："性凉。"

2.《四川中药志》1960 年版："性凉，味苦，有小毒。"

3.《甘肃中草药手册》："涩、微苦，凉。"

4.《四川常用中草药》："性微温，味苦，有小毒。"

5.《湖北中草药》："甘、凉，涩。"

【功用主治】　清热除湿，解毒利咽，行气活血。主治痢疾、泄泻、黄疸、疟疾、淋浊、带下、咽喉肿痛、牙痛、疝痛、产后腹痛。

1.《分类草药性》："清火，消虚气。治牙痛，淋浊，膀胱疝气。"

2.《江西民间草药》："（治）疟疾。"

3.《安徽中草药》："除湿止痛，清热解毒，活血散瘀。主治睾丸炎，痔疮肿痛，赤白带下，产后腹痛。"

4.《湖北中草药志》："解毒散结。用于肠炎，扁桃体炎，口腔炎，尿道炎，瘰疬，蛇虫咬伤。"

【用法用量】　内服：煎汤，9～15 g。

【选方】　1. 治牙痛　算盘子 60 g，大米（炒焦黄）30～60 g。水煎服。《甘肃中草药手册》）

2. 治疟疾　野南瓜 30 g。酒、水各半煎，在疟疾发作前 2～3 小时服。《江西民间草药》）

3. 治尿道炎，小便不利　野南瓜果实 15～30 g。水煎服。《湖北中药志》）

4. 治赤白带下，产后腹痛　算盘子、红糖各 60 g。煎服。《安徽中草药》）

5. 治睾丸炎　鲜野南瓜 90 g，鸡蛋 2 个。先将药煮成汁，再以药汁煮鸡蛋，每日 2 次，连服 2 日。《江西草药手册》）

6. 治痔漏　黎击子（即算盘子）十颗，桑白皮一股。煎水蒸洗，不过三四次而愈矣。《万氏秘传外科心法》）

【临床报道】　治疗痢疾　用算盘子的成熟果实，晒干研成细末，压制成片，每片 0.5 g，每次口服 4 g，每日 3 次，3 日为 1 个疗程。治疗急性细菌性痢疾 129 例，治疗结果：痊愈 124 例，占96.1%。治愈病例于停止治疗 2 个月至 2 年，随机抽访 25 例均未复发。

5542 算盘子叶 suàn pán zǐ yè《外科便读》《江西民间草药》

【异名】　野南瓜叶（江西《草药手册》）。

【基原】　为大戟科算盘子属植物算盘子的叶。

【原植物】　参见"算盘子"条。

【采收加工】　7～9 月采收，鲜用或晒干。

【药材】　算盘子叶 *Glochidionis Puberi Folium*　主产于陕西、甘肃、安徽、江西、福建、台湾、河南、湖南、广西、广东、四川、贵州等地。

性状　具短柄，叶片长圆形、长圆状卵形或披针形，长 3～8 cm，宽 1～2.5 cm，先端尖或钝，基部宽楔形，全缘，上面仅脉上披疏短柔毛或几无毛，下面粉绿色，密被短柔毛，叶片较厚，纸质或革质。气微，味苦涩。

【成分】　叶含三萜类成分：无羁萜（friedelin），无羁萜烷-3β-醇（friedelan-3β-ol），羽扇豆醇（lupeol），3,3-二酮〔lup-20(29)-ene-1, 3-dione〕和 β-谷甾醇（β-sitosterol）。茎含无羁萜，无羁萜烷-3β-醇，20(29)-羽扇豆烯-1, 3-二酮，羽扇豆烯酮（lupenone)，算盘子酮（glochidone），20(29)-羽扇豆烯-1β，3α-二醇-3-乙酸酯〔lup-20(29)-en-1β-ol-3α-yl acetate〕，20(29)-羽扇豆烯-3α，1β-二醇-1-乙酸酯〔lup-20(29)-en-3α-ol-1β-yl acetate〕，算盘子酮醇（glochidonol），算盘子二醇（glochidiol），20(29)-羽扇豆烯-1β，3β-二醇〔lup-20(29)-ene-1β，3β-diol〕，谷甾醇（sitosterol）。

【药理】 抗溃疡性结肠炎作用 算盘子地上部分提取物灌胃，降低乙酸性溃疡性结肠炎模型大鼠的巨噬细胞中的肿瘤坏死因子和白介素-6水平。

【药性】 苦、涩、凉。小毒。归大肠、肝、肺经。

1.《岭南草药志》："味微涩，性凉。"

2.《广西中药志》："苦、涩，性凉，有小毒。入大肠经。"

3.《天目山药用植物志》："性平，味微苦。"

【功用主治】 清热利湿，解毒消肿。主治湿热泻痢，黄疸、淋浊、带下，发热，咽喉肿痛，痈疮疔肿，漆疮，湿疹，虫蛇咬伤。

1.《岭南草药志》："清利湿热，舒筋活络，消肿拔毒。"

2.《广西中药志》："利湿，破血，解漆毒，蛇毒。治漆疮，赤白痢疾，跌打损伤，蛇咬伤。"

3.《广东中药》："(全草)消滞，化湿，清热，舒筋活络。主治痢疾，感冒，流感过度体力损伤，蛇虫咬伤。"

4.《天目山药用植物志》："散瘀活血，涩肠益气。治跌打损伤，咽喉肿痛，疟痢及睾丸偏坠。"

5.《浙江民间常用草药》："抗菌消炎。主治肿疖，乳腺炎。"

【用法用量】 内服：煎汤，6～9 g，鲜品 30～60 g；或焙干研末；或绞汁。外用：煎水熏洗；或捣烂敷。

【宜忌】 孕妇禁服。

【选方】 1. 治泄泻，痢疾 鲜野南瓜叶 90 g。加水约 500 g，煎成 150 g 左右，分 2～3次服。《江西《草药手册》

2. 治急性胃肠炎，消化不良 算盘子叶、桃金娘叶各等量。研粉，每服 1 g，每日 3 次。《全国中草药汇编》

3. 治黄疸 算盘子叶 60 g，炒大米 30～60 g。水煎，不拘时服。《江西民间草药验方》

4. 治白浊，白带 (算盘子)茎叶酌量。内服外洗。《岭南草药志》

5. 治咽喉肿痛 鲜(算盘子)叶每次 30～60 g，煎汤调蜜频咽服。《泉州本草》

6. 治疖肿，乳腺炎 (算盘子)鲜叶捣烂外敷。同时用根 30～60 g，水煎服。《浙江民间常用草药》

7. 治漆过敏 算盘子鲜叶、梧桐叶、桃仁各酌量。水煎熏洗。《福建药物志》

8. 治女阴瘙痒 (算盘子)叶煎汤洗患处。《泉州本草》

9. 治蜈蚣咬伤 (野南瓜)鲜叶放口中嚼烂敷患处。《江西草药手册》

10. 治青蛇咬伤 (野南瓜)枝端嫩叶，口中嚼烂敷咬处。《江西民间草药》

【临床报道】 治疗肠炎 取算盘子树根 500 g，加水 1 000 ml，煎 2 小时左右，使成 500 ml，冷却过滤加防腐剂备用。每次口服 50～100 ml，每日 3 次。若无并发症一律不用其他药物。治疗急性肠炎、慢性肠炎、单纯性腹泻共 100 例，结果痊愈 88 例，进步 4 例，无效 1 例，中止治疗 7 例。治愈率为 88%。

5543 算盘子根 suàn pán zǐ gēn
《植物名实图考》

【基原】 为大戟科算盘子属植物算盘子的根。

【原植物】 参见"算盘子"条。

【采收加工】 秋冬季采挖，鲜用或晒干。

【成分】 根含鞣质。

【药理】 抑菌作用 算盘子根水煎剂对金黄色葡萄球菌、宋氏痢疾杆菌有抑制作用。

【炮制】 取原药材，除去杂质，洗净，润透，切厚片，干燥。

饮片性状 为不规则的厚片，表面浅棕色，周边灰棕色，粗糙，易剥落。质硬。气微，味苦。

【药性】 苦，凉。小毒。归大肠、肝、肺经。

1.《草木便方》："温。"

2.《四川中药志》1960年版："性凉，味苦，有小毒。"

3.《岭南草药志》："味微涩，性凉。"

4.《湖南药物志》："苦、温，无毒。一说咸、平。"

5.《广东中药》："微甘、涩，性凉。"

【功用主治】 清热利湿，行气活血，解毒消肿。主治感冒发热，咽喉肿痛，咳嗽，牙痛，湿热泻痢，黄疸，淋浊，带下，风湿痹痛，腰痛，疝气，痛经，闭经，跌打损伤，痈肿，瘰疬，蛇虫咬伤。

1.《植物名实图考》："茎及根治痢证，煎水和白糖服之，亦能利湿破血。"

2.《草木便方》："清肺热，利咽喉，消积，解毒，散疡核。治牙痛，腰痛，头风。"

3.《四川中药志》1960年版："治气痛，疝气。"

4.《岭南草药志》："清利湿热，舒筋活络，消肿拔毒。"

5.《湖南药物志》："行血活血，散寒解毒，破瘀止痛。主治头颈痛，淋症，咽喉痛，胸胀，胸胀。"

6.《贵州民间药物》："补虚损和调经。治虚弱无力，酒后下痢（日久不愈者），月经停闭，久咳不止，痢疾。"

7.《天目山药用植物志》："散瘀活血，涩肠益气。治跌打损伤，咽喉肿痛，疟痢及睾丸偏坠。"

8. 广州部队《常用中草药手册》："清热，消肿，止泻。主治感冒发热，咳嗽，食滞腹痛，腹泻，湿热腰痛。"

【用法用量】 内服：煎汤，15～30 g。外用：煎水熏洗。

【宜忌】《民间常用草药汇编》："孕妇忌服。"

【选方】 1. 治感冒及色感伤寒 算盘子根 30 g，生姜 1.5 g，食盐 1.5 g。煎水服。《岭南草药志》

2. 治久咳不止 算盘子根 250 g。炖猪蹄吃，早晚各 1 次。《贵州民间药物》

3. 治牙痛 (野南瓜)鲜根(去粗皮，取根皮)250 g，猪肉 250 g。同煮服。《江西草药手册》

4. 治休息痢 山馒头树根 120 g。以水 1 大碗，煎取 1 茶杯，空腹服。《岭南草药志》

5. 治传染性肝炎 算盘子根、柘树根各 30 g，黄花远志根 15 g。水煎服。《福建药物志》

6. 治小便短赤 算盘子鲜根 90 g，加车前子 9～12 g，水煎，冲烧酒服。《天目山药用植物志》

7. 治疟疾 (野南瓜)根 60 g，青蒿 30 g。水煎，于发疟前 2 小时服。《江西草药手册》

8. 治四肢关节疼痛 鲜算盘子根、茎 24～30 g。洗净切碎，水煎或和猪瘦肉炖服。《闽南民间草药》

9. 治白带过多 算盘子根 30～60 g。水煎服。《浙江民间常用草药》

10. 治疝气肿痛 (野南瓜)根 60 g，荔枝 5 枚，精肉 120 g。水炖，取汤及肉，2次分服，每日 1 剂。《江西草药手册》

11. 治月经停闭 (算盘子)根 30 g。蒸烧酒服。《贵州民间药物》

12. 治跌打损伤 算盘子根 30～60 g。加黄酒适量，水煎服。同时用鲜叶捣烂外敷。《浙江民间常用草药》

13. 治青蛇咬伤 (算盘子)根 90 g，一枝黄花根、朱砂根各 24 g，白茅根 15 g，水煎服；另取算盘子鲜叶捣烂外敷。《浙江药用植物志》

14. 治血崩 (算盘子)根(炒黑)9～15 g，地稔根(炒)15 g。黄酒适量炖服。《浙南本草新编》

管仲 guǎn zhòng
《滇南本草》

【异名】 番白叶《滇南本草》，翻白地榆、地管子、马屎根《滇南本草》整理本），翻白叶《红河中草药》，红地榆、翻转白《西昌中草药》，银毛委陵菜、白地榆、地槟榔、翻白草《全国中草药汇编》）。

【基原】 为蔷薇科委陵菜属植物西南委陵菜的根或带根全草。

【原植物】 西南委陵菜 *Potentilla fulgens* Wall. ex Hook.

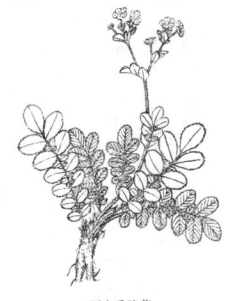

西南委陵菜

多年生草本，高 10～60 cm。根粗壮，圆柱形。花茎及叶柄密被开展长柔毛及短柔毛。基生叶为间断羽状复叶，有小叶 6～13（～15）对，连叶柄长6～30 cm，小叶片无柄或顶生小叶片有柄，托叶膜质，褐色，外被长柔毛；小叶片倒卵形或倒卵状椭圆形，间有大型宽长的附片，长1～6.5 cm，宽 0.5～3.5 cm，先端圆钝，基部楔形或宽楔形，边缘有多数尖锐锯齿，上面伏生疏柔毛，下面密被白色绢毛及绒毛；茎生叶与基生叶相似，惟向上部小叶片对数逐渐减少，托叶草质，上面密被长柔毛，下面被白色绢毛，边缘有锐锯齿。花两性；伞房状聚伞花序顶生；萼片5，三角状卵圆形，先端急尖，被长柔毛，副萼片5，椭圆形，先端急尖，全缘，外面密生白色绢毛；花直径1.2～1.5 cm；花瓣5，先端圆钝，黄色；花柱近基生，呈棱形。瘦果光滑。花、果期6～10月。

生于海拔 1 100～3 600 m 的山坡草地、灌木丛、林缘或林中。

分布于西南及湖北、广西等地。

【采收加工】 7～9月采挖带根的全草，晒干或鲜用。

【药材】 管仲 *Potentillae fulgentis Radix et Herba* 主产于云南、贵州、四川等地。

状状 根圆柱形，略扭曲状弯曲，根头部膨大，并密生灰白色茸毛。表面红褐色，具明显纵皱纹，顶端时有环纹，并有圆柱状根茎和根茎残基。质坚而稍脆，折断面平整，略粉质，横断面形成层环明显，皮部淡黄色，木部棕黄色或带粉红色，显著放射状排列。气微、味微涩涩。

鉴别 根横切面：木栓细胞数列，排列紧密。皮层窄小。韧皮部较窄，韧皮纤维大多单个散在，壁厚，多木化。形成层成环。木质部占根的大部分。薄壁细胞中充满淀粉粒，草酸钙簇晶广布于落皮层及薄壁细胞中。

【药理】 1. 抗菌作用 管仲（西南委陵菜）的全草、根、叶的水煎剂体外对大肠杆菌、志贺氏痢疾杆菌、金黄色葡萄球菌均有抑制作用。

2. 其他作用 管仲根甲醇粗提取物给予正常小鼠和四氧嘧啶性糖尿病小鼠均能降低血糖水平，并提高糖耐量。其对糖尿病小鼠的降糖作用更持久而显著。给予管仲根水提取物对小鼠腹水型 Dalton 淋巴瘤有抗肿瘤作用。

【药性】 苦、涩、寒。归肝、肺、大肠经。

1.《滇南本草》："味苦、涩，性寒。"

2.《贵州民间药物》："性凉，味涩。"

3.《四川常用中草药》："性微温，味涩、微辛。"

【功能主治】 清热解毒，涩肠止泻，凉血止血。主治赤白下痢，肠炎腹泻，肠风下血，肺痨咯血，吐血、衄血，崩漏带下，外伤出血，疔疮，烧烫伤。

1.《滇南本草》："治血崩，白带，大肠下血，面寒疼。"

2.《贵州民间药物》："治痢疾、疔疮、风湿。"

3.《云南中草药》："凉血止血，止泻。主治消化道出血，鼻衄，腹泻，消化不良，外伤出血，烫伤。"

4.《四川常用中草药》："收敛止痛。治久泻肛门坠胀痛。"

5.《全国中草药汇编》："主治肺结核咯血，上呼吸道出血，肠炎。"

6. 南药《中草药学》："主治贫血。"

【用法用量】 内服：煎汤，15～30 g；研末，1～1.5 g；或浸酒。外用：捣敷；或研末撒。

【选方】 1. 治痢疾 鲜翻背白草 30 g。水煎。将适量红糖，放于锅中，酒 60 g，烧过，再兑入已煎好的药水，然后服用。《贵州民间药物》）

2. 治阿米巴痢疾、菌痢 翻白叶 6 g，地蜂子 6 g。煎服。

3. 治消化道出血 翻白叶 60 g，加水1 200 ml。煎至 300 ml。每次服 100 ml，每日 3 次。（2、3 方出自《红河中草药》）

4. 治疔疮 鲜翻背白草，捣烂敷患处，留头，干则换之。

5. 治风湿痛 翻背白草根 90 g，泡酒服。（4、5 方出自《贵州民间药物》）

鼻烟 bí yān
《纲目拾遗》

【基原】 为茄科植物烟草的叶和其他药材后制成的粉末。

【功能主治】《纲目拾遗》："通关窍，治惊风，明目，定头痛，辟疫。""能风发汗。"

【用量用法】 外用：嗨鼻。

鼻血草 bí xuè cǎo
《四川常用中草药》

【异名】 土荆芥《植物名实图考》，红活美《四川常用中草药》，小薄荷《新华本草纲要》。

【基原】 为唇形科蜜蜂花属植物滇荆芥的全草。

【原植物】 滇荆芥 *Melissa axillaris* (Benth.) Bakh. f. 又名：蜜蜂花《中国高等植物图鉴》。

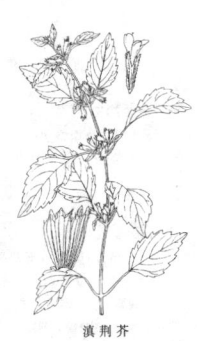

滇荆芥

多年生草本，高 0.6～1 m，被短柔毛。具地下茎。茎四棱形，具分枝。叶对生，叶柄长 2～25 mm，密被短柔毛；叶片卵形，长 1.2～6 cm，宽 9～30 mm，先端急尖或短渐尖，基部圆形、钝或近心形，边缘具锯齿状圆齿，上面疏被短柔毛，下面幕近中脉两侧带紫色或全部紫色，近无毛或仅沿脉被短柔毛。轮伞花序少花或多花，腋生；苞片小，具缘毛；花萼钟形，长 6～8 mm，外面被具节长柔毛，上唇 3 齿，下唇 2 齿，齿披针形；花冠白色或淡红色，长约 1 cm，外被短柔毛，上唇先端微缺，下唇 3 裂；雄蕊 4，前对较长，内藏；子房 4 裂，花柱略长于雄蕊，柱头 2 裂；花盘 4 裂。小坚果卵圆形。花期6～11月，果期 7～11月。

生于海拔 600～2 800 m 的山地、山坡、谷地或路旁。分布于江西、湖北、湖南、广东、广西、四川、贵州、云南、西藏、陕西及台湾等地。

【采收加工】 7～9月采收全草，晒干或鲜用。

【药性】 苦、涩、平。

1.《四川常用中草药》："性微温，味涩、苦。"

2.《全国中草药汇编》："苦、涩、平。"

3.《四川中药志》1982年版："辛、苦、涩、凉。"

【功能主治】 凉血止血，清热解毒。主治吐血，鼻衄，崩漏，带下,麻风,皮肤瘙痒,疥疮,蛇虫咬伤,口臭。

1.《四川常用中草药》:"清热解毒。治风湿麻木,大麻风,吐血,鼻出血,皮肤瘙痒,疮症,癫症,崩带。"

2.《四川中药志》1982年版:"清热止血,止痒。用于血热鼻衄,吐血,皮肤疮疥,蛇咬伤。"

【用法用量】 内服:煎汤,30~60 g。外用:鲜品捣敷;或煎水洗;或捣绒塞鼻。

【选方】 1. 治鼻衄,吐血 鼻血草15 g,刺黄柏15 g,白茅根15 g,土茯苓15 g。水酒服。或鲜用鼻血草叶,捣绒塞鼻。

2. 治皮肤疮疥 鼻血草1剂。煎水洗患处。

3. 治蛇咬伤 鼻血草、马牙半枝莲、半边莲各等分。捣绒敷患处。(1~3方出自《四川中药志》1982年版)

5547 鼻血雷 bí xuě léi 《中草药土方土法》

【异名】 南木香、红叶青木香《湖南药物志》,避蛇参、九月生、白朱砂莲《贵州中草药名录》,万丈龙、一点血《广西民族药简编》,一吊血、天然草《中国民族药志》。

【原植物】 为马兜铃科马兜铃属植物管花马兜铃的根或全草。

管花马兜铃 Aristolochia tubiflora Dunn

多年生攀缘草本。茎无毛。叶互生;叶柄长2~5 cm;叶片卵状心形,长5~11 cm,先端渐尖,歪斜,基部心形,上面暗绿色,下面灰绿色,被短柔毛。花腋生,花梗长约1 cm;花被喇叭状,长约3~4 cm,基部膨大呈球状,上端逐渐扩大成偏向一面的侧片,侧片先端截平或微缺;雄蕊6。蒴果矩圆形,具6棱,6瓣裂开。花期6~8月,果期9~11月。

生于林下阴湿处。分布于浙江、福建、江西、河南、湖北、湖南、广东、广西、四川、贵州等地。

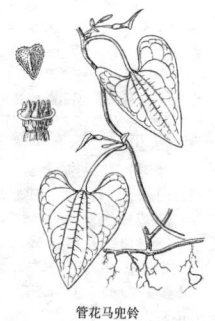

管花马兜铃

【采收加工】 冬季挖掘,切段,晒干或鲜用。

【药材】 鼻血雷 Aristolochiae Tubiflorae Radix seu Herba 产于河南、湖北、湖南、四川、贵州、广西、广东、江西、浙江、福建等地。

性状 根类圆柱形,常弯曲,直径1~5 mm,有须根。表面灰色或灰棕色,弯曲处皮部常半裂或环裂裸露出木部。质硬脆,易折断,断面不整齐,横切面皮部灰白色,木部淡黄色。气香,味苦。

鉴别 (1)根横切面:表皮细胞1列,壁稍厚,木栓化。皮层20余列细胞;石细胞单个或数个成群散在,孔沟、纹孔及层纹均明显;内皮层细胞凯氏点明显。韧皮部较窄;形成层不明显。木质部从中心放射出4~6束,导管大型,常单个散在,壁木化。本品薄壁细胞含大量的淀粉粒,亦可见少量的草酸钙方晶。

粉末特征:灰黄色。淀粉粒众多,类圆形或椭圆形,多单粒,复粒由2~3粒组成,较少,脐点呈空裂状。石细胞类方形、长椭圆形或类圆形,直径18~40 μm,长46~156 μm,层纹隐约可见,纹孔及孔沟明显,木化。纤维多碎断,末端渐尖或钝,直径15~18 μm,壁木化,具斜纹孔。具缘纹孔及网纹导管直径18~24 μm。油细胞类圆形,微木化,内含棕色油珠或块状物。

(2)取全株粗粉2 g,加浓氨水湿润后,加乙醚25 ml,浸渍过夜,滤过。滤液浓缩至干,加醋酸4 ml,溶解残渣,滤过于3个试管中。分别加入硅钨酸、碘化铋钾、碘化汞钾各2滴,依次产生黄白色、红棕色和淡黄色沉淀。

(3)取全株粗粉2 g,加乙醇25 ml,水浴回流15分钟,滤过。取滤液1 ml,加入三氯化铁-铁氰化钾试液1滴,溶液显绿色。取滤液1 ml,加3%碳酸钠溶液1 ml,置沸水浴中加热3分钟,冷却,加新配制重氮化试剂2滴,溶液显红色。

【成分】 根含马兜铃酸(aristolochic acid)A、7-羟基马兜铃酸A(7-hydroxy-aristolochic acid A)、木兰花碱(magnoflorine)和挥发油。马兜铃总酸性成分含量为0.36%。

【药理】 毒性 鼻血雷(管花马兜铃)水煎剂15 g/kg给大鼠灌胃,连续8日,可导致大鼠急性肾功能衰竭,肾脏主要功能改变为多尿、氮质血症、蛋白尿及血尿。组织形态学改变主要表现为急性肾小管变性、坏死。

【药性】《湖南药物志》:"辛、苦,平,气芳香,有小毒。"

【功用主治】 清热解毒,行气止痛。主治疮疖肿痛,毒蛇咬伤,胃脘疼痛,肠炎痢疾,腹泻,风湿关节疼痛,痛经,跌打损伤。

1.《湖南药物志》:"清热解毒,祛风开窍,理气止痛,活血消肿。"

2. 南药《中草药学》:"全草治蛇咬伤。"

3.《中国民族药志》:"清热解毒,活血祛瘀,除湿止痛,止咳定喘(苗族)。""舒经活络,活血祛瘀,行气止痛,解热镇痛。用于跌打损伤,毒蛇咬伤,胸腹疼痛,肠炎痢疾,呕吐腹泻,关节痛,月经不调(土家族)。"

【用法用量】 内服:煎汤,3~6 g;研末,每次1.5~3 g,每日2~3次。外用:鲜品捣敷。

【宜忌】 孕妇慎服。

【选方】 1. 治青竹金妞蛇咬伤 鼻血雷全草口嚼敷患处,或浸酒内服,兼与冷饭、食盐各少许,共捣烂,敷患处,用量30 g,外用适量。(《广西民族药简编》)

2. 治五步蛇咬伤 外用鼻血雷15~30 g,山苦瓜15~30 g,青木香3 g,木防己9 g,浸酒外擦(由上部向下搽)。

3. 治痧疬腹痛,胃脘疼痛,痛经 红叶青木香茎、叶研末,每次服1.5~3 g,或根3 g,磨水服。

4. 治小儿惊风 红叶青木香根或叶研末0.6 g,钩藤9 g,地龙6 g,水煎服。或用后二味煎汤调末服。

5. 治肿毒疔疮初起 红叶青木香鲜草捣烂外敷。已溃者不用。(2~5方出自《湖南药物志》)

5548 鲶鱼 tí yú 《别录》

【异名】 鳀《诗经》,鲇《诗》传,鳀《说文》,偃额白鱼《尔雅》郭璞注,鰋《崔禹锡《食经》,鰋鱼《食经》,鲶鱼《清稗类钞》,粘鱼《吉林中草药》。

【基原】 为鲶科鱼鲶鱼的全体或肉。

【原动物】 鲶鱼 Silurus asotus (Linnaeus) [Parasilurus asotus (Linnaeus)]

体长,头部扁平,尾部侧扁。口宽阔。口裂向上斜,下颌突出明显。

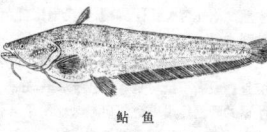

鲶 鱼

上下颌及犁骨上有许多绒状细齿。须2对。眼小,盖有透明薄膜,位置接近头侧,无睫。皮肤富黏液腺,侧线上有黏液孔1行。背鳍5,很小。臀鳍77~83,与尾鳍相连。幼小时背侧部一般为黄绿色;随着个体成体色逐步加深变成黑褐色,额部为灰白色,各鳍灰黑色。

栖息于江河、湖泊和水库,为中下层肉食性鱼类,主要食一些小型鱼类。

本动物的眼球(鲶鱼目)、尾(鲶鱼尾)、皮肤分泌的黏液(鲶鱼涎)、鱼鳔(鲶鱼鳔)亦供药用,另设专条。

【药性】 甘,平。

1.《别录》:"味甘,无毒。"

2. 崔禹锡《食经》:"温。"

3.《绍兴本草》:"味甘,平。"

4.《宝庆本草折衷》:"味甘,寒。有毒。"

5.《日用本草》:"有小毒。"

6.《医林纂要》:"甘、咸、平,滑。"

【功用主治】 滋阴补虚,健脾开胃,下乳,利尿。主治虚损羸弱,脾胃不健,消化不良,产后乳少,水肿,小便不利。

1.《本草经集注》:"作脍食之,云补。"

2.《新修本草》:"主水,浮肿,利小便。"

3. 崔禹锡《食经》:"主风冷疼痹,赤白下利,虚损不足,令人皮肤肥美。"

4.《日用本草》:"稍益胃气。"

5.《纲目》:"五痔下血肛痛,同葱煮食之。"

6.《医林纂要》:"滋阴补虚,和脾养血。"

7.《中国动物药》:"治久病体虚,脾胃不健,消化不良,产后乳汁不足,浮肿,小便不利。"

【用法用量】 内服:煮食,250 g。外用:炙热布包熨。

【宜忌】 1.《本草图经》:"不可与牛肝合食,令人患风多嗜。"

2.《绍兴本草》:"食之过多,发痼疾。"

3.《宝庆本草折衷》:"忌鹿肉、牛肝、野鸡、野猪。"

4.《饮食须知》:"同雉肉食,生痈疖;同鹿肉食,令筋甲缩。反荆芥。"

5.《本草省常》:"同牛肉食生恶疮,同荆芥、犬肉食杀人,服何首乌者忌之。"

【选方】 1. 治久病体虚 鲶鱼1条,黄精 50 g,黄芪50 g。将后二味药纳入鱼腹中,煮熟烂,食肉饮汁。《中国动物药》

2. 治产妇乳汁不足 鲇鱼1条,熬汤,沃鸡蛋,连续服用。《中国动物药》

3. 治浮肿 鲇鱼2条,香菜15 g,香油适量。将鱼剖腹去杂,把香菜纳入鱼腹中,香油加水炖食(不加盐),连续服用。(2、3方出自《吉林中草药》)

4. 治身、面白驳(白癜风) 鲇鱼勿洗,连滑涎皮肉切剁细,加食盐和醋拌。用时先以布擦患部至发赤,即以此鱼肉炙热,用布包之熨患处,每日1次,以愈为度。《山东药用动物》

5549 鲇鱼目 ^{tí yú mù}《政和本草》

【基原】 为鲇科鲇属动物鲇鱼的眼睛。

【原动物】 参见"鲇鱼"条。

【功用主治】《政和本草》:"治刺伤中毒水,烧鲇鱼目灰涂之。"

5550 鲇鱼尾 ^{tí yú wěi}《纲目》

【基原】 为鲇科鲇属动物鲇鱼的尾。

【原动物】 参见"鲇鱼"条。

【功用主治】 活血通络。主治口眼㖞斜。

【用法用量】 外用:鲜品敷贴。

【选方】 治口眼㖞斜 活鲇切尾尖,朝吻贴上。《纲目》

5551 鲇鱼涎 ^{tí yú xián}《本草图经》

【基原】 为鲇科鲇属动物鲇鱼皮肤分泌的黏液。

【功用主治】 滋阴润燥。主治消渴,小儿疳渴。

【用法用量】 内服:入丸剂,适量。

【选方】 1. 治三消 以(鲇)鱼涎、漫黄连末作丸。饭后乌梅煎饮,下五七丸。《本草图经》

2. 治小儿疳渴,饮水无度 以大鲇鱼一头,先烧一地坑令红,

投鱼坑中,使以蛤粉,专令一人掺在鱼上,须臾取出,用芦刀割(刮)下粉,入麝香少许拌匀,和大剪卜子大。每服五丸,桶绳根煎汤送下。《小儿卫生总微论方》

5552 鲇鱼鳔 ^{tí yú biào}《中国有毒鱼类和药用鱼类》

【异名】 鲶鱼鳔《中国有毒鱼类和药用鱼类》。

【基原】 为鲇科鲇属动物鲇鱼的鱼鳔。

【原动物】 参见"鲇鱼"条。

【药性】《中国有毒鱼类和药用鱼类》:"甘、咸、平。"

【功用主治】 止血,敛疮。主治呕血,阴疮,瘘疮。

【用法用量】 内服:炙,研末,每次 6 g。外用:煅炭研末敷。

【选方】 1. 治呕血不止 鲶鱼鳔(长 26 cm,宽 6.6 cm)炙黄。取 6 g,以甘蔗节 35 个取汁调服。

2. 治阴疮、瘘疮 鲶鱼鳔胶煅灰外敷。(1、2方出自《中国有毒鱼类和药用鱼类》)

5553 鲍鱼 ^{wèi yú}《本草经集注》

【异名】 鲀、鳠《尔雅》,鮎《本草拾遗》,鳡鱼《本草图经》,鮰、鮠鱼(姚可成《食物本草》),阔口白《本经逢原》,白鳝《随息居饮食谱》。

【基原】 为鲿科鮠属动物长吻鮠的肉。

【原动物】 长吻鮠 Leiocassis longirostris Gunther 体延长,长约 25 cm,为体高的5~6倍。吻锥形,向前显著突出。口下位,呈新月形,唇肥厚。眼小。须4对。上、下颌均具锋利的细齿数排。肩骨显著突出,位于胸鳍前上方,头顶部多少裸露,侧线平直。背鳍Ⅱ,6~7,最后一硬棘的后缘有细锯齿。胸鳍刺发达,臀鳍 14~18,无硬刺。臀鳍前上方一肥厚的脂鳍。全体裸露无鳞,腹部稍带灰色,腹部白色,鳍为灰黑色。

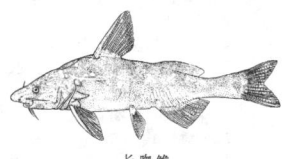
长吻鮠

生活于江河中,多栖于水的底层。食小型鱼类、虾类及水生昆虫等。分布于我国长江流域。

【采收加工】 常年均可捕捞。捕后,除去内脏,洗净,鲜用或晒干。

【药性】 甘,平。

1.《本草拾遗》:"味甘,平,无毒。"

2.《本经逢原》:"甘,温。"

【功用主治】 补中益气,开胃,行水。主治脾胃虚弱,不思饮食,水气浮肿,小便不利。

1.《本草拾遗》:"主膀胱水下,开胃。"

2.《日用本草》:"补中益气。"

3.《随息居饮食谱》:"调中。"

【用法用量】 内服:煮食,100~200 g。

【宜忌】 1.《本草图经》:"能动痼疾。不可与野雉、野猪肉合食,令人患癫。"

2.《饮食须知》:"同鹿肉食,杀人。赤目赤须者忌食。"

5554 鲚鱼 ^{jì yú}《食疗本草》

【异名】 觜、鱭刀《尔雅》,鮆鱼《山海经》,刀鱼《说文》,望鱼《魏武食制》,鮆鱼《异物志》,江鲚《本经逢原》,麻鲚《本草求真》,子鲚《随息居饮食谱》,凤尾鱼《脊椎动物分类学》,毛花鱼《中国经济动物志》。

【基原】 为鳀科鲚属动物刀鲚及其近缘种的全体。

【原动物】　刀鲚 *Coilia ectenes* Jordan et Seale　又名：鲚、毛鲚、河刀鱼(山东、河北)。

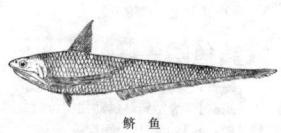

鲚鱼

体侧扁，后段更甚，一般长 24～37 cm。头短小，吻端略圆钝，突出。眼小，眼间隔圆凸。口大，前下位，口裂斜行，上颌骨向后伸达胸鳍基底，其下缘具粗锯齿。牙细小，上下颌、犁骨、腭骨均具细牙。鳃孔宽大，鳃耙细长(17～18)＋(24～25)，肛门靠近臀鳍前方。体被薄圆鳞，纵列鳞 74～84，横列鳞 10～12，腹缘棱鳞(18～22)＋(27～34)。无侧线。背鳍前部平直，背鳍 1，13，臀鳍 96～115，其长度超过体长的一半。胸鳍上部具游离鳍条 6，延长成丝状，末端可达臀鳍起点或略超过。腹鳍小，尾鳍不对称，上叶长于下叶。体银白色。体背稍带灰色。

平时栖息在浅海河口一带，春夏季集群溯河至淡水产卵，进行生殖洄游，以浮游动物及小鱼等为食。我国分布于渤海、黄海、东海，以长江流域中下游及其附属湖泊中为多。

【采收加工】　春、夏季捕捞，捕后，去鳞片、鳃及内脏，鲜用。

【药性】　甘，平。

1.《日用本草》："味甘、辛。"

2.《纲目》："甘，温，无毒。"

3.《本经逢原》："甘，平，小毒。"

【功用主治】　健脾补气，泻火解毒。主治慢性胃肠功能紊乱，消化不良，疮疖痈疽。

1.《纲目》："鲊，贴痔瘘。"

2.《中国药用海洋生物》："补气活血、泻火解毒。用于慢性胃肠功能紊乱、消化不良及疮疖痈疽。"

3.《中国动物药》："健胃整肠。"

【用法用量】　内服：煎汤，30～60 g。外用：捣敷。

【宜忌】　不宜多食。湿郁内阻及疮疥、败疽、痔漏者慎服。

1.《食物本草》："发病，不可多食。"

2.《日用本草》："食之无益，助火动痰。"

3. 姚可成《食物本草》："有湿病疮疥勿食。"

4.《本经逢原》："性专降泄，败疽痔漏人忌食。"

【选方】　1. 治慢性胃肠功能紊乱、消化不良　鲚鱼肉3g，扁豆9g，陈皮9g，生姜12g。水煎服。

2. 治疮疖痈疽　鲚鱼肉与冰片捣烂，外敷。(1、2方出自《山东药用动物》)

5555 **鲛鲨白** JIAO SHA BAI 《医林纂要》

【异名】　鲨鱼白(俗称)。

【基原】　为皱唇鲨科星鲨属动物白斑星鲨或其他鲨鱼的雄性精囊。

【原动物】　参见"鲨鱼肉"条。

【采收加工】　加工鲨鱼肉时，取其精囊鲜用。

【药性】　甘、咸，平。

1.《医林纂要》："甘、咸、滑。"

2.《本草省常》："性温。"

【功用主治】　益精固气，补心益肺。主治精气不固，遗精滑泄，肺虚劳嗽。

1.《医林纂要》："益肺，补心，消痰，逐水下行，养精固气，澄清肾水，滋阴补阳。"

2.《本草省常》："补肺益肾。"

【用法用量】　内服：煮食，适量。

5556 **鲜地黄** XIAN DI HUANG 《植物名实图考》

【异名】　生野黄(《别录》)，鲜生地(张秉成《本草便读》)。

【基原】　为玄参科地黄属植物地黄的新鲜块根。

【原植物】　地黄 *Rehmannia glutinosa* (Gaertn.) Libosch. ex Fisch. et Mey. [*Digitalis glutinosa* Gaertn.；*R. glutinosa* Libosch. f. *huechingensis* (Chao et Schih) Hsiao]　又名：芐(《尔雅》)，地髓(《本经》)，苄(《别录》)，牛奶子(《本草衍义》)，婆婆奶(《救荒本草》)，狗奶子(《植物名实图考》)。

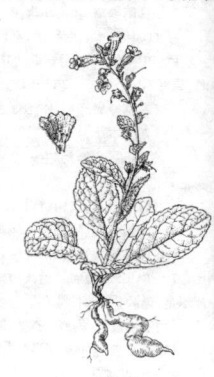

地 黄

多年生草本，高 10～40 cm。全株被灰白色长柔毛及腺毛。根肥厚，肉质，呈块状，圆柱形或纺锤形。茎直立，单一或基部分生数枝。基生叶丛生，叶片倒卵状披针形，长 3～10 cm，宽 1.5～4 cm，先端钝，基部渐窄，下延成长叶柄，叶面多皱，边缘有不整齐锯齿；茎生叶较小。花茎直立，被毛；于茎上部呈总状花序；苞片叶状，发达或退化；花萼钟状，先端 5 裂，裂片三角形，被多细胞长柔毛和白色长毛，具脉10条；花冠宽筒状，稍弯曲，长 3～4 cm，外面暗紫色，里面杂以黄色，有明显紫纹，先端 5 浅裂，略呈二唇形；雄蕊 4，二强，花药基部叉开；子房上位，卵形，2 室，花后变 1 室，花柱 1，柱头膨大。蒴果卵形或长卵形，先端尖，有宿存花柱，外为宿存花萼所包。种子多数。花期 4～5 月，果期 5～6 月。

主要为栽培，亦野生于海拔 50～1 100 m 的山坡及路旁荒地等处。分布于河北、山西、内蒙古、辽宁、江苏、浙江、安徽、山东、河南、湖北、湖南、四川、陕西等地。

本植物的叶(地黄叶)、花(地黄花)、种子(地黄实)及块根经烘干的制成品(干地黄)、块根经加工蒸晒的制成品(熟地黄)亦供药用，另设专条。

【栽培】　生物学特性　喜温暖气候，较耐寒，以阳光充足、土层深厚、疏松、肥沃中性或微碱性的砂质壤土栽培为宜，二合土、肥沃的黏土也能栽种。忌连作。前作宜选禾本科作物，不宜选曾种植过棉、芝麻、豆类、瓜类等的土地，否则病害严重。

繁殖方法　根茎繁殖为主。种子繁殖多在培育新品种时应用。种用根茎来源于倒栽法、窖藏及春地黄露地越冬等，但以倒栽法的地黄种产量高、质量好。具体方法是 7～8 月在当年春季栽培的良种地黄地内，选生长健壮、无病虫害的根茎，挖起折成 4～5 cm短节，按行距 10～30 cm，株距 5～10 cm，重新种到一块充分施足底肥的地里，适当除草、追肥，雨后注意排水，第二年春季随挖随栽。栽种地黄一般在日平均温度为 18～21℃时最好。如北京在 4 月上、中旬，重庆在 2 月下旬至 3 月下旬，河南早春地黄在 4 月上、中旬；晚地黄(或麦茬地黄)，在 5 月上旬至 6 月上旬。栽种时在垄或畦上开沟，沟距 33 cm，每隔 15～20 cm，放种栽一节，覆土 3～4 cm，压实土表后浇水。每垄种 2 行，每畦 3～4 行，苗出齐后，选阴雨天补苗，或施 1 个生长正常、有苗的地黄苗，定植前，浅锄 2～3 次，并铲去陆续生出的多余苗。

田间管理　每次中耕后都要追肥 1 次，可施人畜粪水或饼肥，多雨季节，要注意排水防涝，使地无积水，出现花蕾时，要随时摘除。

病虫害防治　斑枯病可选抗病品种，清洁园地，发病初期用倍量式波尔多液喷雾。还有地黄枯萎病、大豆胞囊线虫、轮纹病等为害。虫害有棉红蜘蛛，可用 40%水胺硫磷 1 500 倍液防治。蚱蝶，在其幼龄期用敌百虫等防治。

【采收加工】　旱地黄在 10 月上、中旬；晚地黄在 10 月下旬至

11月上旬收获；野生品春季亦可采挖。采时仔细深挖，不要挖断根部，除净茎叶、芦头及须根，洗净泥土即为鲜地黄。亦可在挖出后不洗即以干砂土埋藏，放干燥阴凉处，用时取出，可保存2～3个月。

【药材】 鲜地黄 *Rehmanniae Recens Radix* 主要为栽培品。全国大部分地区均有生产，以河南温县、博爱、武陟、孟县等地产量大，质佳。

性状 块根呈纺锤形或条状，长8～24 cm，直径2～9 cm。表面浅红黄色，具纵直弯曲的皱纹、横长皮孔及不规则的疤痕。肉质，易断，断面皮部淡黄白色，可见橘红色油点，木部黄白色，导管呈放射状排列。气微，味微甜、微苦。

鉴别 (1) 根横切面：木栓层为数列木栓细胞。皮层薄壁细胞排列疏松；散有多数分泌细胞，含橘黄色油滴；偶有石细胞。韧皮部分泌细胞较少。形成层成环。木射线宽广；导管稀疏，呈放射状排列。

(2) 取本品干燥细粉0.2 g，加水5 ml，浸泡过夜，取上清液浓缩，点于圆形普通滤纸上，用甲醇展开，喷0.2%茚三酮乙醇溶液，80 ℃烘干后，呈现紫红色斑点(检查氨基酸)。

(3) 取本品干燥细粉1 g，加水10 ml，浸泡过夜，取上清液1 ml，加入5%α-萘酚乙醇液2～3滴，摇匀后，沿试管壁缓缓加入浓硫酸1 ml，两液界面出现紫红色环(检查多糖)。

【成分】 地黄的成分以苷类为主，其中又以环烯醚萜苷类为主。从鲜地黄分得的环烯醚萜苷有：益母草苷(leonuride)，桃叶珊瑚苷(aucubin)，梓醇(catalpol)，地黄苷(rehmannioside)A、B、C、D，美利妥双苷(melittoside)，都桷子苷(geniposide)，8-表马钱子苷酸(8-epiloganic acid)，筋骨草苷(ajugoside)，6-*O*-*E*-阿魏酰基筋骨草醇(6-*O*-*E*-feruloyl ajugol)，6-*O*-*Z*-阿魏酰基筋骨草醇(6-*O*-*Z*-feruloyl ajugol)，6-*O*-香草酰基筋骨草醇(6-*O*-vanilloyl ajugol)，6-*O*-对香豆酰基筋骨草醇(6-*O*-*p*-coumaroyl ajugol)，6-*O*-(4″-*O*-α-*L*-吡喃鼠李糖基)香草酰基筋骨草醇〔6-*O*-(4″-*O*-α-*L*-rhamnopyranosyl) vanilloyl ajugol〕，焦地黄苷(jioglutoside)A、B等；以梓醇的含量最高。又含糖类：*D*-葡萄糖，*D*-半乳糖，*D*-果糖，蔗糖，棉籽糖，水苏糖，甘露三糖，毛蕊花糖，以水苏糖的含量最高，达64.9%。还含赖氨酸，组氨酸，精氨酸，天冬氨酸，谷氨酸，苏氨酸，丝氨酸，甘氨酸，丙氨酸，缬氨酸，异亮氨酸，亮氨酸，酪氨酸，苯丙氨酸，γ-氨基丁酸等氨基酸，以及葡萄糖胺(glucosamine)，*D*-甘露醇(*D*-mannitol)，磷酸(phosphoric acid)，β-谷甾醇(β-sitosterol)，胡萝卜苷(daucosterol)，1-乙基-β-*D*-半乳糖苷(1-ethyl-β-*D*-galactoside)，腺苷(adenosine)及无机元素等。

【药理】 1. 对免疫功能的影响 生地黄水煎剂灌胃抑制小鼠脾脏中免疫性玫瑰花形成细胞。生地黄促进刀豆球蛋白A活化的脾淋巴细胞DNA和蛋白质的生物合成，增强白介素-2产生。鲜地黄汁、鲜地黄煎液灌胃提高醋酸泼尼松龙诱导的免疫低下的小鼠腹腔巨噬细胞的吞噬功能。

2. 对内分泌的影响 生地黄治疗甲亢大鼠后，使其增加的肾脏β受体最大结合容量恢复到正常。生地黄煎剂给家兔灌胃能对抗地塞米松引起的血浆皮质酮浓度的下降，防止肾上腺皮质萎缩；家兔在较长时间使用糖皮质激素的同时加用生地黄，可部分拮抗激素导致的垂体-肾上腺皮质功能低下。

3. 其他作用 鲜地黄汁、鲜地黄煎液灌胃拮抗阿司匹林诱导的小鼠凝血时间延长；使甲状腺素造成的类阴虚证小鼠的脾脏淋巴细胞碱性磷酸酶的表达能力增强。生地黄能加快小鼠多能造血干细胞(CFU-S)、骨髓红系造血祖细胞(CFU-E)的增殖、分化作用。

【炮制】 取原药材，洗净泥土，除去须根及芦头。用时切成段或片。

饮片性状 为小段或厚片，表面和断面特征参见“药材”项。

【药性】 甘、苦，寒。归心、肝、肾经。

1.《别录》：“大寒。”

2.《药性论》：“味甘，平，无毒。”

3.《医学启源》：“《主治秘要》云，性寒，味苦。气薄味厚，沉而降。阴也。”

4.《本草通玄》：“入心、肾二经。”

5.《本草新编》：“入足少阴及手足太阴。”

【功用主治】 清热凉血，生津润燥。主治急性热病，高热神昏，斑疹，津伤烦渴，血热妄行之吐血、衄血、崩漏、便血，口舌生疮，咽喉肿痛，劳热咳嗽，跌打伤痛，痈肿。

1.《别录》：“主妇人崩中血不止，及产后血上薄心闷绝，伤身胎动下血，胎不落，堕坠踠折，瘀血，留血，衄鼻，吐血，皆捣饮之。”

2.《药性论》：“解诸热，破血，通利月水闭绝，亦利水道。捣薄心腹，能消瘀血。病人虚而多热，加而用之。”

3.《食疗本草》：“主齿痛，吐血，折伤。”

4.《四声本草》：“黑须发。”

5.《医学启源》：“凉血补血，补肾水真阴不足。《主治秘要》云，其用有三：凉血一也；(除)皮肤燥二也；去诸湿(热)三也。”

6.《珍珠囊》：“凉心火之血热，泻脾土之湿热，止鼻中之衄热，除五心之烦热。”

7.《眼科全书》：“散血，凉血，活血，生血，及凉心肾，治眼。”

【用法用量】 内服：煎汤，10～30 g；捣汁或熬膏。外用：捣烂敷；或取汁涂搽。

【宜忌】 胃虚食少、脾虚有湿者慎服。

1.《药性论》：“忌三白。”

2.《医学启源》：“此药大寒，宜斟酌用之，恐损人胃气。”

3.《品汇精要》：“忌萝卜、葱白、韭白、薤白、铜铁器。”

4.《得配本草》：“胃中阳气不足者，服之则胃气不运而饮食减。”

【选方】 1. 治热病，初觉烦躁头痛，腰脚疼 地黄汁三升，黄芩二分，生姜一分，白蜜半匙。上件药，细锉黄芩、生姜二味，以水一大盏，煎至六分。去滓，次入地黄、蜜，更煎三两沸。不计时候，分温二服。(《圣惠方》解毒饮子)

2. 治小儿热疾，烦渴头痛，壮热不止 生地黄汁三合。上入生蜜半合和匀，时时与一合服，量儿大小加减服之。(《圣惠方》)

3. 治伤寒温病应发汗而不汗之，内蓄血者，并治鼻衄、吐血不尽，内有瘀血，面黄，大便黑 犀角一两，生地黄八两，芍药三两，牡丹皮二两。水煎，分三服。(《千金方》犀角地黄汤)

4. 治时气热毒在脏腑，欲发赤斑 地黄汁五合。上件药于锅中，以炼成了猪脂半斤相和，煎十余沸，滤去滓，入麝香搅匀。每服二合，尽服之，毒当从肉中为汗出，便愈。(《圣惠方》)

5. 治吐血 生地黄汁一升二合，白胶一两，以铜器盛。蒸之令消。(《医心方》单神方)

6. 治小肠实热，心中烦闷，小便出血 生地黄、白茅根各半两，葱白二茎。上三味，锉如麻豆大，水三盏，煎至一盏半，去滓，食前分温二服。(《圣济总录》地黄汤)

7. 治因劳损尿血不止 生地黄汁五合，车前叶汁五合，鹿角胶三两(捣碎)，炒令黄燥。上件药，将二味汁相合，每于食前暖一小盏，调下胶末二钱。(《圣惠方》)

8. 治产后小便出血 生地黄、生刺蓟各半斤。上捣绞汁，每服一小盏，食前饮下。(《普济方》)

9. 治心热肠风脏毒出血 生地黄半斤，研取汁，连渣，黄连四两，二味拌匀晒干。上末，炼蜜丸如绿豆大。每服二十丸，食后麦门冬汤下。(《医统》千金地黄丸)

10. 治妇人伤血不止，兼赤白带下 生地黄汁、益母草汁半碗。上件药，取水半盏，同煎至七分，日三五服。(《普济方》地黄益母草汤)

11. 治产后血晕危困　生地黄汁一大盏，当归一分(锉)，赤芍一分(锉)。上水煎三五沸，温服，如觉烦热，去当归，入童子小便半盏服之。(《云歧子保命集》)

12. 治跌骨碎破　用生地黄捣烂，熨热过之，日夜数易。若血聚，以针决之。

13. 治伤肢折臂，断筋损骨，但有皮相连者　用生地黄研汁，好酒和服，一月筋皮连续；并杵碎，炒热封损处。(12、13 方出自《卫生易简方》)

14. 治暴赤眼肿痛　生地黄(净洗，切，研)、黑豆各二两，生捣末。上二味，捣成膏，临卧时以盐汤洗眼后，闭目，以药膏厚罨眼上，更不动，至晓水润药令软，取下。(《圣济总录》地黄膏)

15. 治伤寒心热，口舌生疮　生地黄汁三合，蜜五合。上二味搅匀，慢火煎如稠饧。每服半匙，含化，徐徐咽津，不拘时。(《圣济总录》)

16. 治喉闭　用生地黄汁二升，蜜三升，合，微火煎之，取二升，稍稍含之。(《普济方》)

17. 治劳热咳嗽，四肢无力，不能饮食　生地黄汁半斤，蜜三合，青蒿汁三合。上药相和，不计时候，温服一合，宜顿服之。(《普济方》地黄汤)

18. 通经脉，补虚弱，强脚膝，润肌肤　生地黄一斤取汁，牛膝制了末二两。上件药，搅匀，银石器中熬，可丸即丸，如梧桐子大。每服三十丸，食前酒下。(《普济方》)

19. 治髭发黄赤，一染即黑　生地黄、生姜各半斤，洗净，石臼杵，绞取自然汁，留渣用。上用不蛀皂角一条，去皮弦，蘸取药汁，慢火炙黄，以汁完为度，却将前药渣同入罐内，火煅存性，研末，用铁器盛之。每用三钱，白汤一盏调匀，放三日。临睡时将药涂髭发，自然即黑。(《古今医统》)

20. 治撞碎生翳膜眼，亦除翳膜　生地黄汁、薄荷汁、冬青子汁。三味汁熬浓，加蜜一两，熬成膏，点眼。(《眼科全书》长春膏)

【临床报道】 治疗化脓性中耳炎　鲜地黄榨取自然汁，每 100 ml 地黄汁中加入冰片 1 g，先用过氧化氢溶液清洗耳道，然后滴入药液 2～3 滴，每日或隔日 1 次。治疗慢性化脓性中耳炎 20 例，症状消失 12 例，进步 7 例，无效 1 例；治疗慢性中耳炎急性发作 3 例及急性化脓性中耳炎并发外耳道炎 6 例(8 例配合抗菌药物)，结果症状消失 5 例，进步 4 例。一般治疗 3～5 次即愈，且无不良反应。

【各家论述】 1.《本草经疏》："生地黄性大寒，凡产后恶食作泄，虽见发热恶露作痛不可用，误用则泄不止。胃气者，后天元气之本也，胃困则饮食不运，精血不生，虚热何自而退？故并当归忌之，凡见此证宜多加炮姜、桂心、人参必自愈。凡阴虚咳嗽、内热骨蒸或吐血等候，一见脾胃薄弱、大便不实或天明肾泄，产后泄泻、产后不食俱禁用。"

2.《本草新编》："生地，凉头面之火，清肺肝之热，热血妄行，或吐血，或衄血，或下血，宜用之为主，而加入荆芥以归其经，加入三七根末以止其络。然而此味可多用而不可频用，可暂用而不可久用也。当血之来也，其势甚急，不得已重用生地，以凉血而止血，若血一止，即宜改用温补之剂，不当仍以生地再进也，如日日煎服，久则脾胃大凉，必至泄泻，元气困乏，而血又重来。"

3.《得配本草》："世人动云生地妨胃，其能开胃，人实不晓。惟胃中阳气不足者，服之则胃气不运而食减，若胃阴虚而胃土干燥，致胃气不运者，生地滋其阴，以清其火，而胃气从此运行，饮食自然渐进。至时行热症，生地尤为切要，阴汁上充，则汗涌于肌表而经邪解，阴血下润，则秽泄于二便而腑邪出，故火邪溢于阳明经，冲生地汁于白虎汤中，战汗而顿解；邪热入于阳明腑，冲生地汁于陷胸汤中，便通而自退，更有火生痰，痰生火，交结于中，和生地汁与竹油、姜汁中，则谵语直视等症即除。如无生地，可用干地黄，滚水浸透，绞汁冲服，防其腻滞，加枳壳或川贝疏之。且气道通，邪气外达，而病自霍然。近人多以生地为补剂，又疑妨胃，畏不敢用，即用之，亦一二钱而止，五六钱而止，入诸药同煎，半成熟地，使邪滞于内而莫出，泥于膈而胃闭，遂视为害人之品，禁不入方，致令胃阴枯涸，多有不可救药者，亦由用之不善也。"

4.《本草求真》："生地黄性未蒸焙，掘起即用，甘苦大寒，故书皆载其性鲜补，但入手少阴心、足少阴肾、足厥阴肝，并足太阴脾、手太阳小肠，力专清热泻火，凉血消瘀，故凡吐血、咯血、鼻血、蓄血、溺血、崩中、带下，审其症果因于热成者，无不用此，并或伤寒阳强，痘疹毒盛血燥，与折跌筋伤，而且血瘀、血痹之症者，无不采其同人，以为活血生新之用。第书有言服此长肉生肌，止是热除血活之后长养之语。久服轻身不老，止是病去力健身安之语，未可因此认为辟谷成仙属实也。若使血因寒滞而犹用以生地，不更使寒益甚而血愈出不返乎？"

5.《本草正义》："颐谓伤瘀发肿发热，用以外治，清热定痛，散瘀之功，固不可没，若内伤有瘀，则恐非大寒之性所能破导者也。"

5557 鲜黄连 xiān huáng lián (《东北药用植物志》)

【异名】 细辛幌子、常黄连、铁丝草(《东北药用植物志》)，毛黄连(《辽宁经济植物手册》)，朝鲜黄连(《东北常用中草药手册》)。

【基原】 为小檗科鲜黄连属植物鲜黄连的根茎及根。

【原植物】 鲜黄连 *Jeffersonia dubia* (Maxim.) Benth. et Hook. f.

多年生草本，高 10～30 cm。根茎短，外皮暗褐色，断面鲜黄色，须根发达，形成密集的根系。叶丛生；有长柄，柄长 13～25 cm，基部具紫褐色的鳞片；叶质薄，叶片近圆形，直径 5～8 cm，先端微凹，基部深心形，边缘不规则波状，掌状脉 7～9 条，上面绿色，下面灰绿色，两面光滑无毛。花葶顶端着生一花，花葶长 15～17 cm；萼片 4，紫红色，长 5～6 mm，早落；花冠淡紫红色或紫红色，直径约 2 cm 或稍多，花瓣6～8，倒卵形；雄蕊 8，长约为花瓣的 1/4 至 1/3；雌蕊 1，纺锤形，柱头 2 裂。蒴果革质，梨形，近先端半盖裂。种子多数，黑色，有光泽。花期 4～5 月，果期 5～6 月。

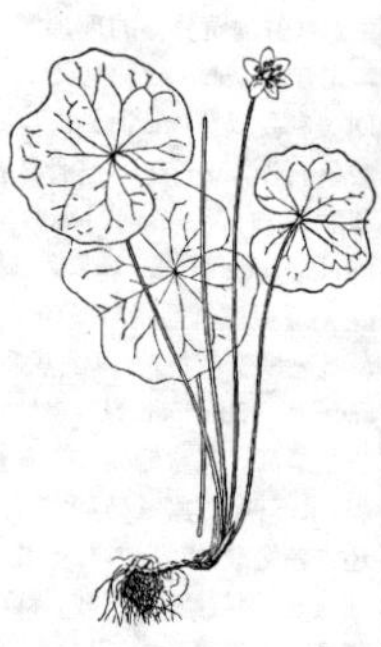

鲜黄连

生于山坡灌木丛中，杂木林及针阔叶混交林下或山脚阴湿处。分布于东北地区。

【采收加工】 春、秋季采挖，除去茎叶及泥土，晒干。

【药材】 鲜黄连 *Jeffersoniae Dubiae Radix et Rhizoma*　主产于吉林。

性状　根茎呈不规则圆柱状、扁柱状，直径 2～6 mm，长 3～6 cm。表面棕褐色，有节及纵皱，被褐色小鳞片，上端有残存茎基，下端着生多数有分歧的须根；质脆，易折断，断面鲜黄色，不整齐，木部较宽，髓部较小，常有裂隙。须根细长，扭曲状弯曲，直径 0.3～1.0 mm，长约 20 cm，表面土黄色；不易折断，断面淡黄色，纤维性较强。气清香，味苦。

鉴别　(1) 根茎横切面：木栓层为数列扁平细胞，有时残缺或完全脱落。皮层薄壁细胞 7～10 列，散有根迹维管束和叶迹维管束。维管束无限外韧型，环列。韧皮部较窄，韧皮纤维散在，类圆形，直径 13～16 μm。木质部宽广，导管较密集，直径 30～90 μm；木纤维成群，类圆形，直径 13～23 μm；木薄壁细胞类方形、类圆形。髓较窄，细胞类圆形，壁较厚。

根横切面：表皮细胞 1 列，长圆形、长方形，外壁及径向壁微木栓化。皮层细胞3～5列,含众多颗粒状物。韧皮部较窄,韧皮纤维散在,类圆形,直径10～15 μm;木质部较宽,呈4束。

粉末特征:棕黄色。木栓细胞棕黄色,多角形。导管主为网纹及环纹导管。纤维细长,直径8～10 μm,壁厚,胞腔平直,狭缝状。淀粉粒少,单粒圆球形,直径4～15 μm,脐点,层纹不明显。

(2)取本品粉末0.1 g,加1%盐酸5 ml,水浴温浸10分钟,滤过,分取1 ml滤液中加碘化铋钾试剂2～3滴,产生橙红色沉淀(检查生物碱)。

(3)薄层色谱:取上述滤液作供试品溶液。另取盐酸小檗碱,以乙醇溶解成每1 ml含0.5～1 mg的对照溶液。取供试品溶液20 μl,对照溶液10 μl,点于同一硅胶H-CMC薄层板上,以正丁醇-冰醋酸-水(7∶1∶2)展开,展距10 cm。取出晾干,于254 nm紫外灯下观察,供试品色谱在与对照品色谱相应的位置上显相同的黄色斑点。

【成分】 鲜黄连根和根茎含生物碱成分:小檗碱(berberine)、木兰花碱(magnoflorine)。细胞培养提取液含药根碱(jatrorrhizine)、去氢二松柏醇-4-β-D-葡萄糖苷(dehydrodiconiferyl-alcohol-4-β-D-glucoside)、去氢二松柏醇-γ-β-D-葡萄糖苷(dehydrodiconiferyl-alcohol-γ-β-D-glucoside)。

【药理】 抗炎作用 鲜黄连中的药根碱、去氢二松柏醇-4-β-D-葡萄糖苷和去氢二松柏醇-γ-β-D-葡萄糖苷给大鼠肌内注射对眼镜蛇蛇毒引起的足跖肿胀有抗炎作用。

【药性】 《东北常用中草药手册》:"苦,寒。"

【功用主治】 清热燥湿,泻火解毒。主治湿热泄泻,赤白痢疾、胁肋疼痛,呕吐,吞酸,吐血,衄血,口舌生疮,目赤肿痛,咽喉喉蛾,痈疽疔疮。

1.《吉林中草药》:"健胃,明目,止痢。治肠胃积滞,头晕目赤。"

2.《东北常用中草药手册》:"清热解毒,健胃止泻。主治发热烦躁,口舌生疮,咽结膜炎,扁桃腺炎;食欲减退,恶心呕吐,衄血,吐血;肠炎,腹泻,痢疾。"

3.《全国中草药汇编》:"清热燥湿,凉血止血。主治痈疽疔肿,外伤感染。"

4.《长白山植物药志》:"主治胃热吞酸,湿热痹痛。"

【用法用量】 内服:煎汤,6～12 g。外用:煎汁洗眼,或涂口舌。

【选方】 1. 治热痢 鲜黄连、吴茱萸各10 g(同炒,去吴茱萸),木香2.5 g。水煎服。

2. 治肝经火旺,胁痛吞酸 鲜黄连10 g,吴茱萸5 g,煅瓦楞15 g,青皮10 g。水煎服。(1、2方出自《长白山植物药志》)

3. 治胃热吞酸不欲食 鲜黄连6 g,苍术9 g,甘草3 g。水煎,日服2次。

4. 治目赤肿痛 鲜黄连适量,煎汁洗眼。(3、4方出自《吉林中草药》)

5558 **鲟鱼** *XÚN YÚ* 《本草拾遗》

【异名】 鲔《诗经》,鮥《毛诗传》,叔鲔、鮪鮥《说文》,鳣鲔《尔雅》,鮥鲔《上林赋》,尉鱼、仲明鱼(陆玑《诗疏》),鳣《尔雅》郭璞注),乞里麻鱼《饮膳正要》,碧鱼《纲目》。

【基原】 为白鲟科白鲟属动物白鲟和鲟科属动物中华鲟的肉。

【原动物】 1. 白鲟 *Psephurus gladius* (Martens) 又名:栓鲟鳇、象鱼、象鼻鱼、鲟钻子《中国经济动物志》

体长梭形,一般体长2 m余,大者可

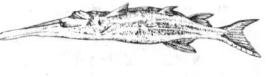

白鲟

达3 m,前部平扁,后部稍侧扁。头长超过体长的一半。吻突出如长匙形,特别延长,前端狭而平扁,基部阔且肥厚,两侧具柔软的皮膜。口大、弧形、下位,能伸缩,上下颌均具细尖齿,口闭时具短须1对。体裸露光滑,或仅有已退化的小鳞状痕迹,在胸鳍上叶具8个菱形鳞板。侧线后延至尾鳍上叶。背鳍起点在腹鳍之后,鳍条46～61。臀鳍50～55。尾鳍歪形,上叶长于下叶。体背灰绿色,头部和尾鳍为暗灰色,腹部白色。

为近海和大江中下层鱼类,偶亦进入沿江大湖中,以食鱼类为主,并食虾、蟹等动物。7～8龄始达性成熟,生殖期在3～4月,产卵场可能在长江上游一带,精巢呈乳白色,极松软。成熟卵巢呈灰黑色,卵径约为27 mm,誉为珍品。我国主要分布于长江水系,亦常见于钱塘江和甬江口以及黄海、东海沿岸。

2. 中华鲟 *Acipenser sinensis* Gray 又名:鳇鱼、苦腊子《中国经济动物志》。

体延长,可达2 m以上,背部略弯而腹面平直。吻近犁形,基部宽厚,顶端尖,略向上翘。头

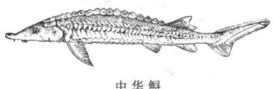

中华鲟

部被有光滑骨板。口下位,成一横裂,上下唇不发达,有细小乳突,吻部腹面中央有吻须2对,等长,平行排列。眼小,鳃孔大,鳃耙薄而尖,约22枚。两侧颌部各有1块骨板。体被骨板5行,纵列,背部正中一行较大,在背鳍前有8～14块;后有1～2块,体、腹侧面各2行,体侧骨板24～37块;腹骨板8～15块。另在臀鳍前后各有1行,1～2块,尾鳍前有棘状骨板1～2行。其他部分光滑无鳞。背鳍54～66,位于臀鳍上方。胸鳍发达,着生于腹面,臀鳍32～41。尾鳍歪形,上叶发达。体背、头部、鳍均为青灰色,腹面白色。

为近海和大江底层鱼类,洄游性或半洄游性。5～6月间喜群集河口,主食动物性食物。性成熟需10年左右,10～11月溯江产卵,怀卵量约120万粒,卵膜青灰色,径约36mm,稍具黏性,成熟卵近黑色,甚为名贵。我国分布于黄海、东海、南海及长江、黄河、钱塘江等流域。

白鲟、中华鲟均为国家一级保护动物,数量极少,严禁滥捕。

以上动物的鱼鳔(鱼鳔)亦供药用,另设专条。

【成分】 白鲟肌肉含油酸(oleic acid)、亚油酸(linoleic acid)、二十五碳烯酸(pentacosenoic acid)、二十六碳烯酸(hexacosenoic acid)。还含铁、铜、锰、锌、钴、镍、镁、铝、钒等。

【药性】 甘,平。归肺、脾经。

1.《本草拾遗》:"甘,平,无毒。"

2.《宝庆本草折衷》:"有毒。"

3.《日用本草》:"有小毒。"

4.《医林纂要·药性》:"甘,温。"

5.《本草撮要》:"入手太阴、厥阴经。"

【功用主治】 益气补虚,活血通淋。主治久病体虚,贫血,血淋,前列腺炎。

1.《本草拾遗》:"主血淋,可煮汁饮之。"

2.《本草拾遗》:"益气补虚,令人肥健。"

3.《饮膳正要》:"利五藏,肥美人。"

4.《随息居饮食谱》:"补胃,活血,通淋。"

【用法用量】 内服:煮食,50～100 g。

【宜忌】 不宜久服。

《食疗本草》:"发一切疮疥,动风气。不与干笋同食。"

【选方】 1. 治贫血,营养不良 白术9 g,山药9 g,鲟鱼肉30 g,陈皮3 g。煎服。

2. 治血尿,前列腺炎 鲟鱼肉60 g,川柏9 g,海藻30 g。煎服。

3. 治淋巴结肿大 鲟鱼肉60 g,牡蛎30 g,夏枯草12 g。煎

服。(1～3方出自《中国药用海洋生物》)

5559 獐肉 zhāng ròu (《别录》)

【基原】 为鹿科獐属动物獐之肉。

【原动物】 獐 *Hydropotes inermis* Swinhoe　又名：麕(《诗经》),麇(《说文》),麡(《经典释文》),河鹿(《中国动物药志》),牙獐(《中国动物图谱》)。

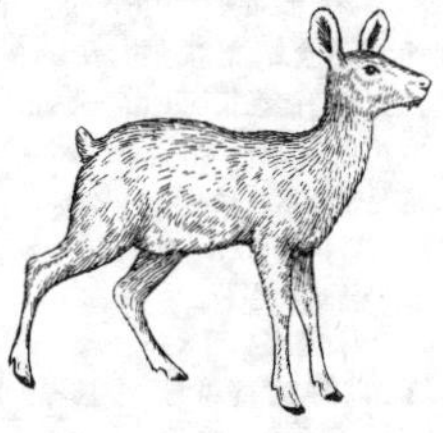

獐

小型鹿类,外形比麝大,重约15 kg,体长约1 m,四肢粗壮发达,尾甚短,几被臀部的毛所遮盖。雌雄均无角,雄性獠牙显露,侧扁,向下延伸,突出口外。耳中等大,基部有两条软骨质的脊突,顶端较尖。眼前方有狭袋形的眶下腺。鼠蹊部有一对鼠蹊腺,没有跗腺和脚腺。体毛多棕黄色,浓密粗长。体侧及腰部冬毛长达40 mm,呈波形弯曲。幼兽身上有纵行排列的白色斑点。

生活于山地草坡灌木丛中,不上高山,喜欢在河岸、湖边等潮湿地或沼泽地的芦苇丛中生活。以植物为食。广泛分布于我国长江流域各地的丘陵河谷地带。

本动物的骨骼(獐骨)、骨髓或脊髓(獐髓)、胚胎及胎盘(獐胎)亦供药用,另设专条。

【采收加工】 捕杀后,剔骨取肉,鲜用或干燥。

【成分】 肉含蛋白质,肽类,氨基酸,脂类,糖类,血红蛋白。

【药性】 甘,温。

1.《别录》:"温。"

2.《千金方》:"味甘,温,无毒。"

【功用主治】 补虚,祛风。主治久病虚损,消渴,乳少,口僻,腰腿痹痛。

1.《别录》:"补益五脏。"

2.《崔氏食经》:"主大风冷气,口僻,消渴。"(引自《医心方》)

3.《子母秘录》:"主乳无汁,獐肉,臛食。"

4.《中国药用动物志》:"祛风。主治久病虚损,腰腿痹痛。"

【用法用量】 内服:煮食,100～200 g。

【宜忌】 1.《金匮要略》:"獐肉不可合虾及生菜、梅、李果食之,皆病人。"

2.《本草经集注》:"不可合鹄肉食,成痼也。"

3.《外台》:"不可炙吃,令人消渴。久吃炙肉,令人血不行。"

【选方】 治瘤　取獐、鹿二肉,治如厚脯,火炙令热,掩瘤上,冷更炙,可四炙四易,痛脓便愈。不除,更炙新肉用之。(《千金方》)

5560 獐骨 zhāng gǔ (《别录》)

【基原】 为鹿科獐属动物獐的骨骼。

【原动物】 参见"獐肉"条。

【采收加工】 宰杀后,剥皮,剔肉,取骨鲜用或晾干。

【成分】 骨含胶原(collagen),唾液酸糖蛋白(sialoglycoprotein),硫酸软骨素(chondroitin sulfate),肽类(peptide),脂类(lipids),氨基酸,钙,磷,镁等。

【药性】 味甘,性微温。

1.《别录》:"微温。"

2.《药性论》:"味甘,无毒。"

3.《日用本草》:"味咸。"

【功用主治】 补虚损,益精髓。主治虚损腰酸,滑精。

1.《别录》:"主虚损泄精。"

2.《日华子》:"补虚损,益精髓,悦颜色。"

3.《日用本草》:"酿酒有补下之功。"

4.《中国药用动物志》:"固精。"

【用法用量】 内服:煎汤,15～60 g;或浸酒。

5561 獐胎 zhāng tāi (《彝医动物药》)

【基原】 为鹿科獐属动物獐的胚胎及胎盘。

【原动物】 参见"獐肉"条。

【药性】 味咸,性温。

【功用主治】《彝医动物药》:"行血补血,益气强身,破瘀止痛,大补虚劳。治产后血瘀、血少、腹痛、经闭。"

【用法用量】 内服:炖食,适量。

【选方】 1. 治产后虚弱、腹痛　獐胎炖吃。

2. 治产后死血　獐胎炖吃。(1、2方出自《彝医动物药》)

5562 獐髓 zhāng suǐ (《别录》)

【基原】 为鹿科獐属动物獐的骨髓或脊髓。

【原动物】 参见"獐肉"条。

【采收加工】 宰杀后取骨髓或脊髓,鲜用或冷藏。

【功用主治】 补虚益精,祛风泽肤。主治虚劳羸弱,面无光泽,皮肤枯燥。

1.《别录》:"益气力,悦泽人面。"

2.《纲目》:"治虚风。"

【用法用量】 内服:适量,入膏、丸剂。

5563 獐牙菜 zhāng yá cài (《湖南药物志》)

【异名】 方茎牙痛草、凉荞(《昆明民间常用草药》),绿茎牙痛草(《云南药用植物名录》),双斑獐牙菜(《中药大辞典》),大车前、水红菜、翳子草(《湖南药物志》),黑节苦草、黑药黄、走胆草、紫花青叶胆(《新华本草纲要》)。

【基原】 为龙胆科獐牙菜属植物双点獐牙菜的全草。

【原植物】 双点獐牙草 *Swertia bimaculata* (Sieb. et Zucc.) Hook. f. et Thoms. ex C. B. Clarke [*Ophelia bimaculata* Sieb. et Zucc.]

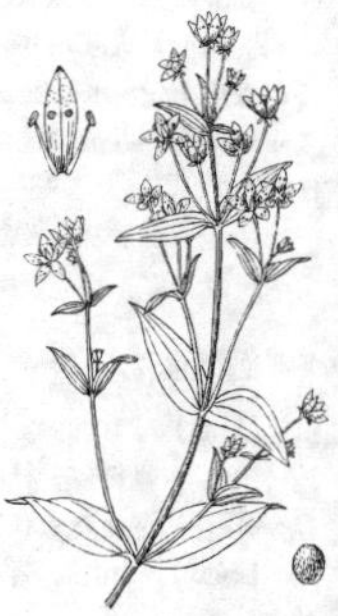

双点獐牙菜

一年生草本,高0.3～1.4(～2)m。茎圆柱形,中部以上分枝。茎生叶对生;无柄或具短柄;叶片椭圆形至卵状披针形,长4～9 cm,宽1～4 cm,先端长渐尖,基部钝;叶脉3～5条,弧形,在背面明显突起。花为大型的圆锥状复聚伞花序,疏松而开展,长可达50 cm,花多,花梗不等长,长0.6～4 cm;花萼绿色,长为花冠的1/4～1/2,5裂,裂片狭倒披针形或狭椭圆形;花冠黄色,直径达2.5 cm,上部具多数紫色小斑点,花5裂,裂片椭圆形或长圆形,长1～1.5 cm,在中部有2个黄绿色、半圆形的大腺斑;雄蕊5,花丝线形;子房披针形,无柄,长约8 mm,花柱短,柱头小,2裂。蒴果狭卵形,无柄,长2.3 cm。种子褐色,圆形,表面具瘤状突起。花、果期6～11月。

生于海拔250～3 000 m的河滩、山坡草地。分布于华东、中南、西南及河北、山西、陕西、甘肃等地。

【采收加工】 夏、秋季采收,切碎,晾干。

【药材】 獐牙菜 *Swertiae Bimaculatae Herba*　主产于华东、

中南、西南及河北。

性状　全草长 60～100 cm。茎细，具分枝，近四方形。叶对生，多皱缩，完整叶片椭圆形或长圆形，先端渐尖，基部渐狭下延；无柄。有时在叶腋可见花或残留花萼。气微，味苦。

【成分】　全草含黄酮类成分：异牡荆素（isovitexin），异荭草素（homoorientin），1，3-二羟基-4，5-二甲氧基𬭩酮（1，3-dihydroxy-4，5-dimethoxyxanthone），1，3-二羟基-4，5-二甲氧基𬭩酮-1-O-β-D-吡喃葡萄糖苷（1，3-dihydroxy-4，5-dimethoxyxanthone-1-O-β-D-glucopyranoside），1，3-二羟基-4，5-二甲氧基𬭩酮-3-O-β-D-吡喃葡萄糖苷（1，3-dihydroxy-4，5-dimethoxyxanthone-3-O-β-D-glucopyranoside），当药苦苷（swertiamarin），当药苷（swero-side）。

【药性】　苦、辛、寒。
　1.《湖南药物志》：“味辛、苦，性微寒，无毒。”
　2.《全国中草药汇编》：“苦，寒。”

【功用主治】　清热解毒，疏肝利胆。主治急、慢性肝炎，胆囊炎，感冒发热，咽喉肿痛，牙龈肿痛，尿路感染，肠胃炎，痢疾，火眼，小儿口疮。
　1.《湖南药物志》：“杀虫。治腹痛，马鞍疮。”
　2.《全国中草药汇编》：“清热解毒，舒肝利胆。主治急、慢性肝炎，胆囊炎，尿路感染，肠胃炎，感冒发热，流感，咽喉炎，牙痛，蛔虫症。”
　3.《湖北中草药志》：“清热利湿，解表，止痢。用于黄疸肝炎，肾炎，消化不良，热淋，急性细菌性痢疾等症。”

【用法用量】　内服：煎汤，10～15 g；或研末冲服。外用：捣敷。

【选方】　1.治感冒　獐牙菜 30 g。水煎服。
　2.治牙龈肿痛　獐牙菜 9 g。煎水含漱。
　3.治消化不良，肾炎　獐牙菜研末。日服 2 次，每次 1.5 g，温开水送服。
　4.治黄疸　獐牙菜 9 g。水煎服。（1～4 方出自《湖北中草药志》）
　5.治腹痛　（獐牙菜）全草 15 g。水煎服。
　6.治马鞍疮　獐牙菜 15 g，海金沙 10 g。用醋煎汁，文火煎，忽煎边熏鼻子。（5、6 方出自《湖南药物志》）

₅₅₆₄ **獐耳细辛** ^{zhāng ěr xì xīn} 《纲目》

【异名】　幼肺三七《天目山药用植物志》。
【基原】　为毛茛科獐耳细辛属植物獐耳细辛的根茎。
【原植物】　獐耳细辛 Hepatica nobilis Schreb. var. asiatica (Nakai) Hara［H. asiatica Nakai］　又名：蝴蝶草、野菱角菜《安徽中草药》。

多年生草本，高 8～18 cm。根状茎短，密生须根。基生叶 3～6；叶柄长 6～9 cm，幼时被毛，后脱落变无毛；叶片近三角状宽卵形，长 2.5～6.5 cm，宽 4.5～7.5 cm，基部深心形，3 裂至中部，裂片宽卵形，全缘，先端微钝或钝，有时有短尖头，被疏柔毛。花葶 1～6，有长柔毛；苞片 3，卵形或椭圆状卵形，长 7～12 mm，宽 3～6 mm，先端急尖或微钝，全缘，下面稍密被长柔毛。萼片 6～11，花瓣状，狭长圆形，长 8～14 mm，宽 3～6 mm，顶端钝，粉

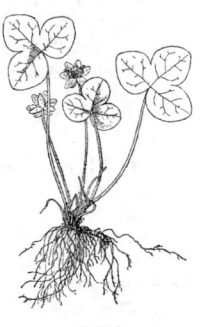
獐耳细辛

红色或堇色；雄蕊多数，长 2～6 mm，花丝狭线形，花药椭圆形；心皮多数，子房密被长柔毛，花柱短。瘦果卵球形，长约 4 mm，有长柔毛和短宿存花柱。花期 4～5 月，果期 5～7 月。

生于海拔 1 000 m 以上的林缘下溪旁，林下或草坡石下阴湿处。分布于辽宁、浙江、安徽、河南等地。

【采收加工】　春、秋季采挖，洗净，切碎，晒干。
【药材】　獐耳细辛 Hepaticae Asiaticae Rhizoma　产于浙江、安徽。

性状　根茎圆柱形，长 1～2 cm，直径 2～8 mm。表面棕褐色，环节密集，状如僵蚕，节上有不定根；先端残留叶柄残基，纤维性。不定根长约 10 cm，直径约 0.5 mm。质脆，易折断，断面棕黄色。气微，味苦、麻。

【药性】《安徽中草药》：“性平，味苦，有小毒。”
【功用主治】《安徽中草药》：“活血祛风，杀虫止痒。”
【用法用量】　内服：隔水蒸，3～4.5 g。外用：研末调敷；或捣烂绞汁涂。

【选方】　1.治劳伤筋骨酸痛　獐耳细辛鲜根 2～6 g。加黄酒、红糖，盛碗内加盖蒸熟，早晚饭前各服 1 次。《天目山药用植物志》
　2.治癣疮　先用鲜生姜搽患处，再以鲜獐耳细辛捣烂，绞汁外涂，每日数次。《安徽中草药》
　3.治头疮白秃　獐耳细辛为末，以槿木煎油调搽。《活幼全书》

₅₅₆₅ **豪猪肉** ^{háo zhū ròu} 《本草图经》

【基原】　为豪猪科豪猪属动物豪猪的肉。
【原动物】　豪猪 Hystrix hodgsoni Gray　又名：豪彘《山海经》、狟猪、鸾猪《山海经》郭璞传）、蒿猪《新修本草》、山猪《通志》、壁水貐、窳貐《纲目》、箭猪《随息居饮食谱》，刺猪、响铃猪。

为一种大型啮齿动物。体长约 65 cm。身被长而硬的棘刺。额到颈背部中央有一条白色纵纹；四肢、腹部之刺短小而软，呈棕色。臀部棘长。尾甚短。全身棕褐色。棘刺一般呈纺锤形，中空，乳白色，中间有 1/3 为浅褐色。

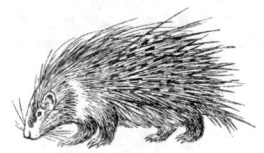
豪猪

栖息于山坡、草地或密林中。洞居，以草根、竹笋、野果为食。分布于长江流域以南及陕西等地。
本动物的胃（豪猪肚）亦供药用，另设专条。

【采收加工】　捕杀后，剥皮，剖腹，取肉，鲜用。
【药性】《纲目》：“甘，大寒，有毒。”
【功用主治】　润肠通便。主治大便不畅。
　1.《本草图经》：“利大肠。”《引自《纲目》）
　2.《中国药用动物志》：“肉有润肠的功效。主治大便不畅。”
【用法用量】　内服：煎汤或煮食，30～60 g。
【宜忌】《本草图经》：“肉甘美多膏，不可多食，发风，令虚羸。”《引自《纲目》

₅₅₆₆ **豪猪肚** ^{háo zhū dǔ} 《食疗本草》

【基原】　为豪猪科豪猪属动物豪猪的胃。
【原动物】　参见“豪猪肉”条。
【采收加工】　捕杀后，剖腹，取胃，洗净，鲜用或烘干。
【药性】　甘，寒。
　1.《纲目》：“寒，无毒。”

2. 姚可成《食物本草》:"甘,寒,无毒。"

【功用主治】 清热利湿,行气止痛。主治黄疸,水肿,脚气,臌胀,胃痛。

1.《新修本草》:"治黄疸。"(引自《纲目》)

2.《食疗本草》:"治水病,热风,鼓胀。"(引自《纲目》)

3.《纲目》:"治水肿,脚气,奔豚。"

4.《广西药用动物》:"消水肿、鼓泄,清风热和退黄疸。"

5.《中国药用动物志》:"有清热利湿的功能。"

【用法用量】 内服:煮食,30~50 g;或烧存性研末,3~6 g。

【选方】 1. 治水病臌胀属热风者 取豪猪肚烧干,捣末细罗。每朝空腹,温酒调服二钱匕。(《食疗本草》)

2. 治胃痛 豪猪肚1个。洗净,煮烂。早、晚分服。(《广西药用动物》)

5567 腐巴 fǔ bā 《纲目拾遗》

【异名】 锅炙(《药性考》),豆腐锅巴(《慈航活人书》)。

【基原】 为煮豆浆时锅底所结之焦巴。

【功用主治】 健胃清膈,清热通淋。主治反胃,痢疾,肠风下血,带下,淋浊,血风疮。

1.《食物考》:"开胃,消滞逐积。"

2.《纲目拾遗》:"治淋浊,补血。"

【用法用量】 内服:研末,3~9 g;或入丸、散。外用:研末调敷。

【选方】 1. 治翻胃 豆腐锅巴,黄色者佳,炒研末。每服三钱,砂糖汤调服,白汤下。

2. 治痢疾 陈冬米(炒)、豆腐锅巴,各等分为细末。空心白汤调服二三钱,服后宜饿半日。(1、2方出自《纲目拾遗》引《神方珍记》)

3. 治淋浊,补血 豆腐锅巴一两,川连一钱。同糊丸如桐子大。每服五钱,赤砂蜜糖滚水吞下,白带砂糖汤下,热淋尿血白汤下,肠风下血陈酒下。(《纲目拾遗》引《慈航活人书》五效丸)

4. 治血风疮 先将豆腐泔浸洗去腐;以布拭干,用川连、腐巴粉末、真麻油调搽,干则再涂。(《纲目拾遗》引《慈航活人书》)

5568 腐乳 fǔ rǔ 《纲目拾遗》

【异名】 菽乳(《纲目拾遗》)。

【基原】 以豆腐作坯,经过发酵,腌制,加酒糟和辅料等的制成品。

【制法】 将豆腐压坯划块,置于木框中,接种纯粹培养的毛霉菌或根霉菌,在25℃左右保温2~3日(期间适当翻动,以利真菌繁殖),当表面长满白色菌丝体后,扯开取出,分层加盐,盐渍约10日,最后移送坛内,并按不同品种添加红曲、酒酿、烧酒之类辅料,加盖密封,在常温下发酵数月而成成。

【药性】《纲目拾遗》:"味咸、甘,性平。"

【功用主治】 益胃和中。主治腹胀,萎胃病,泄泻,小儿疳积。

1.《纲目拾遗》:"养胃调中。"

2.《随息居饮食谱》:"其用皂矾,名青腐乳,亦曰臭腐乳。疳、膨、黄病、便泻者宜之。"

【用法用量】 内服:佐餐,适量。

5569 腐沫 fǔ mò 《纲目拾遗》

【基原】 即豆腐泔水上所集结之浮沫。

【功用主治】《纲目拾遗》:"治手掌癣生于手掌及足掌,层层肃皮,血肉外露。此沫热洗。"

5570 腐婢 fǔ bì 《本经》

【异名】 土常山(《植物名实图考》),臭娘子、臭常山、凉粉叶、

铁箍散(《湖南药物志》),六月冻、臭黄荆、观音柴(《江西草药》),豆麻柴、臭茶(《福建中草药》),小青树(《全国中草药新医疗法展览会技术资料选编》),糯米糊、捏捏糊(《浙江药用植物志》),墨子稔(《广西药用植物名录》)。

【基原】 为马鞭草科豆腐柴属植物豆腐柴的茎、叶。

【原植物】 豆腐柴 Premna microphylla Turcz. [P. microphylla Turcz. var. glabra Nakai;P. japonica Miq.;P. formosana Maxim.]

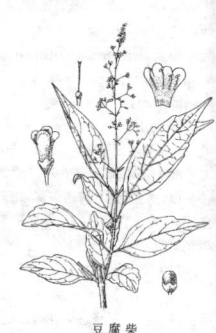
豆腐柴

直立灌木,植株高2~6 m。幼枝有柔毛,老枝渐无毛。单叶对生;叶柄长0.5~2 cm;叶片卵状披针形、倒卵形、椭圆形或卵形,有臭味,长3~13 cm,宽1.5~6 cm,基部渐狭,全缘或具不规则粗齿,先端急尖至长渐尖,无毛或有短柔毛。聚伞花序组成塔形的圆锥花序,顶生;花萼杯状,绿色或有时带紫色,密被毛至几无毛,边缘常有睫毛,5浅裂;花冠淡黄色,呈二唇形,裂片4,外被柔毛和腺点,内面具柔毛,尤以喉部较密;雄蕊4,2长2短,着生于花冠管上。核果球形至倒卵形,紫色,径约6 mm。花期5~6月,果期6~10月。

生于山坡林下或林缘。分布于华东、中南及四川、贵州。

本植物的根(腐婢根)亦供药用,另设专条。

【采收加工】 春、夏、秋季均可采收,鲜用或晒干。

【药材】 腐婢 Premnae Microphyllae Caulis et Folium 主产于广东。

性状 茎枝圆柱形,淡棕色,具纵沟,嫩枝被黄色短柔毛。叶对生,皱缩,完整者展平后呈卵状披针形,长2~7 cm或更长,宽1.5~4 cm,先端尾状急尖或近急尖,基部渐狭,下延;边缘中部以上具不规则的粗锯齿,淡棕黄色,两面均有短柔毛;叶柄长约1 cm。偶见残留黑色圆形小果。气臭,味苦。

【成分】 含有臭梧桐碱(trichotomine)。

【药理】 促进生长、抗疲劳作用 腐婢叶提取物加入饲料中喂饲,小鼠食欲、体重和生长速度提高,但脂肪无明显增加,并提高小鼠爬杆耐力和游泳耐力。

【药性】 苦,微辛,寒。

1.《本经》:"味辛,平。"

2.《湖南药物志》:"苦,寒,无毒。"

3.《江西草药》:"性寒,味苦涩。"

4.《食物中药与便方》:"甘,寒,无毒。"

【功用主治】 清热解毒。主治疟疾,泄泻,痢疾,醉酒头痛,痈肿,疔疮,丹毒,蛇虫咬伤,创伤出血。

1.《本经》:"主疟寒热邪气,泄痢,阴不起,病酒头痛。"

2.《本草经集注》:"疗疟有效。亦酒溃皮,疗心腹痛。"

3.《湖南药物志》:"清热解毒,消肿止痛。主治泄痢,消渴病,痰疟。"

【用法用量】 内服:煎汤,10~15 g;或研末。外用:捣敷;或研末调敷;或煎水洗。

【选方】 1. 治疟 腐婢叶9~15 g。开水冲泡,于疟发前2小时预服。(《江西民间草药验方》)

2. 治腹泻,痢疾 腐婢叶60 g,龙芽草30 g。水煎服。(《浙南本草新编》)

3. 治酒醉不醒 (腐婢)叶9 g,葛花6 g。水煎服。(《食物中药与便方》)

4. 治无名肿毒　新鲜腐婢叶捣烂，外敷；或晒干，研细末，用蜂蜜调敷患处。初起未化脓者，连敷 2～3 日可消散。局部不红不肿的阴症忌用。(《江西民间草药验方》)

5. 治丹毒　腐婢 120～150 g。水煎，待温，洗患处。洗时需避免当风。(《江西草药手册》)

6. 治蛇咬伤　腐婢鲜叶、马兰根、星宿菜根各 30 g。同时捣烂加些百草霜(锅底灰)调匀敷枕骨处及伤口。

7. 治钩蚴侵入皮肤作痒(钩虫皮炎)　腐婢鲜叶、根煎汤洗。
(6、7 出自《福建中草药》)

8. 治刀斧创伤　新鲜腐婢叶，捣烂如泥，敷于伤处，能止血止痛。(《江西民间草药验方》)

9. 治痔瘘下血　腐婢叶焙干研末，每服 3 g，米汤送下，每日 3 次。(《食物中药与便方》)

5571 腐婢根 fǔ bì gēn
《福建中草药》

【异名】　小青树根(《全国中草药新医疗法展览会技术资料选编》)。

【基原】　为马鞭草科豆腐柴属植物豆腐柴的根。

【原植物】　参见"腐婢"条。

【采收加工】　秋冬季采挖，鲜用或切片晒干。

【药理】　1. 抗炎作用　腐婢(豆腐柴)根提取物腹腔注射抑制大鼠炎性组织前列腺素 E_2 的产生。豆腐柴根提取物腹腔注射抑制角叉菜致大鼠足跖肿胀。

2. 促进免疫功能　豆腐柴根提取物促进刀豆蛋白诱导的小鼠 T 淋巴细胞增殖反应。豆腐柴根提取物灌胃给药，在小鼠刚果红吞噬试验中显示增强机体非特异性免疫功能的作用。

【药性】　苦，寒。

1. 《湖南药物志》："苦，寒，无毒。"

2. 《江西草药》："性寒，味苦，涩。"

3. 《食物中药与便方》："甘，寒，无毒。"

【功用主治】　清热解毒，消肿止痛。主治疟疾，小儿夏季热，风湿痹痛，风火牙痛，跌打损伤，水火烫伤。

1. 《湖南药物志》："清热解毒，消肿止痛。"

2. 《安徽中草药》："清热泻火，祛风除湿，止血消肿。"

【用法用量】　内服：煎汤，10～15 g，鲜品 30～60 g。外用：捣敷；或研末调敷。

【选方】　1. 治疟疾　(臭娘子)根 12～18 g。水煎服。(《湖南药物志》)

2. 治小儿夏季热　鲜腐婢根 30～60 g。煎服。

3. 治风湿性关节炎　腐婢根 250 g，乌鱼 500 g。水炖至肉烂，食鱼喝汤。(2、3 方出自《安徽中草药》)

4. 治风火牙痛　腐婢根 60 g。水煎服。(《福建中草药》)

5. 治跌打损伤　腐婢鲜根皮 60 g。煎水兑酒服。(《江西草药手册》)

6. 治烧伤　小青树根皮或叶，晒干，研成极细末，棉油或菜油调搽，每日 1～2 次。(《全国中草药新医疗法展览会技术资料选编》)

7. 治毒蛇咬伤　腐婢鲜根皮捣烂敷天庭穴及伤口。(《福建中草药》)

8. 治中雷公藤毒　臭娘子根(切片)60 g，大黄 18 g，芒硝 12 g，防风 18 g。水煎服。(《湖南药物志》)

5572 辣芥 là jiè
《沙漠地区药用植物》

【异名】　大辣辣、痢疾草(《陕甘宁青中草药选》)，羊辣辣(《沙漠地区药用植物》)。

【基原】　为十字花科独行菜属植物宽叶葶苈和光果宽叶葶苈的全草。

【原植物】　1. 宽叶葶苈 Lepidium latifolium L.　又名：宽叶独行菜(《中国高等植物图鉴》)。

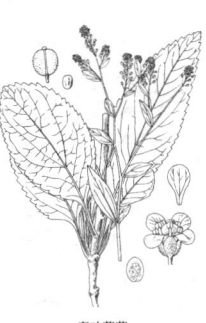

宽叶葶苈

多年生草本，高 30～150 cm。茎直立，上部多分枝，基部木质化，表面疏被柔毛或近无毛。基生叶和茎下部叶带革质，具叶柄，柄长 1～3 cm；叶片长圆披针形或卵形，长 3～7 cm，宽 3～5 cm，先端急尖或钝圆，基部楔形，边缘有锯齿或近于全缘，两面均被短柔毛；茎上部叶无柄，叶片卵状长圆形、长圆形至披针形，长 2～5 cm，宽 5～15 mm，先端钝或短尖，基部楔形，边缘全缘或具不明显的锯齿，两面被疏柔毛。圆锥状总状花序顶生或腋生，花多数；萼片 4，卵状长圆形或近圆形，具白色膜质边缘；花瓣 4，白色，近倒卵形，长 2～3 mm，先端圆形，基部渐狭呈短爪或不明显；雄蕊 6，4 长 2 短，花丝线形；雌蕊 1，子房长卵形，花柱短，柱头头状。短角果宽卵形或近圆形，直径 1.5～3 mm，扁平，先端全缘，有宿存短柱头，基部圆钝，边缘无翅，果瓣有短柔毛。种子每室 1 颗，卵形或椭圆圆形。花期 5～7 月，果期 7～8 月。

生于海拔 1 800～4 250 m 之间的山坡、村旁、田边及盐化草甸等地。华北、东北及河南、西藏、陕西、甘肃、青海、宁夏、新疆等地均有分布。

2. 光果宽叶葶苈 L. latifolium L. var. affine C. A. Mey. 与原种的主要区别为短角果无毛或近于无毛。

生于含盐质的沙滩、田边及路旁。分布于华北、东北、西北等地。

【采收加工】　夏季采收，洗净，晒干或鲜用。

【药材】　辣芥 Lepidii Herba　宽叶葶苈主产于甘肃、青海、宁夏；光果宽叶葶苈产于华北、东北。

性状　宽叶葶苈　茎中上部多分枝。叶互生；叶片多皱缩，展平后叶片长圆状披针形、广椭圆形或卵形，长 6～8 cm，宽 3～5 cm，先端急尖，基部楔形，边缘具稀锯齿；基部叶和茎下部叶具长柄，长 1～3 cm；茎上部叶苞片状，无柄。圆锥花序，花小，直径 1 mm，白色。短角果扁椭圆形。气微，味淡。

光果宽叶葶苈　叶全缘或有齿牙；短角果宽卵形或近圆形，无毛或近无毛。

【成分】　种子含芥子碱(sinapine)。还含有机酸、鞣质、糖苷、皂苷、香豆素、黄酮和内酯类等化合物。

【药理】　利尿、抗前列腺增生作用　辣芥(宽叶葶苈)水提取物口服或腹腔注射增加大鼠尿量。辣芥(宽叶葶苈)混悬液口服对类固醇诱导的去势大鼠的前列腺增生有抑制作用。

【药性】　微苦、涩，凉。

【功用主治】　《陕甘宁青中草药选》："清热燥湿。主治痢疾。"

【用法用量】　内服：煎汤，15～30 g；鲜品 60～80 g。

【选方】　治菌痢、肠炎　鲜宽叶独行菜 180 g 熬成浸膏，加黄柏及木香(研末)适量，压片，每片 0.5 g，每次服 4 片，日服 3 次。(《沙漠地区药用植物》)

5573 辣椒 là jiāo
《植物名实图考》

【异名】　番椒(《群芳谱》)，辣茄(《花镜》)，辣虎(《食物考》)，腊茄(《药检》)，海椒、辣角(《遵义府志》)，鸡嘴椒(《广州植物志》)，红海椒(《中国高等植物图鉴》)，辣子、牛角椒、大椒(《全国中草药汇编》)。

【基原】 为茄科辣椒属植物辣椒的果实。

【原植物】 辣椒 *Capsicum annuum* L.

一年生或有限多年生草本，高 40～80 cm。单叶互生，枝顶端节不伸长而成双生或簇生状；叶片长圆状卵形、卵形或卵状披针形，长 4～13 cm，宽 1.5～4 cm，全缘，先端尖，基部渐狭。花单生，俯垂；花萼杯状，不显著 5 齿；花冠白色，裂片卵形；雄蕊 5；雌蕊 1，子房上位，2 室，少数 3 室，花柱线状。浆果长指状，先端渐尖且常弯

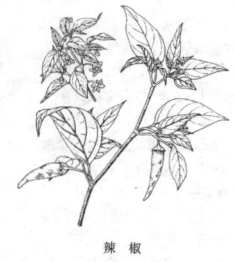

辣椒

曲，未成熟时呈绿色，成熟后呈红色、橙色或紫红色，味辣。种子多数，扁肾形，淡黄色。花、果期 5～11 月。

我国大部分地区均有栽培。

本植物的叶(辣椒叶)、茎(辣椒茎)、根(辣椒头)亦供药用，另设专条。

【栽培】 **生物学特性** 喜温暖，害怕寒冷，尤怕霜冻，又忌高温和曝晒，喜潮湿又怕水涝，比较耐肥。宜在土层深厚肥沃，富含有机质和透水性好的砂壤土和两合土上种植。不宜与茄科植物连作。

繁殖方法 用种子繁殖，有直播和育苗移栽两种方式。直播法：冬季翻耕休闲，惊蛰雪融后，每亩施土杂厩肥 5 000 kg，并铺撒翻耕均匀，按 0.7～1.0 m 开沟作垄，灌水保墒。清明前后，在垄上开浅沟，条行直播，稀撒种子(种子播前需用温水浸种)，盖土 1 cm 厚，以不见土为度。真叶在 2～3 片时，间苗 1 次。7～8 片叶时，按株距 15～16 cm 定苗。育苗移栽法：北方在 3 月中下旬，南方约在 1 月，把田床土消毒的种子，按每 10 m² 160～220 g 撒播于浇过底水的苗床上，当有 1～2 片真叶时分苗；并把健壮的苗移入营养钵，分苗温床温度应在 20 ℃以上，当有 8～10 片真叶展开，约 60 日可移栽。

田间管理 定植缓苗后，要连锄几遍，以促根系生长。雨季要注意及时排水；热雨后应进行"涝浇园"，在定植后 10～15 日进行第一次追肥，促茎叶生长，每亩可施磷铵 15～20 kg。开沟施入。在开始座果后进行第二次追肥。每亩可施硫铵 10～15 kg，草木灰 100～150 kg，施后立即浇水。应注意及时防治棉铃虫，可在虫蛀果前及时喷药。

【采收加工】 青椒一般以果实充分肥大，皮色转浓，果皮坚实而有光泽时采收；干椒可待果实成熟一次采收。可加工成腌辣椒、清酱辣椒、虾油辣椒。干椒可加工成干制品。

【药材】 辣椒 *Capsici Annici Fructus* 全国各地均产。

性状 果实形状、大小因品种而异。一般为长圆锥形而稍有弯曲，基部微圆，常有绿棕色，具 5 裂齿的宿萼及稍粗壮而弯曲或细直的果柄。表面光滑或有沟纹，橙红色、红色或深红色，具光泽，果肉较厚。质较脆，横切面可见中轴胎座，有菲薄的隔膜将果实分为 2～3 室，内含多数黄白色、扁平圆形或倒卵形种子。干品果皮皱缩，暗红色，果肉干薄。气特异，催嚏性，味辛辣如灼。

粉末特征 暗橙色或红橙色，味极辣。外果皮细胞方形、多角形或不规则形，多碎块，壁略厚，壁孔稀疏。中果皮薄壁细胞含众多油滴(新鲜粉末)或红色或黄色杂色体，中有含草酸钙簇晶。石细胞有 2 种：内果皮石细胞壁较薄，波状，半透明，有念珠状壁孔；种皮石细胞较大，壁厚，波状，有较大的壁孔，其横断面呈"U"字形(外壁较薄)。内胚乳细胞多角形，充满糊粉粒。

【成分】 辣椒果实含辣椒碱类成分，主要有辣椒碱(capsai-

cin)、二氢辣椒碱(dihydrocapsaicin)、去甲双氢辣椒碱(nordihydrocapsaicin)、高辣椒碱(homocapsaicin)、高二氢辣椒碱(homodihydrocapsaicin)、壬酰香草胺(nonoyl vanillylamide)、辛酰香草酰胺(decoyl vanillylamide)。还含多种低沸点和高沸点挥发性酸酸，如异丁酸(isobutyric acid)、异戊酸(isovaleric acid)、正戊酸(*n*-valeric acid)、巴豆油酸(crotonic acid)、顺式-2-甲基丁烯酸(tiglic acid)、庚酸(enanthic acid)、癸酸(capric acid)、异癸酸(isodecanoic acid)、丙酮酸(pyruvic acid)、辛酸(caprylic acid)和月桂酸(lauric acid)等。此外还含 β-胡萝卜素(β-carotene)、隐黄质(cryptoxanthin)、玉米黄质(zeaxanthin)、辣椒红素(capsanthin)、辣椒玉红素(capsorubin)、堇黄质(violaxanthin)、茄碱(solanine)、茄啶(solanidine)和柠檬酸(citric acid)、酒石酸(tautaric acid)、苹果酸(malic acid)等。

种子中含茄碱，茄啶，4α-甲基-5α-胆甾-8(14)-烯-3β-醇[4-methyl-5α-cholest-8(14)-en-3β-ol]、环木菠萝烷醇(cycloartanol)、环木菠萝烯醇(cycloartenol)、24-亚甲基环木菠萝烷醇(24-methylenecycloartanol)及羽扇豆醇(lupeol)等。

【药理】 1. **镇痛作用** 辣椒提取物灌胃延长小鼠热板法和热辐射甩尾法的痛阈时间。辣椒的主要活性成分是生物碱类，如辣椒碱和二氢辣椒碱等。辣椒鞘内注射微量辣椒碱，对热刺激的镇痛作用持续 5 个月。跖部注射甲醛的大鼠皮下注射辣椒碱，镇痛作用起效快并持续 3 小时。辣椒碱初次施用于外周神经末梢，会引起患者烧灼样的刺激感，引起神经源性炎症反应。人支气管上皮细胞株 BEAS-2B 置于辣椒碱的环境中，导致细胞内钙离子升高，炎性激化因子 IL-6、IL-8 和 TNF-α 转录合成，并释放蛋白。在大鼠后肢基足内注射辣椒碱可引起皮肤神经源性炎症，显示中枢神经机制参与了神经源性皮肤炎症反应。辣椒碱选择性作用于无髓鞘的 C 纤维和有髓鞘的 Aδ 纤维的初级感觉神经元，通过初级传入神经末梢和胞膜上特殊的辣椒碱受体介导而产生作用。辣椒碱的长效镇痛等药理学活性与神经递质 P 物质、5-羟色胺等相关。

2. **抗炎作用** 辣椒提取物灌胃抑制小鼠二甲苯诱导的耳水肿和大鼠角叉菜胶诱导的足肿胀。大鼠膝关节滑液腔注射辣椒碱抑制致炎化合物 P 物质引起的炎症反应，对角叉菜胶注射关节内引起的炎症亦有抗炎作用。

3. **对消化系统的影响** 灌服辣椒煎液促进盐酸、醋酸造成的大鼠急、慢性胃黏膜损伤的愈合；口服红干辣椒粉末胶囊促进胃溃疡患者溃疡的愈合。亦有报道一定剂量的辣椒煎液对盐酸引起的大鼠胃黏膜损伤具有适应性细胞保护作用，而过高浓度的辣椒煎液使损伤加重，黏膜内丙二醛含量增加，超氧化物歧化酶的活力减弱。辣椒能增强豚鼠离体胆囊的收缩运动，其作用可被吲哚美辛减弱，但不被阿托品所阻断。

4. **对心血管系统的作用** 辣椒碱可改善大鼠异丙灌注损伤的心肌功能，抑制肌酸激酶释放，并升高降钙素基因相关肽的血浆浓度。预先用辣椒碱耗竭感觉神经递质后，作用消失。大鼠脊髓蛛网膜下腔注射辣椒碱，刺激 P 物质大量释放，引起血浆去甲肾上腺素和肾上腺素含量升高，平均动脉压、心率升高。脑室微量注射辣椒碱增加猫下丘脑前部-视前区热敏神经元放电频率，降低冷敏神经元放电频率。辣椒碱是经调控神经元的活动而调节体温的。

5. **其他作用** 辣椒碱选择性耗竭感觉神经末端的神经肽类物质，减少对化学物质的敏感性，对人和动物鼻黏膜产生脱敏作用。辣椒碱处理豚鼠单侧鼻黏膜，减少同侧分泌，完全阻滞对侧分泌反应，具有消除轴突反应，对中枢反射引起的鼻分泌作用，降低感觉神经对伤害性刺激的敏感性。辣椒碱全身给药或膀胱内灌注对正常大鼠起稳定膀胱逼尿肌的作用，而对慢性脊髓损伤大鼠则是引起膀胱灌注时非排尿性收缩。辣椒碱导致培养的增生性成纤维细胞功能发生改变，细胞增殖能力和胶原合成能力受到抑

制。辣椒碱注射对口服葡萄糖负荷的新生大鼠有降血糖作用。大鼠肺切片体外研究表明辣椒碱(辣椒碱)能抑制吸烟诱导的脂质过氧化作用。辣椒碱体内、体外处理,对氯仿等化学刺激剂诱导的肺和肝组织切片脂质过氧化、Fe^{2+}/抗坏血酸诱导的肺和肝线粒体和肝组织切片脂质过氧化均有抑制作用,还能抑制 Fe^{2+}/抗坏血酸诱导的红细胞膜脂质过氧化。对紫外线辐射引起的脂质体膜脂质过氧化作用,低剂量辣椒碱有促进脂质过氧化作用,高剂量有抑制作用。

毒性 在体外鼠伤寒沙门菌试验中,辣椒中的含油树脂类物质有较弱但明确的致突变活性。大剂量使用辣椒碱是有毒性的,能引起传入神经元变性。15 mg/kg 的辣椒碱用量是产生大鼠神经轴突变性的阈剂量,50 mg/kg 是饱和剂量。大鼠新生期全身施用大剂量辣椒碱,成年后脊根神经节细胞一半以上被毁,体积较小的神经细胞对辣椒碱敏感。体外细胞培养实验表明,高浓度的辣椒碱对细胞有细胞毒性和遗传毒性作用。辣椒碱可以抑制 SHSY-SY 成神经细胞瘤细胞蛋白质合成,诱导 DNA 链断裂。高浓度的辣椒碱还可抑制猴咽细胞及鳞状上皮细胞的蛋白合成。

【药性】 辛,热。归脾、胃经。
1. 姚可成《食物本草》:"味辛,温,无毒。"
2. 《食物宜忌》:"性辛、苦,大热。"(引自《纲目拾遗》)
3. 《纲目拾遗》:"入心、脾二经。"

【功用主治】 温中散寒,下气消食。主治胃寒气滞,脘腹胀痛,呕吐,泻痢,风湿痛,冻疮。
1. 姚可成《食物本草》:"消宿食,解结气,开胃口,辟邪恶,杀腥气诸毒。"
2. 《百草镜》:"熏壁虱,洗冻疮,浴учи疥,泻大肠经寒澼。"(引自《纲目拾遗》)
3. 《食物宜忌》:"温中下气,散寒除湿,开郁去痰,消食,杀虫解毒。治呕逆,疗喧膈,止泻痢,祛脚气。"(引自《纲目拾遗》)
4. 《食物考》:"温中散寒,除风发汗,冷癖能疏,行痰尽湿。"

【用法用量】 内服:入丸、散,1～3 g。外用:煎水熏洗或捣敷。

【宜忌】 阴虚火旺及诸出血者禁服。
1. 《食物宜忌》:"食之走风动火,病目,发疮痔。凡虚虚有火者忌服。"(引自《纲目拾遗》)
2. 《药性考》:"多食眩懑,动火故也。久食发青,令人齿痛咽肿。"
3. 《全国中草药汇编》:"对胃及十二指肠溃疡,急性胃炎,肺结核以及痔疮患者忌用。"

【选方】 1. 治积水泻 辣茄1个。为丸,清晨热豆腐皮裹,吞下。(《纲目拾遗》引自《医宗汇编》)
2. 治冻瘃 剥辣茄皮,贴上即愈。(《纲目拾遗》引蔡云方)
3. 预防冻疮 风雪严冷中行军或长途旅行,可用20%辣椒软膏擦于冻疮好发部位,如耳轮、手臂、足跟等处。如冻疮初起尚未溃烂,用辣椒适量煎水温洗;或用辣椒放在麻油中煎成辣油,涂患处。
4. 治风湿性关节炎 辣椒20个,花椒30 g。先将花椒煎水,数沸后放入辣椒煮软,取出撕开,贴患处,再用水热敷。(3、4方出自《全国中草药汇编》)

【临床报道】 早期脓性指头炎 取干艾棵数棵捆扎成束,或艾卷1个,干红辣椒1个(周径稍大于患指)剪成指套状。嘱患者洗净患指,戴上辣椒指套。点燃艾煨烟去火焰,用无焰之燃烟熏患指,热度以适患者自感温热为度。患指宜转动,使患指各面都被均匀熏灸。待辣椒熏成黑紫色,时间约30分钟。熄灭燃艾,去除辣椒指套,嘱患者轻咬患指数次。每日治疗2～3次。治疗早期脓性头炎78例,结果:治愈(治疗1～2日,肿痛痛止,临床症状消失)

62例,有效(治疗1～2日,肿痛明显减轻,有消散希望,继续治疗而愈)14例,无效(经治疗,肿痛无明显减轻或已有化脓趋势而改用他法治疗者)2例。总有效率97.4%。

5574 **辣根草** /là gēn cǎo/ 《中华药通讯》

【基原】 为瑞香科瑞香属植物长白瑞香的根及茎。

【原植物】 长白瑞香 *Daphne koreana* Nakai

落叶小灌木,高20～30 cm。根茎横走,黄白色。茎有数分枝,枝条柔软。茎皮灰褐色或灰白色,有短棱。单叶,互生;叶片倒卵状披针形,全缘,上面被短绒毛,先端锐尖,基部楔形。花两性,淡黄白色,多4朵腋生;花被呈短筒状,长6～8 mm,先端4裂,裂片卵圆形,长1～2 mm;雄蕊8,2轮,分别着生于花被筒中部;花盘环状;子房无毛。果实幼时绿色,成熟时鲜红色或红色。花期4～5月,果期6～9月。

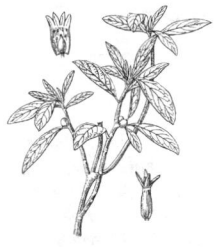

长白瑞香

生于海拔 550～1 800 m 的针阔叶混交林及针叶林下及林缘。分布于东北各地。

【采收加工】 秋季采挖,洗净,切段,晒干。

【成分】 长白瑞香含瑞香素(daphnetin)。

【药理】 1. 对中枢神经系统的作用 辣根草(长白瑞香)水煎剂灌胃或瑞香素腹腔注射对小鼠戊巴比妥钠的催眠作用均呈协同效应。瑞香素腹腔注射减少小鼠自主活动,增强水合氯醛的中枢抑制作用。家兔静脉注射瑞香素使翻正反射、角膜反射、疼痛反射皆消失。瑞香素注射抑制醋酸引起的小鼠扭体反应,延长痛阈反应时间。

2. 其他作用 瑞香素腹腔注射对鸡蛋清、甲醛及右旋糖酐引起的大鼠实验性关节炎有防治作用,抗炎作用有赖于肾上腺的完整作用。瑞香素对II型蛋白激酶A有较高的特异性抑制作用。

【药性】 辛,温。

【功用主治】 《长白山植物药志》:"温中散寒,行瘀止痛。治冠心病、心绞痛、慢性冠状动脉供血不足,血栓闭塞性脉管炎,良性关节痛,心腹冷痛,预防冻疮。"

【用法用量】 内服:煎汤,3～6 g。

【临床报道】 1. 治疗冠心病心绞痛 取长白瑞香注射液(即长白瑞香经95%乙醇提纯后之无菌水溶液,每支2 ml,相当于原生药3 g)每日肌注2～4 ml,1个月为1个疗程,一般需2～3个疗程。经72例临床观察,达显效标准者21例,占29.2%;改善者34例,占47.2%,症状有效率76.4%。对心绞痛症状的疗效,以中型最佳,重型次之,轻型再次。心电图有效率为48.6%,其中心电图呈冠状动脉供血不足及心肌劳损者63例,有效率为55.6%。对血清胆固醇和β-脂蛋白也有一定的降低作用。

2. 治疗血栓闭塞性脉管炎 用提取的150%长白瑞香注射液,每次2～4 ml,每日2次肌注,2个月为1个疗程。经34例观察,总有效率88.2%,其中效果优良者占41.2%,进步率为47.1%。

3. 治疗克山病 取长白瑞香注射液(系水煎醇沉法制备,每支2 ml,相当于原生药3 g)每次肌注2 ml,每日2次,1个月为1个疗程,治疗期间停用其他药物。对2疗程后进行疗效判定。经65例潜在型、慢性型克山病的观察,其自觉症状、主要体征均有明显好转,心电图总有效率为43.1%。临床痊愈7例,占10.8%;显著好转19例,占29.2%;好转29例,占44.6%;总有效率为84.6%。

5575 **辣椒叶** /là jiāo yè/ 《广西民间植物名录》

【基原】 为茄科辣椒属植物辣椒的叶。

【原植物】 参见"辣椒"条。

【采收加工】 夏、秋季植株生长茂盛时采摘叶，鲜用或晒干。

【药性】 苦，温。

【功用主治】《福建药物志》："舒筋活络，杀虫止痒。治顽癣，鼠疣、疥疮，冻疮，斑秃，足跟深部脓肿。"

【用法用量】 外用：鲜品捣敷。

【选方】 治疟疾 辣椒嫩叶捣烂，于疟疾发作前2小时外敷双侧列缺、涌泉穴。《福建药物志》

5576 辣椒头 <small>là jiāo tóu</small>
<small>《岭南采药录》</small>

【基原】 为茄科辣椒属植物辣椒的根。

【原植物】 参见"辣椒"条。

【采收加工】 秋季采挖根部，洗净，晒干。

【成分】 辣椒根中含辣椒苷(capsicoside) A$_1$、B$_1$、C$_1$、A$_2$、A$_3$、B$_2$、B$_3$、C$_2$、C$_3$、E$_1$,吉脱皂苷(gitonin)及辣椒新苷(capsicosin)D$_1$、E$_1$。

【药性】 辛、甘，热。

【功用主治】 散寒除湿，活血消肿。主治手足无力，肾囊肿胀，冻疮。

1.《全国中草药汇编》："活血消肿。"

2.《福建药物志》："祛风行气，温中散寒。"

【用法用量】 内服：煎汤，9～15 g。外用：煎水洗，或热敷。

【选方】 1. 治手足无力，有如瘫痪 辣椒头2个，鸡脚15对(由膝以上截出)，花生肉60 g，红枣6粒。用水，酒各半，隔水炖五六分钟，服数次便有效。

2. 治肾囊肿胀 辣椒头、猪精肉煎汤服。(1、2方出自《岭南采药录》)

3. 治月内风 辣椒根30～60 g。炖鸡服。《福建药物志》

5577 辣椒茎 <small>là jiāo jīng</small>
<small>《重庆草药》</small>

【异名】 海椒梗《重庆草药》。

【基原】 为茄科辣椒属植物辣椒的茎。

【原植物】 参见"辣椒"条。

【采收加工】 9～10月将倒苗前采收，切段，晒干。

【药性】《重庆草药》："味辛，性热，无毒。"

【功用主治】 散寒除湿，活血化瘀。主治风湿冷痛，冻疮。

1.《重庆草药》："除寒湿，逐冷痛，散瘀血凝滞。治风湿冷痛，冻疮。"

2.《福建药物志》："祛风行气，温中散寒。"

【用法用量】 外用：煎水洗。

5578 辣蓼草 <small>là liǎo cǎo</small>
<small>《江苏省植物药材志》</small>

【基原】 为蓼科蓼属植物柳叶蓼的全草。

【原植物】 柳叶蓼
Polygonum lapathifolium L.
var. *salicifolium* Sibth. 又
名：绵毛酸模叶蓼《江苏植物
志》,柳叶大马蓼《云南种子
植物名录》,绵毛大马蓼《贵
州植物志》。

一年生草本，高 0.5～
2.5 m。茎直立，多分枝，表面有
多数紫色斑点，被绵毛，节前膨
大。叶互生；有short柄或几无柄；
托叶鞘膜质；叶片披针形，先端
渐尖，基部楔形，全缘或微波
状，上面深绿色，被疏绒毛，下

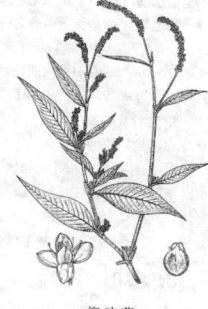

柳叶蓼

面被灰白色绵毛。圆锥花序顶生或腋生；花小，绿白色或粉红色密生；花被4～5裂，有脉，无腺点；雄蕊通常6枚；花柱2。瘦果卵圆形、扁平，两侧面中部微凹，褐黑色而光亮，包于宿存花被内。花期初夏，果期秋季。

生于近水草地、流水沟中，或阴湿处。我国南北各地均有分布。

【采收加工】 夏、秋间采收，晾干。

【药材】 辣蓼草 *Polygoni Salicifolii Herba* 主产于福建、河南、广东、江苏等地。

性状 茎直径约6 mm；表面有紫红色斑点。叶上面中央常有黑褐色新月形斑，无毛或被稀白色绵毛，下面密被淡白色绵毛，有腺点；托叶鞘无绿毛。圆锥花序，花密生；花被4裂，有腺点。气微，辛、辣。

鉴别 粉末特征：上表皮多列性非腺毛较多，长80～273 μm；单细胞非腺毛较少，长约至1 120 μm，直径约7 μm，其基部常有一细胞并生；腺毛较多，头部类圆形或椭圆形，4～15个细胞，直径27～36 μm。下表皮单细胞非腺毛众多，腺毛偶见。叶肉细胞含草酸钙簇晶。

【药性】《福建药物志》："辛，微温。"

【功用主治】《福建药物志》："除湿健脾，利水豁痰。主治肠炎、痢疾，中暑腹痛，疟疾，小儿疳积。"

【用法用量】 内服：煎汤，10～20 g。

【选方】 1. 治肠炎，痢疾 绵毛大马蓼根研末 24 g，开水送服，每日服2次。

2. 治中暑腹痛 绵毛大马蓼鲜叶芽 12 g，食盐少许，捣烂或搓烂，开水送服。

3. 治小儿疳疾 绵毛大马蓼 15～18 g，麦芽 12 g。水煎，早晚饭前2次分服。

4. 治疟疾 绵毛大马蓼叶、桃叶各等分。研末，调酒水制成丸，早晚空服 3 g。(1～4方出自《福建药物志》)

5579 辣辣菜 <small>là là cài</small>
<small>《陕西中草药》</small>

【异名】 腺茎独行菜《秦岭植物志》,小辣辣、羊辣罐《沙漠地区药用植物》,辣麻麻《内蒙古中草药》,尿溜溜《陕西中草药》。

【基原】 为十字花科独行菜属植物葶苈的全草。

【原植物】 参见"葶苈子"条。

【采收加工】 春季采收，洗净，晒干。

【药性】《陕西中草药》："味辛，性平。"

【功用主治】 清热解毒，利尿通淋。主治痢疾，腹泻，小便不利，淋症，浮肿。

1.《陕西中草药》："清热利尿通淋。治小便不利，小便淋涩，血淋，水肿。"

2.《内蒙古中草药》："治肾小球肾炎。"

3.《全国中草药汇编》："地上部分制成干糖浆，可治肠炎、腹泻及细菌性痢疾。"

【用法用量】 内服：煎汤，6～9 g。

【选方】 1. 治小便不利 辣辣菜、车前子各9 g。水煎服。《陕西中草药》

2. 治肾小球肾炎，浮肿 鲜腺茎独行菜 30 g。水煎服。《沙漠地区药用植物》

5580 辣薄荷 <small>là bò he</small>
<small>《新华本草纲要》</small>

【异名】 椒样薄荷《薄荷的栽培和加工》。

【基原】 为唇形科薄荷属植物欧薄荷的叶。

【原植物】 欧薄荷 *Mentha piperita* L.
多年生芳香性草本。茎直立，高 30～100 cm，质较脆，易折断，分枝或否，基部略匍匐；茎和枝条四棱形，节间长0.5～7 cm，淡绿色至紫色，无毛或疏生短柔毛。叶对生；叶柄长0.5～1 cm；披针形至卵状披针形，长2.2～3.5 cm，宽1～1.8 cm，先端急尖，基部近圆形或楔形，叶缘具细锯齿，叶两面均被腺鳞及疏被毛茸，上面绿色，下面淡绿色。轮伞花序聚合成穗状，长3～7 cm，直径达1.4 cm，顶生于茎或分枝顶端，先端锐尖，花轮连续，仅在基部间断；苞叶与叶相似；总梗长2 mm，上有小苞片数枚，线状披针形，长在6 mm以下；花梗长1～2 mm；花萼筒状针形，长约3 mm，具脉11～13，具腺鳞，萼筒长约2 mm，萼齿5，披针形，具缘毛；花冠白色或淡紫色，长约3.5 mm，近无毛，冠筒长约2.5 mm，花冠4裂，舷片淡紫色，上唇先端2裂，较大，下唇3，近等大，长约1 mm；雄蕊4，通常不伸出花冠筒外，花药紫色，2室；花柱伸出花冠外，长约4.5 mm，柱头2浅裂，相等。不孕。花期7月，果期8月。

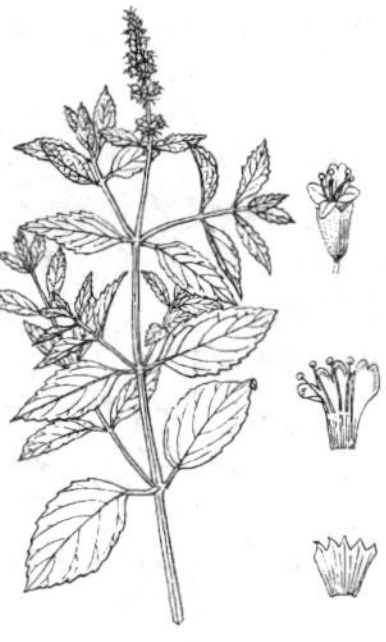

欧薄荷

引种自苏联及保加利亚。上海、江苏南京和东台等地有栽培。

【采收加工】 夏季采收，晒干。

【药理】 1. 抗过敏作用　辣薄荷地上部分的茎、叶乙醇提取物及其中的成分抑制化合物48/80诱导的大鼠腹腔肥大细胞组胺释放和抗原-抗体反应，抑制卵蛋白诱导的鼻部过敏性症状。

2. 抗微生物作用　辣薄荷油体外对宋氏志贺菌、黄色微球菌等细菌、断发毛癣菌、白念珠菌等真菌有抑制作用。辣薄荷油体外在RC-37细胞试验中，抑制1型和2型单纯疱疹病毒(HSV)，还抑制抗无环鸟苷的HSV-1。

3. 对辐射损伤的保护作用　辣薄荷叶提取物口服对γ射线辐射小鼠骨髓染色体损伤有保护作用。辣薄荷油口服提高γ射线辐射小鼠的生存率，保护受辐射小鼠造血功能。

4. 其他作用　辣薄荷油能清除DPPH自由基和芬顿反应中氢氧根离子。

毒性　辣薄荷茶给大鼠自由饮用，对大鼠肝脏显示脂质过氧化和肝损伤作用。辣薄荷茶给雄性大鼠自由饮用，睾酮减少，睾丸组织结构改变，曲精小管成熟停滞。

【药性】《中国本草图录》："辛辣，凉。"

【功用主治】 疏散风热，解毒散结。主治风热感冒，头痛，目赤，咽痛，痄腮。

1.《全国中草药汇编》："抗腮腺炎病毒。"

2.《中国本草图录》："疏散风热，散结解毒，利胆。"

【用法用量】 内服：煎汤，3～6 g。外用：捣敷。

5581 韶子 shāo zǐ （《本草拾遗》）

【异名】 山韶子（《桂海虞衡志》），毛荔枝（《植物名实图考》）。

【基原】 为无患子科韶子属植物韶子的果实。

【原植物】 韶子 *Nephelium chryseum* Bl.

常绿乔木，高10～20 m或更高。小枝有直纹，干时灰褐色，嫩部被锈色短柔毛。偶数羽状复叶，互生；叶连柄长20～40 cm；小叶常4对，很少2或3对；小叶柄长5～8 mm；叶片薄纸质，长圆形，长6～18 cm，宽25～75 cm，两端近短尖，全缘，背面粉绿色，被柔毛。花单性，雌雄同株或异株；花序多分枝，雄花序与叶近等长，雌花序较短；萼长15 mm，密被柔毛；花盘被柔毛，雄蕊7～8，花丝长3 mm，被长柔毛；子房2裂，2室，被柔毛。果椭圆形，红色，连刺长4～5 cm，宽3～4 cm；刺长1 cm或过之，两侧扁，基部阔，先端尖，弯钩状。花期春季，果期夏季。

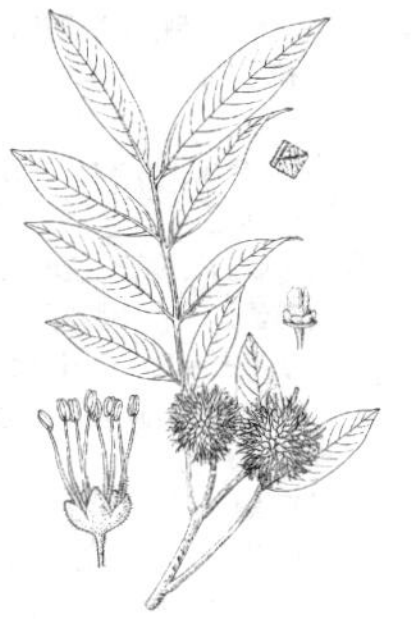

韶子

生于海拔500～1 500 m的密林中。分布于广东西部、广西南部和云南南部，约以北回归线为其北限。

【栽培】 生物学特性　喜温暖、湿润、向阳的环境。在雨量充沛，阳光充足的条件下，结果量多。适于在土层深厚、较肥沃、排水良好的砂质壤土上种植，低洼积水的土地不宜栽培。

繁殖方法　用种子繁殖：春、秋二季均可播种。春播在3月，秋播在9～11月。以秋季随采随播为好。按行距30 cm开沟，深4～5 cm，每隔5 cm点播1颗种子，播后覆盖土，浇水保温。经育苗1年后，可定植。由于地区和季节不同，分为春植和秋植。气候温暖地区，宜秋植，稍冷地区，宜春植。定植时，按行株距350 cm×350 cm开穴，每穴栽种1株。

田间管理　每年中耕除草3次，并结合追肥。冬季应进行修剪，幼树注意造形，成年树剪去过密阴枝、纤弱枝，使其树冠各部均衡生长。

【采收加工】 夏季采收成熟果实，烘干或晒干。

【药性】 甘、酸，温。

1.《本草拾遗》："味甘，温，无毒。"

2.《岭南采药录》："味甘、酸，性温。"

【功用主治】《本草拾遗》："主暴痢，心腹冷。"

【用法用量】 内服：煎汤，9～15 g。外用：煎水洗。

5582 粽粑叶 zòng bā yè （《全国中草药汇编》）

【异名】 冬叶（《南方草木状》），粽叶（《广西药用植物名录》）。

【基原】 为竹芋科柊叶属植物柊叶的全草。

【原植物】 柊叶 *Phrynium capitatum* Willd.

多年生草本，高约1 m，根茎块状。叶基生；叶柄长约60 cm，叶枕长3～7 cm；叶片长圆形或长圆状披针形，长25～50 cm，宽10～22 cm，先端短渐尖，基部急尖，两面均无毛。头状花序近球形，直径约5 cm，无柄，自叶鞘内生出；苞片长圆状披针形，长2～3 cm，紫红色，先端初急尖，后呈纤维状；每一苞片内有花3对，无柄；萼片线形，长约1 cm，被绢毛；花冠管较萼为短，紫堇色，裂片长圆状倒卵形，深红色；外轮退化雄蕊倒卵形，浅红色，内轮较短，浅黄色；子房被绢毛。果梨形，栗色，具3棱，长1～1.2 cm，外果皮质硬。种子2～3颗，具浅槽痕及小疣凸。花期5～7月。

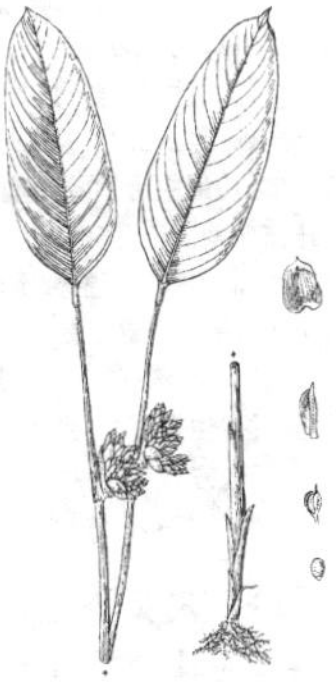

柊叶

生于密林中的阴湿地。分布于广东、广西、海南、云南等地。

【栽培】 生物学特性　喜温暖潮湿气候。宜选土层深厚、肥沃的阴湿地栽培。

繁殖方法　用分株繁殖法。初春，从母株中挖掘部分新长出

的粗壮植株作种苗，分成数蔸，每蔸留 3～4 个地上茎，剪去茎下部叶片，按行株距 120 cm×100 cm 挖穴，穴深约 30 cm，每穴栽 1 蔸，盖土，压紧。

田间管理　出苗后，及时中耕除草，每年追肥 2～3 次，肥料以人畜粪水为主。

【采收加工】　春、夏季采收，鲜用或切段晒干。

【药性】　《全国中草药汇编》："甘、淡，微寒。"

【功用主治】　《全国中草药汇编》："清热解毒，凉血止血，利尿。主治感冒高热，痢疾，吐血，衄血，血崩，口腔溃烂，酒醉，小便不利，音哑。"

【用法用量】　内服：煎汤，6～15 g；或鲜草捣烂取汁。

【选方】　1. 治感冒高热，痢疾　棕耙根茎 15 g。水煎服。

2. 治口腔溃烂，酒醉　棕耙叶柄 15 g，水煎服；或鲜全草捣烂取汁含漱或饮服。

3. 治吐血，衄血，血崩　棕耙根茎 15 g。水煎服。

4. 治小便不利，音哑　棕耙叶 9～15 g。水煎服。（1～4 方出自《全国中草药汇编》）

5583 漆子 ^{qī zǐ}《纲目》

【基原】　为漆树科漆树属植物漆树的种子。

【原植物】　参见"生漆"条。

【采收加工】　9～10 月果实成熟时，采摘种子，除去果梗，晒干。

【成分】　果实含脂肪约 20%，主要是棕榈酸（palmitic acid）、油酸（oleic acid）、二十烷二甲酸（eicosane dicarboxylic acid）等的甘油酯。

【药性】　辛，温。有毒。

【功用主治】　活血止血，温经止痛。主治出血夹瘀的便血，尿血，崩漏及瘀滞腹痛，闭经。

1.《纲目》："主下血。"

2.《全国中草药汇编》："主治便血，尿血。"

【用法用量】　内服：煎汤，6～9 g；或入丸、散。

【宜忌】　《本经逢原》："审无瘀滞，慎勿漫投。"

【选方】　治吐泻腹痛　漆树子 6 g，八角莲 6 g，九盏灯 6 g，女儿红 9 g。共研末，每次 9 g，开水冲服。《湖南药物志》

5584 漆叶 ^{qī yè}《本草图经》

【基原】　为漆树科漆树属植物漆树的叶。

【原植物】　参见"生漆"条。

【采收加工】　夏、秋季采叶，随采随用，鲜用。

【功用主治】　活血解毒，杀虫敛疮。主治紫云疯，面部紫肿，外伤瘀肿出血，疮痈溃烂，疥癣，漆中毒。

1.《纲目》："主劳疾，杀虫。"

2.《本草蒙筌》："挤汁涂癣，疮晕渐收。"

3.《本草求原》："涂紫云疯，面生紫肿，取其散瘀之功也。"

【用法用量】　外用：捣烂敷；或捣汁搽；或煎水洗。

【选方】　治漆中毒　漆叶取汁搽，或煎水候冷洗，忌洗暖水及饮酒。《本草求原》

5585 漆大姑 ^{qī dà gū}《岭南采药录》

【异名】　毛漆、毛七哥（《陆川本草》），毛七公、大毛七、算盘子、野南瓜（《南宁市药物志》），杨漆姑婆（《南方主要有毒植物》），漆大伯（《广西中草药》），痒树棵、藤菠果（《云南中草药选》），两面毛（《广西本草选编》），生毛七（《全国中草药汇编》），山桔子、八楞桔、八面桔、八瓣桔、山金瓜（《福建药物志》）。

【基原】　为大戟科算盘子属植物毛果算盘子的枝叶。

【原植物】　毛果算盘子 Glochidion eriocarpum Champ. ex

Benth.

常绿灌木，高 0.5～2 m。枝密被淡黄色扩展的长柔毛。叶互生；叶柄长 1～2 mm，被密毛；托叶钻形，长 3～4 mm，被毛；叶卵形或狭卵形，长 3～9 cm，宽 1.5～4 cm，先端渐尖，基部钝或截平或圆形，全缘，上面榄绿色，下面稍带灰白色，两面均被长柔毛，下面尤密，侧脉 5～6 对，下面凸起稍明显。花淡黄绿色，单性同株；雄花通常 2～4 朵簇生于叶腋，花梗长 4～10 mm，被毛；萼片 6 长圆形，先端锐尖，外被疏柔毛，雄蕊 3；雌花几无梗，通常单生于小枝上部叶腋内，萼片 6，长圆形，长 2.5～3 mm，其中 3 片较狭，两面均被长柔毛，子房圆球状，密被柔毛，5 室，罕 4 室，花柱短，合生呈圆柱状，直立，约为子房长的 3 倍，均密被长柔毛，顶端 5 裂。蒴果扁球形，具 5 条纵沟，直径 8～10 mm，密被长柔毛，先端具圆柱状稍伸长的宿存花柱。种子橘红色。花期 6～10 月，果期 7～11 月。

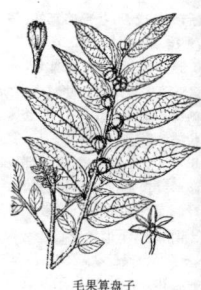

毛果算盘子

生于海拔 1300～1600 m 的山坡、山谷阳处灌木丛中。分布于福建、广东、广西、海南、贵州、云南、台湾等地。

本植物的根（漆大姑根）亦供药用，另设专条。

【采收加工】　夏、秋季采，鲜用或晒干。

【药理】　抗菌作用　漆大姑（毛果算盘子）全草水浸液体外对金黄色葡萄球菌、大肠杆菌、洛非不动杆菌等有抑制作用。

【药材】　漆大姑 Glochidionis Eriocarpi Folium　主产于福建、台湾、广东、广西、贵州及云南等地。

性状　单叶互生，具短柄；叶片长 4～8 cm，宽 1.5～3.5 cm，卵形或窄卵形，先端渐尖，基部钝或圆形，全缘，两面均被长柔毛，下面毛较密；托叶锥尖形。纸质。气特异，味苦涩。

【药性】　苦，涩，平。

1. 广州部队《常用中草药手册》："淡，涩，平。"

2.《海南岛常用中草药手册》："苦，涩，平。"

3.《广西中草药》："味苦、甘，涩，性平。"

【功用主治】　清热解毒，祛湿止痒。主治生漆过敏，稻田皮炎，皮肤瘙痒，荨麻疹，湿疹，烧伤，乳腺炎，急性胃肠炎，痢疾。

1.《岭南采药录》："凡患漆疮皮肤红肿作痒，取其叶煎水洗之。"

2. 广州部队《常用中草药手册》："解漆毒，祛湿止痒。主治漆树过敏，水田性皮炎，皮肤瘙痒，剥落性皮炎，荨麻疹，湿疹。"

3.《海南岛常用中草药手册》："清热解毒，涩肠止泻。主治急性胃肠炎，痢疾。"

4.《广西中草药》："清热解毒，舒筋活络，利湿止痒。主治脱肛，牙痛，风湿性关节痛，漆过敏，皮肤湿疹，稻田皮炎。"

5.《广西本草选编》："清热利湿，舒筋活络。主治急性胃肠炎，痢疾、咳血，风湿性关节痛，烧伤，跌打挫伤。"

6.《广西本草选编》："主治乳腺炎。"

【用法用量】　内服：煎汤，5～15 g。外用：煎水洗；或捣烂；或研末敷。

【选方】　1. 治漆过敏，皮肤湿疹，稻田皮炎　用（毛果算盘子）鲜枝水煎外洗患处。《广西中草药》

2. 治过敏性皮炎　毛果算盘子叶、红板归、千里光、盐肤木叶各 30～60 g。煎水熏洗。《全国中草药汇编》

3. 治湿疹，烧伤　算盘子鲜叶，水煎外洗。《云南中草药》

4. 治急性胃肠炎，痢疾，脱肛，牙痛，风湿性关节痛　用（毛果算盘子）全株 15～30 g。水煎服。《广西中草药》

5. 治疗疮溃疡不收口　(漆大姑)叶,煅存性,研末敷患处。(《广西民族药简编》)

5586 漆姑草 qī gū cǎo (《本草拾遗》)

【异名】 牛毛粘、瓜槌草(《植物名实图考》),蛇牙草、牙齿草、沙子草(《湖南药物志》),大龙叶(《贵州草药》),羊儿草(《南川常用中草药手册》),小叶米粞草(《天目山药用植物志》),踏地草(《广西本草选编》),风米菜(《安徽中草药》),虾子草、大龙草、虫牙草、地松、錾鼻药(《贵州民间方药集》),地兰、胎乌草(《浙江药用植物志》),虎牙草(《湖北中草药志》)。

【基原】 为石竹科漆姑草属植物漆姑草的全草。

【原植物】 漆姑草 *Sagina japonica* (Sw.) Ohwi [*Spergula japonica* Sw.]

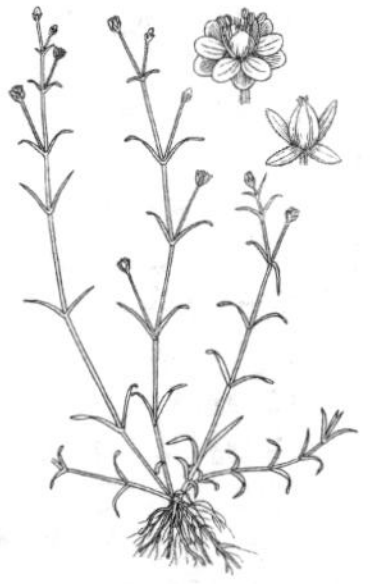
漆姑草

一年生小草本,高 10～15 cm。茎纤细,由基部分枝,丛生,下部平卧,上部直立,无毛或上部稍被腺毛。单叶对生;叶片线形,长 5～20 mm,宽约 1 mm,具 1 条脉,基部抱茎,合生成膜质的短鞘状,先端渐尖,无毛。花小形,通常单一,腋生于茎顶;花梗细小,直立,长 1～2.5 cm,疏生腺毛;萼片 5,长圆形乃至椭圆形,先端钝圆,稍微呈兜状依附于成熟的蒴果,背面疏生腺毛乃至无毛,具 3 条脉,边缘及先端为白膜质;花瓣 5,白色卵形,先端圆,长约为萼片的 2/3;雄蕊 5;子房卵圆形,花柱 5。蒴果广椭圆状卵球形,比宿存萼片稍长或长出 1/3 左右,通常 5 瓣裂,裂瓣椭圆状卵形,先端钝。种子微小,褐色,圆肾形,两侧稍扁,背部圆,密生瘤状突起。花期 5～6 月,果期 6～8 月。

生于山地或田间路旁阴湿草地。分布于华北、东北、华东、中南、西南及广西、陕西等地。

【采收加工】 4～5 月间采集,洗净,鲜用或晒干。

【药材】 漆姑草 *Saginae Japonicae Herba*　产于江苏、四川、湖北、湖南、贵州等地。

性状　全草长 10～15 cm。茎基部分枝,上部疏生短细毛。叶对生,完整叶片圆柱状线形,长 5～20 mm,宽约 1 mm,先端尖,基部为薄膜连成的短鞘。花小,白色,生于叶腋或茎顶。蒴果卵形,5 瓣裂,比萼片约长 1/3。种子多数,细小,褐色,圆肾形,密生瘤状突起。气微,味淡。

鉴别　叶表面观:上、下表皮细胞垂周壁明显波状弯曲,气孔直轴式,亦有不定式。叶肉细胞含草酸钙簇晶,直径 17～67 μm。

【成分】 漆姑草全草含挥发油、皂苷和黄酮等成分。已分离得到的主要黄酮衍生物有:6, 8-二-*C*-葡萄糖基芹菜素(6, 8-di-*C*-glucosylapigenin),6-*C*-阿拉伯糖基-8-*C*-葡萄糖基芹菜素(6-*C*-arabinosyl-8-*C*-glucosylapigenin),8-*C*-葡萄糖基芹菜素(8-*C*-glucosylapigenin),X″-*O*-鼠李糖基-6-*C*-葡萄糖基芹菜素(X″-*O*-rhamnosyl-6-*C*-glucosylapigenin)。

【药理】 1. 抗肿瘤作用　漆姑草煎剂腹腔注射对小鼠肉瘤 S_{180}、小鼠肉瘤 S_{37}、小鼠子宫颈癌 U_{14}、小鼠白血病 L_{615} 均有抑制作用;煎剂灌胃对 S_{180} 也有抑制作用。

2. 镇咳、祛痰作用　漆姑草煎剂灌胃对氨水诱发的小鼠咳嗽有镇咳作用。煎剂灌胃使小鼠的酚红排泌量增加,显示祛痰作用。

3. 其他作用　煎剂腹腔注射对小鼠有镇痛作用(热板法)。煎剂对家兔的离体及在位肠平滑肌有兴奋作用,此作用可被阿托品拮抗。煎剂肌注使麻醉犬呼吸短时兴奋,血压先升后降。

毒性　煎剂给小鼠腹腔注射的 LD_{50} 为 0.896±0.284 g/kg。

【药性】 苦、辛,凉。归肝、胃经。

1.《本草拾遗》:"气辛烈。"

2.《本草经疏》:"辛、苦,寒。"

3.《四川中药志》1960 年版:"性凉,味苦,无毒。"

4.《湖南药物志》:"酸、甘。"

5.《贵州草药》:"味苦,性平。"

【功用主治】 凉血解毒,杀虫止痒。主治漆疮,秃疮,湿疹,丹毒,瘰疬,无名肿毒,毒蛇咬伤,鼻渊,龋齿痛,跌打内伤。

1.《本草拾遗》:"主漆疮,亦主溪毒疮。"

2.《本草经疏》:"主大人小儿丹毒。治一切血热为病之要药也。"

3.《本草汇言》:"治热血疥癣风毒疮疹之药也。前人治一切热毒恶疮,秃疮,虫疹及大人小儿丹毒,龋齿并诸虫,毒水成疮。捣汁和酒服即见效也。"

4.《四川中药志》1960 年版:"提脓拔毒,治瘰疬结核。"

5.《贵州草药》:"清热解毒,止咳,镇痛。"

6.《贵州民间方药集》:"外用治无名肿毒,骨髓炎,跌打伤肿,虫牙。内服治白带,月经不调,唇癌,白细胞增多。"

【用法用量】 内服:煎汤,10～30 g;研末或绞汁。外用:捣敷;或绞汁涂。

【选方】 1. 治漆疮　取漆姑草捣汁二分,和芒硝一分。涂之。(《外台》引《必效方》)

2. 治毒蛇咬伤　漆姑草、雄黄捣烂敷。(《湖南药物志》)

3. 治瘰疬溃烂　羊儿草配五倍子树根(去皮)、野黄花根共捣绒敷。

4. 治九子烂痒　羊儿草配九子连环草、昆布、海藻、金针花头共捣绒敷。(3、4 方出自《四川中药志》1960 年版)

5. 治牙痛　漆姑草叶捣烂,塞入牙缝。(《湖南药物志》)

6. 治目有星翳　漆姑草加韭菜根捣烂,用纱布包裹塞鼻。(《天目山药用植物志》)

7. 治慢性鼻炎,鼻窦炎　鲜漆姑草全草捣烂塞鼻孔,每日 1 次,连用 1 星期。(《浙南本草新编》)

8. 治痔疮　漆姑草 9 g,无花果叶、阔叶十大功劳果各 30 g,苎麻根 18 g,鱼腥草 12 g,蜗牛(带壳)或水蛭 2～3 只。于痔疮发作时煎汤熏洗,每日 2 次;2 日后取蜗牛 2～3 只捣敷患处(如无蜗牛可用水蛭烧焦后研粉,植物油调敷患处)。(《安徽中草药》)

5587 漆树皮 qī shù pí (《陆川本草》)

【基原】 为漆树科漆树属植物漆树的树皮或根皮。

【原植物】 参见"生漆"条。

【采收加工】 5～11 月采挖,剥取树皮,或挖根,洗净,剥取根皮,鲜用。

【功用主治】 接骨。主治跌打骨折。

【用法用量】 外用:捣烂用酒炒敷。

5588 漆树根 qī shù gēn (《闽南民间草药》)

【基原】 为漆树科漆树属植物漆树的根。

【原植物】 参见"生漆"条。

【采收加工】 秋冬季采挖,挖出根后,洗净,切片,鲜用或晒干。

【药性】 辛,温。有毒。

【功用主治】《全国中草药汇编》:"主治跌打损伤。"

【用法用量】 内服:煎汤,6～15 g。外用:鲜品捣烂敷。

【选方】 治打伤久积(胸部伤适宜)　漆树鲜根 15～30 g(干品减半),洗净切片,鸡 1 只(去头脚、内脏、尾椎),和水酒各半,炖服。(《闽南民间草药》)

漆大姑根 qī dà gū gēn《广州常用草药集》

【基原】 为大戟科算盘子属植物毛果算盘子的根。

【原植物】 参见"漆大姑"条。

【采收加工】 秋冬季采挖,洗净,晒干。

【药性】 广州部队《常用中草药手册》:"淡、涩、平。"

【功用主治】 清热解毒,祛湿止痒。主治肠炎,痢疾,牙痛,咽喉痛,乳腺炎,皮肤湿疹,烧伤,白带。

1. 广州部队《常用中草药手册》:"收敛止泻。主治肠炎,痢疾。"

2.《海南岛常用中草药手册》:"清热解毒,涩肠止泻。主治急性胃肠炎,痢疾,漆树过敏,湿疹,皮肤瘙痒。"

3.《广西中草药》:"清热解毒,舒筋活络,止痒。主治急性胃肠炎,痢疾,咳血,风湿性关节痛,漆过敏,湿疹,烧伤,跌打挫伤。"

4.《福建药物志》:"行气除湿,解毒止痒。主治劳倦乏力,菌痢,中暑腹痛,疟疾,疝气,闭经,腮腺炎,跌打损伤。"

5.《广西民族药简编》:"根水煎服治胃痛,黄疸性肝炎,产妇流血不止,月经过多,麻疹,肠炎,腹泻,痢疾,鼻衄;水煎洗患处治漆树过敏;捣烂取汁涂患处治烧烫伤。"

【用法用量】 内服:煎汤,15～60 g。外用:煎水洗;或研末撒。

【选方】 1. 治肠炎,痢疾 (毛果算盘子)根 60～90 g。煎服。《云南中草药选》

2. 治乳腺炎 (毛果算盘子)根 15～30 g。水煎服,并用鲜叶捣烂外敷。《广西本草选编》

3. 治湿疹,烧伤 用(算盘子)根研末,撒布创面。《云南中草药》

4. 治劳倦乏力 毛果算盘子根 30～60 g,墨鱼干 1 个,酌加酒、水炖服。《福建药物志》

漆树木心 qī shù mù xīn《陆川本草》

【基原】 为漆树科漆树属植物漆树的心材。

【原植物】 参见"生漆"条。

【采收加工】 秋冬季采收,将木材砍碎,晒干备用。

【功用主治】 行气活血止痛。主治气滞血瘀所致胸胁胀痛,脘腹气痛。

【用法用量】 内服:煎汤,3～6 g。

漂摇豆 piāo yáo dòu《履巉岩本草》

【异名】 瓢摇豆《卫生易简方》。

【基原】 为豆科巢菜属植物小巢菜的种子。

【原植物】 参见"小巢菜"条。

【采收加工】 夏季果实成熟时摘取荚果,打出种子,晒干。

【药性】《履巉岩本草》:"性凉。无毒。"

【功用主治】《履巉岩本草》:"大能活血,明眼。"

【用法用量】 研末,为丸。

【选方】 治眼昏 瓢摇豆为细末。每服一二钱,浓甘草汤调服。《卫生易简方》

滴水珠 dī shuǐ zhū《南京地区常用中草药》

【异名】 水半夏、深山半夏、石半夏、独叶一枝花、一粒珠《南京地区常用中草药》,石里开、一滴珠、水滴珠《江西草药》,岩芋、天灵芋、岩珠、蛇菜、独龙珠《浙江民间常用草药》,单叶半夏《安徽中草药》、制蛇子、心叶半夏、石蜘蛛《全国中草药汇编》、地金莲、夏无影、岩磨子《湖南药物志》。

【基原】 为天南星科半夏属植物滴水珠的块茎。

【原植物】 滴水珠 Pinellia cordata N. E. Br

多年生草本。块茎球形、卵球形至长圆形,长 2～4 cm,粗 1～1.8 cm,表面密生多数须根。叶 1;叶柄长 12～25 cm,常紫色或绿色带紫斑,几无鞘,下部及顶头各有珠芽 1 枚;幼株叶片心状长圆形,长达 4 cm,宽约 2 cm;多年生植株叶片心形、心状长圆形或心状戟形,长 6～25 cm,宽 2.5～7.5 cm,先端长渐尖,基部心形,表面绿色,暗绿色,背面淡绿色或红紫色,后裂片圆形或锐尖,稍外展。花序柄长 3.7～18 cm;佛焰苞绿色,淡黄带紫色或青紫色,长 3～7 cm,管部长 1.2～

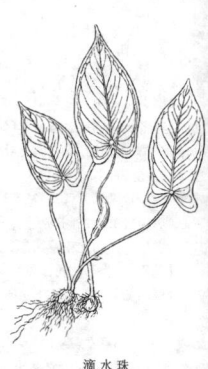
滴水珠

2 cm,粗 4～7 mm。肉穗花序:雌花序长 1～1.2 cm;雄花序长 5～7 mm;附属器青绿色,长 6.5～20 cm,渐狭为线形,略成"之"字形上升。浆果长圆状卵形。花期 3～6 月,果 8～9 月成熟。

生于林下溪旁、潮湿草地、岩石边、岩隙中或岩壁上。分布于浙江、安徽、福建、江西、湖北、湖南、广东、广西、贵州等地。

【采收加工】 春、夏季采挖,洗净,鲜用或晒干。

【药材】 滴水珠 Pinelliae Cordatae Rhizoma 主产于浙江、江西、福建、湖南等地。

性状 块茎扁圆球形,直径 0.8～3.5 cm,高约 1 mm,四周有可见疣状突起的小块茎。表面浅黄色或浅棕色,顶端平,中央有凹陷的茎痕,有时可见点状根痕;底部扁圆,有皱纹,表面较粗糙。质坚实,断面白色,富粉性。气微,味辛微,麻舌而刺喉。

鉴别 (1) 块茎横切面:最外为数列木栓细胞,近木栓层处有断续成环的大型黏液腔。基本组织细胞内富含淀粉粒,黏液细胞椭圆形,内含草酸钙针晶束,针晶长 20～76 μm。维管束散在,外韧型或外韧型,导管直径 12～24 μm。淀粉粒多为单粒,圆形或椭圆形,脐点明显,裂缝状或"人"字形,复粒多至 7 分粒。

(2) 取粉末 2 g,加温水 20 ml 浸泡 4 小时后,滤过,浓缩后点于圆形层析滤纸上,以甲醇展开,喷以 0.7% 茚三酮醇溶液。在 80 ℃ 烘干 10 分钟,显蓝紫色斑点(检查氨基酸)。

(3) 薄层色谱:取粉末 1 g,加石油醚(60～90 ℃)10 ml,冷浸 1 昼夜,吸取上清液供试品溶液。另取 β-谷甾醇制成对照品溶液。分别吸取供试品和对照品溶液,点于硅胶 G 薄层板上,以氯仿-甲醇(9.5∶0.5)展开,展距 20 cm。以 10%磷钼酸乙醇溶液作显色剂,供试品色谱中与对照品色谱相应位置上均为灰蓝色斑点。

【炮制】 取原药材,除去杂质,洗净,干燥,用时打碎。

饮片性状 块茎近球形。表面浅黄色或浅棕色,顶端平,中央有凹陷茎痕。底部扁圆,有皱纹,表面较粗糙。质坚实,断面白色,粉性。气微,味辛辣。

贮干燥容器内,置阴凉干燥处,防霉。

【药性】 辛,温。小毒。

1.《江西草药》:"性温,味辛,有小毒。"

2.《湖南药物志》:"辛、涩,温。有毒。"

【功用主治】 解毒消肿,散瘀止痛。主治毒蛇咬伤,乳痈,肿毒,深部脓肿,瘰疬,头痛,胃痛,腰痛,跌打损伤。

1.《江西草药》:"消肿解毒,散瘀止痛。(治)急性胃痛,毒蛇咬伤,无名肿毒,挫伤。"

2.《浙江民间常用草药》:"消肿,散结,解毒,行瘀。治毒蛇咬伤,痈疖初起,腰痛,跌打损伤,乳痈,肿毒。"

【用法用量】 内服:研末装胶囊,每次 0.3～0.6 g,或 1～3 粒吞服(不可嚼服)。外用:捣敷。

【宜忌】《湖南药物志》："孕妇及阴虚、热症忌服。"

【选方】　1. 治毒蛇咬伤　鲜滴水珠块茎 1 g，切碎，装胶囊内。用温开水吞服(不可嚼碎)，另取鲜品捣烂外敷伤口周围。《全国中草药汇编》

2. 治乳痈，肿毒　滴水珠根与草麻子等量。捣烂和凡士林或猪油调匀，外敷患部。《浙江民间常用草药》

3. 治淋巴结结核，乳腺炎　滴水珠、紫背天葵各等分。共研细末，以猪油调匀。外敷患处。

4. 治深部脓肿　滴水珠 1.5 g，草乌 0.3 g，鲜天南星半个。共捣烂外敷。(3、4 方出自《全国中草药汇编》)

5. 治头痛，神经痛，胃痛，腹痛，漆疮及其他过敏性皮炎　滴水珠，研粉装入 0 号胶囊。每颗含 0.3 g，成人每服 2 颗，每日 2～3 次。(浙江《中草药抗癌消炎经验交流会资料选编》)

6. 治腰痛　滴水珠(完整不破损的)鲜根 3 g。整粒用温开水吞服(不可嚼碎)。另以滴水珠鲜根加食盐或白糖捣烂，敷患处。《浙江民间常用草药》

7. 治挫伤　滴水珠鲜根 2 个，石胡荽(鲜)适量，甜酒少许。捣烂外敷。《江西草药》

5593 漏芦 lòu lú
《本经》

【异名】野兰《本经》，鹿骊《本草经集注》，鬼油麻《日华子》，和尚头《吉林中草药》，大头翁《东北中草药》，独花山牛蒡《甘肃中草药》，祁漏芦、禹漏芦《中国药材商品学》。

【基原】为菊科漏芦属及蓝刺头属植物祁州漏芦、禹州漏芦的根。

【原植物】　1. 祁州漏芦 Stemmacantha uniflorum (L.) Dittrich [Cnicus uniflorus L.；Rhaponticum uniflorum (L.) DC.] 又名：大花蓟《中国高等植物图鉴》，打锣锤(河南)，狼头花、大口袋花(内蒙古)。

多年生草本，高(6～)30～100 cm。根状茎肥厚，主根圆柱形，直径 1～2 cm，上部密被残存叶柄。茎直立，不分枝、簇生或单生，有纵纹，具白色绵毛或短毛。基生叶有长柄，叶柄长 6～20 cm，被厚绵毛；基生叶与下部叶为椭圆形，长 12～25 cm，宽 5～10 cm，羽状全裂呈琴形，裂片再羽状深裂或深裂，两面均被蛛丝状毛或粗糙毛茸；中部及上部叶较小，有短柄或无柄。头状花序，单生茎顶，直径约 5 cm；总苞宽钟状，基部凹；总苞片多层，具干膜质附片宽、短、卵形，中层附片宽，成掌状分裂，内层披针形，先端尖锐；花冠淡紫色，长约 2.5 cm，下部条形，上部稍扩张成圆筒形，先端 5 裂；雄蕊 5，花药聚合；子房下位，花柱伸出，柱头 2 裂，紫色。瘦果，倒圆锥形，长 5～6 mm，棕褐色，具四棱；冠毛刚毛状，具羽状短毛。花期 5～7 月，果期 6～8 月。

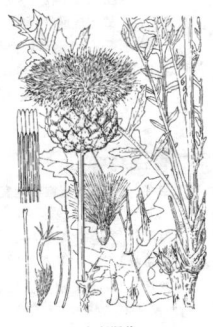

祁州漏芦

生于海拔 390～2 700 m 的山坡丘陵地、松林下或桦木林下。分布于东北及河北、山西、内蒙古、山东、河南、四川、陕西、甘肃、青海等地。

2. 禹州漏芦 Echinops latifolius Tausch　又名：蓝刺头《东北植物检索表》，单州漏芦、火绒草《中国高等植物图鉴》，火绒根子《山东烟台中草药》，牛蔓头、大口袋花《内蒙古中草药》，驴欺口《中国植物志》。

多年生草本，高约 1 m。茎直立，不分枝或少分枝，上部密生

白绵毛，下部疏生蛛丝状毛。叶二回羽状分裂或深裂，上面疏生蛛丝状毛或无毛，下面密生白绵毛，边缘有短刺；基生叶有长柄，叶片矩圆状倒卵形，长约 20 cm；上部渐小，长椭圆形至卵形，长 10～20 cm，基部抱茎。复头状花序，集合成圆球形，直径约 4 cm；头状花序长近 2 cm，外总苞片刚毛状，基部联合；内总苞片外层的匙形，先端渐尖，边缘有篦齿状睫毛，内层的狭菱形至矩圆形，先端尖锐，中部以上有睫毛，花冠筒状，裂片 5，条形，淡蓝色，筒部白色；雄蕊 5，花药聚合；子房倒钟形，被柔毛，柱头 2 裂。瘦果，圆柱形，密生黄褐色柔毛，冠毛长约 1 mm，下部连合。花期 7～9 月，果期 10 月。

生于林缘、干燥山坡、草丛向阳处。分布于东北及河北、山西、内蒙古、陕西、甘肃、宁夏等地。

本植物的花序(追骨风)亦供药用，另设专条。

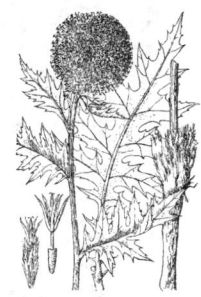

禹州漏芦

【采收加工】　秋后采收，除去泥土，鲜用或晒干。

【药材】漏芦 Rhapontici Radix　主产于河北、辽宁、山西，以河北产量最大。

性状　根呈圆锥形或扁片块状，多扭曲，长短不一，直径 1～2.5 cm。表面暗棕色、灰褐色或黑褐色，粗糙，具纵沟及菱形的网状裂隙。外层易剥落，根头部膨大，有残茎及鳞片状叶基，顶端有灰白色绵毛。体轻，质脆，易折断，断面不整齐，黄棕色，有裂隙，中心有的呈星状裂隙，灰黑色或棕黑色。气特异，味微苦。

显微　(1) 根横切面：表皮常已脱落，后生皮层为数层至 20 余层棕色细胞，壁稍厚，木化及木栓化。韧皮部较宽广，射线窄。形成层成环。木质部导管多数纵向排列，有的小形导管群呈大形导管群沿隔成放射状，木射线常有径向裂隙。中央有时呈星状裂隙，其周围的细胞壁常木栓化。本品薄壁组织中有油室分布，油室周围的分泌细胞内含黄棕色分泌物。此外，根头非腺毛多细胞，木化，完整的长 0.5～4 mm，直径 20～30 μm，顶端细胞甚长，盘曲或折曲，近基部处为 5～9 个短小类方形细胞；另有一种非腺毛基部扁平，上部有 7～8 个细胞，每一个细胞长 300～450 μm。

(2) 取本品醇溶液(1 g/ml)1 ml，加 1% 三氯化铁试液 1 滴，产生黄棕色沉淀。

【成分】祁州漏芦　含挥发油。

【药理】　1. 抗动脉粥样硬化作用　给予漏芦水煎剂防治高脂血症和动脉粥样硬化性(AS)鹌鹑的病变。家兔用高脂饲料的同时加服漏芦水煎剂，降低血浆和动脉组织过氧化脂质(LPO)含量，提高前列环素/血栓烷 A_2(PGI$_2$/TXA$_2$)比值，减轻 AS 病变。漏芦提取液抑制氧化低密度脂蛋白诱导 U$_{937}$ 细胞系形成泡沫细胞过程中细胞表面 CD86 表达。

2. 抗氧化作用　漏芦各提取部分有抗 HPD(血卟啉衍生物)引起的光溶血作用，对抗 HPD 合并照光引起的红细胞膜脂质过氧化作用，清除超氧阴离子自由基。漏芦及地上部分水煎剂体外抑制大鼠心、脑、肝、肾组织中 LPO 的生成；灌胃抑制小鼠血清及肝、脑中 LPO 的生成。漏芦提取液体外保护人红细胞膜流动性，抑制氧化剂诱导的细胞膜蛋白高聚物生成。漏芦中的噻吩类化合物体外抑制小鼠肝 LPO 形成。

3. 益智作用　漏芦乙醇提取物灌胃促进正常大鼠主动回避性条件反射的形成，改善戊巴比妥钠致小鼠记忆获得障碍、亚硝酸钠致小鼠记忆巩固障碍、东莨菪碱致小鼠空间辨别性障碍；增强氧化震颤素所致小鼠震颤的强度；延长急性脑缺血小鼠存活时

间、降低急性脑缺血大鼠脑含水量。漏芦乙醇提取物灌胃还对抗环己酰亚胺所致的记忆巩固障碍，抑制小鼠脑和全血胆碱酯酶活性。漏芦乙醇提取物灌胃减少 D-半乳糖致衰老小鼠跳台及避暗错误反应次数；减少衰老小鼠脑组织中过氧化脂质及脂褐质的含量。

4. 保肝作用　漏芦水提物灌胃对大鼠四氯化碳诱发的肝损伤有保护作用，提高肝原含量，体外降低四氯化碳性肝损伤大鼠的肝匀浆中丙二醛含量。禹州漏芦能使四氯化碳诱发的肝功能损伤和肝细胞坏死得到恢复。

5. 对免疫功能的影响　漏芦蜕皮质酮灌胃，提高正常小鼠末梢血酸性 α-乙酸萘酯酶(ANAE)阳性淋巴细胞值，预防因环磷酰胺引起的 ANAE 阳性和阴性淋巴细胞比值和绝对值的靠近或倒置现象。漏芦蜕皮留酮增强巨噬细胞吞饮中性红细胞的功能，与脂多糖(LPS)有协同作用。EC 与 LPS 协同能增强巨噬细胞产生白介素(IL-1)。漏芦提高大鼠脾细胞在刀豆球蛋白刺激下产生 IL-2 的能力。

6. 其他作用　漏芦对抗光卟啉引起的小鼠红细胞光溶血作用，对抗红细胞膜的脂质过氧化作用，抑制红细胞膜乙酰胆碱酯酶活性。口服或腹腔注射祁州漏芦水提物，可有效地抑制小鼠光卟啉合并照光的上述皮肤光敏反应。漏芦乙醇提取物对大鼠脑及肝 B 型单胺氧化酶(MAO-B)活性均呈抑制作用。漏芦抽提剂给小鼠灌胃得到的含药血清干扰人乳腺癌细胞耐阿霉素株 MCF-7/ADR 细胞 P_{170} 蛋白表达，可能逆转细胞耐药。禹州漏芦提取物抑制犀角莱胶诱导的动物足肿胀。

【炮制】　取原药材，除去杂质，洗净，闷润至软，切厚片，干燥，筛去灰屑。

饮片性状　为类圆形或不规则形的厚片。祁州漏芦切面灰黄色，有裂隙及灰黄色菊花纹，中心灰黑色或棕黑色，周边灰褐色或暗棕色，粗糙，具纵沟及菱形网状裂隙。体轻，质脆。气特异，味微苦。禹州漏芦周边灰黄色或灰褐色，具纵皱纹，有的有纤维棕色硬毛残存。切面皮部褐色，木部呈黄黑相间的放射状纹理，气微，味微涩。

贮干燥容器内，置通风干燥处。

【药性】　苦、寒。归胃、大肠、肝经。

1.《本经》："味苦、咸，寒。"
2.《别录》："大寒，无毒。"
3. 李东垣："足阳明本经药也。"(引自《纲目》)
4.《本草正》："味微咸，性寒，有小毒。"
5.《本草汇言》："入足太阳、阳明、少阳，手太阴、阳明经。"
6.《玉楸药解》："入足少阴肾、足厥阴肝经。"
7.《本草从新》："入胃、大肠、通肺、小肠。"

【功用主治】　清热解毒，活血通乳。主治疮疡肿毒，乳痈，腮腺炎，淋巴结结核，痔瘘，疥癣痒疹，目赤肿痛，痈疾，蛔虫腹痛，风湿痹痛，闪腰岔气，跌打损伤，产后乳汁不下。

1.《本经》："主皮肤热，恶疮，疽痔，湿痹，下乳汁。久服轻身益气，耳目聪明，不老延年。"
2.《别录》："止遗溺，热气疮痒如麻豆，可作浴汤。"
3.《本草经集注》："疗诸瘘(疮)疥。此久服甚益人。"
4.《药性论》："治身上热毒风生恶疮，皮肌瘙痒瘾疹。"
5.《日华子》："治小儿壮热，通小肠，(治)泄精，尿血，风赤眼，乳痈，发背，瘰疬，肠风，排脓，补血，治扑损，续筋骨，敷金疮，止血长肉，通经脉。"
6.《医林纂要》："泻火，解热，软坚，杀毒。"
7.《南京民间药草》："活血，发散。治跌打损伤。"
8.《东北常用中草药手册》："清热解毒，排脓通乳。主治乳腺炎，乳汁不通，腮腺炎，淋巴结结核，痔漏，疖肿。"

【用法用量】　内服：煎汤，9～15 g。外用：研末醋调敷；或鲜

品捣敷。

【宜忌】　疮疡阴证及孕妇禁服。
1.《冯氏锦囊》："妇人妊娠及疮疡阴证平塌不起者禁用。"
2.《本草正义》："苟非实热，不可轻用，不独伤阴，尤损正气。"

【选方】　1. 治痈肿疮毒　漏芦 15 g，连翘 9 g，黄柏 12 g，大黄、甘草各 3 g。水煎服。《河北中草药》
2. 治乳痈红肿　漏芦、蒲公英、金银花各 15 g，土贝母 9 g，甘草 6 g。水煎服。《山西中草药》
3. 治乳妇气脉壅塞，乳汁不行及经络凝滞，乳内胀痛，留蓄邪毒，或作痈肿　漏芦二两半，瓜蒌十个(急火烧焦存性)，蛇蜕十条(炙)。为上细散，每服二钱，温酒调服，不拘时，良久，吃热羹汤助之。《局方》漏芦散
4. 治流行性腮腺炎　漏芦 4.5 g，板蓝根 3 g，牛子 1.2 g，甘草 1.5 g。水煎服。《新疆中草药手册》
5. 治子宫瘤瘤　漏芦 24 g，马兰石(炒)18 g。水煎服，每日 1 剂。《中医秘验方》
6. 治产后缺乳　漏芦、王不留行各 15 g，路路通 12 g，通草 6 g。水煎服。《河北中草药》
7. 治慢性痢疾，产后带下　漏芦、艾叶各等量。共研细末，米醋熬沸作丸。每服 6 g，每日 2 次。
8. 治小儿疳积，腹泻　漏芦 3 g，研细末。夹猪肝内蒸熟吃，每日 1 次。
9. 治蛔虫腹痛　漏芦 9 g，川椒 4.5 g，乌梅 15 g。煎服。(7～9 方出自《安徽中草药》)
10. 治历节风，筋脉拘挛，骨节疼痛　漏芦(去芦头，麸炒)半两，地龙(去土,炒)半两。上二味捣罗为末，先用生姜二两取汁，蜜二两，同煎三五沸，入好酒五合，以瓷器盛。每用七分盏，调药末一钱半匕，温服，不拘时。《圣济总录》古圣散

【各家论述】　1.《纲目》："漏芦，下乳汁，消热毒，排脓，止血，生肌，杀虫，故东垣以为手、足阳明药，而古方治痈疽发背，以漏芦汤为首称也。庞安常《伤寒论》治痈疽及预解时行痘瘆热，用漏芦叶，云无则以山栀子代之，亦取其寒能解热，盖不知其能入阳明之故也。"
2.《本草经疏》："漏芦，苦能下泄，咸能软坚，寒能除热，寒而通利之药也。故主皮肤热，恶疮疽痔，湿痹，下乳汁。"
3.《本草正义》："漏芦，滑利泄热，与王不留行功用最近，而寒苦直泄，尤其过之。苟非实热，不可轻用。不独耗阴，尤损正气。《日华》谓通小肠，治遗精溺血，肠风乳痈，排脓止痛，通经脉，皆恃实热之症，可以暂用。"

5594　漏篮子　lòu lán zi
（《纲目》）

【异名】　木鳖子(《雷公炮炙论》)，虎掌(《日华子》)，漏篮(《彰明附子记》)。
【基原】　为毛茛科乌头属植物乌头子根的顶细者。
【原植物】　参见"川乌头"条。
【药性】　辛，热。有毒。
1.《纲目》："味辛，有毒。"
2.《本草汇言》："味辛，气热，有毒。"
【功用主治】　《纲目》："主治恶痢，冷漏疮，恶疮，疬风。"
【用法用量】　外用：研末调涂。内服：入丸剂。
【宜忌】　《日华子》："忌豉汁。"
【选方】　治一切恶痢冻下，及脾泄等症　漏篮子一个大者，阿胶半两，木香半两，黄连半两，罂粟壳半两，乳香少许(别研)。上除乳香，将其余五味锉成小块，炒令焦黑存性，不令烟绝，为末，乳香和匀，面糊丸梧子大。每服一岁一丸，因其年数之，米饮下。《卫生宝鉴》百岁丸
【各家论述】　《纲目》："按杨士瀛《直指方》云：凡漏疮年久

者,复其元阳,当用漏篮子之辈加减用之,如不当用而轻用之,又恐热气乘虚变幂结核,而为害尤甚也。又按《类编》云,一人两足生疮,臭溃难近,用漏篮子一枚,生研为末,入腻粉少许,并水调涂,愈。盖此物不堪服饵,止宜入疮科也。"

5595 赛葵 sài kuí

《广西中草药》

【异名】 黄花棉《广西中草药》,山黄麻、火叶黄花猛、山桃仔《全国中草药汇编》,苦麻赛葵、苦麻《台湾药用植物志》,黄花如意、山索血、山茶心《福建药物志》,黄花草《广西药用植物名录》,黄花虱麻头《广东药用植物简编》。

【基原】 为锦葵科赛葵属植物赛葵的全草。

【原植物】 赛葵 Malvastrum coromandelianum (L.) Garcke [Malva coromandeliana L.]

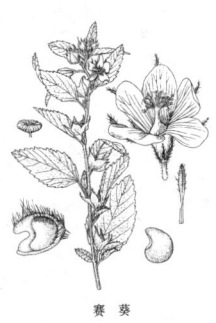

赛葵

亚灌木状,高达1 m。茎直立,疏被单毛和星状粗毛。叶互生,叶柄长1～3 cm,密被长毛;托叶披针形,长约5 mm;叶片卵状披针形或卵形,长3～6 cm,宽1～3 cm,先端钝尖,基部宽楔形至圆形,边缘具粗锯齿,上面疏被长毛,下面疏被长毛和星状长毛。花单生于叶腋,花梗长约5 mm,被长毛;小苞片线性,疏被长毛;萼浅杯状,5裂,裂片卵形,渐尖头,基部合生,疏被单长毛和星状长毛;花黄色,直径约1.5 cm,花瓣5,倒卵形,长约8 mm,宽约4 mm;单体雄蕊,雄蕊柱约长6 mm。果直径约6 mm,分果爿8～12,肾形,疏被星状柔毛,直径约2.5 mm,背部宽约1 mm,具2芒刺。花期几全年。

生于干热草坡、路旁等。分布于福建、广东、广西、海南、云南和台湾等地。原产于美洲。

【栽培】 生物学特性 喜温暖湿润的气候。稍耐旱,不耐寒。对土壤要求不严,宜在疏松肥沃的壤土栽培。

繁殖方法 用种子繁殖。于春季3～4月,条播,按行距30 cm开浅沟,将种子均匀撒入沟内,覆盖薄土,并洒少量水保持湿润。也可直播和撒播。

田间管理 苗高4～5 cm时按行间苗,苗高15 cm时按株距15～20 cm定苗。苗期浅锄表土,清除杂草,追施稀薄人粪尿,以后每月中耕除草1次,并结合追施复合肥或农家肥,多雨季节注意排水防涝。

【采收加工】 于秋季采挖全株,除去泥沙及杂质,切碎,晒干;或鲜用。

【药理】 解热、镇痛、抗炎作用 赛葵全草和根水提物灌胃降低发热家兔的体温,延长小鼠热板法痛反应时间,减少小鼠扭体次数,抑制小鼠二甲苯性耳肿胀和腹腔毛细血管通透性,有解热、镇痛、抗炎作用。

【药性】 微甘,凉。

1.《广西中草药》:"味微甘,性凉。"

2.《福建药物志》:"甘,平。"

【功用主治】 清热利湿,解毒消肿。主治湿热泻痢、黄疸、肺热咳嗽、咽喉肿痛、痔疮、痈疽疮毒、跌打损伤、前列腺炎。

1.《广西中草药》:"清热利湿,去瘀消肿。治黄疸、痢疾、疟疾、小儿食滞、肺热咳嗽、喉头炎、痔疮肿痛。"

2.《台湾药用植物志》:"与乌川芎合用,煎水洗肤痒。"

3.《福建药物志》:"清热解毒,活血行气,去瘀生新。主治肠炎、前列腺炎、风湿关节痛、内痔发炎、痈疽疔肿。"

【用法用量】 内服:煎汤,10～15 g,鲜品60～120 g。外用:鲜品捣敷。

【选方】 1. 治急性黄疸型传染性肝炎 十大功劳叶9～15 g,黄花草15 g。每日1剂,3次服用。《全国中草药新医疗法展览会资料选编》

2. 治风湿性关节炎 赛葵根30 g,加猪蹄或猪尾骨适量,水炖服。

3. 治前列腺炎 鲜赛葵根60 g。水煎或炖豆腐服。

4. 治内痔发炎 赛葵根30 g,红花9 g,猪大肠适量。水炖服。

5. 治扭伤 赛葵叶、积雪草、牡荆叶各适量,捣烂敷伤部。(2～5方出自《福建药物志》)

5596 赛番红花 sài fān hóng huā

《湖南药物志》

【异名】 菖蒲莲、红玉帘、风雨花《华北习见观赏植物》,旱水仙、空心韭菜《贵州草药》,独蒜《广西药用植物名录》。

【基原】 为石蒜科葱莲属植物韭莲的全草。

【原植物】 韭莲 Zephyranthes grandiflora Lindl. [Z. carinata Herb.]

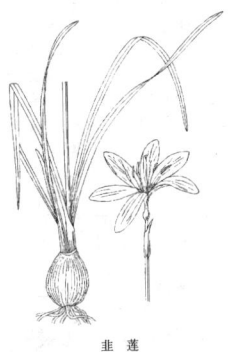

韭莲

多年生草本。鳞茎卵球形,直径2～3 cm,表皮膜质,呈褐色,下面着生多数细根。基生叶数枚簇生;叶片线形,扁平,长15～30 cm,宽6～8 mm。花单生于花茎顶端,玫瑰红色或粉红色;总苞片佛焰苞状,常带淡紫红色,长4～5 cm,下部合生成管;花梗长2～3 cm;花被裂片6,倒卵形,长3～6 cm,先端略突尖;雄蕊6,长为花被的2/3～4/5,花药丁字形着生;子房下位,3室,花柱细长,柱头深3裂。蒴果近球形;种子黑色,近扁平。花期6～9月。

我国各地庭园有栽培。原产于南美洲。

【栽培】 生物学特性 喜温暖湿润和阳光,耐半阴和潮湿,较耐寒,宜在排水良好有机质丰富的砂质壤土栽培。

繁殖方法 用分球繁殖。春季一般用3～4枚鳞茎丛植,上端稍露出土面,栽植距离约10 cm,发芽生长前充分灌水。

田间管理 生长期注意中耕除草。盆栽植株2～3年后,应将鳞茎取出,进行地栽培养1～2年,使鳞茎壮实。

【成分】 全草含烟酰胺(nicotianamine)等氨基酸。鲜茎含抗P388淋巴瘤的活性成分:水鬼蕉碱(pancratis-tatin)、球茎含石蒜碱(lycorine)、雪花莲碱(galanthine)、网球花胺(haemanthamine)、漳州水仙碱(pretazettine)、紫菜葵碱(carinatine)。

【药理】 抗肿瘤作用 赛番红花(韭莲)中的水鬼蕉碱对小鼠P388淋巴白血病有治疗作用。

【药性】 《贵州草药》:"性寒,味苦。"

【功用主治】 凉血止血,解毒消肿。主治吐血、便血、崩漏、跌伤红肿、疮痈红肿、毒蛇咬伤。

1.《湖南药物志》:"止血安神。"

2.《贵州草药》:"散热解毒,活血凉血。"

【用法用量】 内服:煎汤,15～30 g。外用:捣敷。

【选方】 1. 治疮痈红肿 旱水仙根适量。捣绒包裹患处。

2. 治吐血、血崩 旱水仙30～60 g。煨水服。

3. 治跌伤红肿 旱水仙适量。捣绒包裹患处。

4. 治毒蛇咬伤　旱水仙适量。捣绒包患处。(1～4 方出自《贵州草药》)

5597 寡鸡蛋树子 guǎ jī dàn shù zǐ 《云南中药资源名录》

【基原】　为海桐花科海桐属植物柄果海桐的种子。

【原植物】　参见"寡鸡蛋树皮"条。

【功用主治】　清热生津止痢。主治虚热心烦，口渴咽痛，泄泻，痢疾。

【用法用量】　内服：煎汤，9～15 g。

5598 寡鸡蛋树叶 guǎ jī dàn shù yè 《云南中草药》

【基原】　为海桐花科海桐属植物柄果海桐的叶。

【原植物】　参见"寡鸡蛋树皮"条。

【功用主治】　消肿解毒。主治毒蛇咬伤，疮疖肿毒。

【用法用量】　外用：鲜品捣敷；或干品研末撒。

5599 寡鸡蛋树皮 guǎ jī dàn shù pí 《云南中草药》

【基原】　为海桐花科海桐属植物柄果海桐的树皮。

【原植物】　柄果海桐 Pittosporum podocarpum Gagnep.［P. glabratum Lindl. var. ciliicalyx Franch.］又名：寡鸡蛋树、羊屎果树、鸡蛋白树、臭蚂蚁树《云南中草药》、色斑木、臭葫芦、臭皮树、红枝树《云南中药志》、一朵云、万里香、火炮树(广东)。

常绿灌木，高 1～3 m。嫩枝无毛，老枝有皮孔。叶多集生于小枝顶端；叶柄长 5～15 mm；叶片薄革质，倒披针形或长椭圆形，长 6～14 cm，宽 2～4 cm，先端长渐尖或渐尖，基部收窄，楔形，常向下延，上面绿色，发亮，下面无毛，全缘而平展，侧脉 6～8 对。顶生伞形花序；花淡黄色，2 至数朵；苞片细小，早落；萼片卵形，长 3 mm；花瓣倒披针形，长 15～17 mm；花丝丝状，花药黄色；雌蕊长达 1 cm，子房长卵形，密被淡褐色柔毛，花柱长 3～4 mm，无毛。蒴果黄绿色，长椭圆形，长 2～3 cm，径 1～1.5 cm，3 或 2 片裂。种子大，红色，圆形，长 5～7 mm；宿存花柱长 4～5 mm。花期 4～5 月，果期 5～12 月。

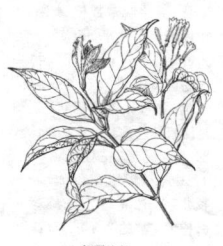

柄果海桐

生于海拔 800～3 000 m 的溪边、林下或灌木丛中。分布于西南及湖北、广西、甘肃等地。

本植物的叶(寡鸡蛋树叶)、种子(寡鸡蛋树子)、根(寡鸡蛋树根)亦供药用，另设专条。

【采收加工】　秋季剥取树皮，切片，晒干，或碾粉用。鲜用随采随用。

【药性】《云南中草药》："苦，涩，凉。"

【功用主治】《云南中草药》："收敛止血，消肿止痛，解毒。主治胃及十二指肠溃疡出血，鼻衄，产后流血不止，月经过多，黄疸，心悸失眠，小儿麻痹后遗症，瘫痪，风湿疼痛，坐骨神经痛，跌打损伤，外伤出血，毒蛇咬伤，无名肿毒，骨折。"

【用法用量】　内服：煎汤，15～30 g；或浸酒。外用：鲜品捣敷；或干品研末撒。

【选方】　1. 治胃及十二指肠溃疡出血，鼻衄，产后流血不止，月经过多，黄疸，心悸，失眠，小儿麻痹后遗症，瘫痪　(寡鸡蛋树)皮 15～30 g。煎服。

2. 治风湿疼痛，坐骨神经痛，跌打损伤　(寡鸡蛋树)皮 30～60 g。泡酒服或煎服。

3. 治外伤出血，毒蛇咬伤，无名肿毒，骨折　(寡鸡蛋树)皮

15～30 g。煎服。外用鲜品捣烂敷患处，或用干品研末撒布患处。(1～3 方出自《云南中草药》)

5600 寡鸡蛋树根 guǎ jī dàn shù gēn 《云南中药资源名录》

【基原】　为海桐花科海桐属植物柄果海桐的根。

【原植物】　参见"寡鸡蛋树皮"条。

【功用主治】　补肺肾，祛风湿，活血通经。主治虚劳咳喘，遗精早泄，失眠，头晕，高血压病，风湿性关节痛，小儿瘫痪。

【用法用量】　内服：煎汤，9～15 g。外用：捣敷。

5601 蜜环菌 mì huán jūn 《刘波(中国药用真菌)》

【异名】　糖蕈《皇和蕈谱》、榛蘑《吉林中草药》、蜜色菌、蜜蘑、栎菌、根索菌、根腐菌《刘波(中国药用真菌)》、栎蕈《长白山植物药志》、小蜜环菌《东北药用植物》。

【基原】　为白蘑科蜜环菌属真菌假蜜环菌的子实体。

【原植物】　假蜜环菌 Armillariella mellea (Vahl. ex Fr.) Karst.［Agaricus melleus Vahl. ex Fr.］

菌盖肉质，宽 4～13 cm，扁半球形，后平展，中部钝或稍下凹；盖面通常干燥，湿时黏，浅土黄色、蜜黄色或浅黄褐色，老后棕褐色，中部有平伏或直立小鳞片，有时光滑；盖缘初时内卷，有条纹。菌褶白色，老后常有暗褐色斑点。菌柄长 5～11 cm，粗 0.7～1.9 cm，圆柱形，基部稍膨大，常弯曲，与盖面同色，有纵条纹或毛状小鳞片，纤维质，内部松软，后中空。菌环上位，白色，幼时双层，松软。孢子椭圆形或近卵圆形，无色或稍带黄色，光滑，(7～11)μm×(5～7.5)μm。

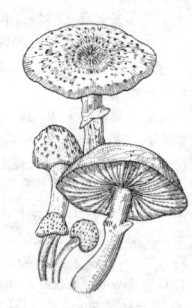

假蜜环菌

生于阔叶树及针叶树的根部、树干基部、倒木及林中地上，丛生或群生。分布于华北、东北、西南及浙江、福建、广西、西藏、陕西、甘肃、新疆等地。

【栽培】　生物学特性　蜜环菌是兼性寄生菌，子实体在 12～20 ℃温度范围内都可形成，以 15～18 ℃最适宜，相对湿度85％～95％，散射光 100～500 lx 适宜子实体分化生长，菌丝体在 8～28 ℃下均可生长，以 25 ℃最适宜，不需光。蜜环菌为好气菌，适宜的酸度为 5.5～5.5。菌丝体发光。

培育技术　蜜环菌采用发酵培养技术。① 菌种分离培养：选健壮新鲜子实体，用乙醇表面消毒后，在无菌条件下挑取菌柄与菌盖接触处一块组织，置于 PDA 培养基上(马铃薯 200 g 煮水，葡萄糖 20 g，琼脂 20 g，pH 自然，灭菌后作成斜面)，分离出纯菌种后，用 PDA 培养基扩大培养成斜面菌种。② 种子培养：培养基为葡萄糖 2％，磷酸二氢钾 0.15％，硫酸镁 0.075％，蚕蛹粉0.5％，维生素 B₁ 0.001％，麦麸 5％煮汁。用一支斜面菌种接一瓶(100 ml 培养基/500 ml 三角瓶)，摇床 180 r/分钟培养5～6 日。转入二级种子，在同上培养基上用往返式摇床90 r/分钟培养 4 日。转入三级子罐培养，搅拌速度 150～180 r/分钟培养 4 日。种子培养接种量为 10％。③ 发酵培养：培养基为葡萄糖 2％、蔗糖1％、蚕蛹粉 1％、豆饼粉或黄豆饼粉 1％、磷酸二氢钾 0.15％、硫酸镁 0.075％，接种量及发酵条件与种子罐相同，培养 6～7 日。发酵物：用板框或离心机过滤，滤液浓缩或膏状，与菌丝体混合，于 65～75 ℃下烘干，压片。或将滤液浓缩至原体积的 1/10，

制成糖浆。

【采收加工】　7～8月采收子实体，晒干。

【药材】　蜜环菌 Armillariella Mellea　产于东北、西北、华东、华南各地。

性状　菌盖肉质，扁半球形，或平展，中部稍下凹，直径5～10 cm，蜜黄色、浅黄褐色或棕褐色，中央色较暗，有小型状小鳞片，或光滑，边光滑。菌肉白色，或类白色。菌褶白色、污秽色，或具斑点。菌柄圆柱形，长5～13 cm，直径4～10 mm，光滑或下部有毛状鳞片，与菌盖同色，内部松软，或中空。菌环白色，生于菌柄上部，有的为双环。气微，味淡。

【成分】　含麦角甾醇（ergosterol），甘露醇（mannitol），D-苏糖醇，卵磷脂，甲壳质（chitin），维生素 B_1、B_2、PP。还含氨基酸：天冬氨酸，谷氨酸，赖氨酸，胱氨酸，半胱氨酸，组氨酸，精氨酸，甘氨酸，α-丙氨酸，苏氨酸，酪氨酸，脯氨酸，缬氨酸，亮氨酸以及菌索多糖等。

【药理】　1. 对免疫功能的影响　蜜环菌菌索提取的多糖体外增强小鼠腹腔巨噬细胞吞噬中性红的作用，诱导巨噬细胞产生一氧化氮和分泌 IL-1。小鼠灌胃蜜环菌菌索多糖能增加小鼠体重，改变免疫器官重量，抵抗环磷酰胺对小鼠外周白细胞数量的影响，提高小鼠单核巨噬细胞系统的吞噬功能，增强小鼠迟发型变态反应，促进溶血素的生成。大鼠腹腔注射蜜环菌提取物或给小鼠皮下注射均可使胸腺重量减轻，但脾重量有所增加。

2. 对脑缺血的保护作用　从蜜环菌菌丝体中提取得到一种新的腺苷类化合物 AMG-1 可延长小鼠断头张口呼吸持续时间。AMG-1 皮下注射减少小鼠断头全脑缺血后乳酸堆积及 ATP、磷酸肌酸的耗竭，减轻大鼠大脑中动脉阻断后的神经症状和神经细胞缺血性损害。AMG-1 能抑制突触前膜 Ca^{2+} 依赖性谷氨酸的释放。大鼠突触标本或大鼠离体尾动脉环实验显示 AMG-1 对去极化突触体的外钙内流或尾动脉的内钙释放有抑制作用。

3. 其他作用　蜜环菌菌素提取物体外抑制大肠杆菌、金黄色葡萄球菌、啤酒酵母菌。蜜环菌提取物灌胃和腹腔注射抑制二甲苯所致小鼠耳部炎症、角叉菜胶所致大鼠足跖肿胀；提取物腹腔注射抑制组胺所致大鼠足跖肿胀和大鼠皮下棉球肉芽肿增生。蜜环菌素多糖 AMP-1 组分灌胃增强正常小鼠的糖耐量，AMP-1 和 AMP-1 组分灌胃均能抑制四氧嘧啶性糖尿病小鼠血糖升高。

【药性】　甘，平。归肝经。

1. 刘波《中国药用真菌》："性寒，味甘。"

2.《长白山植物药志》："甘，温。"

【功用主治】　熄风平肝，祛风通络，强筋壮骨。主治头晕，头痛，失眠，四肢麻木，腰膝疼痛。并用于冠心病，高血压病，血管性头痛，眩晕综合征，癫痫。

1.《吉林中草药》："舒风活络，强筋壮骨。治羊痫风，各种腰腿痛，佝偻病。"

2. 刘波《中国药用真菌》："清目，利肠，益胃肠。经常食用此菌可以预防视力失常、眼炎、夜盲、皮肤干燥、黏膜失去分泌能力，并可以抵抗某些呼吸道及消化道感染的疾病。"

【用法用量】　内服：煎汤，30～60 g；或研末。

【选方】　1. 治神经衰弱　蜜环菌子实体 120 g。水煎服，每日 1 剂，分 2 次服。（《药用真菌的栽培与临床》）

2. 治高血压病，半身不遂后遗症　榛蘑 100 g，黄芪、川芎各 60 g，鹿胶 15 g。水酒各半服。（《中国民间生草药原色图谱》）

3. 治羊痫风　榛蘑 120 g，白糖 90 g。用水煮榛蘑，滤汁，加白糖，随意饮，每日 5 次。

4. 治腰腿疼痛，半身不遂后遗症等　榛蘑 90 g，炙马前子 3 g。共研细末，每次服 3 g，日服 2 次。

5. 治佝偻病　榛蘑 1 kg。用瓦焙干，研成细末，每次 6～9 g，日服 2 次，白酒为引。（3～5方出自《吉林中草药》）

【临床报道】　1. 治疗神经衰弱　用蜜环菌糖浆，每日 3 次，每次口服 15 ml，或每日 2 次，每次口服 20～25 ml，10 日为 1 个疗程（治疗期间停用其他药物），共治疗神经衰弱 100 例（绝大部分病史在 1 年以上，1/4 的病例与生产过程中接触二硫化碳有关）。结果大部分病例的失眠、头晕、多梦、易醒、耳鸣、眼花、乏力易激动、注意力不集中、焦虑等症状有不同程度的改善，尤其对失眠的疗效更为突出。其中显效者占 56%，有效者占 35%，总有效率为 91%。在治疗过程中，除 1 例服药初期有恶心（4～5 后好转）外，未发现其他不良反应。

2. 治疗眩晕综合征、高血压病等所致眩晕、失眠等　① 每次口服蜜环菌片 4～5 片，每日 3 次，连服 2 星期为 1 个疗程，治疗眩晕、头痛、失眠等 100 例（77 例单用蜜环菌，23 例在用药基础上加服），其中每例应用蜜环菌 34 例，眩晕综合征 3 例，高血压病 47 例，冠心病 16 例，结果有效率：头晕 96%，头痛 88.5%，失眠 93.3%，肢麻 92.7%，心绞痛 81.3%，胸憋闷 94.7%，心慌气短 91.4%，项强发胀 87.5%，心烦急躁 80%，耳鸣 90%。② 口服蜜环菌片每次 4～6 片，每日 3 次，治疗高血压病、冠心病、脑动脉血管硬化症、癫痫等所致头晕、失眠、耳鸣、肢麻者 233 例，总有效率为 91.38%，显效为 32.36%。其中眩晕观察 220 例，有效率 97.40%，头痛 35 例，有效率 94.28%，肢麻 117 例，有效率 96.50%，失眠 196 例，有效率 92.29%，疗效与天麻相似，且有使血红蛋白、血小板上升的功能。

5602　蜜柑草 mì gān cǎo（《天目山药用植物志》）

【异名】　夜关门（《广西药用植物名录》），地莲子（《贵州草药》），鱼鳞草（徐州《单方验方新医疗法选编》），鱼眼草、泻胆草（《新华本草纲要》）。

【基原】　为大戟科叶下珠属植物蜜柑草的全草。

【原植物】　蜜柑草 Phyllanthus matsumurae Hayata [P. ussuriensis Rupr. et Maxim.]

一年生草本，高 15～60 cm。全株光滑无毛。茎直立，分枝细长。叶互生，具短柄；托叶小，2 枚；叶片条形或披针形，长 8～20 mm，宽 2～5 mm，先端尖，基部近圆形。花簇生或单生于叶腋；花小，单性，雌雄同株；无花瓣；雄花萼片 4，花盘腺体 4，分离，与萼片互生，无退化子房；雌花萼片 6，花盘腺体 6，子房 6 室，柱头 6。蒴果有细柄，下垂，圆形，直径约 2 mm，褐色，表面平滑；种子三角形，灰褐色，具细瘤点。花期 7～8 月，果期 9～10 月。

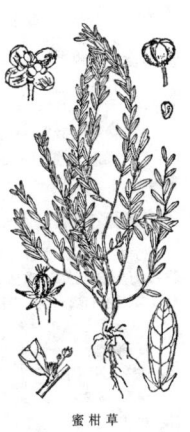

蜜柑草

生于山坡、路旁。分布于东北及河北、江苏、浙江、安徽、福建、湖北、湖南、广西、贵州、陕西等地。

【采收加工】　7～9月采收，鲜用或晒干。

【药材】　蜜柑草 Phyllanthi Matsumurae Herba　主产于江苏、安徽、浙江、福建等地。

性状　全草长 15～60 cm；茎无毛，分枝细长。叶 2 列，互生，条形或披针形，长 8～20 mm，宽 2～5 mm，顶端尖，基部近圆形，具短柄；托叶小。花小，单性，雌雄同株，无花瓣；雌花，果实圆形具细柄下垂，直径约 2 mm，表面平滑。气微，味苦、涩。

【成分】　全草含酚类化合物：老颧草鞣质（geraniin），鞣云实精（corilagin），短叶老颧草素-1-羧酸（brevifolin carboxylic acid），并

没食子酸(ellagic acid),没食子酸(gallic acid),原儿茶酸(protocatechuic acid);黄酮类:槲皮素(quercetin),槲皮素-3-*O*-木糖葡萄糖苷(quercetin-3-*O*-xyloglucoside),槲皮素-3-*O*-鼠李葡萄糖苷(quercetin-3-*O*-rhamnoglucoside),槲皮素-3-*O*-葡萄糖苷(quercetin-3-*O*-glucoside)。

【药理】 抗肿瘤作用　蜜柑草中的鞣云实精体外抑制 KB、A_{2780} 肿瘤细胞,体内对小鼠 Lewis 肺癌有抗癌作用。

【药性】 苦,寒。

1.《贵州草药》:"性寒,味苦;有小毒。"

2.《陕西中草药》:"味涩、苦,性寒。"

3.《福建药物志》:"微苦,凉。"

【功用主治】 清热利湿,清肝明目。主治黄疸,痢疾,泄泻,水肿,淋病,小儿疳积,目赤肿痛,痔疮,毒蛇咬伤。

1.《贵州草药》:"清热,利湿。治外痔,吐血,痢疾。"

2.《陕西中草药》:"主治黄疸型肝炎,淋病,小便失禁。"

3.《全国中草药汇编》:"消食止泻,利胆。"

4.《湖北中草药志》:"清热明目,利尿通淋。用于眼结膜炎,夜盲,暑热泄泻,黄疸肝炎,痢疾,淋证,小儿疳积,痔疮,蛇虫咬伤。"

5.《福建药物志》:"清热利湿。主治感冒,腹泻,肾炎,泌尿道感染,泌尿道结石。"

【用法用量】 内服:煎汤,15～30 g。外用:煎水洗;或鲜草捣敷。

【选方】 1. 治黄疸型肝炎　鱼眼草 30 g,茵陈 60 g。水煎服。(《陕西中草药》)

2. 治痢疾、肠炎　蜜柑草 30 g。水煎服。

3. 治尿路感染、淋沥涩痛　蜜柑草、车前草、滑石各15 g。水煎服。(2、3 方出自《湖北中草药志》)

4. 治小儿疳积,夜多大便　(蜜柑草)全株与猪肝、夜明砂煲服。(《广西民族药简编》)

5. 治夜盲　蜜柑草 30 g,猪肝 60 g。用蜜柑草煎水,去渣,掺猪肝吃。(《湖北中草药志》)

6. 治外痔　地莲子捣绒,敷患处。(《贵州草药》)

7. 治毒蛇咬伤　(蜜柑草)单用水煎洗患处。(《广西民族药简编》)

5603 **蜜桶花** mì tǒng huā (《云南中草药》)

【异名】 猫花、蜂糖花(《四川中药志》),蜂糖罐(《贵州民间药物》),野连翘(《云南中草药选》),叶上花(《昆明民间常用草药》),蜂蜜果、铁林杆(《云南中草药》)。

【基原】 为玄参科来江藤属植物来江藤的全株。

【原植物】 来江藤

Brandisia hancei Hook. f.

灌木,高 2～3 m。全株密被锈黄色星状绒毛,枝及叶上面逐渐变无毛。叶柄短,长约 5 mm;叶片革质,长卵形,长 3～10 cm,宽 3.5 cm,先端锐尖头,基部近心形,全缘。花单生于叶腋;花梗长 1 cm,中上部有 1 对披针形小苞片;花萼宽钟状,内密生绢毛,具 10 脉,长、宽均约 1 cm,萼齿宽卵状三角形,先端凸突或短锐尖;花冠橙红色,长约 2 cm,上唇宽大,2 裂,裂片三角形,下唇较短,3 裂,裂片舌状;雄蕊与上唇等长;子房卵圆形。蒴果卵圆形,略扁平,有短喙。花期 11 月至翌年 2 月,果期 3～4 月。

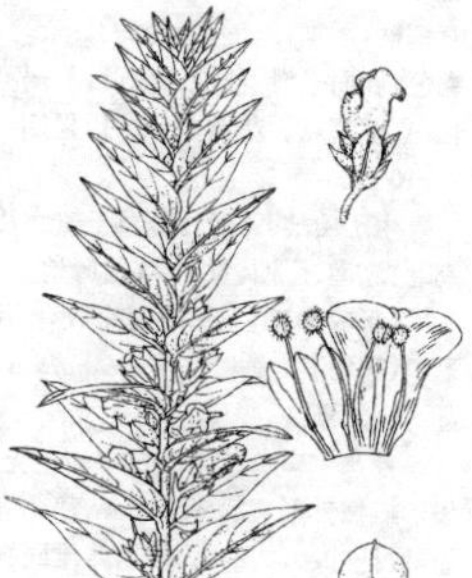

来 江 藤

生于海拔 500～2 600 m 的林中及林缘。分布于中南及西南。

【采收加工】 5～11 月采收,切段晒干或鲜用。

【成分】 全草含洋丁香酚苷(acteoside),2′-乙酰基洋丁香酚苷(2′-acetylacteoside),金石蚕苷(poliumoside),甘露醇(mannitol)。

【药理】 1. 抗平滑肌增殖　蜜桶花中的化合物抑制大鼠主动脉平滑肌细胞增殖。

2. 其他作用　花中的化合物抑制自由基诱导的红细胞溶血,有清除自由基的作用。蜜桶花中的化合物抑制黄嘌呤氧化酶,可能减少尿酸生成。

【药性】 微苦,凉。

1.《四川中药志》1960 年版:"性凉,味涩,无毒。"

2.《贵州民间药物》:"性凉,味微苦。"

3.《云南中草药》:"味微苦,性寒。"

【功用主治】 祛风利湿,清热解毒。主治风湿筋骨痛,浮肿,泻痢,黄疸,痨伤吐血,骨髓炎,骨膜炎,疮疖。

1.《四川中药志》1960 年版:"治心惊目跳,烧热不退及呕吐。"

2.《贵州民间药物》:"治痢疾,消浮肿,止咳血。治泻痢,受风湿,一身浮肿,痨伤和咳嗽吐血。"

3.《云南中草药》:"清热解毒。治化脓性骨髓炎,骨内膜炎,破伤风,风湿,跌打,黄疸型肝炎。"

【用法用量】 内服:煎汤,10～20 g;或泡酒。外用:鲜品捣敷或煎水洗。

【选方】 1. 治风湿,一身浮肿　蜂糖罐、白菖蒲、石菖蒲、艾各等分。煎水洗。(《贵州草药》)

2. 治感冒发热　蜜桶花 3～9 g。煎服。(《云南中草药选》)

3. 治劳伤咳嗽吐血　鲜蜂糖罐花 30 g。煎服。(《贵州民间药物》)

4. 治黄疸型肝炎　蜜桶花 30 g。红糖为引,水煎服。(《云南中草药》)

5. 治泻痢　蜂糖罐根煎水服。(《贵州民间药物》)

6. 治骨髓炎　蜂糖罐根 120 g。用白酒 500 g,浸泡 3 日。每服 15～20 ml,早晚各服 1 次,小儿酌减。外用牛皮胶抽丝,填满瘘管为度,用纱布覆盖固定。每日或隔日换药 1 次。(《全国中草药汇编》)

7. 治化脓性骨髓炎　蜜桶花根 30 g,浸酒 500 g。日服2～3 次,每次 10 ml。

8. 治骨内膜炎,破伤风,风湿,跌打　蜜桶花 15～30 g。水煎服。(7、8 方出自《云南中草药》)

5604 **蜜蜂子** mì fēng zǐ (《本草经集注》)

【异名】 蜂子(《本经》)。

【基原】 为蜜蜂科蜜蜂属动物中华蜜蜂等的未成熟幼虫。

【原动物】 参见"蜂蜜"条。

【采收加工】 在养蜂季节从蜂巢中取出幼虫。

【药材】 蜜蜂子 *Apis Larva*　全国各地均产。

性状　本品为白色或淡黄白色蛹状物,长约 15 mm,直径约 5 mm。

【药理】 益智作用　灌服鲜蜜蜂幼虫浆增强老年大鼠记忆力,增加胆碱能神经纤维积分光密度。

【药性】 甘,平。

1.《本经》:"味甘,平。"

2.《别录》:"微寒,无毒。"

3.《日华子》:"凉,有毒。"

4.《品汇精要》:"味甘,性平,气之薄者,阳中之阴。臭腥。"

【功用主治】 祛风解毒，杀虫，通乳。主治头风，麻风，丹毒，风疹，虫积腹痛，带下，产后乳少。

1.《本经》："主风头，除蛊毒，补虚羸伤中，久服令人光泽，好颜色，不老。"

2.《别录》："主心腹痛，大人小儿腹中五虫口吐出者，而目黄。轻身益气。"

3.《本草拾遗》："主丹毒，风疹，腹内留热，大小便涩，去浮血，妇人带下，下乳汁。"

4.《本草经集注》："酒渍以敷面，令人悦白。"

5.《纲目》："治大风疠疾。"

【用法用量】 内服：炒炙研末，1～2 g。

【宜忌】 1.《本草经集注》："畏黄芩、芍药、牡蛎。"

2.《蜀本草》："畏白前。"

【选方】 治小儿疳积 蜜蜂子焙炒，调入砂糖、酱油，每日 3 次，每次 3～5 个，饭时用之。（《中国动物药》）

5605 蜜蜂房 mì fēng fáng 《中国动物药》

【异名】 蜜蜂窠、蜜蜂巢《中国药用动物志》、蜜蜂巢脾《吉林省药品标准》。

【基原】 为蜜蜂科蜜蜂属动物中华蜜蜂等的巢。

【原动物】 参见"蜂蜜"条。

【采收加工】 随采鲜用；或秋末采收，略蒸，剪开，晒干。

【药性】 微甘，凉。

【功用主治】《中国动物药》："清热解毒，祛风消肿，杀虫。治痈疮肿毒，乳腺炎、腮腺炎、咽峡炎，气管炎，风湿痛，皮炎，湿疹，疥癣，鼻窦炎等。"

【用法用量】 内服：咀嚼吮汁，1～5 g；或烧存性冲，3～5 g。

【选方】 1. 治慢性鼻窦炎 鲜蜜蜂房3～7 cm³，每日 3 次，慢慢咀嚼，吮其汁液，把最后剩下的渣子吐掉，1 个月左右可以治愈。

2. 治疮溃不敛 蜜蜂房烧存性，每日 3～5 g，分 2 次温开水冲服。同时用蜜蜂房细粉外撒。（1、2 出自《中国动物药》）

5606 褐云玛瑙螺 hè yún mǎ nǎo luó 《中国药用动物志》

【基原】 为玛瑙螺科玛瑙螺属动物褐云玛瑙螺的肉。

【原动物】 褐云玛瑙螺 Achatina furica (Ferussae)

为我国最大的一种陆生贝类，壳高130 mm，宽 54 mm。壳质稍厚，有光泽，呈长卵圆形。有6.5～8 个螺层，各层增长缓慢，螺旋部呈圆锥形，体螺层膨大，其高度约为壳高的 3/4。壳顶尖，缝合线深。壳面呈黄色或深黄色底，带有焦褐色雾状花纹，胚壳一般为玉白色。其他各螺层有断续的棕色条纹，生长线粗而明显。壳内为淡紫色或蓝白色。壳口呈卵圆形，外唇薄，易碎。内唇贴覆于体螺层上，形成"S"形蓝白色的胼胝部。轴缘内折。无脐孔。

通常生活于阴凉潮湿处，如芭蕉树根下缝隙、芭蕉叶腋或草丛里、瓦砾石下、潮湿的墙壁、阴沟、泥洞等处。杂食性，幼螺以腐殖性食物为主，成螺一般以绿色植物为食。

分布于福建、广东、广西、台湾等地。

【采收加工】 春季至秋季捕捉有 5～6 个以上螺层的成熟个体，捕得后洗净，入沸水中烫，取肉，晒干。

【成分】 清蛋白腺含半乳聚糖(galactan)。

肌肉含褐云玛瑙螺肽(fulicin)。

血淋巴含磷酰基胆碱结合蛋白质(phosphorylcholine-binding protein)。

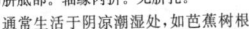

褐云玛瑙螺

口前腔含玛瑙螺四肽(achatin)-I，玛瑙螺心力激发肽(achatina cardioexcitatory peptide)-1 等。

中央神经系统含 SSFVRI 酰胺肽(SSFVRI amide peptide)，贻贝抑制肽(mytilus-inhibitory peptide)，5-羟色胺(serotonin)，儿茶酚胺(catecholamine)。

神经含五肽 H-L-Phe-D-Asn-L-Glu-L-Phe-L-Val-NH$_2$。

体表面含糖蛋白(glycoprotein)；玛瑙螺肽(achacin)。

全体含肌肉收缩调节神经肽(muscle contraction-modulating neuropeptide)，葡糖胺聚糖(glycosaminoglycan)以及中性脂(neutral lipids)，磷脂(phospholipids)和糖脂(glycolipids)，其主要脂的脂肪酸为 C$_{18:0}$ 与 C$_{20:2}$ 等。

【药性】 甘，平。

【功用主治】《中国药用动物志》："滋补强壮。可用于高血压、冠心病患者的辅助治疗。"

【用法用量】 内服：适量，作食品。

5607 褐盖肉齿菌 hè gài ròu chǐ jūn 刘波《中国药用真菌》

【异名】 钟馗菌、地鸡《尔雅》、土菌、地蕈《本草拾遗》、杜蕈、獐头菌《菌谱》、獐头、钟馗《纲目》、獐耳《植物名实图考长篇》。

【基原】 为齿菌科肉齿菌属真菌褐盖肉齿菌和翘鳞肉齿菌的子实体。

【原植物】 1. 褐盖肉齿菌 *Sarcodon fuligineo-albus* (Fr.) Quél。又名：光盖牛腮巴《中国药用真菌》，光盖肉齿菌、牛腮菌《云南中药资源名录》。

菌盖直径 4～15 cm，平展，中部稍下凹，浅黄色、肉色至褐黄色，平滑，稍黏。刺锥状，较细，长 1～2 cm，延生，乳白色至土黄色。菌柄中生或偏生，与菌盖同色，内实，长 4～7 cm，粗 2～3 cm，乳白色，乳黄色。孢子近球形，壁表有小疣，无色透明或稍呈黄色，直径 5～8 μm。

生于混交林中地上。分布于云南等地。

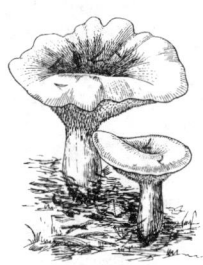

褐盖肉齿菌

2. 翘鳞肉齿菌 S. imbricatus (L. ex Fr.) Karst [Hydnum imbricatam L. ex Fr.] 又名：獐子菌、獐头菌《西藏真菌》。

菌盖宽 10～25 cm，初期面平并稍凸，渐平展，继而中部下凹，被有绒毛，不久盖发开裂，形成褐色至紫褐色的大型鳞片，中央鳞片大，向边缘渐小，鳞片淡粉红色，尖端常上翘，下面平滑，呈同心环状排列。刺锥状，初期白色，长 1 cm，延生途，初期白色，后变为锈褐色。菌柄中生至稍偏生，长 3～9 cm，粗 2～5 cm，上下等粗或基部膨大，中实，韧，平滑，初期白色，后变褐色至黑褐色。菌肉肉质，白色至材白色，稍韧，厚达 1～1.5 cm，味稍苦。孢子近球形，浅褐色，表面有疣，直径 5～7 μm。

生于针叶林下多砂的土质上。分布于吉林、四川、云南、西藏、甘肃、新疆等地。

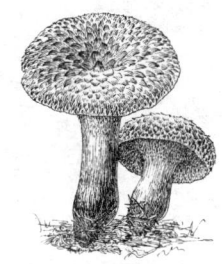

翘鳞肉齿菌

【采收加工】 7～10 月采收，晒干。

【药理】 抗肿瘤作用 翘鳞肉齿菌粗多糖腹腔注射对小鼠肉瘤 S_{180} 有抑制作用。

【药性】 甘,平。

1.《纲目》:“甘,寒,有毒。”

2. 刘波《中国药用真菌》:“性平,味甘。”

【功用主治】 清热解毒,抗癌。主治咽痛,痄腮,疮疥,胃癌,肝癌。

1.《本草拾遗》:“烧灰,傅疮疥。”

2. 刘波《中国药用真菌》:“消炎,抗癌。”

3.《中国药用孢子植物》:“用于扁桃体炎,腮腺炎与胃癌、肝癌等。”

【用法用量】 内服:煎汤,15～30 g;或加冰糖。

【选方】 1. 治扁桃体炎 褐盖肉齿菌 15 g,蒲公英15 g,忍冬藤 15 g。煎服。

2. 治腮腺炎 褐盖肉齿菌 15 g,大青叶 15 g,海金沙藤 12 g。煎服。

3. 治胃癌、肝癌 褐盖肉齿菌 30 g,水煎,加冰糖食用。(1～3 方出自《中国药用孢子植物》)

5608 翠云草 cuì yún cǎo (《百草镜》)

【异名】 金鸡独立草(王安卿《采药志》),翠翎草、矮脚凤毛(汪连仕《采药书》),孔雀花(《粤志》),翠羽草、神锦花、鹤翎草、凤尾草、开屏凤毛(《纲目拾遗》),龙须、剑柏(《植物名实图考》),岩萍、地柏叶(《湖南药物志》),百脚草、假岩柏、藤扁柏、白鸡毛、水松(《浙江民间常用草药》),拦路枝、蓝地柏(《四川常用中草药》),止血草、龙鳞草、金扁柏、龙柏草(《福建药物志》),细风藤、金猫草(《广西药用植物名录》),生扯拢、虱子草、蜂药(《贵州中草药名录》)。

【基原】 为卷柏科卷柏属植物翠云草的全草。

【原植物】 翠云草 *Selaginella uncinata* (Desv.) Spring [*Lycopodium uncinatum* Desv.] 又名:绿绒草(《广州植物志》)。

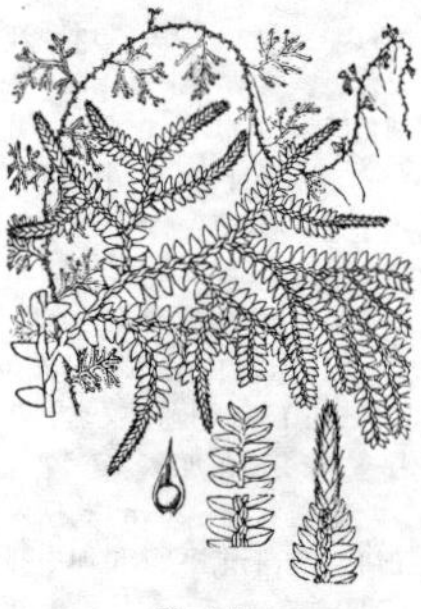

翠云草

多年生草本。主茎伏地蔓生,长 30～60 cm,有细纵沟,侧枝疏生并多次分叉,分枝处常生不定根。叶二型,在枝两侧及中间各 2 行;侧叶卵形,长 2～2.5 mm,宽 1～1.2 mm,中叶质薄,斜卵状披针形,长 1.5～1.8 mm,宽 0.6～0.8 mm,均基部偏斜心形,淡绿色,先端渐尖,边缘全缘或有小齿,嫩叶上面呈翠蓝色。孢子囊穗四棱形,单生于小枝顶端,长 0.5～2 cm;孢子叶卵圆状三角形,长约 2 mm,先端长渐尖,龙骨状,4 列覆瓦状排列。孢子囊圆肾形,大孢子囊极少,生在囊穗基部,小孢子囊生在囊穗基部以上;孢子二型。孢子期 8～10 月。

生于山谷林下或溪边阴湿处以及岩洞石缝内。分布于华东、中南、西南各地。

【采收加工】 7～10 月采收,洗净,鲜用或晒干。

【成分】 全草含穗花杉双黄酮(amentoflavone)等黄酮类化合物。

【药性】 淡、微苦,凉。

1.《湖南药物志》:“淡,平。”

2.《天目山药用植物志》:“性寒,微苦。”

3.《四川常用中草药》:“性平,味淡、微辛。”

4.《云南中草药》:“酸、苦,凉。”

【功用主治】 清热利湿,解毒,止血。主治黄疸,痢疾,泄泻,水肿,淋病,筋骨痹痛,吐血,咳血,便血,外伤出血,痔漏,烫火伤,蛇咬伤。

1. 汪连仕《采药书》:“治痔漏,同胡桃叶煎洗。”

2.《纲目拾遗》:“治吐血,解火毒。”

3.《植物名实图考》:“舒筋络。”

4.《湖南药物志》:“化痰止咳。治蛇咬伤,烧伤,黄疸,肺病吐血,淋病,脚抽筋。”

5.《天目山药用植物志》:“清热解毒,利尿逐水。”

6. 广州部队《常用中草药手册》:“清热利湿。主治急性黄疸型肝炎,胆囊炎,肠炎,痢疾,肾炎水肿。”

7.《福建药物志》:“主治尿道炎,带状疱疹,鹅掌风,腰部扭伤。”

【用法用量】 内服:煎汤,10～30 g,鲜品可用至 60 g。外用:晒干或炒炭存性,研末,调敷;或鲜品捣敷。

【选方】 1. 治黄疸 翠云草 30 g,秋海棠根 3 g。水煎服。(《湖南药物志》)

2. 治肠炎,痢疾 翠云草、马齿苋各 30 g。煎服。(《安徽中草药》)

3. 治水肿 鲜(翠云草)全草 60 g。水煎服,日服 2 次,忌盐 100 日。(《福建民间草药》)

4. 治急、慢性肾炎 翠云草 30 g,加水适量,煎至300 ml。每服 150 ml,每日 2 次。(《全国中草药汇编》)

5. 治夏季感冒 翠云草(鲜)60 g,香薷 15 g。水煎服。(《青岛中草药手册》)

6. 治积伤胸胁闷痛 干翠云草 30 g,和墨鱼干同煮食。(《福建中草药》)

7. 治火烫伤 (翠云草)全草炙存性,研细末,用青油(柏子油)调敷伤处。(《天目山药用植物志》)

【临床报道】 治疗慢性支气管炎 山东省泰安地区防治慢性支气管炎协作组用单方翠云草煎剂、片剂、复方翠云草煎剂(Ⅰ号、Ⅱ号)、流浸膏剂,治疗 808 例。用法:① 单方翠云草煎剂:翠云草 120 g,水煎,每日 2 次分服。② 复方翠云草煎剂Ⅰ号:翠云草 120 g,百合、棉根皮、沙参各 6 g,山药 9 g,甘草 3 g,水煎服,每日 1 剂;Ⅱ号:翠云草 120 g,沙参、棉根皮各 12 g,洋金花 0.06 g,水煎服,每日 1 剂。③ 片剂:翠云草水煎,浓缩,制成片剂,每片重 0.3 g(相当于原生药2.5 g),每次 10 片,每日服 3 次。④ 流浸膏:翠云草水煎 2 次,合并药液,浓缩成流浸膏(每 60 ml 含原生药 120 g),加适量糖精和防腐剂。每次 20 ml,日服 3 次。其中单方组 574 例,有效率 91.8%;复方组 234 例,有效率 86.5%。经统计学处理,显示单方疗效好于复方。

5609 熊肉 xióng ròu (《本草经集注》)

【基原】 为熊科黑熊属动物黑熊和熊属动物棕熊的肉。

【原动物】 参见“熊胆”条。

【药性】 甘,温。

1.《别录》:“微温。”

2.《千金方》:“味甘,微寒,微温,无毒。”

3.《食疗本草》:“平,味甘。”

4.《随息居饮食谱》:“甘,温。”

【功用主治】 补虚损,强筋骨。主治脚气,风痹不仁,手足不随,筋脉挛急。

1.《千金方》:“主风痹不仁,筋急五缓。”

2.《食医心镜》:“疗脚气,主中风,心肺风热,手足不随。”

3.《医林纂要》:“补中益气,润肌肤,壮筋力。”

4.《随息居饮食谱》:"补虚损,杀劳虫。"

【用法用量】 内服:煮食,适量。

【宜忌】 1.《本草经集注》:"癫疾不可食熊肉,令终身不除愈。"

2.《千金方》:"若腹中有积聚,寒热羸瘦者,食熊肉,病永不除。"

【选方】 1. 治中风心肺风热,手足不随及风痹不仁,筋脉五缓,恍惚烦躁 熊肉一斤。切,如常法调和作腌腊,空腹食之。

2. 治脚气风痹不仁,五缓筋急 熊肉半斤。于豉汁中和姜、椒、葱白、盐、酱作腌腊,空腹食之。(1、2方出自《食医心镜》)

5610 熊骨 xióng gǔ
《食疗本草》

【基原】 为熊科、黑熊属动物黑熊和熊属动物棕熊的骨骼。

【原动物】 参见"熊胆"条。

【药材】 熊骨 Selenarcti et Ursi Os 主产于黑龙江、吉林、云南、四川等地。自产自销。

性状 一般多用四肢骨。前肢肱骨骨体稍扭曲,长 33～34 cm,直径(中段)约 3 cm。表面淡黄白色,稍粗糙而显油性。中段以上有喙粗隆 3 条,下端较宽,呈滑车状,下端窜近骨环处无小孔(即无"凤眼")。质坚硬而致重,断面不规则圆棱形,密度厚 2～5 mm,圆形骨髓腔直径约占骨断面 2/5,髓呈网织蜂窝状,黄棕色,具特殊熊腥气。后肢股骨骨体弯曲,长35～40 cm,直径 3～4 cm,上端内侧突出的半球形为"股骨头",与骨体约成 110°的角,球面光滑有一较深窝,股骨头高于对侧隆起的大转子,下端前面有一宽而浅的胫窝,后侧有一近菱形的凹槽。横断面类圆形,黄白色,稍粗糙,密质骨厚 6～9 cm,骨髓腔直径约 17 mm,占断面的 1/2。骨髓网纹不明显,棕黄色,腥气浓。后肢胫骨扁圆形,有纵棱。膝盖骨玉圆形,带有舌状筋。前后肢掌跖宽大,均具 5 趾,爪黑色,留下的皮毛呈黑色或棕色。头骨吻长而尖,鼻骨短;额骨前部较宽,后部窄,左右额部连接部分向下凹陷,顶骨较宽,矢状脊短而后凸。齿隙色,有臼齿有门齿 3 对、犬齿 1 对,臼齿 7 对,下颌臼齿后较大,约为宽的 2 倍。肋骨扁形。

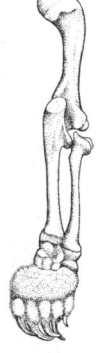
熊骨外形

【炮制】 1. 熊骨 取原药材,用清水浸 1～2 星期,刮去筋肉,洗净,阴干。

2. 烫熊骨 取沙置锅内,用武火炒热后,放入净熊骨,不断翻动。炒至表面呈黄色时取出,放凉。

3. 酒酥熊骨 取沙炒烫熊骨,趁热投入定量酒中,洗去砂子,干燥。每熊骨 100 kg,用酒 20 kg。

饮片性状 熊骨形如熊骨,表面呈白色或灰白色,质轻而松。长骨关节不发达,断面白色,骨髓占断面直径的 4/5,骨髓暗淡无光。气微腥。烫熊骨形如熊骨,表面呈黄色,质较脆。酒酥熊骨形如熊骨,表面呈黄色,质酥脆,微具酒香气。

贮干燥容器内,置阴凉干燥处,防蛀。

【药性】《四川中药志》1960 年版:"性温,味咸、微辛,无毒。"

【功用主治】 祛风,除湿,定惊。主治风湿骨节肿痛,小儿惊风。

1.《食疗本草》:"煮汤浴之,主历节风,亦主小儿客忤。"

2.《四川中药志》1960 年版:"能除风湿,治风湿病,骨节作痛。"

【用法用量】 内服:煎汤,15～30 g;或浸酒。外用:煎汤洗。用时捣碎。

5611 熊胆 xióng dǎn
《药性论》

【基原】 为熊科黑熊属或熊属动物黑熊及棕熊的胆囊。

【原动物】 1. 黑熊 Selenarctos thibetanus G. Cuvier 又名:熊《诗经》,猪熊《尔雅翼》,狗熊《广东新语》,黑瞎子、登仓、狗驼子。

体型较大,长 1.5～1.7 m,体重约 150 kg。头部宽圆。吻部短而尖;鼻端裸露,眼小;耳较长且被有长毛,伸出头顶两侧。颈部粗短,两侧毛特别长。胸部有一倒人字形白斑。尾很短。毛较一致,漆黑色,有光泽。四肢粗健,前后足均具 5 趾;前足腕垫宽大与掌垫相连;后足距垫内宽而且肥厚,前宽后窄,内侧中部无毛间隔。具爪。除其鼻喉部棕色、下颌白色,倒人字形白斑外,全身均为黑色并带有光泽。

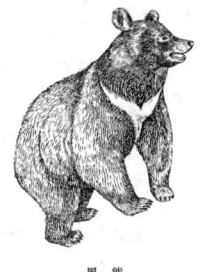
黑熊

栖息于混交林或阔叶林中。一般居于山上的石洞或大树洞中,有冬眠习性,夏、冬季有垂直迁移现象。白天活动,视觉较差,善爬树,游泳力强。杂食性,但以植物为主。分布极广泛,华北、东北、华南、西南及浙江、安徽、福建、江西、西藏、陕西、甘肃、青海、台湾等地均有分布。

2. 棕熊 Ursus arctos arctos Linnaeus 又名:罴《诗经》,黄熊《陆玑·诗疏》,貑罴《尔雅》郭璞注),马熊《雅尔翼》,人熊《纲目》。

体型较大,长约 2 m,重 200～300 kg。头阔而圆、吻部较长,鼻也较阔,其端稍平,略侧扁。耳小,能动,内外被毛。肩端隆起,腰粗壮,尾短。四肢粗壮,前后足均具 5 趾,前足的爪长于后足。爪侧扁而弯曲,呈暗褐色。全身为黑棕色,或近黑色以至很浅的银发灰色,棕黄色或棕红色。成体胸部无白色斑纹。

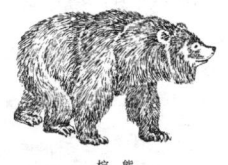
棕熊

栖息于阔叶林、针叶林或混交林中。有冬眠习性,杂食以植物为主。分布于东北及四川、贵州、西藏、甘肃、青海、新疆等地。

以上动物的肉(熊肉)、骨骼(熊骨)、脂肪油(熊脂)、脑髓(熊脑)、足掌(熊掌)、筋腱(熊筋)均供药用,另设专条。

【养殖】 生活习性 熊为森林中的大型动物,性孤僻不成群,常单独在森林中栖息和活动。昼行性,善于游泳、爬树,能直立行走,属于半冬眠动物,遇到干扰时可立即解除冬睡而外出活动。杂食性,主要以植物嫩芽、嫩茎及各种野果为食,尤喜食蜂蜜。熊的视觉较差,但嗅觉和听觉发达,从体型上看,寒冷地区的熊体型大、皮脂层厚,热带地区的熊体型小。

养殖技术 熊是季节性发情的动物,每年 5～8 月为发情交配季节。妊娠期 210～220 天,一般在 12 月末至翌年 2 月间产仔。每胎产 1～3 仔。雌熊性成熟年龄为 3～3.5 岁,雄熊为 4 岁左右。当前,养熊方式有笼养、圈养、室养等。成年熊类多为单养,幼年熊类可以集体饲养。我国养熊业历史悠久,特别对熊的驯化更积累了丰富的经验。在繁殖技术上,使熊不但可在人工饲养条件下,通过自然交配而获得后代,还可通过人工授精繁殖后裔。

饲养管理 我国的养熊业基本上可分为控制饲养和驯化放牧两种类型。控制饲养包括笼养、圈养和室养两种,是人工饲喂,限制在一定范围内活动,用于活取熊胆为此种方式。驯化放牧则用于幼能生长发育时期或大群饲养以获取更多的产品时,要求有广大的牧场以供熊群运动、采食、饮水等,也需人工供给一定量的饲料,一般以玉米粉、豆饼粉、麦麸、高粱粉等作为精料,

---

经熟制后投喂，并适当搭配动物性饲料、青绿多汁饲料、矿物质和多种维生素。

【采收加工】 胆囊取出后，要将胆囊管口扎紧，剥去胆囊外附着的油脂；用木板夹扁，置通风处阴干，或置石灰缸中干燥。我国已能人工活取熊胆汁，通过手术造成熊胆囊瘘管，定期接取胆汁，并将胆汁制成熊胆粉以供药用。

黑熊与棕熊均为国家二级保护动物，数量稀少，严禁捕猎。

【药材】 熊胆 Selenarcti et Ursi Fel 主产于云南、贵州、四川、青海、西藏、新疆及东北等地。

性状 本品呈长扁卵形，上部狭细，下部膨大成囊状，长 10～20 cm，宽 5～10 cm。表面黑色、棕黑色或黄棕色，显光泽，微有皱褶。囊内有干缩的胆汁，习称"胆仁"，呈块状、颗粒状或粉状，金黄色，透明如琥珀，有光泽，质松脆者习称"金胆"或"铜胆"；黑色，质坚隆或呈稠膏状者习称"墨胆"或"铁胆"；黄绿色，光泽较差，质脆者称"菜花胆"；味微苦，味极甜，有粘舌感。

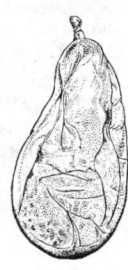

熊胆外形

荟列 （1）取胆仁少许投入水中，可在水面盘旋而逐渐溶解，显黄色线状下沉容器底而不扩散；另取胆汁碎末用火烧之，则起泡而无腥气。

（2）取胆仁粉末在紫外光灯下应显黄白色荧光，而不应呈棕黄色荧光；另取粉末溶于 7% 冰醋酸溶液中，溶液不应呈浅蓝色乳浊荧光（与牛、羊胆区别）。

（3）薄层色谱 取胆仁加甲醇温热溶解，放冷滤过，滤液浓缩近干，加 20% 氢氧化钠水解，放冷，加盐酸至 pH 2～3，以乙酸乙酯萃取作供试液，取熊去氧胆酸制成对照品溶液，吸取两溶液点于同一硅胶 G 板上，用异辛烷-乙醚-冰醋酸-正丁醇-水（10：5：5：3：1）上层展层，喷 30% 硫酸，105 ℃干燥 10 分钟显色，供试品色谱与对照品色谱的相应位置上，有相同颜色的斑点。

【成分】 主含胆汁酸类的碱金属盐，又含胆甾醇及胆色素。主要有牛磺脱氧胆酸（tauroursodesoxycholic acid）、鹅脱氧胆酸（chenodesoxycholic acid）及胆酸（cholic acid）。

【药理】 1. 抗惊厥、镇静、解热作用 小鼠灌胃熊胆减少自主活动，与水合氯醛有协同作用；能对抗去氧麻黄碱的作用，延长戊四氮所致小鼠惊厥潜伏期。熊胆溶液腹腔注射延长过量回苏灵引起的小鼠惊厥的潜伏期和惊厥持续时间。熊胆灌胃对啤酒酵母所致发热有抑制作用。

2. 利胆、保肝作用 十二指肠给予熊胆增加麻醉大鼠胆汁和胆汁酸分泌，对大鼠四氯化碳性肝损伤有保护作用。熊胆粉加入高脂饲料喂养，降低高脂饮食豚鼠胆汁胆固醇浓度，提高胆汁中胆汁酸浓度，缓解肝脏脂肪变性。熊胆粉加入致石饲料喂养，降低豚鼠胆石生成率，升高胆汁酸浓度，降低胆汁中胆固醇浓度及致石指数。灌胃引流熊胆对小鼠四氯化碳性肝损伤有保护作用。熊胆提高体外培养的四氯化碳损伤的大鼠乳鼠肝枯否细胞的吞噬率，改善细胞的超微结构。

3. 对心血管系统的影响 熊胆舒张去甲肾上腺素或高钾收缩的离体大鼠胸主动脉。熊胆体外对大鼠乳鼠心肌细胞缺糖缺氧性损伤有保护作用。静脉滴注熊胆对失血性休克大鼠能舒张肠系膜微血管，改善微循环，减轻组织细胞缺血缺氧状态，回升血压，延长存活时间。灌胃引流熊胆液对失血性休克大鼠能提高血清超氧化物歧化酶活性，降低血浆丙二醛含量。熊去氧胆酸降低离体鼠心左室乳头肌收缩力，缩短动作电位时程。

熊胆静脉注射能降低家兔血小板黏附率，抑制家兔体内外血栓的形成。熊胆静脉注射能降低正常大鼠、高血脂模型小鼠和模型鸡的总胆固醇、三酰甘油、低密度脂蛋白和动脉硬化指数，提高

高密度脂蛋白等，有降血脂、抗动脉硬化作用。

4. 其他作用 灌胃引流熊胆液提高小鼠常压耐缺氧能力和耐低温能力。熊胆溶液灌胃还延长小鼠游泳时间。灌胃引流熊胆对抗小鼠乙醇引起的记忆再现障碍，降低小鼠心、脑丙二醛含量。引流熊胆灌胃对大鼠醋酸型、吲哚美辛型、无水乙醇型胃溃疡均有防治作用。引流熊胆粉对减少小鼠饮酒后的醉酒次数，延长耐受时间，减少血液中的乙醇、乙醛含量。熊胆对卵蛋白引起的致敏豚鼠回肠收缩有抑制作用，腹腔注射抑制小鼠组胺引起的毛细血管通透性升高。熊胆体外能有效清除亚硝酸根，阻断二甲基亚硝胺的合成。熊胆液对人白血病细胞株 K_{562} 细胞、小鼠骨髓瘤细胞 SP_{20} 有抑制作用，细胞崩解死亡。熊胆瘤腔注射延长 S_{180} 腹水癌小鼠的存活时间。引流熊胆灌胃抑制小鼠二甲苯、巴豆油所致小鼠耳毛细血管通透性，抑制大鼠角叉菜胶性足肿胀和弗氏佐剂所致大鼠关节炎，抑制小鼠棉球肉芽肿增生，降低小鼠单核巨噬细胞的吞噬功能，还抑制大鼠热烫性足肿胀，减少炎症部位 PGE₂ 含量。引流熊胆灌胃可降低小鼠胸腺内谷胱甘肽 S-转移酶的活力，并可增强小鼠对环磷酰胺的耐受能力。熊胆粉中胆酸类主要成分牛磺熊去氧胆酸对连二亚硫酸钠造成的 ECV_{304} 细胞缺氧损伤有保护作用。

毒性 小鼠静脉注射熊胆的 LD_{50} 为 1 121.9 mg/kg。

【药性】 苦，寒。归肝、胆、心、胃经。

1. 《新修本草》："味苦，寒，无毒。"

2. 《纲目》："手少阴、厥阴、足阳明经药也。"

3. 《雷公炮制药性解》："入胆经。"

4. 《本草求真》："入心、肝，兼入脾、大肠。"

5. 《本草再新》："味甘、性寒。"

【功用主治】 清热解毒，平肝明目，杀虫止血。主治湿热黄疸，暑湿泻痢，热病惊痫，目赤翳障，喉痹，鼻蚀，疔疮，痔漏，疳疾，蛔虫，多种出血。

1. 《药性论》："主小儿五疳，杀虫，治恶疮。"

2. 《新修本草》："疗时气热盛变为黄疸，暑月久痢，疳慝，心痛，疰忤。"

3. 《食疗本草》："主时气盛热，疳慝，小儿惊痫。"

4. 《日华子》："治疳疮，耳鼻疮，及诸疳疾。"

5. 《医学入门》："点眼去翳开盲。涂恶疮、痔瘘，治小儿风热惊痫，杀疳虫，疗黄疸，止久痢。"

6. 《纲目》："退热，清心，平肝明目去翳，杀蛔、蛲虫。"

7. 《本草述》："治喉痹。"

8. 《医林纂要》："平肝火，泻心火，坚肾水，杀虫墨，镇惊治痫，清心宁神，明目去热，磨汁点目去赤肿，退翳膜，涂痔瘘脱肛，杀下部虫。"

9. 《本草求原》："治蓄血，血淋。"

10. 《青藏高原药物图鉴》："清热解毒，消炎生肌，止痰，止血。治肺结核引起的咯血，胆囊炎，黄疸，眼炎症，癫痫，消化不良，疮疡肿痛（尤其是痔疮），外伤等症。"

【用法用量】 内服：入丸、散，0.2～0.5 g。外用：研末调敷或点眼。

【宜忌】 虚证禁服。

1. 《药性论》："恶防己、地黄。"

2. 《本经逢原》："凡实热之证，用之咸宜，苟涉虚象，便当严禁。"

【选方】 1. 治肝道炎，胆石症，黄疸 熊胆 0.5 g，郁金 10 g，茵陈蒿 15 g。水煎，日服 2 次。《中国动物药》

2. 治小儿惊痫瘛疭 熊胆两大豆许。和乳汁及竹沥服得，去心中涎。《食疗本草》

3. 治目赤障翳 熊胆 0.3 g，黄连 3 g，冰片 0.9 g。加冷水 12 g 调匀，贮在瓶内备用。常点患处。孕妇慎用。《广西药用

动物》）

4. 治小儿一切疳疾，心腹虚胀，爱食泥土，四肢壮热　熊胆一钱(研)，麝香半钱(研)，壁宫一枚(去头、足、尾，面裹煨熟，研)，黄连(去须，取末)一钱。上同研极细，以蟾酥和丸，黍米大。每服五丸，米汤送下。量大小加减，无时。(《小儿卫生总微论方》熊胆麝香丸)

5. 治疳羸瘦　熊胆、使君子仁各等分。研细，放入瓷器中，蒸熔，宿蒸饼就丸麻子大。米饮送下二十丸，无时。(《小儿卫生总微论方》熊胆丸)

6. 治蛔心痛　熊胆如大豆。和水服。(《外台》)

7. 治小儿疳疮，虫蚀鼻　熊胆半分。汤化调涂于鼻中。(《圣惠方》)

8. 治神经性胃痛　熊胆，研末，每日服 3 次，每次 0.9 g，开水送服。

9. 治痔疮　熊胆汁、片脑(研细)各等分。用水调匀，用棉签蘸取涂痔上。(8、9 方出自《广西药用动物》)

10. 治风虫牙痛　熊胆三钱，片脑四分。上为末，用猪胆汁调搽患处。(《摄生众妙方》)

11. 治跌打昏迷　熊胆汁 1.5～3 g。冲酒服。(《广西药用动物》)

【各家论述】 1.《纲目》："熊胆苦入心，寒胜热，手少阴、厥阴、足阳明经药也，故能凉心平肝杀虫，为惊痛、疰忤、翳障、疳痔、虫牙、蛔痛之剂焉。"

2.《本草经疏》："凡胆皆极苦寒，而能走肝、胆二经，泻有余之热，盖以类相从也。小儿疳积，多致目内生翳障者，以肝、脾二脏邪热壅滞，则二脏之气血日虚、闭塞日甚故也。用此泻肝、胆、脾家之热，则内邪清而外障去矣。如不因疳证而目生翳障，及痘后蒙闭者，多因肝、肾两虚，宜滋阴、养血、清热为急，诸胆皆不得用。"

5612 熊脂 xióng zhī (《本经》)

【异名】 熊白(《本草经集注》)，熊油(《洞天奥旨》)。

【基原】 为熊科黑熊属动物黑熊和熊属动物棕熊的脂肪油。

【原动物】 参见"熊胆"条。

【药材】 熊脂 *Selenarcti et Ursi Adeps*　产销同"熊胆"条。

性状鉴别　色白微黄，略似猪油，遇冷凝结成膏，热则熔化为液状。气微香。以纯净无渣、气香者为佳。

【药性】 甘，温。归脾经。

1.《本经》："味甘，微寒。"

2.《别录》："微温，无毒。"

3.《食疗本草》："微寒，甘滑。"

4.《本草经疏》："入足太阴、手阳明、少阴三经。"

5.《本经逢原》："甘，温。"

【功用主治】 补虚损，润肌肤，消积，杀虫。主治虚损羸瘦，风痹不仁，筋脉挛急，积聚，面疮，癣，白秃，臁疮。

1.《本经》："主风痹不仁，筋急，五脏腹中积聚，寒热羸瘦，头疡白秃，面皯皰。久服强志，不饥，轻身。"

2.《别录》："主食饮吐呕。"

3.《新修本草》："长发令黑，悦泽人面；酒炼服之，瘥风痹。"

4.《日华子》："治风，补虚损，杀劳虫，强心。"

5.《医林纂要》："润肌肤，杀虫䘌，治疮秃。"

6.《四川中药志》1960 年版："补血杀虫；治肿胀积聚；外用涂臁疮。"

7.《中国动物药》："补虚损，强筋骨，润肌肤。治虚损羸瘦，筋脉拘急，头癣，臁疮。"

【用法用量】 内服：和花椒熬炼后开水冲服，10～20 g。外用：涂搽。

【选方】 1. 治白秃疮及发中生癣　熊白敷之。(《产乳集验方》)

2. 治数十年鹅掌风　熊油一两，瓦松三钱，轻粉一钱，樟脑一钱。各为末。先以甘草三钱，桂枝三钱煎汤洗之，烘干，以熊油调各末，搽而烘，一日三次。(《洞天奥旨》)

3. 治发黄　熊脂涂发梳之，散头床底伏地一食倾，即出，便尽黑。(《千金方》)

4. 治臁疮　熊油涂搽患处。(《中国动物药》)

【各家论述】 1.《本草经疏》："其主风痹不仁筋急者，盖风为阳邪，熊为阳兽，其气温，能通行经络；其性润，能滋养肝脾，故主之也。滑泽而通行，故主五脏腹中积聚及食饮吐呕。甘而强力，故能主寒热羸瘦，轻身；性润而疏风，故能主头疡白秃，面皯皰也。久服强志，不饥长年，甚言其补虚壮筋骨之功耳。"

2.《医林纂要》："(熊)多脂而冬尤盛。凡湿热蒸于皮肤，血热而皮燥，则虫生焉。若皮肤润泽和柔，虫无所容矣。故凡脂皆杀虫，而此治疮秃尤效。"

5613 熊脑 xióng nǎo (《新修本草》)

【基原】 为熊科黑熊属动物黑熊和熊属动物棕熊的脑髓。

【原动物】 参见"熊胆"条。

【药性】 咸，温。

【功用主治】 补虚祛风。主治眩晕，耳鸣耳聋，白秃风屑。

1.《新修本草》："疗诸聋。"

2.《日华子》："去白秃风屑，疗头旋并发落。"

3.《本草蒙筌》："除耳聋耳鸣。"

【用法用量】 内服：煮汤，15～30 g。外用：涂搽。

5614 熊掌 xióng zhǎng (《日华子》)

【基原】 为熊科黑熊属动物黑熊和熊属动物棕熊的足掌。

【原动物】 参见"熊胆"条。

【采收加工】 捕杀后，将足掌剁下，糊以泥土，挂起晾干，或用微火烘干，干燥后，去净泥土，保存。

【药材】 熊掌 *Selenarcti et Ursi Pes*　产于黑龙江、吉林、云南、四川等地。自产自销。

性状　熊掌多连皮带毛，前掌较小，长 15～20 cm；后掌较长，长 20～30 cm。前掌较宽。掌心均呈黑色，具厚实干枯的肉垫，肉垫表面无毛。掌底系由若干个质地致密且较坚硬的圆柱体所构成。趾 5 个，各趾都有弯曲的利爪；足趾间及掌的背面密生黑色或棕褐色的细毛。气腥而不臭。以宽大、厚实、干燥、气腥而不臭者为佳。

【成分】 干燥熊掌含脂肪 43.90%，粗蛋白质 55.23%，蛋白质水解产生天冬氨酸，苯丙氨酸，亮氨酸，谷氨酸，酪氨酸，组氨酸，脯氨酸，精氨酸，丙氨酸，缬氨酸，羟基缬氨酸等。

【炮制】 取原药材，去净杂质，洗净，阴干。

饮片性状　参见"药材"项。

贮干燥容器内，密闭。置阴凉干燥处，防蛀。

【药性】 甘，平。归脾、胃经。

1.《医林纂要》："甘咸，温。"

2.《四川中药志》1960 年版："性平，味甘、辛，无毒。入脾、胃二经。"

【功用主治】 健脾胃，补气血，祛风湿。主治脾胃虚弱，诸虚劳损，风寒湿痹。

1.《日华子》："食可御风寒，益气力。"

2.《医林纂要》："滋补气血，祛风去痹，续绝除伤。"

3.《四川中药志》1960 年版："能除风湿，健脾胃。治胃弱脾虚，风寒湿痹及诸虚损症。"

【用法用量】 内服：煮食，30～60 g。

5615 **熊筋** xióng jīn
《本经逢原》

【基原】 为熊科黑熊属动物黑熊和熊属动物棕熊的筋腱。

【原动物】 参见"熊胆"条。

【药性】 甘,温。归肝经。

【功用主治】 《本经逢原》:"壮筋强力,与虎骨之搜风壮骨无异。"

【用法用量】 内服:煮食,30~60 g;或浸酒。

5616 **熊蕨根** xióng jué gēn
《国药的药理学》

【异名】 半边草《广西药用植物名录》)。

【基原】 为鳞毛蕨科鳞毛蕨属植物狭顶鳞毛蕨的根茎或叶。

【原植物】 狭顶鳞毛蕨 Dryopteris lacera (Thunb.) O. Kuntze [Polypodium lacera Thunb.]

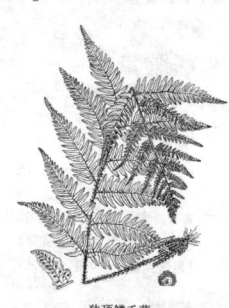
狭顶鳞毛蕨

植株高 60~75 cm。根茎短而直立,顶端及叶柄基部密被棕褐色、披针形鳞片。叶簇生;叶柄长 25~40 cm,禾秆色,向上沿叶轴和羽轴疏被棕色、披针形小鳞片;叶片纸质,长圆状披针形,长25~35 cm,中部宽 20~25 cm,两面光滑,二回羽状;羽片略斜展,卵状披针形,长13~15 cm,宽 5~7 cm,先端渐尖并为羽裂;小羽片 7~9对,线状披针形,边缘有细锯齿,除基部 1~3 对外,余均与叶轴合生,基部下侧呈耳形,叶脉羽状,侧脉分叉。孢子囊群圆形,背生于小羽片的小脉上,在中脉两侧各排成 1 行;囊群盖圆肾形。

生于海拔 400~800 m 的山坡林下阴湿处。分布于华东及湖北、广西、四川、云南、陕西等地。

【采收加工】 全年均可采挖根茎。叶幼嫩时采,鲜用或晒干。

【药性】 《中国药用孢子植物》:"微苦,凉。"

【功用主治】 清热,活血,杀虫。主治痢疾,跌打损伤,绦虫病。

1.《国药的药理学》:"为绦虫的驱除药。"

2.《中国药用孢子植物》:"清热,活血,杀虫。用于痢疾,跌打损伤,驱绦虫等。"

【用法用量】 内服:煎汤,5~10 g;或研末。

【选方】 1. 治痢疾 狭顶鳞毛蕨 15 g,海蚌含珠 15 g。煎服。

2. 驱绦虫 狭顶鳞毛蕨 15 g。煎服。(1、2 方出自《中国药用孢子植物》)

5617 **骡宝** luó bǎo
《四川中药志》

【基原】 为马科马属动物骡或駃騠的胃结石。

【原动物】 1. 骡 Equus asinus Linnaeus(♂)× E. caballus orientalis Noack(♀) 又名:马骡(俗称)。

为公驴和母马的杂交种。体形似马较驴大,叫声似驴。头较粗长,鬣毛短而弱,耳大长,尾不全被长毛。体色亦多样,常见的有黑色、栗色及棕灰色。

人工培育的目的主要是役用,力大食小。全国大部分地区有饲养。

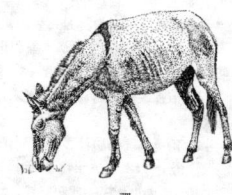

2. 駃騠 Equus caballus orientalis Noack(♂)× E. asinus Linnaeus(♀) 又名:驴骡(俗称)。

为公马和母驴的杂交种,外形偏似驴。主要饲养于华北地区。

骡

【采收加工】 将骡宰杀后,如发现胃中有结石,即取出,洗净,晒干。

【药材】 骡宝 Mulac seu Hinni Calculus 主产于东北及西北地区。

性状 本品呈圆球形或略不规则形,直径 6~8 cm,表面净白色、灰白色或微黄色。具云状粗纹,光滑略具光泽,可成层剥落。质重,不易破碎,断面同心环层纹明显,但较粗,断面色泽浓淡差异小。本品粉末置铝箔上火烧,即时爆跳,且有微臭。

【药性】 《四川中药志》1960 年版:"性平,味甘、微咸,无毒。入心、肺、脾三经。"

【功用主治】 清热解毒,化痰定惊。主治小儿急惊风,癫狂谵语,吐血,衄血,痈疮。

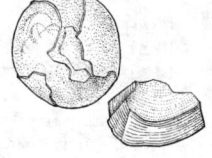
骡宝外形

1.《四川中药志》1960 年版:"定惊解毒,清热化痰。治小儿急惊风,痰热内蕴及癫狂谵语。"

2.《中国药用动物志》:"主治吐血,衄血,痈疮。"

3.《彝医动物药》:"具祛风清热,降火除痰,宁心安神,清肿止痛功效。主治太阳穴痛,风湿疼痛。"

【用法用量】 内服:研末,0.9~3 g;或泡酒。外用:研末调涂。

【宜忌】 《四川中药志》1960 年版:"脾弱腹泻及疳疾者慎用。"

【选方】 1. 治太阳穴痛 骡宝兑水搽。

2. 治风湿疼痛 骡宝泡酒服。(1、2 方出自《彝医动物药》)

十五画

5618 **楼斗菜** lóu dǒu cài 《救荒本草》

【异名】 血见愁《东北药用植物志》,漏斗菜《东北常用中草药手册》。

【基原】 为毛茛科楼斗菜属植物楼斗菜、尖萼楼斗菜和小花楼斗菜的带根全草。

【原植物】 1. 楼斗菜 Aquilegia viridiflora Pall. 又名:绿花楼斗菜《全国中草药汇编》。

多年生草本,高 15~50 cm。根圆柱形,直径达 1.5 cm。茎直立,被柔毛及腺毛。基生叶二回三出复叶;叶柄长达18 cm,被柔毛或无毛,基部有鞘;叶片宽4~10 cm,中央小叶楔状倒卵形,长1.5~3 cm,宽与长几相等或更宽,3裂,裂片具 2~3 圆齿,上面绿色,无毛,下面有时为粉绿色,被短柔毛或近无毛,具短柄,侧生小叶与中央小叶近;茎生叶数枚,一至二回三出复叶,上部叶较小。单歧聚伞花序,3~7 朵花,微下垂;苞片 3 全裂;花梗长 2~7 cm;花两性,萼片5,蓝绿色,长椭圆状卵形,长 1.2~1.5 cm,宽 6~8 mm,先端钝头,被柔毛;花瓣5,黄绿色,直立,倒卵形与萼片近等长,先端平截形,距长 1.2~1.8 cm,直或微弯;雄蕊多数,伸出花外,长约 2 cm,花药黄色,退化雄蕊线状长椭圆形,白膜质;心皮4~6,密被腺毛,花柱与子房近等长。蓇葖果长 1.5 cm。种子狭倒卵形,长约 2 mm,黑色,具微凸起的纵棱。花期 5~7 月,果期6~8 月。

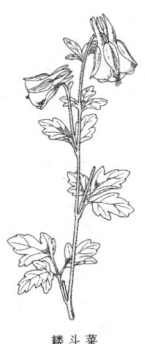

楼斗菜

生于海拔 200~2 300 m 的山地路旁、河边及潮湿草地。分布于华北、东北及陕西、甘肃、宁夏、青海等地。

2. 尖萼楼斗菜 A. oxysepala Trautv. et Mey. 又名:猫爪花(东北)。

本种形态与楼斗菜相似,其特点是:高 40~80 cm。根圆柱形,外皮黑褐色。茎近无毛或有极疏的柔毛。叶片宽 5.5~20 cm,中央小叶楔状倒卵状,长 2~6 cm,宽 1~3 浅裂或3深裂,裂片先端圆,上面淡绿色。单歧聚伞花序,3~5 朵花,较大,微下垂;萼片 5,紫色,稍开展,狭卵形,长2.5~3.1 cm,宽 8~12 mm,先端急尖;花瓣5,黄白色,瓣片长1~1.3 cm,宽 7~9 mm,距长 1.5~2 cm,末端内弯呈钩状;雄蕊与瓣片近等长,花药黑色;退化雄蕊长圆形披针形;心皮5,被白色短柔毛。蓇葖果长 2~3 cm,疏被柔毛。花期 5~6 月,果期7~8 月。

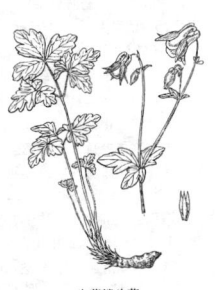

尖萼楼斗菜

生于海拔 450~1 000 m的山地杂木林边或草地。分布于东北地区。

3. 小花楼斗菜 A. parviflora Ledeb.

本种形态与楼斗菜相似,其特点是:根圆柱形,灰褐色。茎通常无毛。基生叶,叶柄长 4~14 cm,无毛;叶片三角形,宽 5~12 cm,中央小叶倒卵形或椭圆形,长 1.5~3.5 cm,宽 1~2.5 cm,先端 3 浅裂、浅裂片圆形,全缘或具 2~3 粗圆齿,小叶无柄或具短柄;侧生小叶 2 浅裂,下面淡绿色。单歧聚伞花序,3~6 朵花,近直立;苞片披针状线形或线形;花梗长 2~4 cm,无毛;花两性,萼片 5,蓝紫色,卵形,长0.9~1.2 cm,先端钝;花瓣 5,瓣片钝圆形,长 3~5 mm,距长 3~5 mm,末端微弯;雄蕊花药黄色,退化雄蕊狭椭圆形;心皮5。蓇葖果长 1.2~2.3 cm,直立,被长柔毛。花期 6 月,果期 7~8 月。

生于山坡林下或林缘。分布于黑龙江北部。

【采收加工】 6~7 月间采收,晒干。

【成分】 全草含生物碱:紫堇块茎碱(corytuberine)、木兰花碱(magnoflorine)、黄连碱(coptisine)。

【药性】 微苦、辛,甘,平。

1.《救荒本草》:"味甜。"

2.《内蒙古中草药》:"味微苦、辛,性凉。"

3.《青海中草药手册》:"性平,味甘。"

4.《全国中草药汇编》:"苦、微甘,平。"

5.《长白山植物药志》:"微苦辛。"

【功用主治】 活血调经,凉血止血,清热解毒。主治痛经,崩漏,痢疾。

1.《黑龙江中药》:"通络活血,治月经不调,妇女血病。"

2.《内蒙古中草药》:"调经止血,清热解毒。主治月经不调,功能性子宫出血,痢疾腹痛。"

3.《全国中草药汇编》:"治经期腹痛,产后流血过多。"

4.《长白山植物药志》:"治呼吸道炎症。"

【用法用量】 内服:煎汤,3~6 g;或熬膏。

【选方】 1. 治月经不调,子宫出血 鲜楼斗菜 15 g,水煎服;或全草熬膏,每次开水冲服 3~9 g。《内蒙古中草药》

2. 治月经不调 楼斗菜 15 g,丹参 15 g,益母草 12 g。水煎服;或熬膏,分 2 次服。《青海中草药手册》

3. 治功能性子宫出血 鲜小花楼斗菜 15 g,鲜仙鹤草 9 g,鲜地榆 6 g,鲜益母草 12 g。水煎服。《全国中草药汇编》

4. 治痢疾 楼斗菜根 3 g。水煎服。《内蒙古中草药》

5619 **蕙实** huì shí 《别录》

【基原】 为兰科兰属植物蕙兰的果实。

【原植物】 参见"兰花"条。

【采收加工】 果实成熟时采收,晒干。

【药性】【《别录》:"味辛。"

【功用主治】 1.《别录》:"主明目,补中。"

2.《本草拾遗》:"明目。"

【用法用量】 内服:煎汤,3~9 g。

5620 **鞍叶羊蹄甲** ān yè yáng tí jiǎ 《广西中药志》

【异名】 大飞扬、蝴蝶风、羊蹄藤《广西中药志》,夜合叶《贵州草药》,夜关门《云南中药》,黑土箭膏《四川常用中草药》。

【基原】 为豆科羊蹄甲属植物鞍叶羊蹄甲的枝叶或根。

【原植物】 鞍叶羊蹄甲 Bauhinia brachycarpa Wall. ex

Benth. [*B. faberi* Oliv.] 又名：马鞍叶羊蹄甲(《中国主要植物图说》)，马鞍羊蹄甲(《贵州中草药名录》)，大金刀、柴米子(《四川常用中草药》)。

直立或攀缘小灌木，高达2 m。小枝纤细，具棱，幼时被微柔毛。单叶互生；叶片近肾状圆形，长5~8 cm，宽3.5~8 cm，先端2裂到1/3~1/2，裂片先端圆，基部圆形或心形；上面无毛，下面密被白色微柔毛，并混生红棕色丁字毛；基出脉9~11条。伞房式总状花序，顶生或腋生，花白色；萼管陀螺形，外被白色柔毛，萼片2裂；花瓣线状倒披针形；雄蕊10，长5短5；子房被长柔毛。荚果倒披针形，长5~7 cm，先端偏斜，幼时密被短柔毛。花期5~7月，果期8~10月。

生于海拔400~2 800 m的山坡、山脚灌木丛中。分布于西南及湖北、广西、陕西、甘肃等地。

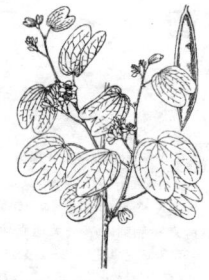
鞍叶羊蹄甲

【采收加工】 7~9月采收枝叶，9~10月挖取根，切段或片，鲜用或晒干。

【药性】 苦、涩，平。

1.《贵州草药》："性平，味苦、涩。"

2.《云南中草药》："酸、涩，平。"

3.《四川中药志》1979年版："苦、涩，温。"

【功用主治】 祛瘀通络，收敛解毒。主治风湿痹痛，睾丸肿痛，久咳盗汗，遗精，尿频，腹泻，心悸失眠，瘰疬，湿疹，疥癣，烫伤，痈肿疮毒。

1.《广西中药志》："去湿毒，杀虫，止痒。治天疱疮、顽癣及一切皮肤湿毒。"

2.《贵州草药》："润肺止咳，清热敛阴，止痛安神。"

3.《云南中草药》："收敛止泻，安神。主治神经症、痢疾。"

4.《四川常用中草药》："清肝胆火，除湿，通经络：治风湿性关节疼痛、食积而黄等症。"

5.《全国中草药汇编》："根止痛，散结，外用治颈淋巴结结核，叶、幼枝解湿毒，祛腐生肌。主治疮疡溃烂、烧烫伤。"

【用法用量】 内服：煎汤，15~30 g，或浸酒；或研末。外用：捣敷或煎水洗。

【选方】 1. 治筋骨疼痛 夜合叶根15~30 g。泡酒服。《贵州草药》

2. 治睾丸肿痛 柴米子根60 g，鸡肾草12 g，茴香根12 g，阴桃子3个。炖猪肉服(《四川中药志》1979年版)

3. 治盗汗、遗精、夜尿多 夜合叶根30 g，菌子串、仙茅根、金樱子各15 g。炖肉吃。(《贵州草药》)

4. 治神经症 夜关门根15 g。红糖为引，水煎服。

5. 治痢疾 夜关门9 g。水煎服。(4、5方出自《云南中草药》)

6. 治阴囊湿疹 马鞍叶根、苦参、蛇床子、博落回叶各适量。煎水洗。《秦岭巴山天然药物志》

7. 治九子疡 夜合叶根。捣绒，敷患处。《贵州草药》

蕨 ^(《本草拾遗》)

【异名】 鳖(《说文》)，蘽(《尔雅》)，蕨萁(《纲目》)，蕨猫草(《台湾药用植物志》)，粉蕨(《神农架中草药》)，《浙江药用植物志》)，山甲菜、乌糯藤菜(《长白山植物药志》)，狼萁、如意菜(《长白山植物药志》)，小金毛狗脊(《广西药用植物名录》)，甜藏、米蕨(《贵州草药名录》)。

【基原】 为蕨科蕨属植物蕨的嫩叶。

【原植物】 蕨 *Pteridium aquilinum* (L.) Kuhn var. *latiusculum*(Desv.)Underw. [*Pteris latiuscula* Desv.] 又名：蕨菜(崔禹锡《食经》)，山凤尾、凤凰草(《南京民间药草》)，蕨儿菜(《东北药用植物志》)，拳头菜(山东)。

多年生草本，植株可高达1 m。根茎长而横走，被黑褐色茸毛。叶远生；叶柄粗壮，淡褐色，光滑，长25~50 cm；叶片近革质，三至四回羽裂，阔三角形或长圆状三角形，长30~60 cm，宽20~40 cm，末回羽片长圆形，顶端圆钝，全缘或下部有少数浅裂片或呈波状圆齿；侧脉二叉。孢子囊群沿叶缘分布于小脉顶端的连接脉上；囊群盖条形，为变形的叶缘反卷而成的假囊群盖。

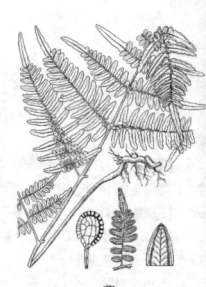
蕨

生于海拔200~1 200 m的山地林缘、林下草地及向阳山坡。我国各地广泛分布。

本植物的根茎(蕨根)亦供药用，另设专条。

【采收加工】 4~5月采收，晒干或鲜用。

【成分】 全草含蕨素(pterosin)A、B、C、D、E、F、G、I、K、L、N、O、Z，乙酰蕨素(acetylpterosin)C，苯甲酰蕨素(benzoylpterosin)B，异巴豆酰蕨素(isocrotonylpterosin)B，棕榈酰蕨素(palmitylpterosin)A、B、C，苯乙酰蕨素(phenylacetylpterosin)C，凤尾蕨苷酮甲(wallichoside)，蕨苷(pteroside)A、B、C、D、K、P、Z，蕨根苷(ptaquiloside)，欧蕨苷(pteloatoside)A、B、C。酚酸类化合物：苯甲酸(benzoic acid)，对羟基苯甲酸(*p*-hydroxybenzoic acid)，香草酸(vanillic acid)对香豆酰奎尼酸(*p*-coumaroylquinic acid)，黄酮类：山柰酚(kaempferol)，紫云英苷(astragalin)，银椴苷(tiliroside)，异槲皮苷(isoquercitrin)；甾体类化合物：β-谷甾醇(β-sitosterol)，豆甾-4-烯-3-酮(stigmast-4-en-3-one)，5α-豆甾烷-3，6-二酮(5α-stigmastane-3，6-dione)，尖叶土杉甾酮(ponasterone)A，尖叶土杉甾酮甲(ponasteroside)A。

地上部分含黄酮类：山柰酚-7-*O*-鼠李糖苷-4′-*O*-葡萄糖苷(kaempferol-7-*O*-rhamnoside-4′-*O*-glucoside)，槲皮素3-*O*-果糖苷(quercetin-3-*O*-fructoside)，鼠李素3-*O*-昆布二糖苷(rhamnetin-3-*O*-laminaribioside)，山柰酚-3-*O*-(6″-咖啡酰葡萄糖苷)[kaempferol-3-*O*-(6″-caffeoylglucoside)]，山柰酚-3-*O*-(5″-阿魏酰基芹菜糖苷)[kaempferol-3-*O*-(5″-feruloylapioside)]，槲皮素3-*O*-昆布二糖苷(quercetin-3-*O*-laminaribioside)，异鼠李素3-*O*-昆布二糖苷(isorhamnetin-3-*O*-laminaribioside)。

【药理】 致癌作用 以含蕨的饮食喂饲，可使雌鼠发生多发性回肠肿瘤、膀胱肿瘤，雌鼠发生乳腺肿瘤、肠癌和膀胱癌。牛饲料中加入蕨可发生膀胱乳头状肿瘤。蕨对 *N*-丙基-*N*-亚硝基脲乌拉坦(PNU)诱发大鼠舌和食管肿瘤有协同促癌作用。

【药性】 甘，寒。归肝、胃、大肠经。

1.《食疗本草》："寒。"

2.《本草拾遗》："味甘，寒滑。"

3.《饮膳正要》："苦，寒。有毒。"

4.《本草再新》："入脾经。"

5.《本草撮要》："入手少阴、太阳经。"

【功用主治】 清热利湿，降气化痰，止血。主治感冒发热，黄疸，痢疾，带下，噎膈，肺结核咳血，肠风便血，风湿痹痛。

1.《食疗本草》："补五脏不足，气壅经络筋骨间，毒气。"

2.《本草拾遗》："去暴热，利水道，令人睡。"

3.《本草药性大全》："寒能去暴热，甘以利小便，气壅经络者全旋阰，毒延筋骨者易去。"

4.《食物考》："去热，利水安脏，通经气结。"

5.《本草再新》："化痰。"

6.《本草求原》："降气。"

7.《南京民间药草》："治食隔，气隔。"

8.《长白山植物药志》："清热润肠，降气化痰，利水安神。治感冒发热，黄疸，痢疾，肠风热毒。"

【用法用量】 内服：煎汤，9～15 g。外用：捣敷；或研末撒。

【宜忌】 不宜生食、久食，脾胃虚寒及生疥疮者慎服。

1. 孙思邈："久食成瘕。"（引自《纲目》）

2.《食疗本草》："令人脚弱不能行，消阳事，缩玉茎，多食令人发落，鼻塞目暗。小儿不可食之，立行不得也。"

3.《宝庆本草折衷》："《续说》云：'续断、细辛为之使，食多亦动脚发气。凡生疥疾而食蕨菜者，立见疮疥增极，切须谨忌。"

4.《纲目》："蕨之无益，为其性冷而滑，利水道泄阳气，降而不升，耗人真元也。"

【选方】 1. 治产后痢疾 取新生蕨菜，不限多少，阴干为细散。每日空心，陈米饮调下三钱匕。《圣济总录》春蕨散

2. 治痈 用水生长蕨菜淡煮，吃三日，即时下恶物，仍要淡淡一月方可。《卫生易简方》

3. 治脱肛 蕨全草3～6 g 煎汤。每日分2～3次服。《食物中药与便方》

4. 治高血压病，头昏失眠 蕨菜 15 g。水煎服。《宁夏中草药手册》

5. 治肺结核咯血 蕨 30 g。加开水捣汁服。《湖南药物志》

6. 治慢性风湿性关节炎，关节热痛，小便黄 蕨菜 15 g。水煎服。《宁夏中草药手册》

5622 蕨根 jué gēn（《纲目》）

【异名】 蕨鸡根（《分类草药性》），蕨粉（《广州植物志》），乌角、小角（《湖南野生植物》）。

【基原】 为蕨科蕨属植物蕨的根茎。

【原植物】 参见“蕨”条。

【采收加工】 9～11月挖取，洗净，晒干。

【成分】 全草含生物碱：紫堇块茎碱（corytuberine），木兰花碱（magnoflorine），黄连碱（coptisine）。

【药性】 味甘，性寒。有毒。归肺、肝、脾、大肠经。

《纲目》："甘，寒，无毒。"

【功用主治】 清热利湿，平肝安神，解毒消肿。主治发热，咽喉肿痛，腹泻，痢疾，黄疸，白带，高血压病，头昏失眠，风湿痹痛，痔疮，脱肛，湿疹，烫伤，蛇虫咬伤。

1.《纲目》："烧灰油调，敷蛇螫伤。"

2.《分类草药性》："治女子红崩白带，男子咳嗽。"

3.《草药新纂》："为退热药，治黄疸，疗痈肿风痛，目痛。主咽喉热咳，伤寒温病。"

4.《民间常用草药汇编》："健脾胃，除烦躁，安五脏，治白带。"

5.《吉林中草药》："解热，利尿，益气，养阴。治高热神昏，五脏虚损，气滞经络，筋骨疼痛。"

【用法用量】 内服：煎汤，9～15 g。外用：研粉或炙灰调敷。

【宜忌】《医林纂要》："多食令人瘤冷。"

【选方】 1. 治发热不退 鲜蕨根茎 30～60 g。水煎服。《天目山药用植物志》

2. 治喉蛾，不拘左右及双蛾，热甚者 蕨根一两，乌扇根二钱。水煎服。

3. 治伤寒，痰涎壅塞，神昏不语或发狂 石菖蒲一钱五分，蕨根五钱，水芦根一两。水煎服。（2、3方出自《草药新纂》）

---

4. 治泄痢腹痛 蕨粉 90～120 g。先用冷水少许调匀，加红糖，开水冲服。《天目山药用植物志》

5. 治大便不通，腹胀 鲜蕨粉 30～60 g。加糖冲服。（江西《药材手册》

6. 治妇女白带 鲜蕨根45 g，白鸡冠花15 g，山茶花9 g，猪瘦肉适量。水炖服。《福建药物志》

7. 治黄肿 铁砂（醋煮，后水洗）、蕨粉各 30 g，硫黄 24 g，枯矾 6 g。上四味，为末糊丸，梧子大。每日 3 g 或 7.5 g，酒送下。《名医方选》黄肿丸

8. 治湿疹 先将患处用水酒洗净，以蕨粉撒上或以甘油调搽。《草医草药简便验方汇编》

5623 蕨麻 jué má（《西藏常用中草药》）

【异名】 延寿果、鹿跑草（《纲目拾遗》），人参果（《西藏常用中草药》）。

【基原】 为蔷薇科委陵菜属植物蕨麻的块根。

【原植物】 蕨麻 Potentilla anserina L. 又名：仙人果、鸭子巴掌菜、老鸦膀子（《中国经济植物志》），曲尖委陵菜（《兰州植物志》），蕨麻委陵菜（《秦岭植物志》），鹅绒委陵菜、莲菜花（《中国高等植物图鉴》），洋沙果（《云南经济植物志》）。

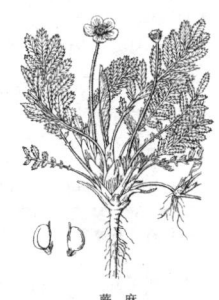

蕨麻

多年生草本。根向下延长，在甘肃、青海、西藏，根下部膨大成纺锤形或椭圆形块根。茎匍匐，在节处生根，常着地长出新植株，外被伏生或半开展疏柔毛或脱落无毛。基生叶为间断羽状复叶，开花时明显丛生，小叶 6～11 对，对生或互生，茎生叶较少或退化；叶柄被伏生或半开展疏柔毛，有时脱落近无毛；小叶无柄或顶生小叶有短柄，最上一对小叶基部下延与叶轴汇合，最下部小叶渐小呈附片状；基生叶托叶膜质，褐色，和叶柄连成鞘状，外被疏柔毛或脱落无毛；茎生叶托叶草质，淡绿色，多深裂；小叶片通常椭圆形，长 1～2.5 cm，宽 0.5～1 cm，先端圆钝，基部楔形或阔楔形，边缘有多数尖锐锯齿或呈裂片状，上面绿色，被疏柔毛或脱落无毛，下面密被银白色绢毛。单花腋生；花梗被疏柔毛；花直径 1.5～2 cm；萼片5，三角卵形，先端急尖或渐尖，副萼片5，椭圆形或椭圆状披针形，全缘或有 2～4 齿，与萼片近等长；花瓣5，倒卵形，黄色，花柱侧生。瘦果卵形，具洼点，背部有槽。花期 5～7 月。

生于海拔 500～4 100 m 的河岸、路边、山坡草地或草甸。分布于华北、东北、西北及四川、云南、西藏等地。

本植物的全草（蕨麻草）亦供药用，另设专条。

【采收加工】 6～9月采挖，晒干。

【药材】 蕨麻 Potentillae Anserinae Radix 主产于西藏、青海、甘肃等地。

性状 根纺锤形、圆球形、圆柱形或不规则形，微弯曲，长 0.5～3.5 cm，直径 2～7 mm。表面棕褐色，有纵皱纹。质坚硬而脆，断面平坦，类白色，有黄白相间的同心环纹，髓部淡黄色。气微清香，味微甜，嚼之有粘牙感。

鉴别 根横切面：木栓层为 3～5 列细胞，棕黄色，栓内层明显，为2～3列类长方形细胞。皮层宽广，占横切面的绝大部分，有环状裂隙，有的细胞含草酸钙簇晶。韧皮部狭窄，细胞多角形，排列紧密；韧皮射线明显。形成层成环。木质部次生构造不发达，初生构造发达，呈星角排列的导管群压缩在形成层内的两个角隅

处,导管多角形;木薄壁细胞含黄棕色物。髓小,细胞多角形,排列疏松。本品薄壁细胞含淀粉粒。

粉末特征:灰白色。淀粉粒众多,多为单粒,卵圆形或圆球形,层纹不明显,脐点裂缝状,点状或叉状,直径 10～25 μm;复粒少,由 2～10 分粒组成。网纹、环纹和螺纹导管直径 20～40 μm。草酸钙簇晶稀少,直径 10～30 μm。此外,有木栓细胞、薄壁细胞及少数韧型纤维。

【成分】 蕨麻根含黄烷-3-醇化合物:儿茶素〔(+)-catechin〕,没食子儿茶素〔(+)-gallocatechin〕;黄酮苷类:山柰酚 3-O-β-D-葡萄糖苷(kaempferol 3-O-β-D-glucoside),山柰酚 3-O-β-D-〔6"-O-(E)-对香豆酰基〕吡喃葡萄糖苷{kaempferol 3-O-β-D-〔6"-O-(E)-p-coumaroyl〕glucopyranoside},槲皮素 3-O-β-D-葡萄糖苷(quercetin 3-O-β-D-glucoside),槲皮素 3-O-β-D-木糖苷(quercetin 3-O-β-D-xyloside),槲皮素 3-O-α-L-鼠李糖苷(quercetin 3-O-α-L-rhamnoside),quercetin 3-O-β-D-sambubioside,槲皮素 3-O-β-D-葡萄糖醛酸苷(quercetin 3-O-β-D-glucuronide),异鼠李素 3-O-β-D-葡萄糖醛酸苷(isorhamnetin 3-O-β-D-glucuronide),杨梅树皮素 3-O-α-L-葡萄糖苷(myricetin 3-O-α-L-rhamnoside),杨梅树皮素 3-O-β-D-葡萄糖醛酸苷(myricetin 3-O-β-D-glucuronide)。

【药理】 1. 抗应激作用 饲喂蕨麻提高小鼠负重游泳时间、常压耐缺氧时间和耐寒能力。蕨麻灌胃延长小鼠在减压缺氧和窒息性缺氧状态下的存活时间等,提高小鼠对氧的利用率和氧耗速度。

2. 其他作用 蕨麻水提液和醇提液灌胃提高氢化可的松所致免疫功能低下小鼠的胸腺重量,激活受抑的网状内皮吞噬系统的吞噬功能,拮抗环磷酰胺抑制迟发型超敏反应的作用。蕨麻的活性部位蕨麻素灌胃对小鼠四氯化碳、半乳糖胺和对乙酰氨基酚所致损伤有保护作用,降低丙浆丙二醛含量,提高血清和肝脏过氧化物酶活力,促进肝糖原合成,提高血清蛋白含量。

【炮制】 取原药材,除去杂质,筛去灰屑。

饮片性状 参见"药材"项。

贮于瓷缸容器内,置通风干燥处。

【药性】 甘、微苦,寒。

1.《本经逢原》:"味微涩而甘。"

2.《西藏常用中草药》:"甘、平。"

【功用主治】 补气健脾,生津止渴。主治病后体虚,营养不良,水肿,脾虚泄泻,风湿痹痛。

1.《三边记略》:"理血中邪湿,温补下元,去风痹历节痛。小儿食之,定惊悸。"(引自《纲目拾遗》)

2.《本经逢原》:"不特有益老人,而婴儿先天不足者,尤为上药。"

3.《西藏常用中草药》:"健脾益胃,生津止渴,益气补血。主治脾虚腹泻。"

4.《青海常用中草药手册》:"养胃健脾,利尿。"

【用法用量】 内服:煎汤,15～30 g。

【选方】 治脾胃虚弱,浮肿 蕨麻 30 g,大米 30 g,大火,熬稀饭喝。(《青海常用中草药手册》)

5624 **蕨麻草** jué má cǎo 《西藏常用中草药》

【基原】 为蔷薇科委陵菜属植物蕨麻的全草。

【原植物】 参见"蕨麻"条。

【采收加工】 7～9月采挖全草,扎成把晒干。

【成分】 全草含黄酮类:杨梅树皮素(myricetin)、槲皮苷(quercetrin)、槲皮素(quercetin)、无色飞燕草素(leucodelphinidin)、山柰酚(kaempferol)。酚酸类:异阿魏酸(isoferulic acid)、丁香酸(syringic acid)、高原儿茶酸(homoprotocatechuic acid)、原儿茶酸(protocatechuic acid)、咖啡酸(caffeic acid)、龙胆酸(gentisic acid)、

对羟基苯甲酸(p-hydroxybenzoic acid)、对香豆酸(p-coumaric acid)、香草酸(vanillic acid)、阿魏酸(ferulic acid)、水杨酸(salicylic acid)、并没食子酸(elleagic acid)、没食子酸(gallic acid)、杜鹃花酸(azelaic acid)、3,3′,4′-三-O-甲基并没食子酸(3,3′,4′-tri-O-methy lellagic acid)。又含 β-谷甾醇(β-sitosterol)、组氨酸,胆碱(choline)、甘氨酸甜菜碱(glycocollbetaine)及委陵菜皂苷(tormentoside)。

地上部分含香豆素类化合物:东莨菪素(scopoletin)、伞形花内酯(umbelliferone)。

【药性】 甘、苦,凉。

1.《内蒙古中草药》:"味甘、涩,性平。"

2.《沙漠地区药用植物》:"味甘,性寒。"

【功用主治】 凉血止血,解毒利湿。主治各种出血,痢疾,泄泻,疮疡疖肿。

1.《内蒙古中草药》:"凉血止血,解毒止痢,祛风湿。主治各种出血,细菌性痢疾,风湿性关节炎,偏头痛。"

2.《沙漠地区药用植物》:"消炎、止痢、收敛。"

3.《河北中草药》:"清热解毒,止血。适用于疮疖肿毒和肺热咳嗽、咽炎、百日咳以及吐血、衄血等症,并用于阿米巴痢疾,肠炎。"

【用法用量】 内服:煎汤,15～30 g。

【选方】 1. 治阿米巴痢疾 蕨麻(干品全草)15～30 g,水煎内服。

2. 治烧伤,烫伤 蕨麻全草洗净,焙干研末。每用 30 g,以香油调敷,或加石灰水 6 g(熟石灰加水沉淀后取上清液),再加香油调敷。(1、2 方出自《沙漠地区药用植物》)

5625 **蕤仁** ruí rén 《雷公炮炙论》

【异名】 蕤核《本经》,蕤子《本草拾遗》,蕤仁《外台》,蕤李子《救荒本草》,白桵仁、桵仁、美仁子《药材资料汇编》,马茹子《全国中草药汇编》。

【基原】 为蔷薇科扁核木属植物单花扁核木的核仁。

【原植物】 单花扁核木 Prinsepia uniflora Batal. 又名:桵、白桵《尔雅》,桵(《说文》),蕤(《吴普本草》),椎《药性论》,桵朴《霍州志》,扁核木《中国树木分类学》,马茹(陕西),茹茹(山西),山桃(河南)。

灌木,高 1～2 m。茎多分枝,树皮红褐色或棕褐色,幼枝灰绿色或灰褐色,其较细短刺或叶腋有短刺。单叶互生,在短枝上呈簇生状,具短柄;叶片窄长椭圆形至条状披针形,长 2～5.5 cm,宽 6～8 mm,先端钝,基部楔形,边缘有细锯齿或近基部全缘。花两性:单生或 3 朵簇生;萼筒杯状,5 裂;花瓣 5,白色;雄蕊 10,2 轮,花丝很短,花药黄色;子房上位,花柱侧生,柱头头状。核果球形,熟

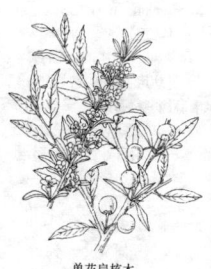

单花扁核木

时紫黑色,直径 8～12 mm,被蜡质白粉,萼片宿存;核扁卵形,有网状花纹。花期 4～5 月,果期 8～9 月。

生于海拔 900～1 100 m 的山坡、河谷等处的稀疏灌木丛中或干旱沙丘上。分布于山西、内蒙古、河南、四川、陕西、甘肃等地。

【采收加工】 8～9月果实成熟时采摘,除去果肉,碎核取仁,晒干。

【药材】 蕤仁 Prinsepiae Nux 主产于山西、陕西、甘肃、内蒙古等地。

性状　果核呈扁心脏形或扁卵形,两侧略不对称,长 7～10 mm,宽 6～8 mm,厚 3～5 mm。表面浅棕色至暗棕色,有深色网状沟纹,常有棕褐色果肉残留。质坚硬,种子扁平卵圆形或心脏形,长 6～7 mm,宽约 5 mm,厚约 2 mm,种皮红棕色,膜质,两面有深色纵脉纹 3～5 条,尖端侧有淡色短种脉,圆端有合点,有时有深色种脊;子叶白色肥厚,油质。气无,味微苦。

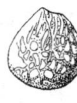

蕤仁(核仁)外形

鉴别　(1)内果皮横切面:由多层排列紧密的石细胞组成,石细胞多为长圆形,长条形,少数类圆形,直径 14～130 μm,壁极厚,孔沟明显,中部常成环状断裂,偶有胞腔内含黄棕色物。种皮横切面:种皮外表皮为 3～4 列棕色细胞,有时可见壁乳,其下为数列颓废的薄壁细胞,种皮的内表皮为 1 列无色大型薄壁细胞,外胚乳残留,在胚乳 1 列,含油滴。

(2)取粉末 0.5 g,置带塞试管中,加 5%硫酸溶液 3 ml,充分混合,试管口放一用三硝基苯酚钠溶液湿润的滤纸条,塞紧,将试管置 40～50℃水浴中加热 10 分钟,滤纸条由黄色变砖红色(检查氰苷类)。

(3)薄层色谱:取样品 0.5 g,加等量碳酸钙共研碎,放入具塞三角瓶内,加石油醚(60～90℃)4 ml 浸泡过夜后,滤纸吹干,再加石油醚 4 ml 冷浸过夜,用乙醇浸液点样。以苦杏仁苷作对照。吸取上述二溶液分别点样于硅胶 G 薄层板上,以氯仿-乙酸乙酯-乙醇(2:1:2)为展开剂,展开,取出,晾干,以碘蒸气熏后,供试液色谱中,在与对照品色谱相应的位置,显相同的黄色斑点。

【成分】　种子含水分 10.36%,灰分 1.72%,蛋白质 3.53%,脂肪 7.57%。种仁含油量 36%。

【炮制】　1. 蕤仁　取原药材,除去杂质,洗净,干燥。用时捣碎。

2. 炒净蕤仁　取净蕤仁,置锅内,用文火加热,炒至有香气,色棕黄,取出放凉。用时捣碎。

3. 蕤仁霜　将蕤仁去壳,取净肉,碾成粗粉,用吸油纸包好,置压榨机内去油,每隔 1 日换纸 1 次,换纸时须将蕤仁肉研成粉后再压榨,如此反复压榨几次,几至油尽,手捏松散成粉时,取出研细。蕤仁霜无滑肠之虞,并适用于丸散剂。

饮片性状　蕤仁参见"药材"项。炒蕤仁形如蕤仁,颜色加深,略有焦斑。蕤仁霜为类白色粉末状,气微,味微苦。

贮干燥容器内,炒蕤仁、蕤仁霜密闭,置阴凉干燥处。

【药性】　甘,微寒。归心、肝经。

1.《本经》:"味甘,温。"

2.《别录》:"微寒,无毒。"

3.《宝庆本草折衷》:"味苦,平,微寒。"

4.《雷公炮制药性解》:"入心、肝、脾三经。"

5.《本草经疏》:"气薄味厚,阳中阴也,入足厥阴经。"

6.《玉楸药解》:"入手太阴肺、足厥阴肝经。"

7.《医林纂要》:"甘、咸、寒。"

【功用主治】　疏风散热,养肝明目,安神。主治目赤肿痛,眦烂多泪,昏暗羞明,夜寐不安。

1.《本经》:"主心腹结气,明目,目赤痛伤泪出。"

2.《吴普本草》:"补中强志,明耳目。"

3.《药性论》:"治眼赤。"

4.《本草拾遗》:"生熟压睡不眠。"

5.《传信方》:"眼风泪痒或生翳或赤眥,一切皆主之。"

6.《本草蒙筌》:"专治眼科。消上胞风烂肿眩,除左右眦热障肉,退火止泪,益水生光。"

7.《药论切用》:"养肝益阴。"

【用法用量】　内服:煎汤,3～10 g。外用:去油研膏点眼;或煎水洗。安神炒用。

【宜忌】　《本草经疏》:"目痛非关风热,而因于肝肾两虚者,不宜用。"

【选方】　1. 治目赤痛　蕤核仁二十枚(碎),苦竹叶一把,细辛半两。上三味,以水三升,煮取半升以洗眼,日三五度。《外台》洗眼方)

2. 治风毒冲眼赤痛,晕翳不退　蕤仁三分(去赤皮细研),腻粉半分,龙脑半分。上件药,都研细令匀,每日三度点之。《圣惠方》蕤仁膏)

3. 治眼暴赤热毒　蕤仁(去皮、研)、胡黄连(末)各一分,鸡子一枚,取去黄留清。上二味,以绵裹,内鸡清中,浸一宿,揾眼,日数次,然后洗之。《圣济总录》蕤仁膏)

4. 治赤烂眼　蕤仁(去皮)四十九个,胡粉(煅如金色)一鸡子大,腻粉一杏仁许。龙脑三豆许,研匀油纸裹收,每以麻子许,涂大小眦上,频用取效。《近效方》)

5. 治眼中胬肉　蕤仁(汤浸去赤皮)一分,腻粉半钱,黄牛酥一分,熟艾如鸡子大。上件药,捣前三味,于乳钵内细研,稀稠得所,令药着于乳钵底,然后取艾烧今烟出,却将乳钵合烟上熏之,候艾烟出尽,以槐木槌细研。令烟气相入,每用时,取少许,点眦大眦头极效。《圣惠方》)

6. 治结肿不足,内受风热,上攻眼目,昏暗痒痛,隐涩难开,昏眩赤肿,怕日羞明,不能远视,迎风有泪,多见黑花　蕤仁二两(去皮壳,压去油),脑子二钱半(研)。上用生蜜六钱重,将脑子、蕤仁同搜和,大小眦时复少许点之。《局方》春雪膏)

【各家论述】　1.《本草经疏》:"蕤仁人足厥阴经。厥阴为风木之脏,开窍于目,风热来肝则肝血虚,而目为之病。或为赤痛肿伤,或为泪出,眦烂。此药温能散风,寒能除热,甘能补益,和而目疾悉瘳矣。""其主心腹邪结气,即邪热气也。热则生痰,痰凝中焦为之瘤。甘寒除热,温主通行,热邪去而痰自不生;痰结解而气自通畅矣。鼻衄者,热在上焦,心肺之分也。甘寒总能除上下诸热,故亦主之。非养性益精之药而云轻身益气不饥者,未必然也。"

2.《医林纂要》:"白蕤仁,功略同酸枣仁,生则咸多,布散润之用;熟则甘多,安定神明之主。人知其治目疾,而不知其能补心久矣。"

蕲蛇(qí shé)(《纲目》)

【异名】　白花蛇(《雷公炮炙论》),褰鼻蛇(《开宝本草》),蕲州白花蛇(《绍兴本草》),花蛇(《纲目》),五步蛇、百步蛇、盘蛇、棋盘蛇、五步跳、龙蛇(《中药大辞典》),犁头匠、聋婆蛇(俗称)。

【基原】　为蝰科蝮蛇属动物尖吻蝮除去内脏的全体。

【原动物】　尖吻蝮 Agkistrodon acutus (Günther) [Deinagkistrodon acutus (Günther)]

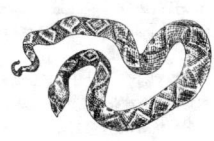

尖吻蝮

吻端尖而翘向前上方,头呈三角形,与颈区分明显;头背黑色,头侧自吻棱经眼斜至口角下为黄白色,头、腹及喉也为白色,体粗壮,尾较短,全长可达 1.5 m,背面深棕色或棕褐色。背脊有 (15～20)+(2～5)个方形大斑,其边缘浅棕色,中央棕深,有的方斑不完整;腹面白色,有交错排列的黑褐色块斑,略呈三纵行,有的若干斑块互相连续,而界限不清;尾腹面白色,散布疏密不等的黑褐色点斑。吻端甚高,上部窄长,鼻间鳞 1 对。头背具对称的若干大鳞,无颊窝;眶前鳞 2,眶后鳞 1,较大的下鳞 1 枚。颞鳞 7。背鳞 21(23)～21(23)～17(19)行,除最外 1～3 行外,余均具结节状强棱,腹鳞 157～170;肛鳞完整;尾下鳞 52～59,大部双行,少数为单行,尾后段侧扁,末端 1 枚鳞片侧扁而尖长。

生活于山区或丘陵林木茂盛的阴湿地方，或路边草丛中。分布于浙江、安徽、福建、江西、湖北、湖南、广东、广西、贵州、台湾等地。

本动物的头部(白花蛇头)和眼睛(白花蛇目睛)亦供药用，另设专条。

【采收加工】 夏、秋两季捕捉，除去内脏洗净，多用竹片撑开腹部，盘成圆形，用火火烘干或晒干。

【药材】 蕲蛇 Agkistrodon 主产于浙江、江西、广东、广西等地。

性状 本品卷曲盘成圆盘状，盘径 17～34 cm，体长可达 2 m。头在中央略向上，呈三角形而扁平，吻端向上，习称"翘鼻头"。上腭有管状毒牙，中空尖锐。背部两侧各有黑褐色与浅棕色组成的"V"形斑块 17～25 块，其"V"形的顶端在背中线上相接，习称"方胜纹"，有的左右不相接，呈交错排列。腹部撑开或不撑开，灰白色，鳞片较大，有黑色圆形的斑点，习称"连珠斑"；腹内壁黄白色，脊椎骨的棘突较高，呈刀片状上突，前后椎体下突基本同形，多为弯刀状，向后倾斜，尖端明显超过椎体后隆面。尾部骤细，末端有三角形深灰色的角质鳞片 1 枚，习称"指甲尾"。气腥，味微咸。

茎则 (1) 粉末特征：淡黄色或黄白色。角质鳞片近无色或淡黄色，侧面观表面具半圆形或乳头状突起；表面观呈类圆形、卵形、类多角形隆起，覆瓦状排列，直径 18～45 μm，布有淡灰色或淡棕色细颗粒状物。表皮近无色或淡黄色，表面观细胞界限不清楚，密布暗棕色色素颗粒，多聚集呈不规则网状或分枝状。横纹肌纤维多，无色或淡黄色，多碎断，侧面观多呈薄片状，边缘较平直，完整者中段直径 27～306 μm，有细密横纹，明暗相间，横纹平直或微波状，有的不清楚，横断面可呈类圆形或类椭圆形，有小孔或裂隙。骨碎片近无色或淡灰色，呈不规则碎块，骨陷窝类圆形或梭形，大多同方向排列，少数排列不规则，骨小管较细，有的表面可见细密的斜行交错纹理。

(2) 取本品进行聚丙烯酰胺凝胶电泳：一级带 2 条，二级带 3 条，三级带 2 条。

(3) 本品石油醚浸取液在 202.8 nm 处有吸收峰。无水乙醇浸泡液在 216.2、234.8、240.8、251.4、258.4 nm 处有吸收峰。

品质标志 《中华人民共和国药典》2010 年版规定：照醇溶性浸出物测定法热浸法测定，用稀乙醇作溶剂，本品含醇溶性浸出物不得少于 10.0%。

【成分】 蛇干燥体含 3 种毒蛋白：AaT-Ⅰ、AaT-Ⅱ、AaT-Ⅲ。并含透明质酸酶(hyaluronidase)，出血毒素Ⅰ(AaH-1；hemorrhagin-1)，出血毒素Ⅳ(AaH-Ⅳ)，相对分子质量为 51 000，2 个凝结因子(clotting factors)：cf-1(c)和 cf-2(c)，相对分子质量分别为 44 000 与 70 000，还含出血因子 Ac1-蛋白酶(Ac1-proteinase)，Ac3-蛋白酶(Ac3-proteinase)，Ac4-蛋白酶(Ac4-proteinase)，精氨酸酯酶(arginine esterase)，阻凝剂 1(anticoagulant 1，A1)，阻凝剂 2(A2)，糖蛋白 Ib(agkicetin)。

【药理】 1. 对凝血系统的作用 蕲蛇酶是从蕲蛇(尖吻蝮)蛇毒中分离纯化的凝血酶样酶。家兔静脉注射蕲蛇酶、大鼠腹腔注射蕲蛇酶，治疗量对局部无伤害作用，但剂量加大可使血小板活化，脱颗粒并受破坏而被围隔在脾脏内，导致外周血液中血小板计数降低。蕲蛇酶静脉注射能使大鼠动脉和静脉血栓形成减少，抑制家兔颈静脉血栓形成并促进血栓溶解。蕲蛇酶促进体外培养的人脐静脉内皮细胞释放组织型纤溶酶原激活剂(t-PA)，提高其纤溶活性。大鼠静脉注射蕲蛇酶促进 t-PA 释放。静脉注射尖吻蝮蛇毒无出血活性的纤溶酶对家兔动脉血栓和大鼠静脉血栓有溶栓作用。尖吻蝮蛇毒中的类凝血酶组分体外使人血浆凝固，加强凝血酶作用，缩短凝血酶时间。

2. 对脑梗死的保护作用 蕲蛇酶静脉注射对大鼠大脑中动脉闭塞模型能有效减少脑梗死灶，缓解脑组织中过氧化物酶升高，降低丙二醛含量，抑制诱导型一氧化氮合酶活性，降低一氧化氮含量。蕲蛇酶静脉注射加快大鼠或家兔的实验性脑血栓溶解，使形成的血栓数目减少。

3. 其他作用 小鼠碳粒廓清试验表明蕲蛇乙醇提取物灌胃可刺激巨噬细胞，增加其吞噬能力。尖吻蝮蛇毒中的降压组分静脉注射使兔和大鼠动脉血压降低，大鼠泡系膜微动脉扩张，降低全血、血浆黏度，加快红细胞电泳速度。尖吻蝮蛇毒筛选出的阿片受体激动剂静脉注射在小鼠热板法试验有镇痛作用，无成瘾性，无毒性。蕲蛇酶腹腔注射减少黑色素瘤 B₁₆ 在 C₅₇ BL 小鼠和肉瘤 S₁₈₀ 在昆明鼠的肺转移结节数，但对转移癌小鼠的生命无明显的延长作用。

【炮制】 1. 蕲蛇 取原药材，除去头、鳞，切成寸段。

2. 蕲蛇肉 一法：取原药材，去头，用黄酒润透后，除去皮骨，干燥。每蕲蛇 100 kg，用黄酒 20 kg。二法：取净蕲蛇，用黄酒浸润后，置蒸笼内蒸透，除去皮骨，晒干。

3. 酒蕲蛇 取蕲蛇段，加黄酒拌匀，闷透，置锅内，用文火加热，炒至黄色，取出，干燥。每蕲蛇 100 kg，用黄酒 20 kg。

饮片性状 蕲蛇呈类方形小块片。背部脊背突出成棱线，表面黑褐色或浅棕色的方块斑纹。有鳞片痕，近腹部呈灰白色，内腹壁黄白色，可见脊椎骨及肋骨，气腥，味微咸。蕲蛇肉呈片状小段，黄白色，无皮骨，略有酒气。酒蕲蛇形如蕲蛇，表面色泽加深，略有酒气。

贮干燥容器内，置阴凉干燥处，防霉、防蛀。

【药性】 甘、咸，温。有毒。归肝、脾经。

1. 《开宝本草》："味甘、咸，温，有毒。"

2. 《本草图经》："有大毒。"

3. 《品汇精要》："气厚味薄，阳中之阴。臭腥。"

4. 《雷公炮制药性解》："入肺、肝二经。"

5. 《医林纂要》："甘、咸，寒。"

6. 《本草求真》："专入肝、肾。"

7. 《本草再新》："入脾经。"

【功用主治】 祛风通络止痉。主治风湿顽痹，筋脉拘挛，中风口㖞，半身不遂，小儿惊风，破伤风，杨梅疮，麻风，疥癣。

1. 《雷公炮炙论》："治风。""引药至于有风疾处。"

2. 《药性论》："主治肺风鼻塞，身生白癜风、疬疡、斑点及浮风瘾疹。"

3. 《开宝本草》："主中风湿痹不仁，筋脉拘急，口面㖞斜，半身不遂，骨节疼痛，大风疥癞及暴风瘙痒，脚弱不能久立。"

4. 《本草蒙筌》："止风痛，去风毒。治癞瘫风，白癜风，鬓髯脱落，鼻柱塌坏，鹤膝风、鸡距风，筋爪拘挛，肌肉消蚀。"

5. 《纲目》："通治诸风，破伤风，小儿风热，急慢惊风搐搦，瘰疬漏疮、杨梅疮、痘疮倒陷。"

6. 《玉楸药解》："通关透节，泄湿驱风。"

7. 《医林纂要》："透骨搜风，攻坚去毒。"

【用法用量】 内服：煎汤，3～10 g；研末，每次 1～1.5 g；浸酒、熬膏或入丸、散。

【宜忌】 阴虚内热及血虚生风者禁服。

1. 《纲目》："凡服蛇酒、药，切忌见风。"

2. 《本草经疏》："中风口面喎斜，半身不遂，定缘阴虚血少内热而发，与得之风湿者殊科，非所宜也。"

3. 《本经逢原》："禁犯铁。"

4. 《本草从新》："唯真有风者宜之，若类中风属虚者大忌。"

5. 《得配本草》："虚弱者禁用。"

【选方】 1. 治脑风头痛甚者 白花蛇(酒浸三宿，去皮、骨，炙)二两，蒺藜子(炒去角)、蔓荆子(酒浸一宿，焙)各一两，白附子五枚(酒浸一宿，切作片子，炒干)，荜澄茄二十枚。上五味捣罗为

散。每服一钱匕,用薄荷自然汁和温酒半盏调下,食后服。《圣济总录》必捷散)

2. 治破伤风,项颈紧硬,身体强直 蜈蚣一条(全者),乌蛇(项后取)、白花蛇(项后取)各二寸(先酒浸,去骨并酒炙)。上三味,为细散。每服二钱至三钱匕,煎酒小沸调服。《圣济总录》定命散)

3. 治大风病 每白花蛇一条,蒸米一斗,缸底先用酒,次将用绢袋盛之,顿于曲上,后蒸饭和匀,顿于蛇上,用纸封缸口,候五七日,开缸取酒,将蛇去皮、骨为末。每服酒一盏,温服酒末少许。仍将酒脚并糟做饼食之。《瑞竹堂方》)

4. 治大麻风 大黄二两,蝉壳一两八钱,白花蛇(选小者妙)、皂角刺各二两。共为末。每服五六钱,人大枫子油一钱,朴硝少许,用老酒一盏调化送下。服药毕用水漱,一切不可睡去,令人伴坐良久,肚腹大疼最妙,泻四五次,用薄粥补之。《秘传大麻风治》追风散)

5. 治疠疾手足麻木,毛落眉脱,遍身疮疡,皮肤瘙痒,抓之成疮,及一切疥癣风疾 白花蛇、乌梢蛇、土槐蛇各一条(酒浸二三日,去骨肉肉,日干),苦参一斤(取头末四两)。上为细末。以皂角一斤,锉长寸许段,无灰酒浸一宿,去滓,以新水一碗,揉取浓汁,去渣,银石器内熬膏,和前末丸如梧桐子大。每服六七十丸,煎防风通圣散送下,日三服,三日随汗大汗出为应,再三日浴取大汗,三泻乃安。《医学正传》愈风丹)

6. 治风瘫疠风,遍体疥癣 白花蛇肉四两(酒炙),天麻七钱半,薄荷、荆芥各二钱半。为末,好酒二升,蜜四两,石器熬成膏。每服一盏,温汤取,急于暖处出汗。十日效。《医垒元戎》驱风膏)

7. 治九漏瘰疬,发于项腋之间,憎寒发热,或痛或不痛 白花蛇(酒浸软,去皮、骨,焙干)二两,生犀角(镑)半钱,黑牵牛半两(半生半炒),青皮半两。上共和下恶物。更候十余日,再进一服。忌及风瘰热物。如已成疮,一月可收。《三因方》白花蛇散)

8. 治肾脏风毒攻注,四肢头面生疮,遍身瘙痒 白花蛇(酒浸一宿,去皮、骨,炙)、白附子(炮)、白僵蚕(炒)、白蒺藜(炒,去角)各一两。上四味,捣罗为散。每服二钱匕,早晚食前温酒调下。《圣济总录》四白散)

9. 治小儿疮疹出不快 白花蛇(酒浸一宿,炙黄,去骨,为末)。上为末。三岁一字,酒调下,蝉蜕汤亦得。良久便出。《普济方》驱毒散)

10. 治大人小儿疬子倒袜 白花蛇(连骨,火炙令干勿焦)、大丁香二十一枚。上为细末。每服一钱,小儿半钱,以水解淡酒调下。《奇效良方》白花蛇散)

【各家论述】 1.《纲目》:"白花蛇,能透骨搜风,截惊定搐,为风痹、惊搐、癫痫恶疮要药。取其内走脏腑,外彻皮肤,无处不到也。"

2.《本草经疏》:"白花蛇,味虽甘咸,性则有大毒也。《经》曰:风者百病之长,善行而数变。蛇性走窜,亦善行而无处不到,故能引诸风药至病所,自脏腑而达皮毛也。凡风痬疥癣,僻拘急,偏瘫不仁,因风所生之证,无不借其力以获瘳。"

3.《医林纂要》:"(蕲蛇)虽至阴之类,而能壮阳祛风,善窜穴土石,无明不达,故能内彻脏腑,外达皮毛,中透骨节经络,凡有风湿、血瘀之积,皆能攻而去之。"

4.《本草求原》:"(蕲蛇)甘咸内走脏腑,气温外彻皮肤,所以透骨搜风胜于诸蛇。凡外中风邪,久郁血衰而成湿瘀,或湿郁血有力,久壅而成风毒,以致嗢僻拘急,瘫痪不仁,及大风疬癣、惊搐、疥癫、白癜、恶疮、瘰疬、漏疾,悉本风湿浸淫于血者宜之。"

【异名】 跌打将军、碎骨莲、皮子黄(广州部队《常用中草药手

册》)、梳篦木、独角风(《广西中草药》)、篦子王、梳篦王、铁将军(《全国中草药汇编》)。

【基原】 为藤黄科红厚壳属植物薄叶红厚壳的根。

【原植物】 薄叶红厚壳 Calophyllum membranaceum Gardn. et Champ. 又名:薄叶胡桐(《广州植物志》)。

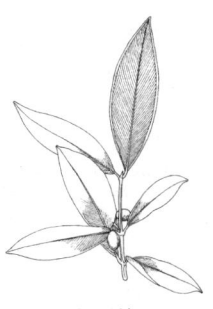
薄叶红厚壳

灌木至小乔木,高 1~5 m。幼枝四棱形,有狭翅。单叶对生;叶片薄革质,长圆形或长圆状披针形,长 6~12 cm,宽 1.5~3.5 cm,先端渐尖、急尖或尾状渐尖,基部楔形,边缘反卷,两面光泽,干时暗褐色;中脉两面凸起,侧脉纤细,平行排列成篦子形。聚伞花序腋生,其花 3 朵;花被伞毛;小苞片线形,早落;萼片 4,外方 2 片较小,圆形,内方 2 片较大,倒卵形;花瓣通常 4,白色略带微红色,倒卵形;雄蕊多数,花丝基部合生成 4 束;子房卵球形,花柱细长,柱头钻状。核果卵状长圆形,长 1.6~2 cm,先端有短尖头,成熟时黄色。花期 5~6 月,果期 7~8 月。

生于山地疏林或密林中。分布于广西、海南等地。

本植物的叶(横经席叶)亦供药用,另设专条。

【采收加工】 9~11月采挖,鲜用,或切片晒干。

【药性】 广州部队《常用中草药手册》:"微苦,平。"

【功用主治】 祛风湿,强筋骨,活血止痛。主治风湿痹证,肾虚腰膝酸痛,月经不调,痛经,跌打损伤。

1. 广州部队《常用中草药手册》:"祛瘀止痛,补肾强腰。主治跌打损伤,风湿骨痛,肾虚腰痛,用干根水煎服。"

2.《广西中草药》:"祛风湿,壮筋骨,活血止痛。主治风湿腰腿痛,跌打损伤,月经不调,痛经。"

3.《广西本草选编》:"治黄疸型肝炎。"

【用法用量】 煎汤,15~30 g。

【选方】 治风湿关节痛,腰腿痛 横经席根 30~60 g,煲猪尾服。《香港中草药》)

【基原】 为藤黄科红厚壳属植物薄叶红厚壳的叶。

【原植物】 参见"横经席"条。

【采收加工】 5~7月采收,鲜用或晒干。

【功用主治】 止血。主治外伤出血。

【用法用量】 外用:鲜叶捣敷;或研末撒。

【异名】 臭椿叶(《福建药物志》)。

【基原】 为苦木科臭椿属植物臭椿的叶。

【原植物】 参见"樗白皮"条。

【采收加工】 5~7月采收,鲜用或晒干。

【药材】 樗叶 Ailanthi Altissimae Folium 主产于浙江、江苏、湖北等地。

性状 叶多皱缩,破碎,完整者展平后为奇数羽状复叶,叶轴长,多折断,灰黄色,其小叶 10余对,每小叶片卵状披针形,长 7~12 cm,宽 2~4 cm,先端渐尖,基部一侧圆,一侧斜,近基部边缘常有 1~2对粗锯齿。上表面灰绿色,下表面带绿色。叶柄长 4~6 mm,有时可见短的顶枝,黄褐色。质脆,易破碎。气微,味淡。

【成分】 叶含黄酮类化合物:芸香苷(rutin),阿福豆苷(afzelin),槲皮苷(quercitrin),异槲皮苷(isoquercitrin),山柰酚

(kaempferol),槲皮素(quercetin)。

【药理】 抗菌作用　樗叶(臭椿叶)水醇提取物体外对金黄色葡萄球菌、大肠杆菌和铜绿假单胞菌有抑制作用。

【药性】 苦,凉。

1.《新修本草》:"味苦,有毒。"

2.《纲目》:"苦,温。有小毒。"

【功用主治】 清热燥湿,杀虫。主治湿热带下,泄泻,痢疾,湿疹,疮疥,疖肿。

1.《新修本草》:"主洗疮疥,风疽。水煮叶汁用之。"

2.《浙江药用植物志》:"水煎服,可治疖肿。"

3.《福建药物志》:"清热利湿,凉血止痛。"

【用法用量】 内服:煎汤,6～15 g,鲜品 30～60 g;或绞汁。外用:煎水洗。

【选方】 1. 治白带　鲜臭椿叶 60 g,茶油炒食;或用鸡、鸭肉炖服。

2. 治肺痈　鲜臭椿叶适量。捣烂绞汁 1 杯服。(1、2 方出自《福建药物志》)

5630 樗鸡 chū jī （《本经》）

【异名】 红娘子(《本草衍经》),灰花蛾(《纲目》)。

【基原】 为蜡蝉科(樗鸡科)斑衣蜡蝉属动物樗鸡的成虫。

【原动物】 樗鸡 Lycorma delicatula White　又名:斑衣蜡蝉(《拉英汉昆虫名称》)。

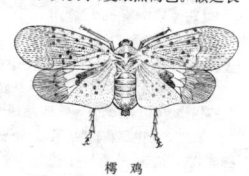

樗鸡

体长 14～22 mm,宽 6～8 mm。头狭小,复眼黑褐色。额延长如象鼻。前胸背板浅褐色;腹部大,黑褐色,腹部背面黑色,间被白色粉霜。前翅基半部淡褐色而稍带绿色,有黑斑 20 余个,端半部黑色,翅脉白色;后翅基部呈红色,有黑斑 7～8 个,翅端黑色。红色与黑色交界处有粉状白蜡。尾端逐渐狭小。

多群栖于樗、榆、刺槐、女贞及多种果树上。盛产于我国北方。

【采收加工】 7～8月捕捉,捕后蒸死或烤死,晒干。

【成分】 樗鸡含吲哚生物碱:β-育亨宾(β-yohimbine)和阿马里新(ajmalicine)。

【炮制】 去翅、足,以糯米或用面炒至黄色,去米、面用。

【药性】 苦,辛,平。有毒。归肝经。

1.《本经》:"味苦,平。"

2.《别录》:"有小毒。"

3.《品汇精要》:"味苦,味厚于气,阴中之阳。"

4.《纲目》:"厥阴经药。"

5.《本草汇言》:"味苦,辛,气平,有小毒。"

【功用主治】 活血通经,攻毒散结。主治血瘀经闭,腰伤疼痛,阳痿,不孕,瘰疬,癣疥,狂犬咬伤。

1.《本经》:"主心腹邪气,阴痿,益精强志,生子好色,补中轻身。"

2.《别录》:"疗腰痛,下气,强阴多精。"

3.《本草衍义》:"行瘀血,月闭。"

4.《纲目》:"主瘰疬,散目中结翳,疗瘃犬伤。"

5.《中国动物药志》:"破瘀散结,通经堕胎,解毒。主治经闭,癥瘕及狂犬咬伤。外用治疖痈,疮毒,淋巴结结核。"

【用法用量】 内服:研末,入丸,散,0.1～0.2 g。外用:研末敷贴或调涂。

【宜忌】 《别录》:"不可近目。"

【选方】 1. 治疥癣　樗鸡 10 个,鲜羊蹄 30 g。共捣烂,敷患

处,每日 1 次。(《常见药用动物》)

2. 治横痃便毒　鸡子一个开孔,入红娘子六个。纸包煨熟,去红娘子,食鸡子,以酒下。(《积善堂经验方》)

【各家论述】 1.《纲目》:"红娘子,盖厥阴经药,能行血活络。《普济方》治目瞽,拔云膏中与芫青、斑蝥同用,亦是活血散结之义也。"

2.《本草汇言》:"红娘子,通血闭,行瘀血,破胎孕之药也。陶隐居曰:此药性味猛厉,为虫类之最酷者,方药稀用。"

3.《本经逢原》:"樗鸡,能活血散血。孙一奎治虫蛊用抵当丸,以樗鸡易水蛭,三服血下胀消,形神自复,与薛新甫治水肿用椒仁丸中芫青不殊,一走血而下瘀,一走气而破水,皆峻剂也。"

5631 樗白皮 chū bái pí （《药性论》）

【异名】 樗皮(《日华子》),臭椿皮(《滇南本草》),苦椿皮(《陕西中药志》)。

【基原】 为苦木科臭椿属植物臭椿的根皮或树干皮。

【原植物】 臭椿 Ailanthus altissima (Mill.) Swingle［Toxicodendron altissima Mill.］ 又名:山椿、虎目(《本草拾遗》),虎眼树(《四声本草》),鬼目(《本草图经》),大眼桐(《纲目》),樗树、白椿。

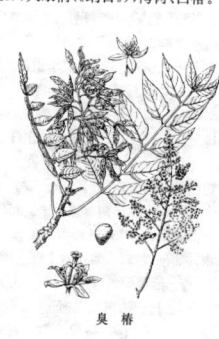

臭椿

落叶乔木,高可达 20 m。树皮平滑有直的浅裂纹,嫩枝赤褐色,被疏柔毛。奇数羽状复叶互生,长 45～90 cm;小叶 13～25,揉搓后有臭味,卵状披针形,长 7～12 cm,宽 2～4.5 cm,先端渐尖,基部斜截形,全缘,仅在基部通常每边有 1～2 对粗锯齿,齿顶端背面有 1 腺体。圆锥花序顶生;花杂性,白色带绿;雄花有雄蕊 10;子房为 5 心皮,柱头 5 裂。翅果长圆状椭圆形,长 3～5 cm。花期 4～5 月,果熟期 8～9月。

能耐旱、耐碱,常栽培为行道树。分布几遍全国各地。

本植物的叶(樗叶)、果实(凤眼草)亦供药用,另设专条。

【栽培】 生物学特性　喜温暖湿润气候,耐高温、耐严寒、耐旱、耐盐碱,不耐荫蔽、潮湿。以阳光充足、土层深厚、疏松肥沃、排水良好的砂质壤土或壤土栽培为宜。

繁殖方法　种子繁殖,育苗移栽。春,秋,冬季均可播种。条播,按行距 25 cm 开沟,将种子均匀播入,覆细土,以盖没种子为度,稍加镇压,盖草,浇水。经 3～4 日出苗,苗高 0.8～1 m 时,即可移栽。按行株距 4 m×4 m 开穴,穴径 1 m,穴底先施类肥 1 层,覆土 10 cm,将植株栽下,再填土,并将植株向上稍提一下,使根部舒展,再填土踏实,浇水。

田间管理　幼树期可与粮食、蔬菜、药材等间作。每年松土除草 3～4 次,结合追施土杂肥,打开沟环施。

病虫害防治　病害有白粉病、褐斑病等;虫害有臭椿蚕蛾、曹浑黄灯蛾、斑衣蜡蝉、草履蚧等。

【采收加工】 4～5月挖根,刮去粗皮,以木棒轻捶之,使皮部与木部分离,剥取内皮,仰面晒干;或剥取干皮。

【药材】 樗白皮 Ailanthi Cortex　主产于浙江、江苏、湖北、河北及天津、北京,以浙江、河北产量大。

性状　根皮呈扁平块片或不规则卷片状,长宽不一,厚 2～5(～10)mm,外表面灰黄色或黄棕色,粗糙,皮孔明显,纵向延长,微突起,有时外面栓皮脱落,呈淡黄白色;内表面淡黄色,较平坦,密布细小棱形小点或小孔。质坚脆,折断面强纤维性,易与外皮分

离。微有油腥臭气，折断后更甚，味苦。

干皮多呈扁平块状，厚3～5 mm或更厚；外表面暗灰色至灰黑色，具不规则纵横裂，皮孔大，去栓皮后呈淡棕黄色；折断面颗粒性。

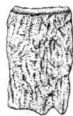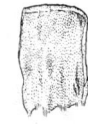

樗白皮(根皮)外形

鉴别 (1)根皮横切面：木栓细胞切向延长，排列整齐，厚达数10列，其内侧有列的石细胞群。韧皮部有成束或偶有单个散在的纤维和石细胞群。石细胞直径24～30 μm，长可达150 μm，壁甚厚，黄色，孔沟明显，有的含有草酸钙方晶。纤维较多，直径20～40 μm，壁厚，木化。射线宽2～4列细胞，外部扩大呈喇叭状；有的薄壁细胞含草酸钙簇晶多。

粉末特征：根皮粉末浅黄色。石细胞黄色，类圆形、类方形、类长方形或不规则状，直径24～30 μm，长可达150 μm，壁甚厚，孔沟明显，胞腔内含草酸钙方晶。纤维直径20～40 μm，壁厚，木化，有的末端呈波状或有锯齿状突起。草酸钙簇晶直径15～50 μm，方晶呈多面形或双锥形，直径11～50 μm。淀粉粒多而细小，直径2～14 μm，多为单粒，有2～3分粒组成的复粒，脐点裂缝状、飞马状或星状，层纹不明显。

干皮特征与根皮相似，但石细胞、草酸钙方晶较根皮多，而草酸钙簇晶较少。

(2)取本品粗粉5 g，加甲醇50 ml，振摇放置过夜，滤过。取滤液1 ml，加3%碳酸钠溶液1 ml，在沸水中加热3分钟，再置冰浴中冷却，加入新配制的重氮化试剂1～2滴，溶液立即呈深红色(检查内酯类)。取滤液2 ml，置水浴上蒸干，残渣加冰醋酸1 ml使溶解，加乙酸酐-浓硫酸(19:1)试剂1 ml，溶液由黄绿色迅速变为污绿色(检查甾体类)。

【成分】树皮含臭椿苦酮(ailanthone)，臭椿苦内酯(amarolide)、11-乙酰臭椿苦内酯(11-acetyl amarolide)，苦木素(quassin)，新苦木素(neoquassine)等。

根皮含臭椿苦内酯、11-乙酰臭椿苦内酯、臭椿双内酯(shinjudilactone)，丁香酸(syringic acid)，香草酸(vanillic acid)，β-谷甾醇(β-sitosterol)，壬二酸(azelaic acid)，D-甘露醇(D-mannitol)，苦楝素(mersosin)，鞣质，赭红(phlobaphene)等。

【药理】 1.抗肿瘤作用 樗白皮(臭椿皮)水提取物、乙醇和氯仿提取物腹腔注射对小鼠肉瘤 S180、肝癌 H22有抑制作用。樗白皮中的化合物体外抑制 HepG2、MGC 肿瘤细胞。樗白皮中的某些成分等在 Raji 细胞实验中抑制 TPA 诱导的 EB 病毒早期抗原的肿瘤激活作用。

2.抗菌作用 樗白皮中的化合物体外能抗结核菌。樗白皮提取物和其中的化合物体外对氯喹敏感性和抗氯喹的恶性疟原虫均有抑制作用。樗白皮甲醇提取物对黑曲霉等真菌有抑杀作用。樗白皮甲醇提取物抑制合胞体形成，有抗Ⅰ型人免疫缺陷病毒作用。

【炮制】 1.樗白皮 除去杂质，洗净，润透，切丝或片，干燥。

2.炒樗白皮 取樗白皮丝或片置锅内，用文火炒至表面呈黄色，取出放凉。

3.樗白皮炭 取樗白皮丝，置锅内，用武火炒至外表黑黑色，内部黑褐色，喷淋清水少许，灭尽火星，取出凉透。

4.麸炒樗白皮 取麸皮撒在热锅内，加热至冒烟时，加入樗白皮丝，迅速翻动，炒至微黄色，取出，筛去麸皮，放凉。每樗白皮丝100 kg，用麸皮10 kg。

5.醋樗白皮 取樗白皮丝或片，用米醋拌匀，闷透，置锅内，用文火炒至表面呈黄色，取出放凉。每樗白皮丝或片100 kg，用米醋20 kg。醋樗白皮治肠风便血。

6.蜜樗白皮 取炼蜜用适量开水稀释后，加入樗白皮丝拌匀，稍闷，置锅内，用文火炒至黄色，不粘手为度，取出放凉。每樗白皮丝100 kg，用炼蜜18 kg。或取净樗白皮片，置锅中，用文火炒至温热，再取炼蜜加适量开水稀释，喷洒均匀，炒至外表黄色，光亮不粘手为度。每樗白皮片100 kg，用炼蜜10 kg。

饮片性状 樗白皮为不规则的丝状或片状。根皮外表成灰黄色或黄褐色，粗糙，有多数突起的纵向皮孔及不规则纵、横裂纹，除去粗皮者显黄色。干皮灰黑色，极粗糙，有深裂纹。内表面淡黄色，较平坦，密布梭形小孔或小点。切面棕黄色，内层微显纤维性，外层显颗粒性。质硬而脆。气微，味苦。炒樗白皮形如樗白皮，表面黄色。樗白皮炭，外表黑色，内部呈黑褐色。味苦、涩。麸炒樗白皮表面黄色，略具麸香气。醋樗白皮表面黄色，略具醋气。蜜樗白皮表面黄色，略具光泽，味略甜而微苦。

贮干燥容器内。炒樗白皮、麸炒樗白皮、醋樗白皮、蜜樗白皮密闭，置阴凉干燥处。樗白皮炭散热防复燃。

【药性】苦、涩，寒。归大肠、胃、肝经。

1.《药性论》："味苦，微热，无毒。"

2.《本草拾遗》："有小毒。"

3.《日华子》："温。"

4.《本草衍义补遗》："性凉。"

5.《本草药性大全》："味苦、涩，气寒。"

6.《雷公炮制药性解》："入心、肝、脾三经。"

7.《医林纂要》："苦、甘、寒。"

8.《药性切用》："入肺、肠血分。"

【功能主治】清热燥湿，涩肠，止血，止带，杀虫。主治泄泻，痢疾，便血，崩漏，痔疮出血，带下，蛔虫病。

1.《药性论》："治赤白痢，肠滑，痔疾，泻血不住。"

2.《食疗本草》："主疳痢，杀蛔虫。"

3.《本草拾遗》："主赤白久痢。口鼻中疳虫，去疥蟨，主鬼疰，传尸，蛊毒，下血。"

4.《日华子》："止泻及肠风，能缩小便。"

5.《本草衍义补遗》："能涩血。"

6.《本草药性大全》："止女人月信过度，久痢，带漏崩中，禁男子夜梦遗精泄诸，肠风痔瘘。"

7.《纲目》："制疳黄、砒石、黄金。"

8.《本草再新》："去胁胃之痰火。"

9.《现代实用中药》："内服治妇人子宫出血，子宫炎、肠炎、赤痢、肠出血、膀胱及尿道炎症、淋病等，有消炎、制泌、止血之功；又治神经痛及肝脏、脾脏等疾患。"

【用法用量】内服：煎汤，6～12 g；或入丸、散。外用：煎水洗；或熬膏涂。

【宜忌】脾胃虚寒者慎服。

1.《食疗本草》："若和猪肉，热面频食则中满，盖壅经脉也。"

2.《本草经疏》："脾胃虚寒不可用，崩漏属肾家真阴虚者亦忌之，以其徒燥故也，凡滞下积气未尽者亦不宜遽用，不入汤剂。"

3.《冯氏锦囊》："忌油腻，湿面，青菜，果子，甜物，鸡、猪、鱼、羊、蒜、蕴等味。"

【选方】 1.治濡泻里急后重，数至圊 樗根皮(锉)一两，枳壳(去瓤，麸炒)半两，甘草(炙，锉)一分。上三味，捣罗为散。每服二钱匕，粥饮调下，食前一服止。(《圣济总录》樗根散)

2.治疳痢晓夜无度 取樗根浓汁一鸡子壳许。上一味，以和粟米泔一鸡子壳许，灌下部。再度即差，其验如神。小儿减半用之。(《必效方》)

3.治久赤白痢不止 樗树皮一两(炙黄，锉)，甘草一分(炙微赤，锉)，川椒五粒(去目，及闭口者，微炒去汗)。上件药，以水二大盏，浸一宿，煎至中盏内七分，去滓，食前分温服。(《圣惠方》樗树皮散)

4.治休息痢 樗白皮二两，诃子五钱(去核)，母丁香三十粒。

为末糊丸,梧子大。每服三钱,陈米汤入醋少许送下,日三次。(《医宗必读》诃黎勒丸)

5. 治下血经年 樗根白皮三钱。水一盏,煎七分,入酒半盏服。(《仁存堂经验方》)

6. 治肠风下血不止 樗根皮(锉,炒)、臭椿(暴干,锉,炒)各三两。上为末,每服一钱,煎皂荚子汤调下,米饮亦得。(《普济方》樗根散)

7. 治功能性子宫出血、肠出血 椿皮、槐花各9 g,黄柏6 g,侧柏炭15 g。水煎服。(《山西中草药》)

8. 治大便秘结 用樗根汁、麻油、淀淀三味合灌。(《华佗神医秘传》)

9. 治赤白带有湿热者 白芍五钱,良姜(炒,灰)三钱,黄柏(炒成炭)二钱,椿皮一两半。上为末,粥丸,每服三五十丸,米饮下。(《赤水玄珠》樗皮丸)

10. 治产后子肠下出,不可收拾者 樗枝(取皮焙干)一握。上用水五升,连根葱五茎,汉椒一撮,同煎至三升,去滓,倾在盆内乘热熏,候通手淋洗,如冷,倾入五升瓶内,再煎一沸,却前用,一服可作五度用。洗了睡中时,忌盐、藏酢酱、湿面、发风毒物及用心、劳力、房劳等事。(《妇人良方》樗枝散)

11. 治妇人阴痒突出 臭椿皮、荆芥穗、藿香各等分。上锉,煎汤熏洗。(《妇科心镜》椿皮汤)

12. 治滴虫性阴道炎 樗皮15 g,水煎服。另用千里光全草30 g,薄荷、蛇床子各15 g,水煎,去渣。(江西《中草药学》)

13. 治梦遗泄精,少食体倦 高良姜(烧灰)三钱,黄柏、芍(烧灰存性)各二钱,椿树皮一两五钱。上为细末,面糊丸如梧子大。每服三十丸,空心茶汤下。(《摄生众妙方》椿树根丸)

14. 治膀胱炎、尿道炎 椿皮白皮12 g(鲜品45 g),鲜车前草60 g。煎服。

15. 治肝脾肿大 椿根白皮熬膏。摊布上敷患处,每日换1次。(14、15方出自《安徽中草药》)

16. 治关节疼痛 臭椿根皮30 g。酒水各半,猪脚1只,同炖服。(《福建药物志》)

【临床报道】 1. 治疗溃疡病 将臭椿树皮剥下后,去外层青皮,用内面厚白皮。晒干炒黄研粉,制成丸、散或片内服。每日3次,每次6~9 g。共治胃及十二指肠溃疡患者419例,结果,临床控制185例,显效89例,有效101例,无效44例。疗效同制药方法有关,生品或炒成黑炭者较差。服药后有轻度口干咽干,极少数出现恶心、呕吐。

2. 治疗蛔虫病 臭椿皮制成50%煎剂或研末制成丸剂,分别施用于蛔虫病患者。服法:煎剂早晚各服15 ml,3日为1个疗程,总量90 ml,丸剂每次3 g,每日4次,其中又分3日和5日两个疗程。治疗前后及服药期间均为不禁食物者,不服用药物。结果:煎剂组治疗38例,排出蛔虫23例,驱虫率为60.52%。治疗后1~2星期复查粪便未检出虫卵者19人,阴转率为54.28%。丸剂3日疗程组治疗20例,驱虫率为75%,虫卵阴转率为61.1%;丸剂5日疗程组治疗25例,驱虫率92%,虫卵转阴率81.82%。

5632 樗叶花椒叶 chū yè huā jiāo yè 《广西本草选编》

【基原】 为芸香科花椒属植物樗叶花椒的叶。

【原植物】 参见"浙桐皮"条。

【采收加工】 7~9月采叶,晒干。

【药性】 苦,辛,平。

【功用主治】 《广西本草选编》:"解蛇毒。治毒蛇咬伤,外伤出血。"

【用法用量】 外用:250 g,煎水外洗;或研粉撒。

5633 樗叶花椒果 chū yè huā jiāo guǒ 《全国中草药汇编》

【异名】 食茱萸(《食物中药与便方》)。

【基原】 为芸香科花椒属植物樗叶花椒的果实。

【原植物】 参见"浙桐皮"条。

【采收加工】 10~11月果实成熟时采摘,晒干。

【成分】 皮含香豆素化合物:花椒内酯(xanthyletin)、鲁望桔内酯(luvangetin)、橙皮油内酯(aurapten)、伞形花内酯(umbelliferone);生物碱:樗叶花椒碱(ailanthoidine),去-N-甲基白屈菜红碱(des-N-methylchelerythrine),丙酮基白屈菜红碱(acetonylchelerythrine),光叶花椒酮碱(oxynitidine)及N-异丁基(2E, 4E)-2,4-十四碳二烯酰胺(N-isobutyl-(2E, 4E)-2, 4-tetradecadienamide),4-甲氧基-1-甲基-2-喹诺酮(4-methoxy-1-methyl-2-quinolone)、阿尔洛花椒酰胺(arnottianamide);木脂素类:左旋细辛素(l-asarinin),左旋丁香树脂酚(l-syringaresinol)、左旋表松脂酚(l-epipinoresinol)、左旋松脂酚(l-pinoresinol),左旋-开环异落叶松树脂酚(l-secoisolariciresinol),柄果脂素(pluviatilol-3, 3-dimethylallylether)。此外,还含β-谷甾醇(β-sitosterol)及β-香树脂醇(β-myrin)。

【药性】 辛、苦,温。

1. 《食物中药与便方》:"辛、苦,温,无毒。"

2. 《全国中草药汇编》:"辛,温。有小毒。"

【功用主治】 温中燥湿,健脾杀虫。主治脘腹冷痛,食少,泄泻,久痢,虫积。

1. 《天目山药用植物志》:"芳香健胃,驱风,治中暑腹脘冷痛吐泻。驱蛔虫。"

2. 《食物中药与便方》:"温中、燥湿、暖胃,健脾。"

3. 《全国中草药汇编》:"温中、除湿、止痛,杀虫。代花椒用。"

【用法用量】 内服:煎汤,2~5 g;或入丸、散。

【宜忌】 《广西民族药简编》:"孕妇忌服。"

【方歌】 1. 治胃寒,胃气痛 (樗叶花椒)果实6 g。水煎分服。

2. 治久泻虚痢(慢性肠炎) 食茱萸、肉豆蔻各30 g,小米子60 g,炒焦,研细,共为蜜丸。每服6 g,每日2次,温水送下。(1、2方出自《食物中药与便方》)

5634 樗叶花椒根 chū yè huā jiāo gēn 《广西本草选编》

【异名】 食茱萸根(《食物中药与便方》)。

【基原】 为芸香科花椒属植物樗叶花椒的根。

【原植物】 参见"浙桐皮"条。

【采收加工】 9~11月挖根,洗净,切片晒干备用。

【成分】 樗叶花椒根含生物碱:白鲜碱(dictamnine)、樗叶木防己碱(laurifoline),光叶花椒碱(nitidine),茵芋碱(skimmianine)。还含橙皮苷(hesperdin)、花椒内酯(xanthyletin)。

【药性】 苦、辛,平。小毒。

1. 《广西本草选编》:"味苦、辛,性平。有小毒。"

2. 《福建药物志》:"辛,凉。"

【功用主治】 祛风除湿,活血散瘀,利水消肿。主治风湿痹痛,腹痛腹泻,小便不利,外伤出血,跌打损伤,毒蛇咬伤。

1. 《广西本草选编》:"祛风通络,活血散瘀。主治跌打肿痛,风湿骨痛。"

2. 《福建药物志》:"除湿利水,清热解毒,理气止痛。主治风湿关节痛,腹痛,腹泻,小便不利,精神分裂症,象皮腿。"

3. 《广西民族药简编》:"治胃痛,胃下垂。"

【用法用量】 内服:煎汤,3~15 g;或浸酒。外用:捣敷;或研末撒;或水煎洗;或浸酒搽。

【宜忌】 《广西民族药简编》:"孕妇忌服。"

【方歌】 1. 治跌打肿痛,风湿骨痛 樗叶花椒根适量。浸酒15日后外搽。(《广西本草选编》)

2. 治胃寒、胃气痛 食茱萸根30 g。水煎分服。(《食物中药与便方》)

5635 **楂子** zhā zǐ 《本草经集注》

【异名】 楂（《说文》），和圆子（《雷公炮炙论》），木桃（《埤雅》），木瓜海棠（《群芳谱》），西南木瓜（《中药志》）。

【基原】 为蔷薇科木瓜属植物毛叶木瓜的果实。

【原植物】 毛叶木瓜 Chaenomeles cathayensis（Hemsl.）Schneid.［Pyrus cathayensis Hemsl.；C. lagenaria（Loisel.）Koidz. var. cathayensis（Hemsl.）Rehd.］又名：狭叶木瓜（《中药大辞典》）。

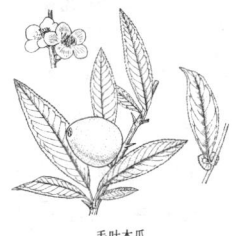

毛叶木瓜

落叶灌木至小乔木，高2～6 m。枝条直立，具短枝刺；小枝圆柱形，微屈曲，无毛，紫褐色，有疏生浅褐色皮孔。单叶，互生；叶柄长约1 cm，有毛或无毛；叶片椭圆形、披针形至倒卵状披针形，长5～11 cm，宽2～4 cm，先端急尖或渐尖，基部楔形至宽楔形，边缘有芒状细尖锯齿，幼时上面无毛，下面被褐色绒毛，以后脱落近无毛。花先叶开放，2～3朵簇生于二年生枝上，花梗短粗或近于无梗；花直径2～4 cm；萼筒钟状，萼片直立；花瓣倒卵形或近圆形，长10～15 mm，宽8～15 mm，淡红色或白色；雄蕊45～50，长约花瓣之半；花柱5，基部合生，下半部被柔毛或绵毛，柱头头状。梨果卵球形或近圆柱形，先端有突起，长8～12 cm，直径6～7 cm，黄色有红晕，芳香。花期3～5月，果期9～10月。

生于海拔900～2 500 m的山坡、林边、道旁。各地习见栽培。耐寒力不及木瓜和皱皮木瓜。分布于西南及福建、江西、湖北、湖南、广西、陕西、甘肃等地。

【药性】 酸、涩，平。

1.《雷公炮炙论》："味涩、微咸（《纲目》引作'酸'）。"

2.《食疗本草》："平。"

3.《湖南药物志》："酸、涩、微温。"

【功用主治】 和胃化湿，舒筋活络。主治呕吐腹泻，腰膝酸痛，脚气肿痛，腓肠肌痉挛。

1.《本草经集注》："断痢。"

2.《食疗本草》："治霍乱转筋，煮汁食之。"

3.《本草拾遗》："去恶心酸咽，止酒痰黄水。"

4.《湖南药物志》："祛湿舒筋，和脾理胃，敛肺伐肝，祛湿热，消水胀。"

5.《湖北中草药志》："舒筋活络，和胃化湿。用于腰膝酸痛，脚气肿痛，呕吐腹泻，腓肠肌痉挛。"

【用法用量】 内服：煎汤，5～10 g，鲜品倍量；或煮食。

【宜忌】 1.《雷公炮炙论》："伤人气。"

2.《食疗本草》："损齿及筋，不可多食。"

5636 **樱桃** yīng táo 《吴普本草》

【异名】 含桃（《礼记》），山朱樱（《司马相如赋》），楔、荆桃（《尔雅》），楔桃（《广雅》），朱樱（《蜀都赋》），朱桃、英桃、朱茱、麦甘酣（《吴普本草》），牛桃、英桃（《博物志》），朱樱桃（《新修本草》），樱、李樱、奈桃（《食疗本草》），紫樱、樱珠、蜡樱（《本草图经》），紫桃、朱果（《品汇精要》），莺桃（《纲目》）。

【基原】 为蔷薇科樱属植物樱桃的果实。

【原植物】 樱桃 Cerasus pseudocerasus（Lindl.）G. Don［Prunus pseudocerasus Lindl.］

落叶灌木或乔木，高3～8 m。树皮灰白色，有明显皮孔；幼枝无毛或被疏柔毛。叶互生；叶柄长0.7～1.5 cm，被疏柔毛，先端

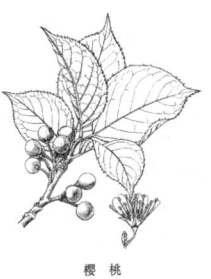

樱桃

有1或2个大腺体；托叶披针形，有羽裂腺齿，早落；叶片卵形或长圆状卵形，长5～12 cm，宽3～5 cm，先端渐尖或尾状渐尖，基部圆形，边有尖锐重锯齿，齿端有小腺体，上面暗绿色，近无毛，下面淡绿色，沿脉或脉间有稀疏柔毛。花两性，花序伞房状或近伞形，有花3～6朵，先叶开放；花梗长8～19 mm，被疏柔毛；萼筒钟状，外被疏柔毛；萼片5，三角卵形或卵状长圆形，先端急尖或钝；花瓣5，白色，卵圆形，先端凹陷或二裂；雄蕊30～35，栽培者可达50枚；花柱与雄蕊近等长，无毛；雌蕊1，子房上位。核果近球形，红色，直径9～13 mm，种子1颗，包围于黄白色木质内果皮中。花期3～4月，果期5～6月。

生于海拔300～600 m的山坡向阳处或沟边。分布于华东及河北、山西、辽宁、河南、湖北、广西、四川、陕西、甘肃等地。各地常有栽培。

本植物的叶（樱桃叶）、花（樱桃花）、枝条（樱桃枝）、果核（樱桃核）、根（樱桃根）、果实经加工取得的浓汁（樱桃水）均供药用，另设专条。

【栽培】 **生物学特性** 喜冷凉湿和湿润气候，耐寒，对土壤要求不严，壤土、黏土或砂土都能生长，尤以土层深厚、土质肥沃的壤土生长最好。

繁殖方法 分蘖繁殖或种子繁殖均可。

田间管理 修剪只需疏去枯死枝、病虫枝及密集枝和适当回缩更新即可。花前灌1次透水和施适量的氮磷肥，可提高座果率和增进果实品质。采果后，再施1次复合肥或厩肥，有助于恢复树势，促进花芽分化。

病虫害防治 4～5月易发生红蜘蛛、蚜虫、介壳虫等虫害，应喷洒相应的杀虫剂防治，并将园内杂草除净。秋季易发生舟型毛虫食叶，应喷洒相应的杀虫剂。

【采收加工】 早熟品种，一般5月中旬采收；中晚熟品种也随后可陆续采收。采收樱桃要带果柄，轻摘轻放，多鲜用。

【药性】 甘、酸，温。归脾、肾经。

1.《吴普本草》："味甘。"

2.《千金方》："味甘，平，涩。"

3.《食疗本草》："热。"

4.《食性本草》："平，无毒。"

5.《日华子》："微毒。"

6.《绍兴本草》："味甘、酸，温。"

7.《日用本草》："味甘、涩，性热。"

【功用主治】 补脾益肾。主治脾虚泄泻，肾虚遗精，腰腿疼痛，四肢不仁，瘫痪。

1.《吴普本草》："主调中，益脾气，令人好颜色。"

2.《食疗本草》："补中益气，主水谷痢，止泄精。"

3.《滇南本草》："治一切虚症，能大补元气，滋润皮肤。浸酒服之，治左瘫右痪，四肢不仁，风湿腰腿疼痛。"

4.《本草药性大全》："杀蛔虫有声，疗蛇毒尤良。"

5.《本草省常》："坚志固肾。"

【用法用量】 内服：煎汤，30～150 g；或浸酒。外用：浸酒涂擦；或捣敷。

【宜忌】 不宜多食。

1.《食疗本草》："不可多食，令人发暗风。"

2.《日华子》："多食令人吐。"

3.《本草图经》:"虽多(食)无损,但发虚热耳。"

4.《日用本草》:"其性属火,能发虚热喘嗽之疾,小儿尤忌。"

5.《本草求原》:"小儿多食,生虫或疳,热病人忌。"

【选方】 1. 防治喉症 樱桃500 g。熬水或泡酒服。(江西《草药手册》)

2. 治冻疮 鲜樱桃放瓶内埋于地下,入冬时取出外涂患处。(南药《中草药学》)

5637 樱额 yīng é
《纲目拾遗》

【异名】 樱额梨、稠梨子(《盛京通志》),臭李子(《东北木本植物图志》)。

【基原】 为蔷薇科稠李属植物毛叶稠李的果实。

【原植物】 毛叶稠李 Padus racemosa (Lam.) Gilib. var. pubescens (Regel et Tiling) Schneid. [Prunus padus L. var. pubescens Regel et Tiling] 又名:多毛稠李。

落叶乔木,高 8～10 m。小枝红褐色或灰绿色,密被棕褐色长柔毛,老枝黑褐色。单叶互生;叶柄长 1～15 cm,密被棕色长柔毛,先端两侧各具一腺体;托叶线形,早落;叶片椭圆形、长圆形或长圆倒卵形,长 4～10 cm,宽 2～4.5 cm,先端尾尖,基部宽圆形或宽楔形,正面深绿色,下面密被棕褐色长柔毛,边缘为开展或贴生重锯齿,或为不规则近重锯齿,锯齿披针形。花两性;总状花序长 7～10 cm,基部常有 2～3 小叶,并密被棕褐色长柔毛;萼筒钟状,比萼片稍长;萼片 5,三角状钝齿,边缘带腺细锯齿,花瓣 5,白色,基部楔形,有短爪;雄蕊多数,花丝不等长,排成不规则 2 轮;雌蕊 1,扫头盘状。核果卵形,先端有尖头,直径 8～10 mm,红褐至黑色;核有皮状褶皱。花期 4～5 月,果期 5～10 月。

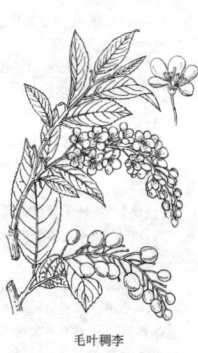

毛叶稠李

生于海拔 1 200～1 900 m 的山坡林中、山谷灌木丛中。分布于华北、东北及河南等地。

【采收加工】 夏、秋季采收,晒干。

【药材】 樱额 Padi Pubescentis Fructus 产于黑龙江、吉林、辽宁、河北、山西、陕西、甘肃等地。

性状 果实呈类球形或卵球状,直径 4～8 mm,表面褐色。果肉内有果核 1 枚,质坚硬,表面有不规则皱纹,种仁淡黄色,富油质。气微、味甜、微涩。

【成分】 果实含糖分,种子含油量 38.79%,树皮含鞣质。

【药性】《纲目拾遗》:"味甘涩,性温暖。"

【功用主治】《纲目拾遗》:"补脾止泄泻。"

【用法用量】 内服:煎汤,9～15 g。

5638 樱草根 yīng cǎo gēn
《吉林中草药》

【异名】 野白菜根(《宁夏中草药手册》)。

【基原】 为报春花科报春花属植物樱草的根及根茎。

【原植物】 樱草 Primula sieboldii E. Morren [P. patens Turcz.] 又名:翠兰花、翠南报春(《北京植物志》),樱草报春(《辽宁植物志》),翠蓝草、翠葩报春(《全国中草药汇编》)。

多年生草本,高 20～35 cm。根茎短,横走,具多数细根。叶生;叶柄长达 12 cm,被棉疏长柔毛;叶 3～8 片,卵状长圆形至长圆形,长 4～10 cm,宽 3～6 cm,先端钝圆,基部心形或圆形,边缘有不整齐的圆缺刻或锯齿,两面沿叶脉及边缘疏被多细胞柔毛。花

葶高 10～30 cm,疏被长柔毛;具伞形花序 1 轮,有花 5～15 朵;苞片线状披针形;花梗长 1～3 cm;花萼钟形,长 6～9 mm,裂片 5,披针状三角形;花冠高脚碟状,紫红色至淡红色,稀白色,裂片 5,开展,倒心形,直径 14～22 mm,先端 2 裂;雄蕊 5,生于花冠筒中部或上部;长柱花柱长 7 mm,短柱花柱长 2.3～4 mm,子房球形,直径约 1 mm。蒴果近球状,长约为花萼的一半。花期 5～6 月,果期 7～8 月。

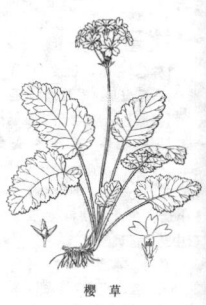

樱草

生于山野或灌木丛中潮湿处。分布于东北及河北、内蒙古等地。

【采收加工】 8～9月采挖根及根茎,晒干。

【药材】 樱草根 Primulae Sieboldii Radix 产于东北及内蒙古等地。

性状 根茎短,呈不规则块状,表面黑褐色;质硬,难折断。根丛生于根茎上,细直,长短不一,直径 5～15 mm,表面黄棕色或褐色,有纵皱纹及支根痕;体轻,质脆,易折断,断面黄白色或浅黄色。气微,味淡。

【成分】 根含翠蓝草皂苷(sakuraso-saponin),为原报春花皂苷元(protoprimulagenin) A 的五糖苷。

【药性】 甘,平。

1.《宁夏中草药手册》:"甘,平。"

2.《全国中草药汇编》:"甘,温。"

【功用主治】 化痰止咳。主治咳嗽痰多。

1.《吉林中草药》:"止咳化痰。治咳喘咳嗽。"

2.《宁夏中草药手册》:"平喘。"

3.《全国中草药汇编》:"主治上呼吸道感染,咽炎,支气管炎。"

【用法用量】 内服:煎汤,6～12 g。

5639 樱桃水 yīng táo shuǐ
《纲目拾遗》

【基原】 为蔷薇科樱属植物樱桃的果实经加工取得的浓汁。

【原植物】 参见"樱桃"条。

【采收加工】 采摘成熟的果实,去核后压榨取得的液汁,装入瓷坛封固备用。

【功用主治】 透疹,敛疮。主治疹发不出,冻疮,烧烫伤。

【用法用量】 内服:适量,炖温。外用:搽。

【选方】 1. 治疹发不出,名曰闷疹 樱桃水一杯,略温灌下。(《纲目拾遗》引《不药良方》)

2. 治冻瘃疮 将樱桃水搽在疮上。若预搽面,则不生冻瘃。(《梁候瀛集验方》)

3. 治烧烫伤 樱桃水蘸棉花上,频涂患处,当时止痛,还能制止起泡化脓。(《河北中医药集锦》)

【临床报道】 治疗冻疮 取樱桃(八成熟)若干,装入瓷坛内,然后倒入 75%乙醇,以浸没樱桃为度,加盖密封,在背阴处挖坑将瓷坛埋入,待冬季取出应用。① 轻度冻疮(皮肤红肿、痛痒、未破溃者):可用乙醇浸液局部涂擦,每日数次,亦可取浸泡的樱桃(剖去核)内贴患处,或涂擦之。② 重度冻疮(皮肤破溃或伴有感染):如疮面小,可用去核樱桃贴患处包扎即可。疮面过大,可用樱桃碾碎内捣烂敷疮面包扎,每日更换 1～2 次。如疮面有脓疮,应先用乙醇浸液洗去脓汁而后敷药。用上法治疗轻度冻伤 300 余例,一般 3 日内治愈;重度冻疮 100 余例,多数在 1 星期内治愈。

5640
樱桃叶 ^{yīng táo yè}《新修本草》

【基原】 为蔷薇科樱属植物樱桃的叶。

【原植物】 参见"樱桃"条。

【采收加工】 7～9月采收,鲜用或晒干。

【药性】 《纲目》:"甘,平,无毒。"

【功用主治】 温中健脾,止咳止血,解毒杀虫。主治胃寒食积,腹泻,咳嗽,吐血,疮疡肿痛,蛇虫咬伤,阴道滴虫。

1.《新修本草》:"叶捣,敷蛇毒;绞叶汁服,防蛇毒内攻。"

2.《滇南本草》:"治吐血。"

3.《滇南本草图说》:"敷疮。"

4.《本草再新》:"养肝升火,健脾开胃,除胃脘之积寒,消食破滞。"

5.《全国中草药汇编》:"透疹,解毒。"

6.《浙江药用植物志》:"平喘,杀虫。治慢性支气管炎,阴道滴虫。"

【用法用量】 内服:煎汤,15～30 g;或捣汁。外用:捣敷;或煎水熏洗。

【选方】 1. 治慢性支气管炎 鲜樱桃叶18～30 g,加糖适量。水煎服。《浙江药用植物志》

2. 治蛇咬伤 (樱桃)鲜叶捣汁饮,并外敷患处。《天目山药用植物志》

3. 治阴道滴虫 樱桃树叶500 g。煎水坐浴,同时用棉球(用线扎好)沾樱桃叶水塞阴道内,半日换1次,半月即愈。《全国中草药新医疗法展览会资料选编》

4. 治麻疹透发不畅 樱桃叶30 g。水煎服。《天目山药用植物志》

5641
樱桃花 ^{yīng táo huā}《纲目》

【基原】 为蔷薇科樱属植物樱桃的花。

【原植物】 参见"樱桃"条。

【采收加工】 花盛开时采摘,晒干。

【功用主治】 养颜去斑。主治面部粉刺。

1.《纲目》:"治面黑粉滓。"

2.《本草求原》:"浸酒,美颜色。"

3.《天目山药用植物志》:"治面黯粉刺。"

【用法用量】 外用:煎水洗。

5642
樱桃枝 ^{yīng táo zhī}《纲目》

【异名】 樱桃梗《滇南本草》。

【基原】 为蔷薇科樱属植物樱桃的枝条。

【原植物】 参见"樱桃"条。

【采收加工】 5～7月采收,切段晒干。

【药性】 辛,甘,温。

【功用主治】 温中行气,止咳,去斑。主治胃寒脘痛,咳嗽,雀斑。

1.《滇南本草》:"治寒疼,胃气疼,九种气痛。樱桃梗烧灰,为末,烧酒下。"

2.《纲目》:"治雀卵斑默。"

3.《湖南药物志》:"治腹疼,咳嗽。"

【用法用量】 内服:煎汤,3～10 g。外用:煎水洗。

【选方】 治雀卵斑默 樱桃枝同紫萍、牙皂、白梅肉研和,日用洗面。《纲目》

5643
樱桃核 ^{yīng táo hé}《滇南本草》

【异名】 樱桃米《四川中药志》。

【基原】 为蔷薇科樱属植物樱桃的果核。

【原植物】 参见"樱桃"条。

【采收加工】 夏季取成熟果实置于缸中,用器具揉搓,使果肉与核分离,取出核,晒干。

【药材】 樱桃核 *Pruni Pseudocerasi Nux* 主产于江苏、浙江、福建等地。

性状 果核呈卵圆形或长圆形,长8～10 mm,直径约5 mm。先端略尖,微偏斜,基部钝而凹陷,一边稍薄,近基部呈翅状。表面黄白色或淡黄色,有网状纹理,两侧各有1条明显棱线。质坚硬,不易破碎。敲开果核

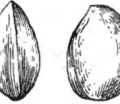
樱桃核(果核)外形

(内果皮)有种子1枚,种皮黄棕色或黄白色,常皱缩,子叶淡黄色。气无,味微苦。

鉴别 内果皮横切面:由多层排列紧密的石细胞组成,石细胞类圆形、长圆形或长棱形,长径约86 μm,短径20～40 μm,纹孔及孔沟明显。

种皮中部横切面:外表皮细胞1列,散在类圆形石细胞,皮下组织为1～2列薄壁细胞,并有壁孔细密的圆形或长圆形的石细胞,几乎排列成环,下方为多层压缩的颓废薄壁细胞。内胚乳1～12列,多含油滴。

粉末特征:表皮层的石细胞贝壳形、类圆形、少数石细胞顶端成长突起,直径40～95 μm,纹孔及孔沟多在基部,皮下组织的石细胞,常2个或数个相连。多边形、贝壳形、类圆形等,直径14～63 μm,纹孔及孔沟处多。

【成分】 种子含氰苷,加水分解可得氢氰酸。

【炮制】 取原药材,除去残余果肉及杂质,洗净,干燥,筛去灰屑。用时捣碎。

饮片性状 见"药材"项。

贮干燥容器内,置通风干燥处,防蛀。

【药性】 辛,温。归肺经。

1.《山东中草药手册》:"酸,温。"

2.《青岛中草药手册》:"性温,味甘、酸、辛。"

3.《全国中草药汇编》:"辛,平。"

4. 南药《中草药学》:"辛,热,入肺经。"

【功用主治】 发表透疹,消瘤去瘢,行气止痛。主治痘疹初期透发不畅,皮肤瘢痕,瘿瘤,疝气疼痛。

1.《滇南本草图说》:"痘疮色白,陷顶不升浆者,以核为末,敷之,可以升浆起长。"

2.《本草再新》:"败毒,消痘瘤。"

3.《江苏省植物药材志》:"治麻疹透发不快;煎水洗净疮,灭瘢痕。"

4.《山东中草药手册》:"散热透疹。"

5.《青岛中草药手册》:"止痛。主治疝气疼痛。"

【用法用量】 内服:煎汤,5～15 g。外用:磨汁涂;或煎水熏洗。

【宜忌】 1.《滇南本草图说》:"(痘症)阳症忌服。"

2.《本经逢原》:"樱桃,其核今人用以升发麻斑,力能助火,大非所宜,在春夏尤为切忌。"

【选方】 1. 治麻疹透发不畅 樱桃核12～15 g。水煎,早晚饭前各服1次。忌食糖、蛋、大蒜及饮酒。《天目山药用植物志》

2. 治出痘喉哑 甜樱桃核二十枚。砂锅内焙黄色,煎汤服。《纲目拾遗》

3. 治眼皮生瘤 樱桃核磨水搽之,其瘤渐渐自消。《纲目拾遗》引《医学指南》

4. 治瘿瘤初起 樱桃核醋磨,敷之消。《绛囊撮要》

5. 治疝气疼痛 樱桃核捣碎,醋炒后研末。每服6 g,每日2次。《青岛中草药手册》

6. 治疮痘瘢　用樱桃仁研细敷之。(《普济方》)

5644 **樱桃根** yīng táo gēn (《食疗本草》)

【基原】 为蔷薇科樱属植物樱桃的根。

【原植物】 参见"樱桃"条。

【采收加工】 10～11月采收采挖,洗净,切段晒干或鲜用。

【药性】 甘,平。

【功用主治】 杀虫,调气活血。主治绦虫、蛔虫、蛲虫病,经闭,劳倦内伤。

1.《食疗本草》:"疗寸白、蛔虫。"

2.《重庆草药》:"调气活血。治妇女气血不和,肝经火旺,手心潮烧,经闭。"

3.《河北中草药》:"主治蛲虫。"

【用法用量】 内服:煎汤,9～15 g,鲜品 30～60 g。外用:煎水洗。

【选方】 1. 治蛲虫　樱桃根 9 g。水煎服,并可煎水外洗。(《河北中草药》)

2. 治劳倦内伤　鲜樱桃根 90～120 g。水煎,早晚饭前各服 1 次。忌食酸、辣、芥菜、萝卜等。(《天目山药用植物志》)

3. 治肝经火旺,手心潮烧　(樱桃)根 60 g。水煎服。(《重庆草药》)

5645 **橡实** xiàng shí (《雷公炮炙论》)

【异名】 芧栗(《庄子》),橡栗(《吕氏春秋》),栎(《尔雅》),皂斗(《吕氏春秋》高诱注),橡子(《庄子》司马彪注),栎子(《千金方》),杼斗(《新修本草》),橡斗子(《日华子》),栎木子(《本草图经》),柞子(《纲目》),麻栎果(《纲目拾遗》)。

【基原】 为壳斗科栎属植物麻栎或辽东栎的果实。

【原植物】 1. 麻栎 *Quercus acutissima* Carr.　又名栩、栎(《诗经》),枥(《本草拾遗》),橡栎(《本草图经》),橡子树(《救荒本草》)。

落叶乔木,高 15～30 m。树皮深灰色,或灰黑色,具不规则深裂。幼枝被黄色柔毛;冬芽圆锥形,灰褐色,鳞片阔卵形、有毛。叶互生;叶柄长2～3 cm,有毛;叶革质,叶片长椭圆状披针形,长 8～19 cm,宽 3～6 cm,先端渐尖,基部圆形或宽楔形,具芒状锯齿,侧脉 13～18 对,直达齿端,上面深绿色,有光泽,下面淡绿色,幼时有黄色短细毛,后脱落,仅脉腋有毛。花单性,雌雄同株;雄花序长 6～12 cm,为葇荑花序,通常数个集生于新枝下部叶腋,被柔毛,花被通常 5 列,雄蕊 4;雌花 1～3 个集生于新枝叶腋,子房 3 室,花柱 3。壳斗杯状,包围坚果约 1/2,小苞片钻形、反曲,被灰白色绒毛;坚果卵球形或卵状长圆形,直径 1.5～2 cm,高 1.7～2.2 cm,先端圆形,果脐突起,栗褐色。花期 3～5 月,果期翌年 9～10 月。

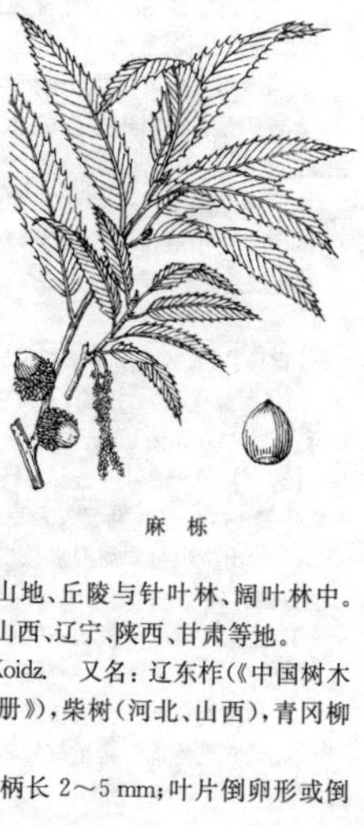

麻　栎

生于海拔 200～2 200 m 的山地、丘陵与针叶林、阔叶林中。分布于华东、中南、西南及河北、山西、辽宁、陕西、甘肃等地。

2. 辽东栎 *Q. liaotungensis* Koidz.　又名:辽东柞(《中国树木分类学》),杠木(《宁夏中草药手册》),柴树(河北、山西),青冈柳(辽宁、吉林)。

本种与麻栎的区别在于:叶柄长 2～5 mm;叶片倒卵形或倒卵状长椭圆形,先端圆钝,基部耳形或圆形,边缘具深波状圆齿;侧脉 5～7 对;壳斗浅杯状,小苞片扁平或背部凸起。花期 5月,果期 9～10 月。

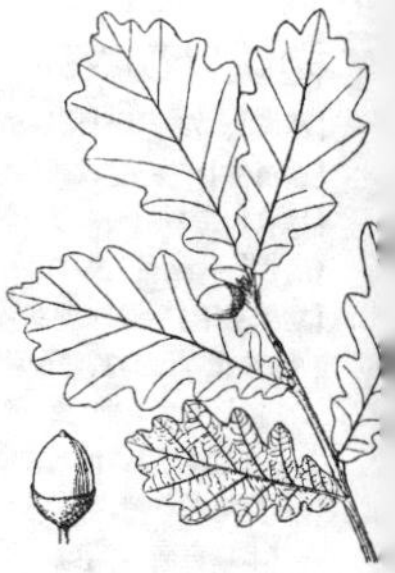

辽东栎

生于海拔 300～2 500 m 的山坡或山顶阔叶落叶林中。分布于华北、东北及山东、四川、陕西、甘肃、宁夏、青海等地。

本植物的根皮或树皮(橡木皮)、壳斗(橡实壳)亦供药用,另设专条。

【采收加工】 冬季果实成熟后采收,连壳斗摘下,晒干后除去壳斗,再晒至足干,贮放通风干燥处。

【药材】 橡实 *Fructus Querci*　麻栎实主产于辽宁、河北、山东、江苏、湖南、湖北、四川、广东、云南等地;辽东栎实主产于东北。

性状　麻栎实　坚果卵状球形至长卵形,长约 2 cm,直径 1.5～2 cm;表面淡褐色,果脐突起。种仁白色。气微,味淡、微涩。

辽东栎实　坚果卵形至长卵形,长 1.7～1.9 cm,直径 1～1.3 cm;果脐略突起。种仁白色。气微,味淡、微涩。

【成分】 麻栎种子含淀粉 50.4%,脂肪油 5%～20%。

【药理】 毒性　橡实淀粉对于 40 只昆明小鼠进行毒性试验,最大剂量 10 000 mg/kg 经口一次性灌胃,观察 2 星期,未见任何中毒反应。另外从基因水平、染色体水平、体细胞、性细胞水平均未见有致突变性。

【药性】 苦、涩,微温。归脾、大肠、肾经。

1.《新修本草》:"味苦,微温,无毒。"

2.《品汇精要》:"气厚于味,阳中之阴。"

3.《本草经疏》:"气薄味厚,阳中阴也。入手足阳明,足太阴、少阴经。"

4.《玉楸药解》:"味苦、涩,气平。"

5.《食物考》:"微苦,性温。"

【功用主治】 收敛固涩,止血,解毒。主治泄泻痢疾,便血,痔血,脱肛,小儿疝气,疮痈久溃不敛,乳腺炎,睾丸炎,面皯。

1.《新修本草》:"主下痢,厚肠胃,肥健人。"

2.《日华子》:"涩肠止泻。"

3.《本草经疏》:"涩精。"

4.《本经逢原》:"治痔漏脱肛。"

5.《玉楸药解》:"健脾消谷,涩肠止痢,暖胃固肠,断痔瘘失血,糜涂痈疽坚硬不消。"

6.《纲目拾遗》:"治胎疝。"

7.《随息居饮食谱》:"补脾胃,益气力,耐饥。"

【用法用量】 内服:煎汤,3～10 g;或入丸、散,每次 1.5～3 g。外用:炒焦研末调涂。

【宜忌】 湿热初泻、初痢者禁服。

1.《食疗本草》:"不宜多食。"

2.《本草经疏》:"湿热作痢者不宜用。"

【选方】 1. 治水谷痢,无问老少,日夜百余行　橡实二两,干楮叶一两(炒炙)。上药,捣细罗为散,每服一钱,不计时候,煎乌梅汤调下。(《圣惠方》神妙橡实散)

2. 治赤白痢,日夜不止　橡实一两,醋石榴皮一两(微炒),黄牛角腮一两(烧灰)。上三味,捣罗为细散,粥饮调下二钱,日三。(《圣济总录》橡实散)

3. 治小儿疳痢不止,肌体黄瘦　取橡斗子内仁二枚,煨熟,大人烂嚼,与儿食之;取汁灌之,亦佳。(《普济方》)

4. 治痔疮出血　橡子粉、糯米粉各一升。炒黄,水调蒸熟食

之。《怪证奇方》)

5. 治小儿肠虚脱肛　橡斗子半两(蜜炙黄)，木贼半两(烧灰存性)。上为细末，每服一钱，陈米饮调下，乳食前服。《普济方》归肠散)

6. 治婴儿胎болезни　麻栎树上之鸳鸯果一对(一对可治三人)，加荔枝核七枚(杵碎)，平地木三钱。同煎饮。外用柏香熏洗。《养生经验合集》)

7. 治石痈坚如石，不作脓者　栎子一枚。以醋于青石上磨之，以涂肿上，干更瘥。《千金方》)

8. 治瘰疬口不合能　用橡子为末，敷之。《普济方》)

9. 治乳腺炎　麻栎 18 g，瓜蒌皮 15 g，紫花地丁 30 g。煎服。

10. 治睾丸炎　麻栎焙焦研粉。每次 6 g，每日 2 次，黄酒冲服。(9、10 出自《安徽中草药》)

5646 橡木皮 xiàng mù pí 《纲目》

【异名】　栎木皮《本草拾遗》)，栎树皮《日华子》)，柞树皮《内蒙古中草药》)。

【基原】　为壳斗科栎属植物麻栎或辽东栎的根皮或树皮。

【原植物】　参见"橡实"条。

【采收加工】　随时可采，切片，晒干。

【药材】　橡木皮 Querci Acutissimae Cortex　主产于辽宁、河北、山东、江苏、湖南、湖北、四川、广东、云南等地。

性状　树皮表面灰黑色，粗糙，具不规则纵裂，软木质；内面类白色。气微，味稍苦、涩。

【成分】　麻栎树皮或树干含鞣质，树干含鞣质 5%～10%。

【药性】　苦、涩，平。

1.《本草拾遗》:"味苦，平，无毒。"

2.《全国中草药汇编》:"苦、涩，微温。"

【功用主治】　解毒利湿，涩肠止泻。主治泄泻，痢疾，疮疡，瘰疬。

1.《本草拾遗》:"主恶疮，中风犯毒露者，取煎汁洗疮，当令脓血尽止。亦治痢。"

2.《日华子》:"治水痢，消瘰疬，除恶疮。"

3.《内蒙古中草药》:"清热解毒，利湿。主治肠炎腹泻，痢疾，黄疸。"

4.《安徽中草药》:"疗漆疮。"

【用法用量】　内服：煎汤，3～10 g。外用：煎汤或加盐，浸洗。

【宜忌】　孕妇慎服。

【选方】　1. 治诸疮因风致肿　栎根皮三十斤。锉，水三斛，煮令热，下盐一把，令炊灼然热以浸疮，当出脓血，日日为之，瘥止。《千金方》)

2. 治漆疮　麻栎树皮煎水外洗。《安徽中草药》)

3. 治痔疮　鲜柞树皮捣烂敷患处。

4. 治肠炎，痢疾　柞树皮 15 g。水煎服，每日 3 次。

5. 治黄疸　柞树皮炭研末。每次冲服 6 g，日服 3 次。(3～5方出自《内蒙古中草药》)

【临床报道】　治疗阿米巴痢疾　栎树皮 500 g，加水 3 000 ml，煎成 1 500 ml。成人日服 3 次，每次 30～50 ml，连服 3～7 日。服药后 1～2 日开始见效。经 700 余例观察，有效率约 85%。

5647 橡实壳 xiàng shí ké 《新修本草》

【异名】　橡壳《日华子》)，橡豆壳《余居士选奇方》)，橡壳《玉楸药解》)，橡碗子《山西中草药》)。

【基原】　为壳斗科栎属植物麻栎或辽东栎的壳斗。

【原植物】　参见"橡实"条。

【采收加工】　采收橡实时收集，晒干。

【药材】　橡实壳 Querci Cupula　麻栎壳斗主产于辽宁、河北、山东、江苏、湖南、湖北、四川、广东、云南等地；辽东栎壳斗主产于东北。

性状　壳斗杯状，直径 1.5～2 cm，高约 2 cm。外面鳞片状苞片狭披针形，呈覆瓦状排列，反曲，被灰白色柔毛；内面棕色，平滑。气微，味苦、涩。

【成分】　麻栎壳斗含鞣质 19%～29%。

【药性】　《纲目》:"涩，温，无毒。"

【功用主治】　涩肠止泻，止带，敛疮止血。主治赤白下痢，肠风下血，脱肛，带下，崩中，牙疳，疮疡。

1.《新修本草》:"为散及煮汁服，主痢。"

2.《日华子》:"止肠风，崩中，带下，冷热泻痢。并染须发。"

3.《药性考》:"治痔肛。"

4.《宁夏中草药手册》:"收敛，止血，止泻。治便血，子宫出血，白带冷痢，恶疮痈肿。"

【用法用量】　内服：煎汤，3～10 g；或炒焦研末，每次 3～6 g。外用：烧存性，研末，调敷；或煎汁洗。

【选方】　1. 治赤白痢　橡实壳(炒)　荔枝壳，石榴皮，甘草(炙)。上四味等分，细锉。每服半两，水一盏半，煎至八分，去滓温服。《圣济总录》橡实汤)

2. 治下痢脱肛　橡斗壳烧存性，研末。猪脂和搽，并煎汁洗之。《直指方》)

3. 治肠风下血　橡豆子壳，用乌梅肉填满，两个合定，铁线扎住，煅存性，研末。每服二钱，米饮下。一方用硫黄填满，煅研，酒服。《纲目》引《余居士选奇方》)

4. 治走马牙疳　橡斗壳入盐填满，合定烧透，出火毒，研入麝香少许，先以米泔漱过，搽之。《全幼心鉴》)

5. 洗痔　野兰根一斤，橡斗子壳(原书无剂量)。上共捣碎，用水一斗煮至七分，乘热以盆盛先熏患处，候汤冷热得所，通手洗之冷则止，连用。暖可洗三五次。《百一选方》)

6. 治恶疮痈肿　辽东栎壳斗 15 g。煎水洗患处。《宁夏中草药手册》)

5648 槲叶 hú yè 《本草图经》

【异名】　槲若《新修本草》)。

【基原】　为壳斗科栎属植物槲树的树叶。

【原植物】　参见"槲皮"条。

【采收加工】　5～11 月采树叶，鲜用或晒干。

【成分】　槲树叶含山奈酚 3-O-〔2″, 6″-O-(E)-二对香豆酰基-β-D-吡喃葡萄糖苷〕{kaempferol-3-O-〔2″, 6″-di-O-(E)-p-coumaroyl-β-D-glucopyranoside〕}，正二十五烷(n-pentacosane)，正二十六烷(n-hexacosane)，正二十七烷(n-heptacosane)，正二十八烷(n-octacosane)，正二十九烷(n-nonacosane)，正三十一烷(n-hentriacosane)，羽扇豆醇(lupeol)，β-黏霉烯醇(β-glutinol)，β-谷甾醇(β-sitosterol)。

【药性】　《新修本草》:"味甘、苦，平，无毒。"

【功用主治】　止血，通淋。主治吐血，衄血，便血，痔血，血痢，小便淋痛。

1.《新修本草》:"主痔，止血，(疗)血痢，止渴。"

2.《纲目》:"活血，利小便，除面上皮默赤。"

3.《药性论》:"疗痔止血，治痢通便。"

4.《现代实用中药》:"治淋病，尿赤，又驱绦虫。"

【用法用量】　内服：煎汤，10～15 g；捣汁或研末。外用：煎水洗；或烧灰研末敷。

【选方】　1. 治吐血　槲叶不拘多少。上一味，捣罗为散。每服二钱匕，水一盏，煎五七沸，和渣温服，不拘时候。《圣济总录》)

2. 治大衄，口耳皆出血不止　槲叶捣绞取汁，每服一小盏。《圣惠方》

3. 治初得肠风及血痔　槲叶（微炙），炒槐花减槲叶之半。同为末，米饮调服。《本草衍义》

4. 治小儿淋疾　槲叶三片。煎汤服一鸡子，小便即时下。《普济方》

5. 治冷淋，小肠不利，茎中急痛　槲叶捣筛为散，每服三钱，以水一中盏，入葱白七寸，煎至六分，去滓。每于食前温服之。《圣惠方》

5649 槲皮 hú pí 《新修本草》

【异名】　赤龙皮、槲木皮《肘后方》，槲白皮《崔氏纂要方》。

【基原】　为壳斗科栎属植物槲树的树皮。

【原植物】　槲树 *Quercus dentata* Thunb. 又名：朴樕《诗经》，槲樕《尔雅》郭璞注），大叶栎、金鸡树《纲目》，槲栎《中国树木分类学》），柞栎《中国高等植物图鉴》），波罗栎《中国树木志》。

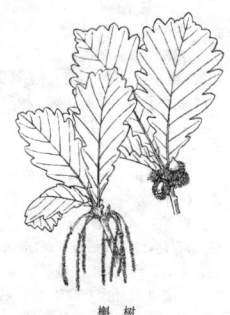

槲 树

落叶乔木，高可达 25 m。树皮暗灰色，有深沟。小枝粗壮，有槽，密被灰黄色星状绒毛。叶互生；叶柄长 2～5 mm，密被棕色绒毛；托叶线状披针形，长 1.5 cm；叶革质或近革质，倒卵形或长倒卵形，长 10～30 cm，宽 6～20 cm，先端渐钝，基部耳形或窄楔形，边缘有 4～10 对波状裂片或粗齿，幼叶上面疏被柔毛，下面密被星状绒毛，老叶下面被灰褐色绒毛，侧脉 4～10 对。花单性，雌雄同株；雄花序长约 4 cm，轴密被浅黄色绒毛，生于新枝叶腋，花被具灰白色绒毛，雄蕊 8～10；雌花序长 1～3 cm，雌花数朵集生于幼枝上，子房 3 室，柱头 3。壳斗杯形，包围坚果 1/2～2/3，连小苞片径达4.5 cm，小苞片革质，窄披针形，长约 1 cm，张开或反卷，红棕色，被褐色丝状毛，内面无毛；坚果卵形或宽卵形，直径 1.2～1.5 cm，高 1.5～2.3 cm，柱座高约 3 mm。花期 4～5 月，果期 9～10 月。

生于海拔 2 700 m 以下的山地阳坡，或与其他栎类、桦属、马尾松等混生，有时成纯林。分布于全国大部分地区。

本植物的叶（槲叶）、种子（槲实仁）亦供药用，另设专条。

【采收加工】　9～11月剥取树皮，切片，晒干。

【成分】　槲皮含鞣质 3.07%～14.44%，主要有：没食子酸（gallic acid），右旋儿茶素（catechin），右旋没食子儿茶素（gallocatechin），儿茶素-(4α→8)-儿茶素〔catechin-(4α→8)-catechin〕，没食子儿茶素-(4α→8)-没食子儿茶素〔gallocatechin-(4α→8)-gallocatechin〕，没食子儿茶素-(4α→8)-儿茶素〔gallocatechin-(4α→8)-catechin〕，没食子儿茶素-(4α→8)-儿茶素〔gallocatechin-(4α→8)-catechin〕，3-O-没食子酰表没食子儿茶素-(4α→8)-儿茶素〔oylepigallocatechin-(4β→8)-catehin〕。

【药性】　苦，涩，平。

1.《新修本草》："味苦。"

2.《日华子》："味涩。"

3.《品汇精要》："气之薄者，阳中之阴。"

4.《纲目》："苦，涩，无毒。"

【功用主治】　解毒消肿，涩肠，止血。主治疮痈肿痛，溃疡不敛，瘰疬，痔疮，痢疾，肠风下血。

1.《药性论》："主治恶疮。"

2.《新修本草》："除蛊及瘘。"

3.《日华子》："吐瘰疬，治五脏。"

4.《品汇精要》："主诸痔血痢。"

5.《纲目》："止赤白痢，肠风下血。"

6.《药性考》："杀虫。"

7.《草药新纂》："收敛止血。治久痢，白带，牙龈溃烂。"

【用法用量】　内服：煎汤，5～10 g；熬膏或烧灰研末。外用：煎水洗或熬膏敷。

【选方】1. 治附骨疽　槲皮烧末，饮服方寸匕。《千金方》

2. 治毒攻下部生疮者　槲皮合榉皮煮，汁如饴糖以导之。《肘后方》

3. 治诸败烂疮，乳溃　槲树皮（切）三升，水一斗，煮五升。煮疮毕，乃敷诸膏。《肘后方》赤龙皮汤

4. 治瘘　槲白皮（切）五升。上一味，以水八升，煮令泣泣，绞去滓，重煎，令成膏。日服半夹，渐加至一枣许，亦着疮上。无忌，患疮唯宜煮饭，苜蓿盐酱叉不得多食之。《外台》崔氏疗瘘方

5. 治瘰疬风毒结热，肿硬疼痛未破　槲白皮（切）三合。上每用一合，以水一大盏，煎至五分，去渣温服，良久当吐恶物，如人行十里未吐再服。

6. 治产后乳头生小热疮，搔之黄水出　槲树白皮（锉）三升。上以水一斗煮取五升，日二度，以洗乳及疮。（5、6 方出自《圣惠方》）

7. 治干癣积年生痂，搔之黄水出，每逢阴雨即痒　取槲树白皮涂之。《普济方》

8. 治一切赤白痢久不差　干姜、槲白皮（姜汁炙五度）一两。上二味，捣罗为散，每服二钱匕，空心食前，温米饮调下。《圣济总录》干姜散

9. 治腹泻菌痢　槲树皮9 g，铁苋菜9 g，仙鹤草9 g，苦楝6 g。水煎服。《青岛中草药手册》

10. 治妇人阴崩　槲皮（切）一升，甘草二两，当归三两。以水一斗煮取三升，去滓，洗玉门内，日二度。如冷，加蛇床子并根茎二分。《医心方》

5650 槲实仁 hú shí rén 《纲目》

【异名】　栎橖子《纲目》。

【基原】　为壳斗科栎属植物槲树的种子。

【原植物】　参见"槲皮"条。

【采收加工】　冬季果实成熟后采收，连壳斗摘下，晒干，除去壳斗及种壳，取出种子晒干，置通风干燥处。

【药性】　苦，涩，平。

1.《纲目》："苦，涩，平，无毒。"

2.《青岛中草药手册》："性寒，味苦、涩。"

【功用主治】　涩肠止泻。主治腹泻，痢疾。

1.《纲目》："蒸煮作粉，涩肠止泻。"

2.《现代实用中药》："治小儿佝偻病。"

3.《中国药用植物图鉴》："槲果可作为收敛剂。"

4.《青岛中草药手册》："主治体质虚弱，腹痛，红白痢疾，漆疮。"

【用法用量】　内服：煎汤，9～15 g；或研粉，每次 0.5～1 g。

【宜忌】《食物本草》："小便淋沥者，不宜食之。"

5651 槲寄生 hú jì shēng 《东北药用植物志》

【异名】　冬青《东北药用植物志》，北寄生、柳寄生《中药志》，槲寄、寄生《陕西中药名录》，黄寄生、冻青《全国中草药汇编》。

【基原】　为桑寄生科槲寄生属植物槲寄生带叶的茎枝。

【原植物】 槲寄生 *Viscum coloratum* (Kom.) Nakai [*V. album* L. subsp. *coloratum* Kom.]

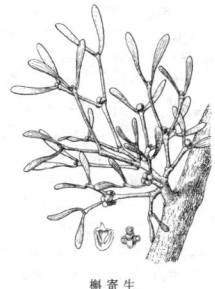

槲寄生

灌木,高 30～80 cm。茎、枝均圆柱状,二歧或三歧分枝,节稍膨大,小枝的节间长 5～10 cm,干后具不规则皱纹。叶对生,叶柄短;叶片厚革质或革质,长椭圆形至椭圆状披针形,长 3～7 cm,宽 0.7～2 cm;先端圆形或钝,基部渐狭;基出脉 3～5 条。雌雄异株;花序顶生或腋生于茎叉状分枝处;雄花序聚伞状,总苞舟形,通常具花 3 朵,中央的花 2 枚苞片状或无,雄花萼片 4,花药椭圆形;雌花序聚伞式穗状,具花 3～5 朵,顶生的花具 1 苞片或无,交叉对生的花各具 1 枚苞片,雌花花蕾时长卵球形,花托卵球形,萼片 4,柱头乳头状。浆果球形或椭圆形,具宿存花柱,成熟时淡黄色或橙红色,果皮平滑。花期 4～5 月,果期 9～11 月。

生于海拔 300～2 000 m 的阔叶林中,寄生于榆树、柳树、杨树、栎树、梨树、李树、苹果、枫杨、赤杨、椴树等植物上。分布于华北、东北、华东、华中及广西、陕西、甘肃、青海、宁夏、台湾。

【采收加工】 一般在冬季采收(河南、湖南则为 3～8 月采),用刀割下,除去租枝,扎成小把,或用沸水捞过(使不变色),阴干或晒干。

【药材】 槲寄生 *Visci Herba* 主产于河北、辽宁、吉林、内蒙古、安徽、湖南、浙江、河南等地。

性状 本品茎枝呈圆柱形,2～5 叉状分枝,长约 30 cm,直径 0.3～1 cm;表面黄绿色、金黄色或黄棕色,有纵皱纹;节膨大,节上有分枝或枝痕。体轻,质脆,易折断,断面不平坦,皮部黄色,木部色较浅,射线放射状,髓常偏向一边。叶生于枝端,易脱落,无柄;叶片易长椭圆状披针形,长 2～7 cm,宽 0.5～1.5 cm;先端钝圆,基部楔形,全缘;表面黄绿色,有细脉纹,主脉 5 出,中间 3 条明显。革质,浆果球形,皱缩。无臭,味微苦,嚼之有黏性。

显微 (1)茎横切面:表皮细胞长方形,外被黄绿色角质层,厚 19～80 μm。皮层较宽广,纤维数十个成束,微木化;老茎石细胞甚多,单个散在或数个成群。韧皮部较窄,老茎散有石细胞。形成层不明显。木质部射线散有纤维束;导管周围纤维甚多,并有少数异形细胞。髓部明显。薄壁细胞含有草酸钙簇晶及少数方晶。

粉末特征 淡黄色。叶皮碎片黄绿色,细胞类方形,可见平轴式气孔。薄壁细胞圆形或长圆形,具稀疏壁孔,内含众多淀粉粒及油滴。草酸钙簇晶直径 17～45 μm,方晶较少,直径 8～30 μm。纤维成束,长极狭,直径 10～34 μm,壁较厚,略成波状,微木化,胞腔小。异形细胞形状不规则,壁较厚,微木化,胞腔较大。石细胞稀少,类方形,类多角形,或形状不规则,直径 42～102 μm,孔沟及壁沟明显。

薄层色谱 取本品 1～2 g,切碎,加乙醇 30 ml,加热回流 30 分钟,放冷,滤过,滤液浓缩至干,加无水乙醇 1 ml 使溶解,作为供试品溶液。另取槲寄生对照药材 1.5 g,同法制成对照药材溶液。再取齐墩果酸对照品,加无水乙醇溶解,使成每 1 ml 含 1 mg 的溶液,作为对照品溶液。吸取上述供试品溶液、对照药材溶液各 4 μl 及对照品溶液 2 μl,分别点于同一以羧甲基纤维素钠为粘合剂的硅胶 G 薄层板上,以甲苯-醋酸乙酯-冰醋酸(8:2:0.1)为展开剂,展开,取出,晾干,喷以硫酸乙醇溶液,80℃加热至斑点显色清晰;置日光下及紫外光灯(365 nm)下检视。供试品色谱中,在与对照药材色谱及对照品色谱相应的位置上,显相同颜色的斑点或荧光斑点。

【品质标志】 《中华人民共和国药典》2010 年版规定:照高效液相色谱法测定,本品含紫丁香苷($C_{17}H_{24}O_9$)不得少于 0.040%。

【成分】 全草主含黄酮类化合物:3′-甲基鼠李素(rhamnazin)、3′-甲基鼠李素-3-葡萄糖苷(rhamnazin-3-*O*-β-*D*-glucoside)、异鼠李素-3-葡萄糖苷(isorhamnetin-3-*O*-β-*D*-glucoside)、异鼠李素-7-葡萄糖苷(isorhamnetin-7-*O*-β-*D*-glucoside)、3′-甲基圣草素(3′-methyleriodictyol)、3′-甲基圣草素-7-葡萄糖苷(3′-methyleriodictyol-7-*O*-β-*D*-glucoside)又称槲寄生苷(I)、槲寄生新苷(viscumneoside)I、II、III、IV、V、VI、VII。还含三萜类化合物:β-香树脂醇(β-amyranol)、β-乙酰基香树脂醇(β-acetylamyranol)、β-香树脂二醇(β-amyrandiol)、羽扇豆醇(lupeol)、齐墩果酸(oleanolic acid)、白桦脂酸(betulic acid)、棕榈酸β-香树脂醇酯(β-amyrin palmitate)、乙酸β-香树脂醇酯(β-amyrin acetate)。其他类:紫丁香苷(syringin)、丁香苷元-*O*-β-*D*-呋喃芹菜糖基(1→2)-β-*D*-吡喃葡萄糖苷〔syringenin-*O*-β-*D*-apio-furanosyl(1→2)-β-*D*-glucopyranoside〕、鹅掌楸苷(liriodendrin)、2,3-丁二醇-3-*O*-单葡萄糖苷(butan-2,3-diol-3-*O*-monoglucoside)、刺五加苷(eleutheroside)E、又含棕榈酸(palmitic acid)、琥珀酸(succinic acid)、阿魏酸(ferulic acid)、咖啡酸(caffeic acid)、原儿茶酸(protocatechuic acid)等有机酸。

茎中含氨基酸:精氨酸,谷氨酸,脯氨酸,苯丙氨酸等;酚酸类:绿原酸(chlorogenic acid),阿魏酸,咖啡酸,没食子酸等。还含多糖。

【药理】 1. 对心血管系统的作用 (1)降压作用 麻醉犬静脉注射槲寄生总苷 3 g(生药)/kg,呈明显的降压作用,持续 1 小时后逐渐恢复至正常;静脉注射槲寄生注射液 12.5 mg(总黄酮)/kg 也获得相似的降压作用。给醋酸脱氧皮质酮(DOCA)盐性高血压大鼠灌服槲寄生浓缩剂 5 g(生药)/只,每日 1 次,连续 6 星期,可使血压恢复至正常水平。

(2)抗心肌缺血、强心作用 槲寄生注射液对离体兔心冠脉呈舒张作用,显著增加冠脉血流量,减慢心率,对心肌收缩力呈先抑制后增强作用;对离体豚鼠心脏,也能明显增加冠脉血流量,增强心肌收缩力,并能对抗垂体后叶素引起的冠脉收缩作用。大鼠心肺制备标本实验表明,槲寄生注射液可减慢心率,增加每搏心排血量。从麻醉开胸犬股静脉注射槲寄生总苷 12.5 和 20 mg/kg,显著降低动脉血压,减慢心率,降低心肌耗氧量和心肌氧利用率,但对冠脉血流量无明显影响;另有同样的实验除获得类似的结果外,槲寄生注射液可使犬冠脉血流量显著减少。从兔耳静脉注入槲寄生注射液 0.6 g(生药)/kg 或大鼠静脉注射注射液 10 mg/kg,对垂体后叶素所致的 T 波高耸和 ST 段抬高的心电图改变有保护作用。给结扎冠状动脉分支所形成的左室局灶性心肌梗死的犬,肌内注射槲寄生注射液每日 0.6 g/kg,连续 7 日,对局部病变组织有促进心肌梗死修复作用。结扎犬冠状动脉左前降支近端形成心肌梗死缺血之前,由股动脉注射槲寄生注射液,每只兔注射 2 ml,可显著降低缺血心肌的耗氧量。大鼠腹腔注射槲寄生总苷注射液 80 mg/kg,在结扎后 1 小时显著降低结扎心肌缺血区域所致的 cAMP 含量,cAMP/cGMP 比值也降低。

(3)抗心律失常作用 采用细胞内玻璃微电技术观察双氢黄酮总苷(VCF)对犬浦氏细胞和豚鼠心室乳头状肌细胞快反应动作电位(FAP)的影响,并利用选择性膜通道阻滞剂分析 VCF 对 FAP 各相跨膜离子流的影响,结果表明 100 μg/ml 的 VCF 加速 FAP 复极化,不应期相对延长,该作用可能与抑制细胞膜慢内向离子流及增加时间依赖性慢内向离子流有关。给豚鼠静脉滴注槲寄生注射液,也显著增加毛花苷 G 诱发的室颤及致死所需剂量,但对乌头碱和氯化钙诱发的大鼠心律失常无明显的保护作用。静脉注射槲寄生注射液 2.5 g/kg,可使氯化钡诱发的大鼠心律失常恢复窦性心律,仅维持数分钟。

(4)改善微循环 在陈旧性心肌梗死患者用甲皱微循环观察

方法,给患者肌内注射总苷注射液 40 mg,每日 1 次,连续 14 日,可见微循环障碍明显改善,微血管流速加快,白细胞解聚,闭锁的毛细血管再通。

2. 抗血小板聚集作用　静脉注射槲寄生总苷注射液 2.5 和 5 mg/kg,对 ADP 诱导的兔血小板聚集呈明显的抑制作用,并呈剂量依赖性,维持时间约 1 小时。体外给予总苷 1.6、3.2 和 6.4 mg/ml,对 ADP、凝血酶、胶原和花生四烯酸诱导的兔血小板聚集,均呈明显的抑制作用,其作用与 8 mg/ml 乙酰水杨酸作用相仿。大鼠动静脉旁路血栓形成实验表明,静脉注射总苷 10 mg/kg,能显著抑制动脉内血栓形成。给微旧性心肌梗死患者肌内注射总苷注射液 40 mg,每日 1 次,连续 14 日,可显著抑制由 ADP 和肾上腺素诱导的血小板聚集。体外对放射免疫法测定血小板环核苷酸实验表明,10 mg/ml 总苷能显著升高血小板内 cAMP 水平,降低 cGMP 水平,使 cAMP/cGMP 比值明显提高;并抑制血小板 TXA₂ 样物质的生物合成。体内静脉注射总苷 4 mg/kg,显著减少兔血小板内 MDA 含量。

3. 抗肿瘤作用　给体内移植性肿瘤小鼠分别腹腔注射槲寄生总生物碱 50 和 75 mg,连用 7～10 日。结果表明,槲寄生总碱对 Lewis 肺癌、S₃₇实体型肿瘤、EAC、S₁₈₀、ARS 及 L₁₂₁₀ 白血病均具有明显的抑制作用,并具有较明显地抑制 C₅₇ BL/6 小鼠Lewis 肺癌肺转移的作用。

4. 其他作用　槲寄生能不同程度地损伤体外原代人脐静脉内皮细胞形态,抑制内皮细胞合成释放前列环素 I₂ (PGI₂),但经凝血酶激发后的内皮细胞合成释放 PGI₂ 功能未受影响。此外,槲寄生还抑制凝血酶激发前后内皮细胞合成释放 Von Willibrand 因子(vWF)。小鼠腹腔巨噬细胞,与槲寄生多糖及其中性组分共同培养均可显著增强其 TNF-α、IL-1 的分泌。

毒性　给小鼠灌胃或腹腔注射槲寄生溶液 3 g,72 小时内无 1 只死亡,一次耐受量均为 150 g/kg 以上。大鼠长期毒性试验结果表明,分别灌胃给予槲寄生冲剂 30 g/kg 和 75 g/kg,每日 2 次,连续 30 日,对大鼠生长发育、血液学、肝功能及病理组织检查均无明显的异常。

【炮制】　取原药材,除去杂质,抢水洗净,润透,切厚片,干燥,筛去灰屑。

饮片性状　为不规则的厚片。片面髓部常偏向一边,木部浅黄色,皮部黄色,有放射状纹理,周边黄绿色、金黄色或黄棕色,有纵皱纹。体轻、质脆。叶多碎破,黄绿色或金黄色,有细皱纹,革质,无柄,全缘。无臭,味微苦,嚼之有黏性。

贮干燥容器内,置通风干燥处,防蛀。

【性味】　苦、甘,平。归肝、肾经。

【功用主治】　补肝肾,强筋骨,祛风湿,安胎。主治腰膝酸痛,风湿痹痛,胎动不安,胎漏下血。

【用法用量】　内服:煎汤,10～15 g;或入丸、散;浸酒或捣汁。外用:捣敷。

【临床报道】　1. 治疗慢性气管炎　将陈皮 1.5 g,槲寄生 3 g(又称"陈复饮"),放入茶杯或碗中,用开水 200 ml 冲泡,加盖放 10 分钟后服用。第一次服一半,第二次服时加等量开水再服一半,依此日服 3 次,每剂连冲 3 日,饭前饭后服均可。观察 200 例,结果近控 42 例(21％),显效 69 例(34.5％)。

2. 治疗冠状病心绞痛及心律失常　将槲寄生注射液 12 ml(相当于生药 24 g)与 25％葡萄糖溶液 20～40 ml 合并后供静脉注射,或 18 ml 加入 5％葡萄糖溶液 250 ml 中静脉滴注,每日 1 次,共 14 日。在心律失常组中,少数病例采用肌注,方法为每次 2～4 ml,每日 1～2 次。共治疗心绞痛 181 例,均有频心心绞痛,并有近期的心电图 ST-T 改变或运动试验阳性,年龄 29～78 岁,部分患者合并有高血压、心律失常或有陈旧性心肌梗死;治疗心律失常 114 例,多为冠心病、心肌炎所致,其中房性早搏 17 例,室性早

搏 45 例,心房颤动 22 例,室上性心动过速 2 例,房室传导阻滞 2 例,束支传导阻滞 3 例,窦房阻滞 1 例,其他 22 例(指窦性心动过缓及有多种心律失常者等)。结果:181 例心绞痛中,显效 35 例(19.4％),有效 115 例(63.5％),无效 31 例(17.1％),有效率为 82.9％。有 177 例治疗前及疗程第一、第七、第十四日皆做用药前后心电图对比,其中显效 18 例(10.1％),有效 76 例(43％),无效 83 例(46.9％),有效率为 53.1％。心电图中有束支传导阻滞者用药后皆无变化。在病程与疗效关系比较中,以 2 年以内及 4 年以上者作对比,共 57 例,结果提示:病程长短对槲寄生疗效影响不大;114 例心律失常患者中,显效 11 例(9.4％),有效 30 例(26.3％),无效 73 例(64.3％),总有效率为 35.3％,其中房性早搏有效率为 35.3％,室性早搏为 46.6％,阵发性房颤为 50.0％,持久性房颤为 16.6％,其他心律失常均无明显疗效。由此可见,以阵发性房颤及室性早搏的疗效最佳。

5652 **樟木** zhāng mù 《本草拾遗》

【异名】　樟材《本草拾遗》,香樟木《药材资料汇编》,吹风散《广西中药志》。

【基原】　为樟科植物樟的木材。

【原植物】　樟 Cinnamomum camphora (L.) Presl [Laurus camphora L.] 又名:乌樟(陶弘景),香樟(南方各省区通称),小叶樟(湖南),倒人柴(广西)。

常绿大乔木,高可达 30 m。树皮灰黄褐色,纵裂。枝、叶无毛有樟脑气味,枝无毛。叶互生:叶柄细,长 2～3 cm,无毛;叶片薄革质,卵形或卵状椭圆形,长 6～12 cm,宽 2.5～5.5 cm,先端急尖,基部宽楔形或近圆形,全缘,有时边缘呈微波状,上面绿色,有光泽,下面灰绿色,微有白粉;离基三出脉,侧脉及支脉脉腋在叶下面有明显腺窝,叶上面明显隆起,窝内常被柔毛。圆锥花序腋生,长 3.5～7 cm,无毛。花两性,长约 3 mm,绿白色或黄绿色;花梗长 1～2 mm;花被筒倒锥形,花被裂片椭圆形,花被外面无毛,内面密被短柔毛;能育雄蕊 9,花药 4 室,花丝被短柔毛,退化雄蕊 3,箭头形,位于最内轮:子房球形,花柱长约 1 mm。核果实近球形或卵球形,直径 6～8 mm,紫黑色;果托杯状,先端平截。花期 4～5 月,果期 8～11 月。

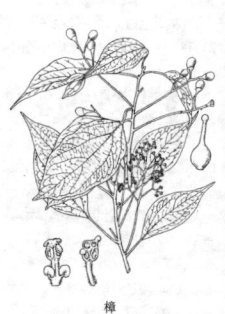
樟

生于山坡或沟谷,常栽培于低山平原。分布于浙江、江西、湖北、湖南、广东、广西、海南、四川、云南、台湾,尤以台湾为最多。

本植物的叶或枝叶(樟树叶)、树皮(樟树皮)、根(香樟根)、根干枝叶经蒸馏精制而成的颗粒状物(樟脑)、成熟果实(樟木子)、病态果实(樟梨子)亦供药用,另设专条。

【栽培】　生物学特性　喜温暖湿润气候。幼树及大树的嫩枝对低温、霜害较敏感。根深,萌芽力强,幼龄树需阳光充足,生长较快。不耐旱,能耐短期淹水,忌积水。适宜生长的年平均气温 16～23 ℃。宜土层深厚、肥沃、水湿条件较好的山地下部、山谷、河湾冲积地带种植造林。

繁殖方法　用种子繁殖,育苗移栽。选择 40～60 年生优良的母树留种,种子一般在 10 月下旬至 11 月份成熟,成熟后,果皮呈紫黑色。果实采回后用清水浸泡 1～3 日,搓去果肉,但不可用力过猛,避免破伤种皮,影响发芽率。搓洗后用清水冲去果肉,再拌草木灰脱脂 12～24 时后,再洗净晾干。随采随播或用湿砂、锯

屑、谷壳等层积贮藏，播种前用 50 ℃ 温水间歇浸种，连续 3～4 次，可提前 10～13 小时萌发，出苗均匀，发芽率可提高 15%～20%。冬季至早春播种，多用条播，条距 25 cm，播种后，覆土、盖草。幼苗出达达 20%～30%时，把草揭去。幼苗长出 3～4 片真叶，开始间苗、移植，并经常除草松土。7～9 月是苗木生长旺盛期，应加强抚育，增施追肥，适当灌溉，使苗梢木质化，否则嫩芽易受冻害。樟树主根特别长，侧根、须根很稀少，因此，在苗期做好切根或嫩苗移植后再造林。一年生苗高达 50～60 cm，可出圃造林。樟树纯林病虫害多，易受营造混交林，用于四旁绿化造林的，最好培育三至五年生的大苗，宜在春季芽苞萌动前造础定林（栽植时做到苗正、根舒、压实。栽植后，如枝、叶枯死，可立即截干，让苗木基部再发新苗）。

田间管理　幼林要中耕除草，深翻扩穴，抹芽修枝等，遇旱注意浇水。不断改善林土生长环境，待幼林闭郁后，可每隔 1～2 年斩杂松土 1 次。

病虫害防治　白粉病，在气温高、湿度大、苗木过密、通风不良的条件下易发生，用石硫合剂喷射。黑斑病，先拔除烧毁病苗，用 0.5%高锰酸钾或甲醛溶液消毒，防止蔓延。

【采收加工】　定植 5～6 年成材后，通常于冬季砍伐树干，锯段，劈成小块、晒干。

【药材】　樟木 Cinnamomi Camphorae Lignum　主产于台湾、江西、福建等地。

性状　为形状不规则的段或小块。外表红棕色至暗棕色，纹理顺直。横断面可见年轮。质重而硬。有强烈的樟脑香气，味辛有清凉感。

【成分】　木材含挥发油 3%～5%，主要成分为樟脑（camphor），尚含 1, 8-桉叶素（cineole）、α-蒎烯（α-pinene）、莰烯（camphene）、柠檬烯（limonene）、黄樟醚（safrole）、α-松油醇（α-terpineol）、香荆芥酚（carvacrol）、丁香油酚（eugenol）、荜澄茄烯（cadinene）、甜没药烯（bisabolene）、α-樟脑烯（α-camphorene）、薁（azulene）等。

心材还含环戊烯酮化合物：5-十二烷基-4-羟基-4-甲基-2-环戊烯酮(5-dodecanyl-4-hydroxy-4-methyl-2-cyclopentenone)。

【炮制】　取原材料，锯成寸段，劈成小块。

饮片性状　参见"药材"项。

贮干燥容器内，密闭，置阴凉处。

【药性】　辛，温。归肝、脾经。

1.《本草拾遗》："味辛，温，无毒。"

2.《本草再新》："入肝、脾、肺三经。"

3.《广西中药志》："有小毒。"

4.《湖南药物志》："辛，微苦。"

【功用主治】　祛风散寒，温中理气，活血通络。主治风寒感冒，胃寒胀痛，寒湿吐泻，风湿痹痛，脚气，跌打伤痛，疥癣风痒。

1.《本草拾遗》："主恶气中恶，心腹痛，鬼注，霍乱腹胀，宿食不消，常吐酸臭水。""亦作浴汤，治脚气，除疥癣风痒。作履，除脚气。"

2.《本草再新》："暖血道，利关节，治跌打折骨，气逆血滞，兼能堕胎。"

3.《分类草药性》："治一切气痛，理痹，顺气，并霍乱呕吐。"

4.《天目山药用植物志》："现代一般用为中枢神经兴奋药，局部刺激药，有强心、镇痉、祛痰、防虫等作用。"

5.《香港中草药》："祛风散寒，温中健胃，止痹止痛。（治）风寒感冒头痛；胃寒胀痛；风湿骨痛，跌打损伤。"

【用法用量】　内服：煎汤，10～20 g；研末，3～6 g；或泡酒饮。外用：煎水洗。

【宜忌】《本草汇言》："胃中虚弱者禁用。"

【选方】　1. 治胃寒胀痛　樟木 15 g，煎水两碗服。《香港中草药》

2. 治搅肠痧　陈樟木、陈皮、东壁土等分。水煎去渣，连进三四服即愈。《卫生易简方》

3. 治脚气，痰壅呕逆，心胸满闷，不下饮食　樟木一两（涂生姜汁炙令黄），捣筛为散。每服不计时候，以粥饮调下一钱。《普济方》樟木散》

4. 治痛风，手足冷痛如虎咬者　樟木屑一斗，以水一担熬沸，以樟木置于大桶内，令人坐桶边，放一脚在内，外以草荐一领围之，勿令汤气入眼，恐坏眼，其功甚捷。《医学正传》

5653 樟脑 zhāng nǎo 《品汇精要》

【异名】　韶脑《神效方》，潮脑《品汇要》，脑子《本经逢原》，油脑《药材资料汇编》。

【基原】　为樟科樟属植物樟的根、干、枝、叶经蒸馏精制而成的颗粒状物。

【原植物】　参见"樟木"条。

【制法】　一般在 9～12 月砍伐老树，取其树根、树干、树枝，锯劈成碎片（树叶亦可用），置蒸馏器中进行蒸馏，樟木中含有的樟脑及挥发油随水蒸气馏出，冷却后，即得粗制樟脑。将此粗制樟脑再经升华精制，即得精制樟脑粉。将此樟脑粉入模型中压榨，则成透明的樟脑块。宜密闭瓷器中，放干燥处。本品以生长 50 年以上的老树，产量最丰；幼嫩枝叶，含脑少，产量低。

【药材】　樟脑 Camphora　产于台湾、贵州、广西、福建、江西、四川等地。以台湾产量最大，质量亦佳，称为"台冰"。

性状　樟脑为白色的结晶性粉末或为无色透明的硬块，粗制品则略带黄色，有光，在常温下易挥发，火试能发生有烟的红色火焰而燃烧。若加少量乙醇、乙醚或氯仿则易研成白粉。具窜透性的特异芳香，味初辛辣而后清凉。

【药理】　1. 局部作用　樟脑属刺激药，涂擦皮肤可使发赤剂。若轻轻涂擦可产生类似薄荷的清凉感，此乃刺激冷觉感受器的作用；用力涂擦则使皮肤发红。它还有轻度的局部麻醉作用，涂擦皮肤可随之有麻木感。樟脑有苦味和灼热感，内服少量，便有温热和舒适感。大剂量则有刺激作用，可引起恶心或呕吐。临床上用樟脑擦剂有止痒和镇痛作用，口服有驱风和轻微的祛痰作用。

2. 对中枢神经系统的作用　主要为兴奋中枢神经系统，对于高级中枢尤为显著，大剂量可引起皮质性的癫痫样惊厥。一般剂量的樟脑对呼吸无明显作用，在极度抑制情况下，可看到一些呼吸的兴奋，主要是由于皮下注射时刺激感受器引起的反射性兴奋。

3. 强心作用　樟脑制剂曾一度应用为强心药，但各报告结果很不一致，迄今无定论。它无洋地黄或肾上腺素样作用。对正常心脏，高浓度反呈抑制。在离体心脏上，只有在造成衰竭时，才见有兴奋作用。对血管运动中枢，只有其功能极低下时，方呈有兴奋作用，内脏血管收缩而皮肤血管舒张、血压上升。但对循环性虚脱和急性心功能衰竭的疗效仍未定论。有人报告，樟脑在动物体内的一个水溶性代谢产物——氧化樟脑(oxocamphor)，具有明显的强心、升压和兴奋呼吸的作用。

4. 体内过程　樟脑经黏膜、皮下、肌肉皆易吸收，口服吸收也快。在体内迅速被氧化，最后代谢成樟脑醇，再与葡萄糖醛酸结合，经尿排出。

毒性　误服樟脑制剂可致中毒。内服 0.5～1.0 g 可引起头晕、头痛、温热感，乃至兴奋、谵妄等。2.0 g 以上在一过性的镇静状态后，即出现大脑皮层兴奋，导致癫痫样痉挛，最后由于呼吸衰竭而死亡。樟脑对人的最小致死量为 2 g；儿童摄食 0.75 g 即可死亡。其治疗方法以及其他中枢兴奋药中毒时相同。

【采收加工】　取原药材，摊于清洁的纸上，除去杂质，吸除残留油脂及水分，研成细末。

饮片性状　为小颗粒状、结晶性粉末。白色或黄白色，有光泽。气芳香，浓烈刺鼻，味辛辣而后有清凉感。在常温下易挥发。

易点燃，燃烧时能发出多量黑烟和有光的火焰。

贮密闭的容器内，置阴凉干燥处，避热。

【药性】　辛、热。小毒。归心、脾经。

1.《品汇精要》:"味苦、辛，温。有小毒。"

2.《纲目》:"辛、热，无毒。"

3.《本草再新》:"入心、脾二经。"

4.《本草撮要》:"入足厥阴经。"

5.《四川中药志》1960年版:"入心、脾、胃经。"

【功用主治】　通窍辟秽，杀虫止痒，消肿止痛。主治热病神昏，中恶猝倒，痧胀吐泻腹痛，寒湿脚气，疥癣顽痒，秃疮、冻疮、臁疮，水火烫伤，跌打伤痛，牙痛，风火赤眼。

1.《普济方》:"作膏治诸恶疮及打扑损伤，风湿脚气等症。"

2.《品汇精要》:"主杀虫，除疥癣，疗汤火疮，敌秽气。"

3.《纲目》:"通关窍，利滞气，治邪气霍乱，心腹痛，寒湿脚气，疥癣，风虫，蛀齿，杀虫，着鞋中去脚气。"

4.《台湾药用植物志》:"樟脑少量内服，即生温感。樟脑为强心、呼吸器疾患，阿片中毒解毒药也。"

【用法用量】　内服：入丸、散，0.06～0.15 g，不入煎剂。外用：研末，或溶于酒，或入软膏敷搽。

【宜忌】　内服不宜过量，气虚及孕妇禁服。皮肤过敏者慎用。

1.《品汇精要》:"本品辛窜耗气动胎，故气虚及孕妇忌服。"

2.《本草汇言》:"止堪敷涂，不堪服食，故外科方每需用耳。"

【选方】　1. 治痧秽腹痛　樟脑一分，净没药二分，明乳香三分。研匀，茶调服三厘。(《本草正义》)

2. 治脚气肿痛　樟脑三钱，草乌头二钱。为极细末，醋糊丸，弹子大。每置一丸于足下踏之，下以微火烘之，衣被围覆，汗出如涎，即效。(《本草汇言》)

3. 治阴疽初起　樟脑、雄黄掺贴。(《药性集要》)

4. 治疥疮有脓　樟脑、硫黄、枯矾为末，麻油调匀，不可太稀。摊在新粗夏布上，包好，线扎紧，先将疥疮针刺去脓，随以药包乘擦之。(《不知医必要》樟脑散)

5. 治小儿秃疮　用樟脑三钱，花椒末、沥青末各二钱，生芝麻一两。先以退肿汤洗净患上，以香油少许调搽。(《本草汇言》)

6. 治汤火疮，定痛　樟脑合香油研敷。如疮湿，干掺上止痛，火毒不入内也。(《品汇精要》)

7. 治冻疮　潮脑 9 g，猪脂 30 g。先将猪脂炼好，去渣，再将炼好之猪油入锅内，下潮脑，微火炼十余分钟下锅，冷为膏，用瓶装好，封口备用。敷三五次即愈。(《健康报》1958, 10; 25)

8. 治痈疽溃烂，牵至胸前两胁，或至两肩上，或至两肋上，四五年不能疗者　樟脑三钱，雄黄(为末)三钱。先用荆芥根下一段(剪碎，煎沸沸)。温洗良久，看烂破处紫黑，以针一刺去血，再洗三四次，然后用樟脑、雄黄末，麻油调扫上出水，次日再洗再扫，以愈为度，专忌酒也。(《洞天奥旨》引《活法机要》樟脑丹)

9. 治臁疮　樟脑五六钱，猪脂油、葱白。共捣烂，厚敷疮上，油纸裹好，旧棉花扎紧，一日一换，不可见风。(《经验广集》樟脑膏)

10. 治一切风眼热痛　樟脑二钱，冰片一钱，薄荷三钱，防风一钱。将脑、片入碗内，荷、风摊其上，将碗盖纸糊封口，文武火升之碗上，刮下用。(《心医集》仙子丹)

11. 治风热痰气上攻，咽喉痛痹，肿塞妨闷，及为肺痈喘嗽吐脓血，胸满振寒，咽干不渴，时出浊沫，状如米泔，其气腥臭者　樟脑、牛黄(各另研)、朱砂、甘草各一钱。上为末，炼蜜丸，每两作二十丸。每用一丸嚼化。(《疡科选粹》如圣丸)

12. 治风火牙痛　樟脑、细辛各 6 g。细辛切碎，置铁锅内，将樟脑撒铺其上，盖以瓷碗，绽隙用黄泥固封，然后用文火升华，放冷取霜，密封备用。取霜适量，用棉裹如梧桐子大，放患牙处咬定即可。(《全国中草药汇编》)

【各家论述】　1.《本草经疏》:"得纯阳之气，其味辛，其气热，初时以水煎虑，后得火则焰炽不息，其禀龙火之性者乎。"

2.《药物学概要》:"樟脑味辛气烈，濒湖虽谓无毒，然古人从未以为内服之药，惟西国医家，谓能治泄泻霍乱转筋，盖以气用事，而性辛热，观其著火即燃，故善治真寒之霍乱、吐泻转筋……寻顾自制霍乱药酒亦用之，皆惟真寒为宜，湿热症弗用。""浸泡鼻闻，能醒秽气神速，脑昏沉闷，盖属兴奋刺激之效用，亦是提神行气之灵用。"

5654　樟木子　zhāng mù zǐ　《中药志》

【异名】　樟扣(《广西中药志》)，樟子、樟木蔻(《广东中药》)，樟树果(《青岛中草药》)。

【基原】　为樟科樟属植物樟的成熟果实。

【原植物】　参见"樟木"条。

【采收加工】　11～12月间采摘成熟果实，晒干。

【药材】　樟木子 Cinnamomi Camphorae Fructus 　主产于广东。

性状　果实呈圆球形，直径 5～8 mm，棕黑色至紫黑色。表面皱缩不平，或有光泽，基部有时有宿存的花被管，果皮呈肉质而薄，内含大而黑色的种子 1 粒。气极香，味辛爽。

【成分】　种子含脂肪油，其中饱和脂肪酸占 93%，三饱和酸、二饱和酸，一饱和酸及三不饱和酸甘油酯的摩尔百分比例为 80 : 17 : 1 : 2。

【性味】　《广东中药》:"辛，温，气香。"

【功用主治】　祛风散寒，温胃和中，理气止痛。主治脘腹疼痛，寒湿吐泻，气滞腹痛，脚气。

1.《广西中药志》:"治呕吐，水泻，腹痛。"

2.《湖南药志》:"利尿，解酒。"

3.《广东中药》:"祛风，散寒，行气止痛，开窍，消肿，止湿。"

4.《香港中草药》:"祛风散寒，温中健胃。治肾腹冷痛，食滞，腹胀，胃肠炎。"

【用法用量】　内服：煎汤，10～15 g。外用：煎汤洗；或研末以水调敷患处。

【选方】　1. 治吐泻腹痛　樟木子配黑老虎煎服。

2. 治寒湿脚气　樟木子配千斤拔、牛大力、走马箭，煎水外洗。(1、2方出自《广东中药》)

3. 治咽喉肿痛　樟树果、灯心草、黄柏各等分，白矾少许。共研末吹患处。(《青岛中草药》)

5655　樟木钻　zhāng mù zuān　《广西本草选编》

【异名】　野八角(《广西本草选编》)，石莽草(《广西药用植物名录》)。

【基原】　为八角科八角属植物红花八角的根、树皮。

【原植物】　红花八角 Illicium dunnianum Tutch. 又名：红花苘香(《福建植物志》)，山八角(《中国树木志》)。

常绿灌木，高 1～1.5 m，稀达 10 m。根粗壮，红褐色，有樟木香气。小枝纤细，棕褐色，具皱纹，老枝灰白色。单叶互生，常 3～8 片集生于枝顶，叶柄长 3～10 mm；叶革质或薄革质，狭长披针形或狭长倒披针形，长 4～10 cm，宽 0.8～2 cm，先端尾状渐尖或急尖，基部窄楔形，全缘，干后稍卷，侧脉 8～10 对。花单生或 2～3 朵簇生于叶腋或近枝顶，花梗纤细，长 1.5～4 cm；花被片

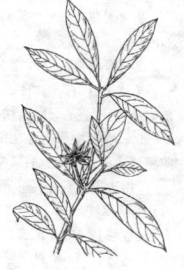

红花八角

12～20，粉红色或红色，最大一片椭圆形或近圆形；雄蕊通常 24；心皮 8～13。聚合蓇葖果 8～11，直径 2～2.5 cm，木质，有明显钻形尖头，稍反曲。种子亮褐色，有光泽。花期 4～7 月，果期 7～10 月。

生于山谷水旁，沿河两岸或山地密林、疏林的阴湿处、岩石缝中。分布于福建、湖南、广东、广西、贵州等地。

【采收加工】 秋冬季挖取根部，切片，晒干。秋季剥皮，晒干。

【成分】 皮中含 6-去氧伪日本莽草素（6-deoxypseudoanisatin），樟木钻素（dunnianin），6-去氧樟木钻素（6-deoxydunnianin）。

【药理】 镇痛、抗炎作用　红花八角中莽草酸具有较强的镇痛作用，为本品的镇痛有效成分。红花八角醇提物也具有较强的镇痛作用，而且对 5-HT 等致炎有显著的抑制作用。

【性味】《广西本草选编》："味苦辛，性温，有毒。"

【功用主治】《广西本草选编》："散瘀消肿，祛风止痛。主治跌打肿痛，扭挫伤，骨折，风湿关节痛。"

【用法用量】 外用：研粉酒调敷；或浸酒搽。

5656 樟柳头 zhāng liǔ tóu（《生草药性备要》）

【异名】 白石笋（《岭南采药录》），广东商陆（《岭南草药志》），观音姜、山冬笋、横柯（《广西药用植物志》），像甘蔗、老妈妈拐棍、毛姜、石笋（《云南药用植物名录》）。

【基原】 为姜科闭鞘姜属植物闭鞘姜的根茎。

【原植物】 闭鞘姜 *Costus speciosus* (Koen.) Smith [*Banksea speciosa* Koen.] 又名：水蕉花（《海南植物志》）。

多年生高大草本，高 1～3 m。茎基部近木质，上部常分枝。叶片长圆形或披针形，长 15～20 cm，宽 6～10 cm，先端渐尖或尾尖，基部近圆形，全缘，平行羽状脉由中央斜出，下面密被绢毛；叶鞘封闭。穗状花序顶生，椭圆形或卵形，长 5～15 cm；苞片卵形，红色，具厚而锐利的短尖头，每 1 苞片内有花 1 朵；小苞片长 1.2～1.5 cm；花萼革质，红色，长 1.8～2 cm，3 裂，嫩时被绒毛；花冠管长约 1 cm，裂片长约 5 cm，白色或红色；唇瓣喇叭形，白色，长 6.5～9 cm，先端具裂齿及皱波纹；雄蕊花瓣状，长约 4.5 cm，宽约 1.3 cm，上面被短柔毛，白色，基部橙黄色。蒴果稍木质，长约 1.3 cm，红色。种子黑色，光亮。花期 7～9 月，果期 9～11 月。

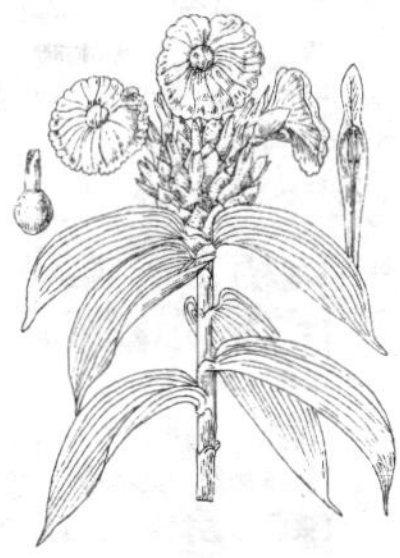

闭 鞘 姜

生于海拔 45～1 700 m 的疏林下、山谷阴湿地、路边草丛、荒坡、水沟边。分布于广东、广西、海南、云南、台湾等地。

【栽培】 生物学特性　喜温暖潮湿气候。对土壤要求不严，但以选择湿润、疏松、肥沃的壤土栽培为佳。

繁殖方法　根茎繁殖。3～4 月，剪取带芽根茎，每段具 2～3 个芽，用草木灰涂抹伤口，按行株距 50 cm×40 cm 开穴，每穴栽 1～2 株，芽朝上，覆土，浇水。

田间管理　齐苗后，及时中耕除草，结合中耕除草追肥 2～3 次，肥料以人畜粪尿和磷、钾肥为主。

【采收加工】 9、10 月采收为好，挖出根茎，晒干或切片晒干。

【药材】 樟柳头 *Costi Speciosi Rhizoma*　产于台湾、广东、海南、广西、云南等地。

性状　根茎呈指状分枝，表面浅黄棕色，具明显的环节，节间有鳞片样叶柄残基，有的有根和干瘪的须根。商品多为纵切、斜切或横切片，长 4～7 cm，直径 2～5 cm，厚 2～3 mm，外皮棕褐色，具纵皱，有须根及圆点状的根痕和环节，切面淡灰黄色，粗糙，有深棕黄色环及点状突起的维管束。气微，味淡、微苦。

鉴别　(1) 根茎横切面：木栓层为数列木栓细胞，其外可见残存的落皮层。皮层薄壁组织中散有分泌细胞，内含黄棕色物；皮层叶迹维管束众多，散在。内皮层明显。中柱内散有众多外韧维管束，其周围常见纤维群。薄壁细胞含淀粉粒及草酸钙方晶。

粉末特征：黄棕色。淀粉粒极多，长椭圆形、长棒形、长卵形或类圆形，有时一侧凸起，直径 7～24 μm，长 10～55 μm，脐点、层纹多不明显。纤维多成束，直径 14～26 μm，胞腔明显，可见稀疏十字交叉状纹孔。草酸钙方晶多见，散在或存在于薄壁细胞中，直径 3～14 μm，常有少量砂晶伴存。梯纹导管直径 52～114 μm，常破碎，螺纹导管直径约 26 μm。

(2) 取粗粉 5 g，加水 25 ml，水浴加热 10 分钟，趁热滤过。取滤液 2 ml，置试管中，用力振摇 1 分钟，产生大量蜂窝状泡沫，放置 10 分钟，泡沫无明显消失（检查皂苷类）。

【成分】 根茎和根含长链脂肪酸及其酯：13-甲基-十五（烷）酸十四醇酯（tetradecyl-13-methylpentadecanoate），11-甲基十三（烷）酸十四醇酯（tetradecyl-11-methyltridecanoate），14-氧代二十七（烷）酸（14-oxoheptacosanoic acid），14-氧代二十三（烷）酸（14-oxotricosanoic acid），15-氧代二十八（烷）酸（15-oxooctacosanoic acid），三十（烷）酸（triacontanoic acid），三十（烷）醇（triacontanol）；甾醇类：31-去甲环木菠萝烷酮（31-norcycloartanone），环木菠萝烷醇（cycloartanol），环木菠萝烯醇（cycloartenol），环鸦片甾烯醇（cyclolaudenol），谷甾醇（sitosterol），*β*-谷甾醇（*β*-sitosterol），*β*-谷甾醇-*β*-*D*-葡萄糖苷（*β*-sitosterol-*β*-*D*-glucoside），胆甾醇（cholesterol），菜油甾醇（campesterol），豆甾醇（stigmasterol），羊毛甾醇（lanosterol）；甾体皂苷元及其苷：薯蓣皂苷元（diosgenin），替告皂苷元（tigogenin），甲基原薯蓣皂苷（methylprotodioscin），薯蓣皂苷的前皂苷元 A（prosapogenin A of dioscin），薯蓣皂苷的前皂苷元 B（prosapogenin B of dioscin），薯蓣皂苷（dioscin），纤细薯蓣皂苷（gracillin）。还含生物碱，3-(4-羟基苯基)-(*E*)-2-丙烯酸甲酯〔methyl-3-(4-hydroxyphenyl)-2(*E*)-propenoate〕，姜黄素（curcumin），邻苯二甲酸双(2-乙基己醇)酯〔bis(2-ethylhexyl)phthalate〕。

【药理】 1. 对生殖系统的影响　闭鞘姜根茎的汁液，对兔、豚鼠及人的离体子宫有引起痉挛的作用，低浓度时升高或增大子宫收缩的基线、振幅及频率。对犬、兔的在体子宫亦有兴奋作用。这些活性不被喷托铵（pentolinium，安血定）、硫酸阿托品及美吡拉敏（mepyramine）所抑制，显示该活性与神经节、组胺及抗副交感神经无关，而是直接作用于子宫肌。根茎的粗提取物经进一步的化学分析，发现催产缩宫的成分主要集中在三氯甲烷提取的部分内，后经乙醇翻煮浓缩后的提取物连同母渣，测定它们对离体子宫的影响，发现其中第四、第五、第六组分有强烈的催产缩宫作用，第四组分的皂苷对不同生理状态的离体大鼠子宫皆有强烈的兴奋作用，特别是对怀孕期及产后的离体子宫，对人离体子宫及圆韧带亦有兴奋作用，而对离体输卵管只有舒张作用，喷托铵及硫酸阿托品预先处理的各类子宫，亦未见对闭鞘姜皂苷引起的子宫收缩作用有影响。将雌性大鼠的卵巢切除后，闭鞘姜皂苷能使其阴道上皮角化及增生，并在阴道孔内有脱皮现象，闭鞘姜皂苷对子宫亦有雌激素样作用，使子宫增重，糖原浓度增高，上皮增高成粒状，肿胀，固有层肥大，腺体扩张及白细胞浸润，子宫肌亦变肥大，这些变化与用己烯雌酚相似。闭鞘姜皂苷喂饲大鼠 15 日后，可以减低怀孕的机会，而且发现闭鞘姜皂苷在间情期不会抑制排卵，但在怀孕期 1～7 日内服药的大鼠着床率只有 20%。闭鞘姜根茎提取的薯蓣皂苷元，亦有雌激素样活性。

2. 抗病原微生物作用　闭鞘姜的挥发油能抑制金黄色葡萄球菌、白色葡萄球菌、溶血性链球菌、霍乱弧菌、伤寒杆菌、产气杆菌、变形杆菌、铜绿假单胞菌、弗氏杆菌、志贺杆菌等的生长，闭鞘姜的醇水提取物能抑制 Ranikhet 及 Vaccinia 病毒。根茎的乙醇粗提取物可使离体人蛔虫瘫痪,但不致死。

3. 对平滑肌的作用　闭鞘姜皂苷 2 μg/ml 和 20 μg/ml 的浓度对大鼠、豚鼠和家兔的离体回肠均引起痉挛,但对预先用喷托铵和硫酸阿托品处理过的回肠则无作用。闭鞘姜的生物碱对兔、豚鼠和大鼠的回肠、豚鼠和大鼠的子宫、犬的气管均有舒张解痉作用,而且该作用不被抗肾上腺素的药物所抑制。

4. 其他作用　50 mg/kg 的闭鞘姜醇水提取物,能降低犬血压,皂苷(含薯蓣皂苷元)能使犬的血压降低和心搏徐缓,生物碱能明显地增加犬的胆汁分泌,并有利尿作用,略见镇静作用。

毒性　醇水(1∶1)提取物小鼠腹腔注射的 LD_{50} 为 500 mg/kg,皂苷腹腔注射 $LD_{50} > 1\,000$ mg/kg,生物碱对大鼠的 LD_{50} 为 750 mg/kg。

【药性】　辛,寒。有毒。

1.《生草药性备要》:"味酸、辛,性寒,有大毒。"

2.《岭南采药录》:"味辛,性平,有毒。"

3.《广西本草选编》:"味酸、辛,性微寒,有小毒。"

【功用主治】　利水消肿,清热解毒。主治水肿臌胀,淋证,白浊,痈肿恶疮。

1.《生草药性备要》:"治水肿,消痈肿恶疮,落胎,杀虫。"

2.《岭南采药录》:"行水,通肠,坠胎,利二便,治十种水病。"

3.《广东中药》:"治百日咳,小便刺痛。"

4.《云南中草药》:"消炎利水,散瘀消肿。主治中耳炎、膀胱炎,小便不利,肝硬化腹水,跌打扭伤,外伤感染。"

5.《广西民族药简编》:"治胃气痛,阳痿,噤口痢,骨折。"

【用法用量】　内服:煎汤,3~6 g。外用:煎水洗;或鲜品捣敷;或捣汁滴耳。

【宜忌】　孕妇及脾胃虚弱者禁服,不宜过量及服用鲜品。

1.《生草药性备要》:"白者良,赤者不可服,误食杀人。"

2.《广西本草选编》:"服过量或用鲜的内服,容易中毒,出现头晕、呕吐、下泻等症状,可给冷粥服;或给甘草 9~15 g,水煎服。"

3.《全国中草药汇编》:"孕妇及体虚者忌服。"

【选方】　1. 治水病　樟柳根去粗皮,薄切晒干,为末,用黄鳝鱼头一,大蒜三瓣,绿豆一合,以水一大碗同煮,豆烂为度,将豆任意先吃了,却以汁调药末一钱匕。(《古今医统》引《经验方》)

2. 治百合疾(鼓疾)　樟柳头白色者一两至二两。和猪肝煎服。

3. 治水盅证肿胀　樟柳头之赤色者,捣烂绢包,缚脐中,病自小便出而愈。

4. 治白浊及闭口痢　樟柳头白色者一两至二两。和猪精肉煎服二次。(2~4 方出自《岭南采药录》)

5. 治中耳炎　鲜闭鞘姜适量。捣烂取汁,拭净耳内污物,每日滴 2~3 次。(《全国中草药汇编》)

6. 治骨折　(樟柳头)加食盐少许,共捣烂敷患处。(《广西民族药简编》)

7. 治阳痿　(闭鞘姜)根茎 30~60 g,猪肾 1 个。炖熟,服汤食肉。(《壮族民间用药选编》)

5657　樟树叶 ^{zhāng shù yè}《(纲目拾遗)》

【异名】　樟叶(福建、江西)。

【基原】　为樟科樟属植物樟的叶或枝叶。

【原植物】　参见"樟木"条。

【采收加工】　3 月下旬以前及 5 月上旬后含油多时采,鲜用或晒干。

【成分】　叶含挥发油,其主要成分是樟脑(camphor)(54.54％),还有 1, 8-桉叶素(1, 8-cineole)和少量 α-松油醇(α-terpineol)、β-蒎烯(β-pinene)、α-蒎烯、牻牛儿醛(geranial)、α-水芹烯(α-phellandrene)、莰烯(camphene)、龙脑(borneol)、橙花醛

(neral)等。

【药理】　抑菌作用　用碱提取、酸沉淀的方法从樟树叶片中分离得到棕黑色粉末,该提取物为有色化合物 A 和 B 的混合物,其中的 A 对大肠杆菌、金黄葡萄球菌、巨大芽胞杆菌、枯草杆菌及毛霉有较强的抑制活性。

【药性】《岭南草药志》:"气香,味辛,性温。"

【功用主治】　祛风除湿,杀虫解毒。主治风湿痹痛,胃痛,水火烫伤,疮疡肿毒,慢性下肢溃疡,疥癣,皮肤瘙痒,毒虫咬伤。

1.《岭南草药志》:"散风消肿,止痒镇痛。"

2.《全国中草药汇编》:"外用治慢性下肢溃疡,皮肤瘙痒。"

【用法用量】　内服:煎汤,3~10 g;或捣汁、研末。外用:煎水洗或捣敷。

【宜忌】　孕妇禁服。

【选方】　1. 治毒　樟树叶捣烂敷。

2. 治火伤　樟树茎、叶熬浓汁,洗搽伤处。(1、2 方出自《湖南药物志》)

3. 治蜈蚣咬伤　鲜樟树叶适量。煎水两碗服。(《香港中草药》)

4. 治钩虫病　樟嫩梢 250 g。水 1 000 g,煎至 250 g,次晨空腹温服。(《江西草药》)

【临床报道】　治疗支气管哮喘及喘息型气管炎　用樟叶油胶丸,每丸 40 mg。用法:例切组,在哮喘发作时给药 1 次,含化或吞服 1~2 丸。疗程组:每次 1~2 丸,含化或吞服,每日 3 次,7 日为 1 个疗程,共 2 个疗程。共治疗 987 例,结果其中例切组中临床控制 199 例次(33％)、显效 184 例次(30％)、好转 185 例次(30％),总有效 568 例次(93％),无效 42 例次(7％)。疗程组中临控 53 例次(42.4％)、显效 33 例(26.4％)、好转 32 例(25.6％),总有效 118 例(94.4％),无效 7 例(5.6％)。比较疗程组对支气管哮喘和喘息型气管炎的显效率有非常显著差异($P < 0.01$),说明本品对支气管哮喘的疗效更高些,其平喘疗效优于对慢性气管炎的疗效。通过观察,樟叶油胶丸有较好的平喘作用,效率高、见效快,并有一定的祛痰及止咳作用。用药后少部分患者有不同程度恶心、胶少数有呕吐、头昏、心慌、嗜睡和胸闷等,不需特殊处理,可自行好转。

5658　樟树皮 ^{zhāng shù pí}《(纲目拾遗)》

【异名】　香樟树皮(《皮玉局方》),樟皮(《纲目拾遗》),樟木皮(《生草药手册》)。

【基原】　为樟科樟属植物樟的树皮。

【原植物】　参见"樟木"条。

【采收加工】　8~9 月剥取树皮,切段,鲜用或晒干。

【药材】　樟树皮 Cinnamomi Camphorae Cortex　产于台湾、江西、福建等地。

性状　树皮表面光滑,黄褐色、灰褐色或褐色,有纵裂沟缝。有樟脑气,味辛苦。

【成分】　树皮含鞣质:左旋-表儿茶素(epicatechin),右旋-表儿茶素,原矢车菊素(procyanidin)B_1、B_2、B_7、C_1 及桂皮鞣质(cinnamtannin)I;还含有机酸:丙酸(propionic acid),丁酸(butyric acid),戊酸(valeric acid),己酸(caproic acid),辛酸(caprylic acid),癸酸(capric acid),月桂酸(lauric acid),肉豆蔻酸(myristic acid),硬脂酸(stearic acid),油酸(oleic acid)及肉豆蔻烯酸(myristoleic acid)等。

【药性】　辛、苦,温。

1.《岭南草药志》:"气香,味辛,性温。"

2.《全国中草药汇编》:"辛,微温。"

【功用主治】　祛风除湿,暖胃和中,杀虫疗疮。主治风湿痹痛,胃脘疼痛,呕吐泄泻,脚气肿痛,跌打损伤,疥癣疮毒,毒虫

螫伤。

1.《纲目拾遗》:"治天行温疫,湿毒流注,浴疥癣,洗脚气。"

2.《岭南草药志》:"散风消肿,止痒镇痛。"

3.《全国中草药汇编》:"外用治慢性下肢溃疡,皮肤瘙痒。"

4.《福建药物志》:"治急性肠炎,中暑腹痛,消化不良,胃痛,头痛,风湿关节痛,皮肤瘙痒。"

【用法用量】 内服:煎汤及浸酒,10~15 g。外用:煎水洗。

【选方】 1. 治急性肠炎 樟树二重皮30 g,乌药9 g。水煎,分3次服。

2. 治风湿关节疼痛 樟根二重皮、地胆草各30 g。水煎服。(1、2方出自《福建药物志》)

3. 治湿气脚肿 樟木皮500 g,蛤蒌(假蒌)250 g,杉木皮500 g。煎汤熏洗。(《陆川本草》)

4. 治皮肤瘙痒 樟树皮、油茶枯、枫树皮各适量。水煎洗患部。(《福建药物志》)

5. 治对口疮 樟树皮二层皮捣烂,调蜂蜜,敷患处。(《岭南草药志》)

6. 治酒醉 樟树皮水煎服。(《湖南药物志》)

5659 樟梨子 zhāng lí zǐ 《浙江药用植物志》

【异名】 樟梨、香樟子《纲目拾遗》,樟树梨《浙江药用植物志》。

【基原】 为樟科樟属植物樟的病态果实。

【原植物】 参见"樟木"条。

【采收加工】 秋冬季摘取或拾取自落果梨,除去果梗,晒干。

【药材】 樟梨子 Cinnamomi Camphorae Abmormalis Fructus 产于浙江。

性状 果实呈不规则圆球形,直径0.5~1.4 cm,表面土黄色,有黄色粉末,凹凸不平,基部具果梗痕或残存果梗。质坚硬,砸碎后断面红棕色,无种子及核。有特异芳香气,味辛、微涩。

【炮制】 原药用清水快洗,捞起,晒干,拣去杂质,筛去灰屑。用时捣碎。

饮片性状 参见"药材"项。

贮干燥容器内。密闭,置阴凉干燥处。防霉。

【药性】《浙江药用植物志》:"辛,温。"

【功用主治】 健脾温中,理气止痛。主治胃寒脘腹疼痛,食滞腹胀,呕吐腹泻;外用治疮肿。

1.《纲目拾遗》:"磨汁肿毒,治中满,心胃疼皆效。"

2.《浙江药用植物志》:"健脾理气。治胃寒腹痛,食滞腹胀,泄泻。"

【用法用量】 内服:煎汤,6~12 g。外用:磨汁涂患处。

5660 橄榄 gǎn lǎn 《日华子》

【异名】 橄榄子《南州异物志》,余甘子《临海异物志》,橄榄《食疗本草》,忠果《记事珠》,青果《宛陵集》,青子《东坡诗集》,谏果《齐东野语》,青橄榄《海槎余录》,白榄《广东新语》,黄榄、甘榄《陆川本草》)。

【基原】 为橄榄科橄榄属植物橄榄的果实。

【原植物】 橄榄 Canarium album (Lour.) Raeusch. [Pimela alba Lour.]

常绿乔木,高10~20 m。有胶黏性芳香的树脂。树皮

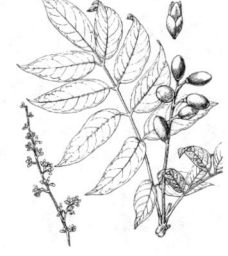

橄榄

淡灰色,平滑;幼枝及叶柄及叶轴均被极短的柔毛,有皮孔。奇数羽状复叶互生,长15~30 cm;小叶11~15,长圆状披针形,长6~15 cm,宽2.5~5 cm,先端渐尖,基部偏斜,全缘,秃净,网脉两面明显,下面脉腋内有小窝点,略粗糙。圆锥花序顶生或腋生,与叶等长或略短;萼杯状,3浅裂;花瓣3~5,白色,芳香;雄蕊6,插生于环状花盘外侧;雌蕊1,子房上位。核果卵形,长约3 cm,初时黄绿色,后变黄白色,两端锐尖。花期5~7月,果期8~10月。

生于低海拔的杂木林中,有栽培。分布于福建、广东、广西、海南、四川、贵州、云南、台湾等地。

本植物的种仁(橄榄仁)、果核(橄榄核)、果实的蒸馏液(橄榄露)、根(橄榄根)亦供药用,另设专条。

【栽培】 生物学特性 喜高温多湿气候,平均温度20~22 ℃生长最为适宜。不耐寒,霜冻较严重地区易受冻害。以土层深厚、疏松肥沃、富含腐殖质的砂质壤土为好。幼树期可与豆类作物套作。

繁殖方法 种子繁殖或嫁接繁殖。种子繁殖,育苗移栽法:秋后采收成熟果实,用开水浸泡3~5分钟,使果核与果核分离,取出果核,用湿砂层积处理越冬后发芽。2~3月播种,按行距30 cm开沟,株距12~15 cm播种1颗,覆土,盖草,浇水。出苗后揭去盖草,除弱留壮,勤除杂草,春、夏、秋季施人畜粪肥。培育2年移栽或作嫁接的砧木用。嫁接繁殖,切接法:4~5月实生苗作砧木,再从优良品种的母株上选取二年生枝条作接穗,进行嫁接。芽接在定植后2~3年进行。嫁接苗成活后培育1年,春季移栽,按行株距10 m×8 m开穴,穴底先施土杂肥,幼苗栽种时要剪去多部分叶片,削平大根伤口,并用黄泥浆焦,以免流胶腐烂。每穴种1株,填土压实,土略高于地面,浇水。

田间管理 幼苗期要勤除草松土、施肥。结果后追肥2次,可在萌芽时和采果后进行施人畜粪肥、厩肥、河泥等。株高2 m左右,需整枝修剪,仅留3~4个主枝及3~4个侧枝,侧枝过多时,要从基部剪除,侧枝过强,则要摘心。经常要培土,保护根部。寒冷地区,冬季包草防冻。

病虫害防治 有星天牛幼虫、小金龟子等为害。

【采收加工】 培育后6~7年结果,8~9月待果实外皮呈绿色稍微黄时采摘,洗净,鲜用或用微火烘干。

【药材】 橄榄 Canarii Albi Fructus 主产于广东、福建、四川。

性状 果实纺锤形,两端钝尖,长2.5~4 cm,直径1~1.5 cm。表面棕黄色或黑褐色,有不规则深皱纹。果肉厚,灰棕色或棕褐色。果核(内果皮)梭形,暗红棕色,表面具纵棱3条,其间各有2条弧形弯曲的沟;质坚硬,破开后其内多分3室,各有种子1颗。外种皮黄色,常紧贴于内果皮上,内种皮红棕色,膜质,胚乳极薄;子叶2片。气无,果肉味涩,久嚼微甜。

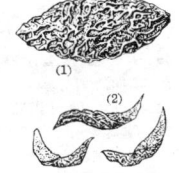

橄榄(果实)外形及饮片
(1)果实 (2)饮片

显微 果实横切面:外果皮表皮细胞1列,细胞呈长长方形,切向排列,内含黄棕色物,外被角质层。中果皮为数10列薄壁细胞,有维管束和色素物分布,亦有横向导管散在。果酸钙簇晶甚多,直径4~45 μm,草酸钙方晶边长2.5~7.5 μm。颓废细胞数列,径向或切向排列。内果皮坚硬,由石细胞组成。

【成分】 种子含莨属香豆素(scoparone),东莨菪素(scopoletin),(E)-3, 3'-二羟基-4, 4'-二甲氧芪(E)-3, 3'-dihydroxy-4, 4'-dimethoxystilbene)、没食子酸(gallic acid),挥发油及香树脂醇等。种子油中含多种脂肪酸:己酸(hexanoic acid),辛酸(octanoic acid），癸酸（decanoic acid），月桂酸（lauric acid），肉豆蔻酸（myristic acid），硬脂酸（stearic acid），棕榈酸（palmitic acid），油酸（oleic acid），亚麻酸（linolenic acid）等。

【炮制】 取原药材，除去杂质，洗净，干燥。

饮片性状　参见"药材"项。

贮干燥容器内，置阴凉干燥处。防蛀，防霉。

【药性】 甘、酸、涩、平。归肺、胃经。

1.《开宝本草》："味酸、甘、温。无毒。"

2.《绍兴本草》："味酸、苦、甘、温。无毒。"

3.《日用本草》："味微酸、涩、甘、平。"

4.《品汇精要》："味酸、甘，性温收，气厚味薄，阳中之阴。臭香。"

5.《本草汇言》："味苦、涩，而回味转甘，入手太阴、足阳明经。"

6.《本草再新》："味甘、涩、性寒。入肝、脾、肺三经。"

【功用主治】 清肺利咽，生津止渴，解毒。主治咳嗽咯血，咽喉肿痛，暑热烦渴，醉酒，鱼蟹中毒。

1.《食疗本草》："主鲩鱼（即河豚）毒，煮汁服之。"

2.《日华子》："开胃，下气，止泻。"

3.《开宝本草》："主消酒。"

4.《本草图经》："生啖及煮饮，并解诸毒。人误食鲅鲌肝至迷闷者，饮其汁立差。"

5.《本草衍义》："嚼汁咽，治鱼鲠。"

6.《纲目》："生津液，止烦渴，治咽喉痛。咀嚼咽汁，能解一切鱼鳖毒。"

7.《本草通玄》："固精。"

8.《本经逢原》："生津止渴，开胃消痰。醉饱后及寒暑结嗽宜之。患痘疮者宜多食，以其解毒而助胃中温和之气，令痘起发也。"

9.《本草再新》："平肝开胃，润肺滋阴，消痰理气，止咳嗽，治吐血。"

【用法用量】 内服：煎汤，6～12 g；或熬膏；或入丸剂。外用：研末撒或油调敷。

【宜忌】 脾胃虚寒及大便结者慎服。

1.《绍兴本草》："多食亦伤喉咽。"

2.《本草衍义补遗》："其性热，多食能致上壅。"

3.《本经逢原》："热嗽不可误食。"

4.《本草求原》："痘后勿食。病人多食，令气上壅，以其性温而涩，聚火气于胃也。"

5.《四川中药志》1960年版："中寒及大便秘结者忌用。"

【选方】 1.治时行风火喉痛，喉间红肿　橄榄，生芦藤。水煎服。（《王氏医案》青龙白虎汤）

2.治孕妇胎动心烦，口渴咽干　青果适量。置猪肚内，炖熟，食肉喝汤。（《四川中药志》1982年版）

3.治酒伤昏闷　用橄榄肉十个，煎汤饮。（《本草汇言》）

4.治河豚、鱼、鳖诸毒，诸鱼骨鲠　橄榄捣汁，或煎浓汤饮。（《随息居饮食谱》）

5.治野蕈毒　橄榄捣为泥，食之。（《顾体医话》）

6.治痫癫或羊头风　橄榄十斤磨损，入砂锅煮数遍，去核，入石臼捣烂，仍入原汤煎腻出汁，易水再煎，煎至无味去渣，以计共归一锅，煎浓成膏，用白明矾八钱，研粉入膏搅和。每日早晚各取膏三钱，开水送服。如初起轻者，取橄榄咬损一头，蘸矾末入口嚼咽，至愈乃止。（《外科全生集》）

7.治唇紧燥裂生疮　橄榄不拘多少。烧灰，上为细末。以猪脂和，涂患处。（《济生方》橄榄散）

8.治牙龈溃烂，诸药不效者　用橄榄二三个，连皮带核，火中煅过存性，加冰片半分，搽之。（《幼幼集成》）

9.治下部疳疮　橄榄（烧存性）、白螺蛳壳（古泥墙上者，浸去

泥，醋煅）各一钱。研末，加冰片一分，研匀，麻油调搽。湿者掺之，须先用甘草花椒汤洗。（《潜斋简效方》）

【临床报道】 治疗急性细菌性痢疾　取新鲜橄榄连核 100 g，加水 200 ml，放入砂锅用文火煎 2～3 小时，使成 100 ml，过滤。成人每日服 3～4 次，每次 25～30 ml，连服至大便性状恢复正常，次数每日 1～2 次后停药。一般 1 个疗程 5 日。如大便性状未见改善，细菌培养阳性者，则取橄榄煎液 50 ml，加水 50 ml 保留灌肠，每日 1～2 次，连用 3 日。共治 49 例，痊愈。平均 12 小时退热，2.8 日大便次数恢复正常，3.8 日大便性状改善，4.1 日大便培养阴性。

【各家论述】 1.《本草经疏》："橄榄《本经》味酸、甘，今尝之先涩而后甘，得土中之阳气，脾胃家果也。能生津液，酒引嚼之不渴，故主生消酒；治疗解鲩鱼毒，故疗鲅鲌毒也。鲅鲌即河豚也。"

2.《本草汇言》："此药味苦涩，而回味转甘，苦能下气，故消酒气之上升，涩能敛津，故能生津液而止渴，甘能和中，故能解鱼毒，而并化鱼骨作鲠也。"

3.《医林纂要》："酒辛助肝怒，灼肺金，故青果之甘酸能解之。"

5661 橄榄仁 gǎn lǎn rén 《纲目》

【基原】 为橄榄科橄榄属植物橄榄的种仁。

【原植物】 参见"橄榄"条。

【采收加工】 收集果核，击碎核壳，取出种仁，晒干。

【药性】 甘、平。

1.《纲目》："甘、平。无毒。"

2.《医林纂要》："甘、淡。专入肺。"

【功用主治】 润燥，醒酒，解毒。主治口唇燥痛，醉酒，鱼、蟹中毒。

1.《开宝本草》："研敷唇吻燥痛。"

2.《医林纂要》："润肺，解酒，解鱼虫毒。"

3.《食物考》："开胃。"

4.《随息居饮食谱》："解毒杀虫，稀痘，制鱼腥。"

【用法用量】 内服：煎汤，3～6 g。外用：研敷。

5662 橄榄核 gǎn lǎn hé 《纲目》

【异名】 青果核（《食物中药与便方》）。

【基原】 为橄榄科橄榄属植物橄榄的果核。

【原植物】 参见"橄榄"条。

【采收加工】 9～10 月采取成熟果实，除去果肉，鲜用或晒干。

【药材】 橄榄核 Canarii Albi Nux　主产于福建、广东、四川、云南、广西等地。

性状　果核梭形，暗红棕色，表面有 3 条纵棱，棱间有 2 条弧形弯曲的沟。质坚硬，破开后内分 3 室，各有种子 1 颗，内果皮分 2 层，外层较厚，红褐色，内层较薄，黄色。种皮红棕色，膜质。子叶 2 片折叠，白色或黄白色，油性。气清香。

鉴别　果核横切面：果皮石细胞呈长方形，外侧壁较厚，孔沟细密而明显，内侧胞腔较明显，孔沟明显分叉。种皮细胞壁薄，内含红棕色色素。子叶细胞多角形，壁薄，内含糊粉粒和脂肪油。

【药性】 《纲目》："甘、涩、温。无毒。"

【功用主治】 解毒利气，敛疮止血。主治咽喉肿痛，口舌生疮，冻疮，疳疮，天疱疮，肠风下血，睾丸肿痛。

1.《纲目》："磨汁服，治诸鱼骨鲠及食鲙成积，又治小儿痘疮倒靥。烧研服之，治下血。"

2.《本草经疏》："烧灰，敷疳疮。"

3.《本经逢原》："性专搜涤胎毒。灰末，敷金疮无瘢。生核磨水，搽瘊渐灭。"

4.《药性考》："治瘰疬肿痛，肠风下血，调敷冻疮。"

5. 《本草再新》："治肝胃气,疝气,消疽瘤。"

6. 《重庆草药》："解毒,杀虫。外用治疮疡,煅灰收黄水。"

【用法用量】 内服:烧存性研末,3~6 g;或磨汁。外用:烧存性,研末撒或调敷;或磨汁涂。

【宜忌】 《本经逢原》："过degrees令人呕泻。"

【选方】 1. 治口疳,喉癣,喉痹 橄榄核(煅存性)、抱出鸡之蛋壳(煅)、方儿茶、人中白(煅)各一钱,上冰片三分。共研细末,收好。每用少许,吹之。《王氏医存》

2. 治耳足冻疮 橄榄核烧研,油调涂之。《纲目》引《乾坤生意》

3. 治男女下疳痒不可当者,并一切极痒诸疮 橄榄核烧灰存性,研极细末。每一钱加冰片二分,密配之。或干掺,或麻油、猪胆汁俱可调搽。《疡医大全》黑香散

4. 治天疱疮,黄水疮 青果烧灰 15 g,山螺蛳灰(死山螺蛳壳装砂罐内,用泥密封,烧 4 小时取出,退火)60 g,青黛12 g,冰片 3 g。研细调麻油搽。《重庆草药》

5. 治肠风下血久不瘥者 橄榄核不以多少。灯上烧灰为细末。每服二钱,陈米饮调下,空心食前。《杨氏家藏方》橄榄散

6. 治阴肾瘤肿 橄榄核、荔枝核、山楂核等分。烧存性,研末。每服二钱,空心茴香汤调下。《纲目》

7. 治鱼骨鲠 橄榄核为末,以顺流水调服二钱。《丹台玉案》

8. 治疮子倒靥 橄榄子核中截断,水磨少许服,立发。《普济方》

9. 解河豚毒 (橄榄)核磨汁或研末,急流水调服。《本草从新》

10. 治打扑青肿疼痛 青果核磨水,频扫患处,其毒肿立退。《寿世保元》

5663 橄榄根 gǎn lǎn gēn 《泉州本草》

【异名】 白榄根《岭南采药录》。

【基原】 为橄榄科橄榄属植物橄榄的根。

【原植物】 参见"橄榄"条。

【采收加工】 10~12 月采挖,切片,鲜用或晒干。

【药性】 微苦。

1. 《全国中草药汇编》："味淡,性平。"

2. 《福建药物志》："微苦,平。"

【功用主治】 祛风湿,舒筋络,利咽喉。主治风湿痹痛,手足麻木,脚气,咽喉肿痛。

1. 《岭南采药录》："治脚气证,白浊。"

2. 《全国中草药汇编》："舒筋活络,祛风除湿。可治风湿腰腿酸痛,产后风瘫,手脚麻木。"

3. 《福建药物志》："治风湿关节痛,哮喘。"

【用法用量】 内服:煎汤,15~30 g。外用:煎水含漱。

【选方】 1. 治关节风湿 橄榄根 15 g,合牛肉 250 g 炖服。《泉州本草》

2. 治筋骨酸痛 鲜橄榄根 120 g,黄酒 120 ml。水炖服。(福建《民间实用草药》)

3. 治脚气 (白榄)根二三两,和猪脚一只,同煎汤饮之。《岭南采药录》

4. 治单双乳蛾 鲜橄榄根120 g,米醋1盏。水煎漱喉,日五六次。(福建《民间实用草药》)

5. 治羊痫风 橄榄根 15~30 g。开水磨至乳白色,加温服。《福建药物志》

5664 橄榄露 gǎn lǎn lù 《四川中药志》

【基原】 为橄榄科橄榄属植物橄榄果实的蒸馏液。

【原植物】 参见"橄榄"条。

【功用主治】 《四川中药志》1960 年版："能清肺、利咽喉及生津止渴;治咽喉肿痛、咳嗽痰中带血、泻痢、烦渴、酒毒及河豚毒。"

【用法用量】 内服:10~15 ml。

5665 棉芽 mián yá 《本草图经》

【异名】 杜仲芽(姚可成《食物本草》)。

【基原】 为杜仲科杜仲属植物杜仲的嫩叶。

【原植物】 参见"杜仲"条。

【采收加工】 4~7 月采摘,晒干。

【炮制】 取原药材,除去杂质,切丝。

饮片性状 本品为不规则的丝状,表面黄绿色,叶缘具锯齿,搓之易碎,折断有银白色橡胶丝。气微,味淡,微苦。

贮干燥容器内,置通风干燥处。

【药性】 姚可成《食物本草》:"味甘,平,无毒。"

【功用主治】 补虚生津,解毒,止血。主治身体虚弱,口渴,脚气,痔疮肿痛,便血。

1. 《本草图经》:"主风毒脚气及久积风冷,肠痔下血。"

2. 姚可成《食物本草》:"治口渴,补虚损。"

【用法用量】 内服:煎汤,3~10 g;或研末,1~3 g。

5666 豌豆 wān dòu 《绍兴本草》

【异名】 蹚豆《四民月令》,噌豆《广雅》,荜豆《千金方》,寒豆《品汇精要》,麦豆《浙江药用植物志》,雪豆《广州植物志》。

【基原】 为豆科豌豆属植物豌豆的种子。

【原植物】 豌豆 *Pisum sativum* L.

一年或二年生攀缘草本,长达 2 m。全株绿色,带白粉,光滑无毛。羽状复叶,互生,小叶 2~3 对,叶末端有羽状分枝的卷须;托叶卵形,叶状,常大于小叶,基部心状,包围叶柄或茎,边缘下部有细锯齿;小叶片卵形、卵状椭圆形和倒卵形,长 2~4 cm,宽 1.5~2.5 cm,先端圆或稍尖,基部楔形,全缘,时有疏锯齿。花蝶形,2~3 朵,腋生,白色或紫色;萼钟状,萼齿披针形;旗瓣圆形,先端微凹,基部具较宽的短爪,翼瓣近圆形,下部具耳和爪,龙骨瓣近半圆形与翼瓣贴生;雄蕊 10,二体,(9)+1;子房线状,长圆形,花柱弯曲与子房成直角。荚果圆筒状,长 5~10 cm,内含种子多粒。种子球形,淡绿黄色。花期 6~7 月,果期 7~9 月。

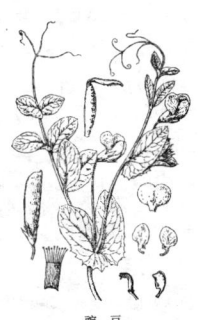

豌豆

全国各地多有栽培。

本植物的嫩茎叶(豌豆苗)、花(豌豆花)、荚果(豌豆荚)亦供药用,另设专条。

【采收加工】 6~7 月采收全草,鲜用或晒干。

【药材】 豌豆 *Semen Pisi Sativi* 全国各地均有栽培。

性状 种子圆球形,直径约 5 mm。表面青绿色至黄绿色、淡黄白色,有皱纹,可见点状种脐。种皮薄而韧,除去种皮有 2 枚白色肥厚的子叶。气微,味淡。

鉴别 种子横切面:种皮的表皮为 1 列栅状细胞,壁厚,由内侧向外渐增厚。栅状细胞的内方是 1 列支持细胞,呈哑铃形,胞间隙明显。向内方是多列薄壁细胞,内侧几列细胞常颓废。胚乳细胞小。子叶细胞多角形,内含淀粉粒,糊粉粒和少量脂肪油滴。

【药性】 甘,平。归脾、胃经。

1.《绍兴本草》:"味甘,平。"

2.《本草经疏》:"入脾、胃。"

3.《医林纂要》:"甘、咸,寒,滑。"

4.《青岛中草药手册》:"性温,味平。"

【功用主治】 和中下气,通乳利水,解毒。主治消渴,吐逆,泄利腹胀,霍乱转筋,乳少,脚气水肿,疮痈。

1.《绍兴本草》:"调顺营卫,益中平气。"

2.《日本本草》:"煮食下乳汁。"

3.《纲目》:"研末涂痈肿、痘疮。"

4.《本草从新》:"理脾胃。"

5.《随息居饮食谱》:"和中生津止渴,下气通乳消胀。"

【用法用量】 内服:煎汤,60~125 g;或煮食。外用:煎水洗,或研末调涂。

【宜忌】《冯氏锦囊》:"多食发气痰。"

【选方】 1.治霍乱,吐利转筋,心膈烦闷 豌豆三合,香薷三两。上药以水三大盏,煎至一盏半,去滓。分为三服,温温服之,如人行五里再服。(《圣惠方》)

2.治消渴(糖尿病) 青豌豆适量,煮熟淡食。(《食物中药与便方》)

3.治脚气抬肩喘 豌豆二升,水五斗,葱白三茎(擘碎),椒三分。煮取汤二斗。倾入两瓷瓮,以脚各安在一瓮中浸,遣人从膝上淋洗百遍。(《圣济总录》豌豆汤淋渫方)

4.治痘疮 豌豆四十九粒,绿豆四十九粒(二味各烧成灰),油发一握(烧),珍珠七粒。上共为细末。用胭脂取汁调匀;以针挑破疮头,纳药于中,更用胭脂水涂四畔。(《秘传经验痘疹方》四圣珍珠散)

5.治鹅掌风 白豌豆一升,入楝子同煎水。早、午、晚洗,每日七次。(《万氏秘传外科心法》)

5667 **豌豆七** ^wān dòu qī^（《全国中草药汇编》）

【异名】 白三七(《秦岭巴山天然药物志》),一代宗(《湖北中草药志》),打不死、还阳参、接骨丹、三步接骨丹(《陕西中草药名录》)。

【基原】 为景天科红景天属植物菱叶红景天的全草。

【原植物】 菱叶红景天 Rhodiola henryi (Diels) S. H. Fu [Sedum henryi Diels] 又名:还阳参景天(《拉汉种子植物名称》),岩还阳、岩老鼠、岩田三七、岩见血参、水三七(《湖北植物志》)。

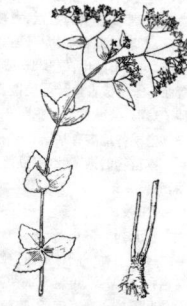

多年生草本,高 30~40 cm。全株无毛。根颈肉质、肥厚,常被有披针状三角形鳞片。茎直立,单一或丛,淡绿色。叶 3 片轮生,无柄;叶片卵状菱形至椭圆状菱形,长 1~3 cm,宽 0.8~2 cm,先端急尖,基部宽楔形至圆形,边缘有疏锯齿,膜质。聚伞圆锥花序,雌雄异株;雄花萼片 4,线状披针形;花瓣 4,黄绿色,长圆状披针形;雄蕊 8,2 轮,淡黄绿色;雌花花萼、花瓣数同雄花,花瓣线状长圆形,鳞片 4,褐色,匙状四方形,先端微缺;心皮 4,花柱基部稍合生。蓇葖果,上部叉开呈星芒状。种子狭卵形至长圆形,褐色,两端有翅。花期 5~6 月,果期 7~8 月。

菱叶红景天

生于海拔 1 000~3 300 m 的山坡沟边阴湿岩石上或林中。分布于河南、湖北、四川、陕西、甘肃等地。

本植物的根(豌豆七根)亦供药用,另设专条。

【采收加工】 5~7 月采收,鲜用或晒干。

【药性】 微辛、甘、涩,平。归肝、肾经。

1.《陕西中草药》:"味涩,性平。"

2.《秦岭巴山天然药物志》:"酸、涩,平。"

【功用主治】 散瘀止痛,止血,安神。主治跌打损伤,骨折,外伤出血,月经不调,痛经,失眠。

1.《陕西中草药》:"止血,镇痛,强筋,长骨。治跌打损伤,骨折。"

2.《湖北中草药志》:"散瘀止痛,解毒,安神。用于失眠,痨伤,疖肿等。"

3.《中国植物志》:"可治胃痛。"

4.《秦岭巴山天然药物志》:"主治月经不调,痛经。"

【用法用量】 内服:煎汤,3~9 g;或泡酒。外用:鲜品捣敷。

【选方】 1.治月经不调,痛经 白三七 10 g,大救驾 10 g,刺五加 10 g。水煎服。(《秦岭巴山天然药物志》)

2.治痨伤 一代宗 45 g,白酒 250 ml,浸泡 1 日。每日服 2 次,每次 10 ml。(《湖北中草药志》)

5668 **豌豆花** ^wān dòu huā^（《青藏高原药物图鉴》）

【基原】 为豆科豌豆属植物豌豆的花。

【原植物】 参见"豌豆"条。

【采收加工】 6~7 月开花时采摘,鲜用或晒干。

【药性】 甘,平。

【功用主治】 清热凉血。主治咳血,鼻衄,月经过多。

1.《青藏高原药物图鉴》:"治月经过多,鼻衄。"

2.《福建药物志》:"清热,解毒,凉血。主治咳血。"

【用法用量】 内服:煎汤,9~15 g。

5669 **豌豆苗** ^wān dòu miáo^（《植物名实图考长编》）

【基原】 为豆科豌豆属植物豌豆的嫩茎叶。

【原植物】 参见"豌豆"条。

【采收加工】 春季采收,鲜用。

【药性】 甘,平。

【功用主治】 清热解毒,凉血平肝。主治暑热,消渴,高血压病,疔毒,疥疮。

1.《植物名实图考长编》:"豌豆苗作蔬极美。固始有患疥者,每摘食之,以为能去湿解毒,试之良验。"

2.《福建药物志》:"清热,解毒,凉血。主治疥疮。"

【用法用量】 内服:煎汤,9~15 g;或鲜苗捣绞汁;或作蔬食。外用:鲜叶捣敷。

【选方】 1.治消渴(糖尿病) 嫩豌豆苗,捣烂榨汁。每次半杯,每日 2 次。

2.治高血压病,心脏病 豌豆苗一握。洗净捣烂,包布榨汁,每次半杯,略加温服,每日 2 次。(1、2 方出自《食物中药与便方》)

5670 **豌豆荚** ^wān dòu jiá^（《福建药物志》）

【基原】 为豆科豌豆属植物豌豆的荚果。

【原植物】 参见"豌豆"条。

【采收加工】 7~8 月采收成熟果实,晒干。

【药性】 甘,平。

【功用主治】《福建药物志》:"治耳后糜烂。"

【用法用量】 外用:烧灰存性,菜油调涂。

5671 **豌豆七根** ^wān dòu qī gēn^（《全国中草药汇编》）

【异名】 白三七根(《陕西中草药名录》)。

【基原】 为景天科红景天属植物菱叶红景天的根。

【原植物】 参见"豌豆七"条。

【采收加工】 初春或秋季采挖，晒干。

【成分】 根茎含有蒲公英甾醇乙酸酯(taraxasteryl acetate)，乙酸异莫替醇酯(isomotiol-3β-acetate)，乙酸异多花独尾草烯醇酯(isomultiflorenyl acetate)，小麦黄素(tricin)，小麦黄素-7-O-β-D-葡萄糖苷(tricin-7-O-β-D-glucoside)，胡萝卜苷(daucosterol)，阿卓呋喃庚酮醇-3(D-altrofuranoheptulose-3)，2-吡喃阿卓糖糖氧基-3-甲基丁腈(heterodendrin)，1，2，3，4，6-五没食子酰葡萄糖(1，2，3，4，6-penta-O-galloyl-β-glucose)。

【药性】 苦，涩，凉。归大肠、肝经。

1.《陕西中草药》："苦，涩，性凉。"

2.《甘肃中草药手册》："苦，微寒。"

3.《四川中药志》1979年版："微辛，甘，凉。"

【功用主治】 清热止痢，散瘀止痛，安神。主治痢疾，泄泻，跌打损伤，风湿疼痛，心烦，失眠。

1.《陕西中草药》："理气，收涩，消肿。主治痢疾，腹泻，喉炎，劳伤，跌打损伤，红肿疼痛等。"

2.《甘肃中草药手册》："清热利湿，活血消肿。"

3.《四川中药志》1979年版："活血，止血，凉血除烦，用于跌打损伤，外伤出血，心烦不眠。"

【用法用量】 内服：煎汤，9～15 g；或泡酒。

【选方】 1. 治泄泻　豌豆七(根)9 g。水煎服。(《甘肃中草药手册》)

2. 治外伤出血，跌打损伤肿痛　豌豆七(根)适量。磨酒服，并以干粉敷外处。(《四川中药志》1979年版》

3. 治劳伤　白三七根 6 g。研粉，冲服。(《秦岭巴山天然药物志》)

4. 治失眠　豌豆七(根)15 g，瓜子金 3 g，合欢花 6 g。水煎服。(《四川中药志》1979年版)

5672 飘拂草 piāo fú cǎo 《植物名实图考》

【异名】 黑节叶(《广西药用植物名录》)，土甘松(《湖南药物志》)。

【基原】 为莎草科飘拂草属植物两歧飘拂草的全草。

【原植物】 两歧飘拂草 Fimbristylis dichotoma (L.) Vahl [Scirpus dichotomus L.，S. annuus All.]

草本。秆丛生，高 30～50 cm。全株无毛或有疏柔毛。叶线形，短于秆，宽 1～2.5 mm，先端急尖或钝；鞘基部革质。花序下的叶状苞片 3～4，常 1～2 片，长于花序。聚伞花序复出或简单，小穗卵形或长圆状卵形，长 5～12 mm，宽 2～3 mm，有多数花；鳞片卵形或长圆形，长 2～2.5 mm，棕褐色，有光泽，有 3～5 脉，先端具短尖；雄蕊 2～3；花柱扁平，上部有缘毛；柱头 2。小坚果宽倒卵形，双凸状，长 1～

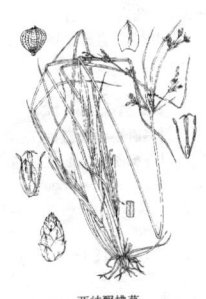

两歧飘拂草

1.2 mm，白色至淡褐色，表面有横长圆形网纹，纵肋 7～9 条，显著隆起，有褐色短柄。花、果期 7～10 月。

生于河边、湖旁、稻田中及路边潮湿处。除西北外，各地均有分布。

【采收加工】 夏、秋季采收，洗净，晒干。

【栽培】 生物学特性　喜温暖潮湿气候，耐涝。对土壤要求不严，但以肥沃、疏松的壤土栽培为好。

繁殖方法　用种子繁殖法：直播。3～4月撒播，播后覆一层细土。

田间管理　苗出齐后，及时拔除杂草，并适当间苗。一般不施肥。旱季注意灌水。

【成分】 全草含醌类化合物：双氢莎草醌(dihydrocyperaquinone)，四氢莎草醌(tetrahydrocyperaquinone)，莎草醌(cyperaquinone)，羟基莎草醌(hydroxycyperaquinone)，去甲莎草醌(demethyl-cyperaquinone)。

【药性】 《湖南药物志》："辛，温。"

【功用主治】 清热利尿，解毒。主治小便不利，湿热浮肿，淋病，小儿胎毒。

1.《植物名实图考》："利小便。"

2.《湖南药物志》："理气止痛。治胃痛，小儿胎毒。"

【用法用量】 内服：煎汤，6～9 g。外用：煎水洗。

【选方】 1. 治胃痛　(两歧飘拂草)全草 9～15 g。研粉，分 2 次水冲服。

2. 治小儿胎毒　(土甘松)全草煎水洗。(1、2方出自《湖南药物志》)

5673 醋 cù 《别录》

【异名】 苦酒(《伤寒论》)，醯(《别录》)，淳酢(《本草经集注》)，米醋(《食疗本草》)。

【基原】 为用高粱、米、大麦、小米、玉米等或低度白酒为原料酿制而成的含有乙酸的液体。亦有用食用冰醋酸加水和着色料配成，不加香色料即成白醋。

【成分】 含醋酸，三羟基丁酮(acetoin)，二羟基丙酮(dihydroxyacetone)，酪醇(tyrosol)，乙醛(acetaldehyde)，甲醛(formaldehyde)，乙缩醛(acetal)，琥珀酸(succinic acid)，草酸(oxalic acid)及山梨糖(sorbose)等。

【药性】 1. 杀虫作用　体外试验，0.125%～0.25%乙酸与原头蚴接触后可在2～3分钟内出现双层皱泡，起刺，皮层分离，溶解及虫体变暗，钙粒减少等形态结构变化。5～10 分钟内可达到100%杀死原头蚴的效果。原头蚴经药液处理 10 分钟后，给小鼠腹腔接种，均未发育成棘球蚴。

2. 抗菌、抗病毒作用　乙酸对甲型链球菌、卡他球菌、肺炎球菌、白葡萄球菌、流感病毒等致病菌，有很好的抑制和杀灭作用。

【药性】 酸、甘，温。归肝、胃经。

1.《别录》："味酸，温，无毒。"

2.《千金方》："味酸，温，涩。"

3.《本草蒙筌》："味酸，甘，性温。"

4.《纲目》："酸、苦，温。"

5.《雷公炮制药性解》："入肝经。"

6.《本草新编》："入胃、脾、大肠，尤走肝脏。"

7.《本经逢原》："酸，寒。"

【功用主治】 散瘀消积，止血，安蛔，解毒。主治产后血晕，癥瘕积聚，吐血，衄血，便血，虫积腹痛，鱼肉菜毒，痈肿疮毒。

1.《别录》："消痈肿，散水气，杀邪毒。"

2.《千金方》："治血运。"

3.《食疗本草》："治瘑癣。""消诸毒气，杀邪毒，能治妇人产后血气心痛。""人有口疮，以黄檗皮醋渍含之。""研青木香服之，止卒心痛、血气。又大黄涂肿。"

4.《食医心镜》："扁鹊云：能理诸药病热。"

5.《日华子》："治产后妇人冲妇损，及金疮血运；下气除烦，破癥结。治妇人心痛，助诸药力，杀一切鱼肉菜毒。"

6.《本草衍义》："产妇房中常酽醋气则为佳，酸益血也。"

7.《本草蒙筌》："敛咽疮，驱胃脘气疼并坚积癥块冷痛。"

8.《纲目》："散瘀血。治黄疸、黄汗。"

9.《雷公炮制药性解》："主胃脘气痛，癥瘕积聚，产后血晕，去瘀生新。"

10.《本草备要》:"散瘀解毒,下气消食,开胃气,治心腹血气痛,癥结痰癖,疸黄痈肿。"

【用法用量】内服:煎汤,10～30 ml;或浸渍;或拌制。外用:含漱;或调敷或熏蒸;或浸洗。

【宜忌】脾胃湿重、痿痹、筋脉拘挛者慎服。

1.《本草经集注》:"不可多食之,损人肌脏。"

2.《千金方》:"扁鹊云:多食酢,损人骨。"

3.《食疗本草》:"多食损人胃。""服诸药不可多食,不可与蛤肉同食,相反。""人多食,损腰胃脏。"

4.《日华子》:"多食不益丈夫,损人颜色。"

5.《纲目》:"酸属木,脾病毋多食酸。酸伤脾,肉脂而唇揭。服茯苓、丹参人不可食醋。"

6.《得配本草》:"感冒外邪及脾病,手足屈伸不便者,禁服。"

7.《随息居饮食谱》:"风寒咳嗽,外感疮痬初病皆忌。"

【选方】 1. 治产后血晕 用铁器烧红,更选淬醋中,就病人之鼻以熏之。(《随息居饮食谱》)

2. 治一切积聚 京三棱四两(醋煮,切片,晒干),川芎二两(醋煮微软,切片),大黄半两(醋湿纸裹,火煨过)。上三味,为末,水煮和为丸,如桐子大。每服三十丸,温水送下,不拘时候。(《普济方》醋煮三棱丸)

3. 治瘕癖 鳖甲、诃子皮、干姜各等分。为末,醋糊丸,梧子大。每三十丸,空心白汤下。(《医学入门》醋鳖丸)

4. 治过食鱼腥、生冷水菜果实成积者 生姜捣烂,和米醋调匀食之。(《日华子》)

5. 治黄汗病,身体肿,发热,汗出而渴,状如风水,汗沾衣,色正黄如檗汁,脉自沉;以汗出入水中浴,水从汗孔入得之 黄耆五两,芍药三两,桂枝三两。上三味,以苦酒一升,水七升,相合,煮三升。温服一升。当心烦,服至六七日乃解。若心烦不止者,以苦酒阻故也。(《金匮要略》黄耆芍药桂枝苦酒汤)

6. 治少阴病,咽中伤,生疮,不能语言,声不出者 半夏十四枚(洗,破如枣核大),鸡子一枚(去黄,内苦酒着鸡子壳中)。内半夏著苦酒中,以鸡子壳置刀环中,安火上,令三沸,去滓。少少含咽之,不瘥,更作。(《伤寒论》苦酒汤)

7. 治鼻出血不止 酢和胡粉半茶许服之。

8. 治乳痈坚硬 以罐盛醋,烧石令热纳中,沸止,更烧如前,少热,纳乳渍之,冷更烧石纳渍。(7、8方出自《千金方》)

9. 治疝气冲痛 青皮、小茴香各五钱。以米醋一碗煮干,加水二碗,煎八分,温和服。(《林氏家抄方》)

10. 治牙疼 陈醋四两,花椒二钱。水煎,去椒含漱。(《全国中草药新医疗法展览会资料选编》)

【临床报道】 1. 治胆道蛔虫病 按年龄大小顿服食醋30～50 ml,或更多,以后视情况再次服用,直到不痛为止。在疼痛明显减轻的当日或次日,按常规服用驱蛔药物。观察 15 例。服药总量为 300～500 ml,结果 12 例于 2 日内止痛,3 例在 3～4 日内疼痛亦完全解除。

2. 治疗疗、痈、蜂窝织炎、丹毒、脓肿、腮腺炎、乳腺炎等急性外科炎症 取食醋 250 ml,置搪瓷碗中加热,沸后加入乳香、没药末各 6 g,边搅边加入淀粉 60 g,待成糊状后即将其摊于牛皮纸上,面积大于病变范围,厚 1～1.5 cm,俟温度降到 50 ℃左右时敷于患处,外加 3～4 层纱布包扎。临床观察 50 例,除 5 例因系窦性脓肿、喉头结核及骨髓炎无效外,均获治愈。一般在 2 小时后数疼痛开始减轻,一般在 8 小时后开始消肿。治愈病例 3 日以内者 16 例,6 日内者 20 例,9 日内者 7 例,10 日以上者 2 例。

3. 治疗急性黄疸型肝炎 取食醋,每日 3 次,每次口服10 ml,并配合口服复合维生素 B 片剂。治疗 51 例急性黄疸型传染性肝炎,全部治愈。最短 6 日,最长 41 日,儿童平均 10.3 日,成

人平均 16 日。

4. 治疗妇女滴虫性阴道炎 以食醋加冷开水配成 25%～50%食醋稀释液,冲洗阴道,随即将 70%的食醋棉球塞入阴道,每日 1 次,连续 3 次为 1 个疗程。治疗 248 例,全部治愈。

5. 治疗癣及神经性皮炎 ① 治疗癣:先用温开水将患处洗涤干净,然后用食醋蘸醋以消毒棉球蘸擦患处,每日早晚各 1 次。结果:79 例患者经治疗,痊愈和显效 76 例。② 用陈醋木鳖酊治疗神经性皮炎、干癣 50 例。先将木鳖子 30 g 碾成细粉,放入 250 ml 陈醋内,浸泡 7 日,每日摇动 1 次。用小棉签蘸醋药液涂擦患处皮肤,每日 2 次,7 日为 1 个疗程。结果:36 例神经性皮炎 1 个疗程治愈者 28 例,2 个疗程治愈者 8 例;14 例干性体癣经 1 个疗程治愈者 6 例,2 个疗程治愈者 6 例,无效 2 例,总有效率 96%。

6. 治疗高血压病 用花生仁浸泡在食醋中,1 星期后取用(浸泡时间越长越好),每晚睡前取 3～4 粒,嚼碎吞服,连服 7 日为1 个疗程,一般经 1 个疗程治疗,血压即可降至正常。用上述方法治疗 70 例高血压病患者,均收到满意效果。

【各家论述】 1.《本草衍义》:"醋,酒糟为之,有米醋、麦醋、枣醋。米醋比诸醋最酽,入药多用之,谷气全也,故胜糟醋。

2.《本草经疏》:"醋惟米造者入药,得温热之气,其味酸,气温无毒。""醋酸入肝,肝主血,血遇热瘀则生痈肿,醋能敛瘀热,温能行于逆血,故主消痈肿。其治产后血晕、眩晕血病者,水性泛滥,得收敛而宁谧也。杀邪毒者,酸苦涌泄,能吐出一切邪气毒物也。《日华子》主下气除烦,妇人心痛血气,并产后及伤损,金疮出血,迷闷,杀一切鱼肉菜毒,取其酸收而又有散瘀解毒之功也,故外科药中多资用也。"

3.《纲目》:"大抵醋治诸疮肿积块、心腹疼痛、痰水血病,杀鱼肉菜及诸虫毒心,取其酸酸之意,而又有散瘀、解毒之功。"

4.《本草蒙筌》:"丹溪曰:醋味酸引,调和鱼肉蔬菜,尽可适口,但变疾以渐,人所不知。盖酸收也,甘滞也。苟远而不用,亦知疾一端,然食多齿软者,因水生木,水气弱,木气盛,故知是尔。齿属肾水,酸助肝木,安得不然?"

5.《本草汇言》:"醋,解热毒、消痈肿、化一切鱼肠果菜诸积之药也。林氏曰,醋主收,醋得酸味之正也,直入厥阴肝经,散邪敛正,故藏器治产后血病、血痛、血晕,及一切中恶邪气,卒时昏冒者,以大炭火人熨斗内以醋沃之,酸气遍宫中,血行气通燕下,所谓自清矣。凡诸药宜入肝者,须以醋拌炒制,应病如神。又仲景《金匮要略》治黄汗有黄耆白芍桂枝苦酒汤,谭氏治风瘀有石胆散子,俱用米醋入剂,专取其敛正气,散一切恶水血痰之妙用也。"

5674 醋林子 cù lín zǐ
《本草图经》

【基原】为蔷薇科石楠属植物光叶石楠的果实。

【原植物】 光叶石楠 Photinia glabra (Thunb.) Maxim. [Crataegus glabra Thunb.] 又名:木球花、串亭木、凿木、梓树、矮子错树(《湖南药物志》),扇骨木(江苏),石斑木(广东)。

常绿乔木,高~5 m,或达 7 m。老枝灰黑色,无毛,皮孔棕黑色。叶互生;叶柄长 1～1.5 cm,无毛;叶片革质,幼时及老时皆呈红色,椭圆形、长圆形或长圆状倒卵形,长 5～9 cm,宽 2～4 cm,有稀疏浅钝细锯齿,两面无毛。花两性;复伞房花序顶生,总花梗和花梗均无毛;花直径 7～8 mm;萼筒杯状,萼片 5,三角形;花瓣5,白色,倒卵形,基部有短爪;雄蕊 20;花柱离生,下部合生。梨果卵形,长约

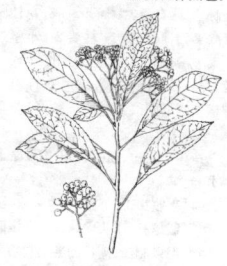

光叶石楠

5 mm，红色。花期 4～5 月，果期 9～10 月。

生于海拔 500～800 m 的山坡杂木林中。分布于江苏、浙江、安徽、江西、广东、广西、四川、贵州、云南等地。

本植物的叶（光叶石楠）亦供药用，另设专条。

【栽培】 **生物学特性** 宜于温暖湿润气候、土层深厚、排水良好的肥沃壤土中生长。

繁殖方法 种子繁殖：将成熟果实采收后，先置于水中浸泡几日，搓去果皮，洗净果肉，再将种子拌人草木灰中，然后与湿砂层贮藏。春季 3～4 月，将经过处理的种子条播于苗床，行距 20 cm，沟深 2～3 cm。每亩用种量 15～18 kg，播后覆土盖草，保持土壤湿润。出苗后结合除草松土，揭去盖草，分批间苗，按株距 20～25 cm 定苗，苗期注意施肥、水管理，培育 1～2 年后出圃造林。于春秋两季栽植，育苗床 2 m×1 m，浇水，浇水后易成活。

田间管理 幼树培育期间经常除草松土，适量追施堆肥，冬季或早春应整枝打杈，注意病虫害防治。

【采收加工】 秋季果熟时采收，晒干，或用盐、醋腌渍。

【成分】 种子油主要含脂肪酸及 β-谷甾醇（β-sitosterol）。

果实含花色苷色素：矢车菊素-3-单葡萄糖苷（cyanidin-3-monoglucoside）、蹄纹天竺素-3-单葡萄糖苷（pelargonidin-3-monoglucoside）、矢车菊素-3-芸香糖苷（cyanidin-3-rutinoside）、蹄纹天竺素-3-芸香糖苷（pelargonidin-3-rutinoside）、矢车菊素-3-木糖基葡萄糖苷（cyanidin-3-xylosylglucoside）、矢车菊素-3-木糖基半乳糖苷（cyanidin-3-xylosylgalactoside）、飞燕草素-3-木糖基葡萄糖苷（delphinidin-3-xyloxylglucoside）及飞燕草素-3-槐糖苷-5-单葡萄糖苷（delphinidin-3-sophoroside-5-monoglucoside）。

【药性】 《本草图经》："味酸，性温，无毒。"

【功用主治】 《本草图经》："善疗蛔咬心痛，及痔漏下血，并久痢不差。尤治疳蛔虫心，心腹胀满，黄瘦，下寸白虫。以盐、醋收藏，以充果子食，生津液，酲润，止渴。"

【用法用量】 内服：研末，1～3 g，酒调；或盐、醋淹渍，生食。

【宜忌】 《本草图经》："不可多食，令人口舌粗拆。"

5675 醉马草 zuì mǎ cǎo 《沙漠地区药用植物》

【异名】 马绊肠、断肠草、醉马豆、勺草《沙漠地区药用植物》。

【基原】 为豆科棘豆属植物小花棘豆的全草。

【原植物】 小花棘豆 *Oxytropis glabra* DC. 又名：包头棘豆《内蒙古植物志》。

多年生草本，高 20～30 cm。茎直匍，上部斜升，多分枝，疏被柔毛。奇数羽状复叶，长 5～10 cm，小叶 5～19；托叶披针形、披针状卵形、卵形以至三角形，分离或与叶柄连合；小叶披针形、卵状披针形、长圆状披针形至狭卵形，长 10～20 mm，宽 3～7 mm，先端锐尖，渐尖或钝，基部圆形，上面毛头或近无毛，下面被疏或密的柔毛。总状花序腋生，花疏生，总花梗较叶长，被柔毛，苞片线状披针形；萼钟状，长约 5 mm，被柔毛，萼齿披针状钻形；花小，蝶形，长 6～8 mm，淡蓝紫色，旗瓣宽倒卵形，先端近截形，翼瓣较旗瓣短，龙骨瓣有喙；雄蕊 10，二体。荚果长圆形，长 10～17 mm，下垂，膨胀，先端喙长 1～1.5 mm，外有短柔毛。花期 6～7 月，果期 7～8 月。

生于荒漠草原及荒漠低湿处。分布于山西、内蒙古、西藏、陕西、甘肃、青海、新疆等地。

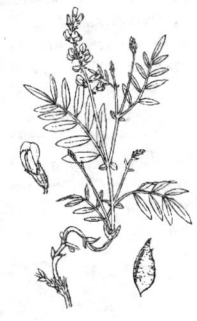

小花棘豆

【采收加工】 夏季开花前采收，晒干或鲜用。

【药材】 醉马草 *Oxytropis Glabrae Herba* 产于山西、内蒙古、青海、甘肃等地。

性状 根长圆锥形，有分枝。羽状复叶，托叶三角形，顶端渐尖，基部与叶柄合生，有刚毛。小叶椭圆形，长 10～20 mm，宽 2.5～6 mm，先端钝，基部圆形，全缘，表面绿色或枯绿色，皱缩，质脆易碎。有的可见总状花序或矩形荚果，长 15 mm，宽 4 mm，先端有弯曲的小喙。气微，味微苦。

【成分】 全草含：(1) 黄酮类：槲皮素（quercetin）、山奈酚（kaempferol）、7，3′-二羟基-2′，4′-二甲氧基异黄烷（7，3′-dihydroxy-2′，4′-dimethoxyisoflavane）、山奈酚-7-O-α-L-吡喃鼠李糖苷（kaempferol-7-O-α-L-rhamnopyranoside）、山奈酚-3-O-β-D-吡喃葡萄糖苷（kaempferol-3-O-β-D-glucopyranoside）、山奈酚-3-O-β-D-吡喃葡萄糖基（1→2）-β-D-吡喃葡萄糖苷〔kaempferol-3-O-β-D-glucopyranosyl(1→2)-β-D-glucopyranoside〕、槲皮素-3-O-β-D-吡喃葡萄糖苷（quercetin-3-O-β-D-glucopyranoside）、杨梅树皮素-3-O-β-D-吡喃葡萄糖苷（myricetin-3-O-β-D-glucopyranoside）、山奈酚-3-O-芸香糖苷（kaempferol-3-O-rutinoside）等。

(2) 三萜类：3-O-〔α-L-吡喃鼠李糖基（1→2）-β-D-吡喃葡萄糖基（1→4）-β-D-吡喃葡萄糖醛酸基〕大豆皂苷 B〔3-O-〔α-L-rhamnopyranosyl(1→2)-β-D-glucopy-ranosyl(1→4)-β-D-glucuronopyranosyl〕-soyasapogenol B）、3-O-〔β-D-吡喃葡萄糖基（1→2）-β-D-吡喃葡萄糖醛酸基〕赤豆皂苷〔3-O-〔β-D-glucopyranosyl(1→2)-β-D-glucuronopyranosyl〕-azukisapogenol）、3-O-〔β-D-吡喃葡萄糖基（1→2）-β-D-吡喃葡萄糖醛酸基〕赤豆皂苷甲酯〔3-O-〔β-D-glucopyranosyl(1→2)-β-D-glucuronopyranosyl〕-azukisapogenol methyl ester）、3-O-〔β-D-吡喃葡萄糖基（1→2）-β-D-吡喃葡萄糖醛酸基〕赤豆皂醇酰胺〔3-O-〔β-D-glucopyranosyl(1→2)-β-D-glucuronopyranosyl〕-azukisapogenolamide）、棘豆醇-3-O-α-L-吡喃鼠李糖基（1→2）-β-D-吡喃葡萄糖基（1→4）-β-D-吡喃葡萄糖醛酸基〔oxytrogenol-3-O-α-L-rhamnopyranosyl(1→2)-β-D-glucopyranosyl(1→4)-β-D-glucuronopyranosyl〕、3β，22β，24-三羟基齐墩果-12-烯酸 3-O-α-L-吡喃鼠李糖基（1→2）-β-D-吡喃葡萄糖醛酸苷〔3β，22β，24-trihydroxyolean-12-en-oic acid-3-O-α-L-rhamnopyranosyl(1→2)-β-D-glucopyranosyl(1→2)-β-D-glucuronopyranoside〕、3-O-〔α-L-吡喃鼠李糖基（1→3）-β-D-吡喃葡萄糖醛酸基（1→6）-β-D-吡喃葡萄糖苷〕大豆皂醇 B〔3-O-〔α-L-rhamnopyranosyl(1→3)-β-D-glucopyranoyl(1→6)-β-D-glucuronopyranosyl〕-soyasapogenol B）等。

(3) 生物碱类：臭豆碱（anagyrine）、黄华碱（thermopsine）、N-甲基金雀花碱（N-methylcytisine）、鹰爪豆碱（sparteine）、膺靛叶碱（baptifoline）、白鲜碱（dictamnine）、腺嘌呤（adenine）。

(4) 其他成分：亦含 2，2，2-三氯乙醛乙基半缩醛（2，2，2-trichloroacetaldehyde ethyl hemiacetal）、棕榈酸（palmitic acid）、胡萝卜甾醇（daucosterol）、正三十四烷（tetratriacontane）、1，1，1，7，7，7-六氯-2，6-二羟基-4-庚酮（1，1，1，7，7，7-hexachloro-2，6-dihydroxyheptan-4-one）和脲基甲酸乙酯（ethyluramino formate）。种子含蛋白质毒素（氨基酸残基数约为 218，分子量 27 400）。

【药理】 **毒性** 醉马草含一种具有溶血活性的蛋白质毒素，将纯化的毒素由家兔耳静脉注射（1 mg/kg），2 小时后，血液中红细胞数下降 75%，体温由 37 ℃下降至 28 ℃。24 小时后，可基本恢复正常。其半数溶血剂量为 0.403 mg。进一步的研究发现，醉马草的毒性来自其中的成分之一——1，1，1，7，7，7-六氯-2，6-二羟基-4-庚酮，属于高毒类成分，但在体内分解很快，毒力下降。

【药性】 《沙漠地区药用植物》："有毒。"

【功用主治】 《全国中草药汇编》："麻醉，镇静，止痛。主治关节痛，牙痛，神经衰弱，皮肤瘙痒症。"

【用法用量】 内服：煎汤，1.5～3 g(鲜者 3～6 g)。外用：水煎洗；或揉烂塞患牙；或煎水含漱。

【宜忌】《全国中草药汇编》："内服切勿过量，以免中毒。"

【选方】 1. 治关节痛 醉马草 4.5 g，杠柳皮(北五加皮)6 g，地构叶 9 g。水煎服。

2. 治牙痛 醉马草 4.5 g。水煎含漱，漱后吐出；或取根少许揉烂咬在患牙处，勿咽下。

3. 治神经衰弱 鲜醉马草 6 g。水煎服。

4. 治皮肤瘙痒 醉马草适量。水煎外洗。(1～4 方出自《沙漠地区药用植物》)

5676 醉鱼草 zuì yú cǎo (《纲目》)

【异名】 鱼尾草、醉鱼儿草(《履巉岩本草》)，樚木(《普济方》)，闹鱼花(《纲目》)，痒见消(《植物名实图考长编》)，四方麻、阳包树(《中国药用植物志》)，鱼鳞子(《安徽药材》)，药杆子(《江苏省植物药材志》)，驴尾草、羊尾巴、防痛树、鸡公尾(《广西中兽医药用植物》)，毒鱼藤、鲤鱼花草、药鳗老醋(《中国土农药志》)，野巴豆、老阳花、萝卜树子、药鱼子(《除害灭病爱国卫生运动手册》)，土蒙花(《四川中药志》)，花玉成、四棱麻、羊饱药、羊白婆、金鸡尾、洞庭草、白皮消、铁帚尾(《湖南药物志》)，红鱼波、红鱼皂(《闽东本草》)，铁线尾、四季青、白袍花、糖茶、水泡木、雉尾花、楼梅草(《南方主要有毒植物》)，鱼泡草、鱼藤草、洋波、鱼背子花(《福建中草药》)，一串花、狗头鹰(江西《草药手册》)，红鱼鲄、鱼白子花(《福建药物志》)，野刚子、鱼尾子、鱼花草、毒鱼草(《浙江药用植物志》)。

【基原】 为醉鱼草科醉鱼草属植物醉鱼草的茎叶。

【原植物】 醉鱼草 *Buddleja lindleyana* Fort.

落叶灌木，高 1～2.5 m。树皮茶褐色，多分枝，小枝四棱形，有窄翅。单叶对生；具柄，柄上密生绒毛；叶片纸质，卵圆形至长圆状披针形，长 3～8 cm，宽 1.5～3 cm，先端尖，基部楔形，全缘或具稀疏锯齿；幼叶嫩时叶两面密被黄色绒毛，老时毛脱落。穗状花序顶生，长 18～40 cm，花倾向一侧；花萼管状，4 或 5 浅裂，有鳞片密生；花冠细长管状，微弯曲，紫色，长约 15 mm，外面具有白色光亮细鳞片，内面具有白色细柔毛，先端 4 裂，裂片卵圆形；雄蕊 4；花丝短，贴生；雌蕊 1，花柱线形，柱头 2 裂，子房上位。蒴果长圆形，长约 5 mm，有鳞，熟后 2 裂，基部有宿萼。种子细小，褐色。花期 4～7 月，果期 10～11 月。

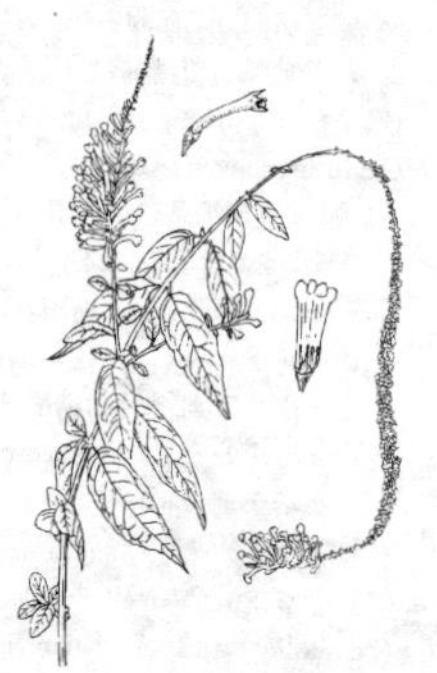

醉鱼草

生于海拔 200～2 700 m 的山坡、林缘或河边土坎上。分布于西南及江苏、湖北、湖南、广东、广西等地。

本植物的花(醉鱼草花)、根(醉鱼草根)亦供药用，另设专条。

【采收加工】 夏、秋季采收，切碎，晒干或鲜用。

【成分】 全株含醉鱼草苷(buddleoglucoside)即是刺槐苷(acaciin)等。

【药理】 抑菌杀虫作用 醉鱼草对某些昆虫有杀灭作用。煎剂体外可抑制金黄色葡萄球菌。

【药性】 辛、苦，温。有毒。

1.《履巉岩本草》："性凉，无毒。"

2.《纲目》："辛、苦，温，有小毒。"

3.《湖南药物志》："微辛，温，无毒。"

【功用主治】 祛风解毒，驱虫，化骨鲠。主治痄腮，痈肿，瘰疬，蛔虫病，钩虫病，诸鱼骨鲠。

1.《履巉岩本草》："治鱼骨鲠。"

2.《纲目》："治误食石斑鱼子中毒，吐不止，及诸鱼骨鲠者。捣汁和冷水少许咽之，吐即止，骨即化也。"

3.《药性考》："惟用花叶，能消水气，故治痰癖。鱼触即死。"

4.《湖南药物志》："消风祛湿，行气化痰，解毒止咳。主治腹痛，腹泻，痈肿，关节痛。"

【用法用量】 内服：煎汤，10～15 g，鲜品 15～30 g；或捣汁。外用：捣敷。

【宜忌】 口服不宜过量，否则可产生头晕，呕吐，呼吸困难，四肢麻木和震颤等毒副作用。

【选方】 1. 治痄腮 醉鱼草 15 g，枫球 7 枚，荠菜 9 g。煮鸡蛋食。

2. 治瘰疬 醉鱼草全草 30 g。水煎服。(1、2 方出自《湖南药物志》)

3. 治阴疽 鲜醉鱼草叶。酒或醋捣烂，敷患处。(《福建中草药》)

4. 治钩虫病 醉鱼草，首剂 15 g，后逐日增至 150 g。水煎，于晚饭后及次晨饭前分服。疗程 5～7 日。(南药《中草药学》)

5. 治鱼骨鲠 每用(醉鱼儿草)少许捣汁，冷水浸，灌漱时复咽下些子，自然骨化为水。(《履巉岩本草》)

6. 治风寒牙痛 (醉鱼草)鲜叶和食盐少许，捣烂取汁漱口。(《福建中草药》)

【临床报道】 治疗支气管哮喘 用醉鱼草糖浆(每 1 ml 含生药 1.5 g)，在哮喘剧发时或用其他西药无效后使用。一般只服 1～2 个疗程(6～12 日)，无效终止使用。成人每日 3 次，每次 10 ml，儿童用量酌减。治疗 52 例，痊愈 38 例，占 73%；好转 2 例；无效 12 例，总有效率为 76.9%(其中风寒郁肺型痊愈 20 例，无效 2 例；痰浊阻肺型痊愈 11 例，好转 2 例，无效 1 例；风热犯肺型痊愈 7 例；肺肾气虚及心阳衰型无效 9 例)。

5677 醉魂藤 zuì hún téng (《贵州民间药物》)

【异名】 老鸦花、野豇豆(《贵州民间药物》)，对叶羊角扭(《广西药用植物名录》)。

【基原】 为萝藦科醉魂藤属植物醉魂藤的根。

【原植物】 醉魂藤 *Heterostemma alatum* Wight [Hoya alata Wall.]

纤细攀缘木质藤本，长达 4 m。茎有纵纹及 2 列柔毛，老时渐无毛。叶对生，纸质；叶柄长 2～5 cm，扁平，被柔毛，先端具丛生小腺体；叶片宽卵形或长卵圆形，长 8～15 cm，宽 5～8 cm，先端渐尖，基部圆形或阔楔形；基出脉 3～5，初成翅形，后渐扁平。伞形状聚伞花序腋生，着花 10～15 朵；苞片和小苞片卵形；花萼 5 裂，内面基部有 5 个小腺体；花冠黄色，辐状，外面被柔毛，花冠开后成镊合状排列；副花冠 5 片，星芒状，从合蕊冠伸出平展于花冠上；花药方形，先端具透明膜片，花粉块近方形，直立，着粉腺紫色，菱形；子房由 2 枚离生心皮组成，无毛，柱头基部 5 棱。蓇葖果双生，线状披针形，长 10～15 cm，外果皮具纵条纹。种子呈褶叠状，深褐色，长约 1.5 cm，先端具长达 3 cm 的白色绢质种毛。花期 4～9 月，果期 6 月至翌年 2 月。

生于海拔 1 200 m 以下的山谷水旁林中荫湿处。

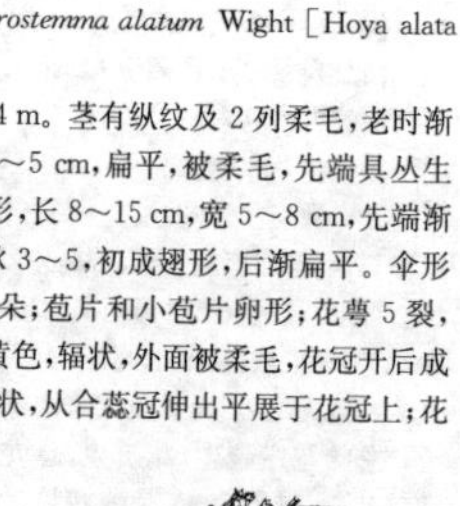

醉魂藤

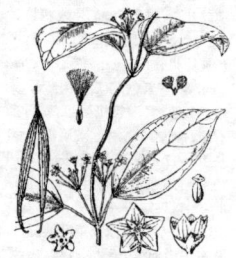

分布于华南、西南等地。

【采收加工】秋季挖根,洗净,晒干或鲜用。

【性味】《贵州民间药物》:"辛,平。"

【功用主治】《贵州民间药物》:"除湿,解毒。治风湿脚气,胎毒疮疹,疟疾。"

【用法用量】内服:煎汤,3～6 g。外用:水煎洗;或油煎涂搽患处。

【选方】1.治风湿脚气 野豇豆根1条,煎水服;或用全草煎水洗患处。

2.治胎毒 野豇豆根及花椒少许,用菜油煎后搽患处。

3.治疟疾 野豇豆根6 g,煎鸡蛋服。(1～3方出自《贵州民间药物》)

5678 醉鱼草花 zuì yú cǎo huā
《纲目》

【基原】为醉鱼草科醉鱼草属植物醉鱼草的花。

【原植物】参见"醉鱼草"条。

【采收加工】4～7月采收,除去杂质,晒干。

【药性】辛,苦,温。小毒。

【功用主治】祛痰,截疟,解毒。主治痰饮喘促,疟疾,疳积,烫伤。

【用法用量】内服:煎汤,9～15 g。外用:捣敷;或研末调敷。

【宜忌】孕妇禁服。

【选方】1.治疟疾 (醉鱼草)鲜花、鲜桃叶、算盘子鲜叶各等量。同捣烂,在发作前1～2小时贴于手脉上,保持4小时,连续贴2～3日。《福建中草药》

2.治久疟成癖 醉鱼草花填鲫鱼腹中,湿纸灰,煨熟,空心食之。仍以花和海粉捣贴。《纲目》

3.治疳积 醉鱼草花9～15 g。煎服。

4.治烫伤 醉鱼草花研末。麻油调搽患处。(3、4方出自《湖南药志》)

5.治痈疽疔毒 醉鱼草花、蛇葡萄根、马鞭草各等分。碾成细末,蜂蜜调敷。《常用中草药配方》

5679 醉鱼草根 zuì yú cǎo gēn
《闽东本草》

【异名】七里香《修订增补天宝本草》,满山香《民间常用草药汇编》。

【基原】为醉鱼草科醉鱼草属植物醉鱼草的根。

【原植物】参见"醉鱼草"条。

【采收加工】8～9月采挖,洗净,切片,晒干。

【药性】辛,苦,温。小毒。

1.《修订增补天宝本草》:"味酸,辛。"

2.《四川中药志》1960年版:"性温,味辛,苦,有小毒。"

【功用主治】活血化瘀,消积解毒。主治经闭,癥瘕,血崩,小儿疳积,痄腮,哮喘,肺脓疡。

1.《民间常用草药汇编》:"调气血,通月经。"

2.《四川中药志》1960年版:"行血活血。治痰饮寒喘,久疟成癖,血瘀癥瘕及崩带。"

【用法用量】内服:煎汤,9～15 g,鲜品30～60 g。

【宜忌】《民间常用草药汇编》:"孕妇忌服。"

【选方】1.治淋巴结结核 醉鱼草根、夏枯草、猫爪草各15 g,耧斗菜1 90 g。水煎,每日2次分服。《常用中草药配方》

2.治劳力身体疼痛 (醉鱼草)鲜根60 g,红糖30 g,黄酒120 g。冲开水1杯炖服。《闽东本草》

3.治哮喘 醉鱼草根30 g,大青叶15 g。水服,每日1剂。《南药《中草药学》

4.治肺脓疡 (醉鱼草)根90 g,加黄酒1 000 ml。隔水炖至

酒沸,取出,待稍凉时随量饮服,并将原渣再加黄酒500 ml,依上法煎服。凡能饮酒者,可1日分数次服完;不会饮酒者,可分2日服完。《浙江药用植物志》

5680 播娘蒿 bō niáng hāo
《救荒本草》

【异名】婆婆蒿、翁杠研《福建药用植物志》,麦蒿子、野芥菜《沙漠地区药用植物》。

【基原】为十字花科播娘蒿属植物播娘蒿的全草。

【原植物】参见"葶苈子"条。

【采收加工】春、夏季采收,鲜用或晒干。

【药性】辛,平。

【功用主治】利湿通淋。主治气淋,劳淋,疥癣。

【用法用量】内服:煎汤,15～30 g。外用:水煎熏洗。

5681 暴马子 bào mǎ zi
《吉林中草药》

【异名】白丁香《吉林中草药》,棒棒木《北方常用中草药手册》,荷花丁香《宁夏中草药手册》。

【基原】为木犀科丁香属植物暴马丁香的树皮。

【原植物】暴马丁香 Syringa reticulata (Bl.) Hara var. amurensis (Rupr.) Pringle [S. amurensis Rupr.; S. reticulata (Bl.) Hara var. mandshurica (Maxim.) Hara]

落叶小乔木,高4～10 m。树皮紫灰褐色,具细裂纹。当年生枝绿色或略带紫晕,疏生皮孔。单叶对生;叶柄长1～2.5 cm,无毛;叶片厚纸质,宽卵形、卵形至椭圆状卵形,或为长圆状披针形,长2.5～13 cm,宽1～6 cm,先端短尾尖至尾状渐尖或锐尖,基部常圆形。圆锥花序由1至多对着生于同一枝条上的侧芽抽生;花序轴具皮孔,花序长1.5～2 cm,萼齿钝、凸尖

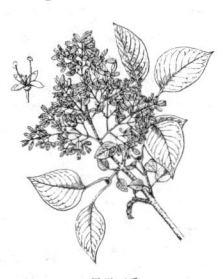

暴马丁香

或截平;花冠白色,呈辐状,花冠管长约1.5 mm,裂片卵形,长2～3 mm,先端锐尖;花丝细长,雄蕊几乎为花冠裂片2倍长,花药黄色。蒴果长椭圆形,长1.5～2 cm。花期6～7月,果期8～10月。

生于海拔100～1 200 m的山坡灌木丛、林缘或针阔叶混交林中,也有栽培。分布于河北、内蒙古、辽宁、吉林、黑龙江、陕西、甘肃、宁夏等地。

【采收加工】秋季剥取树皮,鲜用或晒干。

【药材】暴马子 Syringae Amurensis Cortex 产于黑龙江、辽宁、吉林、河北等地。

性状 本品呈浅槽状或板状,微凹,长短不一,厚2～7 mm。外表面暗灰褐色,嫩皮平滑,有光泽,老皮粗糙,有龟裂纹;横向皮孔椭圆形,淡棕色,栓皮薄而韧,可横向剥离,脱落处显浅黄色至浅黄绿色,微带光泽。内表面淡黄色至淡黄褐色。质脆,易折断,断面不平坦。气微香,味苦。

鉴别 (1)皮部横切面:木栓层厚薄不一,木栓细胞梭形,长纺锤形,镶嵌状排列,细胞壁栓化和微木化。皮层稍宽,占横切面的1/3～1/4,有石细胞群散在,石细胞不规则形或呈分枝状,长可达225 μm。韧皮部宽广,石细胞成群或成带状排列,呈类圆形或椭圆形,壁厚,有明显的层纹、孔沟和纹孔,胞腔小;韧皮射线宽1～2列细胞,有明显的层纹、孔沟和纹孔。

粉末特征:皮部粉末呈灰黄色。石细胞单个或成群散在,大小不一,呈类圆形、长方形、梭形、分枝状等,直径60～255 μm,有明显的层纹、孔沟和壁沟,胞腔小,少数的石细胞仅见壁孔。木栓

细胞黄色或黄棕色，呈长纺锤形或梭形，细胞内含有油滴。韧皮射线细胞呈圆形，常排成 2 列；薄壁细胞长圆形，含有油滴。

（2）取粗粉 5 g，置锥形瓶中，加水 80 ml，煎煮 30 分钟，滤过。滤液浓缩至约 10 ml，冷却，加乙醚 10 ml，用力振摇 5 分钟，吸取乙醚液 3 ml，加 10% 氢氧化钠溶液 0.5 ml，振摇，水层显棕色，加热后色变深，呈棕红色。

（3）取本品粗粉 10 g，加乙醇适量，温浸数小时，滤过，回收乙醇至无醇味，残渣加水少量溶解，以 10% 盐酸调至 pH 1～2，用乙酸乙酯萃取 3 次，合并萃取液，以水 5～10 ml 洗涤，用无水硫酸钠脱水，浓缩至干，用乙醇适量溶解，供试。取滤液 1 ml，加三氯化铁乙醇溶液 1 滴。滤液稀释成一定浓度，测定紫外光谱，在 282±1 nm 波长处有最大吸收峰。

【成分】　树皮含蒿属香豆素（scoparone）即 6，7-二甲氧基香豆素（6，7-dimethoxy coumarin），3，4-二羟基-β-羟乙基苯（β-hydroxyethyl-3，4-dihydroxy benzene），暴马子醛酸甲酯（methylsyramuraldehydate）。

【药理】　1. 镇咳作用　暴马子全皮水煎液 2.5 g（生药）/kg 腹腔注射对由氨雾致咳的小鼠有止咳作用，而灌胃给药 80 g（生药）/kg 仍无此作用。树皮的乙醇提取物的中性部分有止咳作用。暴马子醛酸甲酯有一定的镇咳与镇静作用。

2. 祛痰作用　酚红法试验表明，灌胃或腹腔注射暴马子各部分水煎液对小鼠均有显著的祛痰作用，其中以内皮最为显著，全皮次之，木心最差。与等剂量桔梗相比，内皮的作用较桔梗强，全皮与桔梗祛痰作用相似。切断迷走神经后，作用不受影响，直接从气管内给予小量药物，呼吸道黏液分泌量明显增加，故其祛痰作用可能是直接刺激呼吸道黏膜所致。对于管纤毛上皮运动反而有抑制。实验证明，3，4-二羟基-β-羟乙基苯是其祛痰的有效成分。

3. 平喘作用　暴马子全皮水煎剂以 20 g（生药）/kg 剂量灌胃，对用组胺喷雾引起的豚鼠喘息有非常明显的平喘作用。平喘的有效成分是萜类。

4. 对实验性慢性气管炎的作用　大鼠灌服暴马子浸膏 20 g（生药）/kg，共 20 日，无止咳作用，但能减轻Ⅲ型下支气管上皮细胞的肥大增生，使各级支气管杯状细胞数目减少，但对慢性炎症细胞浸润和淋巴组织增生无明显作用。

5. 抑菌作用　用琼脂打洞法。暴马子全皮水煎剂对肺炎链球菌、流感杆菌、奈氏双球菌、甲型链球菌、白色葡萄球菌均有中度敏感的抑制作用。内皮水煎剂的抑菌作用与全皮相近，全枝水煎剂作用则较弱，木心水煎剂无抑菌作用。

6. 其他　全皮水煎剂不影响网状内皮系统的吞噬功能及毛细血管通透性。

毒性　全皮煎剂对小鼠的 LD_{50}：灌胃为大于 100 g（生药）/kg，腹腔注射为 10.18 g（生药）/kg。豚鼠灌胃每日 20 g（生药）/kg（相当于成人量的 20～40 倍），连续 20 日，除体重增长受明显抑制外，心电图、肝功能、尿蛋白及各主要脏器病理切片检查均无明显改变。全皮水煎剂对胃有刺激性，乙醇及乙酸乙酯提取物则无刺激作用。

【药性】　苦、辛，微温。归肺经。
1.《东北常用中草药手册》：“苦，微寒。”
2.《甘肃中草药手册》：“苦，辛，微温。”

【功用主治】　宣肺化痰，止咳平喘，利水。主治慢性支气管炎，哮喘，心脏性浮肿。
1.《吉林中草药》：“消炎，镇咳，利水。治疗喘咳嗽，心脏性浮肿。”
2.《东北常用中草药手册》：“清肺祛痰。”
3.《甘肃中草药手册》：“宣肺，化痰，止咳。”

【用法用量】　内服：煎汤，15～30 g；或入丸、散。

【选方】　1. 治支气管炎、哮喘　暴马丁香 60 g，水煎至茶色，加入白糖 15 g，连煎 3 次，每晚服 1 次；或暴马丁香 1 500 g，甘草 90 g，共切碎，加水 500 ml，煎至 300 ml，每次 10 ml，每日 3 次。《陕甘宁青中草药选》

2. 治慢性气管炎　暴马子、小蘗各 15 g，松萝 6 g。水煎服。《全国中草药汇编》

3. 治心脏性浮肿　暴马子 30 g。切碎，水煎，日服 2 次。《吉林中草药》

【临床报道】　治疗慢性气管炎　实验表明，暴马子各部分内皮作用最强，全皮次之，木心最差。临床用冲剂、粉剂、糖浆、丸剂及暴马子提取物，观察治疗 50 岁以上的老年慢性气管炎患者 2 637 例，其中单纯型 1 443 例，喘息型 1 194 例。用暴马子单方制剂共观察 906 例，有效率 77.9%～81.2%，显效率 31.7%～33.0%；用暴马子复方制剂共观察 1 731 例，有效率 78.0%～81.7%，显效率 30.9%～35.9%。

5682　鷃 ^{yàn} 《本草拾遗》

【异名】　鳸《尔雅》，老扈《说文》，老扈《左传》贾逵注，鶛雀《尔雅》郭璞注，鷃雀《禽经》，篱鷃《禽经》注，田鸡、水鸡《医林纂要》。

【基原】　为三趾鹑科三趾鹑属动物黄脚三趾鹑的肉。

【原动物】　黄脚三趾鹑 Turnix tanki（Blyth）

体长约 16 cm。头顶和枕黑褐色，羽缘缀以淡黄色或栗色，有一灰白色带斑从头顶中部延伸到颈基处；颊及耳羽下方淡橙黄色；眼先及眼周淡黄褐色，有时略带黑色细斑；耳羽淡黄褐色，其上有黑色细斑；下颈及颈侧具栗红色块斑；背和两肩灰褐色，羽端有一黑色大斑，这黑斑有棕色斑横过或围绕着，四周更满布以纤细黑色斑点或波状细纹；自腰部至尾羽暗灰褐色，有黑色或栗色的波状细纹；翼上覆羽淡橄榄黄色，羽端淡黄色并具有黑色圆斑；初级及次级飞羽橄榄褐色，外翈缀以淡黄色羽缘。喉淡黄白色或白色略沾栗色；胸橙栗色；下胸及下胁均呈麦秆黄色，胸侧及上胁有黑色圆斑；腹部淡黄白色，尾下覆羽栗黄色；翼下覆羽橄榄褐色。雄鸟较雌鸟体形小。虹膜淡黄白色；上嘴微黑，嘴峰黄色；脚黄色。

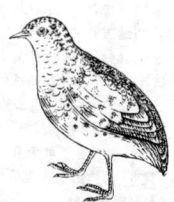
黄脚三趾鹑

栖息于山坡灌丛，草原等处。性隐人，善隐蔽。行走迅速，少飞行。以杂草种子、软体动物、昆虫为食。巢营于草丛灌木间。每窝产卵 4 枚，梨形，呈暗淡黄白色，并有红棕色及紫色或暗黄色斑点。广泛分布于全国各地。

【采收加工】　捕捉后，去除羽毛，剖腹去内脏，鲜用。

【药性】　《纲目》：“甘，平，无毒。”

【功用主治】　清热解毒。主治诸疮肿毒。
1.《纲目》：“主治诸疮阴蜃，煮食去热。”
2.《中国药用动物志》：“补中。主治虚损。”

【用法用量】　内服：煮食，1 只。

【选方】　治无名肿毒　水鷃鹑 1 只，蒲公英 50 g，双花 30 g，地丁 50 g。先将水鷃鹑煮熟，然后将后三味药放人，5 分钟后食肉饮汤，日服 2 次。《中国动物药》

5683　蝴蝶花 $^{hú dié huā}$ 《上海常用中草药》

【异名】　兔髀《草木便方》，铁扁担《上海常用中草药》，燕子花、蓝花铰剪、紫燕《浙江民间常用草药》，开喉箭、过山虎、搜山虎、六角瓣、知母、告剪草、剑刀草、兰花草、扁竹《湖南药物志》，金扁担《安徽中草药》，豆豉叶《贵州民间方药集》，扁竹叶(《四川中药志》)。

【基原】 为鸢尾科鸢尾属植物蝴蝶花的全草。

【原植物】 蝴蝶花 *Iris japonica* Thunb. 又名：日本鸢尾《中国植物学杂志》。

多年生草本，高40~60 cm。根茎横生，竹鞭状。叶基生，套褶成2列；叶片剑形，长25~60 cm，宽1.5~3.2 cm，先端渐尖，全缘。花茎高出于叶，花多排成疏散的总状聚伞花序，分枝5~12个；苞片2~3枚，内含2~4朵花；花淡紫色或蓝紫色，直径约5 cm，外轮花被裂片3，倒卵形或椭圆形，长2.5~3 cm，宽1~2 cm，先端微凹，基部楔形，边缘波状，有细齿裂，中脉上有隆起的黄色鸡冠状附属物，内轮花被裂片先端微凹，边缘有细裂齿；雄蕊3，花丝淡蓝色，花药白色；子房纺锤形，花柱3，分枝扁平，先端2裂。蒴果椭圆形，长2.5~3 cm。种子黑褐色，为不规则的多面体。花期3~4月，果期5~6月。

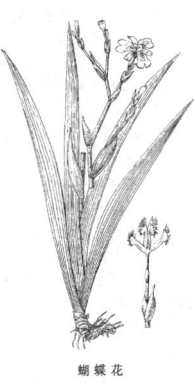

蝴蝶花

生于山坡较荫蔽而湿润的草地、疏林下或林缘草地。云贵高原一带常生于海拔3 000~3 300 m处。分布于江苏、浙江、安徽、广西、四川、贵州、云南、陕西、甘肃等地。

本植物的根茎或根(扁竹根)亦供药用，另设专条。

【采收加工】 春、夏季采收，切段晒干。

【成分】 地上部分含异黄酮类化合物：蝴蝶花素(irisjaponin)A、B，鸢尾黄酮新苷元(iristectorigenin)A、B，鸢尾苷元(tectorigenin)，尼泊尔鸢尾黄酮(irisolidon)，7-O-甲基香豌豆苷元(7-O-methylorobol)，库门鸢尾素甲基醚(iriskumaonin methyl ether)，尼鸢尾黄素甲基醚(irisolone methyl ether)，刺柏苷元(junipegenin)B，5，7-二-O-乙酰基-6，2′，3′，4′，5′-五甲氧基异黄酮(5，7-di-O-acetyl-6，2′，3′，4′，5′-pentamethoxyisoflavone)，5，7-二-O-乙酰基-6，2′，3′，4′-四甲氧基异黄酮(5，7-di-O-acetyl-6，2′，3′，4′-tetramethoxyisoflavone)，5，7-二羟基-6，2′，3′，4′，5′-五甲氧基异黄酮(5，7-dihydroxy-6，2′，3′，4′，5′-pentamethoxyisoflavone)，5，7-二羟基-6，2′，3′，4′-四甲氧基异黄酮(5，7-dihydroxy-6，2′，3′，4′-tetramethoxyisoflavone)。

花瓣含恩比宁(embinin)，当药素(swertisin)。

根茎含 belamcandal，16-O-acetyl isoiridogermanal。

【药性】 苦，寒。小毒。

1.《上海常用中草药》："苦寒。"

2.《浙江药用植物志》："有小毒。"

【功用主治】 清热解毒，消肿止痛。主治肝炎，肝肿大，肝区痛，胃痛，咽喉肿痛，便血。

1.《上海常用中草药》："解毒，消肿止痛。治肝炎，肝肿大，喉痛，胃病。"

2.《浙江药用植物志》："清热解毒。治食积满，咽喉肿痛。"

【用法用量】 内服：煎汤，6~15 g。

【宜忌】 脾虚便溏者忌服。

5684 **蝴蝶树** hú dié shù 《贵州草药》

【异名】 苦酸汤《贵州草药》，蝴蝶木《贵州中草药名录》。

【基原】 为忍冬科荚蒾属植物蝴蝶戏珠花的根或茎。

【原植物】 蝴蝶戏珠花 *Viburnum plicatum* Thunb. f. tomen-

---

tosum (Thunb.) Rehd. [V. *tomentosum* Thunb.] 又名：绣球花、蝴蝶花《札瑈》，蝴蝶荚蒾《中国高等植物图鉴》。

灌木或小乔木，高达5 m。幼枝被星状毛。叶对生；叶柄长1~2 cm；叶片纸质，叶宽卵形、长圆状卵形，有时常倒卵形，长4~10 cm，宽3~6 cm，先端突尖或尖，基部阔楔形，边缘有锯齿，下面绿白色；侧脉8~12对，挺直而伸至齿端，其间有平行横脉。聚伞状复伞形花序，直径达4~10 cm，外围有4~6朵大型的白色不孕花；具长花梗；花冠直径可达4 cm，不整齐4~5裂，花буд 芳香；中央可孕花直径达3 mm，有星状毛，辐状，稍具香气；萼筒长约1.5 mm，5萼齿微小；花冠淡黄色，辐状，长约3 mm；雄蕊5，长约4 mm，超出花冠。核果先红后变黑色，宽卵圆形或倒卵圆形，长5~6 mm；核扁，两端钝形，有1条下宽下窄的腹沟。花期4~5月，果期8~9月。

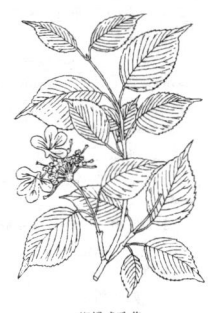

蝴蝶戏珠花

生于海拔600~1 800 m的山谷或林中，各地也常有栽培。分布于浙江、安徽、福建、江西、河南、湖北、湖南、广东、广西、四川、贵州、云南、陕西、台湾。

【采收加工】 秋、冬季采收，切片晒干。

【药性】《贵州草药》："味苦、酸、辛。"

【功用主治】《贵州草药》："清热解毒、健脾消积。"

【用法用量】 内服：煎汤，3~9 g。外用：烧存性研末调敷。

【选方】 1. 治淋巴结核 (蝴蝶荚蒾)根和茎适量，烧存性研细粉水调，外敷患处。《浙江药用植物志》

2. 治小儿疳积 苦酸汤茎9 g。煨水服。《贵州草药》

5685 **蝎子七** xiē zi qī 《陕西中草药》

【异名】 石风丹《植物名实图考》，红蝎子七《中国药学会论文文摘集》1962年版），朱砂七、朱砂参、狼巴子《甘肃中草药手册》，草河车、染布子《青海常用中草药手册》，红粉、猴子七《陕西中草药》，野高粱《高原中草药治疗手册》，猴娃子、红三七《陕甘宁青中草药选》，然波《青藏高原药物图鉴》，山高粱、剪刀七《全国中草药汇编》，转珠莲《湖北中草药志》。

【基原】 为蓼科蓼属植物珠芽蓼、圆穗蓼、太白蓼的根茎。

【原植物】 1. 珠芽蓼 *Polygonum viviparum* L.

多年生草本，高10~40 cm。根茎粗，肥厚，下部上卷，状如蚕子；茎直立，不分枝，细弱，常有2~3个由根茎生出。根生叶与茎下部叶具长柄；叶片长圆形、卵形或披针形，长3~6 cm，宽0.5~3 cm，先端急尖或渐尖，基部圆形或楔形，有时微心形，边缘叶脉增厚，革质，两面无毛；茎生叶较小，披针形，无柄，托叶鞘长圆筒状，膜质，棕褐色，先端斜形。总状花序成穗状，顶生，长3~7.5 cm，花密生；苞片膜质，淡褐色，广卵形，锐尖，其中着生1珠芽或1~2花；珠芽广卵圆形，褐色，通常生于花穗之下半部；花被5裂，裂片广椭圆形或近卵形，白色或粉红色；雄蕊8，花药暗紫色；花柱

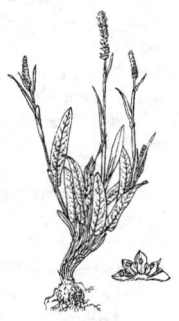

珠芽蓼

3. 瘦果三棱状卵形，长 2.5～3 mm，深棕色，有光泽。花期 5～6 月，果期 7～8 月。

生于林中草地或高山草原上。分布于华北、东北、西南、西北及湖北等地。

2. 圆穗蓼 P. macrophyllum D. Don〔P. sphaerostachyun Meissn.〕 又名：大叶蓼。与珠芽蓼的主要区别为：植物体矮小，花穗呈球形，直立，紧密，长不超过 3 cm；无珠芽；花梗顶端有关节。叶片长圆形或披针形，宽 1～2 cm。

生于山坡草地、山顶草甸。分布于西南及湖北、陕西、甘肃、青海等地。

3. 太白蓼 P. taipaishanense Kung 又名：大红粉（《秦岭巴山天然药物志》）。

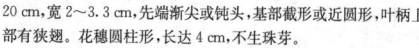
圆穗蓼

与上两种的主要区别为：叶片卵状披针形或线状长圆形，长 8～20 cm，宽 2～3.3 cm，先端渐尖或钝头，基部截形或近圆形，叶柄上部有狭翅。花穗圆柱形，长达 4 cm，不生珠芽。

【采收加工】 秋季采挖其根茎，除去须根及杂质，洗净，晾干，切片备用。

【药材】 珠芽蓼 Polygoni Vivipari Rhizoma 产于河北、内蒙古、吉林、山西、陕西、甘肃、青海、湖北、四川、贵州、云南、西藏等地；圆穗蓼 Polygoni Macrophylli Rhizoma 产于西藏、云南、贵州、四川、陕西、青海、甘肃等地；太白蓼 Polygoni Taipaishanensis Rhizoma 产于陕西。

性状 珠芽蓼 根茎呈团块状或不规则的扁圆柱形，有时一端圆钝，较粗，一端较细，弯曲如虾状，长 2～9 cm，直径 0.6～1.5 cm。表面棕黑色或黑褐色，密具环节。质坚硬，不易折断，断面近平坦，灰棕色至浅棕紫色，皮部占断面的 1/4～1/3，维管束小点 15～30 个，排列成环状。气微，味苦、涩。

圆穗蓼 根茎扁圆柱形，长 2～7cm，直径 0.8～2.5 cm。表面棕褐色至暗褐色，有细密环纹，顶端常有茎痕及叶柄残迹；下面具有众多细根或细根痕，上面有叶柄残迹。质坚硬，不易折断，折断面不平坦，粉红色至紫红色，皮部占断面的 1/6～1/5，近皮部有黄白色维管束小点 27～40 个，断续排列成环状。气微，味涩、微苦。

【成分】 珠芽蓼的根茎含黄酮类：viviparum A、B 等。还含挥发性成分。

【药理】 1. 抗菌作用 蝎子七（品种未定）醇提取物有较强抗菌作用，抗菌效价在 1:128 以上的病原微生物有金黄色葡萄球菌、甲型和乙型链球菌、肺炎链球菌、福氏痢疾杆菌和大肠杆菌等。珠芽蓼根茎煎剂对金黄色葡萄球菌、卡他奈瑟球菌、福氏痢疾杆菌、甲型副伤寒杆菌有较强抗菌作用，除糅质后抗菌作用减弱。此外对白念菌和热带念珠菌有较弱的抗真菌作用。珠芽蓼根茎抗菌作用的有效成分为没食子酸，对志贺和福氏痢疾杆菌的抗菌效价分别为 15.62 μg/ml 和 31.25 μg/ml，作用强度与黄连素相似。

2. 抗病毒作用 珠芽蓼根茎的除糅煎剂经鸡胚外试验表明，对亚洲甲型流感病毒（京科 68-1）及 I 型副流感病毒（仙台株）有明显的抗病毒作用。鸡胚内试验 10.25% 0.16 ml 尿囊腔注入，在感染前、同时或感染后给药，对两种病毒均有抑制作用。太白蓼根茎是抗轮状病毒的有效药物，用于治疗婴幼儿秋季腹泻。

【药性】 苦、涩，凉。归肝、胃、大肠经。

1.《甘肃中草药手册》："酸，微寒。"

2.《青海常用中草药手册》："辛、苦，微凉。"

3.《陕西中草药》："味涩、苦，性凉。"

4.《陕甘宁青中草药选》："味苦、微酸，性平。"

5.《青藏高原药物图鉴》："辛、甘，微寒。"

6.《湖北中草药志》："甘、淡，微温。"

【功用主治】 清热解毒，止血活血。主治咽喉肿痛、乳蛾、痈疮肿毒、湿热泄泻、痢疾、赤白带下、吐血、衄血、崩漏、肠风下血、外伤出血、跌打损伤、腰痛、关节疼痛。

1.《甘肃中草药手册》："止血。治外伤出血。"

2.《青海常用中草药手册》："清热解毒，活血消肿止血。"

3.《陕西中草药》："收敛，止血，止带。""主治痢疾，腹泻，肠风下血，崩漏，白带，吐血，外伤出血。"

4.《青藏高原药物图鉴》："退烧，止泻，调经。治胃病、消化不良、肺病、腹泻及月经不调等症。"

5.《湖北中草药志》："活血，止血，解毒，止痛。用于咽喉炎、扁桃体炎、胃痛、腹痛、关节痛、吐血、衄血、痢疾、崩漏、白带、跌打损伤、外伤出血、局部溃疡等症。"

【用法用量】 内服：煎汤，6～15 g；或浸酒。外用：研末撒或调敷；或磨汁涂；或鲜品捣敷。

【选方】 1. 治喉痛，扁桃体炎 草河车 9 g，蒲公英 15 g。煎服。

2. 治痈疽疔疖，淋巴管炎 草河车 12 g，地丁 15 g。煎服。或(草河车)用醋磨汁外敷。(1、2 方出自《青海常用中草药手册》)

3. 治痈肿，无名肿毒 蝎子七 9 g，楤木根皮 15 g，细辛 6 g。共研细粉，水调敷。《秦岭巴山天然药物志》

4. 治痢疾 蝎子七 6～12 g。开水煎服，加红、白糖适量。《陕西中草药》

5. 治崩漏、便血，外伤出血 珠芽蓼 9 g。水煎服。《陕甘宁青中草药选》

6. 治外伤出血，局部溃疡 转珠莲适量。研末，撒敷患处。《湖北中草药志》

7. 治跌打损伤，瘀血肿疼 鲜蝎子七捣烂敷患处。《秦岭巴山天然药物志》

8. 治胃痛，腹痛，关节痛 转珠莲 15 g。水煎服。或研末吞服，或泡酒服。《湖北中草药志》

【临床报道】 治疗婴幼儿秋季腹泻 太白蓼根茎粉碎过筛，装胶囊，每粒含生药 1.5 g。每日服 3 次，每次口服 0.5～2 粒。共治疗婴幼儿秋季腹泻 100 例，除 5 例因严重呕吐不能进药外，其余均有效。患儿一般在服药 5～9 日内自然恢复，预后良好。可以认为本制剂是抗轮状病毒有效药物，未发现有明显的毒副作用。

5686 **蝎子草** xiē zi cǎo

【异名】 红藿毛草（《湖南药物志》），火麻草（湖北）。

【基原】 为荨麻科蝎子草属植物蝎子草的全草。

【原植物】 蝎子草 Girardinia suborbiculata C. J. Chen〔G. cuspidata auct. non Wedd.〕

一年生草本，高达 1 m。茎直立，有棱，伏生硬毛及螫毛；螫毛直而开展，长约 6 mm。叶互生；叶柄长 2～10 cm；托叶三角状锥形，早落；叶片圆卵形，长 4～17 cm，宽 3～15 cm，先端渐尖或尾状尖，基部圆形或近平截，叶缘有粗锯齿，上面深绿色，下面淡绿色，两面伏生粗硬毛和螫毛，主脉有时带红色。花单性同株，花序腋生，单一或分枝，雌花序生于茎上部；雄花被 4 深

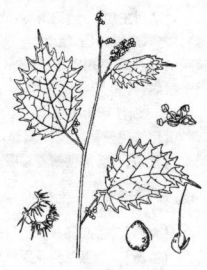
蝎子草

裂，雄蕊 4；雌花被 2 裂，上方一片椭圆形，先端有不明显的 3 齿裂，下方一片线形而小，花序轴上有长鳌毛。瘦果宽卵形，长约 2 mm，表面光滑或有小疣状突起。花期 7～8 月，果期 8～10 月。

生于海拔 50～800 m 的林下或沟边阴处。分布于华北、东北及陕西、河南等地。

【采收加工】 夏、秋季采收，多鲜用。

【药理】 1. 对凝血系统的影响　分别腹腔注射浙江蝎子草根提取液(GⅠ)、蝎子草根提取液(GⅡ)及掌叶蝎子草根提取液(GⅢ) 10 g/kg，统计测定表明 GⅠ及 GⅢ液有明显延长小鼠凝血时间的作用。分别腹腔注射 5、10 g/kg 的 GⅠ、GⅡ及 GⅢ液，结果 3 种蝎子草根提取液均有明显延长小鼠断尾出血时间的作用，1 g/kg的 GⅠ、GⅡ 及 GⅢ腹腔注射，3 种蝎子草根提取液均有明显延长大鼠白陶土部分凝血活酶时间(KPTT)及凝血酶时间(TT)的作用，GⅠ尚有延长凝血酶原时间(PT)的作用。

2. 对血小板聚集的影响　体外试验，0.05、0.1、0.2 g/ml 的 3 种蝎子草根提取液均有明显抑制 ADP 诱导的兔血小板聚集的作用。

3. 镇痛作用　腹腔注射 GⅠ 10 g/kg 能明显延长小鼠热刺激痛反应潜伏期和减少乙酸引起的小鼠扭体反应次数。

4. 其他作用　静脉注射 GⅠ 2 g/kg 能轻度升高大鼠血压；收缩兔主动脉平滑肌，对心脏和肠平滑肌无明显影响。

毒性　小鼠腹腔注射浙江蝎子草根提取液的 LD_{50} 为 94.3±1.3 g/kg 。

【药性】 辛，温。有毒。

【功用主治】 《湖南药物志》："止痛。""治风湿关节炎。"

【用法用量】 外用：用鲜草在痛处刷打数次，至局部发红、发热、起疙瘩。

【宜忌】 限用于疼痛处。用后如烧灼红肿不退，可用肥皂水、苏打水或氨水洗涤。

5687 蝌蚪 kē dǒu (《本草拾遗》)

【异名】 活师(《山海经》)、蛞斗、活东(《尔雅》)、玄鱼、虾蟆子、玄针(崔豹《古今注》)、虾蟆儿(《本草拾遗》)，聒子、虾蟆台、虾蟆粘(《尔雅翼》)，水仙子(《纲目》)。

【基原】 为蛙科蛙属动物黑斑蛙、金线蛙或泽蛙的幼体。

【原动物】 参见"青蛙"、"虾蟆"条。

【采收加工】 春季于水中捞取，除去杂质，洗净，开水烫死，烘干或晒干。

【药材】 蝌蚪 *Ranae Larvae*　全国各地均产。

性状　本品呈扁圆形或不规则的圆状，皱缩，灰黑色，大部分尾巴脱落，腹扁平，背隆起。长 15 mm，宽 8～10 mm，腹部有螺旋形圈紊或不明显。质脆易碎，气味腥臭。

【成分】 黑斑蛙 17α，20α-二羟基-4-孕甾烯-3-酮(17α，20α-dihydroxy-4-pregnen-3-one)。

其他成分参见"青蛙"条。

【药理】 浓度为 1∶50(V/V)的蝌蚪提取液处理培养的人宫颈癌(HeLa)细胞，可抑制 HeLa 细胞生长，集落形成能力下降。随培养时间的延长，细胞内颗粒增多，贴壁能力降低，而对中国地鼠卵巢细胞却有刺激生长作用，表明蝌蚪提取液是一种较好的抗癌制剂。以 2%的蝌蚪提取液培养小鼠红白血病细胞(MELC)，结果：生长曲线显示蝌蚪提取液可抑制 MELC 生长；联苯胺染色反应显示 MELC 胞质中血红蛋白的合成随提取液作用时间的延长而增加，说明蝌蚪提取液有诱导 MELC 发生终末分化的作用；流式细胞仪分析亦证明蝌蚪提取液使处于 G_2＋M期的细胞数降低，而处于 G_0＋G_1 期的细胞数升高 。

【功用主治】 清热解毒。主治热毒疮肿，流行性腮腺炎，水火烫伤。

1.《本草拾遗》："主火飚热疮及疥疮，并捣碎敷之。"

2.《本草蒙筌》："烂捣为火疮敷药，绝无瘢痕。"

3.《中国动物药》："清热解毒。治热结肿毒，腮腺炎，小儿疳积腹胀等。"

【用法用量】 外用：捣敷；或经埋藏化水后搽敷。

【选方】 1. 治热疮和疥疮　将蝌蚪捣烂，敷患处。(《山东药用动物》)

2. 治火飚热毒，一切疮疖　蝌蚪一升，淘净，加旧石灰半斤，稠成水，日晒，调加三黄散搅匀，再晒至干收藏。临时加冰、麝，水(化)开搽。(《本草求原》)

3. 治无名大毒，一切火毒、瘟毒　寒水石、净皮消、川大黄各等分。研极细末；用蝌蚪水(初夏时，捞取蝌蚪，收坛内，泥封口，埋至秋天，即化成水)一大碗，入前药末各二两，阴干，再研匀，收磁罐内，每用时，以水调涂患处。(《医宗金鉴》蝌蚪拔毒散)

4. 治流行性腮腺炎　蝌蚪 500 g，冰片 3 g。将冰片加入活的蝌蚪内，待溶化成水后涂患处，每日 3～4 次，连涂 2～3 日。(苏州医学院《民间验方选集》)

5. 治痈疡肿痛　活蝌蚪 500 g。置坛内，坛口以盐泥封固，埋土中，半年后蝌蚪即化为水，取水调黄连、黄芩、黄柏末，涂患处。(《中国动物药》)

5688 蝮蛇 fù shé (《别录》)

【异名】 虺(《诗经》)，土虺蛇(《普济方》)，土锦、灰地匾(《纲目拾遗》)，地扁蛇(《中国药学大辞典》)，土球子(《东北动物药》)。

【基原】 为蝰科蝮蛇属动物蝮蛇除去内脏的全体。

【原动物】 蝮蛇 *Agkistrodon halys* (*Pallas*)

全长 60 cm 左右。头略呈三角形，与颈区分明显，背面浅褐色到红褐色，正脊有两行深棕色圆斑，彼此交错排列略并列，背鳞外侧及腹鳞间有 1 行黑褐色不规则粗点，略呈星状；腹面灰白，密布棕褐色或黑褐色细点。鼻间鳞宽短，排成"∧"形；眶前鳞 2，眶后鳞 2(3)，眶下鳞新月形，颞鳞 2＋4(3)；上唇鳞 2-1-4(2-1-3、3-1-4)式。背鳞 21(23)-21-17(15)行，中段最外行平滑或均具棱；腹鳞 137～173，肛鳞完整；尾下鳞 29～54 对，少数为单行。

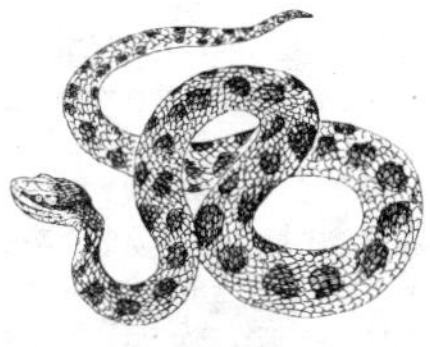

蝮　蛇

生活于平原、丘陵及山地，活动于稻田、耕作区、草地以及住宅附近，广泛分布于我国各地。

本动物的皮(蝮蛇皮)、骨骼(蝮蛇骨)、脂肪(蝮蛇脂)、毒腺分泌的毒液经干燥后的结晶(蝮蛇毒)均供药用，另设专条。

【采收加工】 春夏间捕捉。捕得后剖腹除去内脏，盘成圆盘形，烘干。亦可鲜用。

【药材】 蝮蛇 *Agkistrodon*　主产于东北。

性状　本品呈圆盘状，盘径 6～8 cm，头居中。体背黑灰色，有的个体有圆形黑斑，背鳞起棱，多脱落。腹面可见剖除内脏的沟槽，脱落的腹鳞长条形，半透明。尾部较短，长 6～8 cm。质坚韧，不易折断。气腥。

骨骼特征：鼻骨前端较突出，躯干椎的棘突较低矮，基本不后倾，椎体下突尖端较平截，多数成长短不等的竖刀状，尾椎脉突侧面观亦成短竖刀状。

鉴别　鳞片：呈长椭圆形，长径 3.2～3.5 mm，短径 1.2～1.3 mm，有背棱，端突 2 个，长径 178～196 μm，短径 107～221 μm。乳突长三角形、长条形或多角形。

扫描电镜观察：背鳞表面无突起，却有纵向树枝交错排列的纹理，其表面具网格状纹饰，端窝 2 个，其表面有网状纹饰，有背棱。

【成分】 蝮蛇全体含胆甾醇(cholesterol)、牛磺酸(taurine)、脂肪、脂质、挥发油等。其中脂肪酸类成分有：油酸(oleic acid)、亚油酸(linoleic acid)、花生四烯酸(arachidonic acid)等不饱和脂肪酸含量多，另见微量的奇数(碳)脂肪酸；磷脂类：磷酸乙醇胺(phosphorylethanolamine)、磷酸胆碱(choline phosphate)、磷酸丝氨酸(phosphoserine)、磷酸肌醇(phosphoinositide)、神经鞘磷脂(sphingomyelin)等。

蝮蛇肛门腺分泌物含胆甾醇、长链脂肪酸：癸酸(decanoic acid)、二十一(烷)酸(heneicosanoic acid)、二十(烷)酸(eicosanoic acid)、十八(烷)酸(octadecanoic acid)、顺-9-十八烯酸(cis-9-octadecenoic acid)、十七(烷)酸(heptadecanoic acid)、十八(烷)酸(hexadecanoic acid)等。

【药理】 1. 抗炎作用 蝮蛇蛇体蒸馏液腹腔注射对大鼠蛋清性足肿有明显抑制作用，连续用药 7 日，对大鼠棉球肉芽肿也有明显抑制，但对去肾上腺大鼠则无效，表明其抗炎作用必须依赖肾上腺的存在。大鼠腹腔注射蛇体挥发油对角叉菜胶性足肿也有明显的抑制。日本蝮蛇(A. blomhoffi blomhoffi)蛇体水提取物(HW)，给豚鼠口服 1 000 mg/kg，对紫外线照射引起的皮肤红斑有显著的保护作用。

2. 对免疫功能的影响 大鼠腹腔注射蝮蛇蛇体分离的挥发油能刺激网状内皮系统吞噬功能。小鼠连续 3 日口服日本蝮蛇蛇体乙醇提取物，能刺激脾脏和腹腔巨噬细胞吞噬功能。

3. 其他作用 蝮蛇去内脏后，蛇体煎剂内服对雄小鼠性功能可能有促进作用；能明显降低正常小鼠和四氧嘧啶引起的高血糖小鼠的血糖，促进肝脏中蛋白质合成；明显降低肝脏中单胺氧化酶 B(MAO-B)和脑中丙二醛含量，明显增加肝中超氧化物歧化酶(SOD)含量，表明其可能有清除自由基和延缓衰老作用，还可能有降血糖作用。日本蝮蛇蛇体水提物给小鼠口服，可抑制其自发活动，并可抑制咖啡因引起的自发活动增加，且有一定镇痛作用。对小鼠遭受 4 ℃冷应激或震荡运动应激引起的反应均有一定的抑制作用。日本蝮蛇蛇体水或乙醇提取物对多种胃溃疡动物模型均有预防和治疗作用。水提取物口服可促进碳粒在小鼠小肠内转动速度，增加肠液分泌，抑制胃蛋白酶活性。

毒性 蝮蛇蛇体蒸馏液(每 1 ml 含 1 g 生药)给小鼠腹腔注射或静脉注射 2 ml/只，仅活动稍减少，无其他异常或死亡。腹腔注射蛇体挥发油的 LD_{50} 为 1 426 mg/kg。小鼠口服日本蝮蛇蛇体水提取物 18 g/kg，未见死亡，但有镇静、缩瞳、眼睑下垂；腹腔及皮下注射时，LD_{50} 分别为 3 600 和 10 800 mg/kg，腹腔注射后动物有扭体反应并伴步态不稳，最后肌紧张和体温降低，翻正反射消失。小鼠每日口服 100 或 500 mg/kg，连续 14 日，对体重及主要脏器重量无明显影响。

【药性】 甘、温。有毒。

1.《本草拾遗》："有小毒。"

2.《纲目》："甘、温，有毒。"

3.《本经逢原》："大热。"

【功用主治】 祛风通络，止痛解毒。主治风湿痹痛、麻风、瘰疬、疮疖、疥癣、痔疾、肿瘤。

1.《别录》："肉酿作汤，疗癞疾、诸瘘、心腹痛、下结气，除蛊毒。""疗疥内疽。"

2.《药性论》："治五痔、肠风泻血。"

3.《纲目》："治破伤风、大风恶疾。"

4.《纲目拾遗》："治恶风顽癣。"

5.《青岛中草药手册》："祛风湿、消肿毒。主治风湿性关节炎，半身不遂，顽固性皮肤病，疔癣，麻风，肿瘤。"

6.《全国中草药汇编》："通络，攻毒，定惊。"

7.《山东药用动物》："镇痛，强壮，下乳。治疗病后虚弱，多

汗，乳汁不足。"

【用法用量】 内服：浸酒，每条蝮蛇用 60°白酒 1 000 ml 浸 3 个月，每次饮 5～10 ml，日饮 1～2 次；或蝮蛇研成细粉，每次 0.5～1.5 g，日服 2 次。外用：油浸、酒渍或烧存性研末调敷。

【宜忌】《中国动物药》："人被蝮蛇咬伤后，局部明显肿胀，并有头晕、烦躁、视物模糊、眼睑下垂、呼吸急促、尿少等全身中毒症状。严重者可出现屈闭、血红蛋白尿、心肌损害、急性肾功能衰竭、抽搐、癫痫发作样及中毒性休克。"

【选方】 1. 治风湿性关节疼痛 蝮蛇粉每服 0.6 g，日服 2 次，连服 3 个月。或饮蝮蛇酒。《山东药用动物》

2. 治麻风 土虺(蛇)末，每晚睡前服 5～10 g，黄酒送服。服药期大量饮水以解毒。《青岛中草药手册》

3. 治瘰疬、搭背 蝮蛇 1 条，香油 500 g。将香油放入瓷罐内，把蝮蛇放入浸泡，封口，埋地下，百日后取出，晒半干，捣成膏状，敷患处。《吉林中草药》

4. 治大风及诸恶风、恶疮、瘰疬、皮肤顽痒，半身枯死，皮肤手足脏腑间重疾并主之 蝮蛇一枚，活着器中，以醇酒一斗投之，埋于马溺处，周年以后开取，酒味犹存，蛇已消化。不过服一升已来，当觉举身习习，服讫，服他药不复得力。亦有小毒，不可顿服。《本草拾遗》

5. 治白癜 大蝮蛇一枚，切勿令伤，以酒渍之，大者一斗，小者五升，以糠火温，令下，寻取蛇一寸许，以腊月猪膏和，敷疮。《肘后方》

6. 治破伤风牙关紧急，口噤不开，口面喎斜，肢体弛缓 土虺蛇一条(去头、尾、肠、皮、骨，醋炙)，地龙五条(醋炙)，天南星一枚(重三分者，炮)。上为末，醋煮面和丸，如绿豆大。每服三至五丸，生姜酒下，稀豁粥投，汗出瘥。《普济方》天南星丸

7. 治一般肿毒，创伤溃烂久远 蝮蛇，去其首尾，剥腹除肠，锉，浸油中，五十日后，微薄取用，外涂。《外科调宝记》蝮蛇油

8. 治胃痉挛 蝮蛇，酒浸一年以上，每食前饮一杯，每日 3 次，连续二十日有效。《动植物民间药》

9. 治遗溺 蝮蛇一钱，鸡舌香二分。上二味细末，临卧白汤送下。七岁至十五岁，每服五分；十五岁以上每服一钱。《新本草纲目》

10. 治下疳、便毒、骨节疼痛毒深者 大黄二钱，川芎、蝮蛇各一钱。上三味，细末温酒服。《新本草纲目》芎藭蝮蛇散

【临床报道】 1. 治疗麻风及麻风反应 用蝮蛇酒治疗各型麻风均有一定效果，尤以合并砜类药治疗疗效更佳。据对治疗的 46 例 6 个月的观察，用药后一般情况见如精神、体力、食欲都有改善，皮肤反应消退或有进步，知觉恢复或好转，溃疡缩小，性功能改进；在病理改变上炎症细胞浸润减少，细菌检查消失或减少。另单用蝮蛇酒治疗 10 例晚期瘤型麻风患者，结果显效 3 例、有效 5 例、无效 2 例。蝮蛇酒的制备及用法主要有：① 取大的(6～7 年)活蝮蛇一尾，放入 60 度高粱酒 1 000 ml 中醉死，再加入人参 15 g，浸泡 3 个月后取酒内服。每日 1～2 次，每次 5～10 ml。② 取活蝮蛇一尾，杀死后置于冰箱中，干燥 12 小时后研粉，浸泡于 60 度高粱酒 500 ml 中，1～3 个月后取酒服。每日 2 次，每次 5～10 ml；或取粉末 5 g，用黄酒 100 ml 1 次送下。又有报道，以蝮蛇粉 5～10 g，入睡前用黄酒适量送服(服药期间大量补充液体解毒)，连服 3～4 日，治疗麻风结节性反应 15 例，反应症状消失者 12 例，进步好转者 2 例，无效 1 例。

2. 治疗浸润型肺结核 用蝮蛇全蛇蒸馏液制成 1∶1 药液。每次 2～5 ml，肌内注射，每日 2 次。治疗浸润型肺结核 63 例，疗程均为 2 个月以上。X 线检查结果：显著进步 15 例，进步 18 例，一般进步 17 例，无变化 8 例，恶化 5 例。总有效率 79.5%。痰菌变化：治疗前 26 例阳性，治疗后转阴 10 例。

5689 **蝮蛇皮** fù shé pí 《新修本草》

【基原】为蝰科蝮蛇属动物蝮蛇的皮。

【原动物】参见"蝮蛇"条。

【采收加工】春、夏季捕捉后,取其皮烘干。

【功用主治】《新修本草》:"皮灰,疗疔肿,恶疮,骨疽。蜕皮主身痒,疬疡,癣等。"

【用法用量】外用:研末;或烧灰охраны性敷。

5690 **蝮蛇毒** fù shé dú 《中国动物药》

【基原】为蝰科蝮蛇属动物蝮蛇毒腺分泌的毒液经干燥后的结晶。

【原动物】参见"蝮蛇"条。

【采收加工】采收蛇毒,可用小玻璃杯或小瓷碟、瓷瓶等器皿。取蛇时,一手握住蛇的颈部,防止扭动,另一只手把取毒器皿放入蛇口内,当咬住取毒工具后,可见毒液从牙滴出,待停止排毒后取出工具。一条蛇可反复采毒多次,每隔半月可采1次。采得的毒液,及时干燥处理。用蒸发皿盛鲜蛇毒,放真空干燥器中,选用硅胶、氯化钙或五氧化二磷等颗粒状的干燥剂比较适合。干燥剂上垫1层纱布,以免污染蛇毒。密闭后,即抽气装置进行抽气,当抽至较大的蛇毒的干燥情况,因水分大量气泡,防止外溢,可暂停片刻,再继续进行。如此反复数次,当毒液变干,即可停止抽气,在真空装置内静置24小时,待其充分干燥,形成一种类似结晶的鳞屑状小块或颗粒,即是粗制的蛇毒。

【药材】蝮蛇毒 Agkistrodonis Venter 主产于浙江、江苏、江西、辽宁、吉林等地。

性状 鲜品呈乳白色半透明液体,呈酸性反应,含水70%左右,低温干燥后变成白色半透明固体,其毒性可以保持多年不变,但新鲜毒液在室温下易失效。

【成分】蝮蛇毒中含蝮蛇神经毒素(agkistrodotoxin),为突触前神经毒素。3种磷脂酶(phospholipase)A_2,分别为酸性、中性和碱性磷脂酶A_2,中性即为蝮蛇神经毒素。还含L-氨基酸氧化酶、蛇毒蛋白酶(ancrod)、类凝血酶(batroxobin)、爬虫酶(reptilase)、肽链内切酶(endopeptidase)、精氨酸酯酶(arginine esterase)、酪氨酸水解酶(caseinolytic protease)、纤维蛋白溶酶(fibrinolysin)、脱氧核糖核酸酶(DNase)、核糖核酸酶(RNase)、蛋白C催化剂(protein C activator)以及神经生长因子(nerve growth factor)。

【药理】1. 对凝血系统的作用 浙江产蝮蛇毒体外试验表明能显著延长人血浆复钙时间,抑制凝血致活酶的生成,明显降低凝血酶形成速度,几乎完全抑制凝血酶对纤维蛋白原的作用,明显延长凝血酶时间,抑制凝血酶的凝固作用,并能溶解纤维蛋白。从浙江蝮蛇毒中分离得3种磷脂酶A(PLA),即碱性、酸性和中性PLA,只有碱性PLA具有抗凝活性,而酸性PLA与中性PLA均无此作用。

2. 对心脏的作用 蝮蛇清栓酶对离体大鼠工作心脏停灌再灌注损伤具保护作用。清栓酶能降低再灌后室颤发生率,防止冠脉流量减少和心肌收缩力下降,促进左室压最大上升速率恢复。清栓酶的保护作用可能与其扩张冠脉、减低心肌氧耗、改善微循环、降低脂质过氧化作用有关。实验性家兔心肌梗死模型、清栓酶能降低血液的凝固性。清栓酶还能抑制心肌梗死患者抬高的ST段较快地回到等中位线并使Q波的振幅变浅。

3. 对神经肌肉传递的阻遏作用 以稍大于最小致死量(1 mg/kg)的浙江蝮蛇毒腹腔注射于小鼠,呼吸停止后剖开胸腔,心脏仍跳动,甚至可维持0.5小时以上,兔或大鼠静脉注射1 mg/kg,均为呼吸先停,给以人工呼吸,心电图和膈神经的呼吸发放尚可维持数小时。将该蛇毒注入兔侧脑室30～50 μg/kg,也不引起呼吸困难和死亡,表明其对呼吸的抑制作用部位不在中枢不在外

周。蝮蛇毒处理大鼠膈神经膈肌标本约2小时,可使神经肌接头传递完全阻遏,冲洗2小时也不恢复。60℃水浴加温10分钟,此作用大部丧失。对小鸡颈二腹肌可完全阻遏神经肌传递,并进一步证明,此种阻遏既有突触后作用,也有突触前作用,尚可使乙酰胆碱释放减少。

4. 对肾脏的作用 电镜显示,未经治疗的糖尿病大鼠肾小球系膜明显增大,而蛇毒治疗组改变较轻,提示蛇毒治疗可能直接或间接抑制系膜细胞生长。对于由羊抗兔肾皮质抗血清所备的兔Masuji肾炎模型,每日静脉注射蝮蛇抗栓酶0.5 u/kg,连续2星期。蛇毒与尿激酶一样,均有防止和溶解在肾小球内沉积的纤维素,消除新月体,防止肾小球硬化的作用。随着新月体的消除,纤维蛋白(原)相关抗原(FRA)沉积减少,尿蛋白随之下降,尿素氮及与肾功能相关的IgG,与对照组相比,均无明显差别。蛇毒抗栓酶在体外可促进结石中钙和THP的溶解;大鼠整体试验也有一定防石、溶石作用。

5. 抗炎作用 从东北陆生白眉短尾蝮蛇毒分离的主要成分为精氨酸酯酶的类凝血酶(TLE),给小鼠腹腔注射,对醋酸所致腹腔毛细血管通透性增高有抑制作用,对二甲苯所致耳部炎性肿胀也有显著抑制作用;对大鼠蛋清性足肿,有明显抑制作用;连续用药7日,对大鼠腋下埋藏的棉球肉芽组织增生性炎症也有明显抑制作用。

6. 对免疫功能的影响 小鼠静脉注射TLE连续7日可明显增加免疫器官脾和胸腺重量,也能显著提高小鼠静脉注射碳粒后的廓清指数,表明其能增强网状内皮系统吞噬功能。大鼠灌服蝮蛇毒连续10日,可明显提高外周血T淋巴细胞比例,增强外周血中性粒细胞吞噬功能,提高脾脏抗体形成细胞比例。

7. 其他作用 小鼠腹腔注射TLE可明显抑制其自发活动,与阈下剂量的戊巴比妥钠有明显协同作用,表明其有镇静作用;对咖啡因引起的惊厥有一定抑制作用,但对士的宁引起的惊厥无效;对醋酸引起的扭体反应有明显抑制,也可明显提高热板法的痛阈;对内毒素引起的家兔发热有明显解热作用。

毒性 对兔、大鼠、小鼠静脉注射江苏、浙江产蝮蛇毒1 mg/kg时可致呼吸停止而死亡。浙江蝮蛇毒中含3种磷脂酶A_2(PLA_2),碱性磷脂酶A_2给小鼠腹腔注射的LD_{50}为55 μg/kg,碱性磷脂酶A_2为20 mg/kg,酸性PLA_2 300 μg/kg仍未显示毒性。中性PLA_2即蝮蛇毒素,为突触前神经毒,有报道腹腔注射时最小致死量为55 μg/kg,毒力比粗毒高20倍。小鼠腹腔注射TLE的LD_{50}为13.5±0.84 mg/kg。

【功用主治】《中国动物药》:"有凝血作用。治血友病。"

【用法用量】多制成注射剂静脉给药,参见"临床报道"项。亦可用于毒制成霜剂。

【宜忌】静脉给药易出现荨麻疹等过敏反应,极个别的还可出现过敏性休克。因此,用药前应做皮肤过敏试验,阴性者方可用。

【临床报道】1. 治疗冠心病 蝮蛇抗栓酶每支0.25 u,按0.01～0.012 u/kg计算。成人一般0.5～0.75 u(2～3支)1次,每日1次。用生理盐水或葡萄糖稀释,静脉给药,15～20日为1个疗程,用1～3个疗程。治疗冠心病47例,结果:治愈14例,占29.8%;显效22例,占46.8%;好转6例,占12.8%;无效5例,占10.6%;总有效率为89.4%。

2. 治疗心肌梗死 将28例心肌梗死患者分为Ⅰ、Ⅱ组,Ⅰ组(14例)应用蝮蛇抗栓酶,1～2支加入到250～500 ml的10%葡萄糖液内,以每分钟20～40速度静脉点滴。7～14日为1个疗程,最长3星期。Ⅱ组(14例)应用极化液及扩溶疗法,治疗结果表明,两组胸痛消失和ST段复位的平均治疗时间分别为2.1日和6.6日,Ⅰ组疗效高于Ⅱ组,两者有明显差异(P<0.05)。认为蝮蛇抗栓酶是治疗心肌梗死的安全有效的药物。

3. 治疗脑血栓　用蝮蛇抗栓酶每支含量 0.3 u，每次 0.6 u 加入生理盐水 250 ml 中静脉滴注，每日 1 次，2 星期为 1 个疗程，共治疗 50 例脑血栓形成患者。结果：痊愈 9 例，显效 21 例，有效 15 例，无效 5 例，总有效率为 90%。用药后血液流变学指标有明显改善，提示本药确有清栓作用。

4. 治疗血栓闭塞性脉管炎　蝮蛇清栓酶制剂，每支含 0.25 酶活力单位。成人 2～3 支/次，用生理盐水 250 ml 稀释后静脉滴注，每日 1 次，15 日为 1 个疗程，间隔 5～7 日再用第二个疗程，重症用 3 个疗程。治疗血栓闭塞性脉管炎 142 例，结果：痊愈 58 例，显效 49 例，有效 27 例，无效 8 例，总有效率为 90%。

5. 治疗血栓性静脉炎　蝮蛇清栓酶注射剂 0.01～0.012 u/kg 用生理盐水 250 ml 稀释后静脉滴注，每日 1 次。治疗血栓性静脉炎 118 例，结果：近期控制 24 例，显效 63 例，进步 28 例，无效 3 例，总有效率为 97%，对急性期患者更为显著。

6. 治疗视网膜疾病　用蝮蛇毒制剂清栓酶 0.01～0.012 u/kg，加入 10%葡萄糖 250 ml 静脉滴注，或加入生理盐水 200 ml 静脉注射，每日 1 次，15 日为 1 个疗程。治疗视网膜动、静脉阻塞 15 例，其中治疗视网膜静脉阻塞 9 例，4 例静脉总干阻塞均有效；5 例分支阻塞 3 例有效，无效 2 例。视网膜动脉分支阻塞 2 例有效。中心动脉阻塞 4 例中 2 例有效，2 例无效。

7. 治疗硬皮病　成人每日用 0.5～0.75 u 的蝮蛇清栓酶静脉给药，每日 1 次，15 日为 1 个疗程。治疗硬皮病患者 15 例，其中 4 例为局限性硬皮病，11 例为系统性硬皮病。总有效率达 93.3%，且雷诺现象及心、肺、肾受损者多数明显好转。

8. 治疗银屑病　用蝮蛇清栓酶 0.01～0.012 u/kg，生理盐水或葡萄糖液稀释后，静脉滴注，每日 1 次，15 日为 1 个疗程。治疗银屑病 45 例，结果：基本痊愈 21 例(46.67%)，显效 12 例(26.67%)，有效 11 例(24.44%)，无效 1 例(2.22%)，显效率为 73.3%。提示：清栓酶对免疫功能有调节作用。

5691 蝮蛇骨 fù shé gǔ (《本草拾遗》)

【基原】　为蝰科蝮蛇属动物蝮蛇的骨骼。

【原动物】　参见“蝮蛇”条。

【采收加工】　宰杀蝮蛇后，取其骨，烘干。

【功用主治】　解毒。主治赤痢。

《本草拾遗》：“主赤痢，取骨烧为黑末，饮下三钱匕。”

【用法用量】　内服：烧为末，1～3 g。

5692 蝮蛇脂 fù shé zhī (《本草拾遗》)

【基原】　为蝰科蝮蛇属动物蝮蛇的脂肪。

【原动物】　参见“蝮蛇”条。

【采收加工】　春、夏季捕捉后，剖腹取其脂肪，鲜用。

【功用主治】　《纲目》：“绵裹塞耳聋，亦敷肿毒。”

【用法用量】　外用：涂敷。

5693 蝼蛄 lóu gū (《本经》)

【异名】　蝼蝈(《吕氏春秋》)，螜、天蝼、蟹、蝼蛄(《尔雅》)，蟪蛄(《本经》)，蝼窒、蟓蛉、杜狗、杜蛒蛞蝼(《方言》)，炙鼠、津姑、蝼蜮(《广雅》)，仙姑、石鼠、硕鼠(崔豹《古今注》)，蟠蛄(《广志》)，土狗(《本事方》)，地狗(《滇南本草》)，拉拉古(《广雅疏证》)，土狗崽、地牯牛(《贵州民间方药集》)，拉拉狗(《河北药材》)，拉蛄(《山东中药》)。

【基原】　为蝼蛄科蝼蛄属动物非洲蝼蛄和华北蝼蛄的全虫。

【原动物】　1. 非洲蝼蛄 *Gryllotalpa africana* Palisot et Beauvois　又名：地蝼蛄、南方蝼蛄(《中国动物药》)。

成虫全体淡黄褐色或暗褐色，全身密被短小软毛。体长 2.8～3.3 cm。头圆锥形，暗褐色，触角丝状，复眼卵形，黄褐色；咀嚼式口器。前胸背板坚硬膨大，卵形，背中央有一条下陷的纵沟。前翅革质软短，黄褐色。后翅大，膜质透明，淡黄色。前足发达，扁铲状；中足较小；后足长大，腿节发达，在胫节背侧内缘有 3～4 个能活动的刺。腹部纺锤形，柔软，尾毛 1 对。

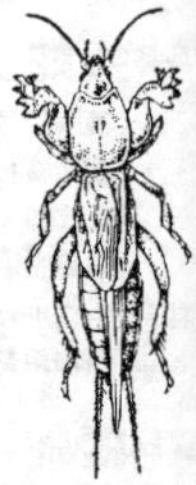

非洲蝼蛄

栖息于庭院、田园及潮湿处，尤其是在大量施用过有机肥料的地方，多而密集。昼伏夜出，有很强的趋光习性。分布于全国各地。

2. 华北蝼蛄 *G. unispina* Saussure　又名：北方蝼蛄、大蝼蛄(《中国动物药》)。

与前种的主要区别是体形较大，体长 3.9～4.5 cm，体色略浅，腹部圆筒形，后足胫节背侧内缘有活动的刺 1 根，有时消失。数量较少。余同前种。

【采收加工】　夏、秋季捕捉，在夜晚用灯光诱捕，或翻地时捕捉。捕后用沸水烫死，晒干或烘干。

【药材】　蝼蛄 *Gryllotalpa*　主产于江苏、浙江、安徽等地。

性状　非洲蝼蛄　虫体多断碎，完整者长 2～3.3 cm，宽 4～10 mm。头部呈茶棕色杂有黑棕色；复眼黑色有光泽；翅膜质多破碎，足多碎落，后足胫节背侧内缘有刺 3～4 根。腹部近纺锤形，有节，皱缩，呈浅黄色。质软易碎。有特异臭气。

华北蝼蛄　体型稍大，长 3.9～4.5 cm，体色稍浅，腹部圆筒形，后足胫节背侧内缘有刺 1 根。

【成分】　蝼蛄机体组织中含 15 种氨基酸，主要有精氨酸，胱氨酸，组氨酸，赖氨酸，牛磺酸，谷氨酸及微量的亮氨酸等。

前肠中有牛磺酸。

【药理】　给家兔每日灌胃 2%蝼蛄粉混悬液 100 ml，连续 1 星期，白天排尿未见增加，排尿率在 16 只中仅 8 只增加，增加 15%以上者只有 3 只，表明无显著利尿作用。给小鼠每日喂饲蝼蛄粉 5 g，连续一个半月，给家兔喂饲每日 0.5 g/kg，连续 2 个月，均未见毒性反应。小鼠发育正常，所有雌鼠均怀孕生育，幼鼠也发育良好。家兔的体重、白细胞分类和计数、血红蛋白含量测定、尿蛋白和沉渣检查，均未发现异常，表明无长期毒性反应。

【炮制】　1. 蝼蛄　取原药材，除去杂质，筛去灰屑。

2. 焙蝼蛄　取净蝼蛄置容器内，用文火加热，焙至老黄色，有香气逸出为度，取出摊凉。

饮片性状　蝼蛄呈不规则的碎粒状，头胸部呈茶棕色，复眼黑色而有光泽，腹部皱缩，浅黄色。疏生短绒毛。焙蝼蛄形如蝼蛄，表面老黄色。

贮干燥容器内，密闭，置通风干燥处，防蛀。

【药性】　咸，寒。小毒。归膀胱、小肠、大肠经。

1.《本经》：“味咸，寒。”

2.《别录》：“无毒。”

3.《日华子》：“冷，有毒。”

4.《绍兴本草》：“味咸，冷，有小毒。”

5.《滇南本草》：“入胃。”

6.《品汇精要》：“味咸，性寒。味厚于气，阴也。臭腥。”

7.《东医宝鉴》：“走小肠、膀胱。”

8.《本草求真》：“入肠、胃。”

【功用主治】　利水通淋，消肿解毒。主治小便不利，水肿，石淋，瘰疬，恶疮。

1.《本经》：“主产难，出肉中刺，溃痈肿，下哽噎，解毒，除恶疮。”

2.《本草经集注》：“自腰以前，甚涩，主止大小便；从腰以后，甚利，主下大小便。若出拨刺，多用其脑。”

3.《日华子》：“治恶疮，水肿，头面肿。”

4. 朱丹溪：“治口疮。”(引自《本草发挥》)

5.《纲目》:"利大小便,通石淋。治瘰疬,骨鲠。"

6.《本草徵要》:"通便,逐水。"

7.《玉楸药解》:"清利膀胱湿热。"

【用法用量】 内服:煎汤,3~4.5 g;研末,1~2 g。外用:研末调涂。

【宜忌】 体虚者慎服,孕妇禁服。

1.《本草经集注》:"堕胎。"

2.朱丹溪:"虚人戒勿用之,以其性急故也。"(引自《本草发挥》)

3.《本草汇言》:"此物攻利甚急,虚人忌用,如必不得已用者,中病即止。水行之后宜大剂补养,庶无后患也。"

【选方】 1. 治小便不通,诸药无效 蝼蛄(活者)一枚。上一味生研,入麝少许,新汲水调下,立通。(《圣济总录》蝼蛄麝香散)

2. 治尿闭不通,或有尿中毒危险时 干蝼蛄 20~30 只,去翅、足,研泡粉末;蟋蟀 20~30 只,去翅、足;生甘草 20 g。共研细末。每服 1 g,日 2~3 次,温水送服。(《现代实用中药》)

3. 治水病肿满,喘促,不得眠卧 蝼蛄五枚,晒令干,研为末。食前,以暖水调下半钱匕至一钱,小便通利为效。(《圣惠方》)

4. 治肝硬化腹水 蝼蛄(去头、足、翼)、蟋蟀各 2 对,黄芪 9 g,地鳖虫 4.5 g。研细末,分 4 次服,每日 2 次。可以连续服用。(《虫类药的应用》)引章次公方)

5. 治石淋 蝼蛄七枚,盐二两。同于新瓦上铺盖焙干,研末。温酒调服一钱匕。(《本草图经》)

6. 治颈项瘰疬 带壳蝼蛄七枚,生取肉,入丁香七粒,于壳内烧过,与肉同研。用纸花贴之。(《救急方》)

7. 治小儿脐风不出 甘草(炙,锉)、蝼蛄(炙焦)各一分。上二味,捣罗为散。掺敷脐中。(《圣济总录》甘草散)

8. 治小儿头马牙疳、牙龈溃烂 蝼蛄(二枚,大者。用砒少许同蝼蛄以盐泥固济,用火烧令通赤,放冷用),取出蝼蛄灰,入麝香少许,细研为末。先将盐汤漱口,后用鹅毛点药扫患处。(《杨氏家藏方》截疳散)

9. 治胞衣不下 蝼蛄一枚,水一升,煮三沸,灌入,下喉即出。《外台》引《延年方》)

10. 除竹木刺 活蝼蛄 6 只(洗净),与红糖 15 g 捣烂如泥膏状,外敷伤口处。3~6 小时后,竹或木刺即可自行退出。〔《江苏医药》1977,(1):35〕

【各家论述】 1.《本草汇言》:"此得湿土秽壤而生,性善钻利,故本药主水肿壅滞。水道不通,二便闭塞欲无,或水气泛溢致成水肿胀满,腹大如鼓,面浮,喘急不得卧者,服此,停水大行,胀消而喘定。"

2.《本草新编》:"本草言其利水,宜分上下左右,然亦不必拘。通身用之以利湿神效,兼能接续骨伤,治口疮、乳毒之药也。"

5694 蝤蛑 yóu móu《本草经集注》)

【异名】 拨棹子、蝤(《本草图经》),海蝤、金蝤(《闽中海错疏》),赤甲红(《全国中草药汇编》)。

【基原】 为梭子蟹科蝤蛑动物日本蝤或其近缘动物的全体。

【原动物】 日本蝤 Charybdis japonica (A. Milne-Edwards)

头胸甲呈横卵圆形,一般长约 60 mm,宽 90 mm 左右,表面隆起,胃、鳃区具横行的微细颗粒隆线。额前突,分 6 个锐齿,中间 2 齿稍突。前侧缘拱起,连外眼窝前缘共具 6 锐齿。螯足壮大,不甚对称,长节前缘一般具 3 刺,基部 1 个最小,腕节末端

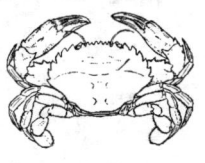

日本蝤

角具 1 壮刺,外侧面具 3 小刺,掌节内外面隆起,外基角具 1 刺,背面的两条隆脊上各具 2 齿,两指比掌节长,表面有纵沟。步足各节背腹缘均具刚毛,前节与指节均扁平,呈桨状。腹肢退化,藏于退化的腹部内侧,雌体 4 对用以抱卵;雄体 2 对,转化为交接器。背面绿棕色或深紫色,螯足表面呈深棕色,指尖深黑色,步足上面紫棕色,下面较浅。

生活于低潮线 10 m 的水深内,有海藻的泥沙质水底或石隙间。每年 5~6 月间为产卵期,全国沿海均有分布。

【采收加工】 捕后洗净,鲜用,或用开水烫死,晒干。

【药性】 咸、微辛,温。

1.《日华子》:"冷,无毒。"

2.《纲目》:"咸,寒,无毒。"

3.《中国药用海洋生物》:"咸,温。"

4.《中国动物药志》:"性凉,气腥,味淡。"

【功用主治】 活血化瘀,消食,通乳。主治血瘀经闭,产后瘀滞腹痛,消化不良,食积痞满,乳汁不足。

1.《本草拾遗》:"治小儿闪癖。煮食之。"

2.《日华子》:"解热气,治小儿痞气。"

3.《中国药用海洋生物》:"破血,通经,通乳。治产后血瘀,宿食,乳汁不足。"

【用法用量】 内服:煮熟,5~15 g;或焙干研末。

【宜忌】《中国动物药志》:"孕妇慎服。"

【选方】 1. 治消化不良 蝤蛑 1 个,炙酥脆,研末。分 2 次服。《中国动物药》)

2. 治乳汁不足 蝤蛑 2 个,煮熟食之。《山东药用动物》)

5695 蝙蝠 biān fú《本经》)

【异名】 服翼(《尔雅》),天鼠、伏翼(《本经》),飞鼠、老鼠、蝙蝠(《方言》),仙鼠(《尔雅》郭璞注),夜燕(《纲目》),盐老鼠(《中国药用动物志》)。

【基原】 为蝙蝠科蝙蝠属动物蝙蝠、鼠蝠属动物大管鼻蝠、伏翼属动物普通伏翼、兔蝠属动物大耳蝠等的干燥全体。

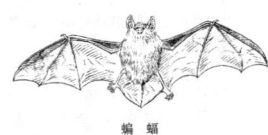

蝙蝠

【原动物】 1. 蝙蝠 Vespertilio superans Thomas 又名:东方蝙蝠(《中国中药资源志要》)。

是一种营飞翔生活的小型兽类。较小,体长 4.5~8.0 cm。鼻小,鼻端无鼻叶或其他衍生物。耳短而宽。由指骨末端向上至上膊骨,向后至躯体两侧下肢及尾间,有一层薄的翼膜,其上无毛。尾发达。全身毛呈黑褐色。

栖息于屋檐、房梁、石缝、岩洞或树洞中。白天休息,黄昏或清晨活动觅食,以双翅目昆虫为食。分布于华北、东北及福建、湖北、湖南、四川、甘肃等地。

2. 大管鼻蝠 Murina leucogaster Milne-Edwards

体型小。鼻孔呈长管状。耳尖钝圆,耳屏尖长呈直形。翼膜宽从趾基起。第五掌骨较第四掌骨稍长。全身毛细长而柔软,毛端深褐色。体背毛灰棕色,并有灰白色细软长毛。翼膜为浅灰褐色。

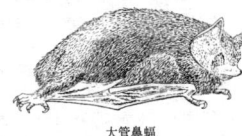

大管鼻蝠

分布于内蒙古、吉林、福建、四川等地。

3. 普通伏翼 Pipistrellus abramus Temminck 又名:家蝙蝠(《中药大辞典》)。

体型小。头骨小而宽。耳小略呈三角形，向前折转可达眼与鼻孔之间。耳屏小而圆钝，内缘凹，外缘突出。足纤小。翼膜从掌基起，距缘膜发达且呈圆弧形。尾最末端伸出股间膜。背面暗棕色，头部色较深。腹面较浅，毛基深棕色而毛端灰棕色。

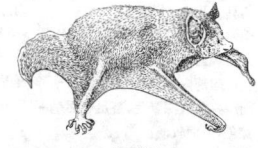

普通伏翼

栖息于屋檐或古老房屋中。全国各地均有分布。

4. 大耳蝠 *Plecotus auritus* Linnaeus 又名：兔蝠

体长 5～8 cm。耳极大，为其最显著之特征。耳壳近乎卵圆形，前后缘均甚突出。耳屏甚长，几为耳长之半。鼻孔朝前上方。后肢及足均纤细。尾与体

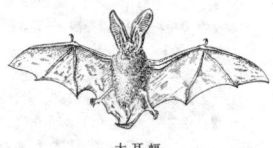

大耳蝠

等长。全身背面浅灰褐色，腹面灰白色，其毛尖灰白色，毛基黑褐色。

栖息于山洞、树洞或房屋顶楼内，独居。食昆虫。分布于河北、吉林、黑龙江、四川、甘肃、青海等地。

除上述 4 种外，可供药用的还有狐蝠科棕蝠属动物华南棕蝠 *Eptesicus andersoni* (Dobson)，分布于河北、浙江、福建、山东、广东、广西、云南等地；蹄蝠科蹄蝠属动物大马蹄蝠 *Hipposideros armiger* Hodgson，分布于长江流域及以南各地；菊头蝠科菊头蝠属动物马铁菊头蝠 *Rhinolophus ferrumequinum* Schreber，分布于山西、吉林、山东、四川、云南、陕西等地。

以上动物的粪便(夜明砂)亦供药用，另设专条。

【药性】 咸，平。归肝经。

1.《本经》:"味咸，平。"

2.《别录》:"无毒。"

3.《药性论》:"微热，有毒。"

4.《广西药用动物》:"入肝经。"

【功用主治】 止咳平喘，利水通淋，平肝明目，解毒。主治咳嗽，喘息，淋证，带下，目昏，目翳，瘰疬。

1.《本经》:"主目瞑，明目，夜视有精光。久服令人喜乐媚好无忧。"

2. 李当之《药录》:"主女子生子余疾，带下病，无子。"

3.《别录》:"主(目)痒痛，疗淋，利水道。"

4.《日华子》:"久服解愁。"

5.《纲目》:"治久咳上气，久疟，瘰疬，金疮内漏，小儿魃病，惊风。"

6.《本草新编》:"拔翳膜。"

7.《本草求原》:"治痢，干血气痛。"

8.《中国动物药》:"止咳平喘，利水通淋，截疟，解毒。治慢性气管炎，淋病，瘰疬，金疮等病。"

【用法用量】 内服：入丸、散，1～3 g。外用：研末撒，或调敷。

【宜忌】《本草求原》:"性悍，服之多下利。金疮出血不止成内漏者，泻水而血消，其毒可知，勿轻用。"

【选方】 1. 治哮喘 蝙蝠焙焦研粉，冰糖水冲服，每次 3 g，日服 2 次。(《中国动物药》)

2. 治久疟不止 蝙蝠七个(去头、翅、足)。捣千下，丸梧子大。每服一丸，清汤下，鸡鸣时一丸，禺中(日近午)一丸。(《范

3. 治小儿惊痫 入蛰蝙蝠一个。入成块朱砂三钱在腹内，以新瓦合煅存性，候冷为末。分四次，空心白汤下，小儿分五服。(《医学集成》)

4. 治小儿慢惊风及天钓夜啼 蝙蝠一枚(去翅、肚、脂，炙令焦黄)，人中白一分(细研)，干蝎一分(微炒)，麝香一钱(细研)。上药捣细罗为散，入人中白等同研匀，炼蜜为丸，如绿豆大。每服三丸，以乳汁研下，量儿大小加减服之。(《圣惠方》返魂丹)

5. 治瘰疬多年不瘥 蝙蝠一个，猫头一个。上同烧作灰，撒上黑豆，煅其灰骨化，研为细末。干即油调敷，湿即干掺。(《奇效良方》蝙蝠散)

6. 治小儿疳积 蝙蝠 1～2 只。去毛和内脏，和瘦猪肉一起剁碎，加少量油盐，蒸熟吃。(《广西药用动物》)

7. 治金疮出血内漏 蝙蝠三枚。烧令烟尽沫下，绢筛之。水服方寸匕，一日令尽，当下如水，血消化也。(《鬼遗方》蝙蝠消血散)

【临床报道】 治疗慢性气管炎 取新鲜蝙蝠剥皮，去胃肠，置瓦上焙干(勿焦)，研粉；用一点红 15 g，鼠曲草 30 g，水煎 2 次，滤液合并浓缩成 1：1 浓度，加入蝙蝠粉 18 g 以炼蜜拌匀为丸。上为 1 日量，早、晚分服，10 日为 1 个疗程。用此复方蝙蝠丸观察治疗慢性气管炎 222 例，有效率为 89.6％温总计达 36.9％，少数病例在服药 1～4 日内见效。少数患者有头晕、恶心、口干、上腹部不适等副作用，可自行消失。又用蝙蝠 1 只，置瓦上焙干焦，研末，加等量葡萄糖粉拌匀压片，每片 0.5 g。每服 6 片，每日 2 次。共治 15 例，服药 7 日，明显好转 4 例，好转 4 例，无效 7 例。

【各家论述】《纲目》:"蝙蝠性能泻人，故陈子真等服之皆致死。观后治金疮方，皆致下利，其毒可知。《本经》谓其无毒，久服喜乐无忧。《日华子》云：久服解愁者，皆误后世之言。适足以增惑愁而已。治病可也，服之能令毒不攻心。"

5696 蝙蝠藤 biān fú téng
《(纲目拾遗)》

【异名】 狗葡萄秧(《辽宁经济植物志》)，小葛香、杨柳子根(《山东中药》)，防己藤、黄攸香、什子苗(江西《草药手册》)，小青藤、黄根藤、金百脚(《浙江药用植物志》)，山地瓜秧(《长白山植物药志》)。

【基原】 为防己科蝙蝠葛属植物蝙蝠葛的藤茎。

【原植物】 参见"北豆根"条。

【采收加工】 秋季采割，去枝叶，洗净，切段，晒干。

【成分】 蝙蝠葛含生物碱类成分：粉防己碱(tetrandrine)，青藤碱(sinomenine)。

【药性】 味苦，性寒。归肝、肺、大肠经。

【功用主治】 清热解毒，消肿止痛。主治腰痛，瘰疬，咽喉肿痛，腹泻痢疾，痔疮肿痛。

1.《纲目拾遗》:"治腰痛，瘰疬。"

2.《陕西中草药》:"清热解毒，消肿止痛。"

【用法用量】 内服：煎汤，9～15 g。外用：捣敷。

5697 蝙蝠葛叶 biān fú gě yè
《(福建药物志)》

【基原】 为防己科蝙蝠葛属植物蝙蝠葛的叶。

【原植物】 参见"北豆根"条。

【采收加工】 夏、秋季采收，鲜用或晒干。

【功用主治】 散结消肿，祛风止痛。主治瘰疬，风湿痹痛。

《福建药物志》:"治瘰疬，风湿膝膝痛。"

【用法用量】 外用：捣敷，或水煎加酒熏洗。

5698 墨 mò
《(本草拾遗)》

【异名】 乌金、陈玄、玄香、乌玉块(《纲目》)。

【基原】 为松烟和入胶汁、香料等加工制成之墨。

【药材】 墨 *Prepared Ink* 主产安徽、北京。

性状 本品通常为长方形或圆柱形块状。黑色,具胶质样光泽;一面印有金字,一面印有山水仙鹤金色图。质坚脆,易碰断,断面不平坦,有光泽。气清香而深。

【药性】 辛,平。归心、肝、肾经。

1.《本草拾遗》:"温。"
2.《开宝本草》:"味辛,无毒。"
3.《医林纂要》:"辛、苦、平。"
4.《本草求真》:"入肝、肾。"

【功用主治】 止血,消肿。主治吐血、衄血,崩中漏下,血痢,痈肿发背。

1.《开宝本草》:"止血,生肌肤,合金疮。主产后血晕、崩中卒下血,醋磨服之。亦主眯目,物芒入目,摩点瞳子上。又止血痢及小儿客忤,捣筛和水温服之。"
2.《纲目》:"利小便,通月经,治痈肿。"
3.《医林纂要》:"泻心清肺,去妄热,止妄血,下气归肾。"
4.《本草求真》:"止血宣滞。"
5.《本草再新》:"平肝润肺,除风热,止咳嗽,生津解渴。"

【用法用量】 内服:磨汁,3～9 g;或入丸、散。外用:磨汁涂。

【宜忌】 热病初起衄血者慎服。

《本草求真》:"瘟疫热病初衄,遵用此以止血,则非所宜。"

【选方】 1. 治大吐血 好墨细末二钱匕。以白汤化阿胶清调,稀稠得所。热多者尤相宜。《本草衍义》
2. 治鼻衄,出血数升,眩冒欲死 浓研香墨,点入鼻孔中。《梅师集验方》
3. 治天吊病鼻衄,是热毒,血下数升者 好松烟墨捣之,以鸡子白和丸,丸如梧桐子大,水下,一服十丸,并无所忌。《僧深集方》
4. 治崩中,漏下青黄赤白 好墨末一钱匕。服。《肘后方》
5. 治产后崩中下血不止 香墨半两,露蜂房半两微炒,龙骨半两。上件药捣细罗为散,每于食前用水煎干地黄汤,调下二钱。《圣惠方》香墨散
6. 治赘疣,疣破出血 用陈京墨(煅)、百草霜等分罨之。《四科简效方》
7. 治赤白痢 干姜、好墨各五两。筛,以醋浆和丸,桐子大。服三十丸,加至四五十丸,米饮下。日夜可七八服。如无醋浆,醋入水解之,令其味如醋浆。《肘后方》姜墨丸
8. 治恶露不下 好墨酢研末,童便酒下妙。《鲟溪单方选》
9. 治卒淋不通 好细墨(烧)为细散,每服一钱匕,温水调下。《圣济总录》墨金散
10. 治气淋涩痛 香墨半两(末),腻粉一分。上件药同研令匀,以软饭和丸,如小豆大,每于食前以冷水下五丸。《圣惠方》
11. 治痈疽发背 醋磨浓墨涂四周,中以猪胆汁涂之,干又上。《赵氏经验方》

【各家论述】 1.《本经逢原》:"墨,止吐衄血逆上行,或生藕汁,或鲜地黄自然汁磨服即止。但夕用干地黄和水捣磨。柏叶汁、甘蕉汁或非所宜,往往止截后有瘀积之患。"
2.《本草求真》:"墨,易能以止血? 以其味辛气温而止之也。辛能散血,血散则血归经而不外溢,是以遇辛即止也。温能行血,血行则血周流络会,而血不聚于所伤之处,是以得温而即止也。""墨,专入肝肾。凡血热过下,或瘟疫衄衄、产后血暮崩脱、金疮并丝缠眼中,皆可以治。如止血,须以苦酒送韭计投;消肿则以猪胆汁、酽醋调;眼有红缠,则以墨磨鸡血点点;客忤中腹,则以磨地浆吞。各随病症所用而治之耳。"

【基原】 为毛茛科乌头属植物花葶乌头或聚叶花葶乌头的根。

【异名】 活血莲(《贵州民间药物》),凉水渣子(《秦岭巴山天然药物》),血散七、龙胡子、土莎莲(四川),一口血、独儿七、笋尖七(湖北)。

【基原】 为毛茛科乌头属植物花葶乌头或聚叶花葶乌头的根。

【原植物】 1. 花葶乌头 *Aconitum scaposum* Franch.

多年生草本,高 35～67 cm。根近圆柱形,长约 10 cm,直径 0.8 cm。茎直立,稍被弯曲的淡黄色短毛。叶互生;基生叶 3～4,柄长 13～40 cm,基部有鞘;叶片肾状五角形,长 5.5～11 cm,宽 8.5～22 cm,基部心形

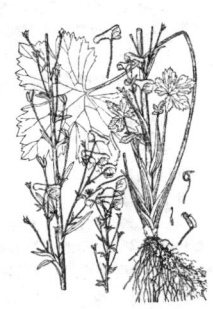

花葶乌头

超过中部,中央裂片倒梯状菱形,急尖,不明显 3 浅裂,边缘有粗齿,侧裂片斜扇形,不等 2 浅裂,两面有短伏毛;茎生叶小,2～4,集中在近基部,有时不存。总状花序长 15～40 朵花;苞片披针形或长圆形;花梗长 1.4～3.4 cm,有开展的淡黄色长毛;小苞片生花梗基部。花两性,两侧对称;萼片 5,花瓣状,蓝紫色,外面疏被开展的微糙毛,上萼片圆筒形,高 1.3～1.8 cm,外缘近直,与向下斜展的下缘形成尖喙;花瓣 2,距比瓣片长 2～3 倍,拳卷;雄蕊多数,无毛;心皮 3,疏被长毛。蓇葖果,长 0.8～1.3 cm。种子多数,倒卵形,长约 1.5 mm,密生横狭翅。花期 8～9 月,果期 9～10 月。

生于海拔 1 200～2 000 m 的山地沟谷或林中阴湿处。分布于江西东部、河南西南部、湖北、四川城口、贵州北部、陕西南部。

2. 聚叶花葶乌头 *A. scaposum* Franch. var. *vaginatum* (Pritz.) Rapaics [*A. vaginatum* Pritz.] 又名:鞘柄乌头。

本种与花葶乌头相近,其主要区别在于:茎生叶 3～5,最下部的茎生叶距茎基部 6～20 cm,其他茎生叶在花序之下密集,有发育的叶鞘,最上部的 1～3 叶的叶片极小,长 0.5～2 cm,或完全退化。萼片紫色,偶为黄色。

生于海拔 1 850～2 000 m 的山地林中或林缘。分布于四川南部、贵州、云南东北部、陕西南部。

【采收加工】 夏秋季采挖,晒干。

【药材】 天雄 *Aconiti Scaposi Radix* 产于陕西、甘肃、河南、江西、湖南等地。

性状 根呈不规则圆柱形,多弯曲,有时分枝,长 5～10 cm,直径 0.5～1 cm。表面黑棕色,有多数纵、横皱纹及须根痕。质坚硬,不易折断,断面不平坦。气微,味辛、苦,微麻。

【鉴别】 根横切面:后生皮层为 4～5 列棕色木栓化细胞;皮层细胞 6～7 列,切向长条状或不规则形;内皮层细胞凯氏点明显。上、中、下段均为单一管状中柱。初生韧皮纤维群 10 余束排列成一轮,每束有 10～20 个纤维,纤维直径 8～20 μm;筛管群近形成层处较明显。形成层环状。木质部束有导管 5～10 列,径向排列,导管直径 10～25 μm。中央髓部为薄壁组织。

粉末特征:淀粉粒细小,类圆形或类三角形,直径 4～16 μm;脐点明显,人字形或一字形。

【成分】 花葶乌头根含生物碱:花葶乌头宁(scaconine),花葶乌头碱(scaconitine),*N*-去乙酰花葶乌头碱(*N*-deacetyl scaconitine)。

【药性】 辛、苦,温。小毒。

1.《贵州民间药物》:"性温,味辛,有小毒。"

2.《四川常用中草药》:"性平,微苦、甘,有小毒。"

【功用主治】 活血通经,化瘀止痛。主治月经不调,跌打损伤,骨折瘀肿疼痛,风湿性关节肿,胃痛,无名肿毒。

1.《贵州民间药物》:"活血调经,止痛。"

2.《四川常用中草药》:"能活血,散瘀。治跌打损伤,骨折肿痛等症。"

【用法用量】 内服:煎汤,9~15 g;或泡酒。外用:磨涂。

【选方】 1. 治风湿性关节炎 凉水渣子 3 g,老鹳草 10 g,过路黄 15 g,伸筋草 20 g。泡酒服。《秦岭巴山天然药物志》

2. 治月经不调 活血莲、赶血王各 9 g。泡酒服。

3. 治跌打损伤 活血莲、见血飞、赤芍各 15 g。加水酒各半煎服。(2、3方出自《贵州民间药物》)

4. 治骨折肿痛 墨七 15 g。泡酒内服外搽。

5. 治肺结核咯血 墨七 15 g,红刺藤 12 g。水煎服;亦可配见血飞研末治外伤出血。(4、5方出自《万县中草药》)

5700 墨旱莲 mò hàn lián
《《饮片新参》》

【异名】 金陵草《千金方》,莲子草《新修本草》,旱莲草、旱莲子《本草图经》,白旱莲《履巉岩本草》,猪牙草、旱莲草《简便单方》,猢狲头《居家必用事类全集》,莲草《滇南本草》,旱斗草《医学正传》,墨烟草,墨菜《纲目》,白花草、白花蟛蜞草《岭南采药录》,墨记菜《现代实用中药》,野水凤仙《药材资料汇编》,墨汁草《江西民间草药验方》,节节乌、白田乌草、墨草《福建药物志》。

【基原】 为菊科鳢肠属植物鳢肠的全草。

【原植物】 鳢肠 Eclipta prostrata (L.) L. [Verbesina prostrata L.;Eclipta alba (L.) Haask.]

一年生草本,高 10~60 cm。全株被白色粗毛,折断后流出的汁液数分钟后即呈蓝黑色。茎直立或基部倾伏,着地生根,绿色或红褐色。叶对生;叶片线状椭圆形至披针形,长 3~10 cm,宽 0.5~2.5 cm,全缘或稍有细齿,两面均被白色粗毛。头状花序腋生或顶生,总苞钟状,总苞片 5~6 片,花托扁平,托上着生少数舌状花及多数管状花;舌状花雌性,花冠白色,发育或不发育;管状花两性,黄绿色,全发育。瘦果黄黑色,长约 3 mm,无冠毛。花期 7~9 月,果期 9~10 月。

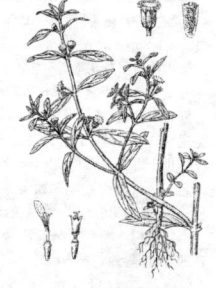
鳢肠

生于路边、湿地、沟边或田间。分布于全国各地。

【栽培】 生物学特性 喜温暖湿润气候,耐阴湿。以潮湿、疏松肥沃、富含腐殖质的砂质壤土或壤土栽培为宜。

繁殖方法 种子繁殖。春季 4 月按行距 30 cm 开条沟,深 2~3 cm,将种子均匀播入,薄覆细土,不见种子为度,稍加镇压,浇水。经 15 日左右出苗。

田间管理 苗高 3~5 cm 间苗,按株距 8~10 cm 定苗。应注意松土除草,勤浇水,保持土壤湿润。追施稀人粪尿。5~6 月再施 1 次人畜粪肥,生长旺盛期增施过磷酸钙。

【采收加工】 夏、秋季割取全草,阴干或晒干。鲜用可随采随用。

【药材】 墨旱莲 Ecliptae Herba 主产于江苏、浙江、江西、湖北等地。

性状 带根或不带根全草,全体被白色粗毛。根须状,长 5~

10 cm。茎圆柱形,多分枝,有纵棱,直径 2~5 mm;表面绿褐色或墨绿色;质脆,易折断,断面黄白色,中央为白色疏松的髓部,有时中空。叶对生,近无柄,叶片皱缩卷曲或破碎,完整者展平后呈长披针形,全缘或具浅齿,墨绿色。头状花序单生于枝端,直径 2~6 mm,总花梗细长、总苞片 5~6,黄绿色或棕褐色,花冠多脱落。瘦果椭圆形而扁,长 2~3 mm,棕色或浅褐色,表面有小瘤状突起。气微,味微咸。

鉴别 (1) 茎横切面:表皮细胞 1 列,下有厚角细胞 2~4 列,皮层薄壁细胞排列疏松,细胞间隙大。维管束外韧型,环列,形成层断续成环,髓部大。

叶表面观:上下表皮细胞垂周壁波状弯曲。气孔不定式,副卫细胞 3~4 个。非腺毛多 3 细胞,长 88~220 μm,基部细胞稍膨大,中部细胞较长,壁稍厚,具疣状突起,顶端细胞急尖而短,近三角形。腺毛棒状,4~6 细胞,长 75~113 μm,壁薄,内含黄棕色分泌物。

(2) 取本品,浸水后,搓其茎叶,显墨绿色。

(3) 取本品粉末约 0.1 g,加 50%乙醇 3 ml,水浴温浸 10 分钟,滤过。取滤液 1 ml,加 0.2%茚三酮试剂,水浴加热片刻,溶液显红紫色(检查氨基酸)。

(4) 取本品粉末约 0.5 g,加乙醇 10 ml,水浴温浸 15 分钟,滤过。滤液蒸干,加醋酐硫酸 1 滴,显蓝色,放置后显绿色(检查皂苷)。

【成分】 全草含黄酮类化合物:芹菜素(apigenin),木犀草素(luteolin),木犀草素-7-O-葡萄糖苷(luteolin-7-O-glucoside);3,4-呋喃并香豆素类化合物:蟛蜞菊内酯(wedelolactone),去甲基蟛蜞菊内酯(demethylwedelolactone),去甲基蟛蜞菊内酯-7-葡萄糖苷(demethylwedelolactone-7-β-D-glucoside);噻吩(thiophene)类化合物:α-三联噻吩甲醇(α-terthienyl methanol),乙酸-(α-三联噻吩基)甲醇酯(α-terthienylmethyl acetate),鳢肠醛(ecliptal)或称 α-三联噻吩基甲醛(α-terthienyl formaldehyde);甾醇类化合物:谷甾醇(sitosterol),豆甾醇(stigmasterol),植物甾醇(phytosterol) A,植物甾醇 A 的葡萄糖苷(phytosterol A-glucoside);齐墩果烷型皂苷:eclalbasaponins Ⅰ~Ⅴ;三萜类化合物:echinocystic acid,ecliptasaponin A、B、C、D,β-香树脂醇(β-amyrin),熊果酸(ursolic acid),齐墩果酸(oleanolic acid)。

还含 terthienyl, isodemethylwedelolactone, formylterthienyl, strychnolactone, nonacosanol, lacceroic acid, 3,4-二羟基苯甲酸(3,4-dihydroxybenzoic acid)。

种子油中主要成分:12-羟基-顺-9-十八碳烯酸(12-hydroxy-cis-9-octadecenoic acid),棕榈酸(palmitic acid),油酸(oleic acid)。

【药理】 1. 抑菌作用 用平板打洞法,证明墨旱莲对金黄色葡萄球菌、伤寒杆菌、宋氏痢疾杆菌、铜绿假单胞菌有抑制作用。

2. 保肝作用 墨旱莲的苯、丙酮、石油醚和 50%乙醇提取物对四氯化碳(CCl₄)造成的肝损伤均有保护作用,其中以 50%乙醇提取物作用最强。在 CCl₄ 所致的小鼠和大鼠肝损害模型上,以 AST(天冬氨酸氨基转移酶)、ALT(丙氨酸氨基转移酶)、总蛋白、总胆红素和磺溴钛钠清除率等为指标的观察结果,显示墨旱莲的乙醇提取物对肝脏功能有明显保护作用。

3. 对免疫功能的影响 墨旱莲煎剂以 10 g/kg 和 20 g/kg 给小鼠灌胃,能明显增加幼年小鼠胸腺重量,提高小鼠碳粒廓清速率以及外周血中的白细胞数;明显增加 2,4-二硝基氯苯所致的小鼠耳郭肿胀程度以及绵羊红细胞所致的小鼠迟发型足垫肿胀度,还能明显提高外周血中 T 淋巴细胞百分率;而对小鼠脾细胞分泌抗体功能及血清溶血素抗体含量均无明显影响。上述结果说明墨旱莲能明显增强非特异性免疫和细胞免疫功能,对体液免疫似无影响。墨旱莲 20%烯醇提取物显著促进 T、B 淋巴细胞增殖;单体化合物 S₂、S₃ 和 S₈ 显著促进淋巴细胞转化及增加白介素 Ⅱ

的产生。

4. 抗诱变作用　墨旱莲水溶性提取物，以 7.5、15、30 g/kg 给小鼠灌胃或腹腔注射，均对环磷酰胺诱发的小鼠多染红细胞微核有明显的抑制效应，说明该药对染色体损伤有一定保护作用。墨旱莲的这种抗诱变作用和增强机体免疫功能可能是其补肾延衰的一部分药理基础。

5. 对心血管系统的影响　墨旱莲可使豚鼠离体心脏冠脉流量增加，并使心电图 T 波改善。小鼠无论在常压或减压耐缺氧情况下，均能显著延长生命或提高存活率。

6. 止血作用　将犬的股动脉切断后，用墨旱莲叶粉敷于出血处，并稍加压迫，有良好的止血效果。水提物亦有显著止血作用。

7. 抗蛇毒作用　墨旱莲乙醇提取物和水提取物对有效中和蛇毒、降低其致死毒性，并可抑制蛇毒所引起的大鼠肌内肌酸激酶释放。

8. 其他作用　墨旱莲煎剂对食管癌 109 细胞有中等程度的杀伤作用。其甲醇提取物 1.25 mg/ml 对腹水癌细胞抑制率为 100%。此外，墨旱莲对小鼠有明显镇痉、镇痛作用。旱莲草乙醇提取物可明显降低四氯化碳诱导的环己巴比妥睡眠时间的增加和氯苯哝胺麻痹时间的增加。

毒性　小鼠灌胃给药 LD_{50} 为 163.4±21.4 g/kg，安全系数为 700～750 倍。墨旱莲水提液 5 g/kg 灌胃，连续 7 日，未见小鼠骨髓多染红细胞和有核细胞的微核率增加，表明墨旱莲对染色体无损伤作用，无诱变性。

【炮制】　1. 墨旱莲　取原药材，除去杂质及残根，抢水稍润，切段，干燥。

2. 墨旱莲炭　取净墨旱莲段置锅内，用中火炒至焦褐色，喷淋清水少许，灭火星，取出晾透。

饮片性状　墨旱莲为不规则的小段，茎、叶混合。茎为圆形小段，绿褐色或带紫红色。叶多卷曲，破碎，两面均有白色粗毛，绿褐色。微有香气，味淡微咸。

贮干燥容器内，置阴凉干燥处。墨旱莲炭散热防复燃。

【药性】　甘、酸、凉。归肝、肾经。

1. 《新修本草》："味甘酸，平，无毒。"

2. 《滇南本草》："味咸，性寒。"

3. 《本草经疏》："入肾、肝、胃、大小肠。"

4. 《医林纂要》："苦、咸、温。"

【功用主治】　补益肝肾，凉血止血。主治肝肾不足，头晕目眩，须发早白，吐血，咯血，衄血，便血，血痢，崩漏，外伤出血。

1. 《新修本草》："主血痢。针灸疮发，洪血不可止者，傅之立已。"

2. 《日华子》："排脓，止血，通小肠，敷一切疮并蚕瘑。"

3. 《滇南本草》："固齿乌须。""洗九种痔疮。"

4. 《纲目》："乌须发，益肾阴。"

5. 《本草述》："疗溺血及肾蒸变为劳淋。"

6. 《生草药性备要》："治跌打，理酒风，化痰，絲絲，止痒，干水，乌须。"

7. 《医林纂要》："补心血，泻心火，济水火，交心肾。"

【用法用量】　内服：煎汤，9～30 g；或熬膏；或捣汁；或入丸、散。外用：捣敷；或捣绒塞鼻；或研水敷。

【宜忌】　脾肾虚寒者慎服。

1. 《医学广笔记》："忌铁。"

2. 《本草经疏》："脾胃虚寒，饮食难消，及易溏薄作泄者，勿轻与服。"

3. 《得宜本草》："得青盐能固齿。得车前治溺血。"

4. 《得配本草》："得川连治热痢，佐绿豆治胃胀，入热酒治痔漏。""胃弱便溏，肾气虚寒者禁用。"

【选方】　1. 清上补下，又能变白为黑，理腰膝，壮筋骨，强阴

不足，酒色痰火人服尤更奇效　冬至日取冬青不拘多少，阴干，以蜜酒拌透，盦一昼夜，粗布袋擦去皮，晒干，为末，新瓦瓶收贮；待夏至日取墨旱莲数十斤，捣自然汁熬膏，和前药末为丸，如梧桐子大。每服百丸，临卧时酒送下。《医便》二至丸）

2. 治虚损百病，久服发白再黑，返老还童　猪牙草（即旱莲蓬）汁，桑椹子取汁各以磁盘晒为膏，冬青子酒浸，九蒸九晒为末。上各等分，炼蜜为丸桐子大，每服六七丸，空心淡盐汤送下。《简便单方》）

3. 固齿　七月取旱莲草（连根）一斤，用无灰酒洗净。用青盐四两，食盐一两腌三宿，晒干。将无油锅内炒存性，把原汁渐倾入炒干为末，擦牙咽下亦妙。《慈幼心书》固齿方）

4. 治各种出血　旱莲草 30 g、榴木花 12 g。水煎服。《浙江药用植物志》

5. 治吐血成盆　旱莲草和童便、徽墨春汁、藕节汤开服。《生草药性备要》

6. 治咳血、便血　旱莲草、白及各 10 g。研末，开水冲服。《福建药物志》

7. 治胃、十二指肠溃疡出血　旱莲草、灯心草各 30 g。水服。《全国中草药汇编》

8. 治肠风脏毒，下血不止　旱莲草子，瓦上焙，研末。每服二钱，米饮下。《普济方》引《家藏经验方》连子散）

9. 治血痢　旱莲草、铁苋菜各 15 g。煎服。《安徽中草药》

10. 治血淋　旱莲子、芭蕉根（细锉）各二两。上二味，粗捣筛。每服五钱匕，水一盏半，煎至八分，去滓温服，日二服。《圣济总录》旱莲子方）

11. 治小便溺血　金陵草、车前子。上二物各等分，杵自然汁，每服半盏盏，空腹服。《医学正传》

12. 治疔毒　鳢肠、苦瓜同捣烂，敷患处。《湖南药物志》

13. 治阴癣　鲜旱莲草揉成团，用穿山甲刮癣刮癣，擦癣上，奇验。《疡医大全》

14. 治妇女阴道痒　墨斗草 120 g。煎水服；或另加钩藤根少许，井煎汁，加白矾少许外洗。《重庆草药》

15. 治稻田性皮炎　墨旱莲 3 kg，明矾 75 g，凡士林适量。将墨旱莲煎汁浓缩，加明矾、凡士林 1 500 g，苯甲酸 5 g，调匀后即成复方墨旱莲软膏。功能清热解毒，祛湿止痒。用时局部清洗，伤口处理干净后，将药膏涂患处，每日 2～4 次《新医药学杂志》1974，（6）：4。

【临床报道】　1. 治疗冠心病、心绞痛　用旱莲草浸膏口服，每日 2 次，每次 15 g（含生药 30 g），1 个月为 1 个疗程。观察 30 例，显效 15 例，改善 14 例，无效 1 例。临床观察还发现旱莲草对头晕痛、背痛、心悸气短等亦有效，对束支传导阻滞无效。

2. 治疗药物性溶血　干旱莲草 60～90 g，水煎服，每日 1 剂，或生净旱莲草 500 g，捣烂取汁，加冷开水稀释后分 2 次服，病情重笃者适量补液（不输碱性液），治疗药物性溶血 11 例均获痊愈。

3. 治疗真菌性阴道炎　鲜旱莲草 300 g，鲜冬青枝叶 300 g（若为干品各 100 g），加水 1 500 ml 左右（干品加水要多些），煎开后文火煎至 1 200 ml，倒入盆中，先熏患部，再坐浴 20 分钟，同时用消毒纱布包住无感染的食指插入阴道前后弯窿部擦洗，病情重者，每日早、中、晚各 1 次，治疗期禁房事。治疗 30 例，结果：痊愈 27 例，治愈率 90%，有效 3 例，占 10%，有效率 100%。

4. 治疗扁平疣　采用新鲜墨旱莲顶上部分，用其头状花序或杨梅样果实反复擦疣面，后擦揉茎叶，反复擦疣体，擦至疣体发黑，一日数次，疗程 7～10 日。病程长或颗数多的疣可配合中草药消疣治法：板蓝根、大青叶、紫草、苡仁、凌霄花、珍珠母各 30 g，红花、马齿苋、赤芍各 15 g。水煎内服，每剂，连服 7～14 剂。皮损全部消退为治愈，皮损消退 70% 以上为显效，皮损消退 30% 以上为有效，皮损消退 30% 以下无效。共治疗 36 例，结果痊愈 19 例，

显效 10 例,有效 5 例,无效 2 例,总有效率为 94.4%。平均见效时间为 20 日。

5. 治疗斑秃　净旱莲草 20 g(鲜品加倍)用 75% 乙醇 200 ml 浸泡 2～3 日,涂药于患处,待干后用七星针连续轻轻叩打致皮肤潮红为度,开始每日涂药 3 次,叩打 2 次,见效后涂药 2 次,叩打 1 次。治疗 11 例斑秃,痊愈 10 例,有效 1 例。

6. 治疗脂溢性皮炎　旱莲草 200 g 水煎,煎液洗头,每日 1 次,共治 36 例,总有效率为 83.94%,较对照组雷锁辛醋疗效为优($P < 0.05$)。

【各家论述】　1.《本草经疏》:"鳢肠善凉血。须发白者,血热也,齿不固者,肾虚有热也;凉血益血,则须发变黑,而齿亦因之而固矣。故古今变白之草,以兹为胜。《本经》主血痢及针灸疮发、洪血不可止者,敷之立已,涂眉发生速而繁。萧炳又谓能止血排脓,通小肠,敷一切疮者,盖血痢由于血分为湿热所伤,针灸疮发,洪血不止,亦缘病人素有血热,及加艾火则盖炽矣,血凉则不出;营血热壅则生脓,凉血则自散;小肠属丙火,有热则不通,营血热解,则一切疮自愈。之数者,何非滋血益血之功也。""鳢肠性冷,阴寒之质,虽善滋血,但入脾胃。病人虽有血热,一不因脾胃虚败,饮食难消,及易溏薄作泄者,勿轻与服。孙真人方用姜汁和剂,盖防其冷而不利于肠胃故也。不用姜汁、椒红相兼畏事,服之者必腹痛作泄,宜详审之。"

2.《本草新编》:"(旱莲草)虽能乌须发,然不与补肾之药同施,未见取效之捷。煎膏搽须发,亦必同五倍子、明矾为佳。世人动欲治白,不知其道,毋径其不效也。夫须发之早白也,虽由于肾水干燥,亦由于任督之空虚。任督者,上通于唇口之间,下入于腰肾之内。肾虚则任督之脉未老年发白而须不白;中年发未白而须先白,任督之虚也。欲使已白者,重变为乌,必补任督,而更补外肾。然而补任督之药无多,仍宜补肾以生任督,盖任督原通于肾,故补肾而任督之气自生。旱莲草止能入肾,而不能入任督,又何能上达唇口哉,所以必宜与补肾之药同施,方有济耳。"

3.《本草求真》:"(旱莲草)为止血凉血要剂。是以血痢煎膏用之,其血即止;汁合姜汁为黑,状疮发红,其红即退;齿牙动摇,擦之即固;合余青子名二至丸,以补肝肾。"

4.《本草正义》:"(鳢肠)但纯阴用事,非阳盛之体,不应多用,脾虚泄泻尤忌。凡救祛诸症,阴虚火旺者,不可以此等阴虚专治其标,须与补中健脾之剂,相辅成功,乃为万全无弊之策。"

5701 稻草 dào cǎo (《滇南本草》)

【异名】　稻穰(《广雅》),稻藁(《崔氏纂方》),稻秆(《传信方》),禾秆(《纲目》)。

【基原】　为禾本科稻属植物稻及糯稻的茎叶。

【原植物】　参见"粳米"、"糯米"条。

【采收加工】　收获稻谷时,收集脱粒的稻秆,晒干。

【药性】　辛,温。归脾、肺经。

1.《滇南本草》:"味甘,平,性温。"
2.《纲目》:"辛,甘,热,无毒。"
3.《药性考》:"辛,热。"
4.《本草再新》:"味辛,性温。入脾、肺二经。"
5.《本草求原》:"陈者辛,苦,平。"

【功用主治】　宽中,下气,消食,解毒。主治噎膈、反胃、食滞、腹痛、泄泻、消渴、黄疸、喉痹、痔疮、烫火伤。

1.《本草拾遗》:"主黄病身作金色,煮汁浸之。"
2.《本草图经》:"治马坠补损。"
3.《滇南本草》:"宽中,宽胸胃,下气,温中止泻,消牛、马肉积,宿食,消小儿乳食结滞,肚腹疼痛。草节,走周身经络,治痰火疼痛。"
4.《纲目》:"烧灰浸水饮,止消渴。淋汁,汤服痔。暖足,去寒湿气。"

5.《药性考》:"治喉痹。"
6.《本草再新》:"走经络,利肠分,宽中益气。"
7.《本草求原》:"屋上陈者,强阳益阴,补中益气。"

【用法用量】　内服:煎汤,50～150 g;或烧灰淋汁澄清。外用:煎水浸洗。

【选方】　1. 治噎食不下　赤稻细梢,烧灰,滚汤一碗,隔绢淋汁三次,取汁,入丁香一枚,白豆蔻半枚,米一盏,煮粥食。(《摘玄方》)

2. 治翻胃　用旱禾稿(稻草)烧灰淋汁,带温服之令吐,盖胃中有虫,及能杀之。(《普济方》)

3. 治食牛肉伤食,胸中嘈杂,呕吐恶心,胸口胀满微痛,不思饮食,面皮萎瘦,腹饥,倒饱,食后哽食,膨胀　稻草五钱,砂糖一钱。水煎服。

4. 治小儿饮食伤脾,久泻不止　糯谷草三钱,煎服。久泻,加真淮药二钱。(3、4 方出自《滇南本草》)

5. 治渴　糯稻秆取中一尺烧灰,淋汁饮,或不烧便服亦妙。(《世医得效方》)

6. 治传染性肝炎　糯稻草、蒲公英各 90 g。水煎服。(苏医《中草药手册》)

7. 治喉痹　用稻草烟,如做墨法,取细烟,酸醋调,吹入鼻中,如咽得,用芦筒送下喉,少顷,打滚吐出涎。(《普济方》)

8. 治伤寒毒气攻手足虚肿,及疼痛欲脱　稻穰烧灰淋汁渍。(《圣惠方》)

9. 治下血成痔　稻藁烧灰淋汁,热渍三五度。(《崔氏纂方》)

10. 治汤火伤　稻草草灰不拘多少,冷水淘七遍,带湿摊上,干即易。若炮湿,焙灰干,油调敷。(《卫生易简方》)

11. 治痦疮　稻穰一两,胡椒半钱,麝香少许。上为细末,每日一次,干掺在疮口内。(《普济方》)

12. 治稻田皮炎　稻草、明矾各等量。先将稻草切碎加水煮沸 30 分钟,应用前 10 分钟再加入明矾,外洗。(苏医《中草药手册》)

13. 治肾风阴囊痒手又白　糯稻草,将皂角在草内烧烟熏之十余遍。(《古今医统》)

14. 治马坠扑损　稻秆烧灰,用新熟酒未压者和糟入盐和合,淋前灰取汁以淋痛处。(《传信方》)

【临床报道】　治疗急性黄疸型肝炎　糯稻草秆干品 60 g,切碎,加水 500 ml,煎至 200 ml 左右,去渣。每日 1 剂,2 次分服,治疗 98 例,其中痊愈 62 例,痊愈率 63.27%;显效 28 例,显效率为 28.57%;好转 5 例,占 5.10%;无效 3 例,占 3.06%。平均治疗日数 22.1 日。

5702 稻谷芒 dào gǔ máng (《本草拾遗》)

【异名】　稻穧(《日华子》),谷颖(《纲目》)。

【基原】　为禾本科稻属植物稻果实上的细芒刺。

【原植物】　参见"粳米"条。

【采收加工】　脱粒,晒谷或扬谷时收集,晒干。

【功用主治】　《本草拾遗》:"主黄病身作金色。"

【用法用量】　内服:适量,炒黄研末酒冲。

5703 稻槎菜 dào chá cài (《植物名实图考》)

【异名】　鹅里腌、回荠(《浙江药用植物志》)。

【基原】　为菊科稻槎菜属植物稻槎菜的全草。

【原植物】　稻槎菜 Lapsana apogonoides Maxim.

一年生或二年生细弱草本,高 5～30 cm。基生叶丛生,有柄;叶片长 4～18 cm,宽 1～3 cm,先端圆钝或短尖,顶端裂片较大,卵圆形,边缘羽状分裂,两侧裂片 3～4 对,短椭圆形;茎生叶 1～2,

短柄或近无柄。头状花序成稀疏的伞房状圆锥花丛，有细梗，果时常下垂；总苞圆柱状钟形，外层总苞片小，卵状披针形，内层总苞片5～6，长椭圆状披针形；花托平坦，无毛；全部为舌状花，黄色。瘦果椭圆状披针形，扁平，长4～5 mm，等于或长于总苞片，成熟后黄棕色，无毛，背腹面各有5～7肋，先端两侧各有1钩刺，无冠毛。花果期4～5月。

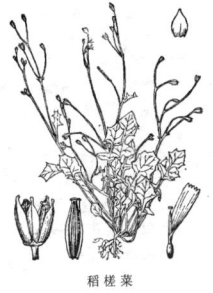

稻槎菜

生于田野、荒地、溪边、路旁等处。分布于东部沿海及中南等地。

【采收加工】　春、夏季采收，鲜用或晒干。

【药性】　苦，平。

1.《全国中草药汇编》："苦，平。"

2.《食物中药与便方》："苦，寒。无毒。"

【功用主治】　清热解毒，透疹。主治咽喉肿痛，痢疾，疮疡肿毒，蛇咬伤，麻疹透发不畅。

1.《全国中草药汇编》："清热凉血，消痈解毒。治喉炎，痢疾下血，乳痈。"

2.《福建药物志》："治蛇伤。"

3.《食物中药与便方》："发表透疹。"

【用法用量】　内服：煎汤，15～30 g；或捣汁。外用：鲜品捣敷。

【选方】　1. 治喉炎　(稻槎菜)全草60 g。捣烂绞汁冲蜂蜜服，每日3～4次。

2. 治痢疾　(稻槎菜)鲜全草捣烂，酌加米泔水，布包绞汁1杯，煮沸，冲蜂蜜服。

3. 治乳痈初起　(稻槎菜)全草30 g，鸭蛋1只。加水煮熟，食蛋服汁；另取鲜全草适量，加米饭捣烂外敷。（1～3方出自《浙江药用植物志》）

4. 治小儿麻疹　(稻槎菜)全草6～9 g。水煎代茶。能促使透发，防止并发症。《食物中药与便方》

5704　黎豆 lí dòu 《本草拾遗》

【异名】　虎豆《尔雅》郭璞注)，狸豆《古今注》，巴山虎豆，鼠豆《植物名实图考》。

【基原】　为豆科黎豆属植物头花黎豆的种子。

【原植物】　头花黎豆 Stizolobium capitatum（Sweet）O. Kuntze［Mucuna capitata Sweet; Carpopogon capitatum Roxb.］又名：榐、虎欒《尔雅》，欐楎《尔雅》郭璞注)。

一年生缠绕草本。全株被白色疏毛。三出复叶；顶生小叶宽卵形，长6～9 cm，宽4.5～7 cm，先端钝圆，有短尖，基部圆楔形，侧生小叶偏斜；小托叶刚毛状。总状花序短缩成头状，腋生；苞钟状，二唇形；花萼一至二等齿裂状，花冠深紫色，长2.5～3 cm；雄蕊10，二体，(9)＋1；子房有棕色毛，花柱丝状，有白色疏柔毛。荚果木质，条形，深棕色，约长9 cm，宽约1.5 cm，密被淡黄色短柔毛。种子灰白色，肾形，长约1.5 cm，宽1 cm，周围有围领状隆起的白色种阜。花、果期10月。

常为栽培。分布于江苏、安徽。

【采收加工】　秋后果实成熟时采收。

【药材】　黎豆 Stizolobii Capitati Semen　产于安徽、江苏等地。

性状　种子扁椭圆形或肾形，长约1.4 cm，宽约1 cm，厚约6 mm。表面灰白色，有灰黑色斑纹，微皱缩，略具光泽，边缘有灰

黑色种脐，长约6 mm，宽约1.5 mm，种脐上有类白色膜片状种阜残留。质坚硬。种皮薄而脆，子叶黄白色。气微，味淡，嚼之有豆腥气。

【成分】　含氨基酸：L-3，4-二羟基苯丙氨酸（L-3, 4-dihydroxyphenylalanine)，色氨酸，胱氨酸，甲硫氨酸等。

【药理】　1. 抗震颤麻痹　从黎豆中提取的L-3, 4-二羟基苯丙酸[L-DOPA(I)] 400 mg/kg灌胃或腹腔注射给小鼠能对抗震颤素引起的震颤。

2. 抗电休克　L-DOPA(I)能使小鼠电休克阈值从17.74±0.67 mA升高到20.50±1.10 mA。

毒性　L-DOPA(I)给药后0.5～1小时，小鼠表现为跳跃、甩尾、互相撕咬等中枢神经系统兴奋症状，最后呼吸衰竭死亡。解剖死亡小鼠发现肺部有明显充血。存活小鼠4小时后恢复正常。连续观察7日。冠氏法求得灌胃的 LD_{50} 为2 990.48±128.95 mg/kg，腹腔注射的 LD_{50} 为1 451.57±226.8 mg/kg。

【药性】　甘、微苦，温。归肺、脾经。

1.《本草药性大全》："味甘，有毒。"

2.《纲目》："甘，微苦，温，有小毒。"

3.《食物考》："甘、苦。"

4.《本草撮要》："入手、足太阴经。"

【功用主治】　益气，生津。主治消渴。

1.《本草药性大全》："主消渴。"

2.《纲目》："温中，益气。"

3.《本草省常》："补中益气。"

【用法用量】　内服：煎汤，6～9 g；或煮食。

【宜忌】　1.《本草药性大全》："勿与盐煮食之。"

2.《纲目》："多食令人闷。"

5705　黎辣根 lí là gēn 《植物名实图考》

【异名】　梨罗根《中国树木分类学》，红点秤、一扫光、铁包金《南宁市药物志》，山绿篱根《浙江民间常用草药》，黎头根、琉璃根、土黄柏《湖南药物志》，马灵仙《南方主要有毒植物》，山六厘、山黄、六厘柴、癫痫柴《浙江药用植物志》，苦李根《广西药用植物名录》，拿篛（广东）。

【基原】　为鼠李科鼠李属植物长叶冻绿的根、根皮。

【原植物】　长叶冻绿 Rhamnus crenata Sieb. et Zucc.［Frangula crenata (Sieb. et Zucc.) Miq.］又名：钝齿鼠李《台湾植物志》，长叶鼠李《浙江药用植物志》。

落叶灌木或小乔木，高7 m。幼枝带红色，被毛，后脱落。叶互生；叶柄长4～12 mm，被密柔毛；叶片纸质，倒卵状椭圆形、披针状椭圆形或倒卵形，长4～14 cm，宽2～5 cm，先端渐尖或短急尖，基部楔形或圆形，边缘具锯齿，上面无毛，下面被柔毛或沿脉被柔毛。聚伞花序腋生，总花梗长4～15 mm，被柔毛；花单性，异株，淡绿色或紫色；花萼5裂，裂片三角形与萼管等长，外面有疏微毛；花瓣5，近圆形，先端2

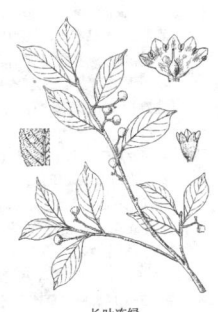

长叶冻绿

裂，花瓣中有小爪；子房上位，球形，无毛，3室，花柱不分裂，柱头不明显。核果球形，成熟时黑色或紫黑色，长5～6 mm。种子青灰色，无沟。花期5～8月，果期8～10月。

生于海拔2 000 m以下的山地林下或灌丛中。分布于中南、西南及福建、陕西、台湾。

【栽培】 生物学特性 喜温暖湿润的气候。对土壤要求不严，以排水良好的肥沃疏松的砂质壤土为好。稍耐旱，忌积水。

繁殖方法 种子繁殖。秋季果实由红变黑即成熟。选择成熟饱满作留种，翌年春季播种。直播或育苗移植。按行距 40 cm 开沟条播，种子粒距 5～10 cm，覆细土 0.5 cm，浇水保湿，出苗后应及时间苗。育苗移栽，在苗床上按行距 15 cm 条播，种子粒距 3～5 cm，苗高 30 cm 以上时，即可按行株距 40 cm×20 cm 开穴移栽。

【采收加工】 秋后采收，鲜用或切片晒干。或剥皮晒干。

【成分】 根中含柯桠素(chrysarobin)，鼠李宁(rhamnin)A、B。树皮含蒽醌类化合物：大黄素(emodin)，大黄素甲醚(physcion)，大黄酚(chrysophanol)及欧鼠李苷(frangulin)。

【药理】 1.对皮肤、黏膜的作用 柯桠素对皮肤、黏膜有刺激性。对皮肤的炎症反应与治疗效果是相平行的。能治疗牛皮癣，其作用机制可能是该药对皮肤角层蛋白有化学亲和力，能摄取其中的氧，而本身被氧化为氧化柯桠素。用其油膏可使皮肤或衣服染成棕紫色，因其有刺激性，应避免触及颜面，特别是眼。

2.其他作用 用犬的肝匀浆作试验，柯桠素能增强酸性磷酸单酯酶的活性。

【药性】 苦、辛、平。有毒。

1.《湖南药物志》:"辛、温。有毒。"

2.《广西本草选编》:"味苦、涩、性寒。"

3.《全国中草药汇编》:"苦、辛、平。"

4.《福建药物志》:"苦、微寒。"

5.《浙江药用植物志》:"苦、平。"

【功用主治】 清热解毒，杀虫利湿。主治疥疮、顽癣、疮疖、湿疹，荨麻疹、癫痫头，跌打损伤。

1.《植物名实图考》:"杀虫，败毒。"

2.《湖南药物志》:"祛风杀虫，去脾湿。主治疥疮，各种疮毒，肿病，癣，小儿蛔虫。"

3.《浙江民间常用草药》:"祛湿，杀菌。治疥疮，癫痫头，烂脚疮。"

4.《广西本草选编》:"杀虫止痒。主治皮肤湿疹，疥癣，脓疱疮。"

5.《浙江药用植物志》:"祛暑解毒，杀虫。主治疥疮，癫痫头，牛皮癣，湿疹。"

6.《福建药物志》:"清热凉血，解毒杀虫。主治紫癜、肺痢，荨麻疹、跌打损伤。"

【用法用量】 外用：煎水熏洗；或捣敷；或研末调敷；或磨醋擦患处。内服：煎汤 3～5 g；或浸酒。

【宜忌】 本品有毒，以外用为主，内服宜慎。

1.《湖南药物志》:"本品有毒，内服宜注意。"

2.《全国中草药汇编》:"本品有毒，不可内服。"

【选方】 1.治疥疮 ①长叶冻绿根皮 60～120 g。煎水洗，或浸酒服。《湖南药物志》②长叶鼠李根皮 30 g 研粉，生猪油适量，拌匀，纱布包裹，放火上烘热，涂擦患处。《浙江药用植物志》③长叶冻绿根皮、乌桕皮。冬用各 15 g。研末。加火硝 6 g，茶油 60 g，调敷患处。《福建药物志》

2.治癫痫头 山绿篱根 9 g。水服匀；并煎汤洗擦患处。《浙江民间常用草药》

3.治疮毒、癣 黎罗根(黎辣根)，叶煎水外洗；或用根皮研末调茶油擦。《恩施中草药手册》

4.治湿疹 长叶鼠李根 30 g，花椒 9 g，枝叶 15 g。煎水外洗。《浙江药用植物志》

5.治皮癣 长叶鼠李根皮适量，用醋浸渍 3 日；过滤，每日擦擦 3 次，连续使用 1 个月左右。(4、5 方出自《浙江药用植物志》)

6.治癣 黎辣根全草 30～60 g，松杨根 30 g。共捣碎擦。《湖南药物志》

7.治过敏性紫癜 鲜长叶冻绿根 60 g，猪肉 125 g。开水炖，早晚分服。《福建药物志》

8.治小儿蛔虫 ①黎辣根 15 g 煮浓汁，用汁煮鸡蛋 1 枚食。②黎辣根根皮 12 g，苦楝子 9 枚，板蓝根 9 g。水煎服。《湖南药物志》

5706 **蒉草** kuì cǎo 《福建药物志》

【异名】 蒲草《重庆草药》，咸水草《全国中草药汇编》，野席草、席草仔《福建药物志》。

【基原】 为莎草科蒉草属植物短叶茳芏的根或全草。

【原植物】 短叶茳芏 Cyperus malaccensis Lam. var. *brevifolius* Bocklr.

多年生草本，高 80～150 cm。有长而木质化的匍匐根茎。秆直立，锐棱形，平滑。基部有叶片 1～2，长不足 3 cm，宽 3～8 mm，平展，叶鞘长，棕色。苞片 3，叶状，其中 1 片发达，托着花序。聚伞花序复出；穗状花序松散，有小穗 5～10；小穗线形，长 5～10 mm，宽约 1 mm，有 10 余朵花，小穗轴甚狭翅；鳞片排列疏松，长圆形，长约 2 mm，先端钝，无短尖，背面红棕色；雄蕊 3，花药线形，药隔突出：花柱短，柱头 3，细长。小坚果狭长圆状三棱形，与鳞片近等长，熟时黑褐色。花、果期 6～11 月。

生于河旁、沟边、近水处。分布于江苏、浙江、福建、广东、广西、四川。

【采收加工】 夏、秋季采收，除去茎叶，晒干。

【药性】 淡，寒。

1.《重庆草药》:"凉，无毒。"

2.《全国中草药汇编》:"淡，寒。"

3.《福建药物志》:"淡，平。"

短叶茳芏

【功用主治】 清热凉血，利尿。主治风火牙痛，吐血，尿血，白带，小便不利。

1.《重庆草药》:"清火。治火症牙痛，白带。"

2.《全国中草药汇编》:"清热凉血，止血。主治吐血、尿血。"

3.《福建药物志》:"清热，利尿，解痉。主治小便不利、闭经、急惊风，牙痛。"

【用法用量】 内服：煎汤，10～30 g。

【选方】 1.治火证牙痛 蒲草根、老虎姜、枸树根、狗地芽根各 30 g，龙胆草 60 g。水服炖猪蹄子，内服。

2.治白带 草咸水草根(地下茎)500 g，炖鸡服。(1、2 方出自《重庆草药》)

5707 **箭杆杨** jiàn gǎn yáng 《沙漠地区药用植物》

【异名】 钻天杨、白杨树《沙漠地区药用植物》。

【基原】 为杨柳科杨属植物箭杆杨的树皮或叶。

【原植物】 箭杆杨 Populus nigra L. var. *thevestina* (Dode) Bean [P. *thevestina* Dode]。

大乔木，高 30～40 m。树皮灰白色，较光滑。枝向上直立，树冠塔形狭窄；小枝无毛，圆形。叶互生，较小，阔卵形或菱形，基部圆形或阔楔形，先端急尖，边缘具钝齿，表面深绿色，背面浅绿，无毛；萌枝叶长，先端近柄长。葇荑花序，有时出现两性花。蒴果 2 瓣裂，先端尖，果柄细长。花期 6 月，果期 6～7 月。

西北各地广为种植。

【采收加工】 秋、冬季采剥树皮，晒干；夏季采叶，鲜用。

【药材】 箭杆杨 Populi
Thevestinae Folium seu Cortex
et Caulis 产于华北。

性状 叶皱缩,展平长阔
卵形,长4～8 cm,宽3～7 cm,
边缘具细锯齿,并有半透明的
狭边;叶长4～8 cm,宽3～
7 cm,叶柄侧扁。气微,味微
苦、涩。

树皮呈片状,厚1～
2.5 mm,外表面粗皮多已除
去,淡黄或淡黄棕色,内表面淡
黄色,光滑,有细密纵向纹理。
断面裂片状。气微,味淡。

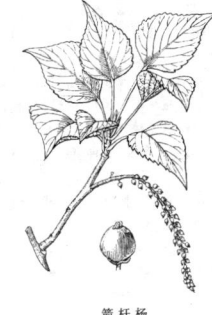
箭杆杨

鉴别 皮解离组织:纤维梭形,胞腔线形,石细胞不规则形,
壁厚、壁孔、壁沟明显。

树皮横切面:木栓层多已除去。皮层薄,韧皮部由筛管、韧皮
薄壁细胞及韧皮纤维束、石细胞组成。石细胞、晶纤维束与筛管群
及韧皮薄壁细胞交互排列呈环带。韧皮射线为1列细胞。

【性行】《沙漠地区药用植物》:"味苦,性寒。"

【功用主治】 祛风除湿,凉血解毒。主治风湿痹痛,脚气肿
痛,肝炎,痢疾,烧烫伤,疥癣秃疮。

【用法用量】 内服:煎汤,10～15 g。

【选方】 1. 治大骨节病,关节炎 (钻天杨)树皮、柳树皮、槐
树皮、桑树皮各等量。用45%乙醇浸泡24小时后,过滤备用。每
日3次,每次15～25 ml,口服。

2. 治烧伤,烫伤 钻天杨枝适量,烧成灰,加入冰片少许,用
香油调之。涂患处。

3. 治疥癣秃疮 钻天杨皮烧炭,香油调涂,每日数次,或钻天
杨皮、花椒膏外用。

4. 治高血压病 钻天杨皮(干)30 g。水煎服。

5. 治肝炎,痢疾 钻天杨皮鲜品60～120 g。煎服。

6. 治骨结核 钻天杨叶捣烂,外敷。(1～6方出自《沙漠地区
药用植物》)

5708 **僵蛹** jiāng yǒng 《中草药通讯》1972,(6):5)

【基原】 为蚕蛾科蚕属动物家蚕蛾的蚕蛹经白僵菌发酵的
制成品。

【原动物】 参见"原蚕蛾"条。

【制法】 取白僵菌在25～28 ℃下斜面培养10～12日,再
将菌种用煮菜液作液体扩大培养,在摇床上振荡36小时左右,使
菌液呈均匀混浊状,即可接蛹。另将蚕蛹洗净,烘干,破碎后,作为
发酵底物,接种上述菌液。在25～28 ℃下,经过封闭培养或半期
露培养2～3日,再经浅盘露培养5～7日,使蚕蛹产生孢子而呈
白色或白中带黄色,即成僵蛹。然后灭菌(90～100 ℃,2～3小
时),烘干。

【药材】 僵蛹 Bombyx Batryticatus Pupa 主产于浙江、江
苏、四川等地。

性状 本品呈不规则块状。表面白色或黄白色。质轻脆,易
碎。有霉味及特异的腥气。

【成分】 含甾体激素类:1,4-二烯雄甾烷-3,17-二酮(andro-
sta-1,4-diene-3,17-dione);生物碱类:4-羟基-2-(N-吲哚)乙烷〔4-
hydroxy-2-(N-indolinyl) butane〕环肽化合物:beauvericin,beau-
vericin A、B。还含2-羟基三甲基戊酸(2-hydroxy-3-methylpen-
tanoic acid),血小板抑制剂(bassiatin)。

【药理】 1. 抗惊厥 僵蛹水煎剂20 g/kg给小鼠胃灌,可显
著对抗士的宁0.65 mg/kg引起的强直性惊厥。其抗惊厥有效

成分可能为草酸铵。

2. 抗肿瘤作用 50%僵蛹水煎液以0.2 ml/只给小鼠灌胃或
30%水煎液0.18 ml/只皮下注射,对小鼠肉瘤 S_{180} 有显著抑制
作用。

3. 抑菌作用 对金黄色葡萄球菌、大肠杆菌、铜绿假单胞菌
等都有抑制作用。

毒性 僵蛹水煎剂给小鼠灌胃的 LD_{50} 为44.5±1.4 g/kg。剂
量为35 g/kg时,开始出现毒性症状,表现为活动减少,部分动物
紫绀甚至死亡。

【功用主治】《山东药用动物》:"僵蛹,现作僵蚕的代用品,对
流行性腮腺炎、慢性支气管炎、癫痫、高脂血症、脂肪肝、大脑发育
不全、痉挛性瘫痪有一定疗效。"

【用法用量】 内服:研末,1.5～6 g;或制成片剂用。

【选方】 1. 治癫痫 僵蛹粉(或僵蛹片,每片0.3 g),每次
0.9～1.5 g(最大量可达2.4 g),每日2～3次,连用2～3月为1个
疗程。

2. 治流行性腮腺炎,慢性支气管炎 僵蛹150 g,蚕沙、陈皮
各30 g,共制成片剂,每片0.3 g。3岁以下每服1片,4～5岁每服
1.5片,6～8岁每服2片,9～12岁每服3片,成人每服6～8片,每
日3次,温开水送服。(1、2方均出自《山东药用动物》)

【临床报道】 1. 治疗癫痫 用僵蛹片,成人每日20～30片,
分3次服,连服15日为1个疗程。服药半年后如无发作,即逐渐
减少至1/3剂量作为维持量,连用1～2年以上。治疗100例,结
果显效26例,进步51例,无效23例,总有效率77%。经初步观
察,本品对原发性癫痫,大发作型,年龄在30岁以下,病程在4年
以内者效果较好。

2. 治疗流行性腮腺炎、荨麻疹 用僵蛹片,成人每日20～30
片,分3次服,连服7日为1个疗程。治疗流行性腮腺炎51例,有
效43例,一般服药1～2日退热,2～3日消肿;治疗慢性支气管炎
94例,服药后咳嗽减轻及痰液变稀者70例,但远期疗效较差;治
疗荨麻疹32例,服药7日后,7例未见复发,11例明显减轻,14例
效果不明显。

5709 **鲢鱼** lián yú 《纲目》

【异名】 鱮(《诗经》),鲢鱼、白鲢(《埤雅》),白脚鲢(《医林纂
要》),鲢子(《广雅疏证》),白鲢、洋胖子(《中国经济动物志》),白叶
(《中国药用动物志》)。

【基原】 为鲤科鲢属动物鲢鱼的肉。

【原动物】 鲢鱼 Hypophthalmichthys molitrix (Cuvier et Va-
lenciennes)

体侧扁而稍
高,腹部狭窄,腹棱
自胸鳍直达肛门。
头大,约为体长的
1/4。吻短钝圆,口
宽。眼小,位于头
侧中轴之下。咽头

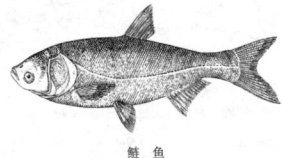
鲢鱼

齿1行,草履状而扁平。鳃耙特化,愈合成一半月形海绵状过滤
器。体被小圆鳞。侧线鳞108$\frac{28\sim32}{16\sim20}$120,广弧形下弯。背鳍
3,7,无硬刺,较短,其起点距吻端与尾鳍基约相等。臀鳍3,12～
13,中等长,起点在背鳍基部后方。胸鳍7,8,下鳍位,可伸达或
略超过腹鳍基部。腹鳍1,7～8,起点距胸鳍比距臀鳍为近,长不
达肛门。尾鳍深叉状。腹腔大,腹膜黑色。鳔2室,前室长而膨
大,后室末端小而呈锥形。体背侧面暗灰色,下侧银白色,各鳍淡
灰色。喜生活于水的上层。

常栖息于江河、湖泊及其附属水体中肥育。主要分布于长江、

珠江、黄河、黑龙江等水域。

【采收加工】 四季均可捕捞,捕得后,除去鳞片及内脏,鲜用。

【药材】 鲢鱼 Hypophthalmichthydis Molitricis Musculus 全国大部分地区均产。

性状 本品体长约 60 cm,体侧扁,呈纺锤形,鳞细小,背部及头的上部灰绿色,体侧和腹面银白色。背鳍和尾鳍与背面同色。其他各鳞色浅,并稍带黄色。尾深叉状。鳃耙愈合为一半月形海绵状过滤器。

【成分】 全鱼每 500 g 中可食部分 260 g,其中水分 176 g,蛋白质 55.8 g,脂肪 14.4 g,灰分 3.6 g,钙 84 mg,铁 3.6 mg。含多种氨基酸,牛磺酸(taurine),黄嘌呤(xanthine),ADP,ATP,肌苷(inosine),肌苷酸(inosineacid),类胡萝卜素(carotenoid),鸡油菌黄质(canthaxanthin),异玉蜀黍黄质(isozeaxanthin),叶黄素(lutein),蒲公英黄质(taraxanthin)。含二甲胺(dimethylamine),甲基胺(methylamine),异丁基胺(isobutylamine),乙基胺(ethylamine),二乙胺(diethylamine),二十碳五烯酸(eicosapentaenoic acid),二十二碳六烯酸(docosahexaenoic acid),核黄素(riboflavin),硫胺素(thiamin),烟酸(niacin),胆甾醇(cholesterol),三酰甘油(triglyceride),磷脂(phospholipid)。

【药性】 甘,温。归脾、胃经。

1.《纲目》:"甘,温,无毒。"

2.《东医宝鉴》:"性平。"

3.《本草求真》:"入脾、肺。"

【功用主治】 温中益气,利水。主治久病体虚,水肿。

1.《纲目》:"温中益气。"

2.《药性切用》:"调中益气。"

3.《随息居饮食谱》:"暖胃,补气,泽肤。"

4.《中国动物药志》:"利水。主治久病体虚,水肿。"

【用法用量】 内服:煮食,100~250 g。

【宜忌】 患痘疮、疟疾、目疾及疮疡者慎服。

1.《纲目》:"多食令人热中发渴,或发疮疥。"

2.《随息居饮食谱》:"痘疹、疟、痢、目疾、疮家皆忌之。"

5710 **鲤鱼** lǐ yú 《本经》

【异名】 赤鲤鱼(《尔雅》郭璞注),鰡鲤(《埤雅》),鲤拐子、鲤子(《中国经济动物志·淡水鱼类》)。

【基原】 为鲤科鲤属动物鲤的肉或全体。

【原动物】 鲤 Cyprinus carpio Linnaeus

体呈纺锤形,侧扁,腹部圆。头宽阔。吻钝。口端位,呈马蹄形。须 2 对。眼小,位于头纵轴的上方。下咽齿 3 行,内侧的齿呈臼齿形。鳞大,侧线鳞 33 $\frac{5\sim6}{5\sim6}$ 39。

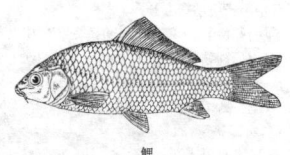
鲤

鳃耙一般为 18~22。背鳍 3,15~21,第三硬刺坚强,后缘有锯齿。臀鳍 3,5。第三硬刺后缘也有锯齿。身体背部呈纯黑色,侧线中为近金黄色,腹部淡白色。背、尾鳍基部微黑,雄鱼尾鳍和臀鳍橙红色。

多栖息于江河、湖泊、水库、池沼的松软底层和水草丛生处。除西藏以外,各地均有分布。

本动物的脑髓(鲤鱼脑)、眼睛(鲤鱼目)、皮(鲤鱼皮)、血液(鲤鱼血)、肠子(鲤鱼肠)、牙齿(鲤鱼齿)、胆囊(鲤鱼胆)、脂肪(鲤鱼脂)、鳞片(鲤鱼鳞)亦供药用,另设专条。

【养殖】 生活习性 为中下层鱼类,栖息于淡水各种水域中。

杂食性,吃小型动、植物和浮游生物、腐屑、人工饲料。水温在 10 ℃以上开始摄食,随水温升高,摄食量增加;秋季为越冬积蓄体脂的大量摄食,繁殖季节,食量减少,直到产卵结束。在天然水域中鲤鱼最大可长于 20 kg,3 龄的之内生长快,3 龄以后生长变慢。

养殖技术 雄鱼 1 年性成熟,雌鱼 2 年性成熟,寒冷的北方比南方性成熟较晚。流水或静水中均可产卵,卵量达几十万粒。黏性卵,受精卵 3~5 日可孵化出鱼苗。人工养殖时,为了使亲鱼发情、交配、产卵、孵化的时间集中,做到同期化,多采用外缘激素(如垂体激素等)对亲鱼催情,我国南北各地养鱼场都普遍应用。初生的鱼苗称为"水花";经过 15 日饲养,长至 2 cm 长时称为"乌仔头";长至 3 cm 以上称为"夏花";再经 3~5 个月至 10 一 11 cm 时的鱼种,称为"秋片"或"秋花";冬季出塘的鱼种,称为"冬片"或"冬花";第二年春季出塘的鱼种,称为"春片"或"春花",以上统称为 1 龄鱼种或仔口鱼种。春片鱼种再经 1 年饲养,长至 50~500 g时称为"老口鱼种"或"过池鱼种"。

饲养管理 人工养殖鲤鱼有池塘养鱼、水库养鱼、湖泊养鱼、沟汉养鱼,还有网箱养鱼、流水养鱼等多种方法。当前提倡大水面池塘放养大规格鱼种,成活率高,生长快,经济效益好。鲤鱼鱼苗的池塘多在冬季里整修补、消毒、冷冻和日晒,以清除病害和野杂鱼。在放养前 7~8 日向池内注入新水 50~60 cm 刻度,并在池角堆放有机肥料,培育适口鱼虫。鱼苗放养按每亩投放 15 万~20万尾。放养后可每日投洒豆浆、草浆以及用大草沤肥,投入发酵粪肥和适当施入化肥以培养浮游生物。鱼苗长到 3 cm 成为夏花后要拉网分别精养,也可作商品出售。夏花饲料可投放浮萍、豆饼、糠麸以及青草等。成鱼可利用池塘精养,在养殖技术上综合强化,贯彻"水、种、食、密、混、轮、防、管"八字方针,增产增值。并可利用网箱养鱼、流水养鱼、稻田养鲤等多种形式。鲤鱼在水库、池沼中饲养,捕捞较难。

【采收加工】 鲤鱼可用网捕、钓钩捕等。多为鲜鱼入药。

【成分】 鲤鱼每 100 g 约含水分 77 g,蛋白质 17 g,脂肪 5 g,灰分 1 g(其中钙 25 mg,磷 175 mg,铁 1.6 mg)。在冬季,鲤鱼的蛋白质及一些氨基酸含量降低,在肌肉水提物中胱氨酸、组氨酸、谷氨酸、甘氨酸、α-丙氨酸、肌氨酸减少,而赖氨酸、精氨酸、天冬氨酸则尚恒定。

鲤肉的游离氨基酸为呈味的主要成分,在 10 余种游离酸中,以谷氨酸、甘氨酸、组氨酸为最丰富。含饱和脂肪酸:硬脂酸、肉豆蔻酸、棕榈酸。不饱和脂肪酸有油酸、亚油酸、亚麻酸。多不饱和脂肪酸有二十碳五烯酸(EPA)和二十二碳六烯酸(DHA)。肌肉还含核黄素,烟酸,维生素 A、B_1、B_2,组织蛋白酶(cathepsin)A、B 及 C。

【药理】 1. 降血脂,抗血栓 鲤鱼为淡水鱼,其资源丰富,现已作为提取二十碳五烯酸(EPA)和二十二碳六烯酸(DHA)的主要原料。其 EPA 和 DHA 主要药理作用有降血脂,抗血栓,降低血液黏度,对抗 ADP 诱导的血小板聚集。详见"马面鲀"。

2. 延缓衰老 (1)清除自由基 鲤鱼精巢 DNA 对 Cu^+-Vit-H_2O_2 发光体系产生的羟自由基有显著的消除作用。鲤鱼精巢 DNA 对大鼠腹腔多形核白细胞呼吸爆发而产生的氧自由基具有显著的清除作用。鲤鱼精巢 DNA 对 DPPH 具有显著消除作用。因此,鲤鱼精巢 DNA 对机体自由基的清除作用是延缓衰老作用的重要机制之一。

(2)提高抗氧化酶的活性 鲤鱼精巢 DNA 可明显提高自然衰老小鼠体内 SOD、CAT、GSH-Px 等抗氧化酶的活性,120 mg/kg鲤鱼精巢 DNA 对老年小鼠红细胞中 SOD 活性的提高率为38.4%;对老年小鼠红细胞中 H_2O_2 的分解速度与同等剂量的维生素 E 加快,说明鲤鱼精巢 DNA 能提高 CAT 活性;同等剂量的鲤鱼精巢 DNA 和维生素 E 对老年小鼠红细胞中 GSH-Px 活性的提高率相当。

(3) 抗脂质过氧化　鲤鱼精巢 DNA 在体外能抑制组织匀浆自发的或由 Fe^{2+}-cysteinec 体系激发的脂质过氧化作用,小鼠口服鲤鱼精巢 DNA 15 d 后,其心、肝和脑中 MDA 明显降低,对小鼠脑和肝中 LPO 的产生具有明显的抑制作用。

(4) 其他作用　小鼠服用鲤鱼精巢 DNA 后,对动物体内自身 DNA 的损伤具有明显的保护作用。鲤鱼精巢 DNA 对果蝇和小鼠的生存寿命具有显著的延长作用。

毒性　实验发现,鲤鱼精巢 DNA 的毒性较小,为实际无毒级物质。

【药性】　甘、平。归脾、肾、胃、胆经。

1.《别录》:"味甘。"

2.《药对》:"平。"

3.《食性本草》:"无毒。"

4.《日华子》:"凉,有毒。"

5.《嘉祐本草》:"寒。"

6.《雷公炮炙药性解》:"入脾、肺、肝三经。"

7.《本草再新》:"入肝、肺、肾三经。"

8.《本草撮要》:"入手足太阴、少阴经。"

9.《本草新编用法说明》:"入脾、肺、膀胱三经。"

【功用主治】　健脾和胃,下气利水,通乳,安胎。主治胃痛、泄泻、水湿肿满、小便不利、脚气、黄疸、咳嗽气逆、胎动不安、妊娠水肿、产后乳汁稀少。

1.《别录》:"主咳逆上气,黄疸,止渴;生者主脚肿满,下气。"

2.《药性论》:"治咳嗽。"

3.《本草拾遗》:"主安胎。胎动、怀妊身肿,为汤食之。破冷气痃癖气块,横关伏梁。"

4.《滇南本草》:"治湿疾,水泻,冷气存胃。"

5.《纲目》:"煮食,下水气,利小便;烧末,能发汗,定气喘咳嗽,下乳汁,消肿,止反胃及恶风入腹。"

6.《本经逢原》:"治便血。"

7.《医林纂要》:"和脾养肺,平肝补心。"

8.《得配本草》:"止胀滞,散血滞。"

9.《随息居饮食谱》:"涤饮,治妊娠子肿,痃痢肿,骨疽。"

【用法用量】　内服:蒸汤或煮食,100～240 g。外用:烧灰,醋调敷。

【宜忌】　风热者慎服。

1.《本草衍义》:"食之,多发风热。"

2.《饮膳正要》:"天行病后不可食,有宿瘕者不可食。"

【选方】　1. 治久痢噤口,病势欲绝　金丝鲤鱼一尾,如常治净,用盐、酱、葱、胡椒末煮食。(《醇溪单方选》)

2. 治老人水气病,身体肿,闷满气急,不能食,皮肤欲裂,四肢常疼,不可屈伸　鲤鱼十两,葱白一握,麻子一升(熬,细研)。以水滤麻子汁和煮作臛,下五味、姜,调之,空心时渐食之。(《安老怀幼书》鲤鱼臛)

3. 治单腹胀　用大鲤鱼一个,巴豆四十粒,将鱼刷了,将鱼脊割开两刀,将巴豆于在两刀缝合住,用纸包裹,慢火烧熟,去豆食鱼,水汤下之。(《万病回春》化龙丹)

4. 治慢性肾炎　鲜大鲤鱼 500 g 1 条(去鳞及内脏),醋 30 g,茶叶 6 g。共放入锅内加水炖熟,空腹吃(1次吃不完,可分 2 次)。(《全国中草药汇编》)

5. 治妊娠内伤动胎,腹里疗痛　鲤鱼一头(重一斤者),去鳞鬣及肠胃,细切),苎根二两(干净洗,锉)糯米五合。上以水三碗,先煎苎根,取汁二碗,去滓,下米、鱼,煮粥入五味,空腹食之。(《普济方》鲤鱼粥)

治产后乳汁不足　鲤鱼 200 g,木瓜 250 g。煎汤吃。

6. 治妇女月经不调,腰痛,心慌头昏　鲜鲤鱼 250 g,当归

15 g,赤小豆 50 g,生姜少许,米酒适量。共煎汤服之。(6、7 方出自《常见药用动物》)

8. 治产后腹痛　赤鲤鱼烧灰,酒调服之。《普济方》

9. 治肺痈已成未成,胸中隐痛,咯出脓血　金色活鲤鱼一尾(约四两重),贝母一钱。先将鲤鱼连鳞剖去肚肠,勿经水气,用贝母细末掺在鱼肚内,线扎之。用上白童便半大碗,将鱼浸童便内,重汤煨者,鱼眼突出为度。少顷取出,去鳞、骨,取净鱼肉浸入童便内炖热。肉与童便作二三次一日食尽。《外科正宗》金鲤汤)

10. 治凡肿毒已溃未溃　鲤鱼烧灰,醋调涂。以差为度。《卫生易简方》

11. 治寸白虫,亦治茄子疾　大鲤鱼一个,去头、皮,入硫黄一两。黄泥固,用火煅烟尽,为末,米糊为丸,如桐子大。每服二十丸,温酒下。(《济阴纲目》硫鲤丸)

12. 治诸癫风等疾　鲤鱼一斤,治净,明矾末四两,醮一两,日煎吃。《普济方》

【临床报道】　1. 治疗妊娠水肿　红鲤鱼 1 条(250 g 左右),茯苓 60 g。先把鲤鱼洗净去鳞,除掉鱼鳃和内脏。加入茯苓及清水 1000 ml,用文火煎成 500 ml,分 2 次温服。每日 1 剂,连服 20 日。共治疗 135 例,治愈 50 例,显效 50 例,好转 30 例,无效 5 例。总有效率达 96.2%。

2. 治疗四肢创伤性水肿　鲤鱼 400～500 g,冬瓜皮 100～200 g 鲤鱼去肠杂,留鳞与冬瓜皮同煮,不放盐,煮至汤成白色。先扫,去渣喝汤,一次喝完,每日 2～3次。对 160 例创伤性水肿患者,在常规治疗的基础上,加服鲤鱼冬瓜皮汤治疗,其中骨折 89 例,挫伤 35 例,关节脱位 26 例,韧带损伤 10 例,临床均取得了满意疗效,且未发现毒副作用。

【各家论述】　1.《本草衍义》:"鲤鱼,《素问》曰,鱼热中。王叔和曰,热即生风。食之所以多发风热,诸家所解并不言。《日华子》云鲤鱼凉,冷不取,直取《素问》为正。一吻人家更使鲤鱼,则必贻祸无穷矣。"

2.《纲目》:"鲤,其功长于利小便,故能消肿胀、黄疸、脚气、喘嗽、湿热之病。作鲙则性温,食能去痃结冷气之病。烧之则从火化,故破冷气痃癖。平肝通乳,解肠胃及肿毒之邪。"

3.《本草经疏》:"鲤鱼,禀阴极之气,故其鳞三十六,阴极则阳复。故《素问》言:鱼热中。其气味虽甘平,然多食能令人发风热也。甘可以缓,故主咳逆上气,止渴。阴中有阳,能从其类以导之,故能利小便,使黄疳(疸)水肿、脚气俱消也。"

鲤鱼目 lǐ yú mù
（《本草拾遗》）

5711

【异名】　鲤鱼眼睛(《食疗本草》)。

【基原】　为鲤科鲤属动物鲤的眼球。

【原动物】　参见"鲤鱼"条。

【采收加工】　将鲤鱼杀死后,取出眼球,晾干。

【功用主治】　1.《食疗本草》:"治刺在肉中,中风,水肿痛。"

2. 姚可成《食物本草》:"主刺疮,伤风,伤水作肿。"

【用法用量】　外用:烧灰敷。

鲤鱼皮 lǐ yú pí
（《新修本草》）

5712

【基原】　为鲤科鲤属动物鲤的皮。

【原动物】　参见"鲤鱼"条。

【采收加工】　将鲤鱼杀死后,取皮,晾干。

【成分】　主要含蛋白质、脂肪等。此外,尚含叶黄素(lutein)及 1 种类似于噼蛤素(astacene)的红色色素。从绯鲤(红色鲤)中曾分离出叶黄素酯(lutein ester),α 及 β-皮黄素酯(α and β-doradexanthin ester),虾黄质(staxanthin)。

【功用主治】　安胎,止血。主治胎动不安,胎漏,骨鲠。

《新修本草》:"主瘾疹。"

【选方】 治胎动腹痛或胎漏　鲤鱼皮、酒当归、白芍、熟地、阿胶、酒川断、川芎、炙草等分。每粗末四钱加苎根少许，姜五片，水煎。（《妇科玉尺》如圣汤）

5713 鲤鱼血 lǐ yú xuě
（《新修本草》）

【基原】 为鲤科鲤属动物鲤的血液。

【原动物】 参见"鲤鱼"条。

【采收加工】 剖杀鲤鱼时取血，鲜用。

【成分】 幼鲤的血红蛋白冬季较春季为低。凝血活性不如哺乳动物，凝血酶原的转化常不完全。在冬季饥饿时，血清蛋白减少，如长期饥饿可减到1.98%～2.0%。血清蛋白含清蛋白(albumin)和α、β、γ-球蛋白(globulin)，它们电泳性质与兔相似；在电泳时，α-球蛋白有4个区分，β-球蛋白有2个区分，γ-球蛋白有1个区分。在3月性成熟时，血中钠、氯量，雄者多于雌者，而钾、钙及总蛋白质量雌者多于雄者。

【功用主治】 解毒消肿。主治小儿火丹、口唇肿痛，口眼喝斜。

《新修本草》："主小儿丹肿及疮。"

【选方】 1. 治小儿火丹赤如朱，走皮中　鲤鱼血敷之。（《千金方》）

2. 治唇黑肿，疼痛不可忍　鲤鱼血磨墨涂之。（《圣惠方》）

3. 治口眼歪斜　鲤鱼血、白糖各等分。搅匀后涂之，向左歪涂右，向右歪涂左。（《吉林中草药》）

5714 鲤鱼肠 lǐ yú cháng
（《新修本草》）

【基原】 为鲤科鲤属动物鲤的肠子。

【原动物】 参见"鲤鱼"条。

【采收加工】 将鲤鱼剖腹取肠，鲜用。

【功用主治】 解毒，敛疮。主治聤耳，痔瘘，肠痈。

1.《新修本草》："主小儿肌疮。"

2.《纲目》："主聤耳有虫，痔瘘有虫。"

【选方】 治耳聋有脓，不瘥，有虫　鲤鱼肠一具(切)，酢三合。上二味和捣，帛裹内耳中，两食顷当闷痛，有白虫著药，去之，更入新者，虫尽乃止。（《千金方》）

5715 鲤鱼齿 lǐ yú chǐ
（《别录》）

【基原】 为鲤科鲤属动物鲤的牙齿。

【原动物】 参见"鲤鱼"条。

【采收加工】 杀死鲤鱼，取其齿，晾干。

【功用主治】 利水通淋。主治淋证，小便不通。

1.《别录》："主石淋。"

2.《日用本草》："主五淋。"

【选方】 1. 治石淋　鲤鱼齿一升，贝齿一升。捣筛，以三岁苦酒和，分为三服。宿不食，旦服一分，日中服一分，暮服一分。（《外台》引集验方）

2. 治卒淋　鲤鱼齿烧灰，酒服方寸匕。（《养生必用方》）

3. 治小便不通　鲤鱼齿烧灰，末，酒服方寸匕，日三。（《千金方》）

5716 鲤鱼胆 lǐ yú dǎn
（《本经》）

【基原】 为鲤科鲤属动物鲤的胆囊。

【原动物】 参见"鲤鱼"条。

【采收加工】 将鲤鱼杀死后，取出胆囊，晾干或鲜用。

【成分】 除胆汁一般常有的胆汁酸(bile acid)、胆汁色素(bile pigment)、脂类(lipids)等外，尚含鲤胆甾醇(cyprinol)。在鲤体中，胆甾醇可变为鲤甾醇。还含别鹅脱氧胆酸(allochenodeoxycholic acid)。

【药性】 苦，寒。有毒。归肝、心经。

1.《本经》："味苦、寒。"

2.《别录》："无毒。"

3.《药性论》："味大苦。"

4.《本草经疏》："走厥阴。"

【功用主治】 清热明目，退翳消肿，利咽。主治目赤肿痛，青盲障翳，咽痛喉痹。

1.《本经》："主目热赤痛，青盲，明目。久服强悍益志气。"

2.《药性论》："治赤明翳痛，小儿热肿。"

3.《食疗本草》："除目中赤及热毒痛。"

4.《本草拾遗》："主耳聋。"

5.《日用本草》："治作痒流泪。"

6.《医学入门》："治白翳，咽喉痹痛。"

【用法用量】 内服：入丸、散，1～2.5 g。外用：汁点、涂。

【宜忌】 本品有毒，不宜吞服较大鱼胆，肝、肾功能不全者禁服。

【选方】 1. 治眼飞血赤脉及痛　鲤鱼胆五收，黄连(去须，捣为末)半两。上二味，取胆汁调黄连末，纳瓷合盛，于饭上蒸一次，取如，如干，即入少许蜜，调似膏。日五七度，涂敷目眦。（《圣济总录》鱼胆敷眼膏）

2. 治内障眼　鲤鱼胆同脑子研匀，贴太阳穴。（《卫生易简方》）

3. 治喉痹　鲤鱼胆汁熬干研末，加少许元明粉、冰片调匀，吹喉头，每日2～3次。（《海洋药物民间应用》）

4. 治沈唇疮　鲤鱼胆一枚。上一味，取汁磨墨相和，涂之。（《圣济总录》）

5. 治慢性中耳炎　将耳内脓汁擦净，然后鲜鲤鱼胆汁滴入耳中，用棉填塞耳孔，每日1次。（《全国中草药汇编》）

6. 治阴蚀　雄鸡肝一具，鲤鱼胆四枚。上二味，阴干百日，末之，雀卵和，吞小豆大一丸。（《千金方》）

7. 治男子茎肿　用鲤鱼胆敷。（《调燮类编》）

5717 鲤鱼脂 lǐ yú zhī
（《食疗本草》）

【基原】 为鲤科鲤属动物鲤的脂肪。

【原动物】 参见"鲤鱼"条。

【采收加工】 杀死鲤鱼后取出脂肪，鲜用或炼油。

【成分】 鲤鱼500 g含脂肪15.8 g，即3.16%。鲤脂稍有绿黄色荧光，约含游离脂肪酸6.95%。脂肪中的脂肪酸，饱和者有硬脂酸(stearic acid)及少量肉豆蔻酸(myristic acid)，棕榈酸(palmitic acid)；不饱和者有亚油酸(linoleic acid)，油酸(oleic acid)，可能尚有亚麻酸(linolenic acid)。

【功用主治】 定惊止痛。主治小儿惊痫。

1.《食疗本草》："主诸痫。"

2.《日华子》："治小儿痫疾，惊忤。"

5718 鲤鱼脑 lǐ yú nǎo
（《本草经集注》）

【基原】 为鲤科鲤属动物鲤的脑髓。

【原动物】 参见"鲤鱼"条。

【采收加工】 将鲤鱼杀死后，取出脑髓，鲜用。

【成分】 主要成分为水分、蛋白质、脂类等。此外，每100 g新鲜脑组织含维生素C 8.30 mg。

【功用主治】 明目，聪耳，定痫。主治青盲，暴聋，久聋，诸痫。

1.《新修本草》："主诸痫。"

2.《日华子》："治暴聋。"

3.《纲目》："治青盲。"

【用法用量】 外用：溶化灌耳，或捣烂点眼。内服：煮食，适量。

【选方】 1. 治耳聋有脓，不瘥，有虫　搗桂和鲤鱼脑，(绵裹)纳耳中，不过三四度。《千金方》

2. 治耳聋久不瘥　鲤鱼脑髓二两，粳米三合。煮粥，以五味调和，空腹食之。《圣惠方》鲤鱼脑髓粥》

3. 治肾热耳聋，有脓水血溜，日夜不止　鲤鱼脑一枚，鲤鱼肠一具，乌麻子一升。上三味，先搗乌麻令碎，次入二味相和，微火熬。以暖布裹薄ル，两食顷开之，当有白虫出，复更作药。若两耳并脓，分药为两耳中用。若一耳，即一面薄ル。《圣济总录》

4. 治眼青盲　鲤鱼脑一枚，鲤鱼胆一枚。上件药，相和调匀，日三四度点之。《圣惠方》

5719 鲤鱼鳞 lǐ yú lín 《食疗本草》

【基原】 为鲤科鲤属动物鲤的鳞片。

【原动物】 参见"鲤鱼"条。

【采收加工】 将鲤鱼杀死后，刮取鳞片，晒干。

【功用主治】 散血，止血。主治血瘀吐血、衄血、崩漏，带下，产后瘀滞腹痛，痔瘘。

1. 《食疗本草》："主破产妇滞血。"

2. 《医学入门》："主产后血滞腹痛。"

3. 《纲目》："治吐血、崩中，漏下，带下，痔瘘，鱼鲠。"

4. 《会约医镜》："治产后血迷血晕，败血不止。"

【选方】 1. 治产伤尿脬，茶水入口即尿　大鲤鱼一尾只取鳞，用油炸，令酥脆，加盐、醋、姜、葱拌匀，蒸之。《疑难急症简方》

2. 治诸鱼骨鲠在喉中　鲤鱼皮鳞不拘多少，烧灰研细。每服二钱匕，新汲水调下，未出更服。《圣济总录》鲤鳞散》

3. 治痔漏　黑鲤鱼鳞二三甲，以薄绵茧裹如枣柱样纳之。《儒门事亲》

【各家论述】 《本草经疏》："鱼鳞性能入血散淤。入血者，阴之用也；散滞者，阳之用也。故主妇人产后腹痛及血气不和等证。"

5720 鲥鱼 shí yú 《食疗本草》

【异名】 鰣，当魱《尔雅》，瘟鱼《异鱼图赞》，箭鱼《宁波府志》，三黎《本草求原》，时鱼(江苏、浙江)，鰣刺(福建)，三来(广东)。

【基原】 为鲱科鲥属动物鲥鱼的肉或全体。

【原动物】 鲥鱼 *Macrura reevesii* (Richardson)

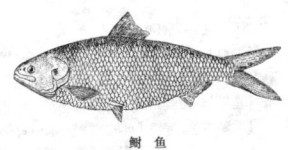

鲥　鱼

体长椭圆形，侧扁，一般长 32～65 cm。头侧扁，前端微尖，头背光滑，无线纹。吻中等长，圆锥。眼小，有脂眼睑几遮盖眼的 1/2。鼻孔明显。口中大，前颌骨中间有明显缺刻，上颌骨末端伸达眼中间后方。两颌无牙。鳃孔大，鳃盖骨与峡部相连。鳃耙细密 110+172。鳃盖无条纹，薄，上有辐射骨纹。纵列鳞 44～47，横列鳞 16～17。无侧线。腹面有形锐利的棱鳞(16～19)+(13～14)。胸鳍、腹鳍基部有大而长形的腋鳞。背鳍 17～18，起点与腹鳍相对。臀鳍 18～20。胸鳍较短。腹鳍小。尾鳍深叉形。体背及头部灰黑色，上侧略带蓝绿色光泽，下侧和腹部银白色。腹鳍、臀鳍灰白色，其他各鳍淡黄色。

为回游性中上层鱼类。每年 4～5 月由海进入江河，5～6 月下水温达在 28℃左右，即在干流或湖泊中繁殖产卵，卵浮性，具油球，卵径 0.75 mm，怀卵量 150 万～250 万粒。受精卵在 26℃水温中 17 小时开始孵化。

幼鱼在江湖中肥育，以浮游动物及硅藻为食，秋季返回海中

生活。我国沿海及长江、钱塘江、珠江等水系均有分布。

本动物的鳞(鲥鱼鳞)亦供药用，另设专条。

【采收加工】 春末夏初捕捞，捕捞后，剖腹去内脏，鲜用或晒干。

【成分】 肉含蛋白质，脂肪，碳水化合物，钙，磷，铁，维生素 B_1、B_2，烟酸(nicotinic acid)。

【药性】 甘，平。归脾、肺经。

1. 《食疗本草》："平。"

2. 《日用本草》："甘、温，平。"

3. 《纲目》："甘，平，无毒。"

4. 《本草求原》："入脾、肺。"

【功用主治】 健脾补肺，行水消肿。主治虚劳，久咳，水肿。

1. 《食疗本草》："补虚劳。"

2. 《日用本草》："快胃气。"

3. 《本经逢原》："性补，温中益虚。"

4. 《中国药用海洋生物》："滋补强壮。用于烫伤、烧伤。"

5. 《中国动物志》："有行水消肿，温脾补肺之功。主治营养不良，咳嗽，水肿等。"

【用法用量】 内服：适量，煮食。外用：蒸油涂。

【宜忌】 不宜多食，久食。

1. 《食疗本草》："稍发疳痼。"

2. 《日用本草》："多食，染温疫，小儿不宜食。"

3. 《本草求原》："发疥癞。"

【选方】 治阴虚体倦、四肢酸软无力　鲥鱼 1 条去内脏，加姜、葱、盐，蒸之。《中国动物药》

5721 鲥鱼鳞 shí yú lín 《本经逢原》

【基原】 为鲱科鲥属动物鲥鱼的鳞。

【原动物】 参见"鲥鱼"条。

【采收加工】 捕后，取鳞片鲜用或焙干。

【功用主治】 敛疮，拔疗。主治疗疮，烫火伤，腿疮，下疳。

1. 《医林要要》："贴治疗毒。"

2. 《随息居饮食谱》："可拔疔。"

3. 《山东药用动物》："治疗疮、烫火伤、腿疮、下疳。"

【用法用量】 外用：敷贴；香油熬涂，或研末调敷。

【选方】 1. 治疔　鲥鱼鳞，治疗上疮ル，则咬紧，然后将鱼鳞边略略揭起，用力急揭去，疔根便带出。但揭疔根时极痛无比，须先与酒饭吃饱，非醉饱则晕倒ル。

2. 治水疗　鲥鱼鳃下近腹处有划刀二瓣，瓣间有长鳞二瓣最佳，但难得。今人以背上大鳞代之，贴上即消。(1、2 方出自《纲目拾遗》)

3. 治烫火伤　鲥鱼鳞用香油熬，涂之。《本经逢原》

4. 治腿疮疼痛　鲥鱼鳞贴之。《纲目拾遗》

5. 治下疳　鲥鱼鳞焙干煅研灰白色，敷之。《救生苦海》白龙丹》

6. 治血痔挑破不止　鲥鱼鳞贴之。《纲目拾遗》

5722 鮸鱼 miǎn yú 《纲目》

【异名】 鮸《正字通》，鮸、鳘《闽中海错疏》，敏子、敏鱼《中国药用海洋生物》。

【基原】 为石首鱼科鮸属动物鮸鱼的肉。

【原动物】 鮸鱼 *Miichthys miiuy* (Basilewsky)

体侧扁，长一般为 45～55 cm，大者达 80 cm。头中大，较尖突。吻短，钝尖。眼中大，上侧位。口大，前位，上下颌约等长。上颌外行牙扩大，犬牙状；下颌内行牙扩大，亦大牙状。颏孔 4 个。前方 2 孔细小；后方 2 孔裂缝状。鳃孔大，细长。吻部和鳃盖骨有小圆鳞，体被栉鳞。胸鳍尖长。尾鳍楔形。鳔大，圆锥形，具 34 对

侧肢,交叉成网状。耳石长圆形。体灰褐带紫绿色,背鳍棘上缘黑色;鳍条部中央有一黑色纵条纹。胸鳍腋部上方有1个暗斑。其余各鳍灰黑色。口腔浅灰色,腹部灰白色。

为暖温性底层鱼类。栖息于水深15～70 m、底质为泥或泥沙海区。主食小鱼、虾及虾蛄等。有南北回游习性,每年4～5月,从深水游向近岸作生殖回游,产卵期5～8月,怀卵量70万～200万粒。产卵后,分散索饵,生长迅速。冬季南下向外海深水区越冬。我国沿海均有分布。

【采收加工】 常年均可捕捞。捕后除去鳞片及内脏,洗净,鲜用。

【药性】 姚可成《食物本草》:"味甘,平,无毒。"

【功用主治】 姚可成《食物本草》:"补中益气。"

【用法用量】 内服:煮食,适量。

【宜忌】 姚可成《食物本草》:"不宜多食,发疮疥,动脾湿,足膝不利。"

5723 鲩鱼 huàn yú (《本草拾遗》)

【异名】 鲜鱼(《尔雅》郭璞注),鰀鱼(《纲目》),混鱼(《通雅》),草鲩、草青、草根、混子(《中国经济动物志》)。

【基原】 为鲤科草鱼属动物草鱼的肉。

【原动物】 草鱼 *Ctenopharyngodon idellus* (Cuvier et Valenciennes)

体长,略呈圆筒形,腹圆无棱,尾部侧扁。头钝,口端位,无须。上颌稍长于下颌。眼较小,上侧位。鳃耙短小呈棒形,排列稀疏。下咽齿2行,为梳状栉齿,具斜狭下凹嚼面。边缘具斜条状沟纹。鳞片颇大,侧线鳞39 $\frac{6\sim8}{4\sim6}$46。背鳍3,7,无硬刺,起点与腹鳍相对。臀鳍3,8,亦无硬刺。身体各部分比例随个体大小不同而有差异。幼鱼的头长和眼径相对地较成鱼为大,尾柄长,眼间距较成鱼为小。体呈茶黄色,背部青灰色,腹部银白色,各鳍浅灰色。

栖息于江河湖泊中,属中下层鱼类,生活于近岸多水草区域。为草食性鱼类。生殖期4～7月,东北较迟。南至广东,北至东北平原地区均有分布。现人工养殖成功,分布则更为广。

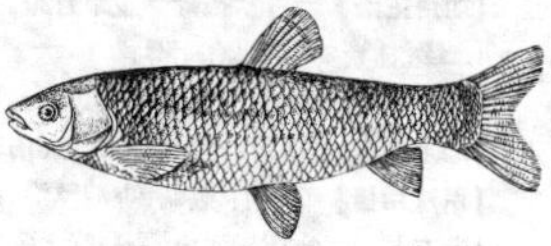

草 鱼

本动物的胆囊(鲩鱼胆)亦供药用,另设专条。

【采收加工】 每年除生殖季节外,均可捕捞,捕得后,除去鳞片、鳃、内脏,洗净,鲜用。

【成分】 每100 g草鱼肉含蛋白质17.9 g,脂肪4.3 g,灰分1 g(其中钙39 mg,磷173 mg,铁0.7 mg)。还含氨基酸及肽:*L*-组氨酸及组氨酸构成的二肽肌肽(carnosine),鹅肌肽(anserine),*N*-*β*-丙氨酰-1-甲基-*L*-组氨酸(balenine);类胡萝卜素:*β*-胡萝卜素(*β*-carotene),鸡油菌黄质(canthaxanthin),叶黄素(lutein),玉蜀黍黄质(zeaxanthin),绿蝇黄质(phoenicoxanthin),胡萝卜二醇(tunaxanthin),*α*-皮黄质(*α*-doradexanthin),虾黄质(astaxanthin);不饱和脂肪酸:二十碳五烯酸(eicosapentaenoic acid),二十二碳六烯酸(docosahexaenoic acid)。还含胆甾醇(cholesterol),磷脂(phospholipid),卡巴呋喃(carbofuran)。

【药性】 甘,温。归脾、胃经。

1.《本草拾遗》:"无毒。"

2.《纲目》:"甘,温。"

3.《本草求真》:"入脾、胃。"

4.《本草撮要》:"入足太阴经。"

【功用主治】 平肝息风,温中和胃。主治虚劳,肝风头痛,久疟,食后饱胀,呕吐泄泻。

1.《纲目》:"暖胃和中。"

2.《医林纂要》:"平肝祛风。治痹,截疟,其头蒸食尤良,可截久疟。治虚劳及风虚头痛。"

3.《广西民族药简编》:"治慢性痢疾。"

4.《中国动物药》:"治消化不良,食后胀饱,呕吐,泄泻。"

【用法用量】 内服:煮食,100～200 g。

【宜忌】 不宜久服。

《医林纂要》:"助火发疮。"

【选方】 治消化不良 草鱼肉(适量),麦芽10 g,山楂30 g,陈皮10 g。水煎服,每日2次。(《中国动物药》)

5724 鲩鱼胆 huàn yú dǎn (《本草拾遗》)

【基原】 为鲤科草鱼属动物草鱼的胆囊。

【原动物】 参见"鲩鱼"条。

【采收加工】 捕得后,剖腹,取出胆囊,洗净,鲜用。

【药性】 苦,寒。有毒。

《本草拾遗》:"至苦。"

【功用主治】 清热利咽明目,祛痰止咳。主治咽喉肿痛,目赤肿痛,咳嗽痰多。

1.《本草拾遗》:"主喉闭。"

2.《纲目》:"治一切骨哽、竹木刺在喉中。"

3.《中国动物药》:"治暴聋。降压,止咳祛痰。治疗痰多咳嗽。"

4.《常见药用动物》:"明目。治高血压,结膜炎。"

【用法用量】 外用:胆汁滴耳、滴眼或搽。内服:入丸、散,1.5～2 g。

【宜忌】 肝、肾功能不全者禁服。

《中国药用动物志》:"胆汁有毒,慎用,不宜吞服较大鱼胆。"

【选方】 1. 治小儿咽喉痹肿、乳食难下 鲩鱼胆二枚,灶底土一分(研)。上件药,相和,调涂咽喉上,干即易之。(《圣惠方》鲩鱼胆膏)

2. 治烫火伤 刘寄奴研末,草鱼胆汁适量(必须足以渗润药末),盐少许,调匀,涂伤处。

3. 治暴聋 (草鱼)胆1个,加入冰片少许,滴入耳中。(2、3方出自《中国动物药》)

5725 鯮鱼 zōng yú (《食疗本草》)

【异名】 鳆鱼(《纲目》),火箭嘴(《鱼品》),尖头鳡、马头鯮、鸭嘴鯮、喇叭鱼、长嘴鳡(《中国经济动物志》)。

【基原】 为鲤科尖头鯮属动物鯮鱼的肉。

【原动物】 鯮鱼 *Luciobrama macrocephalus* (Lacepede)

体细长,腹部圆,无腹棱。头前部细长如管状,吻平扁似鸭嘴。口上位,下颌长于上颌,且稍向上倾斜。无须。眼中等大,位于头侧稍上方,距吻端较近,眼间隔较平坦,眼后头长为吻长的2～2.5倍。下咽齿1行,稍呈圆柱状。鳞细小,侧线鳞136 $\frac{21\sim25}{9\sim12\sim V}$170。背鳍3,8,无硬刺,其起点在腹鳍之后。臀鳍3,9～11,起点和背鳍末端相对或稍后。尾鳍分叉较深,下叶稍长于上叶。体背深灰色,两侧及腹部银白色,胸鳍淡红色,背鳍、尾鳍灰色,腹鳍、臀鳍灰白,尾鳍后缘呈黑色,在侧线之上有一微黑色纵纹。

生活于江河中下层,为凶猛的大型鱼类,主要以鱼类为食。分布于长江、珠江及其支流闽江。

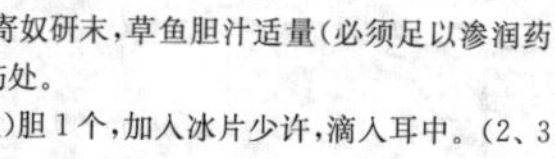

鯮 鱼

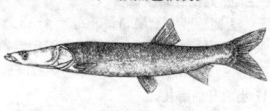

【采收加工】 4～7月捕捉，去肉，鲜用。

【药性】 甘，平。

1.《食疗本草》："平。"

2.《纲目》："甘，平，无毒。"

【功用主治】 补虚益脾，强筋骨。主治久病体弱，脾胃不和，食欲不振，腰膝酸软，行走不利。

1.《食疗本草》："补五脏，益筋骨，和脾胃。"

2.《中国动物药》："滋补强壮，益脾胃，健筋骨。治久病体弱，脾胃不和，肢体痿软，行走不利。"

【用法用量】 内服：煮食，100～200 g。

【选方】 治久病体弱、筋骨痿软 鲮鱼适量，姜3片，葱头2个，盐少许。久煎。食肉饮汁，连服1星期，停2日再服1星期。（《中国动物药》）

5726 **鲫鱼** jì yú（《新修本草》）

【异名】 鲋（《吕氏春秋》），鰿（《说文》），鲫瓜子（《中国药用动物志》）。

【基原】 为鲤科鲫鱼属动物鲫鱼的肉。

【原动物】 鲫鱼 *Carassius auratus*（Linnaeus）

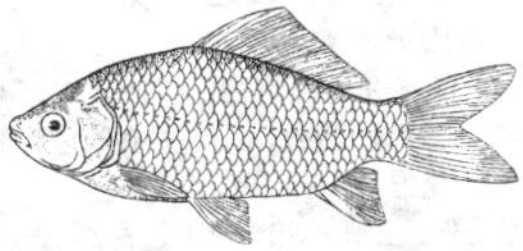

鲫 鱼

体侧扁，宽而高，腹部圆。头小。吻钝。口端位。无须。眼大，下咽齿1行，侧扁，倾斜面有一沟纹。鳃耙37～54，细长，呈披针状。鳞大，侧线鳞28 $\frac{6\sim7}{6}$ 30。背鳍4，15～19，鳍长，起点在吻端至尾鳍基之中间。臀鳍3，5，背、臀鳍均有硬刺。全身呈银灰色，背部色略暗。各鳍均为灰色。鲫鱼适应性很强，是一种广温性鱼类。

我国除西部高原地区外，各省区均有分布。

本动物的卵子(鲫鱼子)、头(鲫鱼头)、骨(鲫鱼骨)、胆(鲫鱼胆)、脑髓(鲫鱼脑)亦供药用，另设专条。

【采收加工】 四季均可捕捞，捕后，除去鳞、鳃及内脏，鲜用。

【成分】 食部每100 g含水分85 g，蛋白质13 g，脂肪1.1 g，碳水化合物0.1 g，灰分0.8 g；另含钙54 mg，磷203 mg，铁2.5 mg，硫胺素0.06 mg，核黄素(riboflavine)0.07 mg，烟酸2.4 mg。日本产鲫鱼每100 g含维生素A 50 u、B_1 380 μg、B_2 100 μg、B_{12} 1.5 μg，烟酸2.4 mg。

【药性】 甘，平。归脾、胃、大肠经。

1.《千金方》："味甘，平，无毒。"

2.《蜀本草》："味甘，温。"

3.《本草衍义补遗》："入阳明。"

4.《雷公炮制药性解》："入脾、胃二经。"

5.《本草经疏》："入胃、大肠。"

6.《山东药用动物》："性温，味甘、咸。"

【功用主治】 健脾和胃，利水消肿，通血脉。主治脾胃虚弱，纳少反胃，产后乳汁不行，痢疾，便血，水肿，痈肿，瘰疬，牙疳。

1.《别录》："主诸疮，烧，以酱汁和敷之，或取猪脂煎用；又主肠痈。"

2.《新修本草》："合莼作羹，主胃弱不下食；作鲙，主久赤白痢。"

3.《食疗本草》："平胃气，调中，益五脏，和莼作羹食良。"

4.《本草拾遗》："主虚羸，熟煮食之；主五痔。"

5.《日华子》："温中下气，补不足；鲙疗肠澼水谷不调；烧灰以敷恶疮；又酿白矾烧灰，治肠风血痢。"

6.《滇南本草》："和五脏，通血脉，杀虫消积。"

7.《医林纂要》："和胃健脾，去湿杀疳，治疸消肿。"

8.《药性切用》："行水利肠。"

9.《随息居饮食谱》："开胃，调气，生津，运食，和营，息风，清热，杀虫解热，散肿愈疮，止痢，止疼，消疳，消痔。"

10.《青岛中草药手册》："滋阴补肾。主治胃痛呕吐，消渴饮水，水肿，小肠疝气。"

11.《山东药用动物》："补脑，除恶核肿毒。主治走马牙疳、牙痛。"

【用法用量】 内服：适量，煮食或煅研入丸、散。外用：捣敷、煅存性研末撒或调敷。

【宜忌】 1.《食疗本草》："食鲫鱼不得食砂糖，令人成疳虫。"

2.《绍兴本草》："热疾者尤不宜食之。"

3.《宝庆本草折衷》："忌猪肝。"

4. 朱丹溪："若多食，亦能动火。"(引自《纲目》)

5.《纲目》："夏月热痢有益，冬月不宜。"

6.《药性切用》："泻痢忌之。"

7.《本草省常》："多食动火，同鸡食生癣疥，脚气人忌之，正月头有虫不可食。"

8.《随息居饮食谱》："外感邪盛时勿食，嫌其补也。煎食则动火。"

【选方】 1. 治脾胃气冷，不能下食，虚弱无力 鲫鱼半斤。细切，起作鲙，沸豉汁热投之，着胡椒、干姜、莳萝、橘皮等末。空心食之。(《食医心镜》鹘突羹)

2. 治脾胃虚弱不饮食，食后不化 大活鲫鱼1条，紫蔻3粒(研末，放入鱼肚内)，再加生姜、陈皮、胡椒等煮熟食用。(《吉林中草药》)

3. 治翻胃 大鲫鱼一个。去肠留胆，纳绿矾末，填满缝口，以炭火煅令黄干，为末。每服一钱，陈米饮调下，日三服。(《本事方》鲫鱼散)

4. 治老人赤白痢，刺痛，不多食，痿瘦 鲫鱼肉七两，青粱米四两，橘皮末一分。上相和煮作粥，下五味、椒、酱、葱调和。空心食之，二服。(《安老怀幼书》鲫鱼粥)

5. 治脏毒下血，久远不瘥者 五倍子不以多少，以鲫鱼一枚，约重四五两者，去肠胃鳞鳃，以药置鱼腹中，入瓶，以火煅微欲烟尽，取出为细末，温酒调下。(《百一选方》)

6. 治卒病水肿 鲫鱼三尾。去肠留鳞，以商陆、赤小豆等份，填满扎定，水三升，煮糜去鱼。食豆饮汁，二日一作，小便利愈。(《肘后方》)

7. 治肺经久受邪气，咳嗽喘急，痰涎壅塞，坐卧不得，困惫欲绝 鲫鱼重一斤者，不去鳞肠，只于肚下近头处，开一孔，入信石一块，重一钱，令深入在内，却以鱼入竹筒内，外用青蒿捣泥固济，候干，火煅竹筒通红。候冷，出泥取鱼，去烧不过者，研细，入蚌粉三钱，研得所，丸如绿豆大，朱砂为衣。每服四丸，或五六丸，砂糖冷水下。临卧服之。忌热物。一方喘正急时，宜服之。不可过多丸数。(《普济方》引《家藏经验方》鲫鱼丸)

8. 治气管炎 鲫鱼1条，入尿中浸死，洗净去内脏，加胡椒15 g，陈皮6 g，瘦猪肉60 g，入腹内针缝合，水烧服。(江西《草药手册》)

9. 治诸疮肿 鲫鱼一个，可重六两者。去肠，用柏叶碾细，入鱼腹内，用纸裹数重，次用黄泥固济，煅存性，候冷，碾成细末，轻粉一分同匀。如疮干，用麻油调，疮湿干用。(《普济方》乌金散)

10. 治久疸 鲫鱼破腹勿损，内白盐于腹中，以针缝之，于铜器中火上煎之令干，作末敷疽疮中。无脓者以猪脂和敷之。(《千金方》)

11. 治淋巴结结核 鲫鱼1条，红砒6 g。先将鲫鱼肚杂除去，红砒研粉，撒入鱼肚，打开鱼肚，用竹片(忌金属)将红砒取出研末,装瓶待用。用时取少许药面(如火柴头大)撒入破口内,如疼痛难忍时,取樟丹3g,以煤油调和后涂患处,可止痛。《全国中草药新医疗法展览会资料选编》

12. 治痔漏热痛　鲫鱼一枚。破开去肠杂,入谷精草填满,用麻皮缚定,以泥固,糠火煅存性,上为细末,入龙脑少许,蜜调敷之。《古今医统》龙脑散》

13. 治乳痈红肿方发　活小鲫鱼一尾,剖去肠,同生山药寸许,捣烂涂之,少顷发痒即愈。屡验,无山药,用芋艿亦可。《沈氏女科辑要》

14. 治产后无乳汁　① 鲫鱼一斤,蟒螬五枚。上二味,依常煮羹,食后食之。《圣济总录》鲫鱼羹》 ② 鲫鱼500g,去鳞和内脏,加黄豆芽或通草适量,一同煮熟,连汤带肉吃下。《常见药用动物》

【临床报道】　治疗缺乳症　鲜鲫鱼200g以上者1条(较小者用2条),去鳞肠,黑芝麻30g炒微焦研面,王不留行20g,通草10g及芫荽适量。先将王不留行、通草用纱布包好后鲫鱼一起加水适量共煮汤1000～1500 ml,然后加入黑芝麻面和芫荽,一同内分次服用。气血虚弱者加黄芪30g、当归30g;气郁者加柴胡12g,均包入纱布中与鱼共煮,连用7日。治疗58例,痊愈38例;好转18例;无效2例,总有效率96.6%。

【各家论述】　1.《本草经疏》:"鲫鱼入胃,治胃弱不下食;入大肠,治赤白久痢、肠痔。脾胃主肌肉,甘温能益脾生肌,故主诸疮久不瘥也。""鲫鱼调胃实肠,与病无碍,诸鱼中惟此可常食。"

2.《医林纂要》:"鲫鱼性和缓,能行水而不燥,能补脾而不濡,所以可贵耳。"

3.《本经逢原》:"鲫鱼,有反厚朴之戒,以厚朴泄胃气,鲫鱼益胃气。"

5727 鲫鱼子 jì yú zǐ
《食疗本草》

【基原】　为鲤科鲫鱼属动物鲫鱼的卵子。

【原动物】　参见"鲫鱼"条。

【采收加工】　收集雌鱼的卵子,漂净,鲜用。

【功用主治】　调中,补肝,明目。主治目中障翳。

1.《食疗本草》:"调中,补肝气。"

2.《本草从新》:"去目中障翳。"

【用法用量】　内服:煮食,适量。

【宜忌】　1.《纲目》:"忌猪肝。"

2.《调燮类编》:"子与麦门冬杀人。"

5728 鲫鱼头 jì yú tóu
《新修本草》

【基原】　为鲤科鲫鱼属动物鲫鱼的头。

【原动物】　参见"鲫鱼"条。

【采收加工】　四季均可捕捞,切取鱼头,鲜用或烘干。

【药性】　甘,温。归肺、大肠经。

【功用主治】　止咳,止痢,敛疮。主治咳嗽、痢疾,小儿口疮,黄水疮。

1.《新修本草》:"头灰,主小儿头疮,口疮,重舌,目翳。"

2.《本草拾遗》:"主咳嗽,烧为末服之。"

3.《滇南本草》:"烧灰治癫痫。"

4.《纲目》:"烧研饮服,治下痢;酒服,治脱肛及女人阴脱,仍以油调涂之;酱汁和涂小儿面上黄水疮。"

5.《本草再新》:"发痘疹。"

【用法用量】　内服:烧存性研末,3～6g。外用:烧存性研末调敷。

【选方】　1. 治痢疾　(鲫鱼)头烧存性研末,每次5g,每日3次。《中国动物药》

2. 治面疮出黄水　以鲫鱼头烧灰研末,和酱清汁敷上,一日

易。《小儿卫生总微论方》

3. 治产后阴肿,下脱肠出,玉户不闭　鲫鱼头焙干,为末。半服半搽即收上。《卫生易简方》

5729 鲫鱼骨 jì yú gǔ
《食疗本草》

【基原】　为鲤科鲫鱼属动物鲫鱼的骨骼。

【原动物】　参见"鲫鱼"条。

【采收加工】　收集鲫鱼之骨,晾干或烘干。

【功用主治】　杀虫,敛疮。主治疮肿。

1.《食疗本草》:"烧为末,敷置疮。"

2.《药性考》:"治虫疡。"

【选方】　1. 治恶疮　鲫鱼骨烧灰敷之。《卫生易简方》

2. 治诸疮未溃　(鲫鱼)骨烧灰,香油调成糊状,涂患处。《中国动物药》

5730 鲫鱼胆 jì yú dǎn
《纲目》

【基原】　为鲤科鲫鱼属动物鲫鱼的胆囊。

【原动物】　参见"鲫鱼"条。

【采收加工】　捕捞后剖腹,取出胆囊,鲜用。

【功用主治】　《纲目》:"取汁涂疳疮、阴蚀疮,杀虫止痛,点睛中,治骨鲠、竹刺不出。"

【用法用量】　外用:点眼、滴鼻或调涂。内服:调他药。

【宜忌】　有毒,不宜直接吞服,肝、肾功能不全者禁服。

【选方】　1. 治渴欲饮水不止　白浮石、蛤粉、蝉壳(去头、足)各等份。上细末,用鲫鱼胆七个,调三钱服,不拘时候。《本事方》神效散》

2. 治泪眼　鲫鱼胆七个,人乳一盏。和匀,饭锅上蒸一两次。点眼,其泪自收。《串雅内编》

3. 治沙眼　冰片0.3g,琥珀0.6g。共研细末,大鲫鱼胆5个调涂。(贵州)

4. 治小儿脑疳鼻痒,毛发作穗,面黄羸瘦　鲫鱼胆滴于鼻中,连二五日用之。《圣惠方》

5. 治阴生疮　用鲫鱼胆搽。《卫生易简方》

5731 鲫鱼脑 jì yú nǎo
《纲目》

【基原】　为鲤科鲫鱼属动物鲫鱼的脑髓。

【原动物】　参见"鲫鱼"条。

【采收加工】　杀鲫鱼时,剖开鱼头,取出脑髓,鲜用。

【功用主治】　《药性考》:"滴聋耳。"

【选方】　治耳聋　鲫鱼脑一合,以竹筒子盛蒸之,冷灌耳中。《直指方》

5732 熟地黄 shú dì huáng
《本草图经》

【异名】　熟地《景岳全书》。

【基原】　为玄参科植物地黄的块根,经加工蒸晒而成。

【原植物】　参见"鲜地黄"条。

【采收加工】　取干地黄加黄酒30%,拌和,置蒸器中,蒸至内外黑润,取出晒干即成。或取干地黄置蒸器中蒸8小时后,焖一夜,次日翻过,再蒸4～8小时,再焖一夜取出,晒至八成干,切片后,再晒干。

【药材】　熟地黄 Rehmanniae Radix Praparata　主产于河南。

性状　本品为不规则的块片、碎块,大小、厚薄不一。表面乌黑色,有光泽,黏性大。质柔软而带韧性,不易折断,断面乌黑色,有光泽。无臭,味甜。

鉴别　薄层色谱:取本品粉末1g,加乙醇10 ml,浸泡24小时,滤过,滤液作为供试品溶液。另取5-羟甲基糠醛为照品,加乙醇制成每1 ml含0.5 mg的溶液,作为对照品溶液。吸取供

试品溶液 10 μl、对照品溶液 5 μl，分别点于同一硅胶 GF$_{254}$ 薄层板上，以石油醚（60～90 ℃）-醋酸乙酯（1：1）为展开剂，展开，取出，晾干，置紫外光灯（254 nm）下检视。供试品色谱中，在与对照品色谱相应的位置上，显相同颜色的斑点。

【成分】 含环烯醚萜类成分：益母草苷（leonuride），桃叶珊瑚苷（aucubin），梓醇（catalpol），地黄苷（rehmannioside）A、B、C、D，美利妥苷（melittoside），地黄素（rehmaglutin）A、B、C、D，地黄氯化臭蚁醛苷（glutinoside），rehmapicroside，rehmaionosides A、B、C；单萜类成分：紫罗兰酮苷（ionone glucosides），单萜苷（monoterpene glucoside）I，焦地黄素（jioglutin）A、B、C，焦地黄内酯（jioglutolide），焦地黄呋喃（jiofuran），地黄苦苷元（rehmapicrogenin），三羟基-β-紫罗兰酮（trihydroxy-β-ionone），二羟基-β-紫罗兰酮（dihydroxy-β-ionone）；倍半萜类成分：1-(4′-甲基-2-呋喃基)-2-(5-甲基-5-乙烯基-4-四氢呋喃基)-1-丙酮[1-(4-methyl-2-furanyl)-2-(5-methyl-5-ethenyl-2-tetrahydrofuranyl)-propan-1-one]。有机酸类成分：野菰酸（aeginetic acid），5-羟基野菰酸（5-chydroxyaeginetic acid），亚油酸（linoleic acid），棕榈酸（palmitic acid），硬脂酸（stearic acid），花生酸（arachidic acid），山嵛酸（behenic acid），十五酸（pentadecanoic acid），棕榈油酸（palmitoleic acid），肉豆蔻酸（myristic acid），十九碳酸（nonadecanoic acid），二十四碳酸（heneicosanoic acid），十七碳酸（margaric acid），5-羟甲基糠酸（5-hydroxymethylfuroic acid），琥珀酸（succinic acid）及 C$_{14～28}$ 和 C$_{13～18}$ 脂肪酸。此外，还含两个酸性多糖。

【药理】 1. 对骨髓造血系统的影响　熟地水煎剂给失血性贫血小鼠灌服每日 0.5 g，每日 1 次，连续 10 日，可促进贫血动物红细胞、血红蛋白的恢复，加快多能造血干细胞（CFU-S）、骨髓红系造血祖细胞（CFU-E）的增殖、分化作用。对体内扩散盒法证实熟地醇提取液 0.2 g（生药）/只皮下注射，每日 1 次，连续 3 日，对小鼠粒系祖细胞（CFU-D）的生长有促进作用。

2. 对血液凝固的影响　熟地能显著抑制肝脏出血性坏死灶及单纯性坏死。对高脂食物引起的高脂血症、脂肪肝及大鼠内毒素引起的肝静脉出血症，均有抑制血栓形成的作用。对纤溶酶原的激活作用，认为是抗血栓形成的作用机制。

3. 对免疫系统的影响　用外周血淋巴细胞酸性 α-醋酸萘酯酶（ANAE）检测法进行实验，并以氢化可的松（免疫抑制剂）为阳性对照，发现熟地黄醚溶性物质 0.5、0.125 g/kg 或醇提物 5 g/kg 灌胃，连续 5 日，可使小鼠外周血液中的 T 淋巴细胞减少，熟地黄乙醇提取物能抑制小鼠溶血空斑细胞（HPFC）。提取物浓缩后给小鼠 500 mg/kg 口服，HPFC 的抑制率为 21.8%。熟地黄醇提物给小鼠灌服，对角叉菜胶抑制的巨噬细胞功能有明显的保护作用。对抗体形成能明显抑制作用。另有报道，熟地水煎液或醇提液对小鼠碳廓清指数、吞噬指数及羊红细胞所致的抗体生成均无明显影响。

4. 对心血管系统的影响　酒熟地黄及蒸熟地黄都有显著的降压作用，收缩压和舒张压均显著下降。临床有效率分别为 83.3% 及 90.7%，能改善高血压病引起的失眠、头痛、头晕、手足麻木等症状，并对心率有一定影响，多表现为心率减慢，对高血压病引起的心肌肥大、左室高压以及心肌供血不足均有一定改善作用。脑血流图显示，波型都有部分好转，流入时间缩短，流入容积速度指标增加。

5. 抗氧化作用　20% 熟地水煎液小鼠每日灌服 0.3 ml/只，连续 45 日，实验结果表明，熟地可增强谷胱甘肽过氧化物酶（GSH-Px）的活性，使过氧化脂质（LPO）降低。

6. 其他作用　用三碘甲状腺原氨酸（T$_3$）给予大鼠造成阴虚模型并给予熟地水煎剂 3 ml（70% 浓度）灌服，至第 6 日，对甲亢型阴虚大鼠的体重改变，24 小时饮水量及尿量，血浆 T$_3$、甲状腺素（T$_4$）及醛固酮（AD）浓度有显著改善，即 T$_3$ 浓度降低，T$_4$ 浓度升

高，并趋于正常，说明熟地不仅能改善阴虚症状，并能调节异常的甲状腺激素状态。采用小鼠腹腔注记乙烯雌酚，使小鼠阴道细胞增殖，熟地提取物口服具有抑制上皮细胞有丝分裂的作用。酒熟地黄、蒸熟地黄与戊巴比妥钠合用，具有相似的协同作用。80% 熟地水煎剂对（大鼠）肝、肾组织蛋白质的分解速率有不同程度的降低，而肺组织蛋白质合成速率有所增加。

毒性　给小鼠腹腔注射熟地黄煎剂，酒熟地黄煎剂的 LD_{50} 为 19.66±2.8 g/kg，蒸熟地黄的 LD_{50} 为 22.31±3.8 g/kg。

【炮制】 1. 酒熟地黄　取净生地黄，用黄酒拌匀，置ચ药罐内，密闭，隔水加热炖透或置适宜容器内蒸透至表面黑润，至黄酒完全被吸尽，取出，晒至外皮稍干时，切厚片，干燥。生地黄每 100 kg，用黄酒 30～50 kg。酒熟地黄用于滋阴补血。

2. 蒸熟地黄　取净生地黄，置木甑、笼屉或其他适当容器内，加热蒸至内外黑润为度，取出，晒至八成干，切厚片，干燥。蒸熟地黄用于滋阴补血，益精填髓。

3. 姜制熟地黄　取生姜洗净捣成绒后，加水 5 kg，久揽成汁，用姜汁倒入缸内加砂仁末、白酒及熟地汁，用木棒搅匀，随即将晒干的熟地黄放入缸内，反复翻动，拌匀，使甜料浸满地黄片，再放入蒸锅 4 小时，至色黑味甜如饴，有浓厚的香气时为度；取出晒干或微火烘干。每生地黄 100 kg 用白酒 5 kg，生姜 3 kg（加水 5 kg），砂仁粉 1 kg，熟地汁 10 kg。

4. 砂仁制熟地黄　取净生地黄，加入黄酒、砂仁粉拌匀，装铜罐或其他适宜容器内密闭，以武火加热，隔水炖约 48 小时，至内外漆黑，发空为度，取出，晾至八成干，切厚片，干燥。每生地黄 100 kg 用黄酒 30～50 kg，砂仁粉 1 kg。

5. 熟地黄炭　取熟地黄片置锅内，用武火炒至发泡鼓起，表面焦黑色，内部焦褐色，喷淋清水少许，再炒至水气逸尽，置适宜容器内，密盖，灭尽火星，取出，晾干凉透。用于养血止血。

饮片性状　熟地黄为不规则类圆形厚片，断面特征参见"药材"项。姜地黄形似熟地黄，味甜如饴，有浓厚的香气。砂仁制熟地黄形如生地黄片，色漆黑。熟地黄炭形如熟地黄，表面焦黑色有光泽，体质轻松鼓泡，外皮焦脆，中部有蜂窝状裂隙，有焦甜味。贮干燥容器内，制熟地黄密闭，置阴凉干燥处，防霉、防蛀。熟地黄炭散热防复燃。

【药性】　甘，温。归肝、肾经。

1. 《医学启源》："气寒，味苦。《主治秘要》云：性温，味苦、甘，气薄味厚，沉而降，阴也。又云：苦，阴中之阳。"

2. 张洁古："入手足少阴、厥阴之经。"（引自《纲目》）

3. 《汤液本草》："无毒。"

4. 《纲目》："甘、微苦，微温。"

5. 《本草新编》："味甘，性温。"

6. 《本草从新》："入足三阴经。"

【功用主治】　补血滋润，益精填髓。主治血虚萎黄，眩晕心悸，月经不调，崩漏不止，肝肾阴亏，潮热盗汗，遗精阳痿，不育不孕，腰膝酸软，耳鸣耳聋，头目昏花，须发早白，消渴，便秘，肾虚喘促。

1. 《珍珠囊》："大补血虚不足，通血脉，益气力。"

2. 《医学启源》："虚损血衰之人须用，善黑须发。《主治秘要》云：其用有五：益肾水真阴，一也；和产后脐腹急痛，二也；去脐腹急痛，三也；养阴退阳，四也；壮水之源，五也。"

3. 王好古："主坐而欲起，目𥉨𥉨无所见。"（引自《纲目》）

4. 《纲目》："填骨髓，长肌肉，生精血。补五脏内伤不足，通血脉，利耳目，黑须发，男子五劳七伤，女子伤中胞漏，经候不调，胎产百病。"

5. 《本草从新》："滋肾水，封填骨髓，利血脉，补益真阴，聪耳明目，黑发乌须。又能补脾阴，止久泻。治劳伤风痹，阴亏发热，干咳痰嗽，气短喘促，胃中空虚觉馁，痘证心虚无脓，病后胫股酸痛，

产后脐腹急疼，感证阴亏，无汗便秘，诸种动血，一切肝肾阴亏，虚损百病，为壮水之主药。"

【用法用量】 内服：煎汤，10～30 g；或入丸、散；或熬膏，或浸酒。

【宜忌】 脾胃虚弱，气滞痰多，腹满便溏者禁服。

1. 《雷公炮炙论》："勿令犯铜铁器，令人肾消并白髭发，男损荣，女损卫也。"

2. 《珍珠囊》："忌萝卜。"

3. 《品汇精要》："忌萝卜、葱白、韭白、薤白。"

4. 《医学入门》："中满痰盛者慎用。"

5. 《本草从新》："气郁之人，能窒碍胸膈，用宜斟酌。"

6. 《本草汇言》："凡服地黄咳嗽，内热骨蒸，或吐血等候，一见脾胃虚弱，大便不实，或天明溏泄，产后泄泻，产后不食，久病不食，俱禁用(熟)地黄。"

【选方】 1. 调益荣卫，滋养气血，治冲任虚损，月水不调，脐腹疞痛，崩中漏下，血瘕块硬，发歇疼痛，妊娠宿冷，将理失宜，胎产不安，血下不止及产后乘虚，风寒内搏，恶露不下，结生瘕聚，少腹坚痛，时作寒热 当归(去芦，酒浸、炒)、川芎、白芍药、熟干地黄(酒洒，蒸)各等分。上为粗末，每服三钱，水一盏半，煎至八分，去渣热服，空心食前。(《局方》四物汤)

2. 治小儿肾怯失音，囟开不合，神不足，目中白睛多、面色㿠白等 熟地黄八钱、山茱萸、干山药各四钱、泽泻、牡丹皮、白茯苓(去皮)各三钱。上为末，炼蜜丸，如梧子大，空心，温水化下三丸。(《小儿药证直诀》地黄丸)

3. 治血弱阴虚不能养心，致心火旺，阴火盛，偏头肿闷，瞳子散大，视物则花 熟地黄一两，五味子、枳壳(炒)、甘草(炙)各三钱。上为细末，炼蜜和丸。每服一百丸，食远清茶送下，日进三服。忌食辛辣物而助火邪，及食寒冷物损胃气，药不能上行也。(《银海精微》)

4. 治水亏火盛，六脉浮洪滑大，少阴不足，阳明有余，烦热干渴，头痛，牙疼，失血等证 生石膏三五钱，熟地三五钱或一两，麦冬二钱，知母、牛膝各钱半。水一盅半，煎七分，温服或冷服。若大便溏泄者，乃非所宜。(《景岳全书》玉女煎)

5. 治小便数而多 龙骨一两，桑螵蛸一两，熟干地黄一两，栝楼根一两，黄连一两(去须)。上件药，捣细罗为散，每于食前，以粥饮调下二钱。(《圣惠方》)

6. 治肝木乘胃，胃脘当心而痛及胁痛吞酸，吐酸，疝瘕，一切肝病 北沙参、麦冬、地黄、当归、枸杞、川楝。(《柳州医话》一贯煎)

7. 治喑痱，肾虚弱厥逆，语声不出，足废不用 熟干地黄、巴戟(去心)、山茱萸、石斛、肉苁蓉(酒浸，焙)、附子(炮)、五味子、官桂、白茯苓、麦门冬(去心)、菖蒲、远志(去心)等分。上为末，每服三钱，水一盏半，生姜五片、枣一枚，薄荷同煎至八分，不计时候。(《宣明论方》地黄饮子)

8. 治男妇精血不足，营卫不充等患 大怀熟地(取味极甘者，烘晒干以去水气)八两，沉香一钱(或白檀香三钱亦可)，枸杞(用极肥者，亦烘晒，以去润气)四两。每药一斤，用用高烧酒十斤浸之，不必煮，但浸十日之外，即可用。凡服此者，不得过饮，服完又加酒六斤，再浸半月，仍可用。(《景岳全书》地黄醴)

9. 治气短促喘，呼吸促急，提不能升，咽不能降，气道噎塞，势极垂危者 熟地黄七八钱，甚者一两、二两，炙甘草二三钱，当归二三钱。水二盅，煎八分，温服。(《景岳全书》贞元饮)

10. 平补，益颜色，填骨髓，去劳倦膈热、咯血等疾 熟干地黄十两(温汤洗过、焙干、秤)，枸杞子五两(拣择净洗、焙干秤)，肉桂半两(不见火，去粗皮)。上件先将熟干地黄、枸杞子二味捣为细末，别捣桂为细末，一处拌匀，炼蜜为丸如梧桐子大。每服三十丸至五十丸，空心食前用温酒或温熟水下，日二服。常服。(《普济方》

方》引《卫生家宝》熟干地黄丸)

11. 治肺肾虚寒水泛为痰，或年迈阴虚血气不足，外受风寒，咳嗽、呕恶、多痰，喘急等证 当归二钱、熟地三五钱，陈皮一钱半，半夏二钱，茯苓二钱，炙甘草一钱。水二盅，生姜三五七片，煎七八分。食远温服。(《景岳全书》金水六君煎)

12. 治鹤膝风、贴骨疽等一切阴疽 熟地一两，肉桂一钱(去皮，研粉)，麻黄五分，鹿角胶三钱，白芥子二钱，姜炭五分，生甘草一钱。煎服。如治乳癣、乳岩，加土贝五钱。(《外科全生集》阳和汤)

13. 治电光性眼炎 将熟地洗净切片，每片约 2 mm 厚薄，4 片。患者平卧，头后仰，将熟地片贴在眼上，约 2 分钟换 1 次，轮流重复使用。〔《新中医》1979，(5)：41〕

【各家论述】 1. 《本草汇言》："(熟地)入少阴肾经，为肾分之药，宜熟而不宜生。盖阴虚火旺，血气有亏，情欲骄恣，精髓耗竭，肾水干涸，或血虚劳热，或产后血气亏损，或大病之后足膝乏力，诸证当以补血滋阴、益肾填精之剂，熟地黄是以补之。"

2. 《本草正》："补气以人参为主，而术草但可为之佐，补血以熟地为主，而芎归但可为之佐。然在芎归芍药，则又有所当避，而人参、熟地，则气虚之必不可废。故凡诸经之阳气虚者，非人参不可；诸经之阴血虚者，非熟地不可。人参有健运之功，熟地禀静顺之德，此熟地之与人参，一阴一阳，相为表里，一形一气，互主成，性味中正，无逾于此，诚有不可限借而更代者矣。""凡诸经阴亏损者，有为发热，为头痛，为焦渴，为喉痹，为嗽痰，为气喘，为脾胃寒逆为呕吐，或虚火критическиближ血于口鼻，或水泛于皮肤，或阴虚而泄利，或阳浮而狂躁，或阴脱而仆地。阴虚而神散者，非熟地之守不足以聚之；阴虚而火升者，非熟地之重而不足以降之；阴虚而躁动者，非熟地之静不足以镇之；阴虚而刚急者，非熟地之甘不足以缓之；阴虚而水泛滥者，舍熟地何以自制；阴虚而真气散失者，舍熟地何以归源；阴虚而精血俱损，脂膏残薄者，舍熟地何以厚肠胃。且犹有最玄妙者，则熟地兼散剂方能发汗，何也，以汗化于血，无阴不作汗也；熟地兼温剂始能回阳，何也？以阳生于下，而无复不成乾也。然而阳性速，故人参可以成功，阴性缓，熟地非难以奏效。"

3. 《本草新编》："或谓熟地至阴之药，但其性甚濡，多用之而腻膈生痰，万一助痰以生痰，亦正不知熟地之功力也。夫熟地岂特不生痰，且能消痰；岂特不滞气，且善行气。顾人用之何如耳。夫痰有五脏之异，痰出脾肺者，用熟地则助其湿，用之似乎不宜；倘痰出心肝肾者，舍熟地又何以逐之耶？故人有吐痰如清水者，用二陈消痰化痰之药，百无一功，久服八味汤，而痰气之涸涌者，顷刻即定，非心肝肾之痰用熟地之明验乎！更有一种朝夕之间，所吐白沫，日轻而夜重，甚之卧不能倒，用六味汤大加熟地、山茱萸，一连数服痰涎大减，再服数十剂，白沫尽消而卧尔安，又非熟地消痰之明验乎！熟地消痰之功，尚可疑也。"

4. 《本草求真》："景岳尚论熟地，最为明确，独中所论脾肾虚逆为呕，可用熟地黄以治，是亦千虑之一失耳。夫既脾胃虚寒，则脾与肾已受寒寒，正宜用以辛热，为以扫除，如太阳既至，坚冰自解，乃复坠以霜雪，投以阴剂，不更使寒凉甚乎。虽曰熟地性湿，寒从温散，然寒至上逆者为呕，则寒已甚，岂有熟地之温，而可令寒外散乎？纵或熟地气温，阳藉阴化，偶有根据，此必杂于温散之中，或有见效；若真纯阴无火，厥气上逆则呕，则势乃深忌乎。"

5. 《怡堂散记》："地黄纯阴之品，火与日同也，蒸晒九次，阳之极也，从阴引阳，成交泰之象。其色纯黑，其液尽透，大有阳生阴长之义。仲景八味丸用作阴中补阳之药，盖阴之体用之用也。桂附之功，依熟地之力以为功，故无灭裂之患，是用药制法也。"

6. 《药义明辨》："凡真阴内损，渐至衰羸者，非此莫济，盖兹味禀天一之真阴，用中原含有阳刚，蒸晒极熟，所以发阴中之阳令其上通天气，真阴乃得随阳以上而尽其普益之功。东垣谓熟地黄能补肾中元气，旨哉其言之也。"

7.《本草正义》:"凡津枯血少,脱汗失精,及大脱血后,产后血虚未复等证,大剂(熟地)频投,其功甚伟,然粘腻浊滞,如大虚之体服之,亦碍运化,故必臂纳尚佳,形神未萎者,方能任受。不然,则窒滞中州,必致胀闷,虽有砂仁拌蒸,亦属无济,则中气太弱,运动无权之弊也。近世遂有再用砂仁末,拌炒成浆,专为此种虚证设法者,则真是无可奈何之作为。虽曰费尽心机,亦属矫揉造作,其亦思其功力之果何如哉。"

5733 瘤毛獐牙菜 liú máo zhāng yá cài 《全国中草药汇编》

【异名】 獐牙菜、当药《内蒙古中草药》,紫花当药《全国中草药汇编》。

【基原】 为龙胆科獐牙菜属植物瘤毛獐牙菜的全草。

【原植物】 瘤毛獐牙菜 Swertia pseudochinensis Hara

一年生草本,高10~40cm。

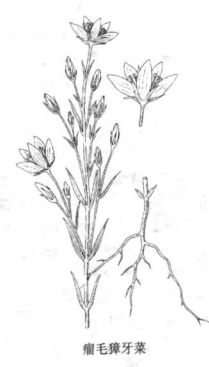

瘤毛獐牙菜

茎直立,细瘦,枝四棱形,带紫色。叶对生;无柄;叶片线状披针形,长2~4cm,宽至0.6cm,先端渐尖,基部渐狭;下面中脉明显突起。圆锥状复聚伞花序具多柱,开展;花梗直立,四棱形,长约2cm;花萼绿色,5裂,裂片线形;花冠蓝紫色,直径达2cm,5裂,裂片披针形,花瓣具深色条纹,先端锐尖,基部有2个腺窝,腺窝长圆形,基部浅囊状,边缘具长柔毛状流苏;雄蕊5,花丝线形;子房狭椭圆形,无柄,花柱短,柱头2裂,裂片半圆形。花期8~9月。

生于海拔500~1600m的山坡、河滩、林下或灌丛中。分布于华北、东北。

【采收加工】 夏、秋季采收,晾干。

【药材】 瘤毛獐牙菜 Swerteae Pseudochinensis Herba 产于吉林、内蒙古、河北、河南、山西、山东等地。

性状 全草长10~40cm。根圆锥形,长2~7cm,黄色或黄褐色,断面类白色。茎方柱形,多分枝,直径1~2.5mm;黄绿色或黄棕色带紫色,节略膨大;质脆,易折断,断面中空。叶对生,无柄;完整叶片展平后呈条状披针形,长2~4cm,宽0.3~0.9cm,先端渐尖,基部狭,全缘。圆锥状聚伞花序,花冠蓝紫色或暗黄色,5深裂,裂片内侧基部有2个腺体,其边缘的流苏状毛表面具瘤状突起。蒴果椭圆形。气微,味苦。

显微 (1)茎横切面:表皮细胞类方形或切向延长,外壁向外突出,壁略厚,外被角质层。内皮层为1列切向延长的细胞,长24~48μm,宽10~20μm。韧皮部窄,木质部占半径1/4。髓部细胞多角形,髓细胞多数中空。

叶表面观:上表皮细胞形状略不规则,垂周壁波状弯曲,表面被角质层,细胞中央层较密集,向四周放射状排列。下表面角质层纹较疏,气孔为不等式。

(2)取粉末10g,加甲醇50ml,在60℃水中温浸1小时,滤过。取上述滤液1ml,置试管中加醋酐1ml后,沿试管壁缓缓加入少量浓硫酸,在两液层中间出现蓝色或蓝绿色环(检查三萜类)。取上述滤液1ml,加三氯化铁乙醇液1~2滴,溶液呈绿色(检查呫酮类)。取上述滤液1ml,加盐酸4滴与少量镁粉,于水浴上加热数分钟,溶液呈桃红色(检查黄酮)。

取粉末50g,加甲醇提取,搅拌,密闭放置4小时,再加氯仿50ml,回流提取,滤过,滤液用10%硫酸提取3次,再用氨水碱化至pH9.0,用氯仿提取3次,浓缩,取浓缩液滴于玻璃片上,加

加碘化铋钾试剂,滤液呈棕红色沉淀;加5%硅钨酸试剂显白色沉淀(检查生物碱类)。

(4)薄层色谱:取(2)滤液1ml,浓缩至少量,点于硅胶G-0.5%碳酸钠薄层板上,以齐墩果酸作对照。以正丁醇-乙酸乙酯-水(4:1:5)展开,展距11cm,用醋酐-硫酸-乙醇(12:1:20)于105℃烘烤显色,供试品色谱与对照品色谱在相应的位置上呈相应的紫色斑点。

取(3)浓缩液点于硅胶G-0.5%氢氧化钠薄层板上,同时以龙胆碱对照。以乙醚-丙酮(9:1)展开,展距11cm。用改良碘化铋钾试剂显色,供试品色谱与对照品色谱在相应的位置上呈相应的橘红色斑点。

【成分】 全草含龙胆碱(gentianine)、当药素(swertisin)、异牡荆素(isovitexin)、异荭草素(homoorientin)、当药呫吨酮(swertianin)、甲基当药呫吨酮(methylswertianin)、去甲基当药呫吨酮(norswertianin)、对叶当药呫吨酮(decussatin)、雏菊叶龙胆酮(bellidifolin)、甲基雏菊叶龙胆酮(methylbellidifolin)、去甲雏菊叶龙胆酮(demethylbellidifolin)、当药苦苷(swertiamarin)、龙胆苦苷(gentiopicroside, gentiopicrin)、当药苷(sweroside)、苦当药酯苷(amaroswerin)、苦龙苷(amarogentin)及齐墩果酸(oleanolic acid)等。

【炮制】 取原药材,除去杂质,抢水切段,干燥,过筛。

饮片性状 为根、茎、叶、花混合的段片状。根外皮黄色或黄褐色,切面类白色。茎方柱形,表皮黄绿色或黄棕色带紫,节间略膨大,切面中空。叶多皱缩、卷曲、破碎,表面绿色。花蓝紫色或暗黄色。气微,味苦。贮干燥容器内,置通风干燥处,防潮。

【药性】《内蒙古中草药》:"味苦,性寒。"

【功用主治】 泻火解毒、利湿、健脾。主治湿热黄疸、痢疾、胃炎、消化不良、风热眼赤、牙痛、口疮、疮毒肿痛。

1.《内蒙古中草药》:"清热,健胃,利湿。治消化不良,胃炎,黄疸,火眼,牙痛,口疮。"

2.《全国中草药汇编》:"清湿热。主治黄疸型肝炎,急性细菌性痢疾。"

3.南药《中草药学》:"健脾。主治疮毒肿痛。"

【用法用量】 内服:煎汤,3~10g;或研末冲服。外用:捣烂外敷,或取汁外涂。

【选方】 1. 治黄疸型传染性肝炎 当药15g。水煎服。

2. 治急、慢性细菌性痢疾、腹痛 当药10g。水煎服。

3. 治消化不良 当药10g,水煎服;或研面,每次2g,日服2次。

4. 治火眼、牙痛、口疮 当药6g。水煎服,日服2次。(1~4方出自《内蒙古中草药》)

5. 治疮毒肿痛 (当药)鲜草适量,捣烂外涂。(南药《中草药学》)

【临床报道】 治疗急性肝炎 用当药片(每片含当药1g)、愈肝片(每片含当药1g,黄芪素5mg,茵陈0.8g,维生素C10mg)口服,每日3次,每次5片,连续服用1个月为1个疗程。结果当药片治疗108例中,总有效率达81.5%,显效率为71.3%;愈肝片治疗136例中,总有效率达85%,显效率为72%。经统计学处理,两者无显著性差异。治疗过程中,未见明显副作用。

5734 鲨鱼心 shā yú xīn 《中国药用海洋生物》

【基原】 为真鲨科真鲨属动物阔口真鲨等多种鲨鱼的心脏。

【原动物】 阔口真鲨 Carcharhinus latistomus Fang et Wang 又名:青鲨《中国药用海洋生物》。

体纺锤形。一般长达1m。头宽扁。吻突出,前端钝圆,背视弧形。眼圆形,瞬膜发达。鼻孔宽大,斜侧位。前鼻瓣后部具一小

三角形突出,后鼻瓣不分化。口长约为口宽的1/2。唇褶短小,上颌牙宽扁三角形,下颌牙较狭而直,牙边缘

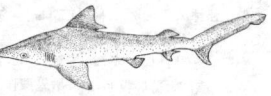

阔口真鲨

均为细锯齿。喷水孔消失。鳃孔5个。背鳍2个,第一背鳍颇大,起点与胸鳍基底后端相对。第二背鳍小,等于臀鳍,起点与臀鳍起点相对。胸鳍镰状,后缘凹入。腹鳍比第二背鳍稍大,近方形,位于两背鳍间中部下方。尾鳍宽长,超过头长,下叶前部呈三角形突出。后部有一缺刻。体青褐色或灰褐色,腹面白色,各鳍灰褐色,后缘色较淡。

栖息于暖温性近海。我国分布于东海和黄海。

本动物的骨骼(鲨鱼骨)亦供药用,另设专条。

【采收加工】 捕捞后剖腹取心,鲜用。

【功用主治】 健脾益胃。主治脾胃虚弱。

1.《中国药用海洋生物》:"健脾胃。"

2.《中国海洋湖沼药物学》:"健脾安神。"

【用法用量】 内服:炒食,适量。

5735 鲨鱼皮 shā yú pí 《中国动物药志》

【异名】 鲛鱼皮《别录》。

【基原】 为皱唇鲨科星鲨属动物白斑星鲨、灰星鲨及角鲨属白斑角鲨等的皮。

【原动物】 参见"鲨鱼肉"条。

【采收加工】 加工鲨鱼肉时,取其皮晒干。

【成分】 灰星鲨鱼皮含有大量胶质蛋白和黏液质及脂肪,鲨科鱼皮均可制取鱼皮胶,是制明胶和止血海绵的原料。

【药性】 甘、咸,平。归胃、肺经。

1.《别录》:"味甘、咸,无毒。"

2.《绍兴本草》:"性温,微毒。"

3.《宝庆本草折衷》:"味甘、咸,平。"

4.《品汇精要》:"气厚于味,阳中之阴。腥。"

5.《中国有毒鱼类和药用鱼类》:"甘,温。"

【功用主治】 解鱼毒,消食积,杀痨虫。主治食鱼中毒,食鱼成积不消,肺痨。

1.《别录》:"主蛊气蛊疟。"

2.《本草拾遗》:"主食鱼中毒,烧末服之。"

3.《纲目》:"解鳔鲩鱼鲠,治食鱼蛇成积不消。"

4.《随息居饮食谱》:"解诸鱼毒,杀虫辟邪,愈传尸劳。"

5.《中国有毒鱼类和药用鱼类》:"滋补。主治胃病,肺病。"

6.《中国药用动物志》:"消食积。"

【用法用量】 内服:煮食,适量;或研末。

5736 鲨鱼肉 shā yú ròu 《中国动物药》

【异名】 鲛鱼肉《食疗本草》。

【基原】 为皱唇鲨科星鲨属动物白斑星鲨、灰星鲨及角鲨属动物白斑角鲨等的肉。

【原动物】 1. 白斑星鲨 Mustelus manazo Bleeker 又名:鲛鱼《别录》,鲭鱼、环雷鱼《南越志》,沙鱼、鯾鱼《本草拾遗》,溜鱼《纲目》,鲛鲨《医林纂要》,沙皮、白点鲨《中国经济动物志》。

体细小,一般在1 m以内。头宽,吻稍厚,前端钝。眼椭圆形,瞬褶平横外露,眼后有小型喷水

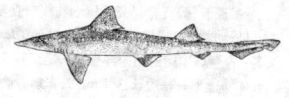

白斑星鲨

孔。鼻孔位于口至吻的1/3处,有鼻褶。口呈三角形,距吻端近,有唇褶,上唇褶宽扁而长,下唇褶狭而短。齿细小而多,铺石排列。鳃孔5个,前3个较宽,比眼径大;最后2个较狭,位于胸鳍上方。背鳍2个,第一背鳍约于体腔中部上方,上角圆钝,后缘凹入,下角延长尖突;第二背鳍稍小,形状相似。臀鳍小,起点约与第二背鳍基底中部相对。胸鳍中大,后缘近斜直或微凹。腹鳍位于背鳍间前后半部下方,内角较尖。尾鳍狭长,上中直部略窄,下叶前部微突,中后部有一缺角,后部三角形突出。背面和上侧面灰褐色,沿侧线及侧线上方散布着许多不规则的白色斑点,鳍褐色,边缘较淡,下侧面和腹面银白色。

栖息于近海。以软体动物、虾、蟹及小鱼为食。卵胎生,每产10余仔。我国分布于黄海和东海等水域。

2. 灰星鲨 M. griseus (Pietschmann) 又名:灰皮鲨、灰星鲨、白鲨。

体细而延长,体长1 m左右。头平扁,吻中等长,背视近三角形。眼椭圆形。鼻孔宽大,前鼻瓣中部具一舌状突出,出水孔半露。口小,三角形,两侧斜行,前端圆钝,下颌较短,口闭时上颌牙全露,下颌牙只在缝合处露出。上唇褶粗大而短,下唇褶细而较长,齿细小而多,铺石状排列。喷水孔小,横椭圆形,两端尖,位于眼后下方。鳃孔5个,狭小,最后2个位于胸鳍基底上方。背鳍2个,第一背鳍颇大,较后位,上角圆钝,后缘凹入,下角延长尖突;第二背鳍稍小,上角钝圆,后缘深凹,下角延长尖突。臀鳍颇狭短,上叶颇发达,下叶前部稍突出,中部与后部间有一缺刻,尾端微尖,后缘斜直。臀鳍小,后缘深凹,里角延长尖突。腹鳍比第二背鳍稍小,鳍脚平扁延长。

胸鳍中大。体背侧面灰褐色,腹面白色,各鳍紫褐色,后缘较浅淡,体无白色斑点。

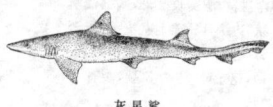

灰星鲨

栖息于近海暖温水域。主要食甲壳动物。胎生,每胎产10余仔。我国分布于黄海、东海、南海。

3. 白斑角鲨 Squalus acanthias Linnaeus 又名:锉鱼(山东)。

体较细长,体长1~1.5 m。头宽扁而长,吻长,前缘窄尖。眼椭圆形,无瞬膜,鼻孔中等大,几平横,口浅弧形,近于横列,上唇褶宽扁,下唇褶较短。齿上下颌同型,下颌齿稍宽。喷水孔肾形,颇大,鳃孔5个颇小。背鳍2个,各具1硬棘;第一背鳍起点与胸鳍里角相对或稍后;第二背鳍小,距腹鳍较近。臀鳍消失。胸鳍颇宽大,鳍端伸达一背鳍硬棘下方。腹鳍近方形,位于两背鳍之间的后半部下方。体灰褐色,腹面白色,幼体背面及上侧面具圆形或长形白斑2纵行,随年龄增长而白斑减少,成体仅在上侧留存几个不显明白斑。各鳍暗褐色。

栖息于近海沿岸区域,适温为6~

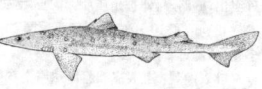

白斑角鲨

14℃,随水温季节变化而回游,主食小型鱼类及无脊椎动物。胎生。每胎产10~13仔。我国分布于黄海和东海。

以上动物的胆(鲨鱼胆)、皮(鲨鱼皮)、鳍(鲨鱼翅)、雌性的胎(鲨鱼胎)、雄性的精巢(鲛鲨白)亦供药用,另设专条。

【采收加工】 四季可捕,捕得后,除去皮和内脏,取肉鲜用或晒干。

【成分】 1. 白斑角鲨肉含多种酶 L-乳酸脱氢酶,磷酸化酶激酶,天冬氨酸氨基转移酶,丙氨酸氨基转移酶,缩氨酸激酶,磷原磷酸化酶,精氨酸酶,糖原脱支酶,谷氨酰胺酶,谷氨酰胺合成

酶,腺苷酸氨基水解酶,葡萄糖-6-磷酸脱氢酶,6-磷酸葡萄糖酸脱氢酶,转移酮酶,琥珀酸脱氢酶,磷酸烯醇丙酮酸羧激酶,3-甲代酸辅酶A转移酶,三酰基甘油脂酶,二酰基甘油脂酶等。脂肪酸:二十二碳六烯酸(docosahexaenoic acid),二十碳五烯酸(eicosapentaenoic acid),正-3脂肪酸(n-3 fatty acid),正-6脂肪酸(n-6 fatty acid);还含棕榈酰肉碱(palmitoyl carnitine);氨基酸:谷氨酰胺、丙氨酸、亮氨酸、异亮氨酸等。还含3-羟基苯吡啶甲酸,磷酸烯醇丙酮酸,角鲨胺(squalamine),肾上腺素(epinephrine),去甲肾上腺素(norepinephrine),血管紧张肽(angiotensin),胰岛素(insulin),β-促黑素细胞激素(β-melanocyte-stimulating hormore),胰高血糖素(glucagon),三甲砷乙内酯(arsenobetaine),α-晶体蛋白(α-crystallin)A、B,胆甾醇(cholesterol)。

2. 白斑星鲨含 arsenocholine 等。

【药性】 甘、咸,平。归脾、肺经。

1.《食疗本草》:"平。"
2.《日华子》:"微毒。"
3.《纲目》:"甘,平,无毒。"
4.《医林纂要》:"酸,咸,平。"
5.《本草求真》:"入脾。"
6.《本草撮要》:"入手太阴经。"
7.《中国有毒鱼类和药用鱼类》:"甘、温。"
8.《中国药用海洋生物》:"甘、咸,平。"

【功用主治】 补虚,健脾,利水,祛瘀消肿。主治久病体虚,脾虚浮肿,创口久不愈合,痔疮。

1.《食疗本草》:"补五脏。"
2.《医林纂要》:"消肿去瘀。"
3.《本草求真》:"补脾利水。"
4.《随息居饮食谱》:"滋阴补血。"
5.《中国有毒鱼类和药用鱼类》:"健脾补气。用于外痔。"
6.《南海海洋药用生物》:"促进伤口愈合。"
7.《中国动物药》:"强壮。治脾虚浮肿,久病体虚,创伤久不愈合。"

【用法用量】 内服:煮食,100~200 g。

【宜忌】 忌和甘草同用。
《绍兴本草》:"善动风气。"

【附方】 1. 治久病体弱,脾虚浮肿 鲨鱼肉100 g,白术30 g,陈皮15 g。久煎熟烂,食肉饮汁,每日服2次,连服1星期。(《中国动物药》)

2. 促进伤口愈合 鲜鲨肉加醋适量,炒食。手术后食用。

3. 治外痔 鲜鲨肉、绿豆,共煮1日,食用。(2、3方出自《中国药用海洋生物》)

5737 **鲨鱼肝** shā yú gān 《中国药用海洋生物》

【基原】 原为六鳃鲨科动物扁头哪那鲨及其他鲨鱼的肝脏或肝脏经提炼而得的鱼肝油。

【原动物】 扁头哪那鲨 Notorhynchus platycephalus (Tonore)
又名:哈那鲨、花七鳃鲨《山东药用动物》。

体长一般达2~3 m,前部较粗大,后部渐细小,尾狭长。头扁宽,前缘广圆,吻中长,约为头长的1/4。眼长圆形,无瞬膜。鼻孔中大,下鼻瓣小,后鼻瓣不达口缘,突出。口宽大,广弧形,下唇褶发达,褶沟后延。上下颌牙侧扁,上颌无正中牙,每颌有6牙,牙的内缘具大齿头1个,向后弯斜;外缘具小齿头1~3个。下颌正中牙1个,其中央有大齿头,两侧各具小齿头3个;下颌每侧6牙,成梳

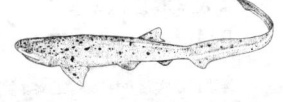

扁头哈那鲨

牙梳状,具5~6齿头。喷水孔小,圆形,上侧位,距第1鳃孔比距眼为近。鳃孔7个,宽大,下部伸达腹面,向后渐小,最后1个位于胸鳍基底前方。背鳍1个,后位,起点与腹鳍基底后端相对。胸鳍较大,外角和里角钝尖。腹鳍与背鳍约等大,臀鳍小于背鳍。尾鳍甚长,尾椎轴平,上略上翘,下叶前部突出,中部与后部间有一缺刻,后部钝尖。体灰褐色,散布不规则黑色斑点,腹部、腹鳍及臀鳍浅褐色。

栖息于近海底层,主食中小型鱼类及甲壳动物。卵胎生,每胎产仔10余尾。

我国分布于渤海、黄海、东海及南海。黄海产量较大。

本动物的脂肪油(鲨鱼油)、雌性的胎(鲨鱼胎)亦供药用,另设专条。

【采收加工】 捕捞后剖腹取肝,鲜用。或将肝脏消毒,在0 ℃左右脱去部分固体脂肪,提炼成油状液体。

【药材】 鱼肝油 Jecoris Piseis Oleum 有关药厂生产。

性状 本品为黄色至橙红色的澄明液体;微有特异的鱼腥臭,但无败油臭。本品多溶于精炼的植物油中,与氯仿、乙醚能任意混合,在乙醇中微溶。

鉴别 (1)取本品适量,加氯仿稀释成每1 ml中含维生素A 10~20 u的溶液,取出1 ml,加三氯化锑的氯仿溶液(1→4)2 ml,即显蓝色至蓝紫色,放置后,色渐消褪。

(2)酸度检查:取乙醇与乙醚各15 ml,置锥形瓶中,加酚酞指示液3滴,滴加氢氧化钠液(0.1 mol/L)至微显红色,再加酚酞指示液5滴,加本品2 g,加热回流10分钟,放冷,精密加氢氧化钠液(0.1 mol/L)1 ml,应显淡红色。

【成分】 灰星鲨肝含大量脂肪油、维生素A、多种酶类。酶类有:乙酰辅酶A硫解酶(acetoacetyl-CoA thiolase)、谷氨酰丙酮酸转氨酶。脂类以磷脂(phospholipid)、三酰基甘油(triacylglycerol)为主,尚含胆甾醇(cholesterol)、游离脂肪酸等。

鲸鲨的肝含油61.6%。脂肪酸中含C_{16}~C_{22}酸,以C_{16}及C_{18}酸为主,但C_{20}和C_{22}几乎为高度不饱和酸。固体脂肪酸几乎由棕榈酸(palmitic acid)组成。还含胆甾醇(cholesterol),维生素A,鲨油醇(selachyl alcohol),鲨醇(batyl alcohol),树脂样物质等。

团鳍鲨齿鱼肝油含量40%~75%,维生素A含量可达2万国际单位。

黑印真鲨的肝含西加毒素(ciguatoxin)类物质,维生素B_{12}、A,角鲨烯等。

【药理】 1. 对免疫功能的影响 C_{57} BL/6小鼠灌胃30%姥鲨鱼油乳可使小鼠的单核巨噬细胞系统的吞噬功能增强,碳粒廓清指数明显增大,对致敏小鼠可使血清中抗体生成及T淋巴细胞增多,细胞免疫功能增强。姥鲨鱼油中的角鲨烯还能增强网状内皮系统的功能,增加IgM细胞数,增强宿主免疫功能。

2. 抗肿瘤作用 体外伊红染色法实验表明,50%鲸鲨肝油乳剂对小鼠艾氏腹水瘤细胞有直接杀伤作用。体内实验,腹腔注射50%鲸鲨肝油乳剂,每日1次,连续7日,称瘤重,实验结果表明对小鼠移植性S_{180}实体瘤抑制作用明显,抑制率有明显的量效依赖关系,3%姥鲨肝油乳剂在15~30 ml/kg的剂量范围内,对肉瘤S_{180}、肝癌腹水型(Hepa)、Lewis肺癌等3种小鼠移植性实体型肿瘤有抑制作用。

毒性 小鼠静注50%鲸鲨鱼肝油乳剂的LD_{50}为14 304 mg/kg,脏器病理检查结果,心、肝、脾、肺、肾无明显病理改变。

【药性】《广西药用动物》:"性温,味淡。"

【功用主治】 健脾补气,养肝明目。主治眼结膜干燥症,夜盲症,软骨病,烫火伤,皮肤溃疡,外伤创面久不愈。

1.《广西药用动物》:"健脾补气,作营养剂。主治因缺乏维生素A而引起的结膜干燥症、夜盲,生殖力减低和因缺乏维生素D

而引起的软骨病等。"

2.《山东药用动物》:"常作为体质虚弱者、结核患者、病后恢复期及幼儿、产妇的滋养品。对于火伤及外伤创面、溃疡及子宫颈炎等,涂布鱼肝油能促进上皮的形成。"

3.《中国药用动物志》:"明目。"

【用法用量】 内服:鲜品煎汤,30～60 g;鱼肝油,10～30 ml。外用:鱼肝油适量,涂敷。

【选方】 治夜盲症 (扁头哈那鲨)鱼肝 60 g,苍术 15 g。煎服。《中国有毒鱼类及药用鱼类》

5738 鲨鱼油 shā yú yóu
《中国药用海洋生物》

【基原】 为六鳃鲨科哈那鲨属动物扁头哈那鲨的油。

【原动物】 参见"鲨鱼肝"条。

【采收加工】 捕得后剖腹取出脂肪,熬油。

【成分】 鲨鱼油含角鲨烯(squalene)、维生素 A、D。

【功用主治】 清热解毒,止痛。主治烧烫伤。

1.《中国药用海洋生物》:"防腐解毒。"

2.《中国药用动物志》:"清热解毒,消炎止痛。主治水火烫伤。"

【临床报道】 治疗恶性肿瘤 鲨鱼油口服乳剂治疗恶性肿瘤 45 例(胃癌 25 例),其中胃癌术后复发 1 例,肺癌 13 例,食管癌 7 例。多属晚期不能手术或手术后复发、转移的患者。每次口服 20 ml,每日 3 次。用药期间不用任何其他抗癌中、西药及免疫药物。30 日为 1 个疗程,可连续服用 2 个疗程,最长者服用 150 日。治疗期间可用止痛药及其他对症药物。疗效评定标准:① 完全缓解:肿瘤完全消失超过 1 个月。② 部分缓解:肿瘤病灶最大直径及其最大垂直直径的乘积缩小达 50%,其他病灶无增大,持续超过 1 个月。③ 缓解:病灶两径乘积缩小 25%～49%,持续 1 个月。④ 稳定:病灶两径积有缩小,但不足 25%,持续 1 个月。⑤ 症状好转:肿瘤病灶无变化,但症状有减轻,持续 1 个月。⑥ 进展:病灶两径乘积增加 25%以上者。结果:全组部分缓解 3 例,缓解 9 例,客观有效率为 26.7%,稳定 12 例,好转 13 例,客观有效率加症状好转率为 82%。不良副作用,仅个别患者服药后有轻度恶心、腹泻等反应,无需停药,服数日后可自行缓解,症状消失,故可长期服用。临床观察表明,鲨鱼油口服乳剂对食管癌、胃癌等有较明显的疗效,其特点是:服药后自觉症状明显改善,体重增加,肿块有部分缩小,大部都延长了存活期。不但没有副作用,而且有升白细胞作用,对肝功能有恢复作用。又治疗观察恶性肿瘤 98 例(胃癌等 21 种),总有效率 66.2%,现存活 27 例。

5739 鲨鱼骨 shā yú gǔ
《中国药用海洋生物》

【基原】 为真鲨科真鲨属动物阔口真鲨或其他鲨鱼的骨骼。

【原动物】 参见"鲨鱼心"条。

【采收加工】 捕得后,去肉取骨,晒干。

【成分】 鲨鱼骨含软骨素(chondroitin)。

【药理】 1. 抗肿瘤作用 鲨鱼软骨提取物中含有血管生成抑制因子,它能抑制新生血管形成,通过阻止肿瘤周围毛细血管生长而达到抑制肿瘤生长的作用。

2. 抗凝血作用 利用姥鲨软骨中分离提取的鲨鱼骨黏多糖给家兔静注,可使凝血时间、凝血酶原时间、白陶土部分凝血活酶时间及凝血酶时间均延长。对纤维蛋白原含量、血小板计数无明显影响,表明鲨鱼骨多糖具有抗凝血活酶样作用和抗凝血酶样作用,其作用机制与肝素相似。

3. 抗血栓作用 将姥鲨软骨提取的酸性黏多糖给大鼠腹腔注射,可显著抑制体外血栓形成,家兔静注可显著抑制体内血栓形成。

【药性】 咸,平。

【功用主治】《中国药用动物志》:"祛风湿,止痛。主治风湿性关节炎,头痛。""止泻,主治腹泻。"

【用法用量】 内服:煎汤,适量。

【选方】 1. 治头痛 鲸鲨脊椎骨晒干或冷冻保存,用时与冰糖或鸡一起炖服。

2. 治腹泻 鲨鱼骨、绿豆煎汤内服,早晚空腹各 1 次。(1、2 方出自《中国药用海洋生物》)

5740 鲨鱼胆 shā yú dǎn
《中国药用动物志》

【异名】 鲛鱼胆《食疗本草》。

【基原】 为皱唇鲨科星鲨属动物白斑星鲨及其他鲨鱼的胆。

【原动物】 参见"鲨鱼肉"条。

【采收加工】 加工鲨鱼肉时,取其胆囊,取汁鲜用,或干燥后加工成粉。

【成分】 鲸鲨胆含胆酸(cholic acid),牛磺胆酸(taurocholic acid),胆色素等。

【药性】 苦,寒。

1.《宝庆本草折衷》:"味苦。"

2.《中国有毒鱼类和药用鱼类》:"苦,寒。"

【功用主治】 清热解毒。主治喉痹,疮痈。

1.《中国药用海洋生物》:"解毒。治疮痈。"

2.《中国药用动物志》:"清热解毒。"

【用法用量】 外用:涂敷,或用其粉调敷,或胆汁和药为丸含化。

【选方】 1. 治喉痹 取 (鲨鱼)胆汁和白矾末,丸之如豆颗,绵裹纳喉中,良久吐恶涎沫,即微咙开。《食疗本草》

2. 治疮痈 取 (鲨鱼)胆用酒熏干,用时将干品研成粉,加水或茶油调匀,外涂患处。《中国有毒鱼类和药用鱼类》

5741 鲨鱼胎 shā yú tāi
《青岛中草药手册》

【基原】 为六鳃鲨科哈那鲨属动物扁头哈那鲨及皱唇鲨科星鲨属动物白斑星鲨等雌性鲨鱼的胎。

【原动物】 参见"鲨鱼肝"及"鲨鱼肉"条。

【采收加工】 捕得后,剖腹取胎。鲜用或晒干。

【药性】《中国药用海洋生物》:"甘、咸,平。"

【功用主治】 补虚,养血,调经,止泻。主治久病体虚,咳嗽,痛经,小儿腹泻。

1.《中国药用海洋生物》:"养血调经,滋补强壮。"

2.《中国药用动物志》:"止泻,止痛。"

【用法用量】 内服:炖food,1～2 条;或研末。

【选方】 1. 治久病体虚 鲨鱼胎晒干,捣碎,煮粥food。

2. 治咳嗽 鲨鱼胎焙黄,研粉,冲服。(1、2 方出自《中国有毒鱼类和药用鱼类》)

3. 治痛经 母鲨腹内死硬的胎儿,焙黄,研末,黄酒或米汤冲服。

4. 治小儿腹泻 (鲨鱼胎)炖熟食之。(3、4 方出自《青岛中草药手册》)

5. 治慢性痢疾 鲨鱼胎晒干,煮食,每日 1～2 次。

6. 治皮肤脓疮 鲨鱼胎 1～2 条,炖熟food用,连服数次。

7. 治疮口久不愈合 灰星鲨胎 1 条,加调味品,清水炖服,服数次。(5～7 方出自《海洋药物民间应用》)

5742 鲨鱼翅 shā yú chì
《本草从新》

【异名】 鲛鱼翅《纲目》,鲨鲨翅《医林纂要》,沙鱼翅《纲目拾遗》,金丝菜《本草求原》。

【基原】 为皱唇鲨科星鲨属动物白斑星鲨及其他鲨鱼的鳍。

【原动物】 参见"鲨鱼肉"条。

【采收加工】 加工鲨鱼时，取其鳍鲜用或晒干。

【成分】 鳍含弹性素（elastoidin）及多种氨基酸。

【药性】 甘，平。归肾、肺、胃经。

1.《本草从新》："甘，平。"

2.《医林纂要》："甘、咸，滑。"

【功用主治】 益气，补虚，开胃。主治虚劳，胃虚，腹泻。

1.《本草从新》："补五脏，尤有益于肺脏，清金滋阴，补而不滞。"

2.《医林纂要》："渗湿行水。"

3.《药性切用》："益肝滋脏。"

4.《食物考》："清痰，开胃进食。"

5.《食物宜忌》："补五脏，消鱼积。"

6.《闽部食疏》："益气开膈，托毒，长腰力。"

7.《本草求原》："爽脾胃。"

8.《本草省常》："清热利湿。"

9.《中国有毒鱼类和药用鱼类》："滋补强壮。补血、补气、补肾、补肺。治慢性虚劳病症。"

10.《东北动物药》："补肺气，托疮毒，消痰，健胃。用于肺气虚弱，疮毒。"

【用法用量】 内服：煮食，适量，或煅炭研末。

【选方】 1. 治胃病 阔口真鲨鱼鳍去皮煎水服，或将鱼鳍煅灰冲服。

2. 治小儿腹泻 （扁头哈那鲨）鱼翅烧灰研末冲服。（1、2方出自《中国有毒鱼类和药用鱼类》）

5743 澄茄子 chéng qié zǐ 《中药志》

【异名】 山柑椒《滇南本草》，味辣子《分类草药性》，山苍子、山姜子、木香子、野胡椒《滇海南本草》整理本），臭樟子（福建）。

【基原】 为樟科木姜子属植物山鸡椒的果实。

【原植物】 山鸡椒 Litsea cubeba (Lour.) Pers.

落叶灌木或小乔木，高可达10 m。叶和果实有芳香气。根圆锥形，灰白色；幼枝树皮黄绿色，光滑，老树树皮灰褐色。叶芽无鳞片；幼枝初生，被绢毛。叶膜质，互生；叶柄细弱，长1～2 cm；叶片披针形或长椭圆形，长4～11 cm，宽1.2～2.5 cm，先端渐尖，基部楔形，全缘，上面深绿色，下面苍白绿色，两面均无毛，中脉、侧脉在两面均突起。花先叶开放，雌雄异株；伞形花序单生或簇生，总花梗纤细，长5～10 mm，总苞片4，上有4～6朵小花，淡黄色，花被裂片6，倒卵圆形；能育雄蕊9，排成3轮，第三轮基部的腺体具短柄；雌花中退化雄蕊多数，子房卵形，花柱短，柱头头状。浆果状核果近球形，直径4～5 mm，无毛，幼时绿色，成熟时黑色。花期2～4月，果期6～8月。

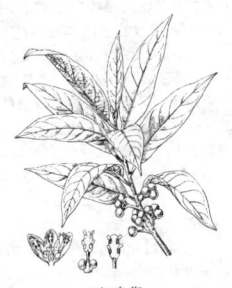

山鸡椒

生于向阳山坡、丘陵、林缘灌丛或疏林中。分布于华南、西南及安徽。

本植物的叶（山苍子叶）、根（豆豉姜）亦供药用，另设专条。

【栽培】 生物学特性 喜温润气候。喜光，在光照不足的条件下生长发育不良。适生于土层深厚、排水良好的酸性红壤、黄壤以及山地棕壤，在低洼积水处则不宜栽培。

繁殖方法 种子繁殖或插条繁殖。种子繁殖在8月底至9月初，果皮变成紫黑色，种仁色白坚硬，有光泽时采种。将果实浸泡，洗净种子附有的蜡质层，在室内湿沙层积贮藏。种子经

过一个冬季的贮藏催芽，于2月份条播，播种后30日左右即可发芽，发芽率35%左右。插条繁殖：选健壮的母树，取一年生的枝条，按株距5 cm，行距15 cm在春季扦插，一年生苗高50～60 cm时，便可出圃移栽。早春2～3月栽植，栽培密度开始可用1.5 m×1.5 m，或1.5 m×2 m。栽后填土踏实，浇水。

田间管理 从移栽至第二年的幼株期间，每年应中耕、除草、追肥2～3次，第三年后，每年至少松土1次。栽后1～2年晚秋或冬季，在0.8～1.2 m高处，剪截主干顶部，促使侧枝生长，形成矮化林，以便采果。当进入开花期，应分辨雌雄株逐步疏伐。在疏伐时，要注意隔离一定距离保留1株雄株作授粉树。

病虫害防治 虫害有红蜘蛛，卷叶虫。

【采收加工】 采收季节性很强。7月中下旬至8月中旬，当果实青色布满白色斑点，用手捻碎有强烈生姜味，为采收适时。如果果实尚未完全成熟时采摘，水分多，含柠檬醛少，为过早；若至果实成熟后期，果皮转变为褐色，柠檬醛自然挥发而消失，为过迟。连果枝摘取，除去枝叶，晒干。

【药材】 澄茄子 Litseae Cubebae Fructus 主产于广西、浙江、四川、福建等地。

性状 果实圆球形，直径4～6 mm。表面棕褐色至棕黑色，有网状皱纹，基部常有果柄痕。中果皮易剥去；内果皮暗棕红色，果皮坚脆，种子1粒，内有肥厚子叶2枚，富含油质。具特异强烈油透性香气，味辛、凉。

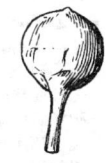

澄茄子
（实果）外形

鉴别 (1) 果实横切面：外果皮为1列略切向延长的细胞，外被厚角质层。中果皮细胞含微小草酸钙针晶，长5～6 μm；油细胞散列，以外侧者为多；石细胞单个存在或成群，以靠近胚轴的部位较集中。内果皮为4～6列梭形石细胞，栅状排列，贴近中果皮的1列切向壁外侧细胞间隙埋有草酸钙方晶，形成一结晶环，细胞腔偶含草酸钙方晶；内果皮内外均为1列薄壁的色素层。种为数列薄壁细胞，细胞壁具网状纹理。胚乳呈颓废层。子叶2枚，占横切面的大部分，细胞含糊粉粒和细小草酸钙方晶。胚的少数细胞含大形方晶，直径32～35 μm。

粉末特征 香气浓烈。油细胞椭圆形或圆形，长110～180 μm，宽26～96 μm，内含黄棕色油滴。石细胞长方形或类圆形，直径26～86 μm，壁厚，胞腔小，纹孔及孔沟明显；也有的壁较薄。外果皮细胞表面观多角形，直径20～32 μm，具角质纹理；断面观类圆形或矩圆形，角质层厚10～18 μm。内果皮石细胞梭形，黄色，栅状镶嵌状排列，直径约15 μm；胞腔较小，有的含草酸钙方晶；顶面观细胞多角形，外壁附着多数草酸钙方晶。

(2) 薄层色谱 取本品粉末100 g，提取挥发油后，加无水硫酸钠脱水后，乙酸乙酯稀释为10%溶液为样品液。另取柠檬醛用乙酸乙酯制成对照品溶液。吸取上述两溶液分别点于同一硅胶G 1%CMC薄层板上，以苯-乙酸乙酯-醋酸（90：5：5）展开，展距10 cm，用0.3%邻联二茴香胺冰醋酸溶液显色，样品液色谱中在与对照品色谱相应位置处显相同颜色的斑点。

【成分】 鲜果含挥发油1.6%～3%，其中主成分为柠檬醛（citral），其次为柠檬烯（limonene）、α-蒎烯（α-pinene）、莰烯（camphene）、对聚伞花素（p-cymene）、甲基庚烯酮（methylheptenone）、香茅醛（citronellal）、芳樟醇（linalool）、樟脑（camphor）、乙酸牻牛儿酯（geranyl acetate）、α-松油醇（α-terpineol）、牻牛儿醇（geraniol）、黄樟醚（safrole）0.9%及α-葎草烯（α-humulene）。

种子油 36.4%～52.2%，其中脂肪酸主要有：月桂酸（lauric acid）、顺式十二碳-4-烯酸（cis-4-dodecenoic acid）、癸酸（capric acid）、油酸（oleic acid）、顺式癸-4-烯酸（cis-4-decenoic acid）、亚油酸（linoleic acid）、肉豆蔻酸（myristic acid）、棕榈酸（palmitic acid）、顺式十四碳-4-烯酸（cis-4-tetradecenoic acid）、十六碳烯酸（hexadecenoic acid)、硬脂酸(stearic acid)、辛酸(caprylic acid)及亚麻酸(lin-olenic acid)。脂肪油的不皂化物中,含谷甾醇(sitosterol)。

山鸡椒还含生物碱:异董定碱(isocorydine)、N-甲基六驳碱(N-methyllaurotetanine)、波尔定碱(boldine)、木姜子碱(laurolitsine)、六驳碱(laurotetanine)、异波尔定碱(isoboldine)、去甲董定碱(norisocorydine)、异南竹种碱(isodomesticine)、N-methyllind-carpine, glaziovine。还含二苯基吡咯类生物碱:(一)-litcubine,(一)-litcubinine I。

【药理】 1. 抗血小板聚集作用 体外实验表明柠檬醛在0.5 mg/ml浓度能明显抑制胶原或 ADP 诱导的大鼠血小板凝集,抑制花生四烯酸诱导的人血小板聚集。大鼠灌胃给柠檬醛1 g/kg,也能抑制 ADP 诱导血小板聚集。其机制可能是由于阻止血小板内 TXA$_2$ 样物质的生成和释放。

2. 抗心肌缺血和心肌梗死作用 山苍子油 0.3 ml/kg灌胃对注射异丙肾上腺素引起的兔急性心肌缺血有保护作用,降低其急性心肌缺血性 ST 段抬高,减少病理性 Q 波出现数目。对结扎冠状动脉前降支造成的急性心肌梗死模型,山苍子油能减少硝基四氮唑蓝染色显示的心肌梗死百分率。山苍子油能增加离体兔心冠脉流量。对正常猪离体冠脉有舒张作用,并能拮抗垂上腺素、去甲垂上腺素引起的冠脉收缩。小鼠腹腔注射山苍子油 0.5 ml/kg和 10%滴头液 10 ml/kg能明显延长常压缺氧条件下的生存时间;山苍子油亦能延长腹腔注射异丙肾上腺素的小鼠在常压缺氧条件下的生存时间,并对氰化钾和亚硝酸钠中毒有缓解作用。

3. 平喘和抗过敏作用 山苍子油能松弛豚鼠离体气管平滑肌,并能缓解乙酰胆碱或组胺所致的气管平滑肌痉挛,该作用不能被普萘洛尔拮抗。给豚鼠灌胃山苍子油 0.3 ml/kg,腹腔注射0.1 ml/kg,对 0.25%组胺和 2%乙酰胆碱(1:2)混合液喷雾引起的气管痉挛有明显保护作用。柠檬醛为其平喘的主要成分。大鼠被动皮肤过敏实验、豚鼠过敏性休克和豚鼠离体回肠过敏试验都证明山苍子油有明显的抗过敏作用。对慢反应物质所致豚鼠肠段亦有明显的拮抗作用,表明山苍子油的平喘作用除扩张支气管,还与拮抗过敏介质的形成和释放有关。

4. 抗菌作用 柠檬醛对金黄色葡萄球菌、大肠杆菌、伤寒杆菌和痢疾杆菌有较强的抑制作用,60%山苍子油乳化液对白念珠菌、热带念珠菌、副克柔念珠菌、新型隐球菌、皮炎着色真菌、疣状着色真菌、孢子丝菌、石膏样小孢子丝菌和石膏样毛癣菌等均有明显的抑制作用。山苍子油和柠檬醛在体外还有抗阴道滴虫作用。柠檬醛气熏能阻止真菌(黄曲霉、黑曲霉、焦曲霉及产黄青霉)对大米及中药材等的霉变,还可杀面肥仔菌。

【炮制】 取原药材,除去杂质及残留果柄,晒干。用时打碎。

饮片性状 参见"药材"项。贮霉闭容器内,置阴凉干燥处。

【药性】 辛、微苦,温。归脾、胃、肾经。

1.《滇南本草》:"味苦,辛,性温。人脾、肾二经。"

2.《滇南本草图说》:"气味辛,大温,无毒。"

3.《广西中药志》:"味辛,气芳香,性温无毒。"

4. 广州部队《常用中草药手册》:"性温,味辛,微苦。"

【功用主治】 温中止痛,行气活血,平喘,利尿。主治脘腹冷痛,食积气胀,反胃呕吐,中暑吐泻,泄泻痢疾,寒疝腹痛,哮喘,寒湿水臌,小便不利,小便浑浊,疮疡肿毒,牙痛,寒湿痹痛,跌打损伤。

1.《滇南本草》:"治面寒疼痛,暖腰肾而兴阳道,治阳痿。"

2.《滇南本草图说》:"主下气温中,去痰,除脏腑中风冷,去胃口虚冷气,亦除寒湿。治冷痢。"

3.《广西中药志》:"驱寒利尿,杀虫,消蛊。治寒湿水臌,心胃气痛,近有用治血吸虫病。"

4.《广西中草药》:"祛风散寒,消肿止痛,行气消积,主治感冒头痛,风湿骨痛。"

5.《福建中草药》:"治寒痹,跌打损伤。"

6.《全国中草药汇编》:"治感冒头痛,消化不良。"

【用法用量】 内服:煎汤,3~10 g;研末,1~2 g。外用:研末撒或调敷。

【宜忌】 实热及阴虚火旺者忌用。

【选方】 1. 治胃寒痛,疝气 山鸡椒果实 1.5~3 g,开水泡服;或研粉,每次服 1~1.5 g。《恩施中草药手册》

2. 治胃寒腹痛,呕吐 木姜子 9 g,干姜 9 g,良姜 9 g。水煎服。《四川中药志》1982年版

3. 治单纯性消化不良 山苍子 6 g,茶叶 3 g,鸡矢藤 9 g。水煎服,每日 1 剂,分 3~4 次服。《全国中草药汇编》

4. 治支气管哮喘 山鸡椒果实、胡颓叶、地黄根(野生地)各15 g。水煎服,忌食酸寒。《浙江民间常用草药》

5. 治无名肿毒 山鸡椒研末,加醋调敷患处。《南药《中草药学》》

6. 治牙痛 山鸡椒研末,塞患处。《恩施中草药手册》

7. 消瘰疬结核 山胡椒、秦归泡服,三月见效。《滇南本草》丛本

5744 鹤虱 hè shī 《新修本草》

【异名】 鹤虱(《新修本草》),鬼虱(《本草崇原》),北鹤虱(《中药志》)。

【基原】 为菊科天名精属植物天名精的果实。

【原植物】 参见"天名精"条。

【采收加工】 9~10月果实成熟时割取地上部分,晒干,打下果实,扬净。

【药材】 鹤虱 Carpesii Fructus 主产于河南、山西、陕西、甘肃、贵州等地。

性状 果实呈圆柱状,细小,长 3~4 mm,直径不及 1 mm。表面黄褐色或暗褐色,具多数纵棱。顶端收缩呈细喙状,先端扩展成灰白色圆环;基部略尖,有着生痕迹。果皮薄,纤维性,种皮菲薄透明,子叶 2,类白色,稍有油性。气特异,味微苦。

粉末特征 果实横切面:外果皮细胞 1 列,均含草酸钙针晶。中果皮薄壁细胞数列,皱缩,细胞壁皱缩,棱线处有纤维束,由数十个纤维组成,纤维壁厚,木化。内果皮 1 列,深棕色。种皮细胞扁平。内胚乳有残存;胚薄壁细胞充满糊粉粒及脂肪油滴,子叶最外层细胞含细小草酸钙结晶。

粉末特征:棕黄色。孔纹导管与纤维共生,纤维壁厚,另有细小螺纹导管。厚壁细胞类方形,孔沟稀疏。子叶薄壁细胞内含糊粉粒。柱晶较大。

【成分】 含内酯化合物:鹤虱内酯(carpesialactone)、天名精内酯酮(carabrone);脂肪酸:正己酸(n-caproic acid)、棕榈酸(pal-mitic acid)、硬脂酸(stearic acid)、油酸(oleic acid)、亚麻酸(linoleic acid)。还含三十一烷(hentriacontane)、豆甾醇(stigmasterol)等。

【药理】 1. 抑菌作用 采用固体培养基平板法证明,鹤虱的脱水和未脱水提取物(1:2浓度)对伤寒杆菌,副伤寒甲、乙杆菌,大肠杆菌,铜绿假单胞菌,金黄色葡萄球菌有明显的抑制作用。

2. 杀虫作用 鹤虱的水提干浸膏(1:1,1:4浓度),在体外使大多数或全部猪蛔虫虫体于 24 小时内麻痹死亡,鹤虱油无体外杀猪蛔虫作用。

3. 其他作用 鹤虱内酯对动物延髓等脑干部位有抑制作用。有对抗士的宁惊厥、延长环己烯巴比妥的作用。对大鼠有抑制脑组织呼吸作用。对家兔有降温、降压作用。20~30 mg/kg给兔、猫、犬静注,可引起血压下降。

毒性 鹤虱水浸膏给小鼠灌胃的 LD_{50} 为 13.7 g/kg。鹤虱内酯小鼠腹腔注射的 LD_{50} 为 100 mg/kg。

【药性】 苦、辛,平。小毒。归脾、胃、大肠经。

1.《新修本草》:"苦,平,有小毒。"

2.《日华子》:"凉,无毒。"

3.《品汇精要》:"味苦,性平泄,味厚于气,阴中之阳。"

4.《纲目》:"苦,辛,有小毒。"

5.《本经逢原》:"入厥阴肝经。"

6.《医林纂要》:"苦,辛,温。"

【功用主治】 杀虫消积。主治蛔虫病,绦虫病,蛲虫病,钩虫病,小儿疳积。

1.《新修本草》:"主蛔虫,用之为散,以肥肉臛汁,服方寸匕;亦丸、散中用。"

2.《日华子》:"杀五脏虫,止痢及敷恶疮上。"

3.《开宝本草》:"心痛,以淡醋和半匕服。"

4.《本经逢原》:"善调逆气,治一身痰凝气滞。"

5.《岭南采药录》:"疗恶疮,解蛇毒,均捣敷。"

6.《现代实用中药》:"治腹痛,为绦虫、蛲虫、蛔虫之驱除剂。"

【用法用量】 内服:多入丸、散;煎汤,5~10 g。

【宜忌】 孕妇慎服。

【选方】 1. 治蛔咬心痛 鹤虱十两。捣筛,蜜和,丸如梧子。以蜜汤空腹吞四十丸,日增至五十丸。慎酒肉。(《古今录验方》)

2.治小儿蛔虫病啮心腹痛 鹤虱细研,以肥猪肉汁下,五岁一服二分,虫出便止。(《兵部手集》)

3.治小儿疾病多有诸虫,腹中疼痛,发作肿聚,往来上下,痛无休止,亦攻心痛呕哕涎沫,或吐清水,四肢羸困,面色青黄,饮食虽进,不生肌肤,或寒或热,沉沉嘿嘿 胡粉(炒)、鹤虱(去土)、槟榔、苦楝根(去浮皮)各五十两,白矾(枯)十二两半。上为末,以面糊为丸,如麻子大。一岁儿服水入生麻油一两点,调匀下之,温米饮下亦得,不拘时候。(《局方》)化虫丸。

4.治大肠虫出不断,断之复生,行坐不得 鹤虱末,水调半两服。(《怪证奇方》)

5.治虫蚀齿牙 鹤虱一枚,塞齿中,以鹤虱煎醋漱口,其痛可定。(《百一选方》)

【临床报道】 治疗钩虫病 取鹤虱水煎2次,药液混合浓缩至每1 ml含生药1.5 g,过滤,加少量白糖调制前服30 ml,连服2日,小儿及老年体弱者酌减。观察57例,治疗后15日复查大便,钩虫卵阴性者45例,阳性者12例,阴转率79%。治疗前合并钩虫感染31例,治疗后复查大便,结果有19例蛔虫卵阴转。说明鹤虱亦有驱蛔作用。少数病例服后数小时或第二日有轻微头晕、恶心、耳鸣、腹痛等反应,可自行消失。

5745 鹤顶兰 hè dǐng lán 《全国中草药汇编》

【异名】 大白芨(《广西本草选编》),猴兰、鹤兰(《广东药用植物简编》)。

【基原】 为兰科鹤顶兰属植物鹤顶兰的假鳞茎。

【原植物】 鹤顶兰 Phaius tankervilliae (Banks ex L'Herit.) Bl. [Limodorum tankervilliae Banks ex L'Herit.]

粗壮草本。茎丛生,基部常增厚成圆锥形或卵形的假鳞茎,具2~6叶。叶大型,长圆状披针形,长 30~70 cm,宽达 10 cm,先端渐尖,基部渐窄成一长柄,具折扇状叶脉。花葶侧生于假鳞茎上或从叶顶抽出,圆柱形,有花 12~18 朵,排成总状花序;花大,直径 7~

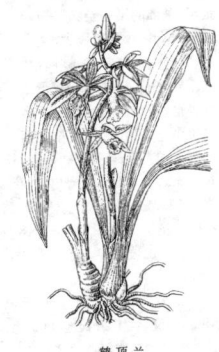

鹤顶兰

10 cm,花被片外面白色,内面红褐色;唇瓣大部分紫红色,向上卷,围绕蕊柱,前缘波状;距圆柱形,长约 1 cm,先端常成叉状 2 浅裂;合蕊柱长约 2 cm。花期春、夏季,夏季为盛花期。

生于海拔 500~1 300 m 的林下湿地。分布于湖南、广东、广西、云南、台湾等地。

【采收加工】 春、夏季采收,鲜用或晒干。

【药性】《广西本草选编》:"味微辛,性温,有小毒。"

【功用主治】《广西本草选编》:"祛痰止咳,活血止血。主治咳嗽痰多咳、咳血,跌打肿痛,乳腺炎,外伤出血。"

【用法用量】 内服:煎汤,3~9 g。外用:鲜品捣敷;或研末撒。

【宜忌】《广西本草选编》:"孕妇慎服。"

5746 鹤虱风 hè shī fēng 《分类草药性》

【异名】 野萝卜(《分类草药性》),山萝卜(《中国药用植物志》)。

【基原】 为伞形科胡萝卜属植物野胡萝卜的地上部分。

【原植物】 参见"南鹤虱"条。

【采收加工】 6~7月开花时采收,去根,除去泥土杂质。鲜用或晒干。

【成分】 叶含胡萝卜素(carotene)、胡萝卜碱(daucine)、吡咯烷(pyrrolidine)。花含黄酮类:山柰酚-3-葡萄糖苷(kaempferol-3-glucoside)、山柰酚-3-二葡萄糖苷(kaempferol-3-diglucoside)、芹菜素葡萄糖苷(apigenin glucoside)。

【药性】 苦、微甘,寒。小毒。

1.《分类草药性》:"有小毒。"

2.《四川中药志》1960年版:"性寒,味苦、微甘。"

【功用主治】 杀虫健脾,利湿解毒。主治虫积,疳积,脘腹胀满,水肿,黄疸,烟喜,疮疹湿痒,斑秃。

1.《分类草药性》:"杀虫,解烟毒,治疳气。消肿,消气,化痰。"

2.《四川中药志》1960年版:"治妇女干病及痒疹。"

3.《新疆药用植物志》:"治早期黄疸。"

【用法用量】 内服:煎汤,6~15 g。外用:煎汤洗;或研末调敷。

【选方】 1. 治背疮 野胡萝卜叶(研末)6 g,胡椒粉 1.5 g。调菜油敷患处。(《贵州草药》)

2.治湿疹 鹤虱风、马桑叶、千里光各适量。煎水外洗患处。(《万县中草药》)

5747 鹤草芽 hè cǎo yá 《中华人民共和国药典》

【异名】 牙子、狼牙(《本经》),狼齿、狼子、犬牙(《别录》),狼牙子(《本草图经》),狼牙草根芽(《中草药通讯》1972,(1):32),仙鹤草根芽(《中华医学杂志》1976,(6):43)。

【基原】 为蔷薇科龙芽草属植物龙芽草带短小根茎的冬芽(地下根芽)。

【原植物】 参见"仙鹤草"条。

【采收加工】 冬、春间新株萌发前挖取根茎,除去老根茎,留幼芽(带小根茎),洗净晒干,或低温烘干。

【药材】 鹤草芽 Agrimoniae Rhizoma 产于浙江、江苏、湖北、安徽、辽宁等地。

性状 本品呈圆锥形,中上部常弯曲,全长 2~6 cm,直径 0.5~1 cm。根茎短缩,呈红棕色膜质鳞芽状。根茎短缩,圆柱形,长1~3 cm,表面棕褐色,有紧密环状节,节上生有棕黑色退化鳞叶,根茎下部有时残存少数不定根。根质脆易碎,折断后断面平坦,黄白色。气微,略有豆腥气,味先微甜而后涩苦。

鉴别 (1)根茎横切面:近芽鳞处表皮上有腺毛;皮层细

数列，内皮层明显，维管束外韧型，呈环状排列，髓部宽阔。皮层和髓部薄壁细胞含多量淀粉粒，圆形或椭圆形，单粒或2～4复粒，脐点裂隙状，直径2～7μm。草酸钙簇晶少见，直径10～40μm。根茎下部横切面：外侧为木栓层，内皮层不明显。

粉末特征：棕色。表皮细胞长方形及不规则形，气孔不定式，有腺毛及非腺毛，腺毛的腺头1～4细胞，腺柄1～4细胞，非腺毛为单细胞，长180～980μm。

（2）薄层色谱：参见"仙鹤草"条。

【成分】 龙芽草含 agrimophol。

【药性】 苦、涩，凉。

1.《本经》："味苦，寒。"

2.《吴普本草》："神农、黄帝：苦，有毒。桐君：咸。岐伯、雷公、扁鹊：苦；毒。"

3.《别录》："酸，有毒。"

4.《本草汇言》："味苦、辛，气寒，有毒。"

5.《全国中草药汇编》："苦、涩，平。"

6.《四川中药志》1979年版："苦，凉。"

【功用主治】 驱虫，解毒消肿。主治绦虫病，阴道滴虫病，疮疡疥癣，疖肿，赤白痢疾。

1.《本经》："主邪气热气，疥瘙恶疡，疮痔，去白虫。"

2.《药性论》："治浮风瘙痒，杀寸白虫，煎汁洗恶疮。"

3.《日华子》："杀腹脏一切虫，止赤白痢。"

4.《本草经疏》："治蛇毒。"

5.《全国中草药汇编》："祛虫。主治绦虫病。"

【用法用量】 内服：煎汤，10～30 g；研末，15～30 g，小儿每1 kg体重0.7～0.8 g。外用：煎水洗；或鲜品捣烂敷。

【宜忌】 鹤草芽治绦虫病时须研末服，水煎则无效。粉剂有导泻作用，不必再服泻药。内服时，如有恶心、呕吐、头昏等副作用，停药后即可恢复。

《本草经集注》："恶地榆、枣肌。""芫荑为之使。"

【选方】 1. 治寸白虫 狼牙五两。捣末，蜜丸如麻子大。宿不食，明旦以浆水下一合，服尽差。《外台》引《范汪方》

2. 治妇人阴中生疮，糜烂痒痛，或痛引腰腹 狼牙50 g。水煎去滓，以脱脂棉蘸之，浸洗阴中，早晚各1次。《金匮要略方义》

3. 治妇人阴疮，蚀由中烂 狼牙四两。以水四升，煮至一升，去滓，水醋一合，更煎一两沸。稍热，以绵蘸汤沥于疮上，及以热绵罨之，日三五度即愈。《圣惠方》狼牙汤

4. 治绦虫病 ①取仙鹤草芽，剪去须根，用火焙湿，搓去根茎上的外皮，晒干研末。成人30 g，小儿酌减，早晨空腹1次，开水送下《四川中药志》1979年版。②仙鹤草冬芽石灰水法提取物：成人2.0 g，小儿0.6 g。同时服酚酞，成人0.5 g，小儿0.3 g。如以硫酸镁导泻，则需间隔1.5小时后服之。③仙鹤草冬芽石油醚法提取物：成人1.5～1.7 g，小儿1.0～1.3 g，早晨空腹一次顿服。（②③均出自《全国中草药汇编》）

5. 治小儿头部疖肿 鲜鹤草芽250 g，糯米适量煮粥，去渣。加糖顿服(不放油盐)，每日1剂，连服3～5剂。《四川中药志》1979年版

【临床报道】 1. 治疗艾滋病口腔白念珠菌感染 龙牙根(仙鹤草)冬芽，除去棕褐色绒毛，晾晒后粉碎，过筛，分装袋中，每袋重10 g。用时1袋搪瓷容器中，加水150 ml，用文火煎煮5分钟。放凉后，含漱，少量吞咽，每日3次，7日为1个疗程。12例患者除口腔真菌感染，合并其他体征有9种：舌力12例；腹泻9例；恶心、呕吐、纳呆9例；咳嗽、发热5例；胸痛5例；皮肤非特异性痤疮丘疹5例；皮肤真菌感染(体癣、脚癣、甲癣)6例。治疗结果，治愈8例，有效2例，无效2例，有效率为83.3%。

2. 治疗慢性宫颈炎 月经干净3日后开始用药，每晚用阴道

清洁液冲洗阴道后，放入1枚鹤草芽栓剂，持续10日为1个疗程。结果：接受治疗的120例病例中，经1～3个疗程的治疗后，显效112例，显效率93.3%；有效8例，总有效率100%。

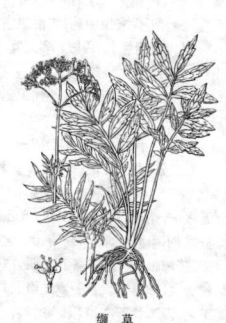

缬草

5748 **缬草** xié cǎo（《科学的民间药草》）

【异名】 穿心排草（《物理小识》）、鹿子草、甘松（《植物学大辞典》）、猫食菜（《新疆药材》）、满山香、抓地虎、拔地麻、七里香、大救驾、小救驾（《陕西中草药》）、香草、蜘蛛香（《陕甘宁青中草药选》）、满坡香、五里香（湖南）、马蹄香。

【基原】 为败酱科缬草属植物缬草、黑水缬草、宽叶缬草的根、根茎。

【原植物】 1. 缬草 Valeriana pseudofficinalis C. Y. Cheng（V. officinalis auct. non L.） 又名：欧缬草（《中国高等植物图鉴》）。

多年生高大草本，高达1～1.5 m。根茎粗短呈头状，须根簇生，有香气。茎中空，有粗纵棱，被长柔毛。匍枝叶、基出叶和基部叶在花期常凋萎。茎生叶对生，卵形至宽卵形，2～9对羽状深裂；中央裂片与两侧裂片同形同大，但常与第一对侧裂片合生成3裂式，裂片拔针形或条形，先端渐尖，基部下延，有疏锯齿，两面及柄轴多少被毛。花序顶生，成伞房状三出聚伞圆锥花序；苞片羽裂，长1～2 cm；小苞片条形，长约1 cm；花萼内卷；花冠淡紫红或白色，长约5 mm，上部稍宽，5裂；雄蕊3，伸出花冠外；子房下位。瘦果长卵形，长约4 mm，基部近平截，顶端有宿萼多条，羽毛状。花期5～7月，果期6～10月。

生于海拔2500 m以上的山坡草地、林下、沟边。分布于我国大部分地区。

2. 黑水缬草 V. amurensis Smir. ex Kom.

多年生草本，高达1.5 m。根状茎细长有香气，不规则块状。茎上部具有柄的腺毛。叶对生，奇数羽状分裂，长15～20 cm；基生叶柄长约20 cm，茎出叶柄向上渐短至无柄，具糙毛，基部的第一至第二对小叶较小，中央裂片最大，宽卵形，常与上部第一对小叶合生而密接，先端圆钝，基部楔形或广楔形，边缘有粗大齿。多歧聚伞花序顶生；花梗被具柄的腺毛和粗毛；苞片羽状分裂，长2 cm；小苞片羽状全裂至条形，长1 cm；均具腺毛；花萼内卷；花冠淡红色，漏斗状，长3～5 mm；3裂；雄蕊3；子房下位。瘦果窄三角卵形，长约3 mm，先端有毛状宿萼。花期6～7月，果期7～8月。

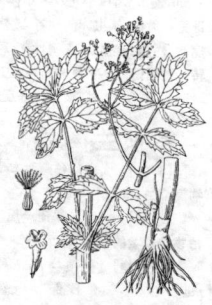

黑水缬草

生于山坡草甸或落叶松和桦木林下。分布于辽宁、吉林和黑龙江。

3. 宽叶缬草 V. fauriei Brig.（V. officinalis L. var. latifolia Miq.） 又名：广叶拔地麻（贾祖璋《中国植物图鉴》）。

宽叶缬草与缬草的区别在于叶裂片较宽，中裂片较大，裂片

为具锯齿的宽卵形,裂片数较缬草为少,通常5~7枚。花、果期同缬草。

生于海拔1 500 m以下的林下或沟边。分布同缬草,主要在江苏、浙江、安徽。

【栽培】 生物学特性
性喜湿润,宜选地下水位高或低洼地种植,并要有良好的灌溉条件,耐涝,也较耐旱。土壤以中性或弱碱性的砂质壤土为好。

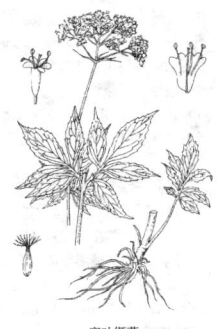

宽叶缬草

繁殖方法 种子繁殖,直播或育苗移栽。在播种前或育苗移植前1个月翻地,翻地前施腐熟厩肥,与无机肥料合用作基肥,效果更好。翻后耙平,使土粒细小均匀、土面平整。直播:春播宜在解冻后,北京地区在3月底或4月初。秋播在立秋前后,使在冬季前具备3~5片叶子,以利越冬。冬播必须使播后当年不出苗为宜。播种前须先作垄,垄距约65 cm,高12~16 cm,垄上开沟,深1~2 cm,播后覆以薄土,立即浇水。育苗移栽:温床宽约1.3 m,底垫15 cm厚的马粪1层,用脚踏实后上覆15 cm厚的土,然后浇水,使马粪发热。于3月初按行距6 cm划行条播,播后覆盖细土,13~15日即可出苗。50~60日幼苗长出3~4片真叶时,可按行距60 cm、株距30 cm开穴移栽,每次2~3株,压实、浇水。

田间管理 应勤浇水,幼苗期间,勤松土,当根露出土面时,及时培土。追肥也于6月底种子成熟期,第二次在8月上旬,施硫酸铵、过磷酸钙、氯化钾,每次各施半量,开沟后将肥料撒于沟中,然后覆土灌水。

病虫害防治 雨季及时排水,可减轻根腐病;发现病害,及时拔除病株。虫害主要有蝼蛄、蚜虫。蝼蛄用毒饵诱杀;蚜虫用化学药剂防治。

【采收加工】 9~10月间采挖,去掉茎叶及泥土,晒干。

【成分】 1.缬草 根含挥发性成分:主要为α、β-蒎烯(α、β-pinene),乙酸龙脑酯(bornyl acetate),异戊酸龙脑酯(bornyl isovalerate),丁香烯(caryophyllene),隐日缬草酮醇(cryptofauronol),橄榄醇(maali alcohol),左旋桃金娘醇(1-myrtenol),异戊酸左旋金娘酯(1-myrteny isovalerate),缬草萜酮(valeranone),乙酰阔叶缬草醇酯(kessylacetate),阔叶缬草甘醇(kessoglycol),α-小茴香烯(α-fenchene),佛手柑烯(eremophilene),别香橙烯(alloaromadendrene),荜澄茄烯(cadinene),缬草萜烯醇酸(valerenolic acid),橙皮酸(hesperitinic acid),山萮酸(behenic acid),β-甜没药烯(β-bisabolene),姜黄烯(curcumene),喇叭醇(ledol),紫罗兰酮(ionone),广藿香醇(patchouli alcohol),左旋帕西飞哥醇(pacifigorgiol),日缬草酮(faurinone),缬草萜烯醇(valerenol),E、Z-缬草萜烯醇乙酸酯(E、Z-valerenyl acetate),E、Z-缬草萜烯醇异戊酸酯(E、Z-valerenyl isovalerate),E、Z-缬草萜烯醇己酸酯(E、Z-valerenyl hexanoate),缬草萜烯醛(valerenal),羟基缬草萜烯酸(hydroxy valerenic acid),乙酰氧缬草萜烯酸(acetoxy valerenic acid),缬草萜烯酸(valerenic acid)。环烯醚萜化合物:缬草三酯(valtrate或valepotriate),异戊酰氧基羟二氢缬草三酯(isovaleroxy-hydroxy-dihydrovaltrate),异缬草三酯(isovaltrate),高缬草三酯(homovaltrate)Ⅰ、Ⅱ,乙酰缬草三酯(acetvaltrate),高乙酰缬草三酯(homoacevaltrate),二氢缬草三酯(dihydrovaltrate),高二氢缬草三酯(homodihydrovaltrate),氯化缬草三酯(valechlorine),7-表去乙酰基异缬草三酯(7-epide-acetyliisovaltrate),缬草苦苷(valerosidatum)。生物碱:缬草碱(valerine),缬草碱(valerianine),猕猴桃碱(actinidine),N-对羟基苯乙基猕猴桃碱〔N-(p-hydroxyphenylethyl-actinidine)〕,8-甲氧基猕猴桃碱(8-methoxyactinidine),6,7-二氢-2{2-(4-羟基苯乙基)}-4-羟亚甲基-7-甲基-5H-环戊烷[C]吡啶正离子{6,7-dihydro-2{2-(4-hydroxyphenylethyl)}-4-hydroxymethylene-7-methyl-5H-cyclopenta[C]pyridinium),6,7-二氢-4-亚甲基甲基-7-甲基-5H-环戊烷[C]吡啶(6,7-dihydro-4-hydroxymethylene-7-methyl5H-cyclopenta[C]pyridine),鬃草宁碱(chatinine),吡咯基-α-甲基酮(pyrryl-α-methyl-ketone),异戊酰胺碱(isovaleramide),缬草胺(valeriamine)。另外还含酚酸类:绿原酸(chlorogenic acid)和咖啡酸(caffeic acid)。

2.黑水缬草 根含环烯醚萜化合物缬草三酯。

3.宽叶缬草 根含挥发油,主要为莰烯(camphene),α和β-蒎烯,缬草萜酮,乙酸龙脑酯,龙脑(borneol),异戊酸龙脑酯,β-古芸烯(β-gurjunene),橄榄醇,隐日缬草酮醇(cryptofauronol),日缬草酮醇乙酸酯(fauronyl acetate),卡罗醇(kanokonol),乙酸卡罗醇酯(kanokonol acetate),缬草三酯,异戊酰氧基羟基二氢缬草三酯,乙酰氧缬草三酯(acetoxyvaltrate),阔叶缬草醚(kessane),α-阔叶缬草酮(α-kessylalcohol),阔叶缬草脑(kessyl acohol),乙酸阔叶缬草脑酯(kessanyl acetate),2-乙酰氧基阔叶缬草烷-8-醇(2-acetoxykessan-8-ol),8-乙酰氧基阔叶缬草烷-2-醇(8-acetoxykessan-2-ol),阔叶缬草甘醇,阔叶缬草甘醇二乙酸酯(kessoglycol diacetate)等。

【药理】 1.对心血管系统的作用 小鼠腹腔注射缬草石油醚和二氯甲烷的提取物1、1.25、1.5 g/kg,能显著增加心肌对^{86}Rb的摄取,缬草水提物(30 g/kg)也能促进小鼠心肌摄取^{86}Rb;缬草乙醇提取物无此作用。

2.镇静作用 缬草对青蛙、小鼠、家兔等均有镇静作用,能加强大脑皮质的抑制过程,减低反射兴奋性。小鼠口服缬草烯酸50~100 mg/kg或大鼠皮下注射宽叶缬草挥发油200~400 mg/kg与戊巴比妥钠有协同作用,能延长其睡眠时间。宽叶缬草挥发油对抗戊四氮对小鼠惊厥,但对士的宁引起的小鼠惊厥无对抗作用。

3.抗菌作用 从缬草中提出的总生物碱有抗菌作用,特别对革兰阳性球菌效力较好。从其中分出的两种生物碱——缬草碱、鬃草宁碱亦有作用,但效力较低。

4.对平滑肌的作用 宽叶缬草挥发性成分(Ⅰ号)与非挥发油性成分(Ⅱ号)对各种平滑肌的影响也有差别,Ⅰ号使离体肠平滑肌显著松弛,具有解痉作用;对在体肠的影响不恒定,小剂量显示抑制;对豚鼠胆囊平滑肌能部分对抗乙酰胆碱作用,对兔、大鼠、小鼠子宫平滑肌均有增强作用,对支气管平滑肌有舒张作用。Ⅱ号对肠管平滑肌主要为兴奋作用,对子宫平滑肌大剂量主要为抑制作用。

毒性 缬草挥发油的毒性低,治疗安全范围大。缬草挥发油腹腔注射的LD_{50}为915 mg/kg,口服的LD_{50}为2.25 g/kg。LD_{50}与耐受量(即每日口服1次,共8星期,不发生明显损害、生长正常)之比为7:1。

【炮制】 取原药材,除去杂质,抢水闷润,根茎切厚片,根切中段,干燥,筛去灰屑。

饮片性状 根茎为类圆形厚片,表面黄棕色或暗棕色,周边密生无数多不定根。根段状,外表黄棕色或灰棕色,有纵皱纹,并生有极细支根,切面黄白色或黄色,角质。有特异芳香气,味先甜后微苦,辣。贮干燥容器内,置阴凉干燥处,防蛀。

【药性】 辛、苦,温。归心、肝经。

1.《四川中药志》1960年版:"性温,味辛、苦,有微毒。入心、肝经。"

2.《陕西中草药》:"味辛、微甘、苦,性温。"

3.《西藏常用中草药》:"性温,味甘、辛。"

4.《安徽中草药》:"性平,味微甘、苦。"

【功用主治】 安心神,祛风湿,行气血,止痛。主治心神不安,心悸失眠,癫狂、脏躁,风湿痹痛,脘腹胀痛,痛经,经闭,跌打损伤。

1.《科学的民间药草》:"用于神经衰弱,精神不安。"

2.《中国药用植物图鉴》:"对神经衰弱及失眠有良好疗效,尤其对妇女的神经衰弱症效力更好。"

3.《山东中草药》:"调经作用。治妇女经闭,月经困难等症。"

4.《四川中草药志》1960年版:"能兴奋、镇静。治脑神经及心、肾衰弱,慢性神经失常及尿崩等症。"

5.《陕西中草药》:"有镇静、驱风作用。治心悸及腰痛。"

6.《陕西中草药》:"安神镇静,驱风解痉,生肌止血,止痛。主治神经衰弱失眠,癫痫,克山病,心脏病,腰腿痛,胃肠痉挛,关节炎,跌打损伤,痛经,外伤出血等。"

7.《陕甘宁青中草药选》:"祛风除湿。"

8.《湖南药物志》:"驱风镇痉,发汗解表。治麻疹初起,感冒。"

9.《全国中草药汇编》:"理气止痛。主治胃腹胀痛。"

【用量用法】 内服:煎汤,3～9 g,或研末;或浸酒。外用:研末调敷。

【选方】 1. 治神经衰弱,心悸 缬草 6 g,水煎服;或缬草30 g,浸于白酒 150 ml,48 小时后分服(本方为 1 星期量)。(《陕甘宁青中草药选》)

2. 治神经衰弱,失眠 缬草 9 g,煎服。或缬草、合欢皮、石菖蒲各 9 g。煎服。(《安徽中草药》)

3. 治癫痫 ① 缬草 9 g,陈皮 30 g。水煎服。(《陕甘宁青中草药选》) ② 缬草、甘草各 9 g,大枣 5 枚。煎服。(《安徽中草药》)

4. 治胃神经症 缬草、木香、吴茱萸各 6 g。煎服。(《安徽中草药》)

5. 治腰痛、腿痛,跌打损伤 缬草 3 g。研末水冲服或加童便冲服。(《陕甘宁青中草药选》)

【临床报道】 1. 治疗冠心病 用宽叶缬草胶丸(20 mg),300～360 mg/日,分 3 次口服,1 星期为 1 个疗程,5 个疗程无效继续治疗。治疗冠心病心绞痛 82 例(治疗中未用其他心血管药),结果显示宽叶缬草对改善心绞痛症状,减少心绞痛发作频率,缩短心绞痛发作持续时间方面均明显优于对照组复方丹参(P<0.001～0.05);对改善心肌供血,康复缺血心肌的作用亦明显优于复方丹参(P<0.01)。说明宽叶缬草在缓解心绞痛症状和改善心肌缺血两方面均有显著疗效。

2. 治疗轮状及非轮状病毒肠炎 口服马蹄香药液,每1ml含生药1g,治疗 389 例轮状病毒肠炎患儿,其止泻和退热作用在48～72 小时,明显优于庆大霉素和磺胺甲基异噁唑。另有报道口服马蹄香药液(每1ml含生药1g)。1岁以内每次 5 ml,1～2 岁

10 ml,每 6 小时 1 次。脱水者可根据脱水程度、性质,口服 ORS 液或静脉补液。治疗非轮状病毒肠炎 90 例,结果表明,马蹄香治疗非轮状病毒肠炎的止泻效果在 72～96 小时,均明显优于庆大霉素和磺胺甲基异噁唑对照组(P<0.01),退热效果也优于对照组(P<0.05),说明马蹄香不仅对轮状病毒肠炎,而且对非轮状病毒肠炎均有较好的疗效。

5749 **缬瓣珍珠菜** suì bàn zhēn zhū cài
(《湖南药物志》)

【异名】 狮子草、马兰花、过落花(《湖南药物志》)。

【基原】 为报春花科珍珠菜属植物缬瓣珍珠菜的全草。

【原植物】 缬瓣珍珠菜 *Lysimachia glanduliflora* Hanelt.

多年生草本,高 40～70 cm。

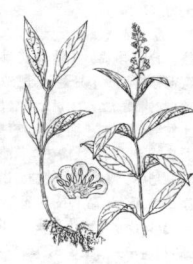

缬瓣珍珠菜

全株无毛。茎直立,有 4 棱,上部疏生粒状腺点,通常不分枝。单叶对生,很少在茎上部互生;叶柄长 5～10 mm,有翅,基部耳状抱茎;叶片卵形或卵状披针形,长 8～11 cm,宽 2.5～3.5 cm,先端渐尖,基部下延,边缘常波状,上面绿色,下面粉绿色,两面近边缘有暗紫色或黑色腺点和短腺条。总状花序顶生,疏花,花序轴和花梗散生粒状腺点;苞片条形,长 3～4.5 mm;花梗长 7～9 mm;花萼长 3～3.5 mm,5 裂,近达基部,裂片三角状披针形,背面有褐色粗腺条;花冠白色或淡蓝色,阔钟形,长 5～5.5 mm,5 裂,裂片近圆形或略呈扁形,先端啮蚀状;雄蕊 5 枚,贴生于花冠裂片的基部,花药先端有红色小腺体;子房上位,1 室。蒴果球形,直径 2.5 mm。花期 5 月。

生于山谷,阴山坡、路边。分布于江西、河南、湖北、湖南等地。

【采收加工】 夏季采收,鲜用或晒干。

【药性】《湖南药物志》:"苦、辛,平。"

【功用主治】《湖南药物志》:"活血调经,解毒消肿。用于慢性肝炎,月经不调,跌打损伤,疮疖肿毒,蝮蛇咬伤。"

【用法用量】 内服:煎汤,20～30 g。外用:鲜品捣敷。

【选方】 1. 治慢性肝炎 缬瓣珍珠菜全草 30～60 g,半边莲 30 g。水煎服。

2. 治月经不调 缬瓣珍珠菜全草 18 g,元宝草 12 g。水煎服。

3. 治跌打损伤 缬瓣珍珠菜鲜草捣烂,加酒炒热敷。

4. 治疮疖肿毒 缬瓣珍珠菜鲜草捣烂,加酒糟敷。

5. 治蝮蛇咬伤 缬瓣珍珠菜鲜草捣烂敷。(1～5 方出自《湖南药物志》)

5750

燕窝 yàn wō 《本经逢原》

【异名】 燕窝菜(《闽部疏》),燕蔬菜(《纲目拾遗》),燕菜(《现代实用中药》),燕根(《药材学》)。

【基原】 为雨燕科金丝燕属动物金丝燕的唾液与绒羽等混合凝结所筑成的巢窝。

【原动物】 金丝燕 *Collocalia esculenta* Linnaeus

小型鸟类。体长约9 cm。头部和背部暗褐色,腰部较浅;翅长而尖,合翅时翼端超过尾端;飞羽和尾羽纯黑色,有绿色光泽。腹面全为褐色。尾短,尾羽略呈方形。嘴短宽阔,略弯曲;脚褐色,被羽;爪黑色。

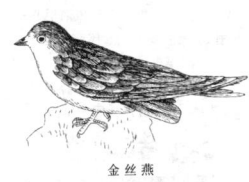

金丝燕

多见于热带沿海地区,在岛屿险峻的岩洞深暗处筑巢聚居。飞翔力最强,不善行走。以各种昆虫为食。分布于东南亚及太平洋各岛屿上。我国华中及西南一带中有分布。

【采收加工】 2、4、8月采收。金丝燕在每年4月间交卵,产卵前必营筑新巢,此时其喉部黏液腺非常发达,所筑之巢为黏液凝固而成,色白洁净,称为"白燕";这时如被采去,金丝燕立即第二次筑巢,往往带一些绒羽,颜色较暗,称为"毛燕";有时也可见有血燕,称为"血燕"。

【药材】 燕窝 *Collocaliae Nidus*
产于福建、广东、海南等沿海地区。

商品规格 有白燕、毛燕、血燕之分。白燕(官燕)色洁白,偶带少数羽毛;毛燕色灰,内有较多灰黑色羽毛;血燕含赤褐色血丝,以白燕最好为佳。

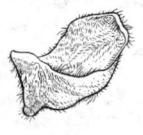

性状 完整者呈不整齐的半月形或船形,常凹陷成兜状,长6~10 cm,宽3~5 cm。表面黄白色或灰白色,附着于岩石一面较平,另一面微隆起,窝的内部粗糙,似丝瓜络样,放大镜下可见细小羽毛。质硬而脆,断面丝细腻,呈角质样光泽。浸水后柔软膨胀,黏而滑润,轻压有弹性。气微腥,味微咸,嚼之有黏滑感。

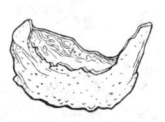

燕窝外形

鉴别 (1)用豆油-水(1:1)装片,呈类长方形、三角形或不规则形片块,无色透明,边缘平整,具光泽。表面及断面具细密的平行纹理,少见梭形纹理。多平直或略弯曲,有的呈放射状或弧状;有些块片隐约可见交叉的横向条纹,偶见不具纹理的小块片。

(2)取药材粉于365 nm紫外灯下观察,呈蓝绿色荧光;置254 nm紫外灯下观察,呈黄绿色或灰绿带紫色荧光。

(3)取本品粉末0.1 g,加稀盐酸煮沸10分钟,溶液与样品显棕褐色或棕黑色。

(4)取本品少许,置酒精灯上灼烧,微有迸裂声,后熔化起泡,无臭,无烟,灰烬呈灰白色。

(5)取本品粉末0.5 g,置于试管中,加水10 ml,滴加盐酸加热至沸2分钟,体胀而柔软,晶亮而透明;用力振摇后,放置,泡沫所占全管体积2/5,久置不散。

(6)取本品粗粉0.3 g,加水30 ml,水浴中加热煮沸,滤过。取滤液5 ml,加重铬酸钾试液-稀盐酸(4:1)数滴,不产生沉淀。取滤液1 ml,加水100 ml,微热溶解后,加鞣酸试液数滴,不发生混浊。

(7)取水浸液1 ml,加0.1%溴麝香草酚蓝试剂1~2滴,产生蓝绿色。

【成分】 含蛋白质数种,其氮的分布为:酰胺氮10.08%,腐黑物(humin)氮6.68%,精氨酸氮19.35%,胱氨酸氮3.39%,组氨酸氮6.22%,赖氨酸氮2.46%,单氨氮50.19%,非氨氮7.22%。燕窝又含氨基己糖(hexosamine)及类似黏蛋白(mucin)的物质。灰分中以钙、磷、钾、硫为多。

【药理】 1. 抗病毒作用 从燕窝水提取物中得到一种黏病毒血凝反应抑制剂,对各种流感病毒的神经氨酸酶是敏感的,但尚缺乏可检验的血型抑制原。金丝燕类蛋白的抗病毒谱是宽的,包括流感病毒的A₂(Asian)毒株。实验表明金丝燕类蛋白不仅是流感病毒血凝反应的有效抑制剂,也是一种中和传染性(使病毒失活)病毒的有效物质。

2. 降压作用 燕窝提取物从1 mg/kg开始显示剂量依赖性降压作用,并特异性作用于舒张期血压。

3. 其他作用 本品含有蛋白质,应有滋补强壮作用,但经用胃蛋白酶和胰蛋白酶消化实验,其消化百分率远不如鸡蛋白。对燕窝蛋白的生物效价试验表明其对动物的生长无明显效果。因此目前尚未发现燕窝蛋白有特殊营养价值。

【药性】 甘,平。归肺、胃、肾经。

1.《本经逢原》:"甘,平,无毒。"

2.《本草从新》:"甘、淡,平。"

3.《医林纂要》:"甘、咸,平。"

4.《本草求真》:"入肺、脾、肾。"

5.《本草再新》:"味甘咸,性平,有微毒。入心、肺、肾三经。"

6.《彝医动物药》:"其性味平中又有微凉,甘淡中又具酸涩,归经有肺、在胃、在肾。"

【功用主治】 养阴润燥,益气补中,化痰止咳。主治久病虚损,肺痨咳嗽,痰喘,咯血,吐血,久痢,久疟,噎膈反胃,体弱遗精,小便频数。

1.《物理小识》:"止小便数。"(引自《纲目拾遗》)

2.《本经逢原》:"以之调补虚劳,咳吐红痰。"

3.《闽小记》:"红者最难得,能益小儿痘疹,白色(者)能愈痰疾。"

4.《岭南杂记》:"红色者治虚痢,入梨加冰糖煮食治膈痰。"

5.《食物宜忌》:"壮阳益气,和中开胃,添精补髓,润肺,止久泻,消痰涎。"

6.《宦游笔记》:"怯症久人服之,亦能润肺止嗽。"(3~6方出自《纲目拾遗》)

7.《本草再新》:"大补元气,润肺滋阴。治虚劳咳嗽,咯血,吐血,引火归原,滑胎开胃。"

8.《四川中药志》1960年版:"养肺阴,开胃,止血。治肺痨吐血,体弱遗精,咳嗽痰多及小便频数。"

9.《中国动物药》:"养阴润燥,益气补中,化痰止咳。治久病虚损,肺结核,咳嗽,痰喘,久痢,久疟,噎膈反胃。"

【用法用量】 内服:绢包,隔汤炖服,5~10 g;或入膏剂。

【宜忌】 湿痰停滞及有表邪者慎服。

《随息居饮食谱》:"病邪方炽勿投之。"

【选方】 1. 治体虚自汗　黄芪 20 g，燕窝 5 g。煎服，日服 2 次。(《中国动物药》)

2. 治体虚乏力　土燕窝炖鸡肉吃。(《彝医动物药》)

3. 治虚劳咳嗽　沙参二钱，燕窝三钱，百合五钱。共炖烂食。(《不知医必要》)

4. 治肺结核咯血　土燕窝 10 g，百合 20 g，冰糖适量。蒸熟，一次食之，日服 2 次。(《中国动物药》)

5. 治老年痰喘　秋白梨一个，去心，入燕窝一钱，先用滚水泡，再入冰糖一钱蒸熟，每日早晨服下，勿间断。(《文堂集验方》)

6. 治噤口痢　白燕窝二钱，人参四分，水七分。隔汤炖熟，徐徐食之。(《救生苦海》)

7. 治老年疟疾及久疟，小儿虚疟，胎热　燕窝三钱，冰糖半钱。顿食数次。(《内经类编试效方》)

8. 治小便频数　土燕窝 10 g，益智仁 5 g，桑螵蛸 5 g。后两味研末同燕窝同蒸熟食。(《中国动物药》)

【各家论述】 1.《本经逢原》："燕窝能使金水相生，肾气上滋于肺，胃气亦得以安，食品中之最驯良者。惜乎本草不收，方书罕用，今人以之调补虚劳，咳吐红痰，每兼冰糖煮食，往往获效。然惟病势初浅者为宜，若阴火方盛，血逆上奔，虽用无济，以其幽柔无刚毅之力耳。"

2.《本草从新》："燕窝，大养肺阴，化痰止嗽，补而能清，为调理虚损痨瘵之圣药，一切病之由于肺虚不能清肃下行者，用此皆可治之。"

3.《医林纂要》："甘能和脾，养肺，缓肝；咸能补心，活血，泻肾，除热；其胶之性，尤能滋润竭而化痰涎。又经海燕衔吐，有精液聚焉，神志注焉，故能大补虚劳。"

4.《本草求真》："燕窝入肺生气，入肾滋水，入胃补中，俾其补不致燥，润不致滞，而为药中至平至美之味者也，是以虚劳药石难进，用此往往获效，义由于此。然使火势急迫，则又当用至阴重剂，以为拯救，不可持其轻淡，以为扶衰救命之本，而致委靡自失耳。"

5.《纲目拾遗》："《从新》云：(燕窝)今人用以煮粥，或用鸡汁煮之，虽甚可口，然乱其清补之本性，岂能已痰耶？有与冰糖同煎则甘壅矣，岂能助肺金清肃下行耶？"

5751 燕麦灵 yàn mài líng (《昆明民间常用草药》)

【异名】 倒吊花、接骨一枝箭、铜脚威灵(《昆明民间常用草药》)，追风箭(《云南中草药》)，若路娃(《彝药志》)。

【基原】 为菊科兔耳风属植物云南兔耳风的全草。

【原植物】 云南兔耳风 *Ainsliaea yunnanensis* Franch.

多年生草本，高约 30 cm。根状茎短，密被绵毛。茎不分枝，被绵毛。叶基生；叶柄长 1～5 cm；叶片卵状披针形或披针形，长 2～5 cm，宽 1～2.5 cm，先端急尖，基部圆形或稍下延成无翅或有狭翅的叶柄，上面黄绿色，有粗糙的小瘤体，下面浅绿色，有糙伏毛状长柔毛；茎生叶少数，极小。头状花序有 3 小花，排列较密，平展或垂向一侧；总苞紫红色，长约 1.5 cm；总苞片干膜质，上部紫色；先端急尖；花筒状，花冠粉红色。瘦果线状倒披针形，密被绢毛，冠毛羽毛状，淡红色。花期冬季。

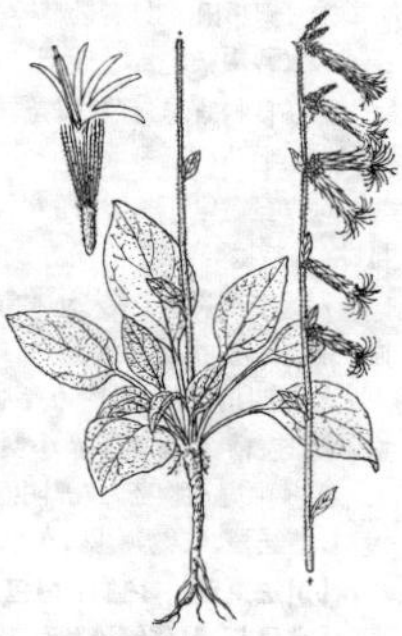

云南兔耳风

生于山坡草地、林边。分布于四川、云南。

【采收加工】 夏、秋季采挖，鲜用或切段晒干。

【药性】 辛、苦，平。

1.《云南中草药》："辛、微苦，寒。"

2.《全国中草药汇编》："辛、苦，平。"

【功用主治】 祛风湿，续筋骨，消积，驱虫。主治风湿关节痛，跌打损伤，骨折，消化不良，疳积，虫积。

1.《云南中草药》："祛风除湿，活血散瘀，消食健胃。"

2.《全国中草药汇编》："祛风湿，舒筋骨，续骨。主治跌打损伤，骨折，风湿筋骨疼痛。"

【用法用量】 内服：煎汤，10～15 g；或浸酒；或研末。外用：捣敷。

【选方】 1. 治风湿骨痛，跌打损伤，牙痛　追风箭 9～15 g。煎服或泡酒 60 g 分服。(《云南中草药》)

2. 治关节肿痛，劳伤腰痛，胃痛　若路娃 30～50 g。水煎，服时加酒数滴。(《彝药志》)

3. 治小儿疳积　追风箭根 9～30 g。炖肉或煮红糖服。体虚者用(追风箭)9～15 g 拌糯米煮吃。

4. 治蛔虫症　追风箭 1.5 g。研末，开水送服。

5. 治狂犬咬伤　追风箭 9～15 g。煎服。外用鲜品捣烂敷患处。(3～5 方出自《云南中草药》)

5752 燕麦草 yàn mài cǎo (《四川中药志》)

【异名】 乌麦(《植物学大辞典》)，野麦草(《重庆草药》)。

【基原】 为禾本科燕麦属植物野燕麦和光稃野燕麦的全草。

【原植物】 1. 野燕麦 *Avena fatua* L.

一年生草本，秆直立，光滑，高 60～120 cm，有 2～4 节。叶鞘光滑或基部有毛；叶舌透明膜质，长 1～5 mm；叶片扁平，长 10～30 cm，宽 4～12 mm，微粗糙，或表面及边缘疏被柔毛。圆锥花序顶生，长 10～25 cm，分枝有棱角；小穗长 18～25 mm，有 2～3 朵小花，其柄弯曲下垂，先端膨胀；小穗轴密被淡棕色或白色硬毛，其节脆硬，多断落；颖草质，几相等，通常有 9 脉；外稃质地坚硬，第一外稃长 15～20 mm，背面中部以下常有较硬的毛，芒自外稃中部稍下处伸出，长 2～4 cm，膝曲，芒柱棕色，扭转；雄蕊 3，子房无毛。颖果被淡棕色柔毛，腹面具纵沟，长 6～8 mm。花、果期 4～9 月。

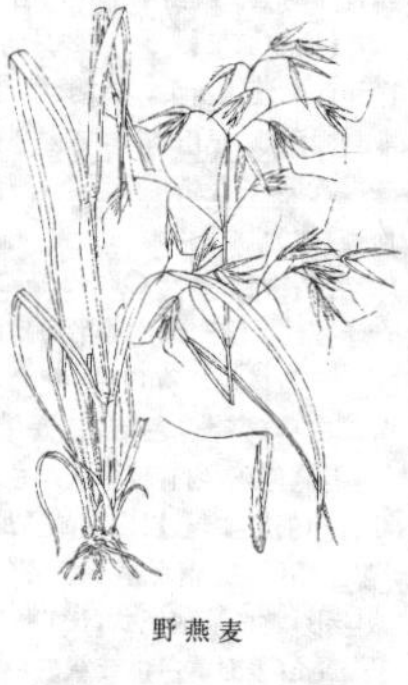

野燕麦

生于荒芜田野，分布于我国南北各地。

本植物的种子(野麦子)亦供药用，另设专条。

2. 光稃野燕麦 *Avena fatua* L. var. *glabrata* Peterm.

本种形态与野燕麦基本相似，主要区别在于：外稃光滑无毛。

生于路旁及农田中。分布于我国南北各地。

【采收加工】 在未结实前采割全草，晒干。

【药性】 甘，平。

1.《四川中药志》1960 年版："性温，味甘，无毒。"

2.《全国中草药汇编》："甘，平。"

【功用主治】 收敛止血，固表止汗。主治吐血，便血，血崩，自汗，盗汗，白带。

1.《四川中药志》1960 年版："补虚损。治吐血、出虚汗及妇女红崩。"

2.《全国中草药汇编》："收敛止血，固表止汗。主治白带，便血。"

【用法用量】　内服：煎汤，15～30 g。

5753 **燕窠土** ^{yàn kē tǔ}（《本草蒙筌》）

【异名】　胡燕窠内土（《本草拾遗》），燕窠泥（《救急方》），燕窝泥、燕子泥（《四川中药志》）。

【基原】　为燕科燕属动物金腰燕的巢泥。

【原动物】　参见"胡燕卵"条。

【采收加工】　取燕窠，鲜用或晒干。

【药性】　咸，寒。归心、肾经。

1.《本草拾遗》："无毒。"

2.《四川中药志》1960年版："性寒，味腥、咸。"

3.《彝医动物药》："性凉，可入心、肾二经。"

【功用主治】　清热解毒，祛风止痒。主治风疹，湿疮，丹毒，白秃，口疮，小儿惊风。

1.《本草拾遗》："主风瘙瘾疹。"

2.《纲目》："治口吻、白秃诸疮。"

3.《本草蒙筌》："作汤可浴小儿，悉逐惊痫，尽除疮疥。"

4.《四川中药志》1960年版："治伤寒狂热和寒火结胸。"

5.《彝医动物药》："降火消肿，祛风定惊，止痒止痛。主治冷寒身痛，热毒疮肿，脖子肿痛，小儿惊风。"

【用法用量】　外用：研末调敷，或煎水洗浴。内服：9～15 g，泡开水。

【选方】　1. 治风瘙瘾疹　胡燕窠土，水和敷之。（《千金方》）

2. 治黄水肥疮　燕窠土一分，麝香半分。研敷之。（《普济方》）

3. 治小儿丹毒　向阳燕窠土，为末，鸡子白和敷。（《卫生易简方》）

4. 治口角烂疮　燕窠泥敷之。（《救急方》）

5. 治一切疮毒　燕窝泥 30 g，黄柏末 30 g。香油调涂。（《东北动物药》）

6. 治小儿急惊风，高热　燕窝泥配鲜青蒿各 60～90 g，捣绒调鸡蛋清敷胸部，干后取下再调敷。

7. 治脖子肿痛（腮腺炎）　燕窝泥配蒲公英，捣绒敷患处。

（6、7方出自《彝医动物药》）

5754 **蕹叶** ^{xiè yè}（《政和本草》）

【基原】　为百合科葱属植物小根蒜或薤的叶。

【原植物】　参见"薤白"条。

【采收加工】　5～9月采收，鲜用。

【功用主治】　1.《肘后方》："治疗疮，煮洗佳，捣如泥敷亦得。"

2.《本草求原》："治肺气喘急。"

5755 **薤白** ^{xiè bái}（《本草图经》）

【异名】　薤根（《肘后方》），蕹子（《纲目》），野蒜、小独蒜（《中药形性经验鉴别法》），薤白头（《药材学》）。

【基原】　为百合科葱属植物小根蒜、薤、长梗薤白或天蓝小根蒜等的鳞茎。

【原植物】　1. 小根蒜 Allium macrostemon Bunge [A. macrostemon Bunge var. uratense (Franch.) Airy-Shaw]，菜芝（《本草经集注》），祥谷菜（《铁岭县志》），子根菜（《中药志》），团葱（《中国植物志》），小根菜。

多年生草本，高 30～60 cm。鳞茎近球形，直径 0.7～1.5 cm，旁侧常有 1～3 个小鳞茎附着，外有白色膜质鳞被，后变黑色。叶互生；叶苍绿色，半圆柱状狭线形，中空，长 20～40 cm，宽 2～4 mm，先端渐尖，基部鞘状抱茎。花葶单一，直立，高 30～70 cm，伞形花序顶生，球状，下有膜质苞片，卵形，先端长尖；花梗长 1～

2 cm，有的花序只有很少小花，而间以许多肉质小珠芽，甚则全变为小株芽；花被片 6，粉红色或玫瑰红色，雄蕊 6，比花被长，花丝细长，下部略扩大；子房上位，球形。蒴果倒卵形，先端凹入。花期 5～6 月，果期 8～9 月。

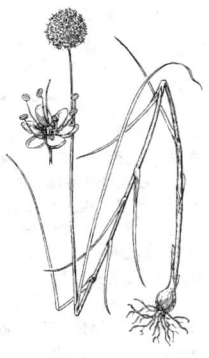

小根蒜

生于海拔 1 500 m 以下的山坡、丘陵、山谷或草地。分布于除青海、新疆以外的全国各地。

2. 薤 Allium chinense G. Don [A. bakeri Regel] 又名：薤（《本经》），火葱、鸿荟（《纲目》），荞头（《中国植物志》）。

与上种相似。主要区别为：鳞茎数枚聚生，狭卵状，直径 1～1.5 cm；鳞茎外皮白色或带红色，膜质，不破裂。叶基生，2～5 枚；具 3～5 棱的圆柱状，中空，近与花葶等长。花葶侧生，圆柱状，高 20～40 cm，总苞膜质，2 裂，宿存，伞形花序半球形、松散，花梗为花被的 2～4 倍长，具苞片；花淡紫色至蓝紫色，花被片 6，长 4～6 mm，宽椭圆形至近圆形，钝头；花丝为花被片的 2 倍长，仅基部合生并与花被贴生，内轮的基部扩大，两侧各具 1 齿，外轮的无齿；子房宽倒卵形，基部具 3 个有盖的凹穴；花柱伸出花被。花、果期 10～11 月。

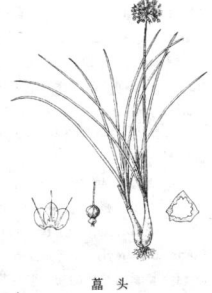

薤 头

我国长江流域和南部各地广泛栽培，鳞茎多供食用，也有野生者。

此外，长梗薤白 Allium nerini florum (Herb.) Baker 分布于东北及河北，天蓝小根蒜 Allium caeruleum Pall. 分布于新疆天山以北地区，鳞茎亦作薤白入药。

【栽培】　生物学特性　喜较温暖湿润气候。以疏松肥沃、富含腐殖质、排水良好的壤土或砂质壤土栽培为宜。

繁殖方法　鳞茎繁殖。春季或秋末挖取鳞茎，大的留供药用，小的留作繁殖材料。8～9月在整好的畦上按行距 20～25 cm，穴距 8～10 cm开穴，每穴栽鳞茎 3～5 个，芽嘴向上，施入畜粪水，盖草木灰，覆土厚 3 cm。

田间管理　栽后中耕除草 3 次，第一次在苗出齐后，第二、第三次在 2～4 月进行，并随加培土。在第一、第二次中耕除草后，施人畜粪水。

【采收加工】　栽后第二年 5～6 月采收，将鳞茎挖起，除去叶苗和须根，洗去泥土，鲜用或略蒸一下，晒干或炕干。

【药材】　薤白 Allii Macrostemonis Bulbus　小根蒜主产于东北、河北、江苏、湖北等地，以江苏产的质量佳，薤头产于我国南北大部分地区。

性状　小根蒜　呈不规则卵形，高 0.5～1.5 cm，直径 0.5～1.8 cm。表面黄白色或淡黄棕色，皱缩，半透明，有类白色膜质鳞片包被，

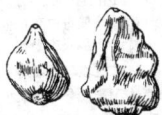

薤白（鳞茎）外形

底部有突起的鳞茎盘。质硬，角质样。有蒜臭，味微辣。

薤 3 呈略扁的长卵形，高 1～3 cm，直径 0.3～1.2 cm。表面淡黄棕色或棕褐色，具浅纵皱纹。质较软，断面可见鳞叶 2～3 层，嚼之粘牙。

薹别 粉末特征：小根蒜 鳞叶表皮细胞类长方形，长 60～260 μm，宽 20～60 μm，少数呈多角形，壁薄，无细胞间隙。偶见气孔散有，圆形，直径 10～16 μm，副卫细胞 5～6 个。较老的鳞叶细胞中可见草酸钙方晶，长 5～10 μm，多单个存在；少数具 2～4 个方晶。导管主为螺纹导管，直径 6～16 μm。

【成分】 1. 小根蒜 鳞茎含呋甾烷醇型皂苷：薤白苷(macrostemonoside)A、D、E、F、G、H、I、J、K、L，异菝葜皂苷元-3-O-β-D-吡喃葡萄糖基(1→2)-β-D-吡喃半乳糖苷〔smilagenin-3-O-β-D-glucopyranosyl(1→2)-β-D-galactopyranoside〕。含挥发油，具有异臭气的为 19 种含硫化合物，主要有甲基丙基二硫醚(methylpropyl disulfide)，丙基异丙基二硫醚(propylisopropyl disulfide)，二甲基二硫醚(dimethyl disulfide)等二硫化合物；二甲基三硫醚(dimethyl trisulfide)，甲基丙基三硫醚(methylpropyl trisulfide)等三硫化合物；二甲基四硫醚(dimethyl tetrasulfide)等四硫化合物；1，3-二噻烷(1，3-dithiane)，4-甲基-1，2，3-三噻烷(4-methyl-1，2，3-trithiane)，3，5-二甲基-1，2，4-三噻烷(3，5-dimethyl-1，2，4-trithiane)，5-甲基-1，2，3，4-四噻烷(5-methyl-1，2，3，4-tetrathiane)等噻烷衍生物及烯丙基异丙基二硫醚〔3-〔(1-methyl ethyl)thio〕-1-propene〕，2，2-双(甲硫基)丙烷〔2，2-bis(methylthio)propane〕，2，4-二甲基噻吩(2，4-dimethyl thiophene)。还含脂肪酸：棕榈酸(palmitic acid)，十八碳-9，12-二烯酸(octadeca-9，12-dienoic acid)及前列腺素(prostaglandin) A$_1$ 及 B$_1$。

2. 薤头 鳞茎含酪胺衍生物：N-(对反式香豆酰基)酪胺〔N-(p-trans-coumaroyl) tyramine〕，N-(对顺式香豆酰基)酪胺〔N-(p-cis-coumaroyl) tyramine〕，N-反式-阿魏酰基酪胺(N-trans-feruloyl tyramine)。有机酸类：半月苔酸(lunularic acid)，香豆酸(p-coumaric acid)，对羟基苯甲酸(p-hydroxybenzoic acid)等酸。还含硬脂酸(stearic acid)，棕榈酸，油酸(oleic acid)，亚油酸(linoleic acid)，肉豆蔻酸(myristic acid)，十五(烷)酸(pentadecanoic acid)，十六碳烷酸(hexadecenoic acid)，十七碳烯酸(heptadecenoic acid)等脂肪酸。还含二烯丙基二硫醚(diallyl disulfide)；甾体皂苷类：chinenoside Ⅱ、Ⅳ、Ⅴ、Ⅵ等，薤白皂苷(xiebaisaponin)Ⅰ等拉肖皂苷元(laxogenin)的皂苷；呋甾烷醇型皂苷薤白苷 A、F；查耳酮化合物：异甘草苷元(isoliquiritigenin)及其葡萄糖苷。

3. 长梗薤白 鳞茎含挥发油，主要为二甲基三硫化物，甲基(1-丙烯基)二硫醚〔methyl(1-propenyl)-disulfide〕，甲基丙基二硫醚，甲基烯丙基三硫醚，甲基丙基二硫醚，二丙基二硫醚(dipropyldisulfide)，2，4-二甲基噻吩等硫化物；还含 2-甲基-2-戊烯醛(2-methyl-2-pentenal)，3，3-二甲基戊烷(3，3-dimethylpentane)，甲基环己烷(methylcyclohexane)，1，2-二甲基硫乙烯(1，2-dimethylthioethylene)，3-甲基己烷(3-methylhexane)或正庚烷(n-heptane)等小分子脂肪族化合物。

【药理】 1. 抗动脉粥样硬化 长梗薤白提取物(含精油成分)对实验性高血脂及动脉粥样硬化家兔具有降低血脂、抑制动脉斑块形成的作用。此外，整个实验过程中血清氧化脂质含量药组明显低于对照组。长梗薤白水提取物和醇提取物对血清总脂、β-脂蛋白和总胆固醇都有较明显降低作用。直接给予二烯丙基二硫化物，对饲制固醇家兔有阻止血脂增高作用。

抗血小板聚集 体外血小板聚集试验结果表明，薤白注射液对 ADP 诱导的兔血小板聚集有明显抑制作用，其抑制 50% 聚集的浓度为 7.76 mg/ml。薤白的 70% 乙醇提取物及其组成分 N-对香豆酰胺和 N-反-阿魏酰基酪胺对 2 μmol/L ADP 诱导的人

血小板聚集有很强的抑制作用，N-反-阿魏酰基酪胺在 1×10^{-4} mol/L浓度时比阿司匹林强 4～5 倍。长梗薤白用氯仿或二氯甲烷提取的精油，对 ADP 诱导的兔血小板聚集有很强的抑制作用，其抑制富含血小板血浆 50%聚集的浓度为 157.0±16.5 μg/ml。另外，薤白中所含的甲基烯丙基三硫化物、二甲基三硫及其薤白苷 E、F 等成分有强烈的抑制血小板聚集的作用。

3. 对花生四烯酸代谢系列的干扰作用 薤白能明显干扰血小板花生四烯酸代谢，抑制其环氧化酶代谢途径，抑制血栓烷 B$_2$(TXB$_2$) 及 12(S)-羟基-十三烯酸(HHT)的合成，与此同时脂质氧化酶途径的代谢产物 5-羟基花生四烯酸(HETE)合成确有增强。薤白对血小板合成 TXB$_2$ 的抑制作用的 IC_{50} 为 0.146 mg/ml，抑制率达 80.3%，HHT 合成的抑制率达 78.6%，而 HETE 增加 20.2%。薤白乙醇提取液每日 5 g(生药)拌饲料喂兔，给药 3 星期后用放射免疫法测定，血浆中 PGE$_1$ 含量有明显升高，而 PGE$_1$ 可增加血小板内 cAMP 水平，抑制血小板合成 TXA$_2$，抑制血小板聚集。

4. 抗氧化作用 薤白原汁 2.4 和 4.8 g/kg 灌胃能显著提高由白酒造成的氧化激态大鼠血清超氧化物歧化酶(SOD)，过氧化氢酶(CAT)和 T 淋巴细胞降低的作用，并能明显降低激态大鼠过氧化脂质(LPO)的形成。对 Fenton 反应产生的羟自由基有清除作用，而薤白的乙醚、乙酸乙酯、水提取物及挥发油则作用不显著。

5. 其他作用 薤白可延长正常小鼠和给予异丙肾上腺素的特异性心肌缺氧小鼠在缺氧环境下的存活时间，对去甲肾上腺素及氯化钾引起的大鼠离体主动脉收缩也有对抗作用。薤白对以 1%盐水诱发中风或有中风倾向的自发性高血压大鼠有预防作用。小鼠口服给予 50%乙醇温浸物 1～3 g/kg 镇痛作用显著。同等用量可明显促进肠管炭末的输送。口服给药 3 g/kg 有弱的抗泻作用，对于肠管高浓度可见较弱的抗乙酰胆碱、抗血清及抗组胺作用。

毒性 薤白注射液小鼠腹腔注射的 LD_{50} 为 70.12±3.4 g/kg，中毒症状有活动减少、四肢无力、软瘫、抽搐的躁动不安。对于溃疡，3 g/kg 给大鼠灌服，可明显恶化溃疡的形成。

【炮制】 取原药材，除去杂质及须根、僵黑粒，筛去灰屑；或取鲜薤白蒸至圆气透心为度；干燥，除去膜衣膜。

饮片性状 参见"药材"项。

贮干燥容器内，置于通风干燥处，防蛀。

【药性】 辛、苦、温。归肺、心、胃、大肠经。

1.《本经》："味辛。"

2.《别录》："苦、温，无毒。"

3.《千金方》："味苦辛、温，滑。"

4.《本草图经》："性冷。"

5.《汤液本草》："入手阳明经。"

6.《本草元命苞》："入太阴经，行阳明路(手太阴、手阳明)。"

7.《本草汇言》："可升可降，阳也。"

8.《本草经解》："入足厥阴肝经、手太阴肺经、手少阴心经。"

9.《医林纂要》："甘、辛、苦、温。"

【功用主治】 理气宽胸，通阳散结。主治胸痹心痛彻背，胸脘痞闷，咳嗽嗳乞，脘腹疼痛，泄痢后重，白带、疮疖痈肿。

1.《本经》："主金疮疮败，轻身不饥耐劳。"

2.《别录》："除寒热，去水气，温中散结，利病人。诸疮，中风寒水肿，以涂之。"

3.《千金方》："心痛宜食之。能生肌肉，利产妇。骨鲠在咽不得下者，食之则去。"

4.《食疗本草》："通神，安魂魄，益气，续筋力。""治妇人赤白带下。"

5.《本草拾遗》："调中，主久痢不瘥，大腹内常恶者，但多煮

食之。”

6.《日华子》:“轻身耐寒,调中补不足,食之能止久痢冷泻,肥健人。”

7. 李东垣:“治泄痢下重,能泄下焦阳明气滞。”(引自《纲目》)

8.《纲目》:“治少阴病厥逆泄痢,及胸痹刺痛,下气散血,安胎。”“温补,助阳道。”

9.《本经逢原》:“捣汁生饮,能吐胃中痰食虫积。”

10.《药性集要》:“治猝中恶死,并豚气痛。”

【用法用量】 内服:煎汤,5～10 g,鲜品 30～60 g;或入丸、散,亦可煮粥食。外用:捣敷;或捣汁涂。

【宜忌】 阴虚及发热者慎服。

1.《本草经集注》:“不可生虠,荤辛为忌。”

2.《千金方》:“黄帝云,薤不可共牛肉作羹,食之成瘕疾。”

3.《食疗本草》:“发热病人不宜多食。”

4.《本草汇言》:“阴虚发热病不宜食也。”

5.《本草从新》:“滑利之品,无滞勿用。”

6.《医林纂要》:“多食昏气昏目,忌蜜。”

7.《本草省常》:“多食动邪火。”

8.《随息居饮食谱》:“多食发热。忌与韭同。”

【选方】 1. 治胸痹之病,喘息咳唾,胸背痛,短气,寸口脉沉而迟,关上小紧数　栝蒌实(捣)一枚,薤白半升,白酒七升。上三味,同煮,取二升。分温再服。(《金匮要略》栝蒌薤白白酒汤)

2. 治胸痹不得卧,心痛彻背者　栝蒌实(捣)一枚,薤白三两,半夏半升,白酒一斗。上四味,同煮,取四升。温服一升,日三服。(《金匮要略》栝蒌薤白半夏汤)

3. 治天行干呕若哕,手足逆冷　薤白(切)一升,香豉一升,白米四合。上三味,以水一升,煮豉一沸,漉去滓,下薤及米,煮为稀粥,进两碗良。(《外台》引《急救方》薤豉粥)

4. 治霍乱干呕不止　薤白(切)一握,生姜(切)半两,陈皮丝三钱。上水二大钟,煎七分,温服。(《古今医统》薤白汤)

5. 治老人脾胃虚冷,泄痢,水谷不分　薤白一握(切),粳米四合,葱白三茎(细切)。上相合,作羹,下五味椒、酱、姜,空心食。(《安老怀幼书》白粥方)

6. 治痘疹身热下痢,黄赤脓血　薤白半盏,豆豉一钱,山栀十枚。水煮,薤白烂后,量儿大小服之。(《医学入门》薤白汤)

7. 治奔豚气痛　薤白捣汁饮之。(《肘后方》)

8. 治肺气喘急　用薤白研汁饮之。(《卫生易简方》)

9. 治软疖　薤白、淡豆豉各等分。上二味共舂作饼掩之,留疮口泄气。(《卫济宝书》)

10. 治疮　薤白和生盐捣烂敷。(《岭南采药录》)

11. 治咽喉肿痛　薤根,醋捣,敷肿处,冷即易之。(《圣惠方》)

12. 治扭伤肿痛　鲜薤白和红酒糟捣烂敷患处。

13. 治头痛、牙痛　鲜薤白、红糖各 15 g。捣烂敷足掌心。(12、13 方出自《福建药物志》)

14. 治鼻渊　薤白、木瓜花各 9 g,猪鼻管 120 g。水煎服。(《陆川本草》)

【临床报道】 防治动脉粥样硬化　用薤白提取物胶丸(每丸 0.25 g)口服,每次 1～2 丸,每日 3 次,连服 4 星期为 1 个疗程,共观察原发性高脂血症患者 55 例,分别测定服药前后血清总胆固醇、三酰甘油、β-脂蛋白,部分患者测定过氧化脂质、血小板聚集率、6-酮-前列腺素 $F_{1\alpha}$(6-keto-PG $F_{1\alpha}$)、血栓烷 B_2(TXB_2)。结果血清总胆固醇有 41 例降低($P<0.001$),有效率为 74%;三酰甘油降低 43 例($P<0.001$),有效率为 78%,个别患者下降幅度达 2.18 mmol/L;β-脂蛋白服药前后无明显改善。13 例患者测定血清过氧化脂质均有不同程度下降,平均值服药前为 5.55,服药后为 4.10,平均下降 1.45($P<0.01$),服药前后有明显差异;8 例患者测定 6-keto-PG $F_{1\alpha}$和 TXB_2,服药后 6-keto-PG $F_{1\alpha}$均有所提高。另有报道,用长梗薤白提取物胶丸(每丸 0.25 g,相当于生药 6.1 g),每次口服 2 丸,每日 3 次,4 星期为 1 个疗程,共观察原发性高脂血症 132 例,比较服药前后血浆总胆固醇、β脂蛋白、血浆 6-keto-$PGF_{1\alpha}$的变化,P 值均<0.001;血小板聚集率服药前后对比 $P<0.01$,表明该药有降低血脂、提高 6-keto-$PGF_{1\alpha}$水平、抑制血小板聚集的作用。

【各家论述】 1.《本草图经》:“赤者疗疮生肌,白者冷补。”

2.《纲目》:“薤味辛,气温,诸家言其温补,而苏颂《图经》独谓其冷补,按杜甫薤诗云:束比青刍色,圆齐玉箸头,衰年关膈冷,味暖并无忧。亦言其温补,与经文相合,则冷补之说,盖不然也。”

3.《本草崇原》:“金疮疮败,则皮肌经脉虚寒,薤白辛温,从内达外,故能治之。”

4.《长沙药解》:“肺病则逆,浊气不降,故胸膈痹塞;肠病则陷,清气不升,故肛门重坠。薤白,辛温通畅,善散壅滞,故痹者下达而变冲和,重者上达而化轻清。其诸主治:断泄痢,除带下,安胎妊,散疮疡,疗金疮,下骨鲠,止气痛,消咽肿,缘其条达凝郁故也。”

5.《本经逢原》:“薤白,《本经》治金疮疮败,亦取辛以泄气,温以长肉也。”

6.《本草求真》:“薤味辛则散,散则能使在上寒滞立消;味苦则降,降则能使在下寒滞立下;气温则散,散则能使在中寒滞立除;体滑则通,通则能使久痼寒滞立解。是以下痢可除,瘀血可散,喘急可止,水肿可敷,胸痹刺痛可愈,胎产可治,汤火及中恶卒死可救,实通气、滑窍、助阳佳品也。”“(薤)功用有类于韭,但韭则止入血行气及补肾阳,此则专通寒滞及兼滑窍之为异耳。”

5756 薯莨 shǔ liáng (《植物名实图考》)

【异名】 赭魁(《新修本草》),薯良(《药性考》),鸡血莲、血母、朱砂莲(《贵州民间方药集》),血三七、雄黄七、血葫芦、朱砂七、红药子(《湖南药物志》),金花果(《云南中草药》),红孩儿、孩儿血(江西《草药手册》),牛血莲(《湖北中草药志》),染布薯(《广西药用植物名录》)。

【基原】 为薯蓣科薯蓣属植物薯莨的块茎。

【原植物】 薯莨 *Dioscorea cirrhosa* Lour. [*Dioscorea rhipogonoides* Oliv.]

藤本,粗壮,长可达 20 m 左右。块茎一般生长在表土层,为卵形、球形、长圆形或葫芦状,外皮黑褐色,凹凸不平,断面新鲜时红色,干后紫黑色,直径大的可达 20 cm 以上。茎绿色,无毛,右旋,有分枝,下部有刺。单叶,在茎下部的互生,中部以上的对生;叶柄长 2～6 cm;叶片革质或近革质,长椭圆形至卵形,或为卵状披针形至狭披针形,长 5～20 cm,宽 2～14 cm,先端渐尖或骤尖,基部圆形,有时呈三角状缺刻,全缘,两面无毛,表面深绿色,背面粉绿色;基出脉 3～5,网脉明显。雄花序穗状,通常排列呈圆锥状花序,长 2～14 cm 或更长;雄花的外轮花被片为宽卵形,长约 2 mm,内轮小,倒卵形;雄蕊 6,稍短于花被片;雌花外轮花被片较内轮大。蒴果不反折,近三棱状扁圆形,长 1.8～3.5 cm,宽 2.5～5.5 cm;种子着生在中轴中部,四周有膜质翅。花期 4～6 月,果期 7 月至翌年 1 月仍不脱落。

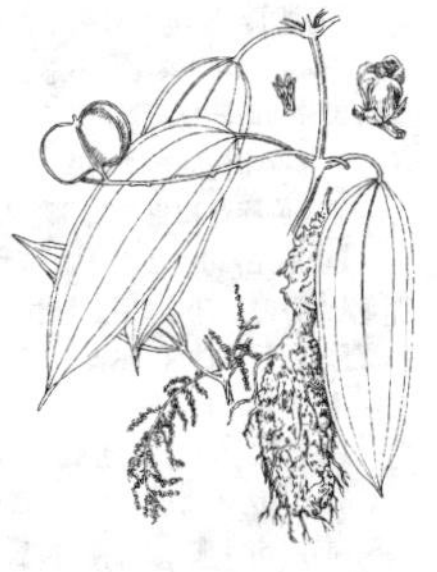

薯　莨

生于海拔 350～1 500 m 的山坡、路旁、河谷边的杂木

林、阔叶林中、灌木丛中或林边。分布于浙江、福建、江西、湖南、广东、广西、贵州、台湾。

【采收加工】 5～8月采挖，捣碎鲜用或切片晒干。

【药材】 薯莨 Dioscoreae Cirrhosae Rhizoma 主产于江西、广东、广西、福建等地。

性状 块茎呈长圆形、卵圆形、球形或结节块状，长 10～15 cm，直径 5～10 cm。表面深褐色，粗裂，有瘤状突起和凹纹，有时具须痕或点状须根痕。纵切或斜切成块片，多数呈长卵形，长 3～12 cm，厚 0.2～0.7 cm。外皮皱缩，切面暗红色或红黄色。质硬而重，断面颗粒状，有明显的或隐约可见红黄相间的花纹。气微，味涩、苦。

显微 (1) 块茎横切面：木栓层较厚，细胞壁微木化。皮层有分泌细胞散在，长径 54～102 μm，内方层细胞 1 列，切向扁小。维管束外韧型，稀疏散在。薄壁细胞中含鞣质、淀粉粒。淀粉粒卵圆形，长径 14～20 μm。

(2) 取粉末 5 g，加水 30 ml 振摇后，滤过。取滤液加 1%明胶试液或 1.5%咖啡因试液，均发生乳白色沉淀；取滤液加 1%三氯化铁试液，立即产生绿色(检查鞣质或酚类)。

【成分】 主要含酚性糖苷：3, 4-二羟基苯乙醇葡萄糖苷(3, 4-dihydroxyphenethyl alcohol glucoside)，根皮酚葡萄糖苷(phloroglucinol glucoside)等；鞣质：右旋儿茶素(catechin)，左旋表儿茶素(epicatechin)和它们的二聚体原矢车菊素(procyanidin)B-1、B-2、B-5，三聚体原矢车菊素 C-1，儿茶素-(4α→6)-表儿茶素-(4β→8)-表儿茶素[catechin-(4α→6)-epicatechin-(4β→8)-epicatechin]，表儿茶素-(4β→6)-表儿茶素-(4β→8)-儿茶素[epicatechin-(4β→6)-epicatechin-(4β→8)-cate-chin]，四聚体表儿茶素-(4β→8)-表儿茶素-(4β→8)-表儿茶素-(4β→8)-表儿茶素[epicatechin-(4β→8)-epicatechin-(4β→8)-epicatechin-(4β→8)-epicatechin]。

【药理】 1. 止血作用 薯莨煎剂 1.5 g/kg 灌胃能显著缩短家兔出血时间与凝血时间。薯莨提取液有类似血小板的促凝作用。

2. 对子宫平滑肌作用 薯莨酊剂或煎剂对小鼠离体子宫有明显兴奋作用，增强子宫平滑肌张力，收缩振幅和频率。

3. 抑菌作用 薯莨酊剂或煎剂体外对金黄色葡萄球菌有中等程度抑制，对甲型副伤寒杆菌与宋内痢疾杆菌有较弱的抑制作用。抑菌作用可能与薯莨中所含鞣质有关。

毒性 薯莨煎剂小鼠皮下注射 LD_{50} 为 68.8±9.1 g/kg。醇浸剂对离体蟾蜍心脏有抑制作用。

【炮制】 取原药材，润透，切薄片，干燥，筛去灰屑。

饮片 呈不规则圆形或椭圆形薄片，长 1.5～10 cm。周边深褐色或褐红色，凹凸不平，有点状突起的须根痕。切面紫红色或棕红色，有多数黄色斑点及斑纹，对光可见"亮银星"。气微、微苦、涩、微酸。

贮干燥容器内，置通风干燥处。防霉、防蛀。

【药性】 苦，凉。小毒。

1. 《新修本草》："有小毒。"

2. 《湖南药物志》："苦，平。"

3. 《贵州民间药物》："性平，味涩、微酸。"

4. 《苗族药物集》："性冷，入热经。"

【功用主治】 活血止血，理气止痛，清热解毒。主治咳血、咯血、呕血、衄血、尿血、便血、崩漏、月经不调、痛经、经闭、产后腹痛、脘腹胀痛、痧胀腹痛、热毒血痢、水泻，关节痛、跌打肿痛、疮疖、带状疱疹、外伤出血。

【药性考】"大能活血。"

1. 《湖南药物志》："活血、补血、止痛、散气。治筋骨痛，关节炎腰痛，内伤出血，血气滞痛，疮疖，痢疾，月经不调。"

2. 《贵州民间药物》："收敛固涩、止血痢。治血痢，红崩，咳

血，水泻。"

3. 《浙江药用植物志》："治牙痛。"

4. 《福建药物志》："治带状疱疹、鱼虾中毒。"

5. 《湖北中草药志》："治经闭，痔疮。"

【用法用量】 内服：煎汤，3～9 g；绞汁或研末。外用：研末敷或磨汁涂。

【宜忌】 孕妇慎服。

【选方】 1. 治咳嗽 朱砂莲、藕节各 9 g，茅草根 6 g。共炒焦后，煎水服。《贵州民间药物》

2. 治内痔出血 牛血莲、旱莲草、海蚌含珠各 15 g。水煎服。《湖北中草药志》

3. 治红崩 朱砂莲、红鸡冠花各 9 g，百草霜 3 g。共研末，煮米酒服。《贵州民间药物》

4. 治月经不调 牛血莲 10 g，月月红 10 g。水煎服。《湘西苗药汇编》

5. 治妇女血气痛 薯莨根磨 1.2～1.5 g。开水冲服。《湖南药物志》

6. 治瘀血停滞 薯莨、凤叉蕨、大血藤、松节各等分。共研末，每服 6 g，温酒冲服。《湖南农村常用中草药手册》

7. 治心胃气痛 朱砂莲 6 g，万年荞 9 g，木姜子 9 g，刺梨根 15 g。水煎服。《贵州常用民间草药手册》

8. 治跌打损伤 薯莨块茎 9 g，茜草 15 g，朱砂根 9 g，丹参 9 g，紫金牛 6 g。水煎服。《浙江药用植物志》

9. 治痈疮红肿 薯莨、木鳖瓜各适量。共捣烂，敷患处。《梧州地区中草药》

10. 治水火烫伤 薯莨晒干研末，调蜂蜜外搽患处。Ⅰ、Ⅱ度者一般 1 星期可愈。《浙南本草新编》

【临床报道】 1. 治疗多种出血症 取红孩儿块根 500 g，煎成水剂 2 500 ml，每次 20 ml，每日 3 次服；或每日取红孩儿块根 9～15 g，水煎服；或红孩儿块根粉 1～3 g，每日 3 次或装入胶囊内服；或红孩儿块根片(每片 0.3 g)，口服，每次 1～2 g，每日 3 次。治疗妇科出血 23 例，咯血、血尿、贫血各 5 例，上消化道出血 13 例，总计 51 例，总有效率 85%。用红孩儿以水或丙醇提取制成片剂，日服 3 次，每次 4 粒(相当于生药 12 g)。治疗妇科出血 213 例，有效率 84%。疗效显著者(出血量减少一半以上，至完全停止)达 53%。服药后间有轻微反应，如胃部不适、腹部胀满、头昏胀等，一般不需特殊处理。

2. 治疗应激性溃疡 取薯莨 250 g，加清水 1 500 ml 浸泡 30 分钟，以文火煎熬至凝胶液约 160 ml，口服 20 ml，每日 3 次。昏迷患者从鼻饲管内注入。上述治疗为 1 个疗程。2 日后重复 1～2 个疗程。治疗标准：呕血停止，大便 OB 转阴，贫血改善，血红蛋白回升至 110 g/L 以上。结果：1 个疗程治愈者 12 例，2 个疗程治愈者 19 例，3 个疗程治愈者 14 例，总治愈率 78%。另 6 例配合滴注雷尼替丁，口服凝血酶治愈。2 例经外科行胃大部切除术治愈。5 例死亡。均与应激性溃疡无关，其中 2 例死于多脏器功能衰竭，2 例死于肺部感染，1 例死于脂肪栓塞综合征。

5757 薇籽 wēi zǐ 《云南思茅中草药选》

【基原】 为大戟科斑籽属植物散微籽的根、皮或叶。

【原植物】 散微籽 Baliospermum effusum Pax et Hoffm.

直立灌木，高 1～2 m。叶互生；叶柄长 1～3 cm；叶片长卵形，长 6～15 cm，宽 3～8 cm，有时分裂，通常全缘，有稀钝齿，叶脉明显三出；总状花序腋生，长达 15 cm，花小，浅黄绿色。果大如豌豆，三棱形，由 3 粒种子合生。

生于路边、灌木丛中。分布于云南等地。

【采收加工】 秋冬季采收，晒干或鲜用。

【药性】 《云南中草药》："辛，微温。"

【功用主治】《云南中草药》:"散瘀消肿,解毒驱虫。应用于跌打损伤,骨折,黄疸型肝炎,蛔虫症。"

【用法用量】内服:煎汤,6～9 g。外用:鲜品,捣敷。

【选方】1. 治黄疸型肝炎,蛔虫症 薇籽6～9 g。煎服。

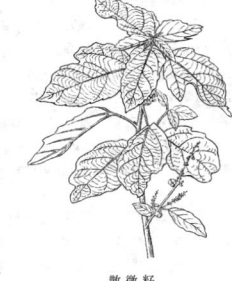

散薇籽

2. 治跌打损伤,骨折 薇籽6～9 g。煎服。外用鲜品捣烂敷患处。(1、2方出自《云南中草药》)

3. 治骨折 薇籽、车前草、抱龙、藤仲、玉叶金花、酒适量。共捣烂,用紫米稀饭调糊状包敷。《云南思茅中草药选》

5758 薏苡仁 yì yǐ rén 《本经》

【异名】蘑苡、蘑英《说文》,解蠡《本经》,屋菼、起实、蘸《别录》,薢茩《陶弘景》,感米《千金方》,薏珠子《本草图经》,回回米、草珠儿、薏珠《本草纲目》,米仁《药品化义》,米珠《本草崇原》,薏仁《本草新编》,苡仁《临证指南》,玉秫《杨氏经验方》,六谷米《中药形性经验鉴别法》,珠珠米《贵州民间方药集》,药玉米、水玉米、沟子米《东北药用植物志》,裕米《广西中药志》,益米《闽东本草》。

【基原】为禾本科薏苡属植物薏苡的种仁。

【原植物】薏苡 Coix lacryma-jobi L. var. ma-yuen (Roman.) Stapf [C. ma-yuen Romanet; C. lacryma-jobi L. var. frumentacea Makino]

一年或多年生草本,高1～1.5 m。须根较粗,直径可达3 mm。秆直立,约具10节。叶片线状披针形,长可达30 cm,宽1.5～3 cm,边缘粗糙,中脉粗厚,于背面凸起;叶鞘光滑,上部者短于节间;叶舌质硬,长约1 mm。总状花序腋生成束,雌小穗位于花序之下部,外面включ骨质念珠状的总苞,总苞约与小穗等长;能育小穗第一颖下部膜质,上部厚纸质,先端钝,第二颖舟形,被包于第一颖中;第二外稃短于第一外稃,内稃与外稃相似而较小;雄蕊3,退化,雌蕊具长花柱;不育小穗退化成筒状的颖,雄小穗常2～3枚生于同一总苞之外,无柄小穗第一颖扁平,两侧内折成脊而具不等宽之翼,第二颖舟形,内稃与外稃皆为薄膜状;雄蕊3;有柄小穗与无柄小穗相似,但较小或有更退化者。颖果外包坚硬的总苞,卵形或卵状球形。花期7～9月,果期9～10月。

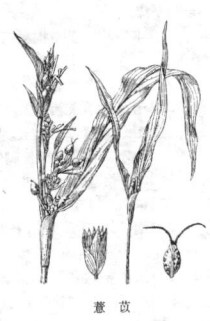

薏苡

生于屋旁、荒野、河边、溪涧或阴湿山谷中。我国大部分地区均有分布。一般为栽培品。

本植物的叶(薏苡叶)、根(薏苡根)亦供药用,另设专条。

【栽培】生物学特性 喜温暖湿润气候,怕干旱、耐肥。各类土壤均可种植,对盐碱地、沼泽地的盐碱和潮湿的耐受性较强,但以向阳、肥沃的壤土或黏壤土栽培为宜。忌连作,也不宜与禾本科作物轮作。近年来在潮湿的水稻土上栽培,特别在抽穗扬花期始以浅水层,可显著增产。

繁殖方法 种子繁殖。为预防黑穗病,播前将种子用60 ℃温水浸种10～20分钟,捞出种子包好置于5％生石灰水中浸1～2日,注意不要损坏水面上的薄膜;取出以清水漂洗后播种,或用1：1：100的波尔多液浸种24～72小时;于3～4月间穴播,按行株距27～30 cm见方,穴深5～7 cm,每穴播种子5～6颗,覆土2～3 cm,镇压。每亩需种5～6 kg。

田间管理 幼苗有3～4片真叶时间苗,每穴留苗4～5株。中耕除草一般3次。薏苡是需肥量较大、耐肥性较强的作物,生长前期着重施氮肥提苗,后期应多施磷肥、钾肥,促进壮秆孕穗,田间水分管理以湿、干、水、湿、干相间的原则,即采用湿润育苗,干旱拔节,有水孕穗,湿润灌浆,干田收获。薏苡是异株花粉授精,辅助授粉是在盛花期以绳索等工具振动植株(10～12时),使花粉飞扬,可提高结实率。

病虫害防治 病害有黑穗病,注意选种和种子处理,发现病株应立即拔除烧毁。还有叶枯病等为害。虫害有玉米螟、黏虫为害。

【采收加工】9～10月茎叶枯黄,果实呈褐色,大部成熟(约85％成熟)时,割下植株,集中立放3～4日后脱粒,筛去茎叶杂物,晒干或烤干,用脱壳机械脱去总苞和种皮,即得薏苡仁。

【药材】薏苡仁 Coicis Semen 主产于福建、江苏、河北、辽宁等地。

性状 种仁宽卵形或长椭圆形,长4～8 mm,宽3～6 mm。表面乳白色,光滑,偶有残存的黄褐色种皮。一端钝圆,另端较宽而微凹,有一淡棕色点状种脐。背面圆凸,腹面有1条较宽而深的纵沟。质坚实,断面白色,粉质。气微,味淡。

薏苡仁
(种仁)外形

鉴别 粉末特征:类白色。主体为淀粉粒。单粒类圆形或多面形,直径2～20 μm,脐点星状、三叉状、人字形或裂缝状;复粒少见,由2～3分粒组成,加碘试液淀粉粒显棕红色。

品质标志 《中华人民共和国药典》2010年版规定:照高效液相色谱法测定,本品含甘油三油酸酯($C_{57}H_{104}O_6$)不得少于0.50％。

【成分】种仁含薏苡仁酯(coixenolide),脂类中三酰甘油61％～64％,二酰甘油6％～7％,一酰甘油4％,甾醇酯9％,游离脂肪酸17％～18％。在三酰甘油中亚油酸(linoleic acid)含量可达25％～28％,在游离脂肪酸中亚油酸含量为27％～28％;游离脂肪酸还有棕榈酸(palmitic acid)、硬脂酸(stearic acid)、顺-8-十八碳烯酸(cis-8-octadecenoic acid)即油酸等。三酰甘油中有具抗肿瘤作用的α-单油酸甘油酯(α-monoolein),甾醇酯中有具促排卵作用的顺、反-阿魏酰豆甾醇酯(cis-, trans-feruloylstigmasterol)和顺、反-阿魏酰菜油甾醇酯(cis-, trans-feruloylcampesterol)等。种仁还含具抗补体作用的葡聚糖和酸性多糖C_{A-1}、C_{A-2}及降血糖作用的薏苡多糖(coixan)A、B、C。种子挥发油含69种成分,其中主要的有己醛(hexanal)、己酸(hexanoic acid)、2-乙基-3-羟基丁酸乙酯(2-ethyl-3-hydroxyhexylbutrate)、γ-壬内酯(γ-nonalactone)、壬酸(nonanoic acid)、辛酸(octanoic acid)、棕榈酸乙酯(ethyl palmitate)、亚油酸甲酯(methyllinoleate)、香草醛(vanillin)及亚油酸乙酯(ethyl linoleate)等。

【药理】1. 抗肿瘤作用 薏苡仁乙醇提取物腹腔注射能抑制艾氏腹水癌细胞的增殖,显著延长小鼠的生存时间。从该提取物中分离得到2个组分,其一能引起原生质的变性,另一组分可使细胞核分裂停止于中期。薏苡仁的丙酮提取物,对小鼠艾氏腹水瘤以及宫颈癌 U14、肝癌腹水型(Hepa)、S180肉瘤腹水型和实体型均有明显的抑制作用,其分离出来的酸性成分能使 S180肉瘤腹水型ICR小鼠的存活期延长163％。乙酸乙酯或氯仿提取物对肿瘤抑制作用较弱,而石油醚、乙醚和甲醇提取物无效。早期认为丙酮提取物中的抗肿瘤成分为薏苡仁酯,后经多次检测薏苡仁脂溶性成分,在除去脂类水解产物的有机酸部分后,均未检出薏苡仁酯。经化学分析证实丙酮提取物的活性成分是棕榈酸、硬脂酸、油酸、亚油酸(16.4%、2.2%、54.7%、26.7%)等游离脂肪酸的混合物,不饱和脂肪酸(亚油酸)为主要的抗癌成分。薏苡仁亦是有效的抗肿瘤促进剂。薏苡仁甲醇提取物对非洲淋巴细胞瘤病毒(EB病毒)早期抗原(EB-EA)激活作用有强烈的抑制活性,并有拮抗肿瘤促进剂的作用。α-单油酸甘油酯是其活性成分之一。薏苡仁的50%乙醇提取物能促进培养的扁平上皮癌细胞的角化。

2. 抑制骨骼肌收缩的作用　石油醚浸出的薏苡仁油对蛙的骨骼肌及运动神经末梢,低浓度呈兴奋作用,高浓度呈麻痹作用。如注射于蛙的胸淋巴腔或腓肠肌内,能减少肌肉挛缩,并缩短其疲劳曲线。用离体蛙的神经肌肉标本,证明其作用部位在肌纤维而不在神经肌肉接头。并且阿托品、咖啡因、毒扁豆碱等对此呈显著的拮抗作用。薏苡仁油抑制骨骼肌收缩的作用与其中所含的脂肪酸有关。薏苡仁油及含10~18个碳原子的饱和脂肪酸均能阻止或降低电刺激骨骼肌引起的收缩,且碳原子数越少,其作用越强。而不饱和脂肪酸(如油酸)对骨骼肌收缩无影响。

3. 镇痛作用　热板法试验证明薏苡仁的水提取物对小鼠有镇痛作用。

4. 解热、抗炎作用　薏苡仁浸出物能抑制人中性粒细胞产生活性氧(O_2^-·、H_2O_2、·OH、化学发光体)、并显著地抑制中性粒细胞、淋巴细胞膜的甲基转换酶、磷脂酶 A_2 和前列腺素 E_2 的分泌。说明它有一定的抗炎作用,其机制之一是稳定炎症细胞的细胞膜。

5. 对心血管作用　石油醚浸出的薏苡仁油对离体蛙心有兴奋作用,高浓度时呈抑制作用。对离体兔耳血管,低浓度薏苡仁油使之收缩,高浓度则有扩张作用。麻醉兔静脉注射薏苡仁油出现短暂降压反应,且伴有呼吸兴奋。大剂量薏苡仁油能抑制呼吸中枢,使末梢血管,特别是肺血管扩张。

免疫作用　从薏苡仁热水提取物中分得的葡聚糖及酸性多糖类 C_{A-1}、C_{A-2} 均有抗补体活性。薏苡仁浸出物(主要为不饱和脂肪酸的三酰甘油部分)能使土豢鼠腹腔巨噬细胞产生的白介素-1增加,也能显著地增加健康人末梢血单核细胞产生抗体,具有增强体液免疫的作用。

7. 降血糖作用　薏苡仁的水提取物腹腔注射,可显著降低小鼠血糖。从中分离得 3 个有效成分,即薏苡多糖 A、B、C,以 10、30、100 mg/kg 腹腔注射,对正常小鼠均具有降血糖作用,其中以多糖 A 作用最强,给药 7 小时后,降糖率分别为 56%、45% 和 40%。对四氧嘧啶诱发的高血糖小鼠,以 30、100 mg/kg 腹腔注射,给药 7 小时后,薏苡多糖 A 的降糖率为 61% 和 26%。多糖 A 为降糖主要成分。薏苡仁油 0.5 g/kg 以及超过 12 个碳原子的脂肪酸皮下注射,对家兔也有降血糖作用,其降血糖作用可被丙酮酸钠拮抗。

8. 诱发排卵作用　薏苡仁提取物可诱发金色仓鼠排卵,其活性物质为阿魏酰豆甾醇和阿魏酰菜油甾醇。临床上,促性腺激素正常腺功能减退症患者服用薏苡仁为主的方剂后,下丘脑功能显著改善,不排卵患者服用薏苡仁制剂可诱发排卵。

9. 其他作用　薏苡仁油可兴奋兔离体小肠,大剂量则使之先兴奋后抑制。对兔与豚鼠离体子宫,薏苡仁油能增加其紧张度与收缩幅度。薏苡仁油及十二碳以上脂肪酸皮下注射能降低血清钙浓度。薏苡仁种皮中一种对热稳定的蛋白质,对胰蛋白酶有抑制作用。

毒性　薏苡仁丙酮提取物(油状)小鼠口服的最大耐受量为 10 ml/kg。

【炮制】　1. 薏苡仁　取原药材,除去皮壳及杂质,淘洗净,干燥,筛去灰屑。生品清肺热,擅利水祛湿,排脓消痈,多用于水肿、

痹证,肺痈,肠痈。

2. 炒薏苡仁　①炒黄:取净薏苡仁大小分开,置锅内,用文火加热,炒至微黄色,有香气逸出时,取出,放凉。②炒焦:取净薏苡仁,置热锅内,用武火炒至焦褐色,喷水少许,灭净火星,取出,晾凉,晒干。炒薏苡仁健脾利湿。

3. 麸炒薏苡仁　现行,取净薏皮,撒在热锅内,用中火加热至冒烟时,倒入净薏苡仁,炒至表面黄色鼓起时取出,筛去麸皮,放凉。每薏苡仁 100 kg,用麸皮 10 kg。麸炒和中健脾,用于脾虚泄泻。

4. 土炒薏苡仁　取伏龙肝细粉置锅内,用文火炒热,放入薏苡仁,拌炒至挂上土色时,取出,筛去土粉,放凉。每薏苡仁 100 kg,用伏龙肝粉 20 kg。土炒燥湿健脾,止泻力强,多用于脾虚泄泻。

5. 蒸薏苡仁　取净薏苡仁加水浸 24 小时,蒸 3~4 小时,蒸透后晒干(冬季须霜露 1~2 日后再晒干);或浸 1~2 昼夜,用大火蒸 4 小时,边蒸边洒水(约每 1 小时洒 1 次),蒸后,取出晾干。

饮片性状　生薏仁,参见"药材"项。炒薏苡仁形如薏苡仁,表面浅黄色,偶有焦斑,微有焦香气。麸炒薏苡仁形如薏苡仁,微鼓起,有麸香气。土炒薏苡仁形如薏苡仁,表面挂土黄色细粉。蒸薏苡仁形如薏苡仁,破面角质样。

贮片干燥容器内,防蛀;炒薏苡仁、麸炒薏苡仁、土炒薏苡仁、蒸薏苡仁密闭,置通风干燥处。

【药性】　甘、淡,微寒。归脾、胃、肺经。

1.《本经》:"味甘,微寒。"

2.《别录》:"无毒。"

3.《食疗本草》:"性平。"

4.《品汇精要》:"气之薄者,阳中之阴。臭香。"

5.《纲目》:"阳明经药也。"

6.《雷公炮制药性解》:"入肺、脾、肝、胃、大肠五经。"

7.《本草经疏》:"味甘、淡,微寒。""阳中阴,降也。"

8.《本草汇言》:"入足阳明、手太阴经。"

9.《本草新编》:"入脾、肾二经,兼入肺。"

【功用主治】　利湿健脾,舒筋除痹,清热排脓。主治水肿,脚气,小便淋沥,湿温病,泄泻,带下,风湿痹痛,筋脉拘挛,肺痈,肠痈,扁平疣。

1.《本经》:"主筋急拘挛,不可屈伸,风湿痹,下气。久服轻身益气。"

2.《别录》:"除筋骨邪气不仁,利肠胃,消水肿,令人能食。"

3.《药性论》:"能治热风,筋脉拘急,能令人食。主肺痿肺气,吐脓血,咳嗽涕唾上气。破五溪毒肿。"

4.《食疗本草》:"去干湿脚气。"

5.《本草拾遗》:"主不饥,温气,轻身。""煮汁饮之,主消渴。"

6.《医学入门》:"主上气,心胸甲错。"

7.《纲目》:"健脾益胃,补肺清热,去风胜湿。炊饭食,治冷气。煎饮,利小便热淋。"

8.《医林纂要》:"缓肝,舒筋急。"

9.《本草再新》:"补脾土,泻脾火,清肺热,益肺元,追风去湿,下气宽中。"

10. 南药《中草药学》:"主治皮肤疣及湿疹。民间治疗癌症。"

【用法用量】　内服:煎汤,10~30 g;或入丸、散,浸酒,煮粥,作羹。健脾益胃,宜炒用;利水渗湿,清热排脓,舒筋除痹,均宜生用。本品力缓,宜多服久服。

【宜忌】　脾虚无湿,大便燥结及孕妇慎服。

1.《品汇精要》:"妊娠不可服。"

2.《本草经疏》:"凡病人大便燥,小水短少,因寒转筋,脾虚无湿者忌之。"

3.《本草通玄》:"下利虚而下陷者,非其宜也。"

4.《得配本草》:"肾水不足,脾阴不足,气虚下陷,妊娠四者禁用。"

【选方】 1. 治水肿喘急 郁李仁二两。研,以水滤汁,煮薏苡仁饭。日二食之。《独行方》

2. 治病者一身尽疼,发热,日晡所剧者,名风湿 麻黄(去节)半两(汤泡)、甘草一两(炙)、薏苡仁半两、杏仁十个(去皮、尖、炒)。上锉麻豆大。每服四钱匕,水一盏半,煮八分,去滓温服,有微汗避风。《金匮要略》麻黄杏仁薏苡甘草汤

3. 治筋脉拘挛,久风湿痹,下气,除肾中邪气,利肠胃,消水肿,久服轻身益气力 薏苡仁一升。捣为散。每服以水二升,煮两匙末作粥,空腹食之。《食医心镜》

4. 治病痹緛緛急,手足不遂,大肠壅滞,筋脉拘挛 薏苡仁三合,冬麻子半升。上件药,以水三大盏,研滤麻子取汁,用煮薏苡仁作粥。空腹食之。《圣惠方》薏苡仁粥

5. 治风肿身痹,唇口蠕动,或生结核,或为浮肿 薏苡仁(炒)、防己、赤小豆(炒)、甘草(炙)各等分。上咬咀。每服四钱,水一盏半,生姜三片,煎至八分,去滓,温服,不拘时候。《济生方》薏苡仁汤

6. 治胸痹緩急 薏苡仁十五两,大附子(炮)十枚。上二味,杵为散。服方寸匕,日三服。《金匮要略》薏苡附子散

7. 治肺痈唾吐脓血 薏苡仁二合,黑豆百粒,乌梅一个。上,水二盏,入透明阿胶一钱、生蒲黄各一钱,再煎沸。食后服。《直指方》薏苡仁汤

8. 治肠痈,其身甲错,腹皮急,按之濡如肿状,腹无积聚,身热,脉数,此为肠内有痈脓 薏苡仁十分,附子二分,败酱五分。上三味,杵为末,取方寸匕,以水二升,煎减半,顿服,小便当下。《金匮要略》薏苡附子败酱散

9. 治肠痈 薏苡仁一升,牡丹皮、桃仁各三两,瓜瓣仁二升。上四味咬咀,以水六升,煮取二升,分再服。《千金方》

10. 治咽喉卒生痈肿,饮食不通 薏苡仁一两。以水一大盏,煎至五分。去滓顿服。《圣惠方》

11. 治鼻中生疮 用薏米、冬瓜煎汤当茶饮。《古人集验方》

12. 治黄病 薏苡仁捣汁,和酒服。《鲜溪单方选》

13. 治乳岩 玄胡索、薏苡仁各五钱。黄酒二钟,煎一钟。空心服,出汗即验。《外科大成》乳岩方

14. 治丘疹性荨麻疹 苡仁50 g,赤小豆50 g,大枣15个,红糖30 g。每日1剂,水煎服,连服3剂为1个疗程。〔广州中医学院学报〕1986,3(1);16 苡仁赤小豆汤〕

【临床报道】 1. 治疗扁平疣 用薏苡仁作煎剂内服,每次10~30 g,连续服用2~4星期。治疗27例,结果:9例痊愈,11例显效,7例无效,有效率为74%。又有用薏苡仁60 g(小儿为30 g),同大米混合煮饭或粥吃,治疗23例,每日1次,连续服食(总量为700~1 000 g),其中11例在服药7~16日内痊愈,6例效果不明显,6例试服3星期以上无效,治愈率为47.8%。又有用薏苡仁500 g,研细末,加白砂糖500 g拌匀,每日3次分2~3次,连续服用7~14日后皮疹逐渐消失,乃至痊愈。共治疗19例,治愈16例,无效3例。另用本法治疗扁平疣97例,其中痊愈73例,显效5例,有效7例,无效12例。又有用薏苡仁100 g,木贼草15 g,每日1剂,水煎服,另用药渣煎汤外洗患处,7日为1个疗程。共治疗36例,男17例,女19例;病程4个月~1年。病损部位多在面部及手背部,形如芝麻大小,分布疏密不等。结果经治疗后痊愈32例,其中经1个疗程治愈21例,2个疗程治愈11例,治愈率为97%。

2. 治疗传染性软疣 用生薏苡仁10 g,碾成细粉,加白糖适量,开水冲服。每日3次,20日为1个疗程,1个疗程不愈者,可连续服用2个疗程。共观察42例,其中治愈39例,好转3例,有效

3. 治疗坐骨结节滑囊炎 将生薏苡仁60 g,加水300 ml,煎至200 ml,分2次口服。共用于25例老年缠县妇女之坐骨结节滑囊炎,囊肿最大8 cm×8 cm,最小4 cm×4 cm,质软,局部有胀痛感。服药26~45日,25例囊肿滑热感均得完全消失,症状消失。经3~10年追访,无1例复发。

4. 治疗小儿厌食症 炒苡米、大腹皮各适量。随症加减,每日1剂,水煎服。煎服疗程2星期。治疗50例,总有效率96%。

5. 治疗慢性阑尾炎 薏苡仁60 g,附子12 g,败酱草30 g。开水煎服,每日1剂。令患者将此药液熬热后每隔天服7次。辨证加减。治疗93例,痊愈78例,好转11例,无效4例,总有效率95.6%。

【各家论述】 1.《本草衍义》:"薏苡仁,《本经》云,微寒,主筋急拘挛,拘挛有两等;《素问》中,大筋受热,则缩而短,缩短故挛急不伸,此是因热而拘挛者,故可用薏苡仁;若《素问》言因寒即筋急者,不可更用此也。凡用之,须倍于他药。此物力势和缓,须加用即见效。"

2.《本草经》:"薏苡仁,除湿而不如二术助燥,清热而不如芩、连辈损阴,益气而不如参、术犹滋湿热,诚为益中气要药。然其味淡,其力缓,如不合群以济,厚集以投,冀其奏之之效也能乎哉?"

3.《纲目》:"薏苡仁,能健脾益胃。虚则补其母,故脾痿、肺痈用之。筋骨之病,以治阳明为本,故拘挛筋急风痹者用之。土能胜水除湿,故泄痢病水肿用之。按古方小续命汤注云:中风筋急拘挛,语迟脉弦者,用薏苡仁。亦扶脾抑肝之义。"

4.《本草经疏》:"薏苡仁,性燥能除湿,味甘能入脾补脾,兼淡能渗泄,故主筋急拘挛不可屈伸及风湿痹,除筋骨邪气不仁,利肠胃,消水肿,令人能食。久服轻身。总之,湿邪去则脾胃安,脾胃安则中焦治,中焦治则荣养于四肢,而通利于血脉也。甘以益脾,燥以除湿,脾实则肿消,脾强则能食,湿去则身轻。如是则上诸疾不求其愈而自愈矣。""独用薏苡仁数两,淘净,煮浓汁顿服。可治肺经由湿火所伤以败脓血;治肺痿肺痈之要药也。治肺痿独取肺明,阳明者,胃与大肠也。二经湿热盛,则成痿,熏蒸于肺,则发肺痿及吐血咳嗽、涕唾秽浊。盖脾与大肠为表里,肺脏必受传于藏,与胃家之湿热散,则脓自愈,吐脓血、咳嗽亦并止矣。"

5.《本草汇言》:"苡仁,养胃清脾,清肺导育之药也。缪氏曰:此药得天地冲和沉厚之气以生。色白味重,质凝味甜,入脾、肺二经,脾调和水火之剂也。寒而不泄,温而不燥,补而不滞,利而不克,至和至美之品也。"

6.《本草正》:"薏苡仁,味甘淡,气微凉,性微降而渗,故能去湿利水。以其去湿,故能利关节,除脚气,治痿弱拘挛湿痹,消水肿疼痛,利小便热淋。"

7.《药品化义》:"薏苡,能健脾阴,大益肠胃。主治脾虚泄泻,致成水肿,风湿筋缓,致成手足无力,不能屈伸。盖因湿胜则土败,土胜则气复,肿自消而力自生也。"

8.《本草新编》:"薏仁最善利水,不至损耗其真阴之气,凡湿盛在下身者,最宜用之。视病之轻重,准用药之多寡,则阴阳不伤,而湿病易去。"

9.《萃金裘本草述录》:"受湿则筋缓。然湿即化热,湿合于热伤血伤,血不能养筋则又拘挛。苡仁入胃而能伸肺脾肾之升降以为中枢,故胃之为病于上下而郁为湿热者,皆疗之。"

10.《本经疏证》:"论者谓益气、除湿、和中、健脾,薏苡与术略相似,而不知其与术有毫之差、千里之谬也。盖以术燥而薏苡微凉,以术燥湿、则术辛而薏苡甘淡。术气味俱厚,薏苡气味俱薄,为迥不相侔也。此义盖见于《金匮要略·痉湿暍病脉证治》曰:湿家身烦疼,与麻黄加术汤,发其汗为宜,慎勿以火攻之。日病者一身尽疼,发热日晡所剧者,此名风湿。此病伤于汗出当风,或久伤取冷所致也,可与麻黄杏仁薏苡甘草汤。夫身烦疼

者,湿而兼寒;一身尽疼者,湿而兼风。寒从阴化,风从阳化。故身烦疼者,属太阳;发热日晡所剧者,属阳明者宜清热。质之以用术用桂者为发汗,薏苡则治风湿,又主筋拘挛,不能屈伸,彼风湿相搏,骨节疼烦,不得屈伸,风湿相搏,身体疼烦,不能自转侧,独不用薏苡何耶? 夫适因言之矣,薏苡是治久风湿痹,非治暴风湿痹者也。然则麻黄杏仁薏苡甘草汤证,非暴病耶? 玩汗出当风,久伤取冷之因,决知其似暴病,实非暴病也。发热日晡所剧,风与湿劳将化热,故以薏苡合麻黄杏仁甘草,彼风湿相搏者,上既冠以伤寒八九日,已可知其非久病,下出所治之方,或有取于生姜,或有取于附子、桂枝,且俱用术,其不能杂入薏苡炭矣。术与薏苡非相反相恶也,既用此即不用彼者,无他,术性急,薏苡性缓,合而用之,恐其应速,则嫌于缓,应迟,又伤于躁也。"

5759 薏苡叶 yì yǐ yè 《本草图经》

【基原】 为禾本科薏苡属植物薏苡的叶。

【原植物】 参见"薏苡仁"条。

【采收加工】 夏、秋季采收,鲜用或晒干。

【功用主治】 1.《本草图经》:"叶为饮,香,益中,空膈。"

2. 姚可成《食物本草》:"暑月煎饮,暖胃益气血,初生小儿浴之,无病。"

【用法用量】 内服:煎汤,15～30 g。外用:煎汤洗。

5760 薏苡根 yì yǐ gēn 《本经》

【异名】 五谷根《草木便方》。

【基原】 为禾本科薏苡属植物薏苡的根。

【原植物】 参见"薏苡仁"条。

【采收加工】 秋季采挖,晒干。

【药材】 薏苡根 Radix Coicis 全国大部分地区均产。

性状 根细柱形或不规则形,多扭曲,外表皮灰黄色或灰棕色,具纵皱纹及须根痕。切面灰黄色或淡棕色,有众多小孔排列成环或已破裂,外皮易与内部分离。根茎灰黄色或黄棕色,外表皮可见着生多数残根及茎基。质坚韧。气微,味淡。

【成分】 含 2-O-β-D-吡喃葡萄糖基-7-甲氧基-1,4(2H)-苯唑并噁嗪-3-酮[2-O-β-D glucopyranosyl-7-methoxy-1,4(2H)-benzoxazin-3-one],4-酮松脂酚(4-ketopinoresinol),丁香酚基丙三醇(syringylglycerol),2,6-二甲氧基-对氢醌-1-O-β-D-葡萄糖苷(2,6-dimethoxy-p-hydroquinone-1-O-β-D-glucopyranoside),薏苡聚糖(coixan)A、B、C。

【药理】 抗炎作用 薏苡根中分出的6种苯并噁唑酮类化合物中,化合物2,1抗炎作用较强,10⁻³ mol/L时对刀豆球蛋白A(ConA)诱导的大鼠巨噬细胞组胺释放抑制率分别达 85.5%、47.3%;对免疫球蛋白 E(IgE)诱导释放抑制率为 91.3%、40.0%。化合物2,1对ConA诱导释放组胺的半数抑制率(ID_{50})分别为6×10⁻⁶ mol/L、3×10⁻³ mol/L。构效分析表明,苯并噁唑酮上2位游离羟基是其抗炎活性所必需的。

【炮制】 取原药材,除去残茎及杂质。取出,略闷。切段。

饮片性状 呈段状。切面灰黄色或淡棕色,有众多小孔排列成环或已破裂。外皮易与内部分离。质坚韧,气微,味淡。

贮干燥容器内,置通风干燥处。

【药性】 苦、甘,微寒。

1.《纲目》:"甘,微寒,无毒。"

2.《草木便方》:"淡。"

【功用主治】 清热通淋,利湿杀虫。主治热淋,血淋,石淋,黄疸,水肿,白带过多,脚气,风湿痹痛,蛔虫病。

1.《本经》:"下三虫。"

2.《肘后方》:"治卒心腹烦满,胸胁痛。"

3.《本草经集注》:"治小儿病蛔虫。"

4.《纲目》:"治疝。"

5.《草木便方》:"主下气,治癥瘕积聚,消食,除大肠膨胀肥,久嗽损伤,利小肠。"

6.《分类草药性》:"消食积,清火并疝气。"

7.《草药新纂》:"主湿热。"

8.《全国中草药汇编》:"清热,利尿。"

9. 南药《中草药学》:"降压,镇静,解热,抑制肠蠕动。治咳嗽肺病,肺炎。"

10.《福建药物志》:"治风湿关节痛。"

【用法用量】 内服:煎汤,15～30 g。外用:煎水洗。

【宜忌】 孕妇禁服。

《本草拾遗》:"堕胎。"

【选方】 1. 治尿血 鲜薏苡根 120 g。水煎服。《全国中草药汇编》)

2. 治黄疸,小便不利 薏苡根 15～60 g。杵烂绞汁,冲温红酒半杯,日服 2 次。或(薏苡)根 60 g,茵陈 30 g,冰糖少许,酌加水煎服,日服 3 次。《闽东本草》)

3. 治白带过多 薏苡根 30 g,红枣 12 g。水煎服。《全国中草药汇编》)

4. 治伤寒后初觉脚气 薏苡仁根三两,蒴藋枝五两,枳壳三两,吴茱萸一两。上件药,细剉,以水三斗,煎至二斗,去滓,入盐半合,浆水一碗,看冷热淋脚,欲淋时,踢一新砖,勿令浸过脚面,旋旋淋之,汤尽为度。淋蘸脚了,以少生姜汁,熟摩脚气。《圣惠方》)

5. 治风湿关节痛 薏苡根、茄根、芦根、南天竹根、芭蕉根各 30 g。水煎服。《福建药物志》)

6. 治蛔虫病 薏苡根 15 g,棕树根 6 g。水煎服。《全国中草药汇编》)

5761 蕹菜 wèng cài 《本草拾遗》

【异名】 蕹《南方草木状》,瓮菜《闽书》,空心菜《广西药用植物名录》,空筒菜《贵州省中医验方秘方》,藤藤菜、无心菜《民间常用草药汇编》,水蕹菜《广东中药》。

【基原】 为旋花科番薯属植物蕹菜的茎叶。

【原植物】 蕹菜 Ipomoea aquatica Forsk. [Convolvulus repens Vahl; I. reptans Poir.]

一年生草本,蔓生。茎圆柱形,节明显,节上生根,节间中空,无毛。单叶互生;叶柄长 3～14 cm,无毛;叶片形状大小不一,卵形、长卵形、长卵状披针形或披针形,长 3.5～17 cm,宽 0.9～8.5 cm,先端锐尖或渐尖,具小尖头,基部心形、截形或箭形,全缘或波状,偶有少数粗齿,两面近无毛。聚伞花序腋生,花序梗长 1.5～9 cm,有 1～5 朵花;苞片小鳞片状;花梗 5 裂,近于等长,卵形;花冠白色、淡红色或紫红色,漏斗状,长 3.5～5 cm;雄蕊 5,不等长,花丝基部被毛;子房圆锥形,无毛,柱头头状,浅裂。蒴果卵圆形至球形,无毛。种子 2～4 颗,多密被短柔毛。花期夏、秋季。

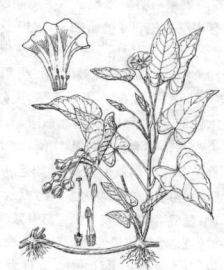

生于气候温暖、土壤肥沃多湿的地方或水沟、水田中。我国中部和南部各地常为无性栽培,北方较少。

本植物的根(蕹菜根)亦供药用,另设专条。

【采收加工】 夏、秋季采收,多鲜用。

蕹菜

【成分】 全草含吡啶类生物碱：1-(14-甲基十六酰基)吡啶〔1-(14-methylhexadecanoyl) pyrrolidine〕，1-十六酰基吡啶(1-hexadecanoylpyrrolidine)，1-十八酰基吡啶(1-octadecanoylpyrrolidine)；类胡萝卜素化合物：β-胡萝卜素(β-carotene)，叶黄素(lutein)，叶黄素环氧化物(luteinepoxide)，堇黄质(violaxanthin)，新黄质(neoxanthin)等十几种。还含 N-反和 N-顺-魏酰基酪胺(N-trans and N-cis-feruloyltyramine)。

【药理】 抑制前列腺素合成 从蕹菜分离出的 N-反和 N-顺-阿魏酰基酪胺，是体外前列腺素合成的抑制剂。

【药性】 甘，寒。

1.《南方草木状》："性冷，味甘。"

2.《嘉祐本草》："甘，平，无毒。"

3.《医林纂要》："甘，咸，寒，滑。"

【功用主治】 凉血清热，利湿解毒。主治鼻衄、便血、尿血、便秘、淋浊、痔疮、痈肿、折伤、蛇虫咬伤。

1.《南方草木状》："能解冶(野)葛毒。"

2.《纲目》："捣汁和酒服，治产难。"

3.《医林纂要》："解盐毒及砒石毒，补心血，行水。"

4.《食物考》："宽肠利膈，杀菸草毒。"

5.《岭南采药录》："食狗肉中毒，煮食之。"

6.《福建药物志》："清热，凉血，解毒。主治毒菇、木薯、曼陀罗等中毒，肺结核咯血、尿血、鼻衄，便秘，鹅口疮，乳腺炎，疗疮疖肿，毒蛇及蜈蚣咬伤。"

【用法用量】 内服：煎汤，60~120 g；或捣汁。外用：煎水洗；或捣敷。

【选方】 1. 治鼻血不止 蕹菜数根，和糖捣烂，冲入沸水服。《岭南采药录》

2. 治淋浊、小便血，大便血 鲜蕹菜捣烂取汁，和蜂蜜酌量服之。《闽南民间草药》

3. 治翻肛痔 空筒菜1 kg，水1 000 ml，煮烂去渣滤过，加白糖120 g，同煎如饴糖状。每次服 90 g 每日 2 次，早晚服，未愈再服。《贵州省中医验方秘方》

4. 治出斑 鲜蕹菜、野芋、雄黄、朱砂。同捣烂，敷胸前。

5. 治囊痈 蕹菜，捣烂，与蜜糖和匀敷患处。(4、5 方出自《岭南采药录》)

6. 治皮肤湿痒 鲜蕹菜，水煎数沸，候微温洗患部，日洗1次。

7. 治蛇咬伤 蕹菜洗净捣烂，取汁约半碗和酒服之，渣涂患处。

8. 治蜈蚣咬伤 鲜蕹菜，食盐少许，共搓烂，擦患处。(6~8方出自《闽南民间草药》)

5762 蕹菜根 wèng cài gēn 《民间常用草药汇编》

【异名】 瓮菜根《分类草药性》。

【基原】 为旋花科番薯属植物蕹菜的根。

【原植物】 参见"蕹菜"条。

【采收加工】 秋季采收，鲜用或晒干。

【药性】《重庆草药》："味淡，性平，无毒。"

【功用主治】 健脾利湿。主治妇女白带，虚损。

1.《分类草药性》："专治妇人白带，虚损，久咳，盗汗。"

2.《民间常用草药汇编》："利水和脾，行气消肿。"

【用法用量】 内服：煎汤，120~250 g。

【选方】 1. 治妇女白带 蕹菜根 500 g，白木槿花根 250 g。炖肉及鸡服。

2. 治痨伤肺热吐血 蕹菜根 250 g，白茅根 120 g，红苋菜根 120 g，鲜山红枣 60 g，棕树根 30 g。炖，加肉，白糖服。(1、2 方出自《重庆草药》)

3. 治蚵齿痛 蕹菜根 120 g。醋水各半同煎汤含漱。《广西药用植物图志》

5763 薄荷 bò hé 《雷公炮炙论》

【异名】 蕃荷菜《千金方》，菝蔺、吴菝蔺《食性本草》，南薄荷《本草衍义》，猫儿薄苛《履巉岩本草》，野薄荷、升阳菜《滇南本草》，薄苛《品汇精要》，蔢荷《本草蒙筌》，夜息花(山东)，仁丹草(四川、江苏)，见肿消(江苏)，水益母、接骨草(云南)，土薄荷、鱼香菜、香薷草(四川)。

【基原】 为唇形科薄荷属植物薄荷的全草或叶。

【原植物】 薄荷 Mentha canadensis L. [M. haplocalyx Briq.；M. arvensis L. var. haplocalyx Briq.；M. arvensis auct. non L.]

多年生芳香草本，茎直立，高 30~80 cm。具匍匐的根茎，深入土壤可至 13 cm，质脆，容易折断。茎锐四棱形，多分枝，四侧无毛或略具倒生的柔毛，角隅及近节处生毛较显著。单叶对生；叶柄长 2~15 mm；叶形变化较大，披针形、卵状披针形、长圆状披针形至椭圆形，长 2~7 cm，宽 1~3 cm，先端锐尖或渐尖，基部楔形至近圆形，边缘在基部以上疏生粗大的牙齿状锯齿，侧脉 5~6 对，上面深绿色，下面淡绿色，两面具柔毛及黄色腺鳞，以下面分布较密。轮伞

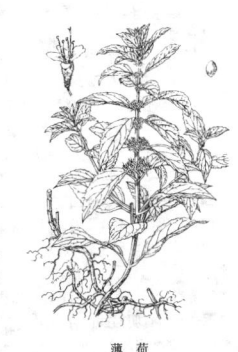

薄 荷

花序腋生，轮廓球形，花时径约 18 mm，愈向茎顶，则节间、叶及花序递渐变小；总梗上有小苞片数枚，线状披针形，长在 2 mm 以下，具缘毛；花柄纤细，长 2.5 mm，向被柔毛或略具细毛；花萼管状钟形，长 2~3 mm，外被柔毛及腺鳞，具 10 脉，萼齿 5，狭三角状钻形，长约 0.7 mm，缘有纤毛；花冠淡紫色至白色，冠檐 4 裂，上裂片先端 2 裂，较大，其余 3 片近等大，花冠喉内部被微柔毛；雄蕊 4 前对较长，常伸出花冠外包于花冠筒内，花丝丝状，无毛，花药卵圆形，2 室，药室平行；花柱略超出雄蕊，先端近相等 2 浅裂，裂片钻形。小坚果长卵球形，长 0.9 mm，宽 0.6 mm，黄褐色或淡褐色，具小腺窝。花期 7~9 月。

生于溪沟旁，路边及山野湿地，海拔可高达 3 500 m。分布于华北、华东、华中、华南及西南各地。

本植物的鲜茎叶经蒸馏而得的挥发油(薄荷油)、鲜茎叶的蒸馏液(薄荷露)、全草中提炼出的结晶(薄荷脑)亦供药用，另设专条。

【栽培】 生物学特性 薄荷对环境的适应性较强，在海拔 2 100 m以下可生长，但以低海拔栽培，其精油和薄荷脑含量较高。喜温暖、湿润气候。根茎在 5~6 ℃可萌发出苗，植株生长适宜温度为 20~30 ℃；根茎具有较强的耐寒力，如土壤保持一定湿度，冬季在 -30~-20 ℃ 的地区仍可越冬。喜阳光，不宜在荫蔽处栽培，薄荷对土壤要求不严，但以疏松、肥沃、湿润的夹沙土或油沙土较好。土壤 pH 5.5~6.5 为宜，微碱性的土地也能栽培。

繁殖方法 种子、扦插、分枝和根茎繁殖。在生产上，一般采用根茎繁殖法。在秋季收获后，使根茎留在土里，翌年开挖出来，选节间短、白色、粗壮、无病虫害的根茎，切成 6~10 cm 长的小段作为繁殖材料，栽种期自 11 月至翌年 3 月初均可，因地而异。栽种地多施底肥深翻，整平后，按行距 25 cm 开沟，沟深 6~8 cm，将种用根茎撒入沟内，覆盖浮土，耙平压实，每亩用根茎 75~100 kg。

田间管理 生长期中除进行中耕除草、疏通沟道、防止雨后积水、及时灌溉外，一般为4次，即4月齐苗时；5～6月生长盛期；7月头刀薄荷收割后和8月下旬二刀薄荷苗高15 cm左右时。所施肥料以氮肥为主，同时辅以磷钾肥。薄荷易退化，要注意选种留种。

病虫害防治 病害有锈病，应及时排除田间积水，发病初期喷25%粉锈宁1 000倍液，或1：1：200波尔多液交替喷治，在收获前20日停止喷药。虫害有地老虎、造桥虫、蚜虫和红蜘蛛为害。

【采收加工】 在江浙每年可收2次，夏、秋两季茎叶茂盛或花开至3轮时选晴天分次采割。华北采收1～2次，四川可收2～4次。一般头刀收割在7月，二刀在10月，选晴天采割，摊晒2日，稍干后扎成小把，再晒干或阴干。薄荷茎叶晒至半干，即可蒸馏，得薄荷油。

【药材】 薄荷 Menthae Herba 主产于江苏、安徽等地。

性状 茎方柱形，有对生分枝，长15～40 cm，直径0.2～0.4 cm；表面紫棕色或淡绿色，棱角处具茸毛，节间长2～5 cm；质脆，断面白色，髓部中空。叶对生，有短柄；叶片皱缩卷曲，完整叶片展平后呈披针形、卵状披针形、长圆状披针形至椭圆形，长2～7 cm，宽1～3 cm，边缘在基部以上疏生粗大的牙齿状锯齿，侧脉5～6对；上表面深绿色，下表面灰绿色，两面均有柔毛，下表面可见凹点状腺鳞。轮伞花序腋生，花萼钟状，先端5齿裂，萼齿狭三角状钻形，微被柔毛；花冠淡紫色。揉搓后有特殊清凉香气，味辛凉。

鉴别 (1)茎横切面：表皮细胞1列，外被角质层疏疏，有时具毛。四角有明显的棱脊，向内有十数列厚角组织，内缘为数列薄壁细胞，细胞间隙大。内皮层细胞1列，凯氏点清晰可见。维管束于四角处较发达，于相邻两角间具数个小维管束。韧皮部狭窄。形成层成环。木质部于四角处发达，由导管、木薄壁细胞及木纤维等组成。髓部由薄壁细胞组成，中央常有空洞。茎的各部细胞内有时含有针簇状或扇形橙皮苷结晶。

粉末特征：淡黄绿色。腺鳞头部顶面观呈圆形、侧面观呈扁球形，8细胞，直径61～99 μm，常皱缩，内含淡黄色分泌物；柄单细胞，极短，基部四周表皮细胞10余个，放射状排列。小腺毛头部椭圆形，单细胞，直径15～26 μm，内含淡黄色分泌物；柄部1～2细胞。非腺毛碎断，完整者1～8细胞，稍弯曲，壁厚2～7 μm，疣状突起较明显。橙皮苷结晶存在于茎、叶表皮细胞及薄壁细胞中，淡黄色，略呈扇形或不规则形。叶片上表皮细胞表面观不规则形，壁略弯曲；下表皮细胞壁弯曲，细胞含淡黄色橙皮苷结晶。气孔较多，为直轴式。

(2)取叶粉末少量进行微量升华，所得油状升华物加硫酸2滴及香草醛结晶少量，初显黄色至橙黄色，再加水1滴，即变紫红色(检查薄荷脑)。

(3)薄层色谱：取全草粉末0.5 g，加石油醚(60～90 ℃)5 ml，密塞，振摇数分钟，放置30分钟，滤过，滤液作为供试品溶液。另取薄荷脑对照品配制每1 ml含有2 mg的石油醚溶液，作为对照品溶液。吸取上述供试品溶液10～20 μl，对照品溶液10 μl，分别点于同一硅胶G薄板上，以苯-醋酸乙酯(19：1)展开15 cm，取出，晾干后，喷以2%香草醛硫酸溶液-乙醇(2：8)的混合溶液，于100 ℃烘5～10分钟。供试品色谱与对照品色谱相应的位置上，显相同颜色的斑点。

品质标志 《中华人民共和国药典》2010年版规定：本品含挥发油不得少于0.8%(ml/g)。

【成分】 挥发油：含油1%～1.46%，油中主成分为左旋薄荷醇(menthol)，还有左旋薄荷酮(menthone)、异薄荷酮(isomenthone)、胡薄荷酮(pulegone)、乙酸癸酯(decyl acetate)、乙酸薄荷酯(menthyl acetate)、苯甲酸甲酯(methyl benzoate)、α及β-蒎烯(pi-nene)、β-侧柏烯(β-thujene)、3-戊醇(3-pentol)、2-己醇(2-hexanol)、3-辛醇(3-octanol)、右旋月桂烯(myrcene)、柠檬烯(limonene)、桉叶素(cineole)、α-松油醇(α-terpineol)、rosefuran、rosefuran oxide、罗勒烯((Z)-β-ocimene)、荜澄茄油烯(cubenene)、邻基-1(7)-8-二烯-3-醇(o-mentha-1(7)-8-dien-3-ol)、3-甲基环己酮(3-methylcyclohexanone)、顺式茉莉酮(cis-jasmone)、6-甲基-2-嘧啶酮(6-methyl-2-pyrimidone)、β-红没药烯(β-bisabolene)。

1,2-二氢萘衍生物：1-(3,4-二羟基苯基)-6,7-二羟基-1,2-二氢萘-2,3-羧酸〔1-(3,4-dihydroxyphenyl)-6,7-dihydroxy-1,2-dihydronaphthalene-2,3-dicarboxylic acid〕、1-(3,4-二羟基苯基)-3-〔2-(3,4-二羟基基基)-1-羟基乙〕乙氧基羰基-6,7-二羟基-1,2-二氢萘-2-羧酸〔1-(3,4-dihydroxyphenyl)-3-〔2-(3,4-dihydroxyphenyl)-1-carboxy〕ethoxycarbonyl-6,7-dihydroxy-1,2-hydronaphthalene-2-carboxylic acid〕、7,8-二羟基-2-(3,4-二羟基苯基)-1,2-二氢萘-1,3-二羧酸〔7,8-dihydroxy-2-(3,4-dihydroxyphenyl)-1,2-dihydronaphthalene-1,3-dicarboxylic acid〕、1-[2-(3,4-二羟基苯基基基)-7,8-二羟基-1,2-二氢萘-3-羧酸〔1-[2-(3,4-dihydroxyphenyl)-1-carboxy〕ethoxycarbonyl-2-(3,4-dihydroxyphenyl)-7,8-dihydroxy-1,2-dihydronaphthalene-3-carboxylic acid〕、3-[2-(3,4-二羟基苯基)-1-羧酸〕乙氧基羰基-2-(3,4-二羟基苯基)-7,8-二羟基-1,2-二氢萘-1-羧酸〔3-{2-(3,4-dihydroxyphenyl)-1-carboxy〕ethoxycarbonyl-2-(3,4-dihydroxyphenyl)-7,8-dihydroxy-1,2-dihydronaphthalene-1-carboxylic acid〕等9个成分。

其他成分：酮类成分有异瑞福灵(isoraifolin)、木犀草素-7-葡萄糖苷(luteolin-7-glucoside)、薄荷异黄酮苷(menthoside)；酚酸成分有迷迭香酸(rosmarinic acid)、咖啡酸(caffeic acid)；氨基酸成分有天冬氨酸、谷氨酸、丝氨酸、甘氨酸、苏氨酸、丙氨酸、天冬酰胺、缬氨酸、亮氨酸、异亮氨酸、苯丙氨酸、甲硫氨酸、赖氨酸。还有右旋的8-乙酰氧基胡萝艾莰酮(8-acetoxycarvotanacetone)。

【药理】 1.对中枢神经系统的作用 内服少量薄荷有兴奋中枢神经的作用，通过末梢神经使皮肤毛细血管扩张，促进汗腺分泌，增加散热，有发汗解热作用。

2.局部作用 薄荷制剂局部应用可使皮肤黏膜的冷觉感受器产生冷觉反射，引起皮肤黏膜血管收缩；薄荷油对皮肤有刺激作用，并可慢慢渗透入皮肤内，引起长时间的充血。薄荷油外用能麻醉神经末梢，具有清凉、消炎、止痛和止痒作用。

3.解痉作用 薄荷及其有效成分均有解痉作用。薄荷的乙醇提取物，对乙酰胆碱或组胺所致豚鼠离体回肠收缩有显著抑制作用。薄荷油对小鼠离体小肠也有解痉作用(抗乙酰胆碱)，但对小肠内容物无明显推进作用，推测其健胃作用可能是由于其嗅、味感觉引起。薄荷醇、薄荷酮对离体兔肠也有抑制作用，后者的作用更强些。

4.保肝利胆作用 薄荷注射液皮下注射，对四氯化碳所致肝损害有一定保护作用，能使丙氨酸氨基转移酶活性明显降低、肝细胞肿胀变性较对照组轻，但坏死病变较重。薄荷的丙酮干浸膏或50%甲醇干浸膏500 mg/kg十二指肠给药，对麻醉大鼠有显著利胆作用，其中含挥发油较多的丙酮干浸膏作用更强，其主要有效成分为薄荷醇。薄荷酮也有相似的利胆作用。

5.抗早孕及对子宫的作用 薄荷对小鼠有抗早孕作用。终止妊娠原因可能为子宫收缩增强，或对蜕膜组织的直接损伤。薄荷热水提取物体外实验对人宫颈癌细胞JTC-26株有抑制作用。

6.对心血管的作用 薄荷油对离体蛙心有麻痹作用，血管灌流有血管扩张作用。薄荷能使家兔及犬呼吸兴奋，血压下降，对离体蛙心也有抑制作用。

7.对呼吸系统的作用 给麻醉兔吸入薄荷醇蒸汽81 mg/kg，

能促进呼吸道分泌，降低分泌物比重；吸入 243 mg/kg 则降低黏液排出量。薄荷醇能减少呼吸道的泡沫痰，使有效通气腔道增加。薄荷醇尚能促进分泌，使黏液稀释而表现祛痰作用。薄荷醇的抗刺激作用则导致气管产生新的分泌，而使厚的黏液易于排出，故有祛痰作用。有报道薄荷醇对豚鼠及人均有良好止咳作用。

8. 抗炎作用　薄荷提取物 250 mg/kg 腹腔注射，对大鼠角叉菜胶性足肿的抑制率为 60%～100%，主要有效成分为薄荷醇。由薄荷叶中提取的以二羟基-1, 2-二氢萘二羧酸为母核的多种成分具有抗炎作用。

9. 促进透皮吸收作用　以裸鼠皮肤制作透皮吸收实验模型，将薄荷醇加入 5% 醋氨酚药液中，使薄荷醇浓度达 2.5%，由给药池中加入，从接受池中取样测定。结果表明薄荷醇能显著促进醋氨酚透皮吸收作用，其加渗作用在给药后 2 小时有显著增加，其作用强度随时间推移而继续增加。

10. 抗微生物作用　薄荷水煎剂（1：20）在体外对孤儿病毒（ECHO₁₁）有抑制作用；如在感染同时给药，尚可延缓病变出现时间。薄荷脑剂 10 mg/ml 在原代乳兔肾上皮细胞培养上能抑制 10～100TC ID₅₀（半数组织培养感染量）的单纯疱疹病毒（HSV）感染，增大感染量则无抑制作用。增大薄荷浓度至 100 mg/ml 则对细胞的毒性作用明显。薄荷水煎剂对表皮葡萄球菌、金黄色葡萄球菌、变形杆菌、支气管包特菌、黄细球菌、铜绿假单胞菌、蜡样芽胞杆菌、藤黄八叠球菌、大肠杆菌、枯草杆菌、肺炎链球菌等均有较强抗菌作用。此外对炭疽杆菌、白喉杆菌、甲型链球菌、乙型链球菌、福氏痢疾杆菌、伤寒杆菌及人型结核杆菌等也均有抑制作用。薄荷除对多种细菌有较强抗菌作用外，对白念珠菌、青霉菌属、曲霉菌、小孢子菌属、嗦孢属和壳球菌属等多种真菌也有较强抑制作用。其中，薄荷油尚能驱除水及猫体内的蛔虫。从薄荷全草中提取出的 d-8-乙酰氧基薄荷萝艾菊酮对蚊、虻、蠓、蚋等多种昆虫均有较好的驱避作用，对皮肤无刺激作用和过敏反应。

11. 对消化系统的作用　薄荷醇 260 μmol/kg 给大鼠口服，有较强的利胆作用。给薄荷醇 3～4 小时后，胆汁排出量约增加 4 倍，随后则减弱。薄荷酮作用相似，但较持久，予药 5 小时胆汁排出量增加 50%～100%。

12. 其他作用　薄荷油对蛙神经肌肉有轻度箭毒样作用。薄荷的水提取物对豌豆球蛋白 A 诱发的组胺释放有抑制作用。薄荷提取物对钙通道阻滞剂受体有抑制作用。薄荷提取物对腺苷酸环化酶有抑制作用。薄荷提取物对放射线所致皮肤损害有明显保护作用。

毒性　薄荷醇（天然品）的 LD₅₀：小鼠皮下注射 5 000～6 000 mg/kg；大鼠皮下注射 1 000 mg/kg；猫口服或皮下注射混悬液均为 800～1 000 mg/kg。薄荷醇（合成品）的 LD₅₀：小鼠皮下注射 1 400～1 600 mg/kg；猫口服或皮下注射均为 1 500～1 600 mg/kg。在大鼠或小鼠饲料中加消旋薄荷醇 7.5×10⁻³ 或 4.0×10⁻³，经 103 星期的饲养，未发现有致癌作用。

【炮制】　1. 薄荷　除去老梗及杂质，略喷清水，稍润，切短段，及时低温干燥。

2. 蜜薄荷　取炼蜜用适量开水稀释后，加入净薄荷拌匀，稍闷，置锅内，用文火炒至微黄，不粘手为度，取出放凉。每薄荷 100 kg，用炼蜜 35 kg。

饮片性状　薄荷为不规则的小段，茎、叶、花混合。茎长 5～8 mm，呈方形，表面紫棕色或淡绿色，略被茸毛，切面白色，髓部中空。叶片深绿色或灰绿色，皱缩而破碎，花序轮伞状，花冠黄棕色，有特殊清凉香气，味辛。蜜薄荷形如薄荷，表面显黄火色，略带黏性，味微甜。

贮干燥容器内，蜜薄荷密闭，置阴凉干燥处，防潮。

【药性】　辛，凉。归肺、肝经。

1.《千金方》：“味苦、辛，温，无毒。”

2.《食疗本草》：“平。”

3.《医学启源》：《主治秘要》云：性凉，味辛，气味俱薄，浮而升，阳也。”

4.《宝庆本草折衷》：“味辛、苦、小甘，平、凉。”

5.《汤液本草》：“手太阴、厥阴经药。”

6.《滇南本草》：“味辛、微苦、麻，性微温。”

7.《纲目》：“入手太阴、足厥阴。”

【功用主治】　宣散风热，清利头目，利咽，透疹，疏肝解郁。主治风热表证，头痛目赤，咽喉肿痛，麻疹不透，风疹瘙痒，肝郁胁痛。

1.《药性论》：“能去愤气，发毒汗，破血，止痢，通利关节。”

2.《千金方》：“却肾气，令人口气香洁。主辟邪毒，除劳弊。”

3.《新修本草》：“主贼风伤寒，发汗。恶气心腹胀满，霍乱，宿食不消，下气。煮汁服，亦堪生食。人家种之，饮汁发汗，大解劳乏。”

4.《食疗本草》：“解劳，与韮相宜，发汗，通利关节。杵汁服，去心脏风热。”

5.《食性本草》：“能引诸药入营卫。疗阴阳毒，伤寒头痛。”

6.《日华子》：“治中风失音，吐痰，除贼风，疗心腹胀，下气，消宿食及头风等。”

7.《本草图经》：“治伤风，头脑风，通关格及小儿风涎，为要切之药。”

8.《本草衍义》：“小儿惊风，壮热，须此引药；治骨蒸劳热，用其汁与众药熬为膏。”

9.《医学启源》：《主治秘要》云：去高颠及皮肤风热。”

10. 李东垣：“清头目，除风热。”（引自《纲目》）

11.《履巉岩本草》：“凉上膈，去头风。”

12. 王好古：“能搜肝气，又主肺盛有余肩背痛，及风寒汗出。”（引自《纲目》）

13.《滇南本草》：“上清头目诸风，止头痛、眩晕、发热，祛风痰。治伤风咳嗽，脑漏鼻流臭涕，退男女虚劳发热。”

14.《纲目》：“利咽喉、口齿诸病。治瘰疬、疮疥，风瘙瘾疹。捣汁含漱，去舌胎语涩；挪叶塞鼻，止衄血；涂蜂螫蛇伤。”

【用法用量】　内服：煎汤，3～6 g，不可久煎，宜后下；或入丸、散。外用：煎水洗或捣汁涂敷。

【宜忌】　表虚汗多者禁服。

1.《药性论》：“新病瘥人勿食，令人虚汗不止。”

2.《千金方》：“形瘦疲倦者不可久食，动消渴病。”

3.《本经逢原》：“多服久服，令人虚冷；阴虚发热，咳嗽自汗者勿施。”

4.《本草从新》：“辛香伐气，多服损肺伤心，虚者远之。”

5.《随息居饮食谱》：“多服耗散真气，令致百病。”

【选方】　1. 治月妇伤风咳嗽，鼻塞声重　野薄荷二钱，陈皮二钱，杏仁二钱（去皮尖）。引用竹叶十五片，水煎服。《滇南本草》

2. 治温病初得，头疼，周身骨节酸疼，肌肤壮热，背微感寒无汗，脉浮滑者　薄荷叶四钱，蝉退（去足、土）三钱，生石膏（捣细）六钱，甘草一钱半。共煎汤服。水煎服。《衷中参西录》清解汤

3. 治心肺壅热，头目不清，咽喉不利，精神昏浊，小儿膈热　薄荷一两，桔梗三两，防风二两，甘草一两。为末。每服四钱，灯心煎汤下。《扁鹊心书》薄荷散

4. 清上化痰，利咽膈，治风热　薄荷末炼蜜丸，如芡子大，每噙一丸，白砂糖和之亦可。《简便单方》

5. 治火刑金燥，热极生风，痰嗽喘咳，口燥舌干，咽喉肿痛，鼻息不利，上焦一切浮火之症　薄荷叶四两，粉甘草一两，官硃砂五钱，嫩桔梗一两。为极细末，炼蜜和大丸，噙化口中。《活人方》上清丸

6. 治风热攻目，昏涩，疼痛，旋晕，咽喉壅塞，语声不出　薄荷

叶、恶实(微炒)各一两,甘菊花,甘草(炙)各半两。上四味,捣罗为散。每服一钱匕,生姜温水调下,食后临卧服。《圣济总录》薄荷散。

7. 治唇弦赤烂　薄荷,以生姜汁浸一宿,晒干为末,每用一钱,沸汤泡洗。《明目经验方》

8. 治结合膜炎　将薄荷叶用冷开水洗净后,浸入乳汁中10～30分钟。患眼用5%生理盐水冲洗后,取薄荷叶盖于患眼上,经10分钟可再换1叶,每日数次。《福建药物志》

9. 治脑漏,鼻流臭涕　野薄荷不拘多少。水煎,点水酒服。《滇南本草》

10. 治一切牙痛,风热肿痛尤妙　薄荷、樟脑、花椒各等分。上为细末,擦患处。《医学统旨》擦牙定痛散

11. 治口疮　薄荷、黄柏,等分。为末,入青黛少许搽之。《赤水玄珠》赴筵散

12. 治血痢薄荷叶煎汤单服。《普济方》

13. 治干湿瘰疮,皆以湿热而生,通身奇痒不休　薄荷一两,百部一两,地肤子一两。每日煎水洗一二次。《吉人集验方》

14. 治皮肤隐疹不透、瘰痒　薄荷叶10 g,荆芥10 g,防风10 g,蝉蜕6 g。水煎服。《四川中药志》1979年版

15. 治发背初觉小,于五七日赤热肿高　乳香一两,青薄荷四两。上二味和研匀,厚罨患处。上以青生绢剪腐盖之,觉干,再以新水润之。常令湿润,三五度其热毒自然消失。《刘涓子鬼遗方》乳香膏

16. 治瘰疬结成颗块,疼痛,穿溃,脓水不绝,不计远近　薄荷一束如碗大(阴干),皂荚十梃(长一尺二寸不蚛者,去皮、涂酥,炙令焦黄)。捣碎,以酒一斛,浸经三宿,以烧饮和丸,如梧桐子大,每于食前,以黄芪汤下二十丸,小儿减半服之。《圣惠方》薄荷丸

【临床报道】　1. 治疗儿童鼻出血　用0.5%可的松眼药水喷向鼻中隔前下方,每日2次,每次2喷,连用2日;第三日开始用复方薄荷油滴鼻剂滴于鼻腔,每日3次,每次2滴,连用7日;对于鼻中隔活动性出血处,用枪签涂云南白药粉末并用手指将患侧鼻翼与中隔方向压迫3～5分钟。共治疗2～3个疗程。对照组,用0.5%呋喃滴鼻剂滴鼻,每日3次,每次2滴,7日为1个疗程,共治疗2～3个疗程。两组患者口服抗生素和维生素 B_2、C和K。结果:治疗组45例,治愈35例(77%),有效6例(13%),无效4例(8%),总有效率91%;对照组45例,治愈10例(22%),有效20例(44%),无效15例(33.3%),总有效率66%。两组疗效比较差异有显著性意义(P＜0.05)。

2. 治疗婴幼儿支气管肺炎　治疗组在常规雾化液中依年龄每次分别配制好的10%薄荷药液5、10、15、20 ml吸入气道15～20分钟/次,每日2次;对照组常规给予药物(地塞米松、蒎萜白醇、庆大霉素、利巴韦林、生理盐水等)雾化吸入气道15～20分钟/次,每日2次。2组患儿根据病情均采用以下综合治疗:病情较重者给予氧气吸入,合并细菌感染者使用青霉素等,小儿止咳糖浆和小儿氯棕合剂,氨茶碱等抗感染、止咳、化痰、平喘治疗。治疗组276例,显效204例(73.9%),好转54例(19.6%),无效18例(6.5%);对照组198例,显效114例(57.6%),好转45例(22.7%),无效39例(19.7%)。治疗组的显效率与对照组比较,有显著性差异(P＜0.05);2组好转率无显著性差异(P＞0.05);而对照组的无效率与治疗组比较,有非常显著性差异(P＜0.01)。

3. 治疗类风湿关节炎　治疗组用鲜薄荷茎叶150 g,鲜虎杖茎叶30 g,均切成小段,水煎后去药渣倒入盆内,温度高时先熏患处,温度适宜时外敷(用于净棉布浸入药液敷患处),温度适宜时将患处浸入药汁内泡洗患处,如药液凉时再加温,每次1小时。推拿:取内关、外关、阳溪、后溪、腕骨、八邪、合谷、劳宫等穴,用掐、揉、搓、拔等法进行推拿,每日1次。对照组:口服

布洛芬,维生素 B_1、雷公藤、泼尼松等均常规用量。以上两组均1个月1个疗程,2个疗程观察疗效。结果:治疗组30例,痊愈8例,显效16例,好转4例,无效2例,总有效率为90.3%;对照组30例,痊愈8例,显效14例,好转5例,无效3例,总有效率为90%,两组疗效相同。

4. 治疗慢性荨麻疹　用薄荷15 g,桂圆干6粒,水煎服,每日2次,按照发疹轻重情况,可连服2～4星期。治疗40例,显效32例,好转4例,无效4例。

5. 治疗肉瘤　用薄荷油涂擦肉瘤局部,每日2次,疗程最长45日,最短20日,共治疗11例,均获满意效果。

【各家论述】　1.《宝庆本草折衷》:"薄荷并前之假苏、水苏、香薷及草部中之石香葇,凡五物也,味皆辛而性皆凉。历观古今医方,例以此五物为理风血,解热毒之用,则性之凉必矣。旧悉以温疹,殆非其宜。"

2.《纲目》:"薄荷辛能发散,凉能清利,专于消风散热。故头痛、头风、眼目、咽喉、口齿诸病,小儿惊热及瘰疬、疮疥为要药。"

3.《本草经疏》:"薄荷,辛多于苦而无毒,辛合肺,肺主皮毛,苦合心,而从火化,主血脉,主热,皆阳脏也。贼风伤寒,其邪在表,肺合皮毛而主表,故主之。辛香通利,又兼辛温,故治恶气心腹胀满、霍乱。《食疗》以为能去心家热,故为小儿惊风、风热家引经要药。辛香走散,以通关节,故逐贼风。发汗者,风从汗解也。"

4.《药品化义》:"薄荷,味辛能散,性凉而清,通利六阳之会首,祛除诸攻之风邪。取其性锐而轻清,善引头面,用治失音,疗口齿,清咽喉。其气香而利窍;善走肌表,用消浮肿,散肌表,除背痛,引表药入营卫以疏结滞之气。"

5.《本草新编》:"薄荷,不特善解风邪,尤善解忧郁。用香附以解郁,不若用薄荷解郁之更神。薄荷入肝胆之经,善解半表半里之邪,较柴胡更为轻清。"

6.《本草正义》:"孙星衍辑刻《本草经》,径谓薄荷苏类,确乎可信。《唐本草》谓为辛凉,亦以苏类例之。然冷冽之气能散风热,决非温裾,故洁古直谓之辛凉。其主治则《唐本》谓贼风伤寒,发气,心腹胀满、霍乱,宿食不消,下气,又皆以紫苏大略相近,惟辛而凉降,微与温裾有别。"

7.张寿颐《本草正义》:"薄荷味辛,气清郁香窜,性平,少用则凉,多用则热。其力能内透筋骨,外达肌表,宣通脏腑,贯串经络,服之能透发凉汗,为温病汗解者之要药。痧疹初起挟有外感者,亦宜用之,散外感之邪,即以清肠中之热,则其痢易愈。为其味辛而凉,善表痧疹,愈皮肤瘙痒,为儿科常用之品。"

5764 **薄荷油** bò hé yóu
《重庆堂随笔》

【基原】　为唇形科薄荷属植物薄荷的鲜茎叶经蒸馏而得的挥发油。

【原植物】　参见"薄荷"条。

【制法】　取新鲜薄荷茎和叶,用水蒸气蒸馏,再冷冻,部分脱脑加工得到的挥发油即为薄荷油。

【药材】　薄荷油 Peppermint Oil　产于江苏、浙江等地。

　　性状　本品无色或淡黄色的澄清液体,有特殊清凉香气,味初辛、后凉。存放日久,色渐变深。

　　本品与乙醇、氯仿或乙醚能任意混合。

　　相对密度应为0.888～0.908。

　　旋光度:取本品置1 dm的管中,依法测定为−24°～−17°。

　　折光率应为1.456～1.466。

　　鉴别　取本品1滴,加硫酸3～5滴与香草醛结晶少量,应显橙红色,再加水1滴,即变紫色。

　　品质标志　《中华人民共和国药典》2010年版规定:照气相色谱法测定,本品含薄荷脑($C_{10}H_{20}O$)应为28.0%～40.0%。

【成分】　参见"薄荷"条。

【药理】　1. 对胆汁分泌的影响　薄荷油高、中、低剂量组大鼠胆汁流量明显增加，给药后1～2小时作用最明显。与给药前相比，胆汁中胆汁酸含量增加，胆固醇含量减少，胆色素的含量无明显变化，表明薄荷油有明显的利胆作用，并能增加胆汁中胆汁酸的排出量。

2. 对离体回肠收缩活动的影响　薄荷油能抑制豚鼠离体回肠的正常收缩活动，可降低其收缩幅度、频率和张力，并能拮抗组胺或乙酰胆碱所致肠管痉挛，且呈明显的量效关系。

3. 抗炎、镇痛作用　薄荷油高剂量组灌胃对角叉菜胶致大鼠足肿胀有一定的抑制作用。薄荷油对醋酸致小鼠扭体反应有明显的抑制作用。

毒性　灌胃给药最大耐受量≥4 000 mg/kg，腹腔注射LD_{50}为1 144.9±78.5 mg/kg。给药后小鼠很快(2～10分钟)出现兴奋、震颤、多动、上跳，定向障碍、呼吸急促、俯卧不动，呈深度醉酒状，40～60分钟后逐渐恢复或出现死亡。尸检主要脏器未见明显病变。

【药性】　《中国医学大辞典》："辛，凉，无毒。"

【功用主治】　疏风，清热。主治外感风热，头痛目赤、咽痛，皮肤风痒。

1. 《重庆堂随笔》："患风热头疼颇痛，搽患处。"

2. 《中国医学大辞典》："清热散风。治头风，目赤，咽痛，牙疼，皮肤风热。"

3. 《国药的药理学》："头痛、晕船、反胃、胃肠气胀等，涂布或内服。"

【用法用量】　内服：开水冲，1～3滴。外用：涂擦。

5765 薄荷脑 bò hé nǎo 《中华人民共和国药典》

【异名】　薄荷冰《《中药材手册》》。

【基原】　为唇形科薄荷属植物薄荷全草中提取出的结晶。

【原植物】　参见"薄荷"条。

【制法】　将薄荷全草(干、鲜均可)经水蒸气蒸馏，提取出薄荷油，再将薄荷油在0℃下冷却，即有薄荷脑析出。将粗制品再一次蒸馏，即成商品薄荷脑。

【药材】　薄荷脑 Menthol　产于江苏、安徽、江西等地。

性状　本品为无色针状或棱柱状结晶或白色结晶性粉末；有薄荷的特殊香气，味初灼热后清凉，乙醇溶液显中性反应。本品在乙醇、氯仿、乙醚、液状石蜡或挥发油中极易溶解，在水中极微溶解。熔点为42～44℃。比旋度：取本品精密称定，加乙醇制成每1 ml中含0.1 g的溶液，依法测定，比旋度为−50°～−49°。

鉴别　(1)取本品1 g，加硫酸可使溶解，即显橙红色，24小时后析出无薄荷脑香气的无色油层(与麝香草区别)。

(2)取本品50 mg，加冰醋酸1 ml使溶解，加硫酸6滴与硝酸1滴的冷混合液，仅显淡黄色(与麝香草脑区别)。

品质标志　《中华人民共和国药典》2010年版规定：照气相色谱法测定，本品含薄荷脑($C_{10}H_{20}O$)应为95％～105％。

【药理】　促透皮吸收作用　在透皮吸收试验中，薄荷脑具有显著促进扑热息痛透皮吸收作用。薄荷脑实验组的胎儿皮肤表面褶皱增多，角质层局部断裂脱屑，翻卷呈破棉絮状，表皮细胞间隙加宽，毛囊口扩展，毛干的毛小皮剥脱而变细。

【药性】　辛，凉。

【功用主治】　疏风，清热。主治风热感冒，头痛，目赤，咽喉肿痛，齿痛，皮肤瘙痒。

【用法用量】　内服：0.02～0.1 g，多入片剂含服。外用：入醑剂、软膏剂，涂搽。

5766 薄荷露 bò hé lù 《纲目拾遗》

【基原】　为唇形科薄荷属植物薄荷鲜茎叶的蒸馏液。

【原植物】　参见"薄荷"条。

【药材】　薄荷露 Menthae Distillate　产于江苏、安徽、江西、河南、四川、云南等地。

性状　本品为无色的水溶液，有薄荷的特殊香气，有清凉感。

【药性】　辛，凉。

【功用主治】　散风热，清头目。主治风热客表，头痛，目赤，发热，咽痛，牙痛。

1. 《金氏药帖》："清凉解热。"

2. 《纲目拾遗》："凉膈，发汗。"

3. 《中国医学大辞典》："和中，疏逆，发汗，解热，宣滞，凉膈，清头目。治头痛，热嗽，皮肤瘀疹，耳目咽喉口齿诸病。"

【用法用量】　内服：3～6 ml，水冲。

【宜忌】　《中国医学大辞典》："体虚及素有鼻衄者不宜。"

5767 薄叶卷柏 báo yè juǎn bǎi 《全国中草药汇编》

【异名】　山柏枝、山扁柏《广西药用植物名录》，地柏、岩卷柏、地柏桠《全国中草药汇编》，石上柏《湖北中草药志》，四叶柏、独立金鸡《贵州中草药名录》。

【基原】　为卷柏科卷柏属植物薄叶卷柏的全草。

【原植物】　薄叶卷柏 Selaginella delicatula (Desv.) Alston [S. pouzolziana (Gaud.) Spring]

多年生草本，高30～50 cm。主茎禾秆色，多回分枝。叶二型，在枝两侧及中间各2行；侧叶斜长圆形，长2.5～3 mm，宽1.2～1.5 mm，短尖头，两侧略不等。上缘略有齿，下缘全缘；中叶斜卵形，长1.8～2 mm，宽约0.6 mm，明显内弯，渐尖头，全缘。孢子囊穗单生于小枝顶端，长0.6～2 cm；孢子叶卵圆形，长约2 mm，宽约1 mm，龙骨状，先端长渐尖，边缘全缘。

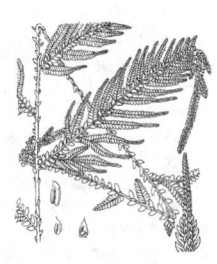

薄叶卷柏

孢子囊圆肾形，大、小孢子囊异形或大孢子囊位于穗的中部，小孢子囊位于上、下部。

生于林下或沟谷阴湿处。分布于西南及浙江、福建、江西、湖北、台湾。

【采收加工】　常年均可采收，鲜用或晒干。

【成分】　全草含双黄酮化合物：2, 3-二氢异柳杉双黄酮A (2, 3-dihydroisocryptomerin)、delicaflavone，南方贝壳杉双黄酮(robustaflavone)、南方贝壳杉双黄酮-4′-甲醚(robustaflavone-4′-methyl ether)、南方贝壳杉双黄酮-7, 4′-二甲酯(robustaflavone 7, 4′-dimethyl ether)、2″, 3″-二氢南方贝壳杉双黄酮-7, 4′-二甲酯(2″, 3″-dihydrorobustaflavone-7, 4′-dimethyl ether)、2″, 3″-二氢南方贝壳杉双黄酮-7, 4′, 7″-三甲酯(2″, 3″-dihydrorobustaflavone-7, 4′, 7″-trimethyl ether)、穗花杉双黄酮(amentoflavone)；咖啡酰奎宁酸衍生物：3, 5-二-O-咖啡酰奎宁酸(3, 5-di-O-caffeoylquinic acid)、3, 4-二-O-咖啡酰奎宁酸(3, 4-di-O-caffeoylquinic acid)、4, 5-二-O-咖啡酰奎宁酸(4, 5-di-O-caffeoylquinic acid)。

【药性】　苦、辛，寒。

1. 《湖北中草药志》："淡、苦、寒。"

2. 《中国药用孢子植物》："辛，平。"

【功用主治】　清热解毒，活血，祛风。主治肺热咳嗽或咯血，肺痈，急性扁桃体炎，乳腺炎，眼结合膜炎，漆疮，烫火伤，月经不调，跌打损伤，小儿惊风，麻疹，荨麻疹。

1. 《全国中草药汇编》："活血调血，清热解毒。主治妇女月经不调,跌打损伤;外用治烫火伤,并治小儿惊风、麻疹。"

2.《湖北中草药志》:"清热解毒,抗癌,止血。用于癌症、肺炎,急性扁桃体炎、眼结合膜炎、乳腺炎,荨麻疹、漆疮。"

3.《中国药用孢子植物》:"驱风退热。治小儿惊风、麻疹。"

【用法用量】 内服:煎汤,10～30 g。外用:鲜品捣敷,或煎水洗,或干品研末撒。

【选方】 1. 治鼻咽癌、肺癌 石上柏30～60 g,猪瘦肉100 g。炖熟,汤肉同服。

2. 治烫伤 石上柏适量,研细。先将创面搽上菜油,再撒上药粉,每日换1次。

3. 治漆疮,荨麻疹 石上柏30～60 g,或鲜品150 g。煎水洗,每日2次。(1～3方出自《湖北中草药志》)

5768 颠茄草 diān qié cǎo 《药材学》

【异名】 美女草、别拉多娜草《药材学》。

【基原】 为茄科颠茄属植物颠茄的全草。

【原植物】 颠茄 *Atropa belladonna* L. [*A. acuminata* Royle ex Lindl.]

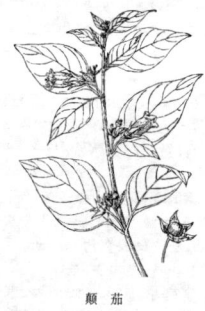

颠茄

多年生草本,或因栽培为1年生,高 0.5～2 m。根粗壮,圆柱形。茎直立,上部叉状分枝。叶互生,或在茎上部一大一小成双生:叶片长达 4 cm,幼时长腺毛;叶片卵形、卵状椭圆形或椭圆形,长7～25 cm,宽 3～12 cm,先端渐尖或急尖,基部楔形并下延向柄,上面暗绿色或绿色,下面淡绿色,两面沿叶脉有柔毛。花单生于叶腋,俯垂,密生白色腺毛;花萼钟状,长约为花冠之半,5裂,裂片三角形,果时稍增大成星芒状而向外展开;花冠筒状钟形,下部黄绿色,上部淡紫色,长 2.5～3 cm,直径约 1.5 cm,筒中部稍膨大,5浅裂,裂片卵状三角形;雄蕊 5,等长,较花丝略短;花盘绕生于子房基部;子房 2 室,花柱丝状,柱头带绿色,2裂。浆果球状,直径 1.5～2 cm,成熟后紫黑色,光滑,汁液紫色。种子肾形,褐色。花、果期6～9 月。

原产欧洲中部、西部和南部。我国南北药物种植场有引种栽培。

【栽培】 生物学特性 喜温暖湿润的气候,怕高温、严寒,在 20～25 ℃气温下生长良好,气温超过 30 ℃或雨水过多,易患根腐病。在阳光充足、适宜土壤湿度环境下生长的植株生物碱含量高。从播种到种子成熟约需 140 日,花期植株生长最快,从开花到种子成熟是全草干物质积累的高峰时期。宜选肥沃、疏松、排水良好、土层深厚的砂壤土栽培。总苷作为以茄科植物为前提。

繁殖方法 种子繁殖,直播或育苗移栽。采种后,洗去果肉,晒干,置通风处贮藏。春播,秋播均可。因其种子发芽缓慢且不整齐,需催芽。方法是用 50 ℃温水浸种,不断搅拌,待水凉后再浸泡 12 小时,捞出用布包好,放 20 ℃左右温暖地方催芽,每日用清水冲洗1～2次保温、防霉,待个别种子发芽时可播。直播,春秋季皆可。北方4月播种,整地前每亩施厩肥 3 000～4 000 kg。在整好的地上按50～60 cm的垄距作高垄,在垄上开 1～1.5 cm 浅沟,将处理好的种子撒入沟内,覆土。浇水保温,10～15 日可出苗。秋播10～11月,长江流域秋播优于春播,种子不用催芽处理,每亩用种量 250 g 左右,次年 4 月即可出苗。育苗移栽,北方为延长生长期,多用阳畦育苗,于 11～12 月在阳畦,畦内用人工配土约 30 cm厚,人工配土为园土:砂:草炭(3:1:0.5),再施入腐熟的有机肥 2 kg/m²,充分混匀。1 月底 2 月初在畦内浇透水,待水渗完后,按 10 cm 行距条播,畦面用玻璃或塑料布,夜间加盖蒲席保温、保湿。苗高 3～4 cm 时,按行距 7 cm 移植 1 次,4 月底或 5 月初,按50 cm左右株距在垄上定植,带土移苗容易成存活。移植后及时浇水、松土、除草、追肥,雨季注意排涝防病。

【采收加工】 1 年可采收 2～3次,6月底地上部封垄时采收下部老叶,以利通风透光。7 月收第二次,留茬 20 cm 左右。8 月割下地上部分并挖根。分别晒干或 60 ℃低温烘干备用。

【药材】 颠茄草 Belladonnae Herba

主产于北京、山东、浙江等地。

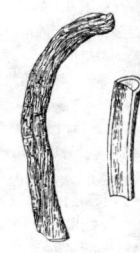

颠茄草(根)外形

性状 本品根呈圆柱形,直径 5～15 mm,表面浅灰棕色,具纵皱纹;老根木质,细根易折断,断面平坦,皮部狭,灰白色,木部宽广,棕黄色,形成层环纹明显。髓部白色。茎扁圆柱形,直径 3～6 mm,表面黄绿色,有细纵皱纹及稀疏的细点状皮孔,中空,幼茎有毛。叶片多皱缩破碎,完整叶片卵状椭圆形,黄绿色至深棕色。花序5 裂,花冠钟状。果实球形,直径 5～8 mm,具长梗,种子多数。气微,味微苦、辛。

鉴别 (1)根横切面:木栓层菲薄,由数列薄壁性木栓细胞组成。皮层薄壁组织中散有草酸钙砂晶细胞,薄壁细胞含淀粉粒。韧皮部细有筛管及薄壁细胞。形成层成环状。木质部占大部分,由射线间隔。导管与周围的管胞及少数木纤维成群,散列于非木化的木薄壁组织间(老根木质部,木薄壁细胞多为木纤维所替代)。木质部尚有木间韧皮部。根中央可见二原型的初生木质部。

粉末特征:浅棕绿色。草酸钙砂晶甚多,直径3～10 μm,含砂晶细胞中有的可见簇晶,直径 15～28 μm。叶表皮细胞垂周壁波状弯曲,具角质条纹;气孔不等式。腺毛头部单细胞、柄2～4细胞及头部5～6细胞,柄单细胞;淀粉粒众多,呈类圆形、盔形或多角形,直径 8～26 μm,脐点点状或裂隙状,大粒层纹明显。具缘纹孔及网纹导管,直径 24～40 μm。亦可见木纤维、波状弯曲的种皮石细胞与花粉粒等。

(2)取本品粗粉 10 g,加氨水 10 滴及乙醇 60 ml,浸泡 2 小时,并时时振摇,滤过。滤液蒸干后加 5%盐酸 2 ml,转移至分液漏斗中,加氯仿少许振摇,分出氨仿层,用氨水调节酸液至 pH 10,再用氯仿提取 2次(5 ml、3 ml)。取氯仿提取液再半量,蒸干,加发烟硝酸 5 滴,置水浴上蒸干,得到残渣放冷,加醇制氢氧化钾试液 2～3滴,即显深紫色(检查莨菪烷生物碱类)。

(3)取本品粗粉 0.5 g,加氯仿 3 ml,振摇后,滤过。滤液加氨试液 1 ml,振摇,用纸片吸取氨液,稍干后,在紫外光灯下观察(254～365 nm),可见天蓝色荧光(检查香豆素类)。

(4)薄层色谱:取本品粉末 2 g,加浓氨试液 2 ml,混匀,再加氯仿 25 ml,摇匀,放置过夜,滤过,滤液蒸干,残渣加氯仿 0.5 ml使溶解,作为供试品溶液。另取硫酸阿托品和氢溴酸东莨菪碱对照品,加甲醇制成每 1 ml 含有 4 mg 的混合溶液,作为对照品溶液。吸取上述两种溶液各 10 μl,分别点于同一硅胶 G 薄层板上,以醋酸乙酯-甲醇-浓氨试液(17:2:1)为展开剂,展开,取出,晾干,喷以稀碘化铋钾试液。供试品色谱中,在与对照品色谱相应的位置上,显相同颜色的斑点。

品质标志 《中华人民共和国药典》2010年版规定:本品按干燥品计算,含生物碱以莨菪碱($C_{17}H_{23}NO_3$)计,不得少于 0.30%。

【成分】 叶含生物碱:东莨菪碱(scopolamine)、天仙子胺(旧称莨菪碱)(hyoscyamine)、阿托品(atropine)、天仙子胺 N-氧化物(hyoscyamine N-oxide)、天仙子碱 N-氧化物(hyoscine N-oxide);黄酮:7-甲基槲皮素(7-methylquercetin)、3-甲基槲皮素,槲皮素-

3-鼠李糖葡萄糖苷(quercetin-3-rhamnoglucoside)、山柰酚-3-鼠李糖半乳糖苷(kaempferol-3-rhamnogalactoside)、槲皮素-7-葡萄糖苷(quercetin-7-glucoside)、山柰酚-7-葡萄糖苷(kaempferol-7-glucoside)、槲皮素-7-葡萄糖基-3-鼠李糖半乳糖苷(quercetin-7-glucosyl-3-rhamnogalactoside)、槲皮素-7-葡萄糖基-3-鼠李糖葡萄糖苷(quercetin-7-glucosyl-3-rhamnoglucoside)、山柰酚-7-葡萄糖基-3-鼠李糖半乳糖苷(kaempferol-7-glucosyl-3-rhamnogalactoside)、山柰酚-7-葡萄糖基-3-鼠李糖葡萄糖苷(kaempferol-7-glucosyl-3-rhamnoglucoside)。

根含生物碱:阿托品,红古豆碱(cuscohygrine),天仙子胺 N-氧化物。

【药理】 抗腹泻等作用 颠茄预先给予或与其他药物合用,对蓖麻油诱导的大鼠腹泻、5-羟色胺诱导的小鼠腹泻及霍乱毒素引起的大鼠腹泻有一定作用。颠茄对大鼠有尿潴留作用。颠茄酊剂体内、体外试验中,抗胆碱作用比按其含有的生物碱而预期的作用强。

【功用主治】 《全国中草药汇编》:"镇痉,镇痛,止分泌,扩瞳。主要用于制止盗汗,流涎,支气管分泌过多,胃酸过多,并弛缓平肌,解除贲门及幽门部痉挛,制止痉挛性咳嗽,以及因泻药而引起的腹绞痛等。"

【用法用量】 内服:口服,酊剂,每次 10 ml,每日 3 次;片剂,每次 1～3 片,每日 3 次。

【宜忌】 青光眼患者禁服。

5769 **薜荔** bì lì 《本草拾遗》

【异名】 薜、牡赞《说文》,木莲《本草拾遗》,木莲藤《日华子》,过水龙《解围元薮》,辟萼《质问本草》,石壁莲《植物名汇》,木瓜藤、膨泡树、壁石虎、木壁莲《中国树木分类学》,爬墙虎、风不动《中国药用植物志》,彭蜂藤《福建民间草药》,王不留行、石楼、常春藤《广西中药志》,石龙藤《中药志》,石壁藤、补血王、追骨风、爬岩风《湖南药物志》,墙脚柱《闽东本草》,田螺掩、大鼓藤《广东中药》,抬墙藤、老�头藤、凉粉藤《天目山药用植物志》,石绷藤《江西民间草药验方》,木瓜藤络石藤《广州部队常用中草药手册》,木隆谷、邦邦老虎藤《上海常用中草药》,爬山虎、巴山虎《广西本草选编》,乒抛藤、泊壁藤、墙壁藤、有蜂藤、小薜荔《福建药志》,抱树莲(贵州)。

【基原】 为桑科榕属植物薜荔的茎、叶。

【原植物】 薜荔 Ficus pumila L.

常绿攀援或匍匐灌木。叶二型:营养枝上生不定根,攀缘于墙壁或树上,叶小而薄,叶片卵状心形,长约 2.5 cm,膜质,基部稍不对称,先端渐尖,叶脉很短;繁殖枝上无不定根,叶较大,互生,叶柄长 5～10 mm;托叶 2,披针形,被黄色丝状毛;叶片厚纸质,卵状椭圆形,长 5～10 cm,宽 2～3.5 cm,先端急尖至钝形,基部圆形至浅心形,全缘,上面无毛,下面被黄色柔毛;基出脉 3 条,侧脉 4～5 对,在表面下陷,背面突起,网脉蜂窝状。花序托单生于叶腋,梨形或倒卵形,长 3～6 cm,宽 3～5 cm,顶部截平,略具短钝头或为脐状突起,基部有收缩成一短柄,幼时被黄色短柔毛,成熟时绿带浅黄色或微红,基生苞片宿存,密被长柔毛;雄花及瘿花生于一花序托内壁口部,多数,排成数行,有梗,花被片 2～3;雄蕊

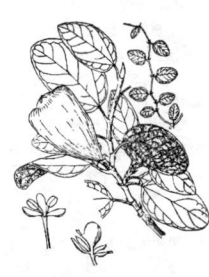

薜 荔

2,花丝短;瘿花具梗,花被片 3,花柱侧生;雌花生于另一植株花序托内壁,花梗长,花被片 4～5。瘦果近球形,有黏液。花期 5～6 月,果期 9～10 月。

生于旷野树上或村边残墙破壁上或石灰岩山坡上。分布于华东、中南、华南。

本植物的乳汁(薜荔汁)、根(薜荔根)、果实(木馒头)亦供药用,另设专条。

【采收加工】 常年均可采取其带叶的茎枝,鲜用或晒干。

【药材】 薜荔 Fici pumilae Caulis 全国大部分地区均产。

性状 茎圆柱形,节处具成簇状的攀缘根及点状突起的根痕。叶互生,长 0.6～2.5 cm,椭圆形,全缘,基部偏斜,上面光滑,深绿色,下面浅绿色,有显著突起的网状叶脉,形成许多小凹窝,被细毛。枝质脆或坚韧,断面可见髓部,呈圆点状,偏于一侧。气微,味淡。

鉴别 茎横切面:最外为木栓层。皮层的外侧有断续列的石细胞。韧皮部较薄,外侧有非木化的纤维。形成层成环。木质部全由木化细胞所成,导管类圆形,大而稀少,散列,木射线不明显,在木质部内部尚有内侧形成层和内侧韧皮部。髓部薄壁细胞常破碎,亦可见纤维束散在。

【成分】 叶含脱肠素(herniarin)、香柑内酯(bergapten)、内消旋肌醇(mesoinositol)、芸香苷(rutin)、β-谷甾醇(β-sitosterol)、蒲公英赛醇乙酸酯(taraxeryl acetate)、β-香树脂醇乙酸酯(β-amyrin-acetate)、生育酚类化合物 VE-FPL。地上部分含香豆素类化合物:东莨菪苷(scopoletin)、香柑内酯(黄酮类:柚皮素(naringenin)、染料木素(genistein)、白杨素(chrysin)、芹菜素(apigenin)、花旗松素(taxifolin)、5,7,-3',4',5'-五羟基黄酮(tricetin)、木犀草素(luteolin)、7,4'-二甲氧基-5-羟基异黄酮(7,4'-dimethoxy-5-hydroxyisoflavone)、5,7,2',5'-四羟基黄烷酮(5,7,2',5'-tetrahydroxyflavanone)、芦丁(rutin)、异鼠李素-3-葡萄糖苷(isorhamnetin-3-glucoside);甾醇类化合物:β-谷甾醇(β-sitosterol、taraxasterol);三萜类化合物:β-香树脂醇(β-amyrin)、11β-羟基-β-香树脂醇(11β-hydroxy-β-amyrin)。

【药理】 抗菌作用 采用纸片法对薜荔的水提液和乙醇提取液进行抑菌敏感试验。结果表明,在枯草芽胞杆菌、大肠杆菌、金黄色葡萄球菌、变形杆菌、八叠球菌等试验菌中,薜荔的水提液对大肠杆菌抑制效果明显;乙醇提取液对枯草芽胞杆菌的抑制效果较为显著,而薜荔乙醇、水提取液对啤酒酵母、橘青霉、黑曲霉等真菌均无抑制作用。

【药性】 酸,凉。

1.《纲目》:"酸,平,无毒。"

2.《湖南药物志》:"苦,寒。"

3.《广东中药》:"味淡,微凉。"

4.《广西本草选编》:"藤味微苦,性平;叶微酸涩,性凉。"

5.《福建药物志》:"茎苦,涩,平;叶微酸,平。"

6.《浙江药用植物志》:"苦,微寒。"

【功用主治】 祛风除湿,活血通络,解毒消肿。主治风湿痹痛,坐骨神经痛,泻痢,尿淋,水肿,疟疾,闭经,产后瘀血腹痛,咽喉肿痛,睾丸炎,漆疮,痈疽肿毒,跌打损伤。

1.《本草拾遗》:"主风血,暖腰脚,变白不衰。"

2.《本草图经》:"叶治背疮,干末服之,下利即愈。"

3.《广西中药志》:"藤治肠痔、痈疽及一切癣疥。"

4.《湖南药物志》:"清热解毒,祛湿利尿。治丝虫病,跌打损伤,腰痛,热痢,水泻,热淋,肚胀气急,病后虚弱,小儿瘦弱,子宫脱垂,呕吐。"

5.《广东中药》:"利水去湿,散毒,滑肠通便。治痔疮,天泡疮,酒湿患疮。"

6.《天目山药用植物志》:"消肿止痛。"

7.《江西草药》："治血尿,砂淋,梦遗,早泄,咽喉肿痛等症。"

8.《上海常用中草药》："祛风湿,通经活络,清热消肿,利尿,止血。治风湿痛,手足关节不利。"

9.《广西本草选编》："主治乳糜尿,睾丸炎,白疱疮,漆疮。"

10.《福建药物志》："茎治坐骨神经痛,疝疾,劳倦乏力,子宫脱垂,闭经,产后瘀血痛,脱肛,扭伤,冻疮;叶消肿散结,治漆过敏,无名肿毒。"

【用法用量】 内服:煎汤,9~15 g(鲜品 60~90 g);捣汁、浸酒或研末。外用:捣汁涂或煎水熏洗。

【选方】 1. 治风湿关节痛 ①薜荔茎、南天竹根各 30 g。水煎服。②小薜荔 60 g,金樱子、南蛇藤、鸡血藤各 9 g。水煎服。

2. 治坐骨神经痛 ①薜荔茎、柘树根各 30 g,南蛇藤根 9~15 g。水煎服。②小薜荔、楤木各 60 g。水煎服。(1、2 方出自《福建药物志》)

3. 治手指挛曲 薜荔枝叶梗,每斤加川椒三两,侧柏叶四两。煎浓汁,久洗自然伸直。《解围元薮》舒挛汤。

4. 治血淋痛涩 木莲藤叶一握,甘草(炙)一分。日煎服之。《纲目》

5. 治水肿 小薜荔,茵陈、白毛藤各 31 g。水煎,酌加冰糖,分早、晚服。

6. 治疝疾 薜荔茎 60 g,香附、叶下珠各 30 g。水煎服。(5、6 方出自《福建药物志》)

7. 治先兆流产 薜荔鲜枝叶(不结果的幼枝)30 g,荷叶蒂 7 个,苎麻根 3 g。水煎去渣,加鸡蛋 3 个,同煮服。或单用薜荔枝叶亦可。《江西草药》

8. 治呕吐 薜荔藤 30 g。水煎服。《湖南药物志》

9. 治发背诸疮痈初起 薜荔二两,金银花三两,生黄芪一两,生甘草二钱。水数碗,煎一碗,渣再煎一剂,(服)即消。《洞天奥旨》花藤薜荔汤》

10. 治发背 薜荔叶。上一味,不拘多少,阴干,捣罗为散。每服三钱匕,water一盏,煎五七沸,温服。更用叶煎汤,洗疮甚妙。《圣济总录》薜荔散方》

11. 治皮肤破出血 薜荔鲜叶,加白糖,捣敷患处。《天目山药用植物志》

12. 治跌打损伤 薜荔茎 60 g,变叶榕根 30 g,酌加酒水煎服;另取茎、叶 1 000 g,酌加酒水煎汤熏洗,或炒焦研末调酒敷伤部。《福建药物志》

5770 薜荔汁 bì lì zhī 《日华子》

【基原】 为桑科榕属植物薜荔的乳汁。

【原植物】 参见"薜荔"条。

【采收加工】 随时可采。割破茎皮,待乳汁流出后收集。也可取自叶中。

【功用主治】 祛风杀虫止痒,壮阳固精。主治白癜风,疬疡,疥癣瘙痒,疣赘,阳痿,遗精。

1.《日华子》:"敷白癜、疬疡及风恶疥癣。"

2.《天目山药用植物志》:"作激性药,能壮阳固精。"

3.《福建药物志》:"治疣赘。"

【用法用量】 外用:涂搽。

5771 薜荔根 bì lì gēn 《福建中草药》

【基原】 为桑科植物榕属薜荔的根。

【原植物】 参见"薜荔"条。

【采收加工】 秋冬季采收,鲜用或晒干。

【药性】《福建药物志》:"苦、涩、平。"

【功用主治】 祛风除湿,舒筋通络。主治风湿痹痛、坐骨神经痛,腰肌劳损,水肿,疝疾,闭经,产后瘀血腹痛,慢性肾炎,慢性肠

炎,跌打损伤。

1.《天目山药用植物志》:"治关节痛。"

2.《福建药物志》:"治坐骨神经痛,疝疾,劳倦乏力,子宫脱垂,闭经,产后瘀血痛,睾丸炎,脱肛,跌打损伤,扭伤,冻疮。"

3.《浙江药用植物志》:"清热解毒,活血利尿。主治慢性肾炎,慢性肠炎,腰肌劳损。"

【用法用量】 内服:煎汤,9~15 g,鲜品加倍。

【选方】 1. 治关节痛 薜荔粗根 120~150 g,上肢病加白牛膝,下肢病加川牛膝为引。水酒冲酒浸。《天目山药用植物志》 ②薜荔根、南天竹根各 30 g。水煎服。《福建药物志》

2. 治坐骨神经痛 薜荔根、柘树根各 30 g,南蛇藤根 9~15 g。水煎服。《福建药物志》

3. 治水肿 薜荔根茎 9~15 g。水煎服。《湖南药物志》

4. 治疝疾 薜荔根 60 g,香附、叶下珠各 30 g。水煎服。

5. 治跌打损伤 薜荔根 60 g,变叶榕根 30 g,酌加酒水煎服;另取茎,叶共 1 kg,酌加酒水煎汤熏洗,或炒焦研末调酒敷伤部。(4、5 方出自《福建药物志》)

5772 薅田藨 hāo tián biāo 《纲目》

【异名】 藨《尔雅》,蛇泡艻、黑龙骨《生草药性备要》,三月泡《辰溪县志》,红梅消、红顶梅、过江龙、倒筑伞《植物名实图考》,薅秧泡《分类草药性》,牙鹰艻《广州植物志》,倒生根、叶仙桥《贵州民间方药集》,虎波草、布田菠菜、播田草《福建民间草药》,乳痫泡、鹰爪艻、种田藨《广西中兽医药用植物》,天青地白草《江苏植物药材志》,细蛇迷、小迸魂《南宁市药物志》,五月藨刺、龙船藨、红花肿艻《江西民间草药》,两头粘、五月红、陈刺波《闽东本草》,草杨梅、仙人搭桥《中国药用植物志》。

【基原】 为蔷薇科悬钩子属植物茅莓的地上部分。

【原植物】 茅莓 Rubus parvifolius L. 又名:小叶悬钩子《华北经济植物》,茅莓悬钩子《东北本本植物图志》。

小灌木,高 1~2 m。枝有短柔毛及倒生皮刺。奇数羽状复叶;小叶 3,有时 5,先端一小叶菱状圆形到宽倒卵形,侧生小叶较小,宽倒卵形至楔状圆形,长 2~5 cm,宽 1.5~5 cm,先端圆钝,基部宽楔形或近圆形,边缘具齿,上面疏生柔毛,下面密生白色绒毛;叶柄长 5~12 cm,顶生小叶柄长 1~2 cm,与叶轴均被柔毛和稀疏小皮刺;托叶条形。伞房花序有花 3~10 朵;总花梗和花梗密生绒毛;花萼外面密被柔毛和疏密不等的针刺,在花果时均直立开展;花粉红色或紫红色,直径 6~9 mm;雄蕊花丝白色,稍短于花瓣;子房具柔毛。聚合果球形,直径 1.5~2 cm,红色。花期 5~6 月,果期 7~8 月。

生于海拔 400~2 600 m 的山坡杂木林下、向阳山谷、路旁或荒野。分布于河北、山西、辽宁、吉林、黑龙江、江苏、浙江、安徽、福建、江西、山东、河南、湖北、湖南、广东、广西、四川、贵州、陕西、甘肃、台湾。

本植物的根(薅田藨根)亦供药用,另设专条。

【采收加工】 7~8 月割取地上部分,捆成小把,晒干。

【栽培】 生物学特性 喜温暖气候,耐热,耐寒。对土壤要求不严,一般土壤均可种植。

繁殖方法 分株繁殖法。于冬季落叶后或早春萌芽前,在老树的株丛旁边挖取带有根的枝条,分成单株,剪去顶端部分枝条,用黄泥浆水浆根,按

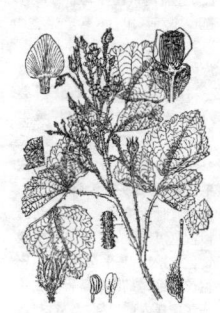

茅莓

行株距 40 cm×30 cm 开穴定植，每穴栽 1~2 株，栽后覆土及压实，淋透水。

田间管理　栽后 1~2 年，每年中耕除草 2~3 次，追施人畜粪水 1 次。

【药材】　薅田藨 *Rubi Parvifolii Herba*　产于江苏、浙江、广西、福建、江西、四川、广东等地。

性状　本品长短不一，枝和叶柄具人钩刺，枝表面红棕色或枯黄色；质坚，断面黄白色，中央有白色髓。叶多皱缩碎，上面黄绿色，下面灰白色，被柔毛。枝上部往往附枯萎的花序，花瓣多已掉落，萼片黄绿色，外卷，两面被长柔毛。气微弱，味微苦涩。

【成分】　果实含赤霉素（gibberellin）A₃₂ 及其他赤霉素。此外，该植物还含有：果糖、葡萄糖、蔗糖、维生素 C、L-去氢抗坏血酸、鞣质、β-胡萝卜素和 α-生育酚。

【药理】　1. 止血作用　茅莓水提醇沉法所得提取物（以下简称水提物）10 g/kg、20 g/kg、40 g/kg 分别给小鼠灌胃，连续 3 日，可使出血时间缩短 25%~37%，凝血时间也明显缩短，有加速止血的作用。

2. 抗血栓形成　血栓形成试验表明，水提物 2 g/kg 灌胃，连续 3 日，可使血栓形成明显抑制，并明显缩短其优球蛋白溶解时间，提示茅莓能提高体内纤维蛋白溶解酶的活性。

3. 抗心肌缺血　茅莓水提物 6 g/kg 给大鼠灌胃，连续 3 日，最后 1 次给药后 1 小时处死动物，摘取心脏，离体灌流，结果表明茅莓能明显增加冠脉流量。按上法给药可明显对抗由垂体后叶素诱发的大鼠缺血性心电图改变。此外，小鼠常压和低压缺氧耐力试验表明，茅莓水提物灌胃可使动物耐缺氧能力明显增强。

毒性　以茅莓水提物给小鼠灌胃，剂量达 80 g/kg，除稀有厌食，偶见稀便外，无其他明显中毒症状。故其最大耐受量（小鼠口服）大于 80 g/kg，该剂量已相当于人用量 133 倍。

【炮制】　取原药材，除去杂质，抢水稍润，切段，干燥。

饮片性状　为不规则的小段，茎、叶或混合。茎圆柱形，表面红棕色或暗绿色，散生短刺；切断面黄白色，中部有髓。叶多卷缩、破碎，上表面黄绿色，下表面灰白色，密被绒毛。小花棕黄色。气微，味微苦、涩。贮干燥容器内，置通风干燥处。

【药性】　苦、涩，凉。
1.《生草药性备要》：“味涩、酸。”
2.《本草求原》：“酸、涩、平。”
3.《岭南采药录》：“味苦，微寒。”
4.《广西中药》：“味淡涩，性凉。”
5.《宁夏中草药手册》：“甘、苦，凉。”
6.《云南中药》：“苦、涩，平。”

【功能主治】　清热解毒，散瘀止血，杀虫疗疮。主治感冒发热，咳嗽痰血，痢疾，跌打损伤，产后腹痛，疥疮，疖肿，外伤出血。
1.《生草药性备要》：“治蛛疥，杀虫，出汗斑，洗猪疥；浸酒治瘰疬；十蒸九晒治吐血，止牙痛。”
2.《本草求原》：“止刀伤血。”
3.《宁夏中草药手册》：“清热解毒，祛风除湿，活血消肿。”
4.《广西中药》：“止痢，止血。”
5.《云南中药》：“清热解表，活络止痛。主治感冒发热、咳嗽、痢疾、跌打损伤、尿道炎、结膜炎、产后血崩、湿疹、疥疮、痔疮。”

【用法用量】　内服：煎汤，10~15 g；或浸酒。外用：捣敷；或煎水熏洗；或研末撒。

【选方】　1. 治痢疾　茅莓茎叶 30 g。水煎，去渣，酌加糖调服。《战备草药手册》
2. 治皮炎，湿疹　（薅田藨）茎叶适量，煎汤熏洗。《宁夏中草药手册》
3. 治汗斑及白泡疮　蛇泡笋茎叶烧灰，和茶油涂。《岭南采药录》

---

4. 治外伤出血　茅莓叶适量。晒干研末，撒敷伤口，外加包扎。《江西草药》
5. 治呃逆　鲜茅莓根 60 g，枇杷叶、半夏各 9 g，陈皮 6 g，竹茹 12 g。煎服。《安徽中草药》

5773 薅田藨根 hào tián biāo gēn 《福建民间草药》

【异名】　茅莓根《江西草药》，托盘根《山东中草药手册》，米花托盘根《河北中草药》。

【基原】　为蔷薇科悬钩子属植物茅莓的根。

【原植物】　参见“薅田藨”条。

【采收加工】　秋、冬季挖根，洗净鲜用，或切片晒干。

【药材】　薅田藨根 *Rubi Parvifolii Radix*　产于广东、广西、福建、四川、江西等地。

性状　根长短不一，多扭曲，直径 0.4~1.2 cm。上端较粗，呈不规则块状，常附残留茎基。表面灰褐色，有纵皱纹，栓皮有时剥落，露出红棕色内皮。质坚硬，断面淡黄色，有放射状纹理。气微，味微涩。

显微　根横切面：木栓层为 10 余列木栓细胞。栓内层少数细胞含黄色物质。韧皮部宽广，有韧皮纤维，薄壁细胞含草酸钙簇晶及方晶，老根偶见单个石细胞散在。木质部导管多数单个，少数 2~3 个相连。本品薄壁细胞含淀粉粒。

【成分】　根含（一）-表儿茶素〔（一）-epicatechin〕，β-谷甾醇（β-sitosterol），豆甾醇（stigmasterol），菜油甾醇（campesterol），niga-ichigoside F₁ 和 sauvissimoside R₁。

【药性】　甘、苦，凉。
1.《重庆草药》：“苦、平，无毒。”
2. 广州部队《常用中草药手册》：“甘、苦，凉。”
3.《山东中草药手册》：“苦、辛、微甘，凉。”
4.《福建药物志》：“微苦，凉。”

【功能主治】　清热解毒，祛风利湿，活血凉血。主治感冒发热，咽喉肿痛，风湿痹痛，肝炎，肠炎，肾炎水肿，尿路感染，结石，跌打损伤，咳血，吐血，崩漏，疔疮肿毒，腮腺炎。
1.《生草药性备要》：“浸酒壮筋骨。”
2.《本草求原》：“治瘰疬。炒存性，开油搽坐板疮。”
3.《植物名实图考》：“养筋活血，消红退肿。”
4.《分类草药性》：“治吐血，经水不调，跌打损伤。”
5.《岭南采药录》：“理蛇伤，理感冒夹色。”
6. 贵州民间方药集：“解热驱风。治风湿疼痛，癫狂。解热毒，治疗疮肿毒。”
7.《上海常用中草药》：“清热解毒，活血消肿，祛风除湿。治感冒高热，咽喉肿痛，肝炎，咳血，吐血，肾炎水肿，尿路感染，跌打损伤，风湿骨痛。”
8.《山东中草药手册》：“活血凉血，解毒消肿。”
9.《福建药物志》：“清热解毒，祛风利湿，散结止痛。主治泌尿系结石，痢疾，糖尿病，白带，产后腹痛，乳腺炎，风湿关节痛，颈淋巴结核，咳血，湿疹，疔疮。”

【用法用量】　内服：煎汤，6~15 g；或浸酒。外用：捣敷；或煎汤熏洗；或研末调敷。

【宜忌】　《重庆草药》：“孕妇禁用。”

【选方】　1. 治感冒发热，咽喉肿痛　米花托盘根 15 g，金银花 12 g，薄荷、甘草各 6 g。水煎服。《河北中草药》
2. 治小儿风寒，喘咳　（薅田藨）根 30 g，芫荽菜、紫苏、前胡各 9 g。水煎冲红糖，早晚分服 1 次。《天目山药用植物志》
3. 治风湿痛　鲜茅莓根 90 g，鲜柘树根 30 g，鲜接骨木茎叶 60 g，猪瘦肉 120 g。水煮至肉烂，食肉喝汤，盖被取微汗。《安徽中草药》
4. 治慢性肝炎　茅莓根 60 g，阴行草 30 g。水煎服，每日 1

剂。《江西草药》

5. 治水泻，痢疾　茅莓根、鱼腥草、车前草各 30 g。煎服。《安徽中草药》

6. 治肠炎　（蕹田藘）根、白芽根、苞蔷薇根、山楂根各 9～12 g。水煎服。《浙江民间常用草药》

7. 治石淋（尿路结石）　茅莓根、缬木根、马鞭草各 30 g。水煎，早晚空腹服，每日服 2 次，服数剂后，小便可有刺痛数株，以后痛渐减，其结石崩碎，从尿道排出。《山西中草药》

8. 治跌打损伤　（蕹田藘）鲜根 30 g，马鞭草（鲜）15 g。水煎汤，冲山渣炭 1.8 g服。《福建晋江〈中草药手册〉》

9. 治产后出血，肺结核咯血　茅莓根 30 g。水煎，冲红糖服。《浙江民间植物志》

10. 治糖尿病　（蕹田藘）根 60～120 g，猪膀胱 2 个。煎服。《南京地区常用中草药》

11. 治过敏性皮炎　茅莓根、明矾适量。先将茅莓根煎汤，后加入明矾。外洗患处，每日 1 次。《福建〈中草药新医疗法资料选编〉》

12. 治骨髓炎　鲜茅莓根白皮适量，加烧酒少许，同捣敷患处，每日 2 次。《单方验方调查资料选编》

13. 治腮腺炎　托盘根 9 g，玄参 9 g，板蓝根 30 g。水煎。《山东中草药手册》

【临床报道】　1. 治疗腹泻　鲜茅莓根，剥取根皮，焙干研末，装入胶囊，每个 0.25 g。成人初服 10 丸（约 2.5 g生药），以后每隔 6 小时再服 1 次。一般服 1 次即效，无效时酌情加量至 15 丸。泻愈后再服 1 次，以资巩固。小儿可酌情服用散剂。观察 83 例，治愈 80 例。

2. 治疗丝虫病　鲜红梅消根 500 g，洗净去除外层粗皮，切碎，加白酒 1 kg浸泡 10～15 日，去渣过滤。现症期（象皮腿）患者在发作前和前驱期每次 30 ml（成人），每日 1 次，连服 3 日。带虫期每次 15～20 ml（成人），每日 1 次，睡前服，4 日 1 疗程。观察现症期患者 13 例治疗后仅复发 1 例，轻度消肿 6 例，中度消肿 7 例；带虫期患者经服药半月至 6 个月后，复查 27 例，结果 22 例转阴。

5774 檹罟子 《纲目》

【异名】　露兜子（《岭外代答》），勒波罗（《岭南采药录》），假菠萝（《生草药手册》），山波罗（《岭南草药志》），簕角子、婆锯簕子（《广东部队〈常用中草药手册〉》），野菠萝（《广东部队〈常用中草药手册〉》）。

【基原】　为露兜树科露兜树属植物露兜树的核果。

【原植物】　参见"露兜簕菠"条。

【采收加工】　秋季摘取成熟果实，将小核果分开，晒干。

【药材】　檹罟子 Pandani Tectorii Fructus　产于广东、广西。

性状　果实呈椭圆形或球状椭圆形，长达 20 cm，外表棕红色，由 50～70 多个纤维状肉质核果组成。核果倒圆锥形，稍有棱角，长 4～6 cm；先端钝圆，下果皮灰棕色，光滑，但多破碎或不存在；中果皮几乎由木质纤维构成，质坚韧，黄白色或灰棕色；内果皮坚硬，木质，有 4～10 室，果室狭长，内面棕色，有扁而狭长之种子 1 粒。气微，味淡。

【成分】　核果含挥发油。

【药性】　辛、淡，凉。

1.《纲目拾遗》："味甘。"

2.《广东中药》："微苦，性寒。"

3.《全国中草药汇编》："甘、淡、凉。"

【功用主治】　补脾益肺，行气止痛，化痰利湿，明目。主治痢疾，胃痛，咳嗽，疝气，睾丸炎，痔疮，小便不利，目生翳障。

1.《纲目拾遗》："补脾肾，固元气，制伏尤阳，扶持衰土，壮精神，益血，宽痞消痰，解酒毒，止酒后发渴，利头目，开心益志。"

2.《广东中药》："治小肠疝气；与鸡炖食可治闭经。"

3.《全国中草药汇编》："果：治痢疾，咳嗽。果核：治睾丸炎，痔疮。"

4.《广西民族药简编》："治心脏痛（瑶族）。"

【用法用量】　内服：煎汤，10～30 g；浸酒或浸蜜。外用：煎水洗。

【宜忌】　《全国中草药汇编》："孕妇忌服。"

【选方】　1. 治痢疾　露兜簕果实 60～120 g。煎服。（广州空军《常用中草药手册》）

2. 治睾丸炎　露兜簕果核、紫苏、黄皮叶各适量。煎水熏洗。《全国中草药汇编》

3. 治目生翳障、渐渐昏暗，视物不明　檹罟子浸白蜜内，每日连蜜啖一枚，一月即退。《纲目拾遗》

5775 橙子 chéng zǐ 《食性本草》

【异名】　橙（《上林赋》），黄橙（张籍），金橙（苏轼），金球、鹄壳（《纲目》）。

【基原】　为芸香科柑橘属植物香橙的果实。

【原植物】　香橙 Citrus junos Tanaka

常绿小乔木，高可达 6 m。枝细而短，有棘刺。叶互生，单身复叶；叶柄长 1～2.5 cm，有阔翼；叶片长卵形或椭圆形，长 3～6 cm，宽 1.5～3.5 cm，先端渐尖微凹，基部圆形或圆楔形，全缘有波状齿，表面绿色，背面黄绿色，侧脉密。花白色，单生或簇生于叶腋；萼片 5，裂片三角形；花瓣 5，倒卵状长椭圆形，雄蕊 14～22，基部连合；花柱短于雄蕊，柱头头状圆形。果实扁圆形，横径 5～6 cm，果皮多皱，油胞凹入，瓤囊 9～11 瓣，果肉不整齐，味极酸。种子 20～25 颗，长约 1.4 cm，浅棕色，多胚，子叶白色。花期 5月，果熟期 10 月下旬。

江苏、浙江、安徽、江西、湖北、湖南、四川、贵州、云南、陕西等地有栽培。

本植物的果皮（橙子皮）、种子（橙子核）亦供药用，另设专条。

【采收加工】　秋季果实成熟时采收，鲜用或低温冷藏，亦可风干用。

【成分】　果实含黄酮类化合物：滨蒿黄素（cirsimaritin）、柚皮芸香苷（narirutin）、柚皮苷（naringin）、橙皮苷（hesperidin）、新橙皮苷（neohesperidin）；香豆素类：9-羟基-4-甲氧基补骨脂素（9-hydroxy-4-methoxypsoralen）、橙皮油内酯（auraptene）；有机酸类：枸橼酸（citric acid）、苹果酸（malic acid）、琥珀酸（succinic acid）；糖类；果胶（pectin）和维生素等。又含挥发油，其主要成分为牻牛儿醛（geranial）、柠檬烯（limonene）和橙子油含匙叶桉油烯醇（spathulenol）。橙子还含柠檬苦素（limonin），闹米林（nomilin），去乙酰闹米林（deacetyl nomilin），宜昌橙素（ichangin），闹米林酸（nomilinic acid），去乙酰闹米林酸（deacetylnomilinic acid），异柠檬内酯酸（isolimonic acid），异黄柏酸（isoobacunoic acid）及脂类（lipid）。

【药性】　酸，凉。归肺、胃经。

1.《食性本草》："暖，无毒。"

2.《开宝本草》："味酸。"

3.《本草图经》："性冷。"

4.《饮膳正要》："味甘、酸，无毒。"

5.《纲目》："酸、寒，无毒。"

6.《玉楸药解》："味酸。入手太阴肺经。"

【功用主治】　降逆和胃，理气宽胸，消瘿，醒酒，解鱼蟹毒。主治恶心呕吐，胸闷腹胀，瘿瘤，醉酒。

1.《食性本草》："行风气，发虚热，疗瘿气，发瘰疬，杀鱼（'虫'，《纲目》引作'蟹'）毒。"

2.《开宝本草》："其瓤去恶心。又以瓤洗去酸汗，细切，和盐、蜜煎成，食之，去胃中浮风。"

3.《本经逢原》:"和盐贮食,止恶心,解酒病。"

4.《玉楸药解》:"宽胸利气,解酒消瘿。""善降逆气,止恶心,消瘰疬瘿瘤。"

5.《纲目拾遗》:"橙饼:消顽痰,降气,和中,开胃,宽膈,健脾,解鱼、蟹毒,醒酒。"

【用法用量】 内服:适量,生食;或煎汤;或盐腌、蜜制;或制饼。

【宜忌】 1.《开宝本草》:"不可多食,伤肝气。"

2.《外科全生集》:"患恶核、瘰疬、痰症者食之,患成不治;愈合食者发。"

3.《纲目拾遗》:"(橙饼)气虚瘰疬者勿服。"

【选方】 治痔疮肿痛 隔年风干橙子,桶内烧烟熏之。(《纲目》引《医方摘要》)

5776 **橙叶** chéng yè (《岭南采药录》)

【基原】 为芸香科柑橘属植物甜橙的叶。

【原植物】 参见"甜橙"条。

【采收加工】 全年均可采收,鲜用。

【成分】 含挥发油,主要成分为芳樟醇(linalool),柠檬醛(citral),柠檬烯(limonene)等。

【功用主治】《岭南采药录》:"捣烂敷疮,能止痛,散瘀。"

【用法用量】 外用:捣敷。

5777 **橙皮** chén pí (《岭南采药录》)

【异名】 理皮、黄果皮(《滇南本草》),理陈皮(《滇南本草》整理本),广柑皮(《四川中药志》)。

【基原】 为芸香科柑橘属植物甜橙的果皮。

【原植物】 参见"甜橙"条。

【采收加工】 冬季或春初收集食用甜橙时剥下的果皮,晒干或烘干。

【成分】 含挥发油 1.5%～2%,其主要成分为正癸醛(decanal),柠檬醛(citral),柠檬烯(limonene)和辛醇(octyl alcohol)等。另含黄酮类成分枸橘苷(poncirin),橙皮苷(hesperidin),柚皮苷(naringin)。

【药理】 1. 祛痰作用 橙皮所含挥发油及柠檬烯用蒸汽吸入法给麻醉兔,能增加呼吸道分泌物的排出量,并使分泌物的比重降低,其祛痰作用可能是由于呼吸道分泌细胞受到局部刺激,引起黏液分泌增加所致。

2. 杀虫作用 橙皮提取物对蚜、螨类害虫具有较强的杀虫活性。石油醚提取物的活性优于乙醇提取物,说明活性成分主要在脂溶性部分,杀螨活性优于杀蚜活性。

【药性】 辛、苦,温。归脾、胃、肺经。

1.《滇南本草》:"味辛、苦,性温。入脾、肺、肝三经。"

2.《四川中药志》1979 年版:"辛、微苦,温。"

3.《广东中药志》:"归脾、肺、胃经。"

【功用主治】 行气健脾,降逆化痰。主治脾胃气滞之脘腹胀满,恶心呕吐,食欲不振,痰壅气逆之咳嗽痰多,胸膈满闷,梅核气。

1.《滇南本草》:"主降气宽中,破老人痰结,痰如胶者效。"

2.《岭南采药录》:"凡遇乳痈初起,以之煎水,大热洗患处,数次即可消散。"

3.《四川中药志》1979 年版:"理气健脾,燥湿化痰。用于脾胃气滞,脘腹胀满,恶心呕吐,消化不良,痰湿壅滞,胸膈满闷,痰多清稀等。"

4.《广东中药志》:"化痰止咳,行气健脾,消食导滞,解酒毒。用于咳嗽痰多,食滞不消所致的食少,脘腹胀满,酒醉,梅核气。""解鱼虾蟹毒。"

【用法用量】 内服:煎汤,3～10 g;或研末。外用:煎水熏洗。

【宜忌】《四川中药志》1960 年版:"胃热而唾血者忌用。"

【选方】 1. 治脾胃气滞,脘腹胀闷 广柑皮 10 g,木香 10 g,厚朴 10 g,枳壳 10 g,山药 15 g,隔山撬 15 g。水煎服。

2. 治痰湿壅滞,胸膈满闷,恶心呕吐 广柑皮 10 g,法半夏 10 g,杏仁 10 g,茯苓 10 g,甘草 3 g。水煎服。

3. 治脾胃虚弱,消化不良,脘腹胀闷 广柑皮 12 g,土党参 30 g,山药 30 g,阳雀花根 30 g。水煎服。(1～3 方出自《四川中药志》1979 年版)

4. 治积痰结核于咽喉中,与梅核相似,喉中有碍,吐咯不出,咽之不下,似有似无,有时阻滞 理皮二钱(去白),土白芍二钱,苏子二钱,桔梗一钱,竹叶二十个。水煎服。(《滇南本草》)

【各家论述】《滇南本草》:"理皮化痰定喘,止咳下气,功甚于广陈皮;补胃和中,力不及广陈皮。"

5778 **橙子皮** chéng zǐ pí (《开宝本草》)

【异名】 橙皮(《随息居饮食谱》)。

【基原】 为芸香科柑橘属植物香橙的果皮。

【原植物】 参见"橙子"条。

【采收加工】 秋季剥取成熟果实的果皮,切片鲜用或晒干。

【成分】 含挥发油,主要为牻牛儿醛(geranial),柠檬烯(limonene),大牻牛儿烯(germacrene)B、D,双环大牻牛儿烯(bicyclogermacrene);黄酮类:(—)-顺式-3, 5, 7-三羟基-3′-甲氧基黄烷酮-7-(2-*O*-α-鼠李糖基-β-葡萄糖苷)〔(—)-*cis*-3, 5, 7-trihydroxy-3′-methoxyflavanone-7-(2-*O*-α-rhamnosyl-β-glucoside)〕,柚皮素-7-〔α-鼠李糖基(1→2)〕-〔α-鼠李糖基(1→6)〕-β-葡萄糖苷{naringenin-7-〔α-rhamnosyl(1→2)〕-〔α-rhamnosyl(1→6)〕-β-glucoside}等。还含辛弗林(synephrine),*N*-甲基酪胺(*N*-methyltyramine),2, 6-二甲基-6-羟基-7-辛烯-4-酮(2, 6-dimethyl-6-hydroxyoct-7-en-4-one),2, 6-二甲基-6-羟基-2, 7-辛二烯-4-酮(2, 6-dimethyl-6-hydroxyocta-2, 7-dien-4-one)。

【药性】 苦、辛,温。

1.《食疗本草》:"温。"

2.《开宝本草》:"味苦、辛,温。"

3.《饮膳正要》:"甚香美。"

4.《纲目》:"无毒。"

5.《随息居饮食谱》:"甘、辛。"

【功用主治】 快气利膈,化痰降逆,消食和胃,解醒,杀鱼蟹毒。主治胸膈气滞,咳嗽痰多,饮食不消,恶心呕吐,醉酒。

1.《食疗本草》:"去恶心、胃风,取其皮和盐贮之。"

2.《开宝本草》:"散肠胃恶气,消食,去胃中浮风气。"

3.《本草衍义》:"宿酒未醒,食之速醒。"

4.《纲目》:"糖作橙丁,甘美,消痰下气,利膈宽中,解酒。"

5.《随息居饮食谱》:"利膈,辟恶,化痰,消食,析酲,止呕醒胃,杀鱼蟹毒。"

6.《中国药用植物图鉴》:"为助消化药及驱风药。"

【用法用量】 内服:煎汤,3～9 g;或盐腌、糖渍;或作饼研末。

【选方】 1. 宽中,快气,消酒 橙子大者三斤(破去核,切作片子,连皮用),生姜五两(去皮切片,焙干)。上件于净砂盆内,烂研如泥,次入炙甘草末二两,檀香末半两,并搜和捏作饼子,焙干,为细末。每服一钱,入盐少许,沸汤点服。(《杨氏家藏方》香橙汤)

2. 生津,舒郁,辟臭,解酲,化浊痰,禀岚瘴,调和肝胃,定痛止呕 橙皮二斤(切片),白砂糖四两,乌梅肉二两。同研烂,入甘草末一两,檀香末五钱,捣成小饼,收干藏之。汤瀹代茶或噙化。(《随息居饮食谱》香橙饼)

5779 **橙子核** chéng zǐ hé (《本草图经》)

【异名】 香橙仁(《湖南药物志》)。

【基原】 为芸香科柑橘属植物香橙的种子。

【原植物】 参见"橙子"条。

【采收加工】 秋季果实成熟时，剖开果实，收集种子，晒干。

【成分】 含脂肪油、蛋白质，以及苦味成分黄柏内酯（obaculactone）和闹米（nomilin）。

【性气】《湖南药物志》："酸、苦，微温，无毒。"

【功用主治】 理气止痛。主治疝气，闪挫腰痛。

1.《纲目》："面䵟粉刺，湿硏，夜夜涂之。"

2.《本经逢原》："治疝气，诸淋，血淋。"

3.《湖南药物志》："祛风，散恶气，消食。"

【用法用量】 内服：煎汤，3～9 g；或研末。

【选方】 1. 治闪挫腰疼不能屈伸 橙子核炒干为细末三钱，以白酒调服。《摄生众妙方》

2. 治胸腹胀 香橙仁 9 g，草果仁 6 g。水煎服。《湖南药物志》

5780 # 橘 jú
《本经》

【异名】 黄橘《本草图经》，橘子（通称）。

【基原】 为芸香科柑橘属植物橘及其栽培变种的成熟果实。

【原植物】 橘 Citrus reticulata Blanco

常绿小乔木或灌木，高 3～4 m。枝细，多有刺。叶互生；叶柄长 0.5～1.5 cm，有窄翼，顶端关节；叶片披针形或椭圆形，长 4～11 cm，宽 1.5～4 cm，先端渐尖微凹，基部楔形，全缘或为波状，具不明显的钝锯齿，有半透明油点。花单生或数朵丛生于枝端或叶腋；花萼杯状，5 裂；花瓣 5，白色或带淡红色，开时向上反卷；雄蕊 15～30，长短不一，花丝等 3～5 个连合成组；雌蕊 1，子房圆形，柱头头状。柑果近圆形或扁圆形，横径 4～7 cm，果皮薄而宽，容易剥离，囊瓣 7～12，汁胞柔软多汁。种子卵圆形，白色，一端尖，数粒至数十粒或无。花期 3～4 月，果期 10～12 月。

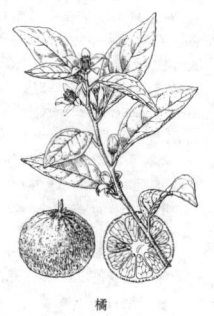

橘

本植物的叶（橘叶）、幼果或未成熟果实的果皮（青皮）、成熟果皮（陈皮）、白色内层果皮（橘白）、外层果皮及内层筋络（橘络）、种子（橘核）、根（橘根）、成熟果实用蜜糖渍制成品（橘饼）亦供药用，另设专条。

栽培于丘陵、低山地带、江河湖泊沿岸或平原。在江苏、浙江、安徽、江西、湖北、湖南、广东、广西、海南、四川、贵州、云南、台湾等地均有栽培。

栽培品种甚多，主要有福橘 C. tangemna Hort ex Tanaka；朱橘 C. erythrosa Tanaka；茶枝柑 C. chachiensis Hort；四会柑 C. suhoiensis Tanaka 等。

【栽培】 生物学特性 喜高温多湿的亚热带气候，不耐寒，稍能耐荫，萌芽有效温度 12.5 ℃，生长适宜温度 23～27 ℃，高到 37 ℃则停止生长，低于 -5 ℃则造成冻害。产区年平均温度在 15 ℃以上，年积温在 3 000 ℃以上，年雨量多在 1 000～2 000 mm，土壤含水量保持其最大持水量的 60%～80%，相对湿度 75%为宜。正常生长必需光照的强度为 8 500～12 000 lx；夏季可达 35 000 lx。以选阳光充足，地势高燥，土层深厚，通气性能良好的砂质壤土栽培为宜。

繁殖方法 种子、嫁接繁殖。以嫁接繁殖为主。嫁接砧木可选生长快、根系发达、抗逆性强、与接穗亲和力强、抗寒的品种，有

枳橙、枸头橙、红柠檬、酸橘、薎柑、香橙、酸柚、宜昌橙等。采摘充分成熟果实，剖开，洗净种子，用湿沙贮藏分层堆积，于 12 月至翌年 1～3 月，播种前用 35～40 ℃温水浸好 1 小时，再用 1%硫酸铜溶液或 300 倍甲醛溶液或 0.1%高锰酸钾浸泡 10 分钟，用冷水取干后播种；亦可用 55～56 ℃温水消毒 50 分钟再进行播种。经过催芽的种子 7 日左右出苗，不催芽的种子则需经 1 个月左右出苗。催芽方法，种子用 35～40 ℃水浸好 1 小时，再用冷水浸半日，放于垫有草的芦席上，再覆盖稻草，每日用 35～40 ℃温水淋 3～4 次，翻动 1～2 日，经 5～9 日露白后播种。苗床按宽窄条播种，窄行 17～20 cm，宽行 50～60 cm 开沟，在沟内先施 1 层熟人粪尿，将种子均匀播下，用肥泥盖种，厚 1.5～2 cm，盖草。冬季需加薄膜覆盖。待出苗后，再 1～2 3 片真叶时，5 月或 9 月选出壮苗移栽，用作两年出圃砧木，余下苗可用作三年出圃砧木，分级栽种，窄行 15～20 cm，宽行 60～70 cm，株距 10～15 cm 栽种，便于嫁接后管理。移栽砧木时要注意使根部舒展，与土壤密贴，覆土至根颈处。栽种后要经常松土除草，抹去基部的芽，待植生长后要摘心。接穗，选稳产高产，树势健壮，无病虫害的优良品种的成年母树，剪取树冠外围中、上部芽眼饱满的枝梢。春接的接穗可在萌芽前将穗砂藏备用，夏接的可随采随接。嫁接前用（1 000～1 500）×10⁻⁶ 盐酸四环素液浸泡 2 小时，用水冲洗干净，可防治病害。嫁接方法，在嫁接前 1 个月，将砧木离地 15 cm 以下的萌芽枝除去，并进行摘心。春季嫁接用切接法，一般在 2 月下旬至 4 月中旬进行。夏季 8～9 月用芽接法。嫁接苗在嫁接后 15～20 日进行检查，如果芽应新鲜，接口愈合，叶柄易脱落，即是成活，否则要及时补接。嫁接成活后除去扎缚物，除去砧木上的萌蘖，其砧应在芽接上 0.5 cm处剪除，芽眼一面稍高、背面稍低，待萌发新梢抽发后要设立支柱，以防苗木弯曲，同时要摘心、抹芽、整形，结合施肥，喷农药防病虫为害。从砧木至嫁接苗出圃需 3 年时间。定植在春季 2～3 月中旬或秋季 10～11 月，嫁接苗挖掘时应带有土团，将主根及大侧根伤面修光，剪除弱枝、病虫枝，蘸泥浆，按行株距 3 m×5 m 开穴，栽种。

田间管理 栽种后幼树期可在行间间作豆类及蔬菜作物。冬季培土保暖防寒。雨季覆盖以防止土壤冲刷。幼树施肥：1～3 年内勤施薄肥，3～7 月施速效肥，促春梢生长，11 月施腊肥。成年期施肥：2 月下旬至 3 月上旬施发芽肥，以氮肥为主；5 月下旬至 6 月下旬施壮果肥；7～9 月施壮果肥，又可促使秋梢抽生。还需多次进行根外追肥，可于 7～9 月喷 0.3%～0.4%的尿素或 1%过磷酸钙溶液。春季多雨，要注意灌溉排水。幼年树整形以矮干自然圆头形或自然开心圆头形为好。选留骨干枝，使主枝和副主枝、侧枝合理配置，形成健壮的骨架。成年树修剪以疏剪与短截，通过抹芽和放梢等，调整营养生长与结果关系。主要修剪枯枝、病虫枝、荫蔽枝、密生枝、徒长枝、交叉枝、衰弱枝、空膛露脚枝、下垂枝、结果枝、结果母枝。大年树修剪宜前重，以疏剪修剪为主，短截修剪为辅。小年树修剪，以剪细弱弱荫蔽、密生枝、无叶枝等。衰老树修剪主要是更新修剪。冬季修剪可重剪；夏季修剪以疏剪和短截回缩修剪。保花结果措施，可喷（8～10）×10⁻⁶的 2, 4-D、0.5%尿素，1%过磷酸钙溶出液，以防草木灰浸出液，防落果或虫害 800 倍液 1～2 次，在花期后喷射可得到明显的效果。冬季在冻前御寒，培土增温，枝干涂白、包扎、覆盖、熏烟、喷抑蒸保温剂、摇落树干积雪等。

病虫害防治 病害有溃疡病，早春喷波尔多液；流胶病，3～4 月发病，可选抗病砧木，同时防治吉丁虫及天牛，消灭传染源；早春发现病斑，可行刮治，采用 2, 4-D升汞桐油合剂（升汞 0.1 g，桐油 100 g，加入 2, 4-D中）或用 1:10 高锰酸钾桐油合剂，涂抹伤口，亦可用 50%托布津 100 倍液或多菌灵 100～200 倍液防治。疮痂病，多生于叶背面，使叶扭曲变形，用 50%托布津 800～1 000 倍液在萌芽后和花谢后喷射，脚腐病为害根颈部，可涂 1:1:10

波尔多液。黄龙病病毒引起传染，要防治蚜虫传播，发现病株立即拔除。虫害有柑橘木虱，在嫩梢抽发期喷易卫杀等，根部用呋喃丹防治，有利于保护天敌幼虫。柑橘潜叶蛾，在新梢萌发不超过3 mm或新叶受害率达 50% 左右时，用溴氰菊酯、杀灭菊酯、易卫杀、巴丹、杀虫双和亚胺硫磷等进行防治。还有柑橘实蝇、柑橘天牛等为害。

【采收加工】　10～12月果实成熟时，摘下果实，鲜用或冷藏备用。

【成分】　果汁含黄酮类：橙皮苷(hesperidin)、柚皮芸香苷(narirutin)。还含葡萄糖、果糖、蔗糖、苹果酸、枸橼酸等及维生素C。果肉含胡萝卜素(carotene)、隐黄素(cryptoxanthin)、维生素 B_1。果实含 β-谷甾醇(β-sitosterol)、 β-香树脂醇(β-amyrin)、赤霉素(gibberellins) GA_1、 GA_4、 GA_8、 GA_{17}、 GA_{19}、 GA_{20}、 GA_{24}、 GA_{29}、 GA_{44}、 GA_{53}、3-epi-GA_1 等。

【药理】　抗癌作用　橘的果皮和果肉中 β-隐黄素比 β-胡萝卜素具有更高的抗消化道癌活性。

【药性】　甘、酸，平。归肺、胃经。

1.《本草经集注》："味甘酸。"

2.《本草拾遗》："冷。"

3.《品汇精要》："行手太阴、足太阴经。"

4.《纲目》："甘、酸，温，无毒。"

5.《本草求真》："专入肺、胃。"

6.《随息居饮食谱》："甘，平。"

【功用主治】　润肺生津，理气和胃。主治消渴，呕逆，胸膈结气。

1.《食疗本草》："止泄痢。食之下食，开胸膈痰实结气，下气不如皮。"

2.《本草拾遗》："甜者润肺。"

3.《日华子》："止消渴，开胃，除胸中膈气。"

4.《饮膳正要》："止呕下气，利水道，去胸中瘕热。"

5.《日用本草》："止渴，润燥，生津。"

6.《医林纂要》："除烦，醒酒。"

7.《食物中药与便方》："治烫伤。"

【用法用量】　内服：适量，作食品；亦可蜜煎、酱菹，或配制成药膳。外用：搽涂。

【宜忌】　不可多食，风寒咳嗽及有痰饮者不宜食。

1.《本草经集注》："食之多痰。"

2.《食疗本草》："穰不可多食。"

3.《日用本草》："多(食)则恋膈生痰，滞肺气，病人忌食。"

4.《纲目》："其内生痰聚饮。"

5.《随息居饮食谱》："风寒咳嗽及有痰饮者勿食。"

【选方】　治淡伪　烂橘子(适量)放在有色玻璃瓶里，密封贮藏，越陈越好，搽涂患处。(《食物中药与便方》)

【各家论述】　《本草求真》："橘穰与皮共属一物而性悬殊，橘皮味辛而苦，而橘穰则变味甘而酸；皮有散欬、开痰理气之功，而穰则更助欬作饮，及有滞气之害也。至书有言能治消渴、开胃，并除胸中膈气，此为内热太极，胃气不寒者而言，若使水亏脾弱，发为咳嗽而日用此恣啖，保无生欬助气之弊乎。但用蜜煎作果佳。"

5781 **橘叶** (《纲目》)

【异名】　橘子叶(《滇南本草》)

【基原】　为芸香科柑橘属植物橘及其栽培变种的叶。

【原植物】　参见"橘"条。

【采收加工】　全年或夏秋季采收，以12月至翌年2月间采摘为佳期，阴干或晒干，亦可鲜用。

【药材】　橘叶 Citri Reticulatae Folium　主产于四川、浙江、福建。

【性状】　叶多卷缩或破碎，展平后呈菱状长椭圆形或椭圆形，长 5～8 cm，宽 2～4 cm，先端渐尖，基部楔形，全缘或微波状。表面灰绿色或黄绿色，光滑，对光可见众多的透明小油点。叶柄常缺，偶有者，狭翅也不明显。质脆，易碎裂。气香，味苦。

【鉴别】　叶横切面：上、下表皮细胞各1列。上表皮细胞与栅栏细胞之间嵌有草酸钙棱晶及黏液的圆形细胞。叶肉组织不面型，栅栏细胞2列，通过中脉。中脉在上、下表面均突出，维管束上、下2个，上方短、平坦；下方较长，浅槽形，其外方纤维断续排成环状。纤维壁较厚，胞腔细小，周围薄壁细胞常含草酸钙棱晶，形成晶鞘纤维。栅栏组织与海绵组织交界处常有较多的大型油室。薄壁细胞中含有草酸钙棱晶。

【成分】　含维生素C。另含多种碳水化合物，如葡萄糖、果糖、蔗糖、淀粉和纤维素等。各种橘叶均含挥发油。

【炮制】　取原药材，除去杂质、喷淋清水，稍润，切丝，干燥。

饮片性状　橘叶为不规则的丝片状。表面灰绿色或黄绿色，光滑，对光可照见众多的透明小腺点。质厚，硬而脆，易碎裂。气香，味苦。

贮干燥容器内，置通风干燥处。

【药性】　苦、辛，平。归肝、胃经。

1.《纲目》："苦，平，无毒。"

2.《本草汇言》："味苦辛，气温，无毒。可升可散，阴中阳也。入足厥阴肝经气分。"

【功用主治】　疏肝行气，化痰散结。主治乳痈，乳房结块，胸胁胀痛，疝气。

1.朱丹溪："导胸膈逆气，入厥阴，行肝气，消肿散毒，乳痈胁痛，用之行经。"(引自《纲目》)

2.《本草从新》："治肺痈。"

3.《随息居饮食谱》："消痈肿，治乳癖。"

4.《食物中药与便方》："疏肝利气，消痰核。"

5.《福建药物志》："行气、解郁、散结。"

【用法用量】　内服：煎汤，6～15 g，鲜品可用 60～120 g；或捣汁服。外用：捣烂外敷。

【选方】　1.治乳疖　青橘叶 100 片，青皮 15 g，柴胡 3 g。水 250 ml，将药煎至 120 ml 时，入好酒 50 ml。热服，盖被发汗。(《古代验方大全》)

2.治乳腺炎　嫩橘叶、麦芽、葱头各适量。捣烂敷患处，并可于患处上加热温熨。(《福建药物志》)

3.治吹乳，乳汁不通　鲜橘叶、青橘皮、鹿角霜各 15 g。水煎后冲入黄酒少许热饮之。(《食物中药与便方》)

4.治疝气　橘子复叶 10 个，荔枝核 5 个(焙)。水煨服。(《滇南本草》整理本)

5.治风毒脚气肿痛　橘叶、杉木节各一握。上童子尿一盏，醇酒半盏，煎六分，滤滓，乘热调槟榔末二钱，食前服。(《仁斋直指方论》槟榔散)

6.治咳嗽　橘叶(刮皮，蜜在背上，火焙干)水煎服。(《滇南本草》整理本)

【各家论述】　1.《本草经疏》："橘叶，古今方书不载，能散阳明、厥阴经滞气，妇人妒乳，内外吹，乳岩，乳痈，用之皆效，以诸证皆二经所生之病也。"

2.《本草汇言》："橘叶，疏肝，散逆气，定胸痛之药也。按丹溪老人言，此药味苦涩，其气辛香，其性温散，凡病血结气结，痰滞火逆，病为胁痛，为乳肿，为脚气，为肿毒为胸膈逆气等疾，或捣汁饮，或取渣敷贴，无不应手获效矣。"

5782 **橘白** (《本草便读》)

【基原】　为芸香科柑橘属植物橘及其栽培变种的白色内层果皮。

【原植物】　参见"橘"条。

【采收加工】　选取新鲜的橘皮，用刀抒去外层红皮（即橘红）后，取内层的白皮，除去橘络，阴干或晒干。

【药材】　橘白 Endocarpium Citri Reticulatae Alba　主产于浙江、福建、四川、江西等地。

性状　内层果皮呈黄白色海绵状的薄层块片，内表面常有橘络的痕迹。质疏松轻软，有弹性。气芳香，味微苦而甘。

【药性】　苦、辛、微甘，温。归脾、胃经。

《中国医学大辞典》："苦、辛、温。无毒。"

【功用主治】　和胃化湿。主治湿浊内阻，胸脘痞满，食欲不振。

1.《中国医学大辞典》："和胃，化浊腻。"

2.《浙江药用植物志》："化湿和胃，主治胸脘满闷。"

【用法用量】　内服：煎汤，1.5～3 g。

【各家论述】　《本草便读》："橘白，(橘皮)去外一层红皮，其味带甘，其功固不如橘皮，而纯脾胃药中用之，自无燥散之咎。"

5783 橘红 jú hóng
（《纲目》）

【异名】　芸皮、芸红（《药材资料汇编》）。

【基原】　为芸香科柑橘属植物橘及其栽培变种的外层果皮。

【原植物】　参见"橘"条。

【采收加工】　秋末冬初果实成熟后采摘，削取外层果皮，晒干或阴干。

【药材】　橘红 Citri Rubrum Exocarpium　产于浙江、江苏、福建、四川等地。

性状　本品呈长条形或不规则薄片状，边缘皱缩向内卷曲。外表面黄棕色或橙红色，存放后呈棕褐色，密布黄白色突起或凹下的油点，俗称"棕眼"。内表面黄白色，密布凹下透光小圆点。质脆易碎。气芳香，味微苦、麻。

鉴别　(1) 粉末特征：淡黄棕色。果皮表皮细胞表面观多角形、类方形或长方形，垂周壁增厚，气孔类圆形，直径18～26 μm，副卫细胞不清晰；侧面观外被角质层，径向壁的外侧增厚。油室碎片的外围薄壁细胞壁微增厚。

(2) 薄层色谱：取本品粉末0.3 g，加甲醇10 ml，加热回流20分钟，滤过，取滤液5 ml，浓缩至1 ml，作为供试品溶液。另取橙皮苷对照品加甲醇制成饱和溶液，作为对照品溶液。吸取上述两种溶液各2 μl，分别点于同一用0.5%氢氧化钠溶液制备的硅胶G薄层板上，以醋酸乙酯-甲醇-水(100：17：13)为展开剂，展约3 cm，取出，晾干，再以甲苯-醋酸乙酯-水(20：10：1：1)的上层溶液为开展剂，展至约8 cm，取出，晾干，喷以三氯化铝试液，置紫外光灯(365 nm)下检视。供试品色谱中，在与对照品色谱相应的位置上，显相同颜色的荧光斑点。

品质标志　《中华人民共和国药典》2010年版规定：照高效液相色谱法测定，本品(干燥品)含橙皮苷($C_{28}H_{34}O_{15}$)不得少于1.7%。

【炮制】　1. 橘红　取原药材，除去杂质，刷去灰土，用时瓣碎；或切成碎块，低温干燥。

2. 炒橘红　取净橘红碎块，置锅内，用文火炒至具焦斑，取出放凉。

3. 蜜炙橘红　取炼蜜加适量开水稀释后，加入净橘红碎块，拌匀，稍闷，置热锅内，用文火炒至微黄，不粘手为度，取出放凉。每橘红100 kg，用炼蜜25 kg。以增强润肺止咳作用。

饮片性状　橘红为不规则的碎片状，外表面黄棕色或棕褐色，密布黄白色突起或凹下的油点，内表面凹下透光小圆点，质脆易碎。气芳香，味微苦。炒橘红形如橘红，色泽加深，具有焦斑。蜜炙橘红形如橘红，表面微黄色。

贮干燥容器内，密闭，置阴凉干燥处。

【药性】　辛、苦，温。归肺、脾经。

1.《卫生宝鉴》："气温，味微苦。"

2.《本草要略》："性热。"

3.《本草原始》："味辛、苦。"

4.《本草汇言》："味苦辛，气温，无毒，人手足太阳、太阴、阳明经。"

【功用主治】　散寒燥湿，理气化痰，宽中健胃。主治风寒咳嗽，痰多气逆，恶心呕吐，胸脘痞胀。

1.《医学启源》："理胸中滞气。"

2.《本草要略》："能除寒发表。"

3.《本草蒙筌》："胃虚气弱用宜。"

4.《纲目》："下气消痰。"

5.《遵生八笺》："主下气宽中，消痰止嗽。"

6.《药品化义》："消谷气，解酒毒，止咳膈痞塞。"

【用法用量】　内服：煎汤，3～9 g；或入丸、散。

【宜忌】　阴虚燥咳及久嗽气虚者禁服。

1.《本经逢原》："橘红专主肺寒咳嗽，虚损方多用之，然久嗽气泄，又非所宜。"

2.《本草从新》："气虽中和，亦损真元，无滞勿用。"

【选方】　1. 治嗽嗽　橘皮(去白)四两，甘草(炙)一两。为末，每服二钱，白汤调下。《医学入门》古橘甘散)

2. 治痰壅塞，嗽久不已　橘皮半两(去白)，半夏二钱半(汤洗七次)，为末，分作二服，每服水一盏半，生姜十片，煎七分，去渣，温服。《卫生易简方》)

3. 治寒痰发厥　广橘红二钱，半夏、甘草各一钱二分，大附子、川贝母各一钱。水二钟(盅)，加竹沥、姜汁煎服。《丹台玉案》逐痰汤)

4. 治风痰麻木　橘红一斤，逆流水五碗，煮烂去滓，再煮至一碗，顿服取吐。不吐加瓜蒂末。《纲目》引《摘玄方》)

5. 治痰饮为患，或呕吐恶心，或头眩心悸，或中脘不快，或发为寒热，或因食生冷，脾胃不和　半夏(汤洗七次)、橘红各五两，白茯苓三两，甘草(炙)一两半。上为咬咀。每服四钱，用水一盏，生姜七片，乌梅一个，同煎六分，去滓，热服，不拘时候。《局方》二陈汤)

6. 治老人气秘，大腑不通　用橘红、杏仁(汤浸去皮尖)等分为末，炼蜜丸如桐子大。每服七十丸，空心米饮下。《卫生易简方》)

7. 治吐利后，胃中虚，膈上热，咳逆　橘皮(去白)二两，人参、甘草(炙)各半两。上为散，每服四钱，水一盏半，竹茹一小块，生姜五片，枣二枚，煎至七分，去滓，温服，不拘时候。《济生方》橘皮汤)

8. 治痢前腹紧　陈皮(去白)、青皮(去瓤)各一两，木香二钱，苍术(制炒)四两。上为末，醋糊丸，梧桐子大，每服二十丸，空心，食前酒下。《古今医统》良方消痞丸)

9. 治中气不和，霍乱吐泻，但有一点胃气存者，服之回生　陈皮(去白)、藿香各五分，上为末，水煎，温服。《济阴纲目》回生散)

10. 治妇女血气相搏，腹中刺痛，痛引心端，经行涩少，或经事不调　橘红二两，延胡索(去皮，醋煮)一两，当归(去芦，酒浸，醋略炒)一两。上为末，酒浸米糊为丸，如梧桐子大，每服七十丸，加至一百丸，空心，艾汤下，米饮亦得。《济生方》三神丸)

11. 治乳痈，未结即散，已结即溃，极痛不可忍者　陈皮(汤浸去白，晒干，面炒黄)为末一两，麝香一分。研匀，酒调下二钱，被盖汗出即愈。《济阴纲目》橘香散)

5784 橘饼 jú bǐng
（《纲目拾遗》）

【基原】　为芸香科柑橘属植物橘及其栽培变种的成熟果实，用蜜糖渍制而成。

【原植物】 参见"橘"条。

【药性】 甘、辛,温。归脾、肺经。

《食物宜忌》:"味甘,性温。"(引自《纲目拾遗》)

【功用主治】 宽中下气,消积化痰。主治饮食积滞,泻痢,胸膈满闷,咳喘。

1.《仙拈集》:"治黄疸臌胀,除膈,止消。"

2.《食物宜忌》:"下气宽中,消痰运食。"(引自《纲目拾遗》)

3.《随息居饮食谱》:"和中开膈,温肺散寒,治嗽化痰,醒酒消食。"

【用法用量】 内服:煎汤,1~2个。

【选方】 1. 治诸色痢 橘饼一两,圆眼肉五钱,冰糖五钱。水二碗,煎一碗,露一宿,温服,不露亦可。(《行箧检秘》)

2. 治伤食生冷瓜果,泄泻不休 橘饼一个(切薄片),放碗内,以沸汤泼,盖住,泡汁出,饮汤食饼,一饼可作数次服。(《仙拈集》橘饼汤)

5785 橘络 jú luò (《本草求原》)

【异名】 橘瓤上筋膜(《纲目》),橘瓤上丝、橘丝(《纲目拾遗》),橘筋(《中药材手册》)。

【基原】 为芸香科柑橘属植物橘及其栽培变种的果皮内层筋络。

【原植物】 参见"橘"条。

【采收加工】 12月至翌年1月间采集果实,将橘皮剥下,自皮内或橘瓤外表撕下白色筋络,晒干或微火烘干。比较完整而理顺成束者,称为"凤尾橘络"(又名"顺筋")。多数断裂,散乱不整者,称为"金丝橘络"(又名"乱络"、"散丝橘络")。如用刀自橘皮内铲下者,称为"铲络"。

【药材】 橘络 *Citri Fructus Retinervus* 主产于四川、福建、广东。

商品规格 分"凤尾橘络"(顺筋)、"金丝橘络"(散丝橘络、乱络)和"铲络"三个规格。

性状 凤尾橘络 呈长条形而松散的网络状,上端与蒂相连,其下则筋络交叉而顺直。蒂呈圆形帽状。多为淡黄白色,陈久则变成棕黄色。每束长6~10 cm,宽0.5~1 cm。10余束或更多压紧为长方形块状。质轻而软,干后质脆易断。气香,味微苦。

金丝橘络 呈不整齐的松散状,又如乱丝,长短不一,与蒂相混连。

铲络 筋络多疏散碎断,并连带少量橘白,呈白色片状小块,有时夹带橘蒂及少量肉瓤碎片。

【成分】 参见"陈皮"条。

【炮制】 取原药材,除去杂质,用水喷润后撕开,去净黑络,干燥。

饮片性状 橘络为不整齐松散的网络状,稍弯曲。表面淡黄色,质轻,易折断。香气淡,味微苦。

贮干燥容器内,置通风干燥处。

【药性】 甘、苦,平。归肝、肺、脾经。

1.《本草再新》:"入肝、脾二经。"

2.《本草撮要》:"味淡、微苦。"

3. 张秉成《本草便读》:"甘,寒。"

4.《四川中药志》1960年版:"性平,味甘、苦,无毒。入肺、胃二经。"

【功用主治】 通络,理气,化痰。主治经络气滞,久咳胸痛,痰中带血,伤酒口渴。

1.《日华子》:"治渴及吐酒。"

2.《纲目拾遗》:"通经络滞气、脉胀,驱皮里膜外积痰,活血。"

3.《本草求原》:"通经络,舒气,化痰,燥胃去秽,和血脉。"

4.《四川中药志》1960年版:"化痰通络,治肺劳咳痰,咯血,及湿热客于经隧等症。"

【用法用量】 内服:煎汤,2.5~4.5 g。

【选方】 治胸闷胁痛,肋间神经痛 橘络、当归、红花各3 g。黄酒与水合煎,每日2次分服。(《食物中药与便方》)

【各家论述】 1.《本草崇原》:"橘瓤上筋膜,治口渴吐酒,煎汤饮甚效,以其能行胸中之饮,而行于皮肤也。"

2.《纲目拾遗》:"金御乘云:橘丝专能宣通经络滞气。予屡用以治卫气逆于肺之脉胀,甚有效。"

3.《本草便读》:"橘络,甘寒入络,无甚功用,或可清络中之余热耳。"

5786 橘核 jú hé (《日华子》)

【异名】 橘子仁(姚僧垣《集验方》),橘子核(《本草衍义》),橘米(《四川中药志》),橘仁(《药材学》)。

【基原】 为芸香科柑橘属植物橘及其栽培变种的种子。

【原植物】 参见"橘"条。

【采收加工】 秋、冬季食用果肉时,收集种子,一般多从食品加工厂收集,晒干或烘干。

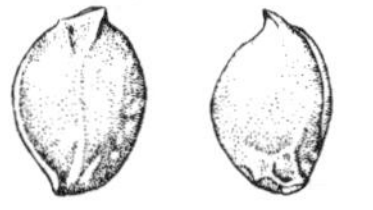

橘核(种子)外形

【药材】 橘核 *Citri Reticulatae Semen* 主产于四川、江西、广东、广西、福建等地。

性状 种子略呈卵形,长0.8~1.2 cm,直径0.4~0.6 cm。表面淡黄白色或淡灰白色,光滑,一侧有种脊棱线,一端钝圆,另端渐尖成小柄状。外种皮薄而韧,内种皮菲薄,淡棕色,子叶2,黄绿色,有油性。气微,味苦。

鉴别 种子横切面:表皮细胞为黏液细胞层;其下为1列厚壁细胞,排列成栅状,外壁完整或上端呈尾状突起,壁厚薄不匀,木化,具纹孔;色素层细胞含橙黄色或黄棕色物,并含草酸钙方晶,直径7~16 μm。胚乳细胞3~4列,有的壁连珠状增厚,含脂肪油滴。子叶细胞含细小草酸钙簇晶或方晶,并含脂肪油滴及针簇状橙皮苷结晶。

【炮制】 1. 橘核 取原药材,除去杂质,干燥。生品擅行气止痛,多用于疝痛,肝胃气痛,乳痈肿痛。

2. 盐炒橘核 取净橘核,用盐水拌匀,闷润至尽,置锅内,用文火炒至微黄,并有香气逸出时,取出放凉。每橘核100 kg,用食盐2 kg。盐制后引药下行,偏于治疗疝气疼痛,睾丸肿痛。

3. 炒橘核 取原药材,除去杂质,置热锅内,炒至微黄或微焦为度,取出放凉。

4. 麸炒橘核 取麦麸撒于热锅内,用中火加热,候冒烟时,加入净橘核,拌炒至深黄色带焦味,取出,筛去焦麸皮,放凉。每橘核100 kg,用麸皮10 kg。

饮片性状 橘核参见"药材"项。盐炒橘核、炒橘核形如橘核,表面微黄色或微焦。麸炒橘核形如橘核,表面深黄色,带有焦味。

贮干燥容器内,盐炒橘核、炒橘核、麸炒橘核,密闭,置阴凉干燥处。

【药性】 苦,平。归肝、肾经。

1.《品汇精要》:"行手太阴、足太阴经。"

2.《纲目》:"苦、平,无毒。入足厥阴。"

3.《本草经疏》:"味苦,温。入肾与膀胱。"

【功用主治】 理气,散结,止痛。主治疝气,睾丸肿痛,乳痈,腰痛。

1.《日华子》:"治腰痛,膀胱气,肾疼。"

2.《纲目》:"治小肠疝气及阴核肿痛。"

3.《本草汇言》:"疏肝,散逆气,下寒疝之药也。"

4.《本草备要》:"行肝气,消肿散毒。"

5.《医林纂要》:"润肾、坚肾。"

6.《四川中药志》1960 年版："能温通下焦滞气,治小肠疝、睾丸肿硬及小腹痛等症。"

【用法用量】 内服:煎汤,3～9 g;或入丸、散。

【宜忌】 体虚患者慎服。

【各家论述】 1.《本经逢原》:"惟实证为宜,虚者禁用,以其味苦,大伤胃中冲和之气也。"

2.《得配本草》:"得杜仲,炒,研末,盐汤下,治腰痛。配荔枝、川楝、山楂、茴香诸核,治下焦积块。"

3.《施今墨对药临床经验集》:"橘核沉降,入足厥阴肝经,功专行气,散结止痛;荔枝核,善走肝经血分,功擅行气、散寒止痛,二药合参,专入肝经,直达少腹,祛寒止痛,散结消肿之功益彰。"

【选方】 1. 治癀疝、卵核肿胀,偏有大小,或坚硬如石,或引脐腹绞痛,其则肤囊肿胀,或成疮毒,轻则时出黄水,其则成痈溃烂 炒橘核、海藻、昆布、海带、炒川楝子、桃仁(麸炒)各一两,厚朴(姜汁炒)、木通、枳实(麸炒)、炒延胡索、桂心、木香各半两。为细末,酒糊为丸,梧桐子大。每服七十丸,空腹盐酒或盐汤送下。(《济生方》橘核丸)

2. 治癀疝肿痛之初起者 橘核一钱半,桃仁五十枚,栀子一钱,川乌、吴茱萸各五分。各水,为粗末,水煎服。(《杂病源流犀烛》)

3. 治妇女乳房起核,乳癌初起 青橘叶、青橘皮、橘核各15 g,以黄酒与水合煎,每日 2 次温服。(《食物中药与便方》)

4. 治腰痛 杜仲(炒)、橘核(炒)。等分为细末。每服二钱,不拘时,用盐酒调服。(《奇效良方》安肾散)

5. 治腰痛经久不瘥 橘核(炒)、茴香(炒)、胡芦巴(炒)、荜茴子(炒)、破故纸(炒)、附子(炮),各等分。上为细末,酒煮麸糊和丸,梧子大。每服 30～40 丸,食前用盐汤送下。(《奇效良方》)

6. 治打扑腰痛,瘀血积蓄,痛不可忍 用橘核炒去皮,研细,每服二钱,酒调下。或用猪腰子一枚,去筋膜,破开入药,同葱白、茴香、盐,以湿纸包,煨熟,嚼下,温酒送之。(《赤水玄珠》橘核酒)

7. 治酒齄风鼻上赤 橘子核(微炒为末)一钱匕,胡桃肉(研)一个。同以温酒调服,以知为度。(《普济方》)

【临床报道】 治疗急性乳腺炎 将橘子仁碾成细末,以 25%的乙醇或一般甜酒、白酒(稀释 1～2 倍)调匀,均匀铺于纱布上,敷于炎症处。干燥后即须更换。毒血症状严重的病例可另用橘子仁30 g,加白酒或甜酒 30 g,水 200 ml,文火煮至 100 ml,每日 3 次,每次口服 20 ml。对已有明显脓肿形成的病例,除使用上述方法外,必须切开引流。共治疗 49 例,均获满意疗效。其中 15 例为住院患者,除 5 例入院前已有脓肿形成者外,其余 10 例早期患者用药后 1～3 日,炎症即消失。门诊病例也都一次治疗后未复诊。

【各家论述】 1.《本草经疏》:"橘核,其味苦温而下气,所以能入肾与膀胱,除因寒所生之病也,疝气方中多用之。"

2.《本草述钩元》:"然则(橘)核之性味不可谓只入肝经,《日华子》故有肾痪腰痛、膀胱气痛之治。后人用治癀疝者,缘疝固肾病,亦因肾与膀胱之气化郁以病乎肝也。"

5787 橘根 <small>jú gēn《民间常用草药汇编》</small>

【基原】 为芸香科柑橘属植物橘及其栽培变种的根。

【原植物】 参见"橘"条。

【采收加工】 9～10 月挖根,切片,晒干。

【药性】《重庆草药》:"味苦、辛,性平。无毒。"

【功用主治】 行气止痛。主治胃气痛、膀胱胀痛,疝气痛。

1.《民间常用草药汇编》:"顺气止痛,除寒湿。"

2.《重庆草药》:"理气。治气痛,气胀,膀胱气痛。"

3.《福建药物志》:"开胸理气。主治胃痛,黄疸。"

【用法用量】 内服:煎汤,9～15 g。

5788 橘红珠 <small>jú hóng zhū《中药志》</small>

【异名】 橘珠、橘胎(《广西中药志》)。

【基原】 为芸香科柑橘属植物化州柚的幼小果实。

【原植物】 参见"化橘红"条。

【采收加工】 春末夏初采收落下的幼果,晒干。

【药材】 橘红珠 Citri Tomentosae Immaturus Fructus 产于广西。

性状 幼果近球形,直径 4～5 cm。表面黄绿色,密被灰绿色短绒毛,先端有花柱脱落痕,基部有圆形果柄痕。质坚硬,不易切开,断面淡红棕色。气香,味苦、涩。

【药性】《广西中药志》:"味微苦,性温,无毒。"

【功用主治】《广西中药志》:"止渴,助消化,除胸中气滞。治食积,癥瘕。"

【用法用量】 内服:煎汤,3～9 g。

5789 醍醐 <small>tí hú《雷公炮炙论》</small>

【基原】 为牛乳制成的食用脂肪。

【原动物】 参见"牛肉"条。

【成分】 一般每 100 g 醍醐中含有水分 73 g,蛋白质 2.9 g,脂肪 20 g,碳水化合物 4 g,灰分 0.6 g,钙 97 mg,磷 77 mg,铁0.1 mg,硫胺素(thiamine)0.03 mg,核黄素(riboflavine)0.14 mg,烟酸(nicotinicacid)0.1 mg,抗坏血酸微量,维生素 A 830 u。脂肪是醍醐的主要成分,其中含饱和脂肪酸:丁酸、己酸、辛酸、月桂酸(lauric acid)、肉豆蔻酸(myristic acid)、棕榈酸(palmitic acid)、硬脂酸(stearic acid)以及油酸(oleic acid)(以上都是偶数 C 的脂肪酸),此外尚含二羟基硬脂酸(dihydroxystearic acid)、花生酸(arachidicacid)、亚油酸(linoleic acid)、亚麻酸(linolenic acid)等。

【药性】 甘,凉。

1.《千金方》:"味甘,平,无毒。"

2.《新修本草》:"性冷利。"

3.《绍兴本草》:"微凉。"

【功用主治】 滋阴清热,益肺止血,止渴润燥。主治虚劳烦热惊悸,肺痿咳唾脓血,消渴,便秘,风痹,皮肤瘙痒。

1.《千金方》:"补虚,去诸风痹,百练乃佳。甚去月蚀疮,添髓补中填骨,久服增年。"

2.《新修本草》:"主风邪痹气,通润骨髓,可为摩药。"

3.《日华子》:"止惊悸,心热,头疼,明目,敷脑顶心。"

4.《本草衍义》:"润养疮瘢。"

5.《随息居饮食谱》:"润燥充液滋阴,止渴耐饥,养营清热。"

【用法用量】 内服:烊化冲和,适量。外用:涂摩。

【宜忌】 脾虚湿盛者禁服。

《随息居饮食谱》:"中虚湿盛者忌之。"

【选方】 1. 治一切肺病咳嗽脓血及唾血不止 好酥三十斤,三遍炼,停取凝,当出醍醐。服一合,日三服。(《千金方》)

2. 补虚,去风湿痹 醍醐二两两。暖酒一杯,和醍醐一匙服之。(《食医心镜》)

3. 治中风烦热,皮肤瘙痒 醍醐四两。以暖酒一中盏,调下半匙。(《圣惠方》)

5790 錾菜 <small>zàn cài《本草拾遗》</small>

【异名】 楼台草、玉蓉草(《滇南本草》),白花益母草(《植物名实图考》),对月草、白花茺蔚(《中国药用植物志》)。

【基原】 为唇形科益母草属植物錾菜或大花錾菜的全草。

【原植物】 1. 錾菜 Leonurus pseudomacranthus Kitag.

多年生草本,高 60～120 cm。茎四棱形,被糙毛,绿色,有时呈紫色。叶对生;基生叶有长柄,叶片近革质,卵圆形,长 6～7 cm,3

裂达中部，边缘有粗锯齿，两面均生灰白色粗硬毛，并散布黄色腺点，茎生叶具短柄，叶片卵形，边缘 3 裂，裂片有大形尖齿状缺刻，基部楔形，茎中部以上之叶不裂，具齿或全缘，花序上的叶卵形至披针形，两面均有粗糙毛。轮伞花序腋生，多花，远离而向顶端密集组成长穗状；小苞片少数，刺状，直伸，长 5～6 mm，基部相连接，具糙硬毛，绿色；花梗无；花萼管状，萼齿先端针刺状；花冠唇形，白色，常带紫红，长 1.8 cm，管内有毛环；下唇 3 裂，中裂片倒心形，雄蕊 4，花丝伸出花冠外，柱头 2 裂。小坚果长约 2.5 mm，黑褐色，有 3 棱，先端截形，基部楔形，表面平滑。花期 8～9 月，果期 9～10 月。

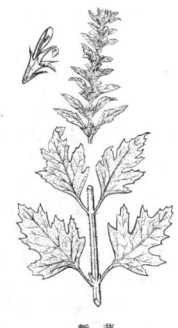

鏊菜

生于田埂、路旁、山坡石缝及溪边。分布于河北、山西、辽宁、江苏、安徽、山东、河南、陕西、甘肃等地。

2. 大花鏊菜 Leonurus macranthus Maxim. 又名：大花益母草。

形态近前种。区别在于：本品花冠淡红或淡紫色，长 2.5～2.8 cm，萼齿长 5～10 mm。分布于河北、辽宁、吉林等省。

【采收加工】 8～10 月采收，晒干。

【药材】 鏊菜 Leonuri Herba 鏊菜产于华北、辽宁、陕西、甘肃、安徽、江苏。大花鏊菜产于辽宁、吉林、河北。

性状 鏊菜 茎呈方柱形，长 40～95 cm，表面有纵槽，密被贴生的微柔毛，节间处尤密。叶对生，近革质，暗绿色，多已脱落或破碎，完整者展平后呈卵圆形，长 6～7 cm，宽 4～5 cm，3 裂，边缘有疏粗锯齿，两面有小硬毛，下面散有黄色腺点，叶脉在上面下陷，在下面隆起，使之叶面具有皱纹，叶柄长 1～2 cm；中部以上的叶长圆形，边缘有疏锯齿，叶柄长不及 1 cm。轮伞花序腋生，花萼筒状，长 7～8 mm，萼齿长 3～5 mm，花冠唇形，灰白色，长约 1.8 cm。小坚果长圆状三棱形，黑色，表面光滑。气微，味淡。

大花鏊菜 茎有倒伏毛，有刺，叶心状圆形，长 7～12 cm，宽 6～9 cm，两面疏被短毛，叶面无皱纹；中部以上的叶卵圆形。萼齿长 5～10 mm，花冠淡红色或淡紫色，长 2.5～2.8 cm。

鉴别 叶表面观：鏊菜 上表皮细胞垂周壁平直，非腺毛密集，1～3 细胞，长 140～640 μm，基部直径 40～80 μm，壁厚 10～16 μm，胞腔较窄，表面隐现螺状纹理，并有疣状突起，毛茸顶端的细胞较长，约占全长 2/3；腺毛少数，头部 1～4 细胞，直径 20～24 μm；气孔不定式。下表皮细胞垂周壁波状弯曲，有腺鳞，头部 8 细胞，直径 52～56 μm；气孔不定式；非腺毛与腺毛特征与上表面相同。

大花鏊菜 上表皮细胞垂周壁平直，非腺毛 1～3 细胞，长 165～525 μm，基部直径 58～70 μm，壁厚 12～20 μm，胞腔较窄，表面有细密螺纹及隐现疣状突起；腺毛头部 4 细胞，直径 20～24 μm。下表皮细胞垂周壁波状弯曲，非腺毛较少，腺鳞头部 8 细胞，直径 40～60 μm；气孔不定式。

【药性】 辛，平。

1.《本草拾遗》：“味辛，平，无毒。”

2.《滇南本草》：“味酸，甘，性热。”

【功用主治】 活血调经，解毒消肿。主治月经不调，闭经，痛经，产后瘀血腹痛，崩漏，跌打伤痛、疮痈。

1.《本草拾遗》：“主破血，产后腹痛，煮汁之。亦捣碎敷疔疮。”

2.《滇南本草》：“主治一切筋骨痿软，脱阳脱阴，夜多盗汗，妇人血崩，跌打损伤，小儿黑（痘）。”

【用法用量】 内服：煎汤，6～15 g；或研末。外用：捣敷；或研末敷。

【宜忌】《陕西草药》：“孕妇忌用。”

【选方】 1. 治产后瘀血腹痛 鏊菜 15 g，红花 6 g。水煎，冲黄酒 1 盅服。（江西《草药手册》）

2. 治经期不准，腰腹疼痛 鏊菜 9 g，鸡冠花 15 g，茜草 9 g。水煎服。（《辽宁常用中草药手册》）

3. 治小儿黑痘及痘顶不起者 楼台草叶烧灰服。

4. 治绞肠痧肚痛或阴证 楼台草梗研末酒服三钱。（3、4 方出自《滇南本草》）

5. 治急性腹痛 鏊菜茎 30 g。捣汁服。（《湖南药物志》）

5791 **螃蟹七** páng xiè qī （《湖北中草药志》）

【异名】 虎掌南星、天南星（《甘肃中草药手册》），狗爪南星（《湖北中草药志》），白南星、红南星、狼毒（《新华本草纲要》）。

【基原】 为天南星科天南星属植物螃蟹七的块茎。

【原植物】 螃蟹七 Arisaema fargesii Buchet［A. purpureogaleatum auct. non Engl.］ 又名：紫盔天南星（《秦岭植物志》），城口天南星（《湖北中草药志》）。

多年生草本。块茎扁球形，直径 3～5 cm，常具多数小球茎。鳞叶 3，褐色，宽 2～2.5 cm，向上渐狭，最上的长约 15 cm。叶柄长 20～40 cm，粗 6～7 mm，下部 1/4 具鞘；叶片 3 深裂至 3 全裂，裂片全缘，中裂片近菱形、卵状长圆形至卵形，长 17～32 cm，宽 15～25 cm；侧裂片斜椭圆形，宽 6～16 cm；中肋背面隆起，侧脉 9～10 对，集合脉距边缘约 5 mm。花序柄长 18～26 cm，佛焰苞紫色，有苍白色线状条纹，管部近圆柱形，长 4～8 cm，喉部边缘耳状反卷；檐部长圆三角形，长 6～12 cm，具长 1～4 cm 的尾尖。肉穗花序单性，雄花序长 2.5～3 cm，圆柱形，雄花有花药 2～4；雌花序长约 2 cm，子房具棱，花柱极短而粗，柱头有毛；附属器粗壮，圆锥状，长 4.5～9 cm，上部长渐尖。花期 5～6 月。

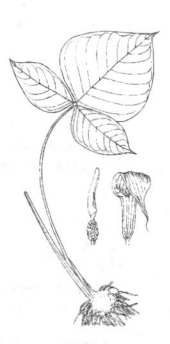

螃蟹七

生于海拔 900～1 600 m 的林下或灌丛内多石处。我国特有。分布于陕西。

【采收加工】 秋后采挖，鲜用或切片晒干。

【药材】 螃蟹七 Arisaemae Fargesii Rhizoma 产于湖北、四川、陕西、甘肃等地。

性状 块茎多呈扁平皿状，直径 2～4 cm，高 5～10 mm，亦有呈不规则半球形。表面淡黄棕色或绿黑色，有的可见未去净的淡棕色外皮。顶端凹陷（茎痕），周围有数个深陷的须根痕，周边有侧芽，呈长圆形突起，其顶端凹陷。质坚硬，呈角质状，有的略透明。无臭，味辣而麻。

【成分】 含有机酸类：苯甲酸（benzoic acid）、琥珀酸（succinic acid）、棕榈酸（palmitic acid）、硬脂酸（stearic acid）；甾醇类：β-谷甾醇（β-sitosterol）、豆甾醇（stigmasterol）、胡萝卜苷（daucosterol）；此外还有 D-甘露醇（D-mannitol）、三十七烷（heptatriacontane）、氯化胆碱（choline chloride）。

【药理】 抗惊厥作用 螃蟹七 50%醇提取物加水浸物具有抗士的宁致小鼠惊厥作用。

毒性 螃蟹七 50%醇提取物加水浸物制剂小鼠腹腔注射的 LD_{50} 为 16.5 ± 2.0 g/kg。

【药性】 辛，温。有毒。

【功用主治】 燥湿，祛风，化痰，散结。主治中风口眼㖞斜，半身不遂，破伤风口噤、颈项强直，小儿惊风，痰咳，痈疽，肿毒。

【用法用量】　内服：煎汤，3～6 g（须经炮制后使用）；或入丸、散。外用：捣敷。

5792　螃蟹甲 ^{páng xiè jiǎ}《西藏常用中草药》

【异名】　藏糙苏《中华人民共和国药典》。

【基原】　为唇形科糙苏属植物螃蟹甲的块根。

【原植物】　螃蟹甲 Phlomis younghusbandii Mukerjee［P. kawaguchii Murata］

多年生草本，高 15～70 cm。主根粗壮，分枝，侧根局部膨大成球形块根，淡黄褐色，直径 1.5～2.5 cm。茎直立，四棱形，被星状短毛。基生叶多数，叶柄长 2～5 cm；叶片披针状长圆形或狭长圆形，长 5～9 cm，宽 2～3.5 cm，先端钝或近圆形，基部心形，边缘具圆齿。茎生叶对生，较基生叶小；叶柄长 0.4～1.3 cm，叶片卵状长圆形至长圆形，上面均被星状糙硬毛及单毛，下面被星状短绒毛。轮伞花序多花，苞片刺毛状，被缘毛及

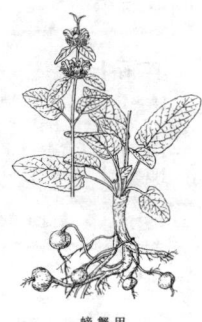

螃蟹甲

星状柔毛；花萼管状，长 9～10 mm，外面密被星状柔毛及腺柔毛，萼齿 5，先端具小刺尖；花冠淡紫红色，长约 1.5 cm，唇形；雄蕊 4，前对较长；雌蕊子房 2，合生，花柱单一，柱头不等的 2 裂。小坚果卵状三棱形。花期 7 月，果期 8 月。

生于海拔 4 300～4 600 m 的干燥山坡、灌丛及田野。分布于西藏康巴宗。

【采收加工】　秋季采挖，切片，晒干。

【药材】　螃蟹甲 Phlomidis Younghusbandii Radix　产于西藏。

性状　块根呈不规则球形或长椭圆形，长 3～8 cm，直径 1～3 cm。表面黄色或黄褐色，有纵皱纹或明显抽沟；两端略突起或尖，有细根及根痕；质轻脆，断面白色，粉性。气微，味甜。

【成分】　含挥发油，主要化学成分为丁香酚（eugenol）、十六烷酸（hexadecanoic acid）、9，12-(反,反)-十八二烯酸甲酯(9, 12-octadecadienoic acid-(Z, Z)-methylester)和愈创木薁醇（guaiol）等成分。糖苷类成分：假秦艽苷（phlomisoside）Ⅰ、Ⅲ、Ⅳ，phloyosides Ⅰ、Ⅱ及山栀子苷甲酯（shanzhiside methyl ester），假杜鹃素（barlerin），芝麻林素（sesamoside），penstemoside。

【药性】　甘、平。

【功用主治】　疏风清热，止咳化痰，生肌敛疮。主治风热感冒，咳嗽痰多，疮疡久溃不敛。

1.《西藏常用中草药》："清热，镇咳化痰。治感冒咳嗽、支气管炎。"

2.《全国中草药汇编》："治久疮不愈。"

【用法用量】　内服：煎汤，3～9 g。

【选方】　治感冒及防治流行性感冒　螃蟹甲 3～10 g。用冷水约 400 ml 浸泡 1～2 小时后，煎至 300 ml，趁热服汤。《中国药物大全》

5793　鹦鹉 ^{yīng wǔ}《纲目》

【异名】　鹦䳇《山海经》，干皋，鹦哥《纲目》。

【基原】　为鹦鹉科鹦鹉属动物绯胸鹦鹉的肉。

【原动物】　绯胸鹦鹉 Psittacula alexandri (Linnaeus)

体长约 30 cm。雄鸟，自额至眼有一黑纹，自下嘴基伸至颈侧

有一宽阔带；眼先和眼周泛绿，头的余部紫灰，上体余部草绿色，后颈和颈侧辉亮，肩、背、腰至尾上覆羽渐狭，尾羽上表蓝绿，中央尾羽更多蓝色，羽干黑褐；翅覆羽黄绿色，除第一枚初级飞羽的外翈为暗褐色外，其余飞羽外翈草绿并缘以绿黄；颏灰色，具浓棕黄色羽缘；喉、胸葡萄酒红色，稍带紫灰；腹部浅淡沾蓝；肛周和尾下覆羽黄绿。雌鸟，头顶灰，沾染紫绿更显，喉和胸橙红。虹膜浅黄。雄鸟上嘴珊瑚红，下喙黑褐；雌鸟上下嘴皆黑褐；跗跖和趾黑色。

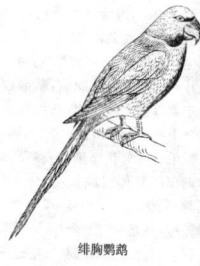

绯胸鹦鹉

常在山麓常绿阔叶林间结群活动。以各种植物种子及其嫩芽为食。广泛分布于我国广西、海南、云南等地。

绯胸鹦鹉为国家二级保护动物，禁止滥捕。

【采收加工】　捕杀后取肉，鲜用。

【药性】　"甘、咸，温，无毒。"

【功用主治】　养阴润燥。主治肺结核，肺虚久咳。

1. 汪颖《食物本草》："食之，已虚嗽。"（引自《纲目》）

2.《中国动物药》："养阴润肺。治肺虚久嗽。""民间用治肺结核。"

【用法用量】　内服：煮食，1 只。

【选方】　1. 治肺结核　鹦鹉 1 只，款冬花 15 g，百部 10 g。水煎，日服 2 次。

2. 治肺虚久嗽　鹦鹉 1 只，麦门冬 10 g，紫菀 10 g，百合 50 g。水煎，日服 2 次。（1、2 方出自《中国动物药》）

5794　篦梳剑 ^{bì shū jiàn}《福建中草药》

【异名】　山鸭蕨、手指甲、舌子凤（《广西中兽医药用植物》），小石剑《福建中草药》，剑叶卷莲、分金草、叶下青、小金刀、天蜈蚣、青根（《湖南药物志》），石箐《浙江药用植物志》，手甲草、斩蛇剑《广西药用植物名录》，小连铁草《贵州中草药名录》。

【基原】　为蹄盖蕨科假双盖蕨属植物假双盖蕨的全草或根茎。

【原植物】　假双盖蕨 Triblemna lancea (Thunb.) Ching［Asplenium lancea Thunb.；Diplazium lanceum (Thunb.) Presl］又名：单叶双盖蕨《海南植物志》，矛叶蹄盖蕨《中国高等植物图鉴》。

植株高 15～40 cm。根茎细长，横生，连黑色或深棕色、阔披针形鳞片。叶疏生；叶柄长 5～16 cm，通常中部以下被鳞片；叶片纸质或草质，无毛，狭披针形或线状披针形，长 10～25 cm，中部宽 1.5～2.5 cm，渐尖头，基部楔形，全缘或浅波状；中脉明显，侧脉羽状分叉，斜向上，每组有小脉 3～4 条，伸达叶边。孢子囊群线形，长 4～8 mm，背生于每组侧脉的上侧小脉上，单生或偶有双生，距中脉较远，通常生在叶片的上半部分；囊群盖线形，膜质。

生于海拔 200～1 600 m 的林下溪谷边或酸性土及岩石上。分布于华东、西南及湖南、广东、广

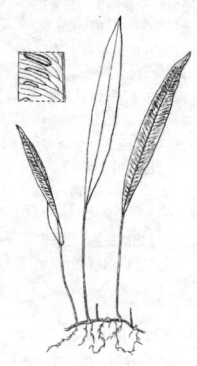

假双盖蕨

西、海南等地。

【采收加工】 全年或夏、秋季采收，鲜用或晒干。

【药性】 苦、涩，微寒。

1.《湖南药物志》："苦涩，微寒，无毒。"

2.《全国中草药汇编》："甘、辛、微寒，寒。"

【功用主治】 止血通淋，清热解毒。主治咳血、淋证、尿血、目赤肿痛、痈冒发热、烧烫伤、蛇虫咬伤。

1.《湖南药物志》："消食利尿，止血。（主治）白喉、鸡爪风、吐血、小儿疳积、脚癣。"

2.《全国中草药汇编》："清热凉血、利尿。主治肺结核咯血、血尿、肺脓疡、小儿久热不退、痈疾、小便不利或尿闭。"

3.《浙江药用植物志》："通淋。"

【用法用量】 内服：煎汤，15～30 g。外用：捣敷。

【选方】 1. 治肺结核咳血，肺热痰中带血 鲜篦梳剑30～90 g。水煎服。

2. 治热淋、尿血 鲜篦梳剑60～120 g。水煎服。（1、2 方出自《福建中草药》）

3. 治吐血 单叶双盖蕨9 g，杉木尖 15 g，乌泡尖 6 g。水煎服。《湖南药物志》

4. 治目赤肿痛 鲜单叶双盖蕨全草30 g左右。水煎，加糖少许，早晚空腹服。忌食酸辣。《天目山药用植物志》

5. 治蛇蛇咬伤 单叶双盖蕨鲜叶 30 g，地瓜酒适量。煎服。另取适量捣敷。《福建中草药临床手册》

6. 治脚癣 单叶双盖蕨叶捣烂、擦患处，擦后忌下水。

7. 治小儿疳积 单叶双盖蕨30 g。煮鸡蛋吃。

8. 治腰痛 单叶双盖蕨根 30 g。浸酒 3 日，内服；或用根30 g，炖猪瘦食。（6～8方出自《湖南药物志》）

5795 篦子三尖杉 bì zǐ sān jiān shān 《全国中草药汇编》

【基原】 为三尖杉科三尖杉属植物篦子三尖杉的种子和枝叶。

【原植物】 篦子三尖杉 Cephalotaxus oliveri Mast. 又名：阿里杉《中国树木学》，梳叶圆头杉《峨眉植物图志》，花枝杉《中国裸子植物志》，篦子粗榧（通称）。

灌木，高达 4 m。树皮灰褐色。叶条形，质硬，排成紧密的2 列，长 1.5～3.2 cm，宽 3～4.5 mm，中部以上向上弯曲，先端凸尖，基部截形或近心形截形，近无柄，上面深绿色，微拱圆，中脉明显或仅中下部明显，下面气孔带白色，较绿色边缘带宽1～2 倍。雄球花 6～7，聚生成头状花序，径约 9 mm，有雄蕊 6～10；雌球花的胚珠通常 1～2 枚，发育成种子。种子倒卵圆形、卵圆形或近球形，长 2.7 cm，径 1.8 cm，先端有小尖头，有长梗。花期 3～4 月，种子成熟期9～10 月。

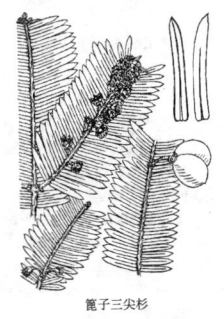
篦子三尖杉

生于海拔 300～1 800 m 的针叶树、阔叶树林中，喜温暖湿润气候及酸性山地黄壤。分布于西南及江西、湖北、湖南、广东等地。

【采收加工】 枝叶全年均可采；种子在秋季成熟采收，晒干。

【成分】 含粗榧碱（harringtonine）、三尖杉碱（cephalotaxine）、谢泪墨属碱（schelhammera alkaloid）B。

叶含黄酮类：4′, 4, 7, 7″-四甲氧基穗花杉双黄酮（amentoflavone-4′, 4, 7, 7″-tetramethyl ether），金松双黄酮（sciadopitysin）和

子三尖杉双黄酮（oliveriflavone）。

【药理】 抗癌作用 从篦子三尖杉中分离的三尖杉酯碱（即粗榧碱）制备的注射液每日 1 mg/kg 腹腔注射，共 8 次，对小鼠肉瘤 S_{180} 的抑制率为 42.3%。

毒性 三尖杉酯碱注射液给小鼠腹腔注射的 LD_{50} 为 4.12 mg/kg。

【功用主治】 抗癌。主治血液系统肿瘤及其他一些恶性实体瘤。

【用法用量】 提取其中三尖杉酯碱使用，具体参见"临床报道"项。

【宜忌】 主要副作用为骨髓抑制和消化道反应。

【临床报道】 1. 治疗血液系统肿瘤 ①单用从篦子三尖杉中提取三尖杉酯碱（即粗榧碱）治疗血液系统肿瘤共 58 例，完全缓解 8 例，部分缓解 19 例，稳定 9 例，无效 22 例；总有效率为 62.07%，其中对急粒的有效率为 51.61%，对急单的有效率为 76.47%。认为本品对急性非淋巴细胞性白血病及真性红细胞增多症等血液系统肿瘤有较好的疗效。②用篦子三尖杉酯碱治疗 7 例急性白血病，其中 1 例采用小剂量长程疗法（即本品 2～4 mg，加入 5% 葡萄糖液 500 ml 静脉滴注，每日 1 次）；中剂量静脉滴注法（即本品 5～7.5 mg，加入 5% 葡萄糖液 500 ml 静脉滴注，每日 1 次，5～7 日为 1 疗程，间歇 7～15 日）；1 例先则间歇疗法，继用长程疗法。结果：4 例急粒中，2 例完全缓解，1 例部分Ⅰ出现缓解，1 例无效死亡；2 例急单中，1 例完全缓解，1 例死于颅内出血；还有 1 例慢粒急变，取得临床疗效。总有效率为 71.43%，完全缓解率为 42.86%。3 例取得完全缓解者中，有 2 例采用间歇疗法，1 例先则间歇疗法，后改用长程疗法。认为本品能较快地使肿大的肝脾缩小，对骨痛有明显止痛作用，对皮肤浸润有明显疗效，能降低白细胞，特别是明显降低幼稚细胞，复发者使用仍有效。③ 经比较 19 例 25 例次血液系统肿瘤发现，将三尖杉酯碱与 2～5 种化疗药物联合应用的疗效不优于单独使用篦子三尖杉酯碱者。本品对白血病及真性红细胞增多症的作用方式、疗效、副作用与其他三尖杉类生物碱相同，但对骨髓的抑制作用较强，故白细胞数较低的患者宜小剂量慎用，需注意支持疗法。

2. 治疗恶性实体瘤 单用篦子三尖杉酯碱治疗恶性实体瘤 21 例，显效 1 例，有效 8 例，缓解 1 例，无效 11 例。总有效率为 47.62%，其中对淋巴肉瘤的有效率为 50%；淋巴网状细胞瘤的有效率为 100%，恶性葡萄胎为 50%，鼻咽癌为 40%。认为本品对滋养叶肿瘤有一定效果。

5796 篦子舒筋草 bì zǐ shū jīn cǎo 《四川常用中草药》

【异名】 牛肋巴、舒筋草《四川常用中草药》，凤尾草《广西药用植物名录》。

【基原】 为金星蕨科毛蕨属植物齿牙毛蕨的根茎。

【原植物】 齿牙毛蕨 Cyclosorus dentatus（Forsk.）Ching［Polypodium dentatum Forsk.］又名：野小毛蕨《台湾植物志》。

植株高 30～70 cm。根茎短、直立或横卧，顶端密被棕色、披针形鳞片。叶近生或簇生；叶柄长约 20 cm，灰禾秆色，与叶轴密被灰白色硬毛；叶片纸质，披针形至长圆状披针形，长 35～50 cm，宽 8～15 cm，先端渐尖渐突，基部两面密被软毛，二回羽裂；羽片 12～18 对，互生，平展，无柄，线形，长 7～11 cm，宽

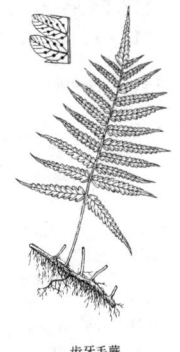
齿牙毛蕨

1～1.8 cm，先端长渐尖或尾状，基部楔形，基部的羽片稍缩短，下部4～5对羽片距离稍远，羽裂深达1/3，裂片稍斜长，长圆形，先端略圆；叶脉羽状，侧脉每裂片7～8对；羽轴及中脉两面被毛。孢子囊群圆形，每裂片有4～6对，背生于侧脉中部；囊群盖圆肾形，棕色，被密毛。

生于林下山谷湿地或溪沟边石缝中。分布于华南、西南及福建、江西、台湾等地。

【采收加工】 春、秋季采收，去须根与叶柄，晒干。

【药性】《四川常用中草药》："性平，味微苦。"

【功用主治】《四川常用中草药》："能舒筋、活络、散寒。治风湿筋骨痛，手指麻木，跌打损伤，痰瘀，痞块等症。"

【用法用量】 内服：煎汤，10～30 g；或炖肉，或浸酒。

【选方】 治颈淋巴结核 齿牙毛蕨 15 g，蛇莓果 3 g。浸酒服。《中国药用孢子植物》）

5797 **篱栏子** ^{lí lán zǐ}（《岭南采药录》）

【异名】 茉栾藤、鱼黄草、何首乌《广西药用植物名录》）。

【基原】 为旋花科鱼黄草属植物篱栏网的全草或种子。

【原植物】 篱栏网 *Merremia hederacea*（Burm. f.）Hall. f. [*Evolvulus hederaceus* Burm. f.］ 又名：金花茉栾藤（《广州植物志》），小花山姜菜（《海南植物志》）。

缠绕或匍匐草本。匍匐时下部茎上生须根。茎细长，有细棱。单叶互生；叶柄细长，长1～5 cm，具小疣状突起；叶片心状卵形，长1.5～7.5 cm，宽1～5 cm，先端钝，渐尖或长渐尖，具小短尖头，基部心形或深凹，全缘或通常具不规则的粗齿或锐裂齿，有时为深或浅3裂，两面近于无毛或疏生微柔毛。聚伞花序腋生，有花3～5朵，有时更多或偶为单生，花序梗与花梗均具小疣状突起；小苞片早落；萼片5，宽倒卵状圆形，外方2片稍短，花冠黄色，钟状，内面靠近基部具长柔毛；雄蕊5，与花冠近等长，花丝下部扩大，疏生长柔毛；子房球形，花柱与花冠近等长，柱头球形。蒴果扁球形或宽圆锥形，4瓣裂。种子4颗，三棱状球形，表面被锈色短柔毛，种脐处毛簇生。花期10～12月。

生于海拔130～760 m的灌丛或路旁草丛中。分布于江西、广东、广西、云南、台湾等地。

【采收加工】 7～9月采集全草，切碎，鲜用或晒干；果实成熟时采收，取种子晒干。

【药性】 甘、淡、凉。

【功用主治】《岭南采药录》："清凉散热。治喉痛，去痰火，治双单蛾喉症。"

【用法用量】 内服：煎汤，3～10 g。外用：种子研末吹喉；或全株捣敷。

5798 **衡州乌药** ^{héng zhōu wū yào}（《本草图经》）

【基原】 为防己科木防己属植物樟叶木防己的根。

【原植物】 樟叶木防己 *Cocculus laurifolius* DC. 又名：矮脚樟《中国药用植物图鉴》），木防己、十八症、九皮英、托食茶、消食树、山桂枝《广西药用植物名录》《恩施中草药手册》），小青藤、马哥哥《贵州药用植物图鉴》）。

直立灌木，高1～5 m，全株无毛。枝条有纵向条纹。单叶丛生；叶柄长5～12 mm；叶片薄革质，椭圆形、卵形、长圆形或披针形，长4～15 cm，宽1.5～5 cm，先端渐尖，基部渐狭，全缘，有光泽，掌状脉3条，侧生的一对几乎伸至叶片近顶端。聚伞花序或聚伞圆锥花序腋生，长1～5 cm；雄花萼片6，外轮3片椭圆形，长约1 mm，内轮3片，卵状椭圆形，长约1.3 mm；花瓣6，深2裂的倒心形，基部两侧不内折，很小，雄蕊6；雌花萼片和花瓣与雄花相似；退化雄蕊6，微小；心皮3。核果近球形，稍扁，长6～7 mm。花期4～5月，果期8～10月。

生于山脚林缘或灌丛阴处。分布于福建、江西、湖北、湖南、广东、广西、海南、贵州、云南、台湾等地。

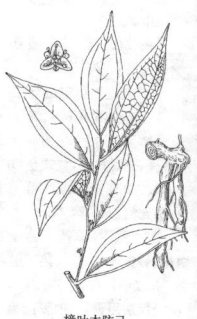

樟叶木防己

【采收加工】 春季或冬季采挖，除去泥土、须根，切段，晒干。

【成分】 含生物碱：衡州乌药胺（coclaurine）及衡州乌药弗林（coclifoline）、衡州乌药灵（cocculine）、norisoboldine、异波尔定碱（isoboldine）、乌药碱（coclaurine）、N-oxide of cocculidine、樟叶木防己碱（laurifoline）、木兰花碱（magnoflorine）等。

【药理】 樟叶木防己碱（LF）和木兰花碱（MF）静脉注射可出现以下作用：

1. 骨骼肌松弛作用 其作用特点类似于非去极化型肌松药筒箭毒碱，大鼠在体实验坐骨神经—腓肠肌阻断作用的半数有效量（ED_{50}）分别为 6 mg/kg 和 10 mg/kg。其作用可为小剂量胆碱酯酶抑制剂新斯的明、毒扁豆碱所对抗，也可为小檗碱所对抗。小檗碱对抗有效剂量为 50～100 μg/kg。

2. 神经节阻断作用 LF 和 MF 静脉注射都表现出强大的神经节阻断作用。可使血压剧降，引起犬血压下降 9.31 kPa（70 mmHg）所需剂量，LF 为 0.5 mg/kg，MF 为 1 mg/kg。可逆转毛果芸香碱的降压作用，加强肾上腺素的升压作用。对 LF 的神经节阻断作用最敏感的神经节是颌下腺的神经节，最不敏感的是肾上腺。

3. 对肠道平滑肌的作用 对在体兔肠，LF 0.4 mg/kg 静脉注射可引起兔回肠的节律性运动加强，注射后 2～3 分钟内达高峰，5～6 分钟恢复正常。阿托品可对抗这一作用。

毒性 小鼠腹腔注射，LF 的 LD_{50} 为 14 mg/kg，MF 为 19.6 mg/kg。

【功用主治】 行气止痛，祛风利湿。主治胸膈痞胀，脘腹疼痛，疝气，膀胱冷气，小便频数，水肿，风湿腰腿痛，跌打伤痛，头痛，神经痛。

1.《国药提要》："为利尿剂，治水肿时病等。"

2.《中国药用植物图鉴》："顺气宽膈，消食止痛。中医用代天台乌药。主治中风，心腹诸痛，胸膈痞胀，宿食不消，反胃吐食，膀胱冷气，小便频数，疝气等症。日本汉医用为驱虫和尿药。"

3.《湖南药物志》："治风湿腰腿痛。"

4.《台湾药用植物志》："治脑溢血，感觉钝麻，充血性头痛，又治神经痛，风气痛及霍乱。"

【用法用量】 内服：煎汤，3～10 g。

【选方】 1. 治风湿腰腿痛，胸腹痞痛，胸腹诸痛 衡州乌药根 9～15 g，水煎服。《湖南药物志》）

2. 治腹胀胃痛，妇女小腹痛 衡州乌药根 9～15 g，煎服。《恩施中草药手册》）

5799 **貒肉** ^{tuān ròu}（《新修本草》）

【异名】 貒猪肉《圣惠方》）。

【基原】 为鼬科猪獾属动物猪獾的肉。

【原动物】 参见"貒骨"条。

【采收加工】 冬季捕捉后杀死，去皮取肉，鲜用。

【药性】 甘、酸，平。

1.《新修本草》："味甘，平，无毒。"

2.《食疗本草》："平，味酸。"

3.《医林纂要》:"甘、咸,平。"

4.《随息居饮食谱》:"甘,温。"

5.《本草撮要》:"入手、足太阴经。"

【功用主治】 补脾肺,益气血,利水,杀虫。主治虚劳羸瘦,咳嗽,水胀,久痢,小儿疳积。

1.《新修本草》:"主久水胀不瘥垂死者,作羹臛食之,下水大效。"

2.《食疗本草》:"主服丹石劳热,患赤白痢多时不瘥者,可煮肉,经宿露中,明日空腹和酱食之,一顿即瘥。又瘦人可和五味煮食,令人长脂肉,肥白。曾服丹石可时时服之,丹石发热服之妙。"

3.《本草图经》:"主虚劳,行风气,利藏府,杀虫。"

4.《日用本草》:"治上气虚乏,咳逆劳热,和五味煮食。"

5.《随息居饮食谱》:"补羸瘦,长肌,下气,平咳逆。劳热,水胀,久痢,煮食即瘳。"

【用法用量】 内服:煮食,适量。

【选方】 治十种水不瘥垂死　貒肉半斤,切,粳米三合,水三升。葱、椒、豉、姜作粥食之。(《圣惠方》)

【各家论述】《绍兴本草》:"绍兴校定:貒,乃野猪类也。肉、胞、膏、骨经注虽各分主治,皆未闻诸方验据。当从《本经》味甘、平、无毒是矣。如引《圣惠》治水病,用此肉与葱、椒、姜、豉作粥食之,尤非所宜也。"

5800 貒骨 tuān gǔ (《食疗本草》)

【异名】 土猪骨(《四川中药志》)。

【基原】 为鼬科猪獾属动物猪獾的骨骼。

【原动物】 猪獾 *Arctonyx collaris* F. Cuvier　又名:貒(《楚辞》),獾(《尔雅》),獾㹠(《本草拾遗》),地猪(《医林纂要》),沙獾(江苏),獾猪、拱猪(四川),川猪、狟(陕西),串猪(甘肃)。

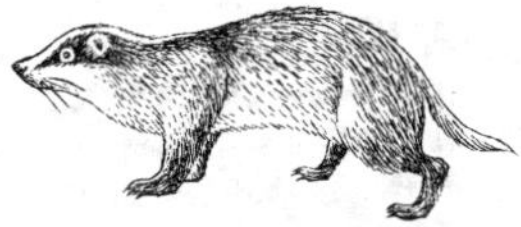

猪　獾

体长 60～70 cm,重约 10 kg。鼻吻较长,吻端与猪鼻酷似,鼻垫与上唇间裸露,眼小,耳短圆可见。四肢短粗有力;脚底趾间具毛,但掌垫裸露,趾垫 5 个。后脚掌裸露部位不达脚跟处。爪长而弯曲,前脚爪强大锐利。尾较长,基部粗壮,向末端渐变细。通体黑褐色,体背两侧及臀部杂有灰白色。吻浅褐色。颊部到耳后有一黑褐色条纹。从前额到额顶中央有一条短宽的白色条纹。两颊在眼下各具一条污白色条纹。下颔及喉部白色。针毛粗长挺拔,背部毛尖棕黑。尾毛白色。体毛变化,因地区、年龄等有差异。

栖于岩洞或挖洞而居,从平原延伸至海拔 3 000 m 的高山均可寻到其足迹。杂食,昼伏夜出。叫声似猪叫。

分布于河北、山西、辽宁、江苏、浙江、安徽、福建、湖北、湖南、四川、云南、西藏、陕西、甘肃等地。

本动物的肉(貒肉)、脂肪油(貒膏)亦供药用,另设专条。

【采收加工】 冬季捕捉后杀死,去皮及肉,取骨骼鲜用。

【药性】《四川中药志》1960 年版:"性温,味辛、酸,无毒。"

【功用主治】 祛风湿,止咳。主治风湿筋骨疼痛,皮肤瘙痒,咳嗽。

1.《食疗本草》:"主上气咳嗽,炙末酒和三合服之,日二。其嗽必瘥。"

2.《四川中药志》1960 年版:"治风湿筋骨疼痛及皮肤湿热发痒。"

3.《中国药用动物》:"祛风,镇痛,止咳。"

【用法用量】 内服:煎汤,20～50 g;或浸酒;或炙黄研末。

【选方】 治风湿筋骨疼痛　貒骨 50 g。水煎服,日服 2 次。(《中国动物药》)

5801 貒膏 tuān gāo (《新修本草》)

【异名】 貒脂(《本草拾遗》),貒猪膏(《食医心镜》),猪獾油(王玷桂《不药良方》),貒油(《纲目拾遗》),土猪油(《四川中药志》)。

【基原】 为鼬科猪獾属动物猪獾的脂肪油。

【原动物】 参见"貒骨"条。

【采收加工】 冬季捕捉后杀死,去皮下脂肪及肠网膜上脂肪,入锅熬炼成淡黄色脂肪油,滤去油渣即得。

【药性】 甘,平。归肺经。

1.《新修本草》:"甘,平,无毒。"

2.《四川中药志》1960 年版:"性温,味辛、咸。"

【功用主治】 润肺止咳,除湿解毒。主治肺痿,咳逆上气,秃疮,顽癣,痔疮,臁疮。

1.《新修本草》:"主上气,乏气,咳逆,酒和三合服之,日二。"

2.《本草拾遗》:"主传尸鬼气疰忤,消于酒中服之。"

3.《纲目拾遗》:"一切内外痔,涂上效。"

4.《四川中药志》1960 年版:"除湿解毒。治脚生臁疮,牛皮顽癣,头生白秃。"

【用法用量】 内服:酒冲,适量。外用:涂搽。

【选方】 治肺痿上气气急　煎成貒猪膏一合,暖酒和服。(《食医心镜》)

5802 雕骨 diāo gǔ (《纲目》)

【基原】 为鹰科雕属动物金雕等的骨骼。

【原动物】 金雕 *Aquila chrysaetos* Linnaeus　又名:鹑(《诗经》),鹫(《山海经》),鷻(《说文》),红头雕、鹫雕、大山鸩(《中国经济动物志》)。

大型猛禽。雌体长约 1 m。雌雄同色。头顶金褐,后颈暗赤褐色,具黑色纵纹。上体一般暗赤褐色,背及双翅有紫色光泽。下体通常黑褐色,胸部中央有淡色纵纹。覆腿羽暗赤褐色,具黑色纵纹;胫部的暗赤色长羽一直延伸到趾基部。嘴强大,钩曲,黑褐色,基部沾蓝。趾黄,爪黑。

栖息于高山草原和针叶林地区。以各种鸟类及鹿、山羊、野兔等兽类动物为食。营巢于高山悬岩大树上。分布于东北和西部、西南部山区。

金雕为国家一级保护动物,严禁捕猎。

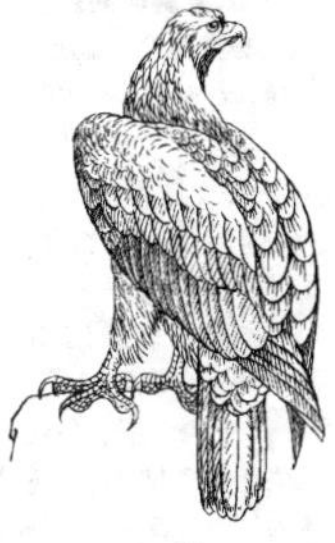

金　雕

【功用主治】 活血止痛。主治跌扑骨折。

1.《纲目》:"主治折伤断骨。"

2.《中国动物药》:"活血止痛。治跌扑骨折。"

【用法用量】 内服:煎汤,5～15 g。

【选方】 1. 治跌扑骨折,瘀血作痛　雕骨 50 g,焙研细末,自然铜 15 g,骨碎补 15 g,红花 10 g。后三味药煎汤送服雕骨末,每服 3 g,日服 2 次。

2. 治疮疡疼痛　雕骨 50 g,酥制研末,乳香 15 g,没药 15 g,金银花 30 g。上药共为末后合匀,每服 5 g,日服 2 次。(1、2 方出自《中国动物药》)

5803 鲮鲤肉 líng lǐ ròu (《纲目》)

【基原】 为鲮鲤科鲮鲤属动物鲮鲤的肉。

【原动物】　参见"穿山甲"条。

【采收加工】　全年均可捕捉。遇着时撒泥沙于其上，或使猎犬到洞穴寻找。鲮鲤见狗或被撒上泥沙，即蜷缩成团，此时极易捕捉。取肉。

【药性】　甘、涩、平。

【功能主治】　滋阴清热，解毒散结。主治久病体虚，遗尿，瘰疬，麻风。

1.《医林纂要》："杀虫，行血，攻坚散瘀。治痹通经。"

2.《中国药用动物志》："有补阴，清热解毒的功效。主治久病体虚，瘰疬等症。"

【用法用量】　内服：炖服，50～100 g。

【选方】　1. 治遗尿　穿山甲肉 120 g。加少量酒、盐、油炖吃。孕妇忌吃。（《广西药用动物》）

2. 治大麻风　活鲮鲤一个，拣最大者，用生桐油一斤（小者半斤），先将雄黄末一钱，没药末七分，黄柏末一两，共搅入桐油内使匀。再将鲮鲤架起，下用炭火熏灼，使其口渴张口，将油灌入口内，不吃再烘。以油吃完为度，再加大火，将鲮鲤炙酥，研为细末，另加百草霜一两共研细，入瓷瓶内，封紧不可泄气。每用五钱，以烧酒调服，上用棉被重盖，卧一时许，候满身汗出，隔日如法再服，服后七八日身无蛇壳脱皮。（《串雅内编》）

【各家论述】《纲目》："按张杲《医说》云：鲮鲤肉最动风，风疾人才食数滴，其疾即发，四肢顿废。时珍窃谓此物性窜而行血，风人多血表故也。"

5804 **鲳鱼** chāng yú
（《本草拾遗》）

【异名】　鮑鱼（《临海异物志》），昌侯鱼、昌鼠（《本草拾遗》），狗瞌睡鱼（《岭表录异》），鲳鳊（《医林纂要》），镜鱼、平鱼（《黄渤海鱼类调查报告》），白昌（《中国动物图谱》），昌鱼（福建、广东）。

【基原】　为鲳科鲳属动物银鲳及其近缘种的肉。

【原动物】　银鲳 *Pampus argenteus* （Euphrasen）［*Stromateoides argenteus* (Euphrasen)］

体卵圆形，甚侧扁，一般长20～30 cm，大者长达 40 cm 余。头极小，侧扁而高。吻短，圆钝，稍突。眼小，侧位，眼间隔呈大的弧形隆起。口小，微斜，上下颌各具细小牙1行，排列紧密。鳃孔小，鳃耙(4～6)＋(7～11)，细弱。体被细小圆鳞，极易脱落。侧线位高，与背缘平行，侧线鳞110～130。背鳍Ⅸ～Ⅻ，Ⅰ-42～48，起点略在臀鳍起点前上方，臀鳍Ⅵ～Ⅶ，Ⅰ-41～46。成鱼背鳍与臀鳍的鳍棘均埋于皮下，鳍条相对而同形，呈镰刀形，前部鳍条均稍延长，但不伸达尾柄上。胸鳍 24～27，较长。无腹鳍。尾鳍分叉较深，下叶比上叶稍长。体具银白色光泽，背部微呈青灰色，多数鳞片上有不明显的微小黑点。腹部乳白色。各鳍浅灰色。

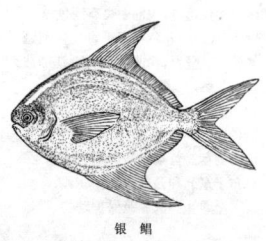

银 鲳

为近海中下层鱼类。常栖息于水深30～70 m 潮流缓慢的海区内。以小鱼、水母、硅藻为食。有季节性回游现象，生殖期5～6月。怀卵量 11.7 万～21.8 万粒，卵浮性，径 1.6～1.9 mm。分布于东海、南海。

此外，与本品功用相近的同属动物尚有：① 中国鲳 *P. chinensis* (Euphrasen) 分布于东海、南海。② 燕尾鲳 *P. nozawae* (Ishikawa) 分布于东海、南海。还有刺鲳属动物刺鲳 *Psenopsis anomala* (Temminck et Schlegel) 分布于东海、南海，肉亦供药用。

【采收加工】　常年均可捕捞。捕后，除去内脏，洗净，鲜用。

【药性】　甘，平。

1.《本草拾遗》："味甘，平，无毒。"

2.《医林纂要》："甘、苦，温。"

3.《中国药用海洋生物》："甘，平，淡。"

【功能主治】　益气养血，舒筋利骨。主治脾胃虚弱，消化不良，血瘀，病后体虚，筋骨酸痛，四肢麻木。

1.《本草拾遗》："肥健，益气力。"

2.《本经逢原》："益胃气。"

3.《随息居饮食谱》："补胃，益血，充精。"

4.《中国药用海洋生物》："益气养血，柔筋利骨。用于消化不良，贫血，筋骨酸痛，四肢麻木。"

5.《海洋药物》1982，(3)：44："主治妇女虚肿，疟疾体虚，脚痿。"

【用法用量】　内服：煮食或炖服，30～60 g。

【宜忌】　鲳鱼子慎服。

1.《本草拾遗》："腹中子有毒，令人痢下。"

2.《随息居饮食谱》："多食发疥、动风。"

【选方】　1. 治消化不良，脾虚泄泻，贫血　鲳鱼肉 30 g，白芍 9 g，白术 9 g。煎服。（《中国药用海洋生物》）

2. 治食欲不振　银鲳肉适量，佐以配料，红烧、红焖、清炖均可。

3. 治产后气血虚弱，乳汁不足，病后体虚　银鲳肉 250 g，米酒适量，炖熟，常服。（2、3方出自《海味营养与药用指南》）

4. 治筋骨酸痛，四肢麻木　鲳鱼肉 60 g，伸筋草 30 g，当归 9 g。煎服。（《中国药用海洋生物》）

5805 **鲸肉** jīng ròu
（《中国海洋药物辞典》）

【基原】　为鲸科鳁鲸属动物小鳁鲸等的肉。

【原动物】　小鳁鲸 *Balaenoptera acutorostrata* Lacepede　又名：小须鲸、尖头鲸、明克鲸（《山东药用动物》），缟臂鲸（《中国海洋药物辞典》），尖嘴鲸、鲸鱼(通称)。

体略呈纺锤形，最大体重约为体长的 1/5。一般体长 6～9 m，最长可达 10.2 m，重 5 000～10 000 kg。吻狭而尖，口短，头部仅1条纵峰。背鳍较高，镰刀形，后缘呈凹形，位于体后 1/3 处；(胸)鳍肢小，略大于体长的 1/8。尾鳍宽，将近体长的 1/4。喉胸部褶沟细，50～70条，不达于脐。口中须板每侧 231～285 枚，长 21 cm，宽为长的 1/2，淡黄白色，但后部须可以是褐色或黑色。体背黑褐色或灰色，体侧色淡。腹部白色。鳍肢外表面有一条白色横带。尾鳍背面为灰黑色。

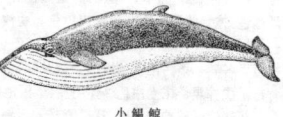

小鳁鲸

栖息于世界各大洋，喜于近岸和内海活动，常单独或数头一起游戏，以小虾及小鱼为食。胎生。我国各海区均有分布，以黄海、渤海较多。小鳁鲸为国家二级保护动物，禁止滥捕。

本动物的肝脏(鲸肝)、骨骼(鲸骨)、脂肪油(鲸油)亦供药用，另设专条。

【采收加工】　捕获后取肉。

【成分】　含多烯酸；磷脂：$C_{20:5}$，$C_{22:5}$，$C_{22:6}$；多种脂肪酸；二十二碳六烯酸(docosahexenoic acid)等；游离氨基酸：甘氨酸、赖氨酸、精氨酸、3-甲基组氨酸、丙氨酸及 N-β-丙氨酰-1-甲基-L-组氨酸；还含肌酸；肌酐；尿素等。

【功能主治】　益气健脾，利水消肿。主治久病体虚，水肿。

《中国海洋药物辞典》："有健脾，利水，强壮之功效。主治久病体虚，脾虚浮肿等症。"

【用法用量】 内服：煮食，100～200 g。

【选方】 1. 治脾虚浮肿 鲸肉 200 g，赤小豆 50 g。煮熟食，日服 2 次。

2. 治久病体虚 鲸肉 200 g，白术 30 g，陈皮 15 g。久煎煮烂，食肉饮汁，日服 2 次，连服 1 星期。（1、2 方出自《中国海洋药物辞典》）

5806 鲸肝 jīng gān 《山东药用动物》

【基原】 为鳁鲸科鳁鲸属动物小鳁鲸等的肝脏。

【原动物】 参见"鲸肉"条。

【采收加工】 捕获后剖腹取出肝脏，鲜用或冷藏。

【成分】 含多种酶：细胞色素 P450 单氧酶（cytochrome P450 monooxygenase），谷胱甘肽-S-转移酶（glutathione-S-transferase），尿苷二磷酸-葡萄糖醛酰基转移酶（UDP-glucuronyl transferase）等。还含金属离子如：铁、铬、汞、铅、锰和钴。

【功用主治】 滋阴补血，养肝明目。主治贫血，夜盲症，干燥性眼炎，佝偻病。

《中国海洋药物辞典》："有滋阴明目之功效。主治贫血，恶性贫血，夜盲症，干燥性眼炎等症。"

【用法用量】 内服：煮食，50～100 g；或加工提取维生素，制成针剂或片剂。

5807 鲸油 jīng yóu 《中国海洋药物辞典》

【基原】 为鳁鲸科鳁鲸属动物小鳁鲸等的脂肪油。

【原动物】 参见"鲸肉"条。

【采收加工】 捕获后剖腹取出脂肪，加工炼制成脂肪油。

【成分】 脂肪油含 45 种脂肪酸，主要脂肪酸有二十碳五烯酸（eicosapentaenoic acid），二十二碳六烯酸（docosahexenoic acid）。还含脂类（lipids）。

【功用主治】 《中国海洋药物辞典》："有软坚散结，活血化瘀之功效。主治冠心病，癌症等。"

【用法用量】 内服：开水或药液冲，0.5～1 ml。

【选方】 治冠心病 丹参 15 g。水煎取液，加入小须鲸油 0.5 ml 服，日服 2 次。《中国海洋药物辞典》

5808 鲸骨 jīng gǔ 《山东药用动物》

【基原】 为鳁鲸科鳁鲸属动物小鳁鲸等的骨骼。

【原动物】 参见"鲸肉"条。

【采收加工】 捕获后除去内脏及皮肉，取骨鲜用或冷藏备用。

【成分】 含大量的胶原（collagen），水解后含肽和氨基酸，内有组氨酸、赖氨酸、精氨酸、脯氨酸等。

【功用主治】 祛风除湿。主治风湿性关节炎，类风湿关节炎。

【用法用量】 制作注射液，肌注，每日 2.2～4.4 ml。

5809 鲻鱼 zī yú 《开宝本草》

【异名】 子鱼（《纲目》），白眼（《黄渤鱼类调查报告》），梭鱼（《脊椎动物分类学》），乌鲻、黑耳鲻、乌仔鱼、犬鱼（《中国动物药志》）。

【基原】 为鲻科鲻属动物鲻鱼及近缘多种动物的肉。

【原动物】 鲻鱼 Mugil cephalus Linnaeus

体粗壮，呈圆筒形，后部侧扁。一般体长 40～50 cm。头短，扁平。背部宽阔，两侧略凸，向腹面倾斜。

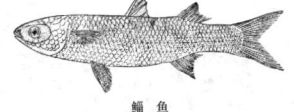

鲻鱼

吻宽短。眼大，脂眼睑发达，眼间隔宽阔平坦。口小，下位，略呈人字形，下颌前端有一凸起，闭合时可嵌入上颌相对的凹陷中。上下颌边缘具绒毛状齿。鳃孔大，鳃耙（53～75）+（65～90），细密。圆鳞大，除吻部外皆被鳞。侧线不明显，体侧纵列鳞 36～43，横列鳞 14～15，背鳍两个，分离，第一背鳍Ⅳ，起点位于体背中部。第二背鳍Ⅰ-8，上缘微凹。臀鳍Ⅲ-8，与第二背鳍同形。胸鳍 16～17，位高。腹鳍Ⅰ-5，鳍间有一个三角形瓣状大鳞。尾鳍大，叉形，后缘缺刻较深。头及体背青黑色，体侧上半部有 7 条黑色纵条纹，各条纹间有银白色斑点。腹部白色，各鳍灰色。

为近海中上层鱼类。喜栖息于浅海或河口咸淡水交界处，有时亦上溯至淡水江河中。食性广，以浮游生物、底栖生物及泥土中硅藻等为主。生殖季节为 3～4 月间。我国沿海均有分布。因生长迅速，现已为港养良好养殖种类。

【采收加工】 常年均可捕捞。捕后，除去鳞片及内脏，鲜用。

【成分】 全肉含蛋白质，脂肪，硫胺素（thiamine），核黄素（riboflavine），烟酸（nicotinic acid）及钙、磷、铁。

肌肉含糖原，清蛋白（albumin），肌酸（creatine），肌酸酐（creatinine），组胺（histamine），组氨酸脱羧酶（histidine decarboxylase），肌动球蛋白（actomyosin），卵磷脂（lecithine），维生素 B₆，谷氨酸、赖氨酸等多种氨基酸。

【药性】 甘，平。归脾、肝、胃经。

1.《开宝本草》："味甘，平，无毒。"

2.《医林纂要》："甘、咸，平。"

3.《本草撮要》："入足阳明经。"

【功用主治】 益气健脾，开胃消食，散瘀止痛。主治脾胃虚弱，消化不良，小儿疳积，贫血，百日咳，产后瘀血，跌打损伤。

1.《开宝本草》："主开胃，通利五脏，久食令人肥健。"

2.《随息居饮食谱》："补五脏。"

【用法用量】 内服：煎汤，60～120 g。

【宜忌】 《药性切用》："味厚性泥，病新愈者忌。"

【选方】 1. 治脾虚泄泻，消化不良，小儿疳积 鲻鱼肉 60 g，白术 9 g，扁豆 9 g，乌贼骨 6 g，陈皮 6 g。煎服。

2. 治贫血 鲻鱼肉 60 g，黄芪 9 g。煎服。（1、2 方出自《中国药用海洋生物》）

3. 治病后体虚 鲻鱼 120 g，黄芪 15 g，大枣 10 枚。水煎，食肉饮汁，每日 2 次。（《海味营养与药用指南》）

5810 獭肉 tǎ ròu 《别录》

【基原】 为鼬科水獭属动物水獭、江獭及小爪水獭属动物小爪水獭的肉。

【原动物】 参见"獭肝"条。

【采收加工】 宰杀后，剥皮，剖腹，除去内脏，取肉鲜用或置通风处阴干。

【成分】 水獭及江獭等同属某些种的肉含蛋白质，肌红蛋白（myoglobin），肽类（peptides），氨基酸等。

【药性】 甘、咸，寒。归肺、肝经。

1.《千金方》："味甘，温，无毒。"

2.《食疗本草》："性寒，无毒。"

3.《日华子》："平，无毒。"

4.《本草经疏》："性寒。"

5.《饮膳正要》："味咸，平。"

6.《纲目》："甘、咸，寒。"

【功用主治】 益阴清热，和血通经，利水通便。主治虚劳咳嗽，劳热骨蒸，月经不调，水肿胀满，经闭，小便不利，大便秘结。

1.《别录》："疗疫气，温病。"

2.《日华子》："治水气胀满，热毒风。"

3.《本草图经》："主骨蒸热劳，血脉不行，营卫虚满，及女子经络不通,血热,大小肠秘涩。"

4.《饮膳正要》:"疗咳嗽劳损。"

5.《医林纂要》:"益阴,杀鱼虫毒。"

6.《食物考》:"解热,疏经通脏,调理血脉。"

7.《随息居饮食谱》:"清血热,理骨蒸,下水通经,祛毒风,利大小便。"

【用法用量】 内服:煎汤,适量;或炙干入散剂。外用:煅存性研末敷。

【宜忌】 1.《本草经集注》:"其肉不可与兔肉杂食。"

2.《本草图经》:"消阳气,不益男子,宜少食。"

3.《饮食须知》:"勿同橘、橙、鸡肉、鸡子、兔肉食。"

4.《医林纂要》:"忌柿同食。"

【选方】 1. 治寒热毒风水虚胀 水獭一头。剥去皮和五脏、骨头、尾等,炙令干,杵末,水下方寸匕,日二服。十日差。(《食疗本草》)

2. 治折伤 水獭一个。用罐子纳之,以泥固济,放干,烧灰,细末。以黄米煮粥,于伤处摊,以水獭一钱末,粥上掺,便用帛子裹系,立止疼痛。(《经验后方》)

5811 **獭肝** tǎ gān
《别录》

【异名】 水獭肝(《纲目》)。

【基原】 为鼬科水獭属动物水獭、江獭及小爪水獭属动物小爪水獭的肝脏。

【原动物】 1. 水獭 *Lutra lutra* Linnaeus 又名:獭、水狗、獭猫(《中国药用动物志》)。

属半水栖生活的动物。体细长呈圆筒状,长 60～80 cm,体重 2～7.5 kg;雄较雌大。头部宽而稍扁,吻端短粗,须粗硬,鼻垫小,眼小,耳小而圆。四肢粗短,趾间具蹼。爪短、侧扁而尖锐;下额中央有较短的硬须;在前肢腕垫后面有较短的刚毛数根。尾长,超过体长之半。全身毛短而密,有光泽。上

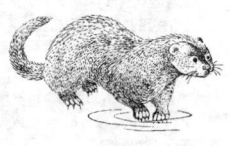

水獭

唇白色,颊两侧及颈下为污白色。腹毛较长呈栗棕色,余者毛色为棕褐色或咖啡色。

栖息于河流、湖泊、水透明度较大、水生植物较少而鱼类较多处,其夜行性,以各种鱼类为食。分布于吉林、黑龙江、浙江、福建、湖北、湖南、广东、广西、四川、云南、西藏、陕西、甘肃、台湾等地。

2. 江獭 *L. perspicillata* Geoffroy 又名:滑獭、咸水獭、海獭、印度水獭(《中国药用动物志》)。

外形与普通水獭相似,但体形较大,体重可达 15 kg以上。头大,耳短小而圆,鼻垫裸露的上缘与毛区的交界处,除中央稍凸外,几乎为一直线。四肢指(趾)爪,比小爪水獭略大。尾长约为体长之半,尾形甚扁阔,末端尾毛甚短。体毛短呈浅黑褐色,两颊、咽部和颊喉部针毛白色或灰白色,绒毛浅灰褐色。四肢毛色稍显棕黄色。

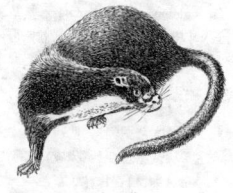

江獭

生活于江河流域与海岸。集群生活,以鱼为食。性凶猛,敢与犬斗。分布于广东珠江口沿海和云南南部地区。

3. 小爪水獭 *Aonyx cinerea* Illiger 又名:小爪獭、水猫子

(《中国药用动物志》)。

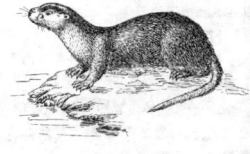

小爪水獭

体形扁而显长。体重一般不超过 3 kg。鼻垫上缘与毛区交界处丛一直线横过;脸部触须与水獭无异,唯下额的正前方和两侧有几根短刚毛;爪极小,垫垫甚发达。牙齿特征与水獭相似,但缺第一上前白齿,下额门齿横列整齐。全身被咖啡色毛,毛尖显白色,具光泽。

生活于我国热带和亚热带地区。营半水栖生活。分布于福建、广东、广西、海南、四川、贵州、云南、台湾等地。

水獭、江獭、小爪水獭均为国家二级保护动物,数量日渐减少,禁止滥捕。

以上三种动物的肉(獭肉)、骨骼(獭骨)、胆汁(獭胆)、四肢(獭四足)、皮毛(獭皮毛)亦供药用,另设专条。

【养殖】 生活习性 水獭栖居于河流、湖泊和两岸林木繁茂的溪流地带,以水流急、透明度大、多鱼的水域为多。靠近海岸的小岛屿也常有水獭活动。穴居,昼伏夜出,感官灵敏,善游泳和潜水。野生状态下以食鱼为主,也可捕食蟹类、蛇、蛙、水禽及鼠类。有贮食和固定地点排便的习性。

养殖技术 水獭繁殖没有明显的季节性,一年四季均有发情和交配。每年可繁殖 2 胎,多为 1 胎 2 仔。水中交配,多在晨昏间进行。妊娠期 54～58 日。到妊娠后期应人工设置产箱,让母獭絮窝、产仔。初生仔獭重约 50 g,闭眼,胎毛白色或浅灰色。50 日断奶。2 月龄后母獭即可培育幼獭游泳,下水 1 星期后即可捕鱼。3个月后即可完全独立生活。

饲养管理 水獭比较易于驯化。定向驯化的水獭可以为人类捕鱼,也可以旱养(舍养或笼养),饲料以淡水鱼类为主,适当配喂畜禽肉类、内脏、谷物、蔬菜、麦芽等。日喂量每只为 0.8～1.2 kg。日喂 2 次,幼獭可喂 3 次。为了增强运动和毛被光泽,夏季备水(水浴),冬季备雪(雪浴),使其活动和健壮。初生仔獭可接受人工哺乳,经过驯化可以群养。

【采收加工】 全年均可捕捉,捕杀后,剖腹,取出肝脏,去净油脂,洗净血液及污物,悬挂通风处阴干。

【药材】 獭肝 *Jecur Lutrae* 主产于吉林、黑龙江、江西、广西、甘肃等地。

性状 本品大小不一的团块,肝脏分 6 叶,每叶长 4～6 cm,直径 2～4 cm,黑褐色,呈扁圆形,边缘较薄。正面观左右两叶对称,另两叶较小,position左侧下方。各肝叶间为动脉血管,直径约 1 cm。在血管后方的上部,有 1 对橘瓣状的瘤状物,由15～20 个小瘤块紧密排列而成。质硬不易折断,断面呈黑棕色,胶质样。有鱼腥气,味微咸。

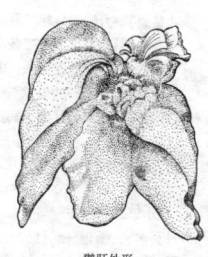

獭肝外形

【成分】 水獭、江獭及小爪水獭等动物肝含大量蛋白质,其次为葡萄糖,糖原,三酰甘油,磷脂(phospholipids),胆甾醇(cholesterol),并含维生素 A、D 等。

【炮制】 取原药材,刷洗干净,焖炕,除去筋膜,切成小块,晾干。

饮片性状 呈不规则的块片,大小不等。表面黑褐色或黑棕色。切面粗糙,黑棕色,胶质样。有血腥气,味微咸。

【药性】 甘、咸、温。归肺、肝、肾经。

1.《别录》:"味甘,有毒。"

2.《药对》:"平。"

3.《药性论》:"味咸,微热,无毒。"

4.《本草图经》:"温。"

5.《纲目》:"气味甘、温,有毒。"

6.《本草经疏》:"入肺、肾。"

7.《玉楸药解》:"味辛,微寒。"

8.《四川中药志》1960年版:"性微温,味甘、咸,气腥,有小毒。入肺、肝、肾经。"

【功用主治】 益肺,补肝肾,明目,止血。主治虚劳羸瘦,肺虚咳嗽,肺结核,潮热盗汗,目翳,夜盲,咯血、便血。

1.《别录》:"主治鬼疰蛊毒,却鱼鲠,止久嗽,烧服之。"

2.《药性论》:"治上气咳嗽,劳损疾,瘦病。"

3.《食疗本草》:"下水胀。"

4.《本草图经》:"主传尸劳极,四肢寒疟,虚寒客热,亦主产劳。"

5.《饮膳正要》:"治肠风下血。"

6.《纲目》:"杀虫。"

7.《随息居饮食谱》:"辟蛊杀虫,补产面肿,已劳嗽。治心腹积聚,寒疝攻痛。"

【用法用量】 内服:煎汤,3～6 g;或入丸、散。

【选方】 1. 治尸注鬼注病(肺痨) 獭肝一具。阴干为末,水服方寸匕,日三。一具未瘥,更作。《肘后方》

2. 治夜盲,角膜翳 将干燥的獭肝研细末。每服 3～6 g,日服 2 次。《吉林中草药》

3. 治肝气痛 獭肝 6 g,沉香 0.6 g(为末)。开水送服。《广西药用动物》

4. 治肠痔,大便有血 烧獭肝,服一钱匕。《肘后方》

5. 治鱼刺卡鲠喉及久气作瘦 獭肝一具。上件阴干为细末。每服方寸匕,白汤调服。《杏苑生春》

【各家论述】 1.《食疗本草》:"服之(獭肝)下水病。但热病风虚胀,服之即瘥。若是冷气虚胀,食益瘥,肿甚也。只治热,不治冷,不可一概尔。"

2.《本草经疏》:"獭,水中之兽也。《本经》味甘,有毒。《药性论》咸,微热,无毒。详其功用应是咸胜、甘劣、微温,小毒之物。入肝入肾之经也。《经》曰:邪之所凑,其气必虚。獭肝入肾入五脏之神俱不安。鬼邪相挟而为病。久嗽者,亦劳极也。水不胜火,火气上炎,肺为贼邪所干也。咸味润下,俾火气下降则肺自清。总之,此药能益阴气,补虚损,保劳极,故主上诸证也。"

5812 **獭骨** tǎ gǔ《本草经集注》

【基原】 为鼬科水獭属动物水獭、江獭及小爪水獭属动物小爪水獭的骨骼。

【原动物】 参见"獭肝"条。

【采收加工】 宰杀后,剥皮,剖腹,剔取骨骼,置通风处晾干。

【药性】 咸,平。

【功用主治】 消骨鲠,止呕吐,利水解毒。主治鱼骨鲠喉,呕哕,水积黄肿,恶疮。

1.《本草经集注》:"疗食鱼骨鲠。"

2.《药性论》:"治呕哕不止。"

3.《广西民族药简编》:"烧灰冲开水服,治瘆病。"

【用法用量】 内服:煎汤,10～20 g;或入丸、散。外用:研末调敷。

【选方】 1. 治诸鱼鲠在喉中 獭骨一片。上一味,含之咽津,立下。《圣济总录》獭骨方

2. 治水积黄肿 獭骨磨细,煮绿壳鸭蛋服。《四川中药志》1960年版

3. 治无名恶毒疮似鱼眼者 獭骨(生研末)一两,麝香一字,

研末和匀,调贴之。《圣济总录》獭骨散

5813 **獭胆** tǎ dǎn《本草图经》

【基原】 为鼬科动物水獭属水獭、江獭及小爪水獭属小爪水獭的胆汁。

【原动物】 参见"獭肝"条。

【采收加工】 宰杀后,剥皮,剖腹,取出胆囊,洗净血液,悬挂通风处阴干,或取胆汁鲜用。

【成分】 水獭及江獭本属某些种动物胆汁含胆酸(cholic acid),去氧胆酸(eoxycholic acid)。

【药性】《宝庆本草折衷》:"味苦,寒。"

【功用主治】 明目退翳,清热解毒。主治翳膜遮睛,小儿发热咳嗽,久疟不愈,瘰疬结核。

1.《本草图经》:"主眼翳黑花,飞蝇上下,视物不明,亦入点(眼)药中。"

2.《东医宝鉴》:"疗结核瘰疬。"

3.《广西民族药简编》:"(獭)胆汁调水内服治小儿发热咳嗽,滴油治夜盲症。"

【用法用量】 内服:煎汤,3～6 g;或入丸、散。外用:鲜汁或研末点眼、或调涂。

【选方】 1. 治妇人月水不通,心腹滞闷,四肢疼痛 獭胆一枚(干者),水蛭十枚(炒令微黄),川椒一分(去目及闭口者,微炒去汗),狗胆一分(干者),硇砂一分(细研)。上药捣罗为末,以醋煮面糊和丸,如绿豆大。每于食前,当归酒下五丸。《圣惠方》

2. 治金镞中后,疮痰痛不可忍 獭胆、猪猪胆、鲤鱼胆各一枚(都为一处)、青黛、栝楼根、没药各一分,当归半分(锉,微炒)。上药,捣罗为末,与胆汁研和令匀,入瓷盒中盛,收经七日后用之。每用一丸,如小豆大,旋旋取任在箭疮内。《圣惠方》獭胆丸

5814 **獭四足** tǎ sì zú《别录》

【异名】 獭爪《饮膳正要》。

【基原】 为鼬科水獭属动物水獭、江獭及小爪水獭属动物小爪水獭的四足。

【原动物】 参见"獭肝"条。

【采收加工】 宰杀后,剁下四足,悬挂通风处阴干。

【药性】 甘,平。

【功用主治】 润肤,杀虫。主治手足皲裂,肺痨。

1.《别录》:"主手足皲裂。"

2.《本草拾遗》:"主鱼骨鲠不可出者,煮汁食。"

3.《纲目》:"为末酒服,杀痨瘵虫。"

【用法用量】 内服:煎汤,9～12 g;或研末酒调,3～6 g。外用:研末调搽。

5815 **獭皮毛** tǎ pí máo《本草拾遗》

【基原】 为鼬科水獭属动物水獭、江獭及小爪水獭属动物小爪水獭的皮毛。

【原动物】 参见"獭肝"条。

【采收加工】 宰杀后,剥取皮,撑开,晾开。

【功用主治】 利水,解毒,止血。主治水饮,痔疮,烧烫伤,外伤出血。

1.《本草拾遗》:"主水癫病,煮汁服。"

2.《青藏高原药物图鉴》:"外用止血。"

【用法用量】 内服:煎汤,6～15 g;或烧灰研末,3～6 g。外用:烧灰撒。

【选方】 1. 治肠痔,肛边生疮痒痛 獭皮。上一味,烧灰研细,空心米饮调下二钱匕,日晚再服。《圣济总录》杀虫散

2. 治烧烫伤 (獭)皮烧灰,调水涂患处。《广西民族药

5816 鹧鸪 zhè gū 《《新修本草》》

【异名】 隋阳、越雉《《禽经》》，逐隐、怀南《《广志》》，山鸪《《罗浮志》》，钩辀、格磔《《苕溪渔隐丛话》》，越鸟《《医林纂要》》，中国鹧鸪《《中国经济动物志》》，花乌《《中国动物药》》。

【基原】 为雉科鹧鸪属动物鹧鸪的肉或全体。

【原动物】 鹧鸪 *Francolinus pintadeanus* (Scopoli)

体长约 30 cm。嘴短，雄鸟黑色，雌鸟上嘴肉色，下嘴肉黄色。虹膜褐色。额和头侧几至颈顶均棕色，眉纹黑色；颊部白色，下缘有黑纹；颏和喉均白色。上背黑，满布椭圆形白斑，羽端横以栗色；下背至中央尾羽也黑，羽以波状狭纹，外侧尾羽端纯黑；肩部栗色，覆羽暗褐，均有白点。飞羽暗褐，具白色横斑，羽端飞羽与肩羽同。胸、上腹与上胁均黑色而密缀显著的眼状白斑，至下胁则转为白羽而杂以黑斑，下腹棕白。尾下覆羽棕色。脚短，橙黄色以至红褐色。雌鸟黑色较纯而沾褐色；白斑与纹均带棕色；下体变为棕白，杂以黑色横斑。

常栖于山地灌木丛和草丛中。主食谷粒、豆类及其他植物的种子，亦兼吃昆虫。分布于我国南部各地。

本动物的脚爪（鹧鸪脚）、脂肪（鹧鸪脂）亦供药用，另设专条。

鹧鸪

【采收加工】 全年均可捕捉，杀死后洗净，或除去羽毛及内脏，取肉鲜用。

【药性】 甘，温。归脾、胃、心经。

1.《新修本草》："味甘，温，无毒。"

2.《日华子》："微毒。"

3.《本草求真》："入脾、胃、心。"

【功用主治】 滋养补虚，开胃化痰。主治体虚乏力，失眠，胃病，下痢，小儿疳积，咳嗽痰多，百日咳。

1.《新修本草》："主治南野葛、菌毒、生金毒、及温瘴久，欲死不可差者，合毛熟酒渍之。生捣取汁服，最良。"

2.《食疗本草》："能补五脏，益心力，聪明。"

3.《日华子》："疗蛊气瘴疾欲死者，酒服之。"

4.《医林纂要》："补中消痰。"

5.《随息居饮食谱》："利五脏，开胃，益心神。"

6.《中国药用动物志》："主治胃病，失眠，下痢，小儿疳积，百日咳。"

【用法用量】 内服：炖熟，1～2 只。

【宜忌】《食疗本草》："不可与竹笋同食，令人小腹胀。"

【选方】 治胃脘作痛，时发时止，年久不愈 鹧鸪脏内皮不拘多少，焙干研末，每次 1.5～3 g，温开水送服，久服有效。《《广西药用动物》》

【各家论述】《本草求真》："（鹧鸪）常食乌头、半夏苗，故书载其气味甘温，但有小毒。食之者须防咽喉头脑肿痛，犯此宜用生姜、甘草解之。"

5817 鹧鸪脂 zhè gū zhī 《《本草图经》》

【基原】 为雉科鹧鸪属动物鹧鸪的脂肪。

【原动物】 参见"鹧鸪"条。

【采收加工】 宰杀后剖腹取脂肪，熬油，放冷后备用。

【功用主治】 润肤。主治皮肤皲裂，冻疮。

1.《本草图经》："其脂膏手，可以已瘃瘃，令不龟裂。"

2.《本草求真》："涂冻疮，令不龟裂。"

【用法用量】 外用：涂敷。

5818 鹧鸪菜 zhè gū cài 《《纲目拾遗》》

【异名】 美舌藻《《孢子植物名称》》，岩头菜、岩衣《《浙江药用植物志》》，竹环菜、堤藻、鲁煨菜、乌菜、驱虫菜《《福建药物志》》。

【基原】 为红叶藻科鹧鸪菜属植物鹧鸪菜的藻体。

【原植物】 鹧鸪菜 *Caloglossa leprieurii* (Mont.) J. Ag. [*Delesseria leprieurii* Mont.]

藻体暗紫色，干后黑色，薄膜质，匍匐丛生，高 1～4 cm，宽约 1 mm，叶状，扁平而窄细，二叉式分枝，枝节间狭长，节间有些缢缩，叶片中肋明显，延伸至顶，末端分叉，舌状披针形，中肋的分枝处常有次生副枝，其腹面有时生出假根状固着器。四分孢子囊四面锥形，沿中肋两边集生。囊果圆球形，生于分枝上部及中肋腹面。

生于高、中潮带的泥沙石上，尤其是海口附近的低盐度处。分布于浙江、福建、广东等沿海。

【采收加工】 夏、秋季采收，晒干，或鲜用。

【药材】 鹧鸪菜 *Caloglossae Alga* 主产于浙江、福建、广东等地沿海。

性状 藻体黑色，扁平，叶状，长 1～4 cm；具有不规则叉状分枝，节间狭长，类圆形，节部缢缩。叶片中央有明显的中肋；中肋分枝点常有次生副枝，有时生出毛状根。膜质。气腥，味咸。

【成分】 藻体含 α-海人草酸（α-kainic acid），二肽金色酰胺醇酯（aurantiamideacetate），α-甘油基-α-D-4-铵基甘露糖（α-glyceryl-α-mannoside-4-ammonium salt），二（氨基羧氧-乙基）-砜〔di (aminocarboxyethylene) sulfone〕，caulorpin。

【药理】 1. 驱蛔作用 20% 煎液培养的猪蛔，20～30 分钟后，可见虫体被缩及活动减少，至次日仍未死亡。猪蛔活动描记显示，煎液可抑制活动和使其麻痹。鹧鸪菜的驱蛔主要活性成分为 α-海人草酸。

2. 其他作用 10% 鹧鸪菜毒饵能毒杀家蝇，发霉原藻的作用尤著，62 小时内被全部毒毙。

毒性 小鼠灌服鹧鸪菜煎液 20 g/kg，未出现中毒症状和死亡，部分患者服鲜藻 250 g，未见明显反应。提示毒性极小，个别出现腹痛、腹泻等副作用。

【药性】 咸，平。

1.《中国药用海洋生物》："咸，平。"

2.《福建药物志》："咸、微苦，寒，有小毒。"

【功用主治】 驱虫。主治蛔虫病。

1.《纲目拾遗》："疗小儿腹中虫积。"

2.《中国药用海洋生物》："驱虫，化痰，消食。用于慢性支气管炎，消化不良和蛔虫病。"

3.《浙江药用植物志》："主治蛔虫性肠梗阻。"

【用法用量】 内服：煎汤，鲜品 30～60 g；小儿酌减；或干品研末。当晚临睡前和次晨空腹两次分服。

【选方】 治疗蛔虫病 口服美舌藻片 8 片（每片重 0.3 g，相当于鹧鸪菜原药材 7.5 g），在睡前或早晨空腹 1 次服下，小儿用量酌减。《全国中草药汇编》

【临床报道】 驱蛔虫 取干燥鹧鸪菜，文火煎 3 次，浓缩成 100% 水液，分 3 个不同产地组，每组又分普通量和倍量两个观察组，分别于当晚临睡前和次日早饭前或上午 9 时和下午 4 时，分 2 次用糖水送服。普通量每次 2～5 岁 5 ml，6～10 岁 10 ml，11～15 岁 15 ml，16 岁以上 20 ml；倍量按普通量加 1 倍，服药后连续观察大便 1 星期。共治 1 313 例，结果漳浦产组 1 040 例中，普通量组为 839 例，排出蛔虫者 738 例，排虫有效率为 87.97%；倍量一次服药组 106 例，排出蛔虫者 59 例，排虫有效率为 55.66%；倍量分两次服药组 95 例，排出蛔虫者 78 例，排虫有效率为 82.10%。而海澄、平潭产两组，驱蛔效果显著较差，排虫有效率分别为 11.81%

及 10.71%，说明文献记载“出漳浦”产地的重要意义。漳浦产组排出蛔虫者 875 例中，有 597 例(68.22%)在服药后 24 小时内排出蛔虫，排虫最早为服药后 6 小时，最迟者 5 日。服药后少数有腹痛、头晕、呕吐、腹泻、食欲不振，但反应较轻微，在一二日内随蛔虫的排出而消失。

5819 **鹧鸪脚** zhè gū jiǎo (《陆川本草》)

【基原】 为雉科鹧鸪属动物鹧鸪的脚爪。

【原动物】 参见“鹧鸪”条。

【采收加工】 宰杀后取脚爪，烘干。

【药性】 甘，温。

【功用主治】 主治中耳炎。

【用法用量】 外用：煅研为末，吹耳。

5820 **磨盘草** mò pán cǎo (《岭南采药录》)

【异名】 金花草、磨挡草(《生草药性备要》)，耳响草(《岭南采药录》)，帽笼子、磨笼子、木磨子(《陆川本草》)，磨盆草(《南宁市药物志》)，苘麻、白麻(《桂林市药物志》)，磨谷子、磨龙子、牛牯仔磨、磨爿果、复盆子(《中国经济植物志》)，半截磨(《广西民间常用草药》)，磨仔草、假茶仔、牛响草、挨砻地堵、磨砻草(《广西药用植物简编》)，磨盘花、累子草(《云南中药志》)，米兰草、帽子盾、倒绋草、四米草、研仔盾草(《台湾药用植物志》)。

【基原】 为锦葵科苘麻属植物磨盘草的全草。

【原植物】 磨盘草 *Abutilon indicum* (L.) Sweet [*Sida indica* L.]

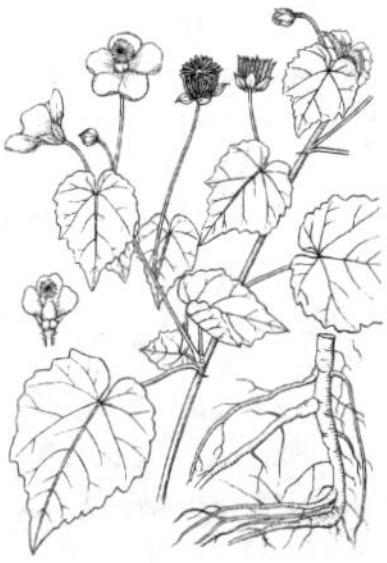

磨盘草

一年生或多年生直立的亚灌木状草本，高 1～2.5 m。分枝多，全株均被灰色短柔毛或星状柔毛。叶互生；叶柄长 2～4 cm；托叶钻形，外弯；叶卵圆形或近圆形，长 3～9 cm，宽 2.5～7 cm，先端短尖或渐尖，基部心形；边缘具不规则锯齿。花单生于叶腋，花梗长达 4 cm，近顶端具节；花萼盘状，绿色，直径 6～10 mm，裂片 5，宽卵形，先端短尖；花黄色，直径 2～2.5 cm，花瓣 5，长 7～8 mm；雄蕊柱被星状硬毛；心皮 15～20，成轮状，花柱 5，柱头头状。果为倒圆形似磨盘，直径约 1.5 cm，黑色，分果爿 15～20，先端截形，具短芒，被星状长硬毛。种子肾形。花期 7～10 月，果期 10～12 月。

生于海拔 800 m 以下的地带，如平原、海边、砂地、旷野、山坡、河谷。分布于广东、广西、海南、贵州、云南、台湾等地。

本植物的根(磨盘根)、种子(磨盘草子)亦供药用，另设专条。

【栽培】 生物学特性　喜温暖湿润和阳光充足的气候，生长适温在 25～30 ℃，不耐寒，一般土壤均能种植，较耐旱，喜肥，在疏松而肥沃的土壤上生长茂盛。

繁殖方法　种子繁殖。选成熟饱满种子，翌年 3 月直播，按行株距 35 cm×30 cm 开穴，每穴播种子 3～4 颗，覆土 3 cm，播后浇水保湿，7～10 日即可发芽出苗。

田间管理　苗高 5 cm 左右时间苗，每穴留壮苗 1～2 株。间苗后追 1 次稀薄氮肥。以后每月中耕除草及追肥 1 次，施肥后进行培土。雨季注意排水防涝。

【采收加工】 夏秋季割取全草，晒干。

【成分】 全草含内酯类：土木香内酯(alantolactone)和异土木香内酯(isoalantolactone)。有机酸类：没食子酸(gallic acid)。挥发油：β-蒎烯(β-pinene)，丁香烯(caryophellene)，丁香烯氧化物(caryophyllene oxide)，桉叶素(cineole)，牻牛儿醇(geraniol)，牻牛儿醇乙酸酯(geranylacetate)，榄香烯(elemene)，金合欢醇(farnesol)，龙脑(borneol)及桉叶醇(eudesmol)等。

地上部分含有机酸类：香草酸(vanillic acid)，对香豆酸(coumaric acid)，对羟基苯甲酸(hydroxybenzoic acid)，咖啡酸(caffeic acid)，延胡索酸(fumaric acid)，对-β-*D*-葡萄糖氧基苯甲酸(β-*D*-glucosyloxybenzoic acid)。

花含黄酮类：棉花皮素-8-葡萄糖苷即棉花皮苷(gossypetin-8-glucoside, gossypin)，棉花皮异苷(gossypetin-7-glucoside)，矢车菊素-3-芦丁苷(cyanidin-3-rutinoside)。

【药性】 甘、淡，凉。

1.《生草药性备要》：“味甜甘，性平，无毒。”

2.《本草求原》：“叶：甘、涩，微温。”

3. 广州部队《常用中草药手册》：“甘，淡，平。”

4.《广西本草选编》：“味甘，性凉。”

【功用主治】 疏风清热，化痰止咳，消肿解毒。主治感冒，发热，咳嗽，泄泻，中耳炎，耳聋，咽炎，腮腺炎，尿路感染，疮痈肿毒，跌打损伤。

1.《生草药性备要》：“散风血热。耳鸣耳聋，煲鸡肉食亦可。”

2.《本草求原》：“健脾止泻，同米擂煮黄糖食。”

3.《岭南采药录》：“能升清降浊，开窍活血，又捣敷搭手、痈疮。”

4.《广东中药》：“温经通肾(一说清肾火，疏气热，对久热不退有效)，主治肾虚耳鸣。小肠疝痛，肾虚余沥，小便刺痛或小便浑浊，腮腺炎，骨蒸劳热。”

5.《广西本草选编》：“清热利尿，化痰止咳。主治肺结核，百日咳，气管炎，感冒风热，尿路感染，痔疮，中耳炎，外耳道炎。”

6.《台湾药用植物志》：“茎煎服治神经痛，耳聋，感冒眩晕，疮疡，妇人难产及头痛。叶敷肿毒。”

7.《广西民族药简编》：“治子宫脱垂。”

【用法用量】 内服：煎汤，30～60 g；或炖肉。外用：捣敷；或煎水熏洗。

【宜忌】 《海南岛常用中草药手册》：“孕妇忌服。”

【选方】 1. 治耳痛，耳聋　磨盘草 60 g。加瘦肉适量煎汤服。(《香港中草药》)

2. 治中耳炎　磨盘草 30～60 g，苍耳根 15 g，墨鱼干 1 个。水炖服。(《福建药物志》)

3. 治过敏性荨麻疹　磨盘草干全草 30 g，猪瘦肉适量。水炖服。(厦门《新疗法与中草药汇编》)

【临床报道】 治疗急性中耳炎　磨盘草 50～60 g，水煎后，分两次饭前服，每日 1 剂。共治 46 例。结果 7 日后，治愈 28 例，显效 17 例，有效 5 例，无效 1 例。

5821 **磨盘根** mò pán gēn (《广西中药志》)

【异名】 磨盘草根(《广西本草选编》)，帽仔盾头(《台湾药用植物志》)。

【基原】 为锦葵科苘麻属植物磨盘草的根。

【原植物】 参见“磨盘草”条。

【采收加工】 4 月采挖，切片晒干。

【药材】 磨盘根 *Abutili Indici Radix*　主产于云南、广西、福建。

性状　本品呈圆锥形，粗大，长达 15 cm，径约 2 cm，有分枝，表面土黄色，皮孔横列，支根痕呈点状突起。质韧，断面白色，纤维性，皮部较厚，与木部易于分离。气微。

【成分】 含 β-谷甾醇(β-sitosterol)，β-香树脂醇(β-amyrin)，生物碱(alkaloid)及脂肪。脂肪中脂肪酸组成主要有棕榈酸(palmitic acid 45.21%)，辛酸(octanoic acid 20.66%)，十八碳二烯酸(octadecadienoic acid 11.42%)及十八碳一烯酸(octadecenoic acid)等。

【药性】《广西中药志》："味甘，性平，无毒。入脾、肺、膀胱经。"

【功用主治】 清热利湿，通窍活血。主治肺燥咳嗽，胃痛，腹痛，泄泻，淋证，疝气，跌打损伤，耳鸣耳聋。

1.《广西中药志》："清热，祛湿，通窍，凉血。治五痨七伤，肺燥咳嗽。"

2.《广西本草选编》："清热利尿。主治尿路感染。"

【用法用量】 内服：煎汤，9～15 g。外用：捣敷；或煎水熏洗。

【选方】 1. 治痔疮　磨盘根 150 g。水煎浓，服一茶杯许，余药乘热熏肛门，候温则洗，每日熏五六次。(《陆川本草》)

2. 治睾丸炎　磨盘草根 30 g，青皮鸭蛋 1 个。水煎服。(《福建药物志》)

3. 治尿路感染　磨盘草根 10～15 g。水煎服。(《广西本草选编》)

5822 磨盘草子 mò pán cǎo zǐ (福建晋江《中草药手册》)

【基原】 为锦葵科苘麻属植物磨盘草的种子。

【原植物】 参见"磨盘草"条。

【采收加工】 冬季果实成熟时采摘，打下种子，晒干。

【成分】 种子油脂肪酸组成：油酸(oleic acid)，亚油酸(linoleic acid)，亚麻酸(linolenic acid)，硬脂酸(stearic acid)及棕榈酸(palmitic acid)等。种子还含谷甾醇(sitosterol)及棉籽糖(raffinose)。

【功用主治】 通窍，利水，清热解毒。主治耳聋，乳汁不通，水肿，便秘，痢疾，痈疽肿毒。

【用法用量】 内服：研末，1～3 g。

【选方】 1. 治赤白痢　磨盘草子实，炒研为末。每次 3 g，每日 3 次，饭前蜜汤送服。(福建晋江《中草药手册》)

2. 治痈疖　磨盘草子实 3 g。研末，开水送服。(《福建药物志》)

5823 糙苏 cāo sū (《内蒙古中草药》)

【异名】 山苏子(《内蒙古中草药》)，续断、山芝麻(《秦岭巴山天然药物志》)。

【基原】 为唇形科糙苏属植物糙苏的根及全草。

【原植物】 糙苏 *Phlomis umbrosa* Turcz.　又名：大叶糙苏(《内蒙古中草药》)，常山(河北兴隆)，小兰花烟(山西宁武)。

多年生草本，高 50～150 cm。根红褐色，较肥大，常数个集生。茎直立，四棱形，疏被向下的短硬毛。叶对生，叶柄长 1～12 cm，密被短硬毛；叶片圆卵形或卵状长圆形，长 5.2～12 cm，宽 2.5～12 cm，先端急尖，基部浅心形或圆形，边缘具粗锯齿，两面被疏柔毛及星状柔毛。轮伞花序通常 4～8 花，多数；苞片线状钻形，常呈紫红色，被星状毛；花萼管状，长约 10 mm，外面被星状毛，萼齿 5，先端具小刺尖，边缘被丛毛；花冠通常粉红色，长约 1.7 cm，唇形，上唇边缘具不整齐的小齿，下唇 3 裂；雄蕊 4，前对较长，后对基部无附属物；雌蕊子房 2，合生，花柱单一，柱头 2 裂。小坚果卵状三棱形。花期 6～9 月，果期 7～10 月。

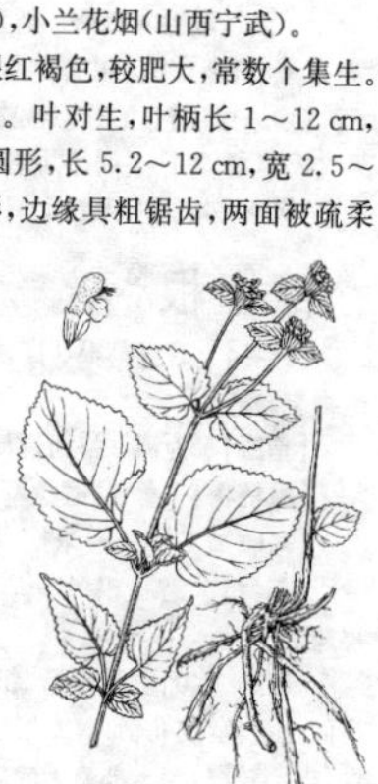

糙　苏

生于海拔 200～3 200 m 的疏林下、林缘、草丛、路旁草坡上。分布于华北、东北及江苏、安徽、山东、河南、湖北、广东、四川、贵州、陕西、甘肃。

【采收加工】 夏、秋季采收，晒干。

【药材】 糙苏 *Phlomidis Umbrosae Radix seu Herba*　产于辽宁、内蒙古、河北等地。

性状　根粗，须根肉质。茎呈方柱形，长 50～150 cm，多分枝，表面绿褐色，具浅槽，疏被硬毛；质硬而脆，断面中央有髓。叶对生，皱缩，展平后呈近圆形、圆卵形或卵状长圆形，长 5.2～12 cm，先端急尖，基部浅心形或圆形，边缘具锯齿，两面均疏被短柔毛；叶柄长 1～12 cm，疏被毛。轮伞花序密被白色毛；苞片线状钻形，紫红色。花萼宿存呈蜂窝状。气微香，味涩。

鉴别　(1) 取本品粉末 5 g，加甲醇 35 ml，置水浴上回流 15 分钟，滤过。取滤液 2 ml，置水浴上蒸干，残渣加水 2 ml 使溶解，滴加 10%α-萘酚的乙醇溶液 2 滴，振摇，沿管壁缓缓加入硫酸 0.5 ml，两液接界处显紫红色环(检查糖类)。

(2) 取上述(1)项的甲醇提取液 1 ml，加饱和硼酸的丙酮溶液与 10%枸橼酸的丙酮溶液各 0.5 ml，置水浴上蒸干，残渣置紫外光灯下检视，显黄绿色荧光。

【成分】 全草含环烯醚萜类化合物：山栀苷甲酯(shanzhiside methyl ester)，8-乙酰基山栀苷甲酯(8-acetylshanzhigenin methyl ester)，芝麻林素(sesamoside)，phloyosides Ⅰ、Ⅱ；贝壳杉烯二萜化合物：黄花香茶菜素(sculponeatin)A，黄花香茶菜丙素(sculponeatin C)；苯丙素苷：forsythoside B；三萜类化合物：熊果酸(ursolic acid)，2α-羟基熊果酸(2α-hydroxyursolic acid)，委陵菜酸(tormentic acid)，对映-7α, 16β, 17-三羟基熊果酸(*ent*-7α, 16β, 17-trihydroxykaurane)，齐墩果酸(oleanolic acid)；有机酸类：琥珀酸(succinic acid)，马斯里酸(maslinic acid)，油酸(oleic acid)，亚油酸(linoleic acid)，月桂酸(lauric acid)。此外还含有糙苏苷(umbroside)，4-羟甲基-2-糠醛(4-hydroxymethyl-2-furaldehyde)，水苏素(betonicine)，甘油酸三酰甘油(trilinolein)，1-*O*-β-葡萄糖-2-*O*-顺-二十碳烯-9-酸-甘油酯(1-*O*-β-gluco-2-*O*-gadoleicglyceride)，豆甾醇(stigmaserol)。

根中含环烯醚萜类：山栀苷甲酯，1-表山栀子苷甲酯(1-epishanzhigenin methyl ester)，8-乙酰基山栀子苷甲酯，8-乙酰基-1-表山栀子苷甲酯(8-acetyl-1-epishanzhigenin methyl ester)。

【药性】 辛，平。

1.《内蒙古中草药》："味涩，性平。"

2.《秦岭巴山天然药物志》："辛，温。"

【功用主治】 祛风化痰，利湿除痹，祛痰，解毒消肿。主治感冒，咳嗽痰多，风湿痹痛，跌打损伤，疮痈肿毒。

1.《内蒙古中草药》："清热消肿，治疮痈肿毒。"

2.《秦岭巴山天然药物志》："祛风活络，强筋壮骨，消肿。主治感冒，风湿性关节痛，腰痛，跌打损伤，疮疖肿毒。"

【用法用量】 内服：煎汤，3～10 g。

【临床报道】 治疗感冒　用糙苏全草制成醇浸膏片，内服，每次 1.2～2.4 g，每日 3 次，儿童酌减；或制成冲剂，日服 2 次，每次 7.5 g。观察 100 例，结果：75 例于 48 小时内主要症状消失或改善。一般在服药后 48 小时症状即减轻，2～3 日内便可治愈。

5824 糙叶千里光 cāo yè qiān lǐ guāng (《全国中草药汇编》)

【异名】 毛叶红杆草(《云南药用植物名录》)。

【基原】 为菊科千里光属植物糙叶千里光的根。

【原植物】 糙叶千里光 *Senecio asperifolius* Franch. ex DC.

多年生草本，高 50～90 cm。根状茎木质块状。茎直立，单生或 2～3 簇生，常从基部起分枝，下部木质。基部和下部叶在花期枯萎且凋落；中部叶较密集，多数，无柄，披针形至线形，长 5～10 cm，宽 0.3～1 cm，先端尖，基部楔形，无耳，边缘反卷，有不明显疏软骨质细齿或近全缘,上面具疏糙毛或近无毛,下面及边缘具短硬毛或糙毛;上部叶较小,线形。头状花序,排列成顶生和腋生圆锥状聚伞花序;分枝直立或开展,梗近顶,有细尖苞叶;花序梗长1~2.5 cm,多少被丝状毛;具苞片和1~10线状钻形小苞片;总苞钟状或陀螺状,长7~9 mm,总苞片1层,约13个,披针形,基部有多数条形苞叶;舌状花约10余个,黄色,长圆形;筒状花约多数。瘦果,圆柱形,长2.5~3 mm,被柔毛;冠毛白色。

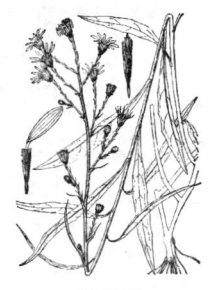

糙叶千里光

生于山坡草地。分布于四川、贵州、云南等地。

【采收加工】 夏、秋季采收,扎成把晒干。

【成分】 全草含氢醌(hydroquinone),对羟基苯乙酸(p-hydroxyphenylacetic acid),熊果酚苷(arbutin)。

【药性】《全国中草药汇编》:"苦、凉,平。"

【功用主治】《全国中草药汇编》:"健胃消炎,主治喉炎,扁桃体炎,胃痛,腹痛。外治湿疹,皮癣。"

【用法用量】 内服:煎汤,9~15 g。

5825 鳖雉 bì zhì(《本草拾遗》)

【异名】 赤鳖(《山海经》),采鸡(《逸周书》),鵫鸡(《楚辞》),锦鸡(《禽经》),赤雉(《说文》),丹鸟(《左传》疏),山鸡、金鸡(《纲目》)。

【基原】 为雉科锦鸡属动物红腹锦鸡的肉。

【原动物】 红腹锦鸡 Chrysolophus pictus (Linnaeus)

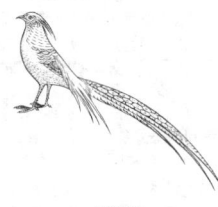

红腹锦鸡

体长约100 cm。雄鸟头上具金黄色丝状羽冠,覆盖颈上;眼睑裸出,呈肉黄色。脸、颊和喉染红色;后颈围以金棕色的橙状羽,形成披肩状,各羽边缘有蓝黑色双条细边;上背浓绿,羽缘为绒黑色;背的余部和腰均深金黄色,腰部转深红,各羽羽支散离如发;尾占体长的3/4,中央尾羽极长,黑褐色,满布桂黄色点斑;外侧尾羽呈桂黄色和黑褐色波状横斑相间状;尾上覆羽基部亦赤纯,端部转为深红色;肩羽暗红,最内侧飞羽及其覆羽深蓝色;次级飞羽及其覆羽均黑色而缀以栗色,初级飞羽暗褐,其边缘棕黄色。下体自喉以下几纯为深红色,肛周淡栗。雌鸟头顶和后头黑褐而杂以肉桂黄色;上背棕色而具黑褐横斑;翼上黑斑更粗;上体余部棕褐,密缀以黑色虫蠹状纹;尾褐形尖而色亦较淡;胸和腹棕黄色杂有黑斑;趾4爪黄色;嘴短而尖,呈角黄色;脚短而健,呈角黄色。栖息于多岩的山地与岩坡,出没于矮林丛中和竹林间。常独自或成对活动。善奔驰,很少起飞。性机警。杂食性。具有求偶行为。

分布于我国湖南、广西、贵州、陕西、甘肃、青海等地。

红腹锦鸡为国家二级保护动物,禁止滥捕。

【药性】 甘,温。

1.《纲目》:"甘,温,微毒。"

2.《医林纂要》:"甘,辛,温。"

【功用主治】 养血益气。主治血虚气弱,体虚乏力。

1. 汪颖《食物本草》:"食之令人聪慧。"(引自《纲目》)

2.《中国动物药》:"养肝补血,温中益气。治气血不足,体弱无力。"

3.《彝医动物药》:"解毒、补虚、去腹痛、疏风透疹、舒筋活血,还可预防麻疹、解救救药物中毒。用于毒瘦羸弱,腹痛,伤口痛,'瓦厄'病(相当于麻疹),跌打损伤。"

【用法用量】 内服:煮食,1只。

【选方】 1. 治血虚体弱 金鸡1只(去毛及内脏),黄精50 g,首乌50 g,黄芪30 g纳入鸡腹内,水煮熟烂,食肉饮汁。

2. 治久病气虚,食欲不振 金鸡1只(去毛及内脏),陈皮15 g,党参50 g,黄芪15 g。后三味药同纳鸡腹内,煮极熟,食肉饮汁。(1、2方出自《中国动物药》)

5826 壁虎 bì hǔ(《纲目》)

【异名】 守宫、蝘、蜓(《尔雅》),蝎虎、壁宫(《新修本草》),辟宫子(《圣惠方》),地塘虫(《摘玄方》),天龙(《饮片新参》),爬壁虎(《四川中药志》)。

【基原】 为壁虎科壁虎属动物无蹼壁虎、多疣壁虎、蹼趾壁虎等的全体。

【原动物】 1. 无蹼壁虎 Gekko swinhonis Günther

全长12 cm左右,体尾几等长。头宽扁;吻斜长;吻端达鼻孔,其后方有3枚较大的鳞片;鼻孔近吻端;耳孔小,卵圆形;上唇鳞9~12枚;颏片2对,外侧1对较小,头体背面覆以细鳞,背面疣鳞交错排列成12~14纵行;胸、腹部鳞片较大,覆瓦状排列;背腹面鳞片排列略成环状,尾腹面中央有一纵排宽扁的鳞片。指、趾膨大,指、趾间无蹼连,具单

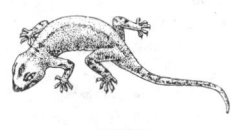

无蹼壁虎

指,第一指、趾发育正常,无爪,其余均具爪。雄性尾基疣疣显著,肛前窝6~8个。背面灰棕色,躯干背面常有5~6条深色横纹,四肢及尾部也有深色横纹。

栖于壁间、檐下等隐僻处,夜间活动,捕食昆虫。分布于河北、山西、江苏、浙江、山东、河南、陕西。

2. 多疣壁虎 G. japonicus (Dumeril et Bibron)

全长约10 cm,身体扁平,头大,略呈三角形,吻长,约为眼径的2倍,眼无活动性眼睑,瞳孔椭圆形,眼球覆有透明薄膜,鼓膜明显,上下颌长有细齿,舌形宽厚,顶端凹入,富有黏性,能在捕食昆虫时骤然突出粘取。四肢短,各具5趾,末端膨大,指间张有微蹼,除趾指外,均有钩爪,趾底具单行褶裳皮瓣,除空气之功能,借此攀附于光滑的平面上爬行。尾尖长,约占体长的2/3,基部圆筒状,往后则呈平扁形而逐渐尖细。头和背上覆有颗粒状细鳞,体侧和枕部杂有大结节,颏鳞2对;胸腹鳞大,呈覆瓦状排列,尾鳞排成整齐的横环形,腹面中段有1条横列的大鳞。背部褐灰色而有黑斑或5条隐晦的条纹,下唇鳞和腹面白色,散有小黑点。尾上有黑色横纹9条。

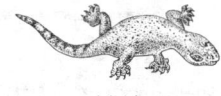

多疣壁虎

栖于树洞、石下或房屋的缝隙中,夜出觅食。分布于山西、江苏、浙江、安徽、福建、江西、山东、湖北、湖南、四川、贵州、陕西、甘肃。

3. 蹼趾壁虎 G. subpalmatus Günther 又名:无疣壁虎。

全长10~14 cm。吻斜长,吻长大于眼径和眼至耳孔间的距离。鼻鳞长方形,其宽为其高的2倍,上缘与鼻间鳞、鼻孔相接,鼻孔圆形,近吻端,位于吻鳞、第一上唇鳞、鼻鳞之间;两上鼻鳞之间被1片小鳞隔开,个别的有2片小鳞相隔;上唇鳞8~11片,下

下唇鳞 8～11 片，颏鳞三角形，颏片 3～5 对，大多数个体大小很不一致，排列也不对称；眼大，瞳孔垂直椭圆形，颞部鼓起，耳孔明显，呈卵圆形，鼓膜内陷。头、躯干和四肢背面均被粒鳞而无疣鳞，喉部被以粒鳞，体腹面鳞片呈覆瓦状排列；趾或瓣状，趾间具蹼，第一趾无爪，具单行趾下瓣；尾略纵扁，背面被覆瓦状鳞片，腹面有 1 列横向扩大的鳞片，雄性具 7～11 个肛前窝，尾基部膨大，每侧有 1 个大疣鳞。体背灰褐色，躯干背面有 6～10 条浅色不规则横斑，尾背有 9～12 个浅色环状横斑；腹面白色。

生活在丘陵地区岩石缝隙或石块下，夜间活动，以昆虫为食。分布于浙江、福建、江西、广东、广西、四川、贵州。

此外，功效相同的尚有壁虎 G. chinensis Gray 分布于广东、广西。

【采收加工】 夏秋两季捕捉，捕后将完整壁虎除去内脏，擦净，用竹片撑开，使其全体展平顺直，晒干或烘干。

【药材】 壁虎 Gekko Swinhoanis 无蹼壁虎产于华北；多疣壁虎产于我国中部；蹼趾壁虎产于两广。

性状 呈干瘪、屈曲状，头呈卵圆形，尾多残缺不全，背部黑色，腹部黄褐色质脆，易折断。气腥。

【成分】 多疣壁虎含铝、铁、钙、镁、钡、铍、镉、钴、铬、铜、锰、镍、铅、磷、锶、锌、锡 17 种元素。

壁虎含脂肪油，氨基酸，无机元素（以钠为主，其次是钾、磷、钙、镁、铁、硅、铝、钛、铬、锰、铅、钡、铜、锗、银、锶、锡等元素）。

【药理】 1. 对神经系统的作用 （1）镇静催眠 蹼趾壁虎 80%乙醇提取物的水溶液 0.64 g/kg 给小鼠肌注，可明显增强阈下剂量戊巴比妥钠的催眠作用；0.7 g/kg 给小鼠腹腔注射，能减少小鼠的自发活动和降低小鼠被动（转棒试验）调控能力。小鼠脑内注射上述壁虎水溶液 0.5 mg/只，可使小鼠立即入睡，持续 4～10 分钟。家兔脑室内注射也可使翻正反射消失，ED_{50} 为 9.2 mg/只，给药后 1～5 分钟翻正反射消失，持续时间为 15 分钟左右。

（2）对中枢兴奋剂作用的影响 小鼠腹腔注射上述壁虎提取物 1.2 g/kg，30 分钟后由尾静脉注射硫酸苯丙胺，测定苯丙胺的急性毒性（LD_{50}），表明壁虎提取物有拮抗苯丙胺的作用。同样实验证明，壁虎提取物能降低苯甲酸钠咖啡因的 LD_{50}，壁虎提取物对硝酸士的宁和戊四氮惊厥作用无明显影响。

2. 细胞凋亡作用 50 mg/L 鲜壁虎液处理的 C_6 胶质瘤细胞，增殖能力降低，5 mg/L、30 mg/L、50 mg/L 鲜壁虎液均可以使 C_6 细胞显示明显凋亡征象，有 DNA 断裂现象，并有浓度和时间依赖性。

3. 降血压作用 对麻醉兔、猫、犬静脉注射蹼趾壁虎的醇提物的水溶液，血压都有不同程度的下降，停药后恢复正常。

毒性 给小鼠尾静脉注射蹼趾壁虎 80%乙醇提取物水溶液的 LD_{50} 为 0.49 g/kg，腹腔注射的 LD_{50} 为 5.1 g/kg。给小鼠肌注蹼趾壁虎的醇提物水溶液 3.8 g/kg 后，7 日均未见小鼠死亡。

【炮制】 1. 壁虎 取原药材，除去头、足及鳞片，切成小块。

2. 炒壁虎 取净壁虎，用滑石粉炒至发泡酥脆及有香气逸出，取出放凉。

饮片性状 壁虎为瘪皱缩的块片。体背灰棕色。脊椎骨隆起，肋骨斜向整齐排列，胸腹面灰黄色或棕黄色，具鳞痕，气腥味微减。炒壁虎形如壁虎，表面深黄色，质松酥脆。

贮干燥容器内，密闭，置干燥处，防蛀、防潮。

【药性】 咸，寒。小毒。归肝经。

1.《纲目》:"咸，寒，有小毒。"

2.《得配本草》:"入手少阴厥阴血分。"

3.《广西药用动物》:"入心、肝经。"

【功用主治】 祛风定惊，解毒散结。主治中风惊痫，历节风痛，破伤风，瘰疬，瘰疬，疠风风癣，噎膈。

1.《纲目》:"主治中风瘫痪，手足不举，或历节风痛，及风痓

痫，小儿疳痢，血积成痞，疠风瘰疬；疗蝎螫。"

2.《医林纂要》:"祛风痰，补心血，治惊痫。"

3.《本草求原》:"滋阴降痰。"

4.《四川中药志》1962 年版:"驱风，破血积包块。""治肿瘤、破伤风。"

5.《青岛中草药手册》:"主治神经衰弱，消化不良，子宫颈癌，食管癌，风湿性关节炎。"

【用法用量】 内服：煎汤，2～5 g；研末，每次 1～2 g；亦可浸酒或入丸、散。

【宜忌】 阴虚血少，津伤便秘者慎服。

《本草汇言》:"病属血虚气弱，非关风痰风毒所感者，宜斟酌用之。"

【选方】 1. 治历节风，疼痛不可忍 蚱蜢（湿纸裹煨熟，研）三枚，壁虎（研）三枚，地龙（去泥，研）五条，乳香（研）一分，草乌头（生、去皮）三枚，木香半两，麝香（研）一钱，龙脑（研）半钱。上八味，将草乌头、木香捣罗为末，合研匀，为丸，如干人沙酒煮面糊，如梧桐子大。每服三十丸，临卧乳香酒下。《圣济总录》麝香丸

2. 治瘫痪，手足走痛不止（非痛勿用） 御米壳（蜜炒）一钱，陈皮五钱（炙黄），乳香、没药、甘草各二钱五分。上为末。每服三钱，煎服。《医学正传》如神救苦散

3. 治破伤风，角弓反张，筋脉拘急，口噤 辟宫子（微炙）七枚，天南星（炮裂）一两，腻粉一两，白附子（炮裂）一两。上药捣罗为末，炼蜜和丸如绿豆大。每服不计时候，以温酒研下七丸。以汗出为效，未汗再服。《圣惠方》

4. 治心虚惊痫 褐色壁虎一枚。连血研细，入朱砂、麝香少许，薄荷汤调服。雄服二陈汤。《直指方》

5. 治久年惊痫，心血不足 守宫一个，以铁钤钤定，剪去四足，连血研细，入珍珠、麝香、片脑各一字许，研细，薄荷汤调作一服。先期用夺命散，逐下痰涎，用吐法，次服此药。《奇效良方》守宫膏

6. 治小儿一切疳，心腹虚胀，爱食泥土，四肢壮热 壁宫（去头、脚、尾，面裹煨熟）一枚，熊胆（研人）一钱，麝香（细研）半钱，黄连（去须）一钱。上件，捣罗为末，蟾酥和丸，如绿豆大。每服，研猪肝汁下五丸，量儿大小，以意加减。《圣惠方》壁宫丸

7. 治痈疮大痛 壁虎焙干研末，油调敷之。《医方摘要》

8. 治瘰疬初起 壁虎一枚，焙研。每日服半分，酒服。《纲目》引《青囊杂纂》

9. 治结核性溃疡久不愈合 蜈蚣、天龙各 15 g，黄升、冰片各 3 g。先将蜈蚣、天龙研干研末，后加研细之黄升、冰片共研匀，过 100 目筛。外用。《瘰疬证治》蜈龙散

10. 治肛瘘成管 壁虎尾尖，量管之大小，剪成一段，插入管中。拔脓收口极速。《疡科纲要》拔管方

11. 治疠风 蝎虎一条（焙干），大蚕沙五升（筛净，水淘二遍，晒干），白蒺藜四斤或五斤，拌蚕沙为络索，晒干。上为末，每服一二合，熟柏叶汤调服，食前，日三服。《卫生宝鉴》祛风散

12. 治噎食 活蝎虎一个，入烧酒内，浸七日。将酒顿（炖）熟，去蝎虎，只饮酒。《万病回春》

13. 治反胃膈气 地蜈虫七个（砂锅焙焦），木香、人参、朱砂各一钱半，乳香一钱。为末，蜜丸梧子大。每服七丸，木香汤下，早晚各一服。《摘玄方》

【临床报道】 1. 治疗结核病 取壁虎置瓦上焙干研细，装入胶囊。日服 3 次，每次 3～4 粒，小儿 1～3 粒（如小儿服胶丸困难，可改用壁虎 1 只，剁碎炒鸡蛋吃，每日 2 次），连服 3 个月为 1 个疗程。治疗 50 例，其中肺结核 5 例，痊愈 4 例，好转 1 例；肺门淋巴结核 20 例，痊愈 16 例，显效 3 例，无效 1 例；胸椎结核 15 例，痊愈 10 例，好转 4 例，无效 1 例；腰椎结核 10 例，痊愈 8 例，好转 2 例。所有病例治疗前均经 X 线摄片或透视确诊，服药 1 个疗程

后,再经 X 线摄片复查。

2. 治疗瘘管、窦道、疮疡、创伤等病症　① 将活壁虎从尾部切下,置瓦上微火烘干,或将活壁虎捧死,置阴阳瓦中泥封,微火焙干研粉,装瓶密封,以防霉蛀。根据瘘管、窦道大小深浅,每次用壁虎尾 1～3 条插入瘘管或窦道内,不留死腔;若是肛瘘,须将壁虎胶布封固,2 天换药 1 次;而肛瘘虎尾从瘘管中脱出,5～7 日换药 1 次。表浅溃疡、擦伤、裂伤、手术切口感染,用壁虎粉撒在疮(创)面上,包扎或暴露,3～4 日换药 1 次。脓肿破溃者则小孔中插入壁虎尾,脓 8 时 2 日换药 1 次,脓少后 4 日换药 1 次。疗效:单纯骨髓炎窦道 9 例(病史最长 20 年,最短 3 个月);治愈 6 例(疗程最短 5 日,最长 2 个月),好转 2 例,无效 1 例。淋巴结核性窦道 6 例,治愈 4 例,好转 2 例;肛瘘 5 例,治愈 3 例,好转 2 例;各种手术切口感染 5 例,治愈 3 例,好转 2 例;脓肿 1 例,治愈;表浅溃疡 12 例及损伤 6 例,均治愈。② 患者 21 例,窦道深者用壁虎膏(干燥壁虎粉,凡士林按 1:5 比例配制)纱条引流,浅者用低温保存的鲜壁虎尾(经 75%的乙醇消毒 10 分钟)换药,皮肤溃疡用壁虎膏敷药,均每日 1 次,用药最短 12 日,最长 50 日,重症患者配合全身治疗。经治疗皮肤溃疡窦道治愈 17 例,好转 4 例。

3. 治疗雷诺病　取壁虎、丹参等量,焙干研末,装入胶囊。每服 10 粒,每日 3 次。治疗早期雷诺病 14 例,痉愈 11 例,好转 1 例;治疗晚期 3 例,治愈 2 例,好转 1 例。治愈日数:最短 28 日,最长 4 个月。

4. 治疗口腔溃疡　治疗组患者 395 例,用壁虎粉涂溃疡处,对照组患者 87 例,用 1%甲紫液涂溃疡处,均以消毒棉球覆盖,每日 3 次,连用 3 日。3 日治愈率壁虎组为 97%,甲紫液组为 18.7%。

5. 治疗化疗药物渗漏　患者 180 例,以自制壁虎酒(10～20 条壁虎浸于 75%乙醇 500 ml 加盖,半月以上)持续湿敷,弱刺激或无刺激化疗药引起的渗漏湿敷 2～4 小时;强刺激化疗药引起的渗漏湿敷 4～6 小时,可加用 0.25%～1%的普鲁卡因与 0.9%的生理盐水 1:4 配制 4 ml 皮下封闭。显效 170 例,有效 10 例。

【各家论述】《纲目》:"守宫,旧曾见于石龙于,云不入药用,近时术家多用之。杨仁斋曰:惊痫皆心血不足,其心与心血相类,故治惊痫,取其血以补心。愚按治近似而不实然。盖守宫食蝎蛊,蝎蛊乃治风要药,故守宫所治风瘙、惊痫诸病,亦犹蜈、蝎之性能透经络也。且入血分,故又治血病疮疡。守宫祛风,石龙利水,功用自别,不可不知。"

5827 壁钱 bì qián 《本草拾遗》

【异名】壁镜、壁虫《纲目》,壁蟢《外科全生集》。

【基原】为壁钱科壁钱属动物华南壁钱和北国壁钱的全体。

【原动物】1. 华南壁钱 Uroctea compactilis (L. Koch) 又名:墙蜘蛛《中国药用动物志》。

体扁平,全体密生细毛。头胸部的横径长过直径。头的背面有 4 对单眼,分为 2 列。胸甲广阔,心形,腹部亦似心形。体灰褐色,背面有一圈不规则的浅黄色斑纹;背正中央有 4 个黑褐色圆斑,间缘白色。有 4 对长脚,颜色较头部略浅。腹部灰黑色。腹面有生殖孔,上有生殖板覆盖。尾端有疣状突起的纺锤锤,内通纺绩腺,能分泌黏液而抽丝。

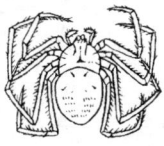
华南壁钱

生活于老住宅的墙壁、屋角、门背等地方。结扁圆如钱币的白色网,网周引出许多放射状触丝,昼伏夜出,捕食昆虫。分布于长江以南各地。

2. 北国壁钱 U. lesserti Schenkel 又名:七星蛛《中国动物药志》。

体长 8～11 mm,全体深褐色,雌蛛大于雄蛛。头胸部短于腹部,深褐色,略呈肾形,宽度大于长度。头胸部颜色较深,略呈五角形,长度于宽度,其上有 7 个黄白色圆形斑点。步足深褐色,粗健。

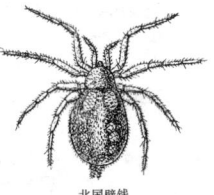
北国壁钱

生活于屋角、窗角和墙壁等处。结巢略呈圆形,巢分两层,为其产卵及隐蔽之所,白天隐匿巢中,夜出捕食昆虫。分布与东北、华北、内蒙古等地。

在上动物的巢及卵囊(壁钱幕)亦供药用,另设专条。

【采收加工】全年皆可捕捉,捕得虫体后,用开水烫死,晒干或鲜用。

【药材】华南壁钱 Uroctea Compactilis 产于浙江、江苏、江西、广东、四川、广西等地;北国壁钱 Uroctea Lesserti 产于华北、东北及内蒙古等地。

【性状】华南壁钱 体扁平,全体密生细毛。头胸部横径直径长。头的背面有单眼 4 个,分为 2 列。胸甲和腹部皆为心形,足常残缺。头胸部浅棕色,体灰褐色,背面有一圈不规则的浅黄色斑纹。腹部灰黑色。体轻,质脆。气微,味微咸、苦。

北国壁钱 体显卵圆形,深褐色,长 0.8～1.1 cm,被短毛,头胸部短于腹部,步足长于体长,腹部心形,黑色,有 7 个黄白色圆形斑点,体轻,质脆。气微,味微咸、苦。

【炮制】1. 壁钱　取原药材,除去杂质及灰屑。

2. 焙壁钱　取净壁钱置适宜容器内,用文火焙干,取出,放凉。

饮片性状　壁钱参见"药材"项。焙壁钱形如壁钱,焦褐色,质轻脆,气微。

贮干燥容器内,密闭。置阴凉干燥处,防蛀。

【药性】咸、微苦,凉。

1.《本草拾遗》:"无毒。"

2.《日华子》:"平,微毒。"

3.《医林纂要》:"酸、咸,寒。"

4.《青岛中草药手册》:"性平,味咸、苦。"

【功用主治】清热解毒,定惊,止血。主治喉痹,乳蛾,口舌生疮,走马牙疳,小儿急惊,鼻衄,痔疮下血,金疮出血。

1.《本草拾遗》:"主蚰及金疮下血不止,摅取虫汁点疮上及鼻中。亦疗外野鸡病(痔疮)下血。"

2.《日华子》:"治小儿吐逆。敷瘘疮。"

3.《纲目》:"治大人、小儿急疳,牙蚀腐臭。以壁钱虫同人中白等分烧研贴之。又主喉痹。"

4.《医林纂要》:"治小儿急惊,捣之和白糖服。"

【用法用量】内服:捣碎或研末,3～5 个。外用:捣汁涂,研末撒或吹喉。

【选方】1. 治喉痹乳蛾　壁钱七个,内要活蛛二枚,捻作一处,以壁钱七分一块化开,以壁钱惹硫烧存性,出火毒为末。竹管吹入。《纲目》

2. 咽喉肿痛或溃烂　壁钱 3～5 个,焙干,加冰片少许,共研细面,吹入患处。或壁钱 3 个(焙干),枯矾 1.5 g,共研末,内服。《青岛中草药手册》

3. 治白喉,扁桃体炎,牙疳,口舌腐烂　壁钱 1 个,青黛、冰片、人指甲各 1.5 g,共研末。《吉林中草药》

4. 治走马牙疳　壁钱、人中白各 10 g。烧存性,酌加冰片少许,共研细末。外搽患处,每日 4～5 次。《虫类药的应用》

5. 治鼻衄　壁钱煅存性研末,以棉花蘸塞鼻孔。

6. 治诸疮出血　壁钱煅存性,加冰片少许,研末敷伤口。(5、

6方出自《泉州本草》)

7. 治小儿腹胀　壁钱虫5个。捣碎炒鸡蛋吃,每日1次,2～3次即可见效。《青岛中草药药手册》)

5828 壁钱幕 bì qián mù (《本草拾遗》)

【异名】壁茧(《本草拾遗》),壁钱窠幕、白蛛窠(《纲目》),壁蟢窠(《外科全生集》),壁蟢窝、蟢蛛窝(《疡医大全》),喜儿窠(《温热经纬》),壁钱茧(《陆川本草》),壁蚕茧(《药材学》)。

【基原】为壁钱科壁钱属动物华南壁钱和北国壁钱的巢及卵囊。

【原动物】参见"壁钱"条。

【采收加工】秋季采集,择墙壁上者,揭下,晒干。

【药材】壁钱幕 Urocteae Marsupium 产于浙江、江苏、江西、四川、广东、广西等地。

性状　本品呈薄膜状,扁圆形,白色,致密。表面平滑,有绢丝样光泽,里面常附有少数蜕壳。体轻,质韧。气微,味淡。

【药性】咸、苦,平。

1. 《宝庆本草折衷》:"平,微毒。"

2. 《广西药用动物》:"性平,味咸、苦,无毒。"

【功用主治】清热解毒,止血,敛疮。主治喉痹、乳蛾、牙痛、鼻衄,外伤出血,疮口不敛,呕吐,咳嗽。

1. 《本草拾遗》:"主小儿呕吐逆,取二七(枚),煮汁饮之。"

2. 《宝庆本草折衷》:"止鼻洪,贴灸疮。治产后咳逆不止,煎三五个,呷差。"

3. 《纲目》:"止金疮、诸疮出血不止,及治疮口不敛,取茧频贴之。止虫牙痛。"

4. 《医林纂要》:"敷刀伤、击伤,止血、生肌、定痛。"

【用法用量】内服:煎汤,2～5枚。外用:贴敷或研末吹患处。

【选方】1. 治咽痛　壁蟢窝二十个,橄榄核三个。共于阴阳瓦上焙存性,研细吹。

2. 治喉痹　蟢蛛窝七个(新瓦上焙用),硼砂五分,冰片一分。研细密贮。先用土牛膝草煎汤漱口,吹少许。(1、2方出自《疡医大全》)

3. 治烂喉痧　壁钱窠二十个(焙,土壁砖上者可用,木板上者不可用),西牛黄五厘,冰片三厘,真珍三分,人指甲五厘,象牙屑三分(焙),青黛六分(去灰脚净)。共为极细末。吹患处。《金匮翼》锡类散》

4. 治痧痘痼　甘蔗灰、红枣子灰、壁蟢窠灰、红褐子灰,四味等分。为末,吹。《咽喉经验秘传》

5. 治牙疼　入乳香入白蛛窠内,用绵纸包烧为灰,丸之,纳疼处。或以好醋含漱,亦效。《海上方》

6. 治各种疔疮　壁钱卵囊,蘸麻油贴患处。如已破溃有脓汁,不蘸麻油,干贴亦可。《泉州本草》

7. 治反花疮,并积年诸疮　蜘蛛膜贴疮上,数易之,差止。《千金方》

8. 治外伤小出血　壁钱网1个,贴伤口。《青岛中草药手册》

5829

藏茄 zàng qié 《陕甘宁青中草药》

【异名】 七厘散《云南中草药》,黑莨菪《晶珠本草》,樟柳柽《青海省中草药野外辨认手册》,樟柳参《云南中药资源名录》。

【基原】 为茄科山莨菪属植物山莨菪的根。

【原植物】 山莨菪 *Anisodus tanguticus* (Maxim.) Pascher [*Scopolia tangutica* Maxim.] 又名:樟柳、唐古特莨菪《中国植物志》,甘青赛莨菪《青海省中草药野外辨认手册》。

多年生宿根草本,高40~80 cm,有时达 1 m。根粗大,圆柱形或圆锥形,近肉质。茎直立,多分枝。单叶互生;叶柄长 1~3.5 cm;叶片纸质或近坚纸质,长圆形至狭长圆状卵形,长 8~11 cm,宽 2.5~4.5 cm,先端急尖,边缘波状或具齿,两面无毛。花单生于叶腋,紫褐色,俯垂;花萼钟形,不等 5 裂,果时增大成杯状;花冠钟状或漏斗状钟形,径 3~3.5 cm,先端 5 浅裂,反卷;雄蕊 5,着生于花冠基部;雌蕊 1,较雄蕊略长;花盘浅黄色。蒴果球形,中部环裂,直径约 2 cm,包藏于宿存的木质萼内。种子圆形,稍扁平。棕褐色。花期 5~6 月,果期 7~8 月。

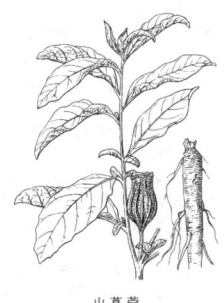

山莨菪

生于海拔 2 800~4 200 m 的山坡、草坡向阳处。分布于云南、西藏、甘肃、青海。

【采收加工】 9~10 月采挖,洗去泥沙,除去外皮、须根,切片晒干,研碎,经加工处理后备用。

【药材】 藏茄 *Anisodi Tangutici Radix* 产于甘肃、青海及西南等地。

性状 根圆柱形。商品多切成圆片,直径 6~10 cm 而大小不等长的块片。表面黄褐色至灰棕色,粗糙,有不规则皱纹,皮孔明显,横向突起,皮部剥落后可见黄白色或淡棕黄色木部。横切面皱缩不平,皮部薄,木部占较大部分,有 5~10 或更多棕色同心环纹及放射状裂隙。质较硬,折断时有粉尘,断面不平,黄白色,有纵向裂隙。气微,味苦、涩。

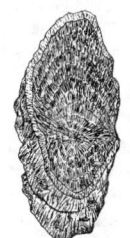

藏茄(根)外形

显微 (1) 根横切面:木栓层为多列木栓细胞,栓皮层狭平。韧皮射线宽 7~10 列细胞,常有径向裂隙。形成层呈环状。木质部占大部分,导管 3、5 或 10 个成群,排列成 5~7 或更多的同心环状;导管群内侧有木间韧皮部。本品薄壁细胞含草酸钙砂晶及淀粉粒。

(2) 取本品粗粉 2 g,用浓氨水湿润后,加氯仿 15 ml,在振摇下温浸 20 分钟,滤过。取滤液 2 ml,挥干,用 0.25 mol/L 硫酸 2 ml 溶解残渣,滤过,滤液加改良碘化铋钾试液 2 滴,产生红棕色沉淀(检查生物碱)。取滤液 3 ml,置于白磁蒸发皿中,在水浴上挥干,

加发烟硝酸数滴,残渣显黄色,继续将硝酸蒸干,加入饱和醇制氢氧化钾溶液数滴,即显红棕色(检查莨菪烷生物碱类)。

(3) 薄层色谱:取(2)滤液 5 ml,浓缩至小量,作供试品液,另取樟柳碱、山莨菪碱、莨菪碱、红古豆碱、东莨菪碱为对照品。分别点样于同一中性氧化铝薄板上,以二甲苯-丙酮-无水乙醇-二乙胺(50:40:10:0.5)展开 20 cm,喷以改良碘化铋钾试剂-碘碘化钾试剂(1:1)。供试品色谱中,在与对照品色谱相应位置上显相同颜色的斑点。

【成分】 地下部分含莨菪碱(hyoscyamine)、山莨菪碱(anisodamine)、红古豆碱(cuscohygrine)、东莨菪碱(hyoscine)、樟柳碱(anisodine)。

【药理】 樟柳主要有效成分为生物碱,如山莨菪碱、樟柳碱和东莨菪碱。东莨菪碱的药理参见"洋金花"条,此处介绍前两者的药理:

1. 山莨菪碱 (1) 外周抗胆碱作用 山莨菪碱的化学结构与阿托品类似,有明显的外周抗胆碱作用,也能扩张兔和小鼠的瞳孔,能对抗有机磷农药的毒性作用。

(2) 抗休克作用 对静注大肠杆菌内毒素(ET)引起休克的犬,如在给 ET 后 2 小时、每 30~60 分钟静注一次山莨菪碱 5 mg/kg 的给犬犬平均存活时间明显延长,升高的血浆 cGMP 明显降低,可能与山莨菪碱的抗胆碱作用有关。每小时静注山莨菪碱 2 mg/kg 可明显抑制 ET 所致家兔血压下降,并使血压在较长时间内维持较高水平。

(3) 对心血管系统的作用 ① 对心功能的影响:大鼠在体心脏结扎左冠状动脉后,左室舒张功能明显受损,左室压降低最大速度(−dp/dt_{max})增高,在室舒张末期压(LVEDP)增高,等容舒张期左室内压下降的时间常数(T 值)延长。有预先静注山莨菪碱,上述指标改变明显减小。对离体兔缺血再灌注心脏,山莨菪碱 0.1 mg/kg 可使心肌收缩力增强,减少肌酸磷酸激酶(CPK)释放,减轻心肌细胞水肿程度,提示对心肌缺血再灌注损伤有保护作用。大鼠缺血再灌损伤心肌膜脂质中,主要不饱和脂肪酸含量明显降低,山莨菪碱阻止其降低,与 SOD 有类似的作用。抗心律失常作用 小鼠静注山莨菪碱能显著减少氯化钙-乙酰胆碱引起的房颤(扑)发生率;对大鼠能加氯化钡所致室性心动过速转复为窦性节律的大鼠数;加大诱发小鼠室性心律失常所需乌头碱的用量;也可降低氯化钙静注引起的大鼠室颤及氯仿-肾上腺素所致家兔室性心律失常的发生率。山莨菪碱对心肌的保护作用可能与其稳定细胞膜作用有关。③ 对血管的作用:麻醉大鼠置 22 ℃恒温小室,以表面温度为指标,观察静注山莨菪碱的影响,在室温降低后,左室舒张末期压血微循环而抑制肝脏和肌肉微循环。注射山莨菪碱可使金黄地鼠背部小动脉及微动脉的血管松弛性的自律性活动和血管运动幅度和频率加强,使微动脉扩张,明显抑制去甲肾上腺素的血管收缩作用,表明山莨菪碱的作用机制之一是抑制血管痉挛。

(4) 对花生四烯酸(AA)代谢和白三烯(LT)的影响 在培养的牛脑动脉平滑肌细胞,山莨菪碱能使血小板活化因子(PAF)、白三烯 C_4 和 D_4(LTC_4 和 LTD_4)刺激该细胞产生的 TXB_2 和 6-酮-PGF_{1α} 对 TXB_2 的抑制作用更明显。结扎双侧颈总动脉加左侧椎动脉造成家兔急性不完全脑缺血,静注山莨菪碱,与空白模型组相比,脑血流量下降率明显降低,血浆 TXB_2 含量明显降低,6-酮-PGF_{1α} 含量无明显变化。山莨菪碱可抑制 ET

对小鼠腹腔巨噬细胞合成 PGI_2、TXA_2 及 $PGF_{2\alpha}$ 等的刺激作用。巨噬细胞预先用山莨菪碱处理，ET 刺激的前列腺素（PG）合成也受抑制。在 ^{3}H-AA 标记的牛主动脉内皮细胞，山莨菪碱也抑制 ET 刺激的 ^{3}H-标记物质的释放和 PGI_2 的合成。在体外，山莨菪碱可抑制 ET 引起的小鼠巨噬细胞 AA 代谢物 LTC_4、LTB_4、PGE_2、6-酮-$PGF_{1\alpha}$ 及 TXB_2 的释放。如在培养的巨噬细胞中加入 ^{3}H-AA 孵育 4 小时，则吲哚美辛可降低 PGE_2 及 6-酮-$PGF_{1\alpha}$ 的形成，脂氧酶抑制剂 NDGA（去甲二氢愈创木酸）可减少 LTC_4 的形成，而同样条件下，山莨菪碱对上述 AA 代谢物的形成无影响。因此，可以肯定山莨菪碱是通过减少 AA 释放而降低 PG 与 LT 的形成。

（5）抗氧化和保护溶酶体作用　小鼠腹腔注射山莨菪碱对异丙肾上腺素引起的急性心肌缺血有保护作用，显著降低血浆及心肌匀浆的 MDA 含量，红细胞超氧化物歧化酶（SOD）活力显著升高，心肌损伤显著改善。在体外山莨菪碱对次黄嘌呤-黄嘌呤氧化酶体系中产生的超氧阴离子有显著的清除作用；外源性过氧化氢与大鼠红细胞膜悬液共同温育后可导致膜蛋白巯基含量下降，而山莨菪碱可有效防止巯基含量的下降。在大鼠失血性休克模型，静注山莨菪碱可延长休克代偿时间，显著升高休克大鼠血浆组织蛋白酶 D 的活性和肝溶酶体的游离酶的活性，使游离酶与结合酶活性之比维持在接近正常的水平。认为山莨菪碱对溶酶体的保护作用可能是其抗休克作用机制之一。

（6）对实验性肺损伤的保护作用　犬静注油酸制备的肺损伤模型，山莨菪碱治疗，可使补体激活、多形核中性白细胞（PMN）和血小板聚集、血清纤维蛋白降解产物均显著低于空白模型组，间质和肺泡水肿、内皮细胞肿胀和炎细胞浸润亦较轻，PMN 颗粒和肺泡巨噬细胞溶酶体数目显著增加，排空减少。提示山莨菪碱有一定疗效，治疗作用可能通过阻断补体-白细胞-血清纤维蛋白降解产物途径而发挥作用。

（7）对消化系统的保护作用　大鼠灌服山莨菪碱抑制吲哚美辛、束缚及水应激、结扎幽门、无水乙醇引起的胃黏膜损伤及胃酸分泌，增加胃 HCO_3^- 分泌，升高胃内容物 pH，不影响胃蛋白酶分泌、活力和胃黏膜已糖胺含量，不减少胃黏膜 MDA 含量，不提高胃黏膜 SOD 活力。故其抗实验性胃溃疡作用可能与抑制胃酸分泌和增加胃 HCO_3^- 分泌有关。对四氯化碳中毒大鼠每日腹腔注射山莨菪碱，在试验 45 日时，可降低血清丙氨酸氨基转移酶（ALT），对天冬氨酸氨基转移酶（AST）则无明显影响。它对急性炎性渗出阶段疗效显著，对慢性过程病变作用不甚明显。山莨菪碱还可扩张淋巴管，消除淋巴回流障碍。对 D-氨基半乳糖诱发的大鼠急性肝功能衰竭模型，山莨菪碱可使肝细胞坏死及核破裂等病变减轻，与对照组比较，血管明显扩张。山莨菪碱还能显著增加肝组织血流量，扩张肝脏微血管，改善微循环。大鼠急性肝损伤时，血清 NO 水平明显升高，预先给山莨菪碱可显著抑制血中 NO 水平的升高，肝组织和血中 NO 的变化一致，表明山莨菪碱具有抑制肝损伤时 NO 过量产生的作用。

（8）中枢神经系统作用　用回避性条件反射方法形成条件反射（CR）及二级条件反射（SCR）。山莨菪碱对 CR 和 SCR 均有抑制作用，对 SCR 及 CR 的 ED_{50} 分别为 133 及 200 mg/kg，对不麻醉鼠腹腔注射山莨菪碱 20 mg/kg，用大鼠内侧额叶皮层损伤和急性脑缺血再灌流致两种手术方法或学习和记忆的缺陷并作为痴呆模型。手术当日每日腹腔注射山莨菪碱 30 mg/kg，共 10 天，对两种脑损害所致的回避反应学习和记忆能力的下降都有改善作用，并能增强皮层损伤后脑 SOD 活力和抑制 MDA 含量的升高，提示其可能有保护脑细胞的作用。采用放射性生物微球法测得静注 $10\sim40$ mg/kg，明显增加大鼠脑血流量、心肌血流量，减少

心指数，对心肌血流量增加的作用强过脑血流量。胶体金微粒示踪法表明，家兔脑外伤同时静注山莨菪碱 0.3 mg/kg，可显著降低或消除血脑屏障（BBB）通透性的增高。连续超薄切片见微绒毛和内皮小凹形成明显减少，未见明显胞饮活动，BBB 紧密连接状态趋于正常，脑组织水含量亦相应明显低于脑损伤组，脑电图亦明显恢复。

（9）对肺功能的影响　山莨菪碱能改善缺氧血性急性肾衰时肾小管损伤，减轻组织细胞内的钙超负荷。大鼠内毒素性急性肺损伤过程中多形核白细胞变形性明显下降，而山莨菪碱能提高白细胞的变形能力。

（10）药动学　以小鼠急性死亡率法测定山莨菪碱的表观药动学参数。腹腔注射山莨菪碱在小鼠体内处时过程为二室开放模型，1.5 小时之前为分布相，1.5 小时后为清除相。其分布相表观半衰期（$t_{1/2\alpha}$）为 0.2 小时，消除相表观半衰期（$t_{1/2\beta}$）为 2.9 小时，表观清除率（CL）是每小时 0.8 kg/kg。

毒性　小鼠腹腔注射山莨菪碱的 LD_{50} 为 350 ± 11 mg/kg，静注 LD_{50} 为 123.3 mg/kg，口服最小致死量为 1 600 mg/kg。犬每日皮下注射 654.2 mg/kg，连续 2 星期，血中非蛋白氮（NPN）及静注磺溴酞钠 45 分钟后测血中含量，肝功能均在正常范围，血象亦无特殊变化，犬外观健康活泼，食欲正常。

2. 樟柳碱（Ani）　（1）对中枢神经系统的作用　清醒猫脑室注射樟柳碱（Ani）$1\sim10$ mg/kg，脑电图逐渐变为不规则高幅慢波，2.5 mg/kg 以上剂量可使唤醒刺激时脑电惊醒反应明显消失。作用强度与阿托品近似。对大鼠回避条件反射（CR）及二级条件反射（SCR）均有抑制作用。Ani 可明显降低大鼠分辨学习能力，延长防御性条件反射行为时间，并降低记忆力，降低条件反射出现率。家兔静注 Ani 3 mg/kg，可使全皮层出现高振幅慢波。另有报道认为 Ani 对学习记忆有双相作用。0.5 mg/kg 以下可促进学习记忆，迷宫法测定对小鼠记忆的获得、巩固及再现 3 个过程均有作用，对记忆的获得更为突出。但在 2.5 mg/kg 大剂量下则影响学习能力，特别是获得阶段，对巩固和再现影响不大。以上结果在大鼠主动脉回避性条件反射法得到证实。小剂量 Ani 明显加快主动回避反应形成速度，提高反应率。在小鼠电休克造成的学习记忆损害模型上，也观察到 Ani 对抗电脑休克对记忆的破坏作用。

（2）外周抗胆碱作用　Ani 对 ACh 引起的离体大鼠回肠收缩有抑制作用，按 ED_{50} 计算，其作用强度与山莨菪碱相似。皮下注射 Ani 可扩张小鼠瞳孔，其扩瞳强度 5 倍于山莨菪碱。静注 Ani 可拮抗毛果芸香碱引起的唾液分泌。ED_{50} 为 0.132 mg/kg，654 的 ED_{50} 为 2.71 mg/kg。Ani 可明显提高敌百虫和对硫磷的 LD_{50}，有与有机磷酸酶类有拮抗作用。

（3）药动学　大鼠静注后 Ani 的分布半衰期（$t_{1/2\alpha}$）为 13 分钟，消除半衰期（$t_{1/2\beta}$）为 70 分钟。静注后组织浓度以肺与肾最高，脑内的浓度都比血浆内者高，静注后，仅很小部分以原形从尿及粪便排出，大部分经转化后排出。可被大鼠肝和血浆所转化，家兔的肝、肾和血浆也有这种活性，而且更强。

毒性　小鼠静注 Ani 的 LD_{50} 为 595.4 mg/kg，毒性比山莨菪碱小。4 只犬，2 只肌注 Ani 0.5 mg/kg，2 只每日肌注 2 mg/kg，连续 4 星期，对肝、肾功能及血象均无明显影响，基本正常。2 mg/kg 的犬在给药第一日后瞳孔明显扩大，眼血管充血、眼下垂，行走摇晃，撞墙。第二日后反应不如第一日明显，在以后给药期间，除瞳孔显著扩大外，无其他行为及步态异常。

【性味】　苦、辛，温。大毒。

1.《云南中草药》："辛、麻、微甘，温，剧毒。"

2.《陕甘宁青中草药选》："味苦、辛、性温，有毒。"

3.《青海常用中草药手册》："辛、苦，寒。"

4.《青藏高原药物图鉴》："甘、辛，温。"

【功用主治】　镇痛解痉。主治急、慢性胃肠炎，脘腹挛痛，胆

道蛔虫症,胆石症,痈疽肿痛,跌打损伤,骨折。

1.《云南中草药》:"止血生肌,活血祛瘀,止痛。主治跌打损伤,外伤出血,骨折。"

2.《陕甘宁青中草药选》:"镇痉止痉,有麻醉作用。适用于溃疡病,急、慢性胃肠炎,胃肠官能症,胆道蛔虫症,胆石症等引起的疼痛。"

3.《青海常用中草药手册》:"清热解毒。应用于疮疖痈疽,无名肿毒。"

4.《青藏高原药物图鉴》:"治病毒恶疮。"

【用法用量】 内服:研末,0.3～0.5 g;或酊剂,每次 0.6～1.5 ml,每日 3 次。外用:研末撒或开水调敷。

【宜忌】 本品有大毒,内服宜慎。孕妇禁服。

1.《云南中草药》:"忌酸冷,豆类。"

2.《全国中草药汇编》:"山莨菪中毒时可见:口渴,咽喉灼热,吞咽困难,皮肤干燥潮红,瞳孔散大,视物模糊,兴奋,烦躁不安,说胡话,脉搏速等,甚至发生痉挛,呼吸中枢麻痹而死亡。"

【选方】 1. 治溃疡病,急、慢性胃肠炎,胃肠神经症,胆道蛔虫症,胆石症等引起的疼痛 藏茄根 100 g,研碎,加入 70%乙醇适量,按《中华人民共和国药典》规定(同颠茄酊)制成藏茄酊。每次 0.6～1.5 ml,每日 2～4.5 ml。如配成合剂,藏茄酊 60 ml 加水至 1 000 ml。每次 10～15 ml,每日 2～3 次内服。(《陕甘宁青中草药选》)

2. 治疮疖痈疽,无名肿毒 唐古特莨菪适量。研细末,调适量凡士林制成软膏,外敷患处。(《青海常用中草药手册》)

3. 治外伤出血,骨折 (七厘散)根研末撒布伤口或开水调敷患处。(《云南中草药》)

【临床报道】 治疗耳鼻咽喉科疾病 用氢溴酸樟柳碱针剂或片剂,成人每日 1 次,肌注或口服 2 mg,5 次为 1 个疗程,儿童酌减。治疗 15 种耳鼻咽喉科疾病,以突发性耳聋疗效最佳,其次为梅尼埃病、过敏性鼻炎、喉痉挛等,共治疗 104 例。痊愈(用药后,自觉症状全部消失,他觉病变也消失;神经性听力曲线恢复正常与健例一样)28 例,显效(用药后,自觉症状大部消失,他觉听力改善;神经性聋听力曲线较治疗前提高 40 分贝以上,并进入实用听区,但高音仍有部分下降者)35 例,有效(用药后,自觉症状与他觉所见无改善;神经性聋听力曲线上升不足 10 分贝)27 例,无效 14 例,总有效率 86.5%。出血性疾病、脑出血急性期及青光眼患者忌用;严重心衰与心律失常者谨慎使用。

5830 藏丁香 zàng dīng xiāng 《植物名实图考》

【异名】 石老虎、石参、叶子花(《云南药用植物名录》),岩五加(《全国中草药汇编》)

【基原】 为茜草科石丁香属植物石丁香的全株或根。

【原植物】 石丁香 Hymenopogon parasiticus Wall. 〔H. parasiticus Wall. var. longiflorus How〕

附生多枝小灌木,高常不及 1 m。枝条扭曲。叶 3～4 对集生于短缩的枝顶;托叶卵形;叶片纸质,椭圆状卵形至披针形,长 8～15 cm,宽 3.5～5.5 cm,先端尖,基部渐狭为短柄,上面散生短柔毛,下面仅脉上有毛,侧脉 16～18 对,紧靠叶缘形成边脉。聚伞花序疏散,顶生,3 歧分枝,花片有长梗的大型叶状;花大,白色,萼筒倒圆锥形,裂片 5,线形,长 8 mm,果时反折;花冠白

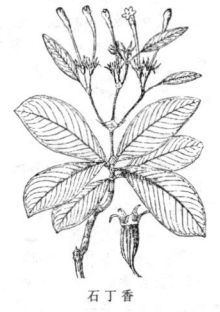

石丁香

色,花冠筒长 5～7 cm,裂片 5;雄蕊内藏;柱头 2 裂。蒴果倒圆锥形,长 1.5～2.2 cm,褐色,被柔毛,有脉纹,室间开裂为 2 果瓣。种子多,叠生,种皮向二端延伸成尾状。花期 6～7 月。

生于林中或树上,石上。分布于云南、西藏。

【采收加工】 全年或秋冬季采收,鲜用或切碎晒干。

【药性】《云南中草药》:"微苦,涩,平。"

【功用主治】 强筋壮骨,利湿消肿。主治肾虚腰痛,营养不良性水肿,湿疹,跌打损伤。

1.《云南中草药》:"强筋壮骨,除湿利水。主治肾虚腰痛,营养不良水肿,跌打损伤,湿疹。"

2.《全国中草药汇编》:"壮筋骨,除湿止痛,利水解毒。"

【用法用量】 内服:煎汤,10～15 g。外用:煎水洗。

【选方】 1. 治跌打损伤 石老虎 10 g。水煎,点酒引内服,或泡酒分服。

2. 治湿疹 石老虎适量。煎水洗患处。(1、2 方出自《云南中草药》)

5831 藏青果 zàng qīng guǒ 《中药材手册》

【异名】 西藏青果(《饮片新参》),西青果(《中药材手册》)。

【基原】 为使君子科榄仁树属植物诃子的幼果。

【原植物】 参见"诃子"条。

【采收加工】 9～10 月采收未成熟的幼果,经水烫后晒干。

【药材】 藏青果 Terminaliae Chebulae Immaturi Fructus 产于云南等地。

性状 幼果呈长卵形,略扁,一端较大,另端略小,钝尖,下部有一果柄痕。有的稍弯曲。长 1.5～3 cm,直径 0.5～1.2 cm。表面黑褐色,具明显的纵皱纹。质坚硬。断面褐色,有胶质样光泽,核不明显,常有空心,小者黑褐色,无空心。无臭,味苦涩,微甘。

【药理】 抑菌抗炎镇痛作用 藏青果喉片对 5 种临床致病菌的生长有不同程度的体外抑制作用;对二甲苯、H^+ 等致炎因子引起的急性渗出性炎症有明显抑制作用;对 H^+ 刺激引起小鼠疼痛的痛阈值有一定的提高,而对于纸片制成肉芽肿的形成亦有一定的抑制作用。

【炮制】 取原药材,除去杂质及枯坏果实。洗净泥土,干燥。用时捣碎。

饮片性状 参见"药材"项。

贮干燥容器内,置阴凉干燥处。

【药性】 苦、微甘、涩,微寒。

1.《饮片新参》:"酸、苦、涩,微寒。"

2.《全国中草药汇编》:"苦、微甘、涩,凉。"

【功用主治】 清热生津,利咽解毒。主治阴虚白喉,扁桃体炎,喉炎,痢疾,肠炎。

1.《饮片新参》:"治阴虚白喉,杀虫生津。"

2.《全国中草药汇编》:"清热生津,利咽解毒。主治慢性咽炎,声音嘶哑,咽喉干燥。"

【用法用量】 内服:煎汤,3～6 g;或含服。

【宜忌】《饮片新参》:"风火喉痛及中寒者忌用。"

【选方】 治咽喉肿痛 藏青果 2～3 枚,以冷开水磨汁慢慢咽下,或捣碎泡汤服。(《全国中草药汇编》)

5832 藏茵陈 zàng yīn chén 《药学学报》

【基原】 为龙胆科獐牙菜属植物川西獐牙菜的全草。

【原植物】 川西獐牙菜 Swertia mussotii Franch.

一年生草本,高 15～60 cm。主根淡黄色,茎四棱形,棱上有窄翅,植株呈塔形或帚状分枝,枝斜展。叶对生;无柄;叶片卵状披针形至狭披针形,长 8～35 mm,宽 3～10 mm,先端钝,基部略心形,半抱茎,下面中脉明显突起。圆锥状复聚伞花序,具多花;花梗

直立或斜伸，长可达 5 cm；花萼绿色，4 裂，裂片线状披针形，先端急尖，背面具明显的 3 脉；花冠暗紫红色，4 裂，裂片披针形，长 7～9 mm，先端渐尖，具尖头，基部具 2 个沟状的腺窝，狭长圆形，深陷，边缘具柔毛状流苏；子房长圆形，无柄，花柱粗短，柱头 2 裂，裂片半圆形。蒴果长圆状披针形，长 8～14 mm，先端尖。种子椭圆形，深褐色，表面有细网状突起。花、果期 7～10 月。

生于海拔 1 900～3 800 m 的山坡、河谷、林下、灌丛及水边。分布于西南及西藏、青海等地。

【采收加工】 夏、秋季采收，切碎，晒干。

【药材】 藏茵陈 Swertiae Mussotii Herba 产于西藏。

性状 根呈圆锥状，表面淡黄色或土黄色，纤维质，易折断，断面不平整，类白色。茎近四棱形，粗细不等，有节，节上有腋生的对生枝，淡绿色至淡黄色。叶片多脱落破碎，完整叶片长矩圆形或披针形，长 1～5 cm，先端钝尖，基部渐狭，全缘。花皱缩，淡黄色至淡蓝色，花冠 4 或 5 深裂。气清香，味苦。

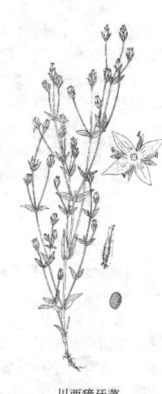

川西獐牙菜

显微 (1) 根横切面：木栓组织狭窄。皮层薄壁细胞呈切线延长。韧皮部狭窄。形成层不明显。木质部由木纤维和导管组成，木纤维壁厚且木化，导管单个或 2～5 个成群，作径向排列。中央为初生木质部，导管单个或 2～3 个成群，分散在薄壁组织中。

茎横切面：周边有 4 棱，由 2～5 列圆形薄壁细胞组成。表皮为 1 列类方形或类圆形细胞，外被角质层。皮层由 4～8 列椭圆形薄壁细胞组成。内皮层明显并具凯氏点。维管束双韧型。韧皮部稍宽，筛管群明显。形成层不明显。木质部由木纤维和导管组成。木纤维径向排列，壁木化。导管多 2～5 个成群，多径向排列，壁木化。髓部宽广，髓细胞类圆形且大，中央部分破裂成空腔。

叶横切面：表皮 1 列细胞，上表皮细胞较大，外壁增厚。栅栏组织 2 列，近表皮的 1 列细胞略延长。海绵组织中具气室。维管束双韧型，分布海绵组织中，中脉下表面略有突起。

(2) 取本品粉末 2 g，加 75% 乙醇 20 ml，回流提取，滤过，取滤液浓缩至 10 ml。取滤液 1 滴，点于滤纸上，置紫外光灯下观察，显淡橙黄色荧光；滴加 1% 乙酸镁甲醇液 1 滴，荧光明显加强，呈亮金黄色；取滤液 1 滴，点滤纸上，烘干后，滴加 1% 三氯化铁乙醇液 1 滴，呈墨绿色。

【成分】 含有呫吨酮衍生物：1，8-二羟基-3，5-二甲氧基呫吨酮（1，8-dihydroxy-3，5-dimethoxy-xanthone），1-羟基-3，5-二甲氧基呫吨酮（1-hydroxy-3，5-dimethoxyxanthone），1-羟基-3，7，8-三甲氧基呫吨酮（1-hydroxy-3，7，8-trimethoxyxanthone），8-羟基-1，3，5-三甲氧基呫吨酮（8-hydroxy-1，3，5-trimethoxyxanthone），1，8-二羟基-3，7-二甲氧基呫吨酮（1，8-dihydroxy-3，7-dime-thoxyxanthone），1，7，8-三羟基-3-甲氧基呫吨酮（1，7，8-trihy-droxy-3-methoxyxanthone），1，3，8-三羟基-5-甲氧基呫吨酮（1，3，8-trihydroxy-5-methoxyxanthone），1，7-二羟基-3，4，8-三甲氧基呫吨酮（1，7-dihydroxy-3，4，8-trimethoxyxanthone）又名藏茵陈宁酮（zangyinchenin）。还含有 8-O-β-D-吡喃葡萄糖基-1，3，5-三羟基呫吨酮（8-O-β-D-glucopyranosyl-1，3，5-trihydroxyxanthone），8-O-〔β-D-吡喃葡萄糖基-（1→6）-β-D-吡喃葡萄糖基〕-1，7-二羟基-3-甲氧基呫吨酮（8-O-〔β-D-glucopyranosyl-（1→6）-β-D-glucopyrano-syl〕-1，7-dihydroxy-3-methoxyxanthone），7-O-β-D-吡喃木糖基-1，

8-二羟基-3-甲氧基呫吨酮（7-O-β-D-xylopyranosyl-1，8-dihydroxy-3-methoxyxanthone），7-O-〔α-L-吡喃鼠李糖基-（1→2）-β-D-吡喃木糖基〕-1，8-二羟基-3-甲氧基呫吨酮｛7-O-〔α-L-rhamnopyranosyl-（1→2）-β-D-xylopyranosyl〕-1，8-dihydroxy-3-methoxyxanthone），3-O-β-D-吡喃葡萄糖基-1，8-二羟基-5-甲氧基呫吨酮（3-O-β-D-glu-copyranosyl-1，8-dihydroxy-5-methoxyxanthone）。还含有苦龙苷（amarogentin），当药素（swertisin），杜果苷（mangiferin），齐墩果酸（oleanolic acid）。

【药理】 保肝作用 本品能明显降低四氯化碳（CCl_4）所致小鼠丙氨酸转氨酶（ALT）的升高，减轻 CCl_4 所致肝细胞病变，拮抗乙酰氨基酚所致肝损伤；对对戊巴比妥钠所致睡眠时间无明显影响。对于肝切除鼠，可加速肝脏再生，使切除 70% 肝脏后在 3 日内基本恢复到正常肝重。保肝有效成分有杜果苷、齐墩果酸及酮类成分。对于低压舱内模拟海拔 8 000 m 及 2 小时所致大鼠抗张低氧性肝损伤，本品注射液预先腹腔注射可防止天冬氨酸转氨酶（AST）和肝溶酶体酸性磷酸酶活力的升高，并降低肝总脂含量。大鼠肝溶酶体体外温孵实验显示，本品注射液、杜果苷均有稳定溶酶体膜作用，并能直接抑制溶酶体酸性磷酸酶活力。藏茵陈对小鼠免疫性肝炎均有明显的治疗作用，使肝 P450、ALT 活性明显降低。大鼠每日灌胃 1 次（0.05 mg/100 g 体重），连续 7 日，可提高肝缺血-再灌注损伤模型大鼠体内 NO 水平，改善肝组织血供，改变肝细胞形态学而减轻肝损伤。

【功用主治】 清肝利胆退黄，利水消肿。主治急性黄疸型和非黄疸型肝炎，胆囊炎，水肿。

【用法用量】 内服：煎汤，3～10 g。

【临床报道】 治疗急性黄疸性肝炎 成人每日给予藏茵陈鲜品 300 g 或晒干品 200 g，10 岁以下儿童每日给予鲜品 200 g 或晒干品 100 g，加水 1 000 ml，煎至剩 500 ml，每日 3 次。共治疗患者 25 例，痊愈率 80%，显效率 12%，有效率 8%。

5833 **藏茴香** zàng huí xiāng 《《中国药用植物图鉴》》

【基原】 为伞形科葛缕子属植物葛缕子的果实。

【原植物】 葛缕子 Carum carvi L. 又名：黄蒿（《中国高等植物图鉴》）。

二年生或多年生草本，高 30～80 cm。全株无毛。根圆柱形，肉质。茎上部分枝。基生叶及茎下部叶的叶柄与叶片近等长，二至三回羽状深裂，叶片轮廓长圆状披针形，长 5～15 cm，宽 2～3 cm，末回裂片线形或线状披针形。具苞叶鞘，边缘膜质，白色或粉红色。复伞形花序顶生或侧生；总花梗长 5～8 cm；无总苞片，稀 1～3，线形；伞辐 5～10，长 1～4 cm；无小总苞片，偶有 1～3，线形；小伞形花序有花 5～15，花杂性，无萼齿，花瓣白色，或带淡红色；花柱长约为花柱基的 2 倍。果实长卵形，长 4～5 mm，宽 2～2.5 mm，成熟后黄褐色，果棱明显，每棱槽内有油管 1，合生面 2。花、果期 5～8 月。

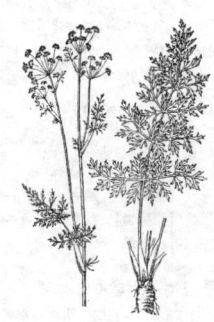

葛缕子

生于路旁、林缘、河滩草丛中或高山草甸。分布于华北、东北、西北及四川西部等地。

本植物的根（青海防风）亦供药用，另设专条。

【采收加工】 7～8 月割取将成熟果实的全株，晒干，打下果实，去其杂质，备用。

【成分】　含挥发油：葛缕酮(carvone)，柠檬烯(limonene)，二氢葛缕酮(dihydrocarvone)，D-二氢香芹醇(D-dihydrocarveol)，L-异二氢香苇醇(L-isodihydrocarveol)，D-紫苏醛(D-perillaldehyde)，D-二氢藜脑(D-dihydropinol)。脂肪油：棕榈酸(palmitic acid)，油酸(oleic acid)，亚油酸(linoleic acid)。

【药理】　1. 平喘、镇咳作用　藏茴香所含右旋葛缕酮对组胺造成豚鼠哮喘有平喘作用，对小鼠氨水引咳有镇咳作用。

2. 抑菌作用　葛缕酮体对金黄色葡萄球菌、大肠杆菌和某些真菌有抑制作用，1∶1000 以上浓度能杀死牛肝蛭虫。

3. 利尿作用　种子提取物给兔灌胃有利尿作用，尿中氯化物的排泄量增加，吗啡可对抗此利尿作用。

毒性　腹腔注射葡萄糖醛酸制剂，维生素 C 400 mg/kg 或葡萄糖 2 g/kg，可对抗葛缕酮灌胃 4 g/kg 的致死作用。葛缕酮给犬缓慢静脉滴注可使心率变慢，血压下降，致死量为 0.34 g/kg。

【药性】　《西藏常用中草药》：“性温，味微辛。”

【功用主治】　理气开胃，散寒止痛。主治脘腹冷痛，呕逆，消化不良，疝气痛，寒滞腰痛。

1.《西藏常用中草药》：“芳香健胃，驱风理气。治胃痛，腹痛，小肠疝气。”

2.《青海高原药物图鉴》：“治心脏病。”

3.《台湾药用植物志》：“洗眼可增强视力，利尿，驱虫。入浴可治子宫肿痛，痢疾痔疾，治痛风。”

4.《新疆药用植物志》：“治肠胃失调，消化不良，气胀，气闷，胃炎，胃酸减少。”

5.《中国民族药志》：“治夜盲。”

【用法用量】　内服：煎汤，3～6 g。

【宜忌】　阴虚火旺者慎服。

【选方】　治头痛，身疼，消化不良，夜盲，头晕，耳鸣　藏茴香100 g,巴朱 90 g,夹哇果 90 g,大蒜(制)60 g,丁香 60 g,木香 60 g,兔心 60 g。各研粗粉，混匀，每日早晚各 3～5 g,煎服。《藏医临床札记》)

5834　藏羚角 zàng líng jiǎo 《青海高原药物图鉴》

【基原】　为牛科原羚属动物藏羚的角。

【原动物】　藏羚 Pantholops hodgsoni Abel　又名：羚羊、西藏羚羊、一角兽《中国经济动物志》，长角羊、独角兽《青藏高原药物图鉴》。

体型中等，体长约 1.2 m,肩高约 80 cm。尾较短而尖。鼻端被毛，鼻孔大，内有扩张的囊。雄兽吻部阔大，有角，角长而侧扁，长约 60 cm,形直，除角尖处外外，具有明显而等距的横棱。体毛厚而密，毛被呈浅红棕色，腹部白色。雄兽脸部黑棕色或黑色，头顶白色，雌者脸部则无黑色。耳内几呈白色，耳背则为纯白，四肢浅灰白色，雄兽在前面有黑棕色或黑色纵纹。尾与体背同色。

栖息于海拔 4 000～6 000 m 的高原地带，常结成小群活动。

性懦怯，白昼多隐蔽于岩穴中，晨昏出动，以各种牧草为食。奔走极为迅速，为犬狼所不及。分布于青藏高原。

藏羚为我国特有的国家一级保护动物，严禁捕杀。

【药理】　1. 解热作用　藏羚角注射液 40 mg/kg 腹腔注射，对静注三联菌苗发热家兔，有与羚羊角相似的解热作用。藏羚角提取液 2.5 g/kg 皮下注射，对静注啤酒酵母液所致发热大鼠也有明显解热作用。

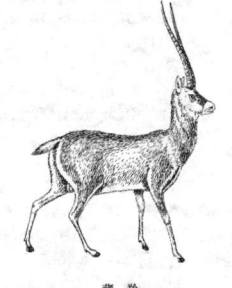

藏羚

2. 镇静及抗惊厥作用　藏羚角提取液 12.5 g/kg 能延长小鼠戊巴比妥钠睡眠时间；1.5 g/kg 腹腔注射能明显减少小鼠自发活动次数。藏羚角提取液 10 g/kg 腹腔注射，对咖啡因所致惊厥，具有一定的抑制作用。

3. 镇痛作用　藏羚角提取液 12.5 g/kg 皮下注射小鼠，醋酸扭体法，腹腔注射小鼠热板法，均表明有镇痛作用。

4. 降压作用　藏羚角提取液 1 g/kg 静注，对 SD 种系大鼠有与羚羊角相似的降压作用，对心电图无明显影响。

毒性　藏羚角提取液小鼠灌胃的 LD_{50} 为 28.69±5.77 g/kg。

【功用主治】　清热解毒消肿。主治甲状腺肿大，胃炎，久泻。

1.《青海高原药物图鉴》：“治甲状腺肿大，胃炎，久泻。可催产。”

2.《中国药用动物志》：“清热解毒，消肿。”

【用法用量】　内服：研末，5～15 g。

5835　藏绵芪 zàng mián qí 《全国中草药汇编》

【异名】　春黄芪《西藏常用中草药》，滇绵芪《全国中草药汇编》，黄芪《云南药用植物名录》。

【基原】　为豆科黄芪属植物西藏黄芪的根。

【原植物】　西藏黄芪 Astragalus tibetanus Benth. ex Bunge　又名：藏黄芪《中国主要植物图说》，滇棉花《云南药用植物名录》，藏新黄芪《西藏植物名录》。

多年生草本，高 10～40 cm,全株有白色和黑色平伏短柔毛。茎细瘦，丛生，直立或平卧，多分枝。奇数羽状复叶，托叶披针形，基部合生；小叶17～41 片,长圆形或长圆状披针形,长 4～18 mm,宽 3～8 mm,先端圆或钝或微凹,基部圆楔形,两面近无毛或仅下面疏被短柔毛。总状花序腋生，具多数密生的花，总花梗稍短于叶；萼钟状，长 7～10 mm;萼齿锥状；花冠紫色，旗瓣长 15～20 mm,瓣片倒卵状长圆形,爪不明显,翼瓣先端微凹,龙骨瓣瓣片微弯,翼瓣和龙骨瓣均有爪;子房有毛,花柱无毛。荚果条状长圆形,长 13～15 mm,先端有尖喙,荚果在果序上竖立,稠密,具 2 室。花期 6～8 月,果期 7～9 月。

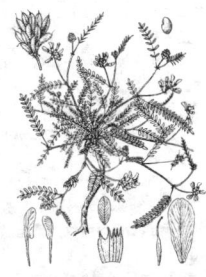

西藏黄芪

生于海拔 900～4 000 m 的山坡草地或山谷低洼湿地、地埂。分布于云南、西藏、新疆。

【采收加工】　7～9 月采挖根部,切段,晒干。

【药性】　甘、苦，温。

1.《西藏常用中草药》：“性温，味苦。”

2.《全国中草药汇编》：“甘，温。”

【功用主治】　补气固表，托毒生肌。主治久病体弱，表虚自汗，气虚血脱，消化不良，月经不调，带下，水肿，痈疽不溃或溃不收口。

1.《西藏常用中草药》：“补气固表,托里排脓,消肿生肌。主治表虚自汗,气虚血脱,消化不良,痈疽或溃不收敛,水肿等症。”

2.《全国中草药汇编》：“强壮补气,利尿止汗。治久病衰弱,慢性肾炎浮肿,贫血,自汗,盗汗,糖尿病,痈肿疮疖,痢疾,月经不调,带下。”

【用法用量】　内服:煎汤,6～15 g。

5836　藏紫草 zàng zǐ cǎo 《藏药标准》

【异名】　山紫草、紫草、硬紫草《西藏常用中草药》，西藏紫草(《全国中草药汇编》),芝莫(《中国民族药志》)。

【基原】 为紫草科滇紫草属植物长花滇紫草的根皮。

【原植物】 长花滇紫草 Onosma hookeri Clarke var. longiflorum Duthie ex Stapf [O. longiflorum Duthie]

多年生草本,高 15～30 cm。根圆柱形,外皮紫褐色,易剥落。茎直立,不分枝,有时从根部分出 1～3 枝,全株被开展的长硬毛和贴伏的短硬毛。基生叶倒披针状条形,长 5～10 cm,宽 5～9 mm;茎生叶无柄,叶片条形至狭披针形,

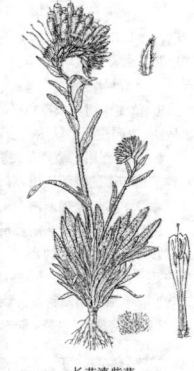

长花滇紫草

全缘。镰状聚伞花序顶生,花多数,排列紧密;苞片狭条状披针形;花萼 5 深裂,裂片钻形,长 10～16 mm;花冠筒状钟形,紫红色,长 30～35 mm,5 浅裂,裂片反卷;雄蕊 5,着生在花冠筒下 2/3 处,花丝基部合生;子房上位,花柱伸出花冠之外。小坚果 4,褐色。花、果期 8 月。

生于海拔 3 000～4 700 m 的山坡砾石地、砂质地草丛或阳坡灌丛草地上。分布于西藏。

【采收加工】 秋季采收,鲜用或晒干。

【药材】 藏紫草 Onosmatis Longiflori Cortex 产于西藏等地。

【性状】 根皮圆筒形或略呈槽状,稍弯曲,一侧常开口,长 3～20 cm,厚 3～12 mm。外皮薄,紫褐色,易成片状脱落,剥去外皮,表面紫红色,有纵皱纹。质脆,易折断,断面淡黄棕色。气微,味微咸。

【鉴别】 (1) 根皮横切面:木栓层为数列深紫红色细胞,部分已脱落。皮层窄,细胞切向延长。韧皮部宽大,分泌细胞棕黄色,放射状排列成环,内含油滴;韧皮射线明显,薄壁细胞可见少量淀粉粒及油滴,偶有草酸钙方晶。

(2) 理化鉴别:① 取本品少量,置于冷水中,水不染色,另置 60%乙醇中,醇溶液呈紫红色(检查紫草素)。② 取本品粗粉 0.5 g 置试管中,微火缓缓加热,管口壁有红色物质生成(检查紫草素)。

【成分】 根含 β, β-二甲基丙烯酰紫草素(β, β-dimethylacrylshikonin)。

【药性】 甘、微苦,寒。

1.《西藏常用中草药》:"性寒,味甘、咸。"

2.《中国民族药志》:"甘、微苦。"

【功用主治】 清热,解毒,凉血,活血。主治肺热咳嗽,热病发斑,麻疹透发不畅,传染感染,疮疡溃烂,湿疹,烫伤。

1.《西藏常用中草药》:"清热凉血,消肿解毒。主治丹毒,麻疹,急性膀胱炎,尿道炎,痈肿,烧烫伤以及气管炎,高血压等症。"

2.《中国民族药志》:"治肺炎,丹毒,结核空洞,多血症。"

【用法用量】 内服:煎汤,3～9 g。外用:用麻油熬膏涂。

5837 藏紫菀 zàng zǐ wǎn (《中国民族药志》)

【异名】 青菀(《西藏常用中草药》)。

【基原】 为菊科紫菀属植物缘毛紫菀的头状花序或根。

【原植物】 缘毛紫菀 Aster souliei Franch.

多年生草本,高 5～45 cm。根茎粗壮。花茎单一,紫色,有纵棱,疏被或密被的白色长粗毛。基生叶莲座状,叶片绿色,长圆状匙形或倒披针形,长 2～7 cm,先端钝或尖,基部渐狭呈宽翅状叶柄,

全缘;下部叶及上部叶长圆状线形,长 1.5～3 cm,宽 0.1～0.3 cm,全部叶两面被疏毛或近无毛,或上面近边缘,下面沿脉被疏毛,有白色长缘毛,中脉在下面凸起,有离基三出脉。头状花序顶生;总苞半球形,径 1.2～2 cm,黄绿色,总苞片 3 层,近等长或外层稍短,线状长圆形;舌状花 30～50 个,舌片蓝紫色,长圆状线形,长 12～23 mm;管状花多数,密集,鲜黄色,长 3.5～5 mm,顶端 5 裂;花柱附片长 1 mm;冠毛 1 层,紫褐色,有不等糙毛。瘦果卵圆形,稍扁,长 2.5～3 mm,密生白色粗毛。花期 5～7 月,果期 8 月。

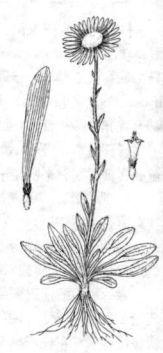

缘毛紫菀

生于海拔 2 700～4 000 m 的高山针叶林外缘、灌丛及山坡草地或河滩草坝。分布于四川、云南、西藏、甘肃、青海。

【采收加工】 花期采收头状花序,阴干。春、秋季挖根,除去茎叶,晒干。

【药材】 藏紫菀 Asteris Souliei Flos et Radix 主产于青海、西藏、四川及云南等地。

【性状】 花序皱缩成团;有时小花散落露出花盘,花盘短圆锥形,着生管状花的萼苞群残基,排列整齐。总苞半球形,直径 1.2～2 cm,黄绿色。总苞片 3 层,近等长,长 6～10 mm,宽 1～2 mm,条状披针形,先端尖,边缘具白色长缘毛。舌状花序雌性,舌片细长,皱缩,紫色至紫蓝色或灰紫色,长 1.5～2.5 cm,宽约 1 mm,柱头 2 裂;管状花两性,黄色,雄蕊 5,聚药,雌蕊 1,柱头 2 裂,披针形,其上簇生黄色长柔毛,子房下位,冠毛 1 层,淡灰黄色或紫褐色,与管状花花筒近等长。有时可见瘦果卵圆形,长 1～2 mm,密被白色糙毛。气香,味淡。

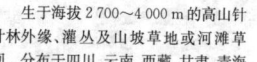

粉末特征:棕黄色,微带紫色。花粉粒棕黄色,球形或近球形,直径约 35～39 μm,具 3 孔沟,外表具细刺状突起,极面每裂片 5～6 刺,中有疣状突起。冠毛碎片,为多细胞组成的毛状物,胞壁稍厚,具纹孔,顶端渐尖呈刺状。非腺毛众多,由 14～18 个细胞组成,顶端细胞细长,多偏于一侧,基部细胞 1～2 列。柱头碎片,表皮细胞呈棒槌状、钝圆形细毛状突起。子房完整,不易破碎,呈深棕色。花粉囊碎片,细胞内壁呈长方形、类方形、类多角形胞壁增厚。舌状花冠下表皮细胞长方形,壁薄,胞壁细齿状。苞片下表皮细胞片长方形,气孔不等式或不定式,副卫细胞 4～5 个。

【成分】 全草含二萜类:18, 19-二羟基-5α, 10β-新克罗烷-3, 13(14)-二烯-16, 15-丁烯羟酸内酯[18, 19-dihydroxy-5α, 10β-neo-cleroda-3, 13(14)-dien-16, 15-butenolide]、18, 19-二羟基-5, 10-新克罗烷-3, 13(14)-二烯-16, 15-丁烯羟酸内酯-18-O-D-吡喃葡萄糖苷[18, 19-dihydroxy-5, 10-neo-cleroda-3, 13(14)-dien-16, 15-butenolide-18-O-D-glucopyranosyl]、19-羟基-5α, 10β-新克罗烷-3, 13(14)-二烯-16, 15-丁烯羟酸内酯[19-hydroxy-5α, 10β-neo-cleroda-3, 13(14)-dien-16, 15-butenolide]、soulidiol。

【药性】 苦,寒。

1.《西藏常用中草药》:"性寒,味苦。"

2.《中国民族药志》:"微苦,寒,无毒。"

【功用主治】 清热解毒,止咳化痰。主治流行性感冒,气管炎。

1.《西藏常用中草药》:"镇咳祛痰,清热解毒。主治支气管炎,咳嗽气喘,咳吐脓血,小便短赤等症。"

2.《中国民族药志》:"清热,解毒,止痛。用于瘟疫热毒,'木簸',头痛,眼痛,'扎察'等。"

【用法用量】 内服:煎汤,3～9 g;或入丸、散。

【选方】 1. 治时疫，传染病，全身发烧疼痛，头昏 藏紫菀15 g，水柏枝膏 12 g，糙果紫董、马蔺子各 9 g，亚大黄 10 g，大黄 12 g。共为细粉。每服 2 g，每日 3 次。(《中国民族药志》六味藏紫菀散)

2. 治黄疸，热性"赤巴"病 蒂达 15 g，藏紫菀 12 g，马蔺子 9 g，糙果紫董 11 g，小大黄(曲玛子)9 g，大黄 10 g。共为细粉。每服 2 g，每日 3 次。(《中国民族药志》六味蒂达散)

5838 **藏蛤蚧** ^{zàng gé jiè} 《中国药用动物志》

【基源】 为鬣蜥科鬣蜥属动物喜山鬣蜥除去内脏的全体。

【原动物】 喜山鬣蜥 *Agama himalayana* Steindechner 又名:喜马拉雅鬣蜥。

头体长 108～140 mm，尾长 195～222 mm。眼较小，眼睑发达，瞳孔圆形，虹膜黄绿呈金色，鼓膜裸露。头背无对称大鳞，眼下方至鼓膜上方有 1 行棱鳞，枕部至鼓膜下方和颈侧有大小锥鳞，背正中鳞大，呈六边形，覆瓦状排列，体侧鳞较小，其间未杂以大鳞；体背腹扁平，无鬣鳞。尾

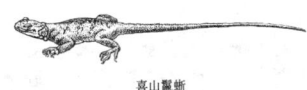
喜山鬣蜥

基粗壮扁平，向后渐成圆柱形；尾鳞具强棱，排列成环，前后肢指、趾均为五爪。雄性腹部和肛前均具板鳞。成体颞部、颈部、体侧、四肢及尾基部背面的 1/5 呈灰棕色，其余部分为黑棕色或黑绿色，背面具灰白色或绿色横纹；腹面瓦灰色，幼体腹侧橘黄色，颌下浅红色杂以黑色，胸部红色。

栖息于海拔 2 300～4 100 m 的山上大岩缝及乱石间，白天活动，捕食昆虫。分布于西藏、新疆。

【采收加工】 捕捉后剖腹，除去内脏后用竹片撑开，晾干或烘干用。

【药材】 藏蛤蚧 *Agamae Musculus et Os* 主产于西藏。

性状 本品呈鳞片状，全体暗褐色，长 300～360 mm。头较小，略扁，两眼微显窟窿状。吻端钝圆，吻鳞大，灯盏状。颈鳞锥状。背鳞具棱，覆瓦状排列，自向吻端渐细。腹鳞平滑呈斜方形。四肢鳞较大，尾鳞具强棱。四肢均具细长五趾(指)，趾(指)均具爪，似鸟爪状。尾较粗扁，节明显，长度超过头体长，且不易折断。气微腥，味咸威。

【成分】 皮含 3,3'-二羟基-α-胡萝卜素(3,3'-dihydroxy-α-carotene)，棕榈酸(palmitic acid)、亚油酸(linoleic acid)、脂肪酸二酯等。

肌肉含蛋白质、肽类、氨基酸、脂类。

血中含脂类、胆甾醇(cholesterol)及其酯、酸性及碱性磷酸酶、过氧化物酶等。

脑含总糖脂、脑苷脂类(cerebroside)、脑硫脂(sulfatide)，尚含γ-氨基丁酸(γ-aminobutyric acid)、天冬氨酸(aspartic acid)、丙氨酸、甘氨酸、丝氨酸等。

【功用主治】 行气止痛，滋补壮阳。主治气滞胃痛，肾虚体弱，阳痿。

《中国药用动物志》:"行气止痛。主治胃病。""肉有滋补、壮阳的功效。主治久病虚损，肾脏病。"

【用法用量】 内服:水煎，1只；或入丸、散。

5839 **藁本** ^{gǎo běn} 《本经》

【异名】 藁茇《山海经》，鬼卿、地新《本经》，山茝、蔚香《广雅》，微茎《别录》，藁板《山东中药》。

【基源】 为伞形科藁本属植物藁本和辽藁本的根茎和根。

【原植物】 1. 藁本 *Ligusticum sinense* Oliv. 又名:西芎(四

川、湖北、湖南、江西)。

多年生草本，高达 1 m。根茎发达，具膨大的结节。茎直立，圆柱形，中空，有纵直沟纹。基生叶具长柄，柄长可达 20 cm；叶片轮廓宽三角形，长 10～15 cm，宽 15～18 cm，二回三出式羽状全裂，第一回羽片轮廓长圆状卵形，长 6～10 cm，宽 5～7 cm，下部羽片具柄，柄长 3～5 cm，基部略膨大；末回裂片卵形，长约 3 cm，宽约 2 cm，先端渐尖，边缘齿状浅裂，有小尖头，两面无毛，仅脉上有短柔毛，顶生小羽片先端渐尖

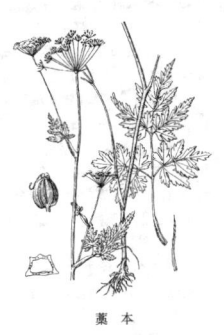
藁本

至尾状；茎中部较大；茎上部叶近无柄，基部膨大成卵形抱茎的鞘。复伞形花序顶生或侧生，花序梗长 6～10，线形至羽状细裂，长约 6 mm；伞辐 14～30，长达 5 cm，四棱形，有短糙毛；小伞形花序有小总苞片约 10 片，线形或窄披针形；花小，无萼齿；花瓣白色，倒卵形，具内折小尖头；雄蕊 5；花柱基隆起，花柱长，向外反曲。双悬果长圆卵形，长约 4 mm，先端狭，分生果背棱突起，侧棱扩大成翅状，背棱槽内有油管 1～3，侧棱槽内有油管 3，合生面有油管 4～6，胚乳腹面平直。花期 7～9 月，果期 9～10 月。

生于海拔 1 000～2 700 m 的林下、沟边草丛中及湿润的水滩边。分布于浙江、江西、河南、湖北、湖南、四川、陕西等地。

2. 辽藁本 L. *jeholense* Nakai et Kitag. [*Cnidium jeholense* Nakai et Kitag.] 又名:藁本(辽宁、河北)，热河藁本、香藁本、北藁本(河北、山西)。

形态与藁本相似，其特点是:根茎较短；根圆锥形，分叉，表面深褐色。茎常带紫色。叶片轮廓宽卵形，长 10～20 cm，宽 8～16 cm，二至三回三出式羽状全裂，第一回裂片

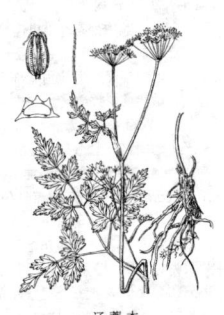
辽藁本

4～6 对，最下一对有较长的柄；第二回裂片常无柄；末回裂片卵形至菱状卵形，基部心形至楔形，边缘常 3～5 浅裂，裂片具齿，齿端有小尖头，表面沿主脉有糙毛，下面光滑。复伞形花序顶生或侧生；总苞片 2，线形，长约 1 cm，被糙毛，边缘狭膜质，早落；伞辐 8～16，长 2～3 cm；小总苞片 8～10，钻形，被糙毛；小伞形花序有花 15～20；萼齿不明显。双悬果椭圆形，侧棱狭翅状，棱槽内有油管 1，少为 2，合生面 2～4。

生于海拔 1 250～2 500 m 的林下、草甸、林缘、阴湿石砾山坡及沟边。分布于河北、山西、辽宁、吉林、山东等地。

【栽培】 生物学特性 喜冷凉湿润气候，耐寒，怕涝。对土壤要求不严格，但以土层深厚、疏松肥沃、排水良好的砂质壤土栽种生长最好，不宜在黏土和贫瘠干燥的地方种植。忌连作。

繁殖方法 根茎繁殖。于 9～10 月收获时，选无病、肥大的根茎，切去残茎，去掉细长的支根，将结节状根茎，按芽胞切成小段，每段应有 2～3 节，随割随种，按行株距各约 33 cm 开穴，深 10～13 cm，每穴放根茎 1～2 段，施人畜粪水后，盖土杂肥或火灰一把，后盖土与畦面齐平。辽藁本亦可用根茎繁殖，早春于 3 月下旬萌芽前，晚秋 10 月下旬地上部地枯萎后，将根刨出，每丛分成 3～4 株不

等,并带有芽。穴栽,每穴 1 小丛,穴距 30 cm×30 cm。春栽覆土至根芽上 3 cm;秋栽覆土 3~4.5 cm。

田间管理　第二年中耕除草,追肥各 3 次,第一次在 3~4 月出苗后,第二次在 6 月,第三次在 10 月倒苗后;前 2 次施人粪尿水,第三次冬前施ông肥或火灰,施后培土防冻,第三年 3~4 月中耕除草,追肥各 1 次。辽藁本每年中耕除草 3~4 次,追肥可更应注意及时除草,中耕时不宜过深,以免碰伤根基。春天返青前施厩肥,开沟施入,或于返青后 1 个月浇稀粪 1 次;6 月中旬,每亩施过磷酸钙 15 kg,施后浇水。

【采收加工】　栽种 2 年即可收获。在 9~10 月倒苗后,挖取地下部分,去掉泥土及残茎,晒干或炕干。

【药材】　藁本 Ligustici Rhizoma et Radix　藁本主产于四川、湖北、湖南、陕西;辽藁本主产于河北、辽宁。

性状　藁本　根茎呈不规则结节状圆柱形,稍扭曲,略有分枝,长 3~10 cm,直径 1~2 cm。表面黄棕色或暗棕色,粗糙,有纵皱纹,栓皮易剥落,上侧残留数个凹陷的圆形茎基,下侧有多数点状突起的根痕及残根。质较硬,易折断,断面黄色或黄白色,纤维状。气浓香,味辛、苦、微麻。

辽藁本　较小,根茎呈不规则的团块状或柱状。上端有丛生的叶基及突起的节,有多数细长弯曲的根。

鉴别　(1) 根茎横切面:藁本　木栓层棕色,有 8~10 余列细胞。皮层狭窄。维管束外韧型,约 20 余个排列成环;韧皮部宽广,散有根迹维管束和较多的油室,油室直

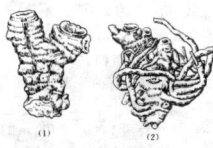

藁本(根茎及根)外形
(1) 藁本　(2) 辽藁本

径 64~200 μm,内含黄色油状物;形成层成环;木质部导管直径 14~40 μm,其中部有纤维束连接成环状。

辽藁本　韧皮部油室直径 45~200 μm,木质部导管直径 10~27 μm,木纤维群发达,近中心的纤维群有的被 3~4 列栓化细胞所包围。髓部具少数油室。

(2) 取粉末 0.5 g,加入乙醚适量,冷浸 1 小时,滤过。滤液浓缩至 1 ml,加 7%盐酸羟胺甲醇液 2~3 滴,20%氢氧化钾乙醇液 3 滴,在水浴上微热,冷却后,加稀盐酸调至 pH 3~4,再加 1%三氯化铁乙醇液 1~2 滴,显紫红色(检查香豆素和酯类)。

(3) 薄层色谱:取粉末 2 g,加乙醚 6 ml,冷浸 4 小时,滤过。滤液浓缩至干,残渣用氯仿溶解至 1.0 ml,作供试品溶液。另以阿魏酸为对照品。分别点样于同一硅胶 G-CMC 薄板上,以氯仿-苯-甲醇(20:20:6)展开。置紫外光灯下观察荧光。供试品溶液色谱在与对照品液色谱的相应位置显相同荧光色斑。

(4) 紫外吸收光谱:本品挥发油配成的 0.2%(ml/ml)的无水乙醇溶液,在波长 320 nm 处有一低缓的吸收峰。

(5) 红外光谱:挥发油用液膜法测定红外吸收光谱,在 2 920 cm⁻¹、2 860 cm⁻¹、1 765 cm⁻¹、1 200 cm⁻¹ 处有吸收峰。

品质标志　《中华人民共和国药典》2010 年版规定:照醇溶性浸出物测定法热浸法测定,本品乙醇溶性浸出物不得少于 13.0%;照高效液相色谱法测定,本品含阿魏酸($C_{10}H_{10}O_4$)不得少于 0.050%。

【成分】　1. 藁本含挥发油 0.85%,主成分为:新蛇床内酯(neocnidilide)占 25%,柠檬烯(limonene)占 14.44%,蛇床内酯(cnidilide)占 10.78%,4-松油醇(4-terpineol)占 8.0%;还含乙酸 4-松油醇酯(4-terpinylacetate)、棕榈酸(palmitic acid)、α-柏木烯(α-cedrene)、β 及 δ-芹子烯(selinene)、2,3-二氢-4-甲基呋喃(2,3-dihydro-4-methylfuran)、3-蒈烯($Δ^3$-carene)、香桧烯(sabinene)、β-罗勒烯-Y(β-ocimene-Y)、异松油烯(terpinolene)、异戊酸-3-甲丁基酯

(3-methylbutylisovalerate)、对甲氧基乙酰苯酚(p-methoxyacetophenol)、对甲氧基乙酰苯酮(p-methoxyacetophenone)、α 及 β-榄香烯(elemene)、δ-愈创木烯(δ-guaiene)、雪松烯(himachalene)、γ-荜澄茄烯(γ-cadinene)、肉豆蔻醚(myristicin)、9,10-十八碳二烯酸(9,10-octadecadienoic acid)、薰衣草醇(lavandulol)、α-松油醇(α-terpineol)、桃金娘醇(myrtenol)、马鞭草烯酮(verbenone)、橙花醇(nerol)、橙花醛(neral)、牻牛儿醇(geraniol)、牻牛儿醛(geranial)、乙酸龙脑酯(bornylacetate)、乙酸 4-松油醇酯、香荆芥酚(carvacrol)、α 及 β-金合欢烯(farnesene)、香橙烯(aromadendrene)、α-姜烯(α-curcumene)、γ-衣兰油烯(γ-muurolene)、γ-广藿香烯(γ-patchoulene)、α-荜澄茄烯、异肉豆蔻烯(isomyristicin)、榄香脂素(elemicin)、3-亚丁基苯酞(3-butylidene phthalide)等。对苯二甲酸二甲酯(dimethyl p-phthalate)、洋川芎内酯(senkyunolide)A、G、H、I,阿魏酸(ferulicacid)。二聚苯酞类化合物:Z,Z'-6,6',7,3'a-二聚藁本内酯(Z,Z'-6,6',7,3'a-diligustilide)、Z-6,8',7,3'-二聚藁本内酯(Z-6,8',7,3'-diligustilide)。萜类:ligustiphenol、ligustilone。还含 3-亚丁基-4,5-二氢苯酞(3-butylidene 4,5-dihydrophthalide)。

2. 辽藁本含挥发油 1.3%,主成分为:β-水芹烯占 33.32%,乙酸-4-松油醇酯占 13.82%,肉豆蔻醚占 9.05%,藁本内酯(ligustilide)占 6.23%;还含异松油烯、蛇床内酯、4-松油醇、β 及 δ-愈创木烯、亚丁基苯酞、辣薄荷烯酮(piperitenone)、α-蒎烯、α-罗勒烯(α-ocimene)、1,4-十一碳二烯(1,4-undecadiene)、α、β 及 δ-榄香烯,樟脑脂素,乙酸香茅醇酯(citronellyl acetate)、丙酸橙花醇酯(nerol propionate)、2,3-二氢-4,6,8-三甲基-(2H)-萘烯酮(2,3-dihydro-4,6,8-trimethyl-(2H)-naphthalenone)、新藁本内酯(neoligustilide)。

【药理】　1. 中枢抑制作用　藁本中性油 7.017 g(生药)/kg 和 14.034 g(生药)/kg 灌胃,能明显减少小鼠自发活动,加强硫喷妥钠引起的睡眠,显著抑制苯丙胺所致小鼠运动性兴奋及腹腔注射酒石酸锑钾所致小鼠扭体反应,明显延长热板法痛阈时间,对伤寒副伤寒混合菌苗引起发热的家兔有明显解热作用,并能降低小鼠的正常体温,表明有显著的镇静、镇痛、解热及降温等中枢抑制作用。藁本水提取液 7 g(生药)/kg 灌胃,对小鼠也有明显镇痛和镇静作用;9.4 g/kg 灌胃对大鼠有明显解热作用。藁本所含藁本内酯和阿魏酸有相似的中枢抑制作用。细叶藁本和辽藁本的挥发油,有相似的镇静和镇痛作用。

2. 抗炎和抗胃溃疡作用　灌胃藁本 75%醇提物 5 g/kg 和 15 g/kg能抑制二甲苯性小鼠耳肿、角叉菜胶性足拓肿胀和乙酸增高的小鼠腹腔毛细血管通透性,抑制醋酸所致胃溃疡和香荚叶引起的腹泻。

3. 对平滑肌的作用　藁本醇提物对离体兔肠肌有明显的抑制作用,并能对抗乙酰胆碱所致肠肌兴奋。藁本成分阿魏酸 400 mg/kg 或 800 mg/kg 灌胃也能抑制小鼠胃肠推进运动及对抗蓖麻油所致小鼠腹泻。藁本内酯对抗组胺和乙酰胆碱对豚鼠的致喘作用,并能对抗组胺、乙酰胆碱或氯化钡所致气管平滑肌的痉挛收缩作用。

4. 对心血管的作用　藁本水提取物或醇提物 2 g/kg 静脉注射,对麻醉兔有明显降血压作用,但持续时间较短;兔耳和蛙下肢血管灌流表明有直接血管扩张作用,此外对离体蛙心有抑制作用,使收缩力减弱。阿魏酸钠有扩张冠状血管,增加冠脉流量,解除血管痉挛和改善心肌缺血等作用,此外尚有缩小家兔实验性心肌梗死范围及减轻缺血心肌再灌注损伤等作用。

5. 对耐缺氧的影响　藁本中性油 2.5 g/kg 和 5.0 g/kg 灌胃,能明显减慢小鼠的耗氧速度,延长其存活时间,明显提高小鼠常压耐缺氧能力,在脑缺血性缺氧情况下也能延长小鼠的存活时间。

6. 其他作用　由藁本根中提取的肉豆蔻醚 30 mg/kg 灌胃,对四氯化碳所致大鼠肝损害有明显抑制作用。给大鼠十二指肠

给药或灌胃给药藁本醇提物 3 和 10 g/kg，能促进大鼠胆汁分泌，延长电刺激颈动脉血栓形成时间。

毒性　藁本醇提取物小鼠腹腔注射的 LD_{50} 为 42.5 g(生药)/kg。藁本中性油小鼠灌胃的 LD_{50} 为 70.17 g(生药)/kg。

【炮制】　取原药材，除去杂质及残茎，抢水润透，切厚片，干燥。

饮片性状　本品为类圆形或不规则的斜厚片，表面黄白色或黄色，纤维性。周边棕褐色或棕黑色，粗糙，有纵皱纹和支根痕。体轻，质硬。气浓香，味辛、苦。

贮干燥容器内，密闭，置阴凉干燥处。防潮、防蛀。

【药性】　辛，温。归膀胱经。

1.《本经》："味辛，温。"

2.《别录》："苦，微温，微寒，无毒。"

3.《医学启源》："味苦、大辛，此太阳经风药。《主治秘要》云：气厚味薄而升，阳也。"

4.《本草正》："味甘、辛，性温。"

5.《本草求真》："专入膀胱，兼人奇督。"

6.《萃金裘本草述录》："入手、足太阴经。"

7.《得配本草》："入肺、入肝。"

【功用主治】　祛风胜湿，散寒止痛。主治风寒头痛，巅顶疼痛，风湿痹痛，疥癣，寒湿泄泻，腹痛，疝瘕。

1.《本经》："主妇人疝瘕，阴中寒，肿痛，腹中急，除风头痛，长肌肤，悦颜色。"

2.《别录》："辟雾露，润泽，疗风邪嚲曳，金疮，可作沐药、面脂。"

3.《药性论》："能治一百六十种恶风、鬼疰流入腰痛冷，能化小便，通血，去头风鼾皰。"

4.《日华子》："治痫疾，并皮肤疵鼾、酒齄、粉刺。"

5.《珍珠囊》："治巅顶痛，脑、齿痛。"

6.《医学启源》："治寒气郁结于本经，治头痛，脑痛，齿痛。"

7.李东垣："(治)头面身体皮肤风湿。"(引自《纲目》)

8.王好古："(治)督脉为病，脊强而厥。"(引自《纲目》)

9.《品汇》："治痈疽，排脓内塞。"

10.《本草正》："疗风湿泄泻，冷气腰痛，妇人中风邪肿痛、风痛，雾露瘴疫。"

11.《本草再新》："治风湿痛痒，头风目肿，泄泻疟痢。"

12.《全国中草药汇编》："发散风寒，祛风止痛。主治风寒感冒头痛，头顶痛，腹痛泄泻。"

【用法用量】　内服：煎汤，3～10 g；或入丸、散。外用：煎水洗；或研末调涂。

【宜忌】　阴血虚及热证头痛禁服。

1.《本草经集注》："恶茼茹。"

2.《药性论》："畏青葙子。"

3.《珍珠囊》："与青葙子相反。"

4.《本草经疏》："温病头痛发热口渴，或骨疼，及伤寒发于春夏，阳证头疼，产后血虚，火炎头痛，皆不宜服。"

5.《本草汇言》："阴虚内热之人勿用。"

6.《药性集要便读》："热痛不相宜，血弱头疼忌，肝风火禁之。"

【选方】　1.治一切风，偏、正头痛，鼻塞脑闷，大解伤寒及头风，遍身疮癣，手足顽麻　川芎、细辛、白芷、甘草、藁本各等分。为末，每药四两，入煅石膏末一斤，水为丸，每一两作八丸。每服一丸，食后薄荷茶嚼下。《普济方》白龙丸)

2.治风湿关节疼痛　藁本 9 g，苍术 9 g，防风 9 g，牛膝 12 g。水煎服。《青岛中草药手册》)

3.治大实心痛，大便已利　藁本半两，苍术一两。上为粗末，每服一两，水二盏，煎至一盏，温酒服。《保命集》藁本汤)

4.治漏，疬，虫蚀　藁本(去苗)、当归(切焙)、杏仁(汤浸去皮尖)各半两。上研为散。每用一字，绵裹内虫孔中。《普济方》藁本散)

5.治夏月沙痱子痒痛　新汲水挼藁汁调蛤粉敷之。雪水尤妙。《普济方》)

6.治大人小儿干白头屑　用藁本、白芷等分为末，夜擦旦梳，垢自去也。《便民本草汇言小集》)

7.治小儿疥癣　藁本煎汤浴之及用浣衣。《小儿卫生总微论方》)

8.治鼻生、面上赤　藁本研细末。先以皂角水擦动赤处，拭干，以冷水或蜜水调涂，干再用。《鸡峰普济方》藁本散)

9.治牙疳及宣露　藁本、升麻、皂角(不蛀者，烧灰存性)各半两，石膏一两半。上四味，杵罗为末。临卧时以手指蘸揩擦齿上，微激存药气。《博济方》黑散子)

【临床报道】　治疗神经性皮炎　用 50%藁本注射液于病损处皮下注射，一般每个病损每星期注射 2 次，每次 5～10 ml；如病损较多，或范围较大，可每日轮流注射，每星期内每个病损均按注射 2 次。每次注射后可局部热敷以防形成硬结。经治 139 例，观察 1～4 个月，痊愈(皮疹全部消退，不痒)46 例，显效(皮疹 2/3 以上消退，无明显痒感)44 例，有效(皮疹部分消退，仍有一定痒感)47 例，无效 2 例。有效率为 98.5%(其中 6 例曾并用少量 0.5%氢化可的松乳剂)。一般在注射 3～4 次后痒感减退，逐渐好转；病损较小者 8～10 次痊愈，最多达 20 次。除个别有过敏现象，或出现荨麻疹样皮疹，或肿胀部位肿疾疼痛外，未见其他不良反应。

【各家论述】　1.张洁古："藁本，乃太阳经风药，其气雄壮，寒气郁于本经头脑必用之药，巅顶痛，非此不能除。与木香同用，治雾露之清邪中于上焦；与白芷同作面脂，既治风，又治湿，亦各从其类也。"(引自《纲目》)

2.《本草汇言》："藁本，升阳而发散风湿，上通巅顶，下达肠胃之药也。其气辛香雄烈，能清上焦之邪，辟雾露之气，故治风头痛，寒气犯脑之连齿痛。又能利下焦之湿，消阴障之风，故兼治妇人阴肿疝瘕，阴急淋带，以及风客于胃，久利不止。大抵辛温升散，祛风寒湿气于巨阳之经为专功，若利下焦寒湿之证，必须下行之药为善。"

3.《本草求真》："或谓其性颇有类于芎，皆能以治头痛，然一主于肝胆，虽行头目，而不及于巅顶，一主太阳及督，虽其上下皆通，而不兼及肝胆之为异耳。"

4.《本草正义》："《本经》主妇人疝瘕，阴中寒，肿痛，腹中急，皆清阳不振，厥阴之气留窒不伸为病，温以和之，升以举之，解结除寒，斯急痛可已，疝瘕可除。而阴虚内热，肝络结滞之疝瘕急痛，非其治也。《别录》谓辟雾露润泽者，温升助阳，能胜寒湿，此即仲景所谓清邪中上之病，亦即《经》言阳中雾露之气也；又谓疗风邪嚲曳，则风寒袭络，而经挛不仁，步履无力之症，庶几近之。亦有阴虚无力，痿躄不用，而肢体嚲曳者，则更非风所可妄试。"藁本味辛气温，上行升散，专主太阳太阴之寒风寒湿，而能疏达厥阴郁滞，功用与细辛、川芎、羌活近似。"

5840　檀香 tán xiāng《别录》

【异名】　旃檀(竺法真《罗浮山疏》)，白檀《本草经集注》)，檀香木《本草图经》)，真檀《纲目》)。

【基原】　为檀香科檀香属植物檀香树干的心材。

【原植物】　檀香 *Santalum album* L.

常绿小乔木，高约 10 m。枝具条纹，有多数皮孔和半圆形的叶痕；小枝细长，节间稍膨大。单叶椭圆状卵形，膜质，长 4～8 cm，宽 2～4 cm，先端锐尖，基部楔形或阔楔形，多少下延，边缘波状，稍外折，背面有白粉；叶柄长 1～1.5 cm。三歧聚伞式圆锥花序腋生或顶生，长 2.5～4 cm；苞片 2 枚，钻状披针形，早落；总花梗长

2～5 cm；花梗长 2～4 mm；花长 4～4.5 mm，直径 5.6 mm；花被管钟状，淡绿色，花被 4 裂，裂片卵状三角形，内部初时绿黄色，后呈深棕红色；雄蕊 4，外伸；花盘裂片卵圆形，花柱深红色，柱头浅 3（～4）裂。核果长 1～1.2 cm，外果皮肉质多汁，成熟时深紫红色至紫黑色，宿存花柱基多少隆起，内果皮具纵棱 3～4 条。花期 5～6 月，果期 7～9 月。

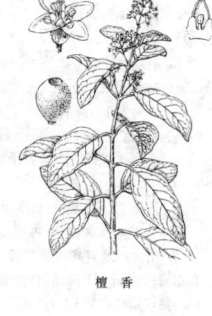

檀香

野生或栽培。分布于澳大利亚、印度尼西亚和南亚等地。

本植物的心材经蒸馏所得的挥发油（檀香油）、心材中的树脂（檀香泥）亦供药用，另设专条。

【栽培】 生物学特性 半寄生性树种，喜热带、亚热带气候。能耐 0～2℃ 的低温，遇短期霜冻，能安全越冬。在海拔 600～1 000 m 丘陵山地，年最温 600～2 000 mm，年平均气温 10～35℃ 之间适宜生长。喜光，不耐荫蔽，较耐干旱，忌积水。在酸性红壤、黄壤或河边冲积砂质壤土均生长良好，忌黏土，在干燥多石砾的土壤上生长缓慢，但心材含油量高；在疏松肥沃的土壤上生长迅速，但心材质量差。

繁殖方法 檀香除本身根系吸收营养外，还需要纤细的小根产生吸盘吸附寄生植物的根部，从而吸取营养。我国可选择寄主催吐萝芙木、长春花、儿茶、台湾相思树、栀子、南洋楠、楠皮木、紫、木棉、诃子、厚树皮、山大颜等。主要用种子繁殖，育苗移栽法。9～11 月，采摘粒大、饱满、紫红色的成熟果实作种，采回立即用清水洗去果皮，种子阴干后用（50～100）×10^{-6} 赤霉素浸种 24 小时，然后砂藏催芽，待次年春季，气温回升时播种，可促进种子发芽。幼苗出现真叶时，必须把幼苗分别移栽于预先种有寄主植物的盆内。3～4 月定植，按行株距 4 m×4 m 或 5 m×5 m 开穴，穴径 60 cm，穴深 50 cm，每穴施腐熟有机肥。定植时将苗连同寄主带土团栽入穴内，覆土压实。

田间管理 栽培后要有一定荫蔽。要经常保持植株周围土壤疏松湿润，培育 1～2 年内要浅松土，忌深翻。每年施肥 2～3 次，以人畜粪为主。檀香和寄主植物有缺株应及时补苗，寄主植物生长过旺，需进行修剪侧枝，促进主干生长。

【采收加工】 全年可采。采得后切小段，除去边材（制造檀香器具时，剩下的碎材亦可利用）。

【药材】 檀香 Santali Albi Lignum 主产于印度、印度尼西亚和马来西亚，以印度老山檀质佳。

性状 本品为长短不一的圆柱形木段，有的略弯曲，一般长约 1 m，直径 10～30 cm。外表面灰黄色或黄褐色，光滑细腻，有的具疤节或纵裂，横截面呈棕黄色，显油迹；棕色年轮明显或不明显，纵向劈开纹理顺直，质坚实，不易折断。气清香，燃烧时香气更浓；味淡，嚼之微有辛辣感。

鉴别 （1）心材横切面：导管单个散在，偶有 2～3 个联合，木射线由 1～2 列径向延伸的细胞组成，木纤维与纤维管胞无明显区别，木薄壁细胞单个散在或数个联结，有的含草酸钙方晶，导管、射线细胞、木薄壁细胞内均可见油滴。

粉末特征：淡黄棕色。含晶厚壁细胞类长方形或长方形，直径约 45 μm，壁厚，于角隅处特厚，木化，层纹隐约可见，胞腔

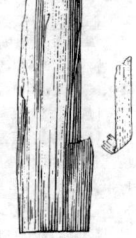

檀香（心材）饮片

内含草酸钙方晶；含晶细胞位于纤维旁，形成晶纤维。草酸钙方晶多面形、扁类方形、鱼尾状双晶及膝状双晶等，直径 22～42 μm。韧型纤维直径 14～20 μm，壁厚约 6 μm，具单纹孔。纤维管胞少数，切向壁有具缘纹孔，纹孔口斜裂缝状或相交成十字形。其缘纹孔导管直径约 64 μm，含红棕色或黄棕色分泌物。木射线宽 1～3 列细胞，壁稍厚，具单孔。此外，有时可见管状分泌细胞，内贮红棕色及黄棕色分泌物。

（2）薄层色谱：取本品挥发油，加乙醚制成每 1 ml 含 10 μl 的溶液，作为供试品溶液。另取檀香醇对照品，加乙醚制成每 1 ml 含 5 μl 的溶液（或用印度檀香的挥发油加乙醚制成每 1 ml 含 10 μl 的溶液）作为对照品溶液。吸取上述两种溶液各 10 μl，分别点于同一硅胶 G 薄层板上，以石油醚（60～90℃）-醋酸乙酯（85：15）为展开剂，展开，取出，晾干，喷以对二甲氨基苯甲醛溶液（取对二甲氨基苯甲醛 0.25 g，溶于冰醋酸 50 g 中，加 85% 磷酸 5 g 与水 20 ml，混匀），在 80～90℃ 加热至斑点显色清晰。供试品色谱中，在与对照品色谱相应的位置上，显相同的紫蓝色斑点。

品质标志 《中华人民共和国药典》2010 年版规定：本品含挥发油不得少于 3.0%（ml/g）。

【成分】 心材含挥发油，称为白檀香油（sandalwood oil），含量约为 1.5%～5%。其中主成分为倍半萜类化合物，α 和 β-檀香萜醇（santalol）占 90% 以上，檀烯（santene）、α 和 β-檀香萜烯（santalene）、檀香二环酮（santenone）、檀香二环酮醇（santenone alcohol）、表-β-檀香萜烯（epi-β-santalene）、12，13-二氢-α-檀香萜醇（12，13-dihydro-α-santalol）、12，13-二氢-β-檀香萜醇（12，13-dihydro-β-santalol）、α 和 β-姜黄烯（curcumene）、β-金合欢烯（β-farnesene）、黑蚁素（dendrolasin）、檀香萜酸（santalic acid）、酮基檀香萜酸（ketosantalic acid）、α 和 β-檀香萜醛（epi-β-santalol）、檀油醛（teresantalaldehyde）、檀油醇（teresantalol）、二氢-α-沉香呋喃（dihydro-α-agrofuran）、二氢-β-沉香呋喃（dihydro-β-agrofuran）、朱栾萜烯（valencene）等。氨基酸类：顺式及反式的 4-羟基脯氨酸（4-hydroxyproline），对称高亚精胺（sym-homospermidine），γ-L-谷氨酰-S-(1-丙烯基)半胱氨酸亚砜〔γ-L-glutamyl-S-(prop-1-enyl) systein sulfoxide〕。

【药理】 1. 抗菌作用 α-檀香醇和 β-檀香醇有较强的抗菌作用，曾用作尿道消毒剂，治疗白浊等症。尚用于香料、肥皂和洗涤剂。

2. 中枢镇静作用 檀香木中 α-檀香醇和 β-檀香醇具有与氯丙嗪类似的神经药理活性，对小鼠中枢镇静作用。

【炮制】 ① 取原药材，除去杂质，锛片或锯成小段后劈成小碎块。② 取原药材，加水浸泡 3～5 日后，蒸 1～1.5 小时，取出，锛成 1 mm 厚的片，晒干。

饮片性状 本品为不规则的条形薄片或小碎块，淡黄棕色，表面纹理纵直整齐，质致密而韧，光滑细致。具特异香气，味微辛苦。

贮干燥容器内，置阴凉干燥处。

【药性】 辛，温。归脾、胃、肺经。

1.《日华子》："热，无毒。"

2.《珍珠囊》："甘、苦，阳中微阴。"

3.《汤液本草》："气温。味辛热。入手太阴经、足少阴经，通行阳明经药。"

4.《品汇精要》："气味俱厚，阳也。臭香。"

5.《本草汇言》："味辛，苦，气温。无毒。"

6.《本草通玄》："入脾、肺。"

7.《本草再新》："入肝、脾、肺三经。"

【功用主治】 行气，散寒，止痛。主治胸腹胀痛，霍乱吐泻，噎膈吐食，寒疝腹痛及肿等。

1.《本草经集注》："消热肿。"

2.《本草拾遗》："主心腹（《本草图经》作'心绞痛'）霍乱，中恶

鬼气,杀虫。"

3.《日华子》:"治痛,霍乱。肾气腹痛,浓煎服;水磨傅外肾并腰肾痛处。"

4.《珍珠囊》:"引胃气上升,进食。"

5.《纲目》:"(治)噎膈吐食。又treat能生黑子,每夜以浆水洗拭令赤,磨汁涂之。"

6.《本草正》:"散风热,辟秽恶邪气,消肿胀;煎服之,可散冷气,止心腹疼痛。"

7.《本草备要》:"调脾肺,利胸膈,为理气要药。"

8.《玉楸药解》:"消痕疝瘕结。"

9.《本草再新》:"散邪发表,行湿,暖肠胃,止呕吐。"

【用法用量】 内服:煎汤,1.5～3 g,后下;或入丸、散。外用:磨汁涂

【宜忌】 阴虚火盛之证禁服。

1.《本草汇言》:"辛香芳烈而窜,如阴虚火盛,有动血致嗽者,勿用之。"

2.《本经逢原》:"禁用火焰,痈疽溃后脓多禁用。"

【选方】 1. 治心腹冷痛 白檀香三钱(为极细末),干姜五钱。泡汤调下。《本草汇言》

2. 治阴寒霍乱 白檀香、霍香梗、木香、肉桂各一钱五分。为极细末。每用一钱,炒姜五钱,泡汤调下。《本草汇言》

3. 治头面风,头目昏眩,肩背疼痛,头皮肿痒,颈项拘急 白檀香(锉)半两,甘菊花(择)三两,芎䓖二两,甘草(生)用一两。上四味,捣罗为散。每服一钱匕,温薄荷汤调下,茶清或沸汤调亦得。《圣济总录》檀香散

4. 治恶毒风肿 白檀香、沉香各一块,重一分,槟榔一枚。上三味,各于砂盆中,以水三盏,细磨取尽,滤去滓,银石锅内煎沸。候温,分作三服。《圣济总录》檀香饮

5. 治面上黑子斑 白檀香、苍耳(焙,为末)。每夜以暖浆水洗面,以布揩去,用白檀香磨汁涂之,食后米饮调苍耳叶末一钱。《平易方》面上黑子斑方

6. 治痱疮 以雪水磨檀香,鹅毛蘸扫上。《小儿卫生总微论方》

【临床报道】 治疗冠心病心绞痛 将红花檀香茶(红花6 g、檀香片2 g)放入有盖的大号杯中,用沸水冲泡,加盖焖10分钟后开始频频饮用,一般冲泡4次。缓解期患者冲泡饮用1剂/日,发作期患者冲泡饮用2剂/日。共治疗32例,中医辨证属心脉瘀阻型。30日后,显效15例,占46.9%;有效11例,占34.4%;无效6例,占18.8%。有效率为81.2%。

【各家论述】 1. 李东垣:"(檀香)能调气而清香,引芳香之物上行至极高之分,最宜橙橘之属,佐以姜、枣,将以葛根、豆蔻、缩砂、益智,通行阳明之经,在胸膈之上,处咽嗌之中,同为理气之药。"[引自《汤液本草》]

2.《纲目》:"白檀辛温,气分之药也,故能理卫气而调脾肺,利胸膈。紫檀咸寒,血分之药也,故能和营气而消肿毒,治金疮。"

3.《本草述》:"白檀之用,在洁古云引胃气上升,进饮食,而时珍所谓调膈吐食,不几能升者乎?东垣所谓,白檀调气在胸膈之上,处咽嗌之中,而《日华子》更言煎服止心腹痛、霍乱、肾气痛,是则其调气不止在上焦矣。总之,元气根于肾,畅于脾胃,统于肺,由下而升,即得从上而降,盖原其所自,又固如是;而胸膈之上,咽喉之间,乃主气之肺,其所治在斯耳。至白檀功,尽于东垣散冷气一语,如弘景消风热肿毒,亦即阳气之不能至于阴者,所郁聚为热风,是热之所化耳,无二义也,非谓其治冷又治热也。"

4.《本草求真》:"白檀气之清爽可爱,凡因冷气凝结,饮食不进,气逆上吐,抑郁不舒,服之能引胃气上升,且能散风辟邪,消肿住痛。功专入脾与肺,不似沉香力专降,而能引气下行也。"

【基原】 为豆科黄檀属植物黄檀的根或根皮。

【原植物】 黄檀 Dalbergia hupeana Hance 又名:檀、水檀《本草拾遗》,望水檀《群芳谱》,檀树、白檀树、檀木《中国主要植物图说》,白檀《中国高等植物图鉴》。

乔木,高10～17 m。树皮灰色。奇数羽状复叶,互生,长15～25 cm,叶轴及小叶柄有疏柔毛;托叶早落;小叶片9～11,长圆形或宽椭圆形,长3.5～5.5 cm,宽1.5～3 cm,先端钝,微缺,基部圆形。圆锥花序顶生或生在上部叶腋间;花梗有锈色疏毛;花萼钟状,萼齿5,不等长,最下面一个披针形,较长,上面2个宽卵形,连合,两侧2个卵形,较短,有锈色柔毛;花冠淡紫色或白色,瓣片基部有长爪,旗瓣圆形,先端微缺;雄蕊10个,为二体,(5)+(5);子房有柄,柱头头状。荚果长圆形,扁平,长3～7 cm,有种子1～3颗。花期7月,果期8～9月。

本植物的叶(黄檀叶)亦供药用,另设专条。

【采收加工】 夏、秋季采挖,洗净,切碎晒干。

【药性】 辛,平。有小毒。

1.《本草拾遗》:"有小毒。"

2.《纲目》:"气味辛,平。"

3.《浙江药用植物志》:"苦、微辛,平。"

【功用主治】 清热解毒,止血消肿。主治疮疖疔毒,毒蛇咬伤,细菌性痢疾,跌打损伤。

1.《本草拾遗》:"主恶疥,杀虫。"

2.《浙江药用植物志》:"清热解毒,止血消肿。主治细菌性痢疾,疔疮肿毒、咳血,跌打肿痛。"

【用法用量】 内服:煎汤,15～30 g。外用:研末调敷。

【选方】 1. 治疥疮 (黄檀根皮)研末,调敷患处。《福建药物志》

2. 治细菌性痢疾 (黄檀)根30～90 g,水煎服。《浙江药用植物志》

【基原】 为檀香科檀香属植物檀香的心材经蒸馏所得的挥发油。

【原植物】 参见"檀香"条。

【采收加工】 将檀香的心材切细,置大型蒸馏器内,经蒸馏后,可得3%～5%的檀香油。

【药material性】 檀香油 Santali Oleum 产于印度、马来西亚、澳大利亚及印尼等地。

性状 纯檀香油为无色乃至淡黄色略有黏性的油液,有檀香固有的香气,左旋性;在20℃能溶于6倍量的70%的乙醇中;相对密度0.973～0.985(25℃),旋光度−15～−20℃。

【成分】 参见檀香(心材)条。

【药理】 1. 抗菌作用 给大鼠喂饲檀香油0.5～2 g/kg,数日后可使尿路金黄色葡萄球菌的生长减少60%。体外檀香油的抑菌浓度为1:64 000～1:128 000,对痢疾杆菌亦有效;1:32 000浓度对鸟型结核杆菌有抑制作用。

2. 其他作用 檀香油有利尿作用,对离体兔小肠有麻痹作用,对兔耳皮肤有刺激作用。

【药性】《纲目拾遗》:"味苦。"

【功用主治】 降逆和胃,行气止痛。主治呃逆,呕吐,胃脘痛,腰痛。

1.《纲目拾遗》:"除恶,开胃,止吐逆。"

2.《中国医学大辞典》:"治心腹疼,腰肾痛,消热肿,并涂擦之。"

3.《新本草备要》:"治白浊。"

【用法用量】 内服：0.02～0.2 ml(每日量不超过 1 ml)。外用：涂擦。

5843 檀香泥 tán xiāng ní
《纲目拾遗》

【基原】 为檀香科檀香属植物檀香心材中的树脂。
【原植物】 参见"檀香"条。
【功用主治】 《纲目拾遗》："治胃气滞痛,肝郁不疏。"
【用法用量】 内服：煎汤,1～3 g；或入丸、散。

5844 礁膜 jiāo mó
《中国药用海洋生物》

【异名】 绿紫菜《辞海》,青菜《中国经济海藻志》。
【基原】 为礁膜科礁膜属植物礁膜及袋礁膜的藻体。
【原植物】 1. 礁膜 Monostroma nitidum Wittr.

幼体黄绿色，柔软光滑，囊状，不久裂为不规则的膜状，边缘多皱褶。一般高 2～6 cm，也可达 9～15 cm，体厚 20～30 μm，为单层细胞，细胞多边形，多数两个在一起，少数圆形，直径为 12～15 μm。

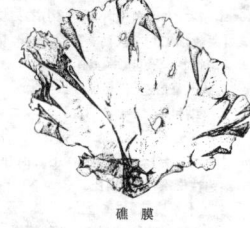

礁膜

生长于内海湾中、高潮带岩石上或较隐蔽处具有少量泥沙覆盖的石块上。我国分布于东南沿海。

2. 袋礁膜 M. arcticum Wittr.[M. angicava Kjellm.] 又名：绿塌膜菜、小黑菜、海青菜、海白菜《中国经济海藻志》。

幼体黄绿色或绿色,膜状。一般高 15～22 cm 或 26 cm 以上,厚25～35 μm。囊状期较长,后裂成数窝裂至不规则长圆形膜状体,边缘皱褶,细胞四至六角形,表面观为不规则紧密排列,横切面呈长方形。

生长于中、高潮带石上或浅水坑内。我国分布于黄海、渤海沿岸。

【采收加工】 春季采收,漂洗干净,晒干。
【成分】 藻体含十五醛(pentadecanal)、8, 11, 14-十七碳三烯醛(8, 11, 14-heptadecatrienal)、8-十七碳烯醛(8-heptadecenal)、2, 4, 7-癸三烯醛(2, 4, 7-decatrienal)、硫酸鼠李聚糖(rhamnan sulfate),肝素样活性的抗凝血多糖。
【药理】 抗凝作用 从礁膜中提取的多糖有肝素样活性,可作为抗凝剂使用。
【药性】 《中国药用海洋生物》："咸,寒。"
【功用主治】 《中国药用海洋生物》"清热化痰,利水解毒,软坚散结。用于喉炎、咳嗽痰结及水肿等。"
【用法用量】 内服：煎汤,15 g。
【选方】 1. 治喉炎、咳嗽,痰结 礁膜、石莼、大青叶、柴胡各 15 g。煎服。
2. 治水肿,小便不利 礁膜、蛎菜、车前子各 15 g。煎服。(1、2 方出自《中国药用海洋生物》)

5845 霜红藤 shuāng hóng téng
《天目山药用植物志》

【异名】 霜江藤(南药《中草药学》),哥兰叶根、穿山龙《福建药物志》。
【基原】 为卫矛科南蛇藤属植物大芽南蛇藤的根及茎。
【原植物】 大芽南蛇藤 Celastrus gemmatus Loes.
攀缘状灌木,长 3～7 m。冬芽大,长 7～10 mm。小枝圆柱形,具条纹,多皮孔。单叶互生；叶柄长可达 2 cm；叶片卵状椭圆形或

长方形,长 5～15 cm,宽 2～8 cm,先端渐尖或锐尖,边缘具细齿,基部楔形或钝圆。聚伞花序顶生或腋生,总柄短；花黄绿色,5 数,花盘有浅圆齿。蒴果,径 10～13 mm。花期 5～6月。

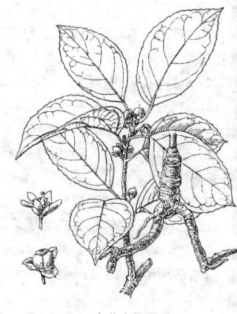

大芽南蛇藤

生于山地灌丛中。分布于浙江、安徽、福建、江西、河南、贵州、云南、陕西、甘肃、台湾。

【采收加工】 秋、冬季采根采收,切段晒干；春、夏季采茎,鲜用或晒干。
【成分】 根含倍半萜类化合物：1β, 2β-二乙酰氧基-9α-β-苯氧杂环丁酰氧基-β-二氢沉香呋喃(1β, 2β-diacetoxy-9α-β-phenyloxacyclobutanoyloxy-β-dihydroagarofuran)、1β-乙酰氧基-9α-β-苯甲酰氧基-9α-β-苯氧杂环丁酰氧基-β-二氢沉香呋喃(1β- acetoxy-2β-benzoyloxy-9α-β-phenyloxacyclobutanoyloxy-β-dihydroa-garofuran)、1β-乙酰氧基-2β-正丁酰氧基-9α-β-苯氧杂环丁酰氧基-β-二氢沉香呋喃(1β-acetoxy-2β-butanoyloxy-9α-β-phenyoxacyclobutanoyloxy-β-dihydroagarofuran)、1β-乙酰氧基-9α-β-苯氧杂环丁酰氧基-β-二氢沉香呋喃(1β-acetoxy-9α-β-phenyloxacyclobutanoyloxy-β-dihydroa-garofuran)。

【药性】 苦、辛,平。归肝、胃经。
1. 《全国中草药汇编》："涩,温。"
2. 《福建药物志》："苦,辛,温。"
【功用主治】 祛风除湿,活血止痛,解毒消肿。主治风湿痹痛,跌打损伤,月经不调,经闭,产后腹痛,胃痛,疝痛,疮痈肿痛,骨折,风疹,湿疹,带状疱疹,毒蛇咬伤。
1. 《全国中草药汇编》："舒筋活血,散瘀。主治风湿关节痛,月经不调。"
2. 《福建药物志》："祛风湿,壮筋骨,消瘀毒。治坐骨神经痛,胃痛,疝气,闭经,产后瘀血痛,荨麻疹,湿疹,带状疱疹,骨髓炎,痈肿,疔疮,骨折。"
【用法用量】 内服：煎汤,10～30 g；或浸酒。外用：研末调涂；或磨汁涂；或鲜品捣敷。
【宜忌】 孕妇慎用。
【选方】 1. 治疝气痛 大芽南蛇藤根或茎 15 g。水煎服。(《浙江民间植物志》)
2. 治荨麻疹,湿疹 哥兰叶根 60 g,盐肤木 30 g,水煎服；或哥兰叶根 30 g,野菊花、苍耳子各 15 g。水煎服。
3. 治带状疱疹 哥兰叶根 30～60 g,磨醋或浸醋,调雄黄末涂患处；或哥兰叶根二层皮,焙干,研末,调茶油涂患处。(2、3 方出自《福建药物志》)

5846 霞天曲 xiá tiān qǔ
《本草备要》

【基原】 为半夏等药和霞天膏制成的曲剂。
【制法】 制半夏、焦苍术、白茯苓各 4.5 kg,党参 6 kg,炙甘草 2.25 kg,广陈皮 2.25 kg,霞天膏 6 kg。先将霞天膏置适当容器中用热水并加热使之溶解。其他各药料粉碎后,将溶解的霞天膏倾入,混合均匀,通过涂有麻油的模印进行印曲,然后晒干。
【药性】 《本草再新》："味甘,性温,无毒。入肺、胃二经。"
【功用主治】 润肺健脾,化痰蠲饮。主治咳嗽,食积,痰核,癖块。
1. 《本草备要》："治沉疴痼痰,功效颇烈。"

2.《本草再新》:“健脾润肺,消食化痰。”

3.《饮片新参》:“健胃化痰,消宿饮、癖块、痰核。”

4.《药剂学》:“健脾养胃。治中气虚馁,体倦腹胀。”

【用法用量】 内服:开水或黄酒溶化,9～15 g;或入丸、散、膏剂。

【宜忌】《饮片新参》:“内热燥痰者忌用。”

5847 **霞天膏** xiá tiān gāo(《韩氏医通》)

【基原】 为牛科牛属动物黄牛的肉经熬炼而成之膏。

【原动物】 参见“牛肉”条。

【成分】 固体部分主要是各种含氮物质:肌酸(creatine),黄嘌呤(xanthine),次黄质(hypoxanthine),牛磺酸(taurine),明胶(gelatin),胨类(peptones),肽类〔如肌肽(carnosine)、鹅肌肽〕,氨基酸(丙氨酸、谷氨酸、天冬氨酸、亮氨酸),尿酸,尿素,此外还含有脂肪、乳酸、糖原、无机盐。以上诸成分大都是牛肉的原来成分,但明胶等成分则大部分是在制作中变化而产生的。

【炮制】 取原药材,用时捣服。

饮片性状 呈不规则碎块,半透明。淡黄白色或浅黄红色,有光泽。气微腥。

贮干燥容器内,密闭,置阴凉干燥处。

【药性】《本草经疏》:“味甘,温,无毒。”

【功用主治】 健脾胃,补气血,润燥化痰。主治虚劳羸瘦,中风偏废,痰饮痞积,皮肤痰核。

1.《韩氏医通》:“其沉疴痼疾,癫狂风痫,痞积疮疡,一切有形之病及妇人癥瘕,皆用霞天膏投所宜煎剂,汗、吐、下攻去污败虫物。”

2.《本草经疏》:“主中风偏废,口眼歪斜,痰涎壅塞,五脏六腑留痰宿饮,癖块,手足皮肤中痰核。”

【用法用量】 内服:化冲,9～15 g;或入丸剂。

【选方】 1. 治大病后极虚羸瘦 霞天膏每斤入茯苓四两,炖熔,空腹酒服三四钱。

2. 治肥盛多痰 霞天膏每斤入半夏曲四两,广皮二两,丸服。(1、2方出自《本经逢原》)

【各家论述】 1.《东医宝鉴》:“治痰之药,南星、半夏所以燥之,橘红、枳壳所以散之,茯苓、猪苓所以渗之,黄连、黄芩所以降之,巴豆、附子流通之义,竹沥、瓜蒌润下之义。夫老痰稠黏胶固于胸臆之间,依附盘泊于肠胃之外,苟非霞天膏之浸润流动而能从上从下出之乎?夫用此膏吐泻以去痰积,则不致虚损元气,所以为美也。”

2.《本草经疏》:“胃病则水谷不能以时运化,羁留而为痰饮;壅塞经络则为积痰、老痰、结痰等证;阴虚内热生痰,则为偏废、口眼歪斜;留滞肠胃,则为宿饮癖块;随气上涌,则为喘急迷闷;流注肌肉,则为结核。王隐君论人之诸疾,悉由于痰,然而痰之所生,总由于脾胃虚不能运化所致。惟用霞天膏以治诸痰症者,盖肉者胃之味也,以脾胃所主之物,治脾胃所生之病,故能由肠胃而渗透肌肤毛窍,搜剔一切留结也。阴虚内热之人,往往多痰,此则由于水涸火炽,煎熬津液,凝结为痰,胶固难散者,亦须以此和竹沥、贝母、橘红、苏子、栝楼根、枸骨叶之类消之;或以橘皮、白茯苓、苏子、白豆蔻仁、半夏、苍术为曲,治脾胃积痰;或以橘皮、贝母、苏子、栝楼根及仁、蓬砂为曲,治积热痰结。”

5848 **蹋菜** tà cài(姚可成《食物本草》)

【异名】 乌塌菜、瓢儿菜、雪里青(《苏南种子植物》)。

【基原】 为十字花科芸薹属植物塌棵菜的全草。

【原植物】 塌棵菜 *Brassica narinosa* Bailey

二年生草本,有时作一年生草本栽培,绿色。根粗壮,顶端有1短颈;茎直立,高30～40 cm,上部分枝。基生叶密生,厚而皱折,圆卵形至倒卵形,长10～20 cm,先端钝,全缘或有不显著的疏圆齿,或基部有一、二对不清晰裂片;叶柄白色,阔8～20 mm;茎生叶圆形或圆卵形,无柄而抱茎,全缘。总状花序少数,粗壮;花黄色,长6～10 mm,较花梗为短;花瓣十字形,有长爪;雄蕊6,4长2短;柱头头状。长角果圆柱形,长2～4 cm,具粗喙。种子球形,深褐色。

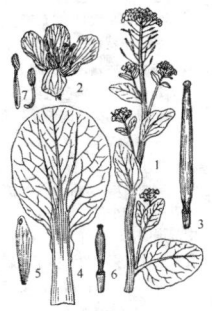

塌棵菜

1. 植株上部 2. 花 3. 长角果 4. 基生叶 5. 萼片 6. 雌蕊 7. 雄蕊

华东一带有栽培。

【成分】 瓢儿菜500 g含蛋白质7.5 g,脂肪0.8 g,糖12 g,灰分6.6 g;钙332 mg,磷127 mg,铁5.7 mg,胡萝卜素5.1 mg,硫胺素0.16 mg,核黄素0.29 mg,克尼酸2.9 mg,维生素C 172 mg。

【药性】 姚可成《食物本草》:“甘,平,无毒。”

【功用主治】 姚可成《食物本草》:“滑肠,疏肝,利五脏。”

5849 **螳螂** táng láng(《别录》)

【异名】 不过、莫貈、蚀蠰、蛑(《尔雅》),巨斧(《淮南子》),拒斧、髦(《方言》),蚚父(《说文》),天马(《吕氏春秋》高诱注),螗螂、石螂(《尔雅》郭璞注),龁肬(《方言》郭璞解),食肬(《艺文类聚》),刀螂、蚀螂(《纲目》),斫父、斫螂(《说文解字注》)。

【基原】 为螳螂科大螳螂属动物大刀螂、螳螂属动物南方刀螂、小螳螂属动物小刀螂、巨斧螳螂属动物广腹螳螂等的全体。

【原动物】 1. 大刀螂 *Paratenodera sinensis* Saussure 又名:中华绿螳螂、中国螳螂、长螳螂、老虎哥(《中国动物药志》)。

体形较大,长约8 cm。黄褐色或绿色,头三角形,前胸背板、肩部较发达,后部至前肢基部稍宽。前胸细长。前翅革质,前缘带绿色,末端有较明显的褐色翅脉;后翅比前翅稍长,有深浅不等的黑褐色斑点散布其间。雌虫腹部特别膨大。足3对,前胸足粗大,镰刀状。中足和后足细长。

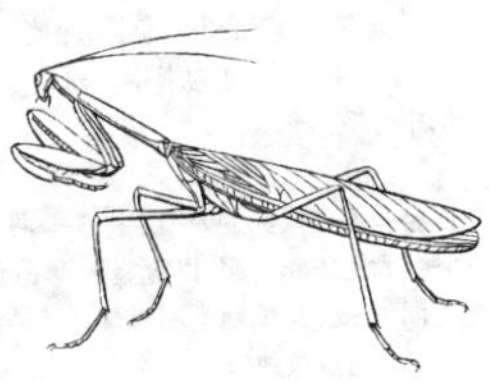
大刀螂

栖于草丛及树枝上。全国大部分地区均有分布。

2. 南方刀螂 *Tenodera aridifolia* Stoll. 又名:二点螳螂(《中国药用动物志》),素叫螳螂(四川)。

体中等大小,细长,体绿色、黄褐色或浅灰褐色。头三角形,触角丝状。复眼大而突出,单眼3个,红棕色,呈“品”字形排列,前胸长,前胸背板两侧几平行,中间有一浅纵沟。翅淡绿色、黄褐色或浅灰褐色,半透明。前足腿节三角形,两前足基部中央有一明显的橘红色斑块。中足和后足细长。

多栖于向阳背风的灌木、矮小竹丛及草丛荒地处。分布于南方各地。

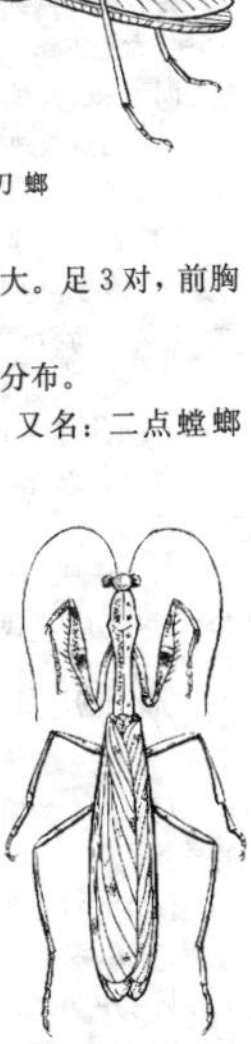
小刀螂

3. 小刀螂 *Statilia maculata* Thunb.

体中等大小,长4.8～6.5 cm,色灰褐色至暗褐色,有黑褐色不规则的刻点散布

其间。头部稍大，呈三角形。前胸背细长，после缘细齿排列明显。侧角部的齿稍特殊。前翅革质，末端钝圆，带黄褐色或红褐色，有污黄色斑点。后翅翅脉为暗褐色。前胸足腿节内侧基部及胫节内侧中部各有一大形黑色斑纹。

全国大部分地区均有分布。

4. **广腹螳螂** *Hierodula patellifera* Serville

体中等大小，绿色。头三角形，触角丝状。复眼发达，单眼3个。前胸粗短，前半部两侧扩大，最大宽度为最狭处的2倍。两侧有明显的小齿。前翅革质，狭长如叶片状，外缘及基部青绿色，中部透明，外缘中间有淡黄色斑块；后翅膜质。前足镰刀状，前足基节下缘有4个齿。中足和后足细长。

常活动于农田周边的瓜架、桑树、灌木或墙壁上。分布于我国湖北、广东、台湾等地。

以上动物的卵鞘（桑螵蛸）亦供药用，另设专条。

【采收加工】 夏、秋季间捕捉，晒干。

【药材】 **螳螂** *Paratenodera seu Hierodula* 产于四川、浙江、江西、山东、江苏等地。

性状 本品多为干瘪的虫体，长4~8 cm，黑褐色或黄棕色。头部三角形，复眼1对，单眼3个，呈倒三角形排列于两触角间上方；前胸背侧缘具细齿。翅，足多残缺不全。体轻、质脆，易碎。气微，味微咸、涩。

【药性】《医林纂要》："甘、咸、温。入肝、入心。"

【功用主治】 定惊止搐，解毒消肿。主治小儿惊痫抽搐，咽喉肿痛，疔肿恶疮，痔疮，脚气。

1.《纲目》："治小儿急惊风搐搦，又出箭镞，生者能蚀疣目。"

2.《医林纂要》："补心、缓肝，去风热，定惊痫。入心而能泄热气，散瘀血。"

【用法用量】 内服：研末，1~2只。外用：捣敷、研末嗜鼻，吹喉或调敷。

【选方】 1. 治小儿急惊，定搐 螳螂一个，蜥蜴一个，赤足蜈蚣一条。上三味，同为细末。每用一刺平，吹入鼻内。《圣济总录》中分散）

2. 治小儿急、慢惊风 螳螂一个（全者，炙黄研为细末），朱砂、麝香各半钱。上为细末。如一两岁儿分作三服，三五岁儿分作两服，六七岁作一服，以金、银、薄荷汤调下。慢惊加生硫黄一豆大，同为末。急惊则不用硫黄。《是斋百一选方》

3. 治咽喉肿痛或破烂，不问新久 螳螂一只（晒干），净冰片一钱，硼砂七分。正绿尊梅（去蒂）五分。共研细末。吹入喉内，能生肌消炎。（福建）

4. 治疔肿恶疮，附骨痈，经年不消毒疮 用自死螳螂烧存性，为末，以腊猪脂和敷。《卫生易简方》

5. 治痔疮 烧螳螂（褐色者）服之。《新本草纲目》

6. 治竹簇入肉不可拔者 螳螂一个，巴豆半个。同研，敷伤处。微痒且忍，极痒乃撼皮之。以黄连、贯众汤洗拭，石灰敷之。《纲目》

7. 治脚气（痹、水脚气） 取螳螂体部，以饭粒捣和，包裹腿脚患处。《动植物民间药》

5850 **螺蛳** luó sī《纲目》

【异名】 蜗篆《别录》，师螺《本草拾遗》，蜗嬴《纲目》。

【基原】 为田螺科环棱螺属动物方形环棱螺及其同属动物的全体。

【原动物】 方形环棱螺 *Bellamya quadrata* (Benson) 又名：金螺、石螺、湖螺、豆田螺、蜗蜷牛。

贝壳中等大小，全体呈长圆锥形。壳质厚，极坚固。壳高26~30 mm，壳宽14~17 mm。壳顶尖，螺层7层，缝合线深，体螺层略大；壳面黄褐色或深褐色，有明显的生长线及较粗的螺棱。壳

口呈圆形，边缘完整。厣角质，黄褐色，卵圆形，其上有同心环状的生长纹。

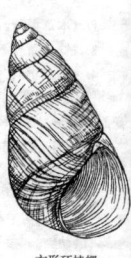

方形环棱螺

生活于河沟、湖泊、池沼及水田内，多栖息于腐殖质较多的水底，以藻类及其他植物的表皮为食。我国大部分地区均有分布。

本动物的贝壳（白螺蛳壳）亦供药用，另设专条。

【采收加工】 四季均可捕获。洗净用。

【药性】 甘，寒。

1.《别录》："味甘，无毒。"

2.《本草拾遗》："寒。"

3.《本草汇言》："味甘、微苦，气寒，有毒。"

【功用主治】 清热，利水，明目。主治黄疸，水肿，疮肿，淋浊，消渴，痢疾，目赤翳障，痔疮。

1.《别录》："主明目。"

2.《本草拾遗》："汁主明目，下水。"

3.《日用本草》："解热毒，治酒疸，利小水，消疮肿。"

4.《饮膳正要》："治肝气热，止渴，解酒毒。"

5.《纲目》："醒酒解热，利大小便，消黄疸水肿。治反胃，痢疾、脱肛，痔漏。"

6.《玉楸药解》："清金利水，泄湿除热。治水胀满，疔脚气，黄疸，淋沥，消渴，齐疾，瘰疬，眼病，脱肛，痔瘘，痢疾，一切疗肿。"

7.《中国动物药志》："清热，利水，明目。治黄疸，水肿，淋浊，消渴，痢疾，目赤翳障，肿毒等。"

【用法用量】 内服：煮汁，20个，或煎汤；或捣汁。外用：捣敷。

【宜忌】 不宜多食；脾胃虚寒者慎服。

1.《日用本草》："食多，发寒湿痛疾。"

2.《本草汇言》："胃中有冷饮，腹中有久泄不实，并有冷瘕冷疝，或有久溃痈疮未敛，不宜食之。"

3. 姚可成《食物本草》："多食令人腹痛不消。"

【选方】 1. 治黄疸，酒疸 小螺蛳养去泥土，日日煮食汁。《永类钤方》

2. 治黄疸吐血，病后面目俱黄，吐血成盆，诸药不效 螺蛳十个，水漂去泥。捣烂澄一夜，五更取清服二三次。《小山怪证方》

3. 治白游风肿 螺蛳肉入盐少许，捣泥贴之。《摘玄方》

4. 治五淋，白浊 螺蛳一碗，连壳于锅内炒热，淬以好白酒三碗，煮至一碗。取螺以针挑肉食，仍以此酒下之，食之二三次。《扶寿精方》

5. 治膀胱前热，小便不通 螺蛳一合，捣葱白五个，麝香一分，盐少许，共捣成饼。罨脐上，须臾即通。毛毛酸浮汁服加酒浸少许。单灯心汤空心服。《婴童类萃》掩脐膏

6. 治目痛累年，或三四年 取生螺一枚以水洗之，令螺口开，以黄连一块，内螺口中，令其螺饮黄连汁，以绀注取汁，着筒中。《普济方》

7. 治瘟疹目翳 水煮螺蛳常食。《济急仙方》

【各家论述】《本草汇言》："螺蛳，解酒疸，消黄疸，清火眼，利大小肠之药也。顾汝琳曰：此物食土居水，体性大寒，善解一切热瘴，因风因燥因火者，服用见效最速。惟堪煮熟，挑出壳，以油酱椒韭调和食之，不杂药料剂中。"

5851 **螺厣草** luó yǎn cǎo《本草拾遗》

【异名】 镜面草《杨氏家藏方》，蟢儿草、地连钱《纲目拾遗》，石龙、石茶《植物名实图考》，抱树莲《中国蕨类植物图谱》，抱石莲《中国主要植物图说》，山豆爿草、血草《福建民间

草药》),石耳坠、疬子药(《贵州民间药物》),石瓜子、瓜子草、瓜子莲(《湖南药物志》),金指甲、风不动、金茶匙(《闽东本草》),铁指甲(《云南药用植物名录》),飞龙鳞、猫龙草(《全国中草药汇编》)。

【基原】 为水龙骨科伏石蕨属植物伏石蕨的全草。

【原植物】 伏石蕨 *Lemmaphyllum microphyllum* Presl〔*Drymoglossum microphyllum* (Presl) C. Chr.〕

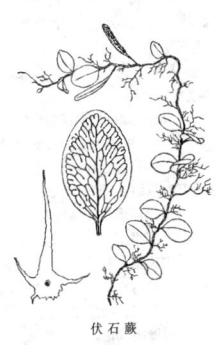

附生小型植株。根茎纤细,长而横生,淡绿色,疏被淡褐色、钻形鳞片,基部近圆形,粗筛孔状,全缘。叶远生,二型:营养叶的叶柄极短,长 2～3 mm;叶片卵圆形或近圆形,长 1～1.5 cm,宽 8～10 mm,先端圆,基部圆形或阔楔形,全缘;孢子叶的叶柄长约 1 cm;叶片缩狭呈舌状或狭披针形,长 2.5～3.5 cm,宽 2～3 mm,干后边缘反卷;叶脉不明显,小脉连接成网状,内藏小脉单一而呈棒状;叶肉质,光滑或疏被褐色、卵形鳞片。孢子囊群线形,位于中脉与叶边之间,幼时有盾状隔丝覆盖。

伏石蕨

附生于林中树干或岩石上。分布于西南及福建、江西、湖北、湖南、广东、广西、台湾等地。

【采收加工】 全年均可采收,晒干或鲜用。

【成分】 全草中含有三萜化合物:α,β-芒柄花二烯(α,β-onoceradiene),7,14-芒柄花二烯(onocera-7, 14-diene),7, 13-芒柄花二烯(onocera-7, 13-diene),7, 14(27)-芒柄花二烯〔onocera-7, 14(27)-diene〕,8, 14(27)-芒柄花二烯〔onocera-8, 14(27)-diene〕,α-水龙骨萜四烯(α-polypodatetraene);还有甾体化合物:蕨甾酮(pterosterone),ecdysterone 和伏石蕨甾酮(lemmasterone)。

【药性】 辛、微苦,凉。归肺、肝、胃经。

1.《纲目》:"味辛。"

2. 王安卿《采药志》:"性凉。"

3.《贵州民间药物》:"性温,味辛、微苦。"

4.《苗族药物集》:"性热,味涩。"

【功用主治】 清肺止咳,凉血止血,清热解毒。主治肺热咳嗽,肺痈,咯血,吐血,衄血,尿血,便血,崩漏,咽喉肿痛,腮腺炎,痢疾,瘰疬,痈疮肿毒,皮肤湿疹,风火牙痛,风湿骨痛。

1.《本草拾遗》:"主痈肿,风疹,脚气肿,捣烂敷之。亦煮汤洗肿处。"

2.《纲目》:"治小便出血,吐血,衄血,齫齿痛。"

3.《药性考》:"治便血,血淋。"

4. 王安卿《采药志》:"治肺火结成脓血痈疽。"

【用法用量】 内服:煎汤,9～18 g,鲜品 60～120 g;或捣汁。外用:捣敷;或研末调敷;或煎水洗;或绞汁滴耳。

【选方】 1. 治劳伤咳嗽 石耳坠 30 g。泡酒服。(《贵州民间药物》)

2. 治肺痈吐脓 螺靥草 60 g,冰糖 15 g。加水煎服。(《福建民间草药》)

3. 治小便出血 镜面草取清汁,入童少许,同水调服。(《世医得效方》镜面散)

4. 治大便出血 镜面草捣汁,无灰酒下之,或用淡豆豉煎汤下之。(《续回生集》)

5. 治痢疾 伏石蕨全草 6 g。水煎服。(《湖南药物志》)

6. 治白带 伏石蕨 30 g,猪瘦肉(或鸡蛋)糖各适量。水炖

服。(《福建药物志》)

7. 治蛇缠恶疮 镜面草,入盐杵烂敷之。(《纲目》)

8. 解鼠莽毒 镜面草自然汁、清油各一杯,和服,即下毒三五次,以肉粥补之,不可迟。(《医说》)

9. 治风湿疼痛 石耳坠 30 g。煎酒服。(《贵州民间药物》)

10. 治心气痛 伏石蕨全草,研细末,每次 3 g,兑酒服。(《湖南药物志》)

5852 **螺旋藻** luó xuán zǎo
《海洋药物》

【基原】 为颤藻科螺旋藻属植物钝顶螺旋藻等多种螺旋藻的藻体。

【原植物】 钝顶螺旋藻 *Spirulina platensis* (Notdst.) Geitl.

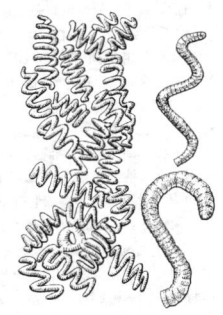

藻体为多细胞、圆柱形螺旋状的丝状体,单生或集群聚生,藻丝直径 5～10 μm,先端钝形,螺旋数 2～7 个。藻体可以颤动和旋转运动,常像弹簧一个纵轴似地很快旋转,向前爬行。细胞内含物均匀,无真正的细胞核。由于体内的藻红素和藻蓝素等的数量不同,而呈现不同体色,如蓝绿色、黄绿色或紫红色等。并有纤弱的横隔壁。属原核生物的简单繁殖方式,可直接分裂。

钝顶螺旋藻

钝顶螺旋藻生长于各种淡水和海水中,常浮游生长于中、低潮带海水中或附生于其他藻类和附着物上形成青绿色的被覆物。广泛分布于温暖的盐、淡水域。现在已人工培养并大面积机械化生产。

【栽培】 生物学特性 螺旋藻的最佳生长温度是 35～37 ℃,具有较好的耐热性。最佳生长 pH 范围为 8.3～11.0,当 pH 大于 11.0 时将不利于生长。在营养和温度正常的情况下,光照就成为影响螺旋藻生长的一个重要因素,在室外培养,光源主要是太阳;在实验中,一般使用冷白光源,生长培养所需光强度为 3 700～4 000 lx,维持培养时为 1 100 lx 左右。螺旋藻的生长不仅受到光强度的影响,而且因光的色值不同,反应各异。

繁殖方法 选育藻种:选育优质高产的藻种是培养过程的重要环节,在培养过程中还要对藻种进行驯化和复壮,以防其退化和减产。制备培养基。国内外广泛使用的是乙经培养基,主要由 NaHCO₃、NaCl、K₂SO₄、KH₂PO₄、FeSO₄·7H₂O 等盐类组成。设计培养基的配方时,要使其 pH、营养状况方面能接近藻种池养液的状况,使接种后的藻体能迅速进入正常生长状态。培养采收过程中要根据温度、光强、pH 及藻体形态特征不断补添新的培养液。培养基的 pH 一般在 9 左右。分级扩大培养:一般分为藻种培养、扩大培养、接种、大池培养。接种量的多少一般以藻液 OD(藻种池的光密度,用以表示藻体浓度)在 0.1 左右为宜,在适宜的气候条件下,经过 4～5 日培养,其 OD 达到 0.8～1.0,即可进行采收。

藻池管理 大池培养过程中的管理是稳产高产的重要保证。管理的主要内容是定时测定记录气温、水温、pH、OD 值,清除杂物,定时开关搅拌器。藻种池和大池一般都要求装搅拌器。搅拌不仅可以使藻池中营养物质分布均匀,避免池中深浅层藻体受到的光伤害和光饥饿现象,同时还能排除过多的 O₂,减少因氧饱和而产生的光合抑制作用。注意控制 pH 在 10 左右,方法是增加 NaHCO₃,增添或更换新鲜培养液,增加 CO₂ 的供给等。注意控制温度,最适培养温度为 25～35 ℃。

【采收加工】 采收干燥是螺旋藻工业化生产的关键技术。使干物质含量较低的藻液通过过滤、洗涤，在不损失有效营养成分的基础上，逐步脱水、干燥得到成品藻粉。藻液的过滤设备一般采用斜筛、重力曲筛，脱水设备采用三足式离心机或真空吸滤机，干燥设备有特别的喷雾干燥器和旋转闪蒸干燥器。

【成分】 藻体含蛋白质(60%)，主要由异亮氨酸、亮氨酸、赖氨酸、甲硫氨酸、苯丙氨酸、苏氨酸、色氨酸、缬氨酸等组成。此外，还含脂肪、碳水化合物、叶绿素，类胡萝卜素，藻青素，维生素 A、B_1、B_2、B_6、B_{12}、E、烟酸 (nicotinic acid)、肌酸 (creatine)、γ-亚麻酸(γ-linolenic acid)、泛酸钙、叶酸及钙、铁、锌、镁等。另含螺旋藻多糖。

【药理】 1. 抗辐射损伤作用 小鼠受致死剂量^{60}Co γ射线照射前5日每日给小鼠腹腔注射螺旋藻多糖(SPP)125 mg/kg 或 C-PC(藻青素即藻蓝蛋白)50 mg/kg，结果小鼠照射后 30 日存活率分别比对照组提高 33%和 28%。同时，SPP 和 C-PC 可刺激受^{60}Co γ射线亚致死剂量照射后小鼠脾系祖细胞和造血干细胞的形成，并增加骨髓有核细胞的数量。SPP 和 C-PC 还可以增加照射小鼠外周血细胞的总数。螺旋藻多糖能提高受 5 Gy γ 射线照射小鼠的脾重量、脾淋巴细胞数和脾淋巴细胞转化功能。螺旋藻的抗辐射机制是由于螺旋藻多糖有明显提高核酸内切酶对损伤DNA 的切除活性和增强辐射引起的 DNA 修复合成作用，从而增强了细胞对 DNA 损伤的修复能力。

2. 抗肿瘤抗突变作用 螺旋藻对短期一次注射和长期多次注射 1, 2-二甲肼诱导的 NIH 小鼠和 SD 大鼠大肠变性隐窝的形成有抑制作用。钝顶螺旋藻对小鼠 S_{180} 和宫颈癌 U_{14} 有明显的抑制作用，当剂量为 25 mg/kg 时，其抑瘤率分别为 51.82%和 37.93%。此外极大螺旋藻胞内多糖对体外生长的 HL-60 细胞有抑制生长的作用。螺旋藻剂量为 1.5、3 g/kg 时对环磷酰胺所致小鼠微核增加有显著拮抗作用。

3. 光敏作用 人大肠癌细胞株 HR-8348 培养后分别用 100、50、25 μg 的钝顶螺旋藻的藻蓝蛋白处理，经光波为 630 nm 的铜激光辐照 12 J/cm^2，用 MTT 法检测培养癌细胞存活率分别为 22.2%、37.6%和 89.7%，显示良好的剂量效应。对肉瘤 S_{180} 小鼠，分别给予藻蓝蛋白注射 2 mg 或口服 20 mg 后，经铜激光辐照瘤体 15 日后，有效率分别为 50%和 53%，与对照组相比，具显著差异。体内外试验证实藻蓝蛋白确有光敏作用，且无毒副作用，是一种理想的光敏剂。

4. 对免疫系统的作用 螺旋藻对机体的免疫调节，无论从细胞免疫、体液免疫和单核巨噬细胞吞噬功能以及对免疫器官重量和白细胞水平方面均明显递增。螺旋藻可防止氢化可的松所致小鼠体重及胸腺重量减轻，对胸腺细胞凋亡的发生有保护作用。

5. 抗氧化、延缓衰老作用 螺旋藻多糖能延长果蝇的平均寿命，提高低温(−5℃)环境下的存活率并能降低果蝇脂褐质含量。小鼠灌胃 250 mg/kg 螺旋藻多糖能降低老龄小鼠肝、脑脂质过氧化物，提高老龄小鼠血浆中 SOD 活性，表明螺旋藻多糖具有延缓衰老作用。NIH 小鼠每日分别腹腔注射 SPP (螺旋藻多糖) 200 mg/kg、低剂量组心、肝、脑 MDA 含量降低，RBC、肝、脑 SOD 活性升高，全血、肝 GSH-Px 活性与 GSH 含量升高，胸腺指数回升。表明 SPP 能改善 D-半乳糖所致衰老小鼠的若干衰老指标。

6. 降血脂作用 螺旋藻对小鼠高血脂具有明显预防作用。给予螺旋藻喂饲实验性高脂血症模型的大鼠，可使血清 TC 值降低，升高 HDL-C 的含量。

7. 抗病毒作用 来源于螺旋藻的硫酸化多糖 Ca-Sp 能抑制单纯疱疹病毒(HSV-1)和人类免疫缺陷病毒(HIV-1)，在病毒入侵靶细胞时就产生抑制作用，以后更发现在病毒入侵宿主细胞

的后期复制阶段产生作用。螺旋藻在乙型肝炎病毒传染的人肝癌 2215 细胞株培养中，在最大无毒浓度为(1.57±0.70)mg/ml，可抑制乙肝病毒 e 抗原(HBeAg)、表面抗原(HBsAg)的分泌及细胞 HBV-DNA 的复制，其抑制作用有明显的剂量反应关系。

8. 对胃的保护作用 钝顶螺旋藻灌胃 250～500 mg/kg，对吲哚美辛(消炎痛)型、无水乙醇型实验性大鼠胃溃疡模型有明显保护作用；可降低幽门结扎型大鼠溃疡模型的发生率和减少溃疡数，对胃液分泌也有一定的抑制作用；可加速慢性醋酸型大鼠溃疡的愈合。

毒性 钝顶螺旋藻口服急性毒性很小，小鼠 LD_{50} 大于 6.0 g/kg。

【功用主治】 减轻癌症放、化疗的毒副作用，提高免疫功能，降低血脂。可用于癌症的辅助治疗，高脂血症、缺铁性贫血，糖尿病，营养不良，病后体虚。也可作为健美、减肥及老人、妇女、儿童的保健食品。

【用法用量】 内服。多制成片剂、丸剂、口服液等，具体用法参见「临床报道」项。

【临床报道】 1. 用于癌症的辅助治疗 用药组 48 例给予螺旋藻丸口服，每日 3 次，每次 8 g。并设对照组 18 例给予中药口服，每日 1 剂。经治疗，白细胞水平提高者，用药组 28 例，有效率 66%；对照组 5 例，有效率 28%。IgG、IgA、IgM 提高者，用药组 17 例，占 57%；对照组 4 例，占 31%。LBT 提高者，用药组 14 例，占 48%；对照组 2 例，占 15%。用药组头晕、心慌、胸闷、乏力、纳差、失眠等症状有一定程度改善。提示该药对于减轻患者症状、提高免疫功能有一定疗效。未见明显副作用。

2. 治疗高脂血症 口服螺旋藻胶囊每次 4 粒，每日 3 次，经治 76 例，3 周为 1 个疗程，治疗前后 TC、TG、HDL-C 对比，均有显著差异(分别为 $P<0.05$、$P<0.01$、$P<0.05$)。

3. 治疗儿童缺铁性贫血 每日口服螺旋藻胶囊 5 g，181 例患儿，治疗 1 个月后，Hb、SF 和 FEP 三项指标均有明显恢复，治疗前后比较有显著差异(均为 $P<0.01$)。

4. 治疗老年慢性乙型肝炎 治疗组给予螺旋藻胶囊 3 粒，每日 2 次同时给予常规护肝治疗，治疗过程中不使用其他免疫调节剂。对照组仅接受常规护肝及对症治疗。治疗组患者 52 例，对照组患者 26 例。经 6 个月治疗后，治疗组 HBs-Ag 抗 HBs，抗 HBc 治疗前后无变化，28 例患者 HBe-Ag 阴转，阴转率 53.8%；24 例患者抗 HBe 阳转，阳转率 46.1%；HBV-DNA 阳性率由 92.3%下降至 59.6%，治疗前后差异显著($P<0.05$)。对照组治疗前后各项指标无明显变化($P>0.05$)。

5. 治疗肠易激综合征 治疗组 26 例，服用螺旋藻胶囊，3 粒/次，每日 3 次，饭后服用；对照组 12 例，服用乳酸菌素片，2 片/次，每日 3 次，饭后服用，经 10 日追踪观察症状改善和大便性状变化，2 组除便秘型外，其各有效率：治疗组为 94.26%，而乳酸菌素片组则为 80.54%，治疗组优于对照组。

6. 治疗寻常型白癜风 治疗组患者 38 例，口服螺旋藻胶囊，12 岁以下儿童 2 粒，12 岁以上 3～4 粒，每次 3 次/日；同时白斑处外用 0.1%去炎松霜、白蒺霜(医院制剂，主要成分为补骨脂)，各每日 1 次。对照组 35 例，单纯给予治疗组相同的外用药物治疗。白斑霜于白天外用后保证日晒 1 小时。4 星期后有效率治疗组为 42.11%，对照组为 22.86%；12 星期后有效率治疗组为 68.42%，对照组为 42.86%。治疗组临床疗效明显优于对照组($P<0.05$)，观察期间未见明显不良反应。

5853 **蟋蟀**_{Xī shuài} 《纲目》

【异名】 蜇《尔雅》，蜻蛚、蚟孙《方言》，促织《广雅》，吟蛩(崔豹《古今注》)，季军《纲目拾遗》，屈屈、蛐蛐《方言笺疏》，叫鸡、唧唧《贵州民间方药集》，斗鸡《药材资料汇编》，蛐蛐《河

北药材》),夜鸣虫(《中药志》)。

【基原】 为蟋蟀科蟋蟀属动物蟋蟀的成虫。

【原动物】 蟋蟀 *Scapsipedus aspersus* Walker

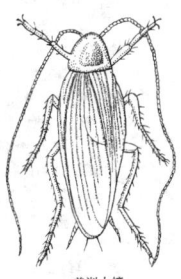

蟋蟀

全体黑色,有光泽。头棕褐色,头顶短圆,头后有 6 条短而不规则纵沟。复眼大,半球形,黑褐色。单眼 3 个,位于头顶两端的较小,位于头顶中间的 1 个较大。触角细长,淡褐色。前翅棕褐色,后翅灰黄色。足 3 对,淡黄色,并有黑褐斑及弯曲的斜线,后足发达,背面有单行排列的棘,腿节膨大。腹部近似圆筒形,背面黑褐色,腹面灰黄色。

生活于杂草丛中,也见于枯枝烂叶及砖石之下。若虫在洞中越冬,3～4 月间开始爬出洞穴活动,以各种作物幼苗为食。6 月初变为成虫,7～8 月间交尾产卵,9 月后陆续死亡。卵期约 30 日。多夜间外出觅食。雄性善鸣喜斗。

全国各地均有分布。

【采收加工】 夏、秋季,于田间杂草堆下捕捉,捕后用沸水烫死,晒干或烘干。

【药材】 蟋蟀 *Scapsipedus* 主产于江苏、浙江、河北等地。

性状 全体呈长圆形,黑色,长 1.5～2.2 cm,宽约 5 mm。头略呈三角形;复眼 1 对,椭圆形,长径 1 mm,触角 1 对多脱落。前胸背板略呈长方形,中后胸被翅所遮盖,后胸末端有尾毛 1 对,长 1～3 mm。雌虫在尾毛之间有一产卵管,长约 1 cm。胸足 3 对,多脱落。气臭,味咸。

【成分】 含 4.86% 总脂肪酸,其中棕榈酸(palmitic acid)占 22.36%,硬脂酸(stearic acid)5.97%,油酸(oleic acid)29.32%,亚油酸(linoleic acid)24.20%,亚麻酸(linolenic acid)2.88%。

【药理】 1. 解热作用 蟋蟀的醇溶性提取物,对分别因温刺、注射牛乳、大肠杆菌、疫苗及肾上腺素所致发热的家兔,有显著解热作用,但对热性病的家兔无效。

2. 其他作用 蟋蟀有兴奋膀胱括约肌和缓解输尿管痉挛的作用。

【药性】 辛、咸、温。小毒。归膀胱、小肠经。

1.《药性考》:"辛、咸、温。"

2.《本草用法研究》:"有毒。""入膀胱、大肠、小肠三经。"

3. 南药《中草药学》:"有小毒。"

【功用主治】 利水消肿。主治癃闭,水肿,腹水,小儿遗尿。

1.《药性考》:"能发痘。"

2.《任城日抄》:"治水起。"(引自《纲目拾遗》)

3.《纲目拾遗》:"性通利,治小便闭。""催生。"赵际昌云:凡产不下,用干者一枚,煎汤服。

4.《全国中草药汇编》:"利尿,破血。主治水肿,小便不通,尿路结石,肝硬化腹水。"

5.《中国动物药》:"外用治红肿疮毒。"

【用法用量】 内服:煎汤,4～6 只;研末,1～3 只。外用:研末敷。

【宜忌】 孕妇禁服。

1.《本草用法研究》:"性甚急,体虚气薄,不任开泄者戒之。"

2.《全国中草药汇编》:"孕妇忌服。"

【选方】 1. 治水不通,痛胀不止 蟋蟀一个,阴阳瓦焙干,为末。白滚汤下。小儿减半。《医方集听》

2. 治老人尿闭 蟋蟀 4 只,蝼蛄 4 只,生甘草 3 g。煎水,分 3 次温服。《现代实用中药》

3. 治跌扑伤小肚,尿闭不出 蟋蟀一枚,煎服。《纲目拾遗》

引《养素园集验方》

4. 治肝肾综合征的腹胀尿少 蟋蟀、琥珀各 1 g,沉香 0.6 g。研末吞服。《虫类药的应用》

5. 治小儿遗尿 取全蟋蟀一个焙末,滚水下,照岁服,如儿十一岁者,每次服一个,服至十一个为止。《纲目拾遗》引《慈航活人书》

5854 **蟑螂** zhāng láng
《纲目拾遗》

【异名】 蜚、蜚蠊(《尔雅》),蜚蠊(《本经》),飞蠊(《广雅》),负盘(《尔雅》郭璞注),石姜、滑虫(《新修本草》),茶婆虫、香娘子(《纲目》),赃郎(《纲目拾遗》),偷油婆(《分类草药性》),酱虫(《贵州民间方药集》)。

【基原】 为蜚蠊科大蠊属动物美洲大蠊、澳洲蜚蠊及蜚蠊属动物东方蜚蠊的全体。

【原动物】 1. 美洲大蠊 *Periplaneta americana*(Linnaeus)

体长 4～5 cm,椭圆形而扁,红褐色,有光泽。头小,隐于前胸下。触角鞭状,超过翅的末端。前胸背圆形。翅发达,盖过腹部的末端,前翅较小,甲状,革质,有淡褐色的翅脉。后翅大,膜质,扇状。足长而侧扁。腹部各节后缘淡赤褐色。尾端有 2 长 2 短的尾毛,司嗅觉功用。

喜居于室内,特别是温暖有食物的地方。白昼匿居于阴暗隐蔽处,晚间出来活动,杂食性。主要分布于我国北方各地。

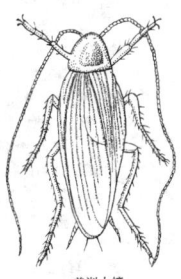

美洲大蠊

2. 澳洲蜚蠊 *P. australasiae*(Fabricius)

形态与美洲大蠊相似,体较小,浅褐棕色,全长 3.5 cm。特点为:前翅基部的外侧边缘有明显的黄色宽绞带,触角短,不超过翅的末端。

3. 东方蜚蠊 *Blatta orientalis* Linnaeus

体中型,长约 25 mm,全身黑色或暗黑色,前胸背板颜色一律;有短翅,雄虫不到腹部后端;雌虫只有 1 对小片。

全国各地均有分布。

【采收加工】 夜间在厨房、墙角、坑边、仓库等处捕捉,鲜用,或用沸水烫死,晒干。

东方蜚蠊

【药材】 美洲蜚蠊 *Periplaneta Americana* 产于全国各地;东方蜚蠊 *Blatta Orientalis* 产于全国各地;澳洲蜚蠊 *Periplaneta Australasiae* 产于全国各地。

性状 美洲蜚蠊 本品呈椭圆形,较大,长 4.3～5.5 cm。体红褐色,背腹扁平,头小,向腹面倾斜,触角 1 对,长线状,复眼大,肾形,单眼 2 个。前胸扩大如盾状,盖于头上;前胸背板中央有 2 个互相连接的大黑斑,边缘有黄色宽带纹。足 3 对,侧扁,基节宽大,腿节和胫节上具刺,跗节 5 节,末端有 2 爪;翅 2 对,膜质,前翅小,后翅大,掩盖腹端;腹部末端有尾须 1 对。质松脆,易碎。气微腥,味微咸。

东方蜚蠊 体呈椭圆形,背腹扁平,长约 2.5 cm,外表面深褐色,有油状光泽。

澳洲蜚蠊 与美洲蜚蠊相似,体较小,体褐色,体长约 3.5 cm。

【药理】 1. 抗肿瘤作用　总提取物 50 g/k g 或 25 g/kg，腹腔注射给药，连续 10 日，对 S_{180} 小鼠和 W_{256} 大鼠肉瘤的生长有明显的抑制作用。蟑螂总提取物 0.05 g/ml 对体外培养的小鼠艾氏腹水癌细胞有显著的抑制作用。蟑螂油（醇提取物）0.4 和 2 g/kg 腹腔注射给药，连续 10 日，对 S_{180} 小鼠抑瘤率为 45% 和 50%。体外蟑螂油对 S_{180} 癌细胞有直接杀灭作用。蟑螂油 2 g/kg 皮下注射，连续 5 日，对小鼠异种移植的人食管癌肿块也有显著的抑制作用。

2. 对免疫功能的影响　蟑螂提取物 40 g/kg 皮下注射及蟑螂提取物肌内注射，连续 4 日均能显著提高小鼠巨噬细胞吞噬率和吞噬指数。腹腔注射蟑螂油 2 g/kg 可提高血清补体和 E 玫瑰花结形成。蟑螂提取物 50 g/kg 腹腔注射，连续 7 日，可显著增加正常小鼠脾脏重量，但对胸腺重量无明显影响。

毒性　提取物灌胃给药小鼠 LD_{50} 为 110.0±10.24 g/kg。蟑螂提取物 6.12 g/kg，饲喂 3 个月，对犬心电、体重、血象、肝肾功能无明显影响。

【药性】 味咸，性寒。

1.《本经》："味咸，寒。"

2.《别录》："有毒。"

3.《新修本草》："味辛辣而臭。"

【功用主治】 散瘀、化积、解毒。主治癥瘕积聚，小儿疳积，喉痹，乳蛾，痈疽肿毒，虫蛇咬伤。

1.《本经》："主血瘀癥坚，寒热，破积聚，喉咽闭，内寒无子。"

2.《别录》："通利血脉。"

3.《新修本草》："食之下气。"

4.《韩氏医通》："小儿疳积，腹大便泻，以蟑螂炒香与食，颇效。"

5.《分类草药性》："治一切饮食诸毒。"

【用法用量】 内服：煎汤，0.5～1.5 g（或 1～3 只）；或研末。外用：捣敷。

【选方】 1. 治臌胀　蟑螂一个（焙干），萝卜子一撮。共炒为末，好酒吞。《纲目拾遗》引周益生家宝方》

2. 治癥瘕积聚　蟑螂（炙），研末。每服 1.5 g，以马鞭草、蓟各 30 g，煎浓汁冲服。《四川中药志》1982 年版》

3. 治儿疳初起　蟑螂，去头、足、翅，新瓦焙干，常与食之。《百草镜》

4. 治无名肿毒　蟑螂十个，盐一撮。同捣烂敷之，留头。《慈航活人书》

5. 治疗疮　蟑螂大者七个，去头、足、壳，将砂糖少许同捣烂，敷疗四围，露出头。《纲目拾遗》

6. 解疗疗毒　灶上红蟑螂五个。研烂，热酒冲服，取汗为度。《养素园传信方》

7. 治白火丹　蟑螂，瓦上焙干，为末，白滚汤服一个。兼治疗疮。《纲目拾遗》

8. 治诸毒恶疮　蟑螂捣石灰敷之。《纲目拾遗》引《严氏家用方》

9. 治吐血　蟑螂五个，止去翅净，在火盆净瓦上焙干，为末，用湿腐皮包一个，滚汤吞下。每日如此，吞五日，不可间断。《纲目拾遗》

【临床报道】 治疗婴儿肛周脓肿　活蟑螂 20 只，取其腹内容物均匀敷患处，每日更换 1 次，连续 3～5 次。治疗出生后 32 日～6 个月患儿 15 例，经 3～5 次换药均告痊愈。

5855 蟑螂 dié dāng 《本草拾遗》

【异名】 土蜘蛛、蛛蝥《尔雅》，颠蟑虫《本草拾遗》，蛛母《酉阳杂俎》。

【基原】 为蟑螂科蟑螂属动物蟑螂的全体。

【原动物】 蟑螂 Latouchia pavlovi Schenkel

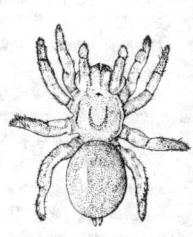

蟑螂

体长椭圆形，长 10 mm，头胸部大于腹部。口小，位于头端，头胸部上面前端有单眼 4 对。下面有附肢 6 对，第一对螯肢，第二对为脚须，似触角。雄者末端节膨大成交配器。其余 4 对为步足。胸部背面中央有 U 状沟。腹部卵圆形，前腹面中央有生殖孔，并有生殖板覆盖。尾端有疣状纺锤至 2 对，尖端有小孔，内通纺绩腺，遇有分泌黏液而抽丝。全体呈黑褐色，腹部有白色带纹 7 对。

穴居土中。分布于湖北、湖南、四川、西藏等地。

【采收加工】 夏季捕捉，晒干。用时焙干研末。

【药性】 咸、寒。有毒。

1.《本草拾遗》："有毒。"

2.《中国动物药志》："咸，寒，有毒。"

【功用主治】 解疮蚀疮。主治疮肿痛，附骨疽，赘疣。

1.《本草拾遗》："主一切疗疮，附骨疽蚀等疮，宿肉赘瘤，烧为末和腊月猪脂傅之。亦可诸疮为膏，主疗肿出根。"

2.《中国药用动物志》："解毒。治疗肿，骨结核，赘疣。"

【用法用量】 外用：研末，调敷。

【宜忌】《中国药用动物志》："本品有毒，用之宜慎。"

5856 稆豆 lǚ dòu 《本草拾遗》

【异名】 稆豆《本草拾遗》，赐豆《救荒本草》，零乌豆、马料豆《本草汇言》，细黑豆、料豆《本经逢原》，马豆《本草纲解》，黑料豆《年希尧集验方》，野毛豆《百草镜》，驴豆《药性考》，鹿豆、饿马黄《植物名实图考》，野料豆《饮片新参》，野大豆《沙漠地区药用植物》，柴豆、野黄豆、山黄豆、野毛扁豆。

【基原】 为豆科大豆属植物野大豆的种子。

【原植物】 野大豆 Glycine soja Sieb. et Zucc. [G. ussuriensis Regel et Maack.]

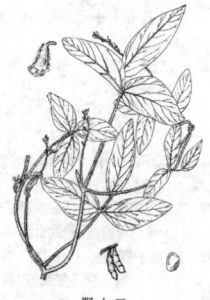

野大豆

一年生缠绕草本。茎细瘦，各部有黄色长硬毛。三出复叶，薄纸质。顶生小叶卵状披针形，长 1～5 cm，宽 1～2.5 cm，先端急尖，基部圆形，两面有白色短柔毛，侧生小叶斜卵状披针形；托叶卵状披针形，急尖，有黄色柔毛，小托叶狭披针形，有毛。总状花序腋生；花萼钟状，萼齿 5，上面 2 齿连合，披针形；花冠紫红色，长约 4 mm。荚果长椭圆形，长约 3 cm。种子 2～3 颗，黑色。花、果期 8～9 月。

生于海拔 100～800 m 的山野，路旁或灌木丛中。分布于东北及河北、山西、江苏、浙江、安徽、山东、河南、湖北、湖南、四川、贵州、陕西、甘肃等地。

本植物的茎、叶及根（野大豆藤）亦供药用，另设专条。

【采收加工】 秋季果实成熟时，割取全株，晒干，打开果荚，收集种子再晒至足干。

【炮制】 取原药材，除去杂质及枝叶，干燥。用时捣碎。

饮片性状　呈圆矩形而略扁，外表黑褐色，有黄白色斑纹，微具光泽,质坚硬。内有子叶 2 片,黄色。嚼之微有豆腥气。

贮干燥容器内,置通风干燥处,防蛀。

【药性】 甘,凉。归肾、肝经。

1.《纲目》:"甘,温,无毒。"

2.《本草汇言》:"味甘、苦、咸,气寒,无毒。"

3.《本经逢原》:"入肾经血分。"

4.《本草经解》:"气平,味甘。无毒。入手太阴肺经、足太阴脾经。气味降多于升。"

5.《本草从新》:"味甘、苦、涩,温。"

【功用主治】 补益肝肾,祛风解毒。主治肾虚腰痛,风痹,筋骨疼痛,阴虚盗汗,内热消渴,目昏头晕,产后风痉,小儿疳积,痈肿。

1.《本草拾遗》:"去贼风风痹,妇人产后冷血,炒令焦黑,及热投酒中,渐渐饮之。"

2.《本草汇言》:"解内热消渴,止阴虚盗汗。"

3.《本草备要》:"每晨盐水吞或盐水煮食,补肾。"

4.《本草经解》:"甘平润燥清热,故生涂痈肿。煮汁杀鬼毒止痛也。"

5.《事素述见》:"补五脏,益中,助十二经脉,调中,暖肠胃,舒筋。"引自《纲目拾遗》

6.《纲目拾遗》:"壮筋骨,止盗汗,补肾活血,明目益精。煮汁服,解乌、附、丹石药毒。"

7.《本草再新》:"健脾除风,利湿消肿。"

【用法用量】 内服:煎汤,9~15 g;或入丸、散。

【宜忌】《本草汇言》:"能滑肠动泄,脾胃虚滑者,忌之。"

【选方】 1. 治肾虚腰痛,并治阴亏目昏 腰谷乌豇豆、马料豆各一两。煮汤入盐少许,五更时,乘热服。忌铁器。《纲目拾遗》引《慈航活人书》

2. 治肾虚腰痛酸软 马料黑豆二合,炒焦,熟白酒一碗,煎至七分。空心下。《纲目拾遗》引《严家要览》

3. 治盗汗 莲子七个,黑枣七个,浮麦一合,马料豆二合。水煎服。《奇方类编》

4. 治疳积,开胃消食,健脾补肾 马料豆、白蒺藜(去刺)各一斤。炒,磨末,蜜丸梧子大。每服二三钱,开水送下。《百草镜》黑白丸

5. 治小儿消化不良,消瘦 野大豆种子 15 g,鸡内金 6 g。水煎服。《沙漠地区药用植物》

6. 治肝肝初起 野料豆鲜者七钱,干者五钱,鸡肝一具。同煮食,煎服亦可。《百草镜》

7. 治阴症手足紫黑 黑料豆三合。炒熟,好酒烹,滚热服,加葱须同烹更妙。《年希尧经验方》

8. 治中附子、川乌、天雄、斑蝥毒 马料豆煎汁饮之。《纲目拾遗》引《不药良方》

₅₈₅₇ 簕苋菜 lè xiàn cài 《岭南采药录》

【异名】 刺苋《台湾府志》,野苋菜、土苋菜、猪母菜《福建民间草药》,野勒苋《广西中药志》,刺苋草《福建中草药》,野刺苋菜《天目山药用植物志》,酸酸苋《浙江药用植物志》,刺苋《南药《中草药学》。

【基原】 为苋科苋属植物刺苋的全草或根。

【原植物】 刺苋 *Amaranthus spinosus* L.

多年生直立草本,高 0.3~1 m。多分枝,有纵条纹,茎中呈红色,下部光滑,上部稍有毛。叶互生;叶柄长 1~8 cm,无毛,在其旁有 2 刺;叶片卵状披针形或菱状卵形,长 4~10 cm,宽 1~3 cm,先端圆钝,基部楔形,全缘或微波状,中脉背面隆起,先端有细刺。圆锥花序腋生及顶生,长 3~25 cm;花单性,雌花簇生于叶腋,呈球状;雄花集为顶生的直立或微垂的圆柱形穗状花序;花小,

苞片常变形成 2 锐刺;花被片绿色,先端急尖,边缘透明;萼片 5;雄蕊 5;柱头 3,有时 2。胞果长圆形,在中部以下为不规则横裂,包含宿存花被片内。种子近球形,黑色带棕黑色。花期 5~9 月,果期 8~11 月。

野生于荒地或圃地。分布于华东、中南、西南及陕西等地。

【采收加工】 春、夏、秋三季均可采收,鲜用或晒干。

【成分】 全草含正烷烃和异烷烃,酯,游离醇,脂肪醇。甾醇:β-谷甾醇(β-sitosterol),豆甾醇(stigmasterol),菜油甾醇(campesterol)和胆甾醇(cholesterol);有机酸:硬脂酸(stearic acid),油酸(oleic acid)和亚油酸(linoleic acid)。还含以芸香苷(rutin)为主的黄酮。

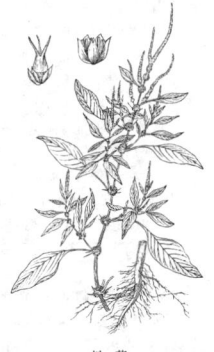

刺苋

茎和叶中分得三十一烷(hentriacontane)和 α-菠菜甾醇(α-spinasterol),蛋白质和氨基酸;氨基酸主要有赖氨酸,甲硫氨酸,胱氨酸,色氨酸,丙氨酸,丝氨酸,缬氨酸和亮氨酸。

根含脂肪酸酯和皂苷:α-菠菜甾醇二十八酸酯(α-spinasterol octacosanoate)、β-D-吡喃葡萄糖基-(1→4)-β-D-吡喃葡萄糖基-(1→4)-β-D-吡喃葡萄糖醛酸基-(1→3)齐墩果酸[β-D-glucopyranosyl-(1→4)-β-D-glucopyranosyl-(1→4)-β-D-glucuronopyranosyl-(1→3)-oleanolic acid],β-D-吡喃葡萄糖基-(1→2)-β-D-吡喃葡萄糖基-(1→4)-β-D-吡喃葡萄糖基-(1→2)-菠菜甾醇[β-D-glucopyronosyl-(1→2)-β-D-glucopyranosyl-(1→4)-β-D-glucopyranosyl-(1→2)-β-D-glucopyranosyl-(1→3)-α-spinasterol]和 β-D-吡喃葡萄糖基-(1→4)-β-D-吡喃葡萄糖基-(1→3)-α-菠菜甾醇[β-D-glucopyranosyl-(1→4)-β-D-glucopyranosyl-(1→3)-α-spinasterol]。

【药理】 镇痛、止血和抗炎作用 刺苋正丁醇提取部位能减轻醋酸所致的扭体反应,缩短凝血时间和减轻二甲苯所致的小鼠耳肿胀程度。刺苋根皂苷对小鼠醋酸致痛及热板致痛均有明显抑制作用,对小鼠耳郭肿胀和腹腔毛细血管通透性的增加亦有明显抑制作用。

【药性】 甘,微寒。

1.《岭南采药录》:"味甘,性寒,无毒。"

2.《广西中药志》:"味甘,性凉,无毒。"

3. 南药《中草药学》:"甘、淡、微寒。"

【功用主治】 凉血止血,清利湿热,解毒消痈。主治胃出血,便血,痔血,胆囊炎,胆石症,痢疾,湿热泄泻,带下,小便涩痛,咽喉肿痛,湿疹,痈肿,牙龈糜烂,蛇咬伤。

1.《岭南采药录》:"取叶茎煎饮,清热解毒,散血消肿,治痢;煎水洗痔疮,消水肿;又捣烂以之擦血痹。"

2.《广西中药志》:"清热利湿,利大小肠。治痢疾,大便出血及湿热肚痛,又可捣烂敷疮。"

【用法用量】 内服:煎汤,9~15 g,鲜品 30~60 g。外用:捣敷;或煎汤熏洗。

【宜忌】 1.《广西中药志》:"虚痢日久及孕妇忌服。"

2.《福建药物志》:"根据民间经验,本品有小毒,服量过多有头晕、恶心、呕吐等副作用。经期、孕期禁服。"

【选方】 1. 治胃、十二指肠溃疡出血 刺苋菜根 30~60 g。水煎 2 次分服。《江西草药手册》

2. 治胆囊炎、胆道结石 鲜刺苋叶 180 g,猪小肠(去油脂)180 g。加水炖熟,分 3 次服,一日服完,7 日为 1 个疗程。《福建

药物志》)

3. 治痢疾或肠炎　刺苋 60 g,旱莲草 30 g,乌韭 15 g。煎水,分 2 次服。(江西《草药手册》)

4. 治白带　鲜刺苋根 60 g,银杏 14 枚。水煎服(《福建药物志》)

5. 治外痔肿痛　刺苋菜全草 120 g,水煎,加入风化硝 21 g。乘热先熏后洗。

6. 治痔疮便血　刺苋菜鲜根、鲜马鞭草各 30 g,醋少量。水煎服。(5、6 方出自南药《中草药学》)

7. 治湿疹　刺苋全草适量。水煎,加盐少许,洗浴患处。

8. 治蛇头疔　刺苋叶和蜂蜜捣烂敷患处。(7、8 方出自《福建中草药》)

9. 治瘰疬　刺苋鲜全草 60～90 g。水煎,酒调服。

10. 治蛇咬伤　刺苋全草、犁头草等分。捣烂如泥,敷伤口周围及肿处。(9、10 方出自江西《草药手册》)

【临床报道】　治疗溃疡病合并出血　对 43 例经 X 线钡餐检查证实为胃或十二指肠球部溃疡病患者,用刺苋菜根鲜品 250 g(或干品 60 g)洗净切片,加水 800 ml,文火浓煎 1～2 小时,煎至 300 ml,每日服 3 次,每次 100 ml。不加用任何镇痛止血药物。结果:痊愈 39 例,好转 2 例,无效 2 例。止血时间最快 2 日,最慢 10 日,平均 4.5 日。

5858 繁缕 fán lǚ (《本草图经》)

【异名】　蔜、薞蔆(《尔雅》),繁蒌(《别录》),滋草(《千金方》),鹅肠菜(《滇南本草》),鹅儿肠菜(《纲目》),五爪龙(《湖南药物志》),狗蚤菜(《广西药用植物名录》),鹅馄饨(苏州医学院《中草药手册》)。

【基原】　为石竹科繁缕属植物繁缕的全草。

【原植物】　繁缕 *Stellaria media* (L.) Cyr. [*Alsine media* L.]

一年或二年生草本,高 10～30 cm。匍茎纤细平卧,节上生出多数直立枝,枝圆柱形,肉质多汁而脆,折断中空,茎表一侧有一行短柔毛,其余部分无毛。单叶对生;上部叶无柄,下部叶有柄;叶片卵圆形或卵形,长 1.5～2.5 cm,宽 1～1.5 cm,先端急尖或短尖,基部近截形或浅心形,全缘或呈波状,两面均光滑无毛。花两性;花单生枝腋或成顶生的聚伞花序,花梗细长,一侧有毛;萼片 5,披针形,外面有白色短腺毛,边缘干膜质;花瓣 5,白色,短于萼,2 深裂直达基部;雄蕊 10,花药紫红色后变为蓝色;子房卵形,花柱 3～4。蒴果卵形,先端 6 裂。种子多数,黑褐色;表面密生疣状小突点。南方,花期 2～5 月,果期 5～6 月。北方,花期 7～8 月,果期 8～9 月。

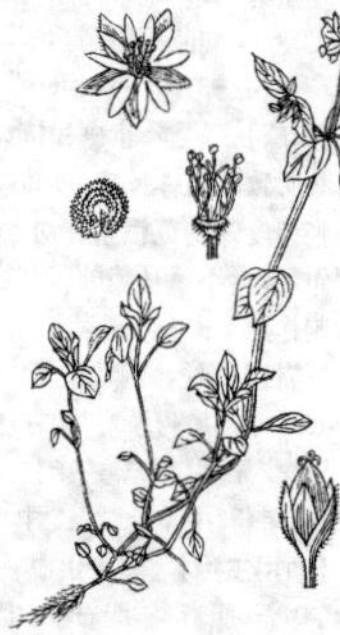

繁　缕

生于田间路边或溪旁草地,全国大部分地区均有分布。

【采收加工】　春、夏、秋季花开时采集,晒干。

【药材】　繁缕 *Stellariae Mediae Herba*　全国各地均产。

性状　全草多扭缠成团。茎呈细圆柱形,直径约 2 mm,多分枝,有纵棱,表面黄绿色。一侧有一行灰白色短柔毛,节处有灰黄色细须根,质较韧。叶小对生;无柄,展平后完整叶片卵形或卵圆形,先端锐尖,灰绿色,质脆易碎。枝顶端或叶腋有数朵或 1 朵小花,淡棕色,花梗纤细;萼片 5,花瓣 5。有时可见卵圆形小蒴果,内含数粒圆形小种子,黑褐色,表面有疣状小突点。气微,味淡。

鉴别　粉末特征:暗绿色。气孔不定式,以下表皮为多。副卫细胞 3～5 个,多为 4 个。上表皮细胞垂周壁波状弯曲,并有念珠状增厚。可见草酸钙柱晶与方晶。

【成分】　全草含皂苷 4.5%,主要皂苷元为棉根皂苷元(gypsogenin)。黄酮类成分:荭草素(orientin),异荭草素(isoorientin),牡荆素(vitexin),异牡荆素(isovitexin),异牡荆素-7, 2″-二-*O*-β-吡喃葡萄糖苷(isovitexin-7, 2″-di-*O*-β-glucopyranoside),异牡荆素-7-*O*-β-吡喃半乳糖苷-2″-*O*-β-吡喃葡萄糖苷(isovitexin-7-*O*-β-*D*-galactopyranoside-2″-*O*-β-glucopyranoside),木犀草素(luteolin),芹菜素(apigenin),染料木素(genistein), 6, 8-二-*C*-葡萄糖基芹菜素(vicenin-2)等。还含酚酸成分:香草酸(vanillic acid),对羟基苯甲酸(*p*-hydroxybenzoic acid),阿魏酸(ferulic acid),咖啡酸(caffeic acid),绿原酸(chlorogenic acid)。另含酵母氨酸(saccharopine),氨基己二酸(aminoadipic acid),抗坏血酸(ascorbic acid),去氢抗坏血酸(dehydroascorbic acid),氨基酸。

【药理】　增白作用　以多巴为底物,加入繁缕提取物和蘑菇酪氨酸酶,发现繁缕对酪氨酸酶有明显的抑制性,提示它对皮肤有增白效果。

【药性】　微苦、甘、酸,凉。归肝、大肠经。

1.《别录》:"味酸,平,无毒。"

2.《药性论》:"味苦。"

3. 孟诜:"温。"(引自《纲目》)

4.《宝庆本草折衷》:"味酸、苦,平、温。"

5.《滇南本草》:"味甘、淡,性平。"

6.《纲目》:"甘,微咸。"

7.《全国中草药汇编》:"甘、酸,凉。"

【功用主治】　清热解毒,凉血消痈,活血止痛,下乳。主治痢疾,肠痈,肺痈,乳痈,疔疮肿毒,痔疮肿痛、出血,跌打伤痛,产后瘀滞腹痛,乳汁不下。

1.《别录》:"主积年恶疮不愈。"

2.《药性论》:"主治产后血块,炒热和童子小便服良。"

3.《本草拾遗》:"主破血。产妇煮食及下乳汁;产后腹中有块痛,以酒炒绞取汁温服;暴干为末,醋煮为丸,空腹服三十丸下恶血。"

4.《本草图经》:"揩齿宣露,干作末有益。"

5.《本草元命苞》:"医小儿泻痢。"

6.《滇南本草》:"补中益气,消痰,止头痛,头目眩晕,利小便,治肝积肥气,止玉茎疼痛,治劳淋,赤白便浊,妇人赤白带下。"

7.《中国药用植物图鉴》:"生叶揉汁,外用治疮伤;茎叶拌盐咬之,能治齿痛;醋和,或烧存性麻油调敷疮及肿毒。"

【用法用量】　内服:煎汤,15～30 g,鲜品 30～60 g;或捣汁。外用:捣敷;或烧存性研末调敷。

【宜忌】　《河北中草药》:"孕妇忌服。"

【选方】　1. 治痢疾,痔疮,肛裂便血　鹅儿肠 30 g。水煎服。(《四川中药志》1979 年版)

2. 治急、慢性阑尾炎,阑尾周围炎　繁缕鲜草切碎捣烂绞汁。每次约 1 杯,用温黄酒冲服,每日 2～3 次。或干草 120～160 g,水煎去渣,以甜酒少许和服。

3. 治子宫内膜炎,宫颈炎,附件炎　繁缕 60～90 g,桃仁 12 g,丹皮 9 g。水煎去渣,每日 2 次分服。(2、3 方出自《全国中草药汇编》)

4. 治发背热毒肿痛不可忍　繁缕烧炭一升,大麦面三合。上药以水和如膏,涂于肿上,干即易之,以瘥为度。(《圣惠方》)

5. 治淋证　繁缕草满两手把,以水煮服之,可常作饮。(《外台》引《范汪方》)

6. 乌须发　繁缕为齑,久久食之。(《圣惠方》)

5859 鼢鼠 fén shǔ 《山东药用动物》

【基原】 为仓鼠科鼢鼠属动物东北鼢鼠、中华鼢鼠、草原鼢鼠的全体。

【原动物】 1. 东北鼢鼠 *Myospalax psilurus* Milne-Edwards 又名：瞎老鼠、地排子《山东动物药》，华北鼢鼠、地羊、盲鼠《中国动物药志》。

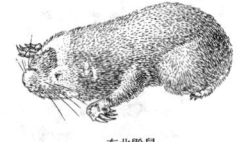
东北鼢鼠

外形粗壮，体长 15.8～23.2 cm，尾短，约 4.3 cm，体重 120～320 g。头略扁而宽，吻钝，眼极度退化。耳特小，全隐于被毛下。四肢短而有力，爪很发达，前足爪均长于相对应的趾，第三趾的爪最长。后足相对较弱。前足背被毛，后足和尾均裸露。尾甚短，几乎全部裸露，仅有极稀疏的白色短毛。毛本绒厚。背毛淡赭色，具丝光光泽。腹面毛浅灰白色或灰褐色。吻端污白色。额、面颊灰白色，额顶具白斑。

栖息于平坦的草原、农田、山区丘陵地的荒草坡、灌丛、林地边缘、稀树林以及道旁上，均能掘洞栖居。营地下生活，不冬眠，主食植物的地下部分，很少外出。分布于东北及内蒙古、河北、山东、河南、陕西等地。

2. 中华鼢鼠 *M. fontanieri* Milne-Edwards 又名：原鼢鼠、瞎狯、瞎鼠、仔隆《中国动物药志》。

体形与东北鼢鼠相似。但前足较细弱，爪亦较短。第二、第三趾上的爪接近相等。尾长约 5.5 cm，略被毛。体色较鲜亮。吻端亦具白色斑。腹面毛灰黑色，毛尖带锈红色。足背和尾的毛稀白色。

栖息于农田、草原、丘陵山地、河谷及青藏高原的高山草甸中。营地洞地下生活，昼夜都活动，但白昼不到洞外。以植物的根、茎和农作物为食。分布于河北、山西、内蒙古、安徽、山东、河南、湖北、四川、陕西、甘肃、青海等地。

3. 草原鼢鼠 *M. aspalax* Pallas 又名：达乌尔鼢鼠《中国动物药志》。

体形与东北鼢鼠极似，但毛色甚浅。体长 13.6～23.3 cm，体重 115～422 g。尾长约 5.3 cm，被有白色短毛。前足爪特别粗大，第三趾的爪长 1.6～2.0 cm。眼甚小，完全隐藏于被毛之下。毛被柔软，体色为我国鼢鼠中最淡的一种。背面为银灰色，略带淡赭色，但无明显的锈红色。唇周白色，额、耳区均无白斑。腹面毛基灰黑，毛尖污白色。尾及足背的短毛白色。

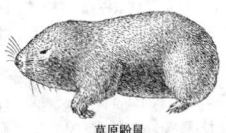
草原鼢鼠

栖息于北方各种土质较为松软的草原，亦见于灌丛、半荒漠地区的稀树草地等。主营地下生活。以植物的地下部分为食。分布于东北及河北、山东、内蒙古等地。

【采收加工】 春、夏、秋季均可捕捉，捕后处死，除去内脏，用 70～90 ℃温度烤制，至疏松为度，研成细粉，置干燥、阴凉处。

【药理】 1. 抗炎镇痛作用 中华鼢鼠骨提取物对由地塞米松介导的大鼠佐剂性关节炎早期炎症反应和继发病变均有明显抑制作用，能明显减轻局部炎症组织的病理损害，阻止全身病变的发生。能明显抑制由角叉菜胶引起急性炎症大鼠的足肿胀，对醋酸致炎小鼠腹腔毛细血管通透性增加有明显抑制作用，明显减少醋酸所致小鼠扭体反应。

2. 抗缺氧作用 草原鼢鼠肌肉脂溶性物质(FSC)具有显著的抗缺氧功能，10% FSC 在缺氧条件下能显著提高血清 NOS 活性

和 NO 含量，降低心和肺中 HO 活性。

【药性】 咸、寒。

【功用主治】 清热解毒，活血散瘀。主治红斑狼疮，慢性肝炎，胃溃疡。

1.《山东药用动物》："解毒消肿。治淋巴系统肿瘤初起，再生障碍性贫血，化疗、放疗引起的白细胞减少症，慢性肝炎，红斑狼疮。"

2.《中国药用动物志》："有清热解毒，活血祛瘀功效。主治红斑狼疮、慢性肝炎，胃溃疡等症。"

【用法用量】 内服：焙干，研粉，3～6 g。

【选方】 1. 治红斑狼疮 鼢鼠粉 2 g，用黄酒 20 ml 冲服，日服 2 次。

2. 治慢性肝炎 鼢鼠粉 2 g，白开水冲服，日服 2 次。(1、2 方出自《中国动物药》)

3. 治胃溃疡 鼢鼠粉 2 g，白开水送下，日服 2 次。(《常见药用动物》)

5860 爵床 jué chuáng 《本经》

【异名】 爵卿《吴普本草》，香苏《别录》，赤眼老母草《新修本草》，赤眼《品汇精要》，小青草《百草镜》，蜻蜓草、苍蝇翅《纲目拾遗》，鼠尾红《台湾植物名录》，瓦子草《中国药用植物志》，五累草《南京民间草药》，六角仙《福建民间草药》，观音草、肝火草、倒花草《江西民间草药》，四季青、蚱蜢腿《浙江民间草药》，野万年青、毛泽兰《四川中药志》，屈胶仔、麦穗红《闽东本草》，山苏麻《贵州民间药物》，焦梅本、假麻根、狗尾草《湖南药物志》，六角英《广州部队〈常用中草药手册〉》，六方疳积草《江西草药》，麦穗癀《福建中草药》，蛇食草、水竹箏《上海常用中草药》，阴牛郎《江苏药材志》，节节寒草《云南中草药》，癞子草《四川中药志》。

【基原】 为爵床科爵床属植物爵床的全草。

【原植物】 爵床 *Rostellularia procumbens*（L.）Nees［*Justicia procumbens* L.］

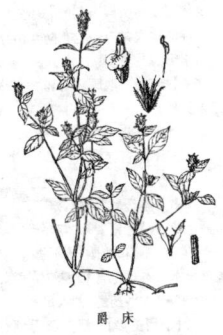
爵床

一年生草本，高 10～60 cm。茎柔弱，基部呈匍匐状，茎方形，被灰白色细柔毛，节稍膨大。叶对生，柄长 5～10 mm；叶片卵形、长椭圆形或阔披针形，长 2～6 cm，宽 1～2 cm，先端尖或钝，基部楔形，全缘，上面暗绿色，叶脉明显，两面均被短柔毛。穗状花序顶生或生于上部叶腋，圆柱形，长 1～4 cm，密生多数小花；苞片 1 枚；萼 4 深裂，裂片线状披针形或线形，边缘白色，薄膜状，外面密被粗硬毛；花淡红色或紫色，二唇形；雄蕊 2，伸出花冠外，药室不等大，被毛，下面的药室有距；雌蕊 1，子房卵形，2 室，被毛，花柱丝状。蒴果线形，长约 6 mm，被毛。具种子 4 颗，下部实心似桃状，种子表面有瘤状皱纹。花期 8～11 月，果期 10～11 月。

生于旷野草地、路旁、水沟边较阴湿处。分布于江苏、浙江、福建、江西、山东、湖北、湖南、广东、四川、云南、台湾等地。

【栽培】 生物学特性 喜温暖湿润的气候，不耐严寒，忌盐碱地。宜选肥沃、疏松的砂壤土种植。

繁殖方法 用种子繁殖。北方多用条播，南方用穴播。条播作平畦，在畦上按 30 cm 开浅沟，将种子均匀撒入沟内，覆土

0.5 cm左右,保持土壤湿润,10～30 d可出苗,当苗高7～10 cm时,可按10 cm株距定苗。穴播,在整好的地上,按窝距25 cm左右开穴,要求穴浅、土细、底平,将种子拌成种子灰,匀撒穴内,保持土壤湿润,1个月左右可出苗。

田间管理 苗出齐后施清淡人畜粪水提苗,苗高10 cm可匀苗补苗,每穴留壮苗4～5株,生长期注意中耕、除草、追施两次肥,促使多分枝,提高产量。

病虫害防治 虫害有地老虎,可人工捕杀或用化学试剂防治。

【采收加工】 8～9月盛花期采收,割取地上部分,晒干。

【药材】 爵床 Rostellulariae Procumbentis Herba 主产于广东、广西、湖南、云南、福建、浙江、江西、江苏等地。

性状 全草长10～60 cm。根细而弯曲。茎具纵棱,直径2～4 mm,基部节上常有不定根;表面黄绿色,被毛,节膨大成膝状;质脆,易折断,断面可见白色的髓。叶对生,具柄;叶片多皱缩,展平后长卵形或卵状披针形,两面及叶缘有毛。穗状花序顶生或腋生,苞片与宿存花萼均被糙毛;偶见花冠,淡红色。蒴果棒状,长约6 mm。种子4颗,黑褐色,扁三角形。气微、味淡。

叶表面观: 上表皮细胞垂周壁波状弯曲;含钟乳体细胞甚多,棱形,稍弯曲,两端一端尖头,长200～900 μm,直径33～58 μm;气孔直轴式;腺鳞头部4细胞,直径33～43 μm,柄短,单细胞;非腺毛2～5细胞,长230～700 μm,基部直径约80 μm,表面有角质条纹,有的可见疣状突起。下表皮细胞垂周壁波状弯曲;含钟乳体细胞较小,长200～500 μm,直径11～58 μm;气孔密布;腺鳞颇多;非腺毛着生于叶脉及叶缘处。

【成分】 全草含木脂素类:爵床脂定(justicidin)A、E,山荷叶素(diphyllin),新爵床脂素(neojusticin)A、B、C、D。

【药理】 1. 抗菌作用 爵床水煎剂在试管内对金黄色葡萄球菌、炭疽杆菌和白喉杆菌有较强的抑制作用,对痢疾杆菌、大肠杆菌、伤寒杆菌、铜绿假单胞菌和乙型链球菌等也有一定的抑制作用。

2. 抗心律失常作用 爵床的醋酸乙酯提取物,能减少氯仿引起的小鼠室颤的发生率,也能对抗家兔由氯仿-肾上腺素和大鼠由氯化钡及乌头碱引起的心律失常。另有报道,爵床全草对动物实验性心律失常有一定预防和治疗作用,其主要有效成分为新爵床脂素B。

【炮制】 取原药材,除去杂质,抢水稍润,切成中段,干燥,筛去灰屑。

饮片性状 参见“药材”项。

贮干燥容器内,置通风干燥处。

【药性】 苦、咸,辛,寒。归肺、肝、膀胱经。

1.《本经》:“味咸,寒。”

2.《品汇精要》:“味厚于气,阴也。臭朽。”

3.《纲目》:“微辛,不香,微臭。”

4.《本草汇言》:“味苦,气寒。”

5.《玉楸药解》:“入足厥阴肝经、足少阳胆经。”

【功用主治】 清热解毒,利湿消积,活血止痛。主治感冒发热,咳嗽,咽喉肿痛,目赤肿痛,疳积,湿热泻痢,疟疾,黄疸,浮肿,小便淋浊,筋骨疼痛,跌打损伤,痈疽疔疮,湿疹。

1.《本经》:“主腰脊痛,不得着床,俯仰艰难,除热,可作浴汤。”

2.《新修本草》:“疗疠血胀下气。又主杖疮,汁涂立瘥。”

3.《本草图经》:“叶生捣碎,治痈疮。”

4.《纲目》:“治血痢腹痛,研汁服,解蛇毒。”

5.《本草汇言》:“解肌热,杀疳,清热。治疳热,退小儿疹后骨蒸,止血痢,疗男子酒积阴红。”

6.《百草镜》:“治黄疸,劳疟发热,翳障初起,雀目。”(引自《纲目拾遗》)

7.《纲目拾遗》:“理小肠火,治小儿疳积,赤目肿痛,伤寒热症,时行咽痛。”

【用法用量】 内服:煎汤,10～15 g,鲜品30～60 g;或捣汁;或研末。外用:鲜品捣敷;或煎汤洗浴。

【宜忌】 脾胃虚寒者禁服。

1.《本草汇言》:“阴寒清利之品,过服亦克脾气。”

2.《广西本草选编》:“孕妇慎服。”

【选方】 1. 治感冒发热 小青草15～30 g。水煎服。《上海常用中草药》

2. 治咽喉肿痛 鲜爵床全草30 g。捣烂绞汁服,渣捏成丸含于口中流出毒涎。《闽东本草》

3. 治风火牙痛 鲜爵床全草适量,樟脑、隔餐饭少许,捣敷患处。另取鲜全草60 g,捣汁内服。如大便不通可加朴硝15 g。《常用青草药手册》

4. 治目赤肿痛(结膜炎) 爵床21 g,豆腐2块。水煎,服食豆腐。《江西药讯》

5. 治雀目 小青草五钱,鸡肝或羊肝一具(不落水)。放碗内,加酒浆蒸熟,去草吃肝,三服即愈。加明雄黄五分尤妙。《纲目拾遗》引《百草镜》

6. 治肝硬化(身体消瘦,或口渴泄泻,或久热不退,或目赤生翳) 爵床全草研末,每用9～12 g,同鸡肝一具或猪肝60～90 g,蒸汤,食肝及汤。目中有翳膜者,加石决明6 g。另外用爵床9 g,开水泡当茶饮。《江西民间草药》

7. 治疟疾 鲜爵床全草或茎叶90 g(干者30 g)。加水浓服。小儿酌减,但不得少于30 g。疟发前3～4小时服。〔江苏中医〕1961,(7):48〕

8. 治肝硬化腹水 小青草15 g。加猪肝或羊肝同煎服。《浙江民间草药》

9. 治小儿肾炎 鲜麦穗红煎汤,分次频服。1～5岁每日30～45 g,5～10岁45～75 g,10岁以上90 g。干品可减至50%～70%。〔福建中医药〕1960,(5):23〕

10. 治钩端螺旋体病 鲜节骨寒草250 g。捣烂,敷腓肠肌。《云南中草药》

11. 治热性血崩 爵床60～120 g。加酒水各半炖服。《福州民间草药》

12. 治妇人乳痈 六角英、消山虎各30 g。捣酒取汁服,渣贴。《潮汕草药》

13. 治痈疽疮毒 鲜六角仙60 g,地瓜酒120 g。开水1杯,冲炖,早晚2次服。将渣捣烂敷患处。脓未成可消,已成可溃,且能止痛消肿。《福州台江《民间实用草药》

【临床报道】 1. 治疗疟疾 取鲜小青草500 g,加水煮至100 ml,另加0.25%苯甲酸和适量糖精,香料,制成水剂。4～9岁每次口服10～20 ml,10～15岁20～30 ml,16岁以上30～40 ml,均于发作前2～4小时1次顿服。为避免疟疾发作提前或推迟而服药时间不准,在间歇期亦加服1～2次,剂量同上。共治100例,结果48小时内控制临床发作和96小时周围血液原虫消失者分别为64%和56%;成人与小儿控制临床发作者分别为75.8%和47.6%。14日后复查症状与原虫复发情况,分别为3.1%与4.8%。有少数患者出现恶心、呕吐、胃下垂、头晕、头痛等副作用。

2. 治疗结核性肛瘘 取六角仙15～30 g,苦刺(五加科三叶五加)30 g(均为干品)。加水约600 ml,煎至300～400 ml,顿服,每日1次。经治12例,7例痊愈,5例好转。据观察,一般服药后即觉肛门疼痛减轻,分泌物减少。每日换药时,可见瘘管周围的肿胀度日见消退,脓液逐渐减少,管壁渐渐变软,管道由深变浅,新鲜肉芽组织由管底向上慢慢生长,最后外口盖以上皮,形成瘢痕。

3. 治疗毒蛇咬伤 先在毒蛇咬伤处拔火罐(或扩创),上段扣扎。然后将鲜爵床捣烂（量不计）敷盖伤口上。若受伤部分在手或足，而局部肿胀超过肘关节或膝关节，立即剌破患者前囟门的皮肤（术前剃去头发、常规消毒），敷盖捣烂鲜草（量不计）。同时煎服鲜爵床草 90 g，小儿减半，每日 2～3 次，一般连续服用 3～7 日。共治 35 例，一般在用药后 2～3 小时内患者头晕、胸闷渐除，视力渐复，肿胀渐停止。用药 1～3 日痊愈 27 例，4～7 日痊愈 8 例。未见明显副作用。

4. 治疗小儿疳积 以爵床晒干研末，每次 3 g，与 100 g 猪瘦肉馅制成肉饼，蒸熟食用，每日 1 次；配合针灸针剌双手四缝穴，每星期 1 次。半个月至 1 个月为 1 个疗程。共治患儿 50 例，显效 18 例，好转 26 例，无效 6 例。

5861 鰏鱼 _{《中国药用海洋生物》}

【异名】 仔花、花鰏（通称）。

【基原】 为鰏科鰏属动物黄斑鰏、鹿斑鰏及他种鰏鱼的肉。

【原动物】 1. 黄斑鰏 *Leiognathus bindus* (Cuvier et Valenciennes) 又名：金仔花《中国药用海洋生物》。

体卵圆形，侧扁而高。一般体长 8～13 cm，头小，吻很短，眼大，脂眼睑不发达，口小，能伸缩，两颌完全伸出时，形成管状，两颌牙细小。鳃孔大。鳃耙 5+18，细长。头部无鳞、体、胸部均被薄圆鳞。侧线向上稍弯。背鳍Ⅷ-16；臀鳍Ⅲ-14；背鳍、臀鳍均很长，前部鳍基有鳞鞘；两鳍基有许多小棘。胸鳍 17，腹鳍Ⅰ-5，基部有 1 枚大腋鳞。尾鳍叉形。背部黄色带淡蓝色，有许多深蓝色蠕虫状斑纹。背鳍棘部有一金黄色大斑。臀鳍鳍部亦有一黄色斑。各鳍鳍条部淡蓝色。腹部银白色。背鳍和臀鳍基部具 1 列蓝色小点。

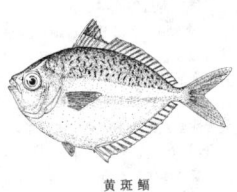

黄斑鰏

暖水性小型上层鱼类，栖息于热带、亚热带近岸海区，喜集群。我国分布于东海和南海。

2. 鹿斑鰏 *Leiognathus ruconius* (Hamilton-Buchanan) 又名：金钱仔（浙江），花鰏（福建）。

体形与上种相似，惟个体较小，一般体长 4～7 cm。口小，倾斜，当两颌完全伸出时，口管向上斜；口闭时，下颌呈垂直状。体背部青带红色。眼下缘至上颌后缘有一黑纹。项部和背鳍基有 1 条暗色纵纹。背腹部银白色。

生态和分布同黄斑鰏。

【采收加工】 常年均可捕捞，捕后除去内脏，鲜用。

鹿斑鰏

【药性】 《中国药用海洋生物》："甘、平。"

【功用主治】 健脾益气。主治小儿消化不良，黄疸性肝炎恢复期。

1.《中国药用海洋生物》："健脾益气。用于小儿消化不良，肝炎恢复期。"

2.《南海海洋药用生物》："治黄疸病（眼黄、皮肤黄）。"

【用法用量】 内服：煮食，100～150 g。

【选方】 1. 治小儿消化不良 （金仔花）鲜鱼适量，煮汤，不加盐，食之。

2. 治肝炎恢复期 （金仔花）鲜鱼煮汤，不加盐，每日服 120～150 g。常服。（1、2 方出自《海味营养与药用指南》）

5862 鲍鱼 _{fù yú} _{《本草经集注》}

【异名】 鲍鱼（俗称）。

【基原】 为鲍科鲍属动物杂色鲍、皱纹盘鲍、耳鲍、羊鲍的肉。

【原动物】 参见"石决明"条。

【药理】 1. 抗凝作用 鲍鱼提取液对家兔（体内、外）有非常显著的抗凝作用，对增强家兔纤维蛋白溶解活性有非常显著的作用。

2. 抗癌作用 鲍鱼多糖对 S_{180} 腹水型小鼠、艾氏腹水型小鼠、肝癌腹水型小鼠有延长寿命的作用，对 S_{180} 实体型小鼠有明显的抑癌作用。鲍鱼多糖能明显增强荷瘤小鼠腹腔巨噬细胞的吞噬功能和迟发型超敏反应，提示鲍鱼多糖可能通过激活巨噬细胞及 T 细胞，直接或间接地促进细胞毒因子的释放，杀伤肿瘤细胞，从而抑制肿瘤细胞的生长，发挥其抗肿瘤作用。鲍鱼多糖能明显提高环磷酰胺对小鼠移植性肿瘤 S_{180}、HepA 的抑瘤率，对环磷酰胺具有较明显的增效作用；可明显拮抗环磷酰胺所致荷瘤小鼠白细胞减少和溶血素生成减少，骨髓抑制等毒副作用。鲍鱼多糖对裸鼠移植人鼻咽癌有明显的抑制作用，能明显抑制人鼻咽癌的生长，诱导肿瘤细胞凋亡和坏死。

3. 对学习和记忆的增强作用 成年小鼠灌服鲍鱼酶法提取物，每日一次连续 10 日，使小鼠的跳台潜伏期延长，逃避潜伏期缩短，迷宫觅食时间减少，并能明显改善 $NaNO_2$ 或乙醇引起的记忆损害。

【性味】 甘、咸，性平。

1.《医林纂要》："甘咸，平。"

2.《随息居饮食谱》："甘咸，温。"

【功用主治】 滋阴清热，益精明目，调经润肠。主治劳热骨蒸、咳嗽，青盲内障，月经不调，带下，肾虚小便频数，大便燥结。

1.《蜀本草》："主咳嗽、咳之明目。"

2.《医林纂要》："补心缓肝，滋阴明目。又可治骨蒸劳热，解妄热，疗痢疾，通五淋、治黄疸。"

3.《随息居饮食谱》："补肝肾，益精明目，开胃养营。已带浊崩淋，愈骨蒸劳疾。"

4.《中国药用海洋生物》："调经，润燥，利肠。用于月经不调，大便燥结等。"

5.《山东药用动物》："治慢性肾炎，肺结核，贫血，月经不调，大便燥结，老人肾虚小便频数。"

【用法用量】 内服：煮食或煎汤，适量。

【宜忌】 《随息居饮食谱》："体坚难化，脾弱者饮汁为宜。"

【选方】 1. 治肺结核，淋巴结结核，潮热盗汗 鲍鱼肉适量，煮菜，每日食之。《山东药用动物》

2. 治高血压病 鲍鱼肉煮汤吃。《南海海洋药用生物》

3. 治产后乳汁不下 鲍鱼肉（切细）半斤，麻子仁（别研）一两末，香豉（别研）半合，葱白（切碎）三茎。上先取鲍鱼肉，以水三升，入麻仁、豉、葱白等，煮作羹。任意食之。《普济方》鲍鱼羹方

5863 鰕虎鱼 _{xiā hǔ yú} _{《食物本草》}

【异名】 鲨、鮀《尔雅》，吹沙《尔雅》郭璞注），重唇《尔雅翼》），沙沟鱼、沙鳁、呵浪鱼《纲目》，沙竹《医林纂要》，花花公子、皮匠刀子《尔雅义疏》，光鱼、油光鱼《黄渤海鱼类调查报告》，黄鳍剌鰕虎鱼、沙吻鱼（浙江）。

【基原】 为鰕虎鱼科鰕虎鱼属动物剌鰕虎鱼的肉。

【原动物】 剌鰕虎鱼 *Acanthogobius flavimanus* (Temminck et Schlegel)

体前部略呈圆柱形，后部侧扁，体长 10～15 cm。头大而长，

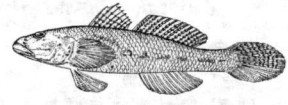
刺鰕虎鱼

吻长，前端钝圆，正中稍隆突。眼中等大，背侧位，眼间隔窄。口大，前位，口裂略斜，唇厚。牙尖锐，锥形，上、下颌牙均排成狭带状，上颌牙较大，下颌牙较小。鳃孔大，鳃膜3+8。头后部、颊上、鳃盖上部及项与胸部被小圆鳞，体大部分被栉鳞。体纵列鳞46～50，横列鳞约17。背鳍2，分离、第一背鳍Ⅰ～14质柔韧；第二背鳍Ⅰ～13。臀鳍Ⅰ～11，约与第一背鳍等高。胸鳍20，尖圆，约与腹鳍等长。尾鳍后缘尖圆形。体背侧黄绿色，下部较淡。胸鳍、腹鳍、臀鳍均为黄色。背鳍和尾鳍蓝灰色。体侧正中不明显的大型暗色斑点一纵列，直达尾鳍基底。背鳍具排列成3～5斜行的暗色斑点。尾鳍具有波状横纹7～9条。

为近海及河口下层的肉食性小型鱼类。以小虾、小鱼等为食。我国沿海近海均有分布。

此外，我国鰕虎鱼科动物，已知功用相同的有：矛尾鰕虎鱼 Chaeturichthys stigmatias Richardson 我国沿海均有分布。另有鰻鰕虎鱼科的红狼牙鰕虎：虎鱼 Odontamblyopus rubicundus（Hamilton-Buchanan）及孔鰕虎鱼 Trypauchen vagina（Bloch et Schneider）前者分布于我国沿海，后者我国分布于东海、南海。

【采收加工】　常年均可捕捞,捕后,除去内脏,洗净,鲜用或晒干。

【成分】　刺鰕虎鱼肉含维生素 B_{12}、肌动球蛋白（actomyosin）、卵磷脂（lecithin）、蛋白质、脂肪、糖类及与河豚毒素（tetrodotoxin）相似的神经毒素。还含类胡萝卜色素（carotenoid pigment）、胡萝卜二醇（tunaxanthin）、叶黄素（lutein）、玉米黄素（zeaxanthin）、β-胡萝卜素（β-carotene）、隐黄质（cryptoxanthin）、蝲蛄素（astacene）、3-羟基-β, ε-胡萝卜-3, 4-二酮（α-doradecin）。

【药性】　甘、咸、平。归脾、胃经。
1.《纲目》:"甘,平,无毒。"
2.《食物本草》:"味甘,温。"
3.《医林纂要》:"甘,咸,平。"
4.《本草求真》:"入脾、胃。"

【功用主治】　温中益气,补肾壮阳。主治虚寒腹痛,胃痛,疳积,消化不良,阳痿,遗精,早泄,小便淋沥。
1.《纲目》:"暖中益气。"
2.《食物本草》:"主益肠道,健筋骨,行血脉,消谷肉。"
3.《医林纂要》:"利小水、通淋。"
4.《中国药用海洋生物》:"用于虚寒腹痛,胃痛,疳积,消化不良,阳痿,遗精,早泄和小便淋沥。"

【用法用量】　内服:煎汤,30～90 g。

【宜忌】　不宜久食。
《食物本草》:"多食生痰助火。"

【选方】　1. 治虚寒腹痛,胃痛,疳积,消化不良　鰕虎鱼肉30 g,制附子6 g,桂枝3 g,乌贼骨9 g。煎服。《中国药用海洋生物》
2. 治阳痿,遗精,早泄　（鰕虎鱼）肉90 g,肉桂6 g。煎服。《中国药用海洋生物》
3. 治肾虚,小便淋沥　（鰕虎鱼）肉30 g,苁蓉9 g。煎服。《中国药用海洋生物》

5864　蟅虫　zhè chóng
《本经》

【异名】　地鳖《本经》,土鳖《别录》,过街《埤雅》,簸箕虫《本草衍义》,蚵蚾虫《袖珍方》,地蜱虫、蚉地鳖《鲍氏小儿方》,山蛂蟟《本草求原》,地乌龟《分类草药性》,土元《中药形性经验鉴别法》,土鳖虫《江苏中药名实考》,臭虫母、盖子虫

（《河北药材》），土虫（《吉林中草药》），节节虫、蚂蚁虎（《江苏药材志》）。

【基原】　为鳖蠊科地鳖属动物地鳖或冀地鳖属动物冀地鳖的雌虫全体。

【原动物】　1. 地鳖 Eupolyphaga sinensis Walker
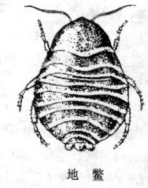
地鳖

雌雄异形,雄虫有翅,雌虫无翅。雌虫长约3 cm,体上下扁平,黑色而带光泽。头小,向腹面弯曲。口器咀嚼式,大颚坚硬。复眼发达,肾形;单眼2个。触角丝状,长而多节。前胸盾状,前狭后阔,盖于头上。雄虫前胸呈波状纹,有缺刻,具翅2对。

生活于地下或沙土间,多见于粮仓底下或油坊阴湿处。全国大部分地区均有分布。

2. 冀地鳖 Steleophaga plancyi（Boleny）［Polyphaga plancyi Bolivar］

雌虫体宽卵圆形,较地鳖宽。虫体表面暗黑色,无光泽,不如地鳖光亮。体背较地鳖扁。前胸背板前缘及身体周围具红褐色或黄褐色边缘。体背面有密集的小颗粒状突起,无翅。雄虫体灰黑色,除前胸背板前缘处有明显的淡色宽边外,身体其他部分无细碎斑纹。

多生活于厨房、灶脚及阴湿处。分布于河北、河南、湖南、陕西、甘肃、青海等地。

【养殖】　生活习性　地鳖为陆生性昆虫。怕光,昼伏夜出。性喜温暖湿润,适宜生活于室内、外阴湿的松土中。每年4～11月为生命活动阶段,在夏、秋季气温高、湿度大的情况下繁殖力最强。有冬眠习性,每年气温低于12℃时,入土冬眠。在食性方面,属于杂食性昆虫,一生只经历卵、若虫、成虫三个阶段,一个世代需2～4年。

繁殖方法　首先建立单层或立体多层饲养池,一般面积为1～2 m²,池内填以砂土、黏土或壤土,以含腐殖质较多并经冬冻酥的菜园土最佳,所取土要经过曝晒消毒,过筛,土粒大小似米粒或绿豆状,土内加入三成砻糠灰或细煤土。人工养殖可从卵鞘开始,也可从若虫、成虫期开始,但以卵期开始为有利。产卵期(每年5～11月)每隔7日加表层土3 cm过筛,取出卵鞘即可进行人工孵化。

饲养管理　大小地鳖必须分池饲养,以避免大小争食,相互残杀。池内土壤保持湿度相宜,含水量达20%,相对湿度达70%～75%以上,池土过干,可用喷水或多喂青饲料来调节湿度。春季转暖时好始喂食糠皮、麦麸、豆饼等,高温季节可喂些菜叶和各种瓜菜,一般2日喂食1次。冬眠期不必饲食。

疾病防治　注意防蛇、老鼠、蛤蟆、鸡、鸭、猫、蚂蚁等进入饲养池。螨也是土鳖的天敌,常寄生于土鳖身体胸腹部及腿关节的薄膜处。防治方法:更换池土,池内不宜过湿,用油条、面鱼、肉骨头等白天放于池内诱螨,每2小时取出处理之,白天用火将表土及池壁迅速燎烧杀螨。

【采收加工】　野生者在夏、秋季捕捉,人工饲养者可随时捕捉。捕到后用沸水烫死。

【药材】　蟅虫 Eupolyphaga Seu Steleophaga　全国各地均有野生和饲养,以河南产量最大。

性状　地鳖　呈扁平卵形,长1.3～3 cm,宽1.2～2.4 cm。前端较窄,后端较宽,背部紫褐色,具光泽,无翅。前胸背板较发达,盖住头部;腹背板9节,呈覆瓦状排列。腹面红棕色,头部较小,有丝状触角

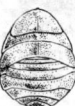
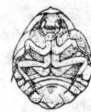
蟅虫（地鳖）外形

1对,常脱落。胸部有足 3 对,且细毛和刺。腹部有横环节。质松脆,易碎。气腥臭,味微咸。

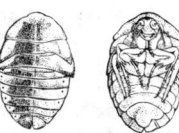

䗪虫(冀地鳖)外形

冀地鳖 呈长椭圆形,长 2.2～3.7 cm,宽 1.4～2.5 cm。背部黑棕色,通常在边缘带有淡黄褐色斑块及黑色小点。

䗪䗪 (1)粉末特征:地鳖 体壁碎片呈棕黄色及半透明状的纤维组织碎片。在胸背板碎片上有突起状的毛窝散在,毛窝直径 16～28 μm,密度为每 1 mm² 有 120～200 个。多数毛窝上着生着短粗壮刚毛,棕黄色,长 90～190 μm。基部直径 12～30 μm,壁较厚 3～4 μm。胸背板内表面(附有内皮)上,可见毛窝如前,只是略小。附有内皮部分可见密集的细刚毛着生,颜色较浅,长 300～400 μm,基部直径 10～21 μm。横纹肌纤维呈淡黄色或无色半透明状,散在或并列在一起,多折断,壁有波纹状增厚。此外,偶见气管壁碎片。

冀地鳖 黄棕色体壁碎片上布满红棕色盘状突出,直径 40 μm左右,密度为每 1 mm² 有 90～120 个。刚毛形态不一,有短粗壮红棕色刚毛,长 25～60 μm,基部直径 12～16 μm,有壁较厚的棕色刚毛,长 150～300 μm,基部直径 10～20 μm,稍密,也有细长半透明状刚毛,长 200～500 μm,基部直径 12～15 μm 等。

(2)紫外光谱:取粉末 0.2 g,加乙醇 20 ml,放置 12 小时滤过;滤液用乙醇稀释成每 1 ml 含 300 mg 药材,供测试,地鳖在 265±2 nm 处有最大吸收峰,冀地鳖在 365±2 nm,272±2 nm,264±2 nm,257±2 nm 处有最大吸收峰,在 282 nm 处有肩峰。

(3)薄层色谱:取粉末 1 g,加甲醇 20 ml,冷浸 2 小时滤过。滤液浓缩至 5 ml,作供试品溶液。另取 β-谷甾醇制成对照品溶液。分别吸取上述两溶液点于同一硅胶 G-CMCNa 薄层板上,以氯仿-甲醇(9.5：0.5)展开,取出,晾干,喷以 15%磷钼酸乙醇溶液后,加热显色,供试品色谱中,在与对照品色谱相应位置出现相同的斑点。

取上述供试品溶液备用。另取脯氨酸、精氨酸、赖氨酸、苯丙氨酸、谷氨酸、缬氨酸制成对照品溶液。以正丁醇-乙醇-冰醋酸-水(4：1：1：2)展开,取出,以 0.3%茚三酮正丁醇液喷雾后,加热显色,供试品色谱中,在与对照品溶液相应位置显相同颜色的斑点,除脯氨酸为黄色斑点外,均为紫红斑点。

【成分】 雌虫体干燥体内含脂肪酸:棕榈酸(palmitic acid)、硬脂酸(stearic acid)、油酸(oleic acid)、亚油酸(linoleic acid)、亚麻酸(linolenic acid);还含谷氨酸,丙氨酸,酪氨酸等 17 种氨基酸。又含具有血纤维蛋白溶解酶原激活物样成分,生物碱以及胆甾醇(cholesterol)、二十八烷醇(octacosanol)、β-谷甾醇(β-sitosterol)、十八烷基甘油(octadecanylglycerin)、尿嘧啶(uracil)、尿囊素(allantoin)及 4′,5-二羟基-7-甲氧基黄酮(4′, 5-dihydroxy-7-methoxyflavone)等。并含钾、镁、钙、锌、磷等 28 种无机元素。挥发油含 20 个化合物,主要成分为萘(naphthalene)、樟脑(camphor)、正己醛(n-hexanal)、2-乙基环丁醇(2-ethylcyclobutanol)、3-甲基丁醛(3-methylbutanal)、1, 4-二氯苯(1, 4-dichlorobenzene)、醋酸乙酯(ethylacetate)等。

【药理】 1. 对心脑血管系统的影响 䗪虫总生物碱按 5～20 mg/kg 给家兔静注,左心室舒张末期压力,左心室收缩压和心率均明显下降;右心房压升高,且随剂量增大,作用增强,具有直接扩张血管作用。䗪虫总生物碱提取液 200 mg/kg 腹腔注射对小鼠夹闭气管、结扎双侧颈总动脉引起的心、脑等重要器官缺血性缺氧,能延长心电消失时间;该提取液 40.9 mg/kg 腹腔注射,可使小鼠在异丙肾上腺素引起的心肌耗氧量增加的情况下,存活时间明显延长,并可对抗垂体后叶素引起的大鼠 ST-T 的变化。表明其对心脑缺氧(血)有保护作用。

2. 抗凝血作用 䗪虫水提取物 0.54 g/kg 灌胃,可显著延长出血时间和复钙时间,明显抑制血小板聚集率,缩短红细胞电泳时间;对全血黏度、血浆黏度和纤维蛋白质含量均无明显影响。从䗪虫中分离出一种具有纤溶酶原激活作用的蛋白质成分,该成分直接注入有新鲜血栓形成的兔静脉内,6 小时血栓的溶解率为 12.2%。也有报道,其水煎醇沉剂按 1 g/kg 给兔静脉注射,可明显降低血栓干,湿重量,减小血栓长度,降低血小板聚集性和黏附率,提示它可显著增加兔体内纤溶酶活性。

3. 调经作用 雄性鹌鹑灌胃䗪虫粉末 2.4 g/kg,可明显降低 HDL_3-C 和总胆固醇(TC),升高 HDL_2-C,使高密度脂蛋白与胆固醇(HDL-C/TC)值显著增高。明显增加卵磷脂胆固醇酰基转移酶活性,从而延缓动脉粥样硬化的形成。

4. 其他作用 䗪虫对四氯化碳可溶部分提取物对大鼠灌胃,可使四氯化碳所致肝损伤程度明显减轻。在试管内,用亚甲蓝法曾测得䗪虫浸膏对白血病细胞有抑制作用。

毒性 小鼠腹腔注射䗪虫总生物碱水提取液的 LD_{50} 为 136.45±7.98 mg/kg。

【炮制】 1. 䗪虫 取原药材,除去杂质,洗净或筛去灰屑,干燥。

2. 炒䗪虫 取净䗪虫,置锅内,用文火加热,炒至微焦,取出放凉。

3. 酒䗪虫 取净䗪虫用适量酒洗后,置锅内,用文火加热,炒微干,去头、足。

4. 酥制䗪虫 取酥油置锅内,用文火加热化开,倒入净䗪虫拌匀,炒至黄色时,取出摊凉。每䗪虫 100 kg,用酥油 5 kg。

饮片性状 䗪虫参见"药材"项。炒䗪虫形如䗪虫,色泽加深。酒䗪虫形如炒䗪虫,略有酒气。酥制䗪虫形如炒䗪虫,色显油亮。

贮干燥容器内,密闭,置通风阴凉处,防蛀。

【药性】 咸,寒。小毒。归肝经。

1.《本经》:"味咸,寒。"

2.《别录》:"有毒。"

3.《药性论》:"味苦、咸。"

4.《品汇精要》:"气薄味厚阴也,臭腥。"

5.《雷公炮制药性解》:"入心、肝、脾三经。"

6.《药义明辨》:"有小毒。"

7.《本草再新》:"味辛,性寒,无毒。"

【功用主治】 破血逐瘀,续筋接骨。主治血瘀经闭,癥瘕积块,跌打瘀肿,筋伤骨折,木舌重舌。

1.《本经》:"主心腹寒热洗洗,血积癥瘕,破坚,下血闭,生子大良。"

2.《药性论》:"治月水不通,破留血积聚。"

3.《本草衍义》:"乳聚不行,研一枚,水半合,滤清,服。"

4.《纲目》:"行产后血积,折伤瘀血。治重舌,木舌,口疮,小儿夜啼腹痛。"

5.《医学广笔记》:"消疟母。"

6.《本草经疏》:"破一切积血,跌打重伤,接骨。"

7.《本草再新》:"消水肿,败毒。"

8.《分类草药性》:"治跌打损伤,风湿筋骨痛,消肿,吹喉症。"

【用法用量】 内服:煎汤,3～10 g;或浸酒饮;研末,1～1.5 g。外用:煎汤含漱、研末撒或鲜品捣敷。

【宜忌】 年老体弱及月经期者慎服,孕妇禁服。

1.《本草经集注》:"畏皂荚、菖蒲。"

2.《药性论》:"畏屋游。"

3.《本草经疏》:"无瘀血停留者不宜用。"

4.《本草从新》:"虚人有瘀,斟酌用之。"

5.《本草用法研究》:"贫血者、腹泻者、有外感寒热者,均忌用。"

【选方】 1. 治五劳虚极羸瘦,腹满,不能饮食,食伤,忧伤,饮伤,房室伤,饥伤,劳伤,经络荣卫气伤,内有干血,肌肤甲错,两目黯黑;另可缓中补虚 大黄十分(蒸),黄芩二两,甘草三两,桃仁一升,杏仁一升,芍药四两,干地黄十两,干漆一两,虻虫一升,水蛭百枚,蛴螬一升,䗪虫半升。上十二味,末之,炼蜜和丸,小豆大。酒饮服五丸,日三服。《金匮要略》大黄䗪虫丸

2. 治产后腹痛,腹中有干血着脐下,亦主经水不利 大黄三两,桃仁二十枚,䗪虫二十枚(熬,去足)。上三味,末之,炼蜜和为四丸。以酒一升,煎一丸,取八合,顿服之,新血下如豚肝。《金匮要略》下瘀血汤

3. 治血鼓,腹皮上有青筋 桃仁八钱,大黄五分,䗪虫三个,甘遂五分(为末冲服,或八分)。水服。与膈下逐瘀汤轮流服之。《医林改错》古下瘀血汤

4. 治折伤,接骨 ① 土鳖焙存性,为末,每服二、三钱。《医方摘要》 ② 蚵蚾六钱(隔纸,砂锅内焙干),自然铜二两(火煅醋淬七次)。为末。每服二钱,温酒调下。病在上,食后服;病在下,食前服。《袖珍方》

5. 治跌打轻伤 地鳖虫净末二钱(炙),乳香一钱(去油),没药八分(去油),骨碎补一钱,大黄一钱,血竭一钱。为细末。每七、八厘,空心,好酒送下。《伤科秘方》轻伤小七厘散

6. 治走马牙疳,牙落腐崩,久不愈者 土鳖四十九个(煅存性),山豆根,人中白(煅),辰砂(飞)各二钱。上为细末。先割净腐肉,用麻油通口噙漱,觉无油气吐之,如此六七次;次以百沸汤入盐,醋漱吐三四次;再次以棉胭脂拭干,然后掺之。《外科大成》再生散

7. 治舌肿满口,不得语 ① 䗪虫三十枚,盐一钱。上二味,以水三升,煮三沸。含之,稍稍咽之,日三。《千金方》② 䗪虫五枚,炙,研细末。以水二盏,煎十沸,去滓,热含吐去,以瘥为度。《奇效良方》䗪虫散

8. 治小儿夜啼如腹痛 䗪虫(熬令烟尽)、芍药(炙)、芎䓖(熬)各等分。上三味捣末,服如(一)刀圭,日三,以乳服之。《外台》引《古今录验》

9. 治五淋 䗪虫五分(熬,一作虻虫,熬),斑猫二分(去翅、足,熬),地胆二分(去足,熬),猪苓三分。上四味,捣筛为散。每服四分,日进三服,夜二服。但少腹有热者,去猪苓。服药二月后,以器盛小便,当有所下;肉淋者下碎肉;血淋者下如绳,若如肉脂;气淋者下如羹上肥;石淋者下石或下砂。剧者十日即瘥。禁食羹猪肉、生鱼、葱、盐、醋。以小麦汁服之良。《外台》引《范汪方》

10. 治小儿脐疮肿或脓血清水出者 干蚵蚾火煅为灰,研末,敷之。《小儿卫生总微论方》

11. 治痔瘘疮肿 干地鳖末,麝香各研少许。上二味,研匀。干掺或贴,随干湿治之。《圣济总录》

【临床报道】 1. 治疗外伤血肿 取活䗪虫(干的也可以,但活的好)。用量视肿块大小而定)放冷水中漂洗2次,置容器中捣烂,再加热黄酒250 ml左右,加盖放饭窝内焖15分钟左右,取出用纱布过滤,渣敷患处,绷带固定。滤下之黄酒趁热饮之,以醉为度,卧床盖被,微汗为佳。经治50余例,均获卓效。

2. 治疗慢性活动性肝炎 取全大黄䗪虫丸口服,每日3次,每次9 g,3个月为1个疗程。主治疗血瘀型慢性活动性肝炎患者116例,治疗总有效率为81%,显效率为26.6%,有效率为53.4%,无效率为19%。症状有明显改善。对病情缠绵,肝功能损害反复者,具有较好的降低及稳定血清ALT、AST水平的作用,同时可明显降低血清TBIL及DBIL,但对乙肝病毒抗原阴转的作用而尚无太statistically学意义。

【各家论述】 1.《本草图经》:"张仲景治杂病方,主久瘕积聚,有大黄䗪虫丸,又大鳖甲丸中治妇人药并用䗪虫,以其有破坚积,下瘀血之功也。"

2.《本草经疏》:"䗪虫,治跌扑损伤,续筋骨有奇效。乃足厥阴经药也。夫血者,身中之真阴也,灌溉百骸,周流经络者也。血若凝滞,则经络不通,阴阳之用互乖,而寒热洗洗生焉。咸能入元软坚,故主心腹血积,癥瘕血闭诸证。血积既去,经脉调匀,月事时至而令妇人生子也。"

3.《金匮》:"䗪虫方中,治久病结积,有大黄䗪虫丸;又治疟痞疮,有鳖甲煎丸,及妇人下瘀血汤方并用之。今外科、接骨科亦用之。乃攻坚破积,行血散疹之剂也。"

4.《长沙解》:"䗪虫,善化瘀血,最补损伤,《金匮》鳖甲煎丸用之治疟疾日久,结为癥瘕;大黄䗪虫丸用之治虚劳腹满,内有干血;下瘀血汤用之治产后腹痛,内有瘀血;土瓜根散用之治经水不调,少腹满痛。以其消癥而破瘀也。"

5865 **麋肉** ^{mí ròu}《本草经集注》

【基原】 为鹿科麋鹿属动物麋鹿的肉。

【原动物】 参见"麋茸"条。

【采收加工】 捕杀后,剥去皮,取肉,鲜用。

【药性】《食性本草》:"大热。"

【功用主治】 补中气,益肾精,强筋骨,调血脉。主治虚劳不足,腰膝软弱,产后风虚。

1.《食疗本草》:"益气补中,治腰脚。"

2.《嘉祐本草》:"微补五脏不足气。"

3.《医林纂要》:"补肾益精,健骨充髓,略同鹿肉。"

4.《随息居饮食谱》:"补虚弱,益气力,强筋骨,调血脉,治后风虚。"

【用法用量】 内服:煮食,适量。

【宜忌】 外感热病者禁服。

1.《本草经集注》:"不可合虾及生菜、梅、李果实食之,皆病人。"

2.《食疗本草》:"不与雉肉同食。"

3.《嘉祐本草》:"多食令人弱房,发脚气。"

4.《随息居饮食谱》:"诸外感病忌之。"

5866 **麋角** ^{mí jiǎo}《别录》

【基原】 为鹿科麋鹿属动物麋鹿雄性的骨化角。

【原动物】 参见"麋茸"条。

【采收加工】 每年春、冬二季雄麋鹿骨化的老角脱落后拾取,晾干。

【药材】 麋角 Cervi Cornu 主产于江苏。

性状 呈分枝状,长约50 cm。角无眉叉,主干离头部一段距离后,分前后2枝,前枝再分歧成2叉,后枝长而直,不再分叉或近枝端处有一短叉,枝端渐细。基部有盘状突起,习称"珍珠盘"。表面浅黄白色,无毛,有光泽,具疣状突起,习称"骨钉",并有纵棱。质硬,断面周白色,中央灰黄色,并有细蜂窝状小孔。

麋角(骨化角)外形

蓥列 角横切面:主要由骨密质和骨疏质组成。骨密质中有许多哈弗系统,每个哈弗系统由一个圆形哈弗管和以哈弗管为圆心的数层环行骨板及骨陷窝组成,并可见许多黄色球状物。骨疏质部分可见明显的骨板。骨陷窝排列不规则,呈类圆形或短梭形,骨小管由骨陷窝内伸出,作放射状排列,呈短线状。

【炮制】 取药材锉片;或将其截断后从中间纵剖开,用火炙黄,味微香后,研末。

饮片性状　参见"药材"项。

贮干燥容器内，置阴凉干燥处，防蛀、防潮。

【药性】　甘，温。归肾经。

1.《别录》："味甘，无毒。"

2.《本草药性大全》："味甘，气温。"

3.《纲目》："甘，热。"

4.《药性切用》："咸，寒。"

【功用主治】　温肾壮阳，填精补髓，强筋骨，益血脉。主治肾阳不足，虚劳精亏，腰膝酸软，筋骨疼痛，血虚证。

1.《别录》："主痹，止血，益气力。"

2.《本草经集注》："刮取屑熬香，酒服之，大益人事。"

3.《食疗本草》："补虚劳，填髓。常服之，令人赤白如花，益阳道。亦可煎作胶，与鹿角胶同功。"

4.《日华子》："添精补髓，益血脉，暖腰膝，悦色，壮阳，疗风气，偏治丈夫，胜鹿角。治漏膝不仁，补一切血病。"

5.《本草药性大全》："醇酒内取末调饮，入心脱止痛。"

6.《纲目》："滋明养血。"

7.《药性切用》："能补阴中之阴。"

【用法用量】　内服：煎汤，6～9 g；或入丸、散。

【宜忌】　《本草述》："阳盛阴虚者忌之。"

【选方】　1. 治真元亏耗，荣卫劳伤，精液不固，大便不调，食少乏力，久服填骨髓，补虚劳，壮颜饰色　生麋茸（镑为屑）十两，附子一两。上为细末，酒煮面糊为丸，如梧桐子大。每服三十丸至四十丸，空心米饮下。（《鸡峰普济方》麋茸丸）

2. 治五痿，皮缓毛悴，血脉枯槁，肌肉薄着，筋骨羸弱，饮食不滋，庶事不兴，四肢无力，爪枯，发落，眼昏，唇燥，疲惫不能支持　麋（镑，酒浸一宿）一斤，熟地黄四两，大附子（生，去皮、脐）一两半。上用大麦米二升，以一半藉底，一半在上，以二布巾隔覆，炊一日，取出药与麦，别焙干为末，以浸药酒，添清酒煮麦粉为糊，搜和得所，杵三千下，丸如梧子大。每服五十丸，温酒、米汤任下，食前服。（《三因方》麋角丸）

3. 治肾虚筋骨失养，行步艰难者　新麋角，制如粉霜（即制鹿角霜法，根研细末）。每用二合，入粥同煮，少少入盐，搅潮内。空心食之。（《古今医统》麋角粥）

4. 治卒心痛　（麋角）炙令黄香后，末。和酒空腹服三钱匕。（《食疗本草》）

【各家论述】　《本草经疏》："麋属阴，好游泽畔，其角冬至解者，阳长则阴消之义也。为补左肾真阴不足、虚损劳乏、筋骨腰膝酸痛、一切血液衰少为病，故主止血、益气力及除痹也。痹最风寒湿合而成疾，然外邪易入者，由气血先虚，经络因之壅滞，血脉不通故也。麋角入血益阴，荣养经络，故主之也。茸功用相同，而补阴之力更胜。"

5867　**麋茸**
《新修本草》 mí róng

【基原】　为鹿科麋鹿属动物麋鹿雄性未骨化的带有茸毛的幼角。

【原动物】　麋鹿 Elaphurus davidianus Milne-Edwards　又名：麋（《庄子》），麈（《说文》），四不象（《黑龙江外记》）。

属于麋与驯鹿之间，大小和欧洲的赤鹿相近，体长约 2 m，高约 1 m 余。雄者重约 200 kg，雌者约 100 kg。尾长约 70 cm。头似马而非马，角似鹿而非鹿，身似驴而非驴，

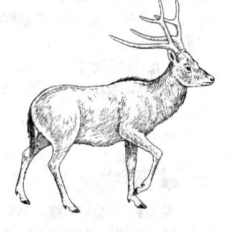

麋鹿

蹄似牛而非牛，故曰"四不象"。雄者具角，雌者无。角的主枝叉分为前后 2 枝，前枝再分歧成二叉，后枝长而直，不再分叉。四肢粗大，主蹄宽大能分开，侧蹄显著。毛色淡褐，背部稍浓，腹部较浅，鼻孔上方有一白色斜纹。冬季毛长而蓬，显棕赤色，幼兽有白色斑点，生后 3 月始消失。

本种属我国特产种，清代已饲养于北京南苑，无野生，后被运至英国，英国绝迹。20 世纪末期由英国政府归还于我国，现饲养于北京和江苏两地，为国家一级保护动物。以草和水生植物为食。每年两次换角，夏角 6～7 月生长，11～12 月脱落，此后生出 1 对幼角，翌年 3 月后落角。

本动物的肉（麋肉）、雄性的骨化角（麋角）、骨骼（麋骨）、脂肪（麋脂）亦供药用，另设专条。

【采收加工】　每年 1～2 月和 5～6 月 2 次采收，锯取未骨化的幼角加工。

【药材】　麋茸 Elaphuri Cornu Pantotrichum　主产于江苏。

【性状】　幼角为二叉分歧，后枝长而直。表面具茸毛。锯口外围无骨质，中间有细孔。

【药理】　雌性激素作用　口服麋鹿茸提取液，小鼠的子宫、卵巢重量均有明显增加；去势大鼠子宫、阴道有代偿性增生和变化。

【炮制】　取原药材，涂酥炙微黄，燎去毛，研为细末。

贮干燥容器内，置阴凉干燥处，防蛀、防潮。

【药性】　甘，温。归肾经。

1.《本草蒙筌》："性热。"

2.《纲目》："甘、温，无毒。"

3.《要药分剂》："入肾经。"

4.《本草撮要》："入足太阴、少阴经。"

【功用主治】　补肾阳，益精血，强筋骨，壮腰膝。主治虚劳羸瘦，精血不足，腰膝酸软，筋骨疼痛。

1.《食疗本草》："甚胜鹿茸。又丈夫冷气及风，筋骨疼痛，作粉长服。又于浆水中研为泥，涂面，令不皴，光华可爱。"

2.《本草蒙筌》："骨软可健，茎痿能扶。"

3.《纲目》："治阴虚劳损，一切血病，筋骨腰膝酸痛，滋阴益肾。"

【用法用量】　内服：入丸、散，或浸酒、熬膏，3～6 g。

【选方】　1. 治老人骨髓虚竭　麋茸五两（去毛，涂酥，炙微黄，为末）。以清酒二升，于银锅中慢火熬成膏，盛瓷器中。每服半匙，温水调下，空心食前服。（《经验方》补益麋茸煎）

2. 治肾气虚，腰不能转侧　麋茸一两（酥炙黄，燎去毛。无，即以鹿茸代），舶上茴香半两（炒香），菟丝子（酒浸，曝干，用纸条子同碾，取末）一两。上为末，以羊肾二对，法酒煮烂，去膜，研如泥，和丸如梧子大，阴干。如肾膏少，入酒糊佐之。每服三五十丸，温酒、盐汤下。（《本事方》麋茸丸）

3. 补养元气，久服令人有子　熟干地黄（洗，焙）、当归（洗，焙）、麋茸（酥炙，为末）各等分。为细末，炼蜜为丸，如梧桐子大。每服五十丸，米饮或温酒下，空心食前服。（《杨氏家藏方》麋茸万病丸）

【各家论述】　1.《医学入门》："先辈云：鹿茸补阳，麋茸补阴。一云鹿胜麋，一云麋胜鹿。要知麋性与鹿性一同，尽皆甘温补阴之物也。"

2.《纲目》："鹿之茸角补阳，右肾精气不足者宜之；麋之茸角补阴，左肾血液不足者宜之。此乃千古之微秘，前人方法虽具，而理未发出，故论者纷纭。"

3.《本草求真》："麋、鹿虽分有二，然总不外填补精髓，坚强筋骨，长养气血，而为补肝滋肾之要药也。"

5868　**麋骨**
《嘉祐本草》 mí gǔ

【基原】　为鹿科麋鹿属动物麋鹿的骨骼。

【原动物】 参见"麋茸"条。

【采收加工】 捕杀后，剥去皮，剔除肉，取骨，鲜用或晾干。

【药性】 甘、咸，温。

【功用主治】 《嘉祐本草》："除虚劳至良。可煮骨作汁，酿酒饮之，令人肥白，美颜色。"

【用法用量】 内服：煮汁酿酒，适量。

5869 麋脂 mí zhī 《本经》

【异名】 宫脂《本经》，麋膏《周礼》郑玄注）。

【基原】 为鹿科麋鹿属动物麋鹿的脂肪。

【原动物】 参见"麋茸"条。

【采收加工】 捕杀后，剥皮，剖腹，取出脂肪，置锅中以小火炼出油，除去油渣，冷却后装入容器贮藏。

【药性】 甘、辛，温。

1.《本经》："味辛，温。"

2.《别录》："无毒。"

【功用主治】 通血脉，祛风寒，润皮肤，解毒。主治风寒湿痹，四肢拘缓，头面风肿，痈疽疮疡，面生疮疱。

1.《本经》："主痈肿，恶疮，死肌，寒风湿痹，四肢拘缓不收，风头肿气，通腠理。"

2.《别录》："柔皮肤。"

3.《千金方》："主寒热。"

4.《饮膳正要》："通血脉，润泽皮肤。"

【用法用量】 内服：烊化冲，适量。外用：涂敷；或入面脂。

【宜忌】 《本草经集注》："畏大黄。"

【选方】 治年少气盛，面生疮疱　涂麋脂，即瘥。《肘后方》）

5870 辫子草根 biàn zǐ cǎo gēn 《云南中草药》

【异名】 爬地香《贵州草药》，小叶三点金根《湖南药物志》）。

【基原】 为豆科山蚂蝗属植物小叶三点金草的根。

【原植物】 参见"小叶三点金草"条。

【采收加工】 夏、秋季采收，鲜用或晒干。

【药性】 《贵州草药》："性平，味甘。"

【功用主治】 清热利湿，调经止血，活血通络。主治黄疸，痢疾，淋证，风湿痹痛，咯血，崩漏，白带，痔疮，跌打损伤。

1.《贵州草药》："清热利湿，止咳镇痛。"

2.《云南中草药》："消炎止血，利湿通络。主治产后流血，红崩白带，经闭，虚弱盗汗，痢疾，风湿，尿路感染，痔疮，脱肛，跌打损伤。"

【用法用量】 内服：煎汤，15～30 g；或泡酒。

【选方】 1. 治黄疸　爬地香 30 g。酒水服。《贵州草药》）

2. 治痢疾，肠炎　小叶三点金根 15～30 g，铁线蕨 15 g。水煎服。《湖南药物志》）

3. 治小儿疳积　小叶三点金根 9～12 g。水煎，去渣，酌加红糖调服。

4. 治颈淋巴结核　小叶三点金根 21 g。用猪瘦肉 60 g 煮汤，以汤煎药服。（3、4方出自江西《草药手册》）

5. 治跌打损伤，毒蛇咬伤　小叶三点金鲜根 15 g；或干根 15 g。水煎服，亦可用根浸酒服。《湖南药物志》）

5871 糠谷老 kāng gǔ lǎo 《山西中草药》

【异名】 看谷老、老谷穗、铪谷、铪谷老、老铪谷《山西中草药》），粟奴《青岛中草药手册》），禾指梗霉、粟白发菌《全国中草药汇编》），刘波《中国药用真菌》）。

【基原】 为霜霉科指梗霉属真菌禾生指梗霉寄生在谷子上所产生的病菌穗。

【原植物】 禾生指梗霉 Sclerospora graminicola （Sacc.）Schrot. 又名：谷子白发病菌《真菌名词及名称》）。

菌丝体无横隔膜，壁薄，无色。孢子囊梗丛生，短而粗，近顶端数次分枝，(250～420)μm×(20～27)μm，无色，无隔膜；孢子囊为倒卵形或椭圆形，(10～27)μm×(14～43)μm，顶端有乳头状突起，产生 2～4 个游动孢子。孢子不规则形，侧生 2 条鞭毛，不久鞭毛失去而成为静孢子；静孢子球形，直径 65～100 μm，遇湿润即萌发芽管。卵器黄褐色，壁厚，孢子近球形，淡黄色或黄褐色，直径 30～35 μm。被侵染的谷穗短缩，肥肿，部分或全部变为畸形，呈貂尾状、扫帚状或刺猬状，带红色，枯死后变深褐色，破裂后放出大量粉末，即为卵孢子。

寄生于谷子［Setaria italica （L.）Beauv.］的幼苗、叶及花穗上。

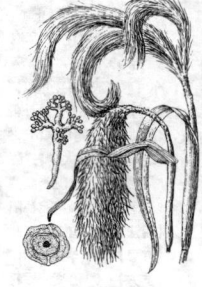

禾生指梗霉

【采收加工】 夏、秋季采收，晒干备用。

【药材】 糠谷老 Sclerospora 主产于辽宁。

性状　病菌穗呈貂尾状，长 5～17 cm，直径约 3 cm，淡黄色至黄褐色，基部常有短花序梗。全穗密被病变的叶状体，披针形，或丝裂呈状状，长 8～15 mm。大多不实或间有少数籽粒。用手搓可散落棕色粉末状物。质松散。气微腥，味淡稍涩。

显微特征　粉末特征：棕褐色。卵孢子球形，近球形至长圆形，在藏卵器内，淡黄色或黄褐色，直径 25～40 μm。孢子囊广卵形至卵球形，长 20～30 μm，直径 15～20 μm，透明无色。游动孢子肾形，中凹处具 2 条鞭毛。孢囊梗稀少，长 150～200 μm，直径 16～20 μm，顶端不规则分枝 2～3 次，主枝直径 8～16 μm，末端小枝呈圆锥状。

【炮制】 取原药材，除去杂质，筛去泥土。

饮片性状　为貂尾状。花颖呈针状体，大多不实或间有少数籽粒。用手搓时可散落棕色粉末状的卵孢子。

贮干燥容器内，置阴凉干燥处。

【药性】 淡，微寒。

1.《全国中草药汇编》："咸，寒。"

2. 刘波《中国药用真菌》："性微寒，味淡稍涩，微带腥气。"

【功用主治】 清利湿热。主治水肿，小便不利，心烦，口渴，痢疾，湿疹，疮疖。

1.《山西中草药》："清湿热，利小便，止痢。治尿道炎，小便short涩痛，体虚浮肿，心烦口渴，小便少，痢疾。"

2.《河北中草药》："外用治湿疹、疮疖。"

【用法用量】 内服：煎汤，9～15 g。外用：研末调敷。

【选方】 1. 治尿闭　糠谷老 30 g。淡竹叶 6 g。水煎服。每日 2 次。（刘波《中国药用真菌》）

2. 治痢疾　糠谷老 15 g，红痢加白糖 30 g，白痢加红糖 30 g。水煎服。《山西中草药》）

3. 治体虚浮肿，心烦口渴　糠谷老 15 g，棉花根 9 g。水煎服。《青岛中草药手册》）

4. 治湿疹，疮疖　糠谷老炒焦，研末，调敷患处。《河北中草药》）

5872 擘蓝 bò lán 《农政全书》

【异名】 苤蓝《滇南本草》，撇蓝《广东志》，茄连《纲目拾遗》，甘蓝《植物名实图考》，玉蔓青《山西通志》）。

【基原】 为十字花科芸薹属植物球茎甘蓝的球茎、叶片和种子。

【原植物】 球茎甘蓝 *Brassica caulorapa* Pasq.

二年生草本。植株光滑无毛,具白粉。第 1 年生茎短缩,近地面部分逐渐膨大成肉质球状体或扁球体,直径 5～12 cm,表面蓝绿色,光滑无毛,常有白粉,也有带紫色的,内面肉质的部分为乳白色,微有辛辣味。叶片集生于球茎的顶部,具长柄;叶片卵圆形至长圆形,长 10～25 cm,叶片基部两侧有 1～2 裂片,边缘具不规则牙齿。第 2 年生茎伸长,高 30～80 cm,茎生叶长椭圆形或宽披针形,长 8～11 cm,宽 2～4 cm,叶缘具疏齿,或凹波状,基部渐狭呈翅状,无柄,但不抱茎。总状花序生枝顶,开花后花序轴渐延伸,花大,排列疏松;萼片 4,宽披针形,光滑无毛,直立,外侧 2 枚较大,基部略呈囊状,内侧 2 枚较小;花瓣乳黄色,长倒卵形,长 1.8～2 cm,基部具爪;雄蕊 6,外侧 2 枚稍短;雌蕊 1,子房圆柱形,花柱不明显,柱头头状。长角果长圆形,先端具短喙。种子球形。花期 4～5 月,果期 5～6 月。

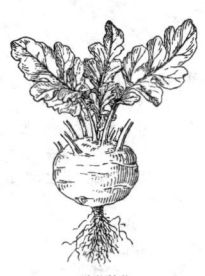
球茎甘蓝

【采收加工】 4～7 月播种者,夏、秋季采,9 月播种者,冬、春季采。

【成分】 球茎含蛋白质、脂肪、钙、磷、铁。

【药性】 甘、辛,凉。

1.《滇南本草》:"味辛、涩。"

2.《四川中药志》1982 年版:"甘、淡,平。"

【功用主治】 健脾利湿,解毒。主治脾虚水肿,小便淋浊,大肠下血,湿热疮毒。

1.《农政全书》:"能散积痰。其叶及子能消食积,解面毒。"

2.《滇南本草》:"治脾虚火盛,中膈宿痰,腹内冷痛。又治小便淋浊。又治大麻风,疥癞之疾,服之立效。生食止渴化痰,煎服治大肠下血。烧灰为末治脑漏鼻衄,吹鼻治中风不语。"

3.《纲目拾遗》:"能解煤毒。"

【用法用量】 内服:煎汤,30～60 g;生食或烧存性研末。外用:捣敷;或研末吹鼻。

【选方】 1. 治阴囊肿大 鲜擘蓝 30 g,鲜商陆 30 g。捣烂外敷。

2. 治无名肿毒 鲜擘蓝适量,捣绒敷患处。(1、2 方出自《四川中药志》1982 年版)

5873 鹬肉 ｙù ròu
《本草拾遗》

【基原】 为鹬科鹬属动物红脚鹬的肉。

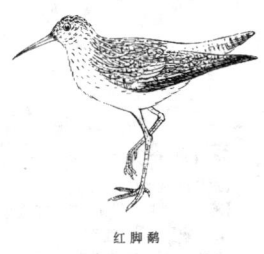
红脚鹬

【原动物】 红脚鹬 *Tringa totanus* (Linnaeus) 又名:赤足鹬、红腿鹬《中国经济动物志》。

体长约 27 cm。头至上背及翅上的大、中覆羽和三级飞羽均浅红褐色,各羽中央有宽窄不同的黑褐色纵纹和横斑;下背和腰白色;初级飞羽和初级覆羽黑褐色,内翅近缘有白的阔斑,端部亦白,而杂以黑褐色斑,次级飞羽阔,露出部和大覆羽端部雪白,因而形成一明显的白色块斑;小覆羽灰褐色。尾上覆羽和尾羽均白,而有黑褐色横斑。下体白,杂有许多暗褐色纵纹,在下喉和上胸尤多,下腹和肛周几无,在胁处则纵纹转为横斑;尾下覆羽端部有黑褐色羽干纹和少许横斑。虹膜黑褐色,嘴端部黑,上嘴基部褐,下嘴基部角黄;跗跖和趾橙红,爪黑色。

栖息于海岸、沼泽、池塘、河口等地。大多单个活动,有时也成对。行走快,飞翔力强。食物以昆虫、软体动物、甲壳动物、环节动物等为主。巢营于沼泽、河川等草丛干燥的地方,每窝产卵 3～5 个,长梨形,为淡黄色或浅黄橄榄色,缀以浅、深不同的斑点。繁殖于新疆西部、甘肃、西藏南部、青海;见于东北南部沿海至海南岛,以及四川、云南等地为旅鸟;并在广东及台湾等地越冬。

【采收加工】 四季均可捕捉,除去羽毛及内脏,取肉鲜用。

【成分】 肉含蛋白质(protein)、肽类(peptides)、氨基酸(amino acid)、脂类(lipid)、甾类(steroid)、糖类(saccharides)、维生素(vitamin)类。

【药性】《纲目》:"甘、温,无毒。"

【功用主治】 补虚益精,健脾和胃。主治久病虚损,虚寒泄泻,肝肾不足,视物不清。

1.《本草拾遗》:"取肉补虚,甚暖。"

2.《随息居饮食谱》:"暖胃。"

3.《中国动物药》:"滋养补虚,强胃健脾,益精明目。治久病虚弱无力,肝肾不足,视物不清。"

4.《中国药用动物志》:"主治久病虚损,胃寒泻泄等症。"

【用法用量】 内服:煮食,20～50 g;或研末。

【选方】 1. 治久病体弱 鹬肉 50 g,喜鹊 1 只(去毛及内脏),黄芪 30 g,党参 30 g。水煎,食肉饮汁,日服 2 次。

2. 治肝肾不足,视物不清 鹬肉 50 g,夜明砂 10 g,熟地 30 g。共煮熟,食肉饮汁,日服 2 次。

3. 治脾胃虚弱,食欲不振 鹬肉 50 g,陈皮 10 g,麦芽 10 g,莱菔子 10 g。水煎服,日服 2 次。(1～3 方出自《中国动物药》)

十八画

5874 **藕** ǒu
《本草经集注》

【异名】 光旁(陆玑《诗疏》)。

【基原】 为睡莲科莲属植物莲的肥大根茎。

【原植物】 参见"莲子"条。

【采收加工】 秋、冬及春初采挖,多鲜用。

【药材】 藕 Nelumbinis Nuciferae Rhizoma 我国大部分地区均产。

性状 根茎肥厚横生,外皮黄白色,节部缢缩,生有腋芽及不定根,节间膨大,大小不等。质脆,断面白色,有许多大小不等的纵行管道,有白色细丝状物。无臭,味微甘而涩。

【成分】 含儿茶酚(catechol),右旋没食子儿茶素(d-gallocatechol),新氯原酸(neochlorogenic acid)以及过氧化物酶(peroxidase)。此外,尚含天冬酰胺(asparagine);维生素 C。

【药性】 味甘,性寒。归心、肝、脾、胃经。

1.《药性论》:"味甘。"

2.《日华子》:"温。"

3.《本草蒙筌》:"甘,寒。"

4.《本草经疏》:"其味甘,寒,熟温。入心、脾、胃三经。"

5.《医林纂要》:"甘、咸,平。"

6.《要药分剂》:"入心、肝、脾、胃四经。"

7.《本草再新》:"入心、肝、肺三经。"

【功用主治】 清热生津,凉血,散瘀,止血。主治热病烦渴,吐衄,下血。

1.《本草经集注》:"藕汁,解射罔毒、蟹毒。"

2. 崔禹锡《食经》:"主烦热,鼻血不止。"

3.《药性论》:"藕汁能消瘀血不散。"

4.《新修本草》:"《别录》云:藕主热渴,散血生肌,久服令人心欢。"

5.《食疗本草》:"生食则主治霍乱后虚渴、烦闷、不能食。又蒸食甚补五脏,实下焦。"

6.《本草拾遗》:"消食止泄,除烦,解酒毒,压食及病热渴。"

7.《日华子》:"止霍乱,开胃消食,除烦去闷,止泻痢;止怒,令人喜;破产后血闷,生研服亦不妨;捣罨金疮并伤折,止暴痛;蒸食大开胃。"

8.《日用本草》:"凡呕血、吐血、瘀血、败血,一切血证宜食之。"

9.《滇南本草》:"多服润肠肺,生津液。"

【用法用量】 内服:生食、捣汁或煮食,适量。外用:捣敷。

【宜忌】 赞宁《物类相感志》:"忌铁器。"

【选方】 1. 治时气烦渴不止 生藕,捣烂取汁一中盏,入生蜜一合,搅令匀,不计时候,分为二服。《圣惠方》

2. 治霍乱不止,兼渴 生藕一两(洗,切),生姜一分(洗,切)。上二味,研绞取汁,分三服,不拘时。《圣济总录》姜藕饮

3. 治太阴温病,口渴甚,吐白沫黏滞不快者 梨汁、荸荠汁、鲜苇根汁、麦冬汁、藕汁(或用蔗浆),临时斟酌多少,和匀凉服,不甚凉者,重汤炖温服。《温病条辨》五汁饮

4. 治消渴,口干,心中烦热 生藕(去皮节,切)、炼蜜各半斤。上二味,新汲水一升和,化蜜令散,纳藕于蜜水中,浸半日许,渴即量意食饮并饮汁。《圣济总录》藕蜜饮方

5. 治妇人蓐中食生面肉,变成渴躁 生藕汁半盏、生地黄汁半盏。上二味相和,温暖,分为三服。《圣济总录》生藕汁饮

6. 治热病吐血,心胸不利 生藕捣绞取汁,每服一小盏,生姜汁一匙,搅令匀服之,颇频即止。《圣惠方》

7. 治吐血 白茯苓(去黑皮)、生干地黄(焙)、蒲黄各等分。捣罗为细散,每服二钱匕,生藕汁半盏,调匀顿服。《圣济总录》藕汁散

8. 治虚劳证,痰中带血 鲜茅根(切碎)四两、鲜藕(切片)四两,煮汁常常服之。治前证兼有虚热者,上方加鲜小蓟二两。《医中参西录》二鲜饮;后者称三鲜饮

9. 治坠马积血心腹,唾血无数 用牛荷花并干藕为末,酒调,方寸匕,日三服。《卫生易简方》

10. 治上焦痰热 藕汁、梨汁各半盏,和服。《简便单方》

11. 治红白痢 藕一斤,捣汁,和蜜糖,隔水炖成膏服。《岭南采药录》

12. 治小便热淋 生藕汁、地黄汁、葡萄汁各等分。每服半盏,入蜜温服。

13. 治冻脚裂坼 蒸熟藕捣烂涂之。(12、13出自《纲目》)

【各家论述】 1.《食疗本草》:"产后忌食生冷物,惟藕不同生冷(者),为能破血故也。"

2.《本草经疏》:"藕,生者甘寒,能凉血止血,除热清胃,故主消散瘀血,吐血,口鼻出血,产后血闷,罯金疮伤折及热渴,霍乱,烦闷,解酒等功;熟者甘温,能健脾开胃,益血补心,故主补五脏,实下焦,消食,止泄,生肌,及久服令人心欢止怒也。"

3.《本草汇言》:"生食过多,不免有动冷气,不无腹痛肠滑之虞耳。如熟熟食,能养脏腑,和脾胃。"

4.《重庆堂随笔》:"藕以仁和产者为良。熬浓汁服,既能补血,亦能通气,故无腻滞之偏。"

5875 **藕节** ǒu jié
《药性论》

【异名】 光藕节(《江苏省植物药材志》),藕节巴(《全国中草药汇编》)。

【基原】 为睡莲科莲属植物莲根茎的节部。

【原植物】 参见"莲子"条。

【采收加工】 秋、冬或春初挖取根茎(藕),洗净泥土,切下节部,除去须根,晒干。

【药材】 藕节 Nelumbinis Rhizomatis Nodus 全国大部地区均有生产。

性状 本品呈短圆柱形,中部稍膨大,长 2~4 cm,直径约 2 cm。表面灰黄色至灰棕色,有残存的须根及须根痕。偶见暗红棕色的鳞叶残基。两端有残留的藕,表面皱缩有纵纹。质硬,断面有多数类圆形的孔。气微,味微甘、涩。

【成分】 含天冬酰胺(asparagine)及鞣质。

【炮制】 1. 藕节 取原药材,除去杂质,剪去藕头和须根,干燥。

2. 藕节炭 取净藕节置锅内,用武火加热,炒至表面焦黑色,内部呈黄褐色,喷淋清水少许,灭尽火星,取出,晾干。

饮片性状 藕节参见"药材"项。藕节炭形如藕节,表面焦黑色。

贮干燥容器内,密闭,置通风干燥处,防潮,防蛀。

【药性】 甘、涩,平。归肝、肺、胃经。

1.《日华子》:"冷。"

2.《纲目》:"涩,平,无毒。"

3.《本草汇言》:"味苦、涩,气平,无毒。"

4.《医林纂要》:"味甘,性平。"

5.《本草撮要》:"入手少阴、足阳明、厥阴经。"

【功用主治】 散瘀止血。主治吐血,咯血,尿血,便血,血痢,血崩。

1.《药性论》:"捣汁饮,主吐血不止及口鼻并皆治之。"

2.《日华子》:"解热毒,消瘀血。产后血闷,和地黄研汁,入热酒并小便服。"

3.《滇南本草》:"治妇人血崩,冷浊。"

4.《纲目》:"能止咳血,唾血,血淋,溺血,下血,血痢,血崩。"

5.《得宜本草》:"得发灰治血淋,得酒解蟹毒。"

6.《得配本草》:"得芎䓖为末,治鼻渊脑泻。"

7.《纲目拾遗》:"藕节粉,开膈,补腰肾,和血脉,散一切瘀血,生一切新血,产后及吐血者食之尤佳。"

8.《本草再新》:"凉血养血,利水通经。"

【用法用量】 内服:煎汤,10~30 g;鲜用捣汁,可用 60 g 左右取汁冲服;或入散剂。

【选方】 1. 治卒暴吐血 藕节七个,荷叶顶七个。上同蜜擂细,水二盅,煎八分,去渣温服;或研末蜜调下。(《圣惠方》双荷散)

2. 治落马后心胸有积血,唾吐不止 干藕节五两。上件药捣细罗为散,每服以温酒调下三钱,日三四服。(《圣惠方》)

3. 治吐衄不止 藕汁、生地黄汁、大蓟汁各三合,生蜜五匙。和匀,每服一小盅,不拘时候。(《赤水玄珠》)

4. 治大便下血 藕节晒干,每用七个,和白蜜七茶匙,水二碗,煎一碗服。(《百一选方》)

【临床报道】 1. 治疗鼻出血 用干藕节 125 g 水煎至 3 000 ml,放于凉处,随服冷饮,每日 1 剂,局部用 0.9%的盐水棉球止血。共治 80 例,病程半年至 5 年。结果痊愈(两年不复发)50 例,有效(偶复发,血量少)22 例,无效 8 例。

2. 治疗鼻息肉 用藕节冰片散(藕节数个,冰片适量,共研末过筛)鼻腔局部外敷或用喷粉器喷入,每次 0.1 mg 左右,每日 3~4 次,10 日为 1 个疗程。共治 37 例,3 个疗程后,显效 6 例,有效 24 例,无效 7 例。

【各家论述】《本草汇言》:"藕节,消瘀血,止血妄行之药也。邢元璧曰,《日华子》治产后血闷腹胀,捣汁,和热童便,有效,盖止中有行散之意。又时珍方治咳血唾血、呕血及便血、溺血、血淋、血崩等证,入四生饮、调营汤中,亦行止互通之妙用也。"

5876 藕粉 ǒu fěn (《纲目拾遗》)

【异名】 藕澄粉(《本草求原》)。

【基原】 为睡莲科莲属植物莲的肥厚根茎——藕加工制成的淀粉。

【原植物】 参见"莲子"条。

【药性】《医林纂要》:"甘咸,平。"

【功用主治】 益血,止血,调中,开胃。治虚损失血,泻痢食少。

1.《本草通玄》:"安神,开胃。"

2.《本经逢原》:"治虚损失血,吐利下血。又血痢口噤不能食,频服则结粪自下,胃气自开,便能进食。"

3.《纲目拾遗》:"调中开胃,补髓益血,通气分,清表热,常食安神生智慧,解暑生津,消食止泻。"

【用法用量】 内服:沸水冲,和糖服。

【各家论述】《纲目拾遗》:"藕粉,大能和营卫生津。《纲目》藕下止载澄粉作食,轻身延年,而不知其功用更专益血止血也。凡一切症皆不忌,可服。"

5877 藕蔤 ǒu mì (《纲目》)

【异名】 蔤(《尔雅》),藕丝菜(《纲目》)。

【基原】 为睡莲科莲属植物莲的细瘦根茎。

【原植物】 参见"莲子"条。

【药性】《纲目》:"甘,平,无毒。"

【功用主治】 1. 汪颖《食物本草》:"解烦毒,下瘀血。"

2.《纲目》:"功与藕同。"

5878 鞭打绣球 biān dǎ xiù qiú (《植物名实图考》)

【异名】 红顶珠(《贵州草药》),地红参、活血丹、四季草、小铜锤、金线草、月月换叶(《云南中草药选》),连钱草(《西藏常用中草药》),地草果、红豆草、头顶一颗珠、地胡椒(《云南中草药》),滚山珠、四季青、一串钱(《四川中药志》),小红豆(《新华本草纲要》)。

【基原】 为玄参科鞭打绣球属植物鞭打绣球的全草。

【原植物】 鞭打绣球 *Hemiphragma heterophyllum* Wall. 又名:羊膜草(《中国植物志》)。

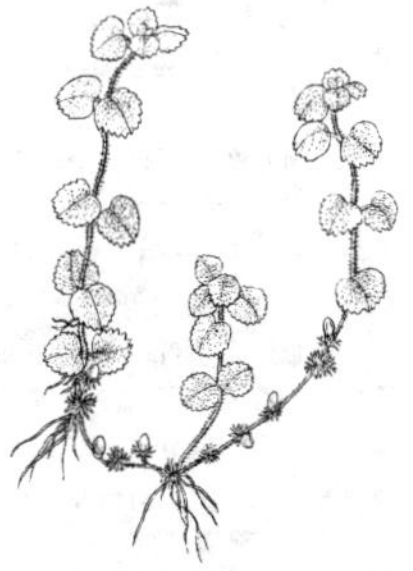

鞭打绣球

多年生铺散匍匐草本。全株被短柔毛。茎纤细,多分枝,节上生根,茎皮薄,老后易破损脱落。叶二型,主茎上的叶对生;叶柄短;叶片圆形、心形至肾形,长 8~20 mm,先端钝或渐尖,基部楔形,边缘具圆齿;分枝上的叶簇生,稠密,针形,长 3~5 mm。花单生叶腋;花萼裂片 5,三角状狭披针形,长3~5 mm;花冠白色至玫瑰色,辐射对称,长约 6 mm,裂片 5,圆形至长圆形;雄蕊 4,着生花冠基部,内藏;花柱长约 1 mm,柱头 1,钻形或 2 叉裂。蒴果卵球形,红色,近肉质,直径 6~8 mm,室间开裂,果瓣全缘。种子卵形,浅棕黄色,光滑。花期 4~6 月,果期 6~8 月。

生于海拔 3 000~4 000 m 的高山草地或石缝中。分布于湖北、四川、贵州、云南、西藏、陕西、甘肃、台湾。

【采收加工】 夏、秋季采收,切段晒干或鲜用。

【成分】 全草含苯丙素类:鞭打绣球苷(hemiphroside) A、B、C,大车前苷(plantamajoside),车前草苷(plantainoside) D、E;环烯醚萜类:globularicisin,球花苦苷(globularin), isoscrophularioside;还含有 10(*Z*)-cinnamoyl catapol,桂皮酸(cinnamic acid)。

【药性】 微甘、淡,温。

1.《植物名实图考》:"性温,味微甘。"

2.《全国中草药汇编》:"淡,平。"

3.《西藏常用中草药》:"性温,味淡。"

【功用主治】 祛风除湿,清热解毒,活血止痛。主治风湿痹痛,经闭腹痛,瘰疬,疮肿湿毒,咽痛,齿龈肿痛,跌打损伤。

1.《植物名实图考》:"治一切齿痛,煎汤含口吐之。"

2.《全国中草药汇编》:"活血调经,舒筋活络,祛风除湿。主治经闭,月经不调,肺结核,扁桃体炎,跌打损伤,风湿腰痛;外用治湿疹,疮疡,口腔炎。"

【用法用量】 内服:煎汤,10~15 g;或研末。外用:煎汤含漱;或鲜品捣敷;或捣汁搽。

【选方】 1. 治风湿,跌打损伤,经闭,淋巴结核,砂淋,疮疡 鞭打绣球 15~30 g。水煎服。(《云南中草药》)

2. 风湿腰痛,破伤风 鞭打绣球 15~30 g。泡酒服。

3. 治经闭,月经不调 鞭打绣球 9 g。白酒为引,煎服。(2、3

方出自《云南中草药选》)

4. 治黄水疮、疮疡　鲜鞭打绣球，捣烂，敷患处。《云南中草药》

5. 治口腔炎　鞭打绣球根加红糖，捣烂，口含 15 分钟。《云南中草药选》)

6. 治牙痛　鞭打绣球 15 g。煎汤含漱。《四川中药志》1982 年版)

7. 治小腹隐痛　红顶草 9 g。煨水服。

8. 治咳血　红顶珠 30 g。煨水服。(7、8 方出自《贵州草药》)

9. 治神经衰弱　鞭打绣球 15～30 g。研末，蒸鸡蛋吃。《云南中草药选》)

5879 鞭叶铁线蕨 biān yè tiě xiàn jué 《贵州草药》

【异名】岩凤子《贵州草药》，旱猪棕草、黑鸡脚《云南药用植物名录》，孔雀尾、两头根、黑脚蕨《广西药用植物名录》，尾铁线蕨、大猪毛七《万县中草药》。

【基原】为铁线蕨科铁线蕨属植物鞭叶铁线蕨的全草。

【原植物】鞭叶铁线蕨 Adiantum caudatum L.　又名：有尾铁线蕨《海南植物志》，过山龙《中国高等植物图鉴》。

植株高 15～35 cm。根茎短而直立，顶部被褐色、披针形鳞片。叶簇生；叶柄长 5～8 cm，栗色，被褐色多细胞长毛，略有光泽；叶片纸质，线状披针形，长 10～35 cm，宽 2～4 cm，下部一回羽状，叶轴被疏毛，叶轴先端通常延伸成鞭状，着地生根，行无性繁殖；羽片约 30 对，为对开式的斜长方形或近三角形，仅上缘深裂成许多狭的裂片，两面有疏生的多细胞长硬毛，基部楔尖，不对称，最下部的羽片呈扇形并反折，斜向下；叶脉扇形，多回二又分枝。孢子囊群圆形或长圆形，生于裂片先端变原反折的囊群盖下面，每羽片有 10～15 个；囊群盖肾形至圆形，全缘，略有毛。

生于海拔 100～1 200 m 的林下或溪谷石缝中。分布于中南(河南除外)、西南及浙江、福建、江西、台湾等地。

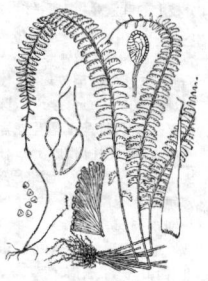

鞭叶铁线蕨

【采收加工】夏、秋季采收，晒干。

【成分】全草含有糖，蛋白质，脂肪，三萜类和黄酮；又含甾醇类：β-谷甾醇(β-sitosterol)，胡萝卜苷(daucosterol)；萜类：3-雁齿烯(filic-3-ene)，29-去甲-22-何帕醇(29-norhopan-22-ol)；还含有三十一烷(hentriacotane)，三十一烷-16-酮(16-hentriacotanone)，铁线蕨酮(adiantone)。

【药性】《贵州草药》："性平，味苦、微甘。"

【功用主治】《贵州草药》："清热解毒，利尿消肿。"

【用法用量】内服：煎汤，30～60 g。外用：研末撒。

【选方】1. 治肺热咳嗽　尾铁线蕨、栀子、白活麻、猪鬃草各 9 g。水煎服。

2. 治小便不利　尾铁线蕨、尿珠子根、阳雀花根、木通各 9 g。水煎服。

3. 治筋伤瘀肿　尾铁线蕨、骨碎补、箭杆风、红泽兰、散血草各 9 g。煎水加酒服。(1～3 方出自《万县中草药》)

5880 藜 lí 《本草拾遗》

【异名】莱《诗经》，厘、蔓华《尔雅》，蒙华《尔雅》郭璞注)，鹤顶草《土宿本草》，红落藜、舜芒谷《救荒本草》，红心灰

藿《庚辛玉册》)，落藜、胭脂菜《纲目》，飞扬草《广州植物志》，灰苋菜《四川中药志》，灰藿《上海常用中草药》，灰菜、灰灰菜《山东中草药手册》，粉藜《广西药用植物名录》，灰藜、灰条《青海常用中草药手册》，白藜《沙漠地区药用植物》)。

【基原】为藜科藜属植物藜及灰绿藜的幼嫩全草。

【原植物】1. 藜 Chenopodium album L.

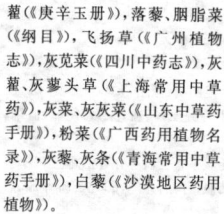

藜

一年生草本，高 30～150 cm。茎直立，粗壮，具条棱，绿色或紫红色条纹，多分枝。叶互生；叶柄与叶片近等长，或为叶片长的 1/2；下部叶片菱形卵形或卵状三角形，长 3～6 cm，宽 2.5～5 cm，先端急尖或微钝，基部楔形，上面通常无粉，有时嫩时的上面有紫红色粉，边缘有牙齿或作不规则浅裂；上部叶片披针形，下面被密粉质。花小形，两性，黄绿色，每 8～15 朵聚生成一花簇，许多花簇集成大的或小的圆锥状花序，生于叶腋和枝顶；花被片 5，背面具纵隆脊，有粉，先端微凹，边缘膜质；雄蕊 5，伸出花被外；子房扁球形，花柱短，柱头 2。胞果稍扁，近圆形，果皮与种子贴生，包于花被内。种子横生，双凸镜状，黑色，有光泽，表面有浅沟纹。花期 8～9 月，果期 9～10 月。

本植物的果实或种子(藜实)亦供药用，另设专条。

2. 灰绿藜 C. glaucum L.

形态与藜极相似，但植株较小；植物体有粉，叶下面灰白色。花被片 3～4，基部合生；雄蕊 1～2，花丝不伸出花被。扁圆形的种子上有细点纹。花果期 5～10 月。

生于农田、菜园、村舍附近或有轻度盐碱的土地上。我国除台湾、福建、广东、云南等地外，其他地区均有分布。

【采收加工】春、夏季割取全草，去杂质，鲜用或晒干备用。

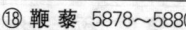

灰绿藜

【药材】藜 Herba Chenopodii　藜产于全国各地；灰绿藜产于东北、华北、西北及江苏等地。

性状　藜　全草黄绿色。茎具条棱。叶片皱缩破碎，完整者展平，呈菱状卵形至宽披针形，叶上表面黄绿色，下表面灰黄绿色，被粉粒，边缘具不整齐锯齿，叶柄长约 3 cm。圆锥花序腋生或顶生。

灰绿藜　全草灰绿色。叶多皱缩或破碎。完整者展平后，呈矩圆状卵形至披针形，边缘呈波状牙齿。叶上面平滑，下面有粉而呈灰绿白色。小花在枝上排列成断续的穗状或圆锥状。

粉末特征　藜　灰绿色。叶片上、下表皮均有不定式气孔，以下表皮较多。草酸钙簇晶多见，大的直径 29～69 μm；小的直径 9.8～19.6 μm。花被表皮细胞不规则形，气孔不定式；外表面有多数球形腺毛。腺毛的腺头球形或长球形，直径 25～70 μm，柄部细胞。

灰绿藜　灰黄绿色。叶气孔不定式。腺毛的腺头球形或卵形，直径 49～98 μm，柄单细胞。

【成分】全草含挥发油，齐墩果酸(oleanolic acid)，β-谷甾醇

（β-stigmasterol）。

叶含草酸盐；有机酸：主要为棕榈酸（palmitic acid），二十四烷酸（carnaubic acid），油酸（oleic acid），亚油酸（linoleic acid）；醇类：谷甾醇，二十九烷（nonacosane），油醇（oleyl alcohol）。

根含甜菜碱（betaine），氨基酸，甾醇，油脂等。

花序含阿魏酸（ferulic acid）及香草酸（vanillic acid）。

【药理】 1. 抗菌作用 本品水煎剂对金黄色葡萄球菌、炭疽杆菌、乙型溶血性链球菌和白喉杆菌具有不同程度的抑制作用。

2. 光敏作用 食藜后经日光照射，可致藜日光过敏性皮炎。认为此病与女性内分泌变化有关。

3. 抗炎作用 藜煎剂有抑制巴豆油致耳肿胀作用。

毒性 水煎剂小鼠尾静脉给药 LD_{50} 为 5.08 g/kg。

【药性】 甘，平。小毒。

1.《纲目》:"甘，平。微毒。"

2.《医林纂要》:"甘，寒。"

3.《山东中草药手册》:"有小毒。"

【功用主治】 清热祛湿，解毒消肿，杀虫止痒。主治发热、咳嗽，痢疾，腹泻，腹痛，疝气，龋齿痛，湿疹，疥癣，白癜风，疮疡肿痛，毒虫咬伤。

1.《本草拾遗》:"杀虫。"

2.《纲目》:"煎汤，洗虫疮，漱齿蛋；捣烂，涂诸虫伤，去癜风。""藜茎点疣赘，黑子，蚀恶肉。"

3.《医林纂要》:"去湿热。"

4.《全国中草药汇编》:"清热利湿，止痒透疹。主治风热感冒，麻疹不透。"

【用法用量】 内服：煎汤，15～30 g。外用：煎水漱口或熏洗；或捣敷。

【选方】 1. 治肺热咳嗽 鲜藜全草 18～21 g，白马骨 18～21 g。水煎，每日早晚饭前冲蜜糖服。（江西《草药手册》）

2. 治痢疾腹泻 灰藜全草 30～60 g。煎水服。（《上海常用中草药》）

3. 治产后瘀血腹痛 鲜藜全草 60 g。水煎服。（江西《草药手册》）

4. 治疝气肿痛，连小腹如刺 藜叶煎浓汁一升，煮去七合。每服半合，顿服，量大小加减。（《小儿卫生总微论方》）

5. 治疥癣湿疮 灰菜茎叶适量。煮汤外洗。（《沙漠地区药用植物》）

6. 治毒虫咬伤、癜风 灰菜茎叶，捣烂外涂。（《沙漠地区药用植物》）

7. 治疬子 取落葵灰少许，淋取灰汁于铜器中，重汤煎加黑锡。以针微拨破疬子，令药得发动点之，大者不过一点。（《圣济总录》）

8. 治白癜风 灰藋五斤，茄子根茎三斤，苍耳根茎五斤。上件药并晒干，一处烧灰，以水一斗，煎汤淋取汁，却于铛内煎成膏。以瓷合盛，别用好通明乳香半两，生研，又人铅霜一分、腻粉一分相和，于膏内，别用炼成黄牛脂二合（两），人膏内调搅令匀。每取涂摩所患处，日三用之。（《圣惠方》）

9. 点疣赘，黑子 藜茎灰、荻灰、蒿灰等分。水和蒸取汁，煎膏，点患处。（《纲目》）

5881 **藜芦** 儿卢 （《本经》）

【异名】 葱苒（《本经》），葱葵、山葱、丰芦、蕙葵、公苒（《吴普本草》），葱菼（《广雅》），葱荔（《别录》），梨卢（《本草经集注》），葱白藜芦、鹿葱（《本草图经》），憨葱（《儒门事亲》），葱芦、葱管藜芦（《纲目》），旱藜（《山东中药》），人头发、毒药草（《四川中药志》），七厘丹（《南方主要有毒植物》）。

【基原】 为百合科藜芦属植物藜芦、牯岭藜芦、毛穗藜芦、兴安藜芦及毛叶藜芦的根及根茎。

【原植物】 1. 藜芦 *Veratrum nigrum* L. 又名：黑藜芦（《东北药用植物图志》）。

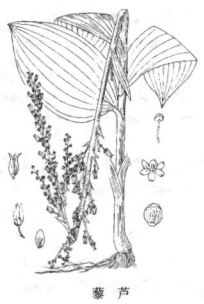

藜芦

多年生草本，高 60～100 cm。植株粗壮，基部的鞘枯死后残留为有网眼的黑色纤维网。叶互生；无叶柄或茎上部叶具短柄；叶片薄革质，椭圆形、宽卵状椭圆形或卵状披针形，长 22～25 cm，宽约 10 cm，先端锐尖或渐尖，两面有短毛。圆锥花序长 30～50 cm，侧生总状花序常具雄花，顶生总状花序几乎全部为两性花，总轴和枝轴密被白色绵状毛；花被片 6，开展或略反折，长圆形，长 5～8 mm，全缘，黑紫色，雄蕊 6，花药肾形，背着，汇合为 1 室；子房卵形，3 室，无毛，花柱 3。蒴果卵圆形，具 3 钝棱，长 1.5～2 cm。种子扁平，具膜质翅。花、果期 7～9 月。

生于海拔 1 200～3 000 m 的山坡林下或草丛中。分布于东北、华北及山东、河南、湖北、四川、贵州、陕西、甘肃等地。

2. 牯岭藜芦 *V. schindleri* Loes. f. [*V. cavaleriei* Loes. f.] 又名：邢氏藜芦（《中国药用植物志》），天目藜芦（《中药方》），闽浙藜芦（《浙江药用植物志》）。

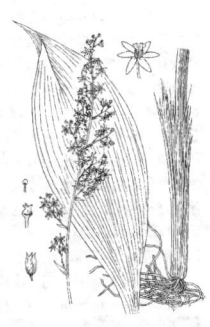

牯岭藜芦

多年生草本，高约 1 m。植株基部具棕褐色带网眼的纤维网。叶互生；叶柄长 5～10 cm；叶片宽椭圆形，有时狭长圆形，两面无毛。圆锥花序长而扩展，具多数近等长的侧生总状花序，总轴和枝轴具灰白色绵毛；雄性花的花梗长 6～8 mm；花被片 6，淡黄绿色、绿白色或褐色，伸展或折反；雄蕊 6，长约为花被片的 2/3，花药近肾形，汇合成 1 室；蒴果椭圆形；种子扁平，具翅。花、果期 6～10 月。

生于山坡林下阴湿处。分布于江苏、浙江、安徽、福建、江西、湖北、湖南、广东和广西。

3. 毛穗藜芦 *V. maackii* Regel [*V. mandschuricum* Loes. f.]

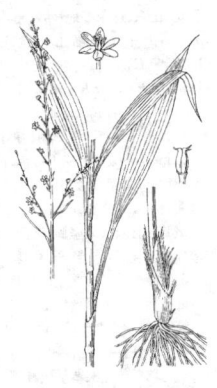

毛穗藜芦

植株高 60～160 cm。茎较纤细，基部稍粗，叶鞘直径约 1 cm，被棕褐色有网眼的纤维网。叶互生；叶柄长达 10 cm；叶片折扇状，长圆状披针形至狭长圆形，两面无毛。圆锥花序长 25～50 cm，常疏生较短的侧生花序，总轴和枝轴密生绵状毛；花梗长约为花被片的 2 倍，长可达 1 cm 或更长，侧生花序上花梗明显短于主轴上花梗；花多数，疏生；花被片 6，开展或反折，黑紫色；雄蕊 6，长为花被片的一半，花药近肾形，背着，汇合为 1 室。蒴果椭圆形。种子扁平,具膜质翅。花、果期7~9月。

生于海拔400~1 700 m的山地林下或高山草甸。分布于内蒙古、辽宁、吉林、黑龙江和山东等地。

4. 兴安藜芦 V. dahuricum (Turcz.) Loes. f. [V. album L. var. dahuricum Turcz.]

植株高70~150 cm,基部具无网眼的纤维束。叶椭圆形或卵状椭圆形,基部无柄,抱茎,背面密被银白色短柔毛。圆锥花序近纺锤形,长8~12 cm,具多数近等长的侧生总状花序,顶端总状花序近等长于侧生花序,总轴和枝轴密被白色短绵状毛;花被片6,近直立或稍开展,基部具柄,边缘啮状,背面具短毛;花被片淡黄绿色带蓝,白色边缘;雄蕊6,长约为花被片的一半。蒴果椭圆形。种子扁平,具翅。花期6~8月。

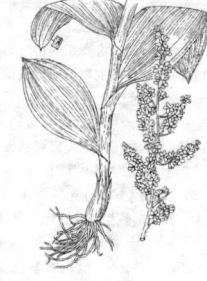

兴安藜芦

生于草甸和山坡湿草地。分布于辽宁、吉林和黑龙江。

5. 毛叶藜芦 Veratrum grandiflorum (Maxim.) Loes. f. [V. puberulum Loes. f.] 又名:蒜藜芦。

植株高大。基部具无网眼的纤维束。叶宽椭圆形至长圆状披针形,基部抱茎,无柄,背面密被褐色或灰白色短柔毛。圆锥花序塔状,长20~50 cm,顶生总状花序较侧生总状花序长约1倍,花大,密集,花被片6,绿白色,基部略具柄,边缘具啮蚀状牙齿,外花被片背面密生短柔毛;雄蕊6,长约为花被片的3/5,花药近肾形,背着,汇合为1室;子房密被短柔毛,3室,花柱3。蒴果。种子扁平,具膜质翅。花、果期7~8月。

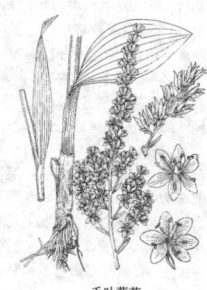

毛叶藜芦

生于海拔2 600~4 000 m的山坡林下或湿生草丛中。分布于浙江、江西、湖北、湖南、四川、云南和台湾。

【采收加工】5~6月未抽花茎前采收,除去叶,晒干或烘干。

【药材】藜芦 Veratri Nigri Radix et Rhizoma 主产于山西、河南、山东、辽宁等地;牯岭藜芦 Veratri Schindler Radix et Rhizoma 主产于江苏、浙江、安徽、江西等地;毛穗藜芦 Veratri Maackii Radix et Rhizoma 主产于辽宁、吉林、黑龙江;兴安藜芦 Veratri Dahurici Radix et Rhizoma 产于东北各省;毛叶藜芦 Veratri Grandiflori Radix et Rhizoma 产于浙江、江西、湖北、湖南、台湾等地。

性状 藜芦 根茎圆柱形或圆锥形,长2~4 cm,直径0.5~1.5 cm;表面棕黄色或土黄色,顶端残留叶基及黑色纤维,形如蓑衣,有的可见斜方形的网眼,下部着生10~30条细根。根细长略弯曲,长10~20 cm,直径0.1~0.4 cm;黄白色或黄褐色,具细密的横纹结;体轻,质坚脆,断面类白色,中心有淡黄色细木心,与皮部分离。气微,味苦、辛,有刺喉感;粉末有强烈的催嚏性。

牯岭藜芦 根茎呈圆柱形,长1~1.7 cm,表面棕黄色,顶端残留叶柄残基及黑色纤维;下部着生10~20条棕黄色圆柱形根;长短不等,直径约0.2 cm,微弯曲。表面暗棕色,并现皱缩条线,质地坚脆,断面黄白色。味苦涩。

毛穗藜芦 根茎呈圆锥形,直径棕色,顶端残留叶柄残基及黑色纤维,下部密生20~30条。根细柱状,直径约0.2 cm,长短不

等,微弯曲,棕黄色,质脆,断面灰白色,味苦涩。

兴安藜芦 形似藜芦。根茎长1~1.5 cm,直径1~2 cm,根长5~8 cm,直径1~2 mm。

毛叶藜芦 形似藜芦。根茎长1~2 cm,直径0.8~1.3 cm,根长4~12 cm,直径1~3 mm。

鉴别 (1) 根横切面:藜芦 表皮细胞径向延长,外壁增厚,下皮为2~3类圆形细胞,无细胞间隙。皮层占根绝大部分,外侧有大型切向裂隙,薄壁细胞含针晶束及淀粉粒。内皮层明显,内壁及侧壁增厚,胞腔成"V"字或"U"字形,通过细胞位于木质部束外方。中柱鞘为1列薄壁细胞,排列紧密。木质部发达,由木薄壁细胞和导管组成。导管类圆形,壁较厚,黄色微木化,原生导管较小,后生导管较大。韧皮部束位于木质部束弧角间,7~14原型,细胞较小。

牯岭藜芦 表皮细胞略径向延长;腔隙约占皮层宽度的1/4~1/3;针晶束较少;中柱较小,初生木质部14~17原型。

兴安藜芦 表皮细胞略径向延长;腔隙约占皮层宽度的1/2~2/3,含草酸钙针晶束;中柱小,初生木质部8~12原型。

根茎横切面:藜芦 最外为黑褐色的后生皮层,3~4列细胞;皮层约占半径的1/3,有周木型叶迹维管束散在,近皮层细胞内壁及侧壁增厚;中柱有多数维管束散在,近皮层处密,多为外韧型,内部者多为周木型,尚可见自中柱鞘发生的根迹组织。

(2) 取本品粉末0.2 g,加3%稀盐酸5 ml,水浴上加热5分钟,时时振摇,滤过。取滤液1 ml,加碘化铋钾试剂1~2滴,有红棕色沉淀;另取滤液1 ml,加碘化汞钾试液1~2滴,显浅黄色沉淀(检查生物碱)。

【成分】1. 藜芦 根茎含生物碱:去乙酰基原藜芦碱(deacetylprotoveratrine) A,计默任碱(germerine),原藜芦碱(protoveratrine) A,藜芦马林碱(veramarine),计米定碱(germidine),双去乙酰基原藜芦碱(didesacetyl protoveratrine) A,藜芦嗪(verazine),新计布定碱(neogermbudine),芥芬胺(jervine),藜芦酰棋盘花碱(veratroylzygadenine),玉红芥芬胺(rubijervine),异玉红芥芬胺(isorubijervine),藜芦胺(veramine),藜芦碱胺(veratrum-alkamine) A、B、C、D,藜芦甾二烯胺(veratramine),藜芦米宁(veramiline), 3, 15-二当归酰基计明胺(3, 15-diangeloylgermine),茄咪啶(solamidine);还含有β-谷甾醇(β-sitosterol),β-谷甾醇硬脂酸酯(β-sitosterylstearate),胡萝卜苷(daucosterol),蜡酸(cerotic acid),硬脂酸(stearic acid)。

2. 牯岭藜芦 根及根茎含生物碱:天目藜芦碱(tiemulilumine),天目藜芦宁碱(tiemuliluminine)。

3. 毛穗藜芦 根茎含生物碱:藜芦嗪,当归酰棋盘花胺(angeloylzygadenine),毛穗藜芦碱(maackinine),计马尼春碱(germanitrine),棋盘花碱(zygadenine),藜芦嗪宁(verazinine)。

4. 兴安藜芦 地下部分含生物碱:伪芥芬胺(pseudojervine),藜芦碱苷(veratrosine),藜芦甾二烯胺,芥芬胺,藜芦定(verdine),玉红芥芬胺,藜芦马林碱,藜芦酰棋盘花胺,异玉红芥芬胺,藜芦嗪,藜芦胺,秋水仙碱,介藜芦碱,藜芦托素。

5. 毛叶藜芦 根茎含生物碱:棋盘花辛碱(zygacine),芥芬胺,藜芦甾二烯胺,藜芦嗪,茄啶(solanidine),毛叶藜芦定碱(hakurirodine)及玉红芥芬碱(rubijervine)等。

【药理】1. 催吐作用 藜芦所含的总生物碱口服可引起呕吐,本品为强力催吐剂。

2. 对心血管的作用 黑藜芦乙醇提取物0.05~0.15 g/kg给麻醉犬静脉注射,能使血压下降,并伴有心跳减慢,呼吸抑制。对慢性高血压大白鼠1~1.25 g/kg,连服14日,亦有降压作用。其中猫静脉注射后,可使血压下降70%,且能维持数小时之久。贵州产的藜芦粗提液用麻醉犬或猫所作的试验均证明有明显而持久的降压作用,无快速耐受现象,降压同时伴有心跳减慢,呼吸抑制甚至

暂停。对肾性高血压犬亦有降压作用。在 4.0～40.0 mg/L 的浓度范围内，藜芦混碱剂量依赖性地提高了心功能各项指标，且无明显的心律失常发生，提高心收缩、舒张功能。

3. 抗微生物及灭虫作用　藜芦水浸剂对堇色毛癣菌、许兰癣菌和各种小芽胞癣菌等多种皮肤真菌均有不同程度的抑制作用。藜芦还抑制结核杆菌，对皮肤真菌有抑制作用，但有效剂量接近催吐剂量。1%～5%黑藜芦溶液对蚊、蝇、虱、蚤有强烈杀灭作用。藜芦乳膏含 250 g/L 藜芦根氯仿提取物，体外加药 4 小时后，毛囊蠕形螨开始死亡。

毒性　本品毒性猛烈，给小鼠皮下注射本品浸出液，LD_{50} 为 1.78 ± 0.38 g/kg；介藜芦碱（芥芬胺）给小鼠静脉注射，LD_{50} 为 9.3 mg/kg。本品全株有毒，以根的毒性最大。除可由消化道吸收外，尚能通过皮肤吸收入血，主要从肾脏排泄。藜芦有明显的蓄积作用。动物试验证明，其毒性表现为瞳孔散大、对光反射消失、后肢瘫痪、抽搐、恶心、呕吐、流涎、腹泻、便血、心律不齐、呼吸困难、昏迷，终以呼吸抑制而死亡。天目藜芦给小鼠皮下注射 LD_{50} 为 26 mg/kg，静脉注射的 LD_{50} 为 3.2 mg/kg。

配伍　党参和藜芦同用时没有相反作用，同用时对肝损伤病理模型小鼠死亡数和 ALT 含量无影响，肝肾组织的变化均未发现增加毒性反应。但藜芦与丹参合用后降压作用不及丹参。

【药性】　辛、苦、寒。有毒。归肝、肺、胃经。
1.《本经》:"味辛,寒。"
2.《吴普本草》:"神农、雷公:辛,有毒;黄帝:有毒;岐伯:咸,有毒;李氏:大毒,大寒;扁鹊:苦,有毒。"
3.《别录》:"苦,微寒,有毒。"
4.《本草经疏》:"入手太阴、足阳明经。"
5.《本草再新》:"入肝经。"

【功用主治】　涌吐风痰,杀虫。主治中风痰壅,癫痫,疟疾,疥癣,恶疮。
1.《本经》:"主蛊毒,咳逆,泄利,肠澼,头疡,疥瘙,恶疮,杀诸虫毒,去死肌。"
2.《别录》:"疗哕逆,喉痹不通,鼻中息肉,马刀,烂疮。"
3.《药性论》:"主上气,去积年脓血泄痢。治恶风疮,疥癣,头秃,杀虫。"
4.《本草图经》:"大吐上膈风涎,暗风痫病,小儿鳎齁。用匕一字则恶吐人,又用通顶,令人嚏。而古经本草云疗呕逆,其效未详。"
5.《全国中草药汇编》:"祛痰,催吐,杀虫。主治中风痰壅,疟疾,骨折;灭蛆蛆。"

【用法用量】　内服:入丸、散,0.3～0.6 g。外用:研末,油或水调涂。

【宜忌】　体弱气虚患者及孕妇禁服。反细辛、芍药、人参、沙参、丹参、玄参、苦参。服之吐不止,可饮葱汤解之。
1.《本草经集注》:"黄连为之使。"
2.《别录》:"不入汤。"
3.《本草经集注》:"反细辛、芍药、五参、恶大黄。"
4.《千金方》:"解藜芦毒,雄黄,煮葱汁,温汤。"
5.《纲目》:"畏葱白。服之吐不止,饮葱汤即止。"
6.《本草从新》:"服之令人烦闷吐逆,大损津液,虚者慎之。"
7.《安徽中草药》:"体虚慎服,孕妇忌服。"

【选方】　1. 治诸风痰饮　藜芦十分,郁金一分。为末,每以一字,温浆水一盏,和服探吐。（《经验方》）
2. 治中风不语,喉中如曳锯声,口中涎沫　藜芦一分,天南星一个(去浮皮上陷一个坑子,纳入陈醋二橡斗子,四面用火逼令黄色)。同上一处捣,再研极细,用面为丸,如赤豆大,每服三丸,温酒下。（《经验后方》）
3. 治久疟不能饮食,胸中郁郁如此,欲吐不能者,宜吐　大

藜芦末半钱,温齑水调下,以吐为度。（《素问病机气宜保命集》藜芦散）
4. 治头痛不可忍　藜芦一茎,暴干,捣罗为散,入麝香麻豆许,研匀吹鼻中。（《圣济总录》吹鼻麝香散）
5. 治黄疸　藜芦着灰中炮之,小变色,捣为末,水服半钱匕,小吐,不过数服。（《肘后方》）
6. 治疥癣　藜芦,细捣为末,以生油调敷之。（《斗门方》）
7. 治癣立有神效　藜芦根半两,轻粉二钱半。上为细末,凉水调,搽摸上。（《普济方》）
8. 治白秃　末藜芦,以腊月猪膏和涂之,先用盐汤洗,乃敷。（《肘后方》）
9. 治疗疮已效　藜芦一味,不拘多少。用盐少许,以鲗鱼煎油涂。（《朱氏集验方》藜芦散）
10. 治诸瘘浮核不尽,及诸恶疮痈疽,息肉在肌中　藜芦(以鸡子三枚,取白涂炙令干)、菌茹各一两,雄黄(研)二两。上三味,捣研为末,涂疮上,日三度。
11. 治乳花疮　藜芦末,猪脂各二两。上二味相和,调如糊,涂疮上,日三五度。(10、11 并出自《圣济总录》)
12. 治一切疮疱,肾肉突出,不问大小长短　藜芦一味为末,以生猪脂和研如膏,涂患处,周日易之。（《外科枢要》藜芦膏）
13. 治风屑瘙、燥痒无时　藜芦根不拘多少,为末,先洗头,须避风,尤要候未至十分干时用药掺之;须用药末入发,以手掌揉擦头上,日夜,次日全无,亦不燥痒,如尚有些少,可再用一次效。（《普济方》）
14. 治鼻中息肉渐大,气息不通　藜芦三分(去芦头,捣罗为末)、雄黄一分(细研)、雌黄一分(细研)。上药,同研令匀,每用时以蜜调敷,用纸拈子,展药,点于息肉上,每日三度,则自消化;不得涂药在于两畔,恐涕落于药上。（《圣惠方》）
15. 治牙疼　纳藜芦末于牙孔中,勿咽汁。（《千金方》）
16. 治虫生虮虱　藜芦末掺之。（《仁斋直指方》）

【临床报道】　治疗疥疮　治疗组予藜芦乳膏(取藜芦乙醇提取总成分,配成含生药 25%的乳膏),对照组予 10%硫磺软膏,均外涂周身皮肤(除头、颈部),每日 2 次,早晚各 1 次。3 日为 1 个疗程,最短 1 个疗程,最长 2 个疗程,平均 4.5 日。治疗组患者 126 例,对照组患者 106 例。总有效率分别为 92%、93.3%,两组相对差异无显著性(P>0.05)。两组治疗前后均做了血尿常规及肝、肾功能检查,无异常。

【各家论述】　1.《纲目》:"哕逆用吐药,亦反胃用吐法去痰积之义。吐药不一,常山吐疟疾,瓜丁吐热痰,乌附尖吐湿痰,莱菔子吐气痰,藜芦则吐风痰也。"
2.《本草经疏》:"藜芦,《本经》主蛊毒、咳逆及《别录》疗哕逆、喉痹不通者,皆取其宣壅导滞之力。苦为涌剂,故能使邪气痰热、胸膈部分之病,悉皆吐出也。辛能散结,故主鼻中息肉;苦能泄热杀虫,故主泄痢肠澼,头疡,疥瘙,诸虫毒者也。疮疡皆湿热所生,湿热不去则肌溃烂,苦寒能泻湿热,则马刀、恶疮、烂疮、死肌皆愈也。味至苦,入口即吐,故不入汤。"藜芦辛苦有大毒,服一匕则令人胸中烦闷,吐逆不止,凡胸中有痰饮,或中蛊毒恶气者,止可借其上涌宣吐之力,投药一时,俟病非关是证者,切勿沾唇。徒令闷乱吐逆,以致津液之亡,为损津液也。"

5882　藜茎　lí jīng　《本草拾遗》

【基原】　为藜科藜属植物藜的老茎。
【原植物】　参见"藜"条。
【采收加工】　9～11 月取下部老茎,晒干。
【功用主治】　《纲目》:"藜茎烧灰,和荻灰、蒿灰等分,水蒸取汁,煎膏,点疣赘黑子,蚀恶肉。"

5883　藜实　lí shí　《江西草药手册》

【异名】　灰藜子(《沙漠地区药用植物》),灰菜子(《青岛中草

药手册》)。

【基原】 为藜科藜属植物藜的果实或种子。

【原植物】 参见"藜"条。

【采收加工】 秋季果实成熟时，割取全草，打下果实和种子，除去杂质，晒干或鲜用。

【药材】 藜实 Chenopodii Albui Fructus seu Semen 产于辽宁、江苏、安徽。

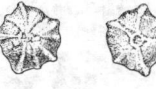

性状 胞果五角状扁球形，直径 1～1.5 mm，花被紧包果外，黄绿色，顶端 5 裂。裂片三角形，稍反卷，背面有 5 条棱线，呈放射状，无翅；内有果实 1 枚，果皮膜状，贴生于种子。种子半球形，黑色，有光泽，表面具浅沟纹。

藜实(果实)外形

鉴别 果实横切面：果皮细胞以果柄痕为中心，呈放射状排列；果皮由 1 列外向突出呈半球状细胞组成，外有长方形的厚壁细胞；内种皮为 1 列黄褐色的薄壁细胞，含细小结晶；紧接内种皮为 1 列黄色色素层，外胚乳细胞多角形，含淀粉粒。内胚乳细胞包围在胚的周围，含众多糊粉粒。

粉末特征 果皮表皮细胞不规则形，垂周壁强烈弯曲。种皮细胞多角形，黄褐色。内胚乳细胞方形或多角形，壁较厚，内含糊粉粒。

胞果在扫描电镜下观察，具蜂窝状网纹，细胞壁的平周壁纹饰呈半环状凸起。

【成分】 种子含柳杉二醇(cryptomeridiol)；8-α-乙酰柳杉二醇(8-α-acetocryptomeridiol)。

【药性】《沙漠地区药用植物》："味甘、苦，性寒。有小毒。"

【功用主治】《沙漠地区药用植物》："除湿热，利水。"

【用法用量】 内服：煎汤，10～15 g。外用：水煎洗，或烧灰调敷。

【选方】 1. 治小便不利，水肿 灰藜子 3～9 g。水煎服。(《沙漠地区药用植物》)

2. 治小儿疮 藜果实，烧灰，麻油调敷。

3. 治耳聋 鲜藜种子 15～18 g，胡桃肉，花生，猪耳朵，同煮服。(2、3 方出自江西《草药手册》)

5884 藤仲 téng zhòng
（《云南中草药》）

【异名】 大叶鹿角藤(《云南思茅中草药选》)，枪花药、土杜仲、金丝杜仲、大杜仲(《云南中草药》)，杜仲、银丝杜仲(《云南药用植物名录》)。

【基原】 为夹竹桃科鹿角藤属植物毛叶藤仲的根、茎及茎皮。

【原植物】 毛叶藤仲 Chonemorpha valvata Chatt

粗壮木质藤本。幼枝被黄色短柔毛，全株均具丰富乳汁。叶对生，宽卵形或近圆形，长 15～30 cm，宽 10～20 cm，先端急尖或浑圆，基部圆形，叶背被短柔毛，叶脉明显。顶生聚伞花序，花淡红色；花萼 5 裂至基部，裂片镶合状排列，内面基部具齿状腺体；花冠近高脚碟状，花冠筒内面被密柔毛，开口向右覆盖；雄蕊着生于花冠筒中部，花药箭头状，花丝被微柔毛；花盘环状，先端浅裂；子房由 2 枚离生心皮组成，花柱丝状，先端被微毛。蓇葖果双生并行。种子扁平，先端有长绢质毛。花期春、夏季，果期秋、冬季。

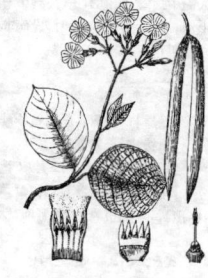

毛叶藤仲

生于海拔 900～1 600 m 的山地密林中、沟谷阴湿处。分布于云南西南部。

【采收加工】 秋冬季采收，晒干。

【药性】 甘、微苦、微温。小毒。

1.《云南中草药》："淡，平，有毒。"

2.《全国中草药汇编》："有小毒。"

【功用主治】 祛风活络，止血。主治风湿关节痛，骨折，外伤出血。

1.《云南中草药》："止血生肌，舒筋活络。"

2.《全国中草药汇编》："祛风活络，接骨。主治风湿关节痛；外用治外伤出血，骨折。"

【用法用量】 内服：煎汤，5～10 g；或浸酒。外用：研末撒或调敷。

【选方】 1. 治风湿 藤仲 30 g，泡酒 250 g。浸泡 3 日，每次 15 ml，日服 3 次。

2. 治骨折 藤仲研末，用酒调成糊状，外敷。

3. 治外伤出血 藤仲研末，撒布患处。(1～3 出自《云南中草药》)

5885 藤黄 téng huáng
（《纲目》）

【异名】 玉黄、月黄(《药材学》)。

【基原】 为藤黄科藤黄属植物藤黄的树脂。

【原植物】 藤黄 Garcinia hanburyi Hook. f.

常绿乔木，高 15～18 m。小枝四棱形。单叶对生，几无柄；叶片薄革质，阔披针形，长 9～13 cm，先端尖，基部楔形，全缘或微波状。花单生或为聚伞花序；两性花与单性花共存；花绿白色，无梗；萼片 5，花瓣 5；雄花通常 2～3 朵簇生，雄蕊多数，花丝短，花药 1 室，横裂；雌花具退化雄蕊 12 枚，其基部合生而环绕子房周围，子房上位，平滑无毛，柱头盾形，为不整齐之裂片或瘤状，4 室。浆果，径约 2 cm。种子 4 颗。花期 11 月，果熟期次年 2～3 月。

原产柬埔寨及马来西亚、印度、泰国、越南亦产。现我国广东、广西有引种栽培。

【采收加工】 开花之前，在离地 3 m 处将茎干的皮部作螺旋状的割伤，伤口内插一竹筒，盛受流出的树脂，加热蒸干，用刀刮下，即可。

【药材】 藤黄 Gambogia 产于印度、泰国及越南。

性状 树脂为不规则的圆柱形或块状，棕红色或橙棕色，外被黄绿色粉霜，可见纵条纹。质硬脆，较易击碎，破面有空隙，具褐黄色略带蜡样光泽。味辛，有毒。

【成分】 含酚性化合物：藤黄酸(gambogic acid)，别藤黄酸(allogambogic acid)，新藤黄酸(neogambogic acid)，藤黄素(gambogin)，异藤黄素(isomoreollin) B，hanburin，脱氧藤黄素(desoxymorellin)，异藤黄酸(isogambogic acid)。

【药理】 1. 抗肿瘤作用 藤黄在体内和体外均有选择性抗癌作用，对小鼠艾氏腹水癌、S_{180}、S_{37}、W_{256}、ARA_4、ARS、MA_{737} 和 U_{14} 等有明显抑制作用。体外对人肝癌 BEL-7402、SMMC-7721 和宫颈癌 HeLa 细胞有显著抑制和杀伤作用。抑癌有效成分为藤黄酸和别藤黄酸。藤黄酸 5 mg/kg 腹腔注射，对小鼠艾氏腹水癌和 S_{180} 腹水型有明显抑制作用，使腹水量减少，裸核增多，癌细胞对 [3] H-胸腺嘧啶摄取减少，但滑胃无效。体外藤黄酸(5 μg/ml)和别藤黄酸(60 μg/ml)对人肝癌细胞有不同程度的抑制作用。藤黄酸 1.8～3 μg/ml 对 HeLa 细胞的生长呈剂量依赖性抑制作用。本品抑癌作用的机制是抑制癌细胞的 DNA 合成，干扰癌细胞的增殖周期，导致 G_2 期细胞堆积，S 期细胞的百分率减少。在与几种常用抗癌药的比较实验中表明，在同一时间过程中，不同浓度的情况下，藤黄的抑癌作用比喜树碱、石蒜碱内胺盐和漳州水仙碱都明显；在同一浓度下随着时间的延长，亦是藤黄杀伤作用的增加最明显。

2. 镇静镇痛作用　通过对戊巴比妥钠阈下催眠剂量的影响，表明藤黄有明显的镇静作用，醋酸扭体反应说明藤黄有明显的镇痛作用。

3. 其他作用　藤黄乙醇提取物的水混悬液低浓度兴奋、高浓度抑制兔离体十二指肠平滑肌。藤黄 $0.04\sim0.16\,mg/ml$ 在试管内对金黄色葡萄球菌、八叠球菌和枯草杆菌有抑制作用。

4. 体内过程　^{5}H标记藤黄酸用药后 24 小时仍在瘤体内维持较高浓度，消除缓慢；体内分布在肝、脾含量较高。

毒性　藤黄小鼠灌胃的 LD_{50} 为 1 125.0 mg/kg，藤黄针剂小鼠腹腔注射的 LD_{50} 为 33 mg/kg，藤黄酸为 20 mg/kg，症状有扭体反应、中枢抑制、呼吸抑制和会阴污脏等。亚急性毒性试验，藤黄针剂，家兔每日静脉注射 1 mg/kg 或皮下注射 2 mg/kg，连续 15 日；大鼠每日腹腔或皮下注射 2.5 mg/kg、5 mg/kg、10 mg/kg、15 mg/kg，连续 30 日；小鼠每日腹腔注射 3.75 mg/kg，连续 15 日，或 1.875 mg/kg，连续 30 日。大剂量可致心、肝、肾浊肿或细胞变性、皮下硬结及肝点状坏死。

【炮制】　1. 藤黄　取原药材，除去杂质，打成小块或研成细粉。

2. 制藤黄　(1) 山羊血制藤黄　将鲜山羊血置锅内，加水煮 1～2 小时，捞出羊血块，加入净藤黄小块，再煮 5～6 小时，倒出藤黄液，晾干，研细。每藤黄 100 kg，用鲜羊血 50 kg。

(2) 豆腐制藤黄　取豆腐 1 块盘底，中间挖一不透底的槽，放入藤黄，再用豆腐块盖严，置笼内蒸至藤黄溶化，取出，待凝固后，晾干，研细。每藤黄 100 kg，用豆腐 400～500 kg。

(3) 荷叶制藤黄　取荷叶加 10 倍量水煮 1 小时，捞去荷叶，加入净藤黄煮至烊化，并继续浓缩至稠膏状，取出，凉透，使其凝固，晾干，研粉打碎。每藤黄 100 kg，用荷叶 50 kg。

(4) 清水制藤黄　取净藤黄放入搪瓷烧锅内，加 10 倍水。加热溶解过滤，然后煮沸，不断搅拌。中途添加沸水，使锅内保持一定水分。连续煮 5 小时以上，将动物性毒性实验，经以上各法炮制后，毒性明显下降。比较各法制品的毒性，清水法毒性最低。炮制时不宜口尝，操作后必须洗手，用过的豆腐及蒸液应妥善处理，以免中毒。按有关毒剧药品管理规定执行。

饮片性状　藤黄呈不规则碎块或细粉状，碎块外表红黄色或橙棕色。平滑、质脆易碎。气微、味辛辣。制藤黄为细粉末状，深红黄色及深橙棕色，味辛。

贮干燥容器内，密闭，置阴凉干燥处、防潮。

【药性】《纲目拾遗》："性酸、涩，有毒。"

【功用主治】　攻毒，消肿，祛腐敛疮，止血，杀虫。主治痈疽肿毒，溃疡，湿疮，肿瘤，顽癣，跌打肿痛，创伤出血及烫伤。

1.《纲目拾遗》："治痈疽，止血化瘀，敛金疮，亦能杀虫。治刀斧木石伤及汤火伤，竹木刺入肉，一切诸伤。"

2.《现代实用中药》："为峻下剂，治诸血及水肿。"

【用法用量】　外用：研末调敷、磨汁涂或熬膏涂。内服：0.03～0.06 g，入丸剂。

【宜忌】　本品毒性较大，内服少量，即能致泻。体质虚弱者禁服。如误服过量，则可引起头昏、呕吐、腹痛、泄泻，甚或致死，故多作外用，很少内服。

【选方】　1. 治一切无名肿毒　藤黄四两，白蜡八两，小磨麻油十二两。先将油煎熟，将成珠，入水不散，再加〔乳、白（蜡）搅匀，瓷瓶收，面上另以净油养之，临用摊贴。《不药良方》风气膏

2. 箍毒　五倍子（略焙）一两，藤黄四两，铜青少许，小粉（炒）八两。作锭，用时醋磨涂。《活人书》

3. 治一切无名肿毒，及对口发背　滴花烧酒磨藤黄敷，不住手敷之。《救生苦海》消毒方

4. 治脚丫糜烂　取藤黄、青蜗尿适量。把蜗尿（用竹筷击蜗尾可排尿）倒在粗土碗内，用藤黄磨浆，浓度适当，不宜过淡。患处用 75%乙醇消毒，再用棉签蘸药涂搽，每日 3～4 次。〔《四川中医》1984，（4）：64〕

5. 治刀斧木石伤及汤火伤，竹木刺入肉，一切创伤　真麻油一斤，藤黄八两，白蜡八两。先将油入铜锅，次将藤黄捣碎熬透，以麻布滤去渣，加入白蜡，至滴水成珠为度，贮磁罐。其膏夏老冬嫩为宜。全即能止疼、止血、收口。《纲目拾遗》神效膏

【临床报道】　1. 治疗局部急性炎症　用藤黄 50 g（研细），放入 75%乙醇 300 ml 中浸泡，制成酊剂，用时以药棉蘸涂患处。或用藤黄 5～10 g 蘸醋磨成糊状，涂敷患处。每日 2～3 次。用于治疗局部急性炎症 167 例，其中浅组织小脓肿 54 例、颈部毛囊炎 9 例、头面部疖肿 59 例、腮腺炎 4 例、耳下脓肿 4 例、牙槽肿脓 2 例、牙周炎 5 例、化脓性指头炎 1 例、急性乳腺炎 4 例、急性化脓性淋巴结炎 10 例、局部外伤感染 7 例、术后切口感染 1 例、羊肠线埋藏局部感染 1 例、肛门直肠周围脓肿 3 例（牙槽脓肿、牙周炎可涂面颊相应部位）。结果痊愈 116 例，有效 46 例，无效 5 例。

2. 治疗皮肤癌　取藤黄片剂口服，每次 60～90 mg，每日 3 次；藤黄针剂每次 100～200 mg，加入 5%葡萄糖 500 ml 内静脉点滴，每星期 2 次；同时用 5%藤黄软膏外敷癌灶处，每日或隔日换药 1 次。对癌溃疡亦可用藤黄针剂注射液外涂，每日 3～4 次。治疗皮肤癌 41 例，其中基底细胞癌 19 例、鳞状上皮癌 15 例、鳞状基底细胞癌 4 例、腺癌 2 例、未分化癌 1 例。结果临床治愈 6 例，显效 11 例，有效 12 例，无效 12 例，总有效率为 71%。

3. 治疗带状疱疹及单纯疱疹　取藤黄 30 g 研成细末，加入 95%乙醇 70 ml，配成略带黏性的酊剂，涂于皮损及疼痛区域，每日涂搽 1～2 次。治疗 110 例，其中带状疱疹 80 例、单纯疱疹 30 例，结果：80 例带状疱疹患者全部治愈 1 例，平均 5.5 日，病程为 4～22 日，平均 7 日；30 例单纯疱疹的疼痛时间为 2～6 日，平均 4 日，病程为 3～20 日，平均 7 日。另设对照组 40 例带状疱疹患者，用常规治疗，结果痊愈时间需 4～38 日，平均 13 日，病程 8～54 日，平均 18 日。与治疗组对比有显著差异（P<0.01），治疗组疗效明显优于对照组。

4. 治疗痄腮　治疗组患儿 80 例，用藤黄酊（藤黄 10 g，浸泡在 75%乙醇 100 ml 中 1 星期后，去渣）外涂患处及淋巴结肿大处，每日 1～2 次。对照组患儿 40 例，用紫金锭醋调或水调外涂患处及淋巴结肿大处，每日 1～2 次。2～3 日后，治疗组总有效率为 97.5%，对照组总有效率为 72.5%，两组对比有显著差异（P<0.005）。

5. 治疗窦管性瘘疮　取比窦管稍长 1 cm 的复方藤黄粉药线（藤黄 100 g、冰片 30 g、煅石膏 100 g 研细末，做成药线，经高压蒸气消毒后备用）插入窦管内，将药线尾部留在窦管口外并向一侧折放，创面撒复方藤黄粉覆盖，然后覆盖无菌敷料，2～3 日换药 1 次。30 日为 1 个疗程。共治患者 22 例，有效率达 90.9%。

6. 治疗宫颈糜烂　治疗组用干棉签或用消毒纱布蘸藤黄敷剂（主要成分为 30%藤黄酸，由江西制药厂供应）涂满或贴敷于宫颈糜烂面，每隔 1～3 日上药 1 次，最少 3 次，最多 10 次，平均每人上药 6～7 次，上药 3 次后，糜烂面显灰色伪膜时可停药；对照组每晚阴道内深塞妇灵炎 2 粒。均以 7 日为 1 个疗程。治疗组 147 例，对照组 112 例，治疗组Ⅰ、Ⅱ度宫颈糜烂有效率为 100%，Ⅲ度有效率为 95%，总有效率为 99.3%；而对照组Ⅰ度有效率为 82.3%，Ⅱ度有效率为 71.8%，Ⅲ度有效率为 50%，总有效率为 76.7%。

【各家论述】　1.《本经逢原》："藤黄性毒，而能攻毒，故治虫

牙蚀齿，点之即落。毒能损骨，伤肾可知。"

2.《本草正义》:"藤黄虽曰有毒，然除宝蜡丸、黎峒丸外，本不入口。其能退消外疡痈肿，及止血定痛，敛金疮，则《粤志》谓其性最寒者是矣。且本是藤之脂膏煮成，性极黏腻，故能生肌止血。且藤本蔓延，善入经络，此又治跌打伤，消痈肿之原理。究属有毒，故又杀虫，能疗癣疥。"

5886 藤檀 téng tán 《全国中草药汇编》

【异名】 红香藤、藤香、鸡踢香、降香《陆川本草》，大香藤、痛必灵《全国中草药汇编》，黄龙脱衣、白鸡刺藤、屈叶藤《广西药用植物名录》。

【基原】 为豆科黄檀属植物藤黄檀的藤茎。

【原植物】 藤黄檀 *Dalbergia hancei* Benth. 又名：梣果藤、檀树《中国主要植物图说》，丁香柴《中国高等植物图鉴》。

藤本。幼枝疏生白色柔毛，有时枝条变成钩状或螺旋状。奇数羽状复叶，互生；长 5～8 cm；托叶披针形，早落；小叶片9～13片，长圆形，长 7～22 mm，宽 5～8 mm，先端钝，微缺，基部楔形或圆形，下面疏生平贴柔毛。圆锥花序腋生，花瓣小，花梗密生锈色短柔毛；基生花片卵形，副萼状小苞片披针形，均密生锈色柔毛，脱落；花萼阔钟状，萼齿5，宽三角形，先端钝，有锈色毛；花冠白色，瓣片基部有长爪，旗瓣圆形，先端微缺，近于反

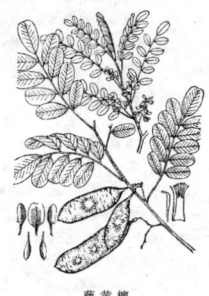

藤黄檀

折；雄蕊9个，单体，有时为二体，(9)＋1；子房有短柄，被短柔毛，花柱较长。荚果长圆形，扁平，长3～7 cm，宽约 1.2 cm，无毛，具柄，含种子1～4颗。种子肾形。花期3～4月，果期7～8月。

生于山坡灌丛中或溪边。分布于浙江、安徽、福建、江西、湖南、广东、云南等地。本植物的根（藤檀根）、树脂（藤黄檀树脂）亦供药用，另设专条。

【采收加工】 夏、秋采茎藤，砍碎，晒干。

【药材】 藤檀 *Dalbergiae Hancei Caulis* 产于浙江、安徽、江西、福建、湖南、广东、广西、贵州、云南等地。

性状 藤茎圆柱形，可见呈钩状或螺旋状排列的小枝条，折断面木部占大部分。羽状复叶，小叶9～13片或散落，小叶片长圆形，长1～2.5 cm，宽8～12 mm。先端钝至截形，微缺，基部楔形或圆形，全缘，绿色或枯绿色，下表面具贴伏的柔毛。质脆。气微。

【药性】 辛，温。

1.《广西本草选编》:"味辛，性温。"

2.《福建药物志》:"辛、涩，温。"

【功用主治】 理气止痛。主治胸胁痛，胃脘痛，腹痛，劳伤疼痛。

1.《广西本草选编》:"理气止痛。主治胃痛，腹痛，胸胁痛。"

2.《福建药物志》:"行气，止痛，破积。治心胃气痛，气喘，鼻衄，久伤积痛。"

【用法用量】 内服：煎汤，3～9 g。

【附方】 治胃痛、腹痛、胸胁痛 用（藤檀）茎3～9 g，水煎服。《广西本草选编》

5887 藤乌头 téng wū tóu 《天目山药用植物志》

【异名】 血乌、见血封喉《中药材品种论述》，蔓乌头《天目山药用植物志》。

【基原】 为毛茛科乌头属植物瓜叶乌头或拳距瓜叶乌头的块根。

【原植物】 1. 瓜叶乌头 *Aconitum hemsleyanum* Pritz.［*A. sczukinii* Turcz. var. *hemsleyanum* Rapaics］

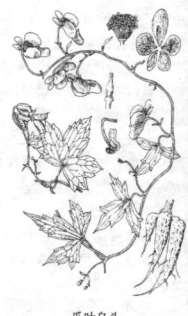

瓜叶乌头

多年生草本。块根圆锥形，长 1.6～3 cm，直径达 1.6 cm。茎缠绕，无毛，常带紫色，有分枝。叶互生；叶柄比叶片稍短，疏被短柔毛或几无毛；茎中部的叶片五角形，长 6.5～12 cm，宽 8～13 cm，基部心形，3深裂，中央深裂片梯状菱形或卵状菱形，不明显 3浅裂，浅裂片具少数小裂片或卵形粗牙齿，侧深裂片斜扇形，不等 2浅裂。总状花序长 2～12 朵花；花序轴和花梗无毛或被短柔毛；下部苞片叶状或为宽椭圆形，上部苞片线形；花梗常下垂弧状弯曲，长 2.2～6 cm；小苞片生花梗下部或上部，线形，无毛；花两性，两侧对称；萼片5，花瓣状，深蓝色，外面无毛，上萼片高盔形或圆筒状盔形，几无爪，高 2～2.4 cm，下缘长 1.7～1.8 cm，直或稍凹，喙不明显，侧萼片近圆形，长1.5～1.6 cm；花瓣2，无毛，瓣片长约 10 mm，唇片 5 mm，距长约 2 mm，向后弯；雄蕊多数，无毛，花丝有 2 小齿或全缘；心皮5，无毛，偶有疏毛；花柱长 1.2～1.5 cm。种子多数，三棱形，长约 3 mm，沿棱有狭翅及横膜翅。花期8～10月，果期9～10月。

生于海拔1 700～2 200 m的山地林中或灌木林中。分布于浙江、安徽、江西、河南、湖北、湖南、四川、陕西。

2. 拳距瓜叶乌头 *Aconitum hemsleyanum* Pritz. var. *circinatum* W. T. Wang

与瓜叶乌头的区别，主要是花瓣的距长 4～6 mm，且拳距。分布于四川、贵州、云南。

【栽培】 瓜叶乌头 生物学特性 喜凉爽潮湿环境，性耐寒，干燥及高温条件则生育不良。宜栽于砂质壤土，以半阴处为好。

繁殖方法 用种子、分株繁殖。种子繁殖：播种以秋季盆播为好，冬季置于低温温室内，次春开始发芽。春播的当年不易发芽。分株繁殖：秋天花后分株，将母株所生的新块根掰下另行栽植。

【采收加工】 7～9月采挖，除去须根，晒干。

【药材】 藤乌头 *Aconiti Hemsleyani Radix* 产于四川、陕西、浙江。

性状 根圆锥形，长2～5 cm，直径1～2 cm。表面深棕褐色或灰棕色，皱缩不平，有须根残存。质坚硬，难折断，断面平坦，深棕色，可见五角形的环纹。

显微鉴别 根横切面：后生皮层为 3～4 列棕色细胞；皮层细胞7～8列，长条形或不规则形，切向排列，其间有多数石细胞。形成层在前后的上段呈四边形，中段、下段均为五角形。木质部束中导管1～3列，呈径向或 V 字形，排列紧密。

粉末特征 石细胞椭圆形、类圆形、长条形或不规则形，长40～120 μm，直径 23～60 μm，壁较厚，纹孔沟明显，少数可见纹理。淀粉粒单粒类圆形或长圆形，直径4～6 μm，脐点呈点状，有的不明显；复粒由2～4分粒组成。

薄层色谱：取本品粉末约 1 g，加 10% 氨溶液 1 ml，乙醚10 ml，冷浸 24 小时，滤过。滤液挥干，残渣用二氯甲烷洗入 1 ml容量瓶中定容，作为供试品溶液。另取滇乌碱、塔拉乌头胺制成 1 mg/ml 的二氯甲烷溶液作为对照溶液。在高效硅胶 GF$_{254}$ 薄层板上点样品和对照品溶液各 3 μl，以环己烷-乙酸乙酯-二乙胺（8：1：1）展开，取出，晾干，喷以碘化铋钾、碘化钾碘试液的等容

混合液显色,供试品色谱在与对照品色谱的相应位置,显相同颜色的斑点。

【成分】 1. 瓜叶乌头　含二萜生物碱:乌头碱(aconitine)、3-乙酰乌头碱(3-acetylaconitine)、8-去乙酰滇乌碱(8-deacetylyunaconitine)、瓜叶乌头乙素即滇乌头素(yunaconitine)、瓜叶乌头甲素(guayewuanine A)、瓜叶乌头丙素(guayewuanine C)、13, 15-二去氧乌头碱(13, 15-dideoxyaconitine)、crassicaudine、ezochasmanine、氨茴酰牛扁碱(anthranoyllycoctonine)、牛扁碱(lycoctonine)、8-去乙酰滇乌头宁(8-deacetylyunaconitine)、伪乌头宁(pseudaconine)、sachaconitine、尼奥宁(neoline)、senbusine A、6-表弗斯生(6-epiforesticine)、滇乌碱(yunaconitine)、印乌碱(indaconitine)、查斯曼宁(chasmanine)、塔拉萨敏(talatisamine)、瓜叶乌宁(hemsleyanine)。

2. 拳距瓜叶乌头　含二萜生物碱:hemsleyanidine、isohemsleyanidine、塔拉萨敏(talatisamine)。

【药性】《全国中草药汇编》:"辛,大热,有大毒。"

【功用主治】《全国中草药汇编》:"活血镇痛,搜风祛湿。治风湿疼痛,跌打损伤。"

【用法用量】 内服:煎汤,0.9~1.5 g;或入散剂。外用:磨汁涂;或研末调敷。

【宜忌】 未经炮制,不宜内服。热证及孕妇禁服。皮肤破损或有伤口者亦禁外用。本品中毒时出现全身僵硬、喉头麻木、憋气等症状。

【选方】 治癣疮　藤乌头,研末水调敷。(《中国药用植物纲要》)

5888 藤杜仲 téng dù zhòng 《《丽江中草药》》

【基原】 为卫矛科卫矛属植物刺果卫矛的藤、茎皮及根。

【原植物】 刺果卫矛 Euonymus acanthocarpus Franch. 又名:小千金(《贵州植物志》)。

藤状灌木,植株高 3~7 m。小枝近圆柱形,密被细小瘤状皮孔。单叶对生,叶柄长 1~2 cm,粗壮;叶片近革质,长圆状椭圆形,狭长圆形或稀为宽披针形至倒披针形,长 8~13 cm,宽 3~6 cm,先端渐尖至稍渐尖,边缘具疏浅锯齿,基部楔形至宽楔形。聚伞花序腋生或茎生,二至三回分枝,有花 5 至多朵,花黄绿色,直径约 8 mm,多为 4 数;雄蕊具明显基花丝。蒴果圆球状,直径约 1.2 cm,棕褐面带红色,密生棕红色软刺。种子棕红色,有橙黄色假种皮。花期 5~6 月,果期 9~11 月。

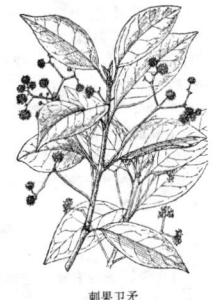

刺果卫矛

生于阴湿丛林、山谷、溪边或多岩石处。分布安徽、江西、湖北、湖南、四川、贵州、云南。

本种变种攀生刺果卫矛 Euonymus acanthocarpus Franch. var. scandens (Loes.) R. A. Blak. 茎皮亦作药用,功效同正种。

【采收加工】 秋后采收,鲜用或切段晒干或将茎剥皮晒干。

【功用主治】 祛风除湿,活血止痛,调经,止血。主治风湿痹痛,跌打损伤,骨折,月经不调,外伤出血。

【用法用量】 内服:煎汤,6~15 g;或泡酒。外用:鲜品捣敷。

【选方】 1. 治风湿疼痛,外伤出血,跌打损伤　藤杜仲 6~9 g,水煎服。

2. 治骨折　藤杜仲适量,捣烂外包。(1、2 方出自《丽江中草药》)

5889 藤商陆 téng shāng lù 《《广西民间常用草药手册》》

【异名】 山苦瓜、百解薯、苦瓜头(《广西药用植物名录》)。

【基原】 为旋花科番薯属植物七爪龙的块根或叶。

【原植物】 七爪龙 Ipomoea digitata L. 〔Convolvulus paniculatus L.; I. paniculatus (L.) R. Br.〕 又名:细种五爪龙、千斤藤(广东)、野牵牛、五爪龙、苦瓜藤(广西)。

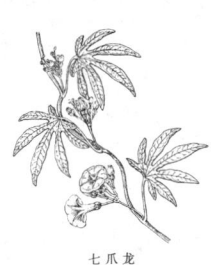

七爪龙

多年生大型缠绕草本。具粗壮而稍肉质的根。茎圆柱形,有细棱,无毛。单叶互生;叶柄长 3~11 cm,无毛;叶片长 7~18 cm,宽 7~22 cm,掌状 5~7 裂,裂至中部以下,裂片披针形或椭圆形,全缘或不规则波状,先端渐尖或锐尖,具小短尖头,两面无毛或叶面沿中脉疏被短柔毛。聚伞花序腋生,花序梗通常短而有力,具少花至多花;苞片早落;萼片 5,不等长;花冠淡红色或紫红色,漏斗状,花冠管圆筒状,基部变狭,冠檐开展;雄蕊 5,花丝基部被毛;子房无毛。蒴果卵球形,4 瓣裂。种子 4 颗,黑褐色,基部被长绢毛,易脱落。花果期夏、秋季。

生于海拔 280~1 020 m 的海滩矮林、山地疏林及溪边灌丛中。分布广东、广西、海南、云南、台湾。

【采收加工】 夏秋季采收,根挖出后,切片,晒干;叶多鲜用。

【成分】 块根含香豆素类:蒿属香豆素(scoparone)、伞形花内酯(umbelliferone);甾醇类:蒲公英赛醇乙酸酯(taraxerolacetate)、蒲公英赛醇(taraxerol)、β-谷甾醇(β-sitosterol)、胡萝卜苷(daucosterol);另外还含莨菪亭(scopoletin)、东莨菪苷(scopolin)、正丁基-β-D-吡喃果糖苷(n-butyl-β-D-fructopyranoside)、咖啡酸(caffeic acid)。

【药理】 降压作用　从块茎中分离的醚溶性成分对麻醉犬有降压作用,可能由于直接抑制心肌及扩张血管所致;对兔小肠和大鼠子宫也有抑制作用。

【药性】 苦,寒。有毒。

【功用主治】《广西民间常用草药手册》:"大泻脏腑之火。治水肿胀腹,一切肿毒,瘰疬。"

【用法用量】 内服:煎汤,3~6 g。外用:捣敷。

【宜忌】 孕妇及体虚者禁服。

【选方】 1. 治水肿胀腹　藤商陆根 30 g,同猪瘦肉 60 g 煲吃。(《广西民间常用草药手册》)

2. 治疮疖、痈肿、乳疮及瘰疬　藤商陆根、叶适量,酒糟少许。捣烂,用芭蕉叶包好煨热,敷患处,每日换药 1 次。(《广西民间常用草药手册》)

5890 藤檀根 téng tán gēn 《《广西本草选编》》

【基原】 为豆科黄檀属植物藤黄檀的根。

【原植物】 参见"藤檀"条。

【采收加工】 夏、秋季采挖,切片晒干。

【药性】《广西本草选编》:"味辛,性温。"

【功用主治】 舒筋活络,强壮筋骨。主治腰腿痛,关节痛,跌打损伤,骨折。

1.《广西本草选编》:"主治腰腿关节痛。"

2.《福建药物志》:"强筋骨,宽筋活络。"

【用法用量】 内服:煎汤,3~6 g。

【选方】 治腰腿关节痛　用(藤檀)根 2.4~4.5 g,水煎服。

（《广西本草选编》）

5891 藤本夜关门 téng běn yè guān mén（《全国中草药汇编》）

【异名】 合包叶、猪叶菜（云南）。

【基原】 为旋花科白鹤藤属植物灰毛白鹤藤的叶或根。

【原植物】 灰毛白鹤藤 *Argyreia osyrensis* (Roth) Choisy var. *cinerea* Hand. -Mazz.

攀缘灌木。茎圆柱形，密被白色或带灰色或淡褐色绒毛。单叶互生；叶柄长 3～7.5 cm，密被灰色卷曲柔毛，具槽；叶片宽卵形至近圆形，长 6～12 cm，宽 3.5～11 cm，先端锐尖，基部心形，上面密被有瘤状基部的俯伏灰长柔毛，背面密被极密而卷曲的灰柔毛。花序聚集成头状，花无柄或近无柄；总花梗、苞片及萼片外面均被绒毛；花冠管状钟形，粉红色，冠檐深 5 裂，裂片狭卵形，瓣中带密被白色柔毛；雄蕊及花柱伸出；花丝基部扩大，被毛；子房无毛，2 室。果球形，红色，包以增大的萼片，萼片内面红色。种子 2 颗或 1 颗，近于无毛。花期秋、冬季。

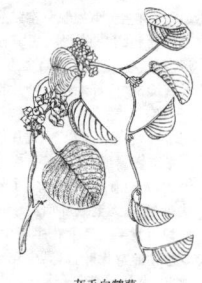

灰毛白鹤藤

生于海拔 220～1 600 m 的疏林或灌丛中。分布于广西、云南。

【采收加工】 叶夏、秋季采收，鲜用或晒干；根秋冬季采收，切片，晒干。

【药性】 《全国中草药汇编》："微涩、淡，平。"

【功用主治】 《全国中草药汇编》："消炎收敛。主治子宫脱垂，偏头痛，外伤出血。"

【用法用量】 内服：煎汤，15～30 g。外用：研细末敷患处；或煎水洗。

5892 藤黄檀树脂 téng huáng tán shù zhī（《福建药物志》）

【基原】 为豆科黄檀属植物藤黄檀的树脂。

【原植物】 参见"藤檀"条。

【采收加工】 夏、秋季采集，砍破树皮，让树脂渗出，干燥后收集备用。

【药性】 辛，温。

【功用主治】 《福建药物志》："治腹痛、心气痛。""止血。"

【用法用量】 内服：煎汤，6～9 g。

5893 檫树 chá shù（《天目山药用植物志》）

【异名】 独脚樟、半枫樟、枫荷桂（《广西药用植物名录》），天鹅枫（《天目山药用植物志》），山檫（《浙江药用植物志》），青檫、桐梓树（《中国植物志》）。

【基原】 为樟科檫木属植物檫木的根或茎、叶。

【原植物】 檫木 *Sassafras tzumu* (Hemsl.) Hemsl. [*Lindera tzumu* Hemsl.]

落叶乔木，高可达 35 m。顶芽大，椭圆形，芽鳞近圆形，外面密被黄色绢毛；枝条粗壮，多少具棱角，无毛。叶互生，聚生于枝顶；叶柄细，长 2～7 cm，鲜时常带红色；叶片卵形或倒卵形，长 9～18 cm，宽 6～10 cm，先端渐尖，基部楔形，全缘或 2～3 浅裂，坚纸质，上面绿色，晦暗或略带光亮，下面灰绿色，两面无毛或下面沿脉网疏被短硬毛。总状花序顶生，先叶开放；花黄色，雌雄异株，密被棕褐色柔毛；雄花花被筒极短，花被裂片 6，披针形，长约 3.5 mm；能育雄蕊 9，3 轮，长约 3 mm，花丝被柔毛，花药 4 室，卵圆状长圆形；退化雄蕊 3，三角状钻形，具柄；退化雌蕊明显。雌花退化雄蕊 12，4 轮；子房卵珠形，长约 1 mm，无毛，柱头盘状。果近球形，直径约 8 mm，成熟时蓝黑色而带有白蜡粉，着生于浅杯状的果托上；果托上端增粗，无毛。花期 3～4 月，果期 5～9 月。

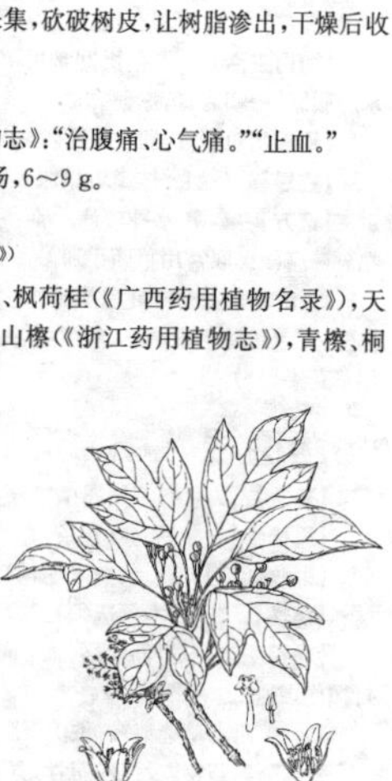
檫 木

生于疏林或密林中。分布于江苏、浙江、安徽、福建、江西、湖北、湖南、贵州及云南等地。

【栽培】 生物学特性　喜温暖湿润气候。喜光，不耐阴。深根性，萌芽性强，生长快。在土层深厚、排水良好的酸性红壤或黄壤上均能生长良好，陡坡土层浅薄处亦能生长，西坡树干易遭日灼。喜与其他树种混种，但水湿或低洼地不能生长。

繁殖方法　种子繁殖，也可萌芽更新。采种母树树龄 10～20 年，种子产量高，质量好。檫树自然类型较多，种子成熟期不一。大暑籽在 7 月上旬成熟，立秋籽在 8 月上旬成熟。檫果果皮蓝黑色并带有白色蜡质时，即表示种子成熟。一般成熟后 7～10 日种子就完全脱落，因此要及时、分批采收。果实采回后，立即用冷水浸渍，搓去果皮，用水冲净，再用草木灰溶液浸渍，洗去表面油脂，清水洗净阴干，然后在通风阴凉的室内沙藏。檫树种子具有休眠期长，发芽不整齐，2～3 年才能全部发芽出土的特点，故播种前应用 1 份开水与 1 份冷水混合，浸种 0.5 小时，再用稻草盖好保温催芽，温度保持在 20～30 ℃，定时翻动拌匀，4～5 日种子露白，宜选露白种子在 2 月中旬播种。条播，行距 18～24 cm，株距 15～18 cm，经过催芽的种子发芽可提早 15 日左右。一年生苗就可出圃造林。最好与樟、杉等树种混交。

田间管理　幼林期间全垦深翻埋青，或以耕代抚，间种豆类和绿肥。抚育时应做到补植、除萌、开沟排水、扶正培土等。当郁闭度达 0.7 m 以上，可分 1～2 次间伐抚育，适当调节密度，但切忌整枝。

病虫害防治　苗木茎腐病，发病初期，喷洒 65%代森锌 500～600 倍液或 50%退菌特 800～1 000 倍液，每隔 7～10 日喷 1 次，连续喷 4～5 次。檫白轮蚧，易发生在温暖潮湿、空气不大流通，日照不易直射的纯林中；另有檫木透翅蛾幼虫、檫长足象、黄翅大白蚁等，须加防治。

【采收加工】 秋、冬季挖取根部，洗净泥沙，切段，晒干。秋季，采集茎、叶，切段，晒干。

【成分】 根含右旋 *D*-芝麻素（*D*-sesamin），*β*-谷甾醇（*β*-sitosterol），3，4-亚甲二氧基苄基丙烯醛（piperonylacrolein），右旋 2，3-二羟基-1-（3，4-亚甲二氧基苯基）丙烷〔2，3-dihydroxy-1-（3，4-methylenedioxyphenyl）propane〕，去甲氧基刚果荜澄茄脂素（demethoxyaschantine）及挥发油。

【药性】 辛、甘，温。

1. 广州部队《常用中草药手册》："甘、淡，微温。"
2. 《福建药物志》："甘，温。"

【功用主治】 祛风除湿，活血散瘀，止血。主治风湿痹痛，跌打损伤，腰肌劳损，半身不遂，外伤出血。

1. 《广西本草选编》："祛风湿，利关节。"
2. 《全国中草药汇编》："治风湿性关节炎，类风湿关节炎，腰肌劳损，扭挫伤。外用治刀伤出血。"

【用法用量】 内服：煎汤或浸酒，15～30 g。外用：捣敷。

【宜忌】 孕妇禁服。

【选方】 1. 治半身不遂　檫树根皮（去栓皮），加酒炒热用 30 g。水煎服，每日早晚 2 次。

2. 治扭挫伤筋　檵树皮或根或叶,加山天萝(蛇葡萄科蛇葡萄)根捣烂,拌和酒糟,做饼状,敷患处。(1、2 方出自《天目山药用植物志》)

3. 治腰肌劳损,腰腿痛,风湿性关节炎　檵树根、树皮 15～30 g。水煎服或浸酒服。《浙江药用植物志》

5894 檵花 jì huā 《植物名实图考》

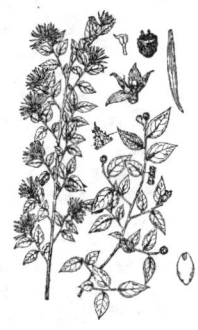

檵木

【异名】　纸末花(《植物名实图考》),白清明花(《福建民间草药》)。

【基原】　为金缕梅科檵木属植物檵木的花。

【原植物】　檵木 Loropetalum chinense (R. Br.) Oliv. 又名:鸡寄(《植物名实图考》),坚漆、檵宿、鸟艳柴(《浙江药用植物志》),螺砚木(《广西药用植物名录》),椐木、白花树、桎木柴、知微木、刀捆木(《新华本草纲要》)。

常绿灌木或小乔木,高 1～4 m。嫩枝、新叶、花序、花萼和蒴果被有黄色星状毛。树皮深灰色;叶互生;叶柄长 2～3 mm;托叶早落;叶片革质,卵形或卵状椭圆形,先端短尖头,基部钝,不对称,全缘。花 6～8 朵簇生小枝端,无柄,花萼短,4 裂;花瓣 4,条形,淡黄白色;雄蕊 4,花丝极短;药隔伸出成刺状;子房半下位,2 室,花柱 2。蒴果球形,褐色,先端 2 裂。种子 2,长卵形。花期 4～5 月,果期 10 月。

生于向阳山坡、路边、灌木林、丘陵地及郊野溪沟边。分布于我国中部,南部及西南各地。

本植物的叶(檵木叶)、根(檵木根)亦供药用,另设专条。

【栽培】　生物学特性　适应性较强,对土壤要求不高,可利用荒坡或山边栽种。

繁殖方法　种子繁殖,育苗移栽。3～4 月在整好的地上,作 1.3 m 宽的畦,开横沟,行距 33 cm,深约 3 cm,播幅 10～13 cm,匀撒沟里,施入畜粪水后,盖草木灰约 1 cm。培育至第四年春季即可移栽,3～4 月在整好的地上,按行,株距各 1 m 开穴,每穴栽苗 2 株,填土压紧,浇水。

田间管理　在育苗期中,第一、第二年要中耕除草 4 次,在 4、6、8、11 月中进行,追肥 3 次,在 4、6、8、11 月结合中耕除草后进行,肥料可用人畜粪水。栽种第一、第二年要松土除草 3 次,在 6、8、11 月进行,并以 6、8 月草后各追肥 1 次,以后每年 6 月和 11 月各松土除草 1 次。

【采收加工】　4～5 月采收,晒干。

【药材】　檵花 Loropetali Chinensis Flos　产于湖北、湖南、江西、福建、安徽、浙江等地。

性状　花萼 3～8 朵簇生,基部有短皮梗。脱落的单个花朵常皱缩呈条带状,长 1～2 cm,淡黄色或浅棕色;湿润展平后,花萼筒杯状,长约 5 mm,4 裂,萼齿卵形,表面有灰白色星状毛,花瓣 4 片,带状或倒卵状匙形,淡黄色,有明显的棕色羽状脉纹;雄蕊 4 枚,花丝极短;有鳞片状退化雄蕊互生,子房下位,花柱极短,柱头 2 裂。质柔韧。气微清香,味淡微苦。

【成分】　含黄酮成分:槲皮素(quercetin)与异槲皮苷(isoquercitrin),黄芪苷-2″-O-没食子酸酯(astragalin-2″-O-gallate),黄芪苷-6″-O-没食子酸酯(astragalin-6″-O-gallate),黄芪苷-2″, 6″-二-O-没食子酸酯(astragalin-2″, 6″-di-O-gallate);鞣质成分:六没食子酰葡萄糖(hexagalloyl glucose),七没食

子酰葡萄糖(heptagalloyl glucose),八没食子酰葡萄糖(octagalloyl glucose),loropetallias A、B、C,camelliin B,rugosin D、E、G。

【药性】　《湖北中草药志》:"涩、微苦,平。"

【功用主治】　清热止咳,收敛止血。主治肺热咳嗽,咯血,鼻衄,便血,痢疾,泄泻,崩漏。

1.《江西民间草药》:"治鼻衄。"

2.《浙江药用植物志》:"清热止血。治鼻衄,外伤出血,烧伤,咳血,感冒,痢疾。"

【用法用量】　内服:煎汤,6～10 g。外用:研末撒;或鲜品揉团塞鼻。

【选方】　1. 治鼻衄　檵木花 12 g,紫珠草 15 g。水煎服。或用鲜花揉团塞鼻中。《湖北中草药志》

2. 治痢疾　檵花、骨碎补各 3 g,荆芥 4.5 g,青木香 6 g。水煎服。《湖南药物志》

3. 治血崩　檵木花 12 g。炖猪肉,一日分数次服。《天目山药用植物志》

4. 治遗精,白带　檵木花 12 g,猪瘦肉 120 g。共煨熟,汤肉同食。《湖北中草药志》

5. 治烧伤　檵花炒存性,研细粉。用已煮沸过的麻油调涂。《浙江药用植物志》

5895 檵木叶 jì mù yè 《草药手册》

【异名】　檵花叶(《植物名实图考》)。

【基原】　为金缕梅科植物檵木的叶。

【原植物】　参见"檵花"条。

【采收加工】　全年均可采摘,晒干。

【药材】　檵木叶 Loropetali Chinensis Folium　产于湖南、江西、福建、贵州、安徽、浙江等地。

性状　叶多皱缩卷曲,完整叶片展平后椭圆形或卵形,长 1.5～3 cm,宽 1～2.5 cm;先端锐尖,基部稍偏斜,全缘或有细锯齿;上面灰绿色或浅棕褐色,下面色较浅,两面疏被短茸毛;叶柄被棕色短茸毛。气微,味涩,微苦。

显微　(1) 叶横切面:上表皮细胞扁长方形,外被角质层,有单细胞非腺毛;下表皮细胞较小,外壁呈乳突状;上、下表皮均有星状毛,壁木化。栅栏组织细胞 1～2 列,有的细胞含草酸钙方晶;海绵组织亦有方晶。主脉为外韧型维管束,韧皮部外方有木化纤维束;薄壁细胞含草酸钙方晶。

(2) 取本品粉末 5 g,加水 50 ml,置 50～60 ℃的水浴上加热约 1 小时,过滤。取滤液点于滤纸上,喷洒 0.1%溴麝香草酚蓝的乙醇溶液,即在蓝色背景中显黄色斑点(检查有机酸)。

【成分】　含黄酮成分:槲皮素(quercetin)、木犀草素(luteolin)、黄芪苷-2″-O-没食子酸酯(astragalin-2″-O-gallate)、黄芪苷-6″-O-没食子酸酯(astragalin-6″-O-gallate)、黄芪苷-2″, 6″-二-O-没食子酸酯(astragalin-2″, 6″-di-O-gallate)。另含鞣质成分:没食子酸(gallic acid)、六没食子酰葡萄糖(hexagalloyl glucose)、七没食子酰葡萄糖(heptagalloyl glucose)、八没食子酰葡萄糖(octagalloyl glucose)、prostratins A、B、C,rugosin D。

【药理】　1. 抗菌作用　20%檵木叶煎剂对金黄色葡萄球菌、福氏痢疾杆菌、伤寒杆菌等,均有抑制作用。临床曾作为皮肤消毒剂。

2. 心血管作用　含黄酮的注射剂,能增加猫冠状窦流量,降低心肌的氧利用率,心肌氧耗量相对降低;此外还能增加离体兔心的脉流量,并增强收缩。此等作用可能与所含槲皮素有关。对外周血管有直接扩张作用。

3. 其他　所含鞣质等成分有止血作用,对子宫也有较强而持久收缩作用。

【药性】　《贵州民间药物》:"性凉,味涩。"

【功用主治】　收敛止血，清热解毒。主治吐血、便血、崩漏，产后恶露不净，紫癜，痢疾，跌打损伤，目赤，喉痛。

1.《植物名实图考》："其叶捣烂敷刀刺伤，能止血。"

2.《湖南药物志》："治中暑，喉痛，风热目痛。"

3.《湖北中草药志》："清热利湿，收敛止血。用于痢疾，腹泻，消化道出血，湿疹，外伤出血等证。"

【用法用量】　内服：煎汤，15～30 g；或捣汁。外用：捣敷，研末敷，煎水洗或含漱。

【选方】　1. 治暑泻、痢疾　檵木茎叶 21 g。水煎服。红痢加白糖，白痢加红糖 15 g，调服。(江西《民间草药》)

2. 治闪筋　鲜檵花叶一握，加烧酒捣烂，绞汁 1 杯。每日服 1～2 次。(《福建民间草药》)

3. 治消化道出血　檵木叶、藕节、侧柏叶、花蕊石、血余炭各等量。研为细末。每服 6 g，每日 3 次，冷开水吞服。(《湖北中草药志》)

4. 治外伤出血　鲜檵花叶一握，捣烂外敷。(《福建民间草药》)

5. 治紫斑病　檵木鲜叶 30 g。捣烂，酌加开水擂取汁服。(江西《草药手册》)

【临床报道】　1. 治疗老年慢性气管炎　以檵木叶提取的黄酮部分制成檵木黄片，每片含 0.3 g，每日 3 次，每次 1 片，连服 20 日。共观察 200 例，结果：有效 118 例(92%)，临床控制及显效 58 例，显效率为 29%。以镇咳祛痰疗效较高，咳嗽咯痰多于 3～5 日内出现疗效，气喘及哮鸣音疗效稍逊。无毒副作用。

2. 治疗产后宫缩不良　檵木叶注射物(每 1 ml 含生药5 g)肌内注射，每次 4～8 ml，每日 2～3 次；对剖腹产后宫缩不良者直接注射于宫体，每次 10～20 ml。共观察 109 例，106 例取得明显疗效。一般注射后即出现宫缩，5～10 分钟出血逐渐停止。

5896 檵木根 《江西草药》

【异名】　檵花根《天目山药用植物志》，土降香《湖北中草药志》。

【基原】　为金缕梅科檵木属植物檵木的根。

【原植物】　参见"檵花"条。

【采收加工】　全年均可采挖，切块，晒干或鲜用。

【药材】　檵木根 Loropetali Chinensis Radix　产于湖南、江西、福建、安徽、浙江等地。

性状　根圆柱形、拐状并不规则弯曲或不规则分枝状，长短粗细不一。一般切成块状，表面灰褐色或黑褐色，具浅纹，有圆形的茎痕及支根痕：栓皮易呈片状剥落而露出棕红色的皮部。体重，质坚硬，不易折断，断面灰黄色或棕红色，纤维性。气微，味淡、微苦涩。

【药理】　1. 对子宫的作用　根的煎剂对大鼠、小鼠、豚鼠及家兔的离体子宫均有兴奋作用，使子宫的摆动、张力增加。给雌性大鼠口服根煎剂 20 g/kg，连服 3 星期，对它哺乳的仔鼠的生长发育、体重并无影响。

2. 对血管的作用　在离体灌流试验中，根的煎剂能扩张大鼠后肢血管，并对抗组胺引起的水肿。

毒性　家兔口服的煎剂 12～15 g/kg，连续 3 日，对 BSP 潴留量无明显影；小鼠腹腔注射 LD_{50} 为 54 g/kg，故煎剂毒性很小。

【药性】　南药《中草药学》："苦、涩、平。"

【功用主治】　止血活血，收敛固涩。主治咯血，吐血，便血，外伤出血，崩漏，产后恶露不畅，风湿关节疼痛，跌打损伤，泄泻，痢疾，白带，脱肛。

1. 南药《中草药学》："通经活络，收缩子宫，主治血积经闭，产后恶露不畅，肺结核咯血。"

2.《湖北中草药志》："健脾，利湿，活络。用于风湿痹痛、脱肛、子宫脱垂、血瘀经闭、白带、跌打损伤等症。"

【用法用量】　内服：煎汤，15～30 g。外用：研末敷。

【选方】　1. 治上消化道出血　檵木、紫珠草、蒲公英各 30 g。每日 1 剂，上、下午二次分服。〔浙江中医学院学报}1982，(6)：21〕

2. 治产后恶露不畅　檵花细须根 120～150 g。加水煎，冲黄酒 500 g，红糖 180 g，产后第二日起早晚饭前分服。《天目山药用植物志》

3. 治跌打吐血　檵木根或叶，煮猪精肉服。《湖南药物志》

4. 治脱肛　檵木根 30 g，猪直肠 5 寸。炖汤，第一次喝汤，第二次连汤及肠肉服。(江西《草药手册》)

5. 治妇女白带　檵木根 60～90 g。切片，露七个晚上后，入锅内焙干，再用酒炒 3 次，同未生过蛋的雌鸡一只(去肠杂)，酌加红糖炖熟。分二三次服(喝汤食肉)。(《福建民间草药》)

6. 治齿痛　檵木根 30 g，鸡、鸭蛋各 1 枚。煮熟，兑红糖 60 g服。《湖南药物志》

7. 治痢疾、腹泻　檵木根 30 g，枫树叶 24 g，石榴皮 15 g。水煎服。《福建药物志》

5897 覆盆子 fù pén zǐ《别录》

【异名】　覆盆《本草经集注》，乌藨子《纲目》，小托盘、山泡《中药材手册》，笋藨子《江西中药》。

【基原】　为蔷薇科悬钩子属植物掌叶覆盆子的果实。

【原植物】　掌叶覆盆子 Rubus chingii Hu　又名：大号角公、牛奶母《中国植物志》，华东覆盆子《中华人民共和国药典》，牛奶果(安徽)，头遂果(安徽)。

落叶灌木，高 2～3 m。幼枝绿色，有白粉，有少数倒刺。单叶互生；叶柄长 3～4.5 cm；托叶线状披针形；叶片近圆形，直径 5～9 cm；掌状 5 深裂，中裂片菱状卵形，基部近心形，边缘有重锯齿，两面脉上有白色短柔毛；基生五出脉。花两性；单生于短枝的顶端，直径 2.5～3.5 cm；花梗长 2～3.5 cm；花萼 5，宿存，萼裂片卵状长圆形，两面有短柔毛；花瓣 5，白色，椭圆形或卵状长圆形，先端圆钝；

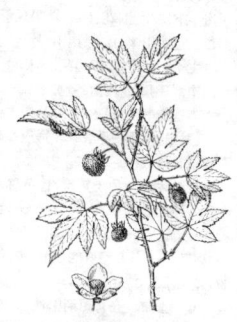

掌叶覆盆子

雄蕊多数，花丝宽扁，花药丁字着生，2 室；雌蕊多数，具柔毛，着生在凸起的花托上。聚合果球形，直径 1.5～2 cm，红色，下垂；小核果密生灰白色柔毛。花期 3～4 月，果期 5～8 月。

生于低海拔至中海拔地区，在山坡、路边阳处或阴处灌木丛中常见。分布于江苏、浙江、安徽、福建、江西、广西等地。

本植物的叶(覆盆子叶)、根(覆盆子根)亦供药用，另设专条。

【栽培】　生物学特性　喜冷凉气候，忌炎热，喜光忌曝晒。一般土壤均可栽种，但以土质疏松、富含腐殖质、排水良好的酸性黄壤土为好。

繁殖方法　用根蘖、埋根、扦插或压条繁殖。根蘖繁殖：2～3 月，挖取由根蘖苗长成的植株，经适当修剪后，分株假植或定植。埋根繁殖：利用挖根蘖苗时修剪下来的较粗的侧根，截成长 10 cm 左右的根段，插入苗床，培育 1 年后定植。扦插繁殖：在春季萌芽前剪取一年生枝条，将枝条剪成长 15～20 cm 作插条，按行株距 10 cm × 5 cm 插入苗床，覆土保温保湿，苗高 50 cm 即可出圃定植。压条繁殖：7～8 月，将母株接近地面的一年生枝条压入土中，枝条入土部分割伤。翌年春，将压条长出的幼苗截离母体，另行栽植。定植按行株距 2 cm×0.5 cm 开穴，穴宽深 30～40 cm，每穴施入土杂肥 5 kg 和细土拌匀，栽后踏实浇水。

田间管理　定植后每年中耕、除草、追肥 3～4 次。生长期适时修剪整形，搭架引缚。春季修剪，每丛保留 7～9 个粗壮枝条，结合采用单柱或双柱或篱架引缚；夏季修剪每株保留 12～15 个均匀分布的健壮枝条，对保留的基生枝进行摘心；秋剪在果实采完后进行，剪去枯枝、病枝、弱枝、疏剪密枝。雨水或干旱过多时，及时排灌水。

【采收加工】　7～8 月间果实已饱满呈绿色未成熟时采收，将摘下的果实拣净梗、叶，用沸水烫 1～2 分钟，取出置烈日下晒干。

【药材】　覆盆子 Fructus Rubi　主产于浙江、福建。

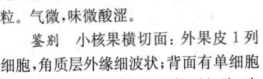

性状　聚合果由多数小核果聚合而成，呈圆锥形或扁圆锥形，顶端钝圆，基部中心凹入，高 0.6～1.3 cm，直径 0.5～1.2 cm。表面黄绿色或淡棕色，密被灰白色或灰绿色短软毛。宿萼棕褐色，5 裂，先端多折断，上有多数残存花丝，下有果梗痕。小果易剥落，每个小果呈半月形态，背面密布，两侧有明显的网纹，腹部有突起的棱线。体轻，质硬，内含棕色种子 1 粒。气微，味微酸涩。

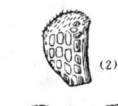

覆盆子(聚合果)外形
(1) 覆盆子(聚合果)外形
(2) 小核果(放大)

鉴别　小核果横切面：外果皮 1 列细胞，角质层外缘细波状；背面有单列细胞非腺毛。中果皮为数至十数列细胞，最外 2～3 列为厚角组织；维管束外韧型，周围有纤维及网纹细胞；最内 1～3 列细胞壁条状或网状增厚。内果皮为多列纤维，外缘至 8～10 个脊状突起，纤维细长，壁木化，外侧 2～12 列纤维沿长轴纵轴平行排列，内侧 6～11 列与之相垂直。种皮内、外表皮细胞均为棕色色素，其间为数列薄壁细胞，种脊维管束位于果实腹侧。胚乳及子叶细胞含脂肪油及糊粉粒，后者还含细小草酸钙簇晶。

粉末特征　黄棕色。非腺毛单细胞，长 60～450 μm，直径 12～20 μm，壁甚厚，木化，大多数具И螺纹，有的体部易脱落，足部残留而埋于表皮层，表面观圆多角形或长圆形，直径约至 23 μm，胞腔分枝，似石细胞状。草酸钙簇晶较多见，直径 18～50 μm。果皮纤维黄色，上下层纵横或斜向交错排列。

【成分】　含有机酸，糖类及少量维生素 C。有机酸类含覆盆子酸(fupenzic acid)，逆没食子酸(ellagic acid)；另含 β-谷甾醇(β-sitosterol)。

【药理】　1. 对淋巴细胞的作用　覆盆子的 4 种提取组分：水提取液、醇提取液、粗多糖和正丁醇组分均有明显的促进淋巴细胞增殖作用。在没有丝裂原存在时，其增殖指数在 3.0 左右。在有微量丝裂原辅助下，其增殖指数亦为 3.0 左右(相对于微量丝裂原组)。在淋巴细胞激活的早期伴有 cAMP 水平的升高。

2. 抗诱变作用　采用 Ames 试验、小鼠骨髓微核试验、SOS 显色反应，发现覆盆子水溶性组分均有抗诱变性。在抗诱变试验中，对 Ames 试验中阳性诱变物 2AF、4NQO、AFB₁、NaN₃ 的诱变有抑制作用；对 AFB₁、4NQO、MMC 诱导 SOS 显色反应也有抑制作用。

3. 延缓衰老作用　采用小鼠 D-半乳糖衰老模型，发现覆盆子可明显缩短衰老模型小鼠的游泳潜伏期，降低脑单胺氧化酶 B 活性，提示覆盆子具有改善学习记忆能力，延缓衰老的作用。此外，对超氧阴离子自由基有清除作用，对邻苯三酚自氧化体系产生的超氧阴离子自由基，其抑制率为 50% 时的相应浓度(IC_{50})为 0.046 7 mg/ml。

【炮制】　1. 覆盆子　取原药材，除去杂质，筛去灰屑。

2. 盐覆盆子　取净覆盆子加盐水拌匀，闷润至盐水被吸尽后，置笼屉内蒸透，取出干燥。每覆盆子 100 kg，用食盐 2 kg。盐覆盆子固精、缩尿作用较强。

3. 酒覆盆子　将覆盆子与酒拌匀，闷润至酒尽时，置锅内用文火炒至微干，取出放凉。每覆盆子 100 kg，用黄酒 60 kg。酒覆盆子温补肾阳作用较强，多用于肾虚阳痿。

饮片性状　覆盆子参见"药材"项。盐覆盆子形如覆盆子，色泽加深，微咸。酒覆盆子形如覆盆子，色泽加深，微有酒气。

贮干燥容器内，盐覆盆子、酒覆盆子密闭，置阴凉干燥处。

【药性】　甘、酸、微温。归肝、肾经。

1.《别录》："味甘、平。无毒。"

2.《千金方》："味甘、辛，平。"

3.《药性论》："微热，味甘、辛。"

4.《食疗本草》："味酸。"

5.《品汇精要》："味甘，性平缓，气厚于味，阳中之阴。臭朽。"

6.《雷公炮制药性解》："味甘酸，性温，无毒。入肝、肾二经。"

7.《本草新编》："入五脏命门。"

8.《药性切用》："甘、酸、涩、温。"

【功用主治】　补肝益肾，固精缩尿，明目。主治阳痿早泄，遗精滑精，宫冷不孕，带下清稀，尿频遗溺，目视昏暗，须发早白。

1.《别录》："主益气，轻身，令发不白。"

2.《药性论》："主男子肾精虚竭，女子食之有子，主阴痿，能令坚长。"

3.《本草拾遗》："笮取汁，合成膏，涂发不白，食其子，令人好颜色。"

4.《日华子》："安五脏，益颜色，养精气，长发，强志，疗中风身热及惊。"

5.《开宝本草》："补虚续绝，强阴健阳，悦泽肌肤，安和脏腑，温中益力，疗劳损风虚，补肝明目。"

6.《本草衍义》："益肾脏，缩小便。令人取汁，作煎为果，仍少加蜜或熬为稀汤点服，治肺虚寒。"

7.《纲目》："入五脏要药。"

8.《雷公炮制药性解》："主肾伤精滑，阴痿不起，小便频数，黑发润肌。"

9.《本草述》："治劳倦、虚劳，肝肾气虚恶寒，肾气虚逆咳嗽、痿、消瘅、泄泻，赤白浊、鹤膝风，诸见血证及目疾。"

10.《医林纂要》："补肺，生水，泻肝，益肾，固精，敛气。"

【用法用量】　内服：煎汤，5～10 g；或入丸、散，亦可浸酒或熬膏。

【宜忌】　阴虚火旺，小便短赤者禁服。

1.《本草经疏》："强阳不倒者忌之。"

2.《本草汇言》："肾热阴虚，血燥血少之证戒之。"

3.《本草从新》："小便不利者勿服。"

4.《萃金裘本草录录》："火炽者忌之。"

【选方】　1. 添精补髓，疏利肾气，不问下焦虚实寒热，服之自能平秘。古今第一种子方　枸杞子八两，菟丝子八两(酒蒸、捣饼)，五味子二两(研碎)，覆盆子四两(酒洗，去目)，车前子二两(扬净)。上药，俱择精新者，焙晒干，共为细末，炼蜜丸，梧桐子大。每服，空心九十丸，上床时五十丸，百沸汤或盐汤送下，冬月用温酒送下。《摄生众妙方》五子衍宗丸》

2. 治阳事不起　覆盆子，酒浸，焙研为末。每旦酒服三钱。《濒湖集简方》》

3. 治膀胱虚冷，小便频数不禁　覆盆子(酒浸炒)四两，木通一两二钱，甘草五钱，共为末。每早服三钱，白汤调送《本草汇言》引《龙氏本草》》

4. 治小儿肾虚遗尿　覆盆子 30 g。用水 2 碗，文火煎至 1 碗，去渣取汤，再用药汤煮猪瘦肉 60～90 g，不加作料，文火炖熟。

肉和汤同时吃下。每日服1次，一般2～3次可愈。〔《中医杂志》1983,24(5):377〕

5. 治积年目疾昏涩不明，治赤目尤效　用覆盆子捣汁滴目中，有虫出如丝便效。《古今医统》

【各家论述】　1.《本草汇言》:"覆盆子，暖肾健阳之药也。甄氏方主男子肾精虚竭、阳衰阴痿，服此能令坚长，女子胞寒白带，血冷不调，食之能令有子。陈氏方榨汁涂发，可使黑润。寇氏方煎膏日服，可止小便余沥不禁。若马氏方之疗劳损风虚，补肝明目，与枸杞、桑椹等，皆暖肾健阳之意也。"

2.《本草述玄》:"覆盆子，甘平入肾，起阳治痿，固精摄溺、强肾而无燥热之偏《本草述玄》:"覆盆子，甘平入肾，起阳治痿，固精摄溺、强肾而无燥热之害，金玉之品也。"

3.《本草新编》:"覆盆子，入五脏命门。治肉伤精竭流淌，明目黑发，耐老轻身，男子久服轻身，女子多服结孕，益人不浅。医家止入于丸散之中，而不用于汤剂之内，谁知覆盆子用之于汤剂，更效应响。其功不亚肉桂，且肉桂过热，而覆盆子微热，既无阳旺之虞，且有阴衰之益。虽不可全倚之为君，而实可大用之为臣，不可视之为佐使之具也。或疑覆盆子一味为末酒送，亦能兴阳，非君药乎？曰：单味服之，终觉效轻，此可兴阳微寒者，为助阳之汤，而不可兴阳大衰者，为起阳之剂。盖覆盆子必佐参、芪、增桂、附而功乃弘，实可臣而不可君也。"

4.《冯氏锦囊》:"覆盆子既有补益之功，复多收敛之义，益肾藏而固精，缩小便，专治肾伤精竭流滑，而强阴固涩，以助闭蛰封藏。"

5.《本草正义》:"覆盆子为滋养真阴之药，味带微酸，能收摄耗散之阴气而生精液，故寇宗奭谓益肾脏缩小便，服之当覆其溺器，语虽附会，尚为有理。《本经》主安五脏，脏者阴也。凡子皆坚实，多能补中，况敛收之力，自能补五脏之阴而益精气。凡子皆重，多能益肾，而此又专入肾阴，能坚肾气，强志倍力有子，皆补益肾阴之效也。《别录》益气轻身，令发不白，仍即《本经》之意。惟此专养阴，非以助阳，《本经》、《别录》并未言温，其以为微温杀热者，皆后人臆测之辞。凡一切补肾者皆属温补，不知肾阴肾阳，药物各有专主，滋养真阴者，必非温药。

覆盆子叶 fù pén zǐ yè（《本草拾遗》）

5898

【异名】　西国草(《海上集验方》)、覆盆草叶(《卫生易简方》)。

【基原】　为蔷薇科悬钩子属植物掌叶覆盆子的叶。

【原植物】　参见"覆盆子"条。

【采收加工】　8月，果实采收后剪下叶子，晒干或烘干。

【成分】　干叶含二萜类化合物：覆盆子苷(goshonoside)F_1、F_2、F_3、F_4、F_5、F_6、F_7。

【药性】　微酸、咸，平。

1.《纲目》:"微酸、咸，平，无毒。"

2.《药性考》:"酸。"

【功用主治】　清热解毒，明目，敛疮。主治眼睑赤烂，目赤肿痛，青盲，牙痛，臁疮，疔肿。

1.《本草拾遗》:"接绞取汁滴入目中，去肤赤，有虫出如丝线。"

2.《纲目》:"明目止泪，收湿气。"

3.《药性切用》:"能收湿。为末，掺糁疮湿烂。"

【用法用量】　外用：捣汁点眼；或研末撒。

【选方】　1. 治烂眼有虫，其痒不可当　覆盆子叶，不拘多少，为末，水调成膏。摊纸绢上，贴眼片时，其虫即出。《眼科阐微》取虫方

2. 治肾暗不见物，冷泪浸淫不止及青盲，天行目暗　西国草，日暴干，捣令极烂，薄绵裹之，以乳汁浸如人行八九里久用。点目中，即仰卧。禁酒、油、面。(《海上集验方》)

3. 治目中赤肤　覆盆草叶绞汁，滴目中。《卫生易简方》

4. 治牙疼　覆盆子嫩叶捣汁，点目眦三四次。无新叶，干者煎浓汁亦可。《摘玄方》

5. 治臁疮　生覆盆子叶，瓦上煅干，研极细。干掺，纱扎，次日以新水湿去痂，又用温浆水洗拭，掺药。《直指方》

6. 治软疖　覆盆子叶微炒为末，油调，纸花贴。《普济方》

覆盆子根 fù pén zǐ gēn（《纲目》）

5899

【基原】　为蔷薇科悬钩子属植物掌叶覆盆子的根。

【原植物】　参见"覆盆子"条。

【采收加工】　在根蘖繁殖或在栽后4～5年，轮流采挖部根，切成6～10 cm长，晒干或烘干。

【功用主治】　祛风止痛，明目退翳，和胃止呕。主治牙痛，风湿痹痛，目翳，呕逆。

1.《药性考》:"治目翳。"

2.《安徽中草药》:"除湿消肿。"

【用法用量】　内服：煎汤，15～30 g。外用：澄粉，点眼。

【选方】　1. 治牙痛　（覆盆子）根煎汁烧鸡蛋，去汁食蛋。《天目山药用植物志》

2. 治扭伤腰痛　鲜覆盆根、鲜水苦荬各30 g。煎服。《安徽中草药》

3. 治痘后目翳　覆盆根洗、捣、澄粉，日干，蜜和少许。点于翳丁上，日二三次，自散。百日内治之，久即难疗。《活幼口议》

4. 治胃气不和，呕逆不下食　覆盆子根、枣(青州者，去核)、人参、白茅根、灯心、半夏(汤洗七遍，熔)、前胡(去芦头)、白术各等分。上八味，碎如麻豆大。每服五钱匕，水一盏半，煎至八分，去滓温服，日二。《圣济总录》覆盆饮

【临床报道】　治疗急性肾炎　取覆盆子根200～250 g(鲜)，猪瘦肉60～80 g，加水1 500～2 000 ml，煎至150～200 ml。分2次服汤及瘦肉。每日1剂，连服2～4剂。治疗45例，病程最长的1年余，最短的4日。服药后经尿常规检查证明均获痊愈，经半年以上随访均未复发。

瞿麦 qú mài（《本经》）

5900

【异名】　巨句麦(《本经》)，大兰(《别录》)，山瞿麦(《千金方》)，瞿麦穗(《局方》)，南天竺草(《圣济总录》)，麦句姜(《纲目》)，剪绒花(《医林纂要》)，龙须、四时美、圣笼草(《新本草纲目》)。

【基原】　为石竹科石竹属植物瞿麦和石竹的地上部分。

【原植物】　1. 瞿麦 Dianthus superbus L.　又名：大菊、蘧麦(《尔雅》)，地面(《齐民要术》)，竹节草(《中药志》)，红花瞿麦、野麦、木碟花、剪刀花、十样景。

多年生草本，高达1 m。茎丛生，直立，无毛，上部二歧分枝，节明显。叶对生，线形或线状披针形，长1.5～9 cm，宽1～4 mm，先端渐尖，基部成短鞘状包茎，全缘，两面均无毛。两性花：花单生或数朵集成稀疏歧式分枝的圆锥花序；花梗长达4 cm；小苞片4～6，排成2～3轮；花萼圆筒形，淡紫红色，长达4 cm，先端5裂，裂片披针形，边缘膜质，有细毛；花瓣5，淡红色、白色或淡紫红色，先端深裂成细线状，基部有爪；雄蕊10；子房上位，1室，花柱2，细长。蒴果长圆形，与宿萼近等长。种子黑色。花期8～9月，果期9～11月。

生于山坡、草地、路旁或林下。全国大部分地区均有分布。

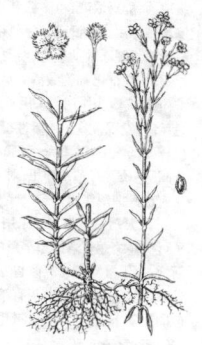

瞿　麦

2. 石竹 D. chinensis L. 又名：鹅毛石竹、绣竹（《洛阳花木记》），洛阳花（《纲目》），东北石竹（《新华本草纲要》），石柱花。

与上种相似，主要区别为：苞片卵形，叶状披针形，开展，长为萼筒的 1/2，先端尾状渐尖；萼筒长 2～2.5 cm，裂片宽披针形；花瓣通常紫红色，喉部有斑纹和疏生须毛，先端浅裂成锯齿状。花期 4～8 月，果期 5～9 月。

生于海拔 1 000 m 以下的山坡草丛中。全国大部分地区均有分布。

石竹

【栽培】 生物学特性 耐寒，喜潮湿，忌干旱。土壤以砂质壤土或黏壤土最好。

繁殖方法 种子和分株繁殖。种子繁殖：4～5 月播种，开浅沟条播，沟距 15～21 cm，沟深 1.5～3.0 cm，将种子均匀撒于沟内，覆土 0.6～0.9 cm，稍镇压，立即浇水。分株繁殖：在 3～4 月，将根挖出，分成 5～6 株 1 墩，随分随栽，按行距 24～30 cm，沟深 6 cm，每隔 6～10 cm栽 1 墩，覆土将根周围压实，浇水。

田间管理 中耕除草全年可进行 5～6 次，苗高 6～10 cm 可进行浅耕，以后每逢浇水或施肥时，均进行中耕除草。

病虫害防治 病害有黑粉病，可采用轮作，留无病种子作种，拔除病株，以防蔓延。根腐病，可选地势高燥地块或高畦种植，雨季注意开沟排水和在病株周围撒草木灰。

【采收加工】 夏、秋季花未开放前采收。栽培者每年可收割 2～3 次。割取全株，除去杂草、泥土，晒干。

【药材】 瞿麦 Dianthi Herba 瞿麦主产于河北、河南、陕西、山东、四川、湖北、湖南、浙江、江苏，石竹主产于东北各地，河北、河南、陕西、山东、江苏等地亦产。

性状 瞿麦 茎圆柱形，上部有分枝，长 30～60 cm；表面淡绿色或黄绿色，光滑无毛，节明显，略膨大，断面中空。叶对生，多皱缩，展平后叶片呈条形至条状披针形。枝端具花及果实，花萼筒状，长 2.7～3.7 cm；苞片 4～6，宽卵形，长约为萼筒的 1/4；花瓣紫色或棕黄色，卷曲，先端深裂成丝状。蒴果长筒形，与宿萼等长。种子细小，多数。无臭，味淡。

石竹 萼筒长 1.4～1.8 cm，苞片长约为萼筒的 1/2；花瓣先端浅齿裂。

鉴别 （1）粉末特征：瞿麦 黄绿色或黄棕色。纤维多成束，直径 10～25（～38）μm，胞腔狭窄。有的纤维外侧的细胞含草酸钙簇晶，形成晶纤维。草酸钙簇晶较多，直径 7～85 μm。非腺毛有两种。一种 1～3 细胞，壁薄，直径 5～12 μm；另一种棍棒状，1～2 细胞，先端钝圆，直径 10～13 μm，表面有角质短条状纹理。叶上表皮细胞表面观类多角形，垂周壁连珠状增厚，表面有稀疏的角质条纹。气孔直轴式，也有不定式。花粉粒圆球形，直径 31～75 μm，具散孔，孔约 10～17，表面有网状雕纹。茎髓部厚壁细胞类长方形，直径 37～93 mm，壁厚 3～8 μm，微木化，孔沟稀疏。

石竹 黄绿色。纤维多成束，直径 8～22 μm，孔沟不明显，胞腔线形。有的外侧细胞含草酸钙簇晶，形成晶纤维。草酸钙簇晶较多，直径（5～）8～75 μm。非腺毛 1～11 个细胞，长可达 300 μm，直径 7～33 μm，有的胞腔内含黄棕色物质。花粉粒圆球形，直径 27～53 μm，具散孔，孔约 9～12（～14）表面有网状雕纹。

（2）取本品粉末 0.5 g，加水 10 ml，加热 10 分钟，趁热滤过，放冷。取滤液 2 ml，置塞试管中，用力振摇 1 分钟，产生持久性泡沫，10 分钟内不消失（检查皂苷）。

（3）薄层色谱：取本品 5 g，加水 50 ml，70 ℃浸 2 小时，滤过，滤液用正丁醇萃取，蒸干正丁醇后，刮取瓶壁上白色物溶于稀乙醇，以供试品液。以薏乙醇为对照品制成对照液溶液。吸取二溶液点于硅胶 G 高效板上，氯仿-甲醇-水（6.5∶3∶0.5）展开后，晾干，喷熏 1 小时，供试品色谱中与对照品色谱相应处，均显棕色斑点，溴甲酚紫硼酸盐缓冲液显色，黄色背景上有黄斑，次日见蓝色背景有黄色斑点。

【成分】 1. 瞿麦的带花全草含黄酮类化合物：花色苷（anthocyanin）等；蒽醌类化合物：大黄素甲醚（piyscion），大黄素（emodin），大黄素-8-O-葡萄糖苷（emodin-8-O-glucoside）及 3, 4-二羟基苯甲酸甲酯，3-(3′, 4′-二羟基苯基)丙酸甲酯，β-谷甾醇等。

2. 石竹的带花全草含黄酮类化合物；三萜皂苷：石竹皂苷（dianchinenoside）A、B；吡喃酮苷：瞿麦吡喃酮苷（dianthoside）。

花含丁香油酚（eugenol），苯乙醇（phenylethyl alcohol），苯甲酸苄酯（benzylbenzoate），水杨酸甲酯（methyl salicylate），水杨酸苄酯（benzylsalicylate）。

【药理】 1. 对泌尿系统的作用 瞿麦煎剂对大鼠、兔、麻醉犬及不麻醉犬均有一定的利尿作用。瞿麦煎剂 2 g/kg 给兔灌胃，可使尿量明显增加，并可增加氯化物的排出量。瞿麦体外抗泌尿生殖道沙眼衣原体的活性，随着中药浓度的升高，衣原体包涵体的体积和数量逐渐减小、减少，最后消失。

2. 对平滑肌的作用 瞿麦乙醇提取物对麻醉兔在体子宫及大鼠离体子宫肌条均有明显兴奋作用，表现在振幅、频率和张力改变，与前列腺素 E_2（PGE_2）合用时呈协同作用。瞿麦兴奋子宫作用似与性周期状态有关。从离体、整体的动物实验中证明煎剂有兴奋胎盘的作用。

3. 抗生育作用 瞿麦 10、15、30 g/kg 对妊娠小鼠着床期、早期妊娠，15、30 g/kg 对中期妊娠均有较显著的致流产、致死胎的作用，且随剂量增加作用增强，部分胚胎坏死吸收。

4. 防石作用 用瞿麦提取液对草酸钙肾结石模型大鼠进行实验研究，发现瞿麦能保护肾组织细胞，对肾草酸钙晶体形成有明显抑制作用。

【炮制】 取原药材，除去杂质及残根，润软切段，干燥，筛去灰屑。

饮片性状 参见"药材"项。

贮干燥容器内，置通风干燥处。

【药性】 苦，寒。归心、肝、小肠、膀胱经。

1.《本经》："味苦，寒。"

2.《别录》："辛，无毒。"

3.《药性论》："味甘。"

4.《药类法象》："气平。"（引自《汤液本草》）

5.《品汇精要》："气薄味厚，阴中之阳。臭朽。"

6.《本草汇言》："沉而下降之药。入手少阴、太阳二经。"

7.《本草正》："味苦，微寒。"

8.《长沙药解》："入足厥阴肝、足太阳膀胱经。"

【功用主治】 利小便，清湿热，活血，利窍，破血利窍，行瘀。主治小便不通，热淋，血淋，石淋，闭经，目赤肿痛，痈肿疮毒，湿疹瘙痒。

1.《本经》："主关格诸癃结，小便不通，出刺，决痈肿，明目去翳，破胎堕子，下闭血。"

2.《别录》："养肾气，逐膀胱邪逆，止霍乱，长毛发。"

3.《药性论》："主五淋。"

4.《日华子》："瞿麦，催生。石竹叶，治痔瘘并泻血，作汤粥食并得。子，治月经不通，破血块，排脓。治小儿蛔虫，痔疾，煎汤服。丹石药发并眼目肿痛及肿毒，捣敷。治浸淫疮并妇人阴疮。"

5.《本草图经》："通心经、利小肠为最要。"

6.《本草正》："性滑利，能通小便，降阴火，除五淋，利血脉。"

凡下焦湿热疼痛诸病皆可用之。"

7.《本草求真》："泻心利水。"

【用法用量】 内服：煎汤，3～10 g；或入丸、散。外用：煎汤洗；或研末撒。

【宜忌】 下焦虚寒，小便不利以及妊娠、新产者禁服。

1.《本草经集注》："蘘草、牡丹为之使。"

2.《本草经集注》："恶桑螵蛸。"

3.《本草衍义》："八正散用瞿麦，今人为要药。若心经虽有热，而小肠虚者服之，则心热未退，而小肠别作病矣。"

4.《品汇精要》："妊娠不可服。"

5.《本草经疏》："凡肾气虚，小肠无大热者忌之；胎前产后及一切虚火，患小水不利，法并禁用；水肿蛊胀，脾虚者不得施。"

【选方】 1. 治大人、小儿心经邪热，一切蕴毒，咽干口燥，大渴引饮，心忪面热，烦躁不宁，目赤睛疼，唇焦鼻衄，口舌生疮，咽喉肿痛；又治小便赤涩，或癃闭不通及热淋、血淋 车前子、瞿麦、萹蓄、滑石、山栀子仁、甘草（炙）、木通、大黄（面裹煨，去面，切，焙）各一斤。上为散。每服二钱，水一盏，入灯心，煎至七分，去滓，温服，食后，临卧。小儿量力少少与之。（《局方》八正散）

2. 治小便不利，有水气，其人苦渴 栝楼根二两，茯苓三两，薯蓣三两，附子一枚（炮），瞿麦一两。上五味，末之，炼蜜丸梧子大。饮服三丸，日三服，不知，增至七八丸，以小便利，腹中温为知。（《金匮要略》栝楼瞿麦丸）

3. 治下焦结热，小便黄赤，淋闭疼痛，或有血出，及大小便俱出血者 山栀子（去皮，炒）半两，瞿麦穗一两，甘草（炙）三分。上为末。每服五钱至七钱，水一碗，入连须葱根七个，灯心五十茎，生姜五片，同煎至五分，时时温服，不拘时候。（《局方》立效散）

4. 治石淋，小便涩痛不可忍 瞿麦一两，车前子一两半，葳蕤一两，滑石一两半。上件药，捣细罗为散。每服四钱，以水一盏，煎至六分，去滓，每于食前温服。（《圣惠方》）

5. 治妇人经血不通 瞿麦、木通、大黄各二两。上为细末。酒一盏煎至七分，温服，食前。（《普济方》）

6. 治妇女外阴溃烂，皮肤湿疮 瞿麦适量。煎汤洗之，或为细面撒患处。（《河北中药手册》）

7. 治食管癌、直肠癌 瞿麦鲜品 30～60 g（干品 18～30 g）。水煎服。（《陕甘宁青中草药选》）

【各家论述】 1.《本草经疏》："瞿麦，禀阴寒之气而生，故味苦寒，《别录》兼辛，无毒。苦辛能破血，阴寒而降，能通利下窍而行小便，故主关格诸结小便不通于小肠甚者。寒能散热，辛能散结，故决痈肿。除湿热，故明目去翳。辛寒破血，故破胎堕子而下闭血也。去肾家湿热，故云养肾气；逐落胱邪逆者，亦泄湿热故也。湿热客中焦，则清浊不分而为霍乱，通利湿热，则霍乱自解矣。" 2.《本草正义》："瞿麦，其性阴寒，泄降利水，除导湿热外，无他用。《本经》谓其明目去翳，《别录》谓其养肾，则邪热清而真阴复，非通利之品，果能养阴也。出刺、决痈、堕胎，其力猛矣。《别录》又谓其主霍乱，则湿热内陷，清浊不分者之属，非主阴寒之候。瞻肿痈疮亦消眼目肿痛，合血药则通经破血下利，景岳谓合凉药亦消肾目肿痛；合血药则通经破血下利，景岳谓合凉药亦消肾目肿痛。其曰利小便之君药；《日华》又谓其主痔漏、泄血，解开石药发，捣散肿毒浸淫疮，无一非清热利导之用，然必实有湿热壅滞者为宜。寇宗奭谓专通小肠，若心经有热而小肠虚者勿用，辨别最为清澈。石顽亦谓妊娠产后小水不利，及脾虚水肿者，禁用。按又有老人虚人、气化不利而为癃闭溲少等症，亦非湿热瘀积，治宜宣化气分，五苓、八正，徒耗津液，皆为禁药。"

鹭肉 lù ròu
（汪颖《食物本草》）

【基原】 为鹭科白鹭属动物白鹭的肉。

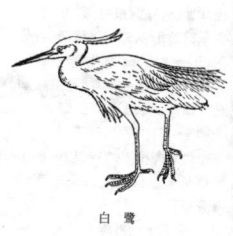

【原动物】 白鹭 Egretta garzetta（L.） 又名：春钮（《尔雅》），鹭鸶（《本经》），白鸟（陆玑《诗疏》），丝禽（陆龟蒙），雪客（李昉），一杯鹭、小白鹭、白鹭鸶。

体长约 54 cm。嘴侧扁而直，较头为长，先端尖锐，黑色，下喙基部带苍白色。虹膜黄色，面部裸皮灰色，颈部细长，休息时弯成"S"状。全身羽毛雪白。生殖期间枕部垂有长翎两枚，背上和上胸披以疏松的蓑羽，背上蓑羽超出尾外；生殖期后，蓑羽消失，背与胫跗跖黑色，趾呈黄绿色。

春、夏多活动于湖沼岸边或水田中，好群居；主食小鱼等水生动物。分布长江以南各地。

【采收加工】 四季均可捕捉。捕杀后，取肉，鲜用。

【药性】《医学入门》："咸，平，无毒。"

【功用主治】 汪颖《食物本草》："治虚瘦，益脾补气，炙热食之。"

5902 鹭鸶兰 lù sī lán
《植物名实图考》

【异名】 山韭菜（《云南中草药选》），土洋参（《全国中草药汇编》）。

【基原】 为百合科鹭鸶草属植物鹭鸶草的根。

【原植物】 鹭鸶草 Diuranthera major Hemsl.

多年生草本，高 30～80 cm。根茎短，生多条根。花葶直立，少数有分枝。叶狭窄，宽条形，长 17～67 cm，宽 1.3～3.2 cm，先端渐尖，基部渐狭。总状花序具少数花，苞片较花短；花白色，钟状，直径 3～4.5 cm，双生，具梗，梗长 6～12 mm，具关节；花被片 6，近等长，均具 3 脉，外轮花被片 3，条形，较内轮花被片稍窄；雄蕊 6，短于花被片；花丝丝线形，药室细长，弓形，背着生成丁字状，基部箭形，似具 2 个平行的尾；子房无柄。蒴果具 3 裂片。种子近圆形，种皮黑色，具斑点。

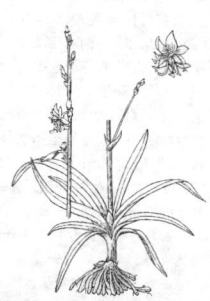
鹭鸶草

生于海拔 1 200～1 900 m 的山坡或林下草地中。分布于四川、贵州、云南。

【栽培】 生物学特性 喜温暖湿润的气候。对土壤要求不严，但以疏松、肥沃、排水良好的夹沙土较好。

繁殖方法 分株繁殖。一般于秋季倒苗后或早春未发芽前，结合收获，挖出全株。从根茎的自然分叉处解开，分成小丛，每丛有茎 2～3 个。在整好的地上，开 1.3 cm 宽的畦，按行、株距各约 26 cm 开穴，深 7～10 cm，每穴栽苗 1～2 丛，盖土压紧，再盖松土与地面齐平，最后施人畜粪水，促使生长。

田间管理 栽后每年在春、夏、秋季各中耕除草 1 次，锄土要浅。春、秋季中除后各追肥 1 次，肥料以人畜粪水为主。

【采收加工】 秋季采挖，晒干。

【成分】 根含苷：鹭鸶兰苷（diuranthoside）A、B、C 即新替告皂苷元 3-O-β-D-吡喃葡萄糖基（1→2)-[β-D-吡喃木糖基（1→3)]-β-D-吡喃葡萄糖基（1→4)-β-D-吡喃半乳糖苷（neotigogenin 3-O-β-D-glucopyranosyl（1→2)-[β-D-xylopyranosyl（1→3)]-β-

D-glucopyranosyl(1→4)-β-D-galactopyranoside]，新海柯皂苷元 3-O-β-D-吡喃葡萄糖基(1→3)-β-D-吡喃木糖基(1→)-[β-D-吡喃葡萄糖基(1→2)]-β-D-吡喃葡萄糖基(1→4)-β-D-吡喃半乳糖苷[neohecogenin 3-O-β-D-glucopyranosyl(1→3)-β-D-xylopyranosyl(1→)-[β-D-glucopyranosyl(1→2)]-β-D-glucopyranosyl(1→4)-β-D-galactopyranoside]和新海柯皂苷元 3-O-β-D-吡喃葡萄糖基(1→3)-β-D-吡喃木糖基(1→)-[β-D-吡喃葡萄糖基(1→2)]-β-D-吡喃葡萄糖基(1→4)-β-D-吡喃半乳糖苷[neohecogenin 3-O-β-D-glucopyranosyl(1→3)-β-D-glucopyranosyl(1→2)]-β-D-glucopyranosyl(1→2)]-β-D-xylopyranosyl(1→3)]-β-D-glucopyranosyl(1→4)-β-D-galactopyrano-side]及羊齿天门冬苷(aspafilioside)。

【药性】《全国中草药汇编》："甘,平。"

【功用主治】《全国中草药汇编》："消炎,止血。主治外伤出血。"

【用法用量】 外用：研末撒或鲜品捣敷。

5903 **蟛蜞** ^{péng qí} 《本草经集注》

【异名】 螃蜞《集韵》。

【基原】 为方蟹科相手蟹属动物无齿相手蟹或其同属近缘动物的肉、内脏和脂肪。

【原动物】 无齿相手蟹 Sesarma dehaani H. Milne-Edwards

全体被坚硬的甲壳。头胸甲长约 3.8 cm,宽约 4.4 cm;四方形。额宽大,大于头胸甲宽度的 1/2,前缘中部有较宽的凹陷,额后部有 4 个并立的突起。眼具短柄,能活动;外眼窝齿呈三角形,背眼窝缘光滑,甚凹陷。侧缘具光滑隆线,无齿。螯足 1 对,长节背缘近末端处具一刺;掌节外侧面具鳞形颗粒,背缘具 1 条颗粒隆线,步足 4 对,密具长短不等的硬刚毛。腹部退化,雌雄异形,雄者呈三角形,雌者圆形。

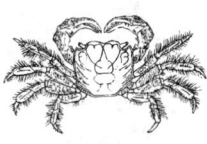

无齿相手蟹

生活于河流泥滩上,穴居河岸或田埂。分布辽东半岛、江苏、福建、广东、台湾等地。

【采收加工】 夏季捕捉,取脂肪。

【药性】 1.《本草拾遗》："有小毒。"

2.《纲目》："咸,冷,有毒。"

【功用主治】 1.《本草拾遗》："膏：主湿癣、疽疮不瘥者,涂之。"

2.《本草求原》："解河豚毒。"

5904 **蟛蜞菊** ^{péng qí jú} 《本草求原》

【异名】 路边菊、马兰草、蟛蜞花《生草药性备要》,水兰《广西药用植物名录》,卤地菊、黄花龙舌草、黄花曲草《福建中草药》,鹿舌草《福州中草药手册》,黄花墨菜《广东惠阳中草药》,龙舌草《贵州植物志》。

【基原】 为菊科蟛蜞菊属植物蟛蜞菊的全草。

【原植物】 蟛蜞菊 Wedelia chinensis (Osbeck) Merr. [Solidago chinensis Osbeck; Wedelia calendulacea (L.) Less.]

多年生草本,矮小。茎匍匐,上部近直立,各节生不定根,长 15~50 cm,分枝,疏披短而压紧的毛。叶对生；无柄或短小柄；叶片条状披针形或倒披针形,长 3~7 cm,宽 7~13 mm,先端短尖或钝,基部狭,全缘或有 1~3 对疏细齿,两面密被伏毛,主脉 3 条,侧脉 1~2 对。头状花序单生于枝端或叶腋,直径 1.5~2.5 cm,具长 6~12 cm 的梗;总苞钟形,长约 12 mm;总苞片 2 层,外层叶质,绿色,椭圆形,内层较小;花托平,托片膜质,花鳞形;舌状花

色,舌片卵状长圆形,先端 2 或 3 齿裂;筒状花两性;较多黄色,花冠近钟形,向上渐扩大,檐部 5 裂,裂片卵形。瘦果,倒卵形,长约 4 mm,有 3 棱或两侧压扁;有具浅齿的冠毛。花期 3~9 月。

生于田边、路旁、沟边、山谷或湿润草地上。分布于辽宁、福建、广东、广西、海南、贵州、台湾等地。

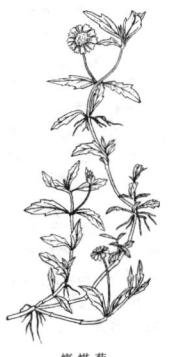

蟛蜞菊

【采收加工】 春、夏季采收全草,秋季挖根,鲜用或切段晒干。

【药材】 蟛蜞菊 Wedeliae Chinensis Herba 产于福建、广东、海南、台湾、云南和广西等地。

性状 茎呈圆柱形,弯曲,长达 40 cm,直径 1.5~2 mm;表面灰绿色或淡紫色,有纵皱纹,节上有的有细根,嫩茎被短毛。叶对生,近无柄;叶多皱缩,展平后呈椭圆形或长圆状披针形,长 3~7 cm,宽 0.7~1.3 cm;先端短尖或渐尖,边缘有粗锯齿或呈波状;上面深绿色,下面灰绿色,两面均被白色短毛。头状花序通常单生于茎顶或叶腋,花序梗及苞片均被短毛,苞片 2 层,长 6~8 mm,宽 1.5~3 mm,灰绿色。舌状花和管状花均为黄色。气微、味微涩。

鉴别 (1) 茎横切面：表皮细胞 1 列,切向延长。下皮由 1 列类方形的薄壁细胞组成,其内方为 3~4 列厚角细胞。皮层通气组织由类圆形或椭圆形的薄壁细胞组成,排成 2~3 轮。中柱鞘纤维断续排列成环状。韧皮部细胞窄小;木质部由导管及木薄壁细胞组成,射线细胞 1~2 列,髓部薄壁细胞类圆形,排列疏松。

叶横切面：主脉上方呈三角状突出,下方呈弧状突出,上下表皮内部有厚角细胞 2~4 列;维管束外韧型。叶肉上下表皮各为 1 列细胞,均有非腺毛,非腺毛由 2~3 个细胞组成,细胞壁有明显的疣状突起。上下表皮细胞的内方均有通气组织分布;栅栏细胞 1~2 列。

(2) 取本品粉末 2 g,加甲醇 20 ml,回流 30 分钟,滤过。取 1 mol/L 盐酸-羟胺甲醇液 0.5 ml,置小试管中,加供试液 2 ml,再加 2 mol/L 氢氧化钾甲醇液使 pH>11,在水浴上加热煮沸 2 分钟,冷却后加 5%盐酸使 pH<3,再加 2 滴 1%三氯化铁溶液显污红色(检查内酯)。另供试液 2 ml 于试管中加镁粉适量,加浓盐酸 1 ml,水浴加热 5 分钟,显棕色或褐红色(检查黄酮)。

【成分】 地上部分含萜类化合物：左旋-16-贝壳杉烯-19-酸(ent-kaur-16-en-19-oic acid),左旋-9(11),16-贝壳杉二烯-19-酸[ent-9(11),16-kauradien-19-oic acid],3α-cinnamoyloxy-ent-kaur-16-en-19-oic acid;盐叶松油烯醇(spathulenol),β-乙酸香树脂醇酯(β-amyrin acetate)；有机酸类：三十烷酸(melissic acid),二十四碳酸(lignoceric acid)；甾醇类：豆甾醇(stigmasterol),豆甾醇葡萄糖苷(stigmasterolglucoside)。

【药理】 1. 镇痛抗炎作用 蟛蜞菊水提物可显著提高小鼠热板法痛阈,减少小鼠对醋酸刺激的扭体反应次数,能极显著地降低小鼠耳肿胀程度和腹腔毛血管通透性。

2. 促进伤口愈合作用 叶子干燥粉碎 6%水提取物软膏对开放性和缝合性伤口均有治愈作用,在治疗 8 日后作用明显,可减小创伤面积,增加伤口紧张度。

3. 抗菌作用 酊剂试管稀释法,1:128 对白喉杆菌、1:64 对金黄色葡萄球菌和乙型链球菌、1:16 对枯草杆菌;煎剂 1:128 对白喉杆菌、1:30 对金黄色葡萄球菌、1:81 对乙型链球菌均有抑制作用。

【药性】 微苦,平,凉。

1.《本草求原》："甘、淡,微寒。"

2.《全国中草药汇编》:"甘、微酸,凉。"

3.《福建药物志》:"微苦,甘,凉。"

【功用主治】 清热解毒,凉血散瘀。主治感冒发热,咽喉炎,扁桃体炎,腮腺炎,白喉,百日咳,气管炎,肺炎,肺结核咯血,鼻衄,尿血,传染性肝炎,痢疾,痔疮肿毒。

1.《生草药性备要》:"散疮消热,咄脓疮疤,并疬、痔。其根能脱牙。其花白者治跌打,散瘀血,亦治苦伤。"

2.《全国中草药汇编》:"化痰止咳,凉血平肝。预防麻疹,治感冒发热,咽喉炎,支气管炎,咯血,高血压病,疔疮疖肿。"

3.《福建药物志》:"凉血止血。主治肺脓疡,鼻衄,肺结核咯血,尿血,麻疹,传染性肝炎,狂躁不眠,齿龈炎,狂犬及毒蛇咬伤。"

【用法用量】 内服:煎汤,15～30 g,鲜品 30～60 g。外用:捣敷;或捣汁含漱。

【宜忌】 孕妇慎服。

【选方】 1. 治风热感冒 黄花墨菜 120 g,大叶风麻头根 30 g。水煎服。(《广东惠阳地区中草药》)

2. 预防麻疹 蟛蜞菊 15～60 g。水煎 2 次。每日 1 剂,连服 3 日。(《全国中草药汇编》)

3. 预防白喉 ① 蟛蜞菊 15～30 g。水煎服。连服 3 日。② 鲜蟛蜞菊捣烂绞汁,加相当于药液 1/4 的醋,喷咽或漱口,每日 1～2次,连用 3 日。(《福建中草药》)

4. 治牙龈红肿疼痛,发热,口渴 蟛蜞菊 30 g,栀子根 6 g。水煎服。(《福建中草药处方》)

5. 治疖疮、腮腺炎 鲜蟛蜞菊捣烂外敷。(《广西本草选编》)

5905 镰叶瘤足蕨 lián yè liú zú jué
(《峨眉山药用植物资源调查》)

【异名】 高山瘤足蕨(《台湾药用植物志》)。

【基原】 为瘤足蕨科瘤足蕨属植物镰叶瘤足蕨的全草或根茎。

【原植物】 镰叶瘤足蕨 Plagiogyria rankanensis Hayata［P. distinctissima Ching; P. adnata Bedd.］

植株高 30～45 cm。具直立或斜升的根茎。叶簇生。叶二型:营养叶柄长 14～18 cm,基部三棱形,有 1～2 对气囊体,向上略呈三棱形或半圆形;叶片狭长三角形或卵状披针形,长 17～25 cm,基部宽 8～11 cm,一回羽状分裂;羽片纸质,15～20 对,互生,长 4～6 cm,宽 8～13 mm,上下面均为绿色,渐尖头,向上微弯呈镰状披针形,基部不对称,上侧沿叶轴上延,下侧圆形,边缘近全缘有齿;叶脉羽状,侧脉单一或二叉状。孢子叶叶柄长 30～40 cm;叶片一回羽状,长 14～22 cm,宽 4～

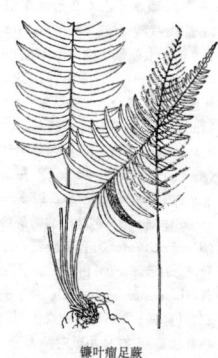

镰叶瘤足蕨

6 cm;羽片 15～25 对,极度收缩呈线形,长 5～7 cm,宽 2～3 mm;侧脉通常二叉,伸至叶边 1/2 处。孢子囊生于小脉顶部,成熟时布满羽片下面。

生于海拔 100～1 800 m 的常绿阔叶林或针叶林下及溪边。分布于福建及江苏、湖南、广东、广西、台湾等地。

【采收加工】 夏、秋季采收,晒干或鲜用。

【药性】《中国药用孢子植物》:"辛,温。"

【功用主治】 清热发表,透疹止痒。主治流行性感冒,麻疹,皮肤瘙痒,风崩,扭伤。

1.《台湾药用植物志》:"治妇人血崩,可防止血块流出。"

2.《中国药用孢子植物》:"全草清寒发表,治感冒等。"

3.《福建药物志》:"清热、解表。"

【用法用量】 内服:煎汤,9～15 g;或研末。外用:鲜品捣敷;或烧灰研末调敷。

【选方】 治白秃 将(镰叶瘤足蕨)根茎烧灰后,取末油调敷。(《台湾药用植物志》)

5906 镰萼虾脊兰 lián è xiā jǐ lán
(《湖南药物志》)

【异名】 饭食草(《广西药用植物名录》),蛇肠珠、石三七、镇腰带、山刀莲(《湖南药物志》)。

【基原】 为兰科虾脊兰属植物柔毛虾脊兰的假鳞茎和全草。

【原植物】 柔毛虾脊兰 Calanthe puberula Lindl. ex Wall.［C. amoena W. W. Smith; C. lepida W. W. Smith］

陆生植物。茎短。叶近基生,4～5 枚;叶片椭圆形,长约 20 cm,宽 4～7 cm,先端锐尖,基部具短柄。花葶高出叶外;总状花序长 8～15 cm,疏生多数花;苞片狭披针形,先端长渐尖;萼片和花瓣均向后反折,长约 1.4 cm;萼片斜倒状披针形,宽约 6 mm,先端渐尖呈芒;花瓣淡紫色,狭披针形,宽约 1 mm,先端渐尖;唇瓣平展,生倒卵形和菱形大,3 裂,中裂片椭圆形,比侧裂片宽,先端渐尖或锐尖,边缘喷蚀状,侧裂片镰刀状,内弯,紧贴中裂片,先端钝;无距。

生于林下或草坡。分布于湖北、湖南、广西、四川、云南、西藏等地。

此外,同属植物反瓣虾脊兰 Calanthe reflexa Maxim. 分布于西南及浙江、西藏、台湾等地。与本品功效相同。

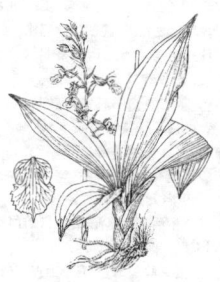

柔毛虾脊兰

【采收加工】 夏、秋季采收,鲜用或晒干。

【药性】《湖南药物志》:"辛、甘,平。"

【功用主治】 润肺止咳,活血散结,消肿解毒。主治急、慢性支气管炎,肺痨咳嗽,瘰疬,跌打损伤,痔疮,毒蛇咬伤。

1.《湖南药物志》:"解毒消肿,活血散结。用于跌打损伤,瘰疬,痔疮,脱肛,毒蛇咬伤。"

2.《中药通报》1983,(6):14:"治急、慢性支气管炎,肺结核。"

【用法用量】 内服:煎汤,3～9 g;或浸酒。外用:捣敷;或研末调敷;或磨醋搽。

5907 礜石 yù shí
(《本经》)

【异名】 礜(《五十二病方》),青分石、立制石、固羊石(《本经》),白馒石、鼠乡、泽乳(《吴普本草》),太白石,食盐,苍礜石、鼠毒(《别录》),白虎、白龙、制石,秋石、固羊、太石、盐仓石膏、细石(《石药尔雅》)。

【基原】 为复硫化物类毒砂族矿物毒砂。

【原矿物】 毒砂 Arsenopyrite

晶体结构属单斜或三斜晶系。晶形多呈柱状,有时为短柱、板柱、双锥状或致密粒块、致密块状等集合体。新鲜面呈锡白色至钢灰色,条痕黑色。金属光泽,不透明,晶体解理中等或不完全,块状集合体中见不到解理,断口不平坦。硬度 5.5～6,相对密度 5.9～6.3。性脆,致密块体用铁锤猛击时有火星,可发出蒜臭气。

毒砂在地表易风化成臭葱石等土状风化物，表面为褐黄、黄白、灰白、绿、红褐、黄褐、黑褐等色，被膜覆盖处，光泽暗淡，硬度低于小刀甚至低于指甲。呵气于臭葱石等土状风化物上，可闻到带砷的臭味。火烧之有升华物，伴发蒜臭气并熔成磁性小球。

毒砂产出于硫化物矿脉中，或粒状分散于矿脉及围岩蚀变带中，此时多与白色绢云母、铜黄色"金星状"黄铁矿共存。除古产地山西、辽宁、河南、湖北、四川、陕西、甘肃等地仍有产出外，内蒙古、吉林、江西、山东、湖南、广东、广西、西藏、青海、新疆等地亦有产出。

本矿物经加工制成的三氧化二砷(砒石)亦供药用，另设专条。

【采收加工】 挖出打碎，使礜石和连生物分开，去杂石。

【药材】 礜石 Arsenopyritum 产于湖南、广东、广西、青海、陕西、山东、江西等地。

性状 本品经常为不规则的致密块状。锡白色，常带浅黄铜色斑；条痕灰黑色。不透明；金属光泽。体重，质硬而脆，可砸碎，断面不平坦，具强金属光泽。以锤击之，发碎之蒜臭气，有臭，不可口尝。

本品不溶于盐酸，而能溶于硝酸，并析出硫。

礜别 (1)反射偏光镜下：反射色为白色，微带黄色。反射率57%，无内反射，双反射清楚，浅黄褐-浅蓝灰。

(2)取本品粉末少许，置试管中灼烧，可还原出金属灰黑色、光亮如镜的砷粒薄膜(检查砷)。

(3)取本品一小块，置于两端开口的玻璃管中，灼热至红透后，发生蒜臭味，升华出黄色硫化砷，管口处可见白色氧化砷薄膜(检查砷砒和硫化物)。

【成分】 主要为砷硫化铁(FeAsS)，其中含砷46.0%，硫19.7%，铁34.3%。杂质较少，含少量的钴、锑及铜等。

【药性】 辛，热。大毒。归脾经。

1.《本经》："味辛，大热。"

2.《吴普本草》："神农、岐伯：辛，有毒。黄帝：甘，有毒。李氏：大寒。"

3.《别录》："甘，生温，熟热，有毒。""特生礜石，味甘，温，有毒。""苍石，甘，平，有毒。"

4.《本草要略》："重，燥，有大毒。"

5.《本草撮要》："入手、足太阴经。"

【功用主治】 祛寒湿，消冷积，蚀恶肉，杀虫。主治风寒湿痹，寒湿脚气，冷疝腹痛，积聚坚癖，赘瘤恶肉，瘰疬，顽癣恶疮。

1.《本经》："主寒热鼠瘘，蚀疮死肌，风痹，腹中坚。"

2.《吴普本草》："李氏：主温热。"

3.《别录》："癖邪气，除热，明目，下气，除膈中热，止消渴，益肝气，破积聚，痼冷腹痛，去鼻中息肉。""特生礜石，主明目，利耳，同中绝寒，破坚结及鼠瘘，杀百虫恶兽。""苍石，主治寒热下气，瘘蚀，杀飞禽鼠。"

4.《药性论》："除胸膈间积气，去冷湿风痹瘙痒皆冷积者。"

5.《本草备要》："祛寒积。"

6.《医林纂要》："补命门，破痼冷，治沉寒坚癖，寒疝。"

【用法用量】 内服：研末，0.3～0.9 g；或入丸、散；或制备成溶液。外用：研末调敷。

【宜忌】 本品有剧毒，无论内服、外用，均应严格掌握剂量，防止中毒。

1.张仲景："生用，破人心肝。"[引自《纲目》]

2.《本草经集注》："得火良。棘针为之使。恶马目毒公、虎掌、鹰屎、细辛；畏水。"

3.《别录》："久服令人筋挛，不炼服则杀人及百兽。"

4.《药性论》："铅丹为之使。忌羊血。"

5.《四声本草》："不入汤。"

6.《本草衍义》："治久积及久病胸腹冷，直须慎用。盖其毒不可当。"

7.《医林纂要》："以甘草、黑豆、羊血等制其毒。"

【选方】 1.治脚气 白礜石二斤。酒三斗，渍四五日，稍饮之。(《肘后方》)

2.治疟疾寒热，脾脏肿大 礜石研末，制为丸，如绿豆大。每服一粒，以米饮或量自稍增。(《矿物药与丹药》)

3.治痰冷百病 礜石(炼)、干姜、桂心、皂荚、桔梗各三两，附子二两。六物捣筛，蜜丸服如梧子五丸，日三，渐增，以知为度。(《本草图经》胡洽大露宿丸)

4.治小儿痫疳，生翳膜遮睛，欲失明 礜石一分，石决明一分，甘菊花一分，甘泉水一分，夜明砂一分(微炙)，黄连一分(去须)。上为细末。每服二钱，以米泔同煮猪肝一具，令烂熟，量儿大小，加减服之。(《普济方》礜石散)

5.治瘰疬，赘瘤 礜石、白矾各等分。共研为末。用少许涂敷患处。(《矿物药与丹药》)

6.治久疥癣 礜石、水银、蛇床子、黄连各一两。上四味为末，以猪脂七合和搅，不见水银为熟。敷之。(《千金方》)

【各家论述】 1.《绍兴本草》："礜石性味具于《本经》，乃大热有毒之药。每用须大火煅之，治诸痼冷殊验。然其性热，又以大火煅之，其毒亦除，除热下气，除膈中热，止消渴，似非所宜。况前后诸方岂有疗热而用在者！后人不可不识之矣。"

2.《纲目》："礜石，性气与砒石相近，盖亦其类也。""古方礜石、矾石常相混书，盖二字相似，故误耳。然矾石寒无毒，礜石性热有毒，不可不审。陆农师云：礜石之力，十倍钟乳。按洪容斋《随笔》云：王子敬静息帖言礜石深是可疑，凡喜散者辄发痈。盖散者，寒食散也，古人多服之，中有礜石，性热有毒，故云深可疑也。"

3.《本经逢原》："砒石略带黄晕，礜石全白，稍有分别。其热毒之性，不减砒石。今药肆中往往以充砒石，而误售者，礜石仅可破积攻痹，不能升痰散结。以其胜金丹、截疟丹服之不效者，良由误用礜石之故。"

5908 ## 翻白草 fān bái cǎo 《救荒本草》

【异名】 鸡腿儿(《救荒本草》)，天藕儿(《野菜谱》)，湖鸡腿(《纲目》)，鸡脚爪、鸡腿脚、鸡距草(《草木便方》)，独脚草、鸡腿子、乌皮浮儿、天青地白(《南京地区常用中草药》)，金钱吊葫芦(《广西药用植物名录》)，老鸹枕(山东《中药学》)。

【基原】 为蔷薇科委陵菜属植物翻白草的带根全草。

【原植物】 翻白草 Potentilla discolor Bunge

多年生草本。根粗壮，下部常肥厚呈纺锤状。花茎直立，上升或铺散，高 10～45 cm，密被白色绒毛。基生叶有小叶 2～4 对，对生或互生；叶柄被白色绵毛，有时并有长柔毛，小叶无柄；托叶膜质，褐色，外面被白色长柔毛；小叶片长圆形或长圆状披针形，长 1～5 cm，宽 5～8 mm，先端圆钝，下面暗绿色，被疏白色绵毛或脱落几无毛，下面密被白色或灰白色绵毛；茎生叶 1～2，有掌状 3～5 小叶，托叶草质，卵形或宽卵形，边缘常有缺刻状牙齿，下面被白色绵毛。花两性：聚伞花序，花梗长 1～2.5 cm，外被绵毛；花直径 1～2 cm；萼片三角状卵形，副萼片披针形，比萼片短，外被白色绵毛；花瓣黄色，倒卵形，先端微凹或圆钝，比萼片长，花柱近顶

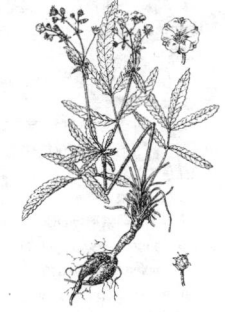

翻白草

生。瘦果近肾形，宽约 1 mm，光滑。花、果期 5～9 月。

生于海拔 100～1 850 m 的荒地、山谷、沟边、山坡草地、草甸及疏林下。分布于华北、东北、华东、中南及四川、陕西等地。

此外，同属植物委陵菜 P. chinensis Ser. 在华北、东北及西北部分地区作翻白草使用。多裂委陵菜 P. multifida L. 在河北部分地区作翻白草药用。黄花委陵菜 P. chrysantha Trev. 在新疆作翻白草用。西南委陵菜 P. fulgens Wall. ex Hook. 在西藏作翻白草使用。

【栽培】 生物学特性 喜温和湿润气候。以土质疏松肥沃的砂质壤土栽培为佳。

繁殖方法 种子繁殖，直播或育苗移栽法。直播法：春季 3、4 月间，翻耕土地，深 25～30 cm，耙细整平，作成 1～2 m 宽的畦，于畦面上开浅沟，沟距 12 cm，将种子均匀播于沟内，覆土 3～5 cm。育苗移栽法：可于春季或秋季，采用条播和撒播法播种，4 月下旬移植，株行距 15 cm×25 cm，穴深 15 cm，每穴植苗 1 株。

田间管理 幼苗期应结合松土间苗 1～2 次，经常除草，第一次追肥在幼苗生长出 2～3 枚真叶时，第二次在 5 月开花期，肥料以人粪尿及过磷酸钙为主。

病虫害防治 蚜虫危害，可用化学药剂喷杀。

【采收加工】 采收期宜在夏、秋季，将全草连块根挖出，抖去泥土，晒干或鲜用。

【药材】 翻白草 Potentillae Discoloris Herba 主产于河北、北京、安徽。

性状 块根呈纺锤形或圆柱形，少数瘦长，有不规则扭曲的纵槽纹，长 3～8 cm；表面黄棕色或暗红色，栓皮较平坦；质硬而脆，断面黄白色。基生叶丛生，单数羽状复叶皱缩而卷曲，小叶 3～9 片，矩圆形或狭长椭圆形，顶端小叶片较大，上面暗绿色，下面密生白色绒毛，边缘有粗锯齿。气微、味甘、微涩。

鉴别 （1）小叶片表面观：上表皮细胞类多角形，壁较平直，上、下表皮均有单细胞的非腺毛，尤以下表皮为多，除去被的非腺毛可见下表皮细胞呈类多角形，垂周壁弯曲，较上表皮细胞为小，并可见毛茸基部和不定式气孔。非腺毛有 2 种，一种极细长，多在 1 000 μm 以上，扭曲，直径 3～7 μm，壁薄，着生于下表皮；另一种平直或稍弯曲，多在 1 000 μm 以下，直径 9～22 μm，壁厚 3～8 μm，基部较膨大。叶肉细胞含有较多草酸钙簇晶，靠近叶脉处尤多，直径 9～32 μm。

根横切面：木栓组织为 10 余列扁平细胞，栓内层为 1～2 列薄壁细胞。韧皮部外侧细胞常含草酸钙簇晶及方晶。形成层成环。木质部所占根的 4/5，中导管、管胞、木纤维及木薄壁细胞组成。射线宽广，为 30 余列细胞。本品薄壁细胞含有淀粉粒。

（2）取本品粗粉 0.5 g，加乙醇 10 ml，回流提取 2 小时，滤过。取滤液 1 ml 于试管中，滴加 1%三氯化铁乙醇试液 1 滴，呈墨绿色（检查鞣质）。

（3）薄层色谱：取样品 0.5 g，加乙醇 10 ml，回流提取 2 小时，滤过。滤液浓缩至约 1 ml，作为供试品液。另取没食子酸为对照品。分别点样于同一硅胶 CMC 薄板上，以甲苯-甲酸乙酯-甲酸（5：4：1）为展开剂，用三氯化铁-铁氰化钾试剂喷雾，供试品色谱中与对照品色谱的相应位置，显相同颜色斑点。

【成分】 根含可水解鞣质或缩合鞣质，并含黄酮类。

全草含延胡索酸（fumaric acid）、没食子酸（gallic acid）、原儿茶酸（protocatechuic acid）、槲皮素（quercetin）、柚皮素（naringenin）、山柰酚（kaempferol）、间苯二酸（m-phthalic acid）；可水解鞣质：agrimoniin, gemin A, pedunculagin, casuarictin, tellimagrandin。

【药理】 1. 抗菌作用 根据翻白草制剂治疗细菌性痢疾的疗效，对从翻白草中分离得的单体化合物进行抗菌作用试验。发现没食子酸、槲皮素、延胡索酸、原儿茶酸、柚皮素、山柰酚、间苯二酸对福氏和志贺痢疾杆菌均有不同程度的抑菌作用，其中尤以没食子酸和槲皮素的抑菌作用最强。

2. 降血糖作用 用高热量饲料加小剂量链脲佐菌素建立实验性 2 型糖尿病大鼠模型后，用翻白草水煎剂治疗 8 周，能降低 2 型糖尿病大鼠的空腹血糖胰岛素，提高胸腺指数。翻白草 70～100 mg/kg 对家兔灌胃给药 7 日，有明显降血糖作用。

毒性 小鼠口服翻白草最大耐受量为 400 g/kg，相当于临床日用量的 960 倍。

【炮制】 取原药材，除去杂质，稍润，切段，干燥。

饮片性状 本品呈不规则的小段，为根、茎、叶混合物。根呈圆形，表面灰白色，周边暗褐色，质硬而脆；茎类圆柱形，表面具白色卷绢毛；叶边缘有钝锯齿，上面暗绿色，下面灰白色，密被绒毛。气微，味甘微涩。

贮干燥器内，置通风干燥处。

【药性】 甘，微苦，平。归肝、胃、大肠经。

1. 《救荒本草》：“味甜。”

2. 《纲目》：“甘，微苦，平，无毒。”

3. 南药《中草药学》：“入胃、大肠经。”

【功用主治】 清热解毒，凉血止血。主治肺热咳喘、泻痢、疟疾、咳血、吐血、便血、崩漏、痈肿疮毒、瘰疬结核。

1. 《纲目》：“主治吐血、下血，崩中，疟疾，痈疮。”

2. 《本经逢原》：“儿科痘疹极防于用，取其凉润解毒也。”

3. 《草木便方》：“清利肠胃，除风湿。治赤白久痢成痔，涂恶犬咬伤。”

4. 《现代实用中药》：“为止血及解热剂，治诸出血性热病及间歇热等。”

5. 《广西中药志》：“根治产后脚软，流产。叶可驱风。”

6. 《浙江民间常用草药》：“软坚消结。”

【用法用量】 内服：煎汤，10～15 g；或浸酒服。外用：煎水熏洗或鲜品捣敷。

【选方】 1. 治急性喉炎，扁桃腺炎，口腔炎 （翻白草）鲜全草适量，捣烂和汁含咽。《浙江药用植物志》

2. 治疟疾寒热及无名肿毒 翻白草根五个，煎酒服之。

3. 治吐血不止 翻白草，每周五七科（棵）咬咀，水二钟，煎一钟，空心服。《（2、3方出自《纲目》）

4. 治崩中下血 用湖鸡腿根一两，捣碎，酒二盏，煎一盏服。《濒湖集简方》

5. 治大便下血 翻白草根 45 g，猪大肠不拘量。加水同炖，去渣，取汤及肠同服。（江西《民间草药》）

6. 治痛经 翻白草（连根）45 g，益母草 10 g。水煎而加红糖，黄酒服。《河南中草药手册》

7. 治淋巴结核 翻白草根 45～60 g，黄酒 750 ml（不会饮酒者可酌减），浸 24 小时后，隔水炖 1 小时，取出约大半碗，加红糖适量，每日 1 次或分数次服完，每日 1 剂或隔日 1 剂，15 剂为 1 个疗程，如未愈，可停药 5 日后再续服 1 个疗程。忌食鱼、虾、鸡、鹅、蛋。《浙江民间常用草药》

8. 治疗毒初起，不拘已成未成 用翻白草十科，酒煎服，出汗即愈。《纲目》

9. 治臁疮溃烂 端午日午时采翻白草，洗收。每星期一握，煎汤盆盛，围住熏洗，效。《纲目》引《刘松石保寿堂方》

10. 治牙痛 翻白草根。炖猪肉服。《湖南药物志》

【临床报道】 1. 治疗急性菌痢 用鲜翻白草 60 g。或干品 30 g用根或全叶；小儿用量酌减），水煎，每日 1 剂，重症患者或中毒型菌痢，可每日服 2 剂，分 4 次服。共治疗 350 例，结果：痊愈 315 例，好转 28 例，无效 7 例，治愈率为 90%；治愈时间 1～7 日，平均 4 日左右。

2. 治疗 2 型糖尿病 患者均适量运动，严格控制饮食。对照组口服二甲双胍治疗，治疗组在此基础上同时给予翻白草 30 g，代茶饮。30 日为 1 个疗程。治疗组患者 50 例，对照组患者

40 例。2 个疗程后，总体疗效及治疗前后血糖变化的统计学分析，治疗组疗效明显优于对照组（均为 $P<0.05$）。

5909 鳍蓟 qí jì 《全国中草药汇编》

【异名】 白山蓟、白背《内蒙古中草药》，山白蓟、白背火秆、火草疙瘩《全国中草药汇编》，火秆《中国高等植物图鉴》。

【基原】 为菊科鳍蓟属植物火媒草的根及地上部分。

【原植物】 火媒草 Olgaea leucophylla Iljin

多年生草本，高 30 ～ 70 cm。自基部不分枝或分枝，被白色绵毛。叶互生；叶片长圆状披针形，长 6～17 cm，宽 2～4 cm，先端具刺尖，基部沿茎下延成茎翼，翼宽 1.5～2 cm，边缘具疏齿和刺尖的针刺，上面绿色，无毛，下面密被灰白色蛛丝状绒毛。头状花序多数或少数生于枝端，直立；总苞钟状，直径约 2～3 cm；总苞片多层，披针形，边缘有刺状缘毛，外层绿色，质硬而外弯，内层紫红色，先端成微毛；花冠紫红色或白色，花冠外面有腺点，檐部 5 裂。瘦果长圆形，长 1 cm，灰白色，稍压扁，有隆起的纵纹和褐斑；冠毛多数，粗糙，浅褐色，多层，基部结合。花果期 5～10 月。

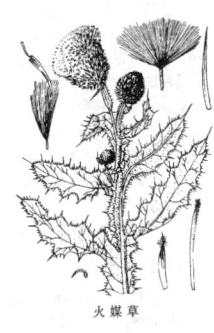
火媒草

生于海拔 750～1 730 m 的砂地、山坡。分布于东北及山西、内蒙古、陕西、甘肃、宁夏等地。

【采收加工】 夏、秋季采收，鲜用或切碎晒干。

【药性】 苦，凉。

1.《内蒙古中草药》"味苦，性凉。"

2.《全国中草药汇编》"甘，凉。"

【功用主治】 清热解毒，消瘀散结，凉血止血。主治疮痈肿毒，瘰疬、咳血、衄血、吐血、便血、崩漏。

1.《内蒙古中草药》"清热解毒，消肿，止血。主治疮痈肿毒，瘰疬，各种出血。"

2.《全国中草药汇编》"破血行瘀，凉血。主治外伤出血，吐血、鼻出血，子宫功能性出血。"

【用法用量】 内服：煎汤 9～15 g。外用：鲜品捣敷。

【选方】 1. 治疮痈肿毒，外伤出血 鲜白山蓟捣烂外敷。

2. 治吐血、咳血、衄血、便血，崩漏 白山蓟炭 15 g，仙鹤草 15 g，土三七 9 g。水煎服。（1、2 方出自《内蒙古中草药》）

5910 鹰头 yīng tóu 《药性论》

【异名】 车风《余居士选奇方》。

【基原】 为鹰科鹰属动物苍鹰的头部。

【原动物】 参见"鹰骨"条。

【采收加工】 捕杀后，取头，鲜用。

【功用主治】 治疳瘘，治五痔。

【用法用量】 内服：烧灰存性，研末。

【选方】 1. 治五痔 鹰头烧灰和米饮服之。《药性论》

2. 治头风眩晕 鹰头一枚，烧灰酒服。《温氏海上仙方》

3. 治头目虚晕 车风一个（去毛，焙），川芎一两。为末，酒服三钱。《余居士选奇方》

5911 鹰骨 yīng gǔ 《纲目》

【异名】 鹞婆骨《陆川本草》。

【基原】 为鹰科鹰属动物苍鹰的骨骼。

【原动物】 苍鹰 Accipiter gentilis（Linnaeus） 又名：黄鹰（魏滆《文集》），鹞鸠《尔雅翼》，角鹰《纲目》，鹘鹰。

体长约 50 cm。嘴暗，基部带暗蓝色，蜡膜黄绿色。虹膜金黄色。前额至后颈为暗石板灰色。羽基白色；眼上方有白色眉纹，羽轴黑色；耳羽黑斑，肩、背、腰及尾上覆羽均石板灰色，肩羽和尾上覆羽有白色横斑；飞羽暗灰褐色，并有黑褐色的横斑，内翈有灰色的块斑；尾羽灰褐，具宽阔的黑褐色横斑，端缘灰白。下体灰白，喉有黑褐色细纹，胸、腹、两胁与覆腿羽均杂以黑褐色横斑，羽轴均为黑褐色；肛周及尾下覆羽白色，有稀少褐色横斑。脚绿黄，爪锐利，黑色。

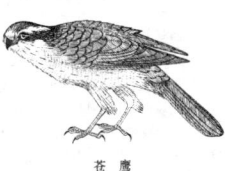
苍鹰

栖于山林间。飞行迅速，善能捕抓野兔、野鼠、鹑类和野鸭等为食。繁殖在我国东北北部；河北、湖北、广东、广西、云南等处为旅鸟和冬候鸟。

本动物的头（鹰头）、眼睛（鹰眼睛）、嘴和脚爪（鹰嘴爪）亦供药用，各详专条。

【采收加工】 捕杀后，去肉，取骨，阴干。

【药性】 1.《医林纂要》"辛咸，温。"

2.《陆川本草》"咸，微温。"

【功用主治】 续筋骨，祛风湿。治损伤骨折，筋骨疼痛。

1.《纲目》"伤损；接骨。"

2.《医林纂要》"壮筋骨，益气力，除痹祛风，明目，去积，治鸡骨鲠。"

3.《陆川本草》"续筋骨，祛风湿。治损伤，接骨，风湿骨痛。"

【用法用量】 内服：酥炙烧存性，6～9 g 酒调服；或浸酒饮。

【选方】 治伤损；接骨 鹰骨烧灰，每服二钱，酒服，随前上、下，食前，食后服。《纲目》

5912 鹰不扑 yīng bù pū 《广西民间常用草药手册》

【异名】 小郎伞、鸟不宿《广西民间常用草药手册》，刺老包、土花椒《文山中草药》，百鸟不落、雷公木《广西本草选编》，小鸟不企《常用中草药手册》。

【基原】 为五加科楤木属植物虎刺楤木的根、根皮和枝叶。

【原植物】 虎刺楤木 Aralia armata（Wall.）Seem［Panax armatum Wall.］ 又名：广东楤木《中国树木分类学》。

有刺灌木，有时藤状，高 1～4 m。茎上刺长 4 mm 以下，基部宽扁、先端通常弯曲。叶为三回羽状复叶，长 60～100 cm；叶轴和羽片轴疏生细刺，每羽片有小叶 5～9。叶轴多节有 1 对小叶，小叶片卵状长圆形至卵形，长 4～11 cm，宽 2～5 cm，先端渐尖，基部圆形或心形，略偏斜，两面疏生小刺，下面密生短柔毛，边缘有不整齐的锯齿，侧脉约 6 对。花序顶生，由多数伞形花序组成的大型圆锥花序，长达 50 cm，主轴和分枝疏生钩曲短刺；伞形花序直径 2～4 cm；总花梗长 1～5 cm，有刺和短柔毛；花梗长 1～

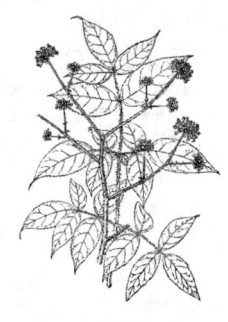
虎刺楤木

1.5 cm，有细刺和粗毛，苞片卵状披针形，先端长尖，长 2～4 mm；小苞片线形，外面密生长毛，萼筒边缘有 5 个三角形小齿；花白色，直径约 4 mm，花瓣 5；雄蕊 5；子房 5 室，花柱 5，分离到外弯。核果球形，浆果状，黑色，直径约 4 mm，有 5 棱，具宿存花柱。花期 8～9 月，果期 9～11 月。

生于海拔 210～1 400 m 的常绿阔叶疏林或山坡灌丛中。分布于江西、广东、广西、海南、贵州、云南等地。

【采收加工】 春、夏季采收枝叶，秋后采收根或根皮，鲜用或切段晒干。

【药材】 鹰不扑 Araliae Armatae Radix 主产于广西。

性状 根呈圆柱形，常分枝，弯曲，长 30～45 cm，直径 0.5～2 cm，表面土黄色或灰黄色，栓皮易脱落，脱落处呈暗褐色或灰黄色，有纵皱纹，具横向凸起的皮孔和圆形的侧根痕。质硬，易折断，粉性，断面皮部暗灰色，木部灰黄色或灰白色，有众多小孔（导管）。气微，味微苦、辛。

【药性】 苦、辛，平。

1.《广西本草选编》：“味微苦，性平，有小毒。”

2.《西双版纳傣药志》：“性凉，味苦。”

【功用主治】 散瘀，祛风，利湿，解毒。主治跌打损伤，风湿痹痛，湿热黄疸，淋证，水肿，痢疾，白带，胃脘痛，头痛，咽喉肿痛，乳痈，无名肿毒，瘰疬。

1.《广西本草选编》：“祛风利湿、散瘀消肿。治急性传染性肝炎，急性肾炎，前列腺炎，咽炎，风湿痹痛，跌打损伤，乳腺炎，疮疖，无名肿毒。”

2.《广西民族药编》：“根水煎服，治高血压头痛，神经衰弱头痛，消化不良；水煎服或浸酒服，治风湿跌打；与鸡肉煎服，治急性哮喘；捣烂敷患处，治小儿疔疮；全株水煎洗患处，兼用根捣烂敷患处，治跌打损伤，坐骨神经痛。”

3.《西双版纳傣药志》：“治败黄，全身发黄，小便黄，痢疾，跌打损伤，呕吐。镇咳祛痰，配烟筒花皮、菠萝蜜根煎服治痰喘咳嗽。”

【用法用量】 内服：煎汤，9～15 g；或泡酒。外用：捣敷；或捣烂拌酒炒热敷；或煎汤熏洗。

【宜忌】《广西本草选编》：“孕妇忌服。”

【选方】 1. 治跌打肿痛 鹰不扑 250 g，用好酒 1 500 ml 浸 7 日。外搽患处；每日服药酒 3 次，每次 15～30 g。或取鹰不扑鲜根适量，捣烂，酒炒，敷患处。

2. 治风湿骨痛 鹰不扑枝叶、红龙船花叶、鸡爪风叶、爬山虎各适量。水煎，洗患处。（1、2 方出自《广西民间常用草药手册》）

3. 治瘰渊 鹰不扑根 15 g。同鸡蛋煲服。（《梧州地区中草药》）

4. 治急性肾炎，前列腺炎，咽炎 鹰不扑根 3～9 g。水煎服。

5. 治乳腺炎，疮疖，无名肿毒 鲜（鹰不扑）叶捣烂外敷。（4、5 方出自《广西本草选编》）

5913 鹰爪莲 yīng zhǎo lián 《全国中草药汇编》

【异名】 蒿枝、黑药、鸡冠参、小蓟草《全国中草药汇编》）。

【基原】 为菊科风毛菊属植物叶头风毛菊的根及全草。

【原植物】 叶头风毛菊 Saussurea peguensis C. B. Clarke［S. phyllocephala Coll. et Hemsl.］

多年生草本，高达 1 m。茎直立，被白色蛛丝状毛和密锈褐色腺毛。叶互生，羽状分裂，无柄；下部叶长 8～15（～30）cm，裂片长圆形，有不规则的粗齿，叶基部有半抱茎的耳；上部叶渐小；全部叶上面被锈色腺毛，下面密生白色茸毛或锈色腺毛。头状花序，较大，在茎上部排成狭近总状圆锥状，直径 15～20（～25）mm，有短梗；总苞钟形，长 15～17 mm，总苞片 5 层，外层卵状，长圆形，有小齿，被蛛丝状毛，内层条状，渐尖，被微毛；花紫色，长 13～15 mm。

瘦果，黑褐色，长圆状圆柱形，长约 4 mm，先端有细齿的小冠。

生于海拔 1 200 m 左右的山坡、山间草地。分布于贵州、云南等地。

【采收加工】 夏、秋季采收，鲜用或晾干。

【药性】《全国中草药汇编》：“甘，苦，微寒。”

【功用主治】《全国中草药汇编》：“滋补，清热，消炎，止血。主治肝炎，头昏，盗汗。”

【用法用量】 煎汤，9～15 g。外用：捣敷。

【选方】 1. 治乳腺炎 鹰爪莲 30 g，甲珠 3 g，重楼 9 g，小木通 9 g。水煎服。

2. 治蛇咬伤 鹰爪莲 30 g。水煎兑红糖服，并用鲜叶捣烂外包患处。（1、2 方出自云南《曲靖专区中草药手册》）

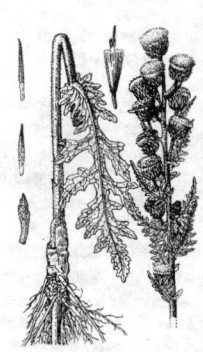

叶头风毛菊

5914 鹰眼睛 yīng yǎn jing 《药性论》

【基原】 为鹰科鹰属动物苍鹰的眼睛。

【原动物】 参见“鹰骨”条。

【采收加工】 捕杀后，取眼睛，鲜用。

【功用主治】《本草汇》：“明眼目，退翳障。”

【用法用量】 外用：和人乳研汁滴眼。

5915 鹰嘴爪 yīng zuǐ zhǎo 《本草拾遗》

【基原】 为鹰科鹰属动物苍鹰的嘴和脚爪。

【原动物】 参见“鹰骨”条。

【功用主治】 主五痔，烧为末服之。

【采收加工】 捕杀后，取嘴和爪，阴干。

5916 鹰不泊叶 yīng bù bó yè 《本草求原》

【异名】 鹰不泊藻《本草求原》）。

【基原】 为芸香科花椒属植物勒栒的嫩叶。

【原植物】 参见“鹰不泊根”条。

【采收加工】 全年可采，洗净切碎，鲜用或晒干。

【成分】 含生物碱：白鲜碱（dictamine），茵芋碱（skimmianine），α-别隐品碱（α-allocryptopine），2-正戊基-4-甲氧基喹啉碱（2-n-pentyl-4-methoxy-quinoline），2-正庚基-4-甲氧基喹啉碱（2-n-heptyl-4-methoxy-quinoline）；黄酮类：橙皮苷（hesperidin）；挥发油：α-蒎烯（α-pinene），柠檬烯（imonene），糠醛（furfural）。

【药性】 辛、苦，微温。小毒。

1.《广西本草选编》：“味苦，性微温。”

2.《全国中草药汇编》：“苦，辛，微温。”

3.《福建药物志》：“有小毒。”

【功用主治】 活血止血，解毒消肿。主治跌打肿痛，腰肌劳损，黄疸，乳痈，肠痈，疮疖，疔肿。

1.《本草求原》：“同米粉食。治黄疸。”

2.《岭南采药录》：“治乳疮。”

【用法用量】 内服：30～60 g，鲜品捣汁加酒饮；或研末。外用：鲜品捣敷。

【宜忌】《全国中草药汇编》：“感冒发热，孕妇、月经期及溃疡病患者不宜服。”

【选方】 1. 治跌打扭伤 鹰不泊嫩叶捣烂外敷。（江西《草药手册》）

2. 治乳疮　取鹰不泊嫩叶捣烂，煎酒冲服，以醉为度。用其渣敷疮之四围，中留孔，以泄毒气。（《岭南采药录》）

3. 治痔疮肿痛　鹰不泊嫩叶 6 份，黄连（或黄藤、槐核莲）4 份。研粉混匀，装满 1 个胶囊为度。每日服 3 次，每次 2 丸。（《广西本草选编》）

5917　鹰不泊果　yīng bù bó guǒ
《福建药物志》

【基原】　为芸香科花椒属植物勒榄的果实。

【原植物】　参见"鹰不泊根"条。

【采收加工】　9～10 月果实成熟时采收，晒干备用。

【成分】　含挥发油，主要含油烯（sylvestrene）、α-藻烯（α-pinene）、辛醛（octanal）、α-侧柏烯（α-thujene）、4-甲基-6-乙酰氧基己醛（4-methyl-6-acetoxyhexanal）等。

【药理】　抑菌作用　用平皿滤纸片法，对鹰不泊精油的 15 种化合物进行抑菌试验，发现其中的柠檬酸、正辛醇、芳樟醇、4-甲基-6-乙酰氧基己醛对土曲霉、黑曲霉、黄曲霉等 8 种真菌有较强的抑制作用。

【药性】　《全国中草药汇编》："苦、辛，微温。"

【功用主治】　行气活血，散寒止痛。主治胃痛，腹痛，小儿腹胀。

1.《全国中草药汇编》："活血止痛。主治胃痛、腹痛。"

2.《福建药物志》："行气止痛。治小儿腹胀。"

【用法用量】　内服：煎汤，3～6 g。外用：研末敷。

【宜忌】　南药《中草药学》："本品有较强的发汗作用，用时宜注意。"

【选方】　1. 治小儿腹胀　勒榄果皮适量。研末，放入脐窝中，外用胶布贴牢。（《福建药物志》）

2. 治胃痛、腹痛　鹰不泊干果 3～6 g。水煎服。（江西《草药手册》）

5918　鹰不泊根　yīng bù bó gēn
《本草求原》

【基原】　为芸香科花椒属植物勒榄的根。

【原植物】　勒榄 Zanthoxylum avicennae (Lam.) DC. [Fagara avicennae Lam.]　又名：乌鸦不企树、竻当《岭南采药录》，乌不宿、画眉架《岭南草药志》，刺倒树（广州部队《常用中草药手册》），乌不踏、飞天蜈蚣、百鸟不站棵、刺橹《福建药物志》，狗花椒《海南植物志》，勒榄花椒、画眉跳《广西药用植物名录》。

乔木，高达 12 m。主干上着生三角形红褐色较大的皮刺，枝上的皮刺较小，长 1～3 mm。奇数羽状复叶互生；叶轴上有甚窄的叶翼，表面下陷成小沟状；小叶片 13～18 片，长圆形，倒卵状长圆形或菱形，长 2～6 cm，宽 1.5～2.5 cm，先端狭尖或圆形，

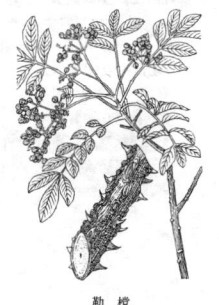

勒榄

钝头且常微凹，基部楔形，歪斜，两侧不对称，边缘常背卷。伞房状圆锥花序顶生，长 10～20 cm；花 5 基数；萼片卵形，长约 0.5 mm；花瓣淡青色，椭圆形或卵状椭圆形，长 1.5～2 mm；雄花的雄蕊比花瓣长，药隔先端凸尖；退化雄蕊 2 裂；雌花无退化雄蕊，心皮 2 枚。成熟心皮 1～2，紫红色，表面有粗大的腺点，排列规则。种子卵形，长 4 mm。花期 6～8 月，果期 9～10 月。

生于平地、山坡的树林中或路旁。分布于福建、广东、广西、海南、云南、台湾等地。

本植物的嫩叶（鹰不泊叶）、果实（鹰不泊果），亦供药用，另设专条。

【采收加工】　秋冬季挖取根，切片晒干。

【药材】　鹰不泊根 Zanthoxyli Avicennae Radix　主产于广东、广西、福建、江西。

性状　根圆柱形，长短不一，直径 0.8～3 cm 或以上。表面黄棕色，具众多深纵沟纹。质坚硬，不易折断，横断面栓皮鲜黄色，易碎，较粗的根可见环纹；皮部外侧棕黑色，内侧浅棕色，木部暗黄色。味微苦，麻舌。

鉴别　(1) 根横切面：最外为落皮层。韧皮部外侧散有少数石细胞；纤维数个至 20 余个成束，排成 3～4 层，最内层断续成环；薄壁细胞内含橙皮苷结晶。木质部导管较密，单个或 2～7 个相连，多径向排列。

(2) 薄层色谱：取本品粉末 10 g，乙醇回流提取 30 分钟，滤过，滤液蒸干，以 10% 盐酸溶解，滤过，酸水液碱化，以氯仿提取，回收氯仿至成 1～2 ml，作供试品溶液。另取苦参碱、11-甲氧基白屈菜红碱以甲醇溶解成每 1 ml 含 1 mg 的对照液。取上述两种溶液各约 10 μl 点于同一硅胶 H-CMC 板上，以氯仿-丙酮-甲醇（14∶1∶1）展开，展距 10 cm，取出，晾干。于紫外光灯（254 nm）下观察，供试品色谱中与对照品色谱相应的位置上显相同的亮蓝色（苦芳碱）和橙黄色（11-甲氧基白屈菜红碱）斑点。

【成分】　根皮含勒榄碱（avicine）、香叶木苷（diosmin）、勒榄内酯（avicennin）。

根和茎皮含生物碱：白屈菜红碱（chelerythrine 即 toddaline）、光叶花椒碱（nitidine）、二氢勒榄碱（dihydroavicine）、木兰花碱（magnoflorine）、N-甲基网叶番荔枝碱（tembetarine）、N-甲基大麦芽碱（N-methylhordenine），及勒榄内酯醇（avicennol）、橙皮苷（hesperidin）。

【药理】　抗炎作用　树皮中成分香叶木苷腹腔注射，对角叉菜胶引起的大鼠足跖水肿有抗炎作用，ED_{50} 为 100 mg/kg。香叶木苷具有维生素 P 样作用，降低家兔毛细血管通透性作用较儿茶酚水合物、陈皮苷、槲皮素和芦丁强，还可增强豚鼠毛细血管的抵抗力和减少肾上腺肽体的释出。

【药性】　辛、苦，微温。

1.《本草求原》："辛，温。"

2.《岭南草药志》："气微香，味辛，性微温。"

3.《广西本草选编》："味苦。"

【功用主治】　祛风除湿，活血止痛，利水消肿。主治风湿痹痛，跌打损伤，腰肌劳损，脘腹疼痛，黄疸水肿，白带，感冒，咳嗽。

1.《本草求原》："理痰火，理喉咙肿痛，祛风，理跌打。"

2.《岭南采药录》："去风，治黄肿，又治伤寒兼见证，煎水尽量饮至吐出痰涎即愈，又治黄疸证。"

3.《岭南草药志》："化湿，消肿，退黄，理脓，治疮退热。"

4.《全国中草药汇编》："利湿，活血止痛。主治黄疸型肝炎，肾炎水肿，急性扭挫伤，腰肌劳损。"

【用法用量】　内服：煎汤，30～60 g；研末，3 g；或浸酒。外用：浸酒擦。

【宜忌】　体虚多汗、溃疡病患者及孕妇、月经期慎服。

1.《全国中草药汇编》："感冒发热，孕妇、月经期及溃疡病患者不宜服。"

2. 南药《中草药学》："本品有较强的发汗作用，用时宜注意。"

【选方】　1. 治跌打挫伤，腰肌劳损，风湿关节痛，肥大性关节炎　勒榄根、小果蔷薇根各 45 g，山花椒根 24 g。上药用烧酒 500 g 浸半月。第一次顿服 100 ml，以后每次 50 ml（酒量小者酌减），每日 2 次，并适量外擦。〔广西自治区医药研究所《医药科技资料》1972，(2)：17〕

2. 治胃痛、腹痛、胆道蛔虫症　勒榄根皮 3 g。研末，开水送

服。(《福建药物志》)

3. 治黄疸型肝炎　勒榄根 60 g,鸡内金 12 g。水煎服。(《福建药物志》)

4. 治慢性肾炎　鹰不泊 500 g,切碎,先用双蒸酒 500 ml 和上药蒸酒候冷,浸双蒸酒 3 000 ml 中,置 15 日可用。每次服 30~60 g,每日服 2 次,饭后饮用。(《岭南草药志》)

5. 治百日咳、阑尾炎　鹰不泊根 30~60 g。水煎服。(江西《草药手册》)

5919 鹰爪花果 yīng zhǎo huā guǒ (《广西药用植物名录》)

【异名】　鹰爪果(《福建药物志》)。

【基原】　为番荔枝科鹰爪花属植物鹰爪花的果实。

【原植物】　参见"鹰爪花根"条。

【采收加工】　秋季果实成熟时采摘,鲜用或晒干研粉。

【成分】　种子含木脂素:异洋商陆素(isoamericanin) A,异商陆醇(americaninol) A,洋商陆素(americanin) B,鹰爪木脂醇(artabotrycinol),(R)-鹰爪三醇[(R)-artabotriol]；此外还含有棕榈酸、β-谷甾醇和胡萝卜。

【药性】《福建药物志》:"辛,温"。

【功用主治】《福建药物志》:"散结软坚。治颈淋巴结核"。

【用法用量】　外用:捣烂或研末,黄酒调敷。

5920 鹰爪花根 yīng zhǎo huā gēn (《广西药用植物名录》)

【基原】　为番荔枝科鹰爪花属植物鹰爪花的根。

【原植物】　鹰爪花 Artabotrys hexapetalus (L. f.) Bhandari [Annona hexapetala L. f.] 又名:鹰爪(《中国植物学杂志》),五爪兰、虎爪花(《福建药物志》),鹰爪兰(《新华本草纲要》)。

攀缘灌木。常借钩状的总花梗攀缘于它物上。叶互生;叶片纸质,长圆形或阔披针形,长 6~16 cm,宽 2.5~6 cm,先端渐尖或急尖,基部楔形。花 1~2 朵,生于木质钩状的总花梗上,淡绿色或淡黄色,芳香;萼片 3,绿色,卵形,长约 8 mm;花瓣 6,2 轮,长圆状披针形,长 3~4.5 cm,近基部收缩,雄蕊多数,紧贴,药隔三角形;心皮多数,长圆形,各其胚珠 2 颗,柱头线状长圆形。果实卵圆状,长 2.5~4 cm,数个群集于果托上。花期 5~8 月,果期 5~12 月。

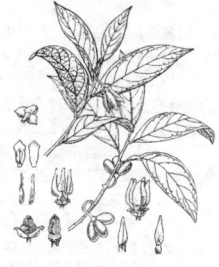

鹰爪花

多栽培,少数为野生。分布于浙江、福建、江西、广东、广西、海南、云南、台湾等地。

本植物的果实(鹰爪花果),亦供药用,另设专条。

【采收加工】　一般秋、冬季采挖,鲜用或晒干。

【成分】　含生物碱:鹰爪甲素(yingzhaosu A),鹰爪乙素(yingzhaosu B),鹰爪丙素(yingzhaosu C)及鹰爪丁素(yingzhaosu D)。

【药理】　抗疟作用　鹰爪甲素对鼠疟有很强的抑制作用。

【功用主治】　截疟。主治疟疾。

【用法用量】　内服:煎汤,10~20 g,疟发前 2 小时服。

5921 鹈鹕 pí tí (《本草拾遗》)

【异名】　鹕、须鹰(《尔雅》),刁鸭(《食疗本草》),鹈顶(《日用本草》),水鸯(《饮膳正要》),油鸭(《纲目》),水伶仃(《医林纂要》),水葫芦(《中国动物图谱》)。

【基原】　为鹈鹕科鹈鹕属动物小鹈鹕的肉或全体。

【原动物】　小鹈鹕 Colymbus ruficollis poggei (Reichenow)

体长约 26 cm,形似鸭而小。嘴窄而尖,黑色,尖端白色,嘴裂附近黄绿色。虹膜黄色。眼先、颊、上喉黑褐色;下喉、耳羽、颈侧红栗色;上体黑褐色,部分羽毛尖端苍白;初级、次级飞羽灰褐色,初级飞羽尖端灰黑色,次级飞羽尖端白色;大、中覆羽暗灰黑色,小覆羽淡黑褐色;尾羽栗褐、棕、褐、白等色相掺杂;前胸、胁、肛周苍褐色,前胸羽毛尖端苍白或白色,后胸和腹丝光白色,略沾灰褐色;腋羽和翼下羽白色。脚连尾端,石板灰色,趾端具阔瓣,趾侧具瓣状蹼膜。

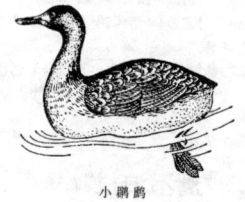

小鹈鹕

栖息于水草丛生的湖沼。善潜水,常成对或结群游于水面,营浮巢于芦苇丛中。食蛙类、小鱼、虾、水生甲虫等。分布亚洲东部的湖沼或泽地。我国东南沿海一带都有。

【采收加工】　四季均可捕捉,取肉,鲜用或烘干。

【药性】　1.《饮膳正要》:"味甘,平,无毒。"

2.《医林纂要》:"甘咸,寒。"

3.《本草撮要》:"入手太阴、足少阴经。"

【功用主治】　补虚赢。

1. 孟洗:"补虚。"

2.《饮膳正要》:"补中益气。宜炙食之。"

3.《医林纂要》:"可去肺肾之邪。"

4.《随息居饮食谱》:"补中开胃。"

十九画

5922 **藿香** huò xiāng 《《本草乘雅半偈》》

【异名】 土藿香《《滇南本草》》，猫把《《吉林中草药》》，青茎薄荷《《广西本草选编》》，排香草《《青岛中草药手册》》，大叶薄荷《《浙江药用植物志》》，绿荷荷《《福建药物志》》，川藿香、苏藿香、野藿香《《中药志》》，猫尾巴香、猫巴虎、拉拉香（辽宁），八篾（吉林），鱼香、鸡苏、水麻叶（四川）。

【基原】 为唇形科藿香属植物藿香的地上部分。

【原植物】 藿香 *Agastache rugosa* （Fisch. et Mey.） O. Kuntze

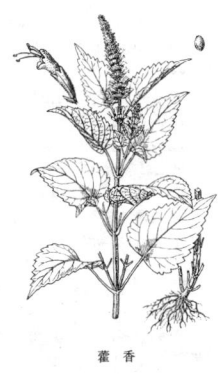

藿香

一年生或多年生草本，高40～110 cm。茎直立，四棱形，略带红色，稀被微柔毛及腺体。叶对生；叶柄长1～4 cm；叶片椭圆状卵形或卵形，长2～8 cm，宽1～5 cm，先端锐尖或短渐尖，基部圆形或略带心形，边缘具不整齐的钝锯齿，齿圆形；上面无毛或近无毛，散生透明腺点，下面被短柔毛。花序聚成顶生的总状花序；苞片大，条形或披针形，被微柔毛；萼5裂，裂片三角形，具脉及腺点，花冠唇形，紫色或白色，长约8 mm，上唇四方形或卵形，先端微凹下唇3裂，两侧裂片狭，中间裂片扁圆形，边缘有波状细齿；雄蕊4,2强，伸出花冠管外；子房4深裂，花柱着生于子房底部中央，伸出花外，柱头2裂。小坚果倒卵状三棱形。花期6～7月，果期10～11月。

生于山坡或路旁。多栽培。分布于东北、华东、西南及河北、陕西。

本植物的茎叶蒸馏所得的芳香水（藿香露）亦供药用，另设专条。

【栽培】 **生物学特性** 喜温暖湿润气候，稍耐寒。在北京地区能在田间越冬。怕干旱。一般土壤均可栽培，但以排水良好的砂质土壤为好。

繁殖方法 种子繁殖。当种子大部分变成棕色时收获，置阴凉处后熟数日，晒干脱粒。南方气温较高，可采用秋播，9～10月按行株距30 cm开穴，深2～4 cm，底孕，施人畜粪水后，播种。拌草木灰，匀播穴内，产量较高。北方3～4月播种，顺畦按行距25～33 cm，开1～1.3 cm的小浅沟，种子匀播于沟内，覆土2～4 cm，用足踩一遍，产量较低。苗高3～4 cm时间苗，条播按株距10～15 cm留苗，穴播的每穴留苗3～4株。

田间管理 生长期间及时松土除草。追肥以氮肥为主，苗高15 cm时和收获后各追施氮肥1次，另还需苗追肥。要注意灌溉排水，保持田间一定的湿润。

病虫害防治 病害有褐斑病，在5～6月发生，可及时摘除病叶烧毁；实行轮作，发病前及发病初期可用波尔多液。立枯病防治可在冬季清除枯枝落叶烧毁，并喷洒50%瑞毒霉1000倍液防治。枯萎病在雨后及时疏沟排水。降低温度，发病初期，

拔除病株，并用70%敌克松粉剂1000倍液或40%多菌灵胶悬液500倍浇灌病穴。虫害有朱砂灯叶螭。

【采收加工】 北方作一年生栽培，南方种可连续收获2年，产量以第二年为高。6～7月，当花序抽出而未开花时，择晴天齐地割取全草，薄摊晒至日落后，收回堆叠过夜，次日再晒。第二次在10月收割，迅速晒干，晒干或烤干。

【药材】 藿香 *Agastaches Herba* 主产于四川、江苏、浙江、湖南等地。

性状 地上部分长30～90 cm，常对折或切断扎成束。茎方柱形，多分枝，直径0.2～1 cm，四角有棱脊，四面平坦或凹入成宽沟状；表面暗绿色，有纵皱纹，稀有毛茸；节明显，常有叶柄脱落的瘢痕，节间长3～10 cm；老茎坚硬、质脆，易折断、断面白色，髓部中空。叶片深绿色，多皱缩或破碎，完整者展平后呈卵形，长2～8 cm，宽1～6 cm，先端尖或短渐尖，基部圆形或心形，边缘有钝锯齿，上表面深绿色，下表面浅绿色，两面微具毛茸。茎顶端有时有穗状轮伞花序，呈土棕色。气芳香，味淡而微凉。

鉴别 (1) 茎表面观：表皮细胞多角形，轴向延长。具气孔及毛茸，气孔直轴式。非腺毛多为1～4细胞，腺毛头部1～2细胞，柄单细胞；腺鳞偶见，头部8个细胞，柄单细胞。

叶表面观：表皮细胞垂周壁波状弯曲。气孔直轴式，主要分布在下表皮。上下表皮均具毛茸，以下表皮为多见，上表皮非腺毛多为1～2细胞，长16～80 μm；下表皮非腺毛多为1～4细胞，长70～460 μm，毛茸圆锥形，表面有疣状突起，基部细胞3～4，呈放射状排列，角质层纹理较明显；腺毛头部1～2细胞，以单细胞较多见，柄单细胞；腺鳞头部8个细胞，扁圆球形，直径56～80 μm，柄单细胞。

(2) 取本品粗粉2 g，加石油醚20 ml，置水浴回流30分钟，滤过。取滤液1 ml，加1%香草醛盐酸试液0.5 ml，上层石油醚层显黄绿色，放置后下层渐显紫褐色（检查挥发油）。

(3) 薄层色谱：取本品粉末75 g，置挥发油测定器中蒸出挥发油。取0.1 ml挥发油加环己烷至1 ml，作供试液。另取甲基黄荧丹Ⅲ制成对照液，吸取两溶液点于硅胶G-CMC板上，用石油醚-乙酸乙酯(95：5)上行展开，取出，晾干，喷以5%茴香醛浓硫酸试液，于110℃加热3～5分钟，供试品色谱中与对照液色谱中应显相同颜色的斑点。

【成分】 含挥发性成分：主要成分为甲基胡椒酚（methylchavicol），占80%以上。并含有茴香脑（anethole），茴香醛（anisaldehyde），柠檬烯（limonene）及对甲氧基桂皮醛（p-methoxycinnamaldehyde），α和β-蒎烯（pinene），3-辛酮（3-octanone），1-辛烯-3-醇(1-octen-3-ol)，芳樟醇（linalool)，1-丁香烯(1-caryophyllene)，β-榄香烯(β-elemene)，β-葎草烯(β-humulene)，α-衣兰烯(α-ylangene)，β-金合欢烯(β-farnesene)，γ-荜澄茄烯(γ-cadinene)，菖蒲烯(calamenene)；还含有顺式-β，γ-己烯醛(cis-β，γ-hexenal)。黄酮类化合物：刺槐素(acacetin)，椴树素(tilianin)，蒙花苷(linarin)，藿香苷(agastachoside)，异藿香苷(isoagastachoside)，藿香精(agastachin)。

【药理】 1. 抗菌作用 试管实验藿香煎剂(8%～15%)对许兰毛癣菌等多种致病性真菌有抑制作用，藿香乙醚浸出液(3%)及醇浸出液(1%)亦能抑制多种致病性真菌，水浸出液的抗真菌效力与煎剂相似；甽间毛癣菌在煎剂15%时方出现抑制，而乙醚浸出液于3%及醇浸出液于5%及水浸出液于10%等浓度时均呈抑制

作用，因此藿香的浸出液比煎剂抗菌力强。

2. 抗螺旋体作用　藿香水煎剂（15 mg/ml）对钩端螺旋体有抑制作用。当浓度增至 31 mg/ml 以上时，有杀死钩端螺旋体作用。

3. 抗病毒作用　藿香中的黄酮类物质具有抗病毒作用。

【炮制】　1. 鲜藿香　取新鲜药材，除去杂质、枯叶、老梗及根，切段。鲜藿香主要用于解暑。

2. 藿香　取原药材，除去杂质、老梗及根，下半段略浸，上半段喷潮，润软，切短段，晒干或低温干燥，筛去灰屑。

【药性】　辛，微温。归肺、脾、胃经。

1.《滇南本草》：“味辛，微温。”

2.《本草再新》：“味苦、辛，性微寒，无毒。入心、肝、肺三经。”

3.《安徽药材》：“性微温，味辛、甘。”

【功用主治】　祛暑解表，化湿和胃。主治夏令感冒，寒热头痛，胸脘痞闷，呕吐泄泻，妊娠呕吐、鼻渊，手、足癣。

1.《滇南本草》：“治胃热。”

2.《本草再新》：“解表散邪，利湿除风，清热止呕。治呕吐霍乱、疟痢、疮疥。梗可治喉痹、化痰、止咳嗽。”

3.《草药新纂》：“行气健胃。治胃病，疗霍乱、气泄、气郁等证。”

4.《四川中药志》1960 年版：“止呕和胃，除湿辟秽。治肠胃型感冒，湿滞脾阳，寒热头痛，呕吐不欲食，胸脘满闷，痧胀口臭等症。”

5.《湖南药物志》：“理气发汗，醒脾和胃，辟恶止呕。主治暑天口渴头晕，小便黄或闭痛，鼻渊。”

6.《广西中草药》：“祛湿解暑，温胃止呕，行气止痛。治伤暑感冒、脾胃不和、胃膜冷痛。”

7.《广西本草选编》：“祛风化湿，和中止呕。主治感冒发热，胸闷腹胀、呕吐、腹痛，风湿骨痛，湿疹，皮肤瘙痒。”

8.《福建药物志》：“治手足癣。”

【用法用量】　内服：煎汤，6～10 g；或入丸、散。外用：煎水洗；或研末搽。

【宜忌】　不宜久煎。阴虚火旺者禁服。

【选方】　1. 预防伤暑　藿香、佩兰各等分。煎水饮用。（《吉林中草药》）

2. 治急性胃炎　藿香 9～30 g，水煎（不可久煎），另用大蒜头 4～6 瓣，捣烂，和红糖 15 g 拌匀，冲服，每日 1～3 次。（《浙江药用植物志》）

3. 治胃腹冷痛　藿香 6 g，肉桂 6 g。共研细末，每次 3 g，白酒为饮，每日服 2 次。（《吉林中草药》）

4. 治胃寒呕吐，胃腹胀痛　藿香、丁香、陈皮、制半夏、生姜各 9 g。水煎服。（《陕甘宁青中草药选》）

5. 治妊娠呕吐　藿香梗、竹茹各 9 g，砂仁 4.5 g。煎服。

6. 治慢性咽炎，鼻炎，鼻窦炎　藿香叶 240 g，猪胆 4 个。拌和晒干，研细末，水泛为丸或密丸，每次 3～6 g，每日 2 次，温开水送服。（5、6 方出自《安徽中草药》）

7. 治小儿牙疳溃烂，出脓血，口臭嘴肿　土藿香，入枯矾少许，搽牙根上。

8. 治刀伤流血　土藿香，加龙骨少许，搽上即愈。（7、8 方出自《滇南本草》）

9. 治湿疹，皮肤瘙痒　用（藿香）茎、叶适量，水煎外洗。（《广西本草选编》）

【临床报道】　治疗小儿秋季腹泻　马齿苋颗粒 10 g／包、藿香颗粒 10 g／包，6 个月～1 岁，每次半包；1～3 岁，每次 1 包；3～4 岁，每次 1.5 包，每日 3 次。治疗 30 例，结果治愈 23 例（76.7%），显效 5 例（16.7%），有效 1 例（3.3%），无效 1 例（3.35%），总有效率为 96.7%。

【基原】　为唇形科藿香属植物藿香的茎叶蒸馏所得的芳香水。

【原植物】　参见“藿香”条。

【药性】　《中国医学大辞典》：“辛，微温，无毒。”

【功用主治】　1.《纲目拾遗》：“清暑，正气。”

2.《中药成方配本》：“芳香宣浊。治暑湿气滞，胸闷呕恶。”

【用法用量】　内服：温饮，6～12 g。

【异名】　薲《山海经》，大蘋《本草经集注》，四叶菜《《庖言》》，田字草、破铜钱《《纲目》》，四眼草《分类草药性》，四叶草、田子草《天宝本草》，夜合草《广州植物志》，水对草《陆川本草》，四瓣草《河南中草药手册》，夜关门《重庆草药》，水羚羊、四瓣连根《浙江民间常用草药》，水浮钱、四蝶草、山田艺、四面金钱草《福建中草药》，水草头、水金花头、野连茎、十字草、夜里串《上海常用中草药》，水对菜《广西中草药》，青蘋《贵州草药》，水灵台《陕西中草药》，月字草、田荞、田浆味酸酸《浙南本草选编》，水吐丝、四叶苹《江苏》。

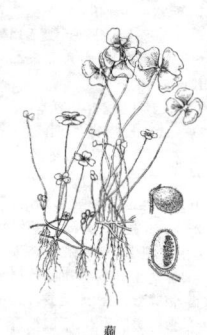

蘋

【基原】　为蘋科蘋属植物蘋的全草。

【原植物】　蘋 *Marsilea quadrifolia* L. [*M. brownii* A. Br.]

植株高 5～20 cm。根茎细长，横生，分叉，顶部有淡褐色毛，茎节远离，向上生长 1 至数叶。叶柄长 5～20 cm；小叶 4 片，草质，无毛，倒三角形，浮于水面；叶脉扇形，网状，网眼狭长。叶柄基部生有 1 或分叉短柄，先端生有孢子果，果长圆肾形，幼时被密毛，后变无毛；孢子囊多数，大、小同生于一个孢子果内壁的囊托上，大孢子囊内含有一个大孢子，小孢子囊内有多数小孢子。

生于水塘或沟边、水田中。分布于华北、华东、中南、西南及辽宁等地。

【采收加工】　春、夏、秋三季均可采收，鲜用或晒干。

【药理】　抗菌作用　煎剂、酊剂对白喉杆菌有较强的抑制能力，对金黄色葡萄球菌、枯草杆菌、大肠杆菌及埃柯病毒亦有抑制作用。

【药性】　甘，寒。归肺、肝、肾经。

1.《纲目》：“甘、寒，滑，无毒。”

2.《品汇精要续集》：“降也，阴也。”

3.《医林纂要》：“甘、咸，寒，滑。”

4.《陕西中草药》：“味甘、微苦，性寒。”

5.《中国药用孢子植物》：“甘、淡，凉。”

【功能与主治】　利水消肿，清热解毒，止血，除烦安神。主治水肿，热淋，小便不利，黄疸，吐血，衄血，尿血，崩漏白带，月经量多，心烦不眠，消渴，感冒，小儿夏季热，痈肿疮毒，瘰疬，乳腺炎，喉肿肿痛，急性结膜炎，毒蛇咬伤。

1.《山海经》：“食之已劳。”

2.《医林纂要》：“除烦，解热，消痰，行水。”

3.《天宝本草》：“清心解热，去热火毒。治蟠疮，敷疮，拔云散雾。”

4.《分类草药性》：“治妇女红崩白带，月经不调，退火消肿。”

5.《四川中药志》1960 年版：“治火眼红肿，牙龈疼痛，热淋尿血,涂瘰疬、痔疮和痈肿。”

6.《中国药用植物图鉴》:“治蛇咬伤,热疮肿毒及外伤腰痛。”

7.《上海常用中草药》:“清热解毒,利尿。主治肾炎,脚气水肿,肝炎,风火赤眼,眼目昏糊,小儿暑天发热(疰夏),流火。”

8.《陕西中草药》:“止血,镇静。主治吐血,崩漏,癫狂。”

9.《广西中草药》:“清热解毒,利水消肿。主治乳腺炎,痈疮肿毒,淋巴结炎,牙龈肿痛,急性结膜炎,肝胆火旺,心烦不寐,小便赤痛。”

10.《浙江药用植物志》:“用于感冒发热,小儿肺炎。”

【用法用量】 内服:煎汤,15~30 g;鲜品 60~90 g;或捣汁。外用:鲜品捣敷。

【使用注意】 《本草省常》:“服甘草者忌之。”

【选方】 1. 治水湿浮肿 鲜(蘋)全草 1 000 g,加石菖蒲 750 g,鲜仙鹤草 250 g,水底松木桩 500 g。各切细炒燥,加烧酒 500 g炖热,分作 5 剂,每日用 1 剂水煎,冲适量白酒,早服头汁,晚服二汁。并将患者指甲剪短,用艾叶或菖蒲煎汤洗涤。(《天目山药用植物志》)

2. 治淋证(小便不利) 田字草、竹叶菜各 30 g。煨水服。(《贵州草药》)

3. 治急性传染性肝炎 鲜(蘋)草 30~60 g,马蹄金 30 g。水煎,加白糖 15 g 冲服,连服 5~10 剂,以黄疸型湿热俱盛者为适用。(《浙南本草新编》)

4. 治肝硬化腹水 蘋(鲜)60 g(油炒),豆腐 1 块(油煎),和匀,加盐和酒少许,隔水炖干,顿服。每日 1 剂。(《江西草药》)

5. 治感冒咳嗽 四瓣草 120 g,生姜 6 g,红糖 30 g。水煎,冲红糖服,发汗。(《河南中草药手册》)

6. 治小儿肺炎 (蘋)全草、天名精、阴地蕨、半边莲各9 g。水煎服。(《浙江药用植物志》)

7. 治小儿夏季热 鲜田字草 30 g,鲜荷叶半张。煎水代茶饮。(《安徽中草药》)

8. 治吐血 鲜(蘋)全草 10 g,鸭肝 1 只。共捣烂,开水烫热顿服。(《东北药用植物》)

9. 治疟疾 (蘋)鲜全草 90~150 g。发作前 3 小时水煎服,或用鲜全草搓细,发作前数小时塞鼻。(《浙江民间常用草药》)

10. 治神经衰弱,心烦不眠,盗汗头晕 (蘋)鲜草 60 g,配酢浆草、夜交藤等量。水煎或炖猪瘦肉服。(《湖南药物志》)

11. 治流火 (田字草)鲜草 120 g,加豆腐适量,捣烂外敷。(《上海常用中草药》)

12. 治溃疡漏管 鲜(蘋)全草 60 g,泥鳅 2 条(须保留体表黏滑液)。同捣烂敷患处,用清洁纱布包扎,每日换 1 次。(《浙江民间常用草药》)

13. 治无名肿毒 田字草、折耳根各适量,捣绒敷患处。(《贵州草药》)

5925 蘑菇 mó gū (《医学入门》)

【异名】 蘑菰(《饮膳正要》),麻菰(《日用本草》),鸡足蘑菇、蘑菇草(《广谱菌》),肉蕈(《纲目》)。

【基原】 为伞菌科伞菌属(黑伞属)真菌双孢蘑菇及四孢蘑菇的子实体,尤以菌蕾为佳。

【原植物】 1. 双孢蘑菇 *Agaricus bisporus* (Lange) Sing. 又名:蘑菇菌(《云南中药资源名录》)。

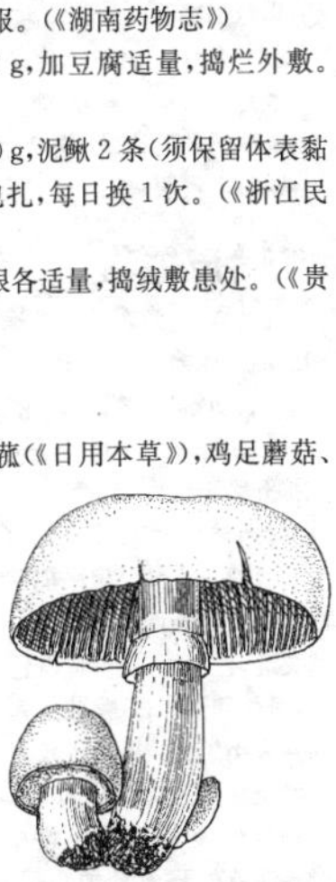

双孢蘑菇

菌盖半圆形,径 3~16 cm,表面干,成熟后仍为白色,常被淡褐色细绒毛。菌肉较厚而脆,白色,切割后或微呈淡红橙色。菌褶离生,初白色后变黑褐色。柄短柱状,粗壮。基微膨大。菌环光滑或具絮状残突,膜质。本种原记录的主要特征是担子多产两枚孢子,担孢子椭圆形,淡褐色,(5.5~8.5)μm×(4~6.5)μm,此菌非我国原产,系引进栽培种。在栽培中变异较大,担子产孢子的数目也有变异,不稳定。

我国各地广为栽培。

2. 四孢蘑菇 *A. campestris* L. ex Fr. 又名:雷窝子、洋蘑菇(《西藏真菌》),原野蘑菇(山西)。

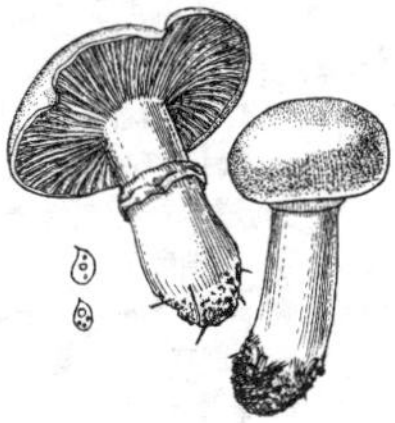

四孢蘑菇

菌盖呈穹顶形,径 4~15 cm。纯白色,后期盖中央有裂纹,渐向盖缘而光滑。老后中央微现肉桂色泽,菌肉白色,伤后微褐。褶片离生,粉红色。菌柄柱形,近等粗。环残膜质,早落。孢子椭圆形,光滑,深褐色,(6.5~8.5)μm×(4~5.5)μm。

春末至冬初单生或群生于草地、路旁、田野、堆肥场及林间空旷地。分布于华北、东北、华东、中南、西南、西北等地。

【栽培】 生物学特性 双孢蘑菇是一种腐草生伞菌,菌丝体生长适宜温度为 22~24 ℃,子实体生长发育以 13~16 ℃为宜。孢子萌发适宜温度是 24~26 ℃。属好气性真菌,菌丝体和子实体均能在黑暗中生长,酸碱度一般应控制在 pH 6.5~7.0 的范围内。

培育技术 双孢蘑菇培养料主要是禾本科植物的秸秆(碳源)和牲畜粪便(氮源),适宜的碳、氮比为 30∶1~33∶1。如粪草培养料:粪 58%,草 40%,硫酸钙 1%,过磷酸钙 1%,水 160%。先将麦草、稻草切成 15~30 cm 长,在尿中或清水中浸泡 1 日,堆置时,先铺厚 10 cm 的秸秆,然后铺 2~3 cm 厚发酵过的粪,以后加一层秸秆铺一层粪,浇一遍水,最后覆盖一层秸秆,堆高 1.5~1.8 m,堆内温度最高可达 73 ℃。7~10 日可进行第一次翻堆,使其发酵均匀,过 5~6 日行第二次翻堆,并可加入尿素等化肥,一般翻堆 3~4 次,完成前期发酵。在料温未降时迅速搬入菇房铺床,床厚 15~20 cm,然后室内加温,保持温度 60~62 ℃,进行室内后发酵,维持 5 日左右,然后关闭门窗,用甲醛、敌敌畏各 1 kg 熏蒸消毒 24 小时,当料温降到 30 ℃,调节培养料湿度为 62%左右,pH 7.0~7.5,即可接种。选生活力强、色泽洁白、无杂菌污染的优质菌种,采用穴播、条播、撒播或混播的方法接入菌种,控制菇房温度在 20~24 ℃,当菌丝生长到料层的 1/2 后,用双齿耙从床面插入床底,撬松底层料 1~2 次,以改善通气条件。

菇房管理 播后 15 日左右进行覆土,以近中性或偏碱性富含腐殖质的土壤覆盖床面,粗细土粒各占 65%和 35%,覆土厚 2.5~3.5 cm。通常每日喷水 2 次。出菇前后是蘑菇栽培管理的关键阶段,要调节好水分,料中保持含水量 60%~65%,菌丝生长阶段菇房相对湿度保持在 80%~85%,到子实体发育阶段空气相对湿度增加到 90%左右,不超过 95%,采用轻喷勤喷的方法。菇房应早晚通风,引进新鲜空气,秋后气温下降到 12 ℃以下,则应中午通风换气,早晚关闭门窗。蘑菇生产 2~3 批后,应增施肥料,常用的肥料有培养料浸出液,牛、猪、人尿稀释液,鸡、鸭粪液,0.1%~0.2%尿素液等,可喷于床面。

【采收加工】 覆土后菇床上开始形成子实体原基,当室温降至 15 ℃左右时,子实体大量发生。蘑菇在现蕾后 5~7 日采收,天气冷凉时可在 8~10 日采收。以子实体菌膜尚未破裂时采收质量最佳。

【药材】 蘑菇 *Agarici Fructificatio* 双孢蘑菇产于全国各地;四孢蘑菇产于全国大部分地区。

性状 双孢蘑菇 菌盖半球形或平展,直径 5~12 cm,白色或淡黄棕色，表面具淡褐色细绒毛。菌肉厚，白色或淡红色。菌褶密，不等长，粉红色、褐色或黑褐色。菌柄长 4.5～9 cm，直径 1.5～3 cm，类白色，中部有时可见单层菌环。气微，味特异。

四孢蘑菇　菌盖扁半球形或平展，有时中部下凹，直径 3～13 cm，白色或类白色，表面光滑或有丛毛状鳞片。菌肉厚，白色。菌褶较密，不等长，粉红色、褐色或黑褐色。菌柄长 1～9 cm，直径 0.5～2 cm，白色，近光滑或略有纤毛，中部有时可见单层菌环。气微，味特异。

【成分】　1. 双孢蘑菇　含挥发性成分 3-辛酮(3-octanone)和 1-辛烯-3-醇(1-octen-3-ol)，含异硫氰酸苄酯(benzyl isothiocyanate)，无机元素有磷、钙、镁、钾、铜、锰、锌、铁、汞及镉，尚含磷脂、甘油酯、亚油酸(linoleic acid)及甾醇(sterol)等化合物，并含有原维生素(provitamin)D_2 等化合物。

2. 四孢蘑菇　含蘑菇氨酸(agaritine)，维生素 D_2，含元素汞、铅、镉、铁、铜、锰、锌、钴、铬、镍、镁、钙、钠、钾及硒、磷、锑。尿素(urea)，甲壳质(chitin)和纤维素(cellulose)，有极性脂质体磷脂(phospholipid)和非极性脂质体甘油酯(glyceride)及不皂化物。麦角甾醇(ergosterol)等，尚含甘油酸。并含蛋白质、非蛋白质氮、糖类、维生素 C 及无机物等。增强免疫抗肿瘤活性部位为多糖和蛋白质。

【药理】　1. 抗肿瘤和调节免疫作用　双孢蘑菇中提出的植物凝集素 0.25 mg 剂量投与荷肉瘤 S_{180} 的小鼠，3 星期后抑瘤率为 39%。蘑菇水提取物能明显增加 T 细胞数量，可作为 T 淋巴细胞促进剂，刺激抗体形成，提高机体免疫功能，对机体非特异性免疫有促进作用。蘑菇多糖对乙醇中毒小鼠肝脏丙二醛(MDA)升高、有明显治疗作用，腹腔注射优于口服组，二次给药也有预防作用。四孢蘑菇的提取物 C 有抗肿瘤活性。每日 20 mg/kg 投与荷肉瘤 S_{180} 的 ICR 小鼠，抑瘤率达 56.1%。该提取物含 45%多糖和 18%蛋白成分。另一提取物 A 有免疫增强活性，能使小鼠腹腔巨噬细胞聚集并增强空斑形成细胞反应。还有报道，从四孢蘑菇中提取出的一种多糖具较高的抗补体活性。

2. 抗氧化功能　双孢蘑菇匀浆液能提高成年大鼠血液和肝脏组织中 SOD 的含量；降低血清和肝组织中丙二醛的含量。对小鼠可增强小鼠腹腔吞噬细胞的吞噬功能，并随着剂量的增高，胸腺指数、脾指数也有增高的趋势。

3. 其他作用　四孢蘑菇于 23～30℃培养 22 日，其培养液能抑制金黄色葡萄球菌、伤寒杆菌及大肠杆菌。四孢蘑菇乙醇提取物有降血糖作用。双孢蘑菇的乙醇提取物能引起鼠伤寒沙门菌突变，尤对 TA_{104} 作用明显。Ames 试验表明，双孢蘑菇所含的蘑菇氨酸，对 TA_{1537}、TA_{97} 有诱变活性，碱性条件能增强它的诱变活性。

【药性】　甘，平。归肠、胃、肺经。

1.《饮膳正要》："味甘，平，有毒。"
2.《日用本草》："无毒。"
3.《品汇精要》："味甘，性寒。气之薄者，阳中之阴。"
4.《本草求真》："专入肠、胃、肺。"
5.《随息居饮食谱》："甘，凉。"

【功用主治】　健脾开胃，平肝提神。主治饮食不消，纳呆，乳汁不足，高血压病，神倦欲眠。

1.《医学入门》："悦神，开胃，止泻，止吐。"
2.《生生篇》："益肠胃，化痰理气。"(引自《纲目》)
3.《本草求原》："消热痰。"
4.《全国中草药汇编》："消食，清神，平肝阳。主治消化不良，高血压病，哺乳期乳汁分泌减少，毛细血管破裂，牙床出血，贫血症。"
5. 刘波《中国药用真菌》："哺育婴儿的妇女经常食用可增加乳汁的分泌量。""经常食用，可以预防脚气病，身体疲倦，毛细血管

6.《浙江药用植物志》："健脾。治白细胞减少症等。"

【用法用量】　内服：煎汤，6～9 g，鲜品 150～180 g。

【宜忌】　气滞者慎服。

1.《饮膳正要》："动气发病，不可多食。"
2.《本草求真》："多食均于内气有阻，而病多发。"
3.《随息居饮食谱》："多食发风，动气，诸病人皆忌之。"

【选方】　1. 治消化不良　(蘑菇)鲜品 150 g，炒食、煮食均可。

2. 治高血压病　(蘑菇)鲜品 180 g，煮食，分两次食用。(1、2 方出自刘波《中国药用真菌》)

3. 治小儿麻疹透发不快　鲜蘑菇 18 g，鲜鲫鱼 1 条。清炖(少放盐)喝汤。《食物中药与便方》

5926 **蟾头** *chán tóu*
《纲目》

【基原】　为蟾蜍科蟾蜍属动物中华大蟾蜍或黑眶蟾蜍的头部。

【原动物】　参见"蟾蜍"条。

【采收加工】　夏、秋季捕捉，剁头，用细绳拴起阴干。

【药材】　蟾头 *Caput Bufonis*　全国各地均产。

性状　头部近三角形，其宽大于长，或近等长。吻端圆，口大，近半圆形，闭合或略开一缝隙。口内无齿、上下颌亦无齿。吻棱显著，近吻端有小的圆形鼻孔 1 对。眼隆起或内陷，闭合或成窄缝。两侧眼后有一圆形鼓鼓，棕褐色。背面灰褐色、绿褐色或黑褐色，较平滑；腹面色浅，呈黄绿色、棕黄色或棕红色，有突起的点状棕褐色或黑褐色斑点。质坚韧，不易破碎。气腥臭，味微咸，而有麻舌感。

【功用主治】　消疳散积。主治小儿疳积。

《纲目》："功同蟾蜍。"

【用法用量】　内服：适量，入丸、散。

【选方】　1. 治小儿五疳，手足干瘦，腹胀筋起，鼻痒，昏沉多睡　蟾头二枚(涂酥炙焦黄)，皂荚一分(先于厕中浸七日后，以水洗净，剥去黑皮，涂酥炙令焦黄，去子)，青黛一分(细研)，硫黄一分(细研)，麝香半分(细研)，巴豆七枚(去皮、心、研，纸裹压去油)。上药捣罗为末、炼蜜和丸如绿豆大。空心以粥饮下三丸，量儿大小，以意加减服之。《圣惠方》蟾头丸

2. 治小儿奶疳，体瘦烦热，毛发干瘁，乳食减少　蟾头一枚(烧灰)，蛇蜕皮灰一分，蝉壳一分(微炒，去足)，麝香一钱，青黛半两，蜗牛子二七枚(炒微黄)。上药都细研为散。每服以粥饮调下半钱，日三钱服，量儿大小，加减服之。《圣惠方》蟾头散

5927 **蟾皮** *chán pí*
《本经逢原》

【基原】　为蟾蜍科蟾蜍属动物中华大蟾蜍或黑眶蟾蜍除去内脏的干燥体。

【原动物】　参见"蟾蜍"条。

【采收加工】　夏、秋季捕捉，先采去蟾酥，然后除去内脏，将体腔撑开晒干。

【药材】　蟾皮 *Bufonis Corium*　主产东北、宁夏等地。

性状　本品呈扁平板状，厚约 0.5 mm，头部略呈钝三角形。四肢屈曲向外伸出。外表面粗糙，背部灰褐色，布有大小不等的疣状突起，色较深；腹部黄白色，疣点较细小。头部较平滑，耳后腺明显，呈长卵圆形，八字状排列。内表面灰白色，与疣点相对应处有同样大小黑色浅凹点。较完整者四肢展平后，前肢趾间无蹼；后肢长而粗壮，趾间有蹼。质韧，不易折断。气微腥。味微麻。

鉴别　(1) 取本品粗粉 0.1 g，加氯仿 5 ml，浸泡 1 小时，滤过。滤液蒸干，残渣加醋酐少量使溶解，滴加硫酸数滴初显蓝紫色，渐变蓝绿色(检查甾体类)。

(2) 取本品粗粉 0.1 g，加甲醇 5 ml，浸泡 1 小时，滤过。取滤液 2 ml，加对二甲氨基苯甲醛固体少许，滴加硫酸数滴，即显蓝紫色(检查吲哚类)。

(3) 取本品少许，加水 10 ml，水浸液置紫外光灯(254 nm)下观察，显蓝紫色荧光。

【药理】 1. 对免疫功能的作用 华蟾素(cinobufotalin)是从中华大蟾蜍全皮中提取的水溶性制剂。华蟾素可显著升高正常与免疫抑制小鼠血清 IgG 的含量，对体液细胞及非特异性细胞免疫功能均有促进作用。腹腔注射 0.1 ml/只华蟾素注射液，连续 14 日后可明显地提高白细胞总数，增加小鼠的 IgG 含量和家兔的抗"H"凝集效价的提价，但对 T 淋巴细胞的百分率只可增加 19%。连续 7 日每日腹腔注射 10 mg/kg，则华蟾素对正常小鼠血清 IgG 含量没有影响，可明显提高小鼠腹腔巨噬细胞吞噬百分率及吞噬指数。同时还发现，华蟾素对环磷酰胺引起的白细胞下降、减少淋巴细胞的百分率及 IgG 降低有缓解和对抗作用，亦可提高在抗原刺激下的机体血清 IgG 抗体水平。此外，蟾皮粉可诱导荷瘤小鼠巨噬细胞(Mφ)释放肿瘤坏死因子(TNF)，使 IL-2 活性增强。

2. 对乙型肝炎病毒的抑制作用 华蟾素能明显抑制乙型肝炎病毒(DHBV)的复制并具有较强的抗病毒作用。以 1 ml/kg 和 3 ml/kg 华蟾素肌内注射给予感染了 DHBV 的麻鸭，3 ml/kg 华蟾素对鸭肝病理有明显改善，但有 3 只麻鸭血清 DHBV DNA 含量在停药后略有回升，提示药物未能完全抑制 DHBV 直至破坏病毒超螺旋结构，同时临床观察和采用 2215 细胞体外试验均发现，华蟾素抗 DHBV 疗效随用药剂量增加而提高。

3. 抗癌作用 口服给予 20 g/kg 华蟾素显著抑制小鼠肉瘤 S_{180}、小鼠胃癌实体型 HepS、小鼠网织细胞瘤 L_2 等肿瘤生长，抑制率达 30% 以上。蟾皮对小鼠前癌及癌前病变具有明显作用。蟾皮对肾癌细胞 GRC-1 凋亡有诱导作用，可促进 Fas 表达，抑制 FasL 和 bcl-2 表达。

毒性 腹腔注射华蟾素注射液 20.4 mg/kg(相当于临床用量 500、100 倍)，隔日给药 1 次，间隔 6 日称体重 1 次，共计 20 日，未发现心电图和组织学有明显改变，但血检时，发现大剂量组有血小板数略升高及白细胞略降低现象，两剂量对发育中大鼠的平均体重增长均有一定的抑制作用。说明华蟾素应用时在剂量和疗程长度上仍需给予一定的重视且需继续观察研究。

【药性】 苦，凉。有毒。
1.《本经逢原》:"辛，凉，微毒。"
2.《饮片新参》:"辛，苦，凉。"

【功用主治】 清热解毒，利水消胀。主治痈疽，肿毒，瘰疬，湿疹，疳积腹胀，慢性气管炎。
1.《纲目拾遗》:"贴大毒，能拔毒，收毒。"
2.《本草》:"治疮疽，艾灸。"
3.《饮片新参》:"退疳热，杀虫消盅，祛湿解毒。"
4.《中国动物志》:"清热解毒，利水消肿。治痈疽肿毒，瘰疬，肿瘤，疳积腹胀，慢性气管炎等。"

【用法用量】 内服：煎汤，3～9 g；或研末。外用：鲜用敷贴；或干品研末调敷。

【宜忌】 《饮片新参》:"表热及虚脱者忌用。"

【选方】 1. 治指头红肿生毒 活蟾一只生剥皮，将皮外面向患处包好，明日其毒一齐拔出。如发背、对口等症，毒忽收，内如又起，再贴。切记不可将此皮里面着肉，即咬牙难揭。凡痘疹科回毒，亦可用此治。《行箧检秘》

2. 治痈疽 大虾蟆一个，剥全身癞皮，盖贴疮口，于蟆皮上用针皮刺数孔，以出毒气，自觉安静，且能爬住疮口，不令长大。《灵秘丹药》

3. 治肿毒 干蟾皮不拘多少，研为末，金银花露调敷。《药

签启秘》《金蟾散》

4. 治一切疱疹、湿疹、痤疮 制蟾蜍皮 12 g，甘草 3 g。水煎服。《新疆中草药手册》

【临床报道】 1. 治疗瘘管 取当地野生活蟾蜍杀死后，将皮连同头及眼睛一起剥下，挑破表面珠颗粒，将蟾皮表面贴敷在已经过常规消毒的瘘管皮肤上，外盖紫草油纱条，再覆以无菌纱布固定，2～3 日换药 1 次，直至瘘管愈合，肿块消散，疼痛消失。本组治疗 32 例，均经冰冻切片病理学或细胞学穿刺确诊。其中换药 1 次瘘管愈合者 9 例，换药 2 次愈合者 16 例，换药 3 次而愈者 4 例；3 次以上换药不愈视为无效者 3 例。追访 2 例。均无复发。

2. 治疗流行性腮腺炎 取蟾蜍 1 只，洗净泥污，将其腹部皮肤剪开，剥取整皮，将患者肿胀的腮部用温水擦洗干净，迅速将蟾蜍皮之内皮面贴于患处上，胶布固定。一般每天更换 1 次，直至痊愈。共治 38 例全部治愈。其中轻型患者(T<39 ℃，腮腺肿痛轻微、精神状态正常)22 例，疗程最短为 2 日，疗程最长为 4 日，平均治疗 3 日即愈；重型患者(T>39 ℃，情绪紧张烦躁、腮腺肿痛均甚)16 例，疗程最短为 3 日，疗程最长为 6 日，平均治疗 4.5 日即愈。治疗中未见不良反应。

3. 治疗浆细胞性乳腺炎 野生活蟾蜍杀死后，将皮连同头及眼睛一起剥下，挑破表面腺体颗粒，将蟾皮表面贴敷在已经过常规消毒的瘘管皮肤上，外盖紫草油纱条，再覆以无菌纱布固定，2～3 日换药 1 次，直至瘘管愈合，肿块消散，疼痛消失。共治疗 32 例，均经冰冻切片病理学或细胞学穿刺确诊。结果换药 1 次瘘管愈合者 9 例，换药 2 次愈合者 16 例，换药 3 次而愈者 4 例；3 次以上换药不愈视为无效者 3 例。

5928 蟾舌 chán shé 《纲目拾遗》

【基原】 为蟾蜍科蟾蜍属动物中华大蟾蜍或黑眶蟾蜍的舌。

【原动物】 参见"蟾蜍"条。

【采收加工】 夏、秋季捕捉，取舌，阴干。

【功用主治】 解毒拔疔。主治疔疮。

【纲目拾遗】:"拔疔。"

【用法用量】 外用：研烂摊贴患处。

【选方】 治鱼脐疔(癞)虾蟆舌一个，研烂，用红绢片摊贴，其根自出。《疮疡经验全书》蟾舌膏

5929 蟾酥 chán sū 《本草衍义》

【异名】 蟾蜍眉脂《药性论》，蟾蜍眉酥《日华子》，癞蛤蟆浆《新疆药材》，蛤蟆酥《山东中药》，蛤蟆浆《中药材手册》。

【基原】 为蟾蜍科蟾蜍属动物中华大蟾蜍或黑眶蟾蜍等边缘种的耳后腺分泌的白色浆汁加工而成。

【原动物】 参见"蟾蜍"条。

【采收加工】 每年夏、秋季节(5～8 月)为取酥季节。将捕获的蟾蜍用水洗净体表，晾干。用金属夹从耳后腺或身体上的大小疣刺取酥，每只可取 0.05～0.06 g 鲜浆。取酥方法如下。

1. 挤浆法 一手握住蟾蜍，另一只手用特制的金属夹挤耳后腺，将乳白色的浆液挤到容器内，力量要适度，不要挤出血液或损伤皮肤，引起发炎、溃疡。操作得当可每夹即挤 1 次。

2. 刮浆法 一手握住蟾蜍，头朝下，另一只手用竹夹钳或铜镊在蟾蜍耳后腺上刮取白色浆液，放入容器中。1～2 次即可刮净。无论挤浆或者刮浆之后，需注意将蟾蜍放置在干净的陆地上或器具上，切忌放入水中或污染之处，否则易引起耳后腺炎，造成蟾蜍死亡。挤出并收集好的蟾蜍浆要用 80～100 目铜丝筛或 60～80 目尼龙丝绢过滤，也可加入 15% 清洁水或乙醇稀释后再过滤，经脱水之后，放入 60 ℃ 烘箱内烘干，干燥后的成品酥要用牛皮纸包好，防止吸潮。各地产区制酥形式有不同的传统，大致有"棋(圆)酥"、"饼酥"和"片酥"之分，皆为不

同形式、大小不同的薄片。

【药材】 蟾酥 Bufonis Venenum 主产于河北、山东、江苏、浙江等地。

性状 本品呈扁圆形团块状或片状。棕褐色或红棕色。团块状者质坚，不易折断，断面棕褐色，角质状，微有光泽；片状者质脆，易碎，断面红棕色，半透明。气微腥，味初甜而后有持久的麻辣感，粉末嗅之作嚏。

鉴别 (1) 粉末特征：淡棕色。用甘油水装置，在显微镜下观察呈半透明不规则矛块状。用水合氯醛液装置，并加热，则碎块透明并渐溶化。用浓硫酸装置，则显橙黄色或橙红色，碎块四周逐渐溶解缩小，呈透明类圆形小块，显龟裂斑纹，放置后，渐溶解消失。

(2) 本品断面沾水，即呈乳白色隆起。

(3) 取粉末 0.1 g，加甲醇 5 ml，浸泡 1 小时，滤过，滤液加对二甲氨基苯甲醛固体少许，滴加硫酸数滴，即显蓝紫色(检查吲哚类化合物)。

(4) 取本品粉末 0.1 g，加氯仿 5 ml，浸泡 1 小时，滤过，滤液蒸干，残渣加醋酐少量使溶解，滴加硫酸，初显蓝紫色，渐变为蓝绿色(检查甾醇类化合物)。

(5) 紫外光谱：取 1% 蟾酥的氯仿提取液，蒸干后用甲醇溶解，测定其紫外吸收光谱，在波长 300 nm 附近，有最大吸收(检查脂蟾毒配基)。

(6) 薄层色谱：取本品粉末 0.2 g，加乙醇 10 ml，加热回流 30 分钟，滤过，滤液置 10 ml 量瓶中，加乙醇至刻度，作为供试品溶液。另取蟾酥对照药材 0.2 g，同法制成对照药材溶液。再取脂蟾毒基及华蟾酥毒基对照品，加乙醇分别制成每 1 ml 含 1 mg 的溶液，作为对照品溶液。吸取上述 4 种溶液各 10 μl，分别点于同一硅胶 G 薄层板上，以环己烷-氯仿-丙酮(4:3:3)为展开剂，展开，取出，晾干，喷以 10% 硫酸乙醇溶液，加热至斑点显色清晰。供试品色谱中，在与对照药材色谱相应的位置上，显相同颜色的斑点，在与对照品色谱相应的位置上，显相同的一个绿色及一个红色斑点。

含量标志 《中华人民共和国药典》2010 年版规定：照高效液相色谱法测定，本品含华蟾酥毒基($C_{26}H_{34}O_6$)和脂蟾毒配基($C_{24}H_{32}O_4$)的总量不得少于 6.0%。

【成分】 蟾蜍甾二烯类：蟾蜍甾二烯类化合物有游离型和结合型之区分。游离型称蟾毒元，至今已发现 20 多种，主要有：蟾毒灵(bufalin)、远华蟾精(telocinobufagin)、日本蟾蜍它灵(gamabufotalin)、蟾毒它灵(bufotalin)、嚏根草毒元(hellebrigenin)、蟾毒它里它毒(bufotalidin)、沙蟾毒精(arenobufagin)、伪叶沙蟾毒精-Φ-bufarenogin)、脂蟾毒配基(resibufogenin)、华蟾毒精(cinobufagin)、华蟾蜍它灵(cinobufotalin)、羟基华蟾毒精(cinobufagiol)、南美蟾毒精(marinobufagin)、脂蟾毒精(resibufagin)。结合型又分蟾灵[如蟾毒灵-3-辛二酸精氨酸酯(蟾毒里毒)]、蟾毒配基脂肪酸酯(如蟾毒灵-3-辛二酸酯)和蟾毒元硫酸酯(如蟾毒灵-3-硫酸酯)3 种类型。从蟾酥中还能分离出日本蟾蜍它灵-3-酸性辛二酸酯、沙蟾毒精-3-酸性辛二酸酯、华蟾毒精-3-酸性丁二酸酯等部分水解产物。强心甾烯蟾毒类有：沙门苷元-3-辛二酸精氨酸酯、沙门苷元-3-庚二酸精氨酸酯，沙门苷元-3-辛二酸酯、沙门苷元-3-酸性辛二酸酯。吲哚碱类有：5-羟色胺(serotonin)、蟾酥色胺(bufotenine)、蟾酥季铵(bufotenidine)、蟾蜍硫堇(bufothionine)、脱氢蟾蜍色胺(dehydrobufotenine)。甾醇类有：胆甾醇(cholesterol)、7α-羟基胆甾醇(7α-hydroxycholesterol)、7β-羟基胆甾醇(7β-hydroxycholesterol)、麦角甾醇(ergosterol)、菜油甾醇(campesterol)、β-谷甾醇(β-sitosterol)等。此外还含有多糖类、有机酸、氨基酸、肽类、肾上腺素(adrenaline)等。

【药理】 1. 对心血管的作用 (1) 强心作用 蟾毒配基类和蟾蜍毒素类化合物均有强心作用，前者作用更为明显，认为蟾毒苷元加强心肌收缩力属强心苷样作用，即抑制心肌细胞膜上的 Na^+、K^+-ATP 酶所致。该作用的产生除了其抑制 Na^+、K^+-ATP 酶外，尚能直接改变心肌细胞内钙的贮存，从而直接或间接地改变了 Ca^{2+} 浓度。

(2) 对心肌缺血的影响 蟾酥可使纤维蛋白原的凝集时间延长，其抗凝作用与尿激酶类似，可使纤维蛋白溶解活性化，从而增加冠状动脉灌流量。蟾酥能增加心肌营养性血流量，改善微循环，增加心肌供氧，对因血栓形成所致的冠状动脉血管狭窄而引起的心肌梗死等缺血性心脏疾病有一定的疗效。

(3) 对心肌电生理影响 犬浦肯纤维(PF)电生理学作用表明，脂蟾毒苷元能逐渐降低动作电位幅值(APA)和静息电位(RP)，减慢 V_{max}、缩短动作电位时程(APD)和有效不应期(ERP)；并能加舒张期去极化斜率，使自律性增高，有时可诱发自发节律。脂蟾毒苷元对 PF 的作用具有浓度依赖性，其最低有效浓度为 0.6 μmol/L。另外，脂蟾毒苷元对犬和豚鼠 VF 的作用结果表明，脂蟾毒苷元对同一动物心脏的不同组织和不同动物的同样心肌纤维有基本相同的作用。脂蟾毒苷元可使犬 PF 的膜反应曲线稳定地向右、下偏移，提示脂蟾毒苷元可降低膜的反应性能，减慢兴奋传导，具有抗心律失常的某些电生理特性。另外，脂蟾毒苷元可诱发犬 PF 和人心房肌纤维的后电位，提示在一定条件下，脂蟾毒苷元可能引起某些心律失常。

(4) 对动脉血压的影响 静脉麻醉家兔，自耳缘静脉注入蟾酥 0.4 mg/kg，具有明显的升高动脉压作用；但作用并不持久，一次注射仅可维持数分钟，若用滴注，可在给药期间显示持续升压作用。

(5) 抗休克 蟾酥醇提取物对内毒素血症所致休克有较好的疗效，可使兔动脉压明显升高。实验证明这一作用可能与其血管阻力及每搏输出量增大有关。此外，静脉注入蟾酥，可使家兔 ADP 诱导的血小板聚集程度与速度明显降低。说明蟾酥抗休克，可能主要与它具有强心、升压和抑制血小板聚集等作用有关。

2. 对输精管的作用 华蟾毒精可增强去甲肾上腺素(NA)所引起的大鼠输精管的收缩。体外试验毒素也有类似作用。利舍平化豚鼠输精管给华蟾素(30 μmol/L)后仅引起轻微的收缩反应。华蟾毒精(30 μmol/L)可引起豚鼠输精管张力增加，给药前 10 分钟分别给酚妥拉明、维拉帕米及利舍平化可使收缩反应明显降低。给溴苄胺(0.3 mmol/L)后则使收缩张力稍有增加。

3. 对免疫功能的影响 蟾酥制剂 1~3 mg/只，用药组小鼠的腹腔巨噬细胞吞噬百分率及指数均较对照组有显著升高，血清溶菌酶浓度亦有显著提高。华蟾素及其分离物 bF1 和 bF2 对小鼠有升白细胞及提高 IgG 含量作用。

4. 对中枢神经系统的作用 蟾蜍色胺是 5-羟色胺的衍生物，其药理作用与致幻剂麦角酸二乙胺(LSD)有某些相似，蟾力苏(蟾蜍毒苷元注射液)有中枢性呼吸兴奋作用，实验证明，在一定程度上对抗全麻药和八角枫碱引起的中枢抑制。

5. 抗肿瘤作用 蟾毒灵(bufalin)对人癌细胞的增殖具有特异的阻断作用，通过细胞内的信使传导系统，最终使拓扑异构酶减少，从而诱导细胞凋亡。当蟾毒灵浓度在 10^{-9}～10^{-7} mol/L 时，对各种癌细胞有 50% 的增殖抑制作用；浓度在 10^{-8}～10^{-7} mol/L，能诱导细胞凋亡。蟾毒灵通过改变凋亡相关基因的表达，能诱导各种人肿瘤细胞系的分化和凋亡。蟾毒灵能诱导人单核细胞白血病 THP_{11} 细胞分化成巨噬细胞样细胞，还是某些酶(如 topoⅡ)的特异性抑制物，它通过抑制增生、黏附等来诱导细胞分化，并增加白介素 1(IL-1)的表达。蟾毒灵能选择性激活细胞外信号调节激酶(ERK)以及活化促细胞分裂蛋白(MAP)激酶家族，蟾毒灵介导的 ERK 的激活，诱导 IL-1β 和肿瘤坏死因子-α(TNF-α)显著增加。

6. 局部麻醉作用　蟾酥的 80％乙醇提取物有表面麻醉作用，其局麻作用较卡因强，且麻醉有效期长，用药后无中枢中毒症状、无局部刺激作用，其作用机制与肌细胞的缓慢释放乙酰胆碱有关。

7. 对平滑肌的作用　蟾酥能兴奋肠管平滑肌，使其收缩振幅增大，频率加快。蟾酥水提物在 10、20 μg/kg 时分别引起离体大鼠及豚鼠的子宫收缩，但无快速耐受现象。蟾毒色胺对动情大鼠有催产作用。

8. 其他作用　蟾酥水提液对小鼠二氧化硫所致的咳嗽有镇咳作用。蟾酥内酯对汗腺和唾液腺分泌有抑制作用，抑制汗腺作用可被二苯基乙内酰脲所拮抗。蟾酥总苷注射液对铜绿假单胞菌、卡他球菌、葡萄球菌、变形杆菌有抑制作用。

毒性　给小鼠快速静脉注射Ⅰ号（蟾皮水溶性成分）50 mg/kg，24 小时未见异常反应；给小鼠静脉注射Ⅱ号（蟾皮水脂混合成分），LD_{50} 为 3.81±0.22 ml/kg；给小鼠腹腔注射Ⅱ号，LD_{50} 为 26.27±0.31 ml/kg；Ⅰ、Ⅱ号对大鼠均可引起心电图异常，但未见死亡。按贯法由小鼠尾静脉注射不同剂量的 RC（中华大蟾蜍分泌物氯仿提取物）及 GC（花背蟾蜍分泌物氯仿提取物），得到 RC 的 LD_{50} 为 8.91±1.52 mg/kg；GC 的 LD_{50} 为 10.86±0.64 mg/kg。

【炮制】　1. 蟾酥　取原药材，捣碎研成细粉。

2. 酒蟾酥　取原药材，捣碎，用白酒浸渍，不断搅动至呈稠膏状，干燥，粉碎。每蟾酥 10 kg，用白酒 20 kg。

3. 乳蟾酥　取原药材，捣碎，用鲜牛乳浸渍，不断搅动至呈稠膏状，干燥，研粉。每蟾酥 10 kg，用鲜牛乳 20 kg。

饮片性状　蟾酥粉呈棕褐色粉末状，气微腥，味初甜而后有持久的麻辣感，粉末嗅之能嚏。酒蟾酥形如蟾酥粉。乳蟾酥呈灰棕色粉末，气、味及麻激性比蟾酥粉弱。

贮干燥容器内，密闭，置干燥处，防潮。本品有毒，研粉时注意防护，以免吸入粉尘，乳制品夏季易酸败，应于春、秋季进行。

【药性】　辛，温。有毒。归心经。

1.《纲目》："甘、辛、温，有毒。"

2.《本草正》："味辛amp热，性热，有毒。"

3.《本草通玄》："入足阳明、少阴。"

4.《玉楸药解》："味辛、微温。入手太阴肺，足少阴肾经。"

5.《医林纂要》："辛、咸、温，有大毒。"

【功用主治】　消肿止痛，解毒辟秽。主治痈疽疔疮、咽喉肿痛、风虫牙痛，牙龈肿烂、痧症腹痛。

1.《药性论》："脑疳，以奶汁调，滴鼻中。"

2.《日华子》："治蚛牙，和牛酥摩，傅腰膝并阴囊，治腰肾冷，并助阳气，以吴茱萸苗汁调妙。"

3.《本草衍义》："齿缝中血出，以纸纸子蘸干蟾酥少许，于出血处按立止。"

4.《宝庆本草折衷》："治小儿急慢惊风，天吊撮口，搐搦奶痫诸疾。"

5.《医学入门》："主痈疽疔肿瘰疬，一切恶疮顽癣。"

6.《纲目》："治发背疔疮，一切恶肿。"

7.《本草正》："治风、虫牙痛，以棉拈蘸少许点齿缝中。"

8.《玉楸药解》："涩精助阳。涂磨癣顶，治精滑梦遗。"

【用法用量】　外用：研末调敷，或掺药内贴。内服：入丸、散，每次 0.015～0.03 g。

【宜忌】　外用不可入目，孕妇禁服。内服宜慎，过量可引起口唇麻木、上腹不适、恶心呕吐、头昏目糊、胸闷心悸、嗜睡多汗，甚则昏迷等毒副作用。

1.《纲目》："其汁不可入人目，令人赤、肿、盲。或以紫草汁洗点，即消。"

2.《本草经疏》："若欲内服，勿过三厘。欲其生肌长肉之际者，作痛异常，不可不知。"

3.《本经逢原》："轻用能烂人肌肉。"

【选方】　1. 治疗肿　蟾酥一枚，为末，以白面和黄丹，丸如麦颗状。针破疮处，以一粒纳之。《济生方》蟾酥丹

2. 治内疗　蟾酥，取时用小钱大，入蟾酥揉和得所，丸如念珠。病势重者用二粒，轻者用一粒，置患者舌上嚼化，化后良久，用井花水灌漱，再用雄黄七丸，冷茶清吞下，得脏腑利数行。《急救仙方》蟾酥丸

3. 治肉刺（鸡眼）　用针拨破，以蟾酥五分（汤化），调铅粉一钱，涂之裹之。《外科大成》

4. 治时邪痧瘴、烂喉丹痧、喉风喉痈、双单乳蛾诸症，茶汤不能进者，并治疗疮对口、痈疽发背、痈疽、乳痈、乳岩，一切无名肿毒；兼治小儿痰急惊风，肺风痰喘危在顷刻　关西牛黄一钱五分，杜蟾酥一分五厘（烧酒化）上辰砂一钱五分，粗珍珠一分五厘，当门子一分五厘。上药共研细末，米浆为丸，如芥菜子大，以百草霜五分为衣。每服五丸、七丸、十丸不等，视病势轻重服之。《喉科心法》六神丸

5. 治牙痛　蟾酥一字（汤浸研），麝香一字。上药和研为丸，如麻子大。每用一丸，以绵裹于痛处咬之，有涎即吐却。《圣惠方》

6. 治破伤风　干蝎（酒炒）、天麻各半两，蟾酥二钱（汤浸化如稀糊）。将二味捣罗为末，用蟾酥糊丸如绿豆大。每一丸至三丸，豆淋酒下，甚者加至三丸至五丸。《普济方》干蝎丸

7. 治小孩子疳瘦　蟾酥眉脂，以朱砂、麝香为丸，如麻子大。空心一丸。《药性论》

【临床报道】　治疗急性冠周炎　蟾酥酊（蟾酥 5 g，研成粗粉，加 70％乙醇 100 ml，置密闭容器内浸泡，间歇振摇，10 日后过滤，滤液 30 ml，加甲硝唑使溶解，加入甘油每瓶 5 ml。将 82 例就诊的急性冠周炎患者按病情随机分为 2 类，均用复方酥甘油剂治疗，其中Ⅰ类（主诉下颌后牙痛 1～3 日）。检查：初萌或萌出不全，冠上方或远中覆盖龈瓣红肿，触痛，冠周无明显溢脓，不伴有间隙感染或张口受限）患者共 61 例，均在肿痛 1～3 日内就诊。经第一日用过此药后，肿痛明显减轻，连续治疗 2～3 次后，自觉症状完全消失，检查服瓣冠周无红肿、无触痛，4 日到治疗标准。1 星期后复查当日正常。Ⅱ类（下颌后牙痛 4～5 日）。检查：除Ⅰ类症状外，冠周有溢脓，张口轻度受限，相对之局部软组织轻度肿胀、无间隙感染）患者共 25 例，用本剂治疗后，治愈 7 例，显效 11 例，无效 7 例，总有效率 72％。此类患者有效率与治愈率均达 100％。

【各家论述】　1.《本草经疏》："蟾酥，其味辛甘，气温故能发散一切风火抑郁、大热痈肿之候，为拔疔散毒之神药，第性有毒，不宜多用，及分汗散毒药可耳。"

2.《本草汇言》："蟾酥，疗疳积，消臌胀，解疔毒之药也。能化解一切瘀郁壅滞诸疾，如积块、积聚、内疗痈肿之证，有攻毒拔毒之功也。"

3.《本草求真》："蟾酥，味辛气温有毒，能拔一切风火热毒之邪，使之外出。盖邪气者人肌肉，郁而不解，则或见与为疔肿背、阴疮、阴蚀、疽疬恶毒，故必用此辛温以治之，盖辛主散，使邪尽从汗而出，温可除毒，而热自可除矣。但热势方止，可即外治取效；即或用丸剂，亦止二、三、四厘而已，多则能使毒人。其用作丸投服，亦宜杂他药内，毋单服也。"

4.《本经便读》："蟾酥，善开窍辟恶搜邪，惟诸闭证急救方中用之，以开其闭。然服食总宜谨慎，试以少许置肌肤，顿时起泡烂，其性可知。研末时鼻闻之，即嚏不止，故取嚏药中用之。"

5930　蟾蜍 chán chú

【异名】　龉蟾、蟾诸（《尔雅》），去蚁、躘鼍（《说文》），去蚁（《尔雅》郭璞注）、去甫、去蚁（《别录》），蟾（《药性论》），蚵蚾（《全婴方论》），癞虾蟆、石蚌（《本草蒙筌》），癞虾蟆（《疮疡全书》），癞蛤

蟆(《纲目》)、癞格宝(《贵州民间方药集》)、癞巴子(《吉林中药手册》)、癞蛤蚆(《药材资料汇编》)、蚧蛤蟆、蛤子(《山东中草药手册》)。

【基原】　为蟾蜍科动物中华大蟾蜍或黑眶蟾蜍的全体。

【原动物】　1. 中华大蟾蜍 Bufo bufo gargarizans Cantor

体长一般在 10 cm 以上,体粗壮,头宽大于头长,吻端圆,吻棱显著;鼻孔近吻端;眼间距大于鼻间;鼓膜明显,无犁骨齿,上下颌亦无齿。前肢长而粗壮,指、趾端尖扁,指间微有缘膜而无蹼,指长顺序 3、1、4、2,指关节下瘤多成对,掌突 2,外侧者大。后肢粗壮而短,胫跗关节前达肩部,左右跟部不相遇,趾侧有缘膜,蹼尚发达,内跖突形长而大,外跖突小而圆。皮肤极粗糙,头顶部较平滑,两侧有大而枕的耳后腺,其余部分满布大小不等的圆形瘰疣,排列较规则为头后之瘰疣,斜行排列几与耳后腺平行。此外,沿体侧之瘰疣排列亦较规则,胫部之瘰疣更大,个别标本有不明显之跗褶;腹面皮肤不光滑,有小疣。颜色变异颇大,生殖季节雄性背面多为黑绿色,体侧有浅色的斑纹;雌性背面色较浅,瘰疣乳黄色,有时自眼后沿体侧有斜行之黑色纵带,腹面乳黄色,有棕色或黑色细花纹。

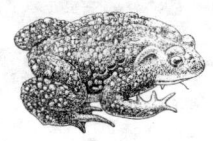

中华大蟾蜍

雄性个体较小,内侧三指有黑色婚垫,无声囊。

生活在泥土中或栖息在石下或草间,夜出觅食。分布于华北、东北、华东、华中及四川、陕西、陕西、甘肃、青海等地。

2. 黑眶蟾蜍 B. melanostictus Schneider

体长 7～10 cm,雄性略小;形态与中华大蟾蜍相似,其特点是:头部沿吻棱、眼眶上缘、鼓膜前缘及上下颌缘有十分明显的黑色骨质棱或黑色线。头顶部无棘下凹;皮肤与头背紧密相连。前肢细长;指、趾略扁,末端色黑;后肢短,胫跗关节前达肩后方;足短于胫;趾侧有缘膜,相连成半蹼,关节下瘤不明显;内跖突突大于外跖突。皮肤极粗糙,除头顶部无疣外,其余布满

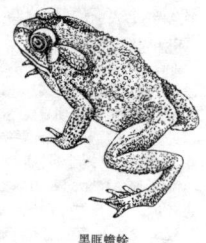

黑眶蟾蜍

大小不等之圆形疣粒,疣粒上有黑点或刺;头两侧为长圆形之耳腺;近脊中线由头后至臀部有 2 纵行排列较规则的大疣突。腹本大的黑眶蟾蜍腹面满布小棘。生活中体色变异较大,一般为黄棕色略具棕红色斑纹。雄性第一、第二指基部内侧有黑色婚垫,有单咽下内声囊。

栖息于潮湿草丛,夜间或雨后常见。捕食多种有害昆虫及其他小动物。分布于浙江、福建、江西、湖南、广东、广西、四川、贵州、云南、台湾等地。

以上动物的头部(蟾头)、舌(蟾舌)、肝脏(蟾蜍肝)、胆囊(蟾蜍胆)、除去内脏的干燥体(蟾皮)、耳后腺分泌的白色浆汁加工成品(蟾酥)亦供药用,另设专条。

【养殖】　生活习性　喜隐藏于泥穴中、潮湿石下、草丛内、水沟边。皮肤易失水分,故白天多潜伏隐藏,夜晚及黄昏出来活动。成年蟾蜍多集群在水底泥沙内或陆地潮湿土壤下越冬。停止进食,消耗体内贮存的肝糖来维持最低的新陈代谢,到翌年气温回升到 10～20 ℃时,才结束冬眠。夜间捕食、活动,以甲虫、蛾类、蜗牛、蝇蛆等为食。人工饲养繁殖比其他蛙类容易。

养殖技术　蟾蜍种源可从野外捕获,也可以捞取卵块或蝌蚪进行饲养。每年春末夏初,5～8 月份为蟾蜍的产卵季节。在气温

升至 6～8 ℃时,蟾蜍即开始雌雄抱对,人工养殖时雌雄比例以 3 : 1 为宜,受精率可达 90% 以上。温度在 16 ℃时便可产卵。每次产卵量大约在 5 000 枚。一般呈双行排列在管状胶质卵带内,卵带可长达几米,缠绕在水生植物上。人工孵化时水温应控制在 10～30 ℃之间,以 18～24 ℃为宜,并随时注意调节水温。若遇寒流或暴雨天气,可用塑料薄膜覆盖。经过 3～4 日即可孵化出小蝌蚪。小蝌蚪生活在水中常成群向一个方向游动。

饲养管理　建立蟾蜍饲养场要靠近水源,四周有草,可利用池塘、水沟或田埂作为饲养池。场地四周应筑围墙,墙内留有草皮坪、菜地,以供蟾蜍栖息及活动。池中有水草生长,疏菜适宜。另外,在棉田和稻田中也可以散养。蟾蜍的蝌蚪在孵出 2～3 日内开始吃食,先以卵膜为主,以后吃一些动植物碎屑,水中的微生物和浮游生物。蝌蚪的食物有腐殖质、猪牛类、糠麸、蔬菜、嫩草、鱼类及畜禽粪、生熟废弃物等。蝌蚪变态成幼蛙后,即以活饵为食。可以培养蚯蚓、蝇蛆等各种昆虫,也可以用诱虫灯诱引各种昆虫,供蟾蜍食用。蝌蚪池水深要保持在 0.2～0.4 m,注意及时排水,水温在 16～28 ℃为生长发育最适温度。随着蝌蚪的生长变大,要注意及时分池,一般经过 2 个月后开始变态成幼蛙。幼蛙饲养要注意衡食不宜过大。防止逃失和互相残食,在阳光强烈时,可以喷洒水以防皮肤干燥。在秋末即要为蟾蜍准备好越冬场所,可以在饲养池的角落处堆放干草使其越冬,北方寒冷可另建越冬温室或越冬深水池,池水应比冰冻层大 1 倍为宜。

【采收加工】　夏、秋季捕捉。捕得后,先采去蟾酥,然后将蟾蜍杀死,直接晒干。

【药材】　蟾蜍 Bufo Siccus　主产于黑龙江、吉林、辽宁、宁夏等地。

性状　全体拘挛抽缩,纵向有棱角,四足伸缩不一,表面灰绿色或绿棕色。除去内脏的腹腔内面为灰黄色,可见到骨胳及皮膜。气微腥,味辛。

【药理】　1. 蟾蜍制剂可增强心肌收缩力,增加心搏出量,减低心率并消除水肿或呼吸困难,有类洋地黄样作用。

2. 升压作用　本品升压作用迅速而平稳,维持时间长且能使肾、脑、冠脉血流量增加,优于肾上腺素缩血管药。

3. 局麻作用　用豚鼠角膜进行试验,眼内滴入等量药物后,每隔 5 分钟刺激 6 次,共 30 分钟,统计 30 分钟内刺激角膜不发生反应的次数,以无反应的百分率作为局麻过程指标,发现其麻醉作用大部分比可卡因强。

4. 抗肿瘤作用　蟾蜍制剂具有增高小鼠脾脏溶血空斑形成细胞活性率,促进巨噬细胞功能以及增高血清溶菌酶浓度等作用,另外蟾蜍对免疫系统及循环系统等方面也有作用。蟾蜍全体(去除耳后腺白色浆状物)能有效地提高小鼠腹腔吞噬指数及百分数,增加脾脏及胸腺的重量,有效地降低小鼠的扭体次数,与民间应用其抗肿瘤、止痛等效果一致。

【炮制】　1. 干蟾　取原药材,洗净,去头、爪(头切至齐肩处)。每只切成 4～6 块,干燥。

2. 炙干蟾　将铁砂倒入锅内烧热,取净药材拌炒至表面微鼓起,有焦臭气逸出时,速取出,筛去砂子,放凉。民间有以活蟾蜍,用黄泥涂裹,放火灰中煨存性后,研细入药者。

饮片性状　干蟾呈不规则类方形的片块状。外表面灰绿色或绿棕色,有瘰疣,腹腔内面灰黄色,有黑斑。有腥味。炙干蟾如干燥块或片,外表面鼓起,显焦黄色,内面色泽较深,质轻而脆。气微腥,略具焦臭。贮干燥容器内,置阴凉干燥处,防霉,防蛀。

【药性】　辛,凉。有毒。归心、肝、脾、肺经。

1.《别录》:"有毒。"

2.《日华子》:"凉,微毒。"

3.《本草蒙筌》:"味辛,气凉。"

4.《纲目》:"入阳明经。"

5.《医林纂要》:"辛、甘、咸,寒。"

6.《随息居饮食谱》:"甘、苦,凉。"

7.《本草再新》:"入心、肝、脾、肺四经。"

8.《青岛中草药手册》:"入肾经。"

【功用主治】 解毒散结,消积利水,杀虫消疳。主治痈疽,疔疮,瘰疬,恶疮,癥瘕癖积,臌胀,水肿,小儿疳积,破伤风,慢性咳喘。

1.《别录》:"疗阴蚀,疽疬,恶疮,猘犬伤疮。"

2.《本草经集注》:"人得温病,斑出困者,生食一两枚。""烧灰敷疮。"

3.《药性论》:"杀疳虫,治鼠漏恶疮。""烧灰敷一切有虫恶疮滋胤疮。"

4.《本草拾遗》:"主温病生斑者,取一枚,生捣绞取汁之,亦烧末服;主狂犬咬,发狂欲死,作脍食之,频食数顿。"

5.《日华子》:"破癥结,治疳气,小儿面黄癖气。"

6.《纲目》:"治一切五疳八痢,肿毒,破伤风病,脱肛。"

7.《本草正》:"消癖气积聚,破坚痛肿胀。"

8.《本草备要》:"发汗退热,除湿杀虫。"

9.《本草再新》:"治小儿脾胃不和,肝旺火炽,动风惊搐。"

10.《山东中草药手册》:"强心利尿,镇痛,治水肿腹水。"

11.《彝医动物药》:"治麻风癫痫。"

【用法用量】 外用:烧存性研末敷或调涂;或活蟾蜍捣敷。内服:煎汤,1只;或入丸、散,1~3 g。

【宜忌】 表热、虚脱的人忌用。

【选方】 1.治小便不通 用五六月间菜园内屎缸中,隔宿新浸死蛤蟆大者,以巴豆人粒,干姜、甘遂各半两,于口上填入令满,用麻线缝合,却将两片瓦合住,两头用黄泥固济,柴炭煨透内药,焦干为末,不可太过,微赤色为妙,取出研末。每服二钱酒下,其病深,小便内下,小儿加减服之。已死人,用硬物幹开口灌下,仍用手揉其肚,立效。(《普济方》治淋方)

2.治腹中冷癖,水谷阴结,心下停痰,两胁痞满,按之鸣转,逆害饮食 大蟾蜍一枚(去皮及腹中物,支解之),芒硝(大人一升,中人七合,瘦弱人五合)。水六升,煮取四升。一服一升,以自消尽为度,夏月及冷痢,须得下利。若得下则九日十日一作。(《补缺肘后方》)

3.治大肠疼疾 蟾蜍一个,以砖切四方,安于内,泥住。火煅存性,为末。以猪肥肠一截,扎定两头,煮熟切碎,蘸蟾末食之,如此三四次。(《纲目》)

4.治发背肿毒未成者 活蟾一个,系放胸上半日,蟾必昏愦,再易一个,如前法,其必踉跪,再易一个,其蟾如旧,则毒散矣。若势重者,以活蟾一个,或二三个破开连肚乘热合疮上,不久必易不可闻,再易二三即愈。(《医林集要》)

5.治早期瘰疬 蟾蜍,将其腹切开1 cm切口,不去内脏,放入少许红糖。将患指伸入其腹内,经2小时后,可另换1只蟾蜍,共用10只左右可愈。治其他炎症也有效。(广西《中草药新医疗法处方集》)

6.治肝癌、肝癌、膀胱癌 将活蟾蜍晒干烤酥研后粉末,和面粉糊做成黄豆粒大的小丸。面粉与蟾蜍粉比例为1:3。每100丸用雄黄1.5 g为衣。成人每次5 g,每日服3次,饭后半小时有恶心、头晕感。(《中国动物药》)

7.治丘疹性荨麻疹 活蟾蜍3~4只,去内脏,洗净后,放在药锅内煮用,用布滤去渣,留汤另用。皮疹多的部位,每日用药汤淋洗,如皮疹数量少,用棉花蘸药外搽,每日3~4次,当日就能止痒。连用3~4天全部消退。(《广西药用动物》)

【临床报道】 1.治疗小儿口咳 将活蟾蜍1只开水泡死,不去肠肚,以黑胡椒7粒填入蟾蜍口腔。瓦上焙干成灰,用温开水冲服,隔2日服1次,分2次服完,5日为1个疗程,共治76例,服1个疗程治愈50例,2个疗程治愈23例,3例未愈。

2.治疗恶性肿瘤 ① 将活蟾蜍晒干后烤酥研细末,过筛,和面粉糊做成黄豆粒大的小丸。面与蟾蜍粉之比为1:3。每100丸用雄黄1.5 g为衣。成人每次5~7丸,每日服3次,饭后开水送下。经治22例肺癌、膀胱癌、肝癌患者,病情皆有好转。② 用鹤蟾片(仙鹤草、蟾蜍、人参调匀压制成片,每片含药0.4 g),每日3次,每次6片,连续服数月至1年。治疗肺癌102例,显效7例,有效63例,无效32例,总有效率68.6%。平均生存时间7.95个月,1年生存率15.7%。

3.治疗痤疮 局部消毒后,用棉签蘸蟾蜍液(蟾蜍研细粉,醋调)于痤疮体上直至痤疮体表皮变白,中有轻度灼痛感而发痒。治疗:118例均治愈,其中1日治愈48例(40.68%),2日25例(21.19%),3日16例(13.56%),4日22例(18.64%),5日7例(5.93%),总治愈率100%。在应用过程中患者无不良反应。此外,该方法对痈疖和疮瘤也同样有效。

【各家论述】 1.《纲目》:"蟾蜍入阳明经,退虚热,行湿气,杀虫置为治疳病、痈道、诸疮要药也。《别录》'治猘犬伤',《肘后》亦有方法。此非治痈疽、疔肿之意。大抵是物能攻毒拔毒耳。"

2.《本草经疏》:"(蟾蜍)味辛气寒,毒在眉棱皮质中。其主痈肿、阴蚀、阴蚀、疽疬、恶疮、猘犬伤疮者,皆热毒气伤肌肉也。辛寒能泄热解毒,其性急速,以毒攻毒,则毒易解、毒解,则肌肉和,诸证去矣。凡瘟疫邪气,得汗则解。其味大辛,性善发汗,辛主散表,寒主除热。故能使邪气散而不留,邪去则胃气安而热病退矣。破癥、坚血者,亦以其辛寒能散血热壅滞也。近世治小儿疳疾多用,以其走阳明而能消积滞也。"

5931 蟾蜍肝 chán chú gān 《医林纂要》

【异名】 癞蛤蟆肝(江西《草药手册》)。

【基原】 为蟾蜍科蟾蜍属动物中华大蟾蜍或黑眶蟾蜍的肝脏。

【原动物】 参见"蟾蜍"条。

【采收加工】 夏、秋季捕捉,剖腹取肝,洗净,鲜用或冷藏。

【药性】 辛,苦,甘,凉。

【功用主治】 解毒散结,拔疗消肿。主治痈疽,疔毒,疮肿,蛇咬伤,麻疹。

1.《医林纂要》:"治痈疽疔毒,取其肝敷之,数易亦愈。"

2.《得配本草》:"专治蛇螯,人牙入肉中,痛不可忍,敷之立出。"

3.《随息居饮食谱》:"凡小儿疮家疫疹,并宜食之,其肝尤良。"

【用法用量】 外用:捣烂敷。内服:煎汤,1~2个。

【选方】 1.治疗痈 蟾蜍肝1具,丁香6 g,朱砂6 g。共研末,敷于患处。(江西《草药手册》)

2.治蛇咬伤 鲜癞蛤蟆肝,捣烂外敷伤口处。(《青岛中草药手册》)

3.治麻疹出不透,或迟迟不能出齐,出后很快消失,发热不退或增高 癞蛤蟆肝1~2个。水煎服,1~2次即可。(赣州《草医草药简便验方汇编》)

5932 蟾蜍胆 chán chú dǎn 《吉林中草药》

【基原】 为蟾蜍科蟾蜍属动物中华大蟾蜍或黑眶蟾蜍的胆囊。

【原动物】 参见"蟾蜍"条。

【采收加工】 夏、秋季捕捉,剖腹取胆,洗净,鲜用。

【药理】 强心作用 蟾蜍胆汁对离体心脏具有强心作用,能增加心输出量,增强心肌收缩力,但对心率有抑制作用。胆汁的强心作用在一定范围内有明显的量效关系,其作用机制可能与心肌细胞膜钙通道有关。

【功用主治】镇咳祛痰,解毒散结。主治气管炎,小儿失音,早期淋巴结结核,鼻疔。

1.《得配本草》:"蟾胆汁点舌,疗小儿脐风失音。"

2.《常见药用动物》:"镇咳、祛痰、平喘、消炎。主治气管炎。"

【用法用量】内服:开水冲服,3~6个。外用:捣烂搽;或鲜取汁滴。

【选方】1.治气管炎 蟾蜍胆3个,白开水冲服,日服2次,连续服用。《吉林中草药》

2.治小儿失音 以鲜言语 以鲜蟾蜍胆汁,滴于小儿悬雍垂上。《青岛中草药手册》

3.治肺癌 蟾蜍胆7~10个,分2次口服,可连服1~2个月。《甘肃中草药手册》

4.治早期淋巴结结核 蟾蜍胆几个,取胆汁涂患处。《广西药用动物》

5.治鼻疔 蟾蜍胆3只,鲜人中白适量,梅片0.6 g。共捣烂搽患处。(江西《草药手册》)

5933 鳗鲡鱼 mán lí yú《别录》

【异名】鳗鳒《尔雅》,鳗鲡《广韵》,鳗鲞《稽神录》,白鳝、蛇鱼、风鳗《纲目》,鳗鱼《本经逢原》,白鳝、青鳝《中国动物图谱·鱼类》,黑耳鳗、黑鳗鱼(福建),鳗(通称)。

【基原】为鳗鲡科鳗属动物鳗鲡的全体。

【原动物】鳗鲡 *Anguilla japonica* Temminck et Schlegel

体细长,呈蛇形,长约40 cm左右,最长可达130 cm左右。头尖长,吻短钝,平扁。眼小,位于口角上方。口大,口裂微斜,伸达眼的后缘。下颌稍长于上颌,唇发达,上下颌及犁骨均具尖锐细牙,带状排列。鳃孔小。侧线发达。鳞细小,埋于皮下,呈席纹状排列。体表多黏液。背鳍长而低,起点距臀较

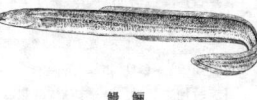

鳗鲡

距鳃孔为近,鳍条235;与尾鳍相连。臀鳍低平,鳍条215,与尾鳍相连。胸鳍短圆形。无腹鳍。体背灰黑色,侧上缘暗绿色,腹部白色。

为降河性回游鱼类,平时栖息于江河、湖泊、池塘的土穴、石缝内。以小鱼、蟹、虾、螺、蚬、蚯蚓、沙蚕及水生昆虫等为食。昼伏夜出,能游上陆地以皮肤呼吸。雄鱼常在河口生长;雌鱼在江河等淡水中成长。生长育肥期5~8年。亲鱼在秋末冬初,于江口相互缠绕成鳗球,随流出海进行降河产卵回游。0.5 kg重的雌鳗杯卵量为70余万粒。受精卵具油球,半浮性,在22~27℃时经36小时孵化出膜,最初为叶状幼体,柳叶状,体透明,以海洋浮游生物为食,2~3年后长至7~8 cm左右时成为鳗线。3~4月间成群进入江河。3、4湖均有分布。

本动物的血(鳗鲡鱼血)、骨(鳗鲡鱼骨)、脂肪油(鳗鲡鱼脂肪油)亦供药用,另设专条。

【采收加工】四季均可捕获。捕后除去内脏,洗净,鲜用或晒干。

【成分】肝含维生素丰富,每100 g含维生素(vitamin)A 15 000 u,维生素B$_1$ 300 μg,维生素B$_2$ 500 μg。含多种酶:异柠檬酸脱氢酶(isocitrate dehydrogenase, ICD),6-磷酸葡萄糖脱氢酶(6-phosphogluconate dehydrogenase, 6-PGD),天冬氨酸氨基转移酶(glutamic-oxaloacetic transaminase, GOT),谷氨酸脱氢酶(glutamate dehydrogenase),葡萄糖激酶(gluconokinase),磷酸果糖激酶(phosphofructokinase),果糖-1,6-二磷酸酶(fructose-1,6-bisphos-

phatase),丙氨酸氨基转移酶(alanine aminotransferase),胆红素二磷酸尿苷葡萄糖醛酸转移酶(bilirubin uridine diphosphate-glucuronyltransferase, UDPGT),三甲胺单氧酶(trimethylamine monooxygenase)及二肽氨肽酶(dipeptidyl aminopeptidase)。另含三甲胺氧化物(trimethylamine oxide, TMO),氯四环(chlortetracycline, CTC)。鳗鲡血含磷酸葡萄糖异构酶(phosphoglucose isomerase),葡萄糖-6-磷酸脱氢酶(glucose-6-phosphate dehydrogenase),磷酸葡萄糖酸脱氢酶(phosphogluconate dehydrogenase),糖原磷酸化酶(glycogenphosphorylase),糖原合成酶(glycogensynthetase),溶菌酶(lysozyme),天冬氨酸氨基转移酶,二肽氨基酶。还含有高铁血红蛋白(methemoglobin),血管紧张肽(angiotensin)Ⅱ,人心房利钠肽(human atrialnatriuretic peptide, hANP),肌酸酐(creatinine),心房利钠肽(atrial natriuretic peptide, ANP),免疫球蛋白(immunoglobulins, Ig),葡萄糖(glucose),乳酸(lactate),丙酮酸盐(pyruvate),天冬氨酸(aspartate),牛磺酸(taurine),胆绿素(biliverdin)及卵黄蛋白原(vitellogenin)。

肉每100 g含水分76 g,蛋白质14.5 g,脂肪8 g,灰分1.4 g,钙166 mg,磷211 mg,铁1.8 mg,维生素(vitamin)A 3 000 u,维生素B$_2$ 10 μg,维生素B$_1$ 10 μg,烟酸(nicotinic acid)3.0 mg。肌肉中含肌肽(carnosine)和鹅肌肽(anserine),挥发性碱性氮13.7 mg及组织氨、丁酸(butyric acid)。还含有三甲胺,三甲胺单氧化物,L-组氨酸(L-histidine),氯四环,二肽氨肽酶,N-B-丙氨酰-1-甲基-L-组氨酸(balenine),另含中性脂类(neutral lipids),磷脂(phospholipids)和糖脂(glycolipids)。表皮含β-N-乙酰基己糖胺酶(β-N-acetylhexosa-minidase)。

皮及组织含透明质酸(hyaluronic acid),软骨素(chondroitin),硫酸软骨素(chondroitin sulfate)A或C。皮黏液含黏液血细胞凝集素(mucous hemogglutinin),溶菌酶,蛋白类毒素(proteinaceous toxins)。唾液酸糖蛋白(sialic acid-containing glycoprotein, SA-glycoprotein),由N-乙酰神经氨酸-α-(2→6)-N-乙酰基半乳糖胺〔N-acetylneuraminyl-α-(2→6)-N-acetylgalactosamine〕组成,另一唾液酸糖蛋白由N-乙酰神经氨(糖)酸(N-acetylneuraminic acid, NANA)和N-乙酰基半乳糖醇(N-acetylgalactosaminitol, Gal-NAC-ol)组成。

心含心室利钠肽(ventricular natriuretic peptide, VNP),心房利钠肽。在心室中还发现新的相对分子质量为4 000的心室利钠肽。

脑垂体中还含有催乳激素(prolactin)。脑还含有哺乳动物脑利钠肽(mammalian brain natriuretic peptides, BNPs),C型利钠肽(C-type natriuretic peptide, CNP)及其他肽。此外脑还含二肽氨肽酶。

胆含胆红素-IXβ(bilirubin-IXβ)占16.7%,在哺乳动物中最高,还含有胆红素二葡萄糖醛酸苷(bilirubin diglucuronide),胆绿素(biliverdin)IXα。

胃含甲壳质酶(chitinase)。肾含溶菌酶,三甲胺,三甲胺单氧化酶,氯四环,二肽氨肽酶。肠含5-羟色胺(serotonin),乙酰胆碱(acetylcholine)。

内脏含鳗鲡肠五肽(eel intestinal pentapeptide)。

分泌物中含五肽促胃酸激素(pentagastrin),乙酰胆碱,组氨酸。

鳗鲡还含二十一碳五烯酸(heneicosapentaenoi acid)。脂类占全鱼的18%,多不饱和脂肪酸(polyunsaturated fattyacid, PUFA)占全鱼的5.21%,维生素(vitamin)A 6 729 u/100 g。维生素(vitamin)E 0.86 mg/100 g。还含有精胺(spermine),亚精胺(spermidin),腐胺(putrescine),脂蛋白(lipoprotein),糖蛋白(glycoprotein),唾液酸(sialic acid),胰弹性蛋白酶(pancreatic elastase),胰金属蛋白酶(pancreaticmetalloproteinases)。氨基酸有:赖氨酸,甘氨酸,

丝氨酸,谷氨酸,丙氨酸,异亮氨酸,天冬氨酸,精氨酸,组氨酸,脯氨酸。有机酸有:丁酸、缬草酸(valeric acid)、琥珀酸(succinic acid)。核苷酸有:肌苷一磷酸(inosine monophosphate),腺苷二磷酸(adenosine diphosphate, ADP),腺苷酸(adenosine monophosphate, AMP),腺苷三磷酸(adenosine triphosphate, ATP)。主要离子有:K^+、Na^+、Cl^-、PO_4^{3-},此外,还含有次黄嘌呤(hypoxanthine)、肌酐(creatinine)、肌苷(inosine)、肌肽(carnosine)、肌醇(inositol)。

【药理】 1. 对血脂和血液黏度的影响 每日分别给高脂模型大鼠灌服鳗鱼油 10、5、2.5 g/kg 或鳗鱼油精 127.7、255.4、510.8 mg/kg,连续 5 星期后,大、中剂量组显著降低血清总胆固醇(TC)、三酰甘油(TG)和低密度脂蛋白(LDL)水平,同时,实验组大鼠血清高密度脂蛋白显著增加,大鼠全血黏度和血浆黏度显著降低。

2. 对免疫功能的影响 鳗鱼精油每日 139.6~1 116.8 mg/kg 给小鼠灌胃,20 日后发现,巨噬细胞 Fc 受体阳性细胞数、巨噬细胞吞噬百分率及吞噬指数明显提高,T 淋巴细胞转化功能明显增强,自然杀伤细胞活性显著提高,抗体形成细胞数和抗体生成量明显升高。

毒性 鳗鲡鱼血清有毒,毒素可被加热或胃液所破坏,但生饮鳗鲡鱼血有时会引起中毒,出现手指变形。接触鳗鲡鱼血会引起炎症、化脓、坏疽,浸润到淋巴系统发炎、浸润,严重的会引起组织浮肿。动物实验表明,注射鳗鲡鱼血会引起实验动物神经系统中毒,产生强烈痉挛、心脏衰弱、呼吸停止而死亡,并使动物血液的凝固作用消失和产生溶血现象。在实验动物肾脏中注射鳗鲡血清会引起血尿症。

【药性】 甘,平。
1.《别录》:"味甘,有毒。"
2.《千金方》:"味甘,大温。"
3.《食性本草》:"寒。"
4.《日华子》:"平,微寒。"
5.《医林纂要》:"甘,咸,温。"
6.《会约医镜》:"甘,平,微寒。"
7.《本草求真》:"入肝,肾。"
8.《本草再新》:"无毒。入脾、肾二经。"
9.《广西药用动物》:"性平,味甘、咸,入肾、肺经。"
10.《山东药用动物》:"入肾、肝经。"

【功用主治】 健脾补肺,益肾固冲,祛风除湿,解毒杀虫。主治五脏虚损,消化不良,小儿疳积,肺痨咳嗽,阳痿,崩漏带下,脚气水肿,风湿骨痛,肠风,痢疾,疮疡痔瘘,疥疾,肠道寄生虫。
1.《别录》:"主五痔疮瘘,杀诸虫。"
2.《食疗本草》:"疗妇人带下百病,一切风瘙有虫行。熏下部痔。患诸疮瘘及瘰疬风,长食之甚验。腰臀间湿风痹如水洗者,可取五味、米煮,空腹食之,甚补益。湿脚气人空心食之。"
3.《日华子》:"治劳,补不足。杀传尸疰气,蛊毒恶疮,暖腰膝,起阳。妇人产户疮虫痒。"
4.《珍珠囊补遗药性赋》:"退劳热骨蒸,消项腮白驳风热。"
5.《日用本草》:"治一切风疾,肠风下血。"
6.《纲目》:"治小儿疳劳及虫心痛。"
7.《杏苑生春》:"生精养胃,健脾补中。"
8.《医林纂要》:"滋阴养阳,补虚劳,理冲任,杀虫蟹。"
9.《现代实用中药》:"滋养强壮,治肺结核,淋巴结核,驱肠内寄生虫。"
10.《中国有毒鱼类和药用鱼类》:"主治风湿骨痛。"

【用法用量】 内服:煮食,100~250 g;或烧灰研末。外用:烧存性,研末调敷。

【宜忌】 痰多泄泻者慎服。
1.《本草衍义》:"动风。"(引自《纲目》)
2.《本草经疏》:"脾胃薄弱易泄者勿食。"
3.《本草求原》:"脾肾虚滑及多痰人勿食。"
4.《本草省常》:"发疮,同荆芥、犬肉食杀人;服何首乌者忌之,孕妇忌之。"
5.《随息居饮食谱》:"多食助热发病,时病忌之。"

【选方】 1. 治孕妇一切虚劳病症 大鳗鱼不拘几斤,水洗净,蒸笼铺荷叶,将鳗鱼放上,蒸一炷香取起,去头、尾、骨,捣烂,入炒熟山药末,丸如梧子大,晒干,加薄荷,磁器收固,勿走药气。空心薄荷汤或酒下三四钱。(《经验广集》鳗鱼丸)
2. 治肺结核经久不愈,身体虚弱 鳗鱼 500 g,去内脏,用酒 50 ml,水 1 碗,煮熟,加盐、醋吃;大鳗鲡 3~5 条,放进带泥罐内,用盐泥封固,煅存性,研末,日服 3 次,每次 1~2 g,温开水送服。也可治肺结核、淋巴结核及肺门淋巴结结核、肺炎。(《常见药用动物》)
3. 治风湿骨痛、体虚 鳗鱼清炖,当菜吃。(《常见药用动物》)
4. 治外阴溃疡、久不敛口 鳗鱼头 1 个,烧存性,研末,用菜油调搽患处。(《广西药用动物》)
5. 治老人痔病久不愈,肛门肿痛 鳗鲡鱼肉一斤,葱白半握(细切),下五味、椒、姜,空心渐食之,杀虫尤佳。(《安老怀幼书》)

【各家论述】 1.《本草经疏》:"鳗鲡鱼甘寒而善能杀虫,故骨蒸劳瘵,及五痔疮瘘人常用之者,有大益也。"
2.《本草汇言》:"鳗鲡鱼,消疳治瘵,杀诸虫,此传尸劳疰之药也。又如疬疬痔痔,及风湿顽气、痹痛人常食之,渐渐获效。性虽有毒,以五味、葱、姜、椒、鳅冬制得宜,食之又能补肾藏、壮虚羸。"

5934 鳗鲡鱼血 *mán lí yú xiè* 《纲目》

【基原】 为鳗鲡科鳗属动物鳗鲡等的血。
【原动物】 参见"鳗鲡鱼"条。
【采收加工】 捕后,取血,鲜用。
【功用主治】《纲目》:"(治)疮疹入眼生瞖。"

5935 鳗鲡鱼骨 *mán lí yú gǔ* 《纲目》

【异名】 蛇鱼骨(《经验方》)。
【基原】 为鳗鲡科鳗属动物鳗鲡等的骨。
【原动物】 参见"鳗鲡鱼"条。
【采收加工】 捕后,除去内脏,洗净,去肉取骨,晒干。
【功用主治】 杀虫,敛疮。主治疳痢、肠风、崩带、恶疮、痔漏。
《纲目》:"炙研入药,治疳痢、肠风、崩带,烧灰敷恶疮,烧熏痔瘘,杀诸虫。"
【用法用量】 内服:炙,研末,适量。外用:烧灰研末外敷;或烧烟熏。
【选方】 治一切恶疮 蛇鱼骨杵末,入诸膏药中相和合敷上,纸花子贴之。(《经验方》)

5936 鳗鲡鱼膏 *mán lí yú gāo* 《纲目》

【基原】 为鳗鲡科动物鳗鲡等的脂肪油。
【原动物】 参见"鳗鲡鱼"条。
【采收加工】 捕后,除去内脏,洗净,切段,置水中煮,取其浮油。
【功用主治】 解毒消肿。主治痔漏、恶疮、耳内虫痛。
1.《本草经集注》:"疗诸瘘疮。"
2.《新修本草》:"疗耳中有虫痛。"
【用法用量】 内服:15 g。外用:涂敷。
【选方】 1. 治颈项及面上白驳,浸淫渐长,有似癣 鳗鲡鱼

脂敷之。先拭剥上,刮使煤痛,后以鱼脂敷之。《姚僧坦集验方》

2. 治白刺风　鳗鲡鱼,生剖晒干,取少许,火上微炙,候油出涂之,以指擦之。《本草衍义》

3. 退肺炎之热　大鳗1～2条,加清水入砂锅中,煮2～3分钟,其汤有油上浮,每用1小杯,加盐少许,食前空腹时服,每日2次服用。《动植物民间药》

5937 **鳙鱼** yōng yú 《本草拾遗》

【异名】鳝鱼《山海经》,鳙《汉书·司马相如传》,鳙鱼《礼记》郑玄注,皂包头、皂鲢《食物本草》,黑包头鱼《食物本草会纂》,鳙头鲢《医林纂要》,包头鱼《本草求原》,包头鱼《随息居饮食谱》,胖头鱼《动物学大辞典》,黑鲢《系统动物学》。

【基原】为鲤科鳙属动物鳙鱼的全体。

【原动物】鳙鱼 Aristichthys nobilis (Richardson)

体侧扁,稍高。腹鳍基底至肛门处有狭窄的肉棱。口端位,口裂稍向上倾斜。吻圆钝。眼小,下侧位,在头侧正中轴下方。鳃耙状细栅片,但不愈合,有鳃上器,耙数随个体增大而

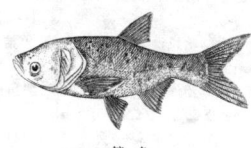

鳙鱼

数量增多。鳞很小,侧线鳞99～115,背鳍3,7,很短,起点于腹鳍起点之后。胸鳍大而低长。体灰褐色,背面和上侧面暗褐色,具黑色细斑。尾鳍深叉状,上下约等长。体灰黑色,背面和上侧面暗褐色,具黑色细斑。腹部银白色。各鳍条呈灰白色,并有不少黑斑。

为淡水中上层鱼类,行动迟缓,性情温和,以浮游动物为主食。分布于长江流域。现全国大部分地区有人工饲养。

本动物的头(鳙鱼头)亦供药用,另设专条。

【采收加工】四季均可捕捞,捕后,除去鳞片及内脏,鲜用。

【成分】鱼肉含多种氨基酸:谷氨酸,亮氨酸,丙氨酸,还含牛磺酸。含脂肪酸:棕榈酸(palmitic acid),油酸(oleic acid),亚油酸(linoleic acid),二十碳五烯酸(eicosapentaenoic acid),二十二碳六烯酸(docosahexaenoicacid)等。

血清中含触球蛋白(haptoglobin),肌苷(inosine),次黄嘌呤(hypoxanthine),AMP,ADP,ATP,IMP。此外尚含胆甾醇(cholesterol),三酰甘油(triglyceride),胡萝卜素(carotene),鸡油菌黄质(canthaxanthin),叶黄素(phytoxanthin)等。

【药性】甘,温

1.《纲目》:"甘,温,无毒。"

2.《本草求真》:"入胃。"

【功用主治】温中健脾,壮筋骨。主治脾胃虚弱,消化不良,肢体肿胀,腰膝酸痛,步履无力。

1.《食物本草》:"暖胃,益人。"

2.《本草求原》:"暖胃,去头眩,益脑髓,老人痰喘宜之。"

3.《中国动物药》:"暖脾胃,壮筋骨。治脾胃虚弱,消化不良,四肢肿胀,腰膝酸痛,行动不便。"

【用法用量】内服:煎汤,适量。

【宜忌】《纲目》:"多食动风热,发疮疥。"

【选方】1. 治脾虚水肿　鳙鱼肉适量,猪苓5g,白术15g。煎煮,食肉饮汁。

2. 治腰膝酸痛,行动不便　鳙鱼肉适量,续断10g,狗脊20g,牛膝15g。水煎服,每日2次。(1、2方出自《中国动物药》)

5938 **鳙鱼头** yōng yú tóu 《中国有毒鱼类和药用鱼类》

【基原】为鲤科鳙属动物鳙鱼的头。

【原动物】参见"鳙鱼"条。

【采收加工】四季均可捕捞,捕捞后,取其头部,除去鳃,洗净,鲜用。

【功用主治】补虚,散寒。主治头晕,风寒头痛。

【用法用量】内服:煎汤,1个。

【选方】1. 治风寒头痛　川芎6g,白芷9g,生姜3片,鳙鱼头1个。用水3碗,煎成1碗,加酒1杯,温服。

2. 治妇女头晕　鱼头1个,生葱6条,米酒30g,水1碗。先将鱼头煎香,加酒、水、葱煮沸,同盐调味吃。(1、2方出自《中国有毒鱼类和药用鱼类》)

5939 **蟹** xiè 《本经》

【异名】郭索《太玄经》,无肠公子《抱朴子》,螃蟹、横行介士《蟹谱》,毛蟹、稻蟹《医林纂要》,方海《中国动物志》,胜芳蟹(河北),河蟹、淡水蟹、毛夹子、大闸蟹(江苏、浙江),大蟹(通称)。

【基原】为蟹科绒螯蟹属动物中华绒螯蟹和日本绒螯蟹的肉和内脏。

【原动物】1. 中华绒螯蟹 Eriocheir sinensis H. Milne-Edwards

头胸甲呈圆方形,后半部宽于前半部。一般长约55mm,宽61mm左右,个别可宽80～90mm。背面隆起,额及肝区凹陷,胃区前面具6个对称的颗粒状突起,胃区与心区分界显著,前者周围有凹点。额宽,分4齿,眼窝上缘近中部处突出,略呈三角形,眼1对,具短柄,能活动。前侧缘具4锐齿,末齿最小而引人一隆线,斜行于鳃区外侧,沿后侧缘内方亦具一隆线。雄体螯足粗壮,比雌体的为大,掌与指节基部内外面密生绒毛,腕节内末端具1锐刺,长节背缘末端附近及步足的长节同样具1锐刺。步足以最后3对较为扁平,腕节与前节的背缘各具刚毛,第四步足前节与指节基部的背缘与腹缘皆密具刚毛。雌体腹部近圆

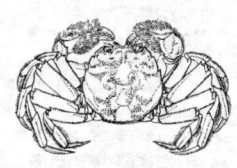

中华绒螯蟹

形,雄体略呈三角形,末端狭尖。背面青褐绿色,腹面色淡或灰白色。

常穴居于江、河、湖泽或水田周围的泥岸,昼伏夜出,以鱼、虾等动物尸体或稻谷为食。秋季常回游到近海繁殖,雌蟹所抱的卵,至翌年3～5月间孵化,经多次变态,发育成幼蟹,再溯江河而上,在淡水中成长。我国沿海各地均有分布。

2. 日本绒螯蟹 E. japonicus (de Haan)

形态、大小与中华绒螯蟹颇为近似,额分4齿,居中的两齿较钝圆,两侧的较尖锐,额后部的突起不若前种那样锋锐。前侧缘亦4齿,但末齿甚小,几乎仅留痕迹。螯足掌节有厚密的绒毛,并扩展至腕节末端及两指的基部,而指内缘的齿较钝。

生活于河流中,以河口半咸水底层较多。分布于福建、广东、台湾等沿海。

以上动物的爪(蟹爪)、甲壳(蟹壳)亦供药用,另设专条。

【养殖】生活习性　营水生自由生活,鳃呼吸。雌雄异体,行有性生殖,个体发育过程中分为受精卵(胚胎)—幼体—成蟹三个变态时期,形态各异。1年后性成熟。河蟹多居住于江、河、湖泊周围的泥草或河滩的洞穴里。在洞穴中越冬。为浅海里生、淡水中长的回游性水生动物,在淡水中生长发育,到性成熟时即沿江河到河口区浅海中进行交配、受精和产卵。其孵化出蟹苗,称为"生殖回游",蟹苗(幼体)溯江、河而上,回游到淡水各种水体内,摄取食物,并生长发育到性成熟,是为"索食回游"。

繁殖方法　当河口区水温升高到10℃左右时,河蟹即开始交

配，产出受精卵，产出的卵黏附在雌蟹的附肢上，一般在10万粒左右，多者可达数十万粒。受精卵在河口区孵化成蟹苗。目前，各国都从捞苗开始人工养蟹，而孵化期是在自然界里完成。

饲养管理　养蟹池应选择环境安静、水源充足、土质较硬的地方，坡度1∶(3～4)，深100～150 cm，池中用砖石垒成50 cm高的小岛，内有蟹窝，窝内放入泥土，岛上种植水生植物。利用自然沟塘、稻田也可以养蟹。四周要设防逃设备。蟹苗捕捞后，近距离可用水桶、水箱湿运，远距离可用蟹苗箱干运，或用尼龙袋充氧运输。蟹苗入池放养前应先施肥肥塘，再注入新水，一般在6月初至中旬进行。如果池中浮游生物不够，可投入适量捣碎的熟卵黄，待大眼幼苗蜕掉最后一次壳变为幼蟹后，可喂小杂鱼、糠虾与豆饼、玉米并绞碎泼洒入池中喂。注意养成蟹时以池水浅，溶氧充沛为宜。以植物饵料为食，在池边投料。夏天可适当加深水位，注意防止天敌侵入和蟹逃逸。冬季蟹有在洞内冬眠习性，也有在池塘泥底冬眠者，北方应加深水位，保证在冰层以下有1 m水深为宜，以防冬季水干死蟹。

【采收加工】　多在立冬前后采捕，捕法可用竹篓或网具等。捕后洗净泼死，晒干或鲜用。

【药材】　中华绒螯蟹 Eriocheir Sinensis　产于长江流域及东北辽河；日本绒螯蟹 Eriocheir Japonicus　产于广东、福建、台湾等沿海地区。

性状　中华绒螯蟹　头胸甲圆方形，后半部宽于前半部，额宽分4齿，前侧缘有4锐齿。螯足雄性较雌性大，掌节与指节基部的内外侧密生绒毛，步足最后3对较为扁平，腕节与前节有刚毛。腹部雌圆雄尖，表面橘红色或土黄褐色。肢多脱落，壳硬脆，体软。气腥，味咸。

日本绒螯蟹　头胸甲前窄后宽，额宽约当头胸甲宽处的1/3，前缘分4齿，中间2齿钝圆，两侧齿尖锐，额后突起不及中华绒螯蟹锋锐。

鉴别　(1) 粉末特征：中华绒螯蟹　黄棕色。棒状碎片淡黄色，胞腔明显，壁薄，偶见壁微呈梯形，其上有细小分枝；有的一端较粗，另一端渐细至尖。不规则分枝淡黄色或黑棕色，有的表面有致密细条纹。半圆形外侧壁光滑，内侧有密网纹。

(2) 取本品粉末2 g于试管中加胶塞[胶塞中间插入一弯管，另一端插入盛有 $Ca(OH)_2$ 溶液试管内]。再加入盐酸，立即塞紧则不断产生气泡，同时 $Ca(OH)_2$ 溶液变成白色浑浊，放置则有白色沉淀(检查碳酸盐)。

【成分】　1. 中华绒螯蟹可食部100 g含水分80 g，蛋白质14 g，脂肪2.6 g，碳水化合物0.7 g，灰分2.7 g；钙141 mg，磷191 mg，铁0.8 mg，维生素A 230 u，硫胺素(thiamine) 0.01 mg，核黄素(riboflavine) 0.51 mg，烟酸(nicotinic acid) 2.1 mg；微量(0.05%)胆甾醇(cholesterol)。还含三磷酸腺苷酶(ATPase)、α-皮黄质(α-doradexanthin)、叶黄素(lutein)、虾黄质(astaxanthin)。

肌肉含10余种游离氨基酸，其中谷氨酸、甘氨酸、脯氨酸、组氨酸、精氨酸量较多。酰基辅酶A脱氢酶(acyl-CoA dehydrogenase)、肌肉、三酰甘油(triglyceride)。

前鳃及后鳃含环磷酸腺苷依赖性蛋白激酶(cAMP-dependent protein kinase)。后鳃含5-羟色胺(serotonin)和多巴胺(dopamine)的受体、蛋白激酶(protein kinase) C。前鳃、线粒体部分、微粒体部分含 Na^+、K^+-ATP 酶。

血淋巴含去甲肾上腺素(noradrenaline)、多巴(dopa)。

2. 日本绒螯蟹肉及血中含蛋白质、脂肪、糖类、无机物等。蛋白质经酸水解后得8种含蛋白质、脂肪、糖类、组氨酸、甘氨酸、亮氨酸、赖氨酸、甲硫氨酸、苯丙氨酸、脯氨酸、丝氨酸、牛磺酸、色氨酸、酪氨酸、缬氨酸、丙氨酸、精氨酸等。脂类有磷脂(phospholipid)、胆甾醇(cholesterol)、三酰甘油。糖类有海藻糖、乳糖、麦芽糖、半乳糖、葡萄糖、果糖、岩藻糖、氨基糖、低聚糖、葡萄糖及果糖的6-

磷酸酯(6-phosphate)。尚含有维生素(vitamin) A、硫胺素、核黄素、烟酸。非挥发性酸有枸橼酸(citric acid)，延胡索酸(fumaric acid)，α-酮戊二酸(α-ketoglutaric acid)，乳酸(lactic acid)，苹果酸(malic acid)，丙酮酸(pyruvic acid)，琥珀酸(succinic acid)；挥发性酸有甲酸(formic acid)，乙酸(acetic acid)，丙酸，丁酸等。此外，还含 β-羟基酰基辅酶A脱氢酶(β-hydroxyacyl-CoA dehydrogenase)，β-乙酰乙酰辅酶A硫解酶(β-acetoacetyl-CoA thiolase)，去饱和酶(desaturase)等。

鳃含 Na^+，K^+-ATP酶和甘油磷酰胆碱(glyceryl phosphoryl choline)的缩醛(acetal)。中食管腺含胆甾醇(cholesterol)，菜油甾醇(campesterol)，β-谷甾醇(β-sitosterol)等。

【药性】　咸，寒。

1.《本经》：“味咸，寒。”

2.《别录》：“有毒。”

3.《日华子》：“凉，微毒。”

4.《本草经疏》：“入足阳明、厥阴经。”

5.《品汇精要》：“味咸性寒，味厚于气，阴也。臭腥。”

6.《本草再新》：“入心、肝、脾三经。”

【功用主治】　清热，散瘀，消肿解毒。主治湿热黄疸，产后瘀滞腹痛，筋骨损伤，痈肿疔毒，漆疮，烫伤。

1.《本经》：“主胸中邪气热结痛，喎僻面肿。”

2.《本草经集注》：“杀莨菪毒、漆毒。”

3.《别录》：“解结散血，愈漆疮，养筋益气。”

4.《食疗本草》：“主散诸热，治胃气，理筋脉，消食。醋食之，利肢节，主五脏中烦闷气。”

5.《本草拾遗》：“蟹脚中髓及脑并壳中黄，并能续断绝筋骨，取碎之微熬，内疮中、筋即连也。”

6.《日华子》：“治产后肚痛血下，并酒服；筋骨折伤，生捣炒罯良。”

7.《滇南本草》：“可解鳝鱼毒。治疟疾及黄疸，涂疥疮，滴耳内可医聋。”

8.《纲目》：“盐藏汁，治喉风肿痛，满含细咽即消。”

9.《本经逢原》：“生捣，涂火烫。”

10.《随息居饮食谱》：“补骨髓，利肢节，续绝伤，滋肝阴，充胃液，养精活血。治疸，愈痊。”

【用法用量】　内服：烧存性研末，或入丸剂，5～10 g。外用：鲜品捣敷，或绞汁滴耳；或焙干研末调敷。

【宜忌】　脾胃虚寒者慎服。

1.《本草衍义》：“此物极动风，体有风疾人，不可食。”

2.《绍兴本草》：“其肉与壳中黄，但食之发风，动痼疾。”

3.《日用本草》：“不可与红柿同食。偶中蟹毒，煎紫苏汁饮之，或捣冬瓜汁饮之，俱可解散。”

4.《滇南本草》：“不可同柿及荆芥食之，发霍乱，动风，惟木香汁可解。”

5.《雷公炮制药性解》：“多食令人伤脾忕泻。”

6.《随息居饮食谱》：“孕妇及中气虚寒，时感未清，痰嗽，便泻者，均忌。”

【选方】　1. 治湿热黄疸　蟹烧存性研末，酒糊丸如桐子大。每服五十丸，白汤下，日服二次。《濒湖集简方》

2. 治骨折离脱　生蟹捣烂，以热酒倾入，连饮数碗，其渣涂之，半日内，骨内咨咨有声即好；干蟹烧灰，酒服亦好。《唐瑶经验方》

3. 治跌仆疼痛　活河蟹雌雄各1只(愈大愈好)，加上陈酒1 000 ml，煮者0.5小时，然后取酒待温，分1～3次服完。每于服后，盖被酣睡2小时。〔《江苏中医》1966,(5)：17 河蟹酒〕

4. 治闪腰岔气　螃蟹1个，焙干研末，黄酒冲服。《青岛中草药手册》

5. 治产后小腹作痛及吹乳,乳痈　螃蟹一个,烧存性,研末。空心,好酒一盏调服。《种杏仙方》

6. 治拍蟹毒(虎口疔),大指次指隔界处忽生肿毒,痛不可忍　鲜蟹研烂涂患处。《医便》

7. 治慢性化脓病、寒性脓疡、下肢溃疡、结核性瘘孔等久不收口　河蟹、蝮蛇、鹿角各等分。烧存性,研成极细末(或炼蜜为丸如小豆大)。每服1.5～3g,每日2次,黄酒或温水送下。《食物中药与便方》

8. 治漆疮延及满身,疥疮湿癣之久不愈者　捣烂生蟹涂之。《肘后方》

9. 治冻疮溃烂不敛　活蟹烧存性,研细末,蜂蜜调涂,每日更换2次。《食物中药与便方》

10. 治耳聋　生螃蟹一枚,捣烂绞取汁,点耳中。《圣惠方》

【临床报道】　治疗漆疮　取新鲜活螃蟹洗净,连壳、脚烂成糊状,用清洁纱布包裹绞汁(随用随制),用毛笔蘸蟹汁涂患处,每日早、晚各1次。治69例,痊愈39例,显效19例,好转11例。治疗中未见副作用。

【各家论述】　1.《本草经疏》:"螃蟹,入足阳明、足厥阴经。《经曰》:热淫于内,治以咸寒。故主胸中邪气热结痛也。蜗僻者,厥阴风热也,而肿者,阳明热壅也。解二经之热,则筋得养而气自益,蜗僻而肿俱除矣。咸走血而软坚,故能解结散血。愈漆疮者,以其能解漆毒故也。"

2.《本经逢原》:"蟹,性专破血,故能续断绝筋骨。《本经》主胸中邪气热结痛,蜗僻面肿,皆是瘀血为患。性能败漆,今人生捣治漆疮、涂火伤,皆取其散血之意。《日华子》治筋骨折伤,生擒之;藏器云能续断筋,去虫用黄,捣烂微炒,入疮中,筋即连也。可知其功不独散血而能和血矣。"

5940　蟹爪　xiè zhǎo　《本草经集注》

【基原】　为方蟹科绒螯蟹属动物中华绒螯蟹和日本绒螯蟹的爪。

【原动物】　参见"蟹"条。

【采收加工】　加工或食用螃蟹时取蟹爪,刷洗干净,晒干。

【功用主治】　破血,催生。主治产后血瘀腹痛,难产,胎死腹中。

1.《别录》:"主破胞堕胎。"

2.《日华子》:"破宿血,治产后血闭肚痛,酒及醋汤煎服良。"

3.《纲目》:"堕生胎,下死胎。"

【用法用量】　内服:煎汤,30～60g;或煅存性研末。末调敷。

【宜忌】　孕妇禁服。

【选方】　1. 治难产,胎动及子死腹中　蟹爪一升,甘草二尺,阿胶三两。上三味以东流水一斗,先煮二物得三升,去滓,纳胶令烊。顿服之。《千金方》神造汤

2. 治妇女有病欲去胎　蟹爪二合,桂心、瞿麦各一两,牛膝二两。为末。空心温酒服一钱。白敛各半两。上二味捣末,以乳汁《千金方》下胎蟹爪散

3. 治小儿解颅　生蟹足一枚,放砂锅内焙熟。研细末。每服二和傅顶上。上二味捣末,以乳汁《千金方》生蟹足傅方

4. 治妇女临产阵缩力微弱,胞浆破而迟迟不下者,或胎死腹中及胎盘残留　蟹脚爪30～60g,黄酒或米醋适量,加水同煎服。《食物中药与便方》

5941　蟹壳　xiè ké　《千金方》

【基原】　为方蟹科绒螯蟹属动物中华绒螯蟹和日本绒螯蟹的甲壳。

【原动物】　参见"蟹"条。

【采收加工】　加工或食用螃蟹时取壳,剔净残余的蟹肉、蟹爪及杂质,洗净,干燥。

【炮制】　《串雅内编》:"砂锅内焙焦,研细末。"现行,取原药材,用时捣碎。

饮片性状　呈不规则的碎片。表面杏黄色或浅黄色为黄白色或浅黄白色,质坚硬。气微腥,味咸。置阴凉干燥处。

【药性】　咸,寒。

1.《千金》:"味酸,寒,有毒。"

2.《青岛中草药手册》:"性寒,味咸。"

【功用主治】　散瘀止血,解毒消肿。主治蓄血发黄,血瘀崩漏,痈疽肿毒,走马牙疳,毒虫螫伤。

1.《纲目》:"烧存性,蜜调,涂冻疮及蜂蚕伤;酒服,治妇人儿枕痛及血崩腹痛,消积。"

2.《本草崇原》:"攻毒,散风,消积,行瘀。"

【用法用量】　内服:煅存性,研末,5～10g。外用:研末擦牙或调敷。

【选方】　1. 治蓄血发黄,胸胁结痛而不浮肿者　蟹壳煅存性,黑糖调,无灰酒下三钱。《本经逢原》

2. 治妇人血崩甚而腹痛　蟹壳烧存性,米饮下。《证治要诀》

3. 治妇人产后恶露未绝　腌蟹壳烧灰为末。酒调服一二钱。《古今医统》

4. 治妇人乳痈硬早　蟹壳灰一服即散。《本经逢原》

5. 治乳岩　生蟹壳数十枚,放砂锅内焙熟。研细末。每服二钱,陈酒冲服,不可间断。《串雅内编》

6. 治小儿走马牙疳　蟹壳十个,白矾五文,枣子三个。一处炭火煅过,为末,入麝香少许同研。干捂牙。《百一选方》

7. 治蜂蚕伤　蟹壳烧存性,研末,蜜调敷。《证治要诀》

5942　麒麟尾　qí lín wěi　《岭南采药录》

【异名】　狮尾草(《岭南采药录》),蓬莱蕉、龟背竹(《广州植物志》),羽叶藤、过山标(《广西药用植物名录》),上树百足、上树蜈蚣(《梧州草药及常见病多发病处方选》),万丈深、青竹标、蛇包谷(《贵州草药》),大楼旗(《广西本草选编》),爬墙凤、搭壁麒麟、英雄草、攀地蜈蚣、牛膝、大望(《新华本草纲要》)。

【基原】　为天南星科麒麟叶属植物麒麟叶的茎叶或根。

【原植物】　麒麟叶 *Epipremnum pinnatum* (L.) Engl. [*Pothos pinnata* L.; *Rhaphidophora pinnata* Schott]

攀缘藤本。茎圆柱形,粗壮,多分枝;气生根具发达的皮孔,平伸,紧贴于树干或石面上。叶柄长25～40cm,上部有长约2.2cm的膨大关节,叶鞘逐渐撕裂,膜质,脱落;叶片薄革质,幼叶狭披针形或披针状长圆形,基部浅心形,成熟叶长圆形,基部宽心形,长40～60cm,宽20～40cm,两侧不等地羽状深裂,裂片线形,两端几等宽,先端斜截头状,沿中肋有2行星散的、有时为长达2mm的小穿孔;侧脉明显。花序柄圆柱形,粗壮,长10～14cm,基部有鞘状鳞片包围;佛焰苞外面绿色,内面黄色,长10～12cm,渐尖,肉穗花序圆柱形,钝,长约10cm,粗3cm;花两性,无花被;雄蕊4;雌蕊具棱,长5～6mm,顶平,柱头线形,纵向。浆果小。种子肾形。花期4～5月。

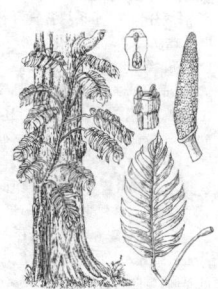

麒麟叶

附生于热带雨林的大树上或岩壁上。分布于广东、广西、海南、台湾。

【栽培】 生物学特性 喜温暖气候和湿润荫蔽环境，忌阳光直射，不耐寒。对土壤条件要求不严，宜选择肥沃的壤土、砂壤土栽培。

繁殖方法 扦插繁殖法。于春季将生长健壮的茎剪成两节1段的插条，去掉气根，带叶扦插在苗床上，遮荫保湿，1个月后可生根生芽。按株距 1 m×0.5 m 开穴定植。

田间管理 定植后须经常淋水保湿，每年除草松土 3～4 次，结合中耕除草，施薄液肥 3～4 次。已经长大的植株，要及时设立支架，进行绑扎，避免倒伏。

【采收加工】 夏、秋季采割，切段晒干。

【药性】 味苦、微辛，性平。
1.《贵州草药》"性温，味辛。"
2.《广西本草选编》"味苦、微辛，性平。"
3.《全国中草药汇编》"淡、涩，平。"

【功能主治】 清热凉血，活血散瘀，解毒消肿。主治感冒发热，鼻衄，目赤肿痛，百日咳，跌打损伤，骨折，风湿痹痛，痰火瘰疬，痈疖，毒蛇咬伤。
1.《岭南采药录》"治痰火瘰疬，和猪精肉煮汤服，流鼻血，煎汤服。"
2.《贵州草药》"生肌、活血，补虚。治跌打损伤，骨折，干瘦。"
3.《广西本草选编》"清热解毒，活血散瘀。主治感冒，小儿疳积，鼻衄，结膜炎，风湿痹痛，跌打损伤，乳腺炎，疖肿，骨折，外伤出血。"
4.《全国中草药汇编》"清热润肺，消炎解毒，舒筋活络，散瘀止痛。主治发热，咳嗽，胃痛，肠伤寒，毒蛇咬伤。"

【用法用量】 内服：煎汤，9～15 g，鲜品 30～60 g；或炖肉服。外用：煎水洗；或捣敷；或研粉撒。

【选方】 1. 治风湿痹痛，跌打损伤 （麒麟尾）全株 9～15 g，水煎或炖猪骨服；或浸酒内服外搽。《广西本草选编》
2. 治跌打损伤 万丈深 15～30 g，泡酒 500 g。每次服 18 g。
3. 治骨折 万丈深适量，小鸡 1 只。共捣烂包患处。（2、3方出自《贵州草药》）
4. 治外伤出血 （麒麟尾）根研粉，撒布患处。《广西本草选编》
5. 治干瘦 万丈深 6～9 g。以砂糖为引，蒸服。《贵州草药》

5943 麒麟菜 qí lín cài 《纲目拾遗》

【异名】 鸡脚菜《纲目》，鹿角菜《琉球国志略》，鸡胶菜《罗源县志》。

【基原】 为红翎菜科麒麟菜属植物麒麟菜及珍珠麒麟菜的藻体。

【原植物】 1. 麒麟菜 Eucheuma muricatum (Gmel.) Web. van Bos.

藻体紫红色，软骨质，肥厚多肉，长 12～30 cm，宽 2～3 mm，体圆柱形不规则分枝，腋角广开，近于水平伸出，对生、互生、偏生或数回叉状分枝，先端尖细，两边或周围具疣状突起于分枝上部的突起较密集，下部者的疏稀。髓

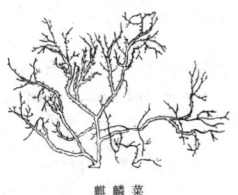

麒麟菜

部中央有藻丝。四孢子囊集生，带形分裂。囊果突起于体表呈半球形。固着器盘状。

生于大干潮线下 1～2 m 处的珊瑚礁上。分布于海南、台湾及西沙群岛等海域。

2. 珍珠麒麟菜 E. okamurai Yamada 又名：珍珠菜（广西）。

藻体背面黄绿色至紫红色，长 10～20 cm，匍匐，主枝圆柱形或略扁，宽 0.5～1 cm，二至三回叉状分枝，分枝亚圆柱形较粗短，彼此相互重叠，缠绕成团块状。枝体表面有乳头状或圆锥状突起，老枝上突起较低或不明显，腹面突起较少而有多数固着器；有时在较长小枝顶端亦生出圆盘状固着器，以便互相吸附，故本种外形变异较大。髓部厚，薄壁细胞大，胞间散布较多小细胞。囊果半球形，于体表或腹面生成。

生于低潮带下 2～5 m 深处珊瑚礁上，分布于海南、台湾等沿海。

【采收加工】 夏秋季采集后，漂去砂屑，洗净，晒干。

【药材】 麒麟菜 Eucheumatis Alga 麒麟菜产于台湾、海南等地沿海；珍珠麒麟菜产于海南、台湾等地沿海。

性状 麒麟菜 藻体味紫红色，主枝圆柱形，具不规则分枝。分枝互生、对生、偏生或叉状分枝，枝端细尖，周围具疣状突起。分枝上部突起较密。气腥，味咸。

珍珠麒麟菜 藻体分枝相互缠绕成团状。枝表面具有乳头状或圆锥状突起，老枝上不明显。腹面有多数固着器，并有少数乳头状突起。

【成分】 麒麟菜含 D-半乳糖（D-galactose）3，3, 6-脱水-D-半乳糖（3, 6-anhydro-D-galactose）、D-葡萄糖醛酸（D-glucuronic acid）、半乳糖酸酯、半乳糖硫酸钙盐、D-木糖（D-xylose）等。还含蕨红藻素（caulerpin）。

【药理】 抗肿瘤作用 蕨红藻素对 HL-60 细胞有一定的细胞毒和细胞诱导凋亡作用。

【药性】 咸，平。
1.《纲目拾遗》"味咸，性平。"
2.《中国药用海洋生物》"苦、咸，平。"

【功能主治】 清热，消痰。主治痰热咳嗽，瘰疬，瘿瘤，痔疮。
1.《纲目拾遗》"消痰如神。能化一切痰结，痔积，痔毒。"
2.《中国药用海洋生物》"清热，消痰。用于气管炎，咳嗽痰结，痔疾等。"

【用法用量】 内服：煎汤，15～30 g。

【选方】 1. 治支气管炎，痰结 麒麟菜、海带各 30 g，贝母 9 g。煎服。
2. 治瘿瘤、瘰疬 麒麟菜、海带各 30 g，泽漆 15 g，夏枯草 12 g。煎服。（1、2方出自《中国药用海洋生物》）
3. 治辛苦劳碌之人，或嗜酒多欲，忽生外痔，发作疼痛，步履难移 麒麟菜一两（洗去灰）用天泉水煮烊，和白糖五钱食之。《养生经验补遗》石花膏

5944 瓣蕊唐松草 bàn ruǐ táng sōng cǎo 《西宁中草药》

【异名】 唐松草《青海常用中草药手册》，马尾黄连（内蒙古、宁夏）。

【基原】 为毛茛科唐松草属植物瓣蕊唐松草的根及根茎。

【原植物】 瓣蕊唐松草 Thalictrum petaloideum L.［T. petaloideum L. var. latifoliolatum Kitag.］ 又名：肾叶唐松草《拉汉种子植物名称》。

多年生草本，高 20～80 cm。全株无毛。茎直立，上部分枝。叶互生；叶柄长达 10 cm，基部有鞘；叶为三至四回三出复叶或羽状复叶；小叶草质，倒卵形、菱形或肾状圆形，长 3～12 mm，宽 2～15 mm，先端钝，基部圆楔形或楔形，3 浅裂或 3 深裂，裂片全缘；小叶柄长 5～7 mm。复单歧聚伞花序伞房状；花两性，花梗长 0.5～3 cm；萼片 4，花瓣状、卵形，长 3～5 mm，白色，早落；花瓣无；雄蕊多数，长 5～12 mm，花丝上部比花药宽，基部狭窄，花药狭长圆形，先端钝；心皮 4～13，无柄，花柱短，柱头生于腹面。瘦果卵形，长

4～6 mm，有 8 条纵肋。花期 6～7 月，果期 7～9 月。

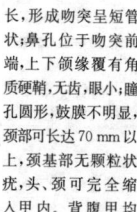

生于海拔 500～3 000 m 的山坡草地。分布于华北、东北及安徽、河南、四川、陕西、宁夏、甘肃、青海。

【采收加工】 夏、秋季采挖，除去茎叶及泥土，切段，晒干备用。

【药材】 瓣蕊唐松草 *Thalictri Petaloidei Radix et Rhizoma* 产于四川、青海、甘肃、宁夏、山西、河北、内蒙古。

瓣蕊唐松草

性状 根茎短。须根较稀疏，长 3～5 cm，直径 1～1.2 mm；表面褐色，具数条细纵纹；质脆，易折断。气微，味稍甜，嚼之粘牙。

根横切面：多角形。表皮破碎，具根毛。皮层狭窄，细胞壁非木化增厚；内皮层明显，母细胞切向分隔成 5～10 个子细胞。中柱鞘细胞壁常破碎。初生木质部三原型；木质部束间及中央无纤维束。

【成分】 根茎含生物碱：小檗碱（berberine），隐品碱（crytopine），药根碱（jatrorrhizine），木兰花碱（magnoflorine）。

【药性】 《内蒙古中草药》："味苦，性寒。"

【功能主治】 清热，燥湿，解毒。主治湿热泻痢，黄疸，肺热咳嗽，目赤肿痛，痈肿疮疖，渗出性皮炎。

1.《内蒙古中草药》："健脾消食，清肝明目，清热解毒。主治黄疸肝炎，胃痛，腹泻，消化不良，结膜炎，小儿热证及痘疹不出。"

2.《青藏高原药物图鉴》："治肺炎、痈疽、疮疖、麻疹病；外用止血。"

【用法用量】 内服：煎汤，9～15 g。外用：研末撒，或鲜品捣敷。

【宜忌】 虚寒证慎服。

【选方】 1. 治赤白痢疾 马尾黄连 9 g，马齿苋 15 g。水煎服。《宁夏中草药手册》

2. 治黄疸型肝炎 马尾黄连 9 g。水煎服，日服 2 次。《内蒙古中草药》

3. 治风寒感冒，头痛无汗 唐松草 12 g，荆芥 6 g，防风 9 g，生姜 2 片，大枣 3 枚。水煎服。《青海常用中草药手册》

4. 治小儿高热，角弓反张 瓣蕊唐松草 1.5～1.8 g。水煎服。《西宁中草药》

5. 治肿毒 瓣蕊唐松草鲜根捣烂，涂布包敷患处，日换 1 次，连敷 2～3 次即愈。《银川中草药验方·新医疗法手册》

6. 治痈肿疮疖 马尾黄连 9 g，蒲公英 30 g。水煎服。《宁夏中草药手册》

7. 治渗出性皮炎（浸淫疮） 瓣蕊唐松草焙干研末，取适量，撒布患处或与松花粉各等分同用。如撒后患处干燥起裂，可用香油调敷。《河北中药手册》

5945 **鳖甲** bié jiǎ
《本经》

【异名】 上甲《证治要诀》，鳖壳《医林纂要》，甲鱼壳（南京中医学院《中药学》），团鱼壳、团鱼盖《药材学》，团鱼甲《河北药材》，鳖盖子《山西中药志》。

【基原】 为鳖科鳖属动物中华鳖及山瑞鳖的背甲。

【原动物】 1. 中华鳖 *Trionyx sinensis* Wiegmann 又名：鳖《易》，团鱼《宝庆本草折衷》，神守《纲目》，甲鱼《随息居饮食谱》，圆鱼《中国药用动物志》，脚鱼（俗称）。

体呈椭圆形或近卵圆形，成体全长约 30～40 cm。头尖，吻

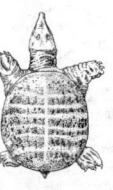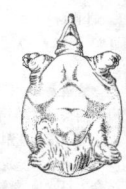

中华鳖

长，形成吻突呈短管状，鼻孔位于吻突前端。上下颌缘缓覆有角质硬鞘，无齿。眼小；瞳孔圆形，鼓膜不明显。颈部可长达 70 mm 以上，颈基部无颗粒状疣。头、颈可完全缩入甲内。背腹甲均无角质板而被有革质软皮，边缘具柔软的较厚结缔组织，俗称裙边。背面皮肤有突起小疣，成纵行棱起，背部中央稍凸起，椎板 8 对，肋板 8 对，无臀板，边缘无缘板相连。背部骨片没有完全骨化，肋骨与肋板愈合，其末端突出于肋板外侧。四肢较扁平，前足 5 指；内侧三指有外露的爪；外侧二指的爪被被皮肤包裹而不外露，后肢以趾爪生长情况亦同，指、趾间具蹼而发达。雄性体较扁平而尾较长，末端露出于裙边；雌性尾粗短，不露出裙边。泄殖肛孔纵裂。头颈部上面橄榄绿色，下面黄色，下颌至喉部有黄色斑纹，两眼前后有黑斑，头尾顶部有 10 余个黑点。体背橄榄绿色或黑棕色，具黑斑，腹部肉黄色，两侧裙边处有绿色大斑纹，近尾部有两团豌豆大的绿色斑纹。前肢上面橄榄绿色；下面淡黄色，后肢上面色较浅。尾部正中为橄榄绿色，余皆为淡黄色。

生活于湖泊、河流、池塘及水库等水域。除西藏、青海、宁夏、新疆等地未见报道外，广泛分布于全国各地。

2. 山瑞鳖 *T. steindachneri* Siebenrock 又名：山瑞《中国药用动物志》。

体近圆形，当体重 9 kg 时，长、宽达 36 cm×21 cm，体重大者可达 20 kg。体背隆起，皮肤粗糙，体背、边缘、颈基部四肢及尾部均有大小不等的肉质鼓钉状突起；体后部的鼓钉状大而密。边缘肉质裙边甚为肥厚。四肢粗壮，尾扁。尾短，略呈扁圆锥形，基部宽，末端尖。体灰黑色、墨绿色、紫黑色或黑青连色。头、四肢乌黑色或墨绿色。腹面乌黑色带紫，具深色斑块。

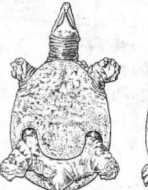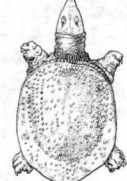

山瑞鳖

生活在山区河流、溪、潭中。分布于广东、广西、海南、贵州、云南等地。山瑞鳖为国家二级保护动物，禁止滥捕。

以上动物的头部（鳖头）、肉（鳖肉）、新鲜血液（鳖血）、卵（鳖卵）、胆（鳖胆）、脂肪（鳖脂）、背甲煎熬而成的胶块（鳖甲胶）亦供药用，另设专条。

【养殖】 **生活习性** 鳖的体色随栖息的环境而变化，呈保护色。主要用肺呼吸，营水陆两栖生活，在水中歇浮于水面交换空气。生性怯懦，喜安静，在风和日丽的天气，常爬到岸上晒背，杂食性，但喜食动物的饵料，如鱼虾及其他动物的内脏等。水温在 25～33 ℃时，摄食旺盛，生长迅速，水温低于 15 ℃时停止摄食，低于 12 ℃时，伏于水底泥中冬眠。

养殖技术 鳖为雌雄异体，夏季是鳖的繁殖季节，交配后每年 5～8 月为产卵期。雌鳖常于晚上在岸边的松软泥沙滩上掘穴产卵，然后用沙覆平，每穴 7～30 枚。自然孵化期 50～60 d。可人工适当控制在 26～36 ℃，湿度在 75%～85%，则孵化期缩短为 40～50 d 孵化率高达 90%。

饲养管理 鳖有自相残食的习性，因此按大小分级饲养，饲养密度不可过大。稚鳖期饲料要求营养丰富，易消化，以蚯蚓、熟蛋黄、动物下脚料为好。池水 3～5 d 换 1 次。幼鳖、成鳖期摄食

量大，5～10 月每日投饵 2 次。亲鳖按雌雄 4：1 或 3：1 放养，加强秋后的营养，有利于提前发情、交配、产卵。

【采收加工】 在春、夏、秋季捕鳖，用刀割下头，割取背甲，去净残肉，晒干。亦可将鳖体置于沸水中煮 1～2 小时，烫至背甲上的皮能剥落时取出，剥下背甲，去净肉，洗净晒干。

【药材】 鳖甲 Trionycis Carapax 主产于湖北、安徽、江苏、河南、湖南、浙江、江西等地。

性状 本品呈椭圆形或卵圆形，背面隆起，长 10～15 cm，宽 9～14 cm。外表面黑褐色或墨绿色，略有光泽，具细网状皱纹及灰黄色或灰白色斑点，中间有 1 条纵棱，两侧各有左右对称的横凹纹 8 条，外皮脱落后，可见锯齿状嵌接缝。内表面类白色，中部有突起的背椎骨，颈骨向内卷曲，两侧各有肋骨 8 条，伸出边缘。质坚硬。气微腥，味淡。

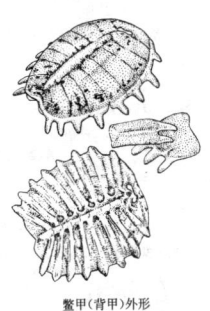

鳖甲(背甲)外形

鳖裙 骨碎片呈不规则形，大小不一，灰白色或灰黄色，表面有纵向或纵横交错的似网状细密纹理及细点状孔隙，骨陷窝不规则形、长条形或细长裂隙状，骨小管隐约可见。

品质标志 《中华人民共和国药典》2010 年版规定：照醇溶性浸出物测定法热浸法测定，用稀乙醇作溶剂，本品含醇溶性浸出物不得少于 5.0%。

【成分】 1. 中华鳖 背甲含骨胶原(collagen)、碳酸钙、磷酸钙；中华鳖多糖(trionyx sinesis polysaccharides)，并含天冬氨酸、苏氨酸、谷氨酸、甘氨酸、丙氨酸、胱氨酸、缬氨酸、甲硫氨酸、异亮氨酸、亮氨酸、酪氨酸、苯丙氨酸、赖氨酸、组氨酸、精氨酸、脯氨酸、丝氨酸 17 种氨基酸，及钙、钠、铝、钾、锰、铜、锌、磷、镁等 10 多种无机元素。

2. 山瑞鳖 背甲及腹甲含骨胶原、肽类、多种氨基酸，大量钙及磷。

【药理】 1. 补血作用 小鼠每日灌胃鳖甲胶(20%)0.5 ml/只，连续 11 日，可使血红蛋白含量明显增加。

2. 抗肿瘤、抗突变作用 鳖甲粉末口服 280 mg/kg 对小鼠移植实质性癌 MH₁₃₄ 具有抑制作用，使肿瘤直径减小，肿瘤重量显著减轻。对腹水癌则没有显著作用。对接种人肠癌细胞的裸鼠每日按 800 mg/kg 剂量口服鳖甲粉，治疗 35 日后与对照组比较，抑瘤率为 92.15%；肿瘤坏死面积达 67%，与 5-氟尿嘧啶(5-Fu)组比较其优点是不引起宿主白细胞数下降，表明鳖甲粉不仅对人肠癌有抑制作用，且副作用少，对骨髓的抑制远比 5-Fu 轻。以小鼠骨髓细胞姊妹染色单体互换(SCE)为实验指标，鳖甲及龟版均具有抗突变活性。

3. 抗肝纤维化作用 连续注射 CCl₄ 油剂制备大鼠肝纤维化模型，同时给予鳖甲每次 4 g/kg，肝切片显示纤维化程度比较轻，HYP 含量明显低于模型组。

4. 其他作用 鳖甲能有效地降低小鼠游泳后血乳酸水平，提高血乳酸恢复速率，延长小鼠游泳时间，且能显著提高小鼠细胞免疫功能，各剂量组小鼠腹腔 MΦ 吞噬功能及脾淋巴细胞转化反应均较对照组显著增强。

【炮制】 1. 鳖甲 取原药材放入热水中，立即用硬刷去净皮肉，晒干。或置蒸锅内，沸水蒸 45 分钟，取出洗净，日晒夜露至无臭气，干燥。

2. 醋鳖甲 取砂子置锅内，用武火炒热，放入净鳖甲，拌炒至表面呈黄色时，取出，筛去砂子，趁热醋淬，捞出，干燥，捣碎。每鳖

甲 100 kg，用醋 20 kg。

3. 制鳖甲 取砂子置锅内，用武火炒热，放入鳖甲，拌炒至表面呈淡黄色时，取出，筛去砂子，放凉。

饮片性状 鳖甲呈不规则的碎片，质坚硬，气腥，味淡。醋鳖甲形如鳖甲，深黄色，质酥脆，略具醋气。制鳖甲形如鳖甲，黄色，质酥脆。贮干燥容器内，密闭，置通风干燥处。防蛀。

【药性】 咸，微寒。归肝、肾经。

1.《本经》："味咸，平。"

2.《品汇精要》："味咸，性平软，味厚于气，阴也。臭腥。"

3.《纲目》："厥阴肝经血分之药。"

4.《本草经疏》："此肝、脾、肾、血分药也。"

5.《本经逢原》："入厥阴肝经及冲脉，为阴中之阳。"

6.《长沙药解》："味咸气腥，入足厥阴肝、足少阳胆经。"

7.《本草从新》："咸寒属阴。"

8.《要药分剂》："降也，阴也。"

【功用主治】 滋阴清热，潜阳熄风，软坚散结。主治阴虚发热，劳热骨蒸，热病伤阴，虚风内动，小儿惊痫，久疟，疟母，癥瘕，经闭。

1.《本经》："主心腹癥瘕坚积，寒热，去痞、息肉、阴蚀、痔、恶肉。"

2.《别录》："疗温疟，血痕，腰痛，小儿胁下坚。"

3.《药性论》："主宿食，癥块，痎疟气，冷瘕，劳瘦，下气，除骨热、骨节间劳热，结实壅塞。治妇人漏下五色，赢瘦者。"

4.《医学入门》："主劳疟、老疟，女子经闭，小儿痫疾。"

5.《纲目》："除老疟疟母，阴毒腹痛，劳复，食复，斑痘烦喘，妇人经脉不通，产难，产后阴脱，丈夫阴疮，石淋，敛溃痈。"

6.《本经逢原》："煅灰研极细末，疗汤火伤，皮纵肉烂者并效，干则麻油调敷，湿则干掺。"

7.《本草从新》："治劳瘦骨蒸，往来寒热，温疟疟母。"

【用法用量】 内服：煎汤，10～30 g，先煎；熬膏；或入丸、散。外用：烧存性，研末掺或调敷。滋阴潜阳宜生用，软坚散结宜醋炙。

【宜忌】 脾胃虚寒，食少便溏及孕妇禁服。

1.《本草经集注》："恶矾石。"

2.《药性论》："恶理石。"

3.《千金方》："鳖甲忌苋菜。"

4.《日华子》："堕胎。"

5.《本草经疏》："妊娠禁用，凡阴虚胃弱、阴虚泄泻、产后泄泻、产后饮食不消、不思食及呕恶等证咸忌之。"

6.《本经逢原》："肝虚无热禁之。"

7.《得配本草》："冷劳、癥瘕人不宜服。"

【选方】 1. 治风劳病，骨蒸盗汗，肌肉消瘦，唇红颊赤，午后潮热，咳嗽困倦，脉象微数 地骨皮、柴胡、鳖甲(去裙，酥炙，用九肋者)各一两，秦艽、知母、当归各半两。上药为粗末，每服五钱，水一盏，青蒿五叶，乌梅一个，煎至七分，去滓温服，空心临卧各一服。《卫生宝鉴》秦艽鳖甲散

2. 治久患咳嗽肺痿成劳嗽，及吐血，咯血等证 鳖甲(醋炙)、阿胶(炒)各一两，鹿角霜三钱三分，甘草五钱。上为末。每服三钱，水一盏，韭白一茎长三寸，煎八分，食后服。《古今医统》

3. 治久患劳疟瘵等 鳖甲三两。酥炙令黄，为末。临发时屲温酒调下二钱。《圣惠方》

4. 治疟母 鳖甲十二分(炙)，乌扇三分(烧)，黄芩三分，柴胡六分，鼠妇三分(熬)，干姜三分，大黄三分，芍药五分，桂枝三分，葶苈一分(熬)，石苇三分(去毛)，厚朴三分，牡丹五分(去心)，瞿麦二分，紫威三分，阿胶三分(炙)，蜂窠四分(炙)，赤硝十二分，蜣螂六分(熬)，桃仁二分，半夏一分，人参一分，蟅虫五分(熬)。上二十三味，为末，取煅灶下灰一斗，清酒一斛五斗，浸灰，候酒尽一半，着鳖

甲于中,煮令泛烂如胶漆,绞取汁,纳诸药煎为丸,如梧子大。空心服七丸,日三服。(《金匮要略》鳖甲煎丸)

5. 治小儿痫　鳖甲炙令黄,捣为末。取一钱,乳服,亦可蜜丸如小豆大服。(《子母秘录》)

6. 治石淋　取鳖甲杵末。以酒服方寸匕,日二三次,下石子,瘥。(《肘后方》)

7. 治奔豚气上冲心腹　桃仁(去皮、尖、双仁)四两(汤浸研细取三升),京三棱(煨,锉)二两,鳖甲(去裙襕,醋炙)三两。上三味,捣二味为末,先煎桃仁汁至二升,次下药末,不住手搅,良久更入好醋一升,同煮如稀饧,以瓷合收。每服半匙,空心,温酒调下。(《圣济总录》三神煎)

8. 治痈疽不敛,不拘发背一切疮　鳖甲烧存性,研掺。(《怪症奇方》)

【临床报道】　治疗肺结核发热　32例患者全部采用青蒿鳖甲汤水煎服,每日2次。方剂组成:青蒿6g;鳖甲15g,细生地12g,知母6g,丹皮9g。临床上表现为发热,以午后为重,单纯午后发热者21例,全天发热者11例。结果服3剂体温降至正常的为显效10例,服5～10剂降至正常为有效,其中服5剂降至正常15例,服10降至正常的7例。本组病例全部有效,且较对照组,平均退热时间缩短(P<0.05)。

【各家论述】　1.《本草衍义》:"鳖甲,经中不言治疗,惟蜀本《药性论》云'治劳疲,除骨热'。后人遂用之。然甚有据,亦不可过剂。"

2.《纲目》:"鳖甲乃厥阴肝经血分之药,肝主血也。试尝思之,龟、鳖之属,功各有所主。鳖色青入肝,故所主者,疟劳寒热,痃瘕惊痫,经水痈肿阴疮,皆厥阴血分之病也。水龟色黑入肾,故所主者,阴虚精弱,腰膝酸痿,阴疟泄痢,皆少阴血分之病也。介虫阴类,故补主阴经血分之药,从其类也。"

3.《本草经疏》:"鳖甲,味咸平,主消散者,以其味兼乎平,平亦辛也,咸能软坚,辛能走散,故《本经》主癥瘕、坚积、寒热,去痞疾、息肉、阴蚀、痔核、恶肉;《别录》疗温疟者,以疟必暑邪为病,类多阴虚,水衰之人,方为暑所薄之,邪入阴而寒甚,元气虚羸,则邪陷而中焦不治,甚则结为疟母。甲能益阴除热而消散,故为治疟之要药,亦是退骨热在骨及阴虚往来寒热之上品。血瘕腰痛,小儿胁下坚,皆阴分血病,宜其悉主之矣。"

4.《本草新编》:"或疑龟甲善杀痨虫,有之乎?曰:不杀痨虫,何以能除痨瘵骨蒸。""鳖甲杀虫,而又补至阴之水,所以治骨蒸之病最宜。""鳖甲,味咸气平,善能攻坚,又不损气,阴阳上下有痞滞不除者,皆宜用。但宜研末调服,世人俱炙片入汤药中煮之,则不得其功矣。"

5.《本经逢原》:"鳖甲,凡骨蒸劳热自汗皆用之,为其能滋阴经之火也。肝虚无热禁之。"

6.《本草思辨录》:"鳖甲、牡蛎(均属介类),甲介属金,金攻利,气味咸寒,其用则一,此二物之所同,清热软坚之所以并擅。而其理各具,其所禀不同,则有以别之矣。鳖介于肝而气沉向外,向里则下连肾,向外则上连肝。《本经》于鳖甲主心腹癥坚积,于牡蛎主惊恚怒气拘缓。由斯以观,凡鳖甲之主阴蚀、痔核、骨蒸者,岂能代以牡蛎,牡蛎之主瘟汗、消瘰、瘰疬颈核者,岂能代以鳖甲。鳖甲去恶肉而亦敛溃疡者,以阴既益而阳随也;牡蛎治惊恚而又止遗泄者,以阳既戢而阴即固也。"

5946 鳖头 biē tóu
《《新修本草》》

【异名】　鳖首(《中药志》)。

【基原】　为鳖科鳖属动物中华鳖或山瑞鳖的头部。

【原动物】　参见"鳖甲"条。

【采收加工】　加工鳖甲时,割下鳖头,洗净晒干。

【药材】　鳖头 Trionycis Caput　全国大部分地区均产。

性状　本品呈长圆锥形,吻端尖,颈部向上弯曲,长约6cm,外表灰褐色,略有缩褶。质坚硬,不易折断。气腥。

【药性】　甘,咸,平。

【功用主治】　补气助阳。主治久痢,脱肛,产后子宫下垂,阴疮。

1.《新修本草》:"烧为灰,主小儿诸痢,又主产后阴脱下坠。尸疰,心腹痛。"

2.《日华子》:"烧灰疗脱肛。"

3.《中国动物药》:"补气助阳。"

【用法用量】　内服:焙研,3～6g;或入丸剂。外用:烧灰为末敷。

【选方】　1. 治脱肛历年不愈　鳖头一枚。烧令烟缩,治作屑。以敷肛门上,进,以手按之。(《千金方》)

2. 治小儿劳瘦,或时寒热　鳖头一枚,烧为灰,细研为散。每服以新汲水调下半钱。(《圣惠方》)

3. 治产后阴脱　鳖头五枚。烧末,以井华水服方寸匕,日三。(《千金方》)

4. 治男子阴头痛不能治者及妇人阴疮脱肛　鳖甲头烧灰,以鸡子白和敷之。(《普济方》)

5947 鳖肉 biē ròu
《《别录》》

【基原】　为鳖科鳖属动物中华鳖或山瑞鳖的肉。

【原动物】　参见"鳖甲"条。

【采收加工】　捕捉杀死后,取其肉,鲜用或冷藏。

【药材】　鳖肉 Trionycis Musculus　全国各地均产。

性状　本品呈大小不等的块状,呈肉红色。质地柔软,有腥味。

鉴别　(1)理化鉴别:取本品鲜肉10g,切碎捣烂,加水适量,加热煮沸20分钟,放冷,滤过。取滤液1ml,加茚三酮试液3滴,摇匀,加热煮沸3分钟,即显蓝紫色,放冷颜色加深(检查氨基酸)。

(2)薄层色谱:取本品鲜肉10g,切碎捣烂,加85%乙醇40ml,加热回流30分钟,滤过,滤液蒸干,残渣加50%乙醇2ml溶解,作为供试品溶液。另取氨基乙磺酸对照品,加50%乙醇溶解制成每1ml含2mg的溶液,作为对照品溶液。吸取上述两种溶液各5μl,分别点于同一硅胶G-CMC薄层板上,以正丙醇-水(15:5)展开,取出,晾干,喷以茚三酮试液,在105℃烘5分钟。供试品色谱在与对照品色谱相应的位置上,显相同微紫红色斑点。

【药性】　甘,平。归肝经。

1.《别录》:"味甘。"

2.《千金方》:"味甘,平,无毒。"

3.《本草图经》:"性冷。"

4.《本草求真》:"入肝。"

【功用主治】　滋阴补肾,清退虚热。主治虚劳羸瘦,骨蒸痨热,久疟,久痢,崩漏,带下,瘰瘰,瘰疬。

1.《别录》:"主伤中,益气,补不足。"

2.《本草拾遗》:"主热气湿痹,腹中激热。细擘五味煮食之,当微泄。"

3.《日华子》:"益气调中,妇人带下,治血瘕腰痛。"

4.《本草图经》:"补虚,去血热。"

5.《日用本草》:"补劳伤,壮阳气,大补阴之不足。"

6.《本草备要》:"凉血利阴,亦治疟、痢。"

7.《随息居饮食谱》:"滋肝肾之阴,清虚劳之热。主脱肛,崩带,瘰疬,瘕痕。"

【用法用量】　内服:煮食,250～500g;或入丸剂。

【宜忌】　脾胃阳虚及孕妇慎服。

1.《别录》:"恶矾石。"

2.《本草备要》:"忌苋菜、鸡子。"

3.《本草从新》:"脾虚者大忌。"

4.《随息居饮食谱》:"孕妇及中虚寒湿内盛、时邪未净者切忌之。"

【选方】 1. 治心腹坚癥 蚕矢一石,桑柴烧灰,以水淋之五度,取鳖长一尺者,纳中煮之烂熟,去骨,细擘,锉,更煎令可丸,丸如梧子大。一服七丸,日三。(《补缺肘后方》)

2. 治妇女干病 团鱼1只,配鸽子1只,加魔芋炖服。(《彝医动物药》)

3. 治全身浮肿 鳖1个(500 g 重),去内脏,加水煲烂,用老柠檬代替盐蘸吃,连汤服。(《广西药用动物》)

4. 治久疟不愈 团鱼1个,去肝、肠,用猪油炖,入盐少许服。(《贵州中医验方》)

5948 **鳖血** bié xiě
《纲目》

【基原】 为鳖科鳖属动物中华鳖或山瑞鳖的新鲜血液。

【原动物】 参见"鳖甲"条。

【采收加工】 捕捉杀死时取其鲜血,鲜用或冷藏。

【药理】 1. 抗癌作用 采用同位素标记物掺入法观察到鳖血清可抑制[3]H-TdR、[3]H-UR和[3]H-Leu掺入癌细胞,其中掺入艾氏腹水癌细胞的抑制率分别为 96.8%、94.8%、91.9%,当改用 S[180]和 P[338]腹水型肿瘤细胞作靶试验时结果相似,说明鳖血清可强烈地抑制癌细胞生长,也证明其抑癌活性不具有专一性。将鳖血清分别放在 37 ℃和50 ℃中保温 10 分钟,然后对[3]H-TdR掺入试验,在抑癌活性从 88.9%降至 4.9%,表明加温可降低其抗癌活性,但在生理盐水中透析不影响它的抑癌活性。鳖血清对[3]H-TdR和[3]H-UR掺入正常小鼠骨髓细胞也具有抑制作用,其抑制率为 39.4%和37.3%。但鳖血清对癌细胞的抑制作用远强于对骨髓细胞的抑制。

2. 免疫调节作用 采用环磷酰胺为免疫抑制剂,获得免疫功能低下的小鼠动物模型,鳖血提取物对免疫功能低下小鼠的 CD4[+]亚型 T 细胞在外周血中的比例、NK 细胞的杀伤活性、淋巴细胞的增殖功能,均具有正向调节作用,并呈剂量依赖性;能提高淋巴细胞分泌 IFN-γ 的能力。

【药性】 甘、咸,平。

【功用主治】 滋阴清热,活血通络。主治虚劳潮热,阴虚低热,胁痛,口眼㖞斜,脱肛。

1.《药性论》:"治脱肛。"

2.《纲目》:"治风中口眼㖞僻,小儿疳劳潮热。"

3.《现代实用中药》:"生饮,用于结核潮热有效。"

【用法用量】 内服:鲜饮,20~100 ml;或入丸剂。外用:鲜血涂敷。

【选方】 1. 治中风口㖞 鳖血调乌头末涂之,待正则即揭去。(《肘后方》)

2. 治小儿诸疳 吴茱萸、胡黄连(锉碎,用鳖血浸一宿,同吴茱萸炒令干焦,去吴萸仁、柴胡(去芦)各等分。上为细末,用猪胆汁浸,蒸饼和丸绿豆大。每服十丸,热水下,无时。(《小儿卫生总微论方》鳖血散丸)

【各家论述】《纲目》:"按《千金方》云:目眴、唇动、口㖞,皆风入血脉。急以小续命汤服之,外用鳖血或鸡冠血调付龙肝即涂之,干则再上,其妙。盖鳖血之性急缩走血,故治口㖞,脱肛之病。"

5949 **鳖卵** bié luǎn
《本草蒙筌》

【基原】 为鳖科鳖属动物中华鳖或山瑞鳖的卵。

【原动物】 参见"鳖甲"条。

【采收加工】 5~8月产卵期在河、湖及池塘岸边收集,鲜用

或冷藏。

【药性】 味咸,性寒。

【功用主治】 补阴,止痢。治小儿久泻久痢。

1.《本草蒙筌》:"盐淹煮吞,补阴虚亦验。"

2.《纲目》:"盐藏煨食,止小儿下痢。"

3.《医林纂要》:"治久泻久痢。"

【用法用量】 内服:煮食,2~6 个。

【选方】 治小儿久泻久痢 鳖卵用盐水泡过煮熟,每日吃 3 次,每次吃 2 个,或煮粥吃。(《广西药用动物》)

5950 **鳖胆** bié dǎn
《纲目》

【基原】 为鳖科鳖属动物中华鳖或山瑞鳖的胆汁。

【原动物】 参见"鳖甲"条。

【采收加工】 捕捉杀死后,剖腹,从胆囊中取胆汁,鲜用。

【药性】 苦,寒。

【功用主治】 解毒消肿。主治痔漏。

【用法用量】 外用:涂敷。

【选方】 治痔疮痔漏 鳖胆一个,取汁磨香墨,入麝香、冰片少许,鸡毛蘸涂。(《周益生家宝方》)

5951 **鳖脂** bié zhī
《纲目》

【异名】 鳖膏(《本草拾遗》),鳖油(《现代实用中药》)。

【基原】 为鳖科动物中华鳖或山瑞鳖的脂肪。

【原动物】 参见"鳖甲"条。

【采收加工】 捕捉杀死后,剖腹,取其脂肪,鲜用。

【药性】 甘、咸,平。

【功用主治】 滋阴养血,乌须发。主治体弱虚羸,须发早白。

1.《本草蒙筌》:"涂拔发孔内,永使绝根;眼睫倒毛签入,可资除害。"

2.《现代实用中药》:"为滋养强壮药。"

【用法用量】 内服:佐餐,适量。

5952 **鳖甲胶** bié jiǎ jiāo
《卫生宝鉴》

【基原】 为鳖科鳖属动物中华鳖或山瑞鳖的背甲煎熬而成的胶块。

【原动物】 参见"鳖甲"条。

【药材】 鳖甲胶 Trionycis Carapacis Colla 主产于湖北、安徽、江苏、河南、湖南、江西等地。

性状 本品呈扁方块状,长约 3 cm,宽约 2 cm,厚约 5 mm,表面棕褐色,具凹纹,光亮,半透明。质坚脆,易折断,断面不平坦,具光泽。气腥,味微甜。

【炮制】 取漂净鳖甲,置锅中加水煎取胶汁,煎 3~5 次,至胶汁充分煎出为度。将各次胶汁过滤合并(或加明矾粉少许),静置后滤取清胶汁,再用文火加热,不断搅拌,浓缩(或加适量黄酒、冰糖)成稠膏状,倾入凝胶槽内,俟其自然冷凝。取出切成小块,阴干。

饮片性状 呈不规则块或颗粒状,深褐色,质硬而脆,断面光亮,对光照射透明,气微腥,味淡。贮干燥容器中,密闭,置阴凉干燥处,防潮。

【药性】《中国动物药志》:"咸,微寒。"

【功用主治】 滋阴退热,软坚散结。主治阴虚潮热,虚劳咳血,久疟,疟母,痔核肿痛,血虚经闭。

1.《现代实用中药》:"为滋养解热止血药。"

2.《四川中药志》1960年版:"滋阴补血,润肺消结。治虚劳咳血,肛门肿痛,湿痰流注及肝结核潮热等症。"

3.《全国中草药汇编》:"主治骨蒸潮热,虚痨咳血,疟疾痞块,气虚血亏,闭经难产,湿痰流注。"

4.《中国动物药》:"滋阴退热,补血,治阴虚潮热,久疟,疟母,血虚经闭,痔核肿痛等。"

【用法用量】 内服:开水或黄酒化服,3~9 g;或入丸剂。

【宜忌】 脾胃虚寒,食减便溏者及孕妇慎服。

《四川中药志》1960年版:"阳虚食减者忌用。"

【选方】 治久痢不止和三日疟 鳖甲胶50 g,黄芩20 g,柴胡15 g,鼠妇10 g,大黄10 g。共为细末,制成5 g重蜜丸。每日服1~2次,每次1丸,开水送服。(《常见药用动物》)

5953 **鸐雉** dí zhì
《食疗本草》

【异名】 翟(《尚书》),山雉(《尔雅》),翟鸡、山鸡(《禽经》),长尾野鸡(《中国动物图谱》)。

【基原】 为雉科长尾雉属动物长尾雉的肉。

【原动物】 长尾雉 Syrmaticus reevesii (Gray) 又名:白冠长尾雉。

体长约150 cm。雄者羽色华丽;头和颈白色,自额贯眼以至后项,围以一道黑圈(虹膜红褐色,眼下有一白斑。嘴短而坚,基部带绿。上体棕黄,各羽具黑色的狭缘;翼上覆羽白色,有黑色和栗色羽缘;次级飞羽黑褐色,有白斑,羽端棕黄色;初级飞羽暗褐色,缀以白或棕色的斑点;尾羽20枚,中央2对特长,呈银白色,具多数黑色和栗色相并的横斑,羽缘转为桂红色。喉与胸间横亘黑带;胸与胁的羽白色,杂以黑斑,并有浓栗的阔边;腹部中央及尾下覆羽均黑色。脚短而健,脚、趾及爪均角褐色。雌者羽色远不如雄者艳丽,尾亦短,仅为雄者的1/3。

栖于多林的高山中。善奔驰与飞翔。常成群。分布我国北部及中部山区。

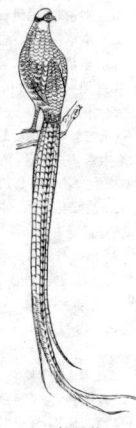

长尾雉

【采收加工】 四季均可捕捉,捕杀后,取肉,鲜用。

【药性】 《纲目》:"甘,平,有小毒。"

【功用主治】 1. 孟诜:"主五脏气喘不得息,作羹臛食。"

2.《纲目》:"炙食,补中益气。"

二十画以上

5954 **蘘草** rǎng cǎo
《别录》

【基原】 为姜科姜属植物蘘荷的叶。

【原植物】 参见"蘘荷"条。

【采收加工】 5～10月采摘叶，鲜用或晒干。

【药性】 味辛，性温。

1.《别录》："味苦，寒，无毒。"

2.《千金方》："味甘苦，寒，无毒。"

3.《日华子》："平。"

【功用主治】 《别录》："主温疟寒热，酸嘶邪气。"

5955 **蘘荷** rǎng hé
《本草经集注》

【异名】 苴蓴（《楚辞》），嘉草（《周礼》），蒩蓨（《说文》），蓴蒩（《楚辞》王逸注），芋渠（《后汉书》），白蘘荷（《别录》），覆菹（《本草经集注》），蓴苴、覆苴（《广雅》），阳藿（《广西志》），羊藿姜（陕西中草药名录》），山姜、观音花（《浙江中药资源名录》），莲花姜、高良姜、野生姜、土里开发、野老姜、良姜（《杭州药用植物名录》），野山姜、野姜（《江西药用植物名录》）。

【基原】 为姜科姜属植物蘘荷的根茎。

【原植物】 蘘荷 Zingiber mioga (Thunb.) Rosc. [Amomum mioga Thunb.]

多年生草本，高 0.5～1m。根茎肥厚，圆柱形，淡黄色。叶柄长 0.5～1.7cm 或无柄；叶舌膜质，2 裂，长 0.3～1.2cm；叶片披针状椭圆形或线状披针形，长 20～37cm，宽 3～6cm，叶面无毛，叶背无毛或被稀疏的长柔毛；中脉粗壮，侧脉羽状，近平行。穗状花序椭圆形，长 5～7cm，单独由根茎生出，总花梗无到长达 17cm，被长圆形鳞片状鞘；苞片覆瓦状排列，椭圆形，红绿色，具紫脱；花 2.5～3cm，一侧开裂，花冠管长 4～5cm，裂片披针形，长 2.7～3cm，宽约 7mm，淡黄色；唇瓣卵形，3 裂，中裂片长约 2.5cm，宽约 1.8cm，中部黄色、边缘白色，侧裂片长约 1.3cm，宽约 4mm；花药、药隔附属体各长约 1cm。蒴果倒卵形，熟时裂成 3 瓣，果皮里面鲜红色；种子黑色，被白色假种皮。花期 8～10 月。

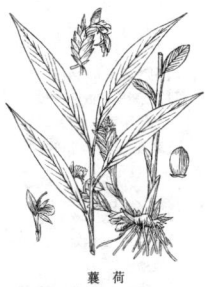

蘘荷

生于山谷中阴湿处，江苏也有栽培。分布于江苏、浙江、安徽、江西、广西、四川、贵州等地。

本植物的花（蘘荷花）、果实（蘘荷子）亦供药用，另设专条。

【采收加工】 夏、秋季采收，鲜用或切片晒干。

【药材】 蘘荷 Zingiberis Miogae Rhizoma 产于四川、贵州、湖北、湖南、浙江等地。

性状 根茎呈不规则长条形，呈结节状，弯曲，长 6.5～11cm，直径约 1cm。表面灰棕黄色，有纵皱纹，上端有多个膨大凹陷的圆盘状茎痕。顶端有叶鞘残基。周围密布细长圆柱形须根，直径 1～3mm，有深纵皱纹和淡棕色短毛；质柔韧，不易折断，折断面黄白色，中心有淡黄色细木心。气香，味淡微辛。

【成分】 含 α 和 β-蒎烯（pinene）、β-水芹烯（β-phellandrene）。

【药性】 辛，温。

1.《别录》："微温。"

2.《药性论》："味辛，有小毒。"

3.《本草药性大全》："味辛，气温，有小毒。"

4.《四川中药志》1960 年版："性温，味辛、淡，无毒。"

【功用主治】 活血调经，祛痰止咳，解毒消肿。主治月经不调，痛经，跌打损伤，咳嗽气喘，痈疽肿毒，瘰疬。

1.《别录》："主中蛊及疟。"

2.《本草经集注》："主诸溪毒、沙虱辈。""亦云辟蛇。"

3.《新修本草》："根主诸恶疮，杀蛊毒。根心主稻麦芒入目中不出者，以汁注目中，出。"

4.《本草图经》："干末水服，主喉痹。"

5.《纲目》："赤眼涩痛，捣汁点之。"

6.《本草药性大全》："疗吐血，口舌生疮。"

7.《浙江药用植物志》："活血止痛，化痰，解毒。主治气滞腹痛，胃痛，跌打损伤，腰痛，颈淋巴结结核，指头炎。"

【用法用量】 内服：煎汤，6～15g；或研末；或鲜品绞汁。外用：捣敷；捣汁含漱或点眼。

【选方】 1. 治妇人患腰痛，亦治卒中，吐血及痔血 蘘荷根一把。捣绞汁三升，服之。一方空心酒煎服，治妇人月信滞。（《普济方》）

2. 治冷风失声，咽喉不利 蘘荷根二两（研绞取汁），酒一大盏。上二味，相和令匀。不计时候，温服半盏。（《圣惠方》）

3. 治口疮 蘘荷根二两。细锉，分为三分，以水二盏，煎三五沸，去滓。热含，冷吐。

4. 治杂物眯目不出 白蘘荷根，取心，捣绞汁，滴入眼中，立出。

5. 治暴赤眼，涩痛难开 白蘘荷根，绞取汁，点目眦中。（3～5方出自《圣济总录》）

6. 治小儿赤白痢 白蘘荷根汁、生地黄汁各五合。上二味，微火上煎一沸，服之。（《千金方》）

7. 治伤寒及冒，温病，头痛，壮热，脉大，始得一日 生蘘荷根、叶合捣，绞取汁。服三四升。

8. 治中风，以大声咽唾不利 蘘荷根二两。研、绞取汁，酒一大盏，相和令匀。不计时候，温服半盏。（7、8方出自《肘后方》）

9. 治蛇及虾蟆等蛊 蘘荷根汁三升。顿服，蛊立出也。（《卫生易简方》）

10. 治大叶性肺炎 蘘荷根茎 9g，鱼腥草 30g。水煎服。（《浙江民间常用草药》）

5956 **蘘荷子** rǎng hé zǐ
《浙江民间常用草药》

【基原】 为姜科姜属植物蘘荷的果实。

【原植物】 参见"蘘荷"条。

【采收加工】 果实成熟开裂时采收，晒干。

【药性】 辛，温。

【功用主治】 温胃止痛，主治胃痛。

《浙江民间常用草药》："治胃痛。"

【用法用量】 内服：煎汤，9～15g。

【宜忌】《浙江民间常用草药》："有胃出血史者忌用。"

【选方】 治胃痛 蘘荷开裂的果实 90～120g，白糖适量。水

煎服。《浙江民间常用草药》)

5957 蘘荷花 ráng hé huā
《杭州药用植物志》

【异名】 山麻雀《杭州药用植物志》)。

【基原】 为姜科姜属植物蘘荷的花。

【原植物】 参见"蘘荷"条。

【采收加工】 花开时采收,鲜用或烘干。

【药性】 辛,温。

【功用主治】 温肺化痰。主治肺寒咳嗽。

《杭州药用植物志》:"治咳嗽,对小儿百日咳有显着功效。"

【用法用量】 煎汤,3～6 g。

【选方】 治百日咳 山麻雀 2 只,生香榧 8 粒。合煎。《杭州药用植物志》)

5958 鳜鱼 guì yú
《开宝本草》

【异名】 鳜豚、水豚《日华子》),石桂鱼《开宝本草》),罽鱼《纲目》),锦鳞鱼《东医宝鉴》),桂鱼《本草求真》),鳟鱼《随息居饮食谱》),鳖花鱼、母猪壳《中国动物图谱》),嘴鳜鱼、季花鱼、胖鳜《中国经济动物志》)。

【基原】 为鮨科鳜属动物鳜鱼的肉。

【原动物】 鳜鱼 *Siniperca chuatsi* (Basilewsky)

体侧扁,较高,背部隆起。头侧扁,口大,略倾斜,下颌突出。侧线鳞 121～128,背鳍 XIII 13～15,臀鳍Ⅲ 9～11。体色棕黄,背部橄榄色,腹部灰白。体侧及各鳍的软鳍部分,皆

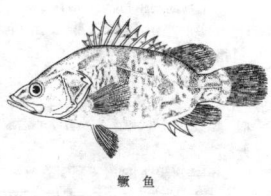

鳜鱼

有大形黑色斑点。由吻端穿过眼径有一条黑纹。

该鱼是我国特产。食物主要为鱼类、虾类等。分布于国内各江河、湖泊中。

本动物的胆(鳜鱼胆)亦供药用,另设专条。

【养殖】 生活习性 鳜鱼冬季不大活动,喜栖息于水域深处越冬。为典型的肉食鱼,1～2 月间摄食较差,6～7 月最为旺盛,常见的食物为鲫鱼、罗非鱼、草鱼、鲢鱼、鳊鱼、团头鲂、鳊、鲤鱼,其次为虾类。

养殖技术 2 龄至 3 龄性腺成熟,从 5 月下旬到 7 月上旬为产卵期,产卵期间雌雄都停止摄食,分批产卵。孵化出的鱼苗,能作间歇性的向上垂直游动。

饲养管理 鳜鱼的饲养分池塘主养和套养两种。(1) 池塘主养以小型池为好,面积 15～45 亩。池塘水深保持 1.2～1.5 m。鱼种放养前要整整池塘,清塘可将生石灰用少量水化开后趁热全池泼洒,每 1 亩用生石灰 120～150 kg。清塘后 10 日即可进行放养,以放养规格较为整齐的鳜鱼种为好,每 1 亩 500～700 尾,重量 50 kg 左右。放养前应先在池塘中放养一定数量的饵料鱼。鳜鱼种放养以后,初期水位宜浅,以后分期加注新水,一般 10～20 日加水 1 次,每次加水 20～30 cm,夏季要勤换水,5～7 日换 1 次,每次换水 1/3 左右。

(2) 套养 主要有成鱼池主养和亲鱼池套养两种。在成鱼池中套养 1 龄鳜鱼种,最好再套养部分 1 龄鲫鲤鱼种,既供鳜鱼摄食,又可在塘内繁殖仔鱼。套养以鳊鱼为主的成鱼池,亲鱼为主的池塘为好,最好是放养夏花鱼种,以供鳜鱼前期摄食所需饵料。

疾病防治 鳜鱼常见病害有锚头鳋、水霉病、鳃霉病、黏孢子虫病、指环虫病等。锚头鳋用 10 mg/L 浓度的敌百虫溶液药浴 15 分钟,同时将池水更新,锚头鳋可得到控制。水霉病用 2%～3%

的食盐水浸泡 5～10 分钟,或用 1‰食盐水加食用醋数滴浸洗 5 分钟,均有较好疗效。鳃霉病在育种池塘内,先用 45×10⁻⁵浓度的生石灰或 4×10⁻⁵浓度的漂白粉消毒灭菌。白皮病和寄生虫用 1×10⁻⁵浓度的漂白粉浸洗,隔天浸洗 1 次,3 次见效。斜管虫、车轮虫病用 3×10⁻⁴浓度的甲醛浸洗预防,隔天浸洗 1 次,每次 5～10 分钟,发病后,每日 1 次。黏孢子虫病用灭菌灵 1×10⁻¹浓度全池泼洒或用 95%的敌百虫晶体,按每立方水 0.1 g 的用量,全池用药,可收到较好疗效。指环虫病在鱼种放养前,用(15～20)×10⁻⁶浓度的高锰酸钾水溶液药浴 15～30 分钟,杀死鳜种身上寄生的指环虫。

【采收加工】 春、秋季捕捞。捕后,除去鳞片及内脏,洗净,鲜用或晒干。

【成分】 每 100 g 肉中含蛋白质 18.5 g,脂肪 3.5 g,灰分 1.1 g,钙 79 mg,磷 143 mg,铁 0.7 mg,硫胺素(thiamine)0.01 mg,核黄素(riboflavine)0.10 mg,烟酸(nicotinic acid)1.9 mg。

【药性】 甘,平。归脾、胃经。

1.《食疗本草》:"平,稍有毒。"

2.《日华子》:"微毒。"

3.《开宝本草》:"味甘,平,无毒。"

4.《医林纂要》:"甘,温。"

5.《本草求真》:"入脾、胃。"

【功用主治】 补气血,益脾胃。主治虚劳羸瘦,脾胃虚弱,肠风便血。

1.《食疗本草》:"补劳,益脾胃。"

2.《日华子》:"益气力,治肠风泻血。"

3.《开宝本草》:"主腹内恶血,益气力,令人肥健,去腹内小虫。"

4.《药性切用》:"祛瘀。"

5.《随息居饮食谱》:"养血,补虚劳,杀劳虫,消恶血,运饮食。"

【用法用量】 内服:蒸食,适量;或烧存性,研末,酒调服。

【宜忌】 寒湿病者慎食。

《品汇精要》:"患寒湿病人不可食。"

【选方】 治小儿痘疮不出 腊八日收鳜鱼烧存性,研细,用酒调服。《调燮类编》)

5959 鳜鱼胆 guì yú dǎn
《纲目》

【基原】 为鮨科鳜属动物鳜鱼的胆。

【原动物】 参见"鳜鱼"条。

【采收加工】 冬、春季捕得鳜鱼后,剖腹,取出胆囊,放通风处阴干。

【药性】 《宝庆本草折衷》:"味苦。"

【功用主治】 主治诸骨鲠咽。《宝庆本草折衷》:"治一切骨鲠或竹木签刺喉中。"

【用法用量】 内服:以酒煎化,含咽,适量。

【选方】 治小儿、大人一切骨鲠或竹木签刺喉中不下 于腊月中取鳜鱼胆悬北檐下令干,每有鱼鲠即取一皂子许,以酒煎化,温温呷。但以吐为妙。《胜金方》)

5960 鳝鱼 shàn yú
《雷公炮炙论》

【异名】 鲴《山海经》),黄鲴《异苑》),鲴鱼《千金方》),鳝鱼《别录》),黄鳝《本草衍义》)。

【基原】 为合鳃科鳝属动物黄鳝的肉。

【原动物】 黄鳝 *Monopterus albus* (Zuiew)

体细长,呈蛇形,向后渐侧扁,尾部尖细。头圆,吻端尖,唇厚发达,下唇尤其肥厚。上下颌及腭骨上部有细齿。眼小,为一薄膜所覆盖。两个鼻孔分离较远,后鼻孔在眼前缘的上方,前鼻孔在吻

部。左右鳃孔在腹面联合为一，呈"V"字形。体无鳞。无胸腹鳍，背、臀鳍退化仅留低皮褶，无软刺，都与尾鳍相联合。体色微黄或橙黄，全体满布黑色小点，腹部灰白。

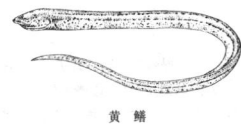
黄鳝

在底层生活的鱼类，喜栖息于河道、湖泊、沟渠及稻田中。有性逆转现象。为凶猛的肉食性鱼类，捕食各种小动物，除西北地区及东北北部外，各地均有分布。

本动物的皮(鳝鱼皮)、骨(鳝鱼骨)、血液(鳝鱼血)、头(鳝鱼头)亦供药用，另设专条。

【养殖】　生活习性　为底栖性鱼类，适应性强，能生活在稻田、水塘、湖泊、沼泽等各种水体的浅水泥土中或孔穴内。善钻洞。昼伏夜出，当冬季水温到15℃以下时，便钻入泥土中越冬，翌年春水温上升到15℃以上时，开始出洞觅食。黄鳝为杂食性，偏重肉食，喜食鲜活饲料，在自然界中捕食蚯蚓、蝌蚪、小青蛙、小鱼虾、螺蚌幼体、水生和陆生昆虫、浮游动物等。也吃人工饲料，如米糠、麦麸、米饭、豆饼、瓜果及配合饲料，性贪食，耐饥饿，有自残行为，适宜生长的水温是15～30℃，最佳温度为24～28℃，摄食量大，生长迅速。

养殖技术　黄鳝性成熟年龄为2～3龄，繁殖季节为2～3月份。生理上有独特的性逆转现象。从胚胎发育到第一次产卵均为雌性，每尾怀卵量为300～800粒。当进入繁殖季节，雌鱼产卵之后，其卵巢就开始转化发育成精巢，变为雄鳝，以后终生不再改变。在繁殖期间，性成熟的亲鳝在石块或洞穴附近吐出泡沫为巢，然后将卵产在泡沫上，借助泡沫的浮力，使受精卵在水上发育，亲鳝有一旁守护。在水温28～30℃条件下，6～8日幼体即可孵出。黄鳝池可建成地上式，地下式或半地下式各种式样，一般以50～100㎡为宜，有的家庭养鳝池仅10㎡左右，水深1～1.5 m，注排水管宜用铁丝网封闭防逃。池底铺泥土及石块，池内种植茭白、慈姑、水浮莲等水生植物，能遮阳，便于黄鳝生活。每1 kg 30～40尾的鳝苗种，其放养密度为50～150尾/㎡。初生鳝苗可投喂给轮虫、水蚤、鸡蛋黄等。随着个体增大，可投喂水丝蚓、豆饼糊、肉浆、红虫等。

饲养管理　黄鳝在15℃时开始摄食，25～30℃时摄食旺盛，时值5～9月份为摄食盛期，是为生长迅速时期，应每日投食1～2次，定时、定点、定量投喂，饲料质量与生长速度关系极大。池中水位应保持在5～15 cm范围内，一般不超过20 cm。夏季要做到经常换水，清除杂物，防止污染，保持水质新鲜、溶氧量高，有利于生长。每年11月底，水温降至15℃以下时黄鳝钻入泥土中越冬，应在上面铺上稻草、麦秸等，以保持泥土湿润及温度。在无冰冻地区，也可将水位加深至50～60 cm，使黄鳝在深水中越冬。

【采收加工】　捕捉黄鳝，可以采用钓捕、网捕、笼捕、干塘捕捞等方法。多鲜食或加工成鱼干、罐头等。

【药性】　甘，温。归肝、脾、肾经。

1.《别录》"味甘，大温，无毒。"

2.《千金方》"平。"

3.《滇南本草》"辛。"

4.《品汇精要》"气之厚者，阳也。"

5.《雷公炮制药性解》"入脾经。"

6.《本草新编》"入脾、肾二经。"

7.《医林纂要》"甘咸，温，有微毒。"

8.《本草求真》"入肝、肾。"

9.《本草用法研究》"入肝、肾、脾、胃四经。"

10.《广西药用动物》"入肾、肺经。"

【功用主治】　益气血，补肝肾，强筋骨，祛风湿。主治虚劳，疳积，阳痿，腰痛，腰膝酸软，风寒湿痹，产后淋沥，久痢脓血，痔瘘，臁疮。

1.《别录》"主补中益血，疗沈唇。"

2.《千金方》"主少气吸吸，足不能立地。"

3.《食疗本草》"补五脏，逐十二风邪。并治湿风。"

4.《本草拾遗》"主湿痹气，补虚损，妇人产后淋沥，血气不调，羸瘦，止血，除腹中冷气肠鸣。"

5.《日用本草》"治妇人产后诸疾，胎前百病。"

6.《本草蒙筌》"去狐臭。"

7.《纲目》"专贴一切冷漏、痔瘘、臁疮。"

8.《本草新编》"兴阳，散湿风，又止渴，生津，乏力。"

9.《本草求真》"兼补肝肾之气。"

10.《萃金裘本草述录》"治久痢肠滑。"

11.《中国动物药》"滋阴补血。用于虚劳咳嗽，小儿疳积，神经性头痛。"

【用法用量】　内服：煮食，100～250 g；或捣肉为丸或研末。外用：剖片敷贴。

【宜忌】　虚热及外感病患者慎服。

1.《别录》"时行病起，食之多复。"

2.《本草衍义》"动风气，多食令人霍乱。"

3.《本草经疏》"凡病属虚热者不宜食。"

4.《本草害常》"同荆芥食杀人，服何首乌者忌之，时行病未忌之。"

5.《随息居饮食谱》"时病前后，疟、疸、胀满诸病，均大忌。"

【选方】　1. 治痨瘵咳嗽　黄鳝250 g，冬虫夏草3 g。煮汤食用。《常见药用动物》

2. 增气力　熊筋、虎骨、当归、人参等分。为末，酒浸大鳝鱼，取肉捣烂为丸，每日空腹酒下两许。《本经逢原》大力丸）

3. 治小儿疳积　鳝鱼3条(切碎)，香蕈10 g，炖服。《常见药用动物》

4. 治肾虚性腰痛　黄鳝250 g(切碎)，猪肉100 g。同蒸熟后食用。《常见药用动物》

5. 治久痢虚证，便脓血　黄鳝鱼1条，红糖9 g(炒)。将鳝鱼去肚杂，以新瓦焙枯，和糖研末。开水吞服。《云南中医验方》

6. 治赤白痢　黄鳝数斤，将烧酒洗湿，穿尾吊起，晒干，候取黄麻头、连房二物，晒干为末。每用鳝末一钱，麻末五分，对配，大人吃二钱，小者七八分，酒下。《遵生八笺》

7. 治水肿　鳝鱼500 g，鲜蓣白120 g。炖汤不放盐，喝汤吃鳝鱼。《实用中医内科学》

8. 治内痔出血　活鳝鱼，剖腹去杂，常煮汤食之。《水产品营养与药用手册》

9. 治老烂腿(臁疮)久不愈　黄鳝去骨，将鳝肉剁成肉泥，敷于患处，2～3小时更换1次。《食物中药与便方》

10. 治糖尿病　鲜鳝鱼250 g，炖熟食之，宜常食用。《水产品营养与药用手册》

【各家论述】　《本草经疏》"鳝鱼，甘温具足，所以能补中益血。甘温能通经脉，疗风邪，故又主疗沈唇，及今人用之以治口喎斜也。"

5961 ## 鳝鱼头　^{shàn yú tóu}《别录》

【基原】　为合鳃科鳝属动物黄鳝的头部。

【原动物】　参见"鳝鱼"条。

【采收加工】　夏、秋季捕捉，捕后，割取头部，鲜用或晒干。

【药性】　甘，平。

【功用主治】　健脾益胃，解毒杀虫。主治消化不良，痢疾，消渴，痞积，脱肛，小肠痈，百虫入耳。

1.《别录》：“头骨烧之，止痢。”又“干鳝头主消渴，食不消；去冷气，除痞。”

2.《本草蒙筌》：“主咽喉消渴。”

3.《纲目》：“(治)百虫入耳。”

【用法用量】　内服：焙干研粉，黄酒冲服，每次 5 g，每日 3 次。外用：焙干研末，绵裹塞耳。

【选方】　1. 治脱肛　鳝鱼头焙干研粉，用黄酒调服，每日 2～3 次，每次 5 g。(《水产品营养与药用手册》)

2. 治肠痈　鳝鱼头焙酥，研细末，以金银花 100 g 煎汤送服，每服 5 g。(《中国动物药》)

3. 治疳状陷倒屙　鳝鱼头、雄鸡头、笋尖各三枚，生姜三片。煮熟，加酒酿少许，令儿少饮，次食鸡冠、笋尖，余不用。(《医方一盘珠》攻毒运)

5962 鳝鱼皮 ^{shàn yú pí}《纲目》

【基原】　为合鳃科鳝鱼属动物黄鳝的皮。

【原动物】　参见“鳝鱼”条。

【采收加工】　夏、秋季捕捉后，取其皮，晒干。

【功用主治】　散结止痛。主治乳房肿块、乳腺炎。

【用法用量】　鳝鱼皮晒干烧灰，研末。饭前用温黄酒调服 3～19 g。

【选方】　治妇女乳房硬结疼痛　鳝鱼皮晒干烧灰，研末。饭前用温黄酒调服。每日 3 次，每次 3 g。10 日为 1 个疗程。(《水产品营养与药用指南》)

5963 鳝鱼血 ^{shàn yú xiě}《本草拾遗》

【基原】　为合鳃科鳝鱼属动物黄鳝的血液。

【原动物】　参见“鳝鱼”条。

【采收加工】　夏、秋季捕捉，捕后用针刺头部或剪去尾部取血，鲜用。

【药性】　《本草汇言》：“味咸甘，气平，无毒。入足厥阴、少阴经。”

【功用主治】　祛风通络，活血，壮阳，解毒，明目。主治口眼歪斜，跌打损伤，阳痿，耳痛，癣，痔瘘，目翳。

1.《本草拾遗》：“主癣及瘘，断取血涂之。”

2.《纲目》：“疗口眼㖞斜，治耳痛，鼻衄，疹后生翳，赤疵，又涂赤游风。”

3.《本草汇言》：“去风活血。治血燥筋挛。”

4.《本经逢原》：“助阳。”

5.《医林纂要》：“正经络，去壅滞，缓风软坚，渗湿去热。”

6.《药性切要》：“滴耳中治老聋。”

7.《中国动物药》：“祛风通络，解毒，明目。治口眼歪斜，跌打损伤，疔疮，口腔炎，目翳。”

8.《东北动物药》：“治乳赘瘤和鸡眼。”

【用法用量】　外用：涂敷或滴耳，鼻；或研末敷。内服：和药为丸，适量。

【选方】　1. 治口眼㖞斜　大鳝鱼 1 条，以针刺头上血，左斜涂右，右斜涂左，以平正即洗去。(《世医得效方》)

2. 治小儿痘疹入眼生翳　鳝鱼血从项割破流血点之，若翳凝，用南硼砂，以灯心染氯点为妙。(《心医集》鳝血方)

3. 治痔漏正发，忽扬头不止血　活黄鳝鱼 1 条，以刀断其首，沥热血于掌中，急以大活蜘蛛 1 枚。手指只就掌中研，蜘蛛化为度，后以蜘蛛皮，刮于瓷瓦器内收，于发时涂敷。(《杨氏家藏方》立验膏)

4. 治颜面神经麻痹(口眼歪斜)　鳝鱼血涂听宫、地仓、太阳 3 穴。向右歪涂左侧，向左歪涂右侧。干后再涂，至复原为止。(《山东药用动物》)

5. 治各种外伤出血　鳝鱼血焙干研末，外敷伤口。(《水产营养与药用手册》)

6. 治慢性化脓性中耳炎　先用消毒棉球蘸生理盐水洗患耳，清除脓液，擦干，然后用镊子将鳝鱼颈部钳住，用消毒剪将尾巴剪断，让鲜血滴入耳中 1 滴或 2 滴，侧卧 30 分钟，每日 1 次。(《常用药用动物》)

7. 治体癣　鳝鱼鲜血涂患处，每日 2～3 次。(《水产品营养与药用手册》)

【临床报道】　治疗面神经麻痹　用鲜鳝血加适量乳香末，拌匀敷地仓、颊车、下关、翻髎、大迎、巨髎等穴周围(左㖞涂右，右㖞涂左)，外治面神经麻痹 56 例，经分别涂敷 5～15 次后，41 例痊愈，13 例进步，2例(系脑肿瘤引起)无效。

5964 鳝鱼骨 ^{shàn yú gǔ}《本经逢原》

【基原】　为鳃科鳝鱼属动物黄鳝的骨。

【原动物】　参见“鳝鱼”条。

【采收加工】　夏、秋季捕捉。捕后，去肉取骨，晒干。

【药性】　咸，凉。

【功用主治】　清热解毒。主治流火，风热痘毒，臁疮。

1.《本经逢原》：“治流火。”

2.《本草再新》：“治风热痘毒。”

3.《东北动物药》：“治臁疮。”

【用法用量】　鳝鱼骨捣烂，外敷。

【选方】　1. 治流火走注　鳝鱼骨烧灰，香油调涂。(《中国动物药》)

2. 治臁疮　黄鳝骨配鸡蛋清和醋、盐水，共捣烂，加面粉贴敷。如贴 7～8 次还不好，再用白炉甘石(火煅，研末)，调猪油搽几次，并用黄鳝骨和烟叶柄煎水洗患处。(《广西药用动物》)

5965 鳞瓦韦 ^{lín wǎ wéi}《湖南药物志》

【异名】　剑刀草、镰刀草、两面刀、龙骨牌、七枝剑、大叶骨牌草、毛镰(《湖南药物志》)。

【基原】　为水龙骨科瓦韦属植物多鳞瓦韦的全草。

【原植物】　多鳞瓦韦 Lepisorus oligolepidus (Bak.) Ching [Polypodium oligolepidum Bak.]

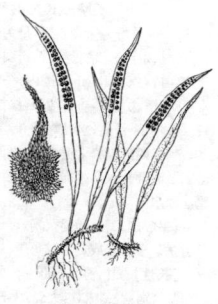

多鳞瓦韦

植株高 15～22 cm。根茎横生，密被中间黑色、边缘淡棕色透明的钻形鳞片，边缘有齿。叶远生；叶柄长 2～3 cm，禾秆色，基部疏被鳞片，向上光滑；叶片薄革质；披针形，长 8～28 cm，宽 0.5～1.2 cm，中部以下较宽，先端短渐尖，基部短下延，背面被黑色鳞片；中脉在两面突出，侧脉不明显。孢子囊群圆形或椭圆形，成熟时彼此接近，背生，且靠近中脉各成 1 行；隔丝圆形。

生于海拔 600～2 300 m 的山地林缘树干或岩石上。分布于西南及安徽、湖北、湖南、广东、广西、陕西等地。

【采收加工】　夏、秋季采收，洗净，收后晒干。

【药性】　《湖南药物志》：“苦、涩，平，无毒。”

【功用主治】　清肺止咳，健脾消疳，止痛，止血。主治肺热咳嗽，头痛，腹痛，风湿痛，小儿疳积，外伤出血。

《湖南药物志》：“散核止咳，健脾利湿，止血解毒。主治肺结核，背冷痛，头痛，腹痛，风湿痛，小儿疳积发热，刀伤出血。”

【用法用量】 内服：煎汤，9～15 g。外用：捣敷。

【选方】 1. 治小儿疳积发热 （鳞瓦韦）全草 15 g。水煎服。

2. 治腹痛 （鳞瓦韦）全草 15 g。水煎服。

3. 治风湿痛 鳞瓦韦、过山龙、大血藤各适量。煮猪脚食。

4. 治刀伤出血 鳞瓦韦、鹅不食草各适量。捣烂，敷伤处。（1～4 方出自《湖南药物志》）

5966 鳞衣草 lín yī cǎo （《广西药用植物名录》）

【异名】 蛇毛衣、大蛇疮药（《广西药用植物名录》），牛膝琢（《广东药用植物手册》），飞扬草（广东），红四季草（海南），野凉粉草藤（香港），蛇疮草（广西）。

【基原】 为爵床科鳞花草属植物鳞花草的带根全草。

【原植物】 鳞花草 *Lepidagathis incurva* Buch. -Ham. ex D. Don[*L. haylina* Nees]

多年生草本，高 30～60 cm。茎直立或下部伏地，方形，多分枝，节稍膨大。叶对生；叶柄长 5～10 mm；叶片卵形至长圆状披针形，长 4～8 cm，宽 1～3.5 cm，先端短尖，基部楔形或近圆形，全缘，呈波浪状，两面均有针状结晶的小线条。花小，为顶生或腋生稠密穗状花序，圆柱形，长 1.5～2.5 cm，单生或数个聚生，花常偏于花序的一侧，被柔毛；苞片叶状，狭披针形，长约 8 mm，先端锐尖，具 1 脉；萼 5 深裂，最外裂片较大，线状披针形，长约 6 mm，具睫毛；花冠白色，管状，上部膨胀，冠檐二唇形，花长约 10 mm，上唇微裂，下唇 3 裂；雄蕊 4，2 长 2 短，花药 2 室，斜叠生。蒴果长约 5 mm，有种子 4 颗。花期 11～12 月至翌年 3 月。

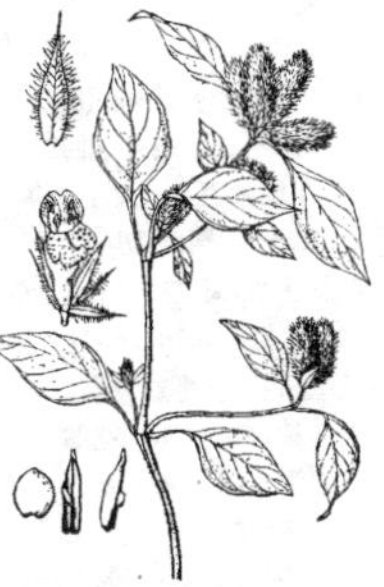

鳞花草

生于村边、路旁、阴湿地。分布于广东、广西、海南、四川、贵州、云南。

【采收加工】 秋季采挖，鲜用或晒干。

【药材】 鳞衣草 *Lepidagathis Incurvae Herba* 主产于广东、广西、云南。

性状 茎圆柱形，略具四棱，有分枝，长短不一，具短毛。叶对生皱缩，完整叶片卵状椭圆形，长 2.5～10 cm，先端尖，基部楔形，下延至柄成狭翅状；全缘或边缘略呈波状；两面具毛茸，有时可见针状结晶的小线条。气微，味微苦。

【药性】《全国中草药汇编》：“甘、微苦，寒。”

【功用主治】 清热解毒，消肿止痛。主治感冒发热，肺热咳嗽，疮疡肿毒，口唇糜烂，目赤肿痛，皮肤湿疹，跌打伤痛，蛇咬伤。

1.《全国中草药汇编》：“清热解毒，消肿止痛。治蛇伤，口唇糜烂。”

2.《广西民族药简编》：“根浸酒服，治跌打内外伤（仫佬族）。全草水煎洗身，治肺炎，感冒（瑶族）。”

【用法用量】 内服：煎汤，9～15 g。外用：煎汤洗或鲜品捣敷。

【选方】 1. 伤口感染 牛膝琢叶、野葡萄叶、绿豆各适量。共捣烂，敷患处。

2. 治皮肤湿疹 牛膝琢全草适量，白矾少许。浓煎外洗患处。（1、2 方出自《广东省惠阳地区中草药》）

3. 治蛇咬伤 鳞花草适量。捣烂，敷伤口周围。（《广西民族药简编》）

5967 鳟鱼 zūn yú （《纲目》）

【异名】 鲋（《尔雅》），赤眼鱼（《说文》），红目鳟（《脊椎动物分类学》）。

【基原】 为鲤科赤眼鳟属动物赤眼鳟的肉。

【原动物】 赤眼鳟 *Squaliobarbus curriculus* (Richardson)

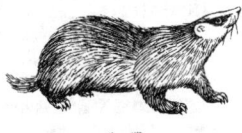

体长，略呈圆筒状，后段稍侧扁，腹部圆。体长约 30 cm。头虽圆锥形，吻钝。口端位，口裂宽，呈弧形。唇厚，上颌两侧有 2 对不明显的短须。下咽齿 3 行，顶端钩状。眼大。鳞圆形，侧线鳞 $43\frac{6\sim7}{3\sim V}48$。背鳍Ⅲ7～8，无硬刺。胸鳍Ⅰ14～15。臀鳍Ⅲ7～8。体背深黑色，腹部浅黄。体侧及背部鳞片基部各有一黑色的斑块，组成体侧的纵列条纹，眼上半部有一块红斑。背鳍深灰色，尾鳍后缘呈黑色，其他各鳍灰白。

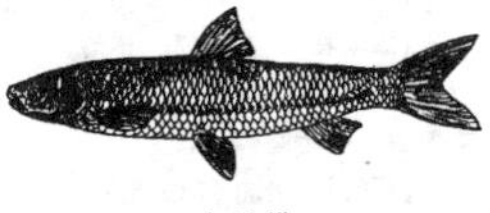

赤眼鳟

生活于江河湖泊中，一般栖息于流速较慢的水中。我国除西北，西南外，南北各江河湖泊中均有分布。

【采收加工】 常年均可捕捞。捕后，除去鳞片及内脏，洗净，鲜用。

【药性】 1.《七卷食经》：“味酸，热。”

2.《纲目》：“甘，温。无毒。”

【功用主治】《纲目》：“暖胃和中。”

【宜忌】 1.《七卷食经》：“多食发疮。”

2.《纲目》：“多食动风热，发疥癣。”

5968 獾肉 huān ròu （《本草图经》）

【基原】 为鼬科獾属动物狗獾的肉。

【原动物】 狗獾 *Meles meles* Linnaeus 又名：天狗、貆（《纲目》），狟子、山獭、山狗（《东医宝鉴》）。

属鼬类中较大种，体长 45～55 cm，重 10～12 kg。体肥大，颈部粗短。鼻端尖，鼻垫与上唇间被毛。耳短眼小，四肢粗短，前后足趾具利爪，尾较短。头部毛短，有 3 条白色纵纹，在其中隔以两条黑棕色纹。耳背黑棕色，耳缘白色。下颌、喉部黑棕色。体背有长而粗的针毛，整个背部颜色为黑棕色与白色混杂；体侧白色毛居多；腹面、四肢黑棕色，爪棕黑色。尾端为黄白色。

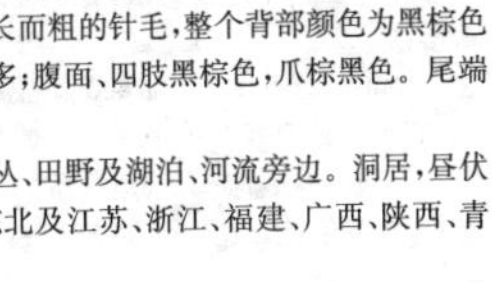

狗獾

栖息于森林、山坡的灌丛、田野及湖泊、河流旁边。洞居，昼伏夜出，杂食。分布于华北、东北及江苏、浙江、福建、广西、陕西、青海等地。

本动物的脂肪油（獾油）亦供药用，另设专条。

【采收加工】 冬季捕捉，捕杀后，剥皮，剖腹除去内脏，剔骨取肉。

【药性】 味甘、酸，性平。

1.《纲目》：“甘、酸，平，无毒。”

2.《本草撮要》：“入手太阴经。”

【功用主治】 补中益气，祛风除湿，杀虫。主治小儿疳瘦，风湿性关节炎，腰腿痛，蛔虫症，酒渣鼻。

1.《本草图经》：“治小儿疳瘦，杀蛔虫，宜啖之。”（引自《纲目》）

2. 汪颖《食物本草》：“补中益气，宜人。”（引自《纲目》）

3.《内蒙古药用动物》：“主治风湿性关节炎，腰腿痛。”

【用法用量】 内服:煮食,适量。

【选方】 治酒渣鼻 取新鲜肥貛肉 1 块,置煤油灯上烧至滴油为度,趁温热向患处涂搽。每日 3 次。《山东药用动物》

5969 貛油《《本草拾遗》》huān yóu

【异名】 貛子油《吉林中草药》。

【基原】 为鼬科貛属动物狗貛的脂肪油。

【原动物】 参见"貛肉"条。

【采收加工】 冬季捕捉,宰杀后,剥皮,剖腹,取其皮下脂肪与肠网膜上的脂肪,炼油。

【药材】 貛油 Melis Adeps 全国各地均产。

性状 本品为浅黄色凝固的油膏状,微有香气。

【炮制】 取原药材,除去杂质,置热锅内加热,化开,过滤,晾凉。

饮片性状 呈稠的油状液体。淡黄色或棕黄色,油膏状半透明,不溶于水。气特异,味淡。

【药性】 甘,平。

1.《广西药用动物》:"性平,味甘。

2.《山东药用动物》:"性平,味甘、酸。"

【功用主治】 补中益气,润肤生肌,解毒消肿。主治中气不足,子宫脱垂,贫血,胃溃疡,半身不遂,关节疼痛,皮肤皲裂,痔疮,痦疮,疥癣,白秃,烧烫伤,冻疮。

1.《纲目拾遗》:治"头上白秃","痔疮","咳血"。

2.《青藏高原药物图鉴》:"去寒气,消肌肉肿。"

3.《广西药用动物》:"滋润,对皮肤有润滑保护作用。治烫伤,烧伤,皮肤肿痛,浸润溃烂,瘙痒。"

4.《山东药用动物》:"清热解毒,消肿止痛。"

5.《内蒙古药用动物》:"治痔疮,子宫脱垂,体虚。"

6.《中国动物药》:"补中益气,消肿解毒,润燥。治中气不足,子脱垂,半身不遂,咯血,胃溃疡;外用治烧烫伤,痔疮,皮肤皲裂。"

【用法用量】 内服:溶化入汤剂,5~15 g。外用:涂搽。

【宜忌】 脾虚湿阻或湿热内蕴,食欲不振,苔厚腻者慎服。

【选方】 1. 治子宫脱垂 貛子油 9 g,鸡蛋 7 个。将油熬开后加水适量,打入鸡蛋,趁热服下,每日 1 次,连续服用。《吉林中草药》

2. 治妇女体弱贫血 貛油内服,每日 1~2 次,每次 3~6 g,经常服用。《内蒙古药用动物》

3. 治胃溃疡 貛油适量,鸡蛋 2 个。将油放锅内化开后,打入鸡蛋,炒熟吃,日服 2 次,连续吃 1~2 kg 貛油。《中国动物药》

4. 治半身不遂 貛油 500 g,豆腐 10 块。将豆腐用貛子油炸熟,食量不限,日服 2~3 次。《吉林中草药》

5. 治关节疼痛 貛油适量,加 3 倍的貛油的白芷,调匀,涂敷痛处,纱布包扎,外加热水袋热敷,每日 1 次。《内蒙古药用动物》

6. 治水火烫伤,内外痔疮肿痛,白秃疮,疥癣 貛油 500 g,冰片 15 g(研末过筛)。搅匀,消毒后外涂患处。如有积脓,应先处理积脓后敷药。每日 1~2 次。

7. 治冻疮 貛油适量。涂患处。《广西药用动物》

8. 治疥癣 貛子油涂患处,微火烤之,每日 2 次。《吉林中草药》

9. 治白秃 貛油,火烤,擦三四次。如年久者,恐不生发,以枸杞子煎汤洗之。《年希尧集验良方》

【临床报道】 治疗内引干硬结 用貛油涂于纱布上敷于患处,每日 2 次。共治 50 例。治疗经 1~5 日硬结完全消失者占 70%,余 30%需外敷较长时间(多在 10 日以内)消失,外敷时间较长者

多为硬结较重、年龄较大的患者。

5970 魔芋《四川中药志》mó yù

【异名】 蒟蒻、蒟头《开宝本草》,白蒟蒻、鬼芋《本草图经》,鬼头《纲目》,花杆莲《南京民间药草》,茱芋、黑芋头《民间常用草药汇编》,花梗莲、虎掌、花伞把、蛇头草根《江西草药》,麻芋子《陕西中草药》,蛇六谷、雷星、鬼蜡烛、蛇头子、天六谷、星芋《浙江民间常用草药》。

【基原】 为天南星科魔芋属植物魔芋、疏毛魔芋、野魔芋、东川魔芋的块茎。

【原植物】 1. 魔芋 Amorphophallus rivieri Durieu[A. konjac K. Koch]

多年生草本。块茎扁球形,直径 7.5~25 cm,顶部中央多少下凹,暗红褐色;颈部周围生多数肉质根及纤维状须根。叶柄长 45~150 cm,基部粗 3~5 cm,黄绿色,光滑,有绿褐色或白色斑块;基部膜质鳞片 2~3,披针形,长 7.5~20 cm;叶片绿色,3 裂,1 次裂片具长 50 cm 的柄,二歧分裂,2 次裂片二回羽状分裂或二回二歧分裂,小裂片互生,大小不等,长

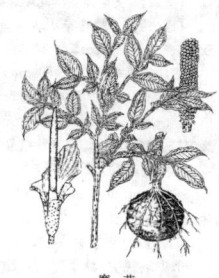

魔芋

2~8 cm,长圆状椭圆形,骤狭渐尖,基部宽楔形,外侧下延成翅状;侧脉多数,纤细,平行,近边缘联结为集合脉。花序柄长 50~70 cm,粗 1.5~2 cm,色泽同叶柄。佛焰苞漏斗状,长 20~30 cm,宽 3~4 cm,苍绿色,杂以暗绿色斑块;檐部长 15~20 cm,宽约 15 cm,心状圆形,边缘折波状,外面绿色,内面深紫色。肉穗花序比佛焰苞长 1 倍,雌花序圆柱形,长约 6 cm,粗约 3 cm,紫色;雄花序紧接(有时杂以少数两性花),长约 8 cm,粗约 2 cm;附属器圆锥形,长 20~25 cm,中空,深紫色;雄花花丝长 1 mm,花药长 2 mm;子房苍绿色或紫红色,2 室,花柱与子房近等长,柱头边缘 3 浅裂。浆果球形或扁球形,成熟时黄绿色。花期 4~6 月,果期 8~9 月。

生于疏林下,林缘或溪谷两两旁湿润地或栽培。分布于陕西、甘肃、宁夏至长江流域以南各地。

2. 疏毛魔芋 A. sinensis Belval 又名:华东蒟蒻《中药大辞典》

本种与魔芋的区别是:附属器多少被毛,散生长约 10 mm 的紫色硬毛;佛焰苞檐部卵状长圆形,边缘波状,外面淡绿色,具白色斑块;子房球形,花柱短,柱头 2 浅裂,子房 2 室。浆果红色,后变蓝色。花期 5 月。

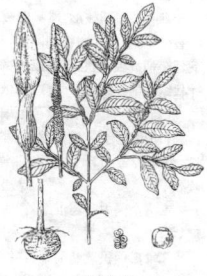

疏毛魔芋

生于海拔 800 m 以下的林下、灌丛中,或栽培。分布于江苏、浙江、福建等地。

3. 野魔芋 A. variabilis Bl.

本种与魔芋的区别是:花柱短于子房;佛焰苞外面具斑块,边缘发红色,内面白色。花期 7 月。

常见于林下、灌丛中。分布于福建、江西、广东等地。

4. 东川魔芋 A. mairei Lévl.

本种与魔芋的区别是:花柱长于子房,长达 5 mm;佛焰苞不

具斑块。花期 3 月。

生于林下。分布于云南。

【栽培】 生物学特性 喜温暖湿润气候。不耐低寒，忌直射阳光，耐荫。宜选择土层深厚、疏松、通气排水良好、富含有机质的轻砂壤土、林下地栽培。

繁殖方法 种子和球茎繁殖。种子播种，育小球茎移栽：夏季采收成熟种子，沙藏越冬春播；或当年 11 月份播种，于苗圃地撒播或条播。培育 1 年，发育的地下球茎，于来年春季挖起，按行株距 60 cm×40 cm 开穴定植。球茎繁殖：3～4 月，将较大的球茎切成块块，每块块有 1 芽头，较小的球茎则不用切分，如上法开穴定植。

田间管理 出苗后，注意松土除草，干旱时及时浇水保湿，种植的畦面上铺一层干草，以利保湿和控制杂草滋生蔓延。全年施肥 2～3 次，非留种用的魔芋等，以促进地下块茎发育膨大。在晴天将其尖顶摘去，以促进地下块茎发育膨大。

病虫害防治 病害有软腐病，为害全株，可用 50%代森铵 1 000 倍液喷雾防治，或用敌克松 1 000 倍液灌根防治；枯萎病，为害全株，可用 60%百菌通 600 倍液浇根；白绢病，为害根、茎基和块茎，可用 50%代森铵 1 000 倍液洒施叶柄基部周围土壤。虫害有豆天蛾、芋双线天蛾等，为害叶片，可用 90%敌百虫 800 倍液喷杀；蛴螬，为害地下块茎，可用 90%敌百虫 800 倍液浇根撲杀。

【采收加工】 10～11 月采收，挖出块茎，鲜用或洗净，切片晒干。

【成分】 1. 魔芋含多糖类：葡萄甘露聚糖(glucomannan)，甘露聚糖(mannan)；有机酸类：枸橼酸(citric acid)，阿魏酸(ferulic acid)，桂皮酸(cinnamic acid)，甲基棕榈酸(methyl palmiticacid)，二十一碳烯(heneicosene)；苷类：3, 4-二羟基苯甲醛葡萄糖苷(3, 4-dihydroxybenzaldehyde D-glucoside)。另外，还含有多种氨基酸，粗蛋白及脂肪。

2. 疏毛魔芋含多种氨基酸，粗蛋白，脂质，多糖。

3. 野魔芋含葡萄甘露糖(glucomannan, KGM)。

【药理】 1. 抑癌作用 含 10%魔芋精粉的饲料可以抑制 1, 2-二甲肼诱发大鼠肠癌和结肠癌的发生率，精粉可降低小鼠自生性肝肿瘤的发生率。魔芋水提取物对小鼠移植肉瘤 S_{180} 的抑瘤率达 49.8%。魔芋甘露低聚糖对小鼠的细胞免疫功能和单核-巨噬细胞有增强作用。魔芋可通过增强机体免疫功能以抑制移植性肿瘤的生长，起到抗肿瘤作用。

2. 抗炎和抗菌作用 魔芋醇提水制剂 15 g/kg 灌服大鼠，连续 7 日，能明显抑制蛋清致足肿胀，并维持 6 小时。固体稀释平皿法表明，魔芋醇提水制剂浓度为 500 mg/ml 时，对白喉杆菌、伤寒杆菌及溶血性链球菌均有一定抑制作用，最低抑菌浓度分别为 62.5、250 和 250 mg/ml。

3. 降血脂作用 含 5%、10%魔芋饲料喂养高血脂大鼠，能明显降低血清胆固醇、低密度脂蛋白胆固醇(LDL-C)和极低密度脂蛋白胆固醇(VLDL-C)同时 LDL-C 与总胆固醇(T C)比值、LDL-C 与高密度脂蛋白胆固醇(HDL-C)比值明显下降，而 HDL-C/TG 比值明显上升。大鼠的肝胆固醇水平明显降低，并具有使脂肪肝逆转的作用。采用给正常家兔喂饲高胆固醇饲料，使其血脂升高，同时喂饲魔芋提取液。魔芋提取所得单体物具有降低胆固醇的作用，魔芋的降脂、抗脂肪肝作用机制目前尚不十分清楚，许多研究表明魔芋在消化道内能与胆固醇结合，阻碍中性脂肪和胆固醇的吸收。魔芋含的葡萄聚糖在肠道能吸附胆酸，阻止胆酸的再吸收，加快胆固醇转化为胆酸，从而降低胆固醇的含量。魔芋葡萄聚糖在结肠内被细菌发酵分解，产生丙酸等短链脂肪酸，吸收后产生降血脂作用。

4. 减肥作用 出生 24 日的 SD 大鼠，喂高脂肪高营养饲料同时加入 1.9 mg/g 体重和 19 mg/g 体重的魔芋 45 日。两组动物体重的增长低于对照组，给药组脂肪组织重量及脂肪细胞小于对照

组，而粪便湿重大于对照组。说明魔芋能减少脂肪的堆积。魔芋甘露聚糖(0.17～1.5 g/kg)可降低营养性肥胖大鼠的体重，减少脂肪堆积，降低脂肪细胞的数量和大小，可使肥胖大鼠的血清三酰甘油、高密度脂蛋白、血糖有所降低。

5. 降血糖作用 用 5%四氧嘧啶水溶液腹腔注射诱发小鼠尿病，再用不同剂量的魔芋低聚糖水溶液灌胃，发现魔芋低聚糖有明显的降血糖及改善血液成分的作用。

6. 延缓衰老作用 魔芋多糖对小鼠老化相关指标均有改善，对 GSH-Px, CAT, SOD 及 LPO 的影响尤为突出。

7. 其他作用 用 1%魔芋精粉饲料喂养大鼠 18 个月，可延缓脑神经胶质细胞、心肌细胞和大、中动脉内细胞的老化过程，预防动脉粥样硬化，改善心、脑和血管功能。魔芋多糖可降低维生素 E 在肠内的吸收，不影响维生素 B_{12} 的吸收。

毒性 魔芋醇提水制剂给小鼠 1 次灌胃最大耐受量大于 60.0 g/kg；一次腹腔注射 12 小时的 LD_{50} 为 40.0±5.2 g/kg。急性中毒表现为活动减少，呼吸急促，最后抽搐死亡。魔芋粉 20%混悬液对家兔眼睑结膜有一定刺激性。

【炮制】 取原药材，除去杂质，洗净，润透，切厚片，干燥，筛去灰屑。

饮片性状 呈扁圆形厚片，切面灰白色，有多数细小维管束小点，周边暗红褐色。有细小圆点及根痕，质坚硬，粉性，微有麻舌感。

贮干燥容器内，置阴凉通风处，防蛀。

【药性】 味辛，苦，性寒。有毒。

1.《开宝本草》："味辛，寒，有毒。"

2.《本草汇言》："味辛，气寒。"

3.《四川中药志》1960 年版："性温，味辛辣。"

【功用主治】 化痰消积，解毒散结，行瘀止痛。主治痰嗽，积滞，疟疾，瘰疬，癥瘕，经行损伤，痈肿，疔疮，丹毒，烫火伤，蛇咬伤。

1.《开宝本草》："主痈肿风毒，摩傅肿上。捣碎，以灰汁煮成饼，五味调和为茹食，性冷，主消渴。"

2.《本草会编》："治腮痈。"

3.《本草汇言》："敷痈肿风毒，治瘰癖。"

4.《医林纂要》："去肿寒。治疾嗽。"

5.《草木便方》："化食，消肺积，癥瘕，久疟。"

6.《四川中药志》1960 年版："治疟疾，烧热溃缩敷火疗疮，预防蛇咬。"

7.《民间常用草药汇编》："磨醋擦可治风肿，痈毒，作成黑豆腐服能清热，治心烦。"

8.《贵州草药》："清热解毒，消积止痛，杀虫。"

9.《陕西中草药》："健脾胃，镇静。主治胃饱胀。"

10.《安徽中草药》："杀虫，利尿。主治下肢淋巴管炎，跌打扭伤肿痛，颈淋巴结结核，脚趾抽痛。"

【用法用量】 内服：煎汤，9～15 g（需久煎 2 小时以上）。外用：捣敷；或磨醋涂。

【宜忌】 不宜生服。内服不宜过量。误食生品及炮制品，过量服用易产生中毒症状；舌、咽喉灼热，痒痛，肿大。

1.《开宝本草》："生(蒻头)戟人喉出血。"

2.《三元延寿书》："冷气人少食之。"

3.《安徽中草药》："本品有毒，外用时间不可太久，以免起泡；内服不可过量，宜久煎 2～3 小时，可以减少毒性。"

【选方】 1. 治同日疟 魔芋球茎切取 7 粒（如梧桐子大）。发疟前 2 小时，用冷水吞服。《贵州草药》

2. 治流行性腮腺炎 魔芋 1 块。用醋磨浓汁涂患处，日涂 4～5次。《南药〈中草药学〉》

3. 治腹中痞块 魔芋球茎 60 g，放入猪肚子炖吃。《贵州草药》

4. 治颈淋巴结核 魔芋 9～15 g，加水煮 3 小时以上，去渣取汁服（切勿吃渣，以免中毒）。（南药《中草药学》）

5. 治跌打伤肿痛 鲜魔芋适量，韭菜、葱白、甜酒酿各少许。同捣烂敷患处，干则更换。（《安徽中草药》）

6. 治脚转筋 魔芋球茎适量，捣绒，加酒炒热，揉患处；再将药渣包上。（《贵州草药》）

7. 治痈疽初起 魔芋、生甘草各等量。研细末，菜油（或麻油）调敷。（《安徽中草药》）

8. 治丹毒 （魔芋）适量，捣烂，拌入嫩豆腐外敷。（南药《中草药学》）

9. 治烫火伤 魔芋根适量。晒干研末，麻油调搽。（《江西草药》）

10. 治毒蛇咬伤 （蒟蒻）鲜块茎加食盐捣烂外敷伤处。或取（蒟蒻）球茎加浓茶磨汁，用鸡毛蘸敷肿胀处。

11. 治脚癣 （蒟蒻）块茎切片摩擦患处。（10、11方出自《浙江民间常用草药》）

5971 糯芋 <small>《云南中草药》</small>

【异名】 窄叶大救驾（《湖北中草药志》）。

【基原】 为柳叶菜科柳兰属植物柳兰的根茎。

【原植物】 参见"红筷子"条。

【采收加工】 秋季采挖，除去地上部分及泥土，晒干，或鲜用。

【药材】 糯芋 Chamaenerii Angustifolii Rhizoma 产于东北、华北、西北及西南。

性状 根茎呈圆柱形，长短不等，直径约 1 cm。表面棕褐色，具纵皱纹，有芽痕和侧根痕，顶端呈疙瘩状，残留有数个茎基。质轻脆，折断面常呈裂片状，淡褐色，多空隙。无臭，味甘淡。

【药性】 辛，苦，平。小毒。

【功用主治】 活血祛瘀，接骨，止痛。主治跌打伤肿，骨折，风湿痹痛，痛经。

1. 《云南中草药》："消肿止痛，接骨。治骨折。"

2. 《湖北中草药志》："活血散瘀，止痛。用于跌打损伤，血瘀经痛等症。"

【用法用量】 内服：煎汤，1～1.5 g；或泡酒。外用：捣敷；或研末调敷。

【宜忌】 《云南中草药》："内服不可超过 1.5 g。"

【选方】 1. 治跌打损伤 窄叶大救驾 15 g，白酒 150 ml，酒泡 1 星期，日服 2 次，每次 10 ml。（《湖北中草药志》）

2. 治骨折，关节扭伤 鲜糯芋、树头发、五爪金，捣烂敷患处，5 日换 1 次。（《云南中草药选》）

5972 糯米 <small>《千金方》</small>

【异名】 稻米（《别录》），江米（《本草原始》），元米（《随息居饮食谱》）。

【基原】 为禾本科稻属植物糯稻的去壳种仁。

【原植物】 糯稻 Oryza sativa L. var. glutinosa Matsum.

一年生草本，高 1 m 左右。秆直立，圆柱状。叶鞘与节间等长，下部者长过节间；叶舌膜质而较硬，狭长披针形，基部两侧下延与叶鞘边缘相结合；叶片扁平披针形，长 25～60 cm，宽 5～15 mm，幼时具明显叶耳。圆锥花序疏松，颖片常粗糙；小穗长圆形，通常带褐紫色；退化外稃锥刺状，能育外稃具 5 脉，被绒毛，有芒或无芒；内稃 3 脉，被绒毛；鳞被 2，卵圆形；雄蕊 6；花柱 2，柱头帚刷状，自小花两侧伸出。颖果平滑，粒饱满，稻圆，色较白，煮熟后黏性较大。花、果期 7～8 月。

本植物的茎叶（稻草）、根（糯稻根）、淘洗糯米时的泔水（糯米泔）亦供药用，另设专条。

【采收加工】 用机器除去稻壳，取其种仁。

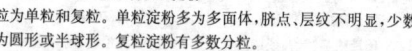

【药材】 糯米 Oryzae Glutinosae Semen 主产于江苏、安徽、浙江、湖北、湖南、广东、广西、四川等地。

性状 长籽型 长椭圆形，略扁，长 4～5 mm，宽 1.5～2 mm。一端钝圆，另端歪斜，有胚脱落的痕迹，表面浅白色，不透明，平滑。质坚硬，断面粉性。蒸煮后韧性极强，有光泽。气微，味甘。

圆籽型 籽粒较短圆，长 3～4 mm，宽 1.5～2.5 mm。

鉴别 (1) 粉末特征：淀粉粒为单粒和复粒。单粒淀粉多为多面体，脐点、层纹不明显，少数为圆形或半球形。复粒淀粉有多数分粒。

糯 稻

(2) 取糯米粉末或在糯米剖面上滴加碘-碘化钾溶液，显棕红色。

【药理】 抗肿瘤作用 应用自然长菌风化陈年（3 年以上）的糯米粽子，剔去其发黑者，80℃ 焙干，磨粉，做成水混悬液，分取液及乙醇提取液，给小鼠接种腹水型肝癌后，每日灌服水混悬液或皮下注射水或乙醇提取液，连续 10 日，对于腹水型肝癌小鼠的腹水生成均有一定的抑制作用，其抑制率分别为 77.6%、56.4% 和 52.1%。在腹水涂片上看到用药组的癌细胞退变现象较对照组显著。肉眼观察，对照组腹腔内肿瘤生长较给药组广泛，粘连情况也较严重。对照组与给药组动物死亡情况亦无明显差异。

【药性】 甘，温。归脾、胃、肺经。

1. 《别录》："味苦。"

2. 《千金方》："味苦，温，无毒。"

3. 《本草拾遗》："性微寒。"

4. 《日华子》："凉。"

5. 《绍兴本草》："味甘，瘟（通'温'）。"

6. 《日用本草》："味苦，温；甘，平。"

7. 《本草元命苞》："味甘，性寒。"

8. 《得配本草》："入手、足太阴经。"

9. 《本草撮要》："入手足太阴、阳明经。"

【功用主治】 补中益气，健脾止泻，缩尿，敛汗，解毒。主治脾胃虚寒泄泻，霍乱吐逆，消渴尿多，自汗，痘疮，痔疮。

1. 《别录》："温中，令人多热，大便坚。"

2. 孙思邈："脾病宜食，益气止泄。"（引自《证类本草》）

3. 《食疗本草》："霍乱后吐逆不止，清水研一碗，饮之即止。"

4. 《本草拾遗》："主消渴。"

5. 《四声本草》："主痔疾，以骆驼脂作煎饼裹之，空腹与服。"

6. 《食性本草》："能行荣卫中血积。解芫菁毒。"

7. 《日用本草》："补中益气，实肠。"

8. 《本草元命苞》："止鼻衄血。"

9. 《医学入门》："养下元，缩小便，治妇人胎动腹痛，下黄水，和气血药中服之。炒黑水调，傅痈疽、金疮、水毒、竹木刺。"

10. 《纲目》："暖脾胃，止虚寒泄痢，收自汗，发痘疮。"

【用法用量】 内服：煎汤，30～60 g；或入丸、散；或煮粥。外用：研末调敷。

【宜忌】 湿热痰火及脾滞者禁服，小儿不宜多食。

1. 《食疗本草》："使人多睡，发风动气，不可多食。"

2. 《本草拾遗》："妊身与杂肉食之，不利子。久食之令人身软，缓人筋也。"

3. 《四声本草》："拥诸经络气，使四肢不收，发风昏闷。"

4. 《食性本草》："久食发心悸，及痈疽疮疖中痛。不可合酒共

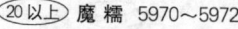

食,醉难醒。"

5.《日用本草》:"多食发热。"

6.《纲目》:"糯性黏滞难化,小儿、病人最宜忌之。""脾肺虚寒者宜之;若素有痰热风病,及脾肺不能转输,食之最能发病成积。"

7.《本草省常》:"同鸡肉食,生蛔虫,小儿不宜食。"

【选方】 1. 治小儿泄泻,日久不止及男幼脾弱 糯米半升(姜汁浸一宿炒熟),山药半斤(炒黄)。为末,山药入椒末一钱,和匀,磁罐收贮,每服一二钱,赤砂糖汤调化下。《婴童类萃》

2. 治妊娠胎动不安 糯米三合,阿胶一两(捣碎,炒令黄燥,捣为末)。先煎糯米作粥,临熟下胶末,搅匀食之。《圣惠方》糯米阿胶粥)

3. 治龙缠疮,身上生疮如粟米大,成块成路极痛者 取糯米不拘多少,受胀擂浆、淀粉搽之。《片玉心书》

4. 治病后津液燥少,大便不通 糯米二合(炒灰存性研细),猪罐一枚,取汁,砂糖少许。上三味,和研如膏,纳少许入下部,立通。

5. 治鼻衄不止 糯米二合。捣罗为散,冷水调下三钱匕。(4、5方出自《圣济总录》)

6. 治虚劳不足 糯米入猪肚内蒸干,捣作丸子,日日服之。《纲目》

7. 治虚寒腰痛 糯米炒热,袋盛之,熨痛处,内用八角茴香研末,酒服下。《华佗神医秘传》

8. 治三消渴病 糯谷(旋炒作爆蓬),桑根白皮(厚者,切细)等份。上每用秤一两许,水一大碗,煮取半碗,渴则饮,不拘时。《三因方》梅花汤)

9. 治自汗不止 陈糯米不以多少,麦麸同炒令黄色,研为细末,米饮调下三钱,或熟猪肉蘸末食之亦可。《古今医统》

10. 治鹤膝风 糯米煮饭,酒并曲三味共捣,敷痛处。《万氏秘传外科心法》)

11. 下乳汁 糯米、莴苣子各半合并淘洗,生甘草半两。上煎汁一升,研药令细,去滓,分作三服。《医学纲目》

【各家论述】 1.《纲目》:"糯米性温,酿酒则热,熬饧尤甚。孟诜、苏颂或言其性凉、性寒者,谬说也。《别录》已谓其温也,坚大便,令人多热,是岂寒凉者乎?今人泄泄者,炒食即止。老人小便数者,作糕及丸子,夜食亦止。其温肺暖脾可验矣。痘证用之,亦取义之。"

2.《本草经疏》:"补脾胃,益肺气之谷。脾胃得补,则中自温,大便亦坚实。温能养气,气充则身自多热,大抵肺脾虚寒者宜之。"

3.《冯氏锦囊》:"糯米,温暖胃之中气,制紫草之余寒,兼能催浆,使胃中气壮,邪不内攻。凡脾胃虚弱作泻,或五六日不起之灌浆者尤妙,灌浆时,用以煮粥最宜。"

4.《本经逢原》:"糯米,益气补肺,但磨粉作稀糜,庶不黏滞,且利小便,以滋肺而气下行矣。"

5973 糯米条 _{nuò mǐ tiáo}《湖南药物志》

【异名】 茶条树《植物名实图考》,小榆蜡叶、小垛鸡、山柳树、毛蜡叶子树、水蜡《湖南药物志》,白花树《广西药用植物名录》)。

【基原】 为忍冬科六道木属植物糯米条的茎叶。

【原植物】 糯米条 *Abelia chinensis* R. Br.

落叶多分枝灌木,高达 2 m。嫩枝被微毛,红褐色,老枝树皮纵裂。叶对生,有时 3 枚轮生;叶柄长 1～5 mm;叶片宽卵形至椭圆状卵形,长 2～5 cm,宽 1～3.5 cm,先端急尖或短渐尖,基部圆形或心形,边缘有稀疏圆锯齿,上面疏被柔毛,下面沿中脉及侧脉的基部密生柔毛。聚伞花序生于小枝上部叶腋,由多数花集合成一圆锥花簇;花芳香,具 3 对小苞片;萼筒圆柱形,萼裂 5 裂,裂片椭圆形或倒卵状长圆形,长约 5 mm,果期变红色;花冠白色至粉红

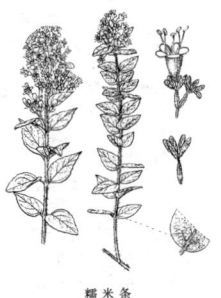

糯米条

色,漏斗状,长 1～1.2 cm,裂片 5,圆卵形;雄蕊 4,伸出花冠;花柱细长,柱头圆盘形。果长约 5 mm,具短柔毛,冠以宿存而略增大的萼裂片。花期 9 月,果期 10 月。

生于海拔 170～1 500 m 的山地。分布于浙江、福建、江西、湖南、广东、广西、四川、贵州、云南。

【采收加工】 春、夏、秋季均可采收,鲜用或切段晒干。

【药性】《湖南药物志》:"苦,寒,无毒。"

【功用主治】 清热解毒,凉血止血。主治湿热痢疾,痈疽疮疖、衄血、咳血、吐血、便血、流感、跌打损伤。

《湖南药物志》:"清热解毒,止血。"

【用法用量】 内服:煎汤,6～15 g;或生品捣汁。外用:煎汤外洗或捣敷。

【选方】 1. 治泄泻 (糯米条)叶 3 g。捣烂,开水吞服。

2. 治小儿口疮 (糯米条)叶捣烂,取汁加米泔水调匀,搽患处。

3. 治对口疮 (糯米条)叶、野芝荬菜。共捣烂,敷患处。

4. 治痄腮 (糯米条)叶适量。嚼烂,敷患处。

5. 止血 (糯米条)叶捣烂,敷患部。

6. 治小儿疳虫蚀齿 (糯米条)叶取汁点牙上。(1～6方出自《湖南药物志》)

5974 糯米泔 _{nuò mǐ gān}《纲目》

【异名】 粘米泔水《本草述》)。

【基原】 为淘洗糯米时,第二次流出的米泔水。

【原植物】 参见"糯米"条。

【药性】 味甘,性凉。

【功用主治】 除烦,止渴。主治霍乱,心烦口渴。

《纲目》:"益气,止烦渴霍乱,解毒。食鸭肉不消者,顿饮一盏。"

【用法用量】 内服:加热温饮,100～200 ml。

【选方】 治霍乱,心惊热,心烦渴 糯米水清洁之;(或)冷熟水混取米泔汁,任意饮之。《梅师集验方》

5975 糯米藤 _{nuò mǐ téng}《贵州民间方药集》

【异名】 捆仙绳《天宝本草》,糯米菜《峨眉山药用植物调查报告》,糯米草、米浆藤《贵州民间方药集》、生扯拢、筒箕藤《民间常用草药汇编》,铁箍散草《贵阳民间药草》,玄麻根《四川中药志》,红米藤、石饭藤《浙江民间常用草药》,雾水葛、自消散、铁节草《广西民间常用中草药手册》,土加藤《云南中草药选》,蔓苧麻根《江西草药》,红石薯、猪仔菜、贯线草《福建中草药》,小铁箍、水粘药、山头带《云南中草药》,九股牛、小拔毒散《云南药用植物名录》,意心藤《安徽中草药》)。

【基原】 为荨麻科糯米团属植物糯米团的带根全草。

【原植物】 糯米团 *Gonostegia hirta* (Bl.) Miq. [*Urtica hirta* Bl.; *Memorialis hirta* (Bl.) Wedd.]

多年生草本。茎基部伏卧,长达 1 m 左右,通常分枝,有短柔毛。叶对生;有短柄或无柄;叶片狭卵形、披针形或卵形,长 1.2～2.5 cm,先端渐尖或长渐尖,基部浅心形,全缘,上面稍粗糙;基生脉 3 条。花小,单性雌雄同株,簇生于叶腋,淡绿色;雄花有细柄,花蕾近陀螺形,花被片 5,长约 2 mm,雄蕊 5,对

生;雌花近无梗,花被结合成筒形,上缘被白色短毛,内有雌蕊1,柱头丝状,脱落性。瘦果卵形,先端尖锐,暗绿或黑色,有光泽,约有10条细纵肋。花期8~9月,果期9~10月。

生于溪谷林下阴湿处,山麓水沟边。分布于江苏、浙江、安徽、广东、广西、四川、贵州、云南、西藏、陕西等地。

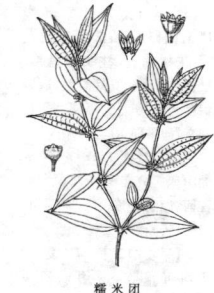

糯米团

【栽培】 生物学特性 对气候、土壤适应性较强,土壤以较湿润、肥沃的夹砂土较好。

繁殖方法 种子繁殖。四川地区于3~4月播种。整地后,开1.3 m宽的畦,按行株距各约26 cm开穴,深约7 cm,要穴大底平。施以人畜粪水后,种子与草木灰、人畜粪水拌匀撒穴里。

田间管理 苗高7~10 cm时匀苗、补苗,每穴有苗4~5株,并除草、追肥1次。在6月、8月、11月各再除、追肥1次。以后每年出苗时和5月、11月各中除、追肥1次。肥料春夏以人畜粪水为主,冬季施土杂肥。

【采收加工】 全年可采,鲜用或晒干。

【药材】 糯米藤 Gonostegiae Hirtae Herba 产于四川、贵州、福建、广西、浙江等地。

性状 干燥带根全草,根粗壮,肉质,圆锥形,有支根,表面浅红棕色;不易折断,断面略粗糙,呈浅棕黄色。茎黄褐色。叶多破碎,暗绿色,细糙有毛,润湿展平后,3条基脉明显,背面网脉明显。有时可见簇生的花或瘦果,果实卵形,顶端尖,约具10条细纵棱。气微,味淡。

【药性】 甘、微苦,凉。

1.《云南中草药》:"苦、涩,凉。"

2.《安徽中草药》:"性平,味微苦、辛、甘。"

3.《福建药物志》:"甘、微苦,凉。"

4.《四川中药志》1982年版:"甘、涩,平。"

【功用主治】 清热解毒,健脾消积,利湿消肿,散瘀止血。主治乳痈,肿毒,痢疾,消化不良,食积腹痛,痔积,带下,水肿,小便不利,痛经,跌打损伤,咳血,吐血,外伤出血。

1.《天宝本草》:"治跌宁损伤,痒痂,诸疮痈疽发背,消血肿。"

2.《民间常用草药汇编》:"增血液,健脾胃,固中养血。炖肉内服治心脏衰弱。"

3.《贵州草药》:"清热解毒,健脾消积,止血。治疗疮,九子疡,小儿食积胀满,外伤出血。"

4.《云南中草药》:"接骨生肌,消炎止泻。治痢疾,痛经,骨折。"

5.《陕西中草药》:"治瘰疬,腹泻,白带。"

6.《安徽中草药》:"清热利湿,活血消肿。"

7.《贵州民间方药集》:"治乳少。"

8.《贵州草药》:"清热凉血,消肿解毒。主治咳血,吐血,口炎,白带,结膜炎,乳腺炎,对口疮,蜂窝织炎。"

9.《湖北中草药志》:"用于消化不良,食积胃痛,肾炎水肿,尿路结石,妇女血气病,皮炎。"

10.《四川中药志》1982年版:"补脾益气。用于脾虚腹泻,食欲不振,脾虚带下。"

【用法用量】 内服:煎汤,10~30 g,鲜品加倍。外用:捣敷。

【选方】 1.治乳痈,疔疮 蔓苎麻根(鲜)适量,捣烂,醋调外敷,每日换1次;乳痈外加热敷。《江西草药》

2.治下肢慢性溃疡 雾水葛、三角泡、桉树叶各适量。捣烂敷患处。《广西中草药》

3.治急性黄疸型肝炎 鲜糯米团、糯稻根各60 g。煎服。《安徽中草药》

4.治湿热带下 鲜蔓苎麻全草30~60 g,水煎服。《福建中草药》

5.治白带 蔓苎麻根(鲜)30~60 g,猪瘦肉125 g。酒水各半同炖,服汤食肉,每日1剂。《江西草药》

6.治血管神经性水肿 糯米团鲜根,加食盐捣烂外敷局部,4~6小时换敷1次。《单方验方调查资料选编》

7.治毒蛇咬伤 蔓苎麻根、杠板归各适量,水煎外洗;另用蔓苎麻根(鲜)适量,捣烂外敷。《江西草药》

8.治脾胃虚弱,形体羸瘦,食欲不振 糯米藤根,炕研细末。每用15~30 g,蒸瘦猪肉连服。《四川中草志》1982年版

9.治小儿痔积 糯米藤干根研粉,每用3~9 g,布包,用鸡肝1个或猪肝60 g,加水蒸熟。去渣,喝汤,2岁以上小儿连肝吃。《陕西中草药》

10.治跌打损伤 鲜糯米团3份,鲜半夏1份。捣烂敷伤处,干则更换。《安徽中草药》

11.治咳血 糯米团30~60 g,鲜橄榄12粒,猪瘦肉适量。水炖服。《福建药物志》

5976 糯稻根 nuò dào gēn 《江苏省植物药材》

【异名】 糯稻根须《本草再新》,稻根须《药材资料汇编》,糯谷根、糯稻草根《全国中草药汇编》。

【基原】 为禾本科糯稻植物糯稻的根及根茎。

【原植物】 参见"糯米"条。

【采收加工】 夏、秋两季,糯稻收割后,挖取根茎及须根,除去残茎,晒干。

【药材】 糯稻根 Oryzae Glutinosae Radix 我国水稻产区均产。

性状 全体集结成疏松的团状,上端有分离的残茎,圆柱形,中空,长2.5~6.5 cm,外包数层灰白色或黄白色的叶鞘;下端簇生多数须根。须根细长而弯曲,直径1 mm,表面黄白色至黄棕色,表皮脱落后显白色,略具纵皱纹。体轻,质软,气微,味淡。

鉴别 (1)根横切面:表皮细胞少数残存,壁略木栓化,棕黄色。皮层宽广,外皮层细胞与表皮细胞界限不明显;下方1列小形木化厚壁细胞,4~6角形;其内为多列薄壁细胞,放射状排列;多数细胞分离解体,形成大的气腔,仅有细胞壁残存,近内皮层的薄壁细胞小,内皮层细胞的内侧壁加厚。中柱鞘为1列薄壁细胞;初生木质部多原型,韧皮部束位于木质部弧角间,后生木质部有5个大导管,木纤维发达。髓部细胞壁厚,木化。

(2)薄层色谱:取本品粉末0.1 g,加70%乙醇2 ml,温浸30分钟,过滤,滤液作为供试品溶液。另取糖稀醇液对照,分别点样于硅胶G薄层板上,用乙酸乙酯-甲醇-乙酸-水(12:3:3:2)展开,以α-萘酚硫酸试液喷雾后加热显色,供试品色谱与对照品色谱在相应位置处显相同色斑。

【药性】 味甘,性平。归肺、肾经。

1.《本草再新》:"味甘、辛,性平,无毒。入肝、肺、肾三经。"

2.《中国医学大辞典》:"甘,寒。"

3.《岭南草药志》:"味甘、淡。"

【功用主治】 养阴除热,止汗。主治阴虚发热,自汗盗汗,口渴咽干,肝炎,丝虫病。

1.《本草再新》:"补气化痰,滋阴壮阳,除风湿,治阴寒,安胎和血,疗冻疮、金疮。"

2.《本草求原》:"平肝。"

3.《中国医学大辞典》:"养胃,清肺,健脾,退虚热。"

4.《药材资料汇编》:"止盗汗。"

5.《岭南草药志》:"治久热不退,小儿脾虚发热。"

6.《药材学》:"补肺健脾,养胃津。"

7.《四川中药志》1960年版:"治阴寒湿邪,胃弱食少。"

8.《福建药物志》:"清热除湿,敛阴和血。治传染性肝炎,盗汗,鼻衄,乳糜尿。"

9.《青岛中草药手册》:"健胃,止汗,渗湿。主治神经性腹痛,肝炎,虚寒吐逆,丝虫病。"

【用法用量】 内服:煎汤,15～30 g,大剂量可用60～120 g。以鲜品为佳。

【选方】 1. 治阴虚盗汗　糯稻根、乌枣各60 g,红糖30 g。水煎服。(《福建药物志》)

2. 治肝炎　(糯稻根)、紫参各62 g。加糖适量煎服。

3. 治丝虫病(乳糜尿)　糯稻根250～500 g,可酌加红枣。水煎服。(2、3方出自《中草药学》)

4. 鼻衄　稻根30 g,猪胰1条。水煎服。或稻根30 g,水车前15 g。水煎服。(《福建药物志》)

【临床报道】 治疗小儿汗证　糯稻根须150 g,加冷水2 500 ml同煎(以小儿15 kg计算,每增加2 kg,须增加糯稻根50 g,冷水500 ml),水沸开始计时,20分钟后去渣取汁备用。将糯稻根煎剂冷却至41～46 ℃,给小儿沐浴30分钟,每日1次,连续3～7日。个别患儿出院后嘱其家属在家继续药浴并随访。治疗27例上呼吸道感染应用抗生素或合用糖皮质激素治疗后出现汗证的患儿,结果显效20例,有效6例,无效1例。

5977 霸王七 bà wáng qī (《四川中药志》)

【异名】 万年巴(《中国民族药志》),万年炟(四川)。

【基原】 为凤仙花科凤仙花属植物野凤仙花的块茎。

【原植物】 参见"野凤仙花"条。

【采收加工】 夏、秋季采挖,鲜用或晒干。

【药材】 霸王七 *Impatientis Textori Rhizoma*　产于东北及江西、贵州、四川等地。

性状　本品呈类球形、纺锤形及不规则形,长1～4 cm,直径0.5～2 cm,表面灰黄色至灰褐色,有皱纹,常见残留细根及细根痕,两端稍尖,纤维状。质柔软,可折断,断面褐色至灰褐色,颗粒状,边缘黄白色,切薄片呈半透明状。气微,味微甜,嚼之粘牙,且辛麻刺舌。

鉴别　根茎中段横切面:表皮细胞1列,切向延长。皮层细胞5～8列,黏液细胞多见,大型,内含草酸钙针晶束。内皮层明显。维管束外韧型,放射状排列,韧皮部狭窄,筛管群散在;形成层不明显;木质部由导管、石细胞和纤维束组成。髓部宽广,亦有内含草酸钙针晶束的黏液细胞散在。皮层及髓部的一些薄壁细胞中含黄棕色物质。

粉末特征:草酸钙针晶束多见,长100 μm以上;石细胞多角形或不规则形,沟孔明显,直径30～50 μm,长80～100 μm;纤维束长150～180 μm,直径50 μm左右,胞腔大,沟孔明显;导管有梯纹、网纹及螺纹。

【成分】 含黄酮类:芹菜素-7-*O*-葡萄糖苷(apigenin 7-*O*-glucoside),木犀草素-7-*O*-葡萄糖苷(luteolin-7-*O*-glucoside),木犀草素(luteolin),芹菜素(apigenin),金圣草黄素(chrysoeriol),金圣草黄素-7-*O*-葡萄糖苷(chrysoeriol-7-*O*-glucoside),槲皮素(quercetin),山柰酚(kaempferol)。

【药性】 《四川中药志》1960年版:"性微寒,味辛、苦,无毒。"

【功用主治】 活血解毒。主治跌打损伤,瘀肿疼痛,腹痛,痈肿疮毒,毒蛇咬伤。

《四川中药志》1960年版:"祛瘀消肿,解毒。治跌打损伤及痈疮。"

【用法用量】 内服:煎汤,9～15 g;或研末,每次3 g,每日2次;或浸酒。外用:鲜品捣敷。

【选方】 1. 治跌打损伤瘀血、疼痛　万年巴10 g,牛膝30 g,用白酒250 g浸泡。每日2次,每次服药酒10 g。

2. 治腹痛　万年巴、青木香各3 g,研粉,吞服。(1、2方出自《中国民族药志》)

3. 治痈肿　(霸王七)配散血草、刺三甲、蛇蔗草共捣绒,涂患处。

4. 治脚生肥毒　(霸王七)捣绒,涂(患处)。(3、4方出自《四川中药志》1960年版)

5. 治毒蛇咬伤,伤口红肿疼痛　万年巴鲜品适量,捣烂敷患处。(《中国民族药志》)

5978 霸王鞭 bà wáng biān (《植物名实图考》)

【异名】 金刚杵、冷水金丹(《滇南本草》),金刚纂(《丹房本草》),刺金刚(《昆明民间常用草药》)。

【基原】 为大戟科大戟属植物霸王鞭的茎叶或茎中白色乳汁。

【原植物】 霸王鞭 *Euphorbia royleana* Boiss.

多年生肉质灌木,高达3 m,有乳状液汁。茎基部近圆柱形,上部四角形或五角形;小枝有3～5条纵棱,边缘波浪状。单叶互生,少而早落,叶片倒披针形,肉质,长10～12 cm,宽2～4 cm,全缘,两面无毛;叶柄长约6 mm,基部有刺1对。杯状花序顶生或侧生,具短柄,排列成聚伞状,花黄色。蒴果近球形,径约1 cm。花期春、夏。

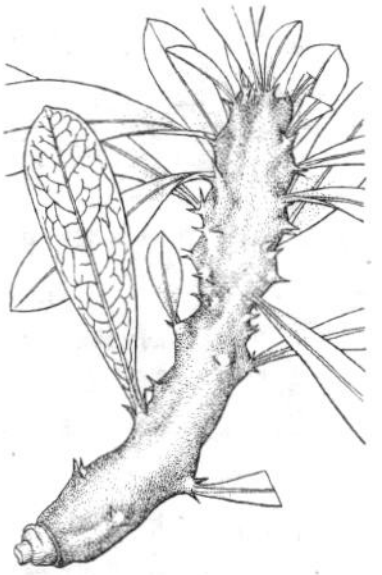

霸 王 鞭

生于山野石隙,也有栽培。分布云南。

【采收加工】 随采随用。

【药性】 苦、涩。有毒。

1.《滇南本草》:"味苦,有小毒。"

2.《纲目拾遗》:"大毒。"

3.《昆明民间常用草药》:"微苦涩,平,有毒。"

【功用主治】 祛风解毒,杀虫止痒。治疮毒,皮癣,水肿。

1.《滇南本草》:"主一切单腹胀水气、血肿之症,烧灰为末,用冷水送下。"

2.《昆明民间常用草药》:"祛风,消炎,解毒。治疮毒,皮癣。"

【用法用量】 外用:取浆汁搽涂患处。内服:煅存性研末为散。

【宜忌】 《昆明民间常用草药》:"霸王鞭,全株有毒,供外用,忌内服。"

【选方】 治大疮大毒,皮癣　霸王鞭浆汁,外搽患处。(《昆明民间常用草药》)

5979 露水草 lù shuǐ cǎo (《贵州草药》)

【基原】 为禾本科画眉草属植物黑穗画眉草的带根全草。

【原植物】 黑穗画眉草 *Eragrostis nigra* Nees

多年生草本,高30～50 cm。秆丛生,直立或基部稍倾斜,基部压扁状。叶片线形,长10～25 cm,宽3～5 mm,常内卷,先端长渐尖;叶鞘扁平,鞘口具白色柔毛;叶舌截平。圆锥状花序开展,长15～18 cm,分枝近于轮生或单生,多曲折;小穗柄细弱,小穗黑色,小花3～8朵;颖披针形,

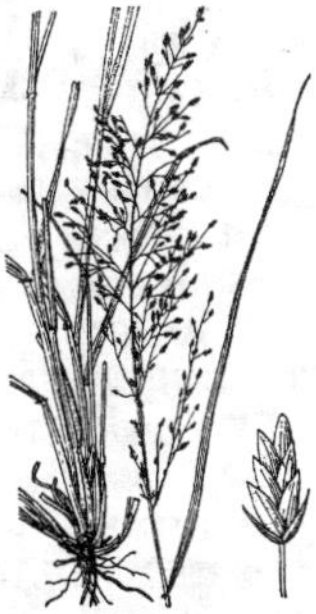

黑穗画眉草

先端渐尖，具脉；外稃卵状长圆形，排列较疏松，内稃稍短于外稃，常宿存，先端截平；花药黄色。花果期 4～9 月。

生长于山坡草地。分布四川、贵州、云南、甘肃等地。

【采收加工】 夏、秋季采收，晒干。

【功用主治】 清热，止咳，镇痛。治百日咳，痢疾。

5980 露蜂房 lù fēng fáng 《本经》

【异名】 蜂肠《本经》，革蜂窠《雷公炮炙论》，百穿、蜂勅《别录》，蜂房《千金方》，大黄蜂窠《蜀本草》，紫金沙《圣济总录》，马蜂包《贵州民间方药集》，马蜂窝《河南中药手册》，虎头蜂房、野蜂房《民间常用草药汇编》，纸蜂房《河北药材》，长脚蜂窝《山东中药》，蜂巢《中药材手册》。

【基原】 为胡蜂科胡蜂属昆虫黄星长脚黄蜂或多种近缘昆虫的巢。

【原动物】 黄星长脚黄蜂 *Polistes mandarinus* Saussure 又名：露蜂《昆虫分类学》。

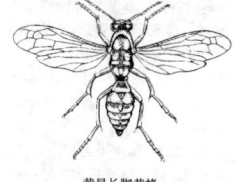

雌蜂黑色，长 20～25 mm。头三角形，复眼 1 对，单眼 3 个。触角 1 对。颜面、头顶、后头、唇基、上颚及颊部都有黄褐色斑纹，胸部有刻点，前胸背部后缘及中胸背板中，有 2 条黄色纵线。翅 2 对，前翅较后翅大。胸腹节呈黑色，有 4 条黄褐色纵线。腹部纺锤形，各腹节中央有黑色纵线，尾端有毒针。足 3 对，细长，黄褐色。飞行时常伸长 6 足，呈下垂状。

黄星长脚黄蜂

【采收加工】 一般 10～12 月间采收，采后晒干，倒出死蜂，除去杂质，剪成块状，生用或炒、煅用。

【药材】 露蜂房 Vespae Nidus 主产于河北、四川、内蒙古、新疆、广西等地。

性状 本品完整者呈盘状、莲蓬状或重叠形似宝塔状，商品多破碎呈不规则的扁块状，大小不一，表面灰白色或灰褐色。腹面有多数整齐的六角形小孔，孔径 3～4 mm 或 6～8 mm；背面有 1 个或数个黑色突出的柄。体轻，质韧，略有弹性。气微，味辛淡。

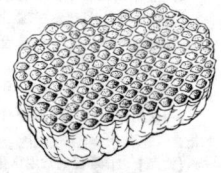

露蜂房（果）外形

【成分】 大黄蜂巢含蜂蜡、树脂，多种糖类，维生素和无机盐等。

【药理】 1. 抗炎作用 露蜂房水提取液（LFF）3.3～9.9 g/kg 皮下注射，对正常和去肾上腺小鼠巴豆油所致耳部炎症均有显著抑制作用。灌胃给药时，需较大剂量（30 g/kg，每日 2 次，连续 7 日）才有明显抑制作用。LFF 5 g/kg 皮下注射，对大鼠蛋清性足肿有显著抑制作用。2～8 g/kg 皮下注射，每日 2 次，连续 7 日，对棉球肉芽肿也有显著抑制作用。上述试验表明 LFF 对急性和慢性炎症均有抑制作用。

2. 镇痛作用 LFF 6.6～9.9 g/kg 皮下注射，对小鼠醋酸扭体反应有明显抑制作用，表明对慢性钝痛有效。

3. 降温作用 LFF 3.3～9.9 g/kg 皮下注射，对正常和摘除肾上腺小鼠的正常体温有显著下降作用，用药 4 小时后恢复正常。

4. 促凝血作用 日本市售露蜂房的水、乙醚、丙酮和乙醇提取物均有显著的促凝血作用。露蜂房的水提取物（4 g/ml）4.0 ml/kg 皮下注射，对大鼠的体外血栓形成有显著促进作用，使血栓的平均长度、湿重和干重增加，并能增加

对血小板的黏附率。

5. 对心血管功能的影响 给家兔静脉注射露蜂房的丙酮提取物，可使心脏运动加强。在离体蛙心灌流中，0.05% 的丙酮提取物使收缩振幅稍加大，0.5% 时明显加大，5% 时振幅变小，运动不规则，搏动次数明显减少，以至几乎停止，但冲洗后尚能恢复。在灌流液中加入露蜂房的丙酮提取物，可使蛙和兔耳血管扩张；给兔静脉注射时，可使血压一时性下降。露蜂房的水提取物能明显降低外周血管阻力，使麻醉犬和大鼠血压下降。

6. 抑瘤作用 体外实验能抑制人肝癌细胞。亚甲蓝法试验对胃癌也有一定抑制作用。不同浓度露蜂房醇提取物对 K_{562} 细胞生长具有明显抑制作用，K_{562} 细胞呈典型的凋亡形态学改变，其 bcl_2 蛋白表达显著减弱、Bax 蛋白表达显著增强。

毒性 露蜂房中的挥发油对蚯蚓和蟑螂具有毒性，给家兔和猫灌胃 0.1 g/kg 可致急性肾炎。露蜂房水提取液，小鼠静脉注射的 LD_{50} 为 12.0 g/kg，皮下注射为 32.3 g/kg；中毒症状有自发运动减少，渐发展为步履蹒跚，共济失调，呼吸抑制，运动高度抑制，终因呼吸衰竭而死亡。

【炮制】 1. 炒蜂房 取净蜂房，置锅内用文火加热，炒至两面呈老黄色，取出，切成块。

2. 蜂房炭 取净蜂房块置锅内，用中火炒至呈焦黑色，喷洒凉水少许，灭尽火星，取出凉透，或闷煅透，冷后取出。

3. 酒蜂房 取净蜂房，用黄酒拌匀，闷润 24 小时后，取出晒干。每蜂房 100 kg，用白酒 15 kg。

饮片性状 蜂房呈不规则的扁块状，大小不一。表面灰白色或灰褐色。有多数整齐的六角形孔。偶见黑色突起的短柄。体轻，质韧，稍有弹性，似纸质。气微，味辛、淡。炒蜂房形如蜂房，表面呈老黄色。蜂房炭形如蜂房，表面呈焦黑色。酒蜂房形如蜂房，微有酒气。

贮干燥容器内，密闭，置通风干燥处，防压、防蛀。

【药性】 微甘，平，小毒。归肝、胃、肾经。

1.《本经》："味苦，平。"

2.《别录》："咸，有毒。"

3.《日华子》："微毒。"

4.《品汇精要》："味厚于气，阴中之阳。臭腥。"

5.《本草蒙筌》："味苦、咸，气平，无毒。"

6.《纲目》："味甘，平，有毒。入阳明经。"

7.《本草正》："味微甘、微咸，有毒。"

8.《本草再新》："入肝、肺二经。"

9.《药义明辨》："入肝、肾二经。"

【功用主治】 祛风止痛，攻毒消肿，杀虫止痒。主治风湿痹痛，风虫牙痛，痈疽恶疮，瘰疬，喉蛾肿痛，痔漏，风疹瘙痒，皮肤顽癣。

1.《本经》："主惊痫瘛疭，寒热邪气，癫疾，蛊毒，肠痔。"

2.《别录》："疗蜂毒毒肿。"

3.《新修本草》："灰之，酒服，主阴痿；水煮洗狐尿刺疮；服之疗上气，赤白痢，遗尿失禁。"

4.《日华子》："治牙齿痛，痢疾，乳痈；蜂叮，恶疮即煎洗。"

5.《本草图经》："疗热病后毒气冲目，用半大两，水二升，同煮一升，重逼，洗目三四过（遍）。瘰疬或瘘仆孔者，取二枚炙末，腊月猪脂和涂孔上，差。"

6.《本草蒙筌》："痈肿不消，磨以酽醋敷效；热病后毒气熏口，可漱水频频洗之。"

7.《本草汇言》："驱风攻毒，散疗肿恶毒。"

8.《本草崇原》："祛风解毒，镇静清热。"

9.《本草述》："治积痰久咳，风痰颤抖，神昏错乱。"

10.《外科全生集》："能托毒，疗久溃，止痛。"

【用法用量】 内服：煎汤，5～10 g；研末服，2～5 g。外用：煎

水洗、研末掺或调敷。

【宜忌】 气虚血弱及肾功能不全者慎服。

1.《本草经集注》:"恶干姜、丹参、黄芩、芍药、牡蛎。"

2.《本草经疏》:"病属气血虚,无外邪者,与夫痈疽溃后元气乏竭者,皆不宜服。"

【选方】 1. 治手足风痹 黄蜂窠大者一个,小者三四个(烧灰),独头蒜一碗,百草霜一钱半。同捣敷上。忌生冷荤腥。(《乾坤秘韫》)

2. 治牙痛 露蜂房、天仙藤各等分。上件嚼咀。每用二钱,水半盏,煎数沸,去滓漱之。(《杨氏家藏方》露蜂房散)

3. 治崩中漏下,青黄赤白,使人无子 蜂房末,三指撮,酒服之。(《千金方》)

4. 治皮背疮肿,疼痛不可忍 露蜂房一两半,甘草(生用)二两。上件药锉,以水三升,煎至二升,去滓,以绵浸汤中洗拭四面。

5. 治妇人乳痈汁不出,积畜内结,因成脓肿,一名妒乳 露蜂房一分,微炙,以水二大盏,煮取一盏,去滓,细细服之,当日令尽。(4、5方出自《圣惠方》)

6. 治诸恶疽、附骨痈,根在脏腑,历节肿出,疔肿恶脉诸毒 露蜂房、乱发、蛇皮。三味合烧灰,酒服方寸匕,日二。(《别录》)

7. 治小儿喉痹肿痛 蜂房烧灰,以乳汁和服一钱匕。(《食医心镜》)

8. 治疟疾风热毒气攻下部生疮肿痛 露蜂房二两(微炒)、槐花二两(微炒)、黄芪二两(锉)。上件药捣细罗。每于食前以粥饮调下一钱。(《圣惠方》露蜂房散)

9. 治小儿脐风湿肿久不瘥 露蜂房,烧末敷之。(《子母秘录》)

10. 治风气客于皮肤,瘙痒不已 蜂房(炙过)、蝉蜕等分。为末,酒调一钱匕,日三二服。(《姚僧坦集验方》)

11. 治癣 马蜂窝一个,仰放瓦上,以枯矾填满孔内,炭火上灸焦研末,用腊醋脚调涂。(《疡医大全》)

12. 治蜂螫人 露蜂房、白矾各半两。上件药捣为末,以水煎如膏,厚涂螫处。(《圣惠方》)

【临床报道】 治疗产后缺乳 取蜂巢1个(约10 g,以枣树上的为佳),入豆腐500 g,加红糖10 g,加水适量煎煮。食豆腐喝汤,每日2次,3日为1疗程。治疗35例,其中原发性缺乳16例,继发性缺乳19例;病程3日至半个月不等。结果:显效19例,有效14例,无效2例,总有效率94%。

【各家论述】 1.《纲目》:"露蜂房,阳明药也。外科、齿科及他病用之者,亦皆取其以毒攻毒,兼杀虫之功耳。"

2.《本草汇言》:"露蜂房,治风痹肿痛,及附骨恶疽,内痈疔肿,根在脏腑,及历节风痛,痈如虫咬,蛊取其以毒治毒之义云。"

3.《本经逢原》:"露蜂房《本经》治痰痫癫疾,寒热邪气,以其能祛涤痰垢也。"

露兜簕心

露兜簕心 lù dōu lè xīn《本草求原》

【基原】 为露兜树科露兜树属植物露兜树的嫩叶。

【原植物】 见"露兜簕薳"条。

【采收加工】 春季采收,晒干。

【药性】 甘,寒。

1.《生草药性备要》:"味香甜,性寒。"

2.《本草求原》:"甘、平,微寒。"

3.《福建药物志》:"甘、辛,凉。"

【功用主治】 清热,凉血,解毒。主治感冒发热,中暑,麻疹、发斑,丹毒,心烦尿赤,阴囊湿疹,疮疡。

1.《生草药性备要》:"消风,散热毒疮,止血埋肌,同白豆捣烂敷患处。"

2.《本草求原》:"凉血,止血,生肌。"

【用法用量】 内服:煎汤,10~18 g。外用:捣敷或煎水洗。

【选方】 1. 治溃疮有腐骨 (露兜簕心)捣烂敷患处,急能拔出之。(《岭南采药录》)

2. 治阴囊湿疹,皮炎 (露兜簕)叶适量。水煎熏洗。(《广西本草选编》)

3. 治疝气 露兜树嫩叶基部(剥后如笋)30 g,猪瘦肉 30 g 或猪膀胱1个。煮服。(《福建药物志》)

露兜簕花 lù dōu lè huā《南宁市药物志》

【异名】 路头花(《南宁市药物志》),露兜簕花(《广西中草药》)。

【基原】 为露兜树科露兜树属植物露兜树的花。

【原植物】 参见"露兜簕薳"条。

【采收加工】 夏季采收,晒干。

【成分】 含挥发油(essential oil),油中含苯乙基甲醚(phenylethyl methylether),二戊烯(dipentene)、α-芳樟醇(α-linalool),乙酸苯乙酯(phenylethyl acetate),柠檬醛(citral),苯乙醇(phenylethylalcohol),己酸(caproic acid),硬脂萜(stearoptene),酞酸酯(hthalate)等。

【药性】 味甘,性寒。

【功用主治】 清热,利湿。主治感冒咳嗽,淋浊,小便不利,热泻,疝气,对口疮。

【用法用量】 内服:煎汤,10~30 g。外用:研末调敷。

【选方】 1. 治感冒咳嗽 露兜簕花 10~30 g,水煎服。(《广西中草药》)

2. 治胃热痛 露兜簕花 3~10 g,水煎服。(《广西本草选编》)

露兜簕薳 lù dōu lè qiǎng《本草求原》

【异名】 勒角薳(《岭南草药志》),茄骨〔《广东中医》1961,(2):47〕,露兜簕根、猪母锯、老锯头、吹袂簝《全国中药汇编》)。

【基原】 为露兜树科露兜树属植物露兜树的根。

【原植物】 露兜树 Pandanus tectorius Sland.

常绿分枝灌木或小乔木,常具气生根。叶簇生于枝顶,革质,带状,长约1.5 m,宽3~5 cm,顶端渐狭成一长尾尖,边缘和背面中脉上有锐刺。雄花序由数个穗状花序组成,穗状花序无总苞梗;佛焰苞长披针形,近白色,长 12~26 cm,宽1.5~4 cm,先端尾尖;雄花芳香,雄蕊常为 10 余枚,多可达25 枚,着生于长达 9 mm 的花丝束上,呈总状排列;雌花序头状,单生于枝顶,圆球形,佛焰苞多数,乳白色,长 15~30 cm,宽 1.4~2.5 cm,边缘具疏密相间的细锯齿;心皮5~12枚合为一束,中下部联合,上部分离,5~12 室,每室有一粒胚珠。聚花果大,向下悬垂,由40~80 个核果束组成,幼果绿色,成熟时橘红色。花期 8 月,果期 9~10 月。

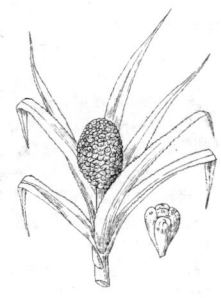

露兜树

生于村旁、路边、山谷、溪边及滨海地区。分布于福建、广东、广西、贵州、云南、台湾。

本植物的嫩叶(露兜簕心)、花(露兜簕花)及核果(檜莒子)亦供药用,另设专条。

【栽培】 生物学特性 喜温暖湿润气候,耐荫蔽。一般土壤均可栽培,但宜选择肥沃、疏松、潮湿的壤土或砂壤土栽培。

　　繁殖方法　分株繁殖法。春季,剪下基部矮小萌蘖分株,按行株距 1.2 m×0.8 m 开穴定植,淋水保苗。

　　田间管理　每年中耕除草 3～4 次,结合中耕除草,施肥 2～4 次。

　　【采收加工】　全年可采。切片,晒干。

　　【成分】　根茎含蒽醌类:大黄素甲醚(physcion);有机酸类:棕榈酸(palmitic acid),硬脂酸(stearic acid);甾体类:菜油甾醇(campesterol)胡萝卜甾醇(daucosterol),以及胡萝卜甾醇、豆甾醇葡萄糖苷和菜油甾醇葡萄糖苷的混合物,β-谷甾醇(β-sitosterol),豆甾醇(stigmasterol),豆甾-4-烯-3-酮(β-sitosterone)及豆甾-4-烯-3, 6-二酮(stigmast-4-en-3, 6-dione);醇类:中国蓟醇(cirsilineol),三十烷醇-1(triacontanol-1)。

　　【药性】《福建药物志》:"甘,凉。"

　　【功用主治】　发汗解表,清热利湿,行气止痛。主治感冒,高热,肝炎,肝硬化腹水,肾炎水肿,小便淋痛,眼结膜炎,风湿痹痛,疝气,跌打损伤。

　　1.《本草求原》:"治夹色伤寒,日久舌底已黑。"

　　2.《岭南采药录》:"治跌热病。"

　　3. 广州部队《常用中草药手册》:"发汗解表,利水化湿,治疗感冒发热,肾炎水肿,尿路感染,肝炎。"

　　4.《全国中草药汇编》:"治治尿路结石,小儿夏季热,眼结膜炎。"

　　5. 南药《中草药学》:"行气止痛,治疗腰腿痛,疝气痛。"

　　6.《广西民族药简编》:"治疗风湿痹痛。"

　　【用法用量】　内服:煎汤,15～30 g,或烧存性研末。

　　【宜忌】　孕妇禁用。

　　1. 南药《中草药学》:"本品有较强的发汗作用,用时宜注意。"

　　2.《全国中草药汇编》:"孕妇忌服。"

5984　露蕊乌头　lù ruǐ wū tóu《高原中草药治疗》

　　【异名】　罗贴巴(四川西北部藏族名)。

　　【基原】　为毛茛科乌头属植物露蕊乌头的全草。

　　【原植物】　露蕊乌头 *Aconitum gymnandrun* Maxim [*A. gymnandrun* Maxim. f. *leucanthum* W. T. Wang.]

　　一年生草本,高 25～100 cm。直根圆柱形,长 5～14 cm。茎直立,被短柔毛,下部有时无毛,有分枝。叶互生:基生叶 1～6 枚,与最下部茎生叶通常在开花时枯萎;下部叶柄长 4～7 cm,具狭鞘;叶片宽卵形或三角状卵形,长 3.5～6.4 cm,宽 4～5 cm, 3 全裂,全裂片二至三回深裂,末回裂片狭卵形或狭披针形,上面被短伏毛,下面脉上疏被长柔毛或变无毛。总状花序有 7～16 朵花;基部苞片叶状,上部苞片披针形或线形;花梗长 1～9 cm;小苞片生花梗上部或顶部,线形;花两性,两侧对称;萼片 5,花瓣状,蓝紫色,外面疏被柔毛,上萼片船形,高约 1.8 cm,爪长约 1.5 cm,侧萼片长 1.5～1.8 cm,疏被缘毛;距短,头状,疏被短毛;雄蕊多数,花丝被短毛;心皮 6～13,有毛,长约 0.8～1.2 cm。种子倒卵球形,长约 1.5 mm,密生横狭翅。花期 6～8 月,果期 7～8 月。

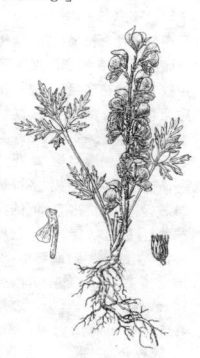

露蕊乌头

　　生于海拔 1 500～3 800 m 的山地阳坡、田边草地或河边沙地。

　　【采收加工】　6～8 月花盛开期采挖全草,去净泥土、枯叶,切段,晒干。

　　【成分】　全草含生物碱类化合物:盐酸阿替新(atisine HCl),塔拉胺(talatisamine),露乌碱(gymnaconitine),甲基露乌碱(methyl gymconitine),露乌定(gymnandine),14-乙酰基-8-O-甲基-塔拉胺(14-acetyl-8-methyltalatisamine), acoforine,非洲防己碱(columbidine),乌头碱(aconitine), ranaconitine,塔拉定(talatizidine),异塔拉定(isotalazidine),露乌碱(gymanaconitine)。

　　【药性】　辛,温。有毒。

　　1.《全国中草药汇编》:"辛,温,有大毒。"

　　2.《中国民族药志》:"甘、微辛,温,无毒。"

　　【功用主治】　祛风湿,温中散寒,止痛,杀虫。主治风湿麻木,关节痛,麻风,胃病及感冒、流感发烧,肠道寄生虫。

　　1.《全国中草药汇编》:"驱风镇痛,关节疼痛。主治风湿麻木。"

　　2.《中国民族药志》:"治肝病、淋病、胃病、感冒、流感发烧、风湿麻木。全草碾粉撒布治疥癣;叶内服驱虫;花可治麻风;种子治肝病、淋病、胃痛。(藏族)

　　【用法用量】　内服:煎汤,1.2～3 g。外用:研末撒。

　　【宜忌】　孕妇慎服。

　　【选方】　治风湿麻木　露蕊乌头、麻黄、黄芪各 20 g,泡酒500 ml。每日 2 次,每次 20～30 ml。《高原中草药治疗手册》

5985　鳡鱼　gǎn yú《纲目》

　　【异名】　鳏类(《诗经》),鱹(《史记》),哆口鱼(《说文》),黄颊(《汉书》郭璞注),黄颊鱼(《玉篇》),鳤鱼(《纲目》),竿鱼(《鱼类分类学》),杆条鱼(《黑龙江流域鱼类》),大口鳡、水老虎(《中国经济动物志·淡水鱼类》)。

　　【基原】　为鲤科鳡鱼属动物鳡鱼的肉。

　　【原动物】　鳡鱼 *Elopichthys bambusa* (Rich.)

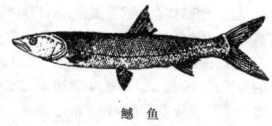

鳡鱼

体细长,稍侧扁,腹部圆,无腹棱。体长约 80 cm,最大者可达 2 m。头长而前端尖,吻长远超过吻宽。口大,端位,口裂末端可达眼前缘的下方。下颌前端有一坚硬的骨质突起,与上颌前缘的凹陷相吻合,上下颌均粗壮。鳞片小。鳞细,侧线鳞 110 $\frac{18\sim20}{6\sim8\text{-}V}$ 117。背鳍Ⅲ 9～10,很小,起点位于腹鳍之后。臀鳍Ⅲ 10～11。尾鳍分叉很深。体微黄,腹部银白色;背鳍、尾鳍青灰色,颊及其他各鳍淡黄色。

　　生活于江河、湖泊中,游泳力强,性凶猛。我国除西北、西南外,自北至南平原地区的河流中均有分布。

　　【采收加工】　常年均可捕捉。捕后,除去鳞片及内脏,洗净,鲜用。

　　【药性】　甘,温。入脾胃经。

　　1.《纲目》:"甘,平,无毒。"

　　2.《随息居饮食谱》:"甘,温。"

　　3.《本草撮要》:"入手足太阴,阳明经。"

　　【功用主治】《纲目》:"食之已呕,暖中益胃。"

5986　鳢鱼　lǐ yú《本经》

　　【异名】　蠡鱼、鲖鱼(《本经》),鳏(《说文解字》),鱺、鳢(《广雅》),黑鳢鱼(《本草图经》),玄鳢、文鱼(《埤雅》),黑鲤鱼(《本草衍义》),黑鱼(《滇南本草》),乌鳢(《纲目》),黑火柴头鱼(《医林集要》),蛇皮鱼(《医林纂要》),乌棒、活头才鱼(《中国动物图谱·鱼类》)。

【基原】 为鳢科鳢属动物乌鳢的肉。

【原动物】 乌鳢 *Ophiocephalus argus* Cantor

体圆呈棒状。体长为头长的 3.2～3.7 倍；为体高的 4.5～4.8 倍。头腹扁平，其背部有许多小感觉孔。吻长圆形。口裂大。两颌、犁骨及腭

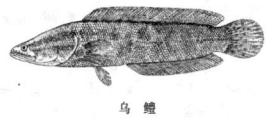

乌 鳢

骨均有细齿，有时还间杂大型牙齿。鳃裂大，鳃耙 10～13。背鳍 47～52，臀鳍 31～33，侧线鳞 60～61。尾鳍圆形。体上部灰黑色，下部灰黄色或灰白色。体侧有八字形排列的黑色条纹。头侧有两条纵行黑条纹。

乌鳢属肉食性凶猛鱼类。栖息于水草茂盛处泥底的水域，对水质适应性强。生长速度快，一冬龄鱼体长可达 25 cm。我国除西部高原地区外，其他各地均有分布。

本动物的头（鳢鱼头）、尾鳍（鳢鱼尾）、骨骼（鳢鱼骨）、血液（鳢鱼血）、胆囊（鳢鱼胆）、肠（鳢鱼肠）亦供药用，另设专条。

【养殖】 生活习性 乌鳢属栖性鱼类，喜栖息于水草丛生、水体浑浊、水流缓慢的水域中。具有辅助呼吸器官，耐缺氧，可在其他鱼类更长时间生活在无水环境中。在 0～40 ℃的温度范围内均能生活，并可潜伏于泥土中越冬。乌鳢跳跃力强，常于塘内跳出水面而进入相邻塘内。也可似蛇状移行其他塘内。乌鳢为突袭性捕食方式。体长 3 cm 以下的幼鱼以轮虫、枝角类、桡足类为饵料；4～8 cm 的小乌鳢以水生昆虫、小虾和小鱼为食；8 cm 以上则以鱼类为主要食物，甚至可吞食其体长的鱼类。在水温 20 ℃以上，食物丰富的条件下，乌鳢生长很快，最大体重可达 5 kg 左右。

养殖技术 乌鳢的人工繁殖技术大致与家鱼相同，可以参考。乌鳢产卵孔可大可小，1 m² 的水泥池、木盆、水缸均可。可用激素催产，池中最好放些水草，因乌鳢有用水草筑巢的习性，当将鱼苗移入苗种池时，最好先清塘、消毒、施肥、培育浮游生物，实行肥水下塘。每 1 亩放 5 万～10 万尾。当鱼种长到 10～13 cm 时即可按成鱼标准饲养。

饲养管理 单养乌鳢的池塘，3～5 cm 的鱼种，每 1 m² 可放养 5～10 尾；10～13 cm 体长时，每 1 m² 可放养 3～5 尾；体长为 20～30 cm 以上时，每 1 m² 放养 1 尾。人工饵料有鱼粉、米糠、玉米粉、花生麸等。也要配合投给动物内脏、蝌蚪、野杂鱼等动物性饵料，每日投量为乌鳢体重的 5% 左右。除单养外，也可以采用混养、套养等方法以降低成本，增加效益。水质管理很重要，应每日注入新水，保持水体中足够的溶解氧，以利乌鳢生长，一般在养殖的头 3 个月内，每月进行 1 次筛选分拣。将鱼体大小大致相等的鱼种放养在同一池内，不断降低密度，最后每 1 m² 放养 3～4 尾。

【采收加工】 常年均可捕捞，捕后，除去内脏，洗净，鲜用或晒干。

【成分】 每 100 g 肉中含蛋白质 19.8 g，脂肪 1.4 g，灰分 1.2 g，钙 57 mg，磷 163 mg，铁 0.5 mg，硫胺素（thiamine）0.03 mg，核黄素（riboflavin）0.25 mg，烟酸（nicotinic acid）2.8 mg。肌肉中还含组氨酸和 3-甲基组氨酸。

【药理】 抗氧化等作用 提取液对小鼠增强记忆及抗疲劳能力的效果显著，同时可降低小鼠体内脂质过氧化物，提高消除自由基的超氧化物歧化酶的活性，还有明显促进伤口愈合的效果。

【药性】 甘、凉。归脾、胃、肺、肾经。

1. 《本经》：“味甘，寒。”

2. 《别录》：“无毒。”

3. 《绍兴本草》：“甘，平。”

4. 《日用本草》：“有微毒。”

5. 《品汇精要》：“气之薄者，阳中之阴。”

6. 《医林纂要》：“甘、咸，平。色黑入肾。”

7. 《本草再新》：“味咸，性凉。入心、肝、肾三经。”

8. 《本草撮要》：“入手、足太阴、阳明经。”

9. 《广西药用动物》：“入大小肠、肺经。”

【功用主治】 补脾益肾，利水消肿。主治面目浮肿，妊娠水肿，湿痹，脚气，产后乳少，习惯性流产，肺痨体虚，胃脘胀满，肠风及痔疮下血，疥癣。

1. 《本经》：“主湿痹，面目浮肿，下大水。”

2. 《别录》：“疗五痔。”

3. 《食疗本草》：“下大小便拥塞气。又作脍与脚气、风气人食之。”

4. 《本草图经》：“主妊娠有水气。”

5. 《滇南本草》：“大补血气，治妇人干血痨症，煅为末服之。”

6. 《医林纂要》：“补心养阴，澄清肾水，行水渗湿，解毒去热。”

7. 《本草求真》：“补脾利水。”

8. 《本草再新》：“强阴养阴，退风去湿。（治）妇人血枯、经水不调，崩淋二带，理腰脚气、难产堕胎。”

9. 《随息居饮食谱》：“稀痘，愈疮。病后可食之。”

10. 《全国中草药汇编》：“祛风，能预防小儿麻疹。”

【用法用量】 内服：煮食或火上烤熟食，250～500 g；研末，每次 10～15 g。外用：捣敷。

【宜忌】 1. 《绍兴本草》：“有疮者不可食，令人瘢白。”

2. 宝庆本草折衷》：“头有星为厌，知者不可食，又发癫疾。”

【选方】 1. 治十种水气病 鳢鱼一头，重一斤以上，熟取汁，和冬瓜、葱白作羹食之。（《食医心镜》）

2. 治水肿腹大 活鳢鱼去腹垢，入独颗蒜令满，外涂湿黄泥，炭火炙食。（《本经逢原》）

3. 治产妇乳汁少 乌鳢 1 条，去内脏洗净，将洗净捣烂的蚯蚓肉泥 10 g，装入鱼腹，隔水蒸熟食用。（常见疗法指南）

4. 催乳补虚，治产后体虚 乌鳢去内脏，洗净，放入调料，隔水清蒸，供产妇常食用。（《水产品营养与药用手册》）

5. 安胎，治惯小产者 黑鱼四两，取肉，酒洗过，同母鸡 1 只，炒煮一起吃了。惯小产者，服数次可保无忘。兼建磐石散。（《医方一盘珠》熊氏黑鱼汤）

6. 治一切风疮顽癣疥癞 黑火柴头鱼一个，去肠肚，以苍耳叶填满，外以苍耳安锅底，置鱼于上，少少着水，慢火煨熟。去皮骨淡食，勿以盐醋。（《纲目》引《医林集要》）

7. 治疥癣 黑鱼 1 条，羊铁酸模 500 g。合捣成糊状，敷患处，日换 1 次。（《中国动物药》）

8. 治淋巴结核 乌鱼 1 条（约 120 g），焊菜 60 g。煮水服。

9. 预防麻疹 乌鱼 1 000 g。煎水洗小儿。

10. 治肠痔下血 乌鱼 250 g。配大蒜、白及，煮汤服。（8～10 方出自《广西药用动物》）

【各家论述】 《本草经疏》：“蠡鱼，乃通脾除水之要药也。土流则水泛溢，土实则水自清。凡治浮肿之药，或专于利水，或专于补脾，其性各自为用。惟蠡鱼能导横流之势，补其不足，补泻兼施，故主下大水及湿痹，面目浮肿。五痔因湿热所生，水去则湿热自除。”又“孟诜主下大小便壅塞气，作脍与脚气、风气人食之，亦取其除湿、下水、益脾之功也。”

5987 鳢鱼头 *lí yú tóu* 《中国动物药》

【异名】 黑鱼头（《随息居饮食谱》）。

【基原】 为鳢科鳢属动物乌鳢的头。

【原动物】 参见"鳢鱼"条。

【采收加工】 捕后,切下鱼头,洗净,鲜用或晒干。

【功用主治】 通经,活络。主治月经错后,经闭,头风,口眼歪斜。

1.《随息居饮食谱》"治偏正头风。"

2.《中国动物药》"治月经错后、经闭。"

3.《常见药用动物》"通络活血。"

【用法用量】 内服:焙研,酒half,适量。外用:鲜品捣敷。

【选方】 1. 治妇女月经不行,积久成痨 乌鱼头 5 个,放在瓦上焙,存性,研末。每日服 2 次,每次 9 g,酒冲服。(《广西药用动物》)

2. 治偏正头风 陈黑鱼头,煎汤熏数次。(《随息居饮食谱》)

3. 治口眼歪斜 乌鳢头 1 个,天麻 5 g,南星 5 g,草乌 5 g。共捣烂,敷在腮上,向右歪涂左,向左歪涂右。(《常见药用动物》)

5988 **鳢鱼血** lǐ yú xiě
《本草再新》

【基原】 为鳢科鳢属动物乌鳢的血液。

【原动物】 参见"鳢鱼"条。

【采收加工】 捕后,杀时取血,鲜用。

【功用主治】 活血通络。主治口眼歪斜,腰膝不利。

1.《本草再新》"能治血分,理腰脚气,利关节,活脉络。"

2.《中国动物药》"外涂治口眼歪斜。"

【用法用量】 外用:涂敷。口眼向右歪涂左,向左歪涂右。

5989 **鳢鱼肠** lǐ yú cháng
《别录》

【基原】 为鳢科鳢属动物乌鳢的肠。

【原动物】 参见"鳢鱼"条。

【采收加工】 捕后,剖腹取肠,洗净,鲜用。

【功用主治】 解毒,驱虫。主治痔瘘,下疳溃疡。

1.《新修本草》"《别录》云:肠及肝主久败疮中虫。"

2.《日华子》"以五味炙,贴痔瘘及蚛肝,良久即去之。"

【用法用量】 治痔瘘 取(鳢)鱼肠三具,炙令香,以绵裹内谷道一食顷虫当出。鱼肠数易之,尽三枚,瘥。(《外台》)

5990 **鳢鱼尾** lǐ yú wěi
《本草再新》

【基原】 为鳢科鳢属动物乌鳢的尾鳍。

【原动物】 参见"鳢鱼"条。

【采收加工】 捕后,割下尾鳍,洗净,鲜用。

【功用主治】 祛风利湿,解毒。主治痔疮。

《本草再新》"败毒去风,养肝益肾,通经利湿。"

【用法用量】 治便毒不收口 用乌鱼尾贴之,日换二次。(《医便》)

5991 **鳢鱼骨** lǐ yú gǔ
《中国动物药》

【异名】 乌鱼骨(《小儿卫生总微论方》),乌鳢头骨(《水产品营养与药用手册》)。

【基原】 为鳢科鳢属动物乌鳢的骨骼。

【原动物】 参见"鳢鱼"条。

【采收加工】 捕后,除去鳞片及内脏,将肉剔净,取骨,晒干。

【功用主治】 通络,止痉,收敛。主治四肢麻木,抽搐,泄泻,下痢,狐臭,外伤出血。

《中国动物药》"治四肢麻木、抽搐。"

【用法用量】 内服:研末,每次 2~3 g。外用:研末敷。

【选方】 1. 治抽搐麻木 乌鳢头骨(焙干)15 g,苍术 15 g,胡椒 15 g,木耳 15 g。共研粉末。每日 1 服,黄酒送下,每次 10 g。(《水产品营养与药用手册》)

2. 治脏寒泄泻,下痢纯白,腹中绞痛,虚气胀满,手足逆冷

上乌鱼骨去皮,研细末。每服半钱,米饮调服,及炙黄用之。亦治妇人漏血。(《小儿卫生总微论方》)乌骨散)

3. 治吹奶 乌鱼骨、朴硝各等分,上为细末。用苇筒儿盛药吹入鼻中。仍令人用药末于肿痛处,徐徐消去。立效。(《普济方》二消散)

4. 治腋气 乌鱼骨,枯白矾各三钱,密陀僧一钱。为末。先以浆水洗鼻处,后用药末擦之。(《卫生易简方》)

5. 治金石刀刃并一切打扑伤损,血出不止 乌鱼骨一两,石灰四两,青葙草、莴苣菜一握,约一虎口,以五月五日未出,将三味同捣烂,次下骨灰杵匀,搏作饼子晒干。用时旋刮敷之立效,此药敷上无脓,退瘢便愈。(《卫生易简方》)

5992 **鳢鱼胆** lǐ yú dǎn
《日华子》

【异名】 蠡鱼胆(《灵苑方》),乌鳢胆(《常见药用动物》)。

【基原】 为鳢科鳢属动物乌鳢的胆囊。

【原动物】 参见"鳢鱼"条。

【采收加工】 捕后,剖腹,取出胆汁,鲜用或阴干。

【药性】 味苦、甘,性寒。归肺、肝经。

1.《日华子》"甘。"

2.《纲目》"甘,平。"

3.《医林纂要》"苦、甘,寒。"

4.《本草省常》"性微寒。"

5.《本草求真》"专入心脾。"

【功用主治】 泻火,解毒。主治喉痹,目翳,沙眼,白秃疮。

1.《医林纂要》"缓肝,平相火,专治喉痹。"

2.《本草求真》"泻心脾热。"

3.《本草再新》"凉心泻火,治耳聋目翳。"

4.《本草省常》"清热明目。"

5.《现代实用中药》"为白秃疮之涂布剂。"

【用法用量】 外用:点眼,研末吹喉。内服:水调灌少许。

【选方】 1. 治急喉闭,逡巡不救者 蠡鱼胆,腊月收,阴干为末。每服少许,点患处,病深则水调灌之。(《灵苑方》)

2. 治沙眼 乌鳢胆汁加少许冰片,拌匀,点眼。(《常见药用动物》)

5993 **鳇鱼** zhān yú
《本草拾遗》

【异名】 鳣(《诗经》),含光、蜡鱼(《临海异物志》),黄鱼(《尔雅》郭璞注),阿八儿忽鱼(《饮膳正要》),颊鱼(《医学入门》),玉版鱼、蟳鳇鱼(《纲目》)。

【基原】 为鲟科鳇属动物鳇鱼的肉。

【原动物】 鳇鱼 Huso dauricus (Georgi)

体长约 2 m,大者可达 5 m 以上。头略呈三角形,吻长而较尖锐,前端略向上翘,头部表面被有多数骨板。口宽大,弧形下

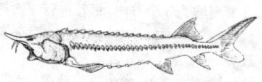

鳇鱼

位,前方有吻须 2 对。鳃孔大,距吻端较近。左右鳃膜彼此相连,并向腹面伸展。体被菱形骨板 5 行,骨板上有尖锐微弯的棘,背行骨板较大,黄色,10~16 块;体侧骨板黄褐色,32~46 块;腹侧骨板8~12块,背鳍基部后有不太明显的骨板 1~2 块。其他部分光滑无鳞。背鳍 43~57,后位;臀鳍 26~36,起点在背鳍的后部下方;尾鳍歪形,上叶长而尖。体背青黑色,两侧黄色,腹面灰白色。

为江河中下层鱼类,多栖息于两江汇合、支流入口及急流漩涡处,捕食其他鱼类。性成熟迟,需 17~20 年,5~6 月为产卵期,溯江产卵,卵深灰色。产卵 150 万粒。分布于东北、黑龙江流域尤为多见。

本动物的鱼鳔（鱼鳔）和肝脏（鳣鱼肝）亦供药用，另设专条。

【采收加工】 四季均可捕捞，捕杀后，取肉鲜用。

【药性】 甘，平。归脾、肝经。

1.《饮膳正要》："味甘，平，无毒。"

2.《医学入门》："味甘，平，小毒。"

3.《医林纂要》："甘，温。"

4.《本草撮要》："入手太阴、厥阴经。"

【功用主治】 益气养血。主治病后体虚，筋骨无力，贫血，营养不良。

1.《饮膳正要》："利五藏，肥美人。"

2.《医学入门》："醒酒。"

3.《医林纂要》："壮筋骨，长气力。"

4.《随息居饮食谱》："补虚，令人肥健。"

5.《中国动物药志》："益气补虚。主治气虚筋骨无力，病后体弱，贫血、营养不良、血淋、前列腺炎、淋巴结肿大。"

【用法用量】 内服：煮食，适量。

【宜忌】 不宜久食。

1.《食疗本草》："发诸气病，不可多食。亦发疮疥，动风。"

2.《日用本草》："多食生热疾。"

3.《纲目》："服荆芥药，不可食。"

【选方】 治淋巴结肿大 鳣鱼肉 100 g，牡蛎 100 g，夏枯草 12 g，水煎服。《中国动物药志》

5994 鳣鱼肝 zhān yú gān 《本草拾遗》

【基原】 为鲟科鲟属动物鳣鱼的肝脏。

【原动物】 参见"鳣鱼"条。

【采收加工】 捕杀后，剖腹，取其肝脏，鲜用。

【药性】 甘，平。

【功用主治】 解毒杀虫。主治恶疮疥癣。

《本草拾遗》："主恶疮疥癣。"

【用法用量】 内服：煮食，适量。

【宜忌】 《本草拾遗》："勿以盐炙食。"

5995 麝肉 shè ròu 《纲目》

【基原】 为鹿科麝属动物原麝等同属多种动物的肉。

【原动物】 参见"麝香"条。

【采收加工】 捕杀后，除去皮毛，取肉鲜用。

【药性】 甘，温。

《饮膳正要》："无毒，性温。"

【功用主治】 补虚消积。主治腹中癥块，小儿疳积。

《纲目》："主治腹中病。"

【用法用量】 内服：入丸剂，适量。

治小儿癥瘕 麝肉二两（切，焙），蜀椒三百枚（炒）。捣末，以鸡子白和丸，小豆大。每服二三丸，汤下，以知为度。《范汪方》

5996 麝香 shè xiāng 《本经》

【异名】 遗香、脐香、心结香、当门子《雷公炮炙论》，生香《本草经集注》，麝脐香《纲目》，四味臭《东医宝鉴》，元寸香《药材学》，臭子、腊子《中药志》，香脐子《中药材手册》。

【基原】 为鹿科麝属动物林麝、马麝、原麝成熟雄性香囊中的干燥分泌物。近年来，人工麝香已研制成功并推广应用。

【原动物】 1. 林麝 Moschus berezovskii Flerov 又名：麝鹿。

林麝体长约 75 cm，体重约 10 kg。毛色较深，深褐色或灰褐色，成体身上一般无显著肉桂黄或土黄点状斑纹。耳背多为褐色或黑褐色；耳缘、耳端多为黑褐色或棕褐色，耳内白色。眼的下部有两条白色或黄白色毛带延伸至颈和胸部。四肢前面似体色较

淡，后面多为黑褐色或黑色。前肢短，后肢长，弓腰似兔，后肢为蹿行性。成年雄麝有 1 对上犬齿外露，称为獠牙，腹下有 1 个能分泌麝香的腺体囊，开口于生殖孔相近的前面。雌麝无腺囊和獠牙。尾短小，掩藏于臀毛中。

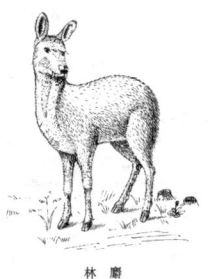

林麝

分布于山西、湖北、四川、贵州、西藏、陕西、甘肃、青海、宁夏、新疆等地。林麝为国家二级保护动物，数量日渐减少，禁止滥捕。

2. 马麝 M. sifanicus Przewalski 又名：香獐子。

马麝体形较大，体长 85～90 cm，体重 15 kg 左右。全身沙黄褐色或灰褐色，后部棕褐色较强。面、颊、额青灰色，眼上淡黄，眼下黄棕色。耳背端部及周缘黄棕色、耳内周缘、耳基沙黄色或黄棕色。颈背有栗色块斑，上有土黄色或肉桂黄色毛丛形成 4～6 个斑点排成两行。颈下白色带纹不显，因有棕褐色和白毛混杂而形成黄白区。腹面为土黄色或棕黄色。

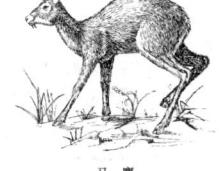

马麝

分布于青藏高原、四川、云南、甘肃等地。马麝为国家二级保护动物，数量日渐减少，禁止滥捕。

3. 原麝 M. moschiferus Linnaeus 又名：獐、香子、山驴子、獐鹿。

体长 85 cm 左右，体重 12 kg 左右。耳长直立，上部圆形，鼻端裸出无毛。雄性上犬齿发达，露出唇外，向后弯曲成獠牙。雌性上犬齿小，不露出唇外。四肢细长，后肢比前肢长，所以臀部比背部高。主蹄狭长，侧蹄长能及地面。尾短隐于臀毛中。雄性脐部与阴囊之间有麝腺，成囊状，即香囊，外部略隆起，香囊外及中央有

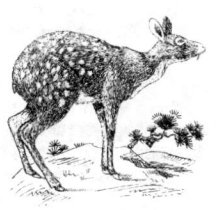

原麝

二小口，前为麝香囊口，后为尿道口。通体为棕黄褐色、黑褐色等，嘴、面颊灰褐色，两颊有白毛形成的两个白道直连颌下。耳背、耳尖棕褐色或黑褐色，耳内白色。从颈下两侧各有白毛延至腋下成两条白色宽带纹；颈背、体背有土黄色或肉桂黄色斑点，排成 4～6 纵行。腹面毛色较浅，多为黄白色或黄棕色。四肢内侧呈浅棕灰色，外侧深棕或棕褐色。尾浅棕色。

主要分布于河北、吉林、黑龙江等地。原麝为国家二级保护动物，已濒危，禁止捕猎。

本动物的肉（麝肉）、雄性动物香囊的外层皮（麝香壳）和内层薄皮（麝香银皮）亦供药用，另设专条。

【养殖】 生活习性 麝属山地森林动物，可栖息在 1 000～4 000 m 的多石针叶林、针阔混交林、阔叶林及灌木丛、草坪地带。性胆怯，孤寂不喜群居，活动有一定的规律，平时多在晨昏活动，白天多在隐蔽的地方休息。行动轻快敏捷，善跳跃，视觉、听觉灵敏。食性广泛，可取食 300 多种植物，包括茎、叶、花、果实及种子，尤其喜食新生的嫩芽、嫩叶、蕨类、苔藓等。

养殖技术 麝为季节性多次发情动物，发情交配期在 10 月至

翌年 2 月份，公麝发情期较长，从 9 月份开始到翌年 4 月份，11~12 月份为发情旺期。雌麝发情季节内有 3~5 个发情周期。妊娠期为 178~189 日，产仔多在 5~6 月，每胎产 1~3 仔。麝一般 1 岁半左右性成熟，但在人工饲养条件下，公麝 3 岁半、母麝 2 岁半参加配种，一般多用单公群母配种法，即按 1 雄：4~6 雌组群配种。雌麝产仔一般不需要人工助产，仔麝产下后，身上的黏液必须让母麝舔吃，以建立母子感情。

饲养管理　人工饲养麝应按公、母、年龄、健康状况、性情等方面的特点，分群分圈饲养。不同的麝在不同的生理时期对饲料的要求也有所不同。一般青饲料主要为冬青枝叶、柏树叶、榆树叶和桑叶，精饲料为 70% 以上的玉米粉加 30% 的黄豆粉，多汁饲料为甘薯、胡萝卜、南瓜、蔬菜等。另外还必须添加喂少量食盐、骨粉及生长素。圈养地应保持安静，防止惊扰。

疾病防治　仔麝附疾，可用磺胺脒 0.5 g，鞣酸蛋白 0.5 g，次碳酸铋 0.5 g，碳酸氢钠 0.2 g；或用合霉素 0.25 g，葡萄糖 0.3 g 调成糊状投服，同时肌内注射氯霉素 1 ml，每日 2 次。

【采收加工】　麝在 3 岁以后产香最多，每年 8~9 月为泌香盛期，10 月至翌年 2 月泌香较少。取香分猎麝取香和活麝取香两种：猎麝取香是捕到野生成年雄麝后，将腺囊连皮割下，将毛剪短，阴干，习称"毛壳麝香"、"毛香"；剖开香囊，除去囊壳，习称"麝香仁"。活麝取香是在人工饲养条件下进行的。目前，普遍采用快速取香法，即将麝直接固定在抓麝者的腿上，略剪去覆盖着香囊口的毛，乙醇消毒，用挖匀伸入囊内徐徐转动，再向外抽出，挖出麝香。取香后，除去杂质，放在干燥器内，干后，置麝香密闭的小玻璃器里保存，防止受潮发霉。

【药材】　麝香 Moschus　主产于西藏、四川、云南等地。

性状　毛壳麝香　为扁圆形或类椭圆形的囊状体，直径 3~7 cm，厚 2~4 cm。开口面微突起，皮革质，棕褐色。密生白色或灰棕色短毛，从两侧围绕中心排列，中间有 1 小囊孔。另一面为棕褐色略带紫的皮膜，微皱缩，偶显肌肉纤维，略有弹性，剖开后可见中层皮膜呈棕褐色或灰褐色，半透明，内层皮膜呈棕色，内含颗粒状、粉末状的麝香仁和少量细毛及脱落的内层皮膜（习称"银皮"）。

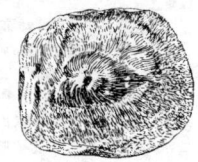

麝香（香囊）外形

麝香仁　野生者质柔，油润，疏松，其中颗粒状者习称"当门子"，呈不规则圆球形或颗粒状，表面多呈紫褐色，油润光亮，微有麻纹，断面深棕色或黄棕色；粉末者多呈棕褐色或黄棕色，并有少量脱落的内层皮膜和细毛。饲养者呈颗粒状、短条状或不规则的团块；表面不平，紫黑色或棕色色，显油性，微有光泽，并有少量毛和脱落的内层皮膜。气香浓烈而特异，味微辣、微苦带咸。

鉴别　(1) 粉末特征：棕褐色或黄棕色。为无数不定型颗粒状物集成的半透明或透明团块，淡黄色或淡棕色；团块中包埋或散在有方形、柱状、八面体或不规则的晶体；并可见圆形油滴，偶见毛及内层皮膜组织。

(2) 取毛壳麝香用特制槽针从囊孔插入，转动槽针，撮取麝香仁，立即检视，槽内的麝香仁应有逐渐膨胀高出槽面的现象，习称"冒槽"。麝香仁油润，颗粒疏松，无锐角，香气浓烈。不应有纤维等异物或异常气味。

(3) 取麝香仁粉末少量，置手掌中，加水湿润，用手搓之能成团，再用手轻揉即散，不应粘手、染手、顶指或结块。

(4) 取麝香仁少量，置于炽热的坩埚中灼烧，初则迸裂，随即融化膨胀起泡似珠，香气浓烈四溢，应无毛、肉焦臭，无火焰或火星出现。灰化后，残渣呈白色或灰白色。

(5) 取细粉，加五氯化锑共研，香气消失，再加氨水少许共研，

香气恢复。

(6) 取狭头滤纸条，悬入本品乙醇提取液中，1 小时后取出，干燥，在紫外光灯（365 nm）下观察，上部显亮黄色，中部显青紫色；有时上部及中部均呈亮黄色带绿黄色。加 1% 氢氧化钠液变为黄色。

(7) 薄层色谱：取本品粉末 2 g，加硅藻土 10 g，混研匀，置索氏提取器中，加乙醚 200 ml 回流提取 8 小时，滤过，回收溶剂，加苯 3 ml 溶解，作为供试品溶液。另取麝香酮和胆甾醇制成对照品溶液。分别吸取上述二溶液点于同一块硅胶 GF$_{254+366}$ 板上，以苯为展开剂，展开后，用磷钼香荚兰醛乙醇液喷雾，于 105 ℃ 烘 5 分钟，供试品色谱中，应与对照品在相应位置上显相同颜色的斑点。

品质标志　《中华人民共和国药典》2010 年版规定：照气相色谱法测定，本品含麝香酮（C$_{16}$H$_{30}$O）不得少于 2.0%。

【成分】　1. 林麝麝香　含有麝香酮（muscone）、麝香吡啶（muscopyridine）、雄性激素、胆甾醇（cholesterol）及胆甾醇酯等。

2. 马麝麝香　含胆甾醇和胆甾醇酯。

3. 原麝麝香　主要含有大分子环酮：麝香酮、麝香吡啶、羟基麝香吡啶（hydroxymuscopyridine）A、羟基麝香吡啶（hydroxymuscopyridine）B。雄甾烷类：5α-雄甾烷-3，17-二酮（5α-androstane-3，17-dione）、5β-雄甾烷-3，17-二酮（5β-androstane-3，17-dione）、3α-羟基-5α-雄甾烷-17-酮（3α-hydroxy-5α-androstan-17-one）、3β-羟基-5α-雄甾-5-烯-17-酮（3β-hydroxy-androst-5-en-17-one）、3α-羟基-5α-雄甾烷-17-酮（3α-hydroxy-5β-androstan-17-one）、3β-羟基-5α-雄甾烷-17-酮（3β-hydroxy-5α-androstan-17-one）、雄甾-4-烯-3，17-二酮（androst-4-en-3，17-dione）、雄甾-4，6-二烯-3，17-二酮（androst-4，6-diene-3，17-dione）、5α-雄甾烷-3β'-17α-二醇（5α-androstane-3β'-17α-diol）、5β-雄甾烷-3α'-17β-二醇（5β-androstane-3α'-17β-diol）、3α-羟基雄甾-4-烯-17β-酮（3α-hydroxy-androstan-4-en-17β-one）。麝香中的脂肪酸同胆甾醇、甘油和其他脂肪醇结合成酯和蜡，已确认的有：甘油二棕榈酸油酸酯、甘油棕榈二油酸酯、甘油三油酸酯、棕榈酸甲酯、油酸甲酯等；形成蜡的几乎都是支链结构的 C$_{20}$ 和 C$_{34}$ 的醇；此外麝香中还含有多肽一种分子量为 1 000 的多肽，另有一种相对分子质量为 5 000~6 000 的多肽，其水解后检出 15 种氨基酸，主要为丙氨酸、丝氨酸、谷氨酸、缬氨酸和天冬氨酸等；还含胆酸（cholic acid）、胆甾醇、胆甾醇酯等。此外，麝香还含有一种 β-肾上腺素能增强物质。目前已定下结构的有麝香酯（musclide）A$_1$ 。

【药理】　1. 抗炎作用　麝香水提取物对小鼠巴豆油耳部炎症、大鼠琼脂性关节肿、酵母性关节肿、佐剂型多发性关节炎均具有非常显著的抑制作用，对大鼠烫伤性血管渗透性增加、羧甲基纤维素引起的腹腔白细胞游走，亦具有非常明显的抑制作用。麝香醇溶性部分和醇溶部分也有显著的抗炎作用。麝香的抗炎作用机制研究表明：麝香水溶部分可降低大鼠肾上腺内维生素 C 的含量，并提高外周血皮质酮含量，提示麝香可以刺激肾上腺使其功能增强。麝香甲醇提取物可以抑制家兔髓核炎症酶活性，从而非常显著地减少前列腺素 E、F(PGE、PGF) 的合成，提示麝香的抗炎作用，与其抑制环氧酶活性，影响花生四烯酸代谢等有关。多肽是麝香的抗炎活性成分。相对分子质量约 1 000 的多肽对豚鼠白细胞游走的抑制作用为氢化可的松的 40 倍（摩尔浓度相比较），经胰蛋白酶水解后而失去抗炎活性。麝香糖蛋白成分对中性白细胞趋化反应有显著的抑制作用。麝香糖蛋白成分可明显抑制大鼠中性白细胞 PAF 生成、乙酰转移酶活性和细胞内游离钙水平的升高。

2. 对中枢神经系统的作用　麝香对中枢神经系统表现为兴奋与抑制的双重作用。小鼠腹腔注射麝香 25 mg/kg、50 mg/kg、100 mg/kg 能缩短环己巴比妥钠所致的睡眠时间，25 mg/kg 能降低给予苯丙胺的死亡率，而 50 mg/kg 和 100 mg/kg 则增加小鼠死

亡率。麝香与麝香酮均能使动物自发活动减少，脑室内给药比腹腔注射的运动抑制作用强。采用大鼠可逆性大脑动脉梗死模型，通过脑梗死区脑组织含水量、脑梗死体积的测定、神经细胞组织病理学的观察，证实了麝香对大鼠试验性脑缺血神经元损伤有保护作用。采用 D-半乳糖腹腔注射造小鼠拟痴呆模型，发现麝香酮可明显拮抗痴呆小鼠的学习记忆功能减退（水迷宫法），并可升高其血清 SOD 活力，降低脑组织中升高的 MDA 含量，抑制 MAO 活力。麝香对脑缺血引起的脑损伤也有保护作用，其醒脑开窍作用可能与改善大脑血流作用有关。

3. 对心血管系统的作用　（1）对心脏的影响　天然麝香 0.5～2 mg/ml 可使离体蟾蜍心脏收缩振幅加大，收缩力增加，心输出量增加，但麝香酮对离体蟾蜍心脏呈抑制作用，而对在体蟾蜍心脏呈兴奋作用。天然麝香 0.2 mg/ml 培养液时，对离体心肌细胞的自主节律具有抑制作用，使搏动频率减慢，但不能减慢由 CaCl₂ 引起的搏动频率加快。

（2）对血压的影响　麝香注射液对结扎和未结扎冠状动脉左前降支（LAD）的犬有明显降压作用。猫静脉注麝香 1 mg/kg 使血压下降，心率增快，呼吸频率和深度增加。

（3）对肾上腺素 β 受体的影响　麝香含有能增强儿茶酚胺类 β 受体作用的物质，能选择性增强异丙基肾上腺素对心乳头肌的收缩作用，而对去甲肾上腺素对血管的作用无影响。野生和家养麝的麝香的增强作用相似。麝香有效成分引起的 β-肾上腺素增强作用，可能是由于激活腺苷酸环化酶和蛋白激酶 C 两种途径引起的。

（4）对血液系统的影响　麝香酮能溶解家兔的红细胞，用麝香酮处理后的血小板凝聚率明显下降，一次性腹腔注射麝香酮 100 mg/kg 能明显降低 ADP 诱导的血小板聚集，麝香酮能影响血小板收缩蛋白功能，使血浆凝块不能正常收缩，明显缩短家兔凝血时间。

4. 对子宫的作用　麝香对于家兔、大鼠以及豚鼠的离体子宫，均呈现明显的兴奋作用，妊娠的较非妊娠的更敏感；非妊娠的兴奋作用发生较慢且持久。在整体情况下，晚期妊娠的子宫对麝香的敏感度更为突出，因此孕妇忌用。麝香在不影响孕鼠正常生活和健康以及未出现任何神经系统异常的情况下，表现有抗着床和抗早孕的作用，且随孕期延长，作用更明显。

5. 雄激素样作用　麝香所含雄甾酮，具有雄激素样作用。将大鼠去势后注射麝香醚提取物，能增加大鼠前列腺和储精囊的重量。去势小鼠的颌下腺蛋白酶的低活性值，由于给予麝香成分而呈雄性的高活性值，而葡萄糖-6-磷酸脱氢酶由于麝香的雄激素样作用而降低其活性，所以醚提取物有颇似睾丸酮那样的激素效果。

6. 抗肿瘤作用　天然麝香或麝香酮对小鼠艾氏腹水瘤、小鼠肉瘤 S₃₇ 和 S₁₈₀ 的细胞有抑制作用。对人体食管鳞癌、胃腺癌、结肠癌、膀胱癌的组织匀浆培养液，也显示对肿瘤细胞有抑制作用。麝香对接种乳腺癌实体瘤的 BALB/c 小鼠不仅有延长生命、缩小肿瘤的作用，而且还提高机体的免疫功能。

7. 抗溃疡作用　以浓冰醋酸直接涂抹于大鼠胃壁诱发慢性实验性溃疡后，以麝香混悬液按 200 mg/kg 连续给大鼠灌胃 7 日后，以溃疡面积和溃疡容积为指标，观察麝香对溃疡愈合的影响。结果证明，麝香对大鼠胃溃疡的疗效显著，较之胃膜素为优。

8. 药动学　小鼠灌胃或静注后，³H 麝香酮能迅速透过血脑屏障，进入中枢神经系统，灌胃后延脑分布量最高，其次为大脑、小脑和脊髓。静注后分布量自高至低的顺序为小脑、大脑、延脑和脊髓。药物主要从肝、肾消除，肺也可能是排泄途径之一。³H 麝香酮单次静脉注射，其分布 $t_{1/2}$ 为 1.4 分钟，消除 $t_{1/2}$ 为 12.6 分钟，所以该药吸收快，作用迅速。麝香酮阴道给药后在子宫和卵巢中分布量比静注或口服显著增加，而且孕鼠比未孕鼠为明

显，说明麝香酮对在位与妊娠子宫具有一定的吸收专一性。

毒性　麝香和麝香酮毒性都很小。麝香水剂小鼠腹腔注射的 LD_{50} 为 331.1 mg/kg，麝香酮小鼠静脉注射的 LD_{50} 为 152～172 mg/kg，腹腔注射的 LD_{50} 为 270～290 mg/kg，较大剂量麝香酮可使小鼠四肢伏倒、震颤、闭目、呼吸抑制而死亡。

【药性】　辛，温。归心、肝、脾经。

1.《本经》:"味辛，温。"

2.《别录》:"无毒。"

3.《药性论》:"味苦、辛。"

4.《品汇精要》:"味辛，性温散。气之厚者，阳也。臭香。"

5.《雷公炮制药性解》:"入十二经。"

6.《本草汇言》:"气味俱厚，可升可降，入足太阴、手少阴经。"

7.《要药分剂》:"降也，阳中之阴。"

8.《本草再新》:"入心、肝经。"

【功用主治】　开窍醒神，活血散结，消肿止痛。主治热病神昏，中风痰厥，气郁暴厥，中恶昏迷，血瘀经闭，癥瘕积聚，心腹急痛，跌打损伤，痹痛麻木，痈疽恶疮，喉痹，口疮，牙疳，脓耳。

1.《本经》:"主辟恶风，杀鬼精物，温疟，蛊毒，痫痉，去三虫。久服除邪，不梦寤魇寐。"

2.《别录》:"疗诸凶邪鬼气，中恶心腹暴痛，胀急痞满，风毒，妇人产难，堕胎，去面䵟，目中肤翳。"

3.《本草经集注》:"疗蛇毒。""疗蛇虺百虫毒。"

4.《药性论》:"除心痛，小儿惊痫、客忤，镇心安神，以当门子一粒，细研，熟水灌下。止小便利。能蚀一切痈疮脓胧。"

5.《日华子》:"杀脏腑虫，制蛇、蚕吹，沙虱、溪、瘴毒。吐风痰。纳子宫暖水脏，止冷带疾。"

6.《纲目》:"通诸窍，开经络，透肌骨，解酒毒，消瓜果食积。治中风、中气、中恶、痰厥，积聚癥瘕。"

7.《本草备要》:"治耳聋，目翳，阴冷。"

【用法用量】　内服：入丸、散，0.03～0.1 g，一般不入汤剂。外用：研末掺、调敷或入膏药中敷贴。

【宜忌】　虚脱证禁用。本品无论内服或外用均能堕胎，故孕妇禁用。

1.《药性论》:"(用)麝香，禁食大蒜。"

2.《本草经疏》:"孕妇不宜佩带，劳怯人亦忌之。"

【选方】　1. 治卒中风　青州白丸子，入麝香同研为末，生姜自然汁灌之，如牙紧，可自鼻中灌入。《魏氏家藏方》

2. 治中风不醒　麝香二钱。研末，入清油二两，和匀灌之。《济生方》

3. 治小儿高热惊厥　麝香 0.3 g，活地龙 3～5 条，白糖 10 g。先将地龙洗净，合白糖一起捣烂，加面粉适量做成小饼，麝香置于神阙穴（肚脐）内，再将药饼盖于脐上，用绷带或胶布固定。直至高热退下，惊厥停止后数小时取下。《四川中医》1983，(1)：87]

4. 治胸痹　麝香（研）一两，牛黄（研）半两，犀角（镑）一分。上三味，捣研为散。每服二钱匕，温酒调下，空心，日午临卧各一。《圣济总录》麝香散

5. 治从高坠下及打扑损伤　麝香、水蛭各一两。上将水蛭锉碎，炒至烟出，研为末，入麝香再研匀。每服酒调一钱匕。当下血，未效再服。其应如神。《世医得效方》麝香散

6. 治闪气伤胁肋疼痛　麝香二钱，雄黄五分。共为细末，入药瓶内。每遇闪气者，将药点在眼眦内。《伤科补要》闪气散

7. 治砂淋、石淋，此症溺如屑块，小腹胀痛者　牛膝五钱，麝香五厘。先煎牛膝，去渣，调麝香服。立通。《疑难急症简方》牛膝麝香淋方

8. 治小儿小便不能　大葱 3 根（叶、梗、须俱全），麝香 0.15 g。先将大葱捣烂如泥，再入麝香匀匀，放铁勺内文火炒热，用纱布包裹二三层，稍压成饼状，贴脐下一寸许（即气海后），外用布

带束紧,勿使药物移动。10～15分钟后即可排尿。〔《新中医》1981,(6):29〕

9.治牙痛　麝香大豆许,巴豆一粒,细辛末半两(钱)。上药同研令细,以枣瓤和丸,如粟米大。以新绵裹一丸,于痛处咬之,有涎即吐却,有蛀孔即纳一丸。《圣惠方》麝香丸)

【临床报道】　1.治疗哮喘病　取麝香1～1.5 g,研末,紫发蒜头10～15个,捣烂如泥。一般于农历五月初五午中,令患者伏卧,局部消毒,将麝香均匀撒于第七颈椎棘突至第十二胸椎棘突宽2.6～3.3 cm的区域内,上覆蒜泥,60～75分钟后取下,涂以硼酸软膏,盖上塑料薄膜,胶布固定。总结184例,观察不满2年者72例,近期控制35例,显效23例,好转10例,无效4例;随访2年以上共112例,其中痊愈46例,显效42例,好转19例,无效5例。

2.治疗哮喘　用白芥子、玄明等药,提取其有效成分制成膏剂,每1 g摊成小膏药,撒以麝香,分别贴于肺俞、心俞、膈俞(均双)。哮喘发作期去心俞加喘俞(双);久喘去膈俞加肾俞(双);气喘痰鸣加天突。每7～10日敷贴1次,每次贴6～10小时,3次为1个疗程。间隔3～6个月进行第二个疗程,观察312例,总有效率96%以上。支气管哮喘的疗效高于喘息型气管炎。孕妇及发热患者忌用。

3.治疗口眼喎斜(吊线风)　每次取麝香0.6 g,血竭4 g,麻子仁10 g。先将血竭、麻子仁共捣如泥,摊于直径5～15 cm的圆形布片上,再将麝香撒于表面。敷前,用毫针取患侧下关穴直刺,强刺激,不留针,随即将膏药敷于耳前面神经分布区。7日换药1次。治疗100例,经2～3次治愈者86例,好转14例。治愈者的病程一般不超过半月,好转者病程均超过半月。

4.治疗白癜风　用0.4%麝香注射液作病灶下多点注射,剂量依病灶面积大小而定(每次用量约1 cm×1 cm的面积注射0.3ml),每星期2次,3个月为1个疗程。经治78例,结果:痊愈12例;显效20例;好转33例;无效13例。除在局部疼痛外,仅2例患者首次用药有短时间头昏。

【各家论述】　1.《本草述》:"麝香之用,其要能通诸窍一语。盖凡病于为结、为闭,当责其窍之内,当责其本以疗之。然不开其窍,固其结,通其闭,则何处着手? 如风中藏昏冒,投以至宝丹、活命金丹。其用为使者,实用为开关奔路,其功更在龙脑、牛黄之先也。即此推之,则知所谓诸证诸闭,用之开络经,透肌骨者,俱当本诸此意,即虚而病于痈结闭者,亦必先借之为先导,但贵中节而投,适可而止耳。"

2.《纲目》:"中风不省者,以麝香、清油灌之,先通其关,则后免语塞瘫痪之证,而他药亦有效也。"五脏之风,不可用麝香以泻卫气。口鼻出血,乃阴盛阳虚,有升无降,当补阳抑阴,不可用麝香、麝轻扬飞窜之剂。妇人以血为主,凡血虚瘀而寒热盗汗者,宜补养之,不可用麝香之散,琥珀之燥。"

3.《本草经疏》:"凡似中风,小儿慢脾风与夫阴阴虚暴,发热吐血,盗汗自汗,气虚眩晕,气虚挟热,血虚痿弱,血虚目翳,心虚惊悸,肝虚痫痫,产后血晕,胎产气厥诸证属于虚者,概勿施用。即如不得已,欲借其开通关窍于一时,亦宜少用无方,勿令过剂,苏省开通之后,不可复用矣。"

4.《本草汇言》:"麝脐香,辛香走窜,能自内达外,凡毫毛肌肉骨节诸窍,凡有风、寒、火、气、痰、涎、血、食,郁滞不通者,以此立开,故衣皇《本经》主辟恶气,化虫积,散瘟毒,杀鬼精物(血癥鬼肿之类)。如《圣惠方》入疡科用,彻脓止、去死肌;入眼科用,退翳障、散瘀血;入妇人科用,下流产、落胎孕;入婴儿科用,定惊痫、吐风痰;入方脉科用,通关窍、活血、酒积、瘀块癫痫诸证。盖此其辛香芳烈,借其气以达于病所,推陈而致新也。"

5.《雷公炮制药性解》:"麝香,为诸窍之最,其气透入骨髓,其经络无所不入,然辛香之剂,必能耗损真元,用之不当,反引邪入髓,莫可救药,诚宜谨之。"

6.《本草新编》:"前人用麝香以治风症者,不过借其香窜之气,以引入经络,开其所闭之关也。近人不知前人立方本意,毋论中风闭关为用,而一概皆用之,以致风引入骨,使之不出,无风而成风症,为可憎耳。"

<section heading="5997 麝香壳">

麝香壳 shè xiāng ké 《四川中药志》

【异名】　臭子壳、麝壳(《四川中药志》)。

【基原】　为鹿科麝属动物原麝及同属雄性动物的香囊的外层皮。

【原动物】　参见"麝香"条。

【采收加工】　将香腺囊对剖,取去麝香,剩下的外壳,干燥后即成。

【药材】　麝香壳 Moschi Moschiferi Vesica　主产于四川、西藏、云南、陕西、甘肃、内蒙古等地。

性状　本品多层剖成2瓣或4瓣,基部相连;厚3～5 mm,起层,内表面有一层棕红色薄膜,称"油皮",中层称"银皮"。质坚韧,有浓厚的麝香气味。

【药性】　《四川中药志》1960年版:"性温,味辛无毒。入脾经。"

【功用主治】　解毒消肿。主治痈疽,疗疮,无名肿毒。

《四川中药志》:"通关利窍,消肿解毒。治疗疮肿痛,痈疽久烂及疮疖硬痛。"

【用法用量】　内服:入散剂,1.5～2.5 g。外用:研末调敷;或入膏剂敷贴。

【宜忌】　《四川中药志》1960年版:"气血虚者勿用。"

【选方】　治疗疮红肿　麝香壳、苍耳虫、冰片。共为末调麻油涂。(《四川中药志》1960年版)
</section>

<section heading="5998 麝鼠香">

麝鼠香 shè shǔ xiāng 《中国动物药志》

【基原】　为仓鼠科麝鼠属动物成龄雄性麝鼠香腺囊内的乳白色分泌物。

【原动物】　麝鼠 Ondatra zidethica Linnaeus　又名:水耗子(《中国动物图谱》),水老鼠、青眼貂(《中国动物药志》)。

体长28 cm,体重700～1 000 g左右。体形粗壮。头大,吻短而钝。耳小,隐于毛下。后肢趾间有半蹼。后趾两侧均有梳状毛,爪强而有力。尾长一般为体长的2/3,侧扁,其上被有稀疏的黑色短毛,并具圆形鳞片。成体背面毛呈棕褐色,以至暗褐

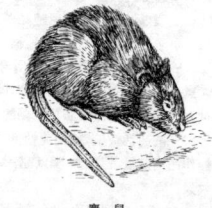

麝鼠

色,从鼻尖至头顶两眼之间颜色特别暗,为棕褐色。体侧淡棕色。腹面为棕黄色,绒毛灰白色,毛基灰黑色。下颏、腋下及鼠蹊部较淡。

喜栖于水生植物丰富的沼泽地带、湖滩、池塘、河流沿岸,挖洞筑巢。黄昏及天亮前后活动频繁。善游泳,能潜水。主要以水草的根茎为食。原产北美。现已在欧亚各国及我国东北和内蒙古、新疆等许多地区引种散放。

【养殖】　生活习性　野生麝鼠喜栖居于水生植物和岸生植物茂盛、风浪小、不干涸、隐藏条件好的江河、湖泊、池塘、水库以及各种沟渠的沿岸灌丛、草丛或沼泽地中。有贮食和食粪的习性。偶性,雌雄成鼠长期相伴,对外来成鼠表现出强烈的排斥行为,但对自己的仔鼠和幼鼠可营和睦的家庭生活,只有在数量过多而生活空间和食物来源严重不足时,成鼠才驱赶较大的幼鼠去寻找新的生活区。
</section>

养殖技术 麝鼠的繁殖能力与环境温、湿度、食物丰歉情况有很密切的关系，有的1年繁殖1次，有的可2次或3次甚至4次。每胎产仔4～10只。妊娠期28日左右。所以，麝鼠是一种繁殖能力很强的兽类。麝鼠生殖腺的发育呈年周期性变化，繁殖期到来时，公鼠睾丸膨大，香腺泌香；母鼠外阴部红肿，发出叫声。发情期7～14日。人工繁殖时多采用1雄1雌的配种方法，交配后公母也不分开。母兽在妊娠、产仔和哺乳期间，公兽有饲喂母兽和清扫洞舍的行为。仔鼠初生时全身裸露，闭眼，体重20g左右。2～3日后开始长毛，7日开始长齿，13日后睁眼并开始爬行，20日后可采食外界食物，30日后即可独立生活，体重增至600g左右。

饲料管理 麝鼠在人工饲养时，植物性饲料占90%以上，可适当搭配一些动物性饲料及一些矿物性饲料。食盐、酵母、鱼肝油也应适当添加。在饲养方式上可有散养、半散养、以圈舍或笼养。麝鼠生活1年可分为3个时期：繁殖期（4～9月），准备越冬期（10～11月），越冬期（12～3月）。麝鼠性喜洁净，圈舍及笼舍应勤清洗、打扫。水槽每日换水。

此外，要保持环境安静，防止噪音、乱扰等，麝鼠有"气性大"的特点，严重可致死。

【采收加工】 麝鼠活体定期取香。即将鼠仰卧保定，用手挤压腹部香腺，香液即可顺阴茎两侧前面孔泌出，收集后冷冻保存。

【功用主治】 《中国动物药志》："有消炎止痛，活血散瘀，芳香开窍的作用。用于痈疮肿毒，中风昏迷，跌打损伤等症。"

【用法用量】 内服：入丸、散，0.1～0.15 g。外用：吹喉、搐鼻；调涂；或置膏药内敷贴。

5999 麝香银皮 shè xiāng yín pí《四川中药志》

【异名】 油皮、银皮《四川中药志》。

【基原】 为鹿科麝属动物原麝及同属雄性动物的香囊内层薄皮。

【原动物】 参见"麝香"条。

【采收加工】 将香腺囊剖剥，取去麝香，取香囊内层，干燥。

【药性】 《四川中药志》1960年版："性温，味辛，无毒。专入经络肌肉。"

【功用主治】 解毒消肿。主治疔疮、痈肿。

《四川中药志》："散热解毒。治疔疮、痈肿、热毒疮疖及乳痈发背。"

【用法用量】 外用：研末敷，0.15～0.3 g；或剪贴。

【宜忌】 《四川中药志》1960年版："纯阴症、白硬者用之较少。"

【选方】 1. 治热毒疮疖 麝香银皮配猪胆汁贴。

2. 治痈发背 麝香银皮配冰片贴。（1、2方出自《四川中药志》1960年版）

6000 鹳骨 guàn gǔ《别录》

【基原】 为鹳科鹳属动物白鹳的骨骼。

【原动物】 白鹳 Ciconia ciconia boyciana Swinhoe 又名：冠雀《后汉书》，鹳雀、负金、黑尻、背灶、皂皂（陆玑《诗疏》，鹳《别录》，老鹳、捞鱼鹳。

体长约120 cm。嘴形粗健，长直而略侧扁，角黑色，先端渐形坚细，色亦较淡。虹膜淡粉红而外围黑色，眼周及颏裸的部朱红。全体大多白色；肩羽、翼上覆羽、初级和次级飞羽均呈光辉黑色，大部分外呈银辉色。嘴长，暗红色，胫下部裸出；趾长居中，向前三趾的基部有蹼相连着，后趾位置不较他趾为高，爪短钝。

活动于开阔沼泽和潮湿原野上，夜宿高树，常集群生活。繁殖于我国北方地区，至长江流域及长江以南地区越冬。

【采收加工】 捕杀后，去肉取骨，阴干。

【药性】 甘，大寒。

1. 《别录》："味甘，无毒。"

2. 《药性论》："大寒。"

【功用主治】 治瘰疬，胸腹痛，喉痹，蛇咬。

1. 《别录》："主心腹疾。"

2. 《药性论》："治喉痛。炙令黄、末，空心暖酒服方寸匕。"

3. 《本草拾遗》："脚骨及嘴主喉痹，蛇咬咬，及小儿闪癖，大腹痞满，并煮汁服之，亦烧为黑灰饮服。"

【选方】 治积聚，胸痛连背，走无常处，或在藏，或腑在腥，或奄奄然而痛 鹳骨三寸，雄黄、莽草，丹砂（一作"丹参"）、牡蛎（一作"牡丹"）各四分，藜芦、桂心、野葛各二分，蜈蚣十四枚，巴豆四十枚，蜥蜴一枚，芫青十四枚。上十二味，末之，蜜丸，服如小豆大二丸，日三，以知为度。《千金方》鹳骨丸

6001 蘼芜 mí wú《本经》

【异名】 蕲茝《尔雅》，薇芜《本经》，江蓠《上林赋》，芎苗《别录》，川芎苗《履巉岩本草》。

【基原】 为伞形科藁本属植物川芎的幼嫩茎叶。

【原植物】 参见"川芎"条。

【采收加工】 春、夏季采收幼嫩茎叶，鲜用或晒干。

【药性】 辛，温。归肝、胆、肾经。

1. 《本经》："味辛，温。"

2. 《别录》："无毒。"

3. 《品汇精要》："气之厚者，阳也。香。"

4. 《本草汇言》："入手少阴、足少阳、厥阴经。"

【功用主治】 疏风，平肝。主治风热，惊风，风眼流泪，头风头痛。

1. 《本经》："主咳逆，定惊气，辟邪恶，除蛊毒、鬼疰，去三虫，久服通神。"

2. 《别录》："主身中老风，头中久风风眩。"

3. 《本草图经》："采其叶作饮香，云可以已泄泻。"

4. 《履巉岩本草》："除脑中风，治面上游风去来，目泪出，多涕唾及诸头风。食后取苗细嚼，茶清送下。"

【用法用量】 内服：煎汤，3～9 g；或嚼服。

【宜忌】 内虚内热者慎服。

【各家论述】 《本草汇言》："蘼芜，主头风风眩之药也。此药气味芳香清洁，故云风散湿。本草所称主咳逆，定惊气，作饮止泄泻，皆辛香发越郁遏不正之气欤。"

6002 蜾蠃 yē wēng《本经》

【异名】 蜾蠃《诗经》，蒲卢《毛诗传》，土蜂《广雅》，细腰蜂《尔雅》郭璞注，缸瓦蜂《本草求原》。

【基原】 为蜾蠃科蜾蠃属动物蜾蠃的全虫。

【原动物】 蜾蠃 Eumenes pomifomis Fab. 体青黑色，长约15 mm，展翅宽约30 mm。头部略呈球状。复眼1对，略呈肾形。触角1对，呈棍棒状。前胸背甲两旁延长达于翅之基部。翅2对，膜质，前翅较后翅宽大。腹部纺锤形，第一、第二节稍小，成细腰状，各有2个赤黄色斑纹。足3对，跗节5。单栖

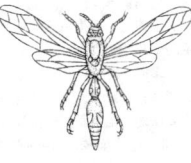
蜾蠃

白鹳

性,平时自由生活,仅在雌蜂产卵时才衔泥造巢,一般一室一卵,以卵端丝粘于室壁上,并捕捉其他昆虫的幼虫或蜘蛛经螫刺麻醉后带回巢内,供幼虫食用。我国大部分地区均有分布。

本动物的巢(蠮螉窠)亦供药用,另设专条。

【采收加工】 夏、秋季捕捉,捕得后以热水烫死,晒干。

【药性】 辛,平。

1.《本经》:"味辛,平。"

2.《别录》:"无毒。"

3.《日华子》:"有毒。"

4.《本草经疏》:"味辛,性平散,气之薄者,阳中之阴。臭腥。"

【功用主治】 止咳降逆。主治咳嗽,呕逆,鼻塞。

1.《本经》:"主久聋,咳逆,毒气,出刺,出汗。"

2.《别录》:"疗鼻窒。"

3.《日华子》:"泛呕逆,生研罯竹木刺。"

【用法用量】 内服:研末,0.5～1 g。外用:捣敷。

6003 蠮螉窠《宝庆本草折衷》

【异名】 土蜂窠《本草拾遗》。

【基原】 为蜾蠃科蜾蠃属动物蜾蠃的巢。

【原动物】 参见"蠮螉"条。

【采收加工】 全年均可采收。

【药性】 甘,平。

1.《宝庆本草折衷》:"平,无毒。"

2.《纲目》:"甘,平,无毒。"

【功用主治】 祛风止痛,和中,解毒。主治头风痛,霍乱吐泻,痈肿,蜂螫伤。

1.《别录》:"主痈肿,风头。"

2.《本草衍义》:"研细,醋调涂蜂虿。"

【用法用量】 内服:煎汤,3～6 g;研末,1.5～3 g。外用:研末调敷。

【选方】 治小儿霍乱,吐泻不定 蠮螉窠,微炙,捣罗为末。以奶汁调下一字服之。《圣惠方》

6004 鼹鼠《别录》

【异名】 隐鼠《本草经集注》;瞎老鼠、地滚子、翻土老鼠、田鼠(俗称)。

【基原】 为鼹鼠科长吻鼹属动物长吻鼹、白尾鼹属动物白尾鼹、缺齿鼹属动物缺齿鼹、华南缺齿鼹、麝鼹属动物麝鼹等除去内脏的全体。

【原动物】 1. 长吻鼹 *Talpa longirostris* Milne-Edwards

体长约11 cm,体重 30 g左右。比白尾鼹多1枚上前白齿(每侧上颌具4枚上前白齿)。体形粗圆。吻尖而向前突出,吻端裸露无毛,吻背中央具有凹槽。眼小。外耳隐于被毛之中。四肢粗短。前足掌部异常宽大并向外翻折。爪较白尾鼹更为粗短强壮,中指爪一般短于 5 mm。尾短,短于或等于后足长,呈球棒状,尾末端粗圆浑厚。毛被短而细密,略具丝光光

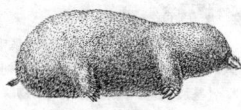

长 吻 鼹

泽。通体巧克力褐色或暗棕色。下体略小上体浅淡,显灰色。尾毛暗褐色,绝无白色。

多栖于海拔 1 500 m以下的山间盆地、河谷地、丘陵缓坡的常绿阔叶林、稀疏灌丛林、农耕地和菜园地附近。营地下洞穴生活,主要以地下昆虫及其幼虫为食。分布于四川、云南等地。

2. 白尾鼹 *Parascaptor leucurus* Blyth

体长 8～11 cm,体重 20～40 g。体呈圆筒形。吻部削尖向前

前突出,吻背中央具沟槽,眼极小。外耳退化,颈短。前肢粗短,掌部特别扩大而宽阔,掌心向外翻折,带有强壮的铲状爪。后足较前足细弱,尾短,略长于后足,球棒状,基部短细。毛被柔软、细密,呈天鹅绒状。有丝光光泽。通体黑褐色或黑灰色,唯吻、尾部和前肢下部毛浅灰色或黄白色,足和尾的皮肤肉黄色。

本种为热带性种。栖居于海拔1 000 m以下的热带性沟谷地、疏林草坡、次生灌丛、旱地、抛荒地和菜园地附近。营地下生活,以昆虫、蚯蚓、蝼蛄等小型虫类为食。分布于四川、云南等地。

3. 缺齿鼹 *Mogera robusta* Nehring

体形较大,呈长圆筒形,体长 17～22 cm,体重达 200 g左右。尾长约2 cm。头吻部尖而长,鼻部延伸,突出于嘴前。眼小,耳隐于毛中。前肢短粗,具强大的爪,掌心向外翻折。后肢细,不发达。四足裸露,尾粗短。头与背部毛为深褐色而略带灰色。下颌、颈部、前胸、腹部呈灰棕色,腹部中央有一道较宽的金黄色纹,但有个体差异。

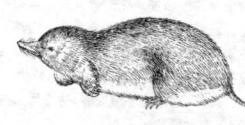

缺齿鼹

栖息于森林草原地带。营地下生活。分布于辽宁、吉林、黑龙江等地。

4. 华南缺齿鼹 *M. latouchei* (Thomas)

最小的一种缺齿鼹。大小、形态与白尾鼹相似,但缺乏下犬齿。体长约 10 cm,体重约 40 g。裸露的吻部较白尾鼹更为尖长。眼、耳均被退化。尾略长于后足,并被稀疏的长毛。足背、吻鼻的稀毛甚短。躯体其余部分的毛被柔软、细密,呈天鹅绒状。体背茶褐色或棕褐色。下体比体背多灰黑色、颊、喉和胸灰色较多。

主要栖居于丘陵地、灌丛、农耕地中。营地下生活。分布于我国东部及长江流域以南地区,包括江苏、浙江、安徽、福建、江西、广东、广西和贵州等地。

5. 麝鼹 *Scaptochirus moschatus* Milne-Edwards

体形与缺齿鼹相似,但身体较小,体长 10～13 cm。体重 40～100 g。尾粗短,无外耳壳,前肢足爪与白尾鼹有细短的毛,几近裸露。尾细而短,被有稀疏的短毛,身体背面灰棕色,带丝状光泽。腹面毛色稍浅为棕灰色。

营地下生活,为我国特产的一种鼹鼠。广泛分布于华北及山东、陕西、甘肃等地。

【采收加工】 四季均可捕捉,捕杀后,剖腹,去除内脏,鲜用或置瓦上焙干。

【药性】 咸、寒。

1.《别录》:"味咸,无毒。"

2.《食性本草》:"寒。"

3.《品汇精要》:"味咸,性软,气薄味厚,阴中之阳。"

【功用主治】 解毒,杀虫。主治痈疽疔毒,痔瘘,淋病,蛔虫病。

1.《别录》:"主痈疽,诸瘘,蚀恶疮,阴蜃烂疮。"

2.《本草拾遗》:"肉,主风,久食主疮疥疥痔瘘;膏,堪摩诸恶疮。"

3.《本草图经》:"主风热久积,血脉不行,结成疮疽,食之可消去;小儿食之,亦杀蛔虫。"

4.《品汇精要》:"主疮疡,膏摩诸恶疮。"

5.《东北动物药》:"解毒,理气。治疗肿,痔疮,淋病,喘息,胃癌。"

【用法用量】 内服:烧存性,研末,2～4 g;或煮食。外用:烧存性,研末,调涂。

【选方】 1. 治疗肿恶疮 鼹鼠1只,烧焦研面。取醋 60 g,煎至 30 g,再加入适量鼹鼠粉,成膏状,贴患处,用香油调涂亦可。

2. 治胃癌　鼺鼠1只，用瓦焙焦黄，研末。每次1.5 g，黄酒冲服，日服1次。(1、2方出自《东北动物药》)

6005 鱵鱼 zhēn yú
《《纲目》》

【异名】　箴鱼《山海经》，铜咀鱼《临海异物志》，姜公鱼《纲目》，针工鱼《医林纂要》，针鱼《动物学大辞典》，针扎鱼、单针鱼《黄渤海鱼类调查报告》。

【基原】　为鱵科鱵鱼属动物鱵鱼等的肉。

【原动物】　鱵鱼 Hemirhamphus sajori Temminck et Schlegel

体细长，略呈圆柱形，体长约16～24 cm。头长尖，顶部及两侧面较平。眼较大。口中等，上颌尖锐，呈三角形的片状，中央略有线状隆起。下颌延长为一扁平针状喙。牙细小，每牙有3牙尖，于两颌排列成一狭带。鳃孔宽，鳃盖膜不与颊部相连。圆鳞薄而易脱落。侧线很低，位于体两侧近腹缘，侧线鳞 $102 \sim 112\frac{9 \sim 10}{4 \sim 5}$，背缘微凸，背鳍15～17，位于体后与臀鳍相对。臀鳍16～18。胸鳍13，短宽。腹鳍小。尾鳍叉状，体银白色，头部及上下颌尖端呈黑色，下颌喙尖端鲜红色。体背暗绿色，中央自后头部起有一较宽的绿黑色线条。体侧各有一银灰色纵带。

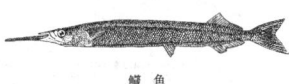
鱵鱼

栖息于近海、河口的中上层鱼类，也进入淡水，主食绿藻、浮游生物及小甲壳动物。产卵期4～6月。我国主要分布于黄渤海、东海及长江等各大水域。

【采收加工】　常年均可捕捞。捕后，取肉，洗净，鲜用。

【药性】　甘，微寒。

1.《纲目》："甘，平，无毒。"

2.《医林纂要》："甘、苦，平。"

【功用主治】　养阴益气，解毒。主治阴虚烦热，盗汗，自汗，疮疖溃疡。

1.《纲目》："食之无疫。"

2.《医林纂要》："滋阴，能穿溃痈毒。"

3.《中国药用海洋生物》："补气，解毒。(治)盗汗，烦热，疮疖溃疡。"

4.《中国动物药》："补血。治自汗。"

【用法用量】　内服：煮食，50～100 g。外用：煎汤洗局部。

【选方】　1. 治阴虚内热、盗汗、五心烦热(结核性)　鱵鱼肉60 g，功劳叶30 g，枸杞根30 g。煎服。《中国药用海洋生物》

2. 治久溃疡疮，不易收口　鱵鱼肉60 g，地锦草30 g。煎服或洗局部。《中国药用海洋生物》

6006 蠵龟血 xī guī xuè
《《纲目》》

【基原】　海龟科蠵龟属动物蠵龟的血。

【原动物】　参见"蠵龟筒"条。

【采收加工】　宰杀时，取血，鲜用。

【药性】　1.《日华子》："平，微。"

2.《纲目》："咸，平，无毒。"

【功用主治】　1. 陶弘景："疗毒箭伤。"

2.《本草拾遗》："人被毒箭伤，烦闷欲死者，剖取血敷伤处。"

3.《日华子本草》："治中刀箭闷绝，刺血饮。"

6007 蠵龟筒 xī guī tǒng
《《纲目》》

【异名】　蠵皮《日华子本草》，蠵蠵壳。

【基原】　为海龟科蠵龟属动物蠵龟的皮及鳞甲。

【原动物】　蠵龟 Caretta caretta (L)　又名：灵龟《尔雅》，蠵、灵蠵《汉书》，觜蠵《汉书》应劭注），𪓰𪓰《吴都赋》）。

体长达1 m余。背部及腹部均有坚硬的鳞甲，头部有对称的鳞片。前额鳞为2对。头较大，上颌钩曲。背面鳞片呈平铺状，褐色；颈鳞甲短宽；脊鳞甲6枚，第六枚最大；肋鳞甲每侧5或6枚，第一枚较小、第三、第四枚大，第五枚一般与第六枚相连。幼时背部具三强棱，成长后逐渐不显。缘鳞甲每侧11枚，臀鳞甲1对。腹面呈黄色。四肢均呈扁平之叶状，前肢大，后肢较小，其内侧各有2爪。尾短。

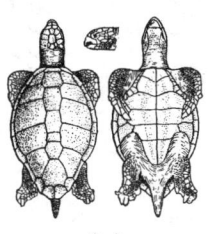
蠵龟

栖于温、热带海洋中。以鱼、虾、蟹等为食。分布江苏、浙江、福建、广东沿海一带。

本动物的血(蠵龟血)亦供药用，另详专条。

【采收加工】　杀时，取皮及鳞甲，鲜用或烘干。

【药性】　《纲目》："甘咸，平，无毒。"

【功用主治】　1.《日华子本草》："治血疾及中刀箭毒，煎汁饮。"

2.《纲目》："解药毒。"

6008 鼺鼠 léi shǔ
《《本经》》

【异名】　耳鼠《山海经》，鼺鼠、夷由《尔雅》，鸓《说文》，鸓鸟《广雅》，飞鼠《上林赋》张揖注），飞生《尔雅》郭璞注），飞生虫《本草经集注》，飞生鸟《本草图经》，飞虎、松猫儿《中国经济动物志》。

【基原】　为鼯鼠科大鼯鼠属动物棕鼯鼠的全体。

【原动物】　棕鼯鼠 Petaurista petaurista (Pallas)

体长达40～50 cm。尾圆形，其长超过体长。吻圆而短。耳小，眼大。体背毛色黑褐，腹面为浅橙红色，颈下黑褐色，并有褐色纵纹向下延伸到胸部。鼻端部至尾基为灰褐色，尾除基部下面外皆黑褐色。飞膜背面色如体背，但略深，腹面色较红，两者分界线甚显明。眼周具黑圈。耳壳背部具一黑斑。耳与眼之黑圈间为橙黄色。后足趾端黑色或灰白色。

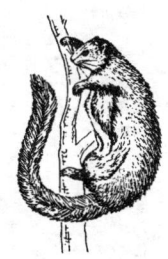
棕鼯鼠

多栖于山坡森林地带，巢筑于树洞或岩洞中。晨昏时活动较频繁，活动以攀、爬、滑翔相交替。食物以麻栗树叶、倪藤果、裕果、山姜子、山荔枝、野芭蕉等果实为主；偶亦食昆虫。2～4月换毛。分布于福建、广东、广西、四川、云南、台湾等地。

【采收加工】　春、秋季捕捉。捕杀后，剥去皮毛，除去内脏，取肉骨，鲜用。

【药性】　1.《本经》："微温。"

2.《纲目》："有毒。"

【功用主治】　《本经》："主堕胎，令产易。"

中文名称索引

大败毒	0012 异		

大败毒……………0012 异　　　　……………4432 异　　　　……………4426 异　　大楠木…………5072 异
大和红…………5104 异　　大疮药…………3655 异　　大野鸭…………1940 动　　大榆蘑…………0225 正
大季花…………2508 异　　大籽蒿…………1426 植　　大眼兰…………4661 异　　大碗花…………0734 异
大艻坛…………4774 异　　大前麻…………0211 异　　大眼桐…………5631 植　　大零核…………4686 异
大金刀…………0208 正　　大炮叶…………3495 异　　大蛇苔…………4551 植　　大暗消…………0121 植
　　　　…………0804 异　　大洞果…………3569 异　　大蛇药…………0217 正　　　　…………1225 异
　　　　…………1014 异　　大活血…………0196 异　　　　…………1141 异　　　　…………5090 异
　　　　…………1230 植　　　　…………2067 异　　大脚片…………2799 异　　大路通…………1162 植
　　　　…………4426 异　　　　…………2790 异　　大脚菇…………0218 正　　大腹毛…………0226 异
　　　　…………5620 植　　大退癀…………2841 异　　　　…………2695 异　　大腹皮…………0226 正
大金草…………0253 异　　大莲藕…………0844 异　　大猪尾…………0271 异　　大腹绒…………0226 异
大金盆…………0058 异　　大晕药…………0148 异　　大麻子…………1054 异　　大鲌鱼…………1419 动
大金雀…………2081 异　　大钱麻…………0211 正　　　　…………4267 异　　大蓼子…………2913 异
大乳草…………0229 异　　大林花…………5345 异　　　　…………5225 异　　大榕叶…………4262 异
大朋砂…………5300 异　　大臭草…………2450 异　　大麻仁…………1054 异　　大酸酸…………0267 异
大肥牛…………1526 异　　大狼毒…………0212 正　　大麻皮…………4693 方　　大蜻蜓…………5520 动
大肥草…………3918 异　　　　…………0783 植　　大麻芋…………4069 异　　大蝉草…………5532 植
大鱼萍…………5326 异　　　　…………4069 异　　大麻草…………4560 异　　大蜓脚…………1775 异
大狗尾…………0203 异　　大猯根…………3446 异　　大麻药…………0219 正　　大辣辣…………5572 异
大夜明…………4759 异　　大凉伞…………1831 异　　　　…………4395 异　　大精血…………2081 异
大闸蟹…………5939 异　　大部参…………1365 异　　　　…………4994 异　　大藤菜…………4659 异
大泡通…………0209 正　　大浦藻…………0213 植　　大麻香…………1432 异　　大蕉皮…………0227 正
大泽兰…………2094 异　　大海子…………3569 异　　大麻根…………2804 异　　大蕉皮…………3521 异
　　　　…………2884 异　　大海马…………4065 动　　　　…………4696 异　　大蟋蛄…………5693 动
大郎伞…………4335 异　　大海榄…………3569 异　　大粘药…………0220 正　　大箭根…………1803 异
大贯众…………1320 异　　大浮萍…………0213 正　　大淮通…………0436 植　　大皖根…………0228 正
　　　　…………5036 异　　　　…………5326 异　　大绿叶…………1526 异　　大髻婆…………3963 植
大细辛…………0233 异　　大家鼠…………2364 动　　大绿藤…………0773 异　　大颠茄…………3624 植
大荜茇…………5241 异　　　　…………5373 动　　大巢菜…………0221 正　　大薛荔…………2466 异
大草乌…………0210 正　　大通气…………1386 异　　　　…………0406 异　　大壁虎…………5056 异
大草蔻…………3187 异　　大通草…………4140 异　　大塔旗…………5942 异　　大筋竹…………2723 植
　　　　…………3675 异　　大通塔…………0209 异　　大散血…………0222 正　　大藜菜…………5110 异
大茴香…………0051 异　　　　…………4140 异　　　　…………1118 异　　大一支箭…………1823 异
　　　　…………0509 异　　大理花…………0214 异　　大葡萄…………0366 植　　大一枝箭…………3897 异
大茶叶…………3495 异　　大理岩…………2204 矿　　大朝阳…………4335 异　　大人血七…………0058 异
大茶(柴)药……3495 异　　大理菊…………0214 正　　大翘子…………2328 异　　大九龙盘…………5529 异
大茶根…………0261 异　　大勒潭…………1006 异　　大紫草…………1373 异　　大力股牛…………3195 异
大茶藤…………3495 异　　大黄叶…………4468 异　　　　…………5432 异　　大口袋花…………5322 异
大荨麻…………5177 异　　大黄花…………0652 异　　大黑药…………0223 正　　　　…………5593 植
大胡麻…………1720 异　　大黄茎…………0215 正　　　　…………3962 异　　　　…………5593 植
大荔核…………3271 异　　大黄鱼…………1276 动　　大黑蚁…………3482 动　　大千金草…………0249 植
大南蛇…………3289 异　　大黄草…………0216 正　　大黑根…………0223 异　　大飞扬草…………0229 正
大柄蓤…………4618 异　　　　…………1221 异　　大黑菇…………5071 异　　大马响铃…………0953 异
大树皮…………1463 异　　　　…………2496 异　　大黑蒿…………0224 正　　大马哈鱼…………0230 正
大星蕨…………0280 植　　大黄药…………0266 异　　大番薯…………0213 异　　大马蹄草…………3932 异
大骨风…………0204 异　　大黄桂…………4271 异　　大疹木…………5356 异　　大马蹄蕨…………0624 植
　　　　…………1221 异　　大黄桅…………1223 异　　大寒药…………0647 异　　大马蹄蝠…………5695 动
大骨兰…………3678 异　　大菝葜…………2733 植　　　　…………2275 异　　大马鞭梢…………2804 异
大骨碎…………·0204　　　 大萝卜…………0175 异　　大骚羊…………3957 异　　大牛王刺…………0235 异
大钩丁…………3497 植　　大瓢藤…………2053 异　　大鼓藤…………5769 异　　大牛喳口…………0184 异
大香炉…………0664 异　　大接骨…………2790 异　　大蓝青…………0709 异　　大风子油…………0231 正
大香菜…………2595 异　　　　…………3306 异　　大蓝靛…………5216 异　　大风艾根…………1222 异
大香藤…………5886 异　　　　…………4455 异　　大蓟草…………0184 材　　大风药叶…………0047 异
大秋枫…………3532 异　　　　…………5514 异　　大蓟根…………0184 材　　　　…………0232 异
大追风…………3111 异　　大救驾…………0368 异　　大蓬蒿…………2773 异　　大风寒草…………1036 异
大独活…………4906 植　　　　…………5748 异　　大蒿子…………4082 植　　大乌金草…………0233 正
大将军…………1329 异　　大常山…………0121 异　　大蒙花…………4053 异　　大乌泡叶…………4967 异

大黄鸡卵 0718 异
大黄药菜 5496 异
大黄蜂子 0264 正
大黄蜂窠 5980 异
大梅花树 1687 异
大接骨丹 0265 正
　 2901 异
　 4405 异
大接骨草 0204 异
　 0250 异
　 5065 异
大接筋藤 4132 异
大眼镜蛇 4526 异
大蛇疮药 5966 异
大铜钱七 3106 异
大猪毛七 5879 异
大猪屎豆 1889 植
大猫眼草 1485 植
大麻风药 0860 异
大麻哈鱼 0230 动
大粒咖啡 2826 植
大弹涂鱼 4810 动
大斑叶兰 4840 植
大斑芫青 4839 动
大斑鸠米 3697 异
大落新妇 4891 异
大棉花草 1702 异
大搜山虎 0099 异
大黑节草 5065 异
大黑叶樟 3956 植
大黑头草 0266 正
大豾角牛 0194 异
大鹅儿肠 4802 异
大鹅肠菜 0431 异
大蓝耳草 3157 植
大蒲公英 5192 异
大雷公根 2104 异
大路边黄 3655 异
大腹圆蛛 5526 动
大腹槟榔 5484 异
大酸米草 3154 异
大酸味草 4577 异
大酸浆草 0267 正
大嗽叭花 3624 异
大算盘子 0930 异
大管鼻蝠 5695 动
大蜜糖花 2009 异
大蕨锯草 1011 异
大蝎子草 0211 植
大燕蛤蜊 3149 动
大嘴乌鸦 0979 动
大翻白叶 5430 植
大鹰不扑 1571 异
大鳞毛蕨 0268 正
大鳞泥鳅 3090 动
大三叶升麻 0935 植
大卫马先蒿 0791 异

大马哈鱼肝 0269 注
大马哈鱼籽 0269 正
大毛桐子根 0270 正
大乌壳硬虫 5340 异
大本山葡萄 0366 异
大本马齿苋 0161 异
大本青苔菜 1239 植
大本金线莲 2893 异
大本乳仔草 0229 异
大叶一支箭 3942 异
大叶七星剑 0012 异
大叶土常山 0121 异
　 0166 异
大叶万年青 0458 植
大叶山天萝 4516 植
大叶山天蓼 1669 异
大叶山油麻 4811 异
大叶山茨菇 2898 异
大叶山扁豆 3916 植
大叶千斤拔 0271 正
大叶马尾连 0272 正
大叶马料梢 2874 异
大叶马兜铃 2919 植
大叶五爪龙 4872 异
大叶五加皮 4140 异
大叶止血草 2104 异
大叶牛奶子 0654 异
大叶牛奶香 2267 异
大叶毛鼠曲 0671 异
大叶勾儿茶 4284 异
大叶火烧兰 0559 植
大叶火焰草 1798 植
大叶双眼龙 1066 异
大叶石尾 1131 植
大叶石头花 0407 植
大叶龙胆草 0850 异
大叶白叶藤 1225 植
大叶白头翁 0273 正
大叶白纸扇 0274 正
大叶鸟不企 1571 异
大叶兰花草 0601 异
大叶半枝莲 4904 异
大叶半边荷 1595 异
大叶老鼠竹 0166 异
大叶地骨皮 0207 异
大叶有加利 0237 异
大叶百两金 1752 植
大叶刘寄奴 0243 异
大叶关门草 0573 异
大叶米稡草 0528 异
大叶麦门冬 0155 植
大叶苣荬菜 0275 正
大叶花椒根 0276 正
大叶驳骨草 0250 异
大叶青牛伤 0277 正
大叶枫寄生 2711 异
大叶刺黄柏 2731 植

大叶金石榴 0469 异
大叶金花草 0278 正
大叶金钱草 3619 异
大叶金锦香 0279 正
大叶狐狸尾 3007 异
大叶狗牙七 5074 异
大叶屈头鸡 5242 植
大叶胡枝子 2874 植
大叶咸虾花 3420 异
大叶骨牌草 0280 正
　 5965 异
大叶香茅菜 0282 正
　 5472 植
大叶铁包金 4993 异
大叶铁线莲 3188 植
大叶臭花椒 2522 异
大叶唐松草 0272 异
大叶黄杨叶 0283 正
大叶黄杨根 0284 正
大叶野芋头 4069 异
大叶野绿豆 4730 异
大叶蛇泡劳 4774 异
大叶蛇总管 0285 正
　 2790 异
大叶猫眼睛 2799 异
大叶鹿角藤 5884 异
大叶清在桂 1816 植
大叶朝天罐 5199 异
大叶酢浆草 4577 异
大叶紫金牛 2142 植
大叶蜈蚣牛 5172 植
大叶碎米芥 2586 异
大叶满天星 0202 异
大叶醉鱼草 4053 植
大号七星剑 0280 异
大号山土豆 1947 异
大号日头舅 0601 异
大号半边莲 3574 异
大号杉刺癀 4769 异
大号乳仔草 0229 异
大头艾纳香 1346 异
大头平胸龟 2037 动
大老鸦酸根 4579 异
大同虎耳草 2578 植
大羊不食草 2841 异
大羊角扭癀 1981 异
大羽双盖蕨 4383 植
大羽新月蕨 3911 异
大观音座莲 0624 植
大红牡丹花 2325 异
大芽南蛇藤 5845 植
大花山牵牛 4148 植
大花飞燕草 0508 植
大花马齿苋 0895 植
大花老鸦嘴 4148 植
大花红景天 2096 植

大花金丝桃 0243 异
大花金钱豹 0165 植
大花威灵仙 0286 正
大花美人蕉 0287 正
大花益母草 5790 植
大花假蛇莓 1698 异
大花旋覆花 4751 植
大花斑叶兰 4840 植
大花蝇子草 0073 植
大花囊苞花 1074 植
大连紫海胆 4074 动
大连湾牡蛎 2353 动
大青弹涂鱼 4810 动
大青雪莲花 0674 植
大齿牛果藤 4606 植
大果假蒯蕨 2916 植
大金星凤尾 2916 异
大树小黑牛 2827 异
大马鞭草 1183 植
大种巴地香 2938 异
大种半边莲 0288 正
　 0360 异
　 3574 异
大种黑骨头 0539 异
大种鹅儿肠 0289 正
　 3033 异
大迷马桩棵 1687 异
大根牛皮消 1479 植
大翅猪毛菜 2725 异
大麻叶佩兰 0290 正
大麻叶泽兰 0290 植
大麻哈鱼籽 0269 方
大麻酸汤杆 0358 异
大粒种咖啡 2826 植
大粤兔耳草 3618 植
大马哈鱼精巢 0269 注
大叶双眼龙叶 1067 异
大叶双眼龙根 1073 异
大叶光板力刚 0317 植
大叶花椒茎叶 0291 正
大叶张天碗子 1886 异
大叶金丝杜仲 2939 异
大叶黄皮缅树 1592 异
大叶野荞麦草 4418 异
大号铁牛入石 0880 异
大白叶子火草 1507 异
大伞花楼梯草 5293 异
大果假密网蕨 2916 植
大金线吊葫芦 3680 异
大柱头虎耳草 5097 异
大黑鳃角金龟 5059 动
大瓦韦膜叶星蕨
　 2837 异
大叶凤凰尾巴草
　 4857 异
大叶兰花竹仔草
　 0601 异

山狼毒 …………… 0175 异
山高粱 …………… 5685 异
　………… 0375 异
　………… 3154 异
　………… 3155 异
山拳柏 …………… 3056 异
山海带 …………… 2069 异
山海棠 …………… 0358 正
　………… 2106 异
　………… 2202 异
山海螺 …………… 0359 正
山畚箕 …………… 4818 异
山通草 …………… 0514 异
山桑皮 …………… 4347 异
山菱角 …………… 4323 异
山黄瓜 …………… 5076 异
山黄皮 …………… 0319 异
　………… 0498 异
　………… 4463 异
山黄芩 …………… 2732 异
　………… 3295 异
山黄芪 …………… 4993 异
山黄杨 …………… 4240 异
山黄豆 …………… 5856 异
山黄连 …………… 0512 异
　………… 1471 异
　………… 2399 异
　………… 2507 植
　………… 2732 植
　………… 3295 异
山黄荆 …………… 4249 植
山黄柏 …………… 1200 异
山黄栀 …………… 3356 异
山黄麻 …………… 4471 异
　………… 5595 异
山黄箕 …………… 3633 异
山黄檗 …………… 4243 异
山萝卜 …………… 0184 异
　………… 0380 异
　………… 2824 异
　………… 4001 异
　………… 4754 异
　………… 5092 异
　………… 5260 植
　………… 5472 异
　………… 5746 异
山菌子 …………… 1841 异
山茰肉 …………… 0343 异
山菊花 …………… 4472 异
山菠菜 …………… 3818 植
山梦花 …………… 5207 异
山梗子 …………… 4055 异
山梗菜 …………… 0288 植
　………… 0360 正
　………… 3574 异
山梧桐 …………… 4849 异
山梅根 …………… 2351 异

山救驾 …………… 0510 异
　………… 3215 异
山常山 …………… 3627 异
山野烟 …………… 0099 植
山野麻 …………… 0321 异
山崩子 …………… 5422 异
山嬰桃 …………… 0381 异
山银花 …………… 2925 植
山甜茶 …………… 0679 异
山甜菜 …………… 1435 植
山梨儿 …………… 4323 异
山脚麻 …………… 0361 正
山猪肝 …………… 0625 异
山猪怕 …………… 2124 异
山猪粪 …………… 0162 异
山猪橘 …………… 0562 异
山猫儿 …………… 0362 正
　………… 2369 植
山麻子 …………… 1597 异
山麻皮 …………… 0090 异
山麻条 …………… 2100 异
山麻树 …………… 4442 植
山麻根 …………… 0363 正
山麻雀 …………… 5957 异
山绿豆 …………… 0594 异
山绿茶 …………… 0364 正
山绿柴 …………… 2409 异
山斑鸠 …………… 4838 动
山盤虫 …………… 0365 正
山葫芦 …………… 1479 植
　………… 2317 植
　………… 3583 异
山葡萄 …………… 0366 正
　………… 0415 异
　………… 2750 植
　………… 2901 植
　………… 4550 植
　………… 4562 异
　………… 5468 异
山棋菜 …………… 1687 异
山椰子 …………… 3766 植
山椒草 …………… 0367 正
山棉皮 …………… 5208 异
山棉花 …………… 1345 植
山棕皮 …………… 1401 异
山棘豆 …………… 3083 植
山紫苏 …………… 1450 植
山紫草 …………… 4973 异
　………… 5836 异
山紫菀 …………… 0368 正
　………… 3572 异
山蛤芦 …………… 1347 异
山蛤蒿 …………… 1347 异
山黑豆 …………… 0406 异
山焦根 …………… 2205 异
山番椒 …………… 4327 异
山番薯 …………… 3583 异

山道藤 …………… 0071 异
山窝鸡 …………… 1317 异
山瑚柳 …………… 5495 异
山瑞香 …………… 3892 植
山瑞鳖 …………… 5945 动
山蒲桃 …………… 0319 植
　………… 1985 异
　………… 5468 异
山蒲扇 …………… 3975 异
山楂木 …………… 0369 正
山楂叶 …………… 0370 正
山楂扣 …………… 0309 植
山楂花 …………… 0371 正
山楂果 …………… 4130 异
山楂核 …………… 0372 正
山楂根 …………… 0373 正
山楂糕 …………… 0374 正
山槐子 …………… 2593 异
山榆子 …………… 2169 异
山榆仁 …………… 2169 异
山蜈蚣 …………… 1148 异
　………… 4285 异
山蜂子 …………… 1698 异
山蜂蜜 …………… 2009 异
山稗子 …………… 0375 正
山稔子 …………… 3790 异
山稔叶 …………… 0376 正
山稔根 …………… 0377 正
山慈姑 …………… 0378 异
　………… 1112 异
　………… 1791 异
　………… 2909 异
　………… 4257 异
　………… 4965 异
山慈菇 …………… 0378 正
　………… 2320 植
山溪鲵 …………… 2415 动
山榛子 …………… 1189 异
山槟榔 …………… 0380 正
　………… 0619 异
　………… 4803 异
　………… 5429 异
山蜡梅 …………… 0379 正
山蝈蝈 …………… 5523 异
山罂粟 …………… 1876 异
　………… 4483 异
山膀胱 …………… 5313 异
山馒头 …………… 5541 异
山膏药 …………… 0274 异
山辣子 …………… 0899 异
山辣椒 …………… 1814 异
　………… 4327 异
山韶子 …………… 5581 异
山漆槁 …………… 2444 异
山熊胆 …………… 2587 异
　………… 2663 异
　………… 3565 异

　………… 5441 异
山樱桃 …………… 0381 正
　………… 2767 植
山豌豆 …………… 0406 异
　………… 4888 异
山蹢躅 …………… 2262 异
山蝴蝶 …………… 2970 异
山鲤子 …………… 1246 异
山鲫鱼 …………… 1246 异
山蕹菜 …………… 0907 异
山薄荷 …………… 0285 异
　………… 0382 异
　………… 0820 异
　………… 1582 异
　………… 3517 异
　………… 3815 异
　………… 4552 异
　………… 4780 异
山颜茄 …………… 1084 异
山橙叶 …………… 0383 正
山橘子 …………… 0718 异
　………… 5541 异
山橘叶 …………… 0384 正
山橘根 …………… 0385 正
山糖浆 …………… 2366 异
山鞠穷 …………… 0433 异
山榴根 …………… 0386 正
山糜子 …………… 4720 异
山鞭草 …………… 3199 异
山覆盆 …………… 2520 异
山瞿麦 …………… 5900 异
山薰香 …………… 0387 正
　………… 1063 异
　………… 4776 异
山霸王 …………… 2095 异
山大刀根 ………… 0388 正
山大豆根 ………… 0330 异
山大麻子 ………… 4530 异
山大箭兰 ………… 0362 异
山大颜根 ………… 0388 异
山万年青 ………… 0904 异
山马齿苋 ………… 4802 异
山天文草 ………… 0652 异
山木香叶 ………… 0567 异
山木香根 ………… 0571 异
山木通根 ………… 0389 正
山五加皮 ………… 3514 异
山五味子 ………… 0390 正
山中盘脂 ………… 3556 异
山毛豆花 ………… 4764 异
山乌桕叶 ………… 0391 正
山乌桕根 ………… 0392 正
山水芹菜 ………… 0393 正
山龙眼根 ………… 0453 异
山老鸹藤 ………… 1379 异
山地瓜秧 ………… 5696 异
山芝麻根 ………… 1999 异

千槟榔………… 1445 异
千颗米………… 2347 异
千颗针………… 0424 异
千岁藟汁………… 4868 异
千年不大………… 1343 异
千年矮根………… 4242 方
千步还阳………… 1682 异
千条蜈蚣………… 5213 异
千金子霜………… 0427 制
千金药解………… 0427 异
千头艾纳香………… 1050 植
千年不出山………… 3097 异
千年不烂心………… 2592 异
　　　　　　………… 4473 材
千年老鼠屎………… 0667 异
　　　　　　………… 2084 植
千年耗子屎………… 0667 异
　　　　　　………… 4466 异
千里香杜鹃………… 5078 植
千针万线草………… 0431 正
千张纸树皮………… 0756 异
千叶蔓陀罗花………… 3624 异
千捶打野桃花………… 1687 植
千年耗子屎种子………… 0432 正
乞力伽………… 1411 异
乞食碗………… 3932 异
乞里麻鱼………… 5558 异

[丿丨]
川风………… 2346 异
川乌………… 0439 异
川芎………… 0433 正
川朴………… 3430 异
川军………… 0181 异
川豆………… 3684 异
　　………… 4888 异
川连………… 4200 植
川谷………… 0441 植
川羌………… 2414 材
川附………… 2464 方
川枫………… 1724 植
川参………… 2593 异
川姜………… 3616 方
川莓………… 0434 正
川桂………… 3753 植
川猪………… 5800 动
川断………… 4812 异
川椒………… 2189 植
川楝………… 0446 植
川蓼………… 1096 异
川榛………… 5475 植
川人参………… 0165 异
川大黄………… 0181 材
川山七………… 4994 异
川山甲………… 3628 异
川山橙………… 0448 材
川木瓜………… 0703 材

川木香………… 0435 正
川木通………… 0436 正
川贝母………… 0437 正
川牛膝………… 0438 正
川升麻………… 0935 材
川乌头………… 0439 异
川乌尖………… 1013 异
川白芷………… 1414 植
川白薇………… 1642 异
川芎苗………… 6001 异
川防己………… 0277 异
川防风………… 0440 正
川麦冬………… 2135 材
川赤芍………… 2145 植
川佛手………… 2377 材
川谷根………… 0441 正
川层草………… 0442 正
川郁金………… 2766 方
川明参………… 0443 正
川泽泻………… 3101 异
川草花………… 2903 异
川故子………… 2440 材
川枳壳………… 3333 材
川枳实………… 3334 方
川独活………… 0082 植
　　　………… 0887 植
　　　………… 3577 异
川姜黄………… 3607 方
川莓叶………… 0444 正
川破石………… 3633 异
川党参………… 3836 植
川黄柏………… 4202 材
川草薢………… 4330 异
川续断………… 4812 植
川椒目………… 4926 异
川溲疏………… 0445 正
川楝子………… 0446 正
川楝叶………… 2628 成
川蓼子………… 1165 异
川槿皮………… 0731 异
川槿皮………… 0733 材
川藿香………… 5922 异
川八角莲………… 0044 异
川山橙果………… 0447 正
川山橙根………… 0448 正
川乌头尖………… 1013 异
川北细辛………… 0159 异
川西前胡………… 0942 异
川滇茉莉………… 3824 异
川滇细辛………… 0159 异
川滇酸模………… 0267 异
川东獐牙菜………… 2986 异
川北鹿蹄草………… 4742 异
川西火绒草………… 0488 异
川西獐牙菜………… 5832 植
川南马兜铃………… 0277 异

川滇无患子………… 1606 植
川滇变豆菜………… 0521 植
川黔翠雀花………… 3872 植

[八丶]
个青皮………… 2539 采

[丿一]
勺草………… 5675 异
夕句………… 3818 异
夕冷………… 5191 异
么姑虫………… 2093 异
久老薯………… 0162 异
及己………… 0449 正
及泻………… 3101 异
及地果………… 4887 异

[丶一]
广术………… 3733 异
广角………… 0148 异
广枣………… 3290 异
广茂………… 3733 异
广柑………… 4594 异
广胶………… 4245 异
广橘………… 4594 异
广三七………… 3870 异
广大戟………… 2061 异
广川草………… 2154 异
广马草………… 3568 异
广木香………… 0706 异
广玉兰………… 0450 正
广叶杉………… 2277 植
广皮菜………… 2137 异
广地丁………… 1334 异
广地龙………… 1658 材
广西猴………… 4685 动
广防己………… 0451 正
广防风………… 4886 异
广豆根………… 0330 异
广佛手………… 2377 材
广谷草………… 3818 异
广陈皮………… 2459 材
　　　………… 3313 异
广枝仁………… 0452 正
广郁金………… 2766 方
广柑皮………… 5777 异
广香藤………… 0453 正
广扁线………… 1906 异
广寄生………… 4166 植
广橘皮………… 2459 异
广檀木………… 3899 异
广藿香………… 0454 异
广石莲子………… 2602 异
广东人参………… 1733 异
广东升麻………… 0455 正
广东石斛………… 1240 植
广东桂皮………… 2040 异

广东狼毒………… 4069 异
广东商陆………… 5656 异
广东寄生………… 0740 异
广东紫珠………… 2890 异
广东榅木………… 5912 异
广西草果………… 3177 异
广西莪术………… 3733 异
广金钱草………… 0456 正
广零陵香………… 2445 异
广腹螳螂………… 4169 化
　　　　………… 5849 异
广藿香叶………… 0454 制
广藿香梗………… 0454 制
广丁香寄生………… 3397 异
广石榴冬桃………… 5149 异
广布野豌豆………… 4888 植
广布鳞毛蕨………… 0268 异
广东土牛膝………… 0457 正
广东大沙叶………… 0202 植
广东万年青………… 0039 异
　　　　　………… 0458 正
　　　　　………… 1638 异
广东万寿竹………… 1856 植
广东金钱草………… 0456 异
广东相思子………… 2496 植
广东蛇葡萄………… 0679 异
广叶拔地麻………… 5748 异
广西马兜铃………… 0245 植
广西地不容………… 1670 异
广西过路黄………… 0459 异
广西狗牙花………… 0460 异
广西鸭脚木………… 1547 植
广西鹅掌柴………… 1547 异
广州相思子………… 2496 植
广展獐牙菜………… 0561 植
广东紫花杜鹃………… 4992 植

[丶丨]
门瘦………… 4730 异
门鳝………… 4083 异
门冬薯………… 0490 异

[丶丿]
丫枫小树………… 0757 植
义竹………… 5411 植

[一一]
弓鱼………… 0959 异
弓石燕………… 1247 基
弓弦麻………… 2802 异
弓头燕鳐鱼………… 1044 动
弓斑东方鲀………… 3064 动
弓斑东方鲭………… 3064 成

[一丨]
卫矛………… 1352 异

小红蒿 …………… 2098 异
小红橙 …………… 3334 植
小红藤 …………… 0119 异
………………… 0526 异
………………… 0772 异
………………… 2143 异
小麦奴 …………… 2131 异
小麦苗 …………… 0495 正
小麦秆 …………… 0495 功
小麦面 …………… 0473 功
小麦粉 …………… 0476 异
小麦麸 …………… 0496 正
小赤车 …………… 0367 植
小赤麻 …………… 0497 正
小芸木 …………… 0498 正
小花草 …………… 4830 异
小花药 …………… 5437 异
小花苋 …………… 2188 植
小芦藜 …………… 3922 异
小芭蕉 …………… 1192 植
小克麻 …………… 2772 异
小杜拉 …………… 3707 植
小杜鹃 …………… 2257 动
………………… 4056 植
小杉兰 …………… 0557 植
小杨柳 …………… 3376 异
小李仁 …………… 2301 异
………………… 2767 异
小豆叶 …………… 2159 异
小豆虫 …………… 4839 异
小豆花 …………… 2489 植
小豆藿 …………… 2159 异
小还魂 …………… 1371 异
………………… 2525 异
………………… 5772 异
小连翘 …………… 0499 正
小报春 …………… 0500 正
小旱莲 …………… 3696 异
小牡丹 …………… 2325 植
小利柑 …………… 1364 异
小伸筋 …………… 2369 异
小返魂 …………… 0501 正
小肠风 …………… 0982 植
小角刺 …………… 5052 异
小良姜 …………… 4018 异
………………… 5393 异
小灵丹 …………… 0502 正
小灵猫 …………… 2447 动
小鸡草 …………… 2515 异
小鸡眼 …………… 2140 异
小鸡腿 …………… 1610 异
………………… 2140 异
小驳骨 …………… 2525 异
小青六 …………… 3257 异
小青布 …………… 4326 异
小青皮 …………… 0138 异
小青杨 …………… 0503 正

小青草 …………… 4761 异
………………… 5860 异
小青药 …………… 0006 异
小青树 …………… 5570 异
小青香 …………… 0138 异
小青胆 …………… 1638 异
小青菜 …………… 4193 植
小青藤 …………… 0504 正
………………… 5696 异
………………… 5798 植
小苦苣 …………… 0334 异
小苦参 …………… 0561 异
小苦荬 …………… 0334 异
小苦药 …………… 0561 异
………………… 3672 异
小苦耽 …………… 2597 异
小苦兜 …………… 0639 异
小茅香 …………… 1503 异
小枇杷 …………… 0149 异
小松柏 …………… 2691 异
小松球 …………… 2776 异
小构皮 …………… 2712 植
小构树 …………… 2715 异
小刺瓜 …………… 0568 异
小刺花 …………… 0477 异
小刺盖 …………… 2772 异
小拔毒 …………… 1554 植
小果榕 …………… 5437 异
小岩三 …………… 0077 异
小罗伞 …………… 0457 异
………………… 1831 异
………………… 1896 异
………………… 3152 异
………………… 5362 异
………………… 5437 异
小爬角 …………… 1753 异
小金刀 …………… 5138 异
………………… 5794 异
小金丹 …………… 2071 异
小金瓜 …………… 2851 异
………………… 5141 异
小金狗 …………… 0505 正
小金荚 …………… 0570 异
小金钟 …………… 0664 异
小金雀 …………… 3696 异
小金藤 …………… 0579 植
小股藤 …………… 0504 异
小疙瘩 …………… 3678 异
小油桐 …………… 0513 异
小油菜 …………… 4193 植
小泡通 …………… 3824 异
小泽兰 …………… 1263 异
………………… 3100 异
小郎伞 …………… 5912 异
小录果 …………… 1365 异
小贯众 …………… 0506 正

………………… 0911 异
………………… 5325 异
小春花 …………… 2038 异
小毒蒜 …………… 0519 异
小垛鸡 …………… 5973 异
小荆芥 …………… 1063 异
小荆实 …………… 2357 异
小茜草 …………… 0042 异
………………… 0507 正
小草乌 …………… 0508 正
………………… 2518 异
………………… 3908 植
小草果 …………… 3190 异
小草莓 …………… 4546 异
小草根 …………… 2140 异
小茴香 …………… 0509 正
………………… 3161 植
………………… 3729 异
小茶叶 …………… 3696 异
小荨麻 …………… 3235 植
小胡麻 …………… 3231 异
………………… 5080 异
小南苏 …………… 0236 异
小南强 …………… 2583 异
小药木 …………… 1871 异
小柘树 …………… 3633 植
小柳拐 …………… 0510 正
………………… 3215 异
小鸦葱 …………… 0511 正
小蚁药 …………… 1371 异
小响铃 …………… 2028 异
………………… 3485 异
小香草 …………… 3609 异
………………… 3953 异
小香薷 …………… 0266 异
小香藤 …………… 0453 异
小种黄 …………… 3126 异
小秋葵 …………… 4499 异
小鬼叉 …………… 4004 异
小鬼针 …………… 3551 异
小鬼钗 …………… 0512 正
小须鲸 …………… 5805 动
小胖药 …………… 0431 异
小独活 …………… 3063 异
小独根 …………… 2367 异
………………… 5358 异
………………… 5437 异
小独蒜 …………… 5755 异
小将军 …………… 4840 异
小姜草 …………… 3609 异
小活血 …………… 0493 异
小窃衣 …………… 3634 植
小扁草 …………… 3639 异
小孩拳 …………… 0004 异
………………… 5343 异
小秦艽 …………… 3676 材
小荷包 …………… 2475 异

小荷草 …………… 2380 异
小桐子 …………… 0513 正
………………… 4705 异
小桃红 …………… 1017 异
小桃花 …………… 3586 植
………………… 3893 异
小核桃 …………… 0401 植
小根菜 …………… 5755 植
小根蒜 …………… 5755 植
小柴胡 …………… 3563 异
………………… 3830 植
………………… 3992 异
小铁牛 …………… 3576 异
小铁树 …………… 3293 植
小铁箍 …………… 5975 异
小狼毒 …………… 0175 异
………………… 0783 异
小凉伞 …………… 1284 异
………………… 1896 异
………………… 3097 异
小部伞 …………… 3097 异
小拳头 …………… 5135 异
小粉团 …………… 1017 异
小益母 …………… 3655 异
小海马 …………… 4065 动
小海龙 …………… 4068 动
小海带 …………… 5129 异
小通花 …………… 0514 异
小通草 …………… 0514 正
小通藤 …………… 0514 植
小桑子 …………… 1814 异
小绣球 …………… 0802 异
小黄皮 …………… 0498 异
小黄花 …………… 4751 异
小黄芩 …………… 2656 异
小黄杨 …………… 4240 异
小黄连 …………… 0330 异
………………… 1471 异
………………… 2792 异
小黄鱼 …………… 1276 动
小黄泡 …………… 0515 异
小黄药 …………… 2772 异
小黄树 …………… 5426 异
小黄檗 …………… 1200 植
小黄藤 …………… 4982 异
小菖蒲 …………… 0078 异
小菊花 …………… 2275 异
小萍子 …………… 4127 异
小楝木 …………… 3631 植
小接骨 …………… 3850 异
………………… 4181 异
小敉驾 …………… 5135 异
………………… 5748 异
小野芋 …………… 4615 异
小野椒 …………… 5437 异
小蛆药 …………… 2784 植

马珂……3145 异
马草……2859 异
马茄……5625 植
马勃……0591 正
马轴……0587 异
马韭……2135 植
马蚁……3482 异
马骨……0592 正
马胸……4953 异
马胎……3139 异
马前……0608 异
马莲……0595 异
马钱……0608 植
马脂……0628 异
马脑……2139 异
马留……4685 动
马唐……0593 正
马桑……0610 植
马蒾……2766 异
马萍……5326 异
马蚿……0587 异
马蚰……0587 异
马蛒……0587 异
马鹿……4719 动
马椒……5324 异
马棘……0594 正
马蛭……1094 异
马蛤……0581 异
马舄……0797 异
马蓝……2548 植
……5190 异
马蓟……0184 异
……2211 异
马蒿……1582 植
马蜂……0144 异
马蔺……0595 正
马蓼……0596 正
……1495 异
……4668 植
马蜞……1094 异
马蜩……4541 异
马熏……1180 异
马膂……0628 异
马熊……5611 动
马骡……5617 动
马缨……1923 植
马箭……4208 异
马薤……0595 异
马薯……3715 异
马蹄……0623 方
……1076 异
……3715 异
马蜒……0587 异
马蟥……1094 异
马鬃……0597 正
马鞭……0626 异
马鳖……1094 异
马麝……5996 动
马蠸……0587 异
马蠲……0587 异
马刀肉……0598 正
马力跨……5074 异
马下消……1119 异
……1825 异
马大头……5520 异
马上消……1119 异
马口铃……3485 异
马木通……2003 异
马比木……0599 正
马牙七……0600 正
……1819 异
……4625 异
马牙齿……3853 异
马牙砂……2136 异
……2443 异
马牙消……1714 异
马乌柴……0602 异
马龙通……0573 异
马甲子……0631 植
马甲柱……2023 异
马庀菌……0591 异
马兰头……0583 异
马兰花……3593 异
……5749 异
马兰青……0583 异
马兰草……5904 异
马兰菜……5451 植
马兰菊……0583 异
马头鱼……4065 异
马头骨……0592 性
马头鲸……5725 异
马奶奶……1695 异
马皮瓜……3846 异
马老头……1107 异
马耳朵……2799 异
马耳草……0601 正
……3237 异
马扫帚……0602 正
马先蒿……0603 正
……0947 植
马肋巴……1882 植
马衣叶……4886 异
马芹子……2524 异
马豆草……0221 异
马连鞍……1224 植
……1668 异
马串铃……1359 异
马利筋……3728 植
马肝石……2367 异
马灵仙……5705 异
马灵安……4220 异
马尾七……1081 异
马尾归……1799 异
马尾丝……0281 植
……4072 植
马尾杉……0864 植
马尾连……0604 正
……3869 异
……4027 方
……4048 异
……4617 异
马尾松……2687 植
马尾参……1603 异
……4891 异
马尾茜……4072 植
马尾草……0573 异
……3049 异
马尾树……0726 植
马尾榕……4262 植
马尾藤……0573 异
马尾藻……4072 植
马层子……3180 异
马屁包……0591 异
马屁勃……0591 异
马尿花……1097 异
……3682 植
马尿芹……5430 植
马尿泡……0603 异
……0605 正
……2599 异
马尿骚……4405 异
马林果……0888 异
马刺刺……0184 异
马枣子……0711 植
马齿苋……0606 正
马齿豆……3684 异
马齿草……0606 异
马齿菜……0606 异
马虎眼……3102 异
马明退……3687 异
马鸣肝……3685 异
马鸣退……3687 异
马金南……0619 异
马金囊……0619 异
马泡子……4062 植
马郎花……1344 异
马绊肠……5675 异
马珂螺……3145 异
马茴香……0171 异
马胡须……0633 异
……3185 异
马茄子……5625 异
马面鲀……0607 正
马蚁草……1699 异
马响铃……0953 异
……3486 异
马须草……0602 异
马胫骨……0592 性
马胎衣……3139 异
马前子……0608 异
马前蹄……0623 方
马屎根……5544 异
马屎蒿……0603 异
马结石……0590 异
马莲子……0616 异
马莲草……4581 异
马莲蒿……2354 异
马株子……3923 异
马核果……3796 异
马核桃……3796 异
马根柴……2354 异
马哥啰……0504 异
……5798 植
马挽手……3024 异
马柴胡……0073 异
马钱子……0608 正
……5438 异
马铃降……5100 异
马铃草……3486 植
马铃根……1892 异
马铃薯……0609 正
马瓞瓜……0639 异
马胶根……5324 异
马狼秆……3025 异
马狼柴……3025 异
马料豆……5856 异
马料梢……0594 异
……1943 异
……3137 异
马烟树……0976 植
马家木……2201 植
马剥儿……0639 异
马桑叶……0610 正
马桑根……0611 正
马悬蹄……0612 正
马蛇子……4707 异
马银花……0613 正
……0621 异
马瓟儿……0614 正
马脚草……3714 异
马脚迹……3932 异
马脚莲……3714 异
马脚蹄……0159 植
马兜苓……0615 异
马兜铃……0615 正
马兜零……0615 异
马鹿贝……3145 异
马鹿心……4712 材
马鹿角……4716 基
马鹿尾……1803 植
……4717 材
马鹿茸……4719 材
马鹿胎……4723 材
马鹿筋……4727 材
马鹿鞭……4729 材
马鹿藤……2489 异
马断肠……1809 异
马棕根……1298 异

木本黄开口……2896 异	五月茶……0758 正	五谷根……5760 异	五彩魏……2454 异
木本蘸菜癀……2267 异	五风藤……0041 植	五角苓……0487 异	五脚里……2087 异
木半夏果实……0753 正	五凤花……1254 异	五角枫……0049 植	五粒松……4092 植
木波罗果仁……3099 异	五凤草……3102 异	五角星……4073 异	五棱子……2030 异
木波罗寄生……0780 异	五方草……0606 异	……4080 异	……2868 异
木威子寄生……0780 异	五心花……2896 异	……4101 异	……2878 异
木香马兜铃……4787 植	五龙皮……1700 异	五间狸……2447 动	五鼎芝……4584 异
木莽果寄生……0780 异	……2568 异	五沙藤……4221 异	五路白……0104 异
木通七叶莲……4440 异	五龙会……4358 异	五灵脂……0766 正	五蹄风……1408 异
木通马兜铃……2003 植	五龙草……1004 异	五齿苓……0760 异	五簕花……1649 异
木梗犁头尖……2267 异	五叶莴……1004 异	五齿耙……1649 异	五瓣梅……4824 异
木麻黄种子……0754 正	五叶松……2686 植	五虎草……0898 植	五寸铁树……0352 异
木蓝山豆根……0755 正	五叶草……1649 异	……4544 异	五马巡城……0769 异
木蝴蝶树皮……0756 正	……1757 植	五味子……0767 正	五爪三七……2383 异
木蹄层孔菌……0710 植	五叶莓……1004 异	五味叶……0758 异	五爪龙草……1004 异
木贼叶木麻黄……0726 异	……4544 异	五味草……0768 正	五爪龙藤……1004 异
五花……0762 植	五叶联……1649 异	五味菜……0758 异	五爪田七……2383 异
五味……1232 异	五叶薯……0759 正	五味藤……0769 异	五爪金龙……0526 异
五佳……0762 植	五叶藤……0760 正	五金龙……4221 异	……0760 异
五香……0706 异	……1004 异	五郎草……0918 异	……0772 异
五敛……2030 异	……3163 植	五毒草……2914 植	……0773 异
五楠……3699 植	五兄弟……0474 异	……2949 异	……4440 异
五截……2914 植	五加风……4140 异	五毒根……3181 异	……4544 异
五寸棍……1257 异	……4809 异	五毒蛇……4524 异	……5019 异
五木香……0706 异	五加叶……0761 异	五指柑……1296 异	五爪黑蕨……1781 异
五匹风……4544 异	五加皮……0762 正	五指柑……2377 异	五月蘑刺……5772 异
五匹青……4995 植	……2123 异	……4249 植	五乌拉叶……4014 植
五牛子……0452 异	……2143 异	五指相……3045 异	五凤灵枝……3102 异
五爪风……0256 异	……2719 方	五点草……3102 异	五节芝茎……2240 异
……0773 异	……2775 异	五星草……4544 异	五叶瓜藤……0041 植
……4544 异	……3514 异	五星黄……2891 异	五叶刺枫……2752 植
五爪龙……0757 正	……4809 异	五香草……0770 正	五叶蛇莓……4544 异
……0760 异	五加果……0763 正	……0820 异	五叶薯蓣……0759 植
……0772 异	五加莲……0569 异	……4465 异	五叶壁藤……0773 异
……0773 异	五加通……0217 异	五香藤……2503 异	五色花叶……0774 异
……0777 异	五加蕨……0761 异	……4221 异	五色林檎……2671 异
……1004 异	五皮风……4040 异	五俭藤……1037 异	五色梅叶……0774 正
……2901 异	……4544 异	五帝足……2766 异	五色梅根……0775 正
……3163 异	五地茄……1226 异	五美菜……2170 异	五灯头草……3102 异
……4013 植	五托莲……0474 异	五盏灯……3102 异	五花龙骨……1311 材
……4544 异	五行丹……4045 异	五莲花……0459 异	五角加皮……4140 异
……4872 异	五行草……0606 异	五根草……0797 异	五角星草……5060 异
……5858 异	五朵云……0044 植	五倍子……0771 正	五角葡萄……0932 植
……5889 植	……2806 植	五倍根……3704 异	五灵升药……2071 异
五爪叶……4809 异	……3102 异	五疳草……3579 异	五虎通城……4147 异
五爪兰……5920 植	五色草……2118 异	五凉草……0918 异	五岭龙胆……4895 植
五爪皮……4634 异	五色梅……0764 正	五梅子……0767 异	五岳朝天……5060 异
五爪红……3328 异	五宅茄……1226 异	五梅草……1447 异	五金胶漆……4918 异
五爪刺……2123 异	五步蛇……5626 异	五捻子……0328 植	五狗卧花……0860 植
五爪虎……4544 异	五步跳……5626 异	五眼子……1758 异	五指山参……0776 正
五爪金……2901 异	五里香……0074 异	五眼果……3290 异	五指牛奶……0777 异
五爪蕨……1781 异	……5019 异	五眼果……1661 异	五指毛桃……0777 正
五爪藤……0772 异	……5748 异	五累草……5860 异	五香八角……0051 异
五月艾……1219 植	五里藤……0071 异	五梨跤……2087 异	五香血藤……0491 异
五月红……5772 异	五谷子……0441 植	五盘藤……0773 异	……0778 正
五月花……1329 异	五谷皮……0762 植	五敛子……2030 异	五香藤叶……4287 异
五月泡……3946 异	五谷虫……0765 正	五彩芋……2074 植	五倍子苗……0779 正

四画　五支不冇太犬友匹车巨
　　　扎戈比互切牙瓦止少

名称	页码	类	名称	页码	类	名称	页码	类	名称	页码	类
牛牯草	3818	异	牛蘸刺	0477	异	牛腰子果	0041	异	毛姜	3493	异
牛食系	0839	异	牛魔蚊	3481	异	牛鼻子树	4455	异		4124	异
牛胞衣	0868	正	牛大力藤	0844	异	牛膝茎叶	0891	正		5656	异
牛胞胎	0868	异	牛王茨根	0698	异	牛蹄细辛	0159	植	毛桐	0270	植
牛消子	5377	异	牛毛石花	1266	异	牛鞭子草	3420	异	毛桃	3783	异
牛屎八	1749	异	牛心仔茄	0877	正	牛皮凤尾草	1789	异	毛栗	2669	异
牛屎了	1749	异	牛甲状腺	0839	化	牛皮消叶蓼	3570	植	毛笋	0900	正
牛屎虫	5340	异	牛白藤根	0878	正	牛耳大黄叶	0892	正	毛消	1032	异
牛屎树	3770	植	牛奶子树	4835	植	牛耳枫枝叶	0893	正		1723	异
牛屎柴	1998	植	牛奶子根	5467	异	牛耳岩白菜	0894	正	毛董	0898	异
	5292	异	牛奶白附	1458	异	牛尾巴花子	2562	异	毛菜	3182	异
牛屎菌	0591	异	牛奶金柑	2889	异	气包	2146	异	毛蚛	0807	动
牛屎菇	0591	异	牛奶树子	0879	异	气果	4554	异	毛蒌	0901	异
牛根子	4835	异	牛奶浆根	0880	正	气泥	4045	异	毛蛤	0807	异
牛顿头	0421	异	牛皮灶岸	4047	异	气砂	4386	异	毛犀	2864	异
牛顿草	0870	异	牛皮消蓼	3570	植	气桃	5453	异	毛蒿	0901	植
	5385	异	牛耳三稔	2141	异	气精	4208	异	毛稔	0902	正
牛党参	0057	异	牛耳大黄	0855	异	气藤	5033	异	毛蓼	0903	异
牛蚊子	3481	异		0881	异	气包鱼	3064	异		2913	异
牛特木	1871	异		5496	异	气血藤	3431	异	毛榛	5475	异
牛釜尾	0321	异	牛耳朵草	1317	植	气桐子	0934	正	毛鲹	5554	异
牛脑髓	0834	方	牛耳朵棵	0797	异	气笋子	5420	异	毛漆	5585	异
牛脊髓	0843	方	牛耳枫子	0882	正	气通草	4362	异	毛蕨	1315	植
牛黄伞	2852	植	牛耳枫根	0883	正	气萝卜	1701	异	毛镰	5965	异
牛萝卜	4754	异	牛耳酸模	0855	植	气痛草	1618	异	毛蕹	3235	异
牛甜菜	0797	异	牛西西叶	0884	正	气死桐子	0934	异	毛蟹	5939	异
牛脚爪	0875	方	牛舌大黄	0181	异	气管炎草	1150	异	毛七爪	0954	材
牛插鼻	2610	异		0457	异	手参	0897	植	毛七公	5585	异
	3091	异		1973	异	手树	0034	异	毛七哥	5585	异
牛喉咙	0869	正		3941	异	手树	0050	异	毛三七	4891	植
牛筋子	5377	异	牛舌头花	3032	异	手儿参	0897	异	毛山茶	0379	异
牛筋草	1429	异	牛舌头草	3910	异	手巾蛇	2907	异	毛山药	0302	采
牛筋草	0870	异	牛舌头棵	5496	异		2965	动	毛山楂	4437	异
牛筋树	5037	植	牛羊草结	0885	异	手爪甲	0065	异	毛女贞	0904	正
牛筋麻	3992	异	牛肚子果	3093	异	手甲草	5794	异	毛飞扬	0229	异
牛蒡子	0871	正	牛角三七	0886	正	手指甲	5794	异	毛子草	3869	植
牛蒡叶	0890	方	牛角瓜叶	0860	异	手掌参	0897	正	毛马香	2938	异
牛蒡根	0872	正	牛尾大活	0943	异	毛七	0153	异	毛木耳	0704	植
牛嗓管	0209	异	牛尾巴花	0048	异		2828	异	毛五加	2143	异
牛腮菌	5607	植	牛尾巴蒿	1803	植	毛牛	2864	动	毛毛草	3029	异
牛腿子	2260	植	牛尾贯众	0257	异	毛兰	3414	异	毛毛菜	2335	异
牛腿风	2569	异	牛尾独活	0887	正	毛芋	1708	异	毛毛藤	1671	异
牛腿虱	2569	异	牛刺竻菜	0184	异	毛虫	1032	异	毛风草	2029	异
牛腿薯	0873	正	牛迭肚果	0888	正	毛竹	0900	正	毛风藤	0504	植
牛触臭	1103	异	牛迭肚根	0889	正	毛驴	2453	动		0905	正
牛触嘴	0184	异	牛骨内髓	0843	方	毛刺	2738	动		1435	异
牛蔓头	5593	植	牛牯仔磨	5820	异	毛果	0905	异	毛乌金	0233	异
牛蝇子	3481	异	牛胆南星	3567	方	毛狗	3002	动	毛六猬	4734	异
牛鼻栓	0874	正	牛屎别草	2798	异		4000	动	毛水苏	1083	植
牛膝叶	0891	方	牛屎唰哥	1749	异	毛建	0898	异	毛水蚁	0672	异
牛膝茎	0891	方	牛眼珠草	2938	异	毛珀	4836	材	毛石韦	3654	异
牛膝琢	5966	异	牛筋条根	0398	异	毛草	4815	植	毛石蚕	1434	异
牛蹄甲	0875	正	牛筋树叶	0397	异	毛茶	1432	异	毛叶子	2097	异
牛獭鼻	3941	异	牛筋树根	0398	异	毛茛	0898	正	毛叶草	2285	异
牛繁缕	5128	植	牛蓙子草	5225	植	毛药	0438	植	毛叶树	4468	异
牛蒺刺	4421	异	牛蒡茎叶	0890	正		0899	异	毛白杨	0906	异
牛藤果	0876	正	牛嗓管叶	0259	异		2947	异	毛白前	0907	植

四画 毛升长

水芋	1708 异	水烟	4046 异	……	1663 异	……	3870 异
……	3715 异	水浚	2871 异	……	1850 异	水禾木	0315 植
水芝	1555 异	水菱	4184 异	……	2052 异	水禾麻	1108 正
……	3721 植	水堇	1259 异	……	2072 异	水仙子	0765 异
水衣	1092 异	水黄	1088 正	……	5667 植	……	5687 异
水红	3306 异	水萍	4127 异	水土香	1148 异	水仙头	1110 异
水壳	3149 动	……	5409 植	水丈葱	1093 异	水仙花	1104 异
水花	3723 异	水蛇	1089 正	水川乌	3872 异	……	1109 异
……	4126 异	……	4548 动	水飞蓟	1099 正	水仙桃	0912 异
……	4127 异	水银	1090 正	水飞雉	1099 异	……	3176 异
水芹	1082 正	水豚	5958 异	水马尾	1927 异	水仙根	1110 异
……	3750 异	水麻	0497 异	水马胎	2141 异	水白芷	0082 异
水苏	1083 正	……	1091 正	水马桑	0610 植	……	3844 异
……	1097 异	……	1241 植	……	1100 正	……	5430 异
……	3822 异	……	1562 植	……	1124 异	水白参	5525 异
水杉	1127 植	……	4268 植	……	1562 植	水白菜	0213 异
水杨	1122 植	水鹿	3141 动	……	2450 异	……	0360 异
水龟	2391 动	水宿	1143 异	水天牛	0648 动	……	1317 异
水鸡	3931 动	水绵	1092 正	水云母	1362 异	……	2764 异
……	5682 异	水葱	1093 正	水木通	0104 异	……	4077 异
水英	1082 异	……	1369 异	水五加	0265 异	水白腊	0522 异
……	2338 异	水蓡	0308 异	水车前	1317 植	水白蜡	1111 正
水茄	1084 正	水葵	3714 异	水车藤	5351 异	……	1392 植
……	1314 异	……	3750 异	水中金	3924 异	水瓜子	1124 植
水苔	1092 异	水栗	4349 植	水牛奶	1616 异	水冬瓜	0265 异
水松	1085 正	水雁	4068 异	水牛肉	0821 性	……	1562 植
……	1127 植	水蛙	2543 方	水牛角	1101 正	……	2341 异
……	5608 异	水蛭	1094 正	水牛尾	1102 异	……	4850 异
水昌	1143 异	水蓝	0709 异	水牛草	1148 异	水冬青	0522 异
水龟	1086 正	水锡	3924 异	水牛鹿	3141 动	水玄麻	1091 异
水狗	2977 异	水蓼	1096 正	水牛喉	0869 方	水兰花	3376 异
……	5811 动	水榕	1141 植	水牛膝	1228 异	水兰豆	4064 异
水泻	3101 异	……	4835 植	水毛射	1103 正	水半夏	1112 正
水帘	4127 异	水碱	1243 异	水升麻	2072 异	……	5592 异
水参	2871 异	水蜞	1094 异	水爪豆	4760 异	水加榴	1116 异
水茅	4191 异	水蜡	5973 异	水风菌	2882 异	水边柳	1151 异
水莨	0898 异	水漆	4705 异	水风藤	0853 异	水对草	5924 异
水药	4680 异	水靳	1082 异	……	1918 植	水对菜	5924 异
水柯	0242 异	水蕨	1095 正	水凤仙	1104 正	水母鲜	4078 异
水柏	1095 异	水蕉	2852 异	……	1128 异	水老虎	1113 正
水栀	1087 正	……	3596 植	水火丹	1472 异	……	5985 异
水树	0160 异	水蕰	5455 异	水火药	0908 异	水老鸦	3832 动
水鸷	5921 异	水獭	5811 动	水火链	1089 异	水老鼠	5998 动
水香	1141 植	水薛	4127 异	水玉米	5758 异	水芒树	0049 异
……	2884 异	水檀	5841 植	水玉簪	3846 异	水亚木	1114 异
水泉	1124 异	水藻	5455 异	水甘草	1105 正	水芝丹	3721 异
水须	2871 异	水鳖	1097 正	……	1772 异	水百合	1115 正
水胎	4723 采	水丁药	3568 异	水石韦	0208 异	水百足	0011 异
水荞	5310 异	水丁香	0912 植	水石榴	1123 异	水百脚	5326 异
水桐	4382 植	……	3376 异	……	1602 植	水毕鸡	1123 异
……	5270 植	……	4471 异	……	5251 植	水吐丝	5924 异
水根	0181 材	水八角	0358 异	水龙骨	0167 异	水团花	1116 正
水采	4184 异	……	1098 正	……	1106 正	水竹子	3848 异
水鸦	3445 异	……	1131 异	水龙胆	1156 异	……	4987 植
水翁	1141 植	水刀莲	3790 异	水叶草	1117 异	水竹叶	1117 正
水胶	4245 异	水三七	0147 异	水田七	0082 植	……	4522 植
水粉	3927 异	……	1107 异	……	1107 正	水竹参	1854 异

五　画

[一一]

……………… 2863 异	龙爪草头………… 1241 异	……………… 0426 异	……………… 2657 异
……………… 2898 异	龙头凤尾………… 4682 异	……………… 1230 植	东风菜………… 1347 正
……………… 3416 异	龙州虹鱼………… 4105 动	……………… 1270 异	东风橘………… 1348 正
……………… 3655 异	龙芽草根………… 1332 正	……………… 2774 异	东方鲎………… 1973 异
……………… 4738 异	龙利叶花………… 1333 正	……………… 3056 异	东方鲨………… 5443 动
龙须菜………… 1095 异	龙含珠根………… 5294 异	……………… 4132 异	东方蓼………… 3306 异
……………… 1250 异	龙尾苏铁………… 2748 植	……………… 4893 异	东北杏………… 2269 植
……………… 2021 异	龙骨石松………… 0249 植	……………… 5667 异	东北杨………… 0503 植
……………… 2946 异	龙胆地丁………… 1260 异	打风草………… 3060 异	东北虎………… 2794 动
……………… 3914 植	……………… 1334 正	打火草………… 0234 异	东北兔………… 2991 动
龙须藤………… 0071 植	龙脑香子………… 1335 正	打瓜花………… 4499 异	东汉草………… 3707 植
……………… 1321 正	龙脑香树………… 4376 异	打补……………… 5495 异	东当归………… 1349 正
龙胆草………… 0533 异	龙脑膏香………… 1336 正	打米花………… 1344 正	东全蝎………… 1917 动
……………… 1312 异	龙脑薄荷………… 1083 异	打冷冷………… 1606 植	东银花………… 2925 材
……………… 1706 异	龙眼树皮………… 1337 正	打屁藤………… 0925 异	东绵马………… 3124 植
……………… 1803 植	龙眼独活………… 0082 植	打枪子………… 3660 异	东廧子………… 1350 正
……………… 5187 异	……………… 3195 异	打枪果………… 4377 异	东川磨芋………… 5970 异
……………… 5361 异	龙船乌泡………… 1338 正	打油果………… 4377 异	东马鹿茸………… 4719 材
龙涎香………… 1322 正	龙船花叶………… 1341 异	打结草………… 4360 异	东方对虾………… 1609 动
龙穿花………… 3737 异	龙船泡刺………… 3940 植	打破碗………… 3443 异	东方沙枣………… 2416 异
龙珠参………… 1592 异	龙落子鱼………… 4065 异	打铁被………… 4103 动	东方狗脊………… 1351 正
龙珠根………… 1313 异	龙葵苗叶………… 1314 方	打鼓藤………… 0553 异	东方香蒲………… 5245 植
龙根草………… 0186 异	龙葵果实………… 1330 方	打碗子………… 0441 植	东方斑鸠………… 4838 动
龙脑香………… 4376 异	龙鳞薜荔………… 4427 异	打碗花………… 3443 植	东方蜜蟓………… 5854 异
龙球草………… 4546 异	龙牙楤木叶……… 1339 正	……………… 4679 异	东方蜜蜂………… 5337 动
龙胭叶………… 1318 异	龙牙楤木果……… 1340 正	……………… 4747 异	东方蝙蝠………… 5695 异
龙眼干………… 1324 异	龙舌三尖刀……… 2337 异	打碗棵………… 4679 异	东北卫矛………… 1352 正
龙眼叶………… 1323 正	龙骨马尾杉……… 0249 植	打锣锤………… 5496 异	东北木通………… 2003 异
龙眼肉………… 1324 正	龙骨灯笼草……… 0249 植	……………… 5593 植	东北玉簪………… 3562 植
龙眼壳………… 1325 正	龙船花茎叶……… 1341 正	打额泡………… 0661 植	东北石竹………… 5900 异
龙眼花………… 1326 正		打水水花………… 3763 异	东北苦菜………… 2590 异
龙眼参………… 3899 异	**[一、]**	打米花根………… 1344 方	东北雨蛙………… 2765 动
龙眼草………… 1662 异	平贝……………… 1342 异	打官司草………… 0797 异	东北鸢尾………… 1191 异
……………… 2833 异	……………… 5183 异	打砍不死………… 0895 异	东北贯仲………… 3124 植
龙眼核………… 1327 正	平鱼……………… 5804 异	打锣不响………… 0984 异	东北埃蕾………… 3713 植
龙眼根………… 1328 正	平波……………… 2643 异	打破碗子藤……… 4628 异	东北堇菜………… 1353 正
龙眼睛………… 0331 异	平菇……………… 2882 异	打破碗花花……… 1345 正	东北黑松………… 2687 植
龙衔珠………… 4546 异	平口砂…………… 2443 异	……………… 4481 异	东北鹤虱………… 5298 异
龙船花………… 0764 异	平车前…………… 0797 植	打破碗花树……… 0254 异	东北鼢鼠………… 5859 动
……………… 1329 正	平贝母…………… 1342 正	打破碗花根……… 1345 方	东北钳蝎………… 1917 动
……………… 3737 异	平甲虫…………… 5376 动	打破碗花絮……… 1345 方	东南星蕨………… 0008 异
……………… 3973 异	平丝草…………… 0424 异	扑地香………… 0919 异	东海夫人………… 4790 异
龙船泡………… 3946 异	平地木…………… 1343 植	扑地棕………… 0898 异	东陵冷杉………… 3961 植
龙船蕨………… 1011 异	平虑草…………… 1404 异	扑地锦………… 1699 异	东方乌毛蕨……… 1011 植
龙船薰………… 5772 异	平胸龟…………… 5159 异	扑灯蛾………… 2015 异	东方狗脊蕨……… 1351 异
龙密瓜………… 4387 异	平头细辛………… 1146 异	扒仔…………… 5149 异	东方槲寄生……… 3332 异
龙葵子………… 1330 正	平盖灵芝………… 3412 植	扒山虎………… 0844 异	东方潜龙虱……… 1309 动
龙葵根………… 1331 正	平颏海蛇………… 4547 动	……………… 1900 植	东北土当归……… 0943 异
龙喳口………… 2586 异	平卧阴石蕨……… 2070 植	扒骨风………… 4041 异	东北山荷叶……… 5198 植
龙腹香………… 1322 异	平滑南肺衣……… 1639 植	东丹…………… 3925 异	东北天南星……… 0663 植
龙缠柱………… 4625 异	平肋书带蕨……… 3416 植	东瓜…………… 1555 异	东北水龙骨……… 1930 异
龙鳞片………… 2923 异		东草…………… 1205 材	东北延胡索……… 1354 正
龙鳞草………… 1251 异	**[一丿]**	东菊…………… 2871 异	东北多足蕨……… 1930 植
……………… 1798 异	打卜草…………… 0661 异	东菊…………… 2020 异	东北红豆杉……… 4972 植
……………… 4402 异	打马热…………… 3985 动	东墙…………… 1350 植	东北刺人参……… 2718 异
……………… 5608 异	打不死…………… 0256 异	东廧…………… 1350 异	东北珍珠梅……… 3155 植
龙牙楤木………… 2720 植	……………… 0301 异	东风草………… 1346 正	东北铁线莲……… 3423 植

生军	0181 异	代赭石	1400 正	仙人华日兰	1125 植		1244 异
生矾	1417 异	代代花枳壳	3333 植	仙人华日兰	3452 异		5907 异
生金	2888 矿	仙术	2211 异	仙环小皮伞	1929 植	白果	1418 异
生油	4695 异	仙豆	3684 异	仙鹤草根芽	5747 异	白昌	1143 异
生香	5996 异	仙茅	1401 正	仪花	3899 植		4754 异
生姜	1394 正	仙姑	5693 异	白七	2024 异		5804 异
	4208 异	仙草	4031 异	白土	1420 异	白金	4587 矿
生铁	3882 异	仙栗	4062 异		4208 异	白鱼	1419 异
生消	4063 异	仙鼠	5695 异	白及	1409 正		1946 异
生菜	3731 异	仙蟾	5056 异	白贝	1410 正	白单	1203 异
生银	4587 矿	仙人衣	1403 异	白丑	3444 异	白泡	1482 异
生绿	4573 异		2738 异	白玉	1179 异	白泽	1206 异
生等	0936 异		4998 异	白艾	0423 异	白参	0054 采
生漆	1395 正	仙人杖	1402 正	白术	1411 正		2418 异
生藤	1396 正		1683 植		2355 植		3413 异
生毛七	5585 异	仙人饭	4208 植	白龙	5907 异	白草	1427 植
生地黄	0135 正	仙人冻	4031 异	白叶	0216 异		1435 异
	5556 异	仙人果	5623 异		5462 植	白茶	0318 异
生肌藤	0318 异	仙人草	4031 异		5709 异	白垩	1420 正
生扯拢	0426 异	仙人茶	1038 异	白仔	0331 异	白药	0658 异
	1230 异	仙人骨	1701 异	白瓜	1555 异		1475 异
	1275 异	仙人桥	5387 植		4845 异		2556 异
	3910 异	仙人拳	1403 异	白鸟	5901 动		3764 异
	4001 异	仙人球	1403 正	白兰	1441 植	白柯	3315 植
	5608 异	仙人掌	1404 正	白耳	4584 异	白柳	1421 正
	5975 异		3975 异	白勺	1412 异	白枥	1476 植
生姜皮	1397 正	仙丹花	1329 异	白灰	1232 异	白柿	3391 异
生姜衣	1397 异	仙巴掌	1404 异	白华	4353 植	白砒	3429 异
生晒参	0054 采	仙白草	1347 异	白并	1747 异	白面	0473 方
生铁落	3887 异	仙半夏	1405 正	白米	1492 异	白背	5909 异
生菜子	3732 异	仙灵毗	4788 异		5405 异	白虾	1609 动
生梅子	2541 异	仙灵脾	4788 异	白苣	1413 正	白炭	1422 正
生毛藤梨	0923 植	仙茅参	1401 异	白芷	1414 正	白姜	0132 异
生地黄汁	0135 方		1634 异		5430 异		3596 异
生晒山参	0054 材	仙姑筋	0631 异	白苋	1415 正	白前	0118 异
禾虫	1398 正	仙桥草	5387 异	白芥	1416 正		0806 异
禾杆	5701 异	仙桃草	0321 异	白芪	2556 异		1423 正
禾狸	2447 动		1120 异	白苏	1450 植	白眉	0919 异
禾麻	0211 异		1125 异	白杜	1636 异	白给	1409 异
禾鼠	4275 异		1406 正	白杨	0906 异	白盐	3564 方
禾虾菜	1124 植		1699 异	白豆	2406 异	白蓝	1414 异
禾黄藤	4562 异	仙桃盘	3450 植		4331 异	白恶	1420 异
	5470 异	仙掌子	1407 正	白抓	3993 动	白桦	3776 植
禾雀舌	2379 异	仙遗粮	0162 异	白君	1417 异	白根	1427 异
禾雀朏	2379 植	仙鹤草	1408 正	白青	3635 异	白钻	2053 植
禾镰气	1371 异		4220 植	白苹	1097 异	白胶	2706 异
禾镰子	5377 异	仙人头发	2692 异	白英	1435 植		4736 异
禾花子藤	5470 异	仙人余粮	4208 异	白茄	2657 异	白粉	3927 异
禾指梗霉	5871 异	仙人指甲	0629 异	白苕	0302 异	白烤	4039 异
禾稼子藤	4562 异	仙人架桥	3939 异	白茅	1461 植	白酒	4050 方
禾叶风毛菊	1399 正	仙人搭桥	5387 异	白枞	3961 植	白涂	1420 异
禾生指梗霉	5871 植		5772 异	白粉	5285 植	白菜	4193 异
		仙人撒网	1780 异	白松	1462 异		4289 植
[丿]			4561 异		3961 异	白菊	4340 方
丘蛴	1658 异	仙鹤脾根	4789 异	白刺	0762 植	白菀	0462 异
丘角菱	4184 植	仙鹤草根	1332 异	白矾	1417 正	白梅	1424 正
代代花	3147 异	仙人对坐草	2923 异	白虎	1232 异	白楼	5625 植

白玉钗草 1782 异	白花臭草 3568 异	白秋风吹 0982 异	白毛虎舌毡 5353 异
白石榴花 1505 正	白花射干 1510 正	白亮独活 1478 植	白毛骨碎补 1434 异
白石榴根 1506 正	白花益母 3817 异	白扁豆叶 3641 方	白毛夏枯草 1537 正
白龙船花 3963 异	白花菜子 1511 正	白扁豆花 3643 方	3008 植
白东瓜皮 1559 异	白花菜根 1512 正	白艳山红 1541 异	白毛倒提壶 2076 异
白叶火草 1507 正	白花菜棵 0014 异	白埔达养 0982 异	白毛鹿茸草 4738 异
白叶刺根 3108 植	白花常山 0166 异	白莲子草 0528 异	白头翁茎叶 1538 异
白叶野桐 1477 植	白花蛇头 1513 正	白莲花露 1529 异	白头锦鸡儿 1539 正
白田乌草 5700 异	白花瑞香 3892 植	白荷花瓣 3723 方	白对节子叶 1540 正
白四棱风 4145 异	白花暗洞 3946 异	1529 正	白花一支香 0919 异
白仔菜药 1526 异	白花蓼草 3154 异	白桂木根 1530 正	白花一支蒿 0171 异
白冬虫草 1661 异	白花瞿麦 5525 异	白根子草 1369 异	白花十字草 1544 异
白鸟儿头 1409 异	白苏子油 1514 正	白根独活 2781 植	白花九股牛 1445 异
白兰花叶 1508 正	白杜仲藤 2260 植	白夏枯草 1537 异	白花三月泡 3946 异
白半枫荷 2707 植	白杜鹃花 1541 植	白柴蒲树 1476 异	白花千里光 0320 异
白头公公 0187 异	白杨树皮 1515 正	白透骨消 1531 异	白花牛皮消 1428 植
白头翁花 1509 正	白豆蔻壳 1516 正	白倒插花 2448 异	白花风不动 3632 异
白头翁根 1538 异	白折耳根 1763 异	白胸翡翠 5518 动	白花节节草 1228 异
白奶浆菌 1469 异	白里金梅 1698 异	白扇宝心 0274 植	白花石芥菜 4333 异
白皮冬青 4411 异	白何首乌 1479 异	白球子草 5135 异	白花地胆草 2610 植
白皮胶藤 2260 异	2367 方	白基牛膝 3941 异	白花夹竹桃 1772 方
白地黄瓜 1671 异	白饭树根 1517 正	白黄侧耳 0225 植	白花延龄草 1599 异
白地蜈蚣 4738 异	白沙虫药 1518 正	白萝卜杆 3720 异	白花羊牯枣 0602 异
白芝麻花 3255 方	白鸡公尾 1470 异	白接骨丹 5525 异	白花苦灯笼 0982 异
白过冬青 0982 异	白鸡刺藤 5886 异	白接骨连 4575 异	白花枝子花 1545 植
白朱砂莲 5547 异	白鸡屎藤 0925 异	白曼陀罗 3624 植	白花珍珠草 5060 异
白血皮菜 1526 异	1519 正	白甜蜜蜜 1545 异	白花树萝卜 0536 植
白米茹粮 1498 异	白青木香 2552 异	白脚蜈蚣 5323 异	白花映山红 1541 正
白走马胎 2938 植	白苞裸蒴 1532 植	白猪母络 2212 异	白花鬼针草 1542 异
白大蓟 0275 异	白茎鸦葱 1634 植	白猪屎豆 4661 异	白花洋紫荆 1987 异
白马蔺 0595 植	白枪杆根 1520 正	白猪鼻孔 1532 正	白花除虫菊 3651 植
白毛桃 4843 异	白刺花叶 1521 正	白旋覆花 0005 异	白花夏枯草 1545 异
白花石竹 5525 异	白刺花果 1522 正	白清明花 5894 异	3817 异
白花石蚕 1434 异	白刺花根 1523 正	白颈蚯蚓 1658 异	白花铁罗汉 1445 异
3134 异	白侧耳草 2492 异	白斑乌贼 4106 动	白花臭牡丹 3963 植
白花石蒜 2852 植	白金子风 2095 异	白斑角鲨 5736 动	白花益母草 4447 异
白花龙胆 4021 异	白金条节 0049 方	白斑星鲨 5736 动	5790 异
白花仔草 0110 异	白金银花 2335 植	白斑海参 3234 动	白花蚶壳草 4064 异
1447 异	白鱼尾果 1524 正	白斑腐菌 3412 异	白花蛇目睛 1543 正
白花地丁 4680 异	白底丝绸 5434 异	白棠子树 4974 植	白花蛇舌草 1544 正
白花百合 1746 植	白波越子 1470 异	白帽顶根 1527 方	白花甜蜜蜜 1545 异
白花灯笼 3549 植	白屈菜根 1525 正	白筋骨草 2780 异	白花猪母菜 1546 正
白花杜鹃 1541 植	白带丹根 3382 异	白腊滑草 1588 异	白花酢浆草 0125 植
5318 植	白面风根 1503 异	白窝儿七 4720 异	白花鹅掌柴 1547 异
白花皂药 1445 异	白面水鸡 0003 异	白蓝地草 4039 异	白花蒴疾草 1754 异
白花苜蓿 0115 异	白面将军 5465 异	白蒌藜子 2739 异	白花碎米荠 4333 植
白花苕菜 0517 异	白背三七 1526 正	白蝲树子 0463 异	白花照水莲 0104 异
白花茅根 1461 异	白背木耳 5462 植	白膜树根 1527 方	白花矮陀陀 5437 异
白花鸢尾 1510 植	白背火杆 5909 异	白膏药根 1534 异	白花酸藤果 3422 植
白花岩陀 1445 异	白背布惊 5462 植	白辣蓼草 3305 异	白花醉鱼草 1470 异
白花败酱 2859 植	白背叶根 1527 正	白鹤灵芝 1533 正	白花蝎子草 5048 植
白花泽兰 0457 异	白背丝绸 0003 异	白鹤树红 1527 方	白花蜈蜞菊 5700 异
白花茵陈 0820 异	5434 异	白鹤藤根 1534 正	白花蟹甲草 0043 植
白花芫蔚 5790 异	白背酸藤 5505 异	白鹤蛳壳 1535 正	白树树根皮 1548 正
白花独蒜 2390 异	白映山红 1541 异	白箭枝叶 1536 正	白条黑莞青 4870 动
白花前胡 3614 植	白骨走马 1528 正	白爆牙郎 0254 异	白鸡骨头树 4803 植
白花壶瓶 5525 异	白种乳草 3102 异	白糯米泡 1482 异	白苞筋骨草 3008 植

地苍根	1694 正	地蜱虫	5864 异	耳响草	5820 异		1723 矿
地菊花	4811 异	地骷髅	1701 正	耳钩草	4583 异	芒花序	1711 方
地梧桐	3965 异	地管子	1180 植	耳聋草	2800 异	芒花草	1712 异
地梢瓜	1695 正		5544 异	耳瓢草	2915 异	芒尾蛇	0118 异
地梢花	1695 植	地膏药	0854 异	耳八蜈蚣	3704 异	芒种花	2897 异
地梭罗	1251 异		1702 正	耳叶大戟	4679 植	芒种草	1125 植
	1645 异		3992 异	耳朵刷子	2387 异	芒珠子	0851 异
	1662 异		4235 异	耳环石斛	1240 采	芒其骨	1715 正
地排子	5859 动	地踏菜	4866 异	耳蕨贯众	1306 异	芒葛萨	2509 异
地盘茶	0573 异	地踏菇	4866 异	耳叶马兜铃	5090 植	芒气笋子	1716 正
地麻黄	4949 异	地蝼蛄	5693 动	耳叶牛皮消	1479 植	芒其骨根	1717 正
地葫芦	1479 植	地潭花	2069 异	耳狀人字果	1621 植	芒药苍耳七	1468 植
地葡萄	1665 异	地瓢儿	4462 异	芋	1708 植	亚麻	1718 异
地落艾	4041 异	地糕草	3742 异	芋艿	1708 异	亚乎奴	1719 正
地蒿竹	3975 异	地檀香	0262 植	芋叶	1707 正	亚乎鲁	1719 异
地蒿蓄	4903 异		0553 异	芋头	1708 正	亚红龙	1719 异
地椒叶	1666 异	地螺丝	1409 异	芋奶	1708 异	亚罗青	4463 异
地棉花	2174 异	地藤草	1552 异	芋苗	1707 异	亚荔枝	1324 植
地棉根	0092 异	地瓣草	1699 异	芋茎	1709 异	亚洛轻	4463 异
	3633 异	地鳖虫	5864 异	芋荷	1707 异	亚洲棉	4927 植
地棕根	1401 异	地丁紫堇	2609 植	芋根	1708 异	亚麻子	1720 正
地棠草	3932 异	地下明珠	1703 正	芋梗	1709 正	亚麻仁	1720 异
地黑蜂	3184 异		2670 异	芋渠	1708 异	亚婆针	5514 异
地腊香	1696 正	地下珍珠	1703 异		5955 异	亚洲树发	1598 植
地塘虫	5826 异	地瓜儿苗	3100 异	芋魁	1708 异	亚洲瓢羊	0322 动
地蓝花	2069 异	地母金簪	1705 植	芋儿七	1599 异	亚婆潮草	5065 植
地蓬草	0793 异	地血香果	1704 正	芋芋草	3932 异	亚腰壶卢	2625 异
	1699 异	地花细辛	0200 植	芋叶柄	1709 方	亚香棒虫草	1721 异
地蒲壳	5249 异	地茄子草	4581 异	芋头七	4615 异	亚美蹄盖蕨	5331 植
地榆子	4908 植	地枇杷果	1672 异	芋头花	1710 正	亚洲金莲花	2922 植
地榆叶	1697 正	地牯牛草	3182 异	芋头草	4615 异	亚洲蒲公英	5248 植
地雷公	1586 异	地珠半夏	1586 异	芋苗花	1710 异	亚洲醉鱼草	1470 植
地蜈蚣	0069 异	地涌金莲	1705 正	芋荷杆	1709 异	芝	2442 异
	0468 异	地萝卜子	4032 异	芋根江篱	2021 植	芝莫	5836 异
	1032 异	地棚窝草	2369 异	苄	5556 植	芝麻	5080 异
	1408 异	地蜈蚣草	2867 异	共石	5191 异	芝麻七	0603 异
	1638 异	地母怀胎草花	3381 异	芹菜	3226 异	芝麻头	0321 异
	1674 异	地母怀胎草根	1169 异	芍	3715 异	芝麻壳	1722 正
	1780 异		3382 异	芍药	1412 植	芝麻荄	4698 异
	2923 异	耳草	1706 正	芃兰	4326 异	芝麻莘	4700 植
	3493 异	耳桐	4363 植	茇	3181 异	芝麻响铃铃	2028 异
	4285 异	耳鼠	6008 异	芒	1712 植	苄苗	6001 异
	5529 异	耳鲍	1264 动		4005 异	苄荬	0433 异
地蜂子	1698 正	耳叶七	4985 植	芒仔	1715 异	苣	5556 植
	3184 异	耳叶蓼	4037 异	芒芋	3101 异	朴青	5176 异
地锦苗	0768 异	耳朵红	2800 异	芒花	1711 正	朴树	1726 植
	2333 异	耳朵草	2800 异	芒茎	1712 正		5037 植
地锦草	1699 正	耳完桃	3951 植	芒果	2286 异	朴消	1723 正
	5099 异	耳坠子	0899 异	芒草	1428 异	朴菰	1556 异
地锦械	1700 正	耳坠仔	1226 异		3716 异	朴榆	1726 异
地稔根	1694 异	耳坠菜	1435 异	芒根	1713 正	朴嫩	5649 植
地稔藤	1665 异	耳环草	2340 异	芒消	1714 异	朴子树	1726 植
地溜秧	3100 异		3848 异		4063 异	朴地菊	2915 异
地滚子	6004 异		4915 异	芒其	1715 异	朴松实	1724 正
地槟榔	5544 异	耳挖草	1371 异		4005 异	朴树叶	1725 异
地蜘蛛	1659 异		1591 异	芒蛋	2811 异	朴树皮	1726 异
	1698 异		4904 异	芒硝	1714 正	朴树果	1727 正

六画　地耳芋苄共芋芍芃茇芒亚芝苄芑朴

~ 3425 ~

朴消石……… 1723 异	西硼砂……… 5300 方	西南银莲花……… 4575 植
朴薯头……… 4069 异	西解柴……… 2351 异	西南囊苞花……… 3707 植
朴树根皮……… 1728 正	西榴皮……… 1291 异	西洋接骨木……… 4405 植
机片……… 4376 材	西山红叶……… 4258 植	西域丁座草……… 2678 异
杭……… 0309 异	西马鹿茸……… 4719 材	西域百蕊草……… 0072 异
杭子……… 0309 异	西王母菜……… 2845 异	西域青荚叶……… 1365 植
……… 2290 异	西天王草……… 3163 植	西藏土荆芥……… 1063 异
再风艾……… 1221 异	西氏毛茛……… 3859 植	西藏还阳参……… 2321 植
西风……… 0440 异	西方蜜蜂……… 5337 动	西藏鸡爪草……… 1743 正
西瓜……… 1729 正	西瓜子仁……… 1735 正	西藏青荚叶……… 1365 异
西芎……… 0433 异	西瓜子壳……… 1736 正	西藏野花椒……… 1740 异
……… 5839 植	西瓜根叶……… 1737 正	西藏梭子芹……… 3160 植
西竹……… 1180 异	西瓜海葵……… 2527 异	西伯利亚乌头……… 0832 异
西羌……… 2414 材	西瓜翠衣……… 1730 异	西伯利亚远志……… 2140 植
西参……… 1733 异	西延胡索……… 5403 异	西伯利亚滨藜……… 2778 异
西草……… 1205 材	西谷椰子……… 3743 异	西藏十大功劳……… 0021 植
西土蓝……… 1207 异	西府海棠……… 4070 异	西藏花椒种子……… 1744 正
西大尤……… 3676 异	西南山茶……… 4436 植	西藏鸡爪草花……… 1745 正
西大黄……… 0181 材	西南大戟……… 0070 异	西伯利亚白刺果
西天麦……… 1190 异	西南卫矛……… 1738 正	……… 1357 异
西风古……… 4452 植	西南木瓜……… 5635 异	
西风竹……… 1200 植	西南乌头……… 4799 植	[一丿]
西风谷……… 4451 异	西南水苏……… 3822 植	
西风剑……… 0208 异	西南石韦……… 1230 植	压竹花……… 3533 植
西瓜皮……… 1730 正	西南杠柳……… 5077 植	压惊子……… 0040 异
西瓜青……… 1730 异	西南苦参……… 0984 植	有蜂藤……… 5769 异
西瓜树……… 5541 植	西南桤木……… 5511 植	有加利树……… 3798 植
西瓜硝……… 1731 异	西南寄生……… 3383 植	有柄石韦……… 1230 植
西瓜霜……… 1731 正	西南越橘……… 3041 植	有根无叶……… 2321 植
西加皮……… 3857 异	西南瑞香……… 5433 异	有勒鸭脚……… 3860 异
……… 3857 异	西南蓍草……… 0171 异	有脚蜈蚣……… 5323 异
西地榆……… 1668 异	西南槐树……… 0984 植	有籈慈姑……… 2877 异
西当归……… 1799 异	西南橉蕨……… 3493 植	有毛老鸦嘴……… 1224 异
西防风……… 0696 异	西柳叶菜……… 3376 植	有毛鸡屎藤……… 0850 异
西红花……… 5144 异	西洋人参……… 1733 异	有沟叩头虫……… 1376 动
西红柿……… 5141 异	西洋甘菊……… 1619 异	有尾铁线蕨……… 5879 植
西豆根……… 2618 异	西洋苹果……… 2643 异	有刺盐肤木……… 2522 异
西国米……… 3743 异	西洋菜干……… 1739 正	有刺犁头藤……… 1775 异
西国草……… 5898 异	西藏花椒……… 1740 正	有刺粪箕笃……… 1775 异
西青果……… 5831 异	西藏青果……… 5831 异	有齿鞘柄木……… 0265 异
西河柳……… 3409 异	西藏黄芪……… 5835 植	有笀火炭藤……… 1775 异
……… 3988 异	西藏猫乳……… 0936 植	有笀槲头草……… 1775 异
西枸杞……… 3362 异	西藏羚羊……… 5834 动	有柄槲寄生……… 3317 异
西施舌……… 1732 正	西藏紫草……… 4973 植	有柄观音座莲……… 3874 植
西洋参……… 1733 正	……… 5836 异	有梗瓶尔小草……… 0001 植
西洋鸭……… 3621 异	西北牡丹皮……… 2355 材	百节……… 4903 异
西洋菜……… 1739 异	西伯利亚蓼……… 1741 正	百本……… 4199 异
……… 4885 异	西南山梗菜……… 4432 植	百头……… 3124 异
西洋鞠……… 1734 异	西南风铃草……… 1584 植	百奶……… 1747 异
西秦艽……… 3676 异	西南风尾蕨……… 0124 植	百合……… 1746 正
西番麦……… 1190 异	西南文殊兰……… 1742 正	……… 3433 异
西番莲……… 0214 异	西南节肢蕨……… 1032 植	百足……… 0587 异
……… 1734 正	西南红山茶……… 4436 植	百枝……… 2043 异
西番菊……… 1080 植	西南牡丹皮……… 2355 材	……… 3020 异
……… 1908 植	西南冷水花……… 1286 植	……… 4330 异
西湖柳……… 3409 异	西南委陵菜……… 5544 植	百韭……… 2043 异
西游草……… 5194 异	西南鬼灯擎……… 2828 植	百种……… 2043 异
		百穿……… 5980 异

百倍……… 0840 异
百部……… 1747 异
百脚……… 5321 异
百蜡……… 4542 异
百二齿……… 5356 异
百了草……… 1151 异
百丈光……… 0165 异
……… 2824 异
百日白……… 0420 异
百日红……… 0420 异
……… 1329 异
……… 3965 异
……… 5019 异
百日草……… 1748 异
百日菊……… 1748 异
百尺杆……… 0054 异
百书草……… 1810 异
百节芒……… 2525 异
百节虫……… 0365 异
……… 0587 异
百节草……… 4903 异
百节藕……… 0120 异
百叶尖……… 5325 异
百叶草……… 1682 异
百虫仓……… 0771 异
百舌鸟……… 1749 正
百合子……… 1750 正
百合花……… 1751 正
百合蒜……… 1746 异
百花果……… 0450 异
百花草……… 0425 异
百两金……… 1752 正
……… 2355 植
百步蛇……… 5626 异
百足虫……… 5321 异
百足草……… 1852 植
……… 2334 异
百里香……… 1666 植
……… 1696 异
……… 0022 异
百里鬃……… 0012 异
百条根……… 0907 异
……… 1747 异
……… 3060 异
百灵草……… 1753 正
百尾笋……… 1856 异
……… 1858 异
百味参……… 1754 正
百金花……… 3713 植
百乳草……… 1760 异
百毒散……… 1810 异
百荚结……… 5541 异
百荚橘……… 5541 异
百草王……… 4734 异
百草丹……… 1986 异
百草霜……… 1755 正
百荡草……… 1428 植

红茶…………… 3217 临
红药…………… 2085 异
……………… 5310 异
红树…………… 2087 植
红虾…………… 1310 异
……………… 1609 动
红胆…………… 2124 异
红姜…………… 2828 异
红盐…………… 5010 异
红桂…………… 3716 异
红桐…………… 3532 植
红根…………… 0969 异
……………… 2076 异
红柴…………… 2247 异
红钻…………… 5068 异
红狼…………… 3982 动
红粉…………… 2058 正
……………… 5685 异
红烟…………… 1562 异
红娘…………… 4870 异
红菱…………… 4186 方
红菌…………… 4732 异
……………… 4804 异
红麻…………… 2846 异
红葛…………… 1669 异
红葱…………… 0494 植
红葵…………… 5343 异
红椒…………… 2189 植
红粟…………… 2460 异
红蛭…………… 1094 异
红蛤…………… 4790 异
红蓝…………… 2056 植
……………… 4487 异
红椿…………… 5263 植
红楣…………… 2090 植
红稗…………… 0375 异
红蔻…………… 2080 异
红蓼…………… 3306 异
……………… 3306 植
红槿…………… 0108 植
红蜻…………… 5520 动
红蝉…………… 2093 异
红漂…………… 5424 植
红槽…………… 2055 异
红靛…………… 2066 异
红薯…………… 5142 异
红糖…………… 2153 异
红糟…………… 4052 异
红藤…………… 0196 异
……………… 1670 植
……………… 1825 异
……………… 2489 异
……………… 3465 异
红七草………… 0242 异
红八爪………… 2124 异
红人苋………… 2183 异
红三七………… 2059 正

……………… 5685 异
红三叶………… 2105 异
红土子………… 2060 正
红土瓜………… 0142 异
红大米………… 2055 异
红大戟………… 2061 正
红山花………… 1905 异
红山茄………… 0342 异
红山茶………… 0346 植
……………… 0621 异
红山药………… 2062 正
红门兰………… 2063 正
红小豆………… 2148 异
红子儿………… 4411 异
红子叶………… 4412 异
红子根………… 2064 正
红马兰………… 0583 异
红马刺………… 0575 异
红天葵………… 2065 正
……………… 2091 异
红元宝………… 0691 异
红木耳………… 2066 正
红木香………… 2067 正
红木槿………… 2325 植
红五匹………… 1904 植
红牙戟………… 2061 异
红瓦松………… 1056 异
红内消………… 2367 异
……………… 2901 异
……………… 3163 异
红牛膝………… 0152 植
红气根………… 0242 异
红毛七………… 2068 正
……………… 3240 异
红毛巾………… 3113 异
红毛草………… 2069 正
……………… 2122 异
红毛药………… 0438 植
红毛毡………… 2124 异
红毛蛇………… 2070 正
红毛番………… 2052 异
红毛漆………… 2068 异
红升丹………… 2071 正
红升麻………… 0341 异
……………… 2072 正
……………… 2094 异
红公卯………… 3323 植
红丹参………… 2073 正
红风菜………… 2052 异
红风藤………… 1669 异
红乌桕………… 0392 植
……………… 1015 植
红火麻………… 2084 异
……………… 4515 异
红心郎………… 1015 植
红心柏………… 3780 植
红心薯………… 2061 异

红水芋………… 2074 正
红水柴………… 1149 异
红水葵………… 2065 异
红玉帘………… 5596 异
红玉簪………… 4985 异
红石耳………… 2075 正
红石根………… 4973 异
红石蓝………… 5190 异
红石薯………… 5975 异
红布纱………… 0602 异
红龙须………… 3373 异
红目鳟………… 5967 异
红叶苋………… 2066 异
红外消………… 5068 异
红冬枫………… 2052 异
红半夏………… 2074 异
……………… 4633 异
红头带………… 4581 异
……………… 5975 异
红头草………… 2076 正
红头根………… 1984 异
红头翁………… 1675 异
红头麻………… 2084 异
红头绳………… 0242 异
……………… 0972 异
……………… 3154 异
红头雕………… 5802 动
红皮松………… 2687 植
红皮果………… 1023 异
红皮柳………… 1122 植
红皮树………… 5396 植
红母子………… 4019 植
红丝毛………… 3154 异
……………… 4007 异
红丝线………… 0042 异
……………… 0549 异
……………… 0899 植
……………… 4487 异
红丝草………… 1699 异
红丝绒………… 2704 异
红丝络………… 2800 异
红地茄………… 1665 异
红地胆………… 2092 异
红地榆………… 1668 异
……………… 2150 异
……………… 5544 异
红耳坠………… 3362 异
红芋头………… 2074 异
红芋荷………… 4430 异
红芍药………… 2145 异
红曲草………… 1129 异
红曲霉………… 2055 异
红曲榕………… 4423 植
红舌草………… 1810 异
红血儿………… 2486 异
红血龙………… 0679 异
红血莲………… 4865 异

红血藤………… 0196 异
红关门………… 0573 异
红米饭………… 0851 异
红米藤………… 5975 异
红灯心………… 0242 异
红灯笼………… 3448 异
……………… 3549 异
红赤七………… 0092 异
红赤葛………… 2901 异
红壳松………… 4119 植
红苋菜………… 1652 异
……………… 2052 异
……………… 4452 异
红花子………… 2077 正
红花丹………… 5011 异
红花艾………… 4041 异
红花苗………… 2078 正
红花果………… 4363 异
红花郎………… 2079 异
红花草………… 0575 异
……………… 2056 植
……………… 2079 异
……………… 2505 异
……………… 2846 异
红花菜………… 2056 植
……………… 2079 正
红花寄………… 2110 异
红花蕉………… 3596 植
红芦藤………… 3254 异
红苏木………… 2247 异
红杆草………… 0242 异
红杜仲………… 2260 异
红豆草………… 0271 异
……………… 5878 异
红豆树………… 3323 植
红豆蔻………… 2080 正
红豆瓣………… 1294 异
红旱莲………… 0691 异
……………… 2081 正
红吹风………… 1676 异
红肚龟………… 1773 动
红角鸮………… 3996 动
红饭豆………… 2148 植
红饭藤………… 5975 异
红冷年………… 1457 异
红沙草………… 1699 异
红灵仙………… 4559 异
红鸡草………… 1682 异
红青菜………… 1904 异
红青椒………… 3362 异
红其根………… 2061 异
红苦刺………… 4392 异
红苓菰………… 3738 异
红苕藤………… 5147 异
红茎草………… 1699 异
红茎蓼………… 5474 异
红茅草………… 2069 异

红林檎	2671 异	红药子	2085 正		2076 异	红落葵 ... 5880 异

红林檎……… 2671 异　红药子……… 2085 正　……… 2076 异　红落葵……… 5880 异
红枝树……… 5599 植　………… 3208 异　………… 2092 正　红棕草……… 2118 异
红枫叶……… 1700 异　………… 3800 异　………… 3154 异　红紫荆……… 1987 植
红杷子……… 3293 植　………… 4257 异　………… 3163 植　红紫珠……… 2095 正
红刺叶……… 0567 异　………… 5756 异　红根菜……… 4351 异　红紫根……… 5310 异
红刺台……… 3940 植　红药头……… 0271 异　红根藤……… 3163 异　红掌草……… 4012 异
红刺桐……… 2099 异　红枸子……… 3293 异　红豇豆……… 0027 异　红景天……… 2096 正
红刺根……… 0571 异　红柳子……… 2846 异　红翅子……… 1289 异　………… 3575 异
红刺筒……… 2099 异　红柳信……… 1129 异　红柴胡……… 0012 异　红帽顶……… 2089 正
红枣皮……… 0343 异　红树叶……… 2086 正　………… 3830 植　………… 2097 异
红顶珠……… 5878 异　红树皮……… 2087 正　红柴根……… 5310 异　红锁梅……… 4302 异
红果木……… 4327 异　红树果……… 2088 正　红党参……… 2824 异　红筋仔……… 0242 异
红果松……… 4092 植　红要子……… 3208 异　红铁树……… 1829 异　红筋条……… 3409 植
红果参……… 2082 正　红面桐……… 5292 异　红脑藤……… 0679 异　红筋草……… 0242 异
红果莎……… 0375 异　红面猴……… 4685 动　红高岭……… 2149 异　红番苋……… 2052 异
红果楠……… 2083 正　红背叶……… 1990 异　红高粱……… 4017 方　红痧药……… 3903 异
红岩七……… 2840 异　………… 2089 正　红凉伞……… 1831 植　红缎子……… 2831 异
红岩草……… 0251 异　红背娘……… 2089 异　红粉底……… 0937 异　红蓝子……… 2077 异
红罗裙……… 2089 异　红背菜……… 2052 异　红海粉……… 4075 异　红蓝花……… 2056 异
红秆草……… 2094 异　红点秤……… 5705 异　红海椒……… 5573 异　………… 2769 异
红乳草……… 5099 异　红虾花……… 3474 异　红浮萍……… 5424 异　红蓝枣……… 2441 异
红肺筋……… 1904 植　红骨丹……… 2505 异　红浮漂……… 5424 异　红蓖麻……… 5225 植
红鱼皂……… 5676 异　红毡毯……… 2124 异　红浮飘……… 5424 方　红蒿枝……… 2098 正
红鱼波……… 5676 异　红香子……… 0242 异　红娘子……… 1366 异　红蒲根……… 0094 异
红鱼鲥……… 5676 异　红香树……… 2090 正　………… 2093 正　红槭木……… 2099 正
红盲夹……… 0573 异　红香藤……… 5886 异　………… 5495 异　红筷子……… 2100 正
红油菜……… 2178 异　红须麦……… 1190 异　………… 5630 异　红腰虫……… 2195 异
红油麻……… 3903 异　红独活……… 3063 异　红娘虫……… 2093 异　红腿鸳……… 5873 动
红泡勒……… 1006 异　红将军……… 0559 异　红娘藤……… 4019 植　红慈菇……… 3715 异
红泽兰……… 0161 异　红活姜……… 5546 异　红绣球……… 1329 异　红蓼子……… 0903 异
………… 2154 异　红活麻……… 0211 异　红琐梅……… 5772 异　红蓼根……… 3308 异
红姑娘……… 2093 异　………… 5177 异　红黄草……… 1080 异　红管药……… 0320 异
………… 2589 异　红洋苋……… 2066 植　红菝草……… 2105 异　………… 0583 异
………… 3448 异　红孩儿……… 0550 异　红萝卜……… 2061 异　红辣树……… 5440 异
………… 5495 异　………… 1371 异　………… 3254 异　红辣蓼……… 1096 异
红参芦……… 0063 采　………… 1687 异　红草薢……… 2733 异　………… 2101 正
红参须……… 0054 采　………… 2062 异　红梗草……… 0242 异　红漆豆……… 3323 异
红线草……… 1146 异　………… 2091 正　………… 0573 异　红漆筋……… 0573 异
………… 2800 异　………… 2486 异　………… 0903 异　红樱花……… 1329 异
红线麻……… 2084 正　………… 4855 异　………… 2094 正　红踯躅……… 2262 异
红贯脚……… 2790 异　………… 5756 异　………… 3100 异　红薇花……… 5019 异
红细草……… 4391 异　红耗儿……… 0358 异　红梗菜……… 0583 异　红橘仔……… 5541 异
红珊瑚……… 1194 植　红秦艽……… 2073 异　红梅消……… 5772 异　红嘴鸥……… 3445 动
………… 3158 异　红珠木……… 3323 植　红梅梢……… 3945 异　红霜石……… 0354 异
………… 4095 异　红珠草……… 0899 异　红硇砂……… 5010 异　红螺壳……… 4107 材
红毒茴……… 3716 植　………… 1313 异　红雀草……… 2334 异　红鲭鲌……… 1419 动
红茜根……… 3163 异　红壶瓶……… 2693 异　红蛇根……… 1899 异　红癫茄……… 4488 异
红草果……… 3177 植　红莲草……… 1699 异　红铜末……… 2156 异　红人太岁……… 2873 异
红草鞋……… 1071 异　红莴苣……… 0213 异　红铜盘……… 1831 异　红三百棒……… 0814 异
红茴香……… 2116 植　红桂木……… 3756 植　红脚鹬……… 5873 动　………… 1005 异
………… 3716 植　红桦树……… 3591 植　红麻草……… 0027 异　………… 2046 异
红茶花……… 0346 异　红栓菌……… 1832 植　红绿草……… 2118 异　红土子皮……… 2102 正
红茯藤……… 0569 异　红枸子……… 2327 植　红琥珀……… 4836 异　红土子草……… 2060 异
红荨麻……… 2084 植　红格草……… 1124 异　红斑蛇……… 2157 异　红大叶藓……… 1812 植
红南瓜……… 3791 植　红根仔……… 0242 异　红葡萄……… 0772 异　红大麻子……… 5225 异
红南星……… 4633 异　红根草……… 0242 植　红葱头……… 0541 异　红山茶花……… 4436 异
………… 5791 异　………… 0952 异　红蒂砣……… 1939 异　红马连鞍……… 1224 异

坑兰	2162 异		2285 异		5055 动	花胡椒	1857 异

坑兰………… 2162 异
坑苏………… 5384 异
坑菜………… 2799 异
壳菜………… 4790 异
壳蔻………… 1455 异
壳木鳖………… 0737 异
壳树根………… 4916 异
壳莲子………… 1278 异
壳槟榔………… 2763 异
志取………… 2418 异
块茎糙苏………… 2164 正
块根芍药………… 2145 植
块根糙苏………… 2164 异
却节………… 2503 异
汞………… 1090 异
汞沙………… 1827 异
汞粉………… 3455 异
芙栗………… 3721 植
芙蓉………… 3723 植
芙蓉叶………… 2165 正
芙蓉花………… 2166 正
芙蓉树………… 4705 植
芙蓉根………… 2167 正
　………… 3974 异
芙蓉菊………… 0423 植
芙蓉花叶………… 2165 异
芙蓉菊根………… 2168 正
芫………… 2174 异
芫花………… 2174 正
芫青………… 2175 正
芫荽………… 3238 异
芫蒿………… 4234 植
芫蜻………… 2175 异
芫花根………… 2176 正
芫荽子………… 3244 异
芫荽茎………… 2177 正
芫荽棋………… 2177 异
芫花叶白前………… 1423 植
芫菁还阳参………… 1823 植
芫荽………… 2169 正
芫菁………… 2170 正
芫荽仁………… 2169 异
芫荽酱………… 2171 正
芫菁子………… 2172 正
芫菁花………… 2173 正
苇………… 2231 植
苇茎………… 2229 异
苇根………… 2231 异
苇子草………… 2231 异
苇子根………… 2231 异
芸皮………… 5783 异
芸红………… 5783 异
芸香………… 0338 植
　………… 2706 异
　………… 3953 植
芸薹………… 2178 正
芸香草………… 2179 正

　………… 2285 异
　………… 3463 异
芸薹子………… 2180 正
芸薹菜………… 2178 异
芸薹子油………… 2181 正
芰………… 4184 异
芰华………… 4013 异
芰实………… 4184 异
芰草………… 4294 异
苿苣………… 0797 异
苿菜………… 1097 异
苣荬菜………… 2182 异
苣荬菜………… 2182 正
苣胜子………… 3732 异
苣叶报春………… 2127 植
苣叶脆蒴报春………… 2127 植
芽茶………… 3217 异
芽黄草………… 3932 异
芷………… 1414 异
芟草………… 4199 异
芮草………… 2367 植
苋………… 2183 正
苋子………… 2184 异
苋实………… 2184 正
苋根………… 2185 正
苋菜………… 2183 异
苋菜子………… 2184 异
　………… 4451 异
苋菜根………… 2185 方
苋菜三七………… 1118 异
苪米………… 2186 正
苪草………… 2186 植
花子………… 5009 异
花王………… 2355 植
花生………… 4887 异
花兰………… 5072 异
花边………… 5159 异
花红………… 2671 植
花麦………… 3207 异
花甫………… 4105 动
花鸡………… 5816 异
花鱼………… 1246 异
　………… 1276 动
　………… 2187 正
花草………… 2079 异
　………… 4140 异
花荞………… 3207 异
花菣………… 2188 正
花粉………… 0658 异
花蛇………… 1761 异
　………… 5626 异
花梨………… 4607 论
花脸………… 4395 植
花鹿………… 4719 动
花斑………… 4962 动
花椒………… 2189 异
花蛤………… 5054 异

　………… 5055 动
花鸹………… 3997 异
花蕨………… 2220 异
花楸………… 0670 异
　………… 2201 植
　………… 4382 植
花蚕………… 4078 动
花锚………… 2190 正
花鲈………… 5389 异
花碱………… 1243 异
花寨………… 5389 异
花蕨………… 2038 植
花蝠………… 5861 异
花鳅………… 3090 动
花鳞………… 5861 动
花儿杆………… 3155 异
花上花………… 2325 异
花木瓜………… 0703 方
花木香………… 0955 植
花木通………… 3824 异
花木蓝………… 0755 植
花内草………… 2484 植
花玉成………… 5676 异
花艾草………… 2354 异
花石鲫………… 1246 异
花叶叶………… 4830 异
花叶芋………… 2074 植
花叶茅………… 4191 异
花生衣………… 2191 正
花生壳………… 2192 正
花生油………… 2193 正
花生草………… 4285 异
花生根………… 4896 异
花皮木………… 3591 植
花老鼠………… 3939 异
花曲柳………… 3677 植
花伞把………… 5970 异
花交菜………… 4289 异
花红叶………… 2194 正
花红果………… 2671 异
花壳虫………… 4839 异
花花七………… 4702 异
花花草………… 2505 异
　………… 4830 异
花苁蓉………… 1771 异
花杆莲………… 5970 异
花鸡公………… 1098 异
花枝杉………… 5795 植
花刺参………… 4071 动
花拐藤………… 1981 异
花拉子………… 4106 异
花岩陀………… 2475 异
花乳石………… 2204 异
花肺金………… 3053 异
花郎鸡………… 4146 异
花荞连………… 4668 植

花胡椒………… 1857 异
花点草………… 1623 植
花点缸………… 4105 动
花蚊虫………… 2195 正
花冠木………… 0049 植
花扁担………… 2154 异
花眉胶………… 3053 异
花蚬壳………… 0807 异
花臭木………… 4510 异
花胶树………… 3591 植
花粉头………… 5032 异
花被单………… 1699 异
　………… 2196 正
花姬蛙………… 2197 正
花菖蒲………… 1191 植
花梗莲………… 5970 异
花梢树………… 5491 植
花蛇草………… 1365 植
　………… 2802 异
花梨木………… 5292 异
花梨母………… 3118 异
花脸荞………… 2154 异
花脸猫………… 2205 异
花鹿茸………… 4719 材
花斑毛………… 4839 异
花斑鸠………… 4838 动
花椒叶………… 2198 正
　………… 4500 异
花椒茎………… 2199 正
花椒草………… 2501 异
花椒根………… 2200 正
花楸果………… 0670 方
　………… 2201 异
花楸树………… 2201 植
花桐木………… 5292 植
花腰虫………… 2195 异
花酸苔………… 2202 正
花蜘蛛………… 2203 正
　………… 3196 异
花旗参………… 1733 异
花蕊石………… 2204 正
花樟树………… 1807 植
花蝴蝶………… 1810 异
　………… 2154 异
　………… 2970 异
花鞭杆………… 0587 动
花七鳃鲨………… 5737 动
花叶三七………… 2048 异
花叶细辛………… 0200 异
　………… 2205 异
花叶蛇苔………… 4551 异
花生茎叶………… 4899 异
花竹叶菜………… 1854 异
花花公子………… 5863 异
花背蜘蛛………… 5524 动
花脖跳鸠………… 4838 动
花脸细辛………… 2205 正

杜松……2256 正
杜狗……5693 异
杜荣……1712 异
杜柏……1917 异
杜香……4133 异
杜梨……4725 异
……5043 植
杜葵……2258 异
杜鹃……2257 正
……2262 异
杜蕈……5607 异
杜衡……2258 正
杜大力……0871 材
杜牛膝……0152 异
……0657 异
……0840 异
……2790 异
杜东根……2710 异
杜仲叶……2259 正
杜仲芽……5665 异
杜仲藤……1873 异
……2260 正
杜赤豆……2148 异
杜茎山……2261 正
杜细辛……0159 异
……2258 异
杜虹花……4974 植
杜姥草……4414 异
杜鹃兰……0378 植
杜鹃花……2262 正
杜蒺藜……2739 异
杜噜香……2967 异
杜葡葵……2258 异
杜氏素馨……2484 植
杜仲藤叶……2263 正
杜灵霄花……4013 异
杜蛞蝓……5693 异
杜鹃花叶……2264 正
杜鹃花根……2265 正
杜鹃花果实……2266 正
杏……2269 植
杏子……2268 正
……2269 异
杏仁……2269 正
杏叶……2270 正
杏花……2271 正
杏李……2487 植
杏枝……2272 正
杏实……2268 异
杏菌……2493 植
杏叶菜……3225 植
杏树叶……2270 正
杏树皮……2273 正
杏树根……2274 正
杏核仁……2269 异
杏梅仁……2269 异
杏叶防风……2275 正

杏叶沙参……2418 植
杏叶茴芹……2275 植
杏叶兔耳风……2813 异
杏香兔耳风……2938 植
杉……2277 植
杉子……2276 正
杉木……2277 正
杉节……2281 异
杉叶……2278 正
杉皮……2279 正
杉材……2277 正
杉刺……0694 植
杉果……2280 异
杉树……2277 植
杉塔……2280 正
杉木节……2281 正
杉木皮……2279 异
杉木鱼……2415 异
杉木油……2282 正
杉木根……2283 正
杉木脂……2282 异
杉皮藤……2712 异
杉材木……2277 异
杉树子……2276 异
杉树叶……2278 异
杉树果……2280 异
杉树油……2282 异
杉树脂……2282 异
杉根皮……2283 异
杉叶藓……0550 植
杉树根皮……2283 异
杉蔓石松……2284 正
巫山淫羊藿……4788 植
构……3749 植
构儿菜……2285 异
杧果……2286 正
杧果叶……2287 正
杧果核……2288 正
杧果树皮……2289 正
杧果木寄生……0780 异
杧果树寄生……0780 异
杞……1683 植
杞柳……1122 植
杞根……1683 异
杨毛……2292 方
杨花……3370 异
杨柳……3372 植
杨树……0503 异
……2339 植
杨桐……3293 植
……4272 异
杨桃……2030 异
……4686 异
杨梅……2290 正
杨石榴……4313 异
杨角子……4082 植
杨庐木……1100 植

杨庐耳……2291 异
杨枝鱼……4068 动
杨波叶……1470 异
杨栌木……1100 植
杨栌耳……2291 正
杨柳条……3372 异
杨柳须……3373 异
杨梅花……1411 异
杨树花……2292 正
杨树蕈……3659 植
杨梅叶……2293 正
杨梅果……2294 异
杨梅青……3110 异
杨梅果……5360 异
杨梅桃……2030 异
杨梅蒜……2586 异
杨子毛茛……3859 植
杨栌木叶……1175 异
杨柳子棵……5696 异
杨梅树皮……2294 正
杨梅树根……0976 异
杨梅珠草……1364 异
杨梅核仁……2295 正
杨梅根皮……2294 方
杨漆姑婆……5585 异
极香石豆兰……2818 异
李……2296 植
李子……2296 正
李仁……2301 异
李叶……2299 异
李实……2296 异
李桃……5636 异
李根……2297 正
李子仁……2301 异
李子花……2298 正
李仁肉……2767 异
李氏禾……5194 异
李树叶……2299 正
李树胶……2300 正
李核仁……2301 正
李根皮……2302 正
李寄生……5106 异
李子树根……2297 异
李根白皮……2302 异
孛孛丁菜……5248 异
更生……4340 异
束花石斛……1240 植
束序苎麻……4455 植
豆角……3801 异
豆油……2303 正
豆蚝……4870 异
豆浆……2310 异
豆黄……2304 异
豆菜……3425 异
豆梨……4725 植
豆槐……5275 植
豆鼠……4275 异

豆蔻……1455 异
……1818 异
……3187 异
……3190 异
豆腐……2305 正
豆薯……4030 植
豆蘖……0248 异
豆干草……1775 异
豆子草……4784 异
豆子树……0851 异
豆马黄……4336 异
豆田柴……3243 异
豆田螺……5850 动
豆芫青……4870 动
豆芽菜……4827 异
豆豆苗……0406 异
……4459 异
豆角木……4335 异
豆角参……0312 异
豆角树……4335 异
豆板菜……0606 异
豆金娘……2151 异
豆荚草……4759 异
豆须子……4337 异
豆根萆……2526 异
豆黄卷……0248 异
豆豉叶……0259 异
……5683 异
豆豉杆……0209 异
豆豉果……1871 异
豆豉草……2306 正
……2859 异
……5683 异
豆豉姜……2307 正
豆梨叶……4739 方
豆梨根……4741 方
豆寄生……4337 植
豆斑蝥……4870 异
豆渣石……2136 异
豆渣草……2859 异
……3054 异
……4004 异
豆碗碗……0406 异
豆稔干……3790 异
豆蔻子……3187 异
豆蔻壳……1516 异
豆蔻花……2308 正
豆腐皮……2309 正
豆腐衣……2309 异
豆腐果……2316 异
豆腐泔……2315 异
豆腐柴……5570 植
豆腐浆……2310 正
豆腐渣……2311 正
豆瓣七……1294 异
……2312 正
豆瓣木……0594 异

沙藤	4440 异	沙蓬豆豆	3669 异
沙獾	5800 动	沙楠子树	5037 植
沙小菊	3475 植	沙嗥海鼠	4071 动
沙子草	5586 异	沙氏鹿茸草	4738 植
沙牛木	0602 异	沙生风毛菊	2430 正
	1149 异	沙地旋覆花	2429 异
沙牛角	1101 异	沙苑蒺藜子	2427 异
	4216 方	沙糖木果实	0419 方
沙生草	0525 异	泛石子	1586 异
沙冬青	2421 正	泛银子	0471 异
沙奶奶	1695 异	沟鼠	2364 动
沙奶草	1695 异		5373 动
沙达木	0017 异	沟米	5758 异
沙虫药	2491 异	沟边木	1091 异
	2804 异	沟谷刺	4323 异
沙灯笼	0661 异	沟树发	1598 植
沙汤果	0985 异	沟香薷	3270 异
沙红七	1118 异	沟繁缕景天	4569 植
沙吻鱼	5863 异	没利	2583 异
沙谷牛	1684 异	没药	2431 正
沙肠子	1794 异	没麻	4209 植
沙苑子	2427 异	没石子	2432 异
沙枣花	2422 正	没多僧	4806 异
沙枣胶	2423 正	没药树	2431 植
沙拐枣	2424 正	没骨花	1412 植
沙果梨	2286 异	没食子	2432 正
沙罗树	3371 植	没食子树	2432 植
沙金子	1123 异	没食子蜂	2432 基
沙鱼翅	5742 异	沉香	2433 正
沙参儿	4590 异	沉匏	3701 异
沙参草	1580 异	沉水香	2433 异
沙孤米	3743 异	沉香曲	2434 正
沙茴香	3438 异	沉水香树	2433 植
沙柑木	2425 异	沈凫	1940 动
沙钩鱼	5863 异	沪地龙	1658 材
沙姜石	3604 异	牢沟刺	4783 异
沙前胡	3438 异		
沙根子	1266 植	**[、一]**	
沙海蜇	4078 动	良枣	0179 异
沙崩草	1366 异	良姜	0156 异
沙梨皮	4609 方		0263 异
沙梨藤	4672 异		4018 异
沙塔干	1094 异		5955 异
沙塘鳢	0143 动	良藤	0544 异
沙蓬米	1350 异	良旺茶	4803 异
沙蒺藜	2427 异	良姜子	2080 异
沙獭子	2418 异	诃子	2435 正
沙糖木	2425 正	诃梨	2435 异
沙糖根	2426 正	诃黎	2435 异
沙罐草	3883 异	诃子叶	2436 正
沙牛角鳃	0861 性	诃子核	2437 正
沙苑蒺藜	2427 正	诃黎勒	2435 异
沙苑树皮	2428 正	补血王	5769 异
沙茜秧根	3163 异		0014 异
沙柳树皮	2419 方	补血灵	2438 正
沙前胡子	3440 异		2510 异
沙旋覆花	2429 正	补血薯	2439 正

补阴丹	3257 异	尾野木瓜	0842 植
	3701 异	尾穗苋叶	1651 异
补骨灵	2892 异	尾叶野木瓜	0842 异
补骨脂	2440 正	尾叶稀子蕨	2449 正
补骨鸥	2440 异	层青	5176 异
补氏绣线菊	4708 植	层台曼陀罗花	3624 异
初角茸	4719 采	屄盘	1916 异
社公	5526 异	屄板虫	0075 异
		屄盘虫	1916 异
[一一]		屄蟹虫	1916 异
君石	3566 异	尿干子	0055 异
君迁子	2441 正	尿泡草	2599 异
君孝子	1409 异	尿缸贼	1309 异
灵仙	3423 异	尿珠子	0441 异
灵芝	1231 石	尿壶垢	0055 异
	2442 正	尿唧唧	4169 异
灵龟	6007 动	尿桶草	1596 异
灵药	2058 异	尿溜溜	5579 异
灵砂	2443 正	尿端子	0441 植
灵狸	2447 动	尿糖珠	0441 异
灵通	1205 异	张天师	1886 异
灵眼	1418 异	张天刚	1886 异
灵猫	2447 动	张天缸	1886 异
灵液	1090 异	张牙牙	3457 异
灵螭	6007 动	张氏鱼怪	2983 动
灵石蟹	1248 异		
灵芝草	1533 植	**[一丨]**	
	2442 异	陆谷	1190 异
灵寿茨	2444 正	陆英	2450 异
灵茵陈	2949 异	陆拨	2189 异
灵药渣	0937 异	陆麻	4209 异
灵香草	2445 正	陆地棉	4927 植
灵脂米	0766 采	陆英根	2451 正
灵脂块	0766 采	陆绣消	4734 异
灵疾草	3058 异	陆英果实	2452 正
灵猫肉	2446 正	阿片	3456 异
灵猫阴	2447 异	阿驵	0678 异
灵猫香	2447 正	阿驿	0678 异
灵磁石	5513 异	阿胶	2453 正
灵台冬花	4844 材	阿虞	2454 异
即子	0439 异	阿魏	2454 正
	2881 异	阿儿七	5198 异
	3181 异	阿及艾	1219 植
即勾	4083 异	阿小根	5063 异
即照	4354 异	阿斗先	2485 异
即藜	2739 异	阿计欧	4563 异
尾参	1180 异	阿加珍	0208 异
尾叶桦	3677 植	阿何布	1945 植
尾生根	3939 异	阿收鸡	0006 异
尾萼豆	3007 异	阿芙蓉	3456 异
尾穗苋	1652 植	阿里红	2603 异
尾叶马钱	0608 植	阿里杉	5795 植
尾叶巴豆	0920 植	阿利藤	1553 异
尾叶那藤	0842 植	阿刺吉	5460 异
尾叶远志	1170 植	阿育魏	2455 植
尾花细辛	2448 正	阿根米	4634 植
尾铁线蕨	5879 异	阿胶珠	2453 制

[一一]

驱风通·············· 2522 正
驱虫草·············· 2445 异
驱虫菜·············· 5818 异
驱蛔虫蒿············ 0408 异
驱蛔虫草············ 2445 异
驱虫大风子·········· 0188 异
驱虫斑鸠菊·········· 2523 正
纯阳子·············· 0985 异
　　　·············· 2151 异
纯阳玉·············· 1179 异
纯阳瓜·············· 1625 异
纯阳草·············· 1053 异
纱羊················ 5520 异
纱帽草·············· 1589 异
纱纸树根············ 4916 异
纳葛窜·············· 3343 异
纳注善马············ 2057 异
孜然················ 2524 正
孜然芹·············· 2524 植
驳节茶·············· 2971 异
驳骨木·············· 1114 异
驳骨丹·············· 1470 植
　　　·············· 2525 正
驳骨松·············· 0726 植
驳骨草·············· 2525 异
　　　·············· 2526 正
驳骨消·············· 2497 异
　　　·············· 2525 异
驳骨藤·············· 2053 异
驳筋树·············· 1785 异
驳筋藤·············· 0857 异
驳骨软丝莲·········· 4958 异
纵蓉················ 1817 异
纵条海葵············ 2527 异
纵斑壁虎············ 5522 动
纵条肌海葵·········· 2527 正
纶················· 4076 异
纶布················ 2820 异
纸皮················ 2712 异
纸肉················ 0736 异
纸菜················ 1239 异
纸末花·············· 5894 异
纸钱剑·············· 4402 异
纸蜂房············· 5980 异
纸背金牛草·········· 4742 异
纺线················ 1625 异
纺车藤·············· 4115 异
驴················· 2453 动
驴毛················ 2528 正
驴头················ 2529 正
驴肉················ 2530 正
驴豆················ 5856 异
驴肾················ 2535 异
驴乳················ 2531 正
驴骨················ 2532 正

驴脂················ 2533 正
驴膏················ 2533 异
驴骡················ 5617 动
驴蹄················ 2534 正
驴鞭················ 2535 异
驴三件·············· 2535 异
驴干粮·············· 0355 异
驴扎嘴·············· 0184 异
驴皮胶·············· 2453 异
驴耳朵·············· 2537 异
驴阴茎·············· 2535 正
驴尾草·············· 5676 异
驴臭草·············· 5432 异
驴欺口·············· 5593 植
驴蹄草·············· 2536 正
驴耳朵花··········· 4751 异
驴耳朵草··········· 0797 异
驴然然草··········· 5298 异
驴打滚儿草·········· 2321 植
驴耳风毛菊·········· 2537 正
驲骠················ 5617 动
纽子果·············· 3987 异

八　画

[一一]

奉节贝母··········· 5183 异
玩月砂·············· 4757 异
环鱼················ 5736 动
环颈雉·············· 5363 动
环纹货贝··········· 1410 动
环纹海蛇··········· 4547 动
环草石斛··········· 1240 植
环黄胡蜂··········· 0144 动
环裂松萝··········· 2692 植
武吉················ 4062 异
武威················ 4013 植
武山鸡·············· 0991 异
武也藤·············· 2538 异
武靴藤·············· 1981 异
　　　·············· 2538 正
武当玉兰··········· 2413 植
武都仇池黄·········· 5519 异
青子················ 5660 异
青冈················ 5491 植
青贝················ 0437 材
青丹················ 1430 异
青术················ 2211 异
青仔················ 5484 异
青鸟················ 3746 异
青兰················ 1920 异
　　　·············· 2134 异
青皮················ 2539 正
　　　·············· 2868 植
青边················ 1940 动
青虫················ 2175 异
青羊················ 0322 动

　　　·············· 4699 异
青杞················ 5343 植
青杨················ 1122 植
青鸡················ 2543 异
青苔················ 3136 异
青松················ 2685 植
青刺················ 0569 异
青矾················ 4822 异
青果················ 5660 异
青金················ 3924 异
青鱼················ 2540 正
青虹················ 1660 异
青虾················ 1609 异
　　　·············· 3472 动
青钩················ 5491 植
青姜················ 3733 异
青珠················ 2561 异
青盐················ 0206 异
青栲················ 5491 植
青桐················ 4363 植
青根················ 1014 异
　　　·············· 5794 异
青铅················ 3924 异
青桑················ 4153 异
青菜················ 2178 异
　　　·············· 4193 异
　　　·············· 5844 异
青萍················ 4127 植
青蒿················ 5924 异
　　　·············· 4977 异
　　　·············· 5837 异
青梧················ 4363 植
青梅················ 2541 正
青雀················ 4156 异
青堂················ 1923 植
青梨················ 4607 植
青麻················ 2648 异
青粘················ 1180 异
青斑················ 1285 动
青箱················ 2542 正
　　　·············· 2562 异
青葛················ 4699 异
青蒌················ 5241 异
青棒················ 2540 异
青椒················ 2189 异
青蛙················ 2543 正
　　　·············· 2765 异
青筋················ 5055 异
青猴················ 4685 动
青蒜················ 0183 异
　　　·············· 2544 正
青蓝················ 2548 植
青蒿················ 2545 正
　　　·············· 5241 异
青稞················ 2546 正
青鲻················ 1285 异

青漆················ 5075 异
青蕨················ 0278 异
　　　·············· 0505 异
青箭················ 2547 正
青鲩················ 2540 异
青鲨················ 5734 动
青靛················ 5218 异
青黛················ 2548 正
青䔧················ 2447 动
青藤················ 0001 异
　　　·············· 0544 异
　　　·············· 0925 异
　　　·············· 1811 异
　　　·············· 1899 异
　　　·············· 2549 正
　　　·············· 3583 植
　　　·············· 4783 异
　　　·············· 4980 异
　　　·············· 4993 异
青檫················ 5893 异
青蟹················ 2550 异
青襄················ 3255 异
青蟊················ 1660 异
青鳝················ 5933 异
青螭················ 1660 异
青小豆·············· 4820 异
青天葵·············· 2551 异
　　　·············· 0150 异
青木香·············· 0706 异
　　　·············· 2552 正
　　　·············· 3913 异
青冈柳·············· 5645 植
青冈栎·············· 5491 植
青冈树·············· 1476 植
青冈菌·············· 2554 植
青牛胆·············· 2909 异
青分石·············· 5907 异
青风木·············· 0202 异
青风藤·············· 2549 异
　　　·············· 3913 异
青水茄·············· 2657 异
青节草·············· 0671 异
青石蚕·············· 1106 异
青石莲·············· 1106 异
青石藤·············· 1537 异
青龙木·············· 4981 植
青龙血·············· 5176 异
青龙衣·············· 3261 异
青龙齿·············· 1308 材
青龙草·············· 0471 异
青龙须·············· 3373 异
青龙胆·············· 0292 异
青龙珠·············· 1116 异
青龙梗·············· 0425 异
青龙筋·············· 3828 异
青龙藤·············· 0773 异
　　　·············· 3828 植

青叶丹………… 2553 植　　青枫转………… 2557 异　　青蒿根………… 2566 异　　青海杜鹃………… 2962 植
青叶红………… 1014 异　　青枫碗………… 2557 异　　青蒿脑………… 2545 方　　青宽筋藤………… 4132 异
青叶胆………… 0413 异　　青刺尖………… 2558 正　　青蒟叶………… 5243 异　　青蛇勒公………… 0249 异
　　　　　　 0561 异　　青刺蓟………… 0477 异　　青榨槭………… 2568 正　　青弹涂鱼………… 4810 动
　　　　　　 2553 正　　青果核………… 5662 异　　青稞麦………… 2546 异　　青蒿蛙虫………… 2576 异
　　　　　　 4895 异　　青鱼枕………… 2559 正　　青腿子………… 5309 异　　青蒿蠹虫………… 2576 异
青叶楮………… 3496 植　　青鱼草………… 2553 植　　青粱米………… 2567 异　　青蒲芦茶………… 1274 异
青白苏………… 3224 异　　青鱼胆………… 0533 异　　青蜡树………… 0463 植　　青蒿仔花………… 2335 异
青仔草………… 0709 异　　　　　　　 1378 异　　青腐乳………… 5568 功　　青藤细辛………… 0544 异
青兰花………… 1577 功　　　　　　　 2312 异　　青蕨倪………… 1011 异　　青刚栎寄生………… 3397 异
青头鸭………… 1483 方　　　　　　　 2553 植　　青橄榄………… 5660 异　　青板水辣蓼………… 5474 异
　　　　　　 1940 动　　　　　　　 2560 正　　青蛙蛇………… 1855 异　　青荚叶茎髓………… 2577 正
青头菌………… 2554 正　　　　　　　 2587 异　　青橘皮………… 2539 异　　青藏虎耳草………… 2578 正
青头雀………… 5236 异　　青卷莲………… 0208 异　　青黛实………… 5215 异　　青浜无针乌贼………… 4106 动
青皮木………… 3990 植　　青泽兰………… 1147 异　　青藤子………… 2569 正　　玫瑰………… 2579 植
青皮叶………… 1707 异　　青姑草………… 2780 异　　青藤仔………… 0719 异　　玫瑰花………… 2579 正
青皮竹………… 0656 植　　青苍叶………… 5243 异　　　　　　　 1759 异　　玫瑰根………… 2580 正
青皮草………… 3942 异　　青菜叶………… 1365 植　　　　　　　 2569 植　　玫瑰露………… 2581 正
青皮树………… 2868 植　　青柑皮………… 2539 异　　青藤香………… 0504 异　　玫瑰石斛………… 1240 植
　　　　　　 3956 植　　青面子………… 2554 异　　　　　　　 0544 异　　玫瑰红黄精………… 1982 植
　　　　　　 5292 异　　青虾蟆………… 2568 植　　　　　　　 2552 异　　乔仔草………… 0870 异
青皮柴………… 3501 异　　青骨藤………… 0806 异　　青礞石………… 2570 正
青丝龙………… 2555 正　　青钩藤………… 2267 异　　青凡木叶………… 5075 方　　[一丨]
青丝线………… 2704 异　　青缸花………… 2548 异　　青凡木根………… 5091 异
青丝柳………… 3372 植　　青科榔………… 5272 植　　青木香藤………… 0655 异　　坺蛤………… 0807 动
青竹兰………… 0559 异　　青竿竹………… 1844 异　　青石斑鱼………… 1285 动　　坪贝………… 1342 异
青竹丝………… 1855 异　　青活麻………… 3235 植　　青龙胆叶………… 0295 异　　坤草………… 4041 异
青竹茹………… 1844 异　　青洋参………… 2556 异　　青龙捆地………… 5292 异　　坭竹………… 4832 植
青竹标………… 0046 异　　青桐木………… 4705 异　　青龙跌打………… 1519 异　　坡本………… 4732 异
　　　　　　 0208 异　　青桐胶………… 3446 异　　青白麻叶………… 0220 异　　坡芋………… 4615 异
　　　　　　 0236 异　　青娘子………… 2175 异　　青头雄鸭………… 1483 论　　坡柳………… 0798 异
　　　　　　 1106 异　　　　　　　 5520 异　　青皮子樵………… 3588 异　　坡麻………… 4209 植
　　　　　　 1274 异　　青娘虫………… 2175 异　　青皮活血………… 1825 异　　坡片公………… 0321 异
　　　　　　 2050 异　　青桑头………… 4153 异　　青丝还阳………… 3939 异　　坡油麻………… 0321 异
　　　　　　 2334 异　　青琅玕………… 2561 正　　青地黄瓜………… 4582 异　　坡莲藕………… 0844 异
　　　　　　 4659 异　　青菜子………… 2209 异　　青耳环花………… 3848 异　　其积………… 1412 植
　　　　　　 5942 异　　　　　　　 4194 异　　青灰海蛇………… 4547 动　　其察日嘎纳………… 2420 异
青竹蜓………… 3977 异　　青菜参………… 3910 异　　青羊胆汁………… 1965 功　　耶悉茗花………… 3683 植
青竹蛇………… 1855 异　　青眼貂………… 5998 动　　青州枣子………… 0179 方　　取麻菜………… 2182 异
　　　　　　 5292 异　　青蛇子………… 2602 异　　青壳鸭蛋………… 3840 方　　取一包针………… 1296 异
青羊血………… 0323 方　　青蛇仔………… 3028 异　　青豆风柴………… 5292 异　　茉莉………… 2583 植
青羊肝………… 0324 方　　青蛇藤………… 0999 植　　青环海蛇………… 4547 动　　茉莉叶………… 2582 正
青羊角………… 0325 方　　青麻子………… 2649 异　　青茎薄荷………… 5922 异　　茉莉花………… 2583 正
青羊参………… 2556 正　　青盖子………… 2554 植　　青刺尖果………… 4377 方　　茉莉苞………… 3951 植
青羊胆………… 1965 性　　青葙子………… 2562 正　　青刺尖根………… 4378 方　　茉莉根………… 2584 正
青汤菌………… 2554 植　　　　　　　 4451 异　　青鱼胆草………… 0533 异　　茉栾藤………… 5797 异
青阳参………… 1074 异　　青葙花………… 2563 正　　　　　　　 2571 正　　茉莉花露………… 2585 正
　　　　　　 2556 异　　青蛙草………… 3270 异　　　　　　　 2986 异　　苦丁………… 2586 正
青防己………… 2549 异　　青蛙胆………… 2564 正　　青兔耳风………… 2572 正　　苦丸………… 4326 异
青红线………… 4487 异　　青蛙菌………… 2554 植　　青城细辛………… 2205 植　　苦子………… 2918 异
青红草………… 1831 异　　青蛤粉………… 2548 异　　青茨菇花………… 2764 异　　苦木………… 2587 正
青芳草………… 3739 异　　青筋藤………… 1899 异　　青胡桃皮………… 3261 异　　苦心………… 2418 异
青杠钻………… 3587 异　　　　　　　 4132 异　　青胡桃果………… 2573 正　　　　　　　 2871 异
青杠碗………… 2557 正　　青蓝菜………… 5472 异　　青面子菌………… 2554 异　　苦芋………… 3978 异
青豆梗………… 1106 异　　青蒿………… 2565 正　　青背天葵………… 2383 异　　苦艾………… 2588 正
青作树………… 0982 植　　青蒿虫………… 2576 异　　青盐陈皮………… 2574 正　　苦瓜………… 1646 异
青青菜………… 0477 异　　青蒿油………… 2545 临　　青海防风………… 2575 正　　　　　　　 2589 正
　　　　　　　　　　　　　　　　　　　　　　　　　　　　　　　　　　　　　苦竹………… 2611 植

枇杷叶	2677 正	松肪	2689 异	松烟墨	5698 方	枫果根	2710 异
枇杷芋	2678 正	松油	2688 正	松猫儿	6008 异	枫柳皮	2705 正
枇杷花	2679 正	松实	2691 异	松寄生	2700 正	枫树芝	3412 异
枇杷核	2680 正	松茸	2695 异		2863 异	枫树球	5320 异
枇杷根	2681 正	松香	2689 异	松筋草	4115 异	枫香果	5320 异
枇杷楠	5072 异	松根	2690 正	松筋藤	2260 异	枫香树	2706 植
枇杷露	2682 异	松笋	0805 异		3632 异	枫香脂	2706 正
枇杷叶露	2682 正	松脂	2689 异		4132 异	枫荬子	5320 异
枇杷木白皮	2683 正	松胶	2689 异		5139 异	枫荷桂	1595 异
枇杷叶紫珠	0856 植	松粉	2687 异	松漏争	2886 异		2707 植
枇杷树二层皮	2683 异	松球	1462 异	松橄榄	2701 正		5893 异
枧砂	1243 异		2691 正	松上寄生	2692 异	枫荷梨	2707 异
杵头糠	2008 异	松黄	2687 异		2700 异	枫上寄生	2711 异
枇皮树	2166 植	松萝	2692 正	松叶防风	0696 植	枫木上球	5320 异
析目	4191 异	松菌	2695 异	松叶牡丹	0895 植	枫木寄生	0740 异
板贝	5183 异	松梅	1724 异	松叶柴胡	0696 植		2711 植
板参	5354 异	松湝	2688 异	松叶党参	2510 植	枫香木皮	2709 异
板桂	1816 采	松塔	1462 异	松杨木皮	0030 异	枫香细辛	1098 异
板栗	3805 异		2691 异	松林丹参	2073 异	枫香树叶	2708 异
	3805 异	松落	2692 异	松香疳药	3195 异	枫香树皮	2709 异
板蓝	2548 植	松腴	3211 异	松潘乌头	1055 植	枫香树根	2710 正
板薯	1498 异	松蒿	2693 正	松叶西风芹	0696 植	枫香寄生	2711 异
板南根	0719 异	松鼠	2694 正	松叶防风叶	2702 正	枫香槲寄生	2711 异
板栗花	3808 异	松膏	2689 异	松叶防风花	2703 正	构	4914 植
板栗根	3812 方	松箪	2695 正	松叶鸡蛋参	2510 植	构叶	4912 异
板栗菌	1469 异	松墨	1724 植	松叶接骨草	3192 异	构皮	4917 异
板崖姜	3493 植	松霉	3211 异	松柏钝果寄生	2700 植	构泡	4914 异
板蓝根	2684 正	松藤	1825 异	枪蟹	4384 异	构树	4914 植
	5216 异	松藋	2695 异	枪刀草	4893 异	构胶	4918 异
板凳果	2960 植		2696 正	枪刀药	2704 正	构菌	1556 异
板儿松香	2689 方	松藻	2910 植	枪刀菜	0477 异	构棘	3633 植
板栗壳斗	3810 异	松口蘑	2695 植		0914 异	构头橙	3334 异
板栗树皮	3810 方	松子仁	4092 异	枪子果	3422 异	构皮麻	2712 异
板栗寄生	5106 异	松木皮	2697 正	枪伤药	2891 异	构构麻	0170 异
枞材	1724 植	松木薯	3211 异	枪花药	2832 异	构树叶	4912 异
枌	5285 植	松毛鸡	0991 异		2901 异	构树根	4916 异
枌榆	5285 异	松毛枝	2348 异		5884 异	构皮岩陀	5433 异
枪	2862 植	松毛蔺	0848 异	枪钻棉	1062 异	杭菊	4340 材
松子	4092 异	松风草	2841 异	枪叶胡颓子	3701 植	杭白芍	1412 材
松元	2691 异	松节油	2698 正	枫人	2706 植	杭白芷	1414 材
松贝	0437 材	松叶兰	1271 异	枫木	2706 异	杭竹叶	4791 材
松毛	2686 异	松叶柏	3780 植	枫斗	1240 采	杭麦冬	2135 材
	2692 异	松叶蒿	3192 异	枫皮	2709 异	杰草	0387 异
松丹	3925 异	松叶蕨	1271 植	枫杨	2705 植	枕木	2862 异
松玉	0805 异	松吉斗	2578 异	枫果	5320 异	枕瓜	1555 异
松节	2685 正	松吉蒂	2578 异	枫实	5320 异	枕材	2713 正
	3214 异	松寿兰	1638 异	枫柳	2705 植	枕头根	1049 异
松叶	2686 正	松郎头	2685 异	枫树	4153 异	丧间	3422 异
松皮	2697 异	松柏草	3053 异	枫脂	2706 异	画石	5191 异
松尖	2699 异	松树皮	2697 正	枫球	5320 异	画粉	1420 异
松兔	1940 动	松树梢	2699 异	枫菌	1832 植	画眉草	2714 异
松花	2687 正	松树蕊	2699 异	枫藤	1669 异	画眉架	5918 植
松杨	4932 异	松香草	3191 异	枫仔树	2706 植	画眉跳	5918 植
松针	2686 异	松梗木	3352 植	枫头棵	0575 异	画眉跳杠	4993 异
松苓	3211 异	松笔头	2699 正	枫杨叶	4703 异	刺子	0319 异
松果	1462 异	松脂香	2689 异	枫杨皮	2705 异	刺瓜	2715 异
	2691 异	松胶香	2689 异	枫杨根	4709 异		4197 异

刺头	3439 异	刺蘼	5457 植	刺荷叶	2219 异	刺酸浆	1775 异
刺芋	2877 植	刺人参	2718 正	刺桐叶	2729 正	刺蓬花	3915 异
刺竹	2723 植	刺儿草	0477 异	刺桐皮	4098 植	刺糖草	3666 异
刺白	2737 植		0858 异	刺桐树	2730 正	刺山茶果	2745 正
刺红	5457 植	刺儿菜	0477 异	刺倒树	5918 异	刺石榴果	2746 正
刺苋	5857 异	刺三甲	0105 正	刺海马	4065 动	刺石榴根	2747 异
	5857 植	刺三加	0105 正	刺海松	1085 植	刺叶瓦松	0805 植
刺花	5457 异		0814 异	刺海参	4071 动	刺叶耳蕨	1026 植
刺芹	4450 植	刺大木	2752 植	刺海螺	4074 动	刺叶苏铁	2748 正
刺杉	2277 植	刺山柑	1646 植	刺通树	4098 植	刺老包根	5289 异
刺钉	3318 异	刺天茄	2918 植	刺球花	3854 植	刺老苞叶	5290 方
刺龟	2737 动	刺木果	2727 异	刺黄芩	2731 正	刺老苞根	1571 异
刺茄	1084 异	刺五爪	0105 异		2732 异	刺老鸦叶	1339 异
	2918 异	刺五加	2719 正	刺黄连	1200 异	刺尖头草	0477 异
	4244 异		2752 植		2731 异	刺茎檍木	2099 异
刺抱	2737 动		2753 异		3944 异	刺齿贯众	0257 植
刺乖	2737 动		2775 异	刺黄柏	2732 正	刺果卫矛	5888 植
刺参	1440 异		4062 植		5089 异	刺果甘草	3025 植
	2718 植	刺牛膝	4980 异	刺黄檗	4243 异	刺果粉藜	2778 异
	4071 动	刺龙牙	2720 正		4239 异	刺葱裸实	2745 植
	4389 异	刺龙苞	5288 异	刺菝葜	2733 异	刺南蛇藤	2755 异
刺茶	2745 植	刺打草	0575 异	刺萝卜	0184 异	刺莲蓬实	2218 异
	3944 异	刺甲盖	3439 异		0477 异	刺根白皮	2753 异
刺柞	3343 植	刺叶子	2744 植	刺草藓	2733 正	刺鸭脚木	3860 植
刺柏	0337 异	刺仔木	3046 异	刺菠叶	1778 异	刺黄柏叶	2749 正
	2256 植	刺头婆	1687 异	刺梨子	2929 异	刺葡萄根	2750 正
	3780 植	刺老牙	2720 异	刺梨叶	2734 正	刺楸树叶	2751 正
刺桐	4098 植	刺老包	5912 异	刺梨花	2735 正	刺楸树皮	2752 正
刺格	3526 异	刺老苞	5288 异	刺梨根	2736 正	刺楸树根	2753 正
刺原	4953 异	刺老鸦	2720 异	刺犁头	1775 异	刺鲲虎鱼	5863 动
刺晕	3489 异	刺竹叶	2721 正	刺猪苓	0162 异	刺山茶根皮	2754 正
刺通	0762 植	刺竹茹	2722 正	刺葡萄	2750 植	刺异叶花椒	0814 植
	4098 异	刺竹笋	2723 正	刺葱树	1571 异	刺苞南蛇藤	2755 异
刺桑	3318 植	刺血红	2724 正	刺黑珠	0117 植	刺齿凤尾蕨	2756 正
刺菱	4433 异	刺杀草	0477 异	刺锅子	4074 异	刺额短刺鲀	2737 动
刺菠	1777 植	刺红花	2056 异		4074 动	刺头复叶耳蕨	3543 异
刺梨	2716 正	刺苋菜	5857 异	刺鈍皮	2737 正	刺苞南蛇藤叶	2757 异
刺猪	5565 动	刺杆菜	0477 异	刺猬瓜	0665 异	刺苞南蛇藤果	2758 异
刺盖	0575 异	刺杨梅	4421 异	刺猬皮	2738 正	卧儿菜	1056 植
刺葱	1571 异	刺矶松	2504 异	刺猬菌	5168 异	卧龙草	3853 异
刺棒	4114 异	刺针草	0512 异	刺蓟菜	0477 异	卧茎景天	2867 植
刺椰	2744 植		3551 异	刺蒺藜	2739 正	枣	0179 异
刺猬	2738 动	刺角菜	0477 异	刺蒴麻	4312 植	枣仁	5499 正
刺蓟	0184 异	刺沙蓬	2725 正	刺椿木	2522 异	枣叶	2759 正
刺蓬	4658 异	刺沙螺	4074 动	刺楸子	1647 异	枣皮	0343 异
刺楸	2752 植	刺玫花	2579 异	刺楸叶	2751 异	枣核	2760 正
刺槐	2741 植		2726 正	刺楸皮	2752 植	枣根	2762 异
刺榆	2744 植	刺玫果	2727 异	刺楸茎	2740 正	枣棘	4554 植
刺樬	1571 异	刺玫根	2728 异	刺楸树	2752 植	枣橘	2889 植
	5918 植	刺玫菊	2579 异	刺楸根	2753 异	枣儿槟	2763 异
刺鼠	2738 动	刺松藻	1085 植	刺槐花	2741 正	枣子根	2762 异
刺蓼	4711 异	刺枫树	2752 植	刺槐根	2742 正	枣树皮	2761 正
刺榴	0319 异	刺刺芽	0477 异	刺榆子	2929 异	枣树根	2762 正
刺蜜	2717 正	刺刺草	5857 异	刺榆叶	2743 正	枣椰子	0681 异
刺鲳	5804 动	刺拐棒	2719 异	刺榆皮	2744 正	枣槟榔	2763 正
刺糖	2717 异	刺金刚	5978 异	刺溜溜	0117 植	枣儿槟榔	2763 异
刺薰	1777 植	刺莓果	2727 异	刺蔷茄	1084 异	雨丝	3409 异

昆明堵喇	0210 异		2827 正	岩下青	2162 异	岩卷柏 5767 异

昆明堵喇 0210 异
昆明土牛膝 0695 异
昆明山海棠 2821 正
昆明水金凤 2822 正
昆明鸡血藤 1825 异
2823 正
昆明杯冠藤 4775 植
昆明鸡血藤根 1826 方
昌支 2871 异
昌本 1283 异
昌阳 1143 异
1283 异
昌鱼 5804 异
昌草 1283 异
昌娥 0795 异
昌蒲 1143 异
昌鼠 5804 异
昌侯鱼 5804 异
呵浪鱼 5863 异
明七 1850 异
明瓦 4086 异
明石 3663 异
明矾 1417 异
明参 0443 异
明虾 1609 异
明胶 4245 异
明窠 4962 动
明月砂 4757 异
明目茶 0567 异
明克鲸 5805 动
明沙参 0443 异
2824 异
明矾石 1417 矿
明乳香 2967 方
明玳瑁 3146 异
明珠母 3151 异
明党参 2824 正
明尊草 2825 正
明雄黄 4964 方
明镜草 0662 异
明开夜合 1636 植
明琥珀草 4146 异
易蜴 1257 异
易忽繁缕 2515 植
易逝杯伞 3587 异
虹蟮 5520 异
虮 1094 异
固羊 5907 异
固羊石 5907 异
忠果 5660 异
呷蛇龟 1773 异
呼哮鹰 3996 异
鸣蜩 4541 异
鸣蝉 4541 异
咖啡 2826 正
咖啡豆 2826 异
岩七 0647 异

2827 正
2840 异
岩刀 0280 异
岩川 1501 异
4995 异
岩风 0940 植
岩芋 0815 异
4633 异
5592 异
岩竹 1295 异
2829 异
岩衣 1266 植
5818 异
岩羊 2834 动
岩红 2091 异
3727 异
岩花 1682 异
2314 异
岩芪 0647 异
岩豆 0531 异
岩角 2829 异
岩陀 2828 正
岩林 5081 异
岩松 0805 异
1271 异
1297 异
3056 异
岩参 2306 异
2840 异
岩带 0280 异
岩茶 1263 异
岩萏 2839 异
岩柏 1682 异
岩香 1274 异
岩须 3189 植
岩剑 0280 异
岩姜 3493 异
岩珠 0531 异
5592 异
岩蚕 1434 异
岩盐 0206 异
岩桂 3754 植
岩桧 5437 异
岩柴 5072 异
岩笋 0805 异
2829 正
岩脂 0805 异
岩薄 5608 异
岩菇 1231 石
5066 异
岩鸽 4629 动
岩葱 2830 正
3414 异
岩椒 1857 异
岩棕 1793 异
4666 异
岩蒿 0007 植

岩下青 2162 异
岩大蒜 3897 异
岩山枝 1785 异
岩川芎 5081 异
岩丸子 2106 异
3537 异
岩飞草 4146 异
岩飞蛾 4039 异
岩子果 0262 异
岩马桑 0379 异
3880 异
5521 植
岩五加 2143 异
3637 异
5830 异
岩火炮 1267 异
岩石松 0557 异
岩石榴 2873 异
岩龙香 2017 异
岩龙胆 1260 植
岩白菜 0949 异
1702 异
2380 异
2831 正
3435 异
3436 异
5184 异
岩白蜡 0904 异
岩冬菜 2832 正
岩兰花 1584 异
岩半夏 4633 异
岩头白 0423 异
岩头青 1239 植
4535 异
岩头菜 5818 异
岩老鼠 5667 植
岩地芰 1668 异
岩耳巴 0251 异
岩扫把 2833 正
岩扫帚 1271 异
岩羊角 2834 正
岩防风 1793 异
岩如意 2381 异
岩花椒 0235 异
岩豆藤 2823 异
岩豆瓣 2314 异
岩还阳 5667 异
岩谷伞 0006 异
岩鸡尾 1106 异
岩青叶 4221 异
岩青菜 0894 异
2380 异
岩青藤 2323 异
岩枇杷 0778 异
岩板菜 0629 异
岩果紫 4256 异
岩败酱 2835 正

岩卷柏 5767 异
岩油菜 1270 植
岩泽兰 1263 异
2838 异
4360 异
4559 异
岩虱子 5879 异
岩春草 2836 正
岩胡椒 4087 异
岩柏枝 1682 异
岩柏草 1682 异
岩指甲 1275 异
岩姜七 2837 正
岩前胡 1793 植
岩莲花 1297 异
岩桐子 3972 异
岩桐草 0949 异
岩豇豆 1263 异
2838 正
岩浆草 0960 异
岩海椒 4469 异
岩浮萍 3814 异
岩姬蕨 4139 异
岩黄芪 2057 异
岩黄连 0137 异
0330 异
2839 正
岩菖蒲 2831 异
2840 正
岩硇砂 4386 异
岩麻子 0851 异
岩椒草 1284 异
2841 异
岩筋草 2314 异
岩隒子 5592 异
岩豌豆 5667 植
岩壁青 0506 异
岩壁菜 2831 异
岩藿香 2842 正
岩马齿苋 4802 异
岩马桑根 3909 异
岩见血参 5667 植
岩田三七 5667 植
岩瓜子草 2990 异
岩豆藤花 2843 正
岩豆藤根 2844 正
岩威灵仙 1675 异
岩莲鸡尾 1789 异
岩喇叭花 3869 异
帖地消 0919 异
罗皮 4104 异
罗伞 3860 植
罗浮 2889 植
罗勒 0910 异
2845 异
2884 异
罗鹊 5306 异

八画　兔狙狐忽狗狍炙枭饱饴变

九画　柘栌相柚枳柞柏栀柃枸柳柊栎柱

九画　柿柠柀柽树勃咸威歪厘研碎
砒厚砑砂矿砍面耐牵鸥蛋毗

九画 独飑怨急蚀饼弯李将亭亮疠疣
疮音帝恒闽养美姜叛类粙迷籽
前首总炼炸炮烂洪洒浊洞洗活

〜 3481 〜

~3485~

十画 莳 莴 莔 莠 莪 莓 荷 莜 莜 茶 莵 荻 莞 莪 莨 莺 真 莙 莼 桂 桔 烤
荁 恶 莎 莵 莞 莨 莺 真 莙 莼 桂 桔 烤 桤 桓 栭 栶 柽 桢 桃 桐 桤 桤

鸭脚金星草……2906 异	唧唧……5853 异	圆叶马兜铃……0245 异	钻地风……0711 异
哺公……5408 异	唧唧皮……5533 异	圆叶木姜子……3983 植	……1032 异
晏青……4839 异	唧唧猴皮……5533 异	圆叶毛茛菜……1688 植	……3113 异
晕药叶……0173 异	崂山茶……1111 异	圆叶节节菜……1124 植	……3881 正
晕病药……0086 异	峭粉……3455 异	圆叶瓜子菜……2314 异	……4302 植
鸮萝……4336 异	峨参……3870 异	圆叶咳血草……1065 异	……4559 异
蚌水……3863 异	峨参叶……3871 正	圆叶铁线蕨……3814 植	……4959 异
蚌肉……3862 正	峨眉连……4200 植	圆叶留兰香……2984 植	……5068 异
蚌花……3866 异	峨山草乌……3872 正	圆叶鹿蹄草……4742 植	钻地龙……1674 异
蚌泪……3863 正	峨眉耳蕨……3873 正	圆叶锦葵根……3878 正	钻岩尖……0491 异
蚌珠……3149 异	峨眉家连……4200 植	圆舌粘冠草……3071 植	钻岩筋……0491 植
蚌粉……3864 正	峨眉蔷薇……2747 植	圆苞金足草……5190 植	钻骨风……0308 异
蚌兰叶……3865 正	峨嵋三七……0093 植	圆齿紫金牛……3987 植	……0491 异
蚌兰衣……3866 异	峨山雪莲花……2127 异	圆果化香树……0955 异	……0778 异
蚌兰花……3866 正	峨眉五味子……5033 植	圆果水麦冬……4096 植	……2067 异
蚌壳灰……3864 异	峨眉双蝴蝶……2571 植	圆柱柳叶菜……3376 植	……4575 异
蚌壳草……1585 异	峨眉半边莲……3874 正	圆盖阴石蕨……1434 异	……4618 异
……3883 异	峨眉莲座蕨……3874 异	圆锥石头花……0407 异	……5068 异
蚌壳粉……3864 异	峨眉唐松草……3938 植	圆锥羊肚菌……1980 异	钻叶紫菀……5205 植
蚌花叶……3865 异	峨眉蔷薇花……3875 正	圆锥须药草……3630 植	钻地风根……0555 异
蚌花草……3157 异	峨眉翠雀花……3872 植	圆锥铁线莲……4580 植	钻地蜈蚣……1032 异
蚌清水……3863 异	峨眉观音座莲……3874 异	圆锥绣球花……1114 植	钻形紫菀……5205 方
蚌蛤灰……3864 异	峪黄……0314 异	圆菱叶山蚂蝗……4190 植	钻骨风果……4619 异
蚌壳花椒……0235 异	峰子油……3667 异	圆裂东北延胡索	钻骨风根……4620 异
蚄孙……5853 异	圆枣……2777 异	……1354 植	钾硝石……4063 矿
蚖青……1660 异	圆鱼……5945 动	贼头花……2325 异	铁……3882 正
蚊……1094 异	圆柏……3780 植	贼佬药……3697 异	铁木……3766 植
蚍蜉……3482 异	圆眼……1324 异	赃郎……5854 异	铁仔……0197 植
蚍子草……2060 异	圆蛛……5526 异		铁边……1439 异
蚋仔草……1552 异	圆蛤……5055 动	[丿一]	铁朱……1400 异
蚬子……5054 动	圆鞋……0270 异		铁伞……1831 异
蚬肉……3867 正	圆蕨……2811 异	钱麻……5177 异	铁衣……3888 异
蚬壳……3868 正	圆牙齿……2811 异	钱蒲……1283 植	铁苋……3883 植
蚬壳花椒……0235 植	圆叶金……1065 异	钱串子……4068 动	铁花……3887 异
蚝菌……2882 异	圆羊齿……2811 异	钱串草……0797 异	……3889 异
蚝刈草……0229 异	圆豆蔻……1455 异	……4402 异	铁栎……5491 植
蚚……0587 异	圆枣子……0492 异	钱贯草……0797 异	铁树……1829 异
蚚父……5849 异	圆金柑……2889 植	钱凿草……1589 异	……2253 植
蚧蛇……5056 异	圆肥皂……0680 异	钱鲤甲……3628 异	……3884 正
蚧巴子……5930 异	圆柏果……3876 正	钱线夏枯草……3818 植	铁砂……0677 异
蚧蛤蟆……5930 异	圆桂兰……2863 异	钳……1917 动	铁屎……3887 异
蚳母……2871 异	圆眼壳……1325 异	钗儿草……3619 异	铁钻……0453 异
蚼……0587 异	圆眼核……1327 异	钻冻……4844 植	铁浆……3885 正
蚊松……2348 异	圆紫菜……4976 植	钻山风……0453 异	铁粉……3886 异
蚊子木……0904 异	圆景天……2096 异	钻山虎……0235 异	铁屑……3887 异
蚊子草……2714 异	圆穗蓼……5685 植	……1797 异	铁菜……3898 异
……5525 异	圆藤根……0719 异	钻山狗……1347 异	铁络……3887 正
蚊子树……4940 植	圆叶乌头……3877 正	……2059 异	铁锈……3888 正
蚊仔苏……2348 异	圆叶母草……0487 植	……4891 植	铁蒿……4481 异
蚊母草……1406 植	圆叶吊兰……1319 异	钻天杨……3879 正	铁榄……2087 植
蚊枝叶……4250 异	圆叶牵牛……3444 植	……5707 异	铁蛾……3887 异
蚊蚊草……0547 异	圆叶景天……0629 植	钻天柳……3409 植	铁橘……5491 植
蚊惊树……5075 异	圆叶锦葵……3878 植	钻石风……0491 异	铁精……3889 正
蚊榔树……4940 植	圆叶鼠李……2409 植	……3880 正	铁蕨……1011 异
唢呐花……3869 正	圆叶藜菜……1532 异	……3909 异	……4857 异
唧唧鸟……3997 异	圆头楔蚌……0581 动	……3913 异	铁霜……3896 异
莺龟……1773 异	圆锥绣球……1114 植	钻石黄……3293 异	
		……3295 异	

铁藤·····1321 植	·····2610 异	铁线尾·····5676 异	铁拳头·····2947 异
铁丁镜·····2610 异	·····3049 异	铁线草·····1699 异	·····3056 异
铁马豆·····3890 正	·····3049 植	·····1781 异	·····3905 正
·····5258 异	·····3895 异	·····3024 异	·····5135 异
铁马莲·····0626 异	铁光棍·····4666 异	·····3898 异	铁海棠·····3906 异
铁马鞭·····0626 异	铁华粉·····3896 正	·····4666 异	铁扇子·····3169 植
·····3049 异	铁色草·····3818 异	铁线莲·····3900 正	·····3894 异
·····3891 正	铁色箭·····3897 正	铁线蕨·····1781 异	·····3907 正
·····3941 异	铁羊伞·····5362 异	·····3919 异	·····4151 异
铁牛七·····3908 异	铁灯心·····2016 异	·····4666 植	铁菱角·····0285 异
铁牛皮·····1789 异	铁灯台·····2610 异	铁线藤·····4115 异	·····0430 异
·····2176 异	·····4395 植	铁贯蕨·····5304 异	·····0631 异
·····3892 正	铁灯盏·····2610 异	铁带藤·····3637 异	·····2946 异
铁牛膝·····0840 异	·····3653 植	铁草鞋·····0960 异	·····3905 异
铁乌梢·····2873 植	·····4904 异	铁胡蜂·····1408 异	·····4323 异
铁尺草·····5233 异	铁灯碗·····3883 异	铁栏杆·····3901 正	·····4788 异
铁尺树·····0274 异	铁苋菜·····3883 植	铁树叶·····2250 异	铁菜子·····5472 植
铁巴掌·····1595 异	铁苏子·····4988 异	铁树花·····1834 异	铁排草·····4402 异
铁节草·····5975 异	铁杆七·····5074 异	·····2251 异	铁铧口·····4788 异
铁石子·····2914 异	铁杆草·····4146 异	铁树果·····3902 异	铁铲头·····5130 异
铁石松·····1271 异	铁杆香·····1503 异	铁轴草·····3903 正	铁梨木·····5052 异
铁石茶·····5318 异	铁杆椒·····0235 异	铁指甲·····2379 异	铁脚仙·····4115 异
铁石榴·····4313 异	铁杆蒿·····2456 异	·····5851 异	铁脚鸡·····1021 异
铁打苗·····5070 植	·····3049 异	铁骨伞·····4138 异	铁脚梨·····0703 异
铁打杵·····0197 异	铁扭边·····1852 异	铁骨草·····4146 异	铁麻干·····4041 异
·····4788 异	铁里木·····1304 异	铁骨消·····2915 异	铁焊根·····0086 异
铁甲草·····1552 异	铁针砂·····2352 异	铁骨散·····1573 异	铁绵草·····4903 异
铁生衣·····3888 方	铁钉菜·····3898 正	·····4221 异	铁斑鸠·····1274 异
铁冬青·····4411 植	铁皂角·····0594 异	·····4405 异	铁塔草·····3163 植
铁包针·····1014 异	·····3916 异	铁钢叉·····3909 异	铁莿脐·····3715 异
铁包金·····3660 植	铁角牛·····5340 异	铁钮子·····1703 异	铁散沙·····5077 异
·····3893 正	铁角蕨·····3919 异	铁香樟·····3034 异	铁棒锤·····3908 异
·····4993 异	铁林杆·····5603 异	铁将军·····5627 异	·····4401 植
·····5705 异	铁板金·····2488 异	铁炮虫·····4170 异	铁棕榈·····0292 异
铁加杯·····4179 异	铁板草·····0426 异	铁郎鸡·····0076 异	铁帽子·····2551 异
铁丝七·····3894 正	铁板道·····3910 异	铁扁担·····0292 异	铁链子·····3910 异
铁丝纽·····4666 异	铁枕头·····1698 异	·····2552 异	铁锈根·····5104 异
铁丝草·····3024 异	铁雨伞·····1752 异	·····2785 异	铁笤帚·····2953 异
·····3894 异	·····1896 异	·····3975 异	铁鲁基·····1781 异
·····4116 异	铁罗伞·····2848 异	·····5683 异	铁蒲扇·····0148 异
·····4665 异	·····3097 异	铁耙头·····4788 异	铁楸树·····2707 植
·····4666 植	·····3899 正	铁耙梳·····0815 异	铁蜈蚣·····4116 异
·····5557 异	铁钓竿·····1552 异	铁艳粉·····3896 异	·····4759 异
铁丝根·····3914 异	铁金拐·····0012 异	铁莲草·····1829 异	铁锯齿·····5356 异
铁丝蕨·····4146 异	铁金铜·····2803 异	铁根薯·····3627 异	铁筷子·····3240 植
铁老鼠·····1427 异	铁郎伞·····1896 异	铁栗子·····5491 植	·····3909 正
铁芒萁·····1715 异	铁郎鸡·····4005 异	铁破锣·····3904 正	铁箍散·····0397 异
·····4005 植	铁帚把·····1284 异	铁柴胡·····0407 植	·····0491 植
铁夹藤·····0999 植	铁帚尾·····5676 异	铁铃胆·····3470 异	·····2165 异
铁扫竹·····3895 正	铁刷子·····4146 异	铁秤砣·····1475 植	·····2947 异
铁扫把·····0076 异	·····4323 异	·····1698 异	·····3910 正
·····0798 植	·····4392 异	·····2367 异	·····5570 异
·····3563 异	铁刷把·····0072 植	·····4515 异	铁精草·····1907 异
·····5451 异	·····1271 异	铁秤锤·····1703 异	铁精粉·····3889 异
铁扫帚·····0595 异	·····2321 植	铁狼鸡·····0506 异	铁蕨鸡·····2488 异
·····0626 异	·····3189 异	铁狼萁·····1715 异	·····3911 正
·····1271 异	铁线风·····1552 异	铁凉伞·····2996 异	铁鸥子·····0854 异

十画 海涂浴浮流浣浪涩岩害宽

桑鳸…………… 4156 正	预知子……… 0040 异	球穗胡椒……… 3133 异	堇宝莲……… 1985 植
桑蚕…………… 4170 异	**[一丿]**	球穗蛇菰……… 4865 异	堇堇菜……… 1353 异
桑根…………… 4157 正	骊珠………… 1324 异	球形鸡冠花…… 0420 异	…………… 5027 异
桑脂…………… 4161 异	绢毛菊……… 4171 正	球花毛麝香…… 0195 植	勒鱼………… 4196 正
桑黄…………… 4158 异	绢毛油麻藤… 0873 植	球花风毛菊…… 3602 植	勒泡………… 0963 异
桑菌…………… 4152 异	绢毛胡枝子… 3049 植	球花水杨梅…… 1116 异	勒毒………… 0702 异
桑椹…………… 5520 异	绣竹………… 5900 植	球根毛瓣花…… 4816 植	勒草………… 4872 异
桑梨…………… 4607 论	绣球………… 0749 植	琐阳………… 5102 异	勒荔………… 3267 异
桑粒…………… 4167 异	…………… 4172 正	琐梅………… 4959 异	勒柏………… 1127 异
桑鹅…………… 4584 异	绣花针……… 2792 异	琐琐葡萄…… 4873 异	勒蒙………… 2877 异
桑椹…………… 4167 方	绣线菊……… 4175 植	理石………… 1417 异	勒樲………… 5918 植
桑葚…………… 4169 异	绣球龙……… 4179 异	…………… 4180 正	勒儿根……… 3582 异
桑椹………… 2325 植	绣球叶……… 4179 异	理皮………… 5777 异	勒马回……… 1150 异
桑蝎…………… 4170 异	绣球花……… 4172 异	理陈皮……… 5777 异	…………… 2365 异
桑蠰…………… 4159 正	…………… 5048 异	理肺散……… 4181 正	…………… 3448 异
桑霜…………… 4160 正	…………… 5684 植	麸皮………… 0496 异	勒角蕨……… 5983 异
桑薧…………… 4167 异	绣球草……… 1277 异	琉璃草……… 3910 植	勒路子……… 1605 异
桑橚…………… 4152 异	…………… 4176 异	琉璃根……… 5705 异	勒矮瓜……… 2918 异
桑蠹…………… 4170 异	绣球柳……… 1123 植	琉璃繁缕…… 1384 植	勒樲根……… 5918 方
桑天牛……… 0648 动	绣球香……… 1676 异	**[一丨]**	勒马回阳…… 2786 异
桑木汁……… 4164 异	绣球藤……… 0436 植	堵喇………… 4182 正	勒革拉花…… 3181 植
桑叶汁……… 4161 正	…………… 0572 异	蓉菜………… 3749 异	勒樲花椒…… 5918 植
桑叶滋……… 4161 异	绣线菊子…… 4173 正	…………… 4183 异	勒樲根……… 5918 方
桑叶露……… 4162 正	绣线菊叶…… 4174 异	蓉菜子……… 3748 异	勒樲嫩叶…… 5916 方
桑白汁……… 4164 异	绣线菊根…… 4175 正	蓉菜根……… 4183 异	黄土………… 1664 矿
桑白皮……… 4163 正	绣球防风…… 3903 异	菱………… 4184 正	黄木………… 3952 植
桑皮汁……… 4164 正	…………… 4176 正	菱叶………… 4185 正	黄牙………… 2888 矿
桑芽茶……… 4153 异	绣球杜鹃…… 0621 植	菱皮………… 4186 正	…………… 4961 异
桑树根……… 4157 异	绣球荚蒾…… 0749 植	菱壳………… 4186 正	黄牛………… 0821 动
桑根皮……… 4163 异	绣球防风子… 4177 异	菱角………… 4184 异	黄片………… 4278 异
桑根蛇……… 2157 异	绣球防风果… 4177 正	…………… 4186 方	黄斤………… 4862 植
桑柴灰……… 4165 正	绣球防风根… 4178 正	…………… 4433 异	黄丹………… 3925 异
桑黄菇……… 4158 异	绣球绣线菊… 4708 植	菱茎………… 4187 异	黄风………… 4466 异
桑黄菰……… 4158 异	绥………… 5393 异	菱实………… 4184 异	黄文………… 4198 异
桑寄生……… 2110 植	继母怀胎…… 3376 异	菱粉………… 4188 异	黄石………… 1047 异
…………… 3397 异	**十 一 画**	菱蒂………… 4189 正	…………… 4964 异
…………… 4166 正	**[一一]**	菱角花……… 3866 植	…………… 5519 异
桑甚子……… 4167 异	舂钼………… 5901 动	菱角扭……… 1981 异	黄占………… 5336 异
桑滋干……… 4161 异	舂杵头细糠… 2008 异	菱角树……… 4313 异	黄瓜………… 3772 异
桑椹树……… 4167 正	球兰………… 4179 正	菱草茎……… 4187 异	…………… 4197 正
桑椹树……… 4151 植	球子草……… 1148 异	菱锌矿……… 3062 矿	黄鸟………… 3746 异
桑椹酒……… 4168 正	…………… 5135 异	菱叶鹿藿…… 0405 植	黄兰………… 4271 异
桑薪灰……… 4165 异	…………… 5135 异	菱叶山蚂蝗… 4190 异	…………… 4271 植
桑螵蛸……… 4169 正	球子莲……… 3284 异	菱叶红景天… 5667 植	黄皮………… 4229 植
桑蠹虫……… 4170 正	球头草……… 1148 异	菱叶拔毒散… 4235 植	黄丝………… 4337 植
桑上木耳…… 4152 异	球序韭……… 0305 植	菱叶崖爬藤… 2885 植	黄耳………… 4215 异
桑上白皮…… 4152 方	球花马蓝…… 5190 异	荕薈………… 4191 正	黄芝………… 4208 异
桑上寄生…… 0704 异	…………… 5190 异	荕薈子……… 4192 异	黄扬………… 4279 异
…………… 4152 异	球花党参…… 3836 植	菥菜………… 4193 正	黄肉………… 4071 动
…………… 4158 异	球序卷耳…… 4802 植	菥蓝………… 2684 植	黄竹………… 1839 植
…………… 4166 异	球茎甘蓝…… 5872 植	菥菜子……… 4194 异	黄兔………… 4204 动
桑白皮汁…… 4164 异	球果卫矛…… 2868 异	蓮药………… 3733 异	黄衣………… 5520 动
桑根白皮…… 4163 异	球果堇菜…… 1688 植	堇………… 0439 植	黄羊………… 4231 动
桑皮上螳螂窠… 4169 异	球核荚蒾…… 1038 植	…………… 3181 异	黄米………… 3929 异
桑皮中白汁…… 4164 异		堇菜………… 1259 异	…………… 4277 异
桑树上结累…… 4159 异		…………… 4064 植	黄孙………… 0640 异
桑树上螳螂窠… 4169 方			

词	页	类	词	页	类	词	页	类	词	页	类
黄远	3975	异	黄结	0330	异	黄檀	5841	植	黄水蘺	4286	植
黄芥	2210	异	黄耆	4199	异	黄螺	1370	异	黄玉兰	4271	植
黄芩	4198	正	黄莺	3746	异	黄鲭	4105	动	黄节蛇	2907	异
黄芪	2126	异	黄根	1348	异	黄樊	4202	异	黄石砂	3494	异
	2458	异		1359	异		4243	异	黄龙爪	3897	异
	4199	正		4203	正	黄鞭	3627	异	黄龙肝	3925	异
	5835	异	黄鸭	4011	动	黄藤	1223	异	黄龙尾	4220	正
黄杨	4240	植		4204	正		1825	异	黄龙胆	4259	异
黄豆	4213	异	黄蚬	3868	动		3465	植	黄龙藤	4221	正
黄连	4200	正	黄袍	3512	异		3495	异	黄目树	0680	植
黄良	0181	异		3746	异		4211	正	黄仔蓎	2496	异
黄尾	4278	异	黄堇	1005	植	黄鹰	5911	动	黄瓜叶	4222	正
黄环	4982	异		4205	正	黄馨	3215	植	黄瓜皮	4223	正
黄茄	2657	异		4797	植	黄鳝	5960	动	黄瓜鱼	1276	异
黄茅	1667	植	黄菌	2493	异	黄糯	3929	异	黄瓜草	1671	异
黄刺	4243	植	黄菊	0298	异	黄丁课	1223	异		1677	异
黄郁	2766	异	黄菅	1667	异	黄力花	2094	异	黄瓜香	0354	异
黄矾	4201	正	黄菀	4206	正	黄三七	4212	正		1668	异
黄果	4594	异	黄梅	2403	植		4266	异		1671	异
黄昏	0640	异	黄猄	5394	动	黄三刺	4243	异		1690	异
	1923	植	黄麻	1054	植	黄大豆	4213	正		3168	异
黄鱼	1276	异		4268	植	黄大戟	2176	异	黄瓜根	4225	正
	4279	异		4693	方	黄山松	2686	植	黄瓜菜	1671	异
	4297	动	黄弹	4229	异	黄山药	0083	异		4274	异
	5993	异	黄蔯	2597	异		3610	植		5076	异
黄卷	0248	异	黄葵	4207	正	黄山桂	3201	植	黄瓜蒌	3772	方
黄泡	0515	植		4306	植	黄山梅	3923	植	黄瓜霜	4226	正
	4282	植	黄楮	0252	植	黄开口	0071	异	黄瓜藤	4227	正
	4302	异	黄椒	0579	异		4214	正	黄汁草	5441	异
黄实	2218	异		0814	异	黄天竹	1200	异	黄头草	2496	异
黄参	0054	异	黄粟	4946	异	黄天茄	4218	异	黄头翁	2949	异
	3836	异	黄鹏	3746	动	黄云芝	0693	异	黄皮子	4229	异
黄荆	4249	植	黄颊	5985	异	黄云英	5176	异	黄皮叶	4228	正
黄草	0499	异	黄蛤	5055	动	黄木耳	4215	正	黄皮竹	1839	植
	1219	植	黄狨	5329	异	黄木树	1606	植	黄皮果	4229	正
	1468	异	黄鲂	4105	动	黄木香	2029	异	黄皮树	4202	植
	3237	异	黄猴	4685	动		4142	异	黄皮核	4288	异
黄药	0266	异	黄蓝	2056	植	黄木槿	4209	植	黄皮根	4230	正
	0863	异	黄蒿	1680	植	黄瓦韦	3492	植	黄皮藤	2386	异
	4257	植		5382	异	黄牛木	4217	植		2712	异
	5310	异	黄槛	5660	异	黄牛肉	0821	性	黄丝子	4337	异
黄柑	4297	动	黄鼠	4275	动	黄牛衣	5233	异	黄丝草	4336	异
黄柏	1200	异	黄鮢	4279	异	黄牛肝	4283	植	黄丝藤	4628	异
	4202	正	黄鮈	5960	异	黄牛角	4216	正	黄地榆	2790	异
黄栀	3356	异	黄麀	5394	动	黄牛尾	5233	异	黄芋菜	1900	植
黄柿	0352	植	黄蜻	5520	动	黄牛茶	4217	正	黄夹柴	1389	异
黄砂	4386	异	黄蜞	1094	异	黄牛香	2497	异	黄冈子	4337	异
黄虾	1609	动	黄蜡	5336	异	黄毛草	2895	异	黄竹参	1854	异
黄虹	0437	异	黄精	4208	正	黄凤仙	2822	异	黄羊木	3565	植
黄钟	3124	异	黄熊	5611	动	黄凤蝶	3203	动	黄羊肉	4231	正
黄香	2689	异	黄槿	4209	异	黄心木	3565	异	黄羊角	4232	正
黄竿	1839	异	黄槽	4279	异	黄水芋	1900	异	黄米花	5233	异
黄匬	4279	异	黄樟	4210	正	黄水茄	2657	异	黄灯笼	0661	异
黄独	4257	植	黄橙	5775	异		4218	正	黄汤子	1471	异
黄姜	1049	异	黄橘	5780	异		4244	异	黄寿丹	2328	植
	3607	异	黄鲩	5960	异	黄水枝	4219	正		4233	正
	3627	异	黄糖	2153	异	黄水草	1900	植			

黄芙蓉	4831 植	黄杨木	1200 异	黄肿木	4098 植	黄独根	4257 异
黄芫花	4234 正		4240 正	黄肿树	4705 植	黄度梅	4942 植
黄芽木	4217 异	黄杨叶	4241 正	黄鱼藤	0675 异	黄秦艽	4259 异
黄芽白	4289 异	黄杨参	2475 异	黄狗子	4257 异	黄素馨	3215 植
黄芽菜	4289 异	黄杨根	4242 正	黄狗头	0170 异	黄莓子	4316 异
黄花儿	0012 异	黄杨脑	4241 异		3020 异	黄莓刺	4286 异
黄花甘	3579 异	黄连七	2038 异		5248 异	黄根根	5496 异
黄花仔	0012 异	黄连木	4273 植	黄狗肾	3022 异	黄根藤	5696 异
	1371 异	黄连参	1049 异	黄狗蕨	3039 异	黄豇豆	4760 异
	1408 异	黄连祖	4788 异	黄卷皮	0248 异	黄栗树	4431 植
	4235 异	黄连藤	1223 异	黄泡子	0862 植	黄唇鱼	4297 动
黄花母	0351 异		4211 异	黄泡根	4282 异	黄柴胡	0407 植
	0425 异	黄牡丹	2355 植	黄泥菜	4247 正		2911 异
	3992 异	黄乱丝	4336 异	黄泽兰	2154 异	黄峰草	3673 异
	4235 正	黄攸香	5696 异	黄泽薢	3103 异	黄铁矿	1890 矿
黄花杆	2328 植	黄伯劳	3746 异	黄姑子	4248 异		4553 矿
黄花条	2328 植	黄肚龙	4261 异		4278 异	黄秧连	4393 异
黄花苗	5248 异	黄条香	1359 异	黄姑里	0083 异	黄胸鼠	2364 动
黄花刺	4243 植	黄饭花	4807 异	黄姑鱼	4248 异		5373 动
黄花鱼	1276 异	黄尾刁	4278 异	黄参草	3154 异	黄疸草	0551 异
黄花郎	5248 异	黄尾鳎	4278 动	黄细心	4233 异		2923 异
黄花草	0425 异	黄鸡兰	2792 异	黄荆子	2357 异		3485 异
	0516 异	黄鸡尾	3869 异		4249 正	黄疸树	3318 植
	0671 异	黄鸡郎	2511 异	黄荆叶	4250 正	黄海参	4071 动
	1677 异	黄鸡胖	2511 异	黄荆条	4249 植		4900 异
	1814 异	黄鸡菜	4208 植	黄荆沥	4251 正	黄海葵	4260 正
	1851 异	黄鸡婆	4248 异	黄荆枝	4252 正	黄海棠	2081 植
	2859 植	黄苦竹	1839 植	黄荆刺	2507 植	黄被棒	0976 异
	2911 异	黄茅参	1401 异	黄荆根	4253 正	黄黄草	4552 异
	3138 异	黄枝叶	3357 异	黄荚子	3356 异	黄萝卜	3254 异
	3992 异	黄松节	3214 异	黄草乌	0210 植	黄萝卜仔	4337 异
	5248 异	黄刺皮	4243 正		4254 异	黄菊仔	4472 植
	5514 异	黄刺茄	4218 异	黄草花	4255 异	黄菊花	1080 异
	5595 异	黄刺鱼	4279 异	黄茶根	4256 正		4472 异
黄花树	2328 植	黄刺泡	1036 植	黄茨果	4302 异	黄菊莲	2974 异
黄花香	2897 异		1643 植	黄药子	2085 异	黄梢蛇	4261 正
黄花菜	1259 异	黄刺蛾	4416 动		2790 异	黄梅花	5521 异
	2623 异	黄果朴	5037 植		4257 异	黄梅球	3655 异
	2903 植	黄果茄	4244 正		4580 异	黄楠叶	4262 正
	4236 正	黄果藤	3289 异		4804 异	黄楠兰	4271 异
	4274 异	黄明胶	4245 正	黄药根	4257 异	黄楠皮	4263 正
	4901 植	黄知母	3975 异	黄栌根	4258 正	黄楠树	4262 植
黄花猛	4235 异	黄金子	4249 异	黄柏草	2179 异	黄楠根	4264 正
黄花棉	5595 异	黄金石	5519 异	黄栀子	3356 异	黄楠浆	4265 正
黄花蒿	2429 异	黄金甲	2907 异	黄树窝	2908 异	黄硇砂	4961 异
	2545 植	黄金丝	2670 异	黄省藤	0196 异	黄雀花	5352 异
黄花楸	4382 植	黄金竹	1839 植	黄昭藤	1825 异	黄常山	4426 异
黄花雾	3054 异	黄金花	1757 植	黄蚂草	1953 异	黄野葛	3495 异
黄花稔	3992 异	黄金条	4252 异	黄蚂蚁	2195 异	黄野蒿	2337 异
	4235 异	黄金卵	2475 异	黄骨鱼	4278 异	黄脚鸡	1180 异
	4237 正	黄金茄	0877 异		4279 异		2792 异
	4290 方	黄金线	4246 正	黄骨狼	5102 异		4266 正
黄花演	0425 异	黄金树	4235 异	黄香科	3903 异		4957 异
黄花薀	4286 植	黄金铁	0073 异	黄食石	4964 异	黄胆雀	1198 异
黄芥子	2209 异	黄金粉	5103 异	黄食草	2496 异	黄猪母	5514 异
黄芩子	4238 正	黄金塔	4115 异	黄胆木	3565 异	黄麻子	4267 正
黄芦木	4239 正	黄金楼	1118 异	黄胆榄	1223 异	黄麻叶	4268 正

黄麻灰 4269 正	黄鳅草 0242 异	黄花乌头 2004 植	黄泡刺根 4302 异
黄麻虫 4298 异	黄藤子 0192 异	黄花石斛 1240 植	黄荆茎沥 2359 异
黄麻根 4270 正	0221 异	黄花石蒜 3897 异	黄草石斛 1240 植
黄婆娘 4849 植	4337 异	黄花龙芽 2859 植	黄栀子根 3359 方
黄寄生 5651 异	黄藤木 5310 异	黄花龙胆 4299 植	黄栌枝叶 4295 正
黄弹子 4229 异	黄藤根 5310 异	黄花白艾 5382 异	黄脉绣球 3450 植
黄绳儿 5110 异	黄藤通 0187 异	黄花冬菊 2337 异	黄独珠芽 4317 异
黄绶丹 2328 植	黄蘸叶 4281 正	黄花母根 4290 异	黄珠子草 4296 正
黄斑鲴 5861 动	黄蘸根 4282 正	黄花地丁 1931 异	黄蓍茎叶 4294 植
黄葛扭 1981 异	黄鳍鱼 4279 异	3457 植	黄根构皮 3169 植
黄葛树 4262 植	黄蕈菇 4283 正	3485 异	黄唇鱼鳔 4297 异
黄葛根 4264 植	黄蠊芽 1149 植	4292 异	黄疸卷柏 1682 异
4862 异	黄鳝藤 0471 异	5248 异	黄唐松草 0604 植
黄葵子 4304 正	4284 正	黄花列当 1771 植	黄腹蛇胆 4545 杂
黄鹏鹏 3746 异	黄三刺皮 4243 异	黄花曲草 5382 异	黄梅花草 2492 异
黄雁雁 4234 植	黄大金根 0579 异	5904 异	黄楠树皮 4263 植
黄颊鱼 4279 异	黄山木兰 0717 植	黄花污根 2367 异	黄蛇豹花 3055 异
5985 异	黄山乌头 3181 植	黄花如意 5595 异	黄麻皮灰 4269 异
黄喇嘛 2429 异	黄山皮条 5433 异	黄花远志 2475 植	黄麻梗虫 4298 正
黄虾蝓 5053 动	黄山栾树 5314 植	4314 异	黄荒龙胆 4299 正
黄喉蛇 4276 异	黄牛尾巴 1858 异	黄花杜鹃 0535 植	黄斑海蜇 4078 异
黄帽子 1686 异	黄毛石韦 3654 植	黄花谷拔 4235 异	黄喜马莓 4282 植
黄犊菌 4283 植	黄毛耳草 4285 正	黄花鸡骨 2475 异	黄喇叭花 3055 异
黄腊丁 4279 异	黄毛草莓 1474 植	黄花苦草 0652 异	黄链条花 2328 植
黄腊须 4336 异	黄毛枳根 3337 植	黄花苜蓿 4459 植	黄锁梅叶 4300 正
黄腊藤 5310 异	黄毛榔木 1571 植	黄花败酱 2859 植	黄锁梅果 4301 正
黄渣叶 0397 异	黄长春花 0941 植	黄花金盏 4314 异	黄锁梅根 4302 正
黄细桂 4271 正	黄鸟拉花 2004 植	黄花细辛 0012 异	黄细桂果 4303 正
黄瑞木 4272 正	黄水泡叶 4286 异	4292 异	黄楝瓣树 2587 异
黄瑞香 3647 植	黄水蘸叶 4286 正	黄花茵陈 2949 异	黄槐花树 4801 植
4360 异	黄古头草 1148 异	黄花香薷 0240 异	黄榆叶梅 4942 植
黄蓬花 2429 异	黄古卵子 0314 异	4291 正	黄蜀葵子 4304 正
黄楝树 2587 异	黄龙脱衣 5886 异	黄花扁蓄 3975 异	黄蜀葵叶 4305 正
4273 正	黄龙蜕壳 3318 植	黄花堇菜 4292 正	黄蜀葵花 4306 正
黄鹌菜 4274 正	黄龙藤叶 4287 正	黄花菜子 4293 正	黄蜀葵茎 4307 正
黄蜂藤 0318 异	黄打破碗 4244 异	黄花菜根 4901 异	黄蜀葵根 4308 正
黄蜀葵 4306 植	黄瓜瓜苗 2501 植	黄花兜兰 1071 植	黄颔蛇头 4309 正
黄矮菜 4289 异	黄瓜绿草 2501 异	黄花棉芪 0700 异	黄颔蛇骨 4310 正
黄鼠肉 4275 正	黄皮血藤 5033 异	黄花喉草 1368 异	黄蹄躅根 1999 方
黄鼠草 0334 异	黄皮杜仲 2939 异	黄花墨菜 5904 异	黄蟆龟草 0797 异
黄鼠狼 0505 异	黄皮果核 4288 正	黄杜鹃花 3055 异	黄颡鱼涎 4311 异
黄颔蛇 4276 正	黄皮狼毒 1485 异	黄连三七 2048 异	黄黏粑草 4764 异
黄粱米 4277 正	黄皮寄生 3332 异	黄足蚂蛉 1684 动	黄臀赤鹿 4719 动
黄蔓菁 1180 异	黄丝瓜壳 1628 方	黄肚木通 1223 异	黄山木兰花 0717 材
黄酸刺 2420 异	黄丝瓜草 2501 植	黄冈头花 4234 异	黄白火绒草 1641 植
黄雌鸡 2469 性	黄丝郁金 2766 材	黄苞大戟 0783 异	黄皮果树叶 4228 异
黄精刺 0117 植	黄夹竹桃 4313 植	黄板叉木 4272 异	黄边大龙虱 1309 动
黄精姜 4208 植	黄多孔菌 1929 植	黄松木节 2685 异	黄边龙舌兰 2959 异
黄虢丹 3925 异	黄衣牛肝 4283 植	黄刺儿根 1686 异	黄州白头翁 2876 异
黄熟花 4751 异	黄芽大戟 0182 异	黄果沙枣 2416 植	黄壳鱼子兰 2798 异
黄薄荷 4849 植	黄芽白菜 4289 正	黄果珊瑚 4218 异	黄花一枝香 0012 异
黄橘叶 2459 异	黄花三七 1599 异	黄金纳纳 2905 植	黄花一草光 0516 异
黄蟆叶 0797 异	黄花大戟 0182 异	黄金银耳 4215 异	黄花大远志 4314 异
黄鲴鱼 4278 正	黄花子草 5382 植	黄鱼脑石 2987 异	黄花马豆草 1645 异
黄颡鱼 4279 正	黄花马兰 0012 异	黄鱼鳔胶 2982 方	黄花少四眯 1065 异
黄檀叶 4280 正	黄花马豆 3890 异	黄狗合藤 1785 异	黄花月见草 0966 植
黄鳝鱼 4279 异	黄花瓦松 0805 植	黄底石耳 2075 植	黄花龙舌草 2337 植

·········· 5904 异	姜蒿·········· 2542 异	萎蕤·········· 1180 异	菊花蛇·········· 1761 异
黄花地胆草·········· 1346 异	姜姜菜·········· 0477 异	·········· 4208 异	菊盘花·········· 3150 植
黄花地桃花·········· 4312 正	菝葜·········· 4323 正	萑·········· 4041 异	菊叶三七·········· 0147 异
黄花夹竹桃·········· 4313 正	菝葀·········· 5763 异	萑苻·········· 1122 植	菊叶柴胡·········· 2354 异
黄花过路草·········· 2923 异	菝葜叶·········· 4324 正	萆麻·········· 5225 植	菊花暗消·········· 1347 异
黄花吊水莲·········· 4314 异	葀·········· 2648 异	萆薢·········· 0083 异	菊叶千里光·········· 0246 植
黄花刘寄奴·········· 2081 异	葀子·········· 2649 异	·········· 4330 正	菊叶鱼眼草·········· 2988 异
黄花鸡骨草·········· 4314 异	葀麻子·········· 2649 异	萆麻子·········· 5225 异	菊形双瓶梅·········· 0078 植
黄花苦豆子·········· 2865 异	菲律宾桐·········· 1807 植	菜瓜·········· 1625 异	菊花双叶草·········· 4138 植
黄花苦晚藤·········· 3495 异	菲律宾蛤仔·········· 5054 动	·········· 4845 植	菊状千里光·········· 0246 异
黄花枝香草·········· 4274 异	菝·········· 5062 异	菜头·········· 3718 异	蔯苊·········· 3225 异
黄花枇杷叶·········· 0488 异	菝乳·········· 5568 异	菜芝·········· 5755 植	菥草·········· 4046 异
黄花软紫草·········· 4973 植	菝藤·········· 0248 异	菜豆·········· 4331 正	菩萨豆·········· 0427 异
黄花鱼灯草·········· 4205 异	菝草翘摇·········· 0115 异	菜伯·········· 4877 植	菩提子·········· 0441 异
黄花油点草·········· 5076 植	菋·········· 0767 异	菜药·········· 1809 异	·········· 0680 异
黄花虱麻头·········· 4312 异	菖蒲·········· 1143 植	菜椒·········· 1857 异	·········· 1606 植
·········· 5595 异	·········· 1283 异	菜菔·········· 4332 正	·········· 4873 异
黄花草木犀·········· 3180 植	菖蒲叶·········· 4325 正	菜薹·········· 2178 植	菩提树·········· 4348 植
黄花香茶菜·········· 1518 植	菖蒲连·········· 5596 异	菜子七·········· 4333 异	菩提珠·········· 1606 异
黄花铁线莲·········· 3920 植	萌葛·········· 2859 异	菜子油·········· 2181 异	菩提树皮·········· 4347 正
黄花积药草·········· 3579 异	萌葛·········· 1923 植	菜石莼·········· 1239 植	菩提树花·········· 4348 异
黄花倒水莲·········· 4314 正	葛花·········· 4756 异	菜瓜香·········· 2340 异	萎余·········· 3714 异
黄花绿绒蒿·········· 4315 正	葛根·········· 4754 异	菜头肾·········· 4334 正	鸡枫·········· 0757 植
黄花鼠尾草·········· 4766 异	萝·········· 4725 异	菜虫药·········· 1809 异	萍·········· 4127 异
黄花蝴蝶草·········· 4236 异	萝卜·········· 3718 异	·········· 5310 异	萍子草·········· 4127 异
黄花摩苓草·········· 1440 植	萝菖·········· 3718 异	菜蚧鱼·········· 0143 异	萍蓬草·········· 4349 异
黄岑矮陀陀·········· 2960 异	萝蒿·········· 2396 植	菜豆青·········· 0086 异	萍蓬草·········· 4349 植
黄果悬钩子·········· 4316 正	萝藦·········· 4326 正	菜豆树·········· 4335 正	萍蓬莲·········· 4349 植
黄茶地桃花·········· 4235 异	萝卜七·········· 1850 异	菜肾子·········· 4800 异	萍蓬草子·········· 4349 植
黄香草木犀·········· 5451 异	萝卜子·········· 3719 异	菜蝴蝶·········· 0854 异	萍蓬草根·········· 4350 正
黄脉八仙花·········· 3450 植	萝卜芃·········· 3676 异	菜瓢子·········· 5367 异	莛子·········· 2989 异
黄独零余子·········· 4317 正	萝卜叶·········· 0781 异	菔·········· 1054 异	菭菜·········· 2989 异
黄埔鼠尾草·········· 2092 植	·········· 3720 异	菡·········· 1450 植	菠菜·········· 4351 异
黄粉牛肝菌·········· 4283 植	萝卜奇·········· 0148 异	菟丝·········· 4336 异	菠棱·········· 4351 异
黄脚三趾鹑·········· 5682 动	萝卜参·········· 1074 异	菟竹·········· 4208 异	菠螺·········· 4081 异
黄黑小斑蝥·········· 4839 动	·········· 3707 异	菟芦·········· 4336 异	菠萝草·········· 0672 异
黄缘闭壳龟·········· 1773 动	萝卜药·········· 1809 异	菟葵·········· 4844 植	菠萝麻·········· 3561 异
黄蜡一枝蒿·········· 0485 异	萝卜缨·········· 3720 异	菟累·········· 4336 异	菠萝蜜·········· 4352 正
黄精叶钩吻·········· 2900 植	萝目草·········· 1473 植	菟葵·········· 1566 植	菠菽酸模·········· 0855 植
黄褐毛忍冬·········· 2925 异	萝丝子·········· 4337 植	菟缕·········· 4336 异	菠菽菜子·········· 4352 异
黄颡鱼颊骨·········· 4318 正	萝芙木·········· 4327 正	菟丝子·········· 4337 正	菅·········· 4353 植
黄鳍东方鲀·········· 3064 成	萝芙藤·········· 4327 异	菟丝实·········· 4337 异	菅花·········· 1459 异
黄花山鸭舌草·········· 1931 异	萝莫藤·········· 1486 异	菊·········· 4340 植	菅根·········· 1667 异
黄花夹竹桃叶·········· 4319 正	萝藦子·········· 4328 正	菊芋·········· 4338 正	·········· 4353 异
黄花鼠尾草果·········· 4767 异	萝藦壳·········· 0665 方	菊苣·········· 4339 正	菅茅根·········· 4353 正
黄星长脚黄蜂·········· 5980 动	萝藦荚·········· 0665 异	菊花·········· 4340 正	菠草·········· 3237 异
黄粉末牛肝菌·········· 4283 植	萝卜杆叶·········· 3720 异	菊蒿·········· 4338 植	菠草·········· 4003 异
黄桷树根疙瘩·········· 4320 正	萝卜肚拉·········· 3707 异	菊三七·········· 0246 异	菁·········· 5345 植
黄绿花合掌消·········· 1927 植	萝卜树子·········· 5676 异	菊苣根·········· 4341 异	萤火·········· 4354 正
黄鳍刺鲅虎鱼·········· 5863 异	萝芙木茎叶·········· 4329 异	菊花叶·········· 4342 正	萤石·········· 4986 矿
菽·········· 2545 异	菌桂·········· 1816 异	菊花头·········· 4346 异	萤蔺·········· 4492 植
莉球·········· 1403 异	菌串子·········· 3049 异	菊花苗·········· 4343 异	萤火虫·········· 4354 动
菴䕡·········· 4321 正	菌灵芝·········· 2442 异	菊花参·········· 4344 正	营实·········· 4355 正
菴䕡子·········· 4322 正	菌藤菌·········· 4865 异	菊花根·········· 4345 正	紫草·········· 5235 异
菴䕡蒿·········· 4321 异	菝葀·········· 2646 异	菊花脑·········· 4346 异	菉竹·········· 3237 异
菴䕡蒿·········· 4321 异	姜香·········· 1180 异	菊花菜·········· 3200 异	菉蓐草·········· 3237 异
菴摩勒·········· 2384 异	姜䕞·········· 1180 异	菊花菇·········· 3507 异	菰·········· 3230 植

十一画　黄 菝 莉 菴 姜 菝 葀 菲 菝 菋 菖 萌 葛 萝
　　　菌 菝 姜 萑 草 菜 萆 莛 菟 菊 菠 菥 菩 姜
　　　鸡 萍 菭 菠 菅 莛 菁 萤 营 紫 菉 菰

十一画　菰 蕵 蒰 梦 梵 梗 梧 株 梾 梂 梅 梭 桴
梓 梳 桫 樱 桶 梭 敉 曹 豉 硕 硇 瓠 鹁 匏
盔 聱 盛 圌 雪

野猪膏……4477 异
野猪蹄……4479 正
野麻子……1661 植
……4849 植
野麻公……0220 异
野麻甲……0321 异
野麻叶……2974 异
野麻灯……4973 异
野麻黄……3883 异
野麻黄……3937 异
野麻菜……0455 植
野麻豌……0221 异
野绿豆……0312 植
……0594 异
……4730 异
野绿麻……4480 正
野葛萌……3916 异
野葡萄……0415 异
……0932 植
……1669 异
……2750 植
……2901 异
……3538 植
……3778 植
……4550 植
……4562 异
……4868 植
……5468 异
野落苏……2212 异
野萱花……3975 异
野葵花……2285 异
野棉花……1345 植
……2648 异
……4358 异
……4481 正
野紫苏……0163 异
……4989 植
野紫草……4973 异
野蛞蝓……5053 动
野腊烟……3962 异
野腊梅……0379 植
野猴枣……1752 异
野寒豆……1921 异
野瑞香……5433 植
野塘蒿……4482 正
野蓝靛……1765 植
……5190 异
野蒿莛……0148 异
野槐树……0594 异
野槐根……2593 异
野蜂房……5980 异
野慈姑……5409 植
野慈菇……1458 异
野蔷薇……2113 植
……5457 植
野罂粟……1876 异
……4483 正

野辣子……2918 异
……3728 异
……5343 异
……5440 异
野辣茄……0899 异
野辣烟……0896 异
野辣菜……5472 植
野辣椒……0486 异
……3728 异
……5440 异
野漆树……3699 植
……4484 正
野蕨菜……4137 异
野蕌蒲……5541 异
野蕌薯……1427 异
野樱桃……0753 异
……3471 异
……4485 正
野豌豆……0221 异
……0316 异
……0406 异
……0517 异
……3425 异
……4486 正
……4994 异
野鹤嘴……3728 异
野靛叶……1889 异
野靛青……1313 异
……3848 异
……4487 正
野燕麦……5752 植
野薏苡……0441 植
野薄荷……0382 异
……0387 异
……1036 异
……1582 异
……3619 异
……4461 异
……4776 异
……4780 异
……5763 异
野橙子……3361 异
野鲮鱼……1842 动
野磨芋……4633 异
……5970 植
野颟茄……4488 正
野藿香……1153 异
……1565 异
……3134 异
……5922 异
野一枝蒿……0171 异
野丁香根……4489 正
野人血草……0058 异
野三七叶……1866 异
野大豆藤……4490 正
野万年青……5860 异
野山豆根……3260 异

野山蚂蟥……4491 正
野广石榴……3825 异
野小毛蕨……5796 植
野马齿苋……2867 植
野马蹄草……4492 正
野天门冬……1747 异
野木瓜果……4493 正
野木耳菜……4494 正
野木香根……2552 异
野毛扁豆……5856 异
野长生果……5451 异
野凤仙花……4495 正
野乌头子……0667 异
野乌饭子……4819 植
野水牛蒿……1702 异
野水凤仙……5700 异
野水莒花……3892 植
野水葡萄……3257 异
野玉兰花……4505 异
野北瓜子……5541 异
野叶子烟……3901 异
野生紫苏……4989 植
野仙人草……4780 异
野白纸扇……0318 植
野白果树……3951 植
野白菜根……5638 异
野白蜡叶……2115 异
野冬青果……1985 异
野老鹳草……1649 植
野地瓜藤……0142 植
……1674 异
野亚麻子……4496 异
野芝麻花……4497 正
野芝麻根……4498 正
野西瓜苗……4499 正
野百里香……1666 植
野灰藋叶……1162 异
野向日葵……2915 异
……5514 异
野灯心草……1258 植
野红芋藤……1833 异
野芸香草……2179 异
野花椒叶……4500 正
野花椒皮……4501 正
野花椒根……1865 异
野苎麻子……2649 异
野苏子根……0969 异
野苏子棵……0266 异
野杜仲果……4502 正
野杨梅子……4914 异
野豆角木……1825 异
野牡丹子……4503 正
野牡丹根……3483 异
……4504 正
野含羞草……1921 异
野鸠旁花……2876 异
野鸡子豆……4760 异

野鸡膀子……2876 异
……3124 植
野玫瑰根……2728 异
野苦楝子……2409 异
野枇杷叶……1343 异
野刺苋菜……5857 异
野金梅草……4908 植
野乳香树……2967 异
野狐浆草……4336 异
野狐鼻涕……4169 异
野荞麦草……4681 异
野荞麦根……2914 异
野胡萝卜……1784 异
……3159 植
……3291 异
野胡麻子……4496 异
野荔枝叶……2519 异
野荔枝果……2520 异
野荔枝根……2521 异
野南瓜叶……5542 异
野南瓜根……5543 方
野厚朴花……4505 正
野鸡椿子……4506 正
野鸡椿叶……4507 正
野鸡椿皮……4508 正
野鸡椿花……4509 正
野鸡椿根……4510 正
野香菜根……1360 异
野秋海棠……2106 异
野蚕虫根……2886 异
野桐子树……4431 植
野核桃仁……4511 正
野核桃油……4512 正
野夏枯草……1591 异
野蚊子草……5525 异
野席草根……1298 异
野粉团花……1919 植
野海桐皮……2752 异
野菱角菜……5564 植
野黄花菜……4901 植
野黄豆草……4661 异
野黄萝卜……2061 异
野萝卜花……2510 植
野菜升麻……4441 植
野雪里蕻……5472 植
野梨果皮……4745 异
野猪外肾……4513 正
野猪头骨……4514 正
野绿麻根……4515 正
野葡萄根……2901 异
……4516 正
……4564 异
……5469 异
野葡萄藤……5470 异
野朝阳柄……2285 异
野棉花子……2649 异
野棉花根……0234 异

词条	页码	类
粗糙盔形珊瑚	4089	动
粕	4052	异
粒蚶	0807	动
粒糖	3043	异
断节参	4775	正
断节草	1117	异
断虫草	3470	异
断血流	0971	异
	4776	正
断肠叶	1448	异
断肠花	3539	植
断肠草	0860	植
	1471	异
	1981	异
	2821	异
	3495	异
	3539	植
	3908	植
	4001	异
	4205	异
	4797	异
	4975	异
	5040	异
	5310	异
	5675	异
断尾猴	4685	动
断线蕨	4777	正
断骨草	2335	植
断肠苦蔓	2538	异
断肠草根	0261	异
剪草	4778	正
剪刀七	5685	异
剪刀花	5900	植
剪刀股	1741	异
	4779	正
剪刀草	0583	异
	1931	异
	3091	异
	3975	异
	4780	正
	5409	植
	5418	异
剪刀菜	3898	异
剪刀铰	1369	异
剪子果	0851	异
剪子树	2398	植
剪红罗	4781	异
剪金子	0643	异
剪金花	0643	植
	4781	异
剪春罗	4781	异
剪秋纱	4782	异
剪秋罗	4782	异
剪绒花	5900	异
剪夏罗	4781	异
剪席草	2340	植
剪搭草	5409	植
剪刀牛膝	0152	植
剪红纱花	4782	正
兽魄	4836	异
焊炭	1422	异

[丶丶]

词条	页码	类
清油	4695	异
清风藤	2503	异
	2549	异
	4783	正
清水胆	4481	异
清水珠	0640	异
清水梨	4607	论
清半夏	1586	制
清当归	2275	异
清明子	0851	异
	3257	异
清明花	0265	异
	0613	植
	2262	异
	2403	异
	3617	植
	5000	植
清明草	0672	异
清明香	5382	异
清明菜	5382	异
	5472	植
清明蒿	5382	异
清骨风	2029	异
清香桂	3470	异
清香藤	3824	植
清酒缸	1645	正
清水女贞	1392	植
清水半夏	1112	制
清酒缸根	4785	正
清泻山扁豆	4801	正
清香木姜子	0723	植
鸿头	2218	异
鸿荟	5755	植
鸿雁	4962	动
鸿藕	3306	异
鸿藏	5080	异
渐二泔	5406	异
淲凫	4204	动
淹菌	4321	异
渐尖毛蕨	4786	正
渠母	3124	异
渠劎	5340	异
混子	5723	异
混鱼	5723	异
混元丹	4998	异
混云母	4998	异
混沌皮	2479	异
	4998	异
混沌衣	4998	异
混沌池	2479	异
淮通	4787	正
淮木通	4787	异
淫羊藿	4788	正
淫羊藿根	4789	正
淘河	5179	动
淘鹅	5179	动
淘鹤	5179	异
淘鹅油	5181	方
淳酢	5673	异
淳木瓜	0703	材
液石	5191	异
液汦柴	1114	异
淡竹	1844	植
淡菜	4790	正
淡豉	4795	异
淡银	4806	异
淡巴菰	4046	异
淡水蟹	5939	异
淡肉要	4046	异
淡竹叶	1837	异
	4791	异
淡竹米	4791	异
淡竹壳	4792	正
淡竹花	1846	异
	1858	植
淡竹沥	1840	异
淡竹茹	1844	异
淡竹根	4793	异
淡竹笋	4794	正
淡竹黄	1846	异
淡竹箨	4792	异
淡豆豉	4795	正
淡把姑	4046	异
淡附片	2464	制
淡秋石	3531	异
淡菊花	1846	异
淡硇砂	4386	异
淡婆婆	0207	异
淡水海绵	5009	动
淡灰海蛇	4547	动
淡竹叶根	5301	方
淡竹皮茹	1844	异
淡花当药	4796	异
淀花	2548	异
深山半夏	5592	异
深山黄堇	4797	正
深绿卷柏	1251	植
深裂刺楸	2752	植
深山不出头	4798	异
	4865	异
深红树萝卜	2017	植
深绿山龙眼	2317	植
深裂叶董菜	2410	植
深裂竹根七	4266	植
深裂铁角蕨	2836	植
深裂黄草乌	4799	异
婆子	1086	异
婆妇草	1747	异
婆固脂	2440	异
婆罗树	0651	异
	4262	植
婆罗蜜	3093	异
婆绒花	1582	异
婆淡树	1072	植
婆婆丁	5248	异
婆婆奶	5556	植
婆婆衣	1642	异
婆婆针	3551	植
婆婆纳	4800	异
婆婆蒿	3202	异
	4882	植
	5680	异
婆婆酸	1241	异
婆罗门参	1401	异
婆锢籔子	5774	异
婆罗门皂荚	4801	正
婆婆针扎儿	4326	植
婆婆针线包	0107	异
	1642	异
	4326	异
婆婆针袋儿	1642	异
	4326	异
婆婆指甲菜	4802	正
梁王茶	4803	正
寇脱	4140	异
寇雉	3626	异
寄生	4166	方
	5651	异
寄屑	4166	异
寄山龙	1759	异
寄马桩	1687	异
	2331	异
寄包也	3383	异
寄生泡	4166	异
寄生草	1549	植
	3383	异
	4166	异
寄生树	4166	异
寄生黄	4804	异
寄色草	1870	异
寄脏匡	2110	异
寄居花童	2110	异
宿芩	4198	异
宿田翁	4003	异
宿柱榉	3677	植
宿根草藤	0406	异
宿根巢菜	0406	异
宿柱三角咪	0111	异
宿柱白蜡树	3677	植
窝贝	5183	异
密马专	4312	植
密毛蕨	1315	植
密多罗	5068	异
密花豆	2489	植
密花草	4805	正

葛 5625 植
葚母 2871 异
蓝 0292 异
莳菇 3715 植
葛 4862 植
葛叶 4859 正
葛瓜 4030 异
葛花 4860 正
葛谷 4861 正
葛乳 4865 异
葛根 4862 正
葛粉 4863 正
葛菌 4798 异
‥‥‥‥ 4804 异
‥‥‥‥ 4865 异
葛蔓 4864 正
葛覃 4865 正
葛薯 4030 异
葛蕇 4868 植
葛藤 4862 植
‥‥‥‥ 4864 异
葛子根 4862 异
葛氏械 0578 植
葛仙米 4866 正
葛花菜 4865 异
葛条花 4860 异
葛条根 4862 异
葛荆麻 3652 异
葛勒蔓 4872 异
葛麻茹 4862 异
葛麻藤 4862 植
葛葎草 4872 异
葛葎蔓 4872 异
葛缕子 5833 植
葛覃药 4865 异
葛蕇叶 4867 正
葛蕇汁 4868 正
葛蕇根 4869 正
葛藤香 0277 异
葛藤菌 4798 异
葛藤蔓 4864 异
葛上亭长 4870 正
葛叶大黄 1088 异
葛蕇果实 4871 正
葛枣猕猴桃 0711 植
莨芝 3633 植
萼果香薷 3490 植
莸子梢 1943 异
‥‥‥‥ 3243 异
萩 4145 异
萩香 2258 异
董棕 3766 植
蒐 3163 异
莜 5393 蓊
葆草 4872 正
葡萄 4873 正
葡蟠 2712 植

葡菫菜 4064 正
葡萄根 4874 正
葡萄秧 4875 异
葡萄藤叶 4875 正
葱 4877 植
葱子 4880 异
葱叶 4876 正
葱白 4877 正
葱汁 4878 正
葱花 4879 正
葱芦 5881 异
葱荑 4878 异
‥‥‥‥ 5881 异
葱油 4878 异
葱实 4880 正
葱草 4140 异
葱须 4881 正
葱涎 4878 异
葱连 2390 植
葱根 4881 异
葱涕 4878 异
葱荄 5881 异
葱茵 5881 异
葱葵 5881 异
葱蒲 1093 异
葱白头 4877 异
葱花儿 3128 异
葱茎白 4877 异
葱草花 2841 异
葱白藜芦 5881 植
葱管藜芦 5881 植
蒋实 4356 异
蒋草 3230 植
葶苈 4882 正
葶苈子 4882 正
蘿 2212 异
蔺茹 1485 异
蔺蒿 4884 异
荙 3228 植
荙实 3228 异
葰 4884 正
葰叶 5243 异
葰油 4883 正
葰根 0658 异
葰粉 0658 异
葰草 4884 正
葰藤 5241 植
葰叶油 4883 异
莳 0307 植
‥‥‥‥ 1680 异
落回 4849 异
落苏 2657 异
‥‥‥‥ 2895 异
落帚 1680 异
落首 4082 异
落葵 4885 正
落翘 2328 异

落藜 5880 异
落马衣 4886 正
落文树 2247 异
落地生 4887 异
落地柏 4735 异
落地秧 4888 异
落地梅 1381 植
落地稔 1665 异
落花参 4887 异
落花参 4887 正
落杆薯 3582 异
‥‥‥‥ 0406 异
‥‥‥‥ 2396 异
‥‥‥‥ 4888 正
落帚子 1680 异
落铁屑 3887 方
落得打 2450 异
‥‥‥‥ 3932 植
落葵子 4889 正
落葵花 4890 正
落葵实 4889 异
落新妇 4891 正
落霜红 4892 正
落叶松茸 2603 异
落地生根 4893 正
落地杨梅 1148 异
落地还阳 3585 异
落地金瓜 0118 异
落地金鸡 3582 异
落地金钱 0456 异
‥‥‥‥ 0551 异
‥‥‥‥ 3052 植
‥‥‥‥ 4894 正
‥‥‥‥ 5487 异
落地油柑 1364 异
落地珍珠 1703 异
‥‥‥‥ 2811 异
落地蚂蟥 1148 异
落地荷花 4895 正
落地梅花 0662 异
‥‥‥‥ 0971 异
落地蜈蚣 4285 异
落地蜘蛛 0118 异
落花生油 2193 异
落花生根 4896 正
落霜红根 4897 正
落水沉香树 2433 植
落地小金钱 4898 正
落花生枝叶 4899 正
萱 1005 异
萱草 2903 植
‥‥‥‥ 4901 异
萱萼 2903 异
萱藻 4900 正
萱草花 2903 异
萱草根 4901 正
萱根子 1206 异

萱草嫩苗 4902 正
葵 3718 异
葝豆 4730 异
蒿竹 4903 异
蒿筑 4903 异
蒿蓄 4903 正
蒿蔓 4903 异
蒿蓄蓼 4903 异
韩荞 4092 植
韩信草 4904 正
戟天 1070 异
戟叶瓦韦 4905 异
戟叶石韦 4905 正
戟叶半夏 1112 异
戟叶菫菜 4582 异
戟叶酸模 0267 异
戟叶橐吾 3572 植
戟叶牛皮消 1479 植
戟叶白粉藤 1379 异
朝生 3547 异
朝菌 0734 植
‥‥‥‥ 3547 异
朝蓟 4332 异
朝蜜 2550 异
朝天子 0694 异
‥‥‥‥ 0731 异
朝天椒 3451 植
朝天罐 1886 异
朝阳花 1908 异
‥‥‥‥ 4335 异
朝阳草 3495 异
朝鲜松 4092 植
朝鲜柏 4909 植
朝天药膏 0429 异
朝天罐根 1887 异
朝生田盖 3547 异
朝阳花根 1912 异
朝鲜马敏 0620 动
朝鲜当归 0393 植
‥‥‥‥ 1349 异
‥‥‥‥ 4906 正
朝鲜羌活 0393 植
朝鲜黄连 5557 异
朝鲜崖柏 4907 异
‥‥‥‥ 4909 植
朝开暮落花 0734 异
朝天一柱香 2938 异
朝天委陵菜 4908 正
朝生暮落花 3546 异
朝鲜一枝蒿 4910 正
朝鲜崖柏仁 4909 正
朝鲜淫羊藿 4788 植
朝鲜落新妇 4891 植
朝鲜一枝黄花 4910 正
朝鲜黑色龟甲 5059 动
葭 2231 植
葭花 2228 异

十二画　葚 葚 莳 葛 葥 葽 荻 萩 董 蒐 莜 葆 葡 葱 蒋
葶 蔜 蔺 荙 葰 蕳 落 萱 葵 壹 蒿 韩 戟 朝 葭

十二画　荋　菓　葵　棒　楮　椗　棋　椰　楮　森　械　庵　棑　椒　棹
　　　　棋　棍　椎　棉　椆　椆　椆　棕　椁　棕　椗　椰　棣　椭　鹁
　　　　逼　粟　棘　酢　酥　硬

十二画　硬硝硫硭雁裂雄鹨颊搭搭提
插搜槌搓搂握揉翘雅紫

隔葱 3223 异
隔山龙 0175 异
隔山香 5201 正
隔山消 1479 异
　　 1833 异
　　 2150 异
　　 5202 正
隔山堆 0212 异
隔山撬 1486 异
　　 5202 异
　　 1479 异
隔子通 0209 异
隔布草 1445 异
隔冬青 3270 异
隔夜抽 3742 异
隔河仙 4069 异
隔山牛皮消 5202 异

[一丿]

絮瓜瓢 1630 异
絮被草 4285 异

[一、]

登仓 5611 动
登粟 1350 异
登亚严 3191 异
登相子 1350 异
登厢草 1350 植
鸽鸡 5825 异

[一一]

缅茄 5203 正
缅桃 5149 异
缅栀子 2508 异
毊 4650 动
毊颜 0657 异
毊椒 0068 异
编竹 4903 异
编笠菌 1980 异
骚夹菜 2744 植
骚夹紫 2744 植
骚羊古 2275 异
　　 5130 异
骚独活 3063 异
缘桑螺 5204 异
缘毛紫菀 5837 植
缘管浒苔 0131 植
缘毛筋骨草 5118 异

十 三 画

[一一]

瑅瑂 3146 异
瑅瑂甲 3146 异
瑞香 5207 植
瑞莲 5315 异
瑞雪 0658 异

瑞连草 5205 正
瑞金奴 3311 异
瑞香叶 5206 正
瑞香皮 2457 方
瑞香花 5207 正
瑞香草 0499 异
瑞香根 5208 正
瑞香狼毒 4001 植
瑰莼 3750 异
瑰栗 3805 植
䍲 0177 异
䍲麦 0177 异
魂筒草 2448 异

[一丨]

塌香 2967 异
塌菜 2104 异
塌地草 0367 异
塌棵菜 5848 植
鼓眼 0801 动
鼓椎 0184 异
鼓丁草 2988 异
鼓子花 4747 异
鼓钉柴 4059 异
鼓桐皮 4098 异
鼓捶草 1580 异
鼓槌果 3415 异
鼓槌草 0840 植
鼓锤草 2387 异
　　 4812 异
赪桐 3737 植
赪鲤 5710 异
赪桐叶 5209 正
赪桐花 3737 异
塘边藕 0120 异
塘角鱼 5210 异
塘虱鱼 5210 正
塘鸯莲 2930 异
塘葛菜 5472 异
塘鳢鱼 0143 动
縠辘鹰 3996 异
碁石 3566 异
菝 5858 异
蒜 0183 方
蒜梗 5211 正
蒜头草 1241 植
蒜藜芦 5881 植
著 3625 植
　　 5213 异
著实 5212 正
著草 5213 正
著葵叶 1567 异
葱 0653 地
勤母 0437 异
勤枫树 2752 植
勤娘子 3444 植
尊苴 5955 异

尊菹 5955 异
鹊 5214 正
鹊粉 3927 异
鹊不宿 5288 异
鹊不踏 1571 异
　　 2720 异
　　 5288 异
鹊饭树 1456 植
蓖麻 1444 异
蓐 3237 异
蒇萋 3238 异
蓬 1973 植
蓬蘱 4754 异
蓝七 2786 异
蓝子 5215 异
蓝叶 0205 异
　　 5474 异
蓝矾 3566 异
蓝拔 5149 异
蓝实 5215 正
蓝草 0205 论
蓝树 5216 正
蓝桉 3798 植
蓝菜 0205 异
　　 1207 异
蓝菊 4339 异
蓝梅 5217 正
蓝淀 5218 异
蓝靛 5218 正
蓝藤 1825 异
蓝露 2548 异
蓝布正 3045 异
　　 3655 异
蓝布裙 3032 异
　　 3910 异
蓝田竹 3293 植
蓝鸟花 2764 植
蓝地柏 5608 异
蓝耳草 3157 异
蓝色草 3673 异
蓝花豆 1354 异
蓝花参 1580 植
　　 3032 异
蓝花草 0918 异
　　 1171 异
　　 1334 异
　　 1580 异
　　 4980 异
蓝花茶 5219 正
蓝花菜 1354 异
　　 2787 异
　　 5219 异
蓝花葱 5220 异
蓝花蒿 5298 异
蓝青汁 0205 方
蓝刺头 3558 异
　　 5593 植

蓝姑草 3848 异
蓝桉叶 3798 植
蓝雪花 4997 植
蓝雪草 2504 异
蓝雀花 2787 异
蓝铜矿 3635 矿
蓝猪耳 5221 异
蓝锭果 5222 异
蓝蝴蝶 2785 异
蓝靛叶 3298 异
　　 5474 异
蓝靛根 2684 异
蓝花地丁 1260 异
　　 1552 异
蓝花岩陀 2840 异
蓝花岩参 5223 异
蓝花姑娘 3848 异
蓝花柴胡 0285 异
蓝花铰剪 5683 异
蓝果小檗 0117 植
蓝狗屎花 3032 异
蓝点马鲛 0620 异
蓝锡莎菊 5223 异
蓝玉簪龙胆 1077 植
蓝屿野牡丹 3825 异
蓝花天仙子 4621 异
　　 5495 异
蓝花米口袋 4604 植
蓝尾石龙子 1257 动
蓝尾四脚蛇 1257 动
蓝狗屎花根 3038 异
蓝萼香茶菜 3949 植
蓝锭果忍冬 5222 植
蓝灰扁尾海蛇 4547 动
蓝斑背肛海兔 4075 动
蓖头灰 5224 异
蓖头回 5224 正
蒟草 3163 异
蓖麻 5225 植
蓖麻子 5225 正
蓖麻仁 5225 异
蓖麻叶 5226 正
蓖麻油 5227 正
蓖麻根 5228 正
蒴 4082 异
蓟罂粟 5229 正
蓟罂粟子 5230 正
蓟罂粟根 5231 正
蓬术 3733 异
蓬茸 2228 异
蓬表 2228 异
蓬砂 5300 异
蓬蒿 1426 异
　　 3200 异
蓬藟 4019 异
　　 5232 正
　　 1777 植

十三画　鼠鹕魃魁微貆貉腻腰腽腹腺鹏腾詹鲑
　　　　鲜鲅鲜鲱鲇鲈鲊鲋鲌鲐鲍鲥鲦鲡蒪
　　　　猿触解雏酱鹑痱痴痰廉麇鄜新意慎粳
　　　　慈鹁煤煏黏满

十四画　蝉 蜿 蝃 鹗 罴 鹛 罂 鹘 锻 镂 舞 熏 箐 箬 箣 算 管 僧 鼻 膜 膈 膀 蜚 鲑 鲔 鮧 鲖 鮰 鲚 鮥 鲙 鮠 鲚 鲛 鲜 鲆 鲟 疑 獐 馒 裹 豪 膏 遮 腐 瘩 瘌 瘟 瘦 瘙 旗 辣 韶 端

十五画　蕨蕤蔬戴稀蕉薁蔬覆蓵蒡蓄蕲蕃
蕊蔬蓉槿横槽樗槠槭樱樊橡橚槠
樟橄榍敷鹇豍豌飘醋屬震

膨皮豆……1480 异
膨胀草……0182 异
……3270 异
膨泡树……5769 异
膨润土……1203 异
膨颈蛇……4524 异
雕鸡……5534 动
雕骨……5802 正
雕菰……4356 异
雕胡米……4356 异
鲭……2540 异
鳆鱼……3064 异
鲅……5390 动
鲮鲤……3628 动
鲮鲔……3541 动
鲮鲤甲……3628 异
鲮鲤肉……5803 正
鲮鲤舌……4854 异
鲮鲤角……3628 异
鳍雷鱼……5736 动
鲽……5986 异
鲽鱼……5553 异
鲷鱼……5804 正
鲷鳊……5804 异
鲚鱼……5958 异
鲐……5722 异
鲶鱼……5548 异
鲶鱼鳔……5552 异
鲌鱼……5985 异
鲊……5720 异
鲸肉……5805 正
鲸肝……5806 正
鲸油……5805 动
鲸骨……5808 正
鲸鲨……5737 化
鲸涎香……1322 异
鲟鱼……5960 异
鲸鱼……5725 正
鲳鱼……5809 正
獭……5811 动
獭爪……5814 异
獭肉……5810 正
獭肝……5811 正
獭骨……5812 正
獭胆……5813 正
獭猫……5811 动
獭四足……5814 异
獭皮毛……5815 正

[丶]

鸥鸪……5816 正
鸥鸪木……4217 植
鸥鸪茶……0253 异
鸥鸪脂……5817 异
鸥鸪菜……5818 正
鸥鸪脚……5819 正

磨三转……3908 植
磨爿果……5820 异
磨石草……3937 异
磨石药……4137 异
磨龙子……5820 异
磨仔草……5820 异
磨仔盾……2648 异
磨地香……0919 异
磨地胆……2610 植
磨谷子……5820 异
磨盆草……5820 异
磨档草……5820 异
磨耆草……5820 异
磨菇藤……4115 植
磨笼子……5820 异
磨盘花……5820 异
磨盘草……2648 异
……5820 正
磨盘根……5821 异
磨脚花……5528 异
磨盘草子……5822 正
磨盘草根……5821 异
磨盘树子……5541 异
瘰疬根……5525 异
瘿袋花……0536 植
麇……5559 动
麈……5867 动
凝水石……5196 异
凝固茄……4218 异
懒姜……4208 异
懒人菜……3462 异
糙苏……5823 正
糙米藤……5351 异
糙叶天冬……2331 异
糙叶地丁……3191 异
糙叶败酱……5224 植
糙叶独活……5430 异
糙皮侧耳……2882 异
糙皮黄根……0984 异
糙叶千里光……5824 正
糙叶小钩耳草……0802 异
糙叶长节耳草……0802 异
橅……2010 异
糖芥……3763 异
糖参……0054 采
糖茶……5676 异
糖树……3766 植
糖饧……3043 异
糖梗……1208 异
糖枏……2654 异
糖梨……4725 异
糖稀……3043 异
糖蕈……5601 异
糖霜……1465 异
糖罐……2929 异
糖灵脂……0766 材
糖鸡草……1358 异

糖刺果……2929 异
糖果根……4614 异
糖参芦……0063 采
糖胶树……4634 植
糖萝卜……4183 植
糖梨根……4614 异
燎眉蒿……0014 异
濂珠……3149 异
塞鼻蛇……5626 异
褐文秧……4979 异
褐纹冠蚌……3149 动

[一]

壁虫……5827 异
壁虎……5522 异
……5826 正
壁鱼……1946 异
壁茧……5828 异
壁宫……5826 异
壁钱……5827 正
壁梅……4179 异
壁镜……5827 异
壁蟢……5827 异
壁石虎……5769 异
壁蚕茧……5828 异
壁钱茧……5828 异
壁钱幕……5828 正
壁蟢窝……5828 异
壁蟢窝……5828 异
壁虱胡麻……1720 异
壁钱窠幕……5828 异
避风草……0273 异
避火蕉……2253 植
避蛇虫……1582 异
避蛇参……5547 异
避暑树……5486 植

十 七 画

[一]

藏棋……4199 异
……4751 异
藏糁……4199 异
藏星草……2387 异
螯休……3653 异
螯麻……3235 异
螯麻子……3235 植
……3235 异
薪姑……5409 异
薹芥……2178 异
薹菜……2178 异
蔂……5036 异
蔂蔂……5036 异
藏茄……0099 植
……5829 正
藏枣……0681 异
藏脑……5010 异

藏羚……5834 动
藏丁香……5830 正
藏三七……0897 异
……3573 异
藏飞廉……0575 植
藏木香……0150 异
藏当归……1478 异
藏红花……5144 异
藏青果……5831 正
藏金莲……1876 异
藏茵陈……5832 正
藏茴香……5833 正
藏黄芪……5835 植
藏黄连……3618 异
藏菖蒲……1143 异
藏硇砂……5010 异
藏羚角……5834 正
藏锦芪……5835 正
藏紫草……5836 正
藏紫菀……5837 正
藏蛤蚧……5838 正
藏糙苏……5792 异
藏边大黄……1502 植
藏锦鸡儿……3554 植
藏新黄芪……5835 植
藤姑……0639 异
……3710 异
藿……4326 异
藕豆……1480 异
藙……4973 异
薜皮……1494 异
夐茅……4747 植
藁本……5401 异
……5839 正
藁芨……5839 异
藁板……5839 异
藻……4127 异
藋粱……4017 异
檬果……2286 异
檬子树……3343 植
檬子柴……1871 异
檬花树……4360 植
榴树……5886 异
槭……2189 异
檐蛛……5526 动
檐老鼠屎……3050 异
檀……5841 植
檀木……5841 植
檀树……5841 植
檀香……3352 植
……5840 正
檀根……5841 正
檀花青……1429 异
檀香木……5840 异
檀香油……5842 正
檀香泥……5843 正
槃迷……3652 异

~3541~

十六至十七画
膨雕鲭鲮鲮鲷鲚鲶鲌鲸鲜
鲸鲳獭鸥瘰瘿麇凝懒糙糖燎
濂塞褐壁避戴螯薪薹藏檬榴
薜夐藁藻藋檬榴檀槃梨

十八画
蕌 藤 蝥 薰 薄 藩 韝 橘 檫 檬 覆 礞 硇 鹈 戳 瞿 鹭
蟢 蟛 蟪 蟑 蟟 蟠 蜵 襠 镂 镰 穄 馥 簪 礜 鼩 翻 鹰 癞
翻 鳍 鲮 鳎 鳠 鳒 鳋 鳚 鲭 鲂 鳛 鳒 鲘 鹠 鹰 癞

二十至二十二画以上
鳞 鳟 獾 廧 魔 灌 鬘 蘷 夔 橞 霸
露 霹 襄 雕 鳜 鳗 鳝 鳙 癞 麝 赣 蓝 鹳
蘽 蘼 蘹 蘘 蘸 蠢 櫻 貛 蘽 蠾 蠴 蠵 蠾 蠵 镶 蠵
鼱 鳡 罐 鼳 鼳 鳢 鳤 鼺 鳞 鹰 鼍
～3545～